威廉姆斯血液学

Williams Hematology

第 8 版

主 编

Kaushansky · Lichtman · Beutler

Kipps · Seligsohn · Prchal

主 译

陈 竺 陈赛娟

人民卫生出版社

Kaushansky, Lichtman, Beutler, Kipps, Seligsohn, Prchal
Williams Hematology, 8/e
ISBN: 978-0-07-162144-1

图书在版编目（CIP）数据

威廉姆斯血液学/（美）考杉斯基主编；陈竺等译.
—北京：人民卫生出版社，2011.11
ISBN 978-7-117-14824-5

Ⅰ.①威… Ⅱ.①考… ②陈… Ⅲ.①血液学
Ⅳ.①R331.1

中国版本图书馆 CIP 数据核字（2011）第 199912 号

门户网：www.pmph.com	出版物查询、网上书店
卫人网：www.ipmph.com	护士、医师、药师、中医师、卫生资格考试培训

北京市版权局著作权合同登记号：01-2009-2273

威廉姆斯血液学

主　　译：陈　竺　陈赛娟
出版发行：人民卫生出版社（中继线 010-59780011）
地　　址：北京市朝阳区潘家园南里 19 号
邮　　编：100021
E - mail：pmph @ pmph.com
购书热线：010-67605754　010-65264830
　　　　　010-59787586　010-59787592
印　　刷：北京汇林印务有限公司
经　　销：新华书店
开　　本：889×1194　1/16　　印张：137
字　　数：5906 千字
版　　次：2011 年11月第 1 版　　2011 年11月第 1 版第 1 次印刷
标准书号：ISBN 978-7-117-14824-5/R·14825
定价（含光盘）：880.00 元
打击盗版举报电话：010-59787491　E-mail：WQ @ pmph.com
（凡属印装质量问题请与本社销售中心联系退换）

威廉姆斯血液学

第8版

主　编

Kaushansky · Lichtman · Beutler

Kipps · Seligsohn · Prchal

主　译

陈　竺　陈赛娟

副主译

阮长耿　黄晓军　刘建湘

译　者

（按汉语拼音排序）

陈　竺　陈芳源　陈赛娟　侯　健

黄　河　黄晓军　刘建湘　裴雪涛

阮长耿　王建祥　奚晓东　赵维莅

周光飚　朱　力　朱自严　诸　江

人民卫生出版社

敬　告

医学是一门不断前进的科学。随着新的研究和临床经验使我们的知识不断扩展，也需同时相应改变药物治疗。本书作者和出版商已经尽最大努力核实所有资料来源，并认为是可靠的，完整的，在本书出版时已经达到可以接受的标准。然而，考虑到存在人为误差，或医学科学的变化，作者和出版商以及其他与本书的写作和出版相关的人员均不能保证本书内容在每个方面都是准确和完整的，因使用本书内容而导致的任何错误，遗漏，或者其他结果，我们概不负责。读者应该参考其他来源的资料核实本书内容。例如，在计划使用药物时，读者尤其应该阅读每一药物的使用说明书，核实本书内容是否准确，以及建议使用的剂量或者服用药物的禁忌证等没有改变。这对新药或特殊用药尤其显得重要。

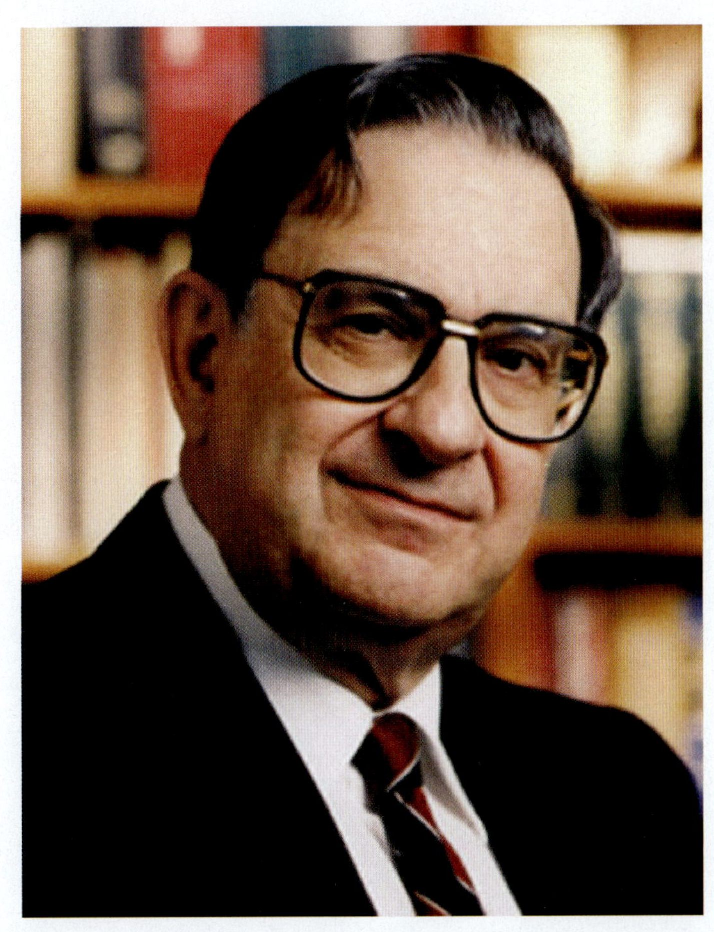

Ernest Beutler, MD

1928—2008

谨以第8版《威廉姆斯血液学》献给Ernest Beutler。他是一位执着的医生，杰出的科学家，激励人心的教育家，天才的管理者，是我们敬爱的朋友，景仰的同仁，也是本书的创始人之一。

威廉姆斯血液学

Williams Hematology

作者名录

Charles S. Abrams, MD [122]
Professor of Medicine
Division of Hematology-Oncology
University of Pennsylvania School of Medicine
Philadelphia, Pennsylvania

Archana M. Agarwal, MD [44]
Department of Pathology, University of Utah
Salt Lake City, Utah

Neeraj Agarwal, MD [49]
Assistant Professor of Medicine
Department of Internal Medicine
University of Utah
Salt Lake City, Utah

Doru T. Alexandrescu, MD [123]
Department of Medicine
Division of Dermatology
University of California, San Diego
VA San Diego Health Care System
San Diego, California

Carl E. Allen, MD, PhD [72]
Texas Children's Cancer Center/Hematology
Baylor College of Medicine
Houston, Texas

Elias Anaissie, MD [109]
Myeloma Institute for Research and Therapy
University of Arkansas for Medical Sciences
Little Rock, Arkansas

Karl E. Anderson, MD, FACP [57]
Professor, Departments of Preventative Medicine and Community Health, Internal Medicine, and Pharmacology and Toxicology
University of Texas Medical Branch
Galveston, Texas

Edgardo Angtuaco [109]
Myeloma Institute for Research and Therapy
University of Arkansas for Medical Sciences
Little Rock, Arkansas

Daniel A. Arber, MD [63]
Director of Clinical Hematology
Clinical Laboratories
Stanford University Medical Center
Stanford, California

Kelty R. Baker, MD [50]
Clinical Assistant Professor
Baylor College of Medicine
Houston, Texas

Bart Barlogie, MD, PhD [109]
Myeloma Institute for Research and Therapy
University of Arkansas for Medical Sciences
Little Rock, Arkansas

Jeffery Barnes [20]
Massachusetts General Hospital Cancer Center
Boston, Massachusetts

Twyla Bartel [109]
Myeloma Institute for Research and Therapy
University of Arkansas for Medical Sciences
Little Rock, Arkansas

Philip A. Beer, MD [87]
Department of Haematology
University of Cambridge
Cambridge Institute for Medical Research
Cambridge, United Kingdom

Joel S. Bennett, MD [122]
Professor of Medicine and Pharmacology
Division of Hematology-Oncology
University of Pennsylvania School of Medicine
Philadelphia, Pennsylvania

Carolina Berger, MD [24]
Fred Hutchinson Cancer Research Center
Seattle, Washington

Robert F. Betts, MD [84]
University of Rochester Medical Center
Rochester, New York

Bruce Beutler, MD [18]
Professor and Chairman
Department of Genetics
The Scripps Research Institute
La Jolla, California

Ernest Beutler, MD [1, 9, 30, 32, 42]*
Professor and Chairman
Department of Molecular and Experimental Medicine
The Scripps Research Institute
La Jolla, California
Senior Consultant
Division of Hematology Oncology
Scripps Clinic Medical Group, Inc.
Clinical Professor of Medicine
University of California, San Diego
La Jolla, California

Lisa Beutler [22]
Genome Sciences
University of Washington
Seattle, Washington

Steven Beutler, MD [22]
Redlands Community Hospital
Redlands, California

*Deceased (5 October 2008)

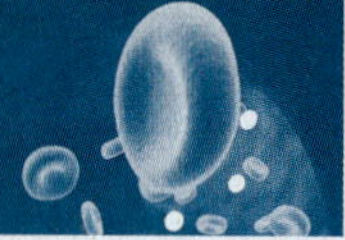

Neil Blumberg, MD [138, 140]
Professor and Director, Clinical Laboratories and Transfusion Medicine
Department of Pathology and Laboratory Medicine
University of Rochester
Rochester, New York

Niels Borregaard, MD, PhD [66]
Professor of Internal Medicine and Hematology
Department of Hematology
Copenhagen, Denmark

Laurence A. Boxer, MD [66]
Henry and Mala Dorfman Professorship of Pediatric Hematology/Oncology
Professor of Pediatric Hematology/Oncology
University of Michigan
Ann Arbor, Michigan

Michael Boyiadzis [100]
Division of Hematology-Oncology
University of Pittsburgh Cancer Institute
University of Pittsburgh School of Medicine
Pittsburgh, Pennsylvania

H. Elizabeth Broome [74, 107]
Clinical Professor of Medicine
University of California, San Diego
Department of Pathology
Moores Cancer Center
La Jolla, California

Brian S. Bull, MD [29, 51]
Professor and Chair
Department of Pathology and Human Anatomy
Loma Linda University Medical Center
Loma Linda, California

Joel N. Buxbaum, MD [110]
The Scripps Research Institute
La Jolla, California

Jamie Caro, MD [36, 55]
Professor of Medicine
Department of Medicine
Thomas Jefferson University
Cardeza Foundation for Hematologic Research
Philadelphia, Pennsylvania

Dennis A. Carson, MD [13]
Professor of Medicine
Director, Moores CSD Cancer Center
La Jolla, California

Januario E. Castro, MD [27]
Associate Professor of Medicine
University of California, San Diego
Moores Cancer Center
La Jolla, California

Bruce A. Chabner, MD [20]
Massachusetts General Hospital Cancer Center
Boston, Massachusetts

Junmei Chen [119]
Research Scientist
Puget Sound Blood Center
Seattle, Washington

James Cleary [20]
Massachusetts General Hospital Cancer Center
Boston, Massachusetts

Barry S. Coller, M.D. [114, 121]
Professor
Laboratory of Blood and Vascular Medicine
Physician-in-Chief
Vice President for Medical Affairs
Hospital Medical Affairs
The Rockefeller University
New York, New York

Myra Coppage [138]
Department of Pathology and Laboratory Medicine
University of Rochester
Rochester, New York

Gay M. Crooks, MB, BS, FRACP [76]
Professor of Medicine
Department of Pathology and Laboratory Medicine
David Geffen School of Medicine
University of California, Los Angeles
Los Angeles, California

Mark Crowther, MD, MSC, FRCPC [23]
Professor of Medicine and Pathology and Molecular Medicine
McMaster University
Hamilton, Ontario, Canada

David C. Dale, MD [65]
Professor of Medicine
Department of Medicine
University of Washington
Seattle, Washington

Nam H. Dang, MD, PhD [106]
Department of Hematologic Malignancies
Nevada Cancer Institute
Las Vegas, Nevada

Philip G. De Groot, PhD [129]
Department of Clinical Chemistry and Hematology
University Medical Center Utrecht
Utrecht, The Netherlands

Jean Delaunay, MD, PhD [39]
Professor of Genetics
INSERUM U 779
Secteur Paul-Broca
78 rue du Général-Leclerc
Hôpital de Bicêtre
94275 Le Kremlin-Bicêtre
France

Philippe de Moerloose, MD [126]
Haemostasis Unit
University Hospital of Geneva and University of Geneva Faculty of Medicine
Geneva, Switzerland

Madhav Dhodapkar, MD [19]
Bunker Professor of Medicine
Chief, Section of Hematology
Yale University
New Haven, Connecticut

Reyhan Diz-Kucukkaya, MD [119]
Associate Professor
Department of Internal Medicine
Division of Hematology
Istanbul University
Istanbul Faculty of Medicine
Istanbul, Turkey

Steven D. Douglas, MD [67]
Professor and Associate Chair Pediatrics
Chief Section of Immunology and Director of Clinical Immunology Laboratories
Children's Hospital of Philadelphia
Philadelphia, Pennsylvania

Ann M. Dvorak, MD [63]
Director, Electron Microscopy Unit
Senior Pathologist, Professor of Pathology
Department of Pathology
Beth Israel Deaconess Medical Center
Harvard Medical School
Boston, Massachusetts

Deborah Elstein, PhD [73]
Gaucher Clinic
Shaare Zedek Medical Center
Jerusalem, Israel

Joshua Epstein, DSC [109]
Myeloma Institute for Research and Therapy
University of Arkansas for Medical Sciences
Little Rock, Arkansas

William B. Ershler, MD [8]
Senior Investigator
Deputy Clinical Director
Intramural Research Program
National Institute on Aging
National Institute of Health
Baltimore, Maryland

Miguel A. Escobar, MD [124]
Associate Professor of Medicine and Pediatrics
Division of Hematology
University of Texas Health Science Center at Houston
Houston, Texas

Kenneth A. Foon, MD [97, 100]
Nevada Cancer Institute
Department of Hematological Malignancies
Las Vegas, Nevada

Charles W. Francis, MD [23]
Hematology/Oncology Division
University of Rochester Medical Center
Rochester, New York

Deborah L. French, PhD [121]
Assistant Professor
Department of Medicine
Mount Sinai School of Medicine
New York, New York

Jonathan W. Friedberg, MD [104]
Chief, Hematology/Oncology Division
James P. Wilmot Cancer Center
Associate Professor of Medicine
University of Rochester Medical Center
Rochester, New York

Patrick G. Gallagher, MD [45]
Professor
Department of Pediatrics and Genetics
Yale University School of Medicine
New Haven, Connecticut

Stephen J. Galli, MD [63]
Mary Hewitt Loveless, MD, Professor
Professor of Pathology and Microbiology and Immunology
Chair, Department of Pathology
Stanford University School of Medicine
Stanford University Medical Center
Stanford, California

Richard L. Gallo, MD, PhD [123]
Department of Medicine
Division of Dermatology
University of California, San Diego
VA San Diego Health Care System
San Diego, California

Tomas Ganz, MD, PhD [37]
Departments of Medicine and Pathology, David Geffen School of Medicine
University of California, Los Angeles
Los Angeles, California

Randy D. Gascoyne, MD, FRCPC [98]
Clinical Professor of Pathology
Research Director, Centre for Lymphoid Cancers
Departments of Pathology and Advanced Therapeutics British Columbia Cancer Agency, the BC Centre Research Center and University of British Columbia
Vancouver, BC, Canada

Amy Geddis, MD, PhD [119]
Associate Professor
Department of Pediatrics
Division of Hematology/Oncology
Univeristy of California School of Medicine
University of California
San Diego, California

Larisa J. Geskin, MD, FAAD [105]
Director, Cutaneous Oncology Center
University of Pittsburgh Medical Center
Pittsburgh, Pennsylvania

David Ginsburg, MD [127]
Professor, Department of Internal Medicine and Human Genetics
Investigator, Howard Hughes Medical Institute
University of Michigan
Ann Arbor, Michigan

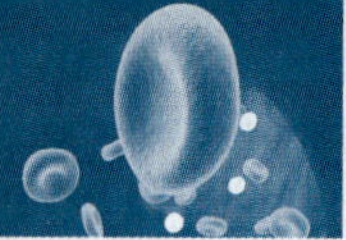

Lucy A. Godley, MD, PhD [11]
Section of Hematology/Oncology
Department of Medicine and the Center Research Center
University of Chicago
Chicago, Illinois

Oscar B. Goodman Jr. [106]
Departments of Clinical Oncology
Nevada Cancer Institute
Las Vegas, Nevada

Siamon Gordon, MD, ChB, PhD [68, 69]
Sir William Dunn School of Pathology
University of Oxford
Oxford, United Kingdom

Roberta A. Gottlieb, MD [12]
San Diego State University
San Diego, California

Anthony R. Green, PhD, FRCP, FRCPath, FMedSci [87]
Professor
Department of Haematology
University of Cambridge
Cambridge Institute for Medical Research
Cambridge, United Kingdom

Ralph Green, MD, PhD, FRCPath [41, 43]
Professor of Pathology and Medicine
University of California Medical Center
Sacramento, California

Xylina T. Gregg, MD [38]
Utah Cancer Specialists
Salt Lake City, Utah

John H. Griffin, PhD [116]
Professor
Department of Molecular and Experimental Medicine
The Scripps Research Institute
La Jolla, California

Katherine A. Hajjar, MD [117, 136]
Brine Family Professor and Chair
Department of Cell and Developmental Biology
Weill Cornell Medical College
Professor of Pediatrics
New York Presbyterian Hospital
New York, New York

Paul C. Herrmann, MD, PhD [29, 51]
Associate Professor
Department of Pathology and Human Anatomy
Loma Linda University Medical Center
Loma Linda, California

Maureane Hoffman, MD, PhD [115]
Professor of Pathology
Duke University Medical Center and Durham Veterans Affairs
Medical Center
Durham, North Carolina

Sandra J. Horning, MD [99]
Emeritus Professor of Medicine/Oncology
Stanford University Medical Center
Sr. VP, Global Head, Clinical Hematology/Oncology
Genentech, Inc.
Stanford Cancer Center
Stanford, California

Russell D. Hull, MD [134]
Professor
Department of Medicine
University of Calgary
Active Staff
Department of Internal Medicine
Foothills Hospital
Calgary, Alberta, Canada

Joseph E. Italiano Jr., PhD [114]
Assistant Professor of Medicine
Brigham and Women's Hospital
Harvard Medical School
Boston, Massachusetts

Daniel R. Jacobson, MD [110]
A Boston Health Care System
Boston, Massachusetts

Jill M. Johnsen, MD [127]
Assistant Member, Research Division
Puget Sound Blood Center
Assistant Professor, Division of Hematology
Department of Medicine
University of Washington
Seattle, Washington

Lynn B. Jorde, PhD [10]
H. A. and Edna Benning Presidential Professor
Department of Human Genetics
University of Utah School of Medicine
Salt Lake City, Utah

Marshall E. Kadin, MD [96]
Associate Professor of Pathology, Harvard Medical School
Professor of Dermatology
Boston University School of Medicine
Director, Cutaneous Lymphoma Program
Providence, Rhode Island

Kenneth Kaushansky, MD [14, 16, 113, 118, 120]
Helen M. Ranney Professor and Chair
Department of Medicine
University of California, San Diego
La Jolla, California

Armand Keating, MD [28]
Princess Margaret Hospital
Institute of Biomaterials and Biomedical Engineering
Department of Medicine
University of Toronto
Toronto, Ontario, Canada

Nigel S. Key, MB, FRCP [124]
Harold R. Roberts Distinguished Professor of Medicine
Division of Hematology/Oncology
Department of Medicine
University of North Carolina
Chapel Hill, North Carolina

Thomas J. Kipps, MD, PhD [5, 15, 27, 75, 77, 78, 80, 81, 92, 94]
Evelyn and Edwin Tasch Chair in Cancer Research
Professor of Medicine
Division of Hematology/Oncology
Deputy Director for Research Operations
Moores UCSD Cancer Center
University of California, San Diego
La Jolla, California

Mark J. Koury, MD [4]
Vanderbilt University Medical Center
Nashville, Tennessee

Abdullah Kutlar, MD [48]
Professor of Medicine
Georgia Sickle Cell Center
Medical College of Georgia
Sickle Cell Center
Augusta, Georgia

Larry W. Kwak, MD, PhD [25]
Chairman, Department of Lymphoma and Myeloma
Justin Distinguished Chair in Leukemia Research
Associate Director, Center for Cancer Immunology Research
Division of Cancer Medicine
The University of Texas M. D. Anderson Cancer Center
Houston, Texas

Robert A. Kyle, MD [112]
Consultant
Division of Hematology
Mayo Clinic
Professor of Medicine
Laboratory of Medicine and Pathology
Mayo Clinic, College of Medicine
Rochester, Minnesota

Andrew Lane [20]
Dana-Farber Cancer Institute
Boston, Massachusetts

Lewis L. Lanier, PhD [79]
Professor
Department of Microbiology and Immunology
University of California, San Francisco
San Francisco, California

Michelle M. Le Beau, PhD [11]
Section of Hematology/Oncology
Department of Medicine and the Center Research Center
University of Chicago
Chicago, Illinois

Norma B. Lerner, MD, MPH [140]
St. Christopher's Hospital for Children
Philadelphia, Pennsylvania

Marcel Levi, MD, PhD [130]
Department of Medicine/Vascular Medicine
Academic Medical Center
University of Amsterdam
Amsterdam, The Netherlands

Marshall A. Lichtman, MD [1, 4, 34, 52, 64, 70, 71, 85, 88, 89, 90, 91, 97, 108]
Professor of Medicine and of Biochemistry and Biophysics
University of Rochester Medical Center
Rochester, New York

Jane L. Liesveld, MD [88, 89, 90]
James P. Wilmot Cancer Center
University of Rochester Medical Center
Rochester, New York

Ton Lisman, PhD [129]
Associate Professor of Experimental Surgery
Surgical Research Laboratory and Section of Hepatobiliary Surgery and Liver Transplantation
Department of Surgery
University Medical Center, Groningen
Groningen, The Netherlands

John S. (Pete) Lollar III, MD [128]
Aflac Cancer Center and Blood Disorders Services
Department of Pediatrics
Emory University
Emory Children's Center
Atlanta, Georgia

Dan L. Longo, MD [8]
Senior Investigator
Scientific Director
Intramural Research Program
National Institute on Aging
National Institute of Health
Baltimore, Maryland

Jose A. Lopez, MD [119]
Professor of Medicine and Molecular and Human Genetics
Scientific Director, Thrombosis Research Section
Vice Chairman of Medicine for Research
Baylor College of Medicine
Houston, Texas

Thomas P. Loughran, MD [96]
Director, Penn State Hershey Cancer Institute
Professor of Medicine
Penn State College of Medicine
Hershey, Pennsylvania

Robert Lowsky, MD [21]
Stanford University
Division of Blood and Marrow Transplantation
Stanford, California

Naomi L.C. Luban, MD [54]
Professor, Pediatrics and Pathology
George Washington University Medical Center
Division Chief, Laboratory Medicine
Director, Transfusion Medicine/Donor Center
Children's National Medical Center
Washington, D.C.

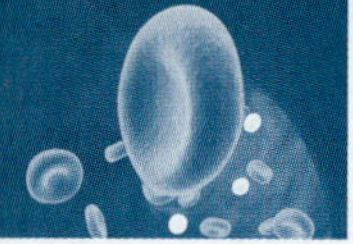

Aaron Lubetsky, MD [131]
Institute of Thrombosis and Hemostasis and National Hemophilia Center
Sheba Medical Center
Tel Hashomer, Israel

Aaron J. Marcus, MD [117]
Professor of Medicine and of Pathology and Laboratory Medicine
Weill Cornell Medical College
Chief of Hematology-Oncology
VA New York Harbor Healthcare System
New York, New York

Kenneth L. McClain, MD, PhD [72]
Professor of Pediatrics
Texas Children's Cancer Center/Hematology
Baylor College of Medicine
Houston, Texas

Jeffery McCullough, MD [139]
Professor
Department of Laboratory Medicine and Pathology
Director, Division of Laboratory Medicine and Section of Transfusion Medicine
University of Minnesota Medical School
Minneapolis, Minnesota

Janice McFarland, MD [138]
Blood Center of Southeast Wisconsin
Milwaukee, Wisconsin

Peter W. McLaughlin, MD [102]
Department of Lymphoma/Myeloma
University of Texas
Houston, Texas

Bruce C. McLeod, MD [26]
Rush University Medical Center
Chicago, Illinois

Giampaolo Merlini [111]
Director, Center for Research and Treatment of Systematic Amyloidoses
University Hospital Policlinico San Matteo
Professor, Department of Medicine
University of Pavia
Pavia, Italy

Dean D. Metcalfe, MD [63]
Chief, Laboratory of Allergic Diseases
NAID/National Institute of Health
Bethesda, Maryland

Martha P. Mims, MD, PhD [7]
Associate Professor, Department of Medicine
Section Chief, Section of Hematology/Oncology
Baylor College of Medicine
Houston, Texas

Constantine Mitsiades [20]
Dana-Farber Cancer Institute
Boston, Massachusetts

Joel Moake, MD [50]
Senior Research Scientist and Associate Director
Biomedical Engineering Laboratory
Rice University
Houston, Texas

Emile R. Mohler III, MD [135]
Director, Vascular Medicine
Director, Vascular Diagnostic Center
Division of Cardiovascular Medicine
University of Pennsylvania School of Medicine
Director, Vascular Medicine Program
Presbyterian Medical Center
Philadelphia, Pennsylvania

Dougald M. Monroe III, PhD [115]
Professor of Medicine
Division of Hematology
University of North Carolina
School of Medicine
Chapel Hill, North Carolina

William A. Muller, MD, PhD [117]
Magerstadt Professor and Chairman
Department of Pathology
Feinberg School of Medicine
Northwestern University
Chicago, Illinois

Mike Murphy [141]
Professor of Blood Transfusion Medicine University of Oxford
Consultant Haematologist, National Blood Service and Oxford Radcliffe Hospitals
Oxford, United Kingdom

Bijay Nair [109]
Myeloma Institute for Research and Therapy
University of Arkansas for Medical Sciences
Little Rock, Arkansas

Kavita Natarajan, MBBS [48]
Assistant Professor of Medicine
Medical College of Georgia
Division of Hematology/Oncology
Augusta, Georgia

Sattva S. Neelapu, MD [25]
Department of Lymphoma and Myeloma
Division of Center Medicine
The University of Texas M. D. Anderson Cancer Center
Houston, Texas

Marguerite Neerman-Arbez, PhD [126]
Department of Genetic Medicine and Development
University of Geneva Faculty of Medicine
Geneva, Switzerland

Robert S. Negrin, MD [21]
Stanford University
Stanford, California

Luigi D. Notarangelo, MD [82]
Division of Immunology
Children's Hospital
Harvard Medical School
Boston, Massachusetts

Hans D. Ochs, MD [82]
Professor of Pediatrics
Jeffrey Modell Chair of Pediatric Immunology Research
Division of Immunology
Seattle Children's Research Hospital
Department of Pediatrics
University of Washington
Seattle, Washington

Ubaldo Martinez Outschoorn, MD [36, 55]
Assistant Professor
Department of Medical Oncology
Cardeza Foundation for Hematologic Research
Thomas Jefferson University
Philadelphia, Pennsylvania

Charles H. Packman, MD [53]
Clinical Professor of Medicine
University of North Carolina School of Medicine
Chapel Hill, North Carolina
Chief, Hematology-Oncology Section
Department of Internal Medicine and Blumenthal Cancer Center
Carolinas Medical Center
Charlotte, North Carolina

James Palis, MD [6]
Department of Pediatrics
University of Rochester Medical Center
Rochester, New York

Charles J. Parker, MD [40]
Professor of Medicine
Division of Hematology and Bone Marrow Transplantation
University of Utah School of Medicine
Salt Lake City, Utah

Archibald S. Perkins, MD [104]
Professor
Department of Pathology and Lab Medicine
University of Rochester Medical Center
Rochester, New York

John D. Phillips, PhD [57]
Associate Professor of Medicine
Division of Hematology
University of Utah School of Medicine
Salt Lake City, Utah

Graham F. Pineo, MD [134]
Professor of Medicine
Department of Medicine and Oncology
University of Calgary
Department of Medicine
Foothills Hospital
Calgary, Alberta, Canada

Annette Pluddemann [68, 69]
Department of Primary Health Care
University of Oxford
Oxford, United Kingdom

Mortimer Poncz, MD [133]
Professor of Pediatrics
University of Pennsylvania School of Medicine
Children's Hospital of Philadelphia
Philadelphia, Pennsylvania

Prem Ponka, MD [58]
Professor of Physiology and Medicine
Lady Davis Institute
McGill University
Montreal, Quebec, Canada

Jaroslav F. Prchal, MD [86]
Associate Professor of Medicine and Oncology
McGill University
St. Mary's Hospital
Montreal, Quebec, Canada

Josef T. Prchal, MD [7, 31, 33, 38, 44, 49, 56, 58, 86]
Professor of Medicine, Pathology, and Genetics
Division of Hematology
University of Utah
Salt Lake City, Utah
Department of Pathophysiology
First Faculty of Medicine
Charles University
Prague, Czech Republic

Oliver W. Press, MD, PhD [101]
Member, Fred Hutchinson Cancer Research Center
Professor of Medicine/Oncology
University of Washington
Director of Hematology/Hematologic Malignancies
Seattle Cancer Care Alliance
Seattle, Washington

Ching-Hon Pui, MD [93]
Chair
American Cancer Society
Professor, Department of Oncology
St. Jude Children's Research Hospital
Professor of Pediatrics
University of Tennessee Health Science Center
Memphis, Tennessee

Jayashree Ramasethu, MD, FAAP [54]
Associate Professor of Clinical Pediatrics
Director, Neonatal Perinatal Medicine Fellowship Program
Georgetown University Hospital
Division of Neonatology
Washington, D.C.

Jacob H. Rand, M.D. [132]
Professor of Pathology and Medicine
Director of Hematology Laboratory
Montefiore Medical Center
The University Hospital for the Albert Einstein College of Medicine
Bronx, New York

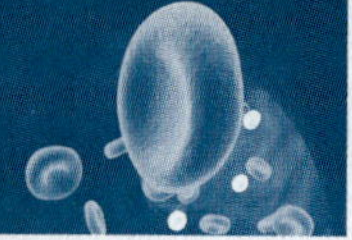

A. Koneti Rao, MD [121]
Assistant Professor of Pathology and Laboratory Medicine
Assistant Director, Transfusion Medicine/Blood Bank
Strong Memorial Hospital
University of Rochester Medical Center
Rochester, New York

Gary E. Raskob, PhD [134]
Dean, College of Public Health
Professor, Epidemiology and Medicine
The University of Oklahoma Health Science Center
Oklahoma City, Oklahoma

Majed A. Refaai, MD [140]
Department of Pathology and Laboratory Medicine
University of Rochester Medical Center
Rochester, New York

Erin Gourley Reid, MD [83]
Associate Professor of Medicine
Vice Chair, Lymphoma Working Group
AIDS Malignancy Consortium
University of California, San Diego
Moores Cancer Center
La Jolla, California

Marion E. Reid, PhD [137]
New York Blood Center
New York, New York

Paul Richardson, MD [20]
Dana-Farber Cancer Institute
Boston, Massachusetts

Stanley R. Riddell, MD [24]
Fred Hutchinson Cancer Research Center
Seattle, Washington

Harold R. Roberts, MD [115, 124]
Sarah Graham Kenan Distinguished Professor of Medicine and Pathology
Division of Hematology/Oncology
Department of Medicine
University of North Carolina School of Medicine
Chapel Hill, North Carolina
Department of Pathology
Duke University School of Medicine
Durham, North Carolina

Jorge E. Romaguera, MD [102]
Professor
Department of Lymphoma Myeloma
The University of Texas M. D. Anderson Cancer Center
Houston, Texas

Jia Ruan, MD, PhD [136]
Assistant Professor of Medicine
Department of Medicine
Weill Cornell Medical College
Assistant Attending Physician
New York Presbyterian Hospital
New York, New York

Daniel H. Ryan, MD [2, 3]
University of Rochester Medical Center
Rochester, New York

J. Evan Sadler, MD, PhD [133]
Professor and Director
Division of Hematology
Department of Medicine
Washington University School of Medicine
St. Louis, Missouri

Ophira Salomon, MD [125]
Amalia Biron Research Institute of Thrombosis and Hemostasis
Department of Hematology
Sheba Medical Center
Tel Hashomer and Sackler Faculty of Medicine
Tel Aviv University
Tel Aviv, Israel

Vaishali Sanchorawala, MD [110]
Associate Professor of Medicine
Amyloid Research and Treatment Program and Sections of Hematology-Oncology
Boston University School of Medicine and Boston Medical Center
Boston, Massachusetts

Alan Saven, MD [95]
Head, Division of Hematology/Oncology
Scripps Clinic Medical Group
La Jolla, California

Andrew I. Schafer, MD [135]
Frank Wister Thomas Professor of Medicine
Chairman, Department of Medicine
University of Pennsylvania School of Medicine
Philadelphia, Pennsylvania

Mathias Schmid, MD [13]
Assistant Professor
University Hospital Ulm
Ulm, Germany

David C. Seldin, MD, PhD [110]
Chief, Hematology-Oncology Section and Director
Amyloid Treatment and Research Program
Boston University School of Medicine and Boston Medical Center
Boston, Massachusetts

George B. Segel, MD [6, 34]
Department of Pediatrics
University of Rochester Medical Center
Rochester, New York

Uri Seligsohn, MD [118, 125, 130, 131]
Professor of Hematology and Director
Amalia Biron Research Institute of Thrombosis and Hemostasis
Sheba Medical Center
Tel-Hashomer and Sackler Faculty of Medicine
Tel Aviv University
Tel Aviv, Israel

Sanford J. Shattil, MD [122]
Professor and Chief, Division of Hematology-Oncology
Department of Medicine
University of California, San Diego
Adjunct Professor of Molecular and Experimental Medicine
The Scripps Research Institute
La Jolla, California

John Shaughnessy, PhD [109]
Myeloma Institute for Research and Therapy
University of Arkansas for Medical Sciences
Little Rock, Arkansas

Darren Sigal, MD [95]
Division of Hematology/Oncology
Scripps Clinic Medical Group
La Jolla, California

Brian F. Skinnider, MD [98]
Department of Pathology
British Columbia Cancer Agency and University of British Columbia
Vancouver, British Columbia, Canada

C. Wayne Smith, MD [59, 60, 61]
Professor and Head, Section of Leukocyte Biology
Department of Pediatrics
Baylor College of Medicine
Houston, Texas

Susan S. Smyth, MD, PhD [114]
Research Assistant Professor of Medicine
Carolina Center for Cardiovascular Biology
Center for Thrombosis and Hemostasis
University of North Carolina School of Medicine
Chapel Hill, North Carolina

Ralph M. Steinman, MD [19]
Henry G. Kunkle Professor
Head, Laboratory of Cellular Physiology and Immunology
Rockefeller University
New York, New York

David Stroncek [138]
Department of Transfusion Medicine
National Institutes of Health
Bethesda, Maryland

Ayalew Tefferi, MD [91]
Mayo Clinic
Rochester, Minnesota

Tim M. Townes, PhD [48]
Professor and Chair
Department of Biochemistry and Molecular Genetics
University of Alabama at Birmingham
Birmingham, Alabama

Steven P. Treon [111]
Director, Bing Center for Waldenstrom's Macroglobulinemia
Dana-Farber Cancer Institute
Associate Professor, Harvard Medical School
Boston, Massachusetts

Giorgio Trinchieri, MD [79]
Director, Cancer and Inflammation Program
Chief, Laboratory of Experimental Immunology
Center for Cancer Research, NCI, NIH
Frederick, Maryland

Florin Tuluc, MD, PhD [67]
Research Assistant Professor of Pediatrics
University of Pennsylvania School of Medicine
Joseph Stokes Jr. Research Institute
The Children's Hospital of Philadelphia
Philadelphia, Pennsylvania

Frits van Rhee, MD, PhD, MRCP (UK), FRCPath [109]
Professor of Medicine
Director of Clinical Research
Myeloma Institute for Research and Therapy
University of Arkansas for Medical Sciences
Little Rock, Arkansas

Wouter W. van Solinge, PhD [46]
Professor of Laboratory Medicine
Head of Department
Medical Director Division Laboratories and Pharmacy
Department of Clinical Chemistry and Haematology
University Medical Center Utrecht
Utrecht, The Netherlands

Richard van Wijk, PhD [46]
Associate Professor
Department of Clinical Chemistry and Haematology
University Medical Center Utrecht
Utrecht, The Netherlands

Ralph Vassallo Jr., MD [141]
Medical Director
American Red Cross Services
Penn-Jersey Region
Philadelphia, Pennsylvania

Dietlind L. Wahner-Roedler, MD [112]
Consultant
Division of General Internal Medicine
Mayo Clinic
Associate Professor of Medicine
Mayo Clinic College of Medicine
Mayo Clinic
Rochester, Minnesota

Huan-You Wang, MD, PhD [92]
Associate Clinical Professor of Pathology
Co-Director of Hematopathology
Department of Pathology
University of California, San Diego
La Jolla, California

Peter A. Ward, MD [17]
Department of Pathology
University of Michigan Medical School
Ann Arbor, Michigan

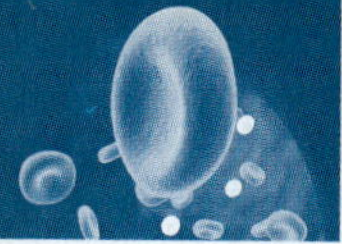

Andrew J. Wardlaw, MD, PhD [62]
Institute for Lung Health
Department of Infection
Immunity and Inflammation
Leicester University Medical School
Leicester, United Kingdom

Jeffery S. Warren, MD [17]
Department of Pathology
University of Michigan Medical School
Ann Arbor, Michigan

Sir David J. Weatherall, MD [47]
Professor
Weatherall Institute of Molecular Medicine
John Radcliffe Hospital
Headington, Oxford, United Kingdom

Sidney Whiteheart, PhD [114]
Professor
Molecular and Cellular Biochemistry
University of Kentucky College of Medicine
Lexington, Kentucky

Shmuel Yaccoby [109]
Myeloma Institute for Research and Therapy
University of Arkansas for Medical Sciences
Little Rock, Arkansas

Neal S. Young, MD [35]
Hematology Branch
National Heart, Lung, and Blood
National Institutes of Health
Bethesda, Maryland

Ari Zimran, MD [73]
Gaucher Clinic
Shaare Zedek Medical Center
Jerusalem, Israel

Ariella Zivelin, PhD [125]
Laboratory Manager
Institute of Thrombosis and Hemostasis
Sheba Medical Center
Tel Hashomer, Israel

Emanuele Zucca, MD [103]
IOSI-Oncology Institute of Southern Switzerland
Ospedale San Giovanni
Bellinzona, Switzerland

中文版前言(一)

2010年夏,人民卫生出版社的同志找到我们,希望我们将刚刚出版发行的 *William Hematology*(《威廉姆斯血液学》)第8版翻译成中文。提起《威廉姆斯血液学》,血液学界人士无不如雷贯耳。陈竺、陈赛娟记得在20世纪70年代末师从王振义先生攻读硕士学位之时即接触到这部畅销全球的血液学经典著作;而该书作为血液病学发展的风向标,也是刘建湘等于90年代跨入血液学领域学者的系统教材。当我们拿到厚厚的原版书,心中的责任感油然而生。全书共13部分,分141章,几乎涵盖了血液学的所有方面,包括血液病患者的临床评估、诊断、治疗,以及血液病的遗传、分子和细胞学基础等。第8版在第7版的基础上作了大量修改和更新,以反映血液学领域的最新进展;新增加的2章讨论了基因组学(第10章,基因组学和表观遗传学)以及细胞治疗(第28章,再生医学:多潜能细胞治疗用于组织替换的原则)在血液学中的应用;其他章的修改主要对白血病和淋巴瘤的临床诊断和治疗进行了更深层次的探讨;对红细胞增多症和血小板增多症等骨髓增生性疾病进行了全面综述,包括分子遗传学方面的最新成果;还增加了血液病靶向治疗和单克隆抗体治疗方面的最新进展。此外,本书还附有一张CD,包括大量形态学照片、图解和作图,为PPT格式,对教学制作幻灯片十分方便。翻译好这本巨著,努力实现"信、达、雅"的目标,对原著者负责,更对中文版读者负责,是一项崇高的使命。

本书由全球191位知名的血液学家和其他生物医学领域的著名专家亲笔撰写,而其中有的人已经永远离开了我们,包括2008年刚去世的我们的良师益友Ernest Beutler教授。他的遗像出现在了第8版的扉页中,这一版也是特别奉献给他的。Ernest Beutler教授不仅在学术上造诣颇深,在中美学术交流和对中青年科学家的提携等方面也做出了很多贡献。我们与Ernest Beutler教授的深厚友谊成为了对他的追思和缅怀,也是我们发起翻译第8版《威廉姆斯血液学》的一个巨大动力。为了启动这一浩繁的翻译工作,我们特地在2010年9月在北京召开了《威廉姆斯血液学》翻译筹备会议,邀请了众多国内血液学方面的著名专家学者,与出版社一道讨论确定了翻译工作的具体事项。为了鼓励大家能够顺利按时完成翻译工作,陈竺承诺,在两周内率先完成翻译一章,作为大家批评、参鉴的"靶子"。开始陈竺自己也不大敢相信,在繁忙的行政事务之余,能否如期完稿。然而,经过每晚10时至12时奋战两个星期后,居然完成了第3章的翻译,经刘建湘校对后发至同事们手中,这对其他译者无疑是个"刺激"。到2010年底,翻译初稿很快出来了。然而,经大家审阅评估,发现有不少欠缺。为此,陈赛娟在杭州主持召开了另一次翻译工作会议,针对问题,大家经过讨论提出了具体的解决办法。到2011年初,经过修改的第二稿已经大有改观。为了进一步提高译稿质量,陈竺、陈赛娟、刘建湘利用2011年五一劳动节假期,在上海奉贤又召开了一次会议,组织了一支精干的翻译校对工作小组,对第二稿进行了进一步校对、修改和完善等工作,直至达到出版社和翻译工作组认可的标准和要求。

在此,我们感谢所有参与此书翻译、校对的同道,尤其要感谢上海血液学研究所的奚晓东、诸江、赵维莅教授,中国科学院动物研究所的周光飚教授,和苏州大学医学院的朱力教授等,他们在百忙之中付出了大量时间和精力,对翻译稿的校对修改做出了卓越贡献。上海血液学研究所的闻朝君所长助理在组织、协调方面做了大量工作。此外,上海血液学研究所和中国科学院上海生命科学研究院/上海交通大学医学院健康科学研究所的同学们,包括武海燕、张伟娜、李仁柯、马列、孙海敏、王业伟和陈丽婷等参与了本书的索引标注工作,对此一并表示感谢。值此机会,我们还要感谢人民卫生出版社国际出版中心的姬放主任,她在发起、组织、协调本书的翻译工作中发挥了重要作用。人民卫生出版社在本书的翻译和出版发行中给予了大量支持。没有大家的共同努力与合作精神,是不可能完成这一艰巨任务的。

由于时间仓促,书中内容涉及面广,还包括了很多最新进展,其中很多新的名词和词汇还没有约定俗成的中文翻译,在这么短的时间内完成翻译这本鸿篇巨著,肯定会有不少的不足之处,欢迎广大读者和同仁批评指正。若此书能对同行们有所裨益,则不胜欣慰。

陈　竺　陈赛娟　刘建湘

2011年10月

威廉姆斯血液学

Williams Hematology

中文版前言(二)

在过去的10年,中国在科学方面的进步确实令人感到惊讶。在研发投入方面,中国现在仅次于美国,居世界第二;中国在科研资助方面的年增长率令世人羡慕。在文献发表方面,中国也只排在美国之后。现在,在顶级生物医学科学期刊的任何一期中,几乎不可能没有中国作者。这些进步也反映在另一方面,即越来越多的海外学者回归祖国。

血液学领域一直在快速向前发展。《威廉姆斯血液学》自从1972年第1版以来,现在已经是第8版了。因其临床实用性,对治疗和发病机制的详细描述,以及包括大量最新研究进展,该书已经成为血液学的主要教科书。因此,选择将该书翻译成中文是再合适不过了。

我钦佩的同仁陈竺教授和上海交通大学医学院上海血液学研究所的陈赛娟教授组织了一支强大的队伍来进行这项艰巨的翻译任务。两位陈教授是发起这一工作的最佳人选,不仅因为他们自己在血液学领域作出了重要贡献,而且上海血液学研究所也因在这一研究领域的突破性进展而闻名遐迩。该所在白血病发病机制方面做出了很多原创性研究,应用系统生物学方法研究血液系统恶性肿瘤,并在白血病的靶向治疗方面进行了大量开拓性研究工作。由王振义教授和陈竺教授领导的研究小组应用全反式维甲酸(ATRA)和三氧化二砷治疗急性早幼粒细胞白血病(APL),已经使这种原先很快便可致命的恶性疾病成为可治疗、预后好,而且现在看来已是可治愈的疾病。这些重要成就得到广大血液学界的高度尊敬和广泛认可。

《威廉姆斯血液学》对我来说也有特殊意义。已故的Ernest Beutler博士是创办该书的编辑之一,在很多方面也是我的良师益友。他对溶血性贫血和镰状细胞贫血的早期研究激发了我对这些疾病的兴趣。他在我的整个职业生涯中不断给予指导和建议,我们成为了最好的朋友。2009年,我与Tom Maniatis共同成为由Beutler博士奉献给美国血液学会的Ernest Beutler演讲及成就奖的首位获奖者,这也是我曾经接受过的最好荣誉之一。因此,能够为由Beutler博士作为发起人之一的《威廉姆斯血液学》教科书的中文版撰写前言,对我来说是莫大的荣誉,也是对我们深厚友谊的缅怀。

简悦威

Yuet Wai Kan MD

Louis K. Diamond Professor of Hematology

Department of Medicine

University of California San Francisco

Former President of the American Society of Hematology (ASH)

Member of the US National Academy of Sciences

Fellow of the Royal Society (London)

Foreign Member of the Chinese Academy of Sciences

2011年10月

原 版 前 言

我们对血细胞和凝血因子蛋白知识的增长速度之快，对编撰一部血液学鸿篇巨制来说是一项巨大挑战。个体基因组序列测定和蛋白质组学、代谢组学以及其他不断出现的“组学”领域的知识应用于血液学疾病，已经大大加快了我们对血液学疾病发病机制的理解。分子和细胞生物学以及分子免疫学的基础知识转化为更好的诊断和治疗方法的速度也同样令人印象深刻，在很多血液学疾病中已经实现了分子靶向治疗。可以毫不夸张地说，血液学已经成为所有医学中合理设计治疗手段的典范。

新版《威廉姆斯血液学》作了很多改变，我们认为是变得更好了。每一章都作了大量修改，甚至重写，以提供最新资料信息。还增加了两章，第 10 章题目为基因组学和表观遗传学，反映血液学中这些基础知识不断增加的重要性；第 28 章题目为再生医学：多潜能细胞治疗用于组织替换的原则。此外，有些章被分割成几章，特别是非霍奇金淋巴瘤一章被分成几章以便分别讨论不同类型的非霍奇金淋巴瘤；红细胞增多症和血小板增多症被分成骨髓增生性和反应性疾病分别讨论，反映了我们对这些疾病的病理生理不断深入的理解以及治疗上更加靶向化。我们意识到血液学的核心是血液和骨髓细胞形态学，所以将原来在第 7 版中单独一节列出的 274 幅彩图的大部分（以及其他图片）整合到了各章相关主题中，更方便查阅包含大量信息的图解和细胞形态。

为跟上信息时代的步伐，我们将新版《威廉姆斯血液学》作为我们非常受欢迎的网站 www.accessmedicine.com 内容的一部分，并与一个庞大的药物治疗数据库和其他重要医学教科书，包括“*Harrison's Principles of Internal Medicine*”和“*Goodman and Gilman's The Pharmacological Basis of Therapeutics*”等直接链接，涵盖了医学教育和实践的所有学科，在线《威廉姆斯血液学》是这些庞大资源的一部分。在线版《威廉姆斯血液学》还包含了新版参考文献中引用的杂志文章的 PubMed 链接。

我们还第一次随《威廉姆斯血液学》附带了一张 CD，包含了大量的新版《威廉姆斯血液学》中的形态学照片、图解和作图；并且这些都可以很容易转换成幻灯片格式，以便讲课或者演讲时使用。

最后，《威廉姆斯血液学操作手册》也将再一次修改。操作手册使用非常方便，包含了《威廉姆斯血液学》中临床上最重要的内容，最适合于时间有限的临床情况下使用。手册还提供 iPhone™ 和其他手机格式。

我们非常不幸地告知第 8 版《威廉姆斯血液学》的读者，我们失去了血液学传奇人物，Ernest Beutler 博士。Ernie（对 Ernest Beutler 博士的爱称——译者注）是《威廉姆斯血液学》的发起编辑之一，是第 5 版和第 6 版的主编，并继续参与编写了第 7 版，但不幸在 2008 年 10 月去世，恰逢第 8 版编辑新章节和修改之时。第 8 版，以及 Beutler 家族的 F1 和 F2 代，仍将弥漫 Ernie 的气息，我们谨将第 8 版献给 Ernie。

本书的完成是 191 位作者及时共同合作的结晶。我们对他们提供的全面和最新的知识表示感谢。尽管基础和临床知识快速增长，我们也感觉到了每一个作者给他们的章节题目带来的热情，但是我们通过谨慎控制每章长度，使整书维持在一册中。

每一编辑对其所主要负责的文稿的管理都给予了极大的帮助。我们感谢加州 La Jolla 的 Carolina Bump，犹他州盐湖城的 Susan Madden，以及以色列特拉维夫的 Orly Katz，参与本书的完成。特别感谢纽约罗切斯特的 Susan Daley，加州 La Jolla 的 Monica Gudea，她们负责协调处理 141 章，包括很多新图片和表格，以及管理其他行政事务，Daley 女士和 Gudea 女士处理这些挑战性任务却驾轻就熟，略带幽默。编辑们还要感谢 McGraw-Hill 的同事们的支持和参与，包括内科学主编 James F. Shanahan；《威廉姆斯血液学》项目发展资深编辑 Harriet Lebowitz；和《威廉姆斯血液学》项目经理 Sylvia Rebert。

Kenneth Kaushansky
Marshall A. Lichtman
Thomas J. Kipps
Uri Seligsohn
Josef T. Prchal

威廉姆斯血液学

Williams Hematology

目　录

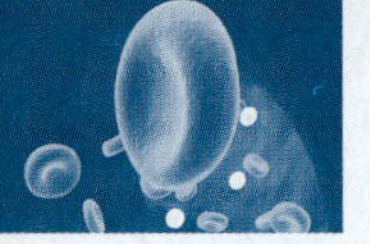

威廉姆斯血液学

Williams Hematology

1

第一部分

病人的临床评估

威廉姆斯血液学

Williams Hematology

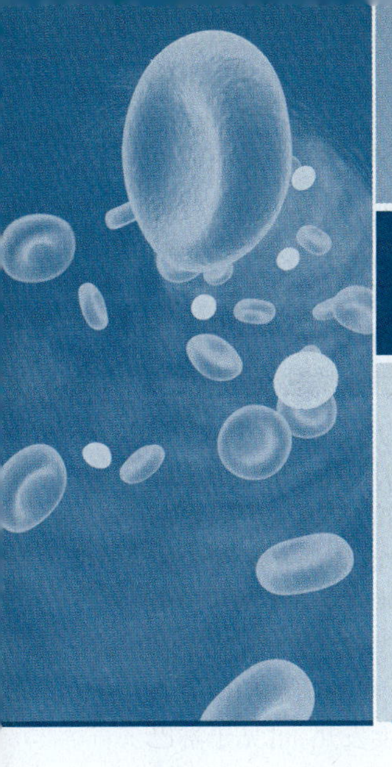

第1章

血液病患者的初次评估：病史和体检

Marshall A. lichtman,Ernest Beutler

摘　要

当怀疑患者有血液系统异常时，一开始就应该系统地询问全面病史并作体检，以确定疾病性质。医生应该系统地鉴定病人的症状，并通过设计恰当的提问了解病人最近和以前的病情，以期获得尽可能多的关于病人疾病的发病和演变过程，以及病人一般健康状况的有关信息。回顾以前的病史有助于了解疾病的发生和进展。对遗传和环境因素也应该仔细排查和评估。还应该考虑到病人药物使用，营养状况，和性生活等。询问完病史后，医生应该接着做体检，根据病史提供的线索，通过床旁观察，仔细寻找疾病体征，获得组织和器官异常的证据。皮肤改变，肝脏、脾脏或淋巴结肿大等体征对诊断有很大帮助。如果体检发现提示患者可能同时患有另一疾病，或者可能与原来考虑的疾病不同，应该在体检时进一步追问病史。所以，病史和体检应该被看做一个整体，提供病人疾病基本信息，并与下一步的诊断信息相整合：外周血和骨髓检查、影像检查和活体检查。

总的来说，血液系统疾病很常见，但我们更多看到的是继发于其他疾病的血液学表现。例如，贫血的体征和症状以及淋巴结肿大是某些血液病的常见临床发现，但在某些非原发性血液疾病也作为继发性表现经常出现。很多疾病都能产生血液病的体征和症状。所以，当结缔组织疾病患者出现贫血的体征和症状，并有明显的淋巴结肿大时，通常可发现造血系统（骨髓）或者淋巴系统（淋巴结或其他淋巴组织）以外的其他系统的原发性病变。本章主要强调原发性血液系统疾病或者血液系统疾病的并发症引起的临床表现，以避免大量罗列一般临床上遇到的体征和症状。

在以下各章讨论具体疾病时，将详细给出各具体疾病相伴的体征和症状，以及临床发现。而本章则采取一种比较一般性的系统的方式论述。

本章使用的简写和缩略词：HELLP 综合征（溶血性贫血、肝酶增高、血小板计数低）（HELLP syndrome，hemolytic anemia，elevated liver enzymes，and low platelet count）；Ig，免疫球蛋白（immunoglobulin）；IL，白细胞介素（interleukin）；POEMS，多神经病、器官肿大、内分泌病、单克隆丙种球蛋白病和皮肤病变（polyneuropathy，organomegaly，endocrinopathy，monoclonal gammopathy，and skin changes）；PS，行为状态（performance status）。

血液学会诊

表 1-1 列出了血液学专家对主要血液病患者的评估。表 1-1 中列出的体征可反映原发性或者是继发性血液疾病。例如，外

表 1-1　需要血液学会诊的情况

血红蛋白浓度减少（贫血）
血红蛋白浓度增高（红细胞增多症）
血清铁蛋白水平增高
血沉增速
白细胞或粒细胞减少
外周血出现未成熟粒细胞或有核红细胞
全血细胞减少
粒细胞增多：中性粒细胞、嗜酸性粒细胞、嗜碱性粒细胞、肥大细胞增多
单核细胞增多
淋巴细胞增多
淋巴结病
脾脏肿大
高丙种球蛋白血症：单克隆或多克隆
紫癜
血小板减少
血小板增多
出血不止：自发性或外伤性
部分凝血活酶时间或凝血酶原凝固时间延长
静脉血栓栓塞
血栓形成倾向
产科异常（如多次流产、死产和 HELLP 综合征 *）

* 溶血性贫血，肝酶增高，血小板计数低

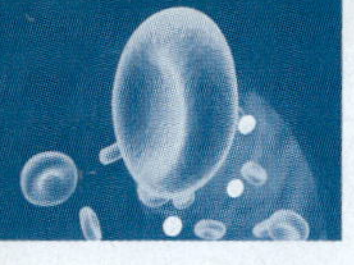

周血出现不成熟粒细胞，可能反映髓系疾病如髓系白血病，或者根据这些细胞的成熟度和多少，也可能来自于肿瘤转移至骨髓。外周血出现有核红细胞，可能反映原发性骨髓纤维化，或者充血性心衰缺氧导致有核红细胞冲破骨髓－外周血屏障，进入外周血。某些疾病，如肾脏，肝脏，和结缔组织疾病等，容易出现血液系统异常表现。慢性酒精中毒，营养癖，某些药物都可引起血细胞或凝血因子蛋白异常。孕妇可出现贫血，血小板减少，或弥散性凝血等；老年人容易出现恶性血液病和恶性贫血等。病史和体检能为合理选择实验室检查和诊断提供重要线索。

病史

在当今技术手段驱动的医疗环境下，仔细询问病史和体检收集信息的重要性正面临失去其主导地位的危险。病史（和体检）仍然是对任何临床疾病进行评估的重要起点[1-3]。

■ 一般症状和体征

行为状态（PS）是用半定量法评估病人致残的程度。在临床试验中评估病人可比性，确定病人可否耐受细胞毒性治疗，以及评估治疗效果等方面，行为状态都是重要指标。表 1-2 列出了测量行为状态的一套好的标准[4]。有时也使用美国东部肿瘤协作组提出的简化版本（表 1-3）[5]。

表 1-2　行为状态分级标准（卡诺夫斯基分级）[4]

能够进行正常活动，不需特别护理
100% 正常；无主诉；无疾病迹象
90% 能够进行正常活动，轻微疾病体征或症状
80% 正常活动费力，有些疾病体征或者症状
不能工作，能在家生活，大多数个人生活需求可自理；需要不同程度扶助
70% 生活能自理，不能正常活动或做体力活
60% 偶尔需要扶助，但大部分个人需求可自理
50% 需要相当多的扶助，经常需要医疗护理
生活不能自理，需要相当于护理机构或医院的护理；疾病可能快速恶化
40% 丧失活动能力，需要特殊护理和扶助
30% 严重丧失活动能力，虽不至于马上有生命危险，但需住院
20% 非常虚弱，必须住院和积极支持治疗
10% 濒死，生命过程行将结束
0% 死亡

表 1-3　美国东部肿瘤协作组行为状态分级

级别	活动能力
0	完全活动自如，病前所有活动不受限
1	体力要求高的活动受限，但能行走，并能进行轻微或坐姿工作，如轻微家务，办公室工作
2	能行走，生活自理，但不能承担任何体力活，非睡眠时一半以上时间可站立行走
3	生活自理能力有限，非睡眠时一半以上时间只能坐或卧
4	完全失去活动能力，生活完全不能自理，只能完全坐或卧
5	死亡

体重减轻是很多严重疾病的常见伴随症状，包括原发性血液病，但大多数血液病并不表现明显的体重减轻。很多“消耗性”疾病，如弥散性腺癌和结核病引起贫血，所以，极度消瘦时，应该怀疑这类疾病，而贫血可能并不是原发性异常。

发热是侵袭性淋巴瘤和急性白血病常见早期表现，是由于释放的致热源性细胞因子如白细胞介素（IL-1，IL-6，IL-8 等）引起的，反映了疾病本身的特性。化疗引起的造血细胞减少或伴有免疫缺陷导致的感染也通常是引起发热的原因。不明原因的发热，应该考虑淋巴瘤，特别是霍奇金淋巴瘤。有时原发性骨髓纤维化，急性白血病，晚期骨髓增生异常综合征，和其他淋巴瘤也可引起发热。极少数严重恶性贫血或溶血性贫血患者也可出现发热。严重溶血，免疫缺陷或中性粒细胞减少病人并发的菌血症可伴有寒战。夜间盗汗提示低度发热，可见于淋巴瘤或白血病患者。

疲劳、不适和虚弱在体质和精神疾病中均非常常见，对其评估也非常复杂和困难。在有严重疾病的患者，这些症状可能是发热，肌肉消耗，或其他相关情况引起的。中度或重度贫血患者经常出现疲劳、不适或虚弱，这些症状也可见于血液系统恶性肿瘤。缺铁，甚至并没有明显贫血的缺铁也可出现疲劳或虚弱。在缓慢发展的慢性贫血，患者可能并未意识到体能下降，或其他活动能力丧失，只是在经过适当治疗获得缓解后才回顾起来。应用促红细胞生成素治疗的大多数尿毒症患者，其生活质量获得大幅改善，提示贫血引起的症状可能比传统上认为的要多。

无力可伴随贫血或恶性疾病过程的消耗，常表现为全身无力或体能下降。局部身体无力也可能由血液系统疾病并发神经系统异常所致。维生素 B_{12} 缺乏（如恶性贫血）患者可出现下肢无力，伴有麻木，麻刺感，步态不稳。单克隆免疫球蛋白血症可出现外周神经病。白血病，骨髓瘤，或淋巴瘤患者出现一个或多个肢体虚弱，可能表明有中枢或外周神经系统侵入，或脊椎塌陷导致压缩，副肿瘤性综合征（如脑炎），或大脑或脑膜受累。血液系统恶性肿瘤可引起继发性肌病，通常表现为近端肌肉群无力。脚下垂或腕下垂可见于铅中毒，淀粉样变，系统性自身免疫性疾病，或由于长春新碱（vincristine）治疗引起的并发症。瘫痪可见于急性间歇性卟啉症。

■ 特异症状或体征

神经系统

头痛可由一些血液系统疾病相关的原因引起。贫血或者红细胞增多症可导致轻微至严重头痛。血液系统疾病患者可由于白血病或淋巴瘤侵入或压迫大脑，或由于隐球菌（*Cryptococcus*）或分枝杆菌（*Mycobacterium*）机会性感染中枢神经系统而导致头痛。血小板减少或者其他出血性疾病导致颅内出血或蛛网膜下腔出血可引起突然的剧烈头痛。

感觉异常可见于恶性贫血引起的外周神经病变，或继发于血液恶性肿瘤或淀粉样变性的外周神经病变。长春新碱（vincristine）治疗也可引起感觉异常。

意识模糊可伴发于颅内肿瘤或感染，有时也由伴发的高热引起。意识模糊还见于重度贫血、高钙血症（如骨髓瘤），或高剂量糖皮质激素（glucocorticoid）治疗。意识模糊或明显智力衰退可能是恶性贫血的表现。急性间歇性卟啉病或用大剂量糖皮质激素治疗可引发明显的精神病症状。

意识障碍可能由于中枢神经系统出血,白血病或淋巴瘤产生的颅内压增高所引起。重度贫血,红细胞增多症,由血浆单克隆免疫球蛋白 IgM(也可能是不太常见的 IgA 或者 IgG)引起的血液黏滞性过高,或者白血病性高白细胞综合征,特别是慢性粒细胞白血病等,也可伴随意识障碍。

眼睛

结膜多血质是红细胞增多症的特点,结膜苍白则是贫血的表现。严重贫血和血小板减少症导致继发性视网膜出血有时可引起失明,巨球蛋白血症或者白血病性白细胞极度增高,导致严重黏滞性过高,可引起视觉模糊。视网膜静脉或动脉血栓可引发视觉部分或完全丧失。复视或眼球运动障碍见于眼眶肿瘤或由于肿瘤特别是结外淋巴瘤、髓外骨髓瘤或髓肉瘤(粒细胞性)压迫致第Ⅲ、第Ⅳ或第Ⅵ脑神经麻痹。

耳朵

眩晕、耳鸣和耳朵"轰鸣"可见于严重贫血,红细胞增多症,高白细胞性白血病,或巨球蛋白血症诱发的血液黏滞性过高等。梅尼埃病(耳性眩晕病,Meniere disease)就是首先在一例急性白血病伴内耳出血的患者发现的。

鼻咽、口咽部和口腔

鼻出血可发生于血小板减少,获得性或者遗传性血小板功能障碍,以及血管性血友病。**嗅觉缺失症**或**幻嗅**见于恶性贫血;鼻咽部可受粒细胞肉瘤或节外淋巴瘤浸润,其症状视浸润的结构而不同。鼻窦可受机会菌感染,如长期严重中性粒细胞减少患者的真菌感染。恶性贫血可出现**舌痛**或**麻刺感**,缺铁性贫血或维生素缺乏也可伴有舌痛或麻刺感。巨舌见于淀粉样变性;**牙龈出血**可发生于出血性疾病;白血病细胞浸润齿龈主要见于急性单核细胞白血病;急性白血病或严重中性粒细胞减少病人可出现严重舌或口腔黏膜**溃疡**;**口腔干燥**可能是继发于骨髓瘤等引起的高钙血症。吞咽困难可见于慢性缺铁性贫血引起的严重口腔黏膜萎缩的病人。

颈部

颈部**无痛性肿大**为淋巴瘤的特征,但一些其他疾病也可引起类似症状。淋巴瘤患者肿大的淋巴结可因继发感染或迅速增大而产生疼痛或触痛。疼痛或触痛性淋巴结病常见于炎症性反应,如传染性单核细胞增多症或化脓性淋巴腺炎。淋巴瘤肿大可压迫并阻塞上腔静脉引起颈、面部弥漫性肿胀。

胸腔和心脏

贫血或肺栓塞患者通常在用力后,或偶尔在安静时可同时发生**气急**和**心悸**。贫血患者还可发生**充血性心衰**和**心绞痛**。贫血对循环系统的影响部分取决于其发生的速度,慢性贫血严重时也可没有明显症状,而急性失血在还没有发生代偿性稀释引起血红蛋白下降之前就可发生休克。纵隔淋巴结肿大压迫气管或支气管可引起咳嗽。**胸痛**可由淋巴瘤、多发性骨髓瘤累及肋骨或胸骨、神经根浸润或受压,或由带状疱疹引起,带状疱疹引起的胸痛通常发生在出现皮肤病变前几天。吸气引起胸痛或**咯血**,提示可能是肺梗死。在慢性髓系白血病或急性白血病、偶尔在原发性骨髓纤维化或骨髓内淋巴瘤或骨髓瘤暴发性增生时,都可出现相当严重的**胸骨触痛**。

胃肠系统

吞咽困难在"鼻咽、口咽和口腔"中已提及。**食欲减低**是常见症状但通常无特异性诊断价值。高钙血症和氮质血症可引起食欲减低、恶心和呕吐。在血液系统疾病中可能出现的各种定义不详的消化道症状都归类为"消化不良"。脾脏极度肿大可引起**腹胀,少食饱腹感,反酸,呃逆**或**不适**,但也可以完全没有任何症状。淋巴瘤阻塞肠道、腹膜后出血、铅中毒、继发于长春花生物碱(vinca alkaloids)治疗的肠梗阻、急性溶血、过敏性紫癜、镰状细胞贫血的腹部危象、急性间歇性卟啉病等均可引起腹痛。**腹泻**可发生于恶性贫血,它也是各种形式肠吸收不良的突出症状,但严重的肠吸收不良也可不发生腹泻。脂肪痢是小肠吸收不良的明显特征。小肠淋巴瘤也可引起肠吸收不良。血小板减少或其他出血性疾病相关的胃肠出血常常表现为呕血或黑便,但也可能表现为隐匿性的。出血性疾病伴结肠病变可出现便血。高钙血症病人或接受长春花生物碱(vinca alkaloids)治疗的病人可发生**便秘**。

泌尿生殖系统

血液系统肿瘤或恶性贫血所致的脊髓或外周神经损害可引起**阳痿**或**膀胱功能紊乱**。阴茎异常勃起可见于高白细胞性白血病、原发性血小板增多症或镰状细胞贫血。血尿可见于血友病 A 或者 B。红尿见于血管内溶血(血红蛋白尿)、肌红蛋白尿或卟啉尿。注射蒽环类抗生素(anthracycline)或经常口服苯基偶氮吡啶二胺[phenazopyridine,马洛芬(mallophene),Pyridium]类药物等可使尿液变红。使用去铁胺甲磺酸酯(deferoxamine mesylate,除铁灵,Desferal)可使尿液呈铁锈色。甜菜尿症是一种良性特征,可能为遗传性,是因为甜菜根色素甜菜青素排泄过多而引起的尿液(和粪便)呈粉红色,发生率约为 4%。某些药物可诱发闭经,如抗代谢药或烷化剂。**月经过多**是缺铁的常见原因,必须详细询问患者以获得月经失血程度的准确病史。出血量可通过半定量的方法获得,如通过估计大量出血的天数(通常 <3)、一般出血天数(通常 <7),所用卫生棉条或卫生巾数量(如需用双层卫生巾,表明出血量大)、卫生巾浸湿程度和形成的血块,以及询问如:"你是否有过拿掉卫生棉条后有血源源不绝的涌出?"然而,客观区分月经过多(每次超过 80ml)和正常月经失血的最好方法是利用毛巾或者卫生棉条图表的目测技术来确定[6]。出血性疾病患者可发生月经过多。

背部和四肢

背痛可伴随急性溶血反应发生,或因急性白血病或进展性淋巴瘤累及骨骼或神经系统而引起。背痛是骨髓瘤的最常见症状之一。

关节炎或**关节痛**可见于血液恶性疾病,特别是儿童急性淋巴细胞白血病,骨髓纤维化,骨髓增生异常综合征,和溶血性贫血引起尿酸产生增多而继发的痛风,也可见于没有痛风的浆细胞恶病质、急性白血病和镰状细胞贫血,以及过敏性紫癜。关节炎可伴随血色沉着病发生,但两者相关性尚不确切,关节炎通常从手部小关节开始(第二和第三掌关节),磷酸钙脱水晶体

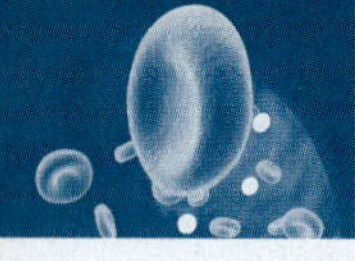

沉着可能引起急性滑膜炎发作。严重出血性疾病患者可发生关节积血引起明显的关节疼痛。自身免疫性疾病可表现为贫血和(或)血小板减少性紫癜,后来出现关节炎表现。脾梗死可引起左肩疼痛,慢性溶血性贫血如遗传性球形红细胞增多症相关的胆囊疾病可引起右肩疼痛。血液恶性肿瘤累及骨骼可引起**骨痛**;骨痛还常见于先天性溶血性贫血如镰状细胞贫血,也可见于骨髓纤维化。霍奇金淋巴瘤病患者饮酒可诱发病变部位疼痛,包括骨骼。淋巴瘤肿块或深静脉血栓可阻塞静脉或淋巴管,引发下肢,有时为单侧的**水肿**。深静脉血栓也可引起上肢水肿。

皮肤

皮肤表现对血液系统疾病有非常重要的意义,包括皮肤纹理或颜色的改变,瘙痒及特异或非特异皮肤病变。缺铁性贫血病人的皮肤可变得干燥,头发干而细,指甲脆。甲状腺功能低下可引起贫血,患者的皮肤干燥,粗糙,呈鳞状。恶性贫血,先天性或获得性溶血性贫血患者可呈现明显**黄疸**。恶性贫血病人因黄疸和苍白同时出现故其皮肤被形容为"柠檬黄"。血液系统恶性肿瘤,特别是淋巴瘤,累及肝脏或造成胆管阻塞,也可出现黄疸。**苍白**是贫血患者常见的伴随症,但有些严重贫血病人却可不表现苍白。真性红细胞增多症患者可并发难受的红斑性肢痛病。斑片状或广泛的**红皮病**发生于皮肤T细胞淋巴瘤和某些慢性淋巴细胞白血病或淋巴细胞性淋巴瘤。在骨髓移植后的移植物抗宿主病,其皮肤常常受累,有时甚至非常严重。血色病患者可有青铜色或灰色皮肤色素沉着。遗传性或获得性正铁血红蛋白血症、硫化血红蛋白血症、氧亲和力降低的异常血红蛋白,以及原发性和继发性红细胞增多症,都可出现皮肤发绀。有冷球蛋白或冷凝集素的个体,在暴露于冷空气后耳朵或指端可发绀。

霍奇金淋巴瘤可出现皮肤**瘙痒**,甚至极度搔痒而无可见皮肤病变。蕈样真菌病(mycosis fungoides)或其他累及皮肤的淋巴瘤也可表现皮肤瘙痒。相当多的红细胞增多症病人诉浴后皮肤瘙痒。

瘀点和瘀斑最常见于血小板减少性紫癜、非血小板减少性紫癜,获得性或遗传性血小板功能异常,以及血管性血友病。如果没有创伤,这些瘀点和瘀斑通常不会引起疼痛,但精神性紫癜和红斑结节可出现疼痛。伤后易淤血是常见的主诉,尤其是女性,当没有其他出血症状时,仔细检查也经常发现不了异常。但是,该症状可能说明是轻微的遗传性出血性疾病,如血管性血友病或血小板病之一。

浸润性病变可发生于白血病(皮肤性白血病)和淋巴瘤(皮肤性淋巴瘤),有时是病人来看病的主诉。单核细胞白血病比其他类型白血病发生皮肤浸润的频率高。坏死性病变可见于血管内凝血、暴发性紫癜和华法林(warfarin)诱发的皮肤坏死,极少数情况下血液循环有冷球蛋白或冷凝集素的患者,当暴露在寒冷中,也可发生皮肤坏死。

腿部溃疡是镰状细胞贫血常见症状,在其他遗传性贫血极少见。

■ 药物和化学物品

药物

药物治疗,不论是医生处方药还是自购药品,在当今社会极为普遍。药物常常诱发或者加重血液病,因此,非常有必要向所有病人了解其详细的用药史,包括药物的疗效和副作用。有规律地服药常常成为病人生活方式的一部分,病人常常忘记告诉医生,或认为服用的不是"药",像阿司匹林(aspirin)、轻泻药(laxatives)、镇定药(tranquilizers)、药用铁剂,维生素、其他营养添加剂和镇静剂(sedatives)都属于这一类。其次,药物可能以病人没有意识到的形式摄入,如食物中的抗生素或汤力水(tonic water)中的奎宁(quinine)。有时有必要在不同时机,详细具体、坚持不懈地反复询问病人才能获得病人完整的用药史。从每个病人获得有关饮酒的详情非常重要,饮酒四问"CAGE"——关于是否考虑过减少酒量(cutting down)、是否因为受别人批评而苦恼(annoyed)、是否有罪恶感(guilty)、是否早晨起来就要喝一杯酒来醒脑(eye-opener)——可有效了解病人饮酒史。也应询问病人是否使用毒品。替代药和中草药的使用很普遍,许多病人认为这些不属于药品,或故意隐瞒用药情况。不带偏见地询问病人,才有可能成功获得病人服用这类药物的情况。有些病人把药品(drugs)这个词等同于毒品或禁药(illicit drugs),而不是医用药(medicines),所以,应该弄清楚所有服用的药物,包括处方药,自备药,替代药,等等。

化学物品

除了药物外,大多数人经常接触周围环境的各种化学物质,其中有些可能在血液系统疾病中有潜在的危害性。同样,还必须考虑职业性接触化学物质。如果怀疑是一种有毒物质,必须仔细评估病人日常活动和环境,因为病人有可能是偶然接触了大量有毒的化学物质。

■ 预防接种

疫苗接种可加剧免疫性血小板减少。

■ 营养

母乳喂养的小孩如果不补充铁则可出现缺铁性贫血。了解营养信息有利于推测饮食缺乏对贫血的影响。禁食某类食物,如严格的素食主义者,或进食生鱼可为巨幼细胞贫血发病提供线索。

■ 家族史

详细的家族史对研究血液病患者非常重要(参见第9章),对溶血性贫血,应询问亲属中有无黄疸、贫血和胆结石。对止血障碍或静脉栓塞的病人,必须特别注意家庭成员中是否有出血表现和静脉血栓栓塞。如果是常染色体隐性遗传病如丙酮酸激酶缺乏病,患者父母通常不患病,但其兄弟姊妹中可能已经有相似的临床综合征。询问关于死于婴儿期兄弟姐妹的情况尤其重要,因为这些情况可能被忘记,尤其对年龄大的病人。如果怀疑X连锁遗传,有必要询问外祖父、舅舅、兄弟和侄子、外甥的症状。显性遗传性疾病患者如遗传性球形红细胞增多症,医生应该能够在父母一方以及很可能在同胞兄弟中和病人的子女中也发现这些病的特征。种族背景在考虑某些疾病的诊断时也非常重要,如α和β地中海贫血(thalassemia)、镰状细胞贫血、葡萄糖-6-磷酸脱氢酶(G-6-PD)缺乏、血红蛋白E和其他有着特定地理分布的遗传性疾病,如在地中海地区或东南亚。

■ 性生活史

由于人类免疫缺陷病毒（HIV）感染的流行，询问病人的性生活，特别是查明传播 HIV 的危险性显得非常重要。

■ 血液病的预防

理想上，医生的目的是预防疾病，而对血液病专家来说存在许多预防血液病发生的机会，包括识别个别遗传危险因素、避免潜在疾病发病等。预防性治疗是预防更加及时的一个方面，因为这种预防要靠医生介入，如为避免蛋白 C 缺乏症杂合子病人发生静脉栓塞，或在这些病人大手术时给予预防性肝素。血液病专家也可通过强化参与社区医疗的努力来预防疾病，例如消除环境中可能致儿童贫血的铅污染源，通过立法控制环境有毒物质，如可增加淋巴造血系统发生肿瘤危险性的苯，有机氯和有机磷杀虫剂，以及含苯氧基的除草剂。产前诊断可为一些家庭提供有关胎儿是否患有某种血液病的信息。

体格检查

对每一位病人应做详细的体检，对各系统都要认真检查，以获得对病人一般健康状况的全面了解。人体的某些部位与血液病尤其相关，因此应予以特别重视。这些部位包括皮肤、眼睛、舌、淋巴结、骨骼、肝脾以及神经系统。

■ 皮肤

苍白和潮红

皮肤的颜色与皮肤中含有的色素和通过皮肤毛细血管的血液有关。血液对皮肤颜色的影响对诊断贫血或红细胞增多症有指导作用，因为血红蛋白水平降低可引起苍白，而血红蛋白水平增高引起皮肤潮红。皮肤中色素的多寡可影响皮肤颜色，可能误导临床医生，例如由于色素减少而皮肤变白或因色素过多而使皮肤颜色失去指导意义。

血流量和血红蛋白量的改变能改变皮肤颜色，这也可能误导临床医生。情绪变化既可引起苍白也可致面部潮红。寒冷或酷热同样可引起皮肤苍白或潮红。长期风吹或日晒能引起持久的皮肤发红，长期饮酒可致面部发红。皮肤发红的程度能通过拇指用力压迫皮肤来判断，如按压前额，使毛细血管中的血液排空，松开拇指后立即比较受压迫部位与周围未受压部位皮肤的颜色。

黏膜和甲床对判断贫血或红细胞增多症通常较皮肤更可靠。结膜和牙龈可因为炎症不能真实反映血红蛋白水平，或者，由于嘴唇压迫，牙龈可呈浅白色。牙龈和甲床也可有色素沉着，使毛细血管模糊不清。有些个体的甲床毛细血管的颜色要从侧面或指甲末端压迫指尖才能完全看清。

掌面的皱褶也可用来判断血红蛋白水平，手掌完全展开时应该呈粉红色，否则表示血红蛋白在 70g/L 或以下。肝病可诱发手掌鱼际和小鱼际隆起发红，即便在贫血病人也如此。

发绀

检查皮肤发绀就像检查苍白一样，可因为皮肤色素而很难判断。发绀综合反映血红蛋白减少程度、高铁血红蛋白或硫化血红蛋白的总量。当血红蛋白降低至约 50g/L，高铁血红蛋白含量达 15~20g/L，或硫化血红蛋白含量达 5g/L 时，可引起明显的发绀。

黄疸

黄疸（jaundice）可在结膜、黏膜，或者没有较深色素的皮肤观察到。黄疸病人应在白天自然光下检查，而不要在白炽灯或者荧光灯下，因为黄色灯光会掩盖病人的皮肤黄色。黄疸是由于皮肤被胆色素染色所致，葡萄糖醛酸胆红素（直接反应或结合胆红素）比未结合胆红素更易使皮肤着色。如果胆红素水平在 2~3mg/dl 以下，肉眼观察不到皮肤黄疸。皮肤黄色色素沉着也可见于胡萝卜素血症，特别在幼小儿童。

瘀点和瘀斑

瘀点较小（1~3mm），是由皮肤内出血引起的圆形、红色或棕色皮肤病变，主要发生在静脉压力高的部位，如下肢。这些瘀点压之不褪色，用玻片或放大镜按压最易显示。瘀点有时稍稍隆起，可触摸得到，这种表现提示血管炎。瘀斑可大小、形态不一，视皮肤出血的程度和时间，可显红色、紫色、蓝色或黄绿色。瘀斑可呈扁平或隆起状，有些有疼痛和触痛。遗传性出血性毛细血管扩张症呈现细小，扁平，无脉动的，紫罗兰色瘀斑，压之褪色。

表皮脱落

某些血液系统疾病如霍奇金淋巴瘤，即便没有皮肤病变，也可出现严重瘙痒。抓痒导致皮肤表皮脱落是皮肤严重瘙痒症的唯一体征。

腿部溃疡

开放性溃疡或溃疡愈合后的瘢痕常见于镰状细胞贫血患者的内外踝，在其他遗传性贫血极少见。

指甲

通过检查指甲发现苍白或发红在前面已有讨论。慢性、严重缺铁性贫血患者的指甲可出现纵向皱褶和扁平，或由凸变凹，后者也被称作反甲，现在已经很少见。

眼睛

通过检查眼睛可发现黄疸、苍白或多血症。通过检查巩膜比检查皮肤更易发现黄疸。血液系统疾病患者还必须做检眼镜检查。视网膜出血和渗出液发生于患严重贫血和血小板减少的病人，这些出血通常呈典型的“火焰状”出血，但出血面很大可使视网膜隆起，看起来像黑色肿瘤。中心呈白色的圆形出血也常见。静脉扩张可见于红细胞增多症；在巨球蛋白血症患者中，静脉充血呈节段状，就像一节一节的香肠。

口腔

口腔黏膜苍白已讨论过。口腔黏膜溃疡常发生于中性粒细胞减少症病人。白血病患者也可因为牙龈浸润而表现红肿和出血。黏膜出血见于出血性疾病。铅中毒病人的牙基部牙龈处可因硫化铅沉积而形成一条黑线。恶性贫血和缺铁性贫血患者的舌头可变得完全光滑。有上颌义齿的病人可因为机械磨损致舌头乳突萎缩。营养缺乏的病人舌头可变得又红又光滑，并可伴有口角开裂，但口角开裂也可因为安装了吻合不佳的义齿所致。舌头增大，摸起来比正常的硬，可能表明有原发性淀粉样变性。

淋巴结

淋巴结广泛分布于全身，任何单个或一组淋巴结在发生疾病时均可受累及。体检时主要注意检查颈部、锁骨上、腋下、肱骨内上髁、腹股沟或髂股区域的肿大或触痛的淋巴结。正常成人仅在腹股沟处的淋巴结容易被触摸到，在此处 0.5~2.0cm 大小的数个硬淋巴结，正常情况下与腹股沟韧带下面和股骨三角区内的致密筋膜相连。在正常儿童颈部还可触及多个小的（0.5~1.0cm）的淋巴结。锁骨上的淋巴结只在病人做瓦尔萨尔瓦手法时有时可触到。

虽然有些体表的淋巴结增大肉眼可见，但淋巴结通常都是通过触诊检查。触诊动作应轻柔，最好用指尖作环型移动，缓慢增加压力。触痛的淋巴结通常提示炎症，但快速增生的淋巴瘤在触诊时也可产生触痛。

不能通过触诊检查的深部淋巴结可通过特定的造影技术手段检查，包括 CT、磁共振（MRI）、超声波检查、镓造影术、正电子发射断层扫描等（PET）。

胸腔

肋骨或胸骨的触痛是一个易被忽视的重要体征。全身性骨痛加剧见于白血病，局部性骨痛加剧见于浆细胞骨髓瘤或转移性肿瘤。应该用指尖间歇性施加一定压力，全面检查所有骨头表面以确定可能的受累区域。

脾脏

正常成人脾脏在体检时通常不能触及，但偶尔可以摸到脾尖[9]。正常脾脏是否可触及可能与体型有关，但也有不同观点。通过叩诊、触诊或两者结合可检查出肿大的脾脏[10]。某些肿大的脾脏可通过突出的腹壁观察到。

正常脾重约 150g，位于腹腔横膈膜下，紧邻后外侧腹壁，位于下 3 根肋骨的水平。当脾脏增大时，它仍然紧贴腹壁，其下端向下、向前、向右伸展。脾脏仅增大 40% 便可触及，但也有显著脾肿大在体检时仍不能触及的情况。通过放射性同位素扫描或超声波检查估计脾的大小，与脾切除或尸体解剖后确定的脾脏重量之间有较好的吻合，但也有不完全符合的情形[11]。虽然体检时经常摸不到肿大的脾脏，但能摸到正常大小的脾脏却极不寻常。所以，能触及脾脏通常是有意义的体征发现。

增大的脾脏正好位于腹壁下，可观察到其随呼吸而移动。如果脾脏中度增大，可以摸到脾切迹。检查脾脏时，病人应放松，取仰卧位，体检者站在病人的右侧，轻轻地以右手触其左上腹，同时左手掌放在其后外侧的下部肋骨上向前施加压力。这样，脾脏向下移动，可被手指触及。如果没触到，应该重复检查，每次将右手向腹股沟韧带方向移动 2cm。最好在第一次检查时让病人右侧位，左膝关节弯曲进行检查，重复检查时让病人取仰卧位。

有时不能肯定左上象限摸到的肿块就是脾脏，因为胃、结肠、肾或胰腺的肿块可在体检时摸起来像脾肿大。当不能确定左上象限肿块性质时，影像学检查通常可给出准确诊断[11-13]。图 1-1 显示腹部 CT 检测到脾脏肿大，图 1-2 为超声波检查结果。

肝脏

右上象限触及肝脏边缘常常用于检查肝脏肿大，尽管已有证据显示此方法不精确。为了适当评估肝脏大小，有必要通过叩诊决定肝脏的上下边缘[14,15]。正常肝脏在右肋缘下 4~5cm 可触及，但上腹部通常触不到。肝浊音界最好用离中线右侧 8、10 或 12cm 的一根特定直线来表示。检查的技术应标准化以便于进行多次连续测量，用这种方式测定的正常肝脏的垂直跨度在平均体型的男性变化范围大约 10cm，女性大约小 2cm。因为技术不一样，每个医生应通过自己的方式测定正常的肝浊音界范围。放射性同位素扫描数据与常规体检结果的比较显示，正常的肝脏在体检时常被认为有肝肿大，而增大的肝脏却被认为正常。影像检查常用于显示局部浸润性病变。

神经系统

对很多血液病患者必须进行神经功能的全面评估。维生素 B_{12} 缺乏损害大脑、嗅觉、脊髓和外周神经功能，严重慢性维生素 B_{12} 缺乏可导致不可逆的神经性退行性病变。白血病脑膜炎常表现有头痛、视觉受损或脑神经功能紊乱。脑内肿瘤生

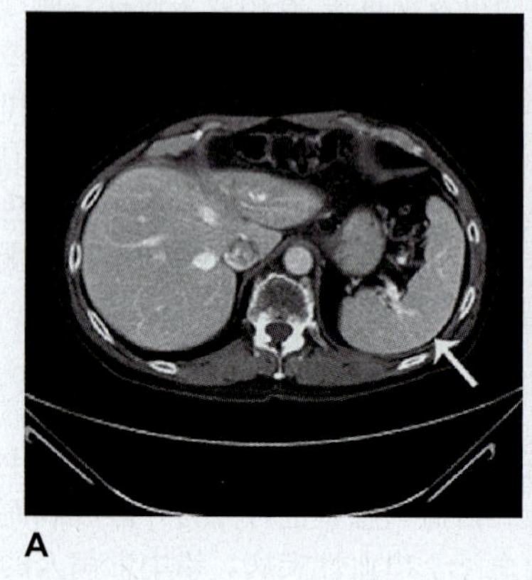
A

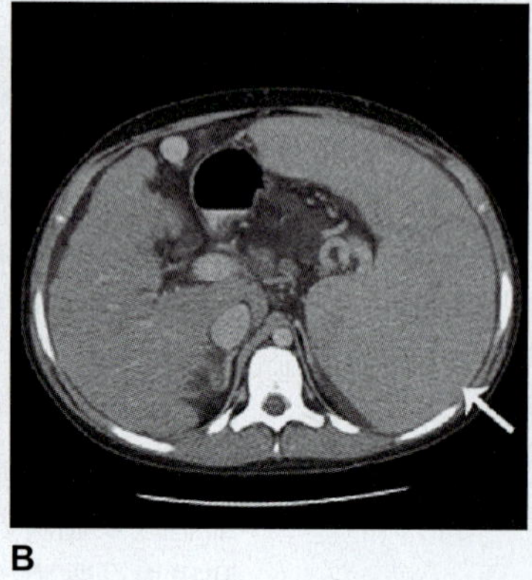
B

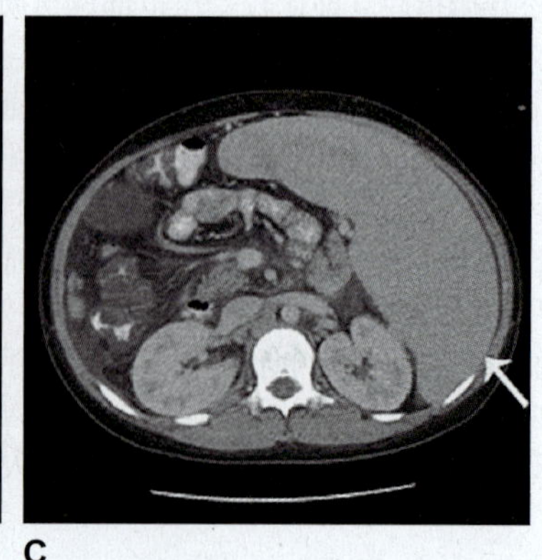
C

图 1-1　腹部 CT 三向复合图。A. 正常脾脏大小。B. 肿大的脾脏。C. 极度肿大的脾脏达肾脏中部水平。正常情况下，在肾脏中部水平不能见到脾脏，或者只能见到很小的脾脏下端。（白色箭头指示脾脏轮廓的边缘。）

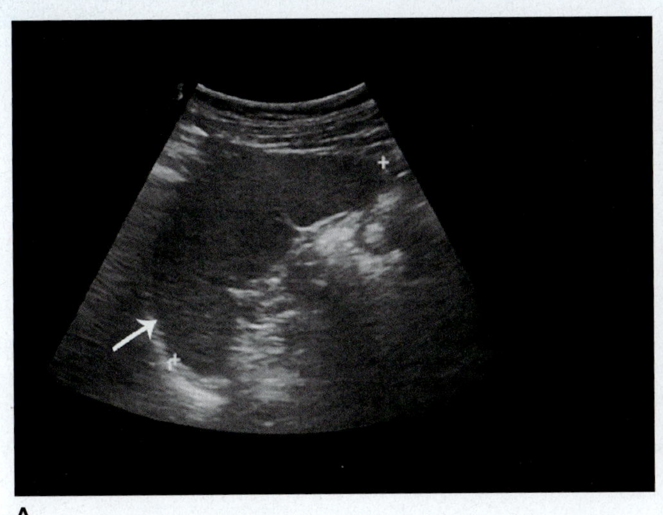

A

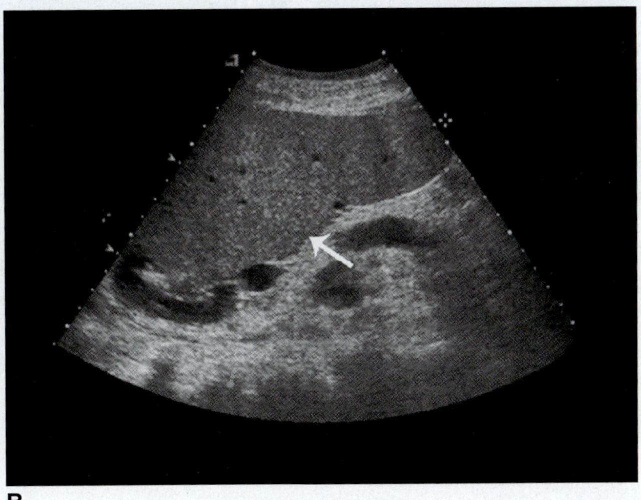

B

图 1-2　超声波二向复合图检查脾脏大小。病人头部位于纵向图像左侧。A. 回声图显示正常脾脏大小。从头至尾纵向长度 10.3cm。B. 回声图显示肿大脾脏，从头至尾纵向长度 16.2cm。（白色箭头指示脾脏轮廓的边缘。）正常脾脏长度通常小于 13cm，但是医师在评估脾脏大小（体积）时，还应该考虑其他尺寸。

长或脊髓受压迫可由恶性淋巴瘤或浆细胞瘤引起。白血病、淋巴瘤和骨髓瘤病人可因为肿瘤浸润、出血、感染或副肿瘤综合征而发生各种各样神经系统异常。原发性单克隆丙种球蛋白病患者可出现若干类型的感觉和运动神经病变。多神经病是 POEMS 的特征，POEMS 表现为多神经病、器官肿大、内分泌病、单克隆丙种球蛋白病和皮肤病变。

关节

膝、肘、踝、肩、腕或髋关节畸形可能是因血友病 A、血友病 B 或严重因子Ⅷ缺乏导致反复出血引起，通常是出血的关节畸形明显。

翻译：刘建湘

参考文献

1. Bickley LS, Szilagyi PG: *Bates Guide to Physical Examination and History Taking*, 9th ed. Lippincott Williams & Wilkins, Philadelphia, 2007.
2. Sackett DL: A primer on the precision and accuracy of the clinical examination. *JAMA* 267:2638, 1992.
3. Williams ME: *Geriatric Physical Diagnosis: A Guide to Observation and Assessment*. McFarland & Company, Jefferson, NC, 2008.
4. Mor V, Laliberte L, Morris JN, Wiemann M: The Karnovsky performance status scale: An examination of its reliability and validity in a research setting. *Cancer* 53:2002, 1984.
5. Oken MM, Creech RH, Tormey DC, et al: Toxicity and response criteria of the Eastern Cooperative Oncology Group. *Am J Clin Oncol* 5:649, 1982.
6. Janssen CAH, Scholten PC, Heintz APM: A simple visual assessment technique to discriminate between menorrhagia and normal menstrual blood loss. *Obstet Gynecol* 85:977, 1995.
7. Grubnic S, Vinnicombe SJ, Norman AR, Husband JE: MR evaluation of normal retroperitoneal and pelvic lymph nodes. *Clin Radiol* 57:193, 2002.
8. Atula TS, Varpula MJ, Kurki TJI, et al: Assessment of cervical lymph node status in head and neck cancer patients: Palpation, computed tomography and low-field magnetic resonance imaging compared with ultrasound-guided fine needle aspiration cytology. *Eur J Radiol* 25:152, 1997.
9. Arkles LB, Gill GD, Nolan MP: A palpable spleen is not necessarily enlarged or pathological. *Med J Aust* 145:15, 1986.
10. Barkun AN, Camus M, Green L, et al: The bedside assessment of splenic enlargement. *Am J Med* 91:512, 1991.
11. Downey MT: Estimation of splenic weight from ultrasonographic measurements. *Can Assoc Radiol J* 43:273, 1992.
12. Lamb PM, Lund A, Kanagasbay RR, et al: Spleen size: How well do linear ultrasound measurements correlate with three-dimensional CT volume assessments? *Br J Radiol* 75:573, 2002.
13. Halpern S, Coel M, Ashburn W, et al: Correlation of liver and spleen size: Determinations by nuclear medicine studies and physical examination. *Arch Intern Med* 134:123, 1974.
14. Castell DO, O'Brien KD, Muench H, Chalmers TC: Estimation of liver size by percussion in normal individuals. *Ann Intern Med* 70:1183, 1969.
15. Tucker WN, Saab S, Rickman LS, Mathews WC: The scratch test is unreliable for detecting the liver edge. *J Clin Gastroenterol* 25:410, 1997.
16. Bennett WF, Dova JG: Review of hepatic imaging and a problem-oriented approach to liver masses. *Hepatology* 12:761, 1990.
17. Barloon TJ, Brown BP, Abu-Yousef MM, et al: Teaching physical examination of the adult liver with the use of real-time sonography. *Acad Radiol* 5:101, 1998.
18. Elstein D, Hadas-Halpern I, Azuri Y, et al: Accuracy of ultrasonography in assessing spleen and liver. *J Ultrasound Med* 16:209, 1997.

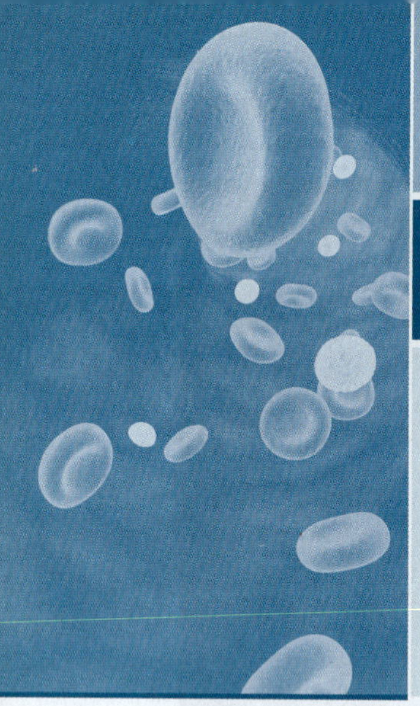

第2章

血细胞检查

Daniel H.Ryan

摘 要

血细胞计数和血涂片形态观察对血液病诊断非常重要,并同时能提供有关很多其他退行性疾病,炎症性疾病和肿瘤等在血细胞数量和形态方面改变的信息。例如,慢性肾病、慢性炎症或缺铁伴发的贫血,红细胞出现疟原虫,寄生虫感染所致嗜酸性粒细胞增多,免疫性血小板减少症患者的血小板减少,以及血涂片检查时能反映很多疾病的其他关键发现。通过细致的血液检查,经验丰富者可诊断所有类型的白血病及其密切相关的疾病。很少有其他科医师能如此通过唾手可得的组织样本和简单易行的方法在医师办公室便可进行检查并作出特异诊断。如今,血液检查基本上是在专门的诊断实验室进行,实验结果也能在抽血后几个小时内提供给医师。快速而准确的"全血细胞计数"可提供大量信息,包括红细胞,网织红细胞,白细胞,特定白细胞类型,以及血小板浓度,红细胞,白细胞和血小板的形态,细胞内寄生虫,肿瘤细胞,骨髓前体细胞(如有核红细胞)等。

本章使用的简写和缩略词:CHr,网织红细胞特异血红蛋白含量(reticulocyte-specific hemoglobin content);EDTA,乙二胺四乙酸(ethylenediaminetetraacetic acid);fl,飞升(femtoliter);Hct,血细胞比容(hematocrit);Ig,免疫球蛋白(immunoglobulin);MCH,平均细胞血红蛋白(mean cell hemoglobin);MCHC,平均细胞血红蛋白浓度(mean cell hemoglobin concentration);MCV,平均细胞体积(mean cell volume);MCVr,网织红细胞平均细胞体积(mean cell volume of reticulocytes);MPV,平均血小板体积(mean platelet volume);NHANES,(美国)国家健康和营养检查调查(National Health and Nutrition Examination Survey);NK,自然杀伤细胞(natural killer);PDW,血小板体积分布宽度(platelet volume distribution width);RBC,红细胞(red blood cell);RDW,红细胞分布宽度(red cell distribution width);RET-He,网织红细胞特异血红蛋白含量(reticulocyte-specific hemoglobin content)。

血液检查是为了回答以下问题:骨髓是否正在生产正常数量的各主要造血细胞系的成熟细胞? 各个造血细胞系的发育质量是否正常? 自动血细胞计数仪是快速,可靠和有效的血细胞计数工具,可用于筛查血液系统和反映非血液系统疾病,如炎症、退行性疾病或肿瘤的重要血细胞异常。某些血细胞计数结果必须通过血涂片显微镜观察加以证实,并注意各系血细胞分化是否有异常。在血液检查的基础上,医生应重点评估骨髓功能,或者注意继发性累及造血系统的其他系统性疾病。

全血细胞计数是各种临床情形下必不可少的诊断步骤,同样,白细胞分类计数和血液涂片检查,尽管筛查隐性疾病[1]时应用有限,但在大多数疾病的初步鉴别诊断中是非常重要的。本章分别论述血细胞计数和形态学检查,但这两者的区别不是绝对的,随着技术的进步,原来被认为是"定性"的检查可能变成定量。

血细胞的定量检查

自动血细胞分析技术是现代血液学实验室的基石,可进行快速、有效和准确的血细胞分析,包括很多具有诊断价值的新指标。因为血细胞的形态和功能的复杂性,在某些情况下很难单凭血细胞计数给出确定的意见,而要由有经验的医师直接作血涂片染色的显微镜检查。然而,自动血细胞分析技术已可用于分析大多数样本并给出报告,并且可利用规定的标准选择那些需要进一步检查的细胞。根据实验室大小和工作量,可选择将自动血细胞分析仪与自动血涂片制备仪和自动影像分析仪连接,有助于利用传统的光学显微镜进行人工血细胞形态学检查,或者进行数字化影像的在线观察。更新的自动血细胞分析仪能够提供染色血片上正常和异常细胞准确的数字化影像,节省大量人工找细胞的工作[2]。这些仪器可对血细胞进行初步分类,但最后还需要通过技术员和医师对血涂片进行显微镜检查和血细胞分类。

各种不同血细胞自动分析仪的特点见有关报道[3]。本章也不再详细讨论个别仪器,而只在下面总结目前最新仪器应用的基本原理。不同类型的血细胞出现频率的变化范围可达很多个数量级,从红细胞(每微升数百万)到嗜酸性粒细胞(每微升数打);正常和异常血细胞的结构也非常复杂。这给血细胞自动分析带来了巨大挑战。在过去几十年里,仪器变得越来越复杂，使用多个指标，以便能在绝大多数病人标本产生更加精确的结果。在通用的血细胞自动分析仪中，血样本被吸入，分成不同的液流。这些液流再与能满足特定分析目的的不同缓冲液混合，例如，使用不同的裂解液来分离所有白细胞或者白细胞亚群，测量血红蛋白或者检测含髓过氧化物酶白细胞的试剂，以及各种荧光染料等。检测基本上是在改进的流式细胞仪进行(参见第3章)，当样本通过流式细胞仪时，一系列探头可对每一流动的液流进行测量。常用的测量原理包括不同角度的光散射，电阻抗和电导率，荧光，以及液流中被染色细胞的光吸收。光散射可了解细胞大小(应用低入射角散射)，核分叶和胞质颗粒(应用高入射角散射)，而散射光的偏振可作为额外指标。如果缓冲液使红细胞变成球形红细胞以排除细胞形态不规则的影响，利用不同角度的光散射可了解血红蛋白含量，以及单个红细胞的大小。细胞大小还可通过测量电阻的变化来估算。当细胞进入一有直流电的狭窄孔径时，电阻大小与细胞大小成正比。这就是最初的库尔特原理(Coulter principle)，是为纪念发明带电颗粒计数仪的华莱士库尔特(Wallace Coulter)命名的。两种方法都是在预先设定的血样本体积中进行细胞计数。射频电容测量还可提供有关细胞内结构方面的信息，是对与细胞大小相关的直流电测量的补充。使用不同强度的去污剂或pH值的裂解液可分离某些白细胞类型，如将嗜碱性粒细胞和未成熟粒细胞与主要的正常血细胞分离。此外，含有能结合核酸的荧光染料的裂解缓冲液可用来测量细胞总RNA和DNA，在某些分析仪用来帮助区分不同的白细胞类型。用能结合RNA的染料染色后，荧光测量通常可用来进行网织红细胞计数，以及定义网织红细胞的新指标和血小板的成熟水平。血红蛋白测量以及某些仪器测定过氧化物酶阳性粒细胞的原理都是光吸收。单个仪器可联合应用不同技术来改善分析的准确性和精确性(图2-1)。为确定某一特定结果或者作为一个整体的标本的变量分布是否足以处在已知变量范围内，以便结果报告具有高度可信性，或者该标本是否应该被标上"标签"需要作进一步分析(图2-2)，都涉及非常复杂的算法。这些仪器已经取代了大量繁杂的人工，但同时又对实验室技术人员提出了更高的要求来分析解读这些结果。

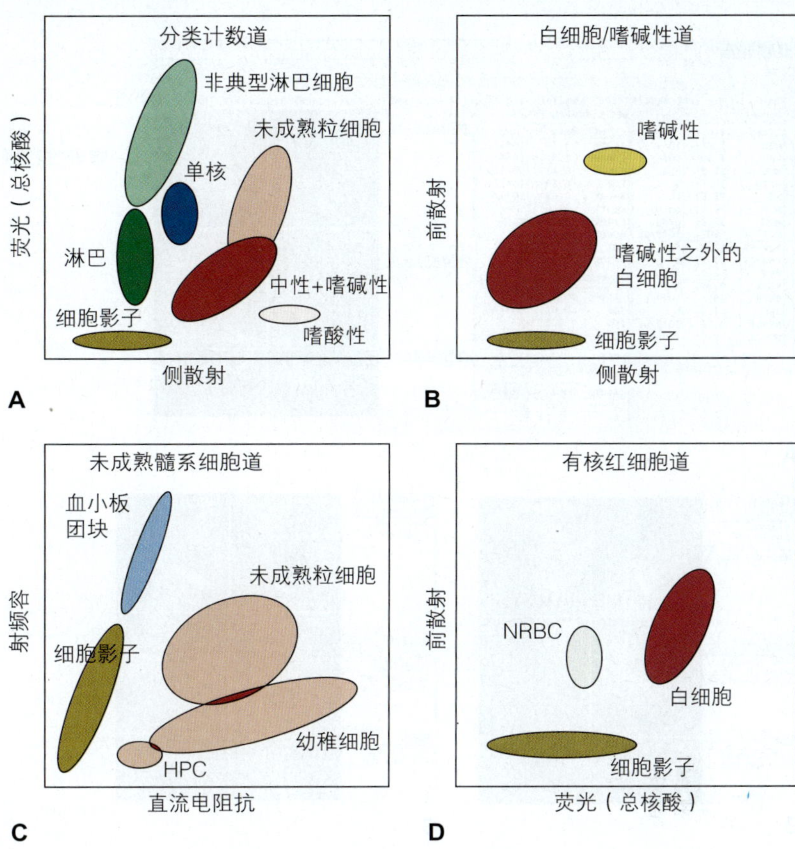

图2-1　自动血细胞分析仪多参数细胞分类计数示意图。以Sysmex XE-2100为例，白细胞分类计数方法为：(A)DNA/RNA荧光测定，在溶解红细胞的血标本中，使用聚甲基染料对高角度(侧)光散射(异常细胞类型在光阴影中)；(B)同一标本用酸溶解以保存嗜碱性粒细胞结构后，侧光散射对低角度(前)光散射；(C)应用可保存膜脂质含量较低的未成熟细胞的裂解试剂，用直流(DC)电阻抗对射频(RF)容；(D)溶解标本用核酸染料染色，可分辨有核红细胞(NRBC)，因为白细胞核DNA/RNA含量比红细胞高。HPC，造血前体细胞。

■ 红细胞

大多数自动血细胞计数仪可测量红细胞数量、平均红细胞体积(MCV)和血红蛋白浓度。其他红细胞指标，包括红细胞比容、平均细胞血红蛋白(MCH)和平均细胞血红蛋白浓度(MCHC)都是从以上主要测量数据算出来的。

红细胞数量和比容的测量

在电子仪器测量中，红细胞比容(hematocrit，Hct；红细胞占全血体积的比例)是由直接测量得到的红细胞数量与MCV相乘算出来的(Hct［μl/100μl］=RBC［$\times 10^{-6}$/μl］$\times$MCV［fl］/10］。当出现常温下仍然具有结合能力的红细胞自身抗体时(冷凝集素和某些自身免疫性溶血性贫血)[5]，可观察到红细胞计数减少和MCV假性增高。此时红细胞凝集，会影响红细胞计数(RBC)和MCV的准确性，而算出来的比容也不准。血液标本在室温下储存24小时后，MCV以及算出来的红细胞比容可增高达5%[6]。

红细胞比容还可通过离心的方法测定，应用足够的离心力使红细胞沉积，同时尽量减少细胞外液滞留[7]。传统上这种方法是在充满血液的毛细管中进行，将毛细管在一个小的桌面离心机高速离心完成，所以也称为"微比容"。虽然比容是每100ml体积血液中红细胞的体积(ml)，但通常用百分比表示。在定量测定血红蛋白的标准化方法出现之前，血细胞比容是测定血液红细胞体积和推算血红蛋白量的最简单和最准确的方法。然而，这种手工操作的方法不适合要常规处理大量样本的临床实验室，并且在离心后沉积的红细胞之间滞留有多少不等的血浆会影响结果[8]，通常可达沉积红细胞体积的2%~3%[9]。红细胞增多症患者的血液(比容大于55ml/dl，即55%)，或者含有异常红细胞的血液(镰形红细胞，地中海贫血红细胞，缺铁的红细胞，球形红细胞，巨红细胞)，通常因为红细胞脆性增高而

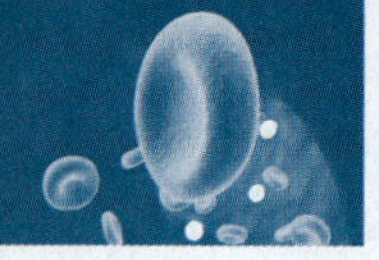

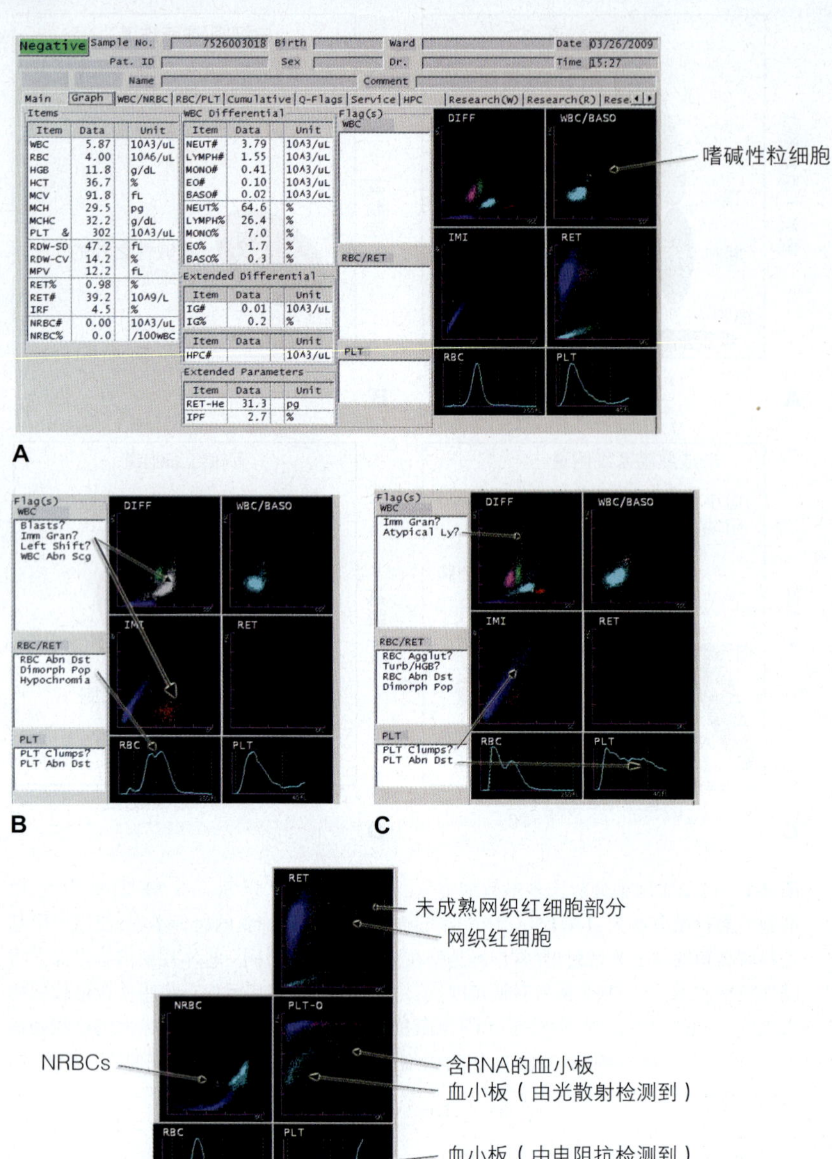

图 2-2 图示举例说明有异常发现的样本是怎样被标记进一步作人工检查。A. 正常标本显示主要变量和结果是怎样展示的。B. 在 DIFF（白细胞分类计数）和 IMI（未成熟髓系细胞）直方图上显示的未成熟粒细胞，以及双形态红细胞群。C. 多重标示，包括不典型淋巴细胞区域的细胞，和有异常血小板体积分布的血小板团块。D. 有核红细胞（NRBCs）、网织红细胞和网织血小板用另一组不同的指标显示。本图不是系统解释技术细节，而是演示在目前高通量仪器上应用与多参数光散射、电阻抗、电容和荧光测定等偶联的不同溶解反应来分析血细胞。

使红细胞间滞留的血浆增多，其比容增高[9,10]。所以，尽管自动计数仪得到的正常血液标本的比容值可被调整到与离心法得到的正常值相同，而异常血液标本用离心法得到的比容值可呈假性增高（在小红细胞症可高达 6%）[11]。如今，测定血红蛋白比测定血细胞比容具有优越性，因为血红蛋白是直接测量，并且是反映血液携氧能力的最佳指标。

血红蛋白测定

血红蛋白颜色很深，这一特性一直被用来估算血液血红蛋白的浓度。红细胞含有血红蛋白，氧合血红蛋白，碳氧血红蛋白，高铁血红蛋白，以及少量其他形式的血红蛋白。为检测血液血红蛋白浓度，要将红细胞溶解，并将各种形式的血红蛋白转化成稳定的复合物氰化正铁血红蛋白，在 540nm 测吸收值定量血红蛋白[12]。血液中除极少量的硫化血红蛋白外，其他形式血红蛋白很容易转化成氰化正铁血红蛋白。在自动血细胞计数仪中，血红蛋白浓度一般通过改良的氰化正铁血红蛋白法，或者十二烷基硫酸盐法进行测定。在诊断贫血时，血红蛋白测定准确，要优于血细胞比容。对这一方法的主要干扰是乳糜微粒血症，但新的仪器可鉴定到并尽量减少这种干扰。

血红蛋白水平随年龄而变化（表 2-1）。第 6 章讨论新生儿期血红蛋白的变化。在出生后 1~2 周至 2 个月，血红蛋白水平从大约 170g/L 降至大约 120g/L，此后在一周岁内，血红蛋白基本维持相对稳定。任何小孩，只要血红蛋白低于 110g/L 就应该诊断为贫血[13]。第 8 章讨论成人血红蛋白的变化。

红细胞大小和血红蛋白含量（红细胞指数）

红细胞大小和血红蛋白含量（红细胞指数）传统上一直用于贫血的鉴别诊断[14]。而当今最有用的指标是 MCV[15]。

自动血细胞计数仪通过直接测量单个细胞的电阻抗或者光散射得到 MCV。MCV 一直被用于指导贫血病人的诊断检查，如检测小细胞性贫血患者的缺铁，地中海贫血[16]，以及巨红细胞贫血患者的叶酸或维生素 B_{12} 缺乏[17]。这一方法非常实用，但也有局限性[18]，如某些年老的恶性贫血患者[19]，或者晚期恶性贫血患者伴有严重红细胞破碎[20]，其 MCV 可呈现正常。三分之一的老年病人 MCV 增高而找不到明显原因[21]。与缺铁性贫血相比，地中海贫血中红细胞计数偏高，而红细胞分布宽度（RDW）、MCH 和 MCV 较低。利用这一点，通过数学方法计算红细胞指数，可帮助两者的鉴别诊断[22]，但这一方法的用途也受到置疑[23]。如果有更好的方法，则应该优先选用，但如果实验室资源有限，而又需要筛查高发人群，MCV、MCH 以及利用这些参数的计算公式仍然非常有用[24]。

其他红细胞指数在做临床决定时独立应用价值不大。MCH，即每个红细胞所含血红蛋白量可由下式得出：

$$\text{MCH（pg/ 红细胞）} = \text{血红蛋白（g/dl）} / \text{红细胞数（} \times 10^6 \text{ 细胞 /}\mu\text{l）} \times 10$$

MCH 的增加与减少与 MCV 的变化平行，一般不提供额外的诊断价值。MCHC，每单位红细胞体积的血红蛋白浓度，由下式算出：

$$\text{MCHC（g/dl 红细胞）} = \text{血红蛋白（g/dl）} / \text{比容（ml/100dl）} \times 100$$

表 2-1　儿童白细胞计数、分类计数和血红蛋白浓度参考值范围*

年龄	白细胞总数 (×10^9/L)	中性粒细胞			嗜酸性粒细胞	嗜碱性粒细胞	淋巴细胞	单核细胞	血红蛋白 g/L 血液
		总数	杆状核	分叶核					
12 个月	11.4(6.0~17.5)	3.5(1.5~8.5)	0.35(0~1.0)	3.2(1.0~8.5)	0.30(0.05~0.70)	0.05(0~0.20)	7.0(4.0~10.5)	0.55(0.05~1.1)	126(111~141)
		31	*3.1*	*28*	*2.6*	*0.4*	*61*	*4.8*	
4 岁	9.1(5.5~15.5)	3.8(1.5~8.5)	0.27(0~1.0)	3.5(1.5~7.5)	0.25(0.02~0.65)	0.05(0~0.2)	4.5(2.0~8.0)	0.45(0~0.8)	127(112~143)
		42	*3.0*	*39*	*2.8*	*0.6*	*50*	*5.0*	
6 岁	8.5(5.0~14.5)	4.3(1.5~8.0)	0.25(0~1.0)	4.0(1.5~7.0)	0.23(0~0.65)	0.05(0~0.2)	3.5(1.5~7.0)	0.40(0~0.8)	130(114~145)
		51	*3.0*	*48*	*2.7*	*0.6*	*42*	*4.7*	
10 岁	8.1(4.5~13.5)	4.4(1.8~8.0)	0.24(0~1.0)	4.2(1.8~7.0)	0.20(0~0.60)	0.04(0~0.2)	3.1(1.5~6.5)	0.35(0~0.8)	134(118~150)
		54	*3.0*	*51*	*2.4*	*0.5*	*38*	*4.3*	
21 岁	7.4(4.5~11.0)	4.4(1.8~7.7)	0.22(0~0.7)	4.2(1.8~7.0)	0.20(0~0.45)	0.04(0~0.2)	2.5(1.0~4.8)	0.30(0~0.8)	M:155(135~175)
		59	*3.0*	*56*	*2.7*	*0.5*	*34*	*4.0*	F:138(120~156)

*平均值和范围为每升 10^6 个细胞，本表仅作为指南，正常值范围应该由临床实验室用特定方法确定，斜体数字表示白细胞总数平均百分比

由于技术上的原因，大多数自动血细胞计数仪测得的 MCHC 范围有限，主要用于质控，如检测样品浊度。

这些红细胞指数都是平均值，所以如果血液中有混合细胞群则不能测出异常。在诸如铁粒幼红细胞贫血，刚刚输过血的病人，严重恶性贫血伴红细胞破碎，以及叶酸合并铁缺乏，可同时出现大的和小的红细胞，减少 MCV 测量的价值。此时，RDW 预期会增加，因为 RDW 测量红细胞大小变化，是红细胞大小不均的数量表现。RDW 增高可能是缺铁性贫血的早期表现[26]，可用于帮助鉴别诊断缺铁性贫血和其他原因引起的小细胞性贫血[27]，如地中海贫血，但是，RDW 特异性不够，还需要其他更加特异的实验[28]。RDW 可在实验室用于选择那些应该进一步由人工观察血片红细胞形态的标本。有两种自动血细胞计数仪可进行破碎红细胞计数，在巨血管病和微血管病可很敏感地检测到破碎红细胞，但因为检测原理是测量细胞大小和内容，而不是形状，所以特异性低[29]。RDW 通常与不同情况下的心血管疾病危险性相关[30-33]，并且在各种慢性疾病中增高[34,35]。这些相关性表明 RDW 可作为炎症的替代标记(通过炎症相关性红细胞成熟障碍)[30]，但仍需进一步证实。

在有些疾病，如免疫性和遗传性球形红细胞增多症(第 45 和 53 章)，血红蛋白 C 病(第 48 章)，椭圆形红细胞增多症(第 45 章)，遗传性颗粒异常(第 66 章)，疟疾和其他寄生虫病(第 52 章)等，自动血细胞计数仪的各种标记分选策略可能不能可靠地检测到红细胞异常。而有些形态学改变，如嗜碱性点彩(第 29 章)，毒性颗粒形成(第 59 章)，铁粒红细胞(第 29 章)，病理性钱串状红细胞(第 111 章)等，只能在血片显微镜检查时才能发现。

网织红细胞计数

网织红细胞(reticulocyte)是刚释放入血的新鲜无核红细胞，可检测到残留的 RNA(第 29 章和第 31 章)。一定体积血液中的网织红细胞数量可用来估算骨髓红细胞生成情况，在评估病理造血时，可用于鉴别红细胞生成不足与红细胞破坏加速(溶血，第 31 章)。手工计数网织红细胞的方法是将血样本置于含新配制的亚甲蓝试管中，染色后制备血片，计数含蓝色珠状沉淀(核糖体残链)的红细胞。现在基本被新的全自动高量血细胞计数仪取代。可通过 RNA 结合染料染色[噻唑橙(thiazole orange)，聚甲炔染料(polymethine dyes)，CD4K530，金胺 O(auramine O)，柯里膦 O [coriphosphine O)]直接检测荧光，或者通过非荧光 RNA 结合染料[新亚甲蓝(new methylene blue)，噁嗪 750(oxazine 750)]染色后检测光散射来鉴定网织红细胞[36]。结合光散射和其他参数的各种具有专利技术的方法被用来减少干扰，如有核红细胞，核残余[豪厄尔 - 若利小体(Howell-Jolly bodies)]，疟原虫，或血小板团块。

自动网织红细胞计数通常以绝对数报告(每微升或者每升血液的网织红细胞数)，这样，如果出现红细胞减少(贫血)，就没有必要校正网织红细胞读数。如果考虑到因为贫血有继发性促红细胞生成素增高的影响，则应该作额外校正，因为促红细胞生成素增高使网织红细胞提前释放入血，并且在外周血持续存在时间比正常的一天要长，基于网织红细胞计数得出的骨髓网织红细胞生成速率相应偏高(参见第 31 章)。手工和自动网织红细胞计数方法之间有很好的相关性，但因为使用不同染料和条件，以及区分成熟红细胞和网织红细胞的变量具有连续性，不同方法的参考值范围有些许差异[37]。

网织红细胞指数

新一代自动计数仪能够在单个细胞基础上测量网织红细胞的特异参数，从而可得出网织红细胞特异指数。理论上其优点是，与总红细胞相比，可快速可靠地从网织红细胞部分检测出红细胞功能的急剧变化。

通过光散射测量网织红细胞来估算网织红细胞特异血红蛋白含量(CHr 和 RET-He[38]，两者相当[39])与红细胞前体是否有足够的可利用铁密切相关。已经有报道这一方法对检测复杂临床情况下的功能性铁缺乏有诊断价值，如慢性炎症[40]和慢性肾病[39,41]。全国肾脏基金会也推荐这一方法用于慢性肾病[42]。由于急性期反应致血清铁蛋白增高，以及血清铁和铁结合能力的生理变化范围，使得传统参数在这些临床情况下的应用价值受到限制。在反映非巨细胞贫血患者[43]的骨髓铁储存上，CHr

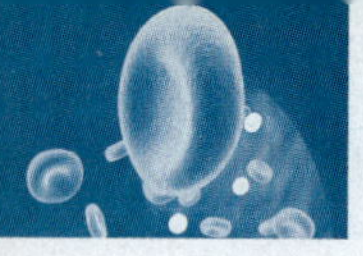

优于传统的血清铁参数，在筛查婴儿[44]和青少年[45]缺铁性贫血时，比血红蛋白更敏感。有几种自动计数仪可检测网织红细胞平均细胞体积(MCVr)，但这一指标研究不多。这一指标如人们预料那样，可反映铁和维生素 B_{12}，或者叶酸治疗相应营养性贫血，还能反映促红细胞生成素的疗效。这些网织红细胞参数的优点是在自动血细胞计数仪上简单易做，而 CHr 和 RET-He 只有两种计数仪能做。MCVr 并非在所有自动计数仪上都是标准化的参数。

如今很多自动血细胞计数仪可定量检测网织红细胞 RNA 含量。未成熟网织红细胞(RNA 含量最高)增多是干细胞移植前的预治疗[46]，肿瘤化疗，营养性贫血治疗等引起骨髓功能恢复的早期表现，通常出现在总网织红细胞计数上升前。网织红细胞 RNA 含量还被作为红细胞无效生成的指标，用于鉴别巨幼细胞贫血或骨髓增生异常与其他原因[47]引起的巨红细胞增多，也可作为干细胞移植时预测干细胞动员不足[48]。目前这些方法的局限性是缺乏标准化，其参考值范围各种仪器也不统一[49]。

■ 白细胞

白细胞计数

血标本经溶解红细胞但保持白细胞完整的溶液(酸或去污剂)适当稀释，便可在自动血细胞计数仪中进行白细胞计数。白细胞手工计数仪用于当自动计数存在潜在干扰或计数超过仪器线性范围时。由于技术和统计方面的因素，手工计数比自动计数仪受较多技术变量的影响。冷球蛋白或冷纤维蛋白原[50,50a]、抗凝不够或混合标本导致的血小板或者纤维蛋白凝集、EDTA- 诱导的血小板聚集[51]、有核红细胞、或未溶解的红细胞，EDTA 诱导的中性粒细胞聚集而导致的假性中性粒细胞减少[52]等，均可使自动血细胞计数仪白细胞计数假性增高。这些潜在的干扰与使用的仪器有关。目前，各种计数仪使用不同算法来减少这些干扰，并对那些自动计数仪不能准确分析的少量标本进行标记。对于有核红细胞而言，高端自动计数仪常规准确计数白细胞的检测上限是每 100 个白细胞中 1~2 个有核红细胞。在正常新生儿血液中存在少量有核红细胞。在造血系统疾病和严重造血应急状态下，有核红细胞增高(参见第 44 章)。

白细胞分类计数

血中白细胞来源于不同的造血系列，执行不同的功能，因此，应该分别评估各种主要的白细胞类型。现代自动细胞计数仪用多种参数(典型不同角度的光散射或电传导)区分和计数血中 5 种主要形态的白细胞类型：中性粒细胞、嗜碱性粒细胞、嗜酸性粒细胞、淋巴细胞和单核细胞，并可指示可能出现的未成熟或者异常细胞。自动计数仪可准确进行中性粒细胞绝对值计数，但不能区分“杆状核”中性粒细胞。在“杆状核”中性粒细胞增高时，计数仪通常会给出需要进行手工计数的信号。目前只有一种自动分析仪(Sysmex XE2100)可进行未成熟粒细胞计数，但未普及且参数没有标准化，其结果与显微镜下手工计数相当。Sysmex XE2100 还可检测富集造血前体细胞的细胞群，可用来快速鉴定含有少量或者较多 $CD34^+$ 细胞的样本[56]。当前高通量自动计数仪可对医疗中心病人的标本进行准确的自动“5 类”细胞分类计数，其假阳性小于 15%[6]。自动和手工计数法均可能漏掉少量异常细胞。根据不同仪器和所需要的检测限度(1%~5% 异常细胞)，异常细胞的假阴性率变化范围为 1%~20%[57-59]。对自动分析仪和手工计数法来说，最难区分的是淋巴瘤细胞和反应性淋巴细胞。如果需要找寻少数异常细胞以评估白细胞形态，没有任何方法能够替代由经过良好训练的人员对染色良好的血片进行显微镜观察。但人工评估非典型淋巴细胞可能受到原先自动分析仪结果的影响[60]。杆状核中性粒细胞形态学计数变化值太大，以致有人提议停止报告杆状核中性粒细胞计数[61]。相对于其他高通量实验室检测而言，尽管自动血细胞计数仪可分析大多数临床标本，但仍然需要大量人工。在筛选无症状病人标本寻找病因时，其价值尚未肯定[62]。

白细胞分类计数的正常值随年龄而变化。如第 6 章详细描述的，在出生后的头几天以多形核中性粒细胞为主，但随后淋巴细胞占大多数，并持续至大约 4~5 岁，此时多形核中性粒细胞再次超过淋巴细胞，并在儿童直至成年期，一直是血中主要的白细胞。第 8 章将讨论老年人白细胞数量。随年龄增加，淋巴细胞减少，所以，老年人白细胞总数略有下降。与欧洲裔相比，非洲裔美国人，非洲人，加勒比海非裔，以及某些中东人群的中性粒细胞计数正常值范围偏低[63,64]。

■ 血小板

血小板计数

血小板通常通过电子计数法在一特定的体积(如 2~20fl)中计数未溶解标本中的血小板颗粒，体积可通过电阻抗或者光散射测得[65]。血小板计数比红细胞计数较难自动化，因其体积小，容易聚集并与数量较多的比较小的红细胞或者细胞碎片有重叠。当前仪器根据在血小板容积可靠检测范围内测得的血小板大小构建血小板容积直方图，然后再通过数学方法推算与细胞碎片(较小)或者小红细胞(较大)有重叠的血小板数。这一方法有效是因为在正常或者疾病状态时的血小板容积呈对数 - 正态分布[66]。一些自动分析仪通过比较不同方法测定的血小板数来提高准确性(如电阻抗、光散射或者荧光法)。这在血小板数量降低时特别有用。根据血小板和红细胞容积分布直方图的分析以及通过光学或者电阻抗法测定血小板数的比较，可疑样本被标示作进一步显微镜检查。目前的自动计数仪所作自动血小板计数非常准确，远比人工计数精确[67]。然而当血小板数量较低，在 10×10^9/L 范围时自动计数会有困难。与应用单克隆抗体的国际标准化方法相比较，目前大多数自动计数仪会偏高 10%~30%[68]。

血小板假性减少的原因包括样本抗凝不足(有时标本中伴有小凝块或染色血片上出现纤维蛋白丝)，和血小板凝块或者呈“卫星”状(血小板黏附在中性粒细胞上形成)，原因是抗凝样本中的二价阳离子的螯合作用导致血小板黏附分子表位暴露并被非病理性抗体识别[65,69]。这种情况见于大约 1% 的住院病人[70]。在以上情况时血小板计数会有困难，可通过使用柠檬酸抗凝，或者通过手指针刺制备新鲜血片计数血小板(这一方法也可显示血小板小凝块，但避免了抗凝剂中钙离子的螯合作用)。血小板假性增高的典型原因包括严重小红细胞增多症，冷球蛋白和白细胞碎片[65]。在少数情况下，自动血小板计数结果还需要通过显微镜下（相差）血小板计数，或者通过血片观察估算血小板数，但必须记住，这些方法都是不准确的。

平均血小板体积（MPV）被推荐用于血小板减少的鉴别诊断[71]。MPV 与心血管疾病危险性、脑卒中和代谢性疾病等相关[72-74]。MPV 增高可能以某种复杂的方式与影响巨核细胞染色体倍增[75]而不是影响血小板年龄本身的促血小板生成因素有关[76]。然而，尽管血片上血小板体积变大与消耗性血小板减少相关，但是，因为即使在正常人 MPV 生理变化范围也很大（如地中海巨血小板减少症）[77]，以及抗凝之后的血小板在体外容易随时间推移而发生肿胀[78]，所以，血小板大小是很难准确定量测量的指标，也不太容易用于诊断。健康个体的血小板数量和 MPV 呈负相关，所以，即使正常血小板计数变化范围很大，血小板质量却相对稳定。地中海巨血小板减少症主要发生在希腊和意大利人，就是这一指标正常范围巨大变化的表现。在基因组相关性研究中，MPV 与 3 个遗传位点高度连锁[79]。与 RDW 相似，血小板体积分布宽度（PDW）也可以算出来，它与血小板数量和 MPV 相关[80]。但是这一指标的临床意义尚不明确。

与网织红细胞一样，刚释放入血的血小板也含有 RNA，在功能上也更加活跃。RNA 含量高的血小板数量（有时称为网织血小板或者未成熟血小板组分，通过 RNA 结合染料测定）是骨髓巨核细胞生成的标记，有人提议可用于区分血小板生成减少与血液循环中血小板破坏或者清除引起的血小板减少，这与网织红细胞计数的用途类似。网织血小板比例在破坏性血小板减少时增高，但在血小板生成减低时却仍然保持在正常范围内[81]。网织血小板或者 RNA 含量与化疗后血小板的即时恢复相关[82,83]。由于缺乏标准化，以及常规自动计数仪也没有这一功能，所以，这一指标的临床应用也有限。但随着高端仪器 Sysmex 自动分析仪增加了分析未成熟血小板的功能，并使之成为稳定和可重复性的指标，其应用也正在发生改变[84]。

参考值范围

定量血液学测量使用参考值范围应该作进一步讨论。某些血细胞计数的生理性变化明显比通常血液生化分析的指标要大。这可能反映了骨髓或者其他组织对细胞因子和激素信号的适应性反应。例如，白细胞计数和白细胞分类计数受到紧张，昼夜变化，吸烟，和不同种族的影响。随着临床研究和治疗的不断全球化，在制定参考值范围时考虑人群的种族特征对临床研究数据的解读至关重要[86]。血小板数量和白细胞绝对数量在非洲人种偏低[64]。非裔美国人后代的男女比欧洲裔后代男女的血红蛋白浓度低；如果排除缺铁性贫血，地中海贫血，镰形红细胞贫血和肾病，这种差别将缩小一半，但仍然具有统计学意义[87]。这些差别具有非常重要的临床意义，例如，非洲裔美国人的白细胞计数较低，在早期乳腺癌的治疗强度要降低，这与治疗后患者存活差异相关[88]。Beutler 和 West 对此作了精辟的总结："不能通过简单地制定不同种族人群的参考值范围来解决这个问题，特别是因为所有种族人群都有某种程度的混血。所以，基本上是医生必须掌握的信息成为做出临床判断的许多因素之一。"儿童，非洲裔美国人，西班牙裔（Hispanic）美国人，和白人的成人正常参考值范围列在表 2-1 和表 2-2。在参考这些正常值时一定要记住以上提到的几点。与所有实验室检查指标一样，病人结果的临床解读应该建立在特定实验室自己的参考值范围基础上。所以，这些表所列的参考值不是用来指导对特定实验室结果的解读，而是用来表示实验室和临床医生在建立和解读即使是标准和传统的检测时所面临的挑战。

应该注意到不同研究得到的参考值范围也不同。主要的变数可能来自于人群的选择，特别是排除慢性疾病或者无症状性缺铁性贫血的程度，以及考虑到生理性变化的程度，如昼夜变化。例如，在 Wakeman 的研究中，只使用清晨样本，因为昼夜生理变化的原因，清晨的白细胞计数上限偏低。Cheng 及同事们[90]利用了美国国家健康和营养检查调查（NHANES）Ⅲ的国家数据库，其优点是在全国范围广泛采样。他们排除了任何有吸烟史，饮酒史，使用过避孕药的，以及很多患过慢性病的个体（排除了 60% 的受试者），但是，并没有排除无症状缺铁性贫血，所以，与那些受调查人群中未诊断的缺铁性贫血和其他无症状疾病较少的研究相比较，血红蛋白要偏低。α- 和 β- 地中海贫血特征在某些族群健康个体也非常常见，在研究中包括这些个体也会影响参考值范围。如果在分析 NHANES Ⅲ和 Kaiser-Scripps 的年龄在 20~59 岁的个体时，排除转铁蛋白饱和度降低，铁蛋白低，和肌酐增高，红细胞沉降率增高，或者 C- 反应蛋白增高者，测得的血红蛋白下限为：137g/L（白人男性），122g/L（白人女性），129g/L（非洲裔美国男性），115g/L（非洲裔美国女性）[91]。在涉及红细胞增多症的可能诊断中，这些考虑也影响正常血细胞比容和血红蛋白测量的上限（97.5%）。此时，必须仔细权衡"正常值范围"是否可能已经排除缺铁性贫血个体[92,93]。生物医学参数也同样受到历史趋势的影响，如在强化叶酸后时代，观察到的血红蛋白水平的改善[94]。

最后，当观察到年龄基础上的参考值范围明显改变时（如肾小球滤过率，脂质参数，血红蛋白），就有这样的问题，即这是生理性的还是因为未诊断的隐性疾病患病率增高所致。绝大多数血液学变量在同一个体比在不同个体表现更加稳定，这也是任何实验"有效值"都缺乏敏感性和特异性的一个原因，因为这通常是为一个群体而不是个体设置的。对老年个体[95]的血液变量反复分析研究生动地说明了这一现象。某些正常个体稳定状态下的血小板数在（170~200）×10^9/L 之间，而另一些则在（280~310）×10^9/L 之间（图 2-3）。检测出骨髓衰竭导致的进行性血小板下降，在后一组不如前一组快。在中性粒细胞绝对数、血红蛋白和 MCV，以及其他指标，也可观察到同样情况。这种正常变化可能是受到遗传因素的影响，如 MCV 表现的那样[96]。

血液的形态学检查

显微镜下血液涂片检查可获得所有血液有形成分的有用信息。薄的血液涂片制备过程可对细胞产生机械性损伤。此外，在血片干燥期间血细胞在玻片上会变扁平，而且固定和染色需接触甲醛和水。这不可避免地会造成一些人为假象，但可通过精湛的技术尽量减少这些影响。血液涂片染色用于血细胞形态学检查的理想部分应足够薄，以致在放大 100 倍的视野

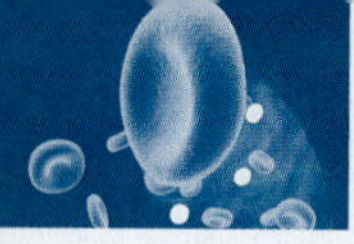

表 2-2　已发表的主要血液学变量参考值范围

时间	NORIP[98]	Wakeman[89]	Cheng[90]*			Bain[64]	
	2003	2004	1994	1994	1994	1996	1996
种族	北欧	英国	欧洲裔美国人	非洲裔美国人	墨西哥裔美国人	欧洲裔英国人	非洲裔英国人
人数	1800	250	3125	1712	1735		
Hgb(g/L)(M)	134~170	137~172	132~169	120~162	131~167		
(F)	117~153	120~152	107~151	102~144	114~150		
Hct(%)(M)	40~50	40~50	39~50	36~48	39~50		
(F)	35~46	37~46	34~45	32~43	33~45		
MCV(fl)	82~98	83~98(M)	79~97(M)	75~97(M)	83~96(M)		
		85~98(F)	77~97(F)	75~97(F)	81~98(F)		
WBC($\times 10^9$/L)	3.5~8.8	3.6~9.2	4.1~11.7(M)	3.5~9.5(M)	4.6~10.6(M)	3.6~9.2(M)	2.8~7.2(M)
			4.3~12.0(F)	3.4~10.5(F)	4.3~11.3(F)	3.5~10.8(F)	3.2~7.8(F)
中性粒细胞($\times 10^9$/L)		1.7~6.2	2.7~8.1(M)	1.5~7.4(M)	2.2~6.6(M)	1.7~6.1(M)	0.9~4.2(M)
			2.5~6.9(F)	1.5~8.4(F)	2.5~7.9(F)	1.7~7.5(F)	1.3~4.2(F)
淋巴细胞($\times 10^9$/L)		1.0~3.4	1.1~3.7(M)	1.1~3.6(M)	1.3~3.4(M)	1.0~2.9(M)	1.0~3.2(M)
			1.2~3.7(F)	1.3~3.9(F)	1.3~3.9(F)	1.0~3.5(F)	1.1~3.6(F)
单核细胞($\times 10^9$/L)		0.2~0.8	0.13~0.86(M)	0.11~0.72(M)	0.14~0.70(M)	0.18~0.62(M)	0.15~0.58(M)
			0.11~0.78(F)	0.12~0.83(F)	0.12~0.79(F)	0.14~0.61(F)	0.15~0.39(F)
血小板($\times 10^9$/L)(M)	145~348	140~320	161~385	161~381	166~388	143~332	115~290
(F)	165~387	180~380	178~434	178~452	171~411	169~358	125~342

F,女性;Hgb,血红蛋白;Hct,血细胞比容;M,男性;MCV,平均细胞体积;NORIP,北欧参考区间项目;英国,英国样本量;美国,美国样本量;WBC,白细胞计数;*成人(>18 岁)数据算出来的范围,假设每一成人年龄组受检者贡献相等,数据由国家健康和营养检查调查计划(NHANES)Ⅲ得出。

注:本表仅作为指南。正常值范围应该由临床实验室使用特定方法确定。

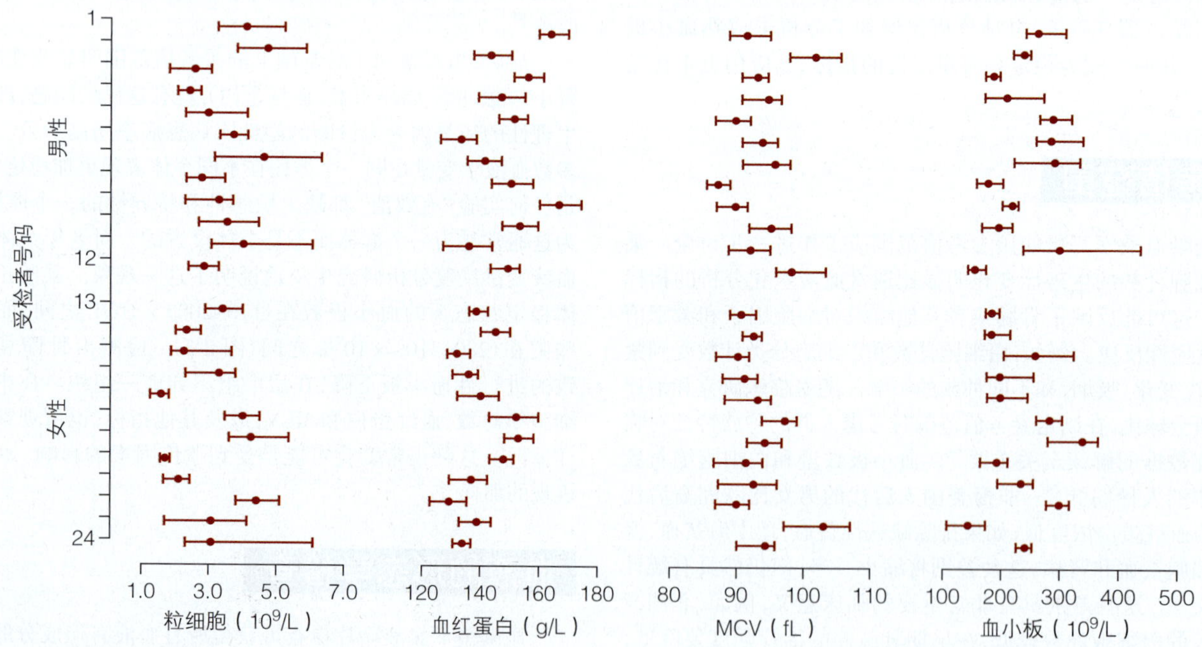

图 2-3　应用自动血细胞分析仪反复计数测定的 24 个健康老年人的中性粒细胞绝对值、血红蛋白、平均细胞体积(MCV)和血小板数。从取坐位的老年人受检者采集 9~10 次空腹(早晨 7~9 点)血标本,每次间隔 14 天,由同一抽血者采集,每份标本重复测定 2 次。受检者没有慢性疾病需要治疗,没有日常服药。每个个体每次测定的平均值及其变化范围分别显示。每个个体的大部分变量值波动范围不大,而不同个体之间的平均值和变异相差很大。参考值范围必须包括至少从所有正常个体测定值的 95%,对检测原来维持在正常范围内的血液学变量进行性减少或者变化异常的诊断敏感性设置阈值。

里只有几个红细胞相互重叠，但也不能太薄，以至于看不到重叠的红细胞。图 2-4 是在血片最佳部分拍下的合成图像，显示五种主要白细胞类型、正常红细胞和血小板。选择太厚或太薄的血片部分进行形态学分析是目前最常见的错误。例如，观察厚片时白血病幼稚细胞可呈致密的圆形，并失去其白血病细胞特征。涂片的较厚部分或侧翼和“羽状”边缘在某些特定情况下才是人们感兴趣的地方（例如，检测微丝蚴和疟原虫，或寻找大的异常细胞和血小板团块）。

血片应该首先在低倍镜下（×200）扫视，以证实血涂片上白细胞的平均分布，以及在侧翼和“羽状”边缘寻找异常大的或未成熟细胞，“羽状”边缘处可观察血小板凝块。异常细胞、红细胞凝集或红细胞钱串、符合异常蛋白血症的蓝色背景染色，以及寄生虫等可在中倍镜（×400）下观察。然后在高倍镜（×1000，油镜）下观察涂片最佳部分，系统评价主要细胞系列的大小、形状和形态。

■ 红细胞形态学

正常干燥涂片上的红细胞大小几乎一致，平均直径约 7.2~7.9μm，呈正态分布。正常大小的红细胞与小淋巴细胞核的直径相当（第 29 章）。与红细胞直径相比，MCV 是红细胞体积更为敏感的指标。然而，当 MCV 显著增加或减少时，有经验的观察者应能识别平均红细胞大小中的异常。红细胞大小不均（anisocytosis）是用来描述红细胞大小变异的术语（第 29 章），是 RDW 在形态学上相关联的指标。比正常红细胞大的称为巨红细胞（或大红细胞，第 29 章），见于几种疾病状态，如叶酸或维生素 B_{12} 缺乏。如果血红蛋白丰富，细胞直径超过 9μm，可被认为是巨红细胞。早期（“移出”或“应急”）网织红细胞（含有残留 RNA 最多的红细胞）在染色涂片中看上去胞体大、呈蓝色，被称为嗜多色性细胞（第 31 章）。这些细胞相当于自动血细胞分析仪计数的未成熟网织红细胞部分。小红细胞是

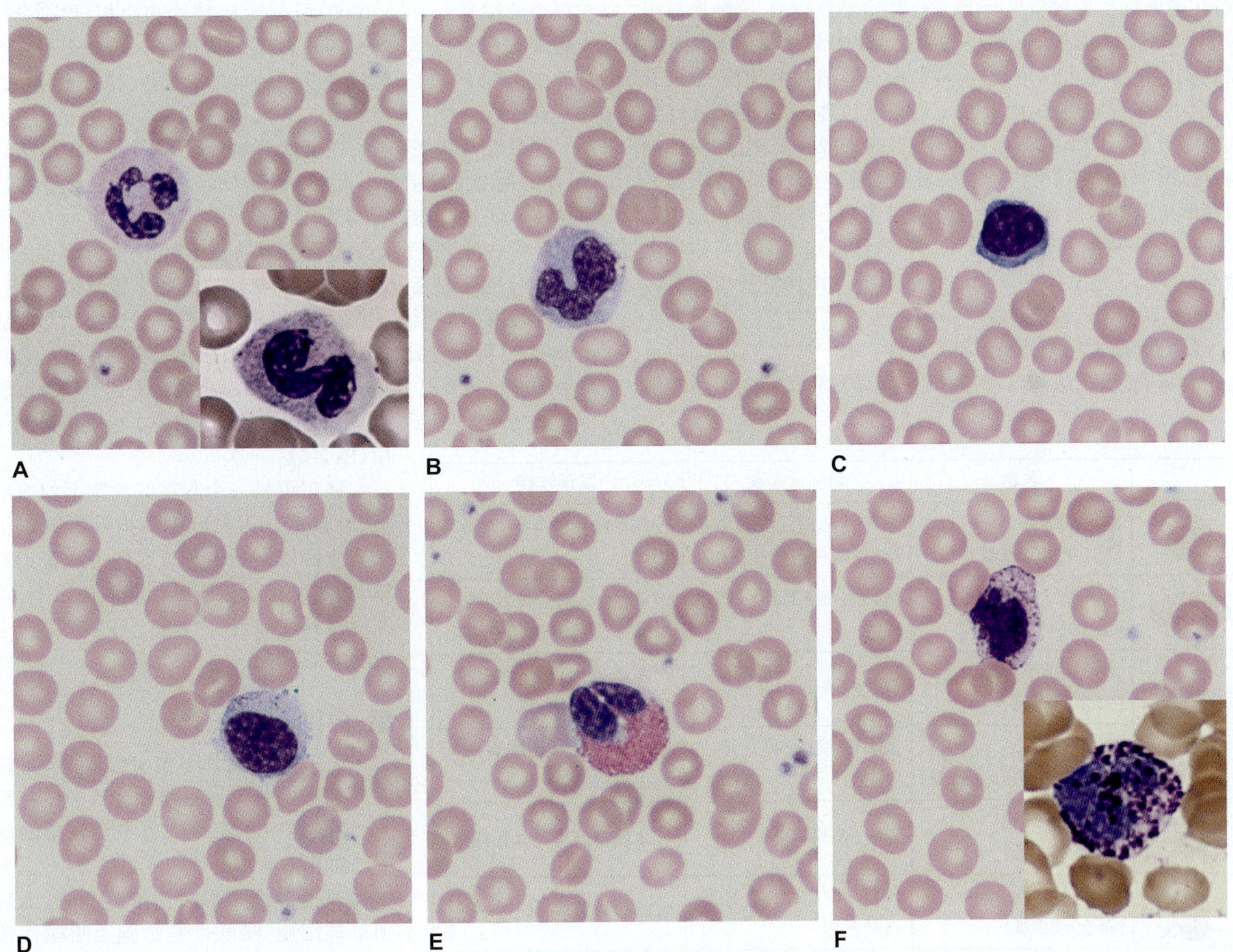

图 2-4　正常血涂片显示主要白细胞类型图像。红细胞大小正常（正常大小），染色正常（正常血红蛋白含量），形态正常。散布的血小板数量和形态正常。A. 正好能看到一个血小板落在双凹的红细胞上。这属于正常发现，不应该被认为是红细胞的内容物。图像是从血涂片最佳部分摄取作形态分析。图像显示：(A) 分叶核（多形核）中性粒细胞和右下插图中的杆状核中性粒细胞；(B) 单核细胞；(C) 小淋巴细胞；(D) 大颗粒淋巴细胞，注意细胞比 (C) 中的淋巴细胞大，胞质增多，内含散在的嗜酸性颗粒；(E) 嗜酸性粒细胞。基本上所有正常血液嗜酸性粒细胞均为双叶核，胞质内充满较大的（与中性粒细胞相比）嗜酸性颗粒。F. 嗜碱性粒细胞。右下插图中的嗜碱性粒细胞在制片过程中去颗粒较少，显示较大嗜碱性颗粒。嗜酸性和嗜碱性颗粒在光学显微镜下（×1000）很容易分辨，而嗜中性颗粒在光学显微镜下却不容易分辨，但嗜中性颗粒聚集在一起，使胞质呈淡淡的褐色，与单核细胞和淋巴细胞胞质的灰蓝色明显不同。

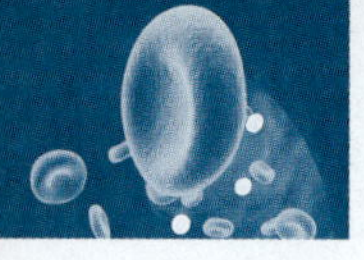

指比正常红细胞小的红细胞(第42章),其直径小于6μm。

血涂片上正常红细胞呈圆形,并有中央淡染区。异形红细胞症(poikilocytosis)是描述红细胞形状变异的术语(第29章)。出现特别明显的某一特定红细胞形状异常,可成为贫血诊断的重要线索。带有均匀间隔的棘状突起的红细胞[棘状红细胞(echinocyte)或钝齿形细胞(crenated cells)(第29章)]可能为标本储存时间过长引起的人为假象,或者反映了红细胞代谢异常。

正常红细胞呈圆盘状,边缘含血红蛋白,中央为淡染区。正常的红细胞中央淡染区大小不到红细胞直径的一半。中央淡染区扩大(低色素性)与血红蛋白合成减少的疾病相关,如缺铁(第42章)。评价红细胞血红蛋白含量及红细胞大小需要检查血液涂片的正确部分。血涂片远端"羽状"边缘的红细胞总是比较大且缺乏中央淡染区,而涂片中厚的部分的细胞看上去小而圆,也缺中央淡染区。在染色前血片干燥不充分,可造成中央淡染区形成一明显的折射边,为人为假象(由于高湿度所致;在贫血标本中较常见)。球形红细胞染色较浓,因圆形显得较小并显示中央淡染区缩小或缺乏(第29章)。在红细胞中,血红蛋白的分布可出现异常,特别在一类细胞中,细胞中央有一点状或者碟状血红蛋白,被一透亮区包裹,而外面又被红细胞外缘处的一圈血红蛋白所包围,看起来像一个靶,称为靶细胞(第29章)。实际上这是一种杯状细胞,在玻片上被压扁平后变形所致。这些细胞主要见于血红蛋白合成紊乱(如地中海贫血),肝脏疾病,和脾脏切除术后导致红细胞表面积与体积比增高。图2-5显示一些常见的红细胞形态异常及其相关疾病(参见第29章)。

红细胞通常均匀分布于整个涂片。在一些涂片上,细胞重复排列堆积,看上去像一串叠加在一起的铜钱,形成所谓红细胞钱串(第111章)。在涂片较厚的部分形成这样的红细胞钱串是正常的。当发现其出现在涂片的最佳部分(病理性红细胞钱串),可能是由于出现免疫球蛋白(Ig)增高,特别是IgM增高,并提示巨球蛋白血症的诊断。有时,骨髓瘤患者的高浓度IgA和IgG也可产生病理性红细胞钱串,作为骨髓瘤的表现之一。

第29章中描述经Wright或者Giemsa染色的血片中可观察到的红细胞内容物。血片上通常见不到有核红细胞,但在新生儿,特别是如果出现生理应急时,以及一系列其他疾病,包括缺氧状态(充血性心衰)、严重的溶血性贫血、原发性骨髓纤维化和骨髓浸润性疾病等,可见到有核红细胞(参见第44章)。

■ 血小板形态学

在正常染色的血片上,血小板为呈蓝色或无色的含有细小紫色或者红色颗粒的小体(见图2-4)。正常血小板直径平均1~2μm,但形态变化较大,有圆形、椭圆形、雪茄形。通过观察染色的血片能粗略估计血小板数。如果血小板计数正常,大约在每个油镜视野下(×1000)可见到8~15个血小板(单个分散或者聚集成团)。大约每20个红细胞应出现一个血小板。当自动血小板计数仪有疑问或获得的结果出乎意料时,涂片检查非常有价值。

如果涂片准备不当,在某些区域就可形成血小板聚集成团,而其他部位显示血小板减少或缺如。出现巨大的血小板或者血小板团块可能提示骨髓增生性疾病或收集标本的方法不恰当。后一种情况可能为静脉穿刺方法不对,使血标本中的血小板在与抗凝剂充分混合前已活化。这些血小板凝块一般位于涂片较薄的"羽状"边缘。如果未能发现这些聚集成团的血小板块,这种异常分布可能造成一种血小板减少的错觉。全片聚集的血小板或呈卫星状的血小板(血小板黏附到中性粒细胞上)可能是由于前述的血小板凝集素的作用(图2-6)。

偶尔可见一个附在红细胞上的血小板,可被错认为是红细胞内容物或寄生虫。分辨依据是血小板周围可观察到晕轮,确定血小板位于红细胞表面之上,以及观察到红细胞"内容物"具有正常血小板的特征。

	名称	特征性疾病	其他疾病
	球形红细胞(第29、45、53章)	遗传性球形红细胞增多症,免疫性溶血性贫血	产气荚膜梭菌血症,Wilson病
	椭圆形红细胞(第29、45章)	遗传性椭圆形红细胞增多症	缺铁,巨幼细胞贫血,地中海贫血,骨髓纤维化,MDS
	泪形红细胞(泪滴)(第29、91章)	骨髓纤维化	严重缺铁,巨幼细胞贫血,地中海贫血,MDS
	裂红细胞(第29、50、130、133章)	微血管病,机械性溶血性贫血	很多影响红细胞的疾病可偶见裂红细胞
	锯齿状红细胞(第29、36章)	肾衰,营养不良	标本储存后常见体外假象
	棘红细胞(第29、55章)	棘红细胞贫血,β脂蛋白缺乏症	脾脏切除术后
	靶形红细胞(第29、47章)	胆汁淤积,HgbC病	缺铁,地中海贫血
	口形红细胞(第29、45章)	遗传性口形红细胞增多症	酒精中毒

图2-5　与某些红细胞形态改变相关的疾病。异形红细胞症是用来表示出现形状异常的红细胞,如泪形红细胞(泪滴状红细胞),裂红细胞(分叶红细胞),以及椭圆形红细胞等,可见于最严重的遗传性热异形细胞增多症(第45章)。MDS,骨髓增生异常综合征。

■ 白细胞形态学

白细胞在玻片上的分布不均匀,较大的细胞如单核细胞和分叶核中性粒细胞,趋向集中在涂片的边缘和较薄的尾端。血片中通常见到的细胞是嗜中性、嗜酸性及嗜碱性多形核白细胞、淋巴细胞和单核细胞,嗜酸性粒细胞及嗜碱性粒细胞较少(见图2-4)。中性粒细胞在血片上呈圆形,直径10~14μm。核呈分叶状,有2~4叶,由一染色质细丝连接。分叶核中性粒细胞的特征是核叶呈圆形,染色质致密,因染色质细丝可能躺在核上而看不见。染色质染成紫色,粗糙,并排列成块。1%~16%的女性的中性粒细胞的核可能有一附加物,其形状像一鼓槌,通过染色

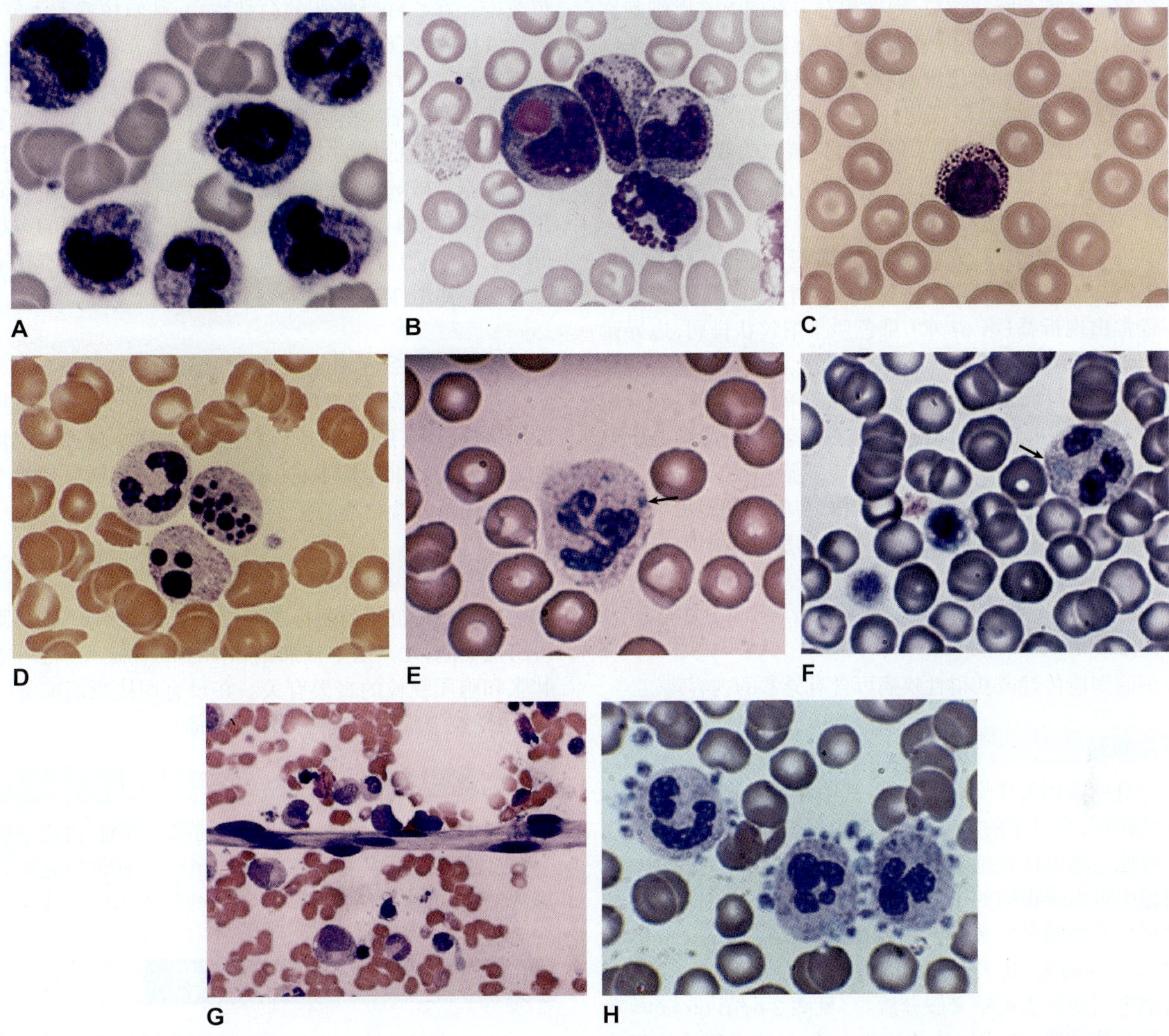

图 2-6　血涂片。A. 中性粒细胞毒性颗粒。在炎症状态下，中性粒细胞可出现如图中所示反应性中性粒细胞增多症时的明显的紫色颗粒。B. Chédiak-Higashi 病。在单核细胞中出现巨大嗜酸性颗粒，在淋巴细胞中出现很多大颗粒（参见第 66 章）。C. Hurler 综合征。在单个核细胞中出现特征性的明显的致密胞质包涵体。这些包涵体是由于白细胞和其他组织中 α-L- 艾杜糖苷酸酶缺乏引起葡糖胺聚糖累积所致。D. 正常抗凝血标本室温放置导致 2 个中性粒细胞凋亡的例子。核固缩和破碎明显。还可见一正常中性粒细胞。E. 杜勒小体。在炎症反应时，中性粒细胞中粗面内质网的残留 RNA 呈现蓝色棒状结构（箭头指示其中一个）。F. May-Hegglin 病。浅蓝色的大包涵体（箭头）代表非肌肉肌球蛋白ⅡA 型重链沉淀。同时可观察到 2 个巨血小板（红细胞大小），为本病特征（参见第 114 章）。中性粒细胞包涵体用非肌肉肌球蛋白ⅡA 型重链荧光抗体染色。G. 骨髓涂片。可见由活检针带来的一串来自血管组织的内皮细胞。在血片中很少见到单个内皮细胞。H. 卫星状血小板。3 个中性粒细胞被黏附的血小板包围。本血片是由 EDTA 抗凝血标本制备。

质细丝连接到核的一叶上。胞质清亮并充满许多均匀分布的小的褐色到粉红色的颗粒，但当这些颗粒位于细胞核上时可能看不太清楚。

杆状核粒细胞核不分叶，呈香肠状或者 U 形，此外，它看上去与成熟多形核白细胞外形一样（见图 2-4）。杆状核也可开始出现核分叶，其证据是核出现紧缩，但还不足以分类为分叶核中性粒细胞。核染色质不如成熟中性粒细胞致密。

嗜酸性粒细胞一般比中性粒细胞稍大（第 62 章）。核通常只有两叶（见图 2-4），染色质纹理与中性粒细胞相同，但其核染色较淡。这些细胞的分化特性是出现许多有折光性的、均匀分布在整个细胞中的橘红色颗粒，有时可见颗粒覆盖在核上。这些颗粒比中性粒细胞的颗粒大并且大小更均匀。嗜酸性粒细胞中的颗粒偶尔可染成淡蓝色而不是橘红色。

嗜碱性粒细胞与其他多形核粒细胞类似，但比中性粒细胞稍小（第 63 章）。与中性粒细胞相比，其核染色较淡且通常较少分叶，染色质没有那么致密。大而深染的嗜碱性颗粒比嗜酸性粒细胞中的颗粒数量少，大小不均匀，形状也不规则。可见位于核上的颗粒，在某些细胞，核染色质几乎完全被颗粒掩盖而显得模糊。因为颗粒成分是水溶性的，某些颗粒可能仅有淡淡的染色或完全不着色，或者在制片过程中丢失（见图 2-4）。

血涂片中的淋巴细胞通常比其他白细胞小，直径大约 10μm，但有时可见直径达 20μm 的大淋巴细胞（见图 2-4）。正常血液中以小淋巴细胞为主，呈圆形，含有一较大，圆而染色致密的细胞核（第 74 章）。胞质较少，染成浅到深蓝色。与小淋巴细胞相比，大淋巴细胞核 / 质比例低，染色质较稀疏，核通常呈圆形，也可能呈卵圆形或锯齿状，胞质丰富并可含有几个嗜苯胺蓝颗粒。含嗜苯胺蓝颗粒，胞质相对丰富的大淋巴细胞称为大颗粒淋巴细胞，通常代表细胞毒T细胞或自然杀伤（NK）细胞（第96章）。反应性淋巴细胞较大，核呈锯齿状，胞质丰富，染成蓝色，见于EB病毒、巨细胞病毒、腺病毒或其他病毒感染（第84章）。核染色质致密程度不一，可见核仁。低的核/质比例和较大的染色质致密度可将这些反应T淋巴细胞与肿瘤细胞区分开。

单核细胞是血片中最大的正常细胞，通常直径达15~22μm（见图2-4）。核形状多样——圆形，肾形，卵圆形或分叶形——且常出现折叠（第67章），染色质呈细丝状排列，边界锐利清晰。其胞质呈淡灰色，含不同数量细的淡紫色或紫色颗粒，常有空泡，尤其在用EDTA抗凝的血片上。单核细胞的灰色（而不是蓝色）胞质是由于在含RNA胞质（染蓝色）的背景上所见的细颗粒（染粉红色），有助于区别单核细胞与反应性淋巴细胞。单核细胞核染色质呈细丝线状结构，与淋巴细胞污块状染色质明显不同。核形状和胞质空泡不是区别单核细胞与淋巴细胞的可靠特征。

白细胞内容物

白细胞因遗传性或获得性疾病可含有异常的内容物。

异常颗粒

患全身感染相关性疾病的病人，其中性粒细胞颗粒比正常大且染色较深，常呈暗的黑蓝色，称为中毒颗粒（见图2-6）。这些颗粒可能与嗜碱性粒细胞的大颗粒混淆。在黏多糖病中，中性粒细胞中可出现粗糙的黑色颗粒，而在一些淋巴细胞和单核细胞常可见大的嗜苯胺蓝颗粒出现（见图2-6）。表现Chédiak-Higashi异常的病人，其多形核白细胞中可见巨大畸形颗粒，淋巴细胞中可出现巨大的嗜苯胺蓝颗粒（见图2-6；第66章）。奥氏小体是轮廓清晰、染成红色的棒状小体，见于幼稚造血细胞胞质中，有时也出现在急性髓性白血病患者的外周血中较成熟的白血病细胞中（第89章）。

中性粒细胞异常内容物

在感染、烧伤和其他炎症状态下，患者的中性粒细胞胞质中可以见到浅蓝色，圆或卵圆形，直径约1~2μm的杜勒小体（Döhle bodies，见图2-6）。着蓝色是由于杜勒小体内含有的粗面内质网的RNA所致[97]。这些小体的出现被认为是反映了中性粒细胞成熟过程加速而从早幼粒细胞阶段传承了残余的内质网。杜勒小体通常与中毒颗粒同时出现。May-Hegglin异常是几种MYH9疾病之一，常染色体显性巨血小板减少症，伴有白细胞包涵体（也见于Fechtner，Sebastian，Epstein，和Alport样综合征；参见第114章）。MYH9蛋白编码序列的单个点突变导致非肌肉肌球蛋白ⅡA型重链排列紊乱。这可导致巨血小板减少症，是巨核细胞成熟和分叶缺陷的继发性表现。白细胞包涵体呈灰蓝色，形状不规则的包涵体是非肌肉肌球蛋白重链沉积所致（见图2-6）。中性粒细胞功能正常。

白细胞的人为假象

破碎（"污点"、"篮状"）和凋亡细胞

在制备涂片过程中，白细胞可被损坏，导致细胞外形和染色改变。在一些受损坏的白细胞中，细胞核看上去变大，染色质也发生改变，染色质丝显得更加均匀，染色明显偏红，且距离分得较宽，胞质可以不完整。这些细胞可有一大的蓝色核仁。除了慢性淋巴细胞白血病外，与其他疾病没有特定的关系。在慢性淋巴细胞白血病中，由于制片过程中产生的剪切力，恶性淋巴细胞被破坏，破损细胞（"污点"）很常见（第94章）。由于制片过程的影响，嗜酸性粒细胞和嗜碱性粒细胞的颗粒常可部分丢失，在细胞旁边可见散在的颗粒。抗凝血标本在室温放置可出现一些中性粒细胞凋亡（见图2-6）。

放射状的核分叶

这是指血涂片上白细胞核的异常分叶，叶从一单独的点向四周呈放射状，形成一四叶或车轮样图案。这种改变常见于通过离心制备的细胞标本（如来自体液）、储存期过长的EDTA抗凝血或用草酸盐收集的标本。

空泡

用EDTA抗凝的血标本储存期过长，白细胞核和胞质中均可出现空泡，尤其是单核细胞和中性粒细胞。空泡可能与核的肿胀和胞质颗粒的丧失有关。在没有用抗凝剂准备的血涂片中，中性粒细胞中的空泡提示脓血症。

内皮细胞

如果血液涂片来自微创伤口的第一滴血，内皮细胞可能单个，成块出现，或成串联结（见图2-6）。这些细胞表面看上去像异常细胞，可能被错当作幼稚细胞或转移的肿瘤细胞。

血液涂片检查的必要性

本章前面讨论的血细胞定量测定详细描述了血液的各项检查，医生也会经常认识到有必要进行进一步的实验室和临床检查。血液的定量分析可提示某些累及红细胞、白细胞和（或）血小板的疾病，但应该进行染色的血涂片检查以核实。在很多情况下，自动血细胞分析可提示需要对血涂片进行检查。在血液定量检查和血片形态学观察的基础上，医生能够确定是否需要进行直接骨髓检查，如第3章所述。

翻译：刘建湘

参考文献

1. Shapiro MF, Hatch RL, Greenfield S: Cost containment and labor-intensive tests. The case of the leukocyte differential count. *JAMA* 252:231, 1984.
2. Ceelie H, Dinkelaar RB, van Gelder W: Examination of peripheral blood films using automated microscopy; evaluation of Diffmaster Octavia and Cellavision DM96. *J Clin Pathol* 60:72, 2007.
3. Buttarello M, Plebani M: Automated blood cell counts: State of the art. *Am J Clin Pathol* 130:104, 2008.
4. Coulter WH: High speed automatic blood cell counter and cell size analyzer. *Proc Natl Elect Conf* 12:1034, 1956.
5. Bessman JD, Banks D: Spurious macrocytosis, a common clue to erythrocyte cold agglutinins. *Am J Clin Pathol* 74:797, 1980.
6. Bourner G, Dhaliwal J, Sumner J: Performance evaluation of the latest fully automated hematology analyzers in a large, commercial laboratory setting: A 4-way, side-by-side study. *Lab Hematol* 11:285, 2005.
7. Wintrobe MM: Macroscopic examination of the blood. *Am J Med Sci* 185:58, 1933.
8. England JM, Walford DM, Waters DA: Re-assessment of the reliability of the haematocrit. *Br J Haematol* 23:247, 1972.
9. Fairbanks VF: Nonequivalence of automated and manual hematocrit and erythrocyte indices. *Am J Clin Pathol* 73:55, 1980.

10. Pearson TC, Guthrie DL: Trapped plasma in the microhematocrit. *Am J Clin Pathol* 78:770, 1982.
11. England JM: *Blood Cell Sizing*. Churchill Livingstone, New York, 1991.
12. Recommendations for reference method for haemoglobinometry in human blood (ICSH standard 1986) and specifications for international haemiglobincyanide reference preparation (3rd ed). *Clin Lab Haematol* 9:73, 1987.
13. Dallman PR, Siimes MA: Percentile curves for hemoglobin and red cell volume in infancy and childhood. *J Pediatr* 94:26, 1979.
14. Wintrobe MM: Anemia: Classification and treatment on the basis of differences in the average volume and hemoglobin content of the red corpuscles. *Arch Intern Med* 54:256, 1934.
15. Hillman RS: After sixty years: The MCV is still alive and well. *J Gen Intern Med* 5:264, 1990.
16. Mach-Pascual S, Darbellay R, Pilotto PA, et al: Investigation of microcytosis: A comprehensive approach. *Eur J Haematol* 57:54, 1996.
17. Griner PF, Oranburg PR: Predictive values of erythrocyte indices for tests of iron, folic acid, and vitamin B_{12} deficiency. *Am J Clin Pathol* 70:748, 1978.
18. Seward SJ, Safran C, Marton KI, et al: Does the mean corpuscular volume help physicians evaluate hospitalized patients with anemia? *J Gen Intern Med* 5:187, 1990.
19. Carmel R: Pernicious anemia. The expected findings of very low serum cobalamin levels, anemia, and macrocytosis are often lacking. *Arch Intern Med* 148:1712, 1988.
20. Sekhar J, Stabler SP: Life-threatening megaloblastic pancytopenia with normal mean cell volume: Case series. *Eur J Intern Med* 18:548, 2007.
21. Mahmoud MY, Lugon M, Anderson CC: Unexplained macrocytosis in elderly patients. *Age Ageing* 25:310, 1996.
22. Eldibany MM, Totonchi KF, Joseph NJ, et al: Usefulness of certain red blood cell indices in diagnosing and differentiating thalassemia trait from iron-deficiency anemia. *Am J Clin Pathol* 111:676, 1999.
23. Lafferty JD, Crowther MA, Ali MA, et al: The evaluation of various mathematical RBC indices and their efficacy in discriminating between thalassemic and non-thalassemic microcytosis. *Am J Clin Pathol* 106:201, 1996.
24. Rathod DA, Kaur A, Patel V, et al: Usefulness of cell counter-based parameters and formulas in detection of beta-thalassemia trait in areas of high prevalence. *Am J Clin Pathol* 128:585, 2007.
25. Rose MS: Epitaph for the M.C.H.C. *Br Med J* 4:169, 1971.
26. McClure S, Custer E, Bessman JD: Improved detection of early iron deficiency in nonanemic subjects. *JAMA* 253:1021, 1985.
27. Bessman JD, Gilmer PR Jr, Gardner FH: Improved classification of anemias by MCV and RDW. *Am J Clin Pathol* 80:322, 1983.
28. Flynn MM, Reppun TS, Bhagavan NV: Limitations of red blood cell distribution width (RDW) in evaluation of microcytosis. *Am J Clin Pathol* 85:445, 1986.
29. Lesesve JF, Salignac S, Alla F, et al: Comparative evaluation of schistocyte counting by an automated method and by microscopic determination. *Am J Clin Pathol* 121:739, 2004.
30. Tonelli M, Sacks F, Arnold M, et al: Relation between red blood cell distribution width and cardiovascular event rate in people with coronary disease. *Circulation* 117:163, 2008.
31. Ani C, Ovbiagele B: Elevated red blood cell distribution width predicts mortality in persons with known stroke. *J Neurol Sci* 277:103, 2009.
32. Cavusoglu E, Chopra V, Gupta A, et al: Relation between red blood cell distribution width (RDW) and all-cause mortality at two years in an unselected population referred for coronary angiography. *Int J Cardiol* 2009.
33. Felker GM, Allen LA, Pocock SJ, et al: Red cell distribution width as a novel prognostic marker in heart failure: Data from the CHARM Program and the Duke Databank. *J Am Coll Cardiol* 50:40, 2007.
34. Cakal B, Akoz AG, Ustundag Y, et al: Red cell distribution width for assessment of activity of inflammatory bowel disease. *Dig Dis Sci* 54:842, 2009.
35. Lippi G, Targher G, Montagnana M, et al: Relationship between red blood cell distribution width and kidney function tests in a large cohort of unselected outpatients. *Scand J Clin Lab Invest* 68:745, 2008.
36. Riley RS, Ben-Ezra JM, Tidwell A, et al: Reticulocyte analysis by flow cytometry and other techniques. *Hematol Oncol Clin North Am* 16:373, 2002.
37. Buttarello M, Bulian P, Farina G, et al: Flow cytometric reticulocyte counting. Parallel evaluation of five fully automated analyzers: An NCCLS-ICSH approach. *Am J Clin Pathol* 115:100, 2001.
38. Buttarello M, Temporin V, Ceravolo R, et al: The new reticulocyte parameter (RET-Y) of the Sysmex XE 2100: Its use in the diagnosis and monitoring of posttreatment sideropenic anemia. *Am J Clin Pathol* 121:489, 2004.
39. Brugnara C, Schiller B, Moran J: Reticulocyte hemoglobin equivalent (Ret He) and assessment of iron-deficient states. *Clin Lab Haematol* 28:303, 2006.
40. Thomas L, Franck S, Messinger M, et al: Reticulocyte hemoglobin measurement—Comparison of two methods in the diagnosis of iron-restricted erythropoiesis. *Clin Chem Lab Med* 43:1193, 2005.
41. Tsuchiya K, Saito M, Okano-Sugiyama H, et al: Monitoring the content of reticulocyte hemoglobin (CHr) as the progression of anemia in nondialysis chronic renal failure (CRF) patients. *Ren Fail* 27:59, 2005.
42. Group AiCKDW. KDOQI clinical practice guidelines and clinical practice recommendations for anemia in chronic kidney disease. *Am J Kidney Dis* 47(5 Suppl 3):S11, 2006.
43. Mast AE, Blinder MA, Lu Q, et al: Clinical utility of the reticulocyte hemoglobin content in the diagnosis of iron deficiency. *Blood* 99:1489, 2002.
44. Ullrich C, Wu A, Armsby C, et al: Screening healthy infants for iron deficiency using reticulocyte hemoglobin content. *JAMA* 294:924, 2005.
45. Stoffman N, Brugnara C, Woods ER: An algorithm using reticulocyte hemoglobin content (CHr) measurement in screening adolescents for iron deficiency. *J Adolesc Health* 36:529, 2005.
46. Noronha JF, De Souza CA, Vigorito AC, et al: Immature reticulocytes as an early predictor of engraftment in autologous and allogeneic bone marrow transplantation. *Clin Lab Haematol* 25:47, 2003.
47. Torres Gomez A, Casano J, Sanchez J, et al: Utility of reticulocyte maturation parameters in the differential diagnosis of macrocytic anemias. *Clin Lab Haematol* 25:283, 2003.
48. Dunlop LC, Cohen J, Harvey M, et al: The immature reticulocyte fraction: A negative predictor of the harvesting of CD34 cells for autologous peripheral blood stem cell transplantation. *Clin Lab Haematol* 28:245, 2006.
49. Buttarello M, Bulian P, Farina G, et al: Five fully automated methods for performing immature reticulocyte fraction: Comparison in diagnosis of bone marrow aplasia. *Am J Clin Pathol* 117:871, 2002.
50. Gulliani GL, Hyun BH, Gagaldon H: Falsely elevated automated leukocyte count on cryoglobulinemic and/or cryofibrinogenic blood samples. *Lab Med* 8:14, 1977.
50a. Taft EG, Grossman J, Abraham GN, et al: Pseudoleukocytosis due to cryoprotein crystals. *Am J Clin Pathol* 60:669, 1973.
51. Lombarts AJ, de Kieviet W: Recognition and prevention of pseudothrombocytopenia and concomitant pseudoleukocytosis. *Am J Clin Pathol* 89:534, 1988.
52. Zandecki M, Genevieve F, Gerard J, et al: Spurious counts and spurious results on haematology analysers: A review. Part II: White blood cells, red blood cells, haemoglobin, red cell indices and reticulocytes. *Int J Lab Hematol* 29:21, 2007.
53. Gulati G, Behling E, Kocher W, et al: An evaluation of the performance of Sysmex XE-2100 in enumerating nucleated red cells in peripheral blood. *Arch Pathol Lab Med* 131:1077, 2007.
54. Hijiya N, Onciu M, Howard SC, et al: Utility of automated counting to determine absolute neutrophil counts and absolute phagocyte counts for pediatric cancer treatment protocols. *Cancer* 101:2681, 2004.
55. Field D, Taube E, Heumann S: Performance evaluation of the immature granulocyte parameter on the Sysmex XE-2100 automated hematology analyzer. *Lab Hematol* 12:11, 2006.
56. Letestu R, Marzac C, Audat F, et al: Use of hematopoietic progenitor cell count on the Sysmex XE-2100 for peripheral blood stem cell harvest monitoring. *Leuk Lymphoma* 48:89, 2007.
57. Thalhammer-Scherrer R, Knobl P, Korninger L, et al: Automated five-part white blood cell differential counts. Efficiency of software-generated white blood cell suspect flags of the hematology analyzers Sysmex SE-9000, Sysmex NE-8000, and Coulter STKS: *Arch Pathol Lab Med* 121:573, 1997.
58. Ruzicka K, Veitl M, Thalhammer-Scherrer R, et al: The new hematology analyzer Sysmex XE-2100: Performance evaluation of a novel white blood cell differential technology. *Arch Pathol Lab Med* 125:391, 2001.
59. Aulesa C, Pastor I, Naranjo D, et al: Application of receiver operating characteristics curve (ROC) analysis when definitive and suspect morphologic flags appear in the new Coulter LH 750 analyzer. *Lab Hematol* 10:14, 2004.
60. van der Meer W, Scott CS, de Keijzer MH: Automated flagging influences the inconsistency and bias of band cell and atypical lymphocyte morphological differentials. *Clin Chem Lab Med* 42:371, 2004.
61. van der Meer W, van Gelder W, de Keijzer R, et al: Does the band cell survive the 21st century? *Eur J Haematol* 76:251, 2006.
62. Atwater S, Corash L: Advances in leukocyte differential and peripheral blood stem cell enumeration. *Curr Opin Hematol* 3:71, 1996.
63. Reed WW, Diehl LF: Leukopenia, neutropenia, and reduced hemoglobin levels in healthy American blacks. *Arch Intern Med* 151:501, 1991.
64. Bain BJ: Ethnic and sex differences in the total and differential white cell count and platelet count. *J Clin Pathol* 49:664, 1996.
65. Zandecki M, Genevieve F, Gerard J, et al: Spurious counts and spurious results on haematology analysers: A review. Part I: Platelets. *Int J Lab Hematol* 29:4, 2007.
66. Paulus JM: Platelet size in man. *Blood* 46:321, 1975.
67. Lawrence JB, Yomtovian RA, Dillman C, et al: Reliability of automated platelet counts: Comparison with manual method and utility for prediction of clinical bleeding. *Am J Hematol* 48:244, 1995.
68. Segal HC, Briggs C, Kunka S, et al: Accuracy of platelet counting haematology analysers in severe thrombocytopenia and potential impact on platelet transfusion. *Br J Haematol* 128:520, 2005.
69. Fiorin F, Steffan A, Pradella P, et al: IgG platelet antibodies in EDTA-dependent pseudothrombocytopenia bind to platelet membrane glycoprotein IIb. *Am J Clin Pathol* 110:178, 1998.
70. Bartels PC, Schoorl M, Lombarts AJ: Screening for EDTA-dependent deviations in platelet counts and abnormalities in platelet distribution histograms in pseudothrombocytopenia. *Scand J Clin Lab Invest* 57:629, 1997.
71. Levin J, Bessman JD: The inverse relation between platelet volume and platelet number. Abnormalities in hematologic disease and evidence that platelet size does not correlate with platelet age. *J Lab Clin Med* 101:295, 1983.
72. Huczek Z, Kochman J, Filipiak KJ, et al: Mean platelet volume on admission predicts impaired reperfusion and long-term mortality in acute myocardial infarction treated with primary percutaneous coronary intervention. *J Am Coll Cardiol* 46:284, 2005.
73. Muscari A, De Pascalis S, Cenni A, et al: Determinants of mean platelet volume (MPV) in an elderly population: Relevance of body fat, blood glucose and ischaemic electrocardiographic changes. *Thromb Haemost* 99:1079, 2008.
74. Tavil Y, Sen N, Yazici HU, et al: Mean platelet volume in patients with metabolic syndrome and its relationship with coronary artery disease. *Thromb Res* 120:245, 2007.
75. Bessman JD: The relation of megakaryocyte ploidy to platelet volume. *Am J Hematol* 16:161, 1984.
76. Thompson CB, Love DG, Quinn PG, et al: Platelet size does not correlate with plate-

let age. *Blood* 62:487, 1983.
77. Behrens WE: Mediterranean macrothrombocytopenia. *Blood* 46:199, 1975.
78. O'Malley T, Ludlam CA, Fox KA, et al: Measurement of platelet volume using a variety of different anticoagulant and antiplatelet mixtures. *Blood Coagul Fibrinolysis* 7:431, 1996.
79. Meisinger C, Prokisch H, Gieger C, et al: A genome-wide association study identifies three loci associated with mean platelet volume. *Am J Hum Genet* 84:66, 2009.
80. Osselaer JC, Jamart J, Scheiff JM: Platelet distribution width for differential diagnosis of thrombocytosis. *Clin Chem* 43:1072, 1997.
81. Kurata Y, Hayashi S, Kiyoi T, et al: Diagnostic value of tests for reticulated platelets, plasma glycocalicin, and thrombopoietin levels for discriminating between hyperdestructive and hypoplastic thrombocytopenia. *Am J Clin Pathol* 115:656, 2001.
82. Chaoui D, Chakroun T, Robert F, et al: Reticulated platelets: A reliable measure to reduce prophylactic platelet transfusions after intensive chemotherapy. *Transfusion* 45:766, 2005.
83. Wang C, Smith BR, Ault KA, et al: Reticulated platelets predict platelet count recovery following chemotherapy. *Transfusion* 42:368, 2002.
84. Briggs C, Kunka S, Hart D, et al: Assessment of an immature platelet fraction (IPF) in peripheral thrombocytopenia. *Br J Haematol* 126:93, 2004.
85. Eller LA, Eller MA, Ouma B, et al: Reference intervals in healthy adult Ugandan blood donors and their impact on conducting international vaccine trials. *PLoS ONE* 3:e3919, 2008.
86. Peng L, Yang J, Lu X, et al: Effects of biological variations on platelet count in healthy subjects in China. *Thromb Haemost* 91:367, 2004.
87. Beutler E, West C: Hematologic differences between African-Americans and whites: The roles of iron deficiency and alpha-thalassemia on hemoglobin levels and mean corpuscular volume. *Blood* 106:740, 2005.
88. Hershman D, Weinberg M, Rosner Z, et al: Ethnic neutropenia and treatment delay in African American women undergoing chemotherapy for early-stage breast cancer. *J Natl Cancer Inst* 95:1545, 2003.
89. Wakeman L, Al-Ismail S, Benton A, et al: Robust, routine haematology reference ranges for healthy adults. *Int J Lab Hematol* 29:279, 2007.
90. Cheng CK, Chan J, Cembrowski GS, et al: Complete blood count reference interval diagrams derived from NHANES III: Stratification by age, sex, and race. *Lab Hematol* 10:42, 2004.
91. Beutler E, Waalen J: The definition of anemia: What is the lower limit of normal of the blood hemoglobin concentration? *Blood* 107:1747, 2006.
92. Fairbanks VF, Tefferi A: Normal ranges for packed cell volume and hemoglobin concentration in adults: Relevance to "apparent polycythemia." *Eur J Haematol* 65:285, 2000.
93. Pearson TC: Correspondence: Normal ranges for packed cell volume and hemoglobin concentration in adults: Relevance to "apparent polycythemia." *Eur J Haematol* 67:56, 2001.
94. Ganji V, Kafai MR: Hemoglobin and hematocrit values are higher and prevalence of anemia is lower in the post-folic acid fortification period than in the pre-folic acid fortification period in US adults. *Am J Clin Nutr* 89:363, 2009.
95. Fraser CG, Wilkinson SP, Neville RG, et al: Biologic variation of common hematologic laboratory quantities in the elderly. *Am J Clin Pathol* 92:465, 1989.
96. Lin JP, O'Donnell CJ, Jin L, et al: Evidence for linkage of red blood cell size and count: Genome-wide scans in the Framingham Heart Study. *Am J Hematol* 82:605, 2007.
97. Jenis EH, Takeuchi A, Dillon DE, et al: The May-Hegglin anomaly: Ultrastructure of the granulocytic inclusion. *Am J Clin Pathol* 55:187, 1971.
98. Gerdes U, Johnsson JJ, Kairisto V, et al: Nordic Reference Interval Project. www.furst.no/norip/, 2003.

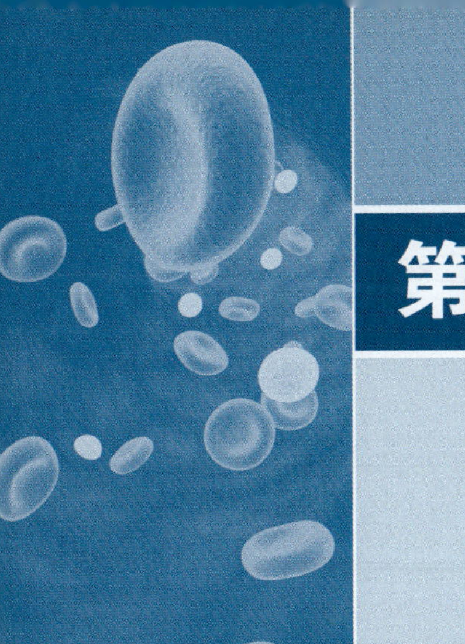

第3章

骨髓检查

Daniel H.Ryan

摘 要

骨髓显微镜检查是血液学诊断的主要方式。尽管基于我们对造血细胞生物学认识的进展而进行特殊生化和分子检测的时代已经来临，血液恶性肿瘤和诸多非恶性血液疾患的诊断仍依赖于对骨髓细胞的检查。骨髓抽吸和活检用于检查的风险甚小，仅造成轻度不适，可快捷方便地操作。若临床病史、白细胞计数、血涂片或实验室检测结果提示有原发或继发性血液疾患之可能，而骨髓形态学分析或特殊检查可能对诊断提供帮助时，即应施行骨髓检查。出现白细胞减少、血小板减少、二系减少或三系减少，一般均需通过骨髓检查确立诊断。除缺铁症、地中海贫血、维生素 B_{12} 缺乏、叶酸缺乏或另一类由血细胞检查和实验室检查支持确定的贫血较易诊断外，其他非溶血性贫血常需进行骨髓检查。在血液中出现有核红细胞、白细胞前体细胞、不能用合并感染解释的异常淋巴细胞以及原始细胞等异常细胞时，一般需行骨髓检查。除了确定细胞增生状况和前体细胞的形态，以及是否存在非造血细胞之外，骨髓检查还可提供骨髓细胞进行流式细胞仪的免疫表型测定，或进行细胞遗传学检查；在特殊患者还可进行骨髓细胞培养。肉芽肿疾病和储积性疾病等可由骨髓检查发现。骨髓还可用于培养真菌和分枝菌等需特殊营养的微生物。此外，骨髓检查的另一重要用途是了解淋巴瘤的淋巴结外扩散状况（用于淋巴瘤分期）。

本章使用的简称和缩略语：CD，分化群（cluster of Differentiation）；DMSO，二甲基亚砜（dimethylsulfoxide）；EDTA，乙二胺四乙酸（ethylenediaminetetraacetic acid）；FISH，荧光原位杂交（fluorescence *in situ* hybridization；）；GPI，甘油磷酸肌醇（glycosylphosphatidylinositol）；MDS，骨髓增生异常综合征（myelodysplastic syndrome）；M：E，髓系：红系细胞比例（myeloid：erythroid cell ratio）；PCR，聚合酶链反应（polymerase chain reaction）。

骨髓检查的历史

最早记载的患者活体骨髓检查见于20世纪初的几十年，先是用胫骨作为骨髓来源，然后是开放活检。但这两种技术均未成为骨髓常规检查，前者因成人期胫骨一般呈增生低下，后者则因开放操作的侵袭性和感染、出血的不适及风险[1]。1923年，时在列宁格勒（俄罗斯城市圣彼得堡前称）工作的Arinkin发明了骨髓穿刺技术[2]，成为今天所用穿刺术之原型。30年后，有关骨盆较之胸骨更适合穿刺的看法得到认可，又十年后，实用的骨髓活检装置得到使用。直到20世纪70年代，髂后上棘用于穿刺及活检，以及骨髓穿刺合并骨髓活检才被常规使用，这是由于进行淋巴瘤分期常须依靠骨髓活检，而较简便的活检装置已易于获得。

骨髓穿刺或活检的指征

国际血液学标准化理事会已出版了骨髓穿刺与活检的指导原则，以增进操作和报告的一致性[3]。诚然，骨髓穿刺与活检术是安全的，但其实施需明确所得结果是否有助于鉴别诊断，或者能为治疗提供随访[4-6]。在诸多血液疾病如多数缺铁性贫血、地中海贫血、获得性和遗传性溶血性贫血病例，通过血液检查和专门的实验室检测即足以做出诊断，而无需进行骨髓检查。

在有骨髓检查指征时，应做出是单独进行骨髓穿刺还是需要做骨髓穿刺合并骨髓活检的决定。骨髓穿刺是必须要进行的，因为穿刺涂片检查可提供更好的形态学。但是，在对骨髓增生状况进行定量以及对骨髓浸润性疾病进行诊断时，施行骨髓活检更具优越性，以便对这些疾病进行鉴别诊断[7-11]。于低度（恶性）淋巴瘤，诊断时常已有骨髓受累，骨髓活检应为最敏感的检测方法[12]。在常伴有网状蛋白纤维化的疾患如巨核细胞白血病、毛细胞性白血病和慢性骨髓增生综合征等，骨髓活检对于诊断及随访尤为有用[13,14]。于骨髓增生异常综合征，骨髓活检对评价早期前体细胞的异常定位和发现异常巨核细胞甚为有用[14]。骨髓病理切片较之穿刺术更易检出骨髓坏死和胶质状变性。骨髓穿刺可用于疑似 B_{12} 或者叶酸缺乏所致巨幼红细胞贫血的严重贫血患者。在一些诊断定向很清晰的临

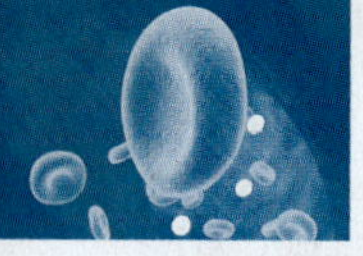

床情况，如儿童免疫性血小板减少性紫癜或从事临床缓解期白血病患者的监测随访，单独做骨髓穿刺即已足够。

根据需诊断的问题，材料的可得性和所预期的异常细胞之频率，需要对特殊诊断方法进行适度选择用以支持临床诊断。骨髓细胞形态学依然是诊断恶性血液疾患的金标准，并构成对非恶性疾患的鉴别诊断之基础。免疫细胞化学则提供了以单一细胞为基础的表型——形态学关联性，但其效用仅限于那些能经受固定和（或）干燥处理的抗原决定簇。流式细胞仪可用于检测几乎所有细胞表面或细胞内的蛋白质，并有能力检测细胞蛋白的重要的量的改变，以及在同一细胞同时测定多种蛋白。但是，流式细胞仪需要活的细胞并使之与组织分离。基因表达芯片技术通过复杂的数学算法分析复杂的 RNA 表达格局，在最广泛的细胞基因产物范围里检测具有诊断意义的基因表达格局，但该方法对研究小的细胞亚群之能力仍相对薄弱。目前，对基因表达数据的临床验证工作已经取得一些有意义的成果，并仍在继续进行中。经典的有丝分裂中期细胞遗传学、荧光原位杂交（FISH）和反转录酶聚合酶链反应（PCR）技术等均可用于研究血液恶性肿瘤的致癌机制。按上述特定顺序，这三种技术检测微量恶性细胞的能力依次上升，而可了解到的 DNA 序列则依次下降。

■ 骨髓穿刺术

人出生时，全部骨头均有造血性骨髓。从 5~7 岁，脂肪细胞开始替代人体四肢的造血性骨髓。到成年期，造血性骨髓仅限于轴向骨骼和四肢骨骼的近端部分（参见第 4 章和第 8 章）。第 4 章讨论骨髓的结构和功能，以及骨髓在骨骼中的分布。脂肪性骨髓外观呈黄色，而造血性骨髓呈红色。但红骨髓也含有脂肪，在骨髓穿刺样品中可见脂肪滴。在组织学上，黄骨髓几乎完全由脂肪细胞和支持性结缔组织所组成。红骨髓则含有大量造血细胞、脂肪细胞和结缔组织。骨髓充满于髓腔骨小梁间的空隙。骨髓的质地软而脆，很容易用针具进行穿刺或活检。

髂后上棘（图 3-1）是进行骨髓穿刺和活检的优选部位。成人也可选用胸骨和髂前上棘（图 3-2）。胸骨只能用于穿刺。成人的髂前上棘较之髂后上棘用得较少，这是因为前者的骨皮质较厚。1 周岁内婴儿（尤其是新生儿）也可选用胫骨的前中表面，但髂后上棘仍是优选部位。脊椎骨的棘突、肋骨和其他含骨髓的骨则很少被使用。骨髓穿刺或活检后严重不良后果极少见，低于万分之五。一项研究表明，在将近 55 000 例骨髓活检当中，仅有 1 例直接死亡，3 例失去活动能力时间延长但非永久致残[15]。不良后果主要是出血，最常见于血小板功能障碍者，其次是血小板减少或凝血因子缺陷者，感染和对麻醉剂反应等其他并发症更为少见[15]。所有部位的骨髓穿刺都可因穿透骨骼而造成骨质下结构损伤，但是胸骨穿刺造成的损害最大，因为成人第 2 肋间水平的胸骨仅约 1cm 厚。为避免发生意外，在行胸骨穿刺时，必须在针具上安放一个防护装置。

无论是行骨髓活检还是穿刺，使用镇静剂都可减少焦虑和疼痛[16]，尤其是在儿童[17,18]，一般是在仔细控制的条件下给予丙泊酚（propofol）。咪达唑仑也是常用的清醒镇静剂[19]。但使用镇静剂时应予严密观察以减少风险[20]。用于疾病分期的骨髓活检和穿刺常可在患者为其他操作需施麻醉时一并操作。现有数种类型的针具可用于骨髓穿刺，大多有令人满意之效果[4]。对于成人，18 号针（18-gauge）穿刺可以获得适量样品，而无需更大号针具。穿刺时患者应取俯卧位，也可取左或右侧卧位。必须遵守无菌操作原则。如有必要，应对穿刺部位皮肤剃毛。行消毒液清洁皮肤后，对皮肤、皮下组织和骨膜表面行局部麻醉注射，如 1% 利多卡因（lidocaine）。对骨膜表面进行充分的麻醉浸润是很重要的，但 1% 利多卡因在成人用量不应超过 20ml[21]。几乎所有人用少量的利多卡因即可获得合适的麻醉效果。在对骨膜表面注射麻醉剂之前，可用空气枪对皮肤表

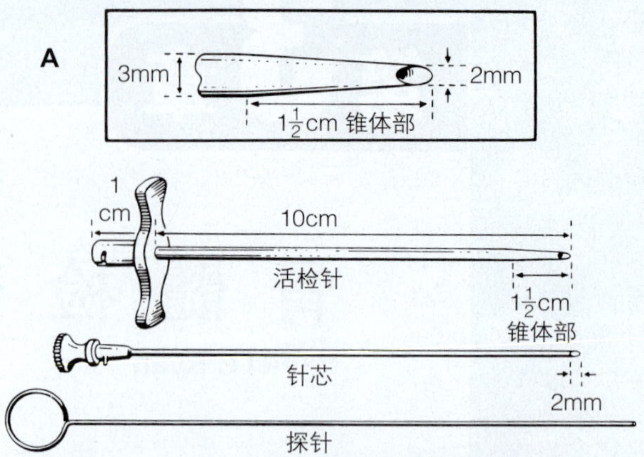

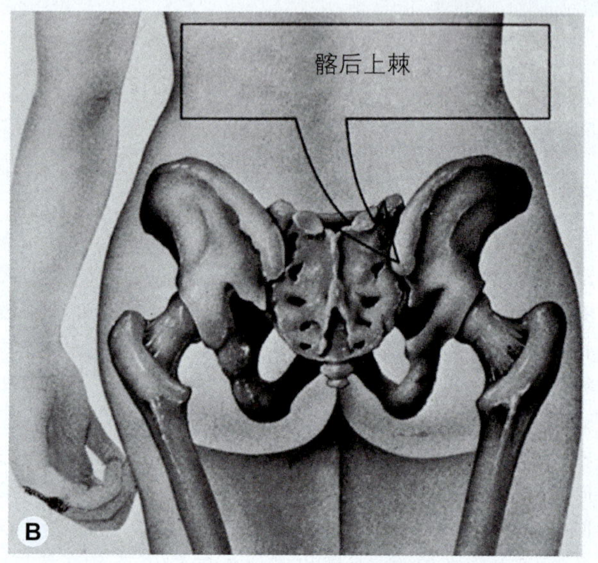

图 3-1　A. Jamshidi 骨髓活检仪。B. 骨髓活检部位。

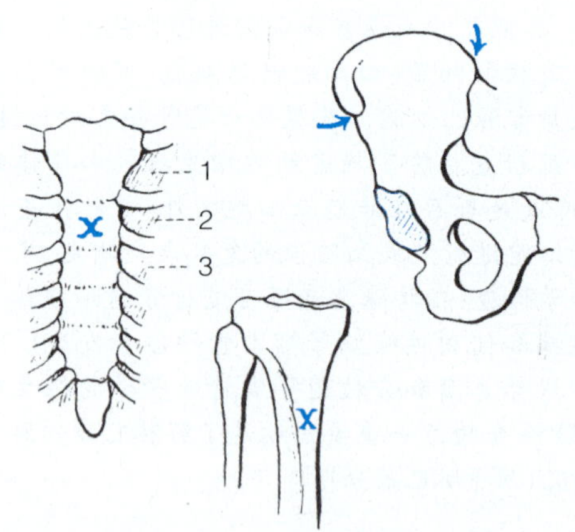

图 3-2　骨髓穿刺部位。

面进行麻醉。麻醉一般于3~5分钟内生效，随即插入骨髓针具，以轻微旋转方式使之通过皮肤、皮下组织和骨皮质。于肥胖者，必须用足够长度的针具以便到达髂嵴。应将针芯锁在针套的合适位置，以防针具在进入髓腔之前被组织堵塞。穿透骨皮质时，可感觉到轻微、快捷的前向运动，针具推进瞬间更为容易。此刻应迅速移去针芯，将针套与10ml或20ml注射器相连接，抽吸0.5~1.5ml髓液。多数患者在抽吸骨髓的刹那间会感到短暂疼痛。若需更多标本量，应将骨髓针具接上另一个注射器，旋转注射器和针头以进入邻近区域并进行骨髓抽吸。重新插入针芯，并在数次抽吸之间轻微变换骨髓针具的位置。当完成骨髓抽吸后，重新插入针芯，迅速从骨中拔出针具。在穿刺部位皮肤加压至少5分钟以减少出血。于血小板减少的患者，须用力压迫10~15分钟。穿刺得到的血样髓液含有直径约为0.5~1mm的晶亮骨髓颗粒。这些颗粒常在注射器中即可见到，但也可能仅在注射器内容物被移到载玻片上制备涂片时方能见到。

若在进行穿刺时未见有任何物体进入注射器，则很有可能针具未恰当地进入骨髓腔。可在重新插入针芯后，将针头小心地前推1~2mm，再试行抽吸。也许更为理想的选择是从骨内拔出针具，在麻醉区域内重新插入到邻近部位。调整针具在骨骼中位置时，必须要考虑到骨的厚度。偶尔，须将针具沿纵轴或者在一个更大轨迹上旋转，以便机械地松弛骨髓，然后再行抽吸。若少量血液被吸进，应该换一套新的针具，因为最后获得的穿刺液可能发生凝固。若用较小的注射器未获成功，可以换用50ml注射器。白血病的骨髓可在骨骼内被紧密包裹而难以抽吸，此时就须进行骨髓活检。发生纤维化的骨髓则不能进行抽吸。但最常见的骨髓穿刺失败当归因于针具的位置不恰当，一般在做第二次穿刺时可获成功。

■ 针刺活检术

针刺活检一般使用Jamshidi针具[22]，使用以上"骨髓穿刺术"描述的相同准备程序。Jamshidi针具（见图3-1）由中空的圆柱状针具组成，其特点是远端呈同心型锥体，末端为锐利、呈斜角的针尖。针芯正好插入至锥形针尖开口处，与针头中心相合，并伸出针头末端1~2mm。在美国最常用11号针具。在对活检部位的皮肤和骨膜进行麻醉后，开一个3mm的皮肤切口。将装好封闭器的针具推入皮肤切口，通过皮下组织和骨皮质，针具要对准髂后上棘，以旋转动作推进。穿透骨皮质时有一种针具前向运动阻力下降的手感。去除封闭器，慢慢地以顺时针——反时针交替方式沿长轴旋转推进。在穿入骨骼足够深度（最多3cm）后，将针具沿轴心旋转数次。然后退出2~3mm。目前有些针具配有"陷阱"，可以诱捕活检物，因而可以直接拔出针具。再将针具重新插到原来的深度，但略为变换角度，注意不要弄弯针具，随后旋转数次使样品与骨髓腔脱离。采用与插入时相同的旋转方式缓慢地将针具退出。然后将探针通过切割针头插入，通过针具底座将标本推出针管。相对于Jamshidi针具的内径而言，切割口径较小，标本在针管内就较松，因而不易发生压缩、扭曲或破碎。这一技术能可靠地产生高质量的活检标本。应先行骨髓活检术，再考虑骨髓抽吸（或在略为不同的髂棘部位进行），以避免出血以及使活检核心部位的骨髓结构发生扭曲。使用本节所介绍的骨髓活检针，很少需用开放（手术）活检，但在骨骼病变部位较深的情况下，或在有相关指征（如疾病分期）进行外科手术时，亦可施行。

制备供检测的骨髓标本

用骨髓穿刺物可以进行几种制备，以使诊断材料得到最大限度的利用。最重要的是**直接**涂片，其制备方法是将未经处理的骨髓穿刺悬液滴到载玻片上立即涂片。这种制备最适合于进行细胞形态学检查和骨髓分类计数。**颗粒**涂片最适于检查骨髓细胞增生程度和巨核细胞数量，但其涂片较厚而使形态学观察不易。**浓缩**片则是用少量抗凝骨髓进行离心后得到浓缩的有核细胞（骨髓奶油层）进行制备，这种制备可用于检测数量较少的细胞，例如巨核细胞或肿瘤转移，或在骨髓增生低下者发现造血前体细胞或淋巴瘤及白血病细胞。在浓缩片制备中，细胞系列的相对比例不能得到维持（通常红系前体细胞相对被富集）。此外，这种制备会导致抗凝剂引起的细胞核形态改变或细胞质空泡。**活检标本印片**对于骨髓"干吸"[23]情况下检查细胞形态学具有重要性，因其能提供穿刺液标本中所见不到的细胞形态细节[24]。

■ 骨髓涂片

在骨髓穿刺后，将约0.5ml骨髓置于玻片上，其余骨髓则可放进含有EDTA抗凝液的试管混匀。对骨髓标本进行检测以确认有"晶粒"或含骨质及脂肪的骨髓颗粒存在，因为有此种颗粒就表示骨髓腔穿刺成功。立即将未抗凝的骨髓液滴于干净载玻片直接骨髓涂片，然后用盖玻片制成推片。要制备足够的片子以备特异染色。如操作者工作迅速，就不需要对骨髓穿刺液做肝素抗凝。应尽量避免使用肝素抗凝，因其可造成人工假象。

一种有用的技术是制备骨髓厚涂片，其方法是将1滴或2滴骨髓穿刺液置于载玻片上，然后将另一张玻片盖于穿刺液上，轻轻地对两张玻片施压，使用纱布海绵吸去大部分血液，然后纵向将两张玻片推开。如用力过度，这种制备可能含有大量破碎细胞，但其可提供大量骨髓颗粒，可用于估计骨髓细胞增生情况，也可用于估计含铁血黄素的量。

EDTA抗凝样品可以在Wintrobe管中进行离心（1500g 10分钟）以对骨髓细胞成分进行浓缩。离心后去除脂肪层和血浆层，将"奶油层"与等量血浆混合，制备多张玻片，空气晾干，做好标记，以未染色片的方式保存，以便特殊染色之需。

印片制备

在用Jamshidi针具获得活检样品后，将样品从针套中推出，轻轻地在载玻片上进行滚动（用签棒移动样品），然后再将其置入固定液。注意不要将样品碾碎。待印片晾干后用处理涂片相同的方法进行染色。

■ 特殊检查

在骨髓穿刺前需要对诊断问题认真推敲，以便获得足量样本进行所有必要的特殊检查，从而获得正确诊断。对于需要进行的几乎所有特殊检查而言，最好的材料是由不含固定液的单一活细胞悬液所组成的无菌抗凝标本。具体来说，流式细胞仪测定，最好用EDTA或肝素抗凝的骨髓穿刺标本，此种标本在

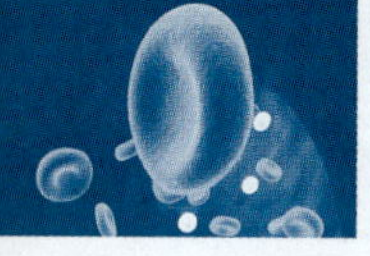

室温下24小时稳定。对于细胞遗传学和细胞培养术而言，骨髓宜用肝素抗凝，再加到组织培养基中，并尽快进行分析以维持较理想的细胞活性。过夜孵育一般不会对细胞遗传学标本产生不良作用[25]。在骨髓穿刺发生干抽时，可将骨髓活检所获的复管标本打碎后制成细胞悬液，再进行形态学、流式细胞仪和细胞遗传学检查[26]。

对新鲜标本进行分子生物学检测，应尽量减少标本贮存，贮于4℃为宜。标本最好用EDTA抗凝，因为肝素可以干扰某些分子生物学检查。DNA是相对稳定的，而完整细胞RNA的半寿期相差甚大，并且在细胞裂解液中很快被无处不在的核糖核酸酶降解（几秒至几分钟）。在分离RNA之前，应尽可能减少标本的贮存[27]。已设计了可保存RNA稳定性的样品收集试管，但为了获得RNA的最大回收率，应将样本立即送到实验室，进行细胞悬液制备（一般是制备奶油层或单个核细胞悬液），在加入核糖核酸酶抑制剂的条件下抽提核酸。也可从石蜡包埋组织切片[28,29]或干燥染色涂片[30]中抽提DNA和mRNA用以分析，但一般都有明显降解，并且需分析的核酸序列越长，降解的影响面就越大。

骨髓标本的建档储存非常重要，这是因为分子诊断日益进展，常需对已知来源的标本进行验证分析，或对现在已处于缓解期的患者在诊断时的标本进行测试。分离的DNA或RNA在-70℃可长期保存，而完整的活细胞的可靠保存需在DMSO液中进行速率控制冷冻，并在液氮中贮存。

■ 组织学切片

有多种技术可用于制备骨髓穿刺标本的组织学检查。所有这些技术被设计成可从小量标本中得到足量的骨髓颗粒，来制备足够的切片。其做法是将骨髓穿刺液置于一张载玻片上，静置几秒钟后轻轻地倾斜玻片使多余血液流到一边。然后用签棒将颗粒推到一起，而让剩余的血液凝固。将凝块在缓冲福尔马林液中快速固定[31]，以便对组织进行加工和切片。另一种方法是将抗凝骨髓穿刺标本进行过滤[32]。

对骨髓活检芯核进行组织学检查，其加工过程是在中性缓冲福尔马林液中固定，随后脱钙，再行石蜡包埋。虽然有基于锌的替代液，但通常应避免使用B5固定剂，以减少汞的环境污染。脱钙可用酸性试剂或EDTA来施行，后者更有利于保存核酸与蛋白抗原，但操作较慢。高质量切片厚度为3μm，用苏木精伊红或Giemsa染色，对于常规检查可获满意效果。对固定和包埋技术的优化使得脱钙的石蜡包埋骨髓活检标本能用于大多数免疫标志的测定[32]。在中性缓冲福尔马林液固定后，不脱钙进行塑料包埋对形态学研究更具优点[33]，若用甲基丙烯酸树脂而不用糖基甲基丙烯酸树脂，也适宜于大多免疫化学检验[34]，但此方法技术上要求更高也较昂贵[35]。

骨髓制片的形态学检查

■ 概况

应尽快进行Wright-Giemsa直接染色的骨髓穿刺涂片检查，以获得对骨髓形态学的初步评价，并根据初步评价结果，趁标本新鲜时进行特殊检查。骨髓活检和穿刺的最终报告需整合临床病史、血涂片、血细胞计数、实验室检查数据、细胞标志检测、分子生物学及细胞遗传学数据等多方面资料。没有其他的组织学标本能像骨髓一样，要依靠如此众多的支持性数据对骨髓检查做出符合当前最高水平的报告。这种情况源于对血细胞体外研究获得的丰富基础生物学信息，而这些信息又转化为实用的诊断试验。血液病理学家和血液学家面临的挑战是了解每种诊断方法的优点和局限性，这样才能使检查结果被合理地整合，从而形成报告意见。

■ 骨髓标本是否合适

解读骨髓标本第一个要回答的问题是：样本是否适合于诊断。在操作时，骨髓穿刺液中含有骨髓颗粒是针具进入髓腔并成功抽取到骨髓的最好证明。骨髓颗粒是骨性物，其反光外观是因颗粒中含有脂肪。若标本中含有骨皮质、肌肉或其他组织，髓质骨却鲜有或缺如，则不适合用于解读骨髓，但有可能提供其他的信息。含有过多碎片或出血的标本也不适合。这就说明采用得当技术获得有用标本的极端重要性。一个不太言及的假设是：提供诊断和评估的这部分骨髓代表了骨髓的全貌。根据双侧活检的可重复性研究，这一假设在白血病和骨髓瘤更接近真实情况，而在淋巴瘤和肿瘤转移则不尽然[36]。骨髓活检标本应至少含有长达0.5cm的髓腔。但对于淋巴瘤和肿瘤转移的检测，目前推荐的骨髓活检长度为1.6~2.0cm[37]，须检查2~4张深部病理切片以提高敏感度[38]。常规实践中相当一部分活检物的长度达不到这一推荐要求[39]。

若骨髓穿刺液含有骨髓颗粒或有血涂片中见不到的造血前体细胞（如巨核细胞、有核红细胞），则可认为穿刺已进入了髓腔。但是，这并不足以确认标本就适合于诊断，因为实际抽取的骨髓量在不同疾病状态可有很大变异[40]。此外，某些细胞类型，尤其是成纤维细胞和肿瘤转移细胞，将其从骨髓空间内移取并不如正常前体细胞那么容易。而骨髓颗粒和前体细胞的缺如也不一定说明穿刺未进入髓腔，因为充斥着白血病细胞或被成纤维细胞浸润的骨髓仅能获得少量细胞（"干抽"）[23]。导致骨髓穿刺干抽的情况一般为显著病变之后果（在活检中仅7%呈正常组织学[23]），提示需进行标本活检。

■ 骨髓增生程度

骨髓总体增生情况评价的"金标准"是对适宜的骨髓活检标本进行检查[41,42]。髂棘骨髓中的正常增生程度（即骨髓腔中造血细胞所占空间相对于脂肪及非造血组织所占空间百分比），在儿童期平均为80%，而在30岁的成人降到50%，到70岁后则进一步下降[43]。因此，患者骨髓增生程度应该以同年龄的正常人为对照加以评估[44]。髂棘骨髓增生程度的正常值范围较预期为宽[43]。在做增生程度评估时，要考虑到紧邻骨皮质的髓腔含脂肪组织较多，因此不能代表较深部位髓腔之增生状况[45]。

直接骨髓穿刺涂片较难以做增生状况分析，这是因为其丢失了组织学结构，并混有血液。穿刺结果所得的增生程度可能比活检所得为低[42]。骨髓颗粒（见于直接涂片或颗粒制备）是增生程度的最佳指示。这些颗粒就像"微活检"，含有足量造血和脂肪成分，可为认识骨髓增生程度提供依据。由骨髓穿刺制备的骨髓颗粒检查所估计之增生程度与骨髓活检所得结果间有很好的一致性[44]。

骨髓穿刺标本在穿刺过程中被血液稀释的程度变化不一，

可能影响对骨髓增生程度的判断。若成人骨髓标本含有30%以上的淋巴细胞及单核细胞，则提示很可能被大量血液所稀释，此已由配对的骨髓穿刺及活检制备物所进行的细胞动力学研究所证明[46]。有人使用放射标记的红细胞和血清白蛋白来估计血液有核细胞与胸骨骨髓穿刺所得有核细胞的混杂程度[40]。于血液病患者，来自于血液的有核细胞数量为6%~93%。稀释情况最甚者见于白血病患者。大量血液稀释可发生于穿刺困难的患者，或见于对同一穿刺点的多次抽取。根据细胞标志对前体细胞的测定，从健康献髓者抽取的第一个1.0ml骨髓穿刺液混入的血液有核细胞仅8%，相反，之后抽吸所获的骨髓中血液有核细胞混入则达20%[47]，抽取大量"骨髓"时，即使有核细胞大部分来自骨髓，其他部分（血浆、红细胞）则几乎全部来自于血液[47]。对骨髓穿刺标本离心后获得的"奶油层"进行测定来判断骨髓增生程度亦不可靠[42]。

骨髓活检标本检查可为各造血系列增生程度提供最佳判断。红系细胞的典型排列方式是成簇状，而巨核细胞则在活检标本中散在分布。红系和巨核系的增生程度最好用低倍镜加以观察。于骨髓穿刺，常用计算粒-红比例来得出这两个主要系列相对增生程度的印象。按一般规则，粒-红比例正常时应为2∶1到4∶1（表3-1列出了男性和女性正常值范围）。细胞

表3-1 不同年龄骨髓分类细胞计数正常值（细胞百分比）

细胞类型	Rosse 等[68]：婴儿胫骨骨髓			Glaser 等[85]：年龄1~20岁胸骨骨髓，1ml抽吸物	Bain[49]：年龄21~56岁髂骨骨髓，0.1~0.2ml抽吸物 男(n=30)，女(n=20)
	<1个月(n=57)	1个月(n=7)	18个月(n=19)		
原始粒细胞	—	—	—	1.2(0~3)	1.4(0~3.0)
早幼粒细胞	0.79±0.91	0.76±0.65	0.64±0.59	1.8(0~4)	7.8(3.2~12.4)
中幼粒细胞	3.95±2.93	2.50±1.48	2.49±1.39	16.5(8~25)	
中性粒细胞					7.6(3.7~10.0)
嗜酸性粒细胞					1.3(0~2.8)
嗜碱性粒细胞					
晚幼粒细胞	19.37±4.84	11.34±3.59	12.42±4.15	23(14~34)	4.1(2.3~5.9)
杆状核粒细胞	28.89±7.56	14.10±4.63	14.20±5.63	—	**
分叶核粒细胞					
中性粒细胞	7.37±4.64	3.64±2.97	6.31±3.91	12.9(4.5~29)	男：32.1(21.9~42.3)；女：37.4(28.8~4.9)
嗜酸性粒细胞	2.70±1.27	2.61±1.40	2.70±2.16	—	2.2(0.3~4.2)
嗜碱性粒细胞	0.12±0.20	0.07±0.16	0.10±0.12	—	0.1(0~0.4)
淋巴细胞	14.42±5.54	47.05±9.24	43.55±8.56	16(5~36)	13.1(6.0~20.0)
单核细胞	0.88±0.85	1.01±0.89	2.12±1.59	—	1.3(0~2.6)
浆细胞	0.00±0.02	0.02±0.06	0.06±0.08	—	0.6(0~1.2)
原始红细胞	0.02±0.06	0.10±0.14	0.08±0.13	0.5(0~1.5)	
幼(成)红细胞					男：28.1(16.2~40.1)§；女：22.5(13.0~32.0)§
嗜碱性	0.24±0.25	0.34±0.33	0.50±0.34	1.7(0~5)	
嗜多色性	13.06±6.78	6.90±4.45	6.97±3.56	18(5~34)	
正色性	0.09±0.73	0.54±1.88	0.44±0.49	2.7(0~8)	
巨核细胞	0.06±0.15	0.05±0.09	0.07±0.12	—	31(6~77)‡
巨噬细胞					0.4(0~1.3)
其他					¶
过渡性细胞*	1.18±1.13	1.95±0.94	1.99±1.00	—	
破碎细胞	5.79±2.78	5.50±2.46	5.05±2.15	—	
粒/红比	4.4	4.4	4.8	2.9(1~5)	男：2.1(1.1~4.1)；女：2.8(1.6~5.2)

* 未成熟淋巴细胞。

** 杆状核包括在分叶核中性粒细胞计数中。

§ 所有幼红细胞（嗜碱性，嗜多色性，正色性）计入一组。

‡ 骨髓推片前沿处巨核细胞数量（平均数，范围）。

¶ 在50例中有8例可见破骨细胞，5例可见成骨细胞，未见肥大细胞。

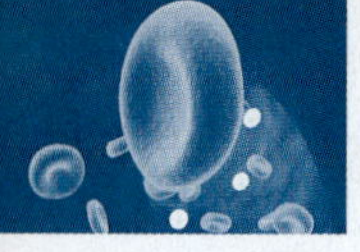

类型间的相对比例仅能依靠直接骨髓涂片、活检印片或骨髓颗粒制备加以评估，而不能用浓缩涂片，此因浓缩片要对细胞进行离心操作之故。粒-红比例下降，既可由于粒系增生下降，也可由于红系增生加强，取决于骨髓总体增生程度。自动血液仪提供了自动计数骨髓红系和髓系细胞的可能性[48]。直接骨髓穿刺涂片可对巨核细胞计数进行测量，但要求涂片上可做满意分析的区域至少有5个巨核细胞。在颗粒制备中，绝大多数大颗粒应含1个或者多个巨核细胞。根据标本与血液混杂的程度，正常人直接骨髓穿刺涂片上的巨核细胞数量差异很大[49]（表3-1）。巨核细胞常富集于浓缩涂片的羽状边缘。

骨髓浸润性疾病

恶性肿瘤

非造血系统肿瘤转移在骨髓活检中的特征是骨髓结构的破坏，并伴有细胞形态学异常的细胞群。对肿瘤来源的评判主要基于形态学、临床病史和免疫细胞化学染色。癌症细胞紧密黏附成簇的倾向常有助于识别其肿瘤特征（第44章）。肿瘤细胞簇团也可见于骨髓穿刺，但穿刺较之活检发现肿瘤转移的敏感度为低。肿瘤团簇在穿刺中不太常见，常仅出现于涂片的边侧或羽状边缘，或仅见于浓缩片。这些肿瘤细胞团簇应与受损造血细胞形成的团簇相区别，后者常见于穿刺涂片，尤其是浓缩涂片。对团簇外周部分的细胞进行检查最有利于将两者区分开来，即看这些细胞是显示造血前体细胞之形态，还是细胞形态学上呈非典型细胞之状。在穿刺涂片中，孤立的非造血肿瘤细胞并不常见，即使在活检中肿瘤清晰可见时亦如此，此因大多数非造血系统肿瘤具有黏附之特性。有必要对多张涂片进行检查，以便发现孤立的肿瘤细胞团簇[50]。对上皮细胞标志如细胞角质蛋白的免疫细胞化学染色可识别肿瘤转移细胞，因该标志不存在于造血细胞（第44章）。虽不一定发生显著的肿瘤转移，但在没有淋巴结转移的乳腺癌出现此种细胞，则表示预后不佳[51]。分子学证据提示：乳腺癌细胞可在比原先想象少得多的基因组突变情况下即发生播散，而在播散之后，肿瘤细胞再获得典型的转移细胞基因组突变[52]。这一发现能解释为何微灶转移疾病的临床转归可有很大变化。

骨髓活检对检测骨髓瘤[53]和淋巴瘤[12]提供了更可靠手段，在活检标本中异常淋巴样细胞的典型聚集特征清晰可见。异常淋巴细胞集聚应可与反应性疾病或老年性淋巴细胞集聚情况相区分[54]。恶性细胞的集聚更易显示细胞学非典型性和细胞群体形态的单一性，且其常见于骨小梁附近，但在某些情况下与非肿瘤细胞并不容易区分。细胞形态学在骨髓穿刺涂片上常更易分析，但关键的组织学特征却无以观察。在骨髓穿刺涂片上，淋巴瘤细胞不形成非造血肿瘤细胞所具有的紧密团簇。于毛细胞性白血病（第95章），造血细胞则互相黏附得很紧，而骨髓基质又伴有程度不等的胶原基质增加，使得骨髓穿刺标本常呈增生低下（干抽），而骨髓活检却显示毛细胞广泛浸润。κ和λ轻链mRNA原位杂交[55]或免疫组织化学/流式细胞仪等特异方法可用以确定细胞系列和验证细胞表面免疫球蛋白轻链的专一性，这对于区分淋巴反应性疾病和恶性淋巴瘤或浆细胞性骨髓瘤可能是必须的。用mRNA转录本的PCR扩增检测免疫球蛋白基因的克隆性重排也可达此目的，但对结果的临床判断可能不太容易，而形态学仍然是评估淋巴瘤骨髓受累的标准方法[56]。

纤维化

骨髓纤维化一般要在骨髓活检标本才能被识别；骨髓穿刺仅能显示骨髓造血细胞低下或缺如。骨髓纤维化的早期特征是骨髓网状纤维染色增加（参见第91章）。纤维化可伴随原发造血疾患（如骨髓纤维化症）或浸润性疾病如肿瘤转移。

储存型疾病

戈谢（Gaucher）病和尼曼-匹克（NieMann-Pick）病等储积型疾病（参见第73章）的特征是出现含不同类型储积物质的异常巨噬细胞。这些细胞可见于骨髓活检和穿刺标本。在穿刺标本中，这些细胞常在涂片的羽状边缘上更易发现。某些反应性细胞，如伴有“海蓝”包涵体颗粒的组织细胞（参见第73章）或慢性粒细胞性白血病（参见第90章）[57]中的假性戈谢细胞，看上去可能类似于储积型疾病中见到的细胞。

感染

骨髓形态学检查可在单核细胞中发现胞内感染性生物体如利什曼原虫（Leishmania）[58]，组织胞浆菌（Histoplasma）和弓形虫（Toxoplasma）[59]（图3-3）。通过骨髓耐酸染色来检测分枝杆菌的敏感性不高，但在三分之一的HIV病毒相关鸟分枝杆菌复合感染中可做出早期诊断[60]。骨髓镜检和培养是播散性利什曼病最为敏感的诊断方法，而艾滋病患者若接触该病原体则是一个极其麻烦的问题[61]。骨髓形态学也是检测艾滋病患者播散性组织胞浆菌病的敏感方法[62]。但是，在非免疫抑制的患者，骨髓培养对诊断不明原因发热的病原体贡献并不大[63]。

骨髓肉芽肿仅可在骨髓活检标本才能被发现。存在此种情况时，需要做霉菌和分枝杆菌的特殊染色，但也要进行广泛的鉴别诊断[57,64]。

坏死和胶原样变

骨髓坏死可见于多种疾病，尤其是镰刀细胞贫血病和累及骨髓的恶性疾患[65]。坏死骨髓的穿刺片用多色染色后，可见边缘不清的细胞，其细胞核模糊不清而显嗜碱性，而外周由嗜酸性染色物质所包绕。苏木精伊红染色的骨髓切片上可见正常骨髓结构消失，细胞边缘不清，背景则为一片无形的嗜酸性物质。体重丢失显著的患者可发生骨髓**胶质样变**，其特征是存在无形的胞外物质（蛋白糖苷），脂肪萎缩，骨髓增生低下[66]。胶质样变的形态是可逆的[67]。

造血系列的形态学区分

总论

骨髓穿刺涂片应进行低倍镜检查，以评估骨髓颗粒中脂肪和造血细胞的相对比例，以及巨核细胞、浆细胞和肥大细胞的数量。低倍镜检还可检出成骨细胞或破骨细胞，成群的肿瘤细胞，戈谢细胞，淋巴滤泡和肉芽肿。包括骨髓颗粒在内的整个涂片都要进行检查，而高倍镜则用于核查所发现的任何异常。同样，骨髓活检切片也要用低倍镜分析其状况是否正常，总体增生程度，是否存在浸润性疾病以及主要造血系列的增

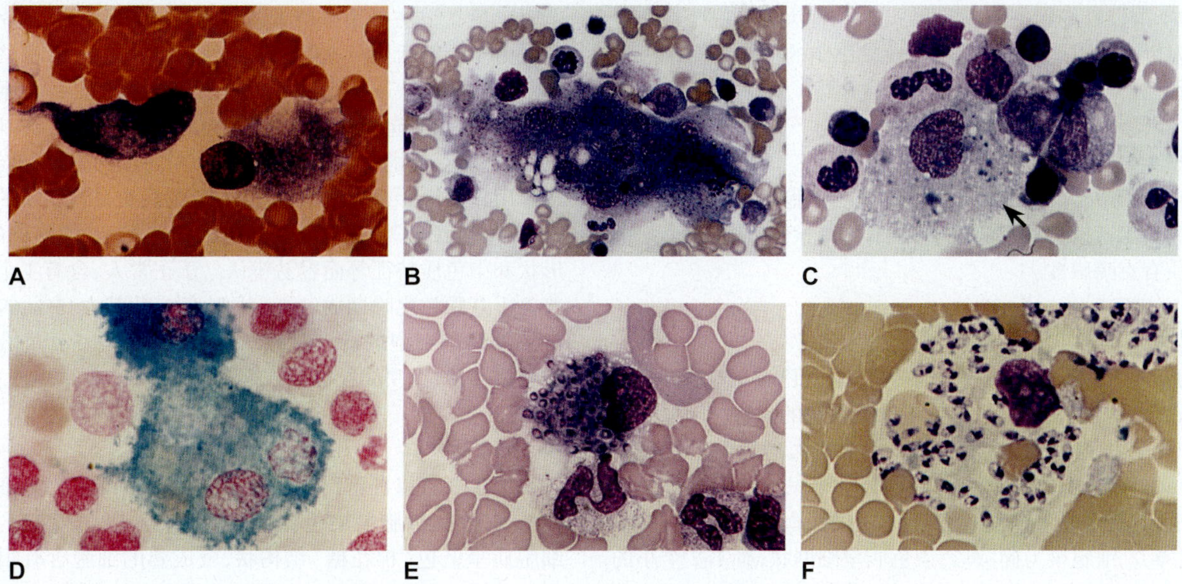

图 3-3 骨髓发现。A. 视野中有 2 个成骨细胞。长椭圆形胞体，核位于最末端，看上去像要脱出细胞。离胞核一定间隔处有明显的透亮区。B. 破骨细胞。多核巨细胞。多个细胞核特征性地散在分布，彼此分离。C. 巨噬细胞（箭头），相对较大，核呈环形，胞质丰富。可见吞噬杂质和少许空泡。D. 巨噬细胞(2)。普鲁士蓝染色。相对较大，核呈环形，其中一个含 2 个核。每个巨噬细胞含大量铁，被染成蓝色。E. 巨噬细胞充满荚膜组织胞浆菌。F. 巨噬细胞充满杜氏利什曼原虫无鞭毛体。

生程度。

在低倍镜检后，应该用高倍镜和油镜放大进行检查，以确定各种造血细胞的类型，评估各造血系列的分化是否均衡。对于大多诊断问题，仔细和全面的骨髓肉眼镜检即足以作出鉴别，但骨髓的细胞分类计数可对造血分化状况，尤其是粒系状况进行定量分析。正常骨髓中存在着多种细胞类型且分布不规则，因此精确的骨髓分类计数需检查 300~500 个有核细胞，表 3-1 列出了这些检测的正常值，包括从出生到 18 个月婴儿的数据[68]。从出生到 1 月龄，淋巴细胞数量增加，红系和淋系前体细胞则减少。1 月后直到 18 个月的观察期内，骨髓分类计数很少变化[68]。大量抽吸骨髓后中性分叶核细胞比例增加，很可能是因为骨髓被血液成熟粒细胞所稀释[69]。各种细胞类型的正常值范围波动大，故分类计数和粒 - 红比例仅应被视为对骨髓整体特征的粗略估量。

正常骨髓中形态学可识别的细胞有：成熟粒细胞及其前体。红细胞前体，各个发育阶段的淋巴细胞，浆细胞，单核细胞，巨噬细胞（组织细胞），基质细胞，巨核细胞和肥大细胞。通常情况下仅分化晚期阶段的细胞形态学是可辨认的，在晚期阶段的前体细胞已完全定向于某一特定系列。总体而言，所有系列的前体细胞并无显著形态学特征以供辨认。在更成熟的阶段，前体细胞具有了可辨认的形态学特点，可在骨髓标本中被识别，并为多种血液病的诊断提供了重要证据。

下文将简要描述各种细胞类型的特征，并且讨论其命名。对这些细胞形态的详细讨论可查阅本书有关章节（第 29 章有对红细胞前体细胞的讨论，第 59 章介绍粒细胞前体，第 67 章介绍单核细胞，第 74 章介绍淋巴细胞和浆细胞）。

■ 粒细胞

粒细胞指发育较成熟阶段，胞质中出现特征性嗜中性、嗜酸性和嗜碱性颗粒的血细胞，既包括其前体细胞也包括其成熟形式。该细胞系列有时也被称为髓系列，其总的发育趋势是：伴随着细胞失去增殖能力，细胞核体积逐渐缩小，核染色质固缩度增大，胞质中逐渐出现不同类型的颗粒。

原始粒细胞（第 59 章）呈圆形，胞体大，干片上的直径约为 14~18μm。细胞核占据大部分胞体。核染色质纤细，有 2~5 个核仁。细胞质呈嗜碱性，但较红细胞系列的碱性染色为弱。

早幼粒细胞（第 59 章）较之原粒细胞为大。其核染色质较之原粒细胞为粗，但一般有核仁。细胞质呈碱性，有一透亮的高尔基体区域，其特点是有少量显眼的、较大的红色颗粒——即初发非特异性颗粒，或称嗜天青颗粒。在骨髓中这些颗粒一般是粒系前体细胞的标志，但有时在大淋巴细胞亦有类似的颗粒（但颗粒所含酶类不同）。

中幼粒细胞（第 59 章）较之早幼粒细胞略小。中幼粒细胞是髓细胞中最为成熟的能进行有丝分裂的细胞。其核呈圆形或椭圆形，位置常偏心。核染色质较之早幼粒细胞更粗，一般不见核仁。其标志性特征是胞质中有特异性颗粒，而这些颗粒是粒系的标志。这些颗粒可为嗜中性（颗粒细，大小不一，呈淡紫色），嗜酸性（颗粒较大而圆，呈橘红色），或嗜碱性（颗粒更大，形状不规则，呈深蓝色）。颗粒首先出现于核周区。细胞质仅轻微嗜碱性。

晚幼粒细胞（第 59 章）与中幼粒细胞差不多大，很像中幼粒，但细胞核凹陷，染色质更粗，而胞质嗜碱性更弱。

杆状核细胞（第 59 章）具特征性细胞核，呈马蹄形或叶状但未分开，因为其初步形成的叶之间由粗的染色体带所连接，而非像在成熟多形核白细胞那样由细丝相连。细胞质呈淡黄 - 粉红色或几乎无色。胞质中出现大量系列特异的颗粒。核染色质更固缩，但较分叶核粒细胞略弱。

分叶核（多形核）粒细胞（第 59 章）与杆状核细胞不同处在于细胞核呈多叶状特征。至少有两个很圆形的分开的叶，连接两者间的细丝有的可见而有的看不见。核染色质非常固缩。

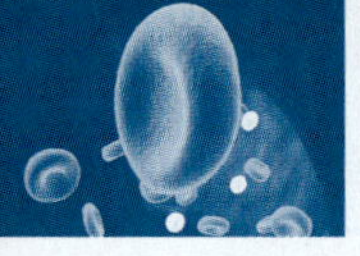

成熟的嗜酸性粒细胞一般仅有两个核叶，而大部分中性粒细胞的细胞核则分两叶到四叶。嗜碱性粒细胞的核常被大量嗜碱颗粒所遮盖。

■ 单核细胞

正常骨髓中单核细胞与血中的单核细胞形态学相同。幼单核细胞（第 67 章）的核染色质更细，可见核仁，常有数个细颗粒，胞质有点嗜碱性。

■ 巨噬细胞（组织细胞）

组织细胞（histiocyte）一词系巨噬细胞已过时的同义词。在辨认骨髓中这些细胞时，应使用巨噬细胞的名称。巨噬细胞疾病以前被称为组织细胞疾病，但因为血液病理学家们仍在使用该词，故在讨论巨噬细胞疾病时，“组织细胞”仍可沿用。这些细胞起源于单核细胞，但其胞体更大，最长可达 20~30μm（第 67 章）。细胞核为椭圆形，染色质呈细网状，有 1~2 个小的核仁。细胞质呈蓝灰色至苍白无色，常含有吞噬细胞、退化的细胞碎片和空泡。正常情况下很少见到骨髓巨噬细胞中有完整的红细胞。但是，这些细胞在激活失控时，可导致“噬血细胞综合征”，表现为巨噬细胞吞噬红细胞，有核红细胞和其他类型白细胞和血小板。这一现象见于多种肿瘤、病毒和反应性疾病（参见第 72 章）[70]。

■ 红系细胞

在红系分化过程中，随着细胞增殖能力下降，细胞核逐渐变小，核染色质逐渐紧缩。细胞质逐渐失去由于 RNA 所致的淡蓝色，而由粉红染色的血红蛋白所取代。红细胞系列的细胞被称为成红细胞[erythroblast，以前曾用过“正红细胞”（normoblast）之称，以将正常红系细胞与巨幼红细胞贫血中所见的红细胞系列区分]。红系细胞的不同阶段是对一个连续分化过程的人为划分。第 29 章将详细介绍正常红细胞前体细胞。

原成红细胞（原始红细胞）（第 29 章）的胞体大而圆，直径达 15~20μm，细胞核占据胞体大部分，核染色质呈细网状或细点状，但较原粒细胞染色质的染色更为致密。有核仁，常呈浅蓝色。细胞质嗜碱性常甚于原粒细胞。

嗜碱性成红细胞（早幼红细胞）（第 29 章）较之原成红细胞为小，胞核占胞体比例较小。染色质呈点状，染色质的小固缩块清晰可见，其间有较淡染的副染色质。细胞质呈深嗜碱性。

嗜多色成红细胞（中幼红细胞）（第 29 章）较之嗜碱性成红细胞更小一些。细胞核占细胞总体的比例更低，染色质更为致密，较大的染色质团块与淡染的副染色质清晰相间。胞质呈灰色或淡灰 - 粉红色，此因血红蛋白的量逐渐增加。

正色成红细胞（晚幼红细胞）（第 29 章）比之成熟红细胞仅稍大。细胞核小而浓缩。胞质呈红色，如同成熟红细胞。

红细胞（第 29 章）是成熟的无核红细胞。嗜多色红细胞是刚从骨髓释放的成熟去核红细胞（相当于早期网织红细胞），仍有相当量的残存 RNA 使细胞质染淡灰色（第 31 章）。细胞质呈灰色乃因胞质 RNA 和血红蛋白并存之故。

■ 储存铁的评估

骨髓检查常需包括对储存铁的评估，尤当患者处贫血状态时。检查方法是用普鲁士蓝技术对骨髓涂片或切片进行染色。由于骨髓活检标本的脱钙导致可染铁减低[71]，做贫血鉴别诊断需对储存铁进行评估时，应使用未脱钙的活检标本或穿刺涂片。骨髓巨噬细胞可用来（于穿刺骨髓颗粒制备中最易观察）进行储存铁的评估（见图 3-3），而对成红细胞（或幼红细胞，最好用直接涂片或者浓缩涂片检查）的检查是看胞质的铁颗粒（铁粒幼红细胞）。晚期成红细胞因其体积小，细胞核的大小、形状和染色质特征等而容易辨认。于正常人，含有 1 个或更多普鲁士蓝颗粒之晚期成红细胞的比例变化甚大（3%~69%）。异常铁粒幼红细胞的特点是铁颗粒数量增多（>5 个），沿细胞核排列成环状，反映线粒体中铁积累（第 55 和 88 章）。

■ 巨核细胞

第 113 章将详细讨论巨核细胞。巨核细胞为大细胞（30~150μm）。其细胞核染色深，呈不规则分叶状（第 113 章）。其细胞质呈蓝色“棉花糖”结构状，较成熟的细胞含有很多红色颗粒。约一半的巨核细胞外周边缘紧邻着血小板。

■ 淋巴细胞

正常骨髓中的淋巴细胞与血液中的相似，其数量变化不一，与骨髓受外周血混杂程度相关（参见第 74 章）。儿童骨髓穿刺中常见未成熟的淋巴样细胞，其核质比例高，核染色质中度致密但细致分布。在某些临床情况，如急性淋巴细胞白血病维持化疗终止后出现的“回跳性”淋巴细胞增多症，其未成熟淋巴样细胞可致诊断困难[72]。这些淋巴细胞中大部分为处于不同发育阶段的 B 细胞前体[73]。在婴儿骨髓中，成熟淋巴细胞和少量未成熟淋巴细胞占优势，但随年龄增长而下降。

■ 浆细胞

正常浆细胞大小不等。在涂片上直径一般为 12~16μm。浆细胞呈圆形或椭圆形，细胞核小，呈圆形，位置偏心，染暗紫色。染色质粗而密集，不见核仁，胞质呈深蓝色，常在核周有透亮区（第 74 章）。在正常骨髓可见双核浆细胞。

■ 其他细胞类型

肥大细胞易于辨认，因其深蓝色颗粒常充满胞质而遮盖了细胞核（第 63 章）。细胞圆形或呈纺锤体形，常位于骨髓颗粒深处并沿血管分布。其细胞核常难以见到，但若观察到时呈圆形或椭圆形，染色质呈囊泡状。

破骨细胞和**成骨细胞**不常见，但可在骨髓增生低下，或儿童骨髓，及患甲状旁腺功能亢进症以及对肿瘤的成骨细胞性反应的成人骨髓观察到。破骨细胞胞体大，直径可大于 100μm（见图 3-3），看上去有些像巨核细胞，但有多个分散的细胞核，染色质中等细致度，可见核仁。胞质染色不一，可因嗜酸性颗粒的含量，呈浅嗜碱性到深嗜酸性。破骨细胞可含有粗的嗜碱性碎片。

成骨细胞一般呈圆形，直径最长可为 30μm（见图 3-3）。这些细胞常成群出现。细胞核常明显偏心分布，看上去像是要从细胞中溢出状，其染色质为均质状，可有 1~3 个核仁。细胞质染亮蓝色，可含数个红色颗粒。成骨细胞可被错认为浆细胞。但成骨细胞胞质内苍白的中心体区域与细胞核相分离，此点与浆细胞相反，因后者的中心体区域直接与细胞核邻接。

流式细胞仪测定的基本原则

在骨髓细胞识别的现代实践中，免疫表型分析与形态学分析起着互补的作用。流式细胞仪的原理与第2章讨论的自动血液分析仪之原理有所类似，其显著不同点在于：流式细胞仪使用了针对分化抗原簇（CD）的荧光标记单克隆抗体（第15章有详细介绍）从而有助于骨髓恶性疾患的诊断。如世界卫生组织血液恶性肿瘤分类系统所述[74]，免疫表型分析数据（即细胞膜表面、胞质内和细胞核抗原的表达）是血液系统恶性疾患诊断和分型的关键决定指标。免疫表型分析的基本原理类似于RNA表达分析，主要不同点在于如果要对整个转录组而非选择性的RNA产物（蛋白质）进行分析，将产生大量数据，从而需要先进的数据分析技术。这两种方法都试图通过基因或蛋白表达差异格局的测定来对肿瘤细胞群体进行分群。本章仅介绍流式细胞仪的基本原理，使读者能够对本书其他章节中所详细介绍的血液疾病相关免疫表型特征有一基本了解。

■ 方法学

流式细胞仪属自动血液分析仪，该仪器运用光散射和荧光之基本原理定义不同的细胞群体，并可分析荧光素标记抗体所识别的蛋白表达。该仪器并不运用直流电阻抗，无线电频电容和吸收谱测定等。具体方法是将单细胞悬液吸入一个由等渗稀释剂形成的层流系统，该层流系统直接通过一道或多道激光束照射。据此，需利用具备恰当过滤功能的特殊光增敏管来收集散射光（使用与散射和荧光散射激光相同的波长）或荧光发射光（比所用荧光染料决定的波长更长）。具有不同过滤能力的多个检测器与单个或多重激光联合应用，可以收集到高度多元化的数据。例如，只要一定入射波长能激发四种不同的颜色，而斯托克斯位移（Stokes shift，激发波长与荧光发射波长之差）在各种使用的染料间有明显差异时，就可以用一种激光同时做四色分析。如同自动血液分析仪，光散射信息用低角度（与细胞大小相关）和90°角（与细胞内颗粒情况和细胞核复杂度相关；参见第2章图2-1）这两个角度进行收集，后一测定在区分发育中的髓系前体细胞、单核细胞、成熟粒细胞与淋巴细胞及原始细胞的差别方面特别有用。

免疫表型是用特异针对某些细胞表面蛋白的单克隆抗体加以测定的。这些表面蛋白中的大部分有CD命名，该命名系统由一个国际工作组定期更新（参见第15章）。流式细胞仪测定的一个首要条件是要有活细胞，在染色前制备单细胞悬液[75]，这就是为何该方法大量适用于血液恶性疾患和免疫性疾病而不用于实体瘤分析之故。这一情况也可解释在受检样品中存在高度黏附的肿瘤细胞时，为何流式细胞仪检测结果与形态学或免疫组织化学观察结果间出现差别。例如，在多发性骨髓瘤或大细胞淋巴瘤，相对于骨髓活检标本结果而言，流式细胞仪检测的异常浆细胞和淋巴细胞比例一般较低，有时极低甚而检测不到。在装备精良并配有优良人员的临床实验室，一般在获得最初样品后的3~4小时就能得到流式细胞分析的初步结果，这对开始进行恰当的治疗（例如，在新诊断的急性白血病）相当有利。

四色标记分析是目前临床实践的标准，但在今后数年内将会广泛使用六色分析。就免疫学研究和血液学研究而言，同时检测14种或对更多标记进行分析是有可能的。目前，同时检测那么多标志对于临床诊断尚无必要。大部分标志是细胞表面蛋白，只需在细胞悬液内直接加入荧光素结合抗体，再进行冲洗并溶解红细胞[75]。对于胞质与细胞核相关蛋白的检测，就需首先在悬液中对细胞进行固定，然后同时加入抗体和细胞膜通透剂。某些较重要的细胞系列特异标志（T细胞前体的CD3；B细胞的CD79a和CD22；粒细胞系的髓过氧化物酶；套细胞淋巴瘤的cyclin D1；前体淋巴细胞淋巴瘤/白血病的末端脱氧核苷转移酶）位于胞质内或胞核内。以表格数据模式储存件将荧光和光散射数据进行电子化储存在高密度盘（CD）或数字化视频光盘（DVD）上，并建档，随后可用适当的软件进行再分析。

■ 分选策略

骨髓为不均匀的标本，其中与临床相关的细胞群（如原始细胞）可能仅是总群体的一个小亚群，故需有一种策略来特异识别想要分选的一个或多个细胞群体。如第2章所述，使用多参数复合分群分析手段，是可以建立针对血细胞的此种策略的。流式细胞仪因使用荧光标志作为流程后端而具有相当尖端的分析能力，故其前端流程的细胞分离步骤就不必十分精确，但必须将感兴趣的细胞尽可能纳入并排除大部分无关细胞。这一过程称为**分选**，可联合应用CD45（白细胞共同抗原）和90°光散射（侧散射）加以实现。如图3-4所示，骨髓中的淋巴细胞、单核细胞、髓样细胞和原始细胞可用此法相当程度地分开。重要的是去除单核细胞，因其表达高亲和力Fc受体，可非特异地结合抗体而导致假阳性荧光信号。流式细胞仪尚不能像自动血液分析仪那样对血液进行细分，辨别各个细胞系列如嗜酸性粒细胞、嗜碱性粒细胞和中性粒细胞以及中性粒细胞的不同成熟阶段，然而这对于流式细胞仪表型测定所提出的诊断问题是非必须的。若有需要，只要检出1%原始细胞，便可对这群细胞进行免疫表型分析。于活细胞数较低的标本，分选策略可依据光散射和（或）使用活性排除性染料如7α-放线菌素-D加以限制，从而使得仪器仅对活细胞进行分析[75]。在流式细胞仪使用上皮相关抗原来识别CD45阴性的肿瘤转移细胞在技术上受限，因为难以将这些黏附性强的细胞制成单细胞悬液。骨髓活检标本的免疫细胞化学染色更适合于实体瘤（及霍奇金淋巴瘤）的免疫表型测定，并可与流式细胞仪进行互补以诊断淋巴样浸润。

■ 确定异常细胞群的免疫表型

典型情况下诊断问题涉及对增大的原始细胞群体进行特征分析，或对一个单克隆淋巴细胞样群体进行检测与分析（见图3-4）。这些测定可以通过检查系列特异或分化阶段特异的标志加以施行。例如，骨髓中的未成熟细胞群体可以通过诸如CD34抗原及末端脱氧核苷转移酶之表达予以识别。在某些情况下，分化阶段的确定可借助于联合使用仅在分化的特定时期表达的多个标志（如未成熟的T细胞前体细胞有CD34和CD8的双表达）。阶段特异的表型有时可为临床相关诊断提供有价值的线索，如在早幼粒细胞白血病中具有特征性的人类白细胞抗原-D相关抗原（HLA-DR）表达之缺失，类似于与该抗原在正常早幼粒细胞不表达。在淋巴细胞样白血病/淋巴瘤中，慢性淋巴细胞白血病/小细胞淋巴瘤、套细胞淋巴瘤、毛细胞白

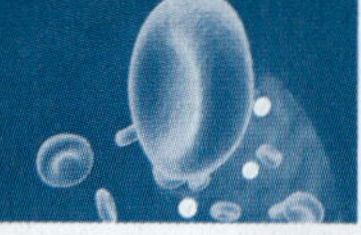

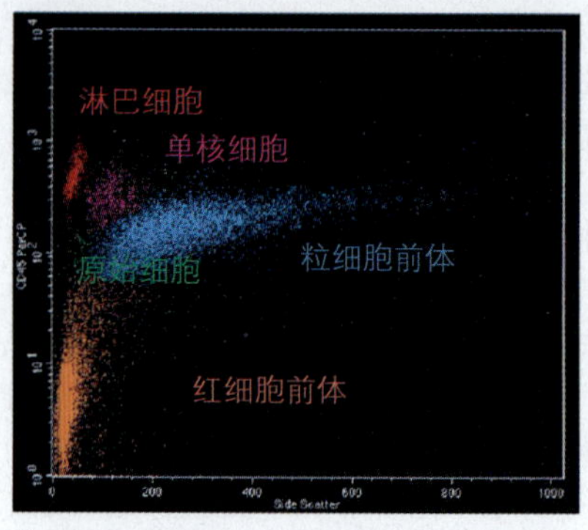

A

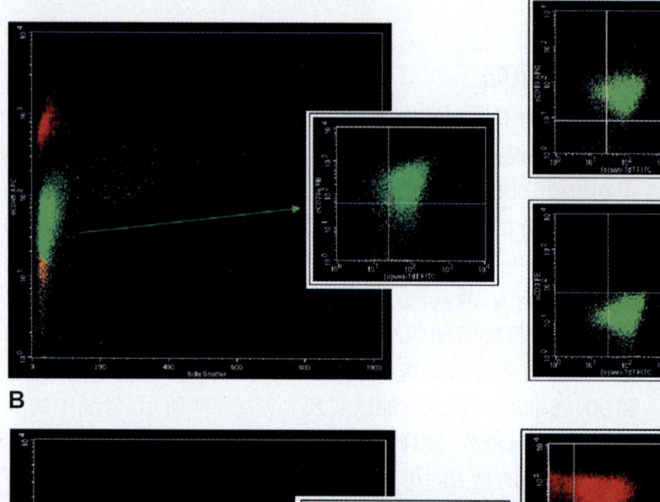

B

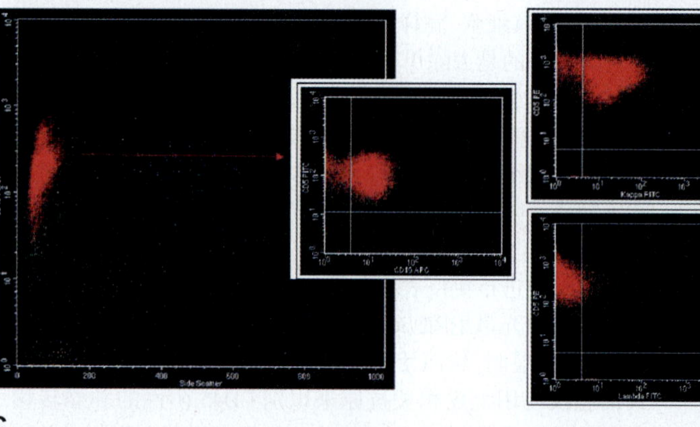

C

图 3-4 流式细胞术案例。**A.** 正常骨髓显示 CD45 对侧散射，可鉴定主要细胞群。**B.** 急性淋巴细胞白血病，CD45 对侧散射直方图（绿色）显示原始细胞群扩大。CD45 暗弱和侧散射阴性（绿色）的细胞被分隔，只能分析这群细胞标志的表达。如右侧 3 个直方图所示，这群细胞为 $CD19^+/CD79a^+$（B 细胞），末端脱氧核糖核酸转移酶（TdT）+（未成熟淋巴细胞），以及 $CD3^-$（非 T 细胞），所以为 B- 前体细胞性淋巴细胞白血病。**C.** 慢性淋巴细胞白血病（CLL），CD45 对侧散射直方图（红色）显示淋巴细胞群扩大，伴有 CD5 和 CD19 共表达（与 CLL 相符），以及在 $CD5^+$ 细胞只有表面免疫球蛋白轻链 κ 链表达，表明这群细胞为单克隆性。

血病、B- 或 T- 前体原始淋巴细胞白血病等均有特定的免疫表型。该测定方法也可识别正常样品中所不存在的异常表型组合，从而提供恶性疾患的间接证据。如 CD38 强阳性的浆细胞共表达高水平 CD56 是一种不典型的表型，提示为骨髓瘤；而在外表成熟的 T 细胞若出现全 T 细胞标志 CD7 的丢失则提示 T 细胞淋巴瘤。淋巴与髓系相关标志共同表达，或是未成熟与成熟阶段特异标志的共表达状态是与白血病有关联的，这种共表达状态已被用于检测微小残余病变。后一测定有助于在急性髓系和淋巴系白血病[76,77]以及骨髓瘤[78]中预报转归，可提供下一步治疗的参考。微小残余病变的检测应采用仔细确认的标志组合，而这些组合应在正常骨髓中经过测试确立其表达上限，且已通过临床试验显示具诊断用途。标志表达的强度常成为诊断的线索。例如，慢性淋巴细胞白血病中细胞膜免疫球蛋白和 CD20 抗原的表达就很微弱。在一些标本中，预期光散射特征的丢失可能提示诊断信息。髓系群体中 90° 光散射的丢失常与骨髓增生异常综合征中所见的中性粒细胞颗粒减少相关。而前向角光散射（细胞体积的指标）的增加则可见于某些原始细胞群体、大细胞淋巴瘤和来源于非造血组织的肿瘤转移。在做流式细胞仪免疫表型结果报告时，应对相关细胞群体的免疫表型作出总结，同时注明所观察到的亚细胞群体，而不应仅列出各种标志的阳性细胞百分比。

■ 流式细胞仪的其他经常性用途

粒细胞前体的免疫表型测定已被用于证明骨髓增生异常综合征（MDS）中粒细胞成熟的异常[79]。虽然这种方法能否改善形态学诊断的敏感性或特异性尚不明晰，但 MDS 出现高度异常之表型可能预示该病患者的临床预后较差[80]。同时检测细胞 κ 和 λ 免疫球蛋白轻链表达可确定累及骨髓而又表达免疫球蛋白的 B 细胞恶性疾患（慢性淋巴细胞白血病、淋巴浆细胞性淋巴瘤）之克隆性质[81]。胞质 κ 和 λ 链的识别也可用于确定骨髓中浆细胞肿瘤的克隆性。在应用这些技术时须考虑相应措施以减少血清单克隆抗体在淋巴细胞表面的非特异结合。

流式细胞仪可用于计数 $CD34^+$ 前体细胞的数量，用以评估血液干细胞采集是否适量（第 21 章和 26 章）[82]。就获得性和先天性免疫缺陷状态而言，淋巴细胞亚群的定量检测对于诊断至关重要。流式细胞仪可检测数种糖基化磷脂酰肌醇关联蛋白在不同系列血液细胞的表达状态，此已被用于夜间阵发性血红蛋白尿（第 40 章）的诊断。该法较之传统的体外测试法更为敏感[83]。另有一种新方法使用了 FLAER［荧光标记的气单胞菌溶素（aerolysin）蛋白非活性变异体］，后者因可结合于糖基化磷脂酰肌醇（GPI）锚定蛋白，已被用于检测 GPI- 连接蛋白在各种细胞系列中的表达。此法的敏感性之高，足以检出夜间阵发性血红蛋白尿中低于 1% 的细胞克隆[84]。

翻译：陈 竺

参考文献

1. Arinkin M: Die intravital Untersuchungsmethodik des Knockenmarks. Folia Haematol (Frankf) 38:233,1929, reproduced in Lichtman MA, Spivak JL, Boxer LA, Shattil SJ, Henderson ES, editors, *Hematology: Landmark papers of the Twentieth Century*. English translation, p 824. Academic Press, New York, 2000.
2. Custer RP, Ahlfeldt FE: Studies on the structure and function of bone marrow. II: Variations in cellularity in various bones with advancing years of life and their relative response to stimuli. *J Lab Clin Med* 17:960, 1932.
3. Lee SH, Erber WN, Porwit A, et al: ICSH guidelines for the standardization of bone marrow specimens and reports. *Int J Lab Hematol* 30:349, 2008.

4. Riley RS, Hogan TF, Pavot DR, et al: A pathologist's perspective on bone marrow aspiration and biopsy: I: Performing a bone marrow examination. *J Clin Lab Anal* 18:70, 2004.
5. Bain B: Bone marrow trephine biopsy. *J Clin Pathol* 54:737, 2001.
6. Bain B: Bone marrow aspiration. *J Clin Pathol* 54:657, 2001.
7. Ellis LD, Jensen WN, Westerman MP: Needle biopsy of bone marrow: An experience with 1,445 biopsies. *Arch Intern Med* 114:213, 1964.
8. Sabharwal BD, Malhotra V, Aruna S, et al: Comparative evaluation of bone marrow aspirate particle smears, imprints and biopsy sections. *J Postgrad Med* 36:194, 1990.
9. Bearden JD, Ratkin GA, Coltman CA: Comparison of the diagnostic value of bone marrow biopsy and bone marrow aspiration in neoplastic disease. *J Clin Pathol* 27:738, 1974.
10. Pasquale D, Chikkappa G: Comparative evaluation of bone marrow aspirate particle smears, biopsy imprints, and biopsy sections. *Am J Hematol* 22:381, 1986.
11. Kidd PG, Saminathan T, Drachtman RA, et al: Comparison of the cellularity and presence of residual leukemia in bone marrow aspirate and biopsy specimens in pediatric patients with acute lymphoblastic leukemia (ALL) at day 7–14 of chemotherapy. *Med Pediatr Oncol* 29:541, 1997.
12. Montserrat E, Villamor N, Reverter JC, et al: Bone marrow assessment in B-cell chronic lymphocytic leukaemia: Aspirate or biopsy? A comparative study in 258 patients. *Br J Haematol* 93:111, 1996.
13. Winfield DA, Polacarz SU: Bone marrow histology 3: Value of bone marrow core biopsies in acute leukemia, myelodysplastic syndromes, and chronic myeloid leukemia. *J Clin Pathol* 45:855, 1992.
14. Bartl R, Frisch B, Wilmanns W: Potential of bone marrow biopsy in chronic myeloproliferative disorders (MPD). *Eur J Haematol* 50:41, 1993.
15. Bain BJ: Bone marrow biopsy morbidity and mortality. *Br J Haematol* 121:949, 2003.
16. Dunlop TJ, Deen C, Lind S, et al: Use of combined oral narcotic and benzodiazepine for control of pain associated with bone marrow examination. *South Med J* 92:477, 1999.
17. Hertzog J, Dalton H, Anderson B: Prospective evaluation of propofol anesthesia in the pediatric intensive care unit for elective oncology procedures in ambulatory and hospitalized children. *Pediatrics* 106:742, 2000.
18. Holdsworth M, Raisch D, Winter S: Pain and distress from bone marrow aspirations and lumbar punctures. *Ann Pharmacother* 37:17, 2003.
19. Cheuk DK, Wong WH, Ma E, et al: Use of midazolam and ketamine as sedation for children undergoing minor operative procedures. *Support Care Cancer* 13:1001, 2005.
20. Reeves ST, Havidich JE, Tobin DP: Conscious sedation of children with propofol is anything but conscious. *Pediatrics* 114:e74, 2004.
21. Cannell H: Evidence for safety margins of lignocaine local anaesthetics for peri-oral use. *Br Dent J* 181:243, 1996.
22. Jamshidi K, Swaim WR: Bone marrow biopsy with unaltered architecture: A new biopsy device. *J Lab Clin Med* 77:335, 1971.
23. Humphries J: Dry tap bone marrow aspiration: Clinical significance. *Am J Hematol* 35:247, 1990.
24. James L, Stass S, Schumacher H: Value of imprint preparation of bone marrow biopsies in hematologic diagnosis. *Cancer* 46:173, 1980.
25. Tomkins DJ, Scheid EE: Effect of sample holding, cryopreservation, and storage on the human lymphocyte cytogenetic test. *Am J Ind Med* 9:385, 1986.
26. Novotny JR, Schmucker U, Staats B, et al: Failed or inadequate bone marrow aspiration: A fast, simple and cost-effective method to produce a cell suspension from a core biopsy specimen. *Clin Lab Haematol* 27:33, 2005.
27. Breit S, Nees M, Schaefer U, et al: Impact of pre-analytical handling on bone marrow mRNA gene expression. *Br J Haematol* 126:231, 2004.
28. Wickham C, Boyce M, Joyner MV: Amplification of PCR products in excess of 600 base pairs using DNA extracted from decalcified, paraffin wax embedded bone marrow trephine biopsies. *Mol Pathol* 53:19, 2000.
29. Bock O, Lehmann U, Kreipe H: Quantitative intra-individual monitoring of BCR-ABL transcript levels in archival bone marrow trephines of patients with chronic myeloid leukemia. *J Mol Diagn* 5:54, 2003.
30. Akoury DA, Seo JJ, James CD, et al: RT-PCR detection of mRNA recovered from archival glass slide smears. *Mod Pathol* 6:195, 1993.
31. Lillie RD, Fullmer HM: *Histopathologic Technic and Practical Histochemistry*, 4th ed, p 54. McGraw-Hill, New York, 1976.
32. Hyun BH, Stevenson AJ, Hanau CA: Fundamentals of bone marrow examination. *Hematol Oncol Clin North Am* 8:651, 1994.
33. Moosavi H, Lichtman MA, Donnelly JA, et al: Plastic-embedded human marrow biopsy specimens: Improved histochemical methods. *Arch Pathol Lab Med* 105:269, 1981.
34. Blythe D, Hand NM, Jackson P, et al: Use of methyl methacrylate resin for embedding bone marrow trephine biopsy specimens. *J Clin Pathol* 50:45, 1997.
35. Brown DC, Gatter KC: The bone marrow trephine biopsy. A review of normal histology. *Histopathology* 22:411, 1992.
36. Wang J, Wiess L, Chang K, et al: Diagnostic utility of bilateral bone marrow examination: Significance of morphologic and ancillary technique study in malignancy. *Cancer* 94:1522, 2002.
37. Cheson B, Horning S, Coiffier B, et al: Report of an international workshop to standardize response criteria for non-Hodgkin's lymphomas. NCI Sponsored International Working Group. *J Clin Oncol* 17:1244, 1999.
38. Campbell JK, Matthews JP, Seymour JF, et al: Optimum trephine length in the assessment of bone marrow involvement in patients with diffuse large cell lymphoma. *Ann Oncol* 14:273, 2003.
39. Bishop PW, McNally K, Harris M: Audit of bone marrow trephines. *J Clin Pathol* 45:1105, 1992.
40. Holdrinet RSG, Egmond J, Wessels JMC, et al: A method for quantification of peripheral blood admixture in bone marrow aspirates. *Exp Hematol* 8:103, 1980.
41. Ozkaynak MF, Scribano P, Gomperts E, et al: Comparative evaluation of the bone marrow by the volumetric method, particle smears, and biopsies in pediatric disorders. *Am J Hematol* 29:144, 1988.
42. Gruppo RA, Lampkin BC, Granger S: Bone marrow cellularity determination: Comparison of the biopsy, aspirate, and buffy coat. *Blood* 49:29, 1977.
43. Hartsock RJ, Smith EB, Petty CS: Normal variations with aging of the amount of hemopoietic tissue in bone marrow from the anterior iliac crest. *Am J Clin Pathol* 43:326, 1965.
44. Tuzuner N, Cox C, Rowe JM, et al: Bone marrow cellularity in myeloid stem cell disorders: Impact of age correction. *Leuk Res* 18:559, 1994.
45. Wilkins BS: Histology of normal haemopoiesis: Bone Marrow histology I. *J Clin Pathol* 45:645, 1992.
46. Abrahamsen JF, Lund-Johansen F, Laerum OD, et al: Flow cytometric assessment of peripheral blood contamination and proliferative activity of human bone marrow cell populations. *Cytometry* 19:77, 1995.
47. Batinic D, Marusic M, Pavletic Z, et al: Relationship between differing volumes of bone marrow aspirates and their cellular composition. *Bone Marrow Transplant* 6:103, 1990.
48. Mori Y, Mizukami T, Hamaguchi Y, et al: Automation of bone marrow aspirate examination using the XE-2100 automated hematology analyzer. *Cytometry* 58B:25, 2004.
49. Bain BJ: The bone marrow aspirate of healthy subjects. *Br J Haematol* 94:206, 1996.
50. Atac B, Lawrence C, Goldberg S: Metastatic tumor: The complementary role of the marrow aspirate and biopsy. *Am J Med Sci* 302:211, 1991.
51. Braun S, Pantel K, Müller P, et al: Cytokeratin-positive cells in the bone marrow and survival of patients with stage I, II, or III breast cancer. *N Engl J Med* 342:525, 2000.
52. Schmidt-Kittler O, Ragg T, Daskalakis A, et al: From latent disseminated cells to overt metastasis: Genetic analysis of systemic breast cancer progression. *Proc Natl Acad Sci U S A* 100:7737, 2003.
53. Terpstra W, Lokhorst H, Blomjous F: Comparison of plasma cell infiltration in bone marrow biopsies and aspirates in patients with multiple myeloma. *Br J Haematol* 82:46, 1992.
54. Navone R, Valpreda M, Pich A: Lymphoid nodules and nodular lymphoid hyperplasia in bone marrow biopsies. *Acta Haematol* 74:19, 1985.
55. Erber WN, Asbahr HD, Phelps PN: In situ hybridization of immunoglobulin light chain mRNA on bone marrow trephines using biotinylated probes and the APAAP method. *Pathology* 25:63, 1993.
56. Kang Y, Park C, Seo E, et al: Polymerase chain reaction-based diagnosis of bone marrow involvement in 170 cases of non-Hodgkin lymphoma. *Cancer* 94:3073, 2002.
57. Chang KL, Gaal KK, Huang Q, et al: Histiocytic lesions involving the bone marrow. *Semin Diagn Pathol* 20:226, 2003.
58. Magill AJ, Grogl M, Gasser RA, Jr, et al: Visceral infection caused by Leishmania tropica in veterans of Operation Desert Storm. *N Engl J Med* 328:1383, 1993.
59. Brouland JP, Audouin J, Hofman P, et al: Bone marrow involvement by disseminated toxoplasmosis in acquired immunodeficiency syndrome: The value of bone marrow trephine biopsy and immunohistochemistry for the diagnosis. *Hum Pathol* 27:302, 1996.
60. Hussong J, Peterson LR, Warren JR, et al: Detecting disseminated Mycobacterium avium complex infections in HIV-positive patients. The usefulness of bone marrow trephine biopsy specimens, aspirate cultures, and blood cultures. *Am J Clin Pathol* 110:806, 1998.
61. Agostoni C, Dorigoni N, Malfitano A, et al: Mediterranean leishmaniasis in HIV-infected patients: Epidemiological, clinical, and diagnostic features of 22 cases. *Infection* 26:93, 1998.
62. Neubauer MA, Bodensteiner DC: Disseminated histoplasmosis in patients with AIDS. *South Med J* 85:1166, 1992.
63. Mourad O, Palda V, Detsky AS: A comprehensive evidence-based approach to fever of unknown origin. *Arch Intern Med* 163:545, 2003.
64. Eid A, Carion W, Nystrom JS: Differential diagnoses of bone marrow granuloma. *West J Med* 164:510, 1996.
65. Norgard MJ, Carpenter JTJ, Conrad ME: Bone marrow necrosis and degeneration. *Arch Intern Med* 139:905, 1979.
66. Seaman JP, Kjeldsberg CR, Linker A: Gelatinous transformation of the bone marrow. *Hum Pathol* 9:685, 1978.
67. Tavassoli M, Eastlund DT, Yam LT, et al: Gelatinous transformation of bone marrow in prolonged self-induced starvation. *Scand J Haematol* 16:311, 1976.
68. Rosse C, Krauner MJ, Dillon TL, et al: Bone marrow cell populations of normal infants: The predominance of lymphocytes. *J Lab Clin Med* 89:1225, 1977.
69. Dresch C, Faille A, Poirier O, et al: The cellular composition of the granulocyte series in the normal human bone marrow according to the volume of the sample. *J Clin Pathol* 27:106, 1974.
70. Janka G, Imashuku S, Elinder G, et al: Infection- and malignancy-associated hemophagocytic syndromes. Secondary hemophagocytic lymphohistiocytosis. *Hematol Oncol Clin North Am* 12:435, 1998.
71. DePalma L: The effect of decalcification and choice of fixative on histiocytic iron in bone marrow core biopsies. *Biotech Histochem* 71:57, 1996.
72. Pritchard-Jones K, Toogood IR, Rice MS: The significance of an M2 bone marrow at cessation of chemotherapy in childhood acute lymphoblastic leukemia. *Am J Pediatr Hematol Oncol* 10:292, 1988.
73. Longacre TA, Foucar K, Crago S, et al: Hematogones: A multiparameter analysis of bone marrow precursor cells. *Blood* 73:543, 1989.
74. Jaffe ES, Harris NL, Stein H: *Tumours of Haematopoietic and Lymphoid Tissues (World Health Organization Classification of Tumours)*. International Agency for Research on Cancer, Lyon, France, 2008.
75. Stelzer GT, Marti G, Hurley A, et al: U.S.-Canadian Consensus recommendations on the immunophenotypic analysis of hematologic neoplasia by flow cytometry: Standardization and validation of laboratory procedures. *Cytometry* 30:214, 1997.

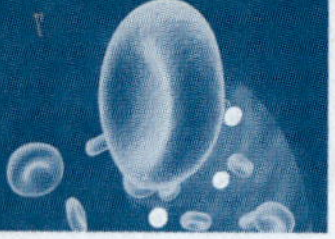

76. Campana D: Status of minimal residual disease testing in childhood haematological malignancies. *Br J Haematol* 143:481, 2008.
77. Freeman SD, Jovanovic JV, Grimwade D: Development of minimal residual disease-directed therapy in acute myeloid leukemia. *Semin Oncol* 35:388, 2008.
78. Paiva B, Vidriales MB, Cervero J, et al: Multiparameter flow cytometric remission is the most relevant prognostic factor for multiple myeloma patients who undergo autologous stem cell transplantation. *Blood* 112:4017, 2008.
79. Loken MR, van de Loosdrecht A, Ogata K, et al: Flow cytometry in myelodysplastic syndromes: Report from a working conference. *Leuk Res* 32:5, 2008.
80. Scott BL, Wells DA, Loken MR, et al: Validation of a flow cytometric scoring system as a prognostic indicator for posttransplantation outcome in patients with myelodysplastic syndrome. *Blood* 112:2681, 2008.
81. Kawano-Yamamoto C, Muroi K, Izumi T, et al: Two-color flow cytometry with a CD19 gate for the evaluation of bone marrow involvement of B-cell lymphoma. *Leuk Lymphoma* 43:2133, 2002.
82. Sutherland DR, Anderson L, Keeney M, et al: The ISHAGE guidelines for CD34+ cell determination by flow cytometry. International Society of Hematotherapy and Graft Engineering. *J Hematother* 5:213, 1996.
83. Krauss JS: Laboratory diagnosis of paroxysmal nocturnal hemoglobinuria. *Ann Clin Lab Sci* 33:401, 2003.
84. Brodsky RA, Mukhina GL, Li S, et al: Improved detection and characterization of paroxysmal nocturnal hemoglobinuria using fluorescent aerolysin. *Am J Clin Pathol* 114:459, 2000.
85. Glaser K, Limarzi LR, Poncher HG: Cellular composition of the bone marrow in normal infants and children. *Pediatrics* 6:789, 1950.

2

第二部分

造血组织的组成

威廉姆斯血液学

Williams Hematology

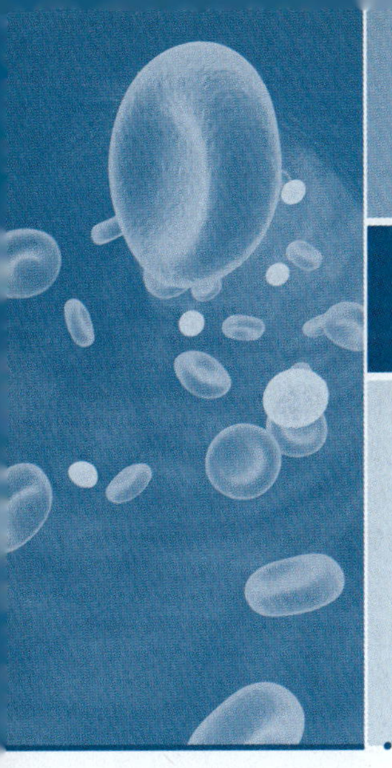

第4章

骨髓和造血微环境的结构

Mark J.Koury, Marshall A. Lichtman

摘　要

骨髓腔里的骨髓是人类有效造血的唯一场所。骨髓每天每千克体重大约产生60亿个细胞。出生之后，造血活跃的骨髓（红骨髓）逐渐退缩，直到青春期晚期，之后红骨髓主要集中在颅骨下部、脊椎骨、肩骨、骨盆带、肋骨和

本章使用的简称和缩略词：ⅢCS，Ⅲ型连接片段（type Ⅲ connecting segment）；AGM，主动脉-性腺-中肾（aorta-gonad-mesonephros）；ALCAM，活化白细胞黏附分子（activated leukocyte adhesion molecule）；b-FGF，碱性成纤维细胞生长因子（basic fibroblast growth factor）；BFU-E，红系爆炸式集落形成单位（burst forming unit-erythroid）；BMP，骨形态发生蛋白（bone morphogenetic protein）；CAR，富含CXCL12的网状细胞（CXCL 12-abundant reticular cells）；CD，分化群（cluster of differentiation）；CFU-E，红系集落形成单位（colony forming unit-erythroid）；CFU-S，脾集落形成单位（colony forming unit-spleen）；CLA，皮肤淋巴细胞抗原（cutaneous lymphocyte Antigen）；EC，内皮细胞（endothelial cell）；ECM，胞外基质蛋白（extracellular matrix protein）；ELAM，内皮细胞白细胞黏附分子（endothelial leukocyte adhesion molecule）；FN，纤维结合素（fibronectin）；GAG，糖胺聚糖（glycosaminoglycan）；G-CSF，粒细胞集落刺激因子（granulocyte colony-stimulating factor）；GCSFR，G-CSF受　体（granulocyte colony-stimulating factor receptor）；GlyCAM，糖基化依赖性细胞黏附分子（glycosylation-dependent cell adhesion molecule）；GM-CSF，粒细胞-巨噬细胞集落刺激因子（granulocyte-macrophage colony-stimulating factor）；HCA，造血细胞抗原（hematopoietic cell antigen）；HCAM，归巢细胞黏附分子（homing cell adhesion molecule）；HGF，肝细胞生长因子（hepatocyte growth factor）；HLA，人类白细胞抗原（human leukocyte antigen）；HPP-CFC，高增殖潜能集落形成细胞（high proliferative potential-colony forming cell）；HAS，热稳定抗原（heat-stable antigen）；IAP，整合素相关蛋白（integrin-associated protein）；ICAM，细胞间黏附分子（intercellular adhesion molecule）；iC3b，灭活补体3b复合物（inactive complement 3b complex）；IHH，IHH家族蛋白（Indian hedgehog family of proteins）；IL，白细胞介素（interleukin）；LFA，淋巴细胞功能抗原（lymphocyte function antigen）；LPAM，淋巴细胞Peyer斑特异黏附分子（lymphocyte Peyer patch specific adhesion molecule）；MAdCAM，黏膜地址素细胞黏附分子（mucosal addressin cell adhesion molecule）；M-CSF，巨噬细胞集落刺激因子（macrophage colony-stimulating factor）；MGC-24，24kDa多糖基化核（multiglycosylated core of 24 kDa）；MIP，巨噬细胞炎症蛋白（macrophage inflammatory protein）；MMP，基质金属蛋白酶（matrix metalloproteinase）；NF-κB，核因子κB（nuclear factor κB）；NFAT，活化T细胞核因子（nuclear factor of activated T cells）；NK，自然杀伤细胞（natural killer）；ODF，破骨细胞分化和活化因子（osteoclast differentiation and activation factor）；OPG，骨保护素（osteoprotegrin）；PCLP，足糖萼蛋白（podocalyxin）；PDGF，血小板衍生生长因子（platelet-derived growth factor）；PECAM，血小板内皮细胞黏附分子（platelet endothelial cell adhesion molecule）；PRR-2，脊髓灰质炎病毒受体相关蛋白2（poliovirus receptor-related-2 protein）；PSGL，P-选择素的糖蛋白配体（P-selectin glycoprotein ligand）；RANTES，活化调节的，正常T细胞表达的，假定分泌的（regulated on activation，normal T-cell expressed，presumed secreted）；RTC，受体酪氨酸激酶（receptor tyrosine kinase）；SDF，基质细胞衍生因子（stromal cell-derived factor）；SHP-1，具有Src同源2结构域的蛋白酪氨酸磷酸酶-1（Src homology 2 domain-bearing protein tyrosine phosphatase-1）；sLe，唾液酸Lewis抗原（sialyl Lewis）；SP，侧群（side population）；TGF-β，转化生长因子β（transforming growth factor-beta）；TPO，血小板生长因子（thrombopoietin）；TSP，血小板反应素（thrombospondin）；VAP，血管黏附蛋白（vascular adhesion protein）；VCAM，血管细胞黏附分子（vascular cell adhesion molecule）；VEGF，血管内皮细胞生长因子（vascular endothelial growth factor）；VLA，非常晚期抗原（very-late antigen）；VNR，玻璃粘连蛋白受体（vitronectin receptor）。

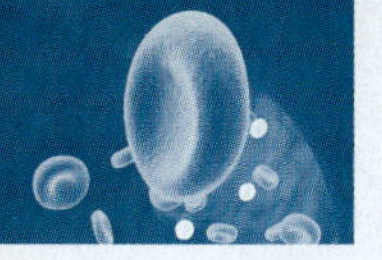

胸骨。而在手、脚、四肢等处的骨髓被脂肪细胞取代(黄骨髓)。在成人,红骨髓中的脂肪大约占50%。随年龄增加,红骨髓进一步逐渐被脂肪取代。到耄耋之年,脂肪组织可发生胶质样变性成为黏液状物质(白骨髓)。如果存在长期需求,如慢性溶血性贫血,黄骨髓可转变成造血活跃的红骨髓。造血的扩张可通过增加红骨髓的体积(扩张增殖细胞群)以及缩短造血祖细胞发育成成熟细胞的时间。

骨髓基质主要由起源于骨内膜皮质毛细血管的窦状网络组成。这些窦状网络通过集合管进入静脉血液循环系统。窦壁有3层,内皮细胞,发育不完整的薄的基底膜,以及外膜网状细胞。外膜网状细胞为成纤维细胞,能够转化成脂肪细胞。内皮细胞和网状细胞是造血细胞因子的来源。造血就发生在这些窦之间的间隙,由一系列复杂的刺激和抑制细胞因子,细胞-细胞相互接触,以及细胞外基质成分对邻近细胞的作用调节的。在这种独特的环境中,淋巴髓系造血干细胞(lymphohematopoietic stem cells)分化成各种不同的血细胞系列。成熟细胞产生后被释放入血,以保持血细胞水平的稳定。当发生失血、溶血、炎症、免疫性血细胞减少,或者其他情况引起血细胞需求增加时,造血系统可响应并满足造血增加的需求。在正常血液循环中,造血干细胞可进出骨髓。外源性细胞因子和趋化因子可使外周血循环的干细胞增加。

使造血限制在骨髓腔的进化因素还未完全弄清楚。有两种关系可能解释为什么造血要与骨髓组织在一起。一是成骨细胞的生化和受体对造血的贡献,其次是造血干细胞归巢到骨内膜。

历史及简介

骨髓是人体最大的器官之一,是形成血液细胞的主要场所。正常成人骨髓每天每千克体重产生25亿个红细胞,25亿个血小板和10亿个粒细胞。造血速度根据实际需要进行调控,可从近乎没有造血至数倍于正常造血水平之间[1]。19世纪后期以前,人们一直认为淋巴结、肝脏和脾脏是血细胞形成的场所。在1868年Neuman[2]和Bizzozero[3]各自观察到人尸体肋骨的挤出物中含有有核血细胞,他们于是提出骨髓是血细胞的主要来源[4]。最早由活体取骨髓检查可能是Mosler于1876年施行的[5],他用普通的木制钻头从一名白血病患者获得了骨髓颗粒。1929年Arinkin[6]的研究建立了安全、简易和有效的骨髓穿刺术(参见第3章)。

通过放射性同位素和体外培养技术对骨髓细胞的动力学研究表明:各细胞系包括成熟的终末细胞,具有一定的功能寿命,在完全成熟前能有限增殖,但不能自我更新。另一方面,细胞持续增殖需要有既能分化也能自我更新的原始细胞池[7]。最原始的细胞池由能持续自我更新的多潜能淋巴髓系造血干细胞(HSCs)组成。较成熟的细胞池由已分化的单潜能祖细胞组成,它们仅能成熟为单一细胞系,且没有自我更新的能力(参见第16章)。这些造血池中的细胞增殖活动受外周靶组织的体液反馈调节[8]和骨髓微环境内细胞-细胞、细胞-基质间的相互作用的调控[9]。骨髓基质提供的独特结构和化学环境(生态位,niches)可支持多能造血干细胞的生存、分化和增殖。已经在结构和分子水平[11]鉴定到了原始造血干细胞互动生态位[10],是由骨形态生成蛋白(BMP)[12]和调节骨髓内成骨细胞的因子动态调控的[13]。可使用一系列独特的细胞表面抗原受体表达来鉴别和分离早期干细胞(CD34$^{+/-}$,Thy-1lo,KIT^{+},CD38^{-},CD33^{-},血管内皮细胞[VE]-钙黏蛋白$^{+}$,KDR/FLK1^{+},FLK2^{-}/FLT3^{-},CD133$^{+/-}$)[14-19]。干细胞具有独特的细胞表面分子表达谱[20,21]。分离的细胞群富含HSC,可用体外长期祖细胞法、重型免疫缺陷小鼠体内重新种植法和异种动物模型进行定量检测(参见第16章)。

造血场所

■ 胚胎发生和早期干细胞发育

如图4-1所示,在胚胎发育过程中,造血场所发生了几次改变,而骨髓是这一系列改变的最后归宿[22-25]。在原肠胚形成晚期,胚外卵黄囊的血岛出现最早的造血细胞,并形成原始造血系统。这种原始造血只是暂时性的,从小鼠胚胎第7.5天或者人胚胎发育的第19天开始出现血岛,至小鼠胚胎第13天或者人胚胎发育的第6周胚胎循环血液细胞的最后细胞分裂[25,26]。绝大多数产生的原始血细胞是红细胞,在释放入血后才脱去细胞核,其血红蛋白含有胚胎α和β珠蛋白链。原始造血细胞还产生原始巨噬细胞和巨核细胞。与这一原始造血相重叠的是能够生成在成人所见到的各种血细胞的定向造血(definitive hematopoiesis,参见第6章)。

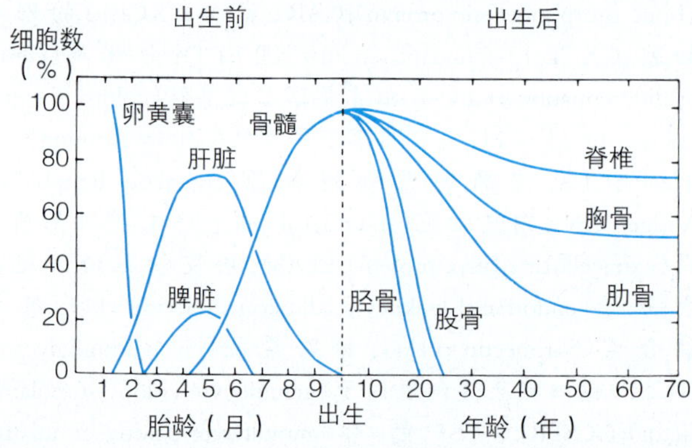

图4-1 骨髓和骨髓外造血活动的扩张和退化(原书第42页)。关于卵黄囊和肝脏造血的详细情况请参阅“造血部位”。第6章对此作了更加完整的阐述(见图6-1)。

在清除造血功能的小鼠进行的移植试验表明,定向造血细胞出现在小鼠胚胎第8.5~11.5天,或者人类胚胎的第4~6周。有3个地方可产生定向造血细胞:卵黄囊血岛,主动脉-性腺-中肾区(AGM)的前部,和发育中的胎盘的尿囊部[23-25]。虽然造血干细胞(HSC)池在胎盘的扩张比在卵黄囊和AGM区要快,但从3个部位来的造血干细胞都可通过血液循环转移至肝脏,并种植在肝脏,成熟为各种血细胞[22-25]。造血干细胞在卵黄囊,AGM区和胎盘并不分化,但他们在肝脏确实发挥造血功能,并在胚胎发育中期使肝脏成为主要造血场所。与原始造血相似,定向造血产生的细胞大部分是红细胞。这些红细胞比原始造血产生的红细胞小，包含胚胎和成人血红蛋白链。在胚胎发育的第 3 阶段，造血干细胞和早期造血前体细胞通过血液循环从肝脏转移并种植至脾脏和骨髓。此时，胚胎肝脏造血功能逐渐衰退，而脾脏和骨髓则成为主要造血场所。到分娩时，骨髓是人类主要造血场所，而小鼠脾脏的造血功能已经开始下降，但仍然是重要造血场所（参见第 6 章）。

在产生造血干细胞的 3 个部位中的每一个，内脏内胚层与原肠胚形成过程中形成的中胚层紧密相邻。这使得内胚层可通过分泌 IHH 蛋白诱导相邻的中胚层生成内皮细胞和血细胞[27]。IHH 又可上调发育中的中胚层细胞 BMP-4 的表达[27]。BMP-4 表达的上调对形成血管的内皮细胞以及在血管中的造血干细胞的发育非常重要[27,28]。在每一个原始和发育完全的造血部位都可发现发育中的形成血管的内皮细胞和血管中的造血干细胞。这两种细胞在胚胎发育过程中的紧密关系使人们认为他们具有共同的起源，即造血血管母细胞（hemangioblast）[29-31]。在原肠胚形成的中条期至神经期，可在小鼠的原条后部产生少数造血血管母细胞[32]。这些造血血管母细胞从此转移至血管和造血细胞生成部位。除了 BMP-4 之外，与造血血管母细胞发育有关的其他重要蛋白质包括血管内皮细胞生长因子受体 KDR/Flk-1，转录因子 TAL1，及其结合蛋白 LMO2[29-31]。

在产生定向造血细胞的过程中，造血血管母细胞可能直接生成造血干细胞，或者生成特殊的内皮细胞，即生血内皮细胞，而生血内皮细胞又生成造血干细胞[31,33]。造血血管母细胞，或者生血内皮细胞分化成为造血干细胞需要信号蛋白 Notch1，转录因子 GATA-2、MYB 以及 Runx1[29-31,34,35]。造血干细胞早期扩张的机制尚不清楚，但在后期有 2 个蛋白质发挥作用，KIT 配体 / 干细胞因子（SCF）和白细胞介素 -3（IL-3）在胚胎发育中都有重要作用。BMP-4 除了可以诱导造血细胞和内皮细胞分化之外，还可增加造血干细胞增殖和自我更新[27,28]，因为 BMP-4 可上调造血干细胞 c-KIT/ 干细胞因子（SCF），但却不能上调邻近的内皮细胞 c-KIT/ 干细胞因子（SCF）[36]。最早期的造血干细胞扩张也受 Notch 信号的调节，因为 Notch 可诱导转录因子 Runx1[34,35] 和其靶基因之一，IL-3 的表达[37]。

■ 干细胞和间质细胞的可塑性

在体内造血重建试验中，从人类肝脏或者骨髓获取的原始干细胞可重建所有多能造血干细胞衍生的细胞[38]。这些结果与 $CD34^-$，KDR/Flk-1^+ 的多能基质干细胞早期能够生成造血细胞，血管细胞和基质细胞是相符合的[15-17,39]。$AC133^+$，$CD34^-$，$CD7^-$ 造血干细胞[40]，以及在 $AC133^+$ 前体细胞[41] 群中显示有内皮细胞的前体细胞，表明造血与血管生成信号通路之间存在相互沟通，也确立了在个体发育过程中造血血管母细胞的功能作用[42-45]。当早期胎儿造血建立后，卵黄囊血管网络仍然可产生前体细胞并发挥造血功能[25]。具有长期重建造血功能的造血干细胞表达两个 ATP 结合盒基因（ABCG-2 和 P- 糖蛋白），使 Hoechst33342 和诺丹明 123 等线粒体染料可从线粒体流出，用基于低侧散射[侧细胞群（SP）]的多参数流式细胞仪可将此群细胞分离出来[46-49]。运用信号淋巴细胞和激活标志（SLAMs）选择特定表型（$CD150^+$，$CD244^-$，$CD48^-$），已可从成人骨髓[50] 和胎肝[51] 细胞群中富集含有造血干细胞的 SP 细胞群。在 $CD150^+$，$CD244^-$，$CD48^-$ 细胞群中，接近半数细胞可在受照射小鼠重建造血[50]。

早期造血干细胞也见于骨骼组织[52] 和大脑的神经细胞[53]，表明这些多能细胞组织分布很广。在骨骼肌，骨髓衍生来的 SP 和非 SP 前体细胞存在不均一性，说明 SP 细胞在血管生成过程中已经整合进内皮结构中，而非 SP 细胞则分化成平滑肌[54]。这些发现证实造血干细胞和造血血管母细胞活动有紧密重叠[29-31,44]，并显示骨髓衍生来并定居于这些组织的基质干细胞前体可分化成非造血组织细胞类型[54]。成人组织（肌肉，肝脏）衍生的造血细胞是来源于定居在骨髓的干细胞[55,56]。在 $CD34^+$，$AC133^+$，$CXCR4^+$ 的骨髓细胞群中可检测到组织（肌肉，神经，肝脏）定向干细胞，这解释了为什么应用生长因子可以动员这些细胞参与远端器官的再生[57]。在非骨髓器官，如心脏，平滑肌，肝脏，和大脑的修复和再生过程中，骨髓衍生来的基质干细胞也发挥作用[58,59]。然而，这些骨髓衍生而来的基质干细胞主要通过各种诱导细胞生长和刺激血管形成的细胞因子，或者与邻近组织细胞融合，提供适当的微环境，而不是明显分化成为被修复器官的特定细胞（参见第 16 章）[58,59]。

■ 组织发生

基质和造血组织

人类骨髓腔大约在胚胎发育的第 5 个月开始形成，并很快成为粒系和巨核系细胞增生的唯一场所。此时的红系生成局限于肝脏，在妊娠最后 3 个月的末期，骨髓微环境才能支持红系造血（见图 4-1）。与人类相比，小鼠出生前骨髓腔的形成相对较晚，但其形成受 IHH 调控[60]，并与从胚胎软骨钙化区域造血干细胞起源的破骨细胞前体和基质干细胞起源的成骨细胞的成熟同步[61]。当这些前体细胞分别在原位分化，他们获得成骨细胞表型，表达骨桥蛋白（osteopontin），骨粘连蛋白（osteonectin），骨唾液酸糖蛋白（bone sialoprotein）和 M-CSF，或者获得破骨细胞表型，表达耐酒石酸性磷酸酶（TRAP），降钙素受体，和 c-FMS（M-CSF 受体）[61]。在人类，骨髓造血始于胚胎发育第 11 周，从特殊的被称为原龛（primary logettes）的中胚层结构开始[62]。原龛由基质细胞和围绕中央动脉的纤维组成，伸出到发育中的骨髓腔的静脉窦中。原龛中的髓系和红系造血细胞并不是从造血干细胞衍生而来的，而是从晚期定向祖细胞来的[62]。出生后骨髓中便可见造血干细胞，整个骨髓腔均可见造血。

脂肪组织

到 4 岁时，人类长骨骨干已经出现大量脂肪细胞[56]。这些脂肪细胞以后慢慢替代造血成分，并呈向心性扩张；至 18 岁时，造血骨髓仅存在于椎骨、肋骨、颅骨、骨盆、股骨和肱骨的近心骨骺端。骨髓腔容量的直接测量揭示它从出生时占体重的 1.4% 增加到成人时的 4.8%[63]，而血容量从新生儿时占体重的 8% 减少到成人时的大约 7%[64]。骨髓腔在随后的整个生命历程中继续扩张，导致所有骨髓腔，特别是长骨中的脂肪组织量进一步逐渐增加[65,66]。造血组织偏好近心端骨髓已归因于中心组织较高的温度及其较丰富的血液供应[67]。然而，在实验动物诱导造血扩张时可完全激活骨髓脂肪的造血，肯定有其他因素（细胞因子，激素信号）参与这一过程[68-71]。

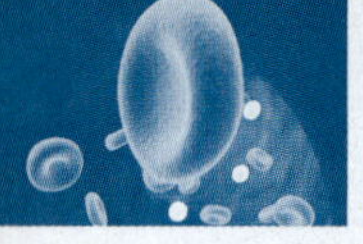

骨髓结构

血管系统

骨髓的血液供应有两个主要来源。营养动脉是主要来源，通过营养管穿过骨皮质。在骨髓腔中，营养动脉分出上行和下行中央或髓状动脉，辐射状分枝由此分布到骨皮质的内表面。在重新穿入骨内膜后，这种辐射状血管口径变小，成为毛细血管样结构，穿行在骨皮质的小管系统内。在此，来自营养动脉的动脉血与从肌肉动脉衍化来的骨外膜毛细血管皮质毛细血管系统的血液相混合[72]。这些皮质毛细血管重新进入骨髓腔后形成窦状网络(图 4-2)，造血细胞分布在这些窦状间隙组织中。一些动脉具有特化的薄壁段，与正常厚度管壁的动脉直接相连[73]。这些血管发出几乎垂直的分支，类似于在脾脏和肾脏观察到的动脉分支，这可使骨髓腔内压力变化得到容量补偿。在骨髓腔内，血液在高度分支的髓窦网络中流动，这些髓窦汇集到一条大的中心髓窦，并通过静脉导管流向全身静脉循环。

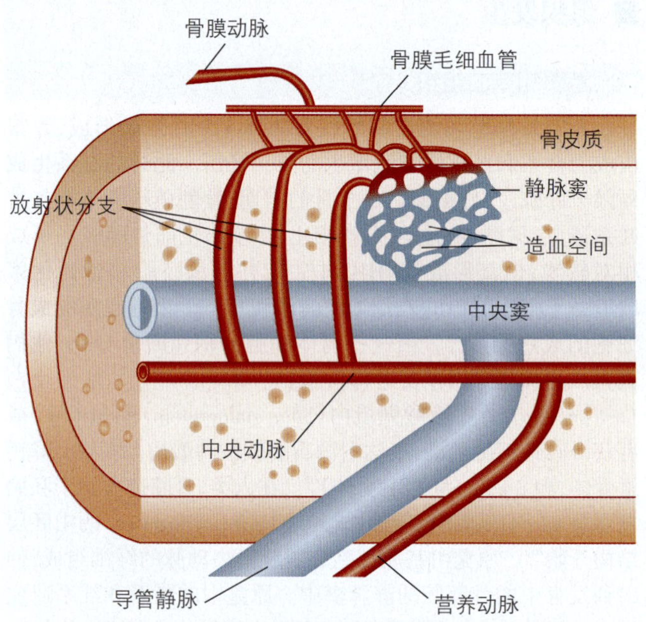

图 4-2　骨髓循环示意图(详细解释请见“骨髓结构”)。

组成血管网络的细胞表达 CD31、CD34 和 CD105［内皮因子(endoglin)］但缺乏细胞间黏附分子(ICAM)-1、ICAM-2、ICAM-3，或内皮细胞白细胞黏附分子(ELAM)-1［E- 选择素(E-selectin)］。在长期骨髓培养的基质中也可以形成这样的血管网络，凸显了血管和造血活动的密切联系[74]。对 6~28 周龄的人类长骨骨髓早期造血的研究显示：造血开始前缺乏 CD34 阳性造血祖细胞，而以介导软骨溶解的 CD68 阳性细胞为主，并且 CD34 阳性内皮细胞发育成内皮细胞和肌样细胞组成的特别血管结构[75]。在 $CD34^+$ 细胞和主动脉 - 性腺 - 中肾(AGM)的原始干细胞均发现有血管内皮细胞生长因子(VEGF)受体表达，充分说明了两者具有共同起源[30,32]。表达 AC133 抗原和人类血管内皮细胞生长因子受体 -2 的 CD34 阳性细胞亚群确定了功能性内皮前体细胞的表型[76]。$CD34^+$、$CD11b^+$ 细胞亚群中的内皮前体细胞能够产生并结合血管生成素[77]，纤维粘连素可增强 VEGF 诱导的 CD34 细胞分化成内皮细胞[78]。

神经分布

骨髓动脉周鞘中存在有髓鞘和无髓鞘的神经纤维[79]，调节动脉血管张力。神经末梢分布于动脉周外膜细胞层间或紧挨动脉平滑肌细胞[80]。无髓鞘纤维终止于造血部位，提示游离神经末梢合成的神经体液因子影响造血。交感神经细胞与髓窦内结构元素之间密切的细胞间沟通只发生在不足 5% 的终止于造血实质或窦壁上的神经末梢。这种解剖单位被称为神经网状复合体(neuroreticular complex)，由缝隙连接(gap junction)连接在一起的传出(自主)神经和骨髓基质细胞构成[80]。骨髓有感觉和自主神经分布，可通过对儿茶酚胺能神经纤维的水合乙醛酸诱导的荧光组织化学，以及具有胆碱乙酰转移酶免疫活性的神经纤维观察到[81]。骨质也有大量神经分布，可通过 P 物质定位和神经激肽(neurokinin)-1 受体显示[82]。成骨细胞和破骨细胞表达谷氨酸受体和转运蛋白，坐骨神经切除后可导致谷氨酸能神经分布减少，致骨质丢失，显示谷氨酸受体和转运蛋白的重要性[83]。

神经生长因子受体抗体与外膜网状细胞发生反应[84]。有证据显示，在骨髓微环境内，速激肽(tachykinins)具有刺激和抑制造血的活性[85]。P 物质通过调节基质细胞释放干细胞因子和细胞因子如 IL-1[85]、IL-3、IL-6、粒细胞集落刺激因子(G-CSF)、粒细胞 - 巨噬细胞集落刺激因子(GM-CSF)和 KIT 配体[87]而刺激原始造血前体细胞[86]和 CD34 阳性细胞的增殖。P 物质的神经激肽 -1 受体存在于骨髓血管内皮细胞[88]，调节血流和血管生成[89]。失去特定神经分布的小鼠其骨髓细胞减少，而循环血液中的造血前体细胞增加[90]。交感神经系统通过影响骨髓趋化因子 CXCL12 和基质衍生因子(SDF)1α 控制血液循环中的造血干细胞数量的昼夜波动[91]。对髓鞘形成有缺陷以及经过肾上腺能拮抗剂或者协同剂处理的小鼠的研究表明，骨髓肾上腺能神经系统也调节 G-CSF 对造血干细胞的动员[92]。G-CSF 引起的肾上腺能神经传递可抑制成骨细胞功能，减少骨释放 CXCL12，以及增加循环造血干细胞[92]。

髓窦结构和细胞组成

在哺乳动物，造血发生在骨髓血窦之间的血管外间隙。窦壁由内皮细胞形成的腔层和由外膜网状细胞组成的腔下覆盖层构成，后者是一层不完全的外层被盖(图 4-3)。两层细胞间有一层薄的不连续的基底层。内皮细胞和外膜网状细胞提供了一个血管 / 血管周壁龛，与骨内膜骨细胞形成的骨内膜壁龛分开，也与基质细胞——脂肪细胞、巨噬细胞和淋巴细胞等隔开。

内皮细胞

内皮细胞宽大而扁平，完全覆盖骨髓窦的内表面[93]。内皮细胞形成了骨髓窦内、外的主要屏障，控制化学物质和颗粒进出造血场所，细胞间重叠或交错相连可允许窦腔容量扩张[94]。骨髓窦状隙的内皮细胞含有网格蛋白(clathrin)覆盖的小窝、网格蛋白覆盖的小泡、溶酶体、吞噬体、转运小管和隔膜窗等，并不断进行入胞作用(endocytosis)[95,96]。颗粒被内皮细胞吞噬的入胞作用主要通过网格蛋白覆盖的小窝[97]。这种入胞吞噬

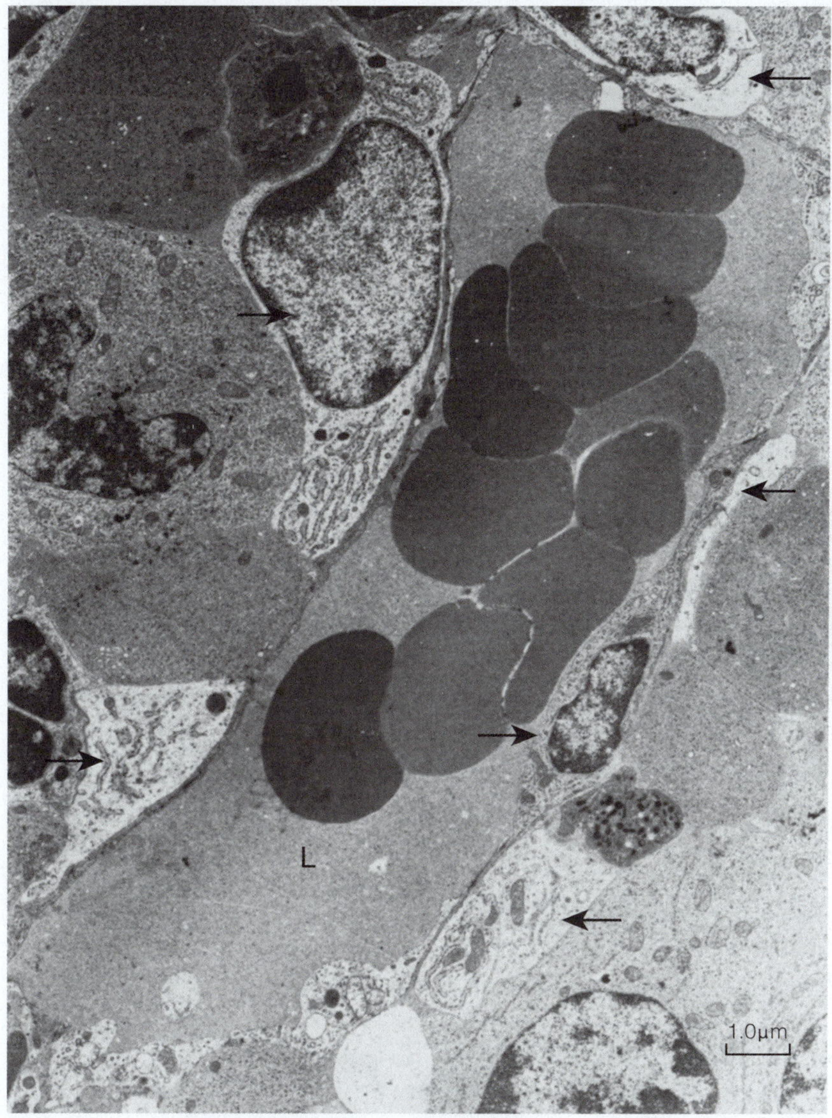

图 4-3　小鼠骨髓窦透射电子显微镜照片。窦腔(L)中的小箭头显示内皮细胞的核周体。沿窦内皮细胞壁周围可见几个内皮细胞结合。所以,窦壁是由内皮细胞胞质重叠或者交错组成。在窦的顶部和左上方箭头指示 2 个外膜网状细胞。外膜网状细胞胞质围绕窦呈不连续分布。箭头指示外膜网状细胞的三个胞质突起。仔细观察窦外围和造血空间可见其他较小的外膜网状细胞胞质突起。散在的粗面内质网和致密体是外膜网状细胞胞质的特征。

的特征与一些研究结果相符,这些研究发现内皮细胞表面有集落刺激因子受体 [98],并且与巨噬细胞享有共同的抗原决定簇 [99,100]。骨髓内皮细胞表达血管性血友病因子(von Willebrand factor,vWF)抗原 [101]、Ⅳ型胶原蛋白和层粘连蛋白(laminin)[102]。同时骨髓内皮细胞还持续表达黏附分子:ICAM-3[103]、血管细胞黏附分子(VCAM)-1 和 E- 选择素(selectin)[104]。骨髓窦内皮腔面上唾液酸及其他碳水化合物的分布,在隔膜窗和覆盖小窝处却消失了,提示这些糖分子在内皮细胞膜功能和细胞相互作用上发挥作用 [97]。在体内,条件剔除内皮细胞 gp130,即包括 IL-6 在内的几种细胞因子受体的共同组成成分,当小鼠衰老时可导致骨髓增生低下 [105]。骨髓内皮细胞失去 gp130 影响造血祖细胞群,而不影响造血干细胞,导致致命的贫血,血小板正常但白细胞增高 [104]。应用荆豆凝集素(*Ulex Europaeus* lectin)以及 CD34 单抗能分离骨髓微血管内皮细胞 [107]。

骨髓内皮细胞通过细胞 - 细胞相互接触和分泌多肽特异影响骨前体细胞分化,并通过释放细胞因子如 IL-5 [110],负调控因子胸腺素 β4,AcSDKP[111],和转化生长因子 β(TGF-β)拮抗剂如 B- 型利钠肽(B-type natriuretic peptide)[112] 等调节造血。还观察到血管内皮细胞接触到炎症性刺激如 IL-1、干扰素 -γ(IF-γ)和肿瘤坏死因子 -α(TNF-α)等,发生 CD34 的表达和黏附分子交互调节 [113]。炎症细胞因子可上调骨髓微血管内皮细胞补体成分 C1q 的受体 [114]。通过 ICAM-3、VE- 钙黏素(cadherin)介导的细胞 - 细胞接触 [103,115],特殊的肝素硫酸蛋白聚糖 [116],结合到蛋白聚糖表面的 CXCL12 [117],以及其他细胞因子 / 趋化因子受体 [118,119] 如曲动蛋白(fractalkine,一种表达在活化的血管床,结合在膜上的趋化因子,含有一个黏液蛋白茎)等改变内皮细胞的通透性并重组细胞骨架,内皮细胞可调节进出骨髓窦间隙的细胞转运 [120]。骨髓窦状内皮细胞特异表达唾液酸酰化 CD22 配体,这是重新循环 B 淋巴细胞的归巢受体 [121]。

外膜网状细胞

血管窦的腔外或外膜表面由网状细胞组成 [93,122,123]。网状细胞胞体与骨髓窦相联,形成其外膜被盖的一部分(见图 4-3)。网状细胞广泛的分枝状胞质突起围绕着骨髓窦的外壁,形成一外膜鞘。这种鞘并不是连续不断的,估计只覆盖了髓窦腔外表面的三分之二。网状细胞合成网状(嗜银)纤维,后者与其胞质突起一同延伸入造血池,并交织成网状,造血细胞栖身其中(图 4-4,图 4-5)。网状细胞胞体和其宽大的胞质突起,及纤维构成了骨髓的网状结构。

外膜网状细胞的细胞膜上有高浓度的碱性磷酸酶,表达 CD10、CD13 和Ⅰ类 HLA 抗原 [135];并与 6/19 和 STRO-1 单克隆抗体反应 [124,125];且表达所有神经营养蛋白受体,包括低亲和力神经生长因子受体(p75 LNGFR)和 TrK 受体(TrKA、TrKB 和 TrKC)[126],但神经生长因子并不是 STRO-1 衍生基质细胞的生长因子 [127]。这些外膜网状细胞能沿着平滑肌途径分化,并且含有 α 平滑肌肌动蛋白、波形蛋白(vimentin)、层粘连蛋白、纤维连接蛋白(fibronectin)和胶原蛋白Ⅰ、Ⅲ、和Ⅳ [128,129]。与胚胎成纤维细胞不同 [130],外膜网状细胞通常为 CD34 阴性 [94,128,131]。基质细胞借助连接蛋白(connexin)-43 缝隙连接进行细胞 - 细胞接触,这种接触对正常造血非常重要 [132,133]。在细胞毒损伤后恢复的骨髓,这些缝隙连接位于造血细胞与基质细胞黏附区域 [134]。因为连接蛋白 -43 正常和剔除的小鼠胎肝细胞的造血能力在野生型基质上并没有差别,所以,造血前体细胞与基质细胞间的细胞 - 细胞直接沟通的重要性仍然不是十分明确 [135]。骨髓衍生基质细胞系呈现异

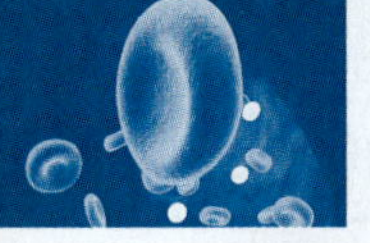

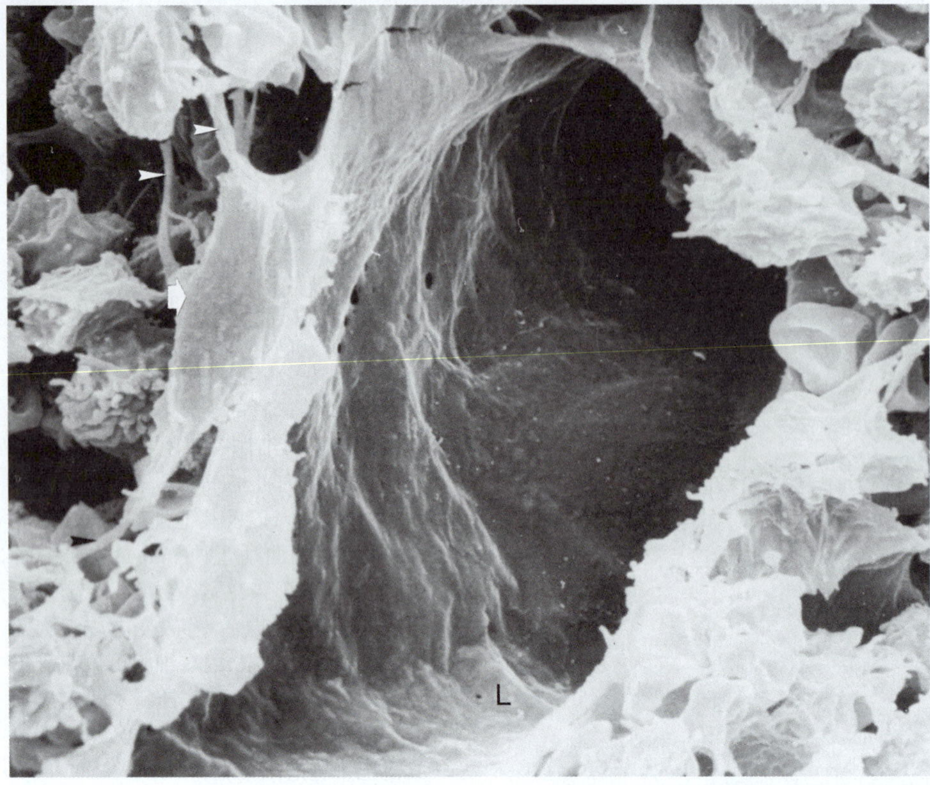

图 4-4　大鼠骨髓窦扫描电镜图。显示窦腔的底部（L）。左边的箭头表示外膜网状细胞胞体，刚好在内皮细胞层下。可见网状细胞突起位于窦壁和造血腔之间（小箭头）。

质性，包括在分子水平[细胞因子的表达如 SCF，促血小板生成素（TPO），及 FLT3 配体，或分化调节基因如人 Jagged-1 基因]，以及在功能水平（鹅卵石样结构形成，CD34⁺ 细胞增殖），并且 ICAM-1、VCAM-1 和胶原蛋白Ⅰ、Ⅲ、Ⅳ等的表达也不均一[136]。

有一群网状细胞表达高水平 CXCL12，被称为富含 CXCL12 网状细胞（CAR），他们是骨髓产生 CXCL12 的主要细胞[137]。绝大多数 CAR 细胞与骨髓窦内皮细胞紧密相连，但有些也与骨内膜相连。造血干细胞的正常发育[137]，不同分化时期的 B- 淋巴细胞[138]，以及与 CAR 细胞紧密相连的浆细胞样树突细胞[139] 均需要 CAR 细胞产生的 CXCL12。

在疟疾感染或注射 IL-1 等所致的造血应激后，小鼠脾脏和骨髓中可见到更特殊化的具有收缩功能的网状"屏障细胞"[140]。在这些动物中屏障细胞的数目增加并似乎围绕发育的造血祖细胞。它们可调节造血前体细胞释放至血液循环[140]。人类屏障细胞是 α- 平滑肌阳性细胞，它出现于培养 2 周后；在骨髓活检中，内皮细胞的腔外侧覆盖于髓窦的肌样细胞就是这种屏障细胞[128]。这些细胞也见于胎儿骨髓，在炎症后的骨髓增殖活跃区数量增多[140]。

脂肪细胞

成纤维样细胞（很可能是外膜网状细胞，图 4-6）内生成脂肪便形成骨髓内的脂肪细胞。人类和小鼠骨髓的网状细胞在体外能转化为脂肪细胞，可在培养中通过脂质溶解转化为成纤维细胞[93,141]。在饥饿时骨髓脂肪细胞相对较难进行脂质溶解。其中的饱和脂肪酸含量比其他脂肪贮存组织低，但它们的脂肪组成依赖于脂肪细胞是位于积极造血的红骨髓或是没有造血活性的黄骨髓[141]。脂肪细胞在分化过程中表达来普汀（leptin，或称为瘦素），骨钙蛋白（osteocalcin），促乳素（prolactin）受体也增高，因此它促进造血和影响骨生成。脂肪细胞的体外成熟能被诸如 IL-1 和 IL-11 之类的基质来源的细胞因子所抑制[145,146]。骨髓棕色脂肪[141] 是来普汀[147] 和脂肪细胞来源的激素脂连素（adiponectin）的来源之一[148]，他们可以抑制脂肪前体细胞的分化和 B 淋巴细胞的生成，同时可以支持体

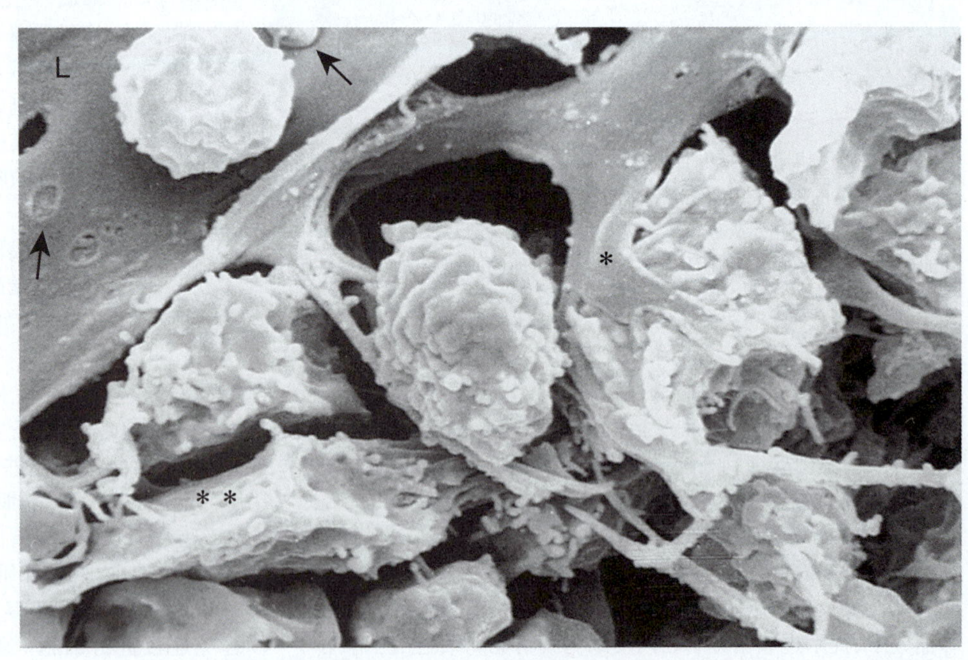

图 4-5　大鼠股骨骨髓窦扫描电镜图。被切开而暴露的骨髓窦腔（L）。单个星（*）指示网状细胞突起以及与造血细胞的紧密接触。在这个突起的左侧是外膜网状细胞纤维，为造血细胞形成一个支架。双星（**）指示网状细胞的一部分。在窦底部的空隙是标本制备造成的假象，或者是迁移细胞留下的迁移通道。细胞之间和纤维之间的空隙是标本制备造成的假象。左侧的箭头指示内皮细胞胞质中的薄壁窗。右侧的箭头指示一个正在穿过窦壁的网织红细胞的一部分，尚在脱出窦壁的早期（见图 4-8A）。

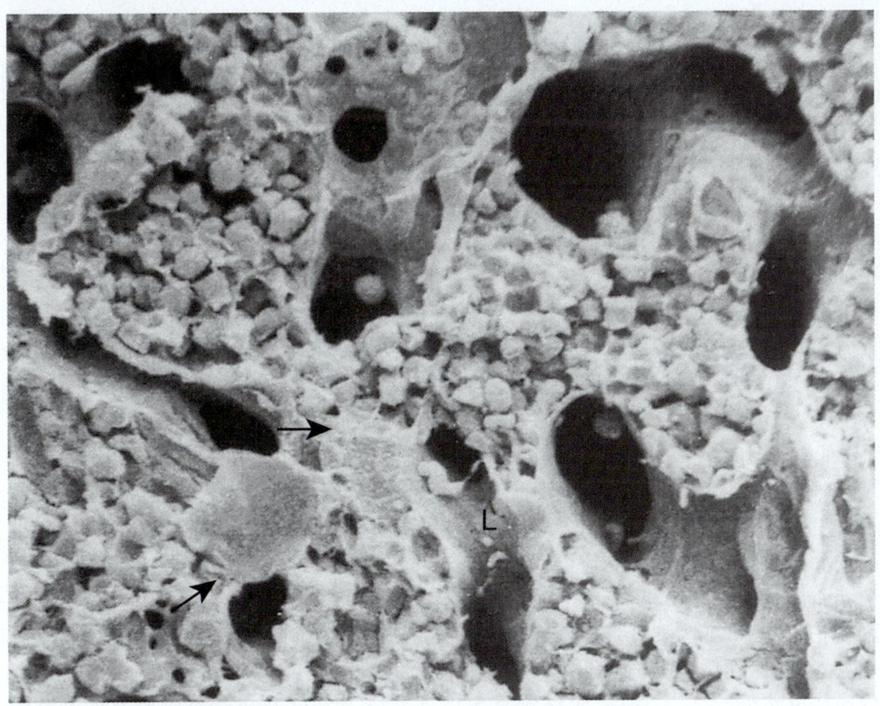

图 4-6　大鼠股骨骨髓扫描电镜图。可见几个髓窦和其间的造血索。L 表示其中一个窦的分支暴露的窦内腔。在 L 之上的窦腔里有一豆形前血小板通过一条长的细丝与另一个较小的前血小板片段相连。较小的前血小板片段在 L 之下。水平短箭头指示一个被切断的巨核细胞胞质。底下的箭头指示一个脂肪细胞。大鼠股骨骨髓含有中等量的脂肪细胞。造血索中的间隙是股骨切片时的假象。

外髓系造血前体细胞的生长[149,150]。这种基质细胞介导的 B-淋巴细胞生成抑制是通过活化环氧化酶途径和前列腺素释放介导的[151]。脂连素在肥胖时有低水平表达，具有抗血管生成作用，并可诱导内皮细胞凋亡[152]。骨髓基质细胞调控脂肪细胞分化是通过 TGF-β[153] 和骨形态生成蛋白[154,155] 以一种剂量依赖性方式调节的。其他激素信号通路，如溶酶体增殖子活化受体 γ2（PPARγ2）[156]、生长激素[157]、1,25-二羟-维生素 D_3［$1,25(OH)_2D_3$］[158] 和雌激素[159]，也影响脂肪细胞分化，支持骨髓微环境中骨质生成和脂肪生成之间的相互调节[160]。

基质细胞

从动物或人类骨髓获得的基质细胞可通过体外培养进行研究[161]。它们可能来源于成纤维细胞，具有独特的表型和功能特征，这使得它们在高度特殊化的微生态环境中提供造血系统发育所需的营养[162]。这些细胞表达神经生长因子受体、VCAM-1、肌腱蛋白（tenascin）、内皮因子（endoglin）和胶原蛋白Ⅳ、Ⅵ，但不表达细胞间黏附分子[163]。不像骨髓成纤维细胞，骨髓基质细胞在 IL-1 刺激下胶原酶的表达并未上调[164]。基质细胞和细胞系在支持髓系细胞[165,166]、前 B[167,168]，和 T 细胞前体[169] 生长方面能力有所不同。基质细胞的这种造血营养功能类似于生长因子表达，如 FLT3 配体[170]、KIT 配体[171]、血小板生成素（TPO）[172]、LIF[173]，IL-6 和可溶性 IL-6 受体[174,175]，IL-7[176]，胰岛素样生长因子 I[177]，早期作用生长停滞特异基因 -6（Axl、Sky 和 Mer 家族酪氨酸激酶的配体）[178]，和趋化因子[179]。其他调节造血细胞存活和分化的相互作用可通过细胞 - 细胞间接触来介导，通过造血负性调节因子实现，如 TGF-β 可下调 c-KIT 表达[180]；抑制髓系分化的 Notch/Jagged 途径[181]；特异受体［如 WNT 蛋白家族[182] 或诸如神经菌毛素（neuropilin）之类的血管生成素[183]］；和基质细胞及造血 $CD34^+$ 细胞上的黏附分子［MUC 18、CD164 和造血细胞抗原（HCA）］[184-186]。基质细胞产生神经生长因子[187] 并表达神经标志物[188]，以及脑利钠肽，一种强烈的血管扩张剂。这些功能充分说明他们在多样化的分化能力和在修复机制中的重要作用[189]。在体外，人类基质细胞和细胞系可激活 $CD14^+$ 单核细胞分泌骨桥蛋白（一种基质相连的糖蛋白，在 T 细胞活化中非常重要）[190] 和趋化因子［CXCL1/ 生长相关癌蛋白（GROα），以及 CXCL7/ 中性粒细胞活化蛋白（NAP）-2）］[191]。随后，骨桥蛋白下调 $CD34^+$ 细胞中 Notch-1 基因表达[191]，改变 Notch-1/Jagged-1 信号及其细胞分化和扩张的能力[192]。基质细胞来源的膜蛋白 mKirre（果蝇基因 kirre 的哺乳动物同源基因）编码一个Ⅰa 型膜蛋白，在小鼠基质细胞系 OP9 被金属蛋白酶剪切，通过其胞外结构域可支持造血干细胞[193]。脂肪细胞和基质细胞相互作用的另一个例子涉及一个具有表皮生长因子样重复模块 dlk（delta 样）[194] 的跨膜蛋白，可抑制基质细胞的脂肪产生，并促进卵石区集落形成，不需要 IL-7 便可支持 B 淋巴细胞生成。这一功能提示调节造血的微环境信号的复杂性和冗余性（redundancy）[195,196]。

骨细胞

成骨细胞、破骨细胞和胞核呈梭形的长扁平细胞构成骨髓的骨内膜层[197]。静止的骨内膜细胞表达波形蛋白、肌腱蛋白、α 平滑肌肌动蛋白、骨钙蛋白，CD51 和 CD56。这些细胞不与 CD3、CD15、CD20、CD34、CD45、CD68 或 CD117 的抗体反应[198]。富集的 $CD56^+$、$CD45^-$、$CD34^-$ 骨内膜细胞在有细胞因子［胰岛素生长因子Ⅰ、碱性成纤维细胞生长因子（b-FGF）、Kit 配体、IL-3 和 GM-CSF］存在时可生长，但不生成造血细胞，提示在这些培养条件下骨内膜细胞不是全能间质干细胞[198]。培养的人类骨骼细胞有高水平整合素 $\alpha_1\beta_1$、$\alpha_3\beta_1$、$\alpha_5\beta_1$、$\alpha_v\beta_5$[199]。骨内膜细胞是干细胞的丰富来源［应用体内脾集落形成单位试验（CFU-S）测定，见第 16 章］[200]，并为新移植的造血干细胞提供一种归巢微环境[201]。$STRO\text{-}1^+$ 间质干细胞能分化成脂肪细胞、软骨细胞和成骨细胞[202-204]；$STRO\text{-}1^+$ 血管外周细胞亦具有类似的分化成成骨细胞的潜力[205]。间质干细胞向成骨细胞分化的过程伴有活化的白细胞黏附分子（CD166）的丢失[206]。

成骨细胞

成骨细胞有 3 个主要功能：通过调节骨基质蛋白的分泌形成新骨质，通过破骨细胞活动调节骨吸收，以及主要通过释放影响造血干细胞的细胞因子调节造血微环境。骨髓移植后造血细胞和成骨细胞都从共同的骨髓前体细胞衍生而来[207]。像基质前体细胞一样，形成骨质的成骨细胞前体也位于 $CD34^-$，STRO-1^+ 的非黏附骨髓细胞群中[208,209]。间质细胞分化成成骨细胞或者脂肪细胞分别与 Rux2 和 PPARγ 的相对活性有关[210]。BMP-2[211]、bFGF[212]、肝细胞生长因子(HGF)[213]、甲状旁腺素[13]和内皮素-1[214]促进成骨细胞生长，而 TGF-β[215]和 osterix(一种调节成骨细胞分化的转录因子——译者注)影响其分化[208,215]。成骨细胞在长期培养中延长早期造血祖细胞的存活，分泌造血生长因子，如巨噬细胞集落刺激因子(M-CSF)、G-CSF、GM-CSF，IL-1 和 IL-6[217,218]。成骨细胞也产生各种细胞因子，如造血细胞周期抑制因子 TGF-β[219]、骨桥蛋白[220]和 CXCL12[13,92]，以及细胞周期刺激因子 Dickkopf-1，[221]这些细胞因子在骨髓微环境中与干细胞调节有密切作用。这些细胞能被移植入非去骨髓小鼠，并促进纯化的异基因造血干细胞的植活，证实它们具有支持造血的作用[223]。肾被膜下骨移植物能形成适合于早期干细胞的造血微环境，凸显成骨细胞为造血提供营养支持的潜力[224]。在骨髓和成骨细胞网络也显示有细胞-细胞直接沟通[225]，表明在造血组织中的缝隙连接也可能具有造血调节功能[132,133]。在体内，当转基因模型成骨细胞扩张和 Notch 激活之后，干细胞生存微环境也增大[12,13]。在另一个模型，在体内剔除成骨细胞后，骨髓内造血和干细胞数量均严重减少[226]，进一步强调了这种细胞对骨髓造血诱导微环境的重要性[227]。

破骨细胞

成熟的破骨细胞是多核巨型细胞，来源于造血干细胞中的单核/巨噬细胞系祖细胞的融合[228]。成熟破骨细胞吸收并重塑骨质，调节成骨细胞活性，帮助调控造血干细胞进出骨髓[221,229,230]。破骨细胞具有运动和吸收相。在以肌动蛋白为基础的被称为**足体**(*podosome*)的黏附结构融合和聚集过程中，破骨细胞需要 Wiskott-Aldrich 综合征蛋白[231]。足体参与形成被称为密封区(sealing zone)的特定结构的形成。在密封区内肌动蛋白环在骨内膜面包围一片折叠的浆膜区。在这些密封区内，破骨细胞分泌盐酸和消化酶以吸收骨质。在 Pax-5 剔除小鼠，出现破骨细胞增加和骨质缺乏，说明破骨细胞也可由前-B 细胞衍生而来[232]。通过无义突变或者同源重组减少或者清除小鼠破骨细胞活性或者数量，则不能形成骨髓腔，导致骨硬化病(osteopetrosis)。通过分析不同骨硬化病小鼠，已经鉴定到破骨细胞分化所需要的蛋白质包括：巨噬细胞转录因子 PU.1；基质细胞分泌并展示在细胞表面的细胞因子 M-CSF，及其破骨细胞上的受体 c-FMS；转录因子 c-FOS；NF-κB 配体(RANKL)的破骨细胞和基质细胞表面蛋白受体激活因子；其破骨细胞上的受体 RANK，信号传导肿瘤坏死因子(TNF)受体相关因子 6(TRAF6)；下游转录因子 NF-κB，和活化 T 细胞核因子(NFAT)[230,233,234]。其他骨硬化病小鼠品系缺乏破骨细胞骨吸收功能所需要的蛋白质包括：破骨细胞密封区与骨质结合所需要的 $\alpha_v\beta_3$(玻璃黏连蛋白受体)的 β_3 组分；c-Src 信号蛋白；质子转运 H^+ 腺苷三磷酸酶(ATPase)和 HCl 分泌所需要的氯离子通道蛋白；还有消化骨基质的 TRAP[229,230,234]。

成骨细胞/基质细胞通过紧密的细胞-细胞接触调节破骨细胞的分化。它们与具有外膜小窝形成的破骨细胞直接并行排列，提示在内吞小泡中聚集了受体-配体复合物[235,236]。在骨质重塑活跃的区域，成骨细胞和破骨细胞与骨质重塑腔骨髓的其他成分是分开的，骨质重塑部位被一层具有成骨细胞标志的扁平单层细胞覆盖[237]。成骨细胞和破骨细胞的聚集似乎是通过与骨质重塑部位相连的毛细血管实现的[238]。成骨细胞和破骨细胞相互作用的一个主要调节机制是 RANK/RANKL/骨保护蛋白(OPG)信号系统[238]。破骨细胞分化和成熟需要通过细胞表面的 RANK 信号放大系统，传递通过 TRAF-6，NF-κB，和 NFAT[235]。成骨细胞及其前体细胞表面有 RANKL，与破骨细胞和其前体细胞的 RANK 结合可促进破骨细胞分化和活化。成骨细胞也分泌 OPG，是 RANKL 的诱饵受体，可通过与 RANKL 的活性中心结合而使其失活，从而防止其与 RANK 结合。所以，当 OPG 浓度高时，破骨细胞活性降低，而当 OPG 浓度低时，则破骨细胞活性增高[239]。破骨细胞和成骨细胞相互调节彼此的分化和活性的另一个信号机制是蝶素(ephrin)B2-EphB4 信号系统[240]。破骨细胞表面表达蝶素 B2，而成骨细胞表达 EphB4，EphB4 属于受体酪氨酸激酶家族成员，是蝶素 B2 的受体。蝶素 B2-EphB4 结合导致双向信号传导，通过抑制 c-FOS-NFATc1 活性使破骨细胞分化下降，而通过 EphB4 信号传导使成骨细胞分化增加[240]。

破骨细胞产生 HGF 并表达 HGF 受体 c-Met，提示破骨细胞与其毗邻的成骨细胞之间存在旁分泌和自分泌调节通路[213,241]。同样，阻断钙黏蛋白-6 的表达可干扰破骨细胞和基质细胞间的异型相互作用，损害其支持破骨细胞形成的能力[242]。CD9 是基质细胞上一种 4 跨膜黏附蛋白[243]，可影响长期骨髓培养中的髓系造血[244]。应用阻断抗体抑制基质细胞 CD9 介导的信号传递，可减少破骨细胞分化因子的转录，导致破骨细胞生成减少[245]。巨噬细胞刺激蛋白是一种 HGF 样蛋白，通过干细胞衍生酪氨酸激酶(HGF 传递信号受体家族成员)传递信号。它通过增强细胞骨架重组刺激破骨细胞骨吸收活性，而不影响破骨细胞前体的增殖[246,247]。表达 ADAM-8 [CD156，属于解离素(disintegrin)和金属蛋白酶家族蛋白[248]]的单核细胞，以及嗜酸性粒细胞化学趋化因子-L(ECFL)[249]，可影响破骨细胞分化，显示在骨髓微环境中特征性的由细胞-细胞，细胞黏附蛋白，基质细胞分泌的细胞因子，以及化学趋化因子等组成的复杂的信号系统。

■ 巨噬细胞、淋巴细胞和浆细胞

巨噬细胞，包括从单核细胞衍生而来的抗原递呈树突状细胞和淋巴细胞，包括由造血干细胞产生的 T 细胞、天然杀伤细胞(NK)、B 细胞和浆细胞，并通过分泌生长因子(IL-3，CCL3)及与发育中的祖细胞之间的相互作用，成为骨髓微环境的组成部分[79,93,250-253]。在体内，淋巴细胞和巨噬细胞集中在动脉血管周围，靠近造血索的中心。巨噬细胞[254]和淋巴细胞[255]是长期多能造血细胞培养时黏附单层不可缺少的组成成分。在人类长期培养的黏附细胞层中，成熟 B、T 淋巴细胞和浆细胞靠近粒细胞生成灶[256]。骨髓基质可以支持胸腺细胞分化[257]，早期 T 祖细胞的成熟途径发生在骨髓中[258]。基质细胞促进自然杀伤细胞成熟的作用可能由基质产生的 FLT3 配体和 IL-15 介导[259,260]。在骨髓中，NK 细胞和 $CD8^+$ 记忆 T 细胞需要其他骨髓细胞合作表达分泌 IL-15 和 IL-15 的表面受体来维持其生存和发育[261]。骨髓基质通过不同的基质细胞微生态环境和归巢受体(VCAM-1)，以及产生 FLT3 配体、KIT 配体、IL-7 及 TGF-β 等细胞因子来调节 B 淋巴细胞生成[262-264]。骨髓中成熟 B 和 T 淋巴细胞与一组特定的单核细胞衍化来的，抗原递呈树突状细胞接触，这些树突状细胞集中在血管周围[265]，产生巨噬细胞转移抑制因子。在二级淋巴器官已经成熟的 B 淋巴细胞经过重新循环回到骨髓，其生存需要巨噬细胞转移抑制因子[265]。

调控 B 淋巴细胞生成的骨髓微环境（龛）已有报道[266]。在这一微环境中，直接与造血干细胞接触的基质细胞表达 VCAM-1 和 CXCL12，这些基质细胞也与最早的 B 系祖细胞，即前祖 B 细胞有接触。在分化的下一个阶段，B 祖细胞并不在产生 CXCL12 的基质细胞附近，而是与产生 IL-7 的骨髓基质细胞接触。随后，在前 B 细胞期，前 B 细胞既不与产生 IL-7 的细胞，也不与产生 CXCL12 的细胞接触。在前 B 淋巴细胞期之后的分化发生在细胞进入血液并种植在二级淋巴器官（主要是脾和淋巴结）的淋巴滤泡之后。淋巴细胞以 B 淋巴细胞或者未成熟浆细胞的形式从这些淋巴器官重新进入血液。在脾脏已经分化的未成熟浆细胞将成为长期生存的浆细胞，并归巢到骨髓。在骨髓中，这些浆细胞与产生 CXCL12 的基质细胞接触。这些成熟的浆细胞与前 B 祖细胞争夺产生 CXCL12 的基质细胞位点，或者直接引导前 B 祖细胞凋亡，从而完成了负反馈调节[267]。除了作为早期 T- 淋巴细胞发育的场所之外，骨髓也是成熟 CD8 和 CD4 记忆 T 淋巴细胞增殖的次级器官。虽然没有发现这些 T 淋巴细胞生存的特定组织结构或微环境，但是他们通过窦状内皮细胞从血液转移重新进入骨髓，可占骨髓有核细胞高达 4% 的比例[268]。

基质细胞释放蛋白生长因子，如血小板衍生生长因子（PDGF）等肽类生长因子，并对其产生反应[269]。PDGF 上调基质细胞分泌 M-CSF，在此两种细胞之间建立一种旁分泌刺激环路[270]。将 PDGF 加到表达 PDGF 受体的巨噬细胞，会上调 IL-1 分泌，因此使原始造血细胞活化[271]。巨噬细胞也调节胞外基质的结构、组成和纤维连接蛋白含量[272]。骨髓巨噬细胞表型[273]也受毗邻基质细胞 - 辅助细胞来源的集落刺激因子和细胞因子调节[274]，如 M-CSF 上调 $\alpha_4\beta_1$- 和 $\alpha_5\beta_1$- 整合素表达[275]，FLT3 配体促进表达 B 细胞相关抗原的巨噬细胞生长[276]。

巨噬细胞是局部造血微环境的固有组成部分，通过一系列复杂的双向作用的刺激和抑制干细胞的因子调节造血，如 IL-1、CCL3、TNF-α 和 TGF-β[277-281]。造血细胞的最佳发育需要基质细胞和辅助细胞[282]。调节多能造血干细胞的信号还没有完全弄清，但需要细胞 - 细胞接触，通过细胞因子 - 趋化因子受体，整合素受体，单独或者与硫酸乙酰肝素或含有硫酸软骨素的糖蛋白一起来传递信号。一些研究已经强调了这一调节模式的作用：①c-KIT 的中和抗体可以在基质细胞共培养中破坏髓系造血，但不影响骨细胞生存[283]。②基质细胞来源的 BMPs（BMP-2，BMP-4，BMP-7）调节 $CD34^+$，$CD38^-$，系标志阴性（lineage negative）细胞的增殖和发育，高浓度的 BMP-2 和 BMP-7 抑制增殖但维持再种植能力，而高浓度 BMP-4 可延长这些再种植细胞的离体生存[284]。③几种属于唾液黏蛋白家族的黏附分子受体可介导抑制信号来限制干细胞扩张或增殖[285]。④富集的 $CD34^+$，系标志阴性细胞与基质细胞直接接触可诱导产生一种可溶性因子，使原始造血细胞群增加[286]。

■ 胞外基质

在骨髓中，形成细胞基质的间充质细胞积极分泌一层丰富的细胞外基质蛋白（ECMs）[287]，如蛋白聚糖或糖胺聚糖（GAGs）[287,288]、纤连蛋白[287,289]、肌腱蛋白[287,290]、胶原[287,290]、层粘连蛋白[290]、血结素（hemonectin）[291]和血小板反应素（TSP）[287,292]。定位信号是由基质 -ECM 造血细胞黏附性相互作用提供的[293,294]，而与 GAGs 中的肝素样结构结合的趋化因子[295]和细胞因子亦协同参与[296]。如果 GAG 结合位点不影响与细胞因子受体的结合位点，特定细胞因子的结合可增强细胞因子的活性，而如果 GAG- 结合位点与细胞因子受体结合位点重叠或干涉细胞因子受体结合位点，则细胞因子功能受抑制[297]。这些相互作用形成特殊的微生态位（niches），可促进淋巴细胞（B、T）发育，或促进造血细胞沿着红系、髓系或者巨核细胞途径的细胞系列特异方向发育[298,299]。这些造血微环境的功能还包括维持干细胞的存活[300]和使细胞处于分裂静止期[298,301]。表 4-1 列出了基质细胞表面出现的细胞因子和与基质结合的趋化因子和细胞因子[296,302-314]。Sl/Sl^d 小鼠因为 KIT 配体[315]加工和膜递呈缺陷致使造血微环境缺陷，表现为贫血和胞外基质成分改变[316]。

表 4-1 细胞因子、趋化因子的基质联系和细胞膜呈递

细胞膜	与基质相连
趋化因子	**趋化因子**
曲动蛋白	RANTES，PF-4，IP-10，IL-8
	巨噬细胞炎症蛋白（MIP-1α，MIP-1β）
	CXCL12/ 基质细胞来源生长因子 -1（SDF-1α，SDF-1β）
	单核细胞化学趋化蛋白 -1（MCP-1）
细胞因子	**细胞因子**
c-KIT 配体	粒细胞 - 巨噬细胞集落刺激因子（GM-CSF）
肿瘤坏死因子 -α（TNF-α）	干扰素 -γ（IFN-γ）
白细胞介素 -1（IL-1）	白血病抑制因子（LIF）
巨噬细胞集落刺激因子（M-CSF）	白细胞介素（IL-1α，IL-1β，IL-2，IL-3，IL-4，IL-5，IL-6，IL-7，IL-12）
	碱性成纤维细胞生长因子（bFGF）
转化生长因子 α（TGF-α）	肝细胞生长因子（HGF），TGF-β（与内皮因子和硫酸乙酰肝素结合）

IP-10，干扰素诱导蛋白 10；PF-4，血小板因子 4；RANTES，活化调节的，正常 T 细胞表达和分泌的。

在长期骨髓培养中，胶原、纤连蛋白和层粘连蛋白的分泌较早，这些蛋白在胞外的沉积与活跃的造血相吻合[316]。GM-CSF 抗体可使脂肪细胞膜染色[317]。活跃生成粒细胞 - 巨噬细胞前体的培养体系在黏附层内产生 M-CSF、GM-CSF 和较少量的 KIT 配体和 G-CSF[318]。在内皮细胞和成纤维细胞表面可检测到 GM-CSF、G-CSF 和 b-FGF；用硫酸乙酰肝素蛋白聚糖和 GM-CSF 双标记法显示 GM-CSF 定位于胞外基质[319]。负调控因子如 TGF-β 在长期骨髓培养的早期通过限制巨核细胞祖细胞和干细胞扩增而发挥作用[320]。

蛋白聚糖

蛋白聚糖（proteoglycans）是带多个阴离子的大分子[硫酸乙酰肝素（heparan sulfate）、皮肤素（dermatan）、硫酸软骨素

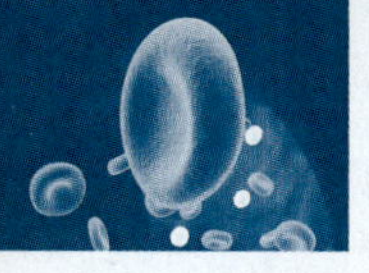

(chondroitin sulfate),透明质酸(hyaluronic acid)],它们分布在外膜网状细胞的表面及胞外基质中[287,321]。在长期骨髓培养时硫酸乙酰肝素是主要细胞表面GAG,硫酸软骨素是主要的分泌蛋白聚糖[316,322]。刺激人工硫酸糖胺聚糖合成的D-木糖甙(D-xylosides)使硫酸软骨素的合成和造血细胞的生成增加[322]。包含透明质酸和硫酸软骨素的蛋白聚糖在长期骨髓培养的黏附和非黏附部分含量较多[321]。含肝素和硫酸乙酰肝素的蛋白聚糖与层粘连蛋白和Ⅳ型胶原相互作用,可能在细胞间相互作用、细胞因子递呈和细胞分化中发挥作用[324-327]。它们还介导祖细胞与基质细胞和其他胞外基质分子结合,如纤连蛋白等[328-332]。

另一种重要的淋巴细胞-祖细胞相关的蛋白聚糖,CD44,利用透明质酸盐作为配体,并促进基质黏附分子的相互作用[255,333]。纤连蛋白的羧基末端肝素结合结构域存在一个淋巴细胞CD44的结合位点[334],CD44的中和抗体抑制长期骨髓培养中的造血[335]。细胞因子(GM-CSF、IL-3和KIT配体)快速诱导CD44表达,增强CD44介导的CD34阳性造血祖细胞对透明质酸的黏附[336]。硫酸软骨素A和B通过CD44依赖途径介导单核细胞和B细胞活化[337],而透明质酸盐(CD44配体)通过释放IL-1(CD44依赖途径)和IL-6(CD44非依赖途径)促进造血,支持这种蛋白聚糖受体在造血中的重要作用[338]。

硫酸乙酰肝素通过锚定HGF[312,340]和b-FGF[339,341,342]介导IL-7依赖性的淋巴细胞生成[311],并调节造血和基质细胞-基质重塑[339]。骨髓基质细胞表面含硫酸乙酰肝素的蛋白聚糖主要由多配体(蛋白)聚糖(syndecan)-3和-4,以及磷脂酰肌醇(蛋白)聚糖(glypican)-1组成,而与胞外基质相联结的主要形式是基底膜(蛋白)聚糖(perlecan)[343]。骨髓基质细胞表达的多配体(蛋白)聚糖-3是一含50~55kDa核心蛋白的变异体,提示多配体(蛋白)聚糖-3在造血中发挥作用[343]。基底膜(蛋白)聚糖促进b-FGF受体结合和细胞有丝分裂,并能与GM-CSF结合[337,344]。在多潜能造血干细胞的早期红系分化中,硫酸乙酰肝素被诱导表达[345]。磷脂酰肌醇(蛋白)聚糖-4是此家族的另一成员,在骨髓基质细胞和祖细胞有表达[346]。IL-6减少B淋巴细胞的多配体(蛋白)聚糖表达,这意味着在其他类型细胞可能存在类似的调节途径[347]。双糖链蛋白聚糖(biglycan)是一种与骨粘连蛋白同源的基质糖蛋白SC1,它与SIM均可选择性提高B细胞的IL-7依赖性增殖[348]。多配体(蛋白)聚糖-4介导B细胞和免疫系统其他成分的相互作用,这种相互作用促进树突状突起的形成[349],并调节灶性黏附、应力纤维形成和细胞迁移[350]。总之,这些研究凸显了蛋白聚糖在促进特殊造血微环境形成和系列特异性造血中的重要作用。

纤连蛋白

纤连蛋白(fibronectin)在体外培养中分布于造血细胞和骨髓基质细胞相连处[289,351],以及这些细胞和发育中的粒细胞或单核细胞相互作用处[352]。早期红系祖细胞与纤连蛋白的细胞结合结构域相连接[353,354],这种连接可被纤连蛋白整合素受体$\alpha_5\beta_1$和$\alpha_4\beta A_1$的封闭抗体抑制。造血祖细胞与基质间的黏附也有部分是由纤连蛋白介导的[328,356],而蛋白激酶C激活剂如佛波酯(phorbol ester)能促进这种黏附,提示整合素受体参与此过程[357-359]。纤连蛋白的另一种剪接形式(Ⅲ型连接片段,ⅢCS)特异地在骨髓微环境内表达[359],并与造血干细胞上的$\alpha_4\beta_1$整合素受体相连[360]。在骨髓基质中亦检测到更多的ⅢCS纤连蛋白变异体,这是利用mRNA剪接为干祖细胞间的相互作用提供了一个精细调控手段[361]。纤连蛋白对肽结构域,如CS1结构域(活化α_4整合素)或基质细胞的黏附具有刺激以及抑制造血祖细胞生长的双重作用[362-365]。

整合素非常晚期抗原(VLA)-4和VLA-5(α4β1和α5β1),以及CD44共同促进这些纤连蛋白的黏附性作用[362,366-368]。IL-3、KIT配体和促血小板生成素等细胞因子增强纤连蛋白介导的造血祖细胞的黏附和迁移[369-372]。纤连蛋白促进$CD34^+$祖细胞衍化而来的树突状细胞成熟[373]并参与巨核细胞[374,375]、肥大细胞[376]、趋化因子激活的T淋巴细胞[377]、嗜酸性粒细胞[378]和中性粒细胞[379]等成熟细胞的黏附。巨噬细胞表达明胶酶(gelatinase)也需要纤连蛋白[380],纤连蛋白还调节M-CSF活化的巨噬细胞[381]和软骨细胞[382]的细胞因子释放。纤连蛋白和其在造血细胞上的整合素对应受体的这类相互作用与钠-氢交换泵的活化相关,并改善细胞的生存或刺激反应[383]。

腱生蛋白

腱生蛋白(tenascin)是一类胞外基质糖蛋白家族,由3个成员组成:腱生蛋白-C、腱生蛋白-R(节制蛋白,restrictin)和腱生蛋白-X[290,384]。腱生蛋白-C在骨髓中的基质细胞表面表达。像纤连蛋白和胶原蛋白Ⅲ一样,腱生蛋白-C存在于围绕成熟中的造血细胞的微环境中[287,385]。在长期骨髓培养系统(Whitelock-Witte)中,硫醇2-巯基乙醇(thiol 2-mercaptoethanol)诱导腱生蛋白-C的表达,促进淋巴系分化[386]。另一方面,糖皮质激素促进长期骨髓培养中的髓系分化,并下调腱生蛋白表达[387]。腱生蛋白-C具有独特的功能结构域,可促进造血细胞黏附到基质细胞或胞外基质蛋白,或将强烈的促细胞分裂信号传导至骨髓单个核细胞[388]。在腱生蛋白-C缺乏的突变鼠,骨髓的集落形成能力显著降低[389]。这些腱生蛋白缺乏动物的长期骨髓培养物产生的祖细胞减少[389]。向这些培养体系中添加腱生蛋白-C可恢复造血细胞的生成[389]。腱生蛋白C缺陷的突变型动物骨髓中纤连蛋白也减少,提示骨髓微环境中腱生蛋白-C和纤连蛋白间可能存在机械性的相互作用[390]。这些研究显示了胞外基质蛋白如纤连蛋白和腱生蛋白C在造血中的重要作用。

胶原蛋白

Ⅰ、Ⅲ型胶原蛋白与微血管壁相连,而Ⅳ型胶原蛋白局限于内皮细胞下的基底层[100,216,391]。在胶原凝胶培养中可长出骨髓衍生的毛细血管网[392],抑制胶原蛋白合成则降低体外造血[393],彰显了重建完整造血微环境过程中基底部基质的重要性[394]。在体外,红系和粒系祖细胞黏附于Ⅰ型胶原[395],而在锂刺激的骨髓培养体系中发现一种低分子量胶原蛋白[396],这突出了基质组成的诱导和基质支持作用对造血的影响[397]。骨髓衍生的成纤维细胞和基质细胞合成胶原Ⅰ、Ⅲ、Ⅳ、Ⅴ和Ⅵ[398]。胶原Ⅵ是骨髓微环境中的一种强细胞黏附成分,它结合von Willebrand因子[399]。ⅩⅣ型胶原蛋白,系另外一种与原纤维相连的胶原,促进髓系和淋巴系造血细胞黏附[400]。在巨核细胞还发现有胶原蛋白诱导的胞内钙介导的信号传导(参见第113章)[401]。小鼠骨髓的ECMs原位免疫定位显示Ⅰ、Ⅳ型胶原蛋白和纤连蛋白定位于骨内膜[402]。这些基质蛋白的独特空间分布显示它们在移植造血干细胞优先归巢于骨髓中所起的作用[201]。

层粘连蛋白

层粘连蛋白(laminin)是一种多功能结构域糖蛋白,具有促有丝分裂和黏附位点。它是胞外基质和基底膜的一种主要成分[316,403]。因为层粘连蛋白与Ⅳ型胶原蛋白和蛋白聚糖、巢蛋白(entactin)等基底膜成分相互作用[404],因此能调节白细胞趋化性[405,406]。与此类似,CD34 阳性粒系祖细胞[407]、成熟单核细胞[408]和中性粒细胞[409]也黏附到层粘连蛋白。层粘连蛋白在细胞基质中的作用可能是加强与造血细胞上的 $\alpha_5\beta_1$(VLA-5)和 $\alpha_6\beta_1$(VLA-6)的相互黏附作用[410]。层粘连蛋白与纤连蛋白一起在体外可促进造血干细胞和其他几种更分化的造血祖细胞增殖扩张[411]。层粘连蛋白由 α、β 和 γ 多肽链组成。骨髓并不表达层粘连蛋白 -1($\alpha_1\beta_1\gamma_1$),而是表达层粘连蛋白 -2($\alpha_2\beta_1\gamma_1$),层粘连蛋白 -8($\alpha_4\beta_1\gamma_1$),和层粘连蛋白 -10($\alpha_5\beta_1\gamma_1$)[412]。培养的基质细胞以及细胞因子扩增的 CD34 阳性细胞也表达层粘连蛋白 β_2,见于骨髓的细胞周间隙和巨核细胞胞内[413,414]。层粘连蛋白 -γ_2 链只在骨髓来源的基质细胞特异表达,与骨髓中的 α 平滑肌肌动蛋白共定位,而在内皮细胞和巨核细胞则没有表达[415]。

整合素 $\alpha_6\beta_1$ 和 $\alpha_6\beta_4$ 是层粘连蛋白 -10/11 和层粘连蛋白 -8 的受体[416]。层粘连蛋白 -10/11($\alpha_5\beta_1\gamma_1/\alpha_5\beta_2\gamma_1$)和纤连蛋白与 $CD34^+$ 和 $CD34^+CD38^-$ 前体细胞结合,而层粘连蛋白 -8($\alpha_4\beta_1\gamma_1$)和层粘连蛋白 -10/11 促进 CXCL12 刺激的 $CD34^+$ 细胞转移[416]。在小鼠再移植试验中,阻断这些层粘连蛋白受体的 α_6 成分的特异抗体可使造血干细胞的归巢下降以及粒巨噬细胞集落形成单位(CFU-GM)减少[417]。如果与整合素 α_4 组分的阻断抗体联合应用可协同减少短期多能造血细胞再移植的归巢。与这些整合素受体在造血干细胞归巢中的功能不同,另一种 67kDa 非整合素层粘连蛋白受体在 G-CSF 刺激后的造血干细胞中表达增高,并且在干细胞动员中发挥重要作用[418]。这种 67kDa 层粘连蛋白的非整合素受体也在红系祖细胞和前体细胞上表达,也在循环于血液并回归骨髓的红系爆炸式集落形成单位(BFU-E)的归巢中发挥作用[419]。$\alpha_6\beta_1$ 介导肥大细胞黏附至层粘连蛋白[420],而晚期红系细胞上的 Lutheran 血型糖蛋白则作为层粘连蛋白 α_5 整合素成分的受体[421]。层粘连蛋白促进骨髓来源的巨噬细胞和巨噬细胞系的 M-CSF 依赖性增殖。这一效应部分通过 α_6 整合素亚单位介导[422]。

血小板反应素

血小板反应素(thrombospondins,TSPs)是一小家族分泌型基质细胞糖蛋白,通过细胞 - 基质相互作用调节细胞功能[423]。血小板反应素 -1(TSP1)是一种 450kDa 的多功能细胞外基质蛋白,最初是在血小板的 α 颗粒中发现的。TSP 具有与胶原和纤连蛋白相互作用的结构域,可参与干细胞定居[424]。造血和非造血细胞上的受体可与 TSP 相互作用,包括 CD36[425] 和 CD36/LIMPⅡ基因家族的蛋白质 CLA-1[426]。基底膜蛋白聚糖介导 TSP 与内皮细胞结合[427]。红细胞[红系集落形成单位(CFU-E)期]和巨核细胞在成熟过程中表达 TSP 受体 CD36[428]。TSP 与基质硫酸乙酰肝素结合[233],并通过 CD36 抑制体外巨核细胞生成[429]。对缺乏 TSP2 的小鼠研究显示,成熟巨核细胞需要 TSP2 以维持正常止血功能[430]。TSP2 是一种与基质相连的蛋白,巨核细胞释放具有功能活性血小板的过程也必须有 TSP2 的参与。TSP2 是从骨髓环境中以一种整合素依赖性方式摄取的,亦显示这一基质细胞蛋白的另一个重要功能[430]。TSP 通过活化没有活性的 TGF-β 对 NK 细胞起刺激作用[431,432]。全反式维甲酸诱导的 HL-60 细胞向粒细胞分化与 TSP 分泌增加相关。这一过程可被封闭性抗 TSP 抗体延迟[433]。TSP1 的一个 140kDa 的片段可与 b-FGF 结合,且 TSP1 可清除与基质相连的血管生成因子[成纤维细胞生长因子(FGF)2,VEGF,HGF],彰显其抗血管生成的性能[434,435]。内皮细胞 TSP 的表达受促血管生成炎症细胞因子如 IL-1 和 TNF-α 的抑制[436]。TSP 刺激内皮细胞基质金属蛋白酶 -9 活性[437],并对单核细胞[438]和中性粒细胞样的 HL-60 细胞[439]具有趋化作用。

玻连蛋白

玻连蛋白(vitronectin)也称为血清扩散因子(serum-spreading factor),是一种存在于血浆、血小板和结缔组织的 75kDa 蛋白质[282]。玻连蛋白是一种主要细胞黏附糖蛋白,与细胞上的特定整合素 $\alpha_v\beta_3$ 受体(CD51)结合,这些细胞包括成纤维细胞、内皮细胞、成熟造血细胞,包括血小板和巨核细胞[441]、肥大细胞[442]、和骨细胞如成骨细胞和破骨细胞[444,445]。玻连蛋白受体 CD51($\alpha_v\beta_3$)在破骨细胞分化中与 c-FMS 协同发挥作用,并促进 TGF-β 刺激的破骨细胞融合和骨质吸收[447]。在单核 - 巨噬细胞和中性粒细胞表达的整合素 $\alpha_v\beta_3$ 介导细胞穿越内皮的迁移[448,449]。金属蛋白酶 -RGD- 解离素蛋白(metargidin,ADAM-15)是一种Ⅰ型跨膜糖蛋白,与一种单核细胞系的 $\alpha_v\beta_3$ 受体结合[450]。它使用整合素受体 $\alpha_5\beta_1$ 介导淋巴细胞系的黏附,说明在不同造血细胞中细胞黏附性相互作用的复杂性。玻连蛋白受体协同 TSP 和 CD36 参与中性粒细胞,巨噬细胞和树突状细胞对凋亡细胞的识别和吞噬[451-453]。玻连蛋白和血小板衍生的 GAG 丝甘蛋白聚糖(serglycin)增强巨核细胞的前血小板形成[454,455]。可溶性玻连蛋白通过干扰 b-FGF 与 $\alpha_v\beta_3$ 受体的相互作用而抑制 b-FGF 介导的内皮细胞黏附[456]。细胞毒 T 淋巴细胞[457]、γ/δ 淋巴细胞[458]和 NK 细胞[459]用 $\alpha_v\beta_3$ 整合素作为共刺激分子介导活化信号和细胞增殖。TSP 受体整合素相关蛋白质 CD47 和整合素 $\alpha_v\beta_3$ 一起在与可溶性 CD23 相互作用后介导单核细胞活化和细胞因子释放[460]。所以,玻连蛋白似乎主要参与终末巨核细胞成熟和血小板形成,同时在清除凋亡细胞、细胞活化和向炎症区域的迁移、骨骼重塑和抗血管生成方面发挥重要作用。

其他基质蛋白

骨桥蛋白是一种由骨髓破骨细胞和造血细胞产生的糖蛋白,与纤连蛋白和胶原蛋白结合[461]。骨桥蛋白可与很多整合素和 CD44 结合,其通过 β_1- 整合素的结合可抑制造血干细胞的增殖并使其维持在细胞周期的静止期[461]。相反,同样的骨桥蛋白 -β_1- 整合素途径在成红细胞中却诱导细胞增殖[462]。骨桥蛋白在 NK 细胞[463,464]和 T 淋巴细胞[461]的发育中发挥作用。纤连蛋白受体结合蛋白[纤丝蛋白(fibulin)能结合钙离子的一种糖蛋白,与纤连蛋白受体 β 亚单位结合——译者注],是由骨髓基质细胞,包括破骨细胞和内皮细胞分泌的[465,466],fibulin-1 能够耐受金属蛋白酶,聚集在细胞外基质,并与细胞外基质的纤连蛋白上特定位点结合[465,466]。通过与纤连蛋白的相互作

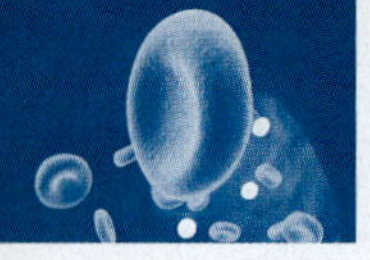

用，fibulin-1 破坏了纤连蛋白与造血干细胞的结合，导致造血干细胞增殖和分化受抑制[466]。所以，fibulin-1 可作为负调控因子维持骨髓造血干细胞处于细胞周期的静止期。血结素（hemonectin）是一种 60kDa 糖蛋白，与胎球蛋白（fetuin）密切相关，通过其半乳糖和甘露糖残基[432]介导骨髓中粒细胞的附着[291]。血结素及其受体的特性有待研究，它们在骨髓造血微环境中的作用仍不明确。

■ 造血细胞的组成

成红细胞

造血细胞在血管窦之间呈索状或者楔形排列。BFU-Es 是专门定向于红系分化的最早的祖细胞，它们不依赖促红细胞生成素（EPO），而 CFU-Es 及紧随其后的子细胞，原始红细胞（proerythroblasts）却要依赖 EPO 以防止凋亡。EPO 是红细胞生成的主要调节因子，其在肾脏的生成速度受缺氧反应的严格调控，而缺氧反应又由循环中的红细胞数量调节[467]。原始红细胞分化成嗜碱性成红细胞（早幼红细胞，basophilic erythroblast），嗜多色性成红细胞（中幼红细胞，polychromatophilic erythroblast），和正色性成红细胞（晚幼红细胞，orthochromatic erythroblast），并不断积累血红蛋白，细胞体积变小，核染色质固缩（参见第 29 章）。与胞质分裂类似，红细胞脱核过程需要一肌动蛋白为基础的收缩环[468]，成红细胞 - 巨噬细胞蛋白（EMP）[469]，Rac GTPase[470]，和组蛋白去乙酰化等[471]，晚幼红细胞脱核成为网织红细胞并被释放进入血液循环。新生的网织红细胞靠近髓窦，形态不规则，可移动，通过髓窦内皮细胞转移进入窦内[472]。

红细胞分化发生在成红细胞岛内（EBIs）[473]，由中央的基质巨噬细胞和包围在外面的发育中的红细胞组成（参见第 29 章图 29-1）[474]。EBIs 在溶血性贫血病人中增多，而在过度输血的小鼠则减少[475]。EBIs 中较成熟的成红细胞较靠近骨髓窦[476]。在体外重建的 EBIs 中，随着成红细胞的成熟，它们可从巨噬细胞上脱离[477,478]，提示骨髓窦附近的成红细胞的不断成熟代表成红细胞的迁移，而不是成红细胞岛。中央巨噬细胞伸出很多细长的膜状突起，包裹每个成红细胞并可吞噬有缺陷的成红细胞和脱出的细胞核[479]。脱出的细胞核在浆膜上有磷脂酰丝氨酸，导致其迅速被中央的巨噬细胞吞噬[480]，被吞噬的红细胞核中 DNA 成分被循环再利用，对造血是必不可少的。脱氧核糖核酸酶Ⅱ缺陷的小鼠因为造血不足而贫血死亡，其胎肝巨噬细胞中充满了脱出的红细胞核[481]。

在成红细胞岛中至少有 5 对细胞表面蛋白对巨噬细胞和成红细胞之间的黏附作用有贡献[473]。这些相互结合的蛋白质配对是：①巨噬细胞上的 VCAM-1 和成红细胞上的 $\alpha_4\beta_1$ 整合素（VLA-4）；②巨噬细胞上的整合素 α_v 组分和成红细胞上的 ICAM-4；③在巨噬细胞和成红细胞上都有的成红细胞 - 巨噬细胞蛋白（EMP），可介导一种被称为亲同种抗原（homophilic）的反应；④巨噬细胞上的 CD169/ 唾液酸结合免疫球蛋白样凝集素 1（Siglec1）和成红细胞上的唾液酸糖蛋白；⑤巨噬细胞上的血红蛋白 - 结合珠蛋白受体（CD163）和成红细胞上一未知的结合伙伴。

在成红细胞岛中与巨噬细胞的接触可促进红细胞增殖而又不影响其存活或者分化[478]。用化学方法清除小鼠巨噬细胞，则小鼠失血后失去造血反应[482]。已经证实巨噬细胞通过几种表面或分泌蛋白刺激红细胞增殖，包括 KIT 配体[483,484]，蝶素 -2[485]，和 BMP-4[486]。除了这几种可能的红细胞增殖刺激因子外，在组成 EBIs 的巨噬细胞和成红细胞还发现一系列负调控因子。这些负调控因子主要在病理情况下发挥作用，包括炎症细胞因子 TNF-α，TGF-β，TNF- 相关凋亡诱导配体（TRAIL），和 SiSo 细胞的受体结合肿瘤抗原[473]。有人提出在 EBIs 中，在细胞表面表达凋亡调节因子 FAS 的早期红系祖细胞和晚期成红细胞上的 FAS 配体[487]之间发生积极相互作用为红系造血的负调控因素。

巨核细胞

在正常和骨髓增殖性疾病，骨髓巨核细胞就位于血管壁外（参见第 113 章）[488,489]。这种离散的空间结构分布可能是由特定的黏附分子相互作用和对某一特定细胞系提供的特定生长因子所决定的[490-492]。在血小板生成过程中，造血索皮质下区域的造血干细胞产生巨核细胞前体细胞，这些前体细胞增殖分化并获得多倍体性，生成大量分枝突起，即前血小板（proplatelet）。在从共同的粒系 / 巨核细胞前体细胞分化成共同的红系 / 巨核细胞系前体细胞过程中，转录因子 GATA-1 及其结合伴侣，GATA-1 的朋友（friend of GATA-1，FOG），起重要作用[493,494]。接下来巨核细胞系从红系的分化与转录因子 NF-E2 和 TEL 有关[493]。TPO 是巨核细胞发育的主要调控因子，与包括 IL-11，KIT 配体，IL-6，和白血病抑制因子等在内的其他几个细胞因子协同作用[493,494]。不同组织产生的 TPO 相对恒定，通过其巨核细胞和血小板上的受体 c-MPL 结合而被代谢，以保持 TPO 平衡，是一种简单的负反馈调节，所以 TPO 水平与巨核细胞和血小板数量成反比[494]。

在分化过程中，巨核系祖细胞和巨核细胞向静脉窦迁移。迁移的每一个阶段都需要血小板内皮黏附分子（PECAM）-1[495,496]，而在后期则需要窦状内皮细胞产生的 CXCL12[497,498]。巨核细胞与窦状内皮细胞之间的紧密关系体现在 CXCR4，即 CXCL12 受体的表达，它与 TPO 或者 FGF-4 一道促进巨核细胞前体细胞黏附到骨髓静脉窦的内皮细胞[499]。这种黏附似乎是由巨核细胞上表达的 VCAM-1 调节的，可以增强巨核细胞的存活和分化[499]。在巨核细胞的前血小板内，存在一微管滑动机制，可使前血小板伸长并帮助将胞质血小板颗粒重新分布到其远端的球状体里[493]。前血小板在骨髓中便可与巨核细胞分离，但是其命运未卜，可能不能生成血小板[500]。然而，巨核细胞可将前血小板突起伸长通过邻近窦状内皮细胞，此处的血流剪切力可使单个血小板和前血小板本身脱落，这些前血小板随后在血液循环中分散成单个血小板[500]。

粒细胞

干细胞和粒系祖细胞集中在造血索的皮质下区域（参见第 16 章）[501]。从共同的红系 / 巨核细胞祖细胞分化成共同的粒系 / 巨噬细胞系祖细胞的过程受多种转录因子表达的调节。PU.1 表达促进粒系 / 巨噬细胞系祖细胞表型的发育，并能拮抗促进红系 / 巨核细胞祖细胞分化的 GATA-1/FOG 转录因子活性[502]。共同粒系 / 巨噬细胞系祖细胞向髓系的定向通过 CCAAT/ 增强子 - 结合蛋白 α（C/EBPα）得以强化。C/EBPα 促进髓系分化，同时抑制淋巴细胞转录因子 Pax5[502,503]。C/EBPα

的进一步表达与粒细胞分化相关，而 PU.1 活性的增加与单核细胞分化相关[503]。C/EBPα 和 GATA-2 转录因子的表达时间和相对比例调节共同粒系祖细胞的分化。粒系祖细胞可分化成为中性粒细胞，嗜酸性粒细胞，嗜碱性粒细胞，或肥大细胞[505]。在这一时期，C/EBPα 表达增高促进中性粒细胞和嗜酸性粒细胞分化途径，而 GATA-2 增高则促进嗜碱性粒细胞和肥大细胞分化[505]。那些沿中性粒细胞 / 嗜酸性粒细胞途径分化的细胞，在只有 C/EBPα 表达时则终末分化成中性粒细胞，而如果 C/EBPα 和 GATA-2 均表达时，则终末分化成嗜酸性粒细胞。那些沿嗜碱性粒细胞 / 肥大细胞途径分化的细胞，在只有 GATA-2 表达时将终末分化成肥大细胞，而当 GATA-2 和 C/EBPα 均表达时则终末分化成嗜碱性粒细胞。

一组相关的造血生长因子支持粒系祖细胞和前体细胞的存活和增殖，在某些情况下还可从骨髓动员这些细胞及其成熟的后代细胞。这些生长因子包括 KIT 配体，GM-CSF，M-CSF，G-CSF，IL-6，IL-3，和 IL-5。这些因子在周围组织发生炎症的部位产生，而其中有些如 KIT 配体和 M-CSF 在正常骨髓基质也有表达。有两种造血生长因子对晚期粒细胞具有细胞系靶向特异性作用，即 IL-5 对嗜酸性粒细胞祖细胞以及 G-CSF 对中性粒细胞祖细胞。IL-5 主要是由 2 型 T- 辅助淋巴细胞（Th2）对过敏源作出反应时产生的一种造血细胞因子（参见第 62 章）[506,507]。嗜酸性粒祖细胞表达 IL-5α 受体蛋白，当与共同的 β 受体相联合时，可与 IL-5 结合，使嗜酸性粒祖细胞生存和增殖[506]。成熟的嗜酸性粒细胞在有 IL-5 时也可生存并有趋化反应。这种趋化反应介导成熟嗜酸性粒细胞进入血液循环并聚集在过敏炎症部位[507]。虽然 GM-CSF、G-CSF、IL-3 和 IL-6 都能在体内刺激粒细胞生成，但是只有 G-CSF 的缺乏导致显著但不完全的中心粒细胞减少，所以，G-CSF 可能调节正常血液循环中的粒细胞数量[508]。在正常稳定状态条件下，只有 1%~2% 的中性粒细胞短暂地在血液中循环，而绝大多数均留在骨髓，只有在身体其他部位发生炎症时才被动员入血。

已经提出了一些在正常情况下以及在炎症产生增加时 G-CSF 调节粒细胞生成和循环的模型[509,510]。刚生成的中性粒细胞 CXCR4 表达低，可以通过窦状内皮细胞迁徙出骨髓。当这些细胞在血液循环中老化时，其 CXCR4 表达增高，骨髓基质表达的 CXCR4 配体，CXCL12，可将其吸引回到骨髓[509]。重新进入骨髓后，老化的中性粒细胞发生凋亡并被巨噬细胞吞噬，吞噬中性粒细胞后的巨噬细胞随后产生 G-CSF 以刺激粒细胞生成[509]。当发生炎症时，炎症部位的细胞产生 G-CSF 和趋化因子，包括 KC 趋化因子（CXCL1），和巨噬细胞抑制蛋白 -2（MIP-2；CXCL2）。分泌的 G-CSF 作用于骨髓，通过降低骨髓 CXCL12 产生和中性粒细胞 CXCR4 表达，动员中性粒细胞。然而，G-CSF 并不从血液中将中性粒细胞募集致炎症部位[509]。通过其趋化特性，CXCL1 和 CXCL2 也能从骨髓快速动员细胞进入血液和炎症部位[509]。另一个模型认为中性粒细胞从骨髓的迁移与前面的模型类似，也依赖于 G-CSF 对 CXCL12 的产生和中性粒细胞 CXCR4 表达的下调，但是 G-CSF 下降的负反馈调节却发生在外周组织[510]。在这一模型中，在外周组织吞噬凋亡中性粒细胞的巨噬细胞使 IL-23 下降，这又使 T 淋巴细胞亚群产生的 IL-17 减少，这些 T 淋巴细胞随后在骨髓使 G-CSF 降低。

■ 三维组织结构

对人类骨髓的计算机辅助三维结构重建分析证实巨核细胞与窦壁并行排列，而粒细胞则沿着中央小动脉排列[511]。红系造血细胞主要在窦壁周围形成一连续的网络或索，而不是分开的“岛”。在此基础上，定义了骨髓的统一结构，即具有中央小动脉的造血索被髓窦包围[511]。一个类似的结构被称为造血单元（hematon），作为骨髓多细胞功能单位，包含脂肪细胞、基质元素、巨噬细胞和造血干细胞形成的紧凑的球状结构[512]。

细胞黏附和归巢

最初从卵黄囊、AGM 或者胎盘迁移至骨髓后，造血干细胞通过与其他细胞类型以及基质蛋白的相互作用而定位于骨髓的特定部位。造血干细胞并非永久留在骨髓，因为任何时刻都有少量的造血干细胞通过静脉窦离开骨髓进入血液并在血液中短暂循环[513,514]。除造血干细胞外，更分化的祖细胞，如短期再种植细胞和原始 BFU-Es，能够在归巢至骨髓特定部位前在血液中循环。造血干细胞在血液中循环时可重新进入骨髓，也可进入其他器官。在进入外周器官的间隙后，造血干细胞可生成髓系子细胞和（或）进入器官的淋巴循环系统，并在重新进入血液循环前通过淋巴管和胸导管循环[515]。造血干祖细胞具有多种黏附分子和细胞因子受体，使之可黏附于骨髓窦内的细胞和基质成分[355,357-360]。这些黏附作用促进其归巢和骨髓定居，并提供其生存及受调控稳定增殖所需的密切细胞接触[511]，如与细胞膜结合的 KIT 配体可调节干细胞在骨髓骨内膜区域的定居[516]。

绝大多数各种系列的分化细胞也从骨髓中被释放，进入血液循环，其中一些最终又回到骨髓。有些在循环中的细胞类型，会在外周器官进一步分化，如 B 淋巴细胞在淋巴结或者脾脏，以及 T 淋巴细胞在胸腺的进一步分化。在这些二级淋巴器官待了一段时间后，有些淋巴细胞通过淋巴或者血液又回到骨髓，并在那里成为功能成熟的细胞，如浆细胞，和 CD4 和 CD8 成熟 T 淋巴细胞[266-268]。成熟的中性粒细胞或其杆状核离开骨髓进入血液循环，如果没有被吸引至炎症部位，它们作为老化细胞通过上面粒细胞一节所描述的 CXCL12/CXCR4 机制归巢至骨髓[509]。老化的红细胞也是通过其表面 ICAM-4 与脾脏和骨髓中的巨噬细胞上的整合素 $\alpha_L\beta_2$［白细胞功能相关抗原（LFA）-1］的结合实现的[517]。参与炎症反应的成熟白细胞，如淋巴细胞、单核细胞 / 巨噬细胞和嗜酸性粒细胞，在感染、过敏或者损伤部位离开血液循环。表 4-2 列举了造血干祖细胞上的黏附分子受体及其配体，和造血微环境的组成成分，但是调节成熟白细胞转运的受体 - 配体相互作用并没有完全包括在内[518,519]。

■ 整合素

整合素家族成员是需要二价阳离子的异二聚体蛋白质（18 个 α 亚单位和 8 个 β 亚单位）。整合素介导重要的细胞功能，包括胚胎发育、细胞分化，以及造血细胞、炎症细胞和周围的血管、基质微环境间的黏附性相互作用[359,520,521]。根据不同的 β 链将整合素进一步分为不同亚类。表 4-2 显示，α 链能与一个以上的 β 链亚单位结合。涉及造血干细胞内皮和基质相互作用的 β_1 亚组主要整合素受体是 $\alpha_4\beta_1$（VLA-4）、$\alpha_5\beta_1$（VLA-5）

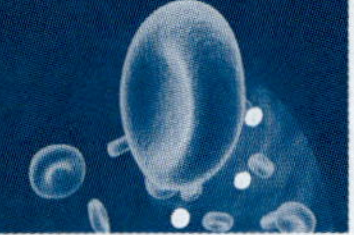

表 4-2　造血细胞和造血微环境黏附分子受体及其配体

受体亚组	受体	细胞分布	配体
整连蛋白			
β_1 亚组(CD29)	CD49d, $\alpha_4\beta_1$(VLA-4)	$CD34^+$ 细胞(红系，淋巴髓系祖细胞)	VCAM-1(CD106),FN,TSP
	CD49e, $\alpha_5\beta_1$(VLA-5)	$CD34^+$ 细胞，骨细胞	FN,层粘连蛋白
	CD49f, $\alpha_6\beta_1$(VLA-6)	极少数 $CD34^+$ 细胞，单核细胞	胶原，层粘连蛋白
β_2 亚组(CD18)	CD11a/CD18, $\alpha_L\beta_2$(LFA-1)	$CD34^+$ 细胞亚群，再种植干细胞上无	ICAM-1,ICAM-2,ICAM-3,DYNAM-1
	CD11b/CD18, $\alpha_M\beta_2$(Mac-1)	$CD34^+$ 亚群，单核细胞	ICAM-1,ICAM-2,iC3b,纤维蛋白原
β_3 亚组	Vβ_3(VNR)	巨核细胞，破骨细胞	FN,TSP,CD31
β_7 亚组	$\alpha_4\beta_7$(LPAM-1)	淋巴和髓系祖细胞，成熟髓细胞	MAdCAM-1,VCAM-1,FN
免疫球蛋白			
	CD31(PECAM-1)	ECs, $CD34^+$ 细胞，单核细胞	CD31 亲同种黏附，$\alpha_V\beta_3$(VNR),CD38
	CD50(ICAM-3,ICAM-R)	$CD34^+$ 细胞，单核细胞	$\alpha_L\beta_2$(LFA-1),CD11d/CD18($\alpha_D\beta_2$)
	CD54(ICAM-1)	$CD34^+$ 细胞，基质，活化 ECs	$\alpha_L\beta_2$(LFA-1), $\alpha_M\beta_2$(Mac-1)
	CD58(LFA-3)	$CD34^+$ 祖细胞，基质，ECs	CD2
	CD102(ICAM-2)	ECs,单核细胞	$\alpha_L\beta_2$(LFA-1)
	CD106(VCAM-1)	基质，活化 ECs	$\alpha_4\beta_1$(VLA-4), $\alpha_4\beta_7$(LPAM-1)
	CD117(c-*KIT*)	$CD34^+$ 祖细胞	膜 KIT 配体
	CD242(ICAM-4)	红系细胞	α_V- 整连蛋白
	PRR2(与脊髓灰质炎病毒 CD155 相关)	$CD34^+$, $CD33^+$, $CD41^+$，髓单系细胞，巨核细胞，ECs	PRR2 亲同种黏附
凝集素			
	CD62L(L- 选择素)	基质，$CD34^+$ 细胞	GlyCAM-1,MAdCAM-1,CD162,CD34, sLe^X,PCLP1
	CD62E(E- 选择素)	活化 ECs,(骨髓 ECs 持续表达 CD62E)	CD15, sLe^a,CD162,CLA, sLe^X
	CD62P(P- 选择素)	活化 ECs	CD162, sLe^X,CD24(HSA)
唾液酸黏蛋白			
	CD34	$CD34^+$ 细胞，内皮细胞	选择素，其他配体?
	CD43	$CD34^+$,单核细胞，NK 细胞	CD54(ICAM-1)
	CD162(PSGL-1)	$CD34^+$ 细胞，内皮细胞	CD62L,CD62E,CD62P
	CD164(MGC-24v)	$CD34^+$ 细胞，基质，单核细胞	未知
	CD166(HCA,ALCAM)	$CD34^+$ 细胞，基质细胞，ECs	CD6,CD166
透明黏附蛋白			
	CD44	$CD34^+$ 细胞，广泛分布	透明质酸，bFGF,HGF
其他			
	CD38	$CD34^+$ 亚群，早期 T 和 B 细胞，浆细胞，胸腺细胞	CD31,透明质酸
	CD144(VE- 钙黏素)	CFU-E,基质细胞，ECs	E- 钙黏素
	CD157(BST-1)	基质，T 和 B 细胞，髓系细胞	未知

ALCAM,活化白细胞黏附分子；bFGF,碱性成纤维细胞生长因子；CD,分化群命名；CFU-E,红系集落形成单位；CLA,皮质淋巴抗原；EC,内皮细胞；FN,纤连蛋白；GlyCAM,糖基化依赖性细胞黏附分子；HCA,造血细胞抗原；HGF,肝细胞生长因子；HSA,热稳定抗原；ICAM,细胞间黏附分子；iC3b,灭活补体 3b 复合物；LFA,淋巴细胞功能抗原；LPAM,淋巴细胞 Peyer 斑块特异性黏附分子；MAdCAM,黏膜地址蛋白细胞黏附分子；MGC-24,24kDa 的多糖基化核；PCLP,足萼糖蛋白 - 样蛋白；PECAM,血小板 / 内皮细胞黏附分子；PRR2,脊髓灰质炎病毒受体相关蛋白 -2；PSGL-P,选择素糖蛋白配体；sLe,唾液酰 Lewis；TSP,血小板反应素；VLA,非常晚期抗原；VCAM,血管细胞黏附分子；VNR,玻连蛋白受体。

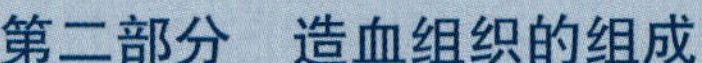

以及 β_2 亚组的 $\alpha_L\beta_2$（LFA-1）。$\alpha_4\beta_1$ 参与的基质黏附作用调节 EPO 依赖期之后的红细胞生成[522]。此受体协同一种免疫球蛋白超家族成员 PECAM-1（CD31）在建立好的骨髓基质细胞环境中刺激粒细胞生成[523]。在粒系前体细胞和新形成的粒细胞中 VLA-4 的高表达在与骨髓 VCAM-1 的黏附作用中起重要作用，而在更成熟的中性粒细胞中 $\alpha_4\beta_1$ 的表达降低，与 CXCL12 和 CXCR4 机制协同调节细胞释放入血[524]。B 淋巴细胞上的 $\alpha_4\beta_1$ 整合素在淋巴细胞生成的微环境中与基质细胞的 VCAM-1 发生重要的相互作用，这一功能在淋巴细胞转移出骨髓之前的早期发育过程中，以及在重新进入骨髓的未成熟浆细胞的晚期发育过程中都起作用[266]。基质细胞获得性缺陷具有特征性的 VCAM-1 和 IL-17 缺乏，可引起骨髓移植后淋巴细胞重建的延迟。在血小板生成过程中，CXCL12 在骨髓窦状内皮细胞诱导 VCAM-1 表达[499]，可介导巨核细胞与内皮细胞结合[490]。整合素 $\alpha_4\beta_7$ 及其反受体黏膜地址蛋白细胞黏附分子（MAdCAM）-1，与整合素 $\alpha_4\beta_1$/VCAM-1 受体类似，对造血干细胞归巢至骨髓起同等作用[529]。

整合素也是信号分子；与其配体结合或被单克隆抗体活化后，可激发多种反应（局灶黏附激酶、桩蛋白（paxillin）和 ERK-2 的酪氨酸磷酸化），最终导致 RAS 活化[530-534]。调节受体 - 结合亲和力的由外入内的信号传导可导致整合素受体与其他黏附分子受体成员之间相互联络[535]，如免疫球蛋白超家族[自然杀伤 -T 细胞（$\alpha_L\beta_2$/DYNAM-1）、CD34 阳性内皮细胞 PECAM-1[536-539]或选择素（selectin）[540]]，并介导信号抑制红系、髓系和淋巴系祖细胞生长[543-547]。整合素结合早期 CD34 阳性祖细胞的 $\alpha_4\beta_1$/VCAM-1 或 $\alpha_4\beta_1$/FN 之类的反受体促进细胞存活及保存细胞长期再种植能力[548]。在分离的 SP 细胞研究中，玻连蛋白受体 $\alpha_V\beta_3$（CD51/CD61）与细胞静息和长期再种植能力相关[549]。相反，α_2 整合素的表达与短期再种植能力相关[550]。

■ 免疫球蛋白超家族

免疫球蛋白超家族指一组含有一个或多个也见于免疫球蛋白的氨基酸重复序列的分子，包括 PECAM-1（CD31），ICAM-3/R（CD50）、ICAM-1（CD54）、LFA-3（CD58）、ICAM-2（CD102）、VCAM-1（CD106）、c-KIT（CD117） 和 LW/ICAM-4（CD242）（见表 4-2）[551-569]。VCAM-1 可被炎症细胞因子（IL-4，IL-13）上调[566,567]。免疫球蛋白样黏附分子也包括 NCAM，一种结合淋巴细胞，但不结合造血祖细胞的神经黏附分子；Thy-1，一种干细胞抗原主要组织匹配复合物 Ⅰ 类和 Ⅱ 类；以及 CD2、CD4 和 CD8（见表 4-2）[327]。在成红细胞上的 LW/ICAM-4 与成红细胞岛上的巨噬细胞整合素的 α_V 组分相结合[473]，而 Lutheran 红细胞抗原，Lu/B-CAM（CD239），的功能不清楚[569]。涎酸结合免疫球蛋白样凝集素（siglecs）是在淋巴细胞和髓系细胞上发现的能与糖蛋白的涎酸残基结合的细胞表面蛋白[570]。有些 siglecs 在进化上具有保守性，如 siglec-1（涎酸黏附蛋白），在巨噬细胞高表达，包括成红细胞岛的中央巨噬细胞和 B 淋巴细胞上的辅受体 CD22。其余的 siglecs 在系统发育中仍然在快速进化，包括在淋巴细胞和各期髓系细胞表达的 CD33，通常被用作急性髓性白血病的标志。

■ 凝集素（选择素）

干细胞归巢需要具有半乳糖和甘露糖特异性的凝集素（lectin）受体[571,572]。选择素（selectin）是一种黏附分子家族，每一成员分子都含有 C 型凝集素结构[573]。白细胞选择素（L- 选择素，CD62L）在造血干祖细胞上表达[574]，并利用唾液酸化的岩藻糖 - 葡萄糖偶联物介导与其他受体（地址素）间的黏附性相互作用，如存在于特殊化内皮细胞上的 CD34 唾液酸黏蛋白（见表 4-2）。因为干细胞上可能存在一种现在还未经证实的 L- 选择素配体，所以干细胞上的 CD34 受体不与 L- 选择素结合[574]。选择素家族还包含 CD62E，一种持续性表达于骨髓窦内皮细胞的 E- 选择素，调节白细胞迁移以及 CD34 阳性干细胞归巢。该家族的第 3 个成员是血小板上的 P- 选择素，它能利用黏蛋白受体 CD162 与造血干细胞结合，CD162 也被称为 P- 选择素糖蛋白配体（PSGL-1），可结合所有三种选择素（见表 4-2）。这些蛋白质与白细胞在内皮细胞表面的滚动与锚定有关，由此得以形成由整合素介导的对内皮细胞的牢固黏附，以及通过使用特殊的高内皮细胞小静脉淋巴细胞归巢部位介导细胞归巢[573,575-578]。除了在造血干细胞归巢骨髓外，E- 选择素和 P- 选择素还可抑制造血干细胞生长并促进晚期髓系祖细胞凋亡，或者促进短期再种植细胞的扩张（P- 选择素）或分化（E- 选择素）[579]。

■ 唾液黏蛋白（SIALOMUCINS）

CD34 家族的三个成员——CD34、足萼糖蛋白和内皮聚糖（endoglycan）——表达在血管内皮细胞，造血干细胞和各种造血细胞系[578]。当表达在淋巴细胞高内皮细胞小静脉时，这些唾液酸黏蛋白是 L- 选择素的受体，但在造血细胞其糖基化不同，可防止 L- 选择素的结合，并使非特异性黏附减少及可能促进造血细胞移动性[578]。内皮黏蛋白（endomucin）是表达在内皮细胞和造血干细胞中的另一个 CD34 样唾液酸黏蛋白，但其功能仍然不明确[580]。在 T 淋巴细胞，CD43（白细胞黏蛋白，leukosialin）与 PSGL-1 协同作用可与 P- 选择素和 E- 选择素结合[582]。中性粒细胞中的 CD43 与内皮细胞上的 E- 选择素结合促进黏附，而绝大多数情况下它都是抗黏附的[582]。CD43 可调节造血祖细胞的存活[583]。CD162（PSGL-1）是一种能够与所有三种选择素结合的唾液酸黏蛋白，它在白细胞转运和干细胞归巢中都发挥重要作用[573,575-578]。CD164（endolyn）是造血干细胞上表达的另一个唾液酸黏蛋白，在接触纤连蛋白结合的 CXCL12 后，在移行的造血干细胞前沿与 CXCR4、VLA-4 和 VLA-5 形成复合物，说明 CD164 在造血干细胞的归巢中发挥作用[584]。CD166 [HCA，活化白细胞黏附分子（ALCAM）]形成同源二聚体（CD166）并可与 CD6 形成异二聚体[585,586]。

■ 透明黏附蛋白

表 4-2 中列举的第 5 亚组是软骨相关的蛋白聚糖，CD44，也称为淋巴细胞归巢细胞黏附分子（HCAM）。这种黏附受体表达于中性粒细胞、淋巴细胞、成红细胞和造血干祖细胞[573,575,576]，与骨髓基质中的透明质酸结合，可作为 E- 选择素的受体。在造血干细胞上表达的 CD44 促进其归巢和在骨髓的黏附，并在对 G-CSF 反应动员造血干细胞中发挥作用[573,575,576,587]。缺乏 CD44 的小鼠没有显示造血干细胞归巢和生长缺陷，提示可能存在另一种透明黏附分子受体代偿了 CD44 缺乏。造血干细胞上的这另一种透明黏附分子受体就是透明质酸酶介导的移动性受体（CD168/RHAMM）[573,576,588]，在 CD44 缺乏而发生炎症时，它可通过中性粒细胞提供透明质酸结合[589]。所以，在造血

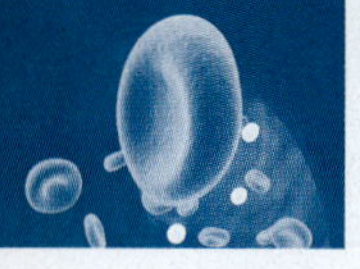

干细胞，CD44 和 CD168/RHAMM 可提供冗余的透明质酸结合。

其他黏附分子

CD38 是一种新认识的黏附受体，它与 CD31 受体和基质透明质酸结合。CD38 在早期 T 细胞、B 细胞和 CD34 阳性造血祖细胞亚群上表达[590,591]。钙黏蛋白是参与细胞间连接和血管完整性的大分子。CD144（E- 钙黏蛋白）在 CD34 阳性祖细胞以及骨髓基质和内皮细胞上表达，所以，为干细胞定居提供了另一条途径[592]。VE- 钙黏蛋白下调与 VCAM-1 交联相关，导致 CD34 阳性细胞对 CXCL12 作出反应的跨内皮迁移增加[115]。虽然有人提出造血干细胞和成骨细胞表达的 N- 钙黏蛋白在他们的相互作用中发挥作用，但是小鼠的实验结果并没有找到任何支持这一作用的证据[593]。基质黏附受体 BST-1（CD157）是一种 ADP 核糖基环化酶，与 CD38 有相似性。CD157 在骨髓基质、T 细胞和 B 细胞及髓系细胞上表达。CD157 促进前 B 细胞黏附和生长[594-597]。

细胞归巢

对白细胞归巢至炎症部位以及淋巴细胞通过特殊的高内皮小静脉（HEVs）归巢至二级淋巴器官的研究揭示了组织通过循环细胞归巢的机制。白细胞黏附至内皮细胞并穿过内皮细胞的一系列特殊步骤始于白细胞固定在内皮细胞腔面[598]。在内皮细胞表面不同炎症细胞因子可使 P- 选择素和 E- 选择素表达上调，它们与白细胞上各自的反受体 PSGL-1 和 CD44 结合[573,577]。在二级淋巴器官，细胞固定是通过初始淋巴细胞上的 L- 选择素介导的，初始淋巴细胞结合外周淋巴结地址蛋白如 MAdCAM-1，足萼糖蛋白，CD34，和内皮黏蛋白[573,577,599]。细胞固定导致白细胞沿内皮细胞表面滚动。淋巴细胞表面的 VLA-4 和 $\alpha_4\beta_7$ 整合素与 HEVs 上的相应配体 VCAM-1 和 MAdCAM-1 相互作用，也可介导淋巴细胞滚动[573,599]。PSGL-1 和其他黏附分子的 L- 选择素激活可进一步减慢中性粒细胞的滚动。这些黏附分子包括 β_2 整合素 $\alpha_L\beta_2$（LFA-1）和 $\alpha_M\beta_2$（Mac-1）[577,599,600]。这些 β_2 整合素随后与内皮细胞上的 ICAM-1 结合。滚动的白细胞也通过表面 G- 蛋白偶联受体接受信号，这些表面 G- 蛋白偶联受体结合在内皮细胞硫酸肝素蛋白聚糖中的趋化因子上[577,599,600]。

PSGL-1、L- 选择素、整合素和 G- 蛋白偶联受体与其内皮细胞上的配体间的相互作用导致细胞骨架改变，滚动停止，并黏附至内皮细胞。黏附的白细胞很快通过内皮细胞或者通过内皮细胞之间的间隙，发生细胞渗出，进入腔下间隙。在与黏附白细胞接触的界面，内皮细胞的 ICAM-1 和 VCAM-1 聚集成一富集小窝蛋白的杯状结构，内吞 ICAM-1[600-602]。这种小窝蛋白富集的结构通过波形蛋白与内皮细胞骨架连接。ICAM 小窝的内吞导致细胞至腔外表面形成一个通道。如果白细胞沿着细胞旁通道通过内皮细胞，则需要多种黏附蛋白协同作用，包括 PECAM-1、CD99、JAM 蛋白和 VE- 钙黏蛋白，每一个蛋白在细胞间连接处介导内皮细胞与 ICAM-2 间的亲同种相互作用[600-602]。虽然这些蛋白的功能尚不十分确定，抗体抑制和小鼠基因剔除显示这些蛋白是白细胞通过内皮细胞单向转移所必需的。PECAM-1、CD99 和 JAM-C 在白细胞表达，可能参与移行白细胞与内皮细胞连接的亲同种相互作用。白细胞上的 LFA-1 和 Mac-1 可与内皮细胞上的 ICAM-2 和 JAM-A 结合并发生相互作用，而白细胞 VLA-4 则能与内皮细胞 JAM-B 相互作用。

白细胞迁移和归巢的驱动力是炎症部位产生的趋化因子，或持续产生趋化因子的部位，如二级淋巴器官或骨髓。在炎症部位有细菌肽、补体成分和细胞因子产生。炎症部位白细胞可产生 40 种以上的不同的但结构相关的趋化细胞因子（趋化因子）[603,604]。趋化因子通过与糖胺聚糖（GAGs）结合而聚集在细胞表面或者细胞外基质[603-605]。每一细胞因子的浓度和趋化活性与下列因素有关：细胞因子产生速度，与 GAGs 的结合亲和力，是否有与趋化活性竞争的诱饵趋化因子出现，以及增强或者减弱底物趋化因子活性的金属蛋白酶的调节等[603,605]。

根据趋化因子氨基端 1 个或者 2 个半胱氨酸的位置，趋化因子可分成 4 个亚族[295,603-605]。一个大的亚族由 CXC 配体（CXCL）趋化因子（如血小板因子 4，IL-8，黑色素细胞生长刺激活性 /GROα，中性粒细胞活化蛋白 -2，粒细胞趋化蛋白 -2）组成，可介导中性粒细胞迁移和活化。另一大亚族由 CC 配体（CCL）趋化因子［如 CCL3（MIP-1α），CCL4（MIP-1β），（CCL5）RANTES（活化调节的，正常 T 细胞表达的，假定分泌的），MCP-1 至 MCP-5］，主要介导单核细胞，有时也介导淋巴细胞趋化活动。具有 CXXXCL 结构的趋化因子是曲动蛋白，一种内皮细胞跨膜黏蛋白 - 趋化因子杂合分子，可介导正常生理血流中单核细胞，静息或者 IL-2 活化的 CD8 淋巴细胞，以及 NK 细胞的快速捕获、稳定黏附和活化[606]。细胞因子 TNFα 和 IL-1 上调曲动蛋白，以满足炎症部位急需效应细胞的需求[605]。白细胞表面的趋化因子受体与 G- 蛋白偶联，在趋化因子配体结合时可启动趋化信号[603,604]。这 2 个大亚族趋化因子受体的结合是 CXCLs 与 CXCRs 结合，而 CCLs 与 CCRs 结合。然而，在这 2 个大亚族内，趋化因子 - 受体的结合存在很大的冗余性和混乱。表 4-3 详细列出了趋化因子受体及其靶细胞，及其与每一受体亚族相互作用的配体[603,604]。

表 4-3　趋化因子受体、相互作用趋化因子配体和细胞特异性

受体	受体表达	趋化因子配体
CXCR1	中性粒细胞，单核细胞	CXCL2（GROβ），CXCL3（GROγ），CXCL5（ENA78），CXCL6（GCP-2），CXCL8（IL-8）
CXCR2	中性粒细胞，IL-5 预处理的 Eos，单核细胞	CXCL1，2，3（GROα/β/γ），CXCL5（ENA78），CXCL6，CXCL7（NAP-2），CXCL8（IL-8）
CXCR3	活化的记忆和新生 T 细胞；T（偏向 Th1）细胞，B 细胞	CXCL9（MIG），CXCL10（IP-10），CXCL11（I-TAC）
CXCR4	中性粒细胞，单核细胞，巨核细胞，CD34$^+$ 和前 B 细胞前体，静息和活化的 T 细胞，DCs	CXCL12（SDF-1α，SDF-1β）

续表

受体	受 体 表 达	趋化因子配体
CXCR5	B 淋巴细胞，T 淋巴细胞	CXCL13（BCA-1/BLC）
CXCR6	T 淋巴细胞	CXCL16（SR-PSOX）
CXCR7	B 淋巴细胞，T 淋巴细胞，Basos，单核细胞，NK 细胞	CXCL11（I-TAC），CXCL12（SDF-1α）
CX3CR1	单核细胞，DCs，$CD34^+$ 细胞，NK 细胞，淋巴结活化 T 辅助淋巴细胞，活化 B 细胞，和滤泡 DCs	CX3CL1（曲动蛋白 / 神经趋化因子）
XCR1	静息 T 细胞，NK 细胞	XCL1（淋巴细胞趋化因子 /SCM-1α/ATAC），XCL2（SCM-1β）
CCR1	单核细胞，Eos，嗜碱性粒细胞，活化 Neu 和 T 细胞，$CD34^+$ 细胞，未成熟 DCs	CCL3（MIP-1α），CCL5（RANTES），CCL7（MCP-3），CCL8（MCP-2），CCL13（MCP-4），CCL22（MDC），CCL23（MPIF-1）
	单核细胞，T 细胞（非 Neu，Eos，或 B 细胞）	CCL14（HCC-1），CCL15（HCC-2/MIP-5），CCL16（HCC-4/LEC）
CCR2	单核细胞，嗜碱性粒细胞，DCs，T 细胞，活化记忆 CD4 T 细胞，NK 细胞	CCL2（MCP-1），CCL7（MCP-3），CCL8（MCP-2），CCL13（MCP-4）
CCR3	Eos，胸腺细胞，嗜碱性粒细胞，DCs，活化记忆 CD4 T 细胞	CCL5（RANTES），CCL7（MCP-3），CCL8（MCP-2），CCL11（嗜酸性粒细胞趋化因子 -1），CCL13（MCP-4），CCL15（HCC-2/MIP-5），CCL24（嗜酸性粒细胞趋化因子 -2/MPIF-2），CCL26（嗜酸性粒细胞趋化因子 -3）
CCR4	活化 T 细胞，未成熟 DCs	CCL17（TARC）
	单核细胞衍生的 Dcs，活化 NK 细胞	CCL22（MDC）
	胸腺细胞（$CD3^+$，$CD4^+$，CD8 低）	CCL22（MDC）
CCR5	单核细胞，活化记忆 CD4 T 细胞	CCL5（RANTES），CCL8（MCP-2），CCL13（MCP-4），CCL14（HCC-1）
	未成熟 DCs，$CD34^+$ 细胞，NK 细胞	CCL3（MIP-1α），CCL4（MIP-1β）
	人类胸腺细胞	CCL4（MIP-1β）
CCR6	T 细胞，$CD34^+$ 衍生的树突状细胞	CCL20（MIP-3α/LARC/exodus-1）
CCR7	活化 T（新生和记忆 T 细胞）>B 淋巴细胞，NK 细胞亚群，$CD34^+$ 巨噬细胞祖细胞，成熟 DCs	CCL19（MIP-3β/ELC/exodus-3），CCL21（SLC/exodus-2/6Ckine）［6Ckine 在 B 细胞无活性］
CCR8	单核细胞，T（Th2）细胞，NK 细胞	CCL1（I309），CCL17（TARC）
CCR9	胸腺细胞，（$CD4^+/CD8^+$，$CD4^+/CD8^-$），活化巨噬细胞	CCL25（TECK）
CCR10	皮肤归巢记忆 T 细胞，CD4/CD8 细胞	CCL26（嗜酸性粒细胞趋化因子 -3），CCL27（CTACK/ILC/ESkine），CCL28（MEC）
CCR1 和 CCR3	中性粒细胞，单核细胞，淋巴细胞	CCL15（HCC-2/MIP-5）
未知	静息 T 细胞	CCL18（DC-CK1/PARC）
CCR3/CCR10	记忆淋巴细胞，Eos，IgA 幼浆细胞	CCL28（MEC）

6Ckine，具有 6 个半胱氨酸的趋化因子；ATAC，活化诱导的趋化因子相关分子；Baso，嗜碱性粒细胞；BCA，吸引 B 细胞的趋化因子；BLC，活化 Burkitt 淋巴瘤受体 1（BLR1）的 B 细胞归巢趋化因子；CTACK，皮肤 T 细胞吸引趋化因子；DC，树突状细胞；ELC，EBI1- 配体趋化因子；ENA，上皮细胞中性粒细胞活化蛋白；Eos，嗜酸性粒细胞；ESkine，胚胎干细胞趋化因子；GCP，粒细胞趋化蛋白；GRO，生长相关癌基因；HCC，人类 C-C 趋化因子；IL-8 对特定（$CD3^+$，$CD8^+$，$CD56^+$，$CD26^-$）T 细胞亚群有趋化作用；IP，干扰素诱导蛋白；I-TAC，干扰素诱导 T 细胞 α 趋化物；LARC，肝脏和活化调节趋化因子；LEC，肝脏表达趋化因子；MCP，单核细胞趋化蛋白；MDC，巨噬细胞衍生趋化因子，MDC 以一种 CCR3 和 CCR4 依赖方式对嗜酸性粒细胞有趋化作用；MEC，黏膜相关上皮细胞趋化因子；MIG，干扰素 -γ 诱导的单核因子；MIP，巨噬细胞炎症蛋白；MPIF，髓系祖细胞抑制因子；NAP，中性粒细胞活化肽；NK，天然杀伤细胞；PARC，肺和活化调节趋化因子；RANTES，活化调节的，正常 T 细胞表达和分泌的；SCM，单个 C 模块；SDF，基质细胞衍生因子；SLC，次级淋巴组织趋化因子，也称为 exodus-2 和 6Ckine；SR-PSOX，磷脂酰丝氨酸和氧化脂蛋白的清道夫受体；TARC，胸腺和活化调节的趋化因子；TECK，胸腺表达趋化因子。

这种趋化因子受体相互作用的冗余性和混乱的一个主要例外是 CXCL12/SDF-1α 与其受体 CXCR4 的特异结合，这种特异结合与细胞群的稳定维持有关，包括骨髓造血干细胞及其后代细胞[604,607]。虽然 CXCL12 还可与另一个趋化因子受体（CXCR7）结合[604,607]，小鼠基因剔除试验表明 CXCR4 或者 CXCL12 缺失导致胚胎期死亡[604]。CXCL12 由骨髓中的骨，内皮细胞，血管周网状细胞及一些造血细胞产生，而其受体 CXCR4 表达在各种不同的造血和成熟血细胞上[575,576,607,608]。CXCL12 和 CXCR4 在造血干细胞，定向祖细胞，和成熟细胞，包括中性粒细胞，树突状细胞，NK 细胞，和 T 淋巴细胞以及 B 淋巴细胞的转移过程中发挥作用[508,509,603,608]。由 CXCL12 和 CXCR4 驱动的归巢、定位和动员的细胞特异性还受其他趋化因子、黏附蛋白和金属蛋白酶的调节。这些分子与特定造血细胞类型，和（或）归巢和定居的器官，以及细胞被动员的器官相连[607,608]。例如，从外周组织迁移归巢的造血干细胞，其最初进入淋巴管就是由脂质趋化物鞘氨醇 -1- 磷酸（S-1-P）驱动的[515]。造血干细胞表达 S-1-P 受体，可对淋巴中高水平的 S-1-P 作出反应，而外周组织中的 S-1-P 则发生降解。

对骨髓和造血干细胞，人们已经利用抑制剂和抗体在小鼠和人的干细胞移植，以及小鼠联体共生做了大量试验，将人造血干细胞移植至免疫缺陷小鼠（如 NOD/SCID 小鼠）也使我们进一步了解了一些影响骨髓造血干细胞的多个因子间的相互作用。在 CXCL12 介导的造血干细胞归巢至骨髓起主要作用的两个黏附作用机制是造血干细胞上 $\alpha_4\beta_1$ 整合素和选择素配体，特别是 PSGL-1[575,576]，活化以及与它们在骨髓窦内皮细胞上的相应受体，VCAM-1，和 P- 及 E- 选择素的结合[528,576,609]。虽然 $\alpha_4\beta_1$ 整合素似乎是在造血干细胞归巢起始步骤中的主要整合素，其他整合素也有支持作用，包括骨髓中与纤连蛋白，MAdCAM-1，和层粘连蛋白结合的 $\alpha_5\beta_1$、$\alpha_4\beta_7$，和 $\alpha_6\beta_1$、$\alpha_6\beta_4$ 整合素[417,576]。在造血干细胞归巢中，E- 选择素配体似乎与 α_4 整合素而不是 P- 选择素配体协同作用[576]。而已经结合了 CXCL12 的 CXCR4 与造血干细胞上的 CD44 同等型（isoform）[610]，或者与另一个透明黏附蛋白如 RHAMM[588] 之间也存在类似的协同作用，这可使造血干细胞在归巢过程中黏附于透明质酸[576]。在富集了造血干细胞的脐带血中，内皮素［endolyn（CD164）］与 CXCR4，$\alpha_4\beta_1$ 和 $\alpha_5\beta_1$ 整合素之间的共定位和协同作用似乎可以增强造血干细胞对 CXCL12 反应而归巢至骨髓[584]。在造血干细胞上，CXCR4 也与受体相关 RhoGTPases 家族成员之一的 Rac1 共定位于脂质筏中[611]。RhoGTPases 家族有 2 个造血特异成员，Rac-2 和 RhoH，和其他更广泛表达的成员，如 Rac-1，Cdc42，和 RhoA，在造血干细胞中都是 CXCR4，β_1 整合素和 KIT 信号的下游效应分子[612]。各种 RhoGTPases 家族成员调控肌动蛋白多聚化，引起造血干细胞及其子代细胞生存，增殖，归巢，和动员所需要的细胞骨架改变。[612] 在造血干细胞的归巢中，由 CXCR4、β_1 整合素和 CD44 协同作用提供的 RhoGTPases 介导的信号可导致造血干细胞滚动、停止以及穿过骨髓窦内皮细胞。

一旦造血干细胞已经穿过髓窦内皮细胞，在 CXCL12 作用下，它们可在骨髓中进一步迁移。在小鼠移植试验中，利用荧光 SLAM- 标记鉴定造血干细胞，发现造血干细胞在骨髓腔中的归巢与骨髓中表达 CAR 量最高的网状细胞相关[137]。绝大多数 CAR 细胞位于血管周区域，也就是造血干细胞归巢处[50]。另一个对造血干细胞归巢至血管周区域有作用的因子，特别是在致死剂量照射后，是骨髓窦状内皮细胞表达的 CXCR4，它能够与循环 CXCL12 结合并将其转运至骨髓血管周间隙[608,613]。另一个造血干细胞归巢的部位是与血管周区域紧密相邻的骨内膜龛[613]，此处的成骨细胞和破骨细胞可产生大量的 CXCL12[221,612]。其余 25% 的造血干细胞归巢至骨髓其他部位[50,613]。所以，在骨髓已经发现了 2 个造血干细胞龛——血管周和骨内膜——与骨内膜处的造血干细胞相比，血管周区域的造血干细胞更加易于繁殖，分化，并动员入血[221,613-616]。

在骨髓，多种机制共同作用加强和稳定造血干细胞的定居，也就是维持造血干细胞在造血龛中。其中一个主要机制是通过分泌或者黏附至骨髓基质、或者表达在基质细胞上的 KIT 配体与造血干细胞上的受体 c-KIT 结合。c-KIT 或者 KIT 配体缺失，引起造血干细胞归巢至胎肝的能力受损，KIT 配体与 CXCL12 在胎肝协同起趋化吸引作用，而在骨髓，因为 c-KIT 上调造血干细胞整合素 $\alpha_4\beta_1$ 和 $\alpha_5\beta_1$ 表达，如果 c-KIT 或者 KIT 配体缺失，造血干细胞不能停留在骨髓[618]。造血干细胞的 β_1 整合素也可结合骨桥蛋白，骨桥蛋白又与其他基质蛋白结合，如纤连蛋白和胶原蛋白。同样，造血干细胞上的 CD44 与骨髓基质中的透明质酸、纤连蛋白和胶原结合[220]。在造血干细胞上的 2 个受体在造血干细胞居留在骨内膜龛的过程中起作用，它们是在与胶原有效结合中所需要的钙敏感受体[619] 和 Tie 家族受体激酶[620]，特别是 Tie-2 受体[621]，可在造血干细胞整合素与其在成骨细胞上表达的配体，即血管生成蛋白 -1，结合后介导与纤连蛋白的结合。富集了长期再种植静息期造血干细胞的骨髓 SP 细胞有 β_3 整合素高表达，很可能是 $\alpha_V\beta_3$，这提示可能存在另一个有利于造血干细胞在骨髓居留的整合素 - 基质蛋白相互作用[622]。造血干细胞在骨内膜龛居留的一个机制是通过邻近成骨细胞产生的 TPO 长期维持造血干细胞[623,624]。TPO 与其受体结合可诱导造血干细胞处于静息期，而缺乏 TPO 则导致细胞进入分裂周期，并出现长期进行性造血干细胞缺乏[623,624]。

细胞增殖和成熟

在出生后，不管在什么部位，造血干细胞都会继续进行自我更新的细胞分裂，但是在小鼠发育的第 3~4 周（相当于人的 2~4 岁），造血干细胞转换成只在成人发生的特征性的细胞周期静息[625]。这种转换似乎是内在性的，并使造血干细胞向髓系分化的潜能降低[625]。在成人骨髓，特别在骨内膜龛，造血干细胞有多种刺激可诱导细胞周期静息。根据血管生成素 -1/Tie-2，和 KIT 配体 /c-KIT 活性，这些刺激包括：高浓度 CXCL12 及其与 CXCR4 的结合，低浓度 CD34、足萼糖蛋白 和内皮细胞聚糖；TPO 与 MPL 的结合；与基质蛋白的各种结合，如骨桥蛋白、纤连蛋白和纤丝蛋白（fibulin）[461,618,621]。与骨内膜龛外的造血干细胞相比较，与骨内膜紧密相连的造血干细胞具有更大的增殖潜能，以及骨髓归巢和长期重建造血的能力[626]。

在小鼠移植试验中，细胞周期状态具有非常重要的意义，因为处于 G_0/G_1 期的造血干细胞移植效率和长期存活率高，而处于 S，G_2，或者 M 期的造血干细胞移植效率和长期存活率低[625,627,628]。用 BrdU 长期标记法发现，代表传统和 SLAM 造血干细胞标记的 $lin^-Sca^+KIT^+CD150^+CD48^-CD34^-$ 表型的小鼠造血干细胞位于骨内膜和骨髓中央区域，具有最大造血重建能力[629]。这些造血干细胞特别沉寂，据估计，在整个成熟小鼠的生命过程中只分裂4~5次。然而，这些细胞中的绝大多数在受应急刺激后，能够在1或2天内进入细胞周期并被动员。这些刺激包括给予G-CSF，或者5-氟尿嘧啶(5-FU)[629]。但是在这些细胞归巢并重新定居于骨髓后，几乎所有细胞都恢复至深沉的细胞静息状态，这表明造血干细胞的长期重建能力提供了大量造血干细胞储存，随时可对刺激做出反应，但只有在应急情况下才会被动员[629]。

外来刺激通过诱导3个D-细胞周期蛋白(cyclin)家族成员中的一个或者多个促进细胞进入细胞周期。在G_1期，D1、D2和D3细胞周期蛋白与2个细胞周期蛋白依赖性激酶(cdk)，cdk-4和cdk-6形成复合物，使视网膜母细胞瘤蛋白(pRB)及相关E2F转录因子抑制蛋白磷酸化，可促使细胞从G_1期进入S期。虽然早期多潜能祖细胞，短期再种植细胞和粒系-红系-单核系-巨噬细胞系集落形成单位的增殖速率相对较低，但与造血干细胞的几乎不分裂相比较，其分裂增殖速率已经大大提高了。在基因剔除小鼠中，缺乏所有3个D细胞周期蛋白，或者缺乏cdk-4和cdk-6激酶的小鼠在胚胎肝脏定向造血期表现特异的致死性的造血障碍。在这两种基因剔除小鼠模型中，造血干细胞数量很少降低或者根本没有减少，但是多能祖细胞严重下降，表明在造血干细胞定向分化至祖细胞过程中，需要这些细胞周期调节因子来增加祖细胞的增殖[631,632]。

如以上章节讨论骨髓各个细胞类型时所描述的，当多能祖细胞分裂时，其向各系分化的潜能通过不同转录因子调节而逐渐受到限制。单一细胞系祖细胞进一步增加处于细胞周期的细胞比例，到CFU-E、CFC-G的晚期，以及更加成熟的造血细胞前体细胞阶段，绝大多数细胞均处于S、G_2和M期[627]。使造血细胞分裂增加的细胞外刺激可能有两个来源，即可溶性造血细胞因子和祖细胞与骨髓其他细胞和基质的局部相互作用。造血细胞因子包括远处器官产生的如EPO，或者各种不同器官包括骨髓产生的，如TPO、GM-CSF和G-CSF[633]。后面这些造血细胞因子对其靶细胞具有多重作用，包括促进细胞生存、成熟和迁移，这对增加成熟细胞的产生并被募集到炎症部位非常重要[633]。在这些细胞因子中，已经证实M-CSF具有促进细胞分裂的作用，即促使巨噬细胞及其前体细胞从G_1期进入S期[634]。导致细胞进入S期的信号来自FMS，即M-CSF的受体，是由细胞周期蛋白D1和转录因子MYC介导的[635]。在晚期祖细胞和前体细胞的各种细胞相互作用中，已经有试验显示与成红细胞岛的中央巨噬细胞连接可促进红系祖细胞/前体细胞从G_1进入S期[478]。在红系分化的这些时期，这种巨噬细胞-红系细胞相互作用与红系细胞上的EPO的抗凋亡作用无关[478]。

成熟血细胞在从骨髓被释放之前停止细胞分裂，但血细胞成熟时引起细胞分裂停止的信号机制尚不明确。在可能介导终止细胞分裂的蛋白质中有Rb和几个细胞内细胞周期依赖性激酶，具体说是抑制cdk-4和cdk-6，以及cdk-2抑制蛋白(p21、p27和p57)的CIP/KIP家族的INK4蛋白(p15，p16，p18，p19)[627]。Rb基因剔除小鼠表现为在胎肝造血期与持续性进入细胞周期相关的致死性贫血，但是成红细胞凋亡似乎与线粒体生物转化障碍有关[628]。$p16^{INK4a}$在造血干细胞老化和凋亡中可能有潜在作用，这使得对其调节细胞周期活动的理解更加复杂化[636]。虽然有人提出p21和p27蛋白在TGF-β诱导的造血干细胞静息和晚期祖细胞的细胞增殖增加中发挥作用，但cdk-2基因剔除小鼠并不表现造血障碍[637]，说明随着细胞终末分化，还有其他细胞周期蛋白参与细胞分裂的终止。

细胞凋亡是骨髓中调节细胞群的主要手段。因为增殖细胞群呈指数扩张，细胞死亡对后代细胞数量有巨大影响[638]。所以，通过凋亡调节造血细胞群提供了及时和大幅度地改变血细胞生成的机制。在造血细胞分化的各个时期，要依赖特定的造血细胞因子来预防凋亡。细胞因子依赖性细胞对造血细胞因子的敏感性变化范围很大，如在红细胞和EPO中所见，这可导致细胞差异性生存，对细胞因子的反应也可分成不同级别。基因剔除小鼠试验已经鉴定到Bcl-2家族的特定蛋白质，是骨髓造血细胞群维持稳态中，调节内源性或线粒体凋亡途径的主要调节蛋白[640,641]。Bcl-2家族中的抗凋亡成员(Bcl-2、$Bcl\text{-}X_L$、Mcl-1和A1)通过防止孔形成家族成员，Bax和Bak引起的线粒体去极化而稳定线粒体膜[640,641]。抗凋亡家族成员也被促凋亡的调节家族成员所拮抗，包括只含有BH3结构域的Bcl-2蛋白，如Bim、Bid、Nix和Puma。

在造血干细胞和多能祖细胞，Mcl-1可防止细胞凋亡，而KIT配体刺激可增加Mcl-1表达[642]。在单系祖细胞晚期，仍然需要Mcl-1维持中性粒细胞，和B淋巴细胞以及T淋巴细胞的生存，但是在这些祖细胞中Bim和Puma的表达可拮抗Mcl-1的作用，提供了一种清除特定细胞的机制，如自反应性B和T淋巴细胞[640,641]。正常中性粒细胞需要A1维持生存[643]。红系则需要$Bcl\text{-}X_L$防止晚期成红细胞凋亡[644]，此外促凋亡的Nix蛋白也在红系表达[645]。调节红系生成的促凋亡和抗凋亡刺激的序贯出现说明通过生存和分化调节红系细胞稳定的相互作用既重叠又相互协作。在中度失血后，进入细胞周期和发生自我更新的造血干细胞比例增加[646]。在BFU-E到CFU-E阶段，KIT配体和糖皮质激素协同作用，根据红细胞生成的需求促进细胞增殖[647]。然而，因为CFU-E依赖EPO，KIT配体和EPO共同作用，分别增强CFU-E的增殖和生存[648]。EPO可防止CFU-E直到中幼红细胞阶段的细胞凋亡，其机制并不是通过上调抗凋亡的$Bcl\text{-}X_L$，但是其上调$Bcl\text{-}X_L$后可防止晚期产生血红蛋白的成红细胞的凋亡[644]。在很晚期成红细胞和网织红细胞表达的促凋亡蛋白Nix在靶向线粒体进行自噬(autophagy)非毒性清除中起重要作用[649,650]。

人们已经建立了各种各样的模型来解释在维持血细胞稳定，或者在血细胞生成增加或减少时每一种细胞类型生成的速率。其中一种人骨髓稳态模型建立在骨髓涂片和切片基础上，将骨髓样本进行分类计数与注射的放射活性铁含量相关联，并进行了一些假设和估算，数据总结(表4-4)与很多其他研究正常骨髓细胞含量和动力学的结果相符。在病理情况下，如感染，炎症，或者造血细胞发育不良，造血祖细胞的增殖和分化可受到在正常造血发育过程中没有作用的微生物产物，细胞因子，和细胞相互作用的影响。例如，感染可在没有造血细胞因子参与的情况下使髓系细胞生成增加。造血干细胞及其髓系和淋巴系子代细胞具有多种TLR受体(toll-like receptors，TLRs)，可与特定细菌或者病毒分子结合[652,653]。TLRs的活化导致髓系细胞增殖和分化增加，特别是单核/巨噬细胞系，还可使淋巴细胞向树突状细胞表型分化[652,654]。虽然TLR活化可增加造血细胞因子，造血细胞对TLR活化的直接反应使占主导地位的髓系转录因子C/EBPα转换成C/EBPβ。C/EBPα通过造血细胞因子介导造血稳态，而C/EBPβ介导对TLR活化的应急反应[655]。在对TLR活化的反应中，成熟中性粒细胞由于Mcl-1

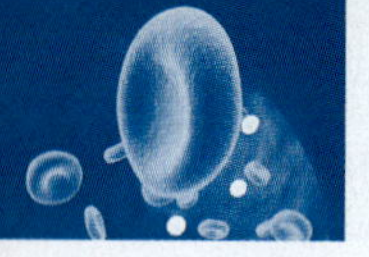
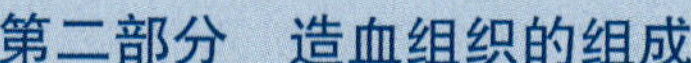

增高而 Bad 活性下降使细胞凋亡减少[653]。在造血细胞中另一个细胞凋亡的途径是像 FAS 配体，TNFα 和 TRAIL 之类的配体的特定死亡结构域受体的激活。尽管这些配体通常是与病理情况相关，例如可能在慢性疾病的贫血中发挥作用，但是也有人提出这些配体在正常造血中也有调节作用[656]。

表 4-4 正常前体细胞动力学

细胞类型	骨髓		
	数量（细胞数 /kg）	停留时间（天）	生产率[细胞数 /（kg·天）]
Ⅰ. 红细胞			
成红细胞	$5.3 \cdot 10^9$	约 5.0	$3.0 \cdot 10^9$
网织红细胞	$8.2 \cdot 10^9$	2.8	$3.0 \cdot 10^9$
Ⅱ. 巨核细胞	$15.0 \cdot 10^6$	约 7.0	$2.0 \cdot 10^6$
Ⅲ. 粒细胞			
增殖池	$2.1 \cdot 10^9$	约 5.0	$0.85 \cdot 10^9$
有丝分裂后池	$5.6 \cdot 10^9$	6.6	$0.85 \cdot 10^9$

细胞释放

细胞从骨髓的迁移发生在外膜细胞之间，以及通过内皮细胞在细胞移行时形成的通道。电镜图片显示部分穿过内皮细胞的白细胞在穿透内皮细胞胞质进入窦腔时发生明显变形（图 4-7）[657]。与网织红细胞相似，白细胞也在内皮细胞连接处附近穿出[479]。粒细胞核，通常为分叶核，在穿过移行孔时并不需要像单核细胞或者淋巴细胞核那样明显变形[657]。白细胞穿越内皮细胞的迁移可能与白细胞从血液迁移并进入炎症部位有关，如在黏附和归巢一节描述的那样，因为骨髓窦状内皮细胞持续表达黏附蛋白，包括 VCAM-1、ICAM-1 和 E- 以及 P- 选择素；这些黏附蛋白在炎症时上调[509]。骨髓中未成熟的粒细胞通过凝集素样黏附分子锚定在外膜网状细胞上。在成熟过程中或者在活化后，这些分子逐渐丢失（如 L- 选择素脱落），使细胞可向窦壁移动[658]。成熟过程中的骨髓髓系细胞表面的糖蛋白可发生一过性改变（CD11b 和 CD18 的 α-2,6 唾液酸化增加）可导致基质和纤连蛋白黏附降低，有利于与内皮细胞接触和细胞外移[659]。给予补体成分 C5a 和 G-CSF 可通过改变整合素（G-CSF 使 CD11a 降低）并降低 L- 选择素的表达（两者同时用）而募集中性粒细胞[660,661]。在缺失 2 个或者所有 3 个选择素的小鼠得到类似的结果，强调了在募集中性粒细胞时，选择素具有必不可少的作用[662]。

一些释放因子，包括 G-CSF[663,664]、GM-CSF[665]、补体成分 C3e[666]、酵母聚糖活化的含血浆补体片段[667]、糖皮质激素[668]、雄激素类固醇[669]和内毒素[670]等可能在启动骨髓粒细胞迁出过程中发挥作用。IL-8 可使骨髓静脉窦中的中性粒细胞快速释放入血液循环[671]。在大鼠模型中，通过股动脉注射细胞释放因子，并通过股静脉收集中性粒细胞，炎症部位产生的趋化因子 CXCL2（MIP-2）和 CXCL1（KC）诱导快速选择性中性粒细胞从骨髓向外周血迁移。阻断或者抑制 α_4 整合素组分，β_2 整合素组分，或者催化迁移造血干细胞 L- 选择素脱落的脱落酶（sheddase）的实验表明，中性粒细胞上高表达的 VLA-4 与窦状内皮细胞上的 VCAM-1 的相互作用是穿越内皮细胞移行所必需的，而 L- 选择素的脱落则没有作用，β_2 整合素的结合有助于中性粒细胞留在骨髓[672]。阻断中性粒细胞酶，基质金属蛋白酶 -9（MMP-9），对趋化因子诱导的中性粒细胞迁移没有作用[673]。CXCL2 和 CXCL1- 诱导的迁移与 G-CSF 诱导的快速选择性中性粒细胞从骨髓迁移相协同；G-CSF 通过阻碍骨髓 CXCL12 与中性粒细胞上的 CXCR4R 相互作用介导细胞迁移[675]。在一个类似的豚鼠后腿模型中，在过敏炎症部位产生的 IL-5 和嗜酸性粒细胞活化趋化因子（eotaxin）可诱导快速和选

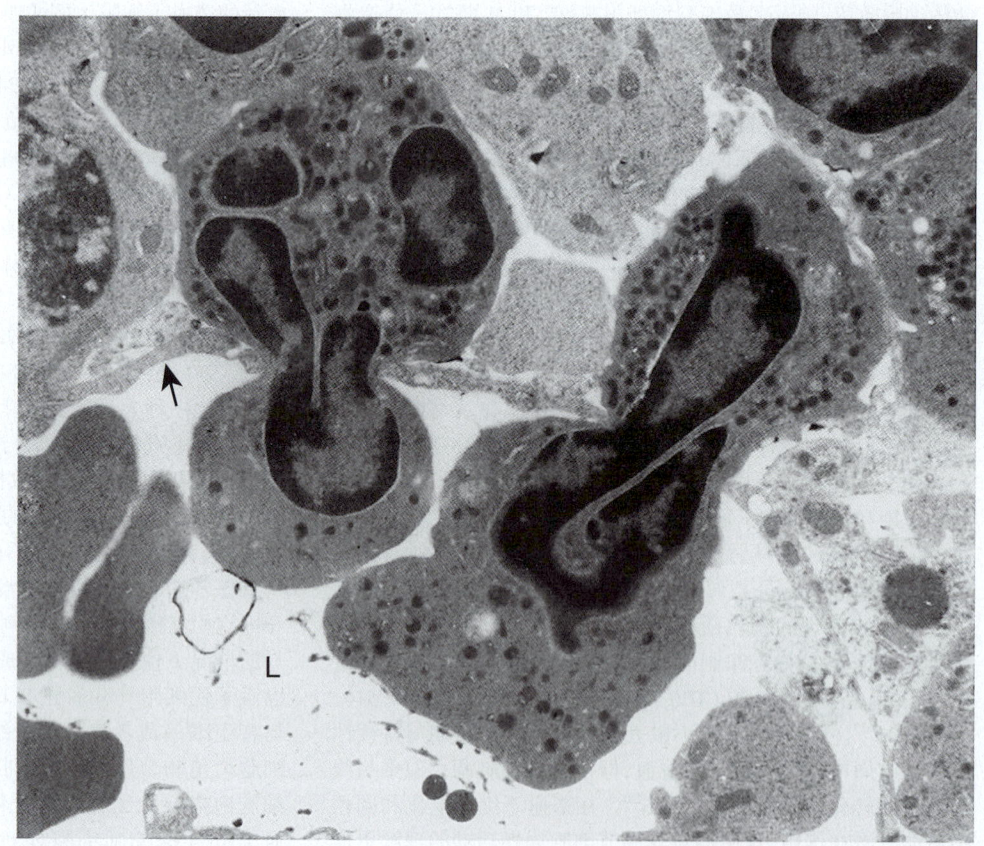

图 4-7 小鼠股骨透射电镜图。显示髓窦腔（L）。内皮细胞胞质将造血空间与窦腔分开（箭头）。可见 2 个中性粒细胞穿越窦壁。注意在穿过内皮细胞时变形使腰部变窄。移行的细胞在窦腔里的部分颗粒少。而其余部分颗粒多，可能反映了在伪足形成过程中凝胶化 - 溶胶化过程的转化。

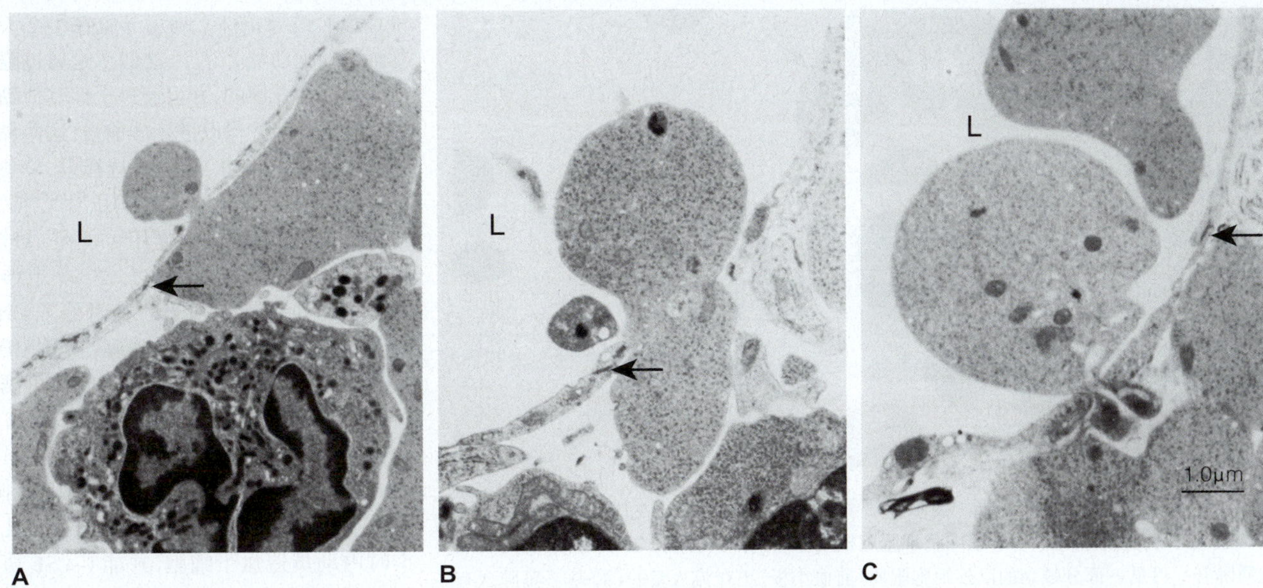

图 4-8　小鼠股骨骨髓透射电镜图。网织红细胞脱出时的组合图。A. 骨髓网织红细胞的小突起伸入窦腔(L)。B. 网织红细胞脱出，细胞大约有一半在窦腔中。C. 网织红细胞基本上完全在窦腔中。细胞是通过内皮细胞结合处旁边的移行孔脱出的(箭头所指为内皮细胞结合处)。

择性嗜酸性粒细胞从骨髓迁移进入血液；IL-5 和嗜酸性粒细胞活化趋化因子同时用则有协同作用[676]。CCL11(eotaxin)单独用诱导嗜酸性粒细胞祖细胞和成熟嗜酸性粒细胞迁移[676]。迁移途径是穿过内皮细胞，阻断实验表明 β_2 整合素结合促进嗜酸性粒细胞从骨髓迁移进入血液，而 α_4 整合素结合则有利于嗜酸性粒细胞留在骨髓[677]。前列腺素 D_2(PDG_2)是过敏炎症部位的肥大细胞产生的，在豚鼠模型中，它可诱导快速和选择性的嗜酸性粒细胞从骨髓迁移进入血液[678]。嗜酸性粒细胞对两类 PDG_2 受体有反应，Th2 上的趋化吸引受体 - 同源分子(CRHTH2)和 D-型前列腺素类(DP)受体[678]。

网织红细胞的释放因子一直很难找到。外膜网状细胞胞质是内皮细胞腔下表面上网织红细胞的屏障[679]。静脉切开放血，苯肼诱导的溶血性贫血，以及 EPO 可导致覆盖髓窦表面的外膜细胞层明显减少，这有助于细胞通过内皮细胞移出[680]。网织红细胞依靠跨膜压力梯度驱动它穿过内皮细胞孔离开骨髓(图 4-8)[679,680]。骨髓窦内的压力是脉动的，细胞脱出所需要的足够的压力可能只是一过性的[681]。所有这些推测都是建立在一个被动释放机制上，部分原因是成熟网织红细胞虽然比老的网织红细胞变形性好[682]，但它自身不能运动，新生网织红细胞根本不可能主动迁移通过内皮细胞。

血小板的释放是由巨核细胞胞质伸入骨髓窦内皮细胞的近腔面，直到形成一个孔隙(图 4-9)。胞质通过这一孔隙流入骨髓窦，最终与巨核细胞胞体分离，形成多血小板片段或前血小板(图 4-10)[488]。前血小板通常呈线形豆状结构，常见于骨髓窦腔内[493]。窦内血流的剪切力将一些前血小板打碎成单个血小板[454,455,500]。在释放血小板后，巨核细胞核留在骨髓，并被吞噬或降解[683]。

在正常血液细胞浓缩中偶尔可见未成熟粒细胞和巨核细胞核，或者完整的巨核细胞[684]。在正常情况下有核红细胞很少离开骨髓。在血液循环中见不到成红细胞可能是因为脾脏能够扣留有核红细胞并使其脱核。晚期中幼粒细胞和晚幼粒细胞能够移动，对趋化因子有反应，并能变形(当然不如成熟中性

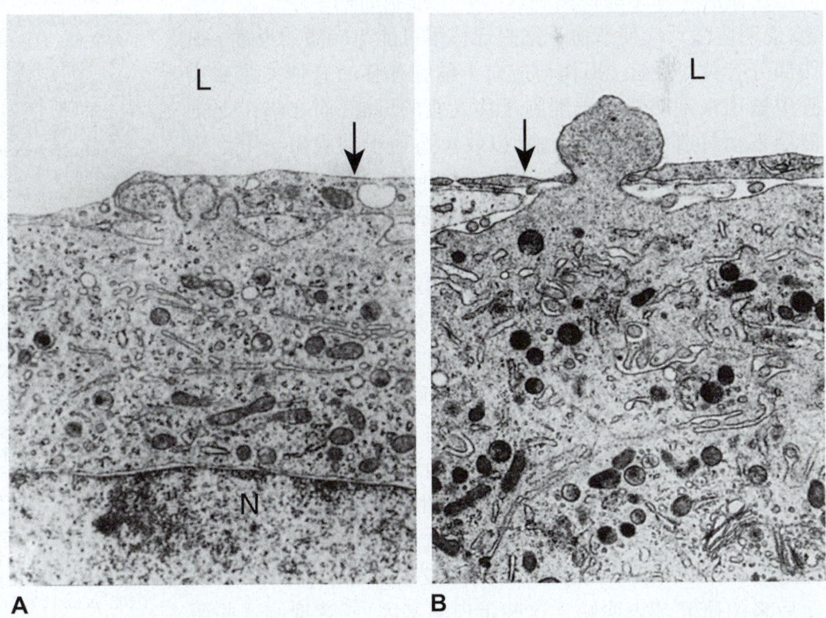

图 4-9　小鼠股骨骨髓透射电镜图。A. 显示骨髓窦的腔(L)。箭头所示为髓窦内皮细胞胞质的薄层。N 表示巨核细胞胞核，其胞质在窦腔下 3 个地方伸入内皮细胞胞质。B. 箭头所示为髓窦内皮细胞胞质的薄层。内皮细胞在 2 处变薄形成双层。巨核细胞胞质的一个小突起已经在内皮细胞形成了一个孔隙，并已进入窦腔(L)。胞质通过这一孔隙将前血小板输送入窦腔。

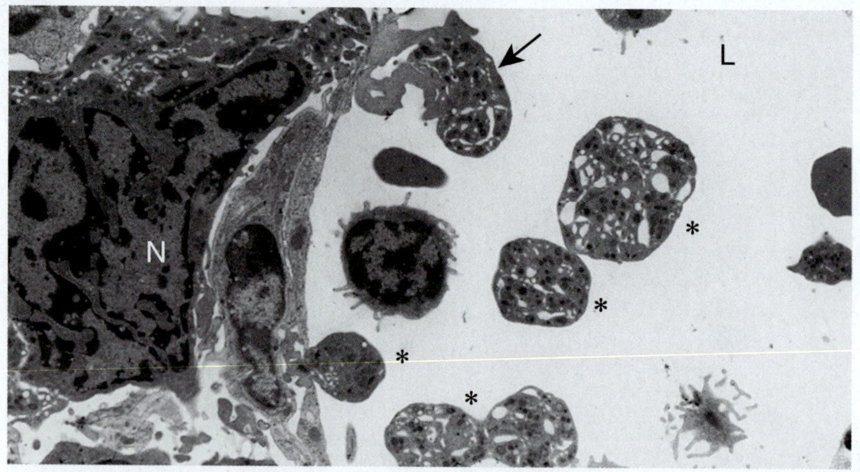

图 4-10 小鼠股骨骨髓透射电镜图。显示骨髓窦腔(L)和基本上脱完了细胞质的巨核细胞胞核(N)。巨核细胞胞核与一个外膜网状细胞胞核毗邻;后者与骨髓窦之间被薄层的内皮细胞胞质隔开。可见一部分残余的巨核细胞胞质(前血小板)正在流入窦腔(箭头)。窦腔含有几个前血小板(星号 *)。可将前血小板的大小与窦内的淋巴细胞比较。前血小板的豆形和三维结构也可在图 4-6 的扫描电镜图中观察到。

粒细胞),所以,有时也能通过正常机制离开骨髓。骨髓被肿瘤细胞侵袭或者被纤维组织替代与循环中大量增加的未成熟细胞有关。骨髓窦壁的完整性被破坏使骨髓结构受损可使细胞进入循环受到较少限制。肿瘤细胞释放趋化细胞因子(趋化因子),这说明了肿瘤细胞为什么容易离开骨髓[685]。

在正常稳态情况下,总有极少数造血干细胞离开骨髓进入血液[514,515,629]。在化疗或者药理剂量的 G-CSF 刺激下,很多造血干细胞被动员进入活跃的细胞周期[629],在归巢至骨髓前它们可迁移至血液。中等失血可刺激造血干细胞进入细胞周期,但是在血液中却不能检测到这些处于细胞周期中的造血干细胞,说明应激反应使造血干细胞迁移很可能与应激的炎症 / 损伤部分有关。炎症 / 损伤与造血干细胞迁移的这种关系在实验中被用来阐明造血干细胞迁移入血的机制,而在临床上则被用来动员造血干细胞入血,以收集造血干细胞用于干细胞移植。毫不奇怪,这些研究表明造血干细胞迁移的调节大都与造血干细胞归巢至骨髓并进入细胞周期静息期的机制正好相反。

很多造血生长因子都能够从骨髓动员造血干细胞入血,但是人们最了解和临床应用最广泛的是 G-CSF[576,686-688]。与其他生长因子类似,G-CSF 动员造血干细胞也需要几天时间才能达到最大效果。在归巢至骨髓和从骨髓迁移出去过程中均起主要决定作用的是造血干细胞上的 CXCR4 与骨髓中其配体 CXCL12 之间的相互作用。G-CSF 通过降低 CXCL12 诱导干细胞动员[689]。早期抑制剂研究认为中性粒细胞相关的酶类,如中性粒细胞弹性蛋白酶,组织蛋白酶 G,和 MMP-9,或者造血干细胞的 CD26/ 二肽酰肽酶使 CXCL12 发生降解[576,607,686,689]。然而后来的研究却表明缺乏这些蛋白酶基因,或者抑制这些蛋白酶却仍然观察到 G-CSF 诱导的 CXCL12 降低[690,691],这是由于肾上腺能神经系统抑制成骨细胞产生 CXCL12 所致[91,92]。成功研发出小分子 CXCR4 阻断剂,如 AMD-3100,已经为临床应用提供了更加快捷的动员造血干细胞的方式[687,688]。同样,阻断 α_4 整合素结合,或者剔除 α_4 整合素组分基因,在造血稳态和 G-CSF 诱导条件下均可导致在 1~2 天内造血干细胞动员[576,616]。这似乎是通过阻断 VLA-4 活性介导的,并可通过干涉其他黏附分子的结合活性得以进一步加强,这些黏附分子包括 β_2 整合素或者 E- 选择素,单独阻断这些分子的结合并没有作用[576,616,687,692]。这些 β_2 整合素的协同作用可能是通过作用于其他细胞间接发生的[576,693]。干涉另外两个造血干细胞归巢的黏附分子 CD44 和 KIT 配体的结果不太明确,应用 CD44 阻断抗体或者给予可溶性 KIT 配体可诱导造血干细胞动员,但是 CD44 或者 c-KIT 基因剔除却导致 G-CSF 动员下降[576,687,688]。CXCR2 受体的两个趋化因子配体,IL-8 和 GRO-β(在小鼠为 KC),能在几分钟至几个小时内动员造血干细胞,并能 G-CSF 协同作用,但是它们的作用更加复杂,因为是通过中性粒细胞以及其酶类,包括 MMP-9 介导的[607,687,688,694]。

翻译:刘建湘

参考文献

1. Testa NG, Molineux G: *Haemopoiesis: A Practical Approach*. IRL Press, New York, 1993.
2. Neuman E: Ueber die Bedeutung des Knochenmarks für die Blutbildung. *Cbl Med Wiss* 6:689, 1868.
3. Bizzozero G: Sulla fungione ematopoietica del midollo delle ossa. *Gazz Med Ital-Lomb* 46, 1868.
4. Neuman E: Du Role de la möelle des os dans la formation du sang. *C R Acad Sci (Paris)* 68:1112, 1869.
5. Mosler F: Klinische Symptome und Therapie der medullalären Leukemi. *Berl Klin Wochenschr* 13:233, 1876.
6. Arinkin MJ: Die intravitale Untersuchungsmetodik des Knochenmarks. *Folia Haematol Int Mag Klin Morphol Blutforsch (Leipzig)* 38:233, 1929.
7. Lajtha LG: The common ancestral cell, in *Blood Pure and Eloquent*, edited by MM Wintrobe, p 81. McGraw-Hill, New York, 1980.
8. Erslev AJ: Feedback circuits in the control of stem cell differentiation. *Am J Pathol* 65:629, 1971.
9. Trentin JJ: Determination of bone marrow stem cell differentiation by stroma hemopoietic inductive microenvironment (HIM). *Am J Pathol* 65:621, 1971.
10. Lemischka IR, Moore KA: Stem cells: Interactive niches. *Nature* 425:778, 2003.
11. Hackney JA, Charbord P, Brunk BP, et al: A molecular profile of a hematopoietic stem cell niche. *Proc Natl Acad Sci U S A* 99:13061, 2002.
12. Zhang J, Niu C, Ye L, et al: Identification of the haematopoietic stem cell niche and control of the niche size. *Nature* 425:836, 2003.
13. Calvi LM, Adams GB, Weibrecht KW, et al: Osteoblastic cells regulate the haematopoietic stem cell niche. *Nature* 425:841, 2003.
14. Weissman IL, Anderson DJ, Gage F: Stem and progenitor cells: Origins, phenotypes, lineage commitments, and transdifferentiations. *Annu Rev Cell Dev Biol* 17:387, 2001.
15. Dao MA, Arevalo J, Nolta JA: Reversibility of CD34 expression on human hematopoietic stem cells that retain the capacity for secondary reconstitution. *Blood* 101:112, 2003.
16. Kuci S, Wessels JT, Buhring HJ, et al: Identification of a novel class of human adherent CD34-stem cells that give rise to SCID-repopulating cells. *Blood* 101:869, 2003.
17. Ziegler BL, Valtieri M, Almeida-Porada G, et al: KDR receptor: A key marker defining hematopoietic stem cells. *Science* 285:1553, 1999.
18. Christensen JL, Weissman IL: Flk-2 is a marker in hematopoietic stem cell differentiation: A simple method to isolate long-term stem cells. *Proc Natl Acad Sci U S A* 98:14541, 2001.
19. Bhatia M: AC133 expression in human stem cells. *Leukemia* 15:1686, 2001.
20. Steidl U, Kronenwett R, Rohr UP, et al: Gene expression profiling identifies significant differences between the molecular phenotypes of bone marrow-derived and circulating human CD34+ hematopoietic stem cells. *Blood* 99:2037, 2002.
21. Ivanova NB, Dimos JT, Schaniel C, et al: A stem cell molecular signature. *Science* 298:601, 2002.
22. Baron MH: Embryonic origins of mammalian hematopoiesis. *Exp Hematol* 31:1160, 2003.
23. Mikkola HK, Gekas C, Orkin SH, Dieterlen-Lievre F: Placenta as a site for hematopoietic stem cell development. *Exp Hematol* 33:1048, 2005.
24. Dieterlen-Lièvre F: Emergence of haematopoietic stem cells during development. *C*

R Biol 330:504, 2007.
25. McGrath K, Palis J: Ontogeny of erythropoiesis in the mammalian embryo. *Curr Top Dev Biol* 82:1, 2008.
26. Migliaccio G, Migliaccio AR, Petti S, et al: Human embryonic hemopoiesis. Kinetics of progenitors and precursors underlying the yolk sac—Liver transition. *J Clin Invest* 78:51, 1986.
27. Snyder A, Fraser ST, Baron MH: Bone morphogenetic proteins in vertebrate hematopoietic development. *J Cell Biochem* 93:224, 2004.
28. Durand C, Robin C, Bollerot K, et al: Embryonic stromal clones reveal developmental regulators of definitive hematopoietic stem cells. *Proc Natl Acad Sci U S A* 104:20838, 2007.
29. Nishikawa SI: A complex linkage in the developmental pathway of endothelial and hematopoietic cells. *Curr Opin Cell Biol* 13:673, 2001.
30. Park C, Ma YD, Choi K: Evidence for the hemangioblast. *Exp Hematol* 33:965, 2005.
31. Jaffredo T, Nottingham W, Liddiard K, et al: From hemangioblast to hematopoietic stem cell: An endothelial connection? *Exp Hematol* 33:1029, 2005.
32. Huber TL, Kouskoff V, Fehling HJ, et al: Haemangioblast commitment is initiated in the primitive streak of the mouse embryo. *Nature* 432:625, 2004.
33. Zovein AC, Hofmann JJ, Lynch M, et al: Fate tracing reveals the endothelial origin of hematopoietic stem cells. *Cell Stem Cell* 3:625, 2008.
34. Burns CE, Traver D, Mayhall E, et al: Hematopoietic stem cell fate is established by the Notch-Runx pathway. *Genes Dev* 19:2331, 2005.
35. Nakagawa M, Ichikawa M, Kumano K, et al: AML1/Runx1 rescues Notch1-null mutation-induced deficiency of para-aortic splanchnopleural hematopoiesis. *Blood* 108:3329, 2006.
36. Marshall CJ, Sinclair JC, Thrasher AJ, Kinnon C: Bone morphogenetic protein 4 modulates c-Kit expression and differentiation potential in murine embryonic aorta-gonad-mesonephros haematopoiesis *in vitro*. *Br J Haematol* 139:321, 2007.
37. Robin C, Ottersbach K, Durand C, et al: An unexpected role for IL-3 in the embryonic development of hematopoietic stem cells. *Dev Cell* 11:171, 2006.
38. Almeida-Porada GD, Hoffman R, Manalo P, et al: Detection of human cells in human/sheep chimeric lambs with in vitro human stroma-forming potential. *Exp Hematol* 24:482, 1996.
39. Zanjani ED, Almeida-Porada G, Livingston AG, et al: Reversible expression of CD34 by adult human bone marrow long-term engrafting hematopoietic stem cells. *Exp Hematol* 31:406, 2003.
40. Gallacher L, Murdoch B, Wu DM, et al: Isolation and characterization of human CD34(−)Lin(−) and CD34(+)Lin(−) hematopoietic stem cells using cell surface markers AC133 and CD7. *Blood* 95:2813, 2000.
41. Gehling UM, Ergun S, Schumacher U, et al: *In vitro* differentiation of endothelial cells from AC133-positive progenitor cells. *Blood* 95:3106, 2000.
42. Takakura N, Watanabe T, Suenobu S, et al: A role for hematopoietic stem cells in promoting angiogenesis. *Cell* 102:199, 2000.
43. Wang L, Li L, Shojaei F, et al: Endothelial and hematopoietic cell fate of human embryonic stem cells originates from primitive endothelium with hemangioblastic properties. *Immunity* 21:31, 2004.
44. Cogle CR, Wainman DA, Jorgensen ML, et al: Adult human hematopoietic cells provide functional hemangioblast activity. *Blood* 103:133, 2004.
45. Bailey AS, Jiang S, Afentoulis M, et al: Transplanted adult hematopoietic stems cells differentiate into functional endothelial cells. *Blood* 103:13, 2004.
46. Nadin BM, Goodell MA, Hirschi KK: Phenotype and hematopoietic potential of side population cells throughout embryonic development. *Blood* 102:2436, 2003.
47. Scharenberg CW, Harkey MA, Tork-Storb B: The ABCG2 transporter is an efficient Hoechst 33342 efflux pump and is preferentially expressed by immature human progenitors. *Blood* 99:507, 2002.
48. Pearce DJ, Ridler CM, Simpson C, Bonnet D: Multiparameter analysis of murine bone marrow side population cells. *Blood* 103:2541, 2004.
49. Eaker SS, Hawley TS, Ramezani A, Hawley RG: Detection and enrichment of hematopoietic stem cells by side population phenotype. *Methods Mol Biol* 263:161, 2004.
50. Kiel MJ, Yilmaz OH, Iwashita T, et al: SLAM family receptors distinguish hematopoietic stem and progenitor cells and reveal endothelial niches for stem cells. *Cell* 121:1109, 2005.
51. Kim I, He S, Yilmaz OH, et al: Enhanced purification of fetal liver hematopoietic stem cells using SLAM family receptors. *Blood* 108:737, 2006.
52. Jackson KA, Mi T, Goodell MA: Hematopoietic potential of stem cells isolated from murine skeletal muscle. *Proc Natl Acad Sci U S A* 96:14482, 1999.
53. Bjornson CR, Rietze RL, Reynolds BA, et al: Turning brain into blood: A hematopoietic fate adopted by adult neural stem cells *in vivo*. *Science* 283:534, 1999.
54. Majka SM, Jackson KA, Kienstra KA, et al: Distinct progenitor populations in skeletal muscle are bone marrow derived and exhibit different cell fates during vascular regeneration. *J Clin Invest* 111:71, 2003.
55. Geiger H, True JM, Grimes B, et al: Analysis of the hematopoietic potential of muscle-derived cells in mice. *Blood* 100:721, 2002.
56. Issarachai S, Priestley GV, Nakamoto B, Papayannopoulou T: Cells with hemopoietic potential residing in muscle are itinerant bone marrow-derived cells. *Exp Hematol* 30:366, 2002.
57. Ratajczak MZ, Kucia M, Reca R, et al: Stem cell plasticity revisited: CXCR4-positive cells expressing mRNA for early muscle, liver and neural cells "hide out" in the bone marrow. *Leukemia* 18:29, 2004.
58. Zipori D: The stem state: Mesenchymal plasticity as a paradigm. *Curr Stem Cell Res Ther* 1:95, 2006.
59. Phinney DG, Prockop DJ: Concise review: Mesenchymal stem/multipotent stromal cells: The state of transdifferentiation and modes of tissue repair—Current views. *Stem Cells* 25:2896, 2007.
60. Colnot C, de la Fuente L, Huang S, et al: Indian hedgehog synchronizes skeletal angiogenesis and perichondrial maturation with cartilage development. *Development* 132:1057, 2005.
61. Cecchini MG, Hofstetter W, Halasy J, et al: Role of CSF-1 in bone and bone marrow development. *Mol Reprod Dev* 46:75, 1997.
62. Tavian M, Péault B: The changing cellular environments of hematopoiesis in human development in utero. *Exp Hematol* 33:1062, 2005.
63. Custer RP, Ahlfeldt FE: Studies on the structure and function of the bone marrow. *J Lab Clin Med* 17:960, 1932.
64. Gregersen MI, Rawson RA: Blood volume. *Physiol Rev* 39:307, 1969.
65. Christy M: Active marrow distribution as a function of age in humans. *Phys Med Biol* 26:389, 1981.
66. Babyn PS, Ranson M, McCarvelle ME: Normal bone marrow signal characteristics and fatty conversion. *Med Clin North Am* 6:473, 1998.
67. Huggins C, Blocksom BH Jr: Changes in outlying bone marrow accompanying a local increase in temperature within physiologic limits. *J Exp Med* 64:253, 1936.
68. Maniatis A, Tavassoli M, Crosby WH: Factors affecting the conversion of yellow to red marrow. *Blood* 37:581, 1971.
69. Crosby WH: Experience with injured and implanted bone marrow: Relation of function to structure, in *Hemopoietic Cellular Proliferation*, edited by F Stohlman Jr, p 87. Grune & Stratton, New York, 1970.
70. Ji X, Chen D, Xu C, et al: Patterns of gene expression associated with BMP-2-induced osteoblast and adipocyte differentiation of mesenchymal progenitor cell 3T3-F442A. *J Bone Miner Metab* 18:132, 2000.
71. Martin RB, Chow BD, Lucas PA: Bone marrow fat content in relation to bone remodeling and serum chemistry in intact and ovariectomized dogs. *Calcif Tissue Int* 46:189, 1990.
72. Brookes M: *The Blood Supply of Bone*. Butterworth, London, 1971.
73. Tavassoli M: Arterial structure of the bone marrow in rabbits with special reference to thin walled arteries. *Acta Anat (Basel)* 90:608, 1974.
74. Wilkins BS, Jones DB: Vascular networks within the stroma of human long-term bone marrow cultures. *J Pathol* 177:295, 1995.
75. Charbord P, Tavian M, Humeau L, Peault B: Early ontogeny of the human marrow from long bones: An immunohistochemical study of hematopoiesis and its microenvironment. *Blood* 87:4109, 1996.
76. Peichev M, Naiyer AJ, Pereira D, et al: Expression of VEGFR-2 and AC133 by circulating human CD34(+) cells identifies a population of functional endothelial precursors. *Blood* 95:952, 2000.
77. Hildebrand P, Cirulli V, Prinsen RC, et al: The role of angiopoietins in the development of endothelial cells from cord blood CD34+ progenitors. *Blood* 104:2010, 2004.
78. Wijelath ES, Rahman S, Murray J, et al: Fibronectin promotes VEGF-induced CD34 cell differentiation into endothelial cells. *J Vasc Surg* 39:655, 2004.
79. Lichtman MA: The ultrastructure of the hemopoietic environment of the marrow: A review. *Exp Hematol* 9:391, 1981.
80. Yamazaki K, Allen TD: Ultrastructural morphometric study of efferent nerve terminals on murine bone marrow stromal cells, and the recognition of a novel anatomical unit: The "neuro-reticular complex." *Am J Anat* 187:261, 1990.
81. Artico M, Bosco S, Cavallotti C, et al: Noradrenergic and cholinergic innervation of the bone marrow. *Int J Mol Med* 10:77, 2002.
82. Goto T, Yamaza T, Kido MA, et al: Light and electron microscopy study of the distribution of axon containing substance-P and the localization of neurokinin-1 receptor in bone. *Cell Tissue Res* 293:87, 1998.
83. Chenu C: Glutaminergic innervation in bone. *Microsc Res Tech* 58:70, 2002.
84. Cattoretti G, Schiro R, Orazi A, et al: Bone marrow stroma in humans: Anti-nerve growth factor receptor antibodies selectively stain reticular cells *in vivo* and *in vitro*. *Blood* 81:1726, 1993.
85. Rameshwar P, Gascon P: Substance P (SP) mediates production of stem cell factor and interleukin-1 in bone marrow stroma: Potential autoregulatory role for these cytokines in SP receptor expression and induction. *Blood* 86:482, 1995.
86. Rameshwar P, Zhu G, Donelly RJ, et al: The dynamics of bone marrow stromal cells in the proliferation of multipotent hematopoietic progenitors by substance P: An understanding of the effects of a neurotransmitter on the differentiating hematopoietic stem cell. *J Neuroimmunol* 121:22, 2001.
87. Hiramoto M, Aizawa S, Iwase O, et al: Stimulatory effects of substance P on CD34 positive cell proliferation and differentiation in vitro are mediated by the modulation of stromal cell function. *Int J Mol Med* 1:347, 1998.
88. Greeno EW, Mantyh P, Vercellotti GM, Moldow CF: Functional neurokin 1 receptors for substance P are expressed by human vascular endothelium. *J Exp Med* 177:1269, 1993.
89. Pelletier L, Angonin R, Regnard J, et al: Human bone marrow angiogenesis: In vitro modulation by substance P and neurokinin A. *Br J Haematol* 119:1083, 2002.
90. Afan AM, Broome CS, Nicholls SE, et al: Bone marrow innervation regulates cellular retention in the murine haematopoietic system. *Br J Haematol* 98:569, 1997.
91. Méndez-Ferrer S, Lucas D, Battista M, Frenette PS: Haematopoietic stem cell release is regulated by circadian oscillations. *Nature* 452:442, 2008.
92. Katayama Y, Battista M, Kao WM, et al: Signals from the sympathetic nervous system regulate hematopoietic stem cell egress from bone marrow. *Cell* 124:407, 2006.
93. Abboud CN, Liesveld JL, Lichtman MA: The architecture of marrow and its role in hematopoietic cell lodgement, in *The Hematopoietic Microenvironment*, edited by MW Long, MS Wicha, p 2. Johns Hopkins University Press, Baltimore, MD, 1993.
94. Tavassoli M, Shaklai M: Absence of tight junctions in endothelium of marrow sinuses: Possible significance for marrow cell egress. *Br J Haematol* 41:303, 1979.
95. Bankston PW, DeBruyn PPH: The permeability to carbon of the sinusoidal lining cells of the embryonic rat liver and rat bone marrow. *Am J Anat* 141:281, 1974.
96. Lichtman MA, Packman CH, Constine LS: Molecular and cellular traffic across the marrow sinus wall, in *Blood Cell Formation: The Role of Hemopoietic Microenvironment*, edited by M. Tavassoli, p 87. Humana Press, Clifton, NJ, 1989.
97. Kataoka M, Tavassoli M: Identification of lectin-like substances recognizing galacto-

syl residues of glycoconjugates on the plasma membrane of marrow sinus endothelium. *Blood* 65:1163, 1985.
98. Bussolino F, Colotta F, Bocchietto E, et al: Recent developments in the cell biology of granulocyte-macrophage colony-stimulating factor and granulocyte colony-stimulating factor: Activities on endothelial cells. *Int J Clin Lab Res* 23:8, 1993.
99. Koch AE, Burrows JC, Domer PH, et al: Monoclonal antibodies defining shared human macrophage-endothelial antigens. *Pathobiology* 60:59, 1992.
100. Penn PE, Jiang D-Z, Fei R-G, et al: Dissecting the hematopoietic microenvironment: IX. Further characterization of murine bone marrow stromal cells. *Blood* 81:1205, 1993.
101. Hasthorpe S, Bogdanovski M, Rogerson J, Radley JM: Characterization of endothelial cells in murine long-term marrow culture: Implication for hemopoietic regulation. *Exp Hematol* 20:386, 1992.
102. Perkins S, Fleischman RA: Stromal cell progeny of murine bone marrow fibroblast colony-forming units are clonal endothelial-like cells that express collagen IV and laminin. *Blood* 75:620, 1990.
103. van Buul JD, Mul FP, Van der Schoot CE, Hordijk PL: ICAM-3 activation modulates cell-cell contacts of human bone marrow endothelial cells. *J Vasc Res* 41:28, 2004.
104. Schweitzer KM, Drager AM, Van der Valk P, et al: Constitutive expression of E-selectin and vascular cell adhesion molecule-1 on endothelial cells of hematopoietic tissues. *Am J Pathol* 148:165, 1996.
105. Yao L, Yokota T, Xia L, et al: Bone marrow dysfunction in mice lacking the cytokine receptor gp130 in endothelial cells. *Blood* 106:4093, 2005.
106. Masek LC, Sweetenham JW, Whitehouse JMA, Schumacher U: Immuno-, lectin-, and enzyme-histochemical characterization of human bone marrow endothelium. *Exp Hematol* 22:1203, 1994.
107. Rafii S, Shapiro F, Rimarachin J, et al: Isolation and characterization of human bone marrow microvascular endothelial cells: Hematopoietic progenitor adhesion. *Blood* 84:10, 1994.
108. Villars F, Guillotin B, Amedee T, et al: Effect of HUVEC on human osteoprogenitor cell differentiation needs heterotypic gap junction communication. *Am J Physiol Cell Physiol* 282:C775, 2002.
109. Guillotin B, Bourget C, Remy-Zolgadri M, et al: Human primary endothelial cells stimulate human osteoprogenitor cell differentiation. *Cell Physiol Biochem* 14:325, 2004.
110. Mohle R, Salemi P, Moore MA, Rafii S: Expression of interleukin-5 by human bone marrow microvascular endothelial cells: Implications for the regulation of eosinophilopoiesis *in vivo*. *Br J Haematol* 99:732, 1997.
111. Huang WQ, Wang QR: Bone marrow endothelial cells secrete thymosin beta4 and AcSDKP. *Exp Hematol* 29:12, 2001.
112. Bordenave L, Georges A, Bareille R, et al: Human bone marrow endothelial cells: A new identified source of B-type natriuretic peptide. *Peptides* 23:935, 2002.
113. Delia D, Lampugnani MG, Resnati M, et al: CD34 expression is regulated reciprocally with adhesion molecules in vascular cells *in vitro*. *Blood* 81:1001, 1993.
114. Guo WX, Ghebrehiwet B, Weksler B, et al: Up-regulation of endothelial cell binding proteins/receptors for complement component C1q by inflammatory cytokines. *J Lab Clin Med* 133:541, 1999.
115. van Buul JD, Voermans C, Van den Berg V, et al: Migration of human hematopoietic progenitor cells across bone marrow endothelium is regulated by vascular endothelial cadherin. *J Immunol* 168:588, 2002.
116. Netelenbos T, Van den Born J, Kessler FL, et al: In vitro model for hematopoietic progenitor cell homing reveals endothelial heparan sulfate proteoglycans as direct adhesive ligands. *J Leukoc Biol* 74:1035, 2003.
117. Netelenbos T, Van den Born J, Kessler FL, et al: Proteoglycans on bone marrow endothelial cells bind and present SDF-1 towards hematopoietic progenitor cells. *Leukemia* 17:175, 2003.
118. Hillyer P, Mordelet E, Flynn G, Male D: Chemokines, chemokine receptors and adhesion molecules on different human endothelia: Discriminating the tissue-specific functions that affect leucocyte migration. *Clin Exp Immunol* 134:431, 2003.
119. Yun HJ, Jo DY: Production of stromal cell-derived factor-1 (SDF-1), and expression of CXCR4 in human bone marrow endothelial cells. *J Korean Med Sci* 18:679, 2003.
120. Imai T, Hieshima K, Haskell C, et al: Identification and molecular characterization of fractalkine receptor CX3CR1 which mediates both leukocyte migration and adhesion. *Cell* 91:521, 1997.
121. Nitschke L, Floyd H, Ferguson DJ, Crocker PR: Identification of CD22 ligands on bone marrow sinusoidal endothelium implicated in CD22-dependent homing of recirculating B cells. *J Exp Med* 189:1513, 1999.
122. Weiss L, Chen L-T: The organization of hemopoietic cords and vascular sinuses in bone marrow. *Blood Cells* 1:617, 1975.
123. Leblond PF, Chamberlain JK, Weed RI: Scanning electron microscopy of erythropoietin-stimulated bone marrow. *Blood Cells* 1:639, 1975.
124. Abboud CN, Duerst RE, Frantz CN, et al: Lysis of human fibroblast colony-forming cells and endothelial cells by monoclonal antibody (6–19) and complement. *Blood* 68:1196, 1986.
125. Simmons PJ, Torok-Storb B: Identification of stromal cell precursors in human bone marrow by a novel monoclonal antibody, STRO-1. *Blood* 78:55, 1991.
126. Labouyrie E, Dubus P, Groppi A, et al: Expression of neurotrophins and their receptors in human bone marrow. *Am J Pathol* 154:405, 1999.
127. Gronthos S, Simmons PJ: The growth factor requirements of STRO-1-positive human bone marrow stromal precursors under serum-deprived conditions in vitro. *Blood* 85:929, 1995.
128. Galmiche MC, Koteliansky VE, Briere J, et al: Stromal cells from human long-term marrow cultures are mesenchymal cells that differentiate following a vascular smooth muscle differentiation pathway. *Blood* 82:66, 1993.
129. Dennis JE, Charbord P: Origin and differentiation of human and murine stroma. *Stem Cells* 20:205, 2002.
130. Brown J, Greaves MF, Molgaard HV: The gene encoding the stem cell antigen, CD34 is conserved in mouse and expressed in haemopoietic progenitor cell lines, brain, and embryonic fibroblasts. *Int Immunol* 3:175, 1991.
131. Simmons PJ, Torok-Storb B: CD34 expression by stromal precursors in normal adult bone marrow. *Blood* 78:2848, 1991.
132. Dorshkind K, Green L, Godwin A, Fletcher WH: Connexin-43-type gap junctions mediate communication between bone marrow stromal cells. *Blood* 82:38, 1993.
133. Montecino RE, Leathers H, Dorshkind K: Expression of connexin 43(Gx43) is critical for normal hematopoiesis. *Blood* 96:917, 2000.
134. Durig J, Rosenthal C, Halfmeyer K, et al: Intercellular communication between bone marrow stromal cell and CD34+ haematopoietic progenitor cells is mediated by connexin 43-type gap junctions. *Br J Haematol* 111:416, 2000.
135. Rosendaal M, Jopling C: Hematopoietic capacity of connexin43 wild-type and knock-out fetal liver cells not different on wild-type stroma. *Blood* 101:2996, 2003.
136. Torok-Storb B, Iwata M, Graf L, et al: Dissecting the marrow micro-environment. *Ann N Y Acad Sci* 872:164, 1999.
137. Sugiyama T, Kohara H, Noda M, Nagasawa T: Maintenance of the hematopoietic stem cell pool by CXCL12-CXCR4 chemokine signaling in bone marrow stromal cell niches. *Immunity* 25:977, 2006.
138. Nagasawa T: The chemokine CXCL12 and regulation of HSC and B lymphocyte development in the bone marrow niche. *Adv Exp Med Biol* 602:69, 2007.
139. Kohara H, Omatsu Y, Sugiyama T, et al: Development of plasmacytoid dendritic cells in bone marrow stromal cell niches requires CXCL12-CXCR4 chemokine signaling. *Blood* 110:4153, 2007.
140. Weiss L, Geduldig U: Barrier cells: Stromal regulation of hematopoiesis and blood cell release in normal and stressed murine bone marrow. *Blood* 78:975, 1991.
141. Tavassoli M: Fatty evolution of marrow and the role of adipose tissue in hematopoiesis, in *Handbook of the Hemopoietic Microenvironment*, edited by M Tavassoli, p 157. Humana Press, Clifton, NJ, 1989.
142. Laharrague P, Larrouy D, Fontanilles AM, et al: High expression of leptin by human bone marrow adipocytes in primary cultures. *FASEB J* 12:747, 1998.
143. Benayahu D, Shamay A, Wientroub S: Osteocalcin (BGP), gene expression, and protein production by marrow stromal adipocytes. *Biochem Biophys Res Commun* 13:442, 1997.
144. McAveny KM, Gimble JM, Yu-Lee L: Prolactin receptor expression during adipocyte differentiation of bone marrow stroma. *Endocrinology* 137:5723, 1996.
145. Delikat S, Harris RJ, Galvani DW: IL-1 beta inhibits adipocyte formation in human long-term bone marrow culture. *Exp Hematol* 21:31, 1993.
146. Keller DC, Du XX, Srour EF, et al: Interleukin-11 inhibits adipogenesis and stimulates myelopoiesis in human long-term marrow cultures. *Blood* 82:1428, 1993.
147. Fantuzzi G, Fraggioni R: Leptin in the regulation of immunity, inflammation, and hematopoiesis. *J Leukoc Biol* 68:437, 2000.
148. Yokota T, Meka CS, Kouro T, et al: Adiponectin, a fat cell product, influences the earliest lymphocyte precursors in bone marrow cultures by activation of the cyclooxygenase-prostaglandin pathway in stromal cells. *J Immunol* 171:5091, 2003.
149. Thomas T, Gori F, Khosla S, et al: Leptin acts on human marrow stromal cells to enhance differentiation to osteoblasts and to inhibit differentiation to adipocytes. *Endocrinology* 140:1630, 1999.
150. Yokota T, Meka CS, Medina KL, et al: Paracrine regulation of fat cell formation in bone marrow cultures via adiponectin and prostaglandins. *J Clin Invest* 109:1303, 2002.
151. Yokota T, Meka CS, Kouro T, et al: Adiponectin, a fat cell product, influences the earliest lymphocyte precursors in bone marrow cultures by activation of the cyclooxygenase-prostaglandin pathway in stromal cells. *J Immunol* 171:5091, 2003.
152. Brakenhielm E, Veitonmaki N, Cao R, et al: Adiponectin-induced antiangiogenesis and antitumor activity involve caspase-mediated endothelial cell apoptosis. *Proc Natl Acad Sci U S A* 101:2476, 2004.
153. Zhou S, Eid K, Glowacki J: Cooperation between TGF-beta and Wnt pathways during chondrocyte and adipocyte differentiation of human marrow stromal cells. *J Bone Miner Res* 19:463, 2004.
154. Gimble JM, Morgan C, Kelly K, et al: Bone morphogenetic proteins inhibit adipocyte differentiation by bone marrow stromal cells. *J Cell Biochem* 58:393, 1995.
155. Chen TL, Shen WJ, Kraemer FB: Human BMP-7/OP-1 induces the growth and differentiation of adipocytes and osteoblasts in bone marrow stromal cell cultures. *J Cell Biochem* 82:187, 2001.
156. Li X, Cui Q, Kao C, et al: Lovastatin inhibits adipogenic and stimulates osteogenic differentiation by suppressing PPARgamma2 and increasing Cbfa1/Runx2 expression in bone marrow mesenchymal cell cultures. *Bone* 33:652, 2003.
157. Gevers EF, Loveridge N, Robinson IC: Bone marrow adipocytes: A neglected target tissue for growth hormone. *Endocrinology* 143:4065, 2002.
158. Duque G, Macoritto M, Kremer R: 1, 25(OH)2D3 inhibits bone marrow adipogenesis in senescence accelerated mice (SAM-P/6) by decreasing the expression of peroxisome proliferators-activated receptor gamma 2 (PPARgamma2). *Exp Gerontol* 39:333, 2004.
159. Okazaki R, Inoue D, Shibata M, et al: Estrogen promotes early osteoblast differentiation and inhibits adipocyte differentiation in mouse bone marrow stromal cell lines that express estrogen receptor (ER) alpha or beta. *Endocrinology* 143:2349, 2002.
160. Nuttal ME, Gimble JM: Controlling the balance between osteoblasto-genesis and adipogenesis and the consequent therapeutic implications. *Curr Opin Pharmacol* 4:290, 2004.
161. Lichtman MA: The relationship of stromal cells to hemopoietic cells in marrow, in *Long-Term Bone Marrow Culture*, edited by DG Wright, JS Greenberger, p 3. Liss, New York, 1984.
162. Seshi B, Kumar S, Sellers D: Human bone marrow stromal cell: Coexpression of markers specific for multiple mesenchymal cell lineages. *Blood Cells Mol Dis* 26:234, 2000.
163. Wilkins BS, Jones DB: Immunophenotypic characterization of stromal cells in aspirated human bone marrow samples. *Exp Hematol* 26:1061, 1998.

164. Takahashi GW, Moran D, Andrews DF III, Singer JW: Differential expression of collagenase by human fibroblasts and bone marrow stromal cells. *Leukemia* 8:305, 1994.
165. Liesveld JL, Abboud CN, Duerst RE, et al: Characterization of human marrow stromal cells: Role in progenitor cell binding and granulopoiesis. *Blood* 73:1794, 1989.
166. Li J, Sensebe L, Herve P, Charbord P: Nontransformed colony-derived stromal cell lines from normal human marrows: III. The maintenance of hematopoiesis from CD34+ cell populations. *Exp Hematol* 25:582, 1997.
167. Osmond DG, Kim N, Manoukina R, et al: Dynamics and localization of early B-lymphocyte precursor cells (pro-B cells) in the bone marrow of SCID mice. *Blood* 79:1695, 1992.
168. Moreau I, Duvert V, Caux C, et al: Myofibroblastic stromal cells isolated from human bone marrow induce the proliferation of both early myeloid and B lymphoid cells. *Blood* 82:2396, 1993.
169. Tamir M, Eren R, Globerson A, et al: Selective accumulation of lymphocyte precursor cells mediated by stromal cells of hemopoietic origin. *Exp Hematol* 18:332, 1990.
170. Lisovsky M, Braun SE, Ge Y, et al: Flt3-ligand production by human bone marrow stromal cells. *Leukemia* 10:1012, 1996.
171. Besmer P: Kit-ligand-stem cell factor, in *Colony-Stimulating Factors: Molecular and Cellular Biology*, edited by JM Garland, PJ Quesenberry, DJ Hilton, p 369. Marcel Dekker, New York, 1997.
172. Guerriero A, Worford L, Holland HK, et al: Thrombopoietin is synthesized by bone marrow stromal cells. *Blood* 90:3444, 1997.
173. Waring PM: Leukemia inhibitory factor, in *Colony-Stimulating Factors: Molecular and Cellular Biology*, edited by JM Garland, PJ Quesenberry, DJ Hilton, p 467. Marcel Dekker, New York, 1997.
174. Rodriguez Mdel C, Bernad A, Aracil M: Interleukin-6 deficiency affects bone marrow stromal precursors, resulting in defective hematopoietic support. *Blood* 103:3349, 2004.
175. Ueda T, Tsuji K, Yoshino H, et al: Expansion of human NOD/SCID repopulating cells by stem cell factor, Flk2/Flt3 ligand, thrombopoietin, Il-6, and soluble Il-6 receptor. *J Clin Invest* 105:1013, 2000.
176. Iwata M, Graf L, Awaya N, Torok-Storb B: Functional interleukin-7 receptors (IL-7Rs) are expressed by marrow stromal cells: Binding of IL-7 increases levels of IL-6, mRNA and secreted protein. *Blood* 100:1318, 2002.
177. Abboud SL, Bethel CR, Aron DC: Secretion of insulinlike growth factor I and insulin-like growth factor-binding proteins by murine bone marrow stromal cells. *J Clin Invest* 88:470, 1991.
178. Dormady SP, Zhang X-M, Basch RS: Hematopoietic progenitor cells grow on 3T3 fibroblast monolayers that overexpress growth arrest-specific gene-6 (GAS6). *Proc Natl Acad Sci U S A* 97:12260, 2000.
179. Hidalgo A, Sanz-Rodriguez F, Rodriguez-Fernandez JL, et al: Chemokine stromal cell-derived factor-1alpha modulates VLA-4 integrin-dependent adhesion to fibronectin and VCAM-1 on bone marrow hematopoietic progenitor cells. *Exp Hematol* 29:345, 2001.
180. Heberlein C, Friel J, Laker C, et al: Downregulation of c-kit (stem cell factor receptor) in transformed hematopoietic precursor cells by stroma cells. *Blood* 93:554, 1999.
181. Walker L, Lynch M, Silverman S, et al: The Notch/Jagged pathway inhibits proliferation of human hematopoietic progenitors in vitro. *Stem Cells* 17:162, 1999.
182. Van Den Berg DJ, Sharma AK, Bruno E, Hoffman R: Role of members of the Wnt gene family in human hematopoiesis. *Blood* 92:89, 1998.
183. Tordjman R, Ortega N, Coulombel L, et al: Neuropilin-1 is expressed on bone marrow stromal cells: A novel interaction with hematopoietic cells? *Blood* 94:2301, 1999.
184. Filshie RJ, Zannettino AC, Makrynikola V, et al: MUC18, a member of the immunoglobulin superfamily, is expressed on bone marrow fibroblasts and a subset of hematological malignancies. *Leukemia* 12:414, 1998.
185. Zannettino ACW, Buhring H-J, Niutta S, et al: The sialomucin CD164 (MCG-24v) is an adhesive glycoprotein expressed by human hematopoietic progenitors and bone marrow stromal cells that serves as a potent negative regulator of hematopoiesis. *Blood* 92:2613, 1998.
186. Cortes F, Deschaseauz F, Uchida N, et al: HCA, an immunoglobulin-like adhesion molecule present on the earliest human hematopoietic precursor cells, is also expressed by stromal cells in blood-forming tissues. *Blood* 93:826, 1999.
187. Garcia R, Agular J, Alberti E, et al: Bone marrow stromal cells produce nerve growth factor and glial cell line–derived neurotrophic factors. *Biochem Biophys Res Commun* 316:753, 2004.
188. Padovan CS, Jahn K, Birnbaum T, et al: Expression of neuronal markers in differentiated marrow stromal cells and CD133+ stem-like cells. *Cell Transplant* 12:839, 2003.
189. Song S, Kamath S, Mosquera D, et al: Expression of brain natriuretic peptide by human bone marrow stromal cells. *Exp Neurol* 185:191, 2004.
190. Denhardt DT, Noda M, O'Regan AW, et al: Osteopontin as a means to cope with environmental insults: Regulation of inflammation, tissue remodeling, and cell survival. *J Clin Invest* 107:1055, 2001.
191. Iwata M, Awaya N, Graf L, et al: Human marrow stromal cells activate monocytes to secrete osteopontin, which down-regulates Notch 1 gene expression in CD34+ cells. *Blood* 103:4496, 2004.
192. Kumano K, Chiba S, Kunisato A, et al: Notch1, but not Notch2, is essential for generating hematopoietic stem cells from endothelial cells. *Immunity* 18:699, 2003.
193. Ueno H, Sakita-Ishikawa M, Morikawa Y, et al: A stromal cell-derived membrane protein that supports hematopoietic stem cells. *Nat Immunol* 4:457, 2003.
194. Moore KA, Pytowski B, Witte L, et al: Hematopoietic activity of a stromal cell transmembrane protein containing epidermal growth factor-like repeat motifs. *Proc Natl Acad Sci U S A* 94:4011, 1997.
195. Bauer SR, Ruiz-Hildalgo MJ, Rudikoff EK, et al: Modulated expression of the epidermal growth factor-like homeotic protein dlk influences stromal-cell-pre-B-cell interactions, stromal cell adipogenesis, and preB-cell interleukin-7 requirements. *Mol Cell Biol* 18:5247, 1998.
196. Ohno N, Izawaa A, Hattori M, et al: Dlk inhibits stem cell factor-induced colony formation of murine hematopoietic progenitors. Hes-1 independent effects. *Stem Cells* 19:7109, 2001.
197. Miller SC, De Saint-Georges L, Bowman BM, Jee WS: Bone lining cells: Structure and function. *Scanning Microsc* 3:953, 1989.
198. Sillaber C, Walchshofer S, Mosberger I, et al: Immunophenotypic characterization of human bone marrow endosteal cells. *Tissue Antigens* 53:559, 1999.
199. Saito T, Albelda SM, Brighton CT: Identification of integrin receptors on cultured human bone cells. *J Orthop Res* 12:384, 1994.
200. Gong J: Endosteal marrow: A rich source of hematopoietic stem cells. *Science* 199:1443, 1978.
201. Nilsson SK, Haylock DN, Johnston HM, et al: Hyaluronan is synthesized by primitive hemopoietic cells, participates in their lodgement at the endosteum following transplantation, and is involved in the regulation of their proliferation and differentiation in vitro. *Blood* 101:856, 2003.
202. Park SR, Oreffo RO, Triffitt JT: Interconversion potential of cloned human marrow adipocytes in vitro. *Bone* 24:549, 1999.
203. Pittenger MF, Mackay AM, Beck SC, et al: Multilineage potential of adult human mesenchymal stem cells. *Science* 284:143, 1999.
204. Oyajobi BO, Lomri A, Hott M, Marie PJ: Isolation and characterization of human clonogenic osteoblast progenitors immunoselected from fetal bone marrow stroma using STRO-1 monoclonal antibody. *J Bone Miner Res* 14:351, 1999.
205. Doherty MJ, Ashton BA, Walsh S, et al: Vascular pericytes express osteogenic potential *in vitro* and *in vivo*. *J Bone Miner Res* 13:828, 1999.
206. Bruder SP, Ricalton NS, Boynton RE, et al: Mesenchymal stem cell surface antigen SB-10 corresponds to activated leukocyte cell adhesion molecule and is involved in osteogenic differentiation. *J Bone Miner Res* 13:655, 1998.
207. Dominici M, Pritchard C, Garlits JE, et al: Hematopoietic cells and osteoblasts are derived from a common marrow progenitor after bone marrow transplantation. *Proc Natl Acad Sci U S A* 101:11761, 2004.
208. Long MW, Robinson JA, Ashcraft EA, Mann KG: Regulation of human bone marrow-derived osteoprogenitor cells by osteogenic growth factors. *J Clin Invest* 95:881, 1995.
209. Gronthos S, Zannettino AC, Graves SE, et al: Differential cell surface expression of the STRO-1 and alkaline phosphatase antigens on discrete developmental stages in primary cultures of human bone cells. *J Bone Miner Res* 14:47, 1999.
210. Moerman EJ, Teng K, Lipschitz DA, Lecka-Czernik B: Aging activates adipogenic and suppresses osteogenic programs in mesenchymal marrow stroma/stem cells: The role of PPAR-gamma2 transcription factor and TGF-beta/BMP signaling pathways. *Aging Cell* 3:379, 2004.
211. Hanada K, Dennis JE, Caplan AI: Stimulatory effects of basic fibroblast growth factor and bone morphogenetic protein-2 on osteogenic differentiation of rat bone marrow-derived mesenchymal stem cells. *J Bone Miner Res* 12:1606, 1997.
212. Blanquaert F, Delany AM, Canalis E: Fibroblast growth factor-2 induces hepatocyte growth factor/scatter factor expression in osteoblasts. *Endocrinology* 140:1069, 1999.
213. Grano M, Galimi F, Zambonin G, et al: Hepatocyte growth factor is a coupling factor for osteoclasts and osteoblasts *in vitro*. *Proc Natl Acad Sci U S A* 93:7644, 1996.
214. Yin JJ, Mohammad KS, Kakonen SM, et al: A causal role for endothelin-1 in the pathogenesis of osteoblastic bone metastases. *Proc Natl Acad Sci U S A* 100:10954, 2003.
215. Erlebacher A, Filvaroff EH, Ye J-Q, Derynck R: Osteoblastic responses to TGF-β during bone remodeling. *Mol Biol Cell* 9:1903, 1998.
216. Nakashima K, Zhou X, Kunkel G, et al: The novel zinc finger-containing transcription factor osterix is required for osteoblast differentiation and bone formation. *Cell* 108:17, 2002.
217. Taichman RS, Emerson SG: The role of osteoblasts in the hematopoietic microenvironment. *Stem Cells* 16:7, 1998.
218. Ahmed N, Khokher MA, Hassan HT: Cytokine-induced expansion of human CD34+ stem/progenitor and CD34+CD41+ early megakaryocytic marrow cells cultured on normal osteoblasts. *Stem Cells* 17:92, 1999.
219. Gehron Robey P, Young MF, Flanders KC, et al: Osteoblasts synthesize and respond to transforming growth factor-type β (TGF-beta) *in vitro*. *J Cell Biol* 105:457, 1987.
220. Haylock DN, Nilsson SK: Osteopontin: A bridge between bone and blood. *Br J Haematol* 134:467, 2006.
221. Frisch BJ, Porter RL, Calvi LM: Hematopoietic niche and bone meet. *Curr Opin Support Palliat Care* 2:211, 2008.
222. Nilsson SK, Dooner MS, Weier HU, et al: Cells capable of bone production engraft from whole bone marrow transplants in nonablated mice. *J Exp Med* 189:729, 1999.
223. El-Badri NS, Wang B-Y, Cherry, Good RA: Osteoblasts promote engraftment of allogeneic hematopoietic stem cells. *Exp Hematol* 26:110, 1998.
224. Gurevitch O, Fabian I: Ability of the hemopoietic microenvironment in the induced bone to maintain the proliferative potential of early hemopoietic precursors. *Stem Cells* 11:56, 1993.
225. Civitelli R, Beyer EC, Warlow PM, et al: Connexin43 mediates direct intercellular communication in human osteoblastic cell networks. *J Clin Invest* 91:1888, 1993.
226. Visnjic D, Kalajzic Z, Rowe DW, et al: Hematopoiesis is severely altered in mice with an induced osteoblast deficiency. *Blood* 103, 3258, 2004.
227. Zhu J, Emerson SG: A new bone to pick: Osteoblasts and the haematopoietic stem-cell niche. *Bioessays* 26:595, 2004.
228. Matayoshi A, Brown C, DiPersio JF, et al: Human blood-mobilized hematopoietic precursors differentiate into osteoclasts in the absence of stromal cells. *Proc Natl Acad Sci U S A* 93:10785, 1996.
229. Edwards CM, Mundy GR: Eph receptors and ephrin signaling pathways: a role in bone homeostasis. *Int J Med Sci* 5:263, 2008.
230. Askmyr MK, Fasth A, Richter J: Towards a better understanding and new therapeutics of osteopetrosis. *Br J Haematol* 140:597, 2008.
231. Calle Y, Jones GE, Jagger C, et al: WASp deficiency in mice results in failure to form

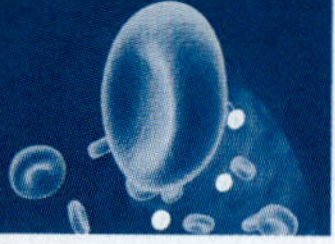

osteoclast sealing zones and defects in bone resorption. *Blood* 103:3552, 2004.
232. Horowitz MC, Lorenzo JA: The origins of osteoclasts. *Curr Opin Rheumatol* 16:464, 2004.
233. Dai X-M, Zong X-H, Sylvestre V, Stanley R: Incomplete restoration of colony-stimulating factor 1 (CSF-1) function in CSF-1-deficient *Csf1^op/Csf1^op* mice by transgenic expression of cell surface CSF-1. *Blood* 103:1114, 2004.
234. Asagiri M, Takayanagi H: The molecular understanding of osteoclast differentiation. *Bone* 40:251, 2007.
235. Udagawa N, Takahashi N, Yasuda H, et al: Osteoprotegerin produced by osteoblasts is an important regulator of osteoclast development and function. *Endocrinology* 141:3478, 2000.
236. Domon T, Yamazaki Y, Fukui A, et al: Ultrastructural study of cell-cell interaction between osteoclasts osteoblasts/stroma cells in vitro. *Ann Anat* 184:221, 2002.
237. Andersen TL, Sondergaard TE, Skorzynska KE, et al: A physical mechanism for coupling bone resorption and formation in adult human bone. *Am J Pathol* 174:239, 2009.
238. Takahashi N, Udagawa N, Suda T: A new member of tumor necrosis factor ligand family, ODF/OPGL/TRANCE/RANKL, regulates osteoclast differentiation and function. *Biochem Biophys Res Commun* 256:449, 1999.
239. Shalhoub V, Faust J, Boyle WJ, et al: Osteoprotegerin and osteoprotegerin ligand effects on osteoclast formation from human peripheral blood mononuclear cell precursors. *J Cell Biochem* 72:251, 1999.
240. Zhao C, Irie N, Takada Y, et al: Bidirectional ephrinB2-EphB4 signaling controls bone homeostasis. *Cell Metab* 4:111, 2006.
241. Jimi E, Nakamura I, Amano H, et al: Osteoblast function is activated by osteoblastic cells through a mechanism involving cell-to-cell contact. *Endocrinology* 137:2187, 1996.
242. Mbalaviele G, Nishimura R, Myoi A, et al: Cadherin-6 mediates the heterotypic interactions between the hemopoietic osteoclast cell lineage and stromal cells in a murine model of osteoclast differentiation. *J Cell Biol* 141:1467, 1998.
243. Hayashi S, Miyake K, Kincade PW: The CD9 molecule on stromal cells. *Leuk Lymphoma* 38:265, 2000.
244. Oritani K, Wu X, Medina K, et al: Antibody ligation of CD9 modifies production of myeloid cells in long-term cultures. *Blood* 87:2252, 1996.
245. Tanio Y, Yamazaki H, Kunisada T, et al: CD9 molecule expressed on stromal cells is involved in osteoclastogenesis. *Exp Hematol* 27:853, 1999.
246. Iwama A, Yamaguchi N, Suda T: STK/RON receptor tyrosine kinase mediates both apoptotic and growth signals via the multifunctional docking site conserved in the HGF receptor family. *EMBO J* 15:5866, 1996.
247. Kurihara N, Tatsumi J, Arai F, et al: Macrophage-stimulating protein (MSP) and its receptor, RON, stimulate human osteoclast activity but not proliferation: Effect of MSP distinct from that of hepatocyte growth factor. *Exp Hematol* 26:1080, 1998.
248. Choi SJ, Han JH, Roodman GD: ADAM8: A novel osteoclast stimulating factor. *J Bone Miner Res* 16:814, 2001.
249. Oba Y, Chung HY, Choi SJ, Roodman GD: Eosinophil chemotactic factor-L (ECF-L): A novel osteoclast stimulating factor. *J Bone Miner Res* 18:1332, 2003.
250. Quesenberry PJ, Crittenden RB, Lowry P, et al: *In vitro* and *in vivo* studies of stromal niches. *Blood Cells* 20:97, 1994.
251. Gibson FM, Scopes J, Daly S, et al: IL-3 is produced by normal stroma in long-term bone marrow cultures. *Br J Haematol* 90:518, 1995.
252. Verfaillie CM, Catanzarro PM, Li WN: Macrophage inflammatory protein 1 alpha, interleukin-3, and diffusible marrow stromal factors maintain human hematopoietic stem cells for at least eight weeks *in vitro*. *J Exp Med* 179:643, 1994.
253. Crocker PR, Morris L, Gordon S: Novel cell surface adhesion receptors involved in interactions between stromal macrophages and haematopoietic cells. *J Cell Sci* 9(Suppl):185, 1988.
254. Wang QR, Wolf NS: Dissecting the hematopoietic microenvironment: VIII. Clonal isolation and identification of cell types in murine CFU-F colonies by limiting dilution. *Exp Hematol* 18:355, 1990.
255. Kincade PW: Cell interaction molecules and cytokines which participate in B lymphopoiesis. *Baillieres Clin Haematol* 5:575, 1992.
256. Berneman ZN, Chen ZZ, Van Bockstaele D, et al: The nature of the adherent hemopoietic cells in human long-term bone marrow cultures (HLTBMCs): Presence of lymphocytes and plasma cells next to the myelomonocytic population. *Leukemia* 9:648, 1989.
257. Tong J, Kishi H, Matsuda T, Muraguchi A: A bone marrow-derived stroma line, ST2 can support the differentiation of fetal thymocytes from CD4+ CD8+ double negative to the CD4+ CD8+ double positive differentiation stage *in vitro*. *Immunology* 97:672, 1999.
258. Dejbakhsh-Jones S, Strober S: Identification of an early T cell progenitor for a pathway of T cell maturation in the bone marrow. *Proc Natl Acad Sci U S A* 96:14493, 1999.
259. Tsuji JM, Pollack SB: Maturation of murine natural killer precursor cells in the absence of exogenous cytokines requires contact with bone marrow stroma. *Nat Immunol* 14:44, 1995.
260. Yu H, Fehniger TA, Fuschsuber P, et al: Flt3 ligand promotes the generation of a distinct CD34(+) human natural killer cell progenitor that responds to interleukin-15. *Blood* 92:3647, 1998.
261. Burkett PR, Koka R, Chien M, et al: Coordinate expression and trans presentation of interleukin (IL)-15Ralpha and IL-15 supports natural killer cell and memory CD8+ T cell homeostasis. *J Exp Med* 200:825, 2004.
262. Kurosaka D, LeBien TW, Priby JAR: Comparative studies of different stromal cell microenvironments in support of human B-cell development. *Exp Hematol* 27:1271, 1999.
263. Funk PE, Stephan RP, Witte PL: Vascular adhesion molecule-1-positive reticular cells express interleukin-7 and stem cell factor in the bone marrow. *Blood* 86:2661, 1995.
264. Tang J, Nuccie BL, Ritterman I, et al: TGF-beta down-regulates stromal IL-7 secretion and inhibits proliferation of human B cell precursors. *J Immunol* 159:117, 1997.
265. Sapoznikov A, Pewzner-Jung Y, Kalchenko V, et al: Perivascular clusters of dendritic cells provide critical survival signals to B cells in bone marrow niches. *Nat Immunol* 9:388, 2008.
266. Tokoyoda K, Egawa T, Sugiyama T, et al: Cellular niches controlling B lymphocyte behavior within bone marrow during development. *Immunity* 20:707, 2004.
267. Fairfax KA, Kallies A, Nutt SL, Tarlinton DM: Plasma cell development: From B-cell subsets to long-term survival niches. *Semin Immunol* 20:49, 2008.
268. Di Rosa F, Pabst R: The bone marrow: A nest for migratory memory T cells. *Trends Immunol* 26:360, 2005.
269. Abboud SL: A bone marrow stromal cell line is a source and target for platelet-derived growth factor. *Blood* 81:2547, 1993.
270. Abboud SL, Pinzani M: Peptide growth factors stimulate macrophage colony-stimulating factor in murine stromal cells. *Blood* 78:103, 1991.
271. Yan XQ, Brady G, Iscove NN: Platelet-derived growth factor (PDGF) activates primitive hematopoietic precursors (pre-CFCmulti) by upregulating IL-1 in PDGF receptor-expressing macrophages. *J Immunol* 150:2440, 1993.
272. Lerat H, Lissitzky JC, Singer JW, et al: Role of stromal cells and macrophages in fibronectin biosynthesis and matrix assembly in human long-term marrow cultures. *Blood* 82:1480, 1993.
273. Baldus SE, Wickenhauser C, Stefanovic A, et al: Enrichment of human bone marrow mononuclear phagocytes and characterization of macrophage subpopulations by immunoenzymatic double staining. *Histochem J* 30:285, 1998.
274. Wijffels JF, De Rover Z, Kraal G, Beelen RH: Macrophage phenotype regulation by colony-stimulating factors at bone marrow level. *J Leukoc Biol* 53:249, 1993.
275. Shima M, Teitelbaum SL, Holers VM, et al: Macrophage-colony-stimulating factor regulates expression of the integrins alpha 4, beta 1 and alpha 5, beta 1 by murine marrow macrophages. *Proc Natl Acad Sci U S A* 92:5179, 1995.
276. Dannaeus K, Johannisson A, Nilsson K, Jonsson JI: Flt3 ligand induces the outgrowth of Mac-1+ B22+ mouse bone marrow progenitor cells restricted to macrophage differentiation that coexpress early B cell-associated genes. *Exp Hematol* 27:1646, 1999.
277. Wright EC, Pragnell IB: Stem cell proliferation inhibitors. *Baillieres Clin Haematol* 5:723, 1992.
278. Su S, Mukaida N, Wang J, et al: Inhibition of immature progenitor cell proliferation by 1macrophage inflammatory protein-1 alpha by interacting mainly with a C-C chemokine receptor, CCR1. *Blood* 90:605, 1997.
279. Jacobsen SEW, Ruscetti FW, Dubois CM, Keller JR: Tumor necrosis factor α directly and indirectly regulates hematopoietic progenitor cell proliferation: Role of colony-stimulating factor receptor modulation. *J Exp Med* 175:1759, 1992.
280. Dufour C, Corcione A, Svahn J, et al: TNF-alpha and IFN-gamma are overexpressed in the bone marrow of Fanconi anemia patients and TNF-alpha suppresses erythropoiesis in vitro. *Blood* 102:2053, 2003.
281. Rogers JA, Berman JW: A tumor necrosis factor-responsive long-term-culture-initiating cell is associated with the stromal layer of mouse long-term bone marrow cultures. *Proc Natl Acad Sci U S A* 90:5777, 1993.
282. Knospe WH, Husseini SG, Zipori D, Fried W: Hematopoiesis on cellulose ester membranes: XIII. A combination of cloned stromal cells is needed to establish a hematopoietic microenvironment supportive of trilineal hematopoiesis. *Exp Hematol* 21:257, 1993.
283. Winerman JP, Nishikawa S, Muller-Sieburg CE: Maintenance of high levels of pluripotent hematopoietic stem cells *in vitro*: Effect of stromal cells and c-kit. *Blood* 81:365, 1993.
284. Bhatia M, Bonnet D, Wu D, et al: Bone morphogenetic proteins regulate the developmental program of human hematopoietic stem cells. *J Exp Med* 189:1139, 1999.
285. Simmons PJ, Zannettino A, Gronthos S, Leavesley D: Potential adhesion mechanisms for localization of haemopoietic progenitors to bone marrow stroma. *Leuk Lymphoma* 12:353, 1994.
286. Koller MR, Oxender M, Jensen TC, et al: Direct contact between CD34+ lin− cells and stroma induces a soluble activity that specifically increases primitive hematopoietic cell production. *Exp Hematol* 27:734, 1999.
287. Klein G: The extracellular matrix of the hematopoietic microenvironment. *Experientia* 51:914, 1995.
288. Singer JW, Keating A, Wright TN: The human haemopoietic microenvironment, in *Recent Advances in Haematology*, edited by AV Hoff-brand, p 1. Churchill Livingstone, London, 1985.
289. Bentley SA, Tralka TS: Fibronectin-mediated attachment of hematopoietic cells to stromal elements in continuous bone marrow culture. *Exp Hematol* 11:129, 1983.
290. Postlethwaite A, Kang AH: Fibroblasts and matrix proteins, in *Inflammation Basic Principles and Clinical Correlates*, 3rd ed, edited by JI Gallin, R Snyderman, p 227. Lippincott Williams & Wilkins, Philadelphia, 1999.
291. Campbell AD, Long MW, Wicha MS: Haemonectin: A bone marrow adhesion protein specific for cells of granulocytic lineage. *Nature* 329:445, 1987.
292. Lawler J: The structural and functional properties of thrombospondin. *Blood* 67:1197, 1986.
293. Simmons PJ, Levesque JP, Zannettino AC: Adhesion molecules in haemopoiesis. *Baillieres Clin Haematol* 10:485, 1997.
294. Verfaille CM: Adhesion receptors as regulators of the hematopoietic process. *Blood* 92:2609, 1998.
295. Broxmeyer HE, Kim CH: Regulation of hematopoiesis in a sea of chemokine family members with a plethora of redundant activities. *Exp Hematol* 27:1113, 1999.
296. Gordon MY: Extracellular matrix- and membrane-bound cytokines, in *Colony-Stimulating Factors: Molecular and Cellular Biology*, edited by JM Garland, PJ Quesenberry, DJ Hilton, p 133. Marcel Dekker, New York, 1997.
297. Coombe DR: Biological implications of glycosaminoglycan interactions with haemopoietic cytokines. *Immunol Cell Biol* 86:598, 2008.
298. Long MW: Hematopoietic microenvironments, in *Colony-Stimulating Factors: Molecular and Cellular Biology*, edited by JM Garland, PJ Quesenberry, DJ Hilton, p 117. Marcel Dekker, New York, 1997.

299. Oritani K, Kanakura Y, Aoyama K, et al: Matrix glycoprotein SC1/ECM2 augments B lymphopoiesis. *Blood* 90:3404, 1997.
300. Koller MR, Oxender M, Jensen TC, et al: Direct contact between CD34+ lin– cells and stroma induces a soluble activity that specifically increases primitive hematopoietic cell production. *Exp Hematol* 27:734, 1999.
301. Varnum-Finney B, Purton LE, Yu M, et al: The Notch ligand, Jagged-1 influences the development of primitive hematopoietic precursor cells. *Blood* 91:4084, 1998.
302. Hoogewerf AJ, Kuschert GS, Proudfoot AE, et al: Glycosaminoglycans mediate cell surface oligomerization of chemokines. *Biochemistry* 36:13570, 1997.
303. Luster AD, Greenberg SM, Leder P: The IP-10 chemokine binds to a specific cell surface heparan sulfate site shared with platelet factor 4 and inhibits endothelial cell proliferation. *J Exp Med* 182:219, 1995.
304. Tanaka T, Adams DH, Hubscher S, et al: T-cell adhesion induced by proteoglycan immobilized cytokine MIP-1β. *Nature* 361:78, 1993.
305. Chakravarty L, Rogers L, Quach T, et al: Lysine 58 and histidine 66, at the C-terminal alpha-helix of monocyte chemoattractant protein-1, are essential for glycosaminoglycan binding. *J Biol Chem* 273:29641, 1998.
306. Spillman D, Witt D, Lindahl U: Defining the interleukin-8-binding domain of heparan sulfate. *J Biol Chem* 273:15487, 1998.
307. Koopman W, Ediriwickrema C, Krangel MS: Structure and function of the glycosaminoglycan binding site of chemokine macrophage-inflammatory protein-1 beta. *J Immunol* 163:2120, 1999.
308. Amara A, Lorthioir O, Valenzuela A, et al: Stromal cell derived factor-1 alpha associates with heparan sulfates through the first beta-strand of the chemokine. *J Biol Chem* 274:23916, 1999.
309. Wolff EA, Greenfield B, Taub DD, et al: Generation of artificial proteoglycans containing glycosaminoglycan-modified CD44. Demonstration of the interaction between rantes and chondroitin sulfate. *J Biol Chem* 274:2518, 1999.
310. Lipscombe RJ, Nakhoul AM, Sanderson CJ, Coombe DR: Interleukin-5 binds to heparin/heparan sulfate. A model for an interaction with extracellular matrix. *J Leukoc Biol* 63:342, 1998.
311. Borghesi LA, Yamashita Y, Kincade PW: Heparan sulfate proteogly-cans mediate interleukin-7-dependent B lymphopoiesis. *Blood* 93:140, 1999.
312. Lyon M, Deakin JA, Nakamura T, Gallagher JT: Interaction of hepatocyte growth factor with heparan sulfate. Elucidation of major heparan sulfate structural determinants. *J Biol Chem* 269:11216, 1994.
313. Kiefer MC, Stephans JC, Crawford K, et al: Ligand-affinity cloning and structure of a cell surface heparan sulfate proteoglycan that binds basic fibroblast growth factor. *Proc Natl Acad Sci U S A* 87:6985, 1990.
314. Robledo MM, Ursa MA, Sanchez-Madrid F, Teixido J: Associations between TGF-beta1 receptors in human bone marrow stromal cells. *Br J Haematol* 102:804, 1998.
315. Kapur R, Cooper R, Xiao X, et al: The presence of novel amino acids in the cytoplasmic domain of stem cell factor results in hematopoietic defects in the *Steel*^{17H} mice. *Blood* 94:1915, 1999.
316. Gay RE, Prince CW, Zuckerman KS, Gay S: The collagenous hemopoietic microenvironment, in *Handbook of the Hemopoietic Microenvironment*, edited by M Tavassoli, p 369. Humana Press, Clifton, NJ, 1989.
317. De Wynter E, Allen T, Coutinho L, et al: Localization of granulocytic macrophage colony-stimulating factor in human long-term bone marrow cultures. Biological and immunocytochemical characterization. *J Cell Sci* 106:761, 1993.
318. Deschaseaux ML, Herve P, Charbord P: The detection of colony-stimulating factors and steel factor in adherent layers of human long-term marrow cultures using reverse-transcriptase polymerase chain reaction. *Leukemia* 8:513, 1994.
319. Liu J, De Wynter E, Testa NG, et al: Immunoelectron microscopic localization of growth factors and other markers of human long-term bone marrow cultures. *Chin Med Sci J* 11:129, 1996.
320. Waegell WO, Higley HR, Kincade PW, Dasch JR: Growth acceleration and stem cell expansion in Dexter-type cultures by neutralization of TGF-beta. *Exp Hematol* 22:1051, 1994.
321. Wight TN, Kinsella MG, Keating A, Singer JW: Proteoglycans in human long-term bone marrow cultures: Biochemical and ultrastructural analyses. *Blood* 67:1333, 1986.
322. Allen TD, Dexter TM, Simmons PJ: Marrow biology and stem cells, in *Colony Stimulating Factors, Molecular and Cellular Biology, Immunology Series*, vol 49, edited by TM Dexter, JM Garland, NG Testa, p 1. Marcel Dekker, New York, 1990.
323. Yurchenco PD, Schittny JC: Molecular architecture of basement membranes. *FASEB J* 4:1577, 1990.
324. Keating A, Gordon MY: Hierarchical organization of hematopoietic microenvironments: Role of proteoglycans. *Leukemia* 2:766, 1988.
325. Gordon MY, Riley GP, Clarke D: Heparan sulfate is necessary for adhesive interactions between human early hemopoietic progenitor cells and the extracellular matrix of the marrow microenvironment. *Leukemia* 2:804, 1988.
326. Uhlman DL, Luikart SD: The role of proteoglycans in the adhesion and differentiation of hematopoietic cells, in *The Hematopoietic Microenvironment*, edited by MW Long, MS Wicha, p 232. Johns Hopkins University Press, Baltimore, MD, 1993.
327. Bruno E, Luikart SD, Long MW, Hoffman R: Marrow-derived heparan sulfate proteoglycan mediates the adhesion of hematopoietic progenitor cells to cytokines. *Exp Hematol* 23:1212, 1995.
328. Minguell JJ, Hardy C, Tavassoli M: Membrane-associated chondroitin sulfate proteoglycan and fibronectin mediate the binding of hemopoietic progenitor cells to stromal cells. *Exp Cell Res* 201:200, 1992.
329. Han ZC, Bellucci S, Shen ZX, et al: Glycosaminoglycans enhance megakaryopoiesis by modifying the activities of hematopoietic growth regulators. *J Cell Physiol* 168:97, 1996.
330. Gordon MY, Lewis JL, Marley SB, et al: Stromal cells negatively regulate primitive haematopoietic progenitor cell activation via a phosphatidylinositol-anchored cell adhesion/signaling mechanism. *Br J Haematol* 96:647, 1997.
321. Gupta P, Oegema TR Jr, Brazil JJ, et al: Structurally specific heparan sulfates support primitive human hematopoiesis by formation of a multimolecular stem cell niche. *Blood* 92:4641, 1998.
332. Da Prato I, Valentini P, Testi R, et al: Differential activity of glycosaminoglycans on colony-forming cells from cord blood. Preliminary results. *Leuk Res* 23:1015, 1999.
333. Lewinsohn DM, Nagler A, Ginzton N, et al: Hematopoietic progenitor cell expression of the H-CAM (CD44) homing-associated adhesion molecule. *Blood* 75:589, 1990.
334. Jalkanen S, Jalkanen M: Lymphocyte CD44 binds the COOH-terminal heparin-binding domain of fibronectin. *J Cell Biol* 116:817, 1992.
335. Miyake K, Medina KL, Mayashi S-I, et al: Monoclonal antibodies to Pgp-1/CD44 block lympho-hemopoiesis in long-term bone marrow cultures. *J Exp Med* 171:477, 1990.
336. Legras S, Levesque JP, Charrad R, et al: CD44-mediated adhesiveness of human hematopoietic progenitors to hyaluronan is modulated by cytokines. *Blood* 89:1905, 1997.
337. Rachmilewitz J, Tykocinski ML: Differential effects of chondroitin sulfates A and B on monocyte and B cell activation: Evidence for B-cell activation via a CD44-dependent pathway. *Blood* 92:223, 1998.
338. Khaldoyanidi S, Moll J, Karakhanova S, et al: Hyaluronate-enhanced hematopoiesis: Two different receptors trigger the release of interleukin-1β and interleukin-6 from bone marrow macrophages. *Blood* 94:940, 1999.
339. Sternberg D, Peled A, Shezen E, et al: Control of stroma-dependent hematopoiesis by basic fibroblast growth factor: Stromal phenotypic plasticity and modified myelopoietic functions. *Cytokines Mol Ther* 2:29, 1996.
340. Weimar IS, Miranda N, Muller EJ, et al: Hepatocyte growth factor/scatter factor (HGF/SF) is produced by bone marrow stromal cells and promotes proliferation, adhesion and survival of human hematopoietic progenitor cells (CD34+). *Exp Hematol* 26:885, 1998.
341. Pivak-Kroizman T, Lemmon MA, Dikic I, et al: Heparin-induced oligomerization of FGF molecules is responsible for FGF receptor dimerization, activation, and cell proliferation. *Cell* 79:1015, 1994.
342. Ratajczak MZ, Ratajczak J, Slorska M, et al: Effect of basic (FGF-2) and acidic (FGF-1) fibroblast growth factors on early haematopoietic cell development. *Br J Haematol* 93:772, 1996.
343. Schofield KP, Gallagher JT, David G: Expression of proteoglycan core proteins in human bone marrow stroma. *Biochem J* 343:663, 1999.
344. Klein G, Conzelmann S, Beck S, et al: Perlecan in human bone marrow: A growth-factor-presenting, but anti-adhesive, extracellular matrix component for hematopoietic cells. *Matrix Biol* 14:457, 1995.
345. Drzeniek Z, Stoocker G, Siebertz B, et al: Heparan sulfate proteoglycan expression is induced during early erythroid differentiation of multipotential hematopoietic stem cells. *Blood* 93:2884, 1999.
346. Siebertz B, Stocker G, Drzeniek Z, et al: Expression of glypican-4 in haematopoietic-progenitor and bone-marrow-stromal cells. *Biochem J* 344:937, 1999.
347. Sneed TB, Stanley DJ, Young LA, Sanderson RD: Interleukin-6 regulates expression of the syndecan-1 proteoglycan on B lymphoid cells. *Cell Immunol* 153:456, 1994.
348. Oritani K, Kincade PW: Identification of stromal cell products that interact with pre-B cells. *J Cell Biol* 134:771, 1996.
349. Yamashita Y, Oritani K, Miyoshi EK, et al: Syndecan-4 is expressed by B lineage lymphocytes and can transmit a signal for formation of dendritic processes. *J Immunol* 162:5940, 1999.
350. Longley RL, Woods A, Fleetwood A, et al: Control of morphology, cytoskeleton and migration by syndecan-4. *J Cell Sci* 112:3421, 1999.
351. Zukerman KS, Wicha MS: Extracellular matrix production by the adherent cells of long-term murine bone marrow cultures. *Blood* 61:540, 1983.
352. Sorrel JM: Ultrastructural localization of fibronectin in bone marrow of the embryonic chick and its relationship to granulopoiesis. *Cell Tissue Res* 252:565, 1988.
353. Tsai S, Patel V, Beaumont E, et al: Differential binding of erythroid and myeloid progenitors to fibroblasts and fibronectin. *Blood* 69:1587, 1987.
354. Vuillet-Gaugler MH, Breton-Gorius J, Vainchenker W, et al: Loss of attachment to fibronectin with terminal human erythroid differentiation. *Blood* 75:865, 1990.
355. Rosemblatt M, Vuillet-Gaugler MH, Leroy C, Coulombel L: Coexpression of two fibronectin receptors, VLA-4, and VLA-5 by immature human erythroblastic precursor cells. *J Clin Invest* 87:6, 1991.
356. Liesveld JL, Winslow J, Kempski MC, et al: Adhesive interactions of normal and leukemic human CD34+ myeloid progenitors: Role of marrow stroma, fibroblasts and cytomatrix components. *Exp Hematol* 19:63, 1991.
357. Kerst JM, Sanders JB, Slaper Cortenbach IC, et al: Alpha 4, beta 1 and alpha 5, beta 1 are differentially expressed during myelopoiesis and mediate the adherence of human CD34+ cells to fibronectin in an activation-dependent way. *Blood* 81:344, 1993.
358. Ryan DH, Nuccie BL, Abboud CN, Winslow JM: Vascular cell adhesion molecule-1 and the integrin VLA-4 mediate adhesion of human B cell precursors to cultured bone marrow adherent cells. *J Clin Invest* 88:995, 1991.
359. Hynes RO: Integrins: Versatility, modulation, and signaling in cell adhesion. *Cell* 69:11, 1992.
360. Williams DA, Rios M, Stephens C, Patel VP: Fibronectin and VLA-4 in haematopoietic stem cell-microenvironment interactions. *Nature* 352:438, 1991.
361. Schofield KP, Humphries MJ: Identification of fibronectin IIICS variants in human bone marrow stroma. *Blood* 93:410, 1999.
362. Verfaillie CM, Benis A, Iida J, et al: Adhesion of committed human hematopoietic progenitors to synthetic peptides from the C-terminal heparin-binding domain of fibronectin: Cooperation between the integrin alpha 4, beta 1 and the CD44 adhesion receptor. *Blood* 84:1802, 1994.
363. Hassan HT, Sadovinkova EY, Drize NJ, et al: Fibronectin increases both non-adherent cells and CFU-GM while collagen increases adherent cells in human normal

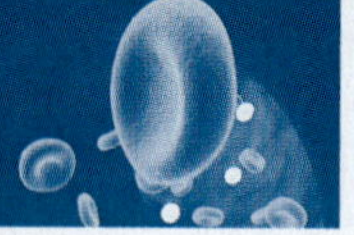

long-term bone marrow cultures. *Haematologia (Budap)* 28:77, 1997.

364. Yokota T, Oritani K, Mitsui H, et al: Growth-supporting activities of fibronectin on hematopoietic stem/progenitor cells *in vitro* and *in vivo*: Structural requirements for fibronectin activities of CS1 and cell-binding domains. *Blood* 91:3263, 1998.
365. Hurley RW, McCarthy JB, Verfaillie CM: Direct adhesion to bone marrow stroma via fibronectin receptors inhibits hematopoietic progenitor proliferation. *J Clin Invest* 96:511, 1995.
366. Goltry KL, Patel VP: Specific domains of fibronectin mediate adhesion and migration of early murine erythroid progenitors. *Blood* 90:138, 1997.
367. Van der Loo JC, Xiao X, McMillin D, et al: VLA-5 is expressed by mouse and human long-term repopulating hematopoietic cells and mediates adhesion to extracellular matrix protein fibronectin. *J Clin Invest* 102:1051, 1998.
368. Robledo MM, Sanz-Rodrigues F, Hidalgo A, Teixido J: Differential use of very late antigen-4 and -5 integrins by hematopoietic precursors and myeloma cells to adhere to transforming growth factor-beta-1-treated bone marrow stroma. *J Biol Chem* 273:12056, 1998.
369. Schofield KP, Rushton G, Humphries MJ, et al: Influence of interleukin-3 and other growth factors on $alpha_4beta_1$ integrin-mediated adhesion and migration of human hematopoietic progenitor cells. *Blood* 90:1858, 1997.
370. Levesque JP, Haylock DN, Simmons PJ: Cytokine regulation of proliferation and cell adhesion are correlated events in human CD34+ hemopoietic progenitors. *Blood* 88:1168, 1996.
371. Cui L, Ramsfjell V, Borge OJ, et al: Thrombopoietin promotes adhesion of primitive human hemopoietic cells to fibronectin and vascular cell adhesion molecule-1: Role of activation of very late antigen (VLA)-4 and VLA-5. *J Immunol* 159:1961, 1997.
372. Schofield KP, Humphries MJ, De Wynter E, et al: The effect of $\alpha_4\beta_1$-integrin binding sequences of fibronectin on growth of cells from human hematopoietic progenitors. *Blood* 91:3230, 1998.
373. Staquet MJ, Jacquet C, Dezutter-Dambuyant C, Schmitt D: Fibronectin upregulates in vitro generation of dendritic Langerhans cells from human cord blood CD34+ progenitors. *J Invest Dermatol* 109:738, 1997.
374. Berthier R, Jacquier-Sarlin M, Schweitzer A, et al: Adhesion of mature polypoid megakaryocytes to fibronectin is mediated by beta 1 integrins and leads to cell damage. *Exp Cell Res* 242:315, 1998.
375. Schick PK, Wojenski CM, He X, et al: Integrins involved in the adhesion of megakaryocytes to fibronectin and fibrinogen. *Blood* 92:2650, 1998.
376. Krugger-Krasagakes S, Grutzkau A, Krasagakis K, et al: Adhesion of human mast cells to extracellular matrix provides a co-stimulatory signal for cytokine production. *Immunology* 98:253, 1999.
377. Lloyd AR, Oppenheim JJ, Kelvin DJ, Taub DD: Chemokines regulate T cell adherence to recombinant adhesion molecules and extracellular matrix proteins. *J Immunol* 156:932, 1996.
378. Higashimoto I, Chihara J, Kawabata M, et al: Adhesion to fibronectin regulates expression of intercellular adhesion molecule-1 on eosinophilic cells. *Int Arch Allergy Immunol* 120(Suppl 1):34, 1999.
379. Xu X, Hakansson L: Simultaneous analysis of eosinophil and neutrophil adhesion to plasma and tissue fibronectin, fibrinogen, and albumin. *J Immunol Methods* 226:93, 1999.
380. Xie B, Laouar A, Huberman E: Fibronectin-mediated cell adhesion is required for induction of 92-kDa type IV collagenase/gelatinase (MMP-9) gene expression during macrophage differentiation. The signaling role of protein kinase C-beta. *J Biol Chem* 273:11576, 1998.
381. Kremlev SG, Chapoval AI, Evans R: Cytokine release by macrophages after interacting with CSF-1 and extracellular matrix proteins: Characteristics of a mouse model of inflammatory responses *in vitro*. *Cell Immunol* 185:59, 1998.
382. Yonezawa I, Kato K, Yagita H, et al: VLA-5-mediated interactions with fibronectin induces cytokine production by human chondrocytes. *Biochem Biophys Res Commun* 219:261, 1996.
383. Rich IN, Brackmann I, Worthington-White D, Dewey MJ: Activation of sodium/hydrogen exchanger via the fibronectin-integrin pathway results in hematopoietic stimulation. *J Cell Physiol* 177:109, 1998.
384. Klein G, Beck S, Muller CA: Tenascin is a cytoadhesive extracellular matrix component of the human hematopoietic microenvironment. *J Cell Biol* 123:1027, 1993.
385. Chiquet-Ehrismann R, Matsuoka Y, Hofer U, et al: Tenascin variants: Differential binding to fibronectin and distinct distribution in cell cultures and tissues. *Cell Regul* 2:927, 1991.
386. Sakai T, Ohta M, Kawakatsu H, et al: Tenascin-C induction in Whitlock-Witte culture: A relevant role of the thiol moiety in lymphoid-lineage differentiation. *Exp Cell Res* 217:395, 1995.
387. Ekblom M, Fassler R, Tomasini-Johansson B, et al: Downregulation of tenascin expression by glucocorticoids in bone marrow stromal cells and in fibroblasts. *J Cell Biol* 123:1037, 1993.
388. Seiffert M, Beck SC, Schermutzki F, et al: Mitogenic and adhesive effects of tenascin-C on human hematopoietic cells are mediated by various functional domains. *Matrix Biol* 17:47, 1998.
389. Ohta M, Sakai T, Saga Y, et al: Suppression of hematopoietic activity in tenascin-C-deficient mice. *Blood* 91:4074, 1998.
390. Mackie EJ, Tucker RP: The tenascin-C knockout revisited. *J Cell Sci* 112:3847, 1999.
391. Bentley SA: Collagen synthesis by bone marrow stromal cells: A quantitative study. *Br J Haematol* 50:491, 1982.
392. Mori M, Sadahira Y, Kawasaki S, et al: Formation of capillary networks from bone marrow cultured in collagen gel. *Cell Struct Funct* 14:393, 1989.
393. Zukerman KS, Rhodes RK, Goodrum DD, et al: Inhibition of collagen deposition in the extracellular matrix prevents the establishment of a stroma supportive of hematopoiesis in long-term murine bone marrow cultures. *J Clin Invest* 75:970, 1985.
394. Zukerman KS, Prince CW, Gay S: The hemopoietic extracellular matrix, in *Handbook of the Hemopoietic Microenvironment*, edited by M Tavassoli, p 399. Humana Press, Clifton, NJ, 1989.
395. Koenigsmann M, Griffin JD, DiCarlo J, Cannistra SA: Myeloid and erythroid progenitor cells from normal bone marrow adhere to collagen type I. *Blood* 79:657, 1992.
396. Waterhouse EJ, Quesenberry PJ, Balian G: Collagen synthesis by murine bone marrow cell culture. *J Cell Physiol* 127:397, 1987.
397. Charbord P, Tamayo E, Saeland S, et al: Granulocyte-macrophage colony-stimulating factor (GM-CSF) in human long-term bone marrow cultures: Endogenous production in the adherent layer and effect on exogenous GM-CSF on granulomonopoiesis. *Blood* 78:1230, 1991.
398. Chichester CO, Fernández M, Minguel JJ: Extracellular matrix gene expression by human bone marrow stroma and by marrow fibroblasts. *Cell Adhes Commun* 1:93, 1993.
399. Klein G, Muller CA, Tillet E, et al: Collagen type VI in the human bone marrow microenvironment: A strong cytoadhesive component. *Blood* 86:1740, 1995.
400. Klein G, Kibler C, Schermutzki F, et al: Cell binding properties of collagen type XIV for human hematopoietic cells. *Matrix Biol* 16:307, 1998.
401. Briddon SJ, Melford SK, Turner M, et al: Collagen mediates changes in intracellular calcium in primary mouse megakaryocytes through syk-dependent and -independent pathways. *Blood* 93:3847, 1999.
402. Nilsson SK, Debatis ME, Dooner MS, et al: Immunofluorescence characterization of key extracellular matrix proteins in murine bone marrow in situ. *J Histochem Cytochem* 46:371, 1998.
403. Kleinman HK, Weeks BS: Laminin: Structure, function and receptors. *Curr Opin Cell Biol* 1:964, 1989.
404. Senior RM, Gresham HD, Griffin GL, et al: Entactin stimulates neutrophil adhesion and chemotaxis through interactions between its Arg-GlyAsp (RGD) domain and the leukocyte response integrin. *J Clin Invest* 90:2251, 1992.
405. Bryant G, Rao CN, Brentani M, et al: A role for the laminin receptor in leukocyte chemotaxis. *J Leukoc Biol* 41:220, 1987.
406. Lundgren-Akerlund E, Olofsson AM, Berger E, Arfors KE: CD11b/CD18-dependent polymorphonuclear leucocyte interaction with matrix proteins in adhesion and migration. *Scand J Immunol* 37:569, 1993.
407. Liesveld JL, Ryan DH, Kempski MC, et al: Quantitation of the binding of human CD34 positive myeloid progenitors to marrow stroma fibroblasts, and components of the extracellular matrix, in *Hematopoiesis, UCLA Symposia on Molecular and Cellular Biology New Series*, edited by SC Clark, DW Golde, p 157. Wiley-Liss, New York, 1990.
408. Tobias JW, Bern MM, Netland PA, Zetter BR: Monocyte adhesion to subendothelial components. *Blood* 69:1265, 1987.
409. Bohnsack JF, Akiyama SK, Damsky CH, et al: Human neutrophil adherence to laminin in vitro: Evidence for a distinct neutrophil integrin receptor for laminin. *J Exp Med* 171:1221, 1990.
410. Bohnsack JF: CD11/CD18-independent neutrophil adherence to laminin is mediated by the integrin VLA-6. *Blood* 79:1545, 1992.
411. Sagar BM, Rentala S, Gopal PN, et al: Fibronectin and laminin enhance engraftibility of cultured hematopoietic stem cells. *Biochem Biophys Res Commun* 350:1000, 2006.
412. Gu Y, Sorokin L, Durbeej M, et al: Characterization of bone marrow laminins and identification of α_5-containing laminins as adhesive proteins for multipotent hematopoietic FDCP-mix cells. *Blood* 93:2533, 1999.
413. Monturi N, Selleri C, Risitano AM, et al: Expression of the 67-kDa laminin receptor in acute myeloid leukemia cells mediates adhesion to laminin and is frequently associated with monocytic differentiation. *Clin Cancer Res* 5:1465, 1999.
414. Vogel W, Kanz L, Brugger W, et al: Expression of laminin β_2 chain in normal human bone marrow. *Blood* 94:1143, 1999.
415. Siler U, Roussell P, Muller CA, Klein G: Laminin $gamma_2$ chain is a stromal cell marker of the human bone marrow microenvironment. *Br J Haematol* 119:212, 2002.
416. Gu Y-C, Kortesmaa J, Tryggvason K, et al: Laminin isoform-specific promotion of adhesion and migration of human bone marrow progenitor cells. *Blood* 101:877, 2003.
417. Qian H, Tryggvason K, Jacobsen SE, Ekblom M: Contribution of $alpha_6$ integrins to hematopoietic stem and progenitor cell homing to bone marrow and collaboration with alpha4 integrins. *Blood* 107:3503, 2006.
418. Selleri C, Ragno P, Ricci P, et al: The metastasis-associated 67-kDa laminin receptor is involved in G-CSF-induced hematopoietic stem cell mobilization. *Blood* 108:2476, 2006.
419. Bonig H, Chang KH, Nakamoto B, Papayannopoulou T: The p67 laminin receptor identifies human erythroid progenitor and precursor cells and is functionally important for their bone marrow lodgment. *Blood* 108:1230, 2006.
420. Fehlner-Gardiner C, Uniyal S, Von Ballestrem C, et al: Integrin VLA-6 (alpha 6, beta 1) mediates adhesion of mouse bone marrow-derived mast cells to laminin. *Allergy* 51:650, 1996.
421. El-Nemer W, Gane P, Colin Y, et al: The Lutheran blood group glycoproteins, the erythroid receptors for laminin, are adhesion molecules. *J Biol Chem* 273:16686, 1998.
422. Ohki K, Kohashi O: Laminin promotes proliferation of bone marrow-derived macrophages and macrophage cell lines. *Cell Struct Funct* 19:63, 1994.
423. Bornstein P: Thrombospondins as matricellular modulators of cell function. *J Clin Invest* 107:929, 2001.
424. Long MW, Dixit VM: Thrombospondin functions as a cytoadhesion molecule for human hematopoietic progenitor cells. *Blood* 75:2311, 1990.
425. Li WX, Howard RJ, Leung LL: Identification of SVTCG in thrombospondin as the conformation-dependent, high affinity binding site for its receptor, CD36. *J Biol Chem* 268:16179, 1993.
426. Calvo D, Vega MA: Identification, primary structure, and distribution of CLA-1, a

novel member of the CD36/LIMPII gene family. *J Biol Chem* 268:18929, 1993.
427. Vischer P, Feitsma K, Schon P, Volker W: Perlecan is responsible for thrombospondin 1 binding on the surface of cultured porcine endothelial cells. *Eur J Cell Biol* 73:332, 1997.
428. Nakahata T, Okumura N: Cell surface antigen expression in human erythroid progenitors: Erythroid and megakaryocytic markers. *Leuk Lymphoma* 13:401, 1994.
429. Yang M, Li K, Ng MH, et al: Thrombospondin-1 inhibits in vitro megakaryocytopoiesis via CD36. *Thromb Res* 109:47, 2003.
430. Kyriakides TR, Rojnuckarin P, Reidy MA, et al: Megakaryocytes require thrombospondin-2 for normal platelet formation and function. *Blood* 101:3915, 2003.
431. Pierson BA, Gupta K, Hu WS, Miller JS: Human natural killer cell expansion is regulated by thrombospondin-mediated activation of transforming growth factor-beta 1 and independent accessory cell-derived contact and soluble factors. *Blood* 87:180, 1996.
432. Crawford SE, Stellmach V, Murphy-Ullrich JE, et al: Thrombospondin-1 is a major activator of TGF-beta 1 *in vivo*. *Cell* 93:1159, 1998.
433. Touhami M, Fauvel-Lafeve F, Da Silva N, et al: Induction of thrombospondin-1 by all-*trans* retinoic acid modulates growth and differentiation of HL-60 myeloid leukemia cells. *Leukemia* 11:2137, 1997.
434. Taraboletti G, Belotti D, Borsotti P, et al: The 140-kilodalton antiangiogenic fragment of thrombospondin-1 binds to basic fibroblast growth factor. *Cell Growth Differ* 8:471, 1997.
435. Margosio B, Marchetti D, Vergani V, et al: Thrombospondin 1 as a scavenger for matrix-associated fibroblast growth factor 2. *Blood* 102:4399, 2003.
436. Loganadane LD, Berge N, Legrand C, Fauvel-Lafeve F: Endothelial cell proliferation regulated by cytokines modulates thrombospondin-1 secretion into the subendothelium. *Cytokine* 9:740, 1997.
437. Qian X, Wang TN, Rothman VL, et al: Thrombospondin-1 modulates angiogenesis in vitro by up-regulation of matrix metalloproteinase-9 in endothelial cells. *Exp Cell Res* 235:403, 1997.
438. Mansfield PJ, Suchard SJ: Thrombospondin promotes both chemotaxis and haptotaxis of human peripheral blood monocytes. *J Immunol* 153:4219, 1994.
439. Mansfield PJ, Suchard SJ: Thrombospondin promotes both chemotaxis and haptotaxis in neutrophil-like HL-60 cells. *J Immunol* 150:1959, 1993.
440. Horton MA: The alpha$_v$beta$_3$ integrin "vitronectin receptor." *Int J Biochem Cell Biol* 29:721, 1997.
441. Poujol C, Nurden AT, Nurden P: Ultrastructural analysis of the distribution of vitronectin receptor (alpha v beta 3) in human platelets and megakaryocytes reveals an intracellular pool and labeling of the alpha-granule membrane. *Br J Haematol* 96:823, 1997.
442. Shimizu Y, Irani AM, Brown EJ, et al: Human mast cells derived from fetal liver cells cultured with stem cell factor express a functional CD51/ CD61 (alpha$_v$beta$_3$) integrin. *Blood* 86:930, 1995.
443. Hughes DE, Salter DM, Dedhar S, Simpson R: Integrin expression in human bone. *J Bone Miner Res* 8:527, 1993.
444. Mbalaviele G, Jaiswal N, Meng A, et al: Human mesenchymal stem cells promote human osteoclast differentiation from CD34+ bone marrow hematopoietic progenitors. *Endocrinology* 140:3736, 1999.
445. Boissy P, Machuca I, Pfaff M, et al: Aggregation of mononucleated precursors triggers cell surface expression of alpha$_v$beta$_3$ integrin, essential to formation of osteoclast-like multinucleated cells. *J Cell Sci* 111:2563, 1998.
446. Faccio R, Takeshita S, Zallone A, et al: C-Fms and the $\alpha_v\beta_3$ integrin collaborate during osteoclast differentiation. *J Clin Invest* 111:749, 2003.
447. Chin SL, Johnson SA, Quinn J, et al: A role for alpha V integrin subunit in TGF-beta-stimulated osteoclastogenesis. *Biochem Biophys Res Commun* 307:1051, 2003.
448. Weerasinghe D, McHugh KP, Ross FP, et al: A role for the alpha$_v$beta$_3$ integrin in the transmigration of monocytes. *J Cell Biol* 142:595, 1998.
449. Rainger GE, Buckley CD, Simmons DL, Nash GB: Neutrophils sense flow-generated stress and direct their migration through alpha$_v$beta$_3$ integrin. *Am J Physiol* 276:H858, 1999.
450. Nath D, Slocombe PM, Stephens PE, et al: Interactions of metargidin (ADAM-15) with alpha$_v$beta$_3$ and alpha$_5$beta$_1$ integrins on different haemopoietic cells. *J Cell Sci* 112:579, 1999.
451. Savill J, Hogg N, Ren Y, Haslett C: Thrombospondin cooperates with CD36 and the vitronectin receptor in macrophage recognition of neutrophils undergoing apoptosis. *J Clin Invest* 90:1513, 1992.
452. Fadok VA, Warner ML, Bratton DL, Henson PM: CD36 is required for phagocytosis of apoptotic cells by human macrophages that use either a phosphatidylserine receptor or the vitronectin receptor (alpha$_v$beta$_3$). *J Immunol* 161:6250, 1998.
453. Rubartelli A, Poggi A, Zocchi MR: The selective engulfment of apoptotic bodies by dendritic cells is mediated by the alpha$_{(v)}$beta$_3$ integrin and requires intracellular calcium and extracellular calcium. *Eur J Immunol* 27:1893, 1997.
454. Hunt P, Hokom MM, Hornkohl A, et al: The effect of platelet-derived glycosaminoglycan serglycin on in vitro proplatelet-like process formation. *Exp Hematol* 21:1295, 1993.
455. Leven RM: Differential regulation of integrin-mediated proplatelet formation and megakaryocyte spreading. *J Cell Physiol* 163:597, 1995.
456. Rusnati M, Tanghetti E, Dell'Era P, et al: Alpha$_v$beta$_3$ integrin mediates the cell-adhesive capacity and biological activity of basic fibroblast growth factor (FGF-2) in cultured endothelial cells. *Mol Cell Biol* 8:2449, 1997.
457. Ybarrondo B, O'Rouke AM, McCarthy JB, Mescher MF: Cytotoxic T lymphocyte interaction with fibronectin and vitronectin: Activated adhesion and cosignalling. *Immunology* 91:186, 1997.
458. Roberts K, Yokoyama WM, Kehn PJ, Shevach EM: The vitronectin receptor serves as an accessory molecule for the activation of a subset of gamma/delta T cells. *J Exp Med* 173:231, 1991.
459. Rabinowich H, Lin WC, Amoscato A, et al: Expression of vitronectin receptor on human NK cells and its role in protein phosphorylation, cytokine production, and cell proliferation. *J Immunol* 154:1124, 1995.
460. Hermann P, Armant M, Brown E, et al: The vitronectin receptor and its associated CD47 molecule mediates proinflammatory cytokine synthesis in human monocytes by interactions with soluble CD23. *J Cell Biol* 144:767, 1999.
461. Stier S, Ko Y, Forkert R, et al: Osteopontin is a hematopoietic stem cell niche component that negatively regulates stem cell pool size. *J Exp Med* 201:1781, 2005.
462. Kang JA, Zhou Y, Weis TL, et al: Osteopontin regulates actin cytoskeleton and contributes to cell proliferation in primary erythroblasts. *J Biol Chem* 283:6997, 2008.
463. Chung JW, Kim MS, Piao ZH, et al: Osteopontin promotes the development of natural killer cells from hematopoietic stem cells. *Stem Cells* 26:2114, 2008.
464. Diao H, Iwabuchi K, Li L, et al. Osteopontin regulates development and function of invariant natural killer T cells. *Proc Natl Acad Sci U S A* 105:15884, 2008.
465. Gu YC, Nilsson K, Eng H, Ekblom M: Association of extracellular matrix proteins fibulin-1 and fibulin-2 with fibronectin in bone marrow stroma. *Br J Haematol* 109:305, 2000.
466. Hergeth SP, Aicher WK, Essl M, et al: Characterization and functional analysis of osteoblast-derived fibulins in the human hematopoietic stem cell niche. *Exp Hematol* 36:1022, 2008.
467. Koury MJ: Erythropoietin: The story of hypoxia and a finely regulated hematopoietic hormone. *Exp Hematol* 33:1263, 2005.
468. Koury ST, Koury MJ, Bondurant MC: Cytoskeletal distribution and function during the maturation and enucleation of mammalian erythroblasts. *J Cell Biol* 109:3005, 1989.
469. Soni S, Bala S, Gwynn B, et al: Absence of erythroblast macrophage protein (Emp) leads to failure of erythroblast nuclear extrusion. *J Biol Chem* 281:20181, 2006.
470. Ji P, Jayapal SR, Lodish HF: Enucleation of cultured mouse fetal erythroblasts requires Rac GTPases and mDia2. *Nat Cell Biol* 10:314, 2008.
471. Popova EY, Krauss SW, Short SA, et al: Chromatin condensation in terminally differentiating mouse erythroblasts does not involve special architectural proteins but depends on histone deacetylation. *Chromosome Res* 17: 47, 2009.
472. Wilson JG, Tavassoli M: Microenvironmental factors involved in the establishment of erythropoiesis in bone marrow. *Ann N Y Acad Sci* 718:271, 1994.
473. Chasis JA, Mohandas N: Erythroblastic islands: Niches for erythropoiesis. *Blood* 112:470, 2008.
474. Bessis M: L'ilot èrythroblastique, unitè fonctionelle de le moelle osseuse. *Rev Hematol* 13:8, 1958.
475. Le Charpentier Y, Prenant M: Isoloment de l'ilot erythroblastique: Etude en microscopie optique et electronique a balayage. *Nouv Rev Fr Hematol* 15:119, 1975.
476. Yokoyama T, Etoh T, Kitagawa H, et al: Migration of erythroblastic islands toward the sinusoid as erythroid maturation proceeds in rat bone marrow. *J Vet Med Sci* 65:449, 2003.
477. Spike BT, Dibling BC, Macleod KF: Hypoxic stress underlies defects in erythroblast islands in the Rb-null mouse. *Blood* 110:2173, 2007.
478. Rhodes MM, Kopsombut P, Bondurant MC, et al: Adherence to macrophages in erythroblastic islands enhances erythroblast proliferation and increases erythrocyte production by a different mechanism than erythropoietin. *Blood* 111:1700, 2008.
479. Lichtman MA, Waugh RE: Red cell egress from the marrow: Ultrastructural and biophysical aspects, in *Regulation of Erythropoiesis*, edited by ED Zanjani, M Tavassoli, J Ascencao, p 15. PMA Literary & Film Management, Great Neck, NY, 1989.
480. Yoshida H, Kawane K, Koike M, et al: Phosphatidylserine-dependent engulfment by macrophages of nuclei from erythroid precursor cells. *Nature* 437:754, 2005.
481. Kawane K, Fukuyama H, Kondoh G, et al: Requirement of DNase II for definitive erythropoiesis in the mouse fetal liver. *Science* 292:1546, 2001.
482. Sadahira Y, Yasuda T, Yoshino T, et al: Impaired splenic erythropoiesis in phlebotomized mice injected with CL2MDP-liposome: An experimental model for studying the role of stromal macrophages in erythropoiesis. *J Leukoc Biol* 68:464, 2000.
483. Wu H, Klingmuller U, Acurio A, et al: Functional interaction of erythropoietin and stem cell factor receptors is essential for erythroid colony formation. *Proc Natl Acad Sci U S A* 94:1806, 1997.
484. Muta K, Krantz SB, Bondurant MC, Dai CH: Stem cell factor retards differentiation of normal human erythroid progenitor cells while stimulating proliferation. *Blood* 86:572, 1995.
485. Suenobu S, Takakura N, Inada T, et al: A role of EphB4 receptor and its ligand, ephrin-B2 in erythropoiesis. *Biochem Biophys Res Commun* 293:1124, 2002.
486. Lenox LE, Perry JM, Paulson RF: BMP4 and Madh5 regulate the erythroid response to acute anemia. *Blood* 105:2741, 2005.
487. De Maria R, Testa U, Luchetti L, et al: Apoptotic role of Fas/Fas ligand system in the regulation of erythropoiesis. *Blood* 93:796, 1999.
488. Lichtman MA, Chamberlain JK, Simon W, et al: Parasinusoidal location of megakaryocytes in marrow: A determinant of platelet release. *Am J Hematol* 4:303, 1978.
489. Thiele J, Galle R, Sander C, Fischer R: Interactions between megakaryocytes and sinus wall: An ultrastructural study of bone marrow tissue in primary (essential) thrombocythemia. *J Submicrosc Cytol Pathol* 23:595, 1991.
490. Avraham H, Cowley S, Chi SY, et al: Characterization of adhesive interactions between human endothelial cells and megakaryocytes. *J Clin Invest* 91:2378, 1993.
491. Zweegman S, Veenhof MA, Huijgens PC, et al: Regulation of megakaryopoiesis in an in vitro stroma model: Preferential adhesion of megakaryocytic progenitors and subsequent inhibition of maturation. *Exp Hematol* 28:401, 2000.
492. Yang M, Li K, Lam AC, et al: Platelet-derived growth factor enhances granulopoiesis via bone marrow stromal cells. *Int J Hematol* 73:327, 2001.
493. Battinelli EM, Hartwig JH, Italiano JE Jr: Delivering new insight into the biology of megakaryopoiesis and thrombopoiesis. *Curr Opin Hematol* 14:419, 2007.
494. Kaushansky K: Historical review: Megakaryopoiesis and thrombopoiesis. *Blood* 111:981, 2008.

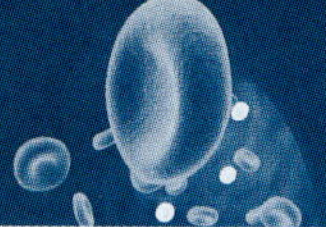

495. Dhanjal TS, Pendaries C, Ross EA, et al: A novel role for PECAM-1 in megakaryocytokinesis and recovery of platelet counts in thrombocytopenic mice. *Blood* 109:4237, 2007.
496. Wu Y, Welte T, Michaud M, Madri JA: PECAM-1: A multifaceted regulator of megakaryocytopoiesis. *Blood* 110:851, 2007.
497. Riviere C, Subra F, Cohen-Solal K, et al: Phenotypic and functional evidence for the expression of CXCR4 receptor during megakaryopoiesis. *Blood* 93:1511, 1999.
498. Hamada T, Mohle R, Hesselgesser J, et al: Transendothelial migration of megakaryocytes in response to stromal cell-derived factor 1 (SDF-1) enhances platelet formation. *J Exp Med* 188:539, 1998.
499. Avecilla ST, Hattori K, Heissig B, et al: Chemokine-mediated interaction of hematopoietic progenitors with the bone marrow vascular niche is required for thrombopoiesis. *Nat Med* 10:64, 2004.
500. Junt T, Schulze H, Chen Z, et al: Dynamic visualization of thrombopoiesis within bone marrow. *Science* 317:1767, 2007.
501. Lambertsen RH, Weiss L: A model of intramedullary hemopoietic microenvironments based on stereologic study of the distribution of endoclonal colonies. *Blood* 63:287, 1984.
502. Rosmarin AG, Yang Z, Resendes KK: Transcriptional regulation in myelopoiesis: Hematopoietic fate choice, myeloid differentiation, and leukemogenesis. *Exp Hematol* 33:131, 2005.
503. Hock H, Orkin SH: Zinc-finger transcription factor Gfi-1: Versatile regulator of lymphocytes, neutrophils and hematopoietic stem cells. *Curr Opin Hematol* 13:1, 2006.
504. Friedman AD: Transcriptional control of granulocyte and monocyte development. *Oncogene* 26:6816, 2007.
505. Iwasaki H, Akashi K: Myeloid lineage commitment from the hematopoietic stem cell. *Immunity* 26:726, 2007.
506. Mori Y, Iwasaki H, Kohno K, et al: Identification of the human eosinophil lineage-committed progenitor: Revision of phenotypic definition of the human common myeloid progenitor. *J Exp Med* 206:183, 2009.
507. Rosenberg HF, Phipps S, Foster PS: Eosinophil trafficking in allergy and asthma. *J Allergy Clin Immunol* 119:1303, 2007.
508. Christopher MJ, Link DC: Regulation of neutrophil homeostasis. *Curr Opin Hematol* 14:3, 2007.
509. Furze RC, Rankin SM: Neutrophil mobilization and clearance in the bone marrow. *Immunology* 125:281, 2008.
510. Stark MA, Huo Y, Burcin TL, et al: Phagocytosis of apoptotic neutrophils regulates granulopoiesis via IL-23 and IL-17. *Immunity* 22:285, 2005.
511. Naito K, Tamahashi N, Chiba T, et al: The microvasculature of the human bone marrow correlated with the distribution of hematopoietic cells: A computer-assisted three-dimensional reconstruction study. *Tohoku J Exp Med* 166:439, 1992.
512. Blazsek I, Misset JL, Benavides M, et al: Hematon, a multicellular functional unit in normal human bone marrow: Structural organization, hemopoietic activity, and its relationship to myelodysplasia and myeloid leukemias. *Exp Hematol* 18:259, 1990.
513. Wright DE, Wagers AJ, Gulati AP, et al: Physiological migration of hematopoietic stem and progenitor cells. *Science* 294:1933, 2001.
514. Abkowitz JL, Robinson AE, Kale S, et al: Mobilization of hematopoietic stem cells during homeostasis and after cytokine exposure. *Blood* 102:1249, 2003.
515. Massberg S, Schaerli P, Knezevic-Maramica I, et al: Immunosurveillance by hematopoietic progenitor cells trafficking through blood, lymph, and peripheral tissues. *Cell* 131:994, 2007.
516. Driessen RL, Johnston HM, Nilsson SK: Membrane bound stem cell factor is a key regulator in the initial lodgement of stem cells within the endosteal marrow region. *Exp Hematol* 31:1284, 2003.
517. Ihanus E, Uotila LM, Toivanen A: Red-cell ICAM-4 is a ligand for the monocyte/macrophage integrin CD11c/CD18: Characterization of the binding sites on ICAM-4. *Blood* 109:802, 2007.
518. Kishimoto TK, Baldwin ET, Anderson DC: The role of β_2 integrins in inflammation, in *Inflammation Basic Principles and Clinical Correlates*, 3rd ed, edited by JI Gallin, R Snyderman, p 537. Lippincott Williams & Wilkins, Philadelphia, 1999.
519. Lasky LA: Selectin-carbohydrate interactions and the initiation of the inflammatory response. *Annu Rev Biochem* 64:113, 1995.
520. Hynes RO: Integrins: Bidirectional, allosteric signaling machines. *Cell* 110:673, 2002.
521. Takada Y, Ye X, Simon S: The integrins. *Genome Biol* 8:215, 2007.
522. Eshghi S, Vogelezang MG, Hynes RO, et al: Alpha4beta1 integrin and erythropoietin mediate temporally distinct steps in erythropoiesis: Integrins in red cell development. *J Cell Biol* 177:871, 2007.
523. Iguchi A, Okuyama R, Koguma M, et al: Selective stimulation of granulopoiesis in vitro by established bone marrow stromal cells. *Cell Struct Funct* 22:357, 1997.
524. Petty JM, Lenox CC, Weiss DJ, et al: Crosstalk between CXCR4/stromal derived factor-1 and VLA-4/VCAM-1 pathways regulates neutrophil retention in the bone marrow. *J Immunol* 182:604, 2009.
525. Dittel BN, LeBien TW: Reduced expression of vascular cell adhesion molecule-1 on bone marrow stromal cells isolated from marrow transplant recipients correlates with a reduced capacity to support human B lymphopoiesis in vitro. *Blood* 86:2833, 1995.
526. Funk PE, Stephan RP, Witte PL: Vascular cell adhesion molecule 1-positive reticular cells express interleukin-7 and stem cell factor in the bone marrow. *Blood* 86:2661, 1995.
527. Galotto M, Berisso G, Delfino L, et al: Stromal damage as a consequence of high-dose chemo/radiotherapy in bone marrow transplant recipients. *Exp Hematol* 27:1460, 1999.
528. Priestley GV, Ulyanova T, Papayannopoulou T: Sustained alterations in biodistribution of stem/progenitor cells in Tie2Cre+ alpha4(f/f) mice are hematopoietic cell autonomous. *Blood* 109:109, 2007.
529. Katayama Y, Hildalgo A, Peired A, Frenette PS: $\alpha_4\beta_7$ and its counter-receptor MAdCAM-1 contribute to hematopoietic progenitor recruitment into bone marrow following transplantation. *Blood* 104:2020, 2004.
530. Aplin AE, Howe A, Alahari SK, Juliano RL: Signal transduction and signal modulation by cell adhesion receptors: The role of integrins, cadherins, immunoglobulin-cell adhesion molecules and selectins. *Pharmacol Rev* 50:197, 1998.
531. Jarvis LJ, Maguire JE, LeBien TW: Contact between human bone marrow stromal cells and B lymphocytes enhances very late antigen-4/vascular cell adhesion molecule-1-independent tyrosine phosphorylation of focal adhesion kinase, paxillin, and ERK-2 in stromal cells. *Blood* 90:1626, 1997.
532. Shibayama H, Anzai N, Braun SE, et al: H-Ras is involved in the inside-out signaling pathway of interleukin-3-induced integrin activation. *Blood* 93:1540, 1999.
533. Levesque JP, Simmons PJ: Cytoskeleton and integrin-mediated adhesion signaling in human CD34+ hemopoietic progenitor cells. *Exp Hematol* 27:579, 1999.
534. Arai A, Nosaka Y, Kohsaka H, et al: CrkL activates integrin-mediated hematopoietic cell adhesion through the guanine nucleotide exchange factor C3G. *Blood* 93:3713, 1999.
535. Porter JC, Hogg N: Integrin cross talk: Activation of lymphocyte function-associated antigen-1 on human T cells alters alpha$_4$beta$_1$- and alpha$_5$beta$_1$-mediated function. *J Cell Biol* 138:1437, 1997.
536. Shibuya A, Campbell D, Hannum C, et al: DYNAM-1, a novel adhesion molecule involved in the cytolytic function of T lymphocytes. *Immunity* 4:573, 1996.
537. Shibuya K, Lanier LL, Phillips JH, et al: Physical and functional association of LFA-1 with DYNAM-1 adhesion molecule. *Immunity* 11:615, 1999.
538. Rodriguez-Fernandez JL, Gomez M, Luque A, et al: The interaction of activated integrin lymphocyte function-associated antigen 1 with ligand intercellular adhesion molecule 1 induces activation and redistribution of focal adhesion kinase and proline-rich tyrosine kinase 2 in T lymphocytes. *Mol Biol Cell* 10:1891, 1999.
539. Leavesley DI, Oliver JM, Swart BW, et al: Signals from platelet/endothelial cell adhesion molecule enhance the adhesive activity of the very late antigen-4 integrin of human CD34+ hematopoietic progenitor cells. *J Immunol* 153:4673, 1994.
540. Vestweber D, Blanks JE: Mechanisms that regulate the function of the selectins and their ligands. *Physiol Rev* 79:181, 1999.
541. Oostendorp RA, Dormer P: VLA-4-mediated interactions between normal human hematopoietic progenitors and stromal cells. *Leuk Lymphoma* 24:423, 1997.
542. Gotoh A, Ritchie A, Takahira H, Broxmeyer HE: Thrombopoietin and erythropoietin activate inside-out signaling of integrin and enhance adhesion to immobilized fibronectin in human growth-factor-dependent hematopoietic cells. *Ann Hematol* 75:207, 1997.
543. Liesveld JL, Winslow JM, Frediani KE, et al: Expression of integrins and examination of their adhesive function in normal and leukemic hematopoietic cells. *Blood* 81:112, 1993.
544. Ryan DH, Nuccie BL, Abboud CN: Inhibition of human bone marrow lymphoid progenitor colonies by antibodies to VLA integrins. *J Immunol* 149:3759, 1992.
545. Sugahara H, Kanakura Y, Furitsu T, et al: Induction of programmed cell death in human hematopoietic cell lines by fibronectin via its interaction with very late antigen 5. *J Exp Med* 179:1757, 1994.
546. Hurley RW, McCarthy JB, Wayner EA, Verfaillie CM: Monoclonal antibody crosslinking of the alpha 4 beta 1 integrin inhibits committed clonogenic hematopoietic progenitor proliferation. *Exp Hematol* 25:321, 1997.
547. Oostendorp RA, Spitzer E, Reisbach G, Dormer P: Antibodies to the beta 1-integrin chain, CD44, or ICAM-3 stimulate adhesion of blast colony-forming cells and may inhibit their growth. *Exp Hematol* 25:345, 1997.
548. Dao MA, Nolta JA: Cytokine and integrin stimulation synergize to promote higher levels of GATA-2, c-myb, and CD34 protein in primary human hematopoietic progenitors from bone marrow. *Blood* 109:2373, 2007.
549. Umemoto T, Yamato M, Shiratsuchi Y, et al: Expression of Integrin beta3 is correlated to the properties of quiescent hemopoietic stem cells possessing the side population phenotype. *J Immunol.* 177:7733, 2006.
550. Wagers AJ, Weissman IL: Differential expression of alpha2 integrin separates long-term and short-term reconstituting Lin-/loThy1.1(lo)c-kit+ Sca-1+ hematopoietic stem cells. *Stem Cells* 24:1087, 2006.
551. Petri B, Bixel MG: Molecular events during leukocyte diapedesis. *FEBS J* 273:4399, 2006.
552. Woodfin A, Voisin MB, Nourshargh S: PECAM-1: A multi-functional molecule in inflammation and vascular biology. *Arterioscler Thromb Vasc Biol* 27:2514, 2007.
553. Arkin S, Naprstek B, Guarini L, et al: Expression of intercellular adhesion molecule-1 (CD54) on hematopoietic progenitors. *Blood* 77:948, 1991.
554. Gunji Y, Nakamura M, Hagiwara T, et al: Expression and function of adhesion molecules on human hematopoietic stem cells: CD34+ LFA-1(neg) cells are more primitive than CD34+ LFA-1+ cells. *Blood* 80:429, 1992.
555. Makgoba MW, Sanders ME, Ginther Luce GE, et al: ICAM-1, a ligand for LFA-1-dependent adhesion of B, T, and myeloid cells. *Nature* 331:86, 1988.
556. Rao SG, Chitnis VS, Deora A, et al: An ICAM-1-like cell adhesion molecule is responsible for CD34-positive haemopoietic stem cells adhesion to bone-marrow stroma. *Cell Biol Int* 20:255, 1996.
557. Staunton DE, Dustin ML, Springer TA: Functional cloning of ICAM-2, a cell adhesion ligand for LFA-1, homologous to ICAM-1. *Nature* 339:61, 1989.
558. Fawcett J, Holness CLL, Needham LA, et al: Molecular cloning of ICAM-3, a third ligand for LFA-1, constitutively expressed on resting leukocytes. *Nature* 360:481, 1992.
559. Campanero MR, Sanchez-Mateos P, del Pozo MA, Sanchez-Madrid F: ICAM-3 regulates lymphocyte morphology and integrin-mediated T cell interactions with endothelial cell and extracellular matrix ligands. *J Cell Biol* 127:867, 1994.
560. Wang JH, Smolyar A, Tan K, et al: Structure of a heterophilic adhesion complex between the human CD2 and CD58 (LFA-3) counterreceptors. *Cell* 97:791, 1999.
561. Nielsen M, Gerwien J, Geisler C, et al: MHC class II ligation induces CD58 (LFA-3)-mediated adhesion in human T cells. *Exp Clin Immunogenet* 15:61, 1998.

562. LeGuiner S, Le Drean E, Labarriere N, et al: LFA-3 co-stimulates cytokine secretion by cytotoxic T lymphocytes by providing a TCR-independent activation signal. *Eur J Immunol* 28:1322, 1998.
563. Itzhaky D, Raz N, Hollander N: The glycosylphosphatidylinositol-anchored form and the transmembrane form of CD58 associate with protein kinases. *J Immunol* 60:4361, 1998.
564. Kirby AC, Cahen P, Porter SR, Olsen I: LFA-3 (CD58) mediates T lymphocyte adhesion in chronic inflammatory infiltrates. *Scand J Immunol* 50:469, 1999.
565. De Waele M, Renmans W, Jochmans K, et al: Different expression of adhesion molecules on CD34+ cells in AML and B lineage ALL and their normal bone marrow counterparts. *Eur J Haematol* 63:192, 1999.
566. McCarty JM, Yee EK, Deisher TA, et al: Interleukin-4 induces endothelial vascular cell adhesion molecule-1 (VCAM-1) by an NF-kappa b-independent mechanism. *FEBS Lett* 372:194, 1995.
567. Bochner BS, Klunk DA, Sterbinsky SA, et al: IL-13 selectively induces vascular cell adhesion molecule-1 expression in human endothelial cells. *J Immunol* 154:799, 1995.
568. Kinashi T, Springer TA: Regulation of cell-matrix adhesion by receptor tyrosine kinases. *Leuk Lymphoma* 18:203, 1995.
569. Toivanen A, Ihanus E, Mattila M, et al: Importance of molecular studies on major blood groups—intercellular adhesion molecule-4, a blood group antigen involved in multiple cellular interactions. *Biochim Biophys Acta* 1780:456, 2008.
570. Crocker PR, Redelinghuys P: Siglecs as positive and negative regulators of the immune system. *Biochem Soc Trans* 36:1467, 2008.
571. Aizawa S, Tavassoli M: *In vitro* homing of hemopoietic stem cells mediated by a recognition system with galactosyl and mannosyl specificities. *Proc Natl Acad Sci U S A* 84:4485, 1987.
572. Tavassoli M, Hardy CL: Molecular basis of homing of intravenously transplanted stem cells. *Blood* 76:1059, 1990.
573. Sperandio M: Selectins and glycosyltransferases in leukocyte rolling *in vivo*. *FEBS J* 273:4377, 2006.
574. Sackstein R: Expression of an L-selectin ligand on hematopoietic progenitor cells. *Acta Haematol* 97:22, 1997.
575. Chute JP: Stem cell homing. *Curr Opin Hematol* 13:399, 2006.
576. Méndez-Ferrer S, Frenette PS: Hematopoietic stem cell trafficking: Regulated adhesion and attraction to bone marrow microenvironment. *Ann N Y Acad Sci* 1116:392, 2007.
577. Zarbock A, Ley K: Neutrophil adhesion and activation under flow. *Microcirculation* 16:31, 2009.
578. Nielsen JS, McNagny KM: Novel functions of the CD34 family. *J Cell Sci* 121:3683, 2008.
579. Eto T, Winkler I, Purton LE, Lévesque JP: Contrasting effects of P-selectin and E-selectin on the differentiation of murine hematopoietic progenitor cells. *Exp Hematol* 33:232, 2005.
580. Matsubara A, Iwama A, Yamazaki S, et al: Endomucin, a CD34-like sialomucin, marks hematopoietic stem cells throughout development. *J Exp Med* 202:1483, 2005.
581. Stockton BM, Cheng G, Manjunath N, et al: Negative regulation of T cell homing by CD43. *Immunity* 8:373, 1998.
582. Matsumoto M, Shigeta A, Miyasaka M, Hirata T: CD43 plays both antiadhesive and proadhesive roles in neutrophil rolling in a context-dependent manner. *J Immunol* 181:3628, 2008.
583. Bazil V, Brandt J, Chen S, et al: A monoclonal antibody recognizing CD43 (leukosialin) initiates apoptosis of human hematopoietic progenitor cells but not stem cells. *Blood* 87:1272, 1996.
584. Forde S, Tye BJ, Newey SE, et al: Endolyn (CD164) modulates the CXCL12-mediated migration of umbilical cord blood CD133+ cells. *Blood* 109:1825, 2007.
585. Bowen MA, Aruffo A: Adhesion molecules, their receptors, and their regulation: Analysis of CD6-activated leukocyte cell-adhesion molecule (ALCAM/CD166) interactions. *Transplant Proc* 31:795, 1999.
586. Ohneda O, Ohneda K, Arai F, et al: ALCAM (CD166): Its role in hematopoietic and endothelial development. *Blood* 98:2134, 2001.
587. Nervi B, Link DC, DiPersio JF: Cytokines and hematopoietic stem cell mobilization. *J Cell Biochem* 99:690, 2006.
588. Oostendorp RA, Ghaffari S, Eaves CJ: Kinetics of in vivo homing and recruitment into cycle of hematopoietic cells are organ-specific but CD44-independent. *Bone Marrow Transplant* 26:559, 2000.
589. Nedvetzki S, Gonen E, Assayag N, et al: RHAMM, a receptor for hyaluronan-mediated motility, compensates for CD44 in inflamed CD44-knockout mice: A different interpretation of redundancy. *Proc Natl Acad Sci U S A* 101:18081, 2004.
590. Funaro A, Malavasi F: Human CD38, a surface receptor, an enzyme, an adhesion molecule and not a simple marker. *J Biol Regul Homeost Agents* 13:54, 1999.
591. Hoenstein AL, Stokinger H, Imhof BA, Malavasi F: CD38 binding to human myeloid cells is mediated by mouse and human CD31. *Biochem J* 330:1129, 1998.
592. Turel KR, Rao SG: Expression of the cell adhesion molecule E-cadherin by the human bone marrow stromal cells and its probable role in CD34(+) stem cell adhesion. *Cell Biol Int* 22:641, 1998.
593. Kiel MJ, Acar M, Radice GL, Morrison SJ: Hematopoietic stem cells do not depend on N-cadherin to regulate their maintenance. *Cell Stem Cell* 4:170, 2009.
594. Hirata Y, Kimura N, Sato K, et al: ADP ribosyl cyclase activity of a novel bone marrow stromal cell surface molecule, BST-1. *FEBS Lett* 356:244, 1994.
595. Kaisho T, Ishikawa J, Oritani K, et al: BST-1, a surface molecule of bone marrow stromal cell lines that facilitates pre-B-cell growth. *Proc Natl Acad Sci U S A* 91:5325, 1994.
596. Vicari AP, Bean AG, Slotnik A: A role for BP-3/BST-1 antigen in early T cell development. *Int Immunol* 8:183, 1996.
597. Okuyama Y, Ishihara K, Kimura N, et al: Human BST-1 expressed on myeloid cells functions as a receptor molecule. *Biochem Biophys Res Commun* 228:838, 1996.
598. Springer TA: Traffic signals for lymphocyte recirculation and leukocyte emigration: The multistep paradigm. *Cell* 76:301, 1994.
599. Pals ST, de Gorter DJ, Spaargaren M: Lymphoma dissemination: The other face of lymphocyte homing. *Blood* 110:3102, 2007.
600. Petri B, Bixel MG: Molecular events during leukocyte diapedesis. *FEBS J* 273:4399, 2006.
601. Hordijk PL: Endothelial signalling events during leukocyte transmigration. *FEBS J* 273:4408, 2006.
602. Garrido-Urbani S, Bradfield PF, Lee BP, Imhof BA: Vascular and epithelial junctions: A barrier for leucocyte migration. *Biochem Soc Trans* 36:203, 2008.
603. Pease JE, Williams TJ: The attraction of chemokines as a target for specific anti-inflammatory therapy. *Br J Pharmacol* 147(Suppl 1):S212, 2006.
604. Watt SM, Forde SP: The central role of the chemokine receptor, CXCR4, in haemopoietic stem cell transplantation: Will CXCR4 antagonists contribute to the treatment of blood disorders? *Vox Sang* 94:18, 2008.
605. Bacon KB, Greaves DR, Dairaghi DJ, Schall TJ: The expanding universe of C, CX3C and CC chemokines, in *The Cytokine Handbook*, 3rd ed, edited by AW Thompson, p 753. Academic Press, San Diego, 1998.
606. Fong AM, Robinson LA, Steeber DA, et al: Fractalkine and CX3CR1 mediate a novel mechanism of leukocyte capture, firm adhesion, and activation under physiologic flow. *J Exp Med* 188:1413, 1998.
607. Broxmeyer HE: Chemokines in hematopoiesis. *Curr Opin Hematol* 15:49, 2008.
608. Dar A, Kollet O, Lapidot T: Mutual, reciprocal SDF-1/CXCR4 interactions between hematopoietic and bone marrow stromal cells regulate human stem cell migration and development in NOD/SCID chimeric mice. *Exp Hematol* 34:967, 2006.
609. Scott LM, Priestley GV, Papayannopoulou T: Deletion of alpha4 integrin from adult hematopoietic cells reveals roles in homeostasis, regeneration, and homing. *Mol Cell Biol* 23:9349, 2003.
610. Avigdor A, Goichberg P, Shivtiel S, et al: CD44 and hyaluronic acid cooperate with SDF-1 in the trafficking of human CD34+ stem/progenitor cells to the bone marrow. *Blood* 103:2981, 2004.
611. Wysoczynski M, Reca R, Ratajczak J, et al: Incorporation of CXCR4 into membrane lipid rafts primes homing-related responses of hematopoietic stem/progenitor cells to an SDF-1 gradient. *Blood* 10:40, 2005.
612. Williams DA, Zheng Y, Cancelas JA: Rho GTPases and regulation of hematopoietic stem cell localization. *Methods Enzymol* 439:365, 2008.
613. Kiel MJ, Morrison SJ: Uncertainty in the niches that maintain haematopoietic stem cells. *Nat Rev Immunol* 8:290, 2008.
614. Yin T, Li L: The stem cell niches in bone. *J Clin Invest* 116:1195, 2006.
615. Laird DJ, von Andrian UH, Wagers AJ: Stem cell trafficking in tissue development, growth, and disease. *Cell* 132:612, 2008.
616. Papayannopoulou T, Scadden DT: Stem-cell ecology and stem cells in motion. *Blood* 111:3923, 2008.
617. Czechowicz A, Kraft D, Weissman IL, Bhattacharya D: Efficient transplantation via antibody-based clearance of hematopoietic stem cell niches. *Science* 318:1296, 2007.
618. Levesque JP, Leavesley DI, Niutta S, et al: Cytokines increase human hemopoietic cell adhesiveness by activation of very late antigen (VLA)-4 and VLA-5 integrins. *J Exp Med* 181:1805, 1995.
619. Adams GB, Chabner KT, Alley IR, et al: Stem cell engraftment at the endosteal niche is specified by the calcium-sensing receptor. *Nature* 439:599, 2006.
620. Puri MC, Bernstein A: Requirement for the TIE family of receptor tyrosine kinases in adult but not fetal hematopoiesis. *Proc Natl Acad Sci U S A* 100:12753, 2003.
621. Arai F, Hirao A, Ohmura M, et al: Tie2/angiopoietin-1 signaling regulates hematopoietic stem cell quiescence in the bone marrow niche. *Cell* 118:149, 2004.
622. Umemoto T, Yamato M, Shiratsuchi Y, et al: Expression of Integrin beta3 is correlated to the properties of quiescent hemopoietic stem cells possessing the side population phenotype. *J Immunol*. 177:7733, 2006.
623. Qian H, Buza-Vidas N, Hyland CD, et al: Critical role of thrombopoietin in maintaining adult quiescent hematopoietic stem cells. *Cell Stem Cell* 1:671, 2007.
624. Yoshihara H, Arai F, Hosokawa K, et al: Thrombopoietin/MPL signaling regulates hematopoietic stem cell quiescence and interaction with the osteoblastic niche. *Cell Stem Cell* 1:685, 2007.
625. Bowie MB, Kent DG, Dykstra B, et al: Identification of a new intrinsically timed developmental checkpoint that reprograms key hematopoietic stem cell properties. *Proc Natl Acad Sci U S A* 104:5878, 2007.
626. Haylock DN, Williams B, Johnston HM, et al: Hemopoietic stem cells with higher hemopoietic potential reside at the bone marrow endosteum. *Stem Cells* 25:1062, 2007.
627. Steinman RA: Cell cycle regulators and hematopoiesis. *Oncogene* 21:3403, 2002.
628. Walkley CR, Sankaran VG, Orkin SH: Rb and hematopoiesis: Stem cells to anemia. *Cell Div* 3:13, 2008.
629. Wilson A, Laurenti E, Oser G, et al: Hematopoietic stem cells reversibly switch from dormancy to self-renewal during homeostasis and repair. *Cell* 135:1118, 2008.
630. Sherr CJ, Roberts JM: Living with or without cyclins and cyclin-dependent kinases. *Genes Dev* 18:2699, 2004.
631. Kozar K, Ciemerych MA, Rebel VI, et al: Mouse development and cell proliferation in the absence of D-cyclins. *Cell* 118:477, 2004.
632. Malumbres M, Sotillo R, Santamaría D, et al: Mammalian cells cycle without the D-type cyclin-dependent kinases Cdk4 and Cdk6. *Cell* 118(4):493, 2004.
633. Metcalf D: Hematopoietic cytokines. *Blood* 111:485, 2008.
634. Tushinski RJ, Stanley ER: The regulation of mononuclear phagocyte entry into S phase by the colony stimulating factor CSF-1. *J Cell Physiol* 122:221, 1985.
635. Roussel MF, Theodoras AM, Pagano M, Sherr CJ: Rescue of defective mitogenic signaling by D-type cyclins. *Proc Natl Acad Sci U S A* 92:6837, 1995.

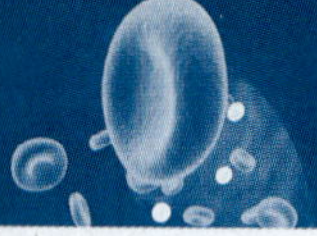

636. Oguro H, Iwama A: Life and death in hematopoietic stem cells. *Curr Opin Immunol* 19:503, 2007.
637. Berthet C, Rodriguez-Galan MC, Hodge DL, et al: Hematopoiesis and thymic apoptosis are not affected by the loss of Cdk2. *Mol Cell Biol* 27:5079, 2007.
638. Koury MJ: Programmed cell death (apoptosis) in hematopoiesis. *Exp Hematol* 20:391, 1992.
639. Kelley LL, Koury MJ, Bondurant MC: Survival or death of individual proerythroblasts results from differing erythropoietin sensitivities: A mechanism for controlled rates of erythrocyte production. *Blood* 82:2340, 1993.
640. Opferman JT: Life and death during hematopoietic differentiation. *Curr Opin Immunol* 19:497, 2007.
641. Reed JC: Bcl-2-family proteins and hematologic malignancies: History and future prospects. *Blood* 111:3322, 2008.
642. Opferman JT, Iwasaki H, Ong CC, et al: Obligate role of anti-apoptotic MCL-1 in the survival of hematopoietic stem cells. *Science* 307:1101, 2005.
643. Hamasaki A, Sendo F, Nakayama K, et al: Accelerated neutrophil apoptosis in mice lacking A1-a, a subtype of the bcl-2-related A1 gene. *J Exp Med* 188:1985, 1998.
644. Rhodes MM, Kopsombut P, Bondurant MC, et al: Bcl-x(L) prevents apoptosis of late-stage erythroblasts but does not mediate the antiapoptotic effect of erythropoietin. *Blood* 106:1857, 2005.
645. Aerbajinai W, Giattina M, Lee YT, et al: The proapoptotic factor Nix is coexpressed with Bcl-xL during terminal erythroid differentiation. *Blood* 102:712, 2003.
646. Cheshier SH, Prohaska SS, Weissman IL: The effect of bleeding on hematopoietic stem cell cycling and self-renewal. *Stem Cells Dev* 16:707, 2007.
647. von Lindern M, Schmidt U, Beug H: Control of erythropoiesis by erythropoietin and stem cell factor: A novel role for Bruton's tyrosine kinase. *Cell Cycle* 3:876, 2004.
648. Muta K, Krantz SB, Bondurant MC, et al: Distinct roles of erythropoietin, insulin-like growth factor I, and stem cell factor in the development of erythroid progenitor cells. *J Clin Invest* 94:34, 1994.
649. Schweers RL, Zhang J, Randall MS, et al: NIX is required for programmed mitochondrial clearance during reticulocyte maturation. *Proc Natl Acad Sci U S A* 104:19500, 2007.
650. Sandoval H, Thiagarajan P, Dasgupta SK, et al: Essential role for Nix in autophagic maturation of erythroid cells. *Nature* 454:232, 2008.
651. Finch CA, Harker LA, Cook JD: Kinetics of the formed elements of human blood. *Blood* 50:699, 1977.
652. Nagai Y, Garrett KP, Ohta S, et al: Toll-like receptors on hematopoietic progenitor cells stimulate innate immune system replenishment. *Immunity* 24:801, 2006.
653. McGettrick AF, O'Neill LA: Toll-like receptors: Key activators of leucocytes and regulator of haematopoiesis. *Br J Haematol* 139:185, 2007.
654. Sioud M, Fløisand Y, Forfang L, Lund-Johansen F: Signaling through toll-like receptor 7/8 induces the differentiation of human bone marrow CD34+ progenitor cells along the myeloid lineage. *J Mol Biol* 364:945, 2006.
655. Hirai H, Zhang P, Dayaram T, et al: C/EBPbeta is required for "emergency" granulopoiesis. *Nat Immunol* 7:732, 2006.
656. Testa U: Apoptotic mechanisms in the control of erythropoiesis. *Leukemia* 18:1176, 2004.
657. Lichtman MA, Chamberlain JK, Santillo PA: Factors thought to contribute to the regulation of egress of cells from marrow, in *The Year in Hematology 1978,* edited by R Silber, J LoBue, A Gordon, p 243. Plenum Press, New York, 1978.
658. Van Eeden SF, Miyagashima R, Haley L, Hogg JC: A possible role for L-selectin in the release of polymorphonuclear leukocytes from bone marrow. *Am J Physiol* 272:H1717, 1997.
659. Le Marer N, Skacel PO: Up-regulation of alpha2,6 sialylation during myeloid maturation: A potential role in myeloid cell release from the bone marrow. *J Cell Physiol* 179:315, 1999.
660. Jagels MA, Chambers JD, Arfors KE, Hugli TE: C5a- and tumor necrosis factor-alpha-induced leukocytosis occurs independently of beta 2 integrins and L-selectin: Differential effects on neutrophil adhesion molecule expression *in vivo. Blood* 85:2900, 1995.
661. Stroncek DF, Kaszcz W, Herr GP, et al: Expression of neutrophil antigens after 10 days of granulocyte-colony-stimulating factor. *Transfusion* 38:663, 1998.
662. Jung U, Ley K: Mice lacking two or all three selectins demonstrate overlapping and distinct functions for each selectin. *J Immunol* 162:6755, 1999.
663. Yong KL: Granulocyte colony-stimulating factor (G-CSF) increases neutrophil migration across vascular endothelium independent of an effect on adhesion: Comparison with granulocyte-macrophage colony-stimulating factor (GM-CSF). *Br J Haematol* 94:40, 1996.
664. Ulich TR, Del Castillo J, Souza L: Kinetics and mechanisms of recombinant human granulocyte-colony stimulating factor-induced neutrophilia. *Am J Pathol* 133:630, 1988.
665. DiPersio JF, Abboud CN: Activation of neutrophils by granulocyte-macrophage colony-stimulating factor, in *Granulocyte Responses to Cytokines: Basic and Clinical Research, Immunology Series*, vol 57, edited by RG Coffey, p 457. Marcel Dekker, New York, 1992.
666. Ghebrehiwet B, Muller-Eberhard HJ: C3e: An acidic fragment of human C3 with leukocytosis-inducing activity. *J Immunol* 123:616, 1979.
667. Kubo H, Graham L, Doyle NA, et al: Complement fragment-induced release of neutrophils from bone marrow and sequestration within pulmonary capillaries in rabbits. *Blood* 92:283, 1998.
668. Deinard AS, Page AR: A study of steroid-induced granulocytosis. *Br J Haematol* 28:333, 1974.
669. Vogel MJ, Yankee RA, Kimball HR, et al: The effect of etiocholanolone on granulocyte kinetics. *Blood* 30:474, 1967.
670. Cybulsky MI, McCoumb DJ, Movat HZ: Neutrophil leukocyte emigration induced by endotoxin: Mediator roles of interleukin-1 and tumor necrosis factor alpha. *J Immunol* 140:3144, 1988.
671. Terashima T, English D, Hogg JC, Van Eeden SF: Release of polymorphonuclear leukocytes from the bone marrow by interleukin-8. *Blood* 92:1062, 1998.
672. Burdon PC, Martin C, Rankin SM: The CXC chemokine MIP-2 stimulates neutrophil mobilization from the rat bone marrow in a CD49d-dependent manner. *Blood* 105:2543, 2005.
673. Burdon PC, Martin C, Rankin SM: Migration across the sinusoidal endothelium regulates neutrophil mobilization in response to ELR + CXC chemokines. *Br J Haematol* 142:100, 2008.
674. Wengner AM, Pitchford SC, Furze RC, Rankin SM: The coordinated action of G-CSF and ELR + CXC chemokines in neutrophil mobilization during acute inflammation. *Blood* 111:42, 2008.
675. Suratt BT, Petty JM, Young SK, et al: Role of the CXCR4/SDF-1 chemokine axis in circulating neutrophil homeostasis. *Blood* 104:565, 2004..
676. Palframan RT, Collins PD, Williams TJ, Rankin SM: Eotaxin induces a rapid release of eosinophils and their progenitors from the bone marrow. *Blood* 91:2240, 1998.
677. Palframan RT, Collins PD, Severs NJ, et al: Mechanisms of acute eosinophil mobilization from the bone marrow stimulated by interleukin 5: The role of specific adhesion molecules and phosphatidylinositol 3-kinase. *J Exp Med* 188:1621, 1998.
678. Schratl P, Royer JF, Kostenis E, et al: The role of the prostaglandin D2 receptor, DP, in eosinophil trafficking. *J Immunol* 179:4792, 2007.
679. Chamberlain JK, Weiss L, Weed RI: Bone marrow sinus cell packing: A determinant of cell release. *Blood* 46:91, 1975.
680. Waugh RE, Sassi M: An *in vitro* model of erythroid egress in bone marrow. *Blood* 68:250, 1986.
681. Dabrowski A, Szygula Z, Miszta H: Do changes in bone marrow pressure contribute to the egress of cells from the bone marrow? *Acta Physiol Pol* 32:729, 1981.
682. Chasis JA, Prenant M, Leung A, Mohandas N: Membrane assembly and remodeling during reticulocyte maturation. *Blood* 74:1112, 1989.
683. Radley JM, Haller CJ: Fate of senescent megakaryocytes in bone marrow. *Br J Haematol* 53:277, 1983.
684. Efrati P, Rozenszajn L: The morphology of buffy coats in normal human adults. *Blood* 16:1012, 1960.
685. Mantovani A, Vecchi A, Sozzani S, et al: Tumors as a paradigm for the *in vivo* role of chemokines in leukocyte recruitment, in *Chemokines and Cancer, Contemporary Cancer Research*, edited by BJ Rollins, p 35. Humana Press, Totowa, NJ, 1999.
686. Papayannopoulou T: Current mechanistic scenarios in hematopoietic stem/progenitor cell mobilization. *Blood* 103:1580, 2004.
687. Nervi B, Link DC, DiPersio JF: Cytokines and hematopoietic stem cell mobilization. *J Cell Biochem* 99:690, 2006.
688. Pelus LM: Peripheral blood stem cell mobilization: New regimens, new cells, where do we stand. *Curr Opin Hematol* 15:285, 2008.
689. Petit I, Szyper-Kravitz M, Nagler A, et al: G-CSF induces stem cell mobilization by decreasing bone marrow SDF-1 and up-regulating CXCR4. *Nat Immunol* 3:687, 2002.
690. Levesque J-P, Liu F, Simmons PJ, et al: Characterization of hematopoietic progenitor mobilization in protease-deficient mice. *Blood* 104:65, 2004.
691. Semerad CL, Christopher MJ, Liu F, et al: G-CSF potently inhibits osteoblast activity and CXCL12 mRNA expression in the bone marrow. *Blood* 106:3020, 2005.
692. Papayannopoulou T, Priestley GV, Nakamoto B, et al: Synergistic mobilization of hemopoietic progenitor cells using concurrent beta1 and beta2 integrin blockade or beta2-deficient mice. *Blood* 97:1282, 2001.
693. Velders GA, Pruijt JF, Verzaal P, et al: Enhancement of G-CSF-induced stem cell mobilization by antibodies against the beta 2 integrins LFA-1 and Mac-1. *Blood* 100:327, 2002.
694. Pruijt JFM, Verzaal P, Van Ros R, et al: Neutrophils are indispensable for hematopoietic stem cell mobilization by interleukin-8 in mice. *Proc Natl Acad Sci U S A* 99:6228, 2002.

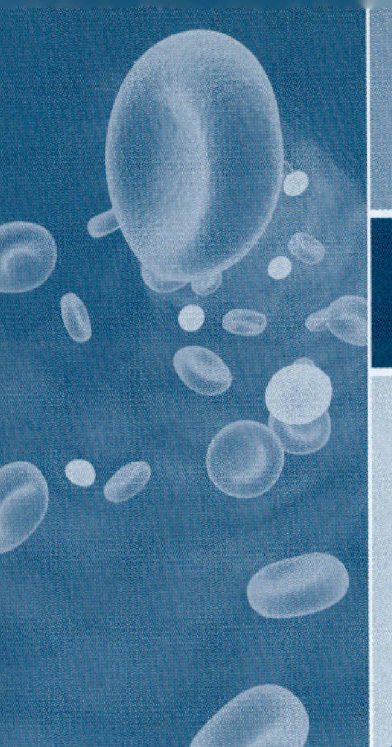

第5章

淋巴组织的组成和结构

Thomas J. Kipps

摘　要

淋巴组织可分为一级淋巴器官和二级淋巴器官。一级淋巴组织是淋巴细胞从祖细胞发育成为具有功能的和成熟的淋巴细胞的场所。主要的一级淋巴组织是骨髓，是所有淋巴祖细胞定居和最初分化的场所。骨髓在第4章已有论述。另外一个一级淋巴组织是胸腺，从骨髓来的祖细胞在此分化成成熟胸腺衍生(T)细胞。二级淋巴组织是淋巴细胞之间以及淋巴细胞与非淋巴细胞之间相互作用，对抗原产生免疫应答的场所，包括脾、淋巴结和黏膜相关淋巴组织(MALT)。这些组织的结构可使我们深入了解免疫系统如何区分自身抗原和外来抗原，并发展抵御入侵病原体的各种特异和非特异免疫防御机制。

胸腺

胸腺是胸腺衍生淋巴细胞即T细胞的发育场所。在胸腺，发育中的T细胞，也称为胸腺细胞，是由骨髓来源的淋巴干细胞分化而来的，并成为有功能的成熟T细胞[1]。正是在胸腺，T细胞获得了它们所有的特异性抗原受体，以应付一生中将要受到的抗原挑战。一旦T细胞发育成熟，就离开胸腺进入血液中循环，并流经二级淋巴组织。

本章使用的简写和缩略词：AIRE，自身免疫调节基因(autoimmune regulatory gene)；APECED，自身免疫性多发内分泌病-念珠菌病-外胚层萎缩(autoimmune polyendocrinopathy-candidiasis-ectodermal dystrophy)；C，包膜(capsule)；CT，计算机断层扫描(computed tomography)；GALT，胃肠道相关淋巴组织(gastrointestinal-associated lymphoid tissue)；LN，淋巴小结(lymphatic nodule)；MALT，黏膜相关淋巴组织(mucosa-associated lymphoid tissues)；MHC，主要组织相容性复合物(major histocompatibility complex)；PALS，小动脉周围淋巴鞘(periarteriolar lymphoid sheath)；PGA综合征，多腺体自身免疫综合征(polyglandular autoimmune syndrome)；T，胸腺衍生的(thymus-derived)；TCR，T细胞受体(T-cell receptor)。

■ 胸腺的解剖学

胸腺位于上纵隔，其下方依次为左头臂(或无名)静脉、无名动脉、左颈总动脉和气管。胸腺与心包膜囊上缘重叠，在上部前肋的下方延伸至颈部。胸腺血液供应来自胸廓内动脉。胸腺静脉血注入至头臂静脉和胸廓内静脉，与上方的甲状腺下静脉相会合。

胸腺起源于第三和第四鳃囊，为植入了淋巴细胞和内胚层衍生的胸腺上皮细胞的上皮器官，于妊娠第8周开始发育[2]。从胎儿期至出生后，胸腺体积不断增大，直到青春期重量仍维持在大约40g[3]。此后，由于退化，其体积随年龄增长而不断缩小(参见第8章图8-1)[4]。

胸腺的体积可以根据超声检查推算。在一项对149名出生1周内的健康足月婴儿的研究中，估算的胸腺大小与婴儿体重显著相关[5]。然而，胸腺大小与婴儿的性别、身长、孕龄却没有明显的相关性。同样，胸腺大小与血液中$CD4^+$和$CD8^+$ T细胞所占比例也没有明显的相关性。测算的健康婴儿的胸腺体积从出生即开始增加，直至4~8月龄，然后开始下降[3]。4~10月龄时大部分婴儿胸腺大小的个体差异与母乳喂养状况、身材大小有关，在较小程度上与疾病有关。在4月龄时，出生时胸腺体积相同，但母乳喂养婴儿的胸腺体积比配方奶粉喂养的同龄婴儿明显要大[6]。

■ 胸腺结构

一条纵行裂隙将胸腺分为不对称的两叶，较大的右叶和较小的左叶，分别起源于左右鳃囊。通过钝性解剖，很容易将胸腺独立发育的两部分相互分开。

胸腺的每一叶被纤维性隔膜分成很多小叶(图5-1)。每个小叶由外部皮质和内部髓质组成。皮质含有一些致密的胸腺细胞群，这些胸腺细胞外观像淋巴细胞，大小稍微不均匀，偶见散在分布的有丝分裂象。着色较浅的髓质细胞分布较稀散。髓质含松散排列的成熟胸腺细胞和鳞状的上皮细胞组成的紧密排列的特征性轮状结构，称之为胸腺小体或者Hassall小体(图5-2)。这些小体似乎是退化细胞的残骸，富含高分子量细胞角蛋白。

除胸腺细胞外，胸腺还含几种其他重要细胞类型。胸腺内

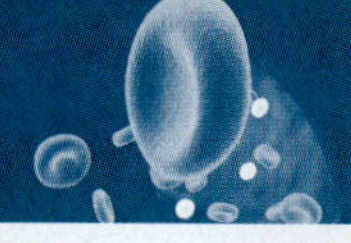

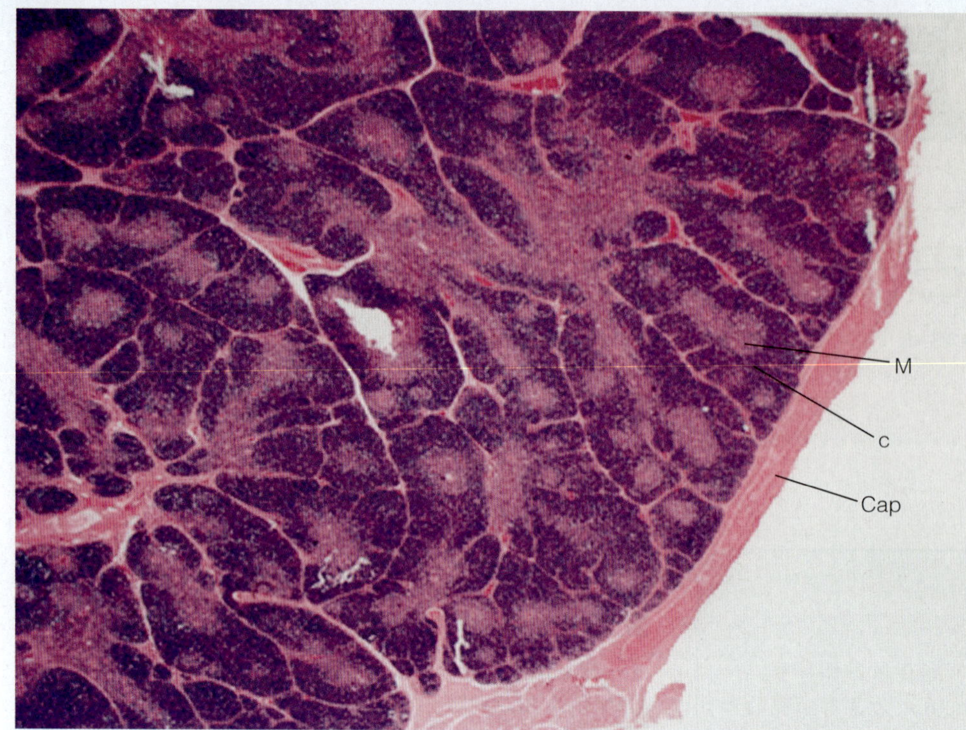

图 5-1　正常婴儿胸腺。胸腺被致密结缔组织包膜包裹(Cap)。由包膜结缔组织延伸或小梁分隔开的相邻小叶组成。每一小叶有一致密的皮质(C)和浅染色的髓质(M)。髓质是由围绕整个胸腺的皮质包裹的连续组织,但在单个横切面不能观察到这点。

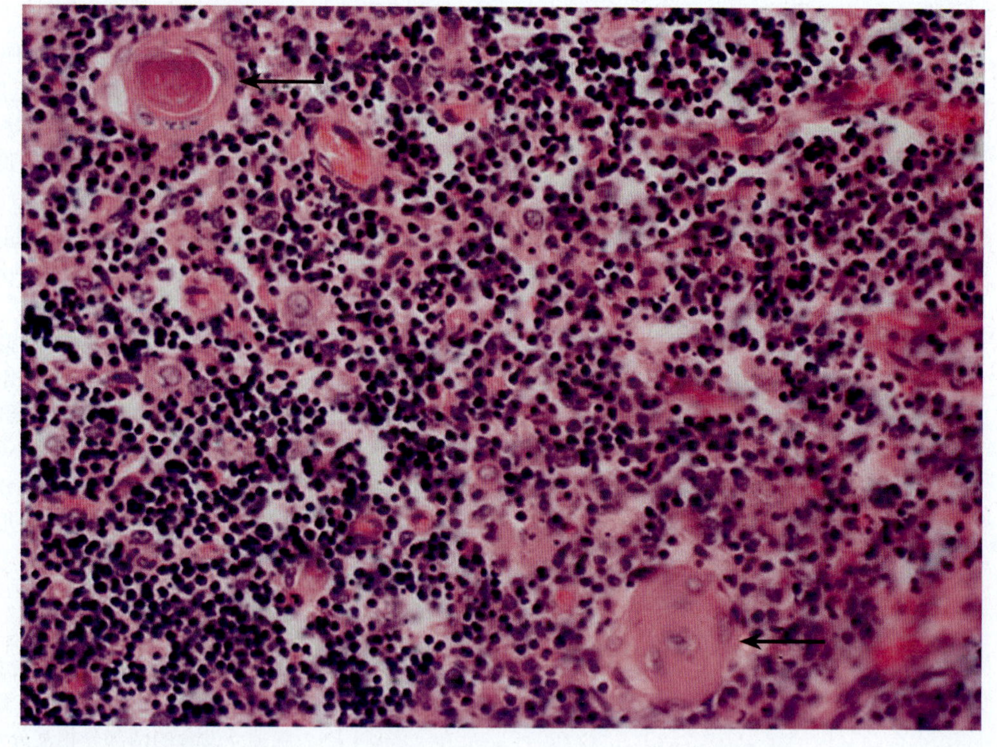

图 5-2　正常婴儿胸腺。高倍。髓质。箭头指示胸腺小体(即Hassall小体)。它们由呈同心圆紧密排列的Ⅳ型内皮网状细胞组成,其核呈扁平状。小体中央由角质化了的细胞组成。除胸腺小体和成团的小的染色深的T淋巴细胞外,图片上还可明显见到髓质含有散在的,大的Ⅴ型内皮网状细胞,核染色较浅,而核仁染色深,胞质嗜酸性。

有几种类型的特殊化的上皮细胞[7]。3种主要类型胸腺上皮细胞是聚集成簇的髓质上皮细胞,形成上皮细胞网络的皮质上皮细胞和外皮质上皮细胞。皮质和髓质中的上皮细胞常呈星形,彼此间有桥粒连接,可作为发育中的胸腺细胞的护理细胞。此外,胸腺还含有骨髓来源的抗原递呈细胞,尤其在皮质髓质相连接处,主要是交错连接的树突状细胞和巨噬细胞。

青春期之后,胸腺退化从皮质开始。随着年龄增大,皮质部分可完全消失,而髓质的残余部分可终生保留。糖皮质激素可诱导皮质胸腺细胞凋亡,诱导继发性皮质萎缩[8]。这一现象也见于血液循环糖皮质激素增高相关的情况,例如妊娠或应激[9,10]。

■ 胸腺的免疫功能

胸腺是T细胞发育的场所。DiGeorge综合征或22q11.2染色体缺失综合征患者因为缺失胸腺发育所需要的基因[11],导致没有T细胞发育,所以表现严重免疫缺陷,说明了胸腺的重要性。

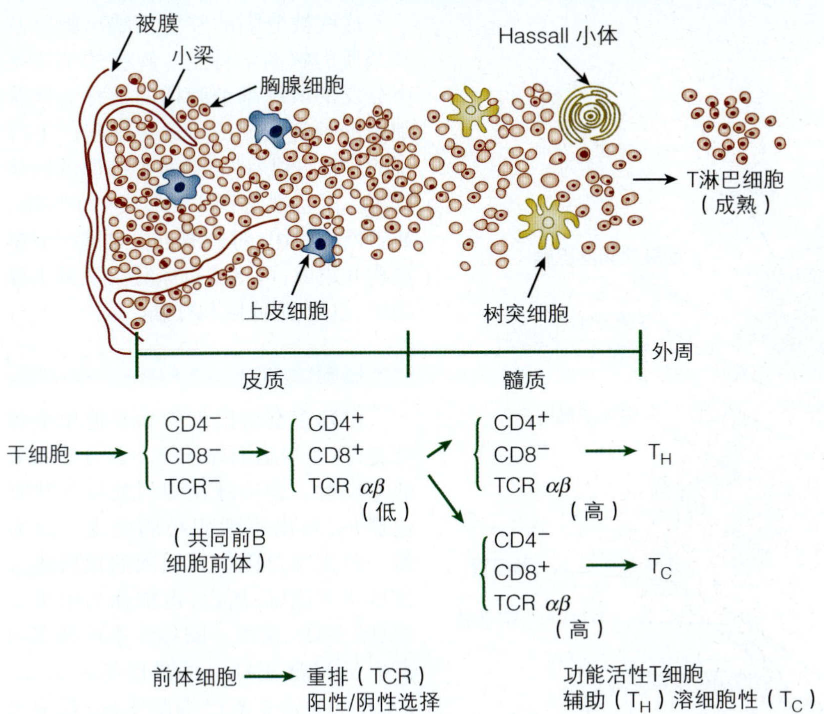

图 5-3 胸腺结构。图上半部是胸腺小叶的横切面，显示外层皮质（左）、内层髓质（中央）和外周（最右侧）。箭头指示不同结构和细胞类型。随胸腺细胞成熟，它们从皮质向髓质区迁移，并获得如图下方所示的表型特征，见文字部分的描述（第 76 章）。

前胸腺细胞来源于骨髓并转移至胸腺，在胸腺成熟为 T 细胞（参见第 76 和 78 章）。T 细胞的成熟伴随着胸腺细胞相继获得各种 T 细胞的标记（图 5-3）[12]。末端脱氧核苷酸转移酶存在于前胸腺细胞和未成熟胸腺细胞中，而成熟 T 细胞中却没有。

前 T 细胞通过小血管进入皮质，是 CD4 和 CD8 抗原双阴性的[1]。可识别的最早 T 细胞膜抗原之一是 CD2。随着胸腺细胞在皮质内增殖与分化，胸腺细胞获得 CD4 和 CD8 抗原。随着胸腺细胞向髓质迁移，他们随后又获得 CD3 抗原和 T 细胞抗原受体。

成熟中的 T 细胞在胸腺内进行阴性和阳性选择[13]。双阳性（$CD4^+$ 和 $CD8^+$）胸腺细胞最初的阳性选择步骤是专门由胸腺皮质上皮细胞介导的[14]。有 T 细胞受体（TCR）的胸腺细胞能与胸腺皮质上皮细胞表达的主要组织相容性复合物（MHC）分子相互作用，并进行增殖，而有 TCR 缺陷的胸腺细胞发生凋亡[15-17]。在皮质，胸腺细胞被诱导表达趋化因子受体 CCR7，可指导这些胸腺细胞迁移至胸腺髓质中产生 CCL19 和 CCL21 的细胞[18]。当这些被阳性选择的细胞向髓质迁移时，通过与表达自身免疫调节基因（AIRE）的胸腺髓质上皮细胞的相互作用进行阴性选择。AIRE 编码一个转录调节因子，可促进一大批编码蛋白的基因转录本的异位表达，在通常情况下，这些基因只限于位于外周已分化器官表达[19]。这使得胸腺髓质上皮细胞表达很多不同的自身抗原，并被递呈给发育中的胸腺细胞。那些 TCR 与髓质上皮的 MHC 分子发生反应太过强烈的胸腺细胞将发生凋亡[16]。大多数发育中的胸腺细胞被破坏。这样，只有那些对自身 MHC 分子有适当水平的低亲和力的 T 细胞能到达最后的成熟阶段，并被允许离开胸腺。

患有罕见的自身免疫性多发性内分泌病 - 念珠菌病 - 外胚层萎缩症（APECED）或多腺体自身免疫综合征Ⅰ型（PGAⅠ）的患者说明了胸腺髓质上皮细胞对胸腺细胞进行阴性选择的重要性。APECED 或 PGAⅠ的特征是慢性黏膜皮肤念珠菌感染，甲状旁腺功能低下，以及肾上腺功能不足，但大多数患者还有一些其他自身免疫表现，包括甲状腺炎、1 型糖尿病、卵巢衰竭、秃发症和（或）肝炎[20]。这些患者有 AIRE 的基因缺陷，使胸腺上皮细胞不能表达自身反应性胸腺细胞进行阴性选择所需要的大量的各种组织分化自身抗原，也不能产生中央 T 细胞耐受[19,22]。

被选择的胸腺细胞进入胸腺髓质，在此进一步成熟和分化成 $CD4^+$ 或 $CD8^+$ 细胞，并将分别获得辅助性 T 细胞或溶解细胞的功能[1]。在胸腺髓质内发育的最后阶段，它们还和散在的 B 细胞相互作用（参见第 19 章、第 76 章和第 78 章）。胸腺产生的淋巴细胞中，一小部分作为成熟的未致敏 T 细胞最终通过输出淋巴管离开胸腺髓质。

脾脏

脾脏是一个二级淋巴器官。二级淋巴组织提供一个免疫系统细胞之间以及与抗原相互作用的环境，以产生对抗原的免疫反应。脾脏是对血源性抗原免疫反应的主要场所。此外，脾脏的红髓中含有的巨噬细胞，即使在没有特异免疫反应时，负责清除血液中不需要的外源物质和衰老的红细胞。所以，脾脏可作为血液的过滤器。

■ 脾的解剖

脾脏位于腹膜内腹部左上象限，在胃底和膈之间。脾的血液供应来自体循环的脾动脉，脾动脉分支成腹干分支和左胃网膜动脉[23]。从脾脏回流的血液经脾静脉注入门静脉循环。因此，当发生门静脉高压时，脾脏可充血肿大（参见第 55 章）。

大约 10% 的个体有一个或多个副脾。副脾直径通常为 1cm，类似淋巴结。然而，像脾脏本身一样，副脾通常被腹膜覆盖。副脾多沿脾动脉或其分支胃网膜动脉分布，但也可位于其他部位[24]。副脾最常见的位置是靠近脾门，但大约有 1/6 的副脾被包埋在胰尾，这种副脾有时可被误认为是胰腺的肿块性病变[25]。

成人脾脏平均重量为 135g（变化范围：100~250g）。然而，当除去脾中所有血液后，其重量大约只有 80g。对 539 例正常死者脾脏尸检表明，脾的重量与急性脾充血程度和个体的身高和体重呈正相关，而与个体的性别和年龄无关[26]。

脾脏的体积可通过腹部 CT 估算[27]。在一项研究中，脾的体积由脾脏的线性测定值和最大横切面积按以下公式计算：脾体积 $=30cm^3+0.58$（以厘米测定的脾脏长、宽、厚的乘积）[28]。按此公式算出的 47 位正常人的脾脏平均体积值为 $214.6cm^3$，其范围为 $107.2\sim314.5cm^3$。计算出的脾体积受年龄、性别、身高、体重，体重指数或第 1 腰椎直径的影响似乎并不大，而第 1 腰椎直径是 CT 中代表性的体型指标。

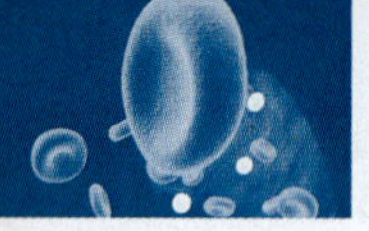

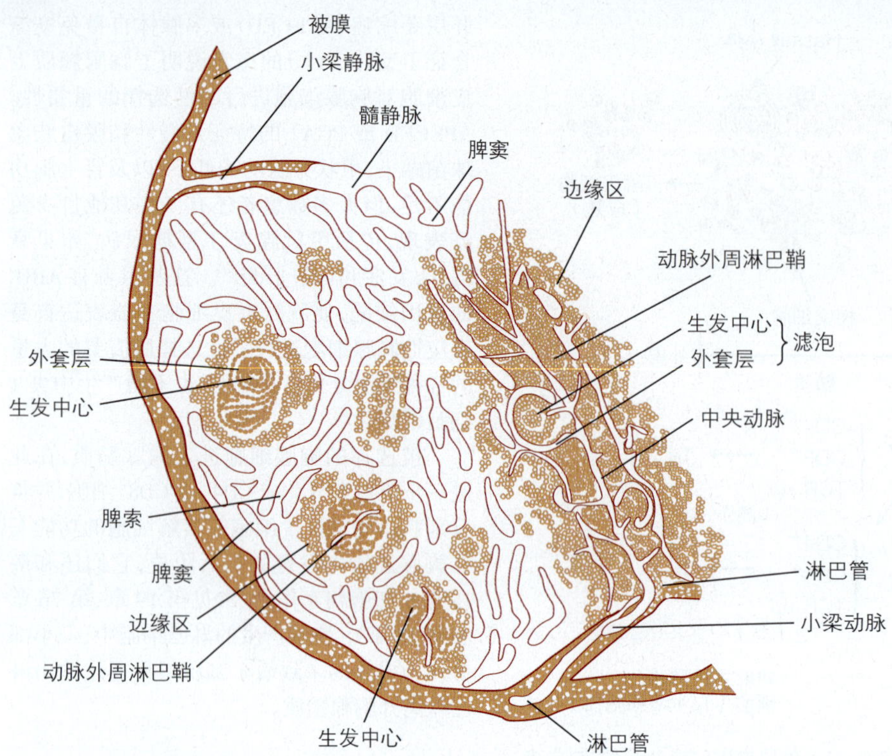

图 5-4 脾脏结构。脾动脉的一分支进入脾髓质成为中央动脉。包围在中央动脉外周的是动脉外周淋巴鞘（PALS）。在 PALS 外周是边缘区，通常将 PALS 的白髓与红髓分开。B 细胞滤泡有时具有生发中心（malpighian 小体），位于图示中央动脉 PALS 的外边缘以及位于与本图不同平面的中央动脉 PALS 的外缘。

脾脏的体积也可通过超声估算，与通过螺旋腹部 CT 或者脾脏切除后实际填充的体积之间有良好的对应（见图 1-1）。在一项对 50 位病人的研究中，通过超声的线性测量与 CT 体积测量最具有相关性的是病人取右侧卧位时纵切面脾脏的宽度［相关系数（r）=0.89，$P<0.001$］。右侧卧位时纵切面脾脏的长度与 CT 体积测量也有相当好的相关性（r=0.86，$P<0.001$）。对 32 个来自成人尸体的正常脾脏的另一项研究中，超声测量脾的最大长、宽、厚与切除的脾脏填充的实际体积作了比较[29]。实际脾体积平均值约为 148cm^3（±81cm^3 SD），而由超声估算的脾脏体积平均值为 284cm^3（±168cm^3 SD）。尽管实际体积与估算体积存在差别，但研究人员确实发现实际体积与超声估算体积之间存在粗略的线性关系（见图 1-2）。然而，在对脾体积进行估测时，各个操作人员之间可能存在差异，因而将超声技术用于纵向研究在技术上要求是很高的。

■ 脾的结构

脾脏具有开放性的血液循环，从动脉到静脉的内皮缺乏连续性。在分离的脾脏灌洗实验中，出现在脾静脉中的红细胞似乎是从三个不同的腔室中冲洗出来的；首先冲洗出的红细胞可能来自脾血管形成的腔室。随后冲洗出的红细胞来自第二腔室，可能是与滤过床松散相连的红细胞。最后冲洗出的可能是与滤过床细胞黏附在一起的红细胞。尽管 90% 的血液流经脾血管，但只有脾脏总红细胞的大约 10% 出现在这第一腔室内。而第二腔室灌流量只占总灌注液的 9%，但却含有 70% 的脾脏红细胞，第三腔室灌流量仅占灌注液的 1%，但含有 20% 的脾脏红细胞。

这些被分隔的腔室反映出脾脏及其基质的解剖学特点。脾脏的基质是由分支的成纤维细胞样的被称为网状细胞的细胞组成的。这些细胞产生纤细的胶原纤维，即富含Ⅲ型胶原的网状纤维。网状细胞和纤维形成一个网络，或者网状组织，对血液进行过滤。根据结构和组成，可将滤过床分为三种主要类型：白髓、边缘区和红髓。

白髓

白髓含有淋巴细胞和其他单个核细胞，这些细胞围绕从脾动脉分支而来的小动脉。脾动脉在脾门处穿入脾脏包膜后，分出不断变小的分支。因为每一分支穿过围绕其周围的独特滤过床的中央纵轴，所以，也被称为中央动脉（图 5-4）。这由一圈称作小动脉周围淋巴细胞鞘（PALS）的淋巴细胞组成。PALS 主要由 T 淋巴细胞组成，其中大约 2/3 为 CD4$^+$ T 细胞。围绕在人脾脏白髓小动脉周围的 PALS 是不连续的。中央小动脉的一些节段在通过淋巴滤泡区域时可能没有 T 细胞围绕[30]。这些淋巴滤泡含有活化 B 淋巴细胞组成的浅色核心部分，其间夹杂有大的着色浅淡的巨噬细胞和树突状细胞[1]。T 细胞向 PALS 的迁移受基质细胞产生的趋化因子调控，主要是 CCL19 和 CCL21，可与未致敏 T 细胞上表达的趋化因子受体 CCR7 相互作用。某些细胞因子如淋巴细胞毒素可刺激基质细胞产生这些趋化因子[32]。

粗略观察刚切开的脾脏剖面，可见这些滤泡呈白色的小点状，称为 malpighian 小体（脾淋巴滤泡，图 5-5）。这些小体含有一个生发中心，与淋巴结中的次级滤泡有相同的解剖特点与功能。从中央动脉来的分支将与血管大小不成比例量的血浆和淋巴细胞输入 PALS 边缘（图 5-6）。这些血管分支常呈锐角分出，可使血浆选择性地从血液中丢失，此被称为撇去（skimming）。在血浆相对缺失后，小动脉将血细胞比容高的血液输送至红髓和边缘带的过滤床。结果，红髓和边缘区含有相对高浓度的红细胞。

边缘带

边缘带围绕小动脉周围淋巴鞘（PALS）和淋巴滤泡。它由一网状组织构成，形成一个细网眼滤过床，是很多流经脾脏的血液的门户。边缘带围绕着白髓，并缓慢融入红髓中。它含有的淋巴细胞较红髓多，主要是记忆 B 细胞和 CD4$^+$ T 细胞，似乎特别适于对血源性抗原产生快速抗体免疫反应[33-35]。然而，边缘带与红髓一样可发生充血，以清除破损和衰老的红细胞及寄生虫。

红髓

脾脏的红髓由称为 Billroth 脾索的网状结构和脾窦组成[36]。该区域主要含有红细胞，还有大量的巨噬细胞和树突细胞。而

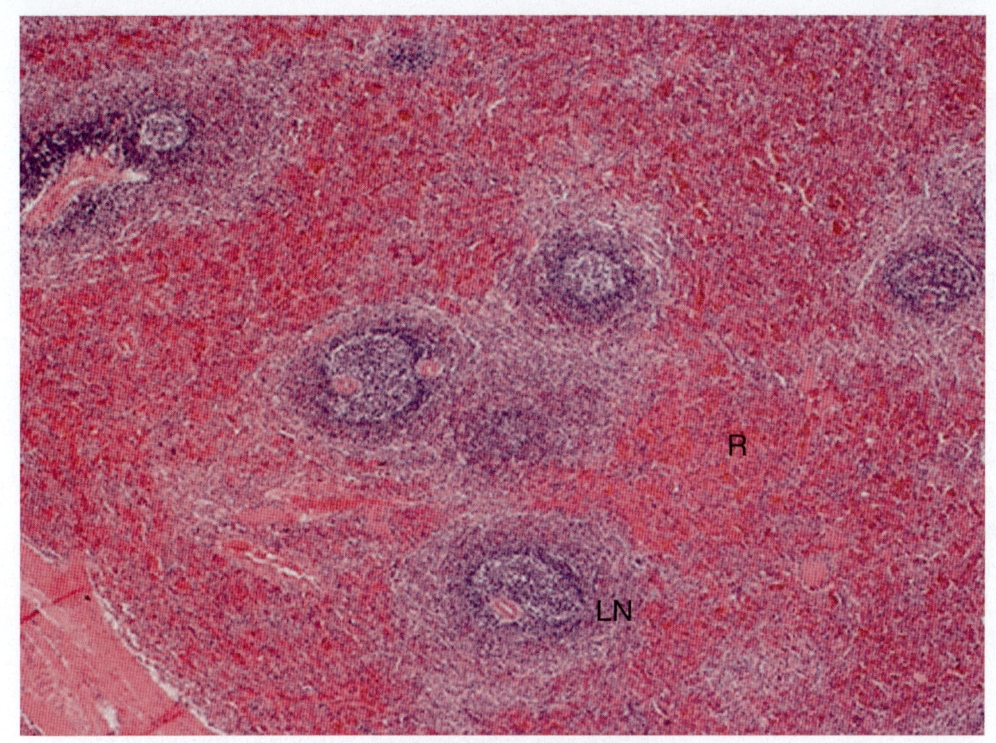

图 5-5　正常人的脾脏。脾脏组织由红髓和白髓组成。红髓(R),在此显示为成团的红细胞,在活体组织因为红细胞中血红蛋白的天然颜色而显红色,而在染色片上血红蛋白的红色加深(嗜酸性)。红髓含有静脉窦,被红细胞索(Billroth 索)分开,在光镜下看不见。白髓由聚集成球形的淋巴细胞组成[淋巴小结(LN)],有一染色较浅的生发中心和外层相对较薄的,染色较深的边缘区,将白髓和红髓分开。通常可见管壁较厚的中央动脉穿过白髓。在图左上的白髓可见中央动脉的斜切面。在视野的左中部可见两条动脉穿越淋巴小结,而在图中下部可见一条动脉穿越白髓。中央动脉通常位于淋巴小结偏离中心的位置。在此切面没有看见其他淋巴小结的血管。

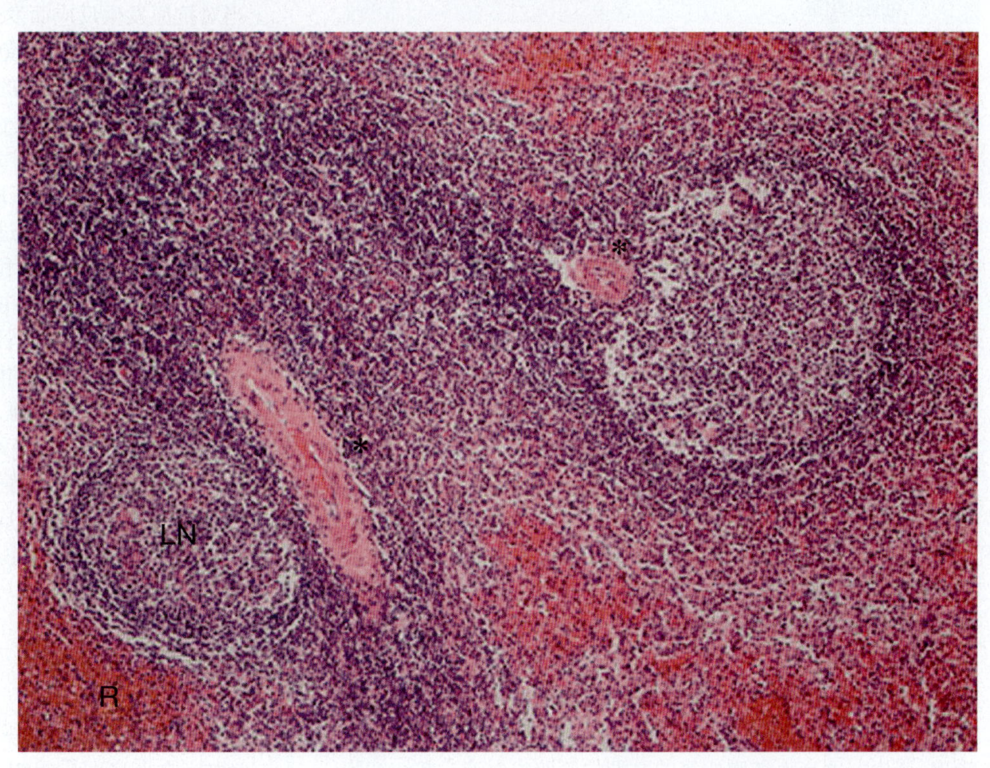

图 5-6　正常人的脾脏(白髓高倍镜)。白髓由聚集成球形的淋巴细胞组成[淋巴小结(LN)],有一染色较浅的生发中心和外层相对较薄的,染色较深的边缘区,将白髓和红髓分开。淋巴小结基本上由 B 淋巴细胞组成。通常可见管壁较厚的中央动脉穿过白髓,如图示,通常在偏离中心的位置。富含 T 细胞的 PALS 包围中央动脉,在图左侧可见中央动脉在淋巴小结被纵向切开。在右上方可见一条中央动脉穿越淋巴小结,位于具有特征性的偏离中心位置。

此区域的淋巴细胞和浆细胞相对少见。

随着中央动脉发出分支并变小,动脉周围淋巴鞘(PALS)也发出分支,其直径也减小至只有几个细胞围绕小动脉。小动脉最终离开淋巴鞘,然后终止于边缘带或红髓中。在此,这些血管被外膜网状细胞锚定和悬于动脉周围床中。它们常常突然终止,形成小动脉毛细血管,或呈喇叭状增宽的开口(称为内皮细胞间开口)的血管。血液通过这些开口流入到滤过床中。这些滤过床由彼此相通的大网眼小腔构成。

红髓和边缘带的血液注入静脉窦,这些静脉窦形成交织吻合的盲端血管,实际上是特殊的毛细血管后小静脉。内皮细胞形状像锥形棒状,并被基底部的纵向的中等的细胞骨架细丝及具有收缩性的肌球蛋白和肌动蛋白细丝固定。这些细胞内的收缩细丝可以使静脉缩短,使内皮细胞弯曲,形成内皮细胞之间的缝隙,有利于跨壁迁移。

内皮细胞连接至基底膜上,尽管这看上去形状像纤维,但基底膜实际上是细胞外的膜性壁,有很多大的缺口,暴露出相

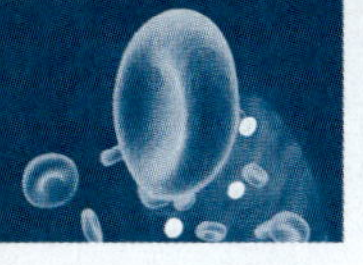

当大面积的基底内皮细胞表面。这包括内皮细胞间的开口，血液经此开口从滤过床流入静脉。通常情况下，内皮间开口很狭窄甚至是关闭的，除非细胞跨壁迁移或内皮收缩强行使其张开。

脾脏小动脉在离静脉血管壁距离不等处终止。从小动脉流出的血液如终止于静脉血管壁处，则可直接流入脾脏静脉。然而，如果从小动脉流出的血液在与静脉有一定距离处终止，则必须流经脾脏。在血液流经脾脏的过程中，血液可快速通过非窦状静脉孔，或者缓慢通过窦状内皮细胞间开口和成纤维细胞基质。

成纤维细胞基质含有网状细胞和肌成纤维细胞，也被称为屏障细胞。后者可相互融合形成合胞体膜，将小动脉末端与静脉内皮细胞间开口或裂孔连接起来。与其他肌成纤维细胞一样，这些细胞含有肌动蛋白和肌球蛋白，可以收缩，所以可使脾动静脉血管彼此靠近。因此，成纤维细胞基质可影响流经基质和内皮细胞间开口的血液的相对比例。这种血液的重新分布可能发生在急性生理应激期，使从脾脏逐出的红细胞增加，这也是剧烈运动时观察到血细胞比容增高的部分原因[37]。

■ 脾脏的功能

红细胞清除

红髓和边缘带的基质中混有单核细胞和巨噬细胞。当血液流经基质时，单核细胞可被扣留在基质中。此处的微环境促使其成熟为巨噬细胞和大的树突状富含溶酶体的吞噬细胞。这些细胞可帮助网状细胞发挥机械滤过功能。更重要的是这些细胞具有吞噬活性，可以吞噬有缺陷的红细胞，贮存血小板，清除血液循环中的感染性病原体，如疟原虫[38]。此外，这些细胞还有非吞噬功能，如将抗原呈递给T细胞，或者产生某些细胞因子。

总而言之，脾脏的解剖结构使边缘带和红髓选择性地清除有缺陷的红细胞。当血液缓慢地通过窦状内皮细胞开口和成纤维细胞基质时，红细胞必须改变形状，以挤过这一滤过腔所形成的机械屏障。正常的红细胞具有柔韧性，可顺利通过，因为内皮细胞间开口能够张开至大约0.5μm。而含有大的刚性包涵体的红细胞，如含有疟原虫的红细胞，则被滞留或遭扣押[39]。

这些滤过床中的脾脏巨噬细胞也能扣留表面包被有抗体的红细胞。Fcγ-RⅡ(CD32)或Fcγ-RⅢ(CD16)多态性影响免疫球蛋白(Ig)G在体外的结合，可改变体内包被了抗体的红细胞的清除效率[40]。

当这些滤过床扣留有缺陷的红细胞时，血液贮积于脾内，引起淤滞和充血，刺激远端静脉括约肌样收缩，导致近端血浆渗出，产生一团高血细胞比容的黏稠的管腔内血液。在红细胞扣留增加时，如在疟疾危象或者小部分镰状细胞病患者的溶血发作时，脾的体积和重量将增加10~20倍(参见第48章)[41]。此时，虽然白髓也会增大，尤其在生发中心，但边缘带和红髓因红细胞及巨噬细胞贮存蓄积而显著增宽。

血容量的调节

脾脏在调节血容量中也发挥作用。当血压下降或心输出减低时可激活压力反射。脾脏可对激活压力反射做出反应，通过脾收缩释放高血细胞比容的血液[42,43]。另一方面，生理性的物质如心房利钠肽、一氧化氮和肾上腺髓质素可诱导脾脏循环液体流出至淋巴系统[44]。在败血症休克，从脾脏流出的血液过多可导致不能维持足够的血管内血容积。也有证据表明脾脏传入神经和肾脏交感神经在维持肾脏微血管张力方面发挥作用[44]。这种脾-肾反射可影响血压，而且在败血症休克时有助于促进肾脏对钠和水的重吸收和释放血管收缩因子血管紧张素Ⅱ。另一方面，在门静脉高压时，脾-肾反射可促进肾脏对钠和水的潴留，且可能通过神经内分泌调节肠系膜血管床，在门静脉高压的血动力综合征起作用。

脾的免疫功能

脾脏及其对抗原的应答同淋巴结类似，主要的区别在于脾脏是对血源性抗原产生应答的主要场所，而淋巴结则对淋巴液中的抗原产生反应[36]。由于脾脏缺乏高内皮小静脉，所以，抗原和淋巴细胞通过血管窦进入脾脏。进入脾脏后，淋巴细胞归巢至白髓。T细胞表达趋化因子受体CCR7[45]，对CCL19和CCL21作出反应，迁移至PALS，而B细胞表达CXCR5，对CXCL13作出反应，则迁移至淋巴小结[31]。树突细胞也表达CCR7，所以也迁移至与未致敏T细胞同一区域。T和B细胞在这些区域内迁移大约分别为5小时和7小时。在没有免疫反应时，这些细胞移行通过围绕中央动脉周围的网状组织。

当对抗原发生反应而发生免疫激活时，淋巴细胞可停留在脾脏内以维持初级或次级免疫反应。B细胞激活首先发生在PALS中与$CD4^+$ T细胞相邻的边缘带。随后，活化的B细胞迁移至生发中心或红髓[46]。淋巴小结开始出现，并通过吸收外周血和滤泡外周区的淋巴细胞而扩大，称为外套区。然后，这些细胞在淋巴小结中心增殖、分化，形成一个生发中心[47]。在从边缘区到滤泡的途径中，B细胞要穿过PALS，在此处B细胞与T淋巴细胞保持接触达数小时，使T和B细胞有充分的时间相互作用对抗原产生应答。如果它们不被招收参与对抗原的免疫应答，T和B细胞均通过深部输出淋巴管离开脾脏，而不经过脾脏静脉。

在PALS中，这些输出淋巴管因在结构上没有独特性而无法区分，它们的管壁都很薄，常堆满了向外迁移的淋巴细胞。然而，这些输出淋巴管在将无反应性的淋巴细胞转移出脾脏，以及生成高血细胞比容的髓质血方面起到很重要的作用。输出淋巴管在离开脾脏后，便成为脾周肠系膜淋巴结的输入淋巴管或注入胸导管。胸导管注入左锁骨下静脉，于是将淋巴细胞返回静脉循环。

淋巴结

淋巴结是二级淋巴组织。它们形成抗原过滤网络的一部分，这些抗原来自间质组织液和从外周至胸导管输送过程中的淋巴液。因此，淋巴结是对组织抗原产生免疫应答的主要场所。

■ 淋巴结的解剖

淋巴结为单个核细胞簇集而成的圆形或肾形结构，直径通常小于1cm(图5-7)。典型的淋巴结表面围绕一层胶原性包膜，有一凹陷，称为门，血管由此进出淋巴结。

淋巴结通常见于淋巴管的分支处，并形成延伸至全身的广泛的淋巴管道网络的一部分。每一个淋巴结有数条输入淋巴

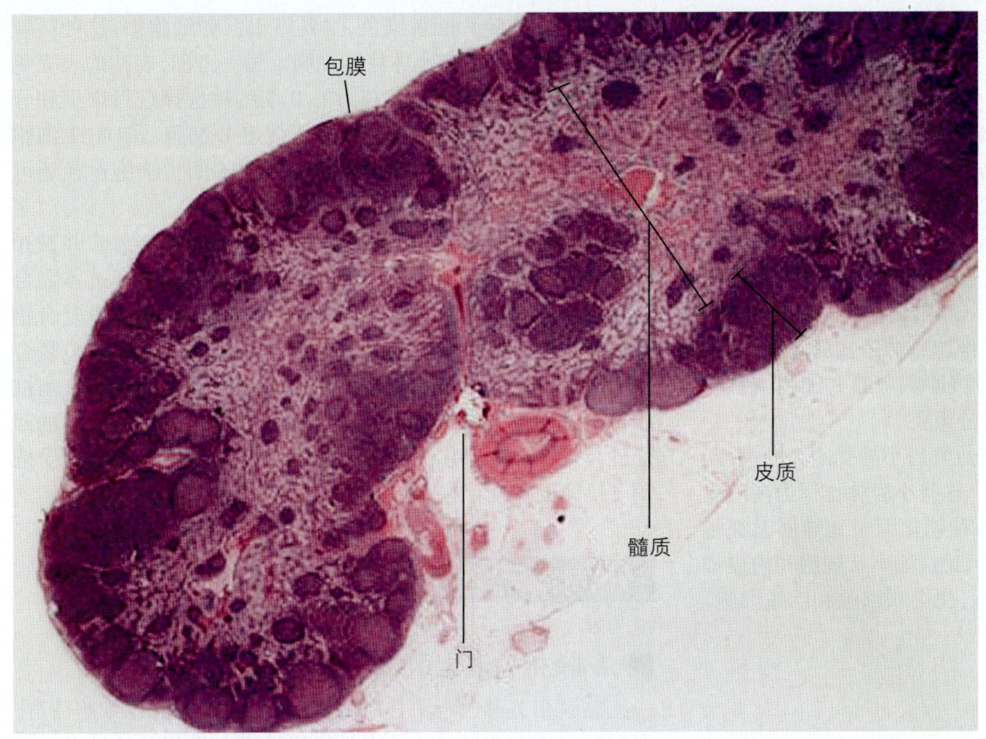

图 5-7　正常人淋巴结。低倍镜。包膜(Cap)为一薄的结缔组织覆盖物。在包膜下是包膜下窦。淋巴穿过包膜进入包膜下窦。皮质由相邻的淋巴小结组成,通常从包膜延伸而来的纤细的结缔组织小梁将淋巴小结分隔开。淋巴小结有一生发中心,因为中等大小和大淋巴细胞增生而染色较浅,生发中心染色较外套层区浅。髓质由相互连接的髓索组成,髓索由淋巴细胞和分散的染色浅的通道,即髓窦组成。淋巴从包膜下窦流向小梁窦,进入髓窦,通过门部的输出淋巴管流出淋巴结。

管穿过淋巴结包膜将局部组织的淋巴液引流至淋巴结。淋巴液又通过门部的一条输出淋巴管引流离开淋巴结。淋巴液从淋巴结进入输出淋巴管,然后汇入较大的淋巴管,最后流入胸导管。胸导管又汇入左锁骨下静脉,从而使淋巴返回体循环。

淋巴结常成群地分布于人体特定区域,以引流身体不同部位浅表和深部的淋巴液,如颈部、腋窝、腹股沟、纵隔及腹腔。接受皮肤淋巴液引流的淋巴结,称为躯体淋巴结,为浅表淋巴结。而接受呼吸、消化或者泌尿生殖道黏膜表面淋巴液的淋巴结称为内脏淋巴结,常深藏于体腔内。

■ 淋巴结的结构

淋巴结胶原性包膜下方为包膜下淋巴窦,输入淋巴管即引流至此窦内(图 5-8)。此窦壁上附有吞噬细胞。纤维小梁从毗邻淋巴结门部的髓质呈放射状延伸至包膜下窦,从而将淋巴结分隔成几个滤泡,称为皮质滤泡。这些小梁,连同包膜和网状纤维网络,一起支持着淋巴结的各种细胞成分,并作为淋巴间隙,即包膜下窦和皮质窦的支架。这些淋巴间隙与髓窦及离开门部的单个输出淋巴管是连通的。

每个皮质滤泡含有密集成群的、小的、成熟的重复循环淋巴细胞,由一个 B 细胞区(皮质)、一个 T 细胞区(副皮质)和一个包含 T 细胞、B 细胞、浆细胞和巨噬细胞的中央髓质细胞索构成[1]。一些滤泡含直径为 1~2mm 的浅染色区,称为生发中心。生发中心是产生 B 记忆细胞,以及通过免疫球蛋白可变区体细胞超突变,使抗体亲和性成熟的特化场所[48]。不含生发中心的滤泡称为初级滤泡,而有生发中心的滤泡称为次级滤泡。初级淋巴滤泡含有淋巴小结,主要由小的、成熟的、重复循环的 B 淋巴细胞组成。

在抗原刺激后的一周内,次级滤泡中出现生发中心,其中含有增殖的 B 细胞和巨噬细胞[49,50]。小的非反应性 B 细胞明显被推移至滤泡外周,形成一个致密的滤泡外套。另一方面,生发中心内的 B 细胞则高度活化,一般形成母细胞,具有丰富的细胞质,呈圆形、有切迹或盘绕状。生发中心还可见滤泡树突状细胞。这些细胞可捕获抗原,并可能以免疫复合物的形式

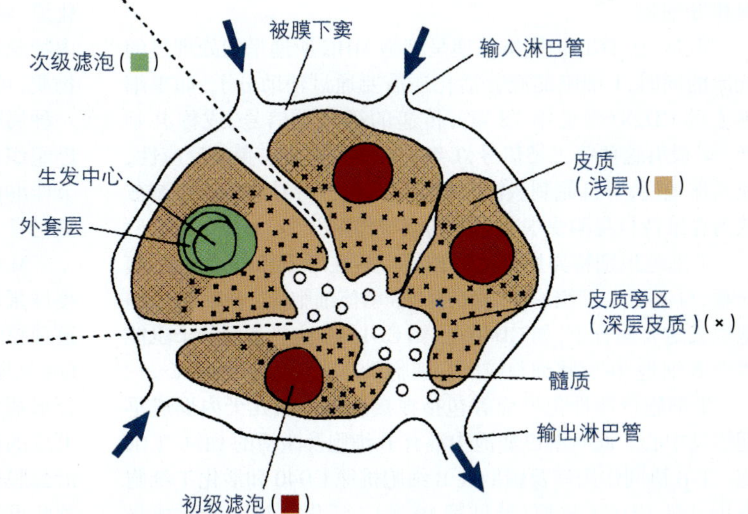

图 5-8　淋巴结的结构。淋巴通过输入淋巴管进入淋巴结,通过输出淋巴管离开淋巴结。大箭头表示淋巴流入和流出淋巴结的方向。图例显示符号为每个淋巴滤泡的 T 细胞区(×)和 B 细胞区(阴影)。淋巴结左下方的淋巴滤泡含有一个初级滤泡,但没有生发中心。在此滤泡上方的滤泡含有一个生发中心。所以,虚线所示的整个滤泡为次级滤泡。图中也显示皮质、副皮质区和髓质。

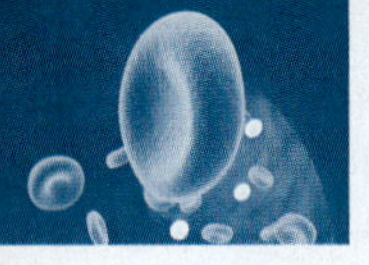

保留抗原达数月[51]。在抗原刺激被清除后，次级滤泡的生发中心可逐渐退化。

在浅层皮质淋巴滤泡周围是一层层的淋巴细胞，延伸到深层皮质，即副皮质，副皮质区融入髓质细胞索。副皮质区主要由T细胞组成。这些区域中T细胞与B细胞的比例大约为3∶1。而髓质则含散在的B细胞、树突状细胞、巨噬细胞，在免疫应答时还含浆细胞。淋巴结的浅层皮质和髓质为胸腺非依赖区，而深层皮质却特别富含T细胞，形成一个区域，有时称为胸腺依赖区。淋巴结中的主要T细胞群由$CD4^+$ T细胞组成。$CD4^+$ T细胞分散在滤泡中，更多的$CD4^+$ T细胞则分散在滤泡间区，揭示$CD4^+$ T细胞和B细胞的靠近，对抗原刺激的B细胞增殖和成熟过程中的T-B细胞协同作用十分重要[52]。

淋巴细胞主要通过特化的毛细血管后小静脉的高的，活跃的内皮细胞，从血液进入淋巴组织。这些小静脉也称为高内皮细胞小静脉[53]。细胞黏附分子和各种趋化因子介导淋巴细胞的转移方式并决定淋巴组织中基质细胞（如网状细胞和内皮细胞）和实质细胞（如T和B淋巴细胞，树突状细胞和巨噬细胞）相互作用[48,54]。

■ 淋巴结功能

淋巴结是不同类型的淋巴细胞、巨噬细胞和树突状细胞彼此相互作用，对淋巴液中携带的抗原产生免疫应答的场所。当淋巴液由输入淋巴管流经淋巴结到达输出淋巴管时，颗粒性抗原被吞噬细胞清除并被转移至淋巴结的淋巴组织[1]。淋巴液中的异常细胞，如肿瘤细胞，也可被滞留在淋巴结内。

在淋巴结中，通过抗原递呈细胞的MHC分子将抗原加工成肽的形式呈递给T细胞（参见第78章）。不同的T细胞亚群组成了一个相互作用的细胞网络。$CD4^+$和$CD8^+$细胞介导的接触，以及T细胞衍生的可溶性因子诱导和调节免疫应答（参见第19章）。T细胞识别是通过抗原的TCR介导的（参见第78章）。哪些T细胞被激活取决于TCR的特异性、MHC分子的结构和抗原呈递细胞的性质，包括树突状网状细胞、巨噬细胞和B细胞。

但是，在TCR识别抗原递呈细胞MHC所递呈的处理过的抗原的同时，T细胞的充分活化还需要通过辅助分子，如T细胞上的CD28（参见第78章），传递的第二类信号，或称共刺激[55]。没有这些第二类信号，T细胞可能变得没有免疫反应性，或具体地说，对抗原刺激没有反应[56]。这种特异的免疫抑制被认为在维持自身耐受中起重要的调节作用[57,58]。

T细胞识别特异性抗原可诱导可溶性因子释放，如白细胞介素，可激活T细胞、B细胞和（或）单核细胞[59]。激活的T细胞也表达表面分子，如CD40配体（CD154），这些表面分子也能激活B细胞、树突状细胞或巨噬细胞[60,61]。

T细胞依赖性免疫应答包括在接触抗原后几天内形成早期生发中心。此时淋巴滤泡中混有B细胞及激活的$CD4^+$ T细胞。T-B协同作用涉及辅助性B细胞抗原CD40和活化T细胞上表达的CD154抗原（参见第19章）。活化B细胞转化成母细胞，并且成为早期生发中心数量最多的细胞[49]。随后，B母细胞生成较小的B细胞，即中心细胞。B细胞在生发中心内经历亲和性成熟。在这一过程中，编码B细胞表面免疫球蛋白的基因发生高频突变，称为体细胞超突变[47,62]。表达的免疫球蛋白对抗原亲和力低或无抗原亲和力的B细胞发生凋亡[63]。由此产生的细胞碎片能被染色，主要见于巨噬细胞中，这种巨噬细胞被特称为有着色小体巨噬细胞。另一方面，表达的表面免疫球蛋白对抗原有高度亲和力的B细胞被选择进行增生和分化为记忆B细胞或浆细胞[48]。除了促进B细胞、$CD4^+$ T细胞和$CD8^+$ T细胞的激活之外，初级免疫应答的T细胞途径还可产生循环$CD4^+$和$CD8^+$记忆T细胞[64,65]。

特异性抗体释放之后，可形成抗原-抗体复合物，并被扣留在生发中心的滤泡树突状细胞表面。这些抗原-抗体复合物形成一层由小珠状免疫复合物覆盖的小体，称为免疫复合物包裹体，或iccosome（immune complex coated bodies）。免疫复合物包裹体可被B细胞和树突状细胞呈递给$CD4^+$ T细胞。当抗原再次进入宿主时，iccosome似乎也可有助于高水平抗体的回忆性反应[66]。T细胞和B细胞的记忆功能及自身免疫耐受依赖于抗原的持续存在[67]。

外周淋巴组织

■ 黏膜相关淋巴组织

黏膜相关淋巴组织（MALT）是弥散分布的淋巴细胞簇群，保护呼吸道和胃肠道上皮[68]。与呼吸道上皮相关的淋巴细胞簇群有时被称为支气管相关淋巴组织。与肠道上皮相关的淋巴细胞簇群有时被称为肠道相关淋巴组织（GALT）。GALT中的淋巴细胞位于三个主要区域：在上皮细胞层内，散在于固有层，以及在固有层聚集成群。后者包括扁桃体、增殖腺、阑尾和见于回肠中的特殊化了的淋巴结构，称为Peyer斑（图5-9）。大多数上皮内的淋巴细胞为$CD8^+$ T细胞，其中10%表达γ/δ形式的TCR（参见第78章）。另一方面，肠道固有层含有一群混合的细胞，包括活化的CD4阳性T细胞。与淋巴结和脾脏淋巴细胞滤泡类似，固有层的黏膜滤泡含有的绝大多数为B细胞，它们有时组成生发中心。

具有滤泡和生发中心结构的单个淋巴小结见于呼吸道、消化道（特别是在回肠）、泌尿道和阴道的黏膜和黏膜下层。肠道内特殊化上皮细胞表面覆盖的微褶皱通过胞饮作用转运抗原物质，可能随后激活免疫反应。慢性炎症时，淋巴小结可形成一种局限的淋巴细胞中心，具有显著的淋巴滤泡活性。咽部淋巴组织的Waldeyer环和回肠的Peyer斑含有明显聚集的小结节样淋巴组织。这些辅助性淋巴组织没有包膜，输入或者输出淋巴管。

MALT富含浆细胞和嗜酸性粒细胞。浆细胞是分泌性免疫球蛋白的来源，这些分泌性免疫球蛋白被转运到气管及胃肠道管腔内。支气管和肠道黏膜中的浆细胞绝大多数都含IgA[69]。IgA从浆细胞中被释放，然后与黏膜上皮内合成的分泌片段结合形成分泌型IgA（参见第77章）。分泌型IgA然后穿过黏膜上皮的微绒毛被分泌到管腔，可在此阻止病原体在黏膜生存。沿黏膜覆盖管道分布的淋巴小结是IgA生成细胞的前体细胞。这些小结形成了一道屏障，以抵抗很多微生物和抗原的侵袭[70]。

Peyer斑

Peyer斑是最重要的和高度组织化的肠道相关淋巴组织[68]。它们见于回肠的固有层（靠近回结肠交界处），由多达50个或更多被单层柱状上皮覆盖的淋巴小结组成（见图5-9）。

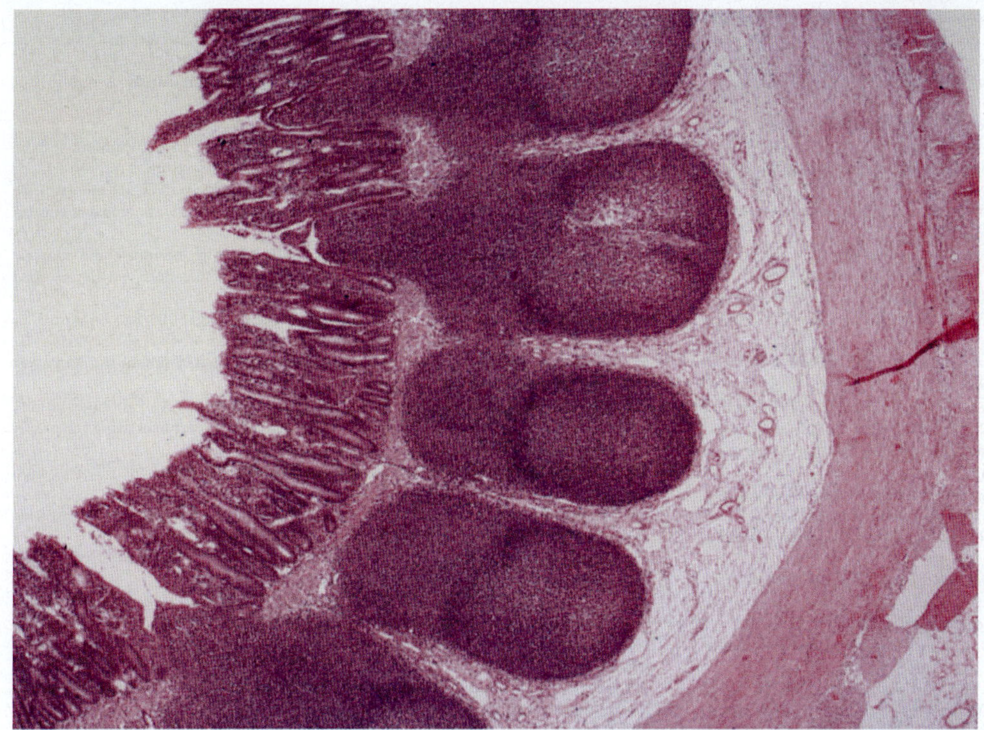

图 5-9　人末端回肠横切面。柱状上皮细胞组成绒毛。黏膜的一系列淋巴小结从固有层伸展至黏膜下层，组成胃肠道相关淋巴组织（GALT）的一部分。在回肠，这种高度组织的淋巴组织称为 Peyer 斑。每一 Peyer 斑含有一个生发中心。GALT 是黏膜相关淋巴组织的有关亚类。在小肠的其他部分和结肠的黏膜也可见散在的淋巴小结，但是通常是单个小结。

Peyer 斑在年轻人发育良好，但随年龄增长而退化。来自肠道上皮的抗原被称为 M 细胞的特殊化的上皮细胞所收集，可产生针对肠道病原体的特异性免疫反应[71]。Peyer 斑是 B 细胞对这些抗原发生反应，分化为肠道中所见的浆细胞的场所[72]。

扁桃体

扁桃体是咽部淋巴组织 Waldeyer 环的主要组成成分。它们被各种很深的分枝状凹陷的上皮表层所覆盖，这些凹陷也称为隐窝。融合的淋巴小结就位于隐窝旁边，生发中心也明显可见。一层致密结缔组织形成的假包膜包围着扁桃体，其中的隔膜形成小叶。与 Waldeyer 环的其他淋巴组织一起，扁桃体提供了阻止病原体进入口咽部的第一道屏障。

翻译：刘建湘

参考文献

1. Crivellato E, Vacca A, Ribatti D: Setting the stage: An anatomist's view of the immune system. *Trends Immunol* 25:210, 2004.
2. Blackburn CC, Manley NR: Developing a new paradigm for thymus organogenesis. *Nat Rev Immunol* 4:278, 2004.
3. Hasselbalch H, Jeppesen DL, Ersbrøll AK, et al: Thymus size evaluated by sonography. A longitudinal study on infants during the first year of life. *Acta Radiol* 38:222, 1997.
4. Linton PJ, Dorshkind K: Age-related changes in lymphocyte development and function. *Nat Immunol* 5:133, 2004.
5. Hasselbalch H, Jeppesen DL, Ersbøll AK, et al: Sonographic measurement of thymic size in healthy neonates. Relation to clinical variables. *Acta Radiol* 38:95, 1997.
6. Hasselbalch H, Jeppesen DL, Engelmann MD, et al: Decreased thymus size in formula-fed infants compared with breastfed infants. *Acta Paediatr* 85:1029, 1996.
7. Rezzani R, Bonomini F, Rodella LF: Histochemical and molecular overview of the thymus as site for T-cells development. *Prog Histochem Cytochem* 43:73, 2008.
8. Cifone MG, Migliorati G, Parroni R, et al: Dexamethasone-induced thymocyte apoptosis: Apoptotic signal involves the sequential activation of phosphoinositide-specific phospholipase C, acidic sphingomyelinase, and caspases. *Blood* 93:2282, 1999.
9. Rijhsinghani AG, Thompson K, Bhatia SK, Waldschmidt TJ: Estrogen blocks early T cell development in the thymus. *Am J Reprod Immunol* 36:269, 1996.
10. Ayala A, Herdon CD, Lehman DL, et al: Differential induction of apoptosis in lymphoid tissues during sepsis: Variation in onset, frequency, and the nature of the mediators. *Blood* 87:4261, 1996.
11. Sullivan KE: Chromosome 22q11.2 deletion syndrome: DiGeorge syndrome/velocardiofacial syndrome. *Immunol Allergy Clin North Am* 28:353, 2008.
12. Hale LP: Histologic and molecular assessment of human thymus. *Ann Diagn Pathol* 8:50, 2004.
13. Starr TK, Jameson SC, Hogquist KA: Positive and negative selection of T cells. *Annu Rev Immunol* 21:139, 2003.
14. Laufer TM, Glimcher LH, Lo D: Using thymus anatomy to dissect T cell repertoire selection. *Semin Immunol* 11:65, 1999.
15. Blackman M, Kappler J, Marrack P: The role of the T cell receptor in positive and negative selection of developing T cells. *Science* 248:1335, 1990.
16. Müller-Hermelink HK, Wilisch A, Schultz A, Marx A: Characterization of the human thymic microenvironment: Lymphoepithelial interaction in normal thymus and thymoma. *Arch Histol Cytol* 60:9, 1997.
17. Nikolich-Zugich J, Slifka MK, Messaoudi I: The many important facets of T-cell repertoire diversity. *Nat Rev Immunol* 4:123, 2004.
18. Kwan J, Killeen N: CCR7 directs the migration of thymocytes into the thymic medulla. *J Immunol* 172:3999, 2004.
19. Mathis D, Benoist C: Aire. *Annu Rev Immunol* 27:287, 2009.
20. Betterle C, Greggio NA, Volpato M: Clinical review 93: Autoimmune polyglandular syndrome type 1. *J Clin Endocrinol Metab* 83:1049, 1998.
21. Vogel A, Strassburg CP, Obermayer-Straub P, et al: The genetic background of autoimmune polyendocrinopathy-candidiasis-ectodermal dystrophy and its autoimmune disease components. *J Mol Med* 80:201, 2002.
22. Mathis D, Benoist C: Back to central tolerance. *Immunity* 20:509, 2004.
23. Romero-Torres R: The true splenic blood supply and its surgical applications. *Hepatogastroenterology* 45:885, 1998.
24. Paul R, Bielmeier J, Breul J, et al: [Accessory spleen of the spermatic cord]. *Urologe A* 36:262, 1997.
25. Lauffer JM, Baer HU, Maurer CA, et al: Intrapancreatic accessory spleen. A rare cause of a pancreatic mass. *Int J Pancreatol* 25:65, 1999.
26. Sprogøe-Jakobsen S, Sprogøe-Jakobsen U: The weight of the normal spleen. *Forensic Sci Int* 88:215, 1997.
27. Watanabe Y, Todani T, Noda T, Yamamoto S: Standard splenic volume in children and young adults measured from CT images. *Surg Today* 27:726, 1997.
28. Prassopoulos P, Daskalogiannaki M, Raissaki M, et al: Determination of normal splenic volume on computed tomography in relation to age, gender and body habitus. *Eur Radiol* 7:246, 1997.
29. Rodrigues Junior AJ, Rodrigues CJ, Germano MA, et al: Sonographic assessment of normal spleen volume. *Clin Anat* 8:252, 1995.
30. Steiniger B, Ruttinger L, Barth PJ: The three-dimensional structure of human splenic white pulp compartments. *J Histochem Cytochem* 51:655, 2003.
31. Müller G, Höpken UE, Lipp M: The impact of CCR7 and CXCR5 on lymphoid organ development and systemic immunity. *Immunol Rev* 195:117, 2003.
32. Schneider K, Potter KG, Ware CF: Lymphotoxin and LIGHT signaling pathways and target genes. *Immunol Rev* 202:49, 2004.
33. Mebius RE, Nolte MA, Kraal G: Development and function of the splenic marginal zone. *Crit Rev Immunol* 24:449, 2004.

34. Steiniger B, Timphus EM, Barth PJ: The splenic marginal zone in humans and rodents: An enigmatic compartment and its inhabitants. *Histochem Cell Biol* 126:641, 2006.
35. Weill JC, Weller S, Reynaud CA: Human marginal zone B cells. *Annu Rev Immunol* 27:267, 2009.
36. Kraus MD: Splenic histology and histopathology: An update. *Semin Diagn Pathol* 20:84, 2003.
37. Stewart IB, McKenzie DC: The human spleen during physiological stress. *Sports Med* 32:361, 2002.
38. Chotivanich K, Udomsangpetch R, McGready R, et al: Central role of the spleen in malaria parasite clearance. *J Infect Dis* 185:1538, 2002.
39. Suwanarusk R, Cooke BM, Dondorp AM, et al: The deformability of red blood cells parasitized by *Plasmodium falciparum* and *P. vivax*. *J Infect Dis* 189:190, 2004.
40. Kumpel BM, De Haas M, Koene HR, et al: Clearance of red cells by monoclonal G3 anti-D *in vivo* is affected by the VF polymorphism of Fcgamma RIIIa (CD16). *Clin Exp Immunol* 132:81, 2003.
41. Smith NC, Fell A, Good MF: The immune response to asexual blood stages of malaria parasites. *Chem Immunol* 70:144, 1998.
42. Bakovic D, Eterovic D, Saratlija-Novakovic Z, et al: Effect of human splenic contraction on variation in circulating blood cell counts. *Clin Exp Pharmacol Physiol* 32:944, 2005.
43. Palada I, Eterovic D, Obad A, et al: Spleen and cardiovascular function during short apneas in divers. *J Appl Physiol* 103:1958, 2007.
44. Hamza SM, Kaufman S: Role of spleen in integrated control of splanchnic vascular tone: Physiology and pathophysiology. *Can J Physiol Pharmacol* 87:1, 2009.
45. Forster R, Davalos-Misslitz AC, Rot A: CCR7 and its ligands: Balancing immunity and tolerance. *Nat Rev Immunol* 8:362, 2008.
46. Rizzo LV, Secord EA, Tsiagbe VK, et al: Components essential for the generation of germinal centers. *Dev Immunol* 6:325, 1998.
47. Hollowood K, Goodlad JR: Germinal centre cell kinetics. *J Pathol* 185:229, 1998.
48. Klein U, Dalla-Favera R: Germinal centres: Role in B-cell physiology and malignancy. *Nat Rev Immunol* 8:22, 2008.
49. Tarlinton D: Germinal centers: Form and function. *Curr Opin Immunol* 10:245, 1998.
50. Dunn-Walters DK, Isaacson PG, Spencer J: Analysis of mutations in immunoglobulin heavy chain variable region genes of microdissected marginal zone (MGZ) B cells suggests that the MGZ of human spleen is a reservoir of memory B cells. *J Exp Med* 182:559, 1995.
51. Burton GF, Masuda A, Heath SL, et al: Follicular dendritic cells (FDC) in retroviral infection: Host/pathogen perspectives. *Immunol Rev* 156:185, 1997.
52. Gulbranson-Judge A, Casamayor-Palleja M, MacLennan IC: Mutually dependent T and B cell responses in germinal centers. *Ann N Y Acad Sci* 815:199, 1997.
53. Butcher EC, Williams M, Youngman K, et al: Lymphocyte trafficking and regional immunity. *Adv Immunol* 72:209, 1999.
54. Warnock RA, Askari S, Butcher EC, von Andrian UH: Molecular mechanisms of lymphocyte homing to peripheral lymph nodes. *J Exp Med* 187:205, 1998.
55. Greenfield EA, Nguyen KA, Kuchroo VK: CD28/B7 costimulation: A review. *Crit Rev Immunol* 18:389, 1998.
56. Schwartz RH: T cell anergy. *Annu Rev Immunol* 21:305, 2003.
57. Van Parijs L, Abbas AK: Homeostasis and self-tolerance in the immune system: Turning lymphocytes off. *Science* 280:243, 1998.
58. Malvey EN, Telander DG, Vanasek TL, Mueller DL: The role of clonal anergy in the avoidance of autoimmunity: Inactivation of autocrine growth without loss of effector function. *Immunol Rev* 165:301, 1998.
59. Seder RA, Gazzinelli RT: Cytokines are critical in linking the innate and adaptive immune responses to bacterial, fungal, and parasitic infection. *Adv Intern Med* 44:353, 1999.
60. Ranheim EA, Kipps TJ: Activated T cells induce expression of B7/BB1 on normal or leukemic B cells through a CD40-dependent signal. *J Exp Med* 177:925, 1993.
61. Grewal IS, Flavell RA: CD40 and CD154 in cell-mediated immunity. *Annu Rev Immunol* 16:111, 1998.
62. Vora KA, Ravetch JV, Manser T: Insights into the mechanisms of antibody-affinity maturation and the generation of the memory B-cell compartment using genetically altered mice. *Dev Immunol* 6:305, 1998.
63. Liu YJ, de Bouteiller O, Fugier-Vivier I: Mechanisms of selection and differentiation in germinal centers. *Curr Opin Immunol* 9:256, 1997.
64. Doherty PC, Topham DJ, Tripp RA: Establishment and persistence of virus-specific CD4+ and CD8+ T cell memory. *Immunol Rev* 150:23, 1996.
65. Callan MF, Annels N, Steven N, et al: T cell selection during the evolution of CD8+ T cell memory in vivo. *Eur J Immunol* 28:4382, 1998.
66. Liu YJ, Grouard G, de Bouteiller O, Banchereau J: Follicular dendritic cells and germinal centers. *Int Rev Cytol* 166:139, 1996.
67. Freitas AA, Rocha B: Peripheral T cell survival. *Curr Opin Immunol* 11:152, 1999.
68. MacDonald TT: The mucosal immune system. *Parasite Immunol* 25:235, 2003.
69. Macpherson AJ, McCoy KD, Johansen FE, Brandtzaeg P: The immune geography of A induction and function. *Mucosal Immunol* 1:11, 2008.
70. Mason KL, Huffnagle GB, Noverr MC, Kao JY: Overview of gut immunology. *Adv Exp Med Biol* 635:1, 2008.
71. Clark MA, Jepson MA: Intestinal M cells and their role in bacterial infection. *Int J Med Microbiol* 293:17, 2003.
72. Dunn-Walters DK, Isaacson PG, Spencer J: Sequence analysis of human V_H genes indicates that ileal lamina propria plasma cells are derived from Peyer's patches. *Eur J Immunol* 27:463, 1997.

3

第三部分

人体不同发育阶段的血液学

威廉姆斯血液学

Williams Hematology

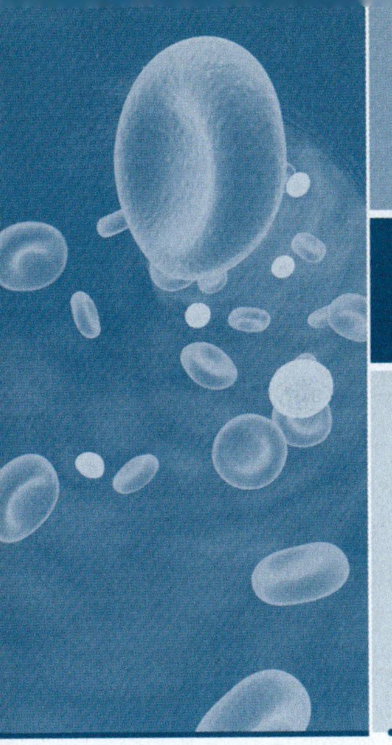

第6章

胚胎和新生儿血液学

James Palis, George B.Segel

摘　要

在胚胎发生过程中，造血在不同的时间出现在不同的部位，包括胚外的卵黄囊、胚胎肝脏和出生前的骨髓。原始成红细胞（primitive erythroblast）在卵黄囊的发育对胎儿生存至关重要。原始成红细胞的分化是在血管网络内而不是在血管外间隙进行的，循环时仍然含有细胞核。虽然很多人认为原始的红细胞在其整个寿命过程中都保持有核状态，但是很可能很多有核红细胞在终末分化时会失去细胞核。妊娠7周后，在卵黄囊已经检测不到造血祖细胞。从妊娠第9~24周，肝脏成为红细胞的主要来源。与卵黄囊中的原始成红细胞一样，胎肝定向红系造血对胎儿的继续生存也是必不可少的。与卵黄囊造血只限于原始红细胞、巨噬细胞和巨核细胞的成熟不同，胎肝造血由定向红系、巨核细胞和多种髓系以及淋巴系细胞组成。在胚胎发育第10~11周，造血细胞才开始出现在骨髓，直到妊娠第15周一直被限制在长骨的骨干区。在妊娠第9周淋巴细胞开始出现在淋巴丛和胸腺。最初，人们认为卵黄囊干细胞种植在肝脏，并最终种植至骨髓。然而，后来在鸟类和两栖类胚胎的实验表明，种植在骨髓的造血干细胞起源于胚胎体而不是卵黄囊。主动脉-性腺-中肾区产生的造血干细胞种植在肝脏和骨髓，提供终生造血。Hgb Gower-1（$\xi_2\varepsilon_2$）是5周龄以下胚胎的主要血红蛋白。HgbF（$\alpha_2\gamma_2$）是胎儿主要血红蛋白。在出生后，血液中的胎儿血红蛋白浓度每周大约下降3%，到6个月龄时通常下降至总血红蛋白的2%~3%以下。出生时，脐带血平均血红蛋白浓度为168g/L，95%CI 137~201g/L。新生儿红细胞为大红细胞，平均细胞体积（MCV）超过110fl/细胞。在出生的第1周，红细胞、血红蛋白和血细胞比容值只是轻微下降，而在接下来的5~8周下降更快，产生新生儿生理性贫血。足月和早产儿血液中的中性粒细胞绝对数通常比年龄较大的儿童要高。出生后的头几天，白细胞以杆状核为主。随着中性粒细胞数量下降，淋巴细胞成为数量最多的细胞，并一直维持如此至出生后的头4年。足月和早产儿的中性粒细胞对细菌和乳胶颗粒的吞噬功能正常。杀菌活性则根据测试条件和新生儿临床状态而有所不同。足月和早产儿血小板计数在150×10^9/L和400×10^9/L之间，与成人值相当。新生儿淋巴细胞绝对数与大龄儿童相等，早产儿在出生时较低。新生儿血液中$CD3^+$和$CD4^+$（辅助细胞/诱导细胞表型）的T细胞亚型绝对数明显高于成人。体液（B细胞）免疫也在妊娠早期得到发育，但直到出生后才具有完全活性。在新生儿，大约15%的淋巴细胞表面有免疫球蛋白，包括所有同种型的免疫球蛋白（Ig）。足月新生儿平均血浆因子Ⅱ、Ⅸ、Ⅹ、Ⅺ和Ⅻ，前激肽释放酶和高分子量激肽原

本章使用的简写和缩略词：ADP，腺苷二磷酸（adenosine diphosphate）；AGM，主动脉-性腺-中肾（aorta-gonad-mesonephros）；ATP，腺苷三磷酸（adenosine triphosphate）；ATPase，腺苷三磷酸酶（adenosine triphosphatase）；BFU-E，红细胞爆裂型集落生成单位（burst-forming unit-erythroid）；BPG，二磷酸甘油酸（bisphosphoglycerate；）；BPI，细菌通透性增加蛋白（bacterial permeability-increasing protein）；cAMP，环腺苷单磷酸（cyclic adenosine monophosphate）；CFU-E，红细胞集落生成单位（colony-forming unit-erythroid）；CFU-GEMM，粒系-红系-单核系-巨核细胞系集落形成单位（colony-forming unit-granulocyte-erythroid-monocyte-macrophage）；CFU-GM，粒细胞-单核细胞系集落形成单位（colony-forming unit-granulocyte-monocyte）；CFU-Meg，巨核细胞集落形成单位（colony-forming unit-megakaryocyte）；G-CSF，粒细胞集落刺激因子（granulocyte colony-stimulating factor）；GM-CSF，粒细胞-单核细胞集落刺激因子（granulocyte-monocyte colony-stimulating factor）；IL，白细胞介素（interleukin）；MCV，平均红细胞体积（mean corpuscular volume）；NADPH，烟酰胺腺嘌呤二核苷酸磷酸（还原形式）（nicotinamide adenine dinucleotide phosphate [reduced form]）；NBT，四唑氮蓝（nitroblue tetrazolium）；NK，自然杀伤细胞（natural killer）；RDW，红细胞分布宽度（red cell distribution width）；SIDS，婴儿猝死综合征（sudden infant death syndrome）；TNF，肿瘤坏死因子（tumor necrosis factor）；TPO，血小板生成素（thrombopoietin）。

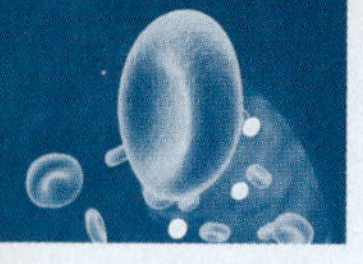

等水平低(＜成人水平的60%)。相反,血浆因子Ⅷ浓度与大龄儿童和成人相当,而vWF(von Willebrand factor)比大龄儿童和成人高。

胎儿全血细胞生成

■ 胚胎和胎儿造血细胞的生成

在胚胎发育过程中,造血发生在空间和时间上独特的部位,包括胚胎外的卵黄囊、胚胎肝脏、胸腺和出生前的骨髓。造血细胞的起源与原肠胚形成、中胚层细胞的形成以及内皮细胞系的出现等密切相关。最初的造血在囊胚植入后很快就开始了,妊娠第18天时,在卵黄囊造血岛中即出现原始红细胞[1]。在这些造血岛中,胚胎红细胞与内皮细胞之间在空间和时间上的相关性提示,卵黄囊的一过性红系髓系造血潜能起源于同样具有内皮细胞潜能的成血管前体细胞[2]。这一观念得到体外培养的胚样细胞体的人类胚胎干细胞研究的支持[3,4]。现在看来,很可能含有红系髓系和淋巴系造血潜能的造血干细胞是起源于胚胎内血管,特别是主动脉(图6-1)。这些造血干细胞提供了胎儿造血和出生后的长期血细胞生成。造血系统的个体发育仍然是应用哺乳动物和一些非哺乳动物模式系统积极研究的课题。

卵黄囊造血

从卵黄囊衍化而来的"原始"(primitive)红细胞组成了独特的一过性红细胞系,与后来在胎肝和骨髓中成熟的"定向"(definitive)红细胞不一样。原始成红细胞的发育对胚胎生存非常关键。在小鼠,靶向剔除转录因子SCL(TAL1)、LM02(RBTN2)和GATA-1中任何一个基因均可消除卵黄囊原始红细胞造血,并导致早期胚胎死亡[5-7]。在人类,原始成红细胞在妊娠第21~22天心脏开始收缩时开始进入胚体[8],并循环一直到大约妊娠12周。卵黄囊成红细胞有几个特征可与后期定向造血成红细胞相区分。原始成红细胞是以有核的形式循环,在血管网络内完成终末分化并积累胚胎血红蛋白[9]。卵黄囊成红细胞特别大,估计平均细胞容积(MCV)大于450fl/细胞,所以也被称为"巨成红细胞"(megaloblasts,巨幼红细胞)。虽然很多人认为原始红细胞在其整个生命过程中都保留细胞核,但很可能像小鼠一样,很多(如果不是全部)原始红细胞在终末分化时最终失去细胞核[10-12]。

在小鼠,原始红细胞是从被限制在卵黄囊的一过性原始红系祖细胞群衍化而来的[13]。对人类卵黄囊的超微结构研究揭示卵黄囊不仅有原始成红细胞,而且还有巨噬细胞和巨核细胞[11]。这些发现也与小鼠胚胎造血祖细胞研究相符,这些研究提示卵黄囊原始造血包括原始红系、巨噬细胞系和巨核细胞系[13,14]。

在第一波原始红系祖细胞生成后,便是第二波由卵黄囊衍生而来的定向红系祖细胞,被称为红细胞爆裂型集落生成单位(BFU-E)。BFU-E早在人妊娠第4周便出现在卵黄囊,在第5周出现在胎儿肝脏[15]。这些发现提示肝脏最初是被从卵黄囊来源的造血祖细胞种植的(见图6-1)[16]。在胚体的非肝脏区也可见明显的红系和非红系祖细胞[17]。妊娠第7周后,在卵黄囊已经检测不到造血祖细胞[18]。

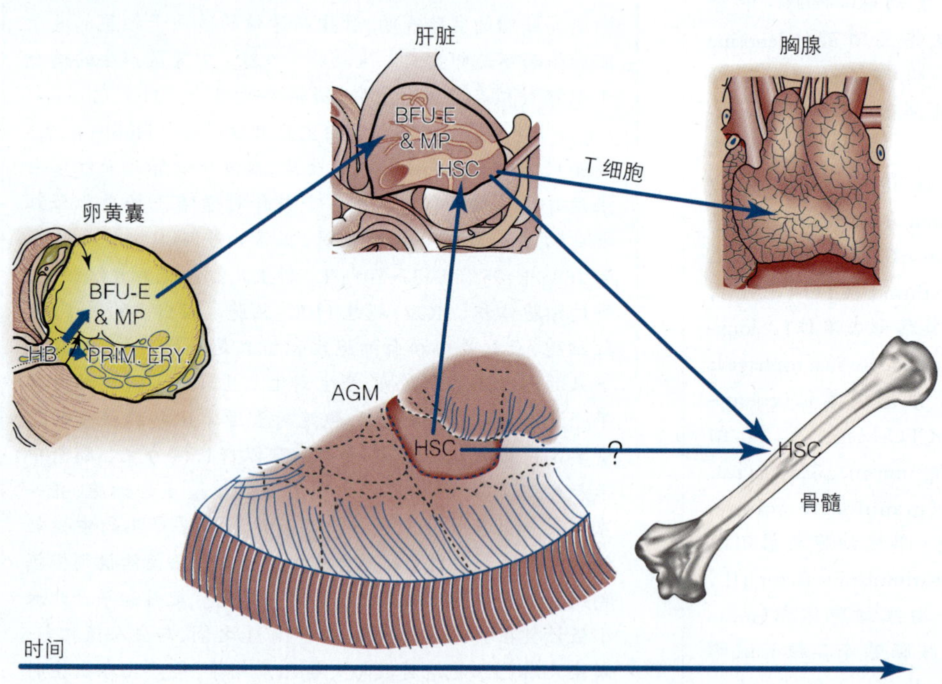

图6-1　根据两栖类、鸟类、小鼠和人类发育数据建立的人造血个体发育理论模型。卵黄囊提供2种一过性定向祖细胞群,被认为是起源于中胚层来源的造血血管前体细胞(HB)。第一波祖细胞产生原始成红细胞(PRIM.ERY.)(见正文部分)。第二波祖细胞产生红细胞爆裂型集落生成单位(BFU-E)和几种髓系祖细胞(MP),种植于肝脏。稍后,长期造血干细胞(HSC)起源于主动脉-性腺-中肾(AGM)区,随后种植在肝脏,最终种植于骨髓,产生全套定向造血细胞。肝脏HSC也为胸腺提供未致敏的淋巴细胞,T系淋巴细胞就在胸腺成熟。

肝脏造血

从妊娠第9~24周,肝脏是红细胞的主要来源。在妊娠第7~15周之间,60%的肝细胞是造血细胞[19]。红细胞的分化与巨噬细胞有密切位置相关性,它们在进入血流前排出细胞核。这些胎肝来源的"巨红细胞"(macrocytes)要比卵黄囊巨幼红细胞小,只含有其1/3的血红蛋白量。小鼠红细胞在胎肝中的分化关键依赖于红细胞生成素(EPO)通过其受体和JAK2激酶传导的信号[20,21]。胎肝来源的红系祖细胞在体外只要单独有红细胞生成素便可分化,而成人骨髓来源的BFU-E则需要红细胞生成素加IL-3才能分化[22,23]。红细胞生成素转录本在妊娠头三个月期间便出现在胎肝中[15]。在整个胎儿期,胎肝一直是红细胞生成素基因转录的主要部位[24]。早在妊娠第17周,发育中的人体肾脏也出现红细胞生成素转录本,并在第30周后转录增加[24]。与卵黄囊中的原始红细胞生成类似,胎肝中定向红细胞造血对于胚胎的继续生存也是必不可少的。靶向剔除小鼠 c-myb 转录因子可阻断胎肝造血，并导致胎儿死亡[25]。这一突变并不影响原始红细胞造血，提示这些不同形式红细胞造血的转录调节存在着本质的差别。

与卵黄囊造血仅限于红系细胞和髓系细胞不同，胎肝造血最终还将包括定向红系、巨核细胞系、多种髓系以及淋巴细胞系。胎肝在妊娠第 6 周时即出现巨核细胞。血小板最早在妊娠第 8~9 周出现在血液循环中[19]。早在妊娠第 7 周肝实质便出现粒细胞生成，而在妊娠第 11 周时，血中出现少数循环白细胞。尽管胎肝中性粒细胞数量少且外观不成熟，但胎肝中含有大量的造血祖细胞，包括多潜能的粒系 - 红系 - 单核系 - 巨核细胞系集落形成单位（CFU-GEMM）和粒细胞 - 单核细胞系集落形成单位（CFU-GM）[26]。CFU-GM 的生长依赖于几种细胞因子，包括粒细胞集落刺激因子（G-CSF）、粒细胞 - 单核细胞集落刺激因子（GM-CSF）和白细胞介素[27]。当与成人骨髓来源的髓系祖细胞相比较时，这些胎肝来源的髓系祖细胞在体外对 G-CSF 有类似的剂量效应[28]。肝细胞在妊娠第 14 周时表达 G-CSF[29]。

淋巴细胞生成

从妊娠第 9 周开始，淋巴细胞生成出现在淋巴丛和胸腺中。也是在妊娠第 9 周，肝脏中出现有表面 IgM 的 B 细胞，血液循环中也出现淋巴细胞。在妊娠第 12 周前很少见到 T 淋巴细胞。在妊娠第 13 周时在胎肝中可检测到淋巴细胞亚群[31]。在妊娠第 20~26 周胎儿，根据抗原 CD2、CD3、CD4、CD8、CD16、CD19 和 CD20（这些表型的功能意义见第 15 章）所定义的主要淋巴细胞亚群的绝对数量已与新生儿相似（见下文“新生儿淋巴细胞造血”）[32,33]。

骨髓造血

在胚胎第 10~11 周时骨髓开始出现造血细胞[1]，直至妊娠 15 周时，这些造血细胞仍然局限于长骨的骨干区[34]。胎儿骨髓中髓系和红系细胞数量在最开始时大致相等。然而至妊娠第 12 周时髓系细胞占优势，妊娠第 21 周时，髓系与红系的比例接近 3 : 1 的成人水平[19]。胎儿骨髓但不包括胎肝中的巨噬细胞表达脂多糖受体 CD14[29]。在妊娠第 24 周以后，骨髓即成为造血的主要场所，并一直维持至其后的整个胎儿期。

■ 造血干细胞的个体发育

脐带血移植后的整个造血系统重建提示造血干细胞在出生时即已在血液中循环[35]。应用胎肝来源的细胞重建人类免疫缺陷胎儿的免疫系统也表明，造血干细胞存在于后期的胎肝[36]。最初人们推测造血干细胞独立地起源于胚胎各个造血部位（卵黄囊、肝和骨髓）[37]。然而哺乳动物的胚胎实验表明，与骨髓一样，肝脏原基也是由外源性造血细胞种植的[38,39]。最开始曾认为肝脏，以及后来的骨髓，都是由卵黄囊来源的干细胞种植的[40]。然而后来在鸟类和两栖类动物的胚胎实验显示，最终提供成人造血的造血干细胞起源于胚胎体内，而不是来自卵黄囊[41,42]。随后在小鼠胚胎的研究也提示，能够移植重建摧毁了骨髓的成年受体小鼠的干细胞起源于胚胎本身的主动脉 - 性腺 - 中肾（AGM）区[43]。这在几种哺乳动物种系，包括妊娠 5 周的人类胚胎，在解剖学上与主动脉腹壁紧密相连的 CD34 阳性血细胞族群的一过性出现相关联[44,45]。这些发现提示，造血干细胞起源于具有“生血”（hemogenic）功能的主动脉内皮细胞，然后种植于肝脏，并最终种植于骨髓以提供终生造血（见图 6-1）。小鼠胚胎研究也提示，胎盘也是造血干细胞起源和增殖扩张的场所[46]。目前还不清楚是否胎盘在人类发育过程中具有类似作用。卵黄囊中的一过性红系髓系造血与长期造血干细胞衍化而来的胚内造血之间的关系也不明确。

■ 胎儿血红蛋白的合成

人类血红蛋白（Hgb）是一种四聚体，由两条 α 和两条 β 珠蛋白链组成（表 6-1）。α- 珠蛋白基因群集区位于 16 号染色体，包含 ζ 基因 5′ 端至两个 α- 珠蛋白基因的区域。β- 珠蛋白基因群集区位于 11 号染色体，包含 5 个珠蛋白基因，从 5′ 端至 3′ 端依次排列为 ε-γ^A-γ^G-δ-β[47]。在胚胎发生过程中，两条染色体上的基因从 5′ 端至 3′ 端按顺序被激活。这种珠蛋白“转换”不仅与它们各自所在染色体群集区内的珠蛋白基因的相对位置有关，也与相互作用的上游“位点控制区”（locus control regions）有关[48]。

表 6-1 胚胎血红蛋白

血红蛋白	组成链	主要部位	出现时间
Gower-1	$\zeta_2\varepsilon_2$	卵黄囊	<5~6 周
Gower-2	$\alpha_2\varepsilon_2$	卵黄囊	4~13 周
Portland	$\zeta_2\gamma_2$	卵黄囊	4~13 周
胎儿（F）	$\alpha_2\gamma_2$	肝脏	早期，53%~95% 在出生时
成人（A）	$\alpha_2\beta_2$	骨髓	9 周，5%~45% 在出生时

Hgb Gower-1（$\zeta_2\varepsilon_2$）是妊娠小于 5 周胚胎的主要血红蛋白（见表 6-1）[49]。Hgb Gower-2（$\alpha_2\varepsilon_2$）最早见于妊娠 4 周的胚胎，在妊娠第 13 周以后从胚胎中消失[50]。Hgb Portland（$\zeta_2\gamma_2$）见于早期胚胎，但在纯合子型 α 地中海贫血的婴儿则持续存在。随着 α 链和 γ 链合成的增加，ζ 链和 ε 链的合成则减少（图 6-2）。当胚胎肝脏代替卵黄囊成为红细胞造血的主要场所时，ζ 向 α 珠蛋白转换发生在 ε 向 γ 珠蛋白转换之前[9,51]。

HgbF（$\alpha_2\gamma_2$）是胎儿期的主要血红蛋白（见图 6-2）。妊娠第 9 周时在胎儿即可发现有 HgbA 的合成[53,54]。在妊娠第 9~21 周的胎儿，HgbA（$\alpha_2\beta_2$）的量从占总血红蛋白量的 4% 上升到 13%[54]。根据 HgbA 浓度的这种演变，可利用珠蛋白链合成对 β 地中海贫血进行产前诊断。妊娠第 34~36 周以后，HgbA 的含量上升，而 HgbF 下降（见图 6-2）。采用 ^{14}C- 亮氨酸摄取试验，推算足月婴儿 HgbF 的平均合成量为 59.0% ± 10%（1 个标准差）[55]。足月婴儿血中 HgbF 的含量占总血红蛋白量的 53%~95% 不等[56,57]。

血中胎儿血红蛋白浓度在出生后每周减少约 3%，到 6 个月大小时一般低于总血红蛋白的 2%~3%。这种 HgbF 生成速率下降与婴儿的孕龄密切相关，而不受出生时环境和氧气张力改变的影响[58]。HgbA$_2$（$\alpha_2\delta_2$）在胎儿中检测不到。在 4 个月龄时 HbA$_2$ 达正常成人水平[59]。出生时 HgbF 比例增高见于体型小于相应孕龄的婴儿，经历了慢性宫内缺氧的婴儿，13 号染色体三体的婴儿，或者死于婴儿猝死综合征（SIDS）的婴儿[60-64]。出生时 HgbF 水平降低见于 21 号染色体三体[65]。

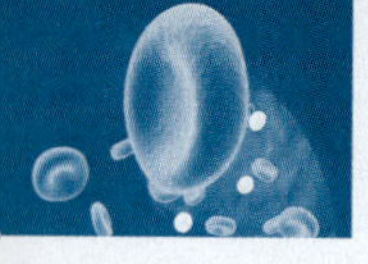

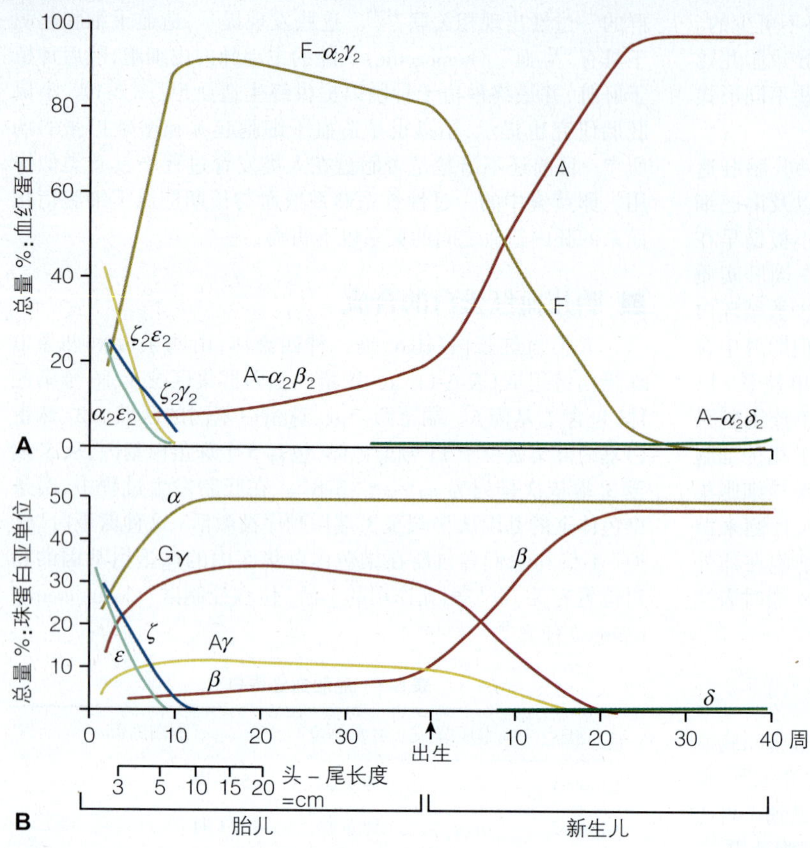

图 6-2　从胚胎至婴儿早期发育过程中血红蛋白四聚体（A）和珠蛋白亚单位（B）的变化。

■ 胎血

胎儿血液细胞成分在第 2 个三个月和第 3 个三个月期间发生明显变化。胎儿平均血红蛋白水平从第 10 周时的（90±28）g/L 不断地升高，到第 39 周时达（165±40）g/L[66]。同时胎儿红细胞平均体积（MCV）则从第 18 周的 134fl/ 细胞减少到第 30 周的 118fl/ 细胞[67]。从第 10~17 周间，白细胞总数平均为 2×10^9/L，在中间的三个月增加到（4~4.5）$\times10^9$/L 之间，其中以淋巴细胞为主，占 80%~85%，中性粒细胞仅占 5%~10%[67]。血中有核红细胞的百分比从第 18 周时的平均值 12% 减少到第 30 周时的 4%[67]。血小板数量从妊娠第 15 周至出生时始终维持在 150×10^9/L 以上[67,68]。

大量定向造血祖细胞在胎儿血液中循环。在妊娠第 12~19 周时由胎儿镜所获得的血液样本获得的 BFU-E 平均为 20 450/ml，CFU-GM 为 12 490/ml[69]。这与成人外周血截然不同，成人外周血含有的红系祖细胞少得多，CFU-GM 也只有 30~250/ml[70]。在妊娠 26~28 周时，绝大多数（70%~80%）循环造血祖细胞处于细胞周期中[70]。相反，血流中成人骨髓来源的祖细胞相对处于细胞周期静息期，只有 0~5% 处于细胞周期中。

新生儿造血

■ 新生儿红细胞生成和红细胞

血红蛋白、血细胞比容和红细胞指数

出生时脐带血平均血红蛋白水平为 168g/L，95% 区间数值在 137~201g/L 之间[71]。这种变化反映了围产期事件，特别是窒息，以及分娩后从胎盘转移到婴儿的血量。早期脐带结扎似乎增高了婴儿在 2 个月时贫血的发生率，并影响心肺适应[73]。推迟脐带结扎可使婴儿血容量和红细胞总量增加高达 55%[74,75]。这使得早产儿输血次数减少，需要吸氧和通气的天数也减少[73]。足月儿出生后平均总血容量为 86ml/kg，早产儿为 89ml/kg[76]。随后几周，每千克体重的血容量开始减少，在 3~4 个月时达到平均值约为 65ml/kg。

正常情况下血红蛋白和血细胞比容值在出生后头几个小时会升高，因为此时血浆从血管内向血管外间隙移出[77]。足月儿静脉血红蛋白浓度低于 140g/L 和（或）出生后第一天血红蛋白浓度或血细胞比容下降都是不正常的。表 6-2 列出了出生后的前 12 周足月儿毛细血管血样的正常红细胞值[78]。新生儿毛细血管血的血细胞比容值要高于同时采得的静脉血样的值，尤其是在出生后的头几天，毛细血管 - 静脉血血细胞比容的比例约为 1.1∶1[79]。这种差别反映了循环因素的影响，在早产儿和患病婴儿中这种差别更大。

新生儿红细胞为巨红细胞（macrocyte），其平均细胞容积（MCV）超过 110fl/ 细胞。出生第一周后 MCV 开始下降，到第 9 周时达成人值（见表 6-2）[78,80]。新生儿血涂片检查显示大细胞正色素性细胞，呈嗜多色性，可见少数有核红细胞。即使在健康婴儿，也可见到轻度红细胞大小不均和异形红细胞症[81]。3%~5% 的红细胞可能是碎片、靶形细胞或变形细胞。在出生后 3~5 天时，足月或早产儿血中在正常情况下已见不到有核红细胞，但在溶血或缺氧性应激时，有核红细胞数可显著增加。从这些发现可推测，红细胞分布宽度（RDW）在新生儿期明显增高[82]。

脐带血中有大量循环造血祖细胞[83-86]。脐带血 BFU-E 和 CFU-E 比成年血中的 BFU-E 和 CFU-E 分化更迅速[87]。而且，脐带血中处于有丝分裂周期中的造血祖细胞比例约为 50%，介于胎儿和成人祖细胞之间[70,85]。

在几项研究中[88,89]，但不是所有研究[90]，早产儿出生时血红蛋白水平低于足月儿，而网织红细胞计数和有核红细胞数均高于足月儿。早产儿的网织红细胞计数与其孕龄成反比，在妊娠第 32 周时平均为 8%，出生时为 4%~5%[91]。与体型和孕龄相称的婴儿相比，体型小于相应孕龄的婴儿红细胞数、血细胞比容及血红蛋白浓度均较高[89,92]。

新生儿红细胞生成素和生理性贫血　红细胞生成素（EPO）是红细胞造血的首要调节因子。虽然脐血中存在红细胞生成素，但出生后健康婴儿血中 EPO 的浓度已下降到不能检测出的水平[93]。随后，在出生后第 6 天，网织红细胞计数下降至 1% 以下[78,94]。红细胞、血红蛋白和血细胞比容的值在出生后第一周仅有轻微下降，但在随后的 5~8 周下降更快（见表 6-2）[78]，产生新生儿生理性贫血。足月儿血红蛋白最低值大约出现在 2 月龄时[80]。当血红蛋白浓度下降至 110g/L 以下时，红细胞造血活性开始升高。出生第 60 天后能检测出红细胞生成

表 6-2 足月儿出生后头 12 周的红细胞值*

年龄	Hbg, g/L ± SD	RBC × 10^{12}/L ± SD	血细胞比容 % ± SD	MCV, fl ± SD	MCHC, g/L ± SD	网织红细胞 % ± SD
天						
1	193 ± 22	5.14 ± 0.7	61 ± 7.4	119 ± 9.4	316 ± 19	3.2 ± 1.4
2	190 ± 19	5.15 ± 0.8	60 ± 6.4	115 ± 7.0	316 ± 14	3.2 ± 1.3
3	188 ± 20	5.11 ± 0.7	62 ± 9.3	116 ± 5.3	311 ± 28	2.8 ± 1.7
4	186 ± 21	5.00 ± 0.6	57 ± 8.1	114 ± 7.5	326 ± 15	1.8 ± 1.1
5	176 ± 11	4.97 ± 0.4	57 ± 7.3	114 ± 8.9	309 ± 22	1.2 ± 0.2
6	174 ± 22	5.00 ± 0.7	54 ± 7.2	113 ± 10.0	322 ± 16	0.6 ± 0.2
7	179 ± 25	4.86 ± 0.6	56 ± 9.4	118 ± 11.2	320 ± 16	0.5 ± 0.4
周						
1~2	173 ± 23	4.80 ± 0.8	54 ± 8.3	112 ± 19.0	321 ± 29	0.5 ± 0.3
2~3	156 ± 26	4.20 ± 0.6	46 ± 7.3	111 ± 8.2	339 ± 19	0.8 ± 0.6
3~4	142 ± 21	4.00 ± 0.6	43 ± 5.7	105 ± 7.5	335 ± 16	0.6 ± 0.3
4~5	127 ± 16	3.60 ± 0.4	36 ± 4.8	101 ± 8.1	349 ± 16	0.9 ± 0.8
5~6	119 ± 15	3.55 ± 0.2	36 ± 6.2	102 ± 10.2	341 ± 29	1.0 ± 0.7
6~7	120 ± 15	3.40 ± 0.4	36 ± 4.8	105 ± 12.0	338 ± 23	1.2 ± 0.7
7~8	111 ± 11	3.40 ± 0.4	33 ± 3.7	100 ± 13.0	337 ± 26	1.5 ± 0.7
8~9	107 ± 9	3.40 ± 0.5	31 ± 2.5	93 ± 12.0	341 ± 22	1.8 ± 1.0
9~10	112 ± 9	3.60 ± 0.3	32 ± 2.7	91 ± 9.3	343 ± 29	1.2 ± 0.6
10~11	114 ± 9	3.70 ± 0.4	34 ± 2.1	91 ± 7.7	332 ± 24	1.2 ± 0.7
11~12	113 ± 9	3.70 ± 0.3	33 ± 3.3	88 ± 7.9	348 ± 22	0.7 ± 0.3

MCHC：平均细胞血红蛋白浓度；MCV，平均细胞体积；RBC，红细胞。

*毛细血管血标本。红细胞数和平均细胞体积（MCV）通过一种电子计数器测定。

素[95]，与生理性贫血的恢复相对应。如果有足够强的刺激，如溶血性贫血或青紫型心脏病，新生婴儿在出生后第 60 天以前便能产生红细胞生成素[93]。

早产儿血红蛋白水平的下降更为显著。在一项关于早产儿的研究中，2 个月时平均血红蛋白水平为 94g/L，95%CI 72~117g/L[96]。健康早产儿在血红蛋白水平下降至大约 120g/L 时，便可检测到红细胞生成素。如果婴儿 HgbF 比例较低（如由于输血所致）从而有更强运氧能力，红细胞生成素水平要到血红蛋白下降至大约 95g/L 时才开始上升。铁充足的早产儿，其红细胞计数平均值在 4 个月龄时达到足月儿水平，血红蛋白水平的平均值在 5 个月龄时达到足月儿水平，平均红细胞体积和平均红细胞血红蛋白要在 6 个月龄时才达足月儿水平[96]。

血液黏稠度 血液黏稠度相对于血细胞比容呈指数形式升高[98,99]。血液黏稠度增高见于 5% 的婴儿[100]，和 18% 形体小于相应孕龄的婴儿[101]。血细胞比容值大于 65%~70% 的新生儿可因血液黏稠度增高而出现症状[102]。在一项纪录了血液黏稠度过高、平均血细胞比容大于 65% 的婴儿研究中，38% 出现了易激惹、张力减低、震颤或吮吸反射减弱的症状[103]。部分血浆交换输血降低了血液黏稠度，改善了大脑血流，并缓解了症状。然而血液黏稠度过高但没有症状的婴儿大脑血流是正常的，因而进行血浆交换输血没有益处[103]。对无症状新生儿的神经发育状态研究显示，部分血浆交换输血并没有显示任何明显的长期好处[104]。

红细胞抗原 新生儿红细胞上的血型抗原与年龄较大儿童和成人不同。新生儿红细胞上的 i 抗原表达强，而 I 抗原和 A、B 抗原只有弱表达。i 抗原是一种直链的碳水化合物，由于红细胞在发育过程中获得糖基转移酶，直链的 i 抗原被支链衍生物 I 抗原取代[105]。到 1 岁时，i 抗原已检测不到，而到 3 岁时 ABH 抗原增高至成人水平。ABH、Kell、Duffy 和 Vel 等抗原在妊娠期第 1 个三个月的胎儿细胞表面便可检测到，在出生时仍存在[106]。Lu^a 和 Lu^b 抗原也可在胎儿红细胞上检测到，但出生时表达减弱，至 15 岁时升高至成人水平[106]。Xg 抗原在胎儿中的表达变化不一，在新生儿红细胞上的表达比在成人红细胞上弱。此外，发现染色体 13、18、21 三体的新生儿 Xg 抗原的表达特别弱[106]。Lewis 血型（Le^a/Le^b）抗原是吸附于红细胞膜表面的，在出生后 1~2 周内，当受体部位形成时便可检测到。抗 A 和抗 B 同种血凝集素在出生后的头 6 个月期间形成，到 2 岁时达到成人水平。

红细胞寿命 新生儿红细胞的寿命比成人红细胞短。儿组测定新生儿红细胞平均半寿期的研究获得的平均值为 60~80 天[107]。新生儿红细胞存活期缩短的原因尚不清楚，但已知新生儿红细胞对氧化物损伤的易感性可能是一个因素。

铁和转铁蛋白 正常婴儿脐带血的血清铁水平高于母亲的水平。其平均值约为（150 ± 40）μg/dl（1 个标准差）[108]。饮

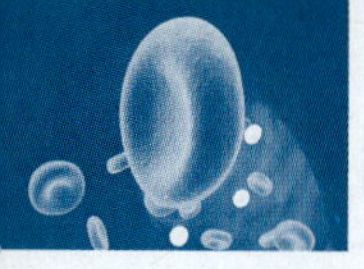

食添加铁的婴儿在1月龄时其血清铁水平的中位数为125μg/dl，6月龄时大约为75μg/dl。总铁结合力在出生后整个第一年内均是上升的。转铁蛋白饱和度的中位数从出生后2周的将近65%下降至1岁时的25%，在没有缺铁时，饱和度亦可低至10%[109]。铁充足的婴儿在出生时平均血清铁蛋白水平高，为160μg/L，出生后第一个月进一步上升，然后下降，至1岁时平均值为30μg/L[110]。出生时骨髓中可染色铁的量小，但在出生后头几周的足月儿和早产儿均会增加。出生两个月后骨髓可染色铁开始下降，足月儿在4~6个月龄时可染色铁消失，在早产儿则消失得更早[111]。如果可利用的铁有限，则会优先分配给红细胞造血[112]。为避免大脑、心脏和骨骼肌缺铁，这使得是否有足够的铁可用显得尤为重要。

红细胞功能

运氧　脐血的氧亲和力高于母血，因为HgbF对2,3-二磷酸甘油酸(2,3-BPG)的亲和力低于HgbA[113]。新生儿红细胞的2,3-BPG水平低于成人红细胞，早产儿红细胞甚至更低[114]。这种低2,3-BPG水平进一步增高了新生儿红细胞对氧气的亲和力，从而使得新生儿的红细胞氧平衡曲线向成人曲线左侧偏移(图6-3)。出生1天的足月儿，其血红蛋白氧饱和度达50%时的平均氧分压为(19.4±1.8)torr(1torr定义为1/760大气压，大约相当于1mmHg——译者注)，而正常成人该值为(27.0±1.1)torr[115]。这样就导致了向组织释放氧气的减少，如图6-3所示。当氧分压(PO_2)从动脉血的90torr降至静脉血的40torr时，新生儿血中释放的氧是3.0ml/dl，而含HgbA的成人血释氧量则为4.5ml/dl。氧平衡曲线的左移在早产儿中更明显，这就要求PO_2更大幅度下降才能释出同等量的氧气。出生后氧平衡曲线逐渐右移，6月龄时达成人的位置。早产儿该曲线的位置与孕龄有关，而与出生后年龄无关[115]，它达到成人曲线位置的速度更慢。

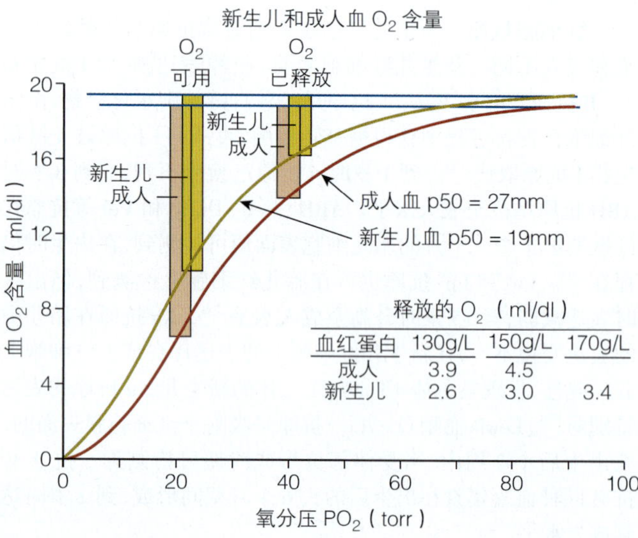

释放的 O_2（ml/dl）			
血红蛋白	130g/L	150g/L	170g/L
成人	3.9	4.5	
新生儿	2.6	3.0	3.4

图6-3　氧平衡曲线的前提是假设血红蛋白的浓度为150g/L，并在100torr氧分压(PaO_2)条件下充分饱和。已释放的O_2为氧分压为90torr的动脉血O_2含量与氧分压为40torr的混合静脉血O_2含量之差。可用O_2为氧分压为90torr的动脉血O_2含量和氧分压为20torr的混合静脉血的O_2含量之差。这是不动用诸如增加心输出量等代偿机制可获得的最大氧量。

代谢　已发现新生儿和成人红细胞的代谢有许多不同之处[116,117]。有些差异可与新生儿红细胞的平均年龄较低有关，而另一些不同之处似乎是胎儿细胞的特性所致。新生儿细胞葡萄糖消耗要低于成人[118]。在新生儿细胞已发现葡萄糖磷酸异构酶、甘油醛-3-磷酸脱氢酶、磷酸甘油酸激酶和烯醇化酶活性的增高，较年轻的细胞并不能解释这些[114,119]。足月儿和早产儿红细胞中磷酸果糖激酶的水平低[114,119,120]。足月儿和早产儿磷酸戊糖旁路很活跃[121]，但谷胱甘肽的不稳定性导致对氧化物损伤的易感性增高。氧化物应激的结果是ATP和腺嘌呤核苷酸的耗竭，和导致铁的释放，膜蛋白变性和血红蛋白及膜的过氧化[122]。在足月儿和早产儿红细胞ATP和ADP水平较高，但是这只反映了这群红细胞年龄较轻。最后还发现几种其他的红细胞酶活性也低于成人，包括细胞色素B_5还原酶[123]和谷胱甘肽过氧化物酶[124]。

膜　新生儿的红细胞膜也与成人不同。新生儿红细胞的毒毛花苷G(ouabain)敏感性ATP酶(ATPase)活性低[125]，主动的钾离子内流也显著降低[126]。新生儿细胞对渗透溶解作用和氧化损伤比成人细胞更敏感。其每个细胞的细胞膜中总脂质、磷脂和胆固醇含量也高于成人红细胞[127,128]。磷脂和磷脂性脂肪酸构成模式也与成人红细胞不同。在聚丙烯酰胺凝胶电泳中[129]，新生儿红细胞和成人红细胞有相同的膜蛋白构成模式，在电场中的移动速率也一样[130]。但新生儿和成人细胞经胰蛋白酶处理后，其电泳移动速率有差异，提示它们的表面耐胰蛋白酶的蛋白质是不同的[130]。新生儿红细胞代谢和膜的这些差别与它们寿命缩短之间的关系尚不清楚。

■ 白细胞

粒系和单核系细胞生成

集落刺激因子和粒系细胞生成　足月和早产儿血中中性粒细胞的绝对数通常高于年长儿童(表6-3)[131]。早产儿中性粒细胞计数一般低于足月儿，而中幼粒细胞和杆状核中性粒细胞比例较高[132]。在中性粒细胞增多症期间，血清和尿液集落刺激活性增高[133]。研究婴儿脐血、外周血和骨髓中的粒细胞生成时发现，尽管临床表现为中性粒细胞增多，其巨噬细胞集落形成单位却占优势，即使不同来源的集落刺激因子，也不会改变这种模式[134,135]。在用成人骨髓进行的试验中，脐带静脉血或体循环静脉血的单个核细胞产生的内源性细胞因子支持粒细胞集落的生长[134]。然而与成人单个核细胞不同的是，受刺激的新生儿单个核细胞其GM-CSF、G-CSF和IL-3的生成减少[136-138]，这可限制新生儿对细菌感染的反应。此外，早产儿中性粒细胞储存池减小，并且祖细胞增殖能力也有限，在新生儿细菌感染时中性粒细胞数可急剧下降[139]。新生儿粒细胞生成失调和下降可削弱新生儿对感染的反应[140]。患病婴儿的血中CFU-GM集落数较少，在培养中，它们的内源性集落刺激因子的生成亦减少[135]。临床上应用细胞因子治疗新生儿脓毒症仍然存在不同意见[141]，但是应用重组G-CSF治疗早产儿后，循环中性粒细胞增高，且在新生儿特护病房的停留时间也缩短[142]。

白细胞计数和分类计数　表6-3所示为出生后头两周白细胞计数和分类计数值。出生后24小时内分叶核中性粒细胞绝对值在早产儿和足月儿都上升[143]。足月儿的平均值从

表 6-3　出生后头 2 周白细胞计数和分类计数 *

年龄	白细胞	中性粒细胞			嗜酸性粒细胞	嗜碱性粒细胞	淋巴细胞	单核细胞
		总数	分叶核	杆状核				
出生时								
平均值	18.0	11.0	9.4	1.6	0.40	0.10	5.5	1.05
范围	9.0~30.0	6.0~26.0	—	—	0.02~0.85	0~0.64	2.0~11.0	0.4~3.1
平均值 %	—	61	52	9	2.2	0.6	31	5.8
7 天								
平均值	12.2	5.5	4.7	0.83	0.50	0.05	5.0	1.1
范围	5.0~21.0	1.5~10.0	—	—	0.07~1.1	0~0.25	2.0~17.0	0.3~2.7
平均值 %	—	45	39	6	4.1	0.4	41	9.1
14 天								
平均值	11.4	4.5	3.9	0.63	0.35	0.05	5.5	1.0
范围	5.0~20.0	1.0~9.5	—	—	0.07~1.0	0~0.23	2.0~17.0	0.2~2.4
平均值 %	—	40	34	5.5	3.1	0.4	48	8.8

* 所有白细胞数量均表示为：细胞数 $\times 10^9$/L。

8×10^9/L 增加到最高值 13×10^9/L，然后至 72 小时时跌落至 4×10^9/L，在随后的 7 天内一直保持这一水平。早产儿中性粒细胞平均值出生时为 5×10^9/L，生后 12 小时为 8×10^9/L，72 小时为 4×10^9/L。然后该平均计数值至出生后第 28 天逐渐下降至 2.5×10^9/L。不论是早产儿还是足月儿，就每个婴儿而言，白细胞水平在出生 72 小时后是非常稳定的。不成熟细胞，包括偶尔出现的早幼粒细胞和原始细胞，在生后头几天的健康婴儿血中可见到，但早产儿比足月儿更多见[143]。分叶核中性粒细胞在出生后头几天占优势，但随着其数量减少，淋巴细胞渐占优势，并一直保至 4 岁。在 2~3 周龄早产儿中有 76% 的嗜酸性粒细胞绝对值超过 0.7×10^9/L。嗜酸性粒细胞增多的开始与婴儿体重开始稳定增长一致[144]。全肠胃外营养、气管内插管及输血会加重嗜酸性粒细胞增多。

巨噬细胞功能

细菌感染是新生儿期致病和死亡的一个主要原因[145]。感染往往是由对正常儿童和成人低毒性的微生物引起的，包括葡萄球菌、兰斯菲尔德 B 组 β 溶血性链球菌、假单孢菌和其他的革兰阴性杆菌。新生儿的细胞防御机制和体液免疫与后来所建立的不一样，这无疑导致了新生儿期对这些感染异乎寻常的易感性[145]。

调理素和补体　中性粒细胞对细菌的吞噬和破坏依赖于血浆的调理素（opsonins）活性和白细胞的趋化反应、吞噬和杀菌能力。最适吞噬作用所必需的血清因子（调理素）包括免疫球蛋白和补体成分。在足月儿，对金黄色葡萄球菌的调理活性是正常的[146,147]，但对酵母[148]和大肠杆菌[147]的调理活性低。调理性抗体降低与 B 族链球菌感染有关，是新生儿感染的一个危险因素[149]。

早产儿对金黄色葡萄球菌和黏质沙雷菌的调理活性低[146]，但对铜绿假单胞菌的调理活性正常[150]。当分别在出生时和出生后 1 个月、3 个月、6 个月测量纤连蛋白（fibronectin）和 IgG 亚类 C3 和 C4 的血清浓度时，发现早期妊娠年龄与低起始浓度相关[151]。早产儿对某些微生物的调理活性下降被归咎于 IgG 水平低下，因为补充 IgG 后在体内、体外均可纠正调理缺陷[146]。加入的 IgG 改善早产儿血清的细菌调理作用，部分是因为补体消耗和 C3 在细菌表面的附着增加了[152,153]。

补体成分出现于妊娠第 20 周前的胎儿血中，在妊娠期最后三个月显著增加。然而，许多新生儿的补体经典激活途径和替代途径的活性和单个补体成分的水平却是低下的[154]。两条活化途径的第一个共同成分 C3 的平均水平大约只有正常成人的 65%[155-157]。由于该蛋白不能通过胎盘而转运，所以婴儿体内的浓度低于母体[155]。新生儿的总血清溶血补体（CH_{50}）和替代途径活性（PH_{50}）低于成人，C1q、C2~C9、备解素（properdin）和因子 B、I、H 的平均水平也低于成人[156-158]。一般说来，足月儿的平均水平比正常成人对照中的 50% 要高，而早产儿可能要低一些。但婴儿和对照之间有相当大的重叠。已发现有的婴儿存在替代途径的功能缺陷[159]。

纤连蛋白介导巨噬细胞和感染病原体之间更有效的相互作用。它是在血浆和细胞间基质中发现的一种 450kDa 的糖蛋白，可促进葡萄球菌附着于中性粒细胞[160]，增强抗体对 B 族链球菌的调理活性[161]。由于这两种细菌都是新生儿常见的病原菌，所以新生儿的纤连蛋白缺乏可进一步损害新生儿调理能力，从而削弱杀菌能力。

静脉内给予 IgG 对治疗或预防早产儿由于母亲抗体经胎盘转运量减少和内源性 IgG 合成有限而发生的感染可能有效[163]。给败血症新生儿注射 IgG 似乎可增强血清调理能力，增加循环中性粒细胞数量[164]。补充 IgG 提高早产儿粒细胞的吞噬活性[165]。据报道，静脉注射 IgG 可有效地治疗早产儿感染性疾病，但这些报道的病例还太少[166,167]。IgG 预防新生儿感染的临床有效性尚未得到充分证实[168-170]。通过选择含高浓度功能性抗体的血清[171]，或通过加入单克隆抗体，可制备含有稳定而充足的抗新生儿病原体抗体的新型 IgG 制剂，这些新型制剂可能更有效。

趋化作用　新生儿白细胞趋化功能低下而其随机移动性

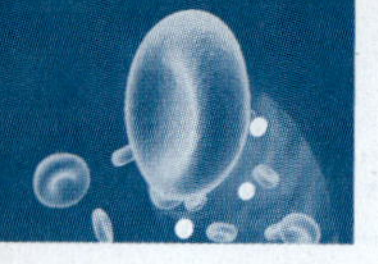

正常[172-174]。新生儿血清产生的趋化因子量不如成人血清高，即使加了纯化的C3后亦如此。趋化功能缺陷可能与其粒细胞变形能力低下及细胞表面受体的加帽作用减弱有关[175]。已观察到新生儿白细胞的cAMP和膜电位发生改变，但这些改变在趋化功能缺陷中的作用尚不明了[175]。新生儿中性粒细胞沿血管滚动的能力亦薄弱。β_2整合素上调减少和向细胞表面的转运不足，以及L-选择素受体稀少均使新生儿中性粒细胞与内皮细胞上的黏附分子发生相互作用的能力减弱[139]。

早产儿中性粒细胞表面C3bi受体(CD11b/CD18)和低亲和力的免疫球蛋白受体FcRⅢ(CD16)的密度低下，而足月儿细胞降低的程度较轻[176-179]。新生儿中性粒细胞C3bi上调不足与其粘附性、趋化性下降有关[180]。FcRⅢ低与新生儿中性粒细胞的趋化作用减弱有关[181]，FcRⅢ低下也可能引起中性粒细胞对受到调理[171]和未受到调理[182]的微生物的黏附及随后的吞噬功能轻微缺陷。

吞噬活性和杀菌活性　早产儿和足月儿中性粒细胞对细菌和乳胶颗粒的吞噬作用正常[146,150,183,184]。杀菌活性随着测试条件和新生儿临床状态的不同而异。大多数足月儿和低出生体重儿对金黄色葡萄球菌和黏质沙雷菌的细胞内杀灭作用是正常的[146,185]，足月儿对大肠杆菌的胞内杀菌作用也正常[147]。类似的研究也已表明，一些婴儿出生后头12小时对金黄色葡萄球菌的杀菌活性[183]、早产儿对铜绿假单胞菌的杀菌活性[150]和早产儿和足月儿粒细胞对白色念珠菌的杀菌活性[186]等均有缺陷。当细菌与中性粒细胞数量之比为1∶1时，新生儿细胞对金黄色葡萄球菌和大肠杆菌的杀伤效果与对照组相同；但当这一比例增大为100∶1时，尽管此时吞噬作用正常，杀伤作用和用化学发光法测得的氧化反应则明显降低[184]。活性受抑也见于感染或其他疾病引起的临床应激反应的新生儿细胞，均表现为对金黄色葡萄球菌、大肠杆菌和B族链球菌的化学发光度下降和杀菌活性受损[187-189]。这些研究中所显示的粒细胞功能下降也见于液体培养中，在液体培养中新生儿中性粒细胞存活时间短于成人，可能是因为其对自身氧化作用的抵抗力下降所致[188]。虽然新生儿中性粒细胞的超氧化物歧化酶水平正常，超氧化物产量正常或增加，但谷胱甘肽过氧化物酶和过氧化氢酶水平则降低[189,190]。这些体外的细胞缺陷与新生儿细菌感染的关系尚不清楚。

在中性粒细胞胞质中存在抗菌蛋白和多肽。位于初级颗粒中的细菌渗透性-增加蛋白(BPI)在新生儿明显低下，特别在早产儿[191,192]。BPI是一种结合并中和内毒素的抗微生物蛋白。其他颗粒成分，如髓过氧化物酶(杀菌)和防卫素(defensins，抗微生物蛋白类)并未下降。

新生儿单核细胞的四氮唑蓝(NBT)还原反应[193]、抗体依赖性细胞毒作用[194]和体外杀灭金黄色葡萄球菌、大肠杆菌作用是正常的[195]。但它们吞噬聚苯乙烯微球的速度比成人单核细胞要慢[196]，且ATP的产生减少[197]。此外，如同在皮肤窗中所见到的一样，单核细胞对血清源性因子的趋化性下降[198]。这些功能特点可能造成我们所看到的新生儿对多种感染病原体的易感性。

细胞因子对新生儿细胞吞噬功能的影响　淋巴细胞和巨噬细胞所产生的细胞因子与感染时中性粒细胞的活化状态之间有复杂的相互作用。新生儿白细胞干扰素-γ的产生下降[199,200]。干扰素-γ可上调C3bi受体，并诱导中性粒细胞表面高亲和力的免疫球蛋白受体FcRI(CD64)的表达[201]。中性粒细胞黏附和有效的趋化作用需要C3bi。该受体水平下降也会削弱补体介导的吞噬作用和氧化代谢。FcRI同样可介导氧化反应，在感染时出现在成人中性粒细胞表面。新生儿单个核细胞生成G-CSF和GM-CSF减少[136-138]，这不仅限制了祖细胞集落生长，而且也损害了新生儿中性粒细胞功能，包括趋化作用、超氧化物生成和C3bi表达，而G-CSF和GM-CSF可增强这些功能[202,203]。肿瘤坏死因子α(TNF-α)和白介素4(IL-4)是调节中性粒细胞功能的细胞因子，在新生儿其生成也可降低[204]。

■ 血小板生成和血小板

足月儿和早产儿的血小板计数介于(150~400)×10^9/L之间，与成人值相当[205,206]。血小板低于100×10^9/L的血小板减少可见于有呼吸窘迫或败血症的高危儿[207]、形体小于孕龄的婴儿[208]和三体综合征患儿[209]。即使是正常新生儿也不能完全有效地调节血小板生成和髓系细胞造血[210]。尽管新生儿骨髓和脐血中定向巨核系祖细胞[巨核细胞集落形成单位(CFU-Meg)]量增多，但处于严重应激状态时它们难于产生足够数量的血小板。G-CSF、GM-CSF和IL-3水平下降可造成血小板生成反应受阻[211]。血小板生成素(TPO)是成人血小板生成的一个主要调节因子。早在妊娠第6周便可检测到TPO转录本，现认为胎儿和新生儿TPO的主要来源是肝脏[212]。早产儿和足月儿血清TPO水平均比成人高。然而血小板减少的新生儿血清TPO的增加不如血小板减少的成人，这可导致患病婴儿血小板减少症的发生率增高[212]。

血小板功能

出血时间和闭合时间　在足月儿及早产儿均已报道了血小板数和出血时间之间存在预期的负相关关系[213]。但由于败血症和呼吸窘迫症可导致血小板功能受损，加重血小板减少症的影响，患者的出血时间往往长于用血小板计数所预期的时间。

出血时间不仅反映血小板数，也反映血小板功能和毛细血管完整性，传统上被用来评估这些指标。但要将测定出血时间的技术运用于新生儿或早产儿还存在技术上的困难，因为这需要将前臂静脉(通常进行试验的部位)阻断，并且切口要最小，以避免皮肤瘢痕形成。出血时间是使用一种自动装置来测量的，以便对正常新生儿的创伤降低到最低程度，体重不足1000g的婴儿采用20torr的静脉阻断压，1000~2000g的婴儿用25torr，2000g以上的用30torr。在82项观察中，97%的测量值低于3.5分钟，此值被推荐为这些婴儿正常值的上限[214]。有人采用自动装置和垂直切口，也获得了正常婴儿出血时间的类似正常上限值(200秒)[215]。一般而言，新生婴儿的出血时间要短于儿童和成人，这可能反映了其血细胞比容较高，von Willebrand因子浓度高和高分子量von Willebrand因子多聚体比例高[216]。儿童的出血时间要长于新生儿和成人[217]，采用自动儿科测量仪器测得的上限值在10岁以前可高达13分钟，而用同样的仪器测得成人出血时间上限仅为7分钟[217]。

新生儿出血时间可因各种原因而延长，包括新生儿感染和呼吸窘迫综合征，它们并不一定引起血小板减少[218]。健康新生儿血小板的磷脂代谢、颗粒分泌和聚集功能相对缺乏，但因为大 vWF 多聚体较高使得血小板黏附性增高。这些差别导致正常新生儿出血时间和闭合时间缩短（见下文）。

吲哚美辛（indomethacin）用于治疗早产儿动脉导管未闭曾受到非议，因为该药可干扰前列腺素代谢和血栓烷 A_2 的合成，而后者是血小板聚集的一种重要启动因子。吲哚美辛治疗的患者，虽然其出血时间从正常的 3.5 分钟延长至 9 分钟[220]，但用吲哚美辛治疗患有动脉导管未闭的早产儿并未增加室周和室内出血。

闭合时间可代替出血时间来评估血小板功能，特别是对难以施行出血时间试验并且结果不好解释的新生儿和小儿童。创口闭合时间是用 PFA-100 系统（Dade-Behring Inc.，Deerfield，IL）测量的，用一根细毛细管连接到含有胶原 - 肾上腺素和胶原 -ADP 的膜上，这些试剂组合可激活血小板。抗凝的（3.2% 柠檬酸钠）血液样本通过毛细管，含有每个试剂的膜阻塞的时间即为测得的闭合时间。新生儿的闭合时间比成人短，可能与其血细胞比容较高，vWF 多聚体和瑞斯托菌素辅因子（ristocetin cofactor）增高，以及白细胞数较高有关[221-223]。正常成人的胶原 - 肾上腺素闭合时间小于 164 秒，而胶原 -ADP 闭合时间小于 116 秒。然而每个试验室必须自己确定这些试验的正常值范围。

血小板聚集和代谢　已发现新生儿血小板功能存在各种差异，包括 ADP 释放、血小板因子 3 活性、血小板粘附性以及血小板对 ADP、肾上腺素、胶原或凝血酶的聚集反应[224,225]。这些缺陷是由于新生儿血小板与成人血小板内在的不同而导致的。出乎意料的是，这些缺陷对新生儿的出血时间影响很小。体外发现似乎与前列腺素合成的明显缺陷或腺苷核苷酸贮存池的缺乏并无关联[224]。此外，新生儿血小板的电镜图像与正常成人血小板并无不同[227]。这使得新生儿血小板的体外观察结果难以解释，可能与血小板膜不成熟有关。这些体外检查发现的异常可加重血小板功能损害，并在新生儿疾病时加重出血倾向，尤其是呼吸窘迫综合征和败血症。

孕妇服用阿司匹林可导致血小板对胶原的聚集反应异常[228,229]。然而，对阿司匹林在子痫前期患者中进行的广泛研究表明，在胎儿或新生儿中并无明显的出血[230,231]。

经顶位分娩后的新生儿常有瘀点，尤其是在头、颈和肩部。这可能是由于通过产道时造成的创伤所致，几天内便会消失。剖宫产的婴儿一般不出现瘀点。

血小板抗原和糖蛋白　糖蛋白复合物 GPⅡb/Ⅲa 约占血小板表面蛋白的 15%，表现为两种等位基因形式，即 $P1^{A1}$ 和 $P1^{A2}$[232]。妊娠第 16 周时即能在胎儿血小板表面测到 $P1^{A1}$[233]。妊娠第 18~26 周之间具有 $P1^{A1}$ 抗原的胎儿比例要高于成人。欧洲血统的美国人口中约 2% 是 $P1^{A2}$ 纯合子，因而 $P1^{A1}$ 是阴性的。在妊娠早期，胎儿 $P1^{A1}$ 抗原的完全表达可能导致 $P1^{A1}$ 阴性的孕妇，甚至是第一次怀孕的妇女致敏[233]。除 GPⅡb/Ⅲa 复合体外，妊娠第 18 周时还表达膜糖蛋白 GPⅠb[233]。$P1^{A1}$ 和 $P1^{A2}$ 之间的差别是ⅢA 糖蛋白中亮氨酸 33- 脯氨酸 33 的氨基酸多态性[232]。使用羊水细胞 DNA 和 PCR 进行糖蛋白基因型检测的产前诊断能够确定可能的新生儿同种免疫性血小板减少症[234]，亦能诊断 Glanzmann 血小板无力症。其他的胎儿血小板抗原，如 $P1^{E2}$、$DUZO^a$、Ko^a 和 Bak^a 等偶尔会导致母体致敏和新生儿同种免疫性血小板减少[235]。这些抗原开始表达时的妊娠年龄尚未确定，不过表达时均可使母体致敏。

■ 新生儿淋巴细胞造血

T 淋巴细胞功能——细胞免疫

新生儿淋巴细胞的绝对数与 6 个月至 2 岁的年长儿童相当，早产儿出生时数量较低。胸腺衍生细胞（T 细胞）在妊娠早期便已出现[236]。表 6-4 和表 6-5 显示新生儿和儿童不同淋巴细胞亚群[237,238]。新生儿血中 $CD3^+$ 和 $CD4^+$（辅助细胞 / 诱导细胞表型）T 细胞亚型的绝对值高于成人[239]。这是由于同成人相比，新生儿（和年长儿童）的淋巴细胞总数增高[240]。当用流式细胞仪测定时，新生儿、儿童和成人主要淋巴细胞亚群（CD2，CD3，CD4，CD8，CD19）和 NK 细胞的比例并无显著不同[241,242]。然而 NK 细胞群却存在功能缺陷[242]。此外，新生儿和成人 T 辅助细胞 1 型（Th1 细胞介导的免疫反应）和 T 辅助细胞 2 型（Th2 辅助的体液免疫反应）对各种抗原如疫苗、感染性病原体和环境抗原等的反应不同[243]。在出生后的头两个月，T 和 B 淋巴细胞数量维持不变或者增高[244]。在新生儿和儿童，CD4 淋巴细胞倾向于增高，而 CD8 淋巴细胞则倾向于降低，导致 CD4：CD8 比例增高[245,246]。尽管如此，新生儿的 T 细胞抑制活性还是有可能增高[247]。绝大多数细胞免疫反应系统，如抗原识别和结合、抗体依赖性细胞毒性作用和移植物抗宿主活性等在新生儿都已经存在[247]，尽管其中有些与成人相比较功能较低[248]。脐带血淋巴细胞对植物血凝素的体外反应是增强的，但新生儿对 2，4- 二硝基氟苯（2，4-dinitrofluoro-benzene），一种迟发型超敏反应的强力诱导剂的反应不如年长儿童中所见的稳定[251]。T 细胞合成干扰素 -γ 和其他淋巴因子障碍可能与巨噬细胞发育不成熟有关，而与 T 淋巴细胞功能无关，因为细胞间的协同作用是这些过程的必要条件[252]。另外，脐带血 T 淋巴细胞形成功能性的 IL-2 受体复合体，并具备正常的 IL-2 受体，但对 IL-2 作出反应时并不上调干扰素 -γ 的合成[253]。

表 6-4　血液淋巴细胞亚群：年龄 1~3 天婴儿

淋巴细胞亚群	中位数（第 10~ 第 90 百分比范围）	
	婴儿（1~3 天）	成人
淋巴细胞 $\times 10^9/L$	$3.1 \times 10^9/L$（3.1~6.8）	—
$CD3^+$% 淋巴细胞	83%（72~90）	77（69~84）
计数 $\times 10^9/L$	3.7（2.6~5.8）	—
$CD3^-/CD19^+$ % 淋巴细胞	14%（6~22）	14（8~18）
计数 $\times 10^9/L$	0.58（0.23~1.2）	—
NK（$CD3^-/CD16^+$ 或 $CD56^+$）% 淋巴细胞	4%（2~8）	11（6~17）
计数 $\times 10^9/L$	0.2（0.06~0.38）	—
$CD3^+/CD4^+$ % 淋巴细胞	63%（52~72）	46（37~55）
计数 $\times 10^9/L$	2.7（2.0~4.4）	—
$CD3^+/CD8^+$ % 淋巴细胞	23%（16~29）	28（20~34）
计数 $\times 10^9/L$	1.1（0.55~1.9）	—

B 淋巴细胞功能——体液免疫

体液（B 细胞）免疫也在妊娠早期即开始发育[236]，但直到出生后才具有充分活性。新生儿约 15% 的淋巴细胞表面有免

表 6-5　血液淋巴细胞亚群:从婴儿期至 18 岁儿童

淋巴细胞亚群	0~3 个月	3~6 个月	6~12 个月	1~2 年	2~6 年	6~12 年	12~18 年
WBC × 10^9/L	10.60(7.20~18.00)	9.20(6.70~14.00)	9.10(6.40~13.00)	8.80(6.40~12.00)	7.10(5.20~11.00)	6.50(4.40~9.50)	6.00(4.40~8.10)
淋巴细胞 × 10^9/L	5.40(3.40~7.60)	6.30(3.90~9.00)	5.90(3.40~9.00)	5.50(3.60~8.90)	3.60(2.30~5.40)	2.70(1.90~3.70)	2.20(1.40~3.30)
$CD3^+$							
% 淋巴细胞	73%(53~84)	66%(51~77)	65%(49~76)	65%(53~75)	66%(56~75)	69%(60~76)	73%(56~84)
计数 × 10^9/L	3.68(2.50~5.50)	3.75(2.50~5.60)	3.93(1.90~5.90)	3.55(2.10~6.20)	2.39(1.40~3.70)	1.82(1.20~2.60)	1.48(1.00~2.20)
$CD19^+$							
% 淋巴细胞	15%(06~32)	25%(11~41)	24%(14~37)	25%(16~35)	21%(14~33)	18%(13~27)	14%(06~23)
计数 × 10^9/L	0.73(0.30~2.00)	1.55(0.43~3.00)	1.52(0.61~2.60)	1.31(0.72~2.60)	0.75(0.39~1.40)	0.48(0.27~0.86)	0.30(0.11~0.57)
$CD16^+/CD56^+$							
% 淋巴细胞	8%(04~18)	6%(03~14)	7%(03~15)	7%(03~15)	9%(04~17)	9%(04~17)	9%(03~22)
计数 × 10^9/L	0.42(0.17~1.10)	0.42(0.17~0.83)	0.40(0.16~0.95)	0.36(0.18~0.92)	0.30(0.13~0.72)	0.23(0.10~0.48)	0.19(0.07~0.48)
$CD4^+$							
% 淋巴细胞	52%(35~64)	46%(35~56)	46%(31~56)	41%(32~51)	38%(28~47)	37%(31~47)	41%(31~52)
计数 × 10^9/L	2.61(1.60~4.00)	2.85(1.80~4.00)	2.67(1.40~4.30)	2.16(1.30~3.40)	1.38(0.07~2.20)	0.98(0.65~1.50)	0.84(0.53~1.30)
$CD8^+$							
% 淋巴细胞	18%(12~28)	16%(12~23)	17%(12~24)	20%(14~30)	23%(16~30)	25%(18~35)	26%(18~35)
计数 × 10^9/L	0.98(0.56~1.70)	1.05(0.59~1.60)	1.04(0.50~1.70)	1.04(0.62~2.00)	0.84(0.49~1.30)	0.68(0.37~1.10)	0.53(0.33~0.92)

疫球蛋白,包括所有同种型 Ig[254]。有一定比例的这类细胞是 $CD5^+$ B 细胞(B-1 细胞),能合成多反应性自身抗体,其功能尚不清楚[255]。$CD5^+$ B 细胞的比例在胎儿中显著高于成人。表达特异性免疫球蛋白同种型的 B 细胞的比例与这种类型免疫球蛋白的血浆水平没有相关性。针对特异性抗原的抗体反应的差异与巨噬细胞、T 细胞和 B 细胞的相互作用有关。新生儿 B 淋巴细胞比例正常,但是在出生后第一年,T 淋巴细胞非依赖性 B 淋巴细胞反应受限[256]。而 T 淋巴细胞依赖性 B 淋巴细胞抗体产生成熟要早得多[256]。

胎儿淋巴细胞合成的免疫球蛋白很少,大概是因为与外界隔离的子宫内环境。出生后保持无菌的动物浆细胞极少,免疫球蛋白生成显著下降[257]。由于经胎盘转运,足月儿的 IgG 水平与母体相似[258]。IgM、IgD 和 IgE 不能通过胎盘[258,259],这些免疫球蛋白和 IgA 的水平在出生时很低或测不出。母乳喂养可给婴儿提供一些抗体,尤其是分泌型 IgA、溶菌酶和乳铁蛋白。在初乳和产后头两个月的乳汁中有大量淋巴细胞和单核细胞(10^6/ml)[260]。它们可起到抗胃肠道感染的局部保护作用[261,262],有证据表明婴儿可从乳汁中吸收免疫球蛋白,并将对结核菌素的敏感性转移给婴儿。

虽然新生儿能合成特异性 IgG 抗体[263],但通常只有少量 IgG 是由胎儿产生的。早产儿 IgG 水平下降与孕龄相关,因为妊娠早期胎盘转运率较低[264-266]。许多有过产前感染的新生儿有 IgM 和 IgA 型抗体[267],超过一半的足月产新生儿存在 IgM 型同种血凝素[268],说明如有适当刺激,胎儿能生成 IgA 和 IgM。在人类新生儿和动物胚胎,IgM 反应占主导地位,接触特异性抗原后 IgG 的出现时间延迟。与成人的这些差异可能与 B 和 T 淋巴细胞功能不成熟[269-271],抑制性 T 细胞活性增加[258,269],以及可能的巨噬细胞功能改变有关[272]。

新生儿也可能有脾功能相对低下,因为在新生儿,尤其是早产儿的血片中可见大量的"凹痕"红细胞。这些"凹痕"代表残留的红细胞内包涵体,由于单核细胞和巨噬细胞功能低下而得以保留[273,274]。

■ 新生儿凝血

血浆凝血因子

足月儿与年长儿童和成人相比,已发现凝血和纤溶系统有若干不同[275-280]。对于早产儿和足月儿凝血因子水平和凝血试验结果在发育过程中的变化已有综合评价[281,282]。足月新生儿因子Ⅱ、Ⅸ、Ⅹ、Ⅺ、Ⅻ、前激肽释放酶和高分子量激肽原(表 6-6)的平均血浆水平均减低(少于成人水平的 60%)。这并非由于 mRNA 表达降低所致,至少对因子Ⅱ和因子Ⅹ而言是如此。相反,因子Ⅷ的血浆浓度与年长儿和成人相近,von Willebrand 因子反而增高。尽管这些凝血因子水平较低,但功能试验(凝血酶原时间和部分凝血活酶时间)仅较成人正常值轻微延长(表 6-6)。虽然出生后不同的凝血因子显示出不同的成熟模式,但大部分凝血因子成分至 6 月龄时即已接近成人值[278]。

因子Ⅱ(凝血酶原)、Ⅶ、Ⅸ、Ⅹ合成过程的最后步骤 γ 谷氨酰羧化中需要维生素 K 的参与[284]。在出生后的头 3~4 天内这些因子减少,但给予维生素 K 可使之减轻[285],从而有效地防止经典的早发性(出生后头几天内)新生儿出血性疾病。在一些新生儿血浆中发现了无活性凝血酶原分子,但给予维生素 K 后即消失[286]。早发性出血性疾病经常与孕妇服用某些药剂有关,如可减少维生素 K 依赖性因子的苯妥英[phenytoin(狄兰汀,Dilantin)][287] 和华法林(warfarin)[288]。极少数病例原因不明。

稍后,在出生后 2~12 周,也可由于维生素 K 缺乏产生出血倾向,称为新生儿后期出血性疾病,或获得性凝血酶原复合物缺乏症[289,290]。维生素 K 缺乏的病因尚不清楚,但可能是由于饮食摄入不足,尤其与母乳喂养,有胆汁淤滞和维生素 K 吸

表 6-6 早产儿和足月儿凝血试验参考值 *

凝血试验	早产儿 28~31 周	早产儿 30~36 周			足月儿			成人
	第 1 天	第 1 天	第 30 天	第 180 天	第 1 天	第 30 天	第 180 天	
PT(s)	15.4(14.6~16.9)	13.0(10.6~16.2)	11.8(10.0~13.6)	12.5(10.0~15.0)	13.0(10.1~15.9)	11.8(10.0~14.3)	12.3(10.7~13.9)	12.4(10.8~13.9)
INR		1.0(0.61~1.70)	0.79(0.53~1.11)	0.91(0.53~1.48)	1.00(0.53~1.62)	0.79(0.53~1.26)	0.88(0.61~1.17)	0.89(0.64~1.17)
APTT(s)	108(80.0~168)	53.6(27.5~79.4)	44.7(26.9~62.5)	37.5(27.2~53.5)	42.9(31.3~54.5)	40.4(32.0~55.2)	35.5(28.1~42.9)	33.5(26.6~40.3)
TCT(s)	24.8(19.2~30.4)	24.4(18.8~29.9)	25.2(18.9~31.5)	23.5(19.0~28.3)	24.3(19.4~29.2)	25.5(19.8~31.2)	25.0(19.7~30.3)	
纤维蛋白原(g/L)	2.56(1.60~5.50)	2.43(1.50~3.73)	2.54(1.50~4.14)	2.28(1.50~3.60)	2.83(1.67~3.99)	2.70(1.62~3.78)	2.51(1.50~3.87)	2.78(1.56~4.00)
Ⅱ(U/ml)	0.31(0.19~0.54)	0.45(0.20~0.77)	0.57(0.36~0.95)	0.87(0.51~1.23)	0.48(0.26~0.70)	0.68(0.34~1.02)	0.88(0.60~1.16)	1.08(0.70~1.46)
Ⅴ(U/ml)	0.65(0.43~0.80)	0.88(0.41~1.44)	1.02(0.48~1.56)	1.02(0.58~1.46)	0.72(0.34~1.08)	0.98(0.62~1.34)	0.91(0.55~1.27)	1.06(0.62~1.50)
Ⅶ(U/ml)	0.37(0.24~0.76)	0.67(0.21~1.13)	0.83(0.21~1.45)	0.99(0.47~1.51)	0.66(0.28~1.04)	0.90(0.42~1.38)	0.87(0.47~1.27)	1.05(0.67~1.43)
Ⅷ(U/ml)	0.79(0.37~1.26)	1.11(0.50~2.13)	1.11(0.50~1.99)	0.99(0.50~1.87)	1.00(0.50~1.78)	0.91(0.50~1.57)	0.73(0.50~1.09)	0.99(0.50~1.49)
vWF(U/ml)	1.41(0.83~2.23)	1.36(0.78~2.10)	1.36(0.66~2.16)	0.98(0.54~1.58)	1.53(0.50~2.87)	1.28(0.50~2.46)	1.07(0.50~1.97)	0.92(0.50~1.58)
Ⅸ(U/ml)	0.18(0.17~0.20)	0.35(0.19~0.65)	0.44(0.13~0.80)	0.81(0.50~1.20)	0.53(0.15~0.91)	0.51(0.21~0.81)	0.86(0.36~1.36)	1.09(0.55~1.63)
Ⅹ(U/ml)	0.36(0.25~0.64)	0.41(0.11~0.71)	0.56(0.20~0.92)	0.77(0.35~1.19)	0.40(0.12~0.68)	0.59(0.31~0.87)	0.78(0.38~1.18)	1.06(0.70~1.52)
Ⅺ(U/ml)	0.23(0.11~0.33)	0.30(0.08~0.52)	0.43(0.15~0.71)	0.78(0.46~1.10)	0.38(0.10~0.66)	0.53(0.27~0.79)	0.86(0.49~1.34)	0.97(0.67~1.27)
Ⅻ(U/ml)	0.25(0.05~0.35)	0.38(0.10~0.66)	0.43(0.11~0.75)	0.82(0.22~1.42)	0.53(0.13~0.93)	0.49(0.17~0.81)	0.77(0.39~1.15)	1.08(0.52~1.64)
PK(U/ml)	0.26(0.15~0.32)	0.33(0.09~0.57)	0.59(0.31~0.87)	0.78(0.40~1.16)	0.37(0.18~0.69)	0.57(0.23~0.91)	0.86(0.56~1.16)	1.12(0.62~1.62)
HK(U/ml)	0.32(0.19~0.52)	0.49(0.09~0.89)	0.64(0.16~1.12)	0.83(0.41~1.25)	0.54(0.06~1.02)	0.77(0.33~1.21)	0.82(0.36~1.28)	0.92(0.50~1.36)
ⅩⅢa(U/ml)		0.70(0.32~1.08)	0.99(0.51~1.47)	1.13(0.65~1.61)	0.79(0.27~1.31)	0.93(0.39~1.47)	1.04(0.46~1.62)	1.05(0.55~1.55)
ⅩⅢb(U/ml)		0.81(0.35~1.27)	1.07(0.57~1.57)	1.15(0.67~1.63)	0.76(0.30~1.22)	1.11(0.39~1.73)	1.10(0.50~1.70)	0.97(0.57~1.37)

APTT,活化的部分凝血活酶时间;HK,高分子量激肽原;INR,国际标准化比率;PK,前激肽释放酶;PT,凝血酶原时间;TCT,凝血酶凝固时间;vWF,von Willebrand 因子。

* 所有因子除纤维蛋白原外均用每毫升所含单位表示,其混合血浆含量为 1.0U/ml,所有值均为每组人群中 40~77 个样品的平均值。括号中显示的是包括 95% 人群的数值范围。

收减少的肝功能改变有关，或肝脏中毒性或感染性损害肝脏利用维生素 K [289]。不幸的是，这种情况常常因颅内出血来就诊。这个问题可用注射或口服维生素 K 来预防，但究竟哪种给药方式好，仍有争议 [291]。注射给药偶尔导致神经肌肉并发症 [292]，已有报道提示肌肉内预防性注射维生素 K 与婴儿期癌症有关，但尚未证实。口服给药不很可靠，且需反复给药 [289]。美国儿科研究院目前推荐新生儿出生时给予肌肉注射 0.5~1mg 维生素 K_1 [293]。对早产儿(<32 周孕龄)而言，虽然还没有报道因为血浆维生素 K 水平太高产生的毒性反应，但即使注射较低剂量(0.5mg)维生素 K 也太多 [294]。最近数据表明，对孕龄小于 32 周的早产儿，合适的预防性维生素 K 剂量为 0.2mg，但是在进行喂养后，应该额外补充口服维生素 K [295]。一种新型的混合胶粒维生素 K_1 制剂吸收特别好，口服一剂即可达到预防效果 [296]，但是预防性口服维生素 K 的疗效和安全性需要进一步观察。

表 6-6 列出了 30~36 周孕龄的健康早产儿其凝血因子数值。可见因子Ⅸ、Ⅺ和Ⅻ下降更明显，这常使部分凝血活酶时间延长。表 6-6 也列出了 28~31 周胎龄婴儿的凝血因子水平值。孕龄更短的婴儿，所有凝血因子水平更低。

在未接受维生素 K 治疗的 30~36 周早产儿和足月儿之间，平均凝血酶原时间测定无显著差别 [297]。给予维生素 K 治疗的早产儿比接受同样治疗的足月儿的平均凝血酶原时间延长。一些小形体婴儿肌肉注射维生素 K 后，其凝血酶原时间或凝血酶原和因子Ⅶ、Ⅹ的水平并无改善 [285,298]。这些结果提示小形体婴儿的肝脏更不成熟。

出血和血栓形成

低出生体重儿比足月儿更经常出现显著出血。在出生后头两天内的早产儿中经常有毛细血管脆性增加，但与血小板减少无关 [285]。头皮下或其他体表部位的出血可能是由于出生时创伤加之毛细血管脆性增加所致。虽然这些凝血功能紊乱可加重出血，但更严重的室周 - 室内出血和肺出血可能主要不是由凝血功能紊乱导致的 [299]。缺氧似乎可影响低出生体重儿的凝血状态 [300]。许多有明显凝血酶原时间异常的婴儿在分娩时或娩出后不久均有缺氧 [295]。心脏停搏或深度休克中的心血管衰竭可致弥漫性血管内凝血和广泛性出血。在许多患病早产儿，同时存在的休克、败血症、肝发育不全、缺氧和其他一些因素可造成凝血异常。

新生儿的动、静脉血栓形成的概率比其他年龄组相对大一些，但 90% 以上的动脉血栓以及 80% 以上的静脉血栓均与插管有关。自发性血栓形成要少见得多，大多数涉及肾静脉，偶尔出现于肺血管系统 [301]。新生儿相对的高凝性可能是由于血管内皮细胞的差异、凝血级联活化、凝血抑制因子活性低下或纤溶缺陷所致。凝血抑制因子包括抗凝血酶、肝素辅因子Ⅱ、蛋白 C 和蛋白 S [282,302]。新生儿中维生素 K 依赖性蛋白 C 和 S 以及抗凝血酶和肝素辅因子Ⅱ的水平均较低；正好在成人遗传性缺陷患者发生血栓形成时水平范围内 [302]。此外，因子Ⅴ Leiden 可见于多达 6% 的新生儿 [303]。它可造成对蛋白 C 作用的抵抗，提高了血栓形成的易感性。20210A 凝血酶原等位基因引起的高凝血酶原血症累及 1% 的人群 [304]，但是凝血酶原水平增高使血栓形成的易感性增加却发生在年龄较大的病人 [305]。这些抗凝蛋白的联合缺陷可进一步增加血栓形成的危险。然而，这些凝血抑制因子在新生儿高凝状态中的确切作用尚未确定，因为此时也有维生素 K 依赖性促凝血因子(Ⅱ、Ⅶ、Ⅸ、Ⅹ)成比例的减少，另外一种凝血抑制因子 α_2- 巨球蛋白也是增加的。表 6-7 列出了早产儿和足月儿血浆凝血抑制因子值。

母体用药对胎儿和新生儿的血液学影响

对止血的影响

一些母体所用药剂与胎儿或新生儿的血液学异常有关(表 6-8)。母体服用阿司匹林导致血小板聚集功能受损，但不出现新生儿出血。母体服用的其他药物，包括二氮嗪(diazoxide)和噻嗪类(thiazides)利尿剂，可能与新生儿血小板减少症有关 [306-308]。

母体服用华法林(warfarin)可使新生儿血浆凝血因子下降 [288]。这种药在妊娠期间最好避免使用，因为除了引起出血外，它还有致畸性(妊娠头三个月)，并可能导致胎儿生长迟缓 [288]。相反，肝素不能通过胎盘，母体用肝素治疗对胎儿似乎是安全的 [309]。

苯妥因[phenytoin(狄兰汀，Dilantin)]和(或)苯巴比妥(phenobarbital)也可降低新生儿的维生素 K 依赖性因子，可能是通过诱导微粒体酶，增强这些因子的降解而造成的 [287]。另外，出生前接触苯妥因可降低血小板数量，产生致畸作用，如胎儿乙内酰脲综合征 [311]。妊娠期间决定使用这种药物时应权衡使用这种特殊药物的必要性，母亲癫痫发作对胎儿和母体的危险，和治疗可能带来的副作用之间的利弊。服用利福平

表 6-7　早产儿和足月儿凝血抑制因子的参考值 *

抑制因子水平	第 1 天	第 30 天	第 180 天	第 1 天	第 30 天	第 180 天	成人
AT(U/ml)	0.38(0.14~0.62)	0.59(0.37~0.81)	0.90(0.52~1.28)	0.63(0.39~0.87)	0.78(0.48~1.08)	1.04(0.84~1.24)	1.05(0.79~1.31)
α_2M(U/ml)	1.10(0.56~1.82)	1.38(0.72~2.04)	2.09(1.10~3.21)	1.39(0.95~1.83)	1.50(1.06~1.94)	1.91(1.49~2.33)	0.86(0.52~1.20)
C_1E-INH(U/ml)	0.65(0.31~0.99)	0.74(0.40~1.24)	1.40(0.96~2.04)	0.72(0.36~1.08)	0.89(0.47~1.31)	1.41(0.89~1.93)	1.01(0.71~1.31)
α_1AT(U/ml)	0.90(0.36~1.44)	0.76(0.38~1.12)	0.82(0.48~1.16)	0.93(0.49~1.37)	0.62(0.36~0.88)	0.77(0.47~1.07)	0.93(0.55~1.31)
HCⅡ(U/ml)	0.32(0.10~0.60)	0.43(0.15~0.71)	0.89(0.45~1.40)	0.43(0.10~0.93)	0.47(0.10~0.87)	1.20(0.50~1.90)	0.96(0.66~1.26)
蛋白 C(U/ml)	0.28(0.12~0.44)	0.37(0.15~0.59)	0.57(0.31~0.83)	0.35(0.17~0.53)	0.43(0.21~0.65)	0.59(0.37~0.81)	0.96(0.64~1.28)
蛋白 S(U/ml)	0.26(0.14~0.38)	0.56(0.22~0.90)	0.82(0.44~1.20)	0.36(0.12~0.60)	0.63(0.33~0.93)	0.87(0.55~1.19)	0.92(0.60~1.24)

α_1AT，α_1- 抗胰蛋白酶；α_2M，α_2- 巨球蛋白；AT，抗凝血酶；C_1E-INH，C_1 酯酶抑制因子；HCⅡ，肝素辅因子Ⅱ。

* 所有值均为单位 / 毫升(U/ml)，其中混合血浆含有 1.0U/ml。每一人群取 40~75 份样品的平均值。括号中为包含 95% 人群参考值范围。

表 6-8 母体用药对胎儿和新生儿的血液学影响

药 物	副作用	肯定性*	机 制	参考文献
抗逆转录病毒制剂合用	血红蛋白减少	肯定	不明——只见于齐多夫定(zidovudine),拉米夫定(lamivudine)+奈非那韦(nelfinavir)合用	317
阿司匹林	出血,核黄疸	肯定;可能	干扰血小板功能	122,224,228
			从白蛋白置换胆红素	316
二氮嗪(diazoxide)	出血	可疑	血小板减少	306
萘啶酸(nalidixic acid)	高胆红素血症	可能	血红蛋白氧化损伤	314
呋喃妥英(nitrofurantoin)	高胆红素血症	可能	血红蛋白氧化损伤	313,315
苯妥英(phenytoin,Dilantin/phenobarbital)	出血	怀疑有	通过肝酶诱导和降解耗竭维生素 K 依赖性凝血因子	287
利福平 / 异烟肼(rifampin/isoniazid)	出血	怀疑有	耗竭维生素 K 依赖性凝血因子	312
磺胺类(sulfonamides)	核黄疸	肯定	从白蛋白置换胆红素	316
噻嗪类(thiazides)	出血	怀疑有	血小板减少	307,308
华法林(warfarin,Coumadin)	出血	肯定	通过阻断羧化作用耗竭维生素 K 依赖性凝血因子	287,288

* 肯定性反映数据的可信度,按从小到大依次表述为可能(potential)、可疑(questionable)、怀疑有(suspected)及肯定(established)。

(rifampin)和异烟肼(isoniazid)的母亲所产的新生儿其维生素 K 依赖性因子也降低[312]。

高胆红素血症和核黄疸

呋喃妥因(nitrofurantoin)和萘啶酸(nalidixic acid)可导致红细胞膜和血红蛋白的氧化损伤[313,314]。假如存在葡萄糖 -6- 磷酸脱氢酶缺陷,或还原型谷胱甘肽减少,如在新生儿红细胞,这些药物可能引起溶血,加重新生儿高胆红素血症。虽然尚无文献记载呋喃妥因或萘啶酸通过胎盘转运而导致溶血,但已发现葡萄糖 -6- 磷酸脱氢酶缺乏症患儿从母乳中摄取该药后发生了溶血[314,315]。另外,磺胺药(sulfonamides)可置换与白蛋白结合的胆红素,增加核黄疸发生的危险性[316]。水杨酸盐(salicylates)、保泰松(苯基丁氮酮,phenylbutazone)和萘普生(naproxen)在非常高的血浆浓度时也有同样的效应。

原则上,所有这些药在妊娠期间都应该避免,除非它们的应用指征超过了可能对胎儿和新生儿带来的危险。

翻译:刘建湘

参考文献

1. Bloom W, Bartelmez GW: Hematopoiesis in young human embryos. *Am J Anat* 67:21, 1940.
2. Huber TL, Kouskoff V, Fehling HJ, et al: Haemangioblast commitment is initiated in the primitive streak of the mouse embryo. *Nature* 432:625, 2004.
3. Zambidis ET, Peault B, Park TS, et al: Hematopoietic differentiation of human embryonic stem cells progresses through sequential hematoendothelial, primitive, and definitive stages resembling human yolk sac development. *Blood* 106:860, 2005.
4. Kennedy M, D'Souza SL, Lynch-Kattman, et al: Development of the hemangioblast defines the onset of hematopoiesis in human ES cell differentiation cultures. *Development* 109:2679, 2007.
5. Shivdasani RA, Mayer EL, Orkin SH: Absence of blood formation in mice lacking T-cell leukemia oncoprotein tal-1/SCL. *Nature* 373:432, 1995.
6. Warren AJ, Colledge WH, Carlton MBL, et al: The oncogenic cysteine-rich LIM domain protein is essential for erythroid development. *Cell* 78:45, 1994.
7. Fujiwara Y, Browne CP, Cuniff K, Goff SC, Orkin SH: Arrested development of embryonic red cell precursors in mouse embryos lacking transcription factor GATA-1. *Proc Natl Acad Sci U S A* 93:12355, 1996.
8. Tavian M, Hallais M-F, Peault B: Emergence of intraembryonic hematopoietic precursors in the pre-liver human embryo. *Development* 126:793, 1999.
9. Peschle C, Mavilio F, Care A, et al: Haemoglobin switching in human embryos: Asynchrony of zeta→alpha and epsilon→gamma-globin switches in primitive and definite erythropoietic lineage. *Nature* 313:235, 1985.
10. Knoll W: Blut und blutbildende organe menschlicher embryonen. *Denkschriften der Schweizerischen Naturforschenden Gesellschaft* 64:1, 1927.
11. Fukuda T: Fetal hemopoiesis. I. Electron microscopic studies on human yolk sac hemopoiesis. *Virchows Arch B Cell Pathol* 14:197, 1973.
12. Kingsley PD, Malik J, Fantauzzo KA, Palis J: Yolk sac derived primitive erythroblasts enucleate during mammalian embryogenesis. *Blood* 104:19, 2004.
13. Palis J, Robertson S, Kennedy M, Wall C, Keller G: Development of erythroid and myeloid progenitors in the yolk sac and embryo proper of the mouse. *Development* 126:5073, 1999.
14. Tober J, Koniski A, McGrath KE, et al: The megakaryocyte lineage originates from hemangioblast precursors and is an integral component both of primitive and definitive hematopoiesis. *Blood* 109:1433, 2007.
15. Migliaccio G, Migliaccio AR, Petti S, et al: Human embryonic hemopoiesis. Kinetics of progenitors and precursors underlying the yolk sac–liver transition. *J Clin Invest* 78:51, 1986.
16. Tavian M, Peault B: Embryonic development of the human hematopoietic system. *Int J Dev Biol* 49:243, 2005.
17. Huyhn A, Dommergues M, Izac B, et al: Characterization of hematopoietic progenitors from human yolk sacs and embryos. *Blood* 86:4474, 1995.
18. Dommergues M, Aubeny E, Dumez Y, et al: Hematopoiesis in the human yolk sac: Quantitation of erythroid and granulopoietic progenitors between 3.5 and 8 weeks of development. *Bone Marrow Transplant* 9:23, 1992.
19. Keleman E, Calvo W, Fliedner TM: *Atlas of Human Hemopoietic Development*. Springer-Verlag, Berlin, 1979.
20. Lin C-S, Lim S-K, D'Agati V, Constantini F: Differential effects of an erythropoietin receptor gene disruption on primitive and definitive erythropoiesis. *Genes Dev* 10:154, 1996.
21. Neubauer H, Cumano A, Muller M, et al: Jak2 deficiency defines an essential developmental checkpoint in definitive hematopoiesis. *Cell* 93:397, 1998.
22. Valtieri M, Gabbianelli M, Pelosi E, et al: Erythropoietin alone induces erythroid burst formation by human embryonic but not adult BFU-E in unicellular serum-free culture. *Blood* 74:460, 1989.
23. Emerson SG, Shanti T, Ferrara JL, Greenstein JL: Developmental regulation of erythropoiesis by hematopoietic growth factors: Analysis on populations of BFU-E from bone marrow, peripheral blood, and fetal liver. *Blood* 74:49, 1989.
24. Dame C, Fahnenstich H, Feitag P, et al: Erythropoietin mRNA expression in human fetal and neonatal tissue. *Blood* 92:3218, 1998.
25. Mucenski ML, McLain K, Kier AB, et al: A functional c-myb gene is required for normal murine fetal hepatic hematopoiesis. *Cell* 65:677, 1991.
26. Hann IM, Bodger MP, Hoffbrand AV: Development of pluripotent hematopoietic progenitor cells in the human fetus. *Blood* 62:118, 1983.
27. Nicola NA, Metcalf D: Specificity of action of colony-stimulating factors in the differentiation of granulocytes and macrophages. *CIBA Found Symp* 118:7, 1986.
28. Ohls RK, Li Y, Abdel-Mageed A, et al: Neutrophil pool sizes and granulocyte colony-stimulating factor production in human mid-trimester fetuses. *Pediatr Res* 37:806, 1995.
29. Slayton WB, Juul SE, Calhoun DA, et al: Hematopoiesis in the liver and marrow of human fetuses at 5 to 16 weeks postconception: quantitative assessment of macrophage and neutrophil populations. *Pediatr Res* 43:774, 1998.
30. Pahal GS, Jauniaux E, Kinnon C, et al: Normal development of human hematopoiesis between eight and seventeen weeks' gestation. *Am J Obstet Gynecol* 183:1029, 2000.
31. Gupta S, Pahwa R, O'Reilly R, et al: Ontogeny of lymphocyte subpopulation in human fetal liver. *Proc Natl Acad Sci U S A* 73:919, 1976.

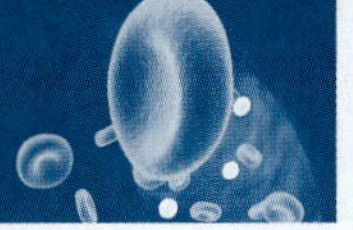

32. Rainaut M, Pagniez M, Hercend T, et al: Characterization of mononuclear cell subpopulations in normal fetal peripheral blood. *Hum Immunol* 18:331, 1987.
33. Hann IM, Gibson BES, Letsky EA: *Fetal and Neonatal Hematology*. Baillaire Tindale, Philadelphia, 1991.
34. Charbord P, Tavian M, Humeau L, Peault B: Early ontogeny of the human marrow from long bones: An immunohistochemical study of hematopoiesis and its microenvironment. *Blood* 87:4109, 1996.
35. Cairo MS, Wagner JE: Placental and/or umbilical cord blood: An alternative source of hematopoietic stem cells for transplantation. *Blood* 90:4665, 1997.
36. Touraine JL, Raudrant D, Laplace S: Transplantation of hemopoietic cells from the fetal liver to treat patients with congenital diseases postnatally or prenatally. *Transplant Proc* 29:712, 1997.
37. Maximow AA: Relation of blood cells to connective tissues and endothelium. *Physiol Rev* IV(4):532, 1924.
38. Houssaint E: Differentiation of the mouse hepatic primordium. II. Extrinsic origin of the haemopoietic cell line. *Cell Differ* 10:243, 1981.
39. Cudennec CA, Thiery J-P, Le Douarin N-M: *In vitro* induction of adult erythropoiesis in early mouse yolk sac. *Proc Natl Acad Sci U S A* 78:2412, 1981.
40. Moore MAS, Owen JJT: Stem-cell migration in developing myeloid and lymphoid systems. *Lancet* i:658, 1967.
41. Dieterlen-Lievre F: On the origin of hematopoietic stem cells in the avian embryo: An experimental approach. *J Embryol Exp Morphol* 33:607, 1975.
42. Carpenter KL, Turpen JB: Experimental studies on hemopoiesis in the pronephros of *Rana pipiens*. *Differentiation* 14:167, 1979.
43. Muller AM, Medvinsky A, Strouboulis J, et al: Development of hematopoietic stem cell activity in the mouse embryo. *Immunity* 1:291, 1994.
44. Smith RA, Glomski CA: "Hemogenic endothelium" of the embryonic aorta: Does it exist? *Dev Comp Immunol* 6:359, 1982.
45. Tavian M, Coulombel L, Luton D, et al: Aorta-associated CD-34+ hematopoietic cells in the early human embryo. *Blood* 87:67, 1996.
46. Gekas C, Dieterlen-Lièvre F, Orkin SH, Mikkola HK: The placenta is a niche for hematopoietic stem cells. *Dev Cell* 8:297, 2005.
47. Proudfoot NJ, Shander MH, Manley JL, et al: Structure and in vitro transcription of human globin genes. *Science* 209:1329, 1980.
48. Grosveld F, Van Assendelft GB, Greaves DR, Kolias B: Position independent, high-level expression of the human globin gene in transgenic mice. *Cell* 51:975, 1987.
49. Hecht F, Motulsky AG, Lemire RJ, et al: Predominance of hemoglobin Gower 1 in early human embryonic development. *Science* 152:91, 1966.
50. Huehns ER, Dance N, Beaven GH, et al: Human embryonic hemoglobins. *Cold Spring Harb Symp Quant Biol* 29:327, 1964.
51. Gale RE, Clegg JB, Huehns ER: Human embryonic haemoglobins Gower 1 and Gower 2. *Nature* 280:162, 1979.
52. Pataryas HA, Stomatoyannopoulos G: Hemoglobins in human fetuses: Evidence of adult hemoglobin production after the 11th gestational week. *Blood* 39:688, 1972.
53. Thomas ED, Lochte HL Jr, Greenough WB III, et al: *In vitro* synthesis of foetal and adult haemoglobin by foetal haematopoietic tissues. *Nature* 185:396, 1960.
54. Kazazian HH, Woodhead AP: Hemoglobin A synthesis in the developing fetus. *N Engl J Med* 289:58, 1973.
55. Bard H: The effect of placental insufficiency on fetal and adult hemoglobin synthesis. *Am J Obstet Gynecol* 120:67, 1974.
56. Kirschbaum T: Fetal hemoglobin content of cord blood determined by column chromatography. *Am J Obstet Gynecol* 84:1375, 1962.
57. Armstrong D, Schroeder WA, Fenninger W: A comparison of the percentage of fetal hemoglobin in human umbilical cord blood as determined by chromatography and by alkali denaturation. *Blood* 22:554, 1963.
58. Bard H: Postnatal fetal and adult hemoglobin synthesis in early preterm newborn infants. *J Clin Invest* 60:1789, 1973.
59. Metaxotou-Mavromati AD, Antonopoulou HK, Laskari SA, et al: Developmental changes in hemoglobin F levels during the first two years of life in normal and heterozygous -thalassemia infants. *Pediatrics* 69:734, 1982.
60. Bard H, Makowski EL, Meschia G, et al: The relative rates of synthesis of hemoglobins A and F in red cells of newborn infants. *Pediatrics* 45:766, 1970.
61. Bromberg YN, Abrahamov A, Salzberger M: The effect of maternal anoxemia on the foetal haemoglobin of the newborn. *J Obstet Gynaecol Br Commonw* 63:875, 1956.
62. Huehns ER, Hecht F, Keil JV, et al: Developmental hemoglobin anomalies in a chromosomal triplication. *Proc Natl Acad Sci U S A* 51:89, 1964.
63. Lee CSN, Boyer SH, Bowen P, et al: The D1 trisomy syndrome: Three subjects with unequally advancing development. *Johns Hopkins Med J* 118:374, 1966.
64. Giulian GG, Gilbert EF, Moss RL: Elevated fetal hemoglobin levels in sudden infant death syndrome. *N Engl J Med* 316:1122, 1987.
65. Wilson MG, Schroeder WA, Graves DA: Postnatal change of hemoglobins F and A2 in infants with Down's syndrome (G trisomy). *Pediatrics* 42:349, 1968.
66. Brown MS: Fetal and neonatal erythropoieses, in *Developmental and Neonatal Hematology*, edited by JA Stockman, III, C Pochedly, p 39. Raven Press, New York, 1988.
67. Forestier F, Daffos F, Galacteros F, et al: Haematological values of 163 normal fetuses between 18 and 30 weeks of gestation. *Pediatr Res* 20:342, 1986.
68. Millar DS, Davis LR, Rodich CH, et al: Normal blood cell values in the early midtrimester fetus. *Prenat Diagn* 5:367, 1985.
69. Linch DC, Knott LJ, Rodech CH, et al: Studies of circulating hemopoietic progenitor cells in human fetal blood. *Blood* 59:976, 1982.
70. Christensen RD: Hematopoiesis in the fetus and neonate. *Pediatr Res* 26:531, 1989.
71. Marks J, Gairdner D, Roscoe JD: Blood formation in infancy. III. Cord blood. *Arch Dis Child* 30:117, 1955.
72. Linderkamp O, Versmold HT, Messow-Zahn K, et al: The effect of intrapartum and intra-uterine asphyxia on placental transfusion in premature and full-term infants. *Eur J Pediatr* 127:91, 1978.
73. Mercer JS: Current best evidence: A review of the literature on umbilical cord clamping. *J Midwifery Womens Health* 46:402, 2001.
74. Yao AC, Hirvensalo M, Lind J: Placental transfusion rate and uterine contraction. *Lancet* 1:380, 1968.
75. Usher R, Shepard M, Lind J, et al: The blood volume of the newborn and placental transfusion. *Acta Paediatr* 52:497, 1963.
76. Bratteby LE: Studies on erythro-kinetics in infancy. XI. The change in circulating red cell volume during the first five months of life. *Acta Paediatr Scand* 57:215, 1968.
77. McCue CM, Garner FB, Hurt WG, et al: Placental transfusion. *J Pediatr* 72:15, 1968.
78. Matoth Y, Zaizor R, Varsano I: Postnatal changes in some red cell parameters. *Acta Paediatr Scand* 60:317, 1971.
79. Linderkamp O, Versmold HT, Strohhacker I, et al: Capillary-venous hematocrit differences in newborn infants. *Eur J Pediatr* 127:9, 1977.
80. Saarinen UM, Simmes MA: Developmental changes in red blood cell counts and indices of infants after exclusion of iron deficiency by laboratory criteria and continuous iron supplementation. *J Pediatr* 92:412, 1978.
81. Zipursky A, Brown E, Palko J, et al: The erythrocyte differential count in newborn infants. *Am J Pediatr Hematol Oncol* 5:45, 1983.
82. Alter BP, Goldberg JD, Berkowitz RL: Red cell size heterogeneity during ontogeny. *Am J Pediatr Hematol Oncol* 10:279, 1988.
83. Shannon KM, Naylor GS, Torkildson JC, et al: Circulating erythroid progenitors in the anemia of prematurity. *N Engl J Med* 317:728, 1987.
84. Linch DC, Knott LJ, Rodeck CH, Huehns ER: Studies of circulating hemopoietic progenitor cells in human fetal blood. *Blood* 59:976, 1983.
85. Christensen RD: Circulating pluripotent hematopoietic progenitor cells in neonates. *J Pediatr* 11:622, 1987.
86. Clapp DW, Baley JE, Gerson SL: Gestational age dependent changes in circulating hematopoietic stem cells in newborn infants. *J Lab Clin Med* 113:422, 1989.
87. Holbrook SR, Christensen RD, Rothstein G: Erythroid colonies derived from fetal blood display different growth patterns from those derived from adult marrow. *Pediatr Res* 24:605, 1988.
88. Burman D, Morris AF: Cord hemoglobin in low birth weight infants. *Arch Dis Child* 49:382, 1974.
89. Meberg A: Haemoglobin concentrations and erythropoietin levels in appropriate and small for gestational age infants. *Scand J Haematol* 24:162, 1980.
90. Zaizov R, Matoth Y: Red cell values on the first postnatal day during the last 16 weeks of gestation. *Am J Hematol* 1:275, 1976.
91. Lockridge S, Pass R, Cassidy G: Reticulocyte counts in intrauterine growth retardation. *Pediatrics* 47:919, 1971.
92. Humbert JR, Abelson H, Hathaway WE, et al: Polycythemia in small for gestational age infants. *J Pediatr* 75:1812, 1969.
93. Halvorsen S, Finne PH: Erythropoietin production in the human fetus and newborn. *Ann N Y Acad Sci* 149:576, 1968.
94. Seip M: The reticulocyte level and the erythrocyte production judged from reticulocyte studies in newborn infants during the first week of life. *Acta Paediatr Scand* 44:355, 1955.
95. Mann DL, Sites ML, Donati RM, et al: Erythropoietic stimulating activity during the first ninety days of life. *Proc Soc Exp Biol Med* 118: 212, 1965.
96. Lundstrom U, Simmes MA: Red blood cell values in low-birth-weight infants: Ages at which values become equivalent to those of term infants. *J Pediatr* 96:1040, 1980.
97. Stockman JA III, Garcia JF, Oski FA: The anemia of prematurity: Factors governing the erythropoietin response. *N Engl J Med* 296:647, 1977.
98. MackIntosh TF, Walker CHM: Blood viscosity in the newborn. *Arch Dis Child* 48:547, 1973.
99. Bergqvist G: Viscosity of the blood in the newborn infant. *Acta Paediatr Scand* 63:858, 1974.
100. Wirth FH, Goldberg WR, Lubchenco L: Neonatal hyperviscosity. I. Incidence. *Pediatrics* 63:833, 1979.
101. Hakanson DO, Oh W: Hyperviscosity in the small-for-gestational age infant. *Biol Neonate* 37:190, 1980.
102. Ramamurthy RS, Berlanga M: Postnatal alteration in hematocrit and viscosity in normal and polycythemic infants. *J Pediatr* 110:929, 1987.
103. Bada HS, Korones SB, Pourcyrous M, et al: Asymptomatic syndrome of polycythemic hyperviscosity: Effect of partial plasma exchange transfusion. *J Pediatr* 120:579, 1992.
104. Sarkar S, Rosenkrantz TS: Neonatal polycythemia and hyperviscosity. *Semin Fetal Neonatal Med* 13:248, 2008.
105. Bierhuizen MF, Mattei MG, Fukuda M: Expression of the developmental I antigen by a cloned human cDNA encoding a member of a beta-1,6-N-acetylglucosaminyltransferase gene family. *Genes Dev* 7:468, 1993.
106. Race RR, Sanger R: *Blood Groups in Man*, 6th ed. Blackwell Scientific, London, 1975.
107. Pearson HA: Life-span of the fetal red blood cell. *J Pediatr* 70:166, 1967.
108. Weipple G, Pantlitschko M, Bauer P, et al: Normal values and distribution of serum iron in cord blood. *Clin Chim Acta* 44:147, 1973.
109. Saarinen UM, Siimes MA: Developmental changes in serum iron, total iron-binding capacity, and transferrin saturation in infancy. *J Pediatr* 91:875, 1977.
110. Saarinen UM, Siimes MA: Serum ferritin in assessment of iron nutrition in healthy infants. *Acta Paediatr Scand* 67:745, 1978.
111. Seip M, Halvorsen S: Erythrocyte production and iron stores in premature infants during the first months of life. The anemia of prematurity—Etiology, pathogenesis, iron requirement. *Acta Paediatr Scand* 45:600, 1956.
112. Rao R, Georgieff MK: Perinatal aspects of iron metabolism. *Acta Paediatr Suppl* 91:124, 2002.
113. Bauer C, Ludwig I, Ludwig M: Different effects of 2,3-diphosphoglycerate and adenosine triphosphate on oxygen affinity of adult and fetal hemoglobin. *Life Sci* 7:1339, 1968.

114. Oski FA: Red cell metabolism in the newborn infant. V. Glycolytic intermediates and glycolytic enzymes. *Pediatrics* 44:84, 1969.
115. Oski FA, Delivoria-Papadopoulos M: The red cell, 2,3-diphosphoglycerate, and tissue oxygen release. *J Pediatr* 77:941, 1970.
116. Zipursky A: The erythrocytes of the newborn infant. *Semin Hematol* 2:167, 1965.
117. Oski FA, Komazawa M: Metabolism of the erythrocytes of the newborn infant. *Semin Hematol* 12:209, 1975.
118. Oski FA, Smith CA: Red cell metabolism in the premature infant. III. Apparent inappropriate glucose consumption for cell age. *Pediatrics* 41:473, 1968.
119. Konrad PN, Valentine WN, Paglia DE: Enzymatic activities and glutathione content of erythrocytes in the newborn: comparison with red cells of older normal subjects and those with comparable reticulocytosis. *Acta Haematol* 48:193, 1972.
120. Gross RT, Schroeder EAR, Brounstein SA: Energy metabolism in the erythrocytes of premature infants compared to full term newborn infants and adults. *Blood* 21:755, 1963.
121. Oski FA: Red cell metabolism in the premature infant. II. The pentose phosphate pathway. *Pediatrics* 39:689, 1967.
122. Bracci R, Perrone S, Buonocore G: Oxidant injury in neonatal erythrocytes during the neonatal period. *Acta Paediatr Suppl* 91:130, 2002.
123. Ross JD: Deficient activity of DPNH-dependent methemoglobin diaphorase in cord blood erythrocytes. *Blood* 21:51, 1963.
124. Gross RT, Bracci R, Rudolph N, et al: Hydrogen peroxide toxicity and detoxification in erythrocytes of newborn infants. *Blood* 29:481, 1967.
125. Whaun JM, Oski FA: Red cell stromal adenosine triphosphatase (ATPase) of newborn infants. *Pediatr Res* 3:105, 1969.
126. Blum SF, Oski FA: Red cell metabolism in the newborn infant. IV. Transmembrane potassium flux. *Pediatrics* 43:396, 1969.
127. Crowley J, Ways P, Jones JW: Human fetal erythrocyte and plasma lipids. *J Clin Invest* 44:989, 1965.
128. Neerhout RC: Erythrocyte lipids in the neonate. *Pediatr Res* 2:172, 1968.
129. Shapiro DL, Pasqualini P: Erythrocyte membrane proteins of premature and full-term infants. *Pediatr Res* 12:176, 1978.
130. Kosztolanyi G, Jobst K: Electrokinetic analysis of the fetal erythrocyte membrane after trypsin digestion. *Pediatr Res* 14:138, 1980.
131. Altman PL, Dittmer DS: *Blood and Other Body Fluids*. Federation of American Societies for Experimental Biology, Washington, DC, 1961.
132. Coulombel L, Dehan M, Tchernia G, et al: The number of polymorphonuclear leukocytes in relation to gestational age in the newborn. *Acta Paediatr Scand* 68:709, 1979.
133. Laver J, Duncan E, Abboud M, et al: High levels of granulocyte and granulocyte-macrophage colony-stimulating factors in cord blood of normal full-term neonates. *J Pediatr* 116:627, 1990.
134. Ijima H, Suda T, Miura Y: Predominance of macrophage-colony formation in human cord blood. *Exp Hematol* 10:234, 1982.
135. Prindull G, Ben-Ishay Z, Gabriel M, et al: A comparison of spontaneous and CSF added CFU-GM colony formation in healthy, sick and hypotrophic pre-term infants. *Blut* 45:167, 1982.
136. Satwani P, Morris E, van de Ven C, et al: Dysregulation of expression of immunoregulatory and cytokine genes and its association with the immaturity in neonatal phagocytic and cellular immunity. *Biol Neonate* 88:214, 2005.
137. English BK, Hammond WP, Lewis DB, et al: Decreased granulocyte-macrophage colony-stimulating factor production by human neonatal blood mononuclear cells and T cells. *Pediatr Res* 31:211, 1992.
138. Cairo MS, Suen Y, Knoppel E, et al: Decreased G-CSF and IL-3 production and gene expression from mononuclear cells of newborn infants. *Pediatr Res* 31:574, 1992.
139. Carr R: Neutrophil production and function in newborn infants. *Br J Haematol* 110:18, 2000.
140. Rosenthal J, Cairo MS: The role of cytokines in modulating neonatal myelopoiesis and host defense. *Cytokines Mol Ther* 1:165, 1995.
141. Banerjea MC, Speer CP: The current role of colony-stimulating factors in prevention and treatment of neonatal sepsis. *Semin Neonatol* 7:335, 2002.
142. Kucukoduk S, Sezer T, Yildiran A, et al: Randomized, double- blinded, placebo-controlled trial of early administration of recombinant human granulocyte colony-stimulating factor to non-neutropenic preterm newborns between 33 and 36 weeks with presumed sepsis. *Scand J Infect Dis* 34:893, 2002.
143. Xanthou M: Leucocyte blood picture in healthy full-term and premature babies during neonatal period. *Arch Dis Child* 45:242, 1970.
144. Gibson EL, Vaucher Y, Corrigan JJ Jr: Eosinophilia in premature infants. Relationship to weight gain. *J Pediatr* 95:99, 1979.
145. Koenig JM and Yoder MC: Neonatal neutrophils: The good, the bad and the ugly. *Clin Perinatol* 31:39, 2004.
146. Forman ML, Stiehm ER: Impaired opsonic activity but normal phagocytosis in low-birth-weight infants. *N Engl J Med* 281:926, 1969.
147. Dossett JH, Williams RC Jr, Quie PG: Studies on interaction of bacteria, serum factors and polymorphonuclear leukocytes in mothers and newborns. *Pediatrics* 44:49, 1969.
148. Miller ME: Phagocytosis in the newborn infant: Humoral and cellular factors. *J Pediatr* 74:255, 1969.
149. Hill HR, Shigeoka AO, Pincus S, Christensen RD: Intravenous IgG in combination with other modalities in the treatment of neonatal infection. *Pediatr Infect Dis* 5:180, 1986.
150. Cocchi P, Marianelli L: Phagocytosis and intracellular killing of *Pseudomonas aeruginosa* in premature infants. *Helv Paediatr Acta* 22:110, 1967.
151. Drossou V, Kanakoudi F, Diamanti E, et al: Concentrations of main serum opsonins in early infancy. *Arch Dis Child* 72:F172, 1995.
152. Yang KD, Bathras JM, Shigeoka AO, et al: Mechanisms of bacterial opsonization by immune globulin intravenous correlation of complement consumption with opsonic activity and protective efficacy. *J Infect Dis* 159:701, 1989.
153. Shaio MF, Yang KD, Bohnsack JF, Hill HR: Effect of immune globulin intravenous on opsonization of bacteria by classic and alternative complement pathways in premature serum. *Pediatr Res* 25:634, 1989.
154. Hill H: Host defenses in the neonate: prospects for enhancement. *Semin Perinatol* 9:2, 1985.
155. Propp RP, Alper CA: C3 synthesis in the human fetus and lack of transplacental passage. *Science* 162:672, 1968.
156. Johnston RB Jr, Altenburger KM, Atkinson AW Jr, et al: Complement in the newborn infant. *Pediatrics* 64:781, 1979.
157. Strunk RC, Fenton LJ, Gaines JA: Alternative pathway of complement activation in full term and premature infants. *Pediatr Res* 13:641, 1979.
158. Davis CA, Vallota EH, Forristal J: Serum complement levels in infancy: Age related changes. *Pediatr Res* 13:1043, 1979.
159. Mills EL, Bjorksten B, Quie PG: Deficient alternative complement pathway activity in newborn sera. *Pediatr Res* 13:1341, 1979.
160. Proctor RA, Prendergast E, Mosher DF: Fibronectin mediates attachment of *Staphylococcus aureus* to human neutrophils. *Blood* 59:681, 1982.
161. Hill HR, Shigeoka AO, Augustine NH, et al: Fibronectin enhances the opsonic and protective activity of monoclonal and polyclonal antibody against group B streptococci. *J Exp Med* 159:1618, 1984.
162. Harris MC, Levitt J, Douglas SD, et al: Effect of fibronectin on adherence of neutrophils from newborn infants. *J Clin Microbiol* 21:243, 1985.
163. Hill HR, Shigeoka AO, Gonzales LA, Christensen RD: Intravenous immune globulin use in newborns. *J Allergy Clin Immunol* 84:617, 1989.
164. Christensen RD, Brown MS, Hall DC, et al: Effect on neutrophil kinetics and serum opsonic capacity of intravenous administration of immune globulin to neonates with clinical signs of early-onset sepsis. *J Pediatr* 118:606, 1991.
165. Fujiwara T, Taniuchi S, Hattori K, et al: Effect of immunoglobulin therapy on phagocytosis by polymorphonuclear leucocytes in whole blood of neonates. *Clin Exp Immunol* 107:435, 1997.
166. Weisman LE, Stoll BJ, Kueser TJ, et al: Intravenous immune globulin therapy for early-onset sepsis in premature neonates. *J Pediatr* 121:434, 1992.
167. Schreiber JR, Berger M: Intravenous immune globulin therapy for sepsis in premature neonates. *J Pediatr* 121:401, 1992.
168. Baker CJ, Melish ME, Hall RT, et al: Intravenous immune globulin for the prevention of nosocomial infection in low-birth-weight infants. *N Engl J Med* 327:213, 1992.
169. Fanaroff A, Wright E, Korones S, Wright L: A controlled trial of prophylactic intravenous immunoglobulin to reduce nosocomial infections in VLBW infants. *Pediatr Res* 31:202A, 1992.
170. Suri M, Harrison L, Van de Ven C, et al: Immunotherapy in the prophylaxis of neonatal sepsis. *Curr Opin Pediatr* 15:155, 2003.
171. Fischer GW, Weisman LE, Hemming VG: Directed immune globulin for the prevention or treatment of neonatal group B streptococcal infections: A review. *Clin Immunol Immunopathol* 62:S92, 1992.
172. Miller ME: Chemotactic function in the neonate. Humoral and cellular aspects. *Pediatr Res* 5:487, 1971.
173. Klei RB, Fischer TJ, Gard SE, et al: Decreased mononuclear and polymorphonuclear chemotaxis in human newborns, infants, and young children. *Pediatrics* 60:467, 1977.
174. Tono-oka T, Nakayama M, Uehara H, et al: Characteristics of impaired chemotactic function in cord blood leukocytes. *Pediatr Res* 13:148, 1979.
175. Hill HR, Augustine NH, Newton JA, et al: Correction of a developmental defect in neutrophil activation and movement. *Am J Pathol* 128:307, 1987.
176. Bruce MC, Baley JE, Medvik KA, et al: Impaired surface membrane expression of C3bi but not C3b receptors on neonatal neutrophils. *Pediatr Res* 21:306, 1987.
177. Anderson DC, Freeman KLB, Heerdt B, et al: Abnormal stimulated adherence of neonatal granulocytes: Impaired induction of surface MAC-1 by chemotactic factors or secretagogues. *Blood* 70:740, 1987.
178. Smith JB, Campbell DE, Ludomirsky A, et al: Expression of the complement receptors CR1 and CR3 and the type III Pc-gamma receptor on neutrophils from newborn infants and from fetuses with Rh disease. *Pediatr Res* 28:120, 1990.
179. Carr R, Davies JM: Abnormal PcRIII expression by neutrophils from very preterm neonates. *Blood* 76:607, 1990.
180. Anderson DC, Rothlein R, Marlin SD, et al: Impaired transendothelial migration by neonatal neutrophils: Abnormalities of Mac-1(CD11b/CD18)-dependent adherence reactions. *Blood* 76:2613, 1990.
181. Masuda K, Kinoshita Y, Kobayashi Y: Heterogeneity of Fc expression in chemotaxis and adherence of neonatal neutrophils. *Pediatr Res* 25:6, 1989.
182. Tosi MF, Berger M: Functional differences between the 40 kDa and 50 kDa IgG Fc receptors on human neutrophils revealed by elastase treatment and antireceptor antibodies. *J Immunol* 141:2097, 1988.
183. Coen R, Grush O, Kander E: Studies of bactericidal activity and metabolism of the leukocyte in full-term neonates. *J Pediatr* 78:400, 1969.
184. Mills EL, Thompson T, Bjorksten B, et al: The chemiluminescence response and bactericidal activity of polymorphonuclear neutrophils from newborns and their mothers. *Pediatrics* 63:429, 1979.
185. Park BH, Holmes B, Good RA: Metabolic activities in leukocytes of newborn infants. *J Pediatr* 76:237, 1970.
186. Xanthou M, Valassi-Adam E, Kintronidou E, et al: Phagocytosis and killing ability of *Candida albicans* by blood leucocytes of healthy term and preterm babies. *Arch Dis Child* 50:72, 1975.
187. Shigeoka AO, Charette RP, Wyman ML, et al: Defective oxidative metabolic responses of neutrophils from stressed neonates. *J Pediatr* 98:392, 1981.
188. Strauss RG, Snyder EL: Neutrophils from human infants exhibit decreased viability. *Pediatr Res* 15:794, 1981.

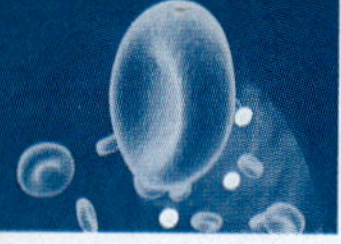

189. Strauss RG, Snyder EL, Wallace PO, et al: Oxygen-detoxifying enzymes in neutrophils of infants and their mothers. *J Lab Clin Med* 95:897, 1980.
190. Yamazaki M, Matsuoka T, Yasui K, et al: Increased production of superoxide anion by neonatal polymorphonuclear leukocytes stimulated with a chemotactic peptide. *Am J Hematol* 27:169, 1988.
191. Levy O: Impaired innate immunity at birth: deficiency of bacteriocidal/permeability-increasing protein (BPI) in the neutrophils of newborns. *Pediatr Res* 51:667, 2002.
192. Neupponen I, Turunen R, Nevalainen T, et al: Extracellular release of bactericidal/permeability increasing protein in newborn infants. *Pediatr Res* 51:670, 2002.
193. Kretschmer RR, Papierniak CK, Stewardson-Krieger P, et al: Quantitative nitroblue tetrazolium reduction by normal newborn monocytes. *J Pediatr* 91:306, 1977.
194. Milgrom H, Shore SL: Assessment of monocyte function in the normal newborn infant by antibody-dependent cellular cytotoxicity. *J Pediatr* 91:612, 1977.
195. Orlowski JP, Sieger L, Anthony BF: Bactericidal capacity of monocytes of newborn infants. *J Pediatr* 89:797, 1976.
196. Schuit KE, Powell DA: Phagocytic dysfunction in monocytes of normal newborn infants. *Pediatrics* 65:501, 1980.
197. Das M, Henderson T, Feig SA: Neonatal mononuclear cell metabolism: Further evidence for diminished monocyte function in the neonate. *Pediatr Res* 13:632, 1979.
198. Mills EL: Mononuclear phagocytes in the newborn: Their relation to the state of relative immunodeficiency. *Am J Pediatr Hematol Oncol* 5:189, 1983.
199. Bryson YJ, Winter HS, Gard SE, et al: Deficiency of immune interferon production by leukocytes of normal newborns. *Cell Immunol* 55:191, 1987.
200. Frenkel L, Bryson YJ: Ontogeny of phytohemagglutinin-induced gamma interferon by leukocytes of healthy infants and children: Evidence for decreased production in infants younger than 2 months of age. *J Pediatr* 111:97, 1987.
201. Perussia B, Dayton ET, Lazarus R, et al: Immune interferon induces the receptor for monomeric IgG on human monocytic and myeloid cells. *J Exp Med* 158:1092, 1983.
202. Cairo MS: Review of G-CSF and GM-CSF effects on neonatal neutrophil kinetics. *Am J Pediatr Hematol Oncol* 11:238, 1989.
203. Cairo MS, VandeVen C, Toy C, et al: GM-CSF primes and modulates neonatal PMN motility: Up-regulation of C3bi (Mol) expression with alteration in PMN adherence and aggregation. *Am J Pediatr Hematol Oncol* 13:249, 1991.
204. Sautois B, Fillet G, Beguin Y: Comparative cytokine production by in vitro stimulated mononucleated cells from cord blood and adult blood. *Exp Hematol* 25:103, 1997.
205. Fogel BJ, Arais D, Kung F: Platelet counts in healthy premature infants. *J Pediatr* 73:108, 1968.
206. Sell EJ, Corrigan JJ: Platelet counts, fibrinogen concentrations and factor V and factor VIII levels in healthy infants according to gestational age. *J Pediatr* 82:1028, 1973.
207. Mehta P, Vasa R, Neumann L, Karpatkin M: Thrombocytopenia in the high-risk infant. *J Pediatr* 97:791, 1980.
208. Meberg A, Halvorsen S, Orstavik I: Transitory thrombocytopenia in small-for-dates infants, possibly related to maternal smoking. *Lancet* 2:303, 1977.
209. Thuring W, Tonz O: Neonatale thrombozytenwere be: Kindern mit Down-Syndrom und anderen autosomalen trisomien. *Helv Paediatr Acta* 34:545, 1979.
210. Cairo, MS: The regulation of hematopoietic growth factor production from cord mononuclear cells and its effect on newborn rat hematopoiesis. *J Hematother* 2:217, 1993.
211. Suen Y, Chang M, Lee SM, et al: Regulation of interleukin-11 protein and mRNA expression in neonatal and adult fibroblasts and endothelial cells. *Blood* 84:4125, 1994.
212. Murray NA, Watts TL, Roberts IAG: Thrombopoietin in the fetus and neonate. *Early Hum Dev* 59:1, 2000.
213. Feusner JH: Normal and abnormal bleeding times in neonates and young children utilizing a fully standardized template technic. *Am J Clin Pathol* 74:73, 1980.
214. Rennie JM, Gibson T, Cooke RWI: Micromethod for bleeding time in the newborn. *Arch Dis Child* 60:51, 1985.
215. Andrew M, Paes B, Bowker J, Vegh P: Evaluation of an automated bleeding time device in the newborn. *Am J Hematol* 35:275, 1990.
216. Weinstein MJ, Blanchard R, Moake JL, et al: Fetal and neonatal von Willebrand factor (vWF) is unusually large and similar to the vWF in patients with thrombotic thrombocytopenic purpura. *Br J Haematol* 72:68, 1989.
217. Andrew M, Vegh P, Johnston M, et al: Maturation of the hemostatic system during childhood. *Blood* 80:1998, 1992.
218. Andrew M, Castle V, Saigal S, et al: Clinical impact of neonatal thrombocytopenia. *J Pediatr* 110:457, 1987.
219. Israels SJ, Rand ML, Michelson AD: Neonatal platelet function [review]. *Semin Thromb Hemost* 29:363, 2003.
220. Corazza MS, Davis RF, Merritt TA, et al: Prolonged bleeding time in preterm infants receiving indomethacin for patent ductus arteriosus. *J Pediatr* 105:292, 1984.
221. Israels SJ, Cheang T, McMillan-Ward EM, et al: Evaluation of primary hemostasis in neonates with a new in vitro platelet function analyzer. *J Pediatr* 138:116, 2001.
222. Knofler R, Weissbach G, Kuhlisch E: Platelet function tests in childhood. Measuring aggregation and release reaction in whole blood. *Semin Thromb Hemost* 24:513, 1998.
223. Saxonhouse MA, Sola MC: Platelet function in term and preterm neonates. *Clin Perinatol* 31:15, 2004.
224. Stuart MJ: Platelet function in the neonate. *Am J Pediatr Hematol Oncol* 1:227, 1979.
225. Israels SJ, Daniels M, McMillan EM: Deficient collagen-induced activation in the newborn platelet. *Pediatr Res* 27:337, 1990.
226. Rajasekhar D, Kestin AS, Bednarek FJ, et al: Neonatal platelets are less reactive than adult platelets to physiological agonists in whole blood. *Thromb Haemost* 72:957, 1994.
227. Ts'ao C, Green D, Schultz K: Function and ultrastructure of platelets of neonates; enhanced ristocetin aggregation of neonatal platelets. *Br J Haematol* 32:225, 1976.
228. Blieyer WA, Breckenridge RT: Studies on the detection of adverse drug reactions in the newborn. II. The effects of prenatal aspirin on newborn hemostasis. *JAMA* 213:2049, 1970.
229. Corby DG, Schulman I: The effects of antenatal drug administration on aggregation of platelets of newborn infants. *J Pediatr* 79:307, 1971.
230. Hauth JC, Goldenberg RL, Parker CR Jr, et al: Low-dose aspirin: Lack of association with an increase in abruptio placentae or perinatal mortality. *Obstet Gynecol* 85:1055, 1995.
231. Sibai BM, Caritis SN, Thom E, et al: Low-dose aspirin in nulliparous women: Safety of continuous epidural block and correlation between bleeding time and maternal-neonatal bleeding complications. National Institute of Child Health and Human Developmental Maternal–Fetal Medicine Network. *Am J Obstet Gynecol* 172:1553, 1995.
232. Newman PJ, Derbes RS, Aster RH: The human platelet alloantigens, PLA1 and PLA2, are associated with a leucine 33/proline 33 amino acid polymorphism in membrane glycoprotein IIIa, and are distinguishable by DNA typing. *J Clin Invest* 83:1778, 1989.
233. Gruel Y, Boizard B, Daffos F, et al: Determination of platelet antigens and glycoproteins in the human fetus. *Blood* 68:488, 1986.
234. McFarland JG, Aster RH, Bussel JB, et al: Prenatal diagnosis of neonatal alloimmune thrombocytopenia using allele-specific oligonucleotide probes. *Blood* 78:2276, 1991.
235. Shulman NR, Jordan JV Jr: Platelet immunology, in *Hemostasis and Thrombosis: Basic Principles and Clinical Practice*, 2nd ed, edited by RW Colman, J Hirsh, VJ Marder, EW Salzman, pp 476–483. JB Lippincott, Philadelphia, 1987.
236. Pabst HF: Ontogeny of the immune response as a basis of childhood diseases. *J Pediatr* 97:519, 1980.
237. O'Gorman MRG, Millard DD, Lowder JN, et al: Lymphocyte subpopulations in 1–3 day old infants. *Cytometry* 34:235 1998.
238. Shearer WT, Rosenblatt HM, Gelman RS, et al: Lymphocyte subsets in healthy children from birth through 18 years of age: The Pediatric AIDS Clinical Trials Group P1009 Study. *J Allergy Clin Immunol* 112:973, 2003.
239. De Waele M, Foulon W, Renmans W, et al: Hematologic values and lymphocyte subsets in fetal blood. *Am J Clin Pathol* 89:742, 1988.
240. Hicks MJ, Jones JF, Minnich LL, et al: Age-related changes in T- and B-lymphocyte subpopulations in the peripheral blood. *Arch Pathol Lab Med* 107:518, 1983.
241. Kotylo PA, Baenzinger JC, Yoder MC, et al: Rapid analysis of lymphocyte subsets in cord blood. *Am J Clin Pathol* 93:263, 1990.
242. Kohl S: Human neonatal natural killer cell cytotoxicity function. *Pediatr Infect Dis J* 18:635, 1999.
243. Adkins B. Neonatal T cell function. *J Pediatr Gastroenterol Nutr* 40:S5, 2005.
244. Comans-Bitter WM, de Groot R, van den Beemd R, et al: Immunophenotyping of blood lymphocytes in childhood. Reference values for lymphocyte subpopulations. *J Pediatr* 130:388, 1997.
245. Slukvin II, Chernishov VP: Two-color flow cytometric analysis of natural killer and cytotoxic T-lymphocyte subsets in peripheral blood of normal human neonates. *Biol Neonate* 61:156, 1992.
246. Neubert R, Delgado I, Abraham K, et al: Evaluation of the age-dependent development of lymphocyte surface receptors in children. *Life Sci* 62:1099, 1998.
247. Miller ME: Immune-inflammatory response in the human neonate. *Am J Pediatr Hematol Oncol* 3:199, 1981.
248. Stiehm ER, Winter HS, Bryson YF: Cellular (T cell) immunity in the human newborn. *Pediatrics* 64:814, 1979.
249. Carr MC, Stites DP, Fudenberg HH: Cellular immune aspects of the human fetal-maternal relationship. I. In vitro response of cord blood lymphocytes to phytohemagglutinin. *Cell Immunol* 5:21, 1972.
250. Papiernick M: Comparison of human foetal with child blood lymphocytic kinetics. *Biol Neonate* 19:163, 1971.
251. Uhr JW, Dancis J, Newmann CG: Delayed-type hypersensitivity in premature neonatal humans. *Nature* 187:1130, 1960.
252. Blaese RM, Poplack DG, Muchmore AV: The mononuclear phagocyte system: Role in expression of immunocompetence in neonatal and adult life. *Pediatrics* 64(Suppl):829, 1979.
253. Von Freeden U, Zessack N, Van Valen F, Burdach S: Defective interferon gamma production in neonatal T cells is independent of interleukin-2 receptor binding. *Pediatr Res* 30:270, 1991.
254. Sterm CMM: Changes in lymphocytes subpopulations in the blood of healthy and sick newborn infants. *Pediatr Res* 13:792, 1979.
255. Raveche ES: Possible immunoregulatory role for CD5+ B cells. *Clin Immunol Immunopathol* 56:135, 1990.
256. Wilson CB, Kollmann TR: Induction of antigen specific immunity in human neonates and infants [review]. *Nestle Nutr Workshop Ser Pediatr Program* 61:183 2008.
257. Gustafsson BE, Laurell CB: Gamma globulin production in germ free rats after bacterial contamination. *J Exp Med* 110:675, 1959.
258. Gitlin D: The differentiation and maturation of specific immune mechanisms. *Acta Paediatr Scand* 172(Suppl):60, 1967.
259. Stiehm ER: Fetal defense mechanisms. *Am J Dis Child* 129:438, 1975.
260. Goldman AS, Garza C, Nichols BL, Goldblum RM: Immunological factors in human milk during the first year of lactation. *J Pediatr* 100:563, 1982.
261. Goldman AS, Ham Pong AJ, Goldblum RM: Host defenses: Development and maternal contributions. *Adv Pediatr* 32:71, 1985.
262. Newburg DS, Walker WA: Protection of the neonate by the innate immune system of developing gut and of human milk. *Pediatr Res* 61:2 2007.
263. Rothberg RM: Immunoglobulin and specific antibody synthesis during the first weeks of life of premature infants. *J Pediatr* 75:391, 1969.
264. Harworth JC, Norris M, Dilling L: A study of the immunoglobulins in premature infants. *Arch Dis Child* 40:243, 1965.

265. Thom H, McKay E, Gray DWG: Protein concentrations in the umbilical cord plasma of premature and mature infants. *Clin Sci* 33:433, 1967.
266. Yeung CY, Hoffs JR: Serum gamma-G-globulin levels in normal, premature, postmature, and "small-for-dates" newborn babies. *Lancet* 1:1167, 1968.
267. Sever JH: Immunological responses to perinatal responses to perinatal infections. *J Pediatr* 75:1111, 1969.
268. Thomaidis T, Agathopoulos A, Matsaniotis N: Natural isohemagglutinin production by the fetus. *J Pediatr* 74:39, 1969.
269. Morito T, Bankhurst AD, Williams RC Jr: Studies of human cord blood and adult lymphocyte interactions with in vitro immunoglobulin production. *J Clin Invest* 64:990, 1979.
270. Miyagawa Y, Sugita K, Komiyama A, et al: Delayed in vitro immunoglobulin production by cord lymphocytes. *Pediatrics* 65:497, 1980.
271. Ferguson AC, Cheung SC: Modulation of immunoglobulin M and G synthesis by monocytes and T lymphocytes in the newborn infant. *J Pediatr* 98:385, 1981.
272. Blaese RM, Poplack DG, Muchmore AV: The mononuclear phagocyte system: role in expression of immunocompetence in neonatal and adult life. *Pediatrics* 64:829, 1977.
273. Holroyde CP, Oski FA, Gardner FH: The "pocked" erythrocyte. *N Engl J Med* 281:516, 1969.
274. Freedman RM, Johnston D, Mahoney MJ, et al: Development of splenic reticuloendothelial function in neonates. *J Pediatr* 96:466, 1980.
275. Gross SJ, Stuart MJ: Hemostasis in the premature infant. *Clin Perinatol* 4:259, 1977.
276. Barnard DR, Hathaway WE: Neonatal thrombosis. *Am J Pediatr Hematol Oncol* 1:235, 1979.
277. Bleyer WA, Hakami N, Shepard TH: The development of hemostasis in the human fetus and newborn infant. *J Pediatr* 79:838, 1971.
278. Andrew M, Paes B, Milner B, et al: Development of the human coagulation system in the full-term infant. *Blood* 70:165, 1987.
279. Andrew M, Paes B, Milner R, et al: Development of the human coagulation system in the healthy premature infant. *Blood* 72:1651, 1988.
280. Corrigan JJ Jr: Neonatal thrombosis and the thrombolytic system: Pathophysiology and therapy. *Am J Pediatr Hematol Oncol* 10:83, 1988.
281. Andrew M, Paes B, Johnston M: Development of the hemostatic system in the neonate and young infant. *Am J Pediatr Hematol Oncol* 12:95, 1990.
282. Andrew M: The relevance of developmental hemostasis to hemorrhagic disorders of newborns. *Semin Perinatol* 21:70, 1997.
283. Karpatkin M, Lee M, Cohen L, et al: Synthesis of coagulation proteins in the fetus and neonate. *J Pediatr Hematol Oncol* 22:276, 2000.
284. Furie B, Furie BC: Molecular basis of gamma-carboxylation. Role of the propeptide in the vitamin K-dependent proteins. *Ann N Y Acad Sci* 614:1, 1991.
285. Aballi AJ, deLamerens S: Coagulation changes in the neonatal period and in early infancy. *Pediatr Clin North Am* 9:785, 1962.
286. Muntean W, Petek W, Rosanelli K, et al: Immunologic studies of prothrombin in newborns. *Pediatr Res* 13:1262, 1979.
287. Lane PA, Hathaway WE: Vitamin K in infancy. *J Pediatr* 106:351, 1985.
288. Stevenson RE, Burton OM, Ferlauto GJ, et al: Hazards of oral anticoagulants during pregnancy. *JAMA* 243:1549, 1980.
289. Shearer MJ: Annotation: Vitamin K and vitamin K-dependent proteins. *Br J Haematol* 75:156, 1990.
290. von Kries R, Hanawa Y: Neonatal vitamin K prophylaxis. Report of Scientific and Standardization Subcommittee on Perinatal Haemostasis. *Thromb Haemost* 69:293, 1993.
291. Sutor AH, Gobel U, Kries RV, et al: Vitamin K prophylaxis in the newborn. *Blut* 60:275, 1990.
292. Hathaway WE, Isarangkura PB, Mahasandana C, et al: Comparison of oral and parenteral vitamin K prophylaxis for prevention of late hemorrhagic disease of the newborn. *J Pediatr* 119:461, 1991.
293. Blackmon L, Batton DG, Bell EF, et al: Controversies concerning vitamin K and the newborn. American Academy of Pediatrics Policy Statement. *Pediatrics* 112:191, 2003.
294. Costakos DT, Porte M: Did "controversies concerning vitamin K and the newborn" cover all the controversies? *Pediatrics* 113:1466, 2004.
295. Clarke P, Mitchell SJ, Wynn R, et al: Vitamin K prophylaxis for preterm infants: A randomized, controlled trial of three regimens. *Pediatrics* 118:1657, 2006.
296. Amadee-Manesme O, Labert WE, Alagille D, De Leenheer AP: Pharmacokinetics and safety of a new solution of vitamin K_1 (20) in children with cholestasis. *J Pediatr Gastroenterol Nutr* 14:160, 1996.
297. Aballi AJ: The action of vitamin K in the neonatal period. *South Med J* 58:48, 1965.
298. Gray OP, Ackerman A, Fraser AJ: Intracranial haemorrhage and clotting in low birth weight infants. *Lancet* 1:543, 1968.
299. Volpe JJ: Neonatal intraventricular hemorrhage. *N Engl J Med* 304:886, 1981.
300. Appleyard WJ, Cottom DG: Effect of asphyxia on Thrombotest values in low birth-weight infants. *Arch Dis Child* 45:705, 1970.
301. Schmidt B, Zipursky A: Thrombotic disease in newborn infants. *Clin Perinatol* 2:461, 1984.
302. Rodgers GM, Shuman MA: Congenital thrombotic disorders. *Am J Hematol* 21:419, 1986.
303. Sifontes MT, Nuss R, Hunger SP, et al: Correlation between the functional assay for activated protein C resistance and factor V Leiden in the neonate. *Pediatr Res* 42:776, 1997.
304. Leroyer C, Mercier B, Oger E, et al: Prevalence of 20210 A allele of the prothrombin gene in venous thromboembolism patients. *Thromb Haemost* 80:49, 1998.
305. Poort SR, Rosendaal FR, Reitsma PH, Bertina RM: A common genetic variation in the 3′-untranslated region of the prothrombin gene is associated with elevated plasma prothrombin levels and an increase in venous thrombosis. *Blood* 88:3698, 1996.
306. Miller RK, Kellogg CR, Saltzman RA: Reproductive and perinatal toxicology, in *Handbook of Toxicology*, edited by TJ Haley, WO Berndt, pp 195–309. Hemisphere Publishing, Washington, DC, 1987.
307. Gray MJ: Use and abuse of thiazides in pregnancy. *Clin Obstet Gynecol* 11:568, 1968.
308. Leikin SL: Thiazide and neonatal thrombocytopenia. *N Engl J Med* 271:161, 1964.
309. Ginsberg JS, Kowalchuk G, Hirsh J, Brill-Edwards P, Burrows R: Heparin therapy during pregnancy. *Arch Intern Med* 149:2233, 1989.
310. Page TE, Hoyme HE, Markarian M, et al: Neonatal hemorrhage secondary to thrombocytopenia: An occasional effect of prenatal hydantoin exposure. *Birth Defects Orig Artic Ser* 18:47, 1982.
311. Hanson JW, Buehler BA: Fetal hydantoin syndrome: Current status. *J Pediatr* 101:816, 1982.
312. Eggermont E, Logghe N, van de Casseye W, et al: Haemorrhagic disease of the newborn in the offspring of rifampin and isoniazid treated mothers. *Acta Paediatr Belg* 29:87, 1976.
313. Powell RD, DeGowin RL, Alving AS, et al: Nitrofurantoin-induced hemolysis. *J Lab Clin Med* 62:1002, 1963.
314. Belton EM, Jones RV: Haemolytic anaemia due to nalidixic acid. *Lancet* 2:691, 1965.
315. Varsano I, Fischl J, Tikvah P, et al: The excretion of orally ingested nitrofurantoin in human milk. *J Pediatr* 82:886, 1973.
316. Brodersen R: Prevention of kernicterus, based on recent progress in bilirubin chemistry. *Acta Paediatr* 66:625, 1977.
317. El Beitune P, Duarte G: Antiretroviral agents during pregnancy: Consequences on hematologic parameters in HIV-exposed, uninfected newborn infants. *Eur J Obstet Gynecol Reprod Biol* 128:59, 2006.

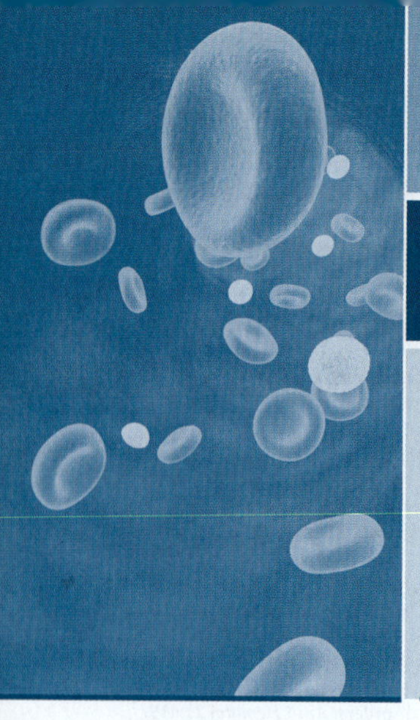

第7章

妊娠期血液学

Martha P. Mims, Josef T. Prchal

摘 要

妊娠期妇女生理会发生很多变化，包括血液学指标的改变，如母体血液和血浆容积的增大。血浆容积增加相对比红细胞的容积增加要大，导致血红蛋白浓度下降。某些血浆蛋白水平的增高可改变凝血和纤维蛋白溶解的平衡。在世界范围，妊娠期贫血主要原因是缺铁。尽管母体缺铁，但是胎儿对铁的需求总能得到满足，不过母体缺铁可导致一些不利影响，包括早产发生率增加及婴儿出生时体重降低。妊娠期发生出血性异常是血液学会诊的常见原因，并引发对孕妇和胎儿的关注。弥散性血管内凝血引起的危及生命的出血见于妊娠期特有的一些并发症，包括胎盘早剥、死胎滞留和羊水栓塞。血管性血友病是最常见的遗传性出血性疾病，但因为在妊娠期因子Ⅷ和血管性血友病因子（vWF）增高，分娩时大量出血很少见。而婴儿出生后凝血因子水平急剧下降，这一时期可发生严重出血。血友病A和B携带者在妊娠期应该监测凝血因子水平，以确定是否足够安全分娩。血友病携带者生出的婴儿在分娩和出生后的头几天应该特别小心，要一直到完成血友病检测以及婴儿状态稳定后。由因子Ⅷ自身抗体引起的获得性血友病非常少见，但可能发生在妊娠期和产褥期。妊娠期血小板减少并不少见，其原因包括妊娠期特有的情况，如子痫前期。原发性血小板减少性紫癜（ITP）较常见，经常在妊娠期加重，如果可能的话，一般是保守治疗，ITP孕妇的新生儿必须密切跟踪观察。在妊娠期和产褥期还可见HELLP（溶血、肝酶增高和血小板减少）综合征和TTP（血栓性血小板减少性紫癜）/HUS（溶血性尿毒症综合征）。如果可能，HELLP综合征与分娩同时处理。而TTP则需要血浆交换。在妊娠期，遗传性和获得性促血栓形成状况可加重，并导致不良分娩后果以及静脉血栓栓塞。血栓形成倾向与反复流产之间的相关性的最强证据来自于抗磷脂抗体综合征；然而越来越多的证据表明遗传性血栓形成倾向和妊娠期一些并发症的严重程度相关联。这些血栓形成倾向增加了妊娠期和产褥期静脉血栓栓塞形成的危险性。妊娠期血液恶性肿瘤的治疗在分期研究和处理上都是个大难题。很多霍奇金淋巴瘤病人的治疗可被安全地推迟至分娩后。而在进行性淋巴瘤和急性白血病则必须马上启动化疗以挽救孕妇生命。一般来说，化疗的致畸性在妊娠头3个月最强；然而在妊娠中后期也必须谨慎避免在分娩时出现母亲和胎儿血细胞减少。患有原发性血小板减少症和真性红细胞增多症的妇女并发出血性和血栓性并发症时的处理特别具有挑战性，因为缺乏这方面的对照试验。

本章使用的简写和缩略词：DDAVP，乙酸去氨加压素[desmopressin acetate，垂体激素血管加压素（vasopressin）的一种合成类似物]；DIC，弥散性血管内凝血（disseminated intravascular coagulation；）；DVT，深静脉血栓形成（deep vein thrombosis）；ESR，红细胞沉降率（erythrocyte sedimentation rate）；ET，特发性血小板增多症（essential thrombocythemia）；HELLP，溶血、肝酶增高、血小板降低综合征（hemolysis，elevated liver enzymes，low platelets syndrome）；ITP，特发性血小板减少性紫癜（idiopathic thrombocytopenic purpura）；PV，真性红细胞增多症（polycythemia vera）；TTP，血栓性血小板减少性紫癜（thrombotic thrombocytopenic purpura）；VTE，静脉血栓栓塞形成（venous thromboembolism）；VWD，血管性血友病（von Willebrand disease）；vWF，血管性血友病因子（von Willebrand factor）。

血容积、红细胞生成素水平和血红蛋白浓度

孕妇血液体积比非妊娠期平均增加40%~50%[1]。血浆容积在妊娠早期便开始上升，上升最大是在妊娠第2个三个月和第32周前[2]。红细胞量也在第2个三个月时开始明显增加，并在其后继续增加，但比血浆容积的增加小[2]。在整个妊娠期促红细胞生成素均增高，在分娩时达到妊娠前的150%左右[3,4]。这些变化带来的总的效果是大多数孕妇的血红蛋白浓度稍微降低，在第2个三个月时最明显，在接近分娩时逐渐回升。

■ 血小板和白细胞计数

妊娠对孕妇血小板数的影响则还有不同的意见；一些研究显示在妊娠过程中血小板计数有轻度下降[5]，而另一些研究却没有发现下降[6]。总的来说，妊娠期白细胞升高，血中偶见中幼粒细胞或晚幼粒细胞[7]。在分娩过程中以及产后早期，白细胞计数增高。白细胞增高与分娩时间长短成线性相关[8]。

■ 血浆蛋白

在妊娠过程中某些血浆蛋白水平也增高。尤其是C-反应蛋白浓度在孕妇较高，在分娩时可进一步增高[9]。受血红蛋白浓度和妊娠期的影响，红细胞沉降率（ESR）在妊娠期也增高[10]。妊娠期ESR的增高很大原因是血浆球蛋白和纤维蛋白原水平增高，所以使得这一指标很难用作炎症标记。在妊娠期很多促凝血因子水平会增高，而为准备应付分娩时的凝血挑战，纤溶活性则降低。血浆vWF、纤维蛋白原和因子Ⅶ、Ⅷ和Ⅹ均明显增高，而因子Ⅱ、Ⅴ、Ⅸ和Ⅻ基本维持不变，因子ⅩⅢ下降[11]。蛋白C和抗凝血酶水平在整个妊娠期维持稳定，而总蛋白S和游离蛋白S随妊龄增加而下降[12]。纤溶活性因为纤溶酶原激活物抑制因子（PAI）Ⅰ和Ⅱ的增高而被抑制，后者，即PAI-Ⅱ由胎盘产生[13]。

妊娠期贫血

■ 缺铁

我们已经认识到贫血在世界范围内对孕妇和胎儿患病率和死亡率的影响；在非洲的某些地区，75%以上的孕妇患有贫血，并且贫血与孕妇死亡显著相关[14]。缺铁可保护婴儿免受疟疾通过胎盘的影响，但是这一观点尚未进行流行病学研究得以证实[15]。在孕妇，贫血的定义为在妊娠第1和第3个三个月的血红蛋白浓度小于110g/L，妊娠第2个三个月血红蛋白浓度小于105g/L。在工业化和发展中国家，缺铁性贫血（参见第42章）都是贫血最常见的原因[16]。在正常妊娠期，平均大约需要1g铁；胎儿和胎盘需要300mg铁，而孕妇红细胞量的增加需要500mg铁，200mg铁被排泄掉[17]。铁的需求量超过大多数年轻女性的储存铁，饮食一般也不能满足这一要求。即使孕妇缺铁，胎儿对铁的需求总能得到满足；所以，胎儿和母亲血红蛋白之间没有相关性[18]。

在妊娠的头6个月发生缺铁性贫血使发生早产的危险性增高2倍，出生时体重降低的危险性增高3倍[19]。然而，在一项大规模随机试验中，比较妊娠期常规给予预防性铁剂和只在需要时补充铁剂，发现并没有对孕妇和胎儿的后果产生明显的差别[20]。与非妊娠期个体一样，缺铁性贫血的诊断一般通过实验室数据如血清铁蛋白和转铁蛋白饱和度（参见第42章）。异食癖，即吞食没有营养的物质，据说在缺铁性贫血孕妇比其他缺铁性贫血人群更常见。冰块、泥土或污垢及淀粉为最常见的异食癖吞食物（参见第42章）；然而，在某种程度上来说，选择什么样的吞食物似乎与文化有关，其五花八门比大多数医生所了解的要多得多[21]。

■ 叶酸和维生素B_{12}缺乏

除缺铁之外，引起孕妇贫血的另一个最常见营养缺乏是叶酸缺乏。在美国，食品都添加了叶酸，人们对胚胎神经管缺陷与叶酸缺乏之间的关系也有高度警觉，所以叶酸缺乏非常少见。妊娠期对叶酸的需求大约是非妊娠期的2倍（800μg/d：400μg/d），而如果饮食中的叶酸不够，则可能相对很快就会耗竭体内储存的叶酸（5~10mg）[22]。叶酸缺乏导致的贫血最常发生在妊娠的第3个三个月，补充叶酸有效，网织红细胞在24~72小时内增高[16]。有文献报道过妊娠期叶酸缺乏致严重全血细胞减少，甚至类似于HELLP（溶血、肝酶增高和血小板减少）综合征[23,24]。尽管有这些报道，对21个患者补充叶酸的临床试验疗效进行的回顾性研究中，评估其生化和血液学指标，以及妊娠后果（除神经管缺陷以外），发现在妊娠晚期血红蛋白水平低的状况得到改善，但是对妊娠后果没有明显作用（参见第41章）[25]。

妊娠期维生素B_{12}缺乏少见，部分原因是因为该维生素缺乏导致不孕。已知血清钴胺素水平在妊娠期下降。而血清维生素B_{12}水平下降的原因被认为是从血清转移至组织。然而，在正常女性，通常不会见到血清维生素水平低于180pmol/L；低-正常水平的维生素B_{12}并不伴有甲基丙二酸水平升高；甲基丙二酸水平升高是细胞维生素B_{12}缺乏的一个指标（见第41章）[27]。

■ 红细胞生成障碍

妊娠期贫血的一个罕见原因是单纯红细胞生成障碍（参见第35章）。在单纯红细胞生成障碍，贫血发生在妊娠早期，通常在分娩后数周内恢复正常。导致单纯红细胞生成障碍的致病机制似乎并不传给胎儿，但是经常在以后的妊娠中反复发生[28,29]。如果可行的话，最好是保守疗法至分娩；有应用糖皮质激素和静脉注射免疫球蛋白进行产前治疗成功的报道[30,31]。

出血性疾病和血小板减少症的病因

妊娠期的出血性疾病需要考虑母体出血和新生儿出血并发症。胎儿方面的数据通常不多，医生必须根据以往经验以及孕妇过往生产史来作决定。

■ 弥散性血管内凝血

胎盘撕裂、死胎滞留以及羊水栓塞（参见第130章）等可产生妊娠期特有的并发症，引起危及生命的出血，导致弥散性血管内凝血（DIC）。虽然羊水栓塞在发达国家是孕妇死亡的重要原因，但其死亡率已经从1979年的86%减少到1994年和1995年的30%以下，这可能是由于有更好的支持治疗[32]。母体血管塌陷伴呼吸困难、低血压以及心律失常，随后出现DIC，表现为静脉渗出、血尿、咯血以及大量子宫出血等，均预示有羊水栓塞。也有报道出现不典型症状者，表现为胎儿状况迅速恶化，接着出现母体产后呼吸和心血管功能恶化，发生DIC[33]。

在羊水栓塞中，认为DIC是由于含有胎儿皮脂的羊水和在肺循环中的胎儿鳞状上皮细胞的促凝特性以及随后出现的继发性纤溶反应等导致的[34]。治疗与其他伴有出血的DIC病例没什么大的区别（参见第130章）；然而，有报道用子宫动脉栓塞治疗成功的病例[35]。

胎盘撕裂也导致DIC，止血失败的范围可能更加广泛而且似乎与胎盘分离的程度有关[36]。治疗措施有恢复血容量、分娩胎儿和输注血液制品纠正母体凝血缺陷。不可进行局部麻醉，因为有硬膜外出血和血液滞留在下肢血管床的危险，可加重血容量过低[36]。胎儿滋养层细胞具有独特功能，可激活凝血系统，包括组织因子的表达、抑制纤溶和暴露羊水磷脂[38]。最后，宫内胎儿死亡也可导致DIC。促凝血物质，具体来说是从死亡的胎儿组织释放到母体循环中的组织因子，被认为可引发DIC；然而，通常要在胎儿死亡3~4周后，组织因子才能通过实验室检查检测出来。在胎儿死亡5周或更长时间的孕妇中，大约50%出现明显的DIC[37]。

■ 血管性血友病

虽然血管性血友病（VWD）是通过常染色体显性遗传，妇女似乎不成比例地受影响出现出血症状，主要表现为月经过多和产后出血（参见第127章）。在正常妇女和1型和2型（但不包括3型）VWD患者，因子Ⅷ和vWF水平在妊娠期上升，在妊娠的第3个三个月上升最明显[38]。结果，在1型和2型患者分娩时，预防性给予含有vWF因子的浓缩制剂通常并无必要；然而，因为胎儿出生后，这些凝血因子水平快速下降致产后出血的风险很大（13%~29%）[39]。所以，在1型患者，不仅在妊娠第3个三个月时要检测因子Ⅷ水平，在产后1~2周也应该检测。还应该监测这些患者月经血流增加情况至少1个月。当因子Ⅷ水平大于40U/dl时，出血的风险似乎很小。有数篇报道2B型VWD患者妊娠晚期发生严重血小板减少[40,41]，其中至少有一位患者在接受冷沉淀治疗产后出血时发生了肺栓塞。尽管有发生血栓形成的可能风险，这些病人如果有异常出血，也要在分娩时或者产后用血浆来源的含vWF的浓缩物治疗；如果输注vWF浓缩物仍然不能控制血小板减少性出血，则可输注血小板。3型VWD患者在分娩时需要输注血浆来源的含vWF的浓缩物，通常为40~80IU/kg，随后一个星期剂量为每天20~40IU/kg，然后接下来的几个星期剂量逐渐减少[42]。产前使用醋酸去氨加压素（DDAVP）仍然有不同意见，因为理论上有血管收缩和胎盘不足的风险以及母体低钠血症的风险。现在已经有发表的分娩期和产褥期处理VWD的指南，在第127章中也有综述[45,46]。

■ 凝血因子缺乏

血友病A和B携带者凝血因子水平一般大约为正常的50%；然而，因为X染色体的随机失活（参见第9和第124章），变化范围很大的数值均有报道[47]。最好在妊娠前进行产前咨询时就鉴定出携带者。在妊娠第一次就诊时应该测试基线因子水平，在第3个三个月再检测，但是应该注意因子Ⅸ水平在妊娠期通常不上升[43]。应该先确定胎儿性别以指导产科医生分娩。严重血友病新生儿最常见的出现部位是颅内出血，最可能造成长期严重后果。颅内出血的危险因素包括分娩延长和分娩时使用器械[49]。为保护可能的或者已知的血友病胎儿，分娩时应该避免使用真空抽吸，镊子的使用也应该格外小心。在完成血友病实验检测前不要进行任何肌肉注射。为避免抽血后可能的出血或挫伤，实验检测应该用脐带血[44]。在产后几天应该跟踪观察母亲凝血因子水平，并监测月经血量以保证足够的止血功能。

在妊娠与因子Ⅷ自身抗体引起的获得性血友病之间也存在相关性（参见第128章）。这种情况通常发生在产后1~4个月，但在妊娠期可在高达14%的患者中发生[45]。抑制因子的贝塞斯达滴度（Bethesda titer）一般不高，在绝大多数情况下抑制因子可自行消失，但在以后妊娠中可重复出现[46]。

除因子Ⅷ和因子Ⅸ缺乏外，孕妇其他凝血因子的缺乏极少见。其中应该认识的最重要的是因子ⅩⅢ缺乏，与习惯性出血性流产和产后出血相关。在妊娠接近足月时，观察到有极少数出血并发症，包括婴儿颅内出血[47,48]。因子ⅩⅢ缺乏症可用新鲜冷冻血浆、冷沉淀或者血浆源性因子ⅩⅢ浓缩物治疗来预防流产，但是这方面还没有对照研究[49]。大多数权威机构推荐妊娠期使用更加频繁的预防性治疗（每3周一次治疗对比每5~6周一次），并且在分娩时或者剖宫产之前使用加强剂量以确保因子ⅩⅢ水平在5%或以上[50]。

■ 血小板减少症

妊娠期血小板减少症相对常见，高达5%的孕妇有无症状性血小板减少症[51]。妊娠期血小板减少症的很多原因与非妊娠期一样，其中有些倾向于出血，而另一些倾向于凝血。然而也有几种妊娠期特有的情况，包括妊娠期血小板减少症，子痫前期/HELLP综合征/子痫，以及妊娠期急性脂肪肝。

妊娠期和免疫性血小板减少症

妊娠期血小板减少症和特发性血小板减少性紫癜（ITP）最好放在一起讨论，因为两者很难区分，并且事实上可能是同一疾病谱的两个极端。一般来说，妊娠期血小板减少症不表现症状，发生在妊娠晚期，且没有ITP严重。大多数资料提示妊娠期血小板减少症发生在妊娠第2和第3个三个月，血小板计数很少低于70×10^9/L[52]。妊娠期血小板减少症有时只能在分娩后方可确诊；可能除了以前的妊娠之外，没有血小板减少的病史，在分娩后，血小板计数恢复正常，并且与胎儿血小板减少症没有相关。尚不清楚是否妊娠期血小板减少症是变异型的免疫介导的血小板破坏（参见第119章）[52]。

与妊娠期血小板减少症不同，ITP可在妊娠的任何时间点发生，并且血小板数也可严重降低。基本上与其他病人一样，诊断必须排除引起血小板减少的其他原因，妊娠期ITP的治疗必须考虑血小板减少的严重程度以及是否出现症状。一般如果血小板数低于10×10^9/L，不管发生在妊娠的哪个时期均需治疗；如果血小板数在$(30\sim50) \times 10^9$/L，没有出血，则不需要治疗；如果在妊娠晚期，或者有出血症状，且血小板数在$(10\sim30) \times 10^9$/L则需要治疗。虽然在妊娠期应用糖皮质激素和静脉输注免疫球蛋白是安全的，但应该认识到这些药物对胎儿血小板计数没有效果，只能用来治疗母亲[53]。如果血小板数极低且对治疗没有反应，则最好在妊娠第2个三个月进行脾脏切除治疗妊娠期ITP[52]。一项小规模研究评估了妊娠期应用抗-D抗体的安全性；所有参与研究的10位女性血小板数均超过了30×10^9/L，但在推荐这一疗法之前需要更大规模研究[60]。也有类似报道在妊娠期应用利妥昔单抗（rituximab）治疗顽固性ITP；至少一项报道显示发生新生儿B淋巴细胞发育一过性抑制[61]。母体血小板数大于50×10^9/L时，阴道分娩和剖宫产通常都比较安全。虽然母亲严重血小板减少与新生儿血小板减少症之间似乎存在相关性，但是在预测胎儿血小板数时应该注意到ITP母亲生出的婴儿只有不到5%血小板数低于20×10^9/

L[54]。因为胎儿血小板计数误差太多，所以目前还没有明确推荐在分娩前或分娩时测量胎儿血小板数，但是如果已知胎儿血小板数少于 20×10^9/L，则剖宫产可能是合理的选择。ITP 母亲生出的新生儿在分娩后应该监测 5~7 天以保证血小板数不下降（参见第 54 章）。

子痫和 HELLP 综合征

妊娠期高血压性异常包括从子痫前期到重度子痫前期和 HELLP 综合征到子痫（参见第 50 章）等，尽管在这些情况下血栓形成比出血更突出，但也可引起血小板减少症。没有 HELLP 综合征的子痫前期能否诊断血小板减少症在文献中还存在一些争论，然而一项大规模研究数据表明，大约 15% 的子痫前期患者并发有血小板减少症。一般而言，子痫前期的症状，包括血液学症状，在分娩后消失；然而有一小部分患者的症状持续、恶化甚至就在分娩后立即出现。当产后子痫前期症状持续时，与血栓性血小板减少性紫癜（TTP）/ 溶血性尿毒症综合征的鉴别诊断变得更加困难。一些数据提示，静脉输注地塞米松（dexamethasone）可加速 HELLP 综合征母亲的恢复[55]；然而，后来的分析却表明，使用糖皮质激素对母体或者围产期发病率和死亡率没有明显的好处[56]。产后单用糖皮质激素治疗或者观察 HELLP 或许不应该超过产后第 3 天。如果病人没有明显改善，应该像处理 TTP 一样进行血浆交换[57,58]。妊娠期急性脂肪肝虽然与高血压没有相关性，也比较少见，但是可发生在妊娠第 3 个三个月，表现为严重肝功能失调，如果出现血小板减少症的话，一般也是轻度的，不需要治疗（参见第 50 章、第 119 章和第 130 章）。

■ 血栓形成倾向

流产及并发症

妊娠期处于易凝状态。50% 的静脉血栓栓塞和肺栓塞，以及妊娠期和产褥期脑卒中是由于遗传性血栓形成倾向引起的。越来越多的证据表明遗传性血栓形成倾向（参见第 131 章）也可通过胎盘血管异常而引发流产。获得性的血栓形成倾向与反复流产之间的相关性的最好证据是在抗磷脂抗体综合征发现的。早在 20 多年前人们就已经认识到在抗磷脂抗体综合征中抗体与流产之间存在相关性[59]。反复流产的妇女中有多达 20% 具有抗磷脂抗体[60]，并且有研究显示，如果不治疗的话，可有多达 90% 将发生流产[61]。一项研究显示，当原发性抗磷脂抗体综合征患者有多项试验室指标阳性时［狼疮抗凝物、免疫球蛋白（Ig）G/IgM 抗心磷脂、IgG/IgM 抗人 β_2 糖蛋白 Ⅰ 抗体］[70]，妊娠后果不良的发生频率较高。在一项随机对照试验中，包括 90 位有磷脂抗体（或抗磷脂抗体）、狼疮抗凝物和心磷脂抗体（或抗心磷脂抗体）等相关的反复流产史的妇女，在应用低剂量阿司匹林（75mg/d）和未分离肝素（unfractionated heparin，5000U，皮下注射，每天 2 次）后活产率为 71%（32/45），而单独应用低剂量阿司匹林则只有 42%（19/45）［优势率 3.37（95%CI 1.40~8.10）］[62]。

虽然遗传性血栓形成倾向与流产的相关性一直很难确定，并且不同研究之间也有不一致之处，但是因子Ⅴ Leiden 与反复流产之间似乎存在相关性[63,64]。而凝血酶原 20210A 的数据就没有那么具有说服力，但是反复流产与纯合子亚甲基四氢叶酸还原酶 C677T 多态性（高半胱氨酸血症）之间没有明确的相关性[65]。已经发表的使用低分子量肝素或阿司匹林预防遗传性血栓形成倾向妇女发生妊娠不良后果的试验，因为缺少未治疗对照组而受到批评[75-77]。一项正在进行中的大规模试验包括了未治疗对照组，其妊娠后果数据尚未发表[78]。评估遗传性血栓形成倾向在子痫前期和宫内生长停滞中的作用的研究表明，这些不是致病因素，但是可使病情加重[66,67]。

血栓栓塞

危险因素 据估计，妊娠期妇女（参见第 134 和 135 章）动脉和静脉血栓栓塞（VTE）的相对危险性是非妊娠期妇女的 2~6 倍[11,68]。妊娠期特有的增高 VTE 风险的因素包括妊娠子宫阻塞静脉回流，凝血蛋白获得性促凝改变，以及激素因子引起的静脉张力缺乏[69]。其他危险因素包括剖宫产（特别是急诊剖宫产）、肥胖和大龄妊娠。大约 80% 妊娠期深静脉血栓发生在左髂股静脉，可能因为右侧髂动脉和卵巢动脉压迫左髂静脉所致[70,71]。产后 VTE 发生率很难评估，因为很多都是在出院之后发生的；然而有些研究提示，产后 VTE 发生率甚至比分娩前还高[72,73]。遗传性血栓形成倾向（参见第 131 章）在妊娠期 VTE 中起一定作用。遗传性抗凝血酶缺乏的 VTE 发生率最高；据估计，如果不用抗凝剂，32%~44% 患者会发生血栓栓塞[72]。在一项对超过 70 000 个孕妇的大型回顾性研究中[74]，估计妊娠期 VTE 风险在因子Ⅴ Leiden 携带者大约为 1/437，蛋白 C 缺乏症为 1/113，在Ⅰ型抗凝血酶缺乏症为 1/2.8。根据其他研究结果，蛋白 S 缺乏携带者的风险似乎与蛋白 C 缺乏相似，凝血酶原 20210A 基因突变携带者的风险与因子Ⅴ Leiden 携带者相似或者略低[75-77]。

诊断方法 因为就诊时的主诉——小腿水肿、背痛、胸痛，在妊娠期都很常见，而且因为在非妊娠妇女用于诊断的放射学手段在妊娠妇女都是相对禁忌的，所以妊娠期 VTE 的诊断变得复杂化。压缩超声图是孕妇的首选试验。如果这个试验不能做出诊断，可考虑其他几个试验。如果怀疑肺栓塞，可使用肺通气灌流扫描，放射性剂量相对较少。如果能做磁共振成像或者磁共振静脉造影也非常有用。在非妊娠患者测量 D- 二聚体也是非常有用的辅助方法，可用来排除 VTE（D- 二聚体对 VTE 敏感，但缺乏特异性）。然而 D- 二聚体在整个正常妊娠期[78,79]和一些妊娠期并发症中均升高，包括早产、高血压和胎盘撕裂，所以不能用于排除妊娠期 VTE[80]。

预防 因为只有几个前瞻性研究对预防措施进行了评估，所以 VTE 的预防还没有达成共识[81,82]。但是一般都认为华法林（warfarin）因为其潜在的致畸胎瘤性不应该在妊娠期使用，而低分子量肝素为首选抗凝药，因为其不能穿越胎盘，发生骨质疏松和肝素诱导的血小板减少症的风险也较低[83]。多数专家同意，低风险妇女，包括没有 VTE 过往史和已经证实的高凝状态，或者先前有过一次与一过性风险因子相关的 VTE，均可通过妊娠期仔细监测便可（抗凝血酶缺乏和抗磷脂综合征患者除外，她们在妊娠期应该接受预防性低分子量肝素或者未分离肝素）。产后风险有所增高，抗凝治疗应该维持 6~8 周。更新的建议是具有血栓形成倾向的妇女如果先前没有 VTE，产后应该接受抗凝治疗。对先前有过一次血栓栓塞发作和怀孕时呈高凝状态但没有用华法林的病人，治疗则更加不统一。有人建议进行仔细临床观察，而其他人则认为应在产前预防性使用低分子量肝素;而产后,大多数专家推荐在这群病人中均预防性治疗 6~8 周。有 2 次或多次 VTE 发作者,在整个妊娠期和产褥期均应进行治疗[84-88]。妊娠期 VTE 治疗应该为全剂量低分子量肝素。接受治疗剂量肝素的孕妇最好做选择性引产。通常在引产前 24 小时停用肝素,然而如果孕妇发生反复 VTE 的风险很高,可给予静脉输注肝素直至分娩前 4~6 小时[86,87]。硬膜外麻醉要特别注意,如果有任何可能产生明显抗凝效果,则应该避免使用。肝素和华法林在产后使用是安全的,即使在哺乳母亲使用也没有问题[89]。

妊娠期血液恶性疾病的治疗

虽然不常见,但白血病和淋巴瘤在妊娠期发生时会给正确诊断,分期和治疗带来很多问题(参见第 89 章、第 90 章、第 93 章、第 99 章、第 100 章和第 104 章)。文献提示妊娠期霍奇金淋巴瘤发生率为 1∶1000~1∶6000,而非霍奇金淋巴瘤的发生率低得多[90]。妊娠期白血病很少见。

■ 霍奇金淋巴瘤

文献回顾提示妊娠期就诊的霍奇金淋巴瘤患者在组织学和结局上并不比其他病人差。诊断一般没有问题,通常是通过淋巴结活检,但是分期可能会非常困难。应该进行腹部保护的后 - 前胸片和骨髓活检(在出现 B 症状、白细胞减少或者血小板减少时),这些检查对胎儿没有什么危险。还应该进行试验室检查,包括血细胞计数、肝功能检测和红细胞沉降率(ESR),但在解释碱性磷酸酶和 ESR 检测结果时应该谨慎,因为两者在正常妊娠过程中均升高。因为计算机断层扫描成像在孕妇是禁忌的,所以很难评估是否出现腹盆腔疾病。腹部超声是安全的,但其提供的信息有限。如果有必要也许可安全地在妊娠期进行磁共振成像,然而很少有这个必要。在每一个病例均要仔细考虑治疗的毒性和将治疗推迟至妊娠晚期或者产后的风险。在妊娠第 1 个三个月器官发生时进行化疗给胎儿带来的危险最大,尤其是叶酸拮抗剂和抗代谢药危险最大。虽然在妊娠期发生了一些生理变化,但没有证据提示应该改变化疗剂量。如果有化疗指征,治疗应该推迟至第 2 个三个月,尽管在第 1 个三个月单用长春碱(vinblastine)引起的胎儿异常发生率低[93]。应该安排好治疗的时间,以便在最后一次化疗剂量与分娩之间有尽可能多的时间避免母体或者胎儿血细胞减少。在某些情况下,在妊娠第 2 和第 3 个三个月进行放疗也是可行的选择。在妊娠期接受放疗的 16 位膈上霍奇金淋巴瘤患者(临床分期为ⅠA 和ⅡA),接受完全上半身放疗[也称为 mantle irradiation,或者扩大受累区域放疗(extended field radiation therapy,EFRT)——译者注],所有病人均用铅保护子宫[94]。所有 16 位孕妇胎儿均足月顺产正常婴儿。然而,对 382 位经过放疗的霍奇金淋巴瘤妇女的记录回顾提示,妊娠期放疗后乳腺癌的风险要大将近 7 倍[95]。还需要进一步的研究来证实这些结果,但是医生在做治疗决定时应该记住其潜在的风险。霍奇金淋巴瘤的复发通常发生在治疗后的头 2 年,应该建议病人在这一段时间避免怀孕。还应该提醒这些患者注意患第 2 种癌症的风险,以及那些接受放疗的病人注意发生甲状腺功能低下的风险,特别是在以后怀孕时,甲状腺功能低下可能对母体和胎儿产生严重影响。

■ 非霍奇金淋巴瘤

与霍奇金淋巴瘤相比,妊娠期其他淋巴瘤较少见,并且常出现分级较高和预后较差。伯基特或伯基特样淋巴瘤可累及年轻孕妇或者泌乳期妇女的乳房,通常恶性程度高[97,98]。患有高分级淋巴瘤的病人,化疗通常不能推迟,必须作出艰难的决定。然而,在一项报道有 16 位妊娠期非霍奇金淋巴瘤患者接受积极化疗,均得以生存至分娩[99]。其中半数在第 1 个三个月接受化疗,尽管发生过妊娠期髓系细胞抑制,16 位病人均产下健康婴儿。在随后的一项报道中,母亲在妊娠期因为血液系统恶性疾病接受化疗后产下的 84 位婴儿,在身体和大脑认知功能发育方面均没有异常,随访 18.7 年(中位数)后没有发现儿童癌症增加[100]。在妊娠期的第 1、第 2 或者第 3 个三个月使用利妥昔单抗(rituximab),单用或者与化疗合用,均与新生儿异常没有相关性[115];然而,有一个报道母亲在妊娠期接受利妥昔单抗治疗后,新生儿出现长时间淋巴细胞减少[101,102]。

■ 急性白血病

妊娠期白血病极少见,从 20 世纪 50 年代开始收集的研究数据估计发病率约为 1∶75 000 妊娠者(第 89 章和第 93 章)[103,104]。急性白血病差不多占总数的 90%,其次是慢性髓性白血病,占 10%;慢性淋巴细胞白血病极为罕见[105]。急性白血病需要马上治疗,虽然妊娠本身不改变白血病的病程,但如果治疗延迟可使妊娠后果恶化[106]。对从 1983~1995 年文献报道的 96 位白血病孕妇(大多数为急性白血病)经细胞毒性化疗后进行总结,发现大多数病人的治疗包括多种药物,与非妊娠患者的治疗方案没有区别[107]。差不多有三分之一的患者是在妊娠的第 1 个三个月进行治疗的。在这 96 位孕妇中,2 位死亡,2 位产下死婴,2 位进行了治疗性流产,1 位小孩有染色体异常,8 位小孩有先天性缺陷。在这 8 位先天性缺陷小孩中,有 7 位的母亲是在妊娠的第 1 个三个月进行治疗的。未能鉴定到是哪一个(或者几个)药物最可能引起不良后果。在妊娠第 1 个三个月进行治疗发生胎儿异常或者流产的风险高。病例报道在妊娠期使用全反式维甲酸治疗早幼粒细胞白血病[108-110]提示在妊娠第 1 个三个月之后进行治疗可能是安全的。三氧化二砷因为其潜在的对胚胎的高毒性而建议不在妊娠的任何时期使用[124]。在产后需要进行化疗的患者,建议不要进行母乳喂养,以避免新生儿接触母乳中的细胞毒性药物。干扰素 -α、羟基脲(hydroxyurea)、白细胞去除术(leukapheresis)甚至白消安(busulfan)都被成功用于治疗慢性髓细胞白血病[112-114]。对 125 位患慢性髓细胞白血病的孕妇经甲磺酸伊马替尼(imatinib mesylate)治疗后的回顾发现大多数妊娠成功,只有 12 个婴儿有异常,其中 3 个有多处畸形[115]。

特发性血小板增多症

妊娠期特发性血小板增多症(ET)的处理很具挑战性,因为 ET 的主要并发症是血栓形成(参见第 87 章),而妊娠期的高凝状态又使其加重。此外,在所有髓系增生性疾病中,ET 累及的生育年龄妇女比例最高。一项研究回顾了 86 位 ET 妇女的 155 次妊娠,只有 59% 的妊娠产下活的新生儿[116]。31% 的妊娠在第 1 个三个月流产,主要原因是胎盘梗死。母体血栓或出血性并发症并不常见,但比正常妊娠要多。妊娠似乎对 ET 的病程和预后没有不利影响。

后来的一项 meta- 分析认为阿司匹林治疗有益，而预防性肝素是否有好处尚不确定，但可能对某些病例有作用[117]。如果有必要采取治疗减少细胞数，首选干扰素 -α。Mayo Clinic 的一系列报道发现妊娠期 ET 的发病率与前面的报道相似[118]。另一个单位对 68 位年轻 ET 患者的大规模研究发现，在真性红细胞增多症（PV）和 ET 中，大多数年轻患者的血栓形成发生在诊断时，并提示但未证实阿司匹林治疗的效果[119]。最详细的分析是由意大利血液学会在其指南中发表的。该协会的报告汇总分析了 461 位 ET 妇女的妊娠结果。妊娠患者的平均年龄为 29 岁，妊娠开始时的平均血小板数为 1000×10^9/L，而在妊娠第 2 个三个月下降至 400×10^9/L。这种妊娠期血小板的下降第一次记录了一些 ET 妇女在妊娠期自发性地调节血小板数（本章作者很少观察到这种现象，然而在一位 ET 患者的第一次妊娠时，发生了自发性，一过性的 ET 缓解，但在随后的妊娠却没有再发生）。意大利的这一研究发现 44% 的 ET 妇女妊娠失败，这一数值比一般人群高 3 倍。在这 461 位孕妇中，有 13 位发生产前或产后大出血。因为流产和早产，妊娠期中位数只有 38 周。15% 的病人必需进行剖宫产。妊娠开始时的血小板数并不能预测妊娠结果。18 位孕妇发生胎盘梗死，与宫内胎儿生长迟缓（11 例）相关。ET 妊娠妇女胎盘撕裂发生率为 3.6%，而正常妊娠为 1%。子痫前期的发生率与非 ET 妊娠相当。5.2% 妊娠有产后血栓形成，包括静脉血栓、肺栓塞、矢状窦血栓形成、一过性缺血发作和 Budd-Chiari 综合征（所有的发生率均比非 ET 妊娠高）。因为对 ET 妊娠的处理措施各不一样，很难评估治疗的影响；48% 的 ET 妊娠没有给予特定治疗。在 106 位孕妇中使用了阿司匹林治疗，剂量从 75~500mg/d 不等；26 位使用了低分子量肝素（产前 / 产后），19 位使用了干扰素 -α，少数病人使用了不同的化疗和放射性磷。对 ET 妊娠的结果总结发现，妊娠期使用阿司匹林治疗的病人中有 74% 妊娠成功，而没有使用阿司匹林的妊娠患者成功率为 55%。对各种变量进行仔细分析后，这一组专家觉得没有直接证据说明 ET 妊娠妇女服用阿司匹林有效，但是"似乎阿司匹林可能增加了妊娠成功率"。这些专家还建议妊娠期 ET 患者如果发生血栓形成（外周或胎盘），应该在产后接受治疗剂量的低分子量肝素和口服抗凝药治疗（凝血酶原时间国际标准化比率 2~3）至少 6 周。家族性血栓形成倾向患者建议延长抗凝治疗时间。必须进行降血小板治疗的孕妇（有大的血栓形成或者大出血史，血小板数大于 1000×10^9/L，家族性血栓形成倾向或心血管危险因素）建议接受干扰素治疗。意大利专家组还建议妊娠期避免使用阿那格雷（anagrelide），因为对其是否有潜在致畸胎性尚不明确。然而，无意中服用了这种药物的几位孕妇产下了正常婴儿（FDA 文件由药物生产商提交）。虽然认为孕妇在妊娠期使用羟基脲治疗具有很大的婴儿先天异常风险，而在怀孕和（或）在妊娠期使用羟基脲治疗的孕妇产下的 15 位婴儿中，没有观察到畸形，只有一例同时患有子痫的孕妇产下死婴。至少已经有一篇文章报道发现 JAK2V617F 突变的出现是妊娠并发症的危险因子，然而到目前为止，是否要对这些病人作出不同处理仍然没有取得一致意见[134]。

真性红细胞增多症

虽然 PV 和 ET 的临床特征有很多重叠之处，还是有一些引人注目的差别（参见第 86 章）。因为大多数 PV 患者都已经过了生育年龄，所以报道过的 PV 妊娠病例少，与其他疾病同时出现的情况较常见。一篇权威性综述提出在妊娠期维持血红蛋白在 45% 以下[120]，而另一篇则建议在出现骨髓抑制时使用干扰素 -α[121]。另一颇具声望的 PV 权威建议在妊娠期将血红蛋白保持在 35% 以下[122]。然而由于缺乏对照研究和数据，还没有很好确定妊娠期 PV 的最佳处理措施，也没有大家认可的治疗方案。虽然现有的资料不能确立治疗建议，但是一些权威建议至少所有妊娠 PV 患者都应该用低剂量肝素治疗[138]。

血红蛋白病

■ 镰状细胞综合征

虽然镰状红细胞特征患者在妊娠期一般不会发生异常，但是这些病人尿道感染的风险可能增高[123]。早期研究提示镰状红细胞特征患者子痫前期的风险增高，但是大规模研究却说明镰状红细胞特征并非子痫前期风险增高的独立因素（参见第 48 章）[124]。

镰状红细胞贫血患者应该接受至少 1mg/d 的叶酸；然而，他们在检查铁蛋白时，如果没有发现缺铁，则不应该补充铁剂[125]。因为有致胎儿畸形的危险，在妊娠 3 个月前就应该停用羟基脲。然而，也有报道镰状红细胞贫血患者在妊娠期服用该药妊娠成功。镰状红细胞贫血妇女及胎儿在妊娠期发生并发症的风险增高[126]。在一项对 127 位患有镰状红细胞贫血孕妇分娩的回顾性调查中[127]，接近 50% 具有血红蛋白 SS 的女性在妊娠期发生疼痛危象。与具有血红蛋白 AA 的妇女分娩相比，镰状红细胞贫血患者分娩中发生宫内生长受限，出生时体重低，和早产的风险增加。一般 SC 病患者比 SS 病患者的以上风险均较低。在本研究中超过半数的 SS 病患者在妊娠期接受了输血。对镰状红细胞贫血患者是预防性还是根据需要才输血仍然有不同意见。为解决这一问题而进行的一项随机研究表明，镰状红细胞贫血患者接受预防性输血与那些没有接受预防性输血者相比较，新生儿在产褥期结果没有差别[128]。

虽然有报道镰状红细胞贫血患者剖宫产比率高达 36%，但一般都可通过阴道分娩[129]。大多数专家建议避免引产，因为这可导致镰状红细胞危象[130]。据报道，硬膜外麻醉是安全的，并且可降低围产期疼痛危象的风险[131]。

■ β- 地中海贫血综合征

在怀孕前，应该对地中海贫血综合征患者进行评估，包括输血需求、螯合剂治疗、体内铁状态和器官功能，以及是否存在红细胞抗原的抗体[132]。轻型 β- 地中海贫血患者一般可以耐受妊娠；然而，有证据显示她们生出的后代神经管缺陷的风险增高，所以，建议在妊娠前和妊娠的第 1 个三个月使用叶酸至少 4mg/d[133]。而在中型和重型 β- 地中海贫血患者，输血和铁螯合剂治疗改善了寿命并增加受孕，在中型和重型患者均有报道妊娠成功的案例[134]。在妊娠期间，应该常规输血以保持血红蛋白水平在 100mg/L。妊娠期铁螯合剂与去铁胺（deferoxamine）合用仍然有不同看法，大多数权威建议在妊娠期停用；然而妊娠期继续使用也没有报道发现胎儿异常（参见第 47 章）[136]。

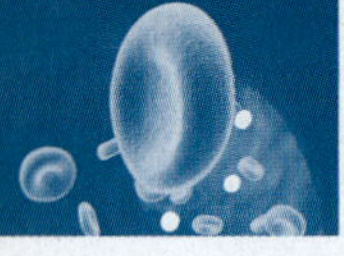

■ α-地中海贫血

无症状携带者或者α-地中海贫血特征患者的妊娠期并发症并不增加；然而，鉴定α-地中海贫血特征杂合子患者以评估胎儿发生血红蛋白H或血红蛋白Bart的风险是非常重要的。虽然血红蛋白H的女性一般能够成功妊娠，但是，慢性贫血通常恶化，需要输血。应该记住，血红蛋白H患者对氧化性化合物和药物敏感，特别是在妊娠期(参见第47章)。

翻译：刘建湘

参考文献

1. Pritchard JA: Changes in the blood volume during pregnancy and delivery. *Anesthesiology* 26:393, 1965.
2. Scott DE: Anemia in pregnancy. *Obstet Gynecol Annu* 1:219, 1972.
3. Harstad TW, Mason RA, Cox SM: Serum erythropoietin quantitation in pregnancy using an enzyme-linked immunoassay. *Am J Perinatol* 9:233, 1992.
4. McMullin MF, White R, Lappin T, et al: Haemoglobin during pregnancy: Relationship to erythropoietin and haematinic status. *Eur J Haematol* 71:44, 2003.
5. Pitkin RM, Witte DL: Platelet and leukocyte counts in pregnancy. *JAMA* 242:2696, 1979.
6. van Buul EJA SE, Johnsman HW, et al: Haematological and biochemical profile of uncomplicated pregnancy in nulliparous women: A longitudinal study. *Neth J Med* 46:73, 1995.
7. England JM, Bain BJ: Total and differential leucocyte count. *Br J Haematol* 33:1, 1976.
8. Acker DB, Johnson MP, Sachs BP, et al: The leukocyte count in labor. *Am J Obstet Gynecol* 153:737, 1985.
9. Watts DH, Krohn MA, Wener MH, et al: C-reactive protein in normal pregnancy. *Obstet Gynecol* 77:176, 1991.
10. van den Broe NR, Letsky EA: Pregnancy and the erythrocyte sedimentation rate. *BJOG* 108:1164, 2001.
11. Greer IA: Thrombosis in pregnancy: Maternal and fetal issues. *Lancet* 353:1258, 1999.
12. Clark P, Brennand J, Conkie JA, et al: Activated protein C sensitivity, protein C, protein S and coagulation in normal pregnancy. *Thromb Haemost* 79:1166, 1998.
13. Halligan A BJ, Sheppard B, et al: Haemostatic, fibrinolytic and endothelial variables in normal pregnancies and pre-eclampsia. *Br J Obstet Gynaecol* 101:448, 1992.
14. Brabin BJ, Hakimi M, Pelletier D: An analysis of anemia and pregnancy-related maternal mortality. *J Nutr* 131:604S, 2001.
15. CDC criteria for anemia in children and childbearing-aged women. *MMWR Morb Mortal Wkly Rep* 38:400, 1989.
16. Sifakis S, Pharmakides G: Anemia in pregnancy. *Ann N Y Acad Sci* 900:125, 2000.
17. FAO/WHO: *Joint Expert Consultation Report: Requirements of Vitamin A, Iron, Folate, and Vitamin B12.* FAO Food and Nutrition Series 23. FAO, Rome, 1988.
18. Harthoorn-Lasthuizen EJ, Lindemans J, Langenhuijsen MM: Does iron-deficient erythropoiesis in pregnancy influence fetal iron supply? *Acta Obstet Gynecol Scand* 80:392, 2001.
19. Scholl TO, Hediger ML, Fischer RL, et al: Anemia vs iron deficiency: Increased risk of preterm delivery in a prospective study. *Am J Clin Nutr* 55:985, 1992.
20. Hemminki E, Rimpela U: A randomized comparison of routine versus selective iron supplementation during pregnancy. *J Am Coll Nutr* 10:3, 1991.
21. Horner RD, Lackey CJ, Kolasa K, et al: Pica practices of pregnant women. *J Am Diet Assoc* 91:34, 1991.
22. Shojania AM: Folic acid and vitamin B12 deficiency in pregnancy and in the neonatal period. *Clin Perinatol* 11:433, 1984.
23. Van de Velde A, Van Droogenbroeck J, Tjalma W, et al: Folate and Vitamin B(12) deficiency presenting as pancytopenia in pregnancy: A case report and review of the literature. *Eur J Obstet Gynecol Reprod Biol* 100:251, 2002.
24. Walker SP, Wein P, Ihle BU: Severe folate deficiency masquerading as the syndrome of hemolysis, elevated liver enzymes, and low platelets. *Obstet Gynecol* 90:655, 1997.
25. Mahomed K: Folate supplementation in pregnancy. *Cochrane Database Syst Rev* CD000183, 2000.
26. Bruinse HW, van den Berg H: Changes of some vitamin levels during and after normal pregnancy. *Eur J Obstet Gynecol Reprod Biol* 61:31, 1995.
27. Frenkel EP, Yardley DA: Clinical and laboratory features and sequelae of deficiency of folic acid (folate) and vitamin B12 (cobalamin) in pregnancy and gynecology. *Hematol Oncol Clin North Am* 14:1079, 2000.
28. Aggio MC, Zunini C: Reversible pure red-cell aplasia in pregnancy. *N Engl J Med* 297:221, 1977.
29. Baker RI, Manoharan A, de Luca E, et al: Pure red cell aplasia of pregnancy: A distinct clinical entity. *Br J Haematol* 85:619, 1993.
30. Makino Y, Nagano M, Tamura K, et al: Pregnancy complicated with pure red cell aplasia: A case report. *J Perinat Med* 31:530, 2003.
31. Mant MJ: Chronic idiopathic pure red cell aplasia: Successful treatment during pregnancy and durable response to intravenous immunoglobulin. *J Intern Med* 236:593, 1994.
32. Tuffnell DJ: Amniotic fluid embolism. *Curr Opin Obstet Gynecol* 15:119, 2003.
33. Awad IT, Shorten GD: Amniotic fluid embolism and isolated coagulopathy: Atypical presentation of amniotic fluid embolism. *Eur J Anaesthesiol* 18:410, 2001.
34. Bick RL: Syndromes of disseminated intravascular coagulation in obstetrics, pregnancy, and gynecology. Objective criteria for diagnosis and management. *Hematol Oncol Clin North Am* 14:999, 2000.
35. Goldszmidt E, Davies S: Two cases of hemorrhage secondary to amniotic fluid embolus managed with uterine artery embolization. *Can J Anaesth* 50:917, 2003.
36. Letsky EA: Disseminated intravascular coagulation. *Best Pract Res Clin Obstet Gynaecol* 15:623, 2001.
37. Romero R, Copel JA, Hobbins JC: Intrauterine fetal demise and hemostatic failure: The fetal death syndrome. *Clin Obstet Gynecol* 28:24, 1985.
38. Conti M, Mari D, Conti E, et al: Pregnancy in women with different types of von Willebrand disease. *Obstet Gynecol* 68:282, 1986.
39. Batlle J, Noya MS, Giangrande P, et al: Advances in the therapy of von Willebrand disease. *Haemophilia* 8:301, 2002.
40. Mathew P, Greist A, Maahs JA, et al: Type 2B vWD: The varied clinical manifestations in two kindreds. *Haemophilia* 9:137, 2003.
41. Rick ME, Williams SB, Sacher RA, et al: Thrombocytopenia associated with pregnancy in a patient with type IIB von Willebrand's disease. *Blood* 69:786, 1987.
42. Foster PA: The reproductive health of women with von Willebrand Disease unresponsive to DDAVP: Results of an international survey. On behalf of the Subcommittee on von Willebrand Factor of the Scientific and Standardization Committee of the ISTH. *Thromb Haemost* 74:784, 1995.
43. Briet E, Reisner HM, Blatt PM: Factor IX levels during pregnancy in a women with hemophilia B. *Haemostasis* 11:87, 1982.
44. Giangrande PL: Management of pregnancy in carriers of haemophilia. *Haemophilia* 4:779, 1998.
45. Michiels JJ, Hamulyak K, Nieuwenhuis HK, et al: Acquired haemophilia A in women postpartum: Management of bleeding episodes and natural history of the factor VIII inhibitor. *Eur J Haematol* 59:105, 1997.
46. Solymoss S: Postpartum acquired factor VIII inhibitors: Results of a survey. *Am J Hematol* 59:1, 1998.
47. Kobayashi T, Terao T, Kojima T, et al: Congenital factor XIII deficiency with treatment of factor XIII concentrate and normal vaginal delivery. *Gynecol Obstet Invest* 29:235, 1990.
48. Rodeghiero F, Castaman GC, Di Bona E, et al: Successful pregnancy in a woman with congenital factor XIII deficiency treated with substitutive therapy. Report of a second case. *Blut* 55:45, 1987.
49. Burrows RF, Ray JG, Burrows EA: Bleeding risk and reproductive capacity among patients with factor XIII deficiency: A case presentation and review of the literature. *Obstet Gynecol Surv* 55:103, 2000.
50. Anwar R, Miloszewski KJ: Factor XIII deficiency. *Br J Haematol* 107:468, 1999.
51. Burrows RF, Kelton JG: Fetal thrombocytopenia and its relation to maternal thrombocytopenia. *N Engl J Med* 329:1463, 1993.
52. George JN, Woolf SH, Raskob GE, et al: Idiopathic thrombocytopenic purpura: A practice guideline developed by explicit methods for the American Society of Hematology. *Blood* 88:3, 1996.
53. Kaplan C, Daffos F, Forestier F, et al: Fetal platelet counts in thrombocytopenic pregnancy. *Lancet* 336:979, 1990.
54. Valat AS, Caulier MT, Devos P, et al: Relationships between severe neonatal thrombocytopenia and maternal characteristics in pregnancies associated with autoimmune thrombocytopenia. *Br J Haematol* 103:397, 1998.
55. Martin JN Jr, Perry KG Jr, Blake PG, et al: Better maternal outcomes are achieved with dexamethasone therapy for postpartum HELLP (hemolysis, elevated liver enzymes, and thrombocytopenia) syndrome. *Am J Obstet Gynecol* 177:1011, 1997.
56. Matchaba P, Moodley J: Corticosteroids for HELLP syndrome in pregnancy. *Cochrane Database Syst Rev* CD002076, 2004.
57. Martin JN Jr, Blake PG, Perry KG Jr, et al: The natural history of HELLP syndrome: Patterns of disease progression and regression. *Am J Obstet Gynecol* 164:1500, 1991.
58. Martin JN Jr, Files JC, Blake PG, et al: Postpartum plasma exchange for atypical preeclampsia-eclampsia as HELLP (hemolysis, elevated liver enzymes, and low platelets) syndrome. *Am J Obstet Gynecol* 172:1107, 1995.
59. Rouget JP, Goudemand J, Ducloux G, et al: [Circulating anticoagulant, recurrent abortions and venous thrombosis: A new entity or a pre-lupus syndrome? 2 cases]. *Ann Med Interne (Paris)* 134:111, 1983.
60. Kutteh WH: Antiphospholipid antibodies and reproduction. *J Reprod Immunol* 35:151, 1997.
61. Rai RS, Clifford K, Cohen H, et al: High prospective fetal loss rate in untreated pregnancies of women with recurrent miscarriage and antiphospholipid antibodies. *Hum Reprod* 10:3301, 1995.
62. Rai R, Cohen H, Dave M, et al: Randomised controlled trial of aspirin and aspirin plus heparin in pregnant women with recurrent miscarriage associated with phospholipid antibodies (or antiphospholipid antibodies). *BMJ* 314:253, 1997.
63. Martinelli I, Taioli E, Cetin I, et al: Mutations in coagulation factors in women with unexplained late fetal loss. *N Engl J Med* 343:1015, 2000.
64. Ridker PM, Miletich JP, Buring JE, et al: Factor V Leiden mutation as a risk factor for recurrent pregnancy loss. *Ann Intern Med* 128:1000, 1998.
65. Rey E, Kahn SR, David M, et al: Thrombophilic disorders and fetal loss: A meta-analysis. *Lancet* 361:901, 2003.
66. Greer IA: Thrombophilia: Implications for pregnancy outcome. *Thromb Res* 109:73, 2003.
67. Morrison ER, Miedzybrodzka ZH, Campbell DM, et al: Prothrombotic genotypes are not associated with pre-eclampsia and gestational hypertension: Results from a large population-based study and systematic review. *Thromb Haemost* 87:779, 2002.
68. Gerhardt A, Scharf RE, Beckmann MW, et al: Prothrombin and factor V mutations in women with a history of thrombosis during pregnancy and the puerperium. *N Engl J Med* 342:374, 2000.
69. Macklon NS, Greer IA, Bowman AW: An ultrasound study of gestational and pos-

tural changes in the deep venous system of the leg in pregnancy. *Br J Obstet Gynaecol* 104:191, 1997.

70. Cockett FB, Thomas ML: The iliac compression syndrome. *Br J Surg* 52:816, 1965.
71. Ginsberg JS, Brill-Edwards P, Burrows RF, et al: Venous thrombosis during pregnancy: Leg and trimester of presentation. *Thromb Haemost* 67:519, 1992.
72. Conard J, Horellou MH, Van Dreden P, et al: Thrombosis and pregnancy in congenital deficiencies in AT III, protein C or protein S: Study of 78 women. *Thromb Haemost* 63:319, 1990.
73. Pabinger I, Schneider B: Thrombotic risk in hereditary anti-thrombin III, protein C or protein S deficiency. *Arterioscler Thromb Vasc Biol* 16:742, 1996.
74. McColl MD, Ramsay JE, Tait RC, et al: Risk factors for pregnancy associated venous thromboembolism. *Thromb Haemost* 78:1183, 1997.
75. De Stefano V, Leone G, Mastrangelo S, et al: Thrombosis during pregnancy and surgery in patients with congenital deficiency of antithrombin III, protein C, protein S. *Thromb Haemost* 71:799, 1994.
76. Grandone E, Margaglione M, Colaizzo D, et al: Genetic susceptibility to pregnancy-related venous thromboembolism: Roles of factor V Leiden, prothrombin G20210A, and methylenetetrahydrofolate reductase C677T mutations. *Am J Obstet Gynecol* 179:1324, 1998.
77. Martinelli I, De Stefano V, Taioli E, et al: Inherited thrombophilia and first venous thromboembolism during pregnancy and puerperium. *Thromb Haemost* 87:791, 2002.
78. Chabloz P, Reber G, Boehlen F, et al: TAFI antigen and D-dimer levels during normal pregnancy and at delivery. *Br J Haematol* 115:150, 2001.
79. Paniccia R, Prisco D, Bandinelli B, et al: Plasma and serum levels of D-dimer and their correlations with other hemostatic parameters in pregnancy. *Thromb Res* 105: 257, 2002.
80. Kobayashi T, Tokunaga N, Sugimura M, et al: Coagulation/fibrinolysis disorder in patients with severe preeclampsia. *Semin Thromb Hemost* 25:451, 1999.
81. Brill-Edwards P, Ginsberg JS, Gent M, et al: Safety of withholding heparin in pregnant women with a history of venous thromboembolism. Recurrence of Clot in This Pregnancy Study Group. *N Engl J Med* 343:1439, 2000.
82. Pabinger I, Grafenhofer H, Kyrle PA, et al: Temporary increase in the risk for recurrence during pregnancy in women with a history of venous thromboembolism. *Blood* 100:1060, 2002.
83. Ageno W, Crotti S, Turpie AG: The safety of antithrombotic therapy during pregnancy. *Expert Opin Drug Saf* 3:113, 2004.
84. Bauer KA: Management of thrombophilia. *J Thromb Haemost* 1:1429, 2003.
85. Bowles L, Cohen H: Inherited thrombophilias and anticoagulation in pregnancy. *Best Pract Res Clin Obstet Gynaecol* 17:471, 2003.
86. Ginsberg JS, Bates SM: Management of venous thromboembolism during pregnancy. *J Thromb Haemost* 1:1435, 2003.
87. Kearon C, Crowther M, Hirsh J: Management of patients with hereditary hypercoagulable disorders. *Annu Rev Med* 51:169, 2000.
88. Schafer AI, Levine MN, Konkle BA, et al: Thrombotic disorders: Diagnosis and treatment. *Hematology Am Soc Hematol Educ Program* 520, 2003.
89. Clark SL, Porter TF, West FG: Coumarin derivatives and breast-feeding. *Obstet Gynecol* 95:938, 2000.
90. Ward FT, Weiss RB: Lymphoma and pregnancy. *Semin Oncol* 16:397, 1989.
91. Lishner M, Zemlickis D, Sutcliffe SB, et al: Non-Hodgkin's lymphoma and pregnancy. *Leuk Lymphoma* 14:411, 1994.
92. Doll DC, Ringenberg QS, Yarbro JW: Antineoplastic agents and pregnancy. *Semin Oncol* 16:337, 1989.
93. Nisce LZ, Tome MA, He S, et al: Management of coexisting Hodgkin's disease and pregnancy. *Am J Clin Oncol* 9:146, 1986.
94. Woo SY, Fuller LM, Cundiff JH, et al: Radiotherapy during pregnancy for clinical stages IA-IIA Hodgkin's disease. *Int J Radiat Oncol Biol Phys* 23:407, 1992.
95. Chen J, Lee RJ, Tsodikov A, et al: Does radiotherapy around the time of pregnancy for Hodgkin's disease modify the risk of breast cancer? *Int J Radiat Oncol Biol Phys* 58:1474, 2004.
96. Gelb AB, van de Rijn M, Warnke RA, et al: Pregnancy-associated lymphomas. A clinicopathologic study. *Cancer* 78:304, 1996.
97. Bobrow LG, Richards MA, Happerfield LC, et al: Breast lymphomas: A clinicopathologic review. *Hum Pathol* 24:274, 1993.
98. Brogi E, Harris NL: Lymphomas of the breast: Pathology and clinical behavior. *Semin Oncol* 26:357, 1999.
99. Aviles A, Diaz-Maqueo JC, Talavera A, et al: Growth and development of children of mothers treated with chemotherapy during pregnancy: Current status of 43 children. *Am J Hematol* 36:243, 1991.
100. Aviles A, Neri N: Hematological malignancies and pregnancy: A final report of 84 children who received chemotherapy *in utero*. *Clin Lymphoma* 2:173, 2001.
101. Herold M, Schnohr S, Bittrich H: Efficacy and safety of a combined rituximab chemotherapy during pregnancy. *J Clin Oncol* 19:3439, 2001.
102. Kimby E, Sverrisdottir A, Elinder G: Safety of rituximab therapy during the first trimester of pregnancy: A case history. *Eur J Haematol* 72:292, 2004.
103. Catanzarite VA, Ferguson JE, 2nd: Acute leukemia and pregnancy: A review of management and outcome, 1972–1982. *Obstet Gynecol Surv* 39:663, 1984.
104. Yahia C, Hyman GA, Phillips LL: Acute leukemia and pregnancy. *Obstet Gynecol Surv* 13:1, 1958.
105. Pavlidis NA: Coexistence of pregnancy and malignancy. *Oncologist* 7:279, 2002.
106. Kawamura S, Yoshiike M, Shimoyama T, et al: Management of acute leukemia during pregnancy: From the results of a nationwide questionnaire survey and literature survey. *Tohoku J Exp Med* 174:167, 1994.
107. Ebert U, Loffler H, Kirch W: Cytotoxic therapy and pregnancy. *Pharmacol Ther* 74:207, 1997.
108. Delgado-Lamas JL, Garces-Ruiz OM: Malignancy: Case report: Acute promyelocytic leukemia in late pregnancy. Successful treatment with all-*trans*-retinoic acid (ATRA) and chemotherapy. *Hematology* 4:415, 2000.
109. Giagounidis AA, Beckmann MW, Giagounidis AS, et al: Acute promyelocytic leukemia and pregnancy. *Eur J Haematol* 64:267, 2000.
110. Lipovsky MM, Biesma DH, Christiaens GC, et al: Successful treatment of acute promyelocytic leukaemia with all-*trans*-retinoic-acid during late pregnancy. *Br J Haematol* 94:699, 1996.
111. Pejovic T, Schwartz PE: Leukemias. *Clin Obstet Gynecol* 45:866, 2002.
112. Baer MR, Ozer H, Foon KA: Interferon-alpha therapy during pregnancy in chronic myelogenous leukaemia and hairy cell leukaemia. *Br J Haematol* 81:167, 1992.
113. Bazarbashi MS, Smith MR, Karanes C, et al: Successful management of Ph chromosome chronic myelogenous leukemia with leukapheresis during pregnancy. *Am J Hematol* 38:235, 1991.
114. Delmer A, Rio B, Bauduer F, et al: Pregnancy during myelosuppressive treatment for chronic myelogenous leukemia. *Br J Haematol* 82:783, 1992.
115. Gleevec package insert. Novartis Pharmaceuticals, East Hanover, NJ, 2001.
116. Griesshammer M, Grunewald M, Michiels JJ: Acquired thrombophilia in pregnancy: Essential thrombocythemia. *Semin Thromb Hemost* 29:205, 2003.
117. Barbui T, Barosi G, Grossi A, et al: Practice guidelines for the therapy of essential thrombocythemia. A statement from the Italian Society of Hematology, the Italian Society of Experimental Hematology and the Italian Group for Bone Marrow Transplantation. *Haematologica* 89:215, 2004.
118. Elliott MA, Tefferi A: Thrombocythaemia and pregnancy. *Best Pract Res Clin Haematol* 16:227, 2003.
119. Randi ML, Rossi C, Fabris F, et al: Essential thrombocythemia in young adults: Major thrombotic complications and complications during pregnancy—A follow-up study in 68 patients. *Clin Appl Thromb Hemost* 6:31, 2000.
120. Griesshammer M, Bergmann L, Pearson T: Fertility, pregnancy and the management of myeloproliferative disorders. *Baillieres Clin Haematol* 11:859, 1998.
121. Silver RT: Interferon alfa: Effects of long-term treatment for polycythemia vera. *Semin Hematol* 34:40, 1997.
122. Spivak JL: Polycythemia vera: Myths, mechanisms, and management. *Blood* 100:4272, 2002.
123. Pastore LM, Savitz DA, Thorp JM Jr: Predictors of urinary tract infection at the first prenatal visit. *Epidemiology* 10:282, 1999.
124. Stamilio DM, Sehdev HM, Macones GA: Pregnant women with the sickle cell trait are not at increased risk for developing preeclampsia. *Am J Perinatol* 20:41, 2003.
125. Thinkhamrop J, Apiwantanakul S, Lumbiganon P, et al: Iron status in anemic pregnant women. *J Obstet Gynaecol Res* 29:160, 2003.
126. Diav-Citrin O, Hunnisett L, Sher GD, et al: Hydroxyurea use during pregnancy: A case report in sickle cell disease and review of the literature. *Am J Hematol* 60:148, 1999.
127. Sun PM, Wilburn W, Raynor BD, et al: Sickle cell disease in pregnancy: Twenty years of experience at Grady Memorial Hospital, Atlanta, Georgia. *Am J Obstet Gynecol* 184:1127, 2001.
128. Koshy M, Burd L, Wallace D, et al: Prophylactic red-cell transfusions in pregnant patients with sickle cell disease. A randomized cooperative study. *N Engl J Med* 319:1447, 1988.
129. Koshy M, Burd L: Management of pregnancy in sickle cell syndromes. *Hematol Oncol Clin North Am* 5:585, 1991.
130. Rappaport VJ, Velazquez M, Williams K: Hemoglobinopathies in pregnancy. *Obstet Gynecol Clin North Am* 31:287, 2004.
131. Finer P, Blair J, Rowe P: Epidural analgesia in the management of labor pain and sickle cell crisis—A case report. *Anesthesiology* 68:799, 1988.
132. Aessopos A, Karabatsos F, Farmakis D, et al: Pregnancy in patients with well-treated beta-thalassemia: Outcome for mothers and newborn infants. *Am J Obstet Gynecol* 180:360, 1999.
133. Ibba RM, Zoppi MA, Floris M, et al: Neural tube defects in the offspring of thalassemia carriers. *Fetal Diagn Ther* 18:5, 2003.
134. Tamakoudis P, Tsatalas C, Mamopoulos M, et al: Transfusion-dependent homozygous beta-thalassemia major: Successful pregnancy in five cases. *Eur J Obstet Gynecol Reprod Biol* 74:1997.
135. Kumar RM, Rizk DE, Khuranna A: Beta-thalassemia major and successful pregnancy. *J Reprod Med* 42:294, 1997.
136. Singer ST, Vichinsky EP: Deferoxamine treatment during pregnancy: Is it harmful? *Am J Hematol* 60:24, 1999.

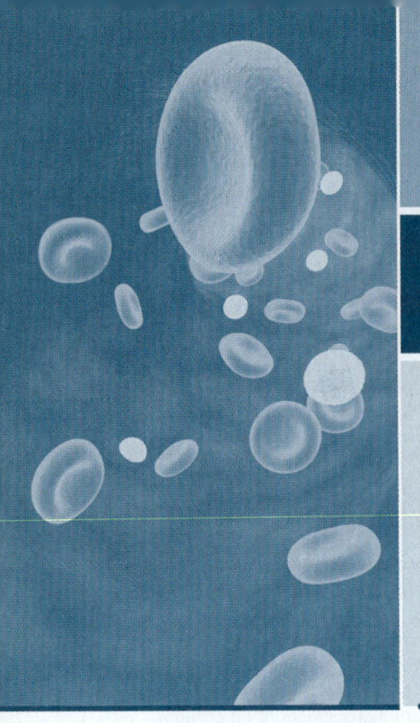

第8章

老年血液学

William B. Ershler, Dan L. Longo

摘　要

年龄大于75岁的老年人组成了人群中迅速增长的一群。与其他器官一样，随着年龄增长，骨髓也发生一些特征性的改变，其中很多改变用常规检查便能查出来。例如，在中年人骨髓腔内，造血细胞大约占一半体积，其余为脂肪组织。然而，如果没有疾病，血细胞数量则一般维持在与正常年轻人一样的变化范围之内。这之所以成为可能是因为随年龄增加，造血干细胞数量也增加，并且在功能上也能够充分应付维持造血稳态的需求。老年人更容易患慢性病，对骨髓储备产生额外压力。例如，在社区居住的65岁以上的老年人只有超过10%的有贫血，而居住在护理家庭的贫血发生率接近50%。老年人贫血与年轻人贫血的一个明显区别是大约1/3的老年贫血病人不能确定特定的贫血原因。这种"不能解释的贫血"可能是多种因素导致的，包括促红细胞生成素反应性过低、炎性细胞因子、雄激素缺乏以及某种程度上的早期骨髓增生异常等。关于血小板和中性粒细胞随年龄的变化还缺乏完整的资料，但是可能变化不大，也没有多少临床意义。而研究比较清楚的是胸腺随年龄而退化，这发生在骨髓组织变化之前，骨髓来源的T和B淋巴细胞都受到影响。老年人的未接触抗原的反应性T淋巴细胞较少，而相对惰性记忆T细胞数量增高。所以对新抗原刺激的反应能力减弱，对某些感染和疫苗的易感性增高。在老年人还可见明显的免疫调节功能缺乏，这可解释在老年人观察到的自身抗体、副蛋白以及炎性细胞因子增加。然而如果不生病，这些改变也不会带来不良后果。如果出现慢性消耗性疾病，这些改变会加重，以致总的机体功能下降也加重。对炎症通路和凝血途径的功能失调也可得出同样的结论。总而言之，年龄变老与高凝状态相关，在有潜在动脉粥样硬化性血管病出现时具有临床重要性。

本章使用的简写和缩略词：EPSE，老年人流行病学调查确定的人群（Established Populations for the Epidemiological Study of the Elderly）；HSC，造血干细胞（hematopoietic stem cells）；IADL，日常生活独立活动（independent activities of daily living）；IL，白介素（interleukin）；LIF，白血病抑制因子（leukemia inhibitory factor）；NHANES，（美国）国家健康和营养检查调查（National Health and Nutrition Examination Survey）；OSM，抑癌蛋白M（oncostatin M）；PAI-1，纤溶酶原活化因子抑制物-1（plasminogen-activator inhibitor-Ⅰ）；TAFI，凝血酶活化纤溶抑制物（thrombin-activatable fibrinolysis inhibitor）；TCR，T细胞受体（T-cell receptor）；TF，组织因子（tissue factor）；TGF-β，转化生长因子-β（transforming growth factor-beta）；Th，辅助T淋巴细胞（T-helper lymphocytes）；TNF-α，肿瘤坏死因子-α（tumor necrosis factor-alpha）；t-PA，组织型纤溶酶原激活物（tissue-type plasminogen activator）；WHO，世界卫生组织（World Health Organization）。

在未来几十年，65岁以上的老年人口比例将会增加将近一倍[1]。可以预见，将会进行越来越多的研究来更好地理解衰老的基本生物学和对疾病产生易感性的机制[2]。本章阐述目前我们对衰老的理解，以及随后较详细描述造血系统随年龄的变化及其临床意义。

关于衰老的引言

老年学的一个中心法则是衰老并不是一种疾病。衰老的一个共同特点是在一个老年人群的正常人中，任何可测量的变量其变化范围比年轻个体的正常值变化范围要宽得多。虽然我们已经非常了解与正常衰老相伴的功能减退[3]，但是一般而言，这些功能减退还不足以引起症状或者被误认为是疾病。例如，我们已经知道肾脏功能随年龄减退[4]，并且，事实上，这也被证实是衰老的一个有用的生物学标记。然而，如果没有疾病，或者没有接触外源性肾脏毒性物质，这种随年龄而出现的肾脏功能减退通常并不会引起临床后果。同样，骨髓也随年龄而改变，骨髓造血干细胞数量和增殖能力增加，而祖细胞的体外增殖能力则下降[5-7]。虽然在没有疾病时不会发生有临床意义的血细胞减少，但是还没有完全弄清楚的轻度至中度贫血发生频率随年龄增长而增高，特别是在体质虚弱的老年人。而且在体质虚弱的年老个体，即使是血红蛋白水平的轻度下降也可引起意想不到的临床后果[8,9]。

某些免疫功能也随年龄而下降[10,11]，但是这些改变的临床意义并不十分明显。例如，实验室观察到的免疫功能下降是否对感染的易感性增高有作用仍然是大家争论的话题，但有数据支持年龄相关的淋巴细胞功能改变与结核病[12,13]或带状疱疹复活[14,15]的易感性，以及对流感疫苗的反应性降低之间的相关性[16-19]。然而，这种免疫功能下降的程度或持续时间被认为还不足以导致老年人癌症的发生率增高[20]，当然对这一点仍然有争论[21]。同样，自身抗体和单克隆丙种球蛋白病的发生率也随年龄而增长，但是这被认为是体液免疫获得性功能失调的一个标志，而不可能有临床重要性[22]。

■ 衰老理论

大量的理论研究都试图对衰老过程给出合理的统一的解释。但是没有任何一种理论能够解释我们观察到的复杂性（表 8-1）。

表 8-1　衰老理论

内源性 - 随机理论	体细胞突变[29,30]
	内源性突变[34]
	DNA 修复障碍[35]
	错误灾难[37]
外源性 - 随机理论	电离辐射[29,30,32,37]
	自由基[42,43]
遗传决定理论	神经内分泌[240]
	免疫[56]

遗传效应

当我们考虑到寿命具有高度的种属特异性，那就很容易明白遗传因素在衰老过程中发挥作用。例如，小鼠一般寿命约为 30 个月，而人约为 90 年。然而衰老过程并不一定是 DNA 序列的直接结果。例如，小鼠和蝙蝠的 DNA 序列只有 0.25% 的差别，但是蝙蝠能够生存 25 年，比小鼠长 10 倍。所以，基因表达的调节似乎可能是导致不同种属寿命差异的主要原因。

虽然在同一种属内部寿命长短的变化也比较大，但在同系交配种系或者同卵双生子中比异卵双生子或者非双胞胎同胞的差异要小得多。而且，各种由遗传因素决定的综合征表现出明显（虽然不完全）的衰老加速特征。这些综合征包括早老症［Hutchison-Guilford，或 early onset progeria（早发性早老症）］、维尔纳综合征［Werner syndrome，或 adult-onset progeria（成人早老症）］和唐氏综合征（Down syndrome）[23]。虽然早老症综合征并没有表现为老年的完全表型，鉴定到引起这些特定综合征的基因，为了解老化过程的分子机制提供了线索。例如，我们现在知道维尔纳综合征是第 8 号染色体上的一个单一基因突变引起的，这个基因编码一个含解旋酶样结构域的蛋白[24,25]。同样，现已经证实 1 号染色体上的核纤层蛋白 A（LMNA）基因的一个突变是引起早发性早老症的原因[26]。毫无疑问，将来对这些蛋白质的功能研究将增加我们对衰老过程的理解。

在衰老的遗传控制方面，酵母衰老的研究也提供了很多信息。这些单细胞生物与哺乳动物细胞一样，其分裂次数是有限的。已经观察到"寿命"与大的染色体区段静默有关。这些静默基因的突变导致寿命延长[27]。所以，如果有某些基因调节正常衰老过程，或者至少与老年表型的发展相关，可以推测这些基因的获得性损伤可能影响衰老的速度。

这些年来提出了几种与此假设相关的理论。总的来说，这些理论假设 DNA 或者蛋白质的随机损伤积累，最终导致细胞功能失调、细胞死亡，以及随后器官功能失调和最后死亡。其中最突出的是体细胞突变理论[28]，它预测因为背景辐射造成遗传损伤累积，产生突变，最终导致功能衰退。后来又对这一理论作了一系列的细化，强调突变相互作用[29]，转移性元素[30]和 DNA 甲基化状态改变的重要性[31]。

内源性突变产生理论

一个相关的理论是 Burnet 提出的内源性突变产生理论，认为在不同种属发生内源性或者自发性突变的频率不同导致寿命也不同。与此密切相关的是 DNA 修复理论。起初这一理论引起人们极大兴奋，因为人们发现长寿动物比短寿动物的 DNA 修复更活跃。然而对同一物种内的纵向研究并没有发现 DNA 修复机制随年龄增长而持续减退。当然，这并不排除随年龄增长某些特定和关键 DNA 病变的修复可能发生改变。我们现在知道有多种 DNA 修复机制，包括碱基切除修复，转录偶联修复，甚至线粒体 DNA 修复机制等。影响一个修复机制或者修复机制的某个亚类的疾病可能导致 DNA 损伤和功能失调。

错误灾难理论

在另一个内源性 / 随机模型中，Orgel 提出了错误灾难理论[34]，他认为蛋白质合成中出现随机错误，当这种错误发生在与 DNA 或者 RNA 合成相关的蛋白质时，会导致 DNA 损伤，造成的损伤后果会传递给子代细胞。虽然这一模型具有吸引力，但是还没有发现证据说明随年龄增长蛋白质合成机制会出现损伤或者错误。然而有一备选蛋白质可能被最终证实受这种影响，这就是端粒酶。这一关键酶是维持端粒长度和细胞复制潜能所必需的。体外细胞老化与端粒酶活性降低相关[35]，但是这是否与整个机体的老化有关仍有不同意见[36]。

翻译后效应

一些观察得到的证据表明，外源性因素也参与了年龄相关的 DNA 和蛋白质损伤，其中很多因素是间接或者相关性的，但却总能导致损伤发生。现在看来，正如错误灾难理论预测的，在老化细胞内累积的异常蛋白质实际上反映了翻译后事件，如糖化作用或者氧化作用导致的交联。这一概念，即因为这些交联产生的损伤，使得关键蛋白质如胶原蛋白或者其他细胞外基质蛋白，以及 DNA 随年龄而发生功能异常，在理论上具有吸引力[37-39]。

糖化　产生交联的一个机制称为糖化，即葡萄糖与蛋白质氨基发生非酶促反应。推测在血清葡萄糖水平较高时容易发生糖化；所以，这一理论与我们观察到的老年人群的年龄相关性葡萄糖代谢失调和多发的高血糖相符合。当然，这些发现也恰恰指出了这个理论作为统一机制的缺陷，因为毫无疑问，血糖水平维持得好的个体仍然会发生老年特有的获得性改变。

自由基假设

另一个导致交联的机制是自由基产生的损伤，这也是Harman最初提出自由基假设的基础[40,41]。这一理论认为老化是由于含有未配对电子（自由基）的原子或者分子造成DNA和蛋白质损伤（如突变或者交联）导致的。这些高度反应性的物质是在不同代谢过程中产生的副产品，正常情况下内源性细胞抗氧化防御机制抑制自由基的产生。在体内过程中还产生硝酸盐自由基，同时也存在另一组氮自由基清除机制。如果随年龄增加自由基的产生也增加，或者清除自由基（如谷胱甘肽）或修复自由基损伤的防御机制衰退，累积的自由基损伤可导致DNA和蛋白质功能改变。这一观点被广泛接受，但支持它的证据并不充分。我们知道哺乳动物自由基的产生与寿命呈负相关[42]，同样，自由基抑制酶，如超氧化物歧化酶（superoxide dismutase），在寿命较长的物种水平较高。然而通过食物维生素E提高抗氧化机制只是在小鼠稍微提高了中位生存，而对最大寿命没有效果[43-45]。

在自由基损伤方面，线粒体功能引起了人们极大的兴趣，因为大量的氧化代谢和氧自由基的生成都发生在线粒体。虽然除了与产生能量有关的酶类之外，线粒体DNA还编码抗氧化的酶类，目前认为，由于这些反应性产物对线粒体DNA的损伤，能量的产生随年龄增长而下降。确实，在实验模型也发现线粒体损伤随年龄增加[46-48]，而且线粒体抗氧化酶类缺乏的基因剔除小鼠生存期缩短，支持这一机制的潜在重要性[49]。

目前支持自由基假说最令人信服的证据来自于Orr和Sohal的实验。在他们的实验中，转基因的果蝇产生的超氧化物歧化酶和过氧化氢酶（catalase）水平增高，其最大生存期比对照组大33%[26]。而且，我们知道果蝇产生高水平的自由基与其惊人的代谢需求相关，而当飞行能力被实验性阻碍时，其生存显著延长。然而这些发现的推广却受到质疑。人们注意到过表达自由基清除酶类的转基因小鼠寿命延长不明显[50]。所以，还不能得出结论说增强自由基清除机制可以延长哺乳动物寿命。

神经内分泌理论

从另一个方面来看，有很好的证据表明一种非随机的，可能是受遗传调控的内源性机制参与衰老过程。例如，神经内分泌理论提出神经元的减少及其相关激素功能的下降对衰老至关重要。下丘脑-垂体-肾上腺轴功能随年龄的衰退导致一系列生理性反应，最终形成“虚弱”表型。这一假设具有吸引力，因为已经明确神经内分泌轴调节发育以及卵巢和睾丸功能退化。此外，生长激素及相关因子[51]、脱氢表雄酮（dehydroepiandrosterone）[52]和第二性征类固醇[53]的年龄相关性下降与年龄相关损伤，包括非脂肪体重和骨密度的下降等有关。而且，应用这些激素或者相关激素药理性替代疗法已经成功逆转年龄相关的某些功能衰退[54,55]。

免疫理论

同样，也有人认为胸腺的退化及随后的免疫功能衰退（见下文“骨髓和胸腺：解剖学改变”）是调节衰老的关键因素。这一观点的基础是观察到免疫功能衰退发生在所有哺乳动物，但是在寿命较长的动物，其出现的时间也较晚。而且饮食限制与胸腺重量和可测量的免疫功能的维持，以及寿命的延长相关，提示在衰老过程中免疫功能也减退。

衰老与免疫相关的可能性也通过以下观察得以凸显，不同小鼠品系的最大寿命差别与主要组织相容性复合物的特定等位基因相关，这一等位基因编码免疫决定簇[58]。这一假设虽然有一些吸引力，但是并没有被广泛认可作为主要理论来解释衰老。这可能是与下列事实有关，即生物衰老是普遍现象，某些特征都是共同的，即使是在仅具有原始免疫功能或者根本没有免疫功能的生物也是如此。（对神经内分泌理论也一样）很明显，在减少早期死亡率方面，免疫系统有非常重要的意义，特别是对传染性疾病。然而在中年或者老年动物重建免疫并没有延长生存[59]。

■ 寿命：中位生存和最大生存

从研究衰老者的角度来说，中位［预期寿命（life expectancy）］与最大寿命（maximum life span）之间有重要区别。在过去的一个世纪，由于现代卫生和制冷技术，以及公共健康措施，包括疫苗接种和抗生素，中位生存得到大幅度提高[60]。早期死亡大大减少，越来越多的人能够活到老年。在今天的美国，从出生的预期中位生存大约是80岁[61]。中位生存是公共卫生官员和健康护理服务商所关心的。而最大生存则是对长寿和衰老感兴趣的老年病学家研究的焦点。

今天仍然活着的最长寿的人大约有120岁。有意思的是最长寿纪录一直保持稳定，上面提到的公共健康措施也没有对其有所改变。在实验室，已经确立了几种物种的最大寿命。如果没有被捕食、没有疾病或者被苍蝇拍打死，果蝇能生存30天，而C57BL/6小鼠在实验室环境下随时提供健康饮食可生存40个月。与在人类的健康相关介入不同，在低等生物进行的某些实验室介入与最大生存的延长相关。例如，在果蝇，产生额外拷贝的自由基清除酶类超氧化物歧化酶和过氧化氢酶的转基因后代比对照生存期延长33%[62]。在对低等物种的营养介入研究中，受控制的限制饮食摄入（饮食限制）已经成为研究衰老过程和最大生存的常用实验手段[63,64]。

■ 饮食限制

饮食限制通常是减少30%~40%的热量摄入，但要求提供足量的必需营养。饮食限制与老年相关疾病（包括癌症）出现的延迟和某些衰老生物标志出现的速率减低（即主要衰老过程的延缓）相关。关键问题仍然是：饮食限制效应的机制是什么，以及是否适用于高等生物？ 对后者而言，在美国已经有全面和互动的研究来观察非人类哺乳动物的饮食限制情况[65,66]，而人类的研究也正在进行中[67,68]。虽然这些研究中猴子的饮食限制在不同生理测量看来似乎表现出更加年轻的表型[65,69,70]，但是现在预测最大生存是否会受影响仍然为时过早。

■ 细胞衰老和机体衰老

在经过一定数量的分裂后，正常体细胞无一例外地进入一个不可逆的生长停滞状态，被称为**复制老化**的过程[71]。曾经有人提出细胞逃避老化调节就是肿瘤学家称之为恶性转化的过程。然而用复制老化的作用来解释机体老化仍然是激烈争论的话题。争论的焦点部分与下列事实有关，即某些生物（如果蝇、秀丽隐杆线虫）发生衰老过程，但是其所有成体细胞都是复制后的。

已经明确的是体外培养的人体细胞失去增殖能力是细胞的内在特征，与环境因素或者培养条件无关[71]。除非发生细胞转化，每一次分裂后细胞都会衰老。分裂次数比实际经过的时间更重要。所以，处于静止期数月的细胞，当被允许重新进入增殖环境时，与没有经过静止期的细胞分裂的次数大致相当。那么问题是这种体外现象是否与动物衰老有关[72]。虽然在比较不同物种时，复制潜能与寿命直接高度相关[73]，而在同一机体内不同组织和器官之间的增殖能力变化很大。所以，在骨髓或者肠道与年龄相关的改变可能与复制老化有关，而在肌肉或者大脑则可能有其他过程的参与。

衰老和造血

衰老是一种普遍现象，影响所有正常细胞、组织、器官系统和机体。相应的，骨髓也随年龄发生改变。与年龄相关的造血系统改变表现为骨髓细胞构成下降、骨髓增生性疾病[74]和贫血的风险增高[75-77]，以及适应性免疫力下降[78,79]。

■ 骨髓和胸腺：解剖学改变

造血组织占据的骨髓空间百分比从出生时的 90% 下降到 30 岁时的大约 50%，至 70 岁时只有约 30%[80,81]。胸腺也发生类似变化，退化发生得更早，解剖学上表现为淋巴组织减少而脂肪增多[82]，功能上表现为未致敏的淋巴细胞生成持续减少[59,83]（图 8-1）。脂肪侵入骨髓和胸腺导致造血组织体积减小。

虽然我们对年龄相关的骨髓改变已经了解得很多了，但是调节这些变化的具体机制还不肯定。例如，我们还不清楚年龄相关的骨髓脂肪扩张是衰老的原因呢还是其后果，以及在骨髓观察到的变化与胸腺中组织学上类似的改变是否有内在联系。因为血液和免疫功能的密切关系，以及他们随年龄发生的相同组织学变化，下面我们对血液和天然免疫均作讨论。

骨髓：干细胞

造血干细胞的个体发育是大家关注的焦点。在胎儿发育过程中，造血发生在不同器官，但是出生后，造血功能归于骨髓（见第 4 和第 6 章）。目前的证据显示，早期造血细胞出现在胚外的卵黄囊和胚内的背侧主动脉 - 性腺 - 中肾的腹壁内[84]。大约在妊娠第 5~6 周，从卵黄囊来的祖细胞种植于肝脏，此后肝脏成为宫内血细胞的主要来源[85]。大约在妊娠第 7 周，造血细胞也种植在脾脏[85]，而到妊娠第 12~14 周末，胎儿循环中可见到多能祖细胞[86]。大约在妊娠第 8~9 周，当卵黄囊造血本身将要消失时，胸腺开始产生 T 细胞[87]。从肝脏来源的 T 细胞前体种植于胸腺，并在此成熟和分化[88-90]。大约在妊娠第 14 周，骨髓腔中首先出现了造血细胞[91]，在出生时骨髓已经成为造血的主要场所。

广为接受的观点是干细胞池的数量或者功能随年龄下降，最终导致不能满足造血需求，但与此不同的是造血干细胞随年龄的变化似乎是个例外，至少在小鼠这个问题已经基本得到回答。早期工作证实系列骨髓移植可重建造血功能约 15~20 代[92]。而且老年骨髓的重建能力比年轻的还好[93]。随后一些研究人员利用不同技术得出结论说老年小鼠的 HSC 频率大约是年轻小鼠的 2 倍[94-97]。有证据提示 HSC 的内在功能随

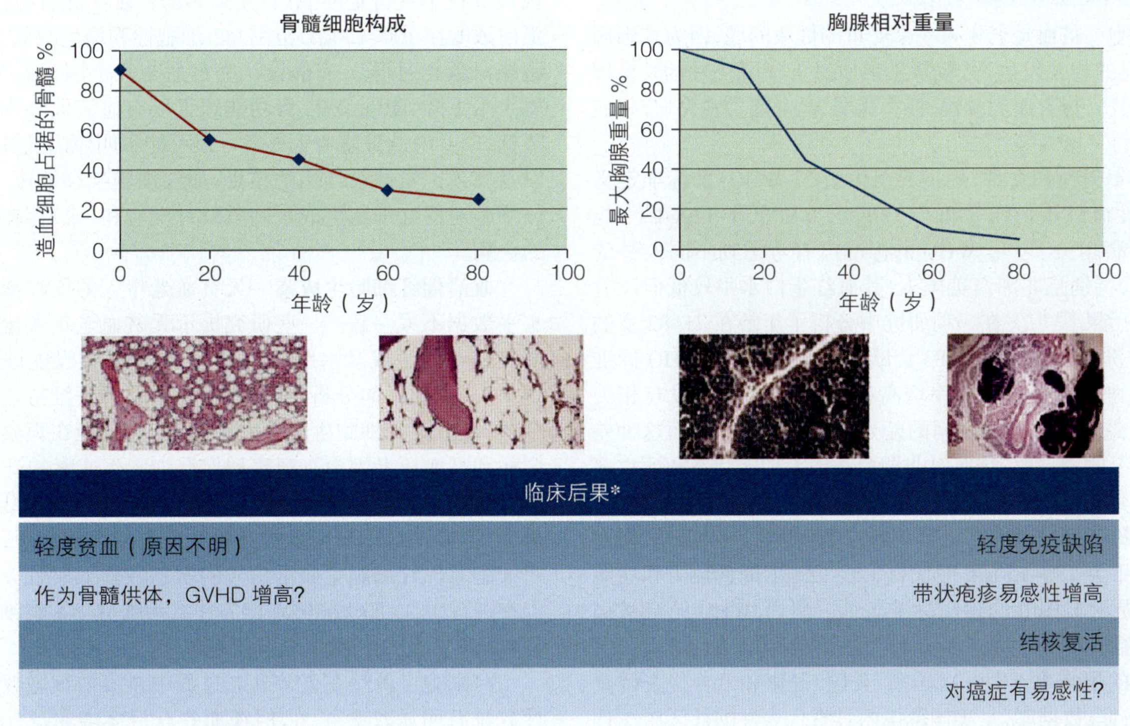

图 8-1　骨髓和胸腺的衰老。出生后骨髓细胞增生下降，与胸腺情况类似。在组织学上反映为脂肪组织增加。在没有疾病情况下，这些年龄相关的改变引起的临床后果是轻度贫血和免疫缺陷。后者反映为对某些感染（如带状疱疹或者潜伏性结核的复活）的易感性增高，并且可能对癌症的易感性也增高。GVHD，移植物抗宿主病。

年龄而变化，最明显的是系列分化潜能从淋巴系列向髓系的转换。这可能造成了在老年人观察到的血液中性粒细胞相对增高而淋巴细胞相对下降[98]。

骨髓也是免疫器官之一。B淋巴细胞的成熟过程始于骨髓，其前体细胞在骨髓获得表面免疫球蛋白。随年龄增加，来源于骨髓的T淋巴细胞前体数量下降[79]。所以，在某种程度上免疫功能随年龄的下降是骨髓衰老的结果。

成年期的骨髓

骨髓随年龄变化最明显的是细胞数量的下降[80]。在正常情况下，骨髓是唯一的造血场所。在病理情况下，当造血需求超过骨髓代偿机制时，可出现肝脏、脾脏和淋巴结等部位的髓外造血。直到青春期之前，整个骨骼仍然保持造血活性，但是到18岁时则只有椎骨、肋骨、胸骨、颅骨、骨盆、肱骨的近端骺区和股骨等部位仍然具有活跃造血，而其他骨髓部位则被脂肪组织取代。到40岁时，胸骨、肋骨、骨盆和椎骨由等量的造血组织和脂肪组成，此后造血细胞逐渐下降。到65岁时，骨髓造血细胞大约只有30%[80,81]，而骨髓脂肪相应增加。与年龄相关的骨重塑失衡，以及骨质疏松导致骨小梁减少，这本身也使血细胞生成减少[99]。骨髓脂肪的出现与骨质疏松的出现及其严重程度相关，两者在衰老中都非常明显[100]。此外，还发现与年龄相关的造血细胞质量的改变，包括X-染色体失活的偏离、端粒的缩短[101-103]、线粒体DNA突变的累积[104,105]和微核形成[106]等，其中任何一个都可能导致细胞功能失常。另外，生长激素的生成也随年龄而下降，这也与骨髓脂肪沉积相关[107]。给予老年大鼠生长激素可减少骨髓脂肪，并增加造血组织[108]。

血细胞随年龄的变化

红细胞 贫血是老年人一个严重的健康问题，因为其患病率高，明显的相关发病率，包括生活质量下降、精神抑郁、易摔倒、功能损伤、行走速度减慢、抓力减弱、运动能力丧失、合并症恶化及死亡率增高等[109,110]。

在老年男性和女性，用世界卫生组织(WHO)的标准定义贫血，男性血红蛋白水平低于130g/L，女性低于120g/L[111]，与死亡率增高相关[112-117]。WHO的标准没有考虑到不同人种的内在差别，特别是非洲裔美国人，其血红蛋白水平较低但没有明显不良后果[118,119]。在一项研究中分析了年龄在71~82岁的1018位非洲裔美国人和1583位欧洲裔美国人，按WHO标准定义的贫血在后者与死亡率增高相关，而在前者却没有相关性[118,119]。造成这些种族之间的差异的原因不明。然而这种差异是程度上的。一般，贫血对非洲裔美国人功能状态和死亡率的影响在其血红蛋白比欧裔美国人低10g/L时变得明显起来。建立贫血诊断标准的问题也与年龄有关。例如，老年妇女在血红蛋白水平为130~150g/L时比在120~129g/L时的体力和功能要好[120]，提示120g/L的诊断标准太低。然而，WHO的定义仍然是大多数流行病学调查和临床实验室的标准。

贫血的患病率 第三次国家(美国)健康和营养检查调查(NHANESⅢ)数据库，是美国范围内具有代表性的社区居民样本，被用来确定全美国人群年龄和性别特异的贫血患病率[121]。按照WHO的标准，在65岁以上的人群中，大约11%有贫血(表8-2)。贫血患病率在17~49岁之间的男性最低(1.4%)，在85岁以上的男性中最高(26.1%)。在65岁及以上的人群中，非洲裔美国人比欧洲裔或者西班牙裔美国人的患病率明显高。居住在社区与收容所的老年人群的贫血患病率不同。在身体虚弱的老年人中贫血更常见。例如，在护理家庭，贫血患病率接近50%或者更高[122-125]。

表8-2 按照WHO* 标准老年人贫血的患病率

研究	年龄(岁)	人群	患病率(%)
Guralnik、Eisenstaedt、Ferrucci等(2004)[121]	≥65	居住在社区的美国老年人	10.6
Ferrucci、Guralnik、Bandinelli等(2007)[241]	>70	居住在社区的意大利老年人	11
Denny、Kuchibhatla、Cohen(2006)[242]	≥71	居住在社区	24
Joosten、Pelemans、Hiele等(1992)[243]	≥65	住院病人	24†
Artz、Fergusson、Drinka等(2004)[122]	大多数≥65	护理家庭	48
Robinson、Artz、Culleton等(2007)[125]	≥65	护理家庭	59.6

* 世界卫生组织贫血标准：血红蛋白 <130g/L(成年男性)或 <120g/L(成年女性)。

† 在本研究中，贫血定义为血红蛋白 <115g/L。

不明原因的贫血 在年轻和中年人，血液学家很容易找出贫血的原因。然而，在老年人，大约有1/3的贫血病人通过常规检查找不到特定的原因(见表8-2)。通常贫血为轻度(血红蛋白浓度在100~120g/L范围)，正细胞性和增生减低(网织红细胞绝对数相对低)。有假设认为贫血与几个因素有关，包括睾酮水平下降、隐性炎症、肾功能损害伴有血清促红细胞生成素降低，以及隐性骨髓增生异常。很可能不明原因的贫血是这些以及其他因素综合作用的结果，如红细胞生存缩短、红细胞前体细胞对促红细胞生成素刺激没有反应和(或)存在诊断不明的疾病。

血清促红细胞生成素 无贫血老年人的促红细胞生成素水平数据不太一致。一些研究提示无贫血老年人比年轻成人的促红细胞生成素水平高[130-132]，但其他研究没能证实这些发现[10-12]。一项纵向分析表明，在血红蛋白水平维持正常的健康个体，血清促红细胞生成素水平逐渐升高，但在观察期患有糖尿病和高血压者则没有观察到促红细胞生成素的升高[133]。还没有找到血清促红细胞生成素水平随年龄升高的原因，但在理论上，可能是由于与年龄相关的红细胞生存期缩短，或者红系祖细胞对促红细胞生成素信号的敏感性降低所致。目前研究仍在进行中，以期望能够确定为什么为维持正常红细胞水平而不断增加对促红细胞生成素的需求。

白细胞 虽然在正常衰老过程中血液白细胞数或者分类计数没有明显改变[134,135]，但在那些有身体虚弱特征的老年人可以观察到中性粒细胞增高[98,136]。此外还注意到中性粒细胞有一些质的缺陷。例如，在老年人发现有对可溶性信号的呼吸爆发反应降低[134]、吞噬功能缺陷[135]以及中性粒细胞向应激部位的迁移功能受损[137]。虽然还不清楚引起这些功能改变的具体原因，但可能与白细胞肌动蛋白细胞骨架和受体表达的与年龄相关的改变有关[138]。在 40 岁时开始出现血液淋巴细胞数量的轻度下降，此后一直逐渐持续下降[139]。此外，还观察到老年人 T 淋巴细胞功能质的改变[140]，见下面"衰老和免疫"的讨论。

血小板　目前，关于年龄对血小板数的影响只限于从选择性人群获得的截面数据。从这些数据看来，血小板数没有或者很少受年龄的影响而变化[141-144]。至今还没有获得描述血小板数随年龄改变的纵向数据组，也没有结论性的研究描述年龄相关的血小板功能改变。

■ 凝血因子和抗凝因子

血浆因子浓度

一些血块形成和纤溶过程中的关键蛋白质随年龄发生特征性改变[145-147]。血浆因子Ⅶ凝血活性及抗原浓度[145-149]、因子Ⅷ C[132,147,149,150]以及 vWF[132,150]、纤维蛋白原[132,147,149,151]、纤维蛋白肽 A[132,147,148]和组织型纤溶酶原激活物（t-PA）抗原[132,152-154]随年龄增长而增高（见第 115 章、第 116 章和第 136 章，凝血蛋白及其调节的一般讨论）。在健康百岁老人中，活化的因子Ⅶ、凝血酶原活化肽、因子Ⅸ、因子Ⅹ以及凝血酶 - 抗凝血酶复合物浓度增高[147]。在男性和女性都出现年龄相关的蛋白 C 水平增高。衰老也与游离蛋白 S 水平增高相关[145]。相反，抗凝血酶Ⅲ在男性随年龄增长而降低，而在女性绝经后则随年龄增长而增高[155]。D- 二聚体和纤溶酶 - 抗纤溶酶复合物增高则提示伴有纤溶活性增高[147,156]。而血浆组织型纤溶酶原激活物（t-PA）抑制物水平随年龄增长而增高，女性的凝血酶 - 可活化纤溶抑制物（TAFI）也一样，而其酶原形式，羧肽酶原 U，则在男性和女性均随年龄增长而增高（见第 136 章纤溶的一般讨论）[158]。后者提示可能存在一个年龄依赖性的纤溶活性的折中[159]。所以，体外[147,160,161]和体内[162,163]试验均表明，促凝和纤溶活性（在某些研究中）似乎在老年人均增高。老年病人可表现对华法林（warfarin）的抗凝反应过强[164]。

衰老过程中的高凝状态

凝血系统的激活和促凝标志物的增加与动脉粥样硬化的发病相关[165,166]。然而，促凝标志物，最明显的是 D- 二聚体[167]、纤维蛋白原和因子Ⅷ，也随年龄增长而增高，事实上，这些促凝标志物的增高与衰老的相关性比与心血管疾病的相关性更高。老年人流行病学调查确定人群（EPESE）组，检查了 1729 位 70 岁及以上的受试者，发现年龄的增长与高水平 D- 二聚体相关[165,166]。例如，90~99 岁的受试者中有 23% 的 D- 二聚体水平高（>600μg/L），相比 80~89 岁年龄组的只有 13%，70~79 岁年龄组的为 7%[156]。在 19~96 岁的健康个体，纤维蛋白原浓度在 60 岁以上的个体比年轻个体明显增高[169]。在健康个体的一生当中，发现纤维蛋白原水平每 10 年增加 25mg/dl，在 65 岁以上的老年人中，超过 80% 其纤维蛋白原水平可高达 320mg/dl[170]。凝血激活的其他标志物，如纤溶酶原激活物抑制物 -1（PAI-1）和因子Ⅷ也随年龄增长而增高[150,171,172]。所以，衰老与凝血活化标志物相关。由此看来，引人注目的是静脉血栓和肺栓塞的发生率在老年人群急剧增高[173,174]。抗凝治疗引起的出血并发症在老年病人也增高。介入性研究还没有在无血栓史的正常个体找到预防性抗凝治疗有效的高危人群。

凝血及其功能衰退

EPESE 研究显示 D- 二聚体和白介素 -6（IL-6）与发病率和死亡率增高相关[156]。事实上，D- 二聚体与不利后果的相关性比 IL-6 更强。在本研究和其他研究中[176-178]，D- 二聚体和其他凝血激活的标志物与多种不同功能域受限有关，包括日常生活中的独立活动（IADL），下肢功能，以及认知力测试中的表现等。凝血标志物随年龄的改变比其他衰老生物标志物出现得早，所以，有人认为它们可以作为那些功能衰退危险性增高的老年人的早期预测[179]。

在动物也观察到这样的年龄相关的凝血因子危险相关性。例如，当比较限制 C57BL/6J 小鼠活动产生的相关应急时，老的小鼠比年轻小鼠表达的 PAI-1 信使 RNA（mRNA）在几乎所有组织均明显增高[180]。老小鼠的组织因子（TF）mRNA 表达水平也比年轻小鼠高[180]。在这两个试验模型中，老小鼠均出现微血栓增多，多个器官系统分布有血块。

在人类，抑郁和（或）精神压力均与凝血活性增加[181-183]和纤溶活性降低相关[184]。在没有心血管疾病的老年人个体，体力耗竭（经常被用来区别虚弱和非虚弱个体的特征）与炎症因子和凝血因子的显著增高相关。通过纤维蛋白原、C- 反应蛋白和白细胞水平可评估炎症因子和凝血因子状态[181]。与非虚弱组相比，心血管健康研究中的虚弱和前虚弱个体的纤维蛋白原、因子Ⅷ和 D- 二聚体水平显著增高。即使调整心血管疾病和糖尿病的出现，这些因子增高与虚弱的相关性仍然存在[185]。当在同龄组与非虚弱个体比较时，虚弱也与静脉血栓栓塞的风险增高相关，特别是与因子Ⅷ水平增高相关[186]。

衰老和免疫

不管是否与主要衰老过程相关，胸腺发生非常特征性的退化改变，比其他随年龄发生的表型改变要早得多。其后果之一便是未致敏的 T 淋巴细胞生成减少[187]。尽管如此，总淋巴细胞数并未明显下降，因为循环 T 细胞能够扩张补充新生 T 淋巴细胞的生成不足。然而，当循环 T 细胞扩张时，抗原识别的范围变窄。胸腺退化可能是缘于老化的 T 细胞前体细胞群[188]，由于 T 细胞受体 β 基因重排缺陷[189,190]，自身肽表达胸腺上皮的丢失[191]，和（或）因为胸腺营养性细胞因子[192]的缺失所致。胸腺上皮细胞产生多种集落刺激因子和造血细胞因子，如 IL-1、IL-3、IL-6、IL-7、转化生长因子 -β、抑癌蛋白 M（OSM）和白血病抑制因子（LIF）[193-195]，这些因子影响 T 细胞生成的复杂过程。有人提出，胸腺萎缩和胸腺细胞生成减低为一主动过程，由上调胸腺抑制性细胞因子（LIF、IL-6 和 OSM）介导，这些因子的上调导致外周 T 淋巴细胞功能随年龄发生改变（参见第 76 和 78 章 T 淋巴细胞生物学的一般讨论）[196]。

血液总 T 细胞群有一明显的向具有记忆 T 细胞标志的淋巴细胞的转换[197]，其中很多这类细胞被认为已经达到了复制老化状态[198]。随外周未接触抗原的 T 细胞数量减少而越来越多的记忆 T 细胞又老化，老年人对老的和新的抗原产生免疫反应有困难，对疫苗接种反应有障碍。对疫苗反应能力的下降也可能是由于衰老改变了抗原递呈所致。在 T 辅助细胞亚群里，存在由 T 辅助细胞 1 型（Th1）向 Th2 的转换[199]，这影响了细胞因子的产生以及整个免疫反应。

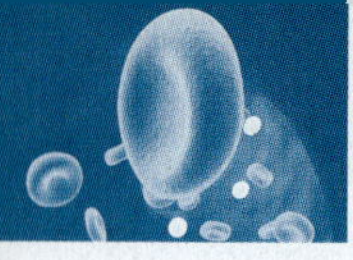

除了在骨髓和胸腺中的变化外，在次级淋巴组织（脾脏和淋巴结）的副皮质区和髓质区内也发生类似与年龄相关的形态改变，这些改变包括副皮质区和髓质区的缩小以及生发中心内的脂肪沉积[200,201]。现在仍然不清楚这些变化对与衰老相关的免疫功能总的改变有多大的影响。

对淋巴细胞功能随年龄而发生广泛的变化已经有所报道；但是要罗列所有这些变化已经超出了本章的范畴。这些淋巴细胞功能的改变在几篇综述里已有详细阐述[11,202-205]。简言之，T细胞群向记忆T细胞转换[197]，这些记忆T细胞在抗原反复刺激下达到复制衰老[198]。随着外周未致敏T淋巴细胞的相对和绝对数量的减少，以及功能缺乏的老化记忆T细胞数量的积累，老年人初级和次级免疫反应能力下降。

在与年龄相关的淋巴细胞功能发生改变的同时，循环中的促炎症细胞因子水平也升高，甚至在没有明显炎症性疾病时，有些促炎症细胞因子也可达到可检出水平。典型的是IL-6。年轻成人的IL-6表达受到严格调控，在没有炎症情况时其血清水平一般检测不到或者非常低。在动物实验中发现，在脂多糖或者其他丝裂原刺激后，外周单个核细胞和淋巴细胞产生的IL-6升高[206,207]。与此相似，人类在衰老时血清IL-6水平也明显升高[208-212]。其他炎症蛋白，包括肿瘤坏死因子（TNF）-α和C-反应蛋白在老年人也增高[213-215]。老年小鼠内脏脂肪组织表达的IL-6和TNF-α水平比年轻小鼠的要高[216]，所以，与年龄相关的IL-6升高可能是上面提到的代谢转换引起的。

临床后果

骨髓老化

虽然骨髓随年龄发生可检测到的改变，其中最明显的是造血细胞数量的下降，但是出现了明显的代偿性干细胞改变使得在整个生命过程中能够维持正常或者接近正常的血细胞数量。从同种异体造血干细胞移植的经验来看，从一个65岁老人贡献的骨髓给一个人类白细胞抗原匹配的年轻人，移植的骨髓可支持受体一辈子的造血，当然，从老年供体来源的同种异体骨髓发生移植物抗宿主病的机会要大[217]。

原因不明的贫血

骨髓含有可连续种植的细胞系，就此而言，单独由于衰老而发生的改变却微不足道（在没有疾病的情况下），这显得不同寻常。然而，不明原因的贫血却占了老年人贫血病例的高达三分之一，而且其发生率随年龄增长而增高[218]。

老年人不明原因贫血大多数均较轻微，血红蛋白水平大约比WHO标准低10g/L。通常红细胞大小正常，血片检查也发现不了红细胞血管内破坏的证据，或者提示骨髓增生异常的形态学特征。虽然炎症细胞因子水平可增高，但是炎症的严重程度并不足以使肝脏抗菌多肽（hepcidin）水平增高；所以，这种贫血的病理发生与慢性疾病引起的贫血截然不同。因为不明原因的贫血通常较轻微，很容易被忽略。在一项包括甚至具有更加明显贫血老年病人的基于人群的实验研究中，这些老年病人的病历记录中对75%的病人根本没有把贫血作为问题记录下来[112]。然而，这种不经意的接受老年人血红蛋白水平降低并不可取[109]。轻度贫血不仅与重要功能的降低相关[113,219-222]，而且纵向研究也表明，即使轻度贫血的个体，其死亡率也增高[115,120,223]。此外，美国退伍军人管理局的国家手术质量改进（Veterans Administration National Surgical Quality Improvement）数据库的一项回顾性实验研究显示，在310 311位65岁及以上进行过非心脏手术的个体中，当血细胞比容低于39%时，血细胞比容每降低一个百分点，30天死亡率和心脏病发生率增加1.6%[216]。所以，虽然年轻个体可以耐受轻度贫血，在很多老年个体，轻度贫血与重要不良后果相关。尽管如此，现在还没有确定是否纠正不明原因贫血将改善患者生活质量、体力状况或者生存。

在患有不明原因贫血的老年病人，出现大红细胞症、血小板减少症、中性粒细胞减少症、脾脏肿大或者由于发热、寒战或体重下降引起的全身症状；或者出现早期饱腹感或骨痛等，都应该促使医生考虑评估患者是否是由于巨幼细胞贫血、骨髓增生异常或者其他原因引起骨髓功能失调，这些疾病的发生率大多数随年龄增长而增加。

免疫衰老

上面已经简要介绍了免疫功能随年龄发生的复杂变化，其他章节有更详细论述。这些描述的免疫功能改变可解释与年龄相关的对某些感染（带状疱疹，结核复活）的易感性，以及不能对疫苗产生足够的反应（例如，对流感血凝素）。在老年人所经常见到的更加严重的免疫缺陷最常反映了并发疾病的有害作用，以及使用药物处理这些疾病产生的副作用；这些疾病的发生大多数随年龄增长而更加常见。

炎症、凝血功能失调和虚弱

目前认为，在慢性炎症刺激的基础上，存在与年龄相关的凝血和纤溶途径激活，有利于血栓形成。超过80%的年龄在65岁及以上的老年人纤维蛋白原水平通常增高，可超过320mg/dl。同样，对EPESE（包括1727位社区居住的老年人）D-二聚体水平分析时发现D-二聚体有与年龄相关的增高，

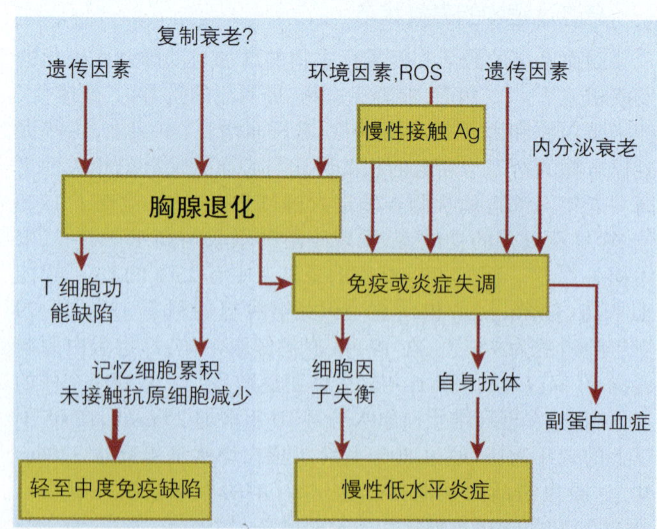

图 8-2 免疫和衰老。胸腺的退化与很多不同因素有关，其结果是轻度至中度免疫缺陷。随年龄增长，还观察到炎症通路也失调，其临床意义可能更重要。Ag，抗原；ROS，反应性氧自由基（reactive oxygen species）。

而且这与总的体能下降相关。此外，结合D-二聚体和IL-6水平，发现两者水平均升高的个体在4年间隔期的死亡率风险最大。在心血管健康研究（Cardiovascular Health Study）中，其中包括了相对健康的老年人，即使经过与其他心血管危险因素调整，纤维蛋白原和因子Ⅷ水平增高与心血管疾病和死亡率风险升高相关。总结目前认为是可靠的文献，IL-6、TNF-α、D-二聚体和C-反应蛋白水平升高，每一项均与不良生理后果相关，包括下肢肌肉重量和力量下降、认知功能减退、胰岛素耐受、亚临床和临床心血管疾病、肾脏功能不全、骨矿物质密度丢失、抑郁症、贫血、痴呆症和死亡等。所以，大家逐渐取得一致意见，认为炎症介质被激活至少部分引起衰老的生理变化，这些通路失调，以致重要的功能受到损伤（图8-2）。

翻译：刘建湘

参考文献

1. Kinsella K, Velkoff VA: *An Aging World*. Vol. Series P95/01–1. US Government Printing Office, US Census Bureau, Washington, DC, 2001.
2. Walston J, Hadley EC, Ferrucci L, et al: Research agenda for frailty in older adults: Toward a better understanding of physiology and etiology: Summary from the American Geriatrics Society/National Institute on Aging Research conference on frailty in older adults. *J Am Geriatr Soc* 54:991, 2006.
3. Shock NW, Gueulich RC, Andres R: *Normal human aging: The Baltimore Longitudinal Study of Aging*. NIH U.S. Public Health Service, Washington, DC. Publication No. 84–2450. 1984.
4. Lindeman RD: Overview: Renal physiology and pathophysiology of aging. *Am J Kidney Dis* 16:275, 1990.
5. Gazit R, Weissman IL, Rossi DJ: Hematopoietic stem cells and the aging hematopoietic system. *Semin Hematol* 45:218, 2008.
6. Rossi DJ, Bryder D, Zahn JM, et al: Cell intrinsic alterations underlie hematopoietic stem cell aging. *Proc Natl Acad Sci U S A* 102:9194, 2005.
7. Sudo K, Ema H, Morita Y, Nakauchi H: Age-associated characteristics of murine hematopoietic stem cells. *J Exp Med* 192:1273, 2000.
8. Artz AS: Anemia and the frail elderly. *Semin Hematol* 45:261, 2008.
9. Chaves PHM: Functional outcomes of anemia in older adults. *Semin Hematol* 45:255, 2008.
10. Pawelec G, Larbi A: Immunity and ageing in man: Annual review 2006/2007. *Exp Gerontol* 43:34, 2008.
11. Longo DL: Immunology of aging, in *Fundamental Immunology*, 5th ed, edited by WE Paul, p 1043. Lippicott, Williams and Wilkins, Philadelphia, 2003.
12. Dubrow EL: Reactivation of tuberculosis: A problem of aging. *J Am Geriatr Soc* 24:481, 1976.
13. Nagami PH, Yoshikawa TT: Tuberculosis in the geriatric patient. *J Am Geriatr Soc* 31:356, 1983.
14. Arvin A: Aging, immunity, and the varicella-zoster virus. *N Engl J Med* 352:2266, 2005.
15. Schmader K: Herpes zoster in older adults. *Clin Infect Dis* 32:1481, 2001.
16. Arden NH, Patriarca PA, Kendal A: Experiences in the use and efficacy of inactivated influenza vaccine in the nursing home. *Options for the Control of Influenza*, edited by AP Kendal, PA Patriarca, p 155. Alan Liss, New York, 1986.
17. Deng Y, Jing Y, Campbell AE, Gravenstein S: Age-related impaired type 1 T cell responses to influenza: Reduced activation ex vivo, decreased expansion in CTL culture in vitro, and blunted response to influenza vaccination in vivo in the elderly. *J Immunol* 172:3437, 2004.
18. Hilleman MR: Realities and enigmas of human viral influenza: Pathogenesis, epidemiology and control. *Vaccine* 20:3068, 2002.
19. Powers DC, Sears SD, Murphy BR, et al: Systemic and local antibody responses in elderly subjects given live or inactivated influenza A virus vaccines. *J Clin Microbiol* 27:2666, 1989.
20. Kaesberg PR, Ershler WB: The importance of immune senescence in the incidence and malignant properties of cancer in hosts of advanced age. *J Gerontol* 44:63, 1989.
21. Miller RA: The cell biology of aging: Immunological models. *J Gerontol* 44:B4, 1989.
22. Radl J: Age-related monoclonal gammopathies: Clinical lessons from the aging C57BL mouse. *Immunol Today* 11:234, 1990.
23. Martin GM: The genetics of aging. *Hosp Pract (Off Ed)* 32:47, 55, 59 passim, 1997.
24. Yu CE, Oshima J, Fu YH, et al: Positional cloning of the Werner's syndrome gene. *Science* 272:258, 1996.
25. Yu CE, Oshima J, Wijsman EM, et al: Mutations in the consensus helicase domains of the Werner syndrome gene. Werner's Syndrome Collaborative Group. *Am J Hum Genet* 60:330, 1997.
26. Merideth MA, Gordon LB, Clauss S, et al: Phenotype and course of Hutchinson-Gilford progeria syndrome. *N Engl J Med* 358:592, 2008.
27. Kennedy BK, Guarente L: Genetic analysis of aging in *Saccharomyces cerevisiae*. *Trends Genet* 12:355, 1996.
28. Szilard L: On the nature of the aging process. *Proc Natl Acad Sci U S A* 45:30, 1959.
29. Morley AA: Is ageing the result of dominant and co-dominant mutations? *J Theor Biol* 98:469, 1982.
30. Cummings DJ: Mitochondrial DNA in *Podospora anserina*. A molecular approach to cellular senescence. *Monogr Dev Biol* 17:254, 1984.
31. Fairweather DS, Fox M, Margison GP: The *in vitro* life span of MRC-5 cells is shortened by 5-azacytidine-induced demethylation. *Exp Cell Res* 168:153, 1987.
32. Burnet M: *Intrinsic Mutagenesis: A Genetic Approach for Aging*. Wiley, New York, 1974.
33. Hart RW, Setlow RB: Correlation between deoxyribonucleic acid excision-repair and life-span in a number of mammalian species. *Proc Natl Acad Sci U S A* 71:2169, 1974.
34. Orgel LE: The maintenance of the accuracy of protein synthesis and its relevance to ageing. *Proc Natl Acad Sci U S A* 49:517, 1963.
35. Allsopp RC, Vaziri H, Patterson C, et al: Telomere length predicts replicative capacity of human fibroblasts. *Proc Natl Acad Sci U S A* 89:10114, 1992.
36. Longo DL: Telomere dynamics in aging: Much ado about nothing? [guest editorial]. *J Gerontol A Biol Sci Med Sci*. 64A:963, 2009.
37. Bjorkstein J: Cross linkage and the aging process, in *Theoretical Aspects of Aging*, edited by M Rothstein, p 43. Academic Press, New York, 1974.
38. Kohn RR: *Principles of Mammalian Aging*, 2 ed. Prentice Hall, Englewood Cliffs, NJ, 1978.
39. Kreisle RA, Stebler BA, Ershler WB: Effect of host age on tumor-associated angiogenesis in mice. *J Natl Cancer Inst* 82:44, 1990.
40. Harman D: Aging: A theory based on free radical and radiation chemistry. *J Gerontol* 11:298, 1956.
41. Harman D: The aging process. *Proc Natl Acad Sci U S A* 78:7124, 1981.
42. Sohal RS, Svensson I, Sohal BH, Brunk UT: Superoxide anion radical production in different animal species. *Mech Ageing Dev* 49:129, 1989.
43. Sohal RS, Sohal BH, Brunk UT: Relationship between antioxidant defenses and longevity in different mammalian species. *Mech Ageing Dev* 53:217, 1990.
44. Sohal RS, Weindruch R: Oxidative stress, caloric restriction, and aging. *Science* 273:59, 1996.
45. Perez VI, Van Remmen H, Bokov A, et al: The overexpression of major antioxidant enzymes does not extend the life span of mice. *Aging Cell* 8:73, 2009.
46. Lee CM, Chung SS, Kaczkowski JM, et al: Multiple mitochondrial DNA deletions associated with age in skeletal muscle of rhesus monkeys. *J Gerontol* 48:B201, 1993.
47. Melov S, Shoffner JM, Kaufman A, Wallace DC: Marked increase in the number and variety of mitochondrial DNA rearrangements in aging human skeletal muscle. *Nucleic Acids Res* 23:4122, 1995.
48. Schwarze SR, Lee CM, Chung SS, et al: High levels of mitochondrial DNA deletions in skeletal muscle of old rhesus monkeys. *Mech Ageing Dev* 83:91, 1995.
49. Li Y, Huang TT, Carlson EJ, et al: Dilated cardiomyopathy and neonatal lethality in mutant mice lacking manganese superoxide dismutase. *Nat Genet* 11:376, 1995.
50. Epstein CJ, Avraham KB, Lovett M, et al: Transgenic mice with increased Cu/Zn-superoxide dismutase activity: Animal model of dosage effects in Down syndrome. *Proc Natl Acad Sci U S A* 84:8044, 1987.
51. Harris TB, Kiel D, Roubenoff R, et al: Association of insulin-like growth factor-I with body composition, weight history, and past health behaviors in the very old: The Framingham Heart Study. *J Am Geriatr Soc* 45:133, 1997.
52. Birkenhager-Gillesse EG, Derksen J, Lagaay AM: Dehydroepiandrosterone sulphate (DHEAS) in the oldest old, aged 85 and over. *Ann N Y Acad Sci* 719:543, 1994.
53. Rudman D, Drinka PJ, Wilson CR, et al: Relations of endogenous anabolic hormones and physical activity to bone mineral density and lean body mass in elderly men. *Clin Endocrinol (Oxf)* 40:653, 1994.
54. Hobbs CJ, Plymate SR, Rosen CJ, Adler RA: Testosterone administration increases insulin-like growth factor-I levels in normal men. *J Clin Endocrinol Metab* 77:776, 1993.
55. Rudman D, Feller AG, Nagraj HS, et al: Effects of human growth hormone in men over 60 years old. *N Engl J Med* 323:1, 1990.
56. Walford R: *The Immunological Theory of Aging*. Williams and Wilkins, Baltimore, MD, 1969.
57. Makinodan T, Kay MM: Age influence on the immune system. *Adv Immunol* 29:287, 1980.
58. Smith GS, Walford RL: Influence of the main histocompatibility complex on ageing in mice. *Nature* 270:727, 1977.
59. Hirokawa K: Understanding the mechanism of the age-related decline in immune function. *Nutr Rev* 50:361, 1992.
60. Christensen K, Vaupel JW: Determinants of longevity: Genetic, environmental and medical factors. *J Intern Med* 240:333, 1996.
61. World Health Prospects: *The 2006 Revision*. Population Division, Department of Economic and Social Affairs, United Nations, 2007. Available at www.un.org/esa/population/ordering.htm.
62. Orr WC, Sohal RS: Extension of life-span by overexpression of superoxide dismutase and catalase in Drosophila melanogaster. *Science* 263:1128, 1994.
63. Anderson RM, Shanmuganayagam D, Weindruch R: Caloric restriction and aging: Studies in mice and monkeys. *Toxicol Pathol* 37:47, 2009.
64. Mattson MP: Dietary factors, hormesis and health. *Ageing Res Rev* 7:43, 2008.
65. Ramsey JJ, Colman RJ, Binkley NC, et al: Dietary restriction and aging in rhesus monkeys: The University of Wisconsin study. *Exp Gerontol* 35:1131, 2000.
66. Lane MA, Roth GS, Ingram DK: Caloric restriction mimetics: A novel approach for biogerontology. *Methods Mol Biol* 371:143, 2007.
67. Heilbronn LK, de Jonge L, Frisard MI, et al: Effect of 6-month calorie restriction on biomarkers of longevity, metabolic adaptation, and oxidative stress in overweight individuals: A randomized controlled trial. *JAMA* 295:1539, 2006.
68. Redman LM, Martin CK, Williamson DA, Ravussin E: Effect of caloric restriction in non-obese humans on physiological, psychological and behavioral outcomes. *Physiol Behav* 94:643, 2008.
69. Fowler CG, Chiasson KB, Hart DB, et al: Tympanometry in rhesus monkeys: Effects

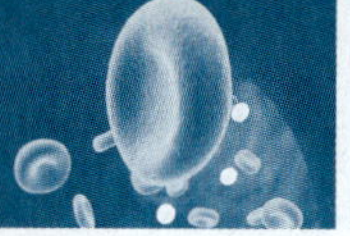

of aging and caloric restriction. *Int J Audiol* 47:209, 2008.

70. Raman A, Ramsey JJ, Kemnitz JW, et al: Influences of calorie restriction and age on energy expenditure in the rhesus monkey. *Am J Physiol Endocrinol Metab* 292:E101, 2007.
71. Hayflick L: The limited *in vitro* lifetime of human diploid cell strains. *Exp Cell Res* 37:614, 1965.
72. Cristofalo VJ, Lorenzini A, Allen RG, et al: Replicative senescence: A critical review. *Mech Ageing Dev* 125:827, 2004.
73. Rohme D: Evidence for a relationship between longevity of mammalian species and life spans of normal fibroblasts *in vitro* and erythrocytes *in vivo*. *Proc Natl Acad Sci U S A* 78:5009, 1981.
74. Lichtman MA, Rowe JM: The relationship of patient age to the pathobiology of the clonal myeloid diseases. *Semin Oncol* 31:185, 2004.
75. Beghe C, Wilson A, Ershler WB: Prevalence and outcomes of anemia in geriatrics: A systematic review of the literature. *Am J Med* 116 Suppl 7A:3S, 2004.
76. Cesari M, Penninx BW, Lauretani F, et al: Hemoglobin levels and skeletal muscle: Results from the InCHIANTI study. *J Gerontol A Biol Sci Med Sci* 59:249, 2004.
77. Cesari M, Penninx BW, Pahor M, et al: Inflammatory markers and physical performance in older persons: The InCHIANTI study. *J Gerontol A Biol Sci Med Sci* 59:242, 2004.
78. Hakim FT, Gress RE: Immunosenescence: Deficits in adaptive immunity in the elderly. *Tissue Antigens* 70:179, 2007.
79. Linton PJ, Dorshkind K: Age-related changes in lymphocyte development and function. *Nat Immunol* 5:133, 2004.
80. Hartsock RJ, Smith EB, Petty CS: Normal variations with aging of the amount of hematopoietic tissue in bone marrow from the anterior iliac crest. A study made from 177 cases of sudden death examined by necropsy. *Am J Clin Pathol* 43:326, 1965.
81. Ricci C, Cova M, Kang YS, et al: Normal age-related patterns of cellular and fatty bone marrow distribution in the axial skeleton: MR imaging study. *Radiology* 177:83, 1990.
82. Steinmann GG, Klaus B, Muller-Hermelink HK: The involution of the ageing human thymic epithelium is independent of puberty. A morphometric study. *Scand J Immunol* 22:563, 1985.
83. Haynes BF, Sempowski GD, Wells AF, Hale LP: The human thymus during aging. *Immunol Res* 22:253, 2000.
84. Tavian M, Coulombel L, Luton D, et al: Aorta-associated CD34+ hematopoietic cells in the early human embryo. *Blood* 87:67, 1996.
85. Abe J: Immunocytochemical characterization of lymphocyte development in human embryonic and fetal livers. *Clin Immunol Immunopathol* 51:13, 1989.
86. Campagnoli C, Fisk N, Overton T, et al: Circulating hematopoietic progenitor cells in first trimester fetal blood. *Blood* 95:1967, 2000.
87. Kurtzberg J, Denning SM, Nycum LM, et al: Immature human thymocytes can be driven to differentiate into nonlymphoid lineages by cytokines from thymic epithelial cells. *Proc Natl Acad Sci U S A* 86:7575, 1989.
88. Fowlkes BJ, Pardoll DM: Molecular and cellular events of T cell development. *Adv Immunol* 44:207, 1989.
89. Donskoy E, Goldschneider I: Thymocytopoiesis is maintained by blood-borne precursors throughout postnatal life. A study in parabiotic mice. *J Immunol* 148:1604, 1992.
90. Rothenberg EV: The development of functionally responsive T cells. *Adv Immunol* 51:85, 1992.
91. Charbord P, Tavian M, Humeau L, Peault B: Early ontogeny of the human marrow from long bones: An immunohistochemical study of hematopoiesis and its microenvironment. *Blood* 87:4109, 1996.
92. Harrison DE, Astle CM: Loss of stem cell repopulating ability upon transplantation. Effects of donor age, cell number, and transplantation procedure. *J Exp Med* 156:1767, 1982.
93. Harrison DE: Long-term erythropoietic repopulating ability of old, young, and fetal stem cells. *J Exp Med* 157:1496, 1983.
94. de Haan G, Van Zant G: Dynamic changes in mouse hematopoietic stem cell numbers during aging. *Blood* 93:3294, 1999.
95. Harrison DE, Astle CM, Stone M: Numbers and functions of transplantable primitive immunohematopoietic stem cells. Effects of age. *J Immunol* 142:3833, 1989.
96. Liang Y, Van Zant G, Szilvassy SJ: Effects of aging on the homing and engraftment of murine hematopoietic stem and progenitor cells. *Blood* 106:1479, 2005.
97. Sudo K, Ema H, Morita Y, Nakauchi H: Age-associated characteristics of murine hematopoietic stem cells. *J Exp Med* 192:1273, 2000.
98. Leng SX, Hung W, Cappola AR, et al: White blood cell counts, insulinlike growth factor-1 levels, and frailty in community-dwelling older women. *J Gerontol A Biol Sci Med Sci* 64A:499, 2009.
99. Justesen J, Stenderup K, Ebbesen EN, et al: Adipocyte tissue volume in bone marrow is increased with aging and in patients with osteoporosis. *Biogerontology* 2:165, 2001.
100. Verma S, Rajaratnam JH, Denton J, et al: Adipocytic proportion of bone marrow is inversely related to bone formation in osteoporosis. *J Clin Pathol* 55:693, 2002.
101. De Meyer T, De Buyzere ML, Langlois M, et al: Lower red blood cell counts in middle-aged subjects with shorter peripheral blood leukocyte telomere length. *Aging Cell* 7:700, 2008.
102. Greider CW: Telomeres and senescence: The history, the experiment, the future. *Curr Biol* 8:R178, 1998.
103. Frenck RW Jr, Blackburn EH, Shannon KM: The rate of telomere sequence loss in human leukocytes varies with age. *Proc Natl Acad Sci U S A* 95:5607, 1998.
104. Gattermann N: Mitochondrial DNA mutations in the hematopoietic system. *Leukemia* 18:18, 2004.
105. Kadenbach B, Munscher C, Frank V, et al: Human aging is associated with stochastic somatic mutations of mitochondrial DNA: *Mutat Res* 338:161, 1995.
106. Bolognesi C, Abbondandolo A, Barale R, et al: Age-related increase of baseline frequencies of sister chromatid exchanges, chromosome aberrations, and micronuclei in human lymphocytes. *Cancer Epidemiol Biomarkers Prev* 6:249, 1997.
107. Lamberts SW, van den Beld AW, van der Lely AJ: The endocrinology of aging. *Science* 278:419, 1997.
108. French RA, Broussard SR, Meier WA, et al: Age-associated loss of bone marrow hematopoietic cells is reversed by GH and accompanies thymic reconstitution. *Endocrinology* 143:690, 2002.
109. Nissenson AR, Goodnough LT, Dubois RW: Anemia: Not just an innocent bystander? *Arch Intern Med* 163:1400, 2003.
110. Balducci L, Ershler WB, Bennett JM, eds. *Anemia in the Elderly*. Springer, New York, 2007.
111. Blanc B, Finch CA, Hallberg L: Nutritional anaemias. Report of a WHO Scientific Group. *World Health Organ Tech Rep Ser* 405:1, 1968.
112. Ania BJ, Suman VJ, Fairbanks VF, et al: Incidence of anemia in older people: An epidemiologic study in a well defined population. *J Am Geriatr Soc* 45:825, 1997.
113. Chaves PH, Ashar B, Guralnik JM, Fried LP: Looking at the relationship between hemoglobin concentration and prevalent mobility difficulty in older women. Should the criteria currently used to define anemia in older people be reevaluated? *J Am Geriatr Soc* 50:1257, 2002.
114. Culleton BF, Manns BJ, Zhang J, et al: Impact of anemia on hospitalization and mortality in older adults. *Blood* 107:3841, 2006.
115. Izaks GJ, Westendorp RG, Knook DL: The definition of anemia in older persons. *JAMA* 281:1714, 1999.
116. Zakai NA, Katz R, Hirsch C, et al: A prospective study of anemia status, hemoglobin concentration, and mortality in an elderly cohort: The Cardiovascular Health Study. *Arch Intern Med* 165:2214, 2005.
117. Penninx BW, Pahor M, Woodman RC, Guralnik JM: Anemia in old age is associated with increased mortality and hospitalization. *J Gerontol A Biol Sci Med Sci* 61:474, 2006.
118. Beutler E, West C: Hematologic differences between African-Americans and whites: The roles of iron deficiency and alpha-thalassemia on hemoglobin levels and mean corpuscular volume. *Blood* 106:740, 2005.
119. Patel KV, Harris TB, Faulhaber M, et al: Racial variation in the relationship of anemia with mortality and mobility disability among older adults. *Blood* 109:4663, 2007.
120. Chaves PH, Xue QL, Guralnik JM, et al: What constitutes normal hemoglobin concentration in community-dwelling disabled older women? *J Am Geriatr Soc* 52:1811, 2004.
121. Guralnik JM, Eisenstaedt RS, Ferrucci L, et al: Prevalence of anemia in persons 65 years and older in the United States: Evidence for a high rate of unexplained anemia. *Blood* 104:2263, 2004.
122. Artz AS, Fergusson D, Drinka PJ, et al: Prevalence of anemia in skilled-nursing home residents. *Arch Gerontol Geriatr* 39:201, 2004.
123. Gaskell H, Derry S, Andrew Moore R, McQuay HJ: Prevalence of anaemia in older persons: Systematic review. *BMC Geriatr* 8:1, 2008.
124. Pandya N, Bookhart B, Mody SH, et al: Study of anemia in long-term care (SALT): Prevalence of anemia and its relationship with the risk of falls in nursing home residents. *Curr Med Res Opin* 24:2139, 2008.
125. Robinson B, Artz AS, Culleton B, et al: Prevalence of anemia in the nursing home: Contribution of chronic kidney disease. *J Am Geriatr Soc* 55:1566, 2007.
126. Ferrucci L, Maggio M, Bandinelli S, et al: Low testosterone levels and the risk of anemia in older men and women. *Arch Intern Med* 166:1380, 2006.
127. Ferrucci L, Guralnik JM, Woodman RC, et al: Proinflammatory state and circulating erythropoietin in persons with and without anemia. *Am J Med* 118:1288, 2005.
128. Artz AS, Fergusson D, Drinka PJ, et al: Mechanisms of unexplained anemia in the nursing home. *J Am Geriatr Soc* 52:423, 2004.
129. Strom SS, Velez-Bravo V, Estey EH: Epidemiology of myelodysplastic syndromes. *Semin Hematol* 45:8, 2008.
130. Mori M, Murai Y, Hirai M, et al: Serum erythropoietin titers in the aged. *Mech Ageing Dev* 46:105, 1988.
131. Kario K, Matsuo T, Nakao K: Serum erythropoietin levels in the elderly. *Gerontology* 37:345, 1991.
132. Kario K, Matsuo T, Kodama K, et al: Reduced erythropoietin secretion in senile anemia. *Am J Hematol* 41:252, 1992.
133. Ershler WB, Sheng S, McKelvey J, et al: Serum erythropoietin and aging: A longitudinal analysis. *J Am Geriatr Soc* 53:1360, 2005.
134. Lipschitz DA, Udupa KB, Milton KY, Thompson CO: Effect of age on hematopoiesis in man. *Blood* 63:502, 1984.
135. Nagel JE, Pyle RS, Chrest FJ, Adler WH: Oxidative metabolism and bactericidal capacity of polymorphonuclear leukocytes from normal young and aged adults. *J Gerontol* 37:529, 1982.
136. Leng SX, Xue QL, Tian J, et al: Inflammation and frailty in older women. *J Am Geriatr Soc* 55:864, 2007.
137. MacGregor RR, Shalit M: Neutrophil function in healthy elderly subjects. *J Gerontol* 45:M55, 1990.
138. Rao KM, Currie MS, Padmanabhan J, Cohen HJ: Age-related alterations in actin cytoskeleton and receptor expression in human leukocytes. *J Gerontol* 47:B37, 1992.
139. MacKinney AA Jr: Effect of aging on the peripheral blood lymphocyte count. *J Gerontol* 33:213, 1978.
140. Pawelec G, Akbar A, Caruso C, et al: Human immunosenescence: Is it infectious? *Immunol Rev* 205:257, 2005.
141. Lugada ES, Mermin J, Kaharuza F, et al: Population-based hematologic and immunologic reference values for a healthy Ugandan population. *Clin Diagn Lab Immunol* 11:29, 2004.
142. Nilsson-Ehle H, Jagenburg R, Landahl S, et al: Haematological abnormalities and reference intervals in the elderly. A cross-sectional comparative study of three urban Swedish population samples aged 70, 75 and 81 years. *Acta Med Scand* 224:595, 1988.

143. Lee SJ, Lindquist K, Segal MR, Covinsky KE: Development and validation of a prognostic index for 4-year mortality in older adults. *JAMA* 295:801, 2006.
144. Takubo T, Tatsumi N: [Reference values for hematologic laboratory tests and hematologic disorders in the aged]. *Rinsho Byori* 48:207, 2000.
145. Haverkate F, Thompson SG, Duckert F: Haemostasis factors in angina pectoris; relation to gender, age and acute-phase reaction. Results of the ECAT Angina Pectoris Study Group. *Thromb Haemost* 73:561, 1995.
146. Kario K, Matsuo T, Kobayashi H: Close relationship between hemostatic factors and acute-phase reaction as normal aging process. *J Am Geriatr Soc* 44:614, 1996.
147. Mari D, Mannucci PM, Coppola R, et al: Hypercoagulability in centenarians: The paradox of successful aging. *Blood* 85:3144, 1995.
148. Scarabin PY, Van Dreden P, Bonithon-Kop C, et al: Age-related changes in factor VII activation in healthy women. *Clin Sci (Lond)* 75:341, 1988.
149. Balleisen L, Bailey J, Epping PH, et al: Epidemiological study on factor VII, factor VIII and fibrinogen in an industrial population: I: Baseline data on the relation to age, gender, body-weight, smoking, alcohol, pill-using, and menopause. *Thromb Haemost* 54:475, 1985.
150. Conlan MG, Folsom AR, Finch A, et al: Associations of factor VIII and von Willebrand factor with age, race, sex, and risk factors for atherosclerosis. The Atherosclerosis Risk in Communities (ARIC) Study. *Thromb Haemost* 70:380, 1993.
151. Ernst E, Resch KL: Fibrinogen as a cardiovascular risk factor: A meta-analysis and review of the literature. *Ann Intern Med* 118:956, 1993.
152. Cadroy Y, Daviaud P, Saivin S, et al: Distribution of 16 hemostatic laboratory variables assayed in 100 blood donors. *Nouv Rev Fr Hematol* 32:259, 1990.
153. Gudnason T, Hrafnkelsdottir T, Wall U, et al: Fibrinolytic capacity increases with age in healthy humans, while endothelium-dependent vasodilation is unaffected. *Thromb Haemost* 89:374, 2003.
154. Sundell IB, Nilsson TK, Ranby M, et al: Fibrinolytic variables are related to age, sex, blood pressure, and body build measurements: A cross-sectional study in Norsjo, Sweden. *J Clin Epidemiol* 42:719, 1989.
155. Dolan G, Neal K, Cooper P, et al: Protein C, antithrombin III and plasminogen: Effect of age, sex and blood group. *Br J Haematol* 86:798, 1994.
156. Pieper CF, Rao KM, Currie MS, et al: Age, functional status, and racial differences in plasma D-dimer levels in community-dwelling elderly persons. *J Gerontol A Biol Sci Med Sci* 55:M649, 2000.
157. Juhan-Vague I, Renucci JF, Grimaux M, et al: Thrombin-activatable fibrinolysis inhibitor antigen levels and cardiovascular risk factors. *Arterioscler Thromb Vasc Biol* 20:2156, 2000.
158. Schatteman KA, Goossens FJ, Scharpe SS, et al: Assay of procarboxypeptidase U, a novel determinant of the fibrinolytic cascade, in human plasma. *Clin Chem* 45:807, 1999.
159. Mehta J, Mehta P, Lawson D, Saldeen T: Plasma tissue plasminogen activator inhibitor levels in coronary artery disease: Correlation with age and serum triglyceride concentrations. *J Am Coll Cardiol* 9:263, 1987.
160. Eliasson M, Evrin PE, Lundblad D: Fibrinogen and fibrinolytic variables in relation to anthropometry, lipids and blood pressure. The Northern Sweden Monica study. *J Clin Epidemiol* 47:513, 1994.
161. Cawkwell RD: Patient's age and the activated partial thromboplastin time test. *Thromb Haemost* 39:780, 1978.
162. Bauer KA, Weiss LM, Sparrow D, et al: Aging-associated changes in indices of thrombin generation and protein C activation in humans. Normative Aging Study. *J Clin Invest* 80:1527, 1987.
163. Kario K, Matsuo T, Kobayashi H: Which factors affect high D-dimer levels in the elderly? *Thromb Res* 62:501, 1991.
164. Gurwitz JH, Avorn J, Ross-Degnan D, et al: Aging and the anticoagulant response to warfarin therapy. *Ann Intern Med* 116:901, 1992.
165. Deguchi K, Deguchi A, Wada H, Murashima S: Study of cardiovascular risk factors and hemostatic molecular markers in elderly persons. *Semin Thromb Hemost* 26:23, 2000.
166. Scarabin PY, Aillaud MF, Amouyel P, et al: Associations of fibrinogen, factor VII and PAI-1 with baseline findings among 10,500 male participants in a prospective study of myocardial infarction—The PRIME Study. Prospective Epidemiological Study of Myocardial Infarction. *Thromb Haemost* 80:749, 1998.
167. Hager K, Platt D: Fibrin degeneration product concentrations (D-dimers) in the course of ageing. *Gerontology* 41:159, 1995.
168. Tracy RP, Bovill EG, Fried LP, et al: The distribution of coagulation factors VII and VIII and fibrinogen in adults over 65 years. Results from the Cardiovascular Health Study. *Ann Epidemiol* 2:509, 1992.
169. Laharrague PF, Cambus JP, Fillola G, Corberand JX: Plasma fibrinogen and physiological aging. *Aging (Milano)* 5:445, 1993.
170. Hager K, Felicetti M, Seefried G, Platt D: Fibrinogen and aging. *Aging (Milano)* 6:133, 1994.
171. Takeshita K, Yamamoto K, Ito M, et al: Increased expression of plasminogen activator inhibitor-1 with fibrin deposition in a murine model of aging, "Klotho" mouse. *Semin Thromb Hemost* 28:545, 2002.
172. Tofler GH, Massaro J, Levy D, et al: Relation of the prothrombotic state to increasing age (from the Framingham Offspring Study). *Am J Cardiol* 96:1280, 2005.
173. Cushman M, Yanez D, Psaty BM, et al: Association of fibrinogen and coagulation factors VII and VIII with cardiovascular risk factors in the elderly: The Cardiovascular Health Study. Cardiovascular Health Study Investigators. *Am J Epidemiol* 143:665, 1996.
174. Tracy RP, Arnold AM, Ettinger W, et al: The relationship of fibrinogen and factors VII and VIII to incident cardiovascular disease and death in the elderly: Results from the cardiovascular health study. *Arterioscler Thromb Vasc Biol* 19:1776, 1999.
175. Cohen HJ, Harris T, Pieper CF: Coagulation and activation of inflammatory pathways in the development of functional decline and mortality in the elderly. *Am J Med* 114:180, 2003.
176. McDermott MM, Greenland P, Green D, et al: D-dimer, inflammatory markers, and lower extremity functioning in patients with and without peripheral arterial disease. *Circulation* 107:3191, 2003.
177. Wilson CJ, Cohen HJ, Pieper CF: Cross-linked fibrin degradation products (D-dimer), plasma cytokines, and cognitive decline in community-dwelling elderly persons. *J Am Geriatr Soc* 51:1374, 2003.
178. Rafnsson SB, Deary IJ, Smith FB, et al: Cognitive decline and markers of inflammation and hemostasis: The Edinburgh Artery Study. *J Am Geriatr Soc* 55:700, 2007.
179. McDermott MM, Ferrucci L, Liu K, et al: D-dimer and inflammatory markers as predictors of functional decline in men and women with and without peripheral arterial disease. *J Am Geriatr Soc* 53:1688, 2005.
180. Yamamoto K, Shimokawa T, Yi H, et al: Aging and obesity augment the stress-induced expression of tissue factor gene in the mouse. *Blood* 100:4011, 2002.
181. Kop WJ, Gottdiener JS, Tangen CM, et al: Inflammation and coagulation factors in persons >65 years of age with symptoms of depression but without evidence of myocardial ischemia. *Am J Cardiol* 89:419, 2002.
182. Panagiotakos DB, Pitsavos C, Chrysohoou C, et al: Inflammation, coagulation, and depressive symptomatology in cardiovascular disease-free people; the ATTICA study. *Eur Heart J* 25:492, 2004.
183. von Kanel R, Dimsdale JE, Mills PJ, et al: Effect of Alzheimer caregiving stress and age on frailty markers interleukin-6, C-reactive protein, and D-dimer. *J Gerontol A Biol Sci Med Sci* 61:963, 2006.
184. von Kanel R, Mills PJ, Fainman C, Dimsdale JE: Effects of psychological stress and psychiatric disorders on blood coagulation and fibrinolysis: A biobehavioral pathway to coronary artery disease? *Psychosom Med* 63:531, 2001.
185. Walston J, McBurnie MA, Newman A, et al: Frailty and activation of the inflammation and coagulation systems with and without clinical comorbidities: Results from the Cardiovascular Health Study. *Arch Intern Med* 162:2333, 2002.
186. Folsom AR, Boland LL, Cushman M, et al: Frailty and risk of venous thromboembolism in older adults. *J Gerontol A Biol Sci Med Sci* 62:79, 2007.
187. Aspinall R: Longevity and the immune response. *Biogerontology* 1:273, 2000.
188. Tyan ML: Age-related decrease in mouse T cell progenitors. *J Immunol* 118:846, 1977.
189. Aspinall R: Age-associated thymic atrophy in the mouse is due to a deficiency affecting rearrangement of the TCR during intrathymic T cell development. *J Immunol* 158:3037, 1997.
190. Lacorazza HD, Guevara Patino JA, Weksler ME, et al: Failure of rearranged TCR transgenes to prevent age-associated thymic involution. *J Immunol* 163:4262, 1999.
191. Hartwig M, Steinmann G: On a causal mechanism of chronic thymic involution in man. *Mech Ageing Dev* 75:151, 1994.
192. Plum J, De Smedt M, Leclercq G, et al: Interleukin-7 is a critical growth factor in early human T-cell development. *Blood* 88:4239, 1996.
193. Le PT, Kurtzberg J, Brandt SJ, et al: Human thymic epithelial cells produce granulocyte and macrophage colony-stimulating factors. *J Immunol* 141:1211, 1988.
194. Le PT, Lazorick S, Whichard LP, et al: Human thymic epithelial cells produce IL-6, granulocyte-monocyte-CSF, and leukemia inhibitory factor. *J Immunol* 145:3310, 1990.
195. Le PT, Tuck DT, Dinarello CA, et al: Human thymic epithelial cells produce interleukin 1. *J Immunol* 138:2520, 1987.
196. Gruver AL, Hudson LL, Sempowski GD: Immunosenescence of ageing. *J Pathol* 211:144, 2007.
197. Cakman I, Rohwer J, Schutz RM, et al: Dysregulation between TH1 and TH2 T cell subpopulations in the elderly. *Mech Ageing Dev* 87:197, 1996.
198. Hodes RJ: Aging and the immune system. *Immunol Rev* 160:5, 1997.
199. Perussia B, Kobayashi M, Rossi ME, et al: Immune interferon enhances functional properties of human granulocytes: Role of Fc receptors and effect of lymphotoxin, tumor necrosis factor, and granulocyte-macrophage colony-stimulating factor. *J Immunol* 138:765, 1987.
200. Sokolov VV, Kaplunova OA, Ovseenko TE: [Age factors in architectonics of the splenic arterial vessels]. *Morfologiia* 124:57, 2003.
201. Luscieti P, Hubschmid T, Cottier H, et al: Human lymph node morphology as a function of age and site. *J Clin Pathol* 33:454, 1980.
202. Effros RB, Cai Z, Linton PJ: CD8 T cells and aging. *Crit Rev Immunol* 23:45, 2003.
203. Globerson A, Effros RB: Ageing of lymphocytes and lymphocytes in the aged. *Immunol Today* 21:515, 2000.
204. Grubeck-Loebenstein B, Wick G: The aging of the immune system. *Adv Immunol* 80:243, 2002.
205. Vallejo AN: Age-dependent alterations of the T cell repertoire and functional diversity of T cells of the aged. *Immunol Res* 36:221, 2006.
206. Mascarucci P, Taub D, Saccani S, et al: Age-related changes in cytokine production by leukocytes in rhesus monkeys. *Aging (Milano)* 13:85, 2001.
207. Mascarucci P, Taub D, Saccani S, et al: Cytokine responses in young and old rhesus monkeys: Effect of caloric restriction. *J Interferon Cytokine Res* 22:565, 2002.
208. Daynes RA, Araneo BA, Ershler WB, et al: Altered regulation of IL-6 production with normal aging. Possible linkage to the age-associated decline in dehydroepiandrosterone and its sulfated derivative. *J Immunol* 150:5219, 1993.
209. Fagiolo U, Cossarizza A, Scala E, et al: Increased cytokine production in mononuclear cells of healthy elderly people. *Eur J Immunol* 23:2375, 1993.
210. Kania DM, Binkley N, Checovich M, et al: Elevated plasma levels of interleukin-6 in postmenopausal women do not correlate with bone density. *J Am Geriatr Soc* 43:236, 1995.
211. Straub RH, Konecna L, Hrach S, et al: Serum dehydroepiandrosterone (DHEA) and DHEA sulfate are negatively correlated with serum interleukin-6 (IL-6), and DHEA inhibits IL-6 secretion from mononuclear cells in man in vitro: Possible link between endocrinosenescence and immunosenescence. *J Clin Endocrinol Metab* 83:2012, 1998.
212. Young DG, Skibinski G, Mason JI, James K: The influence of age and gender on

serum dehydroepiandrosterone sulphate (DHEA-S), IL-6, IL-6 soluble receptor (IL-6sR) and transforming growth factor beta 1 (TGF-beta1) levels in normal healthy blood donors. *Clin Exp Immunol* 117:476, 1999.
213. Chorinchath BB, Kong LY, Mao L, McCallum RE: Age-associated differences in TNF-alpha and nitric oxide production in endotoxic mice. *J Immunol* 156:1525, 1996.
214. O'Mahony L, Holland J, Jackson J, et al: Quantitative intracellular cytokine measurement: Age-related changes in proinflammatory cytokine production. *Clin Exp Immunol* 113:213, 1998.
215. Roubenoff R, Harris TB, Abad LW, et al: Monocyte cytokine production in an elderly population: Effect of age and inflammation. *J Gerontol A Biol Sci Med Sci* 53:M20, 1998.
216. Wu WC, Schifftner TL, Henderson WG, et al: Preoperative hematocrit levels and postoperative outcomes in older patients undergoing noncardiac surgery. *JAMA* 297:2481, 2007.
217. Kollman C, Howe CW, Anasetti C, et al: Donor characteristics as risk factors in recipients after transplantation of bone marrow from unrelated donors: The effect of donor age. *Blood* 98:2043, 2001.
218. Makipour S, Kanapuru B, Ershler WB: Unexplained anemia in the elderly. *Semin Hematol* 45:250, 2008.
219. Penninx BW, Guralnik JM, Onder G, et al: Anemia and decline in physical performance among older persons. *Am J Med* 115:104, 2003.
220. Penninx BW, Kritchevsky SB, Newman AB, et al: Inflammatory markers and incident mobility limitation in the elderly. *J Am Geriatr Soc* 52:1105, 2004.
221. Penninx BW, Pahor M, Cesari M, et al: Anemia is associated with disability and decreased physical performance and muscle strength in the elderly. *J Am Geriatr Soc* 52:719, 2004.
222. Penninx BW, Pluijm SM, Lips P, et al: Late-life anemia is associated with increased risk of recurrent falls. *J Am Geriatr Soc* 53:2106, 2005.
223. Ezekowitz JA, McAlister FA, Armstrong PW: Anemia is common in heart failure and is associated with poor outcomes: Insights from a cohort of 12,065 patients with new-onset heart failure. *Circulation* 107:223, 2003.
224. Bernstein E, Kaye D, Abrutyn E, et al: Immune response to influenza vaccination in a large healthy elderly population. *Vaccine* 17:82, 1999.
225. Gross PA, Quinnan GV Jr, Weksler ME, et al: Relation of chronic disease and immune response to influenza vaccine in the elderly. *Vaccine* 7:303, 1989.
226. McElhaney JE, Meneilly GS, Lechelt KE, et al: Antibody response to whole-virus and split-virus influenza vaccines in successful ageing. *Vaccine* 11:1055, 1993.
227. Murasko DM, Bernstein ED, Gardner EM, et al: Role of humoral and cell-mediated immunity in protection from influenza disease after immunization of healthy elderly. *Exp Gerontol* 37:427, 2002.
228. Muszkat M, Friedman G, Dannenberg HD, et al: Response to influenza vaccination in community and in nursing home residing elderly: Relation to clinical factors. *Exp Gerontol* 38:1199, 2003.
229. Yamamoto K, Takeshita K, Shimokawa T, et al: Plasminogen activator inhibitor-1 is a major stress-regulated gene: Implications for stress-induced thrombosis in aged individuals. *Proc Natl Acad Sci U S A* 99:890, 2002.
230. Tracy RP, Bovill EG, Yanez D, et al: Fibrinogen and factor VIII, but not factor VII, are associated with measures of subclinical cardiovascular disease in the elderly. Results from The Cardiovascular Health Study. *Arterioscler Thromb Vasc Biol* 15:1269, 1995.
231. Harris TB, Ferrucci L, Tracy RP, et al: Associations of elevated interleukin-6 and C-reactive protein levels with mortality in the elderly. *Am J Med* 106:506, 1999.
232. Taaffe DR, Harris TB, Ferrucci L, et al: Cross-sectional and prospective relationships of interleukin-6 and C-reactive protein with physical performance in elderly persons: MacArthur studies of successful aging. *J Gerontol A Biol Sci Med Sci* 55:M709, 2000.
233. Yaffe K, Lindquist K, Penninx BW, et al: Inflammatory markers and cognition in well-functioning African-American and white elders. *Neurology* 61:76, 2003.
234. Abbatecola AM, Ferrucci L, Grella R, et al: Diverse effect of inflammatory markers on insulin resistance and insulin-resistance syndrome in the elderly. *J Am Geriatr Soc* 52:399, 2004.
235. Cesari M, Leeuwenburgh C, Lauretani F, et al: Frailty syndrome and skeletal muscle: Results from the Invecchiare in Chianti study. *Am J Clin Nutr* 83:1142, 2006.
236. Pai JK, Pischon T, Ma J, et al: Inflammatory markers and the risk of coronary heart disease in men and women. *N Engl J Med* 351:2599, 2004.
237. Shlipak MG, Fried LF, Crump C, et al: Elevations of inflammatory and procoagulant biomarkers in elderly persons with renal insufficiency. *Circulation* 107:87, 2003.
238. Ding C, Parameswaran V, Udayan R, et al: Circulating levels of inflammatory markers predict change in bone mineral density and resorption in older adults: A longitudinal study. *J Clin Endocrinol Metab* 93:1952, 2008.
239. Spranger J, Kroke A, Mohlig M, et al: Inflammatory cytokines and the risk to develop type 2 diabetes: Results of the prospective population-based European Prospective Investigation into Cancer and Nutrition (EPIC)-Potsdam Study. *Diabetes* 52:812, 2003.
240. Finch CE, Landfield PW: Neuroendocrine and autonomic functions in aging mammals, in *Handbook of the Biology of Aging*, edited by CE Finch, EL Schenider, p 567. Van Nostrand Reinhold, New York, 1985.
241. Ferrucci L, Guralnik JM, Bandinelli S, et al: Unexplained anaemia in older persons is characterised by low erythropoietin and low levels of pro-inflammatory markers. *Br J Haematol* 136:849, 2007.
242. Denny SD, Kuchibhatla MN, Cohen HJ: Impact of anemia on mortality, cognition, and function in community-dwelling elderly. *Am J Med* 119:327, 2006.
243. Joosten E, Pelemans W, Hiele M, et al: Prevalence and causes of anaemia in a geriatric hospitalized population. *Gerontology* 38:111, 1992.

4

第四部分

分子和细胞血液学

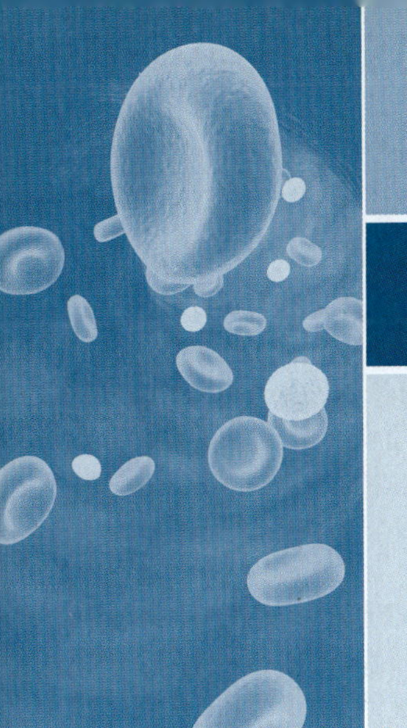

第9章

遗传原理与分子生物学

Ernest Beutler

摘 要

对血液学的理解从未如此这般依赖于对遗传原理的认知及研究遗传变异的工具。构筑一个生命体的所有遗传信息均记录在DNA上。这些信息被转录入信使核糖核酸(mRNA),然后编码蛋白的mRNA三联码被翻译成蛋白质。影响DNA或RNA的序列或表达的改变,不管发生在胚系还是在出生后获得,均可造成造血系统异常。这些改变可能是导致DNA序列改变的突变,包括点突变、删除、插入或复制,抑或是不改变DNA序列但影响基因表达的表观遗传学的改变。

检测已知能引起一系列疾病的基因突变目前已成为可能,实际已经成为诊断一些疾病的常规方法。干扰或抑制特定基因表达的方法的发展使得建立人类造血疾病的小鼠模型成为可能。这些模型可用作工具来更好的理解造血疾病的病理生理学及研究治疗策略。

突变的生物学效应和染色体定位决定了疾病的遗传模式。常见的常染色体隐性遗传病包括镰刀形红细胞病、地中海贫血和戈谢病。遗传性球形细胞增多症、V因子Leiden突变导致的高凝血症、大多数种类的血管性血友病、急性间歇性卟啉病以常染色体显性遗传为特征。那些引起6-磷酸葡萄糖脱氢酶缺乏症、血友病A和B及慢性肉芽肿病的突变都被携带于X染色体上,故呈现X-连锁遗传——疾病状态从杂合子的母亲传递给她的儿子。了解一种疾病的遗传学对于准确的遗传咨询是必须的。

本文中描述的许多血液病都与遗传改变有关。大部分情况下,疾病由单一基因的单一突变所引起。其中镰刀形红细胞病(sickle cell disease)(参见第48章)、地中海贫血(thalassemia)(参见第47章)、葡萄糖-6-磷酸脱氢酶缺乏症(glucose-6-phosphate dehydrogenase deficiency)(参见第46章)及V因子Leiden突变(factor Ⅴ Leiden)(参见第125章)都极其常见,而其他一些疾病,如Ⅰ型先天性红细胞生成障碍性贫血(congenital dyserythropoietic anemia type Ⅰ)(参见第39章)、慢性肉芽肿病(chronic granulomatous disease)(参见第66章)和纤维蛋白原缺乏症(afibrinogenemia)(参见第126章)等病则

本章使用的简写和缩略词:ARMS:突变阻滞扩增系统(amplification refractory mutation system);ASOH:等位基因特异性寡核苷酸探针杂交法(allele-specific oligonucleotide hybridization);BACs:人工细菌染色体(bacterial artificial chromosomes);bp:碱基对(base pairs);cDNA:互补DNA(complementary DNA);CRM:交叉反应物质(cross-reacting material);CpG:胞嘧啶鸟嘌呤二核苷酸(cytosine phosphate Guanine);ENU:乙酰基亚硝基脲(*N*-ethyl-*N*-nitrosourea);G-6-PD:葡萄糖-6-磷酸脱氢酶(glucose-6-phosphate dehydrogenase);GTP:三磷酸鸟嘌呤(guanosine triphosphate);IAP:蛛网膜下腔A颗粒(intra-cisternal A particle);HUMARA:人雄激素受体X染色体失活分析(human androgen receptor X-chromosome inactivation assay);mRNA:信使RNA(messenger ribonucleic acid);miRNA:微小RNA(microribonucleic acid);mtDNA:线粒体DNA(mitochondrial DNA);NADH:还原型烟酰胺腺嘌呤二核苷酸[nicotinamide adenine dinucleotide(reduced form)];PACs:P1噬菌体人工染色体(P1-derived artificial chromosomes);PCR:聚合酶链式反应(polymerase chain reaction);PNH:阵发性睡眠性血红蛋白尿症(paroxysmal nocturnal hemoglobinuria);RF:释放因子(release factor);RFLP:限制性酶切片段长度多态性(restriction fragment length polymorphism);RISC:RNA诱导沉默复合物(RNA-induced silencing complex);RNAi:RNA干扰(RNA interference);rRNA:核糖体RNA(ribosomal ribonucleic acid);RT-PCR:反转录PCR(reverse transcriptase polymerase chain reaction);siRNA:小干扰RNA(small interfering ribonucleic acid);SNP:单核苷酸多态性(single nucleotide polymorphism);SSCP:单链构象多态性(single stranded conformation polymorphism);TpG:胸腺嘧啶磷酸鸟嘌呤(thymine phosphate guanine);tRNA:转移RNA(transfer ribonucleic acid);UDP:二磷酸尿嘧啶(uridine diphosphate);YAC:酵母人工染色体(yeast artificial chromosome)。

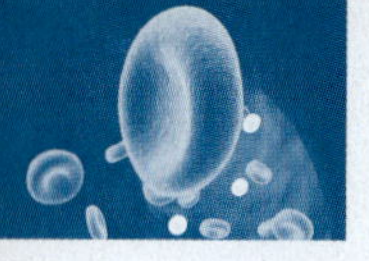

较为罕见。然而，这些疾病都是由于单基因的突变所导致的有缺陷蛋白的产生或者正常蛋白减少而引起。本章主要就是关注这样的遗传学疾病。但是，一些后天获得性的血液病包括淋巴瘤(lymphomas)、白血病(leukemias)和阵发性睡眠性血红蛋白尿症(paroxysmal nocturnal hemoglobinuria)为遗传装置(genetic apparatus)后天获得性的损害所引起。对于这些疾病的了解需要我们深刻认识遗传装置如何发挥其功能。

一个成熟个体发育所需的所有的信息编码在一单一的细胞——受精卵的 DNA 中。这些信息包含了合成所有酶，所有血浆蛋白包括凝血因子、补体成分和转运蛋白等，所有的膜蛋白包括受体蛋白，所有的细胞骨架蛋白等所需的数据，我们称之为基因组。基于其基因组而被组建的信息单元为基因。遗传学疾病就是这些基因的改变或称突变所引起的。

遗传模式

每种遗传病的遗传遵循一特征性的模式。显性或隐性遗传为最深深地植入我们遗传学思想的概念之一，长期以来一直在引导高中生物学学生进入遗传学学习中发挥着重要作用，并且广泛的用于遗传病的分类。显性病(dominant disease)是指当患者只有单一拷贝的突变基因，即处于杂合子(heterozygous)状态时，就会发病的遗传病；而隐性病(recessive disease)是指只有两个拷贝基因均发生异常时才会发病的遗传病。如果两个等位基因的突变相同，患者被称为纯合子(homozygous)。如果两个不同的异常等位基因被传递，患者则为复合杂合子(compound heterozygote)。经常被提及某个基因是显性的或者隐性的，这种说法是不正确的。我们只能说某一疾病的状态或表型是显性的或隐性的。镰刀形红细胞血红蛋白基因在杂合子状态下表达，所以该基因的携带者具有镰刀形红细胞性状，镰刀形红细胞性状因此是显性的；但是镰刀形红细胞病只能在纯合子状态下发病，因此其就是隐性遗传病。根据定义，携带引起隐性疾病的突变的杂合子个体从表型上和含有正常基因的纯合子个体并无不同。

显性和隐性遗传病的原理可以很容易地应用于常染色体(autosomes)(除 X 染色体外的染色体)的突变，但是涉及 X 染色体上的基因时，情况则有所不同。尽管 X 染色体参与了性别决定的过程，但是 X 染色体上的绝大部分基因与性别决定没有任何关系。一些重要的、造血相关的 X 染色体连锁的基因包括那些编码葡萄糖-6-磷酸脱氢酶、磷酸甘油酸酯激酶(phosphoglycerate kinase)、因子Ⅷ、因子Ⅸ、布鲁顿无丙种球蛋白血症(Bruton-type agammaglobulinemia)的基因、引起某一种慢性肉芽肿病的基因和一种合成磷脂酰肌醇锚定蛋白(phosphatidylinositol anchor)所需的酶(此蛋白可能参与了阵发性睡眠性血红蛋白尿症的发病)的基因。

家族史

家族史能够极大地帮助医生了解一种血液病的内在特质。医生应该查明患者家族中是否有其他成员罹患类似的疾病。对于贫血患者，查找家族史常常是困难的，因为很多妇女由于铁缺乏的原因都有贫血的病史。在评估贫血的严重程度时，特别要紧是应询问以往是否曾不得不输血。年轻时的胆结石病史常常提示患者有溶血异常。与此类似，家族成员的黄疸发作可能是家族性溶血性贫血的唯一线索。

父母中的一方患病提示疾病以显性遗传的方式传递。如果父母均未发病，但是一个或多个同胞子女有相同的疾病，则很有可能是常染色体隐性遗传病。如果患者父母为近亲，则有很大的可能是常染色体隐性遗传疾病。如果发病主要在男性子女和舅舅之中，而在患者母亲未见明显或仅有轻微的疾病表现，强烈地提示 X 染色体连锁的遗传模式。父亲到儿子的传递可以排除 X 染色体连锁。

缺乏家族史并不能排除疾病存在一个遗传学基础。在某些情况下，疾病表现在家族其他成员中很轻，以致不能被确认。在任何可能的情况下，家族成员都应该做检查，而不能仅仅依靠家族史调查。偶尔，引起疾病的基因突变可能发生在患病的这一代人身上，为新生突变(denovo mutation)。

一旦疾病的遗传模式确定了，疾病的鉴别诊断范围就会大大的缩小。譬如，以常染色体显性遗传的高铁血红蛋白症很有可能由血红蛋白 M(hemoglobin M)所引起，而以常染色体隐性遗传模式传递的高铁血红蛋白症则由细胞色素 b5 还原酶[还原型烟酰胺嘌呤二核苷酸黄递酶，the reduced form of nicotinamide adenine dinucleotide(NADH)diaphorase]的缺陷引起(参见第 49 章)。常染色体显性遗传的溶血性贫血病人很有可能是遗传性球形红细胞增多症，而以性染色体连锁遗传的溶血状态则提示 G-6-PD 缺陷，或更罕见的，磷酸甘油酸酯激酶缺陷。X 染色体连锁遗传的出血疾病可能由因子Ⅷ和因子Ⅸ缺陷引起，而以常染色体隐性遗传的方式则提示医生考虑其他凝血因子(比如因子Ⅹ、Ⅺ和Ⅴ)的缺陷。对家族史的详细分析不仅有助于对患者和其家庭进行更准确的遗传咨询，也利于迅速明确诊断。

连锁

在人类体细胞中染色体都是配对存在的：包括一对性染色体(女性为两个 X 染色体，男性为一个 X 和一个 Y 染色体)和 22 对常染色体。每对染色体的之一被分配到配子细胞中，因此在人类卵母细胞和精子中各含有 23 条染色体。

如果两个基因定位在不同的染色体或者在同一个染色体上但距离比较远，我们就说这两个基因不连锁(unlinked)。这意味着遗传其中之一基因的机会独立于其他基因。例如，如果父母之一是丙酮酸激酶缺乏症(pyruvate kinase deficiency)和镰刀形细胞(sickle cell)性状的携带者，由于导致两种疾病的基因位于不同的常染色体上，所以其一个子女遗传丙酮酸激酶缺乏症的概率为 1/2，而遗传镰刀形细胞性状的概率也为 1/2。因此，其 1/4 子女中将同时遗传丙酮酸激酶缺乏症和镰刀形细胞性状，1/4 将不遗传任何之一，1/4 的个体将遗传镰刀形细胞性状，1/4 的个体将仅遗传丙酮酸激酶缺乏症。

如果两个被关注的基因在同一个染色体上的位置非常接近，则情况就会相当不同。例如编码葡糖脑苷脂酶(glucocerebrosidase)(戈谢病)和丙酮酸激酶的基因都存在于 1 号染色体的长臂。如果父母之一携带位于同一个染色体上这两个基因的突变，则其子代个体遗传两个异常基因或不遗传两个突变的概率会远大于仅遗传其中一个基因突变的概率。然而缘于减数分裂过程中的交换(crossover)现象，仅遗传两个基因突变之一的情况并不是完全不可能发生。在生成生殖细胞的过程中，同源配对的染色体会相互靠近，并列在一起，经常进行染色质交换。因此本来在同一个染色体上的两个基因在生殖细胞形成后会发现它们存在于两个不同的染色体上。两个基因在减数分裂过程中发生分离的概率与两个基因在染色体上的相互距离有关，这个距离用图单位（map units）或者摩（Morgans，M）来定义。1M 的百分之一，即 1cM（厘摩，centimorgan），代表一特定遗传学距离——表示两个基因每代发生交换的概率为 1%。粗略估算，1cM 相当于 100 万个碱基对的物理距离，但是 1cM 所代表的实际物理距离随着在基因组中位置的不同会有很大的不同。实际上在不同性别之间，同一位点上物理距离和遗传距离之间相关性也有很大的不同[1]。一点儿都不稀奇的是，存在于同一染色体上的两个基因的距离如此之大，它们出现在不同的生殖细胞上的概率就好像它们存在于不同的染色体上一样大。编码丙酮酸激酶和葡糖脑苷脂酶的两个基因是紧密连锁的[2]。毫不惊奇，在它们 5' 端之间的物理距离仅有 71 000 个碱基对[3]。

■ X 染色体连锁和 X 染色体失活

染色体全套（chromosome complement）在男性和女性之间有明显的差别：男性有一个 X 染色体和一个 Y 染色体，而女性有两个 X 染色体。但是在胚胎发育的早期，在哺乳动物母体的体细胞中，两个 X 染色体之一中的绝大多数基因会随机性转录失活，从而在一些细胞中来自父本的 X 染色体发生失活，在其他细胞中来自母本的 X 染色体发生失活[4,5]。一旦失活后就会保持不变，以致所有的母本 X 染色体失活的细胞的子代细胞仅显示父本 X 染色体的基因产物。因此，X 染色体连锁的基因（比如 G-6-PD 缺陷、磷酸甘油酸激酶缺乏症和Ⅷ因子、Ⅸ因子缺陷）的女性杂合体（heterozygotes）为细胞嵌合体，其中一些细胞会表现为完全的缺陷——就像在受累的男性中看到的一样，而其中一些则是正常的。染色体失活的过程受 XIST 基因调控[6,7]。含这条 X 染色体活化或另一条 X 染色体活化的细胞比例最终取决于随机因素及可能发生在 X 染色体失活后的细胞群体之间的选择压力。X 染色体失活的过程不仅可以用来研究 X 染色体连锁的疾病在女性中的外显，在研究一系列疾病的可能的克隆起源（clonal origin）也有帮助。图 9-1 所示，X 染色体连锁的基因杂合子的女性的单个细胞的所有子代细胞只呈现起始细胞的表型。检测电泳技术可分辨的 G-6-PD 突变体和（或）多态性 mRNA 转录本能够证明在下列疾病中红细胞是克隆性的，包括：慢性髓性白血病（chronic myelogenous leukemia）[10]、自发性血小板增多症（essential thrombocythemia）[11]、阵发性睡眠性血红蛋白尿症[12]、真性红细胞增多症（polycythemia vera）[11] 及可能急性髓性白血病（acute myelogenous leukemia）[13,14]。这些观察提示这些疾病的发生于单个细胞的转化（transformation），在髓性白血病中红系细胞和白细胞都为某恶性克隆的一部分。

随着基于 DNA 技术的不断发展，即使等位基因并不产生不同的蛋白质，我们仍然可以将 X 染色体连锁的基因用作为克隆标记物。不同的胞嘧啶甲基化模式能够区分活化的和失活的 X 染色体[15]。这个事实，及能够区分甲基化与非甲基化的胞嘧啶的限制性核算内切酶的存在，即使在 X 染色体连锁的酶蛋白不存在多态性时，也能利用限制性酶切片段长度多态性

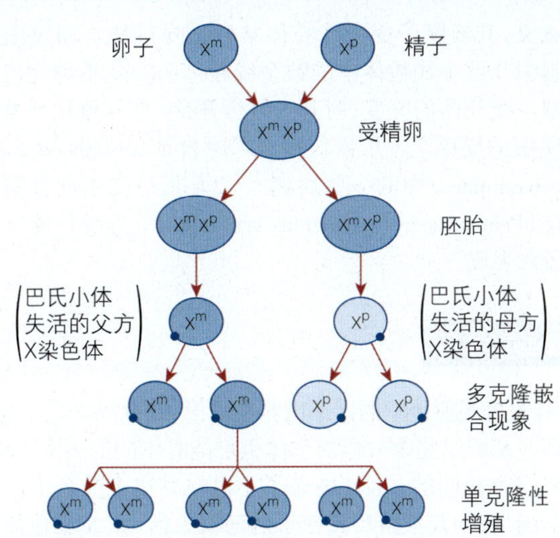

图 9-1 受精时，女性受精卵遗传了一条来自母方的 X 染色体（X^m）和一条来自父方的 X 染色体（X^p）。在胚胎发育的早期阶段，每个细胞的一条 X 染色体会随机性地失活并凝固形成巴氏小体。活化的 X 染色体不仅在该细胞一生中持续活化，而且在其产生的子代细胞中也保持活化。克隆性起源的肿瘤的所有细胞或者为 X^m 活化的细胞或者只有 X^p 活化的细胞，而多细胞来源的肿瘤则同时包含 X^p 活化的细胞和 X^m 活化的细胞。

（restriction fragment length polymorphism，RFLPs）确定肿瘤的克隆性起源[16]。在编码区多态性的存在使得我们可以利用反转录和扩增 mRNA 的方法检测克隆来源[17,18]，这种方法比通常使用的人雄激素受体 X 染色体失活分析（human androgen receptor X-chromosome inactivation assay，HUMARA）基因位点的差异化甲基化方法更加精确地检测失活模式[19]。

X 染色体连锁基因的遗传模式具有明显特征性：父亲不能将一个 X 染色体连锁的基因传给他的儿子；子代之所以为男孩是因其遗传了父亲的 Y 染色体，而不是 X 染色体。反过来讲，这是一老生常谈：男性总是从其母亲遗传 X 染色体连锁的基因，而且就该基因而言其母亲一定为杂合子或纯合子。由于 X 染色体的失活是随机的，因此女性中 X 染色体连锁的等位基因突变体的表达程度变化非常大。这就是为什么尽管具备较复杂的表型评估手段，仍然不能保证总能检测出一个患病个体的母亲的杂合子状态。这也可以用来解释为什么双胞胎疾病（如凝血因子Ⅷ缺乏症）携带者的凝血因子Ⅷ的表达水平差别很大。

线粒体遗传

细胞的绝大部分遗传物质存在于细胞核染色体 DNA 中。但是，线粒体却有自己的可复制的 DNA。看起来，线粒体 DNA（mtDNA）来源于 10 亿年前与细胞共生的细菌，其含有 16 569 个核苷酸，是闭合的环状分子。线粒体 DNA 编码 13 种多肽，都是线粒体能量生成途径的亚基，还编码一个小的和一个大的核糖体 RNA 及 22 种转移 RNA[20]。不过，一些线粒体上的蛋白是由细胞核 DNA 编码的。由于线粒体是通过卵子传递的，因此其遗传完全是母系的[21]。细胞含有数百个线粒体，每个线粒体含有数个拷贝的线粒体 DNA。线粒体中的突变如果要具有

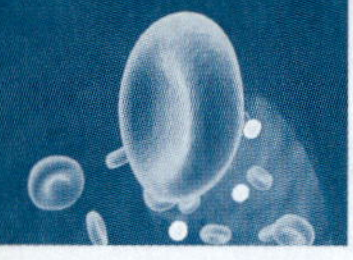

临床意义，其要赋予突变线粒体某种选择优势。而仅影响一个细胞中几百个线粒体中的数个线粒体的突变不可能产生一种表型。线粒体的突变，时常为基因删除，是导致几个神经系统的疾病的原因[21]。儿童骨髓衰竭综合征（childhood marrow-failure syndromes）中的一些病例[22,23]，尤其是皮尔逊骨髓胰腺综合征（Pearson marrow-pancreas syndrome）[24]，为线粒体突变引起的造血表现。

表观遗传学

（有关表观遗传学的详细内容参见第 10 章。）

即使基因组完全一样的个体也可能有不同的表型。例如，基因组完全相同的 agouti 纯合子小鼠在其皮毛颜色上会有显著的不同，缘于其上游反转座子的随机失活[25]。X 染色体的失活是另一个例子[6,7]。产生表观遗传学改变的因素仍然不完全清楚，但是目前最关注的是 CpG 二核苷酸（cytosine phosphate guanine，CpG）的甲基化和组蛋白的乙酰化[26]。

表观遗传学调控的一个靶子是位于看家基因（housekeeping genes）启动子区的 CpG 富含岛。在这些岛中的胞嘧啶的甲基化可导致下游基因的失活或激活。其他重要的调控靶子是转座子元件（transposable elements）和印迹基因（imprinted genes）。一个突出的转座子元件效应的例子是基因组相同的 agouti 小鼠的可变表型（图 9-2）[25]。

早在 45 年前就已经推测，就像在 X 染色体一样，在常染色体上某些基因位点中两个等位基因中只有一个表达[27]。利用现代基因组学研究的手段，已被证明对很多等位基因而言的确如此[28]。其中的一些等位基因是被印迹的（imprinted），也就是说，他们是否表达取决于这个等位基因在其父母体内的状态，一些取决于母方，一些取决于父方（参见第 10 章）。

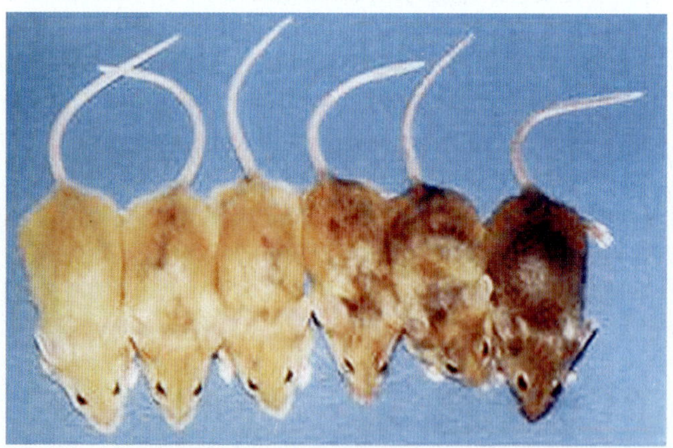

图 9-2　基因组完全一样的黄色 agouti 鼠（Avy）其皮毛颜色呈现深浅不同。图中显示为同窝出生的 C57BL/6 Avy/a 小鼠，这一品系通过兄妹交配已被维持超过 30 代以上。Avy 小鼠的 agouti 毛发周期特异性启动子上游 100kb 处插入了一个 IAP（intracisternal A particle，蛛网膜下腔 A 颗粒）反转座子。当插入的 IAP 沉默时，agouti 蛋白特异性表达在毛发周期的一个特定阶段的毛囊中，这时毛发是棕色（右侧小鼠）。当 IAP 激活时，*A* 基因转录被 IAP 长末端重复序列一个隐匿启动子所控制，*A* 基因表达的正常程序被消除，agouti 蛋白成为全细胞表达。IAP 完全被沉默的小鼠其表型与 agouti 小鼠没有区别。

DNA 和遗传密码

理解一个复杂的生命体生长和存活所需的海量遗传信息如何编码是现代生物学研究的一个主要进展。这些信息被储存在多聚核苷酸，即 DNA 中，在某种程度上还包含于 DNA 甲基化、组蛋白修饰及可能其他未知因素引起的表观遗传学改变中。DNA 仅包括四种不同的碱基：腺嘌呤（adenine，A）、鸟嘌呤（guanine，G）、胸腺嘧啶（thymine，T）和胞嘧啶（cytosine，C）。DNA 以双螺旋的形式存在，其中 A 总是和 T 配对，而 C 总是和 G 配对。

DNA 链的两端是不一样的。组成单股 DNA 链的核苷通过一个磷酸分子连接在一起，磷酸分子一端连接在一个核苷的脱氧核糖的 3' 碳位，另一端连着下一个脱氧核糖的 5' 碳位。因此对于一个线性的单链 DNA 而言，其一端的 5' 碳位连接的羟基是自由的，而在另一端连接在 3' 碳位的羟基是自由的，这两个末端分别称为 DNA 的 5' 端和 3' 端。习惯上将 5' 端放在左面，并称其为上游，而 3' 端被称为下游。互补的 DNA 双链配对时，其两条链的极性是相反的（反向平行），也就是说，一条链的 5' 端与另一条链的 3' 端是配对。习惯上，两条 DNA 链中放在上面的一条链是编码链或正义链，而下面的一条链实际上是 RNA 合成时的模板。因此 mRNA 的序列对应于 DNA 上面链的序列，三联密码可从这条链读取。

DNA 双螺旋中 A 与 T 和 C 与 G 的稳定的配对使得遗传密码的准确复制成为可能。当细胞分裂时，DNA 双链分开。分离的 DNA 链中的碱基将与互补的嘌呤或嘧啶配对，而后者彼此连接在一起形成一个互补的核苷酸链。这样，细胞形成与原始 DNA 链完全一样的两条 DNA 链。多种不同的校正和修复机制来保证遗传密码的保真性。

DNA 链中的碱基对序列确定了合成后的蛋白质的氨基酸序列。由于只有四种碱基而蛋白质中却有 20 种常见的氨基酸，单独的一个碱基不能代表一个氨基酸。因此，三联密码是编码 20 个氨基酸所需的最少数目的碱基。现在已经发现基因密码确实由三联密码组成，即一种氨基酸是通过一个或多个三碱基序列来编码的。基因序列中随着三联密码的延伸决定了其合成的蛋白质的氨基酸序列，但是这些序列被一些非编码序列如插入序列和内含子分割。另外，DNA 序列并不直接将氨基酸组装为蛋白质，后者是通过涉及另一种多核苷酸 RNA 的机制而实现。组成 DNA 和 RNA 的核苷酸成分有两点不同：第一，核苷酸单位含有核糖而不是脱氧核糖；第二，在 RNA 中尿嘧啶（uridine，U）替代了 DNA 中的胸腺嘧啶。此外，RNA 单链易弯曲，能形成复杂的具有酶活性的茎环结构，称为核酶（ribozyme）。mRNA 是通过我们称之为“转录”的拷贝程序以一条 DNA 链为模板来合成的，然后 mRNA 通过翻译形成蛋白质。非编码 RNA、小干涉 RNA、和微小 RNA 发挥着重要的调控作用（见下文的“干扰 RNA”）。

转录

DNA 转录形成 mRNA 是基因表达的第一步。一个基因如果被转录，其启动子必须位于编码区的上游（即基因的 5' 端）。典型的启动子区含有特定的碱基序列，这些序列包括 CAT 盒、富含 CG 的 CCAAT 序列、及 TAATA 盒(一富含 A 和 T 的序列)。这些区域的突变会损害基因的转录。已经明确的是地中海贫血就是由于这种损害引起的,将在第 47 章中进行详细描述。基因启动子的效率有可能被更远距离的 DNA 序列所加强,其被称为增强子(enhancers),可能出现在基因的上游和下游。研究确认增强珠蛋白基因表达的基因序列对于设计用于矫正血红蛋白相关疾病的基因治疗载体是至关重要的(参见第 27、47 和 48 章)[29,30]。

RNA 加工

以 DNA 为模板经过 RNA 聚合酶合成的 mRNA 还不能直接被翻译形成多肽。首先其需要被加工,包括在其 5' 端添加帽子结构和在 3' 端添加多聚 A 尾(poly-A)以及去除内含子。帽子结构的形成包括在 mRNA5' 端与一个 7 甲基鸟苷分子之间形成一不典型的 5' -5' 三磷酸键。添加多聚 A 尾可以稳定整个 mRNA。识别 AAUAAA 序列并且在其下游的远端存在另一个共有序列 YGTGTTYY(Y 代表嘧啶碱基,可以是胸腺嘧啶或胞嘧啶)时,在其下游大约 15 个碱基处添加 Poly-A 尾的信号。有时会存在不止一个添加 Poly-A 尾的信号,这时具有不同 3' 端长度的额外 mRNA 分子就会形成。

切除内含子尤其重要,因为其阻断了编码序列。内含子的 5' 端碱基总是 GpU,3' 端碱基总是 ApG(p 表示的是两个核苷间的磷酸键)。但是,在 RNA 序列中像这样二连体的序列有很多,因此需要有其他的信息来确认真正的剪切位点。我们还不能清楚的确认这种信息的本质,但是在绝大多数剪切位点中最相似的"一致序列"已经得到确认。切除内含子需要复杂的酶切过程[31],正常的 mRNA 的剪切并不是总是通过同一种程式发生,差异性剪接时有发生。因此 mRNA 完成加工以后,一些 mRNA 含有某一个外显子,但其在其他 mRNA 中则缺失。这是一种有效的调控机制使得单个基因可以指导不止一种多肽分子的合成,合成的多肽的种类可以按照需求来调控。在不同的组织和不同的发育阶段可利用不同的剪接位点来产生组织特异性的多肽分子。差异性剪接非常重要,例如在合成不同种类的红细胞膜带 4.1[32] 和在肝脏和红细胞内合成不同种类的丙酮酸激酶时[33]。差异性剪接使得人体可以利用约 30 000 种基因产生超过 100 000 种的蛋白质。另一方面,突变会引起错误剪接。通常情况下错误剪接会引起蛋白产量的下降(比如在血红蛋白 E 病),或没有蛋白形成,比如在一些戈谢病的突变和地中海贫血(参见第 47 章)。在极少数情况下错误剪接会引起蛋白质表达量增加,如在显性遗传的血小板增多症(dominant thrombocythemia)[34]。

翻译

加工后的 mRNA 含有合成蛋白质所需的遗传密码,一个精确的机制已经被进化出来将 mRNA 的三联密码翻译成蛋白质。由核糖体 RNA(rRNA)亚基和蛋白质成分组成的核糖体复合物结合到 mRNA 的 5' 端,一类具有三叶草形状的 RNA 分子,即所谓的转运 RNA(transfer RNA,tRNA),将所需要的氨基酸转运到核糖体复合物。tRNA 分子含有一个识别位点能够结合到 mRNA 上的三联密码子,还有另外一个位点携带与三联密码子对应的氨基酸。然后核糖体复合物将此氨基酸与位于其直接 5' 端的氨基酸形成肽键。蛋白质合成的起始位点总是 AUG 密码子[35],一般离 mRNA 的 5' 端很近,在起始密码子附近的一段保守序列标示其为蛋白质合成的起位点。核糖体沿着 mRNA 滑动,随之将氨基酸添加到新生的蛋白质链,直到碰到终止密码子为止,后者为停止蛋白质合成的信号。而后,核糖小体被释放出来,继续参与其他蛋白质分子的合成。蛋白质合成的复杂过程需要有许多因子的参与,包括起始因子(延长因子及释放因子(RF))、腺苷三磷酸(ATP)和鸟苷三磷酸(GTP)等[36]。

由于起始密码子 AUG 编码甲硫氨酸,因此初始合成的蛋白质其氨基端总是甲硫氨酸。但是甲硫氨酸经常会通过翻译后加工而从蛋白质分子中切除。蛋白质的修饰发生在内质网系统和高尔基体,包括切除将蛋白质定位到胞内或胞外合适部位的前序列或引导序列、添加糖基到糖蛋白、添加脂肪酸以及形成内部二硫键。

调控

很多基因的功能都是高度特异性的,如血红蛋白仅在红系祖细胞合成,晶体蛋白仅在晶状体合成,免疫球蛋白仅在淋巴细胞中合成。在其他细胞中这些基因必须被沉默。另一方面,看家基因却在所有的细胞中表达。看家基因包括为细胞提供能量的基本代谢过程中所需要的各种酶如己糖激酶(hexokinase)、磷酸甘油酸激酶、G-6-PD 和编码基本结构蛋白的基因。

显然在所有机体中有一套精确的系统来调控蛋白质的表达,但是我们对这个系统的了解才刚刚开始。对于转录的调控在很大程度上决定了一个蛋白是否会合成[37],启动子和增强子能够被细胞所合成的转录因子所激活,同时这些转录因子还能够被磷酸化或其他过程所激活或失活。调控同样发生在翻译水平。铁蛋白的 mRNA 含有一个铁反应性的位点,在没有铁离子时能与一个 87kDa 的调控蛋白结合后关闭铁蛋白的翻译[38]。同样的结合位点也存在于转铁蛋白受体 mRNA 的 3' 端非翻译区,在没有铁离子时通过与该蛋白的结合稳定转铁蛋白受体 mRNA[39]。与其类似的是,在肿瘤坏死因子(tumor necrosis factor,TNF)的 3' 非翻译区的一个富含 UA 的区域能够抑制其 mRNA 的翻译[40]。另外 mRNA 自身的稳定性可能受到核酸酶的调控[41-44]。

分子生物学方法

■ 克隆 DNA

DNA 测序和探针制备需要大量扩增一个 DNA 片段来提供一个相对纯的样本进行研究。实现该目标的经典方法,即克隆,是分子生物学的核心技术。克隆通常通过将 DNA 插入到一个相应的载体来实现,载体可以是噬菌体或质粒,后者可以在细菌体内实现复制。当噬菌体或质粒携带外源 DNA 片段时,伴随着载体的复制外源 DNA 片段也可以得到复制,最后能够获得大量纯一的 DNA 片段。

如果一开始没有纯化的 DNA 片段,那就必须从很多 DNA

片段中将其分离出来，这种含有很多 DNA 片段的集合体我们称之为 DNA 文库（library）。一个完整的基因组 DNA 文库包含一个细胞所具有的遗传材料的数百万种片段，而且都已经连接到合适的载体上。另外一种重要的文库的类型是通过反转录酶将一个组织的 mRNA 反转录形成的 cDNA 文库。这样的 cDNA 文库对于分离基因非常有用，因为其含有的基因序列是去除内含子的，在特定的组织中被转录。与之对应的是基因组 DNA 文库，其含有所有的遗传资料，包括编码的和非编码的，转录的和非转录的。

目前已经设计了多种不同的载体，其具有扩增不同大小的 DNA 片段的能力。其中最大的是人工酵母染色体（yeast artificial chromosomes，YACs），其能够整合超过 1 000 000 碱基对的 DNA 片段，并在酵母内将其扩增[45]。这样的大容量载体对于基因组定位非常有用，但是人工染色体上的 DNA 片段会有发生基因重排的趋势，这将使基因组定位发生错误。其他能够插入大片段 DNA 的载体包括人工细菌染色体（bacterial artificial chromosomes，BACs）和噬菌体来源的人工染色体（P1-derived artificial chromosomes，PACs），其能够整合大约 100 000 个碱基对大小的片段，还有粘粒（cosmids），其能够整合 20 000~30 000 个碱基对大小的片段。更小的插入片段，大小在 3000~12 000 个碱基对之间的 DNA 片段能够克隆到噬菌体载体。DNA 文库转染的细菌接种到半固体培养板中，含有所需要 DNA 片段的克隆能够用标记的、具有互补序列的合成探针调取。精确的碱基序列不能通过氨基酸序列推导获得，因为绝大部分氨基酸都不止被一个密码子编码。但是如果一个合适的氨基酸片段被选定，那么包含所有可能与之对应的多条互补碱基序列就可作为探针使用。

通过使用表达载体，针对基因表达产物的抗体同样可以用作为探针。表达载体在克隆 DNA 片段的上游添加了启动子序列。当 DNA 片段插入方向正确和位于正确读框时，三联密码子能够被正确读取，足够多的基因表达产物将会在细菌内产生。这时，用抗体或与相应配体反应就能够检测到相应克隆。与探针反应的克隆（在噬菌体载体时表现为噬菌斑）将被挑取出来，并进行低密度的次级培养，直到获得有反应的单克隆或噬菌斑。

聚合酶链式反应

如果一个基因片段的某些序列为已知时，就可以利用 PCR 技术将该片段扩增出来。PCR 技术相比克隆技术简单很多。比如，人们出于诊断的目的想确定一个基因中某部分的完整序列，从实际出发克隆技术是极其耗时和费力的。而在感兴趣的 DNA 片段的两端分别设计两条和 DNA 双链相互补的引物，就可利用 PCR 技术将两个引物之间的片段扩增超过一百万倍。在连续的循环中，由引物引导的 DNA 合成，及在循环间通过加热分离 DNA 链是这项强大技术的主要原理[46,47]。PCR 技术非常敏感，因此在最佳的扩增条件下来自单个细胞的 DNA 片段都能实现扩增。另外，DNA 稳定性极高，因此长时间保存的 DNA 材料能被用来扩增。所以 PCR 技术可以用来扩增血涂片[48]、木乃伊和其他远古时期生物材料中的 DNA[49]。PCR 技术可以扩增组织抽提物中 mRNA 经反转录酶反转录形成的 cDNA 片段，是检测组织中基因表达的一种非常敏感的技术方法，这种方法称为反转录聚合酶链式反应（reverse transcriptase polymerase chain reaction，RT-PCR）。

在 PCR 扩增的前几个循环中，扩增的效率与模板的数量相关联，因此能够对 mRNA 和 DNA 进行定量分析。为了达到定量分析的目的，需要检测看家基因 mRNA 的表达量作为内对照，然后用目的基因 mRNA 与内对照基因 mRNA 的表达量做对比。扩增曲线的斜率能被用来测定样本中的 mRNA 或 DNA 的量。这个过程被称为实时 PCR（real-time PCR），已实现自动化，借助于检测在扩增过程中被破坏的荧光标记的探针或者只与双链 DNA 结合的染料[50]。

限制性核酸内切酶切割 DNA

很多细菌产生可以对双链 DNA 序列特异性切割的酶，这一发现极大地促进了 DNA 的研究。这些酶通常识别回文序列（palindromes），即一 DNA 序列当从一个方向阅读上方的单链时与从另一个方向阅读下方的单链相一致。图 9-3 显示的是一个回文序列是如何被最常用的限制性核酸内切酶 EcoRⅠ切割的。目前有数百种限制性核酸内切酶可经商业途径获得。

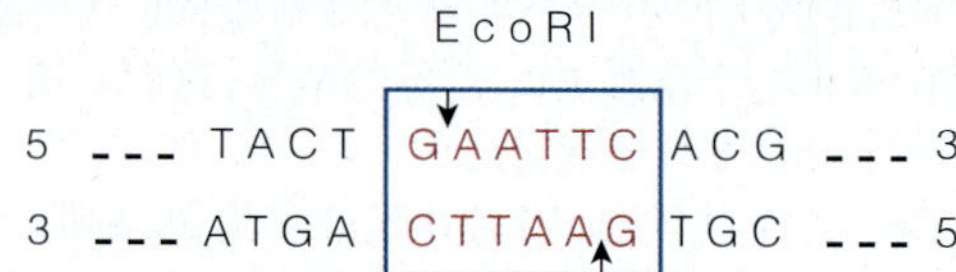

图 9-3　EcoRⅠ酶切割其特异性识别序列（图中方框所示）的示意图。当该限制性核酸内切酶遇到其识别的回文序列 GAATTC 时就，会在箭头所示的位置切割 DNA。

限制性核酸内切酶对于 DNA 克隆及分析其结构非常有用。许多限制性核酸内切酶会产生具有非平端的片段（如图 9-3 中 EcoRⅠ酶所示）。这种黏性末端（sticky ends）被应用于将 DNA 片段连接入（即剪接入）具有同样黏性末端的载体中。DNA 连接酶可实现永久性连接。

整个基因组 DNA 经过限制性核酸酶切酶消化后其限制性片段的大小能够通过 Southern 印迹法来鉴别。Southern 印迹法是非常有效的分子生物学方法，以发明该方法的科学家的名字命名[51]。DNA 经一个或多个限制性核酸内切酶消化后，其产物根据各片段的大小可通过凝胶电泳进行分离。然后将其转移到能够结合 DNA 的膜上，这时就可以用标记的探针检测相应的 DNA 片段。或者，感兴趣的 DNA 片段能够先通过 PCR 技术进行扩增，然后用限制性核酸内切酶进行消化以确定特定的酶切位点是否真正存在。

限制性核酸内切酶最重要的应用是检测遗传变异。核苷酸的改变可能会创造或消除限制性酶切位点，这样 DNA 消化后产物的片段大小就会改变。这样的遗传变异我们称之为限制性酶切片段长度多态性（RFLPs）。在某些情况下核苷酸序列的改变就是引起疾病发生的原因，如镰刀形细胞突变引起 MstⅡ酶切位点的消失[52]，而 G-6-PD A- 突变则会产生一个新的 NlaⅢ的酶切位点，已经证明在相关疾病的诊断中这些改变非常有价值（参见第 46~ 第 49 章）。但是由于测序技术的快速普及，RFLPs 检测核苷酸的改变已经逐渐被自动化测序所替代。

染色体物质的缺失如 α- 地中海贫血同样会引起 DNA 片段大小的改变。如果缺失的部分包含某一限制性酶切位点，则酶切后就会出现更大的片段；如没有则会出现更小的片段。如果对应探针检测的区域整个完全缺失，如在胎儿水肿（hydrops fetalis）（参见第47章），这时就不会显示任何条带。尽管有时候引起疾病的损害并不会直接影响限制性酶切位点，RFLPs同样对于疾病的检测有价值，因为很多致病基因会与其紧密连锁。与目的基因连锁的多个限制性酶切位点产生单倍体型，后者能够明确无疑地确认一条染色体。这种单倍体型对于地中海贫血的产前诊断非常重要（参见第47章），因为单倍体型能够稳定遗传很多代，因此其可以用来推断某个突变是否仅发生一次然后被扩增（先证者效应，founder effect），或者各自突变独立地发生数次。镰刀形红细胞病的突变涉及了多个不同的单倍体型，因此镰刀形红细胞病中有多个先证者存在（参见第48章）。而在因子Ⅸ，每种常见的基因突变都有自己的先证者（参见第125章）。单倍体等位交换引起基因重排的程度可以用来估计先证者突变发生的时间。

测序

链终止技术（chain termination technique）[53]通常被用于DNA测序。该技术的基本原理是用目的DNA为模板合成一个带标记的DNA链。合成时所用的核苷酸混合物中包含一种核苷酸类似物，当掺入时就会导致链合成终止。对标记的产物进行凝胶电泳分离可产生呈"梯状"排列的不同的核苷酸片段。每个片段的大小取决于在何核苷酸位点相对应的终止性核苷酸类似物被掺入。在现代的测序中心，应用荧光标记的核苷酸终止单链的合成可实现快速和准确的自动化测序[54]。

以前DNA测序需要克隆DNA片段作为模板，现在可以更方便地用PCR扩增的产物作为模板进行测序。

在个体患者和人群中检测基因突变

近年来在检测个体患者基因突变时，越来越多地使用PCR扩增基因组DNA。在对患病和其他人群进行大规模筛查时，以基于其他PCR或限制性核酸内切酶的方法更加实际。用限制性核酸内切酶分析个体患者的基因突变见上述讨论（参见"限制性核酸内切酶切割DNA"）。但是由于很多碱基替换并不删除或产生新的酶切位点，利用限制性核酸内切酶进行突变分析并不适用于所有情况。尽管如此，我们可以利用含有一个点突变的引物进行DNA的PCR扩增，以此来创造一个新的、原先并不存在的限制性酶切位点。此技术能够成功的检测基因的突变[55]。使用和一个基因型相符合但与另外一个基因型不符合的扩增引物已经被应用于彩色PCR（Color PCR）[56]和突变阻滞扩增系统（amplification refractory mutation system，ARMS）[57]。当DNA片段与模板并列时，末端核苷酸不匹配可导致不能连接，同样可以用来检测基因突变[58]。具有特定序列的标记的寡核苷酸探针与扩增的DNA片段杂交的技术称为等位基因特异性寡核苷酸探针杂交法（allele-specific oligonucleotide hybridization，ASOH），对于检测基因突变也非常有用[59]。含有大约17个核苷酸，分别与正常或突变的序列对应的探针可与PCR扩增的DNA片段进行杂交。在这样大小的寡核苷酸链中仅有一个碱基的不匹配就会引起熔解温度（melting temperature）的足够改变（熔解温度是指DNA双链分离时所需的温度），以此能够区分正常序列和突变序列。

当突变未知时，其他的技术能够有效的缩小需要测序的区域。单链构象多态性（single-stranded conformation polymorphism，SSCP）分析利用的原理就是单个碱基的替换就会引起单链DNA构象的改变，会改变其在电泳时的迁移率。变性高压液相色谱（denaturing high-pressure liquid chromatography，DHPLC）是应用该技术的更加自动化系统，似乎可高效地检测基因突变[60]。

干涉基因表达

反义RNA和DNA 基因的表达能够在不同的水平被阻断。反义RNA或DNA具有与目的mRNA互补的序列，它们能够抑制mRNA的翻译及引起mRNA降解。当这样的寡核苷酸链存在时，其能够通过多种不同的机制抑制基因的表达。例如他们能够与RNA形成双链结构，就像两个互补的DNA单链杂交形成正常的DNA双链一样。由于双链结构不能够被翻译，而且会很快被降解，因此产生的蛋白质产物被特异性的抑制了。在实验研究中，反义DNA或者稳定的DNA类似物，如甲基膦酸酯（methylphosphonates）[61]能够被直接转染到细胞里，而反义RNA能够在细胞内被通过携带合适的DNA模板和启动子的质粒来产生。起初该方法被用于抑制淋巴瘤的生长，其通过合成针对癌基因c-myc的内含子部分的反义DNA寡核苷酸链来实现[62]。同样利用针对BCR-ABL融合蛋白的反义DNA链可抑制慢性粒细胞白血病患者骨髓细胞的生长[63]。还有研究利用BCL-2的反义链在体外培养中抑制BCL-2阳性的淋巴瘤细胞的增殖[64]。由于反义RNA能够通过在体内转录正义链来产生，因此其可能代表了一天然的调控机制[65,66]。

干扰RNA 研究已经证实RNA除了通过作为mRNA的反义链外，在基因的生理调控中扮演更广泛的角色。siRNAs和与其密切相关的miRNAs是最近发现的基因沉默的调控机制，其抑制基因表达的过程称为RNA干扰（RNA interference，RNAi）（见参考文献67和68的综述）。对siRNA而言，其双链的RNA被Dicer酶切割成大小约22个碱基的片段，然后通过RNA诱导沉默复合物（RNA-induced silencing complex，RISC）启动同源的靶mRNA的降解。尽管siRNA常通过RISC切割目标mRNA，但是miRNAs作为内源性的双链RNA片段，它不但能够减少目标mRNAs的数量，也能通过与同一种RISC形成复合物并干扰目标mRNA的翻译来在发挥转录后调控作用。研究表明miRNAs在造血发育中发挥重要的作用[69]，广泛地涉及基因调控和抗病毒过程。siRNA已成为分子生物学家在实验中下调基因表达的强有力的研究工具。

核糖核酶（ribozyme） RNA具有酶的活性，能够像限制性核酸内切酶切割DNA一样在特定的序列位点切割RNA。此功能提供了一种新的抑制特定基因表达的方法，我们称这种具有酶活性的RNA为核糖核酶。目前核糖核酶已经被应用到抑制HIV-1病毒的复制[70,71]和切割BCR-ABL以治疗慢性粒系细胞白血病[72]。DNA可能具有类似的酶活性[73]。

转基因和基因敲除动物模型 将DNA片段插入受精卵的细胞核能够改变动物的基因组成，经过此方法产生的动物称为转基因动物（transgenic）。某些基因如在胚胎发育中所有组织和时间表达会引起胚胎死亡，使用诱导或组织特异性的启动子可使对这些基因功能的研究得以进行。携带人镰刀状β血红蛋白基因的转基因小鼠也被产生，当与地中海贫血小鼠的基因型相叠加时能够在小鼠体内产生大量的人血红蛋白S，在

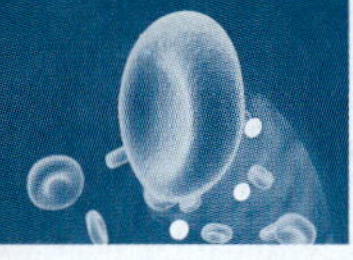

某种程度上可以视为人镰刀形红细胞病的动物模型(参见第47、48章)[74]。

另一个极其重要的研究基因功能的方法为基因的靶向破坏,即基因敲除(knocking out)。该技术首先构建携带与目的基因同源的序列和选择标记的DNA载体,然后将其转染到小鼠胚胎干细胞中。当针对某特定基因的重组发生于某一个细胞时,将该细胞移植到小鼠囊胚泡中,期望被移植的细胞的后代能够发育形成生殖细胞。然后,基因敲除的小鼠能够繁殖,进而获得纯合子的基因敲除小鼠。因为基因敲除经常为致死性(如G-6-PD缺乏[75]和戈谢病[76])或不产生异常的表型,基因敲除小鼠的应用价值受到很大的限制。但是在一些疾病中,如血色素沉积症[77-80],各种形式疾病的基因敲除模型具有极其重要的研究价值。如果基因敲除为致死性的或者希望基因缺陷仅限于某一特定的器官,这时Cre/LoxP位点特异性重组系统就非常有用[81]。LoxP序列是一个13个碱基对的反向重复序列,它被插入到即将敲除基因的两侧。位点特异性重组是经由P-1噬菌体Cre重组酶催化,以切除LoxP序列之间的DNA片段,并连接余下的5'和3'端DNA。组织特异性切除可以通过将Cre重组酶插入到一个组织特异性启动子的下游而实现。利用化学试剂如乙酰基亚硝基脲(N-ethyl-N-nitrosourea,ENU)做随机诱变能够发现未知基因在代谢通路中的作用。比如一个以前未知功能的细胞膜丝氨酸蛋白酶的突变表明其为hepcidin的负调节物[82],随后的研究表明该基因的突变能够引起人遗传性铁缺乏症[83]。

■ 突变

突变的类型

突变能够发生在基因组的任何位置,包括结构基因(DNA中编码蛋白质氨基酸序列的部分)、目前了解还不清楚的转录调控区域、内含子区及连接两个基因之间的功能未知的区域。如表9-1所示血液系统疾病包含了所有基因突变机制的例子。

表 9-1　血液系统疾病遗传机制的实例

遗传性线粒体突变引起的疾病		
铁粒幼细胞性贫血	del	参见第58章
遗传性X-染色体连锁突变引起的疾病		
G-6-PD缺乏	del,spl,pm	参见第46章
慢性肉芽肿病	pm,del,spl,ins	参见第66章
Bruton丙种球蛋白缺乏症	pm,del,spl,ins	参见第82章
血友病	pm,del,spl,ins,tr	参见第124章
常染色体显性遗传病		
遗传性球形红细胞症	pm,del,spl,ins	参见第45章
不稳定血红蛋白病	pm,del	参见第48章
急性间歇性卟啉病	pm,del,spl,ins	参见第57章
血管性血友病	pm,del,ins	参见第127章
凝血因子V Leiden病	pm	参见第131章
常染色体隐性遗传病		
丙酮酸激酶缺乏症	pm,del,spl,ins	参见第46章
地中海贫血	pm,del,spl,ins	参见第47章
镰刀形红细胞病	pm	参见第48章
戈谢病	pm,del,spl,ins,tr	参见第73章
获得性X染色体连锁突变引起的疾病		
阵发性睡眠性血红蛋白尿症	pm,del,spl,ins	参见第40章
获得性常染色体显性突变引起的疾病		
慢性髓性白血病	tr	参见第90章
套细胞淋巴瘤	tr	参见第102章

del=删除;ins=插入;pm=点突变;spl=剪接突变;tr=易位。

一个碱基变为另一个碱基并不会改变一个序列的核苷酸数目,我们称之为点突变(point mutation)或单核苷酸多态性(single nucleotide polymorphism,SNP)。点突变可能改变密码子,因此产生不同于正常密码子所编码的氨基酸,这样的突变称之为错义突变(missense mutation)。如果点突变将密码子变为终止密码子,这样的突变称之为无义突变(nonsense mutation)。但是一些密码子的改变,尤其是发生在密码子第三位碱基的改变,并不影响所产生氨基酸的种类,这样的突变称为同义突变(synonymous mutation)或沉默突变(silent mutation),它们由于其没有重要意义而经常被忽略。但是,这些突变可能具有功能上的重要性:①它们能够引入剪接位点从而导致错误剪接;②它们能够改变mRNA的二级结构,从而影响其稳定性[84];③它们能够降低蛋白质合成的效率,因为不同tRNA的丰度有很大的差别;④由于蛋白质合成的速率发生改变,蛋白质异常折叠可能会发生[85]。

其他的突变类型包括删除(deletions)、倒置(inversions)和插入(insertions)(比如基因中出现的DNA片段的复制)。这些改变可以解释大多数已知的血友病A的突变(参见第124章)。微卫星(microsatellites)是基因删除或插入的特殊形式,它是由1~6个核苷酸组成的重复序列,例如ATATATATAT。这些序列在物种进化中是不稳定的,呈现很高的多态性。不像在绝大多数的单核苷酸多态性中只有两种可能的基因型,在不同个体的特定基因位点可能会有5、10或更多数目的重复序列。因此微卫星序列对于遗传作图具有非常重要的价值。单核苷酸突变并不是随机发生的,二核苷酸CpG转变为TpG是最常见的突变类型。由于在无脊椎动物中位于鸟嘌呤之前的胞嘧啶容易被甲基化,甲基化后的胞嘧啶就易被氧化而变为胸腺嘧啶。如此,在血友病A[86]和G-6-PD缺乏症[87]中发生在二核苷酸CpG的点突变占了很大的比例。基因部分序列的删除或复制容易发生在同样的序列重复多次的区域,因此在基因组中由于这样或那样的原因总会存在容易发生基因突变的"热点"(hot spots)。

基因发生突变的另一个机制是基因转换(gene conversion),这种机制尚未明确的现象会导致一个基因的序列被完整的转换到其他基因上。这种现象被认为在不同的基因副本之间可维持序列的一致性[88]。

许多突变会影响mRNA的生成量。例如,产生异常剪接位点的突变可能会导致产生不能翻译的mRNA。基因启动子或增强子区域的突变会损害基因转录形成mRNA的速率,基因突变通过破坏血红蛋白基因的转录而导致地中海贫血,是这类突变的典型例子(参见第47章)。无义突变产生过早出现的终止密码子，常会引起相应mRNA的减少，这个复杂的过程目前被称为无义介导的mRNA降解（nonsense-mediated decay，NMD）。但是绝大部分导致血液系统疾病的突变都是结构基因的突变，也就是编码蛋白质的基因序列发生了改变。

基因编码序列的改变可能会导致不能合成任何蛋白质——即形成非常不稳定的蛋白质，其最终不能以完整装配的形式出现，或者形成异常的蛋白质。而后者是最常见的形式。异常蛋白质可能会保留正常蛋白质的所有、部分或零功能。尽管异常蛋白质已经丢失了正常蛋白质的功能，但其仍然具有正常蛋白质的免疫原性，我们称之为交叉反应物质（cross-reacting material，CRM）。有时候突变基因产生的蛋白质会妨碍正常蛋白质的功能或者作为一个有害亚基来阻止蛋白质发挥功能，这样的突变被称为显性负（dominant negative）突变，它们按显性遗传的方式遗传。那些产生正常数量和正常功能的蛋白质的突变在临床上没有意义，但是其对于人口普查和家族研究非常有价值，而且可以作为多种生物学调查的遗传标记。一些酶的缺乏在临床上也是没有损害的，比如将H抗原转换为A或B抗原的糖基转移酶（glycosyl transferases）缺乏（参见第137章）会导致O型血的发生，其当然不能被认为是患病。遗传突变在整个人群中超过1%时，我们称其为多态性（polymorphisms）。有时候某些基因的突变如镰刀形红细胞病基因和G-6-PD缺乏基因可达到多态性水平，这是由于突变导致的有害性与其对于生存的有益性，如增加对疟疾的抵抗性相平衡，这种现象称为平衡多态性（balanced polymorphisms）。

所有的细胞含有相同的基因组分，但一些蛋白的表达却是组织特异性的。多种不同的因素导致了此现象的出现。一些执行相同功能的酶在不同的组织中通过不同的基因编码，例如白细胞和红细胞中的丙酮酸激酶受不同的基因控制（参见第46章）。在其他情况下，对于初始mRNA的不同剪接会产生不同的多肽，这种现象在一些红细胞膜蛋白的表达中尤其显著[89]。不同的翻译后加工——包括不同的酶对多肽的蛋白水解和糖基化，会导致在不同的组织中最终形成不同的产物。但是在绝大多数情况下，那些影响了某一种造血细胞中酶的突变，同样会影响其他血细胞及肝脏、脑等其他组织中的同一种酶。

在临床上遇到的酶缺陷的类型被受影响的个体是否能够存活所限制。例如所有组织中糖酵解的酶完全缺乏就会影响基本的能量代谢途径，在出生前很早就会导致死亡。与此相对应的是仅在红细胞发生的遗传性酶缺陷的患者常常能够长期存活，因此在人类中观察到的许多酶缺陷只影响红细胞。

突变命名

在历史上，突变首先是通过蛋白质测序来发现的，通常是在血红蛋白。事实上镰刀形红细胞病的突变在遗传密码被解析之前就已经见于描述了，因此突变通过氨基酸序列的变化来命名。由于同样的氨基酸突变可以由不同的核苷酸突变来产生，氨基酸为基础的命名法并不能明确地定义突变。另外，更容易让人混淆的是由于蛋白质的氨基酸序数的确定基于三种不同的起始位点：①起始密码子甲硫氨酸；②甲硫氨酸起始密码子后的第一个氨基酸；③加工后的蛋白质的氨基端的氨基酸。最后，一些改变剪接位点和启动子区的突变不能用氨基酸突变来命名。尽管如此，氨基酸为基础的命名，作为突变的绰号（nicknames），已经被广泛的应用，核苷酸为基础的命名法并不能简单地被本领域的研究者接受。此外，有时候知晓氨基酸序列的改变能对突变在蛋白质水平的效应提供很有价值的信息。因此在本文中尽管精确的核苷酸为基础的突变命名被推荐，但是被大家公认的蛋白质为基础的标记法同样也被使用。标准的建立基于已经在应用的、不同的突变命名法[90-93]。

基因复制

减数分裂时的基因交换通常都极为精确。同源的基因互相配对，尽管有时候减数分裂前在同一条染色体上的基因在减数分裂后会位于不同的、配对的染色体上，每一条染色体仍旧包含一套完整的基因（见图9-1）。但是偶尔错误可能会发生，导致在减数分裂中的基因配对不完美。在这种情况下，不对等交换（unequal crossing-over）发生（见图47-8），一个姐妹染色体获得一个复制的基因，而另外一个则会发生基因删除。

一旦基因复制发生，进一步的复制会更容易。因为在一条染色体上的第一个被复制的基因与另外一条染色体的第二个被复制的基因的相互配对，会产生一条含有三个复制基因的染色体和一条只含一个基因的染色体（参见第47章）。复制在进化中发挥着重要的作用[94]，因为两个相同功能基因的存在允许大自然进行试验：突变在一个基因上积累时，其原始的功能仍然由复制的基因来保留。在造血系统中基因复制的例子很多，特别与血红蛋白基因位点有关。血红蛋白α链基因位点是双拷贝的，而且存在两个基本相同的γ链基因座（参见第47章）。另外，氨基酸序列之间的高度相似性和彼此之间的紧密连锁提示β、γ和δ基因可能来源于一个共同祖先基因的复制。不对等的基因交换不仅存在于基因间，同样存在于基因内部。这种情况发生时，你能推测在一条染色体上合成的蛋白质中的一部分氨基酸序列出现重复，而另外一条染色体上这部分氨基酸序列则消失。导致地中海贫血临床表现的Lepore血红蛋白就是这类不对等基因交换的例子（见图47-8）。这类异常血红蛋白氨基端含有δ链的氨基酸序列而在羧基端则含有β链的氨基酸序列。与这种血红蛋白氨基酸序列相互补的anti-Lepore血红蛋白也已经被发现（参见第47、48章）。同样的，导致戈谢病的葡萄糖脑苷脂酶基因突变就是由于活性基因与假基因（pseudogenes）之间发生交换引起的[95]。两种类型的结合珠蛋白来源于一个祖先基因，基因的大部分序列已发生了复制[96]。

假基因 假基因是指基因的DNA序列与相关的功能基因相似，但是并不形成基因产物。许多基因，如血红蛋白β链、vWF、铁蛋白和葡萄糖脑苷酯酶等都存在相应的假基因。这些假基因是由基因复制产生的，与真基因相似，甚至含有相同的内含子。编码区域或启动子区的突变导致假基因功能丧失。有一些假基因缺乏内含子，他们可能是在进化过程中由病毒的反转录酶将加工后的mRNA反转录形成的。与不对等交换形成的串联性复制基因不同，这些假基因可以出现在基因组的任何地方。例如功能性的谷胱甘肽S转移酶基因位于11号染色体，但是其假基因则位于12号染色体[97]。

基因型与表型的关联性 在能够从DNA水平检测基因突变之前，临床医生就推测相同的基因型并不总能产生相同的临床疾病表现（表型，phenotype）。我们可以见到常染色体隐性遗传病的患病同胞有非常不同的临床表现，一个严重而一个很轻，尽管他们都遗传了相同的一对致病基因。随着我们能够直接确定基因型，基因型与表型之间很大程度的分离越来越明显。因此，遗传了同样的镰刀形红细胞病、G-6-PD、因子Ⅷ突变和葡萄糖脑苷酯酶基因突变的患者可分别有或轻或重的镰刀形红细胞病、溶血性贫血、血友病A或者戈谢病。影响疾病表型的原因还非常不清楚[98]。在G-6-PD缺乏疾病中，在二磷酸尿苷酸UDP葡萄糖醛羧基转移酶-1（glucuronyltransferase-1）基因发生的第二个突变决定了患者是否会有严重的黄疸发生[99,100]。如果凝血因子Ⅴ Leiden突变患者同时遗传了另外的凝血因子如蛋白C的突变，血栓形成更容易发生[101,102]。环境因素可能也发挥作用，如具有临床表现的血色素沉着症在酗酒者较常见，而口服避孕药的女性更容易有血栓形成倾向。表观遗传学因素对于印迹基因，如伯-韦综合征（Beckwith-Wiedemann syndrome，BMS）的KCNQ10T1基因，有重要的影响（参见第10章）[103]。

基因组学和蛋白质组学

基因组学（genomics）和蛋白质组学（proteomics）分别是指用大规模的方法来分析基因序列和蛋白质产生。绝大多数，但不是全部的基因组序列是已知的。很多有大量重复序列的区域其序列是不正确的。在基因序列中仍有空白区存在。虽然如此，目前绝大多数序列是正确的，能够利用强大的电脑程序去搜索重要的基因家族的新成员，或者寻找已知的或具有特定功能的DNA或氨基酸结构域。基因组学的另一个重要的应用是用成千上万的DNA序列组成的微阵列（microarrays）与特定组织的mRNA进行杂交，这项技术称为表达谱分析（expression profiling），已经被广泛应用于确定组织或特定培养条件下的细胞的基因表达。这些资料对于理解疾病的状态可能有用，例如在淋巴瘤研究中有利用该技术进行预测分析[104]。

基因序列仅能预测未加工的蛋白质序列，只能提供关于影响最终的功能蛋白的翻译后加工的间接信息。蛋白质组学提供了分离蛋白质的技术及其快速鉴定，主要技术方法是利用质谱对胰蛋白酶切片段进行分析，并将这些信息与巨大的蛋白质数据库进行比对[100]。

翻译：习佳飞

校对：诸　江，裴雪涛

参考文献

1. Fain PR, Goldgar DE, Wallace MR, et al: Refined physical and genetic mapping of the NF1 region on chromosome 17. *Am J Hum Genet* 45:721, 1989.
2. Glenn D, Gelbart T, Beutler E: Tight linkage of pyruvate kinase (*PKLR*) and glucocerebrosidase (*GBA*) genes. *Hum Genet* 93:635, 1994.
3. Demina A, Boas E, Beutler E: Structure and linkage relationships of the region containing the human L-type pyruvate kinase (*PKLR*) and glucocerebrosidase (*GBA*) genes. *Hematopathol Mol Hematol* 11:63, 1998.
4. Beutler E, Yeh M, Fairbanks VF: The normal human female as a mosaic of X-chromosome activity: Studies using the gene for G-6-PD deficiency as a marker. *Proc Natl Acad Sci U S A* 48:9, 1962.
5. Lyon MF: Sex chromatin and gene action in the mammalian X-chromosome. *Am J Hum Genet* 14:135, 1962.
6. Wutz A, Gribnau J: X inactivation Xplained. *Curr Opin Genet Dev* 17:387, 2007.
7. Willard HF: X chromosome inactivation, XIST, and pursuit of the X-inactivation center. *Cell* 86:5, 1996.
8. Gartler SM, Linder D: Developmental and evolutionary implications of the mosaic nature of the G-6-PD system. *Cold Spring Harb Symp Quant Biol* 29:253, 1964.
9. Beutler E: The distribution of gene products among populations of cells in heterozygous humans. *Cold Spring Harb Symp Quant Biol* 29:261, 1964.
10. Fialkow PJ, Gartler SM, Yoshida A: Clonal origin of chronic myelocytic leukemia in man. *Proc Natl Acad Sci U S A* 58:1468, 1967.
11. Liu E, Jelinek J, Pastore YD, et al: Discrimination of polycythemias and thrombocytoses by novel, simple, accurate clonality assays and comparison with PRV-1 expression and BFU-E response to erythropoietin. *Blood* 101:3294, 2003.
12. Oni SB, Osunkoya BO, Luzzatto L: Paroxysmal nocturnal hemoglobinuria: Evidence for monoclonal origin of abnormal red cells. *Blood* 36:145, 1970.
13. Beutler E, West C, Johnson C: Involvement of the erythroid series in acute myeloid leukemia. *Blood* 53:1203, 1979.
14. Fialkow PJ, Singer JW, Raskind WH, et al: Clonal development, stem-cell differentiation, and clinical remissions in acute nonlymphocytic leukemia. *N Engl J Med* 317:468, 1987.
15. Lindsay S, Monk M, Holliday R, et al: Differences in methylation on the active and inactive human X chromosomes. *Ann Hum Genet* 49:115, 1985.
16. Gilliland DG, Blanchard KL, Bunn HF: Clonality in acquired hematologic disorders. *Annu Rev Med* 42:491, 1991.
17. Curnutte JT, Hopkins PJ, Kuhl W, Beutler E: Studying X-inactivation. *Lancet* 339:749, 1992.
18. Prchal JT, Guan YL, Prchal JF, Barany F: Transcriptional analysis of the active X-chromosome in normal and clonal hematopoiesis. *Blood* 81:269, 1993.
19. Swierczek SI, Agarwal N, Nussenzveig RH, et al: Hematopoiesis is not clonal in health elderly women. *Blood* 112:3001, 2008.
20. Wallace DC: Mitochondrial DNA sequence variation in human evolution and disease. *Proc Natl Acad Sci U S A* 91:8739, 1994.
21. Wallace DC: Mitochondrial diseases in man and mouse. *Science* 283:1482, 1999.
22. Bader-Meunier B, Rotig A, Mielot F, et al: Refractory anaemia and mitochondrial cytopathy in childhood. *Br J Haematol* 87:381, 1994.
23. Superti-Furga A, Schoenle E, Tuchschmid P, et al: Pearson bone marrow-pancreas syndrome with insulin-dependent diabetes, progressive renal tubulopathy, organic aciduria and elevated fetal haemoglobin caused by deletion and duplication of mitochondrial DNA. *Eur J Pediatr* 152:44, 1993.
24. Cormier V, Rötig A, Quartino AR, et al: Widespread multi-tissue deletions of the mitochondrial genome in the Pearson marrow-pancreas syndrome. *J Pediatr* 117:599, 1990.
25. Whitelaw E, Martin DI: Retrotransposons as epigenetic mediators of phenotypic variation in mammals. *Nat Genet* 27:361, 2001.
26. Ordway JM, Curran T: Methylation matters: Modeling a manageable genome. *Cell Growth Differ* 13:149, 2002.
27. Beutler E: Autosomal inactivation. *Lancet* 1:1242, 1963.
28. Gimelbrant A, Hutchinson JN, Thompson BR, Chess A: Widespread monoallelic expression on human autosomes. *Science* 318:1136, 2007.
29. Jarman AP, Wood WG, Sharpe JA, et al: Characterization of the major regulatory element upstream of the human alpha-globin gene cluster. *Mol Cell Biol* 11:4679, 1991.
30. Orkin SH: Globin gene regulation and switching: circa 1990. *Cell* 63:665, 1990.
31. Faustino NA, Cooper TA: Pre-mRNA splicing and human disease. *Genes Dev* 17:419, 2003.
32. Conboy JG, Chan J, Mohandas N, Kan YW: Multiple protein 4.1 isoforms produced by alternative splicing in human erythroid cells. *Proc Natl Acad Sci U S A* 85:9062, 1988.
33. Noguchi T, Yamada K, Inoue H, et al: The L- and R-type isozymes of rat pyruvate kinase are produced from a single gene by use of different promoters. *J Biol Chem* 262:14366, 1987.
34. Wiestner A, Schlemper RJ, van der Maas AP, Skoda RC: An activating splice donor mutation in the thrombopoietin gene causes hereditary thrombocythaemia. *Nat Genet* 18:49, 1998.
35. Kozak M: Compilation and analysis of sequences upstream from the translational start site in eukaryotic mRNAs. *Nucleic Acids Res* 12:857, 1984.
36. Steitz TA: A structural understanding of the dynamic ribosome machine. *Nat Rev Mol Cell Biol* 9:242, 2008.
37. Maniatis T, Goodbourn S, Fischer JA: Regulation of inducible and tissue-specific gene expression. *Science* 236:1237, 1987.
38. Cazzola M, Skoda RC: Translational pathophysiology: A novel molecular mechanism of human disease. *Blood* 95:3280, 2000.
39. Meyron-Holtz EG, Ghosh MC, Rouault TA: Mammalian tissue oxygen levels modulate iron regulatory protein activities in vivo. *Science* 306:2087, 2004.
40. Han J, Brown T, Beutler B: Endotoxin-responsive sequences control cachectin/tumor necrosis factor biosynthesis at the translational level. *J Exp Med* 171:465, 1990.
41. Han J, Beutler B, Huez G: Complex regulation of tumor necrosis factor mRNA turnover in lipopolysaccharide-activated macrophages. *Biochim Biophys Acta* 1090:22, 1991.
42. Liebhaber SA: mRNA stability and the control of gene expression. *Nucleic Acids Symp Ser* 29, 1997.
43. Caput D, Beutler B, Hartog K, et al: Identification of a common nucleotide sequence in the 3′-untranslated region of mRNA molecules specifying inflammatory mediators. *Proc Natl Acad Sci U S A* 83:1670, 1986.
44. Shaw G, Kamen R: A conserved AU sequence from the 3′ untranslated region of GM-CSF mRNA mediates selective mRNA degradation. *Cell* 46:659, 1986.
45. Heaney JD, Bronson SK: Artificial chromosome-based transgenes in the study of genome function. *Mamm Genome* 17:791, 2006.
46. Amplification of nucleic acid sequences: The choices multiply. *J NIH Res* 3:81, 1991.
47. *PCR Protocols: A Guide to Methods and Applications.* Academic Press, San Diego, 1990.
48. de Melo MB, Sales TS, Lorand-Metze I, Costa FF: Rapid method for isolation of DNA from glass slide smears for PCR. *Acta Haematol* 87:214, 1992.
49. Paabo S, Poinar H, Serre D, et al: Genetic analyses from ancient DNA. *Annu Rev Genet* 38:645, 2004.
50. Vanguilder H, Vrana K, Freeman W: Twenty-five years of quantitative PCR for gene expression analysis. *Biotechniques* 44:619, 2008.
51. Southern E: Gel electrophoresis of restriction fragments. *Methods Enzymol* 68:152,

1979.
52. Chang JC, Kan YW: Antenatal diagnosis of sickle cell anaemia by direct analysis of the sickle mutation. *Lancet* 2:1127, 1981.
53. Sanger F, Nicklen S, Coulson AR: DNA sequencing with chain-terminating inhibitors. *Proc Natl Acad Sci U S A* 74:5463, 1977.
54. Sterky F, Lundeberg J: Sequence analysis of genes and genomes. *J Biotechnol* 76:1, 2000.
55. Kumar R, Dunn LL: Designed diagnostic restriction fragment length polymorphisms for the detection of point mutations in ras oncogenes. *Oncogene Res* 4:235, 1989.
56. Chehab FF, Kan YW: Detection of specific DNA sequences by fluorescence amplification: A color complementation assay. *Proc Natl Acad Sci U S A* 86:9178, 1989.
57. Mistry PK, Smith SJ, Ali M, et al: Genetic diagnosis of Gaucher's disease. *Lancet* 339:889, 1992.
58. Barany F: Genetic disease detection and DNA amplification using cloned thermostable ligase. *Proc Natl Acad Sci U S A* 88:189, 1991.
59. Beutler E, Gelbart T: Large-scale screening for HFE mutations: Methodology and cost. *Genet Test* 4:131, 2000.
60. Fruchon S, Bensaid M, Borot N, et al: Use of denaturing HPLC and a heteroduplex generator to detect the HFE C282Y mutation associated with genetic hemochromatosis. *Clin Chem* 49:822, 2003.
61. Smith CC, Aurelian L, Reddy MP, et al: Antiviral effect of an oligo (nucleoside methylphosphonate) complementary to the splice junction of herpes simplex virus type 1 immediate early pre-mRNAs 4 and 5. *Proc Natl Acad Sci U S A* 83:2787, 1986.
62. McManaway ME, Neckers LM, Loke SL, Al-Nasser AA, Redner RL, Shiramizu BT, Goldschmidts WL, Huber BE, Bhatia K, Magrath IT: Tumour-specific inhibition of lymphoma growth by an antisense oligodeoxynucleotide. *Lancet* 335:808, 1990.
63. Szczylik C, Skorski T, Nicolaides NC, et al: Selective inhibition of leukemia cell proliferation by BCR-ABL antisense oligodeoxynucleotides. *Science* 253:562, 1991.
64. Cotter FE, Johnson P, Hall P, et al: Antisense oligonucleotides suppress B-cell lymphoma growth in a SCID-hu mouse model. *Oncogene* 9:3049, 1994.
65. Weintraub HM: Antisense RNA and DNA. *Sci Am* 262:40, 1990.
66. Simons RW: Naturally occurring antisense RNA control—A brief review. *Gene* 72:35, 1988.
67. Fabbri M, Garzon R, Andreeff M, et al: MicroRNAs and noncoding RNAs in hematological malignancies: molecular, clinical and therapeutic implications. *Leukemia* 22:1095, 2008.
68. Kim D, Rossi J: RNAi mechanisms and applications. *Biotechniques* 44:613, 2008.
69. Chen CZ, Li L, Lodish HF, Bartel DP: MicroRNAs modulate hematopoietic lineage differentiation. *Science* 303:83, 2004.
70. Chen CJ, Banerjea AC, Harmison GG, et al: Multitarget-ribozyme directed to cleave at up to nine highly conserved HIV-1 env RNA regions inhibits HIV-1 replication—Potential effectiveness against most presently sequenced HIV-1 isolates. *Nucleic Acids Res* 20:4581, 1992.
71. Heidenreich O, Eckstein F: Hammerhead ribozyme-mediated cleavage of the long terminal repeat RNA of human immunodeficiency virus type 1. *J Biol Chem* 267:1904, 1992.
72. Soda Y, Tani K, Bai Y, et al: A novel maxizyme vector targeting a BCR-ABL fusion gene induced specific cell death in Philadelphia chromosome-positive acute lymphoblastic leukemia. *Blood* 104:356, 2004.
73. Abdelgany A, Wood M, Beeson D: Hairpin DNAzymes: A new tool for efficient cellular gene silencing. *J Gene Med* 9:727, 2007.
74. Beuzard Y: Mouse models of sickle cell disease. *Transfus Clin Biol* 15:7, 2008.
75. Longo L, Vanegas OC, Patel M, et al: Maternally transmitted severe glucose 6-phosphate dehydrogenase deficiency is an embryonic lethal. *EMBO J* 21:4229, 2002.
76. Tybulewicz VLJ, Tremblay ML, LaMarca ME, et al: Animal model of Gaucher's disease from targeted disruption of the mouse glucocerebrosidase gene. *Nature* 357:407, 1992.
77. Zhou XY, Tomatsu S, Fleming RE, et al: HFE gene knockout produces mouse model of hereditary hemochromatosis. *Proc Natl Acad Sci U S A* 95:2492, 1998.
78. Nicolas G, Bennoun M, Devaux I, et al: Lack of hepcidin gene expression and severe tissue iron overload in upstream stimulatory factor 2 (USF2) knockout mice. *Proc Natl Acad Sci U S A* 98:8780, 2001.
79. Niederkofler V, Salie R, Arber S: Hemojuvelin is essential for dietary iron sensing, and its mutation leads to severe iron overload. *J Clin Invest* 115:2180, 2005.
80. Huang FW, Pinkus JL, Pinkus GS, Fleming MD, Andrews NC: A mouse model of juvenile hemochromatosis. *J Clin Invest* 115:2187, 2005.
81. Yu Y, Bradley A: Engineering chromosomal rearrangements in mice. *Nat Rev Genet* 2:780, 2001.
82. Du X, She E, Gelbart T, et al: The serine protease TMPRSS6 is required to sense iron deficiency. *Science* 320:1088, 2008.
83. Melis MA, Cau M, Congiu R, et al: A mutation in the TMPRSS6 gene, encoding a transmembrane serine protease that suppresses hepcidin production, in familial iron deficiency anemia refractory to oral iron. *Haematologica* 93:1473, 2008.
84. Capon F, Allen MH, Ameen M, et al: A synonymous SNP of the corneodesmosin gene leads to increased mRNA stability and demonstrates association with psoriasis across diverse ethnic groups. *Hum Mol Genet* 13:2361, 2004.
85. Kimchi-Sarfaty C, Oh JM, Kim IW, et al: A "silent" polymorphism in the MDR1 gene changes substrate specificity. *Science* 315:525, 2007.
86. Youssoufian H, Kazazian HH Jr, Phillips DG, et al: Recurrent mutations in haemophilia A give evidence for CpG mutation hotspots. *Nature* 324:380, 1986.
87. Vulliamy TJ, D'Urso M, Battistuzzi G, et al: Diverse point mutations in the human glucose 6-phosphate dehydrogenase gene cause enzyme deficiency and mild or severe hemolytic anemia. *Proc Natl Acad Sci U S A* 85:5171, 1988.
88. Hess JF, Schmid CW, Shen CK: A gradient of sequence divergence in the human adult alpha-globin duplication units. *Science* 226:67, 1984.
89. Benz EJ Jr, Huang SC: Role of tissue specific alternative pre-mRNA splicing in the differentiation of the erythrocyte membrane. *Trans Am Clin Climatol Assoc* 108:78, 1997.
90. Ad Hoc Committee on Mutation Nomenclature: Update on nomenclature for human gene mutations. *Hum Mutat* 8:197, 1996.
91. Antonarakis SE: Recommendations for a nomenclature system for human gene mutations. Nomenclature Working Group. *Hum Mutat* 11:1, 1998.
92. Beutler E, McKusick VA, Motulsky AG, et al: Mutation nomenclature: Nicknames, systematic names, and unique identifiers. *Hum Mutat* 8:203, 1996.
93. den Dunnen JT, Paalman MH: Standardizing mutation nomenclature: Why bother? *Hum Mutat* 22:181, 2003.
94. Ohno S: *Evolution by Gene Duplication*. Springer Verlag, Berlin, 1970.
95. Zimran A, Sorge J, Gross E, et al: A glucocerebrosidase fusion gene in Gaucher disease. Implications for the molecular anatomy, pathogenesis and diagnosis of this disorder. *J Clin Invest* 85:219, 1990.
96. Manoharan A: Congenital haptoglobin deficiency. *Blood* 90:1709, 1997.
97. Board PG, Coggan M, Woodcock DM: The human Pi class glutathione transferase sequence at 12q13-q14 is a reverse-transcribed pseudogene. *Genomics* 14:470, 1992.
98. Beutler E: Discrepancies between genotype and phenotype in hematology: An important frontier. *Blood* 98:2597, 2001.
99. Kaplan M, Renbaum P, Levy-Lahad E, et al: Gilbert syndrome and glucose-6-phosphate dehydrogenase deficiency: A dose-dependent genetic interaction crucial to neonatal hyperbilirubinemia. *Proc Natl Acad Sci U S A* 94:12128, 1997.
100. Sampietro M, Lupica L, Perrero L, et al: The expression of uridine diphosphate glucuronosyltransferase gene is a major determinant of bilirubin level in heterozygous beta-thalassaemia and in glucose-6-phosphate dehydrogenase deficiency. *Br J Haematol* 99:437, 1997.
101. Lane DA, Grant PJ: Role of hemostatic gene polymorphisms in venous and arterial thrombotic disease. *Blood* 95:1517, 2000.
102. Rosendaal FR: Venous thrombosis: A multicausal disease. *Lancet* 353:1167, 1999.
103. Weksberg R, Shuman C, Caluseriu O, et al: Discordant KCNQ1OT1 imprinting in sets of monozygotic twins discordant for Beckwith-Wiedemann syndrome. *Hum Mol Genet* 11:1317, 2002.
104. Lossos IS, Levy R: Diffuse large B-cell lymphoma: insights gained from gene expression profiling. *Int J Hematol* 77:321, 2003.

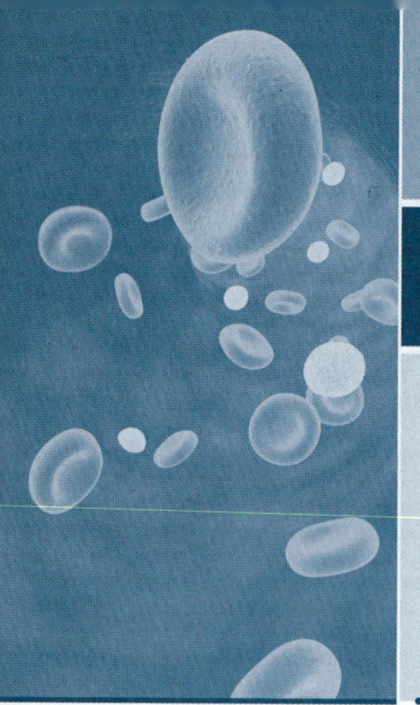

第10章

基因组学和表观遗传学

Lynn B.Jorde

摘 要

分析人整个基因组数据的能力(基因组学)对血液学以及所有医学领域均具有重要影响。本章节对微阵列(microarray)技术进行基本描述,并阐述如何利用此技术来研究与疾病相关的基因变异、基因拷贝数目变异、基因表达以及表观遗传学的修饰模式。此外,包括DNA甲基化等在内的表观遗传学修饰改变基因表达的原理也在本章节中进行综述,并举例来阐述表观遗传学修饰可产生重要的临床效应。

基因组学和表观遗传学

越来越多的研究是在整个基因组水平上对遗传变异进行分析。在基因组水平的变异分析是目前众所周知的基因组科学研究的一部分[1]。在过去的十年里,一些重要工具的出现使得研究者们可以对基因组的数据进行收集和分析。

其中应用最为广泛的就是微阵列技术(图10-1)[2,3]。在制作微阵列的过程中,包含有20个碱基的DNA单链片段(寡核苷酸,oligonucleotides,来自"几个"核苷酸)在机器的控制下点在小玻片上,1cm^{2}的玻片上可承载数百万种不同的寡核苷酸片段。这些寡核苷酸片段探针与人群中不同的等位基因(位于染色体特定区域的DNA序列)相对应。通常来讲这些等位基因具有单核苷酸多态性(single-nucleotide polymorphisms,SNPs)。一些寡核苷酸片段中包含了已知的与疾病相关的基因突变。来自某一研究对象的荧光标记的单链DNA与微阵列上的单链寡核苷酸杂交,以判断在基因组某个特定区域上哪一段序列与所研究的DNA互补性配对。利用计算机对杂交信号进行分析就可以提供一份详细的、针对所研究的样品DNA的突变情形的描述。目前的技术可以将足够多的探针放在一张微阵列芯片上,从而使得人们可以分析一个个体的上百万种SNPs。

本章使用的简写和缩略词:DMR,差异性甲基化区域(differentially methylated region);IGF-2,胰岛素样生长因子2(insulin-like growth factor 2);mRNA,信使核糖核酸(messenger ribonucleic acid);SNP,单核苷酸多态性(single nucleotide polymorphism)。

SNP微阵列目前被常规用于基因组范围的相关性研究(genome-wide association studies)。该研究中对病例及其对照中的每个SNP的频率进行比较分析。那些在疾病组与对照组之间其频率显著不同的SNPs往往位于疾病易感性基因内或者与之相邻[4]。国际单倍体型图谱计划(international haplotype map project,HapMap)使得人们进行该项研究的效率大为提高。这项大规模国际性努力旨在帮助人们获得一组最大限度上与疾病相关的SNPs的数据,并且这些不同的SNPs之间尽可能不相关[5],以保证每个SNP尽可能代表较多的独立信息。

微阵列芯片技术还被用来检查个体的拷贝数变异体和基因组甲基化模式,不同种属以及不同病理感染性生物体之间所存在的基因变异。用于分析许多血液肿瘤的一个重要的诊断工具是阵列比较基因组杂交(array comparative genomic hybridization)。在这项方法中,肿瘤标本中的DNA和正常DNA与微阵列芯片杂交,以确定在肿瘤基因组上的某个个区域是否发生了扩增或者缺失[6,7]。

DNA微阵列芯片的另外一个重要用途就是用来分析在所检测的组织和细胞(比如说肿瘤)中基因是否表达(被转录)[8]。组织中的信使RNA(mRNA)提取之后用作模板去合成互补性DNA序列,然后与载有代表了不同的基因的寡核苷酸序列的芯片进行杂交。杂交后的阳性信号的模式表示何种基因在组织中表达。这种表达芯片可以用于检测何种基因在淋巴瘤或者白血病中活跃表达,而这将有助于对个体肿瘤的恶性程度作出判断[9]。microRNA(非编码的微小RNA,可调控基因的表达)的异常表达可以引发包括白血病在内的恶性肿瘤的发生,微阵列技术同样也用于对microRNA表达的分析[10]。

重要的是,微阵列芯片对SNPs的检测一般是针对已知的SNP。一个罕见的、以前未知的突变不能在传统的芯片技术中被发现。因此越来越多的研究开始对高通量基因测序技术感兴趣,该项研究可以使人们直接获知一个个体基因组上所有外显子的序列(exome),甚至所有的基因组的序列[11-15]。通过完整的基因组测序,所有的基因变异,包括常见的和不常见的变异均能够被发现。这也是目前正在进行的受到资助的"1000个基因组项目"的目的所在。在这个项目中,超过1000个人的基因组将被再测序(resequencing)和分析[16]。基因组再测序的费

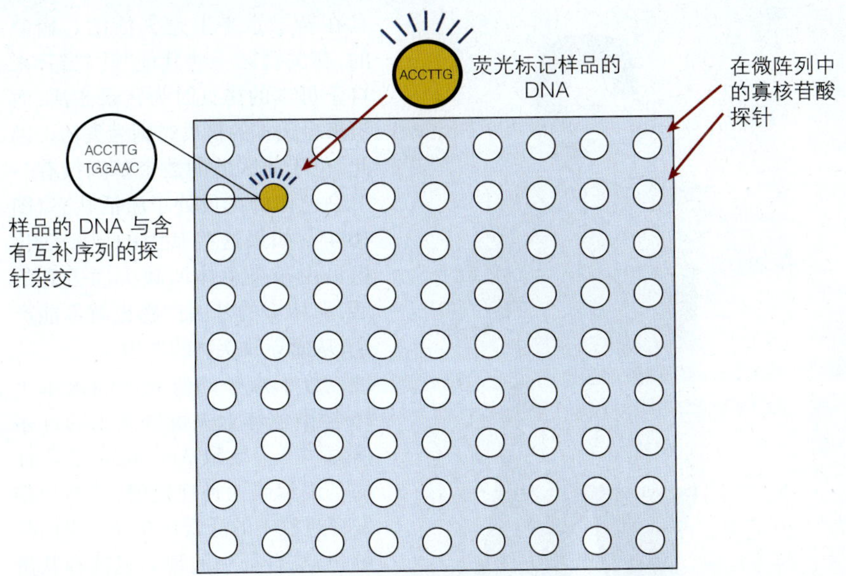

图 10-1 图示微阵列芯片，在其中寡核苷酸片段被点在或合成于玻片上，而后与样本的被标记的单链DNA进行杂交。当样本的DNA序列和玻片上的寡核苷酸序列的DNA互补时，互补性碱基配对反应就会发生。经过标记的样本DNA可以显示在微阵列中其与互补探针杂交的位置，由此可以推断样本DNA序列在基因组中的定位。

用降低很快，在不久的将来，基因组再测序将有望应用于临床。

考虑到单一微阵列所能够提供的巨大的信息量，及针对个体全基因组的30亿个碱基测序所得到的更为庞大信息量，研发和应用复杂的生物信息学手段用来分析这些数据就不足为奇。这些逻辑计算用来处理像DNA碱基判定（DNA base calling）、基因型推断（缺失的基因型）、序列排列或者是基因注释[12,17,18]。

■ 表观遗传学与疾病

传统上，遗传学家关注DNA突变而致疾病发生的机制（参见第9章），这也是前面所讨论的基因组学的主要目的所在。然而，相同的DNA序列却可以由于一系列化学修饰而发生表达的变化从而产生非常不同的表型（这些修饰的本质和效应统称为表观遗传）。这类修饰的一个重要的例子就是DNA甲基化，甲基基团被加在了DNA序列中G之前的C（CG）位点上（图10-2）[19]。当一个基因的邻近DNA序列处于高度甲基化状态时，该基因的转录会受到抑制。DNA的甲基化，及组蛋白的低乙酰化和染色质的凝缩，会抑制启动基因转录的蛋白质的结合。换言之，也就是基因的转录会受到抑制。这个过程在许多方面与第9章讨论的X染色体的失活过程非常相似。

表观遗传修饰对基因活性的影响与疾病发生密切相关。例如，一个非常主要的致遗传性结肠癌（遗传性非息肉性结肠癌）的原因是*MLH1*基因启动子区域的甲基化，而*MLH1*基因产物在DNA损伤修复中具有非常重要的作用[20]。当*MLH1*基因失活后，DNA的损伤逐渐累积，最终导致了结肠癌的发生。DNA甲基化所造成的肿瘤抑制基因的失活是肿瘤发生的重要机制之一（如，*RB1*，视网膜母细胞瘤相关基因；*BRCA1*，乳腺癌相关基因；*VHL*，希-林病相关基因）[21]。

最新的研究表明，单卵双生的双胞胎随着年龄的增长其体细胞内的DNA甲基化修饰的不同也在不断积累，结果造成不同表型的数量逐渐增加[22]。更加令人感兴趣的是，具有不同的生活方式（比如吸烟与不吸烟）的双胞胎积累了大量不同的甲基化模式。因此，尽管双胞胎具有相同DNA序列，但是表观遗传的不同导致了基因表达的不同，从而带来越来越多的表型差异。

■ 基因印记

孟德尔的花园豌豆实验表明一个等位基因无论来自母本还是来自父本其表型都是一样的。这个长期以来作为遗传学的中心法则的原理并非总是正确。对于一些人类基因，只在一个染色体上的一个拷贝（例如，来自于父本的拷贝）是被转录激活的，而另外一个染色体上的拷贝（来自母本的拷贝）则处于失活状态。这种基因沉默过程，取决于双亲的哪一方传递该等位基因，被称为印记（imprint），转录沉默的基因被称为“被印记”[23,24]。至少几打人类基因，可能多至200左右，被认为已被印记。通常“印记”基因都呈现高甲基化状态（反之，未被印记的拷贝则处于非甲基化状态）。因此，这是另外一个对DNA进行表观遗传修饰的例子。上面我们所讨论的微阵列芯片技术，被越来越多地应用分析整个基因组的甲基化状况。一些重要的人类疾病可能是由异常的印记模式引起。

Prader-Willi/Angelman 综合征

一个著名的与基因印记关联的疾病与15号染色体长臂缺失了大约4Mb的碱基相关。当这种缺失来自于父本染色体，孩子呈现为Prader-Willi综合征。其特征包括身材矮小、张力减退、手足短小、肥胖、轻到中度智力迟钝以及性腺功能减退（图10-3A）[25]。同一4Mb DNA的缺失，如果是来自于母本，则会引起Angelman综合征。主要表现为重度智力迟钝、癫痫和共济失调（图10-3B）[26]。这些疾病的发病率大约为出生儿的

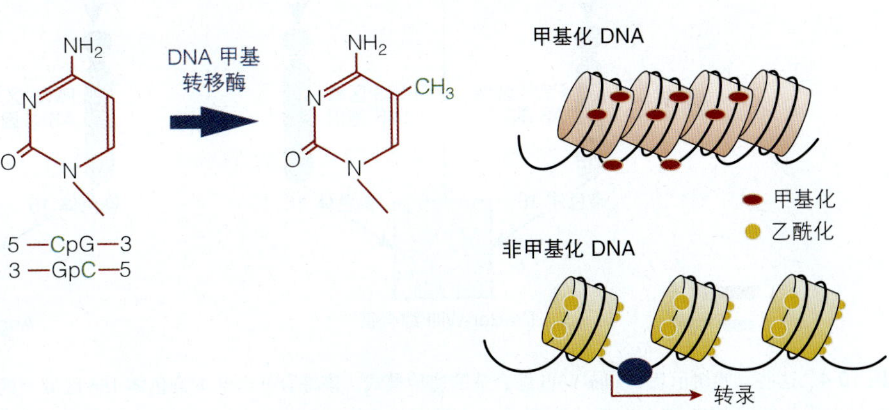

图 10-2 DNA 甲基化。甲基基团加到位于鸟嘌呤之前的胞嘧啶上，有助于灭活相关基因。

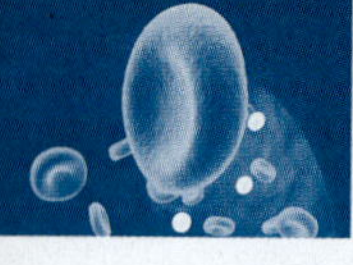

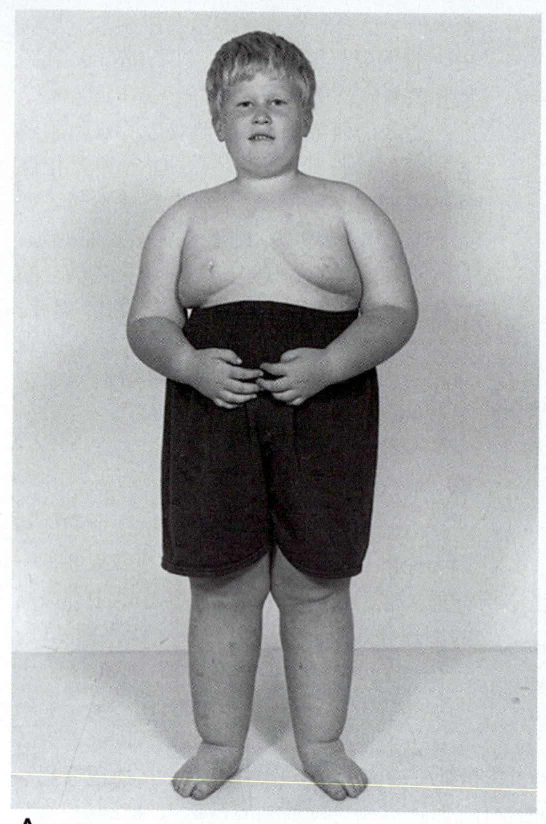

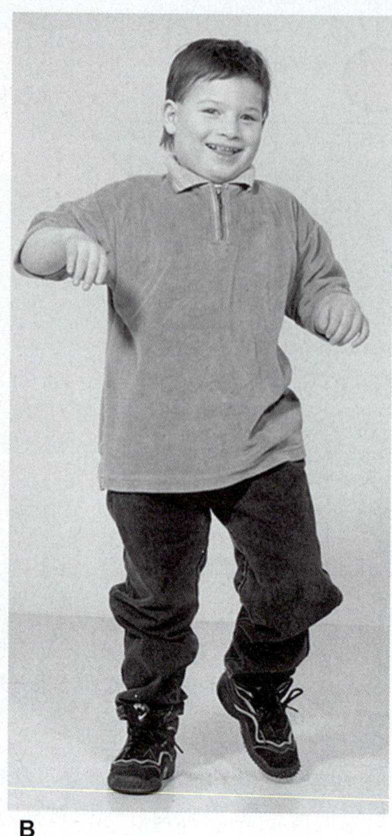

图 10-3　A. Prader-Willi 综合征的儿童（躯干性肥胖、手足小、倒 V 型的上唇）。B. Angelman 综合征的儿童（特征性的姿势、步态共济失调、失控的阵笑）。

1/15 000，其中 70% 的原因是由于染色体的缺失造成的。在 DNA 水平，引起 Prader-Willi 综合征和 Angelman 综合征的缺失并无不同，涉及同一组基因。

在过去的几十年，人们不了解为什么同样的缺失会造成不同的疾病表型。进一步的分析表明 4Mb DNA 缺失（关键区）包含了几个通常只有当来自父本的 15 号染色体时才会转录激活的基因[27]。当这些基因为来自母本的拷贝时，由于印记的作用其在转录水平上是失活的。相似的，在关键区一些其他基因当其来自于母本的拷贝时为转录激活，而当来自父本的拷贝时则为失活。因此，位于此区域的数个基因仅有一个染色体的拷贝处于激活状态（图 10-4）。如果这些基因的单一活化拷贝由于染色体的缺失而丢失的话，那相应的基因产物也就不能产生，从而导致疾病的发生。

分子水平的研究已经揭示了 15 号染色体上关键区基因的许多信息[28,29]。导致 Angelman 综合征的基因编码一种连接酶，其参与脑发育过程中的泛素化介导的蛋白降解（与综合征中的智力迟钝和共济失调等症状相符）。在脑组织中，仅是来自于母本染色体上的基因拷贝会处于活化状态。所以，经母本传递的缺失会造成唯一活性拷贝基因的缺失。此外，位于这个重要区域的几个基因与 Prader-Willi 综合征相关。仅当这些基因被父亲传递时，才会被转录。一个父系传递的缺失会造成这些基因的活性拷贝的丢失，从而引发 Prader-Willi 综合征的表现。

此外的一些情况也会引发 Prader-Willi 和 Angelman 综合征[29]，其中包括单亲二倍体型（uniparental disomy），也就是说某个体遗传了来自一个亲本染色体的两个基因拷贝，未遗传另一个亲本的任何基因拷贝。当 15 号染色体上的两个拷贝都是来自于母本时，Prader-Willi 综合征则会发生，因为此时没有父本相关基因的激活。相反，父本的单亲二倍体型呈现 Angelman 综合征的症状。当这种状况出现在有丝分裂的细胞时，获得性

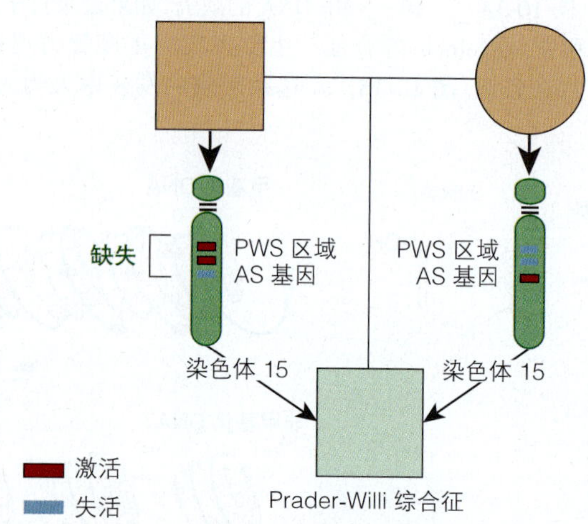

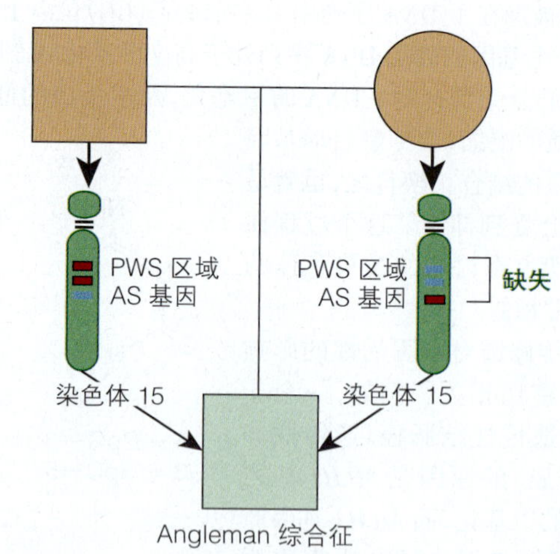

图 10-4　这些家族树示意 Prader-Willi 综合征的遗传模式。该综合征由父本染色体 15q 区域上的一段 4Mb 的 DNA 缺失引起。Angelman 综合征也是由于该区域 DNA 缺失引起，但是缺失位于母本染色体。两者的不同是因为通过母本传递和父本传递的 15q，其中不同的基因被生理性印记（失活）。

的单亲二倍体型会造成原癌基因的激活或者使抑癌基因的失活从而导致肿瘤的发生[30,31]。单亲二倍体也会造成真红细胞增多症中的纯合子 JAK2 V617F(参见 86 章节[31])。Angelman 综合征相关基因的基因突变同样也可以引发疾病。最后,大约有 1% 的 Prader-Willi 综合征是由于位于 15 号染色体上的基因微缺失而造成的,该区域含有 15 号染色体上的一印记控制中心,该 DNA 序列参与设置或者重新设置基因印记本身。

Beckwith-Wiedemann 综合征

另外一个著名的与基因印记相关的疾病就是 Beckwith-Wiedemann 综合征。该疾病的症状表现为过度发育并易发肿瘤。Beckwith-Wiedemann 综合征的特征性表现为出生时体积过大、新生儿低糖血症、巨舌、耳垂褶皱和脐带膨出[32]。Beckwith-Wiedemann 综合征的患儿罹患 Wilms 肿瘤和肝母细胞瘤的概率增加。这些肿瘤在早期诊断时能被有效治疗,因此常规筛查就非常重要。罹患 Beckwith-Wiedemann 综合征的儿童也会产生四肢、躯体或者面部的不对称过度发育(偏侧发育过度)。

与 Angelman 综合征类似,一小部分(约 20%~30%)Beckwith-Wiedemann 综合征缘于两个拷贝的染色体完全来自父方,无一来自母方(单亲二倍体,这次涉及 11 号染色体)。数个在 11 号染色体的短臂上的基因在经父方或母方传递时被印记。这些基因存在于两个独立的差异性甲基化区域(differentially methylated regions,DMRs)。在 DMR1 区域,胰岛素样生长因子 2(insulin-like growth factor 2,IGF2)基因在经母方传递的染色体上被印记灭活,但在经父方传递的染色体上处于激活状态。这样,正常的个体仅有一个拷贝的 IGF2 是处于激活状态的。但当两个拷贝的染色体均来自父方时(即父系单亲二倍体),或来自母方的 IGF2 拷贝的印记丢失时,活化 IGF2 基因的基因剂量倍增加。这导致在胚胎发育期 IGF2 的表达量增加,使得 Beckwith-Wiedemann 综合征的患者呈现发育过度的特征。(与 Prader-Willi 综合征及 Angelman 综合征由于基因产物缺失而致病不同,Beckwith- Wiedemann 综合征部分地是因为基因产物表达过量引起的。)

50%~60% 的 Beckwith-Wiedemann 综合征是由 DMR2 区基因的父系印记的丢失造成的。该区域包括 *KCNQ1* 和 *CDKN1C* 等基因。印记的缺失被认为会造成生长抑制因子的沉默,从而造成生长过度和容易罹患肿瘤,但是具体的发病机制目前尚未明了。

Russell-Silver 综合征

Russell-Silver 综合征表现为生长延迟、匀称短身材、下肢不等长和小三角形的脸部轮廓。大约有 1/3 的 Russell-Silver 综合征患者因为 11p15.5 染色体区域基因印记异常而导致 IGF2 下调,从而引起生长阻滞。另外 10% 的 Russell- Silver 综合征患者是由母系单亲二倍体造成。因此在 Beckwith-Wiedemann 综合征,当额外拷贝的活化 IGF2 或其表达上调会引发生长过度,在 Russell-Silver 综合征,IGF2 的下调导致生长停滞。

翻译:岳　文
校对:诸　江

参考文献

1. Jorde LB, Little PFR, Dunn MJ, Subramaniam S, eds: *Encyclopedia of Genetics, Genomics, Proteomics and Bioinformatics.* John Wiley, Chichester, UK, 2005.
2. Trevino V, Falciani F, Barrera-Saldana HA: DNA microarrays: A powerful genomic tool for biomedical and clinical research. *Mol Med* 13:527, 2007.
3. Dufva M: Introduction to microarray technology. *Methods Mol Biol* 529:1, 2009.
4. McCarthy MI, Abecasis GR, Cardon LR, et al: Genome-wide association studies for complex traits: Consensus, uncertainty and challenges. *Nat Rev Genet* 9:356, 2008.
5. Frazer KA, Ballinger DG, Cox DR, et al: A second generation human haplotype map of over 3.1 million SNPs. *Nature* 449:851, 2007.
6. Emanuel BS, Saitta SC: From microscopes to microarrays: Dissecting recurrent chromosomal rearrangements. *Nat Rev Genet* 8:869, 2007.
7. Higgins RA, Gunn SR, Robetorye RS: Clinical application of array-based comparative genomic hybridization for the identification of prognostically important genetic alterations in chronic lymphocytic leukemia. *Mol Diagn Ther* 12:271, 2008.
8. Wiltgen M, Tilz GP: DNA microarray analysis: Principles and clinical impact. *Hematology* 12:271, 2007.
9. Staudt LM: Molecular Diagnosis of the Hematologic Cancers. *N Engl J Med* 348:1777, 2003.
10. Yin JQ, Zhao RC, Morris KV: Profiling microRNA expression with microarrays. *Trends Biotechnol* 26:70, 2008.
11. Pettersson E, Lundeberg J, Ahmadian A: Generations of sequencing technologies. *Genomics* 93:105, 2009.
12. Shendure J, Ji H: Next-generation DNA sequencing. *Nat Biotechnol* 26:1135, 2008.
13. Voelkerding KV, Dames SA, Durtschi JD: Next-generation sequencing: From basic research to diagnostics. *Clin Chem* 55:641, 2009.
14. Wang J, Wang W, Li R, et al: The diploid genome sequence of an Asian individual. *Nature* 456:60, 2008.
15. Wheeler DA, Srinivasan M, Egholm M, et al: The complete genome of an individual by massively parallel DNA sequencing. *Nature* 452:872, 2008.
16. Kuehn BM: 1000 Genomes Project promises closer look at variation in human genome. *JAMA* 300:2715, 2008.
17. Simon R: Microarray-based expression profiling and informatics. *Curr Opin Biotechnol* 19:26, 2008.
18. Pop M, Salzberg SL: Bioinformatics challenges of new sequencing technology. *Trends Genet* 24:142, 2008.
19. Robertson KD: DNA methylation and human disease. *Nat Rev Genet* 6:597, 2005.
20. Lynch HT, de la Chapelle A: Hereditary colorectal cancer. *N Engl J Med* 348:919, 2003.
21. Esteller M: Epigenetics in cancer. *N Engl J Med* 358:1148, 2008.
22. Fraga MF, Ballestar E, Paz MF, et al: Epigenetic differences arise during the lifetime of monozygotic twins. *Proc Natl Acad Sci U S A* 102:10604, 2005.
23. Jaenisch R, Bird A: Epigenetic regulation of gene expression: How the genome integrates intrinsic and environmental signals. *Nat Genet* 33:245, 2003.
24. da Rocha ST, Ferguson-Smith AC: Genomic imprinting. *Curr Biol* 14:R646, 2004.
25. Wattendorf DJ, Muenke M: Prader-Willi syndrome. *Am Fam Physician* 72:827, 2005.
26. Williams CA, Beaudet AL, Clayton-Smith J, et al: Angelman syndrome 2005: Updated consensus for diagnostic criteria. *Am J Med Genet A* 140:413, 2006.
27. Horsthemke B, Buiting K: Imprinting defects on human chromosome 15. *Cytogenet Genome Res* 113:292, 2006.
28. Jiang Y-H, Bressler J, Beaudet AL: Epigenetics and human disease. *Annu Rev Genomics Hum Genet* 5:479, 2004.
29. Horsthemke B, Wagstaff J: Mechanisms of imprinting of the Prader-Willi/Angelman region. *Am J Med Genet A* 146A:2041, 2008.
30. Tuna M, Knuutila S, Mills GB: Uniparental disomy in cancer. *Trends Mol Med* 15:120, 2009.
31. Kralovics R, Guan Y, Prchal JT: Acquired uniparental disomy of chromosome 9p is a frequent stem cell defect in polycythemia vera. *Exp Hematol* 30:229, 2002.
32. Weksberg R, Shuman C, Smith AC: Beckwith-Wiedemann syndrome. *Am J Med Genet C Semin Med Genet* 137:12, 2005.

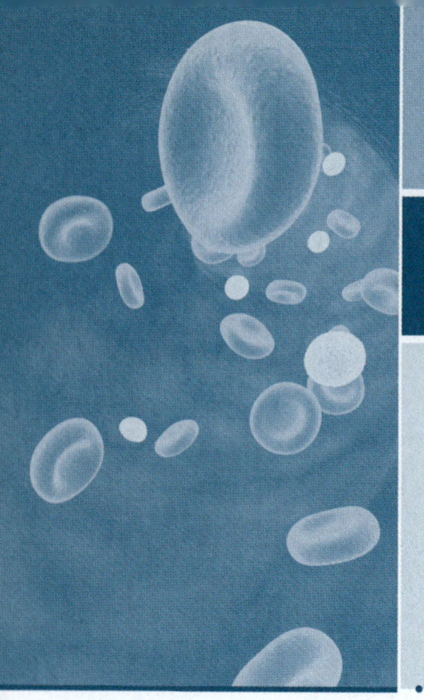

第11章

细胞遗传学及分子异常

Lucy A.Godley, Michelle M.Le Beau

摘 要

细胞遗传学分析技术为病理学家和临床医生提供了血液恶性疾病诊断及分型的强有力工具。获得性体细胞突变的检出可确立肿瘤性疾病的诊断，并排除增生(hyperplasia)、异生(dysplasia)、中毒或维生素缺乏等引起的表型改变。一些特异的细胞遗传学异常已经被发现，它们紧密地，有时是独一无二地，与表型上差异显著的白血病或淋巴瘤的亚类相关联，使得临床医生能够预测疾病的临床进程以及对特定治疗的反应。检测出这些反复出现性异常中的一个突变有助于建立诊断，也为判断预后的重要信息。在许多病例中，从细胞遗传学分析得到的预后信息独立于其他临床指标所能够提供的信息。具有良好预后特征的患者将会从毒性范围已知的常规治疗中受益，然而那些临床及细胞遗传学分析提示预后差的患者可能受益于更强烈或者试验性的治疗方式。治疗前的细胞遗传学分析也可用于指导疾病缓解后治疗方式的选择，而这些治疗方式在费用、急性和慢性死亡和疗效方面存在很大差异。观察到患者细胞中出现新的异常往往预示着肿瘤克隆进化或更恶性的行为。在初诊时所见的染色体异常的消失是完全缓解的一个重要指征，而该染色体异常的再现则预示着疾病的复发。

本章使用的简写和缩略词：ALCL，间变性大细胞淋巴瘤(anaplastic large cell lymphoma)；ALL，急性淋巴细胞白血病(acute lymphocytic or lymphoblastic leukemia)；AML，急性髓系白血病(acute myelogenous leukemia)；BL，伯基特淋巴瘤(Burkitt lymphoma)；CDS，共同缺失片段(commonly deleted segment)；CLL，慢性淋巴细胞白血病(chronic lymphocytic leukemia)；CML，慢性髓系白血病(chronic myelogenous leukemia)；DAPI，4，6二脒基-2-苯吲哚盐酸(4,6-diamidino-2-phenylindole-dihydrochloride)；del，缺失(deletion)；DLBCL，弥漫性大B细胞淋巴瘤(diffuse large B-cell lymphoma)；EBV，EB病毒(Epstein-Barr virus)；EFS，无事件生存(event-free survival)；FAB，法-美-英(French-American-British)；FISH，荧光原位杂交(fluorescence *in situ* hybridization)；IGH，免疫球蛋白重链(immunoglobulin heavy chain)；inv，倒置(inversion)；ITD，内部串联重复(internal tandem duplication)；LOH，杂合性丢失(loss of heterozygosity)；MDS，骨髓增生异常综合征(myelodysplastic syndrome)；NHL，非霍奇金淋巴瘤(non-Hodgkin lymphoma)；qRT-PCR，定量逆转录PCR(quantitative reverse transcriptase polymerase chain reaction)；RA，难治性贫血(refractory anemia)；RAEB，伴原始细胞过多的难治性贫血(refractory anemia with excess blasts)；RARS，伴环状铁粒幼细胞的难治性贫血(refractory anemia with ringed sideroblasts)；RCMD，难治性全血细胞减少与多系列异生(refractory cytopenia with multilineage dysplasia)；SKY，光谱核型分析(spectral karyotyping)；t，易位(translocation)；t-，治疗相关的(therapy-related)；WHO，世界卫生组织(World Health Organization)。

基因组重排的遗传学后果

在过去的20年中，涉及一些重现(recurring)的染色体易位的断裂点的基因已被发现。基因表达的改变和染色体重排产生的编码蛋白的特性，在恶性转化过程中起着不可或缺的作用[1,2]。这些改变的基因可以归类为几个功能组，包括酪氨酸或丝氨酸蛋白激酶、细胞表面受体、生长因子以及最大的一类即转录因子，后者参与诱导或抑制基因的表达，其功能通常是组织特异性的，调节细胞的增殖和分化。

染色体易位通过两种一般性机制导致基因功能改变。第一种机制是基因表达的失调。此机制的特征性例子为涉及B系淋巴瘤的免疫球蛋白基因及T系淋巴瘤的T细胞受体基因的染色体易位，导致癌基因不适当或组成性的表达。第二种机制是表达新的融合蛋白，缘于正常情况下处于不同染色体上的两个基因的编码区的并置(juxtaposition)。这样的融合蛋白为肿瘤特异性，不存在于非恶性细胞中。因此检测这些融合基因或融合蛋白产物对于肿瘤诊断、肿瘤残余检测及早期检测复发非常重要。另外，这些融合蛋白可能成为肿瘤特异性治疗的合适靶点。其中一个例子是慢性髓系白血病(CML)患者中t(9;22)易位形成的BCR-ABL1融合蛋白(参见细胞制备方法)。到目前为止，所有被克隆的髓系白血病的基因重排均导致融合蛋白的产生。

染色体易位所致的基因激活呈显性形式。若干人类肿瘤被认为来源于纯合子性的隐性突变。这些突变导致蛋白功能的丧失，提示这些基因起肿瘤抑癌基因的作用，它们的正常功能是限制细胞增殖。肿瘤抑癌基因的一个重要特征是其遗传材料在肿瘤细胞中缺失，缘于染色体缺失或截短或其他遗传机制[1]。

大量试验数据表明：也许除慢性髓系白血病以外，血液系统恶性肿瘤的病理发生需要一个以上的突变。特异性融合蛋白的表达或癌基因的表达失调是必需的，但仅此并不足于诱导白血病。因此，白血病生物学研究的一个重要方面是弄清染色体及分子水平的突变的各种类型，它们在导致白血病发生的信号通路中相互协同。据目前所知，我们将描述与白血病或淋巴瘤相关的协同作用的突变。

细胞制备方法

恶性疾病的细胞遗传学分析应该基于肿瘤细胞自身的研究。在白血病中，标本通常来自骨髓穿刺，可直接或者培养24~72 小时后制备。当拿不到骨髓抽提物时，患者的骨髓活检样品（bone core specimen）或者患者中含循环的不成熟的髓系或者淋系细胞的外周血，也能被成功的制备。一个累及淋巴结或肿瘤标本也能被加工用于淋巴瘤的分析。

在标本的收集时，用不含防腐剂的肝素包被的注射器无菌抽取 1~5ml 骨髓，转移到含有 5ml 培养基（RPMI1640，100 单位肝素）的无菌 15ml 离心管中。避免使用真空管（vacutainer），因为真空管中的肝素含有能抑制细胞生长的防腐剂。大约75% 的骨髓活检能够提供足够的分裂中期细胞用于完整的分析。对于血标本，无菌抽取 10ml 静脉血到肝素包被的注射器（不含防腐剂）中。为了避免细胞的活力的丧失，应注意将样本尽快在室温条件下送到细胞遗传学实验室。样品过夜运输则经常导致细胞活力的丧失。根据大部分实验室的经验，高达25%~50% 比例的此类样本不能满足分析的要求。对于那些优化处理的样品，大约 95% 的样品适合细胞遗传学分析。不合适样品往往来源于骨髓低增生性的患者。

核型分析的补充方法

■ 荧光原位杂交技术

由于肿瘤细胞具有多个异常以及对操作人员的技能要求较高，人肿瘤的细胞遗传学分析经常存在技术上的困难。这些因素使得操作者寻求像荧光原位杂交技术（FISH）这样的替代方法来明确染色体异常[3]。FISH 技术与 Southern 杂交分析均基于同样的原理，即单链 DNA 能够与互补 DNA 相融合（anneal）。FISH 可用于骨髓及血的涂片或者固定的组织切片，而不必需要处于分裂期的细胞。FISH 的靶 DNA 是固定于载玻片上的间期细胞的核 DNA 或者中期细胞的染色体 DNA。商业化的探针已被直接标记荧光素，简化了探针制备及检测的步骤。随着双重或三道滤膜的出现，目前大部分实验室具有同时杂交和检测 2~3 个探针的能力。表 11-1 总结了目前已经商业化的探针，多个的探针能够用于 FISH 杂交检测染色体畸变。着丝粒特异的探针已经用于检测白血病及实体瘤中单体、三体及其他非整倍体，以及移植后性染色体的检测（图 11-1）。

染色体特异的文库（chromosome-specific libraries）是对染色体进行染色。该技术对标记物染色体（来源不清的重组的染色体）或结构重排（如染色体易位）的识别非常有用。分裂间期或中期细胞上的染色体易位和缺失能够通过基因组探针检测，这些探针取自重现性易位位点或缺失的片段（见图 11-1）。在某些情况下，FISH 杂交分析还能够提供更强的检测敏感性，它可以检测出某些常规细胞遗传学分析认为是正常的细胞遗传学异常。FISH 杂交检测的优点包括①能够快速并同时检测大量的细胞；②敏感性和特异性高；③具有从增殖系数低或终末分化细胞中得到细胞遗传学数据的能力。FISH 杂交检测的主要缺点是不能够检测较多的畸变。当所要检测的异常已知与某种肿瘤或疾病特异关联时，FISH 非常强大。在临床实践中，细胞遗传学分析可在作出临床诊断时检测个体患者的肿瘤细胞染色体的异常。随后，利用合适探针的 FISH 技术可用来检测残余病灶、早期复发及评估治疗方案的效能。比如，FISH 广泛用于慢性髓系白血病（CML）患者口服酪氨酸激酶抑制剂后 t(9;22) 的检测，以及异性别间骨髓移植后性染色体的检测。使用常规的细胞遗传学分析取自患者的新鲜材料多能得到有效的分析；当怀疑存在特异的染色体易位时（如一个 *BCR-ABL1* 融合），应结合定量 RT-PCR 技术。目前在患者随访中，对 CML 患者血或骨髓的分子 RT-PCR 监测为所推荐的检测项目之一[4]。

光谱核型分析法

光谱核型分析（spectral karyotyping，SKY）也称作多重 FISH。代表不同染色体的 24 种不同标记的探针同时杂交，而后 Fourier 光谱仪用来分辨每一个光谱重叠的探针，使得在数目及结构上鉴定畸变成为可能（见图 11-1）。但 SKY 由于工作量大及需要特殊的仪器，目前主要限于作为研究工具。

■ 芯片分析技术

基于芯片技术的基因表达分析及蛋白质组学等新兴技术将来可能在血液系统疾病的诊断及治疗上发挥重要作用[5]。实际上，芯片技术已经分析了所有的血液系统肿瘤，展示了各疾病亚型复杂但又独特的表达谱。借助单核苷酸多态性（single-nucleotide polymorphisms，SNPs），基因芯片技术使得在基因组尺度进行高精度的基因型分析成为可能。这项技术促进了基因组水平的相关性研究，用于鉴定疾病易感位点，以及用于鉴定获得性畸变比如遗传失衡（如隐性缺失或复制），不伴基因拷贝数变化的杂合性丢失（LOH）。后者可能缘于体细胞有丝分裂重组（被称为拷贝中性 LOH，copy-neutral LOH）。多项研究已经证实芯片技术在诊断方面的应用，提示未来将会基于患者个体最初的基因组及蛋白质组的分析数据来确定诊断及处理方案[6]。

染色体的命名

染色体异常的描述以人类细胞遗传学国际命名体系（International System for Human Cytogenetic Nomenclature，ISCN）为依据（表 11-2）[7]。在描述染色体组时，应首先列出所有染色体的数目，其次是性染色体，以及按数字升序说明数量及结构性异常。至少观察到两个以上的细胞具有相同的结构性重排，如易位、缺失、倒置或额外染色体的获得，或者至少三个细胞显

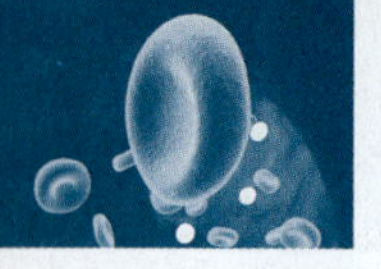

表 11-1　在检测重现性染色体异常时所使用的 FISH 探针

疾病类型*	异常	探针†	格式‡	疾病类型*	异常	探针†	格式‡
AML-M2	t(8;21)	RUNX1/ETO	双色融合探针	CLL，骨髓瘤	+12	CEP12/D12Z1	单色探针
AML-M4Eo	inv(16)/t(16;16)	CBFB	双色断裂探针		del(13q)	D13S319/13q34	单色探针
AML-M3	t(15;17)	PML/RARA	双色融合探针			13q14.3/	双色缺失探针
AML	t(11q23)	MLL	双色断裂探针			D13S1825	
	inv(3)/t(3;3)	EVI1/HTERC	双色断裂探针		del(11q)	ATM	单色探针
AML/MDS	−5/del(5q)	EGR1/5p	双色缺失探针			D11Z1/ATM	双色缺失探针
	−7/del(7q)	D7S522/CEP7	双色缺失探针		−17/del(17p)	TP53	单色探针
	7q22.1/q31		双色缺失探针			D17Z1/TP53	双色缺失探针
	del(20q)	D20S108	单色探针		del(6q)	MYB/D6Z1	双色缺失探针
	20q12/20q13.12		双色缺失探针		t(14q32)	IGH	双色断裂探针
	+8	CEP8	单色探针	骨髓瘤	t(4;14)	IGH/FGFR3	双色融合探针
CML	t(9;22)	BCR/ABL	双色融合探针		t(14;16)	IGH/MAF	双色融合探针
	del(9q)	LSI9q34	单色探针	NHL	t(11;18)	API2(BIRC3)/	双色融合探针
	+8	CEP8	单色探针			MALT1	
	i(17q)	HER2/CEP17	双色探针		t(14;18)	IGH/BCL2	双色融合探针
ALL	t(12;21)	TEL/AML1	双色额外信号			BCL2	双色断裂探针
			双色融合探针		t(8;14)	IGH/MYC/CEP8	三色融合探针
	t(11q23)	MLL	双色断裂探针			MYC	双色断裂探针
	t(8;14)	IGH/MYC/CEP8	三色融合探针		t(3;14)	BCL6	双色断裂探针
	t(9;22)	BCR/ABL	双色融合探针		t(14q32)	IGH	双色断裂探针
	del(9p)/t(9p)	CDKN2A(p16)/	双色探针		t(14q11.2)	TCRA/D	双色断裂探针
		D9Z3		MCL，骨髓瘤	t(11;14)	CCND1/IGH	双色融合探针
	t(1;19)	TCF3/PBX1	双色融合探针	ALCL	t(2;5)	ALK	双色断裂探针
		TCF3(E2A)	双色断裂探针	其他			
				干细胞移植		CEPX/CEPY	单色或双色
						DXZ1/DYZ1	单色或双色

*ALCL，anaplastic large cell lymphoma(间变性大细胞淋巴瘤)；ALL，acute lymphoblastic leukemia(急性淋巴细胞白血病)；AML，acute myeloid leukemia(急性髓系白血病)；CLL，chronic lymphocytic leukemia(慢性淋巴细胞白血病)；CML，chronic myeloid Leukemia(慢性髓系白血病)；MCL，mantle cell lymphoma(套细胞淋巴瘤)；MDS，myelodysplastic syndrome(骨髓增生异常综合征)；NHL，non-Hodgkin lymphoma(非霍奇金淋巴瘤)。

†FISH 探针可以在多家公司买到。其包括 Abbott Molecular Diagnostics(www.abbottmolecular.com)、Cytocell(www.cytocell.co.uk)以及 Stretton Scientific(www.strettonscientific.co.uk)。Vysis 探针可以在 Abbott Molecular Diagnostics 购买。

‡对于双色断裂探针，一个基因/区域的5'和3'的 DNA 序列用红色和绿色荧光标记。在胚系构象，一个黄色的融合信号将被观察到；而当基因因易位而发生断裂时，单色的荧光信号就会被观察到。双色融合探针用于检测所累及基因的断裂点两侧的序列，能够形成单个(单融合探针)或两个(双融合探针)黄色融合信号。利用双色额外信号探针，在伙伴染色体上断裂点附近的 DNA 序列被带至一起形成一个黄色融合信号。但是，被其中的一个探针所识别的 DNA 序列可能仍留在原位，形成一额外的单色的信号。

示有同一个染色体的缺失，方可认定为存在异常克隆的证据。但是，在一个细胞中观察到一个正常核型可认定为存在一个正常细胞系的证据。患者细胞的核型如果没有改变或者无克隆性畸变(单个细胞)即可认为是正常的。对此的一个例外是单个细胞具有一重现性的结构异常。在这种情况下，这可能就代表了这一特定患者的肿瘤细胞的核型。

特异的克隆性疾病

■ 慢性髓系白血病(CML)

所有肿瘤中第一种一致性的染色体异常是在 CML 中发现的(参见第 90 章)。费城(Ph)染色体来自于第 9 号和第 22 号染色体的易位，即 t(9;22)(q34;q11.2)(图 11-2A)；其发生于能产生淋系及髓系细胞的多潜能干细胞。约 92% 的 CML 患者中存在标准的 t(9;22)易位，而大约有 6%~8% 的患者具有变异型易位，除了 9 号和 22 号染色体外，还涉及第三个染色体。t(9;22)或复杂易位的遗传后果是将第 9 染色体上的 ABL1 癌基因的一个片段移植到紧接第 22 染色体上 BCR 基因的一个片段的位置。罕见的 CML 患者(大约 1%~2%)缺少 t(9;22)易位，仅仅在分子水平上在其白血病细胞中检测到涉及 *BCR* 和 *ABL1* 基因的重排[8]。

t(9;22)易位及其所致 *BCR-ABL1* 融合是 CML 的核心[8]。BCR-ABL1 融合蛋白位于细胞膜上的胞质面，其获得了新的功能——将调节增殖的信号通过 RAS/MAPK、PI3K/AKT 和 JAK/STAT 信号通路传递到核内。BCR-ABL1 融合蛋白的酪氨酸激酶活性能够被几种商业化的口服酪氨酸激酶抑制剂特异地抑制。这些抑制剂有甲磺酸伊马替尼(imatinib

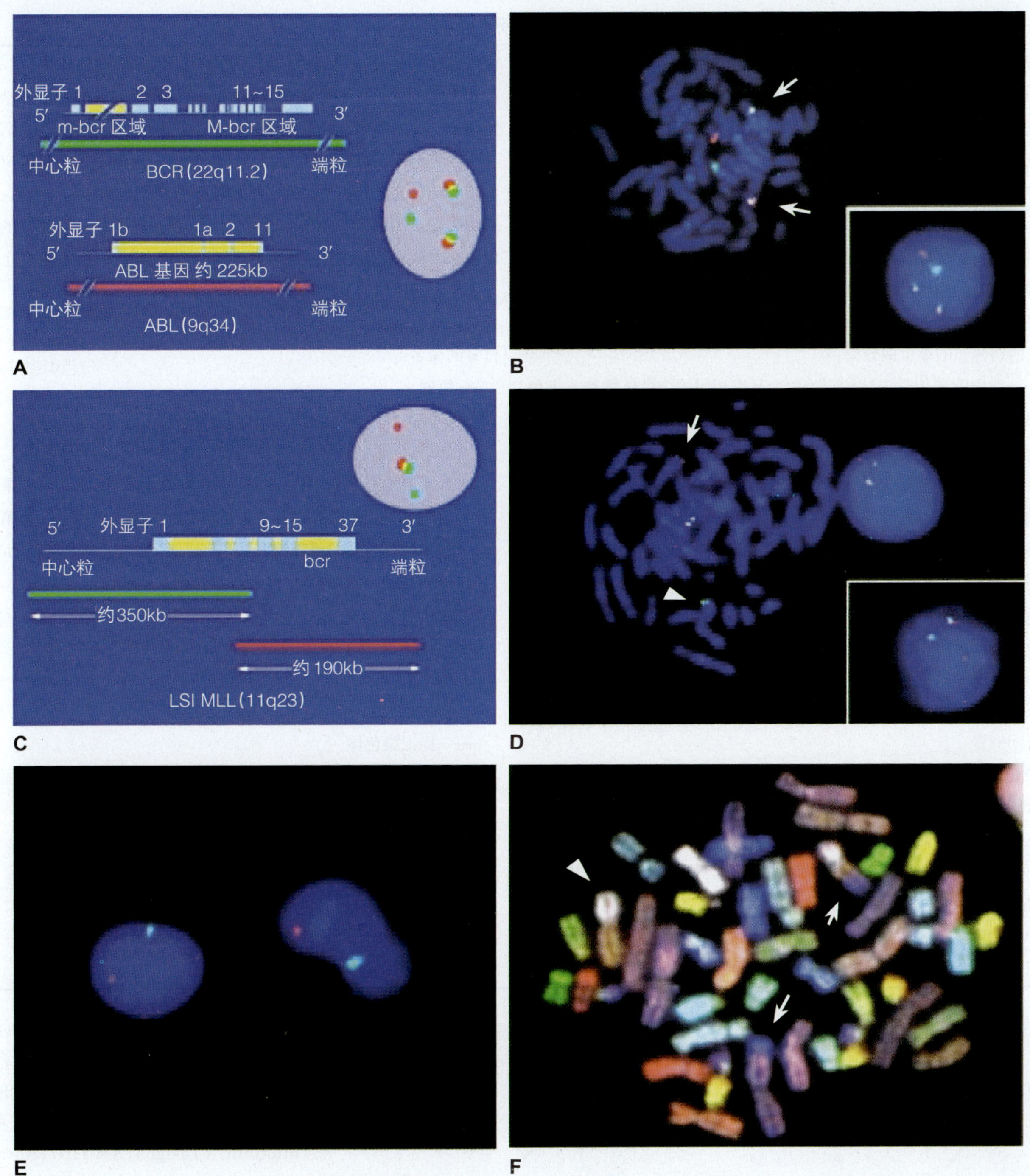

图 11-1　荧光原位杂交技术(FISH)和光谱核型分析。图 B、D 和 E 显示了进行 FISH 分析的分裂期和分裂间期的细胞图;利用 4,6 二脒基 -2- 苯吲哚盐酸(DAPI)对细胞进行复染。A. *BCR* 和 *ABL1* 基因位点图示,*BCR* 和 *ABL1* 双色融合探针的位置(Vysis 公司)以及其在分裂间期细胞内的信号分布。B. 分裂期和分裂间期的 t(9;22)细胞被 *BCR-ABL1* 双色融合探针杂交。在 t(9;22)细胞中,在正常的 9 号和 22 号染色体上只能看到一个绿色和一个红色信号,而在染色体 der(9)和 der(22)(Ph)上,由于 *ABL1* 和 *BCR* 序列的并置,则能看到 2 个黄色的融合信号(箭头指示)。C. MLL 基因图示,MLL 分离探针(Vysis 公司)的位置以及其在分裂间期细胞内的信号位置。D. 分裂期和分裂间期的 t(11q23)细胞的 MLL 分离探针杂交。在有 MLL 易位的细胞中,黄色融合信号定位于正常 11 号染色体的胚系等位基因,在染色体 der(11)上能够观察到绿色信号,而红色信号则在另一个伙伴染色体。E. 接受男性供者骨髓移植的女性 AML 患者,其骨髓提取物中的分裂期和分裂间期细胞的着丝粒特异的探针与 X 和 Y 染色体的杂交(X:CEPX™ 绿色光谱,Vysis 公司;Y:CEPX™ 橙色光谱,Vysis 公司)。着丝粒特异性探针杂交于人染色体上着丝粒上 DNA 重复序列。F. AML-M7 分裂期细胞的光谱核型分析。对应每条人染色体的 24 种不同标记的探针共杂交,图像分析软件为每条染色体都设定了一个独特的颜色。利用常规的细胞遗传学分析可以鉴定一些复杂的核型,其中包括 1p 上添加了的未知来源序列而形成衍生 1 号染色体、8p 的一个缺失、涉及 1 号染色体和 11 号染色体的失衡易位所产生的 11 号衍生染色体、包含 11q 和 12q 的 12 号衍生染色体。光谱核型分析的结果证实了 12 号染色体的重排(箭头所示),并且明确了其他的异常。1 号染色体上的冗余序列是来自于 8 号染色体(长箭头,蓝色信号),der(11)实际上包含了来自 1 号、11 号和 12 号染色体上的序列(短箭头,11p 白色信号;染色体 12 褐色信号;1p 蓝 - 粉信号)。

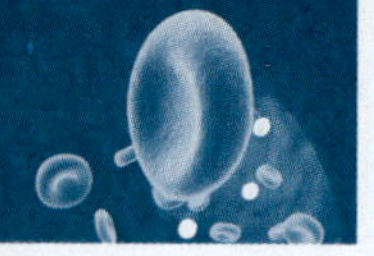

表 11-2　细胞遗传学术语词汇表

非整倍体性——染色体获得或丢失导致的染色体数目的异常。

显带的染色体——具有明暗相间条带的染色体。染色体被进行特异的染色或染色前用酶预处理。每对染色体具有独特的染色模式。

断裂点——在染色体上含 DNA 断裂的特异位点，涉及易位和缺失等结构性重排。

着丝粒——染色体缩窄处，也为纺锤体丝附着点。着丝粒的位置决定了染色体是中间着丝粒型(为 X 状，比如染色体 1~3、6~12、X、16、19 和 20)或近端着丝粒型(呈倒 V 型，比如染色体 13~15、21、22 和 Y)。在有丝分裂时，染色体中的两份完全相同的 DNA 拷贝通过结合到分裂细胞的相对两极的纺锤丝的缩短而分离。

克隆——在细胞遗传学中被约定为两个具有相同的染色体增加或染色体结构性重排的细胞，或者三个具有相同染色体缺失的细胞。

缺失——两个断裂及中间部分的丢失(中间缺失)所致的染色体片段的缺失。对多种重现型缺失的分子水平的研究显示每种缺失都为中间缺失，而不是末端缺失(只有一个断裂点和末端部分的丢失)。

二倍体——正常染色体数目及染色体组成。

单倍体——只有一半的染色体组成，即 23 条染色体。

超二倍体——出现额外的染色体，形态可辨的染色体总数为 47 或更多。

低二倍体——染色体缺失，致染色体数目为 25 或更少。

倒置——两个断裂点发生在同一个染色体上，并有间隔片段的倒转。如果断裂发生在着丝粒的同侧，称为同臂内倒置；如果在着丝粒的相反侧，称为臂间倒置。

等臂染色体——由同一染色体臂的拷贝构成的染色体，伴另一臂的缺失。因此，等臂染色体[i(17)(q10)]含有两个拷贝的长臂(被着丝点分开)，而缺失染色体的短臂。

核型——按照国际上建立的系统对某一特定细胞中的染色体的排列组合，以最大的染色体为先，最后是最小的染色体。正常的女性染色体核型被描述为 46，XX；正常的男性核型为 46，XY。核型模式图(idiogram)为理想化的染色体图示。

假二倍体——具有二倍体数目，但伴有染色体结构的异常。

重现性畸变——在多个罹患类似肿瘤的患者中检出的数量或结构性畸变。这些畸变可区分或诊断白血病或淋巴瘤的不同亚型，后者具有独特的形态或免疫表型特点。畸变的重现提示这些基因突变与相应疾病的发病相关。许多重现性畸变具有推测预后的价值。

易位——至少两个染色体发生断裂并交换遗传物质。在相互的易位中，不伴有明显的遗传物质的缺失。易位用 t 来表示，第一个括号中显示易位所涉及的染色体，第二个括号中显示的是断裂点。Ph 易位是 t(9;22)(q34;q11.2)。

符号的命名：

p—短臂

q—长臂

+—如果置于某染色体前，提示获得了整条染色体(比如，+8)。

-—如果在染色体前，提示缺失了一条染色体(比如 -7)，如果在染色体后，则提示缺失了染色体的一部分(比如 5q- 为第五号染色体长臂的部分缺失)。

？—提示在？之后的染色体或显带身份的不确定。

t—易位

del—缺失

inv—倒置

i—等臂染色体

mar—标记染色体

r—环型染色体

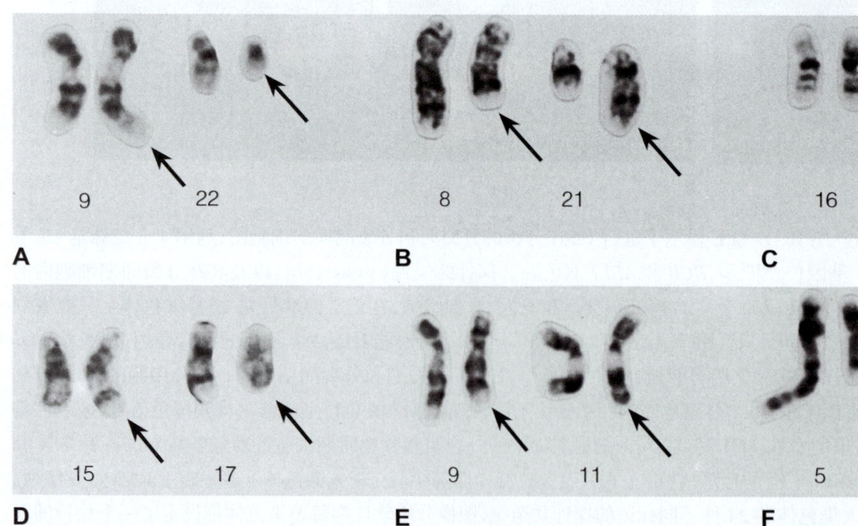

图 11-2　经 trpsin-Giemsa 显带的分裂中期细胞的部分核型显示髓系白血病患者中观察到的重现性染色体易位。这些染色体上的易位用箭头指示。**A.** t(9;22)(q34;q11.2)，CML。**B.** t(8;21)(q22;q22)，AML-M2。**C.** inv(16)(p13.1q22)，AMMoL-M4Eo。**D.** t(15;17)(q22;q12-21.1)，APL。**E.** t(9;11)(p22;q23)，AMoL-M5。**F.** del(5)(q13q33)，t-AML。

mesylate)(也称 Gleevec/STI571，Novartis Pharmaceuticals，East Hanover，NJ)、达沙替尼(dasatinib)(也称 Sprycel，BMS-354825，Bristol-Myers Squibb，Princeton，NJ)、尼罗替尼(nilotinib)(Tasigna，AMN107，Novartis Pharmaceuticals，East Hanover，NJ)。其他的口服药物也在临床试验中[9]。伊马替尼已经在各期的 CML 患者中显示显著的效果，并且成为初诊 CML 患者的首选药物。BCR-ABL1 易位能够通过细胞遗传学、荧光原位杂交技术、定量 RT-PCR、Southern 杂交来用于诊断和检测残余病灶。对使用伊马替尼治疗患者的研究显示，通过定量 RT-PCR 确定的外周血中 BCR-ABL1 的水平与骨髓中 Ph^+ 细胞的比例具有很强的相关性[10]。

数种类型的遗传学改变与伊马替尼抗性相关。点突变导致 BCR-ABL1 蛋白激酶活性基团的氨基酸改变，进而影响其与伊马替尼的结合。或者,额外拷贝 Ph 染色体的获得及 BCR-ABL1 基因的扩增,两者均可以通过 FISH 检出[10]。尽管在一些对伊马替尼获得完全细胞遗传学反应的患者中,克隆性畸变——大部分是 +8,-7 或 del(20q)仍能发生,但大部分病例并不进一步发展为临床骨髓增生异常综合征[11]。这些早期发现的意义将会通过对大量伊马替尼起完全细胞遗传学反应的患者的前瞻性研究和分析而被澄清。

当进入更加恶性的加速期和急变期时,大部分(80%)CML 患者呈现核型演化,即在 Ph 染色体的基础上出现新的、具有显著特征的畸变。核型改变被认为一个严重的预后指征[12]。除了 17 号染色体长臂的等臂染色体(isochromosome)[i(17)(q10)]的出现通常与髓系急性转化相联系外,目前未见某一特定的核型与淋系急性转化或髓系急性转化相关联。最常见的改变,即获得一个额外的 8 号或 19 号染色体、第二个 Ph 染色体(通过获得第一个)或一个 i(17q),经常一起致使形态可辨的染色体(modal chromosome)数目达到 47~50。在 CML 急变期发现的其他遗传学异常包括在 *TP53*、*RB1*、*MYC*、*CDKN2A*(*P16*)、*KRAS/NRAS* 或 *RUNX1/AML1* 等基因的突变。

在极少数的病例中,患者的骨髓活检与 CML 患者的表现相似,但其缺少 Ph 染色体和 BCR-ABL1 融合。最常见的情况是这些患者罹患骨髓增生异常综合征(MDS)或骨髓增生性肿瘤(myeloproliferative neoplasm,MPN),其中最常见的为慢性粒单系白血病(chronic myelomonocytic leukemia)、伴有原始细胞增多的难治性贫血以及认知较少的"非典型性慢性髓系白血病"(atypical CML)。细胞遗传学分析显示上述患者通常具有正常的核型,或 +8、+13、del(20q)及 i(17q)。这些患者的生存期要明显地短于具有 t(9;22)易位基因的患者。因为每种口服酪氨酸激酶抑制剂还能够阻断除 BCR-ABL1 外的激酶活性,它们已被证明对其他疾病的治疗有效,包括伴血小板衍生的生长因子受体(PDGFR)-β 重排的慢性骨髓增生性疾病、表达 FIP1L1-PDGFRA 融合蛋白的一个骨髓增生性疾病的变异型——高嗜酸性粒细胞综合征及罕见的伴 *KIT* 基因突变的肥大细胞肿瘤(参见第 90 章)[13]。

■ 其他髓系增生性肿瘤

细胞遗传学异常的克隆见于约 15% 的未治疗真性红细胞增多症患者,及 40% 治疗之后的患者[14]。当此疾病发展成急性髓系白血病(acute myeloid leukemia,AML)时,几乎 100% 的患者具有一个异常克隆。初诊时异常染色体的存在不一定预示一个短的生存期或者将发展为白血病,但核型的变化确实是一不祥之兆。骨髓细胞常含有附加的染色体(+8 或 +9)。+8 三体和 +9 三体也可能同时发生,但概率很小[14]。在 30% 的患者中,最常见的染色体重排涉及 del(13q)或 del(20q)。第 7 号染色体丢失(约 20% 的患者)、del(5q)(约 40% 的患者)在白血病期可见,可能跟患者所接受的前期治疗有关(参见第 86 章)。

细胞遗传学分析显示 60% 的原发性骨髓纤维化(primary myelofibrosis)的患者具有克隆性畸变(参见第 91 章)[14]。这些异常与其他髓系肿瘤相似,最常见的畸变是 +8、-7 或 del(7q)、del(11q)、del(13q)以及 del(20q)[14]。核型的变化提示可能进展为 AML。不足 10% 的原发性血小板增多症患者具有一异常克隆(参见第 87 章)。重现的畸变包括 +8 和 del(13q)。尽管 del(5q)和 inv(3)/t(3;3)与血小板增多症有关,但是这些畸变是 MDS 及急性 AML 的特征,而不是原发性血小板增多症的特征。

JAK2 的突变($JAK2^{V617F}$)呈现组成性的激活,进而激活 EPO 受体、TPO 受体及 G-CSF 受体下游的 STAT、PI3K 和 MAPK 信号通路,促进造血祖细胞的增殖和转化。JAK2 的突变发生在约 95% 的真性红细胞增多症、50%~70% 的原发性血小板增多症、40%~50% 的骨髓纤维化(参见第 86 章、第 87 章、第 91 章)[15]。在世界卫生组织定义的、隶属于骨髓增生异常综合征的伴环状铁粒幼细胞难治性贫血(RARS-T)中,其 60% 的患者具有 $JAK2^{V617F}$ 突变[16]。携带 $JAK2^{V617F}$ 突变的 RARS-T 患者具有较高的白细胞数目及血小板数目(参见第 88 章)。

■ 原发性骨髓增生异常综合征

骨髓增生异常综合征是一组异质性的疾病,包括伴单系发育异常的难治性血细胞减少症、伴环状铁粒幼细胞的难治性贫血(RARS)、伴多系发育异常的难治性血细胞减少(RCMD)、伴原始细胞过多的难治性贫血(RAEB-1,2)、伴孤立 del(5q)的骨髓增生异常综合征、不可分类的骨髓增生异常综合征及包括儿童难治性血细胞减少症在内的儿童骨髓增生异常综合征(参见第 88 章)[17]。克隆性的染色体异常存在于大约 40%~100% 原发性骨髓增生异常综合征初诊患者的髓细胞中[难治性贫血 RA,25%;RARS,10%;RCMD,50%;RAEB-1,2,50%~70%;MDS del(5q),100%][18,19]。当某亚型向 AML 转化时,其比例会发生改变,在 RCMD 和 RAEB 中的比例最高。常见的染色体异常为 +8、-5/del(5q)、-7/del(7q)和 del(20q),这些在原发性 AML 中也可见。与那些具有特征性形态学的原发性 AML 密切相关的、重现性易位几乎在 MDS 中不可见。除伴 del(5q)的 MDS 之外,染色体的改变与 MDS 的亚型没有关联。孤立 del(5q)的 MDS 发生在一群年老的患者中,尤其是妇女,表现为难治性贫血、低原始细胞计数、正常或升高的血小板数目[20]。这些患者具 5q 中间缺失,常常为唯一的畸变。这些患者具有一个相对良性的病程,能够存活数年(参见第 88 章)[20]。

MDS 的细胞遗传学异常能够预测其生存及向 AML 的进展[19]。预后良好的患者具有正常的核型,或只有一个 -Y,一个孤立性 del(5q)或一个 del(20q)异常。中等预后的患者具有其他的畸变。预后差的患者具有复杂的核型[≥ 3 个畸变,比较典型的是第 5 号染色体和(或)第 7 号染色体的畸变],或第 7 号染色体的畸变[19]。在更大的患者数据库的帮助下,更多罕见的、重现性的细胞遗传学畸变将会被研究,使得细胞遗传学风险组评估更加细化,为临床医生提供更多的信息来预测患者的预后[21]。

■ 原发性急性髓系白血病

克隆性染色体畸变能够在 80%~90% 的急性髓系白血病患者(AML)中检测到。最常见的畸变为 +8 和 -7,见于绝大部分 AML 的亚型。特异的重排与特定的 AML 亚型联系紧密,其被 WHO 和法 - 美 - 英(FAB)分类方案所认可(表 11-3,参见第 89 章)[22]。

t8;21 易位

在 1973 年报道的 t(8;21)(q22;q22)易位是首个在 AML 中确认的易位(见图 11-2B)。t(8;21)易位较常见,见于 5%~10% 的存在异常核型的所有 AML 患者及 10% 的 M2 患者。此易

表 11-3 恶性髓系细胞疾病中反复发生的染色体异常

疾病类型 *	染色体异常	发生频率 †	涉及的基因 ‡		结果 §
CML	t(9;22)(q34;q11.2)	约 98%(100%)¶	ABL1	BCR	融合蛋白—细胞因子信号通路的改变
CML 急变期	t(9;22)伴 +8、+Ph、+19 或 i(17q)	约 70%			
AML-M2	t(8;21)(q22;q22)	18%(30%)	RUNX1T1/ETO	RUNX1/AML1	融合蛋白—转录调控的改变
AML-M3,M3V	t(15;17)(q22;q12-21.1)	14%(98%)	PML	RARA	融合蛋白—转录调控的改变
AMMoL-M4Eo	inv(16)(p13.1q22)或 t(16;16)(p13.1;q22)	8%(约 100%)	MYH1	CBFB	融合蛋白—转录调控的改变
AMMoL-M4,AMoL-M5	t(9;11)(p22;q23)	11%(30%)占所有 t(11q23)	*MLLT3/AF9*	*MLL*	MLL 融合蛋白—转录调控的改变
	t(10;11)(p11-p15;q23)		*ALLT10/AF10*	*MLL*	
	t(11;17)(q23;q25)		*MLL*	*MLLT6/AF17*	
	t(11;19)(q23;p13.3)		*MLL*	*MLLT1/ENL*	
	t(11;19)(q23;p13.1)		*MLL*	*ELL*	
	t(6;11)(q27;q23)		*MLLT4/AF6*	*MLL*	
	其他 t(11q23)		*MLL*		
	del(11q23)				
AML	+8	10%			
	+11	1%~2%	*MLL*		内部串联复制
	-7 或 del(7q)	10%			
	-5 或 del(5q)	10%			
	t(6;9)(p23;q34)	1%	*DEK*	*NUP214/CAN*	
	inv(3)(q21q26.2)或 t(3;3)	2%	*EVI1*		
	del(20q)	5%			
	t(12p)或 del(12p)	2%			
治疗相关的 AML	-7 或 del(7q)和(或)-5 或 del(5q)	75%			
	der(1;7)(q10;p10)	2%			
	t(9;11)(p22;q23)/t(11q23)	3%	*MLL*		MLL 融合蛋白—转录调控的改变
	t(21q22)	2%	*RUNX1/AML1*		融合蛋白—转录调控的改变
CMMoL	t(5;12)(q32;p13)	2%~5%	*PDGFRB*	*ETV6/TEL*	融合蛋白—细胞因子信号通路的改变

*AML-M2,伴成熟的急性髓母细胞性白血病;AMMoL,急性髓单核细胞性白血病;AMMoL-M4Eo,伴异常嗜酸性粒细胞的急性髓单核细胞性白血病;AMoL,急性单核母细胞性白血病;AML,急性髓系白血病;APL-M3、M3V,多颗粒(M3)及微粒(M3V)急性早幼粒细胞白血病;CML,慢性髓系白血病;CMMoL,慢性粒细胞 - 单核细胞白血病。

† 百分比例指的是在疾病中总的发生频率。括弧内的数字则指在某一形态学或者免疫学亚型中的发生频率。

‡ 基因是按照在核型中提及顺序来排序。例如在 CML 中,*ABL1* 位于 9q34,而 *BCR* 位于 22q11.2。

§ 结果指染色体异常在分子和细胞水平所致后果。

¶ 在一些具有貌似正常的 22 染色体的 CML 患者中,一个 *ABL1* 插入可发生于 *BCR* 附近。

位为儿童急性髓系白血病中最常见的畸变,约占核型异常的15%~20%。约 75% 的 t(8;21)患者伴随有性染色体的丢失(男性丢失 Y 染色体,女性丢失 X 染色体)或者 9q22 染色体的丢失。t(8;21)的易位存在确立了一在形态学和临床上具有显著特征的 AML 亚型,大部分具有 t(8;21)的易位的病例被归类为伴成熟的 AML(M2)。具有 t(8;21)的易位的成年 AML 患者有良好的预后(总体 5 年生存率为 70%),然而其预后在儿童中差[23]。在分子水平上,t(8;21)涉及 *RUNX1/AML1* 基因,该基因编码一转录因子(也称核心结合蛋白),在造血中发挥不可或缺的作用。第 21 号染色体上的 *RUNX1* 与第号 8 染色体上的 *RUNX1T1/ETO* 相融合,导致 RUNX1-RUNX1T1 融合蛋白的形成。RUNX1-RUNX1T1 可能通过异常地招募核转录辅抑制物(corepressor)复合体来抑制正常 RUNX1 靶基因的转录,从而引起转化[23]。

第 16 号染色体倒置及 16;16 染色体易位

另外一个临床与细胞遗传学相关联的例子是伴有异常的嗜酸性粒细胞的急性髓单核细胞白血病，其含有大而不规则的嗜碱性颗粒，能够与过碘酸希夫和氯乙酸酯酶发生阳性反应。大部分患者具有 16 号染色体倒置（inv16，图 11-2C），但一些患者具有 t(16;16)(p13.1;q22) 易位；WHO 分类系统现在认为这些病例属于一独特形式的 AML（参见第 89 章）。这些畸变相对比较常见，在 AML 中约占 5% 的比例，在急性粒单性白血病（AMMoL）中约占 25% 的比例。这些患者对强化疗具有很好的反应性，可达到 90% 的完全缓解率和 60% 的 5 年总体生存率[23]。16q22 的断裂点位于 *CBFB* 基因，后者编码 RUNX1/CBFB 复合物的一个亚单位。因此，像 t(8;21) 易位一样，inv(16) 破坏调节造血发生的 RUNX1/AML1 通路。发生在 *KIT*、*KRAS*、*NRAS* 的次级协同性突变常见于核心结合因子相关的白血病，尽管只有 *KIT* 突变赋予一差的预后[23]。

t(15;17) 易位

t(15;17)(q22;q12-21.1) 易位高度特异地存在于急性早幼粒细胞白血病（APL）细胞中，目前还没有在其他肿瘤中发现[24]。在不足 2% 的病例中可见罕见的变异型异位，包括 t(11;17) 和 t(5;17) 易位。它们分别导致 ZBTB16(PLZF)-RARA 和 NPM1-RARA 融合蛋白的形成。建立携带经典 t(15;17) 易位的 APL 的诊断非常重要，因为这种疾病对维 A 酸的治疗敏感，而其他类型的 AML 以及一些带有变异型易位的 APL 样疾病对此种治疗不反应（参见第 89 章）。t(15;17) 易位导致一融合性维 A 酸受体 α 蛋白（PML-RARA）的形成。APL 融合蛋白的致癌效应可能来自维 A 酸受体 α 蛋白所调节基因的转录的异常抑制，其机制与组蛋白去乙酰化酶（HDAC）介导的染色质重塑有关。与 PML-RARA 起协同作用的突变包括 *FLT3* 内部串联复制，见于 35% 的患者。

涉及 11q 的易位

涉及 11q23 的重现性易位见于大约 35% 的 M5 患者。有三个原因使其在急性白血病中备受关注。首先，超过 50 种不同的重现性重排与 11q23 有关；因此其与 14q32 一样，是人类肿瘤细胞中的重排最常涉及的区域之一[25,26]。在急性淋巴细胞白血病（ALL）中的易位伙伴染色体断裂点包括 1p32、4q21 和 19p13.3（参见第 93 章），在 AML 中包括 1q21、2q21、6q27、9p22、10p11、17q25、19p13.3 和 19p13.1（参见第 89 章）。其次，这些易位在淋系及髓系的白血病中均可发生。一个在胎儿中常见的易位——t(4;11) 导致一淋巴母细胞的表型，而其他的易位如 t(9;11) 和 t(11;19) 则在单核母细胞白血病中常见。最后，涉及 11q23 的易位具有一个不寻常的年龄分布，大约占一岁以下儿童所患白血病细胞染色体异常的 3/4[25]。除 t(9;11) 之外，11q23 易位与预后差相关联[22]。t(9;11) 具有中等程度的预后。11q23 易位与 MLL 基因相关，其为一具有多个 12~15kb 转录本的巨大基因（>100kb）。MLL 蛋白是一组蛋白甲基转移酶，组装成蛋白复合体后通过染色质重塑来调控基因的表达。目前为止，所有的已知的 MLL 易位均导致形成融合蛋白。

11 三体

11 三体是一种罕见的畸变，作为孤立的畸变见于约 1%~2% 的 MDS 和 AML，赋予其一不良的预后。[27] 值得注意的是 MLL 的内部串联复制（ITD）见于 90% 的携带孤立性 +11 畸变的 AML，和 10% 的核型正常的 AML。重排缘于一个 Alu 重复序列介导的 MLL 的 2-6 外显子或 2-8 外显子的复制，其可能产生一个部分复制的蛋白。

第 3 号染色体倒置和 t(3;3) 易位

任何其他一种重现性易位在 AML 中的发生比例都不到 3%。涉及染色体 3 长臂[inv(3)(q21q26.2 或 t(3;3)(q21;q26.2))]的畸变的一个特征是伴发高于 $100 \times 10^9/L$ 的血小板数量，有时候高于 $1000 \times 10^9/L$，及骨髓中巨核细胞（尤其是微巨核细胞）数目的增加。值得注意的是，上述重现性易位见于中位年龄为 30 多岁的年轻患者，而其他易位，如 −5/del(5q) 和 −7/del(7q)，主要发生在中位年龄大于 50 岁的患者。另外，许多后面提及的患者具有职业性接触致癌剂比如溶剂、石油、杀虫剂的接触史。

突变

AML 患者的预后也由突变决定，这些突变最常见于 *FLT3*、*NPM1*、*CEBPA*、*KIT* 等基因（表 11-4）[28]。FMS 样酪氨酸激酶 3（FLT3）的突变，包括 ITDs 和酪氨酸激酶基团中的点突变，为 AML 中最为常见的遗传异常，可达 15%~35% 的比例。FLT3-ITD 突变可见于 AML 的任何亚型，但在 APL 和拥有正常核型的 AML 中较为普遍。FLT3-ITD 通常意味着一较差的预后，尤其当另一条野生型 FLT3 等位基因也丢失时[29]。FLT3 酪氨酸激酶基团的突变（酪氨酸激酶第二基团的 835 或 836 密码子）可在 5%~8% 的 AML 患者中观察到[29]。NPM1 突变在 AML 中经常出现（35% 的成年病例，和 80%~90% 的急性单核白血病病例），但在携带重现性细胞遗传异常的患者中不常见。在不伴有 FLT3 突变的情况下，NPM1 的突变通常预示较好的预后[30]。NPM1 的突变通常涉及外显子 12，导致 C 末端的改变——实际上就是 288 和 290 位色氨酸的被替换，及蛋白在细胞质中

表 11-4　MDS 和 AML 中的基因突变频率

突变基因	疾病类型		
	MDS（患者 %）	AML（患者 %）	t-MDS/t-AML（患者 %）
FLT3(ITD)	2.4	15~35	0
FLT3(TKD)	1	5~8	<1
NRAS	10~15	10	10
KIT^{D816}	约 1	2	NA
MLL(ITD)	3	7	2~3
RUNX1	10~15	12	15~30
TP53	5~10	5~10	25~30
PTPN11	约 1	约 1	3
NPM1	极少	35	4~5
CEBPA	1~8	6~18	极少
$JAK2^{V617F}$	2~5	2~5	2~5

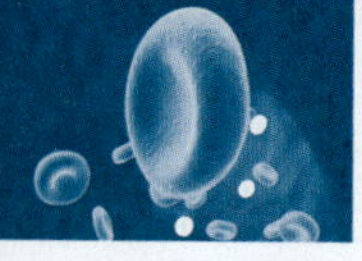

的定位异常。CEBPA 突变（6%~15% 的总 AMLs）通常涉及双等位基因，通常与中度风险的细胞遗传学变化（intermediate risk cytogenetics）相关，但是一般具有良好的预后[28]。KIT 突变见于约 2% 的 AML 病例，其中 22%~38% 的患者伴有 inv（16）/t（16；16），12%~47% 患者伴有 t（8；21），通常这些患者的预后较差[23]。就表观遗传学改变而言，通过 DNA 甲基化导致 *CDKN2B*（*p15*[INK4B]）转录沉默在 AML 患者以及治疗相关 t-MDS/t-AML 患者中的比例很高，通常伴随着 -7/7 长臂缺失［-7/del（7q）］以及较差的预后[31]。

治疗相关的髓系肿瘤（T-MDS 和 T-AML）

治疗相关的髓系肿瘤（T-MDS 和 T-AML）通常被认为是一种在使用细胞毒疗法对恶性 / 非恶性疾病进行治疗后晚期出现的并发症[32]。在服用烷化剂的患者，已观察到的特征性、重现性的染色异常为染色体 5 和（或）染色体 7 的整体或部分缺失［-5/del（5q）或者 -7/del（7q）］（见图 11-2F）。在临床表现上，这些患者有很长的潜伏期（5 年），表现为 MDS，随即迅速发展为具有多系细胞发育异常的 AML，且预后较差。根据我们的经验，92% 的 t-MDS/t-AML 患者核型异常，70% 的患者染色体 5 和染色体 7 单一或者二者共同异常[33]，这些观察在其他临床系列研究中得到了证实[34]。与此相反，仅有约 16% 的原发性 AML 患者具有类似的染色体 5 或染色体 7 的异常（单独或同时）[1]。

通过细胞生物学和分子生物学分析，研究者已经确认一条长度为 970kb 的共同删减片段（CDS），该片段包含染色体 5 长臂（5q31）上的 21 个基因，预测其中含有一髓系肿瘤抑制基因[35]。位于 5q32 上第二个非重叠的 CDS 也涉及 5q- 综合征[36]。并行的研究则发现在 7q22 中一包含 16 个基因的、长度为 2.5Mb 的 CDS。分子水平分析未在残存的等位基因上发现失活性突变及转录沉默的证据[35]。这些现象与单倍体功能不足模型（haploinsufficiency model，一个等位基因缺失引起的基因剂量效应）相符，在染色体 5 长臂上已经发现了数个单倍体功能不足基因（*EGR1*，*CTNNA1*，*RPS14*）。EGR1 转录因子位于细胞因子信号通路的下游。在小鼠模型中，一个 *Egr1* 等位基因的丢失协同烷化剂诱导的突变导致髓系疾病的发生[37]。与其他的 AMLs 和正常的 HSCs 相比，在伴 5 号染色体长臂缺失的 AML 或 MDS 中编码 α-catenin（*CTNNA1*）的基因处于一个较低的表达水平[38]。*RPS14* 编码核糖体 40S 亚基中的一重要组分，它的单倍体不足效应在 5q- 综合征中表现为红系造血异常[39]。这些研究提示一种可能性，那就是 HSCs 中一个或多个此类基因的剂量效应促成了伴 5q 缺失的 MDS/AML 的病理性发生。

现已鉴定出第二种亚型的 t-AML，它们与较常见的由烷化剂 / 射线引发的白血病显著不同。此类 t-AML 发生在服用抑制拓扑异构酶Ⅱ的药剂如依托泊苷（etoposide）、替尼泊苷（teniposide）和多柔比星（doxorubicin）的患者身上。临床上，患者具有较短的潜伏期（1~2 年），表现为暴发性白血病，常具单核细胞特征，不经过一髓系异生的前期，并对强诱导性治疗有较好的反应。涉及 11q23 上的 *MLL* 基因或者 21q22 上的 *RUNX1/AML1* 基因的平衡易位在该组疾病中较为常见[32]。图 11-3 显示了在原发性 AML 和 t-MDS/t-AML 上重现性细胞遗传异常的相对比例。

急性淋巴细胞白血病（ALL）

ALL 是儿童中最常见的白血病（参见 93 章）。在儿童和成年 ALL 中，基于重现性细胞学遗传异常（表 11-5）和分子标记的预后分组已导致危险分层治疗（risk-adapted therapies）的应用[40]。最有用的预后指标是核型（包括染色体的倍数）、年龄、白细胞计数和对起始期治疗的反应（第 14 天骨髓应答情况和诱导终止最小残留病）。根据这些参数，儿童肿瘤协作组（Childern's Oncology Group）已经定义了 4 个风险组：较低风险组［5 年无事件生存率（EFS）至少 85%］伴 ETV6/RUNX1 融合或者同时出现的 4、10、17 染色体三体；标准风险组和高风险组（仍与 NCI 的各自风险组相对应）；以及非常高风险组（5 年无事件生存率等于或低于 45%）伴极度的低二倍体（少于 44 条染色体）或者 BCR/ABL1 融合及诱导治疗失败[41]。

■ 9；22 易位

t（9；22）在 ALL 中的发生率在成年中为 30%（60 岁以上患者中发生率能达到 50%），在儿童中为 5%。因此，Ph 染色体是成年 ALL 患者中最为常见的易位。大约 70% 的患者具有额外的染色体异常，这个频率显著地高于伴发 +der（22）t（9；22）、+21、异常 9p、+8、-7 和 +X（发生率在下降）等异常的 CML 发

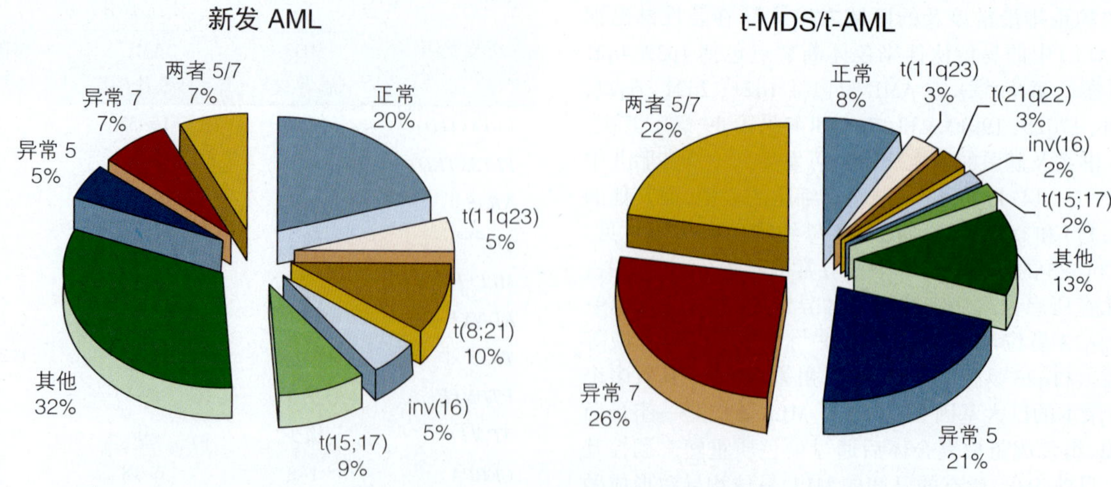

图 11-3　原发性 AML 和 t-MDS/t-AML 上的重现性染色体异常的比例。

表 11-5　恶性淋巴系统疾病中细胞遗传学 - 免疫表型之间的相关性

疾病类型 *	染色体异常	频率 †	涉及的基因 ‡		结果 §
急性淋巴细胞白血病:					
B 细胞前体	t(12;21)(p13;q22)	25%	ETV6/TEL	RUNX1/AML1	融合蛋白—TF
	t(9;22)(q34;q11.2)	10%¶	*ABL1*	*BCR*	融合蛋白—细胞因子信号通路发生改变
	t(4;11)(q21;q23)	5%	*AFF14*	*MLL*	融合蛋白—TF
	t(17;19)(q21-22;p13.3)	1%	*HLF*	*TCF3(E2A)*	融合蛋白—TF
	t(11;19)(q23;p13.3)	1%	*MLL*	*MLLT1/ENL*	融合蛋白—TF
前 B 细胞	t(1;19)(q23;p13.3)	6%(30%)	*PBX1*	*TCF3(E2A)*	融合蛋白—TF
B(Slg+)	t(8;14)(q24.1;q32)	5%(95%)	*MYC*	*IGH@*	表达失调—TF
	t(2;8)(p12;q24.1)	<1%(1%)	*IGK@*	*MYC*	表达失调—TF
	t(8;22)(q24.1;q11.2)	<1%(4%)	*MYC*	*IGL@*	表达失调—TF
其他	超二倍体$^{50-60}$	10%			
	del(12p),t(12p)	10%			
T	t(11;14)(p15;q11.2)	1%	*LMO1*	*TRA@*	表达失调—TF
	t(11;14)(p13;q11.2)	3%	*LMO2*	*TRA@*	表达失调—TF
	t(8;14)(q24.1;q11.2)	<1%	*MYC*	*TRA@*	表达失调—TF
	inv(14)(q11.2q32)	<1%	*TRA@*	*TCL1A*	表达失调—TF
	t(10;14)(q24;q11.2)	3%	*TLX1*	*TRD@*	表达失调—TF
	t(1;14)(p32;q11.2)	1%	*TAL1*	*TRD@*	表达失调—TF
	t(7;9)(q34;q34)	2%	*TRB@*	*NOTCH1*	表达失调—TF
	t(7;19)(q34;p13.3)	<1%			
	del(9p),t(9p)	<1%(10%)	*CDKN2A/CDKN2B*		肿瘤抑制基因—细胞周期调控
非霍奇金淋巴瘤:					
B 细胞 NHL					
Burkitt	t(8;14)(q24.1;q32)	95%	*MYC*	*IGH@*	表达失调—TF
	t(2;8)(p12;q24.1)	1%	*IGK@*	*MYC*	表达失调—TF
	t(8;22)(q24.1;q11.2)	4%	*MYC*	*IGL@*	表达失调—TF
滤泡 SNCL	t(14;18)(q32;q21.3)	80%	*IGH@*	*BCL2*	表达失调—抗凋亡性蛋白
DLBCL	t(14;18)(q32;q21.3)	20%	*IGH@*	*BCL2*	表达失调—抗凋亡性蛋白
DLBCL	t(3;22)(q27;q11.2)	所有 t(3q27)中的 45%	*BCL6*	*IGL@*	表达失调—TF
	t(3;14)(q27;q32)		*BCL6*	*IGH@*	表达失调—TF
	t(3q27)				
MCL	t(11;14)(q13;q32)	约 100%	*CCND1*	*IGH@*	表达失调—细胞周期调控
LPL	t(9;14)(p13;q32)		PAX5	IGH@	表达失调—TF
SLL	t(14;19)(q32;q13.3)		*IGH@*	*BCL3*	表达失调—TF
MALT	t(11;18)(q21;q21)	40%~50%	*BIRC3/API2*	*MALT1*	融合蛋白—NF-κB 活性增加
	t(1;14)(p22;q32)	10%	*BCL10*	*IGH@*	表达失调—NF-κB 活性增加
	t(14;18)(q32;q21)	10%~20%	*IGH@*	*MALT1*	
	t(3;14)(p14.1;q32)	10%	*FOXP1*	*IGH@*	
T 细胞 NHL					
(Ki-1^{+})ALCL	t(2;5)(p23;q35)	75%	*ALK*	*NPM1*	表达失调—酪氨酸激酶
慢性淋巴细胞白血病:					
B	t(11;14)(q13;q32)	10%	*CCND1*	*IGH@*	表达失调—细胞周期调控
	t(14;19)(q32;q13.2)	10%	*IGH@*	*BCL3*	表达失调—NF-κB 的活性增加
	t(2;14)(p13;q32)	5%		IGH@	
	t(14q32)	20%			
	del(13q)	30%			
	+12	30%			

续表

疾病类型*	染色体异常	频率†	涉及的基因‡		结果§
T	t(8;14)(q24.1;q11.2)	5%	*MYC*	*TRA@*	表达失调—TF
	inv(14)(q11.2q32)	5%	*TRA@/TRD@*	*IGH@*	表达失调
	inv(14)(q11.2q32)	5%	*TRA@/TRD@*	*TCL1A*	表达失调—TF
多发性骨髓瘤:					
B	-13/del(13q)	40%			
	t(4;14)(p16;q32)	15%	*FGFR3*	*IGH@*	表达失调—生长因子受体
	t(14;16)(q32;q23)	5%	*IGH@*	*MAF*	表达失调—TF
	t(6;14)(p21;q32)	4%	*CCND3*	*IGH@*	表达失调—细胞周期调控
	t(11;14)(q13;q32)	15%	*CCND1*	*IGH@*	表达失调—细胞周期调控
	t(14q32)	50%	*IGH@*		
	超二倍体,+3,+5,+7,+9,+11	20%			
成人T细胞白血病/淋巴瘤:					
	t(14;14)(q11.2;q32)		TRA@	IGH@	表达失调
	inv(14)(q11.2q32)		TRA@/TRD@	IGH@	表达失调
	+3				

*ALCL,退行性大细胞淋巴瘤;CTCL,表皮T细胞淋巴瘤;DLBCL,弥散性大B细胞淋巴瘤;Ki-1,抗CD30抗体;LPL,淋巴浆细胞样淋巴瘤;MALT,黏膜相关淋巴瘤;MCL,套细胞淋巴瘤;SIg,表面免疫球蛋白;SLL,小淋巴细胞淋巴瘤。

† 百分比例指的是在疾病中总的发生频率。括弧内的数字则指在某一形态学或者免疫学亚型中的发生频率。

‡ 基因是按照在核型中提及顺序来排序。举个例子,前体B细胞ALL中,ETV6/TEL位于12p13,而RUNX1/AML1位于21q22。

§ 结果指染色体异常在分子和细胞水平所致后果。

¶ 根据细胞遗传学分析,儿童的发生频率约为5%,成人的发生频率约为25%。根据分子探针分析,成人的总发生频率为30%,而60岁以上的成人为50%。

生率。7号染色体单体型(monosomy)与一较差的预后相关[42]。一个具有正常染色体的细胞系能经常在Ph$^+$ ALL患者骨髓中发现(70%),但是在未治疗的CML患者中则罕见。大部分病例具有一B系表型(CD10$^+$、CD19$^+$和TdT$^+$),但也常有髓系相关抗原的表达(CD13和CD133)。该疾病在成年和儿童中的典型表现为高白细胞计数、高比例的循环母细胞及预后差。就像在CML,ALL中t(9;22)通常会导致*BCR-ABL1*融合基因产生。然而,在超过半数的患者中BCR断裂更为近端,导致形成一具有更强酪氨酸激酶活性的、较小型融合蛋白(BCR-ABL1^{p190})。

涉及11q的易位

涉及11q23上*MLL*基因的易位见于5%的ALL患者中[43]。其中,最为常见的是t(4;11)(q21;q23)(图11-4A)。t(11;19)(q23;p13.3)在发生频率上排第二。然而这种重排不仅仅限于ALL,其中约50%的病例是AML,而且通常为单核母细胞型。值得注意是涉及11q23的易位在婴儿ALL中发生率极高(60%~80%)。t(4;11)患者具有原B(pro-B)细胞表型(CD10$^-$和CD19$^+$),合并表达单核细胞(CD15$^+$)或较不常见的T细胞标志。临床上,儿童和成年患者都表现激进的特征,伴白细胞增生、髓外病以及对传统化疗反应差[43]。t(4;11)易位的成年患者有75%的缓解率,但是中位EFS却仅仅有7个月。影响*MLL*的染色体重排代表急性白血病中的一主要突变类型,指示一组预后差的患者。

12;21易位

t(12;21)(p13;q22)在儿童B细胞前体白血病中占有很

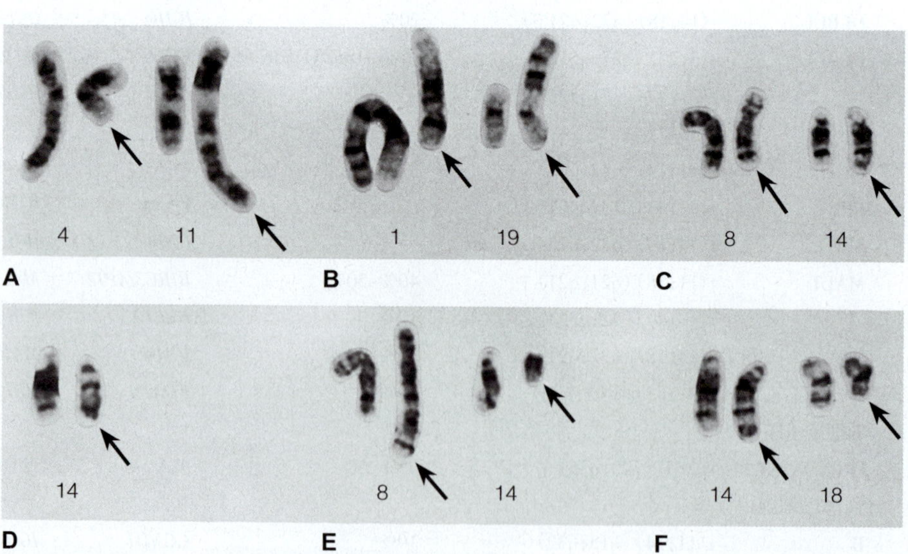

图11-4 胰酶-Giemsa显带的分裂中期细胞的部分核型,展现发生在淋巴恶性疾病中的重现性染色体重排。发生重排的染色体已经用箭头标示出来。A. ALL的t(4;11)(q21;q23)。B. 前B细胞ALL中的t(1;19)(q21;p13.3)。C. B细胞ALL和Burkitt淋巴瘤的t(8;14)(q24.1;q32)。D. T细胞白血病/淋巴瘤中的inv(14)(q11.2q32)。E. T细胞白血病/淋巴瘤的t(8;14)(q24.1;q11.2)。F. B细胞NHL中的t(14;18)(q32;q21.3)。

高比例（约 25%），但在成年患者中较为少见（约占 ALL 病例的 4%）[44]。由于 12p 和 21q 条带类型较为类似，该类型的易位较难用细胞遗传学分析检出。但是该类重排可以用 RT-PCR（反转录酶聚合酶链式反应）或者 FISH 分析较为可靠的检测出来。t(12;21) 确定了一特殊亚群的患者，其特征为 1~10 岁、B 系细胞免疫表型（$CD10^+$、$CD19^+$ 和 $HLA\text{-}DR^+$）、预后乐观（尤其是当其他有利的风险因素也存在时）。在一近期的系列研究中，t(12;21) 患者的 5 年 EFS 是 91%，而没有该易位的患者的 5 年 EFS 则是 65%。然而，t(12;21) 可能与一晚期的复发相关。t(12;21) 导致一融合蛋白的生成，其含有 ETS 家族转录抑制物 ETV6/TEL 的 N 端和 RUNX1/AML1 转录因子的大部分。

■ 超二倍体

一些 ALL 患者白血病细胞的特征为获得了多个额外染色体。两个不同的亚组已被识别：一组是拥有 1~4 个额外的染色体[47-50]；较为常见另外一组具有 > 50 的染色体数目。染色体的数目通常从 51~60 不等，个别患者具有多至 65 条的染色体。超二倍体（> 50 和通常 < 66 条染色体）在儿童中常见（约 30%），在成年中则少见（少于 5%）。某些额外染色体较为常见（X 染色体、4、6、10、14、17、18 和 21 号染色体）。21 号染色体的增加最为常见（100%）。拥有超过 50 条染色体的超二倍体患者具有之前已确认的、预示一个好的预后的所有因素，其中包括年龄位于 1~9 岁之间、低白细胞数（均值为 6.7×10^9/L)），和一个有利的免疫学表型（早期前 B 细胞或前 B 细胞）[45]。获得 4、10 和 17 号染色体的超二倍体通常有好的预后，而获得 5 号和 i(17q) 的超二倍体患者则有一个差的预后。

■ 1;19 易位

t(1;19)(q23;pl3.3) 被发现存在于大约 6% 的罹患 B 系白血病的儿童中。白血病细胞含有胞质免疫球蛋白和 $CD10^+$、$CD19^+$、$CD34^-$ 和 $CD9^+$ 等表面标志（图 11-4B）。在成熟 B 细胞 ALL 中能够观察到涉及 8 号和 14 号染色体长臂的相互易位 [t(8;14)(q24.1;q32)]（图 11-4C）[46]。在初诊时，此类患者具有高发生率的中枢神经系统累及或腹部结节累及。尽管携带 t(8;14) 易位的儿童或成年患者的预后差，但是高强度的化疗能够大幅度地改善预后（儿童 EFS 为 80%）[46]。

■ 筛查单核苷酸多态性

利用 SNP 芯片进行的基因组尺度的大规模筛查揭示儿童 ALL 的 DNA 拷贝数异常干扰了调控 B 细胞发育和分化的信号通路，这包括 *PAX5*（约占 32% 的病例）、*IKZF1*（约 29%）和 *EBF1*（约 8%）等基因的缺失。与 *IKZF1* 相关的遗传改变与 B 细胞前体 ALL 的极差预后有关。该组患者的基因表达谱系具有 HSC 基因的表达升高，与 *BCR-ABL1* 阳性 ALL 的特征类似，后者为另一高风险 ALL 亚组，其拥有一高频率的 *IKZF1* 缺失[6]。

■ T 细胞急性淋巴母细胞白血病

T 淋巴母细胞白血病 / 淋巴瘤具有一特殊模式的重现性核型异常[47]。涉及 14q11.2（见图 11-4D）和 7 号染色体的两个区域（7q34 和 7p14）的染色体的重排在 T 细胞恶性肿瘤中尤为常见（见表 11-5）。最为常见的重排为 t(10;11)(q24;q11.2)（7% 的儿童和 30% 的成年患者，*TLX1* 基因）、隐匿型 t(5;14)(q35;q32)（*TLX3*，20% 的儿童和 10%~15% 的成年患者）、t(11;14)(p13;q11.2)（约 3%，*LMO2* 基因）、和 t(7;9)(q34;q34)（约 2%，*NOTCH1* 基因）。大约 30% 的患者具有 *NOTCH1* 基因的活化性突变。T 细胞 ALL 患者常为年轻男性，有纵隔肿瘤、高白细胞计数，及在脑脊髓液中能够发现白血病细胞。同样的临床特征也与另一 T 细胞恶性肿瘤——淋巴母细胞淋巴瘤相关联。图 11-5 显示了 ALL 中细胞遗传学异常的相对发生频率。

慢性淋巴细胞白血病

FISH 技术可以很清晰地将与慢性淋巴细胞白血病（CLL）相关的染色体异常分析出来[48]，而使用传统的细胞遗传学技术，只有 50% 的 CLL 患者能够检测到染色体异常。最常见的染色体异常为 12 三体（约占 20%~60%），而后为 13q 和 14q 的结构异常。然而，当用 FISH 分析去研究特异性异常时，在超过 80% 的患者中能够检测出染色体异常。最常见的 FISH 测出的异常是 13q 的丢失或缺失（55%）、11q 即 *ATM* 基因定位区的缺失（18%）、12q 三体（16%）、17p 即 *TP53* 基因定位区的缺失

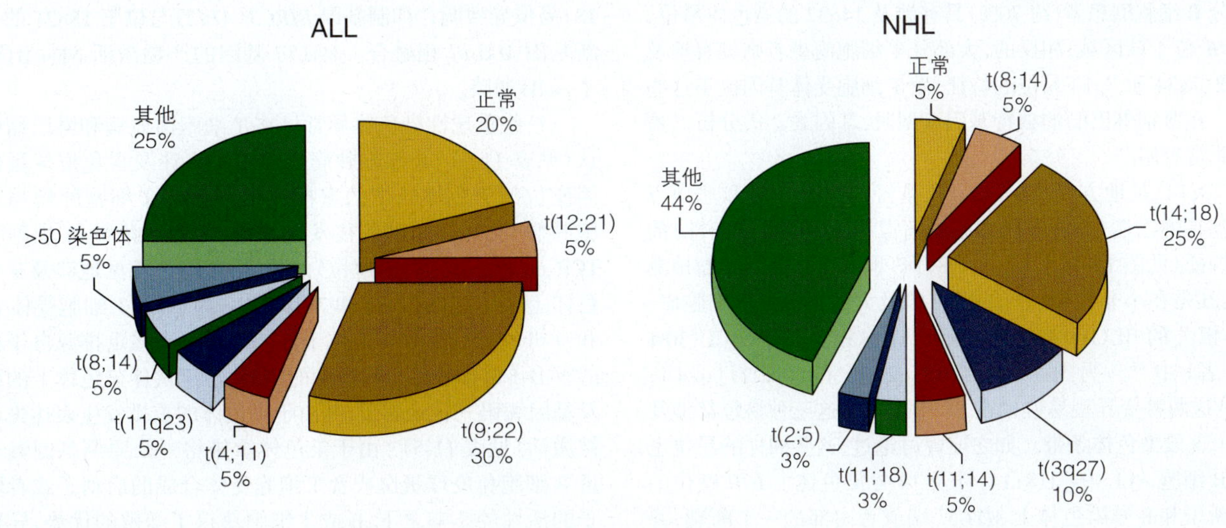

图 11-5　ALL 和非霍奇金淋巴瘤中重现性染色体异常的发生频率。

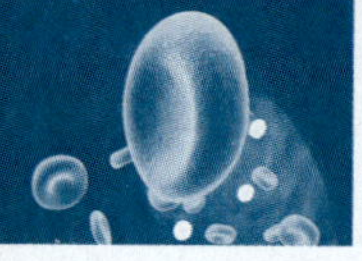

(7%)和6q的缺失(6%)。患者的存活与疾病的细胞遗传学亚型相关,17p(32个月)或者11q缺失(79个月)的患者较未检测出异常的患者(111个月)、12q三体患者(114个月)和-13/del(13q)患者(133个月)的中位存活时间为短。两个microRNA基因(miR-16-1和miR-15a)可能是位于13q14.3区域的靶基因。能够检测11q、13q和17p缺失,及IGH易位的FISH探针已经商品化,有助于风险分层治疗策略的应用。

CLL患者的预后还由其他两类分子异常决定:免疫球蛋白重链可变区(*IGHv*)的状态和CD38的表达水平。CLL细胞所表达的*IGHv*基因中含有体细胞突变的患者,其中位存活时间为24年,而CLL细胞所表达*IGHv*不含体细胞突变的患者的中位存活时间为6~8年[49]。这种基于*IGHv*基因突变的状态简单分组的现象反映了那些具有很少或者没有*IGHv*基因体细胞突变患者常具有其他染色体异常,譬如11q或17p缺失,或者12染色体三体,这些异常赋予患者差的预后。而携带*IGHv*突变的CLL细胞常有13q的缺失,后者赋予患者一个较良好的临床病程。不幸的是,*IGHv*基因体细胞突变的检测目前未被广泛的应用。ZAP-70酶通常在T淋巴细胞中表达,并对T细胞的激活非常重要,其在携带未突变*IGHv*的CLL细胞中的表达是上调的,这也赋予一差的预后[50]。那些CLL细胞携带突变*IGHv*并缺乏ZAP-70和CD38(一具有信号转导活性的膜蛋白)表达的患者,往往会拥有最长的初诊后无需治疗的时间[51]。

T细胞CLL和大颗粒淋巴细胞白血病为不常见的疾病类型,其中的恶性淋巴细胞具有T细胞的免疫表型。在T-CLL和T细胞淋巴瘤中都发现了14q11.2的重排,间或伴有14q32的断裂(见表11-5)[47]。最为常见的是inv(14)(q11.2q32)。

非霍奇金淋巴瘤

非霍奇金淋巴瘤(NHL)的细胞遗传学分析显示超过90%的病例都以克隆性染色体异常为特征。更为重要的是,许多重现性异常与组织学和免疫表型相关联(见表11-5)[52]。譬如,在高比例(70%~90%)的滤泡样小核裂细胞淋巴瘤中能够观察到t(14;18);大部分具有t(3;22)(q27;q11.2)或者t(3;14)(q27;q32)的患者罹患弥散性大B细胞淋巴瘤(DLBCL);而具有t(8;14)(q24.1;q32)的患者则罹患小无核裂细胞淋巴瘤或DLBCL。大部分B细胞瘤患者(约70%)具有涉及14q32的染色体易位,而*IGHv*位于该区域;相反的,大部分T细胞瘤患者则具有涉及4q11.2、7q34和7p14易位的特征,而T细胞受体基因位于这些区域。在鉴别淋巴瘤的独特基因亚型时,基因表达谱分析已被证实非常有用[53]。

t(8;14)是地方性(endemic)伯基特淋巴瘤(BL)和非地方性伯基特淋巴瘤(非洲淋巴细胞瘤病毒(EBV)阴性或阳性)的共同特征(见图11-4E)。此外,t(8;14)也能在其他淋巴瘤检测到,尤其是在小非核裂(非伯基特)以及大细胞免疫母细胞瘤、AIDS相关的BL(100%的患者)和AIDS相关的DLBCL(30%的患者)中[54]。另外t(2;8)(p12;q24.1)和t(8;22)(q24.1;q11.2)这两种变异型易位也在BL中出现。这三种易位都涉及8q24.1这段染色体条带。如之前曾讨论过,这些同样的易位也见于B细胞ALL中。t(8;14)涉及14号染色体上*IGH*座位的一个断裂和8号染色体上*MYC*5'端或者内部的一个断裂,并将*MYC*的编码外显子移位于14号染色体。MYC是一个转录因子,它在数个细胞学过程包括DNA复制、增殖以及凋亡等中起着一关键的作用。它的癌基因特性源自于它的组成型表达。

70%~90%的滤泡性淋巴瘤患者和20%DLBCL患者具有t(14;18)易位(图11-4F)。具体来说,18q21.3上的*BCL2*基因与*IGHJ*片段并置,导致*BCL2*表达的失调[55]。常见的次级异常则包括-7、+18和del(6q)。其他的恶性肿瘤如毛细胞白血病和CLL虽然过表达*BCL2*,但是并没有发生t(14;18)易位。*BCL2*基因编码一26kDa的线粒体膜蛋白,该蛋白通过抗凋亡机制来促进细胞的存活。

t(11;14)(q13;q32)则见于实际上所有的套细胞淋巴瘤病例、3%的骨髓瘤和高达20%的幼淋巴细胞白血病[56,57]。许多病例还具有*ATM*基因(11q22.3)的缺失或者点突变。目前套细胞淋巴瘤被认为是一种预后极差的疾病,确诊后的中位生存期为3年。这种易位导致IGH@基因(J区域)激活细胞周期素D1(CCND1)[56]。*CCND1*基因座位距11q13的断裂点有100~130kb之远。一系列生长因子通过激活D型细胞周期素来促进细胞的增殖,使得细胞越过细胞周期中的G_1限制点并通过对RB1进行磷酸化和灭活而使细胞走向分裂。

在具有t(3;22)(q27;q11.2)、t(3;14)(q27;q32)或罕见的t(2;3)(p12;q27)的易位特征的细胞中,从3q27中的频发断裂点处克隆到了*BCL6*基因[52]。*BCL6*基因重排发生于40%的DLBCLs,以及在一些系列研究中高达10%的滤泡性淋巴瘤。易位导致*BCL6*基因在第一个外显子或者内含子中发生截断,自身的启动子被一个Ig的启动子序列所替代,和失调的表达。*BCL6*基因的表达产物为一个96kDa的POZ/锌指核蛋白,为一强力的转录抑制因子。它主要表达在B系细胞,尤其是成熟的B细胞中,可能会抑制一些参与淋巴细胞激活、分化、细胞周期停滞和凋亡的基因的表达。在20%不伴有易位致*BCL6*失调的DLBCLs患者中,*BCL6*的5'调控区被发现存在体细胞突变,这说明*BCL6*的过表达广泛参与了肿瘤的发生,超出了以前认知的范围[58]。

黏膜相关性淋巴瘤(MALT淋巴瘤)中的结外边缘区B细胞淋巴瘤由数种基因型组成,一种以3号染色体三体附带其他染色体异常为特征(60%患者),另外一种以t(11;18)(q21;q21)(25-50%患者)以及它的变异型为特征[59]。需要指出的是在原发性大B细胞胃淋巴瘤中没有发现t(11;18)易位。t(11;18)易位导致凋亡抑制基因*BIRC3*(*API2*)与位于18q21的一个新基因*MALT1*相融合。*MALT1*基因的产物激活NF-κB(核因子-κB)通路。

一些重现性染色体异常已在T细胞白血病和淋巴瘤中确认(见表11-5)。B细胞肿瘤内经常发生涉及含免疫球蛋白基因座位的染色体条带的重排。在这方面,T细胞肿瘤与B细胞肿瘤类似,其内部往往发生涉及14q11.2条带(T细胞受体TCR α链和δ链基因座位)的重排,或较不常见地涉及7号染色体上两个区域(7q34和7p14)之一的重排(T细胞受体β链和γ链基因已被分别定位于此二处)[52]。这些重排源自于异常的V-D-J重排事件。除极少的例外,位于伙伴染色体上的被累及基因编码一转录因子,其由于染色体的重排发生表达失调或被激活(见表11-5)。由于染色体重排将一个原癌基因置于促进B细胞免疫球蛋白或者T细胞受体合成的启动子或者增强子的活性的影响之下,B或T细胞获得了增殖的优势,导致恶性克隆的扩增。

间变性大细胞淋巴瘤(ALCL)为NHL的一个特殊亚型,其特征是发病年纪轻,皮肤和(或)淋巴结被大的、怪异的淋巴瘤细胞浸润,特别在旁皮质旁区和淋巴结窦区。大部分这类肿瘤表达一个或多个T细胞抗原,少数表达B细胞抗原,还有一些同时表达两种抗原(null表型)。一个t(2;5)(p23;q35)或t(1;2)(q25;p23)交互式易位,或涉及2p23上*ALK*酪氨酸激酶的其他变异型重排,似乎限于发生在T细胞或者null表型的ALCL上,在该类疾病中占一高的百分比[60]。该类肿瘤细胞的细胞膜和高尔基体呈CD30表达阳性,60%~85%的病例能够检测到ALK的表达,这赋予一较好的预后(5年存活率:ALK⁺肿瘤80% vs.ALK⁻肿瘤40%)。在CD30⁺原发性皮肤淋巴瘤中也能检测到t(2;5)易位。图11-5显示了非霍奇金淋巴瘤中细胞遗传学异常的相对频率。

骨髓瘤

如同在CLL,由于分子细胞遗传学分析工具的应用(比如FISH),在原发性单克隆丙种球蛋白病、骨髓瘤和浆细胞白血病中发现了为数众多的染色体异常[57,61]。原发性单克隆丙种球蛋白病的特征为染色体非整倍体型、*IgH*易位(45%的患者)以及13q的缺失(15%~50%患者,参见第108章)。浆细胞骨髓瘤是一种后滤泡B细胞的恶性肿瘤,其特征为复杂的染色体重排。在单克隆丙种球蛋白病中,最早期的改变涉及13q14的缺失和*IGH*基因的易位,因此异常调节了在易位断裂点附近的原癌基因的表达。骨髓瘤中最常见的染色体丢失是13号染色体的丢失或者del(13q),它们赋予一差的预后[57]。利用FISH技术,13q的缺失能在40%~50%的多发性骨髓瘤患者中检测到,这或许与特异的14q易位有关。

在浆细胞恶性肿瘤中最常见的染色体重排之一涉及14q32上*IGH*座位的易位。通过分裂间期FISH分析,50%单克隆丙种球蛋白病患者、60%~75%骨髓瘤和超过80%的浆细胞白血病患者能够检测到IgH的易位[57]。t(11;14)(q13;q32)易位见于约15%的病例,导致过表达周期素D1,以及可能会异常调节*MYEOV*(骨髓瘤过表达基因)的表达。发生在大约15%患者中的t(4;14)(p16;q32)易位使移位到der(14)的纤维母细胞生长因子受体3(*FGFR3*)基因的表达以及仍存在于der(4)染色体上*MMSET*基团的表达调节异常;发生在5%患者中的t(14;16)(q32;q23)易位引起转录因子*MAF*基因的过表达;4%患者中的t(6;14)(p21;q32)易位则导致细胞周期素D3的过表达。目前尚未鉴定出剩余40%多发性骨髓瘤患者的易位伙伴。t(4;14)和t(14;16)易位都与差的临床预后相关,然而t(11;14)则赋予一个较好的预后,涉及不明伙伴的易位的预后赋予一中度的预后。

随着疾病的发展,其他事件如*NRAS*和*KRAS*的突变、*MYC*表达异常以及表观遗传学的变化等进一步发生。*NRAS*和*KRAS*的活化性突变已被确定发生在5%的MGUS患者中,以较高的频率(30%~40%)发生在骨髓瘤中。在复发的患者中,发生率可能会更高(80%)[62]。在单克隆丙种球蛋白病和骨髓瘤中,一些基因如*DAPK1*、*SOCS1*、*CDKN2B*(*p15*)和*CDKN2A*(*p16*)则可能因为异常的启动子高度甲基化而发生了沉默[57]。

翻译:姚海雷

校对:闫新龙,诸　江,裴雪涛

参考文献

1. Carlson KM and Le Beau MM: Cytogenetics/fluorescent *in situ* hybridization, in *Clinical Hematology*, edited by NS Young, SL Gerson, KA High, p 1336. Elsevier, Mosby, 2005.
2. Gilliland DG: Molecular genetics of human leukemias: New insights into therapy. *Semin Hematol* 39:6, 2002.
3. Gozzetti A, Le Beau MM: Fluorescence *in situ* hybridization: Uses and limitations. *Semin Hematol* 37:320, 2000.
4. Radich JP, Oehler V: Monitoring chronic myelogenous leukemia in the age of tyrosine kinase inhibitors. *J Natl Compr Canc Netw* 5:497, 2007.
5. Braziel RM, Shipp MA, Feldman AL, et al: Molecular diagnostics. *Hematology (Am Soc Hematol Educ Program)* 279, 2003.
6. Mullighan CG, Su X, Zhang J, et al: Deletion of IKZF1 and prognosis in acute lymphoblastic leukemia. *N Engl J Med* 360:470, 2009.
7. Shaffer LG, Tommerup N: *ISCN: 2005: An International System for Human Cytogenetic Nomenclature*. S. Karger, Basel, Switzerland, 2005.
8. Melo JV, Barnes DJ: Chronic myeloid leukaemia as a model of disease evolution in human cancer. *Nat Rev Cancer* 7:441, 2007.
9. O'Hare T, Eide CA, Deininger MW: New BCR-ABL inhibitors in chronic myeloid leukemia: Keeping resistance in check. *Expert Opin Investig Drugs* 17:865, 2008.
10. Deininger MW: Milestones and monitoring in patients with CML treated with imatinib. *Hematology Am Soc Hematol Educ Program* 419, 2008.
11. Deininger MW, Cortes J, Paquette R, et al: The prognosis for patients with chronic myeloid leukemia who have clonal cytogenetic abnormalities in Philadelphia chromosome-negative cells. *Cancer* 110:1509, 2007.
12. Barnes DJ, Melo JV: Cytogenetic and molecular genetic aspects of chronic myeloid leukaemia. *Acta Haematol* 108:180, 2002.
13. Tefferi A: Molecular drug targets in myeloproliferative neoplasms: Mutant ABL1, JAK2, MPL, KIT, PDGFRA, PDGFRB and FGFR1. *J Cell Mol Med* 13:215, 2009.
14. Adeyinka A, Dewald GW: Cytogenetics of chronic myeloproliferative disorders and related myelodysplastic syndromes. *Hematol Oncol Clin North Am* 17:1129, 2003.
15. Levine RL, Pardanani A, Tefferi A, et al: Role of JAK2 in the pathogenesis and therapy of myeloproliferative disorders. *Nat Rev Cancer* 7:673, 2007.
16. Zipperer E, Wulfert M, Germing U, et al: MPL 515 and JAK2 mutation analysis in MDS presenting with a platelet count of more than 500 × 10(9)/L. *Ann Hematol* 87:413, 2008.
17. Vardiman JW, Thiele J, Arber DA, et al: The 2008 revision of the WHO classification of myeloid neoplasms and acute leukemia: Rationale and important changes. *Blood* 114:937, 2009.
18. Olney HJ, Le Beau MM: Evaluation of recurring cytogenetic abnormalities in the treatment of myelodysplastic syndromes. *Leuk Res* 31:427, 2007.
19. Greenberg P, Cox C, LeBeau MM, et al: International scoring system for evaluating prognosis in myelodysplastic syndromes. *Blood* 89:2079, 1997.
20. Nimer SD: Clinical management of myelodysplastic syndromes with interstitial deletion of chromosome 5q. *J Clin Oncol* 24:2576, 2006.
21. Haase D, Germing U, Schanz J, et al: New insights into the prognostic impact of the karyotype in MDS and correlation with subtypes: Evidence from a core dataset of 2124 patients. *Blood* 110:4385, 2007.
22. Mrozek K, Bloomfield CD: Clinical significance of the most common chromosome translocations in adult acute myeloid leukemia. *J Natl Cancer Inst Monogr* 39:52, 2008.
23. Mrozek K, Marcucci G, Paschka P, et al: Advances in molecular genetics and treatment of core-binding factor acute myeloid leukemia. *Curr Opin Oncol* 20:711, 2008.
24. Mistry AR, Pedersen EW, Solomon E, et al: The molecular pathogenesis of acute promyelocytic leukaemia: Implications for the clinical management of the disease. *Blood Rev* 17:71, 2003.
25. Olney HJ, Mitelman F, Johansson B, et al: Unique balanced chromosome abnormalities in treatment-related myelodysplastic syndromes and acute myeloid leukemia: Report from an international workshop. *Genes Chromosomes Cancer* 33:413, 2002.
26. Krivtsov AV, Armstrong SA: MLL translocations, histone modifications and leukaemia stem-cell development. *Nat Rev Cancer* 7:823, 2007.
27. Farag SS, Archer KJ, Mrozek K, et al: Isolated trisomy of chromosomes 8, 11, 13 and 21 is an adverse prognostic factor in adults with de novo acute myeloid leukemia: Results from Cancer and Leukemia Group B 8461. *Int J Oncol* 21:1041, 2002.
28. Dohner K, Dohner H: Molecular characterization of acute myeloid leukemia. *Haematologica* 93:976, 2008.
29. Bacher U, Haferlach T, Kern W, et al: A comparative study of molecular mutations in 381 patients with myelodysplastic syndrome and in 4130 patients with acute myeloid leukemia. *Haematologica* 92:744, 2007.
30. Falini B, Mecucci C, Tiacci E, et al: Cytoplasmic nucleophosmin in acute myelogenous leukemia with a normal karyotype. *N Engl J Med* 352:254, 2005.
31. Christiansen DH, Andersen MK, Pedersen-Bjergaard J: Methylation of p15INK4B is common, is associated with deletion of genes on chromosome arm 7q and predicts a poor prognosis in therapy-related myelodysplasia and acute myeloid leukemia. *Leukemia* 17:1813, 2003.
32. Godley LA, Larson RA: Therapy-related myeloid leukemia. *Semin Oncol* 35:418, 2008.
33. Smith SM, Le Beau MM, Huo D, et al: Clinical-cytogenetic associations in 306 patients with therapy-related myelodysplasia and myeloid leukemia: The University of Chicago series. *Blood* 102:43, 2003.
34. Pedersen-Bjergaard J, Andersen MK, Christiansen DH: Therapy-related acute myeloid leukemia and myelodysplasia after high-dose chemotherapy and autologous stem cell transplantation. *Blood* 95:3273, 2000.

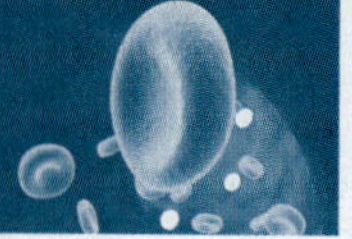

35. Lai F, Godley LA, Joslin J, et al: Transcript map and comparative analysis of the 1.5-Mb commonly deleted segment of human 5q31 in malignant myeloid diseases with a del(5q). *Genomics* 71:235, 2001.
36. Boultwood J, Fidler C, Strickson AJ, et al: Narrowing and genomic annotation of the commonly deleted region of the 5q− syndrome. *Blood* 99:4638, 2002.
37. Joslin JM, Fernald AA, Tennant TR, et al: Haploinsufficiency of EGR1, a candidate gene in the del(5q), leads to the development of myeloid disorders. *Blood* 110:719, 2007.
38. Liu TX, Becker MW, Jelinek J, et al: Chromosome 5q deletion and epigenetic suppression of the gene encoding alpha-catenin (CTNNA1) in myeloid cell transformation. *Nat Med* 13:78, 2007.
39. Ebert BL, Pretz J, Bosco J, et al: Identification of RPS14 as a 5q− syndrome gene by RNA interference screen. *Nature* 451:335, 2008.
40. Harrison CJ: Cytogenetics of paediatric and adolescent acute lymphoblastic leukaemia. *Br J Haematol* 144:147, 2009.
41. Schultz KR, Pullen DJ, Sather HN, et al: Risk- and response-based classification of childhood B-precursor acute lymphoblastic leukemia: A combined analysis of prognostic markers from the Pediatric Oncology Group (POG) and Children's Cancer Group (CCG). *Blood* 109:926, 2007.
42. Wetzler M, Dodge RK, Mrozek K, et al: Additional cytogenetic abnormalities in adults with Philadelphia chromosome-positive acute lymphoblastic leukaemia: A study of the Cancer and Leukaemia Group B. *Br J Haematol* 124:275, 2004.
43. Pui CH, Chessells JM, Camitta B, et al: Clinical heterogeneity in childhood acute lymphoblastic leukemia with 11q23 rearrangements. *Leukemia* 17:700, 2003.
44. Rubnitz JE, Downing JR, Pui CH, et al: TEL gene rearrangement in acute lymphoblastic leukemia: A new genetic marker with prognostic significance. *J Clin Oncol* 15:1150, 1997.
45. Sutcliffe MJ, Shuster JJ, Sather HN, et al: High concordance from independent studies by the Children's Cancer Group (CCG) and Pediatric Oncology Group (POG) associating favorable prognosis with combined trisomies 4, 10, and 17 in children with NCI Standard-Risk B-precursor Acute Lymphoblastic Leukemia: A Children's Oncology Group (COG) initiative. *Leukemia* 19:734, 2005.
46. Faderl S, Jeha S, Kantarjian HM: The biology and therapy of adult acute lymphoblastic leukemia. *Cancer* 98:1337, 2003.
47. Graux C, Cools J, Michaux L, et al: Cytogenetics and molecular genetics of T-cell acute lymphoblastic leukemia: From thymocyte to lymphoblast. *Leukemia* 20:1496, 2006.
48. Caporaso N, Goldin L, Plass C, et al: Chronic lymphocytic leukaemia genetics overview. *Br J Haematol* 139:630, 2007.
49. Zenz T, Mertens D, Dohner H, et al: Molecular diagnostics in chronic lymphocytic leukemia—Pathogenetic and clinical implications. *Leuk Lymphoma* 49:864, 2008.
50. Crespo M, Bosch F, Villamor N, et al: ZAP-70 expression as a surrogate for immunoglobulin-variable-region mutations in chronic lymphocytic leukemia. *N Engl J Med* 348:1764, 2003.
51. Morilla A, Gonzalez de Castro D, Del Giudice I, et al: Combinations of ZAP-70, CD38 and IGHV mutational status as predictors of time to first treatment in CLL. *Leuk Lymphoma* 49:2108, 2008.
52. Campbell LJ: Cytogenetics of lymphomas. *Pathology* 37:493, 2005.
53. Lenz G, Wright GW, Emre NC, et al: Molecular subtypes of diffuse large B-cell lymphoma arise by distinct genetic pathways. *Proc Natl Acad Sci U S A* 105:13520, 2008.
54. Haralambieva E, Boerma EJ, van Imhoff GW, et al: Clinical, immunophenotypic, and genetic analysis of adult lymphomas with morphologic features of Burkitt lymphoma. *Am J Surg Pathol* 29:1086, 2005.
55. Viardot A, Barth TF, Moller P, et al: Cytogenetic evolution of follicular lymphoma. *Semin Cancer Biol* 13:183, 2003.
56. Bertoni F, Zucca E, Cotter FE: Molecular basis of mantle cell lymphoma. *Br J Haematol* 124:130, 2004.
57. Chng WJ, Glebov O, Bergsagel PL, et al: Genetic events in the pathogenesis of multiple myeloma. *Best Pract Res Clin Haematol* 20:571, 2007.
58. Pasqualucci L, Migliazza A, Basso K, et al: Mutations of the BCL6 proto-oncogene disrupt its negative autoregulation in diffuse large B-cell lymphoma. *Blood* 101:2914, 2003.
59. Starostik P, Patzner J, Greiner A, et al: Gastric marginal zone B-cell lymphomas of MALT type develop along 2 distinct pathogenetic pathways. *Blood* 99:3, 2002.
60. Chiarle R, Voena C, Ambrogio C, et al: The anaplastic lymphoma kinase in the pathogenesis of cancer. *Nat Rev Cancer* 8:11, 2008.
61. Shaughnessy JD Jr, Zhan F, Burington BE, et al: A validated gene expression model of high-risk multiple myeloma is defined by deregulated expression of genes mapping to chromosome 1. *Blood* 109:2276, 2007.
62. Rasmussen T, Kuehl M, Lodahl M, et al: Possible roles for activating RAS mutations in the MGUS to MM transition and in the intramedullary to extramedullary transition in some plasma cell tumors. *Blood* 105:317, 2005.

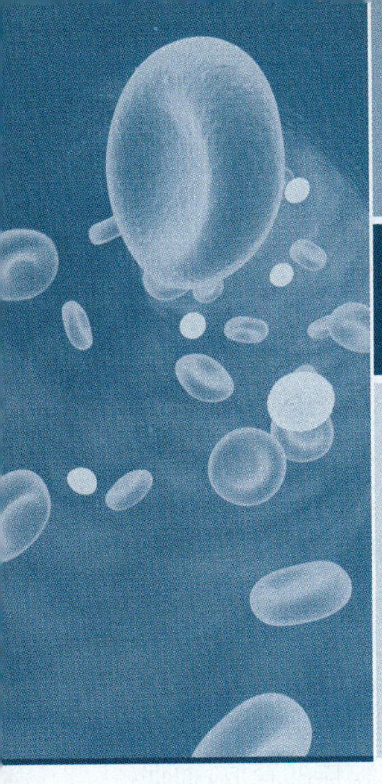

第12章

细 胞 凋 亡

Roberta A.Gottlieb

摘 要

细胞凋亡这个术语是从描述树叶或花瓣脱落的希腊词汇衍生而来的，最初由Wyllie、Kerr和Currie创造，用来描述一种以细胞皱缩、核浓缩为特点的细胞死亡形式。真核细胞根据细胞内部或外部的信号启动这一生理性的、受到严格调控的过程。细胞凋亡发生在所有的多细胞有机体中，以平衡不断更新的组织中的细胞增殖，从而维持一恒定的器官大小，并去除那些不必要的或有缺陷的细胞。在造血系统中，通过单核巨噬细胞系统，细胞死亡和清除与细胞的生成保持着精细的平衡。一整套细胞因子和生长因子调控着细胞存活、增殖和凋亡：干细胞因子、Flt配体、红细胞生成素、血小板生成素、粒细胞集落刺激因子(G-CSF)、粒细胞巨噬细胞集落刺激因子(GM-CSF)、白细胞介素(IL)-3、IL-5、IL-6、IL-7和IL-11及其他因子，都不同程度地抑制凋亡和刺激细胞周期运行；肿瘤坏死因子-α、Fas配体、肿瘤坏死因子相关凋亡诱导配体和干扰素-γ则促进表达相应受体的细胞的凋亡。细胞凋亡障碍可导致肿瘤发生，许多癌基因和抑癌基因都调控凋亡，包括p53和c-myc基因。

本章使用的简写和缩略词：AML，急性髓系白血病(acute myelogenous leukemia)；Apaf-1，凋亡多肽酶激活因子1(apoptotic peptidase-activating factor 1)；Bak，Bcl-2同源拮抗剂杀手(Bcl-2 homologous antagonist killer)；Bax，Bcl-2相关X蛋白(Bcl-2-associated X protein)；B-CLL，B细胞慢性淋巴细胞白血病(B cell chronic lymphocytic leukemia)；Bcl，B细胞淋巴瘤(B-cell lymphoma)；BH，Bcl-2同源性(Bcl-2 homology)；Bid，BH3相互作用结构域死亡激动剂(BH3 interacting domain death agonist)；ced，秀丽隐杆线虫死亡(*Caenorhabditis elegans* death)；CML，慢性髓系白血病(chronic myelogenous leukemia)；CrmA，牛痘应答修饰蛋白A(cowpox response-modifier protein A)；FADD，Fas结合死亡结构域(Fas-associated death domain)；IAP，凋亡蛋白抑制因子(inhibitor of apoptosis protein)；ICE，白细胞介素-1β转化酶(interleukin-1β-converting enzyme)；IL，白细胞介素(interleukin)；TNF，肿瘤坏死因子(tumor necrosis factor)。

细胞凋亡(apoptosis，由Wyllie、Kerr和Currie[1]创造的一个术语)发生在发育过程中特定的时间和地点，因此又被称作程序性细胞死亡[2]。在胚胎发育中，组织的重构需要高度调控的细胞死亡，因此细胞凋亡是一个关键的过程。例如，程序性细胞死亡发生在哺乳动物发育过程中指间蹼的消除过程，以及蝌蚪发育成青蛙过程中尾巴的消退过程。控制细胞凋亡的最重要基因之中的三个最先在对秀丽隐杆线虫(*Caenorhabditis elegans*)的详细研究中鉴定。其中两个，分别命名为ced(*C.elegans* death)-3和ced-4，是程序性细胞死亡的发生必需的，而另一个基因，即ced-9，是抑制细胞死亡必不可少的[3,4]。随后人们发现这些基因在整个进化过程中是保守的，在哺乳动物中存在与之同源的大家族。ced-3是一个不同寻常的半胱氨酸蛋白酶，能在天冬氨酸残基后将肽链切割。在哺乳动物中鉴定的第一个ced-3的同源基因是白细胞介素-1β转化酶(interleukin-1β-converting enzyme，ICE)。随后，一个含有超过10个彼此相关的半胱氨酸蛋白酶("死亡蛋白酶")的家族被鉴定和命名为caspase(cystein aspartases)，即半胱氨酸天冬氨酸酶[5]。线虫死亡基因ced-4编码一种控制caspase ced-3激活的蛋白质。而ced-4则通过与ced-9的相互作用被调控[6]。凋亡多肽酶激活因子1(apoptotic peptidase activating factor 1，Apaf-1)是ced-4在哺乳动物中的同源物。B细胞淋巴瘤-2(B-cell lymphoma-2，Bcl-2)是抗凋亡基因ced-9在哺乳动物中的同源物，它最初被鉴定为B细胞淋巴瘤中由染色体8和14易位产生的一个癌基因[7]。对哺乳动物中线虫死亡基因同源物的研究已使得人们对细胞凋亡这个"死亡机器"的关键元件有所了解。

程序性细胞死亡的特点

线粒体改变、caspase活化和染色质片段化，是鉴定细胞凋亡的关键事件。死亡程序一旦启动，细胞体积显著缩小、细胞膜起泡、细胞质酸化、细胞骨架重排、与邻近细胞和细胞外基质的接触丧失。细胞表现为离子平衡紊乱，主要特征是质子

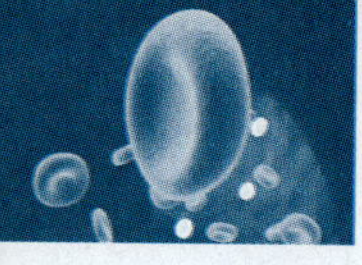

清除减少[和(或)质子产生增加]以及主要是通过钾和氯化物的外排伴随水的流失导致的细胞体积的缩小。因为线粒体对钙的扣押作用受损，钙稳态也被打乱。细胞膜起泡和磷脂酰丝氨酸(phosphatidylserine)的外翻(externalization)归因于细胞膜骨架蛋白即胞影蛋白(fodrin，血影蛋白的同源物)的蛋白水解和低 pH 值及高钙离子水平导致的磷脂混杂酶(phospholipid scramblase)的激活。细胞骨架改变的部分原因是肌动蛋白的水解，以及调控细胞骨架部件组装的激酶和 G 蛋白活性的改变。多种参与存活信号传导的通路被水解后失活[8]。

通过某些黏附标记分子的上调和混杂酶介导的磷脂酰丝氨酸外翻，细胞得以标记；这样，邻近细胞或专业的吞噬细胞可识别并将其吞噬。在完整的有机体中，凋亡细胞在丧失膜完整性之前即被清除，从而防止了细胞内容物的溢出。肺炎消退时炎症细胞的清除是这种清除过程的规模和效率被彰显的一个例子[9]。

■ 线粒体的改变

除了在 ATP 产生中的作用，线粒体在细胞凋亡的调控方面发挥着关键作用。线粒体是一种复杂的亚细胞器，由外膜、内膜、膜间隙及内膜包围的基质组成。外膜对小分子具有高渗透性，它们可以通过电压依赖性阴离子通道，即高度丰富的孔蛋白而得以通过。抗凋亡的 Bcl-2 家族成员可能会通过电压依赖性阴离子通道调控外膜对腺嘌呤核苷酸的通透性，从而限制线粒体中 ATP 的水解[10,11]。隔离在线粒体外膜和内膜之间的有：Smac/ DIABLO(second mitochondrial activator of caspases/direct inhibitor of apoptosis protein binding protein with a low isoelectric point，第二个线粒体 caspase 活化因子 / 具有低等电点的凋亡蛋白结合蛋白的直接抑制因子)，这个因子通过凋亡蛋白抑制因子(inhibitor of apoptosis protein，IAP)来去除对 caspase 的抑制；Omi/HtrA2，这是一种可能与 IAP 相互作用的丝氨酸蛋白酶；凋亡诱导因子(apoptosis-inducing factor)和内切酶 G(endonuclease G)，这两者都促进 DNA 的片段化和染色质凝结；以及细胞色素 c(cytochrome c)，这是一个活化 caspase 的辅助因子[12]。

Bcl-2 家族成员调控着这些促凋亡因子从线粒体的释放。一些 Bcl-2 家族成员抑制细胞凋亡，而另一些则促进细胞凋亡。通常它们的功能是调控线粒体外膜的通透性。Bcl-2 家族成员有多达 4 个共有的同源区，这些同源区被称为 Bcl-2 同源(Bcl-2 homology，BH)基团。一般而言，抗凋亡的 Bcl-2 家族成员拥有所有四个 BH 基团，而促凋亡的 Bax(Bcl-2-associated X protein，Bcl-2 相关 X 蛋白)和 Bak(Bcl-2 homologous antagonist killer，Bcl-2 同源拮抗剂杀手)则缺乏 BH 基团 4(BH4)。另一亚类促凋亡成员只在 BH3 基团共享同源性，包括 Bid(BH3 interacting domain death agonist，BH3 相互作用基团死亡激动剂)、Bad(Bcl-2-associated death promoter，Bcl-2 相关死亡促进因子)和 Bim。通过 Bcl-2(或其他抗凋亡家族成员)和 Bax 或 Bak 之间的相互作用，细胞凋亡受到调控。只共享 BH3 基团的蛋白(BH3-only 蛋白)通过与 Bcl-2 的相互作用(从而释放 Bax/Bak 蛋白以促进细胞凋亡)或者直接激活 Bax/Bak 蛋白来传递凋亡信号。抑制凋亡的 Bcl-2 蛋白可以阻止细胞色素 c 从线粒体的释放，而促凋亡的 Bax 蛋白则促进细胞色素 c 的释放[13,14]。Bid 蛋白的水解或 Bad 蛋白的去磷酸化导致其移位进入线粒体，在那里引起细胞色素 c 的释放。细胞凋亡时 Bax 蛋白也从细胞质转移至线粒体。由于这些分子与形成孔隙的大肠菌素具有相似的结构，它们可能作为线粒体外膜孔隙形成因子(pore former)的作用已经得到重视。Bcl-2 家族的成员及其功能(促或抗凋亡)如图 12-1 所示，已被综述于参考文献 15 中。

■ caspase 活化

caspases 可以分为 3 个功能类别。第一类包括 ICE(也称作 caspase-1)和两个相关的半胱氨酸蛋白酶：caspase-4 和 caspase-5。ICE 主要参与细胞因子的加工，但这一类中其他成员的功能并不明确。第二类包括 caspase 效应酶(effector caspases)，如具有短(<3kDa)前基团(prodomain)的 caspase-3。caspase 效应酶负责切割许多在细胞凋亡中被降解的重要胞内蛋白底物[16]。第三类也许是最令人感兴趣的，包括具有庞大前基团的信号 caspase(signaling caspases)。大部分细胞表达多种 caspase，可能与在启动细胞死亡的信号途径中观察到的冗余性相关。caspase 可能以级联(cascade)的方式工作，类似于凝血系统中观察到的放大效应。图 12-2 显示了 caspase 家族的成员。

caspase 首先以携带氨基端前基团的酶原形式被合成，前基团可通过蛋白水解被去除。酶被进一步加工为大(约 20kDa)和小(约 10kDa)两个片段，这两个片段形成异二聚体。两个异

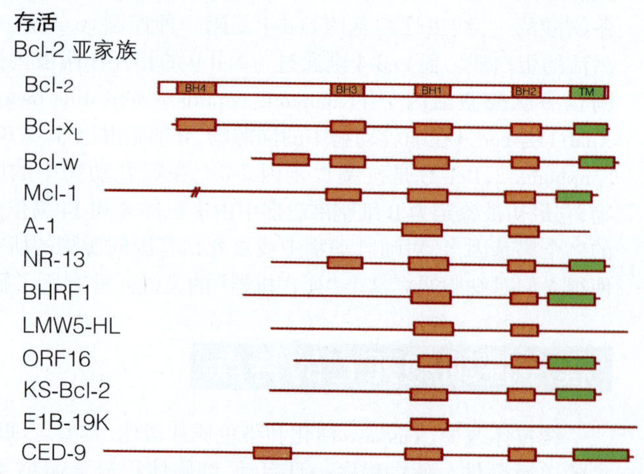

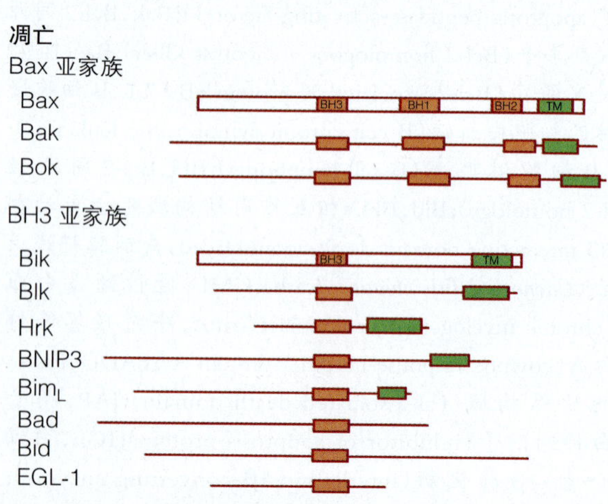

图 12-1　Bcl-2 家族成员及其在细胞凋亡调控中的作用。Bcl-2 同源基团(BH)代表家族成员之间的保守序列，TM 指的是跨膜区。Bcl-2 亚家族促进细胞存活。促凋亡成员分为 Bax 亚家族和 BH3 亚家族，除了 BH3 基团以外其他序列具有很大的不同[58]。

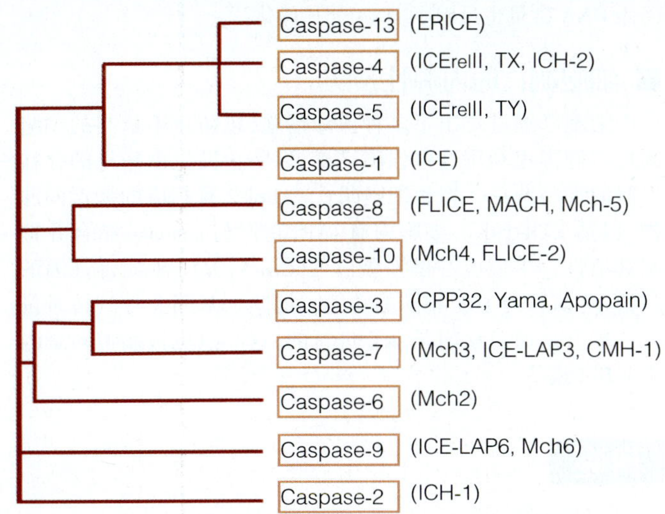

图 12-2 caspase 家族的系统发育树。显示了 caspase 的名称及其别名[59]。

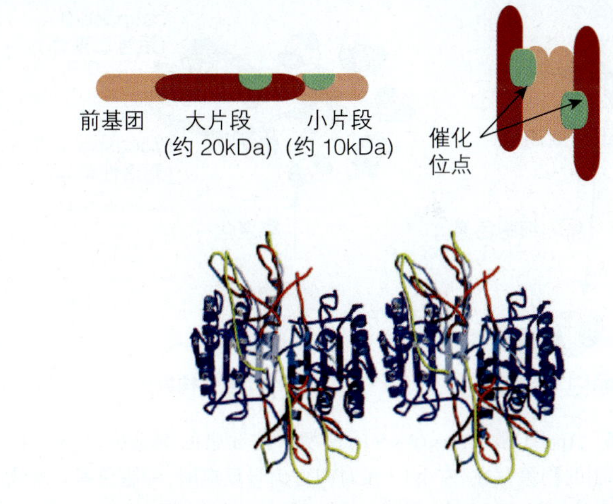

图 12-3 图示 caspase 的加工和组装。半胱氨酸天冬氨酸蛋白酶(caspase)家族成员以含有一个位于氨基末端的前基团(阴影区域)和一个催化基团(含斑点的区域)为特点。催化基团在天门冬氨酸残基后被切割,释放一个大(约 20kDa)和一个小(约 10kDa)亚基,这两个片段形成异二聚体。两个异二聚体组装成有活性的四聚体蛋白酶。下图显示了一个典型的 caspase 晶体结构的立体成对图像[60]。

二聚体组装成有活性的四聚体蛋白酶(图 12-3)。caspase 在某些情况下也可自我加工。效应 caspase 酶依赖于蛋白水解激活;而信号 caspase 则依赖于与辅助因子的相互作用,如发生在 caspase-9 与 Apaf-1 之间的相互作用[17]。

caspase 的激活可通过多种途径来实现,其中的两条途径的细节已被阐明(图 12-4)。受体介导的途径涉及细胞表面的受体,如 Fas 或肿瘤坏死因子 -α(TNF-α)的受体。受体与其配体结合后引发招募一个胞质接头分子(adaptor),其含有一介导蛋白 - 蛋白相互作用的死亡基团(death domain)。然后,接头分子,如 Fas 结合死亡结构域(Fas-associated death domain,FADD)或肿瘤坏死因子受体结合死亡基团(tumor necrosis factor receptor-associated death domain),招募一个信号 caspase 原酶(procaspase),如 caspase-8 和 caspase-10。caspase 原酶与接头分子锚定在一起,经历一个由"贴近"(proximity)而诱导的加工。caspase-8 和 caspase-10 可以直接激活 caspase-3 和相关的效应 caspase。靶向这些所谓的死亡受体进行抗癌治疗也许是可行的[18]。

另一条涉及 caspase-9 激活的替代途径也存在。caspase-9 激活是通过与 Apaf-1 发生相互作用而实现的,并必须结合细胞色素 c 和三磷酸脱氧腺苷或 ATP(图 12-5)[19]。与 ced-4 同源的 Apaf-1 以非活性的形式存在于细胞质中,除非细胞色素 c 出现并与之发生相互作用。它拥有一个行使其功能所必需的 caspase 活化和招募基团。这个途径被称为内在的或线粒体途径,因为它依赖于细胞色素 c 从线粒体的释放。Bcl-2 家族成员调控线粒体外膜通透性和细胞色素 c 的释放。然而,这条通路与死亡受体通路也有交叉,因为 caspase-8 的激活可以水解 Bid,从而导致细胞色素 c 的释放[20]。

细胞毒 T 淋巴细胞将颗粒酶 B(granzyme B)注入细胞来触发凋亡。颗粒酶 B 是一种在天冬氨酸残基后切割 caspase 来活化 caspase 的丝氨酸蛋白酶。颗粒酶 B 进入靶细胞的胞质后造成 caspase-3 的迅速激活,随后引起细胞死亡。颗粒酶 B 也将 Bid 切割成活性片段,从而引发线粒体途径。细胞毒 T 淋巴

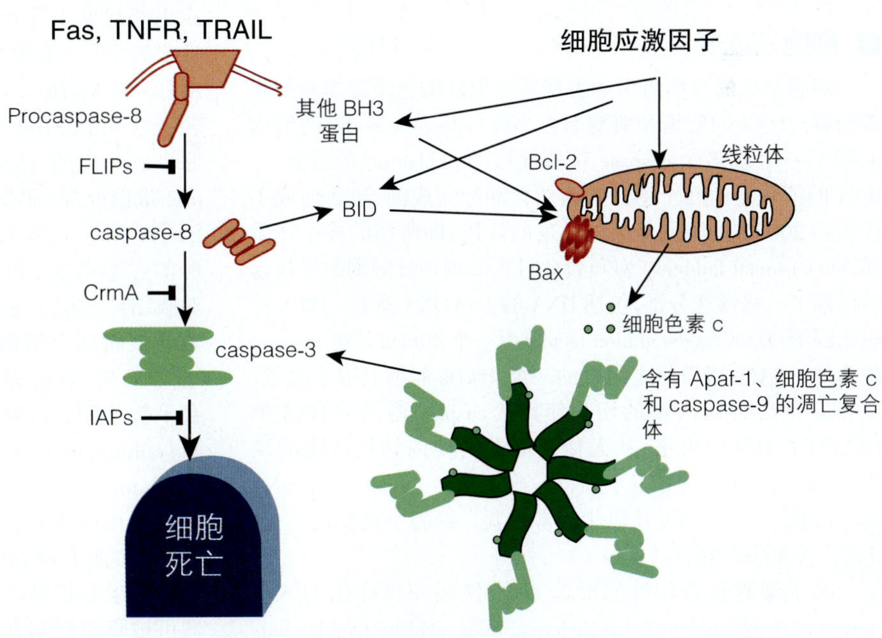

图 12-4 两条主要的导致 caspase 活化的信号级联通路。从死亡受体肿瘤坏死因子受体(TNFR)、Fas 和肿瘤坏死因子相关凋亡诱导配体(TRAIL)来的细胞外信号引起 caspase-8 和(或)caspase-10 的活化,这导致了 caspase-3 和其他凋亡末端效应分子的活化。caspase-8 和 caspase-10 被 CrmA(cowpox response-modifier protein,牛痘应答修饰蛋白 A)抑制。细胞应激因子及相关信号导致线粒体发生改变,通过 Apaf-1、细胞色素 c 和 caspase-9 的相互作用引起 caspase-3 的活化。Bcl-2 抑制涉及线粒体的途径。

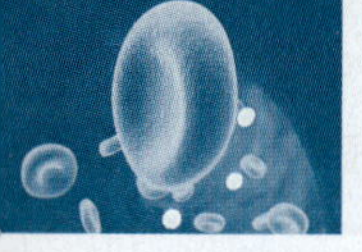

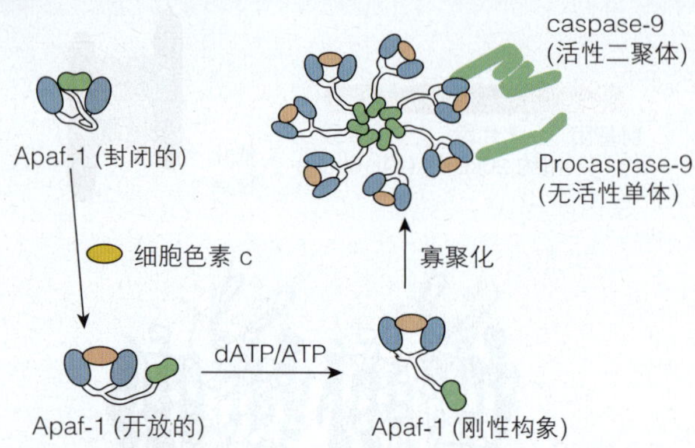

图 12-5　Apaf-1 激活 caspase-9 的模型。在健康的细胞中，Apaf-1 以自我抑制的构象存在(左上)。在对凋亡信号反应时，细胞色素 c 从线粒体释放。细胞色素 c 将 Apaf-1 从“封闭的”单体转换成开放的构象，随后与脱氧腺苷三磷酸(dATP)/ATP 的结合导致寡聚化，使其成为一个招募 caspase-9 的七聚体。人们假设，在凋亡复合体的一个轴上的一个无活性的 caspase-9 前体单体招募另一单体，创建了一个有一个单一活性位点的非对称二聚体[61]。

细胞表达一种丝氨酸蛋白酶抑制剂 serpin，从而免除了自己的颗粒酶 B 造成的损伤。5 型腺病毒也编码颗粒酶 B 的抑制因子，因而允许它们逃避这样一种免疫监控机制[21]。

人们普遍认为，蛋白酶激活是一个不可逆转的事件，caspase 是毁灭凋亡细胞的最终效应分子。然而，抑制 caspase 并不总能阻止细胞的死亡。在有些条件下 caspase 的活化还行使非凋亡功能的生理功能。例如，caspase-3 在一 T 细胞亚类中被激活参与白细胞介素 -16(IL-16)的加工而并不导致细胞凋亡。caspase-1 可加工白细胞介素 -1β[22]。

■ 细胞核改变

细胞凋亡的经典组织学表现是细胞核染色质凝缩和细胞核裂解。DNA 的凝缩和典型凋亡小体(apoptotic body)的形成依赖于一个或多个 caspase 对核纤层蛋白(lamin)的水解[23]。DNA 的消化是由几个不同的内切核酸酶完成的，最终形成了代表约 200 bp 的不同倍数的长度的片段(即所谓的核小体阶梯，nucleosomal ladder)。对负责此过程的内切核酸酶的寻找已经得到了一些候选分子，包括 DNA 酶Ⅰ和 DNA 酶Ⅱ。DNA 片段化因子(DNA fragmentation factor)由一个 40kDa 的由 caspase 激活的 DNA 酶以及与之结合的一个 45kDa 的抑制因子组成。caspase 激活的 DNA 酶的切割使其从 caspase 激活的 DNA 酶抑制因子中释放出来，从而使它能够行使内切核酸酶的功能[24]。此外，凋亡诱导因子和核酸内切酶 G 也可以介导 DNA 的片段化。虽然 DNA 片段化经常在凋亡细胞中观察到，它并不是一个必备的特征。

除了细胞核特征性的形态变化，使用一种称作 TUNEL (terminal deoxynucleotidyl transferase deoxyuridine triphosphate nick-end labeling，末端脱氧核苷酸转移酶三磷酸脱氧尿苷缺口标记)的组织学方法也可以检测 DNA 的片段化。在这种方法中，标记的脱氧核苷酸被整合入细胞核 DNA 的缺口位点，然后使用常规组织化学染色或荧光就可检测已整合的核苷酸。这种方法被广泛用于在组织切片中检测 DNA 片段化，也用于在细胞悬液中通过流式细胞仪分析 DNA 的片段化。此外，亚二倍体 DNA 含量也反映了 DNA 的片段化。

■ 细胞凋亡的内源性预防

细胞已经进化出了多种保障措施，以防止不适当的细胞凋亡。病毒也利用这些保障措施，以防止发生由病毒的存在引起的细胞凋亡。抑制细胞凋亡的 Bcl-2 有相应的病毒同源物，包括 E1B-19K。细胞内有 IAP，它们与 caspase 结合并抑制其活性。牛痘应答修饰蛋白 A(CrmA)是一种病毒基因的产物，它执行与 IAP 相同的功能。抗凋亡基因介导的转录调控一部分是通过核因子 -κB 进行的，这一点也被病毒转录因子 v-Rel 模仿。

自噬

■ 分子特征

自噬(autophagy)是决定寿命的一个重要因素，对处理蛋白质聚集物(protein aggregates)十分重要。它对线粒体的质量控制也是相当重要的，因为通过这一机制可以清除受损伤的线粒体[25]。自噬是一个胞内的“理家”过程，大规模地降解蛋白质和亚细胞器，包括从头形成一个双膜结构，这个双膜结构吞噬它的目标，然后将之送到溶酶体，在那里其内容物通过蛋白水解而被降解。这一过程涉及一个复杂的参与细胞膜运输的蛋白系统，以及两个类似于泛素连接酶的酶系统。这些基因中有许多从酵母到哺乳动物都高度保守。图 12-6 简要描述了这个过程，文献也已综述了在肿瘤中的自噬过程[26]。自噬由一个蛋白激酶(Atg1)和包含 Beclin 1 的第Ⅲ类磷脂酰肌酐 -3 激酶复合物所启动。Beclin 1 一个等位基因的突变或失活常见于乳腺癌和卵巢癌，当然也可能出现在其他的恶性疾病中[27]。双膜结构的最初形成需要自噬基因 Atg5、Atg7、Atg12 和 Atg16，而进一步的成熟则由 Atg8(也称为微管结合轻链 3 或 LC3，microtubule-associated light chain 3)和氧化还原敏感蛋白酶 Atg4 介导。泛素化的蛋白质聚集物的识别由 p62 蛋白介导，而受损亚细胞器的识别由尚在研究中的其他因子介导。这些接头蛋白质与 Atg8/LC3 相互作用，招募杯形的吞噬器膜(phagophore membrane)去包绕其目标。一旦双膜结构包围了它的靶标，自噬小体(autophagosome)就通过微管被转运至溶酶体(lysosome)。因此，瘫痪或破坏微管网络的试剂，如长春碱(vinblastine)和诺考达唑(nocodazole)，会干扰自噬。自噬小体与溶酶体的融合需要双方的酸化，氯喹(chloroquine)或特异的液泡质子泵抑制剂巴弗洛霉素 A1 (bafilomycin A1)可阻止它们之间的融合。溶酶体内的蛋白降解是由组织蛋白酶(cathepsin)介导的，其最佳的 pH 值低于 4。细胞自噬在营养缺乏条件下被迅速诱导，代表了细胞的一种生存机制。在这种情况下，不需要的蛋白质和亚细胞器可被降解和回收用于新蛋白质的合成，或作为 ATP 生成的底物。自噬可被西罗莫司哺乳动物靶分子(mammalian target of rapamycin，mTOR)抑制以及可被磷酸腺苷活化蛋白激酶(adenosine monophosphate-activated protein kinase，AMPK)激活的事实，反映了它与细胞营养状态之间的密切联系。诱导自噬的能力似乎对承受代谢压力的实体肿瘤是有利的，因为它允许肿瘤核心处细胞在缺氧及营养有限的条件下存活更长

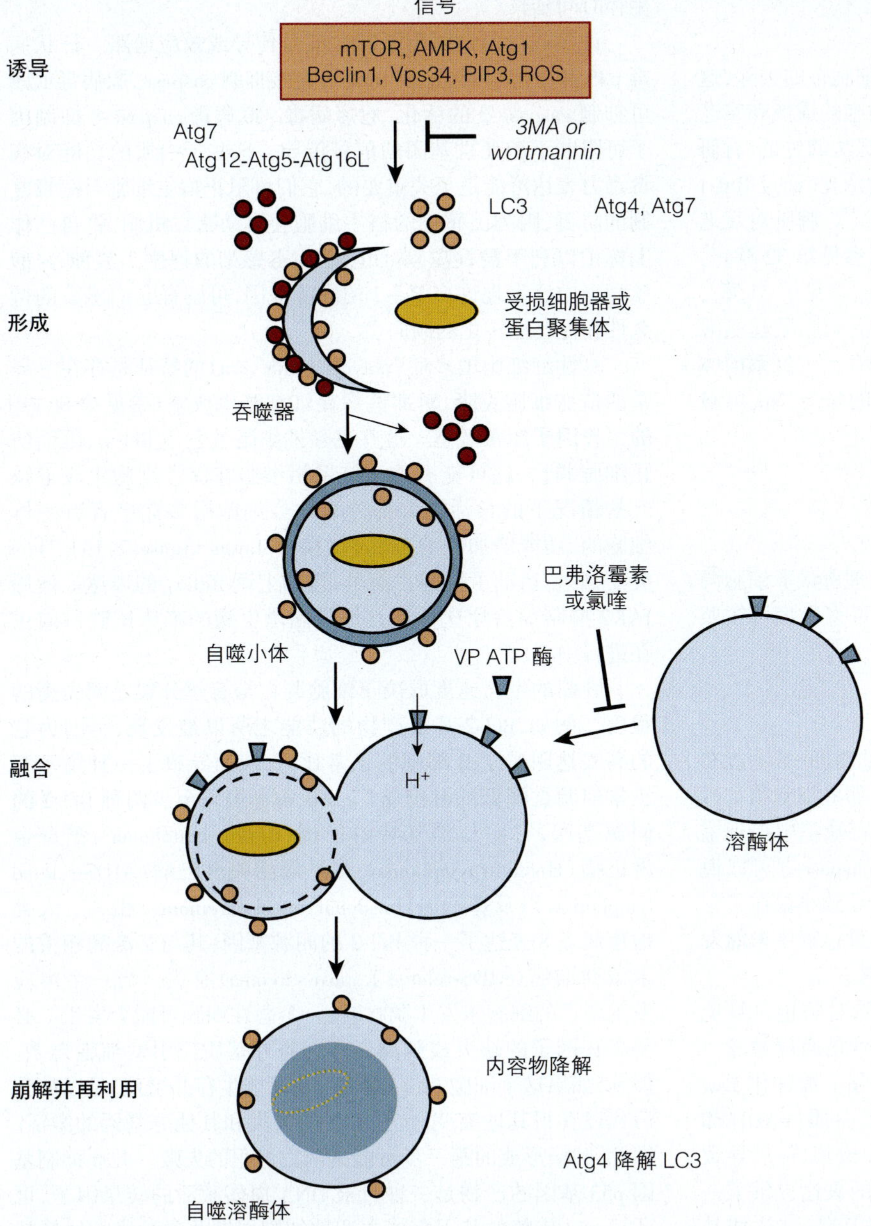

图 12-6 自噬的关键要素。通过 Beclin1/Vps34、Atg1、能源匮乏、mTOR（西罗莫司的哺乳动物靶子）的抑制或活性氧的信号可以启动细胞自噬。Atg7 将 Atg12 共价连接到与 Atg16L 形成复合物的 Atg5 的一个赖氨酸残基上。Atg4 激活 LC3，然后由 Atg7 共价结合至磷脂乙醇胺（phosphatidylethanolamine）。不断增长的吞噬器末端包绕靶标，然后联合起来形成一个有双膜结构的自噬小体。同溶酶体的融合需要酸化，融合后酸性水解酶降解其内含物，然后，降解产物从自噬溶酶体中被运出。AMPK，磷酸腺苷活化蛋白激酶。

的时间。与此相反（或许更多将其作为抑癌因素），自噬也被认为是细胞死亡的第二种机制，数个化疗药物已被显示在促使细胞死亡时伴随有细胞自噬的上调[28]。然而，也有其他报道表明，抑制细胞自噬（例如，用氯喹）可增加抗癌治疗方法的疗效。显然，还需要更多的工作去理解自噬的作用和合适的治疗干预背景。

我们对自噬在造血系统中作用的认识还在早期阶段。然而，考虑到它对细胞稳态的极端重要性，它在众多疾病和生理过程中的角色在今后将会得到更好的理解，特别是当测量和操纵这个过程的新方法被引入时。

造血系统中的细胞凋亡

■ 中性粒细胞

中性粒细胞产生和破坏的速率极快，其消除是通过细胞凋亡实现的。诸如粒细胞巨噬细胞集落刺激因子之类的生长因子可促进中性粒细胞的产生，同时抑制其凋亡。在成熟的中性粒细胞中，细胞凋亡是一个默认的程序，这个程序不需要新蛋白质的合成。中性粒细胞的过度凋亡发生在白细胞缺乏症（myelokathexis），这是一种先天性的疾病，以重度慢性白细胞减少和粒细胞减少为特征。$Bcl\text{-}x_L$ 的表达缺陷已被证明与这种疾病相关。髓系祖细胞的过度凋亡见于周期性中性粒细胞减少症（neutropenia）和重度先天性中性粒细胞减少症（Kostmann 综合征），以及白细胞缺乏症[29]。已注意到在周期性中性粒细胞减少的某些阶段有自噬小体数目的增加。

延迟的中性粒细胞凋亡发现于慢性中性粒细胞白血病（chronic neutrophilic leukemia）和慢性髓系白血病（chronic myelogenous leukemia，CML；参见第 90 章）。凋亡中性粒细胞的低效清除参与类风湿关节炎和系统性红斑狼疮中炎症的发生，而且使中性粒细胞颗粒蛋白抗体（抗中性粒细胞胞质的自身抗体）更易于形成。某些自身抗体也引起自噬性细胞死亡的增加。气道中中性粒细胞的清除缺陷可能会加剧囊肿性纤维化（cystic fibrosis）和支气管扩张症（bronchiectasis）中的炎症，使被摄入的病原体能够存活。

■ 血小板

血小板产量最大之时恰逢成熟巨核细胞凋亡的启动（参见第 113 章）。但是，巨核细胞体外研究的难度已经妨碍了对其进行更详细的研究。即便如此，人们发现促凋亡刺激——一氧化氮和肿瘤坏死因子-α可触发血小板的产生，而 caspase 的抑制或抗凋亡 $Bcl\text{-}x_L$ 的过度表达则阻止前血小板（proplatelet）的形成。然而，血小板的形成过程可能需要更多的协调作用，因为可触发多种类型细胞凋亡的激酶抑制剂星状孢子素（staurosporine），可导致巨核细胞凋亡，但没有前血小板的生成[30]。刚从巨核细胞脱落时，血小板拥有带正常膜电位的线粒体，表现出正常的磷脂酰丝氨酸跨双层极性和缺乏 caspase-9。当在血浆中生存因子被剥夺后，这些无核细胞经历了一种与 caspase 无关的细胞死亡。有研究提示，巨核细胞以一种局部的、亚细胞器特异的方式调控细胞死亡[31]。

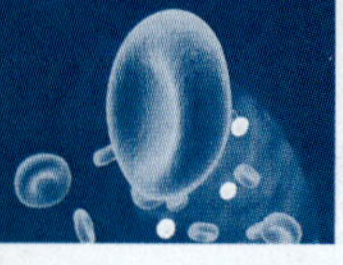

■ 红细胞

红细胞的生产过程涉及染色质的凝缩及细胞核的去除，这种同细胞凋亡的一致性促使人们去猜测：红细胞的成熟和衰老可能代表了一种“慢节奏的凋亡”。作为对此想法的佐证，有研究表明，在红系祖细胞中 Raf-1 抑制 caspase 的活化，而且 Raf-1 的下调和 caspase 的活化为红细胞产生所必需[32]。脾脏对衰老红细胞的清除依赖于其磷脂酰丝氨酸的外翻（参见第 32 章）[33]。刺激红细胞生成的红细胞生成素（erythropoietin，参见第 31 章），可通过诱导 Bcl-x_L 的表达以及抑制一个可激活磷脂酰丝氨酸外翻的容积敏感的阳离子通道，促进红细胞的存活。红系前体细胞中线粒体的去除需要 BH3-only 蛋白 Nix 的参与，Nix 可触发线粒体的去极化和通过自噬清除之[34]。

人类疾病中的细胞凋亡

病理生理状态下细胞凋亡的发生，或在生理背景下细胞凋亡的缺失，都会导致人类疾病。更简单地说，许多疾病可按照是否有太多或太少的凋亡来进行分类。

■ 细胞凋亡不足

因为在发育过程中细胞凋亡发生在确定的时间，其不能在适当的情况下发生将会引起发育缺陷。然而，那些细胞凋亡过程的已知元件的遗传学异常还没有在人类发育缺陷中得到鉴定。一些理解来自于基因敲除小鼠的研究。caspase-3 可以说是最重要的死亡蛋白酶，剔除编码它的基因会导致小鼠在子宫内或出生后不久死亡，归因于由于神经系统发育过程中未能发生正常的程序性细胞死亡而导致的脑组织过剩。

在免疫系统中，自身反应性 T 细胞的清除对防止自身免疫性疾病是必需的[35]。清除 T 淋巴细胞的信号是通过触发一个或多个细胞表面受体来实现的，其中一个分子被称作 Fas/APO-1/CD95。Fas 同配体的结合导致数种蛋白质（FADD 和 caspase-8）通过所谓“死亡基团”的自我结合而聚集，最后导致 caspase 的活化和细胞死亡。淋巴细胞上 Fas 的表达提供了一种手段，通过这种手段不需要的 T 细胞可以被清除。Fas 或其配体在小鼠中的突变导致了一种非常类似于系统性红斑狼疮的疾病。在人类，Fas 基因的突变发生在遗传性自身免疫淋巴细胞增生综合征（autoimmune lymphoproliferative syndrome）中，其中 $CD3^+/CD4^-/CD8^-$ 细胞不发生凋亡，并促成了自身免疫性疾病[36]。颗粒酶 B 选择性地切割许多作为自身抗原的细胞内蛋白，产生独特的片段[37]。在许多自身免疫性疾病中，颗粒酶 B 的切割促成了不同细胞靶子的自身抗原性，这些疾病包括重症肌无力（myasthenia gravis）、系统性硬化症（systemic sclerosis）、Jo-1 自身抗体相关性肌炎（Jo-1 autoantibody-associated myositis）和干燥综合征（Sjögren syndrome）。

在免疫豁免区，如睾丸中，Sertoli 细胞表达高水平的 Fas 配体，以防止入侵的 T 细胞存活太久以至于启动针对精子细胞（机体将精子细胞识别为异物）的免疫反应。在病毒感染如眼睛这样的敏感器官时，一个类似的保护机制参与限制炎症的反应。免疫介导的移植器官排斥，部分地依赖于在外来细胞中凋亡的诱导。这一机制已经得到巧用，通过基因操作让胰岛细胞表达 Fas 配体，以抑制移植细胞的凋亡，从而造成异体移植物生存时间延长。

许多病毒蛋白可阻断凋亡信号传导或效应通路。杆状病毒 p35 和牛痘病毒蛋白 CrmA 可直接抑制 caspase，腺病毒 E1B 可抑制 caspase-3 的活化，疱疹病毒 - 痘病毒 caspase-8 抑制因子可阻断下游死亡基团的信号传导。这些蛋白质的功能对病毒毒力表达可能是至关重要的，它们可阻止宿主细胞对病毒复制的防御，因为已感染的宿主细胞会启动凋亡机制，将自己作上标记以利于被吞噬，从而限制病毒感染的程度。数种 γ- 疱疹病毒中已发现许多 Bcl-2 的同源基因，可解释它们感染的持久性和促恶性转化的倾向[38]。

真性红细胞增多症（polycythemia vera）的特征是存在一异常的造血细胞克隆，对那些像促红细胞生成素（参见第 86 章）的生长因子超常敏感。这些克隆性细胞过表达 Bcl-x_L，因而防止细胞凋亡，这可能有助于红系祖细胞在促红细胞生成素缺乏的情况下的存活。大部分真性红细胞增多症患者有一体细胞的、功能增加性的 Janus 激酶 2（Janus kinase 2，JAK2）的突变，后者启动了抗凋亡信号，包括上调 Bcl-x_L 的表达。使用 JAK2 抑制剂治疗这种和其他骨髓增生病的临床试验目前正在进行中[39]。

肿瘤的生长速度取决于细胞凋亡与有丝分裂之间失衡的程度。例如，Bcl-2 基因产物的功能之所以被发现，是因为它的高表达阻碍了 B 细胞的正常死亡，从而导致了一种增殖率正常但凋亡降低的淋巴瘤[40]。EB 病毒编码至少两种 Bcl-2 的同源基因，它们与伯基特淋巴瘤（Burkitt lymphoma）、霍奇金淋巴瘤（Hodgkin lymphoma）、艾滋病相关淋巴瘤（AIDS-related lymphoma）以及鼻咽癌（nasopharyngeal carcinoma）相关。人类疱疹病毒 8 表达了一种 Bcl-2 的同源基因，其与艾滋病相关的卡波西肉瘤（AIDS-related Kaposi sarcoma）有关。当一个本应发生凋亡的细胞未发生凋亡时，一个恶性细胞可能会发生。必要生长因子的缺失或脱离正常细胞外基质应引发细胞自杀。但是，如果这个细胞并没有死亡，它可能生存并增殖，足以使其后代以获得其他突变，包括 p53 的丢失和其他癌基因的激活。因此，肿瘤形成的第一步可能是凋亡过程的失败。肿瘤抑制基因 p53 基因的产物是一种可被 DNA 损伤激活的转录因子，可诱导 p53 依赖的基因家族去调控细胞周期并通过线粒体依赖的途径触发凋亡[41]。不过，人们已认识到线粒体也可调控 p53 的活性[42]。在许多恶性肿瘤和一些遗传性癌症综合征的家庭中已发现 p53 基因的突变，然而，p53 基因只在不到 20% 的血液恶性疾病中发生突变，其中最常见于急性髓系白血病（acute myelogenous leukemia，AML；参见第 89 章）、骨髓增生异常综合征（myelodysplastic syndrome）（参见第 88 章）和慢性髓系白血病急变期（参见第 90 章）[43]。这提示在髓细胞中 p53 是一个相对弱的致凋亡因子，或在造血细胞中其他信号通路可以抵制 p53 基因介导的死亡信号。然而，考虑 p53 失活在许多癌症中的中心地位，已有相当多的工作聚焦在如何恢复 p53 的功能[44,45]。

在 B 细胞慢性淋巴细胞白血病（B-cell chronic lymphocytic leukemia，B-CLL）中，由于细胞凋亡减少，小的成熟 B 细胞积聚。这部分地是通过一个自分泌环来介导的，其中涉及肿瘤坏死因子家族的生存因子，如 B 细胞活化因子（B-cell activation factor）。这些因子由 B 细胞分泌，与其受体结合后，抑制凋亡、驱动增殖并增加对化疗药物的抗性[46]。干扰这个自分泌环可能是一个有效的治疗方法，用于治疗B-CLL、某些B细胞淋巴瘤以及一些自身免疫性疾病包括系统性红斑狼疮和类风湿关节炎[47]。

普遍认为细胞凋亡的调控是癌症治疗的关键靶标。降低凋亡抗性的努力直指Bcl-2家族成员、线粒体或死亡受体等靶分子[18,48,49]。对磷脂酰肌醇激酶3(phosphatidyl inositol 3-kinase)生存信号的抑制还处在早期阶段[50]。酪氨酸激酶(tyrosine kinase)抑制剂的成功已经加速了对这些手段的研究[51]，它最初是针对CML开发的(参见第90章)。在CML中癌基因BCR-ABL的活性阻止细胞凋亡。甲磺酸伊马替尼(imatinib mesylate)是一种有效的BCR-ABL酪氨酸激酶抑制剂，已经显示能使CML患者受益，不过，随着时间的推移会产生耐药性。其他的激酶抑制剂正在开发中，适应证范围也正在扩大。对imatinib的抗性来源于细胞的各种变化，包括自噬的诱导，用氯喹抑制自噬可以克服细胞抗药性[52]。虽然通常认为恶性细胞更能抵抗细胞凋亡的诱导，它们仍然拥有必要的细胞装置，当暴露于适当的化疗药物(或辐射)时，通常死于凋亡而不是坏死[53]。对化疗药物引起的细胞凋亡和自噬进行的评价可能与预后相关，并可能最终指导以个体为基础的化疗药物的选择。

关于衰老机制的一种假设是：细胞凋亡发生得太少，允许了有稳定的DNA损伤的细胞存活。由于突变在关键基因中的积累，这些受损细胞将不能有效地发挥功能，并可能发生恶性转化。最终，这种临界功能状态的癌前细胞将占主导地位，而且随着时间的推移会出现更广泛的细胞功能障碍。自噬与寿命已经被紧密地联系在一起。自噬装置的重要限速元件随着年龄而减少，而且Atg8/LC3的过表达可以显著延长低等生物的寿命[54]。热量摄入限制和激活sirtuin的试剂(如resveratrol，即白藜芦醇)可能通过上调自噬而延长寿命[55]。受损的自噬伴随着聚集体病变(aggregopathy)的发展、DNA损伤、心脏衰竭和寿命的缩短。在这方面，伴随代谢综合征的热量过剩会抑制大多数组织中的自噬，并且可能加速老化。注意到这一点非常重要。

■ 细胞凋亡过度

在不分裂的终末分化细胞充斥的器官中，过度的细胞死亡受到特别的关注。任何细胞丢失，无论是通过细胞凋亡或坏死，都是不可替代的。在细胞死亡不可避免的时候，抑制细胞凋亡的酶促过程可能也无法拯救这个细胞，而只是将细胞灭亡的形式转换为坏死。但是，如果细胞被损坏而无法修复，一个有条不紊的非炎症的凋亡性死亡也许仍然是更可取的，因为这样可避免炎症引起的次级伤害。

过度凋亡目前正在多种造血疾病中得到确认。由于叶酸(folate)或维生素B_{12}缺乏而导致的巨幼细胞性贫血(megaloblastic anemia)的特点是无效红系造血，红系祖细胞增加，且未能成熟为网织红细胞(参见第41章)。动物实验显示，叶酸缺乏导致用于DNA合成的嘌呤不足，而且错配修复在早期即受到影响，从而导致凋亡[56]。

在某些情况下，过度的细胞凋亡可能是缺乏一个必要的生长因子，或无法应答某个生长因子，或促凋亡和抗凋亡的Bcl-2家族成员之间的平衡被打破的结果。骨髓增生异常综合征(myelodysplastic syndrome)(参见第88章)的特点是外周血细胞减少和(至少在早期)骨髓细胞增多，与DNA修复或细胞周期调控的缺陷有关。这种疾病还与整个髓系分化过程中过度的凋亡相关，其结果是造成无效的髓系造血。此外，在这种疾病中，基质细胞中也显示了凋亡的增加。在这种疾病的自然病程中，凋亡抗性的细胞克隆最终出现，随之发展为AML。这种疾病的治疗方法包括促进分化，调节免疫系统，在早期提高细胞存活，以及在晚期促进细胞凋亡[57]。此外，范科尼贫血(Fanconi anemia)也伴有对Fas和肿瘤坏死因子-α介导的细胞凋亡易感性的增加(参见第34章)。看起来，其他的髓系疾病也将会被认知存在细胞凋亡的异常。

翻译：袁红丰
校对：诸 江

参考文献

1. Wyllie AH, Kerr JFR, Currie AR: Cell death: The significance of apoptosis. *Int Rev Cytol* 68:251, 1980.
2. Wickremasinghe RG, Hoffbrand AV: Biochemical and genetic control of apoptosis: Relevance to normal hematopoiesis and hematological malignancies. *Blood* 93:3587, 1999.
3. Ellis HM, Horvitz HR: Genetic control of programmed cell death in the nematode *C. elegans*. *Cell* 44:817, 1986.
4. Metzstein MM, Stanfield GM, Horvitz HR: Genetics of programmed cell death in *C. elegans*: Past, present and future. *Trends Genet* 14:410, 1998.
5. Alnemri ES, Livingston DJ, Nicholson DW, et al: Human ICE/CED-3 protease nomenclature [letter to the editor]. *Cell* 87:171, 1996.
6. Putcha GV, Johnson EM Jr: Men are but worms: Neuronal cell death in *C. elegans* and vertebrates. *Cell Death Differ* 11:38, 2004.
7. Korsmeyer SJ: Chromosomal translocations in lymphoid malignancies reveal novel protooncogenes. *Annu Rev Immunol* 10:785, 1992.
8. Wolf BB, Green DR: Suicidal tendencies: Apoptotic cell death by caspase family proteinases. *J Biol Chem* 274:20049, 1999.
9. Savill J, Haslett C: Granulocyte clearance by apoptosis in the resolution of inflammation. *Semin Cell Biol* 6:385, 1995.
10. McClintock DS, Santore MT, Lee VY, et al: Bcl-2 family members and functional electron transport chain regulate oxygen deprivation-induced cell death. *Mol Cell Biol* 22:94, 2002.
11. Steenbergen C, Das S, Su J, et al: Cardioprotection and altered mitochondrial adenine nucleotide transport. *Basic Res Cardiol* 104:149, 2009.
12. Festjens N, van Gurp M, van Loo G, et al: Bcl-2 family members as sentinels of cellular integrity and role of mitochondrial intermembrane space proteins in apoptotic cell death. *Acta Haematol* 111:7, 2004.
13. Kluck RM, Bossy-Wetzel E, Green DR, Newmeyer DD: The release of cytochrome c from mitochondria: A primary site for Bcl-2 regulation of apoptosis. *Science* 275:1132, 1997.
14. Yang J, Liu X, Bhalla K, et al: Prevention of apoptosis by Bcl-2: Release of cytochrome c from mitochondria blocked. *Science* 275:1129, 1997.
15. Susnow N, Zeng L, Margineantu D, Hockenbery DM: Bcl-2 family proteins as regulators of oxidative stress. *Semin Cancer Biol* 19:42, 2009.
16. Tewari M, Quan LT, O'Rourke K, et al: Yama/CPP32 beta, a mammalian homolog of CED-3, is a CrmA-inhibitable protease that cleaves the death substrate poly(ADP-ribose) polymerase. *Cell* 81:801, 1995.
17. Salvesen GS, Riedl SJ: Caspase mechanisms. *Adv Exp Med Biol* 615:13, 2008.
18. Papenfuss K, Cordier SM, Walczak H: Death receptors as targets for anti-cancer therapy. *J Cell Mol Med* 12:2566, 2008.
19. Li P, Nijhawan D, Budihardjo I, et al: Cytochrome c and dATP-dependent formation of Apaf-1/Caspase-9 complex initiates an apoptotic protease cascade. *Cell* 91:479, 1997.
20. Yin XM: Bid, a BH3-only multi-functional molecule, is at the cross road of life and death. *Gene* 369:7, 2006.
21. Chavez-Galan L, Arenas-Del Angel MC, Zenteno E, et al: Cell death mechanisms induced by cytotoxic lymphocytes. *Cell Mol Immunol* 6:15, 2009.
22. Franchi L, Eigenbrod T, Munoz-Planillo R, Nunez G: The inflammasome: A caspase-1-activation platform that regulates immune responses and disease pathogenesis. *Nat Immunol* 10:241, 2009.
23. Lazebnik YA, Takahashi A, Moir RD, et al: Studies of the lamin proteinase reveal multiple parallel biochemical pathways during apoptotic execution. *Proc Natl Acad Sci U S A* 92:9042, 1995.
24. Sakahira H, Enari M, Nagata S: Cleavage of CAD inhibitor in CAD activation and DNA degradation during apoptosis [see comments]. *Nature* 391:96, 1998.
25. Twig G, Elorza A, Molina AJ, et al: Fission and selective fusion govern mitochondrial segregation and elimination by autophagy. *EMBO J* 27:433, 2008.
26. Kondo Y, Kondo S: Autophagy and cancer therapy. *Autophagy* 2:85, 2006.
27. Shi YH, Ding ZB, Zhou J, Qiu SJ, Fan J: Prognostic significance of beclin 1-dependent apoptotic activity in hepatocellular carcinoma. *Autophagy* 5:380, 2009.
28. Chen N, Karantza-Wadsworth V: Role and regulation of autophagy in cancer. *Biochim Biophys Acta* 1793:1516, 2009.
29. Carlsson G, Aprikyan AA, Tehranchi R, et al: Kostmann syndrome: Severe congenital neutropenia associated with defective expression of Bcl-2, constitutive mitochon-

drial release of cytochrome c, and excessive apoptosis of myeloid progenitor cells. *Blood* 103:3355, 2004.

30. de Botton S, Sabri S, Daugas E, et al: Platelet formation is the consequence of caspase activation within megakaryocytes. *Blood* 100:1310, 2002.
31. Kaluzhny Y, Ravid K: Role of apoptotic processes in platelet biogenesis. *Acta Haematol* 111:67, 2004.
32. Kolbus A, Pilat S, Husak Z, et al: Raf-1 antagonizes erythroid differentiation by restraining caspase activation. *J Exp Med* 196:1347, 2002.
33. Boas FE, Forman L, Beutler E: Phosphatidylserine exposure and red cell viability in red cell aging and in hemolytic anemia. *Proc Natl Acad Sci U S A* 95:3077, 1998.
34. Chen M, Sandoval H, Wang J: Selective mitochondrial autophagy during erythroid maturation. *Autophagy* 4:926, 2008.
35. Los M, Wesselborg S, Schulze-Osthoff K: The role of caspases in development, immunity, and apoptotic signal transduction: Lessons from knockout mice. *Immunity* 10:629, 1999.
36. Fleisher TA: The autoimmune lymphoproliferative syndrome: An experiment of nature involving lymphocyte apoptosis. *Immunol Res* 40:87, 2008.
37. Casciola-Rosen L, Miagkov A, Nagaraju K, et al: Granzyme B: Evidence for a role in the origin of myasthenia gravis. *J Neuroimmunol* 201–202:33, 2008.
38. Ivanovska I, Galonek HL, Hildeman DA, Hardwick JM: Regulation of cell death in the lymphoid system by Bcl-2 family proteins. *Acta Haematol* 111:42, 2004.
39. Pardanani A: JAK2 inhibitor therapy in myeloproliferative disorders: Rationale, preclinical studies and ongoing clinical trials. *Leukemia* 22:23, 2008.
40. Hockenbery D, Nunez G, Milliman C, et al: Bcl-2 is an inner mitochondrial membrane protein that blocks programmed cell death. *Nature* 348:334, 1990.
41. el-Deiry WS: Regulation of p53 downstream genes. *Semin Cancer Biol* 8:345, 1998.
42. Holley AK, St Clair DK: Watching the watcher: Regulation of p53 by mitochondria. *Future Oncol* 5:117, 2009.
43. Boyapati A, Kanbe E, Zhang DE: p53 alterations in myeloid leukemia. *Acta Haematol* 111:100, 2004.
44. Lu C, El-Deiry WS: Targeting p53 for enhanced radio- and chemo-sensitivity. *Apoptosis* 14:597, 2009.
45. Bell HS, Ryan KM: Targeting the p53 family for cancer therapy: "Big brother" joins the fight. *Cell Cycle* 6:1995, 2007.
46. Kern C, Cornuel JF, Billard C, et al: Involvement of BAFF and APRIL in the resistance to apoptosis of B-CLL through an autocrine pathway. *Blood* 103:679, 2004.
47. Sun J, Lin Z, Feng J, et al: BAFF-targeting therapy, a promising strategy for treating autoimmune diseases. *Eur J Pharmacol* 597:1, 2008.
48. Gogvadze V, Orrenius S, Zhivotovsky B: Mitochondria as targets for chemotherapy. *Apoptosis* 14:624, 2009.
49. Kang MH, Reynolds CP: Bcl-2 inhibitors: Targeting mitochondrial apoptotic pathways in cancer therapy. *Clin Cancer Res* 15:1126, 2009.
50. Maira SM, Stauffer F, Schnell C, Garcia-Echeverria C: PI3K inhibitors for cancer treatment: where do we stand? *Biochem Soc Trans* 37:265, 2009.
51. Zhang J, Yang PL, Gray NS: Targeting cancer with small molecule kinase inhibitors. *Nat Rev Cancer* 9:28, 2009.
52. Mishima Y, Terui Y, Taniyama A, et al: Autophagy and autophagic cell death are next targets for elimination of the resistance to tyrosine kinase inhibitors. *Cancer Sci* 99:2200, 2008.
53. Brown JM, Wouters BG: Apoptosis, p53, and tumor cell sensitivity to anticancer agents. *Cancer Res* 59:1391, 1999.
54. Vellai T: Autophagy genes and ageing. *Cell Death Differ* 16:94, 2009.
55. Salminen A, Kaarniranta K: SIRT1: Regulation of longevity via autophagy. *Cell Signal* 21:1356, 2009.
56. Li GM, Presnell SR, Gu L: Folate deficiency, mismatch repair-dependent apoptosis, and human disease. *J Nutr Biochem* 14:568, 2003.
57. Melchert M, List A: Targeted therapies in myelodysplastic syndrome. *Semin Hematol* 45:31, 2008.
58. Adams JM, Cory S: The Bcl-2 protein family: Arbiters of cell survival. *Science* 281:1322, 1998.
59. Wang Y, Gu X: Functional divergence in the caspase gene family and altered functional constraints: Statistical analysis and prediction. *Genetics* 158:1311, 2001.
60. Riedl SJ, Fuentes-Prior P, Renatus M, et al: Structural basis for the activation of human procaspase-7. *Proc Natl Acad Sci U S A* 98:14790, 2001.
61. Acehan D, Jiang X, Morgan DG, et al: Three-dimensional structure of the apoptosome: Implications for assembly, procaspase-9 binding, and activation. *Mol Cell* 9:423, 2002.
62. Adams JM, Cory S: Apoptosomes: Engines for caspase activation. *Curr Opin Cell Biol* 14:715, 2002.

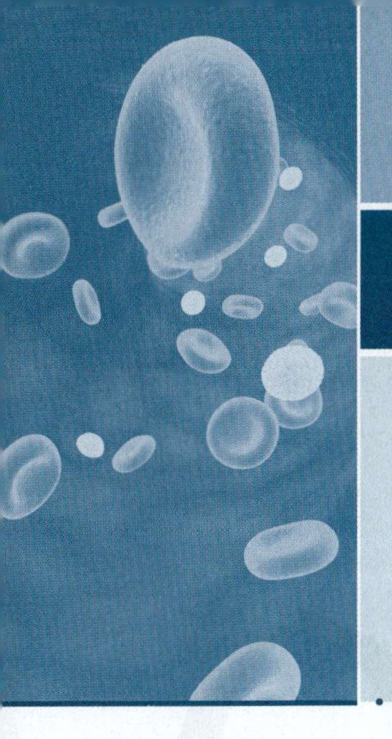

第13章

细胞周期调控和造血系统疾病

Mathias Schmid, Dennis A.Carson

摘 要

复杂的反馈调节通路调节着细胞依次经过生长周期的 G_1、S、G_2 和 M 期。两个重要的检查点(checkpoint)控制细胞是否进入 DNA 复制和有丝分裂。许多癌基因和抑癌基因通过刺激进入细胞周期或破坏检查点对 DNA 损伤的反应而驱动细胞的恶性转化。在表观遗传基因表达调控理解上的进展为新的治疗手段奠定了基础。本章描述那些调节细胞复制的通路及遗传学、表观遗传学的改变,并列表说明多种与恶性血液系统疾病相关的癌基因和抑癌基因。

细胞周期可分为四个阶段:G_1、S、G_2 和 M 期(图 13-1),细胞有丝分裂是这个已被确认程序的最后一步。一些监视系统(检查点)控制着细胞周期,并在 DNA 损伤或当细胞不能完成必要的事件时干扰细胞周期的进程[1]。这些检查点已被给予了一实证性的定义:当事件 B 的发生依赖于前一个事件 A 的完成时,如果一个功能缺失性(loss-of-function)突变能被发现,并且这个突变解除了这一依赖,那么此依赖就是检查点存在的结果[1]。目前已发现三个主要的细胞周期检查点:DNA 损伤检查点,纺锤体检查点和纺锤体 - 极体复制检查点[2-4]。通常,无法满足细胞周期检查点要求的功能后果是由细胞凋亡引发的细胞死亡。然而,少量遗传变异的细胞也可以存活。当选择有利于多基因变异时,具有检查点缺陷的细胞具有优势。癌细胞往往缺失一个或多个周期检查点,促进了基因组演化的速率[5]。

本章使用的简写和缩略词:AML,急性髓系白血病(acute myelogenous leukemia);APL,急性早幼粒细胞白血病(acute promyelocytic leukemia);cdk,周期素依赖性激酶(cyclin-dependent kinase);CML,慢性髓系白血病(chronic myelogenous leukemia);HAT,组蛋白乙酰基转移酶(histone acetylases);HDAC,组蛋白去乙酰化酶(histone deacetylase);HDACi,组蛋白去乙酰化酶抑制剂(histone deacetylase inhibitor);INK4,激酶 4 抑制剂(inhibitor of kinase 4);MTAP,甲硫腺苷磷酸化酶(methylthioadenosine phosphorylase);PLZF,早幼粒细胞白血病 Kruppel 样锌指(promyelocytic leukemia Kruppel-like zinc finger);RARα,维 A 酸受体 α(retinoic acid receptor-α);rPTK,受体酪氨酸激酶(receptor protein-tyrosine kinase);TGF-β,转化生长因子 -β(transforming growth factor-β)。

作为抑癌基因或癌基因突变的一个后果,细胞周期调控紊乱是导致许多恶性血液病发生的一个重要机制。直到 20 世纪末期,人们一直认为细胞周期的"看门人"失活的唯一机制是基因的缺失或突变(功能获得性或功能丢失性突变)。目前对基因表达调控的理解的进展将重点放在另一个导致基因失活的机制,称为表观遗传学调控(参见第 10 章)。这个名称概括了几种分子水平的修饰,包括组蛋白去乙酰化、CpG 岛高甲基化、泛素化和磷酸化。

周期素和周期素依赖性激酶(表 13-1)

关于控制人细胞有丝分裂的早期实验提供了 M 期和 S 期促进因子(M-phase and S-phase promoting factor)存在的证据[6]。cdc2 被认为是 S 期促进因子的重要元件。在爪蟾卵中进行的实验表明,cdc2 是 M 期特异性的组蛋白 H1 激酶[7],但它只是调节复合物中的一个亚单位。另一个组分是周期素 B,它在间期合成,并在有丝分裂中期降解。超过 10 个哺乳动物周期素家族成员已经被克隆。其中,多数周期素与一组被称为周期素依赖性激酶(cdks)的 cdc2 相关激酶相互作用[8,9],其余则与替换性剪接过程有关[10]。酪氨酸 15 磷酸化在调节人 cdc2 的活性中是一个重要事件。苏氨酸 14 也在 G_2 期被磷酸化。这些磷酸化位点都是启动有丝分裂所必需的。在有丝分裂时,cdc2 与周期素 B 相互作用;而在有丝分裂之前,cdc2/ 周期素 A 形成复合物,这可能是进展到 G_2 晚期所必需的[11]。由于周期素 A 和 B 在 G_2 晚期或 G_2/M 期上调,并在 M 期被蛋白裂解,它们也被称为有丝分裂周期素。周期素 B 的迅速泛素化和继而发生的降解是细胞完成有丝分裂的标志。周期素 B 降解机制缺陷或缺乏有丝分裂周期素 B 的细胞很容易变为非整倍体。另一个有丝分裂周期素——周期素 A 的确切功能还不清楚。有证据表明,它在 G_2/ M 转换中发挥作用,并在 S 期与 cdk2 结合。周期素 A 对于后期启动复合物(APC,anaphase-promoting complex)的下调是必须的[12]。在 G_1 期上调周期素 A 的表达导

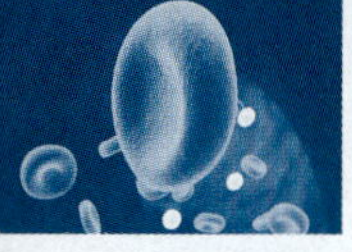

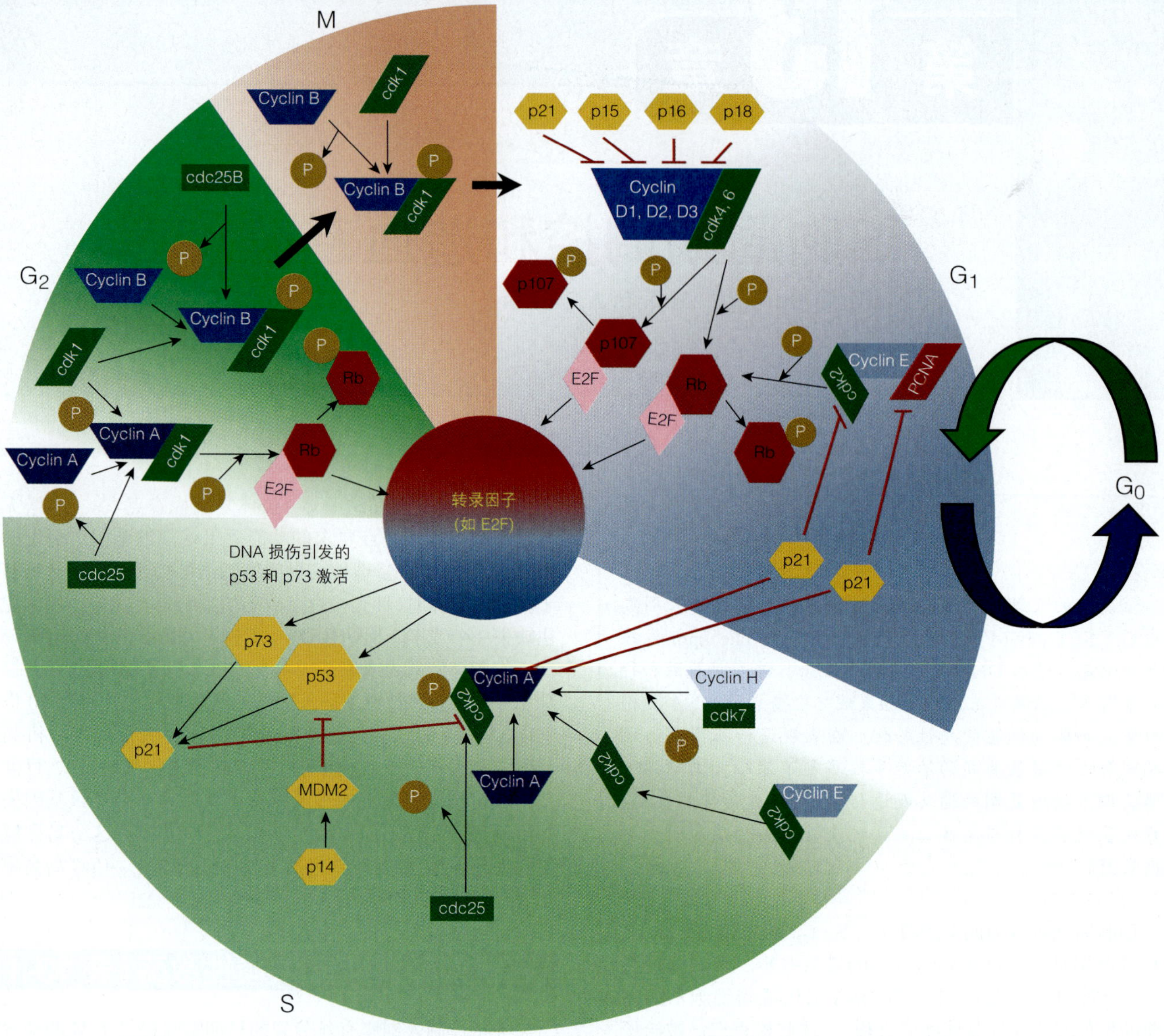

图 13-1　哺乳动物细胞的细胞周期调控

表 13-1　细胞周期依赖性激酶（cdk）、相关的周期素（cyclin）及其发挥作用的细胞周期时相

cdk	相关的 cyclin	细胞周期时限
cdk1	cyclin A，B	G_2/M
cdk2	cyclin A，D，E；cyclin H	G_1/S；S；G_2/M
cdk3	lk3-1，lk3-2	G_1
cdk4	cyclin D	G_1/S；S
cdk5	cyclin D	G_1/S
cdk6	cyclin D	G_1/S；S
cdk7	cyclin H	G_1/S；转录调控
cdk8	cyclin C	G_1/S；G_2/M，转录调控
cdk9	cyclin T1，T2	作用于分化过程，与 HIV 转录调控子 tat 相互作用
cdk10	与 ets-2[25] 相互作用	G_2/M[27]
cdk11	RanBPM，RNPS1[26]，casein kinase[58]，cyclin L	促进细胞凋亡
cdk12	cyclin L1 和 cyclin L2	调控替代性剪接[29]
cdk13	cyclin L	调控替代性剪接[10]

致细胞加速进入 S 期[13]。由于 cdc2 与有丝分裂和 G_1 周期素都能相互作用，一个蛋白激酶很可能在细胞周期的多个检查点发挥数种不同的功能。在人类存在多种与 cdc2 相关的蛋白激酶与相应的周期素相互作用。最初，三个 cdc2 相关蛋白——cdk1、cdk2 和 cdk3 被分离，它们可以在芽殖酵母中替代缺陷性 cdc28 的功能[14-16]。另一组结合在周期素 D（一种 G_1 周期素）的 cdk 被命名为 cdk4[17]、cdk5[18] 和 cdk6[19]。由于 cdk4 与周期素 D1 形成复合物，在过去几年中，它一直是抑癌基因研究的焦点。该复合物是 $p16^{INK4A}$- 视网膜母细胞瘤（RB）基因信号通路中的一个重要元件，而这条通路在肿瘤中通常被破坏。另外三个周期素依赖性激酶的特性也已被部分地了解：cdk7（$p40^{MO15}$）与周期素 H 相互作用，负责 cdc2 在苏氨酸 161 位点的磷酸化[20]。cdk8 与周期素 C，Med12 及 Med13 相互作用，形成一个被称为“CDK8 亚复合体”的复合物。几个 cdk8 的底物，当与上述几个蛋白形成复合物时，已被发现[21]，它们包括 RNA 聚合酶Ⅱ和组蛋白 H3。在大肠癌中，cdk8 直接拮抗转录因子 E2F1 对 β-catenin 的转录抑制作用[22]。E2F1 对 β-catenin 转录抑制

作用有助于细胞凋亡。因此，过表达 cdk8（或者 RB）负责细胞凋亡的减少，并促进细胞增殖[22]。cdk9 结合周期素 T1，并呈现组织特异性的表达模式[23]。cdk9/ 周期素 T1 特异性地与 HIV-1 的 tet 元件相互作用的事实将 cdk9 与艾滋病毒复制途径，据特定情形也与 HIV-1 相关的恶性肿瘤（例如，卡波西肉瘤）相关联[24]。cdk10[25] 和 cdk11[26] 确立了周期素依赖性激酶的一个新类型。二者都与细胞凋亡相关因子[26]或转录因子相互作用[27]。cdk10 具有两个不同功能的同工型（isoform）。cdk10 的第一个同工型在 G_2/M 转换中发挥作用，而其替换剪接型与转录因子 Ets2 的 N 末端相互作用。在小鼠模型中的研究显示，这种相互作用影响 G_2/ M 期转换[28]。两个已知的周期素依赖性激酶——cdk12 与 cdk13，都与周期素 L 的两种亚型（L1 和 L2）相互作用。这些复合体似乎涉及 RNA 的替换性剪接[10,29]，并因此参与信使 RNA 前体的加工。所有的周期素均有一约 150 个氨基酸的保守区域，被称为细胞周期素盒（cyclin box），它们与 cdk 相互作用[30]。G_1 周期素（周期素 C，D 和 E）和有丝分裂周期素（周期素 A 和 B）[31] 各形成不同的类别，而周期素 H、L1 和 L2，以及周期素 T（T1、T2a 和 T2b）则落在这两个主要群体之外。

周期素 A 主要在 S 期结合并激活 cdk2。然而，当把周期素 A 的抗体显微注射到细胞中，却发现细胞周期停滞于 S 期之前[11]。此外，过表达周期素 A 导致细胞加速进入 S 期，以上两项研究表明，周期素 A 涉及转化（transformation）[13]。周期素 A 能补偿周期素 E 的功能。周期素 E 对于中心体（centrosome）的复制至关重要。在周期素 E 缺陷的细胞，周期素 A 可以接管周期素 E 在 S 期的功能，而周期素 A 对阻滞于 G_2 期的细胞的中心体的复制非常重要，该作用与周期素 E 无关[32]。近期研究显示了周期素 A 在细胞分裂中的重要性[33]。除了在 G_1/S 期交界处的作用，周期素 A 在 G_2 晚期与 cdk1 形成复合体而发挥作用。另一个与 cdk2 相互作用的周期素——周期素 E，可能调控细胞从 G_1 期进入 S 期，但 cdk2 从与周期素 E 结合转换到与周期素 A 结合的确切时间点尚不清楚。高表达周期素 E 的细胞从 G_1 期向 S 期的转换明显加快，但 DNA 合成所需的时间仍然正常[34]。周期素 E 的水平同样受环境因素的控制，包括转化生长因子 -β（TGF-β）和辐射。这些影响部分由小分子蛋白质——cdk 抑制剂所介导。周期素 E 在细胞周期的 G_1/S 交界处积累，在此它刺激细胞进入并通过 S 期[35]。在正常细胞中，周期的 E 的水平受到高度调节，使得周期素 E-cdk2 的活性峰值仅发生在近细胞 G_1/S 交界处的一个短的间隔[35]。周期素 E-cdk2 复合物在 S 期开始活跃，然后迅速在磷酸化后被泛素化[36]。在多种人类恶性肿瘤中已观察周期素 E 的决定命运性的过表达[37]，导致一个高水平的周期素 E 贯穿整个细胞周期。周期素 E 过表达和肿瘤形成的直接联系尚不清楚。有研究显示周期素 E-cdk2 复合物可磷酸化并导致 RB 蛋白失活[38]，或通过形成非整倍体细胞而致基因组不稳定[39]。周期素 E 的过表达延误有丝分裂早期阶段的进程，并使有丝分裂以异常的方式执行，影响了有丝分裂的进程[40]。

B 型周期素与 cdk1 和 cdk2 结合，形成经典的有丝分裂周期素 -cdk 复合物[41]。周期素 B 在 S 期合成并与 cdk2 一同积聚，而后被泛素化和降解，使细胞退出有丝分裂。肿瘤细胞中周期素 B/cdk2 检查点经常缺陷，从而导致细胞进入 M 期失控和非整倍体形成。cdk1- 周期素 B 复合物的细胞定位呈现严格的细胞周期依赖性。虽然该复合物于 G_2 和 S 期在细胞质中积累，它们在有丝分裂期迁移入细胞核并与纺锤体结合[42,43]。周期素 B 家族包括不同的成员，各自实施不同的功能。在进入有丝分裂时，周期素 B1-cdk1 促进染色体浓缩、核膜溶解、星状体装配和高尔基体解体，而周期素 B2-cdk1 复合物只能引起高尔基体解聚[44]。在前期（prophase），周期素 B1 在细胞核中积累[45]，然后在前中期（prometaphase）定位于浓缩的染色质、纺锤体微管、中心体和染色质[46]。在有丝分裂过程中，不同的序列元件负责周期素 B1 在染色质、中心体和动粒（kinetochores）的定位[47]。

三个周期素 D 分子（D1、D2 和 D3）主要在 G_1 晚期与 cdk4 和 cdk6 结合而行使功能。这些复合物使 RB 磷酸化，限制其对 E2F 和相关转录因子的抑制作用。周期素 D1 在大多数细胞类型中都是主要的周期素 D。所有的周期素 D 分子在细胞 G_1 晚期——即将进入到 S 期时发挥作用。许多肿瘤，在没有周期素 D1 结构基因的扩增或突变的情况下，具有较高的周期素 D1 水平。反过来，周期素 D 的水平可能受到依赖 RB 的负反馈环的调节。肿瘤中 *RB* 基因的突变可能继而引发周期素 D 转录的上调。由于在细胞周期调控中的核心作用，周期素 D-cdk4 复合物成为抗癌药物研发的重要靶点。周期素 D1 缺失的小鼠可以完全抵抗 ErbB - 2 引发的乳腺癌[48]。而周期素 D1 的伴侣 cdk4 的失活也可避免 ErbB - 2 诱导的乳腺肿瘤的发生，彰显了该复合物在人类恶性肿瘤中的作用[49]。cdk 家族的另一成员，cdk9，与周期素 T 形成复合体，后者是一个 87 kDa 的、具有三个亚基的 C 型周期素蛋白[50]。所谓 cdk9 相关途径包括两个 cdk9 同工型（cdk9- 42 和 cdk9- 55）、周期素 T1、T2a、T2b 和周期素 K[23]。cdk9 及其结合伴侣周期素 T1 组成了正性转录延伸因子 β（positive transcription elongation factor β）[51]，后者可使 RNA 聚合酶Ⅱ的 C- 末端基团高度磷酸化。此外，它还与 HIV Tat 蛋白形成复合物，后者与转录激活反应元件结合。cdk9/ 周期素 T 对 RNA 聚合酶Ⅱ的修饰促进病毒基因组高效复制[52]。与 cdk9 结合的其他伴侣包括肿瘤坏死因子信号转导分子和肿瘤坏死因子受体相关因子 2[53]，以及 MAQ1 和 7SK RNA[54]。此外，cdk9 表达于整个细胞周期[55]并参与病毒(艾滋病毒和疱疹病毒)的复制[23]。

cdk10 基因编码两种不同的可能与 cdk 类似的激酶。人们推断它们在 G_2/ M 转换时发挥功能[25]。这两种同工型在除大脑和肌肉以外的其他人体组织中含量丰富，在整个细胞周期过程中，两种亚型的相对水平没有变化[25]。cdk10 与 Ets2 转录因子的中 N- 末端区域相互作用，后者包含一高度保守的“指向转录活化基团”（pointed transactivation domain)。指向基团涉及蛋白 - 蛋白相互作用，Ets2 需要一个完整的指向基团与 cdk10 相结合，后者抑制哺乳动物细胞中 Ets2 的转录活性[27]。这可能是滤泡性淋巴瘤发生的一个重要因素，因为在这个实体瘤中发现 cdk10 过表达[56]。此外，cdk10 的沉默增加 ETS2 驱动的 c-RAF 转录，导致丝裂原活化蛋白激酶（MAPK）通路的激活，并使肿瘤细胞丧失对雌激素信号的依赖[57]。在恶性肿瘤细胞中 cdk10 启动子经常高度甲基化，造成 cdk10 的低表达和细胞周期调控的受损[57]。

cdk11 与周期素 L 形成复合物[58]。它是 P34（cdc2）相关激酶家族的一分子，其功能似乎与细胞周期进展、肿瘤形成和凋亡信号相关。cdk11 在细胞凋亡过程中与真核细胞起始因子 3 的 p47 亚单位相互作用，因此它直接参与细胞死亡机制[59]。略

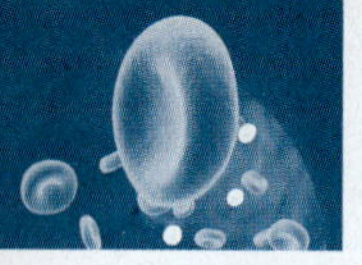

蛋白激酶2(casein kinase 2)磷酸化cdk11的氨基末端基团，这意味着cdk11参与包括酪蛋白激酶2的信号通路，其功能可能有助于协调控制RNA转录和加工事件[58]。到目前为止，已经确定了两个cdk11亚型，分别是较大的p110和较小的p46亚型。在Fas-或肿瘤坏死因子-α诱导的细胞凋亡过程中，caspase加工的p46亚型来源于较大的p110亚型，当p46亚型异位表达于人的细胞时促进细胞凋亡。cdk11还起到稳定细胞微管装配的作用[60]。因此，cdk11对维护姐妹染色单体的粘连(cohesion)是必需的[61]，它的异常可以导致肿瘤的发生[62]。

■ 底物和抑制剂

许多周期素-cdk的底物已通过免疫沉淀或酵母双杂交实验确定，但其中只有少数被认为直接参与细胞周期的调控。在过去数十年中，细胞周期调控被广泛研究，一个一般性的细胞周期调控模式已被提出[45,63]。根据这一共识模式，RB家族蛋白是细胞周期转换的关键(图13-2)。在其低度磷酸化状态，RB结合并抑制一系列转录因子，其中研究最为透彻的是E2F转录因子。高度磷酸化导致RB脱离其结合位点，允许DNA合成和细胞分裂必要基因的转录激活。RB的磷酸化以细胞周期依赖的方式调节[64]。一个被广泛接受的模型表明，RB通常在所谓的"R"点被不同的调节因子，如周期素E/cdks和p27所磷酸化，该点位于有丝分裂独立于外源刺激的G_1期[65]。干扰RB的功能会损害G_1检查点的调控，促进细胞无限制增殖，

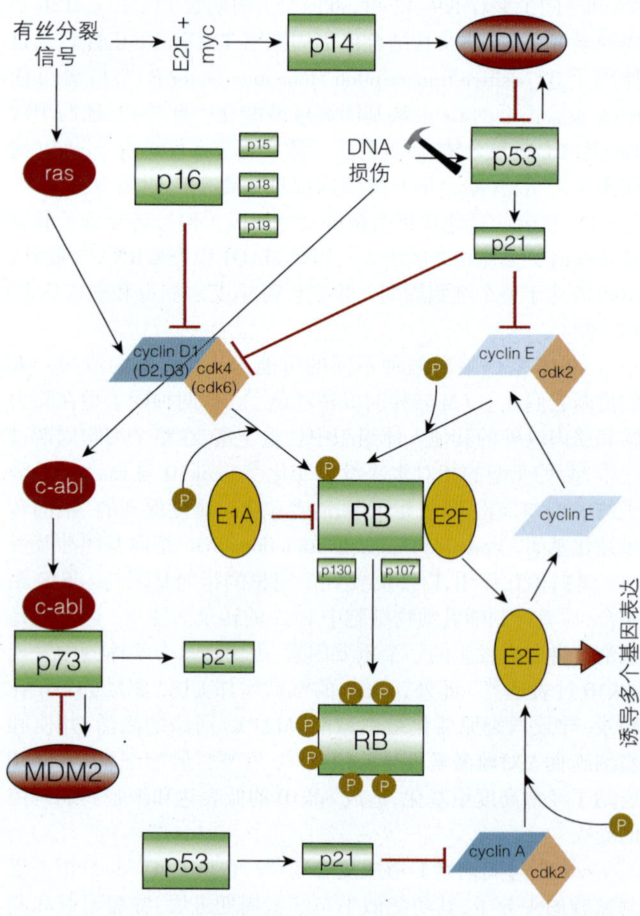

图13-2　周期依赖性激酶抑制剂(p16、p14、p21和p53)和视网膜母细胞瘤蛋白(RB)的相互作用。

这几乎是恶性肿瘤的普遍特征。RB也控制多种其他细胞周期调控元件，如Skp2[66]。Skp2的调节遵循一个自我环路(autocrine loop)：Skp2触发p27降解，其次激活周期素E/cdk2，继而cdk2诱导RB磷酸化，最后反过来激活E2F依赖的Skp2的表达[67]。RB活性降低的原因包括结构基因的改变、病毒癌基因产物导致的蛋白扣压和失活、cdk4和周期素D基因活性的上调、或cdk4的p16 ^{INK4A}抑制剂的缺失所导致RB的高度磷酸化。RB的缺失、突变和易位常见于多种恶性肿瘤，而纯合性p16 ^{INK4A}基因缺失更加多见。许多不同的转化性(transforming)病毒(乳头状瘤病毒和猿猴病毒40)产生与RB相互作用的蛋白。周期素D1-cdk4和周期素D1(D2,D3)-cdk6复合物都能够磷酸化RB[68,69]。RB磷酸化的时间点与周期素D1-cdk4复合物的出现高度相关[70]。RB功能的缺失导致周期素D水平的下降，这一现象支持RB和周期素D之间的联系[71]。然而，周期素D并不是参与RB调节通路的唯一周期素[66,69]。在肿瘤细胞系中异位表达周期素A和E都可恢复RB的高度磷酸化。或许cdk2-周期素A复合物导致RB的进一步磷酸化，而cdk2-周期素E复合物则延长磷酸化的时间[72]。RB/E2F复合物是G_1到S期转换的关键调控元件。RB在G_1期被cdk4和(或)cdk6复合物，或在G_1/S间期被cdk2磷酸化后，E2F的蛋白质被释放，并促进细胞过渡到S期所必需基因的转录[66,73]。正如上面提到的，p16^{INK4A}/周期素D1/cdk4/RB/E2F可能是在细胞周期控制中最重要的级联通路之一，而且常常在人类肿瘤中发挥作用。例如，这条通路几乎在所有急性髓系白血病(AML)细胞系和多数原代AML细胞样品中缺失，尽管失活的确切机制并不总是很清楚。两个RB相关蛋白——p107和p130，与转录因子E2F形成复合物[74]，结合到腺病毒E1A蛋白转化所需的区域，当它们在人类肿瘤细胞系中过表达时可诱导细胞周期阻滞于G_1期[75,76]。与RB不同，p107和p130蛋白含有一个所谓的间隔区(space region)与cdk2/周期素A和cdk2/周期素E相互作用[77]，尽管这两个复合物似乎不太可能调节p107和p130的活性[72]。相反，p107可以结合并灭活周期素A和周期素E复合物。因此，p107通过几个不同的机制调节细胞周期。由于p107和p130都通过磷酸化而被调节，所有RB相关蛋白的磷酸化总是与有效进入细胞周期相伴随[78]。

RB除了参与细胞周期调控，也影响造血细胞分化[79]。RB与转录因子PU.1相互作用并抑制GATA-1的活性[82]。当RB异位表达于骨髓细胞的时候，PU.1在前红系祖细胞阶段阻止红细胞的分化[80,81]。在这个分化过程中，造血干细胞和骨髓微环境之间的相互作用是非常重要的。此外，低磷酸化的RB在双潜能祖细胞中更促进向单核细胞分化(较中性粒细胞)，当RB表达受到抑制的时候，细胞转向中性粒细胞分化。这一发现阐明了RB的一个与细胞周期调控无关的重要功能[83]。

除了被磷酸化调节外，cdk酶活性的特异性蛋白抑制物已经被鉴定[84]。cdk抑制物使细胞阻滞在G_1期，继而发生细胞分化和(或)衰老。第一个被鉴定的cdk抑制物是p21^{cip1}[85]。它结合于多个周期素/cdk复合物，包括周期素A/cdk2、周期素D/cdk4和周期素E/cdk2(见图13-2)[64,86]。p21^{cip1}影响几个不同的细胞周期调控通路。该分子在其基因启动子区具有一个p53结合位点，p53蛋白水平上升会导致p21^{cip1}转录激活，减缓细胞周期进程。除了这个p53依赖途径，p21^{cip1}还被p53非依赖的途径调节。几个p21^{cip1}的结合伴侣，包括Pim-1，已被确定。

Pim-1 在体内参与 p21^{cip1} 磷酸化，影响其亚细胞定位[87]。p21^{cip1} 在两个特定位点——Thr^{145} 和 Ser^{146} 被 Pim-1 磷酸化；Thr^{145} 磷酸化导致 p21^{cip1} 的核定位及细胞周期的破坏，而 Ser^{146} 磷酸化导致 p21^{cip1} 定位于细胞质[88]，提示 Pim-1 过表达在某些肿瘤形成过程中发挥关键作用[89]。像 RB 一样，p21^{cip1} 的表达和功能也受到不同机制的影响，包括基因突变和组蛋白去乙酰化（见后面"组蛋白去乙酰化酶在细胞周期调控中的作用"）。p21^{cip1} 家族中 cdk 抑制物的其他成员包括 p27^{kip1} 和 p57^{kip1}[68,90]。作为 cdk 抑制物，p27^{kip1} 具有肿瘤抑制活性。除了调节 cdk 活性，p27^{kip1} 还调节其他细胞过程，包括细胞运动；其中一些似乎介导 p27^{kip1} 的致癌活性。p27^{kip1} 的这些活性是通过多个磷酸化位点调节的。p27^{kip1} 的多种功能有赖不同的条件，并决定这些蛋白是拮抗还是促进肿瘤的形成[91]。细胞经 TGF-β 处理后，高水平表达的 p27^{kip1} 阻滞细胞周期于 G_1 期。p21^{Cip1} 和 p27^{kip1} 的一个主要区别是：前者主要结合于 cdk2，而后者主要与 cdk4 结合。

一些细胞周期调控因子，包括 p21^{Cip1} 和 p27^{kip1}，其细胞内水平被泛素化调节，继而蛋白被裂解。多泛素化蛋白被 26S 蛋白酶体复合物降解。细胞内有两个主要的泛素化系统，被命名为 *SCF* 和 *APC*[75,77]。SCF 因其三个核心组件——Skp1、Cdc53 和含 F-盒蛋白质而得名。SCF 底物的重要例子包括 Cln1、Sic1、Wee1、Cdc6/Cdc18、E2F、周期素 D1、周期素 E、p21^{cip1}、p27^{kip1} 和 p57^{kip2}[92]。

第二组 cdc 抑制物属于激酶 4 抑制物（INK4）家族，包括 p15^{INK4B}、p16^{INK4A}、p18^{INK4C} 和 p19^{INK4D}[71,74,93,94]。他们都结合并抑制周期素 D1-cdk4 和（或）周期素 D1-cdk6 复合体，后者通过 RB 调节细胞周期进程[71,93]。转化生长因子-β（TGF-β）也是一个 p15^{INK4B} 的潜在诱导因子[71]，这是细胞因子调节造血细胞增殖的机制之一（参见第 16 章）。p16^{INK4A} 在许多不同的人类肿瘤中被多种机制灭活（基因剔除、突变和高甲基化），因此它可能是最重要的 cdk 抑制物[95]。令人惊讶的是，p16^{INK4A} 和 p14^{ARF} 在某些人血液系统恶性肿瘤中过表达[96]。这种过表达可能是下游 p16^{INK4A} 基因缺失的结果，特别是在 *RB* 基因突变的情况下[97]。血液系统恶性肿瘤中，p14^{ARF}、p15^{INK4B} 或 p16^{INK4A} 基因失活最常发生在在 T 细胞急性淋巴细胞白血病[98]、继发性高度恶性淋巴瘤和套细胞淋巴瘤[99,100]。p14^{ARF} 和 p16^{INK4A} 基因与致瘤性的潜在关系越来越明显，因为无论通过逆转录病毒感染，还是通过启动子区去甲基化诱导基因的重新表达，都导致恶性表型的完全逆转[101,102]。p14^{ARF} 有多种肿瘤抑制功能，其中一些由 p53 信号介导。另一方面，*p14^{ARF}* 能够以非 *p53* 依赖方式驱动肿瘤的进展，特别是在 myc 引发的淋巴瘤中[103]。

癌基因（表 13-2）

复杂的细胞周期调控网络与癌基因和抑癌基因协同参与肿瘤的发生和发展。癌基因的产物癌蛋白（oncoprotein）导致或促使正常细胞转化为恶性细胞。癌基因能够被病毒携带入细胞，或它们从细胞正常的基因突变而成。另外，白血病或淋巴瘤中的基因易位使得通常不相关的两个基因发生融合，而新融合基因形成癌基因。在此，通常大家所熟知的原癌基因激活的概念可能会有些模糊，因为融合蛋白往往拥有独特的功能，此功能在融合前的各自蛋白中并不存在。癌蛋白直接与细胞周期调控蛋白相互作用，或经磷酸化和去磷酸化控制细胞周期蛋白的活性。并不是所有的癌基因突变都会改变其功能。癌基因和抑癌基因领域的命名也不是永远清楚。按常规来说，如果一个基因的突变导致其功能的丧失（功能丧失型），且其功能的隐性丢失（recessive loss）直接导致细胞过度增殖，此基因可命名为抑癌基因。另外一面，如果一个基因的突变导致产物改变（功能获得型），进而与其他蛋白协同影响细胞周期使其不正常，此基因定义为癌基因（呈显性形式）。易位（translocation）是典型的癌基因，而纯合子缺失（homozygous deletion）及 CpG 核苷酸重复的高甲基化则为抑癌基因的特征。

大约有 200 多种癌基因或候选的癌基因已在文献中描述过，这些癌基因与大部分肿瘤尤其是血液系统肿瘤的发病机制和进展密切相关。在所有染色体易位中，AML 易位的研究是最透彻的，这些易位包括 t(8;21)(q22;q22)、del^{4}(q12;q12)、t(5;12)(q31-q32;p13)、t(15;17)(q22;12)、inv16(p13;q22)、t(9;11)(p22;q23)、t(9;22)(q34;q11)、t(3;3)(q21;q26)、t(8;16)(p11;p13)、t(6;9)(p23;q34)、t(7;11)(p15;p15)、t(6;11)(q27;q23)、t(11;19)(q23;p13.1)、t(11;19)(q23;p13.3)、t(16;16)(p13;q22)、t(16;21)(p11;q22) 以及 t(1;22)(p13;q13)[104,105]。相反，在继发性髓系白血病中，频发的多种和不平衡的细胞遗传学畸变占主导地位，主要是 del(5q)、del(7q)、-7 以及 del(20q)，通常预后差[105,106]。表 13-2 列举了一些融合蛋白。与 AML 中存在的染色体易位相似，在急性淋巴白血病（ALL）中也存在异常融合蛋白；如 t(9;21)[此易位也在慢粒患者（CML）中发现]，如 t(4;11) 存在于前淋巴母细胞白血病，和 t(12;22) 易位存在于儿童 ALL。一些淋巴瘤的特征是 t(8;14) 易位（Burkitt 淋巴瘤），t(11;14) 易位（套细胞淋巴瘤），及 t(14;18)（滤泡淋巴瘤，见文献 89）[107]。Fröhling 和 Döhner 贡献了一篇非常好的、有关肿瘤染色体重排及其所影响基因的综述[105]。

融合蛋白导致肿瘤发生的具体机制目前还不清楚。不过在 AML 患者中，转录因子 RUNX1（AML1）的异常表达可缩短 G_1 期和抑制 p21^{cip1} 的启动子活性，进而促进细胞周期进程。RUNX1 对于成体造血的发生是至关重要的[108]，调控参与向淋系、髓系和巨核系分化的基因[109]。RUNX1 基因缺失的小鼠不能产生定向造血（definitive hematopoiesis），提示其在成体造血干细胞形成过程中的作用[110]。相反，t(8;21) 易位导致的 AML1/ETO 融合基因产物使细胞周期变缓，提示同一基因在不同融合状态下可以导致不同的细胞周期调控效应[111]。激活 RUNX1 抑制基团或 RUNX1 基因与 ETO 融合能够下调 cdk4 和 myc 的表达，这直接将融合蛋白与细胞周期检查点关联[111]。RUNX1 直接参与细胞周期调控的其他证据来自于一个观察：在巨核细胞中，转录因子 RUNX1 能够结合到 p19^{INK4D} 启动子，并下调 p19^{INK4D} 的表达[112]。抑制 ETO 的多聚化基团能够抑制 RUNX1/ETO 的癌基因活性，细胞失去祖细胞的特性，细胞周期阻滞，并进入细胞死亡[113]。另外一个有关染色体易位影响细胞周期的有趣例子来自急性早幼粒白血病（APL）或其变异型（vAPL），t(15;17) 易位产生的融合蛋白——早幼粒白血病维 A 酸受体 α（PML-RARα）能够上调细胞周期素 A1 的表达，尽管 PML 本身为细胞增殖的负调控因子，其高表达能够在多种细胞中抑制细胞增殖和导致 G1 期阻滞[114]。PML 在维 A 酸导致的生长抑制中发挥重要作用，PML 缺失消除维 A 酸依赖的 p21^{cip1} 转录活化[115]。另外一个解释"PML 致不可逆细胞生长抑制"的机制是其涉及抑癌基因 p16^{INK4A}/RB 通路的激活[116]。最新的数

表 13-2 人恶性血液病相关癌基因及其染色体定位

癌基因	详情	定位	功能	相关恶性疾病
ab11;ab12	Alelson 小鼠白血病病毒	9q34.1;1q24-q25	tyr 蛋白激酶	淋系和髓系肿瘤
akt1;akt2	小鼠胸腺瘤病毒	14q32.3;19q13.1	ser/thr 激酶	乳腺癌、胸腺肿瘤
Alk	受体酪氨酸激酶	2p23	tyr 激酶	淋巴瘤
am11	AML- 相关蛋白	21q22.3	转录因子	急性髓系细胞白血病
Axl	受体酪氨酸激酶	19q13.1-q13.2	tyr 激酶	急性白血病
bc12,bc13	B 细胞白血病相关癌基因	18q21;19q13.1-q13.2	调控凋亡	B 细胞白血病、淋巴瘤
EGFR	上皮生长因子受体	7p12	生长因子受体	许多人体肿瘤
erb	禽成红细胞白血病病毒癌基因	17q21.1	EGF 受体	脑部肿瘤、乳腺癌以及其他
erg	v-ets 禽成红细胞白血病病毒	21q22.3	生长因子	急性髓系白血病
eto	参与急性髓系白血病的 t(8;21)	8q22	生长因子?	急性髓系白血病
fes	猫肉瘤病毒	15q26.1	tyr 激酶	肉瘤?
fgr	Gardner-Rasheed 猫肉瘤病毒	1p36.2-p36.1	tyr 激酶	髓系白血病
fos	小鼠肉骨瘤病毒	14q24.3	转录因子	许多人体肿瘤
fyn	Src、fgr、yes 相关癌基因	6q21	tyr 激酶	许多人体肿瘤
Jak-2	酪氨酸蛋白激酶	9p24	tyr 激酶	骨髓增生性疾病
jun	禽肉瘤病毒 17	1p32-p31	转录因子	卵巢、乳腺、结肠、肺、白血病以及其他
kit	Hardy-Zuckerman 4 猫肉瘤病毒	4p11-p12	tyr 激酶受体	急性髓系白血病
lyn	山口肉瘤病毒相关	8q13	tyr 激酶	淋系和髓系肿瘤
myb	禽成髓细胞血症病毒	6q22-q23	转录因子	造血紊乱及一些人体肿瘤
myc	MC29 髓细胞瘤病毒	8q24.12-q24.13	转录因子	髓系、淋巴肿瘤，肾癌
npm1	核磷蛋白	5q35	tyr 激酶	儿童急性髓细胞性白血病
pim-1	小鼠白血病病毒	6p21.2	ser/tyr 激酶	T 细胞白血病
pml	与前髓细胞性白血病 t(15;17) 相关	15q22	转录因子	早幼粒细胞性白血病
raf	小鼠白血病病毒	3p25	ser/tyr 激酶	许多人体肿瘤
rar	视黄酸受体	17q12	转录因子	(早幼)粒细胞性白血病
ras	哈维肉瘤病毒癌基因	多位点	G- 蛋白	髓系肿瘤及几种人体肿瘤
ret	受体酪氨酸激酶	10q11.2	tyr 激酶	A/B 型多发性内分泌瘤;Hirschsprung 病
spi	脾病灶形成病毒	11p12-p11.22	转录因子	髓系白血病，淋巴瘤?
src	劳氏肉瘤病毒	20q11.2-q12	tyr 激酶	淋巴瘤
tax1	人 T 细胞白血病病毒结合蛋白	7q13	结合蛋白	急性 T 细胞白血病
tel	t(5;12) 相关癌基因	12p13	转录因子	髓系白血病
tm11	类 TCL1/MTCP1 蛋白	14q32.1	?	T 细胞白血病，淋巴瘤

据将 PML 与核孔素相联系，尤其是 Nup98 和 Nup214。在一些 AML 的病例中，这些核孔素以促癌的融合蛋白形式表达；在 M 期向 G_1 期转变时，在普通的胞质组分中其直接与 PML 形成复合体。在早幼粒白血病细胞中，PML 蛋白功能的缺失使得胞质结合核孔素与核膜结合核孔素的比例增加[117]。PML 本身可作为抑癌基因调节细胞周期进程。进一步确认 PML 基因是抑癌基因的证据来自转基因小鼠，$PML^{-/-}$ 小鼠的胚胎成纤维细胞主要富集在 S 期，而 G_0/G_1 期则被缩到最短[118]。在 APL 中，PML 与 RARα 融合后其调节功能受到破坏，其中一个机制能够解释融合蛋白如何控制细胞周期。融合蛋白与 SMRT 或 N-CoR 这两个共抑制因子发生强有力的相互作用，而后者对组蛋白去乙酰化酶的招募非常重要，具体参见“组蛋白去乙酰化酶在细胞周期调控中的作用”[114]。与此相符合的是，经逆转录病毒转染 PML-RARα 可使相应细胞不能成熟，提示由于招募组蛋白去乙酰化酶(HDACs)而引起构象改变，这些细胞不能表达某种转录因子[119]。在一些 APL 的患者中，可观察到此易位的一个变种，其形成 RARα 和 PLZF 融合的蛋白[119,120]。

t(9;22)易位形成的 *BCR* 基因与 *c-ABL* 基因的融合是慢性髓系白血病(CML)的典型特征(见 88 章)。第 9 染色体的断裂点(c-abl 基因定位处)涉及一很大的区域(约 200kb)，但融合基因总是包含 c-abl 的第二个外显子。第 22 染色体上的相应断裂点则定位于一包括 bcr 基因在内的小得多的区域[121]。Bcr-abl 融合蛋白定位于细胞骨架，显示增强的酪氨酸激酶活性[122]。Bcr-abl 融合基因也在一些 ALL 中发现，偶尔能在 AML 中检测到[123,124]。Bcr-abl 融合基因不仅调节细胞增殖、凋亡、分化、黏附，并且还能够通过调节 DNA 修复机制、细胞周期检查点、Bcl-2 家族成员来诱导其对细胞生长抑制药物的抵抗。一旦 DNA 受到损伤，Bcr-abl 增加 DNA 修复能力，延长细胞周期检查点(如 G_2/M)的活性，从而提供更长的时间来修复致命错误，使这些细胞获得显著的存活优势[123]。Bcr-abl 融合蛋白是迄今为止唯一的、其本身即可在体内导致癌性生长的癌基因产物，不需要其他的分子畸变。多个研究报道在化疗及辐射后，Bcr-abl 阳性的细胞显著延迟 G_2/M 期。延迟的具体机制目前还不清楚，但有证据提示 cdc2- 周期素 B1 的调节受到影响。Bcr-abl 信号转导通路涉及接头分子如 GRB2 和 GAB2 以及 PI3K 和 JAK-STAT 通路[122]。另外，目前尽管没有证据表明异常的 Bcr-abl 影响 M 期检查点，但一些数据提示 Bcr-abl 阳性的 CML 细胞高表达 MAD2 和 BUB1，这些基因能够抑制 APC 并诱导有丝分裂纺锤体阻滞[125]。在患者接受干扰素 -α 以及酪氨酸激酶抑制剂 STI571 治疗[126]，或造血干细胞移植之后，扩增此融合基因通常用于微小残留病灶的检测[127]。etv6 基因是唯一已知的 abl 的非 bcr 融合伙伴，etv6-abl 融合基因可见于 ALL 或伴 t(9；12)(q34；p13) 易位的骨髓增生综合征[128]，其累及细胞对伊马替尼只有微弱反应。

因突变而激活的受体蛋白酪氨酸激酶(rPTK)是一个研究的非常透彻的癌基因家族。rPTK 的组成性激活通常是由引起受体二聚体化和其胞内段催化基团的活化的突变所致[129]。另外一个引起 rPTK 二聚化的原因是能产生嵌合蛋白的染色体易位。在数个间变性大细胞淋巴瘤病例中发现的 t(2；5) 易位中，第 5 号染色体长臂上的核仁磷酸蛋白(nucleophosmin)的 N 端部分与第 2 号染色体上 ALK 蛋白的胞内段融合[130,131]。慢性粒单白血病的特征性 t(5；12) 易位将转录因子 Tel 的序列与 PDGFRβ(platelet-derived growth factor receptor β)的胞内段融合(*TEL-PDGFRβ*)，形成一融合蛋白 TEL-PDGFRβ 和组成性活化的 RTK[132]，及靶向调节 Id1(inhibitor of DNA binding 1)[133]。具有 t(5；12) 易位的患者能够对伊马替尼起反应，因为该药也能够抑制 PDGF 受体。TEL 基因周围的染色体区域为一脆弱位点，因为 TEL 与多个急性白血病中的易位相关(如 t(12；9))。TGF-β 的受体之一也与肿瘤发生有关，因为在结肠癌中常能见到该受体的突变。TGF-β 信号通路主要通过 Smad 家族转录因子介导。

两个重要的癌基因家族编码 Ras 和 Rho 蛋白。Ras 本身是一个 G 蛋白，H-ras、K-ras 和 N-ras 的活化突变见于几乎所有类型的人类肿瘤。几个不同的 Ras 突变能够转化组织培养中的正常细胞[134,135]。多个 Ras 信号通路(原文为 family)成员(如 Raf1、p110 PI3K、Rin1 和 Mekk1)的突变在肿瘤中已被发现，但每个突变下游的信号通路的效能目前还不清楚。一个小 G 蛋白——Rac，将 Ras 和 Rho 致癌蛋白家族联系起来，其在 Ras 所致的转化中是必需的[136,137]。肌动蛋白微丝的正常形成对进入 G_1/S 期是必需的。最近的结果显示 Rho GTP 酶在 Wnt 信号通路中发挥重要作用，其中涉及细胞的极化过程[138]。因此，在 Rho 通路发生的改变可通过干扰细胞骨架的组织而使细胞过早的进入 S 期。Ras/Raf/Mek/Erk 通路将细胞表面的信号转入胞质内，通过影响细胞周期而触发细胞增殖。在多种白血病中，由于原癌基因 Ras 的活化性突变，这一级联信号通路被异常激活[139]。高表达外源性 Raf 促进细胞增殖，而外源性高表达活化的 Raf 却引起细胞周期在 G_1 期阻滞[140,141]。尽管 A-Raf 和 B-Raf 共享三个保守的基团，被命名为 CR1、CR2 和 CR3[142]，不同的 Raf 基因仍具有不同的功能。A-Raf 能够上调周期素 D1、cdk2、周期素 E 和 cdk4 的表达，而 B-Raf 和 Raf-1 则诱导 $p21^{cip1}$，导致 G_1 期阻滞[139,142]。这些 Raf 分子的工作模式仍不完全清楚，但对为何它们可以发挥不同效应的一个解释是，它们可能激活不同的下游通路，即 MAPK{MEK [MAP/ERK(extracellular response kinase)]} 通路。三种不同的 MAPK 级联信号通路为 ERK、JNK 和 P38 信号通路。MAPK 级联信号通路为三种激酶组成的系列：MAPKKK、MAPKK 和 MAPK(ERK)，每上游激酶依次激活下游的激酶。MAPK 级联信号通路将来自不同细胞受体的信号传递到细胞核内[143]。MAPK 信号通路致癌效应的一个解释是，ERK 能够磷酸化 c-myc 蛋白 62 位的丝氨酸[144]。另外，在包括造血细胞在内的多种细胞的终末分化中，c-myc 的抑制是所必需的。因此，在 M1 AML 细胞及小鼠骨髓正常髓系细胞中，c-myc 的异常表达阻滞终末分化和分化相关的生长抑制，还诱导 Fas/CD95 通路依赖的细胞凋亡。新近的数据提示一个存在于 c-myc 下调和 $p16^{INK4A}$/cyclinD1/RB- 及 SMAC/Diabolo 凋亡通路之间的联系[145]。多个转录因子包括 C/EBPα、CTCF、BLIMP-1 和 RFX1 在分化过程中参与下调 c-myc 的表达。在这些转录因子的表达或功能上、或者在 c-myc 和 Max 的相互作用蛋白(包括 MM-1 和 Mxi1)上发生的变化能够影响肿瘤的进程[146,147]。

针对癌蛋白的试验主要集中在凋亡方面，即细胞对 DNA 损伤或细胞表面死亡受体所介导的反应。在 DNA 损伤诱导的凋亡中，重要的调节分子主要为 bcl 家族的多个成员，包括 Bcl-2(原文为 bcl)、Bcl-x_L、Bax 和 Bad 蛋白。Bcl-2 涉及 t(14；18) 染色体易位，见于多种白血病及 B 细胞来源的淋巴瘤[148]。这些基因座位的异常导致 bcl-2 的高表达，由于增殖和凋亡的失平衡，导致恶性 B 细胞过度积聚[149,150]。有证据显示 Bcl-x_L、Bax 和 Bad 也参与调节 AML 细胞。譬如，Bax 和 Bcl-2 的比例是这一髓系肿瘤的一个预后指标[151]。ETO 的靶子——组蛋白去乙酰化酶复合物能够调节 DNA 的构象而影响几个基因的激活。在 AML 患者中，t(8；21) 易位使得 RUNX1 与 ETO 形成融合蛋白，进而与组蛋白去乙酰化酶形成稳定的复合体而促进白血病的发生[152,153]。PLZF、PLZF-RARa 和 BCL-6 是其他能够靶向组蛋白去乙酰化酶复合物的癌基因[154,155]。

抑癌基因(表 13-3)

几乎每一个肿瘤都具有一个或更多的抑癌基因异常，这些异常包括突变、易位、缺失、表观遗传学修饰等。另外，至少存在两种表观遗传学机制可在肿瘤细胞系及原代肿瘤中沉默抑癌基因：即启动子区 CpG 岛的高度甲基化和组蛋白(尤其是 H4 组蛋白)的异常乙酰化。

三个最重要的抑癌基因(RB、p53 和 $p16^{INK4A}$)的产物在生化过程中相互联系。*RB* 基因定位于 13q14，下游具有多个效应分子，其中转录因子 E2F 的研究最为深入[156]。*RB* 基因家族包括 3 个密切相关的蛋白：RB、P107 和 P130。所有这三个蛋白均能够与 E2F 家族中的成员相互作用。

RB 家族、E2F 家族以及所谓的 DP 蛋白组成的复合体调节转录激活或抑制[157]。除了其在细胞周期控制方面的作用，RB 也能够调节 RNA 聚合酶的活性，使细胞周期进程与转录控制相偶联。业已证明超过 30 种不同的蛋白可与 RB 结合，这些蛋白可以划分为不同的类别，包括转录因子、生长因子、蛋白激酶、蛋白磷酸酶、核基质蛋白。RB 的突变在白血病、软组织肉瘤、乳腺癌、食道癌、前列腺癌、肾癌中频发[158]。多个病毒蛋白及癌蛋白能够结合并灭活 RB[159,160]。

p53 能够传递各种形式的 DNA 损伤信号，引起细胞周期阻滞和凋亡，被誉为“基因组卫士”。p53 同时也是各种诱发

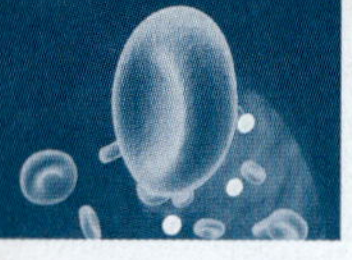

表 13-3　人抑癌基因特性

抑癌基因	染色体定位	疾病	主要灭活机制
Cadherin 1(E-cadherin)	16q22.1	消化道恶性肿瘤	CpG 岛的超甲基化、突变
CDKN1A(p21,Cip1)	6p21.2	数种恶性和非恶性人类疾病	纯合子缺失
CDKN1C(p57,Kip2)	11p15.5	乳腺癌?、Wilms 肿瘤	CpG 岛的超甲基化、突变?
CDKN2A(p16)	9p21	几种人体肿瘤	纯合子缺失、CpG 岛高甲基化、突变
CDKN2B(p15)	9p21	几种人体肿瘤	纯合子缺失、CpG 岛高甲基化
$p14^{ARF}$	9p21	几种人体肿瘤	纯合子缺失、CpG 岛高甲基化、突变
p53	17p13.1	几种人体肿瘤	突变
WT1	11p13	Wilms 肿瘤、肾囊肿	纯合子缺失、突变
DMBT1	10q25.3-26.1	恶性脑瘤	纯合子缺失
PTEN	10q23	胶质母细胞瘤、乳腺癌	突变
p73	1p36	白血病、淋巴瘤	CpG 岛高甲基化、突变?
VHL	3p	脑视网膜血管瘤病	CpG 岛高甲基化
H19	11p15.5	肝母细胞瘤、Wilms 肿瘤	CpG 岛高甲基化
HIC1	17p13	AML、HCC、乳腺癌	CpG 岛高甲基化
RB	13q14.2	多种人体肿瘤	突变
nm23	17q21.3-22	神经母细胞瘤;乳腺癌、前列腺癌、黑色素瘤	突变、CpG 岛高甲基化?
H-cadherin	16q24	肺癌	CpG 岛高甲基化
N33	8p22	多形性胶质母细胞瘤	CpG 岛高甲基化、突变
S100A2	1q21	乳腺癌	CpG 岛高甲基化、突变
APC	5q21-q22	腺瘤性息肉	纯合子缺失、CpG 岛高甲基化
NF-1,NF-2	17q11.2,22q12.2	神经纤维瘤,双侧听神经瘤	突变

白血病的突变的靶子。各种损伤性因素,包括低氧应激、化学药物、辐射等能够改变 p53 蛋白本身或稳定其抑制物 MDM2 (mouse double minute 2,在人类为 HDM2)[161]。MDM2 蛋白抑制 p53 的转录和促进 p53 降解[162,163]。此外,MDM2 能够借不依赖于 p53 的机制影响染色体的稳定[164]。MDM2 的结合位点包括多个磷酸化位点,尽管 MDM2 调节 p53 降解的确切机制还不清楚[165]。抑癌基因 $p14^{ARF}$ 由 $p16^{INK4A}$ 基因座位所编码,由替换性剪接而形成,其控制 MDM2 的活性[166]。$p14^{ARF}$ 与 $p16^{INK4A}$ 共享第 2 和第 3 外显子,但是具有一不同的第 1 外显子。发现两个重要的抑癌基因由同一的染色体座位编码,且分享多个外显子,出乎人们意料,该现象在人类生物学中非常独特。$p16^{INK4A}$ 的功能依赖于 p53。在 p53 野生型而不是 p53 缺失的细胞中,高表达 $p16^{INK4A}$ 导致细胞周期阻滞[167]。$p16^{INK4A}$ 的转录受到 E2F 的调节,而 E2F 受到 RB 蛋白的控制[168]。此现象提示存在另一未知的反馈机制使得 RB 信号通路与 p53 相联系[169]。Ras 是另一个确认的 *$p16^{INK4A}$* 因子,参与调节 MDM2-p53-p21-RB 通路[170,171]。在不同的信号通路中,将 DNA 损伤与 p53 相偶联的是一系列的丝氨酸 / 苏氨酸激酶,比如 ATM、ATR、Chk1 和 Chk2,它们能够磷酸化 p53[172]。在所有人类肿瘤中,p53 异常的发生率略高于 50%;让人惊讶的是,甚至在一些正常细胞中也如此。现在还不清楚这些"正常"细胞是否代表着一基本健康的个体中存在一群前恶变细胞,或更可能的是,p53 的改变仅仅是肿瘤发生多个步骤中的一个步骤。p53 的两个同源物——p63 和 p73 已被鉴定,其具有与 p53 相似的 DNA 结合、转录激活、二聚体化的基团[173]。这种在 DNA 结合基团上的相似性使得 p63 和 p73 能够调节 p53 的靶基因,诱导细胞周期阻滞和细胞凋亡,从而行使抑癌基因的功能[174]。p73 基因定位于染色体 1p36,此区域是肿瘤细胞遗传学改变的频发位点。p73 也能够结合 p53,抑制其转录调节功能[175]。尽管 p53 的突变在所有肿瘤中均常见,但 p63 和 p73 的突变则很少见[174,176]。但是在白血病及淋巴瘤中,p73 基因由于启动子区 CpG 岛的高甲基化而呈非活化状态[177]。

染色体 9p21 上 $p16^{INK4A}$/$p14^{ARF}$ 的纯合子缺失见于神经胶质瘤[74,178]、原发性肺[74,179]、膀胱[180]和头颈癌[181],以及急性 T 细胞白血病[182,183]和间皮瘤[184]。由于 $p16^{INK4A}$ 第 2 外显子的可遗传突变影响其表达和功能,但不引起 $p14^{ARF}$ 氨基酸的改变,目前明确 $p16^{INK4A}$ 失活本身是肿瘤发展的一重要步骤。然而,在已建立的肿瘤细胞系中,染色体 9p21 缺失引起整个 $p16^{INK4A}$/$p14^{ARF}$ 基因座位失活。这两个蛋白均在 G_1-S 转换中扮演抑制物的角色,尽管它们采用不同的通路:$p16^{INK4A}$ 抑制周期素 D1/cdk4 复合体,而 $p14^{ARF}$ 通过抑制 MDM2 而稳定 p53。多种模型帮助了解 $p16^{INK4A}$ 和 $p14^{ARF}$ 调节细胞周期的不同模式。有趣的是,当小鼠中整个 $p16^{INK4A}$/$p19^{ARF}$ 基因座位被破坏时(小鼠 $p19^{ARF}$ 即人 $p14^{ARF}$),小鼠发生淋巴瘤、淋系白血病和肉瘤,提示这些肿瘤抑制基因对细胞周期的调控并不仅限于某一特异系列,而是作用于较广泛的组织。经逆病毒转染 $p16^{INK4A}$ 可使一些肿瘤细胞恢复正常表型,表明 $p16^{INK4A}$ 具有较强的抑癌基因功能。位于 $p16^{INK4A}$ 着丝端侧大约 20kb 的 $p15^{INK4B}$ 基因也定位于染色体 9p21,其缺失(以较低频率)也可测到。但是对原发性肿瘤的分析显示,并不是所有的 9p21 缺失均包含 *$p15^{INK4B}$*/*$p14^{ARF}$*/*$p16^{INKA}$* 这三个基因。在 T 细胞白血病中,引起这三个基因破坏的机制可能是非法 V(D)J 重组酶的作用[185]。目前已确认几个新的 $p16^{INK4A}$ 结合伙伴蛋白。*RB* 基因与其中之一——BRG1 相互作用,重塑染色质的结构。BRG1 也能在 RB 上游作用于 p16^{INK4A}，发挥抑癌基因的功能[186]。

位于染色体 9p21 上的 *p15^{INK4B}/p14^{ARF}/p16^{INKA}* 座位是人类肿瘤发生的一个真正的突变热点，大约 50% 的人类肿瘤具有至少上述一个抑癌基因的突变。位于 p16^{INK4A} 端粒侧的 100kb 处的另外一个基因，甲硫腺苷磷酸化酶基因（MTAP），编码嘌呤代谢中一重要的酶。一些早发的神经胶质瘤具有 MTAP 的缺失，但没有 9p21 染色体上其他基因的缺失，提示 MTAP 本身具有抑癌基因的特性。在乳腺癌细胞中，MTAP 的再表达显著抑制其在软琼脂和胶原上的克隆形成能力，也支持这一假说[187]。另外，当植入重症联合免疫缺陷小鼠（SCID）中时，MTAP 表达细胞的肿瘤形成被抑制。最近的研究发现鸟氨酸脱羧酶（ODC）在缺失 MTAP 的肿瘤细胞中高表达，提供了肿瘤发生新通路的证据。ODC 高表达已在多种肿瘤中被观察到，其与 Ras 通路相联系[188]。在 ODC 高表达的肿瘤细胞中，再表达 MTAP 能够降低 ODC 的水平和抑制肿瘤细胞增殖[189]。另外，Stevens 及其同事发现高浓度的脱氧甲硫腺苷（MTA）能够诱导黑色素瘤中基质金属蛋白酶及生长因子的表达，使其侵袭能力增强和促进血管性模拟（vasculogenic mimicry）生成。MTA 还能诱导 β-FGF 分泌和上调激活蛋白 1，显示 MTA 的促瘤作用，而其在 MTAP 缺失的细胞中增加[190]。

上述基因被抑制的具体原因可能大不相同，特别在永久性细胞系中，*p15^{INK4B}/p14^{ARF}/p16^{INKA}* 和 MTAP 为纯合子缺失。MTAP 单等位基因的缺失见于 AML 细胞系中，但在原代 AML 标本中并不存在。*p15^{INK4B}/p14^{ARF}/p16^{INKA}* 的突变比较少见，如果有突变也往往发生在第 2 外显子。*p15^{INK4B}/p14^{ARF}/p16^{INKA}* 启动子区高甲基化在造血系统肿瘤中比较常见[191-193]，脱甲基化药物 5- 氮 -2' - 脱氧胞苷（地西他滨，decitabine）的出现使得上述高甲基化现象成为一个令人感兴趣的化疗靶点[194,195]。地西他滨已经用于多种造血系统肿瘤的治疗，有报道称对晚期骨髓增生异常综合征的治疗有效，伴有 p16^{INK4A} 启动子的去甲基化。但是在造血系统肿瘤中，p16^{INK4A} 和 p15^{INK4B} 并不是这些去甲基化药物的仅有靶点[196]。甲基化介导的转录调控由一多蛋白复合体所介导，其包括 MeCP2，一个具有转录抑制基团的甲基胞嘧啶结合蛋白，能与辅抑制子 mSin3A 结合，而 mSin3A 本身为包含 HDAC1 和 HDAC2 在内的一多蛋白复合物的元件之一[197,198]。因此，肿瘤中沉默的基因再表达可以通过 DNA 去甲基化或使 HDACs 不稳定而实现，已证实这两个机制紧密相连。在肿瘤中，HDAC 抑制剂和去甲基化药物协同作用使得被高甲基化沉默的基因重新表达。另外一个新的基因表达调控和体内灭活的机制是由 microRNAs 介导的降解，这种机制业已证明对 p16^{INK4A}-CDK4/ 周期素 D1/RB 通路中的多个成员进行调节[199]。

组蛋白去乙酰化酶在细胞周期调节中的作用

HDACs 催化组蛋白 N 端赖氨酸位点的去乙酰化，其存在于多个蛋白复合体构成的转录辅抑制子中。根据与酵母中已知 HDACs 的相似性，人类 HDACs 分为三个家族：Ⅰ类 HDACs 跟酵母中转录抑制因子 yRPD3 相似；Ⅱ类 HDACs 跟酵母中转录抑制因子 yHDA1 相似；Ⅲ类 HDACs 与酵母中 ySIR2 相似（表 13-4，图 13-3）[200,201]。到目前为止，已经确认 11 种不同的 HDACs。HDACs 的生理性对应物是组蛋白乙酰基转移酶（HATs）。在核小体中，带正电荷的、低乙酰化的组蛋白与 DNA 的磷酸骨架紧密结合，使染色质处于非活性、沉默状态。通过与序列特异的转录因子和辅助因子形成复合体，HAT 和 HDACs 被招募到靶基因。这些辅助因子包括 NCoR 和 SMRT（图 13-4）。几个不同的转录因子参与装配形成复合体，包括 bcl-6、Mad-1、PML 和 ETO[200]。HDACs 参与不同的细胞过程，包括增殖和分化。不规则的 HDACs 活性导致其细胞周期调节的失控[202]。HDACs 复合体介导的基因失活是 AML 发生的重要机制之一，尤其在急性早幼粒细胞白血病。PML-RARa 融合蛋白是一个促癌蛋白，其能招募 HDACs 到 RAR 调节的靶基因，抑制维 A 酸活化的转录，进而通过阻滞细胞周期使髓系成熟受阻。PML-RARa 融合蛋白中的 RARa 对生理浓度的维 A 酸不反应，只有超生理浓度的维 A 酸才能克服其与 HDACs 复

表 13-4　组蛋白去乙酰化酶的不同类型及其分类

酶	去乙酰化活性的机制	表达组织	相互作用蛋白
第Ⅰ类			
HDAC1	Zn^{2+} 依赖性	广谱表达	RB、p53、MYOD、NF-κB、DNMT1、DNMT3A、MBD2、SP1、BRCA1、MeCP2 和 ATM
HDAC2	Zn^{2+} 依赖性	广谱表达	RB、NF-κB、BRCA1 和 DNMT1
HDAC3	Zn^{2+} 依赖性	广谱表达	RB、NF-κB
HDAC8	Zn^{2+} 依赖性	广谱表达	EST1B、Hsp70
HDAC11	Zn^{2+} 依赖性？	组织特异表达	白细胞介素 -10
第Ⅱ类			
HDAC4	Zn^{2+} 依赖性	组织特异表达	MEF2
HDAC5	Zn^{2+} 依赖性	组织特异表达	MEF2
HDAC6	Zn^{2+} 依赖性	组织特异表达	Hsp90?
HDAC7	Zn^{2+} 依赖性	组织特异表达	MEF2
HDAC9	Zn^{2+} 依赖性？	组织特异表达	MEF2
HDAC10	Zn^{2+} 依赖性？	广谱表达	RB
第Ⅲ类			
Sirt1-7	NAD^+ 依赖性	?	p53

HDAC，组蛋白去乙酰化酶；NAD，烟酰胺腺嘌呤二核苷酸；NF-κB，核因子 -κB；RB，视网膜母细胞瘤。

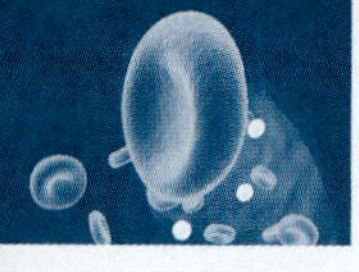

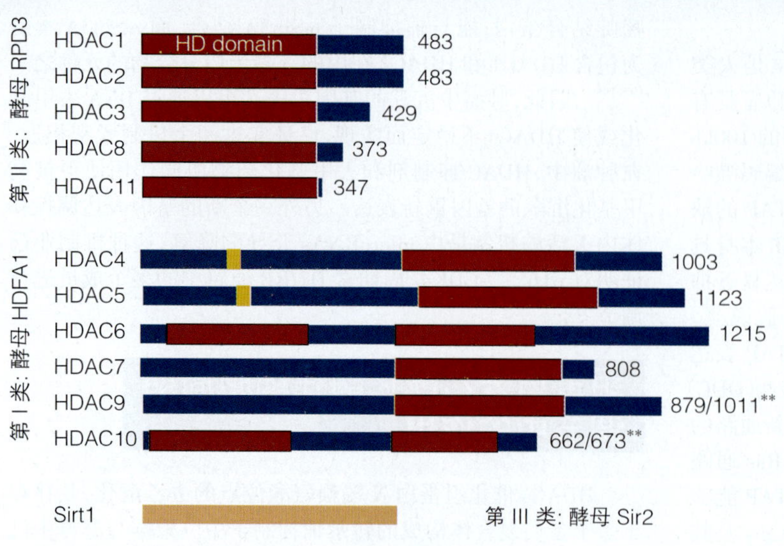

图 13-3 人组蛋白去乙酰化酶分类。

合体的紧密结合，解除细胞周期阻滞[200]。罕见的 t(11;17) 易位使得 RARa 与 PLZF 基因融合，后者直接与 NCoR-mSin3a-HDAC 复合体相互作用而抑制基因转录。只有加入外源 HDAC 抑制剂才能克服这种阻滞。另外一个为大家所熟知的通过招募 HDAC 引起转录沉默的例子是 t(8;21) 易位形成的 AML1-ETO 融合蛋白。就像已提及的，加入 HDAC 抑制剂能够缓解 ETO 导致的转录抑制[203]。虽然 11 个 HDAC 家族成员已被鉴定，但人们对其冗余的生物学及生理学功能的认识非常有限。在图 13-4B 中，HDAC 抑制剂使得受抑制的基因重新表达及分化的诱导。大部分的抑制剂，包括酯肽、SAHA 等[204]，均不具有同工酶的选择性，因此只有有限的治疗价值。然而，丙戊酸是这组药物中可选择性地抑制 HDAC2 的第一个[205]。丙戊酸引起 HDAC2 的蛋白酶体降解。基础性和丙戊酸引起 HDAC2 的降解强烈地依赖 E2 泛素交联酶 Ubc8 以及 E3 泛素连接酶 RLIM。因此，多聚泛素化和蛋白酶体介导的降解提供了一同工酶特异的、HDAC2 下调的机制[205]。这也标示了另外一种细胞周期元件的重要性，导入本章节的最后一个部分——蛋白酶体(proteasome)。

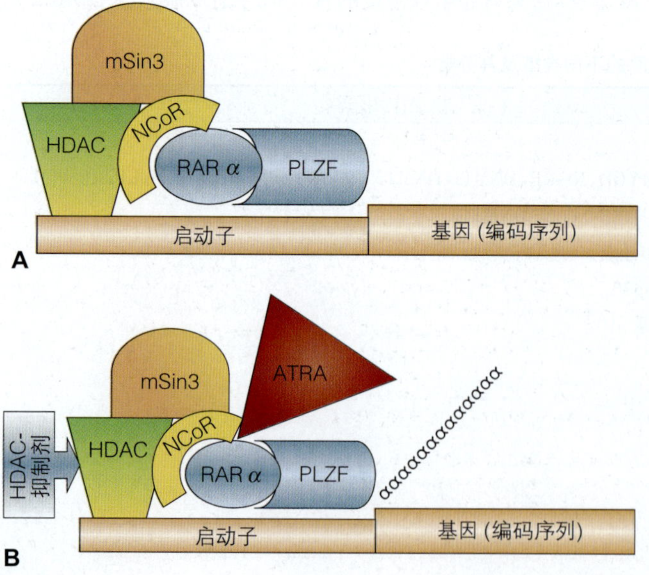

图 13-4 A. 在伴 t(11;17) 的 AML 中，募集组蛋白去乙酰化酶(HDACs) 导致转录沉默。参见文中叙述。B. 在伴 t(11;17) 的 AML 中，HDACs 抑制剂和维 A 酸(ATRA)导致转录活化和诱导分化。参见文中叙述。

蛋白酶体：再循环机器

蛋白酶体是一个 2.4mDa 的多活性中心的蛋白酶复合体，在细胞蛋白的调节中发挥重要作用。它的结构包括一个圆柱形的核心，即所谓的 20S 颗粒，其由 4 个叠加在一起的环所组成，每个环含 7 个蛋白质。蛋白酶体的另一组分为两个拷贝的所谓 19S 颗粒，其与 20S 核心相结合。只有泛素化的蛋白后才能被蛋白酶体降解。不同蛋白底物的泛素化需要三个酶——E1(ATP 依赖的泛素活化酶)、E2(泛素交联酶)和 E3(泛素蛋白连接酶)的序贯作用。泛素 - 蛋白酶体途径，通过一依赖 ATP 的机制，在蛋白的降解过程中发挥着重要作用，其涉及细胞周期控制、转录因子激活、凋亡、肿瘤增殖[206]。像 HDAC2 这样的蛋白可被多个泛素分子标记，而后被该机制降解[205]。几种肿瘤依赖于快速的细胞周期，这需要多种调控蛋白的表达和降解。一些会经蛋白酶体降解的蛋白质包括周期素(周期素 A、B、D、E)、CDK 抑制物($p27^{kip1}$，$p21^{cip1}$)、p53、RB、cdc25 磷酸酯酶和其他等[207]。上述蛋白的快速代谢引发某些人类肿瘤的快速增殖，因此蛋白酶体是一个的极好的新药物靶标。业已证明蛋白酶体抑制剂硼替佐米在多发性骨髓瘤中的作用，这些药物抑制蛋白酶体的降解功能，使得细胞积聚在细胞周期的 G_2-M 期，而处于 G_1 期的细胞减少[207,208]。利用硼替佐米处理多发性骨髓瘤细胞后，$p27^{kip1}$ 和 $p21^{cip1}$ 蛋白上调，引起肿瘤细胞细胞周期阻滞和凋亡[209]。

蛋白酶体也为核转录因子 NF-κB 的激活所必需。NF-κB 在环境应力和细胞毒素作用下，通过凋亡抑制物的转录来维持细胞的活力。根据这些研究，靶向蛋白酶体已经成为肿瘤治疗的新途径，随着对细胞周期机制的深入了解，将来可能发展出新的抗肿瘤药物。

翻译：王韫芳

校对：闫新龙，诸 江

参考文献

1. Hartwell LH, Weinert TA: Checkpoints: Controls that ensure the order of cell cycle events. *Science* 246:629, 1989.
2. Elledge SJ: Cell cycle checkpoints: Preventing an identity crisis. *Science* 274:1664, 1996.
3. Russell P: Checkpoints on the road to mitosis. *Trends Biochem Sci* 23:399, 1998.
4. Murray AW: The genetics of cell cycle checkpoints. *Curr Opin Genet Dev* 5:5, 1995.
5. Hartwell LH, Kastan MB: Cell cycle control and cancer. *Science* 266:1821, 1994.
6. Rao PN, Johnson RT: Mammalian cell fusion: Studies on the regulation of DNA synthesis and mitosis. *Nature* 225:159, 1970.
7. Lohka MJ, Hayes MK, Maller JL: Purification of maturation-promoting factor, an intracellular regulator of early mitotic events. *Proc Natl Acad Sci U S A* 85:3009, 1988.
8. Sherr CJ: Mammalian G1 cyclins. *Cell* 73:1059, 1993.
9. Pines J: Cyclins and cyclin-dependent kinases: Take your partners. *Trends Biochem Sci* 18:195, 1993.
10. Chen HH, Wong YH, Geneviere AM, et al: CDK13/CDC2L5 interacts with L-type cyclins and regulates alternative splicing. *Biochem Biophys Res Commun* 354:735, 2007.
11. Pagano M, Pepperkok R, Verde F, et al: Cyclin A is required at two points in the

human cell cycle. *EMBO J* 11:961, 1992.
12. Rape M, Kirschner MW: Autonomous regulation of the anaphase-promoting complex couples mitosis to S-phase entry. *Nature* 432:588, 2004.
13. Resnitzky D, Hengst L, Reed SI: Cyclin A-associated kinase activity is rate limiting for entrance into S phase and is negatively regulated in G1 by p27Kip1. *Mol Cell Biol* 15:4347, 1995.
14. Meyerson M, Enders GH, Wu CL, et al: A family of human cdc2-related protein kinases. *EMBO J* 11:2909, 1992.
15. Solomon MJ: Activation of the various cyclin/cdc2 protein kinases. *Curr Opin Cell Biol* 5:180, 1993.
16. Lew J, Wang JH: Neuronal cdc2-like kinase. *Trends Biochem Sci* 20:33, 1995.
17. Matsushime H, Ewen ME, Strom DK, et al: Identification and properties of an atypical catalytic subunit (p34PSK-J3/cdk4) for mammalian D type G1 cyclins. *Cell* 71:323, 1992.
18. Xiong Y, Zhang H, Beach D: D type cyclins associate with multiple protein kinases and the DNA replication and repair factor PCNA. *Cell* 71:505, 1992.
19. Meyerson M, Harlow E: Identification of G1 kinase activity for cdk6, a novel cyclin D partner. *Mol Cell Biol* 14:2077, 1994.
20. Fesquet D, Labbe JC, Derancourt J, et al: The MO15 gene encodes the catalytic subunit of a protein kinase that activates cdc2 and other cyclin-dependent kinases (cdks) through phosphorylation of Thr161 and its homologues. *EMBO J* 12:3111, 1993.
21. Knuesel MT, Meyer KD, Donner AJ, et al: The human CDK8 subcomplex is a histone kinase that requires Med12 for activity and can function independently of mediator. *Mol Cell Biol* 29:650, 2009.
22. Morris EJ, Ji JY, Yang F, et al: E2F1 represses beta-catenin transcription and is antagonized by both pRB and CDK8. *Nature* 455:552, 2008.
23. Romano G, Giordano A: Role of the cyclin-dependent kinase 9-related pathway in mammalian gene expression and human diseases. *Cell Cycle* 7:3664, 2008.
24. Chen D, Fong Y, Zhou Q: Specific interaction of Tat with the human but not rodent P-TEFb complex mediates the species-specific Tat activation of HIV-1 transcription. *Proc Natl Acad Sci U S A* 96:2728, 1999.
25. Sergere JC, Thuret JY, Le Roux G, et al: Human CDK10 gene isoforms. *Biochem Biophys Res Commun* 276:271, 2000.
26. Hu D, Mayeda A, Trembley JH, et al: CDK11 complexes promote pre-mRNA splicing. *J Biol Chem* 278:8623, 2003.
27. Kasten M, Giordano A: Cdk10, a Cdc2-related kinase, associates with the Ets2 transcription factor and modulates its transactivation activity. *Oncogene* 20:1832, 2001.
28. Bagella L, Giacinti C, Simone C, et al: Identification of murine cdk10: Association with Ets2 transcription factor and effects on the cell cycle. *J Cell Biochem* 99:978, 2006.
29. Chen HH, Wang YC, Fann MJ: Identification and characterization of the CDK12/cyclin L1 complex involved in alternative splicing regulation. *Mol Cell Biol* 26:2736, 2006.
30. Hunt T: Cyclins and their partners: From a simple idea to complicated reality. *Semin Cell Biol* 2:213, 1991.
31. Lees EM, Harlow E: Sequences within the conserved cyclin box of human cyclin A are sufficient for binding to and activation of cdc2 kinase. *Mol Cell Biol* 13:1194, 1993.
32. Hanashiro K, Kanai M, Geng Y, et al: Roles of cyclins A and E in induction of centrosome amplification in p53-compromised cells. *Oncogene* 27:5288, 2008.
33. Krug U, Yasmeen A, Beger C, et al: Cyclin A1 regulates WT1 expression in acute myeloid leukemia cells. *Int J Oncol* 34:129, 2009.
34. Ohtsubo M, Roberts JM: Cyclin-dependent regulation of G1 in mammalian fibroblasts. *Science* 259:1908, 1993.
35. Ekholm SV, Reed SI: Regulation of G(1) cyclin-dependent kinases in the mammalian cell cycle. *Curr Opin Cell Biol* 12:676, 2000.
36. Strohmaier H, Spruck CH, Kaiser P, et al: Human F-box protein hCdc4 targets cyclin E for proteolysis and is mutated in a breast cancer cell line. *Nature* 413:316, 2001.
37. Ekholm-Reed S, Mendez J, Tedesco D, et al: Deregulation of cyclin E in human cells interferes with prereplication complex assembly. *J Cell Biol* 165:789, 2004.
38. Zhang HS, Postigo AA, Dean DC: Active transcriptional repression by the Rb-E2F complex mediates G1 arrest triggered by p16INK4a, TGFbeta, and contact inhibition. *Cell* 97:53, 1999.
39. Rajagopalan H, Jallepalli PV, Rago C, et al: Inactivation of hCDC4 can cause chromosomal instability. *Nature* 428:77, 2004.
40. Keck JM, Summers MK, Tedesco D, et al: Cyclin E overexpression impairs progression through mitosis by inhibiting APC(Cdh1). *J Cell Biol* 178:371, 2007.
41. McGowan CH, Russell P, Reed SI: Periodic biosynthesis of the human M-phase promoting factor catalytic subunit p34 during the cell cycle. *Mol Cell Biol* 10:3847, 1990.
42. Buendia B, Draetta G, Karsenti E: Regulation of the microtubule nucleating activity of centrosomes in Xenopus egg extracts: Role of cyclin A-associated protein kinase. *J Cell Biol* 116:1431, 1992.
43. Gallant P, Nigg EA: Cyclin B2 undergoes cell cycle-dependent nuclear translocation and, when expressed as a non-destructible mutant, causes mitotic arrest in HeLa cells. *J Cell Biol* 117:213, 1992.
44. Draviam VM, Orrechia S, Lowe M, et al: The localization of human cyclins B1 and B2 determines CDK1 substrate specificity and neither enzyme requires MEK to disassemble the Golgi apparatus. *J Cell Biol* 152:945, 2001.
45. Pines J: The cell cycle kinases. *Semin Cancer Biol* 5:305, 1994.
46. Arnaoutov A, Dasso M: The Ran GTPase regulates kinetochore function. *Dev Cell* 5:99, 2003.
47. Bentley AM, Normand G, Hoyt J, et al: Distinct sequence elements of cyclin B1 promote localization to chromatin, centrosomes, and kinetochores during mitosis. *Mol Biol Cell* 18:4847, 2007.
48. Yu Q, Sicinska E, Geng Y, et al: Requirement for CDK4 kinase function in breast cancer. *Cancer Cell* 9:23, 2006.
49. Landis MW, Pawlyk BS, Li T, et al: Cyclin D1-dependent kinase activity in murine development and mammary tumorigenesis. *Cancer Cell* 9:13, 2006.
50. Wei P, Garber ME, Fang SM, et al: A novel CDK9-associated C-type cyclin interacts directly with HIV-1 Tat and mediates its high-affinity, loop-specific binding to TAR RNA. *Cell* 92:451, 1998.
51. Peng J, Zhu Y, Milton JT, et al: Identification of multiple cyclin subunits of human P-TEFb. *Genes Dev* 12:755, 1998.
52. Fujinaga K, Cujec TP, Peng J, et al: The ability of positive transcription elongation factor B to transactivate human immunodeficiency virus transcription depends on a functional kinase domain, cyclin T1, and Tat. *J Virol* 72:7154, 1998.
53. MacLachlan TK, Sang N, De Luca A, et al: Binding of CDK9 to TRAF2. *J Cell Biochem* 71:467, 1998.
54. Michels AA, Nguyen VT, Fraldi A, et al: MAQ1 and 7SK RNA interact with CDK9/cyclin T complexes in a transcription-dependent manner. *Mol Cell Biol* 23:4859, 2003.
55. Garriga J, Bhattacharya S, Calbo J, et al: CDK9 is constitutively expressed throughout the cell cycle, and its steady-state expression is independent of SKP2. *Mol Cell Biol* 23:5165, 2003.
56. Husson H, Carideo EG, Neuberg D, et al: Gene expression profiling of follicular lymphoma and normal germinal center B cells using cDNA arrays. *Blood* 99:282, 2002.
57. Iorns E, Turner NC, Elliott R, et al: Identification of CDK10 as an important determinant of resistance to endocrine therapy for breast cancer. *Cancer Cell* 13:91, 2008.
58. Trembley JH, Hu D, Slaughter CA, et al: Casein kinase 2 interacts with cyclin-dependent kinase 11 (CDK11) *in vivo* and phosphorylates both the RNA polymerase II carboxyl-terminal domain and CDK11 *in vitro*. *J Biol Chem* 278:2265, 2003.
59. Shi J, Feng Y, Goulet AC, et al: The p34cdc2-related cyclin-dependent kinase 11 interacts with the p47 subunit of eukaryotic initiation factor 3 during apoptosis. *J Biol Chem* 278:5062, 2003.
60. Yokoyama H, Gruss OJ, Rybina S, et al: Cdk11 is a RanGTP-dependent microtubule stabilization factor that regulates spindle assembly rate. *J Cell Biol* 180:867, 2008.
61. Hu D, Valentine M, Kidd VJ, et al: CDK11(p58) is required for the maintenance of sister chromatid cohesion. *J Cell Sci* 120:2424, 2007.
62. Chandramouli A, Shi J, Feng Y, et al: Haploinsufficiency of the cdc2l gene contributes to skin cancer development in mice. *Carcinogenesis* 28:2028, 2007.
63. Sherr CJ: Cancer cell cycles. *Science* 274:1672, 1996.
64. Gu Y, Turck CW, Morgan DO: Inhibition of CDK2 activity in vivo by an associated 20K regulatory subunit. *Nature* 366:707, 1993.
65. Blagosklonny MV, Pardee AB: The restriction point of the cell cycle. *Cell Cycle* 1:103, 2002.
66. Assoian RK, Yung Y: A reciprocal relationship between Rb and Skp2: Implications for restriction point control, signal transduction to the cell cycle and cancer. *Cell Cycle* 7:24, 2008.
67. Yung Y, Walker JL, Roberts JM, et al: A Skp2 autoinduction loop and restriction point control. *J Cell Biol* 178:741, 2007.
68. Nourse J, Firpo E, Flanagan WM, et al: Interleukin-2-mediated elimination of the p27Kip1 cyclin-dependent kinase inhibitor prevented by rapamycin. *Nature* 372:570, 1994.
69. Santamaria D, Ortega S: Cyclins and CDKS in development and cancer: Lessons from genetically modified mice. *Front Biosci* 11:1164, 2006.
70. Genovese C, Trani D, Caputi M, et al: Cell cycle control and beyond: Emerging roles for the retinoblastoma gene family. *Oncogene* 25:5201, 2006.
71. Serrano M, Hannon GJ, Beach D: A new regulatory motif in cell-cycle control causing specific inhibition of cyclin D/CDK4 [see comments]. *Nature* 366:704, 1993.
72. Chan FK, Zhang J, Cheng L, et al: Identification of human and mouse p19, a novel CDK4 and CDK6 inhibitor with homology to p16ink4. *Mol Cell Biol* 15:2682, 1995.
73. DeGregori J, Leone G, Ohtani K, et al: E2F-1 accumulation bypasses a G1 arrest resulting from the inhibition of G1 cyclin-dependent kinase activity. *Genes Dev* 9:2873, 1995.
74. Nobori T, Miura K, Wu DJ, et al: Deletions of the cyclin-dependent kinase-4 inhibitor gene in multiple human cancers. *Nature* 368:753, 1994.
75. Bai C, Sen P, Hofmann K, et al: SKP1 connects cell cycle regulators to the ubiquitin proteolysis machinery through a novel motif, the F-box. *Cell* 86:263, 1996.
76. Feldman RM, Correll CC, Kaplan KB, et al: A complex of Cdc4p, Skp1p, and Cdc53p/cullin catalyzes ubiquitination of the phosphorylated CDK inhibitor Sic1p [see comments]. *Cell* 91:221, 1997.
77. Skowyra D, Koepp DM, Kamura T, et al: Reconstitution of G1 cyclin ubiquitination with complexes containing SCFGrr1 and Rbx1 [see comments]. *Science* 284:662, 1999.
78. Sun A, Bagella L, Tutton S, et al: From G0 to S phase: A view of the roles played by the retinoblastoma (Rb) family members in the Rb-E2F pathway. *J Cell Biochem* 102:1400, 2007.
79. Krug U, Ganser A, Koeffler HP: Tumor suppressor genes in normal and malignant hematopoiesis. *Oncogene* 21:3475, 2002.
80. Hagemeier C, Bannister AJ, Cook A, et al: The activation domain of transcription factor PU.1 binds the retinoblastoma (RB) protein and the transcription factor TFIID *in vitro*: RB shows sequence similarity to TFIID and TFIIB. *Proc Natl Acad Sci U S A* 90:1580, 1993.
81. Walkley CR, Sankaran VG, Orkin SH: Rb and hematopoiesis: Stem cells to anemia. *Cell Div* 3:13, 2008.
82. Zhang P, Zhang X, Iwama A, et al: PU.1 inhibits GATA-1 function and erythroid differentiation by blocking GATA-1 DNA binding. *Blood* 96:2641, 2000.
83. Bergh G, Ehinger M, Olsson I, et al: Involvement of the retinoblastoma protein in monocytic and neutrophilic lineage commitment of human bone marrow progenitor cells. *Blood* 94:1971, 1999.
84. Sherr CJ, Roberts JM: Inhibitors of mammalian G1 cyclin-dependent kinases. *Genes Dev* 9:1149, 1995.
85. Zhang H, Xiong Y, Beach D: Proliferating cell nuclear antigen and p21 are components of multiple cell cycle kinase complexes. *Mol Biol Cell* 4:897, 1993.

86. Li Y, Jenkins CW, Nichols MA, et al: Cell cycle expression and p53 regulation of the cyclin-dependent kinase inhibitor p21. *Oncogene* 9:2261, 1994.
87. Wang Z, Bhattacharya N, Mixter PF, et al: Phosphorylation of the cell cycle inhibitor p21Cip1/WAF1 by Pim-1 kinase. *Biochim Biophys Acta* 1593:45, 2002.
88. Zhang Y, Wang Z, Magnuson NS: Pim-1 kinase-dependent phosphorylation of p21Cip1/WAF1 regulates its stability and cellular localization in H1299 cells. *Mol Cancer Res* 5:909, 2007.
89. Ellwood-Yen K, Graeber TG, Wongvipat J, et al: Myc-driven murine prostate cancer shares molecular features with human prostate tumors. *Cancer Cell* 4:223, 2003.
90. Kato JY, Matsuoka M, Polyak K, et al: Cyclic AMP-induced G1 phase arrest mediated by an inhibitor (p27Kip1) of cyclin-dependent kinase 4 activation. *Cell* 79:487, 1994.
91. Vervoorts J, Luscher B: Post-translational regulation of the tumor suppressor p27(KIP1). *Cell Mol Life Sci* 65:3255, 2008.
92. Koepp DM, Harper JW, Elledge SJ: How the cyclin became a cyclin: Regulated proteolysis in the cell cycle. *Cell* 97:431, 1999.
93. Hirai H, Roussel MF, Kato JY, et al: Novel INK4 proteins, p19 and p18, are specific inhibitors of the cyclin D-dependent kinases CDK4 and CDK6. *Mol Cell Biol* 15:2672, 1995.
94. Hannon GJ, Beach D: P15ink4b is a potential effector of TGF-beta-induced cell cycle arrest [see comments]. *Nature* 371:257, 1994.
95. Adams L, Roth MJ, Abnet CC, et al: Promoter methylation in cytology specimens as an early detection marker for esophageal squamous dysplasia and early esophageal squamous cell carcinoma. *Cancer Prev Res (Phila Pa)* 1:357, 2008.
96. Lee YK, Park JY, Kang HJ, et al: Overexpression of p16INK4A and p14ARF in haematological malignancies. *Clin Lab Haematol* 25:233, 2003.
97. Drexler HG: Review of alterations of the cyclin-dependent kinase inhibitor INK4 family genes p15, p16, p18 and p19 in human leukemia-lymphoma cells. *Leukemia* 12:845, 1998.
98. Sulong S, Moorman AV, Irving JA, et al: A comprehensive analysis of the CDKN2A gene in childhood acute lymphoblastic leukemia reveals genomic deletion, copy number neutral loss of heterozygosity, and association with specific cytogenetic subgroups. *Blood* 113:100, 2009.
99. Diccianni MB, Batova A, Yu J, et al: Shortened survival after relapse in T-cell acute lymphoblastic leukemia patients with p16/p15 deletions. *Leuk Res* 21:549, 1997.
100. Belaud-Rotureau MA, Marietta V, Vergier B, et al: Inactivation of p16INK4a/CDKN2A gene may be a diagnostic feature of large B cell lymphoma leg type among cutaneous B cell lymphomas. *Virchows Arch* 452:607, 2008.
101. Bender CM, Pao MM, Jones PA: Inhibition of DNA methylation by 5-aza-2′-deoxycytidine suppresses the growth of human tumor cell lines. *Cancer Res* 58:95, 1998.
102. Cameron EE, Bachman KE, Myohanen S, et al: Synergy of demethylation and histone deacetylase inhibition in the re-expression of genes silenced in cancer. *Nat Genet* 21:103, 1999.
103. Humbey O, Pimkina J, Zilfou JT, et al: The ARF tumor suppressor can promote the progression of some tumors. *Cancer Res* 68:9608, 2008.
104. Mrozek K, Heinonen K, Bloomfield CD: Clinical importance of cytogenetics in acute myeloid leukaemia. *Best Pract Res Clin Haematol* 14:19, 2001.
105. Frohling S, Dohner H: Chromosomal abnormalities in cancer. *N Engl J Med* 359:722, 2008.
106. Dann EJ, Rowe JM: Biology and therapy of secondary leukaemias. *Baillieres Best Pract Res Clin Haematol* 14:119, 2001.
107. Vega F, Medeiros LJ: Chromosomal translocations involved in non-Hodgkin lymphomas. *Arch Pathol Lab Med* 127:1148, 2003.
108. Ichikawa M, Asai T, Chiba S, et al: Runx1/AML-1 ranks as a master regulator of adult hematopoiesis. *Cell Cycle* 3:722, 2004.
109. Elagib KE, Racke FK, Mogass M, et al: RUNX1 and GATA-1 coexpression and cooperation in megakaryocytic differentiation. *Blood* 101:4333, 2003.
110. Okuda T, van Deursen J, Hiebert SW, et al: AML1, the target of multiple chromosomal translocations in human leukemia, is essential for normal fetal liver hematopoiesis. *Cell* 84:321, 1996.
111. Scandura JM, Boccuni P, Cammenga J, et al: Transcription factor fusions in acute leukemia: Variations on a theme. *Oncogene* 21:3422, 2002.
112. Gilles L, Guieze R, Bluteau D, et al: P19INK4D links endomitotic arrest and megakaryocyte maturation and is regulated by AML-1. *Blood* 111:4081, 2008.
113. Wichmann C, Chen L, Heinrich M, et al: Targeting the oligomerization domain of ETO interferes with RUNX1/ETO oncogenic activity in t(8;21)-positive leukemic cells. *Cancer Res* 67:2280, 2007.
114. Lin RJ, Sternsdorf T, Tini M, et al: Transcriptional regulation in acute promyelocytic leukemia. *Oncogene* 20:7204, 2001.
115. Le XF, Vallian S, Mu ZM, et al: Recombinant PML adenovirus suppresses growth and tumorigenicity of human breast cancer cells by inducing G1 cell cycle arrest and apoptosis. *Oncogene* 16:1839, 1998.
116. Bischof O, Nacerddine K, Dejean A: Human papillomavirus oncoprotein E7 targets the promyelocytic leukemia protein and circumvents cellular senescence via the Rb and p53 tumor suppressor pathways. *Mol Cell Biol* 25:1013, 2005.
117. Jul-Larsen A, Grudic A, Bjerkvig R, et al: Cell-cycle regulation and dynamics of cytoplasmic compartments containing the promyelocytic leukemia protein and nucleoporins. *J Cell Sci* 122:1201, 2009.
118. Salomoni P, Pandolfi PP: The role of PML in tumor suppression. *Cell* 108:165, 2002.
119. Hayakawa F, Abe A, Kitabayashi I, et al: Acetylation of PML is involved in histone deacetylase inhibitor-mediated apoptosis. *J Biol Chem* 283:24420, 2008.
120. Chen Z, Brand NJ, Chen A, et al: Fusion between a novel Kruppel-like zinc finger gene and the retinoic acid receptor-alpha locus due to a variant t(11;17) translocation associated with acute promyelocytic leukaemia. *EMBO J* 12:1161, 1993.
121. Tefferi A, Gilliland DG: Oncogenes in myeloproliferative disorders. *Cell Cycle* 6:550, 2007.
122. Ren R: Mechanisms of BCR-ABL in the pathogenesis of chronic myelogenous leukaemia. *Nat Rev Cancer* 5:172, 2005.
123. Skorski T: BCR/ABL regulates response to DNA damage: The role in resistance to genotoxic treatment and in genomic instability. *Oncogene* 21:8591, 2002.
124. Gleissner B, Thiel E: Molecular genetic events in adult acute lymphoblastic leukemia. *Expert Rev Mol Diagn* 3:339, 2003.
125. Chi YH, Ward JM, Cheng LI, et al: Spindle assembly checkpoint and p53 deficiencies cooperate for tumorigenesis in mice. *Int J Cancer* 124:1483, 2009.
126. Fabbro D, Ruetz S, Buchdunger E, et al: Protein kinases as targets for anticancer agents: From inhibitors to useful drugs. *Pharmacol Ther* 93:79, 2002.
127. Spinelli O, Peruta B, Tosi M, et al: Clearance of minimal residual disease after allogeneic stem cell transplantation and the prediction of the clinical outcome of adult patients with high-risk acute lymphoblastic leukemia. *Haematologica* 92:612, 2007.
128. Tirado CA, Sebastian S, Moore JO, et al: Molecular and cytogenetic characterization of a novel rearrangement involving chromosomes 9, 12, and 17 resulting in ETV6 (TEL) and ABL fusion. *Cancer Genet Cytogenet* 157:74, 2005.
129. Rodrigues GA, Park M: Dimerization mediated through a leucine zipper activates the oncogenic potential of the met receptor tyrosine kinase. *Mol Cell Biol* 13:6711, 1993.
130. Fujimoto J, Shiota M, Iwahara T, et al: Characterization of the transforming activity of p80, a hyperphosphorylated protein in a Ki-1 lymphoma cell line with chromosomal translocation t(2;5). *Proc Natl Acad Sci U S A* 93:4181, 1996.
131. Amin HM, Lai R: Pathobiology of ALK+ anaplastic large-cell lymphoma. *Blood* 110:2259, 2007.
132. Golub TR, Barker GF, Lovett M, et al: Fusion of PDGF receptor beta to a novel ets-like gene, tel, in chronic myelomonocytic leukemia with t(5;12) chromosomal translocation. *Cell* 77:307, 1994.
133. Tam WF, Gu TL, Chen J, et al: Id1 is a common downstream target of oncogenic tyrosine kinases in leukemic cells. *Blood* 112:1981, 2008.
134. Graham SM, Cox AD, Drivas G, et al: Aberrant function of the Ras-related protein TC21/R-Ras2 triggers malignant transformation. *Mol Cell Biol* 14:4108, 1994.
135. Saxena N, Lahiri SS, Hambarde S, et al: RAS: Target for cancer therapy. *Cancer Invest* 26:948, 2008.
136. Khosravi-Far R, Solski PA, Clark GJ, et al: Activation of Rac1, RhoA, and mitogen-activated protein kinases is required for Ras transformation. *Mol Cell Biol* 15:6443, 1995.
137. Yip SC, El-Sibai M, Coniglio SJ, et al: The distinct roles of Ras and Rac in PI 3-kinase-dependent protrusion during EGF-stimulated cell migration. *J Cell Sci* 120:3138, 2007.
138. Schlessinger K, Hall A, Tolwinski N: Wnt signaling pathways meet Rho GTPases. *Genes Dev* 23:265, 2009.
139. Chang F, Steelman LS, Lee JT, et al: Signal transduction mediated by the Ras/Raf/MEK/ERK pathway from cytokine receptors to transcription factors: Potential targeting for therapeutic intervention. *Leukemia* 17:1263, 2003.
140. Crump M: Inhibition of raf kinase in the treatment of acute myeloid leukemia. *Curr Pharm Des* 8:2243, 2002.
141. Davis RK, Chellappan S: Disrupting the Rb-Raf-1 interaction: A potential therapeutic target for cancer. *Drug News Perspect* 21:331, 2008.
142. Thiel G, Ekici M, Rossler OG: Regulation of cellular proliferation, differentiation and cell death by activated Raf. *Cell Commun Signal* 7:8, 2009.
143. Johnson NL, Gardner AM, Diener KM, et al: Signal transduction pathways regulated by mitogen-activated/extracellular response kinase kinase kinase induce cell death. *J Biol Chem* 271:3229, 1996.
144. Seth A, Gonzalez FA, Gupta S, et al: Signal transduction within the nucleus by mitogen-activated protein kinase. *J Biol Chem* 267:24796, 1992.
145. Amendola D, De Salvo M, Marchese R, et al: Myc down-regulation affects cyclin D1/cdk4 activity and induces apoptosis via Smac/Diablo pathway in an astrocytoma cell line. *Cell Prolif* 42:94, 2009.
146. Hoffmann I, Clarke PR, Marcote MJ, et al: Phosphorylation and activation of human cdc25-C by cdc2—Cyclin B and its involvement in the self-amplification of MPF at mitosis. *EMBO J* 12:53, 1993.
147. Zhang H, Gao P, Fukuda R, et al: HIF-1 inhibits mitochondrial biogenesis and cellular respiration in VHL-deficient renal cell carcinoma by repression of C-MYC activity. *Cancer Cell* 11:407, 2007.
148. Kramer MH, Hermans J, Wijburg E, et al: Clinical relevance of BCL2, BCL6, and MYC rearrangements in diffuse large B-cell lymphoma. *Blood* 92:3152, 1998.
149. Bonnotte B, Favre N, Moutet M, et al: Bcl-2-mediated inhibition of apoptosis prevents immunogenicity and restores tumorigenicity of spontaneously regressive tumors. *J Immunol* 161:1433, 1998.
150. Yin DX, Schimke RT: Inhibition of apoptosis by overexpressing Bcl-2 enhances gene amplification by a mechanism independent of aphidicolin pretreatment. *Proc Natl Acad Sci U S A* 93:3394, 1996.
151. Del Principe MI, Del Poeta G, Venditti A, et al: Apoptosis and immaturity in acute myeloid leukemia. *Hematology* 10:25, 2005.
152. Gelmetti V, Zhang J, Fanelli M, et al: Aberrant recruitment of the nuclear receptor corepressor-histone deacetylase complex by the acute myeloid leukemia fusion partner ETO. *Mol Cell Biol* 18:7185, 1998.
153. Wang J, Hoshino T, Redner RL, et al: ETO, fusion partner in t(8;21) acute myeloid leukemia, represses transcription by interaction with the human N-CoR/mSin3/HDAC1 complex. *Proc Natl Acad Sci U S A* 95:10860, 1998.
154. Wong CW, Privalsky ML: Components of the SMRT corepressor complex exhibit distinctive interactions with the POZ domain oncoproteins PLZF, PLZF-RARalpha, and BCL-6. *J Biol Chem* 273:27695, 1998.
155. David G, Alland L, Hong SH, et al: Histone deacetylase associated with mSin3A mediates repression by the acute promyelocytic leukemia-associated PLZF protein. *Oncogene* 16:2549, 1998.
156. Yunis JJ, Ramsay N: Retinoblastoma and subband deletion of chromosome 13. *Am J Dis Child* 132:161, 1978.
157. Grana X, Garriga J, Mayol X: Role of the retinoblastoma protein family, pRB, p107 and p130 in the negative control of cell growth. *Oncogene* 17:3365, 1998.

158. Bookstein R, Lee WH: Molecular genetics of the retinoblastoma suppressor gene. *Crit Rev Oncog* 2:211, 1991.
159. Chellappan S, Kraus VB, Kroger B, et al: Adenovirus E1A, simian virus 40 tumor antigen, and human papillomavirus E7 protein share the capacity to disrupt the interaction between transcription factor E2F and the retinoblastoma gene product. *Proc Natl Acad Sci U S A* 89:4549, 1992.
160. Krug U, Ganser A, Koeffler HP: Tumor suppressor genes in normal and malignant hematopoiesis. *Oncogene* 21:3475, 2002.
161. Stommel JM, Wahl GM: Accelerated MDM2 auto-degradation induced by DNA-damage kinases is required for p53 activation. *EMBO J* 23:1547, 2004.
162. Kubbutat MH, Jones SN, Vousden KH: Regulation of p53 stability by Mdm2. *Nature* 387:299, 1997.
163. Eischen CM, Lozano G: P53 and MDM2: Antagonists or partners in crime? *Cancer Cell* 15:161, 2009.
164. Bouska A, Eischen CM: Mdm2 affects genome stability independent of p53. *Cancer Res* 69:1697, 2009.
165. Roth J, Dobbelstein M, Freedman DA, et al: Nucleo-cytoplasmic shuttling of the hdm2 oncoprotein regulates the levels of the p53 protein via a pathway used by the human immunodeficiency virus rev protein. *EMBO J* 17:554, 1998.
166. Quelle DE, Zindy F, Ashmun RA, et al: Alternative reading frames of the INK4a tumor suppressor gene encode two unrelated proteins capable of inducing cell cycle arrest. *Cell* 83:993, 1995.
167. Kamijo T, Zindy F, Roussel MF, et al: Tumor suppression at the mouse INK4a locus mediated by the alternative reading frame product p19ARF. *Cell* 91:649, 1997.
168. Bates S, Phillips AC, Clark PA, et al: P14arf links the tumour suppressors Rb and p53 [letter]. *Nature* 395:124, 1998.
169. Palmero I, Pantoja C, Serrano M: P19arf links the tumour suppressor p53 to Ras [letter]. *Nature* 395:125, 1998.
170. Prives C: Signaling to p53: Breaking the MDM2-p53 circuit. *Cell* 95:5, 1998.
171. Sherr CJ: Tumor surveillance via the ARF-p53 pathway. *Genes Dev* 12:2984, 1998.
172. Kurz EU, S.P. Lees-Miller, DNA damage-induced activation of ATM and ATM-dependent signaling pathways. *DNA Repair (Amst)* 3:889, 2004.
173. Senoo M, Manis JP, Alt FW, et al: P63 and p73 are not required for the development and p53-dependent apoptosis of T cells. *Cancer Cell* 6:85, 2004.
174. Deyoung MP, Ellisen LW: P63 and p73 in human cancer: Defining the network. *Oncogene* 26:5169, 2007.
175. Di Como CJ, Gaiddon C, Prives C: P73 function is inhibited by tumor-derived p53 mutants in mammalian cells. *Mol Cell Biol* 19:1438, 1999.
176. Melino G, Lu X, Gasco M, et al: Functional regulation of p73 and p63: Development and cancer. *Trends Biochem Sci* 28:663, 2003.
177. Kawano S, Miller CW, Gombart AF, et al: Loss of p73 gene expression in leukemias/lymphomas due to hypermethylation. *Blood* 94:1113, 1999.
178. Olopade OI, Jenkins RB, Ransom DT, et al: Molecular analysis of deletions of the short arm of chromosome 9 in human gliomas. *Cancer Res* 52:2523, 1992.
179. Schmid M, Malicki D, Nobori T, et al: Homozygous deletions of methylthioadenosine phosphorylase (MTAP) are more frequent than p16INK4A (CDKN2) homozygous deletions in primary non- small cell lung cancers (NSCLC). *Oncogene* 17:2669, 1998.
180. Stadler WM, Olopade OI: The 9p21 region in bladder cancer cell lines: Large homozygous deletion inactivate the CDKN2, CDKN2B and MTAP genes. *Urol Res* 24:239, 1996.
181. Gonzalez MV, Pello MF, Lopez-Larrea C, et al: Deletion and methylation of the tumour suppressor gene p16/CDKN2 in primary head and neck squamous cell carcinoma. *J Clin Pathol* 50:509, 1997.
182. Yamada Y, Hatta Y, Murata K, et al: Deletions of p15 and/or p16 genes as a poor-prognosis factor in adult T- cell leukemia. *J Clin Oncol* 15:1778, 1997.
183. Hori Y, Hori H, Yamada Y, et al: The methylthioadenosine phosphorylase gene is frequently co-deleted with the p16INK4a gene in acute type adult T-cell leukemia. *Int J Cancer* 75:51, 1998.
184. Kratzke RA, Otterson GA, Lincoln CE, et al: Immunohistochemical analysis of the p16INK4 cyclin-dependent kinase inhibitor in malignant mesothelioma. *J Natl Cancer Inst* 87:1870, 1995.
185. Cayuela JM, Gardie B, Sigaux F: Disruption of the multiple tumor suppressor gene MTS1/p16(INK4a)/CDKN2 by illegitimate V(D)J recombinase activity in T-cell acute lymphoblastic leukemias. *Blood* 90:3720, 1997.
186. Becker TM, Haferkamp S, Dijkstra MK, et al: The chromatin remodelling factor BRG1 is a novel binding partner of the tumor suppressor p16INK4a. *Mol Cancer* 8:4, 2009.
187. Christopher SA, Diegelman P, Porter CW, et al: Methylthioadenosine phosphorylase, a gene frequently codeleted with p16(cdkN2a/ARF), acts as a tumor suppressor in a breast cancer cell line. *Cancer Res* 62:6639, 2002.
188. Lan L, Trempus C, Gilmour SK: Inhibition of ornithine decarboxylase (ODC) decreases tumor vascularization and reverses spontaneous tumors in ODC/Ras transgenic mice. *Cancer Res* 60:5696, 2000.
189. Subhi AL, Diegelman P, Porter CW, et al: Methylthioadenosine phosphorylase regulates ornithine decarboxylase by production of downstream metabolites. *J Biol Chem* 23:23, 2003.
190. Stevens AP, Spangler B, Wallner S, et al: Direct and tumor microenvironment mediated influences of 5′-deoxy-5′-(methylthio)adenosine on tumor progression of malignant melanoma. *J Cell Biochem* 106:210, 2009.
191. Jaffrain-Rea ML, Ferretti E, Toniato E, et al: P16 (Ink4a, Mts-1) gene polymorphism and methylation status in human pituitary tumours. *Clin Endocrinol (Oxf)* 51:317, 1999.
192. Baylin SB, Herman JG, Graff JR, et al: Alterations in DNA methylation: A fundamental aspect of neoplasia. *Adv Cancer Res* 72:141, 1998.
193. Boultwood J, Wainscoat JS: Gene silencing by DNA methylation in haematological malignancies. *Br J Haematol* 138:3, 2007.
194. Timmermann S, Hinds PW, Munger K: Re-expression of endogenous p16ink4a in oral squamous cell carcinoma lines by 5-aza-2′-deoxycytidine treatment induces a senescence-like state. *Oncogene* 17:3445, 1998.
195. Hennessy BT, Garcia-Manero G, Kantarjian HM, et al: DNA methylation in haematological malignancies: The role of decitabine. *Expert Opin Investig Drugs* 12:1985, 2003.
196. Xiong J, Epstein RJ: Growth inhibition of human cancer cells by 5-aza-2′-deoxycytidine does not correlate with its effects on INK4a/ARF expression or initial promoter methylation status. *Mol Cancer Ther* 8:779, 2009.
197. Razin A: CpG methylation, chromatin structure and gene silencing-a three-way connection. *EMBO J* 17:4905, 1998.
198. Jones PL, Veenstra GJ, Wade PA, et al: Methylated DNA and MeCP2 recruit histone deacetylase to repress transcription. *Nat Genet* 19:187, 1998.
199. Bueno MJ, de Castro IP, Malumbres M: Control of cell proliferation pathways by microRNAs. *Cell Cycle* 7:3143, 2008.
200. Vigushin DM, Coombes RC: Histone deacetylase inhibitors in cancer treatment. *Anticancer Drugs* 13:1, 2002.
201. Thiagalingam S, Cheng KH, Lee HJ, et al: Histone deacetylases: Unique players in shaping the epigenetic histone code. *Ann N Y Acad Sci* 983:84, 2003.
202. Haberland M, Montgomery RL, Olson EN: The many roles of histone deacetylases in development and physiology: Implications for disease and therapy. *Nat Rev Genet* 10:32, 2009.
203. Wang J, Saunthararajah Y, Redner RL, et al: Inhibitors of histone deacetylase relieve ETO-mediated repression and induce differentiation of AML1-ETO leukemia cells. *Cancer Res* 59:2766, 1999.
204. Zhou W, Zhu WG: The changing face of HDAC inhibitor depsipeptide. *Curr Cancer Drug Targets* 9:91, 2009.
205. Kramer OH, Zhu P, Ostendorff HP, et al: The histone deacetylase inhibitor valproic acid selectively induces proteasomal degradation of HDAC2. *EMBO J* 22:3411, 2003.
206. McBride WH, Iwamoto KS, Syljuasen R, et al: The role of the ubiquitin/proteasome system in cellular responses to radiation. *Oncogene* 22:5755, 2003.
207. Richardson PG, Mitsiades C, Hideshima T, et al: Proteasome inhibition in the treatment of cancer. *Cell Cycle* 4:290, 2005.
208. Elliott PJ, Ross JS: The proteasome: A new target for novel drug therapies. *Am J Clin Pathol* 116:637, 2001.
209. Pei XY, Dai Y, Grant S: Synergistic induction of oxidative injury and apoptosis in human multiple myeloma cells by the proteasome inhibitor bortezomib and histone deacetylase inhibitors. *Clin Cancer Res* 10:3839, 2004.

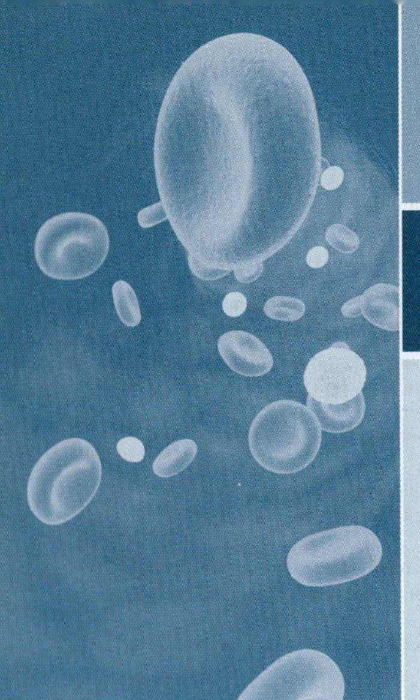

第14章

信号转导通路

Kenneth Kaushansky

摘　要

基本上对任何器官的细胞的所有外部影响都是通过生物化学和分子机制介导的；这些机制是由外来影响与细胞膜、细胞质或者细胞核受体的相互作用触发的。我们对这些受体以及将这些受体与细胞通路偶联起来的中间分子的理解已经大大扩展；这些细胞通路影响造血细胞的增殖、激活、分化或存活。传递来自细胞外环境的重要信息的血细胞表面的蛋白质包括单次跨膜的、同二聚体、异二聚体和异三聚体的跨膜蛋白，这些单跨膜蛋白有些具有内源性激酶活性，有些没有，但不论是否具有内源性激酶活性，都是通过诱导多种胞质蛋白的酪氨酸磷酸化来传导信号的；血细胞表面信号蛋白还包括通过G蛋白传递信号的7次跨膜结构域蛋白、能募集大的黏着斑（focal adhesion）的异源二聚体整合素和可诱导丝氨酸和苏氨酸磷酸化的异源二聚体蛋白的一些大家族。本章介绍影响造血细胞生成和功能的受体，第二信使和这些信使为使细胞警觉感应外来影响而发生的生化改变，协调同时影响细胞的多重信号的分子机制，以及这些信号影响的细胞过程。

细胞信号概述

血液细胞及骨髓中的造血祖细胞对于环境的应答极其敏锐。成熟血细胞可感应对其功能有重要影响的大量不同的信

本章使用的简写和缩略词：BCR，B细胞抗原受体（B-cell antigen receptor）；BMP，骨形态发生蛋白（bone morphogenic protein）；CT-1，心脏营养素-1（cardiotrophin-1）；CNTF，睫状神经营养因子（ciliary neurotrophic factor）；DD，死亡结构域（death domain）；DR，死亡受体（death receptor）；EPO，促红细胞生成素（erythropoietin）；EPOR，促红细胞生成素受体（erythropoietin receptor）；ERK，胞外应答激酶（extracellular response kinase）；FADD，Fas相关的死亡结构域（Fas-associated death domain）；FAK，黏着斑激酶（focal adhesion kinase）；GCSF，粒细胞集落刺激因子（granulocyte colony-stimulating factor）；Gab，Grb结合（Grb binding）；GH，生长激素（growth hormone）；GM-CSF，粒细胞-巨噬细胞集落刺激因子（granulocyte-macrophage colony-stimulating factor）；GPCR，G蛋白偶联受体（G protein-coupled receptor）；HCR，造血细胞因子受体（hematopoietic cytokine receptor）；IAP，凋亡蛋白抑制剂（inhibitors of apoptosis）；IKK，I-κB激酶（I-κB kinase）；IL，白细胞介素（interleukin）；IRS，胰岛素受体底物（insulin receptor substrate）；ITAM，免疫酪氨酸受体激活基序（immunoreceptor tyrosine-based activation motif）；ITIM，免疫酪氨酸受体抑制基序（immunoreceptor tyrosine-based inhibitory motif）；JAK，两面神家族激酶（Janus family kinase）；JNK，c-Jun氨基端激酶（c-Jun N-terminal kinase）；LIF，白血病抑制因子（leukemia inhibitory factor）；M-CSF，巨噬细胞集落刺激因子（macrophage colony-stimulating factor）；MAPK，有丝分裂原激活的蛋白激酶（mitogen-activated protein kinase）；NR，核受体（nuclear receptor）；OSM，抑瘤毒素M（oncostatin M）；PI3K，磷酸肌醇3激酶（phosphoinositol 3 kinase）；PIAS，活化的STATs蛋白抑制子（protein inhibitor of activated STATs）；PIP，磷酸肌醇磷酸盐（phosphoinositol phosphate）；PKC，蛋白激酶C（protein kinase C）；PTP，蛋白酪氨酸磷酸酶（protein tyrosine phosphatases）；RACK，激活的C激酶的受体（receptor for activated C kinase）；RTK，受体酪氨酸激酶（receptor tyrosine kinase）；SCID，重症联合免疫缺陷（severe combined immunodeficiency）；SH2，Src同源物2（Src homology 2）；SOCS，细胞因子信号传导抑制蛋白（suppressors of cytokine signaling）；STATs，信号转导子和转录激活子（signal transducers and activators of transcription）；SUMO，小泛素样修饰蛋白（small ubiquitin-like modifier）；TNF，肿瘤坏死因子（tumor necrosis factor）；TGF，转化生长因子（transforming growth factor）；TM，跨膜（transmembrane）；TPO，血小板生成素（thrombopoietin）；TRADD，TNF受体死亡结构域（TNF receptor death domain）；TRAF，TNF受体相关因子（TNF receptor associated factor）；TRAIL，肿瘤坏死因子相关的凋亡诱导配体（tumor necrosis factor-related apoptosis-inducing ligand）。

号。例如,白细胞可以对有害刺激作出应答,通过趋化因子诱导的迁移而趋向炎症部位。它们通过与整合素结合而穿越内皮细胞屏障和细胞外基质,然后对趋化浓度梯度作出应答,进入炎症病灶(inflammatory foci),接触到细菌产物后,即将病原微生物吞噬。同样,血小板通过结合细胞外黏附蛋白而黏附于活性内皮表面或裸露的内皮下基质表面。黏附的血小板可以募集更多的血小板,并通过血小板整合素之间的相互作用而形成聚集体。这种聚集体可分泌生长因子来募集参与血管损伤修复的细胞,并通过与颗粒物质的结合而收缩,进而强化血小板栓的形成。即使是无核的红细胞,对于机械形变和血氧不足也会通过释放腺苷三磷酸(adenosine triphosphate,ATP)来进行应答。在正常红细胞对寄生物感染的应答过程中,以及病理性红细胞(pathologic red cell)和内皮细胞表面相互作用[例如血红蛋白病(hemoglobinopathies)病人]过程中,肾上腺素受体也都发挥着重要作用。这些事件中的每一个都会诱导一个胞内信号,从而导致对最初的刺激作出进一步的细胞反应,或为细胞随后的功能事件的发生做好准备。正如成熟造血细胞功能的激活一样,血液细胞的产生受到造血生长因子,细胞因子和骨髓微环境成分的严格调控。再如,促红细胞生成素(erythropoietin,EPO)对贫血的应答是通过造血祖细胞表面受体调控的;它们的协同相互作用涉及众多的信号通路,无论对于未分化还是已经定向分化的细胞的存活、生长和分化都产生重要作用。虽然贫血诱导红细胞产生,炎症导致白细胞产生和功能激活,但介导这两个应答的很多胞内信号大体上是重叠(overlap)的。本章阐述了在健康和疾病条件下,介导血液细胞及其祖细胞生长和功能应答的一些原理。通过了解更多血液细胞对环境应答的机制,可将其用于某些病理进程中的干预治疗,包括血液细胞产生的过量或过少、血细胞功能激活的不充足或过于强烈而导致的疾病。更重要的是,随着对血液肿瘤中生长和生存相关信号通路干扰的深入研究,人们可以依此对某些恶性血液系统疾病进行合理的干预治疗。

受体类型及其激活机制

■ I 型造血生长因子受体

促红细胞生成素受体

促红细胞生成素受体(erythropoietin receptor,EPOR)克隆于 1989 年[1],在澄清了若干争议之后,成为了受体生物学领域重要的研究范例。正如这一类的其他造血生长因子[粒细胞集落刺激因子(granulocyte colonystimulating factor,G-CSF),血小板生成素(thrombopoietin,TPO),生长激素(growth hormone,GH)]一样,EPO 以皮摩尔(picomolar)级亲和力[4]结合到一个同源二聚体受体上[2,3]。在造血及其他多种细胞信号系统中进行的大量研究都表明,关键胞质蛋白质的磷酸化在信号转导中至关重要[5-7],但一直以来都有一个难题困扰着研究者,即 EPOR 不具有任何激酶结构域[1]。更确切地说,随后的研究表明 EPOR 是通过胞质中两面神家族激酶(Janus family kinase,JAK)来启动信号通路的[8]。虽然最初人们认为 EPO 与受体结合后,EPOR 才开始募集 JAKs 到 EPOR 胞质区的 Box 1 和 Box 2 结构域上的,但现在基本上可以肯定的是,在配体与受体结合之前,未活化的 JAKs 就已经和受体结合。此外,目前 EPOR 及 EPO/EPOR 复合体的三级结构均已确定[9,10],这一系列新进展使得我们可以进一步深入了解 EPO 信号转导的启动过程。EPOR 预先在细胞膜上形成同源二聚体(图 14-1),此时 EPOR 两个亚基的胞内结构域处于分开 73 Å(埃)的状态(因此也使得与其结合的两个 JAK 分子也分开)。通过自身的两个不同结合域,EPO 分子与 EPOR 二聚体的两个亚基依次结合。首先,EPO 的高亲和力结合域(即位点Ⅰ)与其中一个受体亚基结合,然后低亲和力结合域(即位点Ⅱ)与另一个受体亚基结合,其中位点Ⅱ介导的相互作用可以降低配体的解离速率(off-rate)。EPOR 两个亚基与配体结合后,将会发生一个快速的构象改变,使得这两个亚基的胞内结构域之间的距离从 73Å 变为 39Å。通过这一距离的改变,将两个没有活性的 JAK 分子调整到足够接近的距离,从而相互磷酸化对方并获得激酶活性。一旦结合在受体胞内区的两个 JAK 分子激酶活性被激活,将发生级联反应,磷酸化 EPOR 以及与 EPOR 结合的信号分子上的酪氨酸残基,从而在全面启动细胞对 EPO 刺激的应答。虽然还没有直接证据,但是目前广泛认为,此类细胞因子包括多种生长因子、白介素以及激素,都采用与 EPO 相同的方式激活细胞应答。

对于单个 EPO 分子可以同时和两个 EPOR 分子结合,以及其他多种细胞因子采用与 EPO 类似的方式激活下游信号的认识,使得人们可以将细胞因子改造为治疗性拮抗剂。EPO 通过位点Ⅰ结合到第一个 EPOR 分子上以后,受体构象的改变依赖于 EPO 位点Ⅱ和第二个 EPOR 亚基的结合。通过改变结合位点Ⅱ上的氨基酸残基,是有可能阻断这个结合过程的。并且改变位点Ⅰ增加其对第一个受体亚基的亲和力,使得突变蛋白与正常的天然蛋白发生与受体的亲和竞争,则能合理设计合成一个潜在的拮抗剂。采用这种策略已经成功的设计了生长激素拮抗剂——培维索孟(pegvisomant)和 IL-5 拮抗剂 forerunner,前者是用于治疗肢端肥大症(acromegaly)的,后者用于治疗嗜酸性粒细胞(eosinophil)介导的紊乱症,且正在研发中。

通过一个配体与两个受体亚基结合,使受体分子产生构象变化,随后激活 JAK,是诱导受体构象改变的一种机制。另外,还存在着一些其他机制,这些机制或者是自然界存在的,或者是人们改造利用的。小分子化合物或二聚体受体的抗体(dimeric antibodies)可用于诱导激活 EPOR 介导的信号,至少小分子可以作为 EPO 类似物进行疾病治疗[11]。此外,Friend 红白血病病毒(Friend erythroleukemia virus)55kDa 的糖蛋白(gp55)可以"胁迫"EPOR 激活病毒诱导的增殖[12]。gp55 蛋白是通过直接与 EPOR 结合,诱导 EPOR 发生构象改变来完成这个过程的。据推测,这种病毒诱导的构象改变与天然激素的作用是一致的。综上所述,存在着很多种激活 EPOR 的方式,而且这些激活方式依赖于 EPOR 三级结构的改变,因而存在着很多细微差别[13]。

IL-6 受体家族 IL-6 细胞因子受体家族展现出一些不同于 EPOR 及其相关受体的特征[14,15]。与本书到目前为止讨论的受体不同,IL-6 受体(IL-6R)是由异源二聚体构成的,其中一个亚基被命名为 IL-6Rα,与 IL-6 以适度的亲和力结合,但其胞质结构域很短,在信号传导中不发挥作用。相反,根据表观分子量(apparent molecular weight,Mr)命名的第二个受体亚基

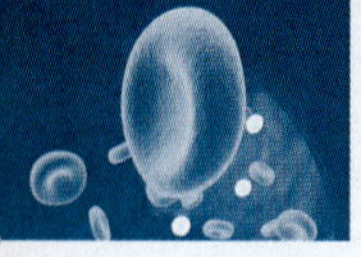

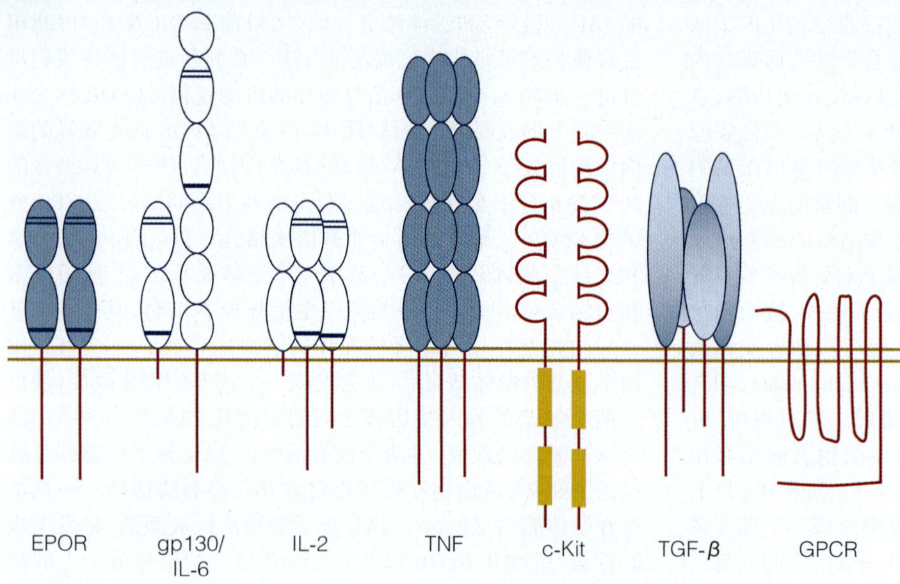

图 14-1　细胞表面受体图解。细胞表面受体的每一个成员都在图中标示为具有一个或多个结构域的一个胞外区域，保守的双硫键用细交叉线表示，保守的 WS 盒用粗的交叉线表示。每一个家族的代表性成员在图中标出。EPOR，促红细胞生成素受体；GPCR，G 蛋白偶联受体；gp130，糖蛋白 130；IL，白介素；TGF，转化生长因子；TNF，肿瘤坏死因子。

gp130，虽然自身对 IL-6 没有亲和力，但与 IL-6R σ 一起可以增加 IL-6 和异源二聚体受体的亲和力。此外，在与 IL-6 结合的情况下，可溶形式的 IL-6R 可以结合到只表达 gp130 的细胞表面，并激活 gp130 [16]。和 EPOR 以及该亚家族的其他成员一样，gp130 通过 JAKs 启动信号转导 [17]。IL-6R 复合物由至少两个分子的 IL-6R 和两个 gp130 组成 [18]，gp130 是招募并激活 JAK 分子所必需的。IL-6 家族的另外一个特征是，gp130 还可以作为其他一些因子的受体亚基。这些因子包括 IL-11、抑瘤毒素 M（oncostatin M，OSM）、白血病抑制因子（leukemia inhibitory factor，LIF）、睫状神经营养因子（ciliary neurotrophic factor，CNTF）、心肌营养因子 -1（cardiotrophin-1，CT-1）。与在 IL-6R 中发挥的作用类似，gp130 与上述每一个配体结合，都需要另外一个细胞因子特异性的受体（如 IL-11R，LIF-R）的参与。这种共享同一种受体（coreceptor）的生理学特性导致这样的结果：当有两个或更多的细胞因子特异性的受体表达于同一个细胞表面时，相关的配体会竞争细胞表面有限的 gp130 蛋白，因此各自介导的细胞因子特异性的信号也会发生竞争。这种生理学特性使得人们可以设计细胞因子 - 受体复合物，从而在表达 gp130 的所有细胞中激活信号通路 [19]。而且，设计 EPO 或 GH 拮抗剂的原理，同样适用于 IL-6 拮抗剂的设计，以治疗那些依赖于与 gp130 受体相互作用并传导信号的疾病 [20,21]。

IL-2 受体家族　IL-2 受体家族也是非常复杂的，在大部分情况下，这个家族和同种类的其他因子的受体共享一个甚至两个亚基（见图 14-1）。IL-2Rβ 与 IL-15R 共享亚基，IL-2Rγ（通常称为 γ_C）与 IL-4、IL-7、IL-9、IL-15 和 IL-21 受体共享亚基 [22]。IL-2R 与 EPOR、IL-6R 不同的另外一个特征是其对 JAK 家族成员的专一性。所有的 EPOR 亚家族和部分 IL-6R 亚家族成员都借助于 JAK2 传递信号，部分 IL-6R 亚家族成员采用 JAK1 和 TYK2 传递信号，但 JAK 家族第 4 个，也是最后一个成员 JAK3，却只能被 γ_C 激活。对 IL-2 受体家族的深入研究，不仅使人们进一步地理解了信号传导的原理，同时也为了解临床上许多重要的免疫缺陷疾病提供了更多线索 [23]。通过对重症联合免疫缺陷（SCID）起源的持续深入研究，这一受体家族的复杂性逐渐被人们所认知 [24]。如同第 82 章所讨论的一样，SCID 是自然杀伤（natural killer，NK）细胞和 T 细胞的严重减少，其分子基础是 γ_C 或 JAK3 分子的缺失。在小鼠体内进行的上述两个分子的遗传敲除能够较好的重现 SCID 表型（但并非完全一致）。然而，敲除 IL-2 分子产生的表型完全不同于人类或小鼠的 SCID 表型。相反，在那些采用 γ_C 和 JAK3 分子介导信号传递的多种细胞因子中，只有敲除 IL-7 或 IL-7R 才能重现 SCID 表型 [25,26]。这项发现和目前对于 IL-7 的研究结果一致，IL-7 影响淋巴系共祖细胞（第 16 章），而这一家族的其他因子只影响分化程度高的淋巴细胞。

■ 肿瘤坏死因子受体超家族

目前研究发现，肿瘤坏死因子（tumor necrosis factor，TNF）受体和配体超家族至少包括 30 种受体和 20 种配体 [27,28]，这些研究提出了关于信号转导通路中三聚体结合（trimeric binding）（见图 14-1），受体紊乱（receptor promiscuity）和诱骗受体（decoy receptor）等一些新的观点。虽然很多 TNF 配体家族成员｛TNF-α、TNF-β、CD40L（CD154）、NF-κB 配体的受体激活子［RANKL；骨保护素配体（OPGL）］、OX40L 等｝能结合若干个受体，但这些配体大部分是亚家族（subfamily specific）特异性的。例如，TNF-α 只结合 6 个 TNF-α 受体；肿瘤坏死因子相关的凋亡诱导配体（TRAIL）只结合 5 个 TRAIL 受体 [29]，当然 TRAIL 也能和 OPG 受体结合 [30]。这一家族的配体以三聚体的形式与同源三聚体受体（homotrimeric receptors）结合，从而启动募集第二信使到达受体胞质结构域。一般来说，根据受体胞质结构域是否包含死亡结构域（death domain，DD）（即能结合那些启动凋亡的信号分子的区域，参见第 12 章）可分为两类，其中不含有 DD 或其他信号结构域的受体可作为“诱骗蛋白”，使配体不能启动靶细胞中的程序性细胞死亡（programmed cell death）。例如，在 TNF-α 受体中，TNFRI（DR2）含有一个 DD，在 5 个 TRAIL 受体中，DR4 和 DR5 含有 DD，而 TNFR2、DcR1、DcR2 和 OPG 分别作为 TNF 和 TRAIL 的诱骗受体发挥作用。配体和相关肿瘤坏死因子受体（TNFR）家族成员结合后发挥的生物学效应，依赖于受体胞质结构域和多种接头蛋白（adaptor protein）之间的相对亲和力。肿瘤坏死因子受体的死亡结构域（tumor necrosis factor receptor death domain，TRADD）和 Fas 相关的死亡结构域（Fas-associated death domain，FADD）结合，启动凋亡信号通路；另一方面，如果 TRADD 和 TNF 受体相关因子（TRAF）家族成员结合，则会激活 NF-κB 等转录因子活性如）和 c-Jun 氨基端激酶（c-Jun N-terminal kinase，JNK）等激酶活性，进而调控细胞存活，增殖和炎症反应。

■ 受体酪氨酸激酶

受体酪氨酸激酶(receptor tyrosine kinases，RTKs)是另外一类对造血和成熟血液细胞功能有至关重要作用的受体家族(见图 14-1)。这个家族第一个被鉴定的造血相关受体成员被命名为 c-fms，是 v-fms 癌基因在真核细胞中的同源蛋白。进一步的研究揭示原癌基因 c-fms 是巨噬细胞集落刺激因子(macrophage colony-stimulating factor，M-CSF)的唯一受体[31]。虽然其含有一个剪辑酶结构域(split kinase domain)而稍显独特，但很快被认为是和胰岛素受体、血管内皮生长因子受体和表皮生长因子受体等为同一类受体。随后，基于病毒癌基因 v-kit 和 c-fms 的同源性，另外两个造血受体家族成员 c-Kit 和 Flt-3 也被克隆出来[32,33]。对于此家族的所有成员来说，在结合了它们的同源配体(cognate ligand)后，同源二聚体 RTKs 的激酶结构域构象发生变化并被激活，磷酸化受体胞质结构域和其他与之结合的底物上的酪氨酸残基。作为趋同进化(convergent evolution)的一个明显例子，人们发现 RTKs 和造血细胞因子受体(HCR)家族的成员一样，也是采用 JAKs 启动信号通路[34]，因此这两类受体激活的二级信号通路绝大多数都是相同的。但一个更加令人惊讶的协同进化的例子是，造血类 RTK 的一系列配体和 M-CSF 的三级结构与造血细胞因子(如粒细胞 - 巨噬细胞集落刺激因子 GM-CSF)受体家族的所有配体基本上都是同源的[35]。

■ 转化生长因子 β 受体

转化生长因子(TGF)受体家族包括 7 个Ⅰ型和 5 个Ⅱ型受体，包括 TGF-β/activin/nodal 和骨形态发生蛋白(BMP)亚家族在内的多种 TGF-β 家族成员受体都是由上述Ⅰ型和Ⅱ型受体形成的异源二聚体构成。配体 - 受体结合的过程涉及配体二聚化，而后者的稳定性是由二硫键和(或)疏水键的作用，以及两个Ⅰ型亚基和两个Ⅱ型亚基来实现的(见图 14-1)；而目前已经对受体复合物的三级结构进行了深入细致的研究[36]。Ⅰ型和Ⅱ型受体都含有一个 N 端配体结合结构域、跨膜结构域、胞质丝氨酸 / 苏氨酸(ser/thr)激酶结构域；此外，Ⅰ型受体还含有一个富含 Gly/Ser 的 GS 结构域[36]。对于 TGF-β 亚家族成员，Ⅱ型受体亚基具有一个配体的高亲和力结合位点，这个位点在结合 TGF-β 或 activin 之后即可募集Ⅰ型受体，将两个胞质结构域调整到适当的距离，使得Ⅱ型受体激酶磷酸化Ⅰ型受体 GS 结构域上的 Ser 残基，进而激活Ⅰ型受体激酶。细胞表面结合的共同受体(cell-surface-bound coreceptors)也可以辅助 TGF-β 而不是 activin 或 BMP 形成信号传导复合体。对于 BMP 家族成员来说，Ⅰ型受体具有一个配体的高亲和力结合位点，因此 BMP 最初结合于Ⅰ型受体上，随后募集Ⅱ型受体形成信号传导复合体。一旦两个受体激酶被激活，它们即开始募集和磷酸化 Smad(Sma 和 Mad 相关蛋白)蛋白，使其转移到核核内，调控其靶基因的表达。然而，不依赖 Smad 的 TGF-β 信号通路也是存在的[37]。

■ G 蛋白偶联受体

在从酵母到人的广泛的物种中，最大的细胞表面受体家族是 G 蛋白偶联受体(G protein-coupled receptors，GPCRs)，大约有 1000 种不同的基因产物构成，差不多占到人类基因组的 3%。G 蛋白偶联受体也称为 serpentine 或 heptahelical 受体[因为它们具有七次跨膜结构域，并形成四个胞外和三个胞内环(loops)，见图 14-1]。之所以这样命名，是因为 GPCR 采用三个小“G”蛋白(G、G 和 G)来进行信号传导。在未受刺激的状态下，所有三个 G 蛋白都结合在受体的胞内环上。配体可以采用很多种不同的方式结合到 GPCR 上。例如，小的亲脂性分子(如肾上腺素)结合到受体的跨膜(transmembrane，TM)结构域上，扰乱了 TM3 和 TM6 之间的相互作用，导致构象发生变化而改变了 G 蛋白的结合[38]。其他 GPCRs 采用不同的胞外结构域(如“Venus flytrap”结构域)[39] 来结合和二聚化受体。而另外一些配体，是通过蛋白酶剪切其氨基端来被激活，从而在新的氨基末端暴露一个六肽(hexapeptide)，这个六肽随后与受体胞外或跨膜结构域中的一个结构域发生相互作用[40]。不管采用何种机制，GPCR 自身都要发生一个构象改变，使得单聚体 G 蛋白和二聚体 G 蛋白从受体胞内环上脱落并分别启动后续的信号通路[41]。通过 GPCRs 发挥作用并具有造血活性的关键分子有凝血酶、肾上腺素和趋化因子等。这些分子与 GPCRs 结合后产生的生物学效应包括影响细胞生长、存活、功能激活和迁移。

■ 整合素及其他黏附分子

黏附分子在保持组织的结构完整中作为重要的结构基础发挥作用。在骨髓中，细胞之间以及细胞和胞外基质大分子之间的连接都离不开黏附分子的参与。在成熟血液细胞和内皮结合，黏附分子的作用也至关重要。同样，血液成熟细胞及血液祖细胞整合素与其他黏附分子的结合，也在血液细胞中产生很重要的信号，从而影响细胞的生存、增殖和功能激活[42-44]。在成纤维细胞中，细胞黏附作用发生于黏着斑(focal adhesion)。黏着斑复合体位于整合素的胞质结构域[45]，主要包括肌动蛋白细胞骨架(actin cytoskeleton)、黏着斑特异性激酶[46-48]、一些增强黏附和传递信号的支架分子(scaffolding molecules)。此外，生长因子受体与整合素发生功能性相互作用，也增加了信号转导的复杂性。因此，黏附分子也应当被看作一种信号受体。

■ 核受体

核受体(NRs)是通过结合小的亲脂性激素分子，而发挥广泛的细胞生理学作用的转录因子。一些 NRs(如糖皮质激素受体)不与同源配体结合时，定位与胞质中，而一旦结合配体后，则发生易位进入细胞核中，结合并激活包括回文(palindromic)序列、直接重复(direct repeat)序列或反向回文(inverted palindromic)序列在内的激素应答核苷酸元件(nucleotide hormone response elements)[49]。其他 NRs(如维生素 A 的代谢产物视黄酸的受体)，一直与核 DNA 结合，抑制转录，直到与配体结合后，即开始募集细胞核共激活因子(nuclear coactivators)，从而增强基因转录[50-52]。虽然在血液细胞中，性激素、糖皮质激素、甲状腺激素在血液细胞中没有明显的功能，但是视黄酸受体在许多的类型细胞包括造血细胞中具有重要作用。视黄酸受体以异二聚体的形式和视黄醇类 X 受体(retinoid X receptor，RXR)上的视黄酸应答元件 PuGTTCA(N)2,5PuGTTCA 结合。视黄酸受体中的造血靶点包括 c-myc、C/EBPε、p21[53]。由于这一类受体从刺激到应答几乎直接进行，而无中间信号分子介导，因此在后面的章节中不再进一步讨论。

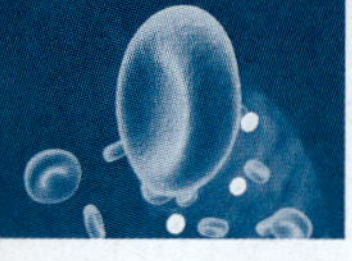

下游信号的多样性

■ 蛋白磷酸化

影响血液细胞生成和功能的受体，以及其他几乎所有类别的细胞表面受体，在与信号分子结合后，发生应答的第一步是蛋白磷酸化，这也是至关重要的一步。大量的研究表明，将一系列不同种类的造血细胞因子分别加入到血液细胞和它们的祖细胞中，1 分钟后即可检测到蛋白质酪氨酸的磷酸化。各种采用化学抑制剂或基因敲除（knockout）和基因敲入（knockin）的研究表明，JAK 的激活对造血细胞的存活、生长、分化以及成熟细胞对各种刺激的应答至关重要（图 14-2）[54,55]。一些研究已经阐明了调节 JAK 激酶的一个重要机制，这种调控机制在骨髓增生疾病（myeloproliferative disease）真性红细胞增多症（polycythemia vera）、原发性血小板增多（essential thrombocytosis）、特发性骨髓纤维化（idiopathic myelofibrosis）等疾病中会发生异常（参见第 86 章、第 87 章和第 91 章）。

基于和其他蛋白的同源性，JAK 激酶可划分为七个结构域，包括：①将激酶连接到细胞因子受体胞质结构域的 JH3~JH7；②激酶结构域 JH1；③假激酶结构域（pseudokinase）JH2，之所以这样命名，是因为 JH2 和其他酪氨酸激酶具有同源性但是不具有激酶活性。虽然假激酶结构域不具有激酶活性，但单一和双结构域表达研究显示，它能抑制激酶结构域的激酶活性[56]。基于 FGF 受体酪氨酸激酶结构域的结构，研究者模拟了 JAK2 的激酶和假激酶结构域[57]。结果表明，在激酶结构域激活环和假激酶结构域之间存在着一些潜在的相互作用位点。非常有趣的是，其中一个相互作用位点存在于假基因结构域缬氨酸 Val_{617} 残基上，而在几乎所有的真性红细胞增多症病人、差不多一半的原发性血小板增多病人和特发性骨髓纤维化病人的造血细胞中，缬氨酸残基会体细胞突变为苯丙氨酸（Phe）残基（参见第 86 章、第 87 章和第 91 章）[58-62]。

在正常造血和血液肿瘤中，JAKs 和其他一些迅速应答的激酶的磷酸化靶点包括：信号受体（这一步骤可能是信号传递的限速步骤）[63]、接头分子 Shc、Grb2、IRS、Gab（一旦被修饰则募集更多的信号底物）、二级激酶的调节性亚基［p85 phosphoinositol 3 kinase（PI3K）］、潜在的转录因子［signal transducers and activators of transcription（STATs）］、一些磷酸酶类（SHP2，SHIP）。RTKs 和 JAK2 通过磷酸化受体基序中的酪氨酸残基，可以修饰很多信号蛋白，从而使其能够结合含有 SH2 结构域的蛋白。激活的 TGF-β 受体诱导的 ser/thr 位点磷酸化可能具有同等重要的作用。然而目前情况下，对所有采用 JAK2 和其他激酶传递生长和分化信号的受体来说，它们的大部分下游信号分子都是通过候选基因法（candidate gene approaches）获得的，然后再使用信号传导蛋白的特异性抗体来验证这些研究获得的分子。如果要深刻的理解胞外信号刺激对造血的影响，研究者就需要建立一个无偏差的鉴定方法，来鉴定被所有上述受体所使用的完整的信号网络。

■ 膜脂修饰

在被招募到双重磷酸化的受体胞质结构域或接头蛋白上后，磷酸肌醇 3 激酶（PI3K）的调节性亚基就会发生构象改变，使 PI3K 能结合它的 110kDa 大小的激酶亚基，从而激活该激酶（见图 14-2）[64]。PI3K 最主要的靶点是细胞膜肌醇（inositols），可能最重要的细胞膜肌醇就是 4，5- 二磷酸磷脂酰肌醇（PIP2）。PI3K 可以将 PIP2 转换为 3，4，5- 三磷酸磷脂酰肌醇（PIP3）。一旦达到足够的数量，PIP3 就会募集具有 pleckstrin 同源结构域的蛋白到细胞膜胞内侧，所募集的蛋白通过和另一个含有 PH 结构域的 PDK 激酶靠近到触发距离而被磷酸化[65]。目前最著名的 PIP3 募集蛋白是蛋白激酶 B（也称为 Akt），这是一个在各种不同种类的细胞中可以磷酸化多种底物的激酶，最终的生物学效应都是增强细胞的存活和（或）细胞周期[66]。例如，Akt 可以磷酸化前凋亡蛋白 Bad，从而使其降解[67]；Akt 间接激活转录因子 NF-κB[67]，NF-κB 能调控一些细胞周期和细胞存活相关蛋白[68]［包括抗凋亡蛋白 Bcl 和凋亡抑制蛋白（inhibitors of apoptosis，IAP），以及细胞周期激活因子 c-Myc 和 cyclin D］。另外，Akt 可以磷酸化和失活 forkhead 家族成员[69]，这一家族成员可以增强细胞周期抑制蛋白（如 P27 和前凋亡蛋白 Fas 配体）的转录。在慢性髓系淋巴瘤（CML）病人血液细胞中，原癌基因 bcr-abl 激活 Akt，而阻断 PI3K 可以大大降低病人血液细胞的增殖[70]。

图 14-2　信号转导通路图解。造血生长因子（hematopoietic growth factor，HGF）首先结合到它的同源受体上，随后发生信号转导，使其受体发生构象变化，从而将两个与之结合的 JAK 分子拉到足够近的距离（与受体的结合位点用两个绿色的方框表示，代表 box 1 和 box 2 结构域）。磷酸化后被激活的分子用 P 表示。在支架分子（如 Gab 2）上形成的多分子复合物用三角形表示。与细胞增殖相关的激动性通路（stimulatory pathways）用带箭头的实线表示。抑制性通路（inhibitory pathways）用圆头的虚线表示。细胞核与线粒体（MITO）也在图中标示了出来。

■ 核易位

除了在前面阐述的信号分子翻译后修饰的例子外，在细胞内，信号分子的重新定位（relocalization）也是一个至关重要的传递信息的过程。NF-κB 的激活很好地说明了细胞的这一信号传导策略[68]。NF-κB 是一类由生长因子受体、核受体、TGF/BMP 家族受体和整合素受体激活，影响细胞存活和生长相关关键基因的转录因子家族。在未受激活的细胞中，NF-κB 存在于细胞质中，由于被 I-κB 结合而处于失活态，不能与它的细胞核内靶点结合。激活 Akt 信号后，I-κB 激酶（I-κB kinase，IKK）也通过磷酸化而被激活，进而磷酸化 I-κB，从而降解 I-κB 蛋白和释放 NF-κB，使得 NF-κB 蛋白可以易位进入细胞核中结合启动子调控序列，激活目的基因表达。

第二个被阻滞在胞质中而不能发挥核内功能的例子是介导 TGF-β 信号的 Smad 蛋白[36]。Smad2 被 TGF-β Ⅰ型受体磷酸化，从而降低其与 SARA 的亲和力。与 SARA 解离后，Smad2 与 Smad4 形成异源复合物进入细胞核中。Smad2/Smad4 复合体的形成，产生了一个核定位信号，同时阻断了 Smad4 的出核信号。另外，也可能与消除了 SARA 对 SMAD2 和核孔复合物（nuclear pore complex）结合位点的阻断有关[71]。

■ 接头蛋白的结合

从大量的信号转导研究中发现的另一个广泛的现象是，通常信号通路中间阶段的多分子复合物都是装配在支架分子或接头蛋白（adaptor proteins）上的，一旦被磷酸化，这些支架分子或接头蛋白即具有装配信号复合物的能力[72]。第一个鉴定出来的接头蛋白是胰岛素受体底物（insulin receptor substrates，IRSs），该蛋白是由激活的胰岛素受体磷酸化的[73]。IRS 蛋白也能被一些其他受体激活的酶（如 JAKs）修饰[54]。Grb 结合蛋白（Grb-binding protein，Gab）是一类至少含有三个成员的家族。该家族可以与 Grb2 结合，而 Grb2 是 Ras 激活所必需的[74]。IRS 和 Gab 蛋白上都具有多个磷酸化位点，一旦被磷酸化修饰，则会产生大量的 SH2 结合位点和其他蛋白 - 蛋白相互作用基序（见图 14-2），使其可以组装信号复合物。在其他信号受体中，发挥同样功能的分子还有桩蛋白（paxillin），它可以结合在 α 整合素胞质部分尾端[48]。桩蛋白具有四种不同类型的蛋白 - 蛋白相互作用结构域［SH3、SH2、LD（Leu-Asp）和 LIM（lin-11/Isl-1/Mec-3）］，使其能够结合下游激酶，包括黏着斑激酶（FAK）、相关的 Pyk2 激酶、Src 激酶和桩蛋白相关激酶（PAK），以及其他接头蛋白分子（Crk、PIX、PKL）和磷酸酶（PTP-PEST）。很多激酶能够磷酸化接头蛋白，然后这些由接头蛋白介导形成的复合物可以将多重细胞刺激协调成为一个统一的应答网络。

接头蛋白将胞外信号转换为胞内生理性改变的另外一个例子，是在研究 TNF 配体的应答过程中发现的。TNF 受体（TNFR）具有 DD 结构域，诱导凋亡的能力依赖于接头蛋白 FADD 与受体胞质结构域的结合，然后 TNFR 开始募集和激活起始凋亡蛋白酶（initiator caspases）caspase 8 和 10，进而激活效应凋亡蛋白酶（effector caspases）3、6 和 7（参见第 12 章）[28,29,75]。与胞外信号介导的凋亡通路不同，细胞内源性凋亡通路是由 DNA 损伤、细胞循环检验点缺陷或存活因子缺失导致的前凋亡蛋白 bcl 家族成员（bax、bad、bclXs 和 bid）表达上调触发的。一旦抗凋亡家族成员（bcl2，BclXL）蛋白不足以抑制前凋亡蛋白的活性，线粒体跨膜电位（mitochondrial transmembrane potential）就开始下降，导致细胞色素 c（cytochrome c）和 SMAC 向胞质的外泻（leakage）。细胞色素 c 结合接头蛋白凋亡蛋白酶激活因子（APAF），从而依次激活 caspase 9 和效应凋亡蛋白酶 caspase 家族成员。SMAC 与多种凋亡抑制蛋白（inhibitor of apoptosis protein，IAP）相互作用，去除 IAP 对 caspase 的抑制作用。值得注意的是，我们在这里虽然将这两种凋亡途径作为不同的信号通路来进行讨论，但是它们的信号在 caspase 3 这一级上汇集。举例来说，TNF 家族成员激活的 caspase 8，也能剪切 bid 蛋白，而引起线粒体外露细胞色素 c，增强细胞外信号通路介导的程序性细胞死亡。

TNF 家族成员和受体的结合并不总是引起凋亡。对于这一发现，虽然可能有很多不同的解释，但其中一种解释是通过与接头蛋白的结合来介导的。TNF 家族受体通过 TRAFs 来募集和激活 I-κB 激酶（IKK），从而释放转录因子 NF-κB，诱导促进细胞存活和增殖相关基因的表达[68]。

受体家族的信号特异性

在大量的细胞因子 / 受体系统得到鉴定，以及一些细胞因子 / 受体下游信号的研究工具得到发展后，人们发现同一家族的绝大多数细胞因子受体激发的核心信号反应是非常类似的。举例来说：EPO、TPO、GH、GM-CSF、IL-6 和瘦素（leptin）都是激活 JAK2 的磷酸化，但是产生的细胞效应完全不同。一种关于造血的理论断定，生长因子仅仅是作为阻止凋亡而发挥作用，不同组合转录因子的随机诱导才是决定造血不同谱系分化事件的原因[76]。如果这个理论正确的话，那么也就可以解释由一系列不同的细胞因子诱导产生的信号重叠（overlapping）事件的发生，因为这种重叠有益于细胞达到同样的目的，即抑制程序性细胞死亡。然而同样很明确的是，一些细胞因子和胞外刺激会诱导关键的转录因子发生改变，且多潜能祖细胞（multipotent progenitor cells）的命运受到微环境中细胞因子的影响；如果是这样的话，每一种细胞因子会诱导不同的信号产生。对于信号事件的深入研究结果支持这种假说。举例来说，JAK3 只被那些使用 γ_C 的细胞因子受体募集[77]；虽然 EPO 和 TPO 都激活 JAK2，前者导致激活 STAT5[78]，而后者导致 STAT5 和 STAT3 的激活[79]，最终靶向一系列不同的基因。此外，激活 $\alpha_5\beta_1$ 整合素促进 EPO 诱导的红细胞发育，而刺激 $\alpha_4\beta_1$ 整合素介导的信号，则抑制红系造血而促进 TPO 诱导的巨核细胞生长[80,81]。其他一些不同类别细胞因子之间的这种信号相对特异性的例子还有：STAT5 主要被 IL-2 激活，而 STAT1 和 STAT3 可以被 IL-21 密切相关的因子激活[82]；STAT4 几乎只被 IL-12 激活，STAT6 几乎只被 IL-4 和 IL-13 激活[83,84]。我们对下游信号的理解还远远不够完整。除了结合 JAKs 所需的结构域外，细胞因子受体胞质结构域之间几乎再没有同源序列，另外也存在着一种适度的信号特异性，所以很有可能的是，尽管一些细胞因子诱导的中间信号分子有一系列的重叠，但每一种细胞因子都会导致一系列独特的信号事件。使用一种针对信号分子整体的无偏扫描（unbiased screens），对于解开配体和众多受体家族结合诱导的所有相互作用是非常必要的。这样的尝试在表皮生长因子受体家族中已经有报道[85]，相信应该会对造血信号的研究非常有帮助。

信号隔离（signaling insulation）

很多在信号转导中有重要作用的激酶和其他中间介导分子，都不具有绝对意义上的底物特异性，然而这些信号分子确实参与了特异的信号通路而不会受到其他信号途径的干扰。在这方面，MAPK（mitogen-activated protein kinase）信号通路可能是最好的例子[86]。在大多数细胞中，至少有三个主要的 MAPK 信号通路发挥作用：p42/p44 ERK（胞外应答激酶）、p38 和 JNK。它们中的每一个都是由不同的刺激触发的［细胞因子等有丝分裂原激活 ERK、炎症因子和低氧激活 p38、胁迫诱导（stress）和有毒物质刺激可激活 JNK］，但是它们最终的结果都是激活一系列级联反应激酶。MAPK 激酶的激酶（MAPK kinase kinase，MEKK）磷酸化激活 MAPK 激酶（MAPK kinase，MEK），MAPK 激酶激活 MAPK。对 ERK1/2 来说，MAPKKK 是 Raf-1，MAPKK 是 MEK1；对 P38 来说，MAPKKK 是 MEKK1，MAPKK 是 MKK3；对 JNK 来说，MAPKKK 是 MEKK1，MAPKK 是 MKK4 或 MKK7。在体外，这些激酶都表现出有限的底物特异性，因此如果没有一些机制保证信号隔离，那就很难解释 MEKK1 激活怎样才不会导致 ERK 激活。目前已经鉴定出一些结合特定的 MAPKKK、MAPKK 和 MAPK 的支架蛋白[87]，通过在通路特异性的支架分子上形成级联反应的复合物，信号通路的完整性得以保留。此外，一旦 MAPK 被激活，其他支架分子可以将特定的 MAPK 和它的目标转录因子联系起来[88]。这种“隔离”信号的支架蛋白还与下述分子有关：NF-κB 和 TNF 受体[89]、B 细胞抗原受体[90]、蛋白激酶 C 和整合素[91]。

信号终止（extinguishing signals）

除了启动胞外配体诱导的信号之外，细胞也必须能够终止外界刺激，以进行其他细胞事件的准备，并监控和防止持续的细胞生长。目前已经鉴定出一些终止胞外刺激启动的信号的机制。

■ 受体下调（receptor down-modulation）

配体结合后不久，造血生长因子受体和受体酪氨酸激酶即发生快速的内在化（internalization）[92]，进而开始下调信号的进一步产生[93]。受体的内在化是细胞膜蛋白内吞的主要方式。受体内在化的发生依赖于细胞膜上的网格蛋白（clathrin）[93] 和配体诱导的信号通路的激活[94]。造血受体上与内在化相关的位点已经被鉴定[95]，使得我们有可能干预这个过程。例如，TPO 激活的 c-Mpl，募集接头蛋白 2（AP2）复合物，从而导致网格蛋白结合和受体的内化。这个过程的动力学发生在信号激活后，完成内在化过程需要耗时大约 30 分钟，使得 TPO 信号只能持续很短一段时间[96]。

■ 磷酸酶类

正如在“下游信号的多样性”一章中讨论的一样，大量的蛋白和细胞膜脂的磷酸化在细胞的信号转导中发挥着重要作用。如果将这些磷酸修饰去除，将会终止这些信号的转导。此外，由于在恶性转化中一些同样的信号也被激活，因此人们认为蛋白酪氨酸磷酸酶类（protein tyrosine phosphatases，PTPs）可能在抗癌作用中发挥重要的作用。目前已经鉴定出一些在信号终止中发挥作用的细胞磷酸酶类，它们被认为是肿瘤抑制基因（tumor suppressors）。

造血细胞磷酸酶（hematopoietic cell phosphatase，也称为 SHP1）具有两个 SH2 结构域，可以与细胞因子和抑制性免疫共受体上的磷酸化的 ITIM 基序（immunoreceptor tyrosine-based inhibitory motif，ITIM）相互作用。一旦发生这样的相互作用，SHP1 被激活，并使与之结合的受体、接头分子及与它们相结合的激酶上的酪氨酸磷酸化位点发生去磷酸化[97]。SHP1 在造血信号中发挥重要的作用，最初人们是在 SHP1 功能的遗传缺失造成的 moth-eaten 小鼠表型中发现的[98]。这些小鼠的单核细胞和髓系细胞在组织中大量的扩增和积累，从而导致慢性炎症反应、大量的免疫缺陷和过早的死亡。通过仔细地分析发现，这些小鼠对外源性刺激［如结合 B 细胞抗原受体（BCR）诱导的刺激］诱导的细胞激活和增殖应答的控制是有缺陷的。在稳定状态下，SHP1 通过某种还不清楚的机制结合 BCR，将抗原结合亚基（免疫球蛋白 Igα、Igβ）维持在一个去磷酸化的静止状态。一旦抗原结合后，磷酸酶将从复合物中解离，但是在含有 ITIM 的抑制共受体（如 CD22、PIR-B、CD72、FcγRⅡb）被磷酸化并募集到激活的复合物中后，SHP1 被重新募集到复合物中来[99]。一旦被募集到 BCR 复合物中，SHP1 将去除 Igα/β、共受体 CD19、接头蛋白 BLNK 和 Lyn 激酶的免疫酪氨酸受体激活基序（immunoreceptor tyrosine-based activation motif，ITAM）位点上的酪氨酸磷酸化位点，BCR 会重新回到静息状态。目前已发现 SHP1 在 T 细胞[100]、NK 细胞[101]、单核和巨噬细胞[102]以及红细胞[103]中都发挥着类似的作用。SHP1 在红细胞中的作用非常有趣，因为 EPOR 上 SHP1 结合位点的突变会导致家族性红细胞增多症（familial erythrocytosis），从而导致 EPO 信号的降低。而有意思的是，在一个出现了两次获得奥运会金牌的家族中发现了这种突变[104]。

SOCS 蛋白

细胞因子信号抑制蛋白（suppressors of cytokine signaling，SOCS）同样能介导生长因子信号的终止。这个蛋白家族的基因包括 STAT 诱导的基因 CIS[105]，及其他一些与 CIS 具有序列同源性的基因[106,107]。该家族成员可直接抑制生长因子受体诱导的信号。正如之前在“下游信号多样性”中讨论的一样，造血生长因子受体或受体酪氨酸激酶的结合都会导致 STAT 的激活，STATs 的转录靶点之一是 SOCS 和活化的 STATs 抑制蛋白（protein inhibitor of activated STATs，PIAS）基因（见图 14-2）。在被转录和翻译后，这两个基因产物就结合到磷酸化的酪氨酸残基上，抑制 JAK 激酶，STATs 或磷酸化的受体自身，从而阻断募集信号接头分子[108]。目前已经发现，泛素（ubiquitin）和小类泛素修饰因子（small ubiquitin-like modifier，SUMO）也在 SOCS 和 PIAS 介导的细胞因子信号抑制中扮演重要角色[108,109]。

■ 抑制信号

最后，一些信号分子对其他受体激活的信号起到抑制作用。一个例子是生长因子和 TGF-β 信号的相互作用。TGF-β 对造血干细胞的一个主要作用是抑制细胞增殖。相反，很多生长因子，如 SCF，Flt3 配体和 TPO，则能增强干细胞分裂和诱导细胞增殖。TGF-β 持续的表达于骨髓基质，由生长因子诱导的 ERK1/2 的激活是克服细胞周期抑制的一个机制。TGF-β 对细胞的作用是通过核内 SMAD2-SMAD4 来介导的，该复合物的细胞核定位至少部分程度上是由阻断复合物上细胞核输出信号来决定的。因为生长因子诱导的 MAPK 导致 SMAD2 的 MH1 和 MH2 之间的连接区域（linker region）上一些位点的磷酸化，SMAD 蛋白更多地在胞质定位，从而降低了 TGF-β 对细胞分裂的抑制效果[110]。这种细胞因子之间的对话(cross-talk)的另一个例子是TPO和干扰素-α(IFN-α),IFN-α抑制TPO启动的巨核细胞生成。IFN-α是通过诱导SOCS-1来抑制TPO介导的信号的激活[111],而TPO并不影响SOCS-1的表达。

信号协调和对话

在上述的讨论中,也总结了一些信号通路汇聚(convergence)和受体对话(receptor cross-talk)的例子。在过去的十年间,鉴定出了基于细胞膜的两种不同的超分子组织结构,即脂筏(lipid rafts)和tetraspanin(又称为四跨膜区蛋白超家族)网格。Singer和Nicolson在他们的细胞膜流动镶嵌模型(fluid-mosaic model)中提出,膜蛋白悬浮在随机分布的膜脂区域中[112]。这个模型后来进行了修改,以解释脂双分子层的局部异质性。脂筏,作为特定膜脂和蛋白的局部浓聚物(local concentrations),是以分离他们的方法定义的,即冷的去垢剂提取的不可溶成分,这些成分是悬浮于去垢剂提取的密度梯度上面的[113]。脂筏中出现的很多蛋白质在信号转导中都发挥重要作用,这些发现清楚地表明,这些细胞膜亚结构域(subdomain)可能作为一种重要的结构基础,在看起来不相关的信号转导分子之间的通讯过程中发挥作用中。这个假说在造血细胞中得到了很好的验证[37,114,115]。

第二种基于细胞膜水平的信号分子组织结构体也已经得到鉴定——四次穿膜蛋白(tetraspanin)富集的细胞膜质微区(microdomain)或"网格"(webs)。tetraspanin膜蛋白家族具有典型的四次穿膜蛋白家族特征,其中两个胞外结构域具有独特特征:一个胞外结构域具有CCG基序,另外一个包含其他一些在胞外区域出现的保守的半胱氨酸残基。绝大多数或全部的30多个tetraspanins家族的成员[116],都与其他细胞表面分子有相互作用,因此这个家族和细胞黏附、分化和信号转导等功能密切相关。现在认为,作为蛋白-蛋白相互作用的"助力分子"(molecular facilitators),这个家族的成员通过与"伴侣"(partners)结合而发挥作用。这种双分子复合物随后和其他蛋白以一种稍显微弱的方式相互作用,在细胞膜质微区中处于一种松散的结合状态。作为tetraspanins家族中与造血细胞功能最为密切的成员,CD9、CD63和CD81通常与β_1和β_3整合素结合[117],对很多种造血细胞都有影响[118-120],并与多种信号受体、激酶和磷酸酶协同发挥作用[121,122]。

翻译:周军年

校对:南 雪,王 强

参考文献

1. D'Andrea AD, Lodish HF, Wong GG: Expression cloning of the murine erythropoietin receptor. *Cell* 57:277, 1989.
2. Watowich SS, Hilton DJ, Lodish HF: Activation and inhibition of erythropoietin receptor function: Role of receptor dimerization. *Mol Cell Biol* 14:3535, 1994.
3. Livnah O, Stura EA, Middleton SA, et al: Crystallographic evidence for preformed dimers of erythropoietin receptor before ligand activation. *Science* 283:987, 1999.
4. Broudy VC, Lin N, Egrie J, et al: Identification of the receptor for erythropoietin on human and murine erythroleukemia cells and modulation by phorbol ester and dimethyl sulfoxide. *Proc Natl Acad Sci U S A* 85:6513, 1988.
5. Kanakura Y, Druker B, Cannistra SA, et al: Signal transduction of the human granulocyte-macrophage colony-stimulating factor and interleukin-3 receptors involves tyrosine phosphorylation of a common set of cytoplasmic proteins. *Blood* 76:706, 1990.
6. Spivak JL, Fisher J, Isaacs MA, et al: Protein kinases and phosphatases are involved in erythropoietin-mediated signal transduction. *Exp Hematol* 20:500, 1992.
7. Otani H, Erdos M, Leonard WJ: Tyrosine kinase(s) regulate apoptosis and bcl-2 expression in a growth factor-dependent cell line. *J Biol Chem* 268:22733, 1993.
8. Witthuhn BA, Quelle FW, Silvennoinen O, et al: JAK2 associates with the erythropoietin receptor and is tyrosine phosphorylated and activated following stimulation with erythropoietin. *Cell* 74:227, 1993.
9. Syed RS, Reid SW, Li C, et al: Efficiency of signalling through cytokine receptors depends critically on receptor orientation. *Nature* 395:511, 1998.
10. Cheetham JC, Smith DM, Aoki KH, et al: NMR structure of human erythropoietin and a comparison with its receptor bound conformation. *Nat Struct Biol* 5:861, 1998.
11. Wrighton NC, Farrell FX, Chang R, et al: Small peptides as potent mimetics of the protein hormone erythropoietin. *Science* 273:458, 1996.
12. Li JP, D'Andrea AD, Lodish HF, et al: Activation of cell growth by binding of Friend spleen focus-forming virus gp55 glycoprotein to the erythropoietin receptor. *Nature* 343:762, 1990.
13. Livnah O, Johnson DL, Stura EA, et al: An antagonist peptide-EPO receptor complex suggests that receptor dimerization is not sufficient for activation. *Nat Struct Biol* 5:993, 1998.
14. Taga T, Kishimoto T: Gp130 and the interleukin-6 family of cytokines. *Annu Rev Immunol* 15:797, 1997.
15. Hirano T: Interleukin 6 and its receptor: Ten years later. *Int Rev Immunol* 16:249, 1998.
16. Jones SA, Rose-John S: The role of soluble receptors in cytokine biology: The agonistic properties of the sIL-6R/IL-6 complex. *Biochim Biophys Acta* 1592:251, 2002.
17. Stahl N, Boulton TG, Farruggella T, et al: Association and activation of Jak-Tyk kinases by CNTF-LIF-OSM-IL-6 beta receptor components. *Science* 263:92, 1994.
18. Pflanz S, Kurth I, Grotzinger J, et al: Two different epitopes of the signal transducer gp130 sequentially cooperate on IL-6-induced receptor activation. *J Immunol* 165:7042, 2000.
19. Baiocchi M, Marcucci I, Rose-John S, et al: An IL-6/IL-6 soluble receptor (IL-6R) hybrid protein (H-IL-6) induces EPO-independent erythroid differentiation in human CD34(+) cells. *Cytokine* 12:1395, 2000.
20. Adachi Y, Yoshio-Hoshino N, Nishimoto N. The blockade of IL-6 signaling in rational drug design. *Curr Pharm Des* 14:1217, 2008.
21. Tassone P, Galea E, Forciniti S, et al: The IL-6 receptor super-antagonist Sant7 enhances antiproliferative and apoptotic effects induced by dexamethasone and zoledronic acid on multiple myeloma cells. *Int J Oncol* 21:867, 2002.
22. Waldmann TA: T-cell receptors for cytokines: Targets for immunotherapy of leukemia/lymphoma. *Ann Oncol* 11(Suppl 1):101, 2000.
23. Leonard WJ: The molecular basis of X-linked severe combined immunodeficiency: Defective cytokine receptor signaling. *Annu Rev Med* 47:229, 1996.
24. Uribe L, Weinberg KI: X-linked SCID and other defects of cytokine pathways. *Semin Hematol* 35:299, 1998.
25. von Freeden-Jeffry U, Vieira P, Lucian LA, et al: Lymphopenia in interleukin (IL)-7 gene-deleted mice identifies IL-7 as a nonredundant cytokine. *J Exp Med* 181:1519, 1995.
26. Appasamy PM: Biological and clinical implications of interleukin-7 and lymphopoiesis. *Cytokines Cell Mol Ther* 5:25, 1999.
27. Ashkenazi A: Targeting death and decoy receptors of the tumour-necrosis factor superfamily. *Nat Rev Cancer* 2:420, 2002.
28. Aggarwal BB: Signalling pathways of the TNF superfamily: A double-edged sword. *Nat Rev Immunol* 3:745, 2003.
29. Wang S, El-Deiry WS: TRAIL and apoptosis induction by TNF-family death receptors. *Oncogene* 22:8628, 2003.
30. Emery JG, McDonnell P, Burke MB, et al: Osteoprotegerin is a receptor for the cytotoxic ligand TRAIL. *J Biol Chem* 273:14363, 1998.
31. Sherr CJ: The role of the CSF-1 receptor gene (*C-fms*) in cell transformation. *Leukemia* 2:132S, 1988.
32. Lyman SD, Jacobsen SE: c-Kit ligand and Flt3 ligand: Stem/progenitor cell factors with overlapping yet distinct activities. *Blood* 91:1101, 1998.
33. Broudy VC: Stem cell factor and hematopoiesis. *Blood* 90:1345, 1997.
34. Linnekin D: Early signaling pathways activated by c-Kit in hematopoietic cells. *Int J Biochem Cell Biol* 31:1053, 1999.
35. Pandit J, Bohm A, Jancarik J, et al: Three-dimensional structure of dimeric human recombinant macrophage colony-stimulating factor. *Science* 258:1358, 1992.
36. Shi Y, Massague J: Mechanisms of TGF-beta signaling from cell membrane to the nucleus. *Cell* 113:685, 2003.
37. Feng XH, Derynck R. Specificity and versatility in tgf-beta signaling through Smads. *Annu Rev Cell Dev Biol* 21:659, 2005.
38. Chen S, Lin F, Xu M, et al: Phe(303) in TMVI of the alpha(1B)-adrenergic receptor is a key residue coupling TM helical movements to G-protein activation. *Biochemistry* 41:588, 2002.
39. Bessis AS, Rondard P, Gaven F, et al: Closure of the Venus flytrap module of mGlu8 receptor and the activation process: Insights from mutations converting antagonists into agonists. *Proc Natl Acad Sci U S A* 99:11097, 2002.
40. Coughlin S. Protease-activated receptors in hemostasis, thrombosis and vascular biology. *J Thromb Haemost* 3:1800, 2005.
41. Slupsky JR, Quitterer U, Weber CK, et al: Binding of Gbetagamma subunits to cRaf1 downregulates G-protein-coupled receptor signalling. *Curr Biol* 9:971, 1999.
42. Levesque JP, Simmons PJ: Cytoskeleton and integrin-mediated adhesion signaling in human CD34+ hemopoietic progenitor cells. *Exp Hematol* 27:579, 1999.
43. Martin KH, Slack JK, Boerner SA, et al: Integrin connections map: To infinity and beyond. *Science* 296:1652, 2002.
44. Rose DM, Alon R, Ginsberg MH. Integrin modulation and signaling in leukocyte adhesion and migration. *Immunol Rev* 218:126, 2007.
45. Mitra SK, Schlaepfer DD. Integrin-regulated FAK-Src signaling in normal and cancer cells. *Curr Opin Cell Biol* 18:516, 2006.
46. Sastry SK, Burridge K: Focal adhesions: A nexus for intracellular signaling and cyto-

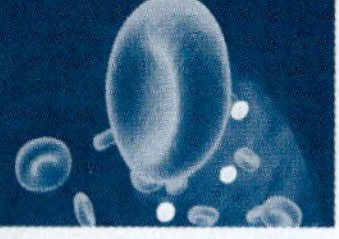

skeletal dynamics. *Exp Cell Res* 261:25, 2000.
47. Schwartz MA, Ginsberg MH: Networks and crosstalk: Integrin signalling spreads. *Nat Cell Biol* 4:E65, 2002.
48. Schaller MD: Paxillin: A focal adhesion-associated adaptor protein. *Oncogene* 20:6459, 2001.
49. Aranda A, Pascual A: Nuclear hormone receptors and gene expression. *Physiol Rev* 81:1269, 2001.
50. Mehta K: Retinoids as regulators of gene transcription. *J Biol Regul Homeost Agents* 17:1, 2003.
51. Ahuja HS, Szanto A, Nagy L, et al: The retinoid X receptor and its ligands: Versatile regulators of metabolic function, cell differentiation and cell death. *J Biol Regul Homeost Agents* 17:29, 2003.
52. Carlberg C: Current understanding of the function of the nuclear vitamin D receptor in response to its natural and synthetic ligands. *Recent Results Cancer Res* 164:29, 2003.
53. Collins SJ: Retinoic acid receptors, hematopoiesis and leukemogenesis. *Curr Opin Hematol* 15:346, 2008.
54. Ihle JN, Kerr IM: Jaks and Stats in signaling by the cytokine receptor superfamily. *Trends Genet* 11:69, 1995.
55. Parganas E, Wang D, Stravopodis D, et al: Jak2 is essential for signaling through a variety of cytokine receptors. *Cell* 93:385, 1998.
56. Saharinen P, Vihinen M, Silvennoinen O: Autoinhibition of Jak2 tyrosine kinase is dependent on specific regions in its pseudokinase domain. *Mol Biol Cell* 14:1448, 2003.
57. Lindauer K, Loerting T, Liedl KR, Kroemer RT. Prediction of the structure of human Janus kinase 2 (JAK2) comprising the two carboxy-terminal domains reveals a mechanism for autoregulation. *Protein Eng* 14:27, 2001.
58. James C, Ugo V, LeCouedic JP, et al: A unique clonal JAK2 mutation leading to constitutive signaling causes polycythaemia vera. *Nature* 434:1144, 2005.
59. Baxter EJ, Scott LM, Campbell PJ, et al.: Acquired mutation of the tyrosine kinase JAK2 in human myeloproliferative disorders. *Lancet* 365:1054, 2005.
60. Kralovics R, Passamonti F, Buser AS, et al.: A gain-of-function mutation of JAK2 in myeloproliferative disorders. *N Engl J Med* 352:1779, 2005.
61. Levine RL, Wadleigh M, Cools J, et al: Activating mutation in the tyrosine kinase JAK2 in polycythemia vera, essential thrombocythemia, and myeloid metaplasia with myelofibrosis. *Cancer Cell* 7:387, 2005.
62. Kaushansky K: On the molecular origins of the chronic myeloproliferative disorders: It all makes sense. *Blood* 105:4187, 2005.
63. Rane SG, Reddy EP: Janus kinases: Components of multiple signaling pathways. *Oncogene* 19:5662, 2000.
64. Rameh LE, Cantley LC: The role of phosphoinositide 3-kinase lipid products in cell function. *J Biol Chem* 274:8347, 1999.
65. Vanhaesebroeck B, Alessi DR: The PI3K-PDK1 connection: More than just a road to PKB. *Biochem J* 346 Pt 3:561, 2000.
66. Chang F, Lee JT, Navolanic PM, et al: Involvement of PI3K/Akt pathway in cell cycle progression, apoptosis, and neoplastic transformation: A target for cancer chemotherapy. *Leukemia* 17:590, 2003.
67. Datta SR, Brunet A, Greenberg ME: Cellular survival: A play in three Akts. *Genes Dev* 13:2905, 1999.
68. Karin M, Lin A: NF-kappaB at the crossroads of life and death. *Nat Immunol* 3:221, 2002.
69. Tothova Z, Gilliland DG: FoxO transcription factors and stem cell homeostasis: insights from the hematopoietic system. *Cell Stem Cell* 1:140, 2007. .
70. Kawauchi K, Ogasawara T, Yasuyama M, et al: Involvement of Akt kinase in the action of STI571 on chronic myelogenous leukemia cells. *Blood Cells Mol Dis* 31:11, 2003.
71. Inman GJ, Nicolas FJ, Hill CS: Nucleocytoplasmic shuttling of Smads 2, 3, and 4 permits sensing of TGF-beta receptor activity. *Mol Cell* 10:283, 2002.
72. Pawson T, Scott JD: Signaling through scaffold, anchoring, and adaptor proteins. *Science* 278:2075, 1997.
73. White MF: The IRS-1 signaling system. *Curr Opin Genet Dev* 4:47, 1994.
74. Gu H, Neel BG: The "Gab" in signal transduction. *Trends Cell Biol* 13:122, 2003.
75. Micheau O, Tschopp J: Induction of TNF receptor I-mediated apoptosis via two sequential signaling complexes. *Cell* 114:181, 2003.
76. Cantor AB, Orkin SH: Hematopoietic development: A balancing act. *Curr Opin Genet Dev* 11:513, 2001.
77. Liu KD, Gaffen SL, Goldsmith MA, et al: Janus kinases in interleukin-2-mediated signaling: JAK1 and JAK3 are differentially regulated by tyrosine phosphorylation. *Curr Biol* 7:817, 1997.
78. Wakao H, Harada N, Kitamura T, et al: Interleukin 2 and erythropoietin activate STAT5/MGF via distinct pathways. *EMBO J* 14:2527, 1995.
79. Drachman JG, Sabath DF, Fox NE, et al: Thrombopoietin signal transduction in purified murine megakaryocytes. *Blood* 89:483, 1997.
80. Kapur R, Cooper R, Zhang L, et al: Cross-talk between alpha(4)beta(1)/alpha(5)beta(1) and c-Kit results in opposing effect on growth and survival of hematopoietic cells via the activation of focal adhesion kinase, mitogen-activated protein kinase, and Akt signaling pathways. *Blood* 97:1975, 2001.
81. Fox N, Kaushansky K: Engagement of integrin alpha 4 beta 1 but not alpha 5 beta 1 enhances thrombopoietin (TPO)-induced megakaryocyte (MK) growth. *Blood* 98:292a, 2001.
82. Habib T, Nelson A, Kaushansky K: IL-21: A novel IL-2-family lymphokine that modulates B, T, and natural killer cell responses. *J Allergy Clin Immunol* 112:1033, 2003.
83. Bacon CM, Petricoin EF 3rd, Ortaldo JR, et al: Interleukin 12 induces tyrosine phosphorylation and activation of STAT4 in human lymphocytes. *Proc Natl Acad Sci USA* 92:7307, 1995.
84. Quelle FW, Shimoda K, Thierfelder W, et al: Cloning of murine Stat6 and human Stat6, Stat proteins that are tyrosine phosphorylated in responses to IL-4 and IL-3 but are not required for mitogenesis. *Mol Cell Biol* 15:3336, 1995.
85. Jones RB, et al: A quantitative protein interaction network for the ErbB receptors using protein microarrays. *Nature* 439:168, 2006.
86. Cobb MH, Goldsmith EJ: How MAP kinases are regulated. *J Biol Chem* 270:14843, 1995.
87. Whitmarsh AJ, Davis RJ: Structural organization of MAP-kinase signaling modules by scaffold proteins in yeast and mammals. *Trends Biochem Sci* 23:481, 1998.
88. Lee CM, Onesime D, Reddy CD, et al: JLP: A scaffolding protein that tethers JNK/p38MAPK signaling modules and transcription factors. *Proc Natl Acad Sci U S A* 99:14189, 2002.
89. Soond SM, Terry JL, Colbert JD, et al: TRUSS, a novel tumor necrosis factor receptor 1 scaffolding protein that mediates activation of the transcription factor NF-kappaB. *Mol Cell Biol* 23:8334, 2003.
90. Chiu CW, Dalton M, Ishiai M, et al: BLNK: Molecular scaffolding through "cis"-mediated organization of signaling proteins. *EMBO J* 21:6461, 2002.
91. Besson A, Wilson TL, Yong VW: The anchoring protein RACK1 links protein kinase Cepsilon to integrin beta chains. Requirements for adhesion and motility. *J Biol Chem* 277:22073, 2002.
92. Yee NS, Langen H, Besmer P: Mechanism of kit ligand, phorbol ester, and calcium-induced down-regulation of c-kit receptors in mast cells. *J Biol Chem* 268:14189, 1993.
93. Vieira AV, Lamaze C, Schmid SL: Control of EGF receptor signaling by clathrin-mediated endocytosis. *Science* 274:2086, 1996.
94. Broudy VC, Lin NL, Liles WC, et al: Signaling via Src family kinases is required for normal internalization of the receptor c-Kit. *Blood* 94:1979, 1999.
95. Dahlen DD, Broudy VC, Drachman JG: Internalization of the thrombopoietin receptor is regulated by 2 cytoplasmic motifs. *Blood* 102:102, 2003.
96. Hitchcock I, Chen M, Fox NE, Kaushansky K: YRRL motifs in the cytoplasmic domain of the thrombopoietin receptor regulate receptor internalization and degradation. *Blood* 112:2222, 2008
97. Zhang J, Somani AK, Siminovitch KA: Roles of the SHP-1 tyrosine phosphatase in the negative regulation of cell signalling. *Semin Immunol* 12:361, 2000.
98. Tsui HW, Siminovitch KA, De Souza L, et al: Motheaten and viable motheaten mice have mutations in the haematopoietic cell phosphatase gene. *Nat Genet* 4:124, 1993.
99. Otipoby KL, Draves KE, Clark EA: CD22 regulates B cell receptor-mediated signals via two domains that independently recruit Grb2 and SHP-1. *J Biol Chem* 276:44315, 2001.
100. Pani G, Fischer KD, Mlinaric-Rascan I, et al: Signaling capacity of the T cell antigen receptor is negatively regulated by the PTP1C tyrosine phosphatase. *J Exp Med* 184:839, 1996.
101. Binstadt BA, Brumbaugh KM, Dick CJ, et al: Sequential involvement of Lck and SHP-1 with MHC-recognizing receptors on NK cells inhibits FcR-initiated tyrosine kinase activation. *Immunity* 5:629, 1996.
102. Kim CH, Qu CK, Hangoc G, et al: Abnormal chemokine-induced responses of immature and mature hematopoietic cells from motheaten mice implicate the protein tyrosine phosphatase SHP-1 in chemokine responses. *J Exp Med* 190:681, 1999.
103. Sharlow ER, Pacifici R, Crouse J, et al: Hematopoietic cell phosphatase negatively regulates erythropoietin-induced hemoglobinization in erythroleukemic SKT6 cells. *Blood* 90:2175, 1997.
104. Longmore GD: Erythropoietin receptor mutations and Olympic glory. *Nat Genet* 4:108, 1993.
105. Yoshimura A, Ohkubo T, Kiguchi T, et al: A novel cytokine-inducible gene CIS encodes an SH2-containing protein that binds to tyrosine phosphorylated interleukin 3 and erythropoietin receptors. *EMBO J* 14:2816, 1995.
106. Naka T, Narazaki M, Hirata M, et al: Structure and function of a new STAT-induced STAT inhibitor. *Nature* 387:924, 1997.
107. Starr R, Willson TA, Viney EM, et al: A family of cytokine-inducible inhibitors of signalling. *Nature* 387:917, 1997.
108. Wormald S, Hilton DJ: Inhibitors of cytokine signal transduction. *J Biol Chem* 279:821, 2004.
109. Schmidt D, Muller S: PIAS/SUMO: New partners in transcriptional regulation. *Cell Mol Life Sci* 60:2561, 2003.
110. Grimm OH, Gurdon JB: Nuclear exclusion of Smad2 is a mechanism leading to loss of competence. *Nat Cell Biol* 4:519, 2002.
111. Wang Q, Miyakawa Y, Fox N, et al: Interferon-alpha directly represses megakaryopoiesis by inhibiting thrombopoietin-induced signaling through induction of SOCS-1. *Blood* 96:2093, 2000.
112. Singer SJ, Nicolson GL: The fluid mosaic model of the structure of cell membranes. *Science* 175:720, 1972.
113. Brown DA, Rose JK: Sorting of GPI-anchored proteins to glycolipid-enriched membrane subdomains during transport to the apical cell surface. *Cell* 68:533, 1992.
114. Viola A, Schroeder S, Sakakibara Y, et al: T lymphocyte costimulation mediated by reorganization of membrane microdomains. *Science* 283:680, 1999.
115. Bodin S, Viala C, Ragab A, et al: A critical role of lipid rafts in the organization of a key FcgammaRIIa-mediated signaling pathway in human platelets. *Thromb Haemost* 89:318, 2003.
116. Hemler ME: Tetraspanin proteins mediate cellular penetration, invasion, and fusion events and define a novel type of membrane microdomain. *Annu Rev Cell Dev Biol* 19:397, 2003.
117. Cook GA, Longhurst CM, Grgurevich S, et al: Identification of CD9 extracellular domains important in regulation of CHO cell adhesion to fibronectin and fibronectin pericellular matrix assembly. *Blood* 100:4502, 2002.
118. Miyazaki T, Muller U, Campbell KS: Normal development but differentially altered proliferative responses of lymphocytes in mice lacking CD81. *EMBO J* 16:4217, 1997.
119. Clay D, Rubinstein E, Mishal Z, et al: CD9 and megakaryocyte differentiation. *Blood* 97:1982, 2001.

120. Anzai N, Lee Y, Youn BS, et al: C-kit associated with the transmembrane 4 superfamily proteins constitutes a functionally distinct subunit in human hematopoietic progenitors. *Blood* 99:4413, 2002.
121. Skubitz KM, Campbell KD, Iida J, et al: CD63 associates with tyrosine kinase activity and CD11/CD18, and transmits an activation signal in neutrophils. *J Immunol* 157:3617, 1996.
122. Kurita-Taniguchi M, Hazeki K, Murabayashi N, et al: Molecular assembly of CD46 with CD9, alpha3-beta1 integrin and protein tyrosine phosphatase SHP-1 in human macrophages through differentiation by GMCSF. *Mol Immunol* 38:689, 2002.

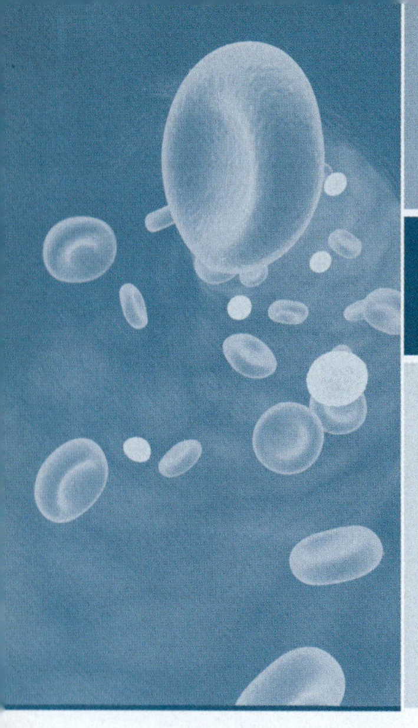

第15章

抗原分化簇

Thomas J.Kipps

摘 要

抗原分化簇(the cluster of differentiation,CD)是细胞上的分子,它们可以被单克隆抗体(monoclonal antibody,mAbs)识别并得以鉴定其生化特性和细胞分布情况。为统一对CD分子进行编号,研究人员通过国际研讨会相互交换了各自实验室产生的单克隆抗体,并比较这些单克隆抗体与人源细胞和(或)人源细胞上的分子的反应性,从而确定了CD分子的编号。本章根据第8次国际研讨会的结果总结了大约350个CD分子,给出了这些CD分子的其他名称、生物化学特点、膜定位方向、遗传学特点、细胞分布及生理功能。

本章使用的简写和缩略词:act.,活化的(activated);ADAM,去整合素和金属蛋白酶(a disintegrin and metalloprotease);AF,辅助因子(accessory factor);Ag,抗原(antigen);ALK,间变性淋巴瘤激酶(anaplastic lymphoma kinase);ALL,急性淋巴细胞白血病(acute lymphocytic leukemia);APC,抗原提呈细胞(antigen-presenting cell);APO-1,凋亡抗原配体-1(apoptosis antigen ligand-1);APRIL,诱导增殖的配体(a proliferation-inducing ligand);ART1,ADP-核糖基转移酶(ADP-ribosyltransferase 1;);BAFF,肿瘤坏死因子家族中的B细胞活化因子(B-cell activating factor of the tumor necrosis factor family);BCMA,B细胞成熟抗原(B-cell maturation antigen);BMP,骨形成蛋白(bone morphogenetic protein);BMPR,骨形成蛋白受体(bone morphogenetic protein receptor);C-type lectin,Ca^{2+}依赖的凝集素(Ca^{2+}-dependent lectin);CA,癌(carcinoma);Ca^{2+},钙离子(ionized calcium);CALLA,常见的急性白血病抗原(common acute leukemia antigen);CCR,C-C结构域的趋化因子受体(chemokine C-C motif receptor);CD,分化簇(cluster of differentiation);CEA,癌胚抗原(carcinoembryonic antigen);CMRF,CMRF-35单克隆抗体识别的表位(epitope recognized by the CMRF-35 mAB);CMV,巨细胞病毒(cytomegalovirus);CNS,中枢神经系统(central nervous system);CRTH2,趋化因子受体同源分子(chemoattractant receptor-homologous molecule);CTL,细胞毒性T淋巴细胞(cytotoxic T lymphocytes);CTLA-4,细胞毒性T淋巴细胞-相关蛋白-4(cytotoxic T-lymphocyte-associated protein-4);CXCR,CXC结构域的趋化因子受体(chemokine CXC motif receptor);DAF,衰变加速因子(decay accelerating factor);DC,树突状细胞(dendritic cell);DNAM,DNAX附属分子(DNAX accessory molecule);ELAM,内皮细胞白细胞黏附分子(endothelial leukocyte adhesion molecule;);eos,嗜酸性粒细胞(eosinophil);EBV,EB病毒(Epstein-Barr virus);ECM,胞外基质(extracellular matrix);esp.,尤其是(especially);FDC,滤泡树突状细胞(follicular dendritic cells);FGF,成纤维细胞生长因子(fibroblast growth fac);FGFR,成纤维生长因子受体(fibroblast growth factor receptor);GC,生发中心(germinal center);G-CSF,粒细胞集落刺激因子(granulocyte colonystimulating factor);GI,胃肠道(gastrointestinal);GM-CSF,粒细胞-巨噬细胞集落刺激因子(granulocyte-macrophage colonystimulating factor);gp,糖蛋白(glycoprotein);GPI,糖基磷脂酰肌醇(glycosylphosphatidylinositol);HA,透明质酸(hyaluronan);HCL,毛细胞白血病(hairy cell leukemia);hsp,热休克蛋白(heat shock protein);Hep.,七次跨膜(heptaspan);HEV,高内皮小静脉(high endothelial venules);HGM-CSFR,人粒细胞-巨噬细胞集落刺激因子(human granulocyte-macrophage colony-stimulating factor);HIgR,疱疹病毒免疫球蛋白样受体(herpesvirus immunoglobulin-like receptor);HIV,人免疫缺陷病毒(human immunodeficiency virus);HLA,人白细胞抗原(human leukocyte antigen);HML,人黏膜淋巴细胞(human mucosal lymphocyte);HSC,造血干细胞(hematopoietic stem cells);HSV,单纯疱疹病毒(herpes simplex virus);IAP,整合素相关蛋白(integrin associated protein);ICAM,细胞间黏附分子(intercellular adhesion molecule);IEL,上皮内淋巴细胞(intraepithelial lymphocytes);IFN,干扰素(interferon);IGF,胰

岛素样生长因子(insulin-like growth factor);IgSF,免疫球蛋白超家族(immunoglobulin superfamily);IL,白介素(interleukin);ILT,免疫球蛋白样转录本(immunoglobulin-like transcript);IRF3,干扰素调节因子 3(interferon regulatory factor 3);IRTA,免疫球蛋白超家族受体移位相关的(immunoglobulin superfamily receptor translocation associated);ITAM,以免疫酪氨酸为基础的活化基序(immune tyrosine-based activating motifs);ITGAE,整合素 αE(integrin alpha E;);ITIM,以免疫酪氨酸为基础的抑制基序(immune tyrosinebased inhibitory motifs);ITSM,以免疫酪氨酸为基础的转换基序(immune tyrosine-based switch motifs);JAM,结合黏附分子(junctional adhesion molecule-1);KIR,杀伤细胞抑制受体(killer cell inhibitory receptor);LAMP,溶酶体膜相关糖蛋白(lysosomal membrane-associated glycoprotein);LARC,肝脏和活化调节趋化因子(liver and activation-regulated chemokine;);LDL,低密度脂蛋白(low-density lipoprotein);LECAM,白细胞内皮细胞黏附分子(leukocyte endothelial cell adhesion molecule);LFA,白细胞功能抗原(leukocyte function antigen);LGL,大颗粒淋巴细胞(large granular lymphocyte);LIF,白血病抑制因子(leukemia inhibitory factor);LIR,白细胞免疫球蛋白样受体(leukocyte immunoglobulin-like receptor);LPS,脂多糖(lipopolysaccharide);mAb,单克隆抗体(monoclonal antibody);MCP,单核细胞趋化蛋白(monocyte chemoattractant protein);MDR,多药耐药(multidrug resistance);MHC,主要组织相容性复合物(major histocompatibility complex);MICA,主要组织相容性复合物Ⅰ类分子 A 链(major histocompatibility complex class I chain A);MICB,主要组织相容性复合物Ⅰ类分子 B 链(major histocompatibility complex class I chain B);MIP-1,巨噬细胞炎性蛋白(macrophage inflammatory protein);MMP,基质金属蛋白酶(matrix metalloproteinase);MRP,移动性相关蛋白(mobility-related protein;);MSP,巨噬细胞刺激性蛋白(macrophage-stimulating protein);MSP-R,巨噬细胞刺激性蛋白受体(macrophage-stimulating protein receptor);MUC-1,黏蛋白 -1(mucin-1);MØ,巨噬细胞(macrophages);NCAM,神经细胞黏附分子(neural cell adhesion molecule;);NF-κB,核因子 -κB(nuclear factor-kappa B);NK,自然杀伤细胞(natural killer);O,抗原在质膜上的定向 / 锚定(orientation/anchorage of the antigen in the plasma membrane);PAMP,病原体相关的分子模式(pathogen-associated molecular pattern;);PDC,浆细胞树突状细胞(plasmacytoid dendritic cell);PDGF,血小板源性生长因子(platelet-derived growth factor);PECAM,血小板内皮细胞黏附分子(platelet endothelial cell adhesion molecule);PHN,阵发性睡眠性血红蛋白尿(paroxysmal nocturnal hemoglobinuria);PI-PLC,磷脂酰肌醇磷脂酶 C(phosphatidylinositol phospholipase C);plts,血小板(platelets);PMN,多形核白细胞(polymorphonuclear leukocytes);PRR1,脊髓灰质炎病毒受体相关蛋白 1(poliovirus receptor-related 1 protein);PRR2,脊髓灰质炎病毒受体相关蛋白 2(poliovirus receptor-related 2 protein);PVRL,脊髓灰质炎病毒受体样(poliovirus receptor-like);RAET1E,维甲酸早期转录本 1E(retinoic acid early transcript 1E);RAIDD,受体相互作用蛋白相关的 ICH-1/CED-3 同源蛋白,含有死亡结构域(receptor interacting protein-associated ICH-1/CED-3-homologous protein with a death domain);RANTES,正常 T 细胞表达和分泌的活性调节蛋白(regulated on activation,normal T-cell expressed,and secreted protein);RasGAP,Ras 鸟苷三磷酸酶活化蛋白(Ras guanosine triphosphatase-activating protein;);RBC(rbc),红细胞(red blood cell);Rc,受体(receptor);RGD,氨基酸序列,精氨酸 - 甘氨酸 - 天门冬氨酸(amino acid sequence,arginine-glycine-aspartic acid);RIP,受体相互作用蛋白(receptor-interacting protein);RON,受体酪氨酸激酶(Récepteur d'Origine Nantaise);SCR,干细胞因子受体(steel factor receptor);SDF-1α,基质衍生因子 -1α(stromal-derived factor-1α);Sema,臂板蛋白(semaphorin);Siglec,唾液酸结合免疫球蛋白样凝集素(sialic acid-binding immunoglobulin-like lectin);SLAM,淋巴细胞活化信号分子(signaling lymphocytes activation molecule);SLC,次级淋巴组织趋化因子(secondary lymphoid tissue chemokine);sIg,细胞表面免疫球蛋白(surface immunoglobulin);TACI,跨膜激活剂及钙调亲环素配体相互作用分子(transmembrane activator and calcium modulator and cyclophilin-ligand interactor);TACTILE,T 细胞活化后晚期表达增加的分子(T-cell activation increased late expression);TALLA-1,T 细胞急性淋巴细胞白血病抗原 -1(T-cell-acute lymphoblastic leukemia antigen-1);TAPA,抗增殖抗体的靶标(target of antiproliferative antibody);TCR,T 细胞受体(T cell receptor);Tet.,四次跨膜(tetraspan);TFPI,组织因子途径抑制物(tissue factor pathway inhibitor);TGF,转化生长因子(transforming growth factor);THANK,激活细胞凋亡、核因子 -κB 和 c -Jun 氨基末端激酶的肿瘤坏死因子同源物(tumor necrosis factor homologue that activates apoptosis, nuclear factor-kappa B,and c-Jun NH2-terminal kinase);TLR,toll 样受体(toll-like receptor);TLX,滋养层 - 白细胞共同抗原(trophoblast leukocyte-common antigen);TNF,肿瘤坏死因子(tumor necrosis factor);TNFR,肿瘤坏死因子受体(tumor necrosis factor receptor);TNFRSF,肿瘤坏死因子受体超家族(tumor necrosis factor receptor superfamily);TNFSF,肿瘤坏死因子超家族(tumor necrosis factor superfamily);TRADD,肿瘤坏死因子受体超家族 1A 相关(tumor necrosis factor receptor superfamily 1A-associated via death domain);TRANCE,肿瘤坏死因子相关的活化诱导的细胞因子(tumor necrosis factor-related activation-induced cytokine);T_{reg},调节型 T 细胞(regulatory T cells;);TRIF,含 toll/IL-1 受体结构域能诱导干扰素 -β 的接头蛋白(toll/interleukin-1 receptor domain-containing adapter inducing interferon-β);ULBP,巨细胞病毒 UL-16 结合蛋白(cytomegalovirus UL-16 binding protein);uPA,尿激酶型纤溶酶原激活物(urokinase plasminogen activator;);VCAM,血管细胞黏附分子(vascular cell adhesion molecule);VEGF,血管内皮细胞生长因子(vascular endothelial growth factor;);VLA,极晚期抗原(very-late antigen);vWF,血管性血友病因子(von Willebrand factor);WBC,白细胞(white blood cell)。

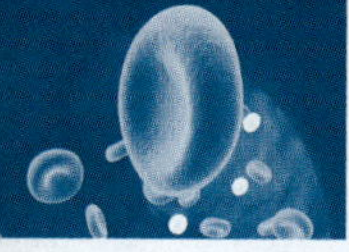

定义及历史

单克隆抗体技术的产生使人们能够对细胞表面抗原进行分类。人们可以应用几乎无限量的单特异性分型试剂，对以前未被识别的淋系和髓系细胞特异的表面蛋白进行鉴定。由于检测细胞表面分化抗原的单克隆抗体的数量在不断增加，因此人们需要一个统一的标准对其进行定义和归类。

为此，研究人员先后举行了 8 次国际研讨会，相互交换了单克隆抗体，并比较这些单克隆抗体与人源细胞和（或）其来源的蛋白组分或不同类型细胞的反应性[1]。能被某一群抗体识别的某一个抗原被指定了一个“分化簇”（CD）的编号。如果对于一个分化簇，只有一个单克隆抗体能识别，或者来自一个实验室的多个单克隆抗体可识别，那么这个 CD 分子后面就被加了一个后缀“w”。2004 年 12 月，在澳大利亚阿德莱德举行的最后一次会议上，人们对测试的数百个不同的单克隆抗体进行整理编号[1]。会上，人们对新 CD 抗原分子进行了归类。

表 15-1 显示的是这几次国际会议确定的所有的 CD 分子及这些 CD 分子被编号之前的名称（标注“其他名称”栏）。表 15-1 总结了已知的每一个 CD 抗原分子的分子量（“分子量”），跨膜方向或附着于浆膜上（“O”），组织分布（“分布”），及已知的或预测的生理功能（“生理”）。表 15-1 也给出了每一个编码 CD 抗原基因的染色体定位。染色体定位的下一行，用斜体字显示的是人 CD 分子对应基因的官方名称，在基因名称下一行给出的是其“Entrez 基因”编号。根据这个编号，我们可以在国家生物信息学中心的“基因”数据库中检索到该基因及其遗传学的最新信息，网址是：www.ncbi.nlm.nih.gov/sites/entrez。其他可用于分析蛋白或基因组结构的网站还包括 SWISSPROT 蛋白结构数据库（http://us.expasy.org），由人类基因组计划相关测序信息建立的基因组图谱数据库（www.ornl.gov/sci/techresources/Human_Genome/home.shtml）。

表 15-1　第 8 次国际白细胞分型研讨会中定义的抗原分化簇

抗原	其他名称	分子量	O	遗传学	分布	生理
CD1a→e	CD1a：T6/leu-6；R4；HTA1；CD1b：R1；CD1c：M241；R7；CD1d：R3；CD1e：R2	1a：49 1b：45 1c：43 1d：38 1e：36	Ⅰ	1q22-q23 *CD1A-E* A：909 B：910 C：911 D：912 E：913	胸腺皮质细胞、DC、朗格汉斯细胞（CD1a）、脑星形胶质细胞、皮肤上皮细胞（CD1d）、某些 B 细胞（CD1c，d）	CD1 能与 β_2 微球蛋白相连，向 T 细胞提呈“非经典”抗原，如脂质和糖脂。它由不同的外显子编码形成六种亚型。CD1a、CD1b、CD1c 属于 1 组，主要表达于抗原提呈细胞表面。CD1d 属于第 2 组，它通常不与 β_2 微球蛋白相连。
CD2	羊 RBC-Rc；白细胞功能抗原 -2（LFA-2），Leu-5，T11，Tp50	45~58	Ⅰ	1p13.1 *CD2* 914	胸腺细胞、T 细胞、NK 细胞、某些 B 细胞	是 CD48 和 CD58（LFA-3）的配体，能增强 T 细胞与抗原提呈细胞之间的黏附，参与信号转导过程。
CD3	CD3δ CD3ε CD3γ	20 20 25~28	Ⅰ Ⅰ Ⅰ	11q23 *CD3D-G* D：915 E：916 G：917	泛 T 细胞	与 CD247 形成 T 细胞抗原受体信号转导复合物（参见第 78 章）。
CD4	T4；Leu-3；L3T4	55	Ⅰ	12pter-p12 *CD4* 920	胸腺细胞、辅助 / 诱导 T 细胞、单核细胞、MØ、DC、某些 PMN	是 HLA Ⅱ 类分子受体，促进抗原肽的识别。它也是 HIV gp120 的辅助受体及 IL-16 的受体（参见第 78 章）。
CD5	Tp67；Leu-1；T1	67	Ⅰ	11q13 *CD5* 921	T 细胞、某些 B 细胞	是清道夫受体，以前被认为是 CD72 配体。它通过抗原受体介导信号转导。
CD6	T12；Tp120	105，130	Ⅰ	11q13 *CD6* 923	T 细胞、某些 B 细胞、胸腺髓质细胞、部分胸腺皮质细胞、脑	是清道夫受体。作为 CD166 的配体，在 T 细胞发育中发挥作用。
CD7	gp40；Tp41	40	Ⅰ	17q25.2-q25.3 *CD7* 924	部分造血干细胞（定向 B 细胞或 NK 细胞）、部分 T 细胞、单核细胞、NK 细胞	通过 YXXM 功能域与 PI3K 交联，提示它可能参与调节细胞活化并作为 K12 和半乳糖凝集素 -1 的受体发挥作用。
CD8α	T8；Leu-2α 链	68 （32~34）	Ⅰ	2p12 *CD8A* 925	细胞毒性 / 抑制性 T 细胞、部分 r/δ T 细胞、部分 NK 细胞、大部分胸腺细胞	在 γ/δ T 细胞表面形成同源二聚体或与 CD8β 形成异源二聚体，作为 HLA Ⅰ类分子辅助受体，促进提呈抗原的识别。胞质内的结构域可以结合 Ick（参见第 78 章）。

续表

抗原	其他名称	分子量	O	遗传学	分布	生理
CD8β	CD8 异源二聚体的 β 链	68 (32~34)	Ⅰ	2p12 *CD8B1* 926	细胞毒性/抑制性 T 细胞、部分 NK 细胞、大部分胸腺细胞	与 CD8α 形成异源二聚体，作为 HLA Ⅰ类分子受体发挥作用(参见上面表格内容)。与 CD8α 不同，CD8β 不能形成同源二聚体。
CD9	p24；DRAP-27；MRP-1	24	Ⅲ Tet.	12p13.3 *CD9* 928	Plts、前 -B 细胞、活化的 T 细胞、eos.、嗜碱性粒细胞、内皮及上皮细胞、脑、外周神经、血管平滑肌、心肌、卵母细胞	参与信号转导，导致细胞活化、黏附和(或)聚集。与其他四次跨膜蛋白交联(CD63、CD81、CD82)，或与血小板上的 CD41/CD61 交联，从而活化细胞。精子和卵子结合时需要该分子的参与。
CD10	膜金属内肽酶(MME)；神经内肽酶；脑啡肽酶；CALLA	95~100	Ⅱ	3q25.1-q25.2 *MME* 4311	前 B 细胞和前 T 细胞、GCB 细胞、骨髓基质、部分 PMN、上皮细胞	神经内肽酶，对疏水氨基酸氨基端的活性肽进行剪切，减少局部激素的浓度。
CD11a	整合素 αL(ITGAL)；白细胞功能抗原 -1(LFA-1)	180	Ⅰ	16p11.2 *ITGAL* 3683	淋巴细胞、单核细胞、MØ、PMN(弱)	与 CD18 结合形成 CD50、CD54 或 CD102 的受体复合物，促进同型或异型的黏附和细胞活化。
CD11b	整合素 αM(ITGAM)；补体 Rc 3(CR3)；C3biR；Mac-1；Mo-1；β_2 整合素的 αM 链	165~170	Ⅰ	16p11.2 *ITGAM* 3684	单核细胞、MØ、PMN、DC、部分 B 和 T 细胞、NK 细胞	与 CD18 结合形成 C3bi/凝血因子Ⅹ、纤连蛋白、CD54 或 CD102 的受体复合物，促进同源或异源黏附、细胞活化、吞噬和(或)趋化。
CD11c	整合素 α-X(ITGAX)；Leu M5；CR4；Axb2；SLEB6	145~150	Ⅰ	16p11.2 *ITGAX* 3687	强表达于单核细胞、MØ、NK 细胞；中度表达于 PMN；弱表达于某些 B 细胞和 T 细胞	与 CD18 结合形成血纤蛋白原的黏附受体及 3bi/的受体复合物。也能结合 LPS、CD54、CD23 和血纤蛋白原。结合反应能诱导细胞黏附和趋化，有助于触发中性粒细胞呼吸爆发。
CD11d	整合素 α-D(ITGAD)；ADB2；FLJ39841	150	Ⅰ	16p11.2 *ITGAD* 3681	髓单核细胞、红髓 MØ(强)、血液白细胞(中)	与 CD18 形成异二聚体，构成 CD50 的受体(ICAM-3)；但不是 CD54 或 CD106 的受体。
CDw12	p90-120	150~160 (120)		— *CDW12* 23444	单核细胞、PMN、NK 细胞(弱)	磷蛋白，功能未知。
CD13	丙氨酰(膜)氨肽酶(ANPEP)；APN；gp150 (EC 3.4.11.2)	150~170	Ⅱ	15q25-26 *ANPEP* 290	髓系细胞、内皮和上皮细胞、成骨细胞、骨髓基质、LGL、成纤维细胞、脑	锌结合的金属蛋白酶，可将结合于 HLAⅡ类分子上生物活性肽的 N- 端剪切掉，从而减少其局部浓度。也是冠状病毒和巨细胞病毒的受体。
CD14	gp55；GPI 样的糖蛋白；LPS Rc	53~55	GPI	5q22-q32 *CD14* 929	单核细胞(强)、DC、成骨祖细胞、PMN(中)、B 细胞(弱)	与 TLR4 连接形成 LPS 受体，参与信号转导，导致氧化爆发和(或)肿瘤坏死因子 -α 的合成。
CD15	Lewis x(Le^X)；3- 岩藻糖基 -N- 乙酰乳糖胺(3-FAL)	185~260	—	11q21 *FUT4* 2526	PMN、eos、单核细胞	是一个碳水化合物决定子，存在于几个糖蛋白上(如 CD11/CD18，CD66)；依赖 $\alpha_{1,3}$- 岩藻糖转移酶(FUT4)的活性。
CD15s	唾液酸化 Lewis X(s Le^X)	185~260	—	9q34.3 *FUT7* 2529	PMN、嗜碱性粒细胞、eos、单核细胞、髓系细胞、某些 T 细胞(弱)	CD15 的唾液酸化的形式，是 CD62E(ELAM-1)的配体；依赖岩藻糖转移酶 7(FUT7)的活性。
CD15su	6′磺化唾液酸化 Lewis X	185~260	—		与 CD15s 相似	与 CD15 结构相同，但其 GlcNAc 上有一个硫酸基。

续表

抗原	其他名称	分子量	O	遗传学	分布	生理
CD15u	3′ 磺化 -Lewis X	185~260	—		与 CD15s 相似	与 CD15 结构相同，但它的半乳糖末端有一个硫酸基。
CD16a	IgG Fc 段，低亲和力ⅢA，Rc（FCGR3A）；FcγRⅢA 的跨膜形式（低亲和力 FcRc）	50~65	Ⅰ	1q23 *FCGR3A* 2214	NK 细胞、MØ、活化的单核细胞、肥大细胞、和 γ/δ T 细胞	在巨噬细胞和肥大细胞表面与 FcεRIγ 形成复合物，在 NK 细胞表面与 CD3ζ 形成 IgG_1 或 IgG_3 Fc 的低亲和力受体，介导抗体依赖的细胞毒性反应（ADCC）。
CD16b	IgG Fc 段，低亲和力ⅢB，Rc（FCGR3B）；FcγRⅢ 的 GPI 锚定形式（低亲和力的 FcRc）；FcγRⅢB	48~60	GPI	1q23 *FCGR3B* 2215	PMN	CD16 的 GPI 亚型，PNH 病人体内该分子表达缺失。无内在的信号转导功能，但能诱导红细胞的抗体依赖的细胞毒性反应。
CD17	乳糖神经酰胺（LacCer）	150~160（120）	—	—	PMN（强）、嗜碱性粒细胞、plts、单核细胞、部分 B 细胞、扁桃体 DC	可以介导同质性黏附；是 GM3 神经节苷脂的受体，促进细菌的吞噬。
CD18	整合素，$β_2$（ITGB2）；$β_2$ 整合素的 β 链	90~95	Ⅰ	21q22.3 *ITGB2* 3689	与组合的 CD11a-d 相同	与 CD11a→d 的几个 α 链中的一条组成复合物；是校正白细胞黏附和信号途径的基本成分。
CD19	B4；Bgp95	120（95）	Ⅰ	16p11.2 *CD19* 930	所有 B 细胞和 B 细胞的前体细胞、部分 FDC	与 CD21、CD81 及 Leu-13 形成 B 细胞受体复合物（BCR）的一部分，促进信号转导。其胞质结构域可以与 PI-3K、Vav、Src 家族激酶 Lyn 和 Fyn 相连。
CD20	4 次跨膜结构域，超家族 A，成员 1（MS4A1）；B1；Bp35；Leu-16	33，35，37	Ⅲ Tet.	11q12 *MS4A1* 931	B 细胞，但浆细胞不表达	作为 Ca^{2+} 通道参与调控细胞周期进程；可以作为单克隆抗体的靶标，用于治疗 B 细胞淋巴瘤。
CD21	补体 Rc 2（CR2）；EBV-Rc；C3d-Rc；gp140	145	Ⅰ	1q32 *CR2* 1380	B 细胞、FDC（强）、咽和宫颈上皮（弱）、部分 T 细胞、胎儿星形胶质细胞	C3d、C3dg、C3bi 及 Epstein-Barr 病毒的受体。C3d 与 CD21 结合，增强 BCR 信号转导。能与 CD23 交联调控 IgE 的生成。
CD22	Bgp135；B 淋巴细胞黏附分子（BL-CAM）；Leu-14；Lyb-8；LPAP	110~130	Ⅰ	19p13.1 *CD22* 933	成熟 B 细胞，但浆细胞不表达	是一个唾液酸结合性免疫球蛋白样凝集素，能与 CD45 亚型和糖蛋白上的唾液酸糖缀合物（NeuAcα2→6Galβ1→4GlcNAc）结合，通过其胞质内 ITIMs 发出抑制性信号。
CD23	IgE 的 Fc，低亲和力 RcⅡ（FCER2）；FcεRⅡ；BLAST-2；（另一剪接形式被称为 FcεRⅡa 和 FcεRⅡb）；Leu-20；B6	45~50	Ⅱ	19p13.3 *FCER2* 2208	$sIgM^+/sIgD^+$ B 细胞、单核细胞、部分 T 细胞、FDC、eos.、NK 细胞、plts	Ca^{2+} 依赖（C 型）凝集素，与 IgE、CD21、CD11a 和 CD11b 有低亲和力；参与调控 IgE 的合成及细胞间的黏附。CD23 的分泌形式可以作为 B 细胞的生长因子发挥作用。
CD24	热稳定 Ag（HSA）；BA-1	35~45	GPI	6q21 *CD24* 934	B 细胞、前 B 细胞、PMN、上皮、≤ 2% 的胸腺细胞	调控 CD49d/CD29（VLA-4）的结合，与 CD62P 结合能促进细胞活化、黏附及记忆性 B 细胞形成。
CD25	IL-2 Rc α（IL2RA）；TAC-Ag；IL-2 受体的 α 链	55	Ⅰ	10p15-p14 *IL2RA* 3559	调节性 $CD4/CD25^+$ T 细胞、活化的 T 细胞和活化的 B 细胞、部分胸腺细胞、早期髓系细胞、MØ	IL-2 的低亲和受体，与 CD122、CD132 相连形成异三聚体，成为 IL-2 的高亲和力受体。

续表

抗原	其他名称	分子量	O	遗传学	分布	生理
CD26	二肽酰肽酶Ⅳ(DPPA);(EC 3.4.14.5);腺苷脱氨酶结合蛋白	110,120	Ⅱ	2q24.3 *DPPA* 1803	肠上皮细胞、肾小管、胆管、前列腺、记忆性或活化的 T 细胞、胸腺髓质细胞、部分 B 细胞、NK 细胞	一种丝氨酸型外肽酶,能切掉蛋白氨基末端倒数第二位的脯氨酸或丙氨酸残基。其胞内结构域能与腺苷脱氨酶结合,发挥 T 细胞共刺激分子的作用。能与胶原、成纤维细胞活化蛋白(FAP)及 HIV Tat. 结合。
CD27	S152;T14;Tp55;TNFRSF7	110(55)	Ⅰ	12p13 *CD27* 939	幼稚 T 细胞、记忆型 B 细胞、NK 细胞、胸腺髓质细胞、HSC 及早期造血祖细胞	是 CD70 的配体,可作为共刺激分子导致 NF-κB 及应激活化的蛋白激酶(SAPK)/c-Jun 氨基末端激酶(JNK)的活化。
CD28	Tp44 Ag;T44	90(44)	Ⅰ	2q33 *CD28* 940	95% 的 CD4 T 细胞、50% 的 CD8 T 细胞、大多数浆细胞	CD80 和 CD86 的配体,参与 B 细胞共刺激,稳定 IL2 mRNA。
CD29	整合素 β_1(ITGB1);迟现抗原(VLA)β 链(VLAB);血小板 GPⅡa;整合素 β_1 亚基	110~130	Ⅰ	10p11.2 *ITGB1* 3688	Plts、所有白细胞,记忆性 T 细胞表达水平较高	与 CD49a→f 或 CD51 的几条 α 链中的一条组装成异二聚体,形成受体,参与调控细胞间或细胞与基质间的黏附。在胚胎发生、发育及造血干细胞分化过程中发挥重要作用。
CD30	TNF 受体超家族,成员 8(TNFRSF8);Ki-1 抗原;Ber-H2	120(105)	Ⅰ	1p36 *TNFRSF8* 943	活化的 T 细胞、B 细胞、NK 细胞、单核细胞、Reed-Sternberg 细胞、胚胎 CA	与配体 CD153、CD30 结合,能活化 NF-κB、Jun 氨基末端激酶(JNK)及 p38,参与 TCR 介导的凋亡。
CD31	血小板内皮细胞黏附分子-1(PECAM-1);GPⅡa;内皮细胞黏附分子	130~140	Ⅰ	17q23 *PECAM1* 5175	单核细胞、髓系细胞、plts、血管内皮细胞的细胞间连接、部分 T 细胞、PMN	与其自身及整合素 αV/β3 和糖胺相互作用,促进细胞间的黏附,参与白细胞穿越内皮细胞迁移到炎症位点的过程。
CD32	FcγRⅡa(FCGR2A) FcγRⅡb(FCGR2B) FcγRⅡc(FCGR2C)	40	Ⅰ	1q23 *FCGR2A* 2212 *FCGR2B* 2213 *FCGR2C* 9103	FCGR2A:髓系细胞、plts、上皮;FCGR2B:B 细胞、MØ、单核细胞、DC、部分 T 细胞;FCGR2C:NK 细胞	是 IgG 的低亲和力受体,能与聚合 IgG 结合。FCGR2B 和 FCGR2C 有胞质的 ITIMs,能产生抑制性信号;FCGR2A 有胞质的 ITAMs,能产生共刺激信号。由于等位基因多肽性的原因,某些个体并不表达 FCGR2C。
CD33	gp67;My9;p67;Siglec3	150(67)	Ⅰ	19q13.3 *CD33* 945	髓单核系细胞表达,但干细胞不表达。	与唾液酸糖缀合物 NeuAcα_2→3Galβ_1→3(4)GlcNAc 及 NeuAcα_2→3Galβ_1→3GalNAc 结合,介导细胞间的黏附。胞内 ITIMs 可以发挥抑制信号转导的作用。
CD34	My10;Spg90	110	Ⅰ	1q32 *CD34* 947	1%~4% 的骨髓细胞,包括造血干细胞、内皮细胞。	可能通过与 $CD62_L$ 和 $CD62_E$ 结合促进细胞黏附。常用作富集干细胞的标志。
CD35	补体 Rc 1(CR1);C3b/C4b Rc;免疫黏附受体;C3BR;KN	160~285	Ⅰ	1q32 *CR1* 1378	单核细胞、PMN、DC、rbc、B 细胞、部分 T 细胞、部分星形胶质细胞、肾小球足细胞	促进吞噬,促进与免疫复合物或包被 C3b、CD3bi、CD3g、C4b 的细胞的结合。CD35 属于少有的 CD 抗原分子,由于其存在异型多态性,所以具有变异的分子量。
CD36	血小板 GPIV;GPⅢb;OKM-5;PASIV	88~113(85)	Ⅰ	7q11.2 *CD36* 948	plts、单核细胞、MØ、脂肪细胞、一些上皮细胞、内皮细胞、部分 DC、胰腺 β 细胞	是血小板、胶原、氧化低密度脂蛋白、脂肪酸、阴离子磷脂、恶性疟原虫感染的红细胞、细菌酰基甘油酯的清道夫受体,参与信号转导。

续表

抗原	其他名称	分子量	O	遗传学	分布	生理
CD37	gp52-40;T-span -26	40~64	Ⅲ Tet.	19p13.3 *CD37* 951	成熟B细胞、部分T细胞/单核细胞(弱)	在B细胞膜上与HLA Ⅱ类分子、CD53、CD81及CD82形成复合物,参与信号转导和(或)抗原运输。
CD38	T10;ADP-核糖酸环化酶;gp45	39~45	Ⅱ	4p15 *CD38* 952	浆细胞、早期或活化的B细胞和T细胞、胸腺细胞、单核细胞、NK细胞、脑、髓系祖细胞	可以将烟酰胺腺嘌呤二核苷酸催化合成环ADP-核糖(cADPR);将cADPR水解成ADPR,并结合CD31和透明质酸。参与调节细胞活化、增殖或凋亡。一些糖尿病病人体内有CD38抗体。
CD39	Ecto三磷酸腺苷双磷酸水解酶1(ENTPD1);血管ATP二磷酸水解酶;ATP二磷酸水解酶,腺苷三磷酸双磷酸酶;gp80;EC 3.6.1.5	78	Ⅲ	10q24 *ENTPD1* 953	内皮细胞、MØ、DC、活化的NK细胞、外套层的B细胞、活化的T细胞、神经元、plts	Ecto腺苷三磷酸双磷酸酶,能水解细胞外ATP和ADP,从而抑制ADP诱导的炎症、血栓形成和(或)血小板聚集。凝血酶可以使血管内皮细胞表面的CD39失活。
CD40	Bp50;TNF受体超家族,成员5(TNFRSF5)	85(48)	Ⅰ	20q12-13.2 *CD40* 958	成熟B细胞、单核细胞、MØ、DC、某些上皮细胞、CD34干细胞	CD154的受体,可以诱导细胞活化、亚型转换(B细胞)及抗原提呈细胞表达免疫共刺激分子。
CD41	整合素α_{2b}(ITGA2B);整合素αⅡβ;GPⅡb/GPⅢa复合物中的GPⅡb	135(120,23)	Ⅰ	17q21.32 *ITGA2B* 3674	plts、巨核细胞	与CD61相连,形成纤维蛋白原、纤维连接蛋白、波形连接蛋白、vWF及血小板的受体,促进血小板黏附及聚集。
CD42a	糖蛋白Ⅸ(GPⅨ);gp9	22(17~22)	Ⅰ	3q21.3 *GP9* 2815	plts、巨核细胞	CD42a、CD42b、CD42c及CD42d以2:2:2:1比例形成GP1b复合物,与vWF及凝血酶结合,使血小板黏附到损伤的血管壁。CD42突变可引起Bernard-Soulier综合征(参见第121章)。
CD42b	糖蛋白Ib,α链(GP1BA);CD42bα;GPIbα;糖萼素	160(145)	Ⅰ	17pter-p12 *GP1BA* 2811	plts、巨核细胞	是黏蛋白,通过二硫键与CD42 c形成异二聚体,并与CD42a、CD42d非共价键结合,为GP1b复合物与vWF及凝血酶结合提供结合位点。
CD42c	糖蛋白Ib,β链(GP1BB);CD42bβ;GPIbβ	160(24)	Ⅰ	22q11-21-q11.23 *GP1BB* 2812	plts、巨核细胞	通过二硫键与CD42b形成异二聚体,并与CD42a、CD42d结合形成vWF及凝血酶的受体。
CD42d	糖蛋白Ⅴ(GPⅤ)	82	Ⅰ	3q29 *GP5* 2814	plts、巨核细胞	与CD42a、CD42b和CD42c结合形成vWF及凝血酶的受体。
CD43	唾液素(SPN);白细胞唾液酸蛋白;白细胞唾液酸糖蛋白;gp95;gpL115	95~135	Ⅰ	16p11.2 *SPN* 6693	胸腺细胞、T细胞、PMN、MØ、单核细胞、NK细胞、plts、脑、活化的B细胞(弱)、浆细胞、造血干细胞	唾液酸糖蛋白,能与CD54、HLA Ⅰ类分子、CD62P或透明质酸相互作用,抑制细胞间过多的黏附,辅助调节T细胞的活化,并担当CD169的反受体。
CD44	吞噬细胞糖蛋白-1(Pgp-1);Hermes抗原;胞外基质Ⅲ型受体(ECMRⅢ);HUTCH-1;gp80-95	90	Ⅰ	11p13 *CD44* 960	除了plts、肝细胞、心肌、肾小管上皮、睾丸之外,大多数细胞都表达	透明质酸的受体,促进淋巴细胞与高内皮小静脉(HEV)结合。黏附了硫酸软骨素的CD44变异体能与纤维连接蛋白、层粘连蛋白结合;也是趋化因子骨桥蛋白的受体。

续表

抗原	其他名称	分子量	O	遗传学	分布	生理
CD44R	CD44R1；限制性(CD44 的第 9 外显子)；CD44v1-10	85~200	I	11p13 *CD44* 960	上皮细胞、rbc、单核细胞、活化的白细胞	红细胞 Lutheran 抗原的骨架蛋白；与 CD44 相似，参与白细胞黏附、穿过内皮、归巢到淋巴组织及炎症位点等过程。
CD45	蛋白酪氨酸磷酸酶，受体类型 C(PTPRC)；T200；白细胞共同抗原(LCA)；EC 3.1.34	180~220	I	1q31-32 *PTPRC* 5788	除红细胞外所有的造血细胞	是细胞表面酪氨酸磷酸酶，能与 CD2、CD3 和 CD4 相连，通过细胞表面抗原受体调控信号转导。
CD45RA	B220	220	I	参见 CD45	B 细胞、幼稚 CD4 T 细胞亚群、单核细胞	一种表面酪氨酸磷酸酶，由 8 个氨基酸的 NH_2- 末端序列与外显子 A、B、C 编码序列连接而成，是最大的 CD45 亚型。
CD45RB	T200	205 200	I	参见 CD45	记忆 T 细胞亚群、单核细胞，PMN(弱)	一种表面酪氨酸磷酸酶，由 8 个氨基酸的 NH_2- 末端序列与外显子 C 编码序列连接而成。
CD45RC		190 205 220	I	参见 CD45	部分 T 细胞	一种表面酪氨酸磷酸酶，由 8 个氨基酸的 NH_2- 末端序列与外显子 C 编码序列连接而成。
CD45RO	限制性 T200	180	I	参见 CD45	活化的胸腺细胞、部分记忆 T 细胞	一种表面酪氨酸磷酸酶，由 8 个氨基酸的 NH_2- 末端序列与不含 ABC 外显子的 CD45 骨架连接而成，是 CD45 最短的亚型。
CD46	膜辅助因子蛋白(MCP)；Huly-m5；滋养层白细胞通用抗原(TLX)	46~63 (51~68)	I	1q32 *CD46* 4179	除了未受精卵母细胞外所有有核细胞	在因子 I 介导 C3b 和 C4b 蛋白水解切割中发挥辅助因子作用，拮抗补体介导的损伤，作为 Rc 与多种病原体反应，包括麻疹病毒、疱疹病毒、生脓链球菌、奈瑟菌。
CD47	整合素相关蛋白(IAP)；MEM-133；卵巢癌抗原(OA3)；Rh 相关蛋白；CDw149	45~60 (50~55)	Ⅲ Tet.	3q13.1-q13.2 *CD47* 961	除了 Rh_{null}rbc 外所有人类细胞	与 CD61- 整合素相关联形成血栓黏合素或白细胞抑制受体信号调节蛋白(SIRPα)的受体，通过异源三聚体 Gi 蛋白信号途径诱导活化或凋亡，是 Rh 复合物的组成部分。
CD48	HuLym3；OX45；BLAST-1BCM1；MEM-102	45	GPI	1q21.3-q22 *CD48* 962	除 PMN、血小板、红细胞外所有造血细胞	CD2 的低亲和力受体，也是 CD244 配体，能抑制 NK 效应子的作用，在 T 细胞中能通过与 *lck* 和 *fyn* 酪氨酸激酶在胞质内的相互作用促进信号转导。
CD49a	整合素 α_1 亚单位(ITGA1)；极晚抗原(VLA)-1α 亚单位	200 (210)	I	5 q11.2 *ITGA1* 3672	单核细胞、内皮、平滑肌、活化的 T、B 细胞	与 CD29 形成异源二聚体，作为Ⅳ型胶原和层粘连蛋白的受体，参与白细胞外渗。
CD49b	整合素 α_2 亚单位(ITGA2)；Gpla；血小板 gp Ⅰa-Ⅱa 的 la 亚单位；极晚抗原(VLA)-2α 亚单位；ECMRI	160	I	5q23-q31 *ITGA2* 3673	血小板、巨核细胞、单核细胞、活化型 T B 细胞、NK 细胞细胞、胸腺细胞、成纤维细胞、内皮细胞、破骨细胞、上皮细胞	与 CD29 形成Ⅰ型胶原、VLA-3 和 E-钙黏蛋白的受体，也能作为埃可病毒的受体。
CD49c	整合素 α_3 亚单位(ITGA3)；极晚抗原(VLA)-3α 亚单位	150 (30/125)	I	17q21.33 *ITGA3* 3675	单核细胞、T 及 B 细胞、肾小球、甲状腺、部分基底膜	与 CD29 形成层粘连蛋白 -5 和表皮整联配体蛋白(又称缰蛋白)的受体，也可与胶原、纤维结合素呈微弱结合，可能在细胞黏附和(或)信号转导中发挥作用。

续表

抗原	其他名称	分子量	O	遗传学	分布	生理
CD49d	整合素 α_4 亚单位(ITGA4);极晚抗原(VLA)-4α 亚单位,	150 (145)	Ⅰ	2q31.3 *ITGA4* 3676	T、B、NK 细胞、嗜酸性粒细胞、单核细胞、有核红细胞、胸腺细胞、肥大细胞、树突状细胞、嗜碱性粒细胞、原粒细胞	与 CD29 或 β7 整合素形成 VLA-4 或 α4β7,分别结合 VCAM-1(CD106)、连接段 1(CS-1,是纤维结合素亚型之一)、侵染蛋白以及血栓黏合素、黏膜定居因子 MAd-CAM-1 和 CS-1。这些整合素协助调节炎症反应,参与 T 细胞活化。
CD49e	整合素 α_5 亚单位(ITGA5);极晚抗原(VLA)-5α 亚单位;GPIc-Ⅱa Ⅰc 亚单位	155 (135/25)	Ⅰ	12q11-q13 *ITGA5* 3678	胸腺细胞、T 细胞、单核细胞、活化的血小板、或极早期 B 细胞、树突状细胞,但不在普通血小板上表达	通过结合 RGD 与 CD29 形成纤维结合素和神经黏附分子 L1 的受体。结合后活化 Na^+-H^+ 反向转运体,为 T 细胞提供共刺激信号。
CD49f	整合素 α_6 亚单位(ITGA6);极晚抗原(VLA)-6α 亚单位;层粘连蛋白受体亚单位;血小板 GPIc	140 (120/30)	Ⅰ	2p31.1 *ITGA6* 3655	血小板、巨核细胞、MØ、单核细胞、胸腺细胞、T 细胞、黏附上皮细胞	在基底膜上与 CD29 或 β_4 整合素链(CD104)结合形成侵染蛋白、分层蛋白和层粘连蛋白的受体,在胚胎发生、细胞黏附、迁移和细胞信号转导中发挥作用。
CD50	细胞间黏附分子 -3(ICAM-3)	120~160	Ⅰ	19p13.3-2 *ICAM3* 3385	胸腺细胞、T 及 B 细胞、单核细胞、PMN、内皮细胞、表皮黑素细胞	活化的 LFA-1(CD11a/CD18)配体,发挥作用时可为细胞活化和(或)HIV 复制提供协同刺激信号。
CD51	整合素 α_v(ITGAV);玻连蛋白受体	150 (125/24)	Ⅰ	2q31-q32 *ITGAV* 3685	内皮细胞、单核细胞、MØ、血小板(弱)、部分 B 细胞(弱)	可与 CD29(β_1)、CD61(β_3)、β_5、β_6 或 β_8 整合素结合。CD51/CD61 复合物结合细胞外基质蛋白、玻连蛋白、纤维蛋白原、vWF 因子、层粘连蛋白、骨唾液蛋白(Bsp1)、血栓黏合素或神经黏附分子 L1 的 RGD 结构域。CD51/CD29 或 CD51/β_6 与玻连蛋白和纤连蛋白结合。这些受体促进血小板聚集和(或)白细胞黏附以及经内皮下膜的迁移,通过促进破骨细胞与骨桥蛋白黏附,参与骨吸收。
CD52	campath-1、HE-5	25~29	GPI	1p36 *CDW52* 1043	淋巴细胞、单核细胞、PMN(弱)、嗜酸性粒细胞(强)、精囊、附睾、精子	一些抗 CD52 单抗有强促分裂作用,提示 CD52 参与信号转导。
CD53	OX-44、四旋蛋白 -25、Tspan-25	32~42	Ⅲ Tet.	1p13 *CD53* 963	白细胞(B 细胞最高)	在 B 细胞、单核细胞和 PMN 内传递信号,引起 Ca^{2+} 流动,诱导细胞活化。
CD54	细胞间黏附分子 -1(ICAM-1);BB2' P3.58	80~114	Ⅰ	19p13.3-p13.2 *ICAM1* 3383	白细胞、内皮和上皮细胞,在活化过程中表达增加	作为 LFA-1(CD11a/Cd18)、Mac-1(CD11b/CD18)和 CD11c/CD18(p150,95D18)的配体。CD54 也是鼻病毒受体,能结合 CD43,还能与恶性疟原虫感染的红细胞结合。
CD55	衰退加速因子(DAF);CR;CROM;TC	55~70	GPI	1q32 *DAF* 1604	所有与血浆接触的细胞、中枢神经系统、上皮细胞	通过阻断 C3 转化酶的聚合或促进已形成的转化酶分解中和自体组织的补体激活;CD55 可结合 C3b/C3Bb 转化酶、C4b/C4b/2a 转化酶、CD97、柯萨奇病毒(G1,B3,B5)、7 型埃可病毒、肠道病毒 70 以及大肠杆菌 Dr- 黏附素。

续表

抗原	其他名称	分子量	O	遗传学	分布	生理
CD56	神经细胞黏附分子-1(NCAM);Leu19;NKH1;MSK39	140 或 180;120(GPI)	Ⅰ或GPI	11q23.1 *NCAM1* 4684	NK 细胞、胚胎细胞、肌肉、神经细胞、上皮细胞、部分活化的 T 细胞	促进同源性或异质性黏附,在接触依赖性生长抑制、神经元发育和 NK 细胞毒性中发挥作用。CD56 能结合 NCAM-1、硫酸肝素和硫酸软骨素蛋白聚糖。
CD57	人类自然杀伤因子-1(HNK-1);Leu 7;NK-1;GLCATP;GlcUAT-P	110	—	11q25 *B3GAT1* 27087	NK 细胞、部分 T 细胞、少数 B 细胞、部分施万细胞	2-*O*-硫代葡萄糖醛酸 β_1-3 半乳糖 β_1-4N 乙酰葡萄糖,一种碳水化合物结构,需要由 *B3GAT1* 编码的 $\beta_{1,3}$-葡萄糖醛酸内酯转移酶 1 加工。CD57 可黏附到几种糖蛋白上(如 CD56、髓磷脂糖蛋白),此时能结合层粘连蛋白、CD62P 或 CD62L。
CD58	白细胞功能相关因子-3(LFA-3);FLJ43722	45~70	Ⅰ或GPI	1p13 *CD58* 965	绝大多数造血细胞、成纤维细胞、内皮、上皮细胞	结合 CD2 增强 T 细胞抗原识别。绵羊红细胞上的 CD58 同系物使其可以与人 T 细胞形成玫瑰花结。
CD59	补体保护素;IF-5 抗原;EJ16;MIRL;MIN1;EL32;MACIF;HRF20;MIC11;MSK21	19~25	GPI	11p13 *CD59* 966	白细胞、红细胞、内皮和上皮细胞、胎盘、精子、体液	与活化的 C8 和 C9 结合,抑制补体膜攻击,它还是 CD2 的次要配体,可能参与 T 细胞信号转导。
CD60a	GD3;SIAT8;SIAT8A	—	—	12p12.1-p11.2 *ST8SIA1* 6489	黑素细胞、神经胶质细胞、神经元、胰岛细胞、血小板、肾上腺髓质、胸腺细胞、部分 T B 细胞(弱)	神经节苷脂 GD3 寡糖序列 NeuAcα_2-8NeuAc-α_2-3Gal-β_1-4Glcβ_1-Cer, 需要由 *ST8SIA1* 编码的 α-*N*-乙酰神经氨酸 $\alpha_{2,8}$-唾液酸转移酶 1 加工,可协助调节凋亡和线粒体通透性。
CD60b	9-*O*-乙酰 GD3	—	—	—	部分 T 细胞、活化 B 细胞、胸腺上皮和皮肤的神经外胚层细胞	由 9-*O*-乙酰化 GD3 和相关的与乳糖神经酰胺或其类似物连接的二唾液酸结构形成抗原决定簇。
CD60c	7-*O*-乙酰 GD3		—	—	T 细胞	由 7-*O*-乙酰化 GD3 和相关的与乳糖神经酰胺或其类似物连接的二唾液酸结构形成抗原决定簇。
CD61	整合素 β_3(ITGB3);GPⅢa;β_3 整合素;玻连蛋白受体β链;9-O-乙酰-GD3	90(110)	Ⅰ	17q21.32 *ITGB3* 3690	与血小板和巨核细胞上的 CD41 形成复合物,与单核细胞上的 CD51 形成复合物,MØ、内皮细胞、血小板、部分 B 细胞、破骨细胞、部分肥大细胞、成纤维细胞	在血小板表面与 CD41 结合形成 GPⅡb-Ⅲa 异源二聚体,促进聚集。CD41/CD61 缺失或功能障碍导致血小板无力症(参见 121 章)。也可与 CD51 结合,形成细胞外基质蛋白中(如玻连蛋白、纤维结合素和 vWF)RGD 结构域的受体。
CD62E	选择蛋白 E(SELE);内皮白细胞黏附分子(ELAM-1);LECAM-2;ESEL	107~115(97)	Ⅰ	1q22-q25 *SELE* 6401	活化的内皮细胞、皮肤、胎盘、骨髓、内皮	通过结合包括 GlyCAM1、CD34、CD107a 和 CD162 在内的多种分子上的碳水化合物配体(如 CD15s),促进 PMN、单核细胞、部分 T 细胞对血管内皮的黏附和白细胞外渗。
CD62L	选择蛋白 L(SELL);Mel-14;TQ1;白细胞黏附分子-1(LAM-1);LNHR;LECAM-1;Leu-8	65(74~95)	Ⅰ	1q23-q25 *SELL* 6402	B 细胞、T 细胞、PMN、胸腺细胞、单核细胞、嗜酸性粒细胞、嗜碱性粒细胞、红系和粒系祖细胞、部分 NK 细胞	识别出现在多种糖蛋白上(如 MAdCAM-1、Gly-CAM-1、CD34)的碳水化合物配体(如 CD15s),使白细胞易于在炎症部位或外周淋巴结高度内皮化小静脉(HEV)中活化的内皮上"滚动"。

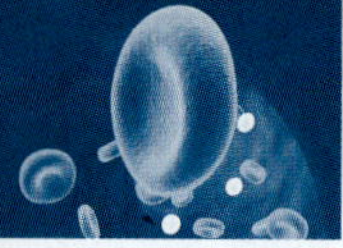

续表

抗原	其他名称	分子量	O	遗传学	分布	生理
CD62P	选择素P(SELP);GMP-140;LECAM-3;PADGEM;CD62;GRMP;PSEL;FLJ45155	120(140)	Ⅰ	1q21-24 *SELP* 6403	活化的血小板、活化的内皮细胞、巨核细胞	与CD15s或CD24/CD162的其他碳水化合物配体结合,参与白细胞外渗之前的圈合及滚动。与CD24结合参与肿瘤转移,CD62P也结合无关的多聚阴离子。
CD63	溶酶体膜相关糖蛋白3(LAMP3);LIMP;gp55;粒细胞病理原;OMA81H;MLA1;ME491	40~60	Ⅲ Tet.	12q12-q13 *CD63* 967	活化血小板、单核细胞、MØ、血管内皮细胞分泌粒(Weibel-Palade体)、血小板致密颗粒、成纤维细胞、破骨细胞、平滑肌、脑、滑膜	在细胞活化时转位到细胞表面的溶酶体蛋白,随后与VLA-3、-4或-6或与CD11/CD18、CD9或CD81结合,使其易于黏附细胞外基质的各种配体。
CD64	IgG Fc段高亲和性受体1A(FCGR1A);FcγRI;FcRI	72	Ⅰ	1q21.2-q21.3, *FCGR1A* 2209	单核细胞、MØ、活化的PMN、FDC	IgG的Fc的高亲和力受体,介导抗体依赖性细胞毒性、免疫复合物的吞噬、释放细胞因子(如IL-1、IL-6或TNF-α)和(或)活性氧中间产物。
CD65 CD65s	神经酰胺-十二糖4c;(唾液酸化CD65即CD65s;VIM-2)	—	—	—	骨髓细胞、部分单核细胞	CD65s是带有最小的抗原决定簇的糖类决定子,包含NeuAcα_2→3Galβ_1→4GlcNAcβ_1→3Galβ_1→4GlcNAc(Fucα_1→3)β_1→3Galβ。CD65末端唾液酸缺失,具有这些决定子的糖蛋白参与形成呼吸爆发的信号转导。
CD66a	CEA相关细胞黏附分子1(CEACAM1);磷酸化糖蛋白;胆汁糖蛋白-1(BGP-1);非特异性交叉反应抗原-160(NCA-160)	140~180(113,96,74)	Ⅰ	19q13.2 *CEACAM1* 634	PMN、组织细胞、部分髓系前体细胞、结肠上皮细胞刷状边缘	癌胚抗原家族的黏附分子的胆汁糖蛋白成员之一,可结合CD62E、肠道微生物的甘露糖敏感性黏附素、CD66a、CD66c或CD66e,促进不依赖Ca^{2+}的同型或异质性黏附和(或)中性粒细胞活化。也是奈瑟菌脑膜炎和淋病双球菌的受体。
CD66b	曾被命名为CD67;CEA相关细胞黏附分子8(CEACAM8);CGM6;p100;非特异性交叉反应抗原-95(NCA-95)	95~100	GPI	19q13.2 *CEACAM8* 1088	粒细胞	CD66b是CD66的GPI异构体,通过结合CD66c、CD62E和(或)半乳糖凝集素的核心蛋白促进异质性黏附。
CD66c	CEA-相关细胞黏附分子6(CEACAM6);非特异性交叉反应抗原Ag-90(NCA-90)	90	GPI	19q13.2 *CEACAM6* 4680	骨髓和上皮细胞	CD66c是CD66的GPI异构体,通过结合CD66c的核心蛋白促进同质性黏附,或通过结合CD66a~e、CD62E和(或)半乳糖凝集素促进异质性黏附。是奈瑟菌脑膜炎、淋病双球菌、致病性奈瑟菌和大肠杆菌的受体。
CD66d	CEA相关细胞黏附分子3(CEACAM3);CGM1;CEA;W264;MGC119875	35	Ⅰ	19q13.2 *CEACAM* 1084	粒细胞	癌胚抗原家族黏附分子成员可促进同质性黏附和中性粒细胞活化,还可结合致病性奈瑟菌的不透明体相关蛋白(Opa)。
CD66e	CEA相关细胞黏附分子5(CEACAM5);癌胚抗原(CEA);阿片抗原Ag100	180~200	GPI	19q13.1-q13.2 *CEACAM5* 1048	胚胎组织、成年结肠上皮细胞(非常弱)	在胚胎发生过程中可促进不依赖Ca^{2+}的同型或异质性黏附。CD66e可结合CD66a、CD66c、CD66e或致病性奈瑟菌的不透明体相关蛋白(Opa)。

续表

抗原	其他名称	分子量	O	遗传学	分布	生理
CD66f	妊娠特异性糖蛋白 1(PSG1);SP-1;PSBG1;PSGGA;DHFRP2;PSGⅡA;FLJ90598	54~72	GPI	19q13.2 *PSG1* 5669	胎盘合胞体滋养层、胚胎发育过程中所有从三胚层来源的组织、成年结肠上皮细胞(非常弱)	癌胚抗原家族黏附分子成员,保护胚胎免受母体免疫识别,对于成功受孕非常必要。
CD67	参见 CD66b	95~100	GPI	19q13.2 *CEACAM8* 1088	粒细胞	与 CD66b 相同
CD68	gp110;大唾液酸转运蛋白(小鼠)	110	Ⅰ	17p13 *CD68* 968	绝大多数局限于单核细胞/MØ、DC、粒细胞、破骨细胞、肥大细胞、活化淋巴细胞、粒系祖细胞、护士样细胞的胞质颗粒	唾黏蛋白属于高度糖基化酸性溶酶体糖蛋白家族,包括 LAMP-1(CD107a)和 LAMP-2(CD107b),可以保护溶酶体膜免受水解酶攻击,结合氧化低密度脂蛋白,参与动脉粥样硬化中泡沫细胞的形成。
CD69	激活诱导剂分子(AIM);早期活化抗原(EA1);MLR3;gp34/28;Leu-23;VEA;CLEC2C	60(28,33)	Ⅱ	12p13-p12 *CD69* 969	血小板、活化的淋巴细胞、活化的粒细胞、$CD4^+$ 或 $CD8^+$ 胸腺细胞	Ⅱ型跨膜蛋白中 Ca^{2+} 依赖型(C-type)凝集素超家族成员。形成同源二聚体,发挥信号传导子作用,能增加 Ca^{2+} 流,促进细胞活化和(或)血小板聚集。
CD70	Ki-24 抗原;CD27-配体;TNFSF7	50	Ⅱ	19p13.3 *CD70* 970	活化的 B 细胞、部分活化的 T 细胞、活化的 NK 细胞	TNFSF 成员,与 CD27 结合为 T 细胞激活以及产生 T 细胞记忆提供协同刺激信号。
CD71	转铁蛋白受体(TFRC);TFR;TFR1;TRFR;T9	190(95)	Ⅱ	3q29 *TFRC* 7037	活化或增殖期细胞、网织红细胞、脑、毛细血管内皮	中性 pH 条件下在血浆中结合铁转运蛋白的含铁铁传递蛋白,而在细胞内 pH 酸性时结合无铁离子的去铁铁传递蛋白,促进细胞的铁离子摄取。
CD72	LYB2;CD72b	45	Ⅱ	9p13.3 *CD72* 971	所有 B 细胞(除浆细胞之外)、MØ(弱)、DC(弱)	Ca^{2+} 依赖型(C-类)凝集素超家族成员,可结合 CD100。CD72 通过其磷酸化的胞质内 ITIM 结构域募集 SHP-1,减弱 B 细胞受体(BCR)信号。与 CD100 结合引起 ITIM 脱磷酸,增强 BCR 信号。CD72 也可能结合 CD5。
CD73	胞外 5′-核苷酸酶(NT5E);胞外-5′-核苷酸酶	69~72	GPI	6q14-q21 *NT5E* 4907	大多数 B 细胞、部分 T 细胞、胸腺细胞(弱)、部分内皮和上皮细胞、FDC	催化嘧啶和嘌呤核糖核苷-和脱氧核糖核苷单磷酸酶发生 5′脱磷酸形成核苷,可能参与淋巴细胞的黏附和(或)活化。
CD74	MHC Ⅱ类-相关不变链;Ⅱ类-特异分子伴侣;不变链(Ⅱ)	33,35,41(43)	Ⅱ	5q32 *CD74* 972	B 细胞、单核细胞(弱)、DC、活化的 T 细胞	与内质网的 HLA Ⅱ类蛋白的 α 和 β 链结合阻止内源肽的交联。它是由酸性溶酶体中的 HLA 蛋白释放的。
CD75	氨基乳糖苷;NeuAc $\alpha_{2,6}$-Gal$\beta_{1,4}$ GlcNAc 核心抗原决定簇;CD75s(代表唾液酸化氨基乳糖苷);CDw76	67 和 85	—	—	CD75 生发中心 B 细胞、内皮和上皮细胞亚型、极少数 T 细胞、红细胞、大多数成熟 B 细胞(弱),浆细胞除外	CD75 定义为氨基乳糖苷结构,而 CD75s 定义为唾液酸化氨基乳糖苷(如 NeuAcα_2-6Galβ_1-4GlcNAcβ_1-3Galβ_1-4Glc-β_1-1′Cer),都出现在各种鞘糖脂和糖蛋白上。CD75s 在高尔基体内需要 β-半乳糖苷 $\alpha_{2,6}$-唾液酸转移酶(SiaT-1)活性来产生 $\alpha_{2,6}$-唾液酸化的 CD75。

续表

抗原	其他名称	分子量	O	遗传学	分布	生理
CD75s	—	—	—	—	绝大多数成熟B细胞、但不存在于生发中心B细胞或浆细胞	—
CDw76	HD66，CRIS-4	—	—	—	参见CD75（CD75s）	即CD75s，但最初由于它与不同抗体的反应性而被认为是不同的。
CD77	三聚己糖神经酰胺（$G\beta_3$）；Pk血型；伯基特淋巴瘤相关抗原（BLA）；三己糖酰基鞘胺醇（CTH）	1	—	—	生发中心B细胞（除了中心浆细胞）、FDC、内皮、部分上皮细胞	三聚己糖神经酰胺，可能结合CD19，是通过$\alpha_{1,4}$-半乳糖转移酶的作用将半乳糖转移到乳糖酶基鞘胺醇的$\alpha_{1,4}$位形成的。是大肠杆菌外毒素和志贺痢疾菌志贺毒素的受体，可能协助清除生发中心未能结合抗原产生抗体的B细胞。
CDw78	Ba	—	—	—	B细胞（活化后增加）、单核细胞、MØ、DC	暂时如此定名是因为针对这种特异性抗原的单克隆抗体可结合HLA Ⅱ类分子的抗原决定簇。
CD79a	mb-1；IGA；Ig-α	32~33	Ⅰ	19q13.2 *CD79A* 973	B细胞	B细胞受体（BCR）复合物的辅助分子，是sIg表达和信号转导所需要的（参见77章）。
CD79b	B29；IGB；Ig-β	37~39	Ⅰ	17q23 *CD79B* 974	B细胞	介导sIg表达和信号转导的辅助分子（参见77章）。
CD80	B7；B7-1；BB1；LAB7；CD28LG1	60	Ⅰ	3q13.3-q21 *CD80* 941	活化的B细胞、单核细胞、血液来源的DC、FDC、MØ、活化的T细胞（弱）	与CD28或CD152（CTLA-4）相互作用，分别对T细胞活化有协同刺激或抑制作用（参见78章）。
CD81	抗增殖抗体-1的靶点（TAPA-1）；M38	26	Ⅲ Tet.	11p15.5 *CD81* 975	所有的粒细胞，特别是淋巴细胞（强）、内皮	CD19/CD21/Leu-13信号转导复合体的成员，参与B细胞信号。CD81还是丙型肝炎病毒的受体。
CD82	R2；IA4；4F9；C33；KAI1；TSPAN27；ST6	50-53	Ⅲ Tet.	11p11.2 *CD82* 3732	上皮、内皮、单核细胞、PMN、血小板、活化淋巴细胞、成纤维细胞	与CD37、CD53、CD81、整合素和（或）HLA形成复合体在信号转导中发挥作用。
CD83	HB15；BL11	43	Ⅰ	6p23 *CD83* 9308	DC（非FDC）（强）、朗格汉斯细胞、B细胞（弱）、指突网状细胞	可能在抗原呈递和淋巴细胞活化过程中发挥作用，可作为成熟DC的标志。
CD84	SLAM家族成员5（SLAMF5）；p75；GR6；Hly9-β	64~82	Ⅰ	1q24 *CD84* 8832	单核细胞、MØ、GC B细胞（强）、外套层B细胞（弱）、血小板	与CD2和CD48类的黏附分子具有相似的结构，提示其在细胞间相互作用/信号传递中发挥作用。
CD85	参见CD85j	110	Ⅰ	19q13.4	参见CD85j	参见CD85j（参见79章）
CD85a	白细胞-免疫球蛋白-样受体，B亚家族成员3（LILRB3）；免疫球蛋白样转录本-5（ILT5）；HL9	110	Ⅰ	19q13.4 *LILRB3* 11025	NK细胞、单核细胞、MØ、DC、粒细胞、部分T细胞	带有胞质ITIMs的HLA Ⅰ类分子的多形性受体，可抑制受体-信号传递和（或）结合引起的细胞毒性。
CD85b	白细胞-免疫球蛋白-样受体，A亚家族成员6（LILRB6）；LIR6；ILT8；ILT5	110	Ⅰ	19q13.4 *LILRA6* 79168	NK细胞	免疫球蛋白样分子，胞质区缺少ITIMs。
CD85c	白细胞-免疫球蛋白-样受体，B亚家族成员5（LILRB5）；LIR5；ILT8	110	Ⅰ	19q13.4 *LILRB5* 10990	NK细胞	带有胞质ITIMs的HLA Ⅰ类分子的多形性受体，可抑制受体-信号传递和（或）结合引起的细胞毒性。

续表

抗原	其他名称	分子量	O	遗传学	分布	生理
CD85d	白细胞-免疫球蛋白-样受体,B 亚家族成员 2(LILRB2);LIR2;ILT4;MIR10;LILRA6;MIR-10	110	I	19q13.4 *LILRB2* 10288	NK 细胞、单核细胞、MØ、部分 DC、骨髓细胞、PMN(弱)	带有胞质 ITIMs 的 HLA Ⅰ类分子的多形性受体,可抑制受体-信号传递和(或)结合引起的细胞毒性。也可结合局限于滋养层的 HLA-G1,抑制潜在的母体-胎儿免疫反应。
CD85e	白细胞-免疫球蛋白-样受体,A 亚家族成员 3(LILRA3);LIR4;ILT6;HM31	110	I	19q13.4 *LILRA3* 11026	—	可溶性免疫球蛋白样蛋白,不含跨膜或胞质内结构域。
CD85f	白细胞-免疫球蛋白-样受体,A 亚家族成员 5(LILRA5);LIR5;ILT11	110	I	19q13.4 *LILRA5* 353514	NK 细胞	不含胞质内 ITIMs 的免疫球蛋白样分子。
CD85g	白细胞-免疫球蛋白-样受体,A 亚家族成员 4(LILRA4);ILT7	110	I	19q13.4 *LILRA4* 23547	类浆细胞 DC、单核细胞、活化的 B 细胞	不含胞质内 ITIMs 的免疫球蛋白样蛋白,*LILRA4* 与 FcεRIγ 链结合形成受体。
CD85h	白细胞-免疫球蛋白-样受体,A 亚家族成员 2(LILRA2);LIR7;ILT1	110	I	19q13.4 *LILRA2* 11027	骨髓细胞、单核细胞	不含胞质内 ITIMs 的免疫球蛋白样蛋白。
CD85i	白细胞-免疫球蛋白-样受体,A 亚家族成员 1(LILRA1);LIR6	110	I	19q13.4 *LILRA1* 11024	B 细胞、单核细胞	不含胞质内 ITIMs 的免疫球蛋白样蛋白,与 Fc ε RIγ 链结合形成受体。
CD85j	白细胞-免疫球蛋白-样受体,B 亚家族成员 1(LILRB1);LIR1;ILT2;MIR7;CD85	110	I	19q13.4 *LILRB1* 10859	NK 细胞、DC、单核细胞、绝大多数 T 细胞、浆细胞、B 细胞(弱)	带有胞质 ITIMs 的 HLA I 类分子的多形性受体,可抑制受体-信号传递和(或)结合引起的细胞毒性。结合局限于滋养层的 HLA-G1,抑制潜在的母体-胎儿免疫反应。也可结合 CMV 的Ⅰ类样蛋白 UL18。
CD85k	白细胞-免疫球蛋白-样受体,B 亚家族成员 4(LILRB4);LIR5;ILT3;HM18	60	I	19q13.4 *LILRB4* 11006	单核细胞、肥大细胞、MØ、DC、PMN、B 细胞、NK 细胞、内皮细胞	一种推测的抑制性受体,配体未知,含有胞质 ITIMs。
CD86	B7-2;B70;LAB72;CD28LG2;MGC34413	80	I	3q21 *CD86* 942	指状突 DC 细胞、活化的 B 细胞、活化的单核细胞、活化的血液来源 DC	与 CD28 相互作用为 T 细胞活化提供协同刺激信号,或与 CD152(CTLA-4)相互作用提供抑制信号。
CD87	纤溶酶原激活剂,尿激酶受体(PLAUR);尿激酶纤溶酶原激活剂受体(uPAR);Mo3	35~68 (32~66)	GPI	19q13 *PLAUR* 5329	迁移前沿白细胞(单核细胞、PMN、DC、活化的 T 细胞、LGL),成纤维细胞、内皮、平滑肌、角化细胞、胎盘滋养母细胞、肝细胞	uPA 的受体能在细胞膜上维持和浓集 uPA,使局部的纤溶酶原转化为纤溶酶,结合水解的细胞外基质。与玻连蛋白、β_1 和 β_2 整合素及激肽原结合,促进细胞黏附。
CD88	补体组分 5a 受体 1(C5R1);C5a 受体;C5a-Rc	40	Ⅲ Hep.	19q13.3-13.4 *C5R1* 728	粒细胞、单核细胞、MØ、DC、星形胶质细胞、小胶质细胞	G 蛋白偶联受体,通过结合 C5a 触发趋化反应、激活、呼吸爆发和脱颗粒。也能结合过敏毒素。
CD89	IgA 的 Fc 受体;Fcα 受体(FCAR)	45~100	I	19q13.2-q13.4 *FCAR* 2204	粒细胞、单核细胞、MØ、DC 细胞	与 CD11b/CD18 联合形成针对 IgA_1 或 IgA_2 的低亲和力受体,能触发粒细胞呼吸爆发、吞噬作用,当细胞结合免疫复合物中 IgA 的 Fc 时释放炎性细胞因子。

续表

抗原	其他名称	分子量	O	遗传学	分布	生理
CD90	Thy-1;theta 抗原	25~35 (25~29)	GPI	11q22.3-q23 *THY1* 7070	造血干细胞、脑、部分胚胎胸腺细胞、活化的内皮细胞、特别是主要的内皮小静脉	可能在神经元记忆细胞的发育过程中起作用，协助调节造血干细胞生长和(或)分化，在炎症时促进跨内皮的白细胞迁移。
CD91	低密度脂蛋白(LDL)-相关蛋白1(LEP1);α_2-巨球蛋白受体(α_2M-R)	600 (515/85)	Ⅰ	12q13-q14 *LEP1* 4035	单核细胞、MØ、肝细胞、神经元、星形胶质细胞、成纤维细胞、上皮细胞、合胞体滋养层、阿尔茨海默斑块、动脉粥样硬化斑块	LDL受体家族成员，能结合α_2巨球蛋白-蛋白水解酶复合物、复合抑制剂尿激酶以及组织型纤溶酶原激活剂、LPL、残留的乳糜微粒、假单胞菌外毒素A和多种热休克蛋白(如gp96,hsp90,钙网织蛋白)。调节其配体的摄取和代谢。
CD92	溶质递送家族44成员1(SLC44A1);胆碱转运体样蛋白1(CHTL1);p70	70	Ⅲ	9q31.2 *SLC44A1* 23446	单核细胞、血液来源的DC、PMN、淋巴细胞(弱)、内皮(弱)	转运胆碱以合成膜磷脂，有一个胞质内ITIM，可能提供潜在的抑制性信号。
CD93	C1q受体前体(C1qRP);GR11	110 (126)		20p11.21 *CD93* 22918	NK细胞、单核细胞、粒细胞、血小板、内皮细胞	C1q的受体，可能协助吞噬被补体包被的细胞。
CD94	杀伤细胞凝集素样受体亚家族D成员1(KLRD1);Kp43	30	Ⅱ	12p13 *KLRD1* 3824	NK细胞(活化后增加)、少数T细胞	C型凝集素与CD159a或CD159c形成受体复合物，与HLAⅠ类分子和(或)来源于HLAⅠ类分子的多肽相互作用，其功能是NK细胞的抑制性受体(参见79章)。
CD95	Apo-1;FAS;TNFRSF6;APT1;凋亡抗原1	45,90 (45)	Ⅰ	10q24.1 *FAS* 355	活化的淋巴细胞、成纤维细胞、单核细胞、PMN、肝脏	CD178的受体，可诱导携带CD95的*FAS*细胞凋亡。
CD96	T细胞活化增强的晚期表达子(TACTILE)	240,180,160(160)	Ⅰ	3q13.13-q13.2 *CD96* 10225	T和NK细胞(活化后表达增加)	主要在活化后表达，提示在细胞间同种相互作用晚期，该分子在细胞黏附中发挥作用。
CD97	BL-KDD/F12	74~89 (75~86)	Ⅲ Hep.	19p13 *CD97* 976	活化的淋巴细胞、PMN、单核细胞、DC、MØ、平滑肌细胞	CD55和硫酸软骨素的受体，参与细胞黏附和(或)白细胞活化后的信号传导。可能参与PMN迁移。
CD98	溶质载体家族3成员2(SLCA2);4F2;FRP-1;RL-388	125 (45/80)	Ⅱ	11q13 *SLC3A2* 6520	单核细胞、心肌细胞、活化的T细胞、增殖期细胞高表达，而在T、B和NK细胞低表达	双链二硫化物连接分子，可作为肌动蛋白-相关氨基酸转运体的分子伴侣。与β_1整合素结合为复合物，协助调节其黏附功能。
CD99	MIC2;E2;12E7;HuLym6;FMC29;CD99R	32	Ⅰ	Xp22.33和Yp11.3 *CD99* 4267	绝大多数造血细胞、尤其是胸腺细胞;CD99存在于Xg(a+)rbc表面和Xg(a-)rbc胞质内。CD99R存在于骨髓细胞、NK细胞和CD4/CD8$^+$胸腺细胞	促进胸腺细胞阳性选择和炎症部位白细胞跨内皮迁移的黏附分子，参与绵羊红细胞玫瑰花结形成。CD99信号也可诱导凋亡。
CD100	信号素4D(SEMA4D);脑衰蛋白4;Coll4	300 (150)	Ⅰ	9q22.2 *SEMA4D* 10507	髓系细胞、T细胞、活化DC、活化B细胞、脑、肾、心	是CD72和plexin-B1的信号素受体，可调节其他受体的信号转导活性(如在B细胞中可调节CD40-CD154相互作用，下调CD23,减轻CD72的抑制效果)。可溶性CD100促进B细胞活化。与plexin-B1/Met结合后，参与调节侵袭性上皮细胞的生长。

续表

抗原	其他名称	分子量	O	遗传学	分布	生理
CD101	免疫球蛋白超家族，成员 2(IGSF2)；V7；p126	240 (126)	Ⅰ	1p13 *IGSF2* 9398	粒细胞、单核细胞、DC、某些黏膜 T 细胞、活化 T 细胞	能促进细胞活化。
CD102	细胞间黏附分子 -2(ICAM-2)	54~68	Ⅰ	17q23-q25 *ICAM2* 3384	内皮细胞(强)、血小板(强)、淋巴细胞亚群、单核细胞、DC、脾窦状隙	是 LFA-1(CD11a/CD18) 和 CR3(CD11b/CD18)的配体，参与调节细胞向炎症部位归巢的过程；与整合素相互作用能发挥免疫共刺激作用。
CD103	整合素 α_E- 亚单位(ITGAE)；人黏膜淋巴细胞 -1 整合素(HML-1)；整合素 αE 链	175 (150,25)	Ⅰ	17p13 *ITGAE* 3682	上皮内淋巴细胞、1%~2% 血淋巴细胞、睾丸、前列腺，卵巢、胰腺、HCL	与 β_7 整合素联合形成受体，能与 CD324 结合易化与上皮的黏附。在 HCL 诊断中有意义。
CD104	整合素 β4(ITGB$_4$)；TSP-1180	210 (220)	Ⅰ	17q25 *ITGB4* 3691	皮肤和胃肠道基底上皮、血管发生中的内皮、胸腺细胞、施万细胞、极少数神经元	与 α_6(CD49f) 结合形成角蛋白、层粘连蛋白(也可能包括表皮整联配体蛋白)的受体，促进细胞与细胞外基质的黏附。
CD105	细胞内皮糖蛋白(ENG)；转化生长因子β(TGF-β)的Ⅰ 型和Ⅲ 型受体	180 (90)	Ⅱ	9q33-q34.1 *ENG* 2022	血管内皮(特别是血管发生阶段)、MØ、活化单核细胞、FDC、合胞体滋养层、原始红细胞、成纤维细胞、心肌间质细胞	与 TGF-β Ⅰ型或Ⅱ型受体形成 TGF-β_1 和(或)TGF-β_3 的受体复合物，调节细胞分化、迁移，也可能参与血管发生。
CD106	血管细胞黏附分子 -1(VCAM-1)；INCAM-110	100~110	Ⅰ	1p31-p32 *VCAM1* 7412	活化内皮细胞、某些 MØ、FDC、骨髓基质、心肌和骨骼肌成肌细胞、肾、胎盘、脑	作为 VLA-4($\alpha_4\beta_1$ 整合素或 CD49d/CD29) 和 $\alpha_4\beta_7$ 的配体，参与调节白细胞黏附、迁移和免疫共刺激。在骨髓基质细胞和造血干细胞的相互作用中发挥作用。
CD107a	溶酶体相关膜蛋白 -1(LAMP-1)	120	Ⅰ	13q34 *LAMP1* 3916	代谢活化细胞的溶酶体膜醣蛋白、活化血小板、PMN、T 细胞、MØ、DC、内皮细胞、扁桃腺上皮细胞	是半乳凝素 -3 配体，可能参与引导分子入溶酶体进行降解的过程。CD107 黏附的碳水化合物包括唾液酸化的 Lewis^X，它可被凝集素和选择素识别(如 CD62L、E 或 P)。
CD107b	溶酶体相关膜蛋白 -2(LAMP-2)	120	Ⅰ	Xq24 *LAMP2* 3920	参见 CD107a	参见 CD107a。缺乏时引起 Danon 疾病。
CD108	信号素 7A(SEMA7A)；John-Milton-Hagen 红细胞血型抗原；Selm L；GPI-gp80；	76(80)	GPI	15q22.3-q23 *SEMA7A* 8482	红细胞、活化淋巴细胞、血液中淋巴细胞(弱)	一种膜结合信息素，可能参与诱导促炎因子(如 IL-6、IL-8、TNF-α)。
CD109	Gov$^{a/b}$ 同种异体抗原；8A3；E123；7D1	170	GPI	6q13 *CD109* 135228	内皮细胞、血小板、活化 T 细胞、造血和间充质干细胞	含硫酯蛋白的 α_2- 巨球蛋白 /C3、C4、C5 家族成员。
CD110	骨髓增生的白血病病毒癌基因(MPL)；血小板生成素 Rc；TPO-R	85~92	Ⅰ	1p34 *MPL* 4352	造血干细胞、巨核细胞、血小板	血小板生成素受体，调节巨核细胞增殖、分化或干细胞存活。
CD111	脊髓灰质炎病毒受体相关蛋白 1(PRR1)；结合素 -1；Hve C1；HIgR	75	Ⅰ	11q23.3 *PVRL1* 5818	髓单核细胞、巨核细胞、血小板、上皮和神经元细胞	与自身和(或)相关结合素(-2,-3 或 -4)或脊髓灰质炎病毒受体 CD155 结合，促进同型和异质性黏附。也是 1,2- 型单纯疱疹病毒和伪狂犬病病毒的受体。

续表

抗原	其他名称	分子量	O	遗传学	分布	生理
CD112	脊髓灰质炎病毒受体相关蛋白2(PRR2);结合素-2;Hve B;PRR2	72;64	I	19q13.2 *PVRL2* 5819	造血细胞、内皮细胞、上皮细胞、神经细胞	与自身和(或)相关结合素(-1和-3)或脊髓灰质炎病毒受体CD155结合,促进同型和异质性黏附。也是1-型单纯疱疹病毒和伪狂犬病病毒的受体。
CD113	脊髓灰质炎病毒受体样蛋白3(PVRL3);结合素-3	61	I	3q13 *PVRL3* 25945	上皮细胞、胎盘、睾丸、甲状腺、脑(弱)	与自身和(或)相关结合素(-1和-2)或脊髓灰质炎病毒受体CD155结合,促进同型和异质性黏附。
CD114	粒细胞集落刺激因子受体(CSF3R)	130~150	I	1p35-p34.3 *CSF3R* 1441	单核细胞、MØ、PMN和它们的前体	是G-CSF的受体,参与调节髓系细胞分化和增殖
CD115	集落刺激因子-1受体(CSF1R);巨噬细胞集落刺激因子受体(M-CSFR);c-fms	150	I	5q33-q35 *CSF1R* 1436	胎盘、MØ、单核细胞及其前体细胞、DC、破骨细胞、神经元、小胶质细胞、星形胶质细胞	是M-CSF的受体,M-CSF可诱导CD115的酪氨酸磷酸化,导致单核细胞及其祖细胞的增殖与分化。
CD116	集落刺激因子-2受体,α亚单位(CSF2RA);粒细胞-巨噬细胞集落刺激因子受体α亚单位	80	I	Xp22.32;Yp11.3 pseudo-autosomal *CSF2RA* 1438	髓系前体细胞、单核细胞、PMN、内皮细胞、DC、成纤维细胞	是GM-CSF的低亲和力受体,与CD131形成复合物后成为GM-CSF的高亲和力受体。
CD117	干细胞因子受体(SCFR);c-kit;steel因子受体(SCR)	145	I	4q11-q12 *KIT* 3815	造血祖细胞、肥大细胞、黑色素细胞、精原细胞、卵母细胞、某些NK细胞	是干细胞因子(SCF)受体,是正常造血发生、生殖、色素形成或胃肠道功能所必需的分子。
CD118	白血病抑制因子受体(LIFR)	190(膜型)	I	5p13-p12 *LIFR* 3977	除了淋巴细胞之外的广泛组织表达	是白血病抑制因子(LIF)的低亲和力受体,与CD130形成复合物后成为LIF的高亲和力受体。
CD119	IFN-gamma Rc(IFNγR,IFNGR1)	90~100	I	6q23.3 *IFNGR1* 3459	MØ、单核细胞、T细胞、B细胞、NK细胞、PMN、上皮细胞、内皮、成纤维细胞	是IFN-γ的高亲和力受体,但是在缺乏IFN-γ辅助因子-1(AF-1)的细胞中不能转导信号。
CD120a	肿瘤坏死因子超家族受体成员1A(TNFRSF1A);55kDa的TNF-α受体(TNFRp55);TNFRI	55	I	12p13.2 *TNFRSF1A* 7132	多种细胞类型-上皮细胞内表达水平最高;GC树突网状细胞	是TNF-α和TNF-β的高亲和力受体,能触发TRADD和RAIDD的募集,诱导凋亡蛋白酶依赖性凋亡。CD120a缺陷引起常染色体显性家族性爱尔兰热,也被称为TNF-Rc-相关性周期性综合征(TRAPS)。
CD120b	肿瘤坏死因子受体超家族成员1B(TNFRSF1B);75 kDa的TNF-α受体(TNFRp75);TNFRⅡ	75	I	1p36.3-p36.2 *TNFRSF1B* 7133	髓系细胞表达最高,但也在很多其他细胞类型中表达	是TNF-α、TNF-β或淋巴细胞毒素α的高亲和力受体,能诱导NF-κB活化。
CDw121a	IL-1受体Ⅰ型(ILIR1);IL-1R	80	I	2q12 *IL1R1* 3554	T细胞、胸腺细胞、软骨细胞、滑膜细胞、上皮细胞、成纤维细胞、肝细胞、角质化细胞	是IL-1α和IL-1β的受体,结合IL-1后诱导细胞活化和(或)增殖。
CDw121b	IL-1受体Ⅱ型(ILIR2);IL-1R(typeⅡ)	60~68	I	2q12-q22 *IL1R2* 7850	B细胞、单核细胞、PMN、皮肤上皮基底细胞、输尿管、雌性生殖道	IL-1α和IL-1β诱饵受体,与CD120a竞争结合IL-1从而抑制IL-1的效应。其可溶形式可作为拮抗剂。

续表

抗原	其他名称	分子量	O	遗传学	分布	生理
CD122	IL-2 受体 β(IL2RB);p75;IL-2Rβ	70~75	Ⅰ	22q13.1 *IL2RB* 3560	NK 细胞、活化 T 细胞、B 细胞、单核细胞	与 CD132 结合，形成 IL-2 和 IL-15 的中度亲和力受体；或与 CD25、CD132 结合，形成这些细胞因子的高亲和力受体。
CD123	IL-3 受体 α 链(IL3RA)	70	Ⅰ	Xp22.3; Yp13.3 *IL3RA* 3563	多潜能干细胞、定向造血祖细胞、肥大细胞、MØ、某些 B 细胞(弱)	是 IL-3 低亲和力受体，与 CD131 结合形成 IL-3 高亲和力受体。通过与细胞因子结合刺激细胞增殖和(或)分化。
CD124	IL-4 受体(IL4R)	140	Ⅰ	16p12.1-p11.2 *IL4R* 3566	成熟 B 细胞、T 细胞、上皮、内皮、造血前体细胞、成纤维细胞	与 CD132 结合形成 IL-4 的高亲和力受体，诱导细胞分化和(或)活化；能与 IL-13 受体 α_1 链结合，形成 IL-4 和 IL-13 的受体。
CD125	IL-5 受体 α 链(IL5RA)	60	Ⅰ	3p26-p24 *IL5RA* 3568	嗜酸性粒细胞、嗜碱性粒细胞、活化 B 细胞、B1 B 细胞	是 IL-5 的低亲和力受体，可与 CD131 结合形成 IL-5 高亲和力受体。与 IL-5 结合后刺激细胞增殖和(或)分化。
CD126	IL-6 受体(IL6R)	80	Ⅰ	1q21 *ILR6* 3570	浆细胞(强)、活化 B 细胞(强)、WBC(弱)、上皮细胞、成纤维细胞、神经细胞、肝细胞	与 CD130 结合形成 IL-6 的受体，与 IL-6 结合后刺激细胞生长和(或)分化。通过选择性蛋白水解酶作用产生的可溶性 CD126 可作为 IL-6 的拮抗剂发挥作用。
CD127	IL-7 受 体(IL7R);p90;IL-7R	80	Ⅰ	5p13 *IL7R* 3575	B 细胞前体细胞、胸腺细胞、成熟 T 细胞、单核细胞	与 CD132 结合形成 IL-7 的高亲和力受体，在淋巴系统发育中发挥重要作用。
CD128A					参见 CD181	
CD128B					参见 CD182	
CD129	IL-9 受体(IL9R)	64	Ⅰ	Xq28;Yq12 *IL9R* 3581	活化 T 细胞、B 细胞、嗜酸性粒细胞、髓系和红系祖细胞、MØ、肥大细胞、上皮细胞、神经元	与 CD132 结合成为 IL-9 的受体，刺激细胞生长和(或)分化。
CD130	白介素 -6 信号转导子(IL6ST);gp130；抑癌蛋白 M 受体	130~140	Ⅰ	5q11 IL6ST 3572	大多数 WBC、上皮细胞、成纤维细胞、肝细胞、神经细胞	是抑癌蛋白 M、IL-6、白血病抑制因子、IL-11、睫状神经营养因子以及心肌营养因子 -1 的异源受体的常链和信号链。
CD131	集落刺激因子 2 受体 β(CSF2RB);IL-3、IL-5 或 GM-CSF 受体 β 常链	120~140	Ⅰ	22q13.1 *CSF2RB* 1439	髓系细胞、前 B 细胞、造血前体细胞	IL-3、IL-5、GM-CSF 异源受体的常链。
CD132	白介素 2 受体 γ(IL2RG);IL-2、IL-4、IL-7、IL-9 或 IL-15 受体 γ 常链	64~70	Ⅰ	Xq13.1 *IL2RG* 3561	胸腺细胞、大部分 WBC，随活化而增强	IL-2、IL-4、IL-7、IL-9 或 IL-15 三链受体的 γ 常链。CD132 的突变能导致与 X 染色体相关的严重免疫缺陷(XSCID)。
CD133	类 鼠 prominin I(PROML1);AC133	120	Ⅲ	4p15.32 *PROM1* 8842	生血组织(尤其是干细胞)、上皮细胞、神经干细胞	戊淀粉膜蛋白，可用于阳性筛选 HSC。
CD134	肿瘤坏死因子受体超家族成员 4(TNFRS4);OX40;OX40 配体受体	48	Ⅰ	1p36 *TNFRS4* 7293	胸腺髓质细胞、活化的 T 细胞、成纤维细胞、造血前体细胞	TNF 受体家族成员，是 CD252 的受体。CD134 的结合能抑制细胞凋亡并增强细胞活化。

续表

抗原	其他名称	分子量	O	遗传学	分布	生理
CD135	Fms 相关酪氨酸激酶3(FLT3);flk-2;STK-1	130(160)	Ⅰ	13q12 *FLT3* 2322	HSC	CD135 是Ⅰ型酪氨酸激酶,作为FLT3 配体的受体起作用。
CD136	MØ 刺激 1 受体(MST1R);受体酪氨酸激酶(RON)	180(150/40)	Ⅰ	3p21.3 *MST1R* 4486	单核细胞、粒细胞、上皮细胞、MØ	巨噬细胞刺激蛋白(MSP)的双链异源二聚体受体。
CD137	肿瘤坏死因子受体超家族成员 9(TNFRS9);ILA(由淋巴细胞的激活诱导);4-1BB	83(39)	Ⅰ	1p36 *TNFRSF9* 3604	活化的 T 细胞、胸腺细胞、单核细胞、FDC	TNF 受体家族成员,是 4-1BBL 的受体,能为 T 细胞生长提供协同刺激信号。
CD138	粘连蛋白聚糖 1(SDC1);硫酸乙酰肝素蛋白聚糖;B-B4	100~250	Ⅰ	2p24.1 *SDC1* 6382	未成熟 B 细胞、浆细胞、内皮细胞、间充质细胞、活化的角化细胞	CD138- 硫酸乙酰肝素,可作为 ECM 蛋白(如纤连蛋白、胶原、血小板应答蛋白、碱性成纤维生长因子)的受体在细胞黏附中发挥作用。
CD139		209(228)		*CD139* 23448	B 细胞、单核细胞、FDC、PMN、内皮细胞	未知。
CD140a	血小板源性生长因子受体 α 链(PDGFRA)	180	Ⅰ	4q11-12 *PDGFRA* 5156	红系和粒系前体细胞、单核细胞、巨核细胞、血小板、成骨细胞、神经胶质细胞	构成 PDGF-AA、PDGF-AB、PDGF-BB 和 PDGF-CC 的同源二聚体受体,或与 CD140b 一起构成 PDGF-AB、PDGF-BB 和 PDGF-CC 的异源二聚体受体。
CD140b	血小板源性生长因子受体 β 链(PDGFRB)	180	Ⅰ	5q31-q32 *PDGFRB* 5159	间充质细胞、单核细胞、PMN、多种肿瘤	与 CD140a 相同,区别在于 CD140b 优先与 RasGAP 结合,而与 Crk 的结合低于 CD140a。
CD141	血栓调节素(THBD);胎儿调节素	105(75)	Ⅰ	20p11.2 *THBD* 7056	内皮细胞、PMN、角化细胞、平滑肌、粒细胞、血小板、滑膜衬里细胞、合胞体滋养层	CD141 结合凝血酶,抑制其纤维蛋白溶解活性,使其活化蛋白 C,后者降解Ⅴa 和Ⅷa 因子,减少产生的凝血酶的量。
CD142	凝集因子Ⅲ(F3);组织因子;促凝血酶原激酶	42~47	Ⅰ	1p22-p21 *F3* 2152	角化细胞、上皮、血管外膜、间充质基质细胞、施万细胞、活化的单核细胞、血液 - 血管外膜、星状细胞、心肌细胞	是Ⅶ因子(FⅦ)的高亲和受体,后者在与 CD142 结合时被丝氨酸蛋白酶转化成 FⅦa。Ⅹa/TFPI 因子可以结合并抑制 CD142/FⅦa 复合物的活性。
CD143	血管紧张素反转酶(ACE);肽基二肽酶 A	170	Ⅰ	17q23.3 *ACE* 1636	内皮细胞、近端肾小管、神经元细胞、间充质组织、部分 T 细胞、原始细胞、附睾、活化的 MØ	能代谢血管紧张素或血管舒缓激肽并将 C 端二肽从底物 P、LH-RH 以及其他二肽上剪切下来的金属肽酶。在精子结合并穿透卵子的过程中发挥作用。
CD144	钙黏蛋白 5(CDH5);VE- 钙黏素	135(130)	Ⅰ	16q22.1 *CDH5* 1003	内皮细胞	Ca^{2+} 依赖性的同型细胞黏附分子,在接触抑制中发挥作用。
CDw145		110;90;25		未定名	内皮细胞、基质细胞	未知。
CD146	黑素瘤细胞黏附分子(MCAM);Muc 18;S-ENDO;Mel-CAM;A32	118(130)	Ⅰ	11q23.3 *MCAM* 4162	内皮细胞、平滑肌、部分活化的 T 细胞、FDC、成肌纤维细胞、神经节细胞、小脑皮层、部分表皮细胞、绒毛外细胞滋养层细胞	潜在的细胞黏附分子,尤其在发育过程中神经脊细胞上起作用。

续表

抗原	其他名称	分子量	O	遗传学	分布	生理
CD147	BSG basigin(BSG);M6;细胞外基质金属蛋白酶诱导因子(EMMPRIN)	54(65)	Ⅰ	19p13.3 *BSG* 682	多种非血液细胞、活化的淋巴细胞、单核细胞、静息的WBC(弱)	与整合素结合,可以促进细胞的黏附和活化。在气味感知、免疫功能以及记忆的发展中发挥作用。
CD148	J型蛋白酪氨酸磷酸受体(PTPRJ);HTPT-η;p260;密度增强的磷酸化酪氨酸磷酸酶1(DEP-1)	200~250	Ⅰ	11p11.2 *PTPRJ* 5795	单核细胞、PMN、DC、血小板、神经细胞、枯否细胞、成纤维细胞、活化的淋巴细胞	磷酸化酪氨酸磷酸酶,在接触的细胞间活化,可能在接触抑制、淋巴细胞信号转导或T细胞活化中发挥作用。
CDw149	CD47R;MEM-133			见CD47	血液淋巴细胞、在血小板上弱表达、PMN、单核细胞	实际上用于界定它的特异性单克隆抗体能在一部分CD47阳性细胞上以低亲和力识别CD47(见CD47)。
CD150	淋巴细胞活化信号分子家族成员1(SLAMF1);SLAM	65~80(70~95)	Ⅰ	1q22-q23 *SLAMF1* 6504	胸腺细胞、静息的$CD45RO^+$ T细胞、部分B细胞、活化的淋巴细胞、DC	与自身结合,在同类细胞的黏附和活化中发挥作用。另外也能用作麻疹病毒受体。
CD151	血小板-内皮四次跨膜抗原3(PETA-3);Tspan-24;SFA-1	28~32	Ⅲ Tet.	11p15.5 *CD151* 977	血小板、巨核细胞、单核细胞、上皮和内皮细胞、肌肉	与$β_1$整合素(CD29)相关联,在同类细胞的黏附中可能发挥作用。
CD152	细胞毒性T淋巴细胞抗原4(CTLA-4)	50(33)	Ⅰ	2q33 *CTLA4* 1493	活化的T细胞、$CD4^+$ $CD25^+$ T_{reg}细胞	是CD80和CD86的高亲和受体,负调控T细胞的活化。
CD153	CD30配体;TNFSF8	40	Ⅱ	9q33 *TNFSF8* 944	活化的T细胞、活化的MØ、粒细胞、B细胞、部分髓系前体细胞(弱)	是CD30的高亲和受体,能增强抗原诱导的增殖和细胞因子的产生。
CD154	CD40配体(CD40LG);gp39;TNF相关活化蛋白(TRAP);TNFSF5	39	Ⅱ	Xq26 *CD40LG* 959	活化的$CD4^+$ T细胞,少量活化的$CD8^+$ T细胞、活化的血小板	是CD40的配体,诱导表达CD40细胞的活化、增殖和(或)分化,在免疫活化中发挥重要作用。
CD155	脊髓灰质炎病毒受体(PVR);类粘连蛋白5	80~90	Ⅰ	19q13.2 *PVR* 5817	单核细胞、内皮细胞、上皮细胞、神经元细胞	能与CD113形成复合物,结合αvβ3整合素或玻连蛋白,CD56和(或)CD226与粘连蛋白1和(或)2结合在同类细胞黏附中发挥作用。它也能与CMV结合,还是脊髓灰质炎病毒受体。
CD156a	解聚素A和金属蛋白酶8(ADAM8);MS2	69	Ⅰ	10q26.3 *ADAM8* 101	单核细胞、PMN	解聚素A和金属蛋白酶(ADAM)可能参与白细胞溢出和神经退行性变。
CD156b	解聚素A和金属蛋白酶17(ADAM17);TNF-α反转酶(TACE)	100	Ⅰ	2p25 *ADAM17* 6868	单核细胞、MØ、PMN、T细胞、肌细胞、内皮细胞	解聚素A和金属蛋白酶(ADAM)能剪切膜结合的TNF-α和TGF-α,使它们成为可溶性细胞因子。
CD156c	解聚素A和金属蛋白酶10(ADAM10)	65(70)	Ⅰ	15q22 *ADAM10* 102	表达范围广,在胸腺、肝和肌肉中表达水平高	是一种肽链内切酶,能将膜蛋白剪切并释放。(例如TNF-α或Ephrin A_2)。
CD157	骨髓基质细胞抗原1(BST-1);BP-3/ IF7;cAD蛋白水解酶2;Mo5	42~45	GPI	4p15 *BST1* 683	单核细胞、PMN、MØ、骨髓基质、FDC、滑膜细胞、内皮细胞	ADP核糖基环化酶及cADP核糖水解酶,以NAD和环化ADP核糖为底物。

续表

抗原	其他名称	分子量	O	遗传学	分布	生理
CD158a-z	杀手抑制受体(KIR)家族。各蛋白被定名为:CD158a、CD158b、CD158c、CD158d、CD158E1、CD158f、CD158g、CD158h、CD158i、CD158j、CD158k 或 CD158z	50~70	Ⅰ	19q13.4 a:*KIR2DL1* b:*KIR2DL2/L3* c:*KIR2DS6* d:*KIR2DL4* e:*KIR3DL1* f:*KIR2DL5A* g:*KIR2DS5* h:*KIR2DS1* i:*KIR2DS4* j:*KIR2DS2* k:*KIR3DL2* z:*KIR3DL7*	NK 细胞、部分 T 细胞(参见 79 章)	多态性蛋白 KIR 家族是由至少 15 种成员构成的。每个成员以细胞外 Ig 样结构的数目(KIR2D 或 KIR3D)以及蛋白含有长(L)或短(S)的胞质内结构或为分泌形(P)来命名。许多 KIR 能结合 HLA Ⅰ类分子上的多态性表位。当蛋白结合时,含有胞质 ITIM 的 L 型 KIR 发挥抑制剂作用,而 S 型 KIR 则能促进细胞活化。
CD159a	杀伤细胞 Ig 样受体结构域 2,长胞质尾 1(KIR2DL1,KLRC1);NKAT;NKG2A	43	Ⅰ	19q13.4 *KIR2DL1* 3802	NK 细胞、部分 T 细胞	与 CD94 共价关联形成 HLA Ⅰ型分子受体,具有胞质 ITIM,能抑制 NK 细胞介导的细胞毒。
CD159c	杀伤细胞凝集素样受体超家族 C 成员 2(KLRC2);NKG2C	36	Ⅱ	12p13 *KLRC2* 3822	NK 细胞、少量 T 细胞	与 CD94 共价关联形成 HLA Ⅰ型分子受体,能抑制 NK 细胞介导的细胞毒。
CD160	BY55;NK1;NK28	27(80)	GPⅠ	1q21.1 *CD160* 11126	γ/δ T 细胞、CD8 T 细胞、$CD56^{dim}CD16^{+}$ NK 细胞、肠上皮内淋巴细胞	是经典和非经典 HLA Ⅰ型分子的配体,作为协同刺激分子发挥对细胞的细胞毒效用。
CD161	杀伤细胞凝集素样受体超家族 B1(KLRB1);NKR-P1A	40~44	Ⅱ	12p13 *KLRB1* 3820	NK 细胞、部分 T 细胞(弱)	用于Ⅰ类 HLA 多态性的决定的配体。
CD162	选择素 P 配体(SELPLG);P 选择素糖蛋白配体 1(PSGL-1)	250(120)	Ⅰ	12q24 *SELPLG* 6404	PMN、单核细胞、大部分 T 细胞、部分 B 细胞	结合 CD62P、CD62E 和 CD62L,辅助促进白细胞滚动和外溢。
CD162R	具 PEN5 表位的 CD162	250(120)	Ⅰ	12q24 *SELPLG* 6404	$CD56^{dim}CD16^{+}$NK 细胞,少突胶质细胞前体	CD162 翻译后修饰的产物,添加了 PEN5 表位,令其能更好地与 CD62L 结合。
CD163	M130 抗原;GHI/61;Ki-M8;SM4;D11;Ber-Mac3;RM3/1	110(130)	Ⅰ	12p13.3 *CD163* 9332	单核细胞,大部分 MØ	清道夫受体 B 组家族成员,可能在炎症过程中发挥调节免疫响应的作用。
CD164	多糖化核心蛋白 24(MGC-24);唾液黏蛋白	160(80)	Ⅰ	6q21 *CD164* 8763	表皮细胞、单核细胞、骨髓基质、多数胚胎组织、HSC	黏蛋白样分子,可能介导骨髓基质和造血前体细胞之间的黏附,也可能参与了 $CD34^{+}$ 造血前体细胞生长的负调控。
CD165	AD2;gp37;SN2	37(42)	N/A	— *CD165* 23449	血小板、胸腺细胞、T 细胞(弱)、NK 细胞(弱)、部分单核细胞	可能在胸腺细胞和胸腺表皮细胞之间的细胞间黏附中起作用。
CD166	活化的白细胞黏附分子(ALCAM)	100~105	Ⅰ	3q13.1 *ALCAM* 214	胸腺上皮细胞、活化的 T 细胞、$CD34^{+}$ 骨髓细胞、内皮细胞	能与自身或 CD6 结合,在同类或不同细胞的黏附中发挥作用。
CD167a	圆盘状受体酪氨酸激酶(DDR1);酪氨酸激酶受体 E(TRKE);细胞黏附激酶(CAK)	125	Ⅰ	6p21.3 *DDR1* 780	上皮细胞、B 细胞(弱)	结合所有类型的胶原(Ⅰ~Ⅵ类及Ⅷ类),辅助决定细胞表型和组织浸润。

续表

抗原	其他名称	分子量	O	遗传学	分布	生理
CD167b	圆盘状受体酪氨酸激酶2(DDR2)	130	I	1q23.3 *DDR2* 4921	广泛表达,但是在皮肤、肾、心脏或骨骼肌上的表达最高	与纤维胶原(Ⅰ~Ⅲ类及Ⅴ类)结合,在 MMP-1 和 -2 的诱导中发挥作用。
CD168	透明质酸介导的运动受体(HMMR);IHABP;RHAMM	88,84,88	I	5q33.2-qter *HMMR* 3161	部分胸腺细胞、活化的 T及B细胞、单核细胞、G-CSF 动员的血细胞	透明质酸(HA)受体,参与了 HA 指导的细胞运动。也能与有丝分裂纺锤体相互作用,在调控细胞周期中发挥作用。
CD169	唾液酸结合的免疫球蛋白样凝集素 1(SIGLEC1);唾液酸黏附素(Sn)	180(200)	I	20p13 *SIGLEC1* 6614	基质MØ,尤其是在脾、淋巴结及骨髓中的基质 MØ	与唾液酸化配体(例如 MUC-1)结合的唾液酸黏附素,尤其针对 N- 和 O-多聚糖上 $\alpha_{2,3}$- 配糖键中的唾液酸,相应的增强了细胞之间的黏附。
CD170	唾液酸结合的免疫球蛋白样凝集素 5(SIGLEC5);OBBP2;CD33L2	140(70)	I	19q13.3 *SIGLEC5* 8778	PMN、活化的 MØ	与 $\alpha_{2,3}$- 和 $\alpha_{2,6}$- 样唾液酸以及红细胞上的血型糖蛋白 A 结合,下调细胞的活性。
CD171	L1 细胞黏附分子(L1CAM);神经元黏附分子	200~230	I	Xq28 *L1CAM* 3897	神经元、施万细胞、CD4 T 细胞(弱)、部分 B 细胞、单核细胞、FDC、上皮细胞	与自身或神经蛋白聚糖、含硫酸软骨素的蛋白聚糖、层粘连蛋白或整合素 $\alpha_v\beta_3$、$\alpha_{II}b\beta_3$、$\alpha_5\beta_1$、$\alpha_9\beta_1$ 结合,以促进同类或不同细胞的黏附。也能发挥T细胞协同刺激分子的作用。
CD172a	信号调控蛋白α(SIRPα);SHPS-1	85~90	I	20p13 *SIRPA* 140885	单核细胞、MØ、HSC、神经元组织	能结合 CD47 和肺表面活化蛋白 SP-A 和 SP-D。含胞质 ITIM 时成为抑制受体,抑制多种细胞功能(例如不依赖锚定的细胞生长)。
CD172b	信号调控蛋白 β_1(SIRPβ_1)	110~120	I	20p13 *SIRB1* 10326	髓系细胞	能与 DAP-12 同源二聚体联结在细胞活化中发挥作用。
CD172g	信号调控蛋白γ(SIRPγ);SIRPβ_2	55	I	20p13 *SIRPG* 55423	大部分 T 细胞、部分 B 细胞	能与 CD47 以低于 CD172a 亲和性的水平结合,可能在 T 细胞的细胞间信号中发挥作用。
CD173	H 组 2 型血型;Galβ_1→4GlcNAc β-R			**糖链抗原**	造血前体细胞、内皮细胞、红细胞、部分基底上皮细胞	由 β-D- 半乳糖苷 2-L 型岩藻糖基转移酶(FUT1)产生,具有糖特异型,可能在细胞黏附中发挥作用。
CD174	墨角藻糖基转移酶(FUT3);Lewis^Y;Le^Y			19p13.3 *FUT3* 2525	上皮细胞和 HSC	在糖脂或糖蛋白上的 2 型血型低聚糖上发现的二岩藻糖化四糖,由 $\alpha_{1,2}$- 和 $\alpha_{1,3}$- 墨角藻糖基转移酶(FUT3)形成。
CD175	Tn 抗原			**糖链抗原**	造血细胞和一系列肿瘤细胞系	由 O 连接模式结合的单糖构成的糖特异性,作为 ABO 抗原和 CD176 的前体起作用。
CD175s	唾液酸化 Tn			**糖链抗原**	造血细胞,尤其是 CFU-E 到成红细胞阶段	糖特异性依赖于唾液酸转移酶 ST6GalNAcI,在肿瘤细胞侵袭中有作用。
CD176	Thomsen-Friedenreich(TF)抗原;胰腺癌抗原;Galβ_1→3Gal NAc α_1-R			**糖链抗原**	上皮细胞、造血细胞、多种肿瘤和淋巴细胞系	一种二糖 Galβ_{1-3}GalNAcα_1,通过 O 糖基链黏附到多种蛋白载体上,与肝细胞上的无唾液酸糖蛋白受体结合,在肿瘤细胞侵袭中发挥作用。
CD177	真性红细胞增多症(PRV1);NB1;HNA-2a	49~55 (56~64)	GPI	19q13.2 *PRV1* 57126	大部分 PMN 和部分髓系前体细胞、在真性红细胞增多症中过表达	功能未知,但在 CD177 阴性病人中能成为同种抗体的靶,在 CD177$^+$ 供体移植后导致严重的急性肺损伤。

续表

抗原	其他名称	分子量	O	遗传学	分布	生理
CD178	Fas 配体(FASLG);APO-1;TNFSF6	40	Ⅱ	1q23 *FASLG* 356	活化的T细胞、活化的NK细胞、PMN、眼实质、星形胶质细胞、胎盘	CD95配体,能诱导半胱天冬氨酸酶依赖性的带CD95的细胞的凋亡。
CD179a	VpreB;前淋巴细胞基因1(VPREB1);Igι链(IGVPB)	16~18	—	22q11.22 *VPREB1* 7441	原B和前B细胞	与CD179b非共价结合,在发育的原B和前B细胞上形成Ig轻链样结构,在B细胞的发育中发挥关键作用。
CD179b	Igλ样多肽1(IGLL1);Ig lambda5;Igω链	22	—	22q11.23 *IGLL1* 3543	原B和早前B细胞	与CD179a非共价结合,在发育的原B和前B细胞上形成Ig轻链样结构,在B细胞的发育中发挥关键作用。
CD180	RP105;LY64;Bgp95	95~105	Ⅰ	5q12 *CD180* 4064	套区和边缘区B细胞、单核细胞、DC	一种toll样受体,当与LPS结合时,能诱导导致CD80和CD86上调的活化并使细胞体积增大。
CD181	IL-8受体α(IL-8RA);前CD128a;CXCR1	58~67	Ⅲ Hep.	2q35 *IL8RA* 3577	PMN、嗜碱性粒细胞、单核细胞(弱)、角化细胞、部分T细胞、NK细胞(弱)	一种IL-8的G蛋白偶联CXC结构域趋化因子受体,与IL-8结合时能诱导趋化作用和(或)细胞活化。
CD182	IL-8受体β(IL-8Rc β,IL-8RB);CXCR2;前CDw128B	58~67	Ⅲ Hep.	2q35 *IL8RB* 3579	PMN、嗜碱性粒细胞、单核细胞(弱)、NK细胞(弱)、多种上皮细胞、部分神经元	一种IL-8、GROα、β、γ及NAP-2的G蛋白偶联CXC结构域的趋化因子受体,能诱导趋化作用和(或)细胞活化。
CD183	趋化因子C-X-C结构域受体3(CXCR3);G蛋白耦联受体9(GPR9);CXC-L2;IP10-R;Mig-R	41	Ⅲ Hep.	Xq13 *CXCR3* 2833	活化的T细胞、活化的NK细胞、转化的B细胞、类浆DC	IP10(INF-γ-可诱导的10kDa蛋白)、Mig(IFN-γ诱导的单核因子)及I-TAC(IFN可诱导的T细胞α趋化物)的G蛋白偶联CXC结构域的趋化因子受体。
CD184	趋化因子C-X-C结构域受体4(CXCR4);融合素;LESTR;NPY3R;HM89;FB22;LCR1;HUMSTR	40	Ⅲ Hep.	2q21 *CXCR4* 7852	B和T细胞、单核细胞、MØ、DC、PMN、内皮和上皮细胞、星形胶质细胞	CXCL12(基质衍生因子1α[SDF-1α])的G蛋白偶联CXC结构域趋化因子受体和HIV协同受体。(参见第83章)
CD185	趋化因子C-X-C结构域受体5(CXCR5);伯基特淋巴瘤受体1(BLR1)	52	Ⅲ Hep.	11q23.3 *CXCR5* 643	B细胞、单核细胞、伯基特淋巴瘤细胞(强)	CXCL13的G蛋白偶联CXC结构域趋化因子受体。
CD186	趋化因子C-X-C结构域受体6(CXCR6);BONZO;STRL33;TYM-STR	39	Ⅲ Hep.	3p21 *CXCR6* 10663	活化的T细胞	CXCL16的G蛋白偶联CXC结构域的趋化因子受体和HIV-1、HIV-2及SIV的协同受体。(参见第83章)
CD191	趋化因子C-C结构域受体1(CCR1);CC-CKR-1	41	Ⅲ Hep.	3p21 *CCR1* 1230	在大部分组织中低表达、T细胞	MIP-1α、RANTES、MCP-3和MPIF-1的G蛋白偶联CC结构域的趋化因子受体。
CD192	趋化因子C-C结构域受体2(CCR2);MCP-1-R;CKR2	42	Ⅲ Hep.	3p21.31 *CCR2* 729230	单核细胞、活化的T和B细胞	MCP-1的G蛋白偶联CC结构域的趋化因子受体以及HIV的协同受体。(参见第83章)
CD193	趋化因子C-C结构域受体3(CCR3);CKR3;嗜酸性粒细胞特异趋化因子受体	41	Ⅲ Hep.	3p21.31 *CCR3* 1232	嗜酸性粒细胞、嗜碱性粒细胞、上皮细胞、部分T(Th2)细胞	CCL11、MCP-4、RANTES和MCP-3的G蛋白偶联CC结构域的趋化因子受体。

续表

抗原	其他名称	分子量	O	遗传学	分布	生理
CD194	趋化因子 C-C 结构域受体 4(CCR4)；CKR4；K5-5	41	Ⅲ Hep.	3p24 *CCR4* 1233	$CD4^+CD25^+$ T_{reg} 和 CLA+ T 细胞、IL-2- 活化的 NK 细胞、MØ、嗜碱性粒细胞	MIP-1、RANTES、TARC 和 MCP-1 的 G 蛋白偶联 CC 结构域的趋化因子受体。
CD195	趋化因子 C-C 结构域受体 5(CCR5)；CKR5	37	Ⅲ Hep.	3q21.31 *CXCR5* 1234	T 细胞、MØ、单核细胞、内皮 / 上皮细胞、部分神经元、星形胶质细胞	MCP-2、MIP-1α、MIP-1β 和 RANTES 的 G 蛋白偶联 CC 结构域的趋化因子受体，也可能在细胞增殖 / 分化中发挥作用，或作为 HIV 的协同受体。(参见第 83 章)
CD196	趋化因子 C-C 结构域受体 6(CCR6)；CKR6；LARC Rc	42	Ⅲ Hep.	6q27 *CCR6* 1235	记忆 T 细胞、未成熟 DC、部分 B 细胞	CCL20 或 LARC 的 G 蛋白偶联 CC 结构域的趋化因子受体。
CD197	趋化因子 C-C 结构域受体 7(CCR7)；BLR2；EBI1	40	Ⅲ Hep.	17q12-q21.2 *CCR7* 1236	淋巴细胞、胸腺、血液来源的 DC、MØ、单核细胞	CCL19(ECL)、MIP-3β 或 CCL21(SLC) 的 G 蛋白偶联 CC 结构域的趋化因子受体，当 EB 病毒感染时上调表达。
CDw198	趋化因子 C-C 结构域受体 8(CCR8)；CKRL1	41	Ⅲ Hep.	3p22 *CCR8* 1237	胸腺、NK 细胞、单核细胞、单核细胞来源的 DC	SCYA1/I-309 的 G 蛋白偶联 CC 结构域的趋化因子受体以及 HIV 的次要协同受体。(参见第 83 章)
CDw199	趋化因子 C-C 结构域受体 9(CCR9)	42	Ⅲ Hep.	3p21.3 *CCR9* 10803	胸腺、在骨髓或脾中弱表达	SCYA25(TECK) 的 G 蛋白偶联 CC 结构域的趋化因子受体以及 HIV 的次要协同受体。(参见第 83 章)
CD200	OX2；MRC	33	Ⅰ	3q12-q13 *CD200* 4345	胸腺细胞、B 细胞、活化的 T 细胞、FDC、神经元、内皮细胞、肾小球、平滑肌	与 MØ、PMN、单核细胞、DC 以及小神经胶质细胞上的 OX2 受体结合，导致细胞活性的下调。
CD201	蛋白 C 受体(PROCR)；内皮细胞蛋白 C 受体(EPCR)	50	Ⅰ	20q11，2 *PROCR* 10544	大血管的内皮细胞、母胎界的滋养层细胞	与蛋白 C 结合以增强它在内皮细胞表面由凝血酶 - 血栓调节蛋白介导的活化。血浆中可溶性的 CD201 能抑制蛋白 C 的抗凝血活性。也能在活化的 PMN 上与蛋白酶 3 和磷脂形成复合物，成为 Mac-1 的受体，减少内皮细胞的黏附。
CD202b	被囊内部内皮细胞激酶(TEK)；具 Ig 和 EGF 同源结构域的酪氨酸激酶(TIE2)	145	Ⅰ	9p21 *TEK* 7010	内皮细胞、成血管细胞、部分 HSC	血管生成素 1、2 和 4 的受体，参与血管新生。也可能在维持 HSC 的活力中发挥作用。
CD203c	外核苷焦磷酸酶 / 磷酸二酯酶 3(ENPP3)；B10；PDNP3	270(130，150)	Ⅱ	6q22 *ENPP3* 5169	嗜碱性粒细胞、肥大细胞、子宫、胰腺、肠、肝脏、未成熟神经胶质细胞、造血前体细胞	一种胞外酶，能催化细胞外核苷酸(例如磷酸核苷、NAD 及寡核苷酸)的水解。
CD204	MØ 清道夫受体 1(MSR1)；SR-A	220	Ⅰ	8q22 *MSR1* 4481	组织 MØ	乙酰化和氧化的低密度脂蛋白及糖化的Ⅳ型胶原的受体，可能在识别病原微生物中发挥作用。
CD205	淋巴细胞抗原 75(LY75)；DEC-205；gp200-MR6	205	Ⅰ	2q24 *LY75* 4065	可染小体 MØ、趾状突和血液来源的 DC、胸腺上皮细胞	循环细胞内吞作用受体，辅助指导细胞外抗原进入内涵体，用于 HLA Ⅰ类蛋白的提呈。
CD206	C 型甘露糖受体 1(MRC1)；C 型凝集素甘露糖受体	162~175	Ⅰ	10p12.33 *MRC1* 4360	部分单核巨噬细胞、内皮细胞、未成熟 DC、视网膜上皮细胞、肾小球系膜细胞	参与含溶酶体水解酶、糖元、硫酸糖等(如微生物病原体)的颗粒的吞噬作用和内吞作用的受体。

续表

抗原	其他名称	分子量	O	遗传学	分布	生理
CD207	胰岛蛋白;CLEC4K	40	Ⅱ	2p13 *CD207* 50489	朗格汉斯 DC(尤其是未成熟 DC)	结合微生物病原体上含甘露糖的糖蛋白和糖脂,包括 HIV 的 gp120。
CD208	溶酶体关联蛋白 3(LAMP3)	70~79	Ⅰ	3q26.3-q27 *LAMP3* 27074	DC 及 CD40 活化的 B 细胞、睾丸(弱)	可能在处理外源抗原用于 HLA Ⅱ型分子提呈中发挥作用。
CD209	DC 特异的 ICAM-3 结合非整合素分子(DC-SIGN)	44	Ⅱ	19p13 *CD209* 30835	未成熟的单核细胞来源的 DC、胎盘 MØ	CD50(ICAM-1)和 CD102(ICAM-2)的高亲和受体,可能促进 DC 诱导的 T 细胞活化和 DC 穿内皮迁移。它也能成为多种不同的病原体的受体。
CDw210a	IL-10 受体 α(IL10RA);IL-10R1	90~110	Ⅰ	11q23 *IL10RA* 3587	造血细胞、淋巴细胞、单核细胞、MØ	IL-10 的高亲和受体,与 CDw210b 形成信号复合物。
CDw210b	IL-10 受体 β(IL10RB);IL-10R2	90~110	Ⅰ	21q22 *IL10RB* 3588	造血细胞、淋巴细胞、单核细胞、MØ	自身不与 IL-10 结合,但与 CDw210a 形成复合物时可以介导 IL-10 诱导的 JAK1 和 TYK2 激酶的酪氨酸磷酸化。也是 IL-22 以及可能的 IL-26、IL-28A 和 B、IL-29 的高亲和受体。
CD212	IL-12 受体 β_1(IL12RB1)	85	Ⅰ	19p13.1 *IL12RB1* 3594	活化的 T 细胞、NK 细胞、部分单核细胞	IL-12 受体,当与 IL-12 受体 β_2 链形成复合物时成为高亲和性 IL-12 受体。
CD213α1	IL-13 受体 α_1(IL13RA1)	65	Ⅰ	Xq24 *IL13RA1* 3597	大部分造血细胞、心脏、肝脏、卵巢、CNS	IL-13 的低亲和受体,当与 CD124 形成复合物,通过 JAK1、STAT3 和 STAT6 介导信号时,与 IL-13 有高亲和性。
CD213α2	IL-13 受体 α_2(IL13RA2)	50	Ⅰ	Xq13.1-q28 *IL13RA2* 3598	脐带血淋巴细胞、未成熟 DC、部分血液、淋巴细胞	IL-13 的高亲和受体,缺少胞质结构,但与 CD213α1 一起能在与 IL-13 的结合和相互作用中发挥功能。
CD217	IL-17 受体 A(IL17RA)	128~158	Ⅰ	22q11.1 *IL17RA* 23765	胸腺细胞、淋巴细胞、成纤维细胞样滑膜细胞	IL-17 的低亲和受体。
CD218a	IL-18 受体 1(IL18R1);IL-1RRP	68	Ⅰ	2q12 *IL18R1* 8809	整个免疫系统、肺、心脏、肝脏、肠道	与 CD218b 一起形成 IL-18 受体,能活化 NF-κB。
CD218b	IL-18 受体关联蛋白(IL18RAP)	68	Ⅰ	2q12 *IL18RAP* 8807	活化的 T 细胞(较 CD218a 更为选择性分布)、肺、心脏、肝脏、肠道	与 CD218a 一起形成 IL-18 受体,能活化 NF-κB。
CD220	胰岛素受体(INSR)	400(135/95)	Ⅰ	1q21-q23 *INSR* 3645	广泛表达在多种组织中	胰岛素和胰岛素样生长因子 2(IGF-2)的受体,能诱导葡萄糖的摄取。
CD221	胰岛素样生长因子 1 受体(IGF1R)	135/90	Ⅰ	15q26.3 *IGF1R* 3480	广泛表达在多种组织中,在许多肿瘤中过表达	胰岛素及胰岛素样生长因子 1、2 的受体,能诱导促有丝分裂信号。
CD222	胰岛素样生长因子 2 型受体(IGF2R);甘露糖-6-磷酸受体(MPR1)	250(300)	Ⅰ	6q26 *IGF2R* 3482	广泛表达	能与一系列不同的配体结合并将其内化到溶酶体中,还能与 CD87 和纤溶酶原形成复合物以调控 TGF-β 的活性,作为 IGF-2 受体,或与肺炎衣原体结合以促进感染。

续表

抗原	其他名称	分子量	O	遗传学	分布	生理
CD223	淋巴细胞活化蛋白 3（LAG-3）	70	Ⅰ	12p13.32 *LAG3* 3902	NK 细胞、活化的 T 细胞	能结合 HLA Ⅱ类蛋白并作为协同刺激 / 黏附分子在抗原提呈中起作用。
CD224	γ 谷氨酰胺转移酶 1（GGT）；EC2.3.2.2	100（55~60/21~30）	Ⅱ	22q11.23 *GGT1* 2678	肾小管细胞、胰腺、附睾、血管内皮细胞、齿槽上皮细胞、部分 B 细胞、MØ	一种双链胞外酶，参与谷胱甘肽的降解和重新合成并将白三烯 C_4 转化成白三烯 D_4。它也能转化一氧化氮供体 GSNO 成 s- 硝基半胱酰甘氨酸，为细胞提供一氧化氮。
CD225	IFN 诱导的跨膜蛋白 1（IFIM1）	17	Ⅰ	11p15.5 *IFITM1* 8519	B 和 T 细胞、NK 细胞、血管内皮细胞	与 B 细胞上的 CD21、CD19 和 CD81 形成复合物，以调控细胞活性，但是在其他类型细胞上与 CD81 形成复合物。
CD226	血小板和 T 细胞活化抗原 1（PTA1）；TLiSA1；DNAM-1	65	Ⅰ	18q22.3 *CD226* 10666	活化的 NK 细胞、血小板、单核细胞、部分 T 细胞和胸腺细胞	与 LFA-1 和肌动蛋白结合蛋白 4.1G 结合形成 CD112 和 CD155 的受体，促进细胞的活化和（或）黏附。
CD227	黏蛋白 1（MUC1）；抗黏着因子；花生反应尿蛋白（PUN）；DF3；H23；多形上皮黏蛋白（PEM）	220~700（25）	Ⅰ	1q21 *MUC1* 4582	所有腺体顶端表面的上皮细胞、活化的 T 细胞、单核细胞、部分 B 细胞、FDC、部分造血细胞	一种上皮跨膜黏蛋白，能结合多种其他蛋白（例如 CD54、选择素、CD169、Grb2、β- 连环蛋白、GSK-3β）阻碍细胞间相互作用，并辅助润滑细胞膜表面。
CD228	黑素转铁蛋白；p97	80~90	GPI	3q28-q29 *MF12* 4241	黑素瘤细胞、肌上皮细胞、肝脏薄壁细胞、脑毛细血管内皮细胞	结构上与转铁蛋白相关，在细胞膜表面 CD228 可以辅助隔离铁。
CD229	淋巴细胞抗原 9（LY9）	120	Ⅰ	1q21.3-q22 *LY9* 4063	成熟的 T 和 B 细胞	与自身相互作用以促进同类细胞的细胞间黏附。
CD230	朊蛋白（PRNP）；PrPc	30~40	GPI	20p13 *PRNP* 5621	在大多数细胞上广泛表达，尤其在神经元上	能促进同类细胞的黏附的唾液酸蛋白，在朊病毒疾病中会发生构象变化形成抗蛋白酶的聚合。
CD231	四次跨膜蛋白 7（TSPAN7）；TALLA-1；SN1；SN1a；TM4SF2	150（32~45）	Ⅲ Tet.	Xq11.4 *TSPAN7* 7102	神经元、成神经细胞瘤、T 细胞 ALL	作为 T 细胞 ALL 标志的四次跨膜蛋白。
CD232	丛状蛋白 C1（PLXNC1）；病毒编码导向蛋白受体（VESP R）	200	Ⅰ	12q23.3 *PLXNC1* 10154	单核细胞、部分 DC、部分 B 细胞、神经元细胞	信号素 7A 受体，也能结合编码信号素 A39R 的病毒，该病毒能抑制整合素介导的黏附和迁移。
CD233	可溶性载体家族 4 阳离子交换剂成员 1（SLC4A1）；带 3；Diego 血型；EPB3；阳离子交换剂 1（AE1）	95~110	Ⅲ	17q21-q22 *SLC4A1* 6521	rbc、截短体在肾远端小管中表达	CD233 作为重碳酸盐转运子 / 阳离子交换剂发挥作用，也是红细胞细胞骨架的黏附位点。CD233 突变会导致遗传性球形红细胞性贫血、肾小管性酸中毒或出现新的红细胞抗原（例如 Diego 血型）。
CD234	Fu 糖蛋白；Duffy 血型趋化因子受体（DARC）	36	Ⅲ Hep.	1q21-q22 *DARC* 2532	rbc、后毛细管小静脉、高度内皮化小静脉、脾和骨髓的内皮细胞、浦肯雅细胞、肾集合管、肺泡、甲状腺	CC 结构域趋化因子（RANTES、MCP-1）和 CXC 结构域的趋化因子（IL-8、MSGA）受体，能调控这些原炎性分子的水平。也能作为间日疟原虫和诺氏疟原虫受体以促进感染。
CD235a	血型糖蛋白 A（GYPA）；PAS-2；唾液酸糖蛋白 A；MN 唾液酸糖蛋白	66（28~31）	Ⅰ	4q28.2-q31.1 *GYPA* 2993	rbc、所有红系细胞、HSC	一种含有 MN 血型抗原决定簇的主要唾液酸蛋白。它能结合 CD170、流感病毒和恶性疟原虫。

续表

抗原	其他名称	分子量	O	遗传学	分布	生理
CD235b	血型糖蛋白B(GYPB);PAS-3,唾液酸糖蛋白δ,ss-活化唾液酸糖蛋白	20	Ⅰ	4q28.2-q31 *GYPB* 2994	rbc	一种含有S/s血型抗原决定簇的主要唾液酸蛋白。
CD236	血型糖蛋白C/D(GYPC/D);Gerbich血型抗原;Webb和Duch抗原	30	Ⅰ	2q14-q21 *GYPC* 2995	rbc	Gerbich和Yus表型分别是GYPC的外显子3和2缺失导致的。Webb和Duch抗原,也叫血型糖蛋白D,是血型糖蛋白C基因(GYPC)的单点突变导致的。(见CD236R)。
CD236R	血型糖蛋白C(GYPC)	40	Ⅰ	2q14-q21 *GYPC* 2995	rbc	CD236和CD236R与p55及红细胞细胞骨架蛋白带4.1形成复合物,以辅助维持红细胞的机械稳定性和可塑性。它也能结合镰状疟原虫红细胞结合蛋白2(PfEBP-2)。
CD238	Kell血型金属肽链内切酶(KEL)	115~200(93)	Ⅱ	7q33 *KEL* 3792	rbc、睾丸、在多种其他组织中弱表达(例如脑、心脏、骨骼肌)	多态性锌内肽酶,能剪切内皮缩血管肽3前体成其活性形式,作为潜在的血管收缩药起作用。
CD239	B细胞黏附分子(BCAM);Lutheran血型抗原	85,78	Ⅰ	19q13.2 *BCAM* 4059	rbc、基底上皮细胞、血管内皮细胞、胰腺、许多其他细胞类型(弱)	与层粘连蛋白10/11的α_5链结合以促进黏附和(或)细胞内信号传导。
CD240CE	Rh血型CcEe抗原(RHCE);Rh;RhC	30	Ⅲ	1p36.11 *RHCE* 6006	rbc、处于CFU-E阶段的红系前体细胞	与CD241、CD242、CD47和CD235b密切关联形成Rh复合物,当与锚蛋白R关联时可辅助维持红细胞的机械稳定性。
CD240D	Rh血型D抗原(RHD);Rh30D;恒河猴血型抗原	30	Ⅲ	1p36.11 *RHD* 6007	rbc;处于CFU-E阶段的红系前体细胞	(见CD240CE.)CD240D的丢失导致Rh阴性红细胞表型。
CD240DCE	Rh30D/CE	30	Ⅲ	1p36.11	rbc;处于CFU-E阶段的红系前体细胞	(见CD240CE.)CD240CDE是由杂合基因RHD-RHCE编码的,该基因是一部分RHD基因被RHCE基因的对等部位取代形成的。
CD241	Rh相关糖蛋白(RHAG);Rh2;Rh50	50	Ⅲ	6p21.1-p11 *RHAG* 6005	处于BFU-E阶段到成熟红细胞之间的红系前体细胞	对于Rh血型抗原的表达非常重要,它形成2个CD241亚基和2个Rh亚基的复合物,与CD47、CD235b和CD242非共价关联,当与锚蛋白R关联时可辅助维持红细胞的机械稳定性。
CD242	细胞间黏附分子4(ICAM-4);Landsteiner-Wiener(LW)血型	42	Ⅰ	19p13.2-cen *ICAM4* 3386	处于BFU-E阶段到成熟红细胞之间的红系前体细胞	形成Rh复合物的一部分(见CD241)并携带LW血型抗原。它也是能促进镰刀形红细胞与内皮细胞黏附的黏附分子。
CD243	ATP结合盒超家族B成员1(ABCB1),多药耐药性蛋白1(MDR-1);糖蛋白P(pgp 170)	170	Ⅲ	7q21.1 *ABCB1* 5243	在上皮和内皮细胞上广泛表达	ATP结合盒(ABC)转运子成员,参与了多种有潜在细胞毒性分子的细胞流出。
CD244	2B4;NK细胞活化诱导配体(NAIL);p38	70	Ⅰ	1q23.3 *CD244* 51744	NK细胞、γδ T细胞、部分胸腺细胞、部分$CD8^+$ T细胞、嗜碱性粒细胞、单核细胞	它以高亲和性与CD48结合,含4个胞质ITSM,能抑制NK细胞的效应器功能,导致非HLA限制性的NK细胞细胞毒作用。

续表

抗原	其他名称	分子量	O	遗传学	分布	生理
CD245	P220/240；DY12；DY35	220~250		未定位	单核淋巴细胞、PMN（弱）、血小板（弱）、T细胞（弱）	它可能参与T和NK细胞的信号传导和对这些细胞的协同刺激。
CD246	变性淋巴瘤受体酪氨酸激酶（ALK）；Ki-1	200	Ⅰ	2p23 *ALK* 238	成体脑中分散的细胞、在正常成体组织中缺乏	它是推测的多效生长因子（PTN）及肝素结合细胞因子（MK）受体，能活化有丝分裂原活化的蛋白激酶（MAPK）信号通路。
CD247	Zeta（ζ）链；CD3ζ	16	Ⅰ	1q22-q23 *CD3Z* 919	T细胞、$CD3^-CD56^+$ $CD16^+$ NK细胞	它与TCR-CD3复合物形成二聚体信号分子在T细胞活化中发挥关键作用。
CD248	肿瘤内皮标志1（TEM-1）；内皮唾液酸蛋白；CD164唾液黏蛋白样蛋白1（CD164L1）	175	Ⅰ	11q13 *CD248* 57124	内皮细胞、部分血管中的α-平滑肌细胞	血管新生和肿瘤转移时在细胞-细胞相互作用中发挥作用。
CD249	谷氨酰肽酶A；APA；gp160	160	Ⅱ	4q25 *ENPEP* 2028	内皮细胞、上皮细胞、肾脏近端小管细胞、肾小球	一种胞外酶，催化N端谷氨酸多肽的释放，在血管紧张肽原酶-血管紧张素通路中发挥分解代谢作用，参与了脑血管紧张素Ⅲ的形成，在血管新生中发挥调控作用。
CD252	TNFSF4；OX-40配体（OX40L）；gp34；CD134配体（CD134L）	34	Ⅱ	1q25 *TNFSF4* 7292	B细胞、DC、内皮细胞	它结合到T细胞的OX40上提供协同免疫刺激信号，明显地有利于Th2类响应。
CD253	TNFSF10；TNF-相关的凋亡诱导配体（TRAIL）；Apo-2L；TNF样因子2（TL2）	48，19	Ⅱ	3q26 *TNFSF10* 8743	活化的T细胞、活化的NK细胞、单核细胞、DC，与其他类型的细胞也有弱结合。	它能结合CD261和CD262，诱导半胱天冬氨酸酶依赖的凋亡反应。它也能结合诱饵受体CD263、CD264以及骨保护素（OPG）。
CD254	TNFSF11；TRANCE；核因子κB配体的受体激活蛋白（RANKL）；CD265配体	35	Ⅱ	13q14 *TNFSF11* 8600	活化的T细胞、骨髓（弱）、脑（弱）	它既可以结合到骨保护素（TNFRSF11B）上，以刺激破骨细胞的分化和活化；也能结合到CD265上，给DC提供存活刺激并辅助T细胞依赖的免疫响应。
CD255	TNFSF12；TNF相关的凋亡弱诱导子（TWEAK）；APO3配体	18	Ⅱ	17p13 *TNFSF12* 8742	内皮细胞、CNS、肌肉、胰腺、成纤维细胞、IFNγ刺激的淋巴细胞、单核细胞	它能结合到CD266上，促进增殖和内皮迁移，或者结合到APO3上（TNFRSF12）诱导凋亡。
CD256	TNFSF13；增殖诱导配体（APRIL）；TALL-2	28	Ⅱ	17p13.1 *TNFSF13* 8741	由单核细胞、MØ以及护士样细胞（NLC）分泌	它能结合到CD269或CD267上，活化经典的NF-κB信号通路，诱导细胞活化、对抗凋亡。
CD257	TNFS13B；TNF家族B细胞活化因子（BAFF）；TALL-1；B淋巴细胞刺激因子（BLyS）	31	Ⅱ	13q32.34 *TNFSF13B* 10673	单核细胞、护士样细胞（NLC）、MØ、活化的B细胞（弱）、胎盘（弱）、肺（弱）、心（弱）	它能结合CD269、CD267或CD268，诱导经典的和非经典的NF-κB信号通路，诱导细胞活化、对抗凋亡。
CD258	TNFSF14；LIGHT；疱疹病毒侵入介导配体（HVEM-L）	29	Ⅱ	19p13.3 *TNFSF14* 8740	活化的白细胞（强）、静息的白细胞（弱）	它能结合到CD270或淋巴毒性β受体（LTbR）上，协同刺激T细胞和DC的活化。它也能在肠炎和IgA肾病中发挥作用。
CD261	TNFRSF10A；TRAIL-R1；死亡受体4（DR4）	50	Ⅰ	8p21 *TNFRSF10A* 8797	广泛表达在淋巴细胞和内脏组织中	是CD253的受体，能诱导半胱天冬氨酸酶依赖的凋亡反应。

续表

抗原	其他名称	分子量	O	遗传学	分布	生理
CD262	TNFRSF10B;TRAIL-R2;死亡受体5(DR5)	48	I	8p22.21 *TNFRSF10B* 8794	淋巴细胞、MØ、单核细胞、粒细胞	是CD253的受体，能诱导半胱天冬氨酸酶依赖的凋亡反应。
CD263	TNFRSF10C;TRAIL-R3;DcR1,LIT,TRID	65	I	8p22-p21 *TNFRS10C* 8794	淋巴细胞、MØ、PMN、单核细胞、肝细胞、神经细胞、莱氏细胞(Leydig细胞)、肌肉、肺、心脏	CD253的诱饵受体，不能活化半胱天冬氨酸酶依赖的凋亡反应。
CD264	TNFRSF10D;TRAIL-R4;DcR2	35	I	8p21 *TNFRS10D* 8793	淋巴细胞、MØ、PMN、单核细胞、睾丸、卵巢、胎盘、前列腺、小肠、胰腺、肺、心脏、肾	CD253的诱饵受体，不能活化半胱天冬氨酸酶依赖的凋亡反应。
CD265	TNFRSF11A;RANK;RANCE-R;ODFR;OFE;FEO;EOF;PDB2	97	I	18q22.1 *TNFRSF11A* 8792	有广泛的组织分布，但不在干细胞或红细胞上表达	CD254的受体，能诱导破骨细胞分化和活化(增强骨吸收)，强化抗凋亡信号，在淋巴结的发育中发挥作用。
CD266	TNFRSF12A;TWEAK-R;FN14;Fn14;TWEAKR	14	I	16p13.3 *TNFRSF12A* 51330	有广泛的组织分布，也包括能表达TWEAK的细胞	TWEAK(CD255)的受体，能诱导增殖、内皮细胞迁移及细胞活化。
CD267	TNFRSF13B;TACI;CVID	32	I	17p11.2 *TNFRSF13B* 23495	B细胞	CD256和CD257的受体，能活化经典的NF-κB信号通路，增强细胞的存活。
CD268	TNFRSF13C;BAFF受体;BR3		I	22q13.1-13.31 *TNFRSF13C* 115650	B细胞、部分CD4 T细胞	仅是CD257的受体，能活化经典和非经典的NF-κB信号通路，增强细胞存活/活化。
CD269	TNFRSF17;BCMA;BCM	27	I	16p13.1 *TNFRSF17* 608	B细胞、血浆细胞、GC-B细胞(强)	CD256和CD257的受体，能活化经典NF-κB信号通路，增强细胞存活。
CD270	TNFRSF14;LIGHT-R;疱疹病毒侵入介导子(HVEM)	30	I	1p36.3-36.2 *TNFRSF14* 8764	T细胞、未成熟DC、单核细胞	作为CD258、CD272淋巴毒性α_3以及HSV-1和HSV-2 gp D(gD)的受体，它能提供共刺激信号或促进HSV进入细胞。
CD271	神经生长因子受体(NGFR);TNFRSF16;p75;LNGFR	75	I	17q21-22 *NGFR* 4804	神经元、基质细胞、FDC	作为所有神经营养因子、pro-NGF、脑源神经营养因子(BDNR)、pro-BDNF、NT3和NT4/5、β-淀粉状蛋白以及聚集的CD230(朊病毒蛋白)的受体，它具有多种功能。
CD272	B、T-淋巴细胞衰减子(BTLA)	33	I	3q13.2 *BTLA* 151888	淋巴细胞、脾MØ、血液来源的DC	CD270受体，能诱导磷酸酶结合到它的胞质一端的ITIM，从而提供一种抑制信号。
CD273	程序性细胞死亡1配体2(PDCD1LG2);B7-DC;PD-L2	25	I	9p24.2 *PDCD1LG2* 80380	DC、活化的单核细胞和T细胞、心脏、肺、肝脏	CD279受体，能与一种未知配体提供协同抑制信号，该配体则提供协同刺激信号。
CD274	B7-H1;PD-L1;PDCD1LG1	40	I	9p24 *CD274* 29126	DC、活化的T细胞、活化的单核细胞、肌肉、胎盘、肺	CD279受体，能与一种未知配体提供协同抑制信号，该配体则提供协同刺激信号。
CD275	ICOS配体(ICOSLG);剪切突变体hGL50和B7同源体2(B7-H2);B7关联蛋白1(B7RP-1);ICOS配体(LICOS)		I	21q22.3 *ICOSLG* 23308	B细胞、单核细胞、MØ、内皮细胞、DC	它能与CD278结合，共同刺激具CD278的T细胞，增强细胞因子的产生和T辅助细胞的功能。

续表

抗原	其他名称	分子量	O	遗传学	分布	生理
CD276	B7-H3(长);4Ig-B7-H3	110	I	15q23-q24 *CD276* 80381	NK 细胞、DC、T 细胞、B 细胞、活化的单核细胞	B7 家族受体,能提供协同抑制信号。
CD277	BT3.1;BTF5	56	I	6p22.1 *BTN3A1* 11119	淋巴细胞、DC、单核细胞、部分干细胞	B7 家族受体,可以辅助调节 T 细胞的活化。
CD278	可诱导协同刺激因子(ICOS)	55~60	I	2q33 *ICOS* 29851	活化的 T 细胞、胸腺髓质	当与它的配体 CD275 结合时,它能向 T 细胞提供协同刺激,导致细胞因子 IL-4、IL-5、IL-6、INFγ、TNF-α、GM-CSF 的产生,但不产生 IL-2。
CD279	程序性细胞死亡 1(PDC1 或 PD-1)	55	I	2q37.3 *PDCD1* 5133	$CD4^-/CD8^-$ 双阴性 γ/δ 胸腺细胞、活化的 T 细胞、活化的 B 细胞、NK-T 细胞(弱)	它结合到 CD273 和 CD274 上,通过其细胞内的 ITIM 和 ITSM 结构域提供抑制信号,可能有助于自体免疫的缓解。
CD280	C 类 2 型甘露糖受体 endo180;TWM22;MRC2;UPARAP;KIAA0709	180	I	17q23.2 *MRC2* 9902	髓系前体细胞、成纤维细胞、部分内皮细胞、部分 MØ、间充质细胞	它结合到 ECM 的明胶和胶原(Ⅰ、Ⅱ、Ⅳ和Ⅴ型)上,促进它们的摄取和溶酶体降解。它与尿激酶纤溶酶原活化子形成复合物,它的受体 CD87 在 CD87 依赖性的细胞迁移中发挥作用。
CD281	Toll 样受体 1(TLR1);TIL	90	I	4p14 *TLR1* 7096	单核细胞、PMN、乳房、乳汁	病原体相关的分子模式(PAMP)的 toll 样受体(例如分枝杆菌 19kDa 脂蛋白、三酰基脂肽、伯氏疏螺旋体外表面蛋白 A 脂蛋白),能辅助启动天然免疫反应。
CD282	toll 样受体 2(TLR2);TIL4	85	I	4q32 *TLR2* 7097	单核细胞(强)、WBC、肺、胎肝、乳汁	病原体相关的分子模式(PAMP)的 toll 样受体(例如原生动物、真菌、细菌脂蛋白),能辅助启动天然免疫反应。能协同 CD286 形成微生物二酯脂肽受体。
CD283	toll 样受体 3(TLR3)	100	I	4q35 *TLR3* 7098	成纤维细胞、血液来源 DC、小神经胶质细胞、星形胶质细胞、胰腺和胎盘细胞、乳汁	大部分细胞内双链 RNA 病毒的 toll 样受体,能召集 TRIF 来诱导 NF-κB 和 IRF3 的活化,导致Ⅰ型干扰素的产生。
CD284	toll 样受体 4(TLR4)	85	I	9q32-q33 *TLR4* 7099	单核细胞、MØ、粒细胞、DC、活化的 $CD4^+$ T 细胞、乳汁	脂多糖(在细菌病原体上出现)的 toll 样受体,能启动炎性因子的产生。
CD285	toll 样受体 5(TLR5);TIL3	120	I	1q41-q42 *TLR5* 7100	黏膜上皮、WBC、单核细胞、卵巢、前列腺、睾丸、乳汁	细菌病原体鞭毛蛋白的 toll 样受体(例如嗜肺性军团病杆菌,铜绿假单胞菌),能启动炎性因子的释放,参与炎症性肠病的发展。
CD286	toll 样受体 6(TLR6)	85	I	4p14 *TLR6* 10333	单核细胞、未成熟粒系 DC、乳汁	与 CD282 一起形成微生物二酯脂肽的 toll 样受体(见 CD282)。
CD287	toll 样受体 7(TLR7)	120	I	Xp22.3 *TLR7* 51284	浆细胞 DC 内涵体、B 细胞、粒系 DC	富 GU 的 ssRNA 的 toll 样受体,在许多病毒中可见,辅助启动针对病毒感染的天然免疫反应,参与与 RNA 相关的自体抗原自身免疫反应(例如 Sm 和核糖体蛋白)。

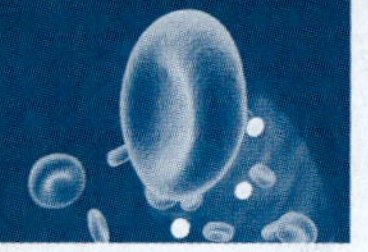

续表

抗原	其他名称	分子量	O	遗传学	分布	生理
CD288	toll样受体8(TLR8)	83	Ⅰ	Xp22 *TLR8* 51311	MØ的内涵体及溶酶体成分、部分DC	富GU的ssRNA的toll样受体，在许多病毒中可见，辅助启动针对病毒感染的天然免疫反应，参与与RNA相关的自体抗原自身免疫反应(例如Sm和核糖体蛋白)。
CD289	toll样受体9(TLR9)	115~120	Ⅰ	3p21.3 *TLR9* 54106	浆细胞DC(强)、其他WBC(中到弱)	病原体中未甲基化的CpG DNA结构域的toll样受体，辅助启动针对感染的天然免疫反应。
CD290	toll样受体10(TLR10)	91~100	Ⅰ	4p14 *TLR10* 81793	B细胞、浆细胞DC、淋巴组织	病原体相关的分子模式(PAMP)的toll样受体。
CD291	toll样受体11(TLR11)	97	Ⅰ	— *TLR11* 442887	仅在小鼠中表达，人不表达	由于终止码的提前出现在人体内没有发现*TLR11*。
CD292	1A型骨形成蛋白受体(BMPR1A)；ALK-3	50~58	Ⅰ	10q22.3 *BMPR1A* 657	软骨细胞、骨前体、表皮的上皮细胞、骨骼肌、毛囊、小肠	与骨形成蛋白(BMP)受体Ⅱ(BMPRⅡ)形成复合物，成为BMP-2和BMP-4的异源二聚体受体，辅助调控骨的发育和软骨形成。
CDw293	1B型骨形成蛋白受体(BMPR1B)；ALK-6	50~58	Ⅰ	4q22-q24 *BMPR1B* 658	骨前体细胞、软骨细胞、胚胎组织细胞	与骨形成蛋白(BMP)受体Ⅱ(BMPRⅡ)形成复合物，成为BMP-2和BMP-4的异源二聚体受体，辅助调控骨的发育和软骨形成。
CD294	G蛋白偶联受体44(GPR44)；CRTH2	43	Ⅲ Hep.	11q12-q13.3 *GPR44* 11251	Th2型T细胞、嗜酸性粒细胞、嗜碱性粒细胞、许多免疫系统外的其他组织	前列腺素D2的G蛋白偶联受体，在细胞活化中发挥作用。
CD295	瘦素受体(LEPR)；OBR；B219	130~150	Ⅰ	1p31 *LEPR* 3953	大部分细胞类型	瘦素受体，辅助调控食物的吸收和脂质代谢。
CD296	ADP核糖转移酶1(ART1)	37	GPI	11p15 *ART1* 417	上皮细胞、部分T细胞、心脏、骨骼肌	一种胞外酶，能催化单一ADP-核糖基团从NAD向靶蛋白(如α7整合素、抵御素1、CD11a、CD18、含胍基的ADP核糖基化底物)的精氨酸上转运。
CD297	ADP核糖转移酶4(ART4)；DOK1；DO；Dom-brock血型	38	Ⅰ	12p13-p12 *ART4* 420	rbc、成红血细胞、活化的单核细胞	一种胞外酶，能催化单一ADP-核糖基团从NAD向精氨酸转运，从而可逆的修饰了蛋白的功能。
CD298	Na-K-ATP酶β3亚基(ATP1B3)	32	Ⅱ	3q23 *ATP1B3* 483	所有淋巴细胞	Na-K-ATP酶的β_3亚基，参与Na^+/K^+转运，在活化时增加。
CD299	C类凝集素家族4成员M(CLEC4M)；DC-SIGN2；L-SIGN；CD209L	40	Ⅱ	19p13 *CLEC4M* 10332	肝脏窦内皮细胞(LSECs)、淋巴结、胎盘、Ⅱ型齿槽细胞、肺	C类凝集素家族成员。结合CD50及一些复合病原体，例如Ⅰ型HIV。可能是病原体识别受体。能介导病原体向其他细胞靶的转运输送。
CD300a，c，e	a：CMRF-35H；CMRF35H9；IRC1；IRC2；IRp60 c：LIR；CMRF35；IGSF16；CMRF35A；CMRF-35[a]；CMRF35A1 e：CMRL35L1	20~60	Ⅰ	17q25.1 *CD300A，C，E* a：11314 c：10871 e：342510	CD300a：单核细胞、中性粒细胞、部分T和B细胞 CD300c：LGL、部分T和B细胞、单核细胞、MØ、粒细胞、DC CD300e：单核细胞、MØ、DC	300a：CMRF家族的Ig样受体，含胞质ITIM，能提供抑制细胞活化或细胞溶解活性的信号。300c：CMRF家族的Ig样受体，可能辅助调控炎性因子的释放(如Ⅰ类IFN、TNF-α)。300e：CMRF家族的Ig样受体，与DAP12相互作用时能介导活化信号。

续表

抗原	其他名称	分子量	O	遗传学	分布	生理
CD300LB CD300LD CD300LG	LB:CLM7;IREM3;TREM5;CD300LB LD:LIR;CMRF35;IGSF16;CMRF35A;CMRF-35[a];CMRF35A1 LG:CLM9;TREM4;NEPMUCIN;CD300LG	20~60	Ⅰ	17q21-q25 *CD300LB*,*LD*,*LG* LB:124599 LD:100131439 LG:146894	CD300LB:单核细胞、中性粒细胞、部分T和B细胞 CD300LD:未确定 CD300LG:大部分造血细胞、毛细血管内皮细胞	300LB:CMRF样家族的Ig样受体，能为细胞活化提供协同刺激信号。 300LD:CMRF样家族的Ig样受体，功能未知。 300LG:CMRF样家族的Ig样受体，可能在转运分子跨越毛细血管内皮细胞中起作用。
CD301	C类凝集素家族10成员A(CLEC10A);HML2;HML	38	Ⅱ	17p13.1 *CLEC10A* 10462	未成熟DC、MØ	C型凝集素，结合到具有末端半乳糖和N-乙酰半乳糖胺的糖上，在受体介导的糖蛋白内吞中发挥作用。
CD302	DCL1	30	Ⅰ	2q24.2 *CD302* 9936	粒细胞、MØ、单核细胞、DC	结合糖化抗原，在受体介导的糖蛋白内吞中发挥作用。
CD303	C类凝集素家族4成员C(CLEC4C);DLEC;BDCS-2;CLECSF11	38	Ⅱ	12p13.2-p12.3 *CLEC4C* 170482	类浆细胞树突状细胞(PDCs)	C类凝集素，捕获并靶向用于处理的抗原并提呈给T细胞。
CD304	神经纤毛蛋白1(NRP1);BDCA-4;VEGF165R	140	Ⅰ	10p12 *NRP1* 8829	内皮细胞、神经元、类浆细胞树突状细胞(PDCs)、许多肿瘤	VEGF-A和信号素3A(sema-3a)的受体，在血管新生或轴突(神经元)生长中发挥作用。
CD305	白细胞相关Ig样受体1(LAIR1)	31	Ⅰ	19q13.4 *LAIR1* 3903	大部分淋巴细胞(除GC B细胞外)、单核细胞、DC	具有胞质ITIM的Ig样受体，在未知配体结合时产生信号能抑制细胞的活化。
CD306	白细胞相关Ig样受体2(LAIR2)	16	Ⅰ	19q13.4 *LAIR2* 3904	单核细胞	具有胞质ITIM的Ig样受体，在未知配体结合时产生信号能抑制细胞的活化。
CD307	类Fc受体5(FCRL5);转位相关Ig超家族受体2(IRTA-2);FcRH5;BXMAS1	100	Ⅰ	1q21 *FCRL5* 83416	B细胞	IRTA基因家族成员，在免疫复合物中与聚合的IgG(尤其是IgG1)结合。它具有用于信号传导的胞质ITIM，可能抑制细胞活化。
CD308	Fms相关的酪氨酸激酶1(FLT1);血管内皮生长因子受体1(VEGFR1)	152	Ⅰ	13q12 *FLT1* 2321	血管内皮细胞、单核细胞、成骨细胞、滋养层细胞	VEGF、VEGF-A/B及胎盘生长因子(PlGF)的受体，参与血管新生、调控干细胞运动和(或)成骨细胞增殖。
CD309	激酶插入结构域受体(KDR);血管内皮生长因子受体2(VEGFR2)	230	Ⅰ	4q11-q12 *KDR* 3791	胚胎组织、与病理性淋巴-血管发生相关的成体内皮细胞(例如肿瘤、糖尿病性视网膜病变)	内皮生长因子受体(如VEGF及其异构型)，参与对淋巴血管新生的调控。
CD310	Fms相关的酪氨酸激酶4(FLT4);血管内皮生长因子受体3(VEGFR3);PCL	146	Ⅰ	5q35.3 *FLT4* 2324	正常和肿瘤组织的淋巴内皮细胞、卡波西肉瘤的皮质层细胞	对于胚胎血管新生十分关键，在成体的血管新生和淋巴血管新生中也发挥作用。
CD311	含组件的表皮生长因子黏液样受体1(EMR1)	98	Ⅲ Hep.	19p13.3 *EMR1* 2015	单核细胞、MØ	类7次跨膜结构域G蛋白偶联受体，功能未知。
CD312	含组件的表皮生长因子黏液样受体2(EMR2)	90	Ⅲ Hep.	19p13.1 *EMR2* 30817	粒系细胞、活化的淋巴细胞	黏多糖(GAG)硫酸软骨素和硫酸皮肤素的类7次跨膜结构域G蛋白偶联受体。
CD313	含组件的表皮生长因子黏液样受体3(EMR3)	80~90	Ⅲ Hep.	19p13.1 *EMR3* 84658	PMN(高)、单核细胞MØ、脾、肺、RBC、胎盘、骨髓	类7次跨膜结构域G蛋白偶联受体，可能在炎症中发挥作用。

续表

抗原	其他名称	分子量	O	遗传学	分布	生理
CD314	杀伤细胞凝集素样受体超家族K成员1(KLR1);NKG2D	26	Ⅱ	12p13.2-p12.3 *KLRK1* 22914	NK细胞、CD8⁺ T细胞、少量CD4⁺ T细胞、γ/δ T细胞	病毒感染的细胞(例如MICA、MICB、ULBP-1、-2、-3、-4以及RAET1E-1)上Ⅰ型HLA相关蛋白的C型凝集素受体,能促进细胞介导的杀伤反应。
CD315	前列腺素F2受体负调控子(PTGFRN);FPRP;CD9P1;SMAP6;KIAA1436	135	Ⅰ	1p13.1 *PTGFRN* 5738	B细胞、活化的单核细胞、肿瘤细胞系	它与四旋蛋白分子CD9和CD81结合,可能参与对细胞运动和极性的调控。
CD316	Ig超家族成员8(IgSF8);PGRL;EWI-2;CD81P3	63	Ⅰ	1q23.1 *IGSF8* 93185	淋巴细胞、许多非造血组织	它与四次跨膜蛋白分子CD9和CD81形成复合物,可能在卵子受精、神经系统发育、细胞增殖和肌生成中发挥功能。
CD317	骨髓基质细胞抗原2(BST2);HM1.24	29~33	Ⅱ	19p13.2 *BST2* 684	淋巴细胞、骨髓基质细胞、单核细胞、DC	它可能参与前B细胞的生长和淋巴-基质相互作用。
CD318	含CUB结构域蛋白1(CDCP-1);SIMA135	140	Ⅰ	3p21.31 *CDCP1* 64866	CD34⁺ CD133⁺骨髓细胞、角化细胞、结直肠癌细胞系	它能在早期血液发生和创伤修复中发挥作用。
CD319	SLAM家族成员7(SLAMF7);19A;19A24;CRACC;CS1	66	Ⅰ	1q23.1-q24.1 *SLAMF7* 57823	CTL、活化的B细胞、NK细胞、成熟的DC	它能辅助启动细胞介导的细胞毒反应和(或)在同类细胞黏附中发挥作用。
CD320	8D6	29	Ⅰ	19p13.3-p13.2 *CD320* 51293	FDC	它在FDC介导的浆细胞增殖中发挥作用。
CD321	F11受体(F11R);连接黏附分子1(JAM-1)	32~35	Ⅰ	1q21.2-q21.3 *F11R* 50848	PMN、单核细胞、淋巴细胞、许多非血液类细胞	它能作为LFA-1的配体在细胞之间形成紧密连接时发挥作用。
CD322	连接黏附分子2(JAM-2)	45	Ⅰ	21q21.2 *JAM2* 58494	内皮细胞、B细胞、部分T细胞、肌肉	它能与CD321和CD323结合,在细胞之间形成紧密连接时发挥作用,并促进淋巴细胞的外溢。
CD323	连接黏附分子3(JAM-3);JAM-C;FLJ14529	43	Ⅰ	11q25 *JAM3* 83700	血小板、T细胞、NK细胞、内皮细胞、许多非血液类组织	它能与CD321和CD322结合,在细胞之间形成紧密连接时发挥作用,并促进淋巴细胞的外溢。
CD324	钙黏蛋白1(CDH1),E-钙黏蛋白(ECAD);CDHE;CDH1;桑椹胚黏着蛋白(UVO);Arc-1	120	Ⅰ	16q22.1 *CDH1* 999	非神经上皮细胞、干细胞、成红细胞	胞质结构与β-连环蛋白结合的钙黏蛋白,参与了Ca^{2+}依赖性的同类细胞黏附、细胞分化和极化。它也能结合整合素αeβ7和α2β1。
CD325	钙黏蛋白2(CDH2);N-钙黏蛋白(NCAD);CDHM;CDH2	140	Ⅰ	18q11.2 *CDH2* 1000	神经元、内皮细胞、成骨细胞、干细胞、不表达CD234和P-钙黏蛋白的细胞	胞质结构与β-连环蛋白结合的钙黏蛋白,参与了神经突触的形成和同类细胞的黏附。它在原肠胚形成期对于CNS的左右对称是必须的。
CD326	上皮细胞黏附分子(EPCAM);EGP;ESA;KSA;M4S1;MK-1;EGP-2;EGP40	40	Ⅰ	2p21 *EPCAM* 4072	除鳞状上皮外的大多数上皮细胞、GI瘤	"肿瘤相关抗原",参与了同类细胞的黏附,可能在增殖中对维持细胞的位置发挥作用。
CD327	唾液酸结合的免疫球蛋白样凝集素6(siglec-6);OB-BP1;CD33L;CD33L1	49	Ⅰ	19q13.3 *SIGLEC6* 946	脾和肠B细胞、PMN(弱)、胎盘滋养层	能结合唾液酸Tn结构域(如Neu5Ac-α2-6GalNAc-α)和瘦素的siglec,通过它的胞质ITIM在细胞-细胞识别以及发送抑制信号中起作用。

续表

抗原	其他名称	分子量	O	遗传学	分布	生理
CD328	唾液酸结合的免疫球蛋白样凝集素 7 (siglec-7)；AIRM1；p75；QA79；D-siglec	75	I	19q13.3 *SIGLEC7* 27036	NK 细胞、胎盘、肝、脾、单核细胞上低水平表达、粒细胞	能结合 α2,3- 和 α2,6- 连接唾液酸以及双唾液酸神经节苷脂的 siglec，通过它的胞质 ITIM 在发送抑制信号中起作用。
CD329	唾液酸结合的免疫球蛋白样凝集素 9 (siglec-9)；OBBP-Like	50.1	I	19q13.41 *SIGLEC9* 27180	PMN、单核细胞、部分 B 细胞(弱)、大部分 T 细胞(弱)、NK 细胞(弱)	能结合 α2,3- 和 α2,6- 连接唾液酸的 siglec，通过它的胞质 ITIM 在发送抑制信号中起作用。
CD330	唾液酸结合的免疫球蛋白样凝集素 10 (siglec-10)；siglec 样蛋白 2(SLG2)；PRO940；MGC126774	90~120	I	19q13.3 *SIGLEC10* 89790	嗜酸性粒细胞、PMN、单核细胞、脾、T 和 B 细胞(Sv3 异构型)、NK 细胞(Sv4 异构型)	能结合 α2,3- 和 α2,6- 连接唾液酸的 siglec，通过它的胞质 ITIM 在发送抑制信号中起作用。不同的 RNA 剪切能得到 6 种不同的异构型(长、Sv1~4、6)，由不同类型的细胞表达。
CD331	成纤维生长因子受体 1(FGFR1)；FLT2；FLG；OGD；KAL2；BFGFR；HBGFR；N-SAM；FLJ99988	130	I	8p11.2-p11.1 *FRFR1* 2260	成纤维细胞、上皮及内皮细胞	通过不同的 RNA 剪切产生的、具有 2 个主要细胞特异性异构型的酪氨酸激酶受体：分别结合 FGF-1、-2、-3、-10 或 FGF-1、-2、-4、-5、-6 的 FGFR1b 或 FGFR1c，用以介导多种效应(例如胚胎表型发生、成体组织修复、创伤修复、肿瘤血管发生)。CD331 上的点突变能导致斐弗(Pfeiffer)综合征，出现颅缝早闭和宽指。
CD332	成纤维生长因子受体 2(FGFR2)；KGFR；TK14；BEK；KSAM-1；JWS；CEK3；CFD1；ECT1；KGFR；TK14；TK25；BFR-1；K-SAM；FLJ98662	115~135	I	10q26 *FGFR2* 2263	上皮细胞(FGFR2b 异构型)、间充质细胞(FGFR2c 异构型)	通过不同的 RNA 剪切产生的、具有 2 个主要细胞特异性异构型的酪氨酸激酶受体：分别结合 FGF-1、-3、-7、-10、-22 或 FGF-1、-2、-4、-6、-9、-17、-18 的 FGFR2b 或 FGFR2c，用以介导多种效应(例如胚胎表型发生、成体组织修复、创伤修复、肿瘤血管发生)。CD332 上的点突变能导致多种症状(例如 Crouzon、Jackson-Weiss、Apert、Beare-Stevenson cutis gyrata、斐弗综合征)。
CD333	成纤维生长因子受体 3(FGFR3)；ACH；CEK2；JTK4；HSFGFR3EX	115~135	I	4p16.3 *FGFR3* 2261	成纤维细胞、上皮细胞(FGFR3b 异构型)	通过不同的 RNA 剪切产生的、具有 2 个主要细胞特异性异构型的酪氨酸激酶受体：分别结合 FGF-9 或 FGF-1、-2、-4、-6、-8、-9、-16、-17、-18、-19 的 FGFR3b 或 FGFR3c，用以介导多种效应(例如胚胎表型发生、成体组织修复、创伤修复、肿瘤血管发生)。
CD334	成纤维生长因子受体 4(FGFR4)；TKF；JTK2；MGC20292	110	I	5q35.1-qter *FGFR4* 2264	上皮细胞、成纤维细胞、骨骼肌	对酸性 FGF(例如 FGF-1、-2、-4、-6、-8、-9、-16、-17、-18 和 -19)有高亲和力的酪氨酸激酶受体，能介导多种效应，在肌肉分化中发挥作用。
CD335	自然细胞毒性启动受体 1(NCR1)；NKp46；Ly94；FLJ99094	46	I	19q13.42 *NCR1* 9437	NK 细胞	NK 细胞主要的溶解受体，能结合流感病毒血细胞凝集素(HA)或 HA-神经氨酸酶并辅助介导对肿瘤或病毒感染细胞的直接溶解。

续表

抗原	其他名称	分子量	O	遗传学	分布	生理
CD336	自然细胞毒性启动受体 2(NCR2);NKp44;Ly95;DJ149M18.1	44	Ⅰ	6p21.1 *NCR2* 9436	IL-2 活化的 NK 细胞、部分 γ/δ T 细胞	NK 细胞受体,能结合流感病毒血细胞凝集素(HA)或 HA- 神经氨酸酶并辅助介导对肿瘤或病毒感染细胞的直接溶解。
CD337	自然细胞毒性启动受体 3(NCR3);NKp30;Ly117;1C7;MALS	30	Ⅰ	6p21.3 *NCR3* 259197	NK 细胞	NK 细胞受体可能结合膜关联的硫酸肝素蛋白聚糖并辅助介导对肿瘤或病毒感染的细胞的直接溶解。
CD338	ATP 结合盒 G 超家族成员 2(ABCG2);MRX;MXR;ABCP;BCRP;ABC15;BCRP1;EST157481	72	Ⅲ	4q22 *ABCG2* 9429	部分 HSC、组织干细胞、胎盘滋养层、小肠上皮、CNS 血管内皮细胞	ATP 依赖的外流性转运蛋白,能对抗浓度梯度运输有机阴离子(例如各种药物、毒性化学物)穿过细胞膜,是部分肿瘤抗化疗的原因之一。
CD339	Jagged 1(JAG1);JAGL1;hJ1;MGC104644;AWS;AHD;AGS	150	Ⅰ	20p12.1-p11.23 *JAG1* 182	基质细胞、上皮细胞	Notch1、Notch2 和 Notch3 的受体,能介导 Notch 信号。CD339 上的突变能导致法洛四联症(tetralogy of Fallot,肺动脉瓣狭窄、室间隔缺损、主动脉右移并跨位、右心室肥大)或 Alagille 综合征,对多种组织都有影响(例如心脏、肝、骨骼、肾脏、眼)。
CD340	v-Erb-B2 成红细胞白血病病毒癌基因同源物 2(ERBB2);HER-2;HER-2/neu;NGL;p185HER2	185	Ⅰ	17q11.2-q12;17q21.1 *ERBB2* 2064	上皮细胞、骨髓间充质干细胞、在部分大量分化的肿瘤中过表达(例如乳房、肺、卵巢、结肠、子宫颈)	与 Erb-B 家族其他成员或丛状蛋白 -B1 形成异源二聚体,能影响导致 MAP 激酶和磷酸肌醇 -3- 激酶(PI-3K)活化的信号。在一些肿瘤中出现过表达时能形成均质二聚体。
CD344	Frizzled-4(FZD4);Fz-4;hFz-4;FzE4;EVR1;FEVR;GPCR;FZD4S;MGC34390	45	Ⅲ Hep.	11q14.2 *FZD4* 8322	肾、肝、肺、CNS、神经干细胞	多种 Wnt 蛋白以及 norrin(诺里病假神经胶质瘤同型物)的 G 蛋白偶联受体,能活化 Wnt/β- 连环蛋白信号通路并辅助调控细胞极性、增殖、和(或)发育。在 CD344 上的突变能导致家族性渗出性玻璃体视网膜病变。
CD349	Frizzled-9(FZD9);Fz-9;FZD3	45	Ⅲ Hep.	7q11.23 *FZD9* 8326	脑、睾丸、眼、骨骼肌、肾	Wnt-2 和 Wnt-7a 的 G 蛋白偶联受体,能活化 Wnt/β- 连环蛋白信号通路,辅助调控细胞极性、增殖及 CNS 发育。
CD350	Frizzled-10(FZD10);Fz10;hFz10;FzE7	45	Ⅲ Hep.	12q24.3 *FZD10* 11211	胎盘合胞体滋养层、结肠及宫颈癌	多种 Wnt 蛋白的 G 蛋白偶联受体,能活化 Wnt/β- 连环蛋白信号通路,辅助调控细胞极性、增殖及胚胎发育。

注:CD 定名列在表格最左端,标记为“抗原”。在 CD 得到确定前它的常用名列在标有“其他名称”的列中。没有截短的 CD 抗原的分子量列在标有“分子量”的列中。如果截短的 CD 抗原的分子量出现变化,那么该分子量将显示在圆括号中。每个蛋白是定向或锚定到细胞膜上列在标有“O”的列中。对于Ⅲ型蛋白,术语“Tet.”用于区分四次跨膜蛋白(tetraspan)家族,而“Hep.”(Heptaspan)则用于标记具有七次跨膜结构域的蛋白。在标有“遗传学”的列中,首先列出编码 CD 抗原基因的染色体定位,随后是人基因的官方命名(以斜体表示),接着是 Entrez 基因识别号,可以用于在国家生物信息学中心的“基因”数据库(http://www.ncbi.nlm.nih.gov/sites/entrez)中检索有关 CD 抗原基因的更新信息。已知的表达特定 CD 的组织和细胞类型列在标有“分布”的列中。推测或已知的各 CD 抗原的生理功能列在标有“生理”的列中。关于本表中所用的缩略词的注解,见本章开始的缩略词和简写一览表。

细胞膜抗原的一般结构

根据细胞膜抗原的跨膜方向及锚定于浆膜的情况可将其分为不同的类型(图 15-1)[1,2]。

Ⅰ型跨膜蛋白

Ⅰ型跨膜分子的 C 端定位于胞质内,N 端定位于胞外。这类分子的 N 端通常含有信号肽,信号肽在这类分子进入内质网后被切断。这类分子可以在高尔基体内发生糖基化(如果其

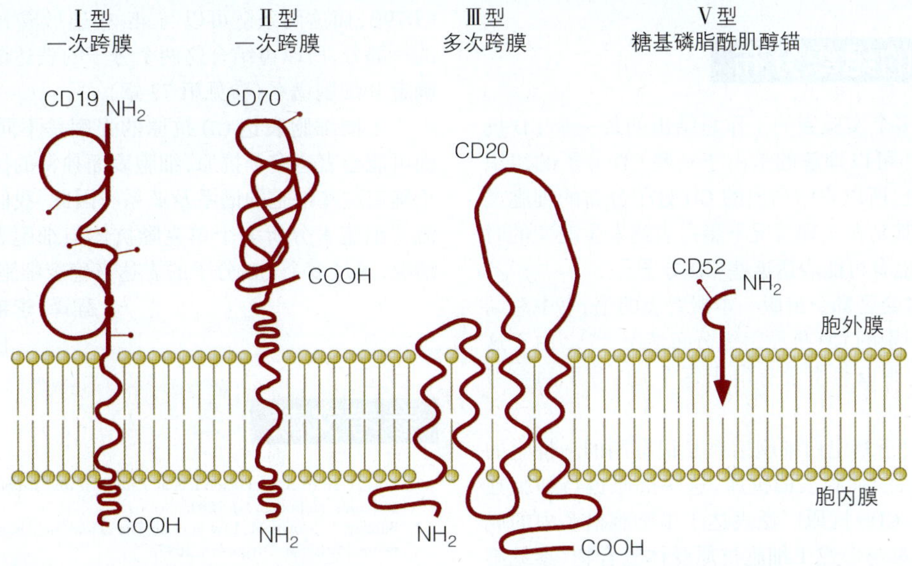

图 15-1　细胞膜表面蛋白的主要类型及其整合到细胞膜上的方式。膜蛋白的类型显示在图的顶部。圆圈及其相连的直线代表脂双层。红色的线代表多肽骨架。从多肽骨架延伸出来的细钉代表碳水化合物。CD19（最左侧）是Ⅰ型跨膜蛋白，穿过细胞膜一次，其 C 端（COOH）位于胞质内，N 端（NH_2）位于胞外。CD70（左侧第二个）是Ⅱ型跨膜蛋白，其 N 端（NH_2）位于胞内。CD20（右侧第二个）是 Ⅲ 型跨膜蛋白，四次穿过细胞脂双层，其 N 端和 C 端都定位于胞质中。CD52（最右侧）是糖基磷脂酰肌醇锚定蛋白。最右侧标记的字显示的是胞外膜和胞内膜。

含有糖基化位点），既而表达于细胞表面。这些蛋白通常作为细胞表面受体和（或）配体发挥功能。许多Ⅰ型蛋白属于免疫球蛋白超家族成员（参见第 77 章、第 78 章）。

每个Ⅰ型跨膜蛋白通常都含有一个跨膜结构域，该结构域中含有大约 25 个疏水氨基酸，其后跟随着一簇碱性氨基酸，这些碱性氨基酸使跨膜蛋白结合于细胞膜双层的磷脂头部基团上。跨膜结构域中一般不含有带电荷的氨基酸残基，如精氨酸、天冬酰胺、天冬氨酸、谷氨酸、谷氨酰胺、组氨酸、赖氨酸。但是，如果此结构域与其他细胞表面蛋白的跨膜结构相关联形成一个多聚体时，跨膜结构域就不会有这样的特性。CD3 与 CD247 及 T 细胞抗原受体的两条链形成的多聚体复合物就是一个这样的例子（参见第 78 章）。

■ Ⅱ 型跨膜蛋白

Ⅱ 型跨膜蛋白与Ⅰ型跨膜蛋白的方向相反。其 N 端定位于胞质，C 端定位于胞外。这些蛋白的跨膜结构域中通常含有一段未断裂的信号序列，它们可以在细胞膜表面断裂，从而使蛋白从细胞表面释放出来。因此，这类蛋白可以兼做细胞表面抗原及胞质蛋白而发挥功能。

■ Ⅲ 型跨膜蛋白

Ⅲ 型跨膜蛋白不止一次穿过细胞膜。某些蛋白穿越膜双层结构多达 12 次，如多药耐药运输蛋白 MDR-1，即 CD243。由于这些蛋白可以多次跨膜，其分子可以形成穿过脂双层运输离子和小分子的通道。

四次跨膜及七次跨膜蛋白是分布于白细胞表面上的一类重要的Ⅲ 型跨膜蛋白。四次跨膜蛋白即四次穿越脂双层，其 N 端和 C 端都定位于胞质中。表 15-1 中列出的许多Ⅲ 型跨膜蛋白属于这个家族，在表的“O”栏中标注为“Tet.”。比如，CD20 分子就是一个四次跨膜蛋白，它可能通过形成 B 细胞活化必需的钙通道而发挥作用。七次跨膜结构域蛋白即七次穿越细胞膜脂双层，其 C 端定位于胞质，N 端定位于胞外，表 15-1“O”栏中将这类蛋白标注为“Ⅲ Hep.”。这类蛋白通常是 G 蛋白偶联受体，当其与配体结合后，发生构象改变，从而活化与 GTP 结合的 G 蛋白。

■ Ⅳ型跨膜蛋白

Ⅳ型跨膜蛋白与Ⅲ型跨膜蛋白区别之处在于：其含有一个充水的跨膜通道。目前已知的 CD 抗原都不具有这样的膜结构。

■ Ⅴ型糖基磷脂酰肌醇锚定蛋白

Ⅴ型蛋白通过脂质黏附于浆膜上。这类蛋白的胞外黏附成分主要是糖基磷脂酰肌醇（glycosylphosphatidylinositol，GPI）锚。GPI 锚可以被细菌的磷脂酰肌醇 - 磷脂酶 C（phosphatidylinositol phospholipase C，PI-PLC）切断。因此，可以利用 PI-PLC 能使抗原从细胞膜表面释放出来的特点来鉴定细胞表面蛋白是否含有 GPI 锚。但这个指标并不是绝对的，某些 GPI 锚定蛋白可以抵抗 PI-PLC 的作用。

新合成的含有 GPI 锚的蛋白其 N 端及 C 端都含有一个信号序列。当蛋白合成并从内质网挤出后，蛋白 C 端的信号序列指导 GPI 锚断裂及后续的附着。阵发性睡眠性血红蛋白尿病人体内缺乏这种生物合成途径。（PNH；参见第 40 章）。

GPI 附着位点通常位于 7~20 个氨基酸组成的疏水结构域的前面，这个疏水结构域有时会折叠成一个真正的跨膜结构域。在这种情况下，该分子可能通过 GPI 锚附着到细胞膜上或作为Ⅰ型跨膜蛋白的亚型而存在。GPI 锚定蛋白与鞘脂特异结合，其运输到细胞表面的通路与Ⅰ型跨膜蛋白不同，GPI 锚定蛋白是从被膜小窝排出的，它不能与胞内蛋白直接相连。因此，细胞表面蛋白的 GPI 亚型及Ⅰ型跨膜蛋白亚型的生理功能是不同的。

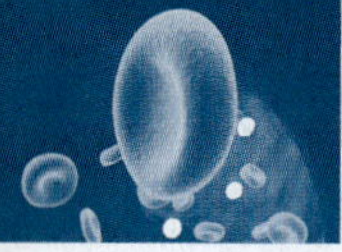

细胞膜抗原的组织分布

表 15-1 是根据多个实验室的工作总结出的每一个 CD 抗原的组织分布情况。可以理解的是由于一些 CD 分子的组织分布图谱并没有做全，所以表中列出的 CD 分子分布的细胞类型并不是唯一的，尤其是在病理情况下蛋白表达发生畸变的时候，其他类型的细胞也有可能表达这些 CD 分子。

每一次国际研讨会后都会出版一本概要类的书，书中总结了能被单克隆抗体识别的 CD 抗原组织分布情况[1,3-5]。由于这些书中有参考文献，所以表中没有给出每个 CD 分子的参考文献。

一些表面抗原对于划定白细胞谱系是很有用的。特定的细胞谱系会表达独特的细胞表面抗原，这些抗原也与细胞独特的功能特点有关。CD3 抗原广泛表达于 T 细胞谱系中的成熟淋巴细胞表面，其参与形成 T 细胞抗原受体复合物（参见第 78 章）。与之相似，细胞表面免疫球蛋白（sIg）是 B 细胞谱系特异的标志。但是，由于某些细胞也表达可溶性和（或）聚集的免疫球蛋白的 Fc 受体，所以单凭 sIg 的表达就确定 B 细胞谱系有可能是错误的。相反，如果细胞表面同时表达 CD79α 和 CD79β，而这两条链可以与 sIg 相连形成 B 细胞表面抗原受体的一部分，所以再结合这两个分子的表达情况则可以更精确地确定 B 细胞谱系（参见第 77 章）。

不同细胞表达 CD 抗原的强度是不同的。特定的细胞表面可能会表达多个抗原，细胞表面独特的抗原簇群的表达有助于确定这些细胞的谱系及亚系。因此，我们可以利用多参数的流式细胞术分析多个单克隆抗体与细胞表面 CD 分子的结合情况，通过多个 CD 分子的表达来确定细胞的谱系。

翻译：李艳华，谢小燕，徐菲菲

校对：周光飚，裴雪涛

参考文献

1. Zola H, Swart B, Nicholson I, et al: *Leukocyte and Stromal Cell Molecules*. John Wiley and Sons, Hoboken, NJ, 2007.
2. Barclay A, Brown M, Law S, et al: *The Leukocyte Antigen Facts Book*, 2nd ed. Academic Press, San Diego, CA, 1997.
3. Scholossman S, Boumsell L, Gilks W, et al: *Leukocyte Typing V, White Cell Differentiation Antigens*. Oxford University Press, Oxford, 1995.
4. Kishimoto T, Kikutani H, von der Borne A, et al: *Leukocyte Typing VI, White Cell Differentiation Antigens*. Garland Science, New York, 1998.
5. Mason D, Simmons D, Buckley C, et al: *Leukocyte Typing VII, White Cell Differentiation Antigens*. Oxford University Press, Oxford, 2002.

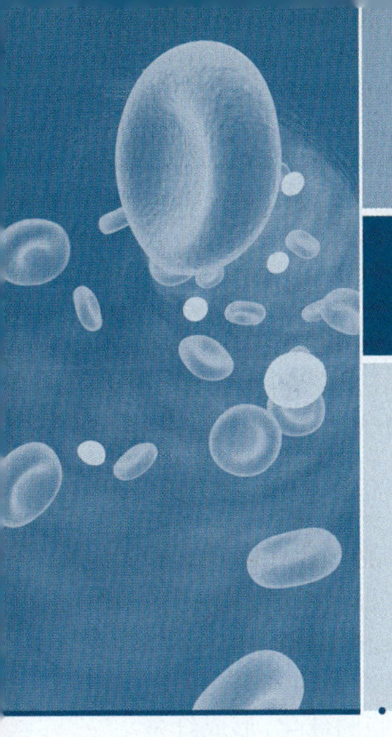

第16章

造血干细胞、祖细胞和细胞因子

Kenneth Kaushansky

摘 要

血细胞的产生是一个极其复杂的过程，每天都有非常少量的造血干细胞通过扩增和分化形成超过 10^{11} 个血液相关细胞。基于大量的实验血液学研究，形成了一个包括造血干细胞、造血前体细胞和成熟血细胞在内的层级图。在该图中，相应的细胞在后续发育阶段丢失了分化成其他特定类型或特定种类细胞的潜能。本章的主题是造血干细胞和祖细胞及其向成熟血细胞的分化，包括转录因子和胞外信号对谱系分化决定的调控作用；支持细胞存活、自我更新、扩增和分化的细胞因子和细胞黏附分子；以及用于分离纯化及细胞生化和遗传特性相关的细胞表面标志等。对造血干/祖细胞和支持其生长的微环境的深入了解为深入研究多细胞系统的发育生物学带来新的启示；同时对血细胞发育相关血液病和其他疾病患者的基因治疗有积极意义；不仅如此，甚至还为实现各种器官的再生提供了技术手段。

造血概述

血细胞的产生是一个庞大而复杂的过程。基于成人血容量(5L)，以每微升血液中血细胞类型以及他们的循环半衰期为参考，可以计算出这样的结果：一个成年人每天可以产生 2×10^{11} 的红细胞，1×10^{11} 的白细胞，和 1×10^{11} 的血小板。在

本章使用的简写和缩略词：AGM，主动脉-性腺-中肾(aortagonad-Mesonephros)；BFU-E，红细胞爆裂型集落生成单位(burst forming unit-erythroid)；BFU-Meg，巨核系爆式集落形成单位(burst forming unit-megakaryocyte)；CAFC，卵石样区域形成细胞(cobblestone area forming cell)；CAR，CXCL12 富足的网状细胞(CXCL12-abundant reticular)；CLP，共同淋巴祖细胞(common lymphoid progenitor)；CFC，集落形成细胞(colony forming cell)；CFU-E，红系集落生成单位(colony forming unit-erythroid)；CFU-GM，粒细胞-巨噬细胞集落生成单位(colony forming unit-granulocyte-macrophage)；CFU-Meg，巨核细胞集落生成单位(colony-forming unit-megakaryocyte)；CMP，共同髓系祖细胞(common myeloid progenitor)；EBF，早期 B 细胞因子(early B-cell factor)；EGF，内皮生长因子(endothelial growth factor)；ECM，细胞外基质(extracellular matrix)；EPO，促红细胞生成素(erythropoietin)；EPOR，促红细胞生成素受体(erythropoietin receptor)；FAK，黏着斑激酶(focal adhesion kinase)；FL，FLT-3 配体(FLT-3 ligand)；G-CSF，粒细胞集落刺激因子(granulocyte colony-stimulating factor)；G-CSF-R，粒细胞集落刺激因子受体(granulocyte colony-stimulating factor receptor)；GM-CSF，粒细胞-巨噬细胞集落刺激因子(granulocyte-macrophage colony-stimulating factor)；GM-CSF-R，粒细胞-巨噬细胞集落刺激因子受体(granulocyte-monocyte colony-stimulating factor receptor)；GMP，粒细胞-巨噬细胞祖细胞(granulocyte-macrophage progenitor)；HSC，造血干细胞(hematopoietic stem cell)；Ig，免疫球蛋白(immunoglobulin)；IRF4，干扰素调节因子 4(interferon regulatory factor 4)；IL，白介素(interleukin)；LEF，淋巴细胞增强子结合因子(lymphoid-enhancer binding factor)；LR，层粘连蛋白受体(laminin receptor)；LTC，长期培养(long-term culture)；LTC-IC，长期培养启动细胞(long-term culture initiating cell)；M-CSF，巨噬细胞集落刺激因子(macrophage colony-stimulating factor)；Meg，巨核细胞(megakaryocyte)；MEP，巨核细胞-红细胞祖细胞(megakaryocyte-erythroid progenitor)；R，受体(receptor)；RAG，重组活化基因(recombination activating gene)；SCF，干细胞因子(stem cell factor)；SCL，干细胞白血病(stem cell leukemia)；SDF-1，基质细胞衍生因子(stromal-derived factor-1)；SLAM，信号淋巴细胞活化分子(signaling lymphocyte activation molecule)；TCF，T 细胞因子(T-cell factor)；TGF，转化生长因子(transforming growth factor)；TPO，血小板生成素(thrombopoietin)；VCAM，血管细胞黏附分子(vascular cell adhesion molecule)；VLA，极晚期抗原(very-late antigen)。

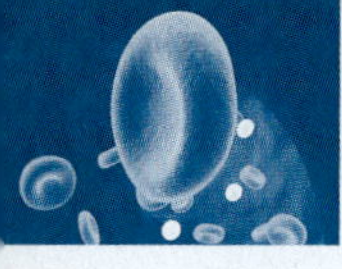

过去的40年实验血液学家已经建立了一种等级式的血细胞发育模式，即原始的、多能的造血干细胞逐渐失去一种或更多的造血系分化潜能，最终分化成为单一的细胞系，这些细胞系进一步成熟，生成相应的血细胞类型[1]。或许其中支持这种造血模型最令人信服的理由来自于可以利用特定的细胞表面标志分离并获得不同发育阶段的细胞的各种纯化方案[2]（图16-1）。虽然大多数研究者认为造血发育是不可逆转的过程并且分化潜能是逐步丧失的，但是近期的研究表明，处于分化过程的细胞可能会因他们在细胞周期中的位置不同而在不同的发育时期转换[3]。但如果暂且忽略造血发育不同阶段之间的确切关系，该模型的适用性以及构建该模型所使用到的数据能帮助我们更深入了解造血干祖细胞的生物学特性及其临床应用。本章将从造血干细胞及它的后代谱系决定的前体细胞开始，重点介绍我们对血细胞发育分子基础的认识。

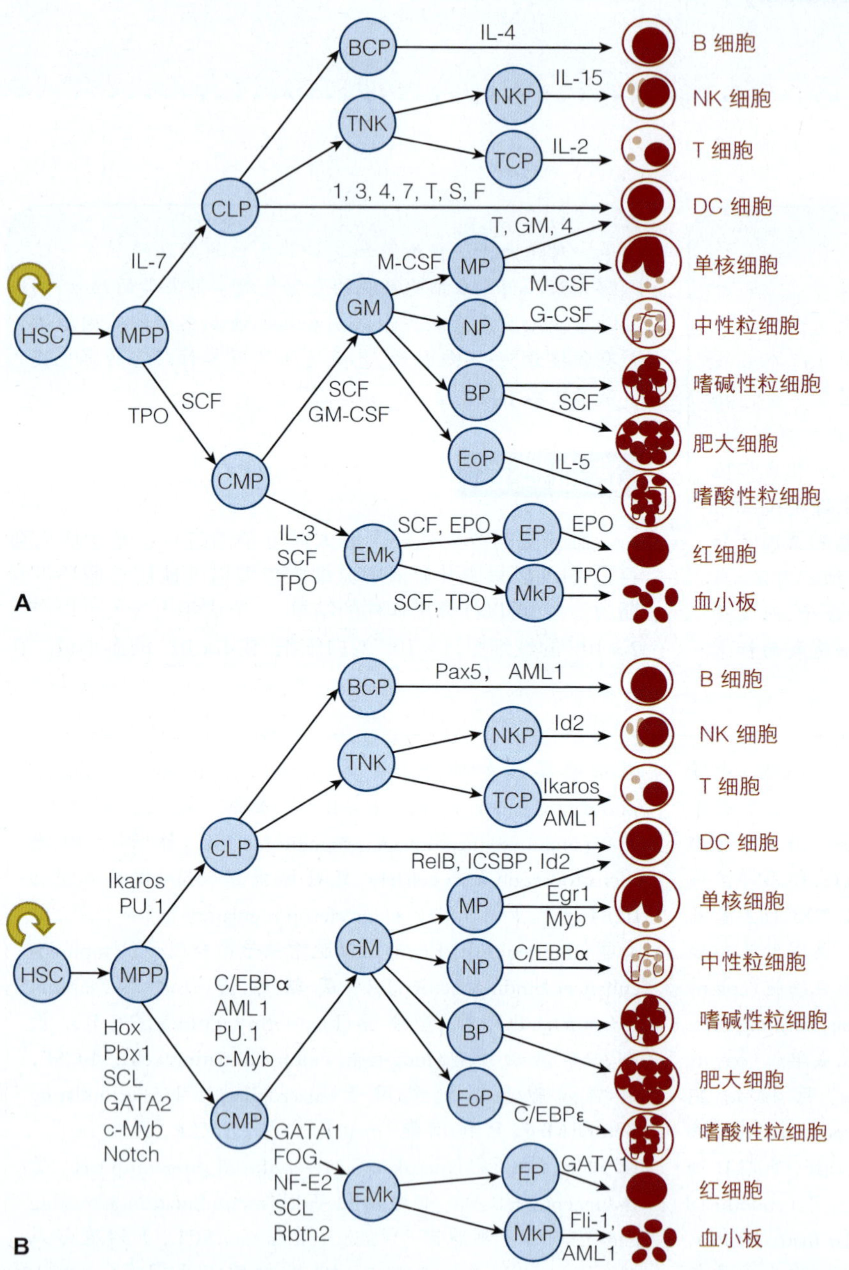

图16-1　该图显示的是已经通过体外检测或者更为复杂的组织检测验证得到的各级造血前体细胞。图(A)显示的是对应于相应的造血发育阶段所需要的影响细胞存活和增殖的生长因子，图(B)显示的是相应的转录因子。定义见正文，此外T，GM，4分别代表肿瘤坏死因子-α(TNF-α)，GM-CSF和IL-4，1，3，4，7，T，S，F分别代表IL-1，IL-3，IL-4，IL-7，TNF-α，SCF和Flt3配体。虽然单一类型的巨噬细胞已在图上显示，但是单核细胞能够分化形成一系列的组织特异性的巨噬细胞，其中包括肝巨噬细胞、脑神经胶质细胞、破骨细胞（具体细节参见第67章和第69章）。同理，图上显示的树突状(DC)细胞，也可以分为淋巴系或者髓系DC细胞（参见第18章）。

造血发育生物学

在小鼠交配后7天的胚胎中，血液细胞开始在卵黄囊中产生[4]，此时卵黄囊正是胚外中胚层发育成血管细胞和原始红细胞祖细胞的场所。外层未分化的中胚层细胞在此时扁平化并转变为内皮细胞，内层细胞圆球化，形成红系祖细胞集落[5]，这二者组成的结构称为血岛(blood islands)。与胚体中一样，有很多证据表明这两种细胞来自于共同的前体细胞——血液血管干细胞(hemangioblast)[6]。在小鼠交配后第8天，一旦相邻的血岛开始融合，内皮细胞就会形成血管结构，到8.5天与胚胎血管系统连接，使得卵黄囊血液细胞从血岛中输出并进一步成熟，在胚胎血液循环中进一步完成脱核[7]。在小鼠和人类的发育过程中存在着一个共同的阶段，在此期间卵黄囊中会同时产生初级红细胞（鉴别特征是ζ珠蛋白表型）和次级红细胞，尽管前者的发生过程非常短暂。作为8.5天时多潜能祖细胞发育过程的一部分，卵黄囊中也存在着髓系和凝血细胞的发生，尽管这一点还没有得到充分鉴定。具有多向分化潜能的造血细胞最早出现在卵黄囊造血时期[8]，但是这样的细胞只能重建髓系清除的胚胎，而不能重建成体造血[9]，这表明这群细胞不太可能是真正的HSCs，目前对于该问题还存在一定争议。到第11天时卵黄囊中明确出现了具有重建潜能的HSCs，但是这群细胞和在第10天时明确出现于AGM(aorta-gonad-mesonephros)区的HSCs之间的关系还不能确定。到第12.5天时，卵黄囊的造血发育过程结束。

虽然此前一直认为成体哺乳动物造血起源于卵黄囊，但随后的研究表明，第一种成体类型的HSCs是来自于胚胎主动脉旁的内脏壁区域（即AGM），尤其是在背主动脉腹侧壁区域[10-12]。在小鼠交配后胚胎发育的第9.5~11.5天，以及人胚胎发育第30~37天，AGM仍然是作为造血细胞起源的场所[13,14]。有趣的是，造血细胞在AGM和卵黄囊中的发育是以一种"相反"的方式进行着，也就是说，谱系分化祖细胞早于多能祖细胞之前出现，而后者又早于干细胞之前出现。同时，该区域AGM区也有一群表达与内皮细胞一致的标志（如CD34，转录因子 SCL 和 GATA-2，和受体 c-kit 和 FLK-1）的细胞[15]。此外，细胞培养实验已经证实这些细胞同时表现出内皮和造血分化潜能，从而将这群细胞定义为“hemangioblast”，即假定的内皮 - 造血共祖细胞[16]。

在 HSCs 出现于 AGM 区 2 天后，胎肝造血开始发生。20 世纪 70 年代进行的细致解剖实验表明，胎肝造血依赖于外源的造血细胞。外源的造血细胞分两波进入胎肝，第一波包括红系和多潜能祖细胞在小鼠发育的第 9 天进入胎肝[17]，第二波包括定向祖细胞和真正的 HSCs 在内的细胞在第 11 天时进入[18]。虽然还没有直接的证据，AGM 区中这群细胞先于胎肝中的造血细胞 1~2 天出现，也表明前者可能是胎肝造血细胞的起源。在人胚胎发育中，胎肝成为主要的造血器官是在怀孕后第 5 周，造血细胞开始进入骨髓是在孕期 8 周。与卵黄囊中造血细胞的随机分布形式不同，胎肝中造血发生是有序进行的；红系细胞通常出现于成簇的中央巨噬细胞周围，$CD15^+$ 髓系细胞定位于肝门三联征肝门静脉周围，但是淋巴系祖细胞在肝中不具备特定的分布特征，而是随机的分布于肝细胞中间[19]。在小鼠胚胎 12~14 天时，接近 50% 的胎肝细胞是由造血细胞构成的，该比例随着肝细胞取代造血细胞而开始下降，接下来造血细胞逐渐转移到骨髓中直至胚胎出生。

最后一次造血位点的转换发生在胚胎出生前，虽然在鼠胚 16 天以及人胚 8 周时骨髓中会开始进驻由胎肝来源的造血细胞，但这些细胞本质上都是髓系细胞，而且直至胚胎出生前这种血液细胞对于血液循环是没有贡献的[20]。在胚胎期存在着大量的造血干 / 祖细胞参与血液循环，这在临床上也可以得到验证，因为脐带血是可用于移植的 HSCs 的一个丰富来源。但在出生后不久，这些初级造血细胞开始迁移和定居到骨髓中，因此循环血中只存在很少的初级造血细胞。遗传研究的结果显示 HSCs 在骨髓中的定位是依赖于基质细胞来源的因子（SDF)-1[21]，因为敲除这个趋化因子或者它的受体（CXCR4）会导致骨髓发育不全[22]。这种在哺乳类发育过程中的造血细胞位点的变换可能是两方面因素作用的结果，一方面，个体发育过程中产生的造血干 / 祖细胞表面的细胞表面黏附分子发生了变化；另一方面，卵黄囊、AGM 区和胎肝以及成体骨髓中基质细胞特性发生了变化，这些造血位点提供了 HSC 生存、归巢和进驻、自我更新、增殖扩增和分化的微环境。

造血干细胞

■ 功能性定义

尽管 1909 年 Maximov 提出了成体内所有血液成分来源于一个共同“母细胞”的概念，1916 年 Danchakoff 指出这种“母细胞”可能与疾病相关[23]，但是从干 / 祖细胞发育成成熟血细胞的层次结构的基本概念是 Till 和 McCulloch 利用脾集落形成实验总结出来的，从实验上证实了多能造血细胞的存在[24]。能够进行骨髓移植并让清髓患者进行造血重建为造血干细胞的研究提供了体内分析的手段，但是直到无性系祖细胞体外克隆分析出现之后，才得以建成一个完整的血细胞产生模型。Pluznik 和 Sachs[25] 以及 Bradley 和 Metcalf[26] 的开创性工作为骨髓造血细胞的计数和表征提供了方法。这些研究者们各自独立地研究了从单个祖细胞到白细胞克隆的培养条件。然而体外进行红细胞生成和巨核细胞生成所需要的营养条件更为复杂，培养这些祖细胞的方法直到十年以及更久的时间后才得以出现[27-31]。使用密度梯度，细胞分选，荧光染色排除法等方法可以得到纯化后的干细胞[32-36]、淋巴祖细胞[38]以及谱系限制的造血祖细胞[39,40]，这些方法极大地推进了我们对血细胞发育生物学中细胞水平和分子水平的理解。图 16-1 描述了这个过程的工作模型。

■ 干细胞动力学

有移植数据显示老鼠和猫全身的造血干细胞数量极其接近的，我们推测所有的哺乳动物包括人类在内，拥有 2×10^4 个造血干细胞[41]。由于在任何时期只有一小部分干细胞存在于血液循环中（产生血细胞），我们清晰地认识到每天血细胞的发生是源自于在血液中循环的少数干细胞，它们能产生大约 4×10^{11} 成熟血细胞，这是一个大量扩增的过程。然而，造血干细胞的造血能力会随年龄的增长而改变。在一些小鼠品系中造血干细胞的数量随年龄的增加而增加，但并不是所有的小鼠品系都是如此[42,43]。而且，老年动物中的造血干细胞倾向于向髓系而不是淋巴系细胞分化[44]。造成这些变化的分子机制研究还在紧张地进行中[45-48]。

干细胞动力学另一个检测方法是对接受致死剂量照射的动物进行骨髓细胞的移植，观察其造血系统的重建时间。利用逆转录病毒相关标志的研究显示，基于造血干细胞在静脉移植后的出现时间，可以将它们分成短期和长期重建细胞（小鼠移植后少于或者多于 3 个月）[49]。然而，利用直接骨髓注射的策略已经鉴定了一类能够快速重建的干细胞，单一注射这种细胞能在 2 周内生成大量红系和髓系细胞[50]。而且，利用荧光素酶标记的单个干细胞（一种可以在小鼠生命周期进行一系列追踪的方法）检测到干细胞在最初只有在移植部位进行细胞增殖，随后扩展到骨髓和脾的其他部位，然后以不同的动力学方式进行消退[51]。由这些实验方法可以清晰地看出造血干细胞是异质性的。

■ 干细胞检测

移植实验

小鼠干细胞检测 动物移植实验能够最清晰地检测造血干细胞的性质，在致死剂量照射的动物中产生长期完整造血的能力仍然是该研究领域的黄金法则，此外该技术还可以进行定量分析。典型的是，将 2×10^5 个遗传标记的全骨髓细胞或者其他各类数量减少却经过分离纯化的细胞通过静脉输注给受者动物，该动物事前接受全身 90~110cGy 的照射。接下来的每周和每月监测血细胞和骨髓以评价造血恢复能力，通过受体的存活率和长期的造血重建来衡量移植是否成功。供体细胞对恢复的贡献通过移植后对血细胞和骨髓细胞的分析来确定；区分供体和受体体内残留的血细胞和骨髓细胞最常用的方法是利用流式细胞计数检测所有造血细胞表面结合的不同亚型的磷酸化 CD45。一个更为精准的定量方法，是将一定数量不同遗传背景的细胞（例如 $CD45.1^+$）和一群“刚刚足够”数量（以完全修复）的不同标志细胞（例如 $CD45.2^+$）混合，移植后评估 CD45.1 在所有 $CD45.1^+$ 和 $CD45.2^+$ 细胞中的比例，并计算最初移植物中干细胞的数量，该方法称为竞争性再生[52]。由于存在着“短期”和“长期”重建细胞，供体细胞的嵌合度在移植 3 个

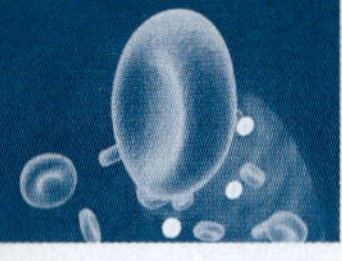

月或者更长时间后再检测，以确保只有后者被检测。例如，巨核红系祖细胞的移植能使致死照射的小鼠存活，因为它们能够使受者体内照射残留的少量造血干细胞具有充足的时间来进行自身恢复[53]，因此细胞移植后仅靠存活率是不能充分说明特定群体中干细胞的存在。所以，在恰当的条件下，本方法提供了测试群体中干细胞的数量和“质量”的评价方式（一些遗传上改变的干细胞群体比野生型细胞的重建能力要弱很多，细胞因子或者其他基因的缺陷结果影响了这些干细胞的自我更新、存活或者增殖）。利用以上这些实验工具，我们能更好地了解鼠造血干细胞。很明显这种方法不能用来研究人的造血干细胞，因此开发了一些替代性实验方法。

人造血干细胞检测　严重免疫功能低下的小鼠能用于人造血干细胞的移植，但首先小鼠需要在严格可控的动物养护环境中为它们的生存提供条件，其次此类实验需在其他不良反应产生之前进行（例如，肿瘤形成）。第一次利用该检测方法的小鼠是重症联合免疫缺陷（SCID）和非肥胖糖尿病（NOD）的基因突变造成的综合免疫缺陷突变体[54]。随后发现这些老鼠存在排斥或影响人体细胞重建等发育特性的问题，于是其他研究者在NOD-SCID基础上增加了一些遗传缺陷，以此来提高人正常或疾病的骨髓细胞的移植效率，像β_2-微球蛋白缺失鼠[55]，γ_C缺失鼠[56]，或者与表达人造血细胞因子的小鼠杂交形成的后代[57]。这些动物模型可以用来：①检测干细胞在人循环血或者脐带血中$CD34^+$细胞中群中的数量[58]；②评估基因治疗载体[59,60]，细胞周期抑制剂[61]，或者能够通过增强重建能力而扩增干细胞数目的细胞因子“鸡尾酒”组合[58-64]；或者③模拟人体内的造血干细胞基本生物学特性的研究，比如细胞重建过程中的细胞周期调控[65]。

体外干细胞检测的替代方法

尽管体内分析仍然是黄金法则，但是NOD-SCID和严重免疫功能低下小鼠难于饲养维系，并且用于评估人造血干细胞数量和质量的花费昂贵并且该方法较为繁琐。因此，许多以培养为基础的方法已被开发并能更快和定量地评估人造血干细胞的功能。一般来说，这些模型的有效性都依赖于血液干细胞能在培养条件下长期生长和其他因素等。

延长骨髓细胞培养时期的方法给人造血干细胞生物学的探索提供了重要的工具[66]。在长期培养时，人或者小鼠的骨髓孵育在特定条件下含有血清的培养基中，几周以后滋养层细胞补充到新产生的骨髓细胞中，这些细胞在之后的几个月能够产生成熟血细胞以及它们的祖细胞。细胞成分分析发现在这些培养体系中造血干细胞是吸附在滋养细胞层上[67]，滋养层酶破坏法能使补种的二级滋养细胞层上细胞在几周到几个月中具有产生造血细胞的能力，在此定义这种体外可分析的细胞为长周期培养起始细胞（LTC-IC）[68]。基于类似原则开发的另一种分析方法是鹅卵石区域形成细胞（CAFC），即利用相差显微法评价在长期培养的滋养细胞层上的多种造血细胞形成的复杂克隆[69]。令人遗憾的是，仔细比较这些方法和移植研究就会发现在骨髓中真正的造血干细胞只占了重建细胞很少的一部分。因此，从这些体外分析得到的干细胞研究结果并不是很严格。

■ 细胞表面表型

许多研究者使用越来越多的能够结合造血细胞表面蛋白的单克隆抗体来富集纯化原始的造血干祖细胞。虽然只有少数干细胞表面标志功能是已知的，但这并不影响干细胞的研究或治疗效果。还有一些人利用荧光染料分离原始造血细胞或根据其浮力密度来纯化获得这些稀少的骨髓干细胞；大部分分离纯化干细胞的策略都采用这几种技术。

特异性或主要分布于造血干细胞表面的抗原性蛋白或者糖蛋白包括：①CD34，一种大小为90~110kDa的Ⅰ型糖蛋白，能够调节细胞黏附和细胞周期[70-72]；②CD90（Thy1）[73]，一种高度糖基化GPI偶联蛋白，参与T细胞对基质细胞的黏附[74]；③CD117（c-kit受体）[75]，支持原始造血细胞的存活和增殖[76,77]；④AA4[34]，一种鼠源分子，与表达在人吞噬细胞的补体受体C1q同源[78]；⑤Sca1[79]，通过小鼠基因敲除研究证明是正常干细胞发育必需的表面分子[80]；⑥CD133[81]，一种115kDa的表达在神经上皮细胞和HSCs表面的5次跨膜的细胞表面糖蛋白，其功能是建立并维持质膜的突起[82]；⑦CD164[83]，一种以几个交替剪接异构体形式存在的细胞表面唾黏蛋白，能够促进血液细胞归巢和抑制脐血$CD34^+/CD38^-$细胞的增殖[84]；CD150，淋巴细胞信号激活分子，是促淋巴细胞增殖受体家族的一员[85]；⑧CD110（血小板生成素受体c-Mpl）[86]，在几乎所有造血干细胞上表达[87]，CD110的鉴定对人类造血干细胞具有重要的生理学意义，遗传上缺失该受体会导致出生时先天性血栓囊血小板减少以及随后的再生障碍性贫血[88]。

由于很多或者大部分造血干细胞表面标志也会在已定向分化的细胞表面表达，仅仅依靠阳性标记来进行干细胞的分离纯化是不完善的。因此，一些干细胞纯化方法也包括阴性选择，即同时使用在成熟的血细胞及其相应谱系定型的祖细胞中表达而在造血干细胞中不表达的表面标志。通常情况下，阴性选择的抗体组合包括T淋巴细胞表达的CD38、HLA-DR、CD3、CD4、CD5和CD8；用于区分巨噬细胞和粒细胞的CD11b、CD14和Gr-1；用于排除B淋巴细胞的CD10、CD19、CD20分子和B220；用于排除红细胞的血型糖蛋白A和Ter119。通过使用阴性选择抗体组合分离得到的细胞我们称之为Lin^-细胞。

一个特别的难题是把真正的HSCs与已经进行了淋系或髓系细胞的分化决定但还未向这两类细胞分化的前体细胞分离开来。最近的研究已经明确了共同淋巴祖细胞（CLP）的表面标志是Lin^-/interleukin（IL）-7R（receptor）α^+/$Thy1^-$/Sca-110^w/c-kit^{low}[37]，共同骨髓祖细胞（CMP）的表面标志是Lin^-/IL-7$R\alpha^-$/c-Kit^+/Sca-1^-[36]。人类HSCs表面表型包括$CD34^+$/$CD38^-$/KDR（VEGFR2）$^+$/$Thy1^+$/$CD133^+$/Lin^-[2]，尽管多数这些标志中在大规模临床应用前仍需要进行仔细的评估。

■ 干细胞整合素

整合素是一类单向跨膜的蛋白家族，由α和β亚单位形成异二聚体（18种α亚单位和8种β亚单位构成了20余种人类细胞表面的黏附受体）。其特征是具有多个免疫球蛋白样的胞外结构域，该结构域能够使细胞与其周围环境进行双向交流[89]。许多种类的细胞需要细胞接触才能存活，在体外，这通常表现为整合素依赖的细胞黏附，细胞或与细胞外基质蛋白黏附，或与其他细胞接触。在这样的培养体系中，细胞黏附的破坏会导致细胞进行程序性死亡，例如，在体外培养内皮细胞时，如果强制性地将其与基质分离，会导致多种整合素的破裂，其结果是细胞发生凋亡[90]。整合素也会通过影响细胞周期中

细胞从 G_1 期向 S 期的过渡进而影响细胞的增殖[91]。这些影响在体内也同样适用；α_1 整合素(胶原蛋白受体 $\alpha_1\beta_1$ 的一种组分)缺失的小鼠真皮发育不全，进而在胶原上生长的 $\alpha_1^{-/-}$ 成纤维细胞也会大大减少[92]。

造血干细胞及祖细胞表达多种整合素，包括：$\alpha_4\beta_1$［也称为晚期抗原(VLA)4］，其与血管细胞黏附分子(VCAM)1 或者纤维连接蛋白结合；$\alpha_5\beta_1$(VLA5)，与纤维连接蛋白上不同于 $\beta_1\beta_1$ 结合域的结构域结合。此外，在整合素 α_{IIb} 启动子调控的自杀基因转基因小鼠中多种造血细胞死亡，证明初级造血细胞表达整合素 $\alpha_{IIb}\beta_3$，一种血小板纤维蛋白原受体[93]。然而，目前这一发现的生理学意义尚不明确。

造血前体细胞与整合素间的亲和力可以被一些外部因素改变；许多细胞因子和趋化因子能够增强整合素介导的细胞结合[94-96]，其中包括对干细胞功能起关键作用的细胞因子，如干细胞因子(SCF)，血小板生成素和 SDF-1。VCAM1 和纤维连接蛋白(FN)的两种整合素受体，高表达于骨髓基质和骨髓基质细胞(见造血微环境内的"基质蛋白")中。整合素与基质的相互作用能促进干细胞和祖细胞归巢和在骨髓中维系，而干扰这种结合作用的抗体则能够促进干细胞和祖细胞进入血液[97]。然而，目前尚不能确定整合素是否能影响造血干细胞的生存或增殖，或影响其最终的造血发育。

■ 基于代谢的特性

HSC 的标志之一，是其对化疗诱发细胞毒性的抗性。这一特性的形成是由于多重耐药蛋白药物流出泵的高水平表达[98,99]。这些维拉帕米敏感性流出泵的存在，使得分离纯化微量表达各种荧光标志物如罗丹明(rhodamine)123 和 Hoechst33342 的 HSCs 成为可能，也使小鼠细胞中的"Rh^{lo}/Ho^{lo}"群体[100]和人类骨髓中的边缘细胞群体(SP)的分离成为可能[101]。但在此类操作应用于临床干细胞富集之前，必须保证荧光染料不存在毒性。尽管如此，这些实验策略依然受到 HSC 生物学的巨大关注。

■ 细胞周期特性

成体造血细胞的植入能力因处于细胞周期的不同阶段而异。多位研究者采用原始造血细胞群体实验证明，只有处于静息状态的 G_0/G_1 期细胞能够植入致死剂量照射后的受体动物；S 期和 G_2 早期细胞的植入能力很低[102,103]，这一条件可进行实验控制；对一种关键性细胞周期调控进程的基因 p21 的抑制可促进干细胞扩增[104]。一种经过高度选择的原始造血细胞群体，在从 $G_{0/1}$ 期向细胞周期诱导时，基因表达谱的改变与这一发现吻合[105]。但是，尽管成体细胞的干细胞植入具有细胞周期依赖性，来源于脐带血或胎肝的相应细胞群体则不具有细胞周期依赖性[106]。对这些发现的深入了解，很可能加深对调控植入基因的认识。

■ 基因表达特性

HSC 最为关键的特性，是其对凋亡、自我更新和定向分化的定量平衡能力。此外，未分化的细胞表达(最低程度上)决定所有发育谱系潜能的启动基因。定向造血祖细胞可向多种造血分化途径发展，通过比较干细胞和定向造血祖细胞的基因表达谱，可以为这一过程构建一个有用的概念框架。在每个发育阶段，与相应分化途径有关的基因应该一直表达或上调，而与其他途径相关的特定基因很可能被停止。对这些基因表达谱的全面了解，有助于解释造血发育的特定流程，和发育生物学的一般规律。

采用固定化多能造血细胞系进行的初步研究，强化了这一概念性框架；多能性的特征，是与多重细胞命运有关的多重基因的表达[107]。对纯化 HSC 和定向祖细胞的研究强化了这一假设，该研究显示，在单一原始造血细胞中观察到多个不同系统基因群的共表达[108]。相比之下，HSC 的下游祖细胞仅表达谱系特异性转录物，如粒细胞 - 巨噬细胞祖细胞(GMP)表达粒细胞集落刺激因子受体(G-CSF-R)，红系祖细胞表达 β- 球蛋白和促红细胞生成素受体(EPOR)[36]。尽管 B 细胞祖细胞中发现一些特殊现象，在淋巴系定向细胞的研究也报道了类似的发现[109]。

在这些原则指导下，随着基因表达微阵列技术的进展，将造血发育各阶段表达的全部基因归类已经成为可能[110]。正如预期，对不同干细胞种类进行更广泛的比较表明，不同干细胞所表达的基因存在重叠，这一结果支持了不同器官来源的细胞共享关键干细胞特性机制(如自我更新)的假设[111]。这一发现也为这些蛋白质的鉴定提供了有力的手段。此类研究也已开始发现 HSC 表达的新基因，使我们能够深入了解其在造血中的作用。

■ 转录因子特性

现代细胞生物学的一个重要目标，是为特定发育事件所需的基因或基因群提供分子解释。这一过程的基础，是对细胞谱系、个体发育的阶段、发育水平特异性调控基因所表达的蛋白质的了解。与许多器官特异性的程序不同，到目前为止，还没有发现一个专门调控造血的调控因子家族。相反，它是多种特异性和非特异性因子和信号结合起来以决定细胞命运和谱系分化形式的模式。在干细胞群体中已经鉴定出几种转录因子，可影响干细胞向淋巴系和髓系的分化。除了调控 HSC 扩增的转录因子外，已经发现多种表观遗传变化可影响这些细胞的基因表达。多色性基因 BMI1 编码一种蛋白质，作为多色性阻遏物复合体的一部分，抑制多种重要靶基因的表达，包括在正常和恶性造血组织中调节 HSC 功能的细胞周期调节者 p16/INK4a[112]。此外，DNA 甲基化如 DNA 甲基转移酶 DNMT3A 和 DNMT3B 通过调控 HSC 的基因表达进而影响 HSC 的自我更新[113]。

HSC 的自我更新和扩增

Hox 转录因子家族对于造血细胞的命运决定非常重要，这至少表现在自我更新 / 扩增水平的调控上。原因主要是基于以下几个方面：①Hox 家族在多器官系统中的作用相似[114]；②Hox 基因在造血细胞中的表达具有谱系特异性和分化阶段特异性[115]；③Hox 基因表达水平或表达方式的破坏可导致造血系统增生或恶性肿瘤[116,117]；④Hox 基因表达受抑制[118]，或其上有调控基因受抑制，都会导致显著性的造血缺陷[119]。此外，含有同源域的 extradenticle 家族成员通过改变其胞内定位、DNA 亲和力和特异性来作为 Hox 蛋白的辅助因子发挥作用。与 Hox 基因类似，抑制这些辅助因子的基因表达也可导致 HSC 缺陷。例如，Pbx1 基因敲除小鼠的 CMP 数量显著减少[120]，MEIS1

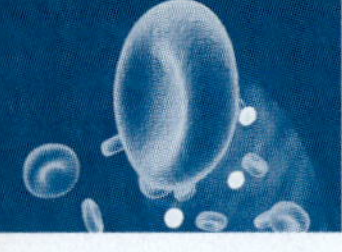

的过表达或表达改变与血液系统恶性肿瘤相关[121]。

HSC 向 CLP 的定向

Ikaros 基因编码一系列与果蝇驼背基因相关的淋巴系局限性锌指转录因子(lymphoid-restricted zinc-finger transcription factors)[122]。所有的 Ikaros 异构体都包括一个高度保守的 C- 端激活结构域和两个介导其二聚体化的锌指结构域。但在 6 种已知的拼接异构体中，只有异构体 1~3 含有结合保守性 DNA 核心基序 GGGA 所需的 4 个 N- 端锌指中的 3 个以上[123]。PU.1 基因是结合富含嘌呤序列 5'-GGAA-3' 的约 30 个 Ets 转录因子家族的成员之一[122]。Ikaros 和 PU.1 基因的抑制抑制已经确证了其在 HSC 向淋巴系定向中的关键作用；Ikaros$^{-/-}$ 小鼠的胚胎干细胞不能生成任何确定的 T 或 B 淋巴细胞前体[124]，尽管胸腺细胞前体可在出生后被鉴定，它们表现出畸形分化，或不能在成体小鼠中发育成 CD4，树突状细胞和一些 γδT 细胞亚群。因此，Ikaros 对于个体发育早期的全部淋巴细胞生成和生命晚期的部分淋巴细胞亚群是必需的。类似地，PU.1 缺陷小鼠在出生时淋巴器官内也缺乏任何确定的 T 和 B 细胞前体(和髓系细胞；见下文“HSC 向 CMP 的定向”)[125]，如果敲除小鼠用抗生素维持，并能够在生命的最初 48 小时存活，在 3~5 天后开始生成外观正常的 T 细胞。相比之下，年长小鼠依然不能检测到成熟的 B 细胞和巨噬细胞，提示这一系统是绝对的组织依赖性。

HSC 向 CMP 的定向

SCL(干细胞白血病)基因是编码髓系发育初期阶段的重要转录因子之一，该基因在一例干细胞白血病患者的染色体重排部位被首次鉴定[126]。该基因属于螺旋 - 环 - 螺旋转录因子家族，该家族形成二聚体，在保守性的 E- 盒基序(CANNTG)处结合 DNA[127]。尽管最初在 T 细胞急性淋巴细胞白血病中作为重排基因被鉴定，基因敲除研究发现，在交配后第 9.5 天，scl$^{-/-}$ 胚胎完全缺乏原始血细胞和胚胎致死现象，确证了 SCL 在造血发育中的重要作用[128]。与这一全造血系表型一致的是，既往研究发现，在分化的粒系和单核系前体细胞中 SCL 表达下调，造血细胞系中该基因的强制表达则抑制了细胞因子诱导的粒系和单核系分化[129,130]。与其在促进干细胞和成熟细胞生存和增殖中的作用一致，SCF 可维持原始 CD34$^+$ 细胞中 SCL 的表达，使其维持在未分化状态，而粒细胞 - 巨噬细胞集落刺激因子(GM-CSF)下调 SCF 的水平，有利于 CD34$^+$ 细胞向粒细胞和巨噬细胞的分化[130,131]。总之，这些结果提示 HSC 和 CMP 的维持需要 SCL，该转录因子的下调是髓系分化所必需的。

GATA 转录因子家族包括 6 个成员，拥有一个高度相关性的 DNA 结合结构域，该结构域由 2 个保守性的锌指基序组成[132]。GATA1 和 GATA2 在造血细胞中表达，GATA2 与 SCL 在相同的细胞中被发现，而 GATA1 的表达局限在红系 / 巨核系(MEP)分化的晚期阶段。由于 GATA2 的基因缺失是致命性的，可导致多种非造血缺陷，且因为个体造血系统的敲除模型尚未建立，GATA2 在早期造血中的作用尚不能确定。但与 SCL 类似，GATA2 的表达抑制是造血细胞成熟所需要的[133]。

如上所述，多方面的证据提示 HSC 表达 TPO 受体 c-Mpl，在能进行长期造血再增殖的所有 AA4$^+$/Sca$^+$ 细胞中均能发现该基因的表达，就是最好的例证[87]。多位研究者发现，c-mpl 基因的 5' 侧翼序列含有一个有重要功能的 GATA 位点，GATA1 能在造血细胞系中激活该基因的表达[134,135]。由于 GATA1 在造血细胞失去增殖能力之前不会表达，推测可能是 GATA2 在 HSC 中履行这一职能，尽管目前尚无证据证明此蛋白质可激活 c-mpl 的 GATA 位点[136]。

造血微环境

据估算骨髓中的细胞浓度为 10^9/ml；因此就会发生各种各样的细胞 - 细胞和细胞 - 基质相互作用[137]。实验血液学的一个主要进展就是造血细胞的长期培养[138]。当高浓度的骨髓细胞放入含血清的培养基时，基质细胞层和细胞外蛋白质样基质就会形成，当再次加入新鲜的骨髓细胞时，只需简单的培养基半数消耗和更换，这些长期培养基(LTC)能够支持造血作用数月。据估计此类培养基中的细胞 - 细胞和细胞 - 基质相互作用更接近于体内情况，这有助于解释为什么此类培养基比不含基质细胞的培养基更具耐久性，并且能在体外更长期地维持造血干细胞和原始祖细胞的功能。一般认为，LTC 中造血环境改善的分子基础依赖于基质细胞表面分子，这些分子能够促进细胞 - 细胞接触，防止细胞发生程序性死亡，并能调节细胞生长。

造血微环境对干细胞的影响，也具有影响深远的临床意义；将骨髓干细胞用于移植的实现，已经显著改变了治疗血液系统和其他恶性肿瘤的方案，实验血液学家使用一系列细胞因子和基质细胞进行 HSC 的体外扩增，并将其最终成功用于基因治疗和再生医学，无疑需要建立在对 HSC 与其微环境相互作用的分子基础彻底了解的基础上。

骨髓基质细胞通过产生多种正向或负向调控造血细胞生长的细胞因子，通过多种方式影响造血[139-142]，其中包括如细胞表面表达的 SCF[143]。基质细胞是多种细胞外基质蛋白的来源，这些蛋白质或者直接影响造血细胞，或通过结合生长因子并将其置于有效的环境中间接发挥作用[144]。它们还拥有 Jagged/Delta 家族配体，这些配体可刺激 Notch 蛋白，使其裂解并将其转移到核内，这是决定细胞命运的关键性事件[145,146]，其中包括造血细胞[147]。造血细胞上的整合素和基质细胞上的配体所介导的细胞 - 细胞相互作用，对于造血发生也很重要[65,72]。整合素除了使造血细胞接近分泌可溶性或膜结合型的细胞因子的细胞，并因此增加这些促进生长蛋白的局部浓度外，还可促进细胞内信号传导，促进细胞进入细胞周期和阻止程序性细胞死亡[148]。细胞外基质和基质细胞的结构高度有序，反映出造血微环境的重要作用以及对一些细胞系特定性的作用。

■ 解剖学

造血过程集中在红髓区域发生，红细胞在中央巨噬细胞周围成簇出现[149]，粒细胞发育与基质细胞相关[150]，巨核细胞则在邻近内皮的窦细胞内产生[151]。在成体骨髓中 HSC 发育分化的特定微环境，被 Peault 命名为 hematon，该结构包括 Str01$^+$ 间充质细胞，结蛋白阳性的血管周围脂肪细胞，Flk1$^+$ 内皮细胞、巨噬细胞和造血祖细胞[152]。从这些结构可衍生出全部系统的定向集落形成细胞[如粒细胞巨噬细胞集落形成单位(CFU-GM)，和红细胞爆裂型集落生成单位(BFU-E)]，以及在 CAFC 分析，LTC-IC，和高增殖潜能集落形成细胞分析(见第 4 章)中计数阳性的原始细胞。

■ 基质细胞

成纤维细胞可能是骨髓基质细胞中研究最为深入的细胞，可通过细胞表面整合素（cell surface integrins）[154] 结合原始造血细胞 [153]。骨髓内皮细胞也可支持原始造血细胞，包括 LTC-IC[155]。在体内环绕窦状隙内皮细胞（sinusoidal endothelial cell），富含 CXCL12 的网状细胞（CAR），也很可能发挥血管壁的壁龛功能（the critical niche function）[156]。由于在实验中能够增加 HSC 数量，排列在骨小梁并靠近原始造血细胞驻留的骨母细胞 [157]，，也被认为是支持 HSC 的微环境成分 [158]。所有这些细胞种类可能来源于间充质干细胞，一个功能明确的实体，在特定环境下可被诱导形成成纤维细胞，内皮细胞、CAR 细胞和骨母细胞等 [159]，并具有治疗性操纵造血作用的应用前景 [160]。第 28 章将对间充质干细胞进行更广泛的论述。

骨髓基质细胞通过多种方式影响 HSC。已知这些细胞每种均可产生多种细胞因子，对于原始和成熟造血细胞的发育至关重要。例如，尽管多种器官可组成型产生 TPO[161]，骨髓基质细胞只在血小板减少时被诱导产生这种激素 [162,163]。基质细胞可组成型产生可溶性和膜结核型 SCF76，基质细胞和淋巴细胞均可组成型产生 FLT-3 配体（FL），并可在全血细胞减少时被诱导至高水平 [164]。

除了产生细胞因子外，基质细胞还被发现表达造血细胞上的整合素包括 VCAM1 的配体 [165]，这种相互作用可通过多种方式促进细胞存活和增殖 [166]。骨母细胞产生的 annexinⅡ可作为 HSC 的黏附分子 [167]。基质细胞还可产生细胞外基质成分，包括胶原、层粘连蛋白、纤连蛋白、肝素、透明质酸和生腱蛋白，对 HSC 具有重要影响（见下文“基质蛋白”）。这些物质反过来结合多种 HSC 整合素和其他细胞表面分子，形成造血细胞牢固附着的固态基质。在临床上受显著关注的是，细胞 - 基质相互作用的干扰 [168]，或细胞外基质自身的消化 [169,170]，似乎参与一些药物对 HSC 的动员，如粒细胞集落刺激因子（G-CSF）和 IL-8。

细胞因子

由于干细胞数量较少，而且需要通过复杂的移植分析进行评价，因此过去研究干细胞生存、增殖和分化调控比较困难。多种细胞因子能够影响 HSC。对影响 HSC 的细胞因子的研究不仅限于纯粹的生理学关注，因为这些蛋白质的合理组合，可在不牺牲其多能性和自我更新的前提下扩增治疗所需的细胞。三种蛋白质——SCF，FL 和 TPO——及其对应的受体（分别为 c-Kit、Flt3 和 c-Mpl），在体外和体内均可显著影响 HSC 的数量和（或）生长（表 16-1）。

干细胞因子　也称为 SCF、steel 因子、肥大细胞生长因子或 c-Kit 配体，基于其与原癌基因 c-Kit 编码的细胞表面受体的结合，几个研究组对其进行了克隆，c-Kit 因为参与 W 小鼠造血、色素沉着和配子形成的严重缺陷而被鉴定。由于携带 W 等位基因的小鼠表型非常类似于 steel（Sl），但在移植研究中，一种品系表现为干细胞自发性缺陷（W），另一种品系则无（Sl），因此猜测这两个基因分别代表一种生长因子受体和生长因子本身 [171]，SCF 的克隆确证了这一假说。

SCF 由骨髓成纤维细胞和其他种类细胞合成。可溶性 SCF 是一种高度糖基化的 36kDa 蛋白质，通过蛋白水解作用从细胞膜释放。SCF 信使 RNA（mRNA）的一种选择性拼接形式不编码切割位点，使 SCF 依然保留在细胞膜上，是 c-Kit 受体携带细胞的一种更强效的刺激物 [140]。可溶性与膜结合型编码 SCF mRNA 的比例在不同组织差异很大，从脑的 10：1，至骨髓的 4：1，和睾丸的 0.4：1 [172]。

表 16-1　干细胞和前体细胞内活跃的细胞因子及激素

细胞因子	主要活性
IL-1	诱导其他细胞产生其他细胞因子，并同这些细胞因子协同作用于原始的造血细胞
IL-2	T 细胞生长因子
IL-3	刺激参与到迟发型过敏反应的多种髓样细胞的生长
IL-4	刺激 B 细胞生长，通过影响免疫球蛋白类别转换来调节免疫应答
IL-5*	嗜酸性粒细胞生长因子并影响成熟细胞的功能
IL-6	刺激 B 淋巴细胞的生长；协同其他细胞因子调节巨噬细胞的前体细胞
IL-7*	早期淋巴细胞的主要调节因子
IL-9	Th2 淋巴细胞产生的因子，协同刺激多种类型的髓样细胞的生长
IL-11	与 IL-11 作用相同，也影响肠黏膜细胞
IL-15*	调节 T 淋巴细胞的活性并刺激 NK 细胞的增殖
IL-21	影响 B、T 和 NK 细胞的生长和成熟
SCF*	影响到所有造血细胞系的原始细胞，同时影响嗜碱性粒细胞和肥大细胞的生长
EPO*	刺激红系前体细胞的增殖
M-CSF*	促进单核细胞前体细胞的增殖
G-CSF*	刺激嗜中性细胞前体细胞的生长，与 IL-3 协同作用于原始髓样细胞，激活成熟的中性粒细胞
GM-CSF	影响粒细胞和巨噬细胞前体细胞，激活巨噬细胞
TPO*	影响造血干细胞和巨核细胞前体细胞

* 表示该因子为相应细胞系的主要调节因子。

SCF 对造血作用的重要性显而易见；2 个等位基因均缺失的小鼠（Sl/Sl）由于多种发育缺陷具有胚胎致死性，复合杂合子（Sl/Sl^d）由于部分功能性等位基因（Sl^d）的存在，小鼠仍可存活至成年，尽管由于 HSC 数量 / 质量下降引发重度贫血 [173]。除了在胚胎和胎儿造血发育中的关键作用外，成年小鼠用抗体处理来中和 SCF 的受体 c-Kit，也可导致重度全血细胞减少 [174]，这表明了受体 / 配体配对在整个生命期的重要造血作用。

SCF 单独存在于培养基中即可维持小鼠 $Sca\text{-}1^+/Rh^{lo}/Lin^-$ 造血细胞的长期再增殖能力，说明该细胞因子可在体外促进造血干细胞的存活 [175]。但单纯 SCF 仅是细胞生长的一种微弱刺激物，在体外和体内主要诱导肥大细胞的发育。尽管如此，在 IL-3、IL-6、IL-11、G-CSF 或 TPO 存在下，SCF 对各系造血祖细胞的生成具有重大影响 [176-178]，提示原始造血细胞是关键靶标。这种协同性的分子机制正在逐渐被阐明 [179]。细胞在 SCF 刺激后 c-Kit 与 EPOR 两种受体相互作用，证明二者存在功能上的协同性 [180]。

Flt3 配体　FL 作为一种新被鉴定的孤儿受体结合蛋白（novel orphan receptor）被克隆 [181]，这种孤儿受体与巨噬细胞集落刺激因子（M-CSF）受体（因此命名为 flt=fms 样酪氨酸激酶）和 c-Kit 密切相关。FL 表达于 T 淋巴细胞和骨髓基质细胞 [164,181]。

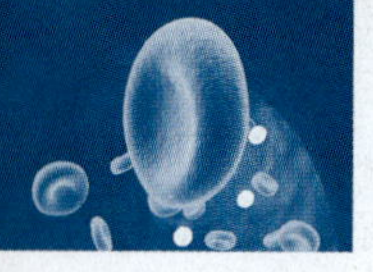

Flt3 受体是一种 160kDa 的细胞表面分子，主要表达于原始造血细胞[182]。特别受到临床关注的是，患有骨髓发育不良综合征(myelodysplastic syndrome)和急性髓系白血病的患者中(acute myelogenous leukemia)，11%~25% 的异常细胞表达一种畸变形式的 Flt3 受体，该受体携带一种内部连续重复[183-185]，导致受体的组成型激活和患者存活概率的下降。这一发现促使了采用特异性 Flt3 激酶抑制剂来控制携带此类畸变受体的细胞的生长的尝试[186]。

最初用可溶性受体鉴定携带配体的细胞进而克隆出 FL[187]。由于其受体具有多种共同的结构特征，因此当发现 FL 与 M-CSF 和 SCF 具有显著的结构同源性和生物学特性一致性，就不那么令人惊讶了。与其他两种细胞因子类似，FL 具有一种 4α 螺旋束三级结构，由于对原始转录物的选择性拼接，产生了膜结合型和可溶性两种形式[188]。

SCF 在血液中的水平维持相对恒定，不依赖于血细胞计数的变化[76]，FL 在血液中的浓度与此不同，可在全血细胞减少时升高 25 倍以上[189]。有趣的是，只有全血细胞减少而非个别系统缺陷才导致血液 FL 浓度升高，提示该细胞因子是真正的干细胞和原始造血细胞调节者。与此观点一致的是，移植数据显示，Flt3 缺陷型小鼠的 HSC 不能有效重建造血系统[190]，再增殖效率比野生型细胞低 3~8 倍，与 c-Kit 突变小鼠的遗传组合实验强化了这一论断[190]。

与 SCF 类似，FL 似乎与其他造血生长因子协同作用于 HSC[191,192]，与 TPO 的联合更是如此[193,194]。此外，FL 还强效刺激 B 淋巴细胞生成，粒细胞巨噬细胞增殖和发育，特别是后者向树突细胞系的发育[195,196]。

促血小板生成素　TPO 是一种 45~70kDa 的激素，以一种孤儿Ⅰ类细胞因子受体为基础，通过传统生物化学纯化和表达克隆策略进行了克隆获得，并作为小鼠转化癌基因 v-mpl 的细胞同源体被首次鉴定[197]。促血小板生成素与促红细胞生成素(EPO)具有广泛的序列同源性，同一性达 20%，另有 25% 的类似性。该激素由多种器官产生，包括肝脏、肾脏、骨骼肌和骨髓基质。根据小鼠肝移植的研究，大约半数的稳态 TPO 由肝脏产生[198]，但在血小板减少时其由骨髓基质的产生比例明显增加[160,163]。该激素作用于巨核系(Meg)祖细胞，促进其存活和增殖，作用于不成熟的巨核细胞，促进其分化，但不作用于血小板形成阶段的成熟细胞[199]。多方面的证据提示，TPO 也对 HSC 具有显著影响。该激素还支持潜在 HSC 群体的存活，并与 IL-3 和 SCF 协同作用，诱导这些细胞进入细胞周期，并促进其向原始和各系定向造血祖细胞的转变[200,201]。这些特性也在体内实验观察到。例如，对骨髓抑制的动物使用该激素可导致其全部造血系统的更快速恢复，包括原始细胞[202-205]，TPO 或其受体的基因敲除可使各系骨髓干细胞和祖细胞数量下降至正常数值的 15%~25%[87,206,207]。此外，如“Flt3 配体”部分所述，TPO 可与 FL 协同作用，可在悬浮培养中扩增原始造血细胞，当用于补充 LTC 时，该激素可使 HSC 数量维持长达 2 个月[207]，而不使用该激素的标准 LTC 在此时间段不再能检测到再增殖的 HSC。

基质细胞衍生因子 1　SDF1 由造血微环境中的多种细胞产生，对 HSC 向干细胞壁龛定位具有重要影响[22]。但 SDF1 也可直接影响造血干细胞和祖细胞的存活和增殖，既可单独发挥作用，也可与其他造血生长因子协同作用[208,209]。

Notch 配体　果蝇 Notch 的人类同源基因，在鉴定 T 细胞白血病异常表达的基因时被发现[210]。造血微环境的发现显示了 Notch 配体的存在，而 Notch 异构体存在于原始造血细胞上[211,212]，暗示 Notch 可能影响 HSC。这一论断已经被直接证明：Notch 配体 Delta1 和 Delta4 可扩增原始造血细胞[213,214]。在骨母细胞被实验性扩增的小鼠中，Notch 的抑制处理可阻断 LTC-IC 的扩增，因此骨髓骨母细胞对 HSC 的积极影响可能归因于其 Notch 配体的表达[158]。

Wnt 蛋白质　其在胎儿血细胞产生部位的定位，及其扩增造血祖细胞的能力[215]，说明了其在造血发生中的作用。已发现 Wnt3a 可扩增长期再增殖 HSC[216,217]。由于 Wnt 蛋白质表达于原始造血细胞[218]，因此除了传统的旁分泌信号外，还可能通过自分泌方式在 HSC 生物学中发挥作用。

转化生长因子-β　转化生长因子(TGF)家族配体[TGF-β，活化素，骨形态发生蛋白(BMP)]，结合到 TGF-β 受体家族成员后，触发细胞内介质 SMAD(Sma- 和 Mad- 相关蛋白质)的活化[219]。与上述细胞因子不同，TGF-β 成员抑制 HSC 细胞周期[220,221]，因此至少在体外弱化细胞的扩增。但体内情况非常复杂；TGF-β 的基因敲除不改变体内的 HSC 自我更新或再生[222]，可能归因于 TGF-β 配体系统的多余性[223]。但多种 SMAD 蛋白质的基因敲除可破坏正常的 HSC 稳定状态[224,225]。最新的资料提示，BMP4 可能是 TGF 家族中影响 HSC 生物学的一个关键成员[226]。

这些细胞因子影响 HSC 的机制，目前刚刚从分子水平开始进行探索，但已知这些细胞因子对负责 HSC 存活，自我更新和扩增的转录因子的影响，很可能起关键作用。已知 Wnt 蛋白质可升高细胞内一种新生转录因子 β-catenin 的水平。在 Wnt 存在下从蛋白酶体降解释放后，β-catenin 转移到核内，影响 T 细胞因子(TCF)/ 淋巴样增强子结合因子(LEF)保守序列的基因转录[227]。此外，TGF-β 诱发的 SMAD 蛋白质磷酸化的改变，影响其直接激活转录的能力[228]。但多数影响 HSC 的细胞因子受体并不直接影响转录因子；而是通过影响信号途径，改变 HSC 转录因子的表达、活化或亚细胞定位。

如“HSC 向 CMP 的定向”部分所讨论，SCL 是一种螺旋 - 环 - 螺旋转录因子，对于造血作用至关重要。SCF 通过维持 SCL 的表达促进培养的原始造血细胞存活[131]，SCL 可促进 SCF 受体 c-Kit 表达[229]。另外两种对 HSC 扩增至关重要的转录因子，HOXB4 和 HOXA9，均受到细胞因子的影响。外源性表达 HOXB4 仅为正常水平 2 倍时，即可导致在致死剂量照射后的受体中移植的 HSC 明显和快速的扩增[116]。在模型细胞系和原始造血细胞中，TPO 均可通过 p38 有丝分裂激活蛋白激酶(MAPK)方式加倍 HOXB4 的表达[230]。TPO 对 HOXA9 的影响很可能更有意义，HOXA9 在引入这些细胞后也可导致 HSC 的快速扩增，其基因敲除可导致体内多种 HSC 的显著性缺陷[118]。尽管 TPO 在模型细胞系或原始小鼠 HSC 群体中均不影响 HOXA9 的总体细胞水平，但是 TPO 可通过诱导其易位伴侣 MEIS1 的表达和促使 ERK1/2MAPK 诱导 MEIS1 磷酸化，进而促进 HOXA9 的核易位(nuclear translocation)[231]。

细胞因子影响 HSC 扩增的第三种机制，是通过信号的整体抑制。TPO 除了直接影响 HSC 的存活和自我更新途径外，还可与适配蛋白 LNK 相互作用[232]，从而抑制多种造血生长因子的信号途径[233,234]，其中也包括 TPO[235]。这些数据提示，TPO 与 LNK 似乎交替调控 HSC 扩增并彼此相互调控[236]。

■ 基质蛋白

纤连蛋白(Fibronectin)

纤连蛋白是一种 450kDa 的原纤维形成糖蛋白，由两个亚基组成，是造血微环境的主要成分。纤连蛋白由骨髓基质细胞(内皮细胞和成纤维细胞)和血细胞产生[237]，在造血细胞的骨髓归巢过程中发挥作用[238]。纤连蛋白中已经鉴定出与不同整合素相互作用的独特结构域，如与 $\alpha_4\beta_1$ 或与 $\alpha_5\beta_1$ 相互作用的结构域[148]。HSC 表达多种整合素，它们的存在有利于细胞的存活和(或)扩增。例如，在纤连蛋白上体外培养人类 $CD34^+$ 细胞可维持 HSC 的再增殖能力，而悬浮培养 $CD34^+$ 细胞则消除其重建造血的能力[239]。与 $\alpha_4\beta_1$ 整合素结合的纤连蛋白也可促进大量定向造血祖细胞[240]和 LTC-IC[241]自原始细胞的生成。纤连蛋白对整合素携带细胞的影响，已经被鉴定出多种分子机制，并被作为整个微环境信号支持效应的范例。

纤连蛋白与整合素的结合可触发多种细胞内信号事件，影响细胞骨架和转录事件。通过与整合素胞质结构域相互作用的启动，由激酶、适配蛋白和细胞骨架成分组成的复合体聚集在整合素结合部位[89]。整合素信号系统的一种关键分子是桩蛋白(paxillin)，一种分子量为 68kDa 的蛋白质，含有多个蛋白质-蛋白质结合结构域，并与整合素的胞质结构域结合[242]。其他结合伴侣也有助于触发细胞内信号，其中包括黏着斑激酶(FAK)和与之密切相关的 Pyk2 激酶。在聚集后，FAK 和 Pyk2 被活化，并启动 paxillin 和其他有关蛋白质的酪氨酸磷酸化，生成额外的蛋白质结合部位，并激活结合的第二信使分子。FAK 和 Pyk2 下游的一个至关重要的信号途径是磷脂酰肌醇激酶 3(PI3K)，PI3K 途径由 p85 亚基与黏着激酶的结合所介导(见第 14 章)[243]。FAK 还可直接激活一条信号通路，该信号途径可导致周期素 D 启动子上调[244]，进而影响细胞增殖。整合素结合还可导致 Src 激活、Grb2 结合和 Ras 激活[245]，这些通路也可被 SCF 和 TPO 激活，潜在的提供了一种汇聚各种体外刺激 HSC 的作用机制。

透明质酸

另一种基质细胞基质糖蛋白是透明质酸，它结合两种造血细胞表面受体 RHAMM 和 CD44。尽管多数 $CD34^+$ 骨髓细胞表达 CD44，只有其中一部分可结合透明质酸[246]，这一过程可由细胞因子介导，归因于 CD44 在细胞表面表达的增加或其构型的改变。与后一观点一致的是，CD44 的某些抗原表位具有可诱导性[247]，CD44 抗体可改变 $CD34^+$ 细胞对骨髓基质的黏着性[248]。尽管如此，其他数据提示 RHAMM 是透明质酸的主要受体[249]。值得特别关注的是，透明质酸在原始造血细胞中也表达，并在其锚定于骨髓和后续增殖中发挥重要作用[250]。

硫酸肝素

细胞长期培养过程中支持造血作用的是一个硫酸肝素蛋白聚糖层。免疫组织化学分析表明，骨髓基质细胞系合成和分泌硫酸肝素的黏结蛋白聚糖(syndecan)家族的多个成员，包括磷脂酰肌醇蛋白聚糖(glypican)、β 蛋白聚糖(betaglycan)和串珠蛋白聚糖(perlecan)[18]。逐渐积累的证据表明，含硫酸肝素的蛋白聚糖可能是干细胞壁龛的关键成分。例如，用于支持长期造血作用的基质细胞系，与非支持性基质细胞系比较，所分泌的硫酸肝素结构显著较大，硫酸化程度更高，当独立应用于长期培养时，前者可支持 LTC-IC，而脱硫酸化的硫酸肝素则不能[251]。

肌腱蛋白

肌腱蛋白是大分子细胞外基质(ECM)糖蛋白，发现于多种组织中，其合成水平在组织再生时上调。肌腱蛋白是多聚体蛋白质，由多个模块组成。例如，肌腱蛋白 C 由 6 个亚基组成，像车轮的辐条一样，通过 C 末端的纤维蛋白原样结构域连接，每个亚基由多重表皮生长因子(EGF)样和纤连蛋白Ⅲ型模块组成。分子量 280kDa 和 220kDa 两种形式的肌腱蛋白也在骨髓基质细胞中高表达[252]。骨髓细胞可通过纤维蛋白原样和两套纤连蛋白Ⅲ型重复附着于肌腱蛋白 C，附着后触发增殖反应[253]。肌腱蛋白的基因敲除可导致骨髓造血祖细胞的轻度缺陷[254]，尽管此类小鼠的纤连蛋白水平也降低，但尚不清楚此种缺陷是起因于肌腱蛋白直接作用于造血细胞，还是由纤连蛋白与 β_1 整合素结合的减少引发的。

层粘连蛋白

层粘连蛋白是异三聚体(αβγ)细胞外蛋白质，通过附着于整合素和非整合素受体调控细胞功能。目前已鉴定出 5 种 α 链、3 种 β 链和 2 种 γ 链，可形成至少 12 种独特的层粘连蛋白异构体[255]。含有 γ_2 和 β_1 或 α_5 的层粘连蛋白表达于骨髓，但仅后者(层粘连蛋白 10/11)能够结合原始造血细胞系[256]，人类原始 $CD34^+/CD38^-$ 干细胞和祖细胞[257]上的 $\alpha_6\beta_1$ 整合素。第二种非整合素层粘连蛋白受体(LR)也可结合层粘连蛋白，以及其他细胞外基质成分如纤连蛋白、胶原和弹性蛋白，这种蛋白由 32kDa 亚基的酰化二聚体组成[258]。尽管不是整合素，但是 LR 与整合素(如整合素 $\alpha_6\beta_4$)结合调控层粘连蛋白的结合[259]。在功能上，层粘连蛋白 10/11 可促进 SDF-1α 刺激的 $CD34^+$ 细胞迁移[260]，并在人类造血祖细胞的有丝分裂过程中起作用[255]。非整合素 LR 与 GM-CSF 受体(GM-CSF-R)结合，并调控其信号特性，在层粘连蛋白缺乏时下调受体信号，当与配体结合时解除抑制[261]。这种机制可为层粘连蛋白如何影响细胞增殖提供一种新的分子解释；这种生理学是否可扩展至影响 HSC 的其他细胞因子尚待研究。

Ⅰ、Ⅲ、Ⅳ和Ⅵ型胶原

Ⅰ、Ⅲ、Ⅳ和Ⅵ型胶原已通过多种方法在 LTC 和原位骨髓切片中进行了鉴定[35,262]。尽管Ⅳ型胶原组装成网络，作为基底膜的一部分，多数骨髓来源性胶原组装成长的原纤维，形成骨髓切片可见的呈网状背景的染色。胶原还与骨髓中的层粘连蛋白结合。Ⅰ和Ⅵ型胶原是各种造血细胞系和骨髓单个核细胞的强效附着底物，包括定向髓系和红系祖细胞[262,263]。血细胞中传统的胶原受体有两类，β_1 整合素($\alpha_1\beta_1$ 和 $\alpha_2\beta_1$)和非整合素糖蛋白Ⅵ，主要存在于血小板上。

造血发生中的争论

■ 细胞系分化命运的确定

造血作用中争论最为激烈的问题之一，是干细胞向各系血细胞定向的起因。存在两种观点：外在和内在控制。前者以Metcalf等人为代表[264]，认为细胞因子、细胞外基质或其他刺激指导造血干细胞或祖细胞向特定细胞种类分化。相比之下，以Dexter等人为代表的观点认为[265]，一系列转录因子指导细胞向特定类型分化，相互拮抗的转录因子中一种或多种随机性升高，通过增加某一特定途径的基因表达，而干扰其他途径转录因子的水平或功能，来驱动发育途径。

转录因子学说

干细胞细胞系分化决定的内在控制学说得到了一个有力的支持[265]。正如Enver等人所指出的："简单来说，问题就是：单系定向分化是细胞自发的内在驱动的结果，还是细胞对外在环境因素反应的结果？"他们和其他一些研究者认为，多向祖细胞中决定某种细胞命运转录因子的随机性上调，最终导致了细胞系分化决定。

大量证据表明转录因子可直接指导造血细胞的谱系确定。局限于特定造血谱系的部分转录因子有Pax5（B细胞）[266]，Ikaros（B/T细胞）[267]，PU.1和C/EBPα（髓系和B细胞）[268,269]，GATA1（红细胞和巨核细胞）[132,270]，Fli1（巨核细胞）[271]和C/EBPε（粒细胞）[272]。多项功能缺失研究已经证明了这些蛋白质在相应细胞系统发育中的非冗余作用。例如，Pax5的基因敲除消除了B细胞[273,274]；Ikaros的抑制使小鼠缺乏胎儿T细胞、胎儿和成体B细胞及其祖细胞[124]；C/EBPα的缺失导致了完全的中性粒细胞减少[275]。另外，谱系定向分化祖细胞中外源性表达的多种转录因子可重新指导细胞的命运。例如，C/EBPα表达于髓系祖细胞，将可调控的C/EBPα基因引入纯化的红系祖细胞可导致其向髓系转变[276]。多方面的证据支持这一假设，例如，在生长因子依赖型多能造血细胞系中过表达抗凋亡基因bcl2可使其向生长因子非依赖型转变，并且当有相应的生长因子参与时，会自发分化成为所有可能的细胞系[277]。

除了提供这些证据支持干细胞命运的转录因子内在调控机制外，内在假说的支持者还提出了前馈开关样分子机制，两套转录因子中的一种随机性增加可导致负责细胞其他分化命运的转录因子水平或活性降低。红系转录因子GATA1与髓系转录因子PU.1的相互拮抗，为这一生理假说提供了范例；GATA1可抑制PU.1的髓系激活潜能[278]，PU.1可阻断GATA1与其基因靶点的结合[279]。因此如果CMP中GATA1的水平随机性超过PU.1，粒细胞-巨噬细胞潜能将被抑制，MEP潜能则被促进。相反，如果CMP中的PU.1水平超过GATA1，细胞将沿髓系方向发育，既可通过PU.1直接刺激髓系基因表达，也可通过对GATA1介导的红系和巨核系基因表达的抑制来实现。

体液介质学说

尽管许多证据支持干细胞和祖细胞命运决定的内在机制假说，外在诱导假说的支持者也提供了大量令人信服的证据来支持外部信号的重要性。某些外在信号影响特定分化方式的一个有说服力的范例，是CLP外源性表达IL-2Rβ转基因可诱导其向髓系细胞分化[280]。后续的研究表明，外源性受体的存在可导致CLP中GM-CSF-R的上调，GM-CSF-R的外源性表达可使CLP向单核细胞/巨噬细胞发育[2]。在其他研究中，也发现其他细胞因子可指导髓系的命运确定；与单独用抗凋亡刺激物SCF不同，IL-5的加入能显著增加骨髓细胞产生嗜酸性粒细胞的数量，而TPO的加入则使其主要形成巨核细胞集落，三种培养条件下凋亡细胞数量均无显著性改变。这些结果可以解释为，SCF可使几乎全部祖细胞在培养条件下维持存活，第二种细胞因子则可以指引多系祖细胞向特定细胞命运分化[281]。

已发现多种外在信号事件直接影响细胞的转录元件。例如，如前所述，导致HSC自我更新和扩增的两种转录因子，HOXB4和HOXA9，可被TPO诱导至高水平表达，或受其影响移位到干细胞的核内[235,236]。此外，转录因子SCL在成熟造血细胞表达时，可抑制细胞因子诱导的粒系和单核系分化，使细胞维持在未分化状态，SCF可上调SCL的表达，GM-CSF可下调SCL的表达[131]。因此，决定谱系命运的外在和内在控制假说均得到强有力的证据支持，与生物学中的许多争论一样，很可能两种机制均参与造血作用。

干细胞扩增、自我更新或分化

多数细胞，包括HSC都具有对称分裂成相同后代细胞的特性。然而，多能性干细胞拥有另外一种能力，即进行不对称性细胞分裂、生成一个定向祖细胞和一个干细胞或两个分化的后代细胞；干细胞的对称性与不对称性分裂的平衡调控对于维持HSC的数量以及分化的细胞至关重要。与内在因素还是外在因素决定HSC谱系命运相关的一个问题是，是内在因素还是外在因素决定分裂中的HSC的可能结局：两个HSC后代细胞（干细胞扩增），一个HSC和一个分化细胞，或者是两个分化的后代细胞。显然存在一种反馈机制来调节干细胞库的大小，例如，在进行骨髓细胞清除并植入有限数量的HSC后，骨髓细胞库的细胞数量在扩增至正常个体大小后就不再变化，即使过表达促进HSC扩增的基因也是如此[282]。然而HSC的扩增潜能似乎没有内在限制；骨髓细胞续贯移植的实验表明，即使在四次此类操作之后，有限数量HSC的移植仍可在受体中进行十倍扩增[283]，四次续贯移植之间的扩增水平非常一致。因此，HSC扩增似乎没有干细胞库容量的内在性限制。然而定量移植的证据提示干细胞库的大小存在内在和外在性控制。

Pawliuk等人应用竞争性再增殖策略发现，有限数量的HSC在移植后扩增的程度，依赖于细胞的来源；胎肝细胞扩增的程度远大于类似数量的成体骨髓来源HSC[284]，提示了是内在机制控制干细胞的扩增分裂。但外在机制调节干细胞扩增的证据也存在，较小数量的胎肝或成体骨髓HSC移植与较大数量的细胞注入相比较，尽管其所导致的骨髓恢复较慢，但最终的HSC扩增水平较高。这些结果可以这样解释，较大数量的细胞移植以及干细胞数目的增加所导致的骨髓功能快速恢复是由于提前关闭了HSC扩增，从而唤起对外在调控机制的注意。同时胚胎干细胞与成体干细胞扩增能力的差异也反映了外在因素的影响。当移植成体骨髓干细胞时，只有在移植时其尚处于休眠状态才能保持干细胞活性[285]。相比之下，胎肝和脐带血干细胞无论在收集时处在细胞周期的哪一个阶段，均对长期造血发生有贡献[286]。据推测，胎儿干细胞的这一特性依赖于胚胎造血壁龛，很可能外在因素在自我更新或分化决定中起关键作用。实验证据提示，个体中的干细胞数量决定于造血壁龛的数量[287]。这些数据提示，至少在最低限度上，干细胞壁龛为HSC扩增设定了上限。

低等生物发育生物学中的发育线索对揭示HSC对称性与

非对称性分裂的调控机制提供了重要的依据[288]。发育中的果蝇生殖腺组织壁龛内存在多层细胞。当雌性生殖干细胞分裂时，直接接触壁龛支持细胞的细胞依然为干细胞，失去接触的后代细胞分化并启动卵子发生。苍蝇精巢以及多种动物的多种组织中也存在类似的壁龛结构，用于生殖干细胞的维持。发育的原则为，与决定干细胞命运的壁龛基质细胞相接触的干细胞，或驻留在拥有高浓度干细胞决定性可溶因子的壁龛中的干细胞，将依然是干细胞，脱离接触或可溶性因子的干细胞将开始分化。在此类壁龛中，干细胞分裂的轴向将决定细胞命运；如果细胞分裂轴平行于干细胞决定接触或可溶性介质梯度前部，近端细胞将依然是干细胞，而远端细胞分化；如果细胞分裂轴垂直，两个细胞将依然受到“干细胞命运决定”因素的影响，将依然是干细胞。因此，纺锤体极化信号可能决定干细胞分裂后的细胞命运，这方面研究受到高度关注，但目前尚无已经证实的机制。

■ 干细胞的可塑性

在接受异性（男性向女性）骨髓移植，后续发生器官损伤，并在最终死亡时被进行详细研究的患者体内经常观察到干细胞的可塑性。在此情况下，在心肌梗死修复部位、脑卒中部位和其他器官损伤部位，发现携带 Y 染色体的细胞。这些结果提示造血细胞可参与多种器官的损伤细胞替代。更直接的实验证据支持这一观点。多位研究者发现，在一种称为分化转化的过程中，骨髓细胞可生成多种器官的细胞，包括神经[289,290]、肝脏[291,292]、骨骼肌[293]和心肌[294]。但确证这一观点的直接证据尚欠缺，因为多数此类研究采用的是部分纯化的细胞群体，也可能含有其他种类的干细胞[295]，几乎没有采用单细胞进行的研究，而这又是确证其多能性所必需的。对器官损伤的非造血部位存在明显造血细胞的另一种解释，是所谓的细胞融合。早已发现骨髓细胞（特别是巨噬细胞）可与其他种类的细胞融合，胚胎干细胞与骨髓来源细胞的自发性体外融合可产生杂合细胞，具有干细胞的功能[296,297]；尚需进行进一步的研究来证实或推倒 HSC 可塑性的概念[300]，这些证据将对再生医学产生深远影响。

造血祖细胞

HSC 一种或多种发育潜能的丧失，导致了特定造血细胞系定向祖细胞的出现。定向造血祖细胞除了多能性的丧失外，还表现出多种不同于亲代细胞的性质，如自我更新能力的缺乏，穿越细胞周期的细胞比例较高，泵出外源性物质的能力下降及其表面蛋白表达的改变。HSC 向定向祖细胞的转变，在基因水平上表现为大量 HSC 相关基因的表达下调，和有限数量的谱系特异性基因的表达上调。此节聚焦于特定系统定向祖细胞的一些性质，为其纯化、鉴定和潜在的治疗性操作做准备。每种祖细胞分化的形态学、生物化学和遗传特征的细节见各种成熟血细胞相应的章节。

■ 祖细胞分析

多数造血祖细胞的分析包括骨髓或（偶尔）血细胞、未分级或纯化至不同程度、半固体支持物（甲基纤维素或琼脂，防止细胞迁移）和造血生长因子的来源分析等。培养物在 37℃湿化环境下培养，小鼠细胞培养 2~7 天，人类细胞培养 5~14 天，在此过程中，开始培养时处在成熟阶段的多数细胞死亡，使少数造血祖细胞增殖和分化为成熟血细胞。由于此类培养系统的细胞被半固体支持介质固定，所得克隆的全部后代细胞均来源于单一祖细胞，使我们能够回顾性地确定这一集落形成细胞（CFC）或单位（CFU）的发育潜能。最初通过使用成纤维细胞、淋巴细胞或单核细胞作为基质细胞，或利用被各种正常和增殖性细胞来源调整的组织培养基，来满足对造血生长因子的需求，但所需要的全部生长因子目前均有纯化的重组形式。尽管我们已经对定向造血祖细胞的发育需求有了相当的了解，但我们尚不能对一些充分鉴定的造血祖细胞（如向 T 淋巴细胞或自然杀伤细胞系统定向的祖细胞）进行适宜的体外集落形成分析，尚需进行更复杂的分析（如胎儿胸腺外植体分析）。

■ 特定祖细胞类型的特征

淋巴系祖细胞

共同淋巴系祖细胞（CLP） 通过多种分析推测理论上存在一种细胞群体，可向全部淋巴系细胞定向分化，但缺乏向髓系定向分化的能力。例如，腺苷脱氨酶缺乏的患者，或者信号激酶 JAK3 受体 γ_C 基因敲除的小鼠，抑或缺乏 T 和 B 淋巴细胞，并具有少数髓系缺陷的转录因子 Ikaros 基因敲除的小鼠，这些病变的缺陷可能影响 CLP；但这不能证明共同祖细胞的存在。$CD10^+/CD34^+/Thy^-/c\text{-}Kit^-/Lin^-$ 人骨髓细胞分选的工作发现，该细胞具有发育为 T 细胞、B 细胞、NK 细胞和淋巴样树突细胞祖细胞的能力[298]，但该报告未能在集落水平上证明能够生成各系统的共同祖细胞的存在。

最新的研究发现，IL-7 对全部单系统淋巴系祖细胞很重要，该基因被抑制的小鼠可出现重度淋巴细胞减少[299]，提示 IL-7R 可作为 CLP 的标志物，通过流式细胞术分离 $IL\text{-}7R^+/Lin^-/Thy^-/Sca^{lo}/Kit^{lo}$ 细胞群体，该群体可支持同类小鼠的淋巴细胞生成，但不支持髓系细胞生成[37]。例如，向致死剂量照射后的 CD45.2 受体注射 2000 个此类 $CD45.1^+$ 细胞和 1×10^5 全骨髓 $CD45.2^+$ 细胞，可产生 3%~20% 的 $CD45.1^+$ B 和 T 淋巴细胞，细胞大约 6 个月后消失。相比之下，这一策略从未产生 $CD45.1^+$ 髓系细胞。极限稀释研究表明，当静脉内注射时，大约 1/20 的此类细胞可导致短期的 B 淋巴细胞生成，当胸腺内注射时，同样数量的细胞可导致 T 淋巴细胞生成。采用 IL-7、SCF 和 FL 进行的集落形成分析中，大约 20% 的此类细胞可在体外形成前 B 和原 B 细胞集落。因此，考虑到注射小鼠后细胞有效归巢的概率较低，几乎可以确定 CLP 存在，并且细胞是 $IL\text{-}7R^+/Lin^-/Thy^-/Sca^{lo}/Kit^{lo}$。对 HSC 和 CLP 的基因表达进行比较发现，后者中多种 HSC 相关基因如细胞表面受体 c-Mpl、β_1- 整合素、Tie2、转录因子 HOXA9 和 EGR1 的表达下调，而 IL-7R 和重组活化蛋白 RAG2 的表达上调[300]。

T 淋巴细胞 /NK 细胞、T 淋巴细胞和 NK 细胞祖细胞 混合 T/NK 细胞祖细胞的简易集落形成检测分析尚未建立，但 $CD44^+CD25^-Fc\gamma RII/III^-$ 胎儿胸腺细胞与带有遗传标记的脱氧鸟苷处理的胎儿胸腺叶片在 70% 氧和 37℃培养揭示了这种双潜能祖细胞的存在。不加细胞因子时，此培养物主要产生 $CD3^+/Thy1^+$ T 细胞，但如果加入 IL-2 和 IL-15，这些细胞就出现了 NK 细胞潜能（$CD3^-/NK1.1^+$），如果再加入 IL-7，可生成两种

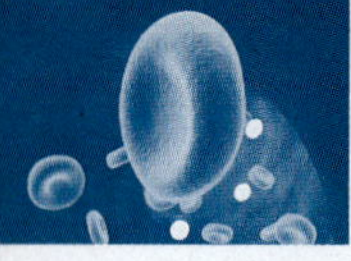

系统的单细胞数量显著增加[301]。因为单纯第12天的胎儿胸腺细胞就有可能出现这类结果，此类研究证明双潜能T/NK细胞祖细胞确实存在。

E盒结合蛋白包括HEB，E2-2和E2A基因产物E12和E47，形成碱性螺旋-环-螺旋转录因子大家族中一个独特的亚族[302]。家族成员之间通过HLH区域形成异二聚体或同二聚体，并通过其碱性区域结合规范的E盒DNA序列，并借此影响基因表达，包括T细胞靶标如CD4[303]和前Tα[304]，并参与γδT细胞受体的重组[305]。双潜能T/NK祖细胞向定向T细胞祖细胞的转变需要E2A，该基因的敲除可导致前者的滞留和后者的消除[301]。

HLH蛋白质的另一个重要亚群是Id家族，含有HLH区域但缺乏DNA结合结构域，因此作为无功能性HLH蛋白质并且负性调控E蛋白质的功能[306]。Id蛋白质对于NK细胞的发育似乎是必要的，因为Id2基因的敲除可导致NK细胞祖细胞的明显丧失[307]，Id3的强迫表达可导致T/NK细胞向NK细胞系统的转变[308]。

Notch活化也在CLP向T细胞系统的定向中发挥关键作用。Notch1过表达可指导骨髓干细胞向不成熟$CD4^+/CD8^+$ T细胞发育，并抑制B淋巴细胞的发育[309]。RAG缺陷前体中Notch1过表达也可导致T细胞系统的分化，尽管仅限于$CD4^-/CD8^-$阶段，仍说明了Notch不能替代前T受体信号[310]。

B淋巴细胞祖细胞 B细胞祖细胞包括原B细胞，前B细胞，和不成熟B细胞。原B细胞是最早阶段的不可逆性定向的细胞，为$CD34^+/CD10^+/CD38^+/CD19^+/CD20^+$，前B细胞表现Ig重排的初期阶段，胞质中表达免疫球蛋白重链，为$CD34^-/CD10^+/CD19^+/CD20^+/CD38^-$，不成熟B细胞开始产生免疫球蛋白轻链，表达细胞表面IgM，为$CD10^+/CD19^+/CD20^+$。前B细胞可通过简易的集落形成分析检出[311]。B细胞祖细胞通常在接触造血微环境时开始由祖细胞上的整合素$\beta_1\beta_1$和基质细胞VCAM或基质纤连蛋白介导发育。尽管基因敲除研究认为B细胞绝对仅依赖于IL-7[299]和SDF1[22]，但是多种细胞因子影响B细胞祖细胞的增殖[312]，包括IL-7[313]、胰岛素样生长因子(IGF)-1[314]、SDF1[315]和SCF[316]。

也有多种细胞因子抑制B细胞祖细胞的发育，包括干扰素-α/β(IFN-α/β)[317]，IFN-γ[318]，IL-4[319]，和TGF-β[320]。这些和其他抑制性细胞因子在B淋巴细胞生成中的作用复杂，在某些情况下一种细胞因子抑制某一发育阶段但刺激另一发育阶段，但其他一些细胞因子可能是间接发挥作用。

成熟B细胞的功能需要多种转录因子调控，包括PU.1、核因子-κB(NF-κB)、早期B细胞因子(EBF)、干扰素调控因子4(IRF4)和Oct2，其中许多与免疫球蛋白基因表达有关的启动子和增强子结合。与这些相对晚期阶段的影响相反，系统的定向需要E2A[321]。E2A缺陷小鼠的骨髓缺乏CD19B细胞，以及多数B细胞特异性基因如Rag1/2、Pax5、EBF和VpreB。此外不能检出免疫球蛋白重排，也没有IL-17反应性细胞。向裸小鼠骨髓细胞再引入E2A可重建前B细胞的发育[322]。

E2A影响多种B细胞系统特异性基因和转录因子[323]；E2A直接调控Rag1、λ5、D-JH、V-Jκ和转录因子EBF的表达，后者反过来调控VpreB、mb-1、D-JH、V-Jκ和转录因子Pax5的表达，Pax5反过来调控CD19和LEF1的表达，并关闭其他系统相关的基因，如M-CSF-R(单核细胞性)、髓过氧化物酶(中性粒细胞性)、GATA1(MEP)和pTα(T淋巴细胞性)。如上文"Notch配体"部分所述，B细胞定向的一个关键条件是Notch信号通路的缺失。

髓系祖细胞

共同髓系祖细胞 流式细胞术已经广泛应用于纯化髓系祖细胞；小鼠骨髓细胞中的$IL\text{-}7R^-/Lin^-/c\text{-}Kit^+/Sca\text{-}1^-$群体，因为$Sca\text{-}1^-$而区别于HSC，可发育成各系髓细胞[36]。根据CD34和FcγRⅡ/Ⅲ的表达情况，可通过流式细胞术进一步分为三个亚群体，$IL\text{-}7R\alpha^-/Lin^-/c\text{-}Kit^+/Sca\text{-}1^-/CD34^+/FcR\gamma^{lo}$，$IL\text{-}7R\alpha^-/Lin^-/c\text{-}Kit^+/Sca\text{-}1^-/CD34^-/FcR\gamma^{lo}$和$IL\text{-}7R\alpha^-/Lin^-/c\text{-}Kit^+/Sca\text{-}1^-/CD34^+/FcR\gamma^{hi}$。当在SCF、FL、IL-11、IL-3、GM-CSF、EPO和TPO存在下进行集落形成分析时，每种细胞群体发育成独特的成熟细胞类型[36]。$IL\text{-}7R\alpha^-/Lin^-/c\text{-}Kit^+/Sca\text{-}1^-/CD34^+/FcR\gamma^{lo}$细胞生成全部髓系集落类型，包括CFU-Mix、BFU-E、CFU-巨核细胞(CFU-Meg)、MEP、CFU-GM、CFU-粒细胞(CFU-G)和CFU-巨噬细胞(CFU-M)，与CMP的预期一致。相比之下，$IL\text{-}7R\alpha^-/Lin^-/c\text{-}Kit^+/Sca\text{-}1^-/CD34^+/FcR\gamma^{hi}$细胞在各种细胞因子单独或联合作用下，仅生成CFU-M-，CFU-G-，和CFU-GM-来源性集落，因此代表粒细胞/巨噬细胞限制性祖细胞(GMP)。最后，$IL\text{-}7R\alpha^-/Lin^-/c\text{-}Kit^+/Sca\text{-}1^-/CD34^-/FcR\gamma^{lo}$细胞只生成BFU-E-、CFU-Meg-和混合巨核系-红系集落，使其被命名为MEP。为了证明它们在体内的分化能力，将有限数量的每种细胞移植给同类小鼠；在此类研究中细胞命运的结果严格对应于体外集落分析。例如，在5000个CMP注射后6天，供体来源的$Gr\text{-}1^+/Mac\text{-}1^+$髓单核细胞和$TER119^+$红系细胞均可在受体中检出。相比之下，当移植5000个GMP时，只能检出$Gr\text{-}1^+/Mac\text{-}1^+$细胞，并且只能持续短暂的时间。同样地，在类似的实验中，巨核系-红系祖细胞(MEP)只能重建$TER119^+$细胞，且每种祖细胞群体的遗传标志性后代细胞在移植后4周内消失，提示了其有限的自我更新能力。

红系/巨核系、红系和巨核系祖细胞 体外红细胞生成所必需的培养条件，在35年前即已了解[324,325]，集落形态从小鼠和人类骨髓血块培养中需要2~5天形成的20~50个红细胞的致密集落[集落形成单位-红系(CFU-E)]，到甲基纤维素或琼脂培养中需要7~14天形成的多达数千细胞的复杂集落(BFU-E)。前一集落的细胞因子需求简单——EPO；但后一祖细胞类型需要刺激较早期细胞的细胞因子，如IL-3或SCF。

支持Meg祖细胞增殖的培养条件在小鼠和人类均已建立[29,31]。采用甲基纤维素、琼脂或血块，已经检出两种只含有巨核细胞的集落。CFU-Meg可发育成3~50个成熟Meg组成的简单集落，和包括卫星Meg集合及来自爆发形成单位(BFU-Meg)的数百细胞的更复杂的集落。由于其增殖潜能的差异和与红系祖细胞的类似性，认为BFU-Meg和CFU-Meg分别代表Meg系统的原始和成熟祖细胞。与其红系对应物一样，CFU-Meg的细胞因子需求简单：TPO可刺激75%的CFU-Meg生长，其余部分需要IL-3结合TPO77，而更复杂的较大Meg集落从其原始祖细胞的形成需要IL-3或SCF结合TPO。

红细胞与Meg的祖细胞具有许多共同特征：它们分享许多转录因子(SCL、GATA1、GATA2和NF-E2)，细胞表面分子(TER119)和细胞因子受体(IL-3、SCF、EPO和TPO)，并且多数红系和Meg白血病细胞系表达或能被诱导表达其他系统的特征[326]。此外，这两个系统发育最相关的细胞因子 -EPO 和 TPO-是造血生长因子家族中最为密切相关的蛋白质[148]，在刺激两个系统祖细胞的生长方面具有协同性[77]。由这些和其他原因推测红系生成和巨核系生成分享共同的祖细胞[327]，IL-7Rα⁻/Lin⁻/c-Kit⁺/Sca-1⁻/CD34⁻/FcRγ^{lo} 细胞的鉴定对此进行了确证[36]。

与其他原始造血细胞一样，双潜能 MEP 祖细胞类似于小淋巴细胞，但可通过细胞表面蛋白质的特异性表达方式进行鉴别。如上所述，MEP 为 IL-7Rα⁻/Lin⁻/c-Kit⁺/Sca-1⁻/CD34⁻/FcRγ^{lo}。向 Meg 系统定向分化的细胞开始表达 CD41 和 CD61（整合素 αⅡbβ$_3$），CD42（糖蛋白 Ib）和糖蛋白Ⅴ。向红系系统定向分化的细胞开始表达 CD41 和转铁蛋白受体（CD71），随着成熟，CD41 的表达消失而血小板反应蛋白受体（CD36）和血型糖蛋白开始表达，球蛋白最后表达[328]。这些和其他细胞表面标志物，为实验血液学家纯化定向 Meg[39,329] 和红系[330] 祖细胞提供了多种策略。鉴定巨核系母细胞的另一种有用的方法是 von Willebrand 因子组织化学染色和啮齿类的乙酰胆碱酯酶（acetylcholinesterase）染色[331]。

红系和 Meg 祖细胞表达并促使其向各自系统定向的转录因子正在被逐渐阐明。GATA1 是一种 X 连锁基因，表达一种 50kDa 多肽，含有两个用于 DNA 结合的锌指结构域[270]。转录因子的基因敲除研究证明了其在造血中的关键作用：GATA-/-小鼠由于红细胞生成失败而具有胚胎致死性[332]，GATA1 的 Meg 特异性敲除可因为巨核细胞发育障碍导致严重的血小板减少[333]。另一种不结合 DNA 的转录因子，GATA 的朋友（FOG），与 GATA1 一起发挥作用[334]。这种相互作用对巨核系生成的重要性很显然：GATA1 上结合 FOG 位点的几种突变可导致先天性血小板减少症（congenital thrombocytopenia）[335]。

ets 家族转录因子包括大约 30 个成员，结合嘌呤盒序列，可以以正性和负性方式发挥作用。例如，PU.1 尽管似乎对巨核细胞发育重要，但是由于与脾焦点形成病毒诱发的红白血病有关而最初被命名为 Spi-1，其可以阻断红系发育[336]。此外，ets 因子 Fli-1 是巨核系生成所必需的[337]，该转录因子的突变也与人类先天性血小板减少症有关[271]。

粒细胞 / 单核细胞、粒细胞和单核系祖细胞 如上所述，GMP（CFU-GM）为 IL-7Rα⁻/Lin⁻/c-Kit⁺/Sca-1⁻/CD34⁺/FcRγ^{hi}，反映它们开始向吞噬细胞分化（即 FcRγ 阳性）。人 GMP 为 CD34⁺/CD33⁺/CD13⁺，该标志具有临床意义。例如，CD33 也称为 Siglec-2，是免疫球蛋白超家族中唾液酸结合表面膜蛋白家族的成员之一，参与细胞 - 细胞相互作用和信号传递。尽管 CD33 的作用尚未明确阐明，但由于其在多种急性髓系白血病的母细胞上高水平的表达，已经成为治疗的靶标[338]；曲妥珠单抗奥唑米星，是人源化抗 CD33 单克隆抗体与一种强效抗肿瘤抗生素 N- 乙酰 -γ 加里刹霉素 1,2- 二甲肼二氯的融合产物，单药治疗已使复发性疾病患者的完全缓解率达到 15%~20%[339]。这些初步的成功已促使其联用其他活性药物进行早期阶段疾病的治疗试验[340]。如果去除移植骨髓中携带 CD33 的细胞可产生较为持久的植入，但通常会过于延迟，同时也提示 CD33 不存在于 HSC，此外移植产物中 GMP 的存在对于快速植入非常重要。

CD13 也称为氨基肽酶 N，是存在于骨髓之外多种器官的一种二肽酶，可切割生物学上重要的多肽，有时激活有时灭活这些多肽，在一些情况下也发挥细胞黏附功能，在细胞生长中也发挥重要作用。CD13 存在于早期造血细胞包括髓系和淋巴系祖细胞中，但在细胞的后续发育阶段消失，其表达在单核细胞成熟时升高。尽管其参与清除肠道刷状缘的多肽，和降解突出间隙的内啡肽和脑啡肽，并且 IL-8 是其蛋白降解活性的一种底物，但是其在造血中的作用尚不清楚。

双潜能 GMP 一旦分化，其发育潜能就进一步受限。单核系祖细胞以 PU.1 优势性为特征，粒系细胞以 C/EBP 家族成员——C/EBPα 和 C/EBPε——的优势性为特征，C/EBP 家族成员对中性粒细胞和嗜酸性粒细胞颗粒蛋白的表达至关重要[272,341]。一项最近的研究提示，双潜能 GMP 向两种系统的发育决定，可能通过 PU.1 和 C/EBP 相对表达水平的改变所介导[342]；PU.1 半倍型不足（PU.1$^{+/-}$）可导致骨髓中 CFU-M 的频率降低和 CFU-G 的频率升高，甚至可改良 G-CSF 裸小鼠的中性粒细胞减少。此外，通过增加一种促进粒系分化的转录因子 C/EBPα 的表达，G-CSF 可进一步影响粒系与单核系之间的分化选择。尽管如此，已知 PU.1 在两种系统中均具有重要作用，进一步的探索很可能发现髓系形成过程中新的分子作用机制。

翻译：师　伟，王治东，姚海雷

校对：刘　峰，裴雪涛

参考文献

1. Ogawa M: Differentiation and proliferation of hematopoietic stem cells. *Blood* 81:2844, 1993.
2. Kondo M, Wagers AJ, Manz MG, et al: Biology of hematopoietic stem cells and progenitors: Implications for clinical application. *Annu Rev Immunol* 21:759, 2003.
3. Colvin GA, Lambert JF, Moore BE, et al: Intrinsic hematopoietic stem cell/progenitor plasticity: Inversions. *J Cell Physiol* 199:20, 2004.
4. Moore MA, Metcalf D: Ontogeny of the haemopoietic system: Yolk sac origin of *in vivo* and *in vitro* colony forming cells in the developing mouse embryo. *Br J Haematol* 18:279, 1970.
5. Flamme I, Frolich T, Risau W: Molecular mechanisms of vasculogenesis and embryonic angiogenesis. *J Cell Physiol* 173:206, 1997.
6. Jaffredo T, Gautier R, Eichmann A, et al: Intraaortic hemopoietic cells are derived from endothelial cells during ontogeny. *Development* 125:4575, 1998.
7. Palis J, Yoder MC: Yolk-sac hematopoiesis: The first blood cells of mouse and man. *Exp Hematol* 29:927, 2001.
8. Huang H, Zettergren LD, Auerbach R: *In vitro* differentiation of B cells and myeloid cells from the early mouse embryo and its extraembryonic yolk sac. *Exp Hematol* 22:19, 1994.
9. Cumano A, Dieterlen-Lievre F, Godin I: Lymphoid potential, probed before circulation in mouse, is restricted to caudal intraembryonic splanchnopleura. *Cell* 86:907, 1996.
10. Peault B, Oberlin E, Tavian M: Emergence of hematopoietic stem cells in the human embryo. *C R Biol* 325:1021, 2002.
11. Robin C, Ottersbach K, de Bruijn M, et al: Developmental origins of hematopoietic stem cells. *Oncol Res* 13:315, 2003.
12. Galloway JL, Zon LI: Ontogeny of hematopoiesis: Examining the emergence of hematopoietic cells in the vertebrate embryo. *Curr Top Dev Biol* 53:139, 2003.
13. Wood HB, May G, Healy L, et al: CD34 expression patterns during early mouse development are related to modes of blood vessel formation and reveal additional sites of hematopoiesis. *Blood* 90:2300, 1997.
14. Tavian M, Coulombel L, Luton D, et al: Aorta-associated CD34+ hematopoietic cells in the early human embryo. *Blood* 87:67, 1996.
15. Marshall CJ, Moore RL, Thorogood P, et al: Detailed characterization of the human aorta-gonad-mesonephros region reveals morphological polarity resembling a hematopoietic stromal layer. *Dev Dyn* 215:139, 1999.
16. Marshall CJ, Kinnon C, Thrasher AJ: Polarized expression of bone morphogenetic protein-4 in the human aorta-gonad-mesonephros region. *Blood* 96:1591, 2000.
17. Johnson GR, Moore MA: Role of stem cell migration in initiation of mouse foetal liver haemopoiesis. *Nature* 258:726, 1975.
18. Dzierzak E, Medvinsky A: Mouse embryonic hematopoiesis. *Trends Genet* 11(9):359, 1995.
19. Timens W, Kamps WA: Hemopoiesis in human fetal and embryonic liver. *Microsc Res Tech* 39:387, 1997.
20. Clapp DW, Freie B, Lee WH, et al: Molecular evidence that in situ-transduced fetal liver hematopoietic stem/progenitor cells give rise to medullary hematopoiesis in adult rats. *Blood* 86:2113, 1995.
21. Ara T, Tokoyoda K, Sugiyama T, et al: Long-term hematopoietic stem cells require stromal cell-derived factor-1 for colonizing bone marrow during ontogeny. *Immunity* 19:257, 2003.
22. Nagasawa T, Hirota S, Tachibana K, et al: Defects of B-cell lymphopoiesis and bone-

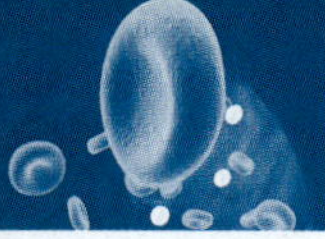

marrow myelopoiesis in mice lacking the CXC chemokine PBSF/SDF-1. *Nature* 382:635, 1996.

23. Danchakoff V: Origin of the blood cells. Development of the haematopoietic organs and regeneration of the blood cells from the standpoint of the monophyletic school. *Anat Rec* 10:397, 1916.
24. Till JE, McCulloch CE: A direct measurement of the radiation sensitivity of normal mouse bone marrow cells. *Radiat Res* 14:213, 1961.
25. Pluznik DH, Sachs L: The cloning of normal "mast" cells in tissue culture. *J Cell Physiol* 66:319, 1965.
26. Bradley TR, Metcalf D: The growth of mouse bone marrow cells *in vitro*. *Aust J Exp Biol Med Sci* 44:287, 1966.
27. Silver RK, Erslev AJ: The action of erythropoietin on erythroid cells *in vitro*. *Scand J Haematol* 13:338, 1974.
28. Hara H, Ogawa M: Erthropoietic precursors in mice with phenylhydrazine-induced anemia. *Am J Hematol* 1:453, 1976.
29. Metcalf D, MacDonald HR, Odartchenko N, et al: Growth of mouse megakaryocyte colonies *in vitro*. *Proc Natl Acad Sci USA* 72:1744, 1975.
30. McLeod DL, Shreve MM, Axelrad AA. Induction of megakaryocyte colonies with platelet formation *in vitro*. *Nature* 261:492, 1976.
31. Vainchenker W, Bouguet J, Guichard J, et al: Megakaryocyte colony formation from human bone marrow precursors. *Blood* 54:940, 1979.
32. Spangrude GJ, Heimfeld S, Weissman IL: Purification and characterization of mouse hematopoietic stem cells. *Science* 241:58, 1988.
33. Civin CI, Strauss LC, Fackler MJ, et al: Positive stem cell selection—Basic science. *Prog Clin Biol Res* 333:387; discussion 402, 1990.
34. Matthews W, Jordan CT, Wiegand GW, et al: A receptor tyrosine kinase specific to hematopoietic stem and progenitor cell-enriched populations. *Cell* 65:1143, 1991.
35. Penn PE, Jiang DZ, Fei RG, et al: Dissecting the hematopoietic microenvironment. IX. Further characterization of murine bone marrow stromal cells. *Blood* 81:1205, 1993.
36. Kiel MJ, Yilmaz OH, Iwashita T, et al: SLAM family receptors distinguish hematopoietic stem and progenitor cells and reveal endothelial niches for stem cells. *Cell* 121:1109, 2005.
37. Akashi K, Traver D, Miyamoto T, et al: A clonogenic common myeloid progenitor that gives rise to all myeloid lineages. *Nature* 404:193, 2000.
38. Kondo M, Weissman IL, Akashi K: Identification of clonogenic common lymphoid progenitors in mouse bone marrow. *Cell* 91:661, 1997.
39. Muta K, Krantz SB, Bondurant MC, et al: Distinct roles of erythropoietin, insulin-like growth factor I, and stem cell factor in the development of erythroid progenitor cells. *J Clin Invest* 94:34, 1994.
40. Nakorn TN, Miyamoto T, Weissman IL: Characterization of mouse clonogenic megakaryocyte progenitors. *Proc Natl Acad Sci USA* 100:205, 2003.
41. Abkowitz JL, Catlin SN, McCallie MT, et al: Evidence that the number of hematopoietic stem cells per animal is conserved in mammals. *Blood* 100:2665, 2002.
42. Yilmaz OH, Kiel MJ, Morrison SJ: SLAM family markers are conserved among hematopoietic stem cells from old and reconstituted mice and markedly increase their purity, *Blood* 107:924, 2006.
43. Chen J, Astle CM, Harrison DE: Genetic regulation of primitive hematopoietic stem cell senescence. *Exp Hematol* 28:442, 2000.
44. Roobrouck VD, Ulloa-Montoya F, Verfaillie CM: Self-renewal and differentiation capacity of young and aged stem cells. *Exp Cell Res* 314:1937, 2008.
45. Dykstra B, de Haan G: Hematopoietic stem cell aging and self-renewal. *Cell Tissue Res* 331:91, 2008.
46. Chambers SM, Shaw CA, Gatza C, et al: Aging hematopoietic stem cells decline in function and exhibit epigenetic dysregulation. *PLoS Biol* 5:e201, 2007
47. Rossi DJ, Bryder D, Seita J, et al: Deficiencies in DNA damage repair limit the function of haematopoietic stem cells with age. *Nature* 447:725, 2007.
48. Nijnik A, Woodbine L, Marchetti C, et al: DNA repair is limiting for haematopoietic stem cells during ageing. *Nature* 447:686, 2007.
49. Mazurier F, Gan OI, McKenzie JL, et al: Lentivector-mediated clonal tracking reveals intrinsic heterogeneity in the human hematopoietic stem cell compartment and culture-induced stem cell impairment. *Blood* 103:545, 2004.
50. Mazurier F, Doedens M, Gan OI, et al: Rapid myeloerythroid repopulation after intrafemoral transplantation of NOD-SCID mice reveals a new class of human stem cells. *Nat Med* 9:959, 2003.
51. Cao YA, Wagers AJ, Beilhack A, et al: Shifting foci of hematopoiesis during reconstitution from single stem cells. *Proc Natl Acad Sci USA* 101:221, 2004.
52. Harrison DE: Competitive repopulation: A new assay for long-term stem cell functional capacity. *Blood* 55:77, 1980.
53. Nakorn TN, Traver D, Weissman IL, Akashi K: Myeloerythroid restricted progenitors are sufficient to confer radioprotection and provide the majority of day 8 CFU-S. J Clin Invest 109:1579, 2002.
54. Larochelle A, Vormoor J, Hanenberg H, et al: Identification of primitive human hematopoietic cells capable of repopulating NOD/SCID mouse bone marrow: Implications for gene therapy. *Nat Med* 2:1329, 1996.
55. Thanopoulou E, Cashman J, Kakagianne T, et al: Engraftment of NOD/SCID-$_2$ microglobulin null mice with multi-lineage neoplastic cells from patients with myelodysplastic syndrome. *Blood* 103:4285, 2004.
56. Ito M, Hiramatsu H, Kobayashi K, et al: NOD/SCID/gamma©(null) mouse: An excellent recipient mouse model for engraftment of human cells. *Blood* 100:3175, 2002.
57. Feuring-Buske M, Gerhard B, Cashman J, et al: Improved engraftment of human acute myeloid leukemia progenitor cells in beta 2-microglobulin-deficient NOD/SCID mice and in NOD/SCID mice transgenic for human growth factors. *Leukemia* 17:760, 2003.
58. Tanavde VM, Malehorn MT, Lumkul R, et al: Human stem-progenitor cells from neonatal cord blood have greater hematopoietic expansion capacity than those from mobilized adult blood. *Exp Hematol* 30:816, 2002.
59. Miyoshi H, Smith KA, Mosier DE, et al: Transduction of human CD34+ cells that mediate long-term engraftment of NOD/SCID mice by HIV vectors. *Science* 283:682, 1999.
60. Scherr M, Battmer K, Blomer U, et al: Lentiviral gene transfer into peripheral blood-derived CD34+ NOD/SCID-repopulating cells. *Blood* 99:709, 2002.
61. Cashman J, Dykstra B, Clark-Lewis I, et al: Changes in the proliferative activity of human hematopoietic stem cells in NOD/SCID mice and enhancement of their transplantability after *in vivo* treatment with cell cycle inhibitors. *J Exp Med* 196:1141, 2002.
62. Guenechea G, Segovia JC, Albella B, et al: Delayed engraftment of nonobese diabetic/severe combined immunodeficient mice transplanted with *ex vivo*-expanded human CD34(+) cord blood cells. *Blood* 93:1097, 1999.
63. Ueda T, Tsuji K, Yoshino H, et al: Expansion of human NOD/SCID-repopulating cells by stem cell factor, Flk2/Flt3 ligand, thrombopoietin, IL-6, and soluble IL-6 receptor. *J Clin Invest* 105:1013, 2000.
64. Zielske SP, Gerson SL: Cytokines, including stem cell factor alone, enhance lentiviral transduction in nondividing human LTCIC and NOD/SCID repopulating cells. *Mol Ther* 7:325, 2003.
65. Glimm H, Oh IH, Eaves CJ: Human hematopoietic stem cells stimulated to proliferate *in vitro* lose engraftment potential during their S/G(2)/M transit and do not reenter G(0). *Blood* 96:4185, 2000.
66. Dexter TM, Allen TD, Lajtha LG: Conditions controlling the proliferation of haemopoietic stem cells *in vitro*. *J Cell Physiol* 91:335, 1977.
67. Coulombel L, Eaves AC, Eaves CJ: Enzymatic treatment of long-term human marrow cultures reveals the preferential location of primitive hemopoietic progenitors in the adherent layer. *Blood* 62:291, 1983.
68. Sutherland HJ, Lansdorp PM, Henkelman DH, et al: Functional characterization of individual human hematopoietic stem cells cultured at limiting dilution on supportive marrow stromal layers. *Proc Natl Acad Sci USA* 87:3584, 1990.
69. Ploemacher RE, van der Sluijs JP, Voerman JS, et al: An *in vitro* limiting-dilution assay of long-term repopulating hematopoietic stem cells in the mouse. *Blood* 74:2755, 1989.
70. Fackler MJ, Krause DS, Smith OM, et al: Full-length but not truncated CD34 inhibits hematopoietic cell differentiation of M1 cells. *Blood* 85:3040, 1995.
71. Krause DS, Fackler MJ, Civin CI, et al: CD34: Structure, biology, and clinical utility. *Blood* 87:1, 1996.
72. Verfaillie CM: Adhesion receptors as regulators of the hematopoietic process. *Blood* 92:2609, 1998.
73. Baum CM, Weissman IL, Tsukamoto AS, et al: Isolation of a candidate human hematopoietic stem-cell population. *Proc Natl Acad Sci USA* 89:2804, 1992.
74. Barda-Saad M, Rozenszajn LA, Ashush H, et al: Adhesion molecules involved in the interactions between early T cells and mesenchymal bone marrow stromal cells. *Exp Hematol* 27:834, 1999.
75. Sanchez MJ, Holmes A, Miles C, et al: Characterization of the first definitive hematopoietic stem cells in the AGM and liver of the mouse embryo. *Immunity* 5:513, 1996.
76. Broudy VC: Stem cell factor and hematopoiesis. *Blood* 90:1345, 1997.
77. Broudy VC, Lin NL, Kaushansky K: Thrombopoietin (c-mpl ligand) acts synergistically with erythropoietin, stem cell factor, and interleukin-11 to enhance murine megakaryocyte colony growth and increases megakaryocyte ploidy *in vitro*. *Blood* 85:1719, 1995.
78. Dean YD, McGreal EP, Akatsu H, et al: Molecular and cellular properties of the rat AA4 antigen, a C-type lectin-like receptor with structural homology to thrombomodulin. *J Biol Chem* 275:34382, 2000.
79. Uchida N, Weissman IL: Searching for hematopoietic stem cells: Evidence that Thy-1.110 Lin− Sca-1+ cells are the only stem cells in C57BL/Ka-Thy-1.1 bone marrow. *J Exp Med* 175:175, 1992.
80. Ito CY, Li CY, Bernstein A, et al: Hematopoietic stem cell and progenitor defects in Sca-1/Ly-6A-null mice. *Blood* 101:517, 2003.
81. Miraglia S, Godfrey W, Yin AH, et al: A novel five-transmembrane hematopoietic stem cell antigen: Isolation, characterization, and molecular cloning. *Blood* 90:5013, 1997.
82. Fargeas CA, Florek M, Huttner WB, et al: Characterization of prominin-2, a new member of the prominin family of pentaspan membrane glycoproteins. *J Biol Chem* 278:8586, 2003.
83. Watt SM, Buhring HJ, Rappold I, et al: CD164, a novel sialomucin on CD34(+) and erythroid subsets, is located on human chromosome 6q21. *Blood* 92:849, 1998.
84. Zannettino AC, Buhring HJ, Niutta S, et al: The sialomucin CD164 (MGC-24v) is an adhesive glycoprotein expressed by human hematopoietic progenitors and bone marrow stromal cells that serves as a potent negative regulator of hematopoiesis. *Blood* 92:2613, 1998.
85. Kiel MJ, Yilmaz OH, Iwashita T, et al: SLAM family receptors distinguish hematopoietic stem and progenitor cells and reveal endothelial niches for stem cells. *Cell* 121:1109, 2005.
86. Zeigler FC, de Sauvage F, Widmer HR, et al: *In vitro* megakaryocytopoietic and thrombopoietic activity of c-mpl ligand (TPO) on purified murine hematopoietic stem cells. *Blood* 84:4045, 1994.
87. Solar GP, Kerr WG, Zeigler FC, et al: Role of c-mpl in early hematopoiesis. *Blood* 92:4, 1998.
88. Ballmaier M, Germeshausen M, Schulze H, et al: C-mpl mutations are the cause of congenital amegakaryocytic thrombocytopenia. *Blood* 97:139, 2001.
89. Hynes RO: Integrins: Versatility, modulation, and signaling in cell adhesion. *Cell* 69:11, 1992.
90. Fukai F, Mashimo M, Akiyama K, et al: Modulation of apoptotic cell death by extracellular matrix proteins and a fibronectin-derived antiadhesive peptide. *Exp Cell Res* 242:92, 1998.

91. Fang F, Orend G, Watanabe N, et al: Dependence of cyclin E-CDK2 kinase activity on cell anchorage. *Science* 271:499, 1996.
92. Pozzi A, Wary KK, Giancotti FG, et al: Integrin alpha$_1$beta$_1$ mediates a unique collagen-dependent proliferation pathway *in vivo*. *J Cell Biol* 142:587, 1998.
93. Tropel P, Roullot V, Vernet M, et al: A 2.7-kb portion of the 5′ flanking region of the murine glycoprotein alphaIIb gene is transcriptionally active in primitive hematopoietic progenitor cells. *Blood* 90:2995, 1997.
94. Kovach NL, Lin N, Yednock T, et al: Stem cell factor modulates avidity of alpha 4 beta 1 and alpha 5 beta 1 integrins expressed on hematopoietic cell lines. *Blood* 85:159, 1995.
95. Zauli G, Bassini A, Vitale M, et al: Thrombopoietin enhances the alpha IIb beta 3-dependent adhesion of megakaryocytic cells to fibrinogen or fibronectin through PI 3 kinase. *Blood* 89:883, 1997.
96. Peled A, Kollet O, Ponomaryov T, et al: The chemokine SDF-1 activates the integrins LFA-1, VLA-4, and VLA-5 on immature human CD34(+) cells: Role in transendothelial/stromal migration and engraftment of NOD/SCID mice. *Blood* 95:3289, 2000.
97. Papayannopoulou T: Mechanisms of stem-/progenitor-cell mobilization: The anti-VLA-4 paradigm. *Semin Hematol* 37:11, 2000.
98. Chaudhary PM, Roninson IB: Expression and activity of P-glycoprotein, a multidrug efflux pump, in human hematopoietic stem cells. *Cell* 66:85, 1991.
99. Scharenberg CW, Harkey MA, Torok-Storb B: The ABCG2 transporter is an efficient Hoechst 33342 efflux pump and is preferentially expressed by immature human hematopoietic progenitors. *Blood* 99:507, 2002.
100. Wolf NS, Kone A, Priestley GV, et al: *In vivo* and *in vitro* characterization of long-term repopulating primitive hematopoietic cells isolated by sequential Hoechst 33342-rhodamine 123 FACS selection. *Exp Hematol* 21:614, 1993.
101. Uchida N, Fujisaki T, Eaves AC, et al: Transplantable hematopoietic stem cells in human fetal liver have a CD34(+) side population (SP)phenotype. *J Clin Invest* 108:1071, 2001.
102. Habibian HK, Peters SO, Hsieh CC, et al: The fluctuating phenotype of the lymphohematopoietic stem cell with cell cycle transit. *J Exp Med* 188:393, 1998.
103. Orschell-Traycoff CM, Hiatt K, Dagher RN, et al: Homing and engraftment potential of Sca-1(+)lin() cells fractionated on the basis of adhesion molecule expression and position in cell cycle. *Blood* 96:1380, 2000.
104. Stier S, Cheng T, Forkert R, et al: *Ex vivo* targeting of p21Cip1/Waf1 permits relative expansion of human hematopoietic stem cells. *Blood* 102:1260, 2003.
105. Lambert JF, Liu M, Colvin GA, et al: Marrow stem cells shift gene expression and engraftment phenotype with cell cycle transit. *J Exp Med* 197:1563, 2003.
106. Wilpshaar J, Falkenburg JH, Tong X, et al: Similar repopulating capacity of mitotically active and resting umbilical cord blood CD34(+) cells in NOD/SCID mice. *Blood* 96:2100, 2000.
107. Hu M, Krause D, Greaves M, et al: Multilineage gene expression precedes commitment in the hemopoietic system. *Genes Dev* 11:774, 1997.
108. Miyamoto T, Iwasaki H, Reizis B, et al: Myeloid or lymphoid promiscuity as a critical step in hematopoietic lineage commitment. *Dev Cell* 3:137, 2002.
109. Nutt SL, Heavey B, Rolink AG, et al: Commitment to the B-lymphoid lineage depends on the transcription factor Pax5. *Nature* 401:556, 1999.
110. Phillips RL, Ernst RE, Brunk B, et al: The genetic program of hematopoietic stem cells. *Science* 288:1635, 2000.
111. Terskikh AV, Easterday MC, Li L, et al: From hematopoiesis to neuropoiesis: Evidence of overlapping genetic programs. *Proc Natl Acad Sci USA* 98:7934, 2001.
112. Lessard, J, Sauvageau, G. Bmi-1 determines the proliferative capacity of normal and leukaemic stem cells. *Nature* 423:255, 2003.
113. Tadokoro Y, Ema H, Okano M, Li E, Nakauchi H: *De novo* DNA methyltransferase is essential for self-renewal, but not for differentiation, in hematopoietic stem cells. *J Exp Med* 204:715, 2007.
114. Cillo C, Cantile M, Faiella A, et al: Homeobox genes in normal and malignant cells. *J Cell Physiol* 188:161, 2001.
115. Magli MC, Largman C, Lawrence HJ: Effects of HOX homeobox genes in blood cell differentiation. *J Cell Physiol* 173:168, 1997.
116. Sauvageau G, Thorsteinsdottir U, Eaves CJ, et al: Overexpression of HOXB4 in hematopoietic cells causes the selective expansion of more primitive populations *in vitro* and *in vivo*. *Genes Dev* 9:1753, 1995.
117. Buske C, Humphries RK: Homeobox genes in leukemogenesis. *Int J Hematol* 71:301, 2000.
118. Lawrence HJ, Helgason CD, Sauvageau G, et al: Mice bearing a targeted interruption of the homeobox gene HOXA9 have defects in myeloid, erythroid, and lymphoid hematopoiesis. *Blood* 89:1922, 1997.
119. Yagi H, Deguchi K, Aono A, et al: Growth disturbance in fetal liver hematopoiesis of Mll-mutant mice. *Blood* 92:108, 1998.
120. DiMartino JF, Selleri L, Traver D, et al: The Hox cofactor and proto-oncogene Pbx1 is required for maintenance of definitive hematopoiesis in the fetal liver. *Blood* 98:618, 2001.
121. Calvo KR, Knoepfler PS, Sykes DB, et al: Meis1a suppresses differentiation by G-CSF and promotes proliferation by SCF: Potential mechanisms of cooperativity with Hoxa9 in myeloid leukemia. *Proc Natl Acad Sci USA* 98:13120, 2001.
122. Georgopoulos K: Transcription factors required for lymphoid lineage commitment. *Curr Opin Immunol* 9:222, 1997.
123. Molnar A, Georgopoulos K: The Ikaros gene encodes a family of functionally diverse zinc finger DNA-binding proteins. *Mol Cell Biol* 14:8292, 1994.
124. Wang JH, Nichogiannopoulou A, Wu L, et al: Selective defects in the development of the fetal and adult lymphoid system in mice with an Ikaros null mutation. *Immunity* 5:537, 1996.
125. McKercher SR, Torbett BE, Anderson KL, et al: Targeted disruption of the PU.1 gene results in multiple hematopoietic abnormalities. *EMBO J* 15:5647, 1996.
126. Begley CG, Aplan PD, Denning SM, et al: The gene SCL is expressed during early hematopoiesis and encodes a differentiation-related DNA-binding motif. *Proc Natl Acad Sci USA* 86:10128, 1989.
127. Lecuyer E, Hoang T: SCL: From the origin of hematopoiesis to stem cells and leukemia. *Exp Hematol* 32:11, 2004.
128. Shivdasani RA, Mayer EL, Orkin SH: Absence of blood formation in mice lacking the T-cell leukaemia oncoprotein tal-1/SCL. *Nature* 373:432, 1995.
129. Brady G, Billia F, Knox J, et al: Analysis of gene expression in a complex differentiation hierarchy by global amplification of cDNA from single cells. *Curr Biol* 5:909, 1995.
130. Hoang T, Paradis E, Brady G, et al: Opposing effects of the basic helix-loop-helix transcription factor SCL on erythroid and monocytic differentiation. *Blood* 87:102, 1996.
131. Caceres-Cortes JR, Krosl G, Tessier N, et al: Steel factor sustains SCL expression and the survival of purified CD34+ bone marrow cells in the absence of detectable cell differentiation. *Stem Cells* 19:59, 2001.
132. Martin DI, Tsai SF, Orkin SH: Increased gamma-globin expression in a nondeletion HPFH mediated by an erythroid-specific DNA-binding factor. *Nature* 338:435, 1989.
133. Persons DA, Allay JA, Allay ER, et al: Enforced expression of the GATA-2 transcription factor blocks normal hematopoiesis. *Blood* 93:488, 1999.
134. Deveaux S, Filipe A, Lemarchandel V, et al: Analysis of the thrombopoietin receptor (MPL) promoter implicates GATA and Ets proteins in the coregulation of megakaryocyte-specific genes. *Blood* 87:4678, 1996.
135. Yamaguchi Y, Zon LI, Ackerman SJ, et al: Forced GATA-1 expression in the murine myeloid cell line M1: Induction of c-Mpl expression and megakaryocytic/erythroid differentiation. *Blood* 91:450, 1998.
136. Yamaguchi Y, Ackerman SJ, Minegishi N, et al: Mechanisms of transcription in eosinophils: GATA-1, but not GATA-2, transactivates the promoter of the eosinophil granule major basic protein gene. *Blood* 91:3447, 1998.
137. Long MW: Blood cell cytoadhesion molecules. *Exp Hematol* 20:288, 1992.
138. Dexter TM: Haemopoiesis in long-term bone marrow cultures. A review. *Acta Haematol* 62:299, 1979.
139. Kaushansky K, Lin N, Adamson JW: Interleukin 1 stimulates fibroblasts to synthesize granulocyte-macrophage and granulocyte colony-stimulating factors. Mechanism for the hematopoietic response to inflammation. *J Clin Invest* 81:92, 1988.
140. Toksoz D, Zsebo KM, Smith KA, et al: Support of human hematopoiesis in long-term bone marrow cultures by murine stromal cells selectively expressing the membrane-bound and secreted forms of the human homolog of the steel gene product, stem cell factor. *Proc Natl Acad Sci USA* 89:7350, 1992.
141. Selleri C, Maciejewski JP, Sato T, et al: Interferon-gamma constitutively expressed in the stromal microenvironment of human marrow cultures mediates potent hematopoietic inhibition. *Blood* 87:4149, 1996.
142. Guerriero A, Worford L, Holland HK, et al: Thrombopoietin is synthesized by bone marrow stromal cells. *Blood* 90:3444, 1997.
143. Miyazawa K, Williams DA, Gotoh A, et al: Membrane-bound Steel factor induces more persistent tyrosine kinase activation and longer life span of c-kit gene-encoded protein than its soluble form. *Blood* 85:641, 1995.
144. Gordon MY, Riley GP, Watt SM, et al: Compartmentalization of a haematopoietic growth factor (GM-CSF) by glycosaminoglycans in the bone marrow microenvironment. *Nature* 326:403, 1987.
145. Artavanis-Tsakonas S, Matsuno K, Fortini ME: Notch signaling. *Science* 268:225, 1995.
146. Nye JS, Kopan R: Developmental signaling. Vertebrate ligands for Notch. *Curr Biol* 5:966, 1995.
147. Karanu FN, Murdoch B, Miyabayashi T, et al: Human homologues of Delta-1 and Delta-4 function as mitogenic regulators of primitive human hematopoietic cells. *Blood* 97:1960, 2001.
148. Kapur R, Cooper R, Zhang L, et al: Cross-talk between alpha(4)beta(1)/alpha(5)beta(1) and c-Kit results in opposing effect on growth and survival of hematopoietic cells via the activation of focal adhesion kinase, mitogen-activated protein kinase, and Akt signaling pathways. *Blood* 97:1975, 2001.
149. Shaklai M, Tavassoli M: Cellular relationship in the rat bone marrow studied by freeze fracture and lanthanum impregnation thin-sectioning electron microscopy. *J Ultrastruct Res* 69:343, 1979.
150. Westen H, Bainton DF: Association of alkaline-phosphatase-positive reticulum cells in bone marrow with granulocytic precursors. *J Exp Med* 150:919, 1979.
151. Tavassoli M, Aoki M: Localization of megakaryocytes in the bone marrow. *Blood Cells* 15:3, 1989.
152. Blazsek I, Chagraoui J, Peault B: Ontogenic emergence of the hematon, a morphogenetic stromal unit that supports multipotential hematopoietic progenitors in mouse bone marrow. *Blood* 96:3763, 2000.
153. Verfaillie C, Blakolmer K, McGlave P: Purified primitive human hematopoietic progenitor cells with long-term *in vitro* repopulating capacity adhere selectively to irradiated bone marrow stroma. *J Exp Med* 172:509, 1990.
154. Simmons PJ, Masinovsky B, Longenecker BM, et al: Vascular cell adhesion molecule-1 expressed by bone marrow stromal cells mediates the binding of hematopoietic progenitor cells. *Blood* 80:388, 1992.
155. Rafii S, Shapiro F, Pettengell R, et al: Human bone marrow microvascular endothelial cells support long-term proliferation and differentiation of myeloid and megakaryocytic progenitors. *Blood* 86:3353, 1995.
156. Sugiyama T, Kohara H, Noda M, Nagasawa T: Maintenance of the hematopoietic stem cell pool by CXCL12-CXCR4 chemokine signaling in bone marrow stromal cell niches. *Immunity* 25:977, 2006.
157. Islam A, Glomski C, Henderson ES: Bone lining (endosteal) cells and hematopoiesis: A light microscopic study of normal and pathologic human bone marrow in plastic-embedded sections. *Anat Rec* 227:300, 1990.
158. Calvi LM, Adams GB, Weibrecht KW, et al: Osteoblastic cells regulate the haematopoietic stem cell niche. *Nature* 425:841, 2003.

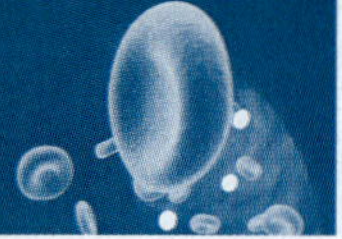

159. Keating A: Mesenchymal stromal cells. *Curr Opin Hematol* 13:419, 2006.
160. Dazzi F, Horwood NJ: Potential of mesenchymal stem cell therapy. *Curr Opin Oncol* 19:650, 2007.
161. Lok S, Kaushansky K, Holly RD, et al: Cloning and expression of murine thrombopoietin cDNA and stimulation of platelet production *in vivo*. *Nature* 369:565, 1994.
162. McCarty JM, Sprugel KH, Fox NE, et al: Murine thrombopoietin mRNA levels are modulated by platelet count. *Blood* 86:3668, 1995.
163. Sungaran R, Markovic B, Chong BH: Localization and regulation of thrombopoietin mRNa expression in human kidney, liver, bone marrow, and spleen using in situ hybridization. *Blood* 89:101, 1997.
164. Solanilla A, Dechanet J, El Andaloussi A, et al: CD40-ligand stimulates myelopoiesis by regulating flt3-ligand and thrombopoietin production in bone marrow stromal cells. *Blood* 95:3758, 2000.
165. Quirici N, Soligo D, Caneva L, et al: Differentiation and expansion of endothelial cells from human bone marrow CD133(+) cells. *Br J Haematol* 115:186, 2001.
166. Yanai N, Sekine C, Yagita H, et al: Roles for integrin very late activation antigen-4 in stroma-dependent erythropoiesis. *Blood* 83:2844, 1994.
167. Jung Y, Wang J, Song J, et al: Annexin II expressed by osteoblasts and endothelial cells regulates stem cell adhesion, homing, and engraftment following transplantation. *Blood* 110:82, 2007.
168. Scott LM PG, Koni P, Papayannopoulou T: Adult mice with conditional VCAM-1 ablation show altered hemopoietic progenitor biodistribution, homing and regeneration patterns. *Blood* 102, 2003.
169. Carstanjen D, Ulbricht N, Iacone A, et al: Matrix metalloproteinase-9 (gelatinase B) is elevated during mobilization of peripheral blood progenitor cells by G-CSF. *Transfusion* 42:588, 2002.
170. Fibbe WE, Pruijt JF, van Kooyk Y, et al: The role of metalloproteinases and adhesion molecules in interleukin-8-induced stem-cell mobilization. *Semin Hematol* 37:19, 2000.
171. Russell ES: Hereditary anemias of the mouse: A review for geneticists. *Adv Genet* 20:357, 1979.
172. Huang EJ, Nocka KH, Buck J, et al: Differential expression and processing of two cell associated forms of the kit-ligand: KL-1 and KL-2. *Mol Biol Cell* 3:349, 1992.
173. Miller CL, Rebel VI, Helgason CD, et al: Impaired steel factor responsiveness differentially affects the detection and long-term maintenance of fetal liver hematopoietic stem cells *in vivo*. *Blood* 89:1214, 1997.
174. Ogawa M, Matsuzaki Y, Nishikawa S, et al: Expression and function of c-kit in hemopoietic progenitor cells. *J Exp Med* 174:63, 1991.
175. Li CL, Johnson GR: Stem-cell factor enhances the survival but not the self-renewal of murine hematopoietic long-term repopulating cells. *Blood* 84:408, 1994.
176. Bernstein ID, Andrews RG, Zsebo KM: Recombinant human stem-cell factor enhances the formation of colonies by CD34+ and CD34+Lin cells, and the generation of colony-forming cell progeny from CD34+Lin cells cultured with interleukin-3, granulocyte colony-stimulating factor, or granulocyte-macrophage colony-stimulating factor. *Blood* 77:2316, 1991.
177. Brandt J, Briddell RA, Srour EF, et al: Role of c-Kit ligand in the expansion of human hematopoietic progenitor cells. *Blood* 79:634, 1992.
178. Ariyama Y, Misawa S, Sonoda Y: Synergistic effects of stem-cell factor and interleukin-6 or interleukin-11 on the expansion of murine hematopoietic progenitors in liquid suspension-culture. *Stem Cells* 13:404, 1995.
179. Kent D, Copley M, Benz C, et al: Regulation of hematopoietic stem cells by the steel factor/KIT signaling pathway. *Clin Cancer Res* 14:1926, 2008.
180. Wu H, Klingmuller U, Acurio A, et al: Functional interaction of erythropoietin and stem cell factor receptors is essential for erythroid colony formation. *Proc Natl Acad Sci USA* 94:1806, 1997.
181. Lyman SD, James L, Johnson L, et al: Cloning of the human homolog of the murine Flt3 ligand—A growth factor for early hematopoietic progenitor cells. *Blood* 83:2795, 1994.
182. Rosnet O, Schiff C, Pebusque MJ, et al: Human Flt3/Flk2 gene—CDNA cloning and expression in hematopoietic cells. *Blood* 82:1110, 1993.
183. Yokota S, Kiyoi H, Nakao M, et al: Internal tandem duplication of the FLT3 gene is preferentially seen in acute myeloid leukemia and myelodysplastic syndrome among various hematological malignancies. A study on a large series of patients and cell lines. *Leukemia* 11:1605, 1997.
184. Thiede C, Steudel C, Mohr B, et al: Analysis of FLT3-activating mutations in 979 patients with acute myelogenous leukemia: Association with FAB subtypes and identification of subgroups with poor prognosis. *Blood* 99:4326, 2002.
185. Zwaan CM, Meshinchi S, Radich JP, et al: FLT3 internal tandem duplication in 234 children with acute myeloid leukemia: Prognostic significance and relation to cellular drug resistance. *Blood* 102:2387, 2003.
186. O'Farrell AM, Foran JM, Fiedler W, et al: An innovative phase I clinical study demonstrates inhibition of FLT3 phosphorylation by SU11248 in acute myeloid leukemia patients. *Clin Cancer Res* 9:5465, 2003.
187. Lyman SD, James L, Vanden Bos T, et al: Molecular cloning of a ligand for the flt3/flk-2 tyrosine kinase receptor: A proliferative factor for primitive hematopoietic cells. *Cell* 75:1157, 1993.
188. Lyman SD, James L, Escobar S, et al: Identification of soluble and membrane-bound isoforms of the murine flt3 ligand generated by alternative splicing of mRNAs. *Oncogene* 10:149, 1995.
189. Lyman SD, Seaberg M, Hanna R, et al: Plasma/serum levels of flt3 ligand are low in normal individuals and highly elevated in patients with Fanconi anemia and acquired aplastic anemia. *Blood* 86:4091, 1995.
190. Mackarehtschian K, Hardin JD, Moore KA, et al: Targeted disruption of the flk2/flt3 gene leads to deficiencies in primitive hematopoietic progenitors. *Immunity* 3:147, 1995.
191. Rasko JE, Metcalf D, Rossner MT, et al: The flt3/flk-2 ligand: Receptor distribution and action on murine haemopoietic cell survival and proliferation. *Leukemia* 9:2058, 1995.
192. Robinson S, Mosley RL, Parajuli P, et al: Comparison of the hematopoietic activity of flt-3 ligand and granulocyte-macrophage colony-stimulating factor acting alone or in combination. *J Hematother Stem Cell Res* 9:711, 2000.
193. Kobayashi M, Laver JH, Kato T, et al: Thrombopoietin supports proliferation of human primitive hematopoietic cells in synergy with steel factor and/or interleukin-3. *Blood* 88:429, 1996.
194. Piacibello W, Sanavio F, Garetto L, et al: Extensive amplification and self-renewal of human primitive hematopoietic stem cells from cord blood. *Blood* 89:2644, 1997.
195. Namikawa R, Muench MO, de Vries JE, et al: The FLK2/FLT3 ligand synergizes with interleukin-7 in promoting stromal-cell-independent expansion and differentiation of human fetal pro-B cells *in vitro*. *Blood* 87:1881, 1996.
196. Strobl H, Bello-Fernandez C, Riedl E, et al: Flt3 ligand in cooperation with transforming growth factor-beta1 potentiates *in vitro* development of Langerhans-type dendritic cells and allows single-cell dendritic cell cluster formation under serum-free conditions. *Blood* 90:1425, 1997.
197. Kaushansky K: Thrombopoietin: The primary regulator of platelet production. *Blood* 86:419, 1995.
198. Qian S, Fu F, Li W, et al: Primary role of the liver in thrombopoietin production shown by tissue-specific knockout. *Blood* 92:2189, 1998.
199. Kaushansky K: Thrombopoietin. *N Engl J Med* 339:746, 1998.
200. Sitnicka E, Lin N, Priestley GV, et al: The effect of thrombopoietin on the proliferation and differentiation of murine hematopoietic stem cells. *Blood* 87:4998, 1996.
201. Kobayashi M, Laver JH, Kato T, et al: Recombinant human thrombopoietin (Mpl ligand) enhances proliferation of erythroid progenitors. *Blood* 86:2494, 1995.
202. Kaushansky K, Broudy VC, Grossmann A, et al: Thrombopoietin expands erythroid progenitors, increases red cell production, and enhances erythroid recovery after myelosuppressive therapy. *J Clin Invest* 96:1683, 1995.
203. Akahori H, Shibuya K, Obuchi M, et al: Effect of recombinant human thrombopoietin in nonhuman primates with chemotherapy-induced thrombocytopenia. *Br J Haematol* 94:722, 1996.
204. Neelis KJ, Hartong SC, Egeland T, et al: The efficacy of single-dose administration of thrombopoietin with coadministration of either granulocyte/macrophage or granulocyte colony-stimulating factor in myelosuppressed rhesus monkeys. *Blood* 90:2565, 1997.
205. Farese AM, Hunt P, Grab LB, et al: Combined administration of recombinant human megakaryocyte growth and development factor and granulocyte colony-stimulating factor enhances multilineage hematopoietic reconstitution in nonhuman primates after radiation-induced marrow aplasia. *J Clin Invest* 97:2145, 1996.
206. Alexander WS, Roberts AW, Nicola NA, et al: Deficiencies in progenitor cells of multiple hematopoietic lineages and defective megakaryocytopoiesis in mice lacking the thrombopoietic receptor c-Mpl. *Blood* 87:2162, 1996.
207. Yagi M, Ritchie KA, Sitnicka E, et al: Sustained *ex vivo* expansion of hematopoietic stem cells mediated by thrombopoietin. *Proc Natl Acad Sci USA* 96:8126, 1999.
208. Broxmeyer HE, Kohli L, Kim CH, et al: Stromal cell-derived factor-1/CXCL12 directly enhances survival/antiapoptosis of myeloid progenitor cells through CXCR4 and G(alpha)i proteins and enhances engraftment of competitive, repopulating stem cells. *J Leukoc Biol* 73:630, 2003.
209. Lee Y, Gotoh A, Kwon H-J, et al. Enhancement of intracellular signaling associated with hematopoietic progenitor cell survival in response to SDF-1/CXCL12 in synergy with other cytokines. *Blood* 99:4307, 2002.
210. Ellisen LW, Bird J, West DC, et al: TAN-1, the human homolog of the Drosophila notch gene, is broken by chromosomal translocations in T lymphoblastic neoplasms. *Cell* 66(4):649, 1991.
211. Milner LA, Kopan R, Martin DI, Bernstein ID: A human homologue of the Drosophila developmental gene, Notch, is expressed in CD34 hematopoietic precursors. *Blood* 83:2057, 1994.
212. Karanu FN, Murdoch B, Gallacher L, et al: The notch ligand jagged-1 represents a novel growth factor of human hematopoietic stem cells. *J Exp Med* 192:1365, 2000.
213. Karanu FN, Murdoch B, Miyabayashi T, et al: Human homologues of Delta-1 and Delta-4 function as mitogenic regulators of primitive human hematopoietic cells. *Blood* 97:1960, 2001.
214. Varnum-Finney B, Brashem-Stein C, Bernstein ID: Combined effects of Notch signaling and cytokines induce a multiple log increase in precursors with lymphoid and myeloid reconstituting ability. *Blood* 101:1784, 2003.
215. Austin TW, Solar GP, Ziegler FC, et al: A role for the Wnt gene family in hematopoiesis: Expansion of multilineage progenitor cells. *Blood* 89:3624, 1997.
216. Willert K, Brown JD, Danenberg E, et al: Wnt proteins are lipid-modified and can act as stem cell growth factors. *Nature* 423:448, 2003.
217. Reya T, Duncan AW, Ailles L, et al: A role for Wnt signaling in self-renewal of hematopoietic stem cells. *Nature* 423:409, 2003.
218. Van Den Berg DJ, Sharma AK, Bruno E, Hoffman R: Role of members of the Wnt gene family in human hematopoiesis. *Blood* 92:3189, 1998.
219. Shi Y, Massague J: Mechanisms of TGF-beta signaling from cell membrane to the nucleus. *Cell* 113:685, 2003.
220. Sitnicka E, Ruscetti FW, Priestley GV, et al: Transforming growth factor beta 1 directly and reversibly inhibits the initial cell divisions of long-term repopulating hematopoietic stem cells. *Blood* 88:82, 1996.
221. Batard P, Monier MN, Fortunel N, et al: TGF-(beta)1 maintains hematopoietic immaturity by a reversible negative control of cell cycle and induces CD34 antigen up-modulation. *J Cell Sci* 113(Pt 3):383, 2000.
222. Larsson J, Blank U, Helgadottir H, et al: TGF-beta signaling-deficient hematopoietic stem cells have normal self-renewal and regenerative ability *in vivo* despite increased proliferative capacity *in vitro*. *Blood* 102:3129, 2003.
223. Larsson J, Karlsson S: The role of Smad signaling in hematopoiesis. *Oncogene* 29:5676, 2005.

224. Blank U, Karlsson G, Moody JL, et al: Smad7 promotes self-renewal of hematopoietic stem cells *in vivo*. *Blood* 108:4246, 2006.
225. Karlsson G, Blank U, Moody JL, et al: Smad4 is critical for self-renewal of hematopoietic stem cells. *J Exp Med* 204:467, 2007.
226. Lengerke C, Schmitt S, Bowman TV, et al: BMP and Wnt specify hematopoietic fate by activation of the Cdx-Hox pathway. *Cell Stem Cell* 2:72, 2008.
227. Timm A, Grosschedl R: Wnt signaling in lymphopoiesis. *Curr Top Microbiol Immunol* 290:225, 2005.
228. Ross S, Hill CS: How the Smads regulate transcription. *Int J Biochem Cell Biol* 40:383, 2008.
229. Krosl G, He G, Lefrancois M, et al: Transcription factor SCL is required for c-kit expression and c-Kit function in hemopoietic cells. *J Exp Med* 188:439, 1998.
230. Kirito K, Fox N, Kaushansky K: Thrombopoietin stimulates Hoxb4 expression: An explanation for the favorable effects of TPO on hematopoietic stem cells. *Blood* 102:3172, 2003.
231. Kirito K, Fox N, Kaushansky K: Thrombopoietin (TPO) induces the nuclear translocation of HoxA9 in hematopoietic stem cells (HSC): A potential explanation for the favorable effects of TPO on HSCs. *Mol Cell Biol* 24:6751, 2004.
232. Tong W, Lodish HF: Lnk inhibits Tpo-mpl signaling and Tpo-mediated megakaryocytopoiesis. *J Exp Med* 200(5):569, 2004.
233. Tong W, Zhang J, Lodish HF. Lnk inhibits erythropoiesis and EPO-dependent JAK2 activation and downstream signaling pathways. *Blood* 105:4604, 2005.
234. Takaki S, Sauer K, Iritani BM, et al: Control of B cell production by the adaptor protein lnk: Definition of a conserved family of signal-modulating proteins. *Immunity* 13:599, 2000.
235. Seita J, Ema H, Ooehara J, et al: Lnk negatively regulates self-renewal of hematopoietic stem cells by modifying thrombopoietin-mediated signal transduction. *Proc Natl Acad Sci USA* 104:2349, 2007.
236. Buza-Vidas N, Antonchuk J, Qian H, et al: Cytokines regulate postnatal hematopoietic stem cell expansion: opposing roles of thrombopoietin and LNK. *Genes Dev* 20:2018, 2006.
237. Schick PK, Wojenski CM, Bennett VD, et al: The synthesis and localization of alternatively spliced fibronectin EIIIB in resting and thrombin-treated megakaryocytes. *Blood* 87:1817, 1996.
238. Prosper F, Stroncek D, McCarthy JB, et al: Mobilization and homing of peripheral blood progenitors is related to reversible downregulation of alpha4 beta1 integrin expression and function. *J Clin Invest* 101:2456, 1998.
239. Dao MA, Hashino K, Kato I, et al: Adhesion to fibronectin maintains regenerative capacity during *ex vivo* culture and transduction of human hematopoietic stem and progenitor cells. *Blood* 92:4612, 1998.
240. Yokota T, Oritani K, Mitsui H, et al: Growth-supporting activities of fibronectin on hematopoietic stem/progenitor cells *in vitro* and *in vivo*: Structural requirement for fibronectin activities of CS1 and cell-binding domains. *Blood* 91:3263, 1998.
241. Bhatia R, Williams AD, Munthe HA: Contact with fibronectin enhances preservation of normal but not chronic myelogenous leukemia primitive hematopoietic progenitors. *Exp Hematol* 30:324, 2002.
242. Liu S, Kiosses WB, Rose DM, et al: A fragment of paxillin binds the alpha 4 integrin cytoplasmic domain (tail) and selectively inhibits alpha 4-mediated cell migration. *J Biol Chem* 277:20887, 2002.
243. Sarkar S, Svoboda M, de Beaumont R, et al: The role of Aktand RAFTK in beta1 integrin mediated survival of precursor B-acute lymphoblastic leukemia cells. *Leuk Lymphoma* 43:1663, 2002.
244. Zhao J, Bian ZC, Yee K, et al: Identification of transcription factor KLF8 as a downstream target of focal adhesion kinase in its regulation of cyclin D1 and cell cycle progression. *Mol Cell* 11:1503, 2003.
245. Schlaepfer DD, Hunter T: Focal adhesion kinase overexpression enhances ras-dependent integrin signaling to ERK2/mitogen-activated protein kinase through interactions with and activation of c-Src. *J Biol Chem* 272:13189, 1997.
246. Legras S, Levesque JP, Charrad R, et al: CD44-mediated adhesiveness of human hematopoietic progenitors to hyaluronan is modulated by cytokines. *Blood* 89:1905, 1997.
247. Bendall LJ, James A, Zannettino A, et al: A novel CD44 antibody identifies an epitope that is aberrantly expressed on acute lymphoblastic leukaemia cells. *Immunol Cell Biol* 81:311, 2003.
248. Bendall LJ, Kirkness J, Hutchinson A, et al: Antibodies to CD44 enhance adhesion of normal CD34+ cells and acute myeloblastic but not lymphoblastic leukaemia cells to bone marrow stroma. *Br J Haematol* 98:828, 1997.
249. Pilarski LM, Pruski E, Wizniak J, et al: Potential role for hyaluronan and the hyaluronan receptor RHAMM in mobilization and trafficking of hematopoietic progenitor cells. *Blood* 93:2918, 1999.
250. Nilsson SK, Haylock DN, Johnston HM, et al: Hyaluronan is synthesized by primitive hemopoietic cells, participates in their lodgment at the endosteum following transplantation, and is involved in the regulation of their proliferation and differentiation *in vitro*. *Blood* 101:856, 2003.
251. Gupta P, Oegema TR Jr, Brazil JJ, et al: Structurally specific heparan sulfates support primitive human hematopoiesis by formation of a multimolecular stem cell niche. *Blood* 92:4641, 1998.
252. Klein G, Beck S, Muller CA: Tenascin is a cytoadhesive extracellular matrix component of the human hematopoietic microenvironment. *J Cell Biol* 123:1027, 1993.
253. Seiffert M, Beck SC, Schermutzki F, et al: Mitogenic and adhesive effects of tenascin-C on human hematopoietic cells are mediated by various functional domains. *Matrix Biol* 17:47, 1998.
254. Ohta M, Sakai T, Saga Y, et al: Suppression of hematopoietic activity in tenascin-C-deficient mice. *Blood* 91:4074, 1998.
255. Siler U, Seiffert M, Puch S, et al: Characterization and functional analysis of laminin isoforms in human bone marrow. *Blood* 96:4194, 2000.
256. Gu Y, Sorokin L, Durbeej M, et al: Characterization of bone marrow laminins and identification of alpha5-containing laminins as adhesive proteins for multipotent hematopoietic FDCP-Mix cells. *Blood* 93:2533, 1999.
257. Siler U, Rousselle P, Muller CA, et al: Laminin gamma2 chain as a stromal cell marker of the human bone marrow microenvironment. *Br J Haematol* 119:212, 2002.
258. Landowski TH, Dratz EA, Starkey JR: Studies of the structure of the metastasis-associated 67 kDa laminin binding protein: Fatty acid acylation and evidence supporting dimerization of the 32 kDa gene product to form the mature protein. *Biochemistry* 34:11276, 1995.
259. Ardini E, Tagliabue E, Magnifico A, et al: Co-regulation and physical association of the 67-kDa monomeric laminin receptor and the alpha6beta4 integrin. *J Biol Chem* 272:2342, 1997.
260. Gu YC, Kortesmaa J, Tryggvason K, et al: Laminin isoform-specific promotion of adhesion and migration of human bone marrow progenitor cells. *Blood* 101:877, 2003.
261. Chen J, Carcamo JM, Borquez-Ojeda O, et al: The laminin receptor modulates granulocyte-macrophage colony-stimulating factor receptor complex formation and modulates its signaling. *Proc Natl Acad Sci USA* 100:14000, 2003.
262. Klein G, Muller CA, Tillet E, et al: Collagen type VI in the human bone marrow microenvironment: A strong cytoadhesive component. *Blood* 86:1740, 1995.
263. Koenigsmann M, Griffin JD, DiCarlo J, et al: Myeloid and erythroid progenitor cells from normal bone marrow adhere to collagen type I. *Blood* 79:657, 1992.
264. Metcalf D: Lineage commitment and maturation in hematopoietic cells: The case for extrinsic regulation. *Blood* 92:345; discussion 352, 1998.
265. Enver T, Heyworth CM, Dexter TM: Do stem cells play dice? *Blood* 92:348; discussion 352, 1998.
266. Souabni A, Cobaleda C, Schebesta M, et al: Pax5 promotes B lymphopoiesis and blocks T cell development by repressing Notch1. *Immunity* 17:781, 2002.
267. Georgopoulos K, Moore DD, Derfler B: Ikaros, an early lymphoid-specific transcription factor and a putative mediator for T cell commitment. *Science* 258:808, 1992.
268. Hromas R, Orazi A, Neiman RS, et al: Hematopoietic lineage- and stage-restricted expression of the ETS oncogene family member PU.1. *Blood* 82:2998, 1993.
269. Hohaus S, Petrovick MS, Voso MT, et al: PU.1 (Spi-1) and C/EBP alpha regulate expression of the granulocyte-macrophage colony-stimulating factor receptor alpha gene. *Mol Cell Biol* 15:5830, 1995.
270. Martin DI, Zon LI, Mutter G, et al: Expression of an erythroid transcription factor in megakaryocytic and mast cell lineages. *Nature* 344:444, 1990.
271. Hart A, Melet F, Grossfeld P, et al: Fli-1 is required for murine vascular and megakaryocytic development and is hemizygously deleted in patients with thrombocytopenia. *Immunity* 13:167, 2000.
272. Gombart AF, Kwok SH, Anderson KL, et al: Regulation of neutrophil and eosinophil secondary granule gene expression by transcription factors C/EBP epsilon and PU.1. *Blood* 101:3265, 2003.
273. Thevenin C, Nutt SL, Busslinger M: Early function of Pax5 (BSAP) before the pre-B cell receptor stage of B lymphopoiesis. *J Exp Med* 188:735, 1998.
274. Enver T: B-cell commitment: Pax5 is the deciding factor. *Curr Biol* 9:R933, 1999.
275. Zhang DE, Zhang P, Wang ND, et al: Absence of granulocyte colony-stimulating factor signaling and neutrophil development in CCAAT enhancer binding protein alpha-deficient mice. *Proc Natl Acad Sci USA* 94:569, 1997.
276. Cammenga J, Mulloy JC, Berguido FJ, et al: Induction of C/EBPalpha activity alters gene expression and differentiation of human CD34+ cells. *Blood* 101:2206, 2003.
277. Fairbairn LJ, Cowling GJ, Reipert BM, et al: Suppression of apoptosis allows differentiation and development of a multipotent hemopoietic cell line in the absence of added growth factors. *Cell* 74:823, 1993.
278. Nerlov C, Querfurth E, Kulessa H, et al: GATA-1 interacts with the myeloid PU.1 transcription factor and represses PU.1-dependent transcription. *Blood* 95:2543, 2000.
279. Zhang P, Zhang X, Iwama A, et al: PU.1 inhibits GATA-1 function and erythroid differentiation by blocking GATA-1 DNA binding. *Blood* 96:2641, 2000.
280. Kondo M, Scherer DC, Miyamoto T, et al: Cell-fate conversion of lymphoid-committed progenitors by instructive actions of cytokines. *Nature* 407:383, 2000.
281. Metcalf D: Lineage commitment in the progeny of murine hematopoietic preprogenitor cells: Influence of thrombopoietin and interleukin 5. *Proc Natl Acad Sci USA* 95:6408, 1998.
282. Thorsteinsdottir U, Sauvageau G, Humphries RK. Enhanced *in vivo* regenerative potential of HOXB4-transduced hematopoietic stem cells with regulation of their pool size. *Blood* 94:2605, 1999.
283. Iscove NN, Nawa K. Hematopoietic stem cells expand during serial transplantation *in vivo* without apparent exhaustion. *Curr Biol* 7:805, 1997.
284. Pawliuk R, Eaves C, Humphries RK: Evidence of both ontogeny and transplant dose-regulated expansion of hematopoietic stem cells *in vivo*. *Blood* 88:2852, 1996.
285. Gothot A, van der Loo JC, Clapp DW, et al: Cell cycle-related changes in repopulating capacity of human mobilized peripheral blood CD34(+) cells in non-obese diabetic/severe combined immune-deficient mice. *Blood* 92:2641, 1998.
286. Wilpshaar J, Bhatia M, Kanhai HH, et al: Engraftment potential of human fetal hematopoietic cells in NOD/SCID mice is not restricted to mitotically quiescent cells. *Blood* 100:120, 2002.
287. Czechowicz A, Kraft D, Weissman IL, Bhattacharya D: Efficient transplantation via antibody-based clearance of hematopoietic stem cell niches. *Science* 318:1296, 2007.
288. Fuchs E, Tumbar T, Guasch G: Socializing with the neighbors: Stem cells and their niche. *Cell* 116:769, 2004.
289. Mezey E, Chandross KJ, Harta G, et al: Turning blood into brain: Cells bearing neuronal antigens generated *in vivo* from bone marrow. *Science* 290:1779, 2000.
290. Brazelton TR, Rossi FM, Keshet GI, et al: From marrow to brain: Expression of neuronal phenotypes in adult mice. *Science* 290:1775, 2000.
291. Lagasse E, Connors H, Al-Dhalimy M, et al: Purified hematopoietic stem cells can differentiate into hepatocytes *in vivo*. *Nat Med* 6:1229, 2000.
292. Alison MR, Poulsom R, Jeffery R, et al: Hepatocytes from non-hepatic adult stem

cells. *Nature* 406:257, 2000.

293. Ferrari G, Cusella-De Angelis G, Coletta M, et al: Muscle regeneration by bone marrow-derived myogenic progenitors. *Science* 279:1528, 1998.
294. Orlic D, Kajstura J, Chimenti S, et al: Bone marrow cells regenerate infarcted myocardium. *Nature* 410:701, 2001.
295. Jiang Y, Jahagirdar BN, Reinhardt RL, et al: Pluripotency of mesenchymal stem cells derived from adult marrow. *Nature* 418:41, 2002.
296. Ying QL, Nichols J, Evans EP, et al: Changing potency by spontaneous fusion. *Nature* 416:545, 2002.
297. Terada N, Hamazaki T, Oka M, et al: Bone marrow cells adopt the phenotype of other cells by spontaneous cell fusion. *Nature* 416:542, 2002.
298. Galy A, Travis M, Cen D, et al: Human T, B, natural killer, and dendritic cells arise from a common bone marrow progenitor cell subset. *Immunity* 3:459, 1995.
299. von Freeden-Jeffry U, Vieira P, Lucian LA, et al: Lymphopenia in interleukin (IL)-7 gene-deleted mice identifies IL-7 as a nonredundant cytokine. *J Exp Med* 181:1519, 1995.
300. Terskikh AV, Miyamoto T, Chang C, et al: Gene expression analysis of purified hematopoietic stem cells and committed progenitors. *Blood* 102:94, 2003.
301. Ikawa T, Kawamoto H, Fujimoto S, et al: Commitment of common T/Natural killer (NK) progenitors to unipotent T and NK progenitors in the murine fetal thymus revealed by a single progenitor assay. *J Exp Med* 190:1617, 1999.
302. Massari ME, Murre C: Helix-loop-helix proteins: Regulators of transcription in eucaryotic organisms. *Mol Cell Biol* 20:429, 2000.
303. Sawada S, Littman DR: A heterodimer of HEB and an E12-related protein interacts with the CD4 enhancer and regulates its activity in T-cell lines. *Mol Cell Biol* 13:5620, 1993.
304. Takeuchi A, Yamasaki S, Takase K, et al: E2A and HEB activate the pre-TCR alpha promoter during immature T cell development. *J Immunol* 167:2157, 2001.
305. Bain G, Romanow WJ, Albers K, et al: Positive and negative regulation of V(D)J recombination by the E2A proteins. *J Exp Med* 189:289, 1999.
306. Norton JD: ID helix-loop-helix proteins in cell growth, differentiation and tumorigenesis. *J Cell Sci* 113 Pt 22:3897, 2000.
307. Yokota Y, Mansouri A, Mori S, et al: Development of peripheral lymphoid organs and natural killer cells depends on the helix-loop-helix inhibitor Id2. *Nature* 397:702, 1999.
308. Heemskerk MH, Blom B, Nolan G, et al: Inhibition of T cell and promotion of natural killer cell development by the dominant negative helix loop helix factor Id3. *J Exp Med* 186:1597, 1997.
309. Pui JC, Allman D, Xu L, et al: Notch1 expression in early lymphopoiesis influences B versus T lineage determination. *Immunity* 11:299, 1999.
310. Allman D, Karnell FG, Punt JA, et al: Separation of Notch1 promoted lineage commitment and expansion/transformation in developing T cells. *J Exp Med* 194:99, 2001.
311. Denis KA, Witte ON: *In vitro* development of B lymphocytes from long-term cultured precursor cells. *Proc Natl Acad Sci USA* 83:441, 1986.
312. Takatsu K: Cytokines involved in B-cell differentiation and their sites of action. *Proc Soc Exp Biol Med* 215:121, 1997.
313. Namen AE, Lupton S, Hjerrild K, et al: Stimulation of B-cell progenitors by cloned murine interleukin-7. *Nature* 333:571, 1988.
314. Gibson LF, Piktel D, Landreth KS: Insulin-like growth factor-1 potentiates expansion of interleukin-7-dependent pro-B cells. *Blood* 82:3005, 1993.
315. Nagasawa T, Kikutani H, Kishimoto T: Molecular cloning and structure of a pre-B-cell growth-stimulating factor. *Proc Natl Acad Sci USA* 91:2305, 1994.
316. McNiece IK, Langley KE, Zsebo KM: The role of recombinant stem cell factor in early B cell development. Synergistic interaction with IL-7. *J Immunol* 146:3785, 1991.
317. Gongora R, Stephan RP, Zhang Z, et al: An essential role for Daxx in the inhibition of B lymphopoiesis by type I interferons. *Immunity* 14:727, 2001.
318. Yoshikawa H, Nakajima Y, Tasaka K: IFN-gamma induces the apoptosis of WEHI 279 and normal pre-B cell lines by expressing direct inhibitor of apoptosis protein binding protein with low pI. *J Immunol* 167:2487, 2001.
319. Mitchell PL, Clutterbuck RD, Powles RL, et al: Interleukin-4 enhances the survival of severe combined immunodeficient mice engrafted with human B-cell precursor leukemia. *Blood* 87:4797, 1996.
320. Lee G, Namen AE, Gillis S, et al: Normal B cell precursors responsive to recombinant murine IL-7 and inhibition of IL-7 activity by transforming growth factor-beta. *J Immunol* 142:3875, 1989.
321. Bain G, Maandag EC, Izon DJ, et al: E2A proteins are required for proper B cell development and initiation of immunoglobulin gene rearrangements. *Cell* 79:885, 1994.
322. Bain G, Robanus Maandag EC, te Riele HP, et al: Both E12 and E47 allow commitment to the B cell lineage. *Immunity* 6:145, 1997.
323. Kee BL, Quong MW, Murre C: E2A proteins: Essential regulators at multiple stages of B-cell development. *Immunol Rev* 175:138, 2000.
324. Iscove NN, Sieber F: Erythroid progenitors in mouse bone marrow detected by macroscopic colony formation in culture. *Exp Hematol* 3:32, 1975.
325. Clarke BJ, Housman D: Characterization of an erythroid precursor cell of high proliferative capacity in normal human peripheral blood. *Proc Natl Acad Sci USA* 74:1105, 1977.
326. Long MW, Heffner CH, Williams JL, et al: Regulation of megakaryocyte phenotype in human erythroleukemia cells. *J Clin Invest* 85:1072, 1990.
327. McDonald TP, Sullivan PS: Megakaryocytic and erythrocytic cell lines share a common precursor cell. *Exp Hematol* 21:1316, 1993.
328. Nakahata T, Okumura N: Cell surface antigen expression in human erythroid progenitors: Erythroid and megakaryocytic markers. *Leuk Lymphoma* 13:401, 1994.
329. Hodohara K, Fujii N, Yamamoto N, et al: Stromal cell-derived factor-1 (SDF-1) acts together with thrombopoietin to enhance the development of megakaryocytic progenitor cells (CFU-MK). *Blood* 95:769, 2000.
330. Sawada K, Krantz SB, Dai CH, et al: Purification of human blood burst-forming units-erythroid and demonstration of the evolution of erythropoietin receptors. *J Cell Physiol* 142:219, 1990.
331. Sporn LA, Chavin SI, Marder VJ, et al: Biosynthesis of von Willebrand protein by human megakaryocytes. *J Clin Invest* 76:1102, 1985.
332. Pevny L, Simon MC, Robertson E, et al: Erythroid differentiation in chimaeric mice blocked by a targeted mutation in the gene for transcription factor GATA-1. *Nature* 349:257, 1991.
333. Shivdasani RA, Fujiwara Y, McDevitt MA, et al: A lineage-selective knockout establishes the critical role of transcription factor GATA-1 in megakaryocyte growth and platelet development. *EMBO J* 16:3965, 1997.
334. Tsang AP, Visvader JE, Turner CA, et al: FOG, a multitype zinc finger protein, acts as a cofactor for transcription factor GATA-1 in erythroid and megakaryocytic differentiation. *Cell* 90:109, 1997.
335. Nichols KE, Crispino JD, Poncz M, et al: Familial dyserythropoietic anaemia and thrombocytopenia due to an inherited mutation in GATA1. *Nat Genet* 24:266, 2000.
336. Doubeikovski A, Uzan G, Doubeikovski Z, et al: Thrombopoietin-induced expression of the glycoprotein IIb gene involves the transcription factor PU.1/Spi-1 in UT7-Mpl cells. *J Biol Chem* 272:24300, 1997.
337. Athanasiou M, Clausen PA, Mavrothalassitis GJ, et al: Increased expression of the ETS-related transcription factor FLI-1/ERGB correlates with and can induce the megakaryocytic phenotype. *Cell Growth Differ* 7:1525, 1996.
338. Giles F, Estey E, O'Brien S: Gemtuzumab ozogamicin in the treatment of acute myeloid leukemia. *Cancer* 98:2095, 2003.
339. Pagano L, Fianchi L, Caira M, Rutella S, Leone G: The role of gemtuzumab ozogamicin in the treatment of acute myeloid leukemia patients. *Oncogene* 26:3679, 2007.
340. Stasi R. Gemtuzumab ozogamicin: an anti-CD33 immunoconjugate for the treatment of acute myeloid leukaemia. *Expert Opin Biol Ther* 8:527, 2008.
341. Khanna-Gupta A, Zibello T, Sun H, et al: C/EBP epsilon mediates myeloid differentiation and is regulated by the CCAAT displacement protein (CDP/cut). *Proc Natl Acad Sci USA* 98:8000, 2001.
342. Dahl R, Walsh JC, Lancki D, et al: Regulation of macrophage and neutrophil cell fates by the PU.1:C/EBPalpha ratio and granulocyte colony-stimulating factor. *Nat Immunol* 4:1029, 2003.

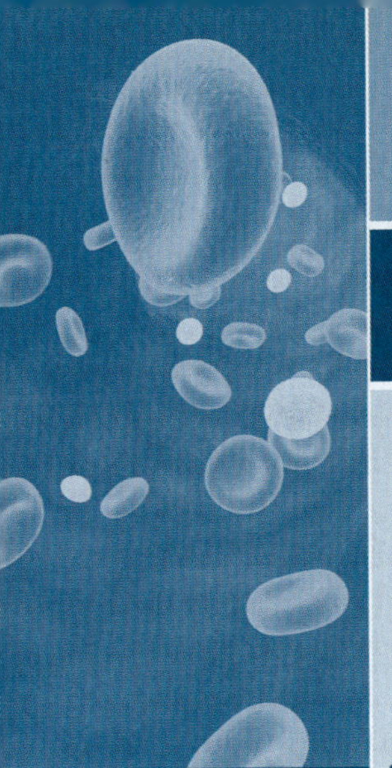

第17章

炎症反应

Jeffrey S.Warren, Peter A.Ward

摘 要

炎症反应表现为局部血流快速而短暂增加、微血管通透性增高和不同类型的白细胞先后聚集至炎症部位。同时发生的是一系列修复过程(例如:血管生成、产生细胞外基质、实质再生和瘢痕形成)。炎症部位早期血流动力学改变产生低剪切力状况,使边缘池的白细胞能以低亲和力选择素介导的滚动方式与血管内皮细胞相互作用。在局部产生的可溶性和细胞表面介质的作用下,内皮细胞和滚动的白细胞被激活,先后表达一系列配对互补的黏附分子,包括 β_2- 整合素、选择素和免疫球蛋白超家族成员。白细胞及内皮细胞黏附分子介导白细胞沿趋化因子浓度梯度转移以及从血管腔渗出所必需的高亲和力黏附反应。类似的,由时间调控的可溶性介质和细胞黏附分子协同作用介导随后的以单核细胞和淋巴细胞为主的慢性炎症反应。这一基本模式受诸多表面活性分子及可溶性炎性介质调控。招募的白细胞和炎症局部的细胞均在宿主防御和组织修复中发挥重要的作用。

本章使用的简写和缩略词:BPI,杀菌/渗透性增高蛋白(bactericidal/permeability-increasing protein);CAP37,阳离子抗菌蛋白(cationic antimicrobial protein);CD,分化簇(cluster of differentiation);eNOS,内皮细胞一氧化氮合成酶(endothelial nitric oxide synthase);HEV,高内皮细胞小静脉(high endothelial venules);HPETE,5- 过氧化氢甘碳四烯酸(hydroperoxyeicosatetraenoic acid);ICAM,细胞间黏附分子(intercellular adhesion molecule);Ig,免疫球蛋白(immunoglobulin);IL,白细胞介素(interleukin);iNOS,诱导型一氧化氮合成酶(inducible nitric oxide synthase);LT,白三烯(leukotriene);$LTB_4/C_4/D_4/E_4$,白三烯 $B_4/C_4/D_4/E_4$(leukotriene B4/ C4/ D4/ E4);MASP,甘露聚糖 - 结合凝集素 - 相关的丝氨酸蛋白酶(mannan-binding lectin-associated serine protease);MBL,甘露聚糖 - 结合凝集素(mannan-binding lectin);NADPH,烟酰胺腺嘌呤二核苷酸磷酸(还原型)(nicotinamide adenine dinucleotide phosphate (reduced));nNOS,神经元一氧化氮合成酶(neuronal nitric oxide synthase);NO,一氧化氮(nitric oxide);NOS,一氧化氮合成酶(nitric oxide synthase);PAF,血小板激活因子(platelet-activating factor);PSGL-1,P- 选择素糖蛋白配体 -1(P-selectin glycoprotein ligand-1);RGD,精氨酸 - 甘氨酸 - 天冬氨酸肽序列(arginine-glycine-aspartic acid peptide sequence);TNF,肿瘤坏死因子(tumor necrosis factor);VCAM,血管细胞黏附分子(vascular cell adhesion molecule);VLA,极晚期抗原(verylate antigen)。

历史回顾

早在五千年前,人们就认识了急性炎症的标志性临床特征——红、热、肿、痛[1]。18 世纪晚期著名的苏格兰外科医生 John Hunter 发现,炎症反应本身并不是一种疾病,而是机体对多种损伤因素的一种非特异性有益的应答。Julius Cohnheim 通过显微镜观察透明的活体生物膜标本,推断炎症反应本质上是一种血管现象。19 世纪后期,Eli Metchnikoff 和他的同事描述了吞噬现象。应用活体动物及固定的组织标本的形态学研究转变了我们对炎症反应的认识,形成目前的炎症相关血流动力学变化、"急性"炎症和"慢性"炎症的概念[1,2]。在过去的五十年中,生物化学、组织培养、单克隆抗体制备、重组 DNA 技术、分离细胞及整体动物的遗传操作等现代技术,使我们对炎症反应的细胞及分子机制有了更深入的理解。基于这些实验研究以及疾病的"天然实验",如慢性肉芽肿性疾病(参见第 66 章)及白细胞黏附缺乏性疾病(参见第 66 章),使我们能够建立复杂而巧妙的急、慢性炎症模型得以并有望制定各种有效的治疗方案。实际上,众多人类疾病表现为炎症反应缺陷或炎症反应自身的不良效应。

炎症的基本特征

虽然炎症被人为地划分为急性或慢性过程,但这种定义很有用。"急性"炎症持续数分钟至数日,表现为明显的局部血流动力学和微血管的改变及白细胞聚集[2]。急性炎症反应总是表现为微血管渗漏及中性粒细胞聚集。前述的炎症四大体征可

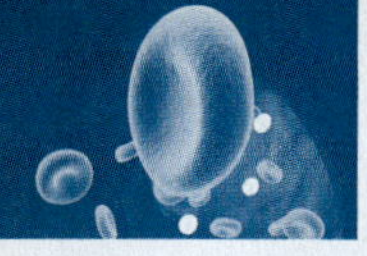

在急性炎症的生理学范畴得到解释。炎症，特别是急性炎症的全身效应是引起我们所熟悉的发热、急性期反应及感觉改变等临床表现的原因。

慢性炎症反应持续时间长得多，其效应亦变化较大，特征为新生毛细血管生成及炎症局部成纤维细胞增生[2]。浸润的细胞主要包括淋巴细胞和单核细胞，但慢性炎症病灶的浸润细胞构成、解剖学分布及发展速度变化大。根据这些变化可将慢性炎症过程进行分类。例如，肉芽肿性炎症是一种慢性过程，以单个核吞噬细胞呈结节性聚集为特征，这些浸润细胞已经"转化"成为所谓的上皮样组织细胞，因为它们看上去类似上皮细胞。肉芽肿可沿血管分布（如血管中心性肉芽肿）、沿气道分布（如支气管中心性肉芽肿）或随机分布于整个器官的间质或实质。其他慢性炎症过程以浆细胞或嗜酸性粒细胞浸润为主。与急性炎症损伤典型特征所不同的是，慢性炎症损伤的特殊征象有时可提示其病因（如结核病中的干酪样肉芽肿、寄生虫感染中的富含嗜酸性粒细胞的浸润及病毒性肝炎中的富含浆细胞的浸润）。

急、慢性炎症反应均伴有修复过程[2]。修复涉及损坏实质细胞的再生，这些细胞损伤可能是病变本身直接导致的，或者是由炎症反应的"旁观者效应"造成的。修复的特征为新毛细血管生成（血管生成）及成纤维细胞激活产生细胞外基质（如瘢痕组织）。在某些情况下，炎症反应具有自限性（如晒伤），而在其他情况下，炎症反应可能持续数年（如结核性肉芽肿）。损伤因素的持续或清除是影响预后的主要因素——决定是否完全再生、还是炎症持续或瘢痕形成。

本章首先论述急性炎症，包括局部血流变化、微血管通透性改变及中性粒细胞渗出。在对内皮细胞激活、低亲和性白细胞——内皮细胞黏附、高亲和力或稳定的白细胞——内皮细胞的黏附反应、白细胞迁移、白细胞激活及随后的炎症反应消退等过程的理解方面已获得重要的进展。本章第二部分介绍调控急、慢性炎症的多种可溶性表面活性介质。这些介质包括半衰期较短的活性氧和含氮中间物及整个调控系统（如补体系统和凝血反应）。许多炎症调控分子已成为合理治疗策略的靶标。最后简要概述慢性炎症和组织修复。本章提供了一个框架，有助于对炎症基本过程的认识，并加深对炎症调控机制高度复杂和整合本质的理解。

急性炎症

血流动力学变化

发生在急性炎症反应早期的血流动力学变化包括微动脉舒张和局部微血管通透性增高（图 17-1）。许多情况下，微动脉舒张发生在快速而短暂的血管收缩后[2]。微动脉舒张导致血流量增加，这是产生急性炎症部位常见的红、热现象的原因。血流量增加及微血管渗透性增高，导致血液浓缩和局部血液黏稠度增高。这些局部的血流动力学改变对于随后发生的白细胞渗出至关重要，因为只有在血流剪切力降低时才能有效地发生选择素介导的低亲和力滚动式的白细胞 - 内皮细胞黏附反应。采用体外流体小室（flow chamber）及活体动物半透膜制备物的实验研究表明，在正常血流的剪切力情况下，不能发生选择素介导的白细胞 - 内皮细胞滚动式黏附反应。微血管通透性增高导致富含蛋白质的血浆渗出是急性炎症的特征。微血管发生渗漏是通过多种受时间调控的机制被调节的，包括迅速而短暂的小静脉内皮细胞收缩，伴有细胞间缝隙增大；所谓的内皮细胞回缩，其机制尚不清楚，但可能涉及长效细胞因子介导的细胞骨架改变；白细胞介导的内皮细胞损伤；物理性创伤直接导致的内皮细胞损伤；新生毛细血管缺乏完全"密闭"的细胞间连接而导致的漏出[2,3]。胞转速率增加，即血浆中某些成分以囊泡或空泡（囊泡

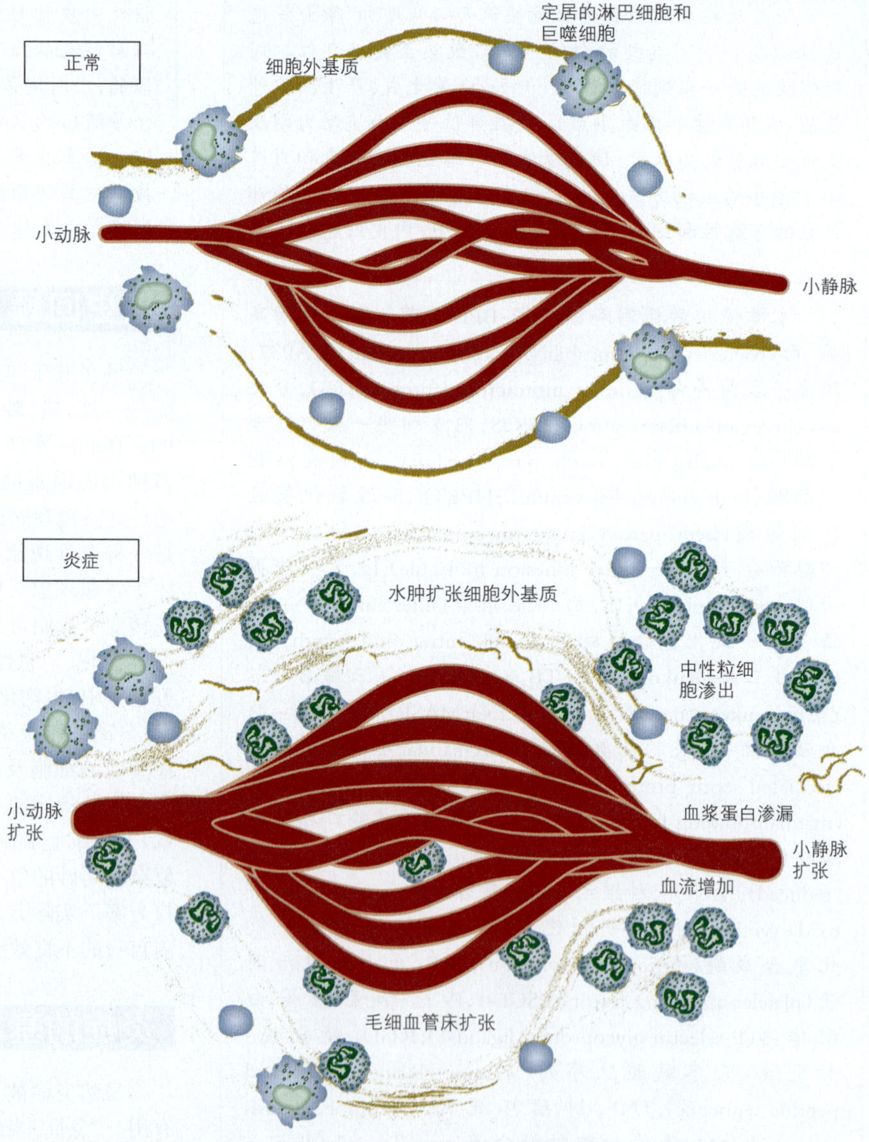

图 17-1　急性炎症反应早期血流动力学变化。在小动脉短暂收缩后，发生血管扩张、微血管通透性增高、液体渗出、白细胞被招募及渗出血管[39]。

空泡细胞器)的方式穿过内皮细胞,其有利于新生血管形成,亦可能在炎症中发挥作用[4]。局部血流的改变发生在小动脉水平,小动脉血流主要受自主神经系统、一氧化氮、血管活性肽、类花生四烯酸类物质调节。多种可溶性介质亦通过上述几种机制诱导微血管通透性增高。

■ 白细胞招募

有序招募白细胞至炎症部位是炎症反应的一个基本特征[5]。白细胞缺乏或白细胞功能缺陷的病例可充分说明白细胞在宿主防御中的重要性。白细胞的作用是非常关键的,因为它们可吞噬、限制或杀灭病原微生物,消化坏死的组织碎片。白细胞释放产物如蛋白水解酶、反应性氧中间物亦可引起组织损伤。

白细胞黏附和迁移

急性炎症早期血流动力学变化导致血流延缓、白细胞脱离血细胞中央轴柱、附着于内皮细胞表面。这一过程称为“附壁”(margination),在血流速度缓慢时白细胞附壁增强[2]。个别白细胞只是暂时而微弱地附着于内皮细胞表面。用活体膜制备物和应用单层培养的内皮细胞和纯化的悬浮白细胞流体小室的研究,揭示了白细胞实际上是沿着内皮细胞表面翻转滚动[6]。中性粒细胞 - 内皮细胞滚动黏附反应于急性炎症起始的数分钟内发生,根据炎症反应的进展时期,发生黏附的白细胞涉及中性粒细胞、淋巴细胞、单核细胞、嗜碱性粒细胞或嗜酸性粒细胞。在发生高亲和力或所谓稳定的白细胞黏附及迁出之前,白细胞 - 内皮细胞滚动式黏附反应为一特异性的必要步骤[5,6]。早期的滚动黏附反应主要由选择素(selectin)及其富含糖类的受体介导。而选择素(和其他黏附分子,参见下述)在细胞膜表面的表达受局部产生的多种促炎症介质的调控[6,7]。

选择素分子含有一个与哺乳动物外源凝集素同源的细胞外 N 端糖结合区、一个表皮生长因子样结构域、一系列补体调控结构域及一个亲脂的跨膜域(表 17-1)[6]。P- 选择素表达于内皮细胞和血小板,E- 选择素表达于内皮细胞,L- 选择素则表达于大多数白细胞。P- 选择素储存于内皮细胞中被称为 Weibel-Palade 小体的胞质颗粒内。当内皮细胞暴露于组胺(histamine)、凝血酶(thrombin)或血小板激活因子(platelet-activating factor, PAF),已形成的 P- 选择素迅速地(数分钟内)转移至内皮细胞表面,通过含唾液酸残基(如 P- 选择素糖蛋白配体 -1,PSGL-1)的糖基与附壁白细胞相互作用[6]。这种短暂而低亲和力的结合反应仅能耐受静止状态的低血流剪切力,可部分解释炎症早期白细胞与内皮细胞的滚动反应(图 17-2)。随着选择素单基因(即缺失单个选择素(P/;E/;或 L/),双基因敲除小鼠(如 E/P/),以及甚至三基因敲除小鼠技术的发展,进一步证实了这种滚动作用几乎完全由选择素介导[8,9]。内皮细胞在接触肿瘤坏死因子 -α(TNF-α)或白细胞介素 -1β(IL-1β)时,导致蛋白合成依赖性表达 E- 选择素,此反应发生于刺激后 1~2 小时内,4~6 小时达高峰[5]。E 选择素介导的白细胞黏附反应与 P- 选择素相似,均通过一系列 Lewis X 和 A 血型抗原相关的,存在于白细胞表面的唾液酸化和岩藻糖化糖基介导(表 17-1)[6]。选择素的相应受体由被覆多种唾液酸基团的黏蛋白样糖蛋白组成[6,10]。L- 选择素组成性表达于白细胞,参与白细胞 - 内皮细胞归巢[如淋巴细胞经高内皮小静脉(HEV)归巢至淋巴结]以及黏蛋白样糖蛋白介导的白细胞 - 白细胞间的黏附反应。当白细胞被激活时,L- 选择素可被所谓“脱落酶”(sheddase)如 AMAM-17(TACE)切落(表 17-1)[10]。主要的黏蛋白样糖蛋白包括 MadCAM-1、GlyCAM-1 和 CD34。L- 选择素的脱落有利于白细胞脱离内皮细胞而渗出。低亲和力的滚动黏附反应是 β- 整合素和免疫球蛋白超家族分子介导的高亲和力黏附反应及白细胞游走前期的重要步骤[5,7,11]。

选择素介导的相对弱的黏附作用及高亲和力稳定的黏附作用在时间或机制上并非不相关的事件。例如,TNF-α 和 IL-1β 诱导静止细胞并不表达的 E- 选择素,并促进内皮细胞表达细胞间黏附分子(ICAM-1)和血管细胞黏附分子 -1(VCAM-1),这些黏附分子通常呈低浓度组成性表达,ICAM-1

表 17-1　炎症反应中的黏附分子

家族	结构	成员	组织分布	相应受体
选择素	N 端凝集素结构域,表皮生长因子结构域,多个补体调控重复序列,跨膜区,胞质短尾端	P- 选择素	内皮,血小板	PSGL-1,SLe^x 糖蛋白
		E- 选择素	内皮	PSGL-1,SLe^x 糖蛋白
		L- 选择素	粒细胞	GlyCam-1,MAdCAM-1,CD34
免疫球蛋白超家族	多个免疫球蛋白结构域,跨膜区,胞内尾端	ICAM-1	内皮	CD11a/CD18
		ICAM-2		CD11b/CD18
		ICAM-3		
		VCAM-1	内皮	VLA-4
		CD31(PECAM)	内皮	CD31
整合素(β_2;白细胞)	异源二聚体:不同的 α 亚单位和共同的 β 亚单位	CD11a/CD18(LFA-1)	中性粒细胞,单核细胞,巨噬细胞,淋巴细胞	ICAM-1 ICAM-2 ICAM-3
		CD11b/CD18(Mac-1)	中性粒细胞,单核细胞,巨噬细胞	ICAM-1,iC3b,LPS,纤黏蛋白
		VLA-4	单核细胞,淋巴细胞	VCAM-1,纤黏蛋白

CD,分化簇;ICAM,细胞间黏附分子;LFA-1,白细胞功能相关抗原 -1;LPS,脂多糖;PECAM,血小板内皮细胞黏附分子;PSGL-1,P- 选择素糖蛋白配体 -1;sLe^x,唾液酸化 Lewis X;VCAM,血管细胞黏附分子;VLA,迟现抗原。

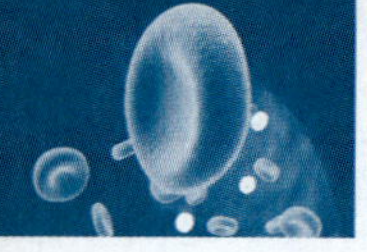

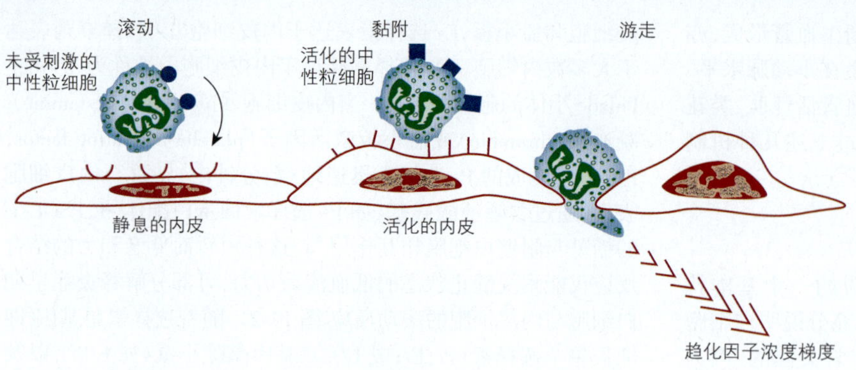

图 17-2 白细胞 - 内皮细胞黏附反应。在急性炎症反应早期，附壁的白细胞与血管内皮细胞发生短暂的低亲和力，选择素介导的黏附相互作用。随着炎症反应的进行，激活的白细胞与内皮细胞发生 $β_2$- 整合素和免疫球蛋白超家族分子介导的高亲和力黏附反应。多种趋化因子能够提供白细胞从血管渗出的驱动力。

参与招募各类白细胞，而 VCAM-1 则参与招募慢性炎症反应的各类白细胞（淋巴细胞、单核细胞、嗜酸性粒细胞和嗜碱性粒细胞）[5]。ICAM-1 与 $β_2$（白细胞）整合素结合。$β_2$- 整合素具有异源二聚体结构，含有不同的 α 链（CD11a、CD11b、CD11c 和 CD11d）和一条共同的 β 链（CD18）[11]。VCAM-1 与 $β_1$- 整合素（如 VLA-4/$α_4β_1$）结合（见表 17-1）[12]。激活的内皮细胞分泌 PAF 和 IL-8，它们可活化附在内皮细胞上的白细胞[12]。白细胞表面 CD11b/CD18（Mac-1）分子数量增多并发生瞬时的构象变化，从而使其与内皮细胞 ICAM-1 分子的结合亲和力增高。CD11a/CD18 的结合活性亦增强，但细胞表面分子的数量并未增加。CD11c/CD18 与 iC3b 分子（见下文）结合，启动细胞的吞噬作用，但在中性粒细胞中，其作用不如 CD11a/CD18 和 CD11b/CD18。

除了内皮细胞，细胞间黏附分子也表达于许多其他类型的细胞。CD11a/CD18 与 ICAM-1 和 ICAM-2 均结合，而 CD11b/CD18 结合 ICAM-1 和补体活化产物 iC3b（见下文）。CD11c/CD18、CD11d/CD18 和 ICAM-3 在白细胞 - 内皮细胞黏附中的作用尚未确定。$β_1$- 整合素，迟现抗原（VLA）-4，见于慢性炎症性白细胞表面（如淋巴细胞、单核细胞、嗜碱性粒细胞和嗜酸性粒细胞），通过 VCAM-1 介导白细胞结合。$β_1$- 整合素通过 VCAM-1 和基质分子（如纤黏蛋白）中的精氨酸 - 甘氨酸 - 天冬氨酸肽序列（RGDs），介导黏附反应[11,12]。与选择素介导的黏附反应相比，$β_2$- 整合素 -ICAM 及 $β_1$- 整合素 -VCAM-1 介导的细胞黏附反应在炎症反应中发生较迟（数小时至数天）。

其他黏附反应亦参与白细胞的转移[5]。体外白细胞 - 内皮结合实验、应用靶向黏附分子的中和抗体、黏附分子的药理拮抗剂及基因敲除小鼠的在体研究阐明了各种补充性白细胞 - 内皮黏附反应的功能重要性[5]。对白细胞黏附缺乏患者的临床及实验观察亦证实了白细胞整合素（CD11a/CD18、CD11b/CD18、CD11c/CD18）的功能重要性（参见第 66 章）。

白细胞穿过内皮间隙渗出至少部分依赖于 CD31（血小板内皮细胞黏附分子 -1 PECAM-1）[13]。而血管外白细胞通过 $β_1$- 整合素和 CD44 与细胞外基质分子结合[2]。中性粒细胞的寿命正常时为 4~10 小时，但迁移至炎症部位后，其存活期可显著延长（达 48 小时）。各种可溶性细胞因子（参见下文"白细胞趋化和激活"）可改变中性粒细胞凋亡的基础速率，从而提供了一个局部增减白细胞生存期的方式。

白细胞趋化和激活

在细胞间连接处，紧密黏附于内皮表面的白细胞伸出伪足、从血管腔游出、进入间质（见图 17-2）[14]。分泌的中性蛋白酶，如弹性蛋白酶（elastase）、组织蛋白酶 G（cathepsin G）和蛋白酶 3（proteinase 3）在白细胞穿过或"侵入"内皮下细胞外基质过程中发挥了作用。胶原酶在白细胞穿越基底膜游走的过程中发挥尤其重要的作用。如后面详细叙述的那样，多种基质金属蛋白酶在组织重塑中亦发挥作用。这组酶包括不同类型细胞产生的介导分子。白细胞是沿化学浓度梯度转移出血管以及随后通过间质；白细胞整合素及其在细胞外基质分子（如纤黏蛋白）上的互补位点的相互结合促进了这些过程[7]。多种可溶性介质能触发这一过程[15]。中性粒细胞趋化性因子包括细菌来源的肽（如 N- 甲酰肽）、补体来源的肽（如 C5a）、细胞膜来源的趋化脂类（如 PAF）以及多种类型细胞产生的细胞因子和趋化因子（如内皮细胞产生的 IL-8）[15]。趋化性因子对于不同类型的白细胞具有不同特异性。例如，N- 甲酰肽和 C5a 均诱导中性粒细胞和单核细胞的趋化性，IL-8 诱导中性粒细胞的趋化性，而单核细胞趋化蛋白 -1（MCP-1）诱导单核细胞和记忆性 T 细胞特定亚群的趋化反应。这些趋化因子中的每一种都通过结合特异性细胞表面受体激活"靶"细胞，而这些表面受体又与收缩性细胞运动装置相偶联[15]。

除趋化作用外，可溶性及细胞表面的介导分子还可诱导白细胞激活，表现为细胞功能的多种改变[如白细胞整合素表达上调和结合活性增强如（CD11a/CD18）、选择素脱落（如 L- 选择素）、溶酶体脱颗粒及引发细胞呼吸爆发]。有关趋化作用、细胞激活及脱颗粒过程的生化通路研究已取得了重要进展。虽然涉及这些过程的信号转导通路仍存在许多细微的差别，但几条主线已明确。细胞表面受体被特异性的配体[如 C5a、白三烯 B_4（leukotriene B_4，LTB_4）、IL-8]激活，受体激活的信号通过特异性 G 蛋白和膜相关磷脂酶传导，引起胞内钙动员、胞外钙内流及蛋白磷酸化。多种罕见的与受体或效应分子遗传性缺陷相关的疾病（如干扰素 -γ 受体缺陷和还原型烟酰胺腺嘌呤二核苷酸磷酸（NADPH）氧化酶缺陷）揭示了白细胞的功能及这些分子的特异活性在宿主防御中的重要意义。

招募中性粒细胞和单核细胞的主要结果是：①提供高浓度的活化白细胞，能够释放溶解性物质、活性氧和含氮中间物以消灭入侵病原体；②通过吞噬作用控制外源颗粒物。激活的炎细胞及其产物有利于控制和杀灭入侵病原体，但同时又因为引起组织损伤而对机体有害。

白细胞激活，尤其是中性粒细胞和单个核吞噬细胞激活可释放多种抗微生物的肽类物质[如防御素（defensins）、杀菌 / 渗透性增高蛋白（BPI）、阳离子抗菌蛋白（CAP37）]和溶菌酶[如髓过氧化酶（myeloperoxidase）、弹性蛋白酶（elastase）、组织蛋白酶 G（cathepsin G）][16]。在颗粒性物质释放的同时伴有活性氧和氮中间物（如 O_2^-、H_2O_2、NO）的生成、花生四烯酸代谢产物（如白三烯和前列腺素）的生成以及其他炎性介质（见下文）的生成[16,17]。在某些情况下，这些物质进入吞噬溶酶体，参与杀灭被吞噬的病原体；而在其他情况下，这些物质被分泌至细胞外，则可增强炎症反应，引起组织损伤。不同类型的中性粒细胞颗粒（初级嗜苯胺蓝颗粒、次级特异性颗粒、三级含明胶酶颗粒和分泌小泡）以协调、差异化的方式被释放[16]。

吞噬过程包括三个不同的步骤：识别与黏附、吞入及被吞噬物的降解（杀灭）。当颗粒物（如细菌）被调理素（opsonin）包裹时，可显著增强吞噬作用，而调理素又作为白细胞表面受体的配体发挥功能[18]。主要调理素包括 IgG 和 IgM 的 Fc 区和补体片段 C3b 和 iC3b。C3b 和 iC3b 由补体级联反应激活产生，共价结合于颗粒及大分子的表面。Fc 受体（FcγRⅠ、FcγRⅡ、FcγRⅢB 等）和补体受体（如 CR1、CR3、CR4）种类繁多，当调理素包裹外源颗粒物时，这些受体特异性地与相应调理素结合[19,20]。Fc 受体除促进调理素化颗粒的吞噬外，还可触发细胞激活，同时伴有颗粒内容物释放及产生活性氧中间物[19,20]。白细胞表达的其他重要识别分子包括整合素、C1q 受体、甘露糖受体和清道夫受体[2]。甘露糖受体与甘露糖和岩藻糖基团结合，这些糖基存在于某些微生物表面，但不存在于哺乳动物细胞表面；而清道夫受体可与多种微生物以及氧化和乙酰化的低密度脂蛋白结合[2]。某些增强的吞噬反应不依赖于调理素。补体受体的同时参与可增强 FcR 触发的吞噬、脱颗粒及氧化爆发。在某些情况下，白细胞与特异性细胞外基质分子（如纤黏蛋白）或可溶性细胞因子结合，可增强吞噬能力。吞噬后形成的吞噬体（phagosome）与溶酶体融合，形成吞噬溶酶体（phagolysosome），外源颗粒物在吞噬溶酶体内被氧化和降解。有关微生物在吞噬溶酶体内被杀灭和（或）降解的多种机制已被阐明（表 17-2）。虽然杀伤和（或）降解微生物的机制可分氧化依赖性或氧化非依赖性，但某一特定微生物的杀伤可能需要两种过程的参与，且一种特定微生物对不同杀伤机制的易感性差异非常大[16-20]。活性氧和氮中间物、溶酶体酶、脂类介质和阳离子蛋白释放至细胞外均可导致炎症相关的组织损伤。

表 17-2 吞噬细胞中微生物的杀灭和降解

氧依赖性		氧非依赖性
超氧负离子	(O_2^-)	花生四烯酸代谢产物（前列腺素，白三烯类）
过氧化氢	(H_2O_2)	血小板激活因子
羟基	(HO·)	溶酶体蛋白酶
单态氧	($^1O_2$)	乳铁蛋白
N- 氯胺	(R-NHCl，R-NCl_2)	溶菌酶
次卤酸	(HO-X)	阳离子蛋白（如杀菌渗透性增高蛋白、主要碱性蛋白、防御素）
一氧化氮	(NO)	
过氧化亚硝酸盐	($ONOO^-$)	

■ 炎症反应的调控

本章前部分内容介绍了炎症反应的基本概念，特别是血流动力学改变、白细胞 - 内皮细胞特异性黏附反应的机制、趋化作用、白细胞激活、吞噬作用、胞内微生物的杀伤机制。这个过程中的许多步骤受炎症部位内皮细胞、白细胞或其他居住细胞（如组织巨噬细胞、成纤维细胞、肥大细胞）释放的多种可溶性介质调控，血液中蛋白的副产物（如补体系统、凝血系统；表 17-3）亦参与了炎症反应的调控。

活性氧中间物

早在 20 世纪 70 年代，人们就认识到，激活的吞噬细胞氧耗及还原型氧代谢产物的产生一过性显著增加[17]。虽然少量的活性氧中间物是作为多种生化反应过程的副产物，但其主要来源却是白细胞膜相关的 NADPH 氧化酶，该酶体复合物在慢

表 17-3 炎症介质系统

介质系统	来源	主要作用
反应氧中间物（O_2^-、H_2O_2、HOX、HO）	白细胞、内皮细胞	通过溶细胞、降解基质、激活补体和产生趋化性脂类引起组织损伤
活性氮中间物（NO、$ONOO^-$、NO_2^-、NO_3^-）	单核细胞、巨噬细胞、淋巴细胞、内皮细胞	细胞淤滞、抑制 DNA 合成、抑制线粒体呼吸、生成 OH
溶酶体颗粒成分（蛋白酶、溶菌酶、乳铁蛋白、阳离子蛋白）	中性粒细胞、单核细胞	通过蛋白酶解、降解基质和催化氧生成反应引起组织损伤
细胞因子和趋化因子（TNF、IL-1、IL-8、MCP-1 等）	单核细胞、巨噬细胞、内皮细胞	细胞激活、诱导黏附、趋化、发热及急性期反应
血小板激活因子	白细胞、内皮细胞	血管通透性及细胞激活
花生四烯酸代谢产物（前列腺素、5-HPETE、白三烯类物质）	细胞膜（内皮细胞、血小板、白细胞）	凝血、血管扩张，血管通透性、细胞激活及趋化作用
激肽类（缓激肽、激肽释放酶）	血浆	疼痛、血管通透性、血管扩张
血管活性胺（5- 羟色胺、组织胺）	血小板、肥大细胞、嗜碱性粒细胞	血管通透性、诱导黏附
补体	血浆、巨噬细胞	趋化作用、血管通透性、细胞激活
凝血	血浆	趋化作用、血管通透性、补体激活

5-HPETE，5- 过氧化氢甘碳四烯酸；MCP-1，单核细胞趋化蛋白 -1。

性肉芽肿病患者中有缺陷（参见第66章）。活性氧中间物包括超氧阴离子（O_2^-）、过氧化物（H_2O_2）、羟自由基（HO·）及单态氧（$^1O_2$）[17]。这些还原型的氧代谢产物在杀伤吞噬溶酶体内微生物的过程中发挥主要作用，而当这些物质释放至细胞外时，则直接或间接地参与多种炎症反应过程，包括内皮细胞溶解、细胞外基质降解、蛋白酶原的激活（胶原酶、明胶酶）、抗蛋白酶的失活、与L-精氨酸毒性代谢产物相互作用以及由花生四烯酸和补体成分C5产生趋化因子[21]。活性氧中间物除产生内皮细胞毒性作用外，对于成纤维细胞、红细胞、肿瘤细胞及多种实质细胞亦具有细胞毒作用[21]。相关的生化机制主要包括脂质过氧化、羰基或亚硝基产物生成、胞内酶失活、蛋白氧化及氧化物介导的DNA损伤。活性氧中间物（如O_2^-）亦可与活性氮中间物［如一氧化氮（NO）；参见下文"活性氮中间物"］发生反应，产生有毒的NO衍生物[22]。一定范围内，宿主细胞可受到抗氧化防御系统（如超氧化物歧化酶、过氧化氢酶和还原型谷胱甘肽）的保护[21]。

活性氮介质

NO是L-精氨酸、O_2、NADPH及一氧化氮合成酶（NOS）的生物合成产物，为一种可溶性、作用短暂的气态物质。1980年发现NO是一种内皮衍生的舒张因子（EDRF）。正如其原名提示的那样，NO介导血管平滑肌舒张。NO与鸟嘌呤环化酶的亚铁血红素结合，生成胞质内的环鸟苷一磷酸（cGMP），并通过一系列激酶的活化，诱导平滑肌舒张及血管扩张[23]。NOS有三种不同的形式：内皮细胞NOS（eNOS）、神经元NOS（nNOS）和诱导型NOS（iNOS）[24]。一氧化氮可以组成型（eNOS、nNOS），或被诱导（iNOS）产生于多种类型的细胞（分别在内皮细胞、神经细胞和巨噬细胞）。由eNOS催化产生的NO在局部调节血管张力的过程中发挥尤其重要的作用，而nNOS催化生成的NO在神经元信号转导中具有重要的功能[24]。NO在抑制平滑肌增殖和炎症反应中也有重要作用[22]。NO在炎症反应中的作用包括抑制大多数细胞介导的炎症、减少血小板凝集和黏附及调节白细胞募集。具体来说，细胞因子-iNOS产生的NO可减少炎症部位的白细胞募集。NO可与活性氧中间物反应形成活性氧和活性氮自由基（如NO+O_2^- NO_2^-+HO·），抑制DNA合成、直接杀伤微生物和肿瘤细胞，也能使胞质内的谷胱甘肽和一些巯基酶失活[22,24]。NO及其催化酶eNOS、nNOS和iNOS组成了一个调节系统，在不同部位和情况下，对炎症反应的效应也不同。

溶酶体颗粒成分

中性粒细胞、单核细胞和巨噬细胞激活后，通过胞吐作用或由于细胞死亡，释放大量的促炎症介质，在炎症反应中发挥重要作用。中性粒细胞含有三种主要的颗粒及分泌小泡（参见第59章和第60章）[16]。大的初级（嗜苯胺蓝）颗粒含有髓过氧化物酶、溶菌酶、多种阳离子蛋白、防御素、磷脂酶、酸性水解酶及中性蛋白酶（如蛋白水解酶Ⅲ、胶原酶和弹性蛋白酶）。较小的次级（特异性）颗粒含有乳铁蛋白、溶菌酶、Ⅳ型胶原酶、NADPH氧化酶亚单位及$β_2$-整合素CD11b/CD18。三级颗粒含有明胶酶、NADPH氧化酶亚单位及CD11b/CD18。酸性蛋白酶在pH值偏低的吞噬溶酶体中作用最强，而中性蛋白酶在胞外炎性渗出物中能有效地发挥作用。溶酶体颗粒成分通过多种机制（如降解细胞外基质、水解蛋白产生趋化性肽和催化产生活性氧代谢产物）参与炎症反应及组织损伤。

细胞因子和趋化因子

细胞因子是由多种细胞产生的分子量相对小（5~20kDa）的蛋白，能调节其他细胞的功能。一种细胞可产生多种不同的细胞因子，而一种细胞因子又具有多种效应，即具有多效性（pleiotropic）[25]。除在免疫应答的不同方面（如淋巴细胞激活和分化）发挥重要的调节作用外，许多细胞因子也参与天然免疫（如TNF-α、IL-1α、Ⅰ型干扰素）、激活炎性细胞（如干扰素-γ）以及参与造血（如IL-13、粒细胞-单核细胞集落刺激因子、粒细胞集落刺激因子、巨噬细胞集落刺激因子）[25]。研究得最清楚的细胞因子中有IL-1和TNF-α。IL-1和TNF-α结构不同，但具有许多相似的生物学活性，可以作为自分泌、旁分泌及内分泌炎症介质发挥作用（表17-4）[25]。IL-1和TNF-α可由多种细胞产生，具有功能的多效性。其在炎症反应中的最重要功能包括激活内皮细胞、白细胞和成纤维细胞[25]。

表17-4　IL-1和TNF-α在炎症中的作用

急性期反应	诱导IL-1、IL-6和IL-8
发热	促凝血表型
休克	白细胞黏附
中性粒细胞增多	成纤维细胞激活
嗜睡	细胞增殖
食欲减退	胶原合成
急性期蛋白表达	诱导胶原酶和蛋白酶
内皮激活	

IL-1和TNF-α是"急性期反应"早期的关键介质。细菌内毒素（脂多糖）、毒素、免疫复合物和物理性因素（如高温或创伤）等刺激均能诱导巨噬细胞（和其他细胞）分泌IL-1和TNF-α。IL-1和TNF-α又可引起发热、嗜睡、$α_1$-抗蛋白酶和$α_2$-巨球蛋白等蛋白生成增高及白蛋白及转铁蛋白等的生成降低[25]。急性期反应是机体对多种损伤应答固有的宿主代谢反应。在临床上，上述特定蛋白合成的变化产生一系列特征性的改变，可通过血清蛋白电泳检测出来。除引起全身性急性期反应外，IL-1和TNF-α亦可诱导内皮细胞激活，表现为白细胞黏附及促凝血反应增强；白细胞激活，表现为细胞因子分泌；成纤维细胞活化，表现为细胞增殖、合成胶原及产生胶原酶[25]。这些细胞活动是炎症和伤口愈合过程中的重要环节，亦表明炎症反应和凝血系统之间的联系。

IL-1具有广泛的生物学活性，因能引起体温升高和急性期反应，最初被命名为内源性致热原[25]。现已清楚IL-1与急性炎症相关，因为它能诱导单核细胞、巨噬细胞、成纤维细胞及内皮细胞分泌细胞因子（TNF-α、IL-1和IL-6）。IL-1亦能诱导NOS。如前所述，IL-1能活化内皮细胞，导致黏附分子表达和促凝表型[25]。

TNF-α能诱导多种细胞产生细胞因子，最初被认定为"恶病质素"。TNF-α能诱导中性粒细胞活化和内皮细胞表达黏附分子[25]。不同于IL-1的是，TNF-α对某些类型的细胞具有很强的细胞毒活性。IL-1和TNF-α均可在内毒素血症时产生，并能介导全身性休克样反应。

趋化因子，或称"间分泌因子"（intercrine），是一类小分子蛋白，除具有细胞因子的普遍特性外，还具有显著的趋化活性[26]。依据趋化因子成熟肽中保守的半胱氨酸残基(Cys)的排列方式,可将其分为四类[27]。研究最多的两个亚族包括 α-亚族,或称"C-X-C"趋化因子和 β-亚族或称"C-C"趋化因子。"C-X-C"趋化因子因其 N-末端前两个半胱氨酸残基被一个氨基酸分开而得名。α-趋化因子具有中性粒细胞趋化活性,IL-8 是该亚族的原型分子;而 β 亚族,或 C-C 趋化因子,具有单核细胞趋化活性(表 17-5)[26],MCP-1 是该亚族的原型。体内和体外实验均已证实趋化因子在炎症中的重要作用。例如,实验诱导腹膜炎和迟发型超敏反应的研究发现,MCP-1 基因敲除小鼠(MCP-1 $^{-/-}$)的单核细胞进入试验诱导的腹膜炎和延迟型过敏反应部位的数量减少[28]。而应用基因敲除小鼠的互补性研究显示,缺失 MCP-1 受体 CCR2(C-C 趋化因子受体 2)的小鼠不能形成典型的肉芽肿[29]。这类研究以及许多利用趋化因子特异性中和抗体或可溶性趋化因子受体拮抗剂的研究均使我们对炎症的病理生理学认识有了深入的理解。看上去矛盾的实验结果提示,白细胞招募的机制是多重的、重叠或冗余的,显然尚未完全明了。趋化因子通过含 7 次跨膜结构域和偶联异源三聚体 G 蛋白的一个膜受体家族(serpentines)激活白细胞[26]。

炎性脂质

炎症的脂类介质来源于细胞膜,可在细胞内或细胞外发挥作用,在细胞外的作用为局部性且时间短[30]。花生四烯酸为二十碳多不饱和脂肪酸(5,8,11,14-二十碳四烯酸),可由膳食摄入或由亚麻酸转化而来,以酯化磷脂的形式存在于细胞膜[30]。通过环氧化酶和脂质加氧酶通路,花生四烯酸可生成三类炎性介质家族[30]。花生四烯酸在细胞的磷脂酶如磷脂酶 A_2 的作用下从膜磷脂中释出。机械/物理或化学刺激可激活磷脂酶。通过环氧化酶通路,花生四烯酸可被代谢生成前列腺素(如 PGG_2、PGH_2、PGD_2、PGE_2、PGF_2)、前列环素(PGI_2)或血栓素(TXA_2)[30]。前列环素介导血管舒张及抑制血小板凝集,而血栓素则产生相反的效应,PGD_2、PGE_2、PGF_2 介导血管舒张,引起水肿。脂质加氧酶途径的激活导致 5-过氧化氢甘碳四烯酸(5-HPETE)合成,5-HPETE 是强有力的中性粒细胞化学趋化剂,可经修饰而产生一系列白三烯类物质。LTB_4 诱导中性粒细胞趋化、聚集、脱颗粒和黏附,而 LTC_4、LTD_4 和 LTE_4 引起平滑肌收缩、血管通透性增高及支气管收缩。在炎性渗出物中已经检测到这两个家族的脂类介质成员。脂氧素(lipoxins)A_4(LXA_4)和 B_4(LXB_4)经脂质加氧酶途径的 12-脂质加氧酶旁路途径和独特的跨细胞生物合成途径生成[31]。中性粒细胞经 5-脂质加氧酶途径产生 LTA_4,而在血小板 12-脂质加氧酶的作用下,LTA4 又可生成脂氧素(LXA_4 和 LXB_4)。阻止中性粒细胞与血小板结合,可干扰这一通路。脂氧素可抑制中性粒细胞趋化性及对内皮的黏附[31]。

PAF 是由包括中性粒细胞、单核细胞、内皮细胞、IgE 致敏的嗜碱性粒细胞等多种细胞产生的一种强促炎症脂质分子[32]。PAF 来源于细胞膜成份胆碱磷酸甘油酯,是一种磷脂酶 A_2 激活后合成的乙酰甘油醚磷酸胆碱。PAF 能触发血小板聚集、脱颗粒,增加血管通透性及促进白细胞聚集和激活。采用 PAF 特异性拮抗剂的在体研究提示 PAF 在各种急性炎症损伤中发挥作用[32]。

激肽类

激肽系统通过凝血因子Ⅻ(Hageman 因子)接触激活被活化(参见第 115 章和第 116 章)[33]。该系统活化可产生由 9 个氨基酸组成的血管活性肽——缓激肽(bradykinin)。缓激肽具有多种生物学活性,包括增加血管通透性、诱导平滑肌收缩、引起血管舒张及疼痛[33]。活化的 Hageman 因子(因子Ⅻa),又称为前激肽释放酶激活剂,能将血浆前激肽释放酶转化成激肽释放酶。而激肽释放酶切割高分子量激肽原产生缓激肽。感染性休克模型的实验研究发现血浆激肽原与周围动脉阻力降低呈平行下降[33]。

血管活性胺

组织胺和 5-羟色胺(5-hydroxytryptamine)是低分子量的血管活性胺;组织胺存在于肥大细胞和嗜碱性粒细胞颗粒中,而血小板是 5-羟色胺的主要来源。组织胺的局部释放可导致血管通透性增强而产生红斑。组织胺亦可诱导内皮细胞紧密连接处形成可逆的缝隙,刺激内皮细胞产生前列环素及诱导内皮释放 NO。此外,与凝血酶相似,组织胺可诱导内皮细胞 P-选择素的快速上调[34]。5-羟色胺通过血管平滑肌细胞的受体诱导血管收缩,而与内皮细胞受体的相互作用,则引起血管舒张(通过释放 NO)及血管通透性增高[2]。通过 IgE 介导的Ⅰ型超敏反应,直接通过 C3a 或 C5a,以及直接通过中性粒细胞颗粒衍生的阳离子蛋白,均可触发肥大细胞和血小板释放组织胺及 5-羟色胺。

表 17-5 趋化因子

家族	成员	缩写	主要靶细胞
α-趋化因子(C-X-C)	白细胞介素-8	IL-8	中性粒细胞
	血小板因子 4	PF4	中性粒细胞
	黑色素细胞生长刺激因子	MGSA 或 GROα	中性粒细胞
	中性粒细胞活化肽-2	NAP-2	中性粒细胞
	干扰素-γ 诱导蛋白	γ-IP-10	中性粒细胞
β-趋化因子(C-C)	单核细胞趋化蛋白-1	MCP-1/MCAF 或 JE	单核细胞、嗜碱性粒细胞
	调节细胞激活,正常 T 细胞表达和分泌	RANTES	单核细胞、嗜酸性粒细胞、嗜碱性粒细胞
	巨噬细胞炎性蛋白-1α	MIP-1α	单核细胞、嗜酸性粒细胞
	巨噬细胞炎性蛋白-1β	MIP-1β	单核细胞

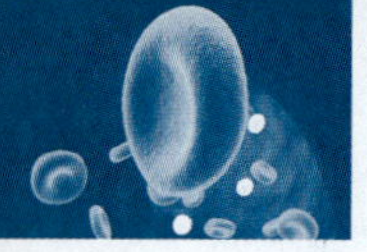

补体

补体系统，包括其可溶性和膜相关调节分子，差不多由两打血浆蛋白组成。这些蛋白产生趋化物、增高血管通透性、促进调理素活性、激活吞噬及溶细胞作用[35]。与凝血反应相似，补体系统也是通过蛋白水解裂解的级联反应被激活的。有三条激活途径汇聚到一起（图 17-3）。其中第一条途径，“经典途径”，主要由补体固定免疫复合物（IgG 和 IgM）激发；而第二条途径，“替代途径”，可由多种物质触发，包括 IgA 聚集物、内毒素、眼镜蛇毒素因子、某些细菌及真菌细胞壁的多糖成分。第三条途径，“甘露糖结合”凝集素（MBL）途径，是在 MBL 与微生物表面的碳水化合物结合时被激活。一旦发生结合，MBL 即激活 MBL 相关的丝氨酸蛋白酶（如 MASP-1，MASP-2），后者以类似经典通路中 C1r 和 C1s 的方式行使功能。MBL 所识别的碳水化合物基团在哺乳动物宿主中较罕见，所以组成了一个识别外源性颗粒物的系统。C1（$C1qr_2s_2$）被细胞表面 IgG 或 IgM 的 Fc 段固定即启动经典途径。激活的 C1（$C1qr_2s_2$）切割 C2 和 C4，生成“经典途径”的 C3 转化酶 C4b2a。替代途径的激活可导致 C3 被直接切割，随后，在 Mg^{2+} 的存在下，C3b 与因子 B、D 相互作用，形成“旁路途径”的 C3 转化酶。所形成的复合物 C3bBb 经备解素（properdin）稳定，最终产生稳定的 C3 转化酶 C3bBbP。通过三条途径中的任一途径产生的 C3 转化酶均可切割 C3，生成 C3a 和 C3b。C3b 能够与经典途径或者替代途径的 C3 转化酶结合，形成 C5 转化酶，可切割 C5 产生 C5a 和 C5b。C5a 与 C3a 释放入液相，C5b 先与 C6 结合，然后与 C7 结合，形成 C5b-7，C5b-7 又与 C8 及多个 C9 分子结合，形成膜攻击复合物 C5b-9。除 C5b-9 具有细胞激活及溶细胞活性外，补体系统的各裂解产物和复合物亦执行各种特异性及强有力的促炎作用[35]。这些不同的功能结合补体来源的介导分子数量的快速放大机制均显示补体在急性炎症中的重要作用。最重要的补体激活产物为 C5a 及过敏毒素（包括 C3a、C4a、C5a），C5a 是主要的趋化因子，而 C3a 在过敏毒素中数量最多。如果 C5b-9 复合物在易感细胞（如细菌）表面装配，可能是最主要的细胞毒性产物。一系列可溶性及细胞膜相关的补体蛋白在补体级联反应中发挥重要的调控作用[35]。

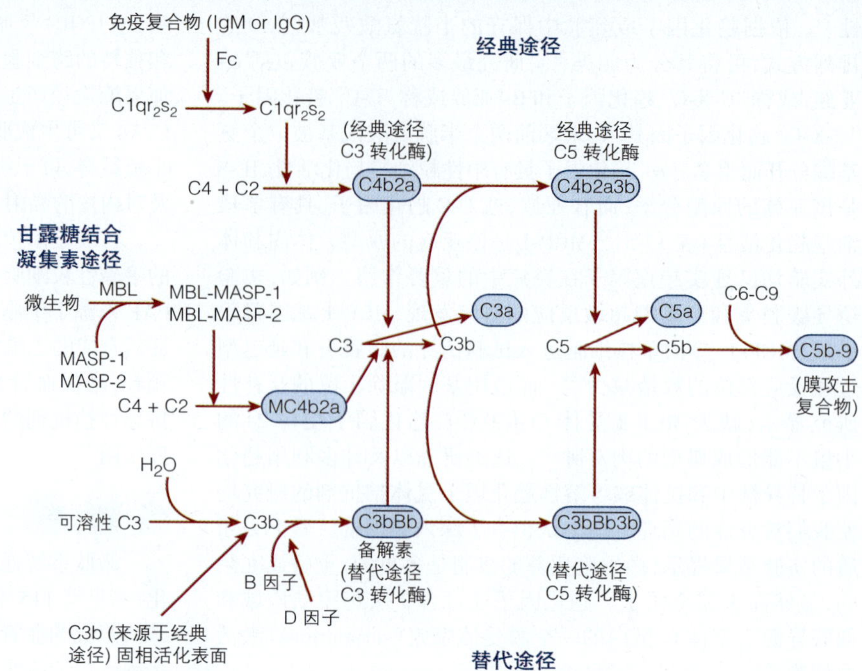

图 17-3 补体系统。补体系统由一系列可溶性和膜相关调节分子组成，按功能分为经典途径、替代途径和甘露糖结合凝集素途径（MBL）。三条补体途径汇聚导致孔形成膜攻击复合物的产生。经典途径主要由含 IgG 和 IgM 的免疫复合物激活；替代途径能被多种颗粒物激活；而 MBL 途径可被不同微生物的糖基表面激活。三条途径均形成复杂的多组分酶复合物，称之为 C3 和 C5 转化酶。补体激活可导致各种促炎症肽片段（如 C3a 和 C5a）的产生。

凝血系统

凝血系统将在第 115 章、第 116 章和第 117 章中详细介绍。凝血系统和炎症介质系统之间的相互关系在宿主防御及感染性休克的病理生理过程中发挥重要的作用。凝血级联反应的激活导致纤维蛋白肽生成，纤维蛋白肽可增高血管通透性并对白细胞具有趋化性。凝血酶诱导内皮细胞表达 P- 选择素，导致中性粒细胞黏附活性增强[10]。此外，纤溶酶可使 Hageman 因子活化，后者随后激活激肽系统，并可切割 C3 使其成为活性形式[33]。纤溶酶亦产生纤维蛋白裂解产物。内皮细胞接触 TNF-α 和 IL-1 可诱导其促凝活性，进一步将凝血系统与炎症反应联系起来[25]。

慢性炎症和修复

慢性炎症反应及修复过程受到严密的调控，这一点与急性炎症反应相似。“慢性”炎症的定义意味着该过程历时较长，可持续数周至数月，有时可迁延数年。慢性炎症表现为单个核细胞的募集，包括淋巴细胞、单核细胞及浆细胞，新毛细血管增生（血管发生）及细胞外基质沉积增多。损伤组织被新生小血管及细胞外基质所取代是慢性炎症的一个基本特征，同时也是伤口愈合及修复过程的不可分割的一部分。大量的不同类型细胞的募集是通过细胞因子、趋化因子及局部细胞的复杂相互作用实现的。近年来，有关血管生成和细胞外基质分子代谢机制的研究已取得了巨大的进展。

许多病原微生物的持续感染可引起慢性炎症（如梅毒螺旋体、结核分枝杆菌）。与引发急性化脓性感染的高毒性微生物（如肺炎链球菌和嗜血杆菌）不同，引起慢性炎症的病原微生物通常毒性相对较低，但难以清除，常导致迟发型超敏反应。长期接触不溶性外源颗粒（如碳尘、二氧化硅）亦可引起慢性炎症[2]。其他慢性炎症过程如动脉粥样硬化及自身免疫性疾病（如类风湿关节炎、系统性红斑狼疮）的发病机制了解不多，但很清楚，多种环境因素（如动脉粥样硬化中的饮食因素）及遗传因素（人白细胞抗原（HLA）连锁的易感性是类风湿关节炎）有重要作用。不同慢性炎症反应的特征取决于损伤的部位和损伤因素的类型。如本章所述，单个核细胞募集至炎症损伤部位与急性炎症过程中招募中性粒细胞的机制类似。与多数急性炎症不同的是,慢性炎症过程常呈现相对特异的形态学特征(如结核中的肉芽肿形成、寄生虫感染中的嗜酸性粒细胞性浸润)及同时存在组织修复过程(即血管生成和细胞外基质的产生)。

巨噬细胞是慢性炎症反应过程中的一类重要的细胞[36]。组织巨噬细胞源自循环血单核细胞,这些细胞在机体的特定部位完成分化(如肝脏库普弗细胞、肺泡巨噬细胞、中枢神经系统的小胶质细胞),可具有相对特异的功能。在慢性炎症情况下,组织巨噬细胞可经免疫学方式激活(抗原激活的 T 淋巴细胞分泌的 IFN-γ),亦可通过非免疫学方式激活(细菌内毒素、细胞外基质蛋白和外源性颗粒物;参见第 68 章)。激活的巨噬细胞胞体增大,代谢活动更加旺盛,吞噬能力增强,并分泌大量的介质[36],包括蛋白酶、活性氧中间物及活性氮中间质、凝血因子、花生四烯酸类来源的脂质及细胞因子。如本章前几节详细讨论过的,这些介质参与炎症反应。激活的巨噬细胞还分泌参与组织重塑的胶原酶、血管生成因子(如成纤维细胞生长因子)和促纤维生成的生长因子(如成纤维细胞生长因子、转化生长因子 -β、血小板源性生长因子)[36]。因此,激活的组织巨噬细胞参与了炎症反应本身、组织修复、血管生成和纤维化过程。

虽然巨噬细胞在慢性炎症的各个方面都发挥至关重要的作用,但其他类型的细胞也有重要作用。B 和 T 淋巴细胞经白细胞 - 内皮细胞黏附反应和类似招募中性粒细胞的趋化机制被募集至慢性炎症的损伤部位。如前所述,抗原激活的 T 淋巴细胞分泌的 IFN-γ 是组织巨噬细胞的重要可溶性活化因子[37]。激活的淋巴细胞可产生多种促炎症介质,这些介质参与淋巴细胞增殖(如 IL-2)和免疫调节(如 IL-5 调节 IgE 生成)[37]。

在某些慢性炎症反应中,嗜酸性粒细胞和肥大细胞发挥了重要作用。肥大细胞常沿小血管分布,其表面含有高亲和力的 IgE 受体 FcεR1[38]。肥大细胞与 IgE 结合可引起细胞脱颗粒,导致组织胺和花生四烯酸源性脂类分子释放(参见第 63 章)。嗜酸性粒细胞特征性地出现于 IgE 介导的过敏反应和寄生虫感染(参见第 62 章)。嗜酸性粒细胞趋化因子(eotaxin)是一种 C-C 趋化因子,通过与 CCR3 结合而激活嗜酸性粒细胞[38]。炎症招募的嗜酸性粒细胞分泌多种颗粒蛋白,有利于杀伤寄生虫,但亦能引起组织损伤。如前所述,许多慢性炎症病灶的组织病理学表现可提示其发病机制及病因。多种降解不良的,本身毒性低的致病因子能诱导肉芽肿性炎症(如结核杆菌)。许多寄生虫诱导嗜酸性粒细胞反应(如犬弓蛔虫)。最后,诱导组织重塑、血管生成及纤维化可能既促进组织损伤又有利于组织修复,亦可能提示疾病的病因(如石棉引起的肺纤维化)。对炎症反应理解的巨大进展将为未来疾病诊断和治疗带来新的希望。

翻译:钱 露

校对:郭 宁,刘建湘

参考文献

1. Weissman G: Inflammation: Historical perspectives, in *Inflammation: Basic Principles and Clinical Correlates*, 2d ed, edited by JJ Gallin, IM Goldstein, R Snyderman, p 5. Raven Press, New York, 1992.
2. Acute and chronic inflammation, in *Robbins and Cotran Pathologic Basis of Disease*, 7th ed, edited by V Kumar, AK Abbas, N Fausto, p 47. Saunders Elsevier, Philadelphia, 2005.
3. Lentsch AB, Ward PA: Regulation of inflammatory vascular damage. *J Pathol* 190:343, 2000.
4. Dvorak AM, Feng D: The vesiculo-vacuolar organelle (vvo). A new endothelial cell permeability organelle. *J Histochem Cytochem* 49:419, 2001.
5. Muller WA: Leukocyte-endothelial cell interactions in the inflammatory response. *Lab Invest* 82:521, 2002.
6. Chen S, Springer TA: Selectin receptor-ligand bonds: Formation limited by shear rate and dissociation governed by the Bell model. *Proc Natl Acad Sci U S A* 98:950, 2001.
7. Hynes RO: Integrins: Bidirectional, allosteric signaling machines. *Cell* 110:673, 2002.
8. Jung U, Key K: Mice lacking two or all three selectins demonstrate overlapping and distinct functions for each selectin. *J Immunol* 162:6755, 1999.
9. Jung U, Ramos CL, Bullard DC, Ley K: Gene-targeted mice reveal importance of L-selectin-dependent rolling for neutrophil adhesion. *Am J Physiol Heart Circ Physiol* 274:H1785, 1998.
10. McEver RP: Selectins: Lectins that initiate cell adhesion under flow. *Curr Opin Cell Biol* 14:581, 2002.
11. Takagi J, Springer TA: Integrin activation and structural rearrangement. *Immunol Rev* 186:141, 2002.
12. Shimaoka M, Takagi J, Springer TA: Conformational regulation of integrin structure and function. *Annu Rev Biophys Biomol Struct* 31:485, 2002.
13. Muller WA: Migration of leukocytes across endothelial junctions: some concepts and controversies. *Microcirculation* 8:118, 2001.
14. Luscinskas FW, Ma S, Nusrat A,et al: Leukocyte transendothelial migration: A junctional affair. *Semin Immunol* 14:105, 2002.
15. Ciacchetti G, Allen PG, Glogauer M: Chemotactic signaling pathways in neutrophils: from receptor to actin assembly. *Crit Rev Oral Biol Med* 13:220, 2002.
16. Faurschou M, Borregaard N: Neutrophil granules and secretory vesicles in inflammation. *Microbes Infect* 5:1317, 2003.
17. Babior BM, Lambeth JD, Nauseef W: The neutrophil NADPH oxidase. *Arch Biochem Biophys* 397:342, 2002.
18. Underhill DM, Ozinsky A: Phagocytosis of microbes: Complexity in action. *Annu Rev Immunol* 20:825, 2002.
19. Digstelbluem HM, Kallenberg CGM, Van de Winkel JGJ: Inflammation in autoimmunity: Receptors for IgG. *Trends Immunol* 22:510, 2001.
20. Baumann U, Schmidt RE: The role of Fc receptors and complement in autoimmunity. *Adv Exp Med Biol* 495:219, 2001.
21. Babior BM: Phagocytes and oxidative stress. *Am J Med* 109:33, 2003.
22. Beckman JS, Koppenol WH: Nitric oxide, superoxide, and peroxynitrite: The good, the bad, and the ugly. *Am J Physiol* 271: C1424, 1996.
23. Furchgott RF, Zawadzki JV: The obligatory role of endothelial cells in the relaxation of arterial smooth muscle by acetylcholine. *Nature* 288:373, 1980.
24. Laroux FS, Pavlick KP, Hines IN, et al: Role of nitric oxide in inflammation. *Acta Physiol Scand* 173:113, 2001.
25. Abbas AK, Lichtman AH: *Cellular and Molecular Immunology*, 3rd ed, p 249. WB Saunders, Philadelphia, 1999.
26. Rossi D, Zlotnik A: The biology of chemokines and their receptors. *Annu Rev Immunol* 18:217, 2000.
27. Zlotnik A, Yoshie O: Chemokines: A new classification system and their role in immunity. *Immunity* 12:121, 2000.
28. Lu B, Rutledge BJ, Gu L, et al: Abnormalities in monocyte recruitment and cytokine expression in monocyte chemoattractant protein 1-deficient mice. *J Exp Med* 187:601, 1998.
29. Kuziel WA, Morgan SJ, Dawson TC, et al: Severe reduction in leukocyte adhesion and monocyte extravasation in mice deficient in CC chemokine receptor 2. *Proc Natl Acad Sci U S A* 94:12053, 1997.
30. Zurier RB: Prostaglandins, leukotrienes, and related compounds, in *Kelley's Textbook of Rheumatology*, 6th ed, edited by ED Harris Jr, RC Budd, GS Firestein, MC Genovese, JS Sargent, S Ruddy, p 356. Saunders Elsevier, Philadelphia, 2005.
31. Levy BD, Serhan CN: Polyisoprenyl phosphates: Natural antiinflammatory lipid signals. *Cell Mol Life Sci* 59:729, 2002.
32. Prescott SM, Zimmerman GA, Stafforini DM, McIntyre TM: Platelet-activating factor and related lipid mediators. *Annu Rev Biochem* 69:419, 2000.
33. Couture R, Harrisson M, Vianna RM, Cloutier F: Kinin receptors in pain and inflammation. *Eur J Pharmacol* 429:161, 2001.
34. Repka-Ramirez MS, Baraniuk JN: Histamine in health and disease. *Clin Allergy Immunol* 17:1, 2002.
35. Holers MV: Complement, in *Clinical Immunology: Principles and Practice*, 2nd ed, edited by RR Rich, TT Fleisher, WT Shearer, BL Kotizn, HW Schroeder Jr, p 21.1. Mosby, London, 2001.
36. Thomas R, Arend WP: Antigen-presenting cells, in *Kelley's Textbook of Rheumatology*, 6th ed, edited by ED Harris Jr, RC Budd, GS Firestein, MC Genovese, JS Sargent, S Ruddy, p 101. Elsevier Saunders, Philadelphia, 2005.
37. Kumar V, Abbaas AK, Fausto N: Diseases of immunity, in *Robbins and Cotran Pathologic Basis of Disease*, 7th ed, p 193. Saunders Elsevier, Philadelphia, 2005.
38. Gould HJ, Sutton BJ, Beavil AJ, et al: The biology of IgE and the basis of allergic disease. *Annu Rev Immunol* 21:579, 2003.
39. Cellular pathology II: Adaptations, intracellular accumulations, and cell aging, in *Robbins Pathologic Basis of Disease*, 6th ed, edited by Cotran RS, Kumar V, Collins T, Robbins SL, p 31. WB Saunders, Philadelphia, 1999.

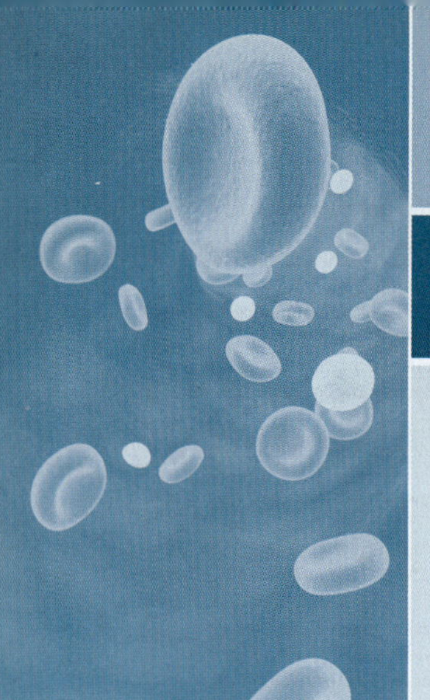

第18章

天然免疫

Bruce Beutler

摘 要

天然免疫系统提供了即时的保护以抵抗感染，并发挥必要的抗原呈递作用，以启动数天或数周后产生的适应性免疫应答。能感知感染性微生物的感应机制已大多被阐明，现已清楚，toll 样受体（TLRs）、NOD 样受体（NLRs）和 RIG-Ⅰ样解螺旋酶（RLHs）能够识别来自微生物的特异分子。对这些感应机制被激活后的生化反应也已经了解了很多。人类对感染的易感性具有很强的遗传性，在很多影响这种易感性的遗传位点中，编码天然免疫反应中至关重要蛋白的位点发挥主要作用。此外，自身炎症性疾病及自身免疫性疾病亦依赖天然免疫信号通路的激活。

本章使用的简写和缩略词：AD，酸性激活结构域（acidic activation domain）；BIR，凋亡重复的杆状病毒抑制因子（baculovirus inhibitor of apoptosis repeat）；CARD，半胱天冬酶激活和招募结构域（caspase activation and recruitment domain）；CD，分化簇（cluster of differentiation）；CMV，巨细胞病毒（cytomegalovirus）；CTLA，细胞毒性 T 淋巴细胞抗原（cytotoxic T lymphocyte antigen）；DAI，IRFs 的 DNA 依赖性激活因子（DNA dependent activator of IRFs）；ERK，细胞外信号调控的激酶（extracellular signal-regulated kinase）；FADD，Fas 相关死亡结构域（Fas-associated death domain）；FIIND，F 相互作用结构域（F-interacting domain）；IFN，干扰素（interferon）；干扰素-β 启动子刺激因子 1（IFN-β promoter stimulator 1）；I-κB，κB 的抑制因子（inhibitor of κB）；IKK，I-κB 激酶（I-κB kinase）；IL，白细胞介素（interleukin）；IPAF，冰-蛋白酶激活因子（ice-protease activating factor）；IPS-1，IRAK，白细胞介素-1 受体相关激酶（interleukin-1 receptor associated kinase）；IRF，干扰素反应因子（interferon response factor）；JAK，Janus 相关激酶（Janus-associated kinase）；JNK，c-Jun N 端激酶（c-Jun N-terminal kinase）；LPS，脂多糖（lipopolysaccharide）；LRR，亮氨酸富集重复序列（leucine-rich repeat）；MAL，MyD88 接头样分子（MyD88 adaptor-like）；MCMV，小鼠巨细胞病毒（mouse cytomegalovirus）；MDA5，黑色素瘤分化相关基因 5（melanoma differentiation-associated gene 5）；MDP，胞壁酰二肽（muramyl dipeptide）；MyD88，髓系分化因子 88（myeloid differentiation 88）；NACHT，出现在 NAIP、CIITA、HET-E 和 TP-1 中的核苷酸结合结构域（a nucleotide-binding domain present in NAIP，CIITA，HET-E，and TP-1）；NAD，NACHT 相关结构域（NACHT-associated domain）；NADPH，烟酰胺腺嘌呤二核苷酸磷酸（nicotinamide adenine dinucleotide phosphate）；NBS，核苷酸结合序列（nucleotide binding sequence）；NEMO，NF-κB 关键调控因子（NF-κB essential modulator）；NF-κB，核因子 κB（nuclear factor-κB；）；NK，自然杀伤细胞（natural killer）；NLR，NOD 样受体（NOD-like receptor）；NOD，核苷酸结合寡聚化结构域（nucleotide-binding oligomerization domain）；PAR-2，蛋白酶激活的 G 蛋白偶联受体（proteinase-activated G-protein-coupled receptor）；PRAT4A，TLR4 相关蛋白（protein associated with TLR4）；PYD，Pyrin 结构域（pyrin domain）；RIG-Ⅰ，维甲酸诱导基因-Ⅰ（retinoic acid inducible gene I）；RIP，受体相互作用蛋白（receptor-interacting protein）；RLH，RIG-Ⅰ样解螺旋酶（RIG-I like helicase）；SARM，sterile-α 和犰狳模块（sterile-alpha and armadillo motif）；SOCS-1，细胞因子合成抑制因子 1（suppressor of cytokine synthesis 1）；STAT，转录信号转导子与激活子（signal transducer and activator of transcription）；STING，干扰素基因刺激因子（stimulator of interferon genes）；TAK1，转化生长因子 B 活化激酶 1（transforming growth factor B activating kinase 1）；TBK1，TANK 结合激酶 1（TANK-binding kinase 1）；TIR，toll/IL-1 受体/抗性（toll/interleukin-1 receptor/resistance）；TLR，toll 样受体（toll-like receptor）；TNF，肿瘤坏死因子（tumor necrosis factor）；Tpl2，肿瘤进展位点 2（tumor progression locus 2）；TRAF，肿瘤坏死因子受体相关因子（tumor necrosis factor receptor-associated factor）；TRAM，TRIF 相关接头分子（TRIF-related adaptor molecule）；TRIF，含有 toll-白细胞介素-1 受体结构域的接头分子诱导 IFN-β［toll-interleukin 1 receptor（TIR）domain-containing adaptor inducing IFN-β］；UCM，共刺激分子的上调（upregulation of costimulatory molecules）。

天然免疫与适应性免疫

在人类与在所有哺乳动物一样，抵御病原微生物感染部分依赖于淋巴细胞。淋巴细胞可产生针对微生物抗原的高度特异性的应答：产生抗体或对被感染细胞具有直接细胞毒性作用的 T 细胞克隆扩增（参见第 77 章和第 78 章）。这种适应性免疫应答仅见于脊椎动物，是进化中的近期产物，可追溯至大约 4 亿 5 千万年前发生的基因组 DNA 重组机制。一种更为基本的免疫反应类型，被称为天然免疫，以不同形式出现在所有多细胞生物中。正因如此，天然免疫领域中的很多进展均来源于模式动物（如果蝇）和模式植物（如拟南芥菜）的研究。尽管这些生物与人类之间存在巨大的进化差异，但是两类物种所利用的防御蛋白及信号通路与人类具有祖先相关性。

与适应性免疫系统相似，天然免疫系统亦具有识别病原微生物、消灭病原微生物的机制，同时对自身产生耐受。这些机制比类似的适应性免疫机制更古老，因此也更为精细。虽然有时被称为“初级”（primitive）免疫系统，但天然免疫系统既复杂又高效。此外，适应性免疫很大程度上依赖于天然免疫，因为抗原的呈递和适应性免疫系统的激活均依赖于天然免疫细胞。

天然免疫系统在病原微生物入侵时提供了即时的保护，从而弥补了适应性免疫应答启动的时间差，因为当未致敏宿主接触一种新的病原体时，有效的适应性免疫反应的建立往往需要几天或几周的时间。在此期间内，天然免疫系统独立行使对宿主的保护作用。客观上，天然免疫比适应性免疫更为重要。缺乏天然免疫系统在有菌的环境中是无法生存的（表 18-1）。

表 18-1　天然免疫与适应性免疫的比较

	天然免疫	适应性免疫
感应机制	TLRs、NK 受体、NLRs、RLHs、fMLP 受体	免疫球蛋白、T 细胞受体
细胞组分	巨噬细胞、树突状细胞、粒细胞、肥大细胞、NK 细胞	T 细胞、B 细胞
输出机制	产生细胞因子、炎症反应、吞噬、杀伤病原体	产生抗体、产生细胞因子、细胞杀伤
目的	向其他天然免疫或适应性免疫细胞提示出现病原体；直接杀伤病原体；促进适应性免疫应答	辅助天然免疫应答的效力，产生针对病原体的高度特异性的配体
反应时间	快（数分钟至数小时内达高峰）	慢（数天或数周内达高峰）
特异性记忆	无	有
种系发生	古老（所有多细胞生物）	近代（仅脊椎动物）

fMLP，N- 甲酰基 - 蛋氨酸 - 亮氨酸 - 苯丙氨酸；NK，自然杀伤细胞；NLR，NOD（非确定性）样受体；RLH，RIG（维甲酸 - 诱导基因）- Ⅰ样解螺旋酶；TLR，toll- 样受体。

天然免疫的分类

天然免疫包含多种宿主防御机制，可将天然免疫系统分为细胞和非细胞组分，亦可分为传入和效应组分。天然免疫系统的非细胞部分包括可选择性破坏病原微生物细胞膜的抗菌肽、其组分亦可破坏细胞膜的补体、和一些蛋白如血液结合素和结合珠蛋白，二者均可阻碍入侵的微生物摄取铁。细胞组分包括髓系细胞（粒细胞、单核 / 巨噬细胞、肥大细胞和树突状细胞）和淋巴细胞（自然杀伤细胞和 NKT 细胞）。从这里可以看出，尽管进化起源较迟，但一些淋巴细胞已经成为了天然免疫系统中的一员，在天然免疫系统而非适应性免疫系统中发挥作用。许多其他类型的细胞亦具有某种程度的天然（常称之为“细胞自主性”）免疫功能。例如，成纤维细胞可感知病毒感染并作出反应产生干扰素。

很难清晰地将天然免疫应答分为“传入”或“效应”功能，因为免疫反应一旦启动，从感知微生物一直到杀伤微生物的全过程是以一种预编程的形式进行的。然而，我们常将天然免疫细胞中参与微生物识别、信号转导和转录反应的蛋白质归为“传入”组分，而介导应答的细胞因子和杀伤病毒和细菌的细胞武器则被认为是“效应”组分。

本章内容将主要集中于细胞天然免疫的传入部分，而其效应机制（中性粒细胞介导的杀伤、补体和抗菌肽）则在其他章节中介绍（参见第 16 章、第 60 章、第 66 章和第 68 章）。

■ 通过 TOLL 样受体识别微生物

作为天然免疫系统主要感受器的哺乳动物 TLR 的发现

toll- 样受体（TLR）共同介导对大多数微生物的识别。人类基因组的 10 个 TLR 中，9 个 TLR 识别的物质已部分得到阐明。虽然一些文献报道提示 TLR（特别是 TLR2 和 TLR4）可识别数十种分子，但支持大多数这种相互作用的证据不足，最好持保守的观点。因此，表 18-2 中仅列举了较为确定的 TLR 相互作用。

内毒素感应机制的研究导致了哺乳动物 TLR 对微生物感应功能的发现。100 多年前，内毒素［后被鉴定为脂多糖（LPS）］被 Pfeiffer 首次描述为霍乱弧菌的毒性成分[1]。多年后其化学结构才得以确定（综述见参考文献 2）。1985 年，LPS 的一个毒性基团“脂质 A”被人工合成，并发现其具有 LPS 的全部生物学活性[3]。1998 年，通过对 *Lps* 基因的定位克隆发现了 LPS 受体，在实验小鼠中，该基因位点为内毒素的细胞应答及革兰阴性菌感染的有效清除所必需[4]。研究发现，对 LPS 无应答的小鼠含有 *Tlr4* 基因位点的失活突变[5]。此前已经认识到，果蝇蛋白 toll 为果蝇对真菌感染的天然免疫应答所必需[7]，已知果蝇 toll 蛋白还参与发育过程[6]。人 TLR4 是 toll 的同源蛋白，因此，TLR4 对 LPS 感应功能的发现在进化上也得到很好的解释。

其他微生物来源的分子［如二酰化脂肽、三酰化脂肽、脂蛋白、脂膜酸、特殊菌中含 CpG 二核苷酸的非甲基化 DNA、鞭毛蛋白和双链 RNA（dsRNA）］亦可引发免疫应答，且其性质与 LPS 诱发的应答相似。反向遗传学研究显示，这些分子中的每一个都是被一种特定的 TLR 或 TLRs 组成的异聚体识别的[8-12]。此外，遗传互补分析证实，至少一些微生物来源的配体可直接与 TLR 结合，以激活信号[13,14]。另一方面，其他分子亦可增强 TLR 信号并参与配体的识别。Dectin-1 是Ⅱ型膜 C 型凝集素，可识别真菌细胞壁上的葡聚糖，并增强 TLR2/6 信号传导[15]。同样，蛋白酶活化的 G 蛋白偶联受体（PAR-2）信号传导

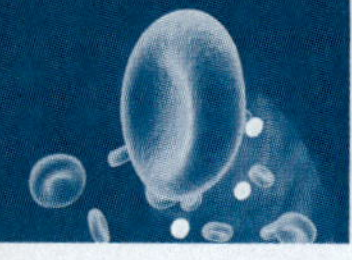

表 18-2　toll 样受体、微生物特异性和信号转导因子

TLR	已知大分子相互作用	配体	所用接头分子	参考文献
1	TLR2	三酰基脂多肽	MyD88、MAL	10,117~119
2	TLR1、TLR6 或同源二聚体	脂多肽、脂膜酸、酵母聚糖、原生动物的 GPI	MyD88、MAL	8
3	—	dsRNA	TRIF	12,36,100
4	CD14、MD-2	LPS	MyD88、MAL、TRIF、TRAM	5,17,35,36,100,120
5	—	鞭毛蛋白	MyD88	11
6	TLR2	二酰基脂多肽、葡聚糖、脂膜酸	MyD88、MAL	121
7	—	ssRNA、咪唑喹啉	MyD88	122
8	—	ssRNA、咪唑喹啉	MyD88	123
9	—	未甲基化的 CpG 基序	MyD88	9
10	—	未知	未知	124

CpG，磷酸胞苷酰基鸟苷；dsRNA，双链 RNA；GPI，糖基磷脂酰肌醇；LPS，脂多糖；MAL，MyD88 接头样分子；MyD88，髓系分化因子 88；ssRNA，单链 RNA；TRAM，TRIF 相关接头分子；TRIF，含有 toll/ 白细胞介素 -1 受体结构域的接头分子诱导 IFN-β。

可增强 TLR4 对 LPS 的应答[16]。其他例子还包括 CD14 与 LPS 的结合[17]及 LPS 应答的增强[18]以及 CD36 介导的对细菌二酰基甘油反应的增强[19]。这些辅助分子很可能与 TLR 形成复合物，进而传导跨膜信号。在 TLRs 中，TLR4 是唯一已知与 MD-2 形成紧密复合物而存在的分子。MD-2 是一个小分子的分泌型蛋白，为 TLR4 到达细胞表面及感应 LPS 所必需[20]。

TLR 的结构

TLR 属单次跨膜蛋白，在其胞外结构域中有富含亮氨酸重复(leucine-rich repeat，LRR)的基序，而在其胞质结构域中有一特征性的 TIR(toll/ 白细胞介素 -1 受体 / 抗性)基序。TIR 结构域基于一个古老的蛋白折叠结构[21]，见于细胞质植物病抗性蛋白中[在这些蛋白中，该结构域经常与一个核苷酸结合序列(nucleotide binding sequence，NBS)和(或)LRR 基序一起出现]。TIR 结构域见于白细胞介素(IL)-1 和 IL-8 受体家族、传递 TLR 信号的接头蛋白以及 TLR 本身。

TLR2/1、TLR2/6、TLR3 及 TLR4 的胞外域结构已得到 X- 射线晶体学解析。每一分子均呈马蹄型，为同源或异源二聚体。每种配体 - 受体相互作用的性质似有所不同。LPS 与 MD-2 发生相互作用激活 TLR4；MD-2 有一疏水口袋，正好承接 LPS 的脂质 A[22,23]，TLR1 的 2 条酰基链与 TLR2 的 1 条酰基链相互作用，导致 TLR2/1 "交联"形成异源二聚体[24]。TLR3 可结合带负电荷的线性双链 RNA 寡核苷酸，从而触发其活化[25]。

TLR3、TLR7、TLR8、TLR9 在细胞表面表达量很低(TLR3)或不表达(TLR7 和 TLR9)，但在转染细胞中发现携带标签的这些蛋白分子位于细胞内部[26]。这些 TLR 的胞外域可伸入内吞小泡，并感知内吞小泡中而非细胞外间隙中的外源分子。TLR3、TLR7、TLR8 和 TLR9 需借助 UNC-93B(一种 12 次跨内质网膜蛋白)进入内涵体[27]。TLR7 和 TLR9 在内吞溶酶体中发生蛋白水解，此裂解反应至少对于激活 TLR9 下游信号通路是必需的[28,29]。UNC-93B 可发挥伴侣分子的作用，它可将上述分子，或可能还有其他分子，送达其细胞内的目的地[30]。与 TLR4 结合的蛋白，PRAT4A(由 *TNRC5* 基因编码)，在转运多种 TLR 分子到其目的地的过程中发挥关键性的伴侣分子作用[31]，而内质网伴侣蛋白 gp96(又称作 GRP94 或 HSP90B1)则对于所有 TLR 的成熟至关重要(图 18-1)[32]。

TIR 接头蛋白信号传导

TLR 触发的信号事件越来越复杂(综述参见参考文献 33 和 34)。图 18-2 所示的 TLR 信号通路为目前已知的部分。必须认识到，并非所有 TLR 均在相同细胞中发挥作用，所有细胞对于 TLR 连接的应答亦不尽相同。值得注意的是，引起巨噬细胞和传统意义上的(髓系)树突状细胞应答的刺激不同于淋巴细胞或浆细胞样树突状细胞(特殊化的可产生 I 型干扰素的细胞)。此外，一些通常不属于"专职的"天然免疫系统组分的细胞能以不同的方式对 TLR 配体产生应答。

人类基因组总共编码 5 个 TIR 接头蛋白，分别为髓系分化因子 88(MyD88)；MyD88 接头分子样蛋白(MAL)，亦称为含有 toll/ 白细胞介素 -1 受体结构域的接头蛋白(TIRAP)；含有 TIR 结构域的接头分子诱导 IFN-β(TRIF)，亦称为 TICAM-1，最初因突变体等位基因被发现而命名为 *Lps2*；TRIF 相关接头分子(TRAM)，亦称为 TICAM-2；和 SARM(sterile-alpha and armadillo motif)。SARM 的功能仍不清楚，而其余 4 个接头分子在信号转导中的作用已明确。这 4 种接头分子均为 LPS 受体(TLR4)的正常信号传导所必需。MyD88 和 MAL 共同发挥作用，而 TRIF 则与 TRAM 协同作用，因此，LPS 信号通路在受体水平即分为两个主要的"分支"[35,36]。在 TLR3 信号传导中，TRIF 单独发挥作用；MyD88 与 MAL(而非 TRIF 或 TRAM)共同参与 TLR2 信号传导；而在 TLR7、TLR8 和 TLR9 信号传导中，MyD88 独立发挥作用(参见图 18-2)。小鼠及人 MyD88 突变失活可导致严重的免疫缺陷状态[37,38]，MyD88 和 TRIF 位点的复合性纯合子突变将导致更严重的免疫缺陷，缺陷型动物基本不能感知大多数微生物[36]。

很可能接头蛋白相互之间可形成总共 5 种同源或异源二聚体复合物。虽然尚未通过严谨的方法得以证实，但二聚体的存在能最好地解释所观察到的 TLR 信号传递的多样性。MAL 和 TRAM 可能作为"桥梁"，分别将 MyD88 和 TRIF 与 TLR4 受体连接。然而，MyD88 亦可直接与其他受体(如 TLR7、TLR8 和 TLR9)相互作用，而 TRIF 可直接与 TLR3 相互作用[39]。MAL/MyD88 信号与 TRAM/TRIF 信号在几个方面存在着很大的差异。

MyD88 被激活后，可招募一种丝氨酸激酶 IL-1 受体相

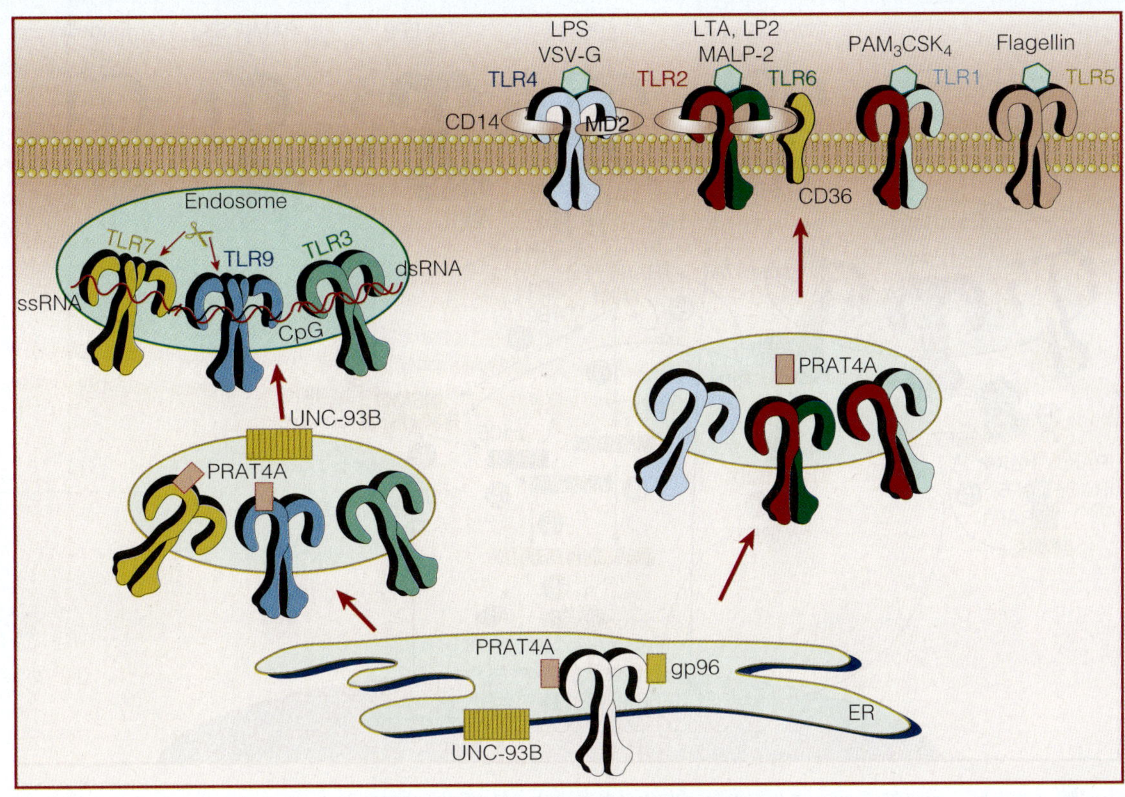

图 18-1 toll 样受体(TLR)。TLR 以同源或异源二聚体的形式存在,能感应病原微生物来源的多种分子。TLR1、TLR2、TLR4、TLR5 和 TLR6 定位于细胞表面,而 TLR3、TLR7 和 TLR9 定位于内涵体。所有 TLR 的成熟依赖于内质网中的伴侣蛋白 gp96。另外两个内质网蛋白 PRAT4A 和 UNC-93B 在 TLR 的转运中发挥重要作用。PRAT4A 为 TLR1、TLR2、TLR4、TLR7 和 TLR9 应答所必需,而 UNC93B 为 TLR3、TLR7 和 TLR9 转运所必需。在细胞表面,由 TLR4、MD2 和 CD14 构成的 TLR4 复合物可特异性地与脂多糖(LPS)和水泡性口炎病毒糖蛋白 G(VSV-G)结合。TLR2/6 异二聚体与 CD36 和 CD14 共同识别二酰基脂肽和脂膜酸(LTA)。TLR1/2 异二聚体可感知三酰基脂肽(PAM3CSK4),TLR5 可识别鞭毛蛋白。TLR7 能结合单链 RNA,TLR9 可结合 CpG DNA,TLR3 可结合双链 RNA。TLR7 和 TLR9 均在内吞溶酶体中发生蛋白水解,蛋白水解至少对于 TLR9 的功能是必须的。图中缩写词:LPS,脂多糖;VSV-G,水泡性口炎病毒糖蛋白;TLR1、2、3、4、5、6、7、9,toll 样受体 1、2、3、4、5、6、7、9;LTA,脂膜酸;LP2,脂肽 2;MALP-2,支原体源性脂肽;PAM_3CSK_4,三酰化脂肽 PAM_3CSK_4;Flagellin,鞭毛蛋白;ssRNA,单链 RNA;dsRNA,双链 RNA;endosome,内涵体;CpG,磷酸胞苷酰基鸟苷;PRAT4A,内质网蛋白 PRAT4A;UNC-93B,内质网蛋白 UNC-93B;Gp96,伴侣蛋白 96;ER,内质网。

关激酶 4(IRAK4),二者通过各自分子中含有的死亡结构域发生相互作用[33,34]。这种相互作用又导致 IRAK(IRAK1)磷酸化并招募肿瘤坏死因子受体相关因子 6(TRAF6),TRAF6 是一种细胞内的支架蛋白,可协同招募其他几种蛋白激酶。TRAF6 具有 E3 泛素连接酶活性,可与 E2 连接酶 Ubc13/Uev1A、Ubc4 和 Ubc5 共同发挥作用,将 K63 连接的多聚泛素链加于自身及其他分子,如 κB 抑制因子(I-κB)激酶 γ[IKKγ,又称为 NEMO(NF-κB 关键调控分子)]、TRAF2 和 RIP(受体相互作用蛋白;综述参见文献 40)。转化生长因子 β 活化激酶 1(TAK1)亦被招募至 TRAF6 复合物,并磷酸化 IKKγ,后者与 IKKα 及 IKKβ 形成复合物,催化 I-κB(NF-κB p65 的抑制因子)磷酸化,导致 K48 泛素化介导的 I-κB 降解[40]。随后由 p65 和(或)p50 形成的同源或异源二聚体 NF-κB 转移至细胞核内。NF-κB 可驱动数百种参与炎症反应的蛋白编码基因转录。

与此同时,IKK 复合物催化与 MAP3K8(又称为 Tpl2)形成复合物的 NF-κB 的 p105 磷酸化。这导致 p105 NF-κB 的降解并激活 MAP3K8[41,42]。MAP3K8 可激活 MEK1 和 MEK2,而 TAK1 独立激活 MEK3 和 MEK6[34]。MEK 可激活分裂原活化蛋白激酶(mitogen-activated protein kinase,MAPK)家族成员,包括细胞外信号调节激酶 1(ERK1)和 ERK2、c-Jun N 端激酶(JNK)和 p38 激酶。这些激酶激活其他转录因子,其中有 c-Jun(与 c-Fos 形成转录因子 AP-1)。cAMP 反应元件结合蛋白(CREB)家族成员也被激活。

TLR 激活后,还有其他转录因子亦被激活,其中包括干扰素反应因子 1(interferon response factor 1,IRF1)、IRF3、IRF7,它们通过特定 TLR 启动的信号以不同的方式活化。TLR3 和 TLR4 主要激活 IRF3,后者被 TANK 结合激酶 1(TBK1)和 IKK(两者均与 IKKs 有远亲同源性)磷酸化[43,44],而 TLR7 和 TLR9 可通过尚不完全清楚的激酶的作用激活 IRF1 和 IRF7[45,46]。IRF1 和 IRF3 的活化可启动干扰素 -β 基因的表达[45,47]。干扰素 -β 介导抗病毒效应,亦为上调促进适应性免疫应答激活的共刺激分子(如 CD40、CD80 和 CD86)表达所必需。因此,LPS 和双链 RNA 的辅助效应依赖于Ⅰ型干扰素受体[48]。IRF7 可诱导干扰素 -α 基因的表达[46,47]。干扰素 -α 和干扰素 -β 均与Ⅰ型干扰素受体结合,发挥如果不是相同也是相似的生物学效应。因为尚不清楚的原因,MyD88/MAL 异聚体复合物不能驱动Ⅰ型干扰素基因表达。

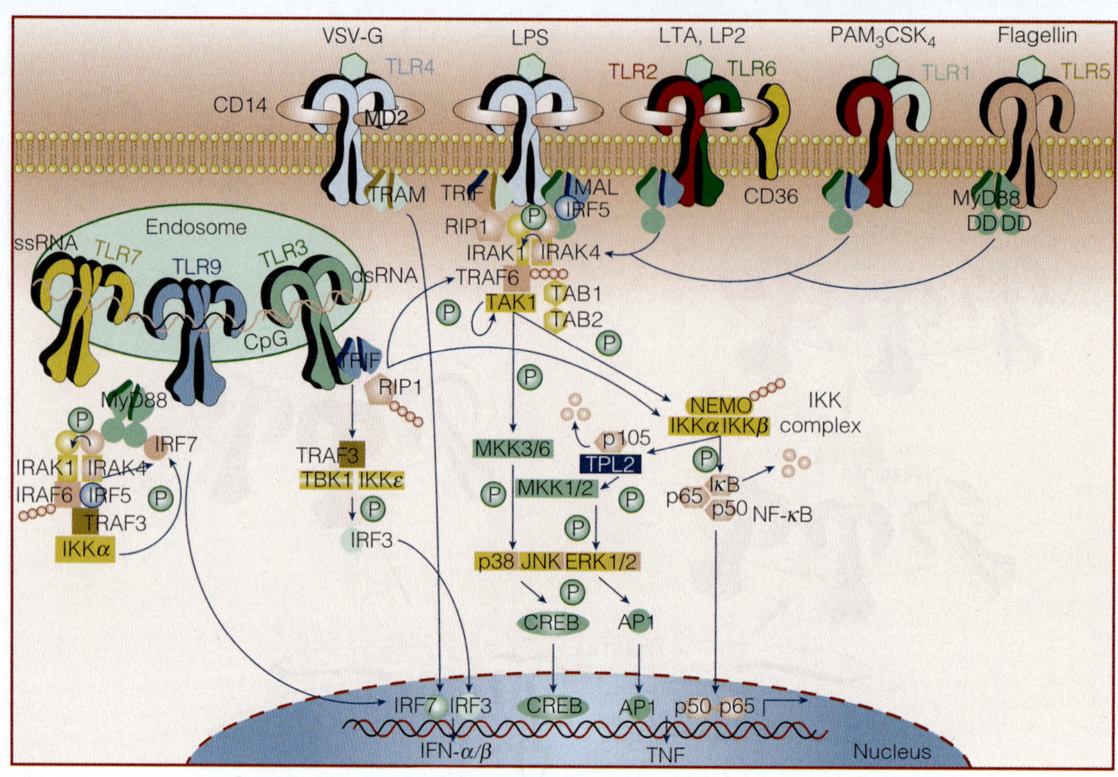

图 18-2　TLR 信号通路概览。如图所示，TLR 活化引发的下游信号激活最终导致数千种基因的表达，其中包括 TNF 和 I 型干扰素，它们在激活天然免疫和适应性免疫应答中发挥关键作用。一旦 TLR 复合体识别某个特异性的分子，它们即可招募多种接头蛋白（MyD88、TRIF、TRAM、MAL）并激活下游信号分子。有关 MyD88 依赖的信号传导的细节可参见正文。TRIF 介导的 NF-κB 的活化需要 RIP1 的多泛素化，而多泛素化的 RIP1 可与 TRAF6/TAK1 复合物相互作用。TRIF 依赖的 IRF3 活化则并不需要 RIP1，而需要 TRAF3 和 IKK 相关激酶 TBK1 和 IKK-i/ε。当 TLR4 与水泡口炎病毒糖蛋白 G（VSV-G）结合时，可通过 TRAM 传导信号诱导 IRF7 的活化，此过程部分依赖于 TRIF。图中 K63 泛素化以链接圆圈表示，小圆圈表示蛋白降解。磷酸化用 P 标记的圆圈表示。图中缩写词：VSV-G，水泡性口炎病毒糖蛋白；LPS，脂多糖；LTA，脂膜酸；LP2，脂肽 2；PAM_3CSK_4，三酰化脂肽 PAM_3CSK_4；Flagellin，鞭毛蛋白；TLR1、2、3、4、5、6、7、9，toll 样受体 1、2、3、4、5、6、7、9；TRAM，TRIF 相关接头分子；TRIF，含有 toll- 白细胞介素 -1 受体结构域的诱导 IFN-β 的接头分子；MAL，MyD88 接头样分子；IRF3、5、7，干扰素反应因子 3、5、7；MyD88，骨髓样分化因子 88；RIP1，受体相互作用蛋白 1；IRAK1、4、6，白细胞介素 -1 受体相关激酶；Endosome，内涵体；ssRNA，单链 RNA；CpG，磷酸胞苷酰基鸟苷；dsRNA，双链 RNA；TRAF3、6，肿瘤坏死因子受体相关因子 3、6；TBK1，TANK 结合激酶 1；TAK1，转化生长因子 β 激活激酶 1；TAB1、2，TAK1 结合蛋白；IRAF6，肿瘤坏死因子受体相关因子 6；MKK1/2、MKK3/6，促分裂原活化蛋白激酶激酶 1/2、3/6；CREB，cAMP 反应元件结合蛋白；TPL2，MEK 激酶；NEMO，NF-κB 关键调控因子；IKKα、IKKβ、IKKε，I-κB 激酶 α、β、ε；IKK complex，IKK 复合物；I-κB，κB 的抑制因子；NF-κB，核因子 κB；JNK，c-Jun N 端激酶；ERK1/2，细胞外信号调节激酶 1/2；AP-1，激活蛋白 1；IFN-α/β，干扰素 -α/β；TNF，肿瘤坏死因子；Nucleus，细胞核。

TIR 接头信号传导中的补偿效应　IRAK-M 为 IRAK1、IRAK2 和 IRAK4 的同源分子，是 TIR 结构域信号传导的一种抑制分子，可参与被称为内毒素耐受（endotoxin tolerance）的信号传导的反馈抑制[49]。此外，细胞因子合成抑制因子 1（suppressor of cytokine synthesis 1，SOCS-1）抑制 I 型干扰素激活的 JAK/STAT 信号通路的信号传导，I 型干扰素是天然免疫应答过程中产生的关键细胞因子之一[50]。A20 和 CYLD 为去泛素化酶，能去除 TRAF6、NEMO 和 RIP 的 K63 泛素尾巴，抑制该通路活化级联反应[40]。在更远端，通过抗炎细胞因子（如 IL-10 或转化生长因子 -β）对信号传导的抑制作用，可限制 TLR 启动的炎症反应。

■ 核苷酸结合寡聚化结构域样受体家族的感受器

有一大类以特殊模块结构为特征的蛋白家族参与了对细胞内微生物以及非感染性刺激（如尿酸结晶和氢氧化铝颗粒）的天然免疫反应，这些结构域前后串联排列为半胱天冬酶（caspase，凋亡蛋白酶）激活和招募结构域（CARD）、Pyrin 或凋亡重复结构域的杆状病毒抑制因子（baculovirus inhibitor of apoptosis repeat，BIR）、随后为核酸结合“NACHT”结构域和 LRR 结构域。这类蛋白统称为核苷酸结合寡聚化结构域（NOD）样受体（the nucleotide-binding oligomerization domain-like receptors，NLRs），被分为几个亚家族（图 18-3）[51]。该家族不同代表性成员的突变可导致显性或半显性炎症性疾病。某些病例呈有限性外显率，强烈地依赖其他基因的突变。例如，有研究明确证实，*NOD2* 突变可增加患克罗恩病（Crohn disease）[52] 的风险及引起 Blau 综合征[53]，而特殊的 *NLPR3* 突变可能引起冷诱发的自身炎症性综合征（cold-induced autoinflammatory syndrome，CIAS）1、慢性婴儿神经皮肤关节（chronic infantile neurologic，cutaneous and articular，CINCA）综合征以及新生儿多系统炎症性疾病（neonatal-onset multisystem inflammatory disease，NOMID）[54-56]。结构相关的 *MEFV*（编码 pyrin）基因突变可引起家族性地中海热（familial Mediterranean fever）[57]。研究表明，

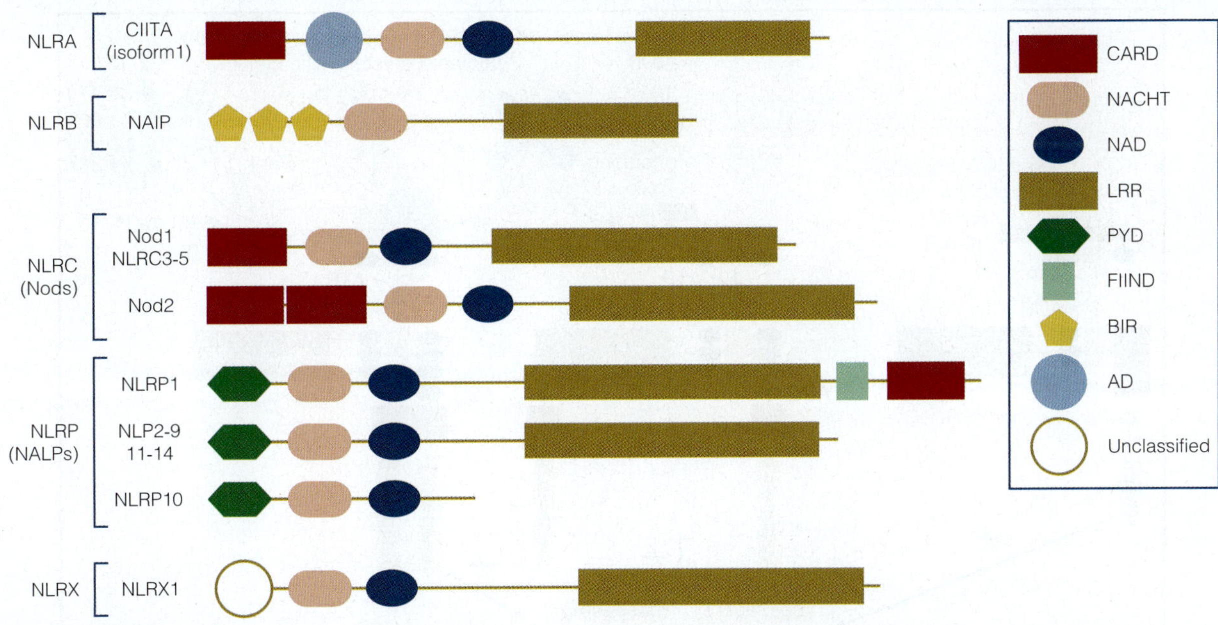

图 18-3 NOD 样受体(NLR)结构域构成。人类基因组命名委员会根据各种 NOD 样受体家族成员的结构域构成和同源性将其分为几个亚家族,但某些功能域分类及同源性仍不清楚。LRR 结构域含有不同数量的 LRR 重复序列。Ⅰ型 CⅡTA 同工型含有一个 N 末端的 CARD 结构域。图中缩写词:NLR,NOD 样受体;CⅡTA(isoform 1),MHC Ⅱ基因反式作用子;NAIP,神经元凋亡抑制蛋白 2;Nod,核苷酸结合多聚化结构域;CARD,半胱天冬酶激活和招募结构域;NACHT,NAIP、CⅡTA、HET-E 和 TP-1 中的核酸结构域;NAD,NACHT 相关结构域;LRR,富含亮氨酸重复序列;PYD,Pyrin 结构域;FIIND,F 相互作用结构域;BIR,凋亡重复的杆状病毒抑制因子;AD,酸激活结构域;Unclassified,未分类的。

pyrin 可与接头蛋白 PSTPIP1(脯氨酸 - 丝氨酸 - 苏氨酸磷酸酶 - 相互作用蛋白 1)相互作用。该蛋白编码基因突变亦可引起一种炎症性疾病、化脓性无菌性关节炎、坏疽性脓皮症及痤疮(PAPA)综合征[58]。

NLR 超家族的致炎症潜能是通过两条信号通路发挥效应的:“炎症小体”通路和“NOD1/2”通路。与 TLR 信号通路相比较,对这两条通路的理解较少。此外,这两条通路均可能与 TLR 信号通路发生交互作用,而对炎症小体通路而言,其活性的充分表达依赖 TLR 信号传导。

炎症小体通路

“炎症小体”通路(图 18-4)至少由 3 种蛋白诱导,但可能还有其他分子。冰蛋白酶激活因子(ice-protease activating factor,IPAF/NLRC4;由 *CARD12* 基因编码)、NACHT(存在于 NAIP、CIITA、NET-E 和 TP-1 蛋白中的一种核苷酸结合结构域)结构域、亮氨酸富集重复序列结构域和含 pyrin 结构域蛋白 1(NLRP1,亦称为 CARD7)以及 NLRP3(又名 *cyropyrin*)均可触发炎症小体反应。多种细胞扰动可能导致 IPAF、NLRP1 和 NLRP3 激活。然而,Ⅲ型或Ⅳ型细菌分泌系统产生的胞质鞭毛蛋白可激活 IPAF[59]。孔形成毒素引入的炭疽致死因子和胞壁酰二肽(muramyldipeptide,MDP)可激活 NLRP1[60,61]。肽聚糖(PGN)、MDP、脂肽、核酸、尿酸结晶、铝和其他外源物质可激活 NLRP3[62-66]。NLRP3 的完全活化依赖于胞内钾离子浓度降低,此过程部分由钾离子输出通道 P2X7 介导。P2X7 的活化可招募间隙连接通道蛋白 Pannexin-1(Panx-1),使细菌产物和其他分子进入细胞[67]。尽管尚不清楚诱导分子是否直接接触 NLRPs 或 IPAF,但 NLRPs 或 IPAF 发生寡聚化(由 NACHT 结构域介导)。随后它们可直接激活信号(如 IPAF),或通过接头蛋白(NLRP-1 通过 ASC,NLRP3 通过 ASC 和 CARDINAL)激活胞内半胱氨酸蛋白酶半胱天冬酶 -1 和(或)半胱天冬酶 -5。活化反应是通过 CARD 相互作用介导的。半胱天冬酶 -1 和半胱天冬酶 -5 同源二聚体将炎症细胞因子 IL-1β 的前体转化成其活性形式。重要的是,炎症小体信号传导并不能直接激活 IL-1β 编码基因的表达。然而,导致 NF-κB 激活的 TLR 信号或 IL-1β 自身的信号传导可激活 IL-1β 基因的表达[51]。

IL-1β 通过其受体激活信号通路,此通路与 TLR 信号通路相似,亦依赖 MyD88 及其下游信号级联分子组分。因此,IL-1β 可被视为一种内源性配体,它所介导的应答与细菌配体介导的反应相似。这一信号最开始可能由局部感染以及非感染性炎症刺激共同作用诱导启动。

NOD 通路

前面曾经提到过 NOD1(CARD4)和 NOD2(CARD15)蛋白分别为 γ-D- 谷氨酰二氨基庚二酸(γ-D-glutamyl diaminopimelic acid,DAP)和胞壁酰二肽的感受器,两者均为细菌胞壁成分。它们似乎可感知细胞内的细菌或细菌碎片[68-70]。连锁不平衡作图和序列分析强烈提示 NOD2 在克罗恩病发病中的意义,但是 NOD2 突变引起的疾病外显率低,提示其他遗传因素及环境因素在疾病中的重要性[52]。尚未发现与 NOD1 明确相关的疾病。虽然最近的研究提示,在 MDP 刺激下,NOD2 能够与 NLRP1 和半胱天冬酶 -1 相互作用,但 NOD 蛋白并不形成炎症小体的核心[71]。当受到微生物刺激时,NOD 蛋白发生寡聚化,通过 TRAF2 和 TRAF5(对 NOD1 而言),或 TRAF6(对 NOD2 而言)传递信号,引起 RICK2(又称 RIP2 或 CARDIAK)蛋白的 K63 泛素化。RICK2 是一种含 RIP 相似结构域的蛋白,已知 RIP 参与肿瘤坏死因子(TNF)信号的传导。RICK2 激活 TAK1,通过

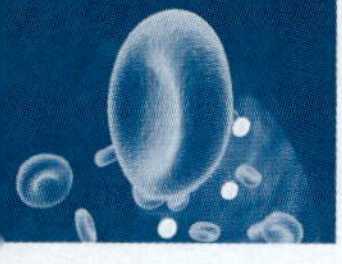

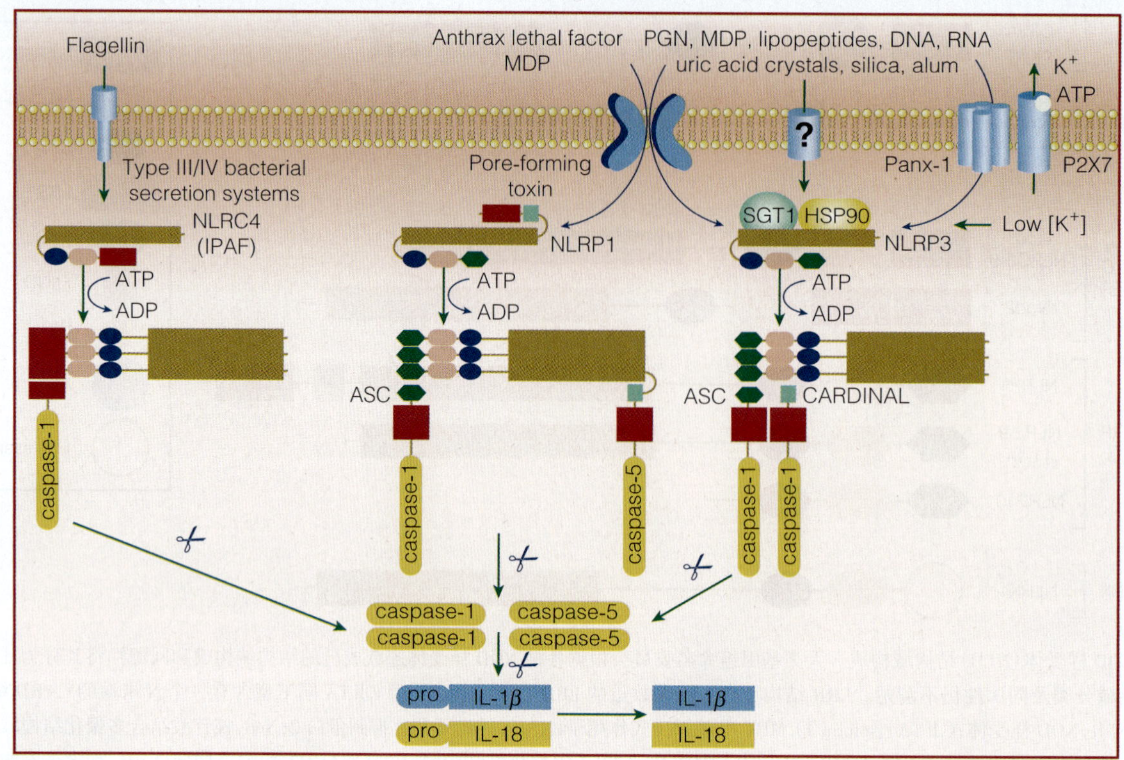

图 18-4 NLRP1(NALP1)、NLRP3(NALP3)及 NLRC4(IPAF)形成的炎症小体复合物。没有活化信号时,NLRs 以非活化构象存在于细胞质中。SGT1/HSP90 伴侣复合物与 NLRP3 结合并使后者处于待活化状态。一旦激活,ATP 的结合及水解导致 NLRP3 寡聚化和炎症小体形成。NLRP1 和 NLRP3 通过接头蛋白(ASC 或 NLRP3 所需要的 ASC/CARDINAL)激活半胱天冬酶 -1 的前体蛋白,而 NLRC4 可直接结合半胱天冬酶 -1 的前体蛋白。NLRP1 亦可结合半胱天冬酶 -5 的前体。炎症小体的切割使活化的半胱天冬酶被释放,后者加工并激活炎症细胞因子。NLR 的蛋白结构域与图 18-3 所示相同。黄褐色长方形代表 LRR 结构域,暗蓝色椭圆形代表 NAD 结构域,浅褐色椭圆形代表 NACHT 结构域,红色长方形代表 CARD 结构域,浅绿色正方形代表 FIIND 结构域,绿色六角形代表 PYD 结构域。图中缩写词:Flagellin,鞭毛蛋白;Anthrax lethal factor,炭疽致死因子;MDP,胞壁酰二肽;PGN,肽聚糖;Lipopeptides,脂肽;Uric acid crystals,尿酸结晶;Silica,硅;Alum,铝;Type Ⅲ/Ⅳ bacterial secretion systems,Ⅲ/Ⅳ型细菌分泌系统;Pore-forming toxin,孔形成毒素;Panx-1,间隙连接通道蛋白 Panx-1;P2X7,钾离子输出通道蛋白 P2X7;ASC,接头蛋白 ASC;Caspase-1、Caspase -5,半胱天冬酶 -1、半胱天冬酶 -5;IL-1β、IL-18,白细胞介素 -1β、白细胞介素 -18。

TAK1 激活 NF-κB 和 MAPK 信号通路,导致转录因子 AP-1 活化(图 18-5)。

■ RLH 通路的感受器

虽然 TLR 能感知内涵体中的外源核酸,也对某些病毒(尤其疱疹病毒属)的探测起一定作用,但其他病毒则主要或完全依赖于胞质受体的感知。这些感受器中有 RIG-Ⅰ样解螺旋酶(RLH),包括维甲酸诱导基因 -Ⅰ(retinoic acid-inducible gene Ⅰ,RIG-Ⅰ)、黑色素瘤分化相关基因 5(melanoma differentiation-associated gene 5,MDA5)和 LGP2,这些是目前研究最清楚的感受器,被认为可直接与核酸相互作用并启动应答。这些蛋白具有 RNA 解旋酶结构域(参与核酸结合)和一个调节结构域(RD)。RD 可抑制下游信号传导[72],但亦为感知 RNA 所必需[73,74]。RIG-Ⅰ和 MDA5 均含有更近端的 CARD 结构域,这些结构域参与信号的传递,而 LGP2 则不含此结构域。基于此,最初认为 LGP2 具有抑制功能[75]。然而,LGP2 似乎能增强感知功能及放大 MDA5 信号[74,76]。

虽然 TLR3 能探测双链 RNA 及人工合成的类似物多聚 I:C,但多聚 I:C 的体内感受器主要是 MDA5[77]。长链多聚 I:C 聚合体由 MDA5 感知,而较短的 I:C 聚合体则由 RIG-Ⅰ探测。RIG-Ⅰ可与含平端或 5' 突出端的双链 DNA 分子形成稳定的复合物,而含有 3' 突出端的双链 DNA 则被 RIG-Ⅰ的解旋酶活性解开[73]。此外,RIG-Ⅰ还可识别单链 RNA 分子,通过检测存在于单链 RNA 分子 5' 端的三磷酸结构区分宿主 RNA,如见于流感病毒的单链 RNA 分子[78,79]。RIG-Ⅰ必须通过一种宿主的抗性因子——T 细胞受体相互作用分子 25(T-cell receptor-interacting molecule 25,TRIM25)活化,TRIM25 受 K63 泛素化的调节。

RLHs 信号是通过 CARD 结构域介导的与干扰素 -β 启动子刺激因子(IFN-β promoter stimulator-1,IPS-1,又名 MAVS、VISA 和 CARDIF)相互作用传导的[80-83]。IPS-1 是一种含 CARD 结构域的线粒体外膜组成蛋白,其 CARD 结构域伸入胞质。当被 RLHs 刺激后,IPS-1 能够激活三条不同的信号通路。一条通路与 TNF 信号通路相似,包括接头蛋白肿瘤坏死因子受体死亡结构域蛋白(tumor necrosis factor receptor death domain,TRADD)、Fas 相关死亡结构域蛋白(Fas-associated death domain protein,FADD)、RIP1、半胱天冬酶 -8 和半胱天冬酶 -10,导致 IKK 复合物及 NF-κB 活化。第二条通路招募 TRAF6 和分裂原活化蛋白激酶激酶 1(mitogen-activated kinase kinase 1,MEKK1),引起 MAPK 和 AP-1 活化。这两条通路诱导

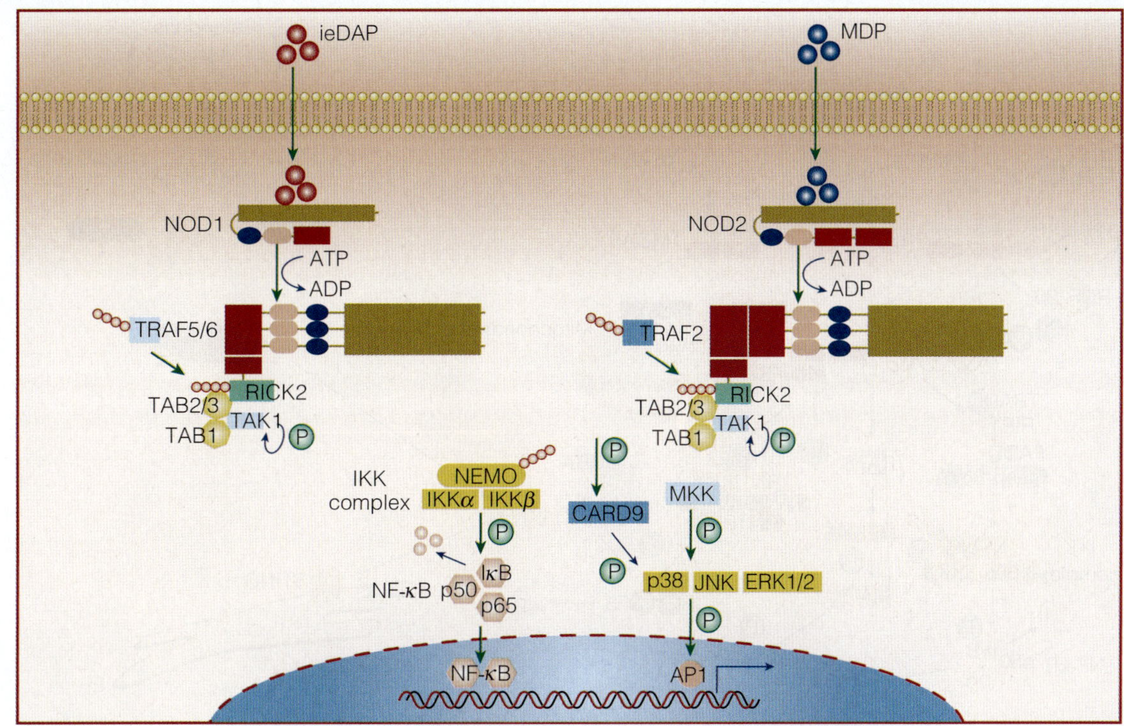

图 18-5 NOD1/2 信号通路。在胞质中(DAP 和 MDP)感知 PGN 来源的基序时,NOD1 和 NOD2 发生寡聚化并与含 CARD 结构域的苏氨酸丝氨酸酶 RICK2 形成复合物。通过 TRAFs(E3 泛素连接酶)介导的信号导致 RICK2 的 K63 泛素化(链接的小圆圈)并招募 TAK1。TAK1 复合物激活导致 IKK 和 MKK 活化,激活与 TLR 配体应答相似的信号级联反应。CARD9 在 NOD2 下游的 p38 信号活化中发挥重要的作用。NLR 蛋白结构域与图 18-3 所示相同。黄褐色长方形代表 LRR 结构域,暗蓝色椭圆形代表 NAD 结构域,浅褐色椭圆形代表 NACHT 结构域,红色长方形代表 CARD 结构域,磷酸化反应用 p 标记的圆圈表示。图中缩写词:ieDAP,细菌二肽二氨基庚二酸;MDP,胞壁酰二肽;NOD1、NOD2,核苷酸结合多聚化结构域 1、核苷酸结合多聚化结构域 2;TRAF2、TRAF 5/6,肿瘤坏死因子受体相关因子 2、肿瘤坏死因子受体相关因子 5/6;RICK2,含 CARD 结构域的苏氨酸丝氨酸酶;TAB1、TAB 2/3,TAK1 结合蛋白 1、TAK1 结合蛋白 2/3;TAK1,转化生长因子 -β 激活激酶 1;IKK complex、α、β,I-κB 激酶复合物、α、β;NEMO,NF-κB 关键调控因子;CARD9,接头蛋白 CARD9;MKK,促分裂原活化蛋白激酶激酶;NF-κB,核因子 κB;JNK,c-Jun N 端激酶;ERK1/2,细胞外信号调节激酶 1/2;AP-1,激活蛋白 1。

炎性细胞因子产生。第三条通路激活 TBK1 和 IKK,导致 IRF3 和 IRF7 活化,并随后生成 I 型干扰素(图 18-6)。

哺乳动物细胞中亦存在一条对胞质双链 DNA 的反应通路。STING 是一个 5 次跨膜的内质网膜蛋白,虽然 STING 本身不是感受器,亦不含有明确的 DNA 识别基序,但 STING 可能在探测双链 DNA 中发挥不可替代的作用[84]。研究亦描述了一种推测的胞质 DNA 感受器 DAI(IRF 的 DNA 依赖性激活子)。DAI 含有 DNA 结合结构域,能在体外增强 DNA 介导的 I 型干扰素产生[85]。但是,DAI 作为胞质 DNA 感受器的功能似乎是冗余的[86]。无论是什么信号通路参与,双链 DNA 应答仅诱导 IFN 产生(而没有炎症细胞因子产生),且完全依赖 TBK1(参见图 18-6)。

■ 天然免疫应答中的关键效应细胞因子

天然免疫系统的细胞表现一定程度的自主性(如中性粒细胞可直接吞噬并消灭病原体),但也能启动针对病原体的适应性免疫应答,招集"增援部队"至感染部位。这些功能依赖于细胞因子的产生。由于细胞因子众多,无法一一在本章中描述。在此我们将把几种关键的细胞因子介绍如下。

肿瘤坏死因子 -α(TNF-α)

TNF-α 是一种同源三聚体形式的细胞因子,可由多种细胞产生。而单个核吞噬细胞受到 LPS 或其他 TLR 激活性刺激后,产生的 TNF-α 量最大。TNF-α 最初被认识是作为内毒素效应的关键内源性介导分子[87],随后发现,TNF-α 也是其他多种类型炎症[包括无菌性炎症,如在类风湿关节炎中所见、克罗恩病、强直性脊柱炎和银屑病(牛皮癣)]的介质。TNF 信号传导通路依赖于两种受体,涉及 NF-κB 的活化,在进化上与识别革兰阴性菌的古老的果蝇 Imd(免疫缺陷)通路相关[88]。有关 TNF 信号传导的古老系统发生起源、在许多远系种属中的存在、TNF 中和在上述疾病治疗中的显著疗效、在动物中 TNF 和 TNF 受体突变的免疫损害效应,均提示 TNF 是天然免疫系统用来有效控制感染的最重要的细胞因子之一。

白细胞介素 -1α 和 β

IL-1α 和 IL-1β 曾被视为多效性细胞因子,这两个相关性较远的配体共享同一套受体。天然免疫系统刺激可诱导 IL-1α 和 IL-1β 产生,引起发热、肿胀以及中性粒细胞在感染部位的黏附。I 型 IL-1 受体由两条链组成,每条链均含有胞质 TIR 结构域,可介导大多数或所有 IL-1 的生物学效应。IL-1 受体复合物通过 MyD88 传递信号,而不需要其他接头分子的参与。IL-1 信号传导可作为放大机制发挥作用,增强初级感染的信号,并可将感染的信号传递给缺乏探测微生物的天然免疫感受器的细胞。

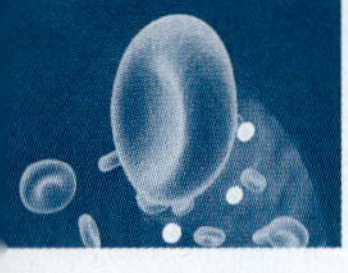

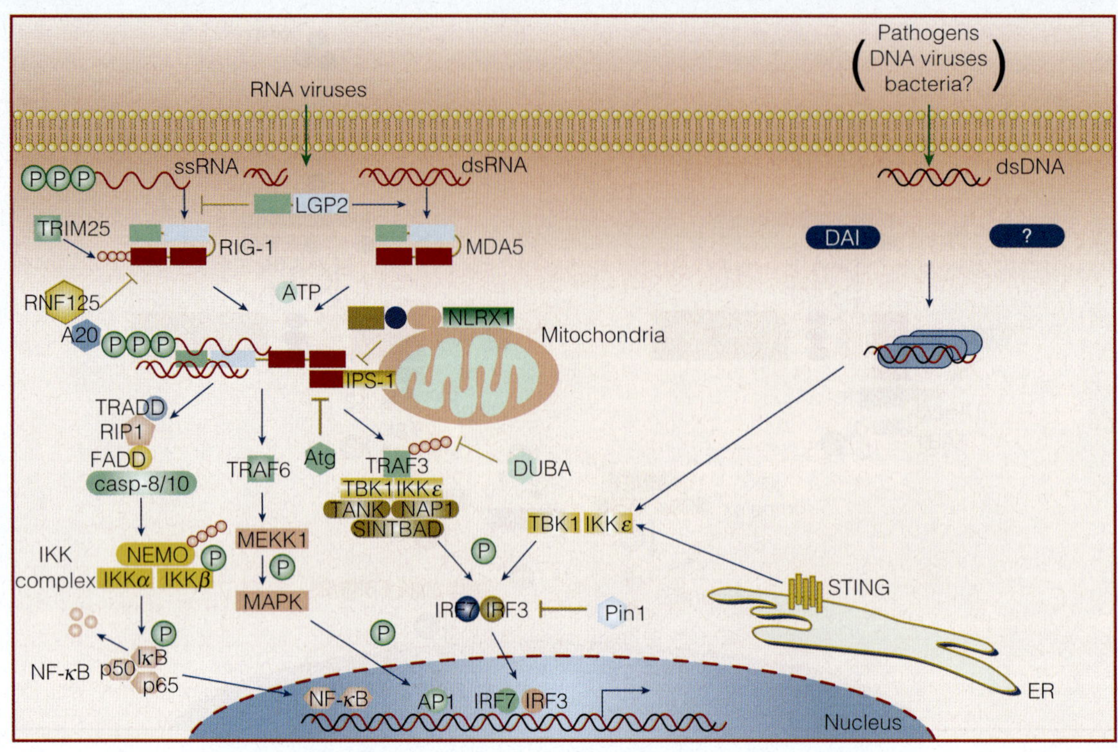

图 18-6　胞质感应器和信号传导通路。RIG-Ⅰ和 MDA5 可对不同的病毒感染做出应答，分别识别单链 RNA 和双链 RNA。RIG-Ⅰ也可识别短双链 RNA 序列。LGP2 亦能结合双链 RNA，似可调控 RIG-Ⅰ和 MDA5 信号传导。RIG-Ⅰ充分发挥其功能需要 TRIM25 介导的 K63 泛素化（链接的小圆圈）。RIG-Ⅰ和 MDA5 激活 IPS-1，后者与 RIP1、FADD、TRADD、TRAF6 和 TRAF3 组成的复合物相互作用。FADD 可与半胱天冬酶 -8 或半胱天冬酶 -10 前体相互作用，导致其裂解为成熟并具有活性的半胱天冬酶 -8 或半胱天冬酶 -10，二者随后激活 NF-κB。TRAF6 的募集导致 MAPK 信号通路和 AP-1 激活，而 K63 泛素化的 TRAF3 通过激酶 IKKi/ε 和 TBK 激活 IRF3 和 IRF7。TBK 亦可与 TRAF 家族成员相关的 NF-κB 激活因子（TANK）、NAK 相关蛋白 1（NAP1）、及 NAP1 相似的 TBK1 接头蛋白（Similar to NAP1 TBK1 Adaptor，SINTBAD）相互作用。IPS-1 受自噬复合物 Atg12-Atg5 的负调控，亦可能受 NLRX1 调控，而 RIG-Ⅰ受干扰素诱导的泛素连接酶 RNF125 和 A20 负调控。TRAF3 依赖的通路受去泛素化酶 DUBA 负调控。肽基 - 脯氨酰 - 异构酶 Pin1 诱导磷酸化的 IRF3 泛素化及降解。双链 DNA 亦可通过胞质感受器感知，如 DAI。内质网膜蛋白 STING 为胞质 DNA 感知所必需，但相关机制不清。STING 亦可与 RIG-Ⅰ相互作用（图中未显示）。CARD 结构域以红色长方形表示，解螺旋酶结构域以浅蓝色长方形表示，RD 结构域以浅绿色长方形表示。除尚未分类的结构域（嵌入线粒体膜，显示为绿色），NLRX1 结构域与图 18-3 所示一致。黄褐色长方形代表 LRR 结构域，暗蓝色圆形代表 NAD 结构域，浅褐色椭圆形代表 NACHT 结构域，磷酸化反应用 p 标记的圆圈表示。图中缩写词：RNA viruses，RNA 病毒；Pathogens（DNA viruses，bacteria？），病原体（DNA 病毒，细菌？）；ssRNA，单链 RNA；dsRNA，双链 RNA；LGP2，RNA 解螺旋酶；TRIM25，T 细胞受体相互作用分子 25；RNF125，干扰素诱导的泛素连接酶；RIG-Ⅰ，视磺酸诱导基因 -Ⅰ；MDA5，黑色素瘤分化基因 5；DAI，胞质探测器 DAI；IPS-1，干扰素 -β 启动子刺激因子；Mitochondria，线粒体；TRADD，肿瘤坏死因子受体死亡结构域蛋白；RIP1，受体相互作用蛋白；FADD，Fas 相关死亡结构域；TRAF3、6，肿瘤坏死因子受体相关因子；DUBA，去泛素化酶 DUBA；TANK，NF-κB 激活因子；IKK complex、α、β，I-κB 激酶复合物、α、β；NAP1，NAK 相关蛋白 1；SINTBAD，NAP1 TBK1 相似的接头蛋白；MEKK1，促分裂原活化激酶激酶；NEMO，NF-κB 关键调控因子；MAPK，促分裂原活化蛋白激酶；IRF3、7，干扰素反应因子 3、7；Pin1，肽基 - 脯氨酰 - 异构酶 Pin1；STING，内质网膜蛋白 STING；NF-κB，核因子 κB；AP-1，激活蛋白 1；Nucleus，细胞核；ER，内质网。

白细胞介素 -6

IL-6 通过一个利用 JAK/STAT 通路的受体传递信号，可激活"急性期反应"的多种元素，即肝脏产生纤维蛋白原、血清淀粉样 A 蛋白和 C 反应蛋白。IL-6 亦具有促血小板生成活性，辅助血小板生成，严重感染过程常导致血小板消耗（参见第 113 章）。

白细胞介素 -12

TLR 刺激可产生大量的 IL-12，其可刺激淋巴细胞产生干扰素 -γ，从而增强单核吞噬细胞杀伤微生物的活性。与大多数细胞因子不同的是，IL-12 是一个异二聚体蛋白，p40 亚单位可被诱导产生，而 p35 亚单位在非刺激条件下即可被合成。已知 IL-12 及其受体或干扰素 -γ 及其受体的编码基因突变可引起对分枝杆菌及其他细胞内感染的相对严重的易感性。因此，IL-12—干扰素 -γ 反馈环路被认为是天然免疫与适应性免疫中最重要的相互作用之一。

趋化因子

趋化因子是一个小分子量蛋白家族，在受体特异性方面具有高度的冗余性。根据两个高度保守的半胱氨酸残基的间隔，可将趋化因子分为 CC 和 CXC 两个亚家族。趋化因子受原发病原微生物刺激以及 TNF 和 IL-1 的诱导产生。有些趋化因子与 G 蛋白偶联受体结合，具有中性粒细胞趋化活性，在中性粒细胞从血液渗出进入感染组织过程中发挥作用。

粒细胞集落刺激因子（granulocyte colony-stimulating factor，G-CSF）和粒细胞 - 巨噬细胞集落刺激因子（granulocyte-macrophage colony-stimulating factor，GM-CSF）

中央造血系统的反应可根据外周组织中的情况进行调整，G-CSF 和 GM-CSF 可促进粒细胞及单核细胞的产生、释放及活化，以应对病原微生物的感染。TLR 信号通路的活化可直接诱导 G-CSF 和 GM-CSF 的产生，次级细胞因子，如 TNF，亦可诱导 G-CSF 和 GM-CSF 的产生。G-CSF 和 GM-CSF 通过 JAK/STAT 偶联受体传递信号。

干扰素（interferon，IFN）

Ⅰ型干扰素（IFN-α 和 IFN-β）具有广泛的抗病毒活性，LPS、双链 RNA 或未甲基化的 DNA 均可诱导Ⅰ型干扰素的立即表达。LPS 诱导的Ⅰ型干扰素产生依赖于 TLR4 及接头分子 TRIF 和 TRAM。双链 RNA 诱导的Ⅰ型干扰素产生依赖于 TLR3 及 TRIF（但不需要 TRAM）。DNA 中未甲基化 CpG 基序刺激的Ⅰ型干扰素生成依赖于 MyD88。虽然多种细胞可被干扰素刺激诱导进入一种抗病毒状态，但特殊化以清除被病毒感染的靶细胞的 NK 细胞尤其依赖Ⅰ型干扰素信号[89]，并需要这一信号来清除特异性病原体如巨细胞病毒[90]。Ⅰ型干扰素亦参与抗细菌感染的保护性应答[91]，在内毒素性休克过程中亦发挥重要的作用[92]。浆细胞样树突状细胞是Ⅰ型干扰素的一个特别重要的来源[93]。

Ⅱ型干扰素（IFN-γ）是 T 细胞 IL-12 受体受刺激产生的，其抗病毒活性较Ⅰ型干扰素弱，但对清除胞内病原体（如寄居于被感染宿主巨噬细胞内的分枝杆菌）发挥关键作用。

适应性免疫的激活

Lewis 和 Loomis 的经典研究发现，结核分枝杆菌感染的豚鼠对蛋白抗原的抗体生成增高，他们将这种现象描述为“过敏易激性（allergic irritability）”，此后微生物的佐剂效应就广为人知[94]。Freund 和 McDermott 证实，热灭活的分枝杆菌与蛋白抗原同时刺激可引发增强的抗体反应，这一事实表明微生物的某些分子组分（而非感染本身）具有佐剂效应[95]。1955 年，Condie 及同事的研究显示，LPS 具有佐剂活性[96]。到 1975 年，研究发现 *Lps* 基因位点为 LPS 介导的佐剂效应所必需（正如此位点也是 LPS 介导的其他细胞效应所必需）[97]。通过推论，*Lps* 基因的定位克隆揭示了 TLR4 在 LPS 的佐剂效应中发挥重要作用[5]。

特定抗原的适应性免疫应答的激活依赖抗原提呈过程中的两种信号。首先，T 细胞受体必须被激活。此外，抗原提呈细胞表面共刺激分子（如 CD40、CD69、CD80 和 CD86）水平上调，并与 T 细胞上的受体（或在某些情况下是与配体）相互作用（参见第 78 章）。经过约 12 小时的信号交换[98]，最终导致 T 细胞克隆的自主性扩增，从而激活特异性的 B 细胞。这些信号中有些已经明确。例如，CD80 和 CD86 均与 T 细胞表面的 CD28 及细胞毒性 T 淋巴细胞抗原相互作用，阻断通过这些共刺激受体传递的信号可显著削弱适应性免疫应答[99]。

虽然共刺激分子自身并不足以激活适应性免疫应答，但共刺激分子上调（upregulation of costimulatory molecules，UCM）是激活适应性免疫应答必不可少的。LPS 依赖 TRIF（具体来说是依赖 TRIF 介导的Ⅰ型干扰素基因表达）诱导共刺激分子上调[36,48,100]。缺失 TRIF，LPS 则不能发挥佐剂效应。TRAM 亦为共刺激分子上调所必需[35]。MyD88 不能诱导共刺激分子上调，但在实验条件下参与 LPS 诱导的佐剂效应[48]。IL-12 是一个十分依赖 MyD88 的细胞因子，也可能与其他尚待鉴定的蛋白共同参与佐剂效应。

虽然一些研究提示 TLR 信号传导为触发适应性免疫应答所必需，但随后的观察发现，缺乏所有 TLR 信号的小鼠也能产生适应性免疫反应，包括针对与不同的佐剂免疫的特定抗原的抗体应答和免疫记忆反应[101]。现在已知适应性免疫应答中存在很多冗余性，几条天然免疫通路可独立触发适应性免疫应答。

天然免疫缺陷引起的疾病

感染致早产儿死亡在人类具有高度遗传性[102]。天然免疫感受器缺陷可引起人类对感染的易感性过高，就像在小鼠中一样，现已发现这类突变的具体例子，包括前面讨论的 NLR 疾病。TLR4 错义突变在正常白人群体中非常罕见，但在系统性脑膜炎球菌病患者中却相当常见，所以该基因突变被认为在该病易感性中有作用[103]。与接触性相当但无病的人群相比较，TLR5 的无义突变在军团菌肺炎患者中的比例偏高[104]。IRAK4 和 MyD88 突变导致对化脓性革兰阳性菌的易感性[38,105]。在人类，TLR3[106] 和 UNC93B1[107] 突变可导致对复发性单纯疱疹病毒性脑炎的易感性，以及可能对其他疾病也易感。

而在效应器方面，对天然免疫缺陷引起的免疫损害的例子了解得更多，包括影响 IFN-γ[108]、IL-12[109] 及其受体的突变[110,111]、颗粒形成缺陷[112]、还原型烟酰胺腺嘌呤二核苷酸磷酸氧化酶缺陷引起的疾病（参见第 66 章）[113]。

■ 天然免疫应答的一般策略及自身免疫前反馈环路的概念

虽然自身免疫这一概念被表述为引起宿主组织损伤的异常适应性免疫反应，但天然免疫系统亦可能导致组织损伤或机体死亡，通常是在严重感染过程中出现全身免疫系统激活时。天然免疫应答需要细胞因子介导的炎症和凝血反应，通过促进粒细胞浸润、吞噬并消灭病原体及刺激适应性免疫应答，以控制少量感染的微生物。如果由此产生的应答导致全身性而非局部反应，则可能引起致命的后果。有几个例子已经说明了微生物作为炎症反应驱动因子的重要作用，而前反馈环路可能导致炎症或自身免疫持续。例如，有研究报道，在系统性红斑狼疮的小鼠模型中，内源性 DNA 通过 TLR-9 信号传导导致持续性产生抗核蛋白抗体[114]。TLR-3 和 TLR-7 可能亦发挥重要的作用。在嗜血性淋巴组织细胞增多症的小鼠模型的研究中，已详细描述了微生物驱动、细胞毒性 T 细胞扩增及干扰素 -γ 诱导的髓系细胞扩增构成的前反馈环路[115]。在 SHP1 缺乏型小鼠中，自身免疫和炎症反应亦依赖微生物刺激和 TIR 结构域的信号通路激活[116]。此外，天然免疫系统可能参与无菌性炎症（自身炎症性疾病），正如在多种人类疾病中所见，但目前仍然不了解这些疾病的病因。

翻译：施　明

校对：郭　宁，刘建湘

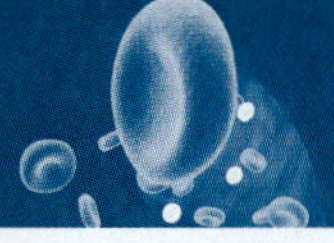

参考文献

1. Pfeiffer R: Untersuchungen Uber das Choleragift. *Z Hygiene* 11:393, 1892.
2. Raetz CR, Whitfield C: Lipopolysaccharide endotoxins. *Annu Rev Biochem* 71:635, 2002.
3. Galanos C, Luderitz O, Rietschel ET, et al: Synthetic and natural *Escherichia coli* free lipid A express identical endotoxic activities. *Eur J Biochem* 148:1, 1985.
4. Rosenstreich DL, Weinblatt AC, O'Brien AD: Genetic control of resistance to infection in mice. *Crit Rev Immunol* 3:263, 1982.
5. Poltorak A, He X, Smirnova I, et al: Defective LPS signaling in C3H/HeJ and C57BL/10ScCr mice: Mutations in *Tlr4* gene. *Science* 282:2085, 1998.
6. Anderson KV, Bokla L, Nusslein-Volhard C: Establishment of dorsal-ventral polarity in the Drosophila embryo: The induction of polarity by the Toll gene product. *Cell* 42:791, 1985.
7. Lemaitre B, Nicolas E, Michaut L, et al: The dorsoventral regulatory gene cassette spatzle/Toll/cactus controls the potent antifungal response in *Drosophila* adults. *Cell* 86:973, 1996.
8. Takeuchi O, Kaufmann A, Grote K, et al: Preferentially the R-stereoisomer of the mycoplasmal lipopeptide macrophage-activating lipopeptide-2 activates immune cells through a Toll-like receptor 2- and MyD88-dependent signaling pathway. *J Immunol* 164:554, 2000.
9. Hemmi H, Takeuchi O, Kawai T, et al: A Toll-like receptor recognizes bacterial DNA. *Nature* 408:740, 2000.
10. Takeuchi O, Sato S, Horiuchi T, et al: Cutting edge: Role of Toll-like receptor 1 in mediating immune response to microbial lipoproteins. *J Immunol* 169:10, 2002.
11. Hayashi F, Smith KD, Ozinsky A, et al: The innate immune response to bacterial flagellin is mediated by Toll-like receptor 5. *Nature* 410:1099, 2001.
12. Alexopoulou L, Holt AC, Medzhitov R, Flavell RA: Recognition of double-stranded RNA and activation of NF-kappaB by Toll-like receptor 3. *Nature* 413:732, 2001.
13. Poltorak A, Ricciardi-Castagnoli P, Citterio A, Beutler B: Physical contact between LPS and Tlr4 revealed by genetic complementation. *Proc Natl Acad Sci U S A* 97:2163, 2000.
14. Bauer S, Kirschning CJ, Hacker H, et al: Human TLR9 confers responsiveness to bacterial DNA via species-specific CpG motif recognition. *Proc Natl Acad Sci U S A* 98:9237, 2001.
15. Gantner BN, Simmons RM, Canavera SJ, et al: Collaborative induction of inflammatory responses by dectin-1 and Toll-like receptor 2. *J Exp Med* 197:1107, 2003.
16. Rallabhandi P, Nhu QM, Toshchakov VY, et al: Analysis of proteinase-activated receptor 2 and TLR4 signal transduction: A novel paradigm for receptor cooperativity. *J Biol Chem* 283:24314, 2008.
17. Wright SD, Ramos RA, Tobias PS, et al: CD14, a receptor for complexes of lipopolysaccharide (LPS) and LPS binding protein. *Science* 249:1431, 1990.
18. Haziot A, Ferrero E, Kontgen F, et al: Resistance to endotoxin shock and reduced dissemination of Gram-negative bacteria in CD14-deficient mice. *Immunity* 4:407, 1996.
19. Hoebe K, Georgel P, Rutschmann S, et al: CD36 is a sensor of diacylglycerides. *Nature* 433:523, 2005.
20. Nagai Y, Akashi S, Nagafuku M, et al: Essential role of MD-2 in LPS responsiveness and TLR4 distribution. *Nat Immunol* 3:667, 2002.
21. Xu Y, Tao X, Shen B, et al: Structural basis for signal transduction by the Toll/interleukin-1 receptor domains. *Nature* 408:111, 2000.
22. Kim HM, Park BS, Kim JI, et al: Crystal structure of the TLR4-MD-2 complex with bound endotoxin antagonist Eritoran. *Cell* 130:906, 2007.
23. Ohto U, Fukase K, Miyake K, Satow Y: Crystal structures of human MD-2 and its complex with antiendotoxic lipid IVa. *Science* 316:1632, 2007.
24. Jin MS, Kim SE, Heo JY, et al: Crystal structure of the TLR1-TLR2 heterodimer induced by binding of a tri-acylated lipopeptide. *Cell* 130:1071, 2007.
25. Liu L, Botos I, Wang Y, et al: Structural basis of toll-like receptor 3 signaling with double-stranded RNA. *Science* 320:379, 2008.
26. Ahmad-Nejad P, Hacker H, Rutz M, et al: Bacterial CpG-DNA and lipopolysaccharides activate Toll-like receptors at distinct cellular compartments. *Eur J Immunol* 32:1958, 2002.
27. Tabeta K, Hoebe K, Janssen EM, et al: The Unc93b1 mutation 3d disrupts exogenous antigen presentation and signaling via Toll-like receptors 3, 7 and 9. *Nat Immunol* 7:156, 2006.
28. Ewald SE, Lee BL, Lau L, et al: The ectodomain of Toll-like receptor 9 is cleaved to generate a functional receptor. *Nature* 456:658, 2008.
29. Park B, Brinkmann MM, Spooner E, et al: Proteolytic cleavage in an endolysosomal compartment is required for activation of Toll-like receptor 9. *Nat Immunol* 9:1407, 2008.
30. Kim YM, Brinkmann MM, Paquet ME, Ploegh HL: UNC93B1 delivers nucleotide-sensing toll-like receptors to endolysosomes. *Nature* 452:234, 2008.
31. Takahashi K, Shibata T, Akashi-Takamura S, et al: A protein associated with Toll-like receptor (TLR) 4 (PRAT4A) is required for TLR-dependent immune responses. *J Exp Med* 204:2963, 2007.
32. Yang Y, Liu B, Dai J, et al: Heat shock protein gp96 is a master chaperone for toll-like receptors and is important in the innate function of macrophages. *Immunity* 26:215, 2007.
33. Beutler B, Jiang Z, Georgel P, et al: Genetic analysis of host resistance: Toll-like receptor signaling and immunity at large. *Annu Rev Immunol* 24:353, 2006.
34. Kawai T, Akira S: TLR signaling. *Semin Immunol* 19:24, 2007.
35. Yamamoto M, Sato S, Hemmi H, et al: TRAM is specifically involved in the Toll-like receptor 4-mediated MyD88-independent signaling pathway. *Nat Immunol* 4:1144, 2003.
36. Hoebe K, Du X, Georgel P, et al: Identification of Lps2 as a key transducer of MyD88-independent TIR signaling. *Nature* 424:743, 2003.
37. Takeuchi O, Hoshino K, Akira S: Cutting edge: TLR2-deficient and MyD88-deficient mice are highly susceptible to *Staphylococcus aureus* infection. *J Immunol* 165:5392, 2000.
38. von Bernuth H, Picard C, Jin Z, et al: Pyogenic bacterial infections in humans with MyD88 deficiency. *Science* 321:691, 2008.
39. Oshiumi H, Matsumoto M, Funami K, et al: TICAM-1, an adaptor molecule that participates in Toll-like receptor 3-mediated interferon-beta induction. *Nat Immunol* 4:161, 2003.
40. Chen ZJ: Ubiquitin signalling in the NF-kappaB pathway. *Nat Cell Biol* 7:758, 2005.
41. Waterfield M, Jin W, Reiley W, et al: IkappaB kinase is an essential component of the Tpl2 signaling pathway. *Mol Cell Biol* 24:6040, 2004.
42. Beinke S, Deka J, Lang V, et al: NF-kappaB1 p105 negatively regulates TPL-2 MEK kinase activity. *Mol Cell Biol* 23:4739, 2003.
43. Fitzgerald KA, McWhirter SM, Faia KL, et al: IKKepsilon and TBK1 are essential components of the IRF3 signaling pathway. *Nat Immunol* 4:491, 2003.
44. Sato S, Sugiyama M, Yamamoto M, et al: Toll/IL-1 receptor domain-containing adaptor inducing IFN-beta (TRIF) associates with TNF receptor-associated factor 6 and TANK-binding kinase 1, and activates two distinct transcription factors, NF-kappa B and IFN-regulatory factor-3, in the Toll-like receptor signaling. *J Immunol* 171:4304, 2003.
45. Negishi H, Fujita Y, Yanai H, et al: Evidence for licensing of IFN-gamma-induced IFN regulatory factor 1 transcription factor by MyD88 in Toll-like receptor-dependent gene induction program. *Proc Natl Acad Sci U S A* 103:15136, 2006.
46. Kaisho T: Type I interferon production by nucleic acid-stimulated dendritic cells. *Front Biosci* 13:6034, 2008.
47. Honda K, Ohba Y, Yanai H, et al: Spatiotemporal regulation of MyD88-IRF-7 signalling for robust type-I interferon induction. *Nature* 434:1035, 2005.
48. Hoebe K, Jannsen EM, Kim SO, et al: Upregulation of costimulatory molecules induced by lipopolysaccharide and double-stranded RNA occurs by Trif-dependent and Trif-independent pathways. *Nat Immunol* 4:1223, 2003.
49. Kobayashi K, Hernandez LD, Galan JE, et al: IRAK-M is a negative regulator of Toll-like receptor signaling. *Cell* 110:191, 2002.
50. Kinjyo I, Hanada T, Inagaki-Ohara K, et al: SOCS1/JAB is a negative regulator of LPS-induced macrophage activation. *Immunity* 17:583, 2002.
51. Ye Z, Ting JP: NLR, the nucleotide-binding domain leucine-rich repeat containing gene family. *Curr Opin Immunol* 20:3, 2008.
52. Hugot JP, Chamaillard M, Zouali H, et al: Association of NOD2 leucine-rich repeat variants with susceptibility to Crohn's disease. *Nature* 411:599, 2001.
53. Miceli-Richard C, Lesage S, Rybojad M, et al: CARD15 mutations in Blau syndrome. *Nat Genet* 29:19, 2001.
54. Hoffman HM, Mueller JL, Broide DH, et al: Mutation of a new gene encoding a putative pyrin-like protein causes familial cold autoinflammatory syndrome and Muckle-Wells syndrome. *Nat Genet* 29:301, 2001.
55. Feldmann J, Prieur AM, Quartier P, et al: Chronic infantile neurological cutaneous and articular syndrome is caused by mutations in CIAS1, a gene highly expressed in polymorphonuclear cells and chondrocytes. *Am J Hum Genet* 71:198, 2002.
56. Neven B, Callebaut I, Prieur AM, et al: Molecular basis of the spectral expression of CIAS1 mutations associated with phagocytic cell-mediated autoinflammatory disorders CINCA/NOMID, MWS, and FCU. *Blood* 103:2809, 2004.
57. The International FMF Consortium: Ancient missense mutations in a new member of the RoRet gene family are likely to cause familial Mediterranean fever. *Cell* 90:797, 1997.
58. Wise CA, Gillum JD, Seidman CE, et al: Mutations in CD2BP1 disrupt binding to PTP PEST and are responsible for PAPA syndrome, an autoinflammatory disorder. *Hum Mol Genet* 11:961, 2002.
59. Miao EA, Andersen-Nissen E, Warren SE, Aderem A: TLR5 and Ipaf: Dual sensors of bacterial flagellin in the innate immune system. *Semin Immunopathol* 29:275, 2007.
60. Boyden ED, Dietrich WF: Nalp1b controls mouse macrophage susceptibility to anthrax lethal toxin. *Nat Genet* 38:240, 2006.
61. Bruey JM, Bruey-Sedano N, Luciano F, et al: Bcl-2 and Bcl-XL regulate proinflammatory caspase-1 activation by interaction with NALP1. *Cell* 129:45, 2007.
62. Martinon F, Agostini L, Meylan E, Tschopp J: Identification of bacterial muramyl dipeptide as activator of the NALP3/cryopyrin inflammasome. *Curr Biol* 14:1929, 2004.
63. Mariathasan S, Newton K, Monack DM, et al: Differential activation of the inflammasome by caspase-1 adaptors ASC and Ipaf. *Nature* 430:213, 2004.
64. Cassel SL, Eisenbarth SC, Iyer SS, et al: The Nalp3 inflammasome is essential for the development of silicosis. *Proc Natl Acad Sci U S A* 105:9035, 2008.
65. Eisenbarth SC, Colegio OR, O'Connor W, et al: Crucial role for the Nalp3 inflammasome in the immunostimulatory properties of aluminium adjuvants. *Nature* 453:1122, 2008.
66. Dostert C, Petrilli V, Van Bruggen R, et al: Innate immune activation through Nalp3 inflammasome sensing of asbestos and silica. *Science* 320:674, 2008.
67. Pelegrin P, Barroso-Gutierrez C, Surprenant A: P2X7 receptor differentially couples to distinct release pathways for IL-1beta in mouse macrophage. *J Immunol* 180:7147, 2008.
68. Girardin SE, Boneca IG, Carneiro LA, et al: Nod1 detects a unique muropeptide from gram-negative bacterial peptidoglycan. *Science* 300:1584, 2003.
69. Girardin SE, Boneca IG, Viala J, et al: Nod2 is a general sensor of peptidoglycan through muramyl dipeptide (MDP) detection. *J Biol Chem* 278:8869, 2003.
70. Girardin SE, Travassos LH, Herve M, et al: Peptidoglycan molecular requirements allowing detection by Nod1 and Nod2. *J Biol Chem* 278:41702, 2003.
71. Hsu LC, Ali SR, McGillivray S, et al: A NOD2-NALP1 complex mediates caspase-1-dependent IL-1beta secretion in response to *Bacillus anthracis* infection and muramyl dipeptide. *Proc Natl Acad Sci U S A* 105:7803, 2008.
72. Saito T, Hirai R, Loo YM, et al: Regulation of innate antiviral defenses through a shared repressor domain in RIG-I and LGP2. *Proc Natl Acad Sci U S A* 104:582, 2007.

73. Takahasi K, Yoneyama M, Nishihori T, et al: Nonself RNA-sensing mechanism of RIG-I helicase and activation of antiviral immune responses. *Mol Cell* 29:428, 2008.
74. Pippig DA, Hellmuth JC, Cui S, et al: The regulatory domain of the RIG-I family ATPase LGP2 senses double-stranded RNA. *Nucleic Acids Res* 37:2014, 2009.
75. Rothenfusser S, Goutagny N, Diperna G, et al: The RNA helicase Lgp2 inhibits TLR-independent sensing of viral replication by retinoic acid-inducible gene-I. *J Immunol* 175:5260, 2005.
76. Venkataraman T, Valdes M, Elsby R, et al: Loss of DExD/H box RNA helicase LGP2 manifests disparate antiviral responses. *J Immunol* 178:6444, 2007.
77. Gitlin L, Barchet W, Gilfillan S, et al: Essential role of mda-5 in type I IFN responses to polyriboinosinic:polyribocytidylic acid and encephalomyocarditis picornavirus. *Proc Natl Acad Sci U S A* 103:8459, 2006.
78. Hornung V, Ellegast J, Kim S, et al: 5′-Triphosphate RNA is the ligand for RIG-I. *Science* 314:994, 2006.
79. Pichlmair A, Schulz O, Tan CP, et al: RIG-I-mediated antiviral responses to single-stranded RNA bearing 5′-phosphates. *Science* 314:997, 2006.
80. Kawai T, Takahashi K, Sato S, et al: IPS-1, an adaptor triggering RIG-I- and Mda5-mediated type I interferon induction. *Nat Immunol* 6:981, 2005.
81. Seth RB, Sun L, Ea CK, Chen ZJ: Identification and characterization of MAVS, a mitochondrial antiviral signaling protein that activates NF-kappaB and IRF 3. *Cell* 122:669, 2005.
82. Xu LG, Wang YY, Han KJ, et al: VISA is an adapter protein required for virus-triggered IFN-beta signaling. *Mol Cell* 19:727, 2005.
83. Meylan E, Curran J, Hofmann K, et al: Cardif is an adaptor protein in the RIG-I antiviral pathway and is targeted by hepatitis C virus. *Nature* 437:1167, 2005.
84. Ishikawa H, Barber GN: STING is an endoplasmic reticulum adaptor that facilitates innate immune signalling. *Nature* 455:674, 2008.
85. Takaoka A, Wang Z, Choi MK, et al: DAI (DLM-1/ZBP1) is a cytosolic DNA sensor and an activator of innate immune response. *Nature* 448:501, 2007.
86. Wang Z, Choi MK, Ban T, et al: Regulation of innate immune responses by DAI (DLM-1/ZBP1) and other DNA-sensing molecules. *Proc Natl Acad Sci U S A* 105:5477, 2008.
87. Beutler B, Milsark IW, Cerami A: Passive immunization against cachectin/tumor necrosis factor (TNF) protects mice from the lethal effect of endotoxin. *Science* 229:869, 1985.
88. Georgel P, Naitza S, Kappler C, et al: Drosophila immune deficiency (IMD) is a death domain protein that activates antibacterial defense and can promote apoptosis. *Dev Cell* 1:503, 2001.
89. Orange JS, Biron CA: Characterization of early IL-12, IFN-alphabeta, and TNF effects on antiviral state and NK cell responses during murine cytomegalovirus infection. *J Immunol* 156:4746, 1996.
90. Andrews DM, Scalzo AA, Yokoyama WM, et al: Functional interactions between dendritic cells and NK cells during viral infection. *Nat Immunol* 4:175, 2003.
91. Mancuso G, Midiri A, Biondo C, et al: Type I IFN signaling is crucial for host resistance against different species of pathogenic bacteria. *J Immunol* 178:3126, 2007.
92. Karaghiosoff M, Steinborn R, Kovarik P, et al: Central role for type I interferons and Tyk2 in lipopolysaccharide-induced endotoxin shock. *Nat Immunol* 4:471, 2003.
93. Cella M, Jarrossay D, Facchetti F, et al: Plasmacytoid monocytes migrate to inflamed lymph nodes and produce large amounts of type I interferon. *Nat Med* 5:919, 1999.
94. Lewis PA, Loomis D: The formation of anti-sheep hemolytic amboceptor in the normal and tuberculous guinea pig. *J Exp Med* 40:503, 1924.
95. Freund J, Gottschalk R: Standardization of tuberculin with the aid of guinea pigs sensitized by killed tuberculosis bacilli in liquid petroleum. *Arch Pathol* 34:73, 1942.
96. Condie RM, Zak SJ, Good RA: Effect of Meningococcal Endotoxin on the Immune Response. *Proc Soc Exp Biol Med* 90:355, 1955.
97. Skidmore BJ, Chiller JM, Morrison DC, Weigle WO: Immunologic properties of bacterial lipopolysaccharide (LPS): Correlation between the mitogenic, adjuvant, and immunogenic activities. *J Immunol* 114:770, 1975.
98. Germain RN, Jenkins MK: *In vivo* antigen presentation. *Curr Opin Immunol* 16:120, 2004.
99. Borriello F, Sethna MP, Boyd SD, et al: B7-1 and B7-2 have overlapping, critical roles in immunoglobulin class switching and germinal center formation. *Immunity* 6:303, 1997.
100. Yamamoto M, Sato S, Hemmi H, et al: Role of adaptor TRIF in the MyD88-independent toll-like receptor signaling pathway. *Science* 301:640, 2003.
101. Gavin AL, Hoebe K, Duong B, et al: Adjuvant-enhanced antibody responses in the absence of toll-like receptor signaling. *Science* 314:1936, 2006.
102. Sorensen TI, Nielsen GG, Andersen PK, Teasdale TW: Genetic and environmental influences on premature death in adult adoptees. *N Engl J Med* 318:727, 1988.
103. Smirnova I, Mann N, Dols A, et al: Assay of locus-specific genetic load implicates rare Toll-like receptor 4 mutations in meningococcal susceptibility. *Proc Natl Acad Sci U S A* 100:6075, 2003.
104. Hawn TR, Verbon A, Lettinga KD, et al: A common dominant TLR5 stop codon polymorphism abolishes flagellin signaling and is associated with susceptibility to Legionnaires' disease. *J Exp Med* 198:1563, 2003.
105. Picard C, Puel A, Bonnet M, et al: Pyogenic bacterial infections in humans with IRAK-4 deficiency. *Science* 299:2076, 2003.
106. Zhang SY, Jouanguy E, Ugolini S, et al: TLR3 deficiency in patients with herpes simplex encephalitis. *Science* 317:1522, 2007.
107. Casrouge A, Zhang SY, Eidenschenk C, et al: Herpes simplex virus encephalitis in human UNC-93B deficiency. *Science* 314:308, 2006.
108. Jouanguy E, Altare F, Lamhamedi S, et al: Interferon-gamma-receptor deficiency in an infant with fatal bacille Calmette-Guerin infection. *N Engl J Med* 335:1956, 1996.
109. Picard C, Fieschi C, Altare F, et al: Inherited interleukin-12 deficiency: IL12B genotype and clinical phenotype of 13 patients from six kindreds. *Am J Hum Genet* 70:336, 2002.
110. Altare F, Durandy A, Lammas D, et al: Impairment of mycobacterial immunity in human interleukin-12 receptor deficiency. *Science* 280:1432, 1998.
111. De Jong R, Altare F, Haagen IA, et al: Severe mycobacterial and Salmonella infections in interleukin-12 receptor-deficient patients. *Science* 280:1435, 1998.
112. Barbosa MD, Nguyen QA, Tchernev VT, et al: Identification of the homologous beige and Chédiak-Higashi syndrome genes. *Nature* 382:262, 1996.
113. Royer-Pokora B, Kunkel LM, Monaco AP, et al: Cloning the gene for an inherited human disorder—chronic granulomatous disease—on the basis of its chromosomal location. *Nature* 322:32, 1986.
114. Leadbetter EA, Rifkin IR, Hohlbaum AM, et al: Chromatin-IgG complexes activate B cells by dual engagement of IgM and Toll-like receptors. *Nature* 416:603, 2002.
115. Crozat K, Hoebe K, Ugolini S, et al: *Jinx*, an MCMV susceptibility phenotype caused by disruption of *Unc13d*: A mouse model of type 3 familial hemophagocytic lymphohistiocytosis. *J Exp Med* 204:853, 2007.
116. Croker BA, Lawson BR, Berger M, et al: Inflammation and autoimmunity caused by a SHP1 mutation depend on IL-1, MyD88, and a microbial trigger. *Proc Natl Acad Sci U S A* 105:15028, 2008.
117. Fitzgerald KA, Palsson-McDermott EM, Bowie AG, et al: Mal (MyD88-adapter-like) is required for Toll-like receptor-4 signal transduction. *Nature* 413:78, 2001.
118. Horng T, Barton GM, Medzhitov R: TIRAP: An adapter molecule in the Toll signaling pathway. *Nat Immunol* 2:835, 2001.
119. Yamamoto M, Sato S, Hemmi H, et al: Essential role for TIRAP in activation of the signalling cascade shared by TLR2 and TLR4. *Nature* 420:324, 2002.
120. Poltorak A, Smirnova I, He XL, et al: Genetic and physical mapping of the *Lps* locus—Identification of the toll-4 receptor as a candidate gene in the critical region. *Blood Cells Mol Dis* 24:340, 1998.
121. Takeuchi O, Kawai T, Muhlradt PF, et al: Discrimination of bacterial lipoproteins by Toll-like receptor 6. *Int Immunol* 13:933, 2001.
122. Hemmi H, Kaisho T, Takeuchi O, et al: Small anti-viral compounds activate immune cells via the TLR7 MyD88-dependent signaling pathway. *Nat Immunol* 3:196, 2002.
123. Jurk M, Heil F, Vollmer J, et al: Human TLR7 or TLR8 independently confer responsiveness to the antiviral compound R-848. *Nat Immunol* 3:499, 2002.
124. Chuang T, Ulevitch RJ: Identification of hTLR10: A novel human Toll-like receptor preferentially expressed in immune cells. *Biochim Biophys Acta* 1518:157, 2001.

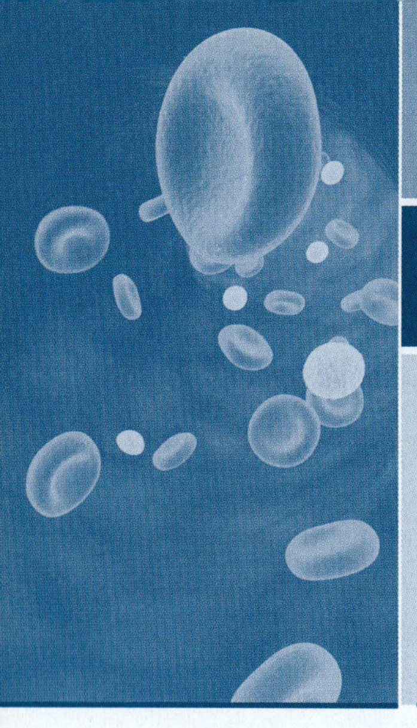

第19章

树突状细胞及天然免疫和适应性免疫反应的调控

Madhav Dhodapkar, Ralph M.Steinman

摘 要

树突状细胞被定义为一群多功能细胞，能够监视、辅助和调控多种免疫功能。这群细胞在针对病原体入侵以及其他像恶性肿瘤这样的重要临床疾病的天然免疫和适应性免疫反应中都发挥重要作用。树突状细胞具有环境中一些物质的受体，使其能够对病原体和某些如抗原-抗体复合体类的内源性刺激物做出快速反应。由于具备以上能力，树突状细胞在作为抗感染第一道防线的天然免疫效应机制的激活过程中发挥重要作用。此外，树突状细胞作为高效的抗原呈递细胞，通过识别由其主要组织相容性复合体呈递的抗原多肽，诱导T细胞增殖(活化)或失活(耐受)。通过这种方式，树突状细胞能够协助调控由T、B淋巴细胞参与的针对抗原的适应性免疫反应。本章主要介绍这种重要细胞的不同类型及功能。

树突状细胞的功能

宿主对感染性和致癌性病原体的防御通常是通过天然免疫和适应性免疫反应协同介导的。天然免疫机制在抵抗病原体的反应中启动迅速；但在初次接触病原菌后，不会产生增强型反应或免疫记忆。由T、B淋巴细胞介导的适应性免疫反应需要数日甚至数月才能获得，但能够对病原菌的重复接触产生记忆反应，即增强型反应(见第77章和第78章)。树突状细胞(DCs)是介导天然免疫和适应性免疫反应的重要细胞群体，并且通常能够将这两种抵抗形式联系在一起[1-3]。

本章使用的简写和缩略词：CD，分化群(cluster of differentiation)；CMV，巨细胞病毒(cytomegalovirus)；DC，树突状细胞(dendritic cell)；GM-CSF，粒细胞-单核细胞集落刺激因子(granulocyte-monocyte colony-stimulating factor)；Ig，免疫球蛋白(immunoglobulin)；IL，白细胞介素(interleukin)；MHC，主要组织相容性复合体(major histocompatibility complex)；NK，自然杀伤细胞(natural killer)；TLR，toll样受体(toll-like receptor)；TNF，肿瘤坏死因子(tumor necrosis factor)。

■ 树突状细胞和天然免疫反应

在天然免疫反应的众多机制中(表19-1)，DC主要是通过产生大量的防御性细胞因子，包括白细胞介素-12和Ⅰ型干扰素，并通过激活天然免疫反应的淋巴细胞，如自然杀伤性(natural killer，NK)细胞、NK T细胞、γδ T细胞等发挥作用。DC的天然免疫反应，尤其是细胞因子和趋化因子的产生，往往是通过不同的“模式识别受体”(pattern-recognition receptor)介导的(见第18章)。这些受体通常针对微生物、寄生虫和病毒的进化上保守的分子特征作出反应[4-11]，包括toll样受体(TLR)、核苷酸结合寡聚化结构域样受体、维甲酸诱导基因1样受体，以及大量C型凝集素。介导天然免疫反应的模式识别受体虽然并不具备适应性免疫反应中T、B细胞表面抗原受体的高度特异性，但它们的确能够识别特定类型的配体，例如单链或双链RNA、脂多糖以及其他的一些微生物组分。许多其他类型细胞也像DC细胞一样表达这些受体；但是有所不同的是，DC细胞能够对模式识别受体的激动剂作出反应，变成强力的免疫刺激细胞，完成包括递呈捕获的抗原等功能。DC细胞也可以对非感染性刺激作出应答，包括某些颗粒物质，如尿酸结晶、热休克蛋白、染色质蛋白以及参与天然免疫反应的不同类型淋巴细胞等。这些非感染性刺激对于器官移植后或者癌症、过敏症等疾病状态下激活DC产生宿主防御反应是十分重要的。

表19-1 宿主防御的某些天然免疫机制

吞噬细胞：粒细胞和巨噬细胞
天然免疫淋巴细胞：自然杀伤细胞(NK)，NK T细胞，γδ T细胞
肥大细胞
补体
微生物结合凝集素和正五聚蛋白
细胞因子，包括干扰素
趋化因子和抗菌肽

■ 树突状细胞和适应性免疫反应的调控

适应性免疫反应由T、B淋巴细胞的几个主要功能组成(表19-2)。DC细胞调控适应性免疫反应的许多特征。介导适应性免疫的 T、B 淋巴细胞由于分别产生针对抗原的多种免疫球蛋白样受体和抗体，因而具有异常高度的多样性和特异性。受体基因发生重排和通过其他体细胞水平的多样化机制形成巨大抗原受体库。这种库被认为是世界上最大的特异性组合文库。

表 19-2　B 细胞和 T 细胞介导的适应性免疫的一些特征

多样性和特异性：体细胞水平的免疫球蛋白受体重排
耐受性：对自体和无危害环境抗原的特异性沉默
克隆扩增及其调控：在免疫反应中抗原特异性淋巴细胞数量先增加后减少
恰当性：病原体相关的淋巴细胞分化
记忆性：当再次接触抗原时，长寿淋巴细胞增强免疫功能

与适应性免疫反应所对应的是适应性免疫耐受反应，是指针对自身抗原和无害的环境抗原具有反应性受体的细胞沉默。DC 细胞在此也发挥了作用，特别是针对 T 细胞。T 细胞在中枢器官胸腺和外周淋巴器官均发生免疫耐受反应[12-15]。

在免疫反应过程中，DC 细胞能够启动 T 细胞的克隆扩增并直接和间接影响 B 细胞的生长。另外，DC 细胞还能够控制随后淋巴细胞的分化，以使这些淋巴细胞的功能特性与入侵病原体相应[16]。例如，在 DC 细胞影响下，T 细胞发生极化，产生干扰素 -γ［1 型辅助性 T（Th）细胞］并激活巨噬细胞抵抗细胞内微生物的感染；或者产生 IL-4、IL-5 和 IL-13（Th2 细胞）并动员白细胞抵抗寄生虫的感染；产生 IL-7（Th17 细胞）动员体表的吞噬细胞抵抗细胞外细菌（见第 78 章）。DC 细胞也能通过表达 IL-10（Tr1 细胞）或者 FOXP3 驱使 T 细胞抑制免疫反应。

适应性免疫反应能够使宿主产生免疫记忆。这种记忆能够被负载抗原的 DC 细胞所诱导，但其机制并不明了。然而，具有免疫记忆的一群淋巴细胞使宿主再次接受抗原攻击时可以更加快速有效地作出反应。由于有免疫记忆，抗原特异性淋巴细胞的动员频率和功能明显提高，并可使机体更快速地产生保护性抗体、白细胞介素或杀伤性分子。

■ 树突状细胞的功能

DC 细胞可作为免疫系统防御者、免疫反应调控者以及天然佐剂发挥作用（表 19-3）[1,3,17,18]。作为免疫防御者，DC 细胞可感应多种环境刺激，产生如 IL-12 和Ⅰ型干扰素类的细胞因子，以协助激活免疫反应[19]。DC 细胞表达大多数类型的 TLRs，然而不同 DC 亚群的 TLRs 表达谱有所差异，例如浆细胞样 DC 是 TLR-7 和 TLR-9 表达的主要部位[20]。DC 细胞也能够对一些内源性刺激产生反应，包括如 TNF-α、IL-1 或 IFN 等炎性细胞因子以及前面提到的内源性刺激物等。DC 细胞能够捕获微生物和肿瘤细胞，并将它们的抗原组分加工呈递给适应性免疫系统。除了抗原加工和呈递以外，免疫防御性 DC 细胞还产生趋化因子和细胞因子。它们能够迁移至淋巴组织，募集未接触抗原的抗原特异性淋巴细胞并指导其随后的发育过程。

表 19-3　树突状细胞的一些关键功能效应

感应器：对病原体相关分子类型和其他信号作出反应，快速适当分化
防御：定位于外周组织以优化抗原捕获条件并迁移到淋巴组织
免疫耐受：自身反应性淋巴细胞的清除或无应答性以及诱导调节性 T 细胞
天然免疫：激活天然淋巴细胞，包括 NK 和 NK T 细胞，分泌保护性细胞因子
适应性免疫：未接触抗原的 T 细胞分化形成效应细胞，形成记忆性淋巴细胞和抗体反应

另一方面，DC 细胞能够通过克隆清除或使淋巴细胞失能（瘫痪）而使自身反应性 T 细胞沉默[21,22]。而且 DC 也能够募集抗原特异性的调节性淋巴细胞，这些调节性淋巴细胞通过其他所谓的效应细胞来抑制免疫反应[23]。

DC 细胞能够激活天然淋巴细胞，例如 NK 和 NK T 细胞（见第 79 章）。这种激活反应能够促进细胞数量扩张，增强 NK 和 NK T 细胞的杀伤活性，并提高细胞因子的表达水平。这些天然淋巴细胞又反过来作用于 DC 细胞，促进 DC 细胞的成熟和适应性免疫反应的启动。这种淋巴细胞和 DC 细胞之间的相互作用是不同细胞类型间相互对话的范例，涉及多种细胞表面分子和细胞因子[24-27]。

DC 细胞是天然免疫反应和包括免疫记忆反应在内的适应性免疫反应之间的一个关键桥梁。作为天然免疫反应的一部分，DC 可以分化或者发育成熟为适应性免疫反应的强力启动者。成熟 DC 的类型随抗原刺激而异，例如一些寄生虫产物使 DC 细胞诱导 Th2 型免疫反应，而一些病毒和细菌则使 DC 细胞诱导 Th1 型免疫反应。简言之，抗原和淋巴细胞的存在在很多情况下常常不足以诱导出天然免疫和适应性免疫反应；而第三方，即具有抗原呈递功能的 DC 细胞系统，通常发挥了至关重要的作用。

树突状细胞的生活史和异质性

■ 组织分布

DC 细胞的内稳态平衡需要 DC 前体细胞的置换，这个途径刚刚被明确。对于像表皮朗格汉斯细胞这样的群体来说，其自我更新有助于维持内稳态的平衡[28]。在稳定状态下，淋巴组织中的 DC 细胞起源于骨髓前体细胞[29-31]，而且这些骨髓前体细胞在血液中循环，与单核细胞不同[29,32]。然而，在某些黏膜表面[33,34]和一些感染反应中，单核细胞也参与形成 DC 细胞[35,36]。在稳定状态下，淋巴组织中的某些 DC 细胞亚型的生成和增殖受 FLT3 配体控制。而在炎症反应中，另一种细胞因子 GM-CSF 似乎在动员 DC 中发挥了作用[37,38]。

在稳定状态下，组织中大多数 DC 细胞被认为是“不成熟的”，因为他们还不能作为免疫反应的强力启动者发挥作用。然而未成熟 DC 是一些特殊化的细胞。它们表达识别环境刺激物的大量受体，例如 TLRs 和细胞因子受体以及能够促进抗原摄取和处理的内吞受体。未成熟 DC 主要分布在体表，例如呼吸道和肠道。他们也见于大多数器官的间质腔隙中，包括心脏和肾脏。在稳定状态下，一些 DC 细胞会不断地在组织中迁移，最典型的是通过输入淋巴管进入到淋巴结中。就像最初在研究接触性过敏原中所发现的那样：适当刺激下 DC 细胞的迁移会增强。在稳定状态下，DC 细胞的迁移，例如通过肠道和呼吸道上皮的迁移，可将自身和环境抗原携带至局部淋巴结[39-41]，并引发相应的 T 细胞产生耐受。DC 细胞也可将其迁移范围扩展到黏膜上皮细胞，向该部位的迁移并不破坏上皮组织的屏障功能但同时允许 DC 细胞可从周围环境中摄取抗原[42-44]。相比之下，某些情况，如肺部流感病毒感染[41]，可诱导 DC 细胞成熟；而此时迁移的 DC 细胞就成为在引流淋巴组织中引发免疫反应的关键一环。

DC 细胞的生活史必须放在 DC 细胞异质性的特定环境下考虑，因为体内有许多类型的 DC 细胞(表 19-4)，包括单核细胞来源的 DC 和浆细胞样 DC。也存在所谓传统的或经典型 DC 细胞亚群，如研究最多的小鼠脾脏 $CD8^+$ 和 $CD8^-$DC 亚群，以及肺、肠和皮肤等组织中的 $CD103^+$ 和 $CD103^-$ 亚群。但是值得注意的是，DC 细胞亚群的研究很多都是在小鼠体内完成的，而对相对应的人类细胞，例如 $CD8^+$ 和 $CD8^-$ 的经典 DC 亚群的了解还不多。

表 19-4　树突状细胞的异质性：起源、亚群和命名

骨髓：定向祖细胞，例如，单核细胞和树突状细胞的祖细胞，树突状细胞的共同祖细胞，前树突状细胞
血液：浆细胞样和"经典型"亚群
外周组织：表皮(上皮)和皮肤(间质)亚群
淋巴组织：浆细胞样及其他亚群
其他：交错突细胞，单核细胞衍生的树突状细胞

■ 骨髓和血液中的树突状细胞前体

DC 细胞的祖细胞表达一种酪氨酸激酶受体 FLT3，FLT3 与其配体结合后被激活[30,38,45,46]。FLT3 激活可使 DC 细胞数目大大增加[47]。如上所述，在血液系统的 DC 细胞前体水平，不同 DC 细胞亚群可通过其表达的几种标记蛋白的差异和功能的不同加以区分。人类血液中的大多数经典 DC 亚群表达 CD11c 整合素和 BDCA-1，而浆细胞样 DC 亚群表达凝集素 BDCA-2 而缺乏 CD11c[48]。浆细胞样 DC 的一个重要特征是它们在接触被包裹的病毒，包括经紫外线灭活的病毒时，能够产生很高水平的Ⅰ型干扰素[49,50]。当 TLR-7 和 TLR-9 分别识别病毒 RNA[51,52] 和 DNA 后，信号传递给 DC 细胞[53,54]。许多研究人员目前致力于鉴定产生这些不同类型 DC 的转录调控反应，这无疑将阐明不同 DC 亚型发育和功能机制[55-57]。

■ 外周组织中的树突状细胞

在皮肤组织中，人们发现不同 DC 亚群与上皮(例如表皮朗格汉斯细胞)和间质腔隙(真皮 DC 细胞)相关[58-60]。这些不同的 DC 细胞亚群表达有不同的标记物，包括具有潜在抗原呈递能力的分子。朗格汉斯细胞表达一种被称为 langerin/CD207 的 C 型凝集素，它能够被转入称作伯贝克颗粒(Birbeck granules)的特殊胞内空间内[61]。这些细胞也表达呈递糖脂分子的 CD1 家族成员 CD1a。真皮 DC 细胞相比之下表达丰富的甘露糖受体 /CD206 和呈递糖脂分子的家族成员 CD1b 和 CD1c[58]。langerin 表达不仅仅局于朗格汉斯细胞，在淋巴和非淋巴组织中也已经发现了表达 langerin 的 DC 亚群。皮肤和其他外周组织中不同 DC 细胞亚群的起源、鉴定和功能，是目前的热门研究领域。

■ 淋巴组织、尤其是外周淋巴器官中的树突状细胞

朗格汉斯细胞和浆细胞样 DC，以及其他所谓经典 DC 细胞亚群均存在于淋巴组织中。例如在小鼠脾脏中[62]，一种 DC 细胞亚群不表达整合素 CD11b，但选择性表达胞内吞受体 DEC-205/CD205[63] 和 CLEC9A[64-66] 以及 treml4[67]。这一 DC 亚群专门负责吞噬死亡细胞，包括被 NK 细胞杀伤的靶细胞[68]。而另一类小鼠 DC 细胞亚群表达 CD11b，同时也能够进行某些吞噬和胞饮活动，但缺乏 DEC-205 表达，而且似乎不摄取太多类型的死亡细胞。

不同小鼠 DC 细胞亚群具有不同的抗原呈递能力。例如，$CD8^+DEC205^+$ DC 细胞能更加有效地在 MHCⅠ类分子上加工处理抗原并递呈给 $CD8^+$ T 细胞，而表达另一 C 型凝聚素受体 DCIR2 的 DC 细胞能更加有效地在 MHCⅡ 类分子上加工处理抗原并递呈给 $CD4^+$ T 细胞[69]。在转录因子 Batf3 缺失的小鼠中，表达 CD8a 的 DC 细胞亚群出现选择性缺失，提示了这类 DC 细胞亚群在发育上的独特需求[70]。与这些 DC 亚群对应的人类 DC 细胞也已被鉴定出来，在血液和皮肤中分别以 $BDCA\text{-}1^+$ 和 $BDCA\text{-}3^+$ 为标志[48,59]，但有关它们的功能研究还未见报道。

根据电子显微镜观察结果，淋巴组织中的 DC 常常被称为"交错突细胞"。这些细胞看上去像大的星状细胞，细胞质呈透明"空白"样结构。DEC205/ CD205 凝聚素受体是目前人淋巴结中 DC 细胞的最佳标记物[71]。

参与诱导免疫耐受的 DC 细胞被称作"致耐受性 DC 细胞"。致耐受性 DC 细胞可能代表一种独特的亚群，但更大可能性是许多类型的 DC 细胞都能够诱导免疫耐受性。免疫耐受反应的类型则取决于 DC 的成熟状态和 DC 所处的环境。

DC 细胞及其亚群的生物学行为(稳态的维持和功能)可能由它们的定位(例如黏膜和肝脏)和所处的状态(例如炎症或稳定状态)所决定。骨髓是造血功能相关组织的代表，DC 细胞的生物学行为在该部位与众不同：一群血管外周 DC 亚群表达迁移抑制因子，可作为 B 细胞特殊化的滤泡外居所[72]。

■ 树突状细胞异质性的意义

DC 细胞异质性的意义是目前的研究热点领域。一种观点认为，DC 亚群被预先赋予执行特定天然免疫反应的功能，进而可能参与不同类型的适应性免疫反应。浆细胞样 DC 是Ⅰ型干扰素的主要来源，尤其在针对灭活病毒的反应中作用显著[49,73]，然而还有一些其他 DC 亚群能够在活病毒感染后通过蛋白激酶 R 信号途径产生丰富的干扰素[74]。一些证据表明，不同亚群 DC 可分别促进辅助性 T 细胞向 Th1 或者 Th2 型分化[75-77]。与此相反，其他数据则显示这些相同的 DC 亚群具有可塑性，受病原体刺激后可引发不同类型的天然免疫和适应性免疫反应[78]。DC 亚群的研究多数来自于离体实验或体内回输后的数据，直接的体内实验证据，尤其是人源 DC 细胞的数据相对缺乏，这是 DC 细胞亚群研究领域的瓶颈。

树突状细胞引发免疫反应的功能元素

树突状细胞为"抗原呈递细胞"。任何细胞，只要能够利用其 MHC 产物(或者其他抗原呈递分子，如递呈糖脂类和脂多聚糖抗原的 CD1 分子)结合抗原片段并将其展示(即"呈递")给淋巴细胞，就是抗原递呈细胞。DC 细胞比其他抗原递呈细胞更专业化或者职业化。也就是说 DC 细胞具有高效和受调控的抗原摄取和处理途径，并且 DC 细胞还具有许多其他使其

启动和调控免疫反应的特征。例如，参与感染反应中的 DC 细胞成熟时，会出现成百甚至上千种基因的转录上调或者下调[79,80]。早期有关 DC 细胞功能的研究主要集中在刺激 T 细胞免疫方面，DC 在诱导免疫耐受反应和调节其他类型淋巴细胞（例如 NK 细胞、NK-T 细胞、γδ T 细胞和 B 细胞）中的重要作用也越来越引人关注（表 19-5）。

表 19-5　树突状细胞功能的某些重要组分

细胞突起或树突及运动：数量众多且持续探查
抗原处理：特殊化的抗原摄取受体，经典（MHC）和非经典（CD1 和其他）抗原递呈分子的加工途径，包括交叉递呈至Ⅰ类 MHC 和 CD1
Ⅱ类 MHC 产物：表达高且受调控
在淋巴管里向淋巴器官迁移并定位于 T 细胞区域
环境感应：微生物和非微生物产物的多种受体及对这些产物的剧烈反应
细胞因子受体，包括造血生长因子（flt3L 和 GM-CSF，但不包括 M-CSF 和 G-CSF）
趋化因子受体，特别是归巢至组织（CCR6）和淋巴结（CCR7，CCR2）的受体
通过内源和外源途径诱导外周免疫耐受
天然免疫淋巴细胞（如 NK 细胞）的激活

■ 抗原捕获

DC 细胞表达多种不同的细胞内吞受体，它们可以提高 DC 细胞捕获、处理和递呈抗原的效率[81]。例如，在小鼠体内进行的实验就是一个例证：采用生物工程技术将抗原抗体偶联，其中抗体部分可结合 DC 细胞内吞受体 DEC205/CD205；这种经改造过的抗体可将抗原选择性地靶向至淋巴组织中的 DC 细胞[21,75,82]。由抗体介导抗原靶向至淋巴组织 DC 细胞后可使与抗体偶联的抗原递呈至 $CD8^+$ 和 $CD4^+$T 细胞反应效率提高 100 倍。也就是说，尽管 DC 被定位在淋巴组织中摄取、加工和递呈抗原，但通过受体介导的途径，抗原捕获（有时也包括抗原处理加工）效率可得到很大程度提高。

据预测，许多潜在的抗原摄取受体为 C 型凝集素[64,65,83]。但是在很多情况下，还没有发现它们的天然配体。DC 细胞也表达能够识别免疫复合体的 Fcγ 和 Fcε 受体以及一些清道夫受体（scavenger receptor）。DC 细胞受体对病原体的识别可产生两种结果。其一是抗原递呈。其二是病原体可利用受体内吞逃避宿主对其的攻击和清除。例如组织培养研究中，单核细胞衍生的 DC 表达凝集素 DC-SIGN/CD209，它能够被不同病原体利用，如 HIV-1 和巨细胞病毒（CMV）可通过 DC-SIGN 分别转移至 T 细胞和内皮细胞内[84,85]；登革热病毒可通过 DC-SIGN 在 DC 细胞中复制[86]；而结核分枝杆菌则通过 DC-SIGN 诱导产生抑制性细胞因子 IL-10[87,88]。

■ 抗原处理

在抗原摄取后，有效的抗原处理过程产生的多肽与 MHC Ⅱ类和Ⅰ类分子结合。词汇上可能会产生混淆，但从定义上，“外源性”抗原在摄取后被直接处理，而“内源性”抗原则在抗原递呈细胞中进行生物合成后才能进行处理。更经典的或者是最早被定义的途径涉及“外源性”抗原加工处理，即 MHC Ⅱ-多肽复合物递呈给 $CD4^+$ T 淋巴细胞，以及“内源性”抗原加工处理并以 MHC Ⅰ-多肽递呈给 $CD8^+$ T 细胞。

然而，最近发现的一条途径是将外源性抗原在 MHC Ⅰ分子上呈递。这一途径被称为“交叉递呈途径”并能在 DC 细胞中很好实现。特别是在体内淋巴组织的 DC 细胞中，根据 DC 细胞的不同成熟刺激信号，交叉递呈可在 $CD8^+$ T 淋巴细胞中有效诱导免疫耐受或者免疫反应[82,89]。濒死细胞的摄取可模拟来自移植物、肿瘤、感染病灶及自身组织的细胞相关抗原的捕获，阐明了外源性途径在 DC 摄取反应中作用[89,90]。这个途径之所以被称为“交叉递呈途径”，是因为位于濒死细胞中的抗原可被 DC 细胞“交叉”处理和递呈。不过，抗原被交叉递呈至 MHC Ⅰ类分子的过程涉及蛋白酶体（proteasome）和抗原多肽的转运蛋白，这在内源性抗原的呈递过程中也会被用到。

DC 细胞是参与蛋白质[70,91]以及可能也包括脂类[92,93]抗原的交叉递呈反应的一种主要细胞类型。在针对非复制型微生物、濒死细胞、DEC205 受体的配体以及包括抗体被覆的肿瘤细胞在内的免疫复合物的反应中都发现了交叉递呈作用。在这些范例中，DC 细胞对不能在这些细胞从头合成的抗原能够产生诱导性免疫耐受或者免疫反应。除了介导抗原递呈外，Fcγ 受体还可影响 DC 细胞的成熟，即通过活化型受体促进 DC 成熟或通过抑制型受体抑制 DC 成熟[94]。就 DC 细胞成熟和交叉递呈而言，如果选择抗体作为患者的治疗试剂，则必须考虑到抗体与 DC 细胞 Fc 受体结合的这些后果。

DC 细胞是抗原递呈分子 CD1 家族表达的主要部位，但不同 DC 细胞亚群表达的 CD1 分子有所差异。例如 CD1a 主要见于表皮的朗格汉斯细胞，而 CD1b 和 CD1c 则表达于真皮的 DC 细胞中。CD1 分子递呈糖脂类抗原，而 CD1a、CD1b 和 CD1c 对微生物糖脂类抗原的递呈作用研究得最清楚[95]。另外，DC 细胞上的 CD1d 分子可以有效递呈合成的糖脂 α 半乳糖神经酰胺。这个过程导致具有特定 T 细胞库的独特淋巴细胞（即 NK T 细胞）活化[96]。NK T 细胞是一种潜能极大的效应细胞，因为它们可以产生大量的干扰素 -γ 并裂解肿瘤细胞。

一种新型的“非经典”抗原递呈途径涉及在 MHC Ⅱ类分子上呈递内源性蛋白质[97]。这一途径涉及细胞自噬（autophagy）并能在 DC 细胞很好实现[98]。这一途径使细胞核、线粒体和胞质蛋白抗原可从消化颗粒中被递呈，来自 EB 病毒的核蛋白抗原 EBNA1 的递呈即是该途径的第一个范例[99]。

■ 树突状细胞的调节和成熟

DC 细胞的成熟是指在刺激物作用下 DC 细胞分化并使淋巴细胞分化为免疫活性细胞和记忆细胞的过程。未成熟 DC 细胞虽然能够有效地捕获抗原，但不能诱导免疫反应，也就是说不能产生免疫效应细胞和建立免疫记忆反应。实现免疫反应的诱导，DC 细胞还需要一些其他的刺激引发复杂的分化过程，这就叫做“成熟”。成熟包括细胞内吞能力的改变、抗原的加工处理、趋化因子和细胞因子的生成、很多细胞表面包括 B7、TNF、Notch 配体家族等分子的表达。因此，根据在启动免疫反应的时效不同：DC 细胞可分为摄取抗原的未成熟 DC 细胞及执行对淋巴细胞共刺激功能的成熟 DC 细胞[100,101]。

对于从骨髓和单核细胞前体衍生而来的 DC 来说，DC 的成熟可伴随内吞系统功能的显著改变并由此影响抗原处理和递呈反应。溶酶体处理加工机制通过活化的质子泵的组装被激活[102]。腺苷三磷酸酶可以酸化溶酶体，以便抗原和 MHC Ⅱ类分子偶联的固定链的加工处理能够进行。而 MHC- 多肽复合物能够在成熟 DC 细胞[103]的内吞系统中形成，并进而通过独特的非溶酶体系统被运输到细胞表面[104]。MHC Ⅱ类分子的内化和降解反应通过泛素化在未成熟 DC 细胞而不是成熟 DC 细胞中发生[105]。DC 细胞的成熟也会增强 MHC Ⅰ类分子上的抗原递呈。在这个过程中的一个变化是形成"免疫蛋白酶体"(immunoproteasome)，这是一种组合形式的蛋白酶体，使定位于 MHC Ⅰ类分子递呈的多肽谱增加[106]。另一个受调控的过程涉及抗原摄取或内吞步骤本身。在成熟化过程中，因为 rho- 鸟苷三磷酸酶 cdc42 的失活，抗原摄取被抑制[107]。因此，DC 细胞拥有一个调控精密的内吞系统，专门负责捕获抗原的递呈而非抗原清除。

在几种刺激作用下，DC 细胞成熟的一个标志是共刺激分子如 CD80 和 CD86 的表达上调[108]。这种上调反应似乎是炎性细胞因子特别是 TNF-α 表达的结果[96]。但是 CD86 水平的上调不应直接等同于免疫反应的产生，这个过程还需要其他 DC 细胞功能，如 CD40 配基偶联、IL-12 或Ⅰ型干扰素等细胞因子或其他受体分子如 CD70 等的参与[96]。

■ 天然免疫淋巴细胞的活化

现在人们越来越多地关注 DC 细胞和其他天然免疫效应细胞如 NK 细胞之间的相互联系[109]。DC 细胞可以活化静息 NK 细胞并进一步诱导其自身成熟。NK 细胞介导的针对病毒感染细胞或者肿瘤细胞的杀伤反应可提供一种抗原来源，通过 DC 细胞产生 T 细胞反应，进一步将天然免疫和适应性免疫联系起来[110]。NK 细胞也可以通过杀伤未成熟的 DC 细胞来负调节 DC 的功能。相当比例的 NK 细胞都位于淋巴组织中的 T 细胞区，这就为 DC 细胞和 NK 细胞之间的直接相互作用提供了机会[111]。

■ 抗体形成 B 细胞的产生

DC 细胞可通过几种机制提高抗体形成效率。经典的途径是 DC 细胞诱导抗原特异性 $CD4^+$ 辅助性 T 细胞，后者随后促进 B 细胞的生长和抗体的分泌[112]。另外，DC 细胞也可以直接作用于 B 细胞从而显著提高免疫球蛋白(Ig)的分泌和抗体亚型的转换，包括参与黏膜免疫的 IgA 类抗体的产生[113,114]。DC 细胞可通过一种 CD40 非依赖型方式参与 B 细胞分泌抗体亚类的转换过程，这其中涉及一些配体分子的表达，如 B 淋巴细胞刺激因子[属肿瘤坏死因子家族(BAFF)的 B- 细胞激活因子]、增殖诱导配体(APRIL)。针对共生菌的 T 细胞非依赖型 IgA 抗体转换反应与此类似[115]。浆细胞样 DC 能够诱导针对体外培养的流感病毒的抗体反应[116]。无论何种机制诱导产生的抗体都可与 DC 细胞的 FcγR 相互作用，并由此产生 T 细胞介导的适应性免疫反应。

■ 树突状细胞的定位和迁移

未成熟 DC 细胞一般位于体表(皮肤、呼吸道和肠道)和许多器官的间质空隙(如心脏和肾脏)。如前所述，DC 可以将它们的作用拓展到上皮细胞的紧密连接而不改变上皮细胞的屏障功能，这使 DC 细胞可以从无害环境抗原和共生微生物中筛选抗原。在稳定状态下，DC 细胞似乎不断从组织迁移到输入淋巴管和血液。这有利于其区分自身抗原和环境抗原以达到维持有效免疫耐受的目的。"致耐受性"DC 细胞可能并不是迁移的 DC 细胞本身。相反，迁移的 DC 细胞可能在淋巴结中死亡，并被那些定居在所处器官中的 DC 细胞处理[90]，或者通过其他机制将抗原和 MHC 多肽复合物转移给更多"定居"DC 细胞[117]。淋巴结中的大多数 DC 细胞被认为是从组织中转移而来，但现在看来，T 细胞聚集区中的大多数 DC 细胞是从血液祖细胞衍生而来的[29,118]。

树突状细胞的致耐受性

早期对于 DC 细胞的研究集中在其诱导免疫反应的特性方面，但越来越多的证据显示，原位 DC 在中枢和外周淋巴器官还可以介导抗原特异性免疫无应答性或免疫耐受性。在胸腺中，DC 细胞通过清除自身反应性 T 细胞产生免疫耐受[119]。其他细胞，尤其是胸腺髓质中的特殊上皮细胞[120]，在清除型耐受反应和负性选择耐受中具有重要作用。

DC 细胞也在外周淋巴器官中诱导免疫耐受反应。例如，DC 细胞对自身死亡组织中递呈的抗原具有耐受性。抗原摄取，尤其是受体介导的抗原摄取，将抗原递呈到 MHCⅠ类和Ⅱ类分子上[21,82,89]。在小鼠中，将抗原靶向至静息 DC 细胞上的受体可导致相应 T 细胞的清除以及对抗原刺激的无反应性。但如果同时给予 DC 细胞成熟的刺激信号，则小鼠可产生免疫反应。DC 细胞也可促进能够抑制或调节其他免疫细胞的 T 细胞增殖和分化[121,122]。以上现象的一种可能解释是处于不同发育阶段和不同亚群的 DC 细胞能够介导不同途径的活化，并导致外周耐受反应，如自身反应性 T 细胞的清除或抑制。DC 的这种致耐受性能力可能与它们的代谢特征有关。例如，DC 细胞能够将维生素 A 和 D 转化为维甲酸和 1,25- 二羟维生素 D_3，这可能在 DC 细胞诱导抑制性 T 细胞的作用中具有重要意义[123,124]。

树突状细胞在免疫治疗中的应用

在此，我们从 DC 细胞生物学方面所阐述的主要血液学问题是宿主对恶性肿瘤的反应以及相关的肿瘤免疫治疗策略。表 19-5 总结了 DC 细胞的生物学特征及其与这些问题的关联。免疫疗法的两个基本根据是：第一，恶性肿瘤细胞发生很多改变，免疫系统把这些变化当成抗原；第二，有多种免疫机制对抗肿瘤——抗体、T 细胞和 NK 细胞。此外，免疫防御具有特异性、无毒性和持久性，还可以与其他能够降低肿瘤免疫逃逸反应的策略联合使用。尽管免疫治疗抗体代表了目前肿瘤治疗领域的一大主要进步，但细胞介导的免疫治疗策略目前仍缺乏关注和支持，这是肿瘤研究领域中的一个重大缺陷。

DC 细胞可以有效地处理各种不同来源(包括来自于肿瘤细胞)的抗原，并通过不同种类的天然免疫和适应性免疫反应淋巴细胞，尤其是 NK 和 T 细胞，启动免疫反应。因此通过操控 DC 细胞来调控宿主对肿瘤以及其他血液系统抗原的反应似乎是符合逻辑的。这是一种与众不同充满希望的肿瘤防治策略，因为它可动员多重免疫机制对抗肿瘤和肿瘤内部的多个靶标，使肿瘤更难通过突变逃避免疫攻击。

例如，在骨髓瘤中，可同时研究骨髓来源的 T 细胞和肿瘤细胞。在恶化前阶段，被称为原发性单克隆丙种球蛋白病

(essential monoclonal gammopathy),可在骨髓中检测到骨髓瘤反应性 T 细胞[125]。利用 DC 细胞将骨髓瘤细胞作为抗原递呈,在骨髓中可以检测到 $CD4^+$ 辅助型 T 细胞和 $CD8^+$ 杀伤性 T 细胞。与此不同的是,在晚期骨髓瘤病人体内检测不到骨髓瘤自身反应性 T 细胞。然而,当 T 细胞与已经捕获骨髓瘤细胞的 DC 细胞共培养 1~2 周后,就能产生骨髓瘤反应性 $CD4^+$ 和 $CD8^+$ T 细胞[126]。当骨髓瘤细胞表面包被了抗多配体聚糖抗体时,其递呈效率会显著提高[126,127]。

DC 细胞在免疫治疗中有很重要的潜在作用[3,128,129]。几种策略正在临床条件下被用来诱导产生 DC 细胞,在离体条件下使 DC 细胞负载肿瘤抗原,并将这些细胞回输给病人产生针对肿瘤抗原的有效免疫反应,或更广泛地说,应用这些策略来多方面研究人类对肿瘤免疫反应。

第一种基于 DC 细胞的免疫治疗方法利用已经负载了肿瘤抗原并被其诱导分化的血液来源 DC 细胞。第二种方法是从离体 $CD34^+$ 细胞群的增殖前体细胞中获得 DC 细胞。这种策略能够获得同时具有表皮和真皮 DC 细胞特性的混合型细胞群体。第三种方法是在血液单核细胞中诱导分化 DC 细胞。

离体衍生和抗原负载的 DC 细胞已经被用于在健康受试者[130,131]和肿瘤患者[132-135]体内扩大抗原特异性 T 细胞反应。这些早期的研究已经显示了一些临床效果,实体瘤和血液肿瘤病人出现肿瘤消退。离体策略进行免疫治疗的一个重要优势是可以控制和研究 DC 细胞的几个关键功能参数,如使 DC 细胞负载多重抗原(来自整个肿瘤细胞或整个肿瘤细胞的 RNA)以及控制 DC 细胞的成熟状态等。注射未成熟 DC 细胞可导致 T 细胞反应的抑制并诱导调节性 T 细胞[136]。此外,DC 细胞可以增强天然免疫淋巴细胞的功能,如 NK 细胞[111]和糖脂反应性 NK T 细胞[27]。

另一种仍处于临床前研究阶段的策略是在原位直接将抗原靶向至 DC 细胞。通过将抗原与识别 DC 细胞或 DC 细胞亚群选择性表达或高水平表达的受体分子的单克隆抗体相偶联,可以达到这个目的。通过 DEC-205 受体的靶向是一个早期的研究范例,这种方法需要同时考虑抗原捕获 DC 细胞的成熟状态。在稳定状态下,可能发生免疫耐受[21,137]。为了产生免疫反应,必须诱导复杂的成熟过程,例如,通过激动型抗 CD40 抗体[82]、TLR 配体[138]或天然免疫淋巴细胞[96]的作用。

DC 细胞生物学在血液学研究中的核心作用在异体干细胞移植中得以充分体现。在异体干细胞移植中,供体 T 细胞的免疫活性是消除残留恶性肿瘤的关键因素,这个过程被称为"移植物抗白血病"(graft-versus-leukemia)效应,但这也可导致有害的移植物抗宿主病。大量证据表明,移植物抗宿主和移植物抗白血病效应都依赖于宿主中存留的抗原递呈细胞,其中最重要的就是 DC 细胞[139]。

翻译:宋 伦,李 译,买三月
校对:刘建湘

参考文献

1. Steinman RM, Banchereau J: Taking dendritic cells into medicine. *Nature* 449:419, 2007.
2. Belkaid Y, Oldenhove G: Tuning microenvironments: Induction of regulatory T cells by dendritic cells. *Immunity* 29:362, 2008.
3. Melief CJ: Cancer immunotherapy by dendritic cells. *Immunity* 29:372, 2008.
4. Lemaitre B, Hoffmann J: The host defense of *Drosophila melanogaster*. *Annu Rev Immunol* 25:697, 2007.
5. Akira S, Uematsu S, Takeuchi O: Pathogen recognition and innate immunity. *Cell* 124:783, 2006.
6. Beutler BA: TLRs and innate immunity. *Blood* 113:1399, 2009.
7. Rakoff-Nahoum S, Medzhitov R: Toll-like receptors and cancer. *Nat Rev Cancer* 9:57, 2009.
8. Ting JP, Kastner DL, Hoffman HM: CATERPILLERs, pyrin and hereditary immunological disorders. *Nat Rev Immunol* 6:183, 2006.
9. Meylan E, Tschopp J, Karin M: Intracellular pattern recognition receptors in the host response. *Nature* 442:39, 2006.
10. Kanneganti TD, Lamkanfi M, Nunez G: Intracellular NOD-like receptors in host defense and disease. *Immunity* 27:549, 2007.
11. Kawai T, Akira S: The roles of TLRs, RLRs and NLRs in pathogen recognition. *Int Immunol* 21:317, 2009.
12. Dhodapkar MV, Steinman RM, Krasovsky J, et al: Antigen-specific inhibition of effector T cell function in humans after injection of immature dendritic cells. *J Exp Med* 193:233, 2001.
13. Steinman RM, Hawiger D, Nussenzweig MC: Tolerogenic dendritic cells. *Annu Rev Immunol* 21:685, 2003.
14. Lambrecht BN: Dendritic cells and the regulation of the allergic immune response. *Allergy* 60:271, 2005.
15. Morelli AE, Thomson AW: Tolerogenic dendritic cells and the quest for transplant tolerance. *Nat Rev Immunol* 7:610, 2007.
16. Zhu J, Paul WE: CD4, T cells: Fates, functions, and faults. *Blood* 112:1557, 2008.
17. Pulendran B: Modulating vaccine responses with dendritic cells and toll-like receptors. *Immunol Rev* 199:227, 2004.
18. Banchereau J, Palucka AK: Dendritic cells as therapeutic vaccines against cancer. *Nat Rev Immunol* 5:296, 2005.
19. Reis e Sousa C, Hieny S, Scharton-Kersten T, et al: *In vivo* microbial stimulation induces rapid CD40L-independent production of IL-12, by dendritic cells and their re-distribution to T cell areas. *J Exp Med* 186:1819, 1997.
20. Gilliet M, Cao W, Liu YJ: Plasmacytoid dendritic cells: sensing nucleic acids in viral infection and autoimmune diseases. *Nat Rev Immunol* 8:594, 2008.
21. Hawiger D, Inaba K, Dorsett Y, et al: Dendritic cells induce peripheral T cell unresponsiveness under steady state conditions *in vivo*. *J Exp Med* 194:769, 2001.
22. Probst HC, McCoy K, Okazaki T, et al: Resting dendritic cells induce peripheral CD8+ T cell tolerance through PD-1, and CTLA-4. *Nat Immunol* 6:280, 2005.
23. Yamazaki S, Dudziak D, Heidkamp GF, et al: CD8+ CD205+ splenic dendritic cells are specialized to induce Foxp3+ regulatory T cells. *J Immunol* 181:6923, 2008.
24. Walzer T, Dalod M, Robbins SH, et al: Natural-killer cells and dendritic cells: "L'union fait la force." *Blood* 106:2252, 2005.
25. Terme M, Ullrich E, Delahaye NF, et al: Natural killer cell-directed therapies: moving from unexpected results to successful strategies. *Nat Immunol* 9:486, 2008.
26. Münz C, Steinman RM, Fujii S: Dendritic cell maturation by innate lymphocytes: Coordinated stimulation of innate and adaptive immunity. *J Exp Med* 202:203, 2005.
27. Fujii S, Shimizu K, Hemmi H, Steinman RM: Innate Valpha14(+) natural killer T cells mature dendritic cells, leading to strong adaptive immunity. *Immunol Rev* 220:183, 2007.
28. Merad M, Manz MG, Karsunky H, et al: Langerhans cells renew in the skin throughout life under steady-state conditions. *Nat Immunol* 3:1135, 2002.
29. Liu K, Victora GD, Schwickert TA, et al: *In vivo* analysis of dendritic cell development and homeostasis. *Science* 324:392, 2009.
30. Onai N, Obata-Onai A, Schmid MA, et al: Identification of clonogenic common $Flt3^+M\text{-}CSFR^+$ plasmacytoid and conventional dendritic cell progenitors in mouse bone marrow. *J Exp Med* 193:233, 2007.
31. Naik SH, Sathe P, Park HY, et al: Development of plasmacytoid and conventional dendritic cell subtypes from single precursor cells derived *in vitro* and *in vivo*. *Nat Immunol* 8:1217, 2007.
32. Liu K, Waskow C, Liu X, et al: Origin of dendritic cells in peripheral lymphoid organs of mice. *Nat Immunol* 8:578, 2007.
33. Varol C, Landsman L, Fogg DK, et al: Monocytes give rise to mucosal, but not splenic, conventional dendritic cells. *J Exp Med* 204:171, 2007.
34. Jakubzick C, Tacke F, Ginhoux F, et al: Blood monocyte subsets differentially give rise to $CD103^+$ and $CD103^-$ pulmonary dendritic cell populations. *J Immunol* 180:3019, 2008.
35. Leon B, Lopez-Bravo M, Ardavin C: Monocyte-derived dendritic cells formed at the infection site control the induction of protective T helper 1, responses against *Leishmania*. *Immunity* 26:519, 2007.
36. Serbina NV, Salazar-Mather TP, Biron CA, et al: TNF/iNOS-producing dendritic cells mediate innate immune defense against bacterial infection. *Immunity* 19:59, 2003.
37. Merad M, Manz MG: Dendritic cell homeostasis. *Blood* 113:3418, 2009.
38. Shortman K, Naik SH: Steady-state and inflammatory dendritic-cell development. *Nat Rev Immunol* 7:19, 2007.
39. Huang F-P, Platt N, Wykes M, et al: A discrete subpopulation of dendritic cells transports apoptotic intestinal epithelial cells to T cell areas of mesenteric lymph nodes. *J Exp Med* 191:435, 2000.
40. Vermaelen KY, Carro-Muino I, Lambrecht BN, Pauwels RA: Specific migratory dendritic cells rapidly transport antigen from the airways to the thoracic lymph nodes. *J Exp Med* 193:51, 2001.
41. Brimnes MK, Bonifaz L, Steinman RM, Moran TM: Influenza virus-induced dendritic cell maturation is associated with the induction of strong T cell immunity to a coadministered, normally nonimmunogenic protein. *J Exp Med* 198:133, 2003.
42. Rescigno M, Urbano M, Valzasina B, et al: Dendritic cells express tight junction proteins and penetrate gut epithelial monolayers to sample bacteria. *Nat Immunol* 2:361, 2001.
43. Niess JH, Brand S, Gu X, et al: CX3CR1-mediated dendritic cell access to the intesti-

nal lumen and bacterial clearance. *Science* 307:254, 2005.
44. Chieppa M, Rescigno M, Huang AYC, Germain RN: Dynamic imaging of dendritic cell extension into the small bowel lumen in response to epithelial cell TLR engagement. *J Exp Med* 203:2841, 2006.
45. D'Amico A, Wu L: The early progenitors of mouse dendritic cells and plasmacytoid predendritic cells are within the bone marrow hemopoietic precursors expressing Flt3. *J Exp Med* 198:293, 2003.
46. Onai N, Obata-Onai A, Tussiwand R, et al: Activation of the Flt3, signal transduction cascade rescues and enhances type I interferon-producing and dendritic cell development. *J Exp Med* 203:227, 2006.
47. Pulendran B, Banchereau J, Burkeholder S, et al: Flt3-ligand and granulocyte colony-stimulating factor mobilize distinct human dendritic cell subsets *in vivo*. *J Immunol* 165:566, 2000.
48. Dzionek A, Fuchs A, Schmidt P, et al: BDCA-2, BDCA-3, and BDCA-4: Three markers for distinct subsets of dendritic cells in human peripheral blood. *J Immunol* 165:6037, 2000.
49. Siegal FP, Kadowaki N, Shodell M, et al: The nature of the principal type 1, interferon-producing cells in human blood. *Science* 284:1835, 1999.
50. Asselin-Paturel C, Boonstra A, Dalod M, et al: Mouse type I IFN-producing cells are immature APCs with plasmacytoid morphology. *Nat Immunol* 2:1144, 2001.
51. Diebold SS, Kaisho T, Hemmi H, et al: Innate antiviral responses by means of TLR7-mediated recognition of single-stranded RNA. *Science* 303:1529, 2004.
52. Heil F, Hemmi H, Hochrein H, et al: Species-specific recognition of single-stranded RNA via toll-like receptor 7, and 8. *Science* 303:1526, 2004.
53. Lund J, Sato A, Akira S, et al: Toll-like receptor 9-mediated recognition of herpes simplex virus-2, by plasmacytoid dendritic cells. *J Exp Med* 198:513, 2003.
54. Tabeta K, Georgel P, Janssen E, et al: Toll-like receptors 9, and 3, as essential components of innate immune defense against mouse cytomegalovirus infection. *Proc Natl Acad Sci U S A* 101:3516, 2004.
55. Tamura T, Tailor P, Yamaoka K, et al: IFN regulatory factor-4, and -8, govern dendritic cell subset development and their functional diversity. *J Immunol* 174:2573, 2005.
56. Aliberti J, Schulz O, Pennington DJ, et al: Essential role for ICSBP in the *in vivo* development of murine CD8alpha + dendritic cells. *Blood* 101:305, 2003.
57. Cisse B, Caton ML, Lehner M, et al: Transcription factor E2–2, is an essential and specific regulator of plasmacytoid dendritic cell development. *Cell* 135:37, 2008.
58. Ebner S, Ehammer Z, Holzmann S, et al: Expression of C-type lectin receptors by subsets of dendritic cells in human skin. *Int Immunol* 16:877, 2004.
59. Zaba LC, Fuentes-Duculan J, Steinman RM, et al: Normal human dermis contains distinct populations of $CD11c^{+}BDCA\text{-}1^{+}$ dendritic cells and $CD163^{+}FXIIIA^{+}$ macrophages. *J Clin Invest* 117:2517, 2007.
60. Kissenpfennig A, Henri S, Dubois B, et al: Dynamics and function of Langerhans cells in vivo: dermal dendritic cells colonize lymph node areas distinct from slower migrating Langerhans cells. *Immunity* 22:643, 2005.
61. Valladeau J, Ravel O, Dezutter-Dambuyant C, et al: Langerin, a novel C-type lectin specific to Langerhans cells, is an endocytic receptor that induces the formation of Birbeck granules. *Immunity* 12:71, 2000.
62. Vremec D, Shortman K: Dendritic cells subtypes in mouse lymphoid organs. Cross-correlation of surface markers, changes with incubation, and differences among thymus, spleen, and lymph nodes. *J Immunol* 159:565, 1997.
63. Jiang W, Swiggard WJ, Heufler C, et al: The receptor DEC-205, expressed by dendritic cells and thymic epithelial cells is involved in antigen processing. *Nature* 375:151, 1995.
64. Caminschi I, Proietto AI, Ahmet F, et al: The dendritic cell subtype-restricted C-type lectin Clec9A is a target for vaccine enhancement. *Blood* 112:3264, 2008.
65. Sancho D, Joffre OP, Keller AM, et al: Identification of a dendritic cell receptor that couples sensing of necrosis to immunity. *Nature* 458:899, 2009.
66. Huysamen C, Willment JA, Dennehy KM, Brown GD: CLEC9A is a novel activation C-type lectin-like receptor expressed on BDCA3+ dendritic cells and a subset of monocytes. *J Biol Chem* 283:16693, 2008.
67. Hemmi H, Idoyaga J, Suda K, et al: A new triggering receptor expressed on myeloid cells (Trem) family member, Trem-like 4, binds to dead cells and is a DNAX activation protein 12-linked marker for subsets of mouse macrophages and dendritic cells. *J Immunol* 182:1278, 2009.
68. Iyoda T, Shimoyama S, Liu K, et al: The $CD8^{+}$ dendritic cell subset selectively endocytoses dying cells in culture and *in vivo*. *J Exp Med* 195:1289, 2002.
69. Dudziak D, Kamphorst AO, Heidkamp GF, et al: Differential antigen processing by dendritic cell subsets *in vivo*. *Science* 315:107, 2007.
70. Hildner K, Edelson BT, Purtha WE, et al: Batf3 deficiency reveals a critical role for CD8+ dendritic cells in cytotoxic T cell immunity. *Science* 322:1097, 2008.
71. Granelli-Piperno A, Pritsker A, Pack M, et al: Dendritic cell-specific intercellular adhesion molecule 3-grabbing nonintegrin/CD209, is abundant on macrophages in the normal human lymph node and is not required for dendritic cell stimulation of the mixed leukocyte reaction. *J Immunol* 175:4265, 2005.
72. Sapoznikov A, Pewzner-Jung Y, Kalchenko V, et al: Perivascular clusters of dendritic cells provide critical survival signals to B cells in bone marrow niches. *Nat Immunol* 9:388, 2008.
73. Cella M, Jarrossay D, Facchetti F, et al: Plasmacytoid monocytes migrate to inflamed lymph nodes and produce large amounts of type I interferon. *Nat Med* 5:919, 1999.
74. Diebold SS, Montoya M, Unger H, et al: Viral infection switches non-plasmacytoid dendritic cells into high interferon producers. *Nature* 424:324, 2003.
75. Soares H, Waechter H, Glaichenhaus N, et al: A subset of dendritic cells induces $CD4^{+}$ T cells to produce IFN-γ by an IL-12-independent but CD70-dependent mechanism *in vivo*. *J Exp Med* 204:1095, 2007.
76. Moser M, Murphy KM: Dendritic cell regulation of T_H1-T_H2, development. *Nat Immunol* 1:199, 2000.
77. Pulendran B, Smith JL, Caspary G, et al: Distinct dendritic cell subsets differentially regulate the class of immune responses *in vivo*. *Proc Natl Acad Sci U S A* 96:1036, 1999.
78. Boonstra A, Asselin-Paturel C, Gilliet M, et al: Flexibility of mouse classical and plasmacytoid-derived dendritic cells in directing T helper type 1, and 2, cell development: dependency on antigen dose and differential toll-like receptor ligation. *J Exp Med* 197:101, 2003.
79. Granucci F, Vizzardelli C, Pavelka N, et al: Inducible IL-2, production by dendritic cells revealed by global gene expression analysis. *Nat Immunol* 2:882, 2001.
80. Huang Q, Liu do N, Majewski P, et al: The plasticity of dendritic cell responses to pathogens and their components. *Science* 294:870, 2001.
81. Mellman I, Steinman RM: Dendritic cells: Specialized and regulated antigen processing machines. *Cell* 106:255, 2001.
82. Bonifaz LC, Bonnyay DP, Charalambous A, et al: *In vivo* targeting of antigens to maturing dendritic cells via the DEC-205, receptor improves T cell vaccination. *J Exp Med* 199:815, 2004.
83. Figdor CG, van Kooyk Y, Adema GJ: C-type lectin receptors on dendritic cells and Langerhans cells. *Nat Rev Immunol* 2:77, 2002.
84. Geijtenbeek TBH, Kwon DS, Torensma R, et al: DC-SIGN, a dendritic cell specific HIV-1, binding protein that enhances *trans*-infection of T cells. *Cell* 100:587, 2000.
85. Halary F, Amara A, Lortat-Jacob H, et al: Human cytomegalovirus binding to DC-SIGN is required for dendritic cell infection and target cell trans-infection. *Immunity* 17:653, 2002.
86. Tassaneetrithep B, Burgess TH, Granelli-Piperno A, et al: DC-SIGN (CD209) mediates dengue virus infection of human dendritic cells. *J Exp Med* 197:823, 2003.
87. van Kooyk Y, Geijtenbeek TB: DC-SIGN: Escape mechanism for pathogens. *Nat Rev Immunol* 3:697, 2003.
88. Tailleux L, Schwartz O, Herrmann J-L, et al: DC-SIGN is the major *Mycobacterium tuberculosis* receptor on human dendritic cells. *J Exp Med* 197:121, 2003.
89. Liu K, Iyoda T, Saternus M, et al: Immune tolerance after delivery of dying cells to dendritic cells *in situ*. *J Exp Med* 196:1091, 2002.
90. Inaba K, Turley S, Yamaide F, et al: Efficient presentation of phagocytosed cellular fragments on the MHC class II products of dendritic cells. *J Exp Med* 188:2163, 1998.
91. Jung S, Unutmaz D, Wong P, et al: *In vivo* depletion of $CD11c^{+}$ dendritic cells abrogation priming of $CD8^{+}$ T cells by exogenous cell-associated antigens. *Immunity* 17:211, 2002.
92. Wu DY, Segal NH, Sidobre S, et al: Cross-presentation of disialoganglioside GD3 to natural killer T cells. *J Exp Med* 198:173, 2003.
93. Shimizu K, Kurosawa Y, Taniguchi M, et al: Cross presentation of tumor cells loaded with -galactosylceramide leads to potent and long lived T cell mediated immunity via dendritic cells. *J Exp Med* 204:2641, 2007.
94. Kalergis AM, Ravetch JV: Inducing tumor immunity through the selective engagement of activating Fcγ receptors on dendritic cells. *J Exp Med* 195:1653, 2002.
95. Vincent MS, Gumperz JE, Brenner MB: Understanding the function of CD1-restricted T cells. *Nat Immunol* 4:517, 2003.
96. Fujii S, Liu K, Smith C, et al: The linkage of innate to adaptive immunity via maturing dendritic cells in vivo requires CD40, ligation in addition to antigen presentation and CD80/86, costimulation. *J Exp Med* 199:1607, 2004.
97. Schmid D, Munz C: Innate and adaptive immunity through autophagy. *Immunity* 27:11, 2007.
98. Schmid D, Pypaert M, Münz C: Antigen-loading compartments for major histocompatibility complex class II molecules continuously receive input from autophagosomes. *Immunity* 26:79, 2007.
99. Paludan C, Schmid D, Landthaler M, et al: Endogenous MHC class II processing of a viral nuclear antigen after autophagy. *Science* 307:593, 2005.
100. Schuler G, Steinman RM: Murine epidermal Langerhans cells mature into potent immunostimulatory dendritic cells in vitro. *J Exp Med* 161:526, 1985.
101. Romani N, Koide S, Crowley M, et al: Presentation of exogenous protein antigens by dendritic cells to T cell clones: intact protein is presented best by immature, epidermal Langerhans cells. *J Exp Med* 169:1169, 1989.
102. Trombetta ES, Ebersold M, Garrett W, et al: Activation of lysosomal function during dendritic cell maturation. *Science* 299:1400, 2003.
103. Inaba K, Turley S, Iyoda T, et al: The formation of immunogenic major histocompatibility complex class II-peptide ligands in lysosomal compartments of dendritic cells is regulated by inflammatory stimuli. *J Exp Med* 191:927, 2000.
104. Chow A, Toomre D, Garrett W, Mellman I: Dendritic cell maturation triggers retrograde transport of MHC class II transport from lysosomes to the plasma membrane. *Nature* 418:988, 2002.
105. Shin JS, Ebersold M, Pypaert M, et al: Surface expression of MHC class II in dendritic cells is controlled by regulated ubiquitination. *Nature* 444:115, 2006.
106. Morel S, Levy F, Burlet-Schiltz O, et al: Processing of some antigens by the standard proteasome but not by the immunoproteasome results in poor presentation by dendritic cells. *Immunity* 12:107, 2000.
107. Garrett WS, Chen LM, Kroschewski R, et al: Developmental control of endocytosis in dendritic cells by Cdc42. *Cell* 102:325, 2000.
108. Inaba K, Witmer-Pack M, Inaba M, et al: The tissue distribution of the B7–2, costimulator in mice: abundant expression on dendritic cells in situ and during maturation *in vitro*. *J Exp Med* 180:1849, 1994.
109. Zitvogel L: Dendritic and natural killer cells cooperate in the control/switch of innate immunity. *J Exp Med* 195:F9-F14, 2002.
110. Ferlazzo G, Tsang ML, Moretta L, et al: Human dendritic cells activate resting NK cells and are recognized via the NKp30, receptor by activated NK cells. *J Exp Med* 195:343, 2002.
111. Ferlazzo G, Münz C: NK cell compartments and their activation by dendritic cells. *J Immunol* 172:1333, 2004.
112. Inaba K, Steinman RM: Protein-specific helper T lymphocyte formation initiated by dendritic cells. *Science* 229:475, 1985.
113. Tezuka H, Abe Y, Iwata M, et al: Regulation of IgA production by naturally occurring TNF/iNOS-producing dendritic cells. *Nature* 448:929, 2007.

114. Fayette J, Dubois B, Vandenabelle S, et al: Human dendritic cells skew isotype switching of CD40-activated naive B cells towards IgA1, and IgA2. *J Exp Med* 185:1909, 1997.
115. Macpherson AJ, Uhr T: Induction of protective IgA by intestinal dendritic cells carrying commensal bacteria. *Science* 303:1662, 2004.
116. Jego G, Palucka AK, Blanck JP, et al: Plasmacytoid dendritic cells induce plasma cell differentiation through type I interferon and interleukin 6. *Immunity* 19:225, 2003.
117. Qu C, Nguyen VA, Merad M, Randolph GJ: MHC class I/peptide transfer between dendritic cells overcomes poor cross-presentation by monocyte-derived APCs that engulf dying cells. *J Immunol* 182:3650, 2009.
118. Jakubzick C, Bogunovic M, Bonito AJ, et al: Lymph-migrating, tissue-derived dendritic cells are minor constituents within steady-state lymph nodes. *J Exp Med* 205:2839, 2008.
119. Zal T, Volkmann A, Stockinger B: Mechanisms of tolerance induction in major histocompatibility complex class II-restricted T cells specific for a blood-borne self-antigen. *J Exp Med* 180:2089, 1994.
120. Kyewski B, Derbinski J, Gotter J, Klein L: Promiscuous gene expression and central T-cell tolerance: more than meets the eye. *Trends Immunol* 23:364, 2002.
121. Yamazaki S, Iyoda T, Tarbell K, et al: Direct expansion of functional $CD25^+$ $CD4^+$ regulatory T cells by antigen processing dendritic cells. *J Exp Med* 198:235, 2003.
122. Tarbell KV, Yamazaki S, Olson K, et al: $CD25^+$ $CD4^+$ T cells, expanded with dendritic cells presenting a single autoantigenic peptide, suppress autoimmune diabetes. *J Exp Med* 199:1467, 2004.
123. Coombes JL, Siddiqui KR, Arancibia-Carcamo CV, et al: A functionally specialized population of mucosal $CD103^+$ DCs induces $Foxp3^+$ regulatory T cells via a TGF-β- and retinoic acid-dependent mechanism. *J Exp Med* 204:1757, 2007.
124. Sun CM, Hall JA, Blank RB, et al: Small intestine lamina propria dendritic cells promote *de novo* generation of Foxp3, T reg cells via retinoic acid. *J Exp Med* 204:1775, 2007.
125. Dhodapkar MV, Krasovsky J, Osman K, Geller MD: Vigorous premalignancy-specific effector T cell response in the bone marrow of patients with monoclonal gammopathy. *J Exp Med* 198:1753, 2003.
126. Dhodapkar MV, Krasovsky J, Olson K: T cells from the tumor microenvironment of patients with progressive myeloma can generate strong, tumor-specific cytolytic responses to autologous, tumor-loaded dendritic cells. *Proc Natl Acad Sci U S A* 99:13009, 2002.
127. Dhodapkar KM, Krasovsky J, Williamson B, Dhodapkar MV: Anti-tumor monoclonal antibodies enhance cross-presentation of cellular antigens and the generation of myeloma-specific killer T cells by dendritic cells. *J Exp Med* 195:125, 2002.
128. Figdor CG, De Vries IJ, Lesterhuis WJ, Melief CJ: Dendritic cell immunotherapy: Mapping the way. *Nat Med* 10:475, 2004.
129. Melief CJ, van der Burg SH: Immunotherapy of established (pre)malignant disease by synthetic long peptide vaccines. *Nat Rev Cancer* 8:351, 2008.
130. Dhodapkar MV, Bhardwaj N: Active immunization of humans with dendritic cells. *J Clin Immunol* 20:167, 2000.
131. Dhodapkar MV, Krasovsky J, Steinman RM, Bhardwaj N: Mature dendritic cells boost functionally superior $CD8^+$ T-cell in humans without foreign helper epitopes. *J Clin Invest* 105:R9, 2000.
132. Hsu FJ, Benike C, Fagnoni F, et al: Vaccination of patients with B-cell lymphoma using autologous antigen-pulsed dendritic cells. *Nat Med* 2:52, 1996.
133. Nestle FO, Alijagic S, Gilliet M, et al: Vaccination of melanoma patients with peptide- or tumor lysate-pulsed dendritic cells. *Nat Med* 4:328, 1998.
134. Thurner B, Haendle I, Roder C, et al: Vaccination with mage-3A1, peptide-pulsed mature, monocyte-derived dendritic cells expands specific cytotoxic T cells and induces regression of some metastases in advanced stage IV melanoma. *J Exp Med* 190:1669, 1999.
135. Banchereau J, Palucka AK, Dhodapkar M, et al: Immune and clinical responses in patients with metastatic melanoma to $CD34^+$ progenitor-derived dendritic cell vaccine. *Cancer Res* 61:6451, 2001.
136. Dhodapkar MV, Steinman RM: Antigen-bearing, immature dendritic cells induce peptide-specific, $CD8^+$ regulatory T cells *in vivo* in humans. *Blood* 100:174, 2002.
137. Hawiger D, Masilamani RF, Bettelli E, et al: Immunological unresponsiveness characterized by increased expression of CD5, on peripheral T cells induced by dendritic cells *in vivo*. *Immunity* 20:695, 2004.
138. Trumpfheller C, Caskey M, Nchinda G, et al: The microbial mimic polyIC induces durable and protective $CD4^+$ T cell immunity together with a dendritic cell targeted vaccine. *Proc Natl Acad Sci U S A* 105:2574, 2008.
139. Merad M, Hoffmann P, Ranheim E, et al: Depletion of host Langerhans cells before transplantation of donor alloreactive T cells prevents skin graft-versus-host disease. *Nat Med* 10:510, 2004.

5

第五部分

治疗原则

威廉姆斯血液学

Williams Hematology

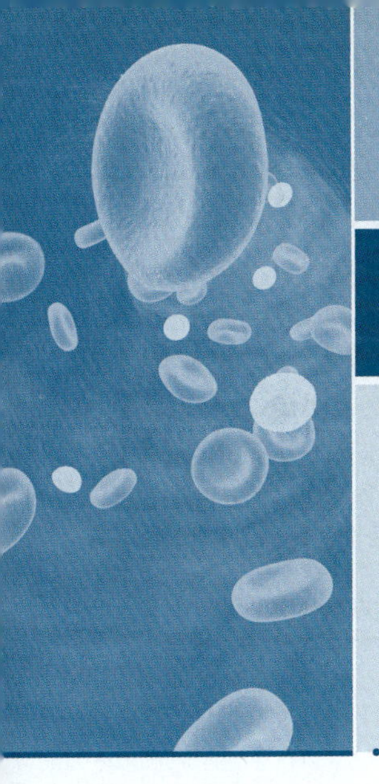

第20章

抗肿瘤药物的药理学与毒性

Bruce A. Chabner, Jeffrey Barnes, James Cleary, Andrew Lane, Constantine Mitsiades, Paul Richardson

摘 要

将抗肿瘤药物安全、有效地应用于血液系统恶性肿瘤的治疗需要深入认识其药理学机制。抗肿瘤药物对许多血液系统恶性肿瘤具有治疗和缓解作用，但同时这些药物的安全范围窄，具有潜在的严重的毒副作用。白血病和淋巴瘤药物治疗的创新和发展，为开发其他实体瘤的有效治疗途径提供了成功典范。

合理用药必须了解其作用机制。大多数抗肿瘤药物具有抑制DNA合成或通过形成DNA内收蛋白或抑制酶介导反应而直接破坏DNA完整性的作用，如果这些损伤不能被机体的DNA损伤修复系统，比如最具代表性的P53，所识别、修复，或者某些DNA损伤可直接激活程序性细胞死亡，那么将导致肿瘤缓解。发现肿瘤细胞特异的分子靶点或在肿瘤细胞中特异性高表达的细胞信号、细胞周期分子是今后抗肿瘤药物研究的重点方向，但药物的作用机制和耐药机制同样应引起关注。药物作用过程中的任何一个关键环节发生改变都可能导致耐药性的产生，比如药物的摄取吸收，通过血运或血脑屏障后的组织分布、穿过细胞膜进入胞内，在肿瘤细胞胞内或肝脏转化为活性形式，与药物靶蛋白或核苷酸的相互作用，酶或化学失活作用，排出细胞外，通过肾脏或代谢转化排出机体等。同时，肿瘤潜在的可突变性，导致肿瘤细胞自发性发生药物摄取、转化、失活和靶蛋白结合的改变。在细胞毒药物的选择压力下，耐药的肿瘤克隆成为优势克隆。联合化疗可以避免单药耐药的产生，但是表达多药耐药基因和丧失凋亡反应同样可以导致肿瘤对联合化疗的耐药性。

除了药物的分子机制，药物代谢动力学（机体对药物的代谢）同样在药物的有效性和毒性中发挥重要作用。药物的最佳使用方案是使药物在血浆和肿瘤细胞中达到最高的有效浓度和持续时间。由于抗肿瘤药物潜在的毒性，肿瘤科医生必须了解药物的清除途径，从而合理调整药物剂量维持脏器功能，比如甲氨蝶呤、羟基脲和新的嘌呤类拮抗药物（氟达拉滨和克拉屈滨）主要通过肾脏代谢清除，因此肾功能不全的患者不能使用完全剂量，同样在肝功能不全伴有高血清胆红素的患者中，紫杉烷类、长春碱类和蒽环类（尚不完全明确）药物要减少剂量。另外，还要注意药物潜在的相互作用，尤其是那些可以诱导或抑制细胞色素P450 3A4和2B6活性的药物，可改变紫杉烷类药物的代谢。

越来越多的研究表明，药物代谢酶基因的遗传多态性可以导致药效和毒性的个体差异。在白血病治疗中最重要的家族性并发症就是硫代嘌呤甲基转移酶缺陷，导致体内巯嘌呤代谢清除减慢，使急性淋巴细胞白血病患者在维持治疗中发生不可预见的毒性反应。药物药代动力学监

本章使用的简写和缩略词：ABVD，多柔比星，博来霉素，长春新碱，达卡巴嗪[adriamycin (doxorubicin), bleomycin, vinblastine and dacarbazine]；ADCC，抗体依赖细胞介导的细胞毒作用(antibodydependent cellular cytotoxicity)；ALL，急性淋巴细胞白血病(acute lymphocytic leukemia)；AML，急性髓细胞白血病(acute myelogenous leukemia)；APL，急性早幼粒细胞白血病(acute promyelocytic leukemia)；ara-C，阿糖胞苷(cytarabine)；ara-CTP，阿糖胞苷三磷酸盐(cytarabine triphosphate)；ara-G，阿糖鸟嘌呤(arabinosylguanine)；ara-U，阿糖尿嘧啶(arabinosyluracil)；ATRA，全反式维甲酸(all-*trans*-retinoic acid)；BCNU，卡莫司汀(bischloroethylnitrosourea)；CLL，慢性淋巴细胞白血病(chronic lymphocytic leukemia)；CML，慢性髓细胞白血病(chronic myelogenous leukemia)；CYP，细胞色素P450(cytochrome P450)；dCK，脱氧胞苷激酶(deoxycytidine kinase)；DHFR，二氢叶酸还原酶(dihydrofolate reductase)；HDAC，组蛋白去乙酰化酶(histone deacetylase)；IC_{50}，50%生长抑制浓度(inhibiting growth by concentration 50 percent)；IL，白介素(interleukin)；MDR，多药耐药(multidrug resistance)；MP，巯嘌呤(mercaptopurine)；MRP，多药耐药相关蛋白(multidrug resistance-associated protein)；MTD，最大耐受剂量(maximum tolerated dose)；RARα，维甲酸受体(retinoic acid receptor-α)；6-TG，6-硫代鸟嘌呤(6-thioguanine)。

测在某些治疗，如高剂量甲氨蝶呤化疗，或新药药效评价及药物新的联合治疗方案的使用中已成为标准程序，大多数肿瘤中心还必须将药代动力学研究与临床试验相结合。

标准治疗方案和经同行评议的临床试验是评价药物合适剂量、方案选择和毒性管理的最佳途径。严格遵守标准方案才能确保尽早发现影响肿瘤化学药物治疗疗效的药理学、遗传药理学等可变因素，从而避免严重毒副反应，维持药物疗效。

白血病和淋巴瘤是研究肿瘤化学药物治疗的良好模型。血液系统恶性肿瘤由于较快的增殖速率，缺乏外科手术治疗可能，肿瘤细胞采集便利和小鼠白血病模型的建立引起了早期肿瘤药物治疗研究者的关注。血液系统恶性肿瘤缺乏外科手术治疗指征，而大多数放射治疗亦不能治愈。最早的抗肿瘤化学药物是 1942 年由 Goodman、Gilman 及其耶鲁大学的同事通过实验研究和随后的临床试验证实氮芥(nitrogen mustard)使一例霍奇金淋巴瘤患者获得肿瘤缓解[1]。6 年后，一位波士顿儿童医院的病理学家 Sidney Farber 得到了更令人惊奇的发现，氨基蝶呤(aminopterin)和甲氨蝶呤(methotrexate)能诱导急性淋巴细胞白血病患者获得缓解，揭开了现代抗肿瘤药物研究时代[2]。在随后的 20 年，通过对白血病和淋巴瘤的临床试验研究建立了周期性联合治疗和强化治疗的基本原则[3]，感染性和出血性并发症的有效防治策略，从而形成了这些疾病的化学治疗策略。高剂量化疗后再促进骨髓重建进一步提高了白血病和淋巴瘤的治愈率。随着我们对恶性肿瘤分子生物学机制研究的深入，肿瘤分子靶向治疗越来越受到关注，甲磺酸伊马替尼(imatinib)在慢性髓细胞白血病治疗中的应用是最早的一个成功典范[4]。通过对伊马替尼耐药患者的研究第一次明确证实了药物靶点基因突变是导致临床耐药的机制之一[5]。B 细胞单克隆抗体利妥昔单抗(rituxan)的应用极大地提高了弥漫大 B 细胞淋巴瘤的治愈率，诱导分化药物全反式维甲酸(all-trans-retinoic acid)使急性早幼粒细胞白血病成为一种可治愈的恶性疾病[6]。其他非细胞毒性、具有特殊作用机制的药物，如三氧化二砷(arsenic trioxide)、沙利度胺(thalidomide)和硼替佐米(bortezomib)均已成功应用于特定的血液系统恶性肿瘤的治疗。对淋巴瘤、白血病细胞生存、增殖和迁移的异常分子机制的深入研究为开发新的分子靶向药物奠定了基础。

肿瘤化学治疗的基本原则

在临床实践中，安全、有效的运用化学治疗必须充分理解药物作用的各个方面，以及重要的临床相关的药物毒性、药代动力学和药物的相互作用。抗肿瘤化疗常常是复杂的，因为药物具有潜在的、严重的甚至致死性的毒副作用。患者采用的治疗方案若是从临床试验中推荐而来，常常可以获得较好的疗效。通过临床试验，可获得药物最适合的治疗剂量，最佳药物联合和治疗方案。对于特殊治疗方案的选择不仅要考虑肿瘤的病史和发展阶段，而且要评估每个患者对特殊药物毒性的耐受性和敏感性。所以，对合并严重肺病的患者，不应选择博来霉素，而对于有充血性心力衰竭患者选择多柔比星是不恰当的，即使对于心肺功能正常的患者也应考虑药物累积剂量的限制。某些治疗方案只能应用于特定年龄和生理状况的患者，不能随意扩大使用于其他不符合条件的患者。如果药物主要在肝或肾清除，那么合并肝或肾功能不全的患者使用这些药物需适当调整剂量(表 20-1)。对于肥胖患者(体重指数> 30kg/m^2)，药物的清除率并不随着体重的增加而成比例的增加，因此增加药物剂量不能超过基础剂量的 75%。

表 20-1 肾功能障碍或肝功能障碍患者药物剂量改变

肾功能障碍：肌酐清除率< 60ml/min
剂量的减少与肌酐清除率减少成正比
药物
1. 甲氨蝶呤
2. 顺铂
3. 卡铂
4. 博来霉素
5. 依托泊苷(足叶乙苷)
6. 羟基脲
7. 喷司他丁
8. 氟达拉滨磷酸盐
9. 克拉屈滨
10. 托泊替康
11. 伊马替尼(格列卫)
12. 达沙替尼(可能，尚未进入指南)
13. 雷那度胺
肝功能障碍
胆红素>1.5mg/dl，减少原剂量的 50%
胆红素>3.0mg/dl，减少原剂量的 75%
药物
1. 安吖啶
2. 多柔比星
3. 柔红霉素
4. 长春新碱
5. 长春碱
6. 紫杉醇
7. 米托蒽醌
8. 伊马替尼
9. 达沙替尼

增加药物剂量和延长使用时间能增强药物的抗肿瘤效应，但也常常产生特定的毒性。随着骨髓和造血干细胞储存和回输技术的进步，对于那些标准剂量化疗疗效较差的恶性肿瘤，致死性大剂量化疗可能能够发挥作用。但一般而言，这些大剂量化疗方案，即使用于年轻及具有正常脏器功能储备的患者，也可能产生一系列常规剂量不会出现的脏器毒性，包括肺功能不全、心衰、血管内皮损伤和肝、肾功能不全(参见第 21 章)。

化疗药物对恶性血液病的治疗机制还未完全明确。虽然靶向治疗药物的成功应用已表明肿瘤细胞存在特定基因的突变或异常扩增，但细胞毒药物对于肿瘤细胞和正常组织细胞是否具有不同作用尚不明确。然而恶性肿瘤细胞对化疗药物的毒性越敏感，则越易诱导缓解，同时对正常骨髓功能的损伤也越小，可能是因为有处于细胞周期非增殖期的正常骨髓干细胞的存在，它们对损害 DNA 的药物不敏感，并且表达耐受化学和低氧损伤的基因。此外，越来越多的证据表明，肿瘤细胞缺乏细胞周期中正常检测点，而这些检测点可识别和修复由化疗药物诱导的 DNA 链的断裂、碱基的缺失或其他损伤。正常细胞具有正常检测点，能识别和修复 DNA 损伤，很快从化疗诱导的损伤中恢复过来。

■ 联合化疗

虽然大多数白血病和淋巴瘤对药物高度敏感，但除 Burkitt 淋巴瘤（使用环磷酰胺）和毛细胞白血病（使用克拉屈滨）外，这些肿瘤很少用单一化疗能治愈。联合化疗能减少耐药细胞的出现，因此在单一药物无效时，联合化疗有治愈的潜能。某些经验性的治疗原则，是来自于过去 40 年的联合化疗的经验。联合化疗中选择的药物，通常都具有抗肿瘤活性，或至少对肿瘤具有潜在的生物学作用。唯一例外的是抑制信号传导和血管生成的靶向药物，这些药物虽然自身的抗肿瘤活性有限，但对其他的细胞毒性药物具有明显的协同作用[7]。联合化疗中每种药物都应有不同的作用机制，不能具有相同的耐药机制，如多药耐药（multidrug resistance，MRD）。所选择的药物的剂量限制性毒性不应重叠，否则，这些药物不能同时使用，或接近全量使用。特异联合化疗方案最终应用于临床必须建立在药物联合作用的临床前试验基础上。获得最佳的药物分子和生物化学作用要依赖于用药的特殊顺序和服药方案。在设计联合化疗方案时，就必须考虑药物的药代动力学的相互作用，避免联合应用后导致单一药物剂量过低或过高。

在设计联合化疗方案时，要考虑的另外一个重要因素是剂量强度，即单位时间所用剂量，整个治疗过程应保持剂量强度的一致。为达到这个目的，可能需要使用造血生长因子，以促进骨髓恢复，阻止因中性粒细胞减少所引起的反复发热，以便能及时进入下一个治疗周期。

化疗与外科手术及放疗联合应用，能充分利用化疗的细胞毒性和放射致敏效应，同时又避免增加毒性。比如，5- 氟尿嘧啶（5-fluorouracil）和顺铂（cisplatin）与化疗联合应用，可增强对头、颈[8]、食道[9]、直肠[10]和肛门[11]部位恶性肿瘤的控制。外科手术缩小肿瘤团块后可增加卵巢肿瘤对化疗的敏感性，可能是因为减少了肿瘤播散的可能性[12]。在治疗淋巴瘤中，放疗对于敏感脏器，如皮肤、肺、心脏和大脑的毒性会由于联合应用蒽环类药物（anthracyclines）而显著增加，因此，放疗通常在包含蒽环类药物的化疗之前或之后使用。此外，博来霉素（bleomycin）对肺的损伤会因手术过程中氧分压增高而增大，而对于近期有腹腔手术史的患者使用抗血管生成药物治疗会增加肠穿孔的发生风险。

■ 细胞动力学和肿瘤化疗

肿瘤化疗药物的细胞杀伤特性，根据其作用机制不同差异较大。最有效的抗白血病药物大多数属于抗代谢类药物，包括阿糖胞苷（cytosine arabinoside）和甲氨蝶呤（methotrexate）。这些药物最有效的细胞杀伤作用是在细胞周期的合成期（S 期）。对于这些药物，延长肿瘤接触药物的时间，在细胞周期的易受攻击期，最大限度地使细胞接触药物，能提高药物的疗效。能预测的是，抗代谢药物可有效作用于快速分裂的肿瘤细胞，如急性白血病和高分化的淋巴瘤。此外，还有许多其他抗肿瘤药物虽然和抗代谢药物一样对快速增殖的细胞比静止期细胞作用更强，但这些药物不需要在细胞周期的特定时期作用于细胞。还有其他的药物，如广为熟知的亚硝脲和白消安，对增殖和非增殖细胞都有毒性，并可损伤骨髓造血干细胞。一般而言，烷化剂的毒性取决于药物的总剂量，而细胞周期特异性药物（如甲氨蝶呤和阿糖胞苷），药物浓度和药物与细胞的作用用时间都决定药物的杀细胞作用。然而，对于其他作用机制的药物，如紫杉醇对骨髓的抑制作用取决于血浆药物浓度高于阈值（紫杉醇的阈值是 50~100nM，多西杉醇是 200nM）的持续时间[13]。

大剂量化疗方案能获得许多对治疗有益的作用，包括增加药物的跨膜转运，细胞内分解代谢的饱和以及延长有效药物浓度的作用时间。然而，这些作用的获得，是以增加对正常增殖的骨髓前体细胞的毒性为代价，可能产生严重和难以预料的对正常脏器的损害，如肝静脉闭塞症（烷化剂），小脑毒性（阿糖胞苷），或肺毒性（亚硝脲和白消安）。由于在大剂量化疗时通常进行造血干细胞的采集、储存和回输以促进造血的恢复，因此大剂量化疗的剂量限制性毒性一般影响非造血器官。

化疗时选择适当的药物剂量和联合方案，要考虑许多因素：①药物的细胞周期依赖性；②通过调整药物剂量及用药时间顺序以提高药物抗肿瘤效应的临床经验；③在特定的时间维持有效的药物浓度的药代动力学；④与其他药物潜在的相互作用；⑤患者的耐受性。来自临床试验的经验亦能提供有价值的信息。

■ 抗药性

对药物敏感肿瘤接受不恰当的治疗，会促使肿瘤耐药克隆的产生。肿瘤抗药性产生的原因是多方面的。肿瘤细胞通常带有特异性的突变导致 DNA 修复功能受损，此外还可自发产生耐药突变，即使尚未接触相关药物。支持这一假说的证据是慢性髓细胞白血病（chronic myelogeneous leukemia，CML）患者在接受伊马替尼治疗前，骨髓中就已存在带有 BCR-ABL 基因突变的细胞克隆，这些带有突变的细胞克隆最终导致对伊马替尼耐药性的发生[5]。同样，在非小细胞肺癌患者中亦发现在治疗前就存在带有耐药突变的细胞克隆，导致对表皮生长因子受体抑制剂治疗的耐药性[14]。此外，许多抗肿瘤药物如烷化剂和放射线本身就是致突变原，显著增加了耐药突变体的产生。因此，为减少耐药细胞的产生，应将具有不同耐药机制的多种药物同时使用，因为单一细胞可能同时产生多种独立的突变导致双重或三重耐药细胞突变体的产生。在任何一个基因位点，增殖细胞产生突变的可能性在体细胞中占 10^{-6}，在同一细胞，多种彼此独立的突变产生的可能性是 10^{-12} 或更低。然而，肿瘤细胞的突变率显著增高，在接受烷化剂及放射线治疗后突变率可能会进一步提高。那些影响细胞凋亡的突变可能会导致对多种药物的耐药性，产生多药耐药细胞。

在选择联合化疗的药物时，一定要注意潜在的耐药机制。经典的 MDR 是由于增加药物流出泵的表达，如 P- 糖蛋白或多药耐药相关蛋白（multidrug resistance protein，MRP）[15,16]，使得肿瘤细胞对那些来自自然生物的广谱抗肿瘤药物耐药，如紫杉烷类、蒽环类药物、长春碱和表鬼臼毒素。其他耐药机制还包括诱导药物靶基因如二氢叶酸还原酶[17]和 BCR/ABL 激酶基因[18]的异常增殖，导致对药物的高度耐药性。常见的耐药机制见表 20-2。虽然这些生物学改变在治疗前或治疗中并未被常规检

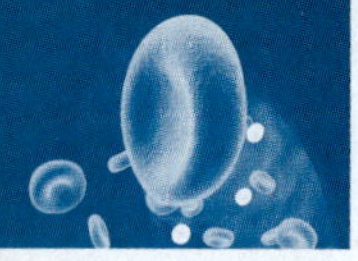

测出来，但在开发新的治疗方案和对初治后复发的患者选择新的治疗方案时，均应考虑这些耐药机制。

表 20-2 抗肿瘤药物的耐药机制

机制	药物	临床应用
1. 减少药物的吸收		
减少叶酸转运体	甲氨蝶呤	ALL
核苷酸转运体	阿糖胞苷	AML
2. 增加药物外溢		
MDR转运体(P-糖蛋白)	蒽环类、长春碱类、紫杉烷类、依托泊苷	多发性骨髓瘤，AML，非霍奇金淋巴瘤
MDR 转运体，乳腺癌耐药蛋白	蒽环类、长春碱类、紫杉烷类、依托泊苷	乳腺癌
3. 在肿瘤细胞中减少药物活性		
脱氧胞嘧啶激酶缺失	阿糖胞苷、氟达拉滨，克拉屈滨，氯法齐明	AML，CLL，毛细胞白血病
次黄嘌呤磷酸核糖基转移酶缺失	巯嘌呤	不清楚
叶酰聚谷氨酸合酶	甲氨蝶呤	急性白血病
4. 增强药物的灭活		
巯基嘌呤甲基转移酶	巯嘌呤	ALL
博来霉素水解酶	博来霉素	不清楚
谷胱甘肽转移酶	烷化剂	不清楚
5. 减少药物靶酶		
拓扑异构酶Ⅰ	喜树碱	不清楚
拓扑异构酶Ⅱ	蒽环类，依托泊苷	不清楚
6. 增加药物靶酶		
二氢叶酸还原酶	甲氨蝶呤	急性白血病，小细胞肺癌
胸腺嘧啶核苷酸合成酶	5- 氟尿嘧啶	实体瘤
腺苷脱氨酶	喷司他丁	不清楚
7. 药物细胞内靶点突变		
BCR-ABL 激酶	伊马替尼、达沙替尼	CML
微管蛋白	长春碱类、紫杉烷类	不清楚
拓扑异构酶Ⅰ	喜树碱	不清楚
拓扑异构酶Ⅱ	蒽环类、依托泊苷	不清楚
8. 加速 DNA 修复		
鸟嘌呤 -0-6 甲基转移酶	丙卡巴肼、亚硝基脲，替莫唑胺	脑瘤
核苷酸切除修复	铂类药物	卵巢癌
9. 减少 DNA 损伤识别		
P53 突变	许多抗肿瘤药物、放疗	白血病、淋巴瘤
错配 DNA 修复突变	铂类药物、甲酸盐类、硫代别嘌呤醇	结肠癌、恶性胶质瘤、白血病

除了化疗药物特异性的耐药机制外，影响识别 DNA 损伤的突变，如错配修复基因的丢失，导致对顺铂、巯嘌呤和烷化剂耐药[19]，而阻断诱导凋亡的突变，如 P53 缺失[20]，或抗凋亡因子如 Bcl-2 的过表达[21]，可使肿瘤细胞对广谱抗肿瘤药物不敏感，包括放射治疗、烷化剂、抗代谢药和蒽环类药物。虽然，涉及细胞周期和凋亡的突变，如 P53 功能缺失，导致临床特异性耐药的具体机制尚不清楚，但研究结果提示这些突变与临床肿瘤的耐药和浸润密切相关，与药物的经典耐药机制相比，这些可能是导致临床耐药更重要的原因。

肿瘤干细胞对耐药和复发的作用尚不明确，但已引起了广泛的关注。包括骨髓在内的许多组织都存在干细胞，这些干细胞具有再生功能，即使只存在一个干细胞也有重建组织的可能性[22]。同样在肿瘤中亦存在干细胞，这些肿瘤干细胞与正常组织干细胞具有许多相同的细胞表面抗原[23]，肿瘤干细胞对 DNA 损伤、放射和抗肿瘤药物不敏感，可能是导致抗肿瘤治疗失败的原因，但还需进一步深入研究。

细胞周期特异性药物

甲氨蝶呤

Farber 和同事们发现叶酸拮抗剂氨基蝶呤能诱导儿童急性淋巴细胞白血病（acute lymphoblastic leukemia，ALL）患者达到完全缓解，因此开创了现代肿瘤的化疗时代。但不幸的是，其缓解期较短，白血病在数月之内对再次治疗产生耐药。之后，甲氨蝶呤（methotrexate），叶酸 4- 氨基 -N10- 甲基类似物，因为具有更好的治疗效果而取代氨基蝶呤。甲氨蝶呤目前仍是 ALL 诱导、维持治疗和中、高度恶性淋巴瘤的联合化疗的主要药物，还被用于治疗和预防 CNS 白血病和淋巴瘤。

作用机制

甲氨蝶呤通过活化的吸收过程进入细胞内，在大多数的肿瘤细胞该吸收过程是通过叶酸转运体介导[24]，而排出细胞通过 MRP 系统主动排出[25]。第二种转运体细胞膜叶酸结合蛋白，虽然对甲氨蝶呤的亲和力较低，但可以导致细胞摄取其他的叶酸拮抗剂。第三种转运体低 PH 转运体，可能也参与了叶酸的摄取，但目前作用尚不明确[26]。甲氨蝶呤由于 4- 氨基的替换，抑制二氢叶酸还原酶（dihydrofolate reductase，DHFR）的活性，该酶可使氧化状态的二氢叶酸再活化成四氢叶酸。抑制 DHFR 可引起细胞内四氢叶酸辅酶很快被耗竭。由于胸腺嘧啶和嘌呤的生物合成需要四氢叶酸辅酶，因此 DNA 合成被阻断，细胞增殖停滞。甲氨蝶呤能长期保留在某些细胞，是由于酶使 6 个谷氨酸部分加到甲氨蝶呤的 γ 羧基基团上（图 20-1）。多聚谷氨酸化可能是选择性吸收甲氨蝶呤的一个重要的决定因素，甲氨蝶呤多聚谷氨酸化，除了能长期停留在细胞和抑制 DHFR 外，还能强烈抑制其他叶酸依赖酶的活性，如胸腺嘧啶核苷酸合成酶和嘌呤合成酶（图 20-2）。能促进甲氨蝶呤多聚谷氨酸化的细胞，如白血病原始粒细胞和原始淋巴细胞，比正常髓系祖细胞对甲氨蝶呤更敏感，因为正常髓系祖细胞仅具有有限的促多聚谷氨酸化作用[27]。甲氨蝶呤多聚谷氨酸化越多，药物毒性越大，对儿童淋巴细胞白血病治疗效果越好[28]。超二倍体急性淋巴白血病细胞在产生多聚化谷氨酸时特别有效，因此在化

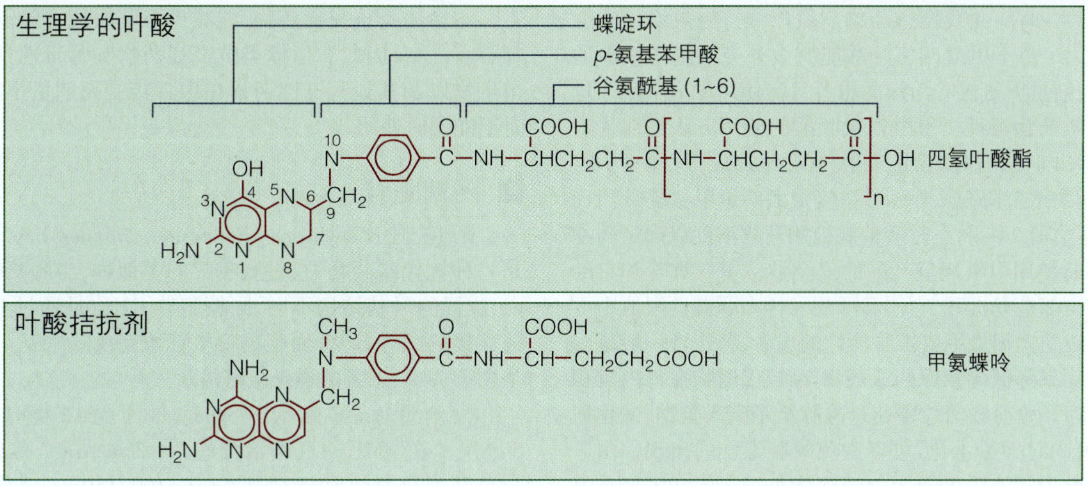

生理学的叶酸

蝶啶环

p-氨基苯甲酸

谷氨酰基 (1~6)

四氢叶酸酯

叶酸拮抗剂

甲氨蝶呤

图 20-1　叶酸、四氢叶酸和叶酸拮抗剂甲氨蝶呤的结构。维生素以谷氨酸单体形式被吸收，在细胞内转化为多聚谷氨酸，两者均为其活性形式，并储存在细胞内。图中下部是甲氨蝶呤的结构，它是 2，4- 二氨基叶酸类似物，同样可在细胞内转化为多聚谷氨酸。

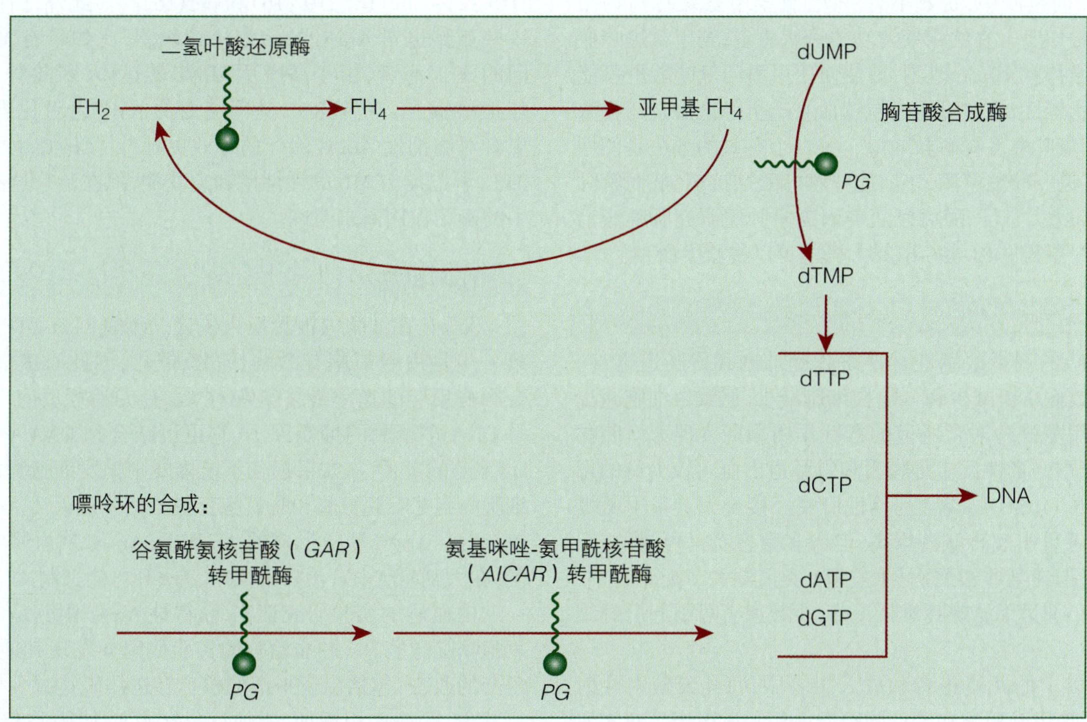

图 20-2　甲氨蝶呤作用机制。甲氨蝶呤抑制酶活性位点(〰●)和多聚谷氨酸化位点(PG ●〰)。图中缩写词：FH2，二氢叶酸；FH4，四氢叶酸；Methylene FH4：亚甲基四氢叶酸；dUMP：脱氧尿嘧啶核苷一磷酸；dTMP：脱氧胸腺嘧啶核苷一磷酸；dTTP：脱氧胸腺嘧啶核苷三磷酸；dCTP：脱氧胞嘧啶核苷三磷酸；dATP：脱氧腺苷三磷酸；dGTP：三磷酸脱氧鸟苷；GAR：谷氨酰氨核苷酸；AICAR：氨基咪唑 - 氨甲酰核苷酸；PG：多聚谷氨酸。

疗时有较高的治愈率[29]。多聚谷氨酸被 γ- 谷氨酰水解酶降解成谷氨酸单体后迅速派出体外，γ- 谷氨酰水解酶的基因多态性（T127I）能降低其活性，使多聚谷氨酸在白血病细胞中的毒性增加[30]。白血病患者对甲氨蝶呤的耐药性的产生是由于基因异常扩增导致二氢叶酸还原酶含量增加[17]、多聚谷氨酸缺乏[31]、药物吸收障碍[32]或 MRP 类转运体导致药物排出增多[33]。

临床药理学

甲氨蝶呤低剂量（5~10mg/m^2）口服时吸收良好，但当剂量超过 30mg/m^2 时则吸收率不稳定，因此，当剂量超过 25mg/m^2 时应肠道外给药。

甲氨蝶呤血浆药物浓度是以指数形式衰减。在静脉使用甲氨蝶呤后，有非常快的起始分布期，该期仅持续 2~3 分钟。中期分布期有 2~3 小时，持续 12~24 小时。药物的衰减末期非常慢，有 8~10 小时的半衰期，这个时期对接受大剂量甲氨蝶呤治疗的患者的药物毒性和使用甲酰四氢叶酸解救的疗效非常重要。虽然一小部分甲氨蝶呤（7%~30%）经肝脏在 7 号位羧基化后灭活排出，但大部分是以未降解的形式经肾脏排出，因此肾功能不全的患者不能使用甲氨蝶呤治疗，因为延长高浓度甲氨蝶呤的暴露时间，可能导致危及生命的造血和胃肠道毒性[34]。大剂量甲氨蝶呤（> 0.5g/m^2）联合甲酰四氢叶酸解救是高危淋巴瘤、骨肉瘤和急性淋巴细胞白血病的常用治疗方案。

利用药物浓度-时间曲线调整药物剂量以维持有效治疗浓度能提高疗效[35]。由于甲酰四氢叶酸能有效补充细胞内减少的叶酸，接受大剂量甲氨蝶呤治疗的患者只需使用少量甲酰四氢叶酸就能接触药物毒性。甲酰四氢叶酸的使用方法是在注射甲氨蝶呤6~24时后开始使用，每次10~15mg/m^2，每隔6小时一次，直至药物浓度降至< 1μm。在接受大剂量甲氨蝶呤治疗的患者，应在给药24~48小时后常规检测药物浓度以确定药物清除率及间断使用甲酰四氢叶酸的安全性。甲氨蝶呤和它的羟化代谢产物都是有机酸，它们和尿酸一样在弱碱性尿液中更易溶解。在接受大剂量甲氨蝶呤治疗的患者，肾毒性一般是由于药物的清除率降低导致原药或药物7-羟代谢物在肾内沉积所致。在治疗开始前和治疗中通过静脉给予碳酸氢钠，碱化尿液至pH 7.0，同时大量水化，可以避免肾脏毒性的出现。由于甲酰四氢叶酸发挥有效的与甲氨蝶呤竞争转运体和多聚谷氨酸的作用必须高剂量，因此在大剂量甲氨蝶呤治疗中，如果给药48小时后血浆药物浓度超过1μm，甲酰四氢叶酸应以每次50~100mg/m^{2}剂量使用，每6小时一次，直至甲氨蝶呤药物浓度降至0.1μm以下。在终末期肾功能衰竭患者，若甲氨蝶呤血浆药物浓度维持在10μm范围，即使使用甲酰四氢叶酸也不能有效解除药物毒性，此时可通过持续血浆透析降低血浆药物浓度，使甲酰四氢叶酸发挥解救效应。另一个有效的方法是使用羧基肽酶G，是一种细菌酶，该酶能降解叶酸拮抗剂，从而解除甲氨蝶呤的毒性[37]。(该酶可以从美国国家肿瘤研究所肿瘤治疗评估项目组获得[301-496-6138]，可能可以挽救生命)

副作用

甲氨蝶呤的剂量限制性毒性是骨髓抑制和胃肠道毒性。甲氨蝶呤可致血小板减少和(或)白细胞减少，但致白细胞减少更为常见。甲氨蝶呤对胃肠道的毒性作用早期表现为口腔黏膜炎，而更严重的毒性反应是腹泻和胃肠道出血。较少见的毒性作用是皮疹(10%)、肺炎和药物性肝炎。接受大剂量甲氨蝶呤治疗的患者可出现转氨酶增高，但大多数患者是可逆的，很快恢复正常，但在某些银屑病(牛皮癣)、类风湿关节炎患者中，因长期口服小剂量甲氨蝶呤维持治疗，少数患者可引起肝纤维化和肝硬化。

在3岁以上的儿童患者和成人患者中，每4天鞘内注射12mg甲氨蝶呤用于预防和治疗脑膜白血病和淋巴瘤。对3岁以下的儿童患者必须根据已建立的治疗方案对甲氨蝶呤剂量进行适当的调整。由于甲氨蝶呤腰椎注射后，药物很少分布在心室系统，因此对有活动性脑膜白血病的患者可以通过心室内置药物泵进行治疗。鞘内注射甲氨蝶呤的毒性有急性蛛网膜炎，伴有颈项强直和头痛，以及慢性CNS毒性，如痴呆、运动障碍、癫痫发作和昏迷[38]。这些神经毒性很少出现在鞘内注射给药后数小时，多出现在鞘内给药的数天或数周后，且在有活动性脑膜白血病的患者中更易出现。甲酰四氢叶酸在治疗或预防这些毒性方面是无效的。出现这些临床症状的患者应排除进行性CNS白血病或淋巴瘤，如考虑为甲氨蝶呤药物毒性反应，则应考虑用阿糖胞苷代替甲氨蝶呤进行鞘内注射治疗。

甲氨蝶呤和巯嘌呤在抑制嘌呤生物合成方面有协同作用。左旋门冬酰胺酶(L-asparaginase)是一种蛋白合成抑制剂，并能阻止细胞DNA的合成，若在甲氨蝶呤之前使用则可拮抗甲氨蝶呤的药物作用，因此两药不能同时使用。

非甾体类抗炎症药物，能减少肾脏血流，减低甲氨蝶呤的肾脏清除率，因此非甾体类抗炎症药物和肾毒性抗生素、铂类衍生物以及其他肾毒性药物在患者接受高剂量甲氨蝶呤治疗时不能同时使用。

■ 阿糖胞苷

阿糖胞苷(cytosine arabinoside，arabinosyl cytosine，Ara-C)是一种抗代谢药物，它是胞嘧啶的类似物，与胞嘧啶在核糖的C2′位置的羟基结构不同，阿糖胞苷C2′位是通过C1′-N-糖苷链连接的顺式羟基，而胞嘧啶核苷酸是反式羟基。Ara-C主要是用于AML患者的诱导缓解治疗。

大剂量Ara-C是指1~3g/m^2，每间隔12小时一次，共用6~8次。在AML的巩固治疗中，大剂量Ara-C单独使用或联合蒽环类药物比常规剂量Ara-C(100~150mg/m^2，每12小时1次)更加有效，尤其是对于伴有细胞遗传学异常的患者更为有益，如那些与调控造血的核结合因子相关的细胞遗传学异常[t(8：21)、inv(16)、t(9：16)和del(16)][39]。此外，白血病的其他一些亚型也对Ara-C的治疗比较敏感，比如带有MLL易位基因的ALL患者，由于高表达hENT转运体，因此对Ara-C的治疗很敏感[40]。带有RAS基因突变的AML患者比野生型AML患者对高剂量Ara-C治疗的疗效更好[41]。Ara-C也可用来治疗ALL、淋巴瘤、CML的慢性期和急变期，但在治疗这些恶性疾病中的确切作用尚未明确。

作用机制

Ara-C在细胞内被转换为核苷三磷酸(Ara-CTP)，此反应的第一步是由脱氧胞苷激酶(CdK)催化，因此CdK基因多态性会影响反应的速率最终影响对Ara-C的治疗反应[42]。Ara-CTP是DNA多聚酶的抑制因子，它也可结合到DNA中，从而终止DNA链的延伸[43]，如果损伤不能修复则触发细胞凋亡反应。在细胞内胞嘧啶脱氨酶和脱氧胞苷脱氨酶分别灭活Ara-C和它的单核苷。Ara-C脱氨形成的Ara-U比Ara-C从血浆中消除得更慢，在大剂量Ara-C治疗方案中，Ara-U可能抑制Ara-C的灭活。

白血病的实验研究证实，获得性Ara-C耐药是由于缺乏脱氧胞嘧啶激酶[44]。肿瘤治疗的实验研究亦发现其他导致Ara-C耐药的改变，包括由于平衡的核苷转运体表达减少导致药物吸收减少，脱氨作用增加，增加竞争性脱氧胞嘧啶三磷酸代谢池和抑制凋亡通路。这些导致耐药的改变在人类白血病的研究中已有报道，但这些结果尚需要在更确切的实验研究中去证实[45]。

临床药理学

Ara-C可静脉推注或连续输注，但不能口服给药，是因为胃肠道上皮和肝脏中存在胞嘧啶脱氨酶，会导致Ara-C降解。Ara-C使用的两个标准方案是：①每次100mg/m^{2}快速输注，每12小时一次，共用7次；或②100~200mg/(m^2·d)持续输注，共用5~7天。Ara-C使用后很快分布于整个体液中，通过血浆排泄，其生物半衰期是7~20分钟。大部分的Ara-C药物是以Ara-U的形式排出体外，Ara-U是一种Ara-C的非活性代谢产物，能在血浆、肝脏、粒细胞和其他组织中形成。Ara-U抑制Ara-C的脱氨作用是大剂量应用Ara-C时药物生物半衰期延长的原因[46]。静脉推注和短时静脉输注(0.5~1小时内)，仅产生较小的骨髓毒性，使用剂量高达5g/m^2，这是因为药物有较快的清除率，而超过 48 小时的静脉输注，即使剂量仅 $1g/m^2$ 仍然会产生严重的骨髓毒性。此外，与大多数其他药物不同，静脉应用 Ara-C 后，脑脊液中可达到较高的 Ara-C 药物浓度，可达到血浆浓度的 50%。

Ara-C 也常通过鞘内注射来治疗脑膜白血病，在成人鞘内注射 50~70mg Ara-C 可使脑脊液中的药物浓度达到 1mM，它在脑脊液中清除的半衰期是 2 小时。使用将 Ara-C 浸透在凝胶基质中制成的脂质体阿糖胞苷(DepoCyt)，50mg/ 次，每 2 周 1 次，能持续释放 Ara-C 到脑脊液中，可以避免重复多次的腰椎穿刺。初步的临床研究表明，脂质体阿糖胞苷在治疗脊柱淋巴瘤脑膜浸润中显示与甲氨蝶呤等同的治疗效果[47]。

副作用

常规含 Ara-C 的治疗方案，其中 Ara-C 的用量是每天 $100\sim150mg/m^2$，使用 5~10 天，它的剂量限制性毒性是骨髓抑制。常规剂量还可引起恶心、呕吐等反应，虽然重复应用 Ara-C 可导致患者对药物的耐受性增强，但大剂量应用 Ara-C 仍显著增加其毒性作用。通常在 Ara-C 治疗结束后的 7~10 天，白细胞和血小板计数降至最低值。此外，在大剂量 Ara-C 治疗时还会出现神经、胃肠道和肝脏毒性。肝脏毒性可表现为仅出现血清转氨酶增高到出现明显的黄疸。这些毒性作用随着治疗时间的延长而增加，然而，在停止治疗后毒性作用可以很快消退。白血病患者在接受 Ara-C 治疗时，可由于非心源性肺水肿引起肺部浸润，导致严重的肺功能障碍，还可出现伴有出血和穿孔的胃肠道溃疡。此外，患者还易发生草绿色链球菌性肺炎[48]。

60 岁以上患者接受大剂量 Ara-C 治疗($3g/m^2$，每 12 小时一次，共 6 次)，会出现小脑毒性，表现为共济失调和言语不清[49]。有的患者还可能伴随昏迷和痴呆，导致致死性的后果。在肾功能异常的患者，小脑毒性作用更为常见，这是由于 Ara-U 清除较慢从而抑制 Ara-C 的脱氨作用。虽然 Ara-C 的鞘内给药具有良好的耐受性，但仍然可能出现神经系统的毒副作用(癫痫发作和心理改变)。

■ 吉西他滨

吉西他滨(gemcitabine)，2′-2′-脱氧胞嘧啶核苷，最初用于实体瘤的治疗，目前显示对霍奇金淋巴瘤具有良好疗效。吉西他滨的抗肿瘤机制与 Ara-C 类似，作为核苷类似物，在 DNA 延伸反应中与三磷酸脱氧胞苷竞争结合到 DNA 中，使 DNA 延伸反应终止。此外，吉西他滨还通过抑制核苷酸还原酶使体内三磷酸脱氧胞苷含量减少，增强其抗肿瘤作用。吉西他滨在细胞内转化为核苷三磷酸的水平比 Ara-C 高，并具有更长的细胞内半衰期。吉西他滨在体内很快被胞嘧啶核苷脱氨酶脱氨降解，血清半衰期仅 15 分钟。标准剂量吉西他滨($1000mg/m^2$)持续输注 30 分钟以上，能获得最高血清药物浓度 20~60μM。延长吉西他滨输注时间能使细胞内药物浓度增加，但是否能增加其抗肿瘤作用目前尚不明确[50]。

在实体瘤的治疗中出现对吉西他滨耐药是由于细胞摄取运载体 hENT 表达减少，核苷酸还原酶表达增加，促进吉西他滨在细胞内被转换为核苷三磷酸反应的脱氧胞苷激酶表达减少。由于吉西他滨能增加放射治疗的毒性，因此除临床试验外吉西他滨不能与放射治疗同时应用。

吉西他滨的毒性主要表现为急性骨髓抑制、轻微的肝脏转氨酶增高和不太常见的可逆性肺炎。当治疗时间延长时，可能出现进行性溶血性尿毒综合征和毛细血管渗漏，导致胸腔积液、腹水和肾功能衰竭[51]。

■ 5-氮杂胞苷嘧啶核苷

5-氮杂胞苷嘧啶核苷(5-azacytidine)和地西他滨都是脱氧核苷类似物，在低剂量时对肿瘤细胞具有细胞毒性和诱导分化作用。诱导分化作用是通过掺入到 DNA 中和使 DNA 甲基化转移酶失活，从而抑制 DNA 中的胞嘧啶碱基的甲基化，导致一些沉默基因的表达增强[52]。5-氮杂胞苷嘧啶的诱导分化作用，是其治疗镰刀状细胞贫血和地中海贫血，用以诱导胎儿血红蛋白合成，以及低剂量治疗骨髓增生异常综合征的基础[53]。通常应用的剂量是 $75mg/(m^2 \cdot d)$，共用 7 天，每 28 天重复 1 疗程。也可以静脉输注 $20mg/(m^2 \cdot d)$，共用 5 天，每 4 周重复 1 疗程。骨髓增生异常综合征的患者接受 2~5 疗程治疗后会出现明显的治疗反应。

5-氮杂胞苷嘧啶和地西他滨一样被快速地脱氨基，产生化学性能不稳定的代谢产物，该代谢产物直接降解变为灭活产物。5-氮杂胞苷嘧啶和地西他滨发挥药理活性是通过对药物的磷酸化，这种磷酸化反应是通过胞苷激酶(5-氮杂胞苷嘧啶)和脱氧胞苷激酶(地西他滨)催化，药物被转化为三磷酸核苷后掺入到 DNA 和 RNA 中。5-氮杂胞苷嘧啶和地西他滨的主要的毒性反应是可逆性的骨髓抑制，高剂量时可引起恶心、呕吐、肝功能异常、肌痛、发热和皮疹[54]。耐药性的出现可能是由于药物激活缺陷或催化组蛋白甲基化或乙酰化反应的基因失活。

■ 嘌呤类似物

嘌呤类似物(图 20-3)在 ALL 的诱导缓解和维持治疗中具有重要作用。在过去十年中，新的嘌呤类似物已经表明有显著的细胞毒活性，尤其在治疗慢性白血病和小细胞淋巴瘤中。嘌呤类似物联合甲氨蝶呤、巯嘌呤(6-巯基嘌呤，6-mercaptopurine，6-MP)是儿童 ALL 维持治疗的重要方案。临床上使用的其他嘌呤类似物还包括硫唑嘌呤，它是 6-MP 的前体，还是有效的免疫抑制剂；别嘌醇，它能抑制黄嘌呤氧化酶，用来预防尿酸性肾病；2-氯脱氧腺苷治疗毛细胞白血病和其他淋巴系统恶性肿瘤有效。硫鸟嘌呤(6-硫代鸟嘌呤，6-thioguanine，6-TG)是抗白血病药物；氟达拉滨磷酸盐是治疗慢性淋巴细胞白血病、滤泡性淋巴瘤的有效药物，在造血干细胞移植中还具有抑制移植物抗宿主病的作用。一种新的嘌呤类似物，奈拉滨，是阿糖胞苷-鸟嘌呤的药物前体，对 T 细胞疾病包括白血病和淋巴瘤具有显著的治疗作用[55]。T 细胞对奈拉滨治疗敏感是由于 T 细胞能抑制阿糖胞苷-鸟嘌呤(arabinosylguanine，ara-G)被分解代谢酶和嘌呤核苷磷酸化酶降解，导致 T 细胞肿瘤中阿糖胞苷-三磷酸鸟嘌呤(arabinosylguanine triphosphate，ara-GTP)的累积，从而激活 Fas 配体诱导的凋亡。目前最新的嘌呤类似物，氯法拉滨(clofarabine)同样是一种阿糖胞苷类似物，在治疗儿童 ALL 和成人 AML 中显示良好疗效。喷司他丁(deoxycoformycin)是一种有效的腺苷脱氨酶抑制剂，能有效治疗 T 细胞恶性肿瘤和毛细胞白血病。

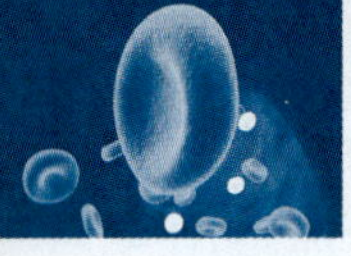

巯嘌呤 硫鸟嘌呤 奈拉滨

克拉屈滨 氟达拉滨 氯法拉滨 喷司他丁

图 20-3 嘌呤类似物。

巯嘌呤的作用机制

6-MP 和 6-TG 的巯基分别替代次黄嘌呤 6- 氧基和鸟嘌呤中的 6- 巯基基团，通过次黄嘌呤鸟嘌呤磷酸核糖转移酶两者都可以转变为核苷酸。6-MP 和 6-TG 能抑制嘌呤的合成。6-MP 和 6-TG 两者都可以掺入 DNA，并被甲基化，由于被细胞错配修复系统识别，从而触发细胞凋亡，细胞一般至少在经历 2 个增殖周期后发生凋亡[56]。诱导凋亡的效应与它们掺入 DNA 的程度相关。

在肿瘤细胞的实验性研究中，耐药性产生最常见的原因是由于次黄嘌呤鸟嘌呤磷酸核糖转移酶活性降低，运载体 MRP-4 介导的细胞外溢作用增强和细胞错配修复系统功能缺失。人类白血病对巯嘌呤的耐药机制目前了解甚少。患者对 6-MP 的代谢清除率和对 6- 别嘌呤醇的细胞外溢能力存在个体差异。5- 硫代嘌呤甲基转移酶（5-thiopurine-methyltransferase，TMPT）催化 6-MP 的巯基基团甲基化能导致 6-MP 快速被清除[57]，这也是在 ALL 维持治疗中导致白血病复发率高的原因。在 ALL 患者中，红细胞巯基嘌呤核苷含量低导致 TMPT 活性增高，临床白血病复发的风险增高[58]。由于个体间存在 TMPT 基因多态性，某些基因型与 TMPT 低活性相关，从而增加药物的毒性，目前已有 TMPT 基因多态性的商品化检测试剂盒。另一个明显影响药物疗效的基因多态性是存在于 MRP-4 基因，MRP-4 是一种介导细胞外溢作用的蛋白，在日本人群中约有 18% 的人发生使 MPR-4 失活的基因突变，这种失活突变使细胞内 6-MP 浓度增加，因此日本患者对 6-TG 的治疗更加敏感[59]。三磷酸肌酐焦磷酸化酶，是降解硫代嘌呤中间体的酶，三磷酸肌酐焦磷酸化酶基因的单核苷酸多态性（rs41320251）增加甲基化 6-巯基嘌呤核酸，导致儿童 ALL 患者粒细胞缺乏期发热发生率增高[60]。

甲氨蝶呤和 6-MP 具有很好的协同作用，可能是因为甲氨蝶呤阻断嘌呤的从头合成，增加细胞对次黄嘌呤和嘌呤类似物，如 6-MP 的应用。巯嘌呤在某些使用华法林的患者中能抑制华法林的抗凝作用，因此这些患者在接受长期巯嘌呤治疗时需提高华法林的用量。

巯嘌呤的临床药理学

6-TG 和 6-MP 口服给药，每天剂量为 50~100mg/m^2。6-MP 口服吸收是不稳定的，口服给药仅有 16%~50% 可利用[61]，食物和抗生素可能减少吸收。6-TG 和 6-MP 都通过代谢灭活，血浆半衰期约为 1 小时。6-TG 治疗时可使白血病细胞内硫鸟嘌呤的累积浓度明显增高，且增高程度高于 6-MP 治疗时。但在 6-MP 治疗后，6- 硫代核酸甲基化的浓度增高达 30 倍，明显地抑制了活性[62]。6-MP 通过代谢灭活，变为 6- 硫尿酸，该反应是通过黄嘌呤氧化酶催化。别嘌醇抑制 6-MP 的代谢失活，但不抑制 6-TG。因此，但患者同时接受别嘌醇治疗时，6-MP 的剂量应减少到 75%，但 6-TG 和别嘌醇同时使用时，不必减少剂量。6-TG 主要通过 S- 甲基化作用及其后的氧化和脱硫作用灭活。

巯嘌呤的副作用

6-TG 和 6-MP 都有骨髓毒性，在治疗后 7~10 天，出现细胞毒药物的典型表现，白细胞和血小板计数降到最低点[63]，亦可出现中度的恶心和呕吐。两种药物治疗后均可使患者出现短暂的、快速可逆性的肝脏毒性。在接受长期的 6-MP 治疗的白血病患儿，可出现肝硬化。TMPT 可灭活巯嘌呤，该酶基因的几种多态性导致酶活性改变，导致不能灭活嘌呤类似物。高加索人群中约 10% 是非活性酶的杂合子，故增加对硫代嘌呤骨髓毒性的敏感性，而约 1/300 患者是无活性酶的纯合子，明显增加白血病细胞和正常细胞内的硫鸟嘌呤的浓度，因此即使减低 6-MP 的剂量，仍然有出现严重药物毒性反应的风险[64]。

其他可能的药物毒性还包括过敏反应(发热、皮疹)、间质性肺炎、胰腺炎、条件致病菌感染，在长期接受 6-MP 作为慢性免疫抑制治疗的患者治疗相关 AML 的发生率增高。

■ 氟达拉滨磷酸盐

最初合成氟达拉滨(fludarabine)是作为一种能抵抗脱氨基作用的腺苷类似物，氟达拉滨带有两个重要的结构变化，一个氟连接到嘌呤环上，使药物能抵抗脱氨基作用，一个阿拉伯糖取代脱氧核糖，赋予药物抑制 DNA 合成和抑制核苷酸还原酶的活性。氟达拉滨对慢性淋巴细胞白血病(chronic lymphocytic leukemia，CLL)具有显著的细胞毒活性[65]。与其他嘌呤类似物一样，它是一种强的免疫抑制剂，常被用于非清髓性异基因骨髓移植[66]和治疗胶原性血管疾病。

氟达拉滨发挥药理作用需要在血浆中去磷酸化后通过核酸转运体进入细胞内，然后在细胞内被再次磷酸化。氟达拉滨在脱氧胞苷激酶的作用下，被活化为氟达拉滨单磷酸盐，它的三磷酸盐能抑制 DNA 多聚酶，并掺入到 DNA 和 RNA 中[67]。氟达拉滨的细胞毒作用机制被认为是使 DNA 链的延伸终止和诱导细胞凋亡，此外，氟达拉滨还对核苷酸还原酶(ribonucleotide reductase，RNR)具有抑制作用，并能自发的掺入到 DNA 和 RNA 中[68]。氟达拉滨三磷酸盐在 CLL 细胞内的半衰期长达 15 小时。耐药性的产生可能由于药物摄取减少，脱氧胞苷激酶(deoxycytidine kinase，dCK)活性下降，细胞外排增加和 RNR 活性增加。

该药在美国有静脉制剂和口服制剂。该药的生物利用度是 60%~80%。由于它可抵抗腺苷脱氨酶，主要通过肾脏排泄被清除(60%)，半衰期是 10 小时。氟达拉滨标准的静脉用量是 25mg/(m^2·d)，共用 5 天，口服剂量是 40mg/(m^2·d)，共用 5 天。在肾功能受损的患者中，肌苷清除率为 17~40ml/(min·m^2)的患者用量减少 20%，肌苷清除率低于 17ml/(min·m^2)的患者用量减少 40%，仍然能达到和正常肾功能患者使用标准剂量氟达拉滨同样的药物曲线下面积[69,70]。

推荐口服剂量是 40mg/(m^2·d)，在 CLL 治疗中，推荐剂量是 25mg/(m^2·d)，共用 5 天，2 小时静脉输注，每 4 周重复 1 疗程。使用这样的剂量治疗时，氟达拉滨仅出现中度的骨髓抑制。在 CLL 患者中，它的抗白血病作用使骨髓功能在经过 2~3 疗程的治疗后逐渐得到改善，疾病缓解的中位时间是 13 个月。然而，该药对 B、T 淋巴细胞亦具有细胞毒作用，可使 $CD4^+$ T 细胞降低至 150~200 个 /μl，患者容易发生机会性感染。在肿瘤负荷较大的患者，快速的肿瘤细胞溶解导致产生高尿酸血症、肾衰和低钙血症(即肿瘤溶解综合征)[71]。因此，患者在开始治疗前应进行水化和碱化治疗。主要的药物毒性是急性、可逆性骨髓抑制。在标准剂量治疗期间可能出现外周感觉和运动神经异常，产生自身免疫性抗体导致持续性粒细胞缺乏、温抗体和冷抗体所致的溶血性贫血也偶有报道[72]。大约 10% 的 CLL 患者在接受氟达拉滨治疗期间会出现过敏反应综合征，表现为发热、肺部浸润和低氧血症，对糖皮质激素治疗敏感[73]。在接受大剂量治疗(即每天 125mg/m^2，共 5 天)的患者中，可出现精神改变、癫痫发作、昏迷和视神经炎。偶有报道晚期并发症出现继发骨髓增生不良和急性白血病[74]。

■ 克拉曲滨(2- 氯脱氧腺苷，2-CDA)

正常和恶性淋巴细胞对耐脱氨作用的嘌呤类似物是极其敏感的，这在克拉曲滨治疗毛细胞白血病、CLL 和低分化淋巴瘤中得到了进一步的验证。克拉曲滨 0.09mg/(kg·d)，共用 7 天，连续静脉输注，仅一个疗效就能使 80% 的毛细胞性白血病患者获得完全缓解，剩余患者部分显效。同样的总剂量采用皮下注射或 2 小时持续静脉输注 5 天，可获得相同的疗效。该药与氟达拉滨具有同样的细胞内效应，通过脱氧胞苷激酶被磷酸化，进一步转化为三磷酸盐，该三磷酸盐能掺入到 DNA 中。克拉曲滨三磷酸盐在 CLL 细胞中的半衰期长达 9.7 小时之久，因此使 CLL 细胞区别于其他细胞对克拉曲滨异常敏感[76]。克拉曲滨三磷酸盐在肿瘤细胞线粒体内蓄积，干扰、破坏氧化磷酸化，抑制 RNR，减低 NAD(辅酶 1)的含量。所有这些作用都有助于解释药物具有缓慢裂解淋巴系统恶性肿瘤如毛细胞性白血病和 CLL 的细胞毒性。虽然克拉曲滨诱导 DNA 链断裂的具体机制尚不完全清楚，但是和氟达拉滨一样，它能抑制 DNA 链的延伸和子代 DNA 链的合成[77]。此外克拉曲滨对核糖核苷还原酶的抑制降低了竞争性的脱氧腺苷三磷酸的水平。而且克拉曲滨在一些细胞中的累积可诱导细胞凋亡(程序性细胞死亡)。

克拉曲滨主要(50%)通过肾脏代谢而排出体外，血浆半衰期为 7 小时。在肾功能不全的患者，持续的血浆透析能有效清除药物防止出现严重的骨髓抑制[78]。对氟达拉滨和喷司他丁耐药的 CLL，克拉曲滨至少部分有效，尽管临床系列使用该药的经验尚不足。克拉曲滨可引起短暂的骨髓抑制、发热、机会性感染，可能与免疫抑制有关。克拉曲滨反复多疗程治疗可导致持续的血小板减少，可能限制了其继续使用。肿瘤耐药的实验研究显示耐药性的产生是由于药物摄入减少，脱氧胞苷激酶活性下降，核糖核苷还原酶活性增强，胞溢增加，5' 核苷酸酶的诱导作用等[79]。

■ 氯法拉滨

氯法拉滨是第二代嘌呤核苷类似物，是将嘌呤环和阿拉伯糖进行卤素置换，使药物能更快速的被摄取和激活，氯法拉滨三磷酸盐在细胞内保持高度稳定(半衰期长达 24 小时)，氯法拉滨三磷酸盐能使 DNA 的合成终止，抑制 RNR，诱导凋亡。成人的常用剂量是 52mg/(m^2·d)，持续输注 2 小时，使药物的血浆半衰期为 6.5 小时，连续使用 5 天。氯法拉滨主要通过肾脏代谢排出，肾功能不全的患者应根据肌苷清除率适当调整药物剂量。

氯法拉滨常见的药物毒性是骨髓抑制，少见的有发热、低血压、因细胞因子释放引起毛细血管渗漏导致肺水肿，肝脏转氨酶升高、低血钾和低磷酸盐血症。老年 AML 患者对氯法拉滨单药治疗有较好的耐受性，缓解率可达 30%。

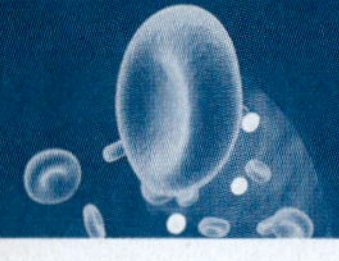

■ 奈拉滨(6-甲氧基-阿拉伯呋喃糖鸟嘌呤)

奈拉滨，作为唯一的鸟嘌呤核苷类似物，对T淋巴母细胞淋巴瘤和急性T细胞白血病具有特殊疗效，是治疗的二线药物。奈拉滨和其他嘌呤类似物一样可以掺入到DNA中，使DNA合成终止，它对T细胞的选择性作用机制可能与T细胞能使嘌呤核苷活化，并使奈拉滨对其特异性降解酶，嘌呤核苷磷酸化酶的降解反应不敏感。

成人的常用剂量为1500mg/m^2，持续输注2小时，第1天、第3天、第5天使用，儿童则把量减少至650mg/m^2，连续使用5天。药物服用后在体能迅速脱去甲基，变为阿拉伯呋喃糖鸟嘌呤而活化，其血浆半衰期长达3小时。在细胞内转化为三磷酸盐形式，可掺入到DNA中[81]。奈拉滨主要通过降解为鸟嘌呤而清除，少量通过肾脏排泄。在肾功能不全和肌酐清除率低于50ml/min的患者应适当减少药物剂量。

奈拉滨的主要药物毒性为骨髓抑制和肝功能异常，除此之外还能导致广泛的神经系统功能异常，如癫痫发作、谵妄、嗜睡和吉兰-巴雷综合征致上行性麻痹。

■ 喷司他丁(2-脱氧考福霉素)

喷司他丁含有一个7碳环，它与腺苷脱氨酶反应的中间产物非常相似。喷司他丁是该酶的有效抑制因子，导致细胞内腺苷和脱氧腺苷的蓄积。另外，喷司他丁三磷酸可掺入DNA。由喷司他丁介导的嘌呤核苷酸池的不平衡，导致其细胞毒性。

虽然早期实验证实喷司他丁10mg/(m^2·d)或更大剂量可产生严重的肾脏和神经毒性，但低剂量(4mg/m^2，每2周一次)在治疗毛细胞白血病中非常有效，可诱导完全缓解。但此剂量喷司他丁可致正常T细胞减少而易发生机会性感染。因此最佳剂量可能为每2周低于4mg/m^2。该药通过肾脏完全排泄，对于肌酐清除率降低的患者需要适当调整剂量。

■ 核糖核苷还原酶抑制剂：羟基脲

羟基脲能抑制核糖核苷还原酶，该酶能使核糖核苷二磷酸转变为脱氧核糖核苷。羟基脲能与铁形成螯合物，铁是核糖核苷还原酶反应的重要辅助因子。在恶性疾病中，羟基脲最常用来治疗真性红细胞增多症、原发性血小板增多症、CML慢性期和在CML急变期快速降低白细胞数。羟基脲是避免镰状细胞贫血患者和具有C/SS异常血红蛋白的地中海贫血患者出现疼痛危象和缩短住院时间的标准治疗药物。羟基脲对镰状贫血的治疗作用是其可激活γ珠蛋白基因的特异性启动子诱导血红蛋白F(HbF)的表达，此外它还可以通过产生血管舒张剂一氧化氮而减少小血管的闭塞，减少中性粒细胞表面L-选择素等黏附分子的表达[83]。在肿瘤的实验研究中发现，羟基脲的耐药性是由于增加核糖核苷还原酶催化亚基的活性，或者因基因突变产生一种酶使肿瘤细胞与药物的亲和力降低。

临床药理学

羟基脲通常是口服给药，且吸收良好，即使是在治疗CML患者需快速降低白细胞数而使用大剂量50~75mg/kg时。在治疗骨髓增殖性疾病需长期服药时，通常的起始剂量为15mg/kg口服，白细胞计数降至正常后根据白细胞计数调整药物剂量。羟基脲治疗镰状细胞贫血时需维持白细胞计数在2×10^9/L以上[84]。羟基脲在治疗严重的白细胞增高或血小板增高患者需迅速降低细胞数时亦可以静脉给药。药物在口服1小时后达到血浆峰值，其后以3~4小时的半衰期衰减。药物的清除主要通过肾脏排泄，因此在肾功能不全的患者应根据肌酐清除率的降低减少药物剂量。

副作用

羟基脲的主要毒性是白细胞减少和诱导巨幼样变。虽然羟基脲的耐受性很好，但恶心、药物热、肺炎、皮肤斑丘疹和疼痛性小腿斑丘疹等副反应仍有报道。羟基脲和阿糖胞苷一样，是细胞周期S期特异性药物。因此，单一大剂量除骨髓抑制外较少产生毒性。单一使用羟基脲6~7天后，白细胞计数降至最低值，但白细胞计数很快可恢复。羟基脲具有潜在的致畸作用，因此不能用在妊娠妇女。虽然有少量的报道发现羟基脲有潜在的致白血病作用，但尚未得到证实。

微管蛋白抑制剂

■ 长春花生物碱

在过去的三十年里，对3个长春花生物碱药进行了广泛的研究，它们是长春碱、长春新碱和长春地辛。长春碱和长春新碱这两种药物被广泛用于治疗血液系统恶性肿瘤，长春碱在治疗霍奇金淋巴瘤具有极佳的活性，长春新碱主要用于治疗淋巴瘤和儿童白血病。这两种药物对实体瘤的治疗具有广泛的活性，长春新碱在治疗儿童肉瘤，长春碱治疗睾丸肿瘤中均具有良好的疗效。

作用机制

长春花生物碱通过结合到微管蛋白发挥它们的细胞毒作用。微管蛋白是在细胞质中发现的一种结构蛋白。微管是通过微管蛋白二聚体的聚合作用形成纺锤体，在细胞有丝分裂中染色体通过纺锤体迁移，纺锤体也是神经轴突的重要细胞结构。长春花生物碱结合到微管蛋白上，抑制有丝分裂纺锤体的形成[86]，使分裂中期细胞发育停滞，从而诱导细胞凋亡。长春花生物碱耐药的获得是通过MDR表型的表达，MRD可使耐药细胞中药物的外流增加。此外，耐药细胞可能含有突变的微管蛋白，使与长春碱结合的亲和力降低。然而这些耐药机制的临床意义尚不明确。

临床药理学

长春新碱和长春碱两者均是通过静脉给药。长春新碱平均单药剂量是1.4mg/m^2，而长春碱是8~9mg/m^2。在一个治疗周期用药间隔通常是每周1次或每2周1次，这样的药物剂量和频率获得血浆药物峰浓度达1μM。长春碱类药物的血浆药代动力学是非常快的初始分布期，接着是一个慢的衰减期，其半衰期为20~85小时。大约70%的长春新碱是通过肝脏代谢，通过粪便排泄。细胞色素P450(cytochrome P450，CYP)介导的代谢也是长春碱类药物的主要失活途径，产生多种的非活性代谢产物，经胆汁排泄。CYP3A4的诱导剂，如苯妥英钠或卡马西平能增强长春碱类药物的清除，而细胞色素P450的抑制剂则减少清除，增加药物的毒性。因此，对于肝功能有损害的患者长春碱和长春新碱的剂量应当减少。目前药物剂量减少的指导标准尚未确定，一般患者胆红素高于 3mg/dl 时，其剂量应减少 50%。肾功能受损的患者，不必减少药物剂量，因为原型药物很少通过尿液排泄。

副作用

长春新碱的剂量限制性副作用是神经毒性，当总剂量超过 $6mg/m^2$ 时则一定会出现。神经毒性的初始症状是手指和下肢的感觉异常，以及深腱反射消失。连续用药可能导致肌力下降，如脚背曲无力和手腕伸展无力。老年患者尤其对神经毒性敏感。偶尔可以引起脑神经麻痹，从而导致声带麻痹或复视，长春新碱还可导致严重的颌部疼痛。高剂量长春新碱（总的单次剂量大于 3mg），神经病变可能引起顽固性便秘和麻痹性肠梗阻。当药物停止使用后，感觉异常和反射异常通常恢复较慢，而运动功能的恢复则更慢，甚至可能是不可逆的。偶尔可观察到因长春新碱导致异常抗利尿激素的释放引起稀释性低钠血症。

长春新碱引起骨髓抑制并不常见。骨髓抑制一般出现在之前应用其他治疗药物导致骨髓功能异常的患者。血小板计数通常不受影响。

长春碱的基本毒性是白细胞减少。在用药第 7 天，白细胞计数降至最低，之后很快恢复。长春碱大剂量（$> 8mg/m^2$）应用或与其他细胞毒药物联合应用时可引起黏膜炎。神经毒性很少见，但大剂量应用可引起肠梗阻。

两种药物外渗都可引起严重的疼痛和局部毒性，因此均不能鞘内给药，有报道长春新碱不慎进入脑脊液引起急性神经系统功能异常、昏迷和死亡。以电解质溶液、乳酸盐和 15ml/L 的新鲜冰冻血浆置换脑脊液，可避免致死性不良反应，但不能逆转严重的神经系统后遗症。

■ 紫杉烷类

紫杉烷类药物，紫杉醇（taxol）和紫杉萜（taxotere，泰索帝）是第二类抗有丝分裂药物，它们的作用机制不同于长春碱类药物。紫杉醇是从 brevifolia 紫杉树皮的提取物中纯化而来的，紫杉萜则是类似的半合成的衍生物。两种药物在治疗血液系统恶性肿瘤中均不起重要作用。它们结合到微管的 β-微管蛋白亚单位上，促进微管的聚合作用，干扰有丝分裂纺锤体的形成，从而阻断了有丝分裂的进程。两药在细胞培养试验中均能诱导肿瘤细胞的凋亡（无论细胞内 P53 的表达情况如何），在 10nM 浓度对肿瘤细胞的杀伤作用呈时间依赖性。[90]实验研究发现药物耐药性的产生是由于细胞外流增加、β-微管蛋白突变、抗凋亡蛋白，如生存素表达增加[91]或有丝分裂相关激酶表达增加[92]。

紫杉类药物易出现由于 mdr 或 mrp 基因突变或 β-微管蛋白突变导致的多药耐药。由于它们在水溶液中具有高度不溶性，故两药都制成溶于脂溶性溶媒的制剂，因此偶尔会引起过敏反应。所有紫杉醇在应用前应预先使用抗组胺药（西咪替丁和苯海拉明）和地塞米松。紫杉醇和紫杉萜都是通过肝脏 CYP 代谢而被清除，虽然是通过不同的同工酶（紫杉醇主要通过 CYP2B6，紫杉萜通过 CYP3A4），血浆半衰期是 10~13 小时。苯妥英钠和其他 CYP 诱导药可激发它们的代谢，而 CYPd 作用底物如酮康唑则抑制其代谢。除过敏反应外，它们的主要毒性是快速而短暂的白细胞减少，中度的血小板减少和黏膜炎。大剂量或重复疗程使用紫杉类药物，可引起感觉和运动神经周围病变，但停药后，这些症状是可逆的。偶尔有患者出现房性传导性阻滞或房性或室性心律失常。紫杉醇和多柔比星联用比单用多柔比星更容易出现充血性心力衰竭[93]。患者接受多疗程的紫杉醇治疗，可出现进行性体液潴留综合征及外周性水肿，预先使用皮质醇类激素，可预防这些副作用的出现[94]。

虽然紫杉烷类药物治疗血液系统恶性肿瘤中尚未发现起有效作用，但它的一些同型类似物和新的分子正在研究中。abraxane，一种将紫杉醇与白蛋白微粒相结合的注射悬浊液，因不需要脂溶性溶媒溶解，因此不发生过敏反应，并通过白蛋白介导的转运进入细胞内，目前已被批准用于复发性乳腺癌的治疗。epothilones 是一种全新的自然产物，也具有同样的作用机制，且对 MRD 不敏感，在实体瘤，尤其是乳腺癌和前列腺癌中显示良好的抗肿瘤活性[95]。

拓扑异构酶Ⅰ抑制剂

■ 喜树碱

这一组化合物包括人工合成的 20-(S) 喜树碱的衍生物，它最初是从喜树中提取的化合物。喜树碱作用的唯一靶点是拓扑异构酶Ⅰ，并稳定该酶与 DNA 的复合物，阻止 DNA 单链断裂的修复。耐药性的产生源于拓扑异构酶Ⅰ基因突变、缺失或表达下降。最早在临床使用的喜树碱类药物是伊立替康（irinotecan），用于治疗结肠癌，托泊替康（topotecan）用于治疗卵巢癌和小细胞肺癌。伊立替康的常用剂量是 $125mg/m^2$，静脉输注，每周使用 1 次，连用 4 周为一疗程，每 42 天重复一疗程，在日本开展的Ⅱ期临床试验中显示对淋巴瘤有良好的疗效[96]。对非霍奇金淋巴瘤的治疗反应率达 42%，对复发、难治的成人 T 细胞白血病/淋巴瘤的治疗反应率为 38%，但这些令人鼓舞的结果仍需进一步证实。托泊替康对骨髓增生异常综合征和慢性髓细胞性白血病有显著的诱导缓解活性，治疗这两种疾病可单独使用，每天 $1.5mg/m^2$，共用 5 天，或与 Ara-C 联合使用[97,98]。在Ⅰ期临床试验中亦发现托泊替康对 AML 患者亦有一定的疗效[99]。这两种药物在毒性作用和药代动力学方面存在明显差异。伊立替康是水溶性药物，它在体内通过羧基酯酶裂解转化为活性代谢产物 SN-38，SN-38 与药物母体均是通过胆汁排泄，以原药的葡萄糖醛酸物形式或 SN-38 形式排出体外。因此伊立替康在吉尔伯特病或肝功能异常患者应谨慎使用，并要减少剂量[100]。相比伊立替康主要通过肝脏摄取胆汁排泄，大约 2/3 的托泊替康是通过肾脏排泄，其余通过胆汁排泄，因此在肾功能不全的患者应根据肌酐清除率调整药物剂量[101]。托泊替康的毒性主要是骨髓抑制和轻度的黏膜炎，而伊立替康则可引起严重的腹泻，腹泻可用洛派丁胺治疗，其另一个毒性是中度的骨髓抑制。托泊替康的最大可耐受剂量是 $4.5mg/(m^2 \cdot d)$，持续静脉输注 30 分钟，连续使用 5 天[102]。由于这个剂量远远高于实体肿瘤中的剂量，因此会出现剂量限制性的胃肠道毒性，如腹泻、恶心。

拓扑异构酶Ⅰ抑制剂

■ 蒽环类抗生素

蒽环类抗生素是唯一一类抑制拓扑异构酶Ⅱ的自然产物，

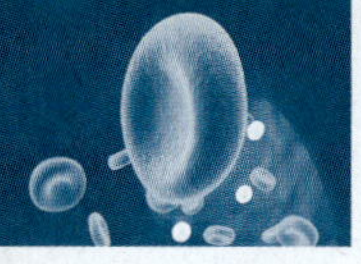

拓扑异构酶Ⅱ是DNA链复制和修复前,DNA链解螺旋和延伸的重要酶。临床常用的蒽环类抗生素有多柔比星(doxorubicin)、柔红霉素(daunorubicin)、去甲氧柔红霉素(idarubicin)和表柔比星(epirubicin),它们有相似的结构,都有一个严格的、与氨基糖柔胺糖结合的二维核心,只是与蒽环相结合的侧链基团不同,因而具有不同的抗肿瘤谱、活性和毒性。米托蒽醌与蒽环类抗生素有非常相似的药理学特性,蒽环类抗生素来自链霉菌属,而米托蒽醌是人工合成化合物,它不含糖基。多柔比星是广谱抗肿瘤药物,尤其对治疗实体瘤和血液系统恶性肿瘤。多柔比星是治疗霍奇金淋巴瘤(ABVD方案:多柔比星+博来霉素+长春新碱+达卡巴嗪)和侵袭性非霍奇金淋巴瘤(CHOP方案:环磷酰胺+长春新碱+多柔比星+泼尼松)的标准联合化疗方案的重要组成药物。柔红霉素和去甲氧柔红霉素主要与Ara-C联合用于治疗AML。表柔比星对实体瘤有良好疗效。米托蒽醌主要用于治疗AML和乳腺癌,和作为免疫抑制药物用于多发性硬化的治疗。

作用机制

蒽环类抗生素主要破坏DNA结构的完整和影响复制。它们主要通过拓扑异构酶Ⅱ发挥作用,拓扑异构酶Ⅱ是使DNA链断裂,从而延伸的重要酶。DNA链的延伸对DNA解螺旋为复制和修复作准备具有重要意义。一旦DNA链完成解螺旋和断裂,拓扑异构酶Ⅱ就与断裂的DNA链相结合。蒽环类抗生素通过与DNA和拓扑异构酶Ⅱ形成复合物,导致断裂的DNA不能重新连接,断裂的DNA在细胞内累积最终导致细胞凋亡。此外。蒽环类抗生素因其特殊的平面结构还能嵌入DNA双螺旋链的中间,导致DNA链特定位点的断裂。除了对拓扑异构酶Ⅱ的抑制,蒽环类抗生素还能通过其醌基基团的氧化-还原反应产生自由基团,此反应受结合Fe^{2+}催化。自由基团的产生被认为是造成蒽环类抗生素心脏毒性的主要原因。

蒽环类抗生素的抗肿瘤活性主要通过抑制拓扑异构酶Ⅱ发挥作用,这在蒽环类药物对拓扑异构酶Ⅱ异常表达的乳腺癌患者具有更好的治疗效果中得到了证实。[103] 拓扑异构酶Ⅱ基因位于17号染色体的增殖区,Her-2基因亦位于此区,因此,含蒽环类药物的治疗方案在Her-2基因异常表达的乳腺癌患者中显示更好的疗效[104]。

蒽环类药物进入细胞是通过被动的转运,药物的亲脂性结构使其能达到较高的细胞内浓度。通过ATP依赖的运载体系统,包括P-糖蛋白和MRP蛋白排出胞外[16]。其他导致蒽环类药物耐药的机制还有拓扑异构酶Ⅱ活性降低,拓扑异构酶Ⅱ基因突变导致药物结合能力改变。

临床药理学

多柔比星和柔红霉素可转变成有活性的羟基代谢产物,之后在肝脏灭活。它们主要的代谢产物是糖苷配基、侧链被改变的产物、葡萄糖醛酸苷、硫酸盐和氧化代谢产物。唯一的活性代谢产物乙醇是由药物的碳酰基侧链被还原酶氧化而来。仅一小部分的原药或有活性的代谢产物通过尿液排出体外。临床使用的蒽环类药物的药代动力学主要受药物终末分布时相的影响,这个时相超过24小时。已有报道肝功能受损的患者,多柔比星的半衰期延长,但这与药物毒性的相关性尚不清楚。尽管如此,对血清胆红素增高的患者接受多柔比星或柔红霉素治疗时,初始治疗最好还是仅使用标准剂量的50%,以后根据患者的耐受情况调整剂量。去甲氧柔红霉素是仅有的一个具有较好的口服生物利用度的蒽环类药物,口服后20%的母体药和40%的母体药加去甲氧柔红霉素醇被吸收,去甲氧柔红霉素醇是一种主要的活性代谢产物。去甲柔红霉素的生物半衰期长达50~60小时,这也是其具有较强的抗肿瘤活性的主要原因。与多柔比星和柔红霉素主要通过肝脏代谢不同,去甲柔红霉素是通过肾脏排泄。

米托蒽醌有很长的终末半衰期,长达23~42小时,仅有一小部分母体药物通过尿液(< 10%)和粪便(< 20%)排出体外,该药的大部分被组织代谢或结合到组织上。肝功能有损害的患者米托蒽醌的排出时间会延长。

多柔比星单药使用时的常规剂量是60~75mg/m^2,静脉输注,每3~4周使用1次。通过调整给药方案,避免出现过高的血浆药物浓度峰值,如每周剂量15~25mg/m^2,或连续静脉内输注超过48~96小时,如EPOCH方案(依托泊苷+泼尼松+长春新碱+环磷酰胺+多柔比星)可减少心脏毒性[105]。当与其他骨髓毒性药物如环磷酰胺联合用药时,多柔比星的剂量应减少,以避免出现严重的骨髓毒性。柔红霉素与Ara-C联用是AML最常用的治疗方案,为了减少柔红霉素的心脏毒性,通常采用"3+7"方案,柔红霉素的总剂量分3天使用,30mg/d,避免出现过高的血浆药物浓度峰值。

副作用

骨髓抑制是这类药物的主要毒性,在单药用后7~10天出现最低点,2周后可恢复。米托蒽醌产生恶心和呕吐比柔红霉素和多柔比星要少。多柔比星可引起黏膜炎,尤其是使用最大耐受剂量超过2~3天,或与其他引起黏膜炎的药物合用时。蒽环类药物可引起那些曾经接受过放疗的部位再次出现放疗反应,尤其是当药物在放疗前或放疗后数周使用。这些药物常常引起脱发。药物外渗可引起组织坏死,因此需使用内置的中心静脉导管输注。使用多柔比星时应告知患者尿液会变红。

心脏毒性是蒽环类药物最主要的晚期毒性[106]。心脏毒性的产生主要是由于蒽环类环的醌基催化形成的自由基导致的。蒽环类药物所致的心脏毒性临床多表现为急性或亚急性/慢性心肌细胞损伤。急性心脏毒性反应表现为心律失常、传导异常和心包炎-心肌炎综合征,而最常见的远期毒性反应是充血性心力衰竭(congestive heart failure,CHF),常发生于治疗期间或治疗后数月。在接受蒽环类药物治疗的乳腺癌患者中大约有0.5%~1%的患者会发生心肌病[107]。尤其是在接受曲妥单抗(郝赛丁)或紫杉醇联合多柔比星治疗的患者中,心肌病的发生风险更高。

蒽环类药物的心脏毒性与其累积剂量有关,但也存在个体差异性。治疗前心功能正常的患者,当多柔比星的累积剂量达400mg/m^{2}时,发生充血性心力衰竭的风险达14%,当累积剂量达550mg/m^{2}时,发生风险达7%~20%[108]。不同的蒽环类药物出现心脏毒性的耐受剂量不同。比如,柔红霉素的耐受剂量为600~7000mg/m^2,高于多柔比星(400mg/m^2)。但是必须注意这些累积剂量的确定都是基于大多数人群的研究,对具体的患者仍然存在较大的个体差异性。因此临床医生在患者接受蒽环类药物治疗期间,不管是否达到耐受剂量,都应该密切观察患者是否出现呼吸困难、咳嗽、端坐呼吸、体重增加和踝关节水肿等充血性心力衰竭的表现。

除了累积剂量以外，其他导致患者出现心脏毒性的危险因素还包括患者接受斗篷式放疗、治疗前存在心脏疾病和患者年龄，尤其对小于 4 岁的儿童患者风险最大。儿童患者接受蒽环类药物剂量大于 300mg/m^2 时，在其成年后发生心肌收缩力降低、心室容积缩小和心脏并发症（如心肌梗死和充血性心力衰竭）的风险明显增高。因此，推荐蒽环类药物的儿童用药累积剂量不大于 300mg/m^2，并应对患者的心脏功能进行长期随访。[109]

射血分数作为一种非创伤性检查有助于评价心力衰竭的风险。射血分数的检查通常采用多极扫描仪（MUGA 放射性核素显像），通常在蒽环类药物治疗前要进行射血分数的检查，当出现心功能异常的早期症状时要重复多次检查，当累积剂量超过 300mg/m^2 时，每两个疗程要检查一次。当射血分数下降低于 40% 或比治疗前下降 20% 时，应中断蒽环类药物的治疗。

由于蒽环类药物的心脏毒性主要由蒽环类药物 - 铁的复合物产生的自由基导致，因此铁螯合剂，右丙亚胺（dexrazoxane），体外可减少自由基的产生，在接受蒽类药物治疗的儿童 ALL 患者和成人转移性乳腺癌患者中发现可减少心脏毒性[109]。更让人兴奋的是右丙亚胺并不降低蒽环类药物的抗肿瘤活性。因此目前对那些仍需要继续使用蒽环类药物进行治疗，但已接近最高累积剂量的患者，使用蒽环类药物的同时加用右丙亚胺可避免患者不得不停用蒽环类药物。

拓扑异构酶Ⅱ抑制剂，包括蒽环类药物、米托蒽醌和鬼臼乙叉苷（接下来讨论），可导致 AML 的发生风险增高。AML 通常发生在接受拓扑异构酶Ⅱ抑制剂治疗后的 6 个月到 5 年[107]。AML 的发生风险增高主要是由于拓扑异构酶Ⅱ抑制剂可诱导 DNA 双链断裂增加，断裂的 DNA 双链可引起染色体的平行易位[111]。蒽环类药物和米托蒽醌对 DNA 的特定序列具有亲和性，从而导致染色体特定位点的易位，包括 PML 基因的 6 个碱基的断裂点区导致 15；17 号染色体易位，涉及 MLL 基因的 11q23 易位和涉及 NUP98 基因的 11；20 号染色体易位[110,111]。

■ 表鬼臼霉素

表鬼臼霉素的两个人工半合成的衍生物 VP-16（依托泊苷，etoposide）和 VM-26（替尼泊苷，teniposide）能抑制拓扑异构酶Ⅱ，对造血系统恶性肿瘤有显著的临床药理作用。依托泊苷是治疗霍奇金淋巴瘤联合化疗方案常用成分，也是治疗大细胞淋巴瘤、白血病和各种实体瘤的大剂量化疗方案的常用成分。替尼泊苷在临床肿瘤治疗中的作用有限，通常仅用于治疗各种儿童急性白血病，表明与 Ara-C 有协同作用。这些化合物通过与 DNA 特异性序列结合从而与拓扑异构酶Ⅱ形成复合物，诱导 DNA 双链断裂[112]。其耐药形成的机制之一是 MRD 的表达增加。[16] 另外一个机制是减低拓扑异构酶Ⅱ的活性或该酶发生突变，从而降低了药物的结合力。[113,114]

临床药理学

通常依托泊苷的用量是每天 100~120mg/m^2，共用 3 天，可以连续给药或每隔一天给药。大约依托泊苷静脉给药剂量的 30%~40% 是以原型从尿排泄，因此有肾功能损害而不是肝功能异常的患者依托泊苷的剂量需要调整[115]。依托泊苷的生物半衰期是 15 小时。依托泊苷的临床药理活性与用药方案高度相关。与连续 3~5 天每日给药相比，单次常规剂量基本无抗肿瘤活性。每天口服 50mg 共 2~3 周，是一个常规用药方案，该方案利用其进度依赖优势。

替尼泊苷的药代动力学与依托泊苷非常相似，终末药物血浆半衰期是 20~48 小时。然而很少药物通过尿液排泄，对肾功能障碍的患者不必要调整剂量。

副作用

当静脉给药时，依托泊苷和替尼泊苷均应该静脉输注超过 30 分钟以上，避免低血压的发生。这两个药的主要毒性是可逆性的白细胞减少，血小板减少不常见。依托泊苷用后常有恶心和呕吐，两药均可引起脱发。其他毒性如发热、肝功能检测指标轻度增高或外周神经病变均相对少见。由于依托泊苷的毒性主要局限于骨髓，因此该药常作为骨髓移植大剂量预处理方案的组分。大剂量依托泊苷方案(3~4g/m^2，用药超过 3~5 天)，口咽部黏膜炎是其一个主要的毒性反应。大剂量方案中，不常见的毒性反应包括肝细胞损害和罕见的过敏样综合征，可能与基于发色基团的药物载体有关。依托泊苷治疗儿童 ALL[116] 和成人实体瘤[117] 后可引起与 11q23 易位相关的继发性 AML。

通过细胞周期作用的药物

■ 烷化剂

烷化剂在治疗造血系统恶性肿瘤中发挥重要作用，可采用单药治疗或作为标准剂量或高剂量联合化疗方案中的成分。这些药物对细胞的杀伤作用缺乏细胞周期特异性，可以用来治疗急性和慢性血液系统恶性肿瘤。烷化剂可以清除那些能够逃逸细胞周期特异性药物杀伤作用的非周期细胞。虽然烷化剂都具有与 DNA 的富电子位点（氧和氮的置换基团）形成共价结合的共同特点，但它们在内在反应性、细胞吸收药物途径以及 DNA 碱基上最佳的烷化位点和决定细胞能否生存的 DNA 特异性修复机制等方面仍存在明显的不同。这些不同是源自药物实验设计的不同，从而使对烷化剂的交叉耐药并不完全。因此，应用多种烷化剂的方案，尤其是大剂量方案，是有科学理论依据的[118]。烷化剂之间的差异还表现在它们的毒性不同。这类药物大部分引起骨髓抑制和黏膜炎，这是主要的急性毒性作用，以及延迟的肺部纤维化和继发性白血病。烷化剂引起的继发性白血病通常出现在一段时间的骨髓增生不良之后，多为耐药性 AML，带有 5 号和 7 号染色体的缺失。大剂量烷化剂，如白消安（busulfan）、卡莫司汀（bischloroethylnitrosourea，BCNU）和环磷酰胺（cyclophosphamide）极易引起血管内皮损伤，导致肝静脉闭塞病。但是这些药物在大剂量治疗时引起黏膜炎却较其他烷化剂少见。4- 氢过氧环磷酰胺是一种具有活性的环磷酰胺类似物，它只特异性杀伤肿瘤细胞却不损伤骨髓干细胞，因此在自体移植中用于体外骨髓净化[119]。

虽然铂衍生物并不是真正的烷化剂，因为它们与 DNA、RNA 和蛋白质形成金属加合物而不是碳加合物，但它们的毒性反应、耐药机制等与经典的烷化剂是相同的。铂衍生物在血液系统恶性肿瘤中的治疗作用有限，卡铂（carboplatin）常作为淋巴瘤大剂量化疗方案的组分。铂衍生物与 DNA 形成的复合物受核苷酸切除修复、DNA 双链断裂修复，修复过程依赖功能性的 P53 的活性[120]。修复过程的差异，尤其是错配修复，常导致耐药的发生[121]，而那些具有 DNA 双链断裂修复系统错误的肿瘤，如 BRCA1- 和 BRCA-2 相关的乳腺癌和卵巢癌，则对铂酸盐类药物高度敏感。

作用机制

所有的烷化剂（图 20-4）都可产生高反应性带正电碳离子中间产物，它们破坏 DNA 的富电子结合位点，如鸟嘌呤第 7 位氮、第 2 位氧和第 6 位氧，以及腺嘌呤的第 1 位氮、第 3 位氮和第 7 位氮。大部分烷化剂，烷化基团都有一个初始活化反应，该反应是由分子的化学重排，如氮芥和亚硝胺，或化学重排后的代谢性活化如环磷酰胺、异环磷酰胺和丙卡巴肼等。大多数烷化剂分子都具有 2 个反应中心，通常是 2 个氯乙烯基团，所以这些药物可以形成层内或层间的交叉连接。

第二类烷化剂药物，如白消安和达卡巴嗪（DTIC）和高度相关的替莫唑胺和丙卡巴肼，虽然仅有单一链烷化作用，但可能具有高度致癌性，如丙卡巴肼。通常最常用的烷化剂药物，包括环磷酰胺、异环磷酰胺、美法仑和苯丁酸氮芥均产生相同的骨髓抑制、致癌作用和毒性作用，机体依赖正常的错配修复系统来识别烷化剂的加合，从而诱导凋亡。

烷化剂类药物独特的耐药机制在实验中已阐明[122]。对某些烷化剂其耐药机制是独特的（如氮芥的吸收受损，是由于胆碱膜载体的改变或美法仑载体氨基酸的缺失），而其他药物的耐药机制则缺乏特异性（如药物失活是细胞内巯基化合物的增加以及 DNA 交联核苷删除 - 修复过程增强有关）。各种烷化剂主要的耐药机制，在肿瘤治疗的试验研究中已证实的包括：增加醛脱氢酶的降解（特别对环磷酰胺）[123]，增加反应性中间产物与谷胱甘肽或谷胱甘肽还原酶的联结（全部氯乙基药物和铂衍生物），增加特异性烷基转移酶介导的第 6 位氧鸟嘌呤烷基损伤的修复（亚硝脲、丙卡巴肼、替莫唑胺和达卡巴嗪）[124]；增加核苷酸删除修复（所有的铂衍生物和氯乙基药物，除亚硝脲外）；减少吸收（美法仑和氮芥）；由于错配修复缺陷，尤其是 MLH6 丢失[125]，导致识别 DNA 损伤的能力降低（大多数烷化剂和铂衍生物）和 P53 功能突变导致的诱导凋亡缺陷可以对所有烷化剂药物产生耐药。

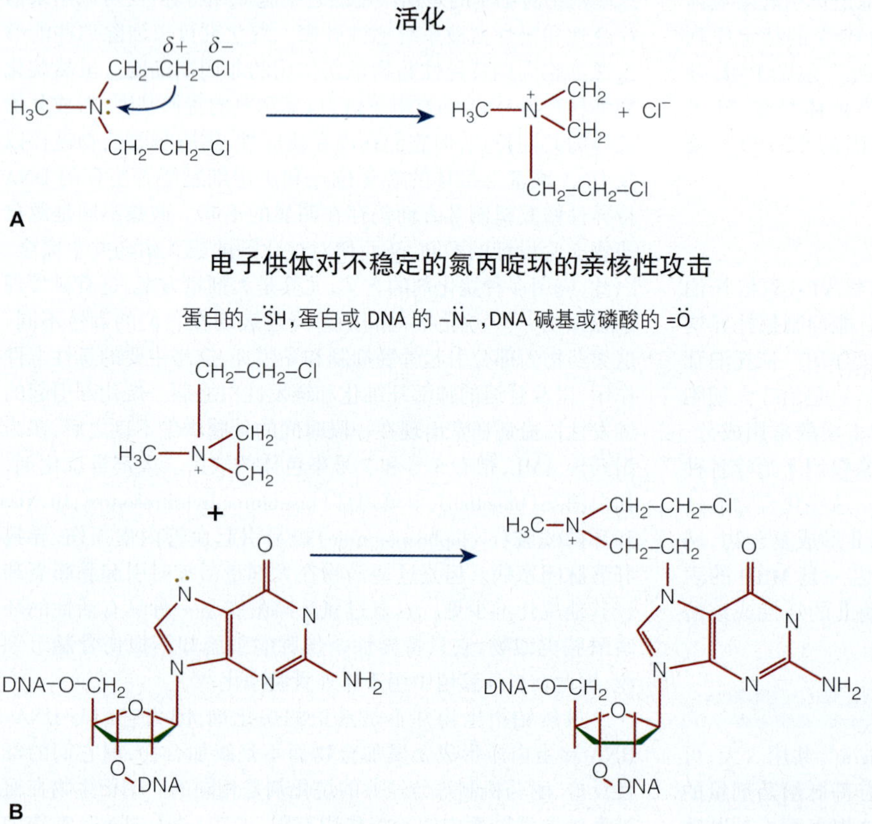

临床药理学

烷化剂和它的活性中间产物通常在循环系统和细胞内存在时间较短。它们主要通过水解、化学或生物化学方式结合于谷胱甘肽或蛋白的巯基上而清除，而异环磷酰胺和环磷酰胺通过氧化代谢排出体外。因此肾功能或肝功能受损的患者不需要减少药物剂量。

一些烷化剂需要酶的激活。环磷酰胺和异环磷酰胺与经肝脏 CYP 活化的活化分子密切相关，它们的活性代谢产物包括高度稳定的磷酰胺芥子气和具有高度毒性的丙烯醛，均通过尿液排泄[126]。对大剂量应用环磷酰胺或异环磷酰胺的患者，同时使用相同剂量的巯基乙基磺酸盐（美斯纳，Mesna），可以拮抗药物对肾脏和膀胱的毒性。丙卡巴肼和达卡巴嗪（DTIC）需要肝脏 CYP 同工酶代谢激活，而替莫唑胺，DTIC 的结构类似物，能自发活化为一种甲基化中间产物，已成为恶性胶质细胞瘤治疗的首选药物。

氮芥的母体形式是一种高度活跃的化合物，因此可外用治疗皮肤癌和皮肤淋巴瘤。这是一种强力起疱剂，在混合以及给药时必须小心。药物溢出可导致严重组织损伤。第二代烷化剂，包括环磷酰胺（cyclophosphamide）、美法仑（melphalan）、白消安（busulfan）、苯丁酸氮芥（chlorambucil），化学上更稳定，口服时也吸收良好。

苯达莫司汀，是一种最新的烷化剂药物，其结构包含一个嘌呤碱和一个双 - 氯乙烯侧链，目前已被批准用于慢性淋巴细胞白血病和复发性淋巴瘤的治疗。苯达莫司汀在实验研究中显示仅与其他烷化剂有部分交叉耐药，其与 DNA 形成的交合物仅能被删除修复系统缓慢修复。它能诱导 P53 磷酸化、细胞凋亡及不同于细胞凋亡反应的细胞坏死[127]。苯达莫司汀通过其 4- 羟基化作用和 N- 脱甲基作用代谢产生两种具有少量毒性的代谢产物。苯达莫司汀主要通过与巯基化和物反应及形成复合物而被清除。它与其他烷化剂具有类似的毒性反应，只是对骨髓的抑制作用可能轻微一些。

卡铂，常大剂量用于淋巴瘤的治疗，主要通过肾脏排泄。因此其剂量需根据

活化

A

电子供体对不稳定的氮丙啶环的亲核性攻击

蛋白的 -SH，蛋白或 DNA 的 -N-，DNA 碱基或磷酸的 =O

B

图 20-4　烷化剂的作用机制。

肾功能调整，为使药物的 AUC 达到 5~7，剂量的调整通常根据以下公式：

药物剂量（mg/m²）= AUC ×（肾小球滤过率 +25）

副作用

烷化剂药物最重要的毒性作用是骨髓毒性，且可蓄积并与总剂量相关。其他毒性包括胃肠道黏膜组织的剥脱，肺脏、心脏和内皮损伤。由于所有的烷化剂都作用于 DNA，所以这些药物的远期副作用是突变和继发性白血病。这些副作用与药物的总剂量密切相关。单功能甲基化药物（如丙卡巴肼）的此类毒性尤其明显，由于可能增加继发性恶性肿瘤的发生率，因此要注意观察接受该药化疗的患者。在这些药物中，达卡巴嗪的剂量限制性毒性是恶心和呕吐，而不是骨髓抑制。

亚硝脲可产生延迟性的骨髓抑制，在用药后 4~6 周血细胞计数达到最低点。与亚硝脲一样，白消安长期应用可损伤造血干细胞，能引起严重的骨髓发育不良或持续的骨髓增生低下，因此使用时要注意。除白消安和亚硝脲以外，所有的烷化剂都可以产生肺部纤维化。亚硝脲还可引起肾毒性，尤其是在 BCNU 总剂量超过 1200mg/m² 时，而环磷酰胺和异环磷酰胺引起慢性膀胱毒性，膀胱出血和少数患者可致膀胱癌。

卡铂（carboplatin）引起急性血小板减少和一种更加慢性的感觉神经病。

大剂量烷化剂治疗

骨髓干细胞支持治疗的进展使以往会导致危及生命的骨髓增生不良等毒性反应的大剂量化疗方案成为可能。为了达到更好的治疗效果，大剂量化疗方案中一定要包含具有线性剂量 - 效应关系的药物，一定不能含有在大剂量应用时有致死性髓外毒性的药物。在细胞毒性药物中，烷化剂在实验研究中显示特别好的药物剂量和细胞毒性的线性关系，它们在标准剂量使用时对造血系统的毒性有限，而大剂量环磷酰胺不作用于骨髓干细胞。对其他脏器的毒性也只有在剂量增加许多倍时才出现，因此烷化剂是大剂量化疗方案的可供选择的理想药物。当大剂量化疗方案与骨髓干细胞支持同时进行时，药物的骨髓毒性和髓外毒性均表现为剂量限制性。根据药物及其毒性特点，顺铂由于肾毒性使其用药剂量仅能增加 2 倍，而塞替派剂量可以增加 18 倍（表 20-3）[128-134]。但是，当这些药物组成大剂量化疗方案时，为了避免产生严重的新的累积或协同毒性作用，这些药物的髓外毒性的叠加作用一定要考虑（表 20-4）[135-139]。药物联合应用产生的重叠的髓外毒性（尤其是肺或肝功能障碍或继发白血病）不能完全避免，但是合理选择药物能使各个药物与其单药最大耐受剂量（maximum tolerated dose，MTD）相比，在联合方案中达到诱导剂量的最小化，从而保证联合方案的安全性。表 20-4 列举了各个药物在联合使用时的最大耐受剂量分数。可以预料，药物的这个分数在其与不同的药物联用时变化是很大的，在联合方案中平均 MTD 分数是 0.5~1。在联合方案中，明显的胃肠道、肺、肝和（或）肾毒性可能会一起出现，并表现为剂量限制性。因此，大剂量化疗方案在小于 70 岁的患者和既往接受的化疗或放疗越小的患者最安全。

表 20-3　单一化疗药物剂量限制性髓外毒性

药物	最大耐受剂量（mg/m²）*	在标准剂量以上增加剂量 †	主要毒性 ‡
环磷酰胺	7000	7.0	心脏
异环磷酰胺	16 000	2.7	肾脏、中枢神经系统
噻替派 §	1005	18.0	胃肠道、中枢神经系统
美法仑 §	180	5.6	胃肠道
白消安 §	640	9.0	胃肠道、肝脏
卡氮芥 §	1050	5.3	肺、肝
顺铂	200	2.0	肾、神经病变
卡铂 §	2000	5.0	肝、肾
依托泊苷	3000	6.0	胃肠道
阿糖胞苷	3000	10~30	神经系统、黏膜炎

* 单纯的血液系统毒性，总剂量分多天给予。

† 由于标准剂量的不同，增加值为大约值。

‡ 表中所列药物均可导致血管内皮损伤和静脉闭塞病以及继发白血病。

§ 干细胞支持治疗。

表 20-4　干细胞支持下的大剂量化疗方案的剂量和毒性

方案	剂量（mg/m²）	MTD 分数 *	主要毒性	目标肿瘤	参考文献
环磷酰胺 塞替派 卡铂	6000 500 800	0.86 0.5 0.4	胃肠道、心脏毒性	乳腺癌	135
环磷酰胺 卡氮芥 依托泊苷	6000 300 750	0.86 0.29 0.25	肺、胃肠道毒性	淋巴瘤	136
白消安 环磷酰胺	640 8000	1.0 1.0	肺、胃肠道、肝脏	淋巴瘤	137
异环磷酰胺 卡铂 依托泊苷	16 000 1800 1500	1.0 0.9 0.5	肾脏、肝脏、胃肠道	淋巴瘤	138
环磷酰胺 卡氮芥 顺铂	5625 600 164	0.8 0.57 0.82	心脏、肝脏、肾脏	乳腺癌	139

MTD，最大耐受剂量。

* 这是单因素 MTD 结果的分数（见表 20-3 第 2 列）。

具有多种作用机制的药物

■ 博来霉素

博来霉素是从轮状链球菌中提取的具有细胞毒作用的多肽混合物[140]。由于其具有抗肿瘤活性，却很少或没有骨髓毒性，因此常作为联合化疗方案中的药物（如 ABVD 方案）用于治疗霍奇金淋巴瘤、侵袭性淋巴瘤以及与顺铂和长春新碱联用治疗生殖细胞肿瘤。博来霉素通过引起 DNA 双链和单链的断

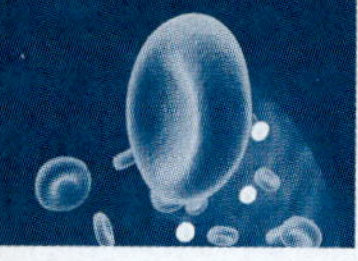

裂而发挥抗肿瘤作用。这种DNA断裂作用的形成是由于博来霉素和二价铁离子形成复合物，此复合物与氧分子形成氧化-还原循环。复合物与DNA结合，药物的活性中心使质子从脱氧核糖释放，使核糖在3'碳位点断裂[141]。在实验性肿瘤治疗研究中，博来霉素的耐药性是由于肿瘤细胞的氨基水解酶浓度增高，分解并灭活该药引起的[142]。一些耐药细胞株表现为对DNA断裂修复的能力增强，而其他耐药性的产生是由于药物蓄积的减少。另外一些因素，如增加对自由基的解毒能力也影响药物的毒性。博来霉素对肿瘤的毒性作用具有特异性，如对表皮和肺部具有明显的毒性，而对骨髓和胃肠道没有毒性，这是由于这些组织中博来霉素水解酶的活性不同所致。博来霉素水解酶的单核苷酸多态性（SNP A1450G）因能增强酶的活性因而能导致耐药性的产生[143]。博来霉素对整个细胞周期的细胞都具有杀伤作用。

临床药理学

博来霉素可采用静脉或肌内注射，1~20单位/周，在系统治疗以及胸腔内和腹腔内注射控制肿瘤治疗的累计剂量为250单位，药物从血浆清除的半衰期大约为2~3小时。在单一静脉给药后24小时，药物一半以上以原型通过尿液排出[144]。在肾功能异常的患者中，博来霉素的清除明显受损，可能会发生严重的皮肤和肺的毒性。因此对肌酐清除率低于60ml/min的患者应该根据肌酐清除率调整药物剂量。

副作用

博来霉素很少或不影响骨髓功能，但是在那些同时接受其他骨髓抑制药物治疗或正处于这些药物所致的骨髓毒性中恢复过来的患者，可观察到轻度的骨髓抑制作用。博来霉素的主要毒性作用是肺纤维化和皮肤改变。在实验研究中，博来霉素能诱导肺泡巨噬细胞和炎症细胞分泌大量的细胞因子，包括白介素-6（IL-6）、肿瘤坏死因子-α（TNF-α）和转化生长因子-β（TGF-β），引起胶原沉积[145]。肺毒性的发生风险与药物的累计剂量有关，在药物累计剂量超过450mg的患者，肺毒性的发生风险增加10%。其他易发生肺部毒性反应的危险因素包括：年龄超过70岁的患者，存在基础肺部疾病的患者，在博来霉素治疗同时接受高浓度氧治疗和既往接受过肺部放疗的患者。单一药物剂量超过25mg/m^{2}以上，更容易发生肺部毒性反应。肺部毒性反应表现为咳嗽和呼吸困难。胸部X线片表现为非特异性浸润，尤其在下段肺叶。胸部CT检查可发现更广泛的浸润，进展到晚期可出现纤维化、肺膨胀不全和空泡形成。正电子发射断层扫描（positron emission tomography，PET）检查则更为敏感。开胸肺活检可以鉴别博来霉素所致的肺毒性与肺部感染或肺部恶性疾病。博来霉素肺部毒性所致的改变包括炎性肺泡浸润伴水肿、肺透明膜形成和肺泡细胞的鳞状化生。这些病理改变在数月后可发展成肺泡内和肺间质纤维化。发生博来霉素肺毒性反应的患者一氧化碳弥散能力降低，这可作为早期预测肺损害的检测指标[146]。由于对博来霉素所致的肺毒性反应缺乏特异的治疗手段，因此要密切注意肺部损害的早期症状和X线片改变。发生博来霉素肺部毒性反应的患者，在停药后肺部症状可改善，但肺部纤维化改变通常不可逆转，糖皮质激素能减轻炎症反应，但对肺纤维化无明显治疗作用。要避免补充O_2治疗，因为会增加肺组织的氧化-还原损伤。

博来霉素的皮肤毒性亦是剂量相关的。当使用药物常规剂量超过2~3周时，皮肤可出现红斑、色素沉着、过度角化甚至出现溃疡。皮肤的受压区域，尤其是手、指、关节最先受到影响，在远端指（趾）可出现明显的雷诺现象。连续使用该药还会出现指甲改变和脱发。在联合化疗方案中（如ABVD），博来霉素间断使用，通常不出现皮肤毒性。

发热和不适是博来霉素治疗过程中的常见症状，对乙酰氨基酚可减轻该症状。也观察到过敏反应，但特发性心功能衰竭罕见。对于那些敏感患者，在用药后30~60分钟可出现低血压、心悸、肺功能不全或过敏反应。出现这些毒性反应的患者应不能继续使用博来霉素治疗。

L-门冬酰胺酶

L-门冬酰胺酶临床上用以治疗恶性淋巴系统肿瘤，特别是低危B细胞ALL、T细胞ALL和高危淋巴瘤。

作用机制

恶性淋巴系统肿瘤细胞的生长需要外源性L-门冬酰胺，这些细胞从肝脏产生的氨基酸循环池中获得此种氨基酸。L-门冬酰胺酶可催化L-门冬酰胺水解为天冬氨酸和氨，快速降低血浆中L-门冬酰胺的含量，导致恶性淋巴系统肿瘤细胞中的L-门冬酰胺的缺乏。耐药的肿瘤细胞因可产生门冬酰胺合成酶[147]，可以补充细胞内的门冬酰胺池。超二倍体的ALL细胞对L-门冬酰胺酶特别敏感，而具有BCR-ABL易位突变的细胞却不敏感，其机制并不清楚[148]。体外将门冬酰胺酶和白血病细胞共孵育，可以检测细胞的耐药性[149]，但并未证明是一种有效的选择手段。

在美国，有3种可供选择的L-门冬酰胺酶制剂[150]。第一种制剂从大肠杆菌中纯化而来，作为一线药物；第二种制剂（培门冬酶）是将聚乙二醇（PEG）与大肠杆菌来源的门冬酰胺酶连接而成，可用于首次治疗以及对未修饰L-门冬酰胺酶过敏患者的治疗；第三种制剂从菊欧文菌中纯化而来，可从美国国家癌症研究所获得，用于对大肠杆菌来源的门冬酰胺酶过敏的患者的治疗，但应用较少。这三种制剂在药代动力学、免疫原性和推荐剂量上存在差别。虽然较高剂量（每周25 000IU）的大肠杆菌来源门冬酰胺酶对于治疗ALL可能更有效，但其常用剂量为每三天6000~10 000IU，持续3~4周。药物血浆浓度维持在0.2IU/ml以上，可完全去除体循环中的天冬酰胺。大肠杆菌来源门冬酰胺酶的半衰期为14~24小时。PEG与酶共价结合可降低其免疫源性和延长其半衰期至6天。PEG-门冬酰胺酶可用于对未修饰门冬酰胺酶过敏的患者，每两周肌肉注射2500IU/m^2，每次注射后可去除血浆中门冬酰胺酶达2~3周。有些患者对两种制剂的大肠杆菌来源门冬酰胺酶均过敏，而从菊欧文菌中纯化来的门冬酰胺酶则较少发生过敏反应，其催化活性等同于大肠杆菌来源门冬酰胺酶，但是具有较快的清除率，因此菊欧文菌来源门冬酰胺酶使用剂量更高。

副作用

第一次给药就发生副作用并不常见，但在两次或更多次给药后，20%的患者可发生过敏反应，包括风疹样反应、低血压、喉痉挛以及心脏停搏。进行皮肤过敏反应测试对于一些患者是有益的，但并不适用于所有患者，该试验可用于证实临床可疑的超敏反应。发生超敏反应的患者其血浆中可能有抗 L- 门冬酰胺酶的抗体。然而，一半以上具有循环抗体的患者并不出现明显的过敏反应，但是这些患者血浆中的抗体可灭活药物，使药物从血浆和细胞内快速清除，导致治疗失败。用 L- 门冬酰胺酶治疗的患者，用药时要仔细观察数小时，以防发生过敏反应，发生过敏反应后可用肾上腺素治疗。L- 门冬酰胺酶肌肉注射发生过敏反应的可能性要比静脉用药的可能性小。PEG- 门冬酰胺酶免疫源性大大减少，很少发生超敏反应。

L- 门冬酰胺酶其他主要的毒性作用是由于抑制正常组织蛋白质的合成而引起的。抑制肝脏中蛋白质的合成可引起低白蛋白血症、凝血因子减少、血清脂蛋白减少和血中甘油三酯显著增加。抑制胰岛素的产生可引起高血糖。L- 门冬酰胺酶治疗可引起凝血异常，包括凝血因子 - 凝血酶Ⅲ、蛋白 C 和蛋白 S 的减少，偶尔引起动脉或静脉血栓形成，以及皮质窦血栓形成[151]。随着治疗时间的延长，可抑制促凝蛋白(如纤维蛋白原，凝血因子Ⅱ、Ⅶ、Ⅸ和Ⅹ)的形成，导致出血后遗症，因此建议治疗期间监测凝血因子。大剂量的 L- 门冬酰胺酶可引起中枢神经系统功能异常，表现为精神错乱、木僵、癫痫、昏迷，MRI 扫描可诊断皮质窦血栓形成[152]。儿童 ALL 患者血栓形成可达 35%[153]。这些患者大部分是无症状的中心静脉导管血栓，少部分发生皮质窦和心房血栓。原来有凝血功能异常的，如存在抗磷脂抗体或因子Ⅴ Leiden，可能较易发生血栓栓塞并发症[154]。

急性非出血性胰腺炎是 L- 门冬酰胺酶治疗的一个并发症，尤其是血中甘油三酯水平极高(>20g/L)的患者[155]。

由于 L- 门冬酰胺酶对骨髓和胃肠黏膜几乎没有毒性，因此可以与有这类毒性的其他药物联合应用。

■ 沙利度胺和雷那度胺

在 1953 年，沙利度胺(thalidomide，图 20-5)被证明可作为镇静剂，随后因其致畸性而被撤用。怀孕早期使用该药可导致肢体畸形(四肢短小)。然而，因其具有抗菌和抗肿瘤作用而重新受到关注，该药能有效治疗麻风和骨髓瘤[156]，其类似物雷那度胺毒性更低且可能更有效。雷那度胺(lenalidomide)被证明可用于治疗骨髓瘤以及伴有 5q- 变异的骨髓增生综合征。

沙利度胺及其类似物雷那度胺的作用机制并不清楚，且在不同的临床疾病中的作用机制可能不同。但是临床前试验证实了其值得关注的几个作用，包括显著的抗肿瘤血管形成[157]、免疫调节以及抑制细胞因子分泌等。沙利度胺可抑制小鼠角膜新生血管形成，抑制培养的内皮细胞增生[158]，抑制血管内皮生长因子和其他血管生长因子分泌[159]；雷那度胺也被证实具有抗血管形成作用。沙利度胺能有效刺激 CD28 共刺激分子的磷酸化和活化[160]，该作用可增强 T 细胞的功能以及活化信号通路。沙利度胺可抑制细胞因子的分泌，可降低麻风病患者的 TNF-α 和干扰素 -γ 的水平。此外，其可增加 NK 细胞数量和功能，抑制调节性 T 细胞，刺激细胞毒性 T 细胞的功能。虽然雷那度胺还没有被广泛研究，但其似乎与沙利度胺具有一样的作用范围。

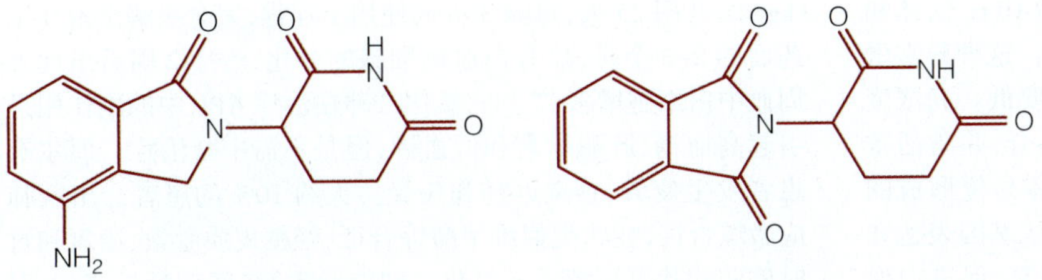

临床药理学

沙利度胺含有两个对映异构体，在溶解状态下可以快速发生构型转变。它的两个亚胺酰基不稳定，在溶解状态下可发生水解。该药溶解性差，口服吸收度可变性较大，口服 50~400mg 后，2.9~4.3 小时后达吸收峰值[161,162]。对于每日剂量采用一次给药的方法，未证实可以诱导药物代谢。血浆药物浓度半衰期为 5~7 小时，药物清除的主要途径包括亚胺酯的自发水解，以及肝脏 CYP 介导的代谢作用。当给予 1200mg 时，血浆药物清除率降低。尿液中只排泄出不到 1% 的未经转化的药物。虽然肾功能不全或淀粉样变可能会增加该药的神经毒作用，但是对于肾功能不全的患者，不需要调节药物剂量。

雷那度胺口服剂量直至 400mg 就可被很好地吸收，血浆半衰期为 3 小时。约 70% 的药物未被转化就从肾脏排泄。有中度(肌酐清除率 30~50ml/min 时为 10mg/d)或重度(肌酐清除率小于 30ml/min 时为每隔一天 10mg)肾功能不全的患者，推荐调节给药剂量。

临床应用

沙利度胺已被证实可用于治疗多种人类肿瘤，但对脑肿瘤、肾癌、肝癌、卡波西肉瘤基本无效。该药已被证实对一线化疗药物无效的多发性骨髓瘤有效[163,164]。对于治疗有效的患者，疾病的各种表现如骨髓肿瘤细胞浸润、贫血、体能状态，治疗后均可获得改善。沙利度胺和糖皮质激素、干扰素 -α、硼替佐米以及细胞毒药物具有协同抑制骨髓瘤作用。雷那度胺因其副作用比沙利度胺明显较少，且作用效率相仿，因此可能取代沙利度胺成为骨髓瘤的一线治疗药物。

每日给予 50~1200mg 的沙利度胺，患者一般耐受性很好。治疗骨髓瘤时，为期一个月的治疗疗程通常足以降低异常蛋白的水平，改善症状。治疗剂量可以每 2 周提高 200mg，直至每天 600~800mg 达最大限制剂量。年龄大于 65 岁的患者对药物不良反应的耐受性较差，尤其是镇静、便秘、疲劳、末梢神经元病变不良反应，其可耐受的中位剂量为 400mg/d[165]，而年轻患者可耐受的中位剂量为 800mg/d。当每日剂量小于 400mg/d 时，剂量累积可导致末梢神经元病变、感觉异常，给进一步的治疗带来困难，但是减少剂量或停药后这些症状可改善。为了避免产生过度的镇静作用，常早晚分次给药，或者晚上单次给药。其他的副作用包括皮疹、头晕、体位性低血压、中性粒细胞减少症、情绪改变或抑郁以及恶心等，过敏反应以及心动过缓也有报道。极少数患者可能发生间质性肺炎或暴发性肝功能衰竭。

沙利度胺联合细胞毒药物或生物制品的试验显示可能会出现难以预期的毒性[166]。沙利度胺联合多柔比星或泼尼松可增加血栓栓塞的概率，同时给予低分子肝素或阿司匹林可以预防该并发症[167]。因其具有致畸性，处

雷那度胺　　沙利度胺

图 20-5　沙利度胺和雷那度胺。

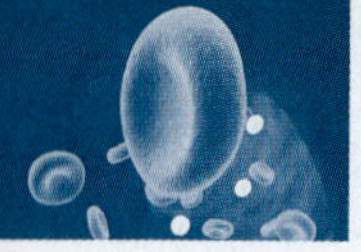

于生育年龄的患者服药期间应该避免怀孕。在一个沙利度胺联合干扰素治疗肾癌的试验中，每周三次皮下注射900万IU的干扰素，13名患者中有4名出现复杂部分性发作和视觉障碍[168]；在一个治疗黑色素瘤的试验中，19名给予低剂量干扰素（每周三次皮下注射150万~300万IU）治疗的患者中有2名发生复杂部分性发作。

在美国，沙利度胺需要经过特殊的内部分配程序，即沙利度胺教育处方安全系统许可方可使用。

沙利度胺的类似物雷那度胺，具有明显的抗骨髓瘤作用，而其镇静作用、便秘和神经毒性作用较弱，但是20%的患者可发生明显的骨髓抑制。雷那度胺已被证实与硼替佐米、泼尼松联合或单独与泼尼松联合具有明显的诱导缓解作用。25mg/d使用21~28天后，其对伴有5q-的骨髓增殖性疾病患者具有明显的作用。有报道指出，对雷那度胺治疗有效的患者具有特征性的基因表达谱[169]。雷那度胺可导致CLL患者发生明显的肿瘤溶解（一种潜在的致命的并发症），尤其是对常规治疗无效的患者。雷那度胺对于那些具有不良细胞遗传学改变（11、17号染色体缺失）的CLL患者同样有效。为了避免发生急性肿瘤溶解和肾功能不全，必须小剂量（起始剂量为2.5~5mg/d，随后逐步增加）使用[170]。雷那度胺很少有严重的肝肾毒性。

同沙利度胺一样，雷那度胺与蒽环类药物或糖皮质激素联用时可导致15%的患者发生血栓栓塞。虽然缺乏前瞻性试验，雷那度胺联用这两个药物时，应同时给予低分子肝素抗凝[171]。

促分化药物

许多化学药物能诱导恶性肿瘤细胞的分化（或成熟）[172,173]。这些药物中最突出的是维生素A家族成员（胡萝卜烯类和视黄醛）、维生素D和它的类似物，苯乙酸、低浓度细胞毒药物（如羟基脲）、DNA甲基化抑制剂如5-氮杂胞苷和5-氮脱氧杂胞苷或地西他滨和组蛋白去乙酰化抑制剂如硼替佐米（万珂），缩酚酸肽和各种苯酰胺类[174]。此外，生物制剂如干扰素和白介素可诱导恶性细胞与正常细胞的分化，但在人类的抗肿瘤的分化治疗中的作用尚不能确定，因为它们具有多种生物功能。

■ 类视黄醇

作为第一种通过促分化在抗肿瘤治疗中有效的药物，全反式维甲酸（all-*trans*-retinoic acid，ATRA）可使大部分急性早幼粒细胞白血病（acute promyelocytic leukemia，APL）患者获得完全缓解，并已成为治疗和治愈该种疾病的标准治疗方案的重要组成部分[175]。ATRA是通过结合到一种核受体上发挥作用的，这种受体是维甲酸α受体（RARα）与其伴侣类视黄醇X受体结合形成的异二聚体。在APL中，由于特异性t（15；17）染色体的易位形成异常的融合蛋白，该蛋白是由RARα受体和独特的转录因子蛋白（PML基因产物）形成的[176]。这种异常融合蛋白对类视黄醇的亲和力比正常野生型蛋白要低。高浓度的类视黄醇能取代共抑制物从而与融合蛋白结合，并激活重要的分化因子如CEBPA和PU.1[177]。APL染色体易位形成的异常融合蛋白可形成多种同-或异-二聚体，干扰基因表达和促进白血病细胞自我更新，抑制凋亡和DNA修复，促进白血病的病程。在实验研究中，对ATRA促分化活性的耐药是由于PML-RARα基因的突变或丢失维甲酸结合位点，表明融合基因产生的蛋白在维甲酸治疗中发挥重要作用，若转染功能性RARα基因可恢复对药物的敏感性[178]。

ATRA通常在服药后1~2小时到达最高血清浓度300ng/ml，治疗APL患者采用的剂量是每天25~45mg/m^2，直至患者获得完全缓解[179]。ATRA还与6-MP、MTX和Ara-C联合用于APL的维持治疗。在最初的治疗中，ATRA的血浆半衰期小于1小时，但随着连续给药，药物的清除率会明显加速，这可能是造成ATRA耐药的一个因素。诱导CYP26A-1介导的代谢可能是这种加速排泄的原因，因此导致ATRA单药治疗时出现较高的疾病复发率[180]。ATRA的基本毒性和其他类视黄醇类药物和维生素A相似，主要是引起皮肤干燥、唇炎、中度可逆的肝脏功能障碍、骨骼压痛和X线检查示骨肥大、高钙和高脂血症，偶尔出现假性脑瘤。咪唑类抗真菌药物能阻止ATRA的降解导致高钙血症和肾功能障碍。另外，大约15%的APL患者，尤其是初始白细胞计数大于5×10^9/L，治疗过程中会出现维甲酸综合征，表现为白细胞增多综合征、发热、神志改变、胸膜和心包积液及呼吸衰竭。白细胞增多症是由于ATRA治疗后外周血中成熟白血病细胞数量快速增加，白血病细胞表面整合素表达增加和分泌细胞因子。白细胞计数大于20×10^9/L的患者，容易出现胸膜、心包积液和周围性水肿，病程进展快，可能因呼吸窘迫、心衰和肾功能不全引起死亡。无对照研究报道大剂量糖皮质激素可能逆转这些病症，因为这些病症是由白细胞黏附和小血管的功能障碍和（或）细胞因子的释放引起的[182]。在细胞毒性化疗药物诱导治疗期间，早期应用地塞米松（10mg，一天两次，使用3天或以上），可能减少维甲酸综合征的发生。

■ 三氧化二砷

在20世纪30年代，砷剂就用来治疗慢性髓细胞白血病和其他的恶性肿瘤，但收效甚微。自1992年中国哈尔滨医科大学血液病研究所利用三氧化二砷（arsenic trioxide，As_2O_3）治疗复发的APL显示令人震惊的疗效后，三氧化二砷对多发性骨髓瘤和骨髓增生异常综合征均显示良好治疗效果[183,184]。三氧化二砷作用机制可能是能促进自由基的产生[185]。它能抑制机体对自由基的解毒和使机体重要的自由基清除剂谷胱甘肽失活[186]。它能促进PML-RARα融合蛋白的降解[187]和上调P53和凋亡前体蛋白的表达。三氧化二砷在APL细胞中的累积作用是诱导APL细胞分化和促进凋亡。此外它还有抗血管生成的作用。这些作用使三氧化二砷对许多但不是所有的肿瘤细胞具有抗肿瘤活性。在对ATRA和传统化疗耐药的APL患者中，三氧化二砷治疗能达到令人惊奇的持续的完全缓解率，因此目前已经用于APL的初始治疗[186]。

三氧化二砷的使用剂量是10mg/d持续使用60天或直至骨髓达到缓解，缓解后3周开始巩固治疗。用药剂量为0.15mg/(kg·d)，共用25天，每隔3~6周使用1疗程，完全缓解出现在用药后的2~3个月，伴有白血病细胞的分化，治疗2周后出现外周血中白细胞增多[188]。三氧化二砷在治疗APL中的副作用是引起高血糖、肝酶增高和低血钾，但是不需中断治疗。偶尔有患者发生疲劳、感觉迟钝和头晕。大约10%的患者会出现肺应激综合征，症状类似维甲酸综合征，经糖皮质激素、给氧和暂时停药症状可缓解。三氧化二砷能导致QT间期延长，罕见引起房性和室性心律失常。在三氧化二砷的治疗过程中，维持正常血钾浓度很重要，避免使用其他可能引起QT间期延长的药物，如大环内酯类药物、美沙酮或奎尼丁。

三氧化二砷治疗中偶尔会出现逆转性室性心动过速，一旦心律失常和血流动力学指标持续存在需立即静脉注射硫酸镁，维持血钾浓度和除颤[189]。

来自中国的初始研究表明，最大血浆浓度是 5.5~7.3μM，少部分药物和甲基化代谢产物从尿液排泄，其余药物保留在组织中[190]。

组蛋白去乙酰化抑制剂

目前最新批准于临床治疗血液系统恶性肿瘤的促分化药物是伏立诺他（vironoatat）或 SAHA（suberoylanilide hydroxamic acid，辛二酰苯胺异羟肟酸）[191]。伏立诺他来源于一系列二位极性化合物和 Zn^{2+} 的螯合物，因此能抑制 Zn^{2+} 依赖的组蛋白去乙酰化酶（histone deacetylases，HDACs）的活性。组蛋白去乙酰化酶（HDACs）抑制剂能将染色质上赖氨酸的氨基去乙酰基，促进染色质和 DNA 紧密结合从而抑制基因的表达，HDACs 抑制剂如伏立诺他能解除 DNA 与染色质的紧密结合，从而促进 DNA 的转录，导致肿瘤细胞分化和凋亡，但对正常组织作用较小。伏立诺他同样能抑制非组蛋白去乙酰化，但其活性作用尚不明确。

FDA 批准伏立诺他应用于临床是基于其能诱导 30% 的经过 2 疗程其他治疗病情仍继续进展的皮肤 T 细胞淋巴瘤（cutaneous T cell lymphoma，CTCL）达到部分或完全缓解[192]。400mg/d 口服需用药 55 天后才能出现反应，持续缓解的中位时间是 5.5 个月。伏立诺他被葡萄苷酸化和脂肪族侧链的氧化后而失活。母体化合物的半衰期是 2 小时，但是口服给药 10 小时后组蛋白仍保持高度的乙酰化。

伏立诺他的毒性作用较小，主要引起轻度到中度的疲劳、腹泻、贫血和轻度血小板减少。临床上 6% 的患者会出现严重的血小板减少，异羟肟酸能引起 QT 间期延长，但伏立诺他的初始治疗研究未报道心律失常。

其他 HDAC 抑制剂，包括缩肽酚，一种天然合成物，能诱导 CTCL 和外周 T 细胞淋巴瘤患者产生持续的反应，目前已进入临床评估后期。缩肽酚能使接受过其他药物治疗的皮肤 T 细胞瘤患者 30%~40% 获得缓解，已批准应用于皮肤 T 细胞瘤的治疗。其毒性包括心电图 T 波改变和 QT 间期延长，轻度的骨髓抑制和发热。

特异性靶点的小分子化合物

■ BCR-ABL 酪氨酸激酶抑制剂

伊马替尼（格列卫）是第一个用于肿瘤治疗并取得显著疗效的分子靶向药物，伊马替尼是 ABL 酪氨酸激酶抑制剂，可以抑制慢性髓细胞白血病（chronic myelogeneous leukemia，CML）特征性 ABL 突变型产生的 BCR-ABL 融合蛋白。这个药物针对性的对 CML 患者 t（9；22）染色体易位及其产生的 BCR-ABL 融合蛋白有效。实验证实，BCR-ABL 融合单分子事件即可独立产生生长因子并引起肿瘤发生，维持肿瘤生长[193]。经过对酪氨酸激酶抑制剂进行高通量筛选，伊马替尼被科学家选出在 Ciba-Geigy 公司（后来在诺华公司）进行临床试验。广泛的Ⅲ IRIS 临床试验（干扰素与 STI571 随机对照临床研究）证实服用伊马替尼的大部分患者可以获得持续缓解。基于可喜的试验结果，伊马替尼在 2001 年被批准用于治疗 CML，成为第一个分子靶向治疗药物[194,195]。此后，另外两个药物达沙替尼（sprycel）和尼罗替尼（tasigna）也被批准用于治疗伊马替尼耐药或不耐受的患者（表 20-5）。

作用机制

伊马替尼、尼罗替尼、达沙替尼（图 20-6）均为 BCR-ABL 激酶抑制剂，同时抑制 c-KIT 激酶[196]，而 c-KIT 激酶是伊马替尼治疗胃肠间质瘤的靶点[197]。另外伊马替尼还作用于异常激活的血小板生长因子受体，用于治疗嗜酸性粒细胞增多症[198]、

表 20-5 酪氨酸激酶抑制剂治疗 CML

	靶点	独特的药代动力学	清除机制	半衰期	剂量	药物相互作用	毒性反应
伊马替尼	BCR-ABL，c-Kit，血小板来源生长因子受体（PDGFR）	90% 生物利用度通过 OCT-1 转运	肝脏清除 严重的肝肾损伤需调整剂量	18 小时	每天一次 每次 400~800mg	CYP3A4 诱导剂（地塞米松、苯妥英、卡马西平等） CYP3A4 抑制剂（阿瑞吡坦、克拉霉素、伊曲康唑等）	剂量相关的体液潴留、心衰、肝毒性、恶心、呕吐、乏力、腹泄、皮肤反应、骨髓抑制
达沙替尼	BCR-ABL，c-Kit，PDGFR，Src 家族酶	吸收受 pH 影响	肝脏清除	3~5 小时	每天一次每次 100mg 或每天两次每次 70mg	CYP3A4 诱导剂（地塞米松、苯妥英、卡马西平等） CYP3A4 抑制剂（阿瑞吡坦、克拉霉素、伊曲康唑等） 抗酸药、H_2 阻滞剂、质子泵抑制剂	体液潴留（>20%）、包括胸腔积液、心包积液、心衰、肝毒性、恶心、呕吐、乏力、腹泄、皮肤反应、骨髓抑制、QT 间期延长、低磷、低钙
尼罗替尼	BCR-ABL，c-Kit，PDGFR	进食增加生物利用度	肝脏清除	17 小时	每天两次每次 400mg	CYP3A4 诱导剂（地塞米松、苯妥英、卡马西平等） CYP3A4 抑制剂（阿瑞吡坦、克拉霉素、伊曲康唑等） 延长 QT 间期的药物	体液潴留、心衰、肝毒性、恶心、呕吐、乏力、腹泄、腹痛、皮肤反应、骨髓抑制、QT 间期延长、低磷、低钙、血脂肪酶及淀粉酶升高

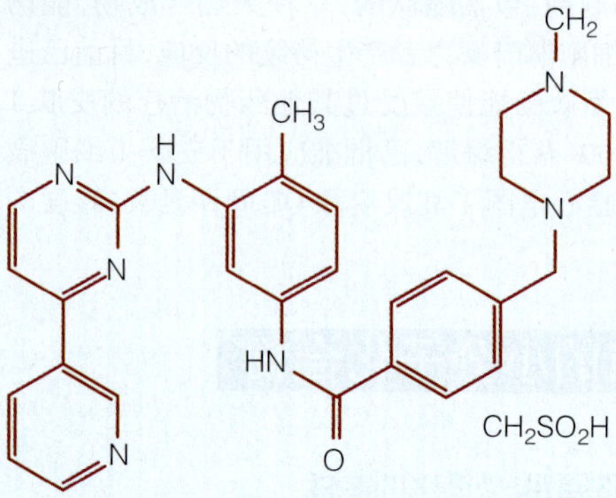

伊马替尼

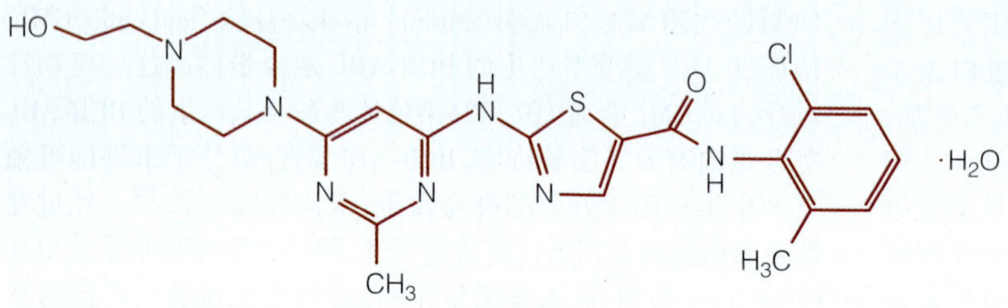

达沙替尼

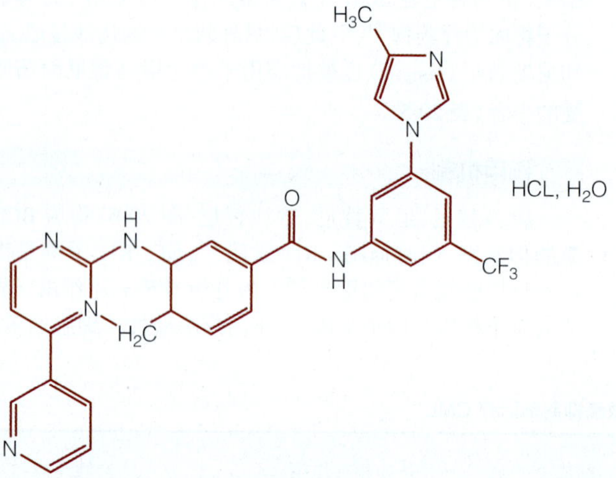

尼罗替尼

图 20-6 BCR/ABL 酪氨酸激酶抑制剂。

慢性单核细胞白血病[199]和皮肤纤维肉瘤[200]。此外，达沙替尼还抑制 CML 患者重要的次要靶点——Src 家族激酶[201]。与伊马替尼[IC_{50}(生长抑制 50% 时浓度)=100nM]相比，达沙替尼[201](IC_{50} ≤ 1nM)与尼罗替尼[202](IC_{50} ≤ 20nM)均为 BCR-ABL 更有效的抑制剂。结晶与诱变实验显示，伊马替尼和尼罗替尼结合于 BCR-ABL 激酶片段结构域，使激酶处于关闭或失活状态，这样激酶就不能与其底物 ATP 结合[202-204]。激酶与伊马替尼结合区域的点突变可以导致耐药白血病细胞的产生。结合区域点突变导致伊马替尼与激酶不能紧密结合，而激酶处于长期活化构象，与底物 ATP 结合。经过结构改造的第二代酪氨酸激酶抑制剂尼罗替尼可以克服耐伊马替尼的 32 种点突变[200-202]。而达沙替尼的独特之处在于它可以同时结合激活与非激活的构型，这也是它能克服耐药的机制之一[201]。

临床药理学

BCR-ABL 激酶抑制剂口服吸收良好，由 CYP3A4 代谢清除。达沙替尼的吸收具有 pH 依赖性，所以可能受 H_2 受体抑制剂与质子泵抑制剂的影响。尼罗替尼的生物利用度在进食后增加，所以该药需要空腹服用。肾功能不全的患者清除延迟，可能是由于肾衰患者 P450 活性减低。少量数据显示伊马替尼脑脊液穿透性差，同一个体脑脊液药物浓度只能达到血药浓度的百分之一[205]。关于尼罗替尼与达沙替尼在脑脊液中的浓度目前还没有相关报道。

这三种药蛋白结合率大于 96%，大部分与 α_1- 酸性糖蛋白结合。α_1- 酸性糖蛋白为一种结合蛋白，在人体中较小鼠含量高[206]，所以在小鼠中研究治疗作用可能会过度暴露药物活性。α_1- 酸性糖蛋白浓度在人体存在很大的个体差异，个体间差异大于四倍，故总的血浆中总的药物浓度与 α_1- 酸性糖蛋白的水平相关。克林霉素可以置换与 α_1- 酸性糖蛋白结合的伊马替尼。在小鼠实验中发现克林霉素可以增加细胞中药物浓度。

酪氨酸激酶三个片段的点突变会引起酪氨酸激酶抑制剂的耐药[207]。最相关的突变是那些在活性构象中保持酶活性与动力学的位点的突变。最常见与临床耐药相关的突变涉及氨基酸 255 与 315，这两个点均是药物的结合点；这些点突变可能会导致伊马替尼与尼罗替尼的高度耐药。达沙替尼与有活性或失活的构象均可结合，可以克服 255 位点的突变导致的耐药，但是 315 点突变仍然不能克服[204]。其他突变影响磷酸化结合区域和域“活化环”导致不同程度的耐药。一些点突变比如在氨基酸 351 和 355 位点点突变可致较低水平伊马替尼耐药，发生以上点突变的肿瘤细胞对高剂量伊马替尼仍然敏感，对尼罗替尼和达沙替尼也敏感[204,208]。这可以解释一些耐药患者加大剂量后取得一定临床疗效。酶诱变实验研究表明，在激酶域以外区域的突变会影响激酶结合蛋白，也可引起耐药，但这些突变在临床耐药中的作用仍不明确[209]。

激酶点突变引起的耐药可以在用药前的一些临床患者检测到，特别是一些 Ph 染色体阳性的 ALL 患者[210,211]，或 CML 进展至急性期的患者。这个发现有力地支持了耐药细胞的突变为自然发生，通过药物暴露的进一步选择而最终产生这一假说。在一些服用伊马替尼的 CML 患者中可检测到突变，包括三分之一是在加速期或慢性晚期(诊断超过 4 年)[212]。大多数突变患者在检测到突变时已经发生耐药或者检测到后不久即发生了耐药。在磷酸化结合环发生突变后疾病进展迅速，多数在 4 个半月内死亡。

除了激酶突变，在一些治疗耐药的患者肿瘤标本中也检测到野生型激酶基因的扩增，从而导致激酶的过表达[213]。实验表明，编码药物泵出蛋白的 MDR 基因与伊马替尼的耐药相关[214]。但目前这个机制尚未在临床发现。除了泵出机制，流入机制也起很重要的作用。近期的研究表明，伊马替尼是通过阳离子转运体 -1（organic cation transporter-1，OCT-1）转运，该通路的下调可能会引起耐药的发生，而尼罗替尼与达沙替尼则无关[215]。

不是所有的耐药都可以用激酶的扩增或突变或药物动力学因素来解释。在 CML 接受伊马替尼治疗的患者中出现携带有骨髓发育不良细胞核型的 Ph 染色体阴性克隆引起越来越多的关注，据报道少数患者进展为骨髓发育不良和 AML[216,217]。目前治疗慢粒耐药新的药物正在进行中，比如研究组蛋白去乙酰化酶抑制剂、热休克蛋白抑制剂和第三代激酶抑制剂等。

副作用

伊马替尼、达沙替尼、尼罗替尼毒副作用很小。三种药物均可引起轻度的胃肠道反应包括腹泻、恶心和呕吐；促进体液潴留包括水肿、浆膜腔积液。达沙替尼引起的水肿比其他药物更严重些[218,219]。尼罗替尼可引起 QT 间期延长，而伊马替尼无此副作用。三个药物均可引起中性粒细胞减少和贫血，可能需要血制品支持、减量或停药。另外，这类药物的三种药都有一定的肝毒性。大多数非血液学副作用是自限性的，可以通过剂量调整而恢复。在副作用事件解决后，大多数情况可以继续服用起始剂量。

■ 硼替佐米

硼替佐米（bortezomib，原先称为 PS-341）具有独特的化学结构与作用机制，在肿瘤化疗领域引起广泛兴趣，目前在多发性骨髓瘤治疗中起重要作用。硼替佐米可以用于治疗复发难治性多发性骨髓瘤[220]，和初治及再次治疗[221]的多发性骨髓瘤以及复发难治的套细胞淋巴瘤[222]。硼替佐米能抑制蛋白酶体 20S 亚基糜蛋白酶样活性，从而打破了骨髓瘤细胞生长和存活调节因子的平衡，导致细胞快速而不可逆的死亡。作为一种新型的蛋白酶体抑制剂，硼替佐米为调节胞内蛋白稳态为多发性骨髓瘤和套细胞淋巴瘤的治疗开辟了新的靶点，也可能用于其他肿瘤的治疗。

作用机制

硼替佐米是一种二肽，硼共价结合于一个对二氮苯基碳酰侧链，然后连接于苯基（图 20-7）。它可以抑制蛋白酶体，而蛋白酶体是细胞内蛋白降解过程的中心调控因子。蛋白酶体包括一个 20S 的核心成分，其具有 3 种不同的蛋白水解活性（类糜蛋白酶活性、类胰蛋白酶活性、肽 - 谷氨酰肽水解酶活性）。硼替佐米可以结合 20S 核心成分 β_5 亚基，从而可逆性的抑制类糜蛋白酶活性（Ki=0.6nM）。这种抑制作用导致未降解的泛素化蛋白在胞内积累，扰乱了氨基酸成分的有序回收。泛素化蛋白的积累导致细胞处于一个应激状态。这也是多发性骨髓瘤细胞对硼替佐米非常敏感的原因，因为骨髓瘤细胞中积累了大量的骨髓瘤蛋白。硼替佐米诱导蛋白酶体底物 I-κB 的积累，并通过 I-κB 抑制核因子（nuclear factor-κB，NF-κB），起到抗多发性骨髓瘤作用。NF-κB 在多发性骨髓瘤病理生理中非常重要，但是蛋白酶体抑制剂的作用并非只是抑制 NF-κB 通路。硼替佐米诱导肿瘤细胞增殖、存活和抗药性相关的负性调控因子包括 I-κB、p21、p27 的积累。这些负性调控因子干扰了肿瘤细胞与邻近间质细胞的黏附连接，下调了细胞因子的产生、抑制了血管生成[223,224]。以上作用结合起来导致了多发性骨髓瘤细胞不可逆的凋亡[223,224]。硼替佐米还可以增加其他化疗药物的敏感性包括烷化剂[225]、蒽环类[226]、沙利度胺及其衍生物[227]、组蛋白脱乙酰酶抑制剂。MDR 系统对硼替佐米排除作用较弱。

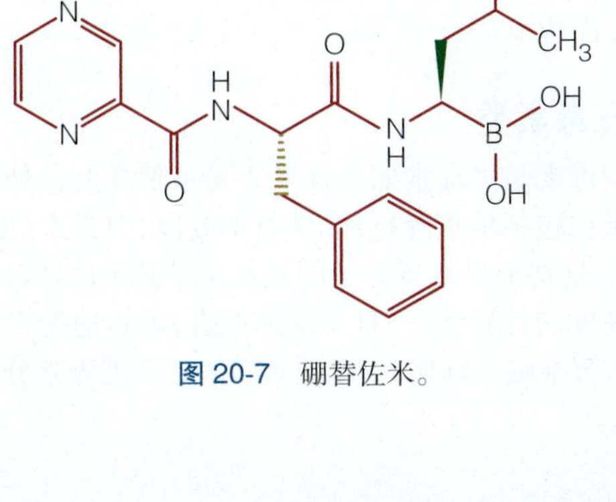

图 20-7　硼替佐米。

临床药理学

硼替佐米标准的治疗方案为：最大的耐受剂量为 $1.3mg/m^2$ 静脉给药，在第 1 天、第 4 天、第 8 天和第 11 天（前 2 周每周用 2 次，中间间歇 10 天）。在临床研究和临床前研究中发现以上药物剂量能够抑制大概 60%~80% 的外周血单个核细胞蛋白酶体功能，抗肿瘤作用与安全性均在可接受的范围[220,221]。以临床应用剂量使用时，血小板减少（血小板数量最低在每个疗程的第 2 周，一般在疗程结束时恢复）、恶心、乏力等副作用均可控制[220,221]。接受硼替佐米治疗的患者中约 15% 会出现疼痛性感觉周围神经病，应该警惕和监测患者的早期症状、并适时地减量。在每次硼替佐米给药后，正常组织中蛋白酶体的功能到停药后 2~3 天才能恢复至正常水平。这就要求两次连续使用硼替佐米的间隔时间至少是 72 小时。

硼替佐米半衰期（$t_{1/2}$）为 5.45 小时，然后经过体内重吸收（此作用或中和蛋白酶体抑制作用），进而由 CYP3A4 和 2D6 羟化。由于硼替佐米母体不经过肾脏排泄，所以肾衰患者服用时不需要减量。目前硼替佐米已经成为许多化疗方案的主要药物，可以与泼尼松、美法仑、雷那度胺、沙利度胺等联用[225-227]。这些联合化疗方案副作用可控，临床反应率较高、持续缓解时间较长，甚至对单药复发 / 耐药的多发性骨髓瘤患者疗效也很乐观。

治疗性单克隆抗体

单克隆抗体是治疗血液恶性疾病中一类重要的药物。淋巴细胞表达一组抗原可以成为单克隆抗体治疗的靶点，如表 20-5 所示。特异性靶点的单克隆抗体的制备方法已十分成熟，即用人肿瘤细胞免疫小鼠后筛选目的抗体的杂交瘤。由于小鼠抗体半衰期短且会诱导产生人抗小鼠的免疫反应，故在用于治疗之前需要人源化。到目前为止，几个抗体已经被 FDA 批准，用于治疗非霍奇金淋巴瘤（non-Hodgkin lymphoma，NHL）和 CLL，其中包括利妥昔单抗和阿仑单抗。单克隆抗体的作用机制包括直接诱导凋亡，抗体介导的细胞毒性作用（antibody-dependent cellular cytotoxicity，ADCC）及补体介导的细胞毒性作用。大部分临床上应用的抗体的重要机制尚不明确。

单克隆抗体也可以通过连接毒素（免疫毒素）、放射性同

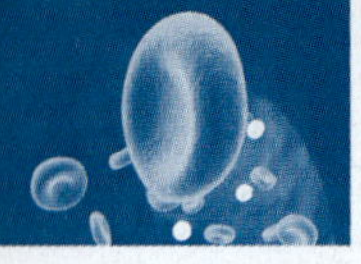

位素或包含另一特异性(双特异性;表 20-6)而进行改造[229-231]。比如,可以在抗 B 细胞淋巴瘤特异性抗体上连接一个抗 CD3 的单克隆抗体,从而结合活化正常的 T 细胞,增强 T 细胞介导的淋巴瘤细胞的溶解。双特异性单抗比如同时具有抗 CD3 与抗 CD19 特异性。B 淋巴细胞淋巴瘤特异性单克隆抗体的应用为一种新型治疗策略的典型,此单抗于 1982 年由 Miller 研究组报道[232]。

表 20-6 基于单克隆抗体的药物

靶向抗原和原始和细胞类型	功能	未标记的	放射性同位素	毒素
CD20:B 细胞	增殖/分化	利妥昔单抗(嵌合体)	^{131}I-托西莫单抗 ^{90}Y-替伊莫单抗	无
CD22:B 细胞	活化	依帕珠单抗(人源化)	LL2 ^{131}I LL2 ^{90}Y	BL-22(假单胞菌)
CD52:B 和 T 细胞	未知	阿仑单抗(人源化)	无	无
高亲和力 IL-R(CD25α 亚基):B 细胞、T 细胞	活化	达克珠单抗(人源化)	无	地尼白介素-2(白喉毒素)

单纯的单克隆抗体

利妥昔单抗

利妥昔单抗是第一个被 FDA 批准的治疗性单抗,包含人的免疫球蛋白 G_1 和小鼠源性的可变区(kappa 区)。利妥昔单抗是靶向 B 细胞抗原 CD20 的单克隆抗体。CD20 表达于正常 B 细胞及 90% 以上的 B 淋巴细胞肿瘤,从前 B 细胞至最终分化为浆细胞,各个阶段均有表达[233]。尽管用不同类型抗 CD20 单抗与 B 细胞共孵育对 B 细胞细胞周期有不同的作用,但到目前为止,CD20 的生物学功能仍不明确[234,235]。单抗与 CD20 结合后产生跨膜信号进而产生一系列分子事件,包括自磷酸化、激活丝氨酸/酪氨酸蛋白激酶,诱导癌基因 c-myc 及主要组织相容性抗原复合Ⅱ的表达[236]。CD20 可促进 Ca^{2+} 跨膜传导,作为 Ca^{2+} 通道可能是 CD20 作用之一[237]。以上研究表明,CD20 在 B 细胞的自身分化调节中起重要作用,但上述研究并没有阐明 CD20 及其配体怎样不依赖于 ADCC 或补体介导途径而介导细胞死亡。

利妥昔单抗首先被批准用于单剂治疗复发惰性淋巴瘤,但是其他治疗的临床试验也在进行中:①与化疗结合治疗初发的滤泡状淋巴瘤及弥漫大 B 淋巴瘤;②与化疗联合用于其他非霍奇金淋巴瘤的治疗包括套细胞淋巴瘤、Waldenström 巨球蛋白血症及边缘性淋巴瘤[238];③与补救性化疗相结合治疗许多惰性及进展性的 B 细胞 NHL[240,241]。利妥昔单抗被证实可以延长缓解时间、提高总的生存率。

不论是单用还是与化疗联用,利妥昔单抗均给予四次,剂量为 375mg/m²。作为单药治疗时,采用维持剂量每周给一次,共四周。其半衰期大约为 22 天[242]。治疗前给予组胺药物、对乙酰氨基酚及糖皮质激素已成为预防输入反应的标准措施。在首次给予时,输注速度要由慢逐渐加快以预防输入反应。输注时开始速度调节为 50mg/h,如果没有输注反应,可以每 30 分钟提高 50mg/h,最大输注速度为 400mg/h。如果首次给予没有输注反应,再次给予时起始速度可以调节为 100mg/h,然后每 30 分钟增加 100mg/h,最大输注速度为 400mg/h。循环肿瘤细胞负荷高的患者肿瘤溶解综合征发生风险大,在治疗第 1 天应将剂量减至 50mg/m² 以预防肿瘤溶解综合征,剩余的药量可以在第 3 天给予。

CD20 表达下调、ADCC 作用受损、补体活性下降、信号传导和凋亡作用受限及血药浓度过低都会导致对利妥昔单抗耐药[228,243]。在复发的惰性 B 细胞 NHL 研究中提示较高利妥昔单抗的血药浓度与反应率呈正相关,提示部分患者可以通过增加药物剂量可以克服耐药。抗体 Fc 段负责激活补体,其两个受体 FcγRⅢa 与 FcγRⅡa 的多态性可以预测利妥昔单抗单用治疗滤泡性淋巴瘤的临床反应,但以上两个受体的多态性却不能预测慢性淋巴细胞白血病患者的治疗反应[245,246]。

毒性 由于利妥昔单抗具有鼠源性的片段,所以会引起输注反应,如未给予抗组胺药物预防,输注反应可能威胁生命。给予药物预防,输注反应一般比较轻微,包括发热、寒战、咽喉瘙痒、荨麻疹、轻度的血压升高,以上所有症状可以通过减慢输入速度而减轻或避免。极少数的病例给予利妥昔单抗会导致严重的皮肤黏膜反应(Stevens-Johnson 综合征)。作为一种免疫抑制剂,利妥昔单抗可能会激活乙型肝炎病毒,所以推荐在起始治疗之前筛选,检测患者肝炎病毒的感染情况。利妥昔单抗还可导致致命性的、由 Jacob-Creutzfeldt 病毒感染引起的多灶性白质脑病[248]。低丙种球蛋白血症和中性粒细胞的延迟恢复也可能于治疗后 1~5 个月内发生[249,250]。

阿仑单抗

阿仑单抗(campath)是一种靶向于抗原 CD52 的人源化的单克隆抗体。CD52 表达于正常中性粒细胞、淋巴细胞以及大部分 B 细胞、T 细胞淋巴瘤[251]。CD52 表达水平合适且表达不会随抗体的结合而变化,使其成为结合单克隆抗体治疗的理想靶标。阿仑单抗可以通过 ADCC 作用及补体依赖途径诱导细胞死亡[25]。阿仑单抗主要用于治疗低毒恶性淋巴瘤和 CLL,特别是对氟达拉滨耐药的患者[252,253]。多项研究结果显示,阿仑单抗治疗耐药的 CLL 患者总体反应率约为 38%,完全缓解率为 6%。对于初治的 CLL 患者,阿仑单抗治疗的总体反应率为 83%,完全缓解率为 24%[253]。主要的不良反应包括急性输注反应、正常中性粒细胞和淋巴细胞的减少(表 20-7)。机会性感染是治疗中严重的威胁,特别是之前接受过氟达拉滨治疗的患者[254,255]。在接受单抗治疗中,应给予患者预防卡氏肺囊虫及疱疹病毒感染的药物,同时检测巨细胞病毒的感染情况。关于阿仑单抗联合化疗治疗 T 细胞淋巴瘤发生严重感染并发症的情况研究尚较少[255]。

免疫毒素类

免疫毒素是将毒素如蓖麻素 A 链或假单胞菌外毒素结合于免疫蛋白包括单克隆抗体、单抗 Fab 段、白介素(见表 20-6,表 20-7)。这些免疫毒素分子的优点在于其蛋白针对受体或抗原具有高度的特异性,一旦与受体结合,就迅速携带其结合的毒素进入靶细胞。例如,一个颇具潜力的免疫毒素分子由单链

表 20-7　美国 FDA 批准的单克隆抗体药物的剂量和毒性

药物	机制	剂量和用法	主要毒性反应
利妥昔单抗	抗体介导的毒性反应、补体激活、诱导凋亡	375mg/m² IV，每周一次 ×4 周	输注相关；迟发型中性粒细胞减少
阿仑单抗	补体激活、抗体介导的毒性反应、可能诱导凋亡	按比例升高 3、10、30mg/m² IV，TIW 然后 30mg/m² IV TIW 4~12 周	输注相关毒性如发热、皮疹和呼吸困难；T 细胞去除、增加感染
^{90}Y- 替伊莫单抗	靶向放射治疗	0.4mCi/kg IV	血液学毒性、脊髓发育不良
^{131}I- 托西莫单抗	靶向放射治疗	根据个体剂量测定给予	血液学毒性、脊髓发育不良
地尼白介素 -2	靶向的白喉毒素抑制蛋白合成	9~18μg/(kg·d) IV ×5 天，每 21 天一个疗程	发热、关节痛、乏力、低血压

可变区片段与一段 38kDa 大小的假单胞菌外毒素 A(PE38)的片段通过生物工程合成。此分子针对难治的毛细胞白血病具有特殊疗效，但目前这个免疫毒素尚未被 FDA 批准[256]。

地尼白介素 -2

地尼白介素 -2(denileukin diftitox，Ontak，DAB389 IL-2)为 IL-2 与具有催化活性的白喉毒素的结合物[257]。毒素片段携带其偶联蛋白(IL-2)穿入靶细胞，而 IL-2 与人 IL-2 受体(interleukin-2 receptor，IL-2R)高亲和结合。肿瘤性的 B 细胞或 T 细胞表达高亲和力的 IL-2R，但正常、静息的 T 细胞则不表达，在抗原活化后表达上调。高亲和力 IL-2R 在组织中的限制性表达使其成为肿瘤治疗一个可选靶标。地尼白介素 -2 可引起高敏反应、血管渗透综合征和一些常见的不良反应包括发热、寒战和乏力等，给予糖皮质激素预防可以减少以上副作用。地尼白介素 -2 也可能引起色觉消失、视力下降。在接受治疗后，几乎所有接受治疗的患者体内均可检测到地尼白介素 -2 抗体，但是仍然不能排除连续治疗的临床获益。再次输注治疗时，由于抗体的产生，地尼白介素 -2 的清除率增加了 2~3 倍，但其血清浓度仍大于那些表达 IL-2R 的细胞株介导细胞死亡所需浓度(1~10ng/ml，作用超过 90 分钟)。有 IL-2 或白喉毒素过敏史的患者禁用。

在一项随机双盲对照Ⅲ期临床试验研究中，144 位严重的、一线治疗失败的 CTCL 患者接受地尼白介素 -2 治疗，剂量为每天 18μg/kg，结果显示，其总体反应率为 49.1%[258]。地尼白介素 -2 于 2008 年被美国 FDA 批准用于临床治疗复发的 CTCL 患者。地尼白介素 -2 在其他类型 T 淋巴细胞淋巴瘤及在急性移植物抗宿主病(graft-versus-host disease，GVHD)中的作用仍在临床试验中。

维生素 A 类似物、贝沙罗汀(bexarotene)可以增加恶性 T 细胞高亲和力 IL-2R 的表达水平，这项发现推动了这些药物联合应用的研究。

卡奇霉素 - 吉妥单抗

除未进行任何标记的单抗、放射标记的单抗，化学试剂也可以与单抗结合，作为治疗的选择。化学试剂通常对人体是致命性的，与单抗结合后可以靶向表达相关抗原的特异性组织。这项技术的成功取决于抗体 - 毒素连接物的稳定性、与肿瘤结合的特异性及与抗原结合后被内吞、向细胞内释放化学物质的能力。卡奇霉素 - 吉妥单抗(gemtuzumab ozogamicin，Mylotarg)是由人源化的小鼠单抗共价结合化学毒素卡奇霉素而制成。此抗体可与 CD33 结合，CD33 在超过 90% 的 AML 患者中均有表达，但是不表达于骨髓造血干细胞(尽管在髓系祖细胞中有表达)。卡奇霉素在细胞内与单抗分离、释放，结合于 DNA 的小凹，介导断链和 Caspase-9 依赖的细胞凋亡[260]。卡奇霉素的激活依赖于内源性二硫化物的减少，产生双自由基，与 DNA 链另一端的脱氧核糖结合[261]。

此抗体 - 毒素结合物治疗复发的 AML 患者，剂量为 9g/m²，治疗 3 个周期，间隔时间为两周，可以获得 30% 的完全缓解率[262]。绝大多数患者需要 2~3 个疗程才能达到完全缓解。卡奇霉素 - 吉妥单抗目前已批准用于治疗年龄大于 60 岁、第一次复发而不适合采用其他治疗的患者。其主要的毒性包括：骨髓抑制(所有接受治疗的患者)、肝损(约 30%~40% 的患者发生，表现为胆红素升高、肝酶升高)。卡奇霉素 - 吉妥单抗治疗后，患者在后续的清髓治疗或大量化疗中，可能出现一种肝静脉闭塞综合征临床表现类似的不良反应[263,264]。引起肝损原因可能为直接损伤了肝窦而不是小静脉。在采用卡奇霉素 - 吉妥单抗治疗后接受造血干细胞移植的患者给予去纤苷(defibrotide)可能对严重、致命性肝损具有预防作用[265]。诱导缓解方案中包含卡奇霉素 - 吉妥单抗，会延长患者骨髓抑制时间、特别是血小板恢复时间[266]。卡奇霉素 - 吉妥单抗联合 AML 的标准方案诱导缓解，治疗老年或年轻患者的临床试验都在进行中[266-269]。

卡奇霉素 - 吉妥单抗的药物代谢动力学目前还不是十分明确。部分游离的毒素释放入外周血，在肝脏中降解，这也可能是其肝毒性的原因之一。美罗塔(mylotarg)耐药可能由于肿瘤细胞通过 MDR 转运体将卡奇霉素外排，CD33 单抗的表达调节[270]，不能饱和高密度表达 CD33 抗原的肿瘤细胞等等[271]。

■ 放射免疫结合物

放射免疫结合物使单克隆抗体将放射性颗粒运输至特异性靶向肿瘤细胞(见表 20-6，表 20-7)[229,230]。^{131}I 应用性好、价格低廉、与抗体连接容易，是最常用的放射性物质。^{131}I 产生的 γ 射线可以用于成像与治疗，但由于其释放游离的 ^{131}I 和 ^{131}I-酪氨酸，对医护人员造成损伤。β 射线发射体(^{90}Y)由于其能量高、射程长、对大块肿瘤有效，可能成为有效的 ^{131}I 替代物。它同样具有半衰期短、与单抗结合牢固甚至在细胞内吞后仍牢固结合，对于门诊患者使用更加安全。鼠单抗不论是结合 ^{131}I(tositumomab，Bexxar)还是 ^{90}Y(ibritumomab tiuxetan，Zevalin)对于复发的淋巴瘤患者都有 65%~80% 的反应率[229,230,272]。以上药物治疗均需要肿瘤科医生与放射科医生的密切协作。泽娃

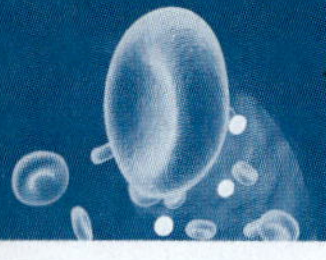

灵(Zevalin)或Bexxar的给药均需要两步:首先是给予一个测试剂量来检测生物分布和计算用药剂量,然后再正式开始给予治疗剂量。在每一步中,未标记的抗体首先给予以饱和非肿瘤结合区。在给予泽娃灵时,利妥昔单抗的起始剂量可作为泽娃灵单抗连接^{111}铟的成像剂量。在经过几天间歇后,通过γ相机收集成像。一旦将结合物的生物分布确定下来,第二次给予时非结合的利妥昔单抗饱和低亲和力结合位点,而适量的^{90}Y结合的泽娃灵单抗给予并分布于肿瘤高亲和力的位点。Bexxar单抗的给予遵循类似的剂量测量原则,然后给予正式治疗。这些放射免疫结合物会产生少量的副作用,比如放射性核素相关的骨髓抑制。然而,继发白血病阻止了免疫放射治疗的广泛应用。目前抗CD20放射免疫结合物作为化疗后的巩固治疗或在干细胞移植前减轻肿瘤负荷的临床研究正在进行中。

翻译:肖浩文

校对:黄 河

参考文献

1. Goodman LS, Wintrobe MM, Dameshek W, et al: Nitrogen mustard therapy: Use of methyl bis (B-chlorethyl) amino hydrochloride for Hodgkin's disease, lymphosarcoma, leukemia and certain allied and miscellaneous disorders. *JAMA* 132:126, 1946.
2. Farber S, Diamond LK, Mercer RD, et al: Temporary remissions in acute leukemia in children produced by folic acid antagonist, 4-aminopteroylglutamic acid (aminopterin). *N Engl J Med* 238:787, 1948.
3. Devita V, Serpick A, Carbone P: Combination chemotherapy in the treatment of advanced Hodgkin's disease. *Ann Intern Med* 73:881, 1970.
4. Druker BJ, Tamura S, Buchdunger E, et al: Effects of a selective inhibitor of the ABL tyrosine kinase on the growth of BCR-ABL positive cells. *Nat Med* 2:561, 1996.
5. Shah NP, Skaggs BJ, Branford S, et al: Sequential ABL kinase inhibitor therapy selects for compound drug-resistant BCR-ABL mutations with altered oncogenic potency. *J Clin Invest* 117:2562, 2007.
6. Tallman MS: Treatment of relapsed or refractory acute promyelocytic leukemia. *Best Pract Res Clin Haematol* 20:57, 2007.
7. Slamon DJ, Leyland-Jones B, Shak S, et al: Use of chemotherapy plus a monoclonal antibody against HER2 for metastatic breast cancer that overexpresses HER2. *N Engl J Med* 344:783, 2001.
8. Vokes EE, Schilsky RL, Weichselbaum RR, et al: Induction chemotherapy with cisplatin, fluorouracil, and high-dose leucovorin for locally advanced head and neck cancer: A clinical and pharmacologic analysis. *J Clin Oncol* 8:241, 1990.
9. Seitz JF, Giovanni M, Padaut-Cesana J, Fuentes C: Inoperable nonmetastatic squamous cell carcinoma of the esophagus managed by concomitant chemotherapy (5-fluorouracil and cisplatin) and radiation therapy. *Cancer* 66:214, 1990.
10. Sauer R, Becker H, Hohenberger W, et al: Preoperative versus postoperative chemoradiotherapy for rectal cancer. *N Engl J Med* 351:1731, 2004.
11. Leichman L, Nigro N, Vaitkevicius VK, et al: Cancer of the anal canal: Model for preoperative adjuvant combined modality therapy. *Am J Med* 78:211, 1985.
12. Omura GA, Bundy BN, Berek JS, et al: Randomized trial of cyclophosphamide plus cisplatin with or without doxorubicin in ovarian carcinoma: A Gynecologic Oncology Group study. *J Clin Oncol* 7:457, 1989.
13. Bruno R, Hille D, Riva A, et al: Population pharmacokinetics/pharmacodynamics of docetaxel in phase II studies in patients with cancer. *J Clin Oncol* 16:187, 1998.
14. Maheswaran S, Sequist LV, Nagrath S, et al: Detection of mutations in EGFR in circulating lung-cancer cells. *N Engl J Med* 359:366, 2008.
15. Kruh GD, Zeng H, Rea PA, et al: MRP subfamily transporters and resistance to anticancer agents. *J Bioenerg Biomembr* 33:493, 2001.
16. Boorst P, Oude Elferink R: Mammalian ABC transporters in health and disease. *Annu Rev Biochem* 71:537, 2002.
17. Goker E, Waltham M, Kheradpour A, et al: Amplification of the dihydrofolate reductase gene is a mechanism of acquired resistance to methotrexate in patients with acute lymphoblastic leukemia and is correlated with p53 gene mutations. *Blood* 86:677, 1995.
18. Nimmanapalli R, Bhalla K: Mechanisms of resistance to imatinib mesylate in Bcr-Abl-positive leukemias. *Curr Opin Oncol* 14:616, 2002.
19. Fink D, Aebi S, Howell S: The role of DNA mismatch repair in drug resistance. *Clin Cancer Res* 4:1, 1998.
20. Kirsch D, Kastan M: Tumor-suppressor p53: Implications for tumor development and prognosis. *J Clin Oncol* 16:3158, 1998.
21. Holleman A, den Boer ML, de Menezes RX, et al: The expression of 70 apoptosis genes in relation to lineage, genetic subtype, cellular drug resistance, and outcome in childhood acute lymphoblastic leukemia. *Blood* 07:769, 2006.
22. Leong KG, Wang B-E, Johnson L, Geo W-Q: Generation of a prostate from a single adult stem cell. *Nature* 456:804, 2008.
23. Diehn M, Cho RW, Lobo NA, et al: Association of reactive oxygen species levels and radioresistance in cancer stem cells. *Nature* 458:780, 2009.
24. Moscow JA, Connolly T, Myers TG, et al: Reduced folate carrier gene (RFC1) expression and anti-folate resistance in transfected and non-selected cell lines. *Int J Cancer* 72:184, 1997.
25. Barrado JC, Synold TW, Laver J, et al: Co-administration of probenecid, an inhibitor of a cMOAT/MRP-like plasma membrane ATPase, greatly enhanced the efficacy of a new 10-deazaaminopterin against human solid tumors *in vivo*. *Clin Cancer Res* 6:3705, 2000.
26. Zhao R, Qiu A, Tsai E, et al: The proton-coupled folate transporter: Impact on pemetrexed transport and on antifolates activities compared with the reduced folate carrier. *Mol Pharmacol* 74:854, 2008.
27. Galpin A, Schuetz J, Mason E, et al: Differences in folylpolyglutamate synthetase and dihydrofolate reductase expression in human B-lineage versus T-lineage leukemic lymphoblasts: Mechanisms for lineage differences in methotrexate polyglutamylation and cytotoxicity. *Mol Pharmacol* 52:155, 1997.
28. Masson E, Relling MV, Synold TW, et al: Accumulation of methotrexate polyglutamates in lymphoblasts is a determinant of antileukemic effects *in vivo*. A rationale for high-dose methotrexate. *J Clin Invest* 97:73, 1996.
29. Synold TW, Relling MV, Boyett JM, et al: Blast cell methotrexate polyglutamate accumulation *in vivo* differs by lineage, ploidy, and methotrexate dose in acute lymphoblastic leukemia. *J Clin Invest* 94:1996, 1994.
30. Cheng Q, Wu B, Kager L, et al: A substrate specific functional polymorphism of human gamma-glutamyl hydrolase alters catalytic activity and methotrexate polyglutamate accumulation in acute lymphoblastic leukaemia cells. *Pharmacogenetics* 14:557, 2004.
31. Longo GS, Gorlick R, Tong WP, et al: Gamma-glutamyl hydrolase and folylpolyglutamate synthetase activities predict polyglutamylation of methotrexate in acute leukemia. *Oncol Res* 9:259, 1997.
32. Ge Y, Haska CL, LaFiura K, et al: Prognostic role of the reduced folate carrier, the major membrane transporter for methotrexate, in childhood acute lymphoblastic leukemia: A report from the Children's Oncology Group. *Clin Cancer Res* 13:451, 2007.
33. Assaraf YG, Rothem L, Hooijberg JH, et al: Loss of multidrug resistance protein 1 expression and folate efflux activity results in a highly concentrative folate transport in human leukemia cells. *J Biol Chem* 278:6680, 2003.
34. Stoller RG, Hande KR, Jacobs SA, et al: Use of plasma pharmacokinetics to predict and prevent methotrexate toxicity. *N Engl J Med* 297:630, 1977.
35. Evans W, Crom W, Abromowitch M, et al: Clinical pharmacodynamics of high-dose methotrexate in acute lymphocytic leukemia: Identification of a relation between concentration and effect. *N Engl J Med* 314:471, 1986.
36. Wall SM, Johansen MJ, Maloney DA, et al: Effective clearance of methotrexate using high-flux hemodialysis membranes. *Am J Kidney Dis* 28:846, 1996.
37. Schwartz S, Borner K, Müller K, et al: Glucarpidase (carboxypeptidase g2) intervention in adult and elderly cancer patients with renal dysfunction and delayed methotrexate elimination after high-dose methotrexate therapy. *Oncologist* 12:1299, 2007.
38. Shapiro WR, Allen JC, Horten BC: Chronic methotrexate toxicity to the central nervous system. *Clin Bull* 10:49, 1980.
39. Bloomfield CD, Lawrence D, Byrd JC, et al: Frequency of prolonged remission duration after high-dose cytarabine intensification in acute myeloid leukemia varies by cytogenetic subtype. *Cancer Res* 58:4173, 1998.
40. Stam RW, Den Boer ML, Meijerink JPP, et al: Differential mRNA expression of Ara-C sensitivity in MLL gene-rearranged infant acute lymphoblastic leukemia. *Blood* 101:1270, 2003.
41. Neubauer A, Maharry K, Mrózek K, et al: Patients with acute myeloid leukemia and RAS mutations benefit most from postremission high-dose cytarabine: A Cancer and Leukemia Group B study. *J Clin Oncol* 26:4603, 2008.
42. Lamba JK, Crews K, Pounds S, et al: Pharmacogenetics of deoxycytidine kinase: Identification and characterization of novel genetic variants. *J Pharmacol Exp Ther* 323:935, 2007.
43. Kufe DW, Munroe D, Herrick D, et al: Effects of 1-β-D-arabinofuranosylcytosine incorporation on eukaryotic DNA template function. *Mol Pharmacol* 26:128, 1984.
44. Owens JK, Shewach DS, Ullman B, Mitchell RS: Resistance to 1-β-D-arabinofuranosylcytosine in human T-lymphoblasts mediated by mutations within the deoxycytidine kinase gene. *Cancer Res* 52:2389, 1992.
45. Flasshove M, Strumberg D, Ayscue L, et al: Structural analysis of the deoxycytidine kinase gene in patients with the acute myeloid leukemia and resistance to cytosine arabinoside. *Leukemia* 8:780, 1993.
46. Capizzi RL, Powell BL: Sequential high-dose ara-C and asparaginase versus high-dose ara-C alone in the treatment of patients with relapsed and refractory acute leukemias. *Semin Oncol* 14(Suppl 1):40, 1987.
47. Cole BF, Glantz MJ, Jaeckle KA, et al: Quality-of-life-adjusted survival comparison of sustained-release cytosine arabinoside versus intrathecal methotrexate for treatment of solid tumor neoplastic meningitis. *Cancer* 97:3053, 2003.
48. Kern W, Kurrle E, Schmeiser T: Streptococcal bacteremia in adult patients with leukemia undergoing aggressive chemotherapy. A review of 55 cases. *Infection* 18:138, 1990.
49. Herzig RH, Hines JD, Herzig GP, et al: Cerebellar toxicity with high-dose cytosine arabinoside. *J Clin Oncol* 5:927, 1987.
50. Gandhi V: Questions about gemcitabine dose rate: Answered or unanswered? *J Clin Oncol* 25:5691, 2007.
51. Walter RB, Joerger M, Pestalozzi BC: Gemcitabine-associated hemolytic-uremic syndrome. *Am J Kidney Dis* 40(4):E16, 2002.
52. Claus R, Lubbert M: Epigenetic targets in hematopoietic malignancies. *Oncogene* 22:6489, 2003.
53. Ley TJ, DeSimone J, Anagnon NP, et al: 5-Azacytidine selectively increases gamma chain synthesis in a patient with β-thalassemia. *N Engl J Med* 307:1469, 1982.

54. Kantarjian HM, O'Brien S, Cortes J, et al: Results of decitabine (5-aza-2′-deoxycytidine) therapy in 130 patients with chronic myelogenous leukemia. *Cancer* 98:522, 2003.
55. Rodriguez CO Jr, Stellrecht CM, Gandhi V: Mechanisms for T-cell selective cytotoxicity of arabinosylguanine. *Blood* 102:1842, 2003.
56. Karran P, Attard N: Thiopurines in current medical practice: Molecular mechanisms and contributions to therapy-related cancer. *Nat Rev Cancer* 8:24, 2008.
57. Lennard L, Lillyman JS: Are children with lymphoblastic leukaemia given enough 6-mercaptopurine? *Lancet* 2:785, 1987.
58. Lennard L, Lilleyman JS, Van Loon J, Weinshilboum RM: Genetic variation in response to 6-mercaptopurine for childhood acute lymphoblastic leukaemia. *Lancet* 336:225, 1990.
59. Krishnamurthy P, Schwab M, Takenaka K, et al: Transporter-mediated protection against thiopurine-induced hematopoietic toxicity. *Cancer Res* 68:4983, 2008.
60. Stocco G, Cheok MH, Crews KR, et al: Genetic polymorphism of inosine triphosphate pyrophosphatase is a determinant of mercaptopurine metabolism and toxicity during treatment for acute lymphoblastic leukemia. *Clin Pharmacol Ther* 85:164, 2009.
61. Zimm S, Collins JM, Riccardi R, et al: Variable bioavailability of oral 6-mercaptopurine: Is maintenance chemotherapy in acute lymphoblastic leukemia being optimally delivered? *N Engl J Med* 308:1005, 1983.
62. Erb N, Janka-Schaub G: Pharmacokinetics and metabolism of thiopurines in children with acute lymphoblastic leukemia receiving 6-thioguanine versus 6-mercaptopurine. *Cancer Chemother Pharmacol* 42:266, 1998.
63. Harms DO, Gobel U, Spaar HJ, et al: Thioguanine offers no advantage over mercaptopurine in maintenance treatment of childhood ALL: Results of the randomized trial COALL-92. *Blood* 102:2736, 2003.
64. Jones TS, Yang W, Evans WE, Relling MV: Using HapMap tools in pharmacogenomic discovery: The thiopurine methyltransferase polymorphism. *Clin Pharmacol Ther* 81:729, 2007.
65. Keating MJ, O'Brien S, Lerner S, et al: Long-term follow-up of patients with chronic lymphocytic leukemia (CLL) receiving fludarabine regimens as initial therapy. *Blood* 92:1165, 1998.
66. Slavin S, Nagler A, Naparstek E, et al: Nonmyeloablative stem cell transplantation and cell therapy as an alternative to conventional bone marrow transplantation with lethal cytoreduction for the treatment of malignant and nonmalignant hematologic diseases. *Blood* 91:756, 1998.
67. Brockman RW, Cheng Y-C, Schabel FM Jr, et al: Metabolism and chemotherapeutic activity of 9-β-D-arabinofuranosyl-2-fluoroadenine against murine leukemia L1210 and evidence for its phosphorylation by deoxycytidine kinase. *Cancer Res* 40:3610, 1980.
68. Gandhi V, Plunkett W: Cellular and clinical pharmacology of fludarabine. *Clin Pharmacokinet* 41:93, 2002.
69. Martell RE, Peterson BL, Cohen HJ, et al: Analysis of age, estimated creatinine clearance and pretreatment hematologic parameters as predictors of fludarabine toxicity in patients treated for chronic lymphocytic leukemia: A CALGB (9011) coordinated intergroup study. *Cancer Chemother Pharmacol* 50:37, 2002.
70. Lichtman SM, Etcubanas E, Budman DR, et al: The pharmacokinetics and pharmacodynamics of fludarabine phosphate in patients with renal impairment: A prospective dose adjustment study. *Cancer Invest* 20:904, 2002.
71. Cheson B, Frame J, Vena D, et al: Tumor lysis syndrome: An uncommon complication of fludarabine therapy of chronic lymphocytic leukemia. *J Clin Oncol* 16:2313, 1998.
72. Cheson BD: Immunologic and immunosuppressive complications of purine analogue therapy. *J Clin Oncol* 13:2431, 1995.
73. Helman DL Jr, Byrd JC, Ales NC, et al: Fludarabine-related pulmonary toxicity: A distinct clinical entity in chronic lymphoproliferative syndromes. *Chest* 122:785, 2002.
74. Tam CS, O'Brien S, Wierda W, et al: Long-term results of the fludarabine, cyclophosphamide, and rituximab regimen as initial therapy of chronic lymphocytic leukemia. *Blood* 112:975, 2008.
75. Estey EH, Kurzrock R, Kantarjin HM, et al: Treatment of hairy cell leukemia with 2-chlorodeoxyadenosine (2-CdA). *Blood* 79:882, 1992.
76. Albertoni F, Lindemalm S, Reichelova V, et al: Pharmacokinetics of cladribine in plasma and its 5-monophosphate and 5-triphosphate in leukemic cells of patients with chronic lymphocytic leukemia 1. *Clin Cancer Res* 4:653, 1998.
77. Beutler E: Cladribine (2-chlorodeoxyadenosine). *Lancet* 340:952, 1992.
78. Crews KR, Wimmer PS, Hudson JQ, et al: Pharmacokinetics of 2-chlorodeoxyadenosine in a child undergoing hemofiltration and hemodialysis for acute renal failure. *J Pediatr Hematol Oncol* 24:677, 2002.
79. de Wolf C, Jansen R, Yamaguchi H, et al: Contribution of the drug transporter ABCG2 (breast cancer resistance protein) to resistance against anticancer nucleosides. *Mol Cancer Ther* 7:3092, 2008.
80. Bonate PL, Arthaud L, Cantrell WR Jr, et al: Discovery and development of clofarabine: A nucleoside analogue for treating cancer. *Nat Rev Drug Discov* 5:855, 2006.
81. Sanford M, Lyseng-Williamson KA: Nelarabine. *Drugs* 68:439; 2008.
82. Steis R, Urba WJ, Kopp WC, et al: Kinetics of recovery of CD4+ cells in peripheral blood of deoxycoformycin-treated patients. *J Natl Cancer Inst* 83:1678, 1992.
83. Halsey C, Roberts IA: The role of hydroxyurea in sickle cell disease. *Br J Haematol* 120:177, 2003.
84. Platt OS: Hydroxyurea for the treatment of sickle cell anemia. *N Engl J Med* 358:1362, 2008.
85. Sterkers Y, Preudhomme C, Lai J-L, et al: Acute myeloid leukemia and myelodysplastic syndromes following essential thrombocythemia treated with hydroxyurea: High proportion of cases with 17p deletion. *Blood* 91:616, 1998.
86. Madoc-Jones H, Mauro F: Interphase action of vinblastine and vincristine: Differences in their lethal action through the mitotic cycle of cultured mammalian cells. *J Cell Physiol* 72:185, 1968.
87. Cabral FR, Brady RC, Schiber MJ: A mechanism of cellular resistance to drugs that interfere with microtubule assembly. *Ann N Y Acad Sci* 46:748, 1986.
88. Dyke RW: Treatment of inadvertent intrathecal administration of vincristine. *N Engl J Med* 321:1270, 1989.
89. Rowinsky EK, Donehower RC: Paclitaxel (Taxol). *N Engl J Med* 332:1004, 1995.
90. Lopes NM, Adams EG, Pitts TW, et al: Cell kill kinetics and cell cycle effects of Taxol on human hamster ovarian cell lines. *Cancer Chemother Pharmacol* 32:235, 1993.
91. Zaffaroni N, Pennati M, Colella G, et al: Expression of the anti-apoptotic gene survivin correlates with Taxol resistance in human ovarian cancer. *Cell Mol Life Sci* 59:1406, 2002.
92. Anand S, Penrhyn-Lowe S, Venkitaraman AR: AURORA-A amplification overrides the mitotic spindle assembly checkpoint, inducing resistance to Taxol. *Cancer Cell* 3:51, 2003.
93. Gianni L, Vigano L, Locatelli A, et al: Human pharmacokinetic characterization and in vitro study of the interaction between doxorubicin and paclitaxel in patients with breast cancer. *J Clin Oncol* 15:1906, 1997.
94. Semb K, Aamdal S, Oian P: Capillary protein leak syndrome appears to explain fluid retention in cancer patients who receive docetaxel treatment. *J Clin Oncol* 16:3426, 1998.
95. Rivera E, Lee J, Davies A: Clinical development of ixabepilone and other epothilones in patients with advanced solid tumors. *Oncologist* 13:1207, 2008.
96. Ohno R, Okada K, Masaoka T, et al: An early phase II study of CPT-11: A new derivative of camptothecin, for the treatment of leukemia and lymphoma. *J Clin Oncol* 8:1907, 1990.
97. Beran M, Kantarjian H, Obrien S, et al: Topotecan, a topoisomerase I inhibitor, is active in the treatment of myelodysplastic syndrome and chronic myelomonocytic leukemia. *Blood* 88:2473, 1996.
98. Beran M, Estey E, O'Brien S, et al: Topotecan and cytarabine is an active combination regimen in myelodysplastic syndromes and chronic myelomonocytic leukemia. *J Clin Oncol* 17:2819, 1999.
99. Kantarjian HM, Beran M, Ellis A, et al: Phase I study of topotecan, a new topoisomerase I inhibitor, in patients with refractory or relapsed acute leukemia. *Blood* 81:1146, 1993.
100. Iyer L, King C, Whitington P, et al: Genetic predisposition to the metabolism of irinotecan (CPT-11). Role of uridine glucuronosyltransferase isoform 1A1 in the glucuronidation of its active metabolite (SN-38) in human liver microsomes. *J Clin Invest* 101:847, 1998.
101. Grochow LB, Rowinski EK, Johnson R, et al: Pharmacokinetics and pharmacodynamics of topotecan in patients with advanced cancer. *Drug Metab Dispos* 20:706, 1992.
102. Rowinsky EK, Kaufmann SH, Baker, SD, et al: A phase I and pharmacological study of topotecan infused over 30 minutes for five days in patients with refractory acute leukemia. *Clin Cancer Res* 2:1921, 1996.
103. O'Malley FP, Chia S, Tu D, et al: Topoisomerase II alpha and responsiveness of breast cancer to adjuvant chemotherapy. *J Natl Cancer Inst* 101:644, 2009.
104. Slamon DJ, Press MF: Alterations in the TOP2A and HER2 genes: Association with adjuvant anthracycline sensitivity in human breast cancers. *J Natl Cancer Inst* 101:615, 2009.
105. Gutierrez M, Chabner BA, Pearson D, et al: Role of a doxorubicin-containing regimen in relapsed and resistant lymphomas: An 8-year follow-up study of EPOCH. *J Clin Oncol* 18:3633, 2000.
106. Moreb JS, Oblon DJ: Outcome of clinical congestive heart failure induced by anthracycline chemotherapy. *Cancer* 70:2637, 1992.
107. Burstein HJ, Winer EP: Primary care for survivors of breast cancer. *N Engl J Med* 343:1086, 2000.
108. Shan K, Lincoff AM, Young JB: Anthracycline-induced cardiotoxicity. *Ann Intern Med* 125:47, 1996.
109. Lipshultz SE, Alvarez JA, Scully RE: Anthracycline associated cardiotoxicity in survivors of childhood cancer. *Heart* 94:525, 2008.
110. Mistry AR, Felix CA, Whitmarsh RJ, et al: DNA topoisomerase ii in therapy-related acute promyelocytic leukemia. *N Engl J Med* 352:1529, 2005.
111. Pedersen-Bjergaard J: Insights into leukemogenesis from therapy-related leukemia. *N Engl J Med* 352:1591, 2005.
112. Capranico G, Zunino F: Antitumor inhibitors of DNA topoisomerases. *Curr Pharm Des* 1:1, 1995.
113. Zwelling LA, Hinds M, Chan D, et al: Characterization of an amsacrine-resistant line of human leukemia cells. Evidence for a drug resistant form of topoisomerase II. *J Biol Chem* 264:16411, 1989.
114. Buggs BY, Danks MK, Beck WT, Suttle DP: Expression of a mutant topoisomerase II in CCRF-CEM human leukemia cells selected for resistance to teniposide. *Proc Natl Acad Sci U S A* 88:7654, 1991.
115. Stewart CF, Arbuck SG, Fleming RA, et al: Changes in the clearance of total and unbound etoposide in patients with liver dysfunction. *J Clin Oncol* 8:1874, 1990.
116. Winick N, McKenna R, Shuster JJ, et al: Secondary acute myeloid leukemia in children with B-lineage acute lymphoblastic leukemia treated with an epipodophyllotoxin. *J Clin Oncol* 11:209, 1993.
117. Ratain MJ, Kaminer LS, Bitran JD, et al: Acute nonlymphocytic leukemia following etoposide and cisplatin combination chemotherapy for advanced non-small-cell carcinoma of the lung. *Blood* 70:1412, 1987.
118. Peters WP, Shpall EJ, Jones RB, et al: High-dose combination alkylating agents with bone marrow support as initial treatment for metastatic breast cancer. *J Clin Oncol* 6:1368, 1988.
119. Yeager AM, Kaizer H, Santos GW, et al: Autologous bone marrow transplantation in patients with acute nonlymphocytic leukemia using *ex vivo* marrow treatment with 4-hydroperoxycyclophosphamide. *N Engl J Med* 315:141, 1986.

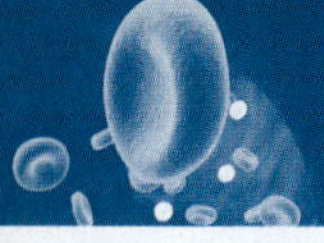

120. Reed E: Platinum-DNA adduct, nucleotide excision repair and platinum based anticancer chemotherapy. *Cancer Treat Rev* 24:331, 1998.
121. Gurubhagavatula S, Liu G, Park S, et al: XPD and XRCC1 genetic polymorphisms are prognostic factors in advanced non-small cell lung cancer patients treated with platinum chemotherapy. *J Clin Oncol* 22:2594, 2004.
122. Tew KD, Colvin M, Jones RB: Alkylating agents, in *Cancer Chemotherapy and Biotherapy: Principles and Practice*, 4th ed, edited by BA Chabner, DL Longo, p 297. Lippincott, Philadelphia, 2006.
123. Hilton J: Role of aldehyde dehydrogenase in cyclophosphamide-resistant L1210 leukemia. *Cancer Res* 44:5156, 1984.
124. Erickson L: The role of *O*-6 methylguanine DNA methyltransferase (MGMT) in drug resistance and strategies for its inhibition. *Semin Cancer Biol* 2:257, 1991.
125. Hunter C, Smith R, Cahill DP, et al: A hypermutation phenotype and somatic MSH6 mutations in recurrent human malignant gliomas after alkylator chemotherapy. *Cancer Res* 66:3987, 2006.
126. Droller MJ, Saral R, Santos G: Prevention of cyclophosphamide-induced hemorrhagic cystitis. *Urology* 20:256, 1982.
127. Leoni LM, Bailey B, Reifert J, et al: Bendamustine (Treanda) displays a distinct pattern of cytotoxicity and unique mechanistic features compared with other alkylating agents. *Clin Cancer Res* 14:309, 2008.
128. Gianni AM, Bregni M, Siena S, et al: Recombinant human granulocyte-macrophage colony stimulating factor reduces hematologic toxicity and widens clinical applicability of high-dose cyclophosphamide treatment in breast cancer and non-Hodgkin's lymphoma. *J Clin Oncol* 8:768, 1990.
129. Elias AD, Eder JP, Shea T, et al: High-dose ifosfamide with mesna uroprotection: A phase I study. *J Clin Oncol* 8:170, 1990.
130. Lazarus HM, Reed MD, Spitzer TR, et al: High-dose IV thiotepa and cryopreserved autologous bone marrow transplantation for therapy of refractory cancer. *Cancer Treat Rep* 71:689, 1987.
131. Peters WP, Henner WD, Grochow LB, et al: Clinical and pharmacologic effects of high dose single agent busulfan with autologous bone marrow support in the treatment of solid tumors. *Cancer Res* 47:6402, 1987.
132. Phillips GL, Wolff SN, Fay JW, et al: Intensive 1,3-bis(2-chloroethyl)-1-nitrosourea (BCNU) monochemotherapy and autologous marrow transplantation for malignant glioma. *J Clin Oncol* 4:639, 1986.
133. Ozols RF, Corden BJ, Jacob J, et al: High dose cisplatin in hypertonic saline. *Ann Intern Med* 100:19, 1984.
134. Shea TC, Flaherty M, Elias A, et al: A phase I clinical and pharmaco-kinetic study of carboplatin and autologous bone marrow support. *J Clin Oncol* 7:651, 1989.
135. Eder JP, Elias A, Shea TC, et al: A phase I-II study of cyclophosphamide, thiotepa, and carboplatin with autologous bone marrow transplantation in solid tumor patients. *J Clin Oncol* 8:1239, 1990.
136. Kessinger A, Armitage JO, Smith DM, et al: High-dose therapy and autologous peripheral blood stem cell transplantation for patients with lymphoma. *Blood* 74:1260, 1989.
137. Jones RJ, Piantadosi S, Mann RB, et al: High-dose cytotoxic therapy and bone marrow transplantation for relapsed Hodgkin's disease. *J Clin Oncol* 8:527, 1990.
138. Wilson WH, Jain V, Bryant G, et al: Phase I and II study of high-dose ifosfamide, carboplatin, and etoposide with autologous bone marrow rescue in lymphomas and solid tumors. *J Clin Oncol* 10:1712, 1992.
139. Dunphy FR, Spitzer G, Buzdar AU, et al: Treatment of estrogen receptor-negative or hormonally refractory breast cancer with double high-dose chemotherapy intensification and bone marrow support. *J Clin Oncol* 8:1207, 1990.
140. Umezawa H, Maeda K, Takeuchi T, et al: New antibiotics, bleomycin A and B. *J Antibiot (Tokyo)* 19:200, 1966.
141. Burger R: Cleavage of nucleic acids by bleomycin. *Chem Rev* 98:1153, 1998.
142. Sebti SM, Jani JP, Mistry JS, et al: Metabolic inactivation: A mechanism of human tumor resistance to bleomycin. *Cancer Res* 51:227, 1991.
143. de Haas EC, Zwart N, Meijer C, et al: Variation in bleomycin hydrolase gene is associated with reduced survival after chemotherapy for testicular germ cell cancer. *J Clin Oncol* 26:1817, 2008.
144. Alberts DS, Chen HSG, Liu R, et al: Bleomycin pharmacokinetics in man: I. Intravenous administration. *Cancer Chemother Pharmacol* 1:177, 1978.
145. Karmiol S, Remick DG, Kunkel SL, Phan SL: Regulation of rat pulmonary endothelial cell interleukin-6 production by bleomycin: Effects of cellular fatty acid composition. *Am J Respir Cell Mol Biol* 9:628, 1993.
146. Comis RL: Detecting bleomycin pulmonary toxicity: A continued conundrum. *J Clin Oncol* 8:765, 1990.
147. Hutson RG, Kitoh T, Moraga Amador DA: Amino acid control of asparagine synthetase: Relation to asparaginase resistance in human leukemia cells. *Am J Physiol* 272:1691, 1997.
148. Kaspers GJ, Veerman AJ, Pieters R, et al: *In vitro* cellular drug resistance and prognosis in newly diagnosed childhood acute lymphoblastic leukemia. *Blood* 90:2723, 1997.
149. Den Boer ML, Harms DO, Pieters R, et al: Patient stratification based on prednisolone-vincristine-asparaginase resistance profiles in children with acute lymphoblastic leukemia. *J Clin Oncol* 21:3262, 2003.
150. Holle LM: Pegaspargase: An alternative? *Ann Pharmacother* 31:616, 1997.
151. Semeraro N, Montemurro P, Giordano P, et al: Unbalanced coagulation fibrinolysis potential during L-asparaginase therapy in children with acute lymphoblastic leukaemia. *Thromb Haemost* 64:38, 1990.
152. Bushara KO, Rust RS: Reversible MRI lesions due to pegaspargase treatment of non-Hodgkin's lymphoma. *Pediatr Neurol* 17:185, 1997.
153. Michell LG, PARKAA Group: A prospective cohort study determining the prevalence of thrombotic events in children with acute lymphoblastic leukemia and a central venous line who are treated with L-asparaginase. *Cancer* 97:508, 2003.
154. Nowak-Gottl U, Wermes C, Junker R, et al: Prospective evaluation of the thrombotic risk in children with acute lymphoblastic leukemia carrying the MTHFR TT 677 genotype, the prothrombin G20210A variant, and further prothrombotic risk factors. *Blood* 93:1595, 1999.
155. Parsons SK, Skapek SX, Neufeld EJ, et al: Asparaginase-associated lipid abnormalities in children with acute lymphoblastic leukemia. *Blood* 89:1886, 1997.
156. Strobeck M. Multiple myeloma therapies. *Nat Rev Drug Discov* 6:181, 2007.
157. D'Amato RJ, Loughnan MS, Flynn E, et al: Thalidomide is an inhibitor of angiogenesis. *Proc Natl Acad Sci U S A* 91:4082, 1994.
158. Moreira AL, Friedlander DR, Shif B, et al: Thalidomide and a thalidomide analogue inhibit endothelial cell proliferation *in vitro*. *J Neurooncol* 43:109, 1999.
159. Mueller G, Chen R, Huang SY. et al: Amino-substituted thalidomide analogs: Potent inhibitors of TNF-alpha production. *Bioorg Med Chem Lett* 9:1625, 1999.
160. LeBlanc R, Hideshia T, Catley L, et al: Immunomodulatory drug co-stimulates T-cells via B7-CD28 pathway. *Blood* 103:1787, 2004.
161. Richardson PG, Schlossman RL, Weller E, et al: Immunomodulatory drug CC-5013 Overcomes drug resistance and is well tolerated in patients with relapsed multiple myeloma. *Blood* 100:3063, 2002.
162. Teo SK, Scheffler MR, Kook KA, et al: Thalidomide dose proportionality assessment following single doses to healthy subjects. *J Clin Pharmacol* 41:662, 2001.
163. Piscitelli SC, Figg WD, Hahn B, et al: Single-dose pharmacokinetics of thalidomide in human immunodeficiency virus-infected patients. *Antimicrob Agents Chemother* 41:2797, 1997.
164. Singhal S, Mehta J, Desikan R, et al: Antitumor activity of thalidomide in refractory multiple myeloma. *N Engl J Med* 341:1565, 1999.
165. Mileshikin L, Biagi J, Underhil C, et al: Multicenter phase 2 trial of thalidomide in relapsed/refractory multiple myeloma: Adverse prognostic impact of advanced age. *Blood* 102:69, 2003.
166. Rajkumar SV, Hayman S, Gertz M, et al: Combination therapy with thalidomide plus dexamethasone for newly diagnosed myeloma. *J Clin Oncol* 20:4319, 2002.
167. Musallam KM, Dahdaleh FS, Shamseddine AI, Taher AT: Incidence and prophylaxis of venous thromboembolic events in multiple myeloma patients receiving immunomodulatory therapy. *Thromb Res* 123:679, 2008.
168. Nathan PD, Gore ME, Eisen TG: Unexpected toxicity of combination thalidomide and interferon-alpha-2a treatment in metastatic renal cell carcinoma. *J Clin Oncol* 20:1429, 2002.
169. Ebert BL, Galili N, Tamayo P, et al: An erythroid differentiation signature predicts response to lenalidomide in myelodysplastic syndrome. *PLoS Med* 5:e35, 2008.
170. Andritsos LA, Johnson AJ, Lozanski G, et al: Higher doses of lenalidomide are associated with unacceptable toxicity including life-threatening tumor flare in patients with chronic lymphocytic leukemia. *J Clin Oncol* 26:2519, 2008.
171. Weber DM, Chen C, Niesvizky R, et al: Lenalidomide plus dexamethasone for relapsed multiple myeloma in North America. *N Engl J Med* 357:2133, 2007.
172. Kizaki M, Nakazato T, Ito K, et al: A novel therapeutic approach for hematological malignancies based on cellular differentiation and apoptosis. *Int J Hematol* 1(Suppl 1):250, 2002.
173. Parkinson DR, Smith MA: Retinoid therapy for acute promyelocytic leukemia: A coming of age for the differentiation therapy of malignancy [editorial]. *Ann Intern Med* 117:338, 1992.
174. Sandor V, Bakke S, Robey RW, et al: Phase I trial of the histone deacetylase inhibitor, depsipeptide (FR901228, NSC 630176), in patients with refractory neoplasms. *Clin Cancer Res* 8:718, 2002.
175. Warrell RP Jr, Frankel SR, Miller WH Jr, et al: Differentiation therapy of acute promyelocytic leukemia with tretinoin (all-*trans*-retinoic acid). *N Engl J Med* 324:1385, 1991.
176. Kazizuka A, Miller WH Jr, Umesono K, et al: Chromosomal translocation t(15;17) in human acute promyelocytic leukemia fuses RARα with a novel putative transcription factor, PML. *Cell* 66:663, 1991.
177. Collins SJ: Retinoic acid receptors, hematopoiesis and leukemogenesis. *Curr Opin Hematol* 15:346, 2008.
178. Robertson KA, Emami B, Collins SJ: Retinoic acid-resistant HL-60R cells harbor a point mutation in the retinoic acid receptor ligand binding domain that confers dominant negative activity. *Blood* 80:1885, 1992.
179. Muindi JRF, Frankel SR, Huselton C, et al: Clinical pharmacology of oral all-*trans*-retinoic acid in patients with acute promyelocytic leukemia. *Cancer Res* 52:2138, 1992.
180. Muindi J, Frankel SR, Miller WH Jr, et al: Continuous treatment with all-*trans*-retinoic acid causes a progressive reduction in plasma drug concentrations: Implications for relapse and retinoid "resistance" in patients with acute promyelocytic leukemia. *Blood* 79:299, 1992.
181. Frankel SR, Eardley A, Lauwers G, et al: The "retinoic acid syndrome" in acute promyelocytic leukemia. *Ann Intern Med* 117:292, 1992.
182. De Botton S, Dombret H, Sanz M, et al: Incidence, clinical features, and outcome of all-*trans*-retinoic acid syndrome in 413 cases of newly diagnosed acute promyelocytic leukemia. *Blood* 92:2712, 1998.
183. Soignet SL, Maslak P, Wang Z-G, et al: Complete remission after treatment of acute promyelocytic leukemia with arsenic trioxide. *N Engl J Med* 339:1341, 1998.
184. List AF, Schiller GJ, Mason J, et al: Trisenox (arsenic trioxide) in patients with myelodysplastic syndromes (MDS): Preliminary findings in a phase 2 clinical study [abstract]. *Blood* 102:423a, 2003.
185. Miller WH Jr, Schipper HM, Lee JS, et al: Mechanisms of action of arsenic trioxide. *Cancer Res* 62:3893, 2002.
186. Wang ZY, Chen Z: Acute promyelocytic leukemia: From highly fatal to highly curable. *Blood* 111:2505, 2008.
187. Lallemand-Breitenbach V, Jeanne M, Benhenda S, et al: Arsenic degrades PML or PML-RARalpha through a SUMO-triggered RNF4/ubiquitin-mediated pathway. *Nat Cell Biol* 10:547, 2008.
188. Chen G-Q, Shi X-G, Tang W, et al: Use of arsenic trioxide (As_2O_3) in the treatment of acute promyelocytic leukemia (APL): I. As_2O_3 exerts dose-dependent dual effects on APL cells. *Blood* 89:3345, 1997.
189. Gupta A, Lawrence AT, Krishnan K, et al: Current concepts in the mechanisms and management of drug-induced QT prolongation and torsade de pointes. *Am Heart J*

153:891, 2007.
190. Shen Z-X, Chen G-Q, Ni J-H, et al: Use of arsenic trioxide (As_2O_3) in the treatment of acute promyelocytic leukemia (APL): II. Clinical efficacy and pharmacokinetics in relapsed patients. *Blood* 89:3354, 1997.
191. Minucci S, Pelicci: PG Histone Deacetylase Inhibitors and the Promise of Epigenetic (and more) Treatments for Cancer. *Nat Rev Cancer* 6:38, 2006.
192. Mann BS, Johnson JR, Cohen, MH, et. al: FDA approval summary: Vorinostat for treatment of advanced primary cutaneous T-cell lymphoma. *Oncologist* 12:1247, 2007.
193. Druker BJ: Perspectives on the development of a molecularly targeted agent. *Cancer Cell* 1:31, 2002.
194. O'Brien SG, Guilhot F, Larson RA, et al: Imatinib compared with interferon and low-dose cytarabine for newly diagnosed chronic-phase chronic myeloid leukemia. *N Engl J Med* 348:994, 2003.
195. Druker BJ, Guilhot F, O'Brien SG, et al: Five-year follow-up of patients receiving imatinib for chronic myeloid leukemia. *N Engl J Med* 355:2408, 2006.
196. Heinrich MC, Griffith DJ, Druker BJ, et al: Inhibition of c-kit receptor tyrosine kinase activity by STI 571, a selective tyrosine kinase inhibitor. *Blood* 96:925, 2000.
197. Demetri GD, von Mehren M, Blanke CD, et al: Efficacy and safety of imatinib mesylate in advanced gastrointestinal stromal tumors. *N Engl J Med* 347:472, 2002.
198. Cools J, DeAngelo DJ, Gotlib J, et al: A tyrosine kinase created by fusion of the PDGFRA and FIP1L1 genes as a therapeutic target of imatinib in idiopathic hypereosinophilic syndrome. *N Engl J Med* 348:1201, 2003.
199. Magnusson MK, Meade KE, Nakamura R, et al: Activity of STI571 in chronic myelomonocytic leukemia with a platelet-derived growth factor beta receptor fusion oncogene. *Blood* 100:1088, 2002.
200. Sirvent N, Maire G, Pedeutour F: Genetics of dermatofibrosarcoma protuberans family of tumors: From ring chromosomes to tyrosine kinase inhibitor treatment. *Genes Chromosomes Cancer* 37:1, 2003.
201. Shah NP, Tran C, Lee FY, et al: Overriding imatinib resistance with a novel ABL kinase inhibitor. *Science* 305:399, 2004.
202. Weisberg E, Manley PW, Breitenstein W, et al: Characterization of AMN107, a selective inhibitor of native and mutant bcr-abl. *Cancer Cell* 7:129, 2005.
203. Wisniewski D, Lambek CL, Liu C, et al: Characterization of potent inhibitors of the bcr-abl and the c-kit receptor tyrosine kinases. *Cancer Res* 62:4244, 2002.
204. O'Hare T, Walters DK, Stoffregen EP, et al: *In vitro* activity of bcr-abl inhibitors AMN107 and BMS-354825 against clinically relevant imatinib-resistant abl kinase domain mutants. *Cancer Res* 65:4500, 2005.
205. Takayama N, Sato N, O'Brien SG, et al: Imatinib mesylate has limited activity against the central nervous system involvement of Philadelphia chromosome-positive acute lymphoblastic leukaemia due to poor penetration into cerebrospinal fluid. *Br J Haematol* 119:106, 2002.
206. Gambacorti-Passerini C, Zucchetti M, Russo D, et al: Alpha1 acid glycoprotein binds to imatinib (STI571) and substantially alters its pharmacokinetics in chronic myeloid leukemia patients. *Clin Cancer Res* 9:625, 2003.
207. Shah NP, Nicoll JM, Nagar B, et al: Multiple BCR-ABL kinase domain mutations confer polyclonal resistance to the tyrosine kinase inhibitor imatinib (STI571) in chronic phase and blast crisis chronic myeloid leukemia. *Cancer Cell* 2:117, 2002.
208. Corbin AS, La Rosee P, Stoffregen EP, et al: Several bcr-abl kinase domain mutants associated with imatinib mesylate resistance remain sensitive to imatinib. *Blood* 101:4611, 2003.
209. Azam M, Latek RR, Daley GQ: Mechanisms of autoinhibition and STI-571/imatinib resistance revealed by mutagenesis of BCR-ABL. *Cell* 112:831, 2003.
210. Roche-Lestienne C, Lai JL, Darre S, et al: A mutation conferring resistance to imatinib at the time of diagnosis of chronic myelogenous leukemia. *N Engl J Med* 348:2265, 2003.
211. Hofmann WK, Komor M, Wassmann B, et al: Presence of the BCR-ABL mutation Glu255Lys prior to STI571 (imatinib) treatment in patients with Ph+ acute lymphoblastic leukemia. *Blood* 102:659, 2003.
212. Branford S, Rudzki Z, Walsh S, et al: Detection of BCR-ABL mutations in patients with CML treated with imatinib is virtually always accompanied by clinical resistance, and mutations in the ATP phosphate-binding loop (P-loop) are associated with a poor prognosis. *Blood* 102:276, 2003.
213. Morel F, Bris MJ, Herry A, et al: Double minutes containing amplified bcr-abl fusion gene in a case of chronic myeloid leukemia treated by imatinib. *Eur J Haematol* 70:235, 2003.
214. Mahon FX, Belloc F, Lagarde V, et al: MDR1 gene overexpression confers resistance to imatinib mesylate in leukemia cell line models. *Blood* 101:2368, 2003.
215. White DL, Saunders VA, Dang P, et al: OCT-1-mediated influx is a key determinant of the intracellular uptake of imatinib but not nilotinib (AMN107): Reduced OCT-1 activity is the cause of low in vitro sensitivity to imatinib. *Blood* 108:697, 2006.
216. Bumm T, Muller C, Al-Ali HK, et al: Emergence of clonal cytogenetic abnormalities in Ph− cells in some CML patients in cytogenetic remission to imatinib but restoration of polyclonal hematopoiesis in the majority. *Blood* 101:1941, 2003.
217. Andersen MK, Pedersen-Bjergaard J, Kjeldsen L, et al: Clonal Ph-negative hematopoiesis in CML after therapy with imatinib mesylate is frequently characterized by trisomy 8. *Leukemia* 16:1390, 2002.
218. Talpaz M, Shah NP, Kantarjian H, et al: Dasatinib in imatinib-resistant Philadelphia chromosome-positive leukemias. *N Engl J Med* 354:2531, 2006.
219. Kantarjian HM, Giles F, Gattermann N, et al: Nilotinib (formerly AMN107), a highly selective BCR-ABL tyrosine kinase inhibitor, is effective in patients with Philadelphia chromosome-positive chronic myelogenous leukemia in chronic phase following imatinib resistance and intolerance. *Blood* 110:3540, 2007.
220. Richardson PG, Barlogie B, Berenson J, et al: A phase 2 study of bortezomib in relapsed, refractory myeloma. *N Engl J Med* 348:2609, 2003.
221. Richardson PG, Sonneveld P, Schuster MW, et al: Bortezomib or high-dose dexamethasone for relapsed multiple myeloma. *N Engl J Med* 352:2487, 2005.
222. O'Connor OA, Wright J, Moskowitz C, et al: Phase II clinical experience with the novel proteasome inhibitor bortezomib in patients with indolent non-Hodgkin's lymphoma and mantle cell lymphoma. *J Clin Oncol* 23:676, 2005.
223. Mitsiades N, Mitsiades CS, Poulaki V, et al: Molecular sequelae of proteasome inhibition in human multiple myeloma cells. *Proc Natl Acad Sci U S A* 99:14374, 2002.
224. Hideshima T, Richardson P, Chauhan D, et al: The proteasome inhibitor PS-341 inhibits growth, induces apoptosis, and overcomes drug resistance in human multiple myeloma cells. *Cancer Res* 61:3071, 2001.
225. San Miguel JF, Schlag R, Khuageva NK, et al: Bortezomib plus melphalan and prednisone for initial treatment of multiple myeloma. *N Engl J Med* 359:906, 2008.
226. Orlowski RZ, Nagler A, Sonneveld P, et al: Randomized phase III study of pegylated liposomal doxorubicin plus bortezomib compared with bortezomib alone in relapsed or refractory multiple myeloma: Combination therapy improves time to progression. *J Clin Oncol* 25:3892, 2007.
227. Richardson P, Jagannath S, Raje N, et al: Lenalidomide, bortezomib, and dexamethasone (Rev/Vel/Dex) in patients with relapsed or relapsed/refractory multiple myeloma (MM): Preliminary results of a phase II study. *Blood* 110:797A, 2007.
228. Maloney DG, Smith B, Rose A: Rituximab: Mechanism of action and resistance. *Semin Oncol* 29(1 Suppl 2):2, 2002.
229. Horning SJ, Younes A, Jain V, et al. Efficacy and safety of tositumomab and iodine-131 tositumomab (Bexxar) in B-cell lymphoma, progressive after rituximab. *J Clin Oncol* 23:712, 2005.
230. Witzig TE, Gordon LI, Cabanillas F, et al: Randomized controlled trial of yttrium-90-labeled ibritumomab tiuxetan radioimmunotherapy versus rituximab immunotherapy for patients with relapsed or refractory low-grade, follicular, or transformed B-cell non-Hodgkin's lymphoma. *J Clin Oncol* 20:2453, 2002.
231. Dang NH, Pro B, Hagemeister FB, et al: Phase II trial of denileukin diftitox for relapsed/refractory T-cell non-Hodgkin lymphoma. *Br J Haematol* 136:439, 2007.
232. Miller RA, Maloney DG, Warnke R, Levy R: Treatment of B-cell lymphoma with monoclonal anti-idiotype antibody. *N Engl J Med* 306:517, 1982.
233. Stashenko P, Nadler LM, Hardy R, Schlossman SF: Characterization of a human B lymphocyte-specific antigen. *J Immunol* 125:1678, 1980.
234. Tedder TF, Forsgren A, Boyd AW, et al: Antibodies reactive with the B1 molecule inhibit cell cycle progression but not activation of human B lymphocytes. *Eur J Immunol* 16:881, 1986.
235. Smeland E, Godal T, Ruud E, et al: The specific induction of myc protooncogene expression in normal human B cells is not a sufficient event for acquisition of competence to proliferate. *Proc Natl Acad Sci U S A* 82:6255, 1985.
236. Deans JP, Schieven GL, Shu GL, et al: Association of tyrosine and serine kinases with the B cell surface antigen CD20. induction via CD20 of tyrosine phosphorylation and activation of phospholipase C-gamma 1 and PLC phospholipase C-gamma 2. *J Immunol* 151:4494, 1993.
237. Marcus R, Imrie K, Belch A, et al: CVP chemotherapy plus rituximab compared with CVP as first-line treatment for advanced follicular lymphoma. *Blood* 105:1417, 2005.
238. Habermann TM, Weller EA, Morrison VA, et al: Rituximab-CHOP versus CHOP alone or with maintenance rituximab in older patients with diffuse large B-cell lymphoma. *J Clin Oncol* 24:3121, 2006.
239. Davis TA, Grillo-Lopez AJ, White CA, et al: Rituximab anti-CD20 monoclonal antibody therapy in non-Hodgkin's lymphoma: Safety and efficacy of re-treatment. *J Clin Oncol* 18:3135, 2000.
240. van Oers MHJ, Klasa R, Marcus RE, et al: Rituximab maintenance improves clinical outcome of relapsed/resistant follicular non-Hodgkin lymphoma in patients both with and without rituximab during induction: Results of a prospective randomized phase 3 intergroup trial. *Blood* 108:3295, 2006.
241. Hainsworth JD, Litchy S, Burris HA 3rd, et al: Rituximab as first-line and maintenance therapy for patients with indolent non-Hodgkin's lymphoma. *J Clin Oncol* 20:4261, 2002.
242. Maloney D, Grillo-Lopez A, Bodkin D, et al: IDEC-C2B8: Results of a phase I multiple-dose trial in patients with relapsed non-Hodgkin's lymphoma. *J Clin Oncol* 15:3266, 1997.
243. Cartron G, Watier H, Golay J, Solal-Celigny P: From the bench to the bedside: Ways to improve rituximab efficacy. *Blood* 104:2635, 2004.
244. Berinstein NL, Grillo-Lopez AJ, White CA, et al: Association of serum rituximab (IDEC-C2B8) concentration and anti-tumor response in the treatment of recurrent low-grade or follicular non-Hodgkin's lymphoma. *Ann Oncol* 9:995, 1998.
245. Cartron G, Dacheux L, Salles G, et al: Therapeutic activity of humanized anti-CD20 monoclonal antibody and polymorphism in IgG fc receptor fcgamma RIIIa gene. *Blood* 99:754, 2002.
246. Farag SS, Flinn IW, Modali R, et al: Fc{gamma}RIIIa and fc{gamma}RIIa polymorphisms do not predict response to rituximab in B-cell chronic lymphocytic leukemia. *Blood* 103:1472, 2004.
247. Lowndes S, Darby A, Mead G, Lister A: Stevens-Johnson syndrome after treatment with rituximab. *Ann Oncol* 13:1948, 2002.
248. Carson KR, Evens AM, Richey EA, et al: Progressive multifocal leukoencephalopathy after rituximab therapy in HIV-negative patients: A report of 57 cases from the Research on Adverse Drug Events and Reports project. *Blood* 113:4834, 2009
249.* Cattaneo C, Spedini P, Casari S, et al: Delayed-onset peripheral blood cytopenia after rituximab: Frequency and risk factor assessment in a consecutive series of 77 treatments. *Leuk Lymphoma* 47:1013, 2006.
250. Cabanillas F, Liboy I, Pavia O, Rivera E: High incidence of non-neutropenic infections induced by rituximab plus fludarabine and associated with hypogammaglobulinemia: A frequently unrecognized and easily treatable complication. *Ann Oncol* 17:1424, 2006.
251. Kumar S, Kimlinger TK, Lust JA, et al: Expression of CD52 on plasma cells in plasma cell proliferative disorders. *Blood* 102:1075, 2003.
252. Villamor N, Montserrat E, Colomer D: Mechanism of action and resistance to monoclonal antibody therapy. *Semin Oncol* 30:424, 2003.
253. Hillmen P, Skotnicki AB, Robak T, et al: Alemtuzumab compared with chlorambucil

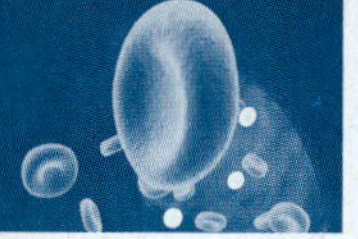

as first-line therapy for chronic lymphocytic leukemia. *J Clin Oncol* 25:5616, 2007.

254. Keating MJ, Flinn I, Jain V, et al: Therapeutic role of alemtuzumab (campath-1H) in patients who have failed fludarabine: Results of a large international study. *Blood* 99:3554, 2002.

255. Gallamini A, Zaja F, Patti C, et al: Alemtuzumab (campath-1H) and CHOP chemotherapy as first-line treatment of peripheral T-cell lymphoma: Results of a GITIL (Gruppo Italiano Terapie Innovative nei Linfomi) prospective multicenter trial. *Blood* 110:2316, 2007.

256. Kreitman RJ, Wilson WH, Bergeron K, et al: Efficacy of the anti-CD22 recombinant immunotoxin BL22 in chemotherapy-resistant hairy-cell leukemia. *N Engl J Med* 345:241, 2001.

257. Foss FM: Interleukin-2 fusion toxin: Targeted therapy for cutaneous T cell lymphoma. *Ann N Y Acad Sci* 941:166, 2001.

258. Negro-Vilar A, Dziewanowska Z, Groves ES, et al: Efficacy and safety of denileukin diftitox (dd) in a phase III, double-blind, placebo-controlled study of CD25+ patients with cutaneous T-cell lymphoma (CTCL) [abstract]. *J Clin Oncol* 25(18 Suppl):8026, 2007.

259. Gorgun G, Foss F: Immunomodulatory effects of RXR rexinoids: Modulation of high-affinity IL-2R expression enhances susceptibility to denileukin diftitox. *Blood* 100:1399, 2002.

260. Prokop A, Wrasidlo W, Lode H, et al: Induction of apoptosis by enediyne antibiotic calicheamicin thetaII proceeds through a caspase-mediated mitochondrial amplification loop in an entirely bax-dependent manner. *Oncogene* 22:9107, 2003.

261. Zein N, Sinha AM, McGahren WJ, Ellestad GA: Calicheamicin gamma 1I: An antitumor antibiotic that cleaves double-stranded DNA site specifically. *Science* 240:1198, 2008.

262. Sievers EL, Larson RA, Stadtmauer EA, et al: Efficacy and safety of gemtuzumab ozogamicin in patients with CD33-positive acute myeloid leukemia in first relapse. *J Clin Oncol* 19:3244, 2001.

263. McKoy JM, Angelotta C, Bennett CL, et al: Gemtuzumab ozogamicin-associated sinusoidal obstructive syndrome (SOS): An overview from the research on adverse drug events and reports (RADAR) project. *Leuk Res* 31:599, 2007.

264. Wadleigh M, Richardson PG, Zahrieh D, et al: Prior gemtuzumab ozogamicin exposure significantly increases the risk of veno-occlusive disease in patients who undergo myeloablative allogeneic stem cell transplantation. *Blood* 102:1578, 2003

265. Versluys B, Bhattacharaya R, Steward C, et al: Prophylaxis with defibrotide prevents veno-occlusive disease in stem cell transplantation after gemtuzumab ozogamicin exposure. *Blood* 103:1968, 2004.

266. Larson RA, Sievers EL, Stadtmauer EA, et al: Final report of the efficacy and safety of gemtuzumab ozogamicin (Mylotarg) in patients with CD33-positive acute myeloid leukemia in first recurrence. *Cancer* 104:1442, 2005.

267. Kell WJ, Burnett AK, Chopra R, et al: A feasibility study of simultaneous administration of gemtuzumab ozogamicin with intensive chemotherapy in induction and consolidation in younger patients with acute myeloid leukemia. *Blood* 102:4277, 2003.

268. Burnett AK, Kell WJ, Goldstone AH, et al: The addition of gemtuzumab ozogamicin to induction chemotherapy for AML improves disease free survival without extra toxicity: Preliminary analysis of 1115 patients in the MRC AML15 trial. *Blood* 108:11, 2006.

269. Stadtmauer EA: Trials with gemtuzumab ozogamicin (Mylotarg) combined with chemotherapy regimens in acute myeloid leukemia. *Clin Lymphoma* 2:S24, 2002.

270. Naito K, Takeshita A, Shigeno K, et al: Calicheamicin-conjugated humanized anti-CD33 monoclonal antibody (gemtuzumab zogamicin, CMA-676) shows cytocidal effect on CD33-positive leukemia cell lines, but is inactive on P-glycoprotein-expressing sublines. *Leukemia* 14:1436, 2000.

271. van der Velden VH, Boeckx N, Jedema I, et al: High CD33-antigen loads in peripheral blood limit the efficacy of gemtuzumab ozogamicin (Mylotarg) treatment in acute myeloid leukemia patients. *Leukemia* 18:983, 2004.

272. Horning SJ, Weller E, Kim K, et al: Chemotherapy with or without radiotherapy in limited-stage diffuse aggressive non-Hodgkin's lymphoma: Eastern cooperative oncology group study 1484. *J Clin Oncol* 22:3032, 2004.

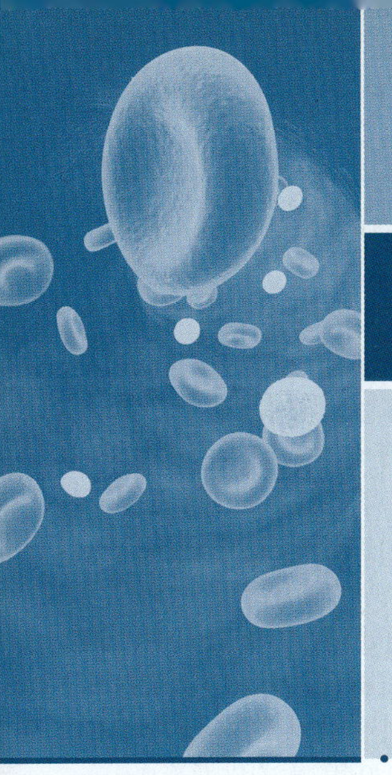

第21章

造血细胞移植治疗原则

Robert Lowsky, Robert S. Negrin

摘　要

在过去的60年中，造血细胞移植(hematopoietic cell transplantation，HCT)取得了重大进步，已经从动物骨髓移植的实验研究发展成为每年对上万例骨髓衰竭、髓系和淋系恶性疾病、免疫缺陷症和先天性代谢性疾病患者进行根治治疗的先进医疗手段。移植免疫学和医疗支持技术的进步给造血干细胞移植带来了革命性进步，并使其进入新的时代。本章节将讨论造血干细胞移植生物学原理、临床应用及今后的发展。并将重点强调来源于循证医学的造血干细胞移植治疗原则。

造血干细胞移植发展历史

造血细胞移植(hematopoietic cell transplantation，HCT)成功应用于临床基于近一个世纪的医学探索、研究和重大发现(表21-1)。

表21-1　造血干细胞移植的重要发展史

时间(年)	事　件
1868~1906	证明骨髓细胞是各种血液细胞的来源
1896~1900	ABO血型系统的发现使血液输注成为可能
1939	第一例有记录的临床骨髓移植
1949~1954	骨髓和器官移植的临床前动物模型的建立和发展
1956~1959	骨髓移植治疗人类疾病的早期研究
1960~1965	不同阶段造血干/祖细胞模型的建立和发展
1960s	骨髓移植治疗人类疾病的临床研究处于困顿期
1968~1969	第1例SCID的患者接受异基因HCT治疗获得成功
1975	异基因HCT第一次成功用于治疗一系列白血病患者
1978	自体HCT第一次成功用于治疗一系列白血病患者
1988	小鼠HSC的成功分离
1990	Dr. E.D. Thomas被授予诺贝尔生理学和医学奖
2008	全球有超过70万例患者接受了造血干细胞移植治疗，其中12 500例患者存活超过5年以上

HCT，造血细胞移植；HSC，造血干细胞；SCID，重症联合免疫缺陷。

本章使用的简写和缩略词：ALL，急性淋巴细胞白血病(acute lymphoblastic leukemia)；AML，急性髓细胞白血病(acute myelogenous leukemia)；BCNU，卡氮芥(carmustine)；BuCy，白消安联合环磷酰胺(busulfan and cyclophosphamide)；c-GVHD，慢性移植物抗宿主病(chronic graft-versus-host disease)；CIBMTR，国际血液与骨髓移植登记中心(Center for International Blood and Marrow Transplantation Research)；CML，慢性髓细胞白血病(chronic myelogenous leukemia)；CMV，巨细胞病毒(cytomegalovirus)；CR1，第一次完全缓解(first complete remission)；CXCR4，趋化因子相关受体(chemokine-related receptor)；DLI，供者淋巴细胞输注(donor leukocyte Infusion)；FK506，他克莫司(tacrolimus)；G-CSF，粒细胞集落刺激因子(granulocyte colony-stimulating factor)；GVHD，移植物抗宿主病(graft-versus-host disease)；GVT，移植物抗肿瘤效应(graft-versus-tumor)；HCT，造血细胞移植(hematopoietic cell transplantation)；HL，霍奇金淋巴瘤(Hodgkin lymphoma)；HLA，人类白细胞抗原(human leukocyte antigen)；HSC，造血干细胞(hematopoietic stem cell)；HSV，单纯疱疹病毒(herpes simplex virus)；^{131}I，放射性碘(radioactive iodine)；Ig，免疫球蛋白(immunoglobulin)；IL，白细胞介素(interleukin)；MMF，霉酚酸酯(mycophenolate mofetil)；MSC，间充质干细胞(mesenchymal stromal cell)；NHL，非霍奇金淋巴瘤(non-Hodgkin lymphoma)；NK，自然杀伤细胞(natural killer)；NRM，非复发死亡率(nonrelapse mortality)；PBMC，外周血单个核细胞(blood mononuclear cells)；PCR，聚合酶链反应(polymerase chain reaction)；RIC，减低剂量预处理(reduced-intensity conditioning)；SOS，肝静脉窦闭塞综合征(sinusoidal obstructive syndrome)；TBI，全身照射(total-body irradiation)；Th，辅助性T细胞(T-cell helper)；TREC，T细胞受体切除环(T-cell-receptor excision circle)；T_{reg}，调节性T细胞(T-regulatory cell)；UCB，脐带血(umbilical cord blood)；VCAM-1，血管细胞黏附分子(vascular cell adhesion molecule)；VP-16，依托泊苷(etoposide)；VZV，水痘-带状疱疹病毒(varicella-zoster virus)。

早在1868~1906年间,欧洲和美国的科学家已经证明了骨髓细胞来源于血细胞。1939年人类历史上第一次骨髓造血干细胞移植是应用于重金属中毒引起的再生障碍性贫血患者,患者经静脉输注血型相合的兄弟所供给的骨髓,但不幸的是骨髓移植未获得成功,患者骨髓输注5天后死亡[1]。

1922年,一个丹麦研究者进行了一项研究,给接受照射处理的豚鼠进行股骨屏蔽保护可以防止照射引起的血小板减少和出血[2]。但这项重要的发现在随后的20年并未引起足够的重视。1949~1954年间,因国际政治形势的变化,冷战开始,人们对于核损伤的担忧促进了对放射作用及其防治的实验研究,从而促进了器官和骨髓移植研究领域的快速进步。Jacobson和同事发现在受到致死剂量照射的小鼠中,如果用铅块对脾脏进行屏蔽(脾脏是小鼠的造血器官),则小鼠可获得生存[3]。随后很快Lorenz和同事的研究表明受致死剂量照射的小鼠和豚鼠在输注同基因骨髓后可获得生存,从而表明同基因异体或异基因的骨髓悬液具有治疗作用[4]。当时的研究者认为这种治疗作用是那些来源于受屏蔽的脾脏或输入的骨髓中的化学成分或分子,刺激全身照射后受损伤的内源性造血细胞的恢复[5-7]。1954年,Barnes和Loutit的实验表明,如果小鼠先用其他种系小鼠的骨髓细胞进行免疫,然后接受致死剂量照射后,再输注此免疫种系的小鼠骨髓不能获得造血重建[8]。而未经免疫处理的小鼠则可存活超过60天,这项研究证明了造血细胞具有再生功能的假说,并首次提示造血重建源于输注的造血细胞的再生功能,而非骨髓中的化学成分或分子[9]。

1956年Barnes和同事对白血病小鼠用超剂量的照射和骨髓移植进行治疗[12]。研究者们指出虽然单纯照射并不能清除所有白血病细胞,但植入的细胞可通过免疫作用清除残留白血病细胞,并提出了"过继免疫治疗"这一术语。在1956~1959年间,这些发现发表后引起了极大的兴趣,并使应用致死剂量照射联合骨髓移植治疗人类白血病成为共识。在纽约的Cooperstown、Thomas和同事在1957年对6例终末期白血病患者应用照射治疗和静脉输注健康供者骨髓的临床实验[11],只有2例患者可以一过性检测到供者造血细胞。所有患者都未存活超过100天。1959年,Thomas团队报告了1例终末期白血病患者经全身照射(TBI)后静脉输注同卵双生供者的骨髓[12],该患者移植后造血迅速恢复,并且无病存活超过4个月,第一次证明了致死剂量照射后接受相合的骨髓具有抗白血病作用和造血重建作用。在同一年,Mathe和同事报告了对在塞尔维亚贝尔格莱德核事故中可能受到致死剂量照射的6例患者进行骨髓输注[13],5例患者获得生存,但并没有明确的供者骨髓植入证据,因而并不认为供者骨髓输注是导致患者造血恢复的原因。

第一例自体骨髓移植的尝试也出现在这个时期。1958年Kurnick和同事报告了对2例转移癌患者的骨髓进行采集后冷冻保存[14],患者经过强剂量的照射治疗后,输注复苏的冻存骨髓,1例患者死于移植后并发症,而另一例患者在经历了一段时间的全血细胞减少后获得造血恢复。在费城,另一名恶性淋巴瘤患者在经过大剂量的氮芥治疗后进行自体骨髓移植,患者移植后存活超过30年并基本处于完全缓解状态[15]。

1960~1967年接受异基因骨髓移植的患者数量不断增加,虽然异基因骨髓移植在动物模型中已获得成功并已可在体外进行组织相容性抗原检测,但从20世纪50~60年代已发表的203例接受异基因骨髓移植的报告没有1例获得成功[16]。

第一例成功的报告来自儿童免疫缺陷症的患者,1968年,Gatti和同事对1例重症联合免疫缺陷的儿童患者进行异基因骨髓移植获得成功[17],供者移植物中的淋巴细胞使患者免疫缺陷获得纠正,在很短的时间内又有2例类似的报道[18,19]。这些患者获得生存并且在移植25年后又进行了随访报道[20]。

这些成功使处于困顿中的骨髓移植研究重获新生。1975年西雅图研究组发表了引人注目的改善移植预后的研究成果[21]。该报告总结了37例再生障碍性贫血患者和73例进展期白血病患者接受异基因造血干细胞移植治疗的临床结果,提示组织相容性抗原检测和配型,以及移植前预处理方案的重要性,详细介绍了骨髓移植技术,强调移植后免疫抑制治疗和支持治疗,并且提出了应用无关供者的可能性,这个报告代表了现代造血干细胞移植时代的开端。在1977年和1980年,无关供者造血干细胞移植首次成功应用于重症联合免疫缺陷和急性白血病患者[22,23]。在1978年底,首个自体造血干细胞移植成功治疗淋巴瘤患者的系列研究见诸报告[24,25]。基于E.D. Thomas在造血干细胞移植领域的系列研究工作和突出贡献,1990年他被授予诺贝尔生理学和医学奖。到2008年为止,全球有超过70万例患者接受了造血干细胞移植治疗,其中12 500例患者存活超过5年以上[26]。

造血干细胞模型

在单细胞水平,干细胞一方面可以自我更新成为更多的干细胞,另一方面可以进一步分化成具有特定功能的功能细胞(参见第16章)[27]。而祖细胞可以具有多向、寡向和单向分化能力,但是缺乏自我更新能力。造血干细胞可以自我更新成为更多的造血干细胞,并可以分化形成血液系统的所有细胞。在人的生命过程中,造血的发育、维持和造血组织的再生都依赖造血干细胞,更重要的是造血干细胞也是在造血干细胞移植后获得成功植入和造血重建的唯一细胞[27]。在成年小鼠骨髓中,造血干细胞是具有c-kit$^+$,Thy-1.1^{lo},lineage marker$^{-/lo}$,和Sca-1$^+$(称为KTLS)表型特征的一群细胞[28,29]。对经照射后的小鼠进行带有上述表型的造血干细胞单细胞移植,能获得终身的造血重建,包括形成上千个造血干细胞和每天生成超过109个血细胞[28-30]。在人类,通过CD34$^+$、Thy$^+$筛选和系列特异性标记抗原的阴性筛选的整合技术,可以获得一致性的造血干细胞群[31]。用纯化的造血干细胞进行移植在动物模型获得成功后,人们在多发性骨髓瘤、非霍奇金淋巴瘤(non-Hodgkin lymphoma,NHL)和转移性乳腺癌患者中分别进行了纯化的造血干细胞移植治疗的临床研究[32-34]。该研究的目的是通过纯化造血干细胞以减少移植物中肿瘤细胞的残留,而这三种恶性疾病的骨髓和血液单个核细胞中往往存在较高的肿瘤细胞残留比例。这些临床研究最初遇到的挑战是在骨髓和经粒细胞集落刺激因子(granulocyte colony-stimulating factor,G-CSF)动员的外周血中造血干细胞的比例很低,然而随着技术的进步,人们可以在大多数的患者中获得足量的造血干细胞并且没有肿瘤细胞残留。接受经纯化的造血干细胞移植的患者,其中性粒细胞和血小板恢复时间与接受未经处理的骨髓进行移植的患者无明显差异。但是几乎所有患者的T细胞,尤其是CD4$^+$ T细胞的恢复时间超过6个月。还有一定数量的患者会发生一些罕见的感染,如流感重症感染、呼吸道合胞病毒感染、巨细胞病毒和卡氏肺孢子虫性肺炎,因此对于应用纯化的造血干细胞作为临床移植的干细胞来源仍需关注其免疫延迟和感染等副作用。另一方面，对于纯化的无污染的移植物能否影响患者的无病生存率和总生存率虽然目前的结果显示是有利的，但仍需扩大研究数量。

造血干细胞的迁移和归巢

造血干细胞从骨髓向外周血迁移并在骨髓中重新归巢的能力是生物进化过程赋予造血系统的功能。尽管造血干细胞的迁移和归巢的生物学作用和生理学意义尚不完全明了，但它是造血细胞重建所必需，也是造血干细胞移植治疗血液系统和非血液系统疾病所必需的关键环节。

移植后成功的造血恢复取决于一系列发生在植入的造血干细胞和支持造血的骨髓微环境之间的相互作用(参见第 4 章)。输入的造血干细胞首先必须对骨髓内皮细胞具有足够的黏附能力，造血干细胞表面发挥黏附作用的分子是选择蛋白配体 P，选择蛋白糖蛋白配体 1，造血细胞选择蛋白配体 L 和 E，它们主要与内皮细胞 E- 选择蛋白相结合[36-38]。其他介导对骨髓内皮细胞起黏附作用的干细胞表面分子是整联蛋白超家族亚群，主要是很晚期的抗原 -4，$\alpha_4\beta_7$ 和淋巴细胞功能抗原 -1，它能与内皮细胞免疫球蛋白(Ig)超家族受体相结合(比如血管细胞黏附分子 VCAM-1)和透明质酸盐受体 CD44[39,40]。不表达 β- 整合素的造血干细胞不能迁徙至骨髓微环境，即使在胎儿肝脏中具有增殖和分化的能力[41]。造血干细胞与骨髓内皮细胞紧密结合后，随后穿过骨髓内皮细胞，进入位于骨内膜内层的造血龛归巢，这个过程主要受到与造血干细胞表面趋化因子相关受体(chemokine-related receptor，CXCR4)相结合的基质细胞衍生因子 -1(又称 CXCL12)的胞外浓度梯度变化所调控[42]。多项实验已证明造血干细胞表面 CXCR4 的表达是其归巢和植入所必需[43]，并且已经应用新的 CXCR4 抑制剂进行造血干细胞动员的临床应用研究。CXCR4 缺陷小鼠虽然具有胎儿肝脏造血功能，但因缺乏骨髓造血功能而在出生前死亡[42]。在成功归巢后，黏附于造血龛表面的造血干细胞受到一些因子的调控，其中至少部分受到膜联蛋白Ⅱ的调控，它能抑制造血干细胞与骨髓微环境的结合[44]。骨髓龛是一个由多种不同细胞组成的复杂的生物功能单位。其包括具有自我更新潜能的间充质干细胞(mesenchymal stromal cells，MSC)和具有甲状旁腺素受体的成骨细胞[45,46]。间充质干细胞和造血干细胞共移植时能促进造血干细胞的植入[47]。成骨细胞可能与窦状内皮细胞相结合，通过产生一系列的分子，如膜联蛋白Ⅱ、VCAM-1、胞间黏附分子 -1、C44、CD164 和骨桥蛋白对造血干细胞植入的调控起到关键作用[44,48-50]。在造血干细胞移植后以甲状旁腺素刺激成骨细胞，可导致周期性的腺苷磷酸酶介导的造血干细胞群的扩增，促进植入，并在经致死剂量照射的动物中显著提高生存率[45,51]。除了上述对造血干细胞黏附和归巢的调节因子外，造血干细胞的其他功能如休眠、自我更新、增殖、分化和凋亡等还受到其自身的遗传因素以及与骨髓微环境的细胞网络，包括各种 T 细胞亚群、脂肪细胞和成纤维细胞的相互作用的调节。鉴于造血干细胞迁徙与调控机制的复杂性，到目前为止临床造血干细胞移植实践中相对低的植入失败发生率已实属不易。

造血干细胞的来源

移植中可利用的造血干细胞来源有多种，包括骨髓、动员的外周血以及在分娩时采集的脐血。

■ 骨髓

在异基因和自体干细胞移植中，骨髓是造血干细胞的传统来源[52]。在局麻或全身麻醉下，骨髓的获取通过大孔径穿刺针反复从髂后上棘抽吸，一般同时在双侧抽吸 50~100 次。获得长期稳定植入所需的最低细胞数量尚未确定；然而一般的采集标准是达到 2×10^8 个骨髓有核细胞 /kg(受者)。最近的指南提示对于供者采集达到 20ml 骨髓液 /kg(供者)通常也是安全的。

骨髓采集是非常安全的操作过程，极少发生严重的并发症。在美国国家骨髓供者登记中心(National Marrow Donor Program，NMDP)的资料表明近 10 000 多名健康成人供者中，70% 的供者在 2 周内完全恢复，较重的并发症发生率约为 1.2%，包括神经、骨骼和组织损伤，一般在 6 周内可恢复[53]。目前有供者发生供髓后死亡的报道，发生率约为万分之一，但很难确定死亡是否与供髓直接相关[54]。镰刀状红细胞性贫血是应用 G-CSF 动员干细胞的禁忌证。对儿童骨髓供者的评估目前仅有少量的单中心报道[55-57]。与成人相似，年龄小于 20 岁的供者供髓后严重并发症也极少发生。由于细胞量较少，大部分小于 2 岁的供者供髓后需要异源性的血制品的支持治疗。通过调查，90% 移植中心将接受儿童的骨髓捐献，甚至 6 个月内的小婴儿也可作为供者[55]。

■ 外周血

在外周血循环中造血干细胞的含量很少；然而在化疗、造血生长因子、特定趋化因子受体的抑制剂等刺激下，造血干细胞可以从骨髓动员至外周血。动员至外周血后分离采集的产物称之为外周血祖细胞(peripheral blood progenitor cells，PBPCs)，以区别于经分离纯化的而获得的血液造血干细胞。用于干细胞动员的动员剂包括：G-CSF、粒细胞 - 单核细胞集落刺激因子(granulocyte-monocyte colonystimulating factor，GM-CSF)、白介素 -3(IL-3)、血小板生成素和 CXCR4 的拮抗剂 AMD3100[58-61]。

获得外周血祖细胞进行异基因或自体移植最常用的动员方法是利用 G-CSF 或 G-CSF 联合化疗。动员后采集干祖细胞的方法十分安全，一项对 5930 例正常供者的调查显示不良反应发生率极低(< 1%)[62]。据报道，供者中脾破裂的发生率约为万分之一，且随着认识的深入，该并发症发生率进一步降低[63,64]。目前还没有关于儿童供者发生脾破裂的报道。

短期使用生长因子动员是否会增加正常供者白血病发生的风险是值得关注的问题。9 年随访研究结果显示正常供者短期应用生长因子后尚未发现任何远期并发症[65]。对外周血祖细胞捐献前后一年的供者的外周血白细胞流式分群比较分析，发现在 G-CSF 动员前后，B 细胞、T 细胞、自然杀伤细胞(NK)、单核细胞与中性粒细胞等均无明显变化[66]。

$CD34^+$ 数量 /kg(受者)绝对数的检测是确定外周血祖细胞是否足够、可靠而可行的方法。绝大部分实验室是通过流式细胞术(FAC)来检测 $CD34^+$ 细胞量。自体干细胞移植后成功植入所需干细胞的最小推荐量为 2×10^6 $CD34^+$ 细胞 /kg(受者)，更高的干细胞数量可以使血小板恢复更快[67-69]。移植物中 $CD34^+$ 细胞数量是血小板恢复最重要的影响因素。尽管正常供者动员后干细胞不能达到所需数量的情况极少出现，但进行自体移植的恶性肿瘤患者动员后干细胞数量不足却时有发生。约 10%~20% 的患者单用 G-CSF 或化疗联合 G-CSF 不能动员足够数量的 $CD34^+$ 细胞。经过多次前期化疗是动员困难的危险因素,但目前如何预测患者干细胞难以动员仍相当困难。对于单用 G-CSF 动员失败的 NHL、霍奇金淋巴瘤(Hodgkin lymphoma,HL)和多发性骨髓瘤患者,最常用的再次动员方法是 AMD3100 联合 G-CSF[70]。研究证实利用 AMD3100 动员进行异基因造血干细胞移植也可以达到快速而稳定的植入[71]。

研究发现造血干细胞的动员与释放受下丘脑昼夜节律的调控,其机制是通过调节骨髓微环境中 CXCL12 的表达而实现[72-74]。昼夜节律信号从视交叉核发出通过神经传导,到达骨髓基质细胞,促使 CXCL12 迅速下调使造血干细胞有节律地释放;人造血干细胞释放的高峰是在傍晚。最近一项研究报道,短期应用 G-CSF 对正常供者进行动员后,晚上 8 点采集获得的 $CD34^+$ 细胞和 $CD34^+CD38^-$ 细胞数量较早上 8 点均显著增加($P < 0.001$)[72]。另一组 82 例采用 G-CSF 动员的数据显示,傍晚采集获得的 $CD34^+$ 细胞平均数较早上采集明显增加[72]。然而,通过简单地调整采集和细胞输注时间能否显著影响临床效果尚待研究。

动员的外周血祖细胞与骨髓的比较研究

动员的外周血祖细胞在自体移植中起到非常重要的作用。在临床实践中,动员的外周血祖细胞优于骨髓已较少有争议。大量的Ⅱ期临床研究结果显示外周血祖细胞移植物($> 2 \times 10^6$ $CD34^+$ 细胞 /kg)可以加快植入[75,76]。多项随机临床试验也证实了以上结论[77-79]。在这些临床研究中,移植动员的外周血祖细胞后,中性粒细胞、血小板绝对数恢复时间缩短,红细胞输注次数也有所减少。在一项随机临床试验中,进展的 HL 和高危 NHL 患者接受动员的外周血祖细胞移植或骨髓移植,结果发现骨髓移植组中性粒细胞绝对数超过 5×10^9/L 时间为 14 天,而外周血祖细胞移植组减少至 11 天(P=0.005);血小板恢复至$> 20 \times 10^9$/L 的时间骨髓移植组为 23 天而外周血祖细胞移植组减少至 16 天(P=0.02);接受外周血祖细胞移植的患者输血次数减少,住院时间也缩短;两组总生存率相似[77]。基于上述研究结果,绝大多数移植中心均采用动员的外周祖细胞作为移植的干细胞来源,$CD34^+$ 细胞量至少需要 1×10^6/kg,最好达到 2×10^6/kg。目前 $CD34^+$ 绝对细胞数低于多少则不推荐进行自体移植尚无定论。作者建议当 $CD34^+$ 细胞数量低于 1×10^6/kg 时可以考虑加用骨髓移植物。

在异基因造血干细胞移植中,情况更为复杂。动员的外周血祖细胞中 T 细胞含量较骨髓增加了将近 10 倍,而大量的 T 细胞可能使移植物抗宿主病(graft-versus-host disease,GVHD)发生率增加、程度加重。早期的Ⅱ期临床试验研究显示:与接受骨髓移植物的历史对照相比,接受 G-CSF 动员的外周血祖细胞 GVHD 的发生率及严重程度相似[80,81]。在一系列前瞻性研究中,大部分报道外周血祖细胞移植后急性 GVHD(Ⅱ ~ Ⅳ度)的发生率没有显著增加[79-82]。输入 10 倍含量的 T 细胞并没有增加急性 GVHD 的发生风险可能是由于 G-CSF 可以在正常供者体内诱导功能性免疫耐受。分离纯化的 G-CSF 动员的供者外周血 T 细胞进行基因表达谱和免疫表型分析显示:G-CSF 动员后,免疫耐受相关的 2 型辅助性 T 细胞(Th2)及调节性 T 细胞(T_{reg})的相关基因表达上调而与 GVHD 相关的 Th1 型细胞、细胞毒性 T 细胞及抗原提呈细胞的相关基因表达下调[86]。

与自体移植相似,在异基因造血干细胞移植中,利用动员的外周血祖细胞进行移植的造血恢复较骨髓移植更快[79-82]。以上结论主要来自对人类白细胞抗原(histocompatibility locus antigen,HLA)相合亲缘供者移植的大量的临床研究。非亲缘异基因移植数据相对较少,最近骨髓移植临床试验协作组正在进行一项大规模的 G-CSF 动员的外周血祖细胞与骨髓来源的干细胞的随机对照研究。

关于移植物来源对慢性 GVHD(包括局限性与广泛的)的发生风险争议更多。部分研究发现两种移植物移植后慢性 GVHD 发生没有明显差异,其中一项为美国西雅图 Fred Hutchinson 肿瘤研究中心、City of Hope 国家医学中心和斯坦福大学的多中心联合随机试验研究[87]。此项研究中,接受外周血祖细胞移植的患者慢性 GVHD 的发生率为 46%,而骨髓移植组发生率为 35%(P=0.54)。另外一些研究则指出外周血祖细胞移植可增加慢性 GVHD 的发生风险[85]。对这些移植患者的进一步随访对解决这个争议问题很重要。

在一些特定情况下,可以优先选择采用外周血祖细胞移植。比如,对于高危疾病患者,外周血祖细胞移植后更快的造血重建有助于提高移植疗效。Bensinger 研究组发现:对于高危疾病患者[包括大于 1 次以上的完全缓解(CR1)的急性髓细胞白血病(acute myelogenous leukemia,AML)患者或 2 次或 2 次以上进入慢性期的慢性髓细胞白血病(chronic myelogenous leukemia,CML)患者],外周血祖细胞移植较骨髓移植总的生存率提高[83]。而标危患者(包括 CR1 的 AML 或 CML 慢性期患者),外周血祖细胞移植与骨髓移植疗效相似。因此一些中心曾采用动员的外周血祖细胞移植治疗高危患者,而标危患者仍采用骨髓移植。目前几个随机临床试验正在进行,评价非亲缘供者移植中干细胞来源对临床疗效的影响,以求对此重要问题得出结论。

■ 脐血

分娩后从脐静脉和胎盘中获得的脐血(umbilical cord blood,UCB)中含有丰富的造血干细胞。由于脐血细胞免疫原性相对较低,即使主要组织相容性抗原不完全相合,移植效果可能也比较满意。对于那些找不到合适供者的患者来说可以扩大供者选择范围[89]。目前已建立相应的脐血库,可以用来寻找适合的脐血。脐血作为造血干细胞来源有一个重要的优点即在低温保存之前已完成高分辨分型检测,所以脐血使用方便,避免了漫长的配型寻找过程。脐血主要的缺点是一份脐血中细胞相对含量较少,所以脐血移植主要用于儿科患者[90-93]。成人脐血移植研究较少,据报道大部分患者植入时间延长[92,94,95]。一项包括约 100 例接受脐血移植患者的研究分析显示,移植细胞数量小于 1.7×10^7 细胞 /kg 的受者植入失败率高,导致较高的非复发死亡率(non relapse mortality,NRM)[91]。由于脐血移植植入失败的风险大,所以即使有配型相合、细胞数量合适的脐血,移植前也要考虑备存患者自体干细胞。发生植入失败的患者在移植后 50 天内输注备存的自体干细胞,大部分患者可获得造血重建。双份脐血 $CD34^+$ 和 $CD3^+$ 细胞含量高,采用配型相合且合适的双份脐血进行移植可能会提高植入率[96]。目前也有通过脐血造血干细胞扩增或采用多份脐血移植以加速造血及免疫重建的相关报道与尝试[97]。

■ 半相合供者

半相合供者包括半相合的同胞、父母或子女,是最容易找到的供者,但目前半相合移植开展例数仍尚少。约 70% 的患者没有 HLA 相合的亲缘供者，亲缘半相合供者可以作为替代选择。目前半相合造血干细胞移植已经开展了 20 多年。半相合移植的优点是几乎每一位患者都可以迅速找到一位合适的供者，由于 HLA 不合，可能会产生很强的移植物抗肿瘤(graft-versus-tumor，GVT)效应。在早期的半相合移植中，采用非去 T 的移植物时会发生严重的 GVHD，而采用去 T 的移植物时会发生植入失败[98-100]。研究表明，用抗 $CD3^+$ 或抗 $CD19^+$ 包被的微球进行大量的体外免疫细胞去除，并加用大量 $CD34^+$ 细胞可以突破屏障、成功植入[100,101]。在以上方案中，大量的 T 细胞去除避免了 GVHD 的发生，但同时也削弱了 GVT 反应。然而，尽管缺乏 T 细胞介导的异源性反应，在 Perugia 方案中，那些具有预后不良因素的白血病患者接受 HLA 半相合去除 T 细胞移植后，AML 患者移植后复发率低于 18%，急性淋巴细胞白血病(acute lymphoblastic leukemia，ALL)患者复发率低于 30%[102]。低复发率可能归功于供受者间 NK 细胞的异源性反应介导的抗肿瘤效应。接受了移植物中含有供者异源反应性 NK 细胞的患者白血病复发率相对较低，总生存率有所提高。因此一些专家推荐在半相合移植时选择存在 NK 细胞异源反应性的供者[103]。然而，由于免疫重建需要时间长，感染风险高，半相合造血干细胞移植仍未被广泛接受[104]。未来的方向应该放在努力提高疾病的疗效、建立合适的预处理方案，促进有效而及时的移植后免疫重建这些方面的研究。

■ 间充质干细胞

造血干细胞移植的主要原理是输入的造血干细胞归巢并植入骨髓微环境，然后更新、增殖进而重建各系血细胞。骨髓中另外一种细胞成分——间充质干细胞(MSCs)可能对造血干细胞移植有协同作用，关于 MSCs 的临床试验正在进行(详细探讨参见第 28 章)。

Owen 首先提出在骨髓微环境中存在非造血细胞包括 MSCs、成纤维细胞、成骨细胞和脂肪细胞[105]。MSCs 是一群异质性的细胞。尽管 CD105、CD73 和 CD90(Thy1)三个抗原被认为是 MSCs 重要的表面分子，然而目前尚没有特异性标记或联合标记来鉴定 MSCs[106]。同样，目前也没有独特的单一的功能试验来鉴定区分 MSCs。对 MSCs 的特征缺乏共识使得各个中心的研究结果难以比较，也阻碍了这个领域的发展。MSCs 的各种生物学特征提示其在细胞治疗中具有巨大的潜力。MSCs 可产生并分泌细胞生长因子，具有免疫调节功能，因此其在造血干细胞移植中的临床应用值得期待[107-109]。

MSCs 最常见的来源是骨髓，也可以从脐带、脐带血、脂肪组织、胎盘及胎血中获得[110-115]。目前的观点认为在细胞因子动员的外周血中不存在 MSCs。在从骨髓获取 MSCs 时，首先分离单个核细胞，接种于培养皿，MSCs 会贴附于塑料培养皿表面而其他的非贴壁的细胞通过换液去除。MSCs 分离后可在体外大量扩增而用于临床试验。这种细胞扩增的方法是否引起恶性转化曾引起关注[116,117]。然而，目前的临床试验中并没有关于体内输入 MSCs 后发生恶性转化的报道。

在化疗、放疗及联合的预处理过程中细胞毒性作用破坏了骨髓微环境包括造血干细胞龛，MSCs 首次应用于临床是来评估其是否能加速自体或异基因造血干细胞植入[45,118]。输注体外扩增的 MSCs 理论上可以促进微环境的修复进而加速造血干细胞的植入与免疫重建。研究显示，在进行自体移植的肿瘤患者中，造血干细胞移植物输注前 4 小时给予体外培养扩增的 MSCs 可以加速血小板和中性粒细胞的恢复[119]。在给予白血病患者骨髓或 G-CSF 动员的外周血祖细胞的同时，输注来源于 HLA 相合亲缘供者、体外扩增的 MSCs 可以加速髓系与血小板的植入[120]。尽管以上的临床试验结果相似，但上述试验缺乏有效的同期对照，目前 MSCs 共输注是否加速造血恢复尚难得出明确的结论。但以上试验至少可以说明输注大量体外扩增的 MSCs 并不妨碍造血干细胞的植入。

儿童的半相合造血干细胞移植研究也证实了在造血干细胞输注前 4 小时输注体外扩增的 MSCs 可以加快中性粒与血小板植入，减少植入失败发生[121]。利用父母半相合的 MSCs 与脐带血移植物共移植的临床试验也得出了类似的结论[122]。

造血干细胞移植作为可治愈性治疗的理论性概念

■ 自体造血干细胞移植

通过体外试验和临床前动物模型对化疗和放疗剂量与对肿瘤细胞杀伤力之间关系的广泛研究，形成了自体造血干细胞移植治疗的理论基础[123-126]。对化疗敏感的肿瘤，如 NHL、HL 和白血病，增加细胞毒性药物剂量可提高对肿瘤细胞的杀伤力，呈剂量 - 效应正相关性。自体移植预处理时超大剂量的化疗和放疗使得该疗法可作为恶性肿瘤的一种治愈手段，因为增加剂量明显提高了药物对肿瘤细胞的杀伤力，而同时采用干细胞输注可防止大剂量的化疗和放疗对造血系统的剂量限制性毒性。

自体造血干细胞移植的优势体现在非复发死亡率低。随着动员后的外周血祖细胞的使用和支持治疗的改善，中性粒细胞恢复时间明显缩短，大多数中心的非复发死亡率由早期使用骨髓干细胞的 8%~10% 降低到 1%~3%。同时较低的治疗相关风险和快速植入使得许多患者能够在门诊接受自体造血干细胞移植治疗，并降低了治疗费用。

自体干细胞移植物中的肿瘤细胞残留

自体移植时患者体内残留的肿瘤细胞可存在于干细胞移植物中，这是导致自体移植后复发的主要原因。分清干细胞移植物中残留的肿瘤细胞与患者体内残留的肿瘤细胞各自的作用虽然不是不可能，但是非常困难。移植物中的肿瘤细胞导致复发的直接证据来自基因标记研究，即通过采集时对移植物进行标记，复发时检测肿瘤细胞中是否存在该种标记的方法来确定。白血病、淋巴瘤和骨髓瘤患者进行自体移植治疗时，对骨髓或外周血来源的造血干细胞进行带有新霉素耐药基因的逆转录病毒 LNL6 或 GlNa 转染，该标记可通过对新霉素类似物 G418 的抗药性或基因特异性聚合酶链反应(PCR)检测。结果表明，即使是处于明确的疾病完全缓解状态的患者，采集的干细胞都存在肿瘤细胞残留的可能，因为无论在随后发生的骨髓复发还是髓外复发病灶中均可检测到带有该类标记的肿瘤细胞[127-130]。这些研究提示减少移植物中肿瘤细胞残留对提高自体移植疗效具有重要意义。

肿瘤细胞净化　体外通过药物处理对移植物中残留的肿瘤细胞进行净化，最常用的药物是环磷酰胺(cyclophosphamide)和异环磷酰胺(ifosfamide)的活性类似物，其理论基础来自造血干细胞高表达醛脱氢酶，醛脱氢酶能使环磷酰胺的活性代谢产物失活，因此体外使用环磷酰胺和异环磷酰胺的活性类似物在清除肿瘤细胞的同时，几乎不减少造血干细胞数量[131]。在一项Ⅱ期临床试验研究中，对处于第1次或第2次完全缓解的AML患者进行自体移植时，使用上述药物对移植物进行净化，长期无病生存率可达50%以上，明显优于不处理组[132,133]。但体外通过药物对移植物中残留的肿瘤细胞进行净化的方法由于对移植后的造血重建具有明显的抑制作用，目前已不被广泛采用。目前为止尚无随机试验评价移植物净化的作用。

其他还有应用免疫学方法对移植物中残留的肿瘤细胞进行净化，包括肿瘤特异性单克隆抗体介导的方法，比如用于B细胞淋巴瘤的抗B细胞单克隆抗体。基于敏感性PCR的方法常用于评价肿瘤细胞净化的效率[134,135]。一项回顾性分析表明，患者成功获得经PCR检测阴性的净化，其移植后的复发率显著降低[136]。

另一种方法是利用敏感的免疫组织化学和分子标记进行干细胞阳性选择可明显减少移植物中的肿瘤细胞残留。利用免疫磁珠技术分选CD34⁺细胞是最广泛使用的方法，分选的CD34⁺细胞能达到较快的多系造血重建[137,138]，但在一项包含190例骨髓瘤患者的临床前瞻性、随机研究表明，接受经CD34⁺细胞分选的移植物的患者并没有比那些接受未分选的移植物的患者获得更好的生存[139]。此外，CD34⁺细胞分选还增加感染性并发症的发生风险[140,141]。虽然由于缺乏前瞻性、随机对照研究，目前仍无法正确评价自体移植物净化的作用，然而，疾病复发仍是影响自体造血干细胞移植疗效的最大障碍，移植物中肿瘤细胞净化策略的研究尚需进一步深入。

体内进行肿瘤细胞净化的方法是在肿瘤细胞负荷最低时进行造血干细胞采集。几项临床研究表明，在急性白血病患者化疗后造血恢复初期进行干细胞采集，可有效减少肿瘤细胞残留[142,143]。此外，在B细胞淋巴瘤患者中使用B细胞单克隆抗体——利妥昔单抗（美罗华）联合环磷酰胺进行动员，经敏感PCR检测能显著减少肿瘤细胞残留[144,145]。一项随机研究显示B细胞淋巴瘤患者体内使用利妥昔单抗不仅能达到与CD34⁺细胞分选相同的肿瘤细胞净化的效果，还具有更快的中性粒细胞和血小板植入，但免疫重建明显延迟[146]。

■ 异基因造血干细胞移植

异基因造血干细胞移植比自体移植需要更为复杂的移植前准备，具有更高的移植相关并发症的发生风险和非复发死亡率，移植后需要长期的随访观察。异基因造血干细胞移植治疗的选择取决于患者疾病的种类、预后、疾病缓解状态，患者一般状况和是否具有合适的干细胞供者。HLA相合同胞供者和来自国家或国际骨髓登记组织的HLA相合无关供者是最常使用的干细胞供者，多采用未经过处理的骨髓和经G-CSF动员的外周血祖细胞。

在异基因造血干细胞移植中的一个主要障碍是受者免疫系统对供者干细胞的排斥，主要由经预处理后残留的受者T细胞、NK细胞介导[147,148]。抑制受者免疫系统，促进供者干细胞植入的策略主要是预处理化疗和放疗方案的选择以及移植后免疫抑制剂的使用。移植物中供者T细胞可促进供者干细胞的植入，T细胞去除增加植入失败的风险[149-151]。目前正在研究的其他促进供者干细胞植入的策略还包括T细胞特异性单克隆抗体，带有放射性同位素的特异性抗体的使用，以及供者特异性免疫亚群细胞的输注，希望在促进植入的同时不增加移植物抗宿主病的发生风险。

移植物抗肿瘤效应

异基因移植发挥抗肿瘤效应除了移植过程本身外，另一个最重要的机制就是供者来源的免疫细胞对残留肿瘤细胞的识别和清除，称为移植物抗肿瘤（GVT）效应，表21-2列出了存在移植物抗白血病效应的证据。

表21-2　异基因造血干细胞移植中存在移植物抗肿瘤效应的证据

停用免疫抑制性药物与原发疾病缓解的时效关系
异基因造血干细胞移植后的白血病复发率低于同基因移植
移植后合并GVHD的患者白血病复发率低于无GVHD者
异基因造血干细胞移植后无GVHD者复发率低于同基因移植
异基因造血干细胞移植中移植物进行去除T细胞处理者复发率高于未处理者
供者淋巴细胞输注能诱导移植后白血病复发的缓解
减低剂量异基因移植能诱导白血病、淋巴瘤患者长期缓解

GVHD，移植物抗宿主病；HCT，造血细胞移植。

异基因移植比同基因移植具有更低的肿瘤复发率　对同种异体反应性移植物抗肿瘤效应的认识最早源自于临床观察到接受同基因移植治疗的患者比接受HLA相合同胞移植的患者具有更高的疾病复发率[152,153]。通过对大样本研究表明，接受同基因移植的患者，同种异体反应性GVT效应的强弱与疾病种类有关[154]。GVT在CML中最显著，因为接受同基因移植治疗患者的复发率明显高于接受HLA相合同胞供者移植的患者。在AML中亦观察到同样的趋势。而在ALL中移植物抗肿瘤效应似乎并不明显，接受同基因移植治疗患者的复发率与接受HLA相合同胞供者移植的患者并无显著差异。因此，肿瘤具有免疫反应的异质性，某些肿瘤能更好地被供者免疫细胞所识别。

去除T细胞移植的复发率更高　对同种异体反应性GVT效应的进一步认识来自对移植物去除T细胞移植的研究[152-155]。移植物去除T细胞的目的是想通过去除供者特异性T细胞以减少GVHD的发生风险。通过去除T细胞，即使移植后不使用免疫抑制药物，也不发生GVHD，但是随后的观察发现患者的疾病复发率和植入失败率明显增高。这些研究结果表明GVHD与GVL效应同时存在，患者发生一定程度的GVHD，尤其是慢性GVHD，可明显降低疾病复发风险。

供者淋巴细胞输注能诱导疾病缓解　异基因造血干细胞移植后发生疾病复发的患者可通过接受供者淋巴细胞输注（donor lymphocyte infusions，DLIs）治疗再次获得疾病缓解，有的甚至达到分子生物学缓解，这为GVT效应的存在提供了最为直接的证据[159-161]。通过对大样本接受供者DLIs治疗的患者进行疗效分析，表明某些疾病，如CML治疗反应好，而某些疾病，如ALL则治疗反应差。对供者DLIs治疗反应好，并达到分子生物学缓解的患者具有更为持久的疾病缓解期和好的预后。这些研究结果表明，GVT效应是一种能控制致死性白血病的有效生物学途径。

临床移植物抗肿瘤效应的靶分子和效应细胞

GVT效应的生物学机制目前仍不完全明确。供者免疫效应细胞识别的靶分子是异种抗原，如供受者因遗传学差异而导致的主要或次要组织相容性抗原不合，谱系特异性抗原，肿瘤细胞特异性分子，如染色体易位所形成的蛋白或其他肿瘤特异性分子标记。发挥 GVT 效应的主要免疫细胞是 T 细胞，越来越多的研究表明，NK 细胞亦参与，尤其是在 HLA 半相合移植中[103,162]。机体的体液免疫亦参与 GVT 效应。诱导 GVHD 的 T 细胞亚群与诱导 GVT 效应的 T 细胞亚群是否是同一细胞亚群仍然是研究的主要焦点。

临床前动物模型研究表明，具有潜在的引起临床 GVT 效应的细胞有：① $CD8^+$ 细胞毒性 T 淋巴细胞，能识别与Ⅰ类 MHC 相结合的肿瘤抗原。② $CD4^+$ T 淋巴细胞，识别与Ⅱ类 MHC 相结合的肿瘤抗原后，通过分泌干扰素(IFN)-γ，白介素 -2(IL-2)等 Th1 类细胞因子，从而上调Ⅰ类 MHC 的表达，促进 $CD8^+$T 细胞的增殖、活化。③ NK 细胞 / 淋巴因子激活的杀伤细胞，通过分泌细胞因子发挥抗肿瘤效应，且不具有 MHC 的限制性，可清除那些不表达或弱表达 MHC Ⅰ类或Ⅱ类分子的肿瘤[164-170]。

移植预处理方案

移植过程中预处理需达到 2 个目的。无论是自体，还是异基因移植都主要用于恶性肿瘤患者的治疗，因此预处理的一个最主要的目的就是减少肿瘤负荷，尽可能达到肿瘤清除。在异基因移植中预处理还要达到充分抑制宿主免疫功能的目的。移植预处理方案发展的另一个目标就是降低预处理毒性，这对老年患者和合并其他脏器并发症不能接受高剂量预处理方案的患者尤其重要。

■ 基于全身照射的预处理方案

全身照射是最早应用于自体或异基因移植治疗血液系统恶性疾病的预处理方案。全身照射对多种血液淋巴肿瘤，包括对化疗耐药的白血病都具有良好疗效，能诱导完全的免疫抑制，并清除睾丸和中枢神经系统等庇护所的病灶。仅一项临床研究是单独将全身照射作为预处理方案[171]，其他的临床研究都是将全身照射联合细胞毒性药物，其中最为常用的是环磷酰胺。常用的方案是单次或分次剂量达到 10~16Gy 联合大剂量环磷酰胺[171-174]。一项前瞻性研究表明接受 15.75Gy 全身照射的患者比接受 12Gy 全身照射的患者的复发率低[175]，然而接受高剂量全身照射的患者具有更高的 GVHD 的发生风险，因此尚不能明确复发率的降低是得益于照射剂量的提高还是 GVHD。同时增大照射剂量也增加胃肠道毒性及肺部并发症的发生风险，导致无复发死亡率增高，两组总生存率并无明显差异。大多数移植中心使用的全身照射剂量为 1200~1320cGy。此外长期随访观察表明全身照射为基础的预处理方案，尤其是高剂量全身照射方案，导致儿童患者的生长发育受抑及发生第二肿瘤。

在小鼠模型中采用超分割照射的方法，即每天进行 2~3 次的分次、小剂量照射，持续数天，在有效抑制白血病细胞再增殖的同时，可减少肺和胃肠道毒性[173,177]。临床前动物模型还证实，采用分次照射，无论多少剂量率，随着抗白血病效应的增强，肺部和胃肠道的毒性反应增加并不明显，因此可以通过分次照射，提高总照射剂量增强抗白血病效应，而不明显增加毒性反应。临床研究也表明采用分次照射可减少总的肺部毒性反应[178,179]。分次照射联合 60mg/kg 依托泊苷(etoposide)作为预处理方案取得良好疗效[180]，尤其对急性淋巴细胞白血病患者[181]。

早期的全身照射采用的放射源是双向 ^{60}Co，虽然能提供高效、均一的射线，但照射剂量率较低(0.08Gy/min)[182]。目前大多数移植中心采用直线加速器来进行分次照射，剂量率可达 0.4Gy/min 或更高，更好地屏蔽照射野在减少肺部毒性的同时，也使胸壁和脊柱接受了足够的照射剂量[183]。

一个取代照射的方法是利用特异性抗体将放射性核素导向靶器官的放射免疫治疗。理论上该方法在发挥高效的抗肿瘤作用的同时并不增加预处理毒性。CD33 是一种正常的髓系相关糖蛋白，表达于 90% 以上的 AML 细胞。CD45 在除了成熟红细胞和血小板外几乎所有的造血系统细胞上都有有效表达，在 85% 以上的急性髓系和淋系白血病的原始细胞上都有表达。临床试验研究已将结合放射性 ^{131}碘的抗 -CD33 和抗 -CD45 抗体联合应用于白血病患者的移植预处理。在 B 细胞淋巴瘤患者中，托西莫单抗(碘 131 结合的抗 CD20 单克隆抗体)联合传统细胞毒药物作为自体移植的预处理方案取得了良好疗效[184]。目前放射免疫治疗的缺陷在于绝大多数放射免疫交联剂缺乏组织特异性，大部分在血运循环中代谢分解，未能有效到达和作用于特异性靶器官。

■ 非照射预处理方案

自体移植

HL 和 NHL 患者接受剂量限制性全身照射，常因涉及纵隔而导致致死性、间质性肺炎的发生[185]，不包含照射的预处理方案开始得到发展，尤其在自体移植中。能通过提高药物剂量而扩大肿瘤清除效力，同时又不存在交叉毒性，是预处理方案中化疗药物选择的原则，如目前广泛应用于淋巴瘤的预处理方案的药物 1，3 - 双(2 - 氯乙基)- 1 - 亚硝基脲(carmustine，BCNU，卡莫司汀 / 卡氮芥)，依托泊苷(VP-16)和环磷酰胺，就是遵循这个原则[186-188]。对卡氮芥的毒性反应最大的脏器是肺，依托泊苷主要作用于肝脏，环磷酰胺是心脏，因此在最大可耐受剂量范围内使用这些药物组合作为预处理方案可达到最大的肿瘤清除效应，同时又降低预处理相关毒性。

异体移植

目前有很多不包含照射的预处理方案也用于异体移植，其中使用最为广泛的方案是口服白消安(busulfan)16mg/kg 4 天与环磷酰胺 120mg/kg 联合使用(称为 BuCy 方案)[189,190]。一项随机研究比较了分次全身照射联合环磷酰胺与 BuCy 作为预处理方案，表明 BuCy 方案具有更好的耐受性，但在总生存率、无病生存率和非复发死亡率及 GVHD 的发生率上两者并没有显著差异[191]。静脉白消安的应用能更好地控制血药浓度，从而使 BuCy 方案的耐受性进一步提高。一项随机研究表明，使用静脉白消安的患者比使用口服白消安的患者，肝静脉闭塞病的发生率显著降低[192]。药代动力学监测显示白消安平均血药浓度维持在 917ng/ml 的患者疾病的复发风险明显降低[193]，这些研究促进了剂量控制的 BuCy 方案的进一步广泛应用。

■ 减低剂量预处理方案

有利于控制微小残留病灶的免疫介导机制已被证实，从而对使用相对毒性较大的清除性预处理方案提出挑战。减低剂量预处理方案通过减低预处理化疗放疗剂量，联合充分的免疫抑制，以确保供者干细胞的完全植入，并通过 GVT 效应达到肿瘤清除作用。减低剂量预处理比传统的清除性预处理具有更

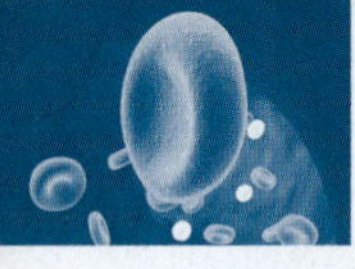

好的耐受性，尤其对老年患者和合并其他脏器并发症而不能耐受强烈的清髓性预处理的患者。减低剂量预处理适用于处于部分或完全缓解状态的相对惰性疾病的患者，尤其是非恶性疾病的患者，如遗传性疾病，自身免疫性疾病和在接受器官移植联合骨髓移植的患者中诱导免疫耐受。

目前已有许多不同剂量强度的减低剂量预处理（reduced-intensity conditioning，RIC）方案。在犬类动物模型中研究的最为详尽的方案是 TBI 2Gy 联合免疫抑制剂霉酚酸酯（mycophenolate mofetil，MMF）和环孢素（cyclosporine），以抑制受者 T 淋巴细胞对移植物的排斥[194]，随后该方案应用于临床多种恶性肿瘤患者的移植治疗，可使患者获得造血植入，但仍有 20% 的患者发生植入失败[195]，随着氟达拉滨（fludarabine）30mg/m^2 ×3 天增加入该方案[196]，使植入失败率降低了 5%。氟达拉滨联合低剂量全身照射已成功应用于大量恶性肿瘤患者的移植治疗，尤其是惰性疾病和骨髓瘤患者。

另一个常用于 HLA 相合同胞移植的减低剂量预处理方案是氟达拉滨（90~150mg/m^2）联合环磷酰胺（900~2000mg/m^2）[197]，该方案加用利妥昔单抗（美罗华，rituximab）使惰性淋巴瘤，尤其是套细胞淋巴瘤患者获得很好的长期无病生存[198]。氟达拉滨联合白消安 4~8mg/kg，加用或不加用抗 T 淋巴细胞免疫球蛋白是第三种常见的减剂量预处理方案，在骨髓增生异常综合征和骨髓增殖性疾病的患者中疗效优于其他减剂量方案[199]。

目前减低剂量移植疗效仍受较高的 GVHD 发生风险和无复发死亡率限制，急性 GVHD 的发生率达 20%~65%，无复发死亡率达 50%[200-203]，因此减低剂量移植主要应用于不能耐受传统清髓性预处理的患者。

斯坦福大学的研究者在啮齿类动物骨髓移植模型上使用分次、低剂量全身淋巴照射联合 T 淋巴细胞去除性抗体（抗胸腺球蛋白血清），显示受者 GVHD 的发生风险明显降低[204,205]，增大输注的供者 T 淋巴细胞数量达 1000 倍，未观察到受者发生致死性的急性 GVHD。动物模型研究提示全身淋巴照射联合抗胸腺球蛋白血清，可改变宿主残留的 T 细胞亚群的组成，使宿主调节性 NK T 细胞获得优势，调节性 NK T 细胞通过诱导供者 T 细胞分泌非炎症性细胞因子 IL-4 和促进供者 $CD4^+CD25^+FoxP3^+$ 调节性 T 细胞增殖而发挥 GVHD 的抑制作用[206]。这种宿主残留的 T 细胞亚群的组成改变，是由于 NK T 细胞高表达抗凋亡基因，能耐受辐射诱导的凋亡[207]。他们进一步将全身淋巴照射联合抗胸腺球蛋白血清的预处理方案应用于临床接受 HLA 相合同胞或无关供者移植的肿瘤患者，获得了持续的供者造血细胞植入和很低的急性 GVHD 的发生率和非复发死亡率。

■ 减低剂量移植后的嵌合状态

减低剂量预处理的一个共同特征就是至少在移植初期未彻底清除宿主的造血系统，因此绝大多数的患者在获得完全供者干细胞植入前，在移植后数月都会处于一种多系的嵌合状态。虽然目前还很难正确评价嵌合状态对疾病复发的影响，但大多数的研究均表明持续的嵌合状态明显增加疾病的复发风险，并与预处理方案、疾病类型无关[209,210]。移植后停用免疫抑制药物、选择性供者 $CD34^+$ 细胞输注和供者淋巴细胞输注是常用的改变嵌合状态、促进供者干细胞完全植入的干预手段，但是往往增加 GVHD 的发生风险。一项研究显示接受包含 $CD52^+$ 单克隆抗体 campath 的减剂量预处理方案的患者，移植后接受供者淋巴细胞输注可促进供者干细胞完全植入，避免植入失败，但 DLI 后 GVHD 的发生风险明显增高。嵌合状态并不仅仅出现在减剂量移植中，也可出现在移植前曾接受过抗胸腺球蛋白血清治疗的患者，一项研究表明重型再生障碍性贫血的患者接受清髓性骨髓移植后，60% 的患者移植后出现嵌合状态，其中 2/3 的患者最终获得完全供者干细胞植入，1/3 的患者发生迟发性的植入失败[212]。

持续的嵌合状态在非肿瘤性患者接受异基因移植治疗中亦能发挥作用。在器官移植中，免疫耐受的定义是停用免疫抑制药物后不发生移植物被排斥，在肾脏移植中，可通过同时输注肾脏供者的骨髓使受者处于持续的嵌合状态，以诱导对移植器官的免疫耐受，而在发生供者造血细胞丢失未达到嵌合状态的患者中不能诱导免疫耐受的发生[213]。减剂量移植相比较自体移植和清髓性移植的优势目前仍需进一步评价。

移植受者的评价和选择

血液学家和肿瘤学家推荐大多数移植受者去能够进行移植治疗的三级医学中心进行进一步评估，考虑进行移植的患者需要由在这一领域富有经验的移植内科医生、护士和社工等进行详细、深入的咨询。患者的原始诊断，之前的用药和放射治疗过程，以及对于这些治疗措施的反应，此外还有对患者以及他们的看护者的社会心理学评估，都是非常重要的。表 21-3 列出了需要在评估咨询中与移植受者以及他们的家人和朋友详细讨论的内容和问题。

表 21-3　移植受者和医疗工作者在评估咨询中商讨的话题

Ⅰ. 选择移植作为治疗方案的原因
Ⅱ. 移植治疗如何实施
自体移植
异基因移植——清髓性或 RIC 预处理方案
Ⅲ. 干细胞来源
骨髓或外周血或其他来源
Ⅳ. 移植治疗相关风险
Ⅴ. 移植物被排斥或植入失败的发生风险
Ⅵ. GVHD 发生风险
急性或慢性 GVHD，移植物的相容性
长期使用免疫抑制药物治疗的可能性
Ⅶ. 移植后 100 天和 1 年的无复发死亡率
Ⅷ. 原发疾病复发风险
Ⅸ. 移植时机的选择
Ⅹ. 移植疗效
Ⅺ. 需要细致的护理者
Ⅻ. 其他
涉及经费问题
代理人的持续能力
精子银行，体外受精卵
在移植中心附近居住的时间
回家和工作
性能力
生活质量问题
吸烟，喝酒和药物成瘾性等的习惯问题

GVHD：移植物抗宿主病；RIC：减低剂量预处理方案。

影响到干细胞移植预后的一些重要因素包括(但并不限于此):移植时的疾病状态,供者的类型和配型情况,受者的年龄以及伴随的其他疾病等。

■ 移植时的疾病状态

移植时的疾病状态被认为是异基因或者自体干细胞移植后的患者长期无病生存的最重要的影响因素。对异基因干细胞移植的早期研究是在大多数接受其他治疗策略失败的患者中开展的,尽管一小部分患者能从中受益,大多数患者并未获得移植成功,但研究显示,在疾病早期接受造血干细胞移植的患者预后远胜于晚期患者,图 21-1 显示来源于国际血液和骨髓移植登记中心(Center for International Blood and Marrow Transplantation Research,CIBMTR)一项覆盖了 1998~2004 年间接受清髓性预处理方案进行 HLA 全相合同胞供者移植的 AML 患者,数据显示:在年龄大于 20 岁的患者中,患者的生存率与疾病状态相关[215]。在另一项弥漫大 B 细胞淋巴瘤和 HL 患者接受自体造血干细胞移植的研究表明,移植时经正电子发射断层成像(positron emission tomography,PET)检查判定的疾病状态,是移植后无病生存的重要影响因素[216](图 21-2)。在移植前 PET 检查发现存在残留病灶显著增加移植后复发的风险。这两项结果强调指出了一个普遍性原则:对于处于进展期或者疾病控制不佳的患者进行移植治疗的效果要远逊于在疾病早期和达到疾病控制状态的患者进行自体干细胞移植治疗的效果。由于对处于进展期、多种治疗手段均无效的患者试图进行挽救性治疗极少获得成功,因此若移植被考虑作为治疗手段,则最好是在治疗的早期进行。但这些讨论是较为复杂的,因为早期移植,尤其是异基因干细胞移植会给患者带来风险。一些其他的疾病特异性因素对于决定移植的合适时机也是很重要的,包括细胞遗传学和分子生物学异常的存在和(或)持续的免疫表形和髓外以及结外疾病的证据。具有预后不良遗传特征的白血病和淋巴瘤患者以及对于标准治疗反应较差的患者,均应考虑在疾病的早期进行干细胞移植。

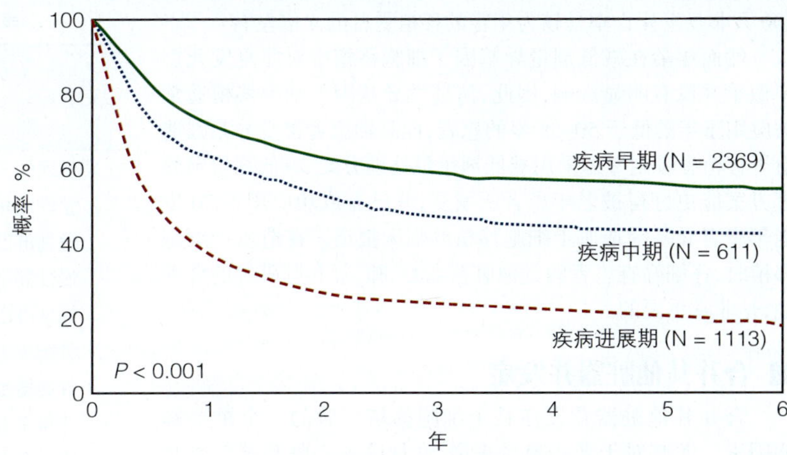

图 21-1　1998~2004 年间年龄大于 20 岁的急性髓系白血病患者接受清髓性预处理方案进行 HLA 全相合同胞供者移植后,患者的生存与疾病状态的关系。

■ 供受者组织相容性抗原配型状况

多年来,HLA 分型精确程度的增加使得临床预后显著改善,同时,MHC 配型的精确相合被认为对于尽量减低 GVHD 和移植失败是至关重要的[217]。评价 HLA 相合性对于 GVHD 的风险以及其他移植预后的影响的研究仍存在争议。其主要原因在于早期的血清学分型方法并不能精确反映 HLA 的相合程度,随着分子生物学分型技术的应用,已经发现在早期血清型相合的供受者间存在着 HLA 等位基因的不合,而这种等位基因的不合也是影响预后的重要因素[218,219]。

同胞是首选的供者来源。然而,那些没有同胞,或在同胞中经过 HLA 检测缺乏相合供者的患者,都应当考虑寻找无关供者。由于寻找相合的无关供者需时 3~6 个月,所以尽早开始无关供者的寻找是防止延误造血干细胞移植时机的关键。在一些特殊的病患者中,可考虑采用半相合或者单倍型相合的供者进行干细胞移植。脐带血移植也是一个可供的选择,尤其是对于没有 HLA 配型相合同胞供者的儿童患者(参见上述脐带血章节)。

■ 年龄

在成人和儿童患者中,移植时的年龄是影响自体和清髓异基因干细胞移植的无复发死亡率的重要的决定因素[220-226]。在一项 52 例年龄为 60~68 岁的接受清髓异基因造血干细胞移植的患者研究中,1 年无复发死亡率高达 40% ,显著高于应用同样方法进行移植的年轻患者[220]。在一项评估 500 名接受自体移植的患者的单中心研究中,年龄在 50 岁或者以上的患者,其

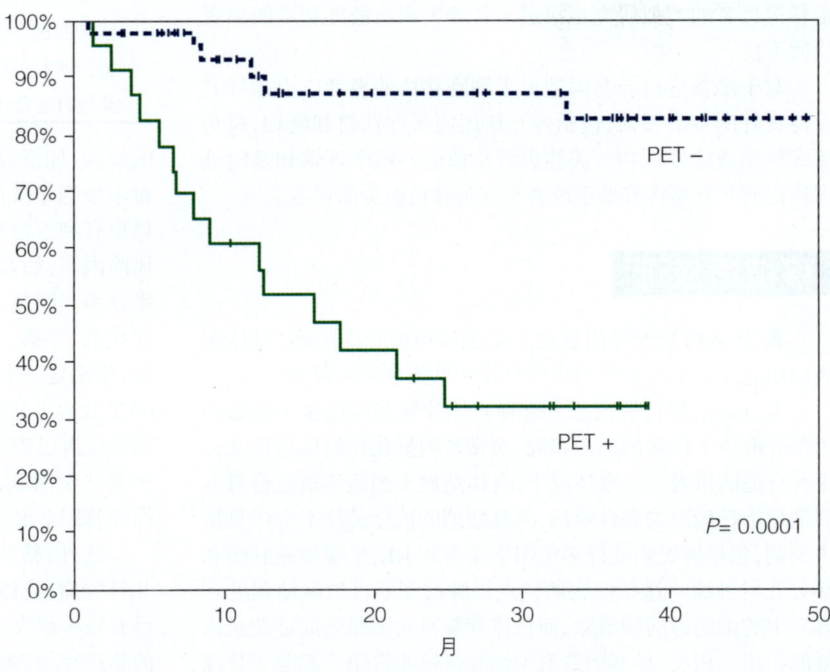

图 21-2　48 例移植前经 PET 检查残留病灶阴性的淋巴瘤患者和 24 例经 PET 检查残留病灶阳性的患者的长期无病生存曲线比较。PET:正电子发射断层成像。

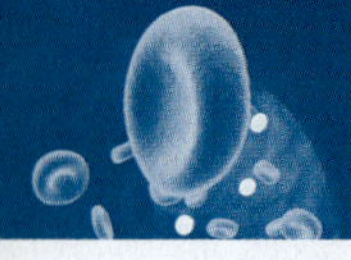

100天非复发死亡率是较为年轻的移植受者的4倍左右。

然而年龄在减低剂量异基因干细胞移植中对非复发死亡率似乎并没有明显影响，因此，清髓性异基因干细胞移植通常被应用于年龄低于50~55岁的患者，而高龄患者接受异基因造血干移植患者则考虑采用减低剂量预处理方案，减低剂量预处理方案能更好得被老年患者所耐受，并已有成功应用于70岁老年患者异基因造血干细胞移植的临床报道。在造血干细胞移植时，仔细筛查患者的其他脏器如心、肺、肾和肝脏等的合并症，是非常重要的。

■ 合并其他脏器并发症

合并其他脏器并发症是干细胞移植预后的一个重要影响因素。尤其对于老年患者来说，常规筛查心脏和肺功能是否异常是非常重要的。对于所有患者均应该常规进行肝肾功能的评估，以及潜在的病原微生物的筛查例如巨细胞病毒、乙型肝炎病毒、丙型肝炎病毒、疱疹病毒和人类免疫缺陷病毒（HIV）。已有报道指出，一个新的移植前评估方法，又称为查理森（Charlson）并发症指数已经开始在临床测试以用来评估并发性疾病对于干细胞移植预后的影响[228]。虽然尚未开始广泛应用，但对于评估移植患者的风险是很有价值的。

另外一个影响移植预后的主要因素是患者的营养状况，一些与营养相关的极端状况例如恶病质或者肥胖，都应当引起额外关注。对于营养失调的患者，需要在移植前给予肠内或者肠外营养以改善他们的一般状况，对于极度肥胖的患者（体重指数大于35kg/m^2），应当建议他们在营养学家的指导下减低体重。一项由哈金森癌症研究中心进行的包括了2238名患者的大规模临床研究表明，移植前的体重水平将显著影响异基因干细胞移植后的非复发死亡率[229]，研究表明，实际体重处于标准体重的95%~145%之间的患者，具有相似的无复发死亡率，而实际体重低于标准体重的95%或者高于标准体重的145%的患者，其预后则明显差于前组病人。一项包括473例自体干细胞移植患者的类似研究也报道了营养失调与极度肥胖的患者预后不良。

对于准备进行异基因造血干细胞移植的患者应当指导其保持良好的生活习惯，包括停止饮用酒精性饮料和吸烟，避免持续使用成瘾性药物。关注患者移植前的医学评估和及时处理移植前并发症将有助于改善干细胞移植患者的预后。

移植适应证

表21-4列举了可用造血干细胞移植治疗的疾病，具体疾病应用造血干细胞移植治疗的疗效详见各个疾病章节。

表21-4 可应用造血干细胞移植进行治疗的疾病

疾病	异基因造血干细胞移植	自体造血干细胞移植
恶性疾病		
急性髓系细胞白血病	+	+
急性淋巴细胞白血病	+	−
慢性髓细胞白血病	+	+
慢性淋巴细胞白血病	+	+
骨髓增生异常综合征	+	−
骨髓增殖性疾病	+	−
非霍奇金淋巴瘤	+	+
霍奇金淋巴瘤	+	+
骨髓瘤	+	+
淀粉样变性	−	+
Waldenström巨球蛋白血症	+	+
毛细胞白血病	+	−
某些实体瘤（睾丸癌、儿科肿瘤）	−	+
神经母细胞瘤	−	+
非恶性疾病		
获得性再生障碍性贫血	+	−
先天性纯红细胞再生障碍性贫血	+	−
范科尼贫血	+	−
珠蛋白生成障碍性贫血	+	−
镰刀状细胞性贫血	+	−
阵发性睡眠性血红蛋白尿	+	−
重症联合免疫缺陷	+	−
Wiskott-Aldrich综合征	+	−
先天性白细胞功能障碍	+	−
骨硬化症	+	−
家族性噬红细胞性淋巴组织细胞增生症	+	−
遗传性血小板功能不全	+	−
遗传性贮积病	+	−
某些自身免疫性疾病	+	+

恶性血液淋巴肿瘤患者选择自体或异基因造血干细胞移植部分取决于疾病的治疗状况、对常规剂量化疗的反应以及是否有合适的供者。一般情况下，自体造血干细胞移植适合对常规剂量治疗敏感的恶性疾病，并且使用的治疗药物不会严重损害骨髓，包括淋巴瘤的许多组织学亚类如HL、生殖细胞肿瘤和部分儿科肿瘤。这些疾病的特点是肿瘤细胞可被移植预处理方案中的细胞毒药物清除，而自体骨髓回输则起到促进造血恢复的作用。相反，异基因造血干细胞移植通常用于起源于骨髓的恶性血液病的治疗，如急慢性白血病、再生障碍性贫血以及骨髓增生异常/骨髓增殖性疾病。对于那些具有广泛骨髓侵犯的疾病，如低分化淋巴瘤和骨髓瘤，究竟选择自体或异基因造血干细胞移植相对比较困难。一般而言，异基因造血干细胞移植更有利于控制疾病复发，但与异基因造血干细胞移植相关的风险因素，如GVHD、感染和治疗毒副作用，显著影响患者的总生存率。因此，对于这些患者，需要综合考虑患者的情况，如并存疾病、年龄、有无合适的供者、疾病本身特征和患者的意愿等，来决定进行自体或异基因造血干细胞移植。而对于那些GVT效应可能较强的疾病，如CML、AML、ALL和反复复发的低分化淋巴瘤，则推荐考虑选择异基因造血干细胞移植[231]。对于某些血液病，如骨髓增生异常/骨髓增殖性疾病，则只能选择异基因造血干细胞移植治疗。

此外，某些实体瘤患者，如睾丸癌、神经母细胞瘤和一些儿科肿瘤，自体造血干细胞移植已经取得了可喜的疗效[232-234]。已有较多研究表明造血干细胞移植对乳腺癌、卵巢癌缺乏显著的临床疗效，而有限的研究也提示异基因造血干细胞移植对肾癌和小细胞肺癌临床疗效不明显[235-237]。

造血干细胞移植可治疗多种后天性（获得性）良性肿瘤和

先天性疾病。特别值得注意的是，HLA 相合同胞供者异基因造血干细胞移植治疗重型再生障碍性贫血疗效显著，80%~90% 的患者可获得长期无病生存和完全血液学缓解[238,239]。造血干细胞移植也可以用于治疗血红蛋白异常性疾病，在重型地中海贫血，尤其尚未累及到肝脏的患者中，异基因造血干细胞移植已取得了良好疗效[240,241]。同样，异基因 HCT 可作为重型镰刀状贫血年轻患者的治疗选择[242]。对血红蛋白病患者，异基因造血干细胞移植相当于一种基因治疗手段：异基因造血干细胞可作为一种携带正常造血所必需基因的载体，在患者的骨髓中发挥正常的造血功能，但要实现在患者自体造血干细胞中通过最终插入正常基因来纠正血红蛋白病还为时尚早[243]。

对那些伴有严重免疫缺陷综合征或其他先天性淋巴免疫缺陷患者，异基因造血干细胞移植是一种可选择的治疗手段[244,245]。异基因造血干细胞移植已经被用于储积性疾病的治疗，这类疾病是由于溶酶体水解酶或过氧化氢酶的单个基因缺陷而导致一系列临床症状，在这类疾病中尤以黏多糖沉积症的某些亚类的疗效最为显著[246,247]。目前一些临床试验正在评估自体和异基因造血干细胞移植治疗那些有危及生命或有重要脏器损害的自身免疫性疾病的疗效。

造血干细胞移植疗效

本章只简略概述某些疾病移植相关预后，对移植疗效不作广泛的讨论，详细信息请参考相关疾病章节。

■ 急性髓细胞白血病

造血干细胞移植是治疗 AML 的重要手段。许多研究均表明异基因造血干细胞移植可明显降低复发率。随着白血病细胞的遗传学检查对预后预测水平的提高，具有高复发风险的患者可选择以移植为基础的治疗。

诱导缓解失败 / 难治复发的急性髓系白血病

诱导治疗（初次诱导治疗）没有达到缓解的 AML 患者或者起初有效而复发后再次诱导治疗无效（难治复发）的患者，在这种状况下即使进行异基因造血干细胞移植的疗效也是有限的，一项研究表明，诱导治疗失败或难治复发的年轻（< 60 岁）AML 患者进行相合同胞或无关供者异基因造血干细胞移植后，其无病生存率为 15%~30%[248-250]。移植时机常受其他因素的影响，如合适供者的寻找，因此在患者缓解后应尽早进行供者寻找。对那些经过两个疗程标准剂量的诱导治疗不能达到完全缓解的患者，因很难从持续标准化疗中获益，仍然推荐尽早进行异基因造血干细胞移植[251]。

■ 第二次或二次以上缓解的急性髓系白血病

对于那些具有良好细胞遗传学特征和第一次缓解持续时间长的年轻 AML 患者，复发后获得第二次缓解后也可获得较长时间的无病生存期。2007 年 CIBMTR 报道的数据强调成人 AML 患者第二次或其后缓解时，接受 HLA 相合同胞供者移植后五年总生存率达 50%（标准差为 2%）[215]。对于二次或二次以上缓解的 AML 患者，接受单纯化疗其疗效明显差于异基因造血干细胞移植治疗组，提示异基因造血干细胞移植治疗对于二次或二次以上缓解的患者具有优越性。超过 CR1 的 AML 患者若没有相合的同胞供者，则可考虑选择相合的无关供者或自体造血干细胞移植，但对这两种治疗方案的疗效目前尚没有对照研究。

第一次缓解的急性髓细胞白血病

对于诱导化疗后达第一次缓解的年轻 AML 患者，选择合适的治疗策略是一个重要的问题。已有大量的前瞻性临床试验来比较研究异基因造血干细胞移植和自体造血干细胞移植或化疗对第一次缓解的 AML 患者的优劣：所有新诊断的 AML 患者接受诱导治疗，一旦获得第一次缓解并有 HLA 相合的同胞供者，即接受异基因造血干细胞移植；而无供者的患者随机进行自体造血干细胞移植或合适的化疗。一项 meta 分析就异基因造血干细胞移植和化疗疗效问题，收集了 1995~2003 年所有报道的英文相关文献[252]，对纳入的 5 个研究进行了分析，并提供了生存数据。共有 3100 名患者，其中 1151 名患者接受异基因造血干细胞移植，194 名患者接受合适化疗[252-257]。结果显示，具有不良细胞遗传学特征的患者可从移植中获益（危害比：1.24）；而具有预后良好细胞遗传学特征的患者，化疗是优先选择的治疗手段。对于具有中危细胞遗传学特征的患者，异基因造血干细胞移植并没有显示明显优势（危害比：1.09）。一些随机的前瞻性临床试验比较了自体造血干细胞移植和合适的化疗治疗首次缓解的 AML 患者疗效，没有有力数据支持自体造血干细胞移植疗效优于化疗[253,258-261]。

为新诊断的 < 60 岁的成人 AML 患者制订治疗方案时，应考虑进行细胞遗传学危险度评估，并鉴定某些常见转录因子（NPM1、CEBPA、MLL-PTD）或酪氨酸激酶（FLT3-ITD、FLT3-TKD、NRAS、c-KIT）有无突变（参见第 11 章和第 89 章）。目前，美国和欧洲正在对老年患者进行临床随机前瞻性研究，以评估减剂量异基因移植和化疗对于第一次缓解的老年 AML 患者的疗效。

■ 急性淋巴细胞白血病

异基因造血干细胞移植已被广泛用于成人 ALL 患者的治疗，特别是具有高危因素的患者，如诊断时高白细胞计数，非 T 细胞免疫亚型，不良的细胞遗传学特征，髓外侵犯，治疗 30 天未达到缓解等（参见第 93 章）。许多研究已经表明，这些情况下，异基因造血干细胞移植具有重要作用，可降低复发率和提高预期总生存率[181,262,263]。一项大型前瞻性临床试验已指出成人标危 ALL 接受异基因 HCT 后总生存率提高[264]。该研究纳入研究对象的年龄范围为 15~55 岁，关于“成人”ALL 和“儿童”ALL 的年龄划分，目前仍存在争议。有证据表明年龄低于 25 岁的青少年患者使用儿童 ALL 的治疗方案比成人方案疗效有所提高[265,266]。依作者的观点，HLA 相合同胞供者异基因造血干细胞移植应主要应用于获得 CR1 的成人 ALL 患者。

Ph 染色体阳性的急性淋巴细胞白血病

从历史上来看，应用化疗方案治疗 Ph 染色体阳性（Ph^+）成人 ALL 患者疗效不佳，促使许多试验评估异基因造血干细胞移植对其的治疗疗效。一项由希望城和斯坦福大学进行的研究报道了 23 名 Ph^+ ALL 患者，在第一次完全缓解时，进行 HLA 相合的同胞供者移植，其三年无病生存率和复发率分别为 65% 和 12%[267]。另外，对 67 名患者的随访表明，异基因造血干细胞移植可使这些患者生活质量提高，而单独化疗则预后差(图 21-3)[268]。几项研究表明，对于新诊断的 Ph⁺ ALL 患者应用伊马替尼联合化疗诱导缓解后进行异基因造血干细胞移植治疗，可进一步提高生存率和降低复发[269]。这些结果表明，移植前清除微小残留病灶是必要的。目前，多个试验正在比较化疗联合酪氨酸激酶抑制剂和异基因造血干细胞移植对于 Ph⁺ ALL 的疗效。异基因造血干细胞移植应用在第二次或以上缓解的 Ph⁺ ALL 患者，虽然临床的总体疗效有所降低，但仍是一种可选择的治疗手段。

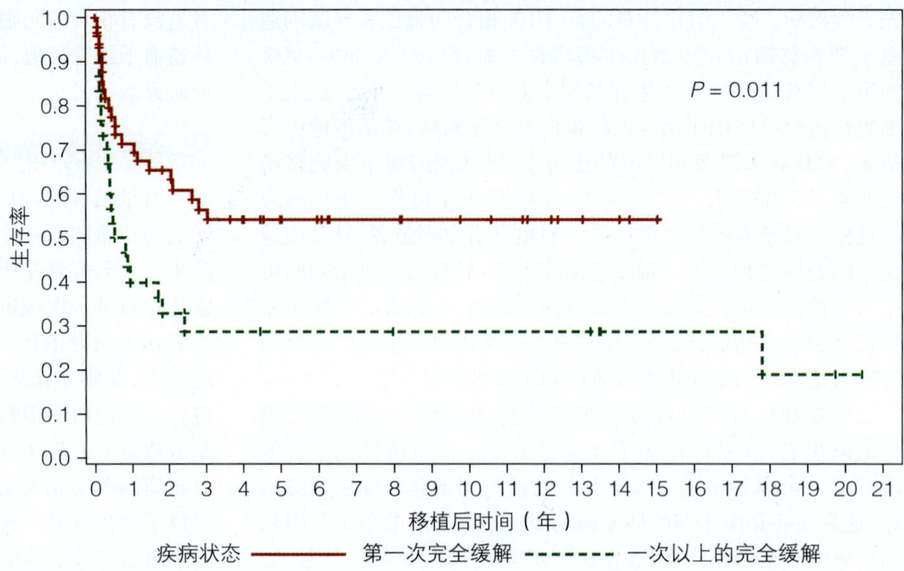

图 21-3　移植时疾病状态与总生存率的关系。

■ 多发性骨髓瘤

就新诊断的年龄小于 70 岁的骨髓瘤患者，开始治疗后一年内进行自体造血干细胞移植已经成为标准的治疗策略。虽然化疗和自体造血干细胞移植均不能治愈骨髓瘤，但是与传统化疗相比，自体造血干细胞移植可延长其无病生存率和总生存率[270,271]。结合新的化疗药物[如硼替佐米(bortezomib)、沙利度胺(thalidomide)、雷那度胺(lenalidomide)]作为起始治疗可提高进展期骨髓瘤的有效率和单纯化疗的生存率。到目前为止尚不能得出结论，单独使用或联合使用这些新药，是否可以取代或延迟骨髓瘤患者接受自体造血干细胞移植治疗。此外，应用双次(连续)自体造血干细胞移植可明显提高部分患者的长期生存率[272,273]。因此，美国临床试验网络正在比较研究应用双次自体移植与自体移植后进行减剂量异基因移植治疗骨髓瘤的疗效。

■ 非霍奇金淋巴瘤和霍奇金淋巴瘤

对于中、高危的化疗敏感的淋巴瘤患者，即使在第二次及以后缓解期，接受自体造血干细胞移植移植疗效仍然优于单纯化疗的挽救性治疗方案[274,275]。对于 B 细胞 NHL 患者，应用利妥昔单抗作为体内净化和移植后的维持治疗可达到更好的疗效[276]。高危恶性肿瘤，如具有高危因素的弥漫大 B 细胞淋巴瘤、套细胞淋巴瘤、部分 T 细胞淋巴瘤，在第一次缓解后应行自体移植，临床研究已证明可取得比标准化疗更好的疗效[277-279]。对那些化疗反应差、PET 检查残留病灶持续阳性的淋巴瘤患者，应用自体造血干细胞移植是否可提高疗效尚正处于研究中。对于复发的 NHL 和 HL 患者，经挽救治疗后应用 PET 检查有助于确定患者在自体造血干细胞移植治疗后是否会处于复发的高危状态，对这样的患者应考虑在自体造血干细胞移植后，进行减剂量异基因移植或移植后免疫治疗。

淋巴瘤患者自体造血干细胞移植后复发是治疗失败的主要原因。多项Ⅱ期临床研究表明自体移植后复发的淋巴瘤患者，再接受相合同胞或无关供者的减剂量异基因移植作为挽救治疗，仍可使其长期生存率大于 45%(图 21-4)[209,280]。不同类型淋巴瘤接受异基因造血干细胞移植的疗效与其 GVT 作用密切相关，需有更多的临床研究加以确定。

造血干细胞移植相关并发症

表 21-5 列出了与造血干细胞移植相关的一些并发症。比较常见的我们将在以下作讨论。无论自体或异基因造血干细胞移植，干细胞输注后的 100 天内都是整个移植过程中最高危的时期，而这个过程是否由有经验的临床医师负责对于移植成败至关重要。支持治疗的进步也是改善整体预后的一个极其关键的因素。

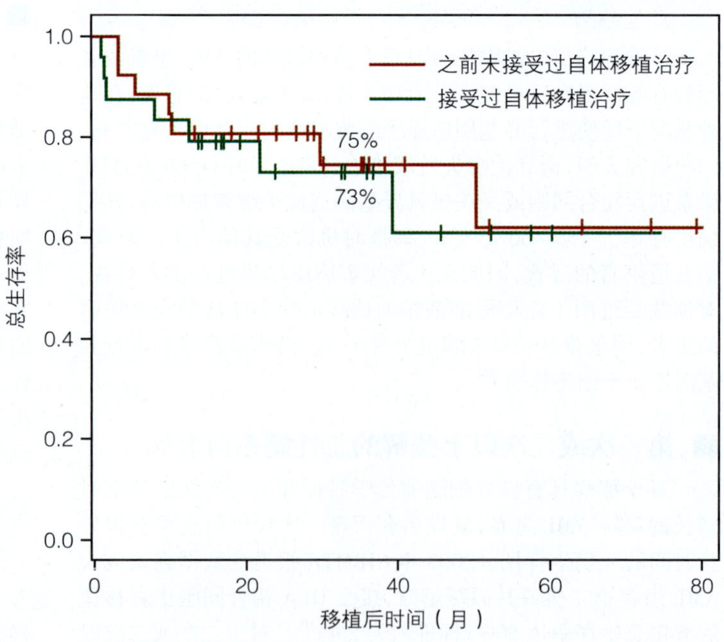

图 21-4　32 例自体移植后复发的淋巴瘤患者，再接受相合同胞或无关供者的减剂量异基因移植作为挽救治疗，其总生存率与 32 例之前未接受过自体移植治疗，直接进行减剂量异基因移植患者的比较。

表 21-5　造血干细胞移植相关并发症

血管通路并发症
植入失败
血型不合与溶血性并发症
急性 GVHD
慢性 GVHD
感染相关并发症
细菌感染
真菌感染
巨细胞病毒感染
单纯疱疹病毒感染
水痘 - 带状疱疹病毒感染
EB 病毒感染
腺病毒、呼吸道病毒、HHV-6、7、8 及其他病毒
胃肠道并发症
黏膜溃疡 / 出血
营养支持
肝损害
窦状隙闭塞综合征
肝炎：感染性、非感染性
肺损害
间质性肺炎：感染性、非感染性
弥漫性肺泡出血
植入综合征
闭塞性细支气管炎
肾脏及膀胱并发症
内分泌系统并发症
药物 - 药物相互作用
生长及发育
迟发性非恶性并发症
骨质疏松 / 骨质减少、无血管性坏死、齿科疾病、白内障、慢性疲劳、精神因素、康复
继发恶性肿瘤
神经系统并发症
感染、移植预处理方案及免疫抑制药物介导的毒性

GVHD：graft-versus-host disease，移植物抗宿主病；HHV：human herpes virus subtypes，人类疱疹病毒亚型。

■ 植入失败

植入失败的定义为在自体或异基因造血干细胞移植后缺乏造血细胞的植入。根据发生的时间，植入失败可进一步分为原发（早期）和继发（晚期）两类。植入失败的后果通常较为严重，有很高的死亡率，其主要原因常与血细胞减少相关的感染、出血等有关。

原发（早期）和继发（晚期）植入失败

粒系植入通常的标准为首次连续三天外周血中的中性粒细胞绝对值超过 0.5×10^9/L [191]，髓系植入的时间大多处于干细胞输注后 21 天内，无论输注的干细胞成分来源于骨髓或外周血，还是供者类型为自体或异体、亲缘或无关供者，一般髓系的植入时间都在此范围内。血小板的植入标准相对宽松，通常为外周血血小板绝对值达到 20×10^9/L、50×10^9/L 或 100×10^9/L，且脱离血小板输注能维持 7 天以上 [281,282]。血小板恢复通常较髓系延迟，如果阈值设定得较高如 100×10^9/L 时，也可能植入后无法达到上述阈值。广泛接受的红系植入的标准是脱离输血后血红蛋白水平能维持 80g/L 以上 [282]。

原发植入失败的定义为移植后 28 天仍无法达到上述标准。应注意若仅存在单系的血细胞减少不一定意味着植入失败，而很可能是感染、药物治疗、谱系特异的免疫介导作用或 GVHD 等相关的暂时现象。

对于那些曾达到上述植入标准但随后发生至少两系血细胞减少的患者，我们将其定义为迟发或晚期植入失败 [210]。异基因造血干细胞移植后迟发植入失败的发生率大于自体移植。引起迟发植入失败的可能因素包括了残留的受者免疫系统对移植物的排斥作用、原发病的持续存在或进展、输注的供者干细胞数量少、药物副作用、感染或 GVHD 等。

移植物排斥与移植物功能不良

“移植物排斥”这个术语特用于异基因造血干细胞移植，其发生的原因是主要是由于供受者之间的遗传背景差异导致受者体内残存的免疫效应细胞发动对供者细胞的免疫攻击 [148,283,284]。移植物排斥是导致移植后原发或继发植入失败的原因之一。诊断移植物排斥需要检测外周血或骨髓的嵌合状态。移植物排斥时受者体内供者造血成分丢失。与移植物排斥相对而言，移植物功能不良主要指异基因造血干细胞移植后虽存在完全的供者造血细胞嵌合状态，但缺乏足够数量的血细胞生成。

与减低剂量预处理方案相关的植入失败

减低剂量预处理移植没有完全清除受者体内的造血成分。因此有一大部分的受者移植后在完全转变为供者型之前可经历长达数个月之久的多系混合的嵌合状态 [210]。减剂量异基因造血干细胞移植的原发植入除三系的恢复达到上述标准，还须满足移植后 28 天时供者 T 细胞（$CD3^+$）比例达到 5% 以上。若移植后任何时间始终无法达到 5% 比例，称为原发植入失败。对于比例一度达到 5% 而之后又低于此水平的情况，称为继发植入失败。若比例介于 5%~95% 之间，称之为混合嵌合状态。而当比例超过 95% 时，可称之完全嵌合。但对于这些术语的使用，至今仍缺乏一致的共识。

植入失败的发生率

植入失败的发生率在不同的文献报道中差异较大，可能是由于多数报道着重于植入失败后的并发症，如由感染、出血、疾病进展所致的并发症或死亡。评估自体造血干细胞移植后植入失败的发生率，可以发现在大多数中心，移植后 100 天内非复发死亡率（NRM）约 10% 或更低，而其中仅有一小部分是由于植入失败所导致。还可用备存的自体干细胞回输率来估算自体移植后植入失败的发生率。在某项研究中，300 例接受自体移植的患者中约 4.7% 的患者需要进行备存的自体干细胞回输 [285]，该研究还提示采用未经任何处理的骨髓、疾病类型为 AML 以及将 G-CSF 动员的外周血单个核细胞进行 $CD34^+$ 细胞分选是植入失败的危险因素。因此有理由相信自体造血干细胞移植后植入失败的发生率约在 1%~5% 之间。

异基因造血干细胞移植后发生植入失败情况较自体移植复杂，因为其还存在组织相容性及ABO血型的匹配问题、移植物抗宿主及宿主抗移植物作用，以及移植后免疫抑制剂的使用等许多复杂因素[284,286,287]。这些因素可增加免疫介导的移植物被排斥的风险，而异基因造血干细胞移植后植入失败发生率的报道也在5%~20%之间。

表21-6中列举了自体或异基因造血干细胞移植后对于早期或晚期植入失败的治疗策略。

表21-6　植入失败的治疗策略

自体造血干细胞移植后植入失败
备存的自体造血干细胞回输
造血生长因子支持
可考虑行异基因造血干细胞移植
异基因造血干细胞移植后植入失败
备存的自体造血干细胞回输
造血生长因子支持
调整免疫抑制剂的使用使混合嵌合状态转变为完全供者嵌合状态
供者淋巴细胞输注使之转变为完全供者嵌合状态
移植物功能不良时，再次输注 $CD34^+$ 细胞
二次移植（供者可与第一次相同或不同）

治疗相关的器官毒性

影响移植后发生治疗相关的器官毒性的因素主要有：特定药物的治疗剂量、之前接受的总的药物治疗剂量、患者移植前存在其他脏器并发症情况，以及一些移植后的因素，如移植后免疫抑制剂以及抗生素的使用。

黏膜炎

黏膜炎是最难以根据患者状况预测是否会发生的并发症，在接受高剂量预处理方案的患者中，黏膜炎的发生率超过了90%[288,289]。目前对黏膜炎的治疗效果并不理想，治疗方法主要包括了抗细菌药物和抗真菌药物的频繁含漱，对曾有单纯疱疹病毒（herpes simplex virus，HSV）血清抗体阳性病史的患者给予抗病毒治疗，以及静脉给予麻醉剂止痛。症状常在造血恢复重建后得到一定的改善。清髓性预处理方案的强度、包含以TBI为基础的预处理方案，以及移植后使用甲氨蝶呤预防GVHD等因素与发生严重的黏膜炎有关[289]。严重的黏膜炎可造成重要组织脏器水肿，导致上呼吸道梗阻和（或）吸入性肺炎，但这种情况发生的概率相对很低。预处理相关胃肠道黏膜的损伤，可导致移植后持续数周的恶心、呕吐或腹泻[290,291]。消化道黏膜损伤易导致胃肠道细菌进入血中，成为菌血症或败血症的高危因素。由于在发生治疗相关黏膜炎或胃肠炎期间，大多数患者难以维持足够的热卡和液体摄入，因此应在移植前开放中心静脉通路，以方便补液、给药以及高营养支持。新的治疗策略有联合应用重组生长因子如角质化细胞生长因子。该药物已经证明在含TBI为基础的自体造血干细胞移植中有效[292]。除了可用于治疗黏膜炎，该药物还在小鼠模型中证实对GVHD有预防作用[293]。

窦状隙闭塞综合征/静脉闭塞病

窦状隙闭塞综合征（sinusoidal obstructive syndrome，SOS）是一组以自体或异基因造血干细胞移植后出现伴有触痛的肝肿大、体液潴留、体重增加以及血清胆红素升高为表现的临床综合征[294]，也被称作为"肝静脉闭塞病"，但后者表述不够准确，没有阐明其最关键的发病机制。因为该症状发生时肝脏的损伤是始于肝窦，肝静脉的闭塞不是临床症状发展的必要环节[295]。

窦状隙闭塞综合征的发生率与预处理的强度关系密切，采用减剂量预处理方案时，发生率通常低于10%，而采用环磷酰胺联合大于14Gy的TBI预处理方案时，发生率可高达50%[296]。个体间对环磷酰胺代谢的显著差异，也是造成这种并发症发生率变化的很大原因[297]。严重的窦状隙闭塞综合征只是发生于小部分的患者。有研究显示在采用120mg/kg环磷酰胺联合12~13.2Gy TBI的预处理方案的异基因造血干细胞移植治疗AML患者中，严重窦状隙闭塞综合征的发生率约为7%，而采用以白消安联合120mg/kg环磷酰胺的预处理方案时约2%[298]。吉姆单抗奥佐米星治疗AML患者时可能诱发肝窦损伤[299]。而移植前肝损伤是SOS发生的危险因素，因此患者在接受以环磷酰胺为主的预处理方案移植前，若短期内曾使用过高剂量的奥佐米星治疗，窦状隙闭塞综合征发生的风险几乎可达40%[300]。而降低奥佐米星的剂量则可消除这种风险。

根据SOS的严重程度可将其分为轻度（有临床表现但无需治疗可自行缓解），中度（腹部不适需要利尿剂和疼痛控制但治疗后可完全缓解），重度（需要特异的治疗但在症状发生后100天内或死亡之前始终无法得到缓解）[296]。

SOS的治疗主要是使用利尿剂控制水钠平衡，保护肾血流，以及在因大量腹水或胸水造成明显不适时予以抽吸减压。如果SOS的患者出现血清胆红素、体重及其他肝酶的急剧增高，肝静脉压超过20torr，进展性的门静脉血栓形成以及发生须依赖机械通气或肾透析的多器官功能衰竭，则预后极差[301]。目前对重度SOS仍缺乏理想的治疗方案。静脉注射去纤苷（defibrotide）可能最具有治疗价值。去纤苷是一种从哺乳动物猪中提取的多聚脱氧核苷酸，在临床前动物模型中已证实其具有抗血栓和纤溶活性[302,303]，然而其治疗SOS的具体机制仍未明了。对88例使用去纤苷治疗的中度或重度SOS患者进行回顾性分析显示36%可获得完全缓解，且治疗相关性毒副作用相对较低[302]。其他方法还包括使用组织纤溶酶原活化剂进行溶栓治疗以及采用N-乙酰半胱氨酸、活化的蛋白C、泼尼松、局部硝酸盐类、谷氨酰胺等。但这些药物到目前为止尚缺乏有效的循证医学依据。

预防肝窦损伤可能是一个更为有效的策略。人们尝试着通过避免肝窦损伤来减少SOS的发生及严重程度。有前瞻性临床试验研究了在161例进行异体或自体造血干细胞移植患者中应用小剂量肝素（heparin）输注来预防SOS的疗效。患者随机分为接受小剂量肝素输注[100U/(kg·d)，持续静脉输注]或安慰剂组。肝素的输注于预处理前开始，直到移植后30天或少数患者为中性粒细胞植入后结束使用，结果表明低剂量肝素预防组SOS的发生率为2.5%，而对照组为13.7%[304]，而且在肝素预防组未发现出血增加或其他毒副作用的风险。但是其他的前瞻性试验并未证实低剂量肝素具有对SOS的预防作用[305]。有另外的研究报告认为，在移植中全程使用熊去氧胆酸（ursodeoxycholic acid）可减少SOS的发生。但是在前瞻性、随机临床研究中，发现接受清髓性预处理方案的移植患者使用熊去氧胆酸进行预防并不能减少 SOS 的发生风险，但出乎意料的是熊去氧胆酸预防组可以减少由急性 GVHD 导致的非复发性死亡率，并改善总体生存率[306]。

肺部并发症

非心源性的弥漫性肺损害，亦称为“特发性肺炎综合征”，也是自体或异基因造血干细胞移植后重要的并发症。从历史上看大约 50% 的移植后肺部损伤是由于感染引起的，但目前随着广谱抗生素的规范使用，非感染性因素导致的肺部损伤逐渐占据主导地位[307]。

特发性肺炎综合征在移植患者中的发生率大约 10%~15%[308]。影响其发生的危险因素包括了预处理的强度，尤其高剂量的预处理方案比减低剂量预处理方案有更高的风险，含 TBI 的预处理方案，此外还有，GVHD 的发生、老年患者、有吸烟史、有胸部 / 纵隔照射病史，以及移植前肺功能检测一氧化碳弥散能力低于正常值[309,310]。特发性肺炎综合征的治疗目前包括支持治疗，和应用糖皮质激素（glucocorticoids）联合广谱抗生素的治疗方案[308]。靶向肿瘤坏死因子（TNF）-α 的抗体已经用于动物模型研究，并在临床初期试验中取得肯定疗效[311]。

特发性肺炎综合征可以具有多种不同的临床表现。有一小部分患者可发展为弥漫性肺泡出血，尤其是在移植后初期。其症状特征为进展性气促、咳嗽及低氧血症[312]，确诊是依据在支气管灌洗时表现为持续的肺泡出血[313]。肺泡出血可由于感染性因素或非感染性原因而致[314]，这种患者即使使用大剂量糖皮质激素治疗，其死亡率仍超过 75%。特发性肺炎综合征的患者中还有部分可能发展为围植入期的呼吸窘迫综合征，主要发生于中性粒细胞植入的一周内，临床症状与弥漫性肺泡出血相似，但在支气管镜下未见出血[315]。在自体造血干细胞移植中，围植入期呼吸窘迫综合征的患者对糖皮质激素治疗的反应较为敏感，而在异基因造血干细胞移植中反应欠佳，提示 GVHD 的存在可能增加了其复杂性[315,316]。

卡氮芥[1,3-bis(2-choloroethyl)-1-nitrosurea，BCNU]治疗后肺炎以及输血相关肺损伤是非感染性肺损伤的另外两种类型。它们不归入特发性肺炎综合征因为其发病机制不同[317,318]。BCNU 治疗引发肺损伤的主要特征为无痰性干咳、进展性呼吸困难，胸部 X 线片见双肺浸润，可伴或不伴有发热，且通常于移植后 30~60 天内发生[317]。肺功能检测可见限制性的肺损伤，以及与移植前比较一氧化碳弥散能力的下降。早期应用糖皮质激素治疗可显著降低该病的致死率，是治疗成功的关键。若未加治疗或延误治疗时机可能导致严重的肺纤维化。移植后患者通常需要频繁接受含血浆血制品的输注，输血相关肺损害的发生率大概在 1/1000~1/5000 之间（输注次数）[318]。其临床表现较为危重，一般在输注后 8 小时之内即出现呼吸困难或呼吸窘迫。应用糖皮质激素、强迫性利尿以及呼吸支持等治疗可使大多数病人在 2~4 天内完全恢复。

■ 感染

造血干细胞移植患者的易感染性是临床移植医生所面临的重要的挑战，其处理的基本原则是预防、严密地监测和及时地治疗各种细菌、真菌、病毒感染。虽然在不同的中心、不同的医生采取的日常处理方式可能有所不同，但是这些基本原则已经取得了广泛共识。

减少处于免疫缺陷状态的移植患者发生感染有两个重要的措施：一是有效的洗手；二是防止呼吸道的交叉感染，包括变性肺炎病毒、呼吸道合胞病毒、副流感及流感病毒等[319,320]。对输血制品的筛查能够降低输血相关感染的发生率，特别是血清阴性的患者预防丙型肝炎和巨细胞病毒（cytomegalovirus，CMV）感染[320]。

在粒细胞植入之前，中性粒细胞缺乏的持续时间、预处理所致的口腔及胃肠道黏膜的损伤是感染发生的危险因素[319]。粒细胞植入之后，持续的 T、B 细胞介导的免疫功能缺陷增加了机会性致病菌的易感性。自体造血干细胞移植后免疫重建的速度相对要比异基因移植者快，大多数自体移植患者在移植后 3 个月恢复对疱疹病毒（包括 CMV）的特异性 T 细胞免疫应答[321]；异基因造血干细胞移植之后免疫缺陷的程度及持续的时间在一定程度上受到所用的免疫抑制剂的类型以及 GVHD 的严重程度的影响，慢性 GVHD 可以导致慢性的 T、B 细胞的免疫缺陷，可以长达数年，免疫球蛋白的产生以及网状内皮系统的功能也会受到损伤[322~326]。

细菌感染

细菌性感染通常发生在移植预处理后的中性粒细胞缺乏期间，革兰阴性菌也可引起感染，但主要致病菌为革兰阳性菌[327]；不仅是中性粒细胞缺乏，留置导管和预处理引起的组织损伤都增加细菌感染的风险。患者及医护人员的卫生对降低感染发生风险尤为重要[320]，对穿隔离衣、戴口罩虽然目前还没有证据证明能减少感染的发生风险，但很多中心还是采取这些措施来减少感染的发生。细胞感染患者如果抗生素治疗未能达到预期疗效，则需考虑拔除静脉导管。在第 22 章中对中性粒细胞缺乏合并细菌感染的患者的治疗策略有详细介绍。

在持续应用免疫抑制剂控制慢性 GVHD 的患者中，则具有荚膜菌和鼻窦 - 肺感染的高风险[328,329]。异基因造血干细胞移植 90 天以后，预防细菌性感染的策略包括每天使用青霉素（penicillin）或甲氧苄啶 - 磺胺甲噁唑（trimethoprim-sulfamethoxazole）直到停用免疫抑制剂[320]。此外，还需要考虑一些少见细菌的感染，特别是在肺部出现渗出性或结节性病变时，这些细菌包括军团菌属、诺卡尔菌属、结核分枝杆菌属及非典型分枝杆菌等。

真菌感染

真菌感染也是造血干细胞移植后的严重并发症；通常发生于需要应用免疫抑制剂的异基因造血干细胞移植患者。不同中心真菌感染的发生率差异很大，导致差异的因素很多，包括地理位置、附近的建筑以及所采用的预防方案。念珠菌属和曲霉菌属是最常见的真菌病原，然而，其他真菌也会引起危及生命的真菌感染[330]，真菌感染的预防和治疗将在第 22 章讨论。

氟康唑预防可以降低侵袭性及浅表的白色念珠菌感染的发生率，降低异基因造血干细胞移植患者 100 天内的死亡率[331]；氟康唑对克柔念珠菌、光滑念珠菌及曲霉菌类的作用有限；而且，有些中心还报道在接受氟康唑预防的患者耐药念珠菌的发生率增高[332]。在移植前发生肝脾念珠菌病的患者，如果能在粒细胞缺乏期及之后给予有效的抗真菌治疗，则并非进行异基因造血干细胞移植的绝对禁忌证。

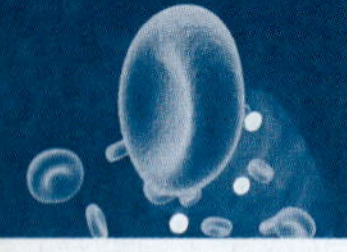

侵袭性曲霉菌病近来成为感染相关死亡的常见原因[333]，发生侵袭性曲霉菌病的危险因素是老年患者、急慢性GVHD、泼尼松治疗、长期的中性粒细胞缺乏[334,335]。呼吸道是最常见的侵入门户，临床表现为典型的肺炎和鼻窦炎[336]；曲霉菌也是移植后患者脑部脓肿的常见病原菌[337]。高效的空气过滤系统可以减少院内曲霉菌感染的风险。

病毒感染

疱疹病毒感染在造血干细胞移植后较为常见，引起较高的并发症的发生率和死亡率。大多数病毒感染是病毒再激活和活化的结果。单纯疱疹病毒感染大多发生在移植后2~3周，巨细胞病毒病感染发生在移植后2~3月；水痘带状疱疹病毒感染发生在移植后的中位时间为5月[338,339]。

CMV是造血干细胞移植后重要的病毒性病原体，感染来源包括潜伏的病毒再激活，从供者移植物和输血中新获得的感染[340,341]。在应用有效的预防措施之前，在CMV血清学阳性的患者中有70%会发生CMV感染，而CMV血清学阴性的患者在接受造血干细胞移植后32%的患者发生CMV感染[342]。

在移植后100天内，发生巨细胞病毒血症的患者易发展成为巨细胞病毒性肺炎或胃肠炎[339]。对于这类巨细胞病毒性肺炎或胃肠炎患者的一线治疗是应用更昔洛韦(ganciclovir)联合静脉用免疫球蛋白(IVIg)[343]；西多福韦(cidofovir)和膦甲酸钠(foscarnet)则可作为CMV病的二线治疗。因发生CMV病后再采用抗病毒治疗效果不理想，因此目前强调预防治疗的重要性[344]；对于造血干细胞移植患者，可应用CMV特异性抗原或PCR方法进行CMV筛查，一旦筛查结果出现阳性的患者就应进行抗病毒抢先治疗。

移植后迟发性CMV病的发生率有所提高，可能是由于早期更昔洛韦的使用使得CMV特异性免疫的恢复减慢[345]。在生存期大于3个月的血清阳性患者中，迟发性CMV的发生率大约占18%；在接受泼尼松治疗的GVHD患者中，发生率超过30%[346]。基于上述观点，对慢性活动性GVHD患者需要在移植后1年或更长时间监测病毒的再激活。

对于CMV的治疗疗程、口服更昔洛韦的优劣性目前尚无定论，其他用于CMV预防的探索性方案包括早期恢复或者过激输注CMV特异性T细胞[347]。

移植术后发病率较高的另外两种疱疹病毒为单纯疱疹病毒和水痘带状疱疹病毒(varicella-zoster virus，VZV)，这些病毒的发病机制中的共同特征是：潜伏、再激活和对神经系统的易感性。

事实上，所有的移植后HSV感染都是病毒再激活的结果，受者的血清抗体状态决定患病的风险及是否需要预防治疗[348]。在没有应用阿昔洛韦(acyclovir)预防的情况下，HSV血清学阳性的患者有80%会再次感染[349]。口腔黏膜炎、皮肤感染、食道炎、生殖器疱疹、肺炎是最常见的临床表现。阿昔洛韦(无环鸟苷)对预防和治疗HSV非常有效，美国血液及骨髓移植协会推荐的剂量是200mg口服，每日3次或者250mg/m^{2}静脉输注，每12小时一次[350]，该协会还推荐阿昔洛韦从预处理开始持续使用，直到植入或者黏膜炎缓解。移植后立即使用阿昔洛韦耐受性良好，对中性粒细胞的恢复没有影响。HSV预防的疗程长短仍有争议，因为预防性治疗结束后的患者往往会有HSV感染的再发现象[350]。伐昔洛韦(valacyclovir)500mg口服，每日2次被推荐用来替代阿昔洛韦，如果患者接受马立巴韦(maribavir)、膦甲酸钠、缬更昔洛或者韦西多福韦(cidofovir)治疗其他病毒，则不需要使用更昔洛韦。

已报道的移植后VZV感染发生率波动在16%~63%[351-354]。在自体移植和没有发生GVHD的异基因造血干移植患者中，VZV病复发的风险大致相同。VZV再激活的重要危险因素包括慢性GVHD的持续免疫抑制剂治疗以及脐血移植受者[355]。在大多数患者，病毒复发的最初表现为局灶性；在带状疱疹出现24~48小时内使用阿昔洛韦能够防止播散并缩短皮肤病变的病程[354,356]。在大部分病例，由于宿主免疫功能缺陷，往往不能很快控制VZV感染或者阿昔洛韦停药后很快复发。阿昔洛韦耐药的发生通常是由病毒胸苷激酶突变所介导；因此，伐昔洛韦及泛昔洛韦对阿昔洛韦耐药株所致的VZV无效[357]，膦甲酸钠对阿昔洛韦不能抑制的病毒株有效，但此药临床应用中具有潜在的肾毒性[358]。

VZV免疫球蛋白是从高滴度的人免疫血清中制备的含有IgG的抗体制品，使用这种免疫球蛋白制品通过被动输注特异性抗体进行治疗，对之前没有VZV感染的血清抗体阴性的移植患者来说是一种重要的预防措施。然而，由于唯一许可的生产商停止生产，在美国已经不能再买到这种制品。在血清抗体阳性的有过VZV感染的患者，目前没有证据表明采用被动抗体输注能够降低移植后的病毒再激活[359]。

多中心、随机对照研究以及非随机研究评估在造血干细胞移植患者中，采用阿昔洛韦预防VZV复发性感染的疗效，研究采取的阿昔洛韦剂量从400~3200mg/d不等，持续6~12个月[360-362]。研究结果表明，在用药期间VZV的感染率降低，但是停药后会很快复发，而在对照组中患者并没有发生致死性的VZV病毒播散性感染，可能的原因是出现VZV感染后立即给予阿昔洛韦治疗能迅速控制VZV的播散性感染。因此，临床预防策略尚未达成一致，有些中心选择在移植后使用阿昔洛韦预防VZV感染，而有些中心则不采用常规预防。

在美国目前常规用于健康儿童接种的水痘减毒活疫苗不推荐用于免疫功能受损的造血干细胞移植患者，然而这种疫苗可以通过加热降低毒性而不丢失免疫原性[363]，这种灭活疫苗可以增强造血干细胞移植后VZV特异性的T细胞免疫应答，通过替代VZV再激活所致的天然再免疫过程，从而降低移植患者发生带状疱疹的风险。分别在自体造血干细胞移植后30天、60天、90天接种灭活疫苗，均能降低带状疱疹的发生率，这种保护效应与VZV的CD4$^+$ T细胞免疫重建有关[363]。

■ 免疫重建

造血干细胞移植之后免疫系统重建是移植患者获得长期生存的关键，没有获得及时的免疫重建，患者将处于机会性病毒、细菌、真菌的感染的高风险中，而且原发肿瘤复发的风险也将增加[364,365]。在自体或异基因造血干细胞移植中，患者自身的淋巴免疫系统被预处理中的放疗及化疗药物、免疫抑制剂清除，移植后淋巴免疫系统重建通过两个途径：一是移植物中的成熟T、B淋巴细胞的过继输注，二是来自植入的造血干细胞分化成正常淋巴免疫系统[364]。

移植后可以通过对患者T/B淋巴细胞的不同免疫表型和不同分化阶段特点的检测来确定免疫功能的重建的状态[366]。

通过检测抗原特异性T淋巴细胞可以确定机体是否存在对某种病原微生物的特异性免疫功能，如针对破伤风类毒素、念珠菌、疱疹病毒（包括CMV、HSV及VZV）的抗原特异性淋巴母细胞转化实验或者细胞因子捕获实验。如果淋巴母细胞转化实验阳性则证实机体存在针对某种病原微生物的特异性T淋巴细胞，并能分泌足够的IL-2支持特异性T细胞增殖[367]。HSV特异性的免疫功能可在移植后3个月开始恢复，但是即使在没有GVHD发生情况下，针对CMV和VZV的特异性细胞毒性T淋巴细胞的功能恢复也需要6个月以上。

胸腺是新生T淋巴细胞的来源，这在晚期免疫重建中发挥重要作用。通过对T细胞受体基因重排（T-cell receptor rearrangement，TREC）中的DNA定量检测可以用来评估胸腺功能[368]。由于T细胞在分裂过程中会发生TREC的丢失，因此检测TREC反映了胸腺近期输出的细胞，可以定量检测胸腺输出功能。高TREC水平反映了胸腺输出功能增高，而这种增高是与naïve T细胞及其他更广泛的T细胞亚群的数量增加有关。年轻患者比老年患者移植后TREC水平恢复更快、更高[323]。低TREC水平往往发生在慢性GVHD患者，并易发生严重的机会性感染，胸腺功能的恢复程度与患者疫苗接种后的反应能力相关[369]。因此在造血干细胞移植患者中，尤其是老年患者，采取措施提高移植后的胸腺输出能力则可增强免疫功能重建、减少感染发生风险。

移植后特异性抗体的产生能力可以通过对一些抗原刺激后抗体的产生来加以评估，这些抗原包括肿瘤抗原（ΦX174）、蛋白抗原（破伤风内毒素）、细菌多糖类抗原（肺炎球菌和脑膜炎球菌的聚磷酸核糖）[370]。造血干细胞移植患者即使在没有并发症的情况下，体液免疫功能的恢复时间通常超过6个月，血清IgG和IgM在移植后1年达到正常水平，而血清IgA可能持续低下2年之久。为了控制慢性GVHD使用的免疫抑制剂往往会延迟体液免疫功能的恢复[370,371]。

促进免疫重建

动物实验证实使用角质细胞生长因子能够保护放疗、白消安对胸腺功能的毒副作用[372]；目前正在进行移植前期使用某些细胞因子能否获得更快的免疫重建的临床研究。

IL-7是一种T细胞生长以及维持所必需的细胞因子，在人和小鼠中，血清及组织中IL-7水平在T细胞去除后升高，重建后回落。在临床前动物试验中，移植后应用IL-7在小鼠及灵长类动物中对T细胞免疫重建有显著促进作用，而且不增加GVHD的发生率[373]。目前正在进行临床研究移植前应用IL-7能否促进移植后免疫重建的恢复。

免疫接种

自体造血干细胞移植患者或者没有并发慢性GVHD的异基因造血干细胞移植患者，在移植后1年接种流感、肺炎球菌多糖、灭活的脊髓灰质炎病毒、白喉、百日咳、破伤风类毒素、B型流感嗜血杆菌的结合疫苗以及乙型肝炎病毒疫苗是有意义的[350]。而在并发慢性GVHD并正在应用免疫抑制剂治疗的患者中，只有少数能对免疫接种产生反应。自体造血干细胞移植患者在移植后2年应用麻疹、流行性腮腺炎、风疹减毒活疫苗免疫是安全的，而对于正在接受免疫抑制剂治疗的异基因造血干细胞患者不推荐使用[350]。

■ 急性移植物抗宿主病

急性急性移植物抗宿主病（aGVHD）仍然是异基因造血干细胞移植后最为严重而富有挑战性的并发症之一，关于GVHD发生的理论在40年前就已提出，认为GVHD发生的要素包括：移植物中必须含有免疫活性细胞，受者必须表达供者没有的组织相容性抗原，受者必须受到足够的免疫抑制而不能对移植物产生有效的免疫反应[374]。

GVHD的一个重要机制是供者移植物中的T细胞对宿主的主要及次要组织相容性抗原的差异的识别[374~376]。经典的MHC抗原有两类：HLA Ⅰ类抗原广泛分布并表达在各种细胞表面；HLA Ⅱ类抗原表达于抗原递呈细胞，包括巨噬细胞、树突状细胞、B细胞和活化的T细胞[219]。次要组织相容性抗原是具有遗传多态性的内源性细胞蛋白，能够以结合在MHC凹槽的短肽的形式递呈给供者T细胞[377]。与急性GVHD相关的一些次要组织相容性抗原包括CD31、HA-1和男性特异的DBY基因[378,379]。

发生GVHD最重要的危险因素是供受者间HLA差异的程度[376]，接受HLA全相合的无关供者的患者急性GVHD的发生率高于接受亲缘供者的患者，这可能与次要组织相容性抗原的差异增加有关，也可能与表型相合的主要组织相容性位点存在不能识别的差异有关[380]。急性GVHD发生的其他危险因素包括老年患者、性别差异（在一些研究中，男性患者接受女性供者的干细胞风险增加）以及采用的免疫预防方案[381,382]。移植物来源于骨髓或外周血似乎对急性GVHD的发生风险没有影响，然而，有些中心报道在接受外周血祖细胞的移植受者，高$CD34^+$细胞数量是急性GVHD的独立危险因素[383,384]。

为了指导临床对急性GVHD的研究和预后判断已经建立了急性GVHD的临床分级和分期体系[385]。按照经典定义，急性GVHD发生在移植后100天，主要累及皮肤、胃肠道和肝脏，严重程度分级是基于临床症状，各个器官系统的受累情况来确定，分为0~Ⅳ度，受累器官的组织活检有助于明确诊断。急性GVHD的分期分级标准近期有所更新[386,387]，最显著的更新包括以下几点：排斥症状出现在移植后100天以后仍可以诊断为急性GVHD，以食欲减退、恶心、呕吐为唯一症状的患者，结合上消化道组织活检有急性GVHD的阳性表现，可以归于Ⅱ度急性GVHD。一致认为，Ⅰ度或者非常局限的急性GVHD患者的临床预后良好，不需要全身治疗[388]。Ⅱ~Ⅳ度急性GVHD，由于累及多个器官，临床表现中重度，需积极治疗。Ⅱ度GVHD与不良预后并不显著相关，然而，重度（Ⅲ~Ⅳ度）急性GVHD与患者的高死亡率及低生存率相关[388]。

病理生理

目前认为急性GVHD的发生、发展过程分为三个阶段[376,389]：第一阶段，移植预处理过程[化疗和（或）放疗]损伤并激活宿主组织，导致炎症性细胞因子TNF-α和IL-1的分泌增加；这些细胞因子通过上调宿主抗原递呈细胞的主要及次要组织相容性抗原及影响其他分子的表达，进而增强供者T细胞对宿主细胞的识别；预处理所致的组织损伤主要发生在胃肠道，导致脂多糖等内毒素进入体循环，发挥炎症刺激素的作用[376]。这一过程中，清髓性的预处理方案，尤其是含有TBI的方案因能导致胃肠道的内皮、上皮细胞的损伤而起重要作用。

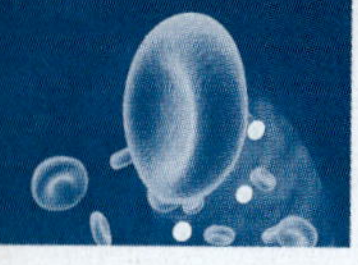

在 aGVHD 的第二阶段，次级淋巴器官中静止的供者 T 细胞被宿主活化的蛋白 C（内源性直接抗原递呈）或者供者活化的蛋白 C（外源性的间接抗原递呈）激活，以 MHC 槽结合肽的形式向 T 细胞受体递呈同种异体抗原[376]，T 细胞完全活化需要协同刺激。供者 T 细胞活化的特征是细胞增殖，以 Th1 细胞占主导作用，分泌 IL-2 和 IFN-γ。一些实验室证实 naïve T 细胞（CD62L$^+$）引起实验性 aGVHD，而记忆 T 细胞（CD62L$^-$）不会引起[390,391]。骨髓移植的小鼠模型显示同时输注调节性 T 细胞（T_{regs}）能够抑制活化的供者 T 细胞的增殖和克隆性扩增，并对小鼠 aGVHD 具有保护作用[392]，这些实验研究结果目前已被应用于临床移植研究中。

第三阶段，由效应细胞介导的 aGVHD 靶器官的组织损伤，进而产生临床症状[376]；这一阶段包括炎症细胞因子的持续释放，并使针对宿主组织的 T 细胞迁移至靶器官——皮肤、肝脏、肠道，最终发生 aGVHD。在这个阶段中中性粒细胞，单核-巨噬细胞在炎症因子的作用下增殖，并参与对靶器官的损伤作用。

急性移植物抗宿主病的预防

预防 aGVHD 的主要策略就是使用免疫抑制剂，在所有接受未经 T 细胞去除的移植物的异基因造血干细胞移植的患者中，都应该进行 GVHD 的预防。环孢素联合甲氨蝶呤（methotrexate）或者他克莫司（tacrolimus，FK-506）联合甲氨蝶呤，是预防 aGVHD 最常用的标准方案[393~395]。一项在 HLA 相合同胞及无关供者移植中进行的随机临床试验证实 FK-506 联合甲氨蝶呤方案在减低 aGVHD 发生率方面略优于环孢素联合甲氨蝶呤，但是对总体生存率无明显改善[396]。另一项随机临床试验表明，环孢素联合甲氨蝶呤预防组与环孢素联合泼尼松（prednisone）及甲氨蝶呤组相比较，在 aGVHD 发生率、复发发生率及总体生存率方面无显著性差异[397]。近期，造血干细胞移植临床研究网正在进行一项比较 FK-506 联合甲氨蝶呤预防与西罗莫司(sirolimus)联合 FK-506 预防 GVHD 疗效的随机、前瞻性临床研究。

另外一种预防急性 GVHD 的方法就是在输注之前去除移植物中的供者 T 细胞[398]。去除 T 细胞的方法有很多种，有物理分离、密度梯度离心法、基于单克隆抗体的去除法以及 CD34 细胞阳性选择法。虽然广泛性供者 T 细胞去除能有效预防 aGVHD，但是会导致移植物被排斥、机会性感染以及复发的风险增高，因此并不能改善总体生存率[399,400]。

借助逆流离心淘洗法和 T10B9 抗体联合补体方法得以实现骨髓 T 细胞的部分去除的概念，这一方法已在一项多中心随机临床试验中进行评估，入组的 405 例患者接受 HLA 相合无关供者移植[401]。部分 T 细胞去除组接受的经过处理的移植物中 CD3$^+$ 细胞数量为 5×10^5/kg，与移植物未处理组相比，T 细胞去除了 1 个对数级；部分 T 细胞去除组 Ⅱ～Ⅳ度 aGVHD 的累计发生率为 39%，较移植物未处理组（63%）显著减低，但是部分 T 细胞去除并未改善无事件生存率及总体生存率，两组间慢性 GVHD 的发生率相似。

供者移植物中 T 细胞部分去除的另外一种方法是采用 campath 1H 抗体，这是一种结合 CD52 的 IgM 型抗体，CD52 表达于多种细胞，包括 T 细胞[211]。接受体内或体外 campath 部分去除 T 细胞移植的患者，虽然 aGVHD 的风险降低，但是机会性感染、移植物丢失以及复发的风险增高。

急性移植物抗宿主病的治疗

糖皮质激素（glucocorticoid）是治疗急性 GVHD 的主要方法，甲泼尼龙(methylprednisolone）和泼尼松是常用的皮质激素，常规剂量是 1~2mg/（kg·d），以后视对治疗的反应逐渐减量[388]。临床研究证实大剂量甲泼尼龙［10mg/（kg·d）］并不能控制疾病向Ⅲ或Ⅳ度急性 GVHD 进展或提高生存率[388]。相关报道指出 aGVHD 患者初次应用糖皮质激素治疗只有不到 50% 的患者能获得完全缓解，对糖皮质激素治疗不敏感的 aGVHD 患者的长期生存率很低。aGVHD 的其他治疗方法包括其他免疫抑制剂、针对 T 细胞或细胞因子的各种单克隆抗体和光免疫化学疗法等，所有这些方法均需与泼尼松联合应用。CD5 特异性单克隆抗体偶联免疫毒素能够清除活化的供者 T 细胞，在一项临床研究中比较了应用 CD5 单克隆抗体免疫毒素联合泼尼松与单用泼尼松治疗急性 GVHD，发现 CD5 单克隆抗体治疗组在治疗后 5 周，对急性 GVHD 的治疗效果优于单用泼尼松组[388]。而在另一项研究中，抗 T 淋巴细胞免疫球蛋白（ATG）联合泼尼松亦仅在治疗早期对 aGVHD 有良好疗效，但缺乏长期治疗优势[388,402]。另外，研究者们应用其他免疫抑制剂对糖皮质激素耐药的患者进行了相关研究，这些免疫抑制剂包括达珠单抗（daclizumab）、西罗莫司（rapamycin）、MMF、ABX-CBL（CD47 特异性单克隆抗体）和维西珠单抗（visilizumab）。总体来说对糖皮质激素耐药的患者 6~12 个月的预后较差，主要与高 NRM 有关[402]。在最近的一项多中心的、Ⅱ期临床前瞻性研究中，比较了 MMF、喷司他丁（pentostatin）、抗 -TNF 和抗 IL-2 受体联合糖皮质激素类药物治疗初发 Ⅱ～Ⅳ度急性 GVHD 的疗效[403]，发现 MMF 联合糖皮质激素疗效最好，接下来将进一步比较糖皮质激素联合 MMF 与单用糖皮质激素治疗新诊断急性 GVHD 的疗效。

MSCs 具有免疫调节功能，这类细胞在预防或治疗急性 GVHD 方面可能具有一定作用。首个应用 MSCs 治疗 aGVHD 的病例为一名 9 岁的患者，在接受 HLA 全相合无关供者移植后发生严重的肠道和肝脏 aGVHD，并对糖皮质激素治疗耐药，来自他母亲（半相合）的 MSCs，经体外扩增后输注[404]。MSCs 输注后继续使用广谱免疫抑制剂治疗，急性 GVHD 得到了快速缓解，然而在免疫抑制剂停用后再次发生 aGVHD，第二次输注 MSCs 后患者获得再次缓解。随后的多个Ⅰ/Ⅱ期临床研究相继证实了来自 HLA 相合亲缘供者、无关供者或半相合家庭成员供者的 MSCs 能够成功治疗 GVHD[120,121,405]。目前正在进行几个大规模的临床对照研究。

慢性移植物抗宿主病

慢性 GVHD 是异基因 HCT 后最为严重的晚期并发症[406]，通常以造血干细胞回输后 100 天作为急性和慢性 GVHD 的分界线。然而，目前逐渐认识到慢性 GVHD 同样可以在移植后 100 天内出现。

慢性 GVHD 可有多种临床表现，临床表现可以类似于多系统的自身免疫性疾病，比如硬皮病、扁平苔藓样变和皮肌炎等[406]，并且在异基因 HCT 患者体内经常检测到各种自身抗体的存在。慢性 GVHD 的临床表现包括皮肤病变（起病时像扁平苔藓样变，以后可进展为全身性硬皮病）、角结膜炎、口腔黏膜炎、食道和阴道狭窄、肠道功能异常、慢性肝病、闭塞性细支气管炎所致的肺功能不全和衰竭综合征等。如果合并全身性硬皮病，还有可能出现关节挛缩和无力。血清中碱性磷酸酶和胆红素升高常常是慢性 GVHD 累及肝脏的首要表现，慢性 GVHD 引起的胆管破坏与原发性胆汁性肝硬化具有相似的病理学特征，肝脏活检有助于确诊。

目前国际上已经建立了评估慢性 GVHD 的分期系统，根据不同临床表现可分为无、局限型和广泛型三期[407]。但是该分期系统在临床并没有得到广泛应用是因为大多数患者不能严格按照分期标准对各个器官进行评估，而临床随访亦发现该分期系统不能很好地预测患者的预后[408]。通常认为慢性 GVHD 患者预后不良因素包括广泛的皮肤累及、血小板减少和由急性 GVHD 迁延而来的慢性 GVHD[408,409]。广泛累及的慢性 GVHD 患者死亡率往往较高，尤其是血小板计数在 100 天时仍低于 100×10^9/L，并合并低白蛋白血症的患者。因此移植专家已经提出需要对慢性 GVHD 分期系统进行修正，目前正在征集相关意见[410]。

由于目前还不能建立完全真实反映人类慢性 GVHD 生物学及临床特点的动物模型，因此限制了对慢性 GVHD 病理生理机制的深入认识。在症状类似慢性 GVHD 的动物模型中发现，慢性 GVHD 发生时，T 细胞会产生一些特殊的细胞因子如 IL-4 和 IFN-γ，但无 IL-2 的产生，这与 Th2 细胞分泌的细胞因子相似，因此支持 Th2 细胞介导慢性 GVHD 的观点[322]。慢性 GVHD 具有类似自身免疫性疾病临床表现的机制之一是体内淋巴细胞的免疫调节功能发生改变，可能与胸腺损伤和服用免疫抑制药物有关[322,411]。

在一项临床试验研究中，为了预防慢性 GVHD 的发生，移植后 80 天未发生 GVHD 的患者随机分为两组，其中一组患者接受环孢素预防治疗 24 个月，另一组患者接受环孢素预防治疗 6 个月[412]。结果发现两组患者的慢性 GVHD 发生率、移植相关生存率或总体生存率均无明显差异，因此认为移植后 80 天未发生 GVHD 的患者可以按常规进行环孢素减量至 6 个月后完全停用。

慢性 GVHD 的治疗药物主要是泼尼松，由于该病的病程慢性迁延，因此常需进行长期治疗。隔日使用激素治疗有助于减轻糖皮质激素用量过多引起的相关毒副作用[413]。选择慢性 GVHD 安全、有效的治疗策略必须充分考虑激素缓慢减量以预防 GVHD 复发与长时间应用激素使患者处于感染的高风险之间的矛盾。目前，临床正在进行多种新的药物治疗慢性 GVHD 的研究，已经发现补骨脂素联合紫外线 A 照射治疗慢性 GVHD 有一定疗效，尤其对硬皮病样皮肤改变的患者[414]，在一些患者中西罗莫司也被发现具有一定疗效[415]。最近的研究表明，酪氨酸激酶活化参与硬皮病患者的胶原沉积，血小板衍生生长因子受体能组成性激活酪氨酸激酶，因此血小板衍生生长因子受体的抗体对硬皮病患者具有治疗作用[415]。同样，酪氨酸蛋白激酶抑制剂伊马替尼对合并硬皮病样 GVHD 患者具有较好的疗效[417]。上述药物用于慢性 GVHD 的治疗疗效还有待进一步评估。另外，慢性 GVHD 患者中存在针对自身次要组织相容性抗原的抗体，提示供者来源的 B 细胞与 T 细胞一样在慢性 GVHD 的发生发展中起重要作用[418]。B 细胞可以作为抗原递呈细胞处理和递呈有限的抗原给 T 细胞。目前正在进行利妥昔单抗（美罗华）预防和治疗慢性 GVHD 的临床试验研究。

■ HCT 后疾病的复发

自体和异基因 HCT 后疾病复发是严重影响移植患者长期生存的重要因素。对于造血干细胞移植后患者必须通过有效的监测方法对患者进行原发疾病的监测，从而降低复发率，如大多数移植后患者可通过影像学检查发现残留病灶，尤其是淋巴瘤患者，而骨髓瘤患者移植后体内 M 蛋白的量随疾病的控制而逐渐减少，在接受自体造血干细胞移植的患者则通常要数月后才能达到最好疗效。RIC 移植后，GVT 效应往往要通过数周至数月才能清除肿瘤，因此在慢性进展性疾病中要确定原发病是否持续存在且缓慢进展通常很困难。CML 异基因 HCT 后 3 个月内在分子水平检测到疾病克隆的存在与复发风险并无明显相关，而在移植后生存超过 3 年的患者中，50% 的患者应用定量 PCR 的方法仍然能检测到微小残留病灶，但与复发风险并无明显相关。由于造血干细胞移植患者处于疾病复发的高风险状态，因此通过准确的检测方法以确定患者是否真正复发非常重要。

自体 HCT 后的复发

自体 HCT 治疗失败的最主要原因是疾病复发。复发通常发生在原发病累及的组织脏器，表明患者体内残留的肿瘤细胞是复发的根源[422]。自体 HCT 后复发的患者可以考虑其他的挽救治疗包括化疗、放疗、免疫调节剂和单克隆抗体治疗等，而复发后对化疗敏感的患者生存率也相对较高。第二次 HCT 也是一种选择，通常采用减剂量异基因 HCT，目前几个临床研究报道复发后接受二次 HCT 的 2~3 年无病生存率超过 50%（见图 21-4）[209]。

目前正在开展减少疾病复发的临床研究。对原发病持续存在或主要存在的部位进行移植后早期放疗可以减少疾病的复发率[422,423]。在自体造血干细胞移植后如何诱导自身 GVT 效应的产生对预防复发具有重要作用。一项临床随机研究比较了高危 NHL 和 HL 患者接受自体造血干细胞移植后，应用 IL-2 进行复发预防组和不应用 IL-2 组，发现两组患者的无病生存率和总体生存率均无明显差异。应用疫苗接种进行复发预防，如带有独特型抗原的树突状细胞和其他疫苗等，已开始进行早期临床试验，并在部分患者中显示了相对较好的安全性和一定的免疫反应能力[425]。患者对疫苗产生免疫反应的能力能否作为预后较好的指标目前尚无定论。

其他的过继细胞治疗方法包括异基因 NK 细胞、细胞因子诱导的杀伤细胞和抗 EB 病毒反应性 T 细胞，后者主要应用于具有 EB 病毒感染依据的 HL 患者，目前也处在临床试验中。

以单克隆抗体为基础的治疗因能直接作用于肿瘤细胞，具有较强的降低疾病复发风险的疗效。应用单克隆抗体利妥昔单抗在 B 细胞 NHL 患者中取得了很好的疗效，利妥昔单抗通常在难治性 B 细胞性 NHL 患者自体移植后 6 周开始使用，持续应用 6 个月，能达到很高的无病生存率和总体生存率[276]。

抗体 - 药物偶联组成的药物 cAC-vcMMAE（SGN-35）是由微管蛋白抑制剂 monomethylauristatin E（MMAE）偶联嵌合型 CD30 单克隆抗体 CAC10 组成。对处于进展期的 HD 患者自体 HCT 后应用该药物进行治疗，45% 的患者获得缓解[426]。通过借鉴利妥昔单抗的临床研究方案，目前正在进行对具有高复发风险的患者移植后应用 SGN-35 治疗能否提高无病生存率的

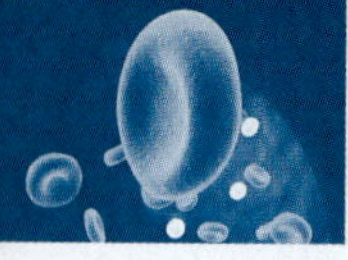

临床研究。

异基因 HCT 后的复发

异基因 HCT 后复发的治疗是一个很棘手的问题。化疗可以取得一定的疗效，但是疗效并不持久。第二次清髓性移植由于很多患者不能耐受预处理的毒性作用，NRM 比初次移植高出 50%，因而风险大，成功率低[427,428]。但是对于自体移植 2 年后复发的患者接受二次移植的风险相对较低[429]。

DLI 治疗 CML 移植后复发是公认的最有效的方法，同时 CML 也被认为是对 GVT 效应最敏感的恶性肿瘤。DLI 时原发疾病状态是决定 DLI 疗效的主要因素，大部分报道表明 75% 的处于慢性期的 CML 患者复发后接受 DLI 治疗有很好的长期疗效[430]，而处于进展期的患者复发后，单纯 DLI 治疗难以获得持续缓解[161]。已经证实，伊马替尼联合 DLI 治疗能快速获得分子生物学水平的完全缓解，两者联合具有协同作用，该方法适用于处于不同疾病状态的 CML 患者移植后复发的治疗[431]。

DLI 治疗并非无任何毒副作用，它具有诱发严重 GVHD 的风险[160]。DLI 后发生 GVHD 的时间通常是在细胞输注后 1 个月内。骨髓抑制是 DLI 的另一种并发症，发生率约 20%~50%[160]。当输注的供者淋巴细胞在清除患者肿瘤细胞的同时也破坏了患者的造血细胞，如果输注物中含供者造血干细胞数量过少不能维持足够的造血，则可能导致骨髓抑制的发生。因此患者发生疾病复发时，若嵌合状态分析提示患者处于供受者嵌合状态，且多系血细胞和骨髓细胞大部分为受者来源时，DLI 必须谨慎。

一项单中心回顾性分析分析了 307 例复发或未缓解的高危白血病（慢性期 CML 除外）或骨髓增生异常综合征的患者，患者接受异基因 HCT 后至少进行一次直接干预治疗以预防复发，包括停用免疫抑制剂、化疗或 DLI[432]。根据移植后发生疾病复发的不同时间段对研究结果进行分析："早期"，少于 100 天（n=111）；"中期"，100~200 天（n=73）；"晚期"，超过 200 天（n=123），总体缓解率为 30%，早期、中期和晚期复发后 2 年生存率分别为 3%、9% 和 19%。统计分析显示，患者的特征或预防复发的干预治疗方法与缓解率或生存率无关。因此，HCT 后血液系统恶性肿瘤复发的有效治疗方法还有待进一步深入研究。由于目前尚缺乏有效的新的治疗方法，因此对移植后早期复发的患者仍应积极应用上述干预治疗方法以使患者尽可能受益。

由于在部分 HCT 后复发的患者中 DLI 治疗虽然显示较好的疗效，但同时也存在一些严重的毒副作用如 GVHD 和骨髓抑制。因此，选择性输注供者来源的细胞成为目前的研究热点，理论上此疗法具有较强的抗肿瘤疗效和较小的毒副作用。

"活化的 DLI"已经应用于临床研究，供者来源的 T 细胞在体外经过磁珠包被的抗 CD3 和抗 CD28 单克隆抗体共刺激和扩增后回输给异基因 HCT 后复发的患者（CML 受者除外）[433]，约有 35% 的患者对治疗发生反应，并无患者发生致死性的 GVHD。在随后的进一步研究中将通过增加输注细胞数量及重复输注次数以期使复发率进一步降低。

细胞因子诱导的杀伤细胞是细胞毒性效应细胞，表达 T 细胞表面标记 CD3 和 NK 细胞表面标记 CD56，小鼠模型已证实这类细胞能够有效地杀伤人类各种肿瘤细胞而不引发 GVHD[434]。细胞因子诱导的杀伤细胞在体外可由外周血淋巴细胞与 IFN-γ、IL-2 和抗 CD3 抗体共同培养后获得。在培养过程中，T 细胞发生活化和扩增，从而具备了 NKG2D 介导的细胞识别的溶细胞功能，该识别方式并不依赖于 T 细胞受体（TCR）[435]。已有的研究已经证实 AML 患者中的淋巴细胞用细胞因子诱导后获得的杀伤细胞具有对自身白血病细胞的细胞毒作用，这些细胞能降低自体 HCT 后的复发率[436]。其他的细胞治疗策略正在研究中，包括抗原特异性 T 细胞、记忆性 $CD4^+$ T 细胞和 NK 细胞；细胞因子治疗如 IL-2 联合或不联合 IFN-γ、单克隆抗体和疫苗接种等都是目前研究的热点。

未来的发展方向

明确 GVT 效应的机制和靶点仍然是目前研究的热点。此外，随着对免疫应答复杂性的进一步认识，发现不仅仅是某些特定 T 细胞亚群能在免疫效应阶段发挥作用，其他的 T 细胞亚群在调控免疫应答中也起重要作用。在小鼠动物模型中已经成功应用 T_{reg} 预防和治疗 GVHD，为将来应用于临床治疗奠定了基础。

其他细胞亚群、细胞因子和疫苗接种策略对降低自体和异基因 HCT 后复发风险同样发挥重要作用。另外，随着预防和治疗急性和慢性 GVHD 策略的不断更新，异基因 HCT 将不再局限于恶性血液系统疾病的治疗。比如，动物实验研究已成功应用 HCT 治疗自身免疫性疾病，对自身免疫性疾病患者的临床研究证实 HCT 具有治愈该病的可能性。另外，动物实验已证实同时进行同一供者的实体器官和骨髓移植能够诱导受者对移植的实体器官的免疫耐受。这些初步研究报道均表明异基因 HCT 应用于治疗其他疾病的可能性，为提高患者临床疗效提供更有意义的新的治疗策略。

相信在不久的将来我们将不再需要利用外周血动员或骨髓抽吸的所有细胞进行移植，而是将根据不同疾病类型和治疗效果来分选所需要移植的细胞种类从而取得最佳疗效。

翻译：黄　河

参考文献

1. Osgood EE, Riddle MC, Mathew TJ: Aplastic anemia treated with daily transfusions and intravenous marrow; case report. *Ann Intern Med* 13:357, 1939.
2. Fabricius-Moller J: *Experimental Studies of the Hemorrhagic Diathesis from X-Ray Sickness*. Levin and Munksgaard Forlag, Copenhagen, 1922.
3. Jacobson LO, Marks EK, Robson MJ, et al: The effect of spleen protection on mortality following X-irradiation. *J Lab Clin Med* 34:1538, 1949.
4. Lorenz E, Uphoff D, Reid TR, et al: Modification of irradiation injury in mice and guinea pigs by marrow injections. *J Natl Cancer Inst* 12:197, 1951.
5. Cole LJ, Fishler MC, Bond VP: Subcellular fractionation of mouse spleen radiation protection activity. *Proc Natl Acad Sci U S A* 39:759, 1953.
6. Hilfinger MF Jr, Ferguson JH, Riemenschneider PA: The effect of homologous marrow emulsion on rabbits after total body irradiation. *J Lab Clin Med* 42:581, 1953.
7. Lorenz E, Congdon CC: Modification of lethal irradiation injury in mice by injection of homologous or heterologous bone. *J Natl Cancer Inst* 14:955, 1954.
8. Barnes DWH, Loutit JF: What is the recovery factor of the spleen? *Nucleon* 12:68, 1954.
9. Barnes DWH, Loutit JF: *Spleen Protection: The Cellular Hypothesis. Radiobiology Symposium*, p 134. Butterworth, London, 1955.
10. Barnes DW, Corp MJ, Loutit JF, et al: Treatment of murine leukaemia with X rays and homologous marrow; preliminary communication. *Br Med J* 2:626, 1956.
11. Thomas ED, Lochte HL Jr, Lu WC, et al: Intravenous infusion of marrow in patients receiving radiation and chemotherapy. *N Engl J Med* 257:491, 1957.
12. Thomas ED, Lochte HL Jr, Cannon JH, et al: Supralethal whole body irradiation and isologous marrow transplantation in man. *J Clin Invest* 38:1709, 1959.
13. Mathe G, Jammet H, Pendic B, et al: [Transfusions and grafts of homologous marrow in humans after accidental high dosage irradiation]. *Rev Fr Etud Clin Biol* 4:226, 1959.
14. Kurnick NB, Montano A, Gerdes JC, et al: Preliminary observations on the treatment of postirradiation hematopoietic depression in man by the infusion of stored autogenous marrow. *Ann Intern Med* 49:973, 1958.

15. Haurani FI: Thirty-one-year survival following chemotherapy and autologous marrow in malignant lymphoma. *Am J Hematol* 55:35, 1997.
16. Bortin MM: A compendium of reported human marrow transplants. *Transplantation* 9:571, 1970.
17. Gatti RA, Meuwissen HJ, Allen HD, et al: Immunological reconstitution of sex-linked lymphopenic immunological deficiency. *Lancet* 2:1366, 1968.
18. De Koning J, Van Bekkum DW, Dicke KA, et al: Transplantation of bone-marrow cells and fetal thymus in an infant with lymphopenic immunological deficiency. *Lancet* 1:1223, 1969.
19. Bach FH, Albertini RJ, Joo P, et al: Bone-marrow transplantation in a patient with the Wiskott-Aldrich syndrome. *Lancet* 2:1364, 1968.
20. Bortin MM, Bach FH, van Bekkum DW, et al: 25th Anniversary of the first successful allogeneic marrow transplants. *Bone Marrow Transplant* 14:211, 1994.
21. Thomas ED, Storb R, Clift RA, et al: Bone-marrow transplantation (parts I and II). *N Engl J Med* 292:832, 1975.
22. Hansen JA, Clift RA, Thomas ED, et al: Transplantation of marrow from an unrelated donor to a patient with acute leukemia. *N Engl J Med* 303:565, 1980.
23. O'Reilly RJ, Dupont B, Pahwa S, et al: Reconstitution in severe combined immunodeficiency by transplantation of marrow from an unrelated donor. *N Engl J Med* 297:1311, 1977.
24. Appelbaum FR, Herzig GP, Ziegler JL, et al: Successful engraftment of cryopreserved autologous marrow in patients with malignant lymphoma. *Blood* 52:85, 1978.
25. Appelbaum FR, Deisseroth AB, Graw RG Jr, et al: Prolonged complete remission following high dose chemotherapy of Burkitt's lymphoma in relapse. *Cancer* 41:1059, 1978.
26. Research CFIBaMT (CIBMTR). *Annual Progress Report 2008*. Available at: www.cibmtr.org.
27. Weissman IL: Stem cells: Units of development, units of regeneration, and units in evolution. *Cell* 100:157, 2000.
28. Spangrude GJ, Heimfeld S, Weissman IL: Purification and characterization of mouse hematopoietic stem cells. *Science* 241:58, 1988.
29. Ikuta K, Weissman IL: Evidence that hematopoietic stem cells express mouse c-kit but do not depend on steel factor for their generation. *Proc Natl Acad Sci U S A* 89:1502, 1992.
30. Osawa M, Hanada K, Hamada H, et al: Long-term lymphohematopoietic reconstitution by a single CD34-low/negative hematopoietic stem cell. *Science* 273:242, 1996.
31. Baum CM, Weissman IL, Tsukamoto AS, et al: Isolation of a candidate human hematopoietic stem-cell population. *Proc Natl Acad Sci U S A* 89:2804, 1992.
32. Negrin RS, Atkinson K, Leemhuis T, et al: Transplantation of highly purified CD34+Thy-1+ hematopoietic stem cells in patients with metastatic breast cancer. *Biol Blood Marrow Transplant* 6:262, 2000.
33. Vose JM, Bierman PJ, Lynch JC, et al: Transplantation of highly purified CD34+Thy-1+ hematopoietic stem cells in patients with recurrent indolent non-Hodgkin's lymphoma. *Biol Blood Marrow Transplant* 7:680, 2001.
34. Michallet M, Philip T, Philip I, et al: Transplantation with selected autologous peripheral blood CD34+Thy1+ hematopoietic stem cells (HSCs) in myeloma: Impact of HSC dose on engraftment, safety, and immune reconstitution. *Exp Hematol* 28:858, 2000.
35. Hidalgo A, Robledo MM, Teixido J: CD44-mediated hematopoietic progenitor cell adhesion and its complex role in myelopoiesis. *J Hematother Stem Cell Res* 11:539, 2002.
36. Katayama Y, Hidalgo A, Furie BC, et al: PSGL-1 participates in E-selectin-mediated progenitor homing to marrow: Evidence for cooperation between E-selectin ligands and alpha4 integrin. *Blood* 102:2060, 2003.
37. Sackstein R: The marrow is akin to skin: HCELL and the biology of hematopoietic stem cell homing. *J Investig Dermatol Symp Proc* 9:215, 2004.
38. Frenette PS, Subbarao S, Mazo IB, et al: Endothelial selectins and vascular cell adhesion molecule-1 promote hematopoietic progenitor homing to marrow. *Proc Natl Acad Sci U S A* 95:14423, 1998.
39. Papayannopoulou T, Craddock C, Nakamoto B, et al: The VLA4/VCAM-1 adhesion pathway defines contrasting mechanisms of lodgement of transplanted murine hemopoietic progenitors between marrow and spleen. *Proc Natl Acad Sci U S A* 92:9647, 1995.
40. Vermeulen M, Le Pesteur F, Gagnerault MC, et al: Role of adhesion molecules in the homing and mobilization of murine hematopoietic stem and progenitor cells. *Blood* 92:894, 1998.
41. Hirsch E, Iglesias A, Potocnik AJ, et al: Impaired migration but not differentiation of haematopoietic stem cells in the absence of beta1 integrins. *Nature* 380:171, 1996.
42. Nagasawa T, Hirota S, Tachibana K, et al: Defects of B-cell lymphopoiesis and bone-marrow myelopoiesis in mice lacking the CXC chemokine PBSF/SDF-1. *Nature* 382:635, 1996.
43. Lapidot T: Mechanism of human stem cell migration and repopulation of NOD/SCID and B2mnull NOD/SCID mice. The role of SDF-1/CXCR4 interactions. *Ann N Y Acad Sci* 938:83, 2001.
44. Jung Y, Wang J, Song J, et al: Annexin II expressed by osteoblasts and endothelial cells regulates stem cell adhesion, homing, and engraftment following transplantation. *Blood* 110:82, 2007.
45. Calvi LM, Adams GB, Weibrecht KW, et al: Osteoblastic cells regulate the haematopoietic stem cell niche. *Nature* 425:841, 2003.
46. Mendes SC, Robin C, Dzierzak E: Mesenchymal progenitor cells localize within hematopoietic sites throughout ontogeny. *Development* 132:1127, 2005.
47. Zhang Y, Adachi Y, Suzuki Y, et al: Simultaneous injection of marrow cells and stromal cells into marrow accelerates hematopoiesis *in vivo*. *Stem Cells* 22:1256, 2004.
48. Jung Y, Wang J, Havens A, et al: Cell-to-cell contact is critical for the survival of hematopoietic progenitor cells on osteoblasts. *Cytokine* 32:155, 2005.
49. Nilsson SK, Johnston HM, Whitty GA, et al: Osteopontin, a key component of the hematopoietic stem cell niche and regulator of primitive hematopoietic progenitor cells. *Blood* 106:1232, 2005.
50. Zannettino AC, Buhring HJ, Niutta S, et al: The sialomucin CD164 (MGC-24v) is an adhesive glycoprotein expressed by human hematopoietic progenitors and marrow stromal cells that serves as a potent negative regulator of hematopoiesis. *Blood* 92:2613, 1998.
51. El-Badri NS, Wang BY, Cherry, et al: Osteoblasts promote engraftment of allogeneic hematopoietic stem cells. *Exp Hematol* 26:110, 1998.
52. Thomas ED, Storb R: Technique for human marrow grafting. *Blood* 36:507, 1970.
53. Horowitz MM, Confer DL: Evaluation of hematopoietic stem cell donors. *Hematology Am Soc Hematol Educ Program* 469, 2005.
54. Anderlini P, Rizzo JD, Nugent ML, et al: Peripheral blood stem cell donation: An analysis from the International Marrow Transplant Registry (IBMTR) and European Group for Blood and Marrow Transplant (EBMT) databases. *Bone Marrow Transplant* 27:689, 2001.
55. Chan KW, Gajewski JL, Supkis D Jr, et al: Use of minors as marrow donors: Current attitude and management. A survey of 56 pediatric transplantation centers. *J Pediatr* 128:644, 1996.
56. Sanders J, Buckner CD, Bensinger WI, et al: Experience with marrow harvesting from donors less than two years of age. *Bone Marrow Transplant* 2:45, 1987.
57. Pulsipher MA, Levine JE, Hayashi RJ, et al: Safety and efficacy of allogeneic PBSC collection in normal pediatric donors: The pediatric blood and marrow transplant consortium experience (PBMTC) 1996–2003. *Bone Marrow Transplant* 35:361, 2005.
58. Siena S, Bregni M, Brando B, et al: Circulation of CD34+ hematopoietic stem cells in the peripheral blood of high-dose cyclophosphamide-treated patients: Enhancement by intravenous recombinant human granulocyte-macrophage colony-stimulating factor. *Blood* 74:1905, 1989.
59. Chao NJ, Schriber JR, Grimes K, et al: Granulocyte colony-stimulating factor "mobilized" peripheral blood progenitor cells accelerate granulocyte and platelet recovery after high-dose chemotherapy. *Blood* 81:2031, 1993.
60. Glaspy JA, Shpall EJ, LeMaistre CF, et al: Peripheral blood progenitor cell mobilization using stem cell factor in combination with filgrastim in breast cancer patients. *Blood* 90:2939, 1997.
61. Liles WC, Broxmeyer HE, Rodger E, et al: Mobilization of hematopoietic progenitor cells in healthy volunteers by AMD3100, a CXCR4 antagonist. *Blood* 102:2728, 2003.
62. Pulsipher MA, Nagler A, Iannone R, et al: Weighing the risks of G-CSF administration, leukopheresis, and standard marrow harvest: Ethical and safety considerations for normal pediatric hematopoietic cell donors. *Pediatr Blood Cancer* 46:422, 2006.
63. Becker PS, Wagle M, Matous S, et al: Spontaneous splenic rupture following administration of granulocyte colony-stimulating factor (G-CSF): Occurrence in an allogeneic donor of peripheral blood stem cells. *Biol Blood Marrow Transplant* 3:45, 1997.
64. Falzetti F, Aversa F, Minelli O, et al: Spontaneous rupture of spleen during peripheral blood stem-cell mobilisation in a healthy donor. *Lancet* 353:555, 1999.
65. Confer DL, Miller JP: Long-term safety of filgrastim (rhG-CSF) administration. *Br J Haematol* 137:77, 2007.
66. Storek J, Dawson MA, Maloney DG: Normal T, B, and NK cell counts in healthy donors at 1 year after blood stem cell harvesting. *Blood* 95:2993, 2000.
67. Shpall EJ, Champlin R, Glaspy JA: Effect of CD34+ peripheral blood progenitor cell dose on hematopoietic recovery. *Biol Blood Marrow Transplant* 4:84, 1998.
68. Weaver CH, Hazelton B, Birch R, et al: An analysis of engraftment kinetics as a function of the CD34 content of peripheral blood progenitor cell collections in 692 patients after the administration of myeloablative chemotherapy. *Blood* 86:3961, 1995.
69. Weaver CH, Potz J, Redmond J, et al: Engraftment and outcomes of patients receiving myeloablative therapy followed by autologous peripheral blood stem cells with a low CD34+ cell content. *Bone Marrow Transplant* 19:1103, 1997.
70. Calandra G, McCarty J, McGuirk J, et al: AMD3100 plus G-CSF can successfully mobilize CD34+ cells from non-Hodgkin's lymphoma, Hodgkin's disease and myeloma patients previously failing mobilization with chemotherapy and/or cytokine treatment: Compassionate use data. *Bone Marrow Transplant* 41:331, 2008.
71. Devine SM, Vij R, Rettig M, et al: Rapid mobilization of functional donor hematopoietic cells without G-CSF using AMD3100, an antagonist of the CXCR4/SDF-1 interaction. *Blood* 112:990, 2008.
72. Lucas D, Battista M, Shi PA, et al: Mobilized hematopoietic stem cell yield depends on species-specific circadian timing. *Cell Stem Cell* 3:364, 2008.
73. Mendez-Ferrer S, Lucas D, Battista M, et al: Haematopoietic stem cell release is regulated by circadian oscillations. *Nature* 452:442, 2008.
74. Quesenberry PJ, Dooner GJ, Dooner MS: Problems in the promised land: Status of adult marrow stem cell biology. *Exp Hematol* 37:775, 2009.
75. Taylor KM, Jagannath S, Spitzer G, et al: Recombinant human granulocyte colony-stimulating factor hastens granulocyte recovery after high-dose chemotherapy and autologous marrow transplantation in Hodgkin's disease. *J Clin Oncol* 7:1791, 1989.
76. Watts MJ, Sullivan AM, Jamieson E, et al: Progenitor-cell mobilization after low-dose cyclophosphamide and granulocyte colony-stimulating factor: An analysis of progenitor-cell quantity and quality and factors predicting for these parameters in 101 pretreated patients with malignant lymphoma. *J Clin Oncol* 15:535, 1997.
77. Schmitz N, Linch DC, Dreger P, et al: Randomised trial of filgrastim-mobilised peripheral blood progenitor cell transplantation versus autologous bone-marrow transplantation in lymphoma patients. *Lancet* 347:353, 1996.
78. Kanteti R, Miller K, McCann J, et al: Randomized trial of peripheral blood progenitor cell vs marrow as hematopoietic support for high-dose chemotherapy in patients with non-Hodgkin's lymphoma and Hodgkin's disease: A clinical and molecular analysis. *Bone Marrow Transplant* 24:473, 1999.
79. Smith TJ, Hillner BE, Schmitz N, et al: Economic analysis of a randomized clinical trial to compare filgrastim-mobilized peripheral-blood progenitor-cell transplantation and autologous marrow transplantation in patients with Hodgkin's and non-Hodgkin's lymphoma. *J Clin Oncol* 15:5, 1997.
80. Schmitz N, Bacigalupo A, Labopin M, et al: Transplantation of allogeneic peripheral

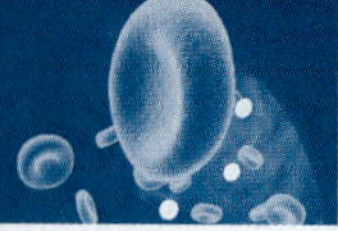

blood progenitor cells—The EBMT experience. *Bone Marrow Transplant* 17(Suppl 2):S40, 1996.

81. Barge AJ: A review of the efficacy and tolerability of recombinant haematopoietic growth factors in marrow transplantation. *Bone Marrow Transplant* 11(Suppl 2):1, 1993.
82. Couban S, Simpson DR, Barnett MJ, et al: A randomized multicenter comparison of marrow and peripheral blood in recipients of matched sibling allogeneic transplants for myeloid malignancies. *Blood* 100:1525, 2002.
83. Bensinger WI, Martin PJ, Storer B, et al: Transplantation of marrow as compared with peripheral-blood cells from HLA-identical relatives in patients with hematologic cancers. *N Engl J Med* 344:175, 2001.
84. Powles R, Mehta J, Kulkarni S, et al: Allogeneic blood and bone-marrow stem-cell transplantation in haematological malignant diseases: A randomised trial. *Lancet* 355:1231, 2000.
85. Blaise D, Kuentz M, Fortanier C, et al: Randomized trial of marrow versus lenograstim-primed blood cell allogeneic transplantation in patients with early-stage leukemia: A report from the Societe Francaise de Greffe de Moelle. *J Clin Oncol* 18:537, 2000.
86. Toh HC, Sun L, Soe Y, et al: G-CSF induces a potentially tolerant gene and immunophenotype profile in T cells *in vivo*. *Clin Immunol* 132:83, 2009.
87. Flowers ME, Parker PM, Johnston LJ, et al: Comparison of chronic graft-versus-host disease after transplantation of peripheral blood stem cells versus marrow in allogeneic recipients: Long-term follow-up of a randomized trial. *Blood* 100:415, 2002.
88. Schmitz N, Beksac M, Hasenclever D, et al: Transplantation of mobilized peripheral blood cells to HLA-identical siblings with standard-risk leukemia. *Blood* 100:761, 2002.
89. Gluckman E, Rocha V, Boyer-Chammard A, et al: Outcome of cord-blood transplantation from related and unrelated donors. Eurocord Transplant Group and the European Blood and Marrow Transplantation Group. *N Engl J Med* 337:373, 1997.
90. Barker JN, Davies SM, DeFor T, et al: Survival after transplantation of unrelated donor umbilical cord blood is comparable to that of human leukocyte antigen-matched unrelated donor marrow: Results of a matched-pair analysis. *Blood* 97:2957, 2001.
91. Wagner JE, Barker JN, DeFor TE, et al: Transplantation of unrelated donor umbilical cord blood in 102 patients with malignant and nonmalignant diseases: Influence of CD34 cell dose and HLA disparity on treatment-related mortality and survival. *Blood* 100:1611, 2002.
92. Long GD, Laughlin M, Madan B, et al: Unrelated umbilical cord blood transplantation in adult patients. *Biol Blood Marrow Transplant* 9:772, 2003.
93. Rodrigues CA, Sanz G, Brunstein CG, et al: Analysis of risk factors for outcomes after unrelated cord blood transplantation in adults with lymphoid malignancies: A study by the Eurocord-Netcord and lymphoma working party of the European group for blood and marrow transplantation. *J Clin Oncol* 27:256, 2009.
94. Takahashi S, Iseki T, Ooi J, et al: Single-institute comparative analysis of unrelated marrow transplantation and cord blood transplantation for adult patients with hematologic malignancies. *Blood* 104:3813, 2004.
95. Laughlin MJ, Barker J, Bambach B, et al: Hematopoietic engraftment and survival in adult recipients of umbilical-cord blood from unrelated donors. *N Engl J Med* 344:1815, 2001.
96. Barker JN: Umbilical cord blood (UCB) transplantation: An alternative to the use of unrelated volunteer donors? *Hematology Am Soc Hematol Educ Program* 55, 2007.
97. Haylock DN, Nilsson SK: Expansion of umbilical cord blood for clinical transplantation. *Curr Stem Cell Res Ther* 2:324, 2007.
98. Ash RC, Horowitz MM, Gale RP, et al: Marrow transplantation from related donors other than HLA-identical siblings: Effect of T cell depletion. *Bone Marrow Transplant* 7:443, 1991.
99. Gale RP, Reisner Y: Graft rejection and graft-versus-host disease: Mirror images. *Lancet* 1:1468, 1986.
100. Aversa F, Velardi A, Tabilio A, et al: Haploidentical stem cell transplantation in leukemia. *Blood Rev* 15:111, 2001.
101. Aversa F, Tabilio A, Velardi A, et al: Treatment of high-risk acute leukemia with T-cell-depleted stem cells from related donors with one fully mismatched HLA haplotype. *N Engl J Med* 339:1186, 1998.
102. Aversa F: Haploidentical haematopoietic stem cell transplantation for acute leukaemia in adults: Experience in Europe and the United States. *Bone Marrow Transplant* 41:473, 2008.
103. Ruggeri L, Capanni M, Urbani E, et al: Effectiveness of donor natural killer cell alloreactivity in mismatched hematopoietic transplants. *Science* 295:2097, 2002.
104. Aversa F, Reisner Y, Martelli MF: The haploidentical option for high-risk haematological malignancies. *Blood Cells Mol Dis* 40:8, 2008.
105. Owen M: Histogenesis of bone cells. *Calcif Tissue Res* 25:205, 1978.
106. Dominici M, Le Blanc K, Mueller I, et al: Minimal criteria for defining multipotent mesenchymal stromal cells. The International Society for Cellular Therapy position statement. *Cytotherapy* 8:315, 2006.
107. Nauta AJ, Fibbe WE: Immunomodulatory properties of mesenchymal stromal cells. *Blood* 110:3499, 2007.
108. Le Blanc K, Ringden O: Immunobiology of human mesenchymal stem cells and future use in hematopoietic stem cell transplantation. *Biol Blood Marrow Transplant* 11:321, 2005.
109. Nolta JA, Hanley MB, Kohn DB: Sustained human hematopoiesis in immunodeficient mice by cotransplantation of marrow stroma expressing human interleukin-3: Analysis of gene transduction of long-lived progenitors. *Blood* 83:3041, 1994.
110. Pittenger MF, Mackay AM, Beck SC, et al: Multilineage potential of adult human mesenchymal stem cells. *Science* 284:143, 1999.
111. Zuk PA, Zhu M, Mizuno H, et al: Multilineage cells from human adipose tissue: Implications for cell-based therapies. *Tissue Eng* 7:211, 2001.
112. Izadpanah R, Trygg C, Patel B, et al: Biologic properties of mesenchymal stem cells derived from marrow and adipose tissue. *J Cell Biochem* 99:1285, 2006.
113. Zhang Y, Li C, Jiang X, et al: Human placenta-derived mesenchymal progenitor cells support culture expansion of long-term culture-initiating cells from cord blood CD34+ cells. *Exp Hematol* 32:657, 2004.
114. Ghodsizad A, Klein HM, Borowski A, et al: Intraoperative isolation and processing of BM-derived stem cells. *Cytotherapy* 6:523, 2004.
115. Bieback K, Kern S, Kluter H, et al: Critical parameters for the isolation of mesenchymal stem cells from umbilical cord blood. *Stem Cells* 22:625, 2004.
116. Aguilar S, Nye E, Chan J, et al: Murine but not human mesenchymal stem cells generate osteosarcoma-like lesions in the lung. *Stem Cells* 25:1586, 2007.
117. Miura M, Miura Y, Padilla-Nash HM, et al: Accumulated chromosomal instability in murine marrow mesenchymal stem cells leads to malignant transformation. *Stem Cells* 24:1095, 2006.
118. Kumagai M, Manabe A, Coustan-Smith E, et al: Use of stroma-supported cultures of leukemic cells to assess antileukemic drugs. II: Potent cytotoxicity of 2-chlorodeoxyadenosine in acute lymphoblastic leukemia. *Leukemia* 8:1116, 1994.
119. Koc ON, Gerson SL, Cooper BW, et al: Rapid hematopoietic recovery after coinfusion of autologous-blood stem cells and culture-expanded marrow mesenchymal stem cells in advanced breast cancer patients receiving high-dose chemotherapy. *J Clin Oncol* 18:307, 2000.
120. Lazarus HM, Koc ON, Devine SM, et al: Cotransplantation of HLA-identical sibling culture-expanded mesenchymal stem cells and hematopoietic stem cells in hematologic malignancy patients. *Biol Blood Marrow Transplant* 11:389, 2005.
121. Ball LM, Bernardo ME, Roelofs H, et al: Cotransplantation of ex vivo expanded mesenchymal stem cells accelerates lymphocyte recovery and may reduce the risk of graft failure in haploidentical hematopoietic stem-cell transplantation. *Blood* 110:2764, 2007.
122. Macmillan ML, Blazar BR, DeFor TE, et al: Transplantation of ex-vivo culture-expanded parental haploidentical mesenchymal stem cells to promote engraftment in pediatric recipients of unrelated donor umbilical cord blood: Results of a phase I-II clinical trial. *Bone Marrow Transplant* 43:447, 2009.
123. Durkin WJ, Ghanta VK, Balch CM, et al: A methodological approach to the prediction of anticancer drug effect in humans. *Cancer Res* 39:402, 1979.
124. Frei E 3rd, Canellos GP: Dose: A critical factor in cancer chemotherapy. *Am J Med* 69:585, 1980.
125. Santos GW, Owens AH Jr: Allogeneic marrow transplants in cyclophosphamide treated mice. *Transplant Proc* 1:44, 1969.
126. Frei EI: Pharmacologic strategies for high-dose chemotherapy, in: *High-dose Cancer Therapy: Pharmacology, Hematopoietins, Stem Cells*, edited by JO Armitage, KH Antman, p 3. Williams & Wilkins, Baltimore, MD, 1995.
127. Rill DR, Moen RC, Buschle M, et al: An approach for the analysis of relapse and marrow reconstitution after autologous marrow transplantation using retrovirus-mediated gene transfer. *Blood* 79:2694, 1992.
128. Brenner MK, Rill DR, Moen RC, et al: Gene-marking to trace origin of relapse after autologous bone-marrow transplantation. *Lancet* 341:85, 1993.
129. Alici E, Bjorkstrand B, Treschow A, et al: Long-term follow-up of gene-marked CD34+ cells after autologous stem cell transplantation for myeloma. *Cancer Gene Ther* 14:227, 2007.
130. Bachier CR, Giles RE, Ellerson D, et al: Hematopoietic retroviral gene marking in patients with follicular non-Hodgkin's lymphoma. *Leuk Lymphoma* 32:279, 1999.
131. Nissen-Meyer R, Host H: A comparison between the hematological side effects of cyclophosphamide and nitrogen mustard. *Cancer Chemother Rep* 9:51, 1960.
132. Gorin NC, Aegerter P, Auvert B, et al: Autologous marrow transplantation for acute myelocytic leukemia in first remission: A European survey of the role of marrow purging. *Blood* 75:1606, 1990.
133. Gorin NC, Aegerter P, Auvert B: Autologous marrow transplantation for acute leukemia in remission: An analysis of 1322 cases. *Haematol Blood Transfus* 33:660, 1990.
134. Negrin RS, Blume KG: The use of the polymerase chain reaction for the detection of minimal residual malignant disease. *Blood* 78:255, 1991.
135. Negrin RS, Pesando J: Detection of tumor cells in purged marrow and peripheral-blood mononuclear cells by polymerase chain reaction amplification of bcl-2 translocations. *J Clin Oncol* 12:1021, 1994.
136. Gribben JG, Freedman AS, Neuberg D, et al: Immunologic purging of marrow assessed by PCR before autologous marrow transplantation for B-cell lymphoma. *N Engl J Med* 325:1525, 1991.
137. Anderson KC, Andersen J, Soiffer R, et al: Monoclonal antibody-purged marrow transplantation therapy for myeloma. *Blood* 82:2568, 1993.
138. Vescio R, Schiller G, Stewart AK, et al: Multicenter phase III trial to evaluate CD34(+) selected versus unselected autologous peripheral blood progenitor cell transplantation in myeloma. *Blood* 93:1858, 1999.
139. Stewart AK, Vescio R, Schiller G, et al: Purging of autologous peripheral-blood stem cells using CD34 selection does not improve overall or progression-free survival after high-dose chemotherapy for myeloma: Results of a multicenter randomized controlled trial. *J Clin Oncol* 19:3771, 2001.
140. Holmberg LA, Boeckh M, Hooper H, et al: Increased incidence of cytomegalovirus disease after autologous CD34-selected peripheral blood stem cell transplantation. *Blood* 94:4029, 1999.
141. Crippa F, Holmberg L, Carter RA, et al: Infectious complications after autologous CD34-selected peripheral blood stem cell transplantation. *Biol Blood Marrow Transplant* 8:281, 2002.
142. Carella AM, Congiu AM, Gaozza E, et al: High-dose chemotherapy with autologous marrow transplantation in 50 advanced resistant Hodgkin's disease patients: An Italian study group report. *J Clin Oncol* 6:1411, 1988.
143. Carella AM, Dejana A, Lerma E, et al: In vivo mobilization of karyotypically normal peripheral blood progenitor cells in high-risk MDS, secondary or therapy-related acute myelogenous leukaemia. *Br J Haematol* 95:127, 1996.
144. Flinn IW, O'Donnell PV, Goodrich A, et al: Immunotherapy with rituximab during

peripheral blood stem cell transplantation for non-Hodgkin's lymphoma. *Biol Blood Marrow Transplant* 6:628, 2000.

145. Lazzarino M, Arcaini L, Bernasconi P, et al: A sequence of immuno-chemotherapy with Rituximab, mobilization of *in vivo* purged stem cells, high-dose chemotherapy and autotransplant is an effective and non-toxic treatment for advanced follicular and mantle cell lymphoma. *Br J Haematol* 116:229, 2002.
146. van Heeckeren WJ, Vollweiler J, Fu P, et al: Randomised comparison of two B-cell purging protocols for patients with B-cell non-Hodgkin lymphoma: *In vivo* purging with rituximab versus *ex vivo* purging with CliniMACS CD34 cell enrichment device. *Br J Haematol* 132:42, 2006.
147. Bordignon C, Kernan NA, Keever CA, et al: The role of residual host immunity in graft failures following T-cell-depleted marrow transplants for leukemia. *Ann N Y Acad Sci* 511:442, 1987.
148. Murphy WJ, Kumar V, Bennett M: Acute rejection of murine marrow allografts by natural killer cells and T cells. Differences in kinetics and target antigens recognized. *J Exp Med* 166:1499, 1987.
149. Kernan NA, Bordignon C, Heller G, et al: Graft failure after T-cell-depleted human leukocyte antigen identical marrow transplants for leukemia: I: Analysis of risk factors and results of secondary transplants. *Blood* 74:2227, 1989.
150. Kernan NA, Flomenberg N, Dupont B, et al: Graft rejection in recipients of T-cell-depleted HLA-nonidentical marrow transplants for leukemia. Identification of host-derived antidonor allocytotoxic T lymphocytes. *Transplantation* 43:842, 1987.
151. Patterson J, Prentice HG, Brenner MK, et al: Graft rejection following HLA matched T-lymphocyte depleted marrow transplantation. *Br J Haematol* 63:221, 1986.
152. Fefer A, Sullivan K, Weiden P, et al: Graft versus leukemia effect in man. The relapse rate of acute leukemia is lower after allogeneic than after syngeneic marrow transplantation, in *Cellular Immunotherapy of Cancer*, edited by R Truit, RP Gale, M Bortin, p 401. Alan R Liss, New York, 1987.
153. Fefer A, Einstein AB, Thomas ED, et al: Bone-marrow transplantation for hematologic neoplasia in 16 patients with identical twins. *N Engl J Med* 290:1389, 1974.
154. Gale RP, Horowitz MM, Ash RC, et al: Identical-twin marrow transplants for leukemia. *Ann Intern Med* 120:646, 1994.
155. Martin PJ, Hansen JA, Buckner CD, et al: Effects of *in vitro* depletion of T cells in HLA-identical allogeneic marrow grafts. *Blood* 66:664, 1985.
156. Weiden PL, Flournoy N, Thomas ED, et al: Antileukemic effect of graft-versus-host disease in human recipients of allogeneic-marrow grafts. *N Engl J Med* 300:1068, 1979.
157. Goldman JM, Gale RP, Horowitz MM, et al: Marrow transplantation for chronic myelogenous leukemia in chronic phase. Increased risk for relapse associated with T-cell depletion. *Ann Intern Med* 108:806, 1988.
158. Martin PJ, Clift RA, Fisher LD, et al: HLA-identical marrow transplantation during accelerated-phase chronic myelogenous leukemia: Analysis of survival and remission duration. *Blood* 72:1978, 1988.
159. Kolb HJ, Mittermuller J, Clemm C, et al: Donor leukocyte transfusions for treatment of recurrent chronic myelogenous leukemia in marrow transplant patients. *Blood* 76:2462, 1990.
160. Kolb HJ, Schattenberg A, Goldman JM, et al: Graft-versus-leukemia effect of donor lymphocyte transfusions in marrow grafted patients. *Blood* 86:2041, 1995.
161. Dazzi F, Szydlo RM, Cross NC, et al: Durability of responses following donor lymphocyte infusions for patients who relapse after allogeneic stem cell transplantation for chronic myeloid leukemia. *Blood* 96:2712, 2000.
162. Hauch M, Gazzola MV, Small T, et al: Anti-leukemia potential of interleukin-2 activated natural killer cells after marrow transplantation for chronic myelogenous leukemia. *Blood* 75:2250, 1990.
163. Bellucci R, Wu CJ, Chiaretti S, et al: Complete response to donor lymphocyte infusion in myeloma is associated with antibody responses to highly expressed antigens. *Blood* 103:656, 2004.
164. Halverson DC, Schwartz GN, Carter C, et al: In vitro generation of allospecific human CD8+ T cells of Tc1 and Tc2 phenotype. *Blood* 90:2089, 1997.
165. Faber LM, van der Hoeven J, Goulmy E, et al: Recognition of clonogenic leukemic cells, remission marrow and HLA-identical donor marrow by CD8+ or CD4+ minor histocompatibility antigen-specific cytotoxic T lymphocytes. *J Clin Invest* 96:877, 1995.
166. Warren EH, Greenberg PD, Riddell SR: Cytotoxic T-lymphocyte-defined human minor histocompatibility antigens with a restricted tissue distribution. *Blood* 91:2197, 1998.
167. Scheibenbogen C, Letsch A, Thiel E, et al: CD8 T-cell responses to Wilms tumor gene product WT1 and proteinase 3 in patients with acute myelogenous leukemia. *Blood* 100:2132, 2002.
168. Delmon L, Ythier A, Moingeon P, et al: Characterization of antileukemia cells' cytotoxic effector function. Implications for monitoring natural killer responses following allogeneic marrow transplantation. *Transplantation* 42:252, 1986.
169. Hercend T, Takvorian T, Nowill A, et al: Characterization of natural killer cells with antileukemia activity following allogeneic marrow transplantation. *Blood* 67:722, 1986.
170. Higuchi CM, Thompson JA, Cox T, et al: Lymphokine-activated killer function following autologous marrow transplantation for refractory hematological malignancies. *Cancer Res* 49:5509, 1989.
171. Thomas ED, Bryant JI, Buckner CD, et al: Allogeneic marrow grafting using HL-A matched donor-recipient sibling pairs. *Trans Assoc Am Physicians* 84:248, 1971.
172. Thomas ED, Buckner CD, Banaji M, et al: One hundred patients with acute leukemia treated by chemotherapy, total body irradiation, and allogeneic marrow transplantation. *Blood* 49:511, 1977.
173. Vriesendorp HM: Radiobiological speculations on therapeutic total body irradiation. *Crit Rev Oncol Hematol* 10:211, 1990.
174. Thomas ED, Clift RA, Hersman J, et al: Marrow transplantation for acute nonlymphoblastic leukemic in first remission using fractionated or single-dose irradiation. *Int J Radiat Oncol Biol Phys* 8:817, 1982.
175. Clift RA, Buckner CD, Appelbaum FR, et al: Long-term follow-up of a randomized trial of two irradiation regimens for patients receiving allogeneic marrow transplants during first remission of acute myelogenous leukemia. *Blood* 92:1455, 1998.
176. Duell T, van Lint MT, Ljungman P, et al: Health and functional status of long-term survivors of marrow transplantation. EBMT Working Party on Late Effects and EULEP Study Group on Late Effects. European Group for Blood and Marrow Transplantation. *Ann Intern Med* 126:184, 1997.
177. Appelbaum FR, Badger CC, Bernstein ID, et al: Is there a better way to deliver total body irradiation? *Bone Marrow Transplant* 10(Suppl 1):77, 1992.
178. Shank B, O'Reilly RJ, Cunningham I, et al: Total body irradiation for marrow transplantation: The Memorial Sloan-Kettering Cancer Center experience. *Radiother Oncol* 18 Suppl 1:68, 1990.
179. Shank B, Chu FC, Dinsmore R, et al: Hyperfractionated total body irradiation for marrow transplantation. Results in seventy leukemia patients with allogeneic transplants. *Int J Radiat Oncol Biol Phys* 9:1607, 1983.
180. Blume KG, Forman SJ: High-dose etoposide (VP-16)-containing preparatory regimens in allogeneic and autologous marrow transplantation for hematologic malignancies. *Semin Oncol* 19:63, 1992.
181. Jamieson CH, Amylon MD, Wong RM, et al: Allogeneic hematopoietic cell transplantation for patients with high-risk acute lymphoblastic leukemia in first or second complete remission using fractionated total-body irradiation and high-dose etoposide: A 15-year experience. *Exp Hematol* 31:981, 2003.
182. Storb R: Preparative regimens for patients with leukemias and severe aplastic anemia (overview): Biological basis, experimental animal studies and clinical trials at the Fred Hutchinson Cancer Research Center. *Bone Marrow Transplant* 14(Suppl 4):S1, 1994.
183. Brochstein JA, Kernan NA, Groshen S, et al: Allogeneic marrow transplantation after hyperfractionated total-body irradiation and cyclophosphamide in children with acute leukemia. *N Engl J Med* 317:1618, 1987.
184. Press OW, Eary JF, Appelbaum FR, et al: Radiolabeled-antibody therapy of B-cell lymphoma with autologous marrow support. *N Engl J Med* 329:1219, 1993.
185. Pecego R, Hill R, Appelbaum FR, et al: Interstitial pneumonitis following autologous marrow transplantation. *Transplantation* 42:515, 1986.
186. Horning SJ, Chao NJ, Negrin RS, et al: The Stanford experience with high-dose etoposide cytoreductive regimens and autologous marrow transplantation in Hodgkin's disease and non-Hodgkin's lymphoma: Preliminary data. *Ann Oncol* 2(Suppl 1):47, 1991.
187. Gulati SC, Shank B, Black P, et al: Autologous marrow transplantation for patients with poor-prognosis lymphoma. *J Clin Oncol* 6:1303, 1988.
188. Jagannath S, Dicke KA, Armitage JO, et al: High-dose cyclophosphamide, carmustine, and etoposide and autologous marrow transplantation for relapsed Hodgkin's disease. *Ann Intern Med* 104:163, 1986.
189. Santos GW, Tutschka PJ, Brookmeyer R, et al: Marrow transplantation for acute nonlymphocytic leukemia after treatment with busulfan and cyclophosphamide. *N Engl J Med* 309:1347, 1983.
190. Tutschka PJ, Copelan EA, Klein JP: Marrow transplantation for leukemia following a new busulfan and cyclophosphamide regimen. *Blood* 70:1382, 1987.
191. Clift RA, Buckner CD, Thomas ED, et al: Marrow transplantation for chronic myeloid leukemia: A randomized study comparing cyclophosphamide and total body irradiation with busulfan and cyclophosphamide. *Blood* 84:2036, 1994.
192. Kashyap A, Wingard J, Cagnoni P, et al: Intravenous versus oral busulfan as part of a busulfan/cyclophosphamide preparative regimen for allogeneic hematopoietic stem cell transplantation: Decreased incidence of hepatic venoocclusive disease (HVOD), HVOD-related mortality, and overall 100-day mortality. *Biol Blood Marrow Transplant* 8:493, 2002.
193. Slattery JT, Clift RA, Buckner CD, et al: Marrow transplantation for chronic myeloid leukemia: The influence of plasma busulfan levels on the outcome of transplantation. *Blood* 89:3055, 1997.
194. Storb R, Yu C, Wagner JL, et al: Stable mixed hematopoietic chimerism in DLA-identical littermate dogs given sublethal total body irradiation before and pharmacological immunosuppression after marrow transplantation. *Blood* 89:3048, 1997.
195. Sandmaier B, Maloney DG, Hegenbart U, et al: Allografting with non-myeloablative conditioning for HLA-matched related allografts for hematologic malignancies. *Blood* 96:479a, 2000.
196. Maloney DG, Molina AJ, Sahebi F, et al: Allografting with nonmyeloablative conditioning following cytoreductive autografts for the treatment of patients with myeloma. *Blood* 102:3447, 2003.
197. Khouri IF, Keating M, Korbling M, et al: Transplant-lite: Induction of graft-versus-malignancy using fludarabine-based nonablative chemotherapy and allogeneic blood progenitor-cell transplantation as treatment for lymphoid malignancies. *J Clin Oncol* 16:2817, 1998.
198. Khouri IF, McLaughlin P, Saliba RM, et al: Eight-year experience with allogeneic stem cell transplantation for relapsed follicular lymphoma after nonmyeloablative conditioning with fludarabine, cyclophosphamide, and rituximab. *Blood* 111:5530, 2008.
199. Schetelig J, Bornhauser M, Kiehl M, et al: Reduced-intensity conditioning with busulfan and fludarabine with or without antithymocyte globulin in HLA-identical sibling transplantation—A retrospective analysis. *Bone Marrow Transplant* 33:483, 2004.
200. McSweeney PA, Niederwieser D, Shizuru JA, et al: Hematopoietic cell transplantation in older patients with hematologic malignancies: Replacing high-dose cytotoxic therapy with graft-versus-tumor effects. *Blood* 97:3390, 2001.
201. Hegenbart U, Niederwieser D, Sandmaier BM, et al: Treatment for acute myelogenous leukemia by low-dose, total-body, irradiation-based conditioning and hematopoietic cell transplantation from related and unrelated donors. *J Clin Oncol* 24:444, 2006.
202. Maris MB, Sandmaier BM, Storer BE, et al: Allogeneic hematopoietic cell transplantation after fludarabine and 2 Gy total body irradiation for relapsed and refractory mantle cell lymphoma. *Blood* 104:3535, 2004.
203. Mielcarek M, Martin PJ, Leisenring W, et al: Graft-versus-host disease after nonmyeloablative versus conventional hematopoietic stem cell transplantation. *Blood* 102:756, 2003.

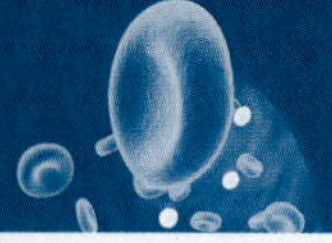

204. Lan F, Zeng D, Higuchi M, et al: Predominance of NK1.1+TCR alpha beta+ or DX5+TCR alpha beta+ T cells in mice conditioned with fractionated lymphoid irradiation protects against graft-versus-host disease: "Natural suppressor" cells. *J Immunol* 167:2087, 2001.
205. Lan F, Zeng D, Higuchi M, et al: Host conditioning with total lymphoid irradiation and antithymocyte globulin prevents graft-versus-host disease: The role of CD1-reactive natural killer T cells. *Biol Blood Marrow Transplant* 9:355, 2003.
206. Pillai AB, George TI, Dutt S, et al: Host NKT cells can prevent graft-versus-host disease and permit graft antitumor activity after marrow transplantation. *J Immunol* 178:6242, 2007.
207. Yao Z, Liu Y, Jones J, et al: Differences in Bcl-2 expression by T-cell subsets alter their balance after in vivo irradiation to favor CD4+Bcl-2hi NKT cells. *Eur J Immunol* 39:763, 2009.
208. Lowsky R, Takahashi T, Liu YP, et al: Protective conditioning for acute graft-versus-host disease. *N Engl J Med* 353:1321, 2005.
209. Kohrt HE, Turnbull BB, Heydari K, et al: TLI and ATG conditioning with low risk of graft-versus-host disease retains anti-tumor reactions after allogeneic hematopoietic cell transplantation from related and unrelated donors. *Blood* 114:1099, 2009.
210. Baron F, Little MT, Storb R: Kinetics of engraftment following allogeneic hematopoietic cell transplantation with reduced-intensity or nonmyeloablative conditioning. *Blood Rev* 19:153, 2005.
211. Morris E, Thomson K, Craddock C, et al: Outcomes after alemtuzumab-containing reduced-intensity allogeneic transplantation regimen for relapsed and refractory non-Hodgkin lymphoma. *Blood* 104:3865, 2004.
212. Hill RS, Petersen FB, Storb R, et al: Mixed hematologic chimerism after allogeneic marrow transplantation for severe aplastic anemia is associated with a higher risk of graft rejection and a lessened incidence of acute graft-versus-host disease. *Blood* 67:811, 1986.
213. Scandling JD, Busque S, Dejbakhsh-Jones S, et al: Tolerance and chimerism after renal and hematopoietic-cell transplantation. *N Engl J Med* 358:362, 2008.
214. Blume K, Krance R: The evaluation and counseling of candidates for hematopoietic cell transplantation, in *Thomas' Hematopoietic Cell Transplantation*, 4th ed, edited by FR Appelbaum, SJ Forman, RS Negrin, KG Blume, p 445. Wiley-Blackwell, Hoboken, NJ, 2009.
215. Center for International Blood and Marrow Transplant Research, 2007. Available at: www.cibmtr.org.
216. Derenzini E, Musuraca G, Fanti S, et al: Pretransplantation positron emission tomography scan is the main predictor of autologous stem cell transplantation outcome in aggressive B-cell non-Hodgkin lymphoma. *Cancer* 113:2496, 2008.
217. Petersdorf EW, Mickelson EM, Anasetti C, et al: Effect of HLA mismatches on the outcome of hematopoietic transplants. *Curr Opin Immunol* 11:521, 1999.
218. Petersdorf EW, Hansen JA, Martin PJ, et al: Major-histocompatibility-complex class I alleles and antigens in hematopoietic-cell transplantation. *N Engl J Med* 345:1794, 2001.
219. Petersdorf EW: HLA matching in allogeneic stem cell transplantation. *Curr Opin Hematol* 11:386, 2004.
220. Wallen H, Gooley TA, Deeg HJ, et al: Ablative allogeneic hematopoietic cell transplantation in adults 60 years of age and older. *J Clin Oncol* 23:3439, 2005.
221. Du W, Dansey R, Abella EM, et al: Successful allogeneic marrow transplantation in selected patients over 50 years of age—A single institution's experience. *Bone Marrow Transplant* 21:1043, 1998.
222. Gandemer V, Auclerc MF, Perel Y, et al: Impact of age, leukocyte count and day 21-marrow response to chemotherapy on the long-term outcome of children with Philadelphia chromosome-positive acute lymphoblastic leukemia in the pre-imatinib era: Results of the FRALLE 93 study. *BMC Cancer* 9:14, 2009.
223. de la Camara R, Alonso A, Steegmann JL, et al: Allogeneic hematopoietic stem cell transplantation in patients 50 years of age and older. *Haematologica* 87:965, 2002.
224. Kusnierz-Glaz CR, Schlegel PG, Wong RM, et al: Influence of age on the outcome of 500 autologous marrow transplant procedures for hematologic malignancies. *J Clin Oncol* 15:18, 1997.
225. Miller CB, Piantadosi S, Vogelsang GB, et al: Impact of age on outcome of patients with cancer undergoing autologous marrow transplant. *J Clin Oncol* 14:1327, 1996.
226. Blume KG, Forman SJ, Nademanee AP, et al: Marrow transplantation for hematologic malignancies in patients aged 30 years or older. *J Clin Oncol* 4:1489, 1986.
227. Corradini P, Zallio F, Mariotti J, et al: Effect of age and previous autologous transplantation on nonrelapse mortality and survival in patients treated with reduced-intensity conditioning and allografting for advanced hematologic malignancies. *J Clin Oncol* 23:6690, 2005.
228. Sorror ML, Maris MB, Storer B, et al: Comparing morbidity and mortality of HLA-matched unrelated donor hematopoietic cell transplantation after nonmyeloablative and myeloablative conditioning: Influence of pretransplantation comorbidities. *Blood* 104:961, 2004.
229. Deeg HJ, Seidel K, Bruemmer B, et al: Impact of patient weight on non-relapse mortality after marrow transplantation. *Bone Marrow Transplant* 15:461, 1995.
230. Dickson TM, Kusnierz-Glaz CR, Blume KG, et al: Impact of admission body weight and chemotherapy dose adjustment on the outcome of autologous marrow transplantation. *Biol Blood Marrow Transplant* 5:299, 1999.
231. Sandmaier BM, Mackinnon S, Childs RW: Reduced intensity conditioning for allogeneic hematopoietic cell transplantation: Current perspectives. *Biol Blood Marrow Transplant* 13:87, 2007.
232. Matthay KK, Reynolds CP, Seeger RC, et al: Long-term results for children with high-risk neuroblastoma treated on a randomized trial of myeloablative therapy followed by 13-*cis*-retinoic acid: A children's oncology group study. *J Clin Oncol* 27:1007, 2009.
233. Ladenstein R, Potschger U, Hartman O, et al: 28 Years of high-dose therapy and SCT for neuroblastoma in Europe: Lessons from more than 4000 procedures. *Bone Marrow Transplant* 41 Suppl 2:S118, 2008.
234. Lazarus HM, Stiff PJ, Carreras J, et al: Utility of single versus tandem autotransplants for advanced testes/germ cell cancer: A center for international blood and marrow transplant research (CIBMTR) analysis. *Biol Blood Marrow Transplant* 13:778, 2007.
235. Banna GL, Simonelli M, Santoro A: High-dose chemotherapy followed by autologous hematopoietic stem-cell transplantation for the treatment of solid tumors in adults: A critical review. *Curr Stem Cell Res Ther* 2:65, 2007.
236. Crump M, Gluck S, Tu D, et al: Randomized trial of high-dose chemotherapy with autologous peripheral-blood stem-cell support compared with standard-dose chemotherapy in women with metastatic breast cancer: NCIC MA:16. *J Clin Oncol* 26:37, 2008.
237. Demirer T, Barkholt L, Blaise D, et al: Transplantation of allogeneic hematopoietic stem cells: An emerging treatment modality for solid tumors. *Nat Clin Pract Oncol* 5:256, 2008.
238. Storb RF, Lucarelli G, McSweeney PA, et al: Hematopoietic cell transplantation for benign hematological disorders and solid tumors. *Hematology Am Soc Hematol Educ Program* 372, 2003.
239. Deeg HJ, Leisenring W, Storb R, et al: Long-term outcome after marrow transplantation for severe aplastic anemia. *Blood* 91:3637, 1998.
240. Lucarelli G, Clift RA, Galimberti M, et al: Marrow transplantation in adult thalassemic patients. *Blood* 93:1164, 1999.
241. Gaziev J, Sodani P, Lucarelli G: Hematopoietic stem cell transplantation in thalassemia. *Bone Marrow Transplant* 42(Suppl 1):S41, 2008.
242. Bhatia M, Walters MC: Hematopoietic cell transplantation for thalassemia and sickle cell disease: Past, present and future. *Bone Marrow Transplant* 41:109, 2008.
243. Sadelain M, Boulad F, Lisowki L, et al: Stem cell engineering for the treatment of severe hemoglobinopathies. *Curr Mol Med* 8:690, 2008.
244. Buckley RH, Schiff SE, Schiff RI, et al: Hematopoietic stem-cell transplantation for the treatment of severe combined immunodeficiency. *N Engl J Med* 340:508, 1999.
245. Antoine C, Muller S, Cant A, et al: Long-term survival and transplantation of haemopoietic stem cells for immunodeficiencies: Report of the European experience 1968–99. *Lancet* 361:553, 2003.
246. Souillet G, Guffon N, Maire I, et al: Outcome of 27 patients with Hurler's syndrome transplanted from either related or unrelated haematopoietic stem cell sources. *Bone Marrow Transplant* 31:1105, 2003.
247. Peters C, Shapiro EG, Anderson J, et al: Hurler syndrome: II: Outcome of HLA-genotypically identical sibling and HLA-haploidentical related donor marrow transplantation in fifty-four children. The Storage Disease Collaborative Study Group. *Blood* 91:2601, 1998.
248. Biggs JC, Horowitz MM, Gale RP, et al: Marrow transplants may cure patients with acute leukemia never achieving remission with chemotherapy. *Blood* 80:1090, 1992.
249. Fung HC, Stein A, Slovak M, et al: A long-term follow-up report on allogeneic stem cell transplantation for patients with primary refractory acute myelogenous leukemia: Impact of cytogenetic characteristics on transplantation outcome. *Biol Blood Marrow Transplant* 9:766, 2003.
250. Appelbaum FR, Clift RA, Buckner CD, et al: Allogeneic marrow transplantation for acute nonlymphoblastic leukemia after first relapse. *Blood* 61:949, 1983.
251. Milligan DW, Grimwade D, Cullis JO, et al: Guidelines on the management of acute myelogenous leukaemia in adults. *Br J Haematol* 135:450, 2006.
252. Yanada M, Matsuo K, Emi N, et al: Efficacy of allogeneic hematopoietic stem cell transplantation depends on cytogenetic risk for acute myelogenous leukemia in first disease remission: A metaanalysis. *Cancer* 103:1652, 2005.
253. Reiffers J, Stoppa AM, Attal M, et al: Allogeneic vs autologous stem cell transplantation vs chemotherapy in patients with acute myelogenous leukemia in first remission: The BGMT 87 study. *Leukemia* 10:1874, 1996.
254. Keating S, de Witte T, Suciu S, et al: The influence of HLA-matched sibling donor availability on treatment outcome for patients with AML: An analysis of the AML 8A study of the EORTC Leukaemia Cooperative Group and GIMEMA. European Organization for Research and Treatment of Cancer. Gruppo Italiano Malattie Ematologiche Maligne dell'Adulto. *Br J Haematol* 102:1344, 1998.
255. Slovak ML, Kopecky KJ, Cassileth PA, et al: Karyotypic analysis predicts outcome of preremission and postremission therapy in adult acute myelogenous leukemia: A Southwest Oncology Group/Eastern Cooperative Oncology Group Study. *Blood* 96:4075, 2000.
256. Burnett AK, Wheatley K, Goldstone AH, et al: The value of allogeneic marrow transplant in patients with acute myelogenous leukaemia at differing risk of relapse: Results of the UK MRC AML 10 trial. *Br J Haematol* 118:385, 2002.
257. Suciu S, Mandelli F, de Witte T, et al: Allogeneic compared with autologous stem cell transplantation in the treatment of patients younger than 46 years with acute myelogenous leukemia (AML) in first complete remission (CR1): An intention-to-treat analysis of the EORTC/GIMEMAAML-10 trial. *Blood* 102:1232, 2003.
258. Burnett AK, Goldstone AH, Stevens RM, et al: Randomised comparison of addition of autologous bone-marrow transplantation to intensive chemotherapy for acute myelogenous leukaemia in first remission: Results of MRC AML 10 trial. UK Medical Research Council Adult and Children's Leukaemia Working Parties. *Lancet* 351:700, 1998.
259. Levi I, Grotto I, Yerushalmi R, et al: Meta-analysis of autologous marrow transplantation versus chemotherapy in adult patients with acute myelogenous leukemia in first remission. *Leuk Res* 28:605, 2004.
260. Zittoun RA, Mandelli F, Willemze R, et al: Autologous or allogeneic marrow transplantation compared with intensive chemotherapy in acute myelogenous leukemia. European Organization for Research and Treatment of Cancer (EORTC) and the Gruppo Italiano Malattie Ematologiche Maligne dell'Adulto (GIMEMA) Leukemia Cooperative Groups. *N Engl J Med* 332:217, 1995.
261. Cassileth PA, Harrington DP, Appelbaum FR, et al: Chemotherapy compared with autologous or allogeneic marrow transplantation in the management of acute myelogenous leukemia in first remission. *N Engl J Med* 339:1649, 1998.
262. Attal M, Blaise D, Marit G, et al: Consolidation treatment of adult acute lymphoblastic leukemia: A prospective, randomized trial comparing allogeneic versus autolo-

gous marrow transplantation and testing the impact of recombinant interleukin-2 after autologous marrow transplantation. BGMT Group. *Blood* 86:1619, 1995.

263. Doney K, Fisher LD, Appelbaum FR, et al: Treatment of adult acute lymphoblastic leukemia with allogeneic marrow transplantation. Multivariate analysis of factors affecting acute graft-versus-host disease, relapse, and relapse-free survival. *Bone Marrow Transplant* 7:453, 1991.
264. Goldstone AH, Richards SM, Lazarus HM, et al: In adults with standard-risk acute lymphoblastic leukemia, the greatest benefit is achieved from a matched sibling allogeneic transplantation in first complete remission, and an autologous transplantation is less effective than conventional consolidation/maintenance chemotherapy in all patients: Final results of the International ALL Trial (MRC UKALL XII/ECOG E2993). *Blood* 111:1827, 2008.
265. Barry E, DeAngelo DJ, Neuberg D, et al: Favorable outcome for adolescents with acute lymphoblastic leukemia treated on Dana-Farber Cancer Institute Acute Lymphoblastic Leukemia Consortium Protocols. *J Clin Oncol* 25:813, 2007.
266. Schiffer CA: Differences in outcome in adolescents with acute lymphoblastic leukemia: A consequence of better regimens? Better doctors? Both? *J Clin Oncol* 21:760, 2003.
267. Snyder DS, Nademanee AP, O'Donnell MR, et al: Long-term follow-up of 23 patients with Philadelphia chromosome-positive acute lymphoblastic leukemia treated with allogeneic marrow transplant in first complete remission. *Leukemia* 13:2053, 1999.
268. Laport GG, Alvarnas JC, Palmer JM, et al: Long-term remission of Philadelphia chromosome-positive acute lymphoblastic leukemia after allogeneic hematopoietic cell transplantation from matched sibling donors: A 20-year experience with the fractionated total body irradiation-etoposide regimen. *Blood* 112:903, 2008.
269. Lee S, Kim YJ, Min CK, et al: The effect of first-line imatinib interim therapy on the outcome of allogeneic stem cell transplantation in adults with newly diagnosed Philadelphia chromosome-positive acute lymphoblastic leukemia. *Blood* 105:3449, 2005.
270. Attal M, Harousseau JL, Stoppa AM, et al: A prospective, randomized trial of autologous marrow transplantation and chemotherapy in myeloma. Intergroupe Francais du Myelome. *N Engl J Med* 335:91, 1996.
271. Child JA, Morgan GJ, Davies FE, et al: High-dose chemotherapy with hematopoietic stem-cell rescue for myeloma. *N Engl J Med* 348:1875, 2003.
272. Cavo M, Tosi P, Zamagni E, et al: Prospective, randomized study of single compared with double autologous stem-cell transplantation for myeloma: Bologna 96 clinical study. *J Clin Oncol* 25:2434, 2007.
273. Attal M, Harousseau JL, Facon T, et al: Single versus double autologous stem-cell transplantation for myeloma. *N Engl J Med* 349:2495, 2003.
274. Philip T, Armitage JO, Spitzer G, et al: High-dose therapy and autologous marrow transplantation after failure of conventional chemotherapy in adults with intermediate-grade or high-grade non-Hodgkin's lymphoma. *N Engl J Med* 316:1493, 1987.
275. Yuen AR, Rosenberg SA, Hoppe RT, et al: Comparison between conventional salvage therapy and high-dose therapy with autografting for recurrent or refractory Hodgkin's disease. *Blood* 89:814, 1997.
276. Horwitz SM, Negrin RS, Blume KG, et al: Rituximab as adjuvant to high-dose therapy and autologous hematopoietic cell transplantation for aggressive non-Hodgkin lymphoma. *Blood* 103:777, 2004.
277. Chen AI, McMillan A, Negrin RS, et al: Long-term results of autologous hematopoietic cell transplantation for peripheral T cell lymphoma: The Stanford experience. *Biol Blood Marrow Transplant* 14:741, 2008.
278. Khouri IF, Saliba RM, Okoroji GJ, et al: Long-term follow-up of autologous stem cell transplantation in patients with diffuse mantle cell lymphoma in first disease remission: The prognostic value of beta2-microglobulin and the tumor score. *Cancer* 98:2630, 2003.
279. Verdonck LF, van Putten WL, Hagenbeek A, et al: Comparison of CHOP chemotherapy with autologous marrow transplantation for slowly responding patients with aggressive non-Hodgkin's lymphoma. *N Engl J Med* 332:1045, 1995.
280. Devetten MP, Hari PN, Carreras J, et al: Unrelated donor reduced-intensity allogeneic hematopoietic stem cell transplantation for relapsed and refractory Hodgkin lymphoma. *Biol Blood Marrow Transplant* 15:109, 2009.
281. Davies SM, Kollman C, Anasetti C, et al: Engraftment and survival after unrelated-donor marrow transplantation: A report from the national marrow donor program. *Blood* 96:4096, 2000.
282. Wulff JC, Santner TJ, Storb R, et al: Transfusion requirements after HLA-identical marrow transplantation in 82 patients with aplastic anemia. *Vox Sang* 44:366, 1983.
283. Nakamura H, Gress RE: Graft rejection by cytolytic T cells. Specificity of the effector mechanism in the rejection of allogeneic marrow. *Transplantation* 49:453, 1990.
284. Anasetti C, Amos D, Beatty PG, et al: Effect of HLA compatibility on engraftment of marrow transplants in patients with leukemia or lymphoma. *N Engl J Med* 320:197, 1989.
285. Pottinger B, Walker M, Campbell M, et al: The storage and re-infusion of autologous blood and BM as back-up following failed primary hematopoietic stem-cell transplantation: A survey of European practice. *Cytotherapy* 4:127, 2002.
286. McCann SR, Bacigalupo A, Gluckman E, et al: Graft rejection and second marrow transplants for acquired aplastic anaemia: A report from the Aplastic Anaemia Working Party of the European Marrow Transplant Group. *Bone Marrow Transplant* 13:233, 1994.
287. Storb R, Longton G, Anasetti C, et al: Changing trends in marrow transplantation for aplastic anemia. *Bone Marrow Transplant* 10 Suppl 1:45, 1992.
288. McGuire DB, Johnson J, Migliorati C: Promulgation of guidelines for mucositis management: Educating health care professionals and patients. *Support Care Cancer* 14:548, 2006.
289. Vera-Llonch M, Oster G, Ford CM, et al: Oral mucositis and outcomes of allogeneic hematopoietic stem-cell transplantation in patients with hematologic malignancies. *Support Care Cancer* 15:491, 2007.
290. DiBaise JK, Lyden E, Tarantolo SR, et al: A prospective study of gastric emptying and its relationship to the development of nausea, vomiting, and anorexia after autologous stem cell transplantation. *Am J Gastroenterol* 100:1571, 2005.
291. Wu D, Hockenberry DM, Brentnall TA, et al: Persistent nausea and anorexia after marrow transplantation: A prospective study of 78 patients. *Transplantation* 66:1319, 1998.
292. Spielberger R, Stiff P, Bensinger W, et al: Palifermin for oral mucositis after intensive therapy for hematologic cancers. *N Engl J Med* 351:2590, 2004.
293. Rossi S, Blazar BR, Farrell CL, et al: Keratinocyte growth factor preserves normal thymopoiesis and thymic microenvironment during experimental graft-versus-host disease. *Blood* 100:682, 2002.
294. DeLeve LD, Shulman HM, McDonald GB: Toxic injury to hepatic sinusoids: Sinusoidal obstruction syndrome (veno-occlusive disease). *Semin Liver Dis* 22:27, 2002.
295. Shulman HM, Fisher LB, Schoch HG, et al: Veno-occlusive disease of the liver after marrow transplantation: Histological correlates of clinical signs and symptoms. *Hepatology* 19:1171, 1994.
296. McDonald GB, Hinds MS, Fisher LD, et al: Veno-occlusive disease of the liver and multiorgan failure after marrow transplantation: A cohort study of 355 patients. *Ann Intern Med* 118:255, 1993.
297. McDonald GB, McCune JS, Batchelder A, et al: Metabolism-based cyclophosphamide dosing for hematopoietic cell transplant. *Clin Pharmacol Ther* 78:298, 2005.
298. McCune JS, Batchelder A, Deeg HJ, et al: Cyclophosphamide following targeted oral busulfan as conditioning for hematopoietic cell transplantation: Pharmacokinetics, liver toxicity, and mortality. *Biol Blood Marrow Transplant* 13:853, 2007.
299. McKoy JM, Angelotta C, Bennett CL, et al: Gemtuzumab ozogamicin-associated sinusoidal obstructive syndrome (SOS): An overview from the research on adverse drug events and reports (RADAR) project. *Leuk Res* 31:599, 2007.
300. Wadleigh M, Richardson PG, Zahrieh D, et al: Prior gemtuzumab ozogamicin exposure significantly increases the risk of veno-occlusive disease in patients who undergo myeloablative allogeneic stem cell transplantation. *Blood* 102:1578, 2003.
301. Bearman SI, Anderson GL, Mori M, et al: Venoocclusive disease of the liver: Development of a model for predicting fatal outcome after marrow transplantation. *J Clin Oncol* 11:1729, 1993.
302. Richardson PG, Murakami C, Jin Z, et al: Multi-institutional use of defibrotide in 88 patients after stem cell transplantation with severe veno-occlusive disease and multisystem organ failure: Response without significant toxicity in a high-risk population and factors predictive of outcome. *Blood* 100:4337, 2002.
303. Kornblum N, Ayyanar K, Benimetskaya L, et al: Defibrotide, a polydisperse mixture of single-stranded phosphodiester oligonucleotides with lifesaving activity in severe hepatic veno-occlusive disease: Clinical outcomes and potential mechanisms of action. *Oligonucleotides* 16:105, 2006.
304. Attal M, Huguet F, Rubie H, et al: Prevention of hepatic veno-occlusive disease after marrow transplantation by continuous infusion of low-dose heparin: A prospective, randomized trial. *Blood* 79:2834, 1992.
305. Carreras E, Bertz H, Arcese W, et al: Incidence and outcome of hepatic veno-occlusive disease after blood or marrow transplantation: A prospective cohort study of the European Group for Blood and Marrow Transplantation. European Group for Blood and Marrow Transplantation Chronic Leukemia Working Party. *Blood* 92:3599, 1998.
306. Ruutu T, Eriksson B, Remes K, et al: Ursodeoxycholic acid for the prevention of hepatic complications in allogeneic stem cell transplantation. *Blood* 100:1977, 2002.
307. Afessa B, Litzow MR, Tefferi A: Bronchiolitis obliterans and other late onset non-infectious pulmonary complications in hematopoietic stem cell transplantation. *Bone Marrow Transplant* 28:425, 2001.
308. Kantrow SP, Hackman RC, Boeckh M, et al: Idiopathic pneumonia syndrome: Changing spectrum of lung injury after marrow transplantation. *Transplantation* 63:1079, 1997.
309. Crawford SW, Longton G, Storb R: Acute graft-versus-host disease and the risks for idiopathic pneumonia after marrow transplantation for severe aplastic anemia. *Bone Marrow Transplant* 12:225, 1993.
310. Weiner RS, Horowitz MM, Gale RP, et al: Risk factors for interstitial pneumonia following marrow transplantation for severe aplastic anaemia. *Br J Haematol* 71:535, 1989.
311. Yanik G, Hellerstedt B, Custer J, et al: Etanercept (Enbrel) administration for idiopathic pneumonia syndrome after allogeneic hematopoietic stem cell transplantation. *Biol Blood Marrow Transplant* 8:395, 2002.
312. Lewis ID, DeFor T, Weisdorf DJ: Increasing incidence of diffuse alveolar hemorrhage following allogeneic marrow transplantation: Cryptic etiology and uncertain therapy. *Bone Marrow Transplant* 26:539, 2000.
313. Robbins RA, Linder J, Stahl MG, et al: Diffuse alveolar hemorrhage in autologous marrow transplant recipients. *Am J Med* 87:511, 1989.
314. Majhail NS, Parks K, Defor TE, et al: Diffuse alveolar hemorrhage and infection-associated alveolar hemorrhage following hematopoietic stem cell transplantation: Related and high-risk clinical syndromes. *Biol Blood Marrow Transplant* 12:1038, 2006.
315. Capizzi SA, Kumar S, Huneke NE, et al: Peri-engraftment respiratory distress syndrome during autologous hematopoietic stem cell transplantation. *Bone Marrow Transplant* 27:1299, 2001.
316. Cahill RA, Spitzer TR, Mazumder A: Marrow engraftment and clinical manifestations of capillary leak syndrome. *Bone Marrow Transplant* 18:177, 1996.
317. Alessandrino EP, Bernasconi P, Colombo A, et al: Pulmonary toxicity following carmustine-based preparative regimens and autologous peripheral blood progenitor cell transplantation in hematological malignancies. *Bone Marrow Transplant* 25:309, 2000.
318. Silliman CC, Boshkov LK, Mehdizadehkashi Z, et al: Transfusion-related acute lung injury: Epidemiology and a prospective analysis of etiologic factors. *Blood* 101:454, 2003.
319. Baden L, Rubin R: Infection in the hematopoietic stem cell transplant recipient, in *Stem Cell Transplantation for Hematologic Malignancies*, edited by RJ Soiffer, p 237. Humana Press, Totowa, NJ, 2004.
320. Dykewicz CA: Guidelines for preventing opportunistic infections among hemato-

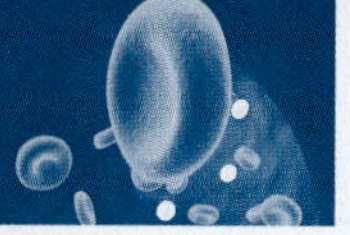

poietic stem cell transplant recipients: Focus on community respiratory virus infections. *Biol Blood Marrow Transplant* 7(Suppl)9S, 2001.

321. Reusser P, Attenhofer R, Hebart H, et al: Cytomegalovirus-specific T-cell immunity in recipients of autologous peripheral blood stem cell or marrow transplants. *Blood* 89:3873, 1997.
322. Zhang C, Todorov I, Zhang Z, et al: Donor CD4+ T and B cells in transplants induce chronic graft-versus-host disease with autoimmune manifestations. *Blood* 107:2993, 2006.
323. Douek DC, Vescio RA, Betts MR, et al: Assessment of thymic output in adults after haematopoietic stem-cell transplantation and prediction of T-cell reconstitution. *Lancet* 355:1875, 2000.
324. Kapoor N, Chan R, Weinberg KI, et al: Defective anticarbohydrate antibody responses to naturally occurring bacteria following marrow transplantation. *Biol Blood Marrow Transplant* 5:46, 1999.
325. Dulude G, Roy DC, Perreault C: The effect of graft-versus-host disease on T cell production and homeostasis. *J Exp Med* 189:1329, 1999.
326. Lum LG, Seigneuret MC, Storb R: The transfer of antigen-specific humoral immunity from marrow donors to marrow recipients. *J Clin Immunol* 6:389, 1986.
327. Collin BA, Leather HL, Wingard JR, et al: Evolution, incidence, and susceptibility of bacterial bloodstream isolates from 519 marrow transplant patients. *Clin Infect Dis* 33:947, 2001.
328. Ochs L, Shu XO, Miller J, et al: Late infections after allogeneic marrow transplantations: Comparison of incidence in related and unrelated donor transplant recipients. *Blood* 86:3979, 1995.
329. Kulkarni S, Powles R, Treleaven J, et al: Chronic graft versus host disease is associated with long-term risk for pneumococcal infections in recipients of marrow transplants. *Blood* 95:3683, 2000.
330. Ascioglu S, Rex JH, de Pauw B, et al: Defining opportunistic invasive fungal infections in immunocompromised patients with cancer and hematopoietic stem cell transplants: An international consensus. *Clin Infect Dis* 34:7, 2002.
331. Marr KA, Seidel K, Slavin MA, et al: Prolonged fluconazole prophylaxis is associated with persistent protection against candidiasis-related death in allogeneic marrow transplant recipients: Long-term follow-up of a randomized, placebo-controlled trial. *Blood* 96:2055, 2000.
332. van Burik JH, Leisenring W, Myerson D, et al: The effect of prophylactic fluconazole on the clinical spectrum of fungal diseases in marrow transplant recipients with special attention to hepatic candidiasis. An autopsy study of 355 patients. *Medicine (Baltimore)* 77:246, 1998.
333. Post MJ, Lass-Floerl C, Gastl G, et al: Invasive fungal infections in allogeneic and autologous stem cell transplant recipients: A single-center study of 166 transplanted patients. *Transpl Infect Dis* 9:189, 2007.
334. Ng TT, Robson GD, Denning DW: Hydrocortisone-enhanced growth of *Aspergillus* spp.: Implications for pathogenesis. *Microbiology* 140(Pt 9):2475, 1994.
335. Martino R, Parody R, Fukuda T, et al: Impact of the intensity of the pretransplantation conditioning regimen in patients with prior invasive aspergillosis undergoing allogeneic hematopoietic stem cell transplantation: A retrospective survey of the Infectious Diseases Working Party of the European Group for Blood and Marrow Transplantation. *Blood* 108:2928, 2006.
336. Machida U, Kami M, Kanda Y, et al: Aspergillus tracheobronchitis after allogeneic marrow transplantation. *Bone Marrow Transplant* 24:1145, 1999.
337. Hagensee ME, Bauwens JE, Kjos B, et al: Brain abscess following marrow transplantation: Experience at the Fred Hutchinson Cancer Research Center, 1984–1992. *Clin Infect Dis* 19:402, 1994.
338. Rizzo JD, Wingard JR, Tichelli A, et al: Recommended screening and preventive practices for long-term survivors after hematopoietic cell transplantation: Joint recommendations of the European Group for Blood and Marrow Transplantation, the Center for International Blood and Marrow Transplant Research, and the American Society of Blood and Marrow Transplantation. *Biol Blood Marrow Transplant* 12:138, 2006.
339. Ljungman P, Perez-Bercoff L, Jonsson J, et al: Risk factors for the development of cytomegalovirus disease after allogeneic stem cell transplantation. *Haematologica* 91:78, 2006.
340. Bowden RA, Slichter SJ, Sayers MH, et al: Use of leukocyte-depleted platelets and cytomegalovirus-seronegative red blood cells for prevention of primary cytomegalovirus infection after marrow transplant. *Blood* 78:246, 1991.
341. Meyers JD: Prevention of cytomegalovirus infection after marrow transplantation. *Rev Infect Dis* 11 Suppl 7:S1691, 1989.
342. Neiman PE, Reeves W, Ray G, et al: A prospective analysis interstitial pneumonia and opportunistic viral infection among recipients of allogeneic marrow grafts. *J Infect Dis* 136:754, 1977.
343. Fraser GA, Walker, II: Cytomegalovirus prophylaxis and treatment after hematopoietic stem cell transplantation in Canada: A description of current practices and comparison with Centers for Disease Control/Infectious Diseases Society of America/American Society for Blood and Marrow Transplantation guideline recommendations. *Biol Blood Marrow Transplant* 10:287, 2004.
344. Zaia J, Molinder K: Advances in CMV diagnostic testing and their implications for the management of CMV infection in transplant recipients, in *Infectious Complications in Transplant Patients*, edited by N Singh, JM Aguado, p 75. Kluwer Academic Publishers, Boston, 2000.
345. Boeckh M, Leisenring W, Riddell SR, et al: Late cytomegalovirus disease and mortality in recipients of allogeneic hematopoietic stem cell transplants: Importance of viral load and T-cell immunity. *Blood* 101:407, 2003.
346. Nichols WG, Corey L, Gooley T, et al: High risk of death due to bacterial and fungal infection among cytomegalovirus (CMV)-seronegative recipients of stem cell transplants from seropositive donors: Evidence for indirect effects of primary CMV infection. *J Infect Dis* 185:273, 2002.
347. Micklethwaite K, Hansen A, Foster A, et al: *Ex vivo* expansion and prophylactic infusion of CMV-pp65 peptide-specific cytotoxic T-lymphocytes following allogeneic hematopoietic stem cell transplantation. *Biol Blood Marrow Transplant* 13:707, 2007.
348. Meyers JD, Flournoy N, Thomas ED: Infection with herpes simplex virus and cell-mediated immunity after marrow transplant. *J Infect Dis* 142:338, 1980.
349. Saral R, Burns WH, Laskin OL, et al: Acyclovir prophylaxis of herpes-simplex-virus infections. *N Engl J Med* 305:63, 1981.
350. Guidelines for preventing opportunistic infections among hematopoietic stem cell transplant recipients. *MMWR Recomm Rep* 49:1, 2000.
351. Locksley RM, Flournoy N, Sullivan KM, et al: Infection with varicella-zoster virus after marrow transplantation. *J Infect Dis* 152:1172, 1985.
352. Ljungman P, Lonnqvist B, Gahrton G, et al: Clinical and subclinical reactivations of varicella-zoster virus in immunocompromised patients. *J Infect Dis* 153:840, 1986.
353. Schuchter LM, Wingard JR, Piantadosi S, et al: Herpes zoster infection after autologous marrow transplantation. *Blood* 74:1424, 1989.
354. Arvin AM: Varicella-zoster virus. *Clin Microbiol Rev* 9:361, 1996.
355. Tomonari A, Iseki T, Takahashi S, et al: Varicella-zoster virus infection in adult patients after unrelated cord blood transplantation: A single institute experience in Japan. *Br J Haematol* 122:802, 2003.
356. Balfour HH Jr, Bean B, Laskin OL, et al: Acyclovir halts progression of herpes zoster in immunocompromised patients. *N Engl J Med* 308:1448, 1983.
357. Balfour HH Jr, Benson C, Braun J, et al: Management of acyclovir-resistant herpes simplex and varicella-zoster virus infections. *J Acquir Immune Defic Syndr* 7:254, 1994.
358. Lietman PS: Clinical pharmacology: Foscarnet. *Am J Med* 92:8S, 1992.
359. Weinstock DM, Boeckh M, Sepkowitz KA: Postexposure prophylaxis against varicella zoster virus infection among hematopoietic stem cell transplant recipients. *Biol Blood Marrow Transplant* 12:1096, 2006.
360. Boeckh M, Kim HW, Flowers ME, et al: Long-term acyclovir for prevention of varicella zoster virus disease after allogeneic hematopoietic cell transplantation—A randomized double-blind placebo-controlled study. *Blood* 107:1800, 2006.
361. Kanda Y, Mineishi S, Saito T, et al: Long-term low-dose acyclovir against varicella-zoster virus reactivation after allogeneic hematopoietic stem cell transplantation. *Bone Marrow Transplant* 28:689, 2001.
362. Thomson KJ, Hart DP, Banerjee L, et al: The effect of low-dose acyclovir on reactivation of varicella zoster virus after allogeneic haemopoietic stem cell transplantation. *Bone Marrow Transplant* 35:1065, 2005.
363. Hata A, Asanuma H, Rinki M, et al: Use of an inactivated varicella vaccine in recipients of hematopoietic-cell transplants. *N Engl J Med* 347:26, 2002.
364. Parkman R: Antigen-specific immunity following hematopoietic stem cell transplantation. *Blood Cells Mol Dis* 40:91, 2008.
365. Parkman R, Cohen G, Carter SL, et al: Successful immune reconstitution decreases leukemic relapse and improves survival in recipients of unrelated cord blood transplantation. *Biol Blood Marrow Transplant* 12:919, 2006.
366. Crooks GM, Weinberg K, Mackall C: Immune reconstitution: From stem cells to lymphocytes. *Biol Blood Marrow Transplant* 12:42, 2006.
367. O'Reilly RJ, Keever CA, Small TN, et al: The use of HLA-non-identical T-cell-depleted marrow transplants for correction of severe combined immunodeficiency disease. *Immunodefic Rev* 1:273, 1989.
368. Douek DC, McFarland RD, Keiser PH, et al: Changes in thymic function with age and during the treatment of HIV infection. *Nature* 396:690, 1998.
369. Hazenberg MD, Otto SA, de Pauw ES, et al: T-cell receptor excision circle and T-cell dynamics after allogeneic stem cell transplantation are related to clinical events. *Blood* 99:3449, 2002.
370. Witherspoon RP, Storb R, Ochs HD, et al: Recovery of antibody production in human allogeneic marrow graft recipients: Influence of time posttransplantation, the presence or absence of chronic graft-versus-host disease, and antithymocyte globulin treatment. *Blood* 58:360, 1981.
371. Abrahamsen IW, Somme S, Heldal D, et al: Immune reconstitution after allogeneic stem cell transplantation: The impact of stem cell source and graft-versus-host disease. *Haematologica* 90:86, 2005.
372. Min D, Taylor PA, Panoskaltsis-Mortari A, et al: Protection from thymic epithelial cell injury by keratinocyte growth factor: A new approach to improve thymic and peripheral T-cell reconstitution after marrow transplantation. *Blood* 99:4592, 2002.
373. Alpdogan O, Schmaltz C, Muriglan SJ, et al: Administration of interleukin-7 after allogeneic marrow transplantation improves immune reconstitution without aggravating graft-versus-host disease. *Blood* 98:2256, 2001.
374. Billingham R: The biology of graft-versus-host disease. *Harvey Lect* 62:21, 1966–1967.
375. Grebe SC, Streilein JW: Graft-versus-host reactions: A review. *Adv Immunol* 22:119, 1976.
376. Ferrara JL, Levine JE, Reddy P, et al: Graft-versus-host disease. *Lancet* 373:1550, 2009.
377. den Haan JM, Sherman NE, Blokland E, et al: Identification of a graft versus host disease-associated human minor histocompatibility antigen. *Science* 268:1476, 1995.
378. Miklos DB, Kim HT, Zorn E, et al: Antibody response to DBY minor histocompatibility antigen is induced after allogeneic stem cell transplantation and in healthy female donors. *Blood* 103:353, 2004.
379. Behar E, Chao NJ, Hiraki DD, et al: Polymorphism of adhesion molecule CD31 and its role in acute graft-versus-host disease. *N Engl J Med* 334:286, 1996.
380. Kernan NA, Bartsch G, Ash RC, et al: Analysis of 462 transplantations from unrelated donors facilitated by the National Marrow Donor Program. *N Engl J Med* 328:593, 1993.
381. Nash RA, Pepe MS, Storb R, et al: Acute graft-versus-host disease: Analysis of risk factors after allogeneic marrow transplantation and prophylaxis with cyclosporine and methotrexate. *Blood* 80:1838, 1992.
382. Weisdorf D, Hakke R, Blazar B, et al: Risk factors for acute graft-versus-host disease in histocompatible donor marrow transplantation. *Transplantation* 51:1197, 1991.
383. Przepiorka D, Smith TL, Folloder J, et al: Risk factors for acute graft-versus-host disease after allogeneic blood stem cell transplantation. *Blood* 94:1465, 1999.

384. Baron F, Maris MB, Storer BE, et al: High doses of transplanted CD34+ cells are associated with rapid T-cell engraftment and lessened risk of graft rejection, but not more graft-versus-host disease after nonmyeloablative conditioning and unrelated hematopoietic cell transplantation. *Leukemia* 19:822, 2005.
385. Przepiorka D, Weisdorf D, Martin P, et al: 1994 Consensus conference on acute GVHD grading. *Bone Marrow Transplant* 15:825, 1995.
386. Cahn JY, Klein JP, Lee SJ, et al: Prospective evaluation of 2 acute graft-versus-host (GVHD) grading systems: A joint Societe Francaise de Greffe de Moelle et Therapie Cellulaire (SFGM-TC), Dana Farber Cancer Institute (DFCI), and International Marrow Transplant Registry (IBMTR) prospective study. *Blood* 106:1495, 2005.
387. Rowlings PA, Przepiorka D, Klein JP, et al: IBMTR Severity Index for grading acute graft-versus-host disease: Retrospective comparison with Glucksberg grade. *Br J Haematol* 97:855, 1997.
388. Bacigalupo A: Management of acute graft-versus-host disease. *Br J Haematol* 137:87, 2007.
389. Reddy P, Ferrara JL: Immunobiology of acute graft-versus-host disease. *Blood Rev* 17:187, 2003.
390. Anderson BE, McNiff J, Yan J, et al: Memory CD4+ T cells do not induce graft-versus-host disease. *J Clin Invest* 112:101, 2003.
391. Chen BJ, Cui X, Sempowski GD, et al: Transfer of allogeneic CD62L⁻ memory T cells without graft-versus-host disease. *Blood* 103:1534, 2004.
392. Edinger M, Hoffmann P, Ermann J, et al: CD4+CD25+ regulatory T cells preserve graft-versus-tumor activity while inhibiting graft-versus-host disease after marrow transplantation. *Nat Med* 9:1144, 2003.
393. Storb R, Deeg HJ, Farewell V, et al: Marrow transplantation for severe aplastic anemia: Methotrexate alone compared with a combination of methotrexate and cyclosporine for prevention of acute graft-versus-host disease. *Blood* 68:119, 1986.
394. Storb R, Deeg HJ, Whitehead J, et al: Methotrexate and cyclosporine compared with cyclosporine alone for prophylaxis of acute graft versus host disease after marrow transplantation for leukemia. *N Engl J Med* 314:729, 1986.
395. Nash RA, Pineiro LA, Storb R, et al: FK506 in combination with methotrexate for the prevention of graft-versus-host disease after marrow transplantation from matched unrelated donors. *Blood* 88:3634, 1996.
396. Ratanatharathorn V, Nash RA, Przepiorka D, et al: Phase III study comparing methotrexate and tacrolimus (Prograf, FK506) with methotrexate and cyclosporine for graft-versus-host disease prophylaxis after HLA-identical sibling marrow transplantation. *Blood* 92:2303, 1998.
397. Chao NJ, Schmidt GM, Niland JC, et al: Cyclosporine, methotrexate, and prednisone compared with cyclosporine and prednisone for prophylaxis of acute graft-versus-host disease. *N Engl J Med* 329:1225, 1993.
398. Filipovich AH, Vallera DA, Youle RJ, et al: *Ex-vivo* treatment of donor marrow with anti-T-cell immunotoxins for prevention of graft-versus-host disease. *Lancet* 1:469, 1984.
399. Papadopoulos EB, Carabasi MH, Castro-Malaspina H, et al: T-cell-depleted allogeneic marrow transplantation as postremission therapy for acute myelogenous leukemia: Freedom from relapse in the absence of graft-versus-host disease. *Blood* 91:1083, 1998.
400. Jakubowski AA, Small TN, Young JW, et al: T cell depleted stem-cell transplantation for adults with hematologic malignancies: Sustained engraftment of HLA-matched related donor grafts without the use of antithymocyte globulin. *Blood* 110:4552, 2007.
401. Wagner JE, Thompson JS, Carter SL, et al: Effect of graft-versus-host disease prophylaxis on 3-year disease-free survival in recipients of unrelated donor marrow (T-cell Depletion Trial): A multi-centre, randomised phase II-III trial. *Lancet* 366:733, 2005.
402. Deeg HJ: How I treat refractory acute GVHD. *Blood* 109:4119, 2007.
403. Alousi A, Weisdorf D, Logan B, et al: A Phase II randomized trial evaluating etanercept, mycophenolate mofetil, denileukin diftitox, and pentostatin in combination with corticosteroids in 180 patients with newly diagnosed acute GVHD. *Blood* 112:55a, 2008.
404. Le Blanc K, Rasmusson I, Sundberg B, et al: Treatment of severe acute graft-versus-host disease with third party haploidentical mesenchymal stem cells. *Lancet* 363:1439, 2004.
405. Ringden O, Uzunel M, Rasmusson I, et al: Mesenchymal stem cells for treatment of therapy-resistant graft-versus-host disease. *Transplantation* 81:1390, 2006.
406. Lee SJ, Vogelsang G, Flowers ME: Chronic graft-versus-host disease. *Biol Blood Marrow Transplant* 9:215, 2003.
407. Shulman HM, Sullivan KM, Weiden PL, et al: Chronic graft-versus-host syndrome in man. A long-term clinicopathologic study of 20 Seattle patients. *Am J Med* 69:204, 1980.
408. Lee SJ, Klein JP, Barrett AJ, et al: Severity of chronic graft-versus-host disease: Association with treatment-related mortality and relapse. *Blood* 100:406, 2002.
409. Akpek G, Lee SJ, Flowers ME, et al: Performance of a new clinical grading system for chronic graft-versus-host disease: A multicenter study. *Blood* 102:802, 2003.
410. Filipovich AH, Weisdorf D, Pavletic S, et al: National Institutes of Health consensus development project on criteria for clinical trials in chronic graft-versus-host disease: I: Diagnosis and staging working group report. *Biol Blood Marrow Transplant* 11:945, 2005.
411. Sakaguchi S, Sakaguchi N: Thymus and autoimmunity. Transplantation of the thymus from cyclosporin A-treated mice causes organ-specific autoimmune disease in athymic nude mice. *J Exp Med* 167:1479, 1988.
412. Kansu E, Gooley T, Flowers ME, et al: Administration of cyclosporine for 24 months compared with 6 months for prevention of chronic graft-versus-host disease: A prospective randomized clinical trial. *Blood* 98:3868, 2001.
413. Sullivan KM, Witherspoon RP, Storb R, et al: Alternating-day cyclosporine and prednisone for treatment of high-risk chronic graft-v-host disease. *Blood* 72:555, 1988.
414. Furlong T, Leisenring W, Storb R, et al: Psoralen and ultraviolet A irradiation (PUVA) as therapy for steroid-resistant cutaneous acute graft-versus-host disease. *Biol Blood Marrow Transplant* 8:206, 2002.
415. Couriel DR, Saliba R, Escalon MP, et al: Sirolimus in combination with tacrolimus and corticosteroids for the treatment of resistant chronic graft-versus-host disease. *Br J Haematol* 130:409, 2005.
416. Baroni SS, Santillo M, Bevilacqua F, et al: Stimulatory autoantibodies to the PDGF receptor in systemic sclerosis. *N Engl J Med* 354:2667, 2006.
417. Olivieri A, Locatelli F, Zecca M, et al: Imatinib for refractory chronic graft-versus-host-disease with fibrotic features. *Blood* 114:709, 2009.
418. Miklos DB, Kim HT, Miller KH, et al: Antibody responses to H-Y minor histocompatibility antigens correlate with chronic graft-versus-host disease and disease remission. *Blood* 105:2973, 2005.
419. Pichert G, Roy DC, Gonin R, et al: Distinct patterns of minimal residual disease associated with graft-versus-host disease after allogeneic marrow transplantation for chronic myelogenous leukemia. *J Clin Oncol* 13:1704, 1995.
420. Radich JP, Gehly G, Gooley T, et al: Polymerase chain reaction detection of the BCR-ABL fusion transcript after allogeneic marrow transplantation for chronic myeloid leukemia: Results and implications in 346 patients. *Blood* 85:2632, 1995.
421. Radich JP, Gooley T, Bryant E, et al: The significance of bcr-abl molecular detection in chronic myeloid leukemia patients "late," 18 months or more after transplantation. *Blood* 98:1701, 2001.
422. Mundt AJ, Sibley G, Williams S, et al: Patterns of failure following high-dose chemotherapy and autologous marrow transplantation with involved field radiotherapy for relapsed/refractory Hodgkin's disease. *Int J Radiat Oncol Biol Phys* 33:261, 1995.
423. Pezner RD, Nademanee A, Forman SJ: High-dose therapy and autologous marrow transplantation for Hodgkin's disease patients with relapses potentially treatable by radical radiation therapy. *Int J Radiat Oncol Biol Phys* 33:189, 1995.
424. Bolanos-Meade J, Garrett-Mayer E, Luznik L, et al: Induction of autologous graft-versus-host disease: Results of a randomized prospective clinical trial in patients with poor risk lymphoma. *Biol Blood Marrow Transplant* 13:1185, 2007.
425. Davis TA, Hsu FJ, Caspar CB, et al: Idiotype vaccination following ABMT can stimulate specific anti-idiotype immune responses in patients with B-cell lymphoma. *Biol Blood Marrow Transplant* 7:517, 2001.
426. Bartlett N, Forero-torres A, Rosenblatt J, et al: Complete remissions with weekly dosing of SGN-35, a novel antibody-drug conjugate (ADC) targeting CD30, in a phase I dose-escalation study in patients with relapsed or refractory Hodgkin lymphoma or systemic anaplastic large cell lymphoma. *J Clin Oncol* 27:8500a, 2009.
427. Tsai T, Goodman S, Saez R, et al: Allogeneic marrow transplantation in patients who relapse after autologous transplantation. *Bone Marrow Transplant* 20:859, 1997.
428. Radich JP, Gooley T, Sanders JE, et al: Second allogeneic transplantation after failure of first autologous transplantation. *Biol Blood Marrow Transplant* 6:272, 2000.
429. Hale GA, Tong X, Benaim E, et al: Allogeneic marrow transplantation in children failing prior autologous marrow transplantation. *Bone Marrow Transplant* 27:155, 2001.
430. Porter DL, Collins RH Jr, Shpilberg O, et al: Long-term follow-up of patients who achieved complete remission after donor leukocyte infusions. *Biol Blood Marrow Transplant* 5:253, 1999.
431. Savani BN, Montero A, Kurlander R, et al: Imatinib synergizes with donor lymphocyte infusions to achieve rapid molecular remission of CML relapsing after allogeneic stem cell transplantation. *Bone Marrow Transplant* 36:1009, 2005.
432. Mielcarek M, Storer BE, Flowers ME, et al: Outcomes among patients with recurrent high-risk hematologic malignancies after allogeneic hematopoietic cell transplantation. *Biol Blood Marrow Transplant* 13:1160, 2007.
433. Porter DL, Levine BL, Bunin N, et al: A phase 1 trial of donor lymphocyte infusions expanded and activated *ex vivo* via CD3/CD28 costimulation. *Blood* 107:1325, 2006.
434. Schmidt-Wolf IG, Negrin RS, Kiem HP, et al: Use of a SCID mouse/human lymphoma model to evaluate cytokine-induced killer cells with potent antitumor cell activity. *J Exp Med* 174:139, 1991.
435. Groh V, Rhinehart R, Randolph-Habecker J, et al: Costimulation of CD8alphabeta T cells by NKG2D via engagement by MIC induced on virus-infected cells. *Nat Immunol* 2:255, 2001.
436. Linn YC, Lau LC, Hui KM: Generation of cytokine-induced killer cells from leukaemic samples with *in vitro* cytotoxicity against autologous and allogeneic leukaemic blasts. *Br J Haematol* 116:78, 2002.

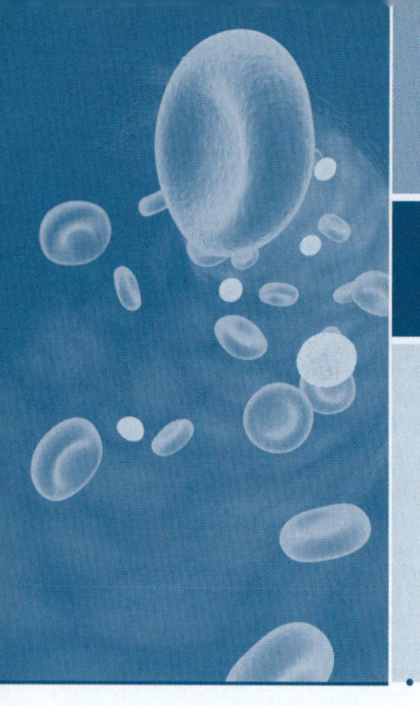

第22章

免疫功能低下患者感染的治疗

Steven Beutler, Lisa Beutler

摘　要

感染主要发生于遗传性和获得性的中性粒细胞减少症或者再生障碍性贫血、中性粒细胞功能缺陷以及血液系统恶性肿瘤化疗后的患者，也是导致这些患者死亡的主要原因。在骨髓恶性细胞大量增殖和强烈化疗的联合作用下，中性粒细胞和单核细胞数量严重下降。中性粒细胞减少的严重程度和持续时间决定感染发生的风险。细菌感染可以迅速导致临床病情恶化，如果治疗不恰当，将导致患者死亡。在化疗期间，真菌、病毒和寄生虫感染可以导致潜在的致死性并发症。对细菌、真菌、病毒、原虫感染的诊断方法和治疗方案越来越受到关注。中性粒细胞减少期间预防感染有助于降低感染发生率并且改善预后，因此院外使用抗生素对某些患者可能是合适的。预防细菌、寄生虫、病毒和(或)真菌感染正在成为研究的焦点。

许多血液系统疾病患者存在感染的风险，包括严重遗传性或获得性的中性粒细胞减少症和再生障碍性贫血，中性粒细胞功能缺陷以及接受导致强烈抑制骨髓化疗的患者。由于细胞毒性化疗药物抑制了正常造血系统功能，化疗期间常常出现全血细胞减少。化疗后中性粒细胞减少期间，大多数患者都会发生感染。淋巴系统肿瘤患者常常发生明显的体液免疫和细胞免疫功能的改变，从而导致非细菌性的感染发病率增加。

危险因素和引起感染的病原体

中性粒细胞减少的严重程度

中性粒细胞减少患者可以发生细菌、真菌、病毒和寄生虫等感染。最常见的是细菌感染，通常也是最严重的。如果中性粒细胞计数低于 0.5×10^9/L，细菌感染的风险明显增加；当中性粒细胞计数低于 0.1×10^9/L，感染的风险进一步加大[1]。中性粒细胞减少程度和持续时间是细菌感染风险的重要决定因素。黏膜屏障的破坏，尤其是口腔、食道和肠道黏膜的破坏为病原体的入侵打开门户，从而促进了感染的发展。

CMV，巨细胞病毒(cytomegalovirus)；MRSA，耐甲氧西林的金黄色葡萄球菌(methicillin-resistant *Staphylococcus aureus*)；RSV，呼吸道合胞病毒(respiratory syncytial virus)。

细菌

从历史上看，革兰阴性杆菌是最常见的致病菌，包括克雷伯杆菌、大肠杆菌、假单胞菌属和变形杆菌。这些细菌引起多种感染，包括肺炎、软组织感染、肛周感染、原发性菌血症。除非使用导尿管或者发生尿路梗阻，尿路感染较少见。革兰阴性杆菌引起脑膜炎也较少见。

目前中性粒细胞减少患者发生的感染，大约一半由革兰阳性菌引起。葡萄球菌和肠球菌是目前中性粒细胞减少并发感染的患者中分离到的最常见的病原菌[2]。其原因可能与半永久性静脉导管的应用和预防性应用抗革兰阴性杆菌药物有一定关系。据报道，草绿色链球菌感染逐渐增加，已经成为中性粒细胞减少患者的一个主要的致病菌[3]，特别是接受骨髓移植的患者，可能与其黏膜炎发生率较高有关。这类患者还容易并发感染性休克[4]。厌氧菌感染较为少见，除非同时患有牙周病或胃肠道疾病。

罹患霍奇金淋巴瘤、其他淋巴瘤和慢性淋巴细胞性白血病的患者，不但细胞免疫功能受损，而且抗体产生也减少[5]。因此这些患者的感染病原谱不同于中性粒细胞减少患者，如果发生细菌感染，往往是有荚膜的病原菌如肺炎球菌或嗜血杆菌，李斯特菌属和诺卡菌感染在此类患者中也很常见。

真菌

真菌感染常常发生在持续性中性粒细胞减少、淋巴瘤或慢性淋巴细胞白血病患者。念珠菌属是引起真菌感染最主要的病原菌。以往白色念珠菌是最常见的病原菌，然而近几年，非白色念珠菌感染有所增加，部分原因可能是普遍预防性应用抗白色念珠菌药物所致[6]。胃肠道被认为是念珠菌的储存库，有可能发生糜烂性食管炎。念珠菌可以通过留置导管进入血液循环。

曲霉菌和毛霉菌也可能引起侵袭性疾病。这些病原菌往往会定植，引起鼻窦和支气管肺炎。

由于细胞免疫是防御真菌感染所必需的，因此隐球菌、曲霉菌、球孢子菌、组织胞浆菌和念珠菌感染在长期应用糖皮质激素的白血病和淋巴瘤患者中更为常见。

■ 病毒

病毒感染在细胞免疫功能受损的患者中尤其常见。在免疫功能受损的宿主所感染的病毒中,单纯疱疹病毒、水痘带状疱疹病毒、巨细胞病毒和腺病毒最为重要。皮肤病变和黏膜炎通常由单纯疱疹病毒所致。带状疱疹病毒感染可能尤其严重,并有播散倾向。如果不治疗,初次水痘病毒感染与高死亡率密切相关。巨细胞病毒可能导致发热肺炎、肝炎和(或)胃肠道溃疡等疾病。呼吸道合胞病毒引起的呼吸道感染导致大约 18% 的骨髓移植受者在冬季出现肺部症状[7]。流感病毒、微小 RNA 病毒等其他病毒也能在这些患者中分离到。

■ 原虫

耶氏肺孢子虫(曾被称为卡氏肺囊虫),是一种普遍存在的内源性寄生虫,会导致中性粒细胞减少和细胞免疫缺陷的患者发生肺炎,特别是糖皮质激素治疗减量或停药后经常出现这种感染。另一种原虫即弓形虫,可以引起淋巴瘤或慢性淋巴细胞性白血病患者发生脑脓肿,尤其是糖皮质激素治疗的病例。接受糖皮质激素治疗的患者如果身处流行地区还存在类圆线形虫高度感染的风险。

■ 分枝杆菌感染

一个多世纪以来,淋巴系统恶性肿瘤和结核病之间的关系已经被人们认识,特别是美国以外出生的患者。结核病的死灰复燃,耐药菌株的大量流行,正在成为一个常见和严重的问题[8,9]。非典型分枝杆菌感染在 HIV 阳性患者较为常见,化疗患者较罕见。

感染的识别和诊断

中性粒细胞减少症患者发生感染时可以伴有显著的临床表现,也可以无任何临床表现。任何形式的发热都提示感染的存在。然而低体温、精神不振、肌肉酸痛或者嗜睡也表明可能存在感染。常见的感染局部表现,如局部形成脓液,会缺乏或延迟出现,因为这些需中性粒细胞参与[10]。

当观察到此类患者病情变化时,必须进行仔细体格检查。特别注意口腔和牙齿,是否存在鹅口疮或牙周疾病。皮肤也应该作详细检查。一些看似无害的皮肤损伤可能是败血性细菌栓子的表现。常规静脉穿刺或静脉置管造成的轻微损伤可能发展成感染甚至败血症。在中性粒细胞减少的患者中,肛管直肠以及肛周感染的发病率亦逐渐增加[11]。对于缺乏其他临床表现的发热患者,直肠检查可能会提供线索。虽然免疫功能低下患者需要避免一些不必要的体格检查,但在探究发热原因时,直肠和盆腔的体检却不能拖延。

起病时应该摄胸片,并在必要时复查;尽管此项检查在缺乏呼吸系统不适的患者中受到置疑[12]。胸部 CT 扫描可显示常规摄片未发现的病变[13]。如果存在相关的临床表现,鼻窦摄片检查可能有所帮助。

血培养标本需要在抗生素治疗前采集,如果发热持续存在,需要定期复查。如果留置静脉导管,应该从中采集一些标本进行培养。普通的 10~15 分钟的单次血培养,似乎没有任何生理或实验依据。但是,2~3 次培养可以提高某些致病菌的检出率。为了提高真菌的检出率,标本应在实验室至少保留 10 天。尿液和痰培养可帮助诊断。必须谨慎解读痰培养的结果,因为培养出来的细菌有可能仅是口咽部的定植菌群,而非肺部感染病原体。可疑皮肤病变应行活检及培养。腹泻患者应行粪便难辨梭状芽孢杆菌毒素检测。可能受感染的静脉导管,应在拔管的同时培养。鼻腔分泌物培养有利于预测肺部曲菌病[14]。对于常规培养方法可能无法检出的真菌和病毒感染,聚合酶链反应和抗原检测有助诊断[15,16]。

开胸活检曾被提倡用于进一步评估中性粒细胞减少患者的肺部浸润[17]。但是对于免疫功能低下的肺炎患者,此项操作不作为常规,因为手术结果很少能够提供具有治疗意义的诊断信息。在某些特定情况下,例如临床病情恶化的患者,而进一步的经验性治疗又有可能产生不可预见的毒性,那么此项操作可能有利。

考虑到存在无法控制的出血风险,通常认为血小板减少症患者经支气管肺活检不够安全。通过支气管刷或肺泡灌洗液获取组织的风险相对较低,并且有可能提供有用的信息[18]。

治疗和预防

■ 初始治疗

细菌感染

对多种不同的方案进行评估后发现,发热伴中性粒细胞减少患者进行经验性治疗是可以接受的。一般而言,初始经验治疗时联合用药效果好,但是对于中性粒细胞减少程度较轻、无明显的败血症表现以及不能耐受氨基糖苷类的患者,单药治疗同样有效。对于所有干细胞衰竭,严重的中性粒细胞和单核细胞减少同时合并感染的患者,不推荐单药治疗。

亚胺培南(imipenem)[19]、美罗培南(meropenem)[20]、头孢吡肟(cefepime)[21,22] 和头孢他啶(ceftazidime)[23] 均用于单药治疗。这些药物可以有效地防治中性粒细胞减少合并感染的患者。两个新的碳青霉烯类药物(多尼培南和厄他培南)作为单药用于中性粒细胞减少症患者的经验性治疗,仍在研究当中[24]。不同类型的药物敏感性可以指导初始抗生素的选择,随后更改治疗方案可以进一步优化治疗。

单药治疗后产生耐药性的问题备受关注。氨基糖苷类对革兰阴性杆菌有协同作用,进一步拓宽了抗菌谱,但同时也增加了肾毒性。尚无良好的证据支持同时使用两种 β- 内酰胺类药物。喹诺酮类通常与其他抗生素联用,对于未接受过喹诺酮类预防治疗的患者有效[25]。

并非所有患者都需要抗革兰阳性球菌的经验性治疗。留置导管、有败血症表现及其他高危患者应该接受经验性抗革兰阳性菌的治疗。没有这些危险因素的患者,抗革兰阴性菌治疗后发热持续超过 3~5 天,也需要加用针对革兰阳性球菌的抗生素[2]。

在未来几年内,多药耐药病原体的出现将影响经验性治疗的效果。大约 60% 的院内获得性金黄色葡萄球菌菌株为耐甲氧西林金黄色葡萄球菌(methicillin-resistant *S. aureus*, MRSA),

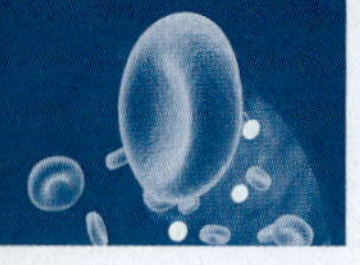

社区获得性感染也有相应增多[26]。万古霉素(vancomycin)、辛内吉(喹努普丁/达福普汀 quinupristin/dalfopristin)[27]、利奈唑胺(linezolid)[28]、达托霉素(daptomycin)[29] 和替加环素(tigecycline)[30] 对耐甲氧西林金葡菌有效。头孢托罗(ceftobiprole)是一个即将被美国批准的广谱头孢菌素,亦可有效对抗耐甲氧西林金葡菌[31]。其他一些药物也在进行临床试验,以治疗耐甲氧西林金黄色葡萄球菌感染。其中最有希望的是 iclaprim,该药是一种二氢叶酸还原酶抑制剂;此外道古霉素(dalbavancin)是一种第二代糖肽,每周使用一次即可[33]。耐万古霉素的金黄色葡萄球菌的出现,可能会限制万古霉素在金黄色葡萄球菌感染中的应用[34]。利奈唑胺会造成血小板减少症,因此在化疗患者中必须谨慎使用;该药与周围神经病变和血清素综合征也有一定关系[35]。

耐万古霉素肠球菌的分离逐渐增多,已经提出了重大挑战,特别是在中性粒细胞减少患者[36]。头孢吡肟和头孢他啶对肠球菌缺乏活性。辛内吉(喹努普丁/达福普汀)[27]、利奈唑胺[37]、达托霉素[38] 和替加环素[39] 是目前仅有的几种用于治疗肠球菌感染的药物;后两者目前尚未通过美国 FDA 的审批。

中性粒细胞减少症患者的革兰阴性菌耐药问题也备受临床关注。肠道致病菌,特别是产生广谱 β- 内酰胺酶的克雷伯杆菌,已成为一个棘手的临床问题[40]。这些病原菌对所有头孢菌素类耐药,对氨基糖苷类和喹诺酮类的敏感程度不一。碳青霉烯类(亚胺培南、美罗培南、多尼培南、厄他培南)对这些病原菌有效。目前产生碳青霉烯酶的病原体尚属罕见,将来可能成为一个重要的临床问题。治疗这些病原菌引起的感染,可能仅限于从氨基糖苷类、多黏菌素类或者替加环素中选择[41]。

2005 年之前发表的经验性抗生素治疗的研究结果的价值相当有限。此外,对于一些新药在中性粒细胞减少症患者中使用的有效性和不良反应的报道也相当有限。

真菌感染

系统性真菌感染在中性粒细胞减少患者较常见,经验性抗生素治疗 3~5 天仍无效的发热患者,需要经验性抗真菌治疗[42]。随着新型唑类和棘白霉素类的出现,两性霉素 B 脱氧胆酸盐在真菌感染中的地位受到了挑战,该药仍然是治疗中性粒细胞减少患者多数真菌感染的首选药物。两性霉素的剂量应快速增加,在第 1~2 天给予治疗的全剂量,应该监测血清肌酐、钾和镁的水平[43]。该药引起的高热和寒战需用哌替啶、苯海拉明或对乙酰氨基酚进行治疗或者预防。并非所有患者都需要这些药物治疗,发生全身反应的程度在多次给药后可逐渐降低。输液时同时给予 25~50mg 的氢化可的松能够减轻不良反应[44]。两性霉素的传统用法是在 4~6 小时内输注完毕;然而一些研究数据显示,延长输注时间至大于 24 小时可降低输注并发症和肾毒性,并且对药物的疗效没有影响[45,46]。

目前在美国有三种脂质体两性霉素制剂:两性霉素 B 脂质体(AmBisome),两性霉素 B 脂质复合物(Abelcet)和两性霉素 B 胶质分散体(Amphotec /Amphocil),三者不可相互替换。这些药物,特别是两性霉素 B 脂质体,肾毒性较低,而疗效似乎并不低于非脂质体制剂,输注相关症状并不少见,一般均属可控范围[47,48]。这些数据是对两性霉素 B 非脂质体制剂输注时间为 4 小时进行研究获得的。有必要研究输注时间超过 24 小时的情况下,脂质体制剂是否比非脂质体制剂肾毒性更低[49]。两性霉素 B 脂质体价格明显高于两性霉素 B 脱氧胆酸盐。由于肾脏并发症的治疗费用也很昂贵,因此在多数病例中,两性霉素 B 脂质体、两性霉素 B 脂质复合物、两性霉素 B 胶质分散体实际上可能具有更高的性价比[50]。

氟康唑是一种可以口服或者静脉应用的唑类药物,批准用于白色念珠菌、新生隐球菌和粗球孢子菌的治疗;对非白色念珠菌疗效较差,对克柔假丝酵母菌完全无效,对曲霉菌亦无效[51]。它也可用于治疗不能耐受两性霉素 B 或两性霉素 B 无效的敏感真菌感染患者。

伏立康唑也是一种可以口服或静脉应用的新型唑类药物。一项大型研究发现,对发热伴中性粒细胞减少症患者进行经验性治疗,伏立康唑与脂质体两性霉素 B 具有同样的疗效,但这些结果仍存在争议[52,53]。对于无并发症且持续发热的中性粒细胞减少患者,口服伏立康唑优于静脉注射伏立康唑[54]。它是抗曲霉菌治疗的一线药物之一[38]。静脉制剂可能导致暂时的可逆性急性视力丧失,与药物的高血药浓度有一定关系[55]。

泊沙康唑是最新被批准使用的唑类药物,目前只有口服制剂,主要用于预防性治疗。然而,它被证实可用于侵袭曲霉菌病的补救治疗[56]。

棘白霉素类,包括卡泊芬净、米卡芬净和阿尼芬净,是一类对多种念珠菌属和曲霉菌属有效的新药。随着非白色念珠菌感染的流行,棘白霉素类的作用越来越重要[57]。目前,只有卡泊芬净被批准用于发热伴中性粒细胞减少症的一线治疗[58],也是唯一被批准用于曲霉病的补救治疗的棘白霉素类。也有资料证明,米卡芬净也能够有效治疗侵袭性曲霉病[59]。棘白霉素类治疗曲霉菌感染方面可能与其他抗真菌药存在协同作用。有关棘白霉素类联合治疗曲霉病的随机前瞻性临床试验评价还未进行[60]。阿尼芬净是最新被批准的棘白霉素类药物,治疗念珠菌感染非常有效[61]。但治疗曲霉病的临床疗效仍有待进一步研究。

虽然目前耐药问题还不严重,耐药真菌的出现仍然是一个潜在的临床威胁。预防性抗真菌药物可能有助于治疗罕见的耐药菌属感染[62]。抗真菌药物直接的交叉耐药及相互作用,也是一个潜在的重要的问题,目前正在进一步的临床研究中[63]。

病毒感染

病毒感染的治疗比较有限,阿昔洛韦对单纯疱疹病毒感染有效,大剂量阿昔洛韦可用于治疗水痘带状疱疹感染,对巨细胞病毒和 EB 病毒无效。其他制剂,如泛昔洛韦和伐昔洛韦,对单纯疱疹病毒感染同样有效,但可能临床应用较少,且无静脉制剂[64]。

更昔洛韦、缬更昔洛韦、膦甲酸钠也可用于治疗巨细胞病毒感染和单纯疱疹感染[65],在感染早期使用最有效。因此,监测抗原血症和早期治疗高危患者,如移植受者,可以改善预后[66]。这些药物联合抗巨细胞病毒的免疫球蛋白已经成功应用于骨髓移植患者的巨细胞病毒性肺炎[67]。更昔洛韦可以导致相当比例的患者出现中性粒细胞减少。膦甲酸钠可并发氮质血症及电解质紊乱。

利巴韦林用于治疗呼吸道合胞病毒感染。可疑甲型流感可用奥司他韦和扎那米韦。这些药物在血液系统恶性肿瘤中性粒细胞减少患者中的效果尚未评估。

原虫感染

耶氏肺孢子虫感染可用甲氧苄啶 - 磺胺甲噁唑治疗，无法耐受甲氧苄啶 - 磺胺甲噁唑治疗以及对该药过敏的患者，可用喷他脒治疗[68]。其他治疗方案，包括氨苯砜 - 甲氧苄啶、伯氨喹 - 克林霉素和阿托伐醌，已被证实对艾滋病有效。但是化疗相关的免疫抑制患者的治疗，还缺乏相关经验。

分枝杆菌感染

在全世界范围内，血液系统恶性肿瘤患者存在较高的结核分枝杆菌感染率，所以伴有肺部浸润的中性粒细胞减少患者，如果是从不发达国家移居美国的，应该排除结核。一线抗结核治疗包括利福平、异烟肼、吡嗪酰胺和乙胺丁醇，推荐联合治疗[69]。

多药耐药结核感染的治疗比较困难，而且预后不良。不同国家多药耐药结核病的流行差异较大（发生率 0~25% 以上）[70]。治疗多药耐药结核病的药物包括氟喹诺酮类、阿米卡星、卷曲霉素和卡那霉素。广泛耐药结核分枝杆菌，即对氟喹诺酮类药物或者至少一种二线注射剂耐药的结合分枝杆菌，是一个潜在的严重临床问题[71]。

表 22-1 列出了中性粒细胞减少患者的经验性治疗药物。

表 22-1　抗生素最大推荐使用剂量

药物种类	药物名称	商品名称	剂量	肾功能不全时是否需要调整剂量	作用活性	毒性
抗假单胞菌青霉素	派拉西林 - 他唑巴坦	Zosyn	4.5g q6h	+	甲氧苯青霉素敏感葡萄球菌，链 球菌，厌氧菌，铜绿假单胞菌	低钾血症，抗血小板功能
抗假单胞菌先锋霉素	头孢他啶	Fortaz	2g q8h	+++	铜绿假单胞菌，肠道革兰阴性棒状杆菌，甲氧西林敏感的金黄色葡萄球菌	
	头孢吡肟	Maxipime	2g q8~12h			
氨基糖苷类	阿米卡星	Amikacin	15mg/(kg·d)*	+++	肠道革兰阴性棒状杆菌，铜绿假单胞菌	肾脏毒性，耳毒性
	妥布霉素	Nebcin	4~5mg/(kg·d)*			
	庆大霉素	Garamycin	4~5mg/(kg·d)*			
糖肽类	万古霉素	Vancocin	30mg/(kg·d)，分 2 次给药 *	+++	葡萄球菌(包括 MRSA)，棒状杆菌，链球菌	耳毒性，快速输注时红人综合征
	道古霉素	Zeven	首次 1g，后每周 500mg	+(？)		
碳青霉烯类	亚胺培南	Primaxin	0.5~1g q6h	++~+++	革兰阴性杆菌，铜绿假单胞菌(除外厄他培南)，甲氧苯青霉素敏感葡萄球菌属，肠球菌，厌氧菌	恶心，癫痫发作(泰能)
	美罗培南	Merrem	1g q8h	++		
	厄他培南	Invanz	1g q24h	++		
	多利培南	Doribax	0.5g q8h	++		
单酰胺菌素	氨曲南	Azactam	2g q6h	+	革兰阴性杆菌，铜绿假单胞菌	
磺胺类	甲氧苄啶 - 磺胺甲噁唑	Bactrim;Septra	10~20mg/(kg·d)(以甲氧苄啶为基础)，日剂量分 2~4 次给药	++	肺炎肺囊虫，革兰阴性杆菌，嗜血杆菌，葡萄球菌	磺胺过敏，肌酐增加，恶心，皮疹
氟喹诺酮类	环丙沙星	Cipro	500~750mg q12h PO 或 200~400mg IV q12h	+	革兰阴性杆菌，铜绿假单胞菌	恶心；儿童不建议使用
	左氧氟沙星	Levaquin	750mg PO or IV q24h	+++	革兰阴性杆菌	恶心；儿童不建议使用
核苷类	阿昔洛韦	Zovirax	15mg/(kg·d) IV(对于脑炎或带状疱疹给予 30mg/kg)每日剂量分 3 次给予，口服剂量可加至 2 倍	+~++	单纯疱疹，带状疱疹	结晶尿
	伐昔洛韦	Valtrex	1000mg BID 口服(带状疱疹给予 TID)	++	单纯疱疹，带状疱疹	
	泛昔洛维	Famvir	250~500mg TID 口服	+++	巨细胞病毒，单纯疱疹	结晶尿

续表

药物种类	药物名称	商品名称	剂量	肾功能不全时是否需要调整剂量	作用活性	毒性
	更昔洛韦	Cytovene	10mg/(kg·d) IV,分2次给予,或者1000mg TID口服	++		中性粒细胞减少
膦甲酸盐	膦甲酸	Foscavir	180mg/(kg·d),分3次给予	++	巨细胞病毒	肾衰,电解质紊乱
多烯类抗真菌药	两性霉素B	Fungizone	0.7~1.0mg/(kg·d) 输注2~6小时	0	念珠菌,曲霉菌,球拟酵母,其他真菌	恶心,呕吐,寒战发热,肾衰,低钾血症,低镁血症
	两性霉素B脂质复合物	Abelcet	5mg/(kg·d)		念珠菌,曲霉菌,球拟酵母菌,其他真菌	发热,寒战,恶心,呕吐,肌酐增加
	两性霉素B胆固醇硫酸盐	Amphocil/Amphotec	4~6mg/(kg·d)		念珠菌,曲霉菌,球拟酵母菌,其他真菌	发热,寒战,恶心,呕吐,肌酐增加
	两性霉素B脂质体	AmBisome	5mg/(kg·d)		念珠菌,曲霉菌,球拟酵母菌,其他真菌	发热,寒战,恶心,呕吐,肌酐增加
氮杂环类	氟康唑	Diflucan	400mg/d PO或IV	++	白色念珠菌,隐球酵母菌,球霉菌,组织胞浆菌	肝功异常
	伏立康唑	Vfend	300mg BID IV或PO			暂时性视力丧失
	泊沙康唑	Noxafil	200mg TID 或 400mg BID 口服	0		恶心,腹泻,肝功能异常
棘球白素	卡泊芬净	Cancidas	首次70mg,后50mg qd	0	曲霉菌,念珠菌	
	米卡芬净	Mycamine	100~150mg IV qd	0		
	阿尼芬净	Eraxis	首次200mg IV,后100mg q24h	0		
联脒类	潘他米丁	Pentam	4mg/kg q24h IV	++(*)	卡氏肺囊虫	肾衰,低血压,低血糖症
唑烷酮类	利奈唑胺	Zyvox	600mg q12h PO或IV	0	耐甲氧西林金葡菌,耐万古霉素肠球菌	血小板减少,贫血
脂肽类	达托霉素	Cubicin	4~6mg/kg q24h IV	++	耐甲氧西林金葡菌	

BID,每天2次;CMV,巨细胞病毒;ESBL,延伸普β内酰胺酶;IV,静脉内;LFT,肝功能试验;MRSA,甲氧苯青霉素耐药金黄色葡萄球菌;TID,每天3次;VRE,万古霉素耐药肠球菌;(?),资料不详;(*),如果肾功能恶化应该考虑停药。

* 根据药物水平调节剂量。

注:0,不需调节;+,肌酐清除率 <20ml/min 时小量调节;++,需要中度调节;+++,几乎完全肾排泄;按肾功能适量减少剂量。

治疗方案的调整

及时调整或更改初始的抗感染方案相当必要。培养的结果可能提示另一种治疗方案更有效而且毒性更低。患者对治疗无效时,所有的培养结果可能仍然是阴性。初步治疗有效的患者,也可能再次发热,提示存在双重感染的可能性。

以培养结果为基础调整治疗方案通常很简单,但也可能造成进退两难的困境。这种情况下,必须考虑耐药病原菌以及非感染性发热的可能性。重复培养和细致的临床再评价对治疗有利。经验性抗生素治疗可以提高革兰阳性菌和真菌的疗效。万古霉素对革兰阳性菌有效。联合应用抗生素治疗5~7天后仍无效时,需考虑抗真菌药物[2]。短期应用非甾体类消炎药能够有效治疗肿瘤或坏死物质吸收引起的发热,但需要同时排除肾上腺皮质功能不全。

维持治疗

中性粒细胞数恢复正常或者无临床感染证据时,需要停用抗生素。然而体温恢复正常时,中性粒细胞减少仍将持续一段时间。抗生素通常应用至粒细胞计数达到 0.5×10^9/L。这样治疗虽然可降低感染复发率,但有可能增加二重感染的风险和抗生素的毒性。头孢菌素和磺胺类药物也可以导致骨髓造血恢复延迟。因此抗生素治疗完全有效的患者,及时停药相当关键[72,73]。一旦停药则须严密监测,对感染复发病例及时使用抗生素。

抗真菌药物的疗程差别很大。肺孢子虫感染需要 2~3 周。疱疹病毒感染一般需要 7 天。

■ 化疗恢复后的发热

发热偶尔可以持续到中性粒细胞计数恢复正常之后，此时需考虑药物热的可能性，但更常见的是存在深部感染[74]。这些患者必须考虑肝脾念珠菌[75]和静脉留置导管感染。血清碱性磷酸酶水平升高和特征性 CT 表现提示存在肝脏感染的可能[76]。肝脏超声[77]和磁共振检查[78]有利于诊断，而确诊仍需活检。肝脾念珠菌病需要长期治疗。建议使用的药物包括氟康唑[79]、卡泊芬净[80]和两性霉素 B 脂质体[81]，不过彻底治愈比较困难。一项对诊断为肝脾念珠菌病患者的研究表明，大约 20% 的病例在诊断 10 个月后死于感染[82]。

如果骨髓造血功能恢复后继续发热，需要考虑静脉留置导管引起的感染。诊断导管感染仍然面临着很大的挑战，拔除导管的必要性视不同的患者以及病原菌而异，因此是否需要拔除导管来需要斟酌。血清凝固酶阴性的葡萄球菌是最常被分离的病原菌。多数穿刺部位的局部感染对抗生素反应迅速。由留置导管的表皮葡萄球菌和其他病原菌引起的感染，5~7 天的万古霉素即可痊愈。如果需要保留导管，推荐抗生素疗程为 10~14 天[83]。

如果存在窦道感染，则较难治愈。一旦确定革兰阴性菌[84]和真菌感染[85]，必须拔除留置导管。如果必须留置导管，可以安放在不同部位。使用经抗生素浸泡的导管可以抵抗病原菌，但在中性粒细胞减少患者中的疗效尚待大规模研究[86]。氯己定（洗必泰）和银溶液浸泡的中心静脉导管似乎并不能防止粒细胞缺乏患者发生血液循环感染[87]。氯己定 - 葡萄糖酸浸泡的海绵可以预防轻微的皮肤感染，但其疗效尚未在中性粒细胞减少患者中具体研究[88]。使用抗生素涂层的导管可能导致病原体培养结果呈现假阴性。导管感染及其处理在其他部分已有综述，这里不再做介绍[89]。

■ 门诊治疗

十年前，院外治疗发热伴中性粒细胞减少的患者是不可想象的。如今，由于经济压力的因素、家庭输液服务的普及和有效的口服抗生素的应用，门诊治疗成为这些患者选择之一[90]。未来长效抗生素的使用，如道古霉素（见上文"初始治疗"），将为针对特定感染的门诊治疗提供选择[91]。

只要选择适当的药物并且确保合理的监测手段，门诊治疗发热伴中性粒细胞减少患者的疗效能够与入院治疗的效果相媲美，适合家庭治疗的患者包括中性粒细胞减少持续时间较短以及合并症较少的患者[92]。那些持续发热，需要多种抗生素联合治疗，或者病情不稳定的患者，不考虑作为家庭治疗的患者。护士必须对化疗患者的评估富有经验，并且熟悉留置导管的护理和维护。对患者的家庭进行严格宣教是治疗成功的关键所在。

■ 感染的预防

细菌感染

鉴于中性粒细胞减少症患者感染相关的高死亡率，因此需要优先考虑预防措施。中性粒细胞减少期必须严格无菌操作并注意个人卫生。尽量避免仪器检查操作，仔细护理静脉穿刺点。目前中性粒细胞减少患者使用全身性抗生素，已经广泛地用于预防革兰阴性菌的感染。这样可以减少细菌感染发病率，降低相关死亡率[93]。

预防性抗生素使用可以降低高危的中性粒细胞减少症患者革兰阴性菌感染的风险。相反，对于感染风险较低的患者，预防性使用抗生素的疗效下降，甚至不需要预防性使用[94]。一些研究提示，预防性使用抗生素可以降低高风险患者的发病率和死亡率。但是在决定是否预防性使用抗生素的同时，必须考虑到产生耐药菌株的可能性[93,95]。此外，尽管抗感染药物通常是安全的，也必须考虑药物的毒副作用。预防性使用抗生素相关的副作用包括药物热、皮疹、血细胞减少以及难辨梭状芽孢杆菌感染[96]，过去数年时间内，毒力强大的耐药难辨梭状芽孢杆菌越来越流行[97]。在应用多种抗生素（包括氟喹诺酮类和头孢菌素类）的癌症患者中，发生率格外显著[98]。

甲氧苄啶 - 磺胺甲噁唑已经被证实可有效治疗某些患者。在肺孢子虫感染流行地区，这种治疗方案还具有额外的预防作用[99]。甲氧苄啶 - 磺胺甲噁唑对革兰阳性菌亦有效[100]，但铜绿假单胞菌无效。它可导致 5%~10% 的患者出现皮疹，与耐药菌产生有关，并且延迟骨髓造血功能的恢复[101]。

氟喹诺酮类药物，特别是环丙沙星和左氧氟沙星，亦被考虑用于预防中性粒细胞减少患者的革兰阴性菌感染[100]。环丙沙星对假单胞菌属更有效，而左氧氟沙星对革兰阳性菌较有效。不幸的是，社区滥用药物以及预防性使用抗生素，导致耐喹诺酮革兰阴性菌的增长。从中性粒细胞减少的发热患者中分离的大肠杆菌对喹诺酮类的耐药比例高达 80%[102]。喹诺酮类的预防性应用已经导致耐喹诺酮类草绿色链球菌株的增长[103]。预防性使用也降低了这些药物在同一患者治疗中的效果[104]。基于这些原因，一些中心禁止相关患者预防性使用喹诺酮类[105,106]。然而，中断预防性喹诺酮类药物又增加了革兰阴性菌感染的发病率，重新预防性应用该药物可以逆转此现象[107]。因此对部分患者而言，预防性使用喹诺酮类药物有重要作用。然而随着其耐药性的增加，需要不断监测其功效并减少滥用。

需要接受化疗的结核菌素阳性反应的患者推荐用异烟肼，除非该患者之前已经接受过该药治疗。

粒细胞 - 巨噬细胞集落刺激因子和粒细胞集落刺激因子可以提高中性粒细胞减少患者粒细胞计数，也可降低患者发生细菌感染的风险。但是，尚无证据表明预防性使用这些药物可降低感染相关死亡率[108]。虽然一部分患者治疗可能有效[109]，但尚无确切的方法选择适合接受此种治疗的病人。

建议中性粒细胞减少患者注意饮食卫生，但其预防感染的有效性尚未证实[110]。同样，保护性隔离已被用于预防措施，但有效性亦尚未证实[111]。

寄生虫感染

耶氏肺孢子虫性肺炎可以用甲氧苄啶 - 磺胺甲噁唑预防治疗[112]。不能耐受甲氧苄啶 - 磺胺甲噁唑治疗患者，静脉注射或每月雾化使用喷他脒亦有效[113,114]。氨苯砜和阿托伐醌可作为造血干细胞移植受者的二线治疗[115,116]。虽然耶氏肺孢子虫是广泛存在病原体，但各个机构的感染率相差较大，预防措施亦各不相同。

病毒感染

阿昔洛韦及其前体伐昔洛韦可以预防化疗患者发生复发性单纯疱疹病毒感染[117]。这种预防对于缺乏单纯疱疹病毒抗体的患者可能并非必要。长期使用阿昔洛韦可以预防造血干细胞移植患者[118]以及接受化疗的多发性骨髓瘤患者再次感染[119]水痘带状疱疹病毒，之前血清阴性患者给予输注带状疱疹免疫球蛋白在某些情况下有助于减少水痘的发病率[120]。

造血干细胞移植受体是巨细胞病毒感染的高风险人群，包括移植前血清反应呈阳性的患者，接受血清阳性供者捐赠的血清阴性患者，以及移植前接受过大量免疫抑制剂治疗的患者[121,122]。使用巨细胞病毒血清反应阴性的血液成分可以显著降低输血导致的巨细胞病毒传播，应用去白细胞的血液成分似乎也是有一定价值[123]。更昔洛韦[124]及其前体缬更昔洛韦[125]已经用于有效预防移植受体的巨细胞病毒感染。口服伐昔洛韦同样有效[126]。这些药物可以导致骨髓抑制，中性粒细胞减少患者需要重视这些副作用[127]。此外也有报道，耐更昔洛韦和缬更昔洛韦的巨细胞病毒的出现与预防性药物使用相关[128]。膦甲酸钠对预防移植患者的巨细胞病毒感染同样有效，并且具有更低的血液毒性[129]。类似结果可见于相关实体器官移植受者的报道[130]。对传统化疗患者的巨细胞病毒感染的预防尚未广泛研究，各国均无证据支持在这些人群中的使用效果[131]。预防性免疫治疗具有潜在的作用，但尚未得到广泛应用[132]。

用灭活疫苗进行主动免疫接种，如流感疫苗等，可能起到一定作用；但应该避免应用麻疹和带状疱疹等减毒活疫苗[133]。

真菌感染

中性粒细胞减少症患者侵袭性真菌感染的高死亡率使得预防治疗相当重要。对这些患者预防性使用抗真菌药物的研究已持续了20多年，但其有效性仍存争议[134]。中性粒细胞减少患者真菌感染的预防作用较难评估。许多研究结果之间存在冲突，部分原因是不同定义和研究结果的应用以及不同抗真菌药物剂量的选择所造成，而且研究样本大多偏少。

与抗细菌药物的预防治疗相似，预防性抗真菌治疗在严重的长期中性粒细胞减少患者，尤其是异基因移植受体中疗效比较明显。预防性抗真菌治疗尚未被应用于低骨髓毒性的化疗患者[135]。在决定是否需要预防性用药时，必须考虑到药物的毒性。此外，预防性抗真菌治疗可以导致更多的耐药菌株，从而发生先天性耐药菌株感染的暴发。例如，一些预防念珠菌感染有效的抗真菌药可以增加曲霉菌感染的发病率[136]。预防性抗真菌药物的使用确实可以减少黏膜炎的发病率，然而对黏膜炎的密切观察和早期治疗也相当重要[135]。一些研究证实，抗真菌治疗可以预防高危患者的全身感染，但尚未证实能够降低各种原因引起的发病率和死亡率[137]。

一些唑类药物已经用于预防给药，一系列研究证实，预防性应用氟康唑可以显著降低浅表和侵袭性真菌感染，结果具有统计学意义[138,139]。然而，预防性应用氟康唑可以导致曲霉菌、光滑球拟酵母菌、克鲁斯假丝酵母菌感染的暴发[140]。伊曲康唑[141]和伏立康唑[142]具有广谱抗真菌活性，预防曲霉菌感染更加有效，而且通常具有更好的耐受性。对低危曲霉菌感染和感染相关死亡率较低的患者，可以预防性应用泊沙康唑；然而，与其他唑类药物相比，该药物的毒副作用更严重[143]。

棘白霉素已经被广泛用于抗真菌治疗，在预防曲霉菌和念珠菌感染时，已证实卡泊芬净的效果与伊曲康唑相仿，并具有相似的较好的耐受性[144]。在预防造血干细胞移植患者的全身性真菌感染方面，已经证实米卡芬净的效果优于氟康唑，尽管两者在预防念珠菌感染方面同样有效[145]。阿尼芬净作为最新的棘白霉素，仍在研究之中。

低剂量两性霉素B预防侵袭性念珠菌病疗效与氟康唑相似，但使用较局限；因为与其他抗真菌药相比，两性霉素B的耐受性较差[146]。雾化吸入两性霉素B在预防中性粒细胞减少患者的侵袭性肺曲霉病有一定的疗效[147]。

虽然使用预防性药物的可以降低侵袭性真菌感染的发病率，但对治疗的密切监测以及早期发现真菌感染的迹象相当重要。微生物学、分子学、放射性检查已经被用于早期发现真菌感染，并作为预防性抗真菌药使用的常规评估方法[148]。真菌细胞壁成分1,3-β-右旋-葡聚糖酶[149]以及血液中半乳甘露聚糖[150]的检测是有效的真菌感染监测技术。使用RT-PCR检测真菌基因产物的技术用于诊断念珠菌血症具有高度敏感性和特异性，不过在临床广泛应用前需要标准化规范[151]。

■ 造血干细胞移植患者的感染

造血干细胞移植患者感染的危险性与化疗造成的中性粒细胞减少症患者相似，移植物抗宿主病和免疫抑制剂的使用使得这些患者具有更高的感染风险。病毒感染，特别是巨细胞病毒和水痘-带状疱疹病毒，处理相当棘手。这些患者的感染问题已有综述[152,153]，并在本书第21章作了介绍。

翻译：蔡　真

校对：黄　河

参考文献

1. Bodey GP, Buckley M, Sathe YS, Freireich EJ: Quantitative relationships between circulating leukocytes and infection in patients with acute leukemia. *Ann Intern Med* 64:328, 1966.
2. Bal AM, Gould IM: Empirical antimicrobial treatment for chemotherapy-induced febrile neutropenia. *Int J Antimicrob Agents* 29:501, 2007.
3. Reilly AF, Lange BJ: Infections with viridans group streptococci in children with cancer. *Pediatr Blood Cancer* 49:774, 2007.
4. Martino R, Manteiga R, Sanchez I, et al: Viridans streptococcal shock syndrome during bone marrow transplantation. *Acta Haematol* 94:69, 1995.
5. Wadhwa PD, Morrison VA: Infectious complications of chronic lymphocytic leukemia. *Semin Oncol* 33:240, 2006.
6. Hachem R, Hanna H, Kontoyiannis D, et al: The changing epidemiology of invasive candidiasis: *Candida glabrata* and *Candida krusei* as the leading causes of candidemia in hematologic malignancy. *Cancer* 112:2493, 2008.
7. Whimbey E, Champlin RE, Couch RB, et al: Community respiratory virus infections among hospitalized adult bone marrow transplant recipients. *Clin Infect Dis* 22:778, 1996.
8. Kamboj M, Sepkowitz KA: The risk of tuberculosis in patients with cancer. *Clin Infect Dis* 42:1592, 2006.
9. De La Rosa GR, Jacobson KL, Rolston KV, et al: Mycobacterium tuberculosis at a comprehensive cancer centre: Active disease in patients with underlying malignancy during 1990–2000.*Clin Microbiol Infect* 10:749, 2004.
10. Sickles EA, Greene WH, Wiernik PH: Clinical presentation of infection in granulocytopenic patients. *Arch Intern Med* 135:715, 1975.
11. Cohen JS, Paz IB, O'Donnell MR, Ellenhorn JD: Treatment of perianal infection following bone marrow transplantation. *Dis Colon Rectum* 39:981, 1996.
12. Korones DN, Hussong MR, Gullace MA: Routine chest radiography of children with cancer hospitalized for fever and neutropenia: Is it really necessary? *Cancer* 80:1160, 1997.
13. Heussel CP, Kauczor HU, Heussel G, et al: Early detection of pneumonia in febrile neutropenic patients: Use of thin-section CT. *AJR Am J Roentgenol* 169:1347, 1997.
14. Aisner J, Murillo J, Schimpff SC, Steere AC: Invasive aspergillosis in acute leukemia: Correlation with nose cultures and antibiotic use. *Ann Intern Med* 90:4, 1979.
15. Maschmeyer G, Beinert T, Buchheidt D, et al: Diagnosis and antimicrobial therapy of lung infiltrates in febrile neutropenic patients: Guidelines of the infectious diseases working party of the German Society of Haematology and Oncology. *Eur J Cancer*

45:2462, 2009.
16. Cuenca-Estrella M, Meije Y, Diaz-Pedroche C, et al: Value of serial quantification of fungal DNA by a real-time PCR-based technique for early diagnosis of invasive Aspergillosis in patients with febrile neutropenia. *J Clin Microbiol* 47:379, 2009.
17. Toledo-Pereyra LH, DeMeester TR, Kinealey A, et al: The benefits of open lung biopsy in patients with previous non-diagnostic transbronchial lung biopsy. A guide to appropriate therapy. *Chest* 77:647, 1980.
18. Pagano L, Pagliari G, Basso A, et al: The role of bronchoalveolar lavage in the microbiological diagnosis of pneumonia in patients with haematological malignancies. *Ann Med* 29:535, 1997.
19. Klastersky JA: Use of imipenem as empirical treatment of febrile neutropenia. *Int J Antimicrob Agents* 21:393, 2003.
20. Feld R, DePauw B, Berman S, et al: Meropenem versus ceftazidime in the treatment of cancer patients with febrile neutropenia: A randomized, double-blind trial. *J Clin Oncol* 18:3690, 2000.
21. Raad II, Escalante C, Hachem RY, et al: Treatment of febrile neutropenic patients with cancer who require hospitalization: A prospective randomized study comparing imipenem and cefepime. *Cancer* 98:1039, 2003.
22. Yamamura D, Gucalp R, Carlisle P, et al: Open randomized study of cefepime versus piperacillin-gentamicin for treatment of febrile neutropenic cancer patients. *Antimicrob Agents Chemother* 41:1704, 1997.
23. Egerer G, Goldschmidt H, Salwender H, et al: Efficacy of continuous infusion of ceftazidime for patients with neutropenic fever after high-dose chemotherapy and peripheral blood stem cell transplantation. *Int J Antimicrob Agents* 15:119, 2000.
24. Zhanel GG, Wiebe R, Dilay L, et al: Comparative review of the carbapenems. *Drugs* 67:1027, 2007.
25. Bliziotis IA, Michalopoulos A, Kasiakou SK, et al: Ciprofloxacin vs an aminoglycoside in combination with a beta-lactam for the treatment of febrile neutropenia: A meta-analysis of randomized controlled trials. *Mayo Clin Proc* 80:1146, 2005.
26. Klein E, Smith DL, Laxminarayan R: Hospitalizations and deaths caused by methicillin-resistant *Staphylococcus aureus*, United States, 1999–2005. *Emerg Infect Dis* 13:1840, 2007.
27. Klastersky J: Role of quinupristin/dalfopristin in the treatment of Gram-positive nosocomial infections in haematological or oncological patients. *Cancer Treat Rev* 29:431, 2003.
28. Falagas ME, Siempos II, Vardakas KZ: Linezolid versus glycopeptide or beta-lactam for treatment of Gram-positive bacterial infections: Meta-analysis of randomised controlled trials. *Lancet Infect Dis* 8:53, 2008.
29. Bamberger DM: Bacteremia and endocarditis due to methicillin-resistant Staphylococcus aureus: The potential role of daptomycin. *Ther Clin Risk Manag* 3:675, 2007.
30. Florescu I, Beuran M, Dimov R, et al: Efficacy and safety of tigecycline compared with vancomycin or linezolid for treatment of serious infections with methicillin-resistant *Staphylococcus aureus* or vancomycin-resistant enterococci: A Phase 3, multicentre, double-blind, randomized study. *J Antimicrob Chemother* 62 Suppl 1:i17, 2008.
31. Stein RA, Goetz RM, Ganea GM: Ceftobiprole: A new beta-lactam antibiotic. *Int J Clin Pract* 63:930, 2009.
32. Sader HS, Fritsche TR, Jones RN: Potency and bactericidal activity of iclaprim against recent clinical Gram-positive isolates. *Antimicrob Agents Chemother* 53:2171, 2009.
33. Pope SD, Roecker AM: Dalbavancin: A novel lipoglycopeptide antibacterial. *Pharmacotherapy* 26:908, 2006.
34. Appelbaum PC: Reduced glycopeptide susceptibility in methicillin-resistant *Staphylococcus aureus* (MRSA). *Int J Antimicrob Agents* 30:398, 2007.
35. Beekmann SE, Gilbert DN, Polgreen PM, IDSA Emerging Infections Network: Toxicity of extended courses of linezolid: Results of an Infectious Diseases Society of America Emerging Infections Network survey. *Diagn Microbiol Infect Dis* 62:407, 2008.
36. DiazGranados CA, Jernigan JA: Impact of vancomycin resistance on mortality among patients with neutropenia and enterococcal bloodstream infection. *J Infect Dis* 191:588, 2005.
37. Smith PF, Birmingham MC, Noskin GA, et al: Safety, efficacy and pharmacokinetics of linezolid for treatment of resistant Gram-positive infections in cancer patients with neutropenia. *Ann Oncol* 14:795, 2003.
38. Rolston KV: Review: Daptomycin for the treatment of gram-positive infections in neutropenic cancer patients. *Clin Adv Hematol Oncol* 6:815, 2008.
39. Garrison MW, Nuemiller JJ: *In vitro* activity of tigecycline against quinolone-resistant *Streptococcus pneumoniae*, methicillin-resistant *Staphylococcus aureus* and vancomycin-resistant enterococci. *Int J Antimicrob Agents* 29:191, 2007.
40. Nicasio AM, Kuti JL, Nicolau DP: The current state of multidrug-resistant Gram-negative bacilli in North America. *Pharmacotherapy* 28:235, 2008.
41. Nordmann P, Cuzon G, Naas T: The real threat of *Klebsiella pneumoniae* carbapenemase-producing bacteria. *Lancet Infect Dis* 9:228, 2009.
42. Schiel X, Link H, Maschmeyer G, et al: A prospective, randomized multicenter trial of the empirical addition of antifungal therapy for febrile neutropenic cancer patients: Results of the Paul Ehrlich Society for Chemotherapy (PEG) Multicenter Trial II. *Infection* 34:118, 2006.
43. Rapp RP: Changing strategies for the management of invasive fungal infections. *Pharmacotherapy* 24:4S, 2004.
44. Oto OA, Paydas S, Disel U, et al: Amphotericin B deoxycholate (d-AMB) use in cases with febrile neutropenia and fungal infections: Lower toxicity with suitable premedication. *Mycoses* 50:135, 2007.
45. Peleg AY, Woods ML: Continuous and 4 h infusion of amphotericin B: A comparative study involving high-risk haematology patients. *J Antimicrob Chemother* 54:803, 2004.
46. Slavin MA, Szer J, Grigg AP, et al: Guidelines for the use of antifungal agents in the treatment of invasive *Candida* and mould infections. *Intern Med J* 34:192, 2004.
47. Subira M, Martino R, Gomez L, et al: Low-dose amphotericin B lipid complex vs. conventional amphotericin B for empirical antifungal therapy of neutropenic fever in patients with hematologic malignancies—A randomized, controlled trial. *Eur J Haematol* 72:342, 2004.
48. Ostrosky-Zeichner L, Marr KA, Rex JH, Cohen SH: Amphotericin B: Time for a new "gold standard." *Clin Infect Dis* 37:415, 2003.
49. Schneemann M, Bachli EB: Continuous infusion of amphotericin B deoxycholate: A cost-effective gold standard for therapy of invasive fungal infections? *Clin Infect Dis* 38:303, 2004.
50. Kleinberg M: What is the current and future status of conventional amphotericin B? *Int J Antimicrob Agents* 27 Suppl 1:12, 2006.
51. Cuenca-Estrella M, Arendrup MC, Chryssanthou E, et al: Multicentre determination of quality control strains and quality control ranges for antifungal susceptibility testing of yeasts and filamentous fungi using the methods of the Antifungal Susceptibility Testing Subcommittee of the European Committee on Antimicrobial Susceptibility Testing (AFST-EUCAST). *Clin Microbiol Infect* 13:1018, 2007.
52. Walsh TJ, Pappas P, Winston DJ, et al: Voriconazole compared with liposomal amphotericin B for empirical antifungal therapy in patients with neutropenia and persistent fever. *N Engl J Med* 346:225, 2002.
53. Marr KA: Empirical antifungal therapy—New options, new tradeoffs. *N Engl J Med* 346:278, 2002.
54. Przepiorka D, Buadi FK, McClune B: Oral voriconazole for empiric antifungal treatment in patients with uncomplicated febrile neutropenia. *Pharmacotherapy* 28:58, 2008.
55. Pascual A, Calandra T, Bolay S, et al: Voriconazole therapeutic drug monitoring in patients with invasive mycoses improves efficacy and safety outcomes. *Clin Infect Dis* 46:201, 2008.
56. Raad II, Hanna HA, Boktour M, et al: Novel antifungal agents as salvage therapy for invasive aspergillosis in patients with hematologic malignancies: Posaconazole compared with high-dose lipid formulations of amphotericin B alone or in combination with caspofungin. *Leukemia* 22:496, 2008.
57. Cappelletty D, Eiselstein-McKitrick K: The echinocandins. *Pharmacotherapy* 27:369, 2007.
58. Eschenauer G, Depestel DD, Carver PL: Comparison of echinocandin antifungals. *Ther Clin Risk Manag* 3:71, 2007.
59. Chandrasekar PH, Sobel JD: Micafungin: A new echinocandin. *Clin Infect Dis* 42:1171, 2006.
60. Dennis CG, Greco WR, Brun Y, et al: Effect of amphotericin B and micafungin combination on survival, histopathology, and fungal burden in experimental aspergillosis in the p47phox-/- mouse model of chronic granulomatous disease. *Antimicrob Agents Chemother* 50:422, 2006.
61. Reboli AC, Rotstein C, Pappas PG, et al: Anidulafungin versus fluconazole for invasive candidiasis. *N Engl J Med* 356:2472, 2007.
62. Lionakis MS, Lewis RE, Torres HA, et al: Increased frequency of non-fumigatus Aspergillus species in amphotericin B- or triazole-pre-exposed cancer patients with positive cultures for aspergilli. *Diagn Microbiol Infect Dis* 52:15, 2005.
63. Rodriguez-Tudela JL, Alcazar-Fuoli L, Mellado E, et al: Epidemiological cutoffs and cross-resistance to azole drugs in *Aspergillus fumigatus*. *Antimicrob Agents Chemother* 52:2468, 2008.
64. Glenny AM, Fernandez Mauleffinch LM, Pavitt S, Walsh T: Interventions for the prevention and treatment of herpes simplex virus in patients being treated for cancer. *Cochrane Database Syst Rev* 1:CD006706, 2009.
65. Biron KK: Antiviral drugs for cytomegalovirus diseases. *Antiviral Res* 71:154, 2006.
66. Almyroudis NG, Jakubowski A, Jaffe D, et al: Predictors for persistent cytomegalovirus reactivation after T-cell-depleted allogeneic hematopoietic stem cell transplantation. *Transpl Infect Dis* 9:286, 2007.
67. Ljungman P: Cytomegalovirus pneumonia: Presentation, diagnosis, and treatment. *Semin Respir Infect* 10:209, 1995.
68. Shankar SM, Nania JJ: Management of Pneumocystis jiroveci pneumonia in children receiving chemotherapy. *Paediatr Drugs* 9:301, 2007.
69. Al-Anazi KA, Al-Jasser AM, Evans DA: Infections caused by mycobacterium tuberculosis in patients with hematological disorders and in recipients of hematopoietic stem cell transplant, a twelve year retrospective study. *Ann Clin Microbiol Antimicrob* 6:16, 2007.
70. Wright A, Zignol M, Van Deun A, et al: Epidemiology of antituberculosis drug resistance 2002–07: An updated analysis of the Global Project on Anti-Tuberculosis Drug Resistance Surveillance. *Lancet* 373:1861, 2009.
71. Jassal M, Bishai WR: Extensively drug-resistant tuberculosis. *Lancet Infect Dis* 9:19, 2009.
72. DiNubile MJ: Stopping antibiotic therapy in neutropenic patients. *Ann Intern Med* 108:289, 1988.
73. Cornelissen JJ, Rozenberg-Arska M, Dekker AW: Discontinuation of intravenous antibiotic therapy during persistent neutropenia in patients receiving prophylaxis with oral ciprofloxacin. *Clin Infect Dis* 21:1300, 1995.
74. Barton TD, Schuster MG: The cause of fever following resolution of neutropenia in patients with acute leukemia. *Clin Infect Dis* 22:1064, 1996.
75. Sallah S: Hepatosplenic candidiasis in patients with acute leukemia: Increasingly encountered complication. *Anticancer Res* 19:757, 1999.
76. Thaler M, Pastakia B, Shawker TH, et al: Hepatic candidiasis in cancer patients: The evolving picture of the syndrome. *Ann Intern Med* 108:88, 1988.
77. Karthaus M, Huebner G, Elser C, et al: Early detection of chronic disseminated Candida infection in leukemia patients with febrile neutropenia: Value of computer-assisted serial ultrasound documentation. *Ann Hematol* 77:41, 1998.
78. Sallah S, Semelka R, Kelekis N, et al: Diagnosis and monitoring response to treatment of hepatosplenic candidiasis in patients with acute leukemia using magnetic resonance imaging. *Acta Haematol* 100:77, 1998.
79. Torres-Valdivieso MJ, Lopez J, Melero C, et al: Hepatosplenic candidosis in an immunosuppressed patient responding to fluconazole. *Mycoses* 37:443, 1994.
80. Arda B, Soyer N, Sipahi OR, et al: Possible hepatosplenic candidiasis treated with liposomal amphotericin B and caspofungin combination. *J Infect* 52:387, 2006.
81. Walsh TJ, Whitcomb P, Piscitelli S, et al: Safety, tolerance, and pharmacokinetics of

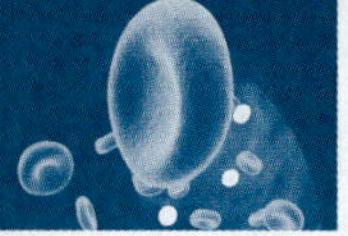

amphotericin B lipid complex in children with hepatosplenic candidiasis. *Antimicrob Agents Chemother* 41:1944, 1997.

82. Chen CY, Chen YC, Tang JL, et al: Hepatosplenic fungal infection in patients with acute leukemia in Taiwan: Incidence, treatment, and prognosis. *Ann Hematol* 82:93, 2003.
83. Raad I, Hanna H, Maki D: Intravascular catheter-related infections: Advances in diagnosis, prevention, and management. *Lancet Infect Dis* 7:645, 2007.
84. Hanna H, Afif C, Alakech B, et al: Central venous catheter-related bacteremia due to gram-negative bacilli: Significance of catheter removal in preventing relapse. *Infect Control Hosp Epidemiol* 25:646, 2004.
85. Raad I, Hanna H, Boktour M, et al: Management of central venous catheters in patients with cancer and candidemia. *Clin Infect Dis* 38:1119, 2004.
86. Chatzinikolaou I, Hanna H, Graviss L, et al: Clinical experience with minocycline and rifampin-impregnated central venous catheters in bone marrow transplantation recipients: Efficacy and low risk of developing staphylococcal resistance. *Infect Control Hosp Epidemiol* 24:961, 2003.
87. Logghe C, Van Ossel C, D'Hoore W, et al: Evaluation of chlorhexidine and silver-sulfadiazine impregnated central venous catheters for the prevention of bloodstream infection in leukaemic patients: A randomized controlled trial. *J Hosp Infect* 37:145, 1997.
88. Garland JS, Alex CP, Mueller CD, et al: A randomized trial comparing povidone-iodine to a chlorhexidine gluconate-impregnated dressing for prevention of central venous catheter infections in neonates. *Pediatrics* 107:1431, 2001.
89. Mermel LA, Allon M, Bouza E, et al: Clinical practice guidelines for the diagnosis and management of intravascular catheter-related infection: 2009 Update by the Infectious Diseases Society of America. *Clin Infect Dis* 49:1, 2009.
90. Elting LS, Lu C, Escalante CP, et al: Outcomes and cost of outpatient or inpatient management of 712 patients with febrile neutropenia. *J Clin Oncol* 26:606, 2008.
91. Billeter M, Zervos MJ, Chen AY, et al: Dalbavancin: A novel once-weekly lipoglycopeptide antibiotic. *Clin Infect Dis* 46:577, 2008.
92. Moores KG: Safe and effective outpatient treatment of adults with chemotherapy-induced neutropenic fever. *Am J Health Syst Pharm* 64:717, 2007.
93. Pascoe J, Steven N: Antibiotics for the prevention of febrile neutropenia. *Curr Opin Hematol* 16:48, 2009.
94. Freifeld A, Sepkowitz K: The conundrum of fluoroquinolone prophylaxis. *Nat Clin Pract Oncol* 3:524, 2006.
95. Hammond SP, Baden LR: Antibiotic prophylaxis for patients with acute leukemia. *Leuk Lymphoma* 49:183, 2008.
96. van Vliet MJ, Tissing WJ, Dun CA, et al: Chemotherapy treatment in pediatric patients with acute myeloid leukemia receiving antimicrobial prophylaxis leads to a relative increase of colonization with potentially pathogenic bacteria in the gut. *Clin Infect Dis* 49:262, 2009.
97. Cookson B: Hypervirulent strains of *Clostridium difficile*. *Postgrad Med J* 83:291, 2007.
98. Gerding DN: Clindamycin, cephalosporins, fluoroquinolones, and *Clostridium difficile*-associated diarrhea: This is an antimicrobial resistance problem. *Clin Infect Dis* 38:646, 2004.
99. Green H, Paul M, Vidal L, Leibovici L: Prophylaxis for Pneumocystis pneumonia (PCP) in non-HIV immunocompromised patients. *Cochrane Database Syst Rev* 3:CD005590, 2007.
100. van de Wetering MD, de Witte MA, Kremer LC, et al: Efficacy of oral prophylactic antibiotics in neutropenic afebrile oncology patients: A systematic review of randomised controlled trials. *Eur J Cancer* 41:1372, 2005.
101. Kovatch AL, Wald ER, Albo VC, et al: Oral trimethoprim/sulfamethoxazole for prevention of bacterial infection during the induction phase of cancer chemotherapy in children. *Pediatrics* 76:754, 1985.
102. Cattaneo C, Quaresmini G, Casari S, et al: Recent changes in bacterial epidemiology and the emergence of fluoroquinolone-resistant *Escherichia coli* among patients with haematological malignancies: Results of a prospective study on 823 patients at a single institution. *J Antimicrob Chemother* 61:721, 2008.
103. Prabhu RM, Piper KE, Litzow MR, et al: Emergence of quinolone resistance among viridans group streptococci isolated from the oropharynx of neutropenic peripheral blood stem cell transplant patients receiving quinolone antimicrobial prophylaxis. *Eur J Clin Microbiol Infect Dis* 24:832, 2005.
104. Baden LR: Prophylactic antimicrobial agents and the importance of fitness. *N Engl J Med* 353:1052, 2005.
105. Gomez L, Garau J, Estrada C, et al: Ciprofloxacin prophylaxis in patients with acute leukemia and granulocytopenia in an area with a high prevalence of ciprofloxacin-resistant *Escherichia coli*. *Cancer* 97:419, 2003.
106. Baum HV, Franz U, Geiss HK: Prevalence of ciprofloxacin-resistant *Escherichia coli* in hematologic-oncologic patients. *Infection* 28:278, 2000.
107. Kern WV, Klose K, Jellen-Ritter AS, et al: Fluoroquinolone resistance of Escherichia coli at a cancer center: Epidemiologic evolution and effects of discontinuing prophylactic fluoroquinolone use in neutropenic patients with leukemia. *Eur J Clin Microbiol Infect Dis* 24:111, 2005.
108. Sung L, Nathan PC, Alibhai SM, et al: Meta-analysis: Effect of prophylactic hematopoietic colony-stimulating factors on mortality and outcomes of infection. *Ann Intern Med* 147:400, 2007.
109. Repetto L, Biganzoli L, Koehne CH, et al: EORTC Cancer in the Elderly Task Force guidelines for the use of colony-stimulating factors in elderly patients with cancer. *Eur J Cancer* 39:2264, 2003.
110. Gardner A, Mattiuzzi G, Faderl S, et al: Randomized comparison of cooked and non-cooked diets in patients undergoing remission induction therapy for acute myeloid leukemia. *J Clin Oncol* 26:5684, 2008.
111. Russell JA, Poon MC, Jones AR, et al: Allogeneic bone-marrow transplantation without protective isolation in adults with malignant disease. *Lancet* 339:38, 1992.
112. Green H, Paul M, Vidal L, Leibovici L: Prophylaxis of Pneumocystis pneumonia in immunocompromised non-HIV-infected patients: Systematic review and meta-analysis of randomized controlled trials. *Mayo Clin Proc* 82:1052, 2007.
113. Kim SY, Dabb AA, Glenn DJ, et al: Intravenous pentamidine is effective as second line Pneumocystis pneumonia prophylaxis in pediatric oncology patients. *Pediatr Blood Cancer* 50:779, 2008.
114. Marras TK, Sanders K, Lipton JH, et al: Aerosolized pentamidine prophylaxis for Pneumocystis carinii pneumonia after allogeneic marrow transplantation. *Transpl Infect Dis* 4:66, 2002.
115. Sangiolo D, Storer B, Nash R, et al: Toxicity and efficacy of daily dapsone as Pneumocystis jiroveci prophylaxis after hematopoietic stem cell transplantation: A case-control study. *Biol Blood Marrow Transplant* 11:521, 2005.
116. Colby C, McAfee S, Sackstein R, et al: A prospective randomized trial comparing the toxicity and safety of atovaquone with trimethoprim/sulfamethoxazole as Pneumocystis carinii pneumonia prophylaxis following autologous peripheral blood stem cell transplantation. *Bone Marrow Transplant* 24:897, 1999.
117. Warkentin DI, Epstein JB, Campbell LM, et al: Valacyclovir versus acyclovir for HSV prophylaxis in neutropenic patients. *Ann Pharmacother* 36:1525, 2002.
118. Boeckh M, Kim HW, Flowers ME, et al: Long-term acyclovir for prevention of varicella zoster virus disease after allogeneic hematopoietic cell transplantation—A randomized double-blind placebo-controlled study. *Blood* 107:1800, 2006.
119. Vickrey E, Allen S, Mehta J, Singhal S: Acyclovir to prevent reactivation of varicella zoster virus (herpes zoster) in multiple myeloma patients receiving bortezomib therapy. *Cancer* 115:229, 2009.
120. Weinstock DM, Boeckh M, Boulad F, et al: Postexposure prophylaxis against varicella-zoster virus infection among recipients of hematopoietic stem cell transplant: Unresolved issues. *Infect Control Hosp Epidemiol* 25:603, 2004.
121. Boeckh M, Nichols WG: The impact of cytomegalovirus serostatus of donor and recipient before hematopoietic stem cell transplantation in the era of antiviral prophylaxis and preemptive therapy. *Blood* 103:2003, 2004.
122. Boeckh M, Nichols WG, Papanicolaou G, et al: Cytomegalovirus in hematopoietic stem cell transplant recipients: Current status, known challenges, and future strategies. *Biol Blood Marrow Transplant* 9:543, 2003.
123. Vamvakas EC: Is white blood cell reduction equivalent to antibody screening in preventing transmission of cytomegalovirus by transfusion? A review of the literature and meta-analysis. *Transfus Med Rev* 19:181, 2005.
124. van der Heiden PL, Kalpoe JS, Barge RM, et al: Oral valganciclovir as pre-emptive therapy has similar efficacy on cytomegalovirus DNA load reduction as intravenous ganciclovir in allogeneic stem cell transplantation recipients. *Bone Marrow Transplant* 37:693, 2006.
125. Ayala E, Greene J, Sandin R, et al: Valganciclovir is safe and effective as pre-emptive therapy for CMV infection in allogeneic hematopoietic stem cell transplantation. *Bone Marrow Transplant* 37:851, 2006.
126. Winston DJ, Yeager AM, Chandrasekar PH, et al: Randomized comparison of oral valacyclovir and intravenous ganciclovir for prevention of cytomegalovirus disease after allogeneic bone marrow transplantation. *Clin Infect Dis* 36:749, 2003.
127. Ar MC, Ozbalak M, Tuzuner N, et al: Severe bone marrow failure due to valganciclovir overdose after renal transplantation from cadaveric donors: Four consecutive cases. *Transplant Proc* 41:1648, 2009.
128. Allice T, Busca A, Locatelli F, et al: Valganciclovir as pre-emptive therapy for cytomegalovirus infection post-allogenic stem cell transplantation: Implications for the emergence of drug-resistant cytomegalovirus. *J Antimicrob Chemother* 63:600, 2009.
129. Reusser P, Einsele H, Lee J, et al: Randomized multicenter trial of foscarnet versus ganciclovir for preemptive therapy of cytomegalovirus infection after allogeneic stem cell transplantation. *Blood* 99:1159, 2002.
130. Hodson EM, Craig JC, Strippoli GF, Webster AC: Antiviral medications for preventing cytomegalovirus disease in solid organ transplant recipients. *Cochrane Database Syst Rev* 2:CD003774, 2008.
131. Sandherr M, Einsele H, Hebart H, et al: Antiviral prophylaxis in patients with haematological malignancies and solid tumours: Guidelines of the Infectious Diseases Working Party (AGIHO) of the German Society for Hematology and Oncology (DGHO). *Ann Oncol* 17:1051, 2006.
132. Micklethwaite KP, Clancy L, Sandher U, et al: Prophylactic infusion of cytomegalovirus-specific cytotoxic T lymphocytes stimulated with Ad5f35pp65 gene-modified dendritic cells after allogeneic hemopoietic stem cell transplantation. *Blood* 112:3974, 2008.
133. Curtis KK, Connolly MK, Northfelt DW: Live, attenuated varicella zoster vaccination of an immunocompromised patient. *J Gen Intern Med* 23:648, 2008.
134. Glasmacher A, Prentice AG: Evidence-based review of antifungal prophylaxis in neutropenic patients with haematological malignancies. *J Antimicrob Chemother* 56 Suppl 1:i23, 2005.
135. Cornely OA, Ullmann AJ, Karthaus M: Evidence-based assessment of primary antifungal prophylaxis in patients with hematologic malignancies. *Blood* 101:3365, 2003.
136. Maschmeyer G: The changing face of febrile neutropenia-from monotherapy to moulds to mucositis. Prevention of mould infections. *J Antimicrob Chemother* 63 Suppl 1:i27, 2009.
137. Michallet M, Ito JI: Approaches to the management of invasive fungal infections in hematologic malignancy and hematopoietic cell transplantation. *J Clin Oncol* 27:3398, 2009.
138. Goodman JL, Winston DJ, Greenfield RA, et al: A controlled trial of fluconazole to prevent fungal infections in patients undergoing bone marrow transplantation. *N Engl J Med* 326:845, 1992.
139. Rotstein C, Bow EJ, Laverdiere M, et al: Randomized placebo-controlled trial of fluconazole prophylaxis for neutropenic cancer patients: Benefit based on purpose and intensity of cytotoxic therapy. The Canadian Fluconazole Prophylaxis Study Group. *Clin Infect Dis* 28:331, 1999.
140. Wingard JR, Merz WG, Rinaldi MG, et al: Increase in *Candida krusei* infection among patients with bone marrow transplantation and neutropenia treated prophylactically with fluconazole. *N Engl J Med* 325:1274, 1991.
141. Potter M: Strategies for managing systemic fungal infection and the place of itraconazole. *J Antimicrob Chemother* 56 Suppl 1:i49, 2005.

142. Vehreschild JJ, Bohme A, Buchheidt D, et al: A double-blind trial on prophylactic voriconazole (VRC) or placebo during induction chemotherapy for acute myelogenous leukaemia (AML). *J Infect* 55:445, 2007.
143. Cornely OA, Maertens J, Winston DJ, et al: Posaconazole vs. fluconazole or itraconazole prophylaxis in patients with neutropenia. *N Engl J Med* 356:348, 2007.
144. Mattiuzzi GN, Alvarado G, Giles FJ, et al: Open-label, randomized comparison of itraconazole versus caspofungin for prophylaxis in patients with hematologic malignancies. *Antimicrob Agents Chemother* 50:143, 2006.
145. van Burik JA, Ratanatharathorn V, Stepan DE, et al: Micafungin versus fluconazole for prophylaxis against invasive fungal infections during neutropenia in patients undergoing hematopoietic stem cell transplantation. *Clin Infect Dis* 39:1407, 2004.
146. Wolff SN, Fay J, Stevens D, et al: Fluconazole vs. low-dose amphotericin B for the prevention of fungal infections in patients undergoing bone marrow transplantation: A study of the North American Marrow Transplant Group. *Bone Marrow Transplant* 25:853, 2000.
147. Rijnders BJ, Cornelissen JJ, Slobbe L, et al: Aerosolized liposomal amphotericin B for the prevention of invasive pulmonary aspergillosis during prolonged neutropenia: A randomized, placebo-controlled trial. *Clin Infect Dis* 46:1401, 2008.
148. Almyroudis NG, Segal BH: Prevention and treatment of invasive fungal diseases in neutropenic patients. *Curr Opin Infect Dis* 22:385, 2009.
149. Senn L, Robinson JO, Schmidt S, et al: 1,3-Beta-D-glucan antigenemia for early diagnosis of invasive fungal infections in neutropenic patients with acute leukemia. *Clin Infect Dis* 46:878, 2008.
150. Pfeiffer CD, Fine JP, Safdar N: Diagnosis of invasive aspergillosis using a galactomannan assay: A meta-analysis. *Clin Infect Dis* 42:1417, 2006.
151. McMullan R, Metwally L, Coyle PV, et al: A prospective clinical trial of a real-time polymerase chain reaction assay for the diagnosis of candidemia in nonneutropenic, critically ill adults. *Clin Infect Dis* 46:890, 2008.
152. Aschan J: Allogeneic haematopoietic stem cell transplantation: Current status and future outlook. *Br Med Bull* 77–78:23, 2006.
153. Appelbaum FR, Forman SJ, Negrin RS, Blume KG: *Thomas' Hematopoietic Cell Transplantation*. Wiley-Blackwell, Malden, MA, 2009.

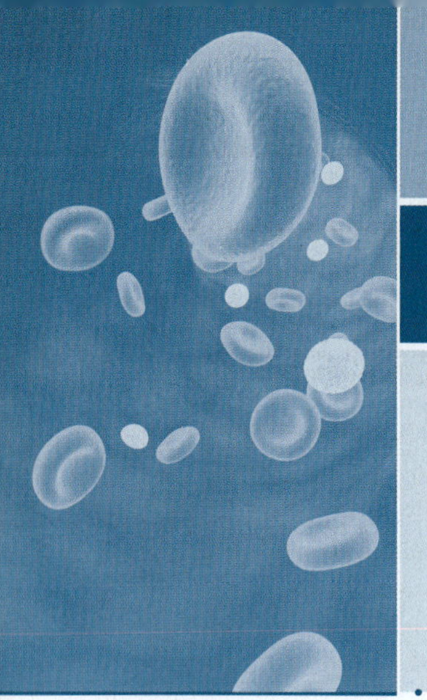

第23章

抗血栓治疗原则

Charles W. Francis, Mark Crowther

摘 要

抗血栓药物是临床上最常用的药物之一，根据其主要作用机制通常分为抗凝血药、纤维蛋白溶解药和血小板抑制剂。目前，尽管很多口服药物在欧洲和加拿大都被广泛使用，但在美国，华法林仍是唯一可以口服使用的抗血栓药物，华法林（warfarin）能抑制维生素K的活性，具有疗效持续时间长，使用时需要监测等特点，被广泛应用于预防和治疗心血管疾病。利伐沙班（rivaroxaban）和阿哌沙班（apixaban）是一类抑制激活状态Ⅹa因子的新型口服药，而达比加群（dabigatran）是一种抑制凝血酶的口服药。普通肝素（heparin）和低分子量肝素通过抗凝血酶抑制丝氨酸酶类的活化，是最常用的非口服快速抗凝药物。磺达肝素（fondaparinux）是一类人工合成的药物，可以特异性抑制激活状态下的Ⅹa因子，常用于静脉栓塞的预防和治疗。另一些直接作用于凝血酶的非口服抑制剂抗凝效果也较显著，可用于替代肝素治疗。纤维蛋白溶解药可以将纤维蛋白溶酶原激活成纤溶酶来加速血凝块的溶解。这些药物之间的差异在于对纤维蛋白特异性的程度，半衰期和抗原性。除此之外，抗血小板药物在预防和治疗动脉栓塞中也起到了很大作用。阿司匹林（aspirin）是环氧化酶-1的抑制剂，广泛用于预防卒中和心肌梗死。调节cAMP水平的药物包括双嘧达莫（dipyridamole）、己酮可可碱（pentoxifylline）和西洛他唑（cilostazol），主要用于治疗外周血管疾病。ADP受体阻断剂主要用于治疗冠状动脉和外周动脉疾病，例如噻氯匹定（ticlopidine），氯吡格雷（clopidogrel）和普拉格雷（prasugrel）。抑制纤维蛋白原和$\alpha_{IIb}\beta_3$的结合的药物包括阿昔单抗（abciximab）、替罗非班（tirofiban）和依替巴肽（eptifibatide），这些药物对治疗急性冠脉综合征有很好的效果。

本章使用的简写和缩略词：ACT，活化凝血时间（activated clotting time）；ADP，腺苷二磷酸（adenosine diphosphate）；aPPT，活化的部分凝血活酶时间（activated partial thromboplastin time）；cAMP，环腺苷单磷酸（cyclic adenosine monophosphate）；COX，环氧化酶（cyclooxygenase）；CYP，细胞色素P450（cytochrome P450）；DVT，深静脉血栓（deep vein thrombosis）；HIT，肝素诱导的血小板减少症（heparin-induced thrombocytopenia）；INR，国际标准化比率（international normalized ratio）；ISI，国际敏感度指数（international sensitivity index）；LMWH，低分子量肝素（low-molecular-weight heparin）；MI，心肌梗死（myocardial infarction）；NSAID，非类固醇抗炎药（nonsteroidal antiinflammatory drug）；PE，肺栓塞（pulmonary embolism）；PG，前列腺素（prostaglandin）；PGI2，前列腺环素（prostacyclin）；PRP，富含血小板的血浆（platelet-rich plasma）；PT，凝血酶原时间（prothrombin time）；SQ，皮下（subcutaneous）；TNK，替奈普酶（tenecteplase）；t-PA，组织型纤维蛋白溶酶原激活剂（tissue-type plasminogen activator）。

概述

血栓性疾病是西方国家引起致死和致残的主要疾病，因抗血栓药物疗效显著，故是医疗中最常用的药物之一。根据抗血栓药物的作用机制不同可分为抗凝剂、抗血小板药和纤溶药，但它们的作用之间有部分重叠（表23-1）。它们最重要的应用是预防高危人群的血栓性疾病，在治疗急性血栓形成中也有着重要的应用。许多药物的风险受益比率较低，以致发生出血等并发症。而出血是在抗凝治疗中最常见的副作用，因此，医生在选择治疗方案时应为每位患者小心谨慎地权衡风险和利益。一般而言，这些药物本身不会导致出血，但会加重原有的出血或使消化道、泌尿生殖器或中枢神经系统的病理性损伤部位易于出血。在决定治疗方案时，避免增加出血风险是很重要的。

抗凝治疗通过抑制凝血酶的形成和激活来降低纤维蛋白的形成，最常用于预防房颤患者并发全身性栓塞，并可作为静脉栓塞的二级预防治疗。抗凝治疗的疗效因生物个体的差异而变异性较大，故常用凝集试验监测。抗血小板药物能抑制血小板功能，主要用途在于预防脑血管和冠状动脉疾病导致的血栓性并发症，同时在治疗急性心肌梗死和预防静脉血栓形成中也起着一定的作用。纤溶药物通过增加纤溶酶原激活为纤溶酶来加速血栓溶解，主要用于治疗急性心肌梗死，以及清理闭

表 23-1　抗血栓药物的种类和作用

抗凝剂——通过抑制凝血酶功能或凝血酶形成减少纤维蛋白形成

药物

口服华法林和其他维生素 K 拮抗剂；达比加群酯（直接凝血酶抑制剂）和利伐沙班（直接Ⅹa 因子抑制剂）

肠外肝素，低分子量肝素，磺达肝素，直接凝血酶抑制剂（阿加曲班、地西卢定、比伐卢定）

抗血小板药——抑制血小板功能

药物

阿司匹林、氯吡格雷、普拉格雷、双嘧达莫、阿昔单抗、依替巴肽、替罗非班

主要用途是预防和治疗动脉血栓

溶纤维蛋白药——纤溶酶原激活物使纤维蛋白溶酶原转换成纤维蛋白溶酶并加速血凝块溶解

药物

链激酶、尿激酶、阿替普酶、瑞替普酶、替奈普酶

主要用于治疗急性心肌梗死，也可用于患有脑卒中、肺栓塞和下肢深静脉血栓的特殊患者

塞的导管和部分脑卒中或静脉栓塞的特殊患者。溶栓治疗比抗凝药或抗血小板药有着更高的出血风险。治疗急性血栓性疾病通常结合多种不同作用机制的药物联合用药以发挥最大的效果。

抗凝治疗已成为新型药物研究中的热门领域，有许多极具前景的药物正处于临床试验中，这些都是基于近年来细胞分子生物学和生物化学的科学发展对于凝血系统详细研究的结果。与以往药物多作用靶点的特点相比，新型药物更倾向作用于特定的酶。

维生素 K 拮抗剂

维生素 K 拮抗剂作为口服抗凝药的研究开始于 20 世纪 20 年代对牲畜出血性疾病的调查，最终将此类疾病的病因确定为食用发霉的草料所致的低凝血酶原血症[1]。香豆素（coumarin），具有抑制维生素 K 的作用，在 20 世纪 40 年代被提纯并应用于临床。多种药理特性不同的香豆素衍生物统称为维生素 K 拮抗剂，在当今世界各地已被作为抗凝药广泛应用，其中的华法林在北美地区普遍使用。这些药物被广泛用于预防和治疗血栓性疾病，是现有最为普及的口服抗凝药[2,3]。

■ 药理学

香豆素是维生素 K 的竞争性抑制剂，可抑制 γ 羧化反应从而抑制一系列凝血蛋白的合成，包括Ⅱ因子、Ⅶ因子、Ⅸ因子和Ⅹ因子，同时对那些抑制止血的调节性蛋白的合成也有抑制作用，如蛋白 C 和蛋白 S。这些蛋白的合成需要在翻译后对谷氨酸残基进行修饰，并将它们转化为 γ 羧化谷氨酸，这个过程是这些蛋白与膜正常反应和生物活性所必需（参见第 115 章）[4-7]。此外，羧化反应需要还原性维生素 K，并将其转化为维生素 K 环氧化物，随后环氧化物被一种可被华法林抑制的酶催化还原[8-10]。因此，使用华法林会减弱 γ 羧化反应，导致失活分子的合成[11-13]。

华法林（warfarin）是 S 异构体和 R 异构体的外消旋混合物，在口服制剂中二者含量大致相当，具有较高的生物利用度。华法林可溶于水，口服给药后迅速被吸收，在 60~90 分钟后达到峰浓度，不能口服或有吸收不良的患者也可以经皮肤给药。华法林的半衰期在 35~45 小时，能紧密地同血浆蛋白结合，但只有游离未结合的部分才能发挥生物学活性[2]。华法林通过细胞色素 P450 系统代谢，环境因素以及基因多态性可以通过改变酶的结构来影响该系统的活性。其他维生素 K 拮抗剂的活性与此相似，但是吸收和清除上有所不同。

由于华法林是一种维生素 K 拮抗剂，故其效用受到饮食中维生素 K 含量的影响。自然界中的维生素 K 存在于各种蔬菜中，因此饮食的改变会影响其利用度和华法林的效用[14]，这在那些严格控制饮食的减肥者和其他疾病导致纳差的患者中尤为明显。另外，腹泻也会影响维生素 K 利用度，例如住院患者由于使用广谱抗生素导致腹泻，对华法林的敏感性会有显著提高。同样，通过食品添加剂或维生素增加对维生素 K 的摄入也会影响华法林的敏感性。肝病导致凝血因子合成减少会增加对华法林的敏感性，代谢的亢进或减退都会改变对华法林的敏感性。遗传性的华法林耐药与维生素 K 环氧化物还原酶的特定突变有关[15-17]。除此之外，很多药物的相互作用会改变维生素 K 依赖的凝血因子的合成和清除或干扰华法林的代谢，因而影响华法林的药效。患者在改变治疗方案或使用新药时，应该向医生或药剂师咨询药物对抗凝作用的影响（表 23-2）[14]。其他影响止血过程的药物，如阿司匹林、非甾体类抗炎药、肝素及其他抗凝药，也会影响华法林的抗凝效果并有可能导致出血。

表 23-2　各类药物对华法林的影响

增强作用	
甲基多巴	异烟肼
对乙酰氨基酚	甲灭酸
乙酰苯磺酰环己脲	甲硫咪唑
别嘌醇	甲氨蝶呤
雄激素和合成类固醇	哌甲酯
肠菌类抗生素（四环素，链霉素，红霉素，卡那霉素，萘啶酸，新霉素）	萘啶酸
	去甲替林
头孢噻啶	羟布宗
水合氯醛	对氨基柳酸
氯霉素	巴龙霉素
氯丙嗪	苯基丁氮酮
氯磺丙脲	非尼拉朵
西咪替丁	苯妥英
氯贝丁酯	丙硫氧嘧啶
二氮嗪	奎尼丁
戒酒硫	水杨酸盐
依他尼酸	磺吡酮
胰高血糖素	磺胺类药
胍乙啶	甲状腺激素
吲哚美辛	甲苯磺丁脲
抑制作用	
安替比林	格鲁米特
硫唑嘌呤	灰黄霉素
巴比妥类药物	氟哌啶醇
卡马西平	苯巴比妥
洋地黄	泼尼松
乙醇	利福平
乙氯维诺	维生素 K

给药和监测

华法林通过降低维生素K依赖的凝血因子水平而发挥抗凝血功能，而凝血因子浓度的维持是依赖合成和代谢的平衡。华法林减少维生素K依赖的凝血因子的合成，因此此时这些凝血因子的浓度主要取决于代谢。Ⅶ因子半衰期比较短只有5小时，Ⅹ因子和Ⅸ因子比较长（$t_{1/2}$= 24小时），Ⅱ因子最长，半衰期将近72小时。抗凝效果的产生是由于降低了所有的凝血因子水平并达到一个平衡，而这需要几天时间才能达到。在治疗初期可能发生凝血因子之间降低程度的失衡，因为Ⅶ因子降低的最快，而其他因子尤其是Ⅱ因子降低的很慢。早期Ⅶ因子的迅速降低可导致凝血酶原时间（prothrombin time，PT）的早期延长，表示为国际标准比率（international normalized ratio，INR）增加，但并不能表示已经达到理想的抗凝效果。因为蛋白质C是天然的抗凝剂，其半衰期为8小时，它的浓度降低的很快，理论上在治疗初期可以产生促凝血状态。

因为华法林的抗凝作用延迟，如果需要达到迅速的抗凝效果，治疗起始必须使用有快速作用的药物，诸如肝素（heparin）或低分子肝素（low molecular-weight heparin，LMWH）。例如静脉血栓患者通常用肝素或低分子肝素迅速起效，华法林也可在第一个24小时使用。5天或更久以后，华法林达到抗凝效果，具有快速作用的抗凝药可以停用。抗凝治疗的起始剂量接近于每日维持量，通常在5~10mg[18-21]。但是华法林用量有很大的个体差异性，对于年老虚弱营养差的患者或者有高出血倾向的患者应该使用较小剂量。过去曾推荐用大的华法林负荷剂量，但是这并不合适，有可能造成出血且并不能缩短达到足够抗凝效果所需的时间。在遗传性低蛋白质C和低蛋白质S的患者，华法林作为起始治疗如果不联合使用肝素或其他快速抗凝药，则可能导致自然抗凝功能的降低，从而引发像皮肤坏死这样的血栓形成。

维生素K拮抗剂的抗凝效果用PT监测，它对依赖维生素K的凝血因子的降低很敏感，而且会随依赖维生素K的凝血因子水平的降低而逐渐延长。影响PT的重要成分是促凝血酶原激酶。促凝血酶原激酶成分的差异会导致结果的变化。INR的广泛使用已经促进了结果的标准化[22-24]。制造商确定促凝血酶原激酶的活性是通过检测国际敏感度指数（international sensitivity index，ISI），它被用作促凝血酶原激酶在PT应答中的校正因子。INR指患者PT与正常PT的比率通过ISI校正。用这种方法，不同实验室得到的INR值可以对治疗效果进行可靠比较。

治疗初期，INR应每隔2~3天检查一次一直持续1~2周，直到达到稳定的治疗效果。对大多数适应证来说目标INR是2.5，可用的治疗范围是2~3（表23-3）。对于心瓣膜置换术的患者和那些INR在2~3但抗凝治疗失败的患者，推荐达到更高的INR。在长期慢性抗凝治疗中，需要定期检查INR，根据INR的稳定性微调治疗剂量。监测也可以用适合家中使用的便携仪器进行，使部分患者学会根据INR的值调整华法林的剂量[25-28]。经常监测华法林的专科诊所通常能更好地维持患者治疗效果，并减少出血并发症[29-32]。影响患者治疗效果维持的主要问题通常有，患者不服从医嘱，饮食改变，附加药物或酒精的摄入以及突发疾病。

表23-3 口服抗凝治疗推荐INR值

情况	目标INR（范围）
深静脉血栓治疗	2.5（2.0~3.0）
肺栓塞治疗	2.5（2.0~3.0）
预防深静脉血栓	2.5（2.0~3.0）
房颤	2.5（2.0~3.0）
心瓣膜置换术	
组织瓣膜	2.5（2.0~3.0）
机械瓣膜	3.0（2.5~3.5）
急性心肌梗死	2.5（2.0~3.0）

华法林的敏感性受细胞色素P450（cytochrome P450，CYP）和维生素K环氧化物还原酶复合体（vitamin K epoxide reductase complex，VKORC）的影响，药物基因组研究对决定药物剂量很重要。华法林通过肝脏代谢清除，CYP2C9是肝脏中介导华法林清除的最重要的酶[33,34]。这种酶已经鉴定出具有多种基因多态性，其中最重要的是CYP2C9*2和CYP2C9*3，分别在11%和7%的患者体内发现，可使酶活性减少30%和80%[35-39]。这种代谢清除的减少会导致药物水平的升高和抗凝效果的增强。VKORC1可将氧化维生素K转换为翻译后羧基化所需的活性水解形式。VKORC1是华法林靶点，也是其竞争性抑制剂。许多可以影响对华法林反应性的VKORC1编码基因的多态性已经被鉴定出来[40,41]，其基因单倍型可以分为低剂量型和高剂量型，分别具有对华法林不同的敏感性。

无论是CYP2C9基因多态性还是VKORC1基因多态性可以影响华法林作用敏感性的证据已经很明确。对维持稳定抗凝效果的患者的基因型及与华法林剂量疗效相关的基因型进行的典型研究表明[42-45]，患者有至少一个等位基因的变异就有使INR的值超出治疗范围的风险，而且相对于野生型基因，突变群体需要更长时间来达到稳定治疗剂量。尽管这种回顾性的研究表明CYP2C9和VKORC1基因型明显影响对华法林的敏感性，但是根据基因型来作为调整华法林治疗剂量的指导仍缺乏临床应用价值。已有前瞻性研究将CYP2C9和VKORC1的基因型分析整合入传统的包含诸如年龄、性别、药物相互作用等临床变量的剂量运算公式。结合CYP2C9和VKORC1的多态性来计算华法林的用量显著增强了预测华法林剂量的能力，但与不结合基因型信息来计算华法林用量相比，这种方法对治疗效果并没有显著影响[46-50]。

并发症

口服抗凝药最严重和普遍的并发症是出血，而这种风险主要与个体差异性，抗凝强度和治疗时间长短有关。出血的危险因素包括高龄，近期手术或创伤，近期胃肠出血史，肾功能不全，高血压，脑血管疾病，药物使用等（见表23-2）。INR可反映抗凝治疗的强度，它是最重要的预测出血风险的指标，当INR在治疗范围内时出血风险小，而INR进一步升高时出血风险增大。在长时间的持续治疗中，出血风险会累加，但是治疗初期的出血风险是最大的，可能和治疗开始时存在病理损害有关。总的来说，在最近的临床试验中，因静脉血栓而接受持续 6 个月的抗凝治疗发生大量出血的风险不到 3%[51]。华法林治疗罕见的并发症是皮肤坏死，这通常发生在抗凝治疗早期[52,53]。典型的主诉症状是受累部位灼烧感和刺痛感，受累部位通常是那些具有广泛皮下组织的部位，如乳房、臀部、大腿。常发生疼痛性、出血性皮肤全层梗死，需要皮肤移植。真皮和真皮下静脉血栓是皮肤梗死的原因，这可能是由于蛋白质 S 和蛋白质 C 的快速减少不成比例所致。华法林的其他并发症比较少见，偶尔有报道患者脱发，过敏反应也很罕见，而且大多是由于药物制品中添加的增色剂而并非华法林自身引起的。

华法林用于治疗肝素诱发的血小板减少症（heparin-induced thrombocytopenia，HIT）患者可出现静脉阻塞性血栓而引发四肢坏疽；这种副作用可能是由于非口服抗凝药物抗凝作用不充分，蛋白 C 水平降低，和华法林治疗初期维持较高的Ⅱ因子和Ⅹ因子水平的共同作用[54]。为了预防这种并发症的出现强调在 HIT 患者中必须持续使用非口服抗凝药物，直至凝血功能在很大程度上得到改善，和血小板计数恢复正常或接近正常。

怀孕期间应避免使用口服抗凝药，因为华法林可以通过胎盘屏障。在胎儿器官形成的前三个月使用华法林，可导致致命的胎儿颅脑畸形[55,56]。新型抗凝药物，因为是小分子，在孕期可通过胎盘，其对胎儿的影响还不清楚。孕期接受抗凝治疗可增加出血等并发症，尤其在妊娠后期。华法林可用于妊娠第 4~6 个月，但是大多数情况下，肝素或 LMWH 是更好的选择。维生素 K 拮抗剂在哺乳期应用是安全的，但是新型药物在哺乳期的安全性仍未知[57]。

抗凝作用的逆转

在出现出血、手术、创伤或抗凝剂剂量超量的情况下必须逆转抗凝状态。对于 INR 过长但又没有出血的患者可以适当的干预，包括控制华法林剂量，给予低剂量维生素 K（0.5~1.0mg），增加监控频率（表 23-4）[58]。严重出血和华法林剂量超量的患者需要进行因子置换和静脉输注大剂量维生素 K。接受抗凝治疗的患者需要进行侵入性操作时，围手术期是否继续进行抗凝治疗取决于对发生血栓和操作出血的风险的衡量。目标是达到降低在术中出血的风险和术后立即恢复抗凝状态，避免原发疾病引起血栓。一般来说，血栓再发的风险在急性血栓发生后的短期内是最高的，随着时间的推移血栓再发风险逐渐降低。因此如果可能的话，在急性血栓发生后的最初几个月，可择期的手术和其他有高出血风险的侵入性操作应推迟。通常出血风险在手术中最高，而在随后的 7~10 天风险会迅速降低到最低。出血风险较小的接受华法林抗凝治疗的患者，当 INR 小于或等于 1.5 时，可进行大多数手术。有中、高度血栓再发风险的患者，当其 INR 低于治疗值时应该使用肝素或 LMWH“衔接治疗”。衔接治疗主要用于那些治疗风险（主要是出血）小于治疗益处（降低血管栓塞危险）的患者。在完成侵入性操作并且出血风险降低之后，完全的抗凝治疗可以继续进行。已有衔接治疗的循证指南[59-62]。

表 23-4 华法林治疗的逆转

情况	处　理
INR < 6	降低剂量，考虑停药至少一次
	3~7 天复查
INR 6~10	降低剂量，停药 1~3 次
	考虑口服维生素 K 1~2mg
	24~48 小时内复查 INR
INR > 10	停药，直到查明 INR 升高的原因并使其恢复到理想范围
	口服维生素 K 2~4mg
	24 小时内复查 INR
严重出血和服药过量	考虑使用新鲜冰冻血浆或浓缩凝血酶原复合物，静脉输入 5~10mg 维生素 K

肝素和低分子肝素

■ 药理学

肝素和低分子肝素（LMWH）是使用最广泛、作用迅速的非口服抗凝剂。肝素得名于原始记载中肝脏的水提取物，在体外呈现出抗凝活性[63]。它是硫酸化的葡萄糖胺多糖混合物，由 D- 葡萄糖胺和艾杜糖醛酸残基交替构成的链状分子。肝素的组成具有很大的异质性，它由包括不同链长（平均链长 50 糖单位）、分子量在 5000~30 000Da 之间（平均接近 15 000Da）的不同分子组成。肝素可从牛和猪的肺脏及肠组织中提取出来的，通过延长体外血液凝固的活性来检测其生物学含量[64]。肝素并不直接作用于凝血因子，它通过丝氨酸蛋白酶抑制剂——抗凝血酶（AT）发挥作用。只有三分之一的肝素分子含有独特的能与 AT 结合的戊多糖序列并具有有抗凝活性[65,66]。

抗凝血酶单独使用时，对凝血酶、Ⅹa 因子和其他凝血丝氨酸蛋白酶的抑制作用很低，但是有肝素存在时则可增加近 1000 倍[67,68]。肝素、抗凝血酶和凝血酶结合形成三元复合物抑制凝血酶的活性。对Ⅹa 因子的抑制作用是通过肝素 - 抗凝血酶复合物与Ⅹa 因子结合而发挥作用，并不需要肝素直接结合在Ⅹa 因子上。含有 19 个或更多的糖单位的肝素分子能形成肝素 - 抗凝血酶 - 凝血酶三元复合物，而更小的肝素分子能促进Ⅹa 因子的失活。肝素还能刺激内皮细胞释放组织因子凝血途径的抑制物，可能参与其抗凝作用[69,70]。当凝血酶和Ⅹa 因子固定在血栓或细胞表面上时，可以相对保护它们免受肝素 - 抗凝血酶复合物的抑制[71-73]。肝素也能和肝素辅助因子Ⅱ相互作用；高浓度肝素增强肝素辅助因子Ⅱ对凝血酶的抑制作用[74]。

肝素不能口服吸收，所以必须皮下注射或静脉输注。肠外给药后，肝素能立即发挥抗凝作用。它与血液中的蛋白质和细胞相互作用后，发生复杂的药代动力学反应，迅速达到平衡并缓慢清除[75-77]。临床常规使用剂量使肝素在使用之初就与细胞的结合达到饱和，其半衰期呈现剂量依赖性，从 100U/kg 剂量大约为 1 小时增加至 400U/kg 时的 2.5 小时。个体差异和给药方法的不同，药物效果也有差别。皮下注射后，生物利用度在低剂量中可能低于 50%，但在更高的治疗剂量中可增高。

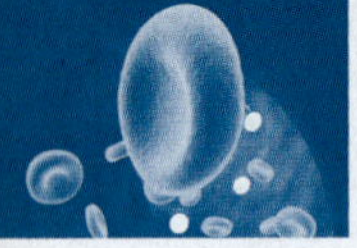

给药与监测

肝素通常采用静脉给药，以便于快速达到完全的抗凝效果。最常用的方法是按75U/kg或5000U快速静脉推注，随后按1250~1660U/kg或18U/(kg·h)持续静滴。有临床研究显示，持续静滴发生出血并发症的概率比间歇性快速静脉推注低。因为患者对肝素的反应性存在个体差异，所以尽管其抗凝作用迅速，实验室监测还是必不可少。最方便的实验室检测指标是活化部分凝血时间(activated partial thromboplastin time，APTT)，血浆存在0.1U/ml或者更高的肝素浓度都会影响APTT。由于不同试剂和测定系统对肝素的敏感性不同，故推荐各实验室采用精蛋白硫酸盐滴定法和肝素浓度0.2~0.4U校正APTT，或用0.3~0.7U/ml肝素和抗Xa因子试验[64]来建立肝素的有效药物浓度范围。通常肝素治疗后的APTT时间范围为正常均值的1.5~2.5倍。现已有用于临床的列线图，可以根据固定剂量或基于体重的剂量来调整肝素浓度[78,79]。此外，抗活化的Ⅹa因子水平可在APTT时间不可靠时作为替代检测指标，比如在因为狼疮等疾病而造成患者的APTT基础值延长时。通过APTT或抗活化Ⅹa因子水平的检测来快速达到治疗剂量对于确保足够的抗凝效果是非常重要的。

尽管使用足量甚至更高剂量的肝素，部分患者对其敏感性仍然很低并伴有APTT时间延长不足，这种现象称为肝素抵抗，通常由急相反应产生的高含量的促凝蛋白引起，比如Ⅷ因子。肝素的抗血栓作用与患者体内血浆肝素浓度密切相关，在肝素抵抗情况下，尽管APTT没有达到治疗范围，肝素抗血栓作用可能已经足够[80]。对于需要用超过35 000U/d的肝素量来使APTT达到治疗范围的患者，需要考虑采用抗活化Ⅹa因子试验调整肝素浓度，或者采用低分子量肝素替代治疗。尽管抗凝血酶缺失会引起肝素抵抗，但常规剂量的肝素还是能在绝大部分此类患者中发挥足够的抗凝作用。采用低剂量肝素预防静脉血栓形成时，即使APTT时间有略微延长，也不需要监测肝素浓度。但是对于那些体重极轻的患者，尤其是年老体弱者，即使使用常规的预防剂量，APTT的监测还是很有必要的。

一项大型研究表明，发生急性静脉血栓栓塞的患者接受在固定剂量基础上根据体重进行剂量调整的肝素治疗十分安全，而且不需要监测APTT[81]。在这个研究中，708个患者随机分成2组，第一组用普通肝素，333U/kg皮下注射后，给予250U/kg，一天2次；第二组给予低分子量肝素，所有患者随访追踪3个月。结果显示：给予普通肝素组有13个患者静脉血栓栓塞再发，给予低分子量肝素组有12个患者再发。而且，普通肝素组有4例患者并发出血，低分子量肝素组有5例患者并发出血。这项研究对于是否应该常规监测APTT来调整治疗剂量和是否应该根据体重调整治疗剂量提出了疑问。

逆转

肝素的半衰期很短，静脉注射停止后数小时其抗凝效果就消失。因此，停止静滴和局部治疗往往可以控制出血。在出现严重甚至威胁生命的大出血时，肝素的抗凝作用可以用鱼精蛋白硫酸盐中和。鱼精蛋白硫酸盐是一种碱性多肽，能和酸性的肝素分子紧密结合。通常1mg鱼精蛋白硫酸盐能中和100U的肝素。鱼精蛋白硫酸盐的剂量根据人体循环中的肝素含量进行调整。在心肺搭桥术后常规应用鱼精蛋白硫酸盐中和肝素的作用，可以用标准公式和活化凝血时间作为监测指标。

不良反应

肝素治疗的最频发的并发症是出血，这与用药剂量、治疗强度和患者的特征相关[51]。HIT是一类免疫介导的血小板消耗性疾病，主要由一种对抗肝素和血小板因子4复合体的抗体引起(参见第133章)。虽然伴血小板减少，与出血相比，HIT更多发生血栓性并发症。当血小板减少症定义为血小板计数低于正常基础值的50%或者每升血液中的血小板计数小于150×10^9个时，出现血栓性并发症发生率接近3%[82,83]，因此，无论是在肝素治疗期间或是停药以后，如发生血小板减少症，都应监测患者的血小板计数，而且应使用一些不会与肝素-血小板因子4复合物发生反应的抗凝剂。维生素K的拮抗剂必须在患者的血小板计数高于150×10^9/L后才能使用。长时间的肝素治疗还会导致骨质疏松，放射影像学证据还显示，15%的接受长时间肝素治疗的孕妇患者会出现骨丢失，其中2%还并发有症状的椎骨骨折，停用肝素后骨丢失可逐渐恢复。

低分子量肝素

普通肝素疗效的局限性及其不良反应促使研究者去发现肝素结构和功能的关系，最终导致LMWH的出现，目前已有几种LMWH可用。LMWH的制备主要通过化学方法或酶处理肝素，缩短其多糖链的长度，并且控制其平均分子量在4000~5000Da[84]。与普通肝素相似，LMWH发挥抗血栓效果是通过与抗凝血酶反应。一旦人体中存在LMWH，LMWH和普通肝素一样灭活Ⅹa因子，但由于其多糖链较短，LMWH不能灭活凝血酶。因此，LMWH抗Ⅹa因子活化的能力强于抗凝血酶的活化。

与普通肝素相比，LMWH具有不同的药物代谢动力学特性[64]。第一，LMWH经皮下注射，几乎可以完全被人体吸收，与普通肝素的吸收具有不稳定性和剂量依赖性相比，具有明显的优越性。第二，LMWH很少与血浆中的蛋白或细胞结合，故其抗凝效果稳定而且可预测[64,84]。第三，LMWH的半衰期要比普通肝素长，在很多治疗中只需1~2次/天的皮下注射。

LMWH主要通过肾脏清除，肾功能不全的患者可能会出现LMWH过量累积，因此对于肾功能下降或不全的患者，应用LMWH可能导致出血并发症[85]，此时应监测Ⅹa因子的水平。同样，对于过度肥胖的患者，尽管根据体重调整后的肝素剂量可以达到抗凝的效果[64]，监测依然十分必要。鱼精蛋白硫酸盐(protamine sulfate)虽不能完全中和低分子量肝素的抗凝作用，但对其部分有效，因此可用于有严重出血的患者[86]。几种LMWH制剂已经获得批准用于预防和治疗静、动脉血栓性疾病。尽管它们对于预防和治疗静脉血栓的功效相似，但每种制剂仍不尽相同并且具有各自独特的药理特性。表23-5列出了这些药物的常规用药指征。

表 23-5　低分子量肝素的方案 [1,*]

	药物[†]	方　案
静脉血栓栓塞(VTE)的预防		
普通外科手术		
低风险	达肝素钠	2500U,术前 1 或 2 小时,每天
	依诺肝素	40mg,术前 2 小时,每天
	磺达肝素	2.5mg,每天(手术后 6~8 小时开始)
高风险	达肝素钠	5000U,术前 10~14 小时,每天
		2500U,术前 1~2 小时和术后 12 小时;然后每天 5000U(恶性肿瘤)
	依诺肝素	40mg,术前 2 小时,每天
	磺达肝素	2.5mg,每天(手术后 6~8 小时开始)
整形外科	达肝素钠	2500U,术后 4~8 小时,每天 5000U;或者术前 2 小时 2500U,术后 4~8 小时 2500U,每天 5000U;或者术前 10~14 小时 5000U,每天 5000U
	依诺肝素	术后 12~24 小时开始 30mg BID;术前 9~15 小时 40mg,并且每天一次
	磺达肝素	2.5mg,每天(手术后 6~8 小时开始)
内科病人	依诺肝素	40mg,每天
静脉血栓栓塞的治疗	磺达肝素	体重< 50kg:5mg,每天;50~100kg:7.5mg,每天;> 75kg:10mg,每天
	达肝素钠(肿瘤患者的 VTE)	200U/kg,每天 ×1 个月;然后 150U/kg,每天,直到 6 个月
	依诺肝素	1mg/kg,每 12 小时;1.5mg/kg,每天
	亭扎肝素	175U/kg,每天
急性冠脉综合征不稳定的心绞痛和非 ST 段抬高的心肌梗死	达肝素钠	120U/kg(最大 10 000U),每 12 小时
	依诺肝素	
	ST 段抬高的心肌梗死	30mg IV,首剂量加上 1mg/kg SQ,每 12 小时(年龄大于 75 岁者开始剂量为 0.75mg/kg,不用静脉推注)
	不稳定的心绞痛和非 ST 段抬高的心肌梗死	1mg/kg,每 12 小时

* 更详细的用药信息见咨询手册。只包括美国 FDA 批准的适应证。

[†] 药物商品名:达肝素钠,Fragmin;依诺肝素,Lovenox;磺达肝素,Arixtra;亭扎肝素,Innohep。

和普通肝素相似,LMWH 最常见的不良反应也是出血,在同一适应证的相似患者群体中使用时并发出血的概率和严重程度也大致相同,但只有 0.3% ~0.45% 的患者会出现 HIT,大大低于普通肝素[82,83]。然而 LMWH 与普通肝素存在抗体交叉反应,因此 LMWH 不能用于需持续抗凝治疗的 HIT 患者。另外,动物实验和数个小型临床研究表明,骨质疏松症在 LMWH 使用时并不常见[87]。

■ 肝素或低分子量肝素的选择

肝素或 LMWH 的选择由多种因素决定,包括疗效、安全性、方便性和经济性。对于高危患者,如患有外伤和接受骨外科手术的患者,LMWH 比普通肝素更有效。对于静脉血栓性疾病,普通肝素和 LMWH 的安全性和有效性相当,由于 LMWH 可以经皮下给药,因此更便于非住院患者使用,对大多数患者来说是较好的选择。然而,因为肾功能不全的患者药物清除能力低,故此类患者更适合使用普通肝素静脉给药。LMWH 只能被鱼精蛋白硫酸盐部分中和,这使得它们很难应用于心脏搭桥手术。对于紧急状况下需要接受创伤性手术的患者,可以优先选择普通肝素,这是因为它具有较短的半衰期。LMWH 则对急性冠脉综合征有较理想的疗效。

达那肝素

达那肝素(danaparoid)是一种葡萄糖氨基聚糖类物质的复合物,由大约 84% 的乙酰肝素硫酸盐,12% 的皮肤素硫酸盐和 4% 的软骨素硫酸盐构成。它是一种抗凝血酶依赖的抗凝血药,主要具有抗Ⅹa 因子活化的作用。在血浆中的半衰期大约为 24 小时,并主要由肾脏代谢清除。达那肝素不能被鱼精蛋白硫酸盐中和。因为与普通肝素的结构不同,已被成功应用于 HIT 患者。尽管在体外实验中发现普通肝素抗体和达那肝素有 10%~20% 的交叉反应,但其与在临床相关性尚不明确。达那肝素可以经皮下给药,通过达那肝素抗Ⅹa 因子的标准曲线可以进行疗效监测。目前,达那肝素在美国尚未批准使用,在其他地区的使用也有限。

磺达肝素

磺达肝素（Fondaparinux）是一类特殊的肝素样抗凝药，具有高度选择性、抗凝血酶依赖的抗Ⅹa因子活性[64]。它是一种全合成的基于肝素序列的戊多糖，能够和抗凝血酶反应。它对抗凝血酶有高亲和性并可与之可逆性结合，导致其构象改变进而有效抑制Ⅹa因子，而不影响凝血酶。然而普通肝素和所有低分子量肝素均来源于动物，磺达肝素则与它们结构相似却不含有动物成分，故其不会引发过敏反应。因为它抑制Ⅹa因子却不直接作用于凝血酶，所以它的作用机制依赖于凝血酶的生成减少。

药理学研究表明，磺达肝素皮下给药约2小时后达到血浆最大药物浓度，它的半衰期大约为17小时，且不依赖于剂量[88,89]。皮下或者静脉给药后基本可以达到完全的生物利用。磺达肝素连续使用数天，个体自身和个体之间的变异性和药物蓄积都较小。因为磺达肝素主要由肾脏清除，并且药物以原形从尿液排出，故在患有严重肾功能损害的患者中禁用。磺达肝素在血浆中的水平可以由抗Ⅹa因子检测，而不能采用其他指标，如激活的凝血时间（activated clotting time，ACT）、APTT或凝血酶凝血时间。

临床研究已经评估了磺达肝素应用的部分适应证，通过FDA批准的有，接受大的整形外科手术或髋部骨折患者静脉血栓栓塞的预防，腹部手术后的预防，深部静脉血栓（deep venous thrombosis，DVT）或肺栓塞（pulmonary embolism，PE）患者的治疗。每天皮下给药2.5mg可用于预防，治疗静脉血栓的剂量则需根据体重调节。尽管目前尚未通过磺达肝素用于不稳定性冠状动脉综合征，但每天2.5mg剂量与依诺肝素有相似的疗效，但更安全[90]。

磺达肝素最主要的不良反应是出血，发生的概率和严重程度与LMWH相似。肾功能不全的患者常发生药物蓄积，因此对于肾功能损害的患者，磺达肝素需慎用。磺达肝素不会与普通肝素发生抗体交叉反应而引起HIT[91,92]。对于并发HIT并需要经皮给药的患者，磺达肝素是一个较好的选择，尽管这种应用尚未通过FDA的批准[93]。

直接作用于凝血酶的抑制剂

■ 来匹卢定

水蛭素是一种在水蛭唾液腺中发现的天然抗凝剂，来匹卢定（lepirudin，重组水蛭素）与水蛭素极其相似。来匹卢定由65个氨基酸组成，与天然水蛭素不同的是在N端用异亮氨酸代替了亮氨酸和63号酪氨酸位置硫酸基团的缺失。皮下给药后来匹卢定的生物利用度大约为88%，并在单剂量使用后1.3~2.5小时达到血浆峰值。它在正常人体中的半衰期为1~3小时，主要由肾脏分解代谢，但依赖透析的患者可能需要2天[64,94-96]。来匹卢定延长APTT呈浓度依赖性[97]，但作为评测药物血浆浓度的指标，蛇静脉酶（ecarin）凝血时间可能更好[98]。

来匹卢定已被批准用于治疗HIT（表23-6），并且已经成功地用于其他适应证的临床试验，包括预防和治疗DVT和急性冠脉综合征。它与肝素的结构不同，也不与HIT抗体发生交叉反应。来匹卢定的推荐剂量依赖于肾脏的功能，对于肾功能正常的患者，治疗时首先给予0.4mg/kg剂量的快速推注，然后持续静滴以维持APTT在正常范围的1.5~2.5倍。如果肾功能损害患者，首剂和维持静脉滴注的剂量都应减小。

表23-6　临床适应证和凝血酶直接抑制剂的使用

药物	临床适应证	用药方案	监测
来匹卢定	HIT	0.4mg/kg首剂量 0.15mg/（kg·h）	APTT
比伐卢定	血管形成术，HIT患者的PCI	0.75mg/kg首剂量；然后1.75mg/（kg·h）	ACT
阿加曲班	HIT	2μg/（kg·min）	APTT
	HIT患者的PCI	350μg/（kg·min）首剂量，然后15~400μg/（kg·min）	ACT

ACT：激活的凝血时间；APTT：活化部分凝血时间；HIT：肝素介导的血小板减少症；PCI：经皮冠脉干预。

来匹卢定的不良反应是出血。在接受来匹卢定治疗的HIT患者中大约有40%会出现抗水蛭素抗体，这样可能会降低药物清除率并增加抗凝血作用，原因可能是肾脏对来匹卢定-抗体复合物的清除延迟，而复合物仍然具有有抗凝血活性[99-102]。目前还没有药物可以中和或逆转来匹卢定的抗凝作用。一旦并发出血或使用剂量过大，治疗应被暂停，并且适当地对aPPT和其他凝血参数进行监测。血液过滤或者透析可能对清除极高浓度的药物或者肾功能损害者有帮助。除此之外，活化Ⅶ因子能减少来匹卢定并发的出血情况。

■ 比伐卢定

比伐卢定（bivalirudin）是一种基于水蛭素结构的重组蛋白，是水蛭素C端的十二肽段类似物，由4个甘氨酸残基连接于一个直接作用于凝血酶激活位点的结构[103]。甘氨酸桥段能使这个分子易于剪切清除，与水蛭素相比，比伐卢定与凝血酶催化位点的反应更具可逆性[103]，这样可能会减少出血等并发症。药代动力学研究表明，在肾功能正常的患者中其血浆清除率较快[（4.6ml/（min·kg）]，表观分布容积为0.2L/kg，清除的半衰期约为30分钟[64,104]。ACT和APTT的延长与药物的血浆浓度呈剂量依赖性。比伐卢定能够被肾脏和肝脏清除，所以，对于那些中到重度肝肾功能损害的或者在做透析的患者来说，需要调整剂量。

比伐卢定和阿司匹林联用对于那些患有不稳定型心绞痛或者接受血管形成术的心肌梗死后心绞痛的患者有效，已被批准用于这些适应证[105]。也被批准用于接受经皮冠脉介入治疗的HIT患者（见表23-6）。在一些临床试验中，比伐卢定在预防冠状血管生成术后的血管再狭窄有效，还可作为急性心肌梗死中链激酶的修饰物，并且在骨外科手术和HIT患者中用于防止形成静脉栓塞，但比伐卢定用于这些适应证还未获批准。其最主要的不良反应是出血，而且现在没有特异性解毒剂。当患者并发出血时静脉给药应暂停，且应监测APTT或者其他凝血参数。此外，应用抗比伐卢定后，没有检测到会产生相应的抗体。

■ 阿加曲班

阿加曲班（argatroban）是一类小分子精氨酸衍生物，能通过直接结合活性催化位点（K_i：3.9×10^{-8}mol/L）可逆性地抑制凝血酶[64,106]。由于其分子量小，可以与凝血酶分子表面或可溶性的凝血酶结合，故是一种有效的凝血酶抑制剂[107]。其抗凝血效果可通过 APTT 或 ACT 评估，两项检测指标都与血浆药物浓度相关[108]。阿加曲班大约有 50% 以蛋白质结合状态存在，分布的表面积达 0.2L/kg，半衰期为 39~51 分钟[109,110]。主要在肝脏代谢，肝功能异常患者药物的清除和半衰期延长，因此需要减少剂量，但肾脏功能对阿加曲班药物代谢动力学影响较小。

阿加曲班已被批准用于预防和治疗患有 HIT 及接受介入治疗的患者（见表 23-6），在临床上对血栓性脑卒中也有一定疗效。用于治疗 HIT 时，阿加曲班的给药剂量是每小时 2μg/kg，并调整维持 APTT 在正常范围的 1.5~3 倍。对于患有 HIT 并接受经皮冠脉介入治疗的患者，先以 350μg/kg 静脉推注一次，随后以 15~400μg/(kg·min) 的剂量持续输注，将 ACT 维持在 300~450 秒。与其他抗凝血酶抑制剂类似，阿加曲班的主要不良反应是出血，而且目前还没有可以有效逆转其作用的特异性药物。在有肝功能损害的患者，其抗凝作用可能会延长。如果剂量过大或并发大出血，应该立即停药并监测 APTT 和其他抗凝指标。

对于需要长期抗凝治疗的患者，从阿加曲班转换为华法林治疗过程很复杂，这是因为阿加曲班对 PT 和 APTT 都会产生影响[111]。对于此类患者，应该密切监测 INR，如其值大于 4.0，应停药数小时，而后重新测定 INR，如果依然超过 2.0，就需停止给药；如低于 2.0，可重新使用阿加曲班，并于次日重复上述监测过程。

■ 达比加群脂

达比加群脂（dabigatran）是双前体药物，口服后的生物利用度约 6%，药物吸收后在酯酶作用下很快转变成达比加群，1~2 小时后达到血浆浓度高峰，半衰期约 12 小时。达比加群脂不需要辅助因子即能可逆性抑制凝血酶的活性位点[112]，对通过细胞色素 P450 酶系统代谢的药物不产生干扰作用，其抗凝效应可以预测[113]，不需要随时监测。此外，达比加群脂能延长蛇静脉酶凝血时间，APTT 和 PT[114,115]。

达比加群脂的主要不良反应是出血，没有特异性的中和药物，因而一旦并发出血，只能进行对症处理。虽然没有充分研究，但透析或血液过滤疗法对从循环中清除这种复合物有一定疗效，给予有活性的凝血因子复合物可能可以中和达比加群脂的抗凝作用，比如 FEIBA（factor Ⅷ inhibitor bypassing activity，Ⅷ因子旁路活性抑制物），肝素和聚乙烯醇复合物，或者重组活化Ⅶ因子（factor Ⅶ a）[116]。

达比加群脂（220mg 或 150mg，每日一次）和依诺肝素（40mg，每日一次）在预防全髋关节复位后的静脉血栓栓塞效果相似[117]，均有理想的疗效，而且用药安全性十分相近。另一研究证明达比加群脂和和依诺肝素在预防全膝关节置换术后的静脉血栓栓塞效果相似[118]。当依诺肝素的剂量达到 30mg，每天两次皮下注射时，其疗效优于达比加群脂[119]。目前，达比加群脂已经进入房颤患者预防脑卒中和长期二级预防静脉血栓再发的三期临床评估阶段。

直接作用于 Xa 因子的抑制剂

■ 利伐沙班

利伐沙班（rivaroxaban）通过可逆性结合Ⅹa 因子产生抗凝作用，是一种有效的口服Ⅹa 因子拮抗药。利伐沙班能同时抑制游离的及与血栓相结合的Ⅹa 因子。与达比加群脂一样，它也依赖肾脏排泄，故在肾功能不全的患者中会发生药物累积。

利伐沙班口服后的抗凝作用在 4 小时内达到高峰，其清除半衰期为 5.7~9.2 小时。利伐沙班延长 APTT 和 PT 的程度与药物剂量有关，可以通过抑制Ⅹa 因子的方法测定[120]。

利伐沙班的主要不良反应是出血，在随机临床试验中，每日一次在术前分别给予 10mg 利伐沙班与 40mg 依诺肝素（enoxaparin），发现利伐沙班和对照组患者并发出血的概率均低于 1%[121]。与此类似，在另一组临床二期研究中，分别给予利伐沙班（10~40mg，口服，每日两次；或 40mg，口服，每日一次）和依诺肝素（1mg/kg，经皮给药，每日两次），随后辅以华法林，结果发现利伐沙班组有 1.7% ~3.3% 的患者并发出血，而依诺肝素组未发现出血患者[122]。但是，目前还未研制出能中和利伐沙班抗凝作用的药物。

在 4 个三期临床试验中，当与依诺肝素 40mg 每日一次或 30mg 每日两次给药比较，利伐沙班能明显减少通过静脉造影术能检出的 DVT 形成[121-125]。基于这些结果，在加拿大和欧洲，利伐沙班已被批准用于预防骨科术后的静脉血栓栓塞。

纤维蛋白溶解治疗

纤维蛋白溶解治疗是通过注射高剂量纤溶酶原激活剂，加速纤溶酶原转变成有活性的纤溶酶，从而降解纤维蛋白（参见第 136 章）。不同药物特有的生化和药理学特性是决定给药原则、血块溶解的效果和药物本身的不良反应的重要因素。例如，部分纤溶药是细菌的产物，具有抗原性，能引起过敏反应，而有些则是重组的人源蛋白。还有些纤溶药无论在血液或是凝血块表面，都能显著地激活纤溶酶原，除加速血块溶解外，还引起形成全身性的纤溶状态。与此相反，其他一些药物的活性更多地局限在血凝块表面，且较少引起全身性反应。纤溶治疗可用于动脉和静脉血栓的治疗，由于其具有加速血管再灌注，降低发病率和致死率等特点，纤溶治疗已成为急性心肌梗死患者的标准疗法（参见第 135 章）。溶栓治疗也已成为治疗外周血管疾病，心脏搭桥术及心内导管介入的标准疗法[126]。溶栓治疗也用于治疗并发血栓性脑卒中的部分患者。纤溶治疗还能改善严重肺栓塞并伴血流动力学不稳定的患者的预后（参见第 136 章）。

纤溶治疗的发展及其历史前景，也已有综述加以讨论[127]。

■ 链激酶

链激酶（streptokinase）是第一个应用于临床的纤溶酶原激活剂，来源于 β- 溶血性链球菌，并有其独特的间接作用机制。链激酶本身没有酶活性，但能与纤溶酶原结合，形成等摩尔的链激酶 - 纤溶酶原复合物，该复合物能将其他的纤溶酶原分子转变为纤溶酶。此外，链激酶 - 纤溶酶原复合物也能通过蛋白水解作用将自身裂解而激活。治疗剂量的链激酶是有效的溶栓药，链激酶 - 纤溶酶（原）复合物能通过纤溶酶环状结构区的位点与纤维蛋白结合，激活与血块结合的纤溶酶原并加速血块溶解（参见第 136 章），同时也能作用于血液中的纤溶酶原使其活化为纤溶酶，引起全身性的蛋白水解，称为“纤溶状态”，从而导致纤溶酶原和 α_2- 抗纤维蛋白溶酶的消耗，Ⅴ因子、Ⅷ因子和纤维蛋白原的降解，血小板膜蛋白的水解以及血小板激活。链激酶血浆清除较快，半衰期约 20 分钟，但蛋白水解效应的持续时间较长[127]。

链激酶可用于治疗静脉或动脉血栓。短时间内给予高剂量治疗常用于动脉疾病。因为人群中链球菌感染很常见，故无论是静脉或动脉血栓，必须给予足够的剂量以克服循环中已存在的中和抗体。偶然情况下有个别患者会由于体内存在高滴度的抗体而中和链激酶，导致抗药性的产生。链激酶具有抗原性，使用1~2周后会产生高效价的抗体，导致再次治疗无效，除非抗体滴度下降。另一方面，高滴度抗体也能引起发热或低血压反应。首项大型试验已经表明链激酶在冠脉再通中具有应用前景[128]。链激酶虽然在北美应用不广泛，但在其他地区因其成本低、应用范围广和被广泛熟悉因而仍被普遍使用。

■ 组织型纤溶酶原激活剂和重组的组织纤溶酶原激活剂

组织型纤溶酶原激活剂（tissue-type plasminogen activator，t-PA）是一种天然的纤溶酶原激活剂，其结构和免疫学特性均不同于尿激酶。t-PA由上皮细胞以单链多肽形式合成，最初来源于细胞培养并用于药理学研究，而现在则通过重组技术合成（阿替普酶）。t-PA直接将纤溶酶原激活为纤溶酶，在存在纤维蛋白的状态下，此反应可加快几百倍；而在缺乏纤维蛋白时，t-PA活性较低，这种特性也说明了生理状态下t-PA对纤维蛋白的相对特异性。然而当高剂量给药时，可发生明显的血浆纤维蛋白原的水解作用，但通常低于链激酶或尿激酶的效果。静脉给药后，t-PA的半衰期约5分钟，因此需要持续输注以维持血浆中的治疗浓度。另外，t-PA属于生理性酶，故没有抗原性[127]。

t-PA已被用于治疗深静脉血栓、肺栓塞、心肌梗死、脑卒中、导管血栓形成和外周动脉闭塞。对于肺栓塞患者，100mg静脉给药超过2小时会出现快速的血块溶解和血液动力的改善。在一系列关于急性心肌梗死的大型研究中，使用t-PA显著降低了发病率和死亡率。另外，t-PA还被用于治疗出现症状数小时内的小部分卒中患者，有明显疗效（参见第136章）。

■ 瑞替普酶

现代重组技术正致力于研究t-PA的突变体，以改善其药理学特性。瑞替普酶（reteplase）的结构修饰包括去除锌指，环状结构区-1和EGF（表皮生长因子）受体位点。这些修饰会导致其纤维蛋白特异性的增强，而且与t-PA半衰期为4分钟相比，能显著延长其半衰期至15分钟，因此瑞替普酶更适合静脉推注，而不是持续静滴，这种用药策略（2次10单位剂量静脉推注2分钟，每次相隔30分钟）对偏远地区的入院前治疗或没条件行介入治疗的医院有特别的应用价值[129]。

■ 替奈普酶

替奈普酶（tenecteplase，TNK-组织纤溶酶原激动剂）是另一类通过生物工程技术获得的t-PA变异体，其半衰期更长，对纤溶酶原激活剂抑制物-1有更强的耐受性，并有更高的针对纤维蛋白的特异性。其优点有：半衰期长，纤维蛋白特异性强，给药快速便利，对急性心肌梗死的疗效与t-PA相近。替奈普酶的半衰期高于30分钟，并能以单次静脉推注的方式给药。大量的研究表明它与其他t-PA衍生物疗效相近[127]。

■ 其他纤溶酶原激活剂

许多其他的纤溶酶原激活剂的特性已被明确认识，准备进入临床使用，并已在有限的临床试验中进行了评估。这些纤溶酶原激活剂包括许多种经遗传修饰的t-PA突变体，尿激酶-纤维蛋白溶酶原激活剂，t-PA和尿激酶-纤维蛋白溶酶原激活剂的嵌合体，及具有抗血小板功能的双重药物。葡激酶（staphylokinase）是一种独特的纤溶酶原激活剂，分子量为15.5kDa，由金黄色葡萄球菌产生，多年前就已经明确它具有溶解纤维蛋白的特性。与链激酶相似，它也是间接的激活因子，1∶1与纤溶酶原形成复合物，继而使其活化为纤溶酶。它比链激酶具有更强的纤维蛋白特异性，血块溶解速率快，对纤维蛋白原、纤溶酶原或α_2-抗纤维蛋白的浓度作用较小。然而，葡激酶有抗原性，应用后会产生相应的中和抗体。另一种新型但却自然存在的纤溶酶原激活剂是从吸血蝙蝠中得到的，吸血蝙蝠能将纤溶酶原激活剂分泌于唾液中，它的其中一种形式具有极高的纤维蛋白特异性，且不易引发全身性的不良反应，已被开发并可能应用于临床。除此之外，拉诺替普酶是另一种活性t-PA生物工程变异体，很有希望通过临床试验，但目前还没有批准应用和市场化。

抗血小板药

血小板在止血和血栓形成中起着重要的作用，因此抗血小板制剂是治疗血栓性疾病的重要手段（参见第114章、第122章和第135章）。一旦血管受损，血小板即黏附到暴露的内皮下膜上并被激活，释放致密颗粒、α颗粒的内容物，从而发生聚集。接着更多的循环血小板在致密颗粒释放的ADP和激活血小板合成的TXA2作用下被募集至受损部位。与血小板黏附和聚集反应同步发生，凝血酶开始生成。激活的血小板磷脂膜表面可有效结合凝血因子，加速凝血酶的产生。产生的凝血酶激活其他血小板，并将纤维蛋白肽从纤维蛋白原上切割下来，使纤维蛋白原转变成纤维蛋白，使形成的血栓更加牢固。与静脉血栓相比，血小板在动脉血栓形成中的作用更明显，这是因为动脉的高剪切力能激活血小板，故抗血小板药物在动脉血栓中的治疗作用大于静脉血栓。表23-7和表23-8概述了抗血小板药物的种类、临床使用、作用机制和常用剂量。

表23-7　抗血小板药物的作用机制及临床应用

环氧化酶抑制剂	
阿司匹林	冠状动脉及脑血管疾病
增加环单磷酸腺苷含量制剂	
双嘧达莫	冠状动脉，脑血管及外周血管疾病
己酮可可碱	外周血管疾病
西洛他唑	外周血管疾病
ADP受体阻断剂	
噻氯匹定	脑血管疾病
氯吡格雷	冠状动脉，脑血管疾病及介入治疗后
普拉格雷	尚未在美国通过
ADP模拟物	
坎格雷洛	尚未在美国通过
$\alpha_{IIb}\beta_3$抑制剂	
阿昔单抗	急性冠脉综合征及介入治疗后
依替巴肽	急性冠脉综合征及介入治疗后
替罗非班	急性冠脉综合征及介入治疗后

表 23-8 抗血小板药物，推荐剂量

药物	常规剂量	有效时间
阿司匹林	75~650mg，1 次 / 天	7~10 天（血小板生存期）
双嘧达莫	75~100mg，4 次 / 天	半衰期 40 分钟
己酮可可碱	400mg，2 次 / 天	半衰期 1~1.6 小时
西洛他唑	100mg，2 次 / 天	半衰期 11~13 小时
噻氯匹定	250mg，2 次 / 天	7~10 天（血小板生存期）
氯吡格雷	75mg/d，负荷剂量 300mg*	7~10 天（血小板生存期）
阿昔单抗	0.25mg/kg，接着 10μg/（kg·min）	< 0 分钟和 30 分钟
依替巴肽	ACS：180μg/kg，接着 2μg/（kg·min） PCI：180μg/kg，接着 2μg/（kg·min）10 分钟后 180μg/kg†	半衰期 2.5 小时
替罗非班	0.4μg/（kg·min）30 分钟，接着 0.1μg/（kg·min）*	半衰期 2 小时

ASC：急性冠脉综合征；PCI：介入治疗。

* 更大的首剂量和维持剂量正在研究。

† 肾功能受损患者降低静脉给药速度 50%。

■ 环氧化酶 -1 抑制剂

环氧化酶 -1（cyclooxygenase-1，COX-1）是一种存在于大多数细胞中的酶。磷脂酶 A_2 或磷脂酶 C 和二酯酰甘油使磷脂释放花生四烯酸，环氧化酶 -1 将花生四烯酸转化成前列腺素 G_2（参见第 114 章），前列腺素 G_2 又能被一种过氧化物酶转换成前列腺素 H_2，接着通过血小板内血栓烷合成酶将其转换成血栓烷 A_2。血栓烷 A_2 是一种血小板的强刺激剂。在内皮细胞中，前列腺素 H_2 被转换成前列环素，前列环素能通过增加血小板内环单磷酸腺苷（cAMP）的含量达到抑制血小板活化的功能。

20 世纪 60 年代发现阿司匹林（aspirin，乙酰水杨酸）是一种血小板抑制剂，而在当时它的作用机制尚不明确。它能轻微延长正常人体的出血时间，但不会超过正常水平，此作用可以持续数天。有报道显示环氧化酶的乙酰化在阿司匹林抑制血小板的过程中起重要作用。由于血小板不能合成新的环氧化酶，因而阿司匹林对血小板的整个生存期都持续具有不可逆的抑制作用。绝大多数细胞内有 2 种形式的环氧化酶，包括环氧化酶 -1 和环氧化酶 -2。环氧化酶 -1 可以持续合成，而环氧化酶 -2 只能在应激状态下合成，两者都能被阿司匹林和大部分的非甾体类抗炎药通过乙酰化所抑制。非阿司匹林类环氧化酶抑制剂的抑制作用是可逆的，所以它们只有存在于血液循环中才起作用。最初认为在血小板内只存在环氧化酶 -1，但最近发现血小板同样存在环氧化酶 -2，而且在血小板快速更新时其作用特别明显。但是正因为在血小板中的环氧化酶主要是以 1 型为主，故环氧化酶 -2 的特异性抑制剂对血小板的抑制作用十分微弱。

阿司匹林和一些常用的非甾体类抗炎药（例如：吲哚美辛、布洛芬和萘普生）在体外对血小板具有相似的作用。血小板聚集试验显示，服用阿司匹林后，枸橼酸盐抗凝的富含血小板的血浆被 ADP 或肾上腺素刺激所引起的第二波血小板聚集反应所阻断，低浓度胶原引起的聚集反应被显著降低。花生四烯酸引起的血小板聚集反应在服用阿司匹林后被完全抑制。另外，服用阿司匹林或在枸橼酸抗凝的富含血小板的血浆中加入吲哚美辛后，ADP、肾上腺素、胶原和花生四烯酸引起血小板内致密颗粒成分（ADP、ATP 和 5- 羟色胺）的释放和 α 颗粒中的蛋白的释放也均被抑制。正是由于阿司匹林的这些体外作用，它被广泛用于体内抗血小板药物，在心肌梗死的一级、二级预防和治疗中有效（参见第 135 章）。阿司匹林也对颈动脉疾病引发的或栓塞引发的脑卒中的预防有效，但对大部分由心源性栓塞引起的脑卒中，用华法林和其类似物抗凝的效果比用阿司匹林更具优势[130]。尽管阿司匹林对预防静脉血栓也有一定效果，然而阿司匹林却很少用于预防静脉血栓的形成。其他的抑制环氧化酶 -1 药物也不用于动脉或静脉血栓的预防。

传统的阿司匹林用药剂量非常高（650mg，4 次 / 天），然而，一系列的临床研究和实验室研究却并不支持使用高剂量阿司匹林[131]。目前，对大部分适应证而言，阿司匹林的日推荐剂量应该在 81~325mg，这个剂量范围的阿司匹林既能起到和高剂量同样有效的抗凝作用，又能降低并发胃肠道出血的概率[132,133]。总体来说，在动脉粥样硬化并发症的一级和二级预防上，如脑卒中，心肌梗死和外周血管疾病，目前仍然首推阿司匹林。鉴于该领域的迅速发展，有兴趣的读者可以登录类似 www.guildeline.gov 的网站查阅该领域的最新的治疗指南。

■ 调节环单磷酸腺苷（cAMP）的药物

血小板内 cAMP 的基础含量比较低，它是 ATP 在腺苷酸环化酶的作用下合成，被 cAMP 磷酸二酯酶降解，故抑制 cAMP 磷酸二酯酶或者刺激腺苷酸环化酶都能使血小板内 cAMP 的含量升高，从而起到抑制血小板活化的作用，这个过程包含以下几个信号通路：①调节特异性蛋白的磷酸化；②抑制磷酸肌醇磷酸盐代谢；③降低胞内钙离子浓度和血小板微粒体引起的钙离子积聚。抑制 cAMP 磷酸二酯酶的药物有茶碱、罂粟碱、双嘧达莫、己酮可可碱和西洛他唑。部分前列腺素能刺激腺苷酸环化酶，包括前列腺素 E_1、前列腺素 D_2 和前列腺环素。能提高 cAMP 水平的药物有双嘧达莫（dipyridamole）、己酮可可碱（pentoxifylline）和西洛他唑（cilostazol）。双嘧达莫可以单独使用，也可以和阿司匹林联合使用，一项关于双嘧达莫和低剂量阿司匹林（25mg）联合用药的大型研究表明，在非心源性栓塞引起的脑卒中的二级预防中，两者联合使用的效果接近于氯吡格雷（clopidogrel）[134]。同时，最新的系统性综述也表明，联合使用双嘧达莫和阿司匹林预防脑血管并发症比阿司匹林的单独使用更有效[135]。

另外两个磷酸二酯酶抑制剂（己酮可可碱和西洛他唑）主要用于外周血管疾病。除此之外，鉴于它们对血小板的抑制作用，它们还能通过增加红细胞的可变形性，降低血液黏度来改善血液流变学和人体的微循环。西洛他唑能增加血管内皮生长因子的水平，从而改善侧支循环。己酮可可碱可以抑制血管平滑肌细胞的增生和胶原的合成，以致增强血管舒张。

西洛他唑治疗可以延长外周血管疾病患者的行走距离，但它对于心血管疾病的作用尚不清楚[136]。己酮可可碱可能对外周血管疾病引起的溃疡有效，但对外周血管疾病的治疗效果

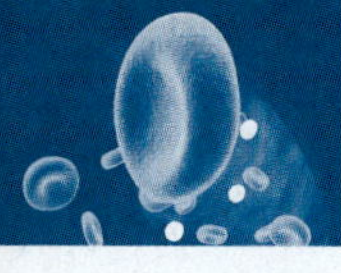

甚微[137,138]。

■ 腺苷二磷酸(ADP)受体阻断剂

第三类血小板抑制剂是ADP受体的阻断剂，包括噻氯匹定(ticlopidine)、氯吡格雷(clopidogrel)和普拉格雷(prasugrel)。这些药物属于噻吩吡啶类，能特异性地抑制ADP引起的血小板激活。肝代谢对于氯吡格雷的活性非常重要，CYP01A通路也参与其中，影响这条通路的药物能加速氯吡格雷的清除并降低它的活性[139]。血小板膜上的ADP受体有3种(参见第114章)，噻吩吡啶类药物抑制其中的一种，即P2Y12受体，一旦阻断APD与P2Y12的结合，腺苷酸环化酶将被抑制。

除了噻氯匹定、氯吡格雷和普拉格雷，学者们正致力于研究其他APD受体的阻断剂，其中包括一种名为AZD6140的药物，它是一种可逆性的ADP受体阻断剂；另一种是坎格雷洛，用于静脉注射时能快速地抑制血小板ADP受体。

噻氯匹定比氯吡格雷更早用于临床。一项加拿大和美国的随机、安慰剂控制并且双盲的噻氯匹定研究，目的在于检测噻氯匹定对于近期发生过脑卒中患者的疗效和安全性。主要的疗效评估指标是脑卒中复发、心肌梗死或血管坏死。噻氯匹定能将此类患者的风险降低30.2%。安全性方面，有1%的患者出现严重的粒细胞减少症，2%的患者出现皮疹和腹泻。回顾4个关于噻氯匹定和阿司匹林联合用药与口服抗凝药用于冠脉支架术后病人的临床对照试验，结果表明联合用药更有利于减少30天内非致死性心肌梗死和血管再生成的风险，联合治疗的副作用有(死亡、心肌梗死、血管再形成)和大出血，但增加了血小板减少症和粒细胞减少症的发生。噻氯匹定和阿司匹林的联合用药还能减少支架内血栓的形成。噻氯匹定的应用必须严格监测血细胞计数。噻氯匹定的药物不良反应有血栓性血小板减少性紫癜、血小板减少症、骨髓抑制、贫血、全血细胞减少、粒细胞缺乏和中性粒细胞减少症。鉴于其药物毒性，临床上基本已经用氯吡格雷将其替代。关于噻氯匹定的使用指南，很多参考文献里都有详细描述[140,141]。

氯吡格雷的首次随机、双盲临床试验是氯吡格雷和阿司匹林在有缺血性风险患者中的比较(CAPRIE试验)，在19 000例存在缺血性疾病风险的患者中，选择近期发生过心肌梗死、脑卒中或有过症状性的外周血管疾病的患者为研究对象。主要的疗效评估指标是缺血性脑卒中、心肌梗死或者血管坏死。在平均1.9年的随访期中，服用氯吡格雷组相对风险概率下降了8.7% (P=0.043)，但在用药安全性方面没有显著性差异。服用氯吡格雷偶见粒细胞减少症[142]。

根据一项氯吡格雷应用于不稳定性心绞痛防止复发(Clopidogrel in Unstable Angina to Prevent Recurrent Events，CURE)的研究报道，氯吡格雷也应用于急性冠脉综合征[143]。另一项名为CREDO的研究结果也显示，以心血管性死亡，心肌梗死和脑卒中为评估终点，氯吡格雷联合阿司匹林在急性冠脉综合征中比单用阿司匹林更有利。在发生第一次缺血性卒中后的患者中，氯吡格雷的使用率正逐年升高。氯吡格雷联合阿司匹林还用于冠脉支架术，特别是药物支架中。有兴趣的读者可以参考相关文献报道(www.guildeline.gov)[132,133,140,141]。患者服用氯吡格雷后对体内血小板的抑制程度不尽相同。高起始剂量的氯吡格雷似乎可降低对此药物反应性的差异，高起始剂量氯吡格雷的安全性和有效性目前正在研究中[144]。

普拉格雷是第三代血小板P2Y12受体拮抗剂，这类药在欧洲已通过批准使用，但尚未在北美批准使用。与氯吡格雷不同的是，它能通过肝或肠内的酯酶代谢成活性产物；与氯吡格雷相同的是，两者都能不可逆性地阻断P2Y12受体[144]。普拉格雷的循证医学证据主要来源于一项关于普拉格雷和氯吡格雷的对照研究。这项研究选择13 608名患有中高危急性冠脉综合征且准备进行介入治疗的患者，随机分成两组，一组给予普拉格雷(负荷剂量60mg，每天维持剂量10mg)；另一组给予氯吡格雷(负荷剂量300mg，每天维持剂量75mg)，持续15个月[145]。结果显示尽管普拉格雷能显著降低心血管疾病，心肌梗死和卒中引起的死亡率，但同时也会增加各种形式的出血，包括大出血和致死性出血的风险。

AZD6140和坎格雷洛是两种新型血小板ADP受体抑制剂。坎格雷洛是第一种进入临床试验的非口服类APD受体拮抗剂，它属于ATP的类似物，半衰期很短(小于10分钟)，一旦停止给药，血小板的功能能在20分钟内回复正常。坎格雷洛的患者间疗效差异较小，如果证实其疗效和安全性后，可以用来在动态血栓性状态的患者中迅速抑制和恢复血小板功能。AZD6140是另一种正在研究的抗血小板药物，它是唯一一种对血小板起可逆性抑制作用且口服后不需要代谢激活的药物[144]。在二期临床试验成功后，AZD6140和坎格雷洛目前已进入临床三期评估阶段。

■ $\alpha_{IIb}\beta_3$阻断剂

纤维蛋白原能特异性、饱和性地和激活的血小板结合，其受体是$\alpha_{IIb}\beta_3$复合体。所有生理性的血小板刺激剂都能引起$\alpha_{IIb}\beta_3$介导的血小板聚集。纤维蛋白原与$\alpha_{IIb}\beta_3$结合的关键氨基酸主要是位于γ链的C端十二肽和α链的RGD序列。在抗$\alpha_{IIb}\beta_3$的单克隆抗体中，有些抗体能与静息或激活的血小板的$\alpha_{IIb}\beta_3$结合，而有些则在血小板被激活后(例如ADP)才能与其表面$\alpha_{IIb}\beta_3$更好结合。纤维蛋白原只能与活化状态的$\alpha_{IIb}\beta_3$结合。

由于这些抗$\alpha_{IIb}\beta_3$的单克隆抗体竞争性地阻断了其与纤维蛋白原的结合，故被用作抗血小板药物。最初的两种抗体分别为10E5和7E3，7E3有更好的药理学特性。临床上把7E3称为阿昔单抗(abciximab)，是一种Fab'$_2$片段的鼠/人嵌合抗体。最初的药效学研究是在不稳定心绞痛和高风险的冠脉成形术后的患者中开展的，发现它对血小板的抑制作用具有剂量依赖性。它不会导致自发性出血，但能延长出血时间。由于阿昔单抗中含有小鼠成分，它使用后可能产生抗小鼠抗体，因此不能在患者中重复应用。

阿昔单抗的首次大型临床试验是对缺血性并发症的预防(Evaluation of c7E3 for the Prevention of Ischemic Complications，EPIC)，用于高风险冠脉成形术患者，结果发表于1994年。阿昔单抗和肝素、阿司匹林的合用有效降低了缺血性并发症的发生概率，但同时也会增加出血的倾向。在后续的另一项经皮介入患者的EPILOG研究中，阿昔单抗对于介入治疗术后低危或高危病人的疗效均很理想，未出现大出血并发症[146,147]。

除了阿昔单抗，其他类型的纤维蛋白原结合阻断剂还有依替巴肽(eptifibatide)和替罗非班(tirofiban)，依替巴肽是一种基于响尾蛇毒液多肽的环状七肽，而替罗非班是一种酪氨酸的非肽性衍生物。在犬类冠脉血栓模型中，依替巴肽明显抑制了血小板依赖的血液流速降低。人体和动物中的药物代谢和药效研究表明依替巴肽作用迅速、半衰期短、可逆转的特点。依替巴肽的药效学能被螯合钙离子的抗凝药显著改变，药代动力学模型研究显示其最佳给药方式应该是在第一次推注后 10 分钟进行第二次推注。另外，依替巴肽不具有免疫原性。

依替巴肽的首次大型临床试验是在 IMPACT 中[148]，以进行过任何冠脉介入手术的患者为研究对象，发现依替巴肽高显著性地减少了死亡、心肌梗死、冠脉搭桥、重复冠脉介入及支架放置后 24 小时内的急性闭塞这些复合评估指标，并未增加大出血风险。依替巴肽的效果在 30 天时的意向治疗分析中不具有显著性差异。

替罗非班的动物研究主要集中在狗上，它对体外血小板聚集的抑制作用呈剂量依赖性，而且在停药后能被迅速逆转。替罗非班能显著减少电击诱导的冠脉血栓形成，未见出血时间的明显延长。同时，人体内药物代谢和药效研究也表明替罗非班对血小板具有理想的可逆抑制效果。在正常志愿者中发现，替罗非班能延长出血时间以及抑制由 ADP 引起的血小板聚集至少达 80%。替罗非班在血浆中的半衰期为 1.6 小时。在替罗非班注射结束后 3 小时，志愿者的 ADP 和胶原引起的血小板聚集率分别回复到正常值的 55% 和 89%。相似的结果也在冠脉成形术后替罗非班的剂量范围研究中被观察到。鉴于以上结果，替罗非班被广泛研究作为辅助药物用于急性冠脉综合征患者或具有急性冠脉综合征风险的患者。替罗非班的临床用药结果已有综述总结[149]。

■ 凝血酶受体阻断剂

血小板的激活需要通过细胞表面的多种受体。凝血酶受体就是其中作用特别强的血小板激活受体。SCH530348 是第一种进入大型的人体临床试验的凝血酶受体抑制剂药物。这个药物在先期研究中证明有效，目前已进入两个大型 3 期临床试验评估。如果实验成功，这个药将为预防和治疗动脉粥样硬化性血管疾病提供新的治疗选择[144]。

■ 抗血小板联合治疗

抗血小板治疗联合用药要比单一用药更为有效。因此，对于急性冠脉综合征和冠脉支架术后的患者，多个抗血小板药物联合使用已经成为常规的治疗策略。总体上，联合用药比单一用药更有效，但同时也会增加并发出血的风险。参与联合用药的药物有：阿司匹林、双嘧达莫、氯吡格雷、$\alpha_{IIb}\beta_3$ 抑制剂、华法林、利伐沙班和其他新型药物，比如 SCH530348[150]。阿司匹林和氯吡格雷联用降低经皮冠脉介入治疗支架再狭窄的发生，是这一领域的标准治疗方法。尽管氯吡格雷的治疗时间不定且与病人的体质状态和治疗的方式有关，氯吡格雷和阿司匹林（162~325mg/d）的联合使用仍是治疗急性冠脉综合征的首选[133]。然而，双重或多重抗血小板药物联合使用并不是任何情况下都优于单种药物，例如在某些特殊的患有高风险脑血管疾病的患者中，阿司匹林和氯吡格雷的联合使用不会减少脑卒中的发生，反而会增加出血的概率[151,152]。在部分患者特别是伴有房颤或者冠状动脉疾病的病人中，会用到华法林、阿司匹林和氯吡格雷的三者联合使用，但这类治疗方法尚未经过大型的临床实验评估，且伴有显著的出血风险。随着各类新型药物的问世，其他联合用药的方式也将变得更加普及，例如利伐沙班和阿司匹林合用（加或不加氯吡格雷）。这样的联合使用虽然能发挥更有效的作用，但同时也会相应增加出血等并发症的发生风险。

翻译：胡　虎

校对：黄　河

参考文献

1. Link KP: The discovery of dicumarol and its sequels. *Circulation* 19:97, 1959.
2. Ansell J, Hirsh J, Hylek E, et al: Pharmacology and management of the vitamin K antagonists: American College of Chest Physicians Evidence-Based Clinical Practice Guidelines (8th edition). *Chest* 133(6 Suppl):160S, 2008.
3. Hirsh J, Fuster V, Ansell J, et al: American Heart Association/American College of Cardiology Foundation guide to warfarin therapy. *Circulation* 107:1692, 2003.
4. Nelsestuen GL, Zytkovicz TH, Howard JB: The mode of action of vitamin K: Identification of gamma-carboxyglutamic acid as a component of prothrombin. *J Biol Chem* 249:6347, 1974.
5. Stenflo I, Fernlund P, Egan W, et al: Vitamin K dependent modifications of glutamic acid residues in prothrombin. *Proc Natl Acad Sci U S A* 71:2730, 1974.
6. Freedman SJ, Blostein MD, Baleja JD, et al: Identification of the phospholipid binding site in the vitamin K-dependent blood coagulation protein factor IX. *J Biol Chem* 271:16227, 1996.
7. Magnusson S, Sottrup-Jensen L, Petersen TE, et al: Primary structure of the vitamin K-dependent part of prothrombin. *FEBS Lett* 44:189, 1974.
8. Whitlon DS, Sadowski JA, Suttie JW: Mechanism of coumarin action: Significance of vitamin K epoxide reductase inhibition. *Biochemistry* 17:1371,1978.
9. Fasco MJ, Hildebrandt EF, Suttie JW: Evidence that warfarin anticoagulant action involves two distinct reductase activities. *J Biol Chem* 257:11210, 1982.
10. Morris DP, Soute BA, Vermeer C, et al: Characterization of the purified vitamin K-dependent gamma-glutamyl carboxylase. *J Biol Chem* 268:8735, 1993.
11. Paul B, Oxley A, Brigham K, et al: Factor II, VII, IX and X concentrations in patients receiving long-term warfarin. *J Clin Pathol* 40:94, 1987.
12. Malhotra OP: Dicoumarol-induced prothrombins containing 6, 7, and 8 gamma-carboxyglutamic acid residues: Isolation and characterization. *Biochem Cell Biol* 67:411, 1989.
13. Ratcliffe JV, Furie B, Furie BC: The importance of specific gamma-carboxyglutamic acid residues in prothrombin. Evaluation by site-specific mutagenesis. *J Biol Chem* 268:24339, 1993.
14. Holbrook AM, Pereira JA, Labiris R, et al: Systematic overview of warfarin and its drug and food interactions. *Arch Intern Med* 165:1095, 2005.
15. Loebstein R, Dvoskin I, Halkin H, et al: A coding VKORC1 Asp36Tyr polymorphism predisposes to warfarin resistance. *Blood* 109:2477, 2007.
16. Harrington DJ, Underwood S, Morse C, et al: Pharmacodynamic resistance to warfarin associated with a Val66Met substitution in vitamin K epoxide reductase complex subunit 2. *Thromb Haemost* 93:23, 2005.
17. Rost S, Fregin A, Ivaskevicious V, et al: Mutations in VKORC1 cause warfarin resistance and multiple coagulation factor deficiency type 2. *Nature* 427:537, 2004.
18. Harrison L, Johnston M, Massicotte MP, et al: Comparison of 5-mg and 10-mg loading doses in initiation of warfarin therapy. *Ann Intern Med* 126:133, 1997.
19. Crowther MA, Ginsberg J, Kearon C, et al: A randomized trial comparing 5 mg and 10 mg warfarin loading doses. *Arch Intern Med* 159:46, 1999.
20. Kovacs MJ, Rodger M, Anderson DR, et al: Comparison of 10-mg and 5-mg warfarin initiation nomograms together with low-molecular-weight heparin for outpatient treatment of acute venous thromboembolism. A randomized, double-blind, controlled trial. *Ann Intern Med* 138:714, 2003.
21. Ageno W, Turpie AGG, Steidl L: Comparison of a daily fixed 2.5 mg warfarin dose with a 5 mg, international normalized ratio adjusted, warfarin dose initially following heart valve replacement. *Am J Cardiol* 88:40, 2001.
22. Loeliger EA, van den Besselaar AM, Lewis SM: Reliability and clinical impact of the normalization of the prothrombin times in oral anticoagulant control. *Thromb Haemost* 53:148, 1985.
23. Kovacs MJ, Wong A, MacKinnon K, et al: Assessment of the validity of the INR system for patients with liver impairment. *Thromb Haemost* 71:727, 1994.
24. Johnston M, Harrison L, Moffat K, et al: Reliability of the international normalized ratio for monitoring the induction phase of warfarin: Comparison with the prothrombin time ratio. *J Lab Clin Med* 128:214, 1996.
25. Siebenhofer A, Berghold A, Sawicki PT: A systematic review of studies of self-management of oral anticoagulation. *Thromb Haemost* 91:225, 2004.
26. Heneghan C, Alonso-Coello P, Garcia-Alamino JM, et al: Self-monitoring of oral anticoagulation: A systematic review and meta-analysis. *Lancet* 367:404, 2006.
27. White RH, McCurdy A, Marensdorff H, et al: Home prothrombin time monitoring after the initiation of warfarin therapy: A randomized, prospective study. *Ann Intern Med* 111:730, 1989.
28. Ansell J, Hasenkam JM, Voller H: Guidelines for implementation of patient self-testing and patient self-management of oral anticoagulation. *Int J Cardiol* 99:37, 2004.
29. Matchar DB, Samsa GP, Cohen SJ, et al: Improving the quality of anticoagulation of patients with atrial fibrillation in managed care organizations: Results of the managing anticoagulation services trial. *Am J Med* 113:42, 2002.
30. Wilson SJ, Wells PS, Kovacs MJ, et al: Comparing the quality of oral anticoagulant management by anticoagulation clinics and by family physicians: A randomized controlled trial. *CMAJ* 169:293, 2003.
31. Gadisseur AP, Breukink-Engbers WG, van der Meer FJ, et al: Comparison of the

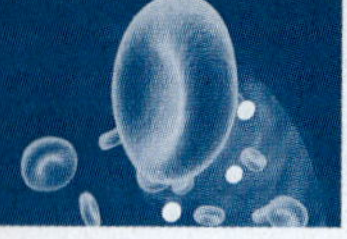

quality of oral anticoagulant therapy through patient self-management and management by specialized anticoagulation clinics in the Netherlands: A randomized clinical trial. *Arch Intern Med* 163:2639, 2003.

32. Cromheecke ME, Levi M, Colly LP, et al: Oral anticoagulation self-management and management by a specialist anticoagulation clinic: A randomised cross-over comparison. *Lancet* 356:97, 2000.
33. Kaminsky LS, Zhang ZY: Human P450 metabolism of warfarin. *Pharmacol Ther* 73:67, 1997.
34. Yamazaki H, Shimada T: Human liver cytochrome P450 enzymes involved in the 7-hydroxylation of R- and S- warfarin enantiomers. *Biochem Pharmacol* 54:1195, 1997.
35. Veenstra DL, Blough DK, Higashi MK, et al: CYP2C9 haplotype structure in European American warfarin patients and association with clinical outcomes. *Clin Pharmacol Ther* 77:353, 2005.
36. Moridani M, Fy L, Selby R, et al: Frequency of CYP2C9 polymorphisms affecting warfarin metabolism in a large anticoagulant clinic cohort. *Clin Biochem* 39:606, 2006.
37. Crespi CL, Miller VP: The R144C change in the CYP2C9*2 allele alters interaction of the cytochrome P450 with NADPH:cytochrome P450 oxidoreductase. *Pharmacogenetics* 7:203, 1997.
38. Takanashi K, Tainaka H, Kobayashi K, et al: CYP2C9 lie359 and Leu359 variants: Enzyme kinetic study with seven substrates. *Pharmacogenetics* 10:95, 2000.
39. Yasar U, Eliasson E, Dahl ML, et al: Validation of methods for CYP2C9 genotyping: Frequencies of mutant alleles in a Swedish population. *Biochem Biophys Res Commun* 254:628, 1999.
40. D'Andrea G, D'Ambrosio RL, Di Perna P, et al: A polymorphism in the VKORC1 gene is associated with an interindividual variability in the dose-anticoagulant effect of warfarin. *Blood* 105:645, 2005.
41. Rieder MJ, Reiner AP, Gage BG, et al: Effect of VKORC1 haplotypes on transcriptional regulation and warfarin dose. *N Engl J Med* 352:2285, 2005.
42. Higashi MK, Veenstra DL, Kondo LM, et al: Association between CYP2C9 genetic variants and anticoagulation-related outcomes during warfarin therapy. *JAMA* 287:1690, 2002.
43. Sconce EA, Khan TI, Wynne HA, et al: The impact of CYP2C9 and VKORC1 genetic polymorphism and patient characteristics upon warfarin dose requirements: Proposal for a new dosing regimen. *Blood* 106:2329, 2005.
44. Carlquist JF, Horne BD, Muhlestein JB, et al: Genotypes of the cytochrome p450 isoform, CYP2C9, and the vitamin K epoxide reductase complex subunit 1 conjointly determine stable warfarin dose: A prospective study. *J Thromb Thrombolysis* 22:191, 2006.
45. Gage BF, Eby C, Milligan PE: Use of pharmacogenetics and clinical factors to predict the maintenance dose of warfarin. *Thromb Haemost* 91:87, 2004.
46. Anderson JL, Horne BD, Stevens SM, et al: Randomized trial of genotype-guided versus standard warfarin dosing in patients initiating oral anticoagulation. *Circulation* 116:2563, 2007.
47. Schwarz UI, Ritchie MD, Bradford Y, et al: Genetic determinants of response to warfarin during initial anticoagulation. *N Engl J Med* 358:999, 2008.
48. Caldwell MD, Awad T, Johnson JA, et al: CYP4F2 genetic variant alters required warfarin dose. *Blood* 111:4106, 2008.
49. Wadelius M, Chen LY, Lindh JD, et al: The largest prospective warfarin-treated cohort supports genetic forecasting. *Blood* 113:784, 2009.
50. Klein TE, Altman RB, Eriksson N, et al: Estimation of the warfarin dose with clinical and pharmacogenetic data. *N Engl J Med* 360:753, 2009.
51. Schulman S, Beyth RJ, Kearon C, et al: Hemorrhagic complications of anticoagulant and thrombolytic treatment: American College of Chest Physicians Evidence-Based Clinical Practice Guidelines (8th edition). *Chest* 133(6 Suppl):257S, 2008.
52. Sallah S, Thomas DP, Roberts HR: Warfarin and heparin-induced skin necrosis and the purple toe syndrome: Infrequent complications of anticoagulant treatment. *Thromb Haemost* 78:785, 1997.
53. Egred M, Rodrigues E: Purple digit syndrome and warfarin-induced skin necrosis. *Eur J Intern Med* 16:294, 2005.
54. Warkentin TE, Sikov WM, Lillicrap DP: Multicentric warfarin-induced skin necrosis complicating heparin-induced thrombocytopenia [review; 36 refs]. *Am J Hematol* 62:44, 1999.
55. Bates SM, Greer IA, Pabinger I: Venous thromboembolism, thrombophilia, antithrombotic therapy, and pregnancy. *Chest* 133(6 Suppl):845S, 2008.
56. Marik PE, Plane LA: Venous thromboembolic disease and pregnancy. *N Engl J Med* 359:2025, 2008.
57. Ito S: Drug therapy for breast-feeding women. *N Engl J Med* 343:118, 2000.
58. Douketis JD, Berger PB, Dunn AS, et al: The perioperative management of antithrombotic therapy: American College of Chest Physicians Evidence-Based Clinical Practice Guidelines (8th edition). *Chest* 133(6 Suppl):299S, 2008.
59. Dunn AS, Spuropoulos A, Turpie AG: Bridging therapy in patients on long-term oral anticoagulants who require surgery: The Prospective Peri-operative Enoxaparin Cohort Trial (PROSPECT). *J Thromb Haemost* 5:22, 2007.
60. Woods K, Douketis JD, Kathirgamanathan K, et al: Low-dose oral vitamin K to normalize the international normalized ratio prior to surgery in patients who require temporary interruption of warfarin. *J Thromb Thrombolysis* 24:93, 2007.
61. Jaffer AK, Ahmed M, Brotman DJ, et al: Low-molecular-weight-heparins as periprocedural anticoagulation for patients on long-term warfarin therapy: A standardized bridging therapy protocol. *J Thromb Thrombolysis* 20:11, 2005.
62. Spandorfer JM, Lynch S, Weitz HH, et al: Use of enoxaparin for the chronically anticoagulated patient before and after procedures. *Am J Cardiol* 84:478, 1999.
63. Howell WH: Heparin as an anticoagulant. *Am J Physiol* 63:434, 1923.
64. Hirsh J, Bauer KA, Donati MB, et al: Parenteral anticoagulants: American College of Chest Physicians Evidence-Based Clinical Practice Guidelines (8th edition). *Chest* 133(6 Suppl):141S, 2008.
65. Casu B, Oreste P, Torri G, et al: The structure of heparin oligosaccharide fragments with high anti-(factor Xa) activity containing the minimal antithrombin III-binding sequence. Chemical and ^{13}C nuclear-magnetic-resonance studies. *Biochem J* 197:599, 1981.
66. Choay J, Lormeau JC, Petitou M, et al: Structural studies on a biologically active hexasaccharide obtained from heparin. *Ann N Y Acad Sci* 370:644, 1981.
67. Abildgaard U: Highly purified antithrombin 3 with heparin cofactor activity prepared by disc electrophoresis. *Scand J Clin Lab Invest* 21:89, 1968.
68. Rosenberg RD, Damus PS: The purification and mechanism of action of human antithrombin-heparin cofactor. *J Biol Chem* 248:6490, 1973.
69. Lupu C, Poulsen E, Roquefeuil S, et al: Cellular effects of heparin on the production and release of tissue factor pathway inhibitor in human endothelial cells in culture. *Arterioscler Thromb Vasc Biol* 19:2251, 1999.
70. Gori AM, Pepe G, Attanasio M, et al: Tissue factor reduction and tissue factor pathway inhibitor release after heparin administration. *Thromb Haemost* 81:589, 1999.
71. Teitel JM, Rosenberg RD: Protection of factor Xa from neutralization by the heparin-antithrombin complex. *J Clin Invest* 71:1383, 1983.
72. Hogg PJ, Jackson CM: Fibrin monomer protects thrombin from inactivation by heparin- antithrombin III: Implications for heparin efficacy. *Proc Natl Acad Sci U S A* 86:3619, 1989.
73. Weitz JI, Hudoba M, Massel D, et al: Clot-bound thrombin is protected from inhibition by heparin- antithrombin III but is susceptible to inactivation by antithrombin III-independent inhibitors. *J Clin Invest* 86:385, 1990.
74. Tollefsen DM, Majerus DW, Blank MK: Heparin cofactor II: Purification and properties of a heparin-dependent inhibitor of thrombin in human plasma. *J Biol Chem* 257:2162, 1982.
75. Lane DA, Denton J, Flynn AM, et al: Anticoagulant activities of heparin oligosaccharides and their neutralization by platelet factor 4. *Biochem J* 218:725, 1984.
76. Young E, Prins M, Levine MN, et al: Heparin binding to plasma proteins, an important mechanism for heparin resistance. *Thromb Haemost* 67:639, 1992.
77. de Swart CAM, Nijmeyer B, Roelofs JMM, et al: Kinetics of intravenously administered heparin in normal humans. *Blood* 60:1251, 1982.
78. Cruickshank MK, Levine MN, Hirsh J, et al: A standard heparin nomogram for the management of heparin therapy. *Arch Intern Med* 151:333, 1991.
79. Raschke RA, Reilly BM, Guidry JR, et al: The weight-based heparin dosing nomogram compared with a "standard-care" nomogram: A randomized controlled trial. *Ann Intern Med* 119:874, 1993.
80. Levine MN, Hirsh J, Gent M, et al: A randomized trial comparing activated thromboplastin time with heparin assay in patients with acute venous thromboembolism requiring large daily doses of heparin. *Arch Intern Med* 154:49, 1994.
81. Kearon C, Ginsberg JS, Julian JA, et al: Comparison of fixed-dose weight-adjusted unfractionated heparin and low-molecular-weight heparin for acute treatment of venous thromboembolism. *JAMA* 296:935, 2006.
82. Warkentin TE, Greinacher A: *Heparin-induced thrombocytopenia, Third edition.* Marcel Dekker, New York, 2004.
83. Warkentin TE, Greinacher A, Koster A, et al: Treatment and prevention of heparin-induced thrombocytopenia: American College of Chest Physicians Evidence-Based Clinical Practice Guidelines (8th edition). *Chest* 133(6 Suppl):340S, 2008.
84. Weitz JI: Low-molecular-weight heparins. *N Engl J Med* 337:688, 1997.
85. Lim W, Dentali F, Eikelboom JW, et al: Meta-analysis: Low-molecular-weight heparin and bleeding in patients with severe renal insufficiency. *Ann Intern Med* 144:673, 2006.
86. Van Ryn-McKenna J, Cai L, Ofosu FA, et al: Neutralization of enoxaparin-induced bleeding by protamine sulfate. *Thromb Haemost* 63:271, 1990.
87. Rajgopal R, Bear M, Butcher MK, et al: The effects of heparin and low molecular weight heparins on bone. *Thromb Res* 122:293, 2008.
88. Boneu B, Necciari J, Cariou R, et al: Pharmacokinetics and tolerance of the natural pentasaccharide (SR90107/Org31540) with high affinity to antithrombin III in man. *Thromb Haemost* 74:1468, 1995.
89. Donat F, Duret JP, Santoni A, et al: The pharmacokinetics of fondaparinux sodium in healthy volunteers. *Clin Pharmacokinet* 41 Suppl 2:1, 2002.
90. Mehta SR, Granger CB, Eikelboom JW, et al: Efficacy and safety of fondaparinux versus enoxaparin in patients with acute coronary syndromes undergoing percutaneous coronary intervention: Results from the OASIS-5 trial. *J Am Coll Cardiol* 50:1742, 2007.
91. Amiral J, Lormeau JC, Marfaing-Koka A, et al: Absence of cross-reactivity of SR90107A/ORG31540 pentasaccharide with antibodies to heparin-PF4 complexes developed in heparin-induced thrombocytopenia. *Blood Coagul Fibrinolysis* 8:114, 1997.
92. Elalamy I, Lecrubier C, Potevin F, et al: Absence of *in vitro* cross-reaction of pentasaccharide with the plasma heparin-dependent factor of twenty-five patients with heparin-associated thrombocytopenia. *Thromb Haemost* 74:1384, 1995.
93. Parody R, Oliver A, Souto JC, et al: Fondaparinux (ARIXTRA) as an alternative antithrombotic prophylaxis when there is hypersensitivity to slow molecular weight and unfractionated heparins. *Haematologica* 88:ECR32, 2003.
94. Cardot JM, Lefevre GY, Godbillon JA: Pharmacokinetics of rec-hirudin in healthy volunteers after intravenous administration. *J Pharmacokinet Biopharm* 22:147, 1994.
95. Zoldhelyi P, Webster MW, Fuster V, et al: Recombinant hirudin in patients with chronic, stable coronary artery disease. Safety, half-life, and effect on coagulation parameters. *Circulation* 88:2015, 1993.
96. Verstraete M, Nurmohamed M, Kienast J, et al: Biologic effects of recombinant hirudin (CGP 39393) in human volunteers. European Hirudin in Thrombosis Group. *J Am Coll Cardiol* 22:1080, 1993.
97. Tripodi A, Chantarangkul V, Arbini AA, et al: Effects of hirudin on activated partial thromboplastin time determined with ten different re-agents. *Thromb Haemost* 70:286, 1993.
98. Potzsch B, Hund S, Madlener K, et al: Monitoring of recombinant hirudin: Assessment of a plasma-based ecarin clotting time assay. *Thromb Res* 86:373, 1997.
99. Huhle G, Hoffmann U, Song X, et al: Immunologic response to recombinant hirudin in HIT type II patients during long-term treatment. *Br J Haematol* 106:195, 1999.

100. Huhle G, Liebe V, Hudek R, et al: Anti-r-hirudin antibodies reveal clinical relevance through direct functional inactivation of r-hirudin or prolongation of r-hirudin's plasma half-life. *Thromb Haemost* 86:936, 2001.
101. Song X, Huhle G, Wang L, et al: Generation of anti-hirudin antibodies in heparin-induced thrombocytopenic patients treated with r-hirudin. *Circulation* 100:1528, 1999.
102. Eichler P, Friesen HJ, Lubenow N, et al: Antihirudin antibodies in patients with heparin-induced thrombocytopenia treated with lepirudin: Incidence, effects on aPTT, and clinical relevance. *Blood* 96:2373, 2000.
103. Maraganore JM, Bourdon P, Jablonski J, et al: Design and characterization of hirulogs: A novel class of bivalent peptide inhibitors of thrombin. *J Clin Invest* 29:7095, 1990.
104. Fox I, Dawson A, Loynds P, et al: Anticoagulant activity of Hirulog, a direct thrombin inhibitor, in humans. *Thromb Haemost* 69:157, 1993.
105. Warkentin TE, Grenacher A, Koster A: Bivalirudin. *Thromb Haemost* 99:830, 2008.
106. Kikumoto R, Tamao Y, Tezuka T, et al: Selective inhibition of thrombin by (2R, 4R)-4-methyl-1-[N2-[(3-methyl-1,2,3,4-tetrahydro-8-quinolinyl+++)sulfony1]-1-arginyl)]-2-piperidinecarboxylic acid. *Biochemistry* 23:85, 1984.
107. Berry CN, Girardot C, Lecoffre C, et al: Effects of the synthetic thrombin inhibitor argatroban on fibrin- or clot-incorporated thrombin: Comparison with heparin and recombinant Hirudin. *Thromb Haemost* 72:381, 1994.
108. Hursting MJ, Alford KL, Becker JC, et al: Novastan (brand of argatroban): A small-molecule, direct thrombin inhibitor. *Semin Thromb Hemost* 23:503, 1997.
109. McKeage K, Plosker GL: Argatroban [review; 36 refs]. *Drugs* 61:515, 2001.
110. Swan SK, Hursting MJ: The pharmacokinetics and pharmacodynamics of argatroban: Effects of age, gender, and hepatic or renal dysfunction. *Pharmacotherapy* 20:318, 2000.
111. Gosselin RC, Dager WE, King JH, et al: Effect of direct thrombin inhibitors, bivalirudin, lepirudin, and argatroban, on prothrombin time and INR values. *Am J Clin Pathol* 121:593, 2004.
112. Gross PL, Weitz JI: New anticoagulants for treatment of venous thromboembolism. *Arterioscler Thromb Vasc Biol* 28:380, 2008.
113. Blech S, Ebner T, Ludwig-Schwellinger E, et al: The metabolism and disposition of the oral direct thrombin inhibitor, dabigatran, in humans. *Drug Metab Dispos* 36:386, 2008.
114. Stangier J, Stahle H, Rathgen K, et al: Pharmacokinetics and pharmacodynamics of the direct oral thrombin inhibitor dabigatran in healthy elderly subjects. *Clin Pharmacokinet* 47:47, 2008.
115. Wienen W, Stassen JM, Priepke H, et al: *In-vitro* profile and *ex-vivo* anticoagulant activity of the direct thrombin inhibitor dabigatran and its orally active prodrug, dabigatran etexilate. *Thromb Haemost* 98:155, 2007.
116. Wienen W, Stassen JM, Priepke H, et al: Effects of the direct thrombin inhibitor dabigatran and its orally active prodrug, dabigatran etexilate, on thrombus formation and bleeding time in rats. *Thromb Haemost* 98:333, 2007.
117. Eriksson BI, Dahl OE, Rosencher N, et al: Dabigatran etexilate versus enoxaparin for prevention of venous thromboembolism after total hip replacement: A randomised, double-blind, non-inferiority trial. *Lancet* 370:949, 2007.
118. Eriksson BI, Dahl OE, Rosencher N, et al: Oral dabigatran etexilate vs. subcutaneous enoxaparin for the prevention of venous thromboembolism after total knee replacement: The RE-MODEL randomized trial. *J Thromb Haemost* 5:2178, 2007.
119. Ginsberg JS, Davidson BL, Comp PC, et al: Oral thrombin inhibitor dabigatran etexilate vs North American enoxaparin regimen for prevention of venous thromboembolism after knee arthroplasty surgery. *J Arthroplasty* 24:1, 2009.
120. Kubitza D, Becka M, Wensing G, et al: Safety, pharmacodynamics, and pharmacokinetics of BAY 59–7939—an oral, direct Factor Xa inhibitor—after multiple dosing in healthy male subjects. *Eur J Clin Pharmacol* 61:873, 2005.
121. Lassen MR, Ageno W, Borris LC, et al: Rivaroxaban versus enoxaparin for thromboprophylaxis after total knee arthroplasty. *N Engl J Med* 358:2776, 2008.
122. Agnelli G, Gallus A, Goldhaber SZ, et al: Treatment of proximal deep-vein thrombosis with the oral direct factor Xa inhibitor rivaroxaban (BAY 59–7939): The ODIXa-DVT (Oral Direct Factor Xa Inhibitor BAY 59–7939 in Patients With Acute Symptomatic Deep-Vein Thrombosis) study. *Circulation* 116:180, 2007.
123. Eriksson BI, Borris LC, Friedman RJ, et al: Rivaroxaban versus enoxaparin for thromboprophylaxis after hip arthroplasty. *N Engl J Med* 358:2765, 2008.
124. Kakkar AK, Brenner B, Dahl OE, et al: Extended duration rivaroxaban versus short-term enoxaparin for the prevention of venous thromboembolism after total hip arthroplasty: A double-blind, randomized controlled trial. *Lancet,* 372:31, 2008.
125. Buller HR, Lensing AW, Prins MH, et al: A dose-ranging study evaluating once-daily oral administration of the factor Xa inhibitor rivaroxaban in the treatment of patients with acute symptomatic deep vein thrombosis: the Einstein-DVT Dose-Ranging Study. *Blood* 112:2242, 2008.
126. Hilleman DE, Dunlay RW, Packard KA: Reteplase for dysfunctional hemodialysis catheter clearance. *Pharmacotherapy* 23:137, 2003.
127. Van de Werf FJ, Topol EJ, Sobel BE: The impact of fibrinolytic therapy for ST-segment-elevation acute myocardial infarction. *J Thromb Haemost* 7:14, 2009.
128. Effectiveness of intravenous thrombolytic treatment in acute myocardial infarction. Gruppo Italiano per lo Studio della Streptochinasi nell'Infarto Miocardico (GISSI). *Lancet* 1:397, 1986.
129. Simpson D, Siddiqui MA, Scott LJ, et al: Spotlight on reteplase in thrombotic occlusive disorders. *BioDrugs* 21:65, 2007.
130. Singer DE, Albers GW, Dalen JE, et al: Antithrombotic therapy in atrial fibrillation: American College of Chest Physicians Evidence-Based Clinical Practice Guidelines (8th edition). *Chest* 133(6 Suppl):546S, 2008.
131. Gurbel PA, Bliden KP, DiChiara J, et al: Evaluation of dose-related effects of aspirin on platelet function: Results from the Aspirin-Induced Platelet Effect (ASPECT) Study. *Circulation* 115:3156, 2007.
132. Sacco RL, Adams R, Albers G, et al: Guidelines for prevention of stroke in patients with ischemic stroke or transient ischemic attack: A statement for healthcare professionals from the American Heart Association/American Stroke Association Council on Stroke: Co-sponsored by the Council on Cardiovascular Radiology and Intervention: The American Academy of Neurology affirms the value of this guideline. *Stroke* 37:577, 2006.
133. Antman EM, Hand M, Armstrong PW, et al: 2007 Focused update of the ACC/AHA 2004 guidelines for the management of patients with st-elevation myocardial infarction: A report of the American College of Cardiology/American Heart Association Task Force on Practice Guidelines: Developed in collaboration with the Canadian Cardiovascular Society endorsed by the American Academy of Family Physicians: 2007 Writing Group to Review New Evidence and Update the ACC/AHA 2004 guidelines for the management of patients with st-elevation myocardial infarction, writing on behalf of the 2004 Writing Committee. *Circulation* 117:296, 2008.
134. Sacco RL, Diener HC, Yusuf S, et al: Aspirin and extended-release dipyridamole versus clopidogrel for recurrent stroke. *N Engl J Med* 359:1238, 2008.
135. Verro P, Gorelick PB, Nguyen D: Aspirin plus dipyridamole versus aspirin for prevention of vascular events after stroke or TIA: A meta-analysis. *Stroke* 39:1358, 2008.
136. Robless P, Mikhailidis DP, Stansby GP: Cilostazol for peripheral arterial disease. *Cochrane Database Syst Rev* CD003748, 2008.
137. Jull A, Arroll B, Parag V, et al: Pentoxifylline for treating venous leg ulcers. *Cochrane Database Syst Rev* CD001733, 2007.
138. Moher D, Pham B, Ausejo M, et al: Pharmacological management of intermittent claudication: A meta-analysis of randomised trials. *Drugs* 59:1057, 2000.
139. Juurlink DN, Gomes T, Ko DT, et al: A population-based study of the drug interaction between proton pump inhibitors and clopidogrel. *CMAJ* 180:713, 2009.
140. Becker RC, Meade TW, Berger PB, et al: The primary and secondary prevention of coronary artery disease: American College of Chest Physicians Evidence-Based Clinical Practice Guidelines (8th edition). *Chest* 133(6 Suppl):776S, 2008.
141. Albers GW, Amarenco P, Easton JD, et al: Antithrombotic and thrombolytic therapy for ischemic stroke: American College of Chest Physicians Evidence-Based Clinical Practice Guidelines (8th edition). *Chest* 133(6 Suppl):630S, 2008.
142. The CAPRIE steering committee: A randomised, blinded, trial of clopidogrel versus aspirin in patients at high risk of ischaemic events (CAPRIE). *Lancet* 348:1329, 1996.
143. Fox KA, Mehta SR, Peters R, et al: Benefits and risks of the combination of clopidogrel and aspirin in patients undergoing surgical revascularization for non-ST-elevation acute coronary syndrome: The Clopidogrel in Unstable Angina to Prevent Recurrent Ischemic Events (CURE) Trial. *Circulation* 110:1202, 2004.
144. Sabatine MS: Novel antiplatelet strategies in acute coronary syndromes. *Cleve Clin J Med* 76:S8, 2009.
145. Wiviott SD, Braunwald E, McCabe CH, et al: Prasugrel versus clopidogrel in patients with acute coronary syndromes. *N Engl J Med* 357:2001, 2007.
146. Anonymous: Use of a monoclonal antibody directed against the platelet glycoprotein IIb/IIIa receptor in high-risk coronary angioplasty. The EPIC Investigation [see comments]. *N Engl J Med* 330:956, 1994.
147. The EPILOG investigators: Platelet glycoprotein IIb/IIIa receptor Blockade and Low-dose heparin during percutaneous coronary revascularization. *N Engl J Med* 336:1689, 1997.
148. Anonymous: Randomised placebo-controlled trial of effect of eptifibatide on complications of percutaneous coronary intervention: IMPACT-II: Integrilin to Minimise Platelet Aggregation and Coronary Thrombosis-II: *Lancet* 349:1422, 1997.
149. van 't Hof AW, Valgimigli M: Defining the role of platelet glycoprotein receptor inhibitors in STEMI: Focus on tirofiban. *Drugs* 69:85, 2009.
150. Witkowski A, Maciejewski P, Wasek W, et al: Influence of different antiplatelet treatment regimens for primary percutaneous coronary intervention on all-cause mortality. *Eur Heart J* 30:1687,2009.
151. Hart RG: What's new in stroke? The top 10 studies of 2006–2008. Part II. *Pol Arch Med Wewn* 118:747, 2008.
152. Hart RG: What's new in stroke? The top 10 studies of 2006–2008. Part I. *Pol Arch Med Wewn* 118:650, 2008.

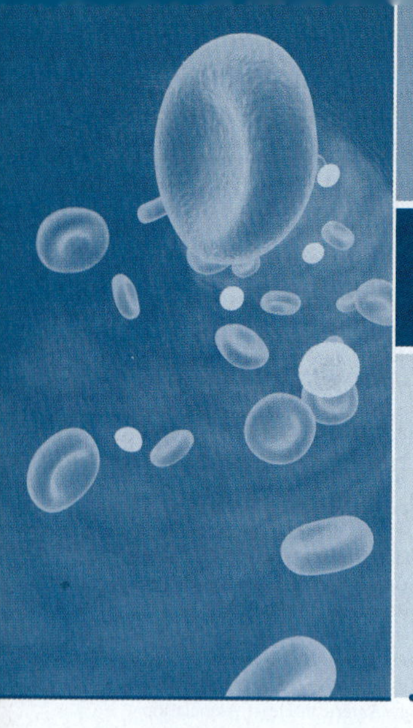

第24章

免疫细胞治疗原则

Carolina Berger, Stanley R. Riddell

摘　要

抗原特异性T细胞是宿主体内对病原体和肿瘤产生免疫应答的重要成分，它不能直接与蛋白抗原发生反应，只能识别处理后的抗原肽与相应主要组织相容性抗原分子组成的复合体。过继T细胞治疗通过T细胞输注来增强或建立一种免疫应答，具有较强的抗感染和抗肿瘤效应。目前研究者们已经发现了一些病毒和肿瘤细胞上的靶抗原，改进了抗原特异性T细胞的分离方法和使该类T细胞在患者体内更长时间保留的基因工程技术，并且认识到了在淋巴细胞缺少的环境中输注T细胞有利于提高输注效率和治疗效果，所有这些将推动T细胞治疗方案在临床上的进一步开展。以细胞为基础的疫苗能够诱发患者体内产生肿瘤反应性T细胞用于肿瘤治疗，该方法有待于进一步研究。树突状细胞(DC)是专职的抗原提呈细胞，能够诱发和调控特异性T细胞应答。目前正在研究如何利用DC来获得抗肿瘤的治疗策略，比如如何把在体外负载有肿瘤抗原的DC作为疫苗或在体内促进DC摄入靶抗原来诱发免疫应答。采用T细胞治疗或疫苗均能使患者获得有效的抗肿瘤效应，但是在临床试验中都发现存在一些缺陷。在免疫细胞治疗的下一发展阶段可能与特异性调控或抑制途径的靶向干预相结合。

本章使用的简写和缩略词：APC，抗原提呈细胞(antigen present cell)；cDNA，互补DNA(complementary DNA)；CML，慢性髓细胞白血病(chronic myelogenous leukemia)；CMV，巨细胞病毒(cytomegalovirus)；CTL，细胞毒性T淋巴细胞(cytotoxic T lymphocyte)；DC，树突状细胞(dendritic cell)；EBV，EB病毒(Epstein-Barr virus)；GVHD，移植物抗宿主病(graft-versus-host disease)；GVL，移植物抗白血病(graft-versus-leukemia)；HSCT，造血干细胞移植(hematopoietic stem cell transplantation)；LPD，淋巴细胞增殖性疾病(lymphoproliferative disease)；mAbs，单克隆抗体(monoclonal antibodies)；mHAgs，次要组织相容性抗原(minor histocompatibility antigens)；MHC，主要组织相容性复合体(major histocompatibility complex)；PBMC，外周血单个核细胞(peripheral blood mononuclear cells)；SNP，单核苷酸多态性(single nucleotide polymorphism)；TCR，T细胞受体(T-cell receptor)；Th，辅助性T细胞(T helper)；TIL，肿瘤浸润淋巴细胞(tumor-infiltrating lymphocyte)。

病毒性疾病的过继细胞治疗

机体内广泛存在两类抗原特异性T细胞亚群，它们通过相互作用清除急性感染的病毒和控制潜在病毒的再激活。CD8阳性细胞毒性T淋巴细胞(cytotoxic T lymphocytes，CTLs)在识别由主要组织相容性抗原Ⅰ类MHC(major histocompatibility complex)分子提呈的病毒肽段后能够溶解感染的细胞，产生各种炎症因子。CD4阳性辅助性T细胞(Th)识别由主要组织相容性抗原Ⅱ类分子(MHC-Ⅱ)提呈的病毒肽抗原并产生各种细胞因子，接下来进一步扩大T细胞应答，或促进B细胞增殖活化和抗体产生。因为强烈的放化疗、抗T细胞单克隆抗体或免疫抑制剂的应用，异基因造血干细胞移植(hematopoietic stem cell transplantation，HSCT)后患者体内$CD4^+$和$CD8^+$T细胞经常发生缺陷，成为容易合并致命性病毒感染的高危人群[1]。T细胞可用于治疗人类病毒感染，但首先必须明确以下几方面：感染细胞所提呈的抗原、特异性T细胞的表型特点、特异性T细胞的分离和扩增策略、体内输注细胞的活性监测方法(图24-1)。已开展的临床试验结果表明，在免疫功能缺陷的HSCT受者中进行的T细胞过继治疗对巨细胞病毒(cytomegalovirus，CMV)、EB病毒(Epstein-Barr virus，EBV)和腺病毒感染均具有很好的疗效。

T细胞治疗巨细胞病毒感染

CMV是DNA病毒，在体内能够感染多种类型细胞，包括造血祖细胞、单核细胞和内皮细胞等。为了逃避被宿主的免疫系统所清除，CMV通过编码各种蛋白来干扰感染细胞的抗原提呈，使CMV在感染的细胞中处于潜伏状态[2]。具有正常免疫功能的 CMV 阳性人群常常含有较高水平的 CMV 抗原特异性 $CD4^+$ 和 $CD8^+$ T 细胞亚群，这些细胞对控制 CMV 起重要作用[3-5]。CMV 通常在 T 细胞免疫缺陷患者中会被再次激活，比如，异基因 HSCT 和实体器官移植后患者往往具有很高的发病率和死亡率。很多 HSCT 后患者常常因数月内持续的淋巴细胞减少和 CMV 特异性 T 细胞功能缺陷，导致 CMV 的再激活[6]。抗病毒药物治疗如更昔洛韦或膦甲酸虽然减少了 HSCT 后早期 CMV 感染的概率，但是 CMV 会在抗病毒药物停用后再次激活[6-8]。所以抗病毒药物只能暂时控制 CMV 的再激活，而恢复机体的免疫功能才是控制 CMV 感染的最主要方法。

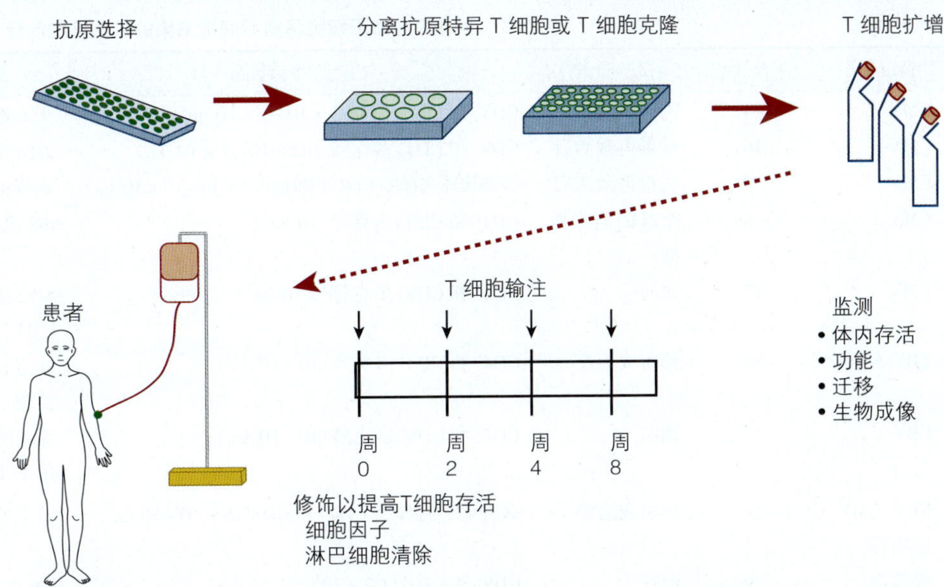

图 24-1 抗原特异性 T 细胞的过继治疗图。根据抗原特异性、表型及功能特点筛选出相关 T 细胞并在体外培养扩增。每次输注过继T细胞治疗后将监测过继细胞在患者体内的维持和迁移情况并随访疗效。

CMV 特异性 T 细胞的靶抗原

免疫功能正常的 CMV 血清学阳性患者体内可分离得到 CMV 特异性 T 细胞，目前在该类细胞中已经找到了 T 细胞治疗 CMV 的靶点。在体外利用 CMV 感染的自体细胞刺激淋巴细胞可生成 $CD8^+$ CTLs。发现大部分 CTLs 对 CMV 病毒蛋白呈特异性包括 pp65 和 pp150 基质蛋白，这些蛋白在病毒进入细胞后迅速进入胞质，立即经抗原处理后提呈给 T 细胞识别。病毒免疫逃避基因能下调感染细胞的 MHC-Ⅰ类抗原，但是在 MHC-Ⅰ类抗原下调之前，pp65 和 pp150 特异性 CTLs 能够通过溶解的方式清除病毒感染的细胞[9]。虽然病毒蛋白是 $CD8^+$ T 细胞的重要靶点，研究者们通过采用一系列 CMV 抗原肽或去除免疫逃避基因的 CMV 感染细胞刺激正常 CMV 阳性供者的外周血单个核细胞（PBMC）等手段还发现了一些有意义的中早期（intermediate early，IE）或早期（E）$CD8^+$ T 细胞反应性病毒蛋白[3,4]。体外研究发现，上述 IE 和 E 病毒蛋白在野生型 CMV 感染的细胞中没有被有效地提呈给 T 细胞，但是在小鼠模型中发现 IE 蛋白特异性 T 细胞能够识别原先潜在的再激活病毒[10]。所以重建病毒蛋白和 IE 及 E 蛋白反应性 T 细胞能够为免疫功能缺陷的宿主恢复潜在的和正在复制的病毒清除能力。

在体内 $CD4^+$ Th 细胞对激活 $CD8^+$ CTL 细胞具有重要作用，同时其本身也能清除表达 MHC-Ⅱ抗原的 CMV 感染细胞。$CD4^+$ T细胞对CMV应答的特异性不如$CD8^+$ T细胞明显。研究者们也采用各种重组 CMV 蛋白或肽段刺激 CMV 阳性的正常人群，发现 $CD4^+$ T 细胞能对 pp65、E-1、糖蛋白 B 和主要的膜蛋白（UL86）产生免疫应答[3,11,12]。

CMV 特异性 T 细胞的分离和过继输注技术

对异基因 HSCT 受者来说，在 T 细胞治疗 CMV 的临床应用前通常需要明确以下内容：如何分离供者体内 CMV 特异性 T 细胞和清除潜在的具有引发 GVHD 风险的异源反应性 T 细胞。国际上首次利用 T 细胞治疗 CMV 感染的临床试验包括：供者淋巴细胞和 CMV 感染的自体成纤维细胞在体外共同培养得到 $CD8^+$CMV 特异性细胞克隆[13]，在过继输注给受者前，这些细胞克隆将排除与未感染的受者细胞发生反应以保证细胞输注后不引发 GVHD。在Ⅰ期临床研究中，共有 14 名异基因 HSCT 患者接受了共四周每周一次（每次输注细胞数量逐渐增多）的 $CD8^+$CMV 特异性 CTL 克隆输注（$3.3 \times 10^7 \sim 1 \times 10^9/m^2$），作为 CMV 感染的预防。在该临床试验中没有发现相关毒副作用且不加重 GVHD。该研究的 11 名患者在输注前缺乏 CMV 特异性 CTLs 应答，治疗后 CMV 特异性细胞毒作用增强，且其活性与供者体内水平相当[14]。输注的 CTLs 在输注后 12 周的受者体内仍能检测到，但是免疫应答的放大效应在内源性 $CD4^+$ CMV 特异性 Th 细胞没有恢复的患者中有所下降，说明 $CD4^+$ Th 细胞可能对 $CD8^+$ T 细胞的持续存在是需要的[14]。14 名中没有患者发展为 CMV 病毒血症或疾病，而对于这样的人群，在不使用抗病毒治疗的情况下，预计分别有 50% 或 40% 患者将发展为 CMV 病毒血症或疾病[14]。

上述过继输注 T 细胞治疗 CMV 的临床试验说明该方法能够为 HSCT 后患者提供一种抗 CMV 治疗的新方法。目前已经建立了更有效的培养治疗性 T 细胞的方案，新培养方案不再采用活的病毒和皮肤成纤维细胞作为抗原提呈细胞，改进的方案为以后更为广泛的临床应用奠定了基础[15,16]。采用多克隆 $CD4^+$ 或 $CD8^+$ T 细胞临床试验或 $CD4^+$ 联合 $CD8^+$ T 细胞治疗，已经在几个临床中心开展。他们的试验结果肯定了 CMV 过继治疗的疗效（表 24-1）[15,17-20]，而且在造血干细胞移植后患者中低剂量（10^5/kg）的多克隆 CMV 特异性 $CD4^+$ 和 $CD8^+$ T 细胞输注足以使它们在患者体内大量扩增，并能够预防 CMV 的再激活[15,20]。抗 T 细胞单克隆抗体作为预处理方案的一部分可引起患者体内淋巴细胞严重缺乏，机体可能通过适应性机制来尽快恢复 T 细胞数量；所以 CMV 特异性 T 细胞输注给此类患者时，它们在体内能够大量增殖。

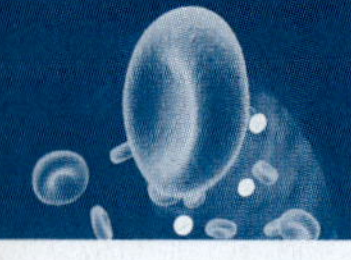

表 24-1 异基因造血干细胞移植后病毒感染的过继细胞治疗

病毒类型	患者例数	试验设计	细胞类型和数量	抗病毒作用	参考文献
CMV	14	预防	$CD8^+$ T 细胞克隆(3.3×10^7~$1\times10^9/m^2$)	无 CMV 疾病发生	14
CMV	16	病毒再激活后	$CD8^+$ 和 $CD4^+$ 多克隆(0.2×10^5~1×10^5/kg)	2/16 患者继续激活	15
CMV	9	病毒再激活后	经四聚体选择的 $CD8^+$ T 细胞(1.7×10^3~3.3×10^4/kg)	病毒血症减轻,无 CMV 疾病发生	20
CMV	8	持续的病毒血症	$CD4^+$ 和 $CD8^+$ 多克隆($10^7/m^2$)	6/8 患者病毒负荷下降	19
CMV	12	预防	$CD4^+$ 和 $CD8^+$ 多克隆($2\cdot10^7/m^2$)	4/12 患者低滴度病毒再激活,无 CMV 疾病发生	17
EBV	10	预防或治疗	$CD4^+$ 和 $CD8^+$ 多克隆(10^7~$10^8/m^2$)	病毒血症和 LPD 疾病(1 名患者)治愈	31
EBV	39	预防	$CD4^+$ 和 $CD8^+$ 多克隆(10^7~$10^8/m^2$)	无 EBV 相关 LPD 发生(预期发生率 11%)	33
EBV,CMV,腺病毒	11	预防或治疗	多种病毒特异性 $CD4^+$ 和 $CD8^+$(5×10^6~$10^8/m^2$)	对三种病毒均有抗病毒作用	18
腺病毒	9	治疗	$CD8^+$ 和 $CD4^+$(1.2×10^3~5×10^3/kg)	5/6 患者病毒清除	39

T 细胞治疗 EB 病毒感染

在美国超过 90% 的个体感染过 EBV,EBV 感染可引起传染性单核细胞增多症(参见第 84 章),但是通常临床症状不明显,因为病毒很快被宿主的正常免疫应答所清除。但是 EBV 不能被完全清除,通常潜伏在 B 淋巴细胞内,一些隐性感染的 B 细胞通常只表达 EBNA-1 蛋白,该蛋白存在着独特的甘-丙氨酸重复序列,这种序列能够抑制 EBNA-1 蛋白的翻译,同时也能抑制感染细胞把 EBNA-1 蛋白提呈给 $CD8^+$ T 细胞[21]。感染的 B 细胞能够活化Ⅲ期潜在的病毒基因包括 EBNA-1、EBNA-2、EBNA-3A、EBNA-3B、EBNA-3C、LMP-1、LMP-2A 和 LMP-2B,上述基因的活化可引起感染细胞的增殖[22]。在免疫功能缺陷的宿主体内 EB 病毒特异性 $CD8^+$ 和 $CD4^+$ T 细胞能够阻止 EBV^+ B 细胞增殖[23],在 T 细胞功能缺陷的个体中通常可见由 EBV^+ B 细胞增殖而发生的肿瘤。

在一项回顾性临床研究中,研究者们发现进行 HLA 不相合的亲缘或非亲缘异基因 HSCT 后受者中发生 EBV 相关淋巴细胞增殖性疾病(EBV-LPD)的风险明显升高,考虑与 GVHD 预防或治疗过程中 T 细胞去除或强烈的免疫抑制剂应用所导致的免疫功能缺陷有关[24]。实体器官移植患者同样具有较高的合并 EBV-LPD 风险,尤其是那些使用抗 T 细胞单克隆抗体治疗宿主抗移植物病的患者。按照以往经验,合并 EBV-LPD 的患者预后较差,对抗病毒治疗和化疗的反应均不敏感,用抗 B 细胞分子特异性单克隆抗体如 CD20 治疗可能会有效,尤其对免疫抑制剂可以减量的患者[25]。然而,恢复 EBV 特异性 T 细胞对于病毒感染的长期控制非常重要。

EBV 特异性 T 细胞的靶抗原

在正常机体内,$CD8^+$ CTLs 克隆对 EBV 感染的应答直接作用于裂解的病毒蛋白和潜在的 EBNA-3A、-3B 和 -3C 等蛋白分子[26]。$CD4^+$ Th 细胞对于 EBV 的应答也直接作用于裂解和潜在的 EBV 病毒抗原,从而清除体内 MHC-Ⅱ+EBV 感染的细胞[27]。通常在异基因 HSCT 后的前 6 个月内 EBV 特异性 CTL 克隆数量很少,如果 T 细胞去除作为预处理方案的一部分那么该克隆细胞数量将更少[28]。EBV 特异性 T 细胞缺乏使记忆性 B 细胞发生裂解性感染,接着又感染其他类型 B 细胞,这样可激活Ⅲ期潜在的病毒基因,使 LPD 得以发生[29]。

分离和过继输注 EBV 特异性 T 细胞技术

T 细胞治疗 EBV-LPD 疾病的疗效首先在一项输注未经选择的供者淋巴细胞研究中被发现。未经选择的供者淋巴细胞输注给 T 细胞去除异基因 HSCT 后的 5 名 EBV-LPD 患者体内。因为考虑到输注较多数量的 T 细胞可能诱发严重的 GVHD,约 1×10^6/kg 的 $CD3^+$ T 细胞输注给患者。该研究中所有患者的 EBV-LPD 均取得了完全缓解[30]。不幸的是,有两名患者合并了致命的呼吸衰竭,累及了肺部,而且所有患者均发生了 GVHD。该结果提示我们将来的研究需要定位在 EBV 特异性 T 细胞的分选治疗上以避免输注异源反应性 T 细胞而引发 GVHD[30]。

体外培养技术已经发展到可以从 HSCT 供者中利用自身 EBV 感染的淋巴母细胞系(LCLs)刺激生成 EBV 特异性 T 细胞系。该类 T 细胞系是一寡克隆,在体外经过反复刺激后具有高度 EBV 特异性,并且在体外去除了引起 GVHD 的异源反应性 T 细胞。过继输注 EBV 特异性 T 细胞在 3 名异基因 HSCT 后 EBV-LPD 疾病的 2 名患者中被证明是有效的[31]。另外一名患者尽管输注了 T 细胞但 LPD 继续进展;分析该患者的 LPD 提示在 EBNA-3B 基因区域存在突变,该区域是编码 CTL 产生主要应答的靶位点[32]。这项结果说明了体外扩增的 EBV 特异性 T 细胞存在过少的靶抗原表位,尤其在大量 LPD 肿瘤负荷情况下可能存在有突变的免疫逃避株。

预防性输注 EBV 特异性 T 细胞时必须注意诱发免疫逃避株的出现。在接下来的一项研究中研究者们采用 EBV 特异性 T 细胞系预防 T 细胞去除异基因 HSCT 后具有较高发生率的 EBV-LPD[33]。输注了 EBV 特异性 T 细胞后,无患者发生 GVHD,而且预防 EBV-LPD 非常有效。根据既往报道,LPD 大约发生在 14% 的患者中,但是在经过上述治疗后的人群中无患者发生 LPD[33]。在 T 细胞治疗前,一部分患者表现出血浆 EBV-DNA 水平升高,T 细胞治疗后病毒含量立即下降。第二项研究应用 EBV 特异性 CTL 输注给 T 细胞去除造血干细胞移植后患者，而且只有在 EBV-DNA 病毒含量处于较高水平时才给予输注。EBV-DNA 升高的 5 名患者中有 4 名发生了 DNA 水平的明显下降，另外 1 名因为回输的 T 细胞系缺乏 EBV 特异性成分，进展为 EBV-LPD。总之，输注 EBV 特异性 T 细胞能够比较安全和迅速地重建免疫，介导抗病毒作用和保护大部分患者不发生 EBV-LPD（见表 24-1）。

■ T 细胞治疗腺病毒感染

腺病毒感染是异基因 HSCT 后的另一严重并发症，尤其对去除 T 细胞移植的儿童受者，而目前抗病毒治疗通常不能很好地控制腺病毒感染[35]。理论上 T 细胞免疫同样对控制腺病毒感染具有重要作用[36]，多个团队开始努力研发具有腺病毒特异性的过继 T 细胞治疗方案。腺病毒有很多血清学亚型，关键点在于发现广泛存在的保守 T 细胞表位。目前对于腺病毒编码的靶抗原研究主要集中在完整的六邻体病毒颗粒蛋白上[37,38]。过继输注 T 细胞治疗腺病毒感染的前期结果鼓舞人心。Feuchtinger 和同事们利用干扰素 -γ 捕捉技术从供者外周血中分离了腺病毒特异性 $CD4^+$ 和 $CD8^+$ T 细胞，并证实了输注该类 T 细胞能够降低腺病毒的滴度[39]。Leen 和同事们利用含有重组编码 CMV pp65 蛋白的腺病毒感染 EBV-LCL 细胞来刺激造血干细胞来源的供者 T 细胞[18]。采用此培养方法刺激扩增的 T 细胞对腺病毒、CMV 和 EBV 等均具有特异性，HSCT 后受者回输该类 T 细胞均能提高 T 细胞对三种病毒的应答，增强清除病毒的能力[18]。

■ 过继输注的病毒特异性 T 细胞在体内维持、功能和迁移的监测

输注的 T 细胞必须同功能性记忆型 T 细胞一样在体内持续存在，并且能够迁移到病毒复制部位发挥效应。基于 T 细胞的功能或结构蛋白特性，目前已经建立了一些在外周血中示踪 T 细胞的方法。在过继输注 $CD8^+$ CMV 特异性 T 细胞克隆的研究中，细胞溶解实验为 T 细胞功能研究提供了半定量分析方法[14]。采用流式细胞术的新分析方法如特定抗原刺激病毒特异性 T 细胞后用 HLA 四聚体和病毒肽段或胞内细胞因子检测方法可直接从单细胞水平进行分析[4]。内源性或引入的标记基因也能在体内示踪过继输注的 T 细胞。在 CMV 特异性 T 细胞治疗的试验中具有 DNA 序列特异性的 TCR Vα、Vβ 也可用于评估过继输注 T 细胞的存活情况[14]。用含有 CDR3 序列的 TCR 特异性引物进行实时定量 PCR 能够为血液标本中检测过继输注 T 细胞数量提供有效的检测方法。

监测病毒特异性 T 细胞在各个组织器官中的分布难度更大。一种带有编码新霉素磷酸转移酶基因（neo）的逆转录病毒可引入到输注的 EBV 特异性 T 细胞中作为标记基因。这种方法有利于研究者检测输注 T 细胞的存活和迁移情况。在体内 Neo 阳性的 T 细胞在回输后 80 个月还能检测到，证明了至少一部分回输的 T 细胞在体内超过一年后仍能持续存在[40]。在用 EBV-LPD 细胞株建立并带有 neo 基因的 T 细胞治疗中，治疗后肿瘤标本活检提示浸润的 T 细胞中含有此标记基因。基因标记在免疫缺陷宿主体内被认为是有效的示踪方法，但是带有外源标记基因表达的 T 细胞很容易被宿主免疫细胞所清除[41,42]。在体内用动态和敏感的影像系统来检测过继输注 T 细胞的迁移在各种模型中都具有应用价值。然而，目前具备的影像设备只能在小动物中才能起作用[43]。正电子发射断层显像技术可以在体内反复评估过继输注 T 细胞的迁移情况[44]。

■ 病毒特异性 T 细胞治疗的未来发展方向

T 细胞治疗对于异基因 HSCT 后患者预防或治疗病毒感染具有重要作用。而在实体器官移植患者中并不能很好应用此类 T 细胞治疗 EVB-LPD 因为他们缺乏 T 细胞来源的供者，而且往往这些患者必须继续服用免疫抑制剂来抑制器官排斥。从无关供者中获取 EBV 特异性 T 细胞的研究正在进行中[45]，把 EBV 特异性 TCR 基因转移到自体 T 细胞上也许能起一定作用[46]。

在免疫功能缺陷的宿主中发生的部分恶性肿瘤包括霍奇金淋巴瘤、鼻咽癌等与 EB 病毒有关[22]。该类肿瘤表达有限数目的 EBV 蛋白，这些蛋白能够被正常宿主体内的少数 T 细胞所识别。前期研究结果证明了这些 T 细胞可以通过分离和扩增回输至患者体内[47,48]。然而，对于散发的 EBV 阳性肿瘤其有效的治疗方法通常需要克服 EBV 免疫逃避的策略。

T 细胞治疗机会性病毒感染的未来方向在于提高治疗疗效和扩大应用范围。关于这一点，研究者们已经从供者外周血中应用 HLA/ 肽段四聚体结合特异性 TCR 或针对干扰素 -γ 的单克隆抗体或抗原刺激后上调活化分子的单克隆抗体来捕捉抗原特异性 T 细胞从而达到快速分离的目的[49-51]。

恶性肿瘤的过继细胞治疗

小鼠模型研究表明宿主免疫功能与肿瘤发生保持动态变化过程，在此过程中宿主免疫系统能够识别、控制甚至清除恶性肿瘤[52]。动物模型研究同时也表明过继输注的 T 细胞，尤其是识别肿瘤抗原特异性 $CD8^+$ CTLs 克隆，能够清除扩散的肿瘤。通过从肿瘤生存环境或外周血中分离的肿瘤特异性 T 细胞对肿瘤 cDNA 文库的筛选，或患者血清中的抗体对肿瘤相关抗原的筛选[54]，研究者们已经发现一些在人类肿瘤细胞上表达的免疫源性蛋白[53]。目前，各种肿瘤特异性抗原相继发现，其中有些已经作为 T 细胞治疗的靶点或用作疫苗（表 24-2）。然而，过继 T 细胞和其他免疫治疗在人类肿瘤上的应用远比其在机会性病毒感染性疾病上的应用更有难度。因为前者存在很多尚未解决的问题，包括如何从肿瘤患者体内分离具有高亲和力的肿瘤特异性 T 细胞和如何克服肿瘤细胞对该类 T 细胞产生的免疫逃避如募集调节性 T 细胞（T_{reg}）或其他免疫抑制功能细胞、HLA 或其他抗原表达的缺失、表达或分泌多种抑制性细胞因子或分子[55]。此外，大部分临床试验发现 T 细胞过继治疗肿瘤与治疗病毒性疾病相比其不同点在于输注的肿瘤反应性 T 细胞只能一过性地存在于患者体内，即使应用大剂量白介素 -2（IL-2）来支持输注 T 细胞的存活[56-60]。

表 24-2 肿瘤抗原的分类

抗原	肿瘤	正常组织的表达情况
突变或基因重排而发生的抗原		
P21Ras	急性白血病，其他	—
P53	约 50% 的肿瘤	—
BCR/ABL	慢性髓细胞白血病	
PML/RAR α	急性早幼粒细胞白血病	
CDK-4，MUM-1	黑色素瘤	—
β-Catenin	黑色素瘤、肺、其他	—
组织特异性分化抗原		
酪氨酸酶	黑色素瘤	黑色素细胞
MART-1/Melan-A	黑色素瘤	黑色素细胞
GP100	黑色素瘤	黑色素细胞
MUC1	结肠、乳腺、其他	多种上皮组织
肿瘤 - 睾丸抗原		
MAGE-1，MAGE-2，MAGE-3	黑色素瘤	睾丸、胎盘
GAGE 及其他	黑色素瘤	睾丸、胎盘
NY-ESO-1	黑色素瘤、乳腺癌	睾丸、胎盘
非突变的过度表达蛋白		
HER-2/neu	乳腺癌、卵巢癌	乳腺组织、卵巢
端粒酶催化蛋白	结肠癌、其他	肝脏、其他
前列腺酸性磷酸酶	前列腺	前列腺
CD20，独特型蛋白	B 细胞的免疫球蛋白分子	B 淋巴细胞
癌胚蛋白		
CEA	结肠癌、其他	肝脏、其他
AFP	肝脏	—
病毒蛋白		
HPV E6 和 E7	宫颈癌	—
EBV LMP-1 和 EBNA-1 蛋白	霍奇金淋巴瘤、鼻咽癌、淋巴瘤	—

免疫细胞治疗恶性肿瘤的研究主要集中在黑色素瘤上因为研究者们已经找到免疫治疗该肿瘤的靶抗原，而且黑色素瘤对 IL-2 的非特异性免疫治疗反应较好，另外因为异基因 HSCT 后供者来源的 T 淋巴细胞能够有效清除黑色素瘤细胞，具备较强的移植物抗白血病（graft-versus-leukemia，GVL）效应 [62]。通过基因工程手段把肿瘤特异性 TCR 基因引入 T 细胞使其能够识别肿瘤特异性抗原，或把编码单链单克隆抗体的嵌合抗原受体连接到 CD3 分子的 zeta 链上并在 T 细胞表面表达，这样的 T 细胞同样能够识别肿瘤特异性抗原和肿瘤细胞的信号分子，从而拓宽了 T 细胞治疗恶性肿瘤的应用范围 [63,64]。

■ 黑色素瘤的细胞治疗

在一项早期研究中，过继输注手术切除的黑色素瘤标本中分离和扩增的自体多克隆肿瘤浸润淋巴细胞（tumor-infiltrating lymphocytes，TILs）同时联合大剂量 IL-2 治疗，发现 31% 的晚期患者能产生一定疗效 [65]。虽然大部分疗效只是暂时出现，但至少说明了免疫治疗对清除人类实体器官肿瘤具有潜在作用，同时也激励着研究者们在对 T 细胞治疗有疗效的患者中继续寻找 TIL 所识别的抗原，以进一步提高 T 细胞应答肿瘤抗原的能力。

黑色素瘤特异性 T 细胞的靶抗原

因为黑色素瘤特异性 T 细胞经常在血液或肿瘤微环境中被检测到，黑色素瘤目前已经成为研究者们发现人类肿瘤抗原的典型模型。肿瘤免疫治疗的一个重要里程碑是通过 cDNA 表达克隆发现 MAGE-1，一种肿瘤特异性基因的编码产物，能够被黑色素瘤患者体内的 T 细胞特异性识别 [53]。另外还发现了一些能够被 $CD8^+$ 或 $CD4^+$ T 细胞识别的其他黑色素瘤肿瘤抗原，包括在正常黑色素细胞中起生理作用的蛋白如酪氨酸酶、gp100 和 MART-1；肿瘤 - 睾丸抗原如 MAGE-1、NY-ESO-1 和其他；还有因肿瘤遗传学不稳定性导致的突变蛋白 [53,66,67]。对其他肿瘤的研究还发现肿瘤中 T 细胞浸润与预后较好有关。同时也发现了乳腺、卵巢和前列腺等肿瘤的特异性抗原 [68,69]。

分离和过继输注黑色素瘤特异性 T 细胞技术

过继输注肿瘤特异性 T 细胞克隆或体外扩增的 T 细胞寡克隆在原则上能够抑制患者体内已经存在的肿瘤反应性 T 细胞的扩增和功能。目前已经建立了体外分离黑色素瘤特异性 T 细胞的技术。如果能很容易获得肿瘤标本，那么 T 细胞可直接从肿瘤标本中分离并联合大剂量 IL-2 培养获取 [70]。另外，自体树突状细胞（dendritic cells，DCs）负载黑色素瘤抗原的合成多肽后可以作为刺激方用于外周血中反应性 T 细胞的扩增 [71]。后者存在的问题是得到的 T 细胞经常对特异性抗原亲和力差。通过调整扩增 T 细胞的细胞因子浓度后只需要较低浓度的肽段或使用转染了编码肿瘤抗原基因或负载有肿瘤细胞溶解产物的 APC 细胞后，高肿瘤抗原亲和力的 T 细胞便可大量扩增 [72,73]。

早期 T 细胞治疗黑色素瘤临床试验评估了过继输注 MART-1 或 gp100 特异性 $CD8^+$ T 细胞或 TILs 来源的经体外扩增的多克隆黑色素瘤反应性 T 细胞的疗效。在一项由 10 名患者组成的临床研究中，4 名患者输注了剂量为 $3.3 \times 10^9/m^2$ 的自体 $CD8^+$ T 细胞克隆，每隔 14~21 天输注一次 [74]。输注后外周血中检测到 $CD8^+$ T 细胞的最高比例为 2.2%，但是输注的 T 细胞在体内不能长期存在。其中，在几次过继输注后同时联合使用 14 天的小剂量 IL-2，发现能提高输注 CTLs 的存活能力且无毒副作用。在某些晚期肿瘤患者中到达肿瘤部位的 T 细胞介导了短暂的抗肿瘤作用 [74]。与其他类型细胞过继输注相比较，TIL 来源的多克隆反应性 T 细胞和大剂量 IL-2 治疗效果相对较好，某些患者能取得完全缓解 [75]。在研究中还发现了几个影响 T 细胞疗效的因素。最明显的方面是尽管输注了较大数量的 T 细胞（最多达 10^{11}），大部分患者体内输注 T 细胞的数量还是很少 [56,74,75]。输注的 T 细胞不能在体内长期存在说明与体内抗原特异性 $CD4^+$ Th 应答不够强烈、大量扩增后 T 细胞终末分化、肿瘤部位活化后诱导细胞死亡或因 IL-2 停用后导致的细胞死亡有关 [56,76]。

TIL 扩增的黑色素瘤反应性 T 细胞在输注前应用环磷酰胺和氟达拉滨去除内源性淋巴细胞能提高输注细胞的存在时间和治疗效果，这一点已经得到证实，是目前该领域的主要研究进展。在以上研究中，T 细胞过继输注后每天应用大剂量 IL-2 直到因 IL-2 毒性作用不能耐受而必须停用，这种情况下输注的多克隆 T 细胞群中有一个或多个 $CD8^+$ T 细胞克隆在部分患者体内获得了较长时间的高水平植入[77-80]。体内淋巴细胞缺少的环境有利于过继输注 T 细胞植入的机制包括减少与细胞因子如 IL-15 和 IL-7 竞争，这些细胞因子能促进淋巴细胞的存活[81,82]和去除 $CD4^+CD25^+$ 或其他调节性 T 细胞[83]。小鼠动物模型研究已经证实了在过继输注前去除内源性淋巴细胞可以提高过继输注 T 细胞的抗肿瘤疗效[84]。

除了环磷酰胺和氟达拉滨治疗外再加用 2Gy 或 12Gy 全身放疗后患者输注 TIL 的治疗效果分别为 52% 和 72%[85]。抗肿瘤作用的增强与体内输注的肿瘤反应性 $CD8^+$ T 细胞数量较多有关。在一名对常规治疗无反应的肿瘤转移患者采用此方法取得了很好的疗效但同时也存在一定毒副作用，该毒副作用与输注的 T 细胞诱发自身免疫对自身黑色素细胞产生毒性作用有关[85]。目前对黑色素瘤治疗研究集中在 $CD8^+$ T 细胞对肿瘤抗原的应答上。同样 $CD4^+$ T 细胞在动物模型上也能够介导抗肿瘤效应，最近有研究报道了输注 NY-ESO-1 抗原特异性 $CD4^+$ T 细胞后黑色素瘤缓解的报道[85]。

白血病的细胞治疗

存在于异基因造血干细胞移植物中或起源于移植物中造血干细胞发育而来的供者 T 细胞能够诱发 GVL 效应从而清除恶性肿瘤细胞[87]，也表明了未经选择的供者淋巴细胞输注给异基因 HSCT 后复发患者具有抗肿瘤效应。此类供者淋巴细胞输注对慢性髓细胞白血病（chronic myeloid leukemia，CML）具有较强的抗肿瘤效应，但对急性白血病疗效较差，而且经常合并或加重慢性或急性 GVHD[88]。目前正在寻找能够直接应用于继发性 T 细胞治疗的白血病相关靶抗原，以提高 GVL 效应而不引发 GVHD。

白血病特异性 T 细胞的靶抗原

GVHD 和 GVL 效应通常同时存在，但是 HSCT 后 GVL 效应可以在没有 GVHD 的情况下单独存在[87]。说明表达在白血病细胞上的抗原可以作为异基因 HSCT 后异源反应性 T 细胞的靶抗原。目前已经发现的靶抗原包括：①选择性表达于造血细胞包括白血病细胞上的次要组织相容性抗原（minor histocompatibility antigens，mHAgs）；②由染色体易位或突变而产生的肿瘤特异性蛋白；③正常蛋白在白血病细胞上的过度表达。后两种蛋白不管在造血干细胞移植患者还是非移植患者均可作为靶抗原，而 mHAgs 只有在异基因 HSCT 后才能发挥抗肿瘤作用。

次要组织相容性抗原

与同基因 HSCT 相比，异基因 HSCT 后 GVL 效应更强，强调了主要 HLA 和 mHAgs 不合在免疫介导清除肿瘤细胞中的重要性[87]。相关 mHAgs 与受者 T 细胞上的 HLA-Ⅰ或Ⅱ类分子相结合，它们来源于蛋白的肽段，由于遗传多态性使其在供者和受者之间存在差异[62]。在小鼠模型中，过继输注一个 mHAg 位点特异性 T 细胞能够清除白血病细胞而不引发 GVHD[89]。在人类，能够从大多数异基因 HSCT 受者中分离得到 mHAg 反应性的供者 T 细胞[90]。对这类特异性 T 细胞克隆

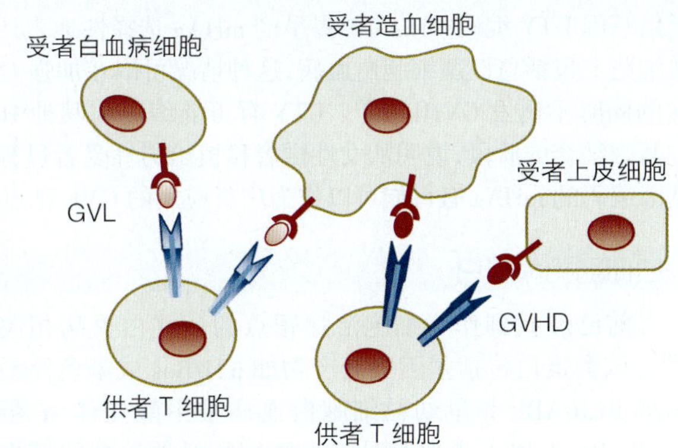

图 24-2　次要组织相容性抗原的组织特异性表达可把 GVL 效应与 GVHD 分离。编码 mHAgs 的基因可在受者组织中广泛表达，成为 GVHD 和 GVL 效应的靶点。当 mHAgs 选择性地表达于造血细胞时可成为 GVL 效应的靶点而不发生 GVHD。GVL，移植物抗白血病效应；GVHD：移植物抗宿主病。

的分析发现 mHAgs 大部分表达在造血细胞包括白血病原始细胞上，使 GVHD 与 GVL 分离成为可能（见图 24-2）[90]。mHAg 特异性 $CD8^+$ CTLs 克隆能够阻止人类白血病细胞在 NOD/SCID 小鼠体内的植入，为异源反应性 T 细胞识别白血病干细胞提供了依据[91]。

大多数 mHAgs 由编码区的非同义单核苷酸多态性所致，多态性改变了与 HLA 结合肽段或与 TCR 结合的 HLA- 肽段的氨基酸序列。在人类基因组中大约有几百万个 SNP 位点，等位基因频率超过 5%，其中包括大约 50 000 SNPs 导致了蛋白质中氨基酸的改变[92]。除了通过常规方法寻找 mHAgs 抗原外，因为建立的 HapMap 工程可以在整个基因组中进行相关分析，使寻找编码 mHAgs 基因多态性变得更为容易[62,93]。发现更多 mHAgs 是靶向提高 GVL 效应的最有效方法，同时需要考虑相关因素包括 mHAgs 编码基因的等位基因频率，提呈 mHAgs 的 HLA 限制性等位基因，白血病细胞和非造血组织中 mHAgs 的表达和提呈等[94]。目前大部分发现的 mHAgs 与 $CD8^+$ T 细胞相关，而 $CD4^+$ T 细胞可能在 GVL 反应中起直接效应作用或支持 $CD8^+$ T 细胞的功能和持续存在，努力寻找 MHC 限制性Ⅱ类 mHAgs 是一个值得研究的重要领域。

常染色体编码的 mHAgs 能够成为异基因 HSCT 后治疗的靶点包括 HA-1 和 HA-2，分别由 KIAA0023 和 MY01G 基因编码，并由 HLA-A2 提呈；由 BCL2A1 基因编码的肽段，共编码两种 mHAs，分别由 HLA-A24 和 HLA-B44 提呈；LRH-1，由 P2X5 基因编码，由 HLA-B7 提呈；SP110，来源于肽段新的剪切机制而形成，由 HLA-A3 所提呈；PANE-1，由 HLA-A3 提呈，选择性地表达于 B 淋巴系恶性肿瘤[62,94,95]。应用 HLA-A/ 肽段四聚体能直接检测异基因 HSCT 后对供者淋巴细胞输注有效的复发患者体内 mHAgs 反应性 T 细胞的扩增情况，为 mHAgs 在 GVL 效应中所起作用提供直接依据[96]。

有证据表明 Y 染色体编码的 mHAgs 在 GVL 效应中起重要作用。女性供者和男性受者的异基因 HSCT 通常合并较高的 GVHD 发生率，但是白血病复发的风险相对于其他供受者性别类型的移植来说要低些，即使在 GVHD 被控制之后[98]。一些 H-Y 抗原广泛表达于各种组织中，可以解释为什么 GVHD 发生率在女性供者和男性受者的移植中会增加。然而，Y 染色

体上由基因UTY编码、HLA-B8提呈的mHAg选择性地表达在造血细胞上包括急性髓细胞白血病，这种情况可以在加强GVL效应的同时不诱发GVHD[91,99]。UTY有可能编码与其他HLA等位基因结合的肽段，说明从女性供者移植给男性受者过程中该基因编码的mHAg有可能可以作为广泛应用的GVL靶点。

白血病相关蛋白

目前已经找到作为细胞治疗靶点的一些白血病相关蛋白[100]。该类蛋白包括基因突变产物如p21/Ras或染色体易位产物如BCR/ABL和早幼粒细胞白血病维甲酸受体α蛋白（PML-RARα），以上蛋白都是将来肿瘤特异性治疗的潜在靶点[101,102]。在某些白血病细胞上表达增强的非多态性蛋白如蛋白酶3（PR-3）和Wilms肿瘤抗原-1（WT-1）等，也是T细胞治疗的潜在靶点[103,104]。PR-3由HLA-A2提呈，其表位反应性$CD8^+$ T细胞已能从正常供者的外周血单个核细胞（PBMCs）经人工合成的PR-1刺激后分离得到[103]。PR-1特异性CTLs能够有效地溶解CML细胞，在体外可抑制白血病克隆的形成，且并不影响正常造血祖细胞功能[105]。对异基因HSCT或IFN-α治疗有效的CML患者中均可检测到功能性PR-1特异性T细胞扩增，说明PR-1是此类T细胞产生应答的主要分子[106]。WT-1高表达于髓系白血病细胞而在正常造血细胞上表达低下，WT-1特异性T细胞也可从正常供者PBMCs在体外经合成的肽段刺激后分离得到[107]。它们能选择性溶解白血病细胞，阻止白血病细胞在免疫缺陷小鼠体内的植入，说明这些T细胞在体内能介导抗白血病效应而不影响正常造血功能[104,108]。近来有研究发现在HLA相合亲缘HSCT后患者体内存在WT-1特异性T细胞，该群细胞与GVL效应有关[109]。总之，非多态性来源的PR-3和WT-1表位，能够作为T细胞治疗的靶点，一些研究组正在进行过继输注此类T细胞靶向相关抗原的临床试验。

T细胞治疗肿瘤的未来发展方向

患者处理和细胞因子

虽然细胞治疗黑色素瘤取得了一些有意义的进步，但是肿瘤反应性T细胞过继治疗的其他相关研究仍然很有必要，亟须建立最合适和最安全的治疗方案。相关细胞因子在体内和体外维持T细胞生存的作用已经明确，并且发现了细胞因子对T细胞活化和更新调控的新功能，为输注体外扩增的T细胞在体内延长保留时间奠定了基础，也许将来可以不考虑在T细胞输注前采用毒性的化放疗手段去除淋巴细胞。IL-15是促进T细胞存活的有效细胞因子，并且在临床试验中很容易获取。T细胞联合靶向去除调节性T细胞、检控点抑制剂和疫苗等也正在研究中，有可能为克服限制免疫反应数量和强度的肿瘤逃避机制提供新方法。

表达重组T细胞受体基因的新靶向T细胞

有些肿瘤反应性T细胞不能在体内分离得到，细胞免疫治疗同样可以用于这部分患者；该方法包括通过基因转移方法使T细胞重新靶向肿瘤抗原从而用于恶性肿瘤的治疗。获得新靶向T细胞的最直接方法是从肿瘤反应性T细胞中分离得到TCR α和β基因，接着通过逆转录病毒或慢病毒载体把该基因转移到患者体内分离得到的T细胞上。TCR基因转移使得T细胞获得了对病毒抗原、肿瘤相关抗原或mHAgs等的特异性[46,111-113]。但是相关研究发现重组TCR基因的表达水平很难达到肿瘤反应性T细胞TCR的表达水平，第一次采用此方法建立T细胞治疗黑色素瘤的临床试验中研究者们已经发现了该缺陷，可能是导致过继输注基因修饰T细胞有限抗肿瘤作用的原因之一[114]。目前很多引起转染的重组TCR基因表达低下的因素已经发现[114]，研究者们正在建立消除上述因素的新方法[115]。存在的另一潜在问题是转染了TCR基因的T细胞获得了额外重排的TCR链，T细胞表面有可能表达四种TCR分子：自然表达的内源性TCR，外源引入的TCR和两类由外源性和内源性TCR链混合表达的异聚体。表达上述错配TCR的T细胞有可能攻击自身组织而导致相关毒副作用。该问题已有解决的方法，可通过引入半胱氨酸残基到胞外区TCR αβ链的恒定区，形成二硫键和促进引入链的正确配对[116,117]，或用小鼠恒定区代替人类的恒定区[118]。引入经上述修饰的TCR链通过与内源性TCR复合物中的各种成分如CD3 ξ链或人类三结构域蛋白家族（TRIM）竞争结合，使其在装配和运输过程中进行更稳定的配对[119]。

单链抗体融合TCR ξ链或联合协同刺激分子，也可将TCR引入T细胞来靶向肿瘤细胞表面的靶分子[120-122]。目前该方法正在用于治疗B细胞系CD20阳性恶性肿瘤的研究中，已证实CD20抗原是单克隆抗体治疗的最有效靶点之一；CD19也是B细胞系特异性表达抗原，可在急性淋巴细胞白血病、慢性淋巴细胞白血病和B细胞淋巴瘤表面表达[63]，也是治疗的潜在靶点。

过继治疗中T细胞的本身特性

过继治疗中T细胞或基因修饰T细胞的本身特性是决定输注后细胞能否在体内持续存在的一个重要因素。T淋巴细胞池中可以分离$CD45RA^+CD62L^+$初始T细胞（T_N）、$CD45RO^+CD62L^+$中心记忆型（T_{CM}）和$CD62L^-$的效应性记忆型（T_{EM}）亚群，这些亚群在表型、功能和归巢上各不相同[123]。动物模型研究证实了来源于$CD8^+$ T_E的过继输注细胞对体内持续存在具有重要影响。来源于T_{CM}的T细胞克隆在过继输注后能够在体内血液中长期存在，并能迁移至淋巴结和骨髓的记忆型T细胞龛位上。而且，这些细胞重新获得了记忆型细胞的表型特性，并能对抗原产生应答[124]。相关研究结果表明，我们应该选择相应的T细胞亚群用作过继治疗，或作为经过基因重新靶向的肿瘤反应性T细胞的来源。T_{CM}来源的T_E细胞具有很好的植入特性提示在基因修饰前应进行T_{CM}的分选或富集，从而为过继治疗提供很好的T细胞产品，并能够弥补以往研究中输注的T细胞不能在宿主体内持续存在的缺陷[63,114]。

用于条件性清除的自杀基因

过继T细胞治疗也存在风险包括潜在的诱发GVHD，因为在靶向mHAg的同时自身蛋白也有可能成为靶点从而使正常组织遭到破坏。一种提高T细胞治疗安全性的有效方法是引入自杀基因，如果出现毒性作用，可以启动自杀基因清除输注的T细胞。在供者淋巴细胞输注时可在淋巴细胞中导入单纯疱疹病毒-胸苷激酶（HSV-TK）基因，该方法被证明对逆转GVHD有一定作用[125]。然而病毒的TK具有免疫原性，导致输注的T细胞在未成熟阶段就被清除，不发挥细胞毒作用[41,42]。

通过 CD95(Fas)活化后诱导细胞死亡的自杀基因或用化学二聚体活化重组嵌合人类 CD95 或 caspase 转基因细胞的实验方法正在研究中,或许能解决免疫原性的问题[126-128]。

■ 细胞疫苗

体内疫苗是过继输注肿瘤反应性 T 细胞引发体内抗肿瘤的替代或补充疗法(参见第 25 章)。虽然疫苗可被广泛应用,并在动物模型中是有效的,但是人体试验发现现有的方法存在缺陷,包括难以诱发足够强大的免疫反应来清除肿瘤[80]。肿瘤相关肽混合佐剂的疫苗反应率在实体瘤中相对较低,虽然在采用 PR-1 或 WT-1 肽接种白血病复发的患者中取得了一定的疗效[129]。

自体 DC 在体外负载肿瘤抗原或用募集 DC 分子修饰肿瘤细胞的方法相对于肽段的疫苗可能会有一些优点[61,80,130]。DCs 被认为是功能强大的 APCs,经过适当活化和成熟后,能够引发 $CD8^+$ 和 $CD4^+$ T 细胞的免疫应答[131]。在小鼠模型中,用肿瘤细胞溶解产物或肽段负载 DCs,或转染有编码肿瘤抗原的 RNA 或 DNA,或与肿瘤细胞融合作为疫苗,已经诱导了较好的肿瘤特异性免疫[131]。同样,经基因修饰的异基因肿瘤细胞使其表达细胞因子通过募集 DC 或促进 T 细胞活化从而提高肿瘤细胞的免疫源性,这种方法在动物模型和人体试验中均认为有较好的疗效[132,133]。

黑色素瘤和其他肿瘤治疗正在尝试着应用以 DC 为基础的疫苗策略[134]。已证明在体外产生并用于免疫的 DC 具有很好的可行性和安全性,且能够提高肿瘤反应性 T 细胞的功能,提高部分黑色素瘤患者的缓解率[135]。现在有多种方法可以把抗原引入到 DC 中,但是还不确定哪种方法最为有效。DC 各亚群可用于疫苗、传递活化和成熟信号、疫苗计划和引导 DC 到体内的第二淋巴器官或使 DC 过度表达协同刺激分子的策略,现在正在评估其免疫原性和临床疗效。目前已经提出避免体外培养而在体内直接导入抗原到 DC 内的疫苗策略[135,136],动物模型研究证实此种疫苗方式能够增强过继输注 T 细胞的疗效[137],并且该方法有可能应用于临床试验。

翻译:胡永仙
校对:黄 河

参考文献

1. Einsele H, Hebart H: Cellular immunity to viral and fungal antigens after stem cell transplantation. *Curr Opin Hematol* 9:485, 2002.
2. Powers C, DeFilippis V, Malouli D, et al: Cytomegalovirus immune evasion. *Curr Top Microbiol Immunol* 325:333, 2008.
3. Sylwester AW, Mitchell BL, Edgar JB, et al: Broadly targeted human cytomegalovirus-specific CD4+ and CD8+ T cells dominate the memory compartments of exposed subjects. *J Exp Med* 202:673, 2005.
4. Manley TJ, Luy L, Jones T, et al: Immune evasion proteins of human cytomegalovirus do not prevent a diverse CD8+ cytotoxic T cell response in natural infection. *Blood* 104:1075, 2004.
5. Li CR, Greenberg PD, Gilbert MJ, et al: Recovery of HLA-restricted cytomegalovirus (CMV)-specific T cell responses after allogeneic bone marrow transplant: Correlation with CMV disease and effect of ganciclovir prophylaxis. *Blood* 83:1971, 1994.
6. Boeckh M, Leisenring W, Riddell SR, et al: Late cytomegalovirus disease and mortality in recipients of allogeneic hematopoietic stem cell transplants: Importance of viral load and T cell immunity. *Blood* 101:407, 2003.
7. Boeckh M, Nichols WG, Papanicolaou G, et al: Cytomegalovirus in hematopoietic stem cell transplant recipients: Current status, known challenges, and future strategies. *Biol Blood Marrow Transplant* 9:543, 2003.
8. Griffiths P, Whitley R, Snydman DR, et al: Contemporary management of cytomegalovirus infection in transplant recipients: Guidelines from an IHMF workshop, 2007. *Herpes* 15:4, 2008.
9. Riddell SR, Greenberg PD: T-cell therapy of cytomegalovirus and human immunodeficiency virus infection. *J Antimicrob Chemother* 45 Suppl T3:35, 2000.
10. Simon CO, Holtappels R, Tervo HM, et al: CD8 T cells control cytomegalovirus latency by epitope-specific sensing of transcriptional reactivation. *J Virol* 80:10436, 2006.
11. Fuhrmann S, Streitz M, Reinke P, et al: T cell response to the cytomegalovirus major capsid protein (UL86) is dominated by helper cells with a large polyfunctional component and diverse epitope recognition. *J Infect Dis* 197:1455, 2008.
12. Crompton L, Khan N, Khanna R, et al: CD4+ T cells specific for glycoprotein B from cytomegalovirus exhibit extreme conservation of T cell receptor usage between different individuals. *Blood* 111:2053, 2008.
13. Riddell SR, Watanabe KS, Goodrich JM, et al: Restoration of viral immunity in immunodeficient humans by the adoptive transfer of T cell clones. *Science* 257:238, 1992.
14. Walter EA, Greenberg PD, Gilbert MJ, et al: Reconstitution of cellular immunity against cytomegalovirus in recipients of allogeneic bone marrow by transfer of T cell clones from the donor. *N Engl J Med* 333:1038, 1995.
15. Peggs KS, Verfuerth S, Pizzey A, et al: Adoptive cellular therapy for early cytomegalovirus infection after allogeneic stem-cell transplantation with virus-specific T cell lines. *Lancet* 362:1375, 2003.
16. Kleihauer A, Grigoleit U, Hebart H, et al: Ex vivo generation of human cytomegalovirus-specific cytotoxic T cells by peptide-pulsed dendritic cells. *Br J Haematol* 113:231, 2001.
17. Micklethwaite KP, Clancy L, Sandher U, et al: Prophylactic infusion of cytomegalovirus-specific cytotoxic T lymphocytes stimulated with Ad5f35pp65 gene-modified dendritic cells after allogeneic hemopoietic stem cell transplantation. *Blood* 112:3974, 2008.
18. Leen AM, Myers GD, Sili U, et al: Monoculture-derived T lymphocytes specific for multiple viruses expand and produce clinically relevant effects in immunocompromised individuals. *Nat Med* 12:1160, 2006.
19. Einsele H, Roosnek E, Rufer N, et al: Infusion of cytomegalovirus (CMV)-specific T cells for the treatment of CMV infection not responding to antiviral chemotherapy. *Blood* 99:3916, 2002.
20. Cobbold M, Khan N, Pourgheysari B, et al: Adoptive transfer of cytomegalovirus-specific CTL to stem cell transplant patients after selection by HLA-peptide tetramers. *J Exp Med* 202:379, 2005.
21. Yin Y, Manoury B, Fahraeus R: Self-inhibition of synthesis and antigen presentation by Epstein-Barr virus-encoded EBNA1. *Science* 301:1371, 2003.
22. Thorley-Lawson DA, Gross A: Persistence of the Epstein-Barr virus and the origins of associated lymphomas. *N Engl J Med* 350:1328, 2004.
23. Tan LC, Gudgeon N, Annels NE, et al: A re-evaluation of the frequency of CD8+ T cells specific for EBV in healthy virus carriers. *J Immunol* 162:1827, 1999.
24. Curtis RE, Travis LB, Rowlings PA, et al: Risk of lymphoproliferative disorders after bone marrow transplantation: A multi-institutional study. *Blood* 94:2208, 1999.
25. Kuehnle I, Huls MH, Liu Z, et al: CD20 monoclonal antibody (rituximab) for therapy of Epstein-Barr virus lymphoma after hemopoietic stem-cell transplantation. *Blood* 95:1502, 2000.
26. Annels NE, Callan MF, Tan L, et al: Changing patterns of dominant TCR usage with maturation of an EBV-specific cytotoxic T cell response. *J Immunol* 165:4831, 2000.
27. Amyes E, Hatton C, Montamat-Sicotte D, et al: Characterization of the CD4+ T cell response to Epstein-Barr virus during primary and persistent infection. *J Exp Med* 198:903, 2003.
28. Meij P, van Esser JW, Niesters HG, et al: Impaired recovery of Epstein-Barr virus (EBV)-specific CD8+ T lymphocytes after partially T-depleted allogeneic stem cell transplantation may identify patients at very high risk for progressive EBV reactivation and lymphoproliferative disease. *Blood* 101:4290, 2003.
29. Timms JM, Bell A, Flavell JR, et al: Target cells of Epstein-Barr-virus (EBV)-positive post-transplant lymphoproliferative disease: Similarities to EBV-positive Hodgkin's lymphoma. *Lancet* 361:217, 2003.
30. Papadopoulos EB, Ladanyi M, Emanuel D, et al: Infusions of donor leukocytes to treat Epstein-Barr virus-associated lymphoproliferative disorders after allogeneic bone marrow transplantation. *N Engl J Med* 330:1185, 1994.
31. Rooney CM, Smith CA, Ng CY, et al: Use of gene-modified virus-specific T lymphocytes to control Epstein-Barr-virus-related lymphoproliferation. *Lancet* 345:9, 1995.
32. Gottschalk S, Edwards OL, Sili U, et al: Generating CTLs against the subdominant Epstein-Barr virus LMP1 antigen for the adoptive immunotherapy of EBV-associated malignancies. *Blood* 101:1905, 2003.
33. Rooney CM, Smith CA, Ng CY, et al: Infusion of cytotoxic T cells for the prevention and treatment of Epstein-Barr virus-induced lymphoma in allogeneic transplant recipients. *Blood* 92:1549, 1998.
34. Gustafsson A, Levitsky V, Zou JZ, et al: Epstein-Barr virus (EBV) load in bone marrow transplant recipients at risk to develop posttransplant lymphoproliferative disease: Prophylactic infusion of EBV-specific cytotoxic T cells. *Blood* 95:807, 2000.
35. Leen AM, Bollard CM, Myers GD, et al: Adenoviral infections in hematopoietic stem cell transplantation. *Biol Blood Marrow Transplant* 12:243, 2006.
36. Chakrabarti S, Mautner V, Osman H, et al: Adenovirus infections following allogeneic stem cell transplantation: Incidence and outcome in relation to graft manipulation, immunosuppression, and immune recovery. *Blood* 100:1619, 2002.
37. Leen AM, Christin A, Khalil M, et al: Identification of hexon-specific CD4 and CD8 T cell epitopes for vaccine and immunotherapy. *J Virol* 82:546, 2008.
38. Feuchtinger T, Richard C, Joachim S, et al: Clinical grade generation of hexon-specific T cells for adoptive T cell transfer as a treatment of adenovirus infection after allogeneic stem cell transplantation. *J Immunother* 31:199, 2008.
39. Feuchtinger T, Matthes-Martin S, Richard C, et al: Safe adoptive transfer of virus-specific T cell immunity for the treatment of systemic adenovirus infection after allogeneic stem cell transplantation. *Br J Haematol* 134:64, 2006.
40. Heslop HE, Ng CY, Li C, et al: Long-term restoration of immunity against Epstein-Barr virus infection by adoptive transfer of gene-modified virus-specific T lymphocytes. *Nat Med* 2:551, 1996.

41. Riddell SR, Elliott M, Lewinsohn DA, et al: T cell mediated rejection of gene-modified HIV-specific cytotoxic T lymphocytes in HIV-infected patients. *Nat Med* 2:216, 1996.
42. Berger C, Flowers ME, Warren EH, et al: Analysis of transgene-specific immune responses that limit the in vivo persistence of adoptively transferred HSV-TK-modified donor T cells after allogeneic hematopoietic cell transplantation. *Blood* 107:2294, 2006.
43. Shu CJ, Guo S, Kim YJ, et al: Visualization of a primary anti-tumor immune response by positron emission tomography. *Proc Natl Acad Sci U S A* 102:17412, 2005.
44. Brentjens RJ, Latouche JB, Santos E, et al: Eradication of systemic B-cell tumors by genetically targeted human T lymphocytes co-stimulated by CD80 and interleukin-15. *Nat Med* 9:279, 2003.
45. Haque T, Wilkie GM, Jones MM, et al: Allogeneic cytotoxic T-cell therapy for EBV-positive posttransplantation lymphoproliferative disease: Results of a phase 2 multi-center clinical trial. *Blood* 110:1123, 2007.
46. Schumacher TN: T cell-receptor gene therapy. *Nat Rev Immunol* 2:512, 2002.
47. Gottschalk S, Heslop HE, Rooney CM: Adoptive immunotherapy for EBV-associated malignancies. *Leuk Lymphoma* 46:1, 2005.
48. Bollard CM, Gottschalk S, Leen AM, et al: Complete responses of relapsed lymphoma following genetic modification of tumor-antigen presenting cells and T-lymphocyte transfer. *Blood* 110:2838, 2007.
49. Wolfl M, Kuball J, Ho WY, et al: Activation-induced expression of CD137 permits detection, isolation, and expansion of the full repertoire of CD8+ T cells responding to antigen without requiring knowledge of epitope specificities. *Blood* 110:201, 2007.
50. Keenan RD, Ainsworth J, Khan N, et al: Purification of cytomegalovirus-specific CD8 T cells from peripheral blood using HLA-peptide tetramers. *Br J Haematol* 115:428, 2001.
51. Becker C, Pohla H, Frankenberger B, et al: Adoptive tumor therapy with T lymphocytes enriched through an IFN-gamma capture assay. *Nat Med* 7:1159, 2001.
52. Koebel CM, Vermi W, Swann JB, et al: Adaptive immunity maintains occult cancer in an equilibrium state. *Nature* 450:903, 2007.
53. van der Bruggen P, Traversari C, Chomez P, et al: A gene encoding an antigen recognized by cytolytic T lymphocytes on a human melanoma. *Science* 254:1643, 1991.
54. Chen YT, Scanlan MJ, Sahin U, et al: A testicular antigen aberrantly expressed in human cancers detected by autologous antibody screening. *Proc Natl Acad Sci U S A* 94:1914, 1997.
55. Drake CG, Jaffee E, Pardoll DM: Mechanisms of immune evasion by tumors. *Adv Immunol* 90:51, 2006.
56. Dudley ME, Wunderlich J, Nishimura MI, et al: Adoptive transfer of cloned melanoma-reactive T lymphocytes for the treatment of patients with metastatic melanoma. *J Immunother* 24:363, 2001.
57. Park JR, Digiusto DL, Slovak M, et al: Adoptive transfer of chimeric antigen receptor re-directed cytolytic T lymphocyte clones in patients with neuroblastoma. *Mol Ther* 15:825, 2007.
58. Yee C, Thompson JA, Roche P, et al: Melanocyte destruction after antigen-specific immunotherapy of melanoma: Direct evidence of T cell-mediated vitiligo. *J Exp Med* 192:1637, 2000.
59. Kershaw MH, Westwood JA, Parker LL, et al: A phase I study on adoptive immunotherapy using gene-modified T cells for ovarian cancer. *Clin Cancer Res* 12:6106, 2006.
60. Robbins PF, Dudley ME, Wunderlich J, et al: Cutting edge: Persistence of transferred lymphocyte clonotypes correlates with cancer regression in patients receiving cell transfer therapy. *J Immunol* 173:7125, 2004.
61. Rosenberg SA: Progress in human tumour immunology and immunotherapy. *Nature* 411:380, 2001.
62. Bleakley M, Riddell SR: Molecules and mechanisms of the graft-versus-leukaemia effect. *Nat Rev Cancer* 4:371, 2004.
63. Till BG, Jensen MC, Wang J, et al: Adoptive immunotherapy for indolent non-Hodgkin lymphoma and mantle cell lymphoma using genetically modified autologous CD20-specific T cells. *Blood* 112:2261, 2008.
64. Pule MA, Savoldo B, Myers GD, et al: Virus-specific T cells engineered to coexpress tumor-specific receptors: Persistence and antitumor activity in individuals with neuroblastoma. *Nat Med* 14:1264, 2008.
65. Rosenberg SA, Aebersold P, Cornetta K, et al: Gene transfer into humans—Immunotherapy of patients with advanced melanoma, using tumor-infiltrating lymphocytes modified by retroviral gene transduction. *N Engl J Med* 323:570, 1990.
66. Rosenberg SA: A new era for cancer immunotherapy based on the genes that encode cancer antigens. *Immunity* 10:281, 1999.
67. Engelhard VH, Bullock TN, Colella TA, et al: Antigens derived from melanocyte differentiation proteins: Self-tolerance, autoimmunity\1\4 use for cancer immunotherapy. *Immunol Rev* 188:136, 2002.
68. Wang W, Epler J, Salazar LG, et al: Recognition of breast cancer cells by CD8+ cytotoxic T cell clones specific for NY-BR-1. *Cancer Res* 66:6826, 2006.
69. Kao H, Marto JA, Hoffmann TK, et al: Identification of cyclin B1 as a shared human epithelial tumor-associated antigen recognized by T cells. *J Exp Med* 194:1313, 2001.
70. Dudley ME, Wunderlich JR, Shelton TE, et al: Generation of tumor-infiltrating lymphocyte cultures for use in adoptive transfer therapy for melanoma patients. *J Immunother* 26:332, 2003.
71. Yee C, Savage PA, Lee PP, et al: Isolation of high avidity melanoma-reactive CTL from heterogeneous populations using peptide-MHC tetramers. *J Immunol* 162:2227, 1999.
72. Parkhurst MR, DePan C, Riley JP, et al: Hybrids of dendritic cells and tumor cells generated by electrofusion simultaneously present immunodominant epitopes from multiple human tumor-associated antigens in the context of MHC class I and class II molecules. *J Immunol* 170:5317, 2003.
73. Meyer zum Buschenfelde C, Nicklisch N, Rose-John S, et al: Generation of tumor-reactive CTL against the tumor-associated antigen HER2 using retrovirally transduced dendritic cells derived from CD34+ hemopoietic progenitor cells. *J Immunol* 165:4133, 2000.
74. Yee C, Thompson JA, Byrd D, et al: Adoptive T-cell therapy using antigen-specific CD8+ T cell clones for the treatment of patients with metastatic melanoma: In vivo persistence, migration, and antitumor effect of transferred T cells. *Proc Natl Acad Sci U S A* 99:16168, 2002.
75. Rosenberg SA, Packard BS, Aebersold PM, et al: Use of tumor-infiltrating lymphocytes and interleukin-2 in the immunotherapy of patients with metastatic melanoma. A preliminary report. *N Engl J Med* 319:1676, 1988.
76. Gattinoni L, Klebanoff CA, Palmer DC, et al: Acquisition of full effector function *in vitro* paradoxically impairs the *in vivo* antitumor efficacy of adoptively transferred CD8+ T cells. *J Clin Invest* 115:1616, 2005.
77. Dudley ME, Wunderlich JR, Robbins PF, et al: Cancer regression and autoimmunity in patients after clonal repopulation with antitumor lymphocytes. *Science* 298:850, 2002.
78. Dudley ME, Wunderlich JR, Yang JC, et al: Adoptive cell transfer therapy following non-myeloablative but lymphodepleting chemotherapy for the treatment of patients with refractory metastatic melanoma. *J Clin Oncol* 23:2346, 2005.
79. Huang J, Khong HT, Dudley ME, et al: Survival, persistence, and progressive differentiation of adoptively transferred tumor-reactive T cells associated with tumor regression. *J Immunother* 28:258, 2005.
80. Rosenberg SA, Yang JC, Restifo NP: Cancer immunotherapy: Moving beyond current vaccines. *Nat Med* 10:909, 2004.
81. Tan JT, Dudl E, LeRoy E, et al: IL-7 is critical for homeostatic proliferation and survival of naive T cells. *Proc Natl Acad Sci U S A* 98:8732, 2001.
82. Tan JT, Ernst B, Kieper WC, et al: Interleukin (IL)-15 and IL-7 jointly regulate homeostatic proliferation of memory phenotype CD8+ cells but are not required for memory phenotype CD4+ cells. *J Exp Med* 195:1523, 2002.
83. Colombo MP, Piconese S: Regulatory-T cell inhibition versus depletion: The right choice in cancer immunotherapy. *Nat Rev Cancer* 7:880, 2007.
84. Wrzesinski C, Paulos CM, Gattinoni L, et al: Hematopoietic stem cells promote the expansion and function of adoptively transferred antitumor CD8 T cells. *J Clin Invest* 117:492, 2007.
85. Dudley ME, Yang JC, Sherry R, et al: Adoptive cell therapy for patients with metastatic melanoma: Evaluation of intensive myeloablative chemoradiation preparative regimens. *J Clin Oncol* 26:5233, 2008.
86. Hunder NN, Wallen H, Cao J, et al: Treatment of metastatic melanoma with autologous CD4+ T cells against NY-ESO-1. *N Engl J Med* 358:2698, 2008.
87. Horowitz MM, Gale RP, Sondel PM, et al: Graft-versus-leukemia reactions after bone marrow transplantation. *Blood* 75:555, 1990.
88. Kolb HJ, Schmid C, Barrett AJ, et al: Graft-versus-leukemia reactions in allogeneic chimeras. *Blood* 103:767, 2004.
89. Fontaine P, Roy-Proulx G, Knafo L, et al: Adoptive transfer of minor histocompatibility antigen-specific T lymphocytes eradicates leukemia cells without causing graft-versus-host disease. *Nat Med* 7:789, 2001.
90. Warren EH, Greenberg PD, Riddell SR: Cytotoxic T-lymphocyte-defined human minor histocompatibility antigens with a restricted tissue distribution. *Blood* 91:2197, 1998.
91. Bonnet D, Warren EH, Greenberg PD, et al: CD8(+) minor histocompatibility antigen-specific cytotoxic T lymphocyte clones eliminate human acute myeloid leukemia stem cells. *Proc Natl Acad Sci U S A* 96:8639, 1999.
92. Carlson CS, Eberle MA, Rieder MJ, et al: Additional SNPs and linkage-disequilibrium analyses are necessary for whole-genome association studies in humans. *Nat Genet* 33:518, 2003.
93. Kamei M, Nannya Y, Torikai H, et al: HapMap scanning of novel human minor histocompatibility antigens [comment]. *Blood* 21:113, 2009.
94. Spierings E, Hendriks M, Absi L, et al: Phenotype frequencies of autosomal minor histocompatibility antigens display significant differences among populations. *PLoS Genet* 3:e103, 2007.
95. Warren EH, Vigneron NJ, Gavin MA, et al: An antigen produced by splicing of non-contiguous peptides in the reverse order. *Science* 313:1444, 2006.
96. Marijt WA, Heemskerk MH, Kloosterboer FM, et al: Hematopoiesis-restricted minor histocompatibility antigens HA-1- or HA-2-specific T cells can induce complete remissions of relapsed leukemia. *Proc Natl Acad Sci U S A* 100:2742, 2003.
97. de Rijke B, van Horssen-Zoetbrood A, Beekman JM, et al: A frameshift polymorphism in P2X5 elicits an allogeneic cytotoxic T lymphocyte response associated with remission of chronic myeloid leukemia. *J Clin Invest* 115:3506, 2005.
98. Randolph SS, Gooley TA, Warren EH, et al: Female donors contribute to a selective graft-versus-leukemia effect in male recipients of HLA-matched, related hematopoietic stem cell transplants. *Blood* 103:347, 2004.
99. Warren EH, Gavin MA, Simpson E, et al: The human UTY gene encodes a novel HLA-B8-restricted H-Y antigen. *J Immunol* 164:2807, 2000.
100. Barrett AJ: Understanding and harnessing the graft-versus-leukaemia effect. *Br J Haematol* 142:877, 2008.
101. Van Elsas A, Nijman HW, Van der Minne CE, et al: Induction and characterization of cytotoxic T-lymphocytes recognizing a mutated p21ras peptide presented by HLA-A*0201. *Int J Cancer* 61:389, 1995.
102. Bocchia M, Korontsvit T, Xu Q, et al: Specific human cellular immunity to bcr-abl oncogene-derived peptides. *Blood* 87:3587, 1996.
103. Molldrem J, Dermime S, Parker K, et al: Targeted T-cell therapy for human leukemia: Cytotoxic T lymphocytes specific for a peptide derived from proteinase 3 preferentially lyse human myeloid leukemia cells. *Blood* 88:2450, 1996.
104. Bellantuono I, Gao L, Parry S, et al: Two distinct HLA-A0201-presented epitopes of the Wilms tumor antigen 1 can function as targets for leukemia-reactive CTL. *Blood* 100:3835, 2002.
105. Molldrem JJ, Clave E, Jiang YZ, et al: Cytotoxic T lymphocytes specific for a non-polymorphic proteinase 3 peptide preferentially inhibit chronic myeloid leukemia colony-forming units. *Blood* 90:2529, 1997.
106. Molldrem JJ, Lee PP, Wang C, et al: Evidence that specific T lymphocytes may participate in the elimination of chronic myelogenous leukemia. *Nat Med* 6:1018, 2000.
107. Menssen HD, Renkl HJ, Entezami M, et al: Wilms' tumor gene expression in human CD34+ hematopoietic progenitors during fetal development and early clonogenic

growth. *Blood* 89:3486, 1997.
108. Gao L, Bellantuono I, Elsasser A, et al: Selective elimination of leukemic CD34(+) progenitor cells by cytotoxic T lymphocytes specific for WT1. *Blood* 95:2198, 2000.
109. Rezvani K, Yong AS, Savani BN, et al: Graft-versus-leukemia effects associated with detectable Wilms tumor-1 specific T lymphocytes after allogeneic stem-cell transplantation for acute lymphoblastic leukemia. *Blood* 110:1924, 2007.
110. Waldmann TA: The biology of interleukin-2 and interleukin-15: Implications for cancer therapy and vaccine design. *Nat Rev Immunol* 6:595, 2006.
111. Cooper LJ, Kalos M, Lewinsohn DA, et al: Transfer of specificity for human immunodeficiency virus type 1 into primary human T lymphocytes by introduction of T cell receptor genes. *J Virol* 74:8207, 2000.
112. Engels B, Uckert W: Redirecting T lymphocyte specificity by T cell receptor gene transfer—A new era for immunotherapy. *Mol Aspects Med* 28:115, 2007.
113. Stanislawski T, Voss RH, Lotz C, et al: Circumventing tolerance to a human MDM2-derived tumor antigen by TCR gene transfer. *Nat Immunol* 2:962, 2001.
114. Morgan RA, Dudley ME, Wunderlich JR, et al: Cancer regression in patients after transfer of genetically engineered lymphocytes. *Science* 314:126, 2006.
115. Leisegang M, Engels B, Meyerhuber P, et al: Enhanced functionality of T cell receptor-redirected T cells is defined by the transgene cassette. *J Mol Med* 86:573, 2008.
116. Cohen CJ, Li YF, El-Gamil M, et al: Enhanced antitumor activity of T cells engineered to express T cell receptors with a second disulfide bond. *Cancer Res* 67:3898, 2007.
117. Kuball J, Dossett ML, Wolfl M, et al: Facilitating matched pairing and expression of TCR chains introduced into human T cells. *Blood* 109:2331, 2007.
118. Cohen CJ, Zhao Y, Zheng Z, et al: Enhanced antitumor activity of murine-human hybrid T cell receptor (TCR) in human lymphocytes is associated with improved pairing and TCR/CD3 stability. *Cancer Res* 66:8878, 2006.
119. Kirchgessner H, Dietrich J, Scherer J, et al: The transmembrane adaptor protein TRIM regulates T cell receptor (TCR) expression and TCR-mediated signaling via an association with the TCR zeta chain. *J Exp Med* 193:1269, 2001.
120. Sadelain M, Riviere I, Brentjens R: Targeting tumours with genetically enhanced T lymphocytes. *Nat Rev Cancer* 3:35, 2003.
121. Kershaw MH, Teng MW, Smyth MJ, et al: Supernatural T cells: Genetic modification of T cells for cancer therapy. *Nat Rev Immunol* 5:928, 2005.
122. Brentjens RJ, Santos E, Nikhamin Y, et al: Genetically targeted T cells eradicate systemic acute lymphoblastic leukemia xenografts. *Clin Cancer Res* 13:5426, 2007.
123. Sallusto F, Geginat J, Lanzavecchia A: Central memory and effector memory T cell subsets: Function, generation, and maintenance. *Annu Rev Immunol* 22:745, 2004.
124. Berger C, Jensen MC, Lansdorp PM, et al: Adoptive transfer of effector CD8+ T cells derived from central memory cells establishes persistent T cell memory in primates. *J Clin Invest* 118:294, 2008.
125. Bonini C, Ferrari G, Verzeletti S, et al: HSV-TK gene transfer into donor lymphocytes for control of allogeneic graft-versus-leukemia. *Science* 276:1719, 1997.
126. Straathof KC, Pule MA, Yotnda P, et al: An inducible caspase 9 safety switch for T-cell therapy. *Blood* 105:4247, 2005.
127. de Witte MA, Jorritsma A, Swart E, et al: An inducible caspase 9 safety switch can halt cell therapy-induced autoimmune disease. *J Immunol* 180:6365, 2008.
128. Berger C, Blau CA, Huang ML, et al: Pharmacologically regulated Fas-mediated death of adoptively transferred T cells in a nonhuman primate model. *Blood* 103:1261, 2004.
129. Mailander V, Scheibenbogen C, Thiel E, et al: Complete remission in a patient with recurrent acute myeloid leukemia induced by vaccination with WT1 peptide in the absence of hematological or renal toxicity. *Leukemia* 18:165, 2004.
130. Rosenberg SA, Yang JC, Schwartzentruber DJ, et al: Immunologic and therapeutic evaluation of a synthetic peptide vaccine for the treatment of patients with metastatic melanoma. *Nat Med* 4:321, 1998.
131. Banchereau J, Briere F, Caux C, et al: Immunobiology of dendritic cells. *Annu Rev Immunol* 18:767, 2000.
132. Jaffee EM, Hruban RH, Biedrzycki B, et al: Novel allogeneic granulocyte-macrophage colony-stimulating factor-secreting tumor vaccine for pancreatic cancer: A phase I trial of safety and immune activation. *J Clin Oncol* 19:145, 2001.
133. Fukuda T, Chen L, Endo T, et al: Antisera induced by infusions of autologous Ad-CD154-leukemia B cells identify ROR1 as an oncofetal antigen and receptor for Wnt5a. *Proc Natl Acad Sci U S A* 105:3047, 2008.
134. Engell-Noerregaard L, Hansen TH, Andersen MH, et al: Review of clinical studies on dendritic cell-based vaccination of patients with malignant melanoma: Assessment of correlation between clinical response and vaccine parameters. *Cancer Immunol Immunother* 58:1, 2009.
135. Cerundolo V, Hermans IF, Salio M: Dendritic cells: A journey from laboratory to clinic. *Nat Immunol* 5:7, 2004.
136. Merad M, Sugie T, Engleman EG, et al: *In vivo* manipulation of dendritic cells to induce therapeutic immunity. *Blood* 99:1676, 2002.
137. Overwijk WW, Theoret MR, Finkelstein SE, et al: Tumor regression and autoimmunity after reversal of a functionally tolerant state of self-reactive CD8+ T cells. *J Exp Med* 198:569, 2003.

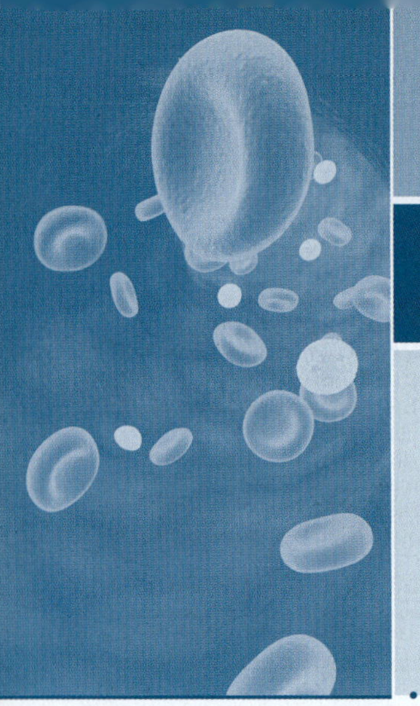

第25章

疫苗治疗原则

Sattva S. Neelapu, Larry W. Kwak

摘　要

疫苗是一种用于刺激宿主免疫系统产生中和性抗体，以对抗各类临床靶抗原的生物制剂。利用疫苗的主动免疫治疗已经有效地应用于预防各种自限性传染性病原体的感染。尽管用于慢性感染和肿瘤的疫苗治疗已经取得初步疗效，但仍然还没有达到理想的预期目标。血液系统肿瘤是疫苗治疗的一类很好的疾病模型，其中一个重要的原因是由于血液系统肿瘤对免疫效应的敏感性及其标本的易获得性以便进一步进行深入的机制研究。

肿瘤免疫治疗的优势

治疗性肿瘤疫苗诱发的免疫反应较应用单克隆抗体产生的被动免疫治疗具备更多的优势。在主动免疫治疗中，所有免疫反应产生的效应均来源于宿主本身（不具有小鼠或是其他异种生物成分产生的间接毒性）。同时，因为不具有其他外源性成分而使得宿主的免疫反应更为持久。如果疫苗含有多个靶抗原的成分，则可以产生更为广泛的免疫反应，识别抗原中多个表位。该特性在肿瘤免疫治疗中具有尤其重要的意义，因为肽段表位的突变被认为是肿瘤免疫逃逸的机制之一。疫苗诱发的免疫反应所产生的抗体可识别肿瘤表面的完整蛋白质，此外可以通过细胞免疫反应递呈肿瘤细胞表面的抗原肽段激活T细胞。活化的T细胞可以通过多种机制杀灭肿瘤细胞，如通过细胞与细胞接触机制溶解肿瘤细胞，或者通过产生细胞因子而直接杀伤肿瘤细胞（如干扰素-γ）。

本章使用的简写和缩略词：cDNA，互补DNA（complementary DNA）；GM-CSF，粒细胞-巨噬细胞集落刺激因子（granulocyte-monocyte colony-stimulating factor）；HLA，人类白细胞抗原（human leukocyte antigen）；IL，白介素（interleukin；）；KLH，锁孔血蓝蛋白（keyhole limpet hemocyanin）；PD-L，程序性死亡配体（programmed death ligand）。

治疗性肿瘤疫苗成分

目前大部分进入临床试验的肿瘤疫苗至少具有三种成分：来源于肿瘤的抗原性物质、载体和佐剂。抗原性物质通常是不同于正常组织的、来源肿瘤细胞特异的或是高表达的蛋白质或肽段。独特的肿瘤抗原或是肿瘤高表达的蛋白质可以尽量避免疫苗接种后所引起的针对正常组织的自身免疫反应。载体是将肿瘤抗原递呈给抗原递呈细胞所必需的，如树突状细胞，并诱导产生针对肿瘤抗原的免疫反应。肿瘤疫苗的第三种成分，即佐剂，通常是一种细胞因子或是其他非特异性的免疫刺激因素增强针抗肿瘤免疫反应。

■ 肿瘤抗原的开发

用于鉴定肿瘤相关抗原的传统和新技术包括：重组克隆表达抗原的血清学鉴定技术（serologic analysis by recombinant expression cloning，SEREX）、基因表达系列分析（serial analysis of gene expression，SAGE）、通过肿瘤反应性T细胞筛选肿瘤互补DNA文库（complementary DNA，cDNA）、通过肿瘤来源的人类白细胞抗原（human leukocyte antigen，HLA）分子合成肽段。随着技术的进步，目前研究者已在短期内获得了一系列针对血液系统肿瘤的候选肿瘤抗原（见表25-1）。自1998年至今，大部分候选肿瘤抗原已经获得鉴定。此外，随着基因组和蛋白质组学技术的应用，以及从单个患者中分离获得足够数量单克隆肿瘤细胞的可行性，有助于分离鉴定更多的不同于正常组织来源的肿瘤抗原（参见第15章）。

用于免疫治疗的候选肿瘤抗原应具备的特征是在肿瘤细胞上选择性表达的抗原、具有维持恶性细胞特性的表型或是活的细胞。宿主T细胞识别该类抗原是由结合肿瘤抗原肽段的宿主HLA分子递呈的。通常，候选肿瘤抗原最好同时具有$CD4^+$和$CD8^+$ T细胞所能识别抗原表位。通过体液免疫反应识别抗原的条件是抗原表达于肿瘤细胞表面，并且相关表位能够与抗体分子结合。候选肿瘤抗原必须具备免疫原性，即能够被宿主免疫系统识别。

疫苗治疗并非需要完全明确的肿瘤抗原。疫苗可以由完整的肿瘤细胞或是包含有效抗原的亚细胞成分所组成的。如，自体肿瘤细胞，通过基因工程改造后高表达某些细胞因

表 25-1　血液系统肿瘤的候选肿瘤抗原

抗　　原	参考文献
次要组织相容性抗原(HA-1、HA-2)	1
蛋白酶 -3	2
WT-1 抗原	3
B 细胞受体(独特型免疫球蛋白)	4
间变性淋巴瘤激酶	5
精子蛋白 17	6
X 染色体上核相关的精子蛋白(SPAN-X)	7
CML-66	8
存活素	9
HM1.24	10
幼层粘连蛋白受体蛋白	11
BCR-ABL 融合蛋白	12
Aurora 激酶	13
纤调蛋白聚糖	14

子如粒细胞 - 巨噬细胞集落刺激因子(granulocytemacrophage colony-stimulating factor,GM-CSF)[15,16],或通过 CD40 受体片段体外活化[17],可以作为尚未确定特异性抗原成分的肿瘤细胞,有效地诱导肿瘤特异性 T 细胞。同样,转染 CD40 配体基因到慢性淋巴细胞白血病细胞可以诱导患者 $CD4^+$ 和 $CD8^+$ T 细胞反应[18]。从肿瘤细胞提取的膜蛋白经脂质体包裹后与 IL-2 混合接种是目前正在进行的临床试验的另一种策略[19]。

■ 疫苗的接种

将肿瘤靶抗原有效地传递至免疫系统是成功诱导免疫反应的关键。对于大部分肿瘤抗原来说,这是一个艰巨的挑战,因为大多数的肿瘤抗原(除与肿瘤相关的病毒抗原以外)是自身的或是组织分化抗原,免疫原性是弱的。

许多疫苗是通过树突状细胞传递的。这些关键的抗原递呈细胞对触发宿主免疫反应是非常重要的[20]。这些细胞具有很强的摄取抗原的能力,并且一旦激活后可在数分钟内将抗原肽段递呈给 T 细胞。因此,对肿瘤抗原传递给特异的抗原递呈细胞的途径进行优化是至关重要的。研究者在这方面的工作包括从外周血分离获得树突状细胞,接着将其与蛋白质或抗原肽段孵育,或转染候选抗原基因的 cDNA 或 mRNA,或将其与肿瘤细胞融合。通过上述方法修饰的树突状细胞可作为疫苗对患者进行免疫治疗[21]。

另一种策略是将肿瘤抗原在体内直接传递给树突状细胞。传统的方法主要集中于如何提高宿主对抗原的识别能力,如通过化学方法链接大分子且免疫原性强的蛋白质(即载体)或包裹脂质体。增强抗原递呈至树突状细胞效率的合理方法有将编码抗原的基因和编码与抗原递呈细胞表面受体结合的生物活性分子的基因进行融合,从而促进抗原与抗原递呈细胞表面的靶向受体结合。这些生物活性分子包括细胞因子、趋化因子、抗体 Fc 或 Fab 段、转铁蛋白、CD40、甘露醇,这些分子均为抗原递呈细胞特异性受体的配体[22],这类分子疫苗可以是裸 DNA 或是融合蛋白。另外的途径是通过重组的病毒或细菌质粒或是病毒样颗粒将肿瘤抗原在体内直接传递给树突状细胞[23,24]。

■ 增强疫苗效价的免疫刺激剂

传统意义上的免疫佐剂,即被 Charles Janeway 称为"免疫学中的小秘密",如明矾和油乳剂等(例如,弗氏不完全佐剂),为抗原的缓慢释放提供了一个物理贮藏所。同时佐剂也扮演了免疫刺激剂的角色,为激活抗原递呈细胞提供了信号。传统的佐剂成分如细菌细胞壁提取物和目前使用的非甲基化的 CpG DNA 序列一样,可以通过 Toll 样受体向树突状细胞传递成熟信号(参见第 18 章)[25]。混合有重组细胞因子或是其基因的疫苗配方可以通过提高抗原递呈细胞或 T 细胞的功能而增强疫苗的效力。因此,如干扰素 - γ 、IL-2 和 IL-15 等细胞因子是疫苗组成的有效成分[26]。同时,这些细胞因子也可以促进诱导各种类型的免疫反应。如,IL-12 主要诱导 T 辅助 1 型(Th1)细胞的反应,而 IL-4 或 IL-10 主要诱导 T 辅助 2 型(Th2)细胞的反应(参见第 78 章)。一些细胞因子,如 GM-CSF,可以诱导树突状细胞的分化,同时也具备佐剂的功能从而使抗原递呈细胞向疫苗接种的部位募集[27]。

临床试验的设计

因为肿瘤疫苗不同于化疗药物可以同时作用于肿瘤细胞和正常的宿主细胞,因此肿瘤疫苗的临床试验不能采用化疗药物开发的模式。由于疫苗治疗需要宿主拥有较完善的免疫功能,因此对于那些先前已接受大量化疗的终末期患者并不适合进行疫苗治疗。基于上述原因,我们无法在不能诱导正常免疫应答的患者中正确评估疫苗的安全性,因为毒性反应可能是由于免疫反应被激活后引起的间接作用。此外,动物模型显示,免疫系统对微小残留病灶的清除能力要远远胜于对进展期高肿瘤负荷的清除能力。因此,最近的肿瘤疫苗的临床试验研究往往用于那些经过手术治疗或化疗后取得临床缓解的患者。尽管传统的临床试验通常在一次试验中测试一种实验药物,但是疫苗制剂通常含有几种成分。在一个临床试验中对多个参数进行同步优化(如疫苗和佐剂的剂量、治疗日程和给药途径)往往需要应用更新颖、更灵活的临床试验设计方案[28]。

疫苗效价分析

随着检测疫苗效价技术方法的进展,可以更为科学地解答患者在接种疫苗后是否能产生针对靶向抗原的免疫反应。传统的检测免疫反应的方法,如简单的淋巴细胞增殖反应和细胞毒性作用由于需要较长时间的预先抗原刺激,已经被从血液中直接定量检测效应 T 细胞功能的方法[如酶联免疫斑点法(enzyme-linked immunospot assay,ELISPOT)]和敏感的四聚体检测技术所取代(表 25-2)[29]。在一些实验中,四聚体技术与胞内细胞因子检测技术结合用于抗原特异性 T 细胞的定量和功能分析[30]。临床试验中的一个重要目的是明确这些检测免疫反应的方法是否可以替代疫苗效价的检测。

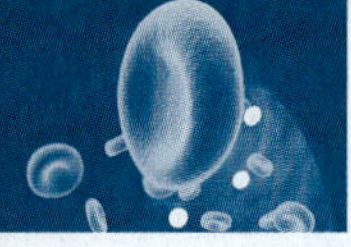

表 25-2 人免疫反应的监测

免疫反应类型	代表性方法
CD4⁺ T 细胞	细胞因子诱导
	细胞因子 ELISPOT（IFN-γ）
	胞内细胞因子
	细胞增殖
CD8⁺ T 细胞	细胞毒性
	有限稀释法
	四聚体检测
	细胞因子 ELISPOT（IFN-γ）
	胞内细胞因子
抗体	ELISA
	流式细胞术
	ELISPOT
复合反应	芯片技术
	RT-PCR 检测细胞因子 mRNA
	T 细胞谱分析

ELISA，酶联免疫吸附试验；ELISPOT，酶联免疫斑点法；IFN，干扰素；mRNA，信使 RNA；RT-PCR，逆转录聚合酶链反应。

B 细胞抗原受体疫苗——疫苗应用原理的科学证据

B 细胞克隆限制性地表达细胞表面免疫球蛋白受体，那些与抗体可变区结合的唯一表位被称为独特型抗原决定簇（参见第 77 章）。B 细胞恶性肿瘤表达的独特型抗原决定簇可以作为免疫治疗的肿瘤特异性抗原。独特型抗原决定簇作为肿瘤抗原最初在骨髓瘤和淋巴瘤的小鼠模型中获得验证[31,32]，并且其在 1992 年首次报道应用于人类淋巴瘤患者治疗的临床试验[33,34]。独特型抗原决定簇蛋白的分离是通过异种杂交瘤融合，并通过化学方法结合锁孔血蓝蛋白（keyhole limpet hemocyanin，KLH），其中锁孔血蓝蛋白起到载体的作用，使其溶解于油包水乳液。这类疫苗主要诱导体液免疫反应。此外，小鼠淋巴瘤模型的实验研究显示（图 25-1），重组 GM-CSF 蛋白可以用于替代免疫佐剂。将可溶性 GM-CSF 与疫苗混合并在初次免疫后增加额外三天的剂量可以显著地增强疫苗效价，该结果也与先前基因治疗研究结果一致[35]。CD8⁺ T 细胞和 CD4⁺ T 细胞参与了细胞免疫机制[36]。

一项Ⅱ期临床试验报道了疫苗治疗微小残留病灶的疗效，研究入选患者为化疗后首次缓解的滤泡性淋巴瘤患者[4]。初治的淋巴瘤患者采用统一的化疗方案取得完全缓解，之后通过 6 个月的休息使患者获得免疫重建，所有患者接收 5 个月剂量的独特型抗原决定簇 -KLH 蛋白与 GM-CSF 混合制剂疫苗治疗。本项临床试验采用针对自体淋巴瘤细胞的 B 细胞和 T 细胞免疫反应作为检测疫苗效价的方法。其中 19 例患者（86%）在接种疫苗后诱导出针对淋巴细胞的 CD8⁺ 细胞毒性 T 细胞反应（图 25-2）。中位随访时间 7 年，有超过一半的患者持续维持完全缓解。随机对照Ⅲ期临床试验显示，该疫苗制剂可提高获得首次缓解的滤泡性淋巴瘤患者的长期无病生存率，这表明治疗性肿瘤疫苗能使得肿瘤患者获得临床受益[37]。

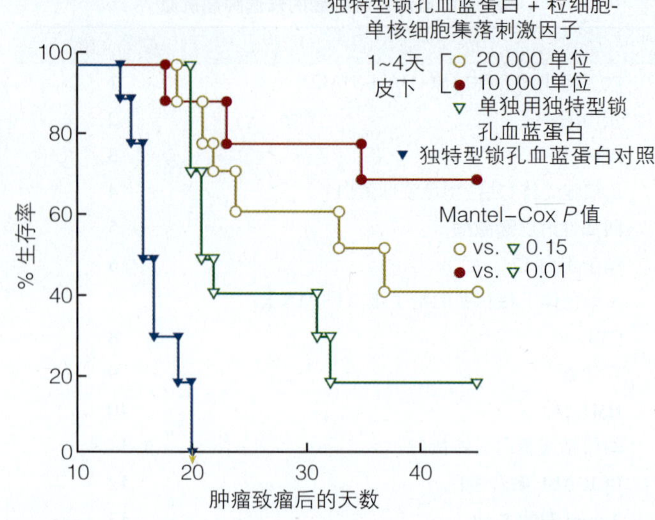

图 25-1 CM-CSF 可增强淋巴瘤疫苗的效价。小鼠在皮下接种混合有各种不同剂量 GM-CSF 的独特型 KLH 蛋白后，对致死剂量同系淋巴瘤细胞的反应性。在实验第 1~4 天接种疫苗，使用 10 000 单位 GM-CSF 和独特型 KLH 蛋白联合制剂组小鼠的长期生存率较使用独特型 KLH 蛋白单独成分组显著增加。

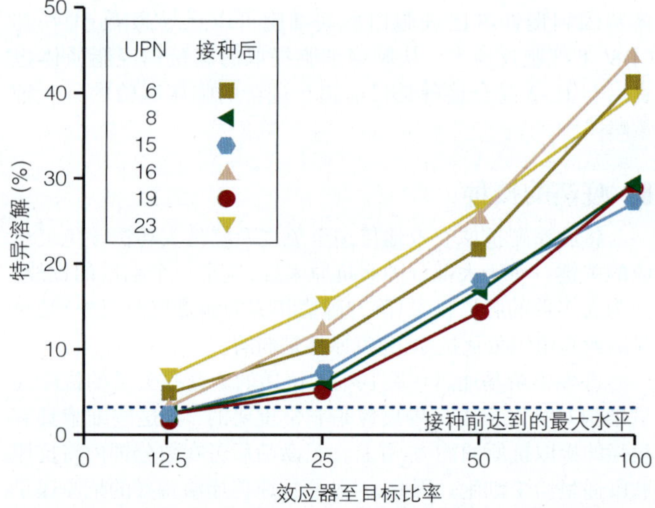

图 25-2 独特型抗原决定簇 -KLH 蛋白与 GM-CSF 混合制剂疫苗接种后 T 细胞介导的对人类自体淋巴瘤细胞的溶解作用。通过罕见病例（unique patient number，UPN）研究，从 6 位患者中获得的代表性结果。

■ 疫苗治疗的障碍

尽管独特型抗原决定簇疫苗治疗滤泡性淋巴瘤的Ⅲ临床试验取得了成功，但是其他大部分肿瘤疫苗的Ⅲ临床试验结果未能达到预期的临床反应率，这个结果是令人失望的。疫苗治疗失败的潜在原因是，尽管疫苗具有较强的免疫原性[38]，但那些可能影响包括免疫反应传入阶段、启动阶段、传出阶段和效应阶段的影响因素都可能影响疫苗治疗的疗效。比如，接种疫苗后，在免疫反应的传入阶段，如果不能引起足够的 T 细胞反应或诱导性 T 细胞功能不足都可以引起疫苗治疗失败。或者在免疫反应的效应阶段，抗肿瘤性的 T 细胞无法到达肿瘤细胞所在的位置，或者即使到达肿瘤细胞所在的位置，因为肿瘤微环境中存在新近发现的免疫抑制机制而导致 T 细胞无法识别肿瘤细胞。在许多动物模型及人类肿瘤疾病中发现，在肿瘤微环境中一些免疫抑制机制参与了对肿瘤特异性 T 细胞功能的损伤[39]。参与免疫负向调节的重要途径包括调节性 T 细胞（regulatory T cells，T_{regs}）的外部抑制；抑制性配体的直接抑制作用，如细胞毒性 T 淋巴细胞抗原 -4（CTLA-4）、程序性死亡配体 1（PD-L1）、PD-L2 和 B7-H4；可溶性因子，如转化生长因子 β 和 IL-10；人体必需氨基酸如色氨酸等代谢失调[39]。

■ 展望

随着对免疫耐受和肿瘤诱导的免疫抑制机制的研究进展，已经开发了一系列与治疗性疫苗联合应用的新药以加强免疫反应传入和传出阶段的效力。例如，通过联合新型佐剂如 Toll 样受体配体可以增强免疫反应传入阶段的效力。同时，有研究显示在异基因造血干细胞移植中，健康干细胞供者若接受过疫苗接种，可以纠正患者因肿瘤或治疗所导致的免疫功能低下[40]。此外，疫苗与抑制免疫抑制途径的药物联合使用，如共抑制受体 / 配体[41]和（或）去除调节性 T 细胞[42]，也可增强免疫反应传入和（或）效应阶段的效力。随着上述药物与治疗性肿瘤疫苗的联合应用，可以有效地提高抗肿瘤免疫效应并改善临床疗效。

翻译：来晓瑜

校对：黄　河

参考文献

1. Marijt WA, Heemskerk MH, Kloosterboer FM, et al: Hematopoiesis-restricted minor histocompatibility antigens HA-1- or HA-2-specific T cells can induce complete remissions of relapsed leukemia. *Proc Natl Acad Sci U S A* 100:2742, 2003.
2. Molldrem JJ, Komanduri K, Wieder E: Overexpressed differentiation antigens as targets of graft-versus-leukemia reactions. *Curr Opin Hematol* 9:503, 2002.
3. Bellantuono I, Gao L, Parry S, et al: Two distinct HLA-A0201-presented epitopes of the Wilms tumor antigen 1 can function as targets for leukemia-reactive CTL. *Blood* 100:3835, 2002.
4. Bendandi M, Gocke CD, Kobrin CB, et al: Complete molecular remissions induced by patient-specific vaccination plus granulocyte-monocyte colony-stimulating factor against lymphoma. *Nat Med* 5:1171, 1999.
5. Passoni L, Scardino A, Bertazzoli C, et al: ALK as a novel lymphoma-associated tumor antigen: Identification of 2 HLA-A2.1-restricted CD8+ T-cell epitopes. *Blood* 99:2100, 2002.
6. Lim SH, Wang Z, Chiriva-Internati M, et al: Sperm protein 17 is a novel cancer-testis antigen in multiple myeloma. *Blood* 97:1508, 2001.
7. Wang Z, Zhang Y, Liu H, et al: Gene expression and immunologic consequence of SPAN-Xb in myeloma and other hematologic malignancies. *Blood* 101:955, 2003.
8. Yang XF, Wu CJ, Mclaughlin S, et al: CML66, a broadly immunogenic tumor antigen, elicits a humoral immune response associated with remission of chronic myelogenous leukemia. *Proc Natl Acad Sci U S A* 98:7492, 2001.
9. Zeis M, Siegel S, Wagner A, et al: Generation of cytotoxic responses in mice and human individuals against hematological malignancies using survivin-RNA-transfected dendritic cells. *J Immunol* 170:5391, 2003.
10. Chiriva-Internati M, Liu Y, Weidanz JA, et al: Testing recombinant adeno-associated virus-gene loading of dendritic cells for generating potent cytotoxic T lymphocytes against a prototype self-antigen, multiple myeloma HM1.24. *Blood* 102:3100, 2003.
11. Siegel S, Wagner A, Kabelitz D, et al: Induction of cytotoxic T-cell responses against the oncofetal antigen-immature laminin receptor for the treatment of hematologic malignancies. *Blood* 102:4416, 2003.
12. Pinilla-Ibarz J, Cathcart K, Korontsvit T, et al: Vaccination of patients with chronic myelogenous leukemia with bcr-abl oncogene breakpoint fusion peptides generates specific immune responses. *Blood* 95:1781, 2000.
13. Ochi T, Fujiwara H, Suemori K, et al: Aurora-A kinase: A novel target of cellular immunotherapy for leukemia. *Blood* 113:66, 2009.
14. Mayr C, Bund D, Schlee M, et al: Fibromodulin as a novel tumor-associated antigen (TAA) in chronic lymphocytic leukemia (CLL), which allows expansion of specific CD8+ autologous T lymphocytes. *Blood* 105:1566, 2005.
15. Levitsky HI, Montgomery J, Ahmadzadeh M, et al: Immunization with granulocyte-macrophage colony-stimulating factor-transduced, but not B7-1-transduced, lymphoma cells primes idiotype-specific T cells and generates potent systemic antitumor immunity. *J Immunol* 156:3858, 1996.
16. Dranoff G: Cytokines in cancer pathogenesis and cancer therapy. *Nat Rev Cancer* 4:11, 2004.
17. von Bergwelt-Baildon MS, Vonderheide RH, Maecker B, et al: Human primary and memory cytotoxic T lymphocyte responses are efficiently induced by means of CD40-activated B cells as antigen-presenting cells: Potential for clinical application. *Blood* 99:3319, 2002.
18. Wierda WG, Cantwell MJ, Woods SJ: CD40-ligand (CD154) gene therapy for chronic lymphocytic leukemia. *Blood* 96:2917, 2000.
19. Neelapu SS, Gause BL, Harvey L, et al. A novel proteoliposomal vaccine induces antitumor immunity against follicular lymphoma. *Blood* 109:5160, 2007.
20. Liu YJ: Dendritic cell subsets and lineages, and their functions in innate and adaptive immunity. *Cell* 106:259, 2001.
21. Cerundolo V, Hermans IF, Salio M: Dendritic cells: A journey from laboratory to clinic. *Nat Immunol* 5:7, 2004.
22. Biragyn A, Kwak LW: Designer cancer vaccines are still in fashion. *Nat Med* 6:966, 2000.
23. Tartour E, Benchetrit F, Haicheur N, et al: Synthetic and natural non-live vectors: Rationale for their clinical development in cancer vaccine protocols. *Vaccine* 20(Suppl 4):A32, 2002.
24. Zhang L, Tang Y, Akbulut H, et al: An adenoviral vector cancer vaccine that delivers a tumor-associated antigen/CD40-ligand fusion protein to dendritic cells. *Proc Natl Acad Sci U S A* 100:15101, 2003.
25. Kreig AM: CpG motifs in bacterial DNA and their immune effects. *Annu Rev Immunol* 20:709, 2002.
26. Waldmann TA, Dubois S, Tagaya Y: Contrasting roles of IL-2 and IL-15 in the life and death of lymphocytes: Implications for immunotherapy. *Immunity* 14:105, 2001.
27. Pardoll DM: Spinning molecular immunology into successful immunotherapy. *Nat Rev Immunol* 2:227, 2002.
28. Simon RM, Steinberg SM, Hamilton M, et al: Clinical trial designs for the early clinical development of therapeutic cancer vaccines. *J Clin Oncol* 19:1848, 2001.
29. Lyerly HK: Quantitating cellular immune responses to cancer vaccines. *Semin Oncol* 30(3 Suppl 8):9, 2003.
30. Lee PP, Yee C, Savage PA, et al: Characterization of circulating T cells specific for tumor-associated antigens in melanoma patients. *Nat Med* 5:677, 1999.
31. Lynch RG, Graff RJ, Sirisinha S, et al: Myeloma proteins as tumor-specific transplantation antigens. *Proc Natl Acad Sci U S A* 69:1540, 1972.
32. Stevenson GT, Elliott EV, Stevenson FK: Idiotypic determinants on the surface of immunoglobulin of neoplastic lymphocytes: A therapeutic target. *Fed Proc* 36:2268, 1977.
33. Kwak LW, Campbell MJ, Czerwinski DK, et al: Induction of immune responses in patients with B-cell lymphoma against the surface-immunoglobulin idiotype expressed by their tumors. *N Engl J Med* 327:1209, 1992.
34. Hsu FJ, Caspar CB, Czerwinski D, et al: Tumor-specific idiotype vaccines in the treatment of patients with B-cell lymphoma—Long-term results of a clinical trial. *Blood* 89:3129, 1997.
35. Dranoff G, Jaffee E, Lazenby A, et al: Vaccination with irradiated tumor cells engineered to secrete murine granulocyte-macrophage colony-stimulating factor stimulates potent, specific, and long-lasting anti-tumor immunity. *Proc Natl Acad Sci U S A* 90:3539, 1993.
36. Kwak LW, Young HA, Pennington RW, et al: Vaccination with syngeneic lymphoma-derive immunoglobulin idiotype combined with granulocyte/macrophage colony-stimulating factor primes mice for a protective T-cell response. *Proc Natl Acad Sci U S A* 93:10972, 1996.
37. Schuster SJ, Neelapu SS, Gause BL, et al. Idiotype vaccine therapy (BiovaxID) in follicular lymphoma in first complete remission: Phase III clinical trial results. *J Clin Oncol* 27(Suppl):18s, 2009.
38. Neelapu SS, Kwak LW, Kobrin CB, et al. Vaccine-induced tumor-specific immunity despite severe B-cell depletion in mantle cell lymphoma. *Nat Med* 11:986, 2005.
39. Zou W. Immunosuppressive networks in the tumour environment and their therapeutic relevance. *Nat Rev Cancer* 5:263, 2005.
40. Neelapu SS, Munshi NC, Jagannath S, et al. Tumor antigen immunization of sibling stem cell donors in multiple myeloma. *Bone Marrow Transplant* 36:315, 2005.
41. Phan GQ, Yang JC, Sherry RM, et al: Cancer regression and autoimmunity induced by cytotoxic T lymphocyte-associated antigen 4 blockade in patients with metastatic melanoma. *Proc Natl Acad Sci U S A* 100:8372, 2003.
42. Dannull J, Su Z, Rizzieri D, et al. Enhancement of vaccine-mediated antitumor immunity in cancer patients after depletion of regulatory T cells. *J Clin Invest* 115:3623, 2005.

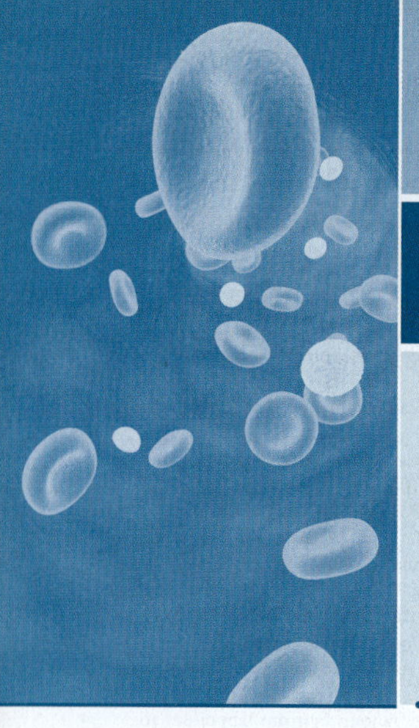

第26章

治疗性血细胞分离术的原则：适应证、疗效及并发症

Bruce C. McLeod

摘　要

治疗性血液成分分离为快速改变血液成分构成提供了一种手段。该项技术可安全有效地应用于一系列与血细胞或者血浆的量和(或)质异常有关的疾病。细胞去除术主要用于症状性血小板增多症和白细胞增多症，该项技术也为造血重建提供自体或异体干／祖细胞，为免疫治疗提供免疫细胞。血浆置换术是治疗某些副蛋白血症，抗体介导和毒素介导疾病的有效方法；也用于补充缺少的血浆成分。红细胞置换术主要治疗重症镰状红细胞贫血。选择性清除技术可去除免疫球蛋白G和低密度脂蛋白，体外光化学疗法结合分离技术可调节某些免疫反应。现行治疗的不良反应少见，并且通常较为轻微。

治疗性血细胞分离技术是基于应用持续流动的离心血液分离设施，根据治疗目的而改变某种血液组分的量或组成的一系列相关技术。目前血细胞分离术主要分为三种类型(表26-1)：血细胞去除、血液成分置换和血液成分修饰。血细胞去除主要针对血小板和白细胞过多，通常只适用于血液系统疾病。同样，此技术也适用于为造血干细胞移植和(或)免疫治疗中自体或者异体供者细胞捐赠时白细胞的采集。血液成分置换的对象是血浆或者红细胞；血浆置换一般则应用于一系列抗体相关性疾病，而这些疾病通常都不是非血液系统疾病。选择性剔除某一组分的特殊技术也应运而生，如从分离装置获得的血浆中分离去除免疫球蛋白(Ig) G和低密度脂蛋白(LDLs)，或者对分离的淋巴细胞进行光化学修饰(光分离术)。

本章使用的简写和缩略词：ADAMTS13，von Willebrand金属裂解酶(von Willebrand cleaving metalloproteinase)；ALL，急性淋巴细胞白血病(acute lymphocytic leukemia)；AML，急性髓系白血病(acute myelogenous leukemia)；ANCAs，抗中性粒细胞胞质抗体(antineutrophil cytoplasmic antibodies)；BPC，血液祖细胞(blood progenitor cell)；CML，慢性髓细胞白血病(chronic myelogenous leukemia)；CTCL，皮肤T细胞淋巴瘤(cutaneous T-cell lymphoma)；HLA，人类白血病抗原(human leukocyte antigen)；HPA，人类血小板异基因抗原(human platelet alloantigen)；Ig，免疫球蛋白(immunoglobulin)；LDL，低密度脂蛋白(low-density lipoprotein)；MNC，单个核细胞(mononuclear cell)；SPS，僵人综合征(stiff person syndrome)；TTP，血栓性血小板减少性紫癜(thrombotic thrombocytopenic purpura)。

表 26-1　治疗性血细胞分离技术

Ⅰ. 血细胞去除	Ⅱ. 血液成分交换
A. 血小板去除	A. 血浆交换(血浆置换)
B. 白细胞去除	B. 红细胞交换
1. 治疗性白细胞去除	Ⅲ. 红细胞成分修饰
2. 采集造血前体细胞	A. 选择性血浆成分提取
3. 采集免疫细胞	B. 光分离术

治疗性血液成分分离通常是治疗性去除，其适应证是对分离有效的病理性疾病，分离去除的成分为大量聚集在血管内，半衰期相对较长的病理性成分。实际工作中，去除的成分仅限于血细胞以及代谢速度缓慢的血浆大分子蛋白(例如免疫球蛋白和低密度脂蛋白)[1]。某些情况下，有必要在分离中输注适量的正常血液组分。血液分离技术的去除能对某种异常成分的快速去除，但不能减缓该成分的产生。因而，在大部分疾病治疗中，分离技术主要用于在特定治疗起效前的症状控制。除少数患者对其他常规的治疗方案无效或者存在禁忌外，多数患者无需长期接受分离治疗。

在采用现代分离采集设备的情况下，治疗性分离技术不良反应较少见，如果发生症状也较为轻微。症状性低血压出现率大约1%~2%，分离液中含枸橼酸时可能发生低钙血症，血浆置换中输注供者血浆可能发生荨麻疹。分离中死亡病例相当罕见，在报道的个别病例中，多数与中心静脉导管放置以及患者本身疾病进展有关，而与分离本身无关[2-5]。表26-2为某大型的多中心研究的结果，列举了普通分离后非操作过程相关的不良反应发生率[3]。

表 26-2 常规分离后非操作相关性不良反应的发生率

治疗项目	不良反应率(%)	治疗项目	不良反应率(%)
血浆交换		血小板分离	0.0
无血浆输注	3.4	红细胞交换	10.0
有血浆输注	7.8	血液前体细胞采集	1.7
白细胞分离	5.7		

血细胞去除术

■ 血小板分离术

血小板增多症一般用羟基脲和安那格雷药物控制，对于出现症状性血小板增多症需要快速降低血小板数量或者无法耐受药物治疗的患者，可以采取治疗性血小板分离术[6]。血小板计数在每次去除后大约可下降 50%；但如果在分离中血小板从肿大的脾脏中释出，血小板数下降可能会较少。血小板分离术可减轻因血小板增高而导致的如心肌缺血、脑缺血、肺栓塞和胃肠道出血等临床症状。在化疗起效之前，通常需要多次间歇性分离。预防性血小板分离是否能够降低栓塞和出血的风险尚不明确；然而对于患有血小板增多症的孕妇，血小板清除分离可能避免胎盘卒中和胎儿死亡[7]。长期血小板分离在逻辑上不可行，在经济上也是很大的负担，因而很少作为治疗血小板增多症的单一方法(参见第 87 章)。

■ 白细胞分离术

白细胞分离最常应用于各类急慢性白血病和淋巴瘤的白血病期以去除恶性的白细胞，缓解或预防由于白细胞淤滞而产生的急性症状，有时也作为初步控制疾病的方法[6]。有人尝试通过去除非恶性的淋巴细胞来调节免疫功能[8,9]，但还没有一种疾病能通过这种方法治疗。比如，有实验证明用一种过滤型设备适度去除抗凝全血中的粒细胞和单核细胞有明确的抗炎疗效；然而用该方法治疗溃疡性结肠炎患者的对照临床试验未能证实其有效[10]。

白血病患者发生白细胞淤滞后导致肺部或者大脑功能不全，至于白细胞数量达到何种水平会产生上述后果，尚不明确；可能与不同种类型白血病的血流学特点以及个体差异有关。急性髓细胞白血病(acute myelogenous leukemia，AML)白细胞计数达 75×10^9/L 时可能出现白细胞淤滞的临床表现[11,12]，超过 200×10^9 /L 更容易发生[13]。尽管缺乏对照试验的资料，由于 AML 患者的白细胞 >100×10^9/L 时存在早期死亡的风险，有必要进行紧急分离[14]。急性淋巴细胞白血病(acute lymphocytic leukemia，ALL)患者发生白细胞淤滞症的比例较低，治疗原则与 AML 类似。一项有关 ALL 的研究发现，白细胞分离有助于降低电解质失衡的发生率[15]。然而多项观察研究表明，AML 中，预防性分离不能避免凝血功能异常和肿瘤溶解综合征的发生，或者改善患者总体生存[16-18]。

慢性髓细胞白血病(chronic myelogenous leukemia，CML)的白细胞细胞去除是血液成分分离设备最早应用于临床的病种之一[19]，主要将多次分离后采集的白细胞应用于急性白血病粒细胞缺乏伴感染期的患者输注[20]。反复分离能够使部分 CML 患者的脾脏缩小，症状缓解，却无法延长生命或者延迟急变[21]。除非某些特殊情况(例如妊娠妇女[22])需要推迟化疗，否则长期分离在逻辑和经济上都不可行。对于 CML 患者当白细胞数达到 $(300\sim500)\times10^9$/L 并出现白细胞淤滞症时可采用白细胞分离术。慢性淋巴细胞白血病患者往往可以耐受更高的白细胞[23]。

Sézary 综合征是皮肤型 T 细胞淋巴瘤(cutaneous T-cell lymphoma，CTCL)的白血病期，反复分离有助于减少血循环中的恶性 Sézary 细胞，改善皮肤损害[24,25]。光分离法(体外光化疗法)已经在 CTCL 的治疗中得到应用，特别是红皮病期[26]。该方法在分离后的白细胞中加入甲氧基补骨脂素，紫外线 A 照射后回输给患者。DNA 的光化学破坏对肿瘤细胞具有免疫调节的作用[27]，从而刺激宿主的抗肿瘤免疫功能。光化学疗法可以使 CTCL 获得持续缓解[28]，已经成为该种疾病治疗的有效方案[29]。

治疗性分离后白细胞的降幅并无明确指标。推荐至少分离 2 个血循环量，据报道可以使急性白血病患者的白细胞数量下降 15%~86%[6]。事先预测分离效果有一定困难，与以下一些原因有关：分离后外周组织中的细胞被动员到血流中，标准计算公式可能低估血细胞容量，离心设备中白血病细胞的生物学行为存在差异等。实际操作时需要连续监测白细胞水平至降幅达 30%~50%。

■ 单个核细胞采集

单个核细胞(mononuclear cell，MNC)的单采术用于采集循环血液中的造血祖细胞、造血干细胞和各种免疫细胞。尽管在本章讨论该技术，但 MNC 单采的主要疗效源于后续的细胞输注(即移植)而非采集本身。

血液干祖细胞采集

多数个体通过 MNC 采集可以获得足量的干细胞和祖细胞，用于支持清髓性治疗后的造血干细胞重建。在采集之前供者接受常规化疗(自体移植)和(或)造血生长因子(自体或者异基因移植)，将所需细胞从骨髓动员到外周血。与骨髓相比，采集血液中的干祖体细胞(BPC)有两个优点：不必全身麻醉，外周血来源的细胞植入速度更快。因此在自体和异基因干细胞移植中，采集外周血细胞已经大量取代了骨髓细胞。外周血干祖细胞中 T 细胞的含量较高，异基因移植后容易发生和(或)导致严重的移植物抗宿主病；但是该潜在缺点未抵消其显而易见的优点(参见第 21 章)[30]。外周血干祖细胞获取方便，也应用于某些基因插入治疗(参见第 27 章)[31]。采集的并发症不常见(见表 26-2)[3]，某些异基因移植供者经粒细胞集落刺激因子动员后，有可能发生脾脏破裂[32]，某些患有轻型血红蛋白 SC 病患者动员后可能会出现致命的镰状细胞危象[33]。

免疫细胞采集

未经动员而采集的 MNC 中包含 T 细胞、自然杀伤细胞、树突状细胞和其他一些细胞，在肿瘤或者感染性疾病中起到免疫应答的作用(参考第 24 章)。有目的地输注来源于异基因供者的 T 细胞(供者淋巴细胞输注)有助于增强移植物抗肿瘤效应，起到预防或者对抗疾病复发的疗效(参见第 21 章)[34]。目前处于探索阶段的技术还包括：自体 MNC 在体外处理后触发其针对肿瘤或者微生物抗原的特异性免疫应答[35]，然后回输给患者(参见第25章)。

血液成分置换

生理学

治疗性血液成分置换通过去除患者血液中某种有害成分，代之以不含该成分的替换液，以达到降低其浓度的目的。血浆置换效率用以下公式推算[36]：

$$X_n = X_o e^{-n}$$

其中，X_o= 血液中某种不需要的大分子 X 的起始浓度，n= 血浆置换容量(用患者血浆容量表达)，X_n= 置换 n 个血浆容量后 X 的浓度，e= 自然对数的底数。

假设血管内外液体平衡速度缓慢，那么根据该计算公式推算置换一次全身血浆容量后血管内某种成分浓度将下降 65%，再次置换仅下降 23%。可见血浆置换在开始阶段的去除效率更高，常规置换一个血浆容量即可。由于 IgG 抗体在血管外的量也很大，有必要进行间歇性的反复血浆置换以达到血管内外的重新平衡。上述公式同样可以估算红细胞置换的效率；不过，在交换过程结束时，由于去掉了血浆只输入红细胞，致使正常红细胞的浓度会有效的上升超过预计水平。[37]

血浆置换应用的是含蛋白质的置换液，通常选择正常人体血浆或者 5% 白蛋白液。白蛋白既不会造成病毒传播或者荨麻疹反应，也不受血型限制，多数情况是首选的置换液品种。一次全身血浆容量置换后，IgG 会如期下降 65%，几周后将恢复到原来水平。凝血因子也会相应下降，造成暂时性的凝血酶原时间和活化部分凝血活酶时间延长。几乎所有凝血有关的蛋白质(纤维蛋白原除外)在血浆置换后 6~24 小时恢复到正常水平[31]，所以临床出血症状不常见。多数血浆蛋白在置换后能够迅速恢复，因此每周三次用 5% 白蛋白液进行一系列血浆置换，能够达到选择性抑制免疫球蛋白的目的[38]。某些疾病如血栓性血小板减少性紫癜(thrombotic thrombocytopenic purpura，TTP)，为了达到治疗目的也需要血浆替换。有出血倾向的患者在置换结束时需要输注血浆以补充凝血因子。

血浆置换

治疗性血浆置换用于治疗若干血浆成分异常的疾病(表 26-3)，主要目的是去除患者血液中病理性的免疫球蛋白。根据免疫球蛋白的抗原特异性或者生理学特性(如高黏滞性)在发病机制中起到作用，可以将患者进一步细分。血浆置换也有助于在某些情况下去除非免疫球蛋白物质(例如低密度脂蛋白)。与单纯输注血浆相比，血浆置换可以更有效地补充缺乏的血浆因子。

表 26-3 血浆置换的适应证

目的	病种
去除免疫球蛋白	
异常生理特性	高黏滞综合征
特殊抗体	肺 - 肾出血综合征
去除非免疫球蛋白组分	家族型高脂血症
血浆因子替代	血栓性血小板减少性紫癜

具有病理生理学特性的免疫球蛋白

这一类情况几乎全部是单克隆球蛋白所致。高黏滞综合征多数由巨球蛋白血症(IgM)而非 IgG 或者 IgA 造成，是治疗性血浆置换最古老的适应证[39,40]。IgM 主要分布于血浆中而非组织间液，血浆置换尤其合适。血液副蛋白浓度和黏滞度之间并非呈线性关系，用手工方法置换 500~1000ml 血浆就足以降低黏滞度，缓解缺血和出血症状；大容量的自动置换设备诚然更加有效。血浆置换还可以逆转冷球蛋白血症的临床表现，例如血管炎、肾小球肾炎和雷诺现象[41,42]。在针对产生球蛋白的细胞治疗起效之前，血浆置换是最好的临时性策略。某些特殊情况下，长期血浆置换也可以作为有效手段。

血浆置换治疗骨髓瘤相关的肾功能不全，以清除肾脏毒性的游离轻链[43,44]。对需要透析的少尿患者的一项前瞻性随机研究显示，只有联合血浆置换和化疗的患者才能恢复肾功能。但是之后一项包含 104 例伴有肾功能衰竭的骨髓瘤患者的研究发现，接受 5~7 次血浆置换后病情并未改善[45]，因而血浆置换清除轻链的有效性也受到置疑[46]。

具有病理学特性的免疫球蛋白

多种疾病的发病机制与针对宿主抗原的特异性循环抗体有关，多数为自身反应性，部分为暴露于异体抗原后受刺激产生[例如，输血后紫癜的抗人类血小板抗原(HPA)-1a]。血浆置换对于类似疾病治疗有效，详见表 26-4。

表 26-4 用血浆置换治疗的疾病相关特异性抗体示例

抗体特异性	疾病
自身抗体	
运动终板乙酰胆碱受体	重症肌无力
神经末梢钙离子通道活化区域	Lambert-Eaton 肌无力综合征
周围神经髓鞘	吉兰 - 巴雷综合征，慢性炎性脱髓鞘性多发神经病变
红细胞 I/i	冷凝集素病
Ⅷ因子	获得性血友病
Ⅳ型胶原 α_3 链	Goodpasture 综合征
异体抗原	
HPA-1a 或者其他血小板抗原	输血后紫癜
抗 - A，抗 - B	ABO 血型不合移植
抗 - D	胎儿水肿
Ⅷ因子	血友病 A 抑制物

血液系统疾病 输血后紫癜表现为输血大约一周后血小板突然减少，与输血后产生针对血小板特异性抗原的异体抗体有关。曾经妊娠或者出现过该反应的患者，血小板减少得更快。患者体内抗原阴性的血小板被破坏的机制仍然不清楚[47]。血浆置换迅速改善这类自限性的综合征，疗效堪与静脉注射丙种球蛋白相媲美[48]。

据报道，血浆置换治疗急性特发性血小板减少性紫癜亦有效[49,50]，但不如静脉注射丙种球蛋白[51]。

血浆置换联合静脉注射丙种球蛋白或者环磷酰胺冲击治疗难治性温抗体型自身免疫性溶血性贫血有效，但不作常规推荐。据称血浆置换可使冷凝集素病的抗体滴度显著下降，溶血好转,尽管只起到一过性的效果。这些病例进行血浆置换时有必要加热体外的分离设备环路和替换液。一项病例对照研究提示,血浆置换无法改善这些疾病对输血的反应[52,53]。

血浆置换可以去除凝血因子抑制物(包括自身抗体和异体抗体),尽管不能控制高滴度抑制物造成的出血,但可以降低其滴度并促使替代因子在血液循环中临时发生作用;所用到的置换液应该是新鲜的冰冻血浆[54,55]。利用蛋白 A/ 琼脂糖吸附柱通过免疫吸附过程反复去除 IgG 抗体,联合凝血因子替换和免疫抑制剂,也可以诱导异体免疫性血友病患者产生耐受[56-58];但是目前倾向于采用其他方法诱导免疫耐受(参见第 124 章)[59]。

血浆置换也被尝试用于治疗某些可能与循环抗体有关的红细胞生成疾病,例如再生障碍性贫血和纯红细胞再生障碍性贫血[58]。

治疗性分离术帮助去除红细胞的异基因抗体。ABO 血型不合的患者在骨髓移植前接受血浆置换以及同种凝集素特异性免疫吸附[60-62],移植后发生纯红细胞再生障碍也可以用这些方法[63]。分离设备还可以从移植物中去除红细胞,因为只需单次操作而对患者无任何不便,使之成为优先选择[64]。妊娠期间通过血浆置换去除致敏的 Rh 阴性妇女体内的 IgG,减轻子宫内输血后对胎儿红细胞的破坏[65]。如果在妊娠 18~20 周之前需要治疗,此时子宫内输血在技术上尚不可行,也可以尝试血浆置换的方法[66,67]。

神经系统疾病 多种神经肌肉疾病的发病机制与自身免疫机制有关,有证据支持其中部分疾病用血浆置换治疗有效。

吉兰 - 巴雷综合征可能与小肠耶尔菌感染后产生针对髓鞘的抗体有关[68],早期血浆置换可以使疾病迅速得以缓解。慢性炎性脱髓鞘多发性神经病可能检测到抗髓鞘抗体[69],一项对照试验显示血浆置换疗效显著。血浆置换也可能对单克隆免疫球蛋白血症造成的慢性神经病变起效[68]。

重症肌无力和 Lambert-Eaton 综合征的发病机制都和抗神经肌接头的自身抗体有关,前者针对肌肉细胞的乙酰胆碱受体,后者针对神经末梢结构。血浆置换治疗两种疾病均有效,重症肌无力的重型患者疗效尤为明显[68]。

其他一些神经系统疾病可能是自身抗体阻断中枢神经传导所致。僵人综合征(stiff person syndrome,SPS)患者体内的谷氨酸脱羧酶自身抗体抑制神经传导介质 γ- 氨基丁酸的合成。副肿瘤性 SPS 的发病机制与两种针对突触蛋白的自身抗体有关,分别是神经元突触前膜蛋白 amphiphysin 或者神经元突触后膜蛋白 gephyrin。Rasmussen 脑炎产生针对神经介质谷氨酸的 Glu R3 受体的自身抗体。据报道血浆置换对于体内有上述自身抗体的患者有效[70]。

某些副癌综合征的神经系统表现与体内产生针对神经抗原的自身抗体有关,例如抗 Hu 导致脑脊髓炎,抗 Yo 导致小脑变性,抗 Ri 导致眼阵挛 - 肌阵挛综合征,抗 CAR 导致视网膜变性;血浆置换的疗效却令人失望[71,72]。

肾脏和风湿疾病 Goodpasture 综合征引起肾小球肾炎和肺出血症状,与线性沉积在肺和肾基底膜上的胶原自身抗体有关,紧急治疗方案选择血浆置换和环磷酰胺[73]。对照试验显示,治疗系统性红斑狼疮性肾病时,联合口服环磷酰胺和血浆置换的效果并不优于单独口服环磷酰胺[74,75]。一项有关寡免疫性快速进展型肾小球肾炎的研究提示,血浆置换治疗血透依赖性肾功能衰竭患者有效[76]。这些病因不明的肾小球肾炎患者病情进展迅速,可以合并血管炎症(系统性血管炎)或者仅仅表现为肾脏疾病。该病的显著特点是:用免疫荧光染色的方法未发现导致迅速进展的肾小球肾炎的抗体在活检标本上沉积。80% 以上的寡免疫性进展型肾小球肾炎患者循环中可以检测到抗中性粒细胞胞质抗体(antineutrophil cytoplasmic antibodies,ANCAs),因此将这类疾病命名为 ANCA 相关血管炎[77]。最近对 ANCA 相关血管炎并发严重肾功能不全的患者研究发现,与甲泼尼龙冲击治疗相比,血浆置换更为有效。血浆置换还应用于其他几种严重的血管炎[78-80],但是若干报道称,在无肾脏累及的红斑狼疮患者中,环磷酰胺静脉冲击后辅助血浆置换会增加感染所致的死亡[81,82]。多项对照试验显示,血浆置换无助于逆转肾脏移植排异[83]。非对照试验结果却显示,血浆置换为体内存在循环供者特异性抗体的患者带来治疗希望[84-86]。移植前血浆置换可以使 HLA 或者 ABO 血型不合的移植获得成功[87]。

非免疫球蛋白组分

家族性高脂血症患者通过血浆置换去除 LDL,降低血脂水平,促进黄色瘤和动脉粥样硬化重吸收[88,89]。通过化学和免疫的方法也可以选择性去除患者血浆中的脂蛋白[90]。硫酸葡聚糖吸收法[91]和肝素诱导的 LDL 沉积法[92]已经被 FDA 批准用于饮食控制和药物治疗无效的严重高脂血症患者[93]。通过血浆置换去除植烷酸或者选择性去除 LDL[94],能够防止或者逆转 Refsum 病(遗传性共济失调性周围神经炎)的神经系统表现。血浆置换还用于清除过量的小分子药物、毒素以及与血浆蛋白结合的激素[83]。

正常血浆因子替代

理论上,血浆置换(正常人血浆置换患者缺陷的血浆)能够以一种浓缩的形式来纠正任何血浆因子的缺乏。与单纯输注血浆相比,血浆置换能够达到较高浓度(理论上一个血浆容量置换可以达到 65%)而无血容量超负荷之虞。通过血浆置换补充凝血因子是急性肝功能衰竭的患者在肝移植前的一项合理处理[95]。

治疗 TTP 的经验发现,每天用正常人血浆进行置换疗效明确[96-98]。尽管部分患者单纯输注血浆也有效[99],但是不如血浆置换;提示补充血浆缺乏的因子是起效的关键所在。血浆置换在 TTP 中的成功应用,进一步拓展到了表现为血小板减少和微血管病变的溶血尿毒综合征以及一些诊断暂时难以明确的患者。

多数 TTP 患者体内 ADAMTS13(即 vW 因子裂解金属蛋白酶,功能是限制血液循环中 vW 因子多聚体的体积)严重缺乏(< 正常活性 5%)[100,101]。成人"获得性"TTP 的发病机制是产生 ADAMTS13 的 IgG 型自身抗体抑制物[100,101],这是 TTP 一系列免疫治疗的基础。血浆置换去除 ADAMTS13 抑制物的同时对其进行补充,提供了令人满意的疗效。在另外一些血栓性微血管病变中,ADAMTS13 受抑制程度不严重[100-102],血浆置换的效果也不甚明确。与 ADAMTS13 缺乏者相比,非 ADAMTS13 缺乏的特发性 TTP 患者具有血小板和血清肌酐水平较高的临床特点[103,104]。两类患者都可以用血浆置换联合免疫抑制剂和(或)抗血小板药物治疗。令人惊讶的是,非 ADAMTS13 缺乏的患者在血浆置换后病情很快改善,通常复发也较少;事实上 TTP

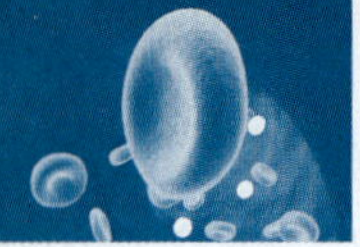

的低复发率也是引起其该病是否属于自身免疫性疾病的争议所在[105]。上述临床差异提示非ADAMTS13缺乏型TTP具有不同的发病机制，血浆置换治疗可能不完全合理。血浆置换治疗溶血尿毒症患者的疗效也存在疑问[106]。

快速检测血栓性微血管病的ADAMTS13水平，可能对血浆置换和其他免疫抑制治疗具有指导价值。一项包括142例患者的回顾性研究显示，ADAMTS13水平无法预测血浆置换的反应；尽管该试验中只有13例患者ADAMTS13严重缺乏，其中多数在起病时也未接受糖皮质激素治疗[107]。同样是来自该中心的报道称，接受血浆置换的血栓性微血管病变患者中，27%发生严重的治疗相关并发症(2%致死)；其中84%的并发症与血浆置换时放置的中心静脉导管有关[108]。上述风险强调了，特别是对ADAMTS13无严重缺乏的患者，有必要对血浆置换的有效性以及其他免疫抑制治疗进行前瞻性研究，对未来的治疗实践作进一步地完善。

■ 红细胞置换

红细胞置换多用于治疗镰状红细胞贫血的并发症(参见第48章)。患者红细胞与含有血红蛋白A的红细胞置换后减少血红蛋白SS细胞；进一步阻断红细胞镰变、淤积、血管堵塞和进行性缺血的恶性循环[109]。血红蛋白AA与血红蛋白SS最适宜的比例尚不明确，但是血红蛋白A在红细胞置换后至少达到70%，而且在几周内保持大于50%的水平。镰状红细胞贫血危象(如脑卒中[110]、胸部综合征[111]、胆汁淤积[112,113]和阴茎异常勃起[114,115])也是红细胞置换的适应证。阴茎勃起时施行红细胞置换可能会导致神经系统事件，有时甚至在置换后11天还会发生[116]。单纯疼痛危象并非红细胞置换的适应证[117]，频繁或者重叠发作危象时可以施行预防性红细胞置换；该技术还被推荐用于妊娠妇女以及全身麻醉前的准备，尽管对这两种适应证尚存争议[118]。对于持续脑卒中或者有脑缺血影像学依据的儿童患者，推荐血红蛋白A水平长期维持在>70%的水平[118,119]。预防性红细胞置换能够达到这个要求，而且引起铁负荷过载的风险小于反复输血；不足之处是患者将暴露于更多个体的红细胞中[120]。

红细胞置换还用于减少恶性疟原虫和巴贝西虫感染时寄生虫的负荷[109]。红细胞增多症患者的红细胞与血浆置换能够迅速减少血细胞比容，而不会发生低血容量[121]，祛铁速度也快于静脉放血[122]；患者血浆与红细胞置换则能迅速增加血细胞比容，而不增加血容量[123]。红细胞置换还用于治疗亚甲蓝无效的高危型急性高铁血红蛋白血症[124]。

翻译：孟筱坚

校对：黄　河

参考文献

1. McLeod BC: An approach to evidenced-based therapeutic apheresis. *J Clin Apher* 17:124, 2002.
2. Strauss RG, McLeod BC: Complications of therapeutic apheresis, in *Transfusion Reactions*, 3rd ed, edited by MA Popovsky, p 405. AABB Press, Bethesda, MD, 2007.
3. McLeod BC, Price TH, Owen H, et al: Frequency of immediate adverse effects associated with therapeutic apheresis. *Transfusion* 39:282, 1999.
4. Bolan CD, Greer SE, Cecco SA, et al: Comprehensive analysis of citrate effects during plateletpheresis in normal donors. *Transfusion* 41:1165, 2001.
5. Bolan CD, Cecco SA, Wesley RA, et al: Controlled study of citrate effects and response to i.v. calcium administration during allogeneic peripheral blood progenitor cell donation. *Transfusion* 42:935, 2002.
6. Hester J: Therapeutic cell depletion, in *Apheresis: Principles and Practice*, 2nd ed, edited by BC McLeod, TH Price, R Weinstein, p 283. AABB Press, Bethesda, MD, 2003.
7. Mercer B, Drouin J, Jolly E, D'Anjou G: Primary thrombocythemia in pregnancy: A report of two cases. *Am J Obstet Gynecol* 159:127, 1988.
8. Klippel JH: Apheresis: Biotechnology and the rheumatic diseases. *Arthritis Rheum* 27:1081, 1984.
9. McFarland HF, Rose JW: Lymphocytapheresis in the treatment of multiple sclerosis. *Plasma Ther Transfus Technol* 3:411, 1982.
10. Sands BE, Sandborn WJ, Feagon B, et al: A randomized, double-blind, sham-controlled study of granulocyte/monocyte apheresis for active ulcerative colitis. *Gastroenterology* 135:400, 2008.
11. Fritz RD, Forkner GE, Freireich EJ, et al: The association of fatal intracranial hemorrhage and blastic "crisis" in patients with acute leukemia. *N Engl J Med* 261:59, 1959.
12. Freireich E, Thomas L, Rei E, et al: A distinctive type of intracerebral hemorrhage associated with "blastic crisis" in patients with leukemia. *Cancer* 13:146, 1960.
13. McKee LC, Collins RD: Intravascular leukocyte thrombi and aggregates as a cause of morbidity and mortality in leukemia. *Medicine (Baltimore)* 53:463, 1974.
14. Ventura GJ, Hester JP, Smith TL, Keating MJ: Acute myeloblastic leukemia with hyperleukocytosis: Risk factors for early mortality in induction. *Am J Hematol* 27:34, 1988.
15. Maurer HS, Steinharz PG, Gaynon PS, et al: The effect of initial management of hyperleukocytosis on early complications and outcome of children with acute lymphoblastic leukemia. *J Clin Oncol* 6:1425, 1988.
16. Porcu P, Farag S, Marcucci G, et al: Leukocytoreduction for acute leukemia. *Ther Apher* 6:15, 2002.
17. Chang M-C, Chen T-Y, Tang J-L, et al: Leukapheresis and cranial irradiation in patients with hyperleukocytic acute myeloid leukemia: No impact on early mortality and intracranial hemorrhage. *Am J Hematol* 82:976, 2007.
18. Bug G, Anaggrou K, Tonn T, et al: Impact of leukapheresis on early death rate in adult acute myeloid leukemia presenting with hyperleukocytosis. *Transfusion* 47:1843, 2007.
19. Morse EE, Carbone PP, Freireich EJ, et al: Repeated leukapheresis of patients with chronic myelocytic leukemia. *Transfusion* 6:175, 1966.
20. Morse EE, Freireich EJ, Carbone PP, et al: The transfusion of leukocytes from donors with chronic myelocytic leukemia to patients with leukopenia. *Transfusion* 6:183, 1966.
21. Hester JP, McCredie KB, Freireich EJ: Response to chronic leukapheresis procedures and survival of chronic myelogenous leukemia patients. *Transfusion* 22:305, 1982.
22. Caplan SM, Coco FV, Berkman EM: Management of chronic myelocytic leukemia in pregnancy by cell pheresis. *Transfusion* 18:120, 1978.
23. Lichtman MA, Rowe JM: Hyperleukocytic leukemias: Rheological, clinical, and therapeutic considerations. *Blood* 60:279, 1982.
24. Edelson R, Factor M, Andrews A, et al: Successful management of the Sézary syndrome. *N Engl J Med* 291:293, 1974.
25. Belter SV, Knop J, Bruske K, Sorg C: Leukapheresis in the treatment of cutaneous T-cell lymphomas. *Br J Dermatol* 115:159, 1986.
26. Edelson RL, Berger C, Gasparro F, et al: Treatment of cutaneous T-cell lymphoma by extracorporeal photochemotherapy. *N Engl J Med* 316:297, 1987.
27. Marks DI, Rockman SP, Oziemski MA, Fox RM: Mechanisms of lymphocytotoxicity induced by extracorporeal photochemistry for cutaneous T cell lymphoma. *J Clin Invest* 86:2080, 1990.
28. Lim HW, Edelson RL: Photopheresis for the treatment of cutaneous T-cell lymphoma. *Hematol Oncol Clin North Am* 9:1117, 1995.
29. Scarisbrick JJ, Taylor P, Holtick U, et al: UK consensus statement on the use of extracorporeal photopheresis for treatment of cutaneous T-cell lymphoma and chronic graft-versus-host disease. *Br J Dermatol* 158:659, 2008.
30. Mechanic SA, Krause D, Proytcheva MA, Snyder EL: Mobilization and collection of peripheral blood progenitor cells, in *Apheresis: Principles and Practice*, 2nd ed, edited by BC McLeod, TH Price, R Weinstein, p 503. AABB Press, Bethesda, MD, 2003.
31. Klein HG: Cellular gene therapy, in *Apheresis: Principles and Practice*, 2nd ed, edited by BC McLeod, TH Price, R Weinstein, p 643. AABB Press, Bethesda, MD, 2003.
32. Verappan R, Morrison M, Williams S, Variakojis D: Splenic rupture in a patient with plasma cell myeloma following G-CSF/GM-CSF administration for stem cell transplantation and review of the literature. *Bone Marrow Transplant* 40:361, 2007.
33. Adler BK, Salzman DE, Carabasi H, et al: Fatal sickle cell crisis after granulocyte colony-stimulating factor administration. *Blood* 97:3313, 2001.
34. Porter DL, Antin JH. Donor leukocyte infusions in myeloid malignancies: New strategies. *Baillieres Best Pract Res Clin Haematol* 19:737, 2006.
35. Ribas A, Butterfield LH, Glaspy JA, Economou JS: Current developments in cancer vaccines and cellular immunotherapy. *J Clin Oncol* 21:2415, 2003.
36. Weinstein R: Basic principles of therapeutic blood exchange, in *Apheresis: Principles and Practice*, 2nd ed, edited by BC McLeod, TH Price, R Weinstein, p 295. AABB Press, Bethesda, MD, 2003.
37. Rawal A, Anderson C, Rodgers ZR, et al: Isovolemic hemodilution followed by red cell exchange in patients with sickle cell disease [abstract]. *J Clin Apher* 17:153, 2002.
38. McLeod BC, Sassetti RJ, Stefoski D, Davis FA: Partial plasma protein replacement in therapeutic plasma exchange. *J Clin Apher* 1:115, 1983.
39. Schwab PJ, Fahey JL: Treatment of Waldenström's macroglobulinemia by plasmapheresis. *N Engl J Med* 263:574, 1960.
40. Solomon A, Fahey JL: Plasmapheresis therapy in macroglobulinemia. *Ann Intern Med* 58:789, 1963.
41. Berkman EM, Orlin JB: Use of plasmapheresis and partial plasma exchange in the management of patients with cryoglobulinemia. *Transfusion* 20:171, 1980.
42. McLeod BC, Sassetti RJ: Plasmapheresis with return of cryoglobulin-depleted autologous plasma (cryoglobulinpheresis) in cryoglobulinemia. *Blood* 55:866, 1980.
43. Wahlin A, Lofvenberg E, Holm J: Improved survival in multiple myeloma with renal failure. *Acta Med Scand* 221:205, 1987.

44. Johnson WJ, Kyle RA, Pineda AA, et al: Treatment of renal failure associated with multiple myeloma. *Arch Intern Med* 150:863, 1990.
45. Clark WF, Stewart AK, Rock GA, et al: Plasma exchange when myeloma presents as renal failure: A randomized, controlled trial. *Ann Intern Med* 143:777, 2005.
46. Cserti C, Haspel R, Stowell C, Dzik W: Light chain removal by plasmapheresis in myeloma-associated renal failure. *Transfusion* 47:511, 2007.
47. McCrae KR, Herman JH: Posttransfusion purpura: Two unusual cases and a literature review. *Am J Hematol* 52:205, 1996.
48. Mueller-Eckhardt C, Kiefel V: High dose IgG for post-transfusion purpura revisited. *Blut* 57:163, 1988.
49. Marder VJ, Nusbacher J, Anderson FW: One-year follow-up of plasma exchange therapy in 14 patients with idiopathic thrombocytopenic purpura. *Transfusion* 21:291, 1981.
50. Blanchette VS, Hogan VA, McCombie NE, et al: Intensive plasma exchange therapy in ten patients with idiopathic thrombocytopenic purpura. *Transfusion* 24:388, 1984.
51. Bussel JB: Autoimmune thrombocytopenic purpura. *Hematol Oncol Clin North Am* 4:179, 1990.
52. Koo AP: Therapeutic apheresis in autoimmune and rheumatic disorders. *J Clin Apher* 15:18, 2000.
53. McLeod BC: Evidence based therapeutic apheresis in autoimmune and other hemolytic anemias. *Curr Opin Hematol* 14:647, 2007.
54. Nilsson IM, Berntorp E, Freiburghaus C: Treatment of patients with factor VIII and IX inhibitors. *Thromb Haemost* 70:56, 1993.
55. Cohen AJ, Kessler CM: Acquired inhibitors. *Baillieres Clin Haematol* 9:331, 1996.
56. Nilsson IM, Berntorp E, Zettervoll O: Induction of immune tolerance in patients with hemophilia and antibodies to factor VIII by combined treatment with intravenous IgG, cyclophosphamide, and factor VIII. *N Engl J Med* 318:947, 1988.
57. Uehlinger J, Button GR, McCarthy JM, et al: Immunoadsorption for coagulation factor inhibitors. *Transfusion* 31:269, 1991.
58. Grima KM: Therapeutic apheresis in hematological and oncological diseases. *J Clin Apher* 15:28, 2000.
59. Hay CRM, Brown S, Collins, PW, et al: The diagnosis and management of factor VIII and IX inhibitors: A guideline from the United Kingdom haemophilia centre doctors organisation. *Br J Haematol* 133:591, 2006.
60. Berkman EM, Caplan W, Kim GS: ABO-incompatible bone marrow transplantation: Preparation by plasma exchange and in vivo antibody absorption. *Transfusion* 18:504, 1978.
61. Bensinger WL, Baker DA, Buckner CD, et al: Immunoadsorption for removal of A and B blood group antibodies. *N Engl J Med* 304:160, 1981.
62. Bensinger WL, Baker DA, Buckner CD, et al: In vitro and in vivo removal of anti-A erythrocyte antibody by adsorption to a synthetic immunoadsorbent. *Transfusion* 21:335, 1981.
63. Helbig G, Stella-Holowiecka B, Wojnar J, et al: Pure red cell aplasia following major and bidirectional ABO-incompatible allogeneic stem cell transplantation: recovery of donor-derived erythropoiesis after long-term treatment using different strategies. *Ann Hematol* 86:677, 2007.
64. Braine HG, Sensenbrenner LL, Wright SK, et al: Bone marrow transplantation with major ABO incompatibility using erythrocyte depletion of marrow prior to infusion. *Blood* 60:420, 1982.
65. Rock G, Lafreniere I, Chan L, McCombie N: Plasma exchange in the treatment of hemolytic disease of the newborn. *Transfusion* 21:546, 1981.
66. Watson WJ, Katz VL, Bowes WA: Plasmapheresis during pregnancy. *Obstet Gynecol* 76:451, 1990.
67. Ruma MS, Moise KJ, Kim E, et al: Combined plasmapheresis and intravenous immunoglobulin for the treatment of several maternal red cell alloimmunization. *Am J Obstet Gynecol* 196:138.el, 2007.
68. Lehmann HC, Hartung H-P, Hetzel GR, et al: Plasma exchange in neuroimmunological disorders. Part 2: Treatment of neuromuscular disorders. *Arch Neurol* 63:1066, 2006.
69. Allen D, Giannopoulos K, Gray I, et al: Antibodies to peripheral nerve myelin proteins in chronic inflammatory demyelinating polyradiculopathy. *J Peripher Nerv Syst* 10:174, 2005.
70. Lehmann HC, Hartung H-P, Hetzel GR, et al: Plasma exchange in neurological disorders. Part 1: Rationale and treatment of inflammatory central nervous system disorders. *Arch Neurol* 63:930, 2006.
71. Moll JWB, Vecht CJ: Immune diagnosis of paraneoplastic neurological disease. *Clin Neurol Neurosurg* 97:71, 1995.
72. Das A, Hochberg FH, McNelis S: A review of the therapy of paraneoplastic neurologic syndromes. *J Neurooncol* 41:181, 1999.
73. Pusey CD. Anti-glomerular basement membrane disease. *Kidney Int* 64:1535, 2003.
74. Lewis EJ, Hunsicker LG, Lan S-P, et al: A controlled trial of plasmapheresis therapy in severe lupus nephritis. *N Engl J Med* 326:1373, 1992.
75. Doria A, Piccoli A, Vesco P, et al: Therapy of lupus nephritis. *Ann Med Interne (Paris)* 145:307, 1994.
76. Pusey CD, Rees AJ, Evans DJ, et al: Plasma exchange in focal necrotizing glomerulonephritis without anti-GBM antibodies. *Kidney Int* 40:757, 1991.
77. Jayne DR, Gaskin G, Rasmussen N, et al: Randomized trial of plasma exchange of high-dosage methylprednisolone as adjunctive therapy for severe renal vasculitis. *J Am Soc Nephrol* 18:2180, 2007.
78. Gerraty RP, McKelvie PA, Byrne E: Aseptic meningoencephalitis in primary Sjögren's syndrome. *Acta Neurol Scand* 88:309, 1993.
79. Jenkins HR, Jewkes F, Vujanic GM: Systemic vasculitis complicating infantile autoimmune enteropathy. *Arch Dis Child* 71:534, 1994.
80. Fauci AS, Leavitt RY: Systemic vasculitis, in *Current Therapy in Allergy, Immunology and Rheumatology*, edited by LM Liechtenstein, AS Fauci, p 149. Decker, Toronto, 1988.
81. Aringer M, Smolen J, Graninger W: Severe infections in plasmapheresis-treated systemic lupus erythematosus. *Arthritis Rheum* 41:414, 1998.
82. Schroeder JO, Schwab U, Zennet R, et al: Plasmapheresis and subsequent pulse cyclophosphamide in severe systemic lupus erythematosus. Preliminary results of the LPSG-Trial. *Arthritis Rheum* 40:S325, 1997.
83. Winters JL, Pineda A, McLeod BC, Grima K: Therapeutic apheresis in renal and metabolic diseases. *J Clin Apher* 15:53, 2000.
84. Crespo M, Pascual M, Tolkoff-Rubin N, et al: Acute humoral rejection in renal allograft recipients: I. Incidence, serology and clinical characteristics. *Transplantation* 71:652, 2001.
85. Montgomery RA, Zachary AA, Racusen LC, et al: Plasmapheresis and intravenous immune globulin provides effective rescue therapy for refractory humoral rejection and allows kidneys to be successfully transplanted into crossmatch-positive recipients. *Transplantation* 70:887, 2000.
86. White NB, Greenstein SM, Contafio AW, et al: Successful rescue therapy with plasmapheresis and intravenous immunoglobulin for acute humoral renal transplant rejection. *Transplantation* 78:772, 2004.
87. Rahman T, Harper L: Plasmapheresis in nephrology. *Curr Opin Nephrol Hypertens* 15:603, 2006.
88. Ginsberg HN: Update on the treatment of hypercholesterolemia, with a focus on HMG-CoA reductase inhibitors and combination regimens. *Clin Cardiol* 18:307, 1995.
89. Mabuchi H, Koizumi J, Michishita I, et al: Effects on coronary atherosclerosis of long-term treatment of familial hypercholesterolemia by LDL-apheresis. *Beitr Infusionther* 23:87, 1988.
90. Thompson GR, HEART-UK LDL Apheresis working group. Recommendations for the use of LDL apheresis. *Atherosclerosis* 198:247, 2008.
91. Gordon BR, Kelsey SF, Dan P, et al: Long-term effects of low-density lipoprotein apheresis using an automated dextran sulfate cellulose adsorption system. *Am J Cardiol* 81:407, 1998.
92. Lane DM, McConathy WJ, Laughlin LO, et al: Weekly treatment of diet/drug-resistant hypercholesterolemia with the heparin-induced extra-corporeal low-density lipoprotein precipitation (HELP) system by selective plasma low-density lipoprotein removal. *Am J Cardiol* 71:816, 1993.
93. Gibberd FB: Plasma exchange for Refsum's disease. *Transfus Sci* 14:23, 1993.
94. Gutsche H-U, Siegmund JB, Hoppmann I: Lipapheresis: An immunoglobulin-sparing treatment for Refsum's disease. *Acta Neurol Scand* 94:190, 1996.
95. Kondrup J, Almdal T, Vilstrup H, et al: High volume plasma exchange in fulminant hepatic failure. *Int J Artif Organs* 15:669, 1992.
96. Byrnes JJ, Moake JL, Periman P: Effectiveness of the cryosupernatant fraction of plasma in the treatment of refractory thrombotic thrombocytopenic purpura. *Am J Hematol* 34:169, 1990.
97. Welborn JL, Emrick P, Acevedo M: Rapid improvement of thrombotic thrombocytopenic purpura with vincristine and plasmapheresis. *Am J Hematol* 35:18, 1990.
98. Rock G, Shumak K, Kelton J, et al: Thrombotic thrombocytopenic purpura: Outcome in 24 patients with renal impairment treated with plasma exchange. *Transfusion* 32:710, 1992.
99. Rock GA, Shumak KH, Buskard NA, et al: Comparison of plasma exchange with plasma infusion in the treatment of thrombotic thrombocytopenic purpura. *N Engl J Med* 325:393, 1991.
100. Furlan M, Robles R, Galbusera M, et al: Von Willebrand factor-cleaving protease in thrombotic thrombocytopenic purpura and the hemolytic-uremic syndrome. *N Engl J Med* 339:1578, 1998.
101. Tsai H-M, Lian EC-Y: Antibodies to von Willebrand factor-cleaving protease in acute thrombotic thrombocytopenic purpura. *N Engl J Med* 339:1585, 1998.
102. Veyradier A, Obert B, Houllier A, et al: Specific von Willebrand factor-cleaving protease in thrombotic microangiopathies: A study of 111 cases. *Blood* 98:1765, 2001.
103. Raife T, Atkinson B, Montgomery R, et al: Severe deficiency of vWF-cleaving protease (ADAMTS13) activity defines a distinct population of thrombotic microangiopathy patients. *Transfusion* 44:142, 2004.
104. Zakarija A, Bandarenko N, Kwaan H, et al: Risk factors for thrombotic thrombocytopenic purpura: results of surveillance, epidemiology and risk factors for TTP (SERF-TTP) group [abstract]. *J Clin Apher* 22:51, 2007.
105. Sadler JE: Von Willebrand factor, ADAMTS13 and thrombotic thrombocytopenic purpura. *Blood* 112:11, 2008.
106. McLeod BC: Thrombotic microangiopathies in bone marrow and organ transplant patients. *J Clin Apher* 17:118, 2002.
107. Vesely SK, George JN, Lämmele B, et al: ADAMTS13 activity in thrombotic thrombocytopenic purpura-hemolytic uremic syndrome: Relation to presenting features and clinical outcomes in a prospective cohort. *Blood* 102:60, 2003.
108. McMinn JR Jr, Thomas IA, Terrell DR, et al: Complication of plasma exchange in thrombotic thrombocytopenic purpura-hemolytic uremic syndrome. A study of 78 additional patients. *Transfusion* 43:415, 2003.
109. Pepkowitz S: Red cell exchange and other therapeutic alterations of red cell mass, in *Apheresis: Principles and Practice*, 2nd ed, edited by BC McLeod, TH Price, R Weinstein, p 411. AABB Press, Bethesda, MD, 2003.
110. Adams RJ: Stroke prevention and treatment in sickle cell disease. *Arch Neurol* 58:565, 2001.
111. Gladwin MT, Vichinsky E: Pulmonary complications of sickle cell disease. *N Engl J Med* 359:2254, 2008.
112. Rossof AH, McLeod BC, Holmes AW, Fried W: Intrahepatic sickling crisis in hemoglobin SC disease: Management by partial exchange transfusion. *Plasma Ther* 2:7, 1981.
113. Sheehy TW, Law DE, Wade BH: Exchange transfusion for sickle cell intrahepatic cholestasis. *Arch Intern Med* 140:1364, 1980.
114. Hamre MR, Harmon EP, Kirkpatrick DV, et al: Priapism as a complication of sickle cell disease. *J Urol* 145:1, 1991.
115. Chakrabarty A, Upadhyay J, Dhabuwala CB, et al: Priapism associated with sickle

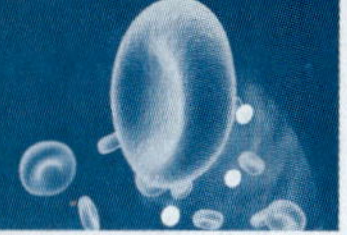

cell hemoglobinopathy in children: Long-term effects on potency. *J Urol* 155:1419, 1996.

116. Rackoff WR, Ohene-Frempong K, Month S, et al: Neurologic events after partial exchange transfusion for priapism in sickle cell disease. *J Pediatr* 120:882, 1992.
117. Kleinman SH, Hurvitz CG, Goldfinger D: Use of erythrocytapheresis in the treatment of patients with sickle cell disease. *J Clin Apher* 2:170, 1984.
118. Telen MJ: Principles and problems of transfusion in sickle cell disease. *Semin Hematol* 38:315, 2001.
119. Cohen AR, Martin MB, Silber JH, et al: A modified transfusion program for prevention of stroke in sickle cell disease. *Blood* 79:1657, 1992.
120. Vichinsky E: Consensus document for transfusion-related iron overload. *Semin Hematol* 38:2, 2001.
121. Kaboth U, Rumph KW, Liersch T, et al: Advantages of isovolemic large-volume erythrocytapheresis as a rapidly effective and long-lasting treatment modality for red blood cell depletion in patients with polycythemia vera. *Ther Apher* 1:131, 1997.
122. Cesana M, Mandelli C, Tiribelli C, et al: Concomitant primary hemochromatosis and β-thalassemia trait: Iron depletion by erythrocytapheresis and desferrioxamine. *Am J Gastroenterol* 84:150, 1989.
123. McLeod BC, Reed SR, Viernes AV, Valentino L: Rapid red cell transfusion by apheresis. *J Clin Apher* 9:142, 1994.
124. Golden PJ, Weinstein R: Treatment of high-risk, refractory acquired methemoglobinemia with automated red blood cell exchange. *J Clin Apher* 13:28, 1998.

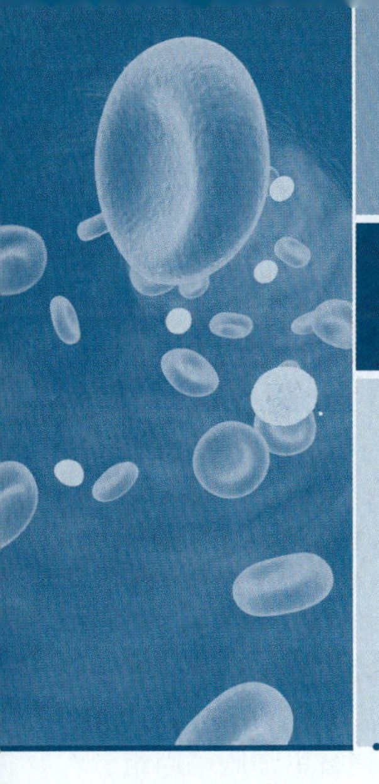

第27章

转基因治疗原则

Januario E. Castro, Thomas J. Kipps

摘　要

基因治疗(gene therapy)是指把一个或多个基因插入到体细胞中的治疗手段。几乎在所有哺乳动物细胞中都能获得转基因(transgene)的高水平表达。转基因一旦进入细胞内,就能直接合成细胞表面蛋白或分泌蛋白,用以弥补遗传缺陷,或者赋予一个细胞既定的表型或功能;另外,转入的遗传物质能够通过基因干扰或基因互补,抑制不需要或突变基因的表达。把合适的基因转入体细胞内并使之表达,能够纠正遗传缺陷或产生带有设定特性的体细胞,达到治疗目的。有很多对各种血液病患者进行基因治疗的临床试验,如白血病、淋巴瘤、戈谢病、再生障碍性贫血、血红蛋白病或是凝血因子缺陷病。本章综述了转基因的基本原则以及某些临床前和临床研究的结果。

本章使用的简写和缩略词:AVV,腺病毒相关病毒(adeno-associated virus);ADA,腺苷脱氨酶(adenosine deaminase);AML,急性髓系白血病(acute myelogenous leukemia);ASCT,自体干细胞移植(autologous stem cell transplant);CAR,柯萨奇腺病毒受体(coxsackie adenovirus receptor);cDNA,拷贝DNA或互补DNA(copy or complementary DNA);CLL,慢性淋巴细胞白血病(chronic lymphocytic leukemia);dsDNA,双链DNA(double-stranded DNA);dsRNA,双链RNA(double-stranded RNA);GM-CSF,粒细胞-单核细胞集落刺激因子(granulocyte-monocyte colony-stimulating fac);HSV,单纯疱疹病毒(herpes simplex virus);IFN,干扰素(interferon);IL,白介素(interleukin);IL-2RG,白介素-2受体基因(interleukin-2 receptor gene);NPM-ALK,核仁磷酸蛋白－间变性淋巴瘤激酶(nucleophosmin-anaplastic lymphoma kinase);OS,总生存率(overall survival);RFS,无复发生存率(relapse-free survival);RNAi,RNA干扰(RNA interference);siRNA,小干扰RNA(small interfering RNA);TNF,肿瘤坏死因子(tumor necrosis factor)。

转基因机制

■ 病毒载体

载体可以来源于病毒,如逆转录病毒、腺病毒。此类载体能够高效地把遗传物质转运入体细胞内。病毒进入细胞一般通过结合细胞表面受体或通过非特异性黏附来完成。通常,病毒通过受体介导的内吞作用进入宿主细胞内,为其遗传物质能高效进入细胞内提供了可能。表27-1列出了细胞表面的病毒载体特异性受体。

表27-1　用于基因治疗的病毒载体及其受体

病毒载体	细胞表面受体
逆转录病毒	
双嗜性逆转录病毒	磷酸钠协同载体(如Ram-1)
亲嗜性逆转录病毒	碱性氨基酸转运蛋白(如CAT 1或者Rec-1)
慢病毒(HIV-1)	CD4和CCR5或CXCR4
用于生产假性病毒的病毒	
水疱性口炎病毒(VSV)	磷脂酰丝氨酸
长臂猿白血病病毒(GALV)	磷酸钠协同载体(如,Glvr-1)
血清27型腺病毒(Ad27)	(见下血清37型腺病毒)
血清6型腺病毒伴随病毒(AAV-6)	(见下AAV-6)
腺病毒	
血清2、4、5、17型腺病毒	柯萨奇腺病毒受体(CAR)(1°受体)和整合素 $\alpha_\gamma\beta_3$ 或 $\alpha_\gamma\beta_5$(2°内化受体)
血清11、16、21、35型腺病毒	补体调节蛋白(complement regulatory protein)CD46和(或)CAR以外的受体
血清37型腺病毒	唾液酸残基或者一种比CAR表达更广泛的50kDa膜受体蛋白
腺病毒相关病毒(AAV)	
AAV-2,AAV-3	硫酸乙酰肝素(Heparan sulfate)(1°受体)或者成纤维生长因子受体-1(AAV-2的选择受体)和 $\alpha_\gamma\beta_5$(2°内化受体)

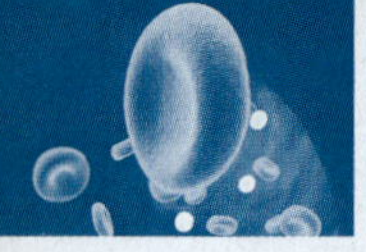

续表

病毒载体	细胞表面受体
AAV-6	高表达于骨骼肌上的AAV-2结合受体以外的受体
单纯疱疹病毒(HSV)	
HSV-1	疱疹病毒侵入介体-A(Hve-A),粘连蛋白-1(Hve-C/CD111),和(或)3-O-硫酸化葡萄糖胺残基
HSV-2	粘连蛋白-2

病毒载体通常由病毒改造而成,这些改造后的病毒除了在某些特定的细胞系中具有复制能力以外,在大部分细胞中失去产生子代病毒的能力。这些特定的细胞系通常经遗传改造,能弥补病毒载体的复制缺陷,被称为包装细胞系。这些包装细胞系能表达一个或一些在病毒载体中被去除或突变的基因,而这些基因对病毒的复制扩增及感染其他细胞是必需的。普通体细胞缺乏这些基因,不能弥补此类病毒载体的遗传缺陷,因而也不能产生具有感染性的子代病毒。但是肿瘤溶解病毒例外,此类病毒能选择性自我扩增和溶解人类肿瘤细胞,为针对性破坏肿瘤提供了一种可能途径。后来研究者发现E1B缺失的腺病毒(ONYX-015)能够在p53缺陷的细胞中扩增,这一发现很快促进了使用肿瘤溶解病毒针对性破坏肿瘤这一想法向临床转化,产生了一系列可向临床转化的候选病毒载体[1]。

病毒载体也可以通过包装细胞产生。这些包装细胞经过改造后,在包装一个病毒载体时,能够合成另一个病毒如水疱性口炎病毒的包膜蛋白,用以替代该病毒载体的包膜蛋白[2]。这些被改造的病毒颗粒称为假性病毒,因其包膜蛋白并非由病毒颗粒中的遗传物质表达产生。一般而言,假性病毒的包膜蛋白来源于组织适应性较广和可塑性较大的病毒。表27-1列举了一些假性病毒和它们的受体。

病毒载体可通过结合并进入靶细胞,把它们的遗传物质插入到被感染的细胞中。逆转录病毒RNA需要经过改装,才能转运至细胞核。因此,逆转录病毒携带了一个逆转录酶,可将病毒的单链RNA逆转录为cDNA。而DNA病毒,如腺病毒或腺病毒相关病毒就不需要此类改装。无论何种情形,在有效感染过程中,病毒基因组或它们的cDNA均需被转运入细胞核,并控制宿主细胞体系合成病毒特异性蛋白,包装新的病毒颗粒(图27-1)。

逆转录病毒载体

逆转录病毒载体是脂质包被颗粒,包含正义单链RNA,大多长约7~11kb碱基。这些载体能在被感染细胞及其子代细胞中稳定高水平的表达转基因。

有数个逆转录病毒家族成员被用于基因治疗的载体。早期用的病毒是人类和鸟类的C型逆转录病毒(致癌逆转录病毒,oncoretroviruses)。另外,泡沫逆转录病毒(spumavirus)和慢病毒,包括HIV,改造后也用于转基因。

致癌逆转录病毒(如小鼠白血病病毒)的插入前细胞核蛋白复合物相对不稳定,且不能在非分裂细胞中表达转基因。相反,慢病毒的插入前细胞核蛋白复合物更加稳定并且能穿越完整的细胞核膜[3]。因此,慢病毒载体的cDNA可进入非分裂细胞的细胞核并整合到宿主细胞的基因组[4],在这一方面,比以往使用的逆转录病毒载体有明显的优势。病毒载体的cDNA整合到宿主细胞基因组中是逆转录病毒转入基因表达所必需的。

致癌逆转录病毒和慢病毒载体整合到宿主细胞基因组中,是病毒编码的转基因表达所必需的。病毒载体基因插入到宿主细胞基因内或附近,能导致“插入突变”(insertional mutagenesis)。X连锁的重症联合免疫缺陷病患儿接受慢病毒载体编码的白介素-2受体基因(interleukin-2 receptor gene,IL-2RG)治疗后,发生了白血病,可能与慢病毒引起的插入突变有关[5,6]。两个独立的研究表明这些患者的白血病细胞中,病毒载体至少插入到LMO2、BMI和CCND2前癌基因中的一个位点。然而,其他遗传异常也存在,表明调控T细胞祖细胞发育的网络失衡。大部分基因治疗相关的白血病患者接受化疗后均达到了完全和持续的缓解,并伴随着多克隆转染T细胞亚群的恢复[5,6]。

逆转录病毒载体也可以用于转运小干扰RNA(siRNA)和(或)微小RNA(miRNAs),这些RNA都能介导序列特异性RNA的降解,可作为治疗人类疾病的可能途径。针对HIV-1基因组不同区带设计的miRNAs可用来抑制HIV-1的体外复制[7],该治疗策略正在进行临床观察。

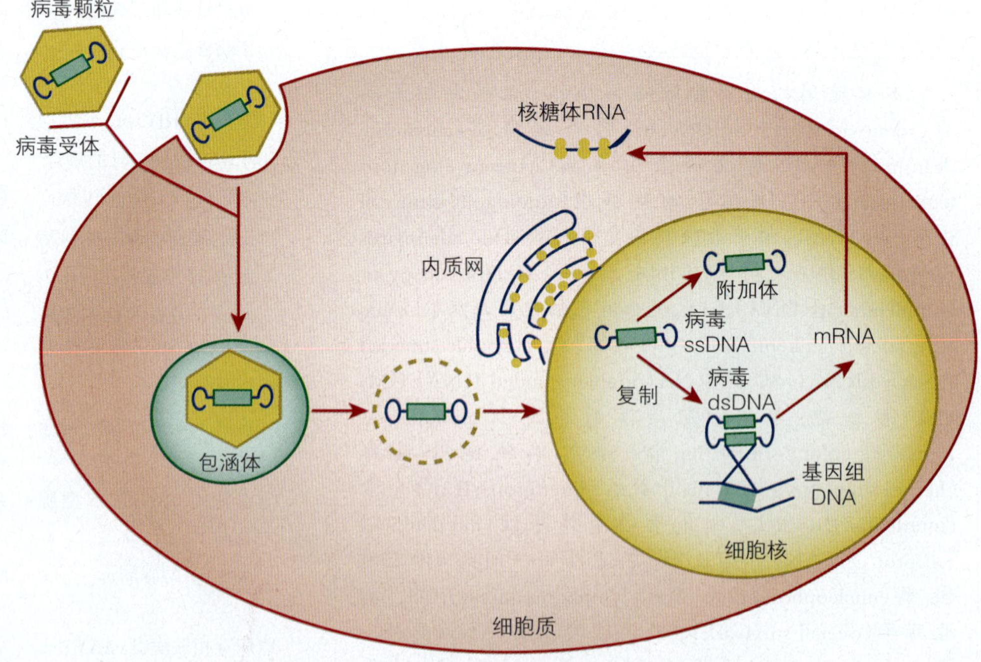

图27-1 载体和靶细胞的相互作用。病毒载体与靶细胞结合,穿过细胞膜,将载体基因组从包涵体释放出。随后载体基因组被运输至细胞核内,形成附加体或被整合。被整合的载体基因可被转录,产生转基因RNA,并被翻译成蛋白。ssDNA,单链DNA;dsDNA,双链DNA。

腺病毒载体

腺病毒载体也用于基因治疗。人类腺病毒血清亚型超过50余种，但目前使用的腺病毒载体主要来源于亚型2和5[8]。在某些情况下，这些载体中重要的复制基因被去除，使病毒在大部分细胞中均不能复制，同时为待转基因预留空间[9]。与逆转录病毒不同，腺病毒载体不会插入到宿主基因组中，因此不存在插入突变风险。

腺病毒的很多特性符合基因治疗的要求。腺病毒可以高滴度的制造和提纯[10]；它们能在非增殖细胞中高表达转基因；它们的双链DNA（dsDNA）以附加体的形式存在，降低了插入突变的风险[11]。

然而，腺病毒载体也有一些缺点，包括没有合适的启动子/增强子来调控转基因的表达，使转基因的表达水平较低；不能使转基因在宿主细胞的子代中持续存在；诱导T细胞介导的针对病毒感染细胞的免疫反应，导致表达转基因的细胞被清除[12,13]。而且，初次感染后产生的针对腺病毒蛋白的抗体能在体内消除腺病毒载体感染细胞的能力[14]。但是从另一方面来看，所谓的被腺病毒感染的细胞产生的免疫原性也可以被认为是优点，因为这种免疫原性可以增强被腺病毒感染的肿瘤细胞的免疫原性[14,15]。

血清5型腺病毒只能有效感染有柯萨奇腺病毒受体(CAR)蛋白的靶细胞[16-18]。而很多人类细胞CAR蛋白表达极少甚至不表达，因此需要研究不依赖CAR的其他亚型腺病毒载体，或者通过修饰纤维蛋白改造5型腺病毒载体，或用脂质体将腺病毒载体包被成微粒，使其不需要依赖CAR途径来感染细胞。这类载体已经在体内和体外的研究中，获得部分成功[19-21]。

腺病毒相关病毒

AAV是一种人类细小病毒，最初被当作腺病毒准备过程中的污染物。AAV需要一个辅助病毒，如腺病毒的介导才能完成有效的感染[22]。在已知的11种亚型中，AAV-2的研究最为深入[23]。

AAV载体具有许多符合基因治疗要求的特征。其dsDNA既可以以附加体的形式存在也可插入宿主细胞基因组中。据报道，AAV-2及其他亚型，常常插入到宿主基因一个特定的位点，即19号染色体的长臂（AAVSl)。然而，目前的AAV载体并没有这一能力(它们缺乏顺式和反式序列)，并且插入效率低，而且是随机的[23]。AAV插入基因组虽然存在诱导突变的风险，但同时具有在非分裂细胞中持续进行基因表达的优势，而且能长期在后继的子代细胞中表达转基因[24-27]。另一个显著的优势是AAV的亲代病毒不会导致人类疾病[27]。

AAV的主要缺点是它们只能携带很小的基因片段(<5kb)。对新载体进行改造可以使其携带很大的转基因片段；另一种可行的方法是将转基因切断分别装入两个载体中，并使两个片段的部分序列相互叠加，两个载体进入细胞核后可发生重组，表达转基因产物[28]。

AAV作为病毒载体，越来越广泛的应用于人类临床试验中。2008年，重组DNA顾问委员会和食品药品管理局批准了38个涉及AAV的临床试验。AAV载体被用于下列疾病的基因治疗，如帕金森病、α_1-抗胰蛋白酶缺乏症、心功能衰竭、前列腺癌、血友病和癫痫等[23,29,30]。AAV载体越来越受欢迎，表明在动物实验中观察到的转基因长期表达确实存在，而且如临床前动物实验所示，副作用相对较低。

单纯疱疹病毒

疱疹病毒是DNA病毒，改造后可作为转移基因进入体细胞的工具。在疱疹病毒家族中，单纯疱疹病毒1型（herpes simplex virus type 1，HSV-1）是研究最为深入的一种可用于人类基因治疗中的亚型。它的基因组由152kb的线性双链DNA组成，至少包括84个连续基因，其中只有50%是病毒复制的必需基因。因此，HSV-1载体能够携带非常大的转基因片段（大约30kb)；允许同时运送多个转基因，这些转基因可以各自表达，也可以协同表达[31]。

HSV载体去除前早期基因区域后，只能在特定改造的包被细胞系中生长。此类HSV载体能感染很多类型的体细胞，而不会在这些体细胞中产生感染性病毒颗粒[32]。HSV另一个令人瞩目的特性是它们能在不同细胞类型中高表达转基因[33]。

HSV-1可产生三种不同类型的载体：有复制能力的减毒载体，不能复制的重组载体和被称为扩增子的缺陷型助手依赖性载体。扩增子由转基因序列组成，这些转基因序列被直接克隆到含有HSV来源的复制、组装信号的真核表达质粒中。这使得扩增子在同时转染的辅助HSV载体编码的HSV基因的帮助下进行病毒复制和组装[34]。

HSV转染细胞的效率是其他载体无法比拟的。如，慢性淋巴细胞白血病（chronic lymphocytic leukemia，CLL）细胞，能抵抗逆转录病毒和腺病毒的感染，但能被HSV-1载体的高效感染[35]。CLL细胞和其他淋巴细胞对HSV-1的感染高度敏感，部分原因是此类细胞高表达已知的HSV-1受体疱疹病毒侵入介体-A（herpes virus entry mediator-A，Hve-A)。

在几个正在进行的临床研究中，经遗传学改造的具有肿瘤溶解效应的HSV-1载体被应用到治疗胶质母细胞瘤和其他癌症[34,36,37]。此类载体可直接注入肿瘤内或肿瘤血管中，但这一方法的临床疗效还有待进一步证实。

■ 非病毒介导的基因转运和干扰

非病毒载体由不同的DNA或RNA组合而成，一般而言，这一体系比病毒载体更容易制备[38]。非病毒载体一般缺乏病毒载体基因转运体系的高效性。而且，为了改善非病毒载体的转运效率，采用了很多策略，包括阳离子脂质[39]、体内电穿孔[40,41]、等张盐水的流体动力学注射[42]、细胞穿透性多肽[40]、脂质体包被[43]、拟糖蛋白、糖基化质粒[44]或是细菌载体[45]。我们相信，在未来，这其中的一种方法或几种方法的组合能使非病毒载体系统的基因转运效率达到病毒载体系统的转运水平。

质粒DNA表达载体

DNA质粒表达载体也可以用于基因转运[46]。一般情况，转基因被放在一个很强的启动子（如异质性巨细胞病毒启动子/增强子区域）的下游，多腺苷酸信号序列的上游，以便于RNA加工和转运出细胞核。

在肌肉和肝脏中，通过血管或肌肉转运裸DNA获得的基因表达效率最高。在大动物包括灵长类动物中也能获得转基因的高水平表达。改进DNA表达载体可能会在较长时间内维持转基因的表达[47]。DNA融合疫苗包含的免疫刺激序列能够提高针对载体编码的转基因抗原的免疫反应[48-50]。

DNA 微环是一种新的超螺旋的最小表达亚单位，来源于可作为非病毒基因治疗和疫苗的传统质粒。微环 DNA 缺乏一些细菌骨架序列（如细菌 DNA 固有的抗生素耐药基因、复制起始点和炎症序列）。DNA 微环似乎较安全，并且可能能促进基因转染和表达的效率[51,52]。

寡核苷酸

寡核苷酸是人工合成的多为单链的 DNA 小片段。寡核苷酸往往和磷酸盐骨架一起制备，以提高寡核苷酸耐受核酸酶降解，延长半衰期。否则，标准单链小片段 DNA 将被核酸酶快速代谢。

寡核苷酸能够产生“基因干扰”或抑制异常的非预期的基因表达[53]。基因干扰包括：寡核苷酸结合到靶 RNA 的互补序列上，而后抑制它的转录与表达。1998 年，美国 FDA 批准第一个反义寡核苷酸产物用于治疗巨细胞病毒性视网膜炎[54,55]。几个临床试验正在评估其他几种类型的反义寡核苷酸在实体肿瘤和血液系统恶性肿瘤治疗中的价值[56,57]。

核酸适配体（aptamers），也称作诱饵或“化学抗体”，是具有潜在治疗价值的短 DNA、RNA 寡核苷酸或多肽的特殊类型的代表。它们能在体内形成特殊的稳定的三维外形，而且可与目标蛋白形成特殊的紧密结合。第一个被批准用于临床试验的核酸适配体是一种基于 RNA 的分子[哌加他尼钠（Macugen）、培加尼布（pegaptanib）]，该分子可靶向血管内皮生长因子，用于治疗年龄相关玻璃体点状变性[58]。另一个具有显著临床活性的核酸适配体是 ASl411，是一个 26-mer 的未改良的富鸟嘌呤核苷的寡核苷酸，能够抑制肿瘤生长[59]。

某些寡核苷酸 / 核酸适配体能通过与 Toll 样受体（如 TLR-9）相互作用直接刺激细胞，如巨核细胞、树突状细胞或 B 细胞（参见第 18 章）[60]。这一特性与存在于寡核苷酸中的非甲基化的 CpG 双核苷酸相关联[61,62]。

RNA 干扰

双链 RNA（dsRNA）能在很多细胞类型中选择性沉默基因[63]。dsRNA 引起的基因表达改变即为 RNA 干扰（RNA interference，RNAi）[64]。

目前有很多关于 RNAi 可能机制的假想[65]：双链 RNA 介导破坏靶 RNA[66,67]；双链 RNA 通过影响靶基因的染色质结构抑制基因转录[68,69]；双链 RNA 介导包含靶基因的遗传区域发生甲基化并沉默[65,68,70]；双链 RNA 直接抑制靶基因的翻译[71]；双链 RNA 介导染色体重排[72]。

RNAi 可用于基因治疗。RNAi 能抑制 HIV 或其他 RNA 病毒在人类细胞中的复制[73,74]。另外，与反义寡核苷酸相比，RNAi 能更有效地沉默不需要的基因[75,76]。

dsRNA 是半衰期相对较短的不稳定性分子。有几种方案可解决 dsRNA 的不稳定性问题，如：采用病毒载体制造小的闭环 RNA，这个 RNA 能借用多聚酶Ⅱ或Ⅲ的启动子进行转录[77,78]。这种载体编码的 RNA 能进入细胞内，并借助 Dicer 酶转变成 siRNA，调节靶基因的表达水平[78,79]。

抑制了癌基因、编码血管新生因子或肿瘤细胞凋亡抑制因子的基因，将阻断肿瘤细胞的失控性增殖，这是一个普遍接受的假设。在体外及实验动物身上，针对此类基因的 RNAi 能明显减缓肿瘤细胞的生长[80]。而且，很多肿瘤表达的多药耐药基因（multidrug resistance，MDR），抑制这些基因，能增加耐药肿瘤细胞对化疗和放疗的敏感性。第一个用于临床的 RNAi 是一个靶向肌腱蛋白 -C（一种细胞外基质糖蛋白，有助于肿瘤细胞的黏附、侵袭、迁移和增殖）的 dsRNA，用于治疗多形性成胶质细胞瘤（glioblastoma multiforme）。RNAi 治疗很明显的延缓了肿瘤的生长和（或）降低了疾病的复发，并且能改善患者的总生存率和生活质量[81,82]。其他临床研究尚在进行中[80]。

基因治疗的应用

第一个批准的基因治疗产品

过去 10 年里（1999~2009），在美国、欧洲、亚洲，基因治疗临床试验批准的数量不断增高。在 2003 年 10 月，中国食品药品监管局批准今又生（Gendicine，Ad-p53）用于治疗头颈部鳞状细胞肉瘤。今又生被认为是第一个批准的用于人类基因治疗的市场化产品。

今又生是人类腺病毒第 5 亚型的重组体，它的 E1 区被 Rous 肉瘤细胞病毒（Rous sarcoma virus，RSV）启动子控制的人类野生型 p53 表达区带所取代。这种重组腺病毒从培养在生物反应器中的人类胚胎肾脏（human embryonic kidney，HEK）293 细胞制造而来。用生物反应器制备病毒的方法被进一步改善，并通过色谱分析法纯化为能够用于注射的重组人 Ad-p53 产品。

因为研究报告最初仅用中文发表，使今又生的批准曾受质疑[83,84]。后来被翻译成英文的报告似乎有几处不一致[83,84]。该报告描述了数个临床研究，具体说明了自 2000 年 11 月至 2003 年 5 月，在Ⅱ / Ⅲ临床研究中，有 135 例晚期头颈部鳞状细胞肉瘤患者接受了今又生的治疗。经过 8 次每周瘤内注射今又生联合放疗治疗后，大约 64% 的患者肿瘤完全消失，29% 的患者肿瘤部分消失。这一数据显著高于仅接受放疗的对照组患者（19% 完全缓解，60% 部分缓解）。入组的患者中，大约 75% 为进展期鼻咽癌患者（头颈部癌症的一个亚类）。

2005 年，中国 SFDA 批准了另一个相关产品 Oncorine（H101），用于治疗头颈部的小细胞癌。Oncorine 为 E1B-55k，是一种去除 E3 基因的腺病毒，与 Onyx-015 非常相似。这种载体能够复制并诱导具有 p53 失活突变的细胞发生溶解，导致肿瘤。Oncorine（H101）注入肿瘤，并和化疗联合，能够促进肿瘤对化疗的临床反应[1]。

造血干细胞

在基因治疗中，造血干细胞被改造后可用于治疗一系列疾病，包括原发性免疫缺陷病（primary immune deficiency disease）（参见第 82 章）、血红蛋白病（hemoglobinopathies）（参见第 47 章、第 48 章）、代谢性疾病（metabolic diseases）及各种遗传病（genetic disorders）[85-87]。造血干细胞的主要优势在于这些细胞能进行自我更新和（或）向不同系列成熟细胞分化[88-90]。

造血干细胞的基因标记

最早将造血干细胞的基因标记用于临床是为了研究白血

病患者接受自体造血干细胞移植术后复发的起源。这些研究表明，急性和慢性髓细胞白血病患者接受自体造血干细胞移植术后复发是因为采集的干细胞被残留的白血病细胞污染的结果[91-93]。在这些早期研究中，从接受治疗的患者身上获得的数据，为各种具有潜在治疗价值的转基因方式的远期安全性提供了信息。

■ 遗传性疾病

腺苷脱氨酶缺乏症

腺苷脱氨酶（adenosine deaminase，ADA）缺乏症是嘌呤代谢异常和免疫缺陷导致的致死性疾病，能在新生儿中导致重症联合免疫缺陷病（severe combined immunodeficiency，SCID）（参见第 82 章）。目前，聚乙二醇化的 ADA 可用于治疗缺乏合适造血干细胞供者的 ADA 缺乏症患者。但这一昂贵的治疗需要持续终生，并且不能在所有患者中重建保护性免疫体系。

ADA 缺乏症是第一次尝试用基因治疗方式治疗的遗传病。在体外，可用逆转录病毒将正常的 ADA 基因转染至患者的外周血 T 淋巴细胞中，纠正缺陷，并且在体内证实了这种基因转运方式的可行性[94]。随后，临床研究发现，把 ADA 基因转染至 ADA 缺乏症患者的外周血淋巴细胞[95]，或患者接受 ADA 转染的自体脐带血干细胞治疗都出现了令人鼓舞的结果[96]。

后来的实验研究表明，恰当的非清髓性预处理方案能够促进带有用逆转录病毒载体转染的 ADA 转基因的 $CD34^+$ 干细胞的植入[97,98]。在这个试验中，研究者观察到接受治疗的患者获得了转基因造血干细胞的持久植入，并且白细胞计数增高，免疫功能改善。中位随访时间 4.0（范围：1.8~8.0）年后，10 例患者全部健康存活。而且，所有患者均能在接受疫苗免疫后产生抗原特异抗体，大部分患者不再需要酶替代性治疗或静脉注射免疫球蛋白[98]。

X 连锁重症联合免疫缺陷病

X 连锁重症联合免疫缺陷病（X-linked SCID）是由于 X 连锁的 IL-2RG 基因发生突变引起的，该基因编码 IL-2 或其他细胞因子的淋巴细胞受体的共同 γ 链（γ_C）（参见第 82 章）[99]。治疗这类 SCID 的唯一方法，是在能找到合适供者的情况下，进行异基因造血干细胞移植（参见第 21 章）[100]。

最初，用逆转录病毒转染 $CD34^+$ 细胞进行自体造血干细胞移植。在接受治疗的患者中，在很长时间内能够检测到转基因的表达，并且 T 细胞、B 细胞、NK 细胞等的免疫功能均正常化[101]。在后继使用相同方案治疗的 6 例患者中，这些令人鼓舞的结果得到证实。11 例接受这种方案治疗的儿童患者，有 9 例免疫功能得到了持续改善[102]。

然而，后来有些患者发生了一个非常严重的治疗副作用。在 2002 年，两例接受基因治疗并获得免疫重建的患者，在 3 年后发生了 T 细胞急性淋巴细胞白血病[103,104]。这两例患者的白血病 T 细胞上均有载体携带的遗传物质插入到 LM02 基因附近，导致 LM02 基因表达失调[102,103,105]。在这两例患者中，白血病 T 细胞表达的 LM02 蛋白总量异常，以往的研究发现 LM02 蛋白与小鼠和人类的淋巴细胞白血病相关。2005 年 1 月，第三例接受治疗的患者出现了类似于急性淋巴细胞白血病的临床症状[106]。这些白血病细胞的 LM02 基因附近也发现有载体的插入。但是，这种特异性的插入并非必然，因为在这些白血病细胞中，载体还插入到其他 3 种前癌基因附近[107]。无论如何，这些病例表明载体插入到宿主基因组导致突变是白血病发生的主要原因。

血红蛋白病

治疗镰状细胞贫血（sickle cell disease）（参加第 48 章）或 β-地中海性贫血（β-thalassemia）（参见第 47 章）重症患者需要调节血红蛋白基因的高水平表达[108]。

有两个研究组曾通过转基因，在 β-地中海贫血和镰状细胞贫血的小鼠模型中，使小鼠干细胞的子代红细胞中 β-血红蛋白的表达达到了治愈性水平[109,110]。

另一研究评估了用慢病毒载体携带编码 β-血红蛋白的基因，转染缺乏正常 β-血红蛋白基因的造血干/祖细胞的效果。当移植至免疫缺陷小鼠时，这些转染了 β-血红蛋白基因的人类干细胞能分化为有稳定 β-血红蛋白表达的红系细胞。这些小鼠能产生表达人类 β-血红蛋白的红系细胞，其表达水平达到了治疗镰状细胞贫血或 β-地中海贫血患者所需的水平[111]。

戈谢病

戈谢病是由于葡糖脑苷脂酶缺乏引起的溶酶体贮积症（参见第 79 章）。目前已经能够转染小鼠造血干细胞，并在被移植小鼠的巨核细胞中获得葡糖脑苷脂酶基因的长期表达[112,113]。两个临床试验用基于 Maloney 的逆转录病毒载体转染人类 $CD34^+$ 细胞，得到了类似的结果，即外周血细胞的转染率较低[114,115]。

用 AAV- 或 HIV-1 来源的慢病毒，可使实验动物的血和肝脏稳定表达人类葡糖脑苷脂酶蛋白，也可使戈谢病患者的成纤维细胞稳定表达该蛋白[116,117]。

范科尼贫血

范科尼贫血（Fanconi anemia）是一种染色体隐性遗传病，表现为骨髓衰竭和细胞对 DNA 交联剂高度敏感，可导致再生障碍性贫血和增加恶性疾病的发病率。范科尼贫血是由于 DNA 修复途径突变导致的，至少包括 13 种范科尼贫血补充基因（参见第 34 章）。A 和 C 基因（FANCA 和 FANCC）曾被包被到逆转录病毒和 AAV 载体中[118]。已经用重组慢病毒载体在 FANCA-/- 和 FANCC4—小鼠中进行过转基因治疗的尝试[119]。在这些特定的实验中，用带有正常基因的慢病毒载体转染长期培养扩增的造血前体细胞。转染后，这些造血前体细胞对 DNA 损伤药物的耐受性得到恢复，使得在体内用非清髓剂量的环磷酰胺筛选纠正细胞成为可能。在人类细胞上使用这一方法需要批准。

血友病

凝血因子Ⅷ和Ⅸ持续维持在治疗水平能显著影响血友病患者的临床病程（参见第 124 章）。

因为Ⅸ编码区和调节序列能被装入 AAV 载体中，因此最早被用于Ⅸ因子的替代治疗，并显示出效果。Ⅸ因子载体能治愈血友病 B 小鼠[120]，在犬类的血友病模型中也表现出疗效[121]。血友病 B 患者肌肉注射编码Ⅸ因子的重组 AAV 后，40 个月中没有发现局部或全身毒性反应。早先存在的高滴度 AAV 抗体

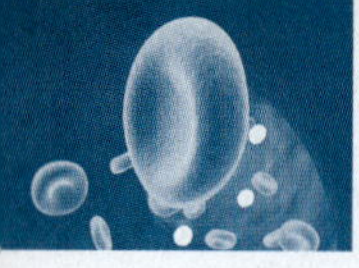

并不影响基因的转染和表达。但是，尽管有基因转染和表达的依据，所有患者循环中的Ⅸ因子水平均低于2%[122,123]。另一个研究评估了直接将编码Ⅸ因子的AAV注入肝动脉的疗效，其中一例患者出现了非常显著的血清Ⅸ因子水平的一过性升高，说明用药途径可能影响这一方法的疗效[124]。接受治疗的患者也出现了转氨酶的一过性增高，可能是针对摄取了载体并表达病毒蛋白的肝细胞的细胞免疫反应的结果[125]。

12例血友病A患者静脉注射了编码Ⅷ因子的逆转录病毒后，6例患者的血浆Ⅷ因子水平增高并且出血倾向减少[126]。另有报道，用非病毒质粒转染在体外培养的自体成纤维细胞，结果12例血友病A患者中4例患者的血浆Ⅷ因子水平获得短暂性改善[127]。

一般而言，人类试验的结果要差于动物试验中的结果。因此需要发展更为有效的基因转运和表达体系，以便达到临床需要的血清凝血因子水平。

■ 获得性疾病

获得性免疫缺陷综合征

近年来，由于逆转录酶抑制剂和病毒蛋白酶的应用，HIV/AIDS得到了很好的治疗。(参见第83章)。然而，此类治疗一直存在疑虑，包括长期有效性、长期给药的必要性、某些患者依从性差、药物的远期毒性等。基因治疗是一种可选择的治疗策略，能解决这些问题，引起人们极大的兴趣。

在HIV患者中，疫苗治疗方案的基础是患者能针对HIV特异性元件产生细胞毒反应。一项研究评估了将自体成纤维细胞改造，使其能表达HIV ⅢB的包膜蛋白，作为人工的抗原递呈细胞的可行性[128]。该研究表明，通过这种策略能产生HIV特异性细胞毒性T细胞反应。另一研究没有观察到局部或全身治疗相关副反应[129]。

其他研究者用表达CD4/CD3ξ嵌合蛋白(由CD4的细胞外结构域和T细胞受体ξ链的细胞内结构域组装而成)的载体，转染T淋巴细胞。理论上，这种嵌合分子能结合到HIV，并与受体结合后，能产生与特异性抗原结合所产生的类似的信号。在一项Ⅱ期临床试验中，HIV患者输注CD4/CD3ξ转染的T淋巴细胞后，其贮积部位(如直肠黏膜)出现病毒负荷量降低[130,131]。

在另一项试验中，把反式显性Rev蛋白转染到HIV相关淋巴瘤患者的$CD34^+$造血干细胞中[132]。但是被转染的造血干细胞相对较少，仅能短期植入。

用逆转录病毒载体编码针对HIV-1基因组不同区段设计的miRNA，能在体外抑制HIV-1的复制，在体内也有同样的潜能。用逆转录病毒载体携带HIV侵入抑制多肽(maC46)，并在体外转染进展期AIDS患者的T淋巴细胞[133]。患者能耐受经静脉回输转染的自体T细胞，没有发生严重不良反应。并且，输注后，患者CD4细胞计数显著增高，持续1年之久[134]。

用携带tat/靶向病毒蛋白R的核酶的逆转录病毒载体进行转基因治疗，其Ⅰ期临床试验表明，基因转运是安全的，技术上具有可行性。而且，该逆转录病毒载体能在成熟的造血细胞中维持4年之久[135]。其临床疗效有待评估。

用RNA诱饵模仿病毒生命周期中必需的RNA结构是另一个对HIV/AIDS有潜力的治疗策略。研究表明用携带有这类RNA诱饵的逆转录病毒载体转染细胞是可行的[136]。

■ 白血病和淋巴瘤

基因干扰

应用反义寡核苷酸进行基因干扰的策略目前正在进行临床试验评估。比如，针对BCL-2 mRNA开放阅读框的反义寡核苷酸能够下调BCL-2的表达，增加其对凋亡的敏感性。Oblimersen治疗成人白血病正在进行Ⅰ期和Ⅲ期临床试验。Oblimersen是一种18个碱基的磷硫酰化BCL-2反义寡核苷酸。一项在CLL患者上进行的随机临床研究表明，氟达拉滨单磷酸盐和环磷酰胺联合Oblimersen能够提高完全缓解率，以及提高复发难治患者的部分缓解率。但是，该药对急性或慢性髓细胞白血病患者临床疗效微弱(参见第9章、第10章)[139,140]。

其他的反义寡核苷酸，包括靶向BCR-ABL、蛋白激酶C-a、人类端粒酶逆转录酶和核糖核酸还原酶等，正在进行临床前研究和Ⅰ期、Ⅱ期临床试验[141-144]。这些研究结果表明该策略是可行和安全的，某些病例达到了部分缓解。

也有研究评估了siRNA对白血病和淋巴瘤细胞的作用。在一项研究中，针对间变大细胞淋巴瘤中表达的核仁磷酸蛋白-间变性淋巴瘤激酶(NPM-ALK)融合基因，化学合成了3种不同的siRNA。这些siRNA能够降低NPM-ALK蛋白的表达，提高凋亡易感性[145]。另外一项研究评价了靶向P糖蛋白介导的多药耐药的siRNA的作用，得到了类似的结果[146]。

同样，研究者开始越来越关注miRNAs的表达调节机制。这些小RNA能调节正常细胞和癌细胞多个关键的生物学功能。很多研究证实miRNA表达谱可以作为区分正常和癌细胞的标准[147]。尤其是在CLL中，13个基因(在被分析的190个基因中)特定miRNA的表达特征，与预后和疾病进展有关[148]。在其他类型的白血病、淋巴瘤和其他恶性肿瘤中也有类似的miRNA表达谱。靶向miRNA治疗癌症中的临床前和早期临床研究正在进行中[150,151]。

转基因开发肿瘤疫苗

曾有研究者用转染了免疫刺激基因的淋巴瘤或白血病细胞来增强抗肿瘤效应。其中包括使用携带下列基因的载体：IL-2、IL-12、IFN-γ、粒细胞-巨核细胞集落刺激因子，以及编码免疫辅助分子的基因，如肿瘤坏死因子(TNF-α)、CD80和CD40的配体(CD154)。

免疫共刺激表面分子 用携带有CD154基因的腺病毒(Ad-CD154)转染CLL患者的B细胞，能够诱导白血病细胞表达免疫共刺激分子，增强他们将抗原递呈给细胞毒性T淋巴细胞的能力[152]。11例患者单次输注经Ad-CD154体外转染的自体CLL细胞后[153]，几乎所有患者的血清IL-12和IFN-γ都增高，白血病细胞免疫共刺激分子的表达增强，外周血T细胞总数增加，外周血白血病细胞总数降低，淋巴结缩小。追加输注Ad-CD154转染的细胞后，患者病情稳定，延迟了疾病进展和进一步治疗。其中2例患者在治疗后的4年时间里都不需要额外的治疗[154]。

Wierda和他的同事们进行了一项临床研究，他们用一种膜稳定的CD154(ISF35)的嵌合类似物，转染自体白血病细胞，转染后，逐步加大剂量回输至CLL患者体内。患者的输注耐受性良好，大部分患者(包括具有 17p- 的高危 CLL 患者)，临床受益明显。研究者也尝试直接经结间给予 Ad-ISF35 的方式。在一项Ⅰ期临床研究中，15 例 CLL 患者接受了超声引导下的结间注射 Ad-ISF35 的方式，注射剂量为(1~30)× 10^{10} 之间的 4 个不同剂量。患者对注射的耐受性良好，仅部分患者出现了局部肿胀、红斑和流感样症状。一些接受最高剂量的患者出现一过性和无临床症状的低磷酸盐血症和中性粒细胞减少症。Ad-ISF35 结间注射导致外周血白血病细胞计数显著减少，大部分患者出现淋巴结肿大和脾脏肿大。尽管没有证据表明 Ad-ISF35 播散出了经注射的淋巴结以外的区域，直接节内注射 Ad-ISF35 可引起外周血中 CLL 细胞表达死亡受体、前凋亡蛋白和免疫共刺激分子，表明存在旁观者相应和全身性相应[155]。

有一项研究评估了 IL-2 和 CD154(CD40 配体)表达性受体来源的肿瘤疫苗的安全性和有效性。该疫苗由白血病原始细胞和皮肤成纤维细胞转染携带有人 IL-2(hIL-2)和 hCD154 后形成。10 例患者，其中 4 例高危急性髓系白血病和 6 例缓解期的淋巴母细胞白血病；9 例为接受异基因造血干细胞移植后，1 例仅接受化疗(7 例为儿童患者)，经皮下注射 IL-2/CD40L 疫苗治疗，注射次数多达 6 次，没有发现严重的不良反应。免疫反应使针对受体来源的原始细胞的 T 细胞反应增加了 10~890 倍，并且在一些患者中，能与患者原始细胞结合的 IgG 抗体也增加了。在一项研究中，8 例患者治疗后持续无病生存达 27~62 个月(5 年总体生存率为 90%)[156]。

免疫刺激因子　人类白血病细胞总是表达微乎其微的 CD80 和低水平的 CD86，导致不能有效刺激 T 细胞对递呈的抗原做出反应[157]。AML 患者的原代白血病细胞被逆转录病毒载体转染后，可表达 CD80。在体外，这种被转染的白血病细胞能在混合淋巴细胞反应中有效的刺激异基因 T 细胞增殖[158]。CLL 的 B 细胞被携带有 CD80 的 amplicon 载体(一种 HSV 载体)转染后，同样能刺激混合淋巴细胞反应中的异基因 T 细胞产生 IL-2 和 IFN-γ[159]。在动物模型中，这种转染了 CD80 或 CD86 的白血病细胞表现出适度的抗肿瘤免疫作用[160-162]。迄今为止，应用这种策略的临床试验结果尚未见报道。

小鼠 B 淋巴瘤细胞转染表达 IL-2 和淋巴细胞趋化因子后，较之于未转染的淋巴瘤细胞或仅转染了 IL-2 的淋巴瘤细胞，能更有效的诱导抗肿瘤免疫反应[163]。已经有两个关于在前列腺癌中转染 IL-2 的研究被报道[164,165]。

临床前研究表明，小鼠淋巴瘤 B 细胞(A20)转染了携带 IL-12 的逆转录病毒后，能在同源小鼠中有效诱导针对 A20 细胞的免疫反应，其效率远高于转染了空白对照载体的 A20 细胞[166]。另外，在小鼠淋巴瘤模型中，树突状细胞转导入一个带有 IL-12 基因的质粒后，能有效促进抗原递呈和抗肿瘤免疫反应[167]。

在实验动物中，转染了 TNF-α 的细胞能抑制白血病的发生和发展[168,169]。然而，全身性应用 TNF-α 可导致严重的毒性反应，从而限制了它的临床应用[170,171]。膜结合性 TNF-α 分子可能没有游离性 TNF-α 的副作用。表达膜结合性 TNF-α 的 CLL 细胞与其他 CLL 细胞共培养后，能诱导其他 CLL 细胞表达免疫辅助分子，如 CD80 和 CD54。我们相信，这种改良型的、能够附着在细胞膜上不被裂解的活化 TNF-α，将被广泛应用于各种血液系统恶性疾病的基因治疗中。

临床前试验证实，以粒细胞 - 单核细胞集落刺激因子分泌型的肿瘤细胞的免疫治疗(GVAX 平台)为基础，结合经预激的淋巴细胞免疫治疗后，接受自体造血干细胞移植(ASCT)在恶性血液病中是有效的。一项Ⅱ期研究评估了用自体白血病细胞，与分泌 GM-CSF 的 K562 细胞(K562/GM)混合，而后进行 ASCT 的疗效。共有 54 例患者入组，其中 46 例(86%)已达到完全缓解，28 例(52%)接受过移植前免疫治疗。在所有已达到完全缓解的患者中，3 年无病生存率(RFS)为 47.4%，OS 为 57.4%。28 例接受过免疫治疗的患者中，RFS 和 OS 分别为 61.8% 和 73.4%。移植后诱导针对自体白血病细胞的迟发型超敏反应，能够提高 3 年 RFS(100% vs. 48%)。一种白血病相关基因 WT1 的定量检测可用于监测微小残留病灶。第一次免疫治疗后，69% 患者外周血中 WT1 转录本降低，同时伴有 3 年 RFS 延长(61% vs. 0%)。总之，这项研究表明，经修饰的 K562/GM 细胞与致敏的淋巴细胞和 ASCT 联合，对 AML 患者有潜在的治疗效果[172]。

翻译：郑伟燕

校对：黄　河

参考文献

1. Crompton AM, Kirn DH: From ONYX-015 to armed vaccinia viruses: The education and evolution of oncolytic virus development. *Curr Cancer Drug Targets* 7:133, 2007.
2. Abe A, Emi N, Kanie T, et al: Expression cloning of oligomerization-activated genes with cell-proliferating potency by pseudotype retrovirus vector. *Biochem Biophys Res Commun* 320:920, 2004.
3. Naldini L, Blomer U, Gage FH, et al: Efficient transfer, integration, and sustained long-term expression of the transgene in adult rat brains injected with a lentiviral vector. *Proc Natl Acad Sci U S A* 93:11382, 1996.
4. Naldini L, Blomer U, Gallay P, et al: In vivo gene delivery and stable transduction of nondividing cells by a lentiviral vector [see comments]. *Science* 272:263, 1996.
5. Hacein-Bey-Abina S, Garrigue A, Wang GP, et al: Insertional oncogenesis in 4 patients after retrovirus-mediated gene therapy of SCID-Xl. *J Clin Invest* 118:3132, 2008.
6. Howe SJ, Mansour MR, Schwarzwaelder K, et al: Insertional mutagenesis combined with acquired somatic mutations causes leukemogenesis following gene therapy of SCID-Xl patients. *J Clin Invest* 118:3143, 2008.
7. Lo HL, Chang T, Yam P, et al: Inhibition of HIV-1 replication with designed miRNAs expressed from RNA polymerase II promoters. *Gene Ther* 14:1503, 2007.
8. Douglas JT: Adenovirus-mediated gene delivery: An overview. *Methods Mol Biol* 246:3, 2004.
9. Curiel DT: Strategies to adapt adenoviral vectors for targeted delivery. *Ann N Y Acad Sci* 886:158, 1999.
10. Kamen A, Henry O: Development and optimization of an adenovirus production process. *J Gene Med* 6 Suppl 1:S184, 2004.
11. Nasz I, Adam E: Recombinant adenovirus vectors for gene therapy and clinical trials. *Acta Microbiol Immunol Hung* 48:323, 2001.
12. Yang Y, Ertl HC, Wilson JM: MHC class I-restricted cytotoxic T lymphocytes to viral antigens destroy hepatocytes in mice infected with E1-deleted recombinant adenoviruses. *Immunity* 1:433, 1994.
13. Yang Y, Wilson JM: Clearance of adenovirus-infected hepatocytes by MHC class I-restricted CD4+ CTLs *in vivo*. *J Immunol* 155:2564, 1995.
14. Sumida SM, Truitt DM, Kishko MG, et al: Neutralizing antibodies and CD8+ T lymphocytes both contribute to immunity to adenovirus serotype 5 vaccine vectors. *J Virol* 78:2666, 2004.
15. Borgland SL, Bowen GP, Wong NC, et al: Adenovirus vector-induced expression of the C-X-C chemokine IP-10 is mediated through capsid-dependent activation of NF-kappaB. *J Virol* 74:3941, 2000.
16. Hidaka C, Milano E, Leopold PL, et al: CAR-dependent and CAR-independent pathways of adenovirus vector-mediated gene transfer and expression in human fibroblasts. *J Clin Invest* 103:579, 1999.
17. McDonald D, Stockwin L, Matzow T, et al: Coxsackie and adenovirus receptor (CAR)-dependent and major histocompatibility complex (MHC) class I-independent uptake of recombinant adenoviruses into human tumour cells. *Gene Ther* 6:1512, 1999.
18. Santis G, Legrand V, Hong SS, et al: Molecular determinants of adenovirus serotype 5 fibre binding to its cellular receptor CAR. *J Gen Virol* 80:1519, 1999.
19. Yang L, Wang L, Su XQ, et al: Suppression of ovarian cancer growth via systemic administration with liposome-encapsulated adenovirus-encoding endostatin. *Cancer Gene Ther* 17(1):49–57, 2010.
20. Stoff-Khalili MA, Stoff A, Rivera AA, et al: Gene transfer to carcinoma of the breast with fiber-modified adenoviral vectors in a tissue slice model system. *Cancer Biol Ther* 4:1203, 2005.
21. Meier O, Greber UF: Adenovirus endocytosis. *J Gene Med* 6 Suppl 1:S152, 2004.
22. Muzyczka N: Use of adeno-associated virus as a general transduction vector for

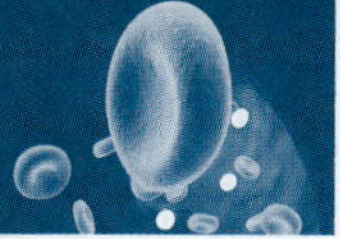

mammalian cells. *Curr Top Microbiol ImmunolMicrobiol Immunol* 158:97, 1992.
23. Daya S, Berns KI: Gene therapy using adeno-associated virus vectors. *Clin Microbiol Rev* 21:583, 2008.
24. Duan D, Sharma P, Yang J, et al: Circular intermediates of recombinant adeno-associated virus have defined structural characteristics responsible for long-term episomal persistence in muscle tissue. *J Virol* 72:8568, 1998.
25. Flotte TR: Gene therapy progress and prospects: Recombinant adeno-associated virus (rAAV) vectors. *Gene Ther* 11:805, 2004.
26. Nakai H, Iwaki Y, Kay MA, Couto LB: Isolation of recombinant adeno-associated virus vector-cellular DNA junctions from mouse liver. *J Virol* 73:5438, 1999.
27. Mueller C, Flotte TR: Clinical gene therapy using recombinant adeno-associated virus vectors. *Gene Ther* 15:858, 2008.
28. Yan Z, Zhang Y, Duan D, Engelhardt JF: Trans-splicing vectors expand the utility of adeno-associated virus for gene therapy. *Proc Natl Acad Sci U S A* 97:6716, 2000.
29. Sarkar R, Mucci M, Addya S, et al: Long-term efficacy of adeno-associated virus serotypes 8 and 9 in hemophilia a dogs and mice. *Hum Gene Ther* 17:427, 2006.
30. High KA: Adeno-associated virus-mediated gene transfer for hemophilia B. *Int J Hematol* 76:310, 2002.
31. Krisky DM, Marconi PC, Oligino TJ, et al: Development of herpes simplex virus replication-defective multigene vectors for combination gene therapy applications. *Gene Ther* 5:1517, 1998.
32. Wolfe D, Goins WF, Kaplan TJ, et al: Herpesvirus-mediated systemic delivery of nerve growth factor. *Mol Ther* 3:61, 2001.
33. Burton EA, Huang S, Goins WF, Glorioso JC: Use of the herpes simplex viral genome to construct gene therapy vectors. *Methods Mol Med* 76:1, 2003.
34. Marconi P, Argnani R, Berto E, et al: HSV as a vector in vaccine development and gene therapy. *Hum Vaccin* 4:91, 2008.
35. Eling DJ, Johnson PA, Sharma S, et al: Chronic lymphocytic leukemia B cells are highly sensitive to infection by herpes simplex virus-1 via herpesvirus-entry-mediator A. *Gene Ther* 7:1210, 2000.
36. Mace AT, Ganly I, Soutar DS, Brown SM: Potential for efficacy of the oncolytic herpes simplex virus 1716 in patients with oral squamous cell carcinoma. *Head Neck* 30:1045, 2008.
37. Harrow S, Papanastassiou V, Harland J, et al: HSV1716 injection into the brain adjacent to tumour following surgical resection of high-grade glioma: Safety data and long-term survival. *Gene Ther* 11:1648, 2004.
38. Seow Y, Wood MJ: Biological gene delivery vehicles: Beyond viral vectors. *Mol Ther* 17:767, 2009.
39. Tranchant I, Thompson B, Nicolazzi C, et al: Physicochemical optimisation of plasmid delivery by cationic lipids. *J Gene Med* 6 Suppl 1:S24, 2004.
40. Jarver P, Langel U: The use of cell-penetrating peptides as a tool for gene regulation. *Drug Discov Today* 9:395, 2004.
41. Bloquel C, Fabre E, Bureau MF, Scherman D: Plasmid DNA electrotransfer for intracellular and secreted proteins expression: New methodological developments and applications. *J Gene Med* 6 Suppl 1:S11, 2004.
42. Andrianaivo F, Lecocq M, Wattiaux-De Coninck S, et al: Hydrodynamics-based transfection of the liver: Entrance into hepatocytes of DNA that causes expression takes place very early after injection. *J Gene Med* 6:877, 2004.
43. Zou W, Luo C, Zhang Z, et al: A novel oncolytic adenovirus targeting to telomerase activity in tumor cells with potent. *Oncogene* 23:457, 2004.
44. Monsigny M, Mayer R, and Roche AC: Sugar-lectin interactions: Sugar clusters, lectin multivalency and avidity. *Carbohydr Lett* 4:35, 2000.
45. Jia LJ, Hua ZC: Development of bacterial vectors for tumor-targeted gene therapy. *Methods Mol Biol* 542:131, 2009.
46. Herweijer H, Wolff JA: Progress and prospects: Naked DNA gene transfer and therapy. *Gene Ther* 10:453, 2003.
47. Miao CH, Thompson AR, Loeb K, Ye X: Long-term and therapeutic-level hepatic gene expression of human factor IX after naked plasmid transfer *in vivo*. *Mol Ther* 3:947, 2001.
48. Rice J, Elliott T, Buchan S, Stevenson FK: DNA fusion vaccine designed to induce cytotoxic T cell responses against defined peptide motifs: Implications for cancer vaccines. *J Immunol* 167:1558, 2001.
49. Stevenson FK, Rosenberg W: DNA vaccination: A potential weapon against infection and cancer. *Vox Sang* 80:12, 2001.
50. Zhu D, Rice J, Savelyeva N, and Stevenson FK: DNA fusion vaccines against B-cell tumors. *Trends Mol Med* 7:566, 2001.
51. Stenler S, Andersson A, Simonson OE, et al: Gene transfer to mouse heart and skeletal muscles using a minicircle expressing human vascular endothelial growth factor. *J Cardiovasc Pharmacol* 53(1):18–23, 2009.
52. Mayrhofer P, Schleef M, Jechlinger W: Use of minicircle plasmids for gene therapy. *Methods Mol Biol* 542:87, 2009.
53. Yuen AR, Sikic BI: Clinical studies of antisense therapy in cancer. *Front Biosci* 5:D588, 2000.
54. Henry SP, Miner RC, Drew WL, et al: Antiviral activity and ocular kinetics of antisense oligonucleotides designed to inhibit CMV replication. *Invest Ophthalmol Vis Sci* 42:2646, 2001.
55. Roehr B: Fomivirsen approved for CMV retinitis. *J Int Assoc Physicians AIDS Care* 4:14, 1998.
56. Plummer R, Vidal L, Griffin M, et al: Phase I study of MG98, an oligonucleotide antisense inhibitor of human DNA methyltransferase 1, given as a 7-day infusion in patients with advanced solid tumors. *Clin Cancer Res* 15:3177, 2009.
57. Dean E, Jodrell D, Connolly K, et al: Phase I trial of AEG35156 administered as a 7-day and 3-day continuous intravenous infusion in patients with advanced refractory cancer. *J Clin Oncol* 27:1660, 2009.
58. Das M, Mohanty C, and Sahoo SK: Ligand-based targeted therapy for cancer tissue. *Expert Opin Drug Deliv* 6:285, 2009.
59. Bates PJ, Laber DA, Miller DM, et al: Discovery and development of the G-rich oligonucleotide AS1411 as a novel treatment for cancer. *Exp Mol Pathol* 86:151, 2009.
60. Hemmi H, Takeuchi O, Kawai T, et al: A Toll-like receptor recognizes bacterial DNA. *Nature* 408:740, 2000.
61. Krieg AM: CpG motifs: The active ingredient in bacterial extracts? *Nat Med* 9:831, 2003.
62. Wu CC, Castro JE, Motta M, et al: Selection of oligonucleotide aptamers with enhanced uptake and activation of human leukemia B cells. *Hum Gene Ther* 14:849, 2003.
63. Mello CC, Conte D Jr: Revealing the world of RNA interference. *Nature* 431:338, 2004.
64. Rocheleau CE, Downs WD, Lin R, et al: Wnt signaling and an APC-related gene specify endoderm in early C. elegans embryos. *Cell* 90:707, 1997.
65. Haddad E, Landais, P, Friedrich W, et al: Long-term immune reconstitution and outcome after HLA-nonidentical T-cell-depleted bone marrow transplantation for severe combined immunodeficiency: A European retrospective study of 116 patients. Blood 91:3646, 1998.
66. Parrish S, Fleenor J, Xu S, et al: Functional anatomy of a dsRNA trigger: Differential requirement for the two trigger strands in RNA interference. *Mol Cell* 6:1077, 2000.
67. Zamore PD, Tuschl T, Sharp PA, Bartel DP: RNAi: Double-stranded RNA directs the ATP-dependent cleavage of mRNA at 21 to 23 nucleotide intervals. *Cell* 101:25, 2000.
68. Tabara H, Sarkissian M, Kelly WG, et al: The rde-1 gene, RNA interference, and transposon silencing in *C. elegans*. *Cell* 99:123, 1999.
69. Pal-Bhadra M, Bhadra U, Birchler JA: Cosuppression in *Drosophila*: Gene silencing of Alcohol dehydrogenase by white-Adh transgenes is polycomb dependent. *Cell* 90:479, 1997.
70. Mette MF, Aufsatz W, van der Winden J, et al: Transcriptional silencing and promoter methylation triggered by double-stranded RNA. *EMBO J* 19:5194, 2000.
71. Olsen PH, Ambros V: The lin-4 regulatory RNA controls developmental timing in Caenorhabditis elegans by blocking LIN-14 protein synthesis after the initiation of translation. *Dev Biol* 216:671, 1999.
72. Mochizuki K, Fine NA, Fujisawa T, Gorovsky MA: Analysis of a piwi-related gene implicates small RNAs in genome rearrangement in tetrahymena. *Cell* 110:689, 2002.
73. Gitlin L, Karelsky S, Andino R: Short interfering RNA confers intracellular antiviral immunity in human cells. *Nature* 418:430, 2002.
74. Novina CD, Murray MF, Dykxhoorn DM, et al: SiRNA-directed inhibition of HIV-1 infection. *Nat Med* 8:681, 2002.
75. Wright P: Antisense and siRNA Technologies—SMi's Second Annual Conference. 16–17 February 2003, London, UK. *IDrugs* 7:233, 2004.
76. Stephens AC, Rivers RP: Antisense oligonucleotide therapy in cancer. *Curr Opin Mol Ther* 5:118, 2003.
77. Brummelkamp TR, Bernards R, Agami R: A system for stable expression of short interfering RNAs in mammalian cells. *Science* 296:550, 2002.
78. Paddison PJ, Caudy AA, Bernstein E, et al: Short hairpin RNAs (shRNAs) induce sequence-specific silencing in mammalian cells. *Genes Dev* 16:948, 2002.
79. Devroe E, Silver PA: Retrovirus-delivered siRNA. *BMC Biotechnol* 2:15, 2002.
80. Kim DH, Rossi JJ: Strategies for silencing human disease using RNA interference. *Nat Rev Genet* 8:173, 2007.
81. Wyszko E, Rolle K, Nowak S, et al: A multivariate analysis of patients with brain tumors treated with ATN-RNA. *Acta Pol Pharm* 65:677, 2008.
82. Zukiel R, Nowak S, Wyszko E, et al: Suppression of human brain tumor with interference RNA specific for tenascin-C. *Cancer Biol Ther* 5:1002, 2006.
83. Peng Z: Current status of Gendicine in China: Recombinant human Ad-p53 agent for treatment of cancers. *Hum Gene Ther* 16:1016, 2005.
84. Wilson JM: Gendicine: The first commercial gene therapy product. *Hum Gene Ther* 16:1014, 2005.
85. Bueren JA, Guenechea G, Casado JA, et al: Genetic modification of hematopoietic stem cells: Recent advances in the gene therapy of inherited diseases. *Arch Med Res* 34:589, 2003.
86. Ott MG, Seger R, Stein S, et al: Advances in the treatment of Chronic Granulomatous Disease by gene therapy. *Curr Gene Ther* 7:155, 2007.
87. Papapetrou EP, Zoumbos NC, and Athanassiadou A: Genetic modification of hematopoietic stem cells with nonviral systems: Past progress and future prospects. *Gene Ther* 12 Suppl 1:S118, 2005.
88. Mollah ZU, Aiba S, Manome H, et al: Cord blood CD34+ cells differentiate into dermal dendritic cells in co-culture with cutaneous fibroblasts or stromal cells. *J Invest Dermatol* 118:450, 2002.
89. Krivit W, Sung JH, Shapiro EG, Lockman LA: Microglia: The effector cell for reconstitution of the central nervous system following bone marrow transplantation for lysosomal and peroxisomal storage diseases. *Cell Transplant* 4:385, 1995.
90. Matayoshi A, Brown C, DiPersio JF, et al: Human blood-mobilized hematopoietic precursors differentiate into osteoclasts in the absence of stromal cells. *Proc Natl Acad Sci U S A* 93:10785, 1996.
91. Deisseroth AB, Zu Z, Claxton D, et al: Genetic marking shows that Ph+ cells present in autologous transplants of chronic myelogenous leukemia (CML) contribute to relapse after autologous bone marrow in CML. *Blood* 83:3068, 1994.
92. Brenner MK, Rill DR, Moen RC, et al: Gene-marking to trace origin of relapse after autologous bone-marrow transplantation. *Lancet* 341:85, 1993.
93. Tey SK, Brenner MK: The continuing contribution of gene marking to cell and gene therapy. *Mol Ther* 15:666, 2007.
94. Kantoff PW, Kohn DB, Mitsuya H, et al: Correction of adenosine deaminase deficiency in cultured human T and B cells by retrovirus-mediated gene transfer. *Proc Natl Acad Sci U S A* 83:6563, 1986.
95. Blaese RM: Development of gene therapy for immunodeficiency: Adenosine deaminase deficiency. *Pediatr Res* 33:S49; discussion S53, 1993.
96. Kohn DB, Hershfield MS, Carbonaro D, et al: T lymphocytes with a normal ADA gene accumulate after transplantation of transduced autologous umbilical cord blood CD34+ cells in ADA-deficient SCID neonates. *Nat Med* 4:775, 1998.
97. Aiuti A, Slavin S, Aker M, et al: Correction of ADA-SCID by stem cell gene therapy combined with nonmyeloablative conditioning. *Science* 296:2410, 2002.

98. Aiuti A, Cattaneo F, Galimberti S, et al: Gene therapy for immunodeficiency due to adenosine deaminase deficiency. *N Engl J Med* 360:447, 2009.
99. Noguchi M, Yi H, Rosenblatt HM, et al: Interleukin-2 receptor gamma chain mutation results in X-linked severe combined immunodeficiency in humans. *Cell* 73:147, 1993.
100. Haddad E, Landais P, Friedrich W, et al: Long-term immune reconstitution and outcome after HLA-nonidentical T-cell-depleted bone marrow transplantation for severe combined immunodeficiency: A European retrospective study of 116 patients. *Blood* 91:3646, 1998.
101. Cavazzana-Calvo M, Hacein-Bey S, de Saint Basile G, et al: Gene therapy of human severe combined immunodeficiency (SCID)-X1 disease. *Science* 288:669, 2000.
102. Hacein-Bey-Abina S, Le Deist F, Carlier F, et al: Sustained correction of X-linked severe combined immunodeficiency by *ex vivo* gene therapy. *N Engl J Med* 346:1185, 2002.
103. Hacein-Bey-Abina S, von Kalle C, Schmidt M, et al: A serious adverse event after successful gene therapy for X-linked severe combined immunodeficiency. *N Engl J Med* 348:255, 2003.
104. Hacein-Bey-Abina S, Von Kalle C, Schmidt M, et al: LMO2-associated clonal T cell proliferation in two patients after gene therapy for SCID-X1. *Science* 302:415, 2003.
105. McCormack MP, Forster A, Drynan L, et al: The LMO2 T-cell oncogene is activated via chromosomal translocations or retroviral insertion during gene therapy but has no mandatory role in normal T-cell development. *Mol Cell Biol* 23:9003, 2003.
106. Rabbitts TH, Bucher K, Chung G, et al: The effect of chromosomal translocations in acute leukemias: The LMO2 paradigm in transcription and development. *Cancer Res* 59:1794s, 1999.
107. Hacein-Bey-Abina S, Schmidt M, Le Deist F, et al: Gene therapy for severe combined immunodeficiency X1. *Blood* 106:60a, 2005.
108. von Kalle C, Baum C, Williams DA: Lenti in red: Progress in gene therapy for human hemoglobinopathies. *J Clin Invest* 114:889, 2004.
109. May C, Rivella S, Callegari J, et al: Therapeutic haemoglobin synthesis in beta-thalassaemic mice expressing lentivirus-encoded human beta-globin. *Nature* 406:82, 2000.
110. Pawliuk R, Westerman KA, Fabry ME, et al: Correction of sickle cell disease in transgenic mouse models by gene therapy. *Science* 294:2368, 2001.
111. Imren S, Fabry ME, Westerman KA, et al: High-level beta-globin expression and preferred intragenic integration after lentiviral transduction of human cord blood stem cells. *J Clin Invest* 114:953, 2004.
112. Nolta JA, Sender LS, Barranger JA, Kohn DB: Expression of human glucocerebrosidase in murine long-term bone marrow cultures after retroviral vector-mediated transfer. *Blood* 75:787, 1990.
113. Enquist IB, Nilsson E, Ooka A, et al: Effective cell and gene therapy in a murine model of Gaucher disease. *Proc Natl Acad Sci U S A* 103:13819, 2006.
114. Barranger JA, Rice EO, Swaney WP: Gene transfer approaches to the lysosomal storage disorders. *Neurochem Res* 24:601, 1999.
115. Dunbar CE, Kohn DB, Schiffmann R, et al: Retroviral transfer of the glucocerebrosidase gene into CD34+ cells from patients with Gaucher disease: *In vivo* detection of transduced cells without myeloablation. *Hum Gene Ther* 9:2629, 1998.
116. Hong YB, Kim EY, Yoo HW, Jung SC: Feasibility of gene therapy in Gaucher disease using an adeno-associated virus vector. *J Hum Genet* 49:536, 2004.
117. Kim EY, Hong YB, Lai Z, et al: Expression and secretion of human glucocerebrosidase mediated by recombinant lentivirus vectors *in vitro* and *in vivo*: Implications for gene therapy of Gaucher disease. *Biochem Biophys Res Commun* 318:381, 2004.
118. Croop JM: Gene therapy for Fanconi anemia. *Curr Hematol Rep* 2:335, 2003.
119. Galimi F, Noll M, Kanazawa Y, et al: Gene therapy of Fanconi anemia: Preclinical efficacy using lentiviral vectors. *Blood* 100:2732, 2002.
120. Herzog RW, Hagstrom JN, Kung SH, et al: Stable gene transfer and expression of human blood coagulation factor IX after intramuscular injection of recombinant adeno-associated virus. *Proc Natl Acad Sci U S A* 94:5804, 1997.
121. Herzog RW, Yang EY, Couto LB, et al: Long-term correction of canine hemophilia B by gene transfer of blood coagulation factor IX mediated by adeno-associated viral vector. *Nat Med* 5:56, 1999.
122. Kay MA, Manno CS, Ragni MV, et al: Evidence for gene transfer and expression of factor IX in haemophilia B patients treated with an AAV vector. *Nat Genet* 24:257, 2000.
123. Manno CS, Chew AJ, Hutchison S, et al: AAV-mediated factor IX gene transfer to skeletal muscle in patients with severe hemophilia B. *Blood* 101:2963, 2003.
124. Kay MA, High K, Glader B, et al: A phase I/II clinical trial for liver directed AAV-mediated gene transfer for hemophilia B. *Blood* 100:115a, 2002.
125. Manno CS, Pierce GF, Arruda VR, et al: Successful transduction of liver in hemophilia by AAV-Factor IX and limitations imposed by the host immune response. *Nat Med* 12:342, 2006.
126. Powell JS, Ragni MV, White GC 2nd, et al: Phase 1 trial of FVIII gene transfer for severe hemophilia A using a retroviral construct administered by peripheral intravenous infusion. *Blood* 102:2038, 2003.
127. Roth DA, Tawa NE Jr, O'Brien JM, et al: Nonviral transfer of the gene encoding coagulation factor VIII in patients with severe hemophilia A. *N Engl J Med* 344:1735, 2001.
128. Galpin JE, Casciato DA, Richards SB: A phase I clinical trial to evaluate the safety and biological activity of HIV-IT (TAF) (HIV-1IIIB env-transduced, autologous fibroblasts) in asymptomatic HIV-1 infected subjects. *Hum Gene Ther* 5:997, 1994.
129. Ziegner UH, Peters G, Jolly DJ, et al: Cytotoxic T-lymphocyte induction in asymptomatic HIV-1-infected patients immunized with retro vector-transduced autologous fibroblasts expressing HIV-1IIIB Env/Rev proteins. *AIDS* 9:43, 1995.
130. Deeks SG, Wagner B, Anton PA, et al: A phase II randomized study of HIV-specific T-cell gene therapy in subjects with undetectable plasma viremia on combination antiretroviral therapy. *Mol Ther* 5:788, 2002.
131. Walker RE, Bechtel CM, Natarajan V, et al: Long-term in vivo survival of receptor-modified syngeneic T cells in patients with human immunodeficiency virus infection. *Blood* 96:467, 2000.
132. Kang EM, de Witte M, Malech H, et al: Nonmyeloablative conditioning followed by transplantation of genetically modified HLA-matched peripheral blood progenitor cells for hematologic malignancies in patients with acquired immunodeficiency syndrome. *Blood* 99:698, 2002.
133. Lo HL, Chang T, Yam P, Marcovecchio PM, et al: Inhibition of HIV-1 replication with designed miRNAs expressed from RNA polymerase II promoters. *Gene Ther* 14(21): 1503-12, 2007.
134. van Lunzen J, Glaunsinger T, Stahmer I, et al: Transfer of autologous gene-modified T cells in HIV-infected patients with advanced immunodeficiency and drug-resistant virus. *Mol Ther* 15:1024, 2007.
135. Macpherson JL, Boyd MP, Arndt AJ, et al: Long-term survival and concomitant gene expression of ribozyme-transduced CD4+ T-lymphocytes in HIV-infected patients. *J Gene Med* 7:552, 2005.
136. Eberhardy SR, Goncalves J, Coelho S, et al: Inhibition of human immunodeficiency virus type 1 replication with artificial transcription factors targeting the highly conserved primer-binding site. *J Virol* 80:2873, 2006.
137. Cotter FE, Johnson P, Hall P, et al: Antisense oligonucleotides suppress B-cell lymphoma growth in a SCID-hu mouse model. *Oncogene* 9:3049, 1994.
138. Wierda WG, O'Brien S, Wang X, et al: Prognostic nomogram and index for overall survival in previously untreated patients with chronic lymphocytic leukemia. *Blood* 109:4679, 2007.
139. Wetzler M, Donohue KA, Odenike OM, et al: Feasibility of administering oblimersen (G3139; Genasense) with imatinib mesylate in patients with imatinib resistant chronic myeloid leukemia—Cancer and leukemia group B study 10107. *Leuk Lymphoma* 49:1274, 2008.
140. Moore J, Seiter K, Kolitz J, et al: A Phase II study of Bcl-2 antisense (oblimersen sodium) combined with gemtuzumab ozogamicin in older patients with acute myeloid leukemia in first relapse. *Leuk Res* 30:777, 2006.
141. Rao S, Watkins D, Cunningham D, et al: Phase II study of ISIS 3521, an antisense oligodeoxynucleotide to protein kinase C alpha, in patients with previously treated low-grade non-Hodgkin's lymphoma. *Ann Oncol* 15:1413, 2004.
142. Skorski T, Nieborowska-Skorska M, Nicolaides NC, et al: Suppression of Philadelphia1 leukemia cell growth in mice by BCR-ABL antisense oligodeoxynucleotide. *Proc Natl Acad Sci U S A* 91:4504, 1994.
143. Yuan Z, and Mei HD: Inhibition of telomerase activity with hTERT antisense increases the effect of CDDP-induced apoptosis in myeloid leukemia. *Hematol J* 3:201, 2002.
144. Klisovic RB, Blum W, Wei X, et al: Phase I study of GTI-2040, an antisense to ribonucleotide reductase, in combination with high-dose cytarabine in patients with acute myeloid leukemia. *Clin Cancer Res* 14:3889, 2008.
145. Ritter U, Damm-Welk C, Fuchs U, et al: Design and evaluation of chemically synthesized siRNA targeting the NPM-ALK fusion site in anaplastic large cell lymphoma (ALCL). *Oligonucleotides* 13:365, 2003.
146. Peng Z, Xiao Z, Wang Y, et al: Reversal of P-glycoprotein-mediated multidrug resistance with small interference RNA (siRNA) in leukemia cells. *Cancer Gene Ther.* 2004.
147. Calin GA, Croce CM: MicroRNA signatures in human cancers. *Nat Rev Cancer* 6:857, 2006.
148. Calin GA, Ferracin M, Cimmino A, et al: A MicroRNA signature associated with prognosis and progression in chronic lymphocytic leukemia. *N Engl J Med* 353:1793, 2005.
149. Lu J, Getz G, Miska EA, et al: MicroRNA expression profiles classify human cancers. *Nature* 435:834, 2005.
150. Visone R, Croce CM: MiRNAs and cancer. *Am J Pathol* 174:1131, 2009.
151. Gondi CS, Rao JS: Concepts in *in vivo* siRNA delivery for cancer therapy. *J Cell Physiol* 220:285, 2009.
152. Kato K, Cantwell MJ, Sharma S, Kipps TJ: Gene transfer of CD40-ligand induces autologous immune recognition of chronic lymphocytic leukemia B cells. *J Clin Invest* 101:1133, 1998.
153. Wierda WG, Cantwell MJ, Woods SJ, et al: CD40-ligand (CD154) gene therapy for chronic lymphocytic leukemia. *Blood* 96:2917, 2000.
154. Castro JE, Cantwell MJ, Prussak CE, et al: Long-term follow up of chronic lymphocytic leukemia patients treated with CD40-ligand (CD154) gene therapy [abstract]. *Blood* 102:1790, 2003.
155. Castro JE, Sandoval-Sus JD, Melo-Cardenas J, et al: Phase I study of intranodal direct injection of adenovirus encoding recombinant CD40-ligand (Ad-ISF35) in patients with chronic lymphocytic leukemia [abstract]. *J Clin Oncol* 27(Suppl):3003, 2009.
156. Rousseau RF, Biagi E, Dutour A, et al: Immunotherapy of high-risk acute leukemia with a recipient (autologous) vaccine expressing transgenic human CD40L and IL-2 after chemotherapy and allogeneic stem cell transplantation. *Blood* 107:1332, 2006.
157. Hirano N, Takahashi T, Ohtake S, et al: Expression of costimulatory molecules in human leukemias. *Leukemia* 10:1168, 1996.
158. Hirst WJ, Buggins A, Darling D, et al: Enhanced immune costimulatory activity of primary acute myeloid leukaemia blasts after retrovirus-mediated gene transfer of B7.1. *Gene Ther* 4:691, 1997.
159. Tolba KA, Bowers WJ, Hilchey SP, et al: Development of herpes simplex virus-1 amplicon-based immunotherapy for chronic lymphocytic leukemia. *Blood* 98:287, 2001.
160. Dunussi-Joannopoulos K, Weinstein HJ, Arceci RJ, Croop JM: Gene therapy with B7.1 and GM-CSF vaccines in a murine AML model. *J Pediatr Hematol Oncol* 19:536, 1997.
161. Hirano N, Takahashi T, Azuma M, et al: Protective and therapeutic immunity against leukemia induced by irradiated B7–1 (CD80)-transduced leukemic cells. *Hum Gene Ther* 8:1375, 1997.
162. Stripecke R, Cardoso AA, Pepper KA, et al: Lentiviral vectors for efficient delivery of CD80 and granulocyte- macrophage- colony-stimulating factor in human acute lymphoblastic leukemia and acute myeloid leukemia cells to induce antileukemic immune responses. *Blood* 96:1317, 2000.
163. Dilloo D, Bacon K, Holden W, et al: Combined chemokine and cytokine gene transfer enhances antitumor immunity. *Nat Med* 2:1090, 1996.
164. Pantuck AJ, van Ophoven A, Gitlitz BJ, et al: Phase I trial of antigen-specific gene therapy using a recombinant vaccinia virus encoding MUC-1 and IL-2 in MUC-1-

positive patients with advanced prostate cancer. *J Immunother* 27:240, 2004.
165. Pantuck AJ, Belldegrun AS: Phase I clinical trial of interleukin 2 (IL-2) gene therapy for prostate cancer. *Curr Urol Rep* 2:33, 2001.
166. Nishimura T, Watanabe K, Yahata T, et al: The application of IL-12 to cytokine therapy and gene therapy for tumors. *Ann N Y Acad Sci* 795:375, 1996.
167. Chen HW, Lee YP, Chung YF, et al: Inducing long-term survival with lasting anti-tumor immunity in treating B cell lymphoma by a combined dendritic cell-based and hydrodynamic plasmid-encoding IL-12 gene therapy. *Int Immunol* 15:427, 2003.
168. Gautam SC, Xu YX, Pindolia KR, et al: TNF-alpha gene therapy with myeloid progenitor cells lacks the toxicities of systemic TNF-alpha therapy. *J Hematother* 8:237, 1999.
169. Gautam SC, Pindolia KR, Xu YX, et al: Antileukemic activity of TNF-alpha gene therapy with myeloid progenitor cells against minimal leukemia. *J Hematother* 7:115, 1998.
170. Villani F, Galimberti M, Mazzola G, et al: Pulmonary toxicity of alpha tumor necrosis factor in patients treated by isolation perfusion. *J Chemother* 7:452, 1995.
171. Krigel RL, Padavic-Shaller KA, Rudolph AA, et al: Hemorrhagic gastritis as a new dose-limiting toxicity of recombinant tumor necrosis factor. *J Natl Cancer Inst* 83:129, 1991.
172. Borrello IM, Levitsky HI, Stock W, et al: GM-CSF secreting cellular immunotherapy in combination with autologous stem cell transplant (ASCT) as post-remission therapy for acute myeloid leukemia (AML). *Blood* 114:1736, 2009.

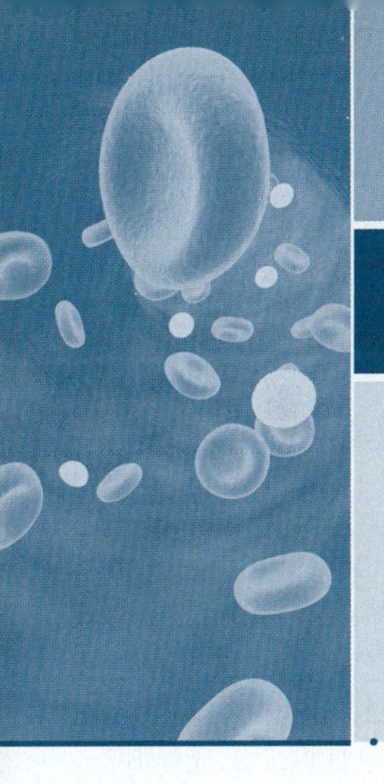

第28章

再生医学：多潜能细胞治疗用于组织替换的原则

Armand Keating

摘　要

再生医学在干细胞生物学概念不断更新的基础上得到了迅速发展。本章回顾了一些与再生医学密切相关的细胞生物学领域的进展，并简单讨论其临床应用。虽然再生医学的研究已经取得了重大的进步，但是许多实验结果仍存在争议，各个实验研究中关于"干细胞"的定义和使用也并不严谨。尽管如此，这些实验研究还是为临床应用奠定了基础，目前已开始多种治疗各种组织损伤的前瞻性随机临床试验。作为创新性治疗手段的再生医学具有无限的潜力，而如何减少技术难度，以保证临床实践顺利实施，有待今后更多的努力。借鉴造血干细胞移植50年来的发展模式，设计更合适的临床前模型将有助于临床试验的开展，更迅速推动此项技术在临床的应用。

定义和历史

二十年来，再生医学的研究领域不断扩大，目前已包括干细胞生物学、组织工程、材料科学、细胞组织器官移植、发育分子生物学等各个学科[1,2]。再生医学属于基础研究和临床应用的交叉学科领域，重点研究细胞、组织或器官的修复、替代或再生，以及如何重建因各种原因（如先天性缺陷、疾病、创伤或衰老）所致的生物学功能损伤[2]。四项重大的研究发现对再生医学产生了重要的影响：①造血干细胞/祖细胞具有向非造血组织分化的潜能；②骨髓和其他部位的间充质基质细胞能分化成中胚层组织，甚至非中胚层来源的组织；③明确了胚胎干细胞分化的调控及机制；④将成体细胞重新编程，成功获得具有胚胎干细胞特性的诱导性多能干细胞（induced pluripotent stem，iPS），最终分化成各个特殊的细胞谱系。临床上适用于组织再生的干细胞必须具备以下特点[3]：①来源充足；②易于获得，非侵入性或损伤最小化；③可再生地分化成多谱系细胞；④可安全地移植至自体或异体；⑤生产过程符合GMP（Good Manufacturing Practice）标准。

本章使用的简写和缩略词：G-CSF：粒细胞集落刺激因子（granulocyte colony-stimulating factor）；HSC：造血干细胞（hematopoietic stem cells）；iPS：诱导的多能干细胞（induced pluripotent stem cells）；MSCs：间充质基质干细胞（mesenchymal stromal cells）。

造血细胞

21世纪初期，许多研究均表明造血细胞，特别是造血干细胞（hematopoietic stem cells，HSCs），能转分化成其他谱系的细胞。由此，以往概念中的造血干细胞只能在造血系统由原始低分化状态至成熟高分化状态定向分化模式受到挑战（见图28-1）。

早期一项研究发现，纯化的造血干细胞能在体内分化成肝细胞，最先阐明了干细胞的转分化能力[4]。在高酪氨酸血症小鼠模型中，小鼠因缺乏延胡索酰乙酰乙酸水解酶，发展至肝功能衰竭。Lagasse等将携带有c-Kit$^+$Scal$^+$Lin$^-$免疫表型的骨髓造血干细胞植入小鼠模型中，造血干细胞能够分化为肝细胞从而挽救肝脏。同时，更多的供鼠骨髓来源的造血细胞被整合至肝脏间质中。然而，此研究组进一步的实验却发现，再生肝细胞是供鼠骨髓来源的干细胞与受体肝细胞相融合而产生的，并不是造血干细胞直接分化的结果[5]。

同时期的其他研究发现，具有自我更新能力的CD34$^+$Sca-1$^+$造血干细胞可以分化为肝脏、肺、胃肠道和皮肤的上皮细胞[6]。在另一项试验中，研究者将供鼠骨髓来源的c-Kit$^+$Lin$^-$细胞注射至急性心肌梗死小鼠模型的心肌中，在存活受鼠的心肌梗死部位发现了带状新生细胞群，细胞中含多种心肌特异蛋白，并带有供鼠的细胞标记（绿色荧光蛋白），表明了造血干细胞能转分化为心肌细胞，进一步预示了造血干细胞在组织修复中的应用前景[7]。关于心肌细胞的产生机制看法不一，有人认为，如上述的肝细胞再生试验一样，所谓转分化产生心肌细胞，其实是"细胞融合"的结果[8-9]。但是，也有学者认为，细胞融合的发生率较低，文献报道1/100 000~1/10不等，所以不能完全用细胞融合来解释转分化现象。值得注意的是，此后几个更为严格的研究在改进实验方法、排除供鼠细胞荧光自染色的假阳性后，发现骨髓造血干细胞注射至急性心肌梗死小鼠模型后并没有发生转分化[10-11]。其他实验也得到类似结果，如在急性心肌梗死的灵长类动物模型中，粒细胞集落刺激因子（G-CSF）能促进

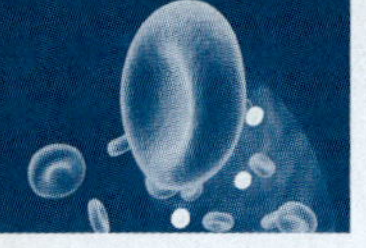

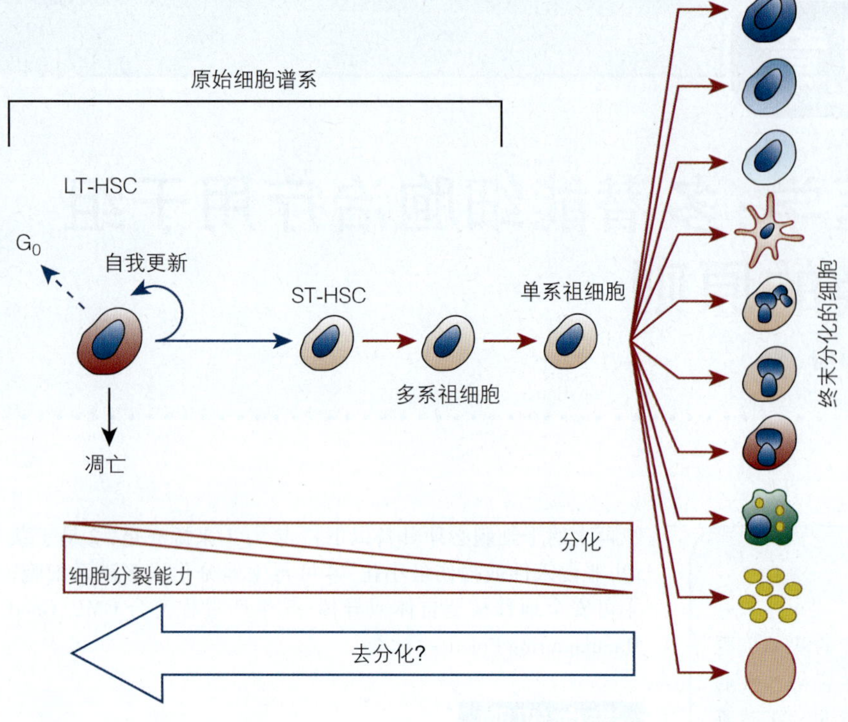

图 28-1　随着造血干细胞"横向分化"成其他谱系细胞的实验结果的报道，其传统的定向分化模式受到置疑。LT-HSC，长期造血干细胞；ST-HSC，短期造血干细胞。

血管新生，但不能诱导造血干细胞 / 祖细胞的转分化[12]。然而，以上观点仍存在争议，不断有研究表明，髓细胞在体内分化后能呈现出心肌细胞的特征[13]。

尽管以上观点仍存在争议，大多研究尤其是心肌梗死后心肌再生实验还是采用骨髓细胞作为心肌修复的种子细胞的来源。骨髓中究竟是哪一种特殊类型的细胞起到组织再生作用的，却少有研究，仅有一个实验识别出种子细胞是骨髓 CD34$^-$c-Kit$^+$Sca-1$^+$ 细胞，即间充质基质细胞[14]。

间充质基质细胞

历史演变

Alexander Freidenstein是最早进行间充质基质细胞研究的学者。他观察到将骨髓单细胞悬液培养，可形成由成纤维样细胞组成的贴壁细胞集落，称为成纤维细胞集落形成单位（colony-forming unit-fibroblast，CFU-F）。这些成纤维细胞集落形成单位具有向成骨细胞分化能力，并被认为是成骨细胞的祖细胞[16]。Maureen Owen 则进一步发现这群细胞是骨髓基质来源的干细胞[17]，其观点也被其他类似的实验佐证[18]。随后的研究发现，这群贴壁生长的骨髓单个核细胞除了分化为成骨细胞，还能分化为脂肪细胞和软骨细胞[19]。20 世纪 90 年代后期，Caplan 等基于这群细胞具有典型的干细胞特性，能分化为中胚层各个细胞谱系，把骨髓中这群非造血系统的干细胞称为"间充质干细胞"，并把研究重点定位在骨髓间质干细胞的组织再生功能上[20]。

间充质基质细胞的定义

人们逐渐认识到 Caplan 所称的"间充质干细胞"的本质，并赋予其新的名称和定义。这群细胞现在被称为间充质基质细胞（mesenchymal stromal cells，缩写仍然是 MSCs），为一异质性细胞群（不是所有细胞都具有干细胞特性）。它具有贴壁生长能力，以及体外多向分化潜能（分化成脂肪细胞、成骨细胞、软骨细胞），其特殊的免疫表型为 CD105（endoglin，SH2）$^+$，CD73（ecto-5′-nucleotidase），SH3$^+$，CD90（Thy1）$^+$，以及 CD45$^-$，CD14 或 CD11b$^-$，CD79 或 CD19$^-$，HLA-DR$^-$[21,22]。

最近，研究者们意外地在 MSCs 上发现了低亲和力神经生长因子受体（CD271）[23]、GD2[24]、gp130[25] 和胚胎干细胞标记 SSEA-4[26]，但是这些标志都不是 MSC 特异的。而 STRO-1 抗体可以识别 MSC 成骨前体细胞，但与造血细胞有交叉反应[27]。二十多年过去了，MSCs 特异性抗原仍没有被完全确定。原代培养的 MSCs 与骨髓新鲜分离的 MSCs 具有相同的表面标记[28]，它们均表达 CD271、CD73、CD105、CD10 和低表达 CD45，并且与血管网状细胞或血管外膜细胞的表面标记类似[28]。

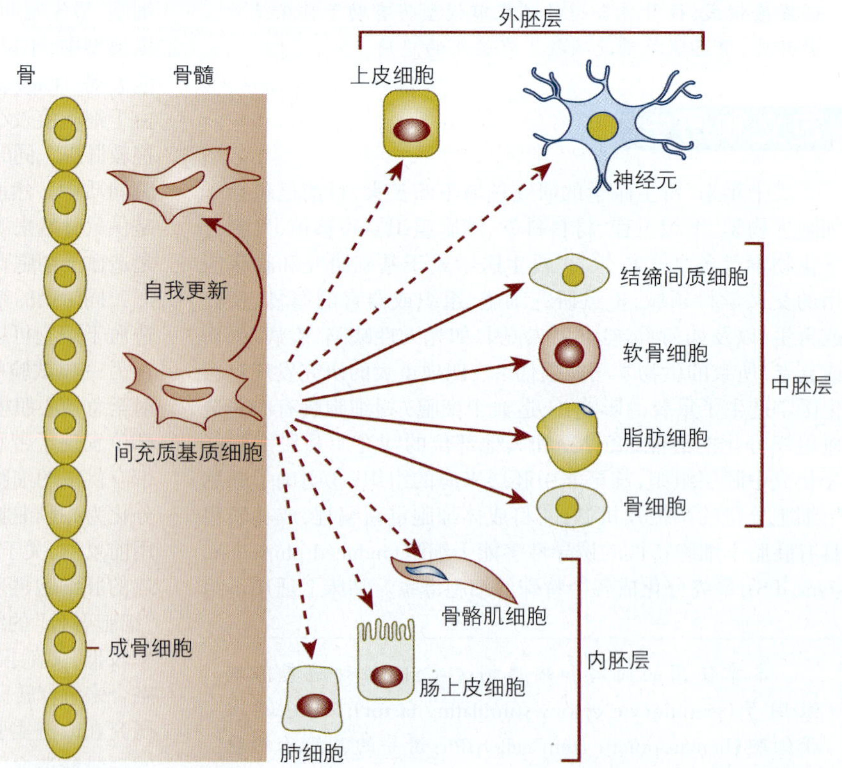

图 28-2　间充质基质细胞分化潜能的示意图。分化的细胞范围涵盖了原始生殖细胞三胚层：外胚层、中胚层、内胚层。

与骨髓 MSCs 相同表型的细胞也可以从其他组织分离出来，如脂肪[29]、胎盘[30]、皮肤[31]、脐血[32]或者是血管周区[33]或脐带[34]以及滑膜[35]、牙髓[36]。

间充质基质细胞的分化能力

许多体外实验均表明，MSCs 除了能分化为成骨细胞、脂肪细胞、软骨细胞外，还能分化为其他各种细胞类型，如肌细胞[37]、神经元[38]、肝细胞[39]、心肌细胞[40]、肺上皮细胞[41]和内皮细胞[42]。MSCs 具有这种分化能力，可以用 MSCs 来源于中胚层来解释，当然，也有研究表明，MSCs 部分起源于神经嵴（属外胚层）[43]。以上各项研究，为 MSCs 的干细胞分化体系假说提供理论依据[44]（图 28-2）。

如何从 MSCs 细胞群中，特别是人 MSCs 中分选出真正的干细胞仍是一个难题。然而，目前已经能够从人脐带血管外周细胞中分选出一群 MSCs 克隆，并成功植入免疫缺陷的小鼠中[45]。这些研究揭示了干细胞 / 前体细胞的等级，即不同层次的前体细胞具有不同的产生脂肪、肌肉、软骨、骨和纤维组织的能力。图 28-3 显示来自人脐带血管外周细胞的 MSCs 的分化层级[31]。

间充质基质细胞的生物活性分子

最近，人们认为 MSCs 介导组织再生，是通过分化成为特殊细胞，并整合入受损组织而实现的。另一种可能性是，MSCs 首先植入受损组织中，再分泌可溶性调控分子，刺激内源性细胞和（或）它们的祖细胞，从而促进组织修复。后面这种观点已经得到实验的支持。例如，许多研究表明 MSCs 产生了生物活性物质，包括激素、化学趋化因子、细胞外基质成分。MSCs 分泌的细胞因子有：白介素（Interleukin，IL）-6、IL-7、IL-8、IL-11、IL-12、IL-14、IL-15、干细胞因子、FLT-3 配基、IL-1α、白血病抑制因子、粒细胞 - 巨噬细胞集落刺激因子和粒细胞集落刺激因子[46]。它们也分泌化学趋化因子及其配体，以及基质细胞衍生因子，从而参与调控 HSC 的归巢[46]。几种血管生成因子在小鼠和人 MSCs 上均有表达[47]。MSCs 还能产生血管外基质分子如蛋白聚糖、黏多糖和基质层、间质层胶原[48]。以上生物活性物质以及其他未被识别的因子经 MSCs 分泌释放，可能是组织再生的重要调控因子。

间充质基质细胞的免疫调控特性

MSCs 对先天性免疫系统和获得性免疫系统中的绝大多数免疫细胞均有影响，其免疫调控特性受到人们的关注[44]。MSCs 和免疫细胞的相互作用也已被广泛报道[44,50]，总结如图 28-4[36]。MSCs 的免疫调控特性对组织再生是有利的，并参与抑制急性炎症反应过程，如在急性心肌梗死早期（3~5 天）起到抑制炎症反应的作用[51,52]。

间充质基质细胞介导组织再生的临床前模型

大量文献采用实验性动物模型，研究 MSCs 在心肌[53]、神经组织[54]、骨[55]、肝脏[56]中的组织再生作用。其中，MSCs 的组织再生作用在心肌再生的研究中最多，并有助于阐明此领域中普遍存在的关键问题与难题。

早期研究发现在某些特定的条件下，特别是在与去甲基药物 5- 氮杂胞苷共培养体系中，MSCs 能体外分化成心肌细胞[57]。随后的研究表明，尽管此时 MSCs 已经获得了心肌细胞的标记，但仍然保留了间质细胞的特性。此外，分化的 MSCs 的电生理特性也不同于心肌细胞，而是表现为间质来源细胞的特征[58]。尽管如此，大量研究还是发现 MSCs 注射入缺血性损伤大鼠[59]和猪[60]的动物模型后，其血液动力学得到改善。有许多实验发现，供体 MSCs 在受体缺血部位只是短暂存在的，并且仅仅注射 MSCs 提取物，受损的心功能也能得到改善[61]，因此支持 MSCs 存在旁分泌的学说。而对 MSCs 进行基因修饰使

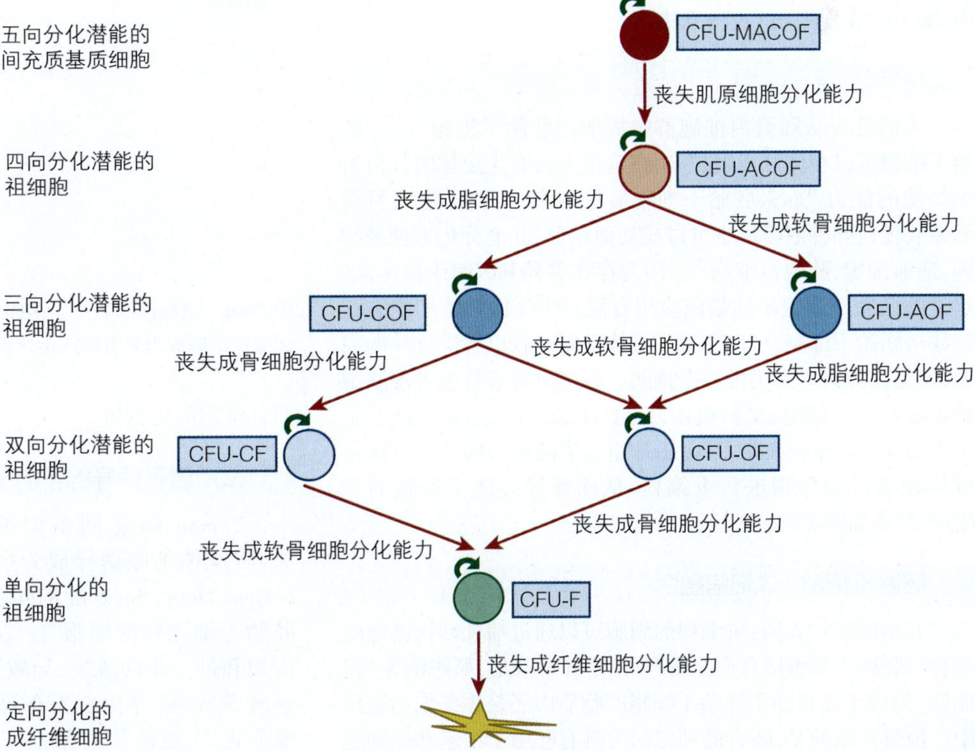

图 28-3　间充质基质细胞的分化层级。间充质基质细胞分化为五种细胞谱系：M，肌原细胞；A，成脂细胞；C，成软骨细胞；O，成骨细胞；F，成纤维细胞。间充质基质细胞随着分化，逐步失去多谱系分化能力。CFU，colony-forming unit，集落形成单位。

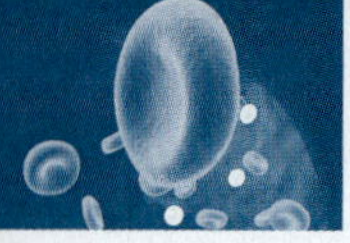

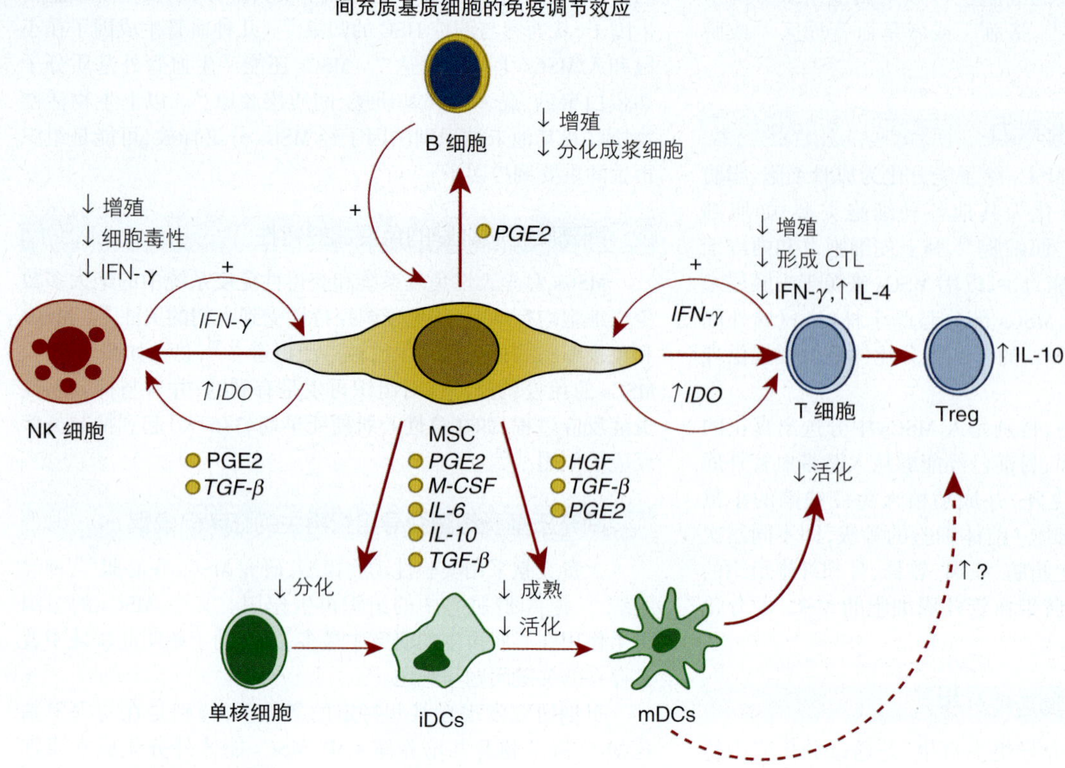

图 28-4 间充质基质细胞(MSC)免疫调节作用。间充质基质细胞具有产生一系列可溶性调节因子的能力,参与调节 B 细胞、T 细胞、自然杀伤细胞、树突状细胞、单核细胞和巨噬细胞的分化、增殖等功能。CTL:cytotoxic T lymphocyte,细胞毒性 T 淋巴细胞;iDCs:immature dendritic cells,未成熟的树突状细胞;IDO:indoleamine 2,9-dioxygenase,吲哚胺 2,3- 双加氧酶;HGF:hepatocyte growth factor,肝细胞生长因子;IFN:interferon,干扰素;M-CSF:macrophage colony-stimulating factor,巨噬细胞集落刺激因子;mDCs:mature dendritic cells,成熟的树突状细胞;PGE2:prostaglandin E2,前列腺素 E2;TGF:transforming growth factor,转化生长因子;Treg:T-regulatory cell,调节性 T 细胞。

其高表达 Akt 基因后,受损的心功能可得到更进一步改善,同样认为,这种改善也可能是 MSCs 分泌了更多可溶性调控因子的结果[62]。

■ 核重编程与体细胞的多能性

已经有许多方法能使体细胞转化为多能干细胞,近来技术的进一步发展,使多能干细胞的来源不仅仅限于胚胎干细胞。图 28-5 总结了有关的技术方法。

核转移

人们首先从胚囊内细胞群中提取出胚胎干细胞[49,50]。胚胎干细胞可以在体外无限扩充,在理论上具有生成体内任何组织细胞的能力[51]。人胚胎干细胞最早于 1998 年报道[52],目前不需要任何异种滋养层也可以成功地培养,并能分化为神经细胞、造血细胞、胰腺祖细胞[51]。因为存在着异基因组织排斥,已建立的胚胎干细胞系的临床应用有限。将受体的体细胞胞核转移至胚胎干细胞,可以使得供受体基因一致以解决排斥的问题,但是这在技术上仍是一个挑战。韩国研究者将患者皮肤细胞生成胚胎干细胞,最初被认为是技术成功的,但最终证实是学术造假[53]。尽管如此,目前还是建立了两种新的技术方法将成体细胞或细胞核进行重编程,从而诱导多能干细胞的产生[68],具体如图 28-5。

胚胎干细胞 - 体细胞融合

几项研究均表明:重编程的细胞可以通过哺乳动物体细胞胞核与胚胎干细胞融合而获得[68]。但是并不清楚,那些诱导"多能性"的因子是存在于胚胎干细胞的胞质中还是体细胞的胞核中。值得注意的是,融合的细胞同时具有胚胎干细胞和体细胞

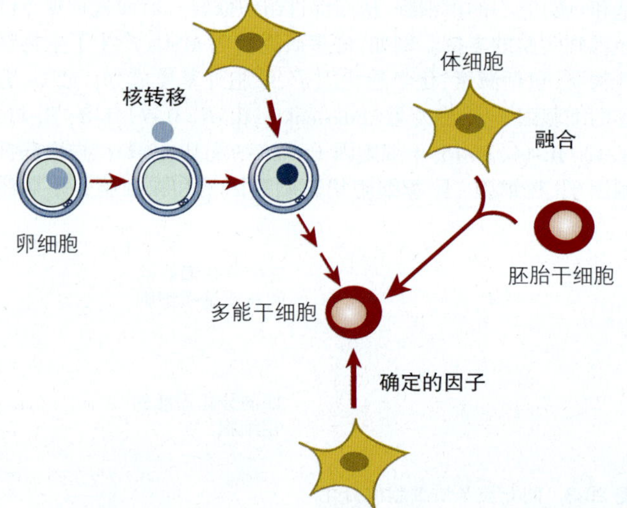

图 28-5 诱导体细胞产生多能性的方法。图示了最常用的两种手段诱导体细胞成为具有临床治疗价值的多能干细胞。

两种细胞的染色体。

采用因子诱导的多能干细胞

Yamanaka 和同事们革命性地创建了核重编程的方法,将成体细胞诱导成为多能干细胞。他们发现四种因子 c-Myc、Oct4、Sox2 和 Klf4,足以将小鼠成纤维细胞重编程为胚胎干细胞样的细胞[69]。这种创新方法迅速得到了广泛的应用和进一步的改进,导致更多的研究者开始研究如何替代逆转录病毒,寻找更为有效和安全的转录体系如慢病毒[70]、腺病毒[71]、质粒[72]或者通过转座子的表达来消除转录基因[73]

或直接转录重编程的蛋白[74]。此外，研究表明，c-Myc 并不是必需的[75]，Oct4、Sox2、Nanog 和 Lin28 的组合同样有效[76]。iPS 细胞已经可以分化成心血管细胞，包括内皮细胞和心肌细胞[77]。这项技术发展将带动再生医学的巨大进步。这种经过重编程使体细胞变成多能干细胞的方法将替代胚胎干细胞，并具有潜在的临床应用价值。然而，这些方法需要克服的主要障碍是如何避免肿瘤形成，如畸胎瘤和畸胎癌（能形成畸胎瘤本身就是多能干细胞鉴定的标志）。人们必须警惕，目前应用的重编程的转录因子都是致癌基因。只有排除了细胞恶性转化的可能性，这项创新性的技术才可能迅速地在临床上应用。

■ 临床应用

组织再生的大多数临床研究都是小规模单臂实验研究，均需要进一步的前瞻性试验来证实。然而，也有些研究可以提供有力的理论性证据，如 MSCs 在严重皮肤创伤中的应用[78]。绝大多数实验在各种各样的病理状态下均使用骨髓来源的细胞或 MSCs，如急性心肌梗死、慢性充血性心力衰竭、软骨缺损、骨折、伤口愈合延迟、骨质疏松、股骨头无菌性坏死、脑血管意外、严重血管病变等。

所有的临床实验中，缺血性心肌损伤的治疗最为深入和成熟，并已经开展了前瞻性随机的安慰剂对照试验。大多数心肌再生的随机对照试验中均使用骨髓来源的细胞作为研究对象。两个关于急性心肌梗死的前瞻性随机对照实验中，如 REVIVAL-2[79] 和 STEMMI[80]，经 G-CSF 动员的骨髓细胞对心功能、梗死面积、冠脉狭窄发生率、狭窄血管再通等各方面均无显著影响。此外有两个系统研究评价分析了骨髓来源的细胞在心肌再生中的应用。在一项研究中，总结了 12 个随机对照试验和 6 个队列研究，共 999 个患者，观察到左室射血分数提高 3.7%，左室收缩末容积减少 4.8ml，梗死面积减少了 5.5%[81]。Cochrane 协作网总结了 13 个随机对照试验共 811 个患者，接受自体骨髓来源细胞输注治疗[82]。表 28-1 总结了血流动力学指标改善的结果。

表 28-1　间充质干细胞治疗心脏疾病的临床试验

左室收缩末容积	减少了 4.74ml	P=0.003
心肌梗死面积	减小了 3.51%	P=0.004
左室射血分数	提高了 2.99%	P=0.0007
左室舒张末容积	减少了 2.47%	P=0.13

注：此表格总结了输注间充质基质细胞治疗缺血性心脏病的十三个随机临床试验中血流动力学指标的改变。

从这些系统评价中可知，细胞实验组较传统治疗组而言，其生理学和解剖学指标能得到轻度的改善。这种治疗方法总体是安全的，至少在短期上较为安全，但目前仍需要明确的是这种治疗方法是否具有显著的临床价值。它仅仅使疗效较小程度得到改善，因此，仍需要进一步的临床前期研究来明确更有效的治疗方法和细胞类型，以期产生更有价值的临床疗效。

翻译：赵妍敏
校对：黄　河

参考文献

1. Nose Y, Okubo H: Artificial organs versus regenerative medicine: Is it true? *Artif Organs* 27:765, 2003.
2. Daar AS, Greenwood HL: A proposed definition of regenerative medicine. *J Tissue Eng Regen Med* 1:179, 2007.
3. Gimble JM: Adipose tissue-derived therapeutics. *Expert Opin Biol Ther* 3:705, 2003.
4. Lagasse E, Connors H, Al-Dhalimy, et al: Purified hematopoietic stem cells can differentiate into hepatocytes in vivo. *Nat Med* 6:1229, 2000.
5. Wang X, Willenbring H, Akkari Y, et al: Cell fusion is the principal source of bone-marrow-derived hepatocytes. *Nature* 422:897, 2003.
6. Krause DS, Theise ND, Collector MI, et al: Multi-organ, multi-lineage engraftment by a single bone marrow-derived stem cell. *Cell* 105:369, 2001.
7. Orlic D, Kajstsure J, Chimenti S, et al: Bone marrow cells regenerate infracted myocardium. *Nature* 410:701, 2001.
8. Terada N, Hamazaki T, Oka M, et al: Bone marrow cells adopt the phenotype of other cells by spontaneous cell fusion. *Nature* 416:542, 2002.
9. Alvarez-dolado M, Pardal R, Garcia-Verdugo JM, et al: Fusion of bone-marrow-derived cells with Purkinje neurons, cardiomyocytes and hepatocytes. *Nature* 425:968, 2003.
10. Murry CE, Soonpaa MH, Reinecke H, et al: Haematopoietic stem cells do not transdifferentiate into cardiac myocytes in myocardial infarcts. *Nature* 428:664, 2004.
11. Balsam LB, Wagers AJ, Christensen JL, et al: Haematopoietic stem cells adopt mature haematopoietic fates in ischaemic myocardium. *Nature* 428:668, 2004.
12. Norol F, Merlet P, Isnard R, et al: Influence of mobilized stem cells on myocardial infarct repair in a nonhuman primate model. *Blood* 102:4361, 2003.
13. Rota M, Kajsture J, Hosoda T, et al: Bone marrow cells adopt the cardiomyogenic fate in vivo. *Proc Natl Acad Sci U S A* 104:17783, 2007.
14. Kawada H, Fujita J, Kinjo K, et al: Nonhematopoietic mesenchymal stem cells can be mobilized and differentiate into cardiomyocytes after myocardial infarction. *Blood* 104:3581, 2004.
15. Friedenstein AJ, Petrakova KV, Kurolesova AI, et al: Heterotopic of bone marrow. Analysis of precursor cells for osteogenic and hematopoietic tissues. *Transplantation* 6:230, 1968.
16. Friedenstein AJ, Deriglasova UF, Kulagina NN, et al: Cursors for fibroblasts in different populations of hematopoietic cells as detected by the *in vitro* colony assay method. *Exp Hematol* 2:83, 1974.
17. Owen M: Marrow stromal stem cells. *J Cell Sci* 10(Suppl):63, 1988.
18. Castro-Malaspina H, Gay RE, Resnick E, et al: Characterization of human bone marrow fibroblast colony-forming cells (CFU-F) and their progeny. *Blood* 56:289, 1980.
19. Pittenger MF, MacKay AM, Beck SC, et al: Multilineage potential of adult human mesenchymal stem cells. *Science* 284:143, 1999.
20. Caplan AI: Mesenchymal stem cells. *J Orthop Res* 9:641, 1991.
21. Horwitz E, Le BK, Dominici M, et al: Clarification of the nomenclature for MSC: The International Society for Cellular Therapy position statement. *Cytotherapy* 7:393, 2005.
22. Dominici M, Le BK, Mueller I, et al: Minimal criteria for defining multipotent mesenchymal stromal cells. The International Society for Cellular Therapy position statement. *Cytotherapy* 8:315, 2006.
23. Jones EA, Kinsey SE, English A, et al: Isolation and characterization of bone marrow multipotential mesenchymal progenitor cells. *Arthritis Rheum* 46:3349, 2002.
24. Martinez G, Hoffman T, Marino R, et al: Human bone marrow mesenchymal stem cells express neuronal ganglioside GD2: A novel surface marker for the identification of MSCs. *Blood* 109:4245, 2007.
25. Erices A, Conget P, Rojas C, et al: Gp130 Activation by soluble interlukin-6 receptor/interleukin-6 enhances osteoblastic differentiation of human bone marrow-derived mesenchymal stem cells. *Exp Cell Res* 280:24, 2002.
26. Battula VL, Bareiss PM, Treml S, et al: Human placenta and bone marrow derived MSC cultures in serum-free, b-FGF-containing medium express cell surface frizzled-9 and SSEA-4 and give rise to multilineage differentiation. *Differentiation* 75:279, 2007.
27. Simmons PJ, Torok-Storb B: Identification of stromal cell precursors in human bone marrow by a novel monoclonal antibody, STRO-1. *Blood* 78:55, 1991.
28. Jones E, McGonagle D: Human bone marrow mesenchymal stem *in vivo*. *Rheumatology* 47:126, 2008.
29. Zuk PA, Zhu M, Ashjian P, et al: Human adipose tissue is a source of multipotent stem cells. *Mol Biol Cell* 13:4279, 2002.
30. In't Anker PS, Scherjon SA, Klejburg-van der Keur C, et al: Isolation of mesenchymal stem cells of fetal or maternal origin from human placenta. *Stem Cells* 22:1338, 2004.
31. Shih DT, Lee DC, Chen SC, et al: Isolation and characterization of neurogenic mesenchymal stem cells in human scalp tissue. *Stem Cells* 7:1012, 2005.
32. Erices A, Conget P, Minguell JJ: Mesenchymal progenitor cells in human umbilical cord blood. *Br J Haematol* 109:235, 2000.
33. Sarugaser R, Lickorish D, Baksh D, et al: Human umbilical cord perivascular (HUCPV) cells: A source of mesenchymal progenitors. *Stem Cells* 23:220, 2005.
34. Wang HS, Hung SC, Peng ST, et al: Mesenchymal stem cells in the Wharton's jelly of the human umbilical cord. *Stem Cells* 22:1330, 2004.
35. De Bari C, Dell'Accio F, Tylzanowski P, et al: Multipotent mesenchymal stem cells from adult human synovial membrane. *Arthritis Rheum* 44:1928, 2001.
36. Gronthos S, Mankani M, Brahim J, et al: Postnatal human dental pulp stem cells (DPSCs) *in vitro* and *in vivo*. *Proc Natl Acad Sci U S A* 97:13625, 2000.
37. Wakitani S, Saito T, Caplan AI: Myogenic cells derived from rat bone marrow mesenchymal stem cells exposed to 5-azacytidine. *Muscle Nerve* 18:1417, 1995.
38. Woodbury D, Schwartz EJ, Prockop DJ, et al: Adult rat and human bone marrow stromal cells differentiate into neurons. *J Neurosci Res* 61:364, 2000.
39. Weng YS, Lin HY, Hsiang Weng YS, et al: The effects of different growth factors on

human bone marrow stromal cells differentiating into hepatocyte-like cells. *Adv Exp Med Biol* 534:119, 2003.
40. Toma C, Pittenger MF, Cahill KS, et al: Human mesenchymal stem cells differentiate to a cardiomyocyte phenotype in the adult murine heart. *Circulation* 105:93, 2002.
41. Sueblinvong V, Loi R, Eisenhauer PL, et al: Derivation of lung epithelium from human cord blood-derived mesenchymal stem cells. *Am J Respir Crit Care Med* 177:701, 2008.
42. Oswald J, Broxberger S, Jorgensen B, et al: Mesenchymal stem cells can be differentiated into endothelial cells *in vitro*. *Stem Cells* 22:377, 2004.
43. Morikawa S, Mabuchi Y, Kunimichi N, et al: Development of mesenchymal stem cells partially originate from the neural crest. *Biochem Biophys Res Commun* 379:1114, 2009.
44. Uccelli A, Moretta L, Pistoia V: Mesenchymal stem cells in health and disease. *Nat Rev Immunol* 8:726, 2008.
45. Sarugaser R, Hanoun L, Keating A, et al: Human mesenchymal stem cells self-renew and differentiate according to a deterministic hierarchy. *PLoS ONE* 4:e6498, 2009.
46. Horwitz EM, Dominici M: How do mesenchymal stromal cells exert their therapeutic benefit? *Cytotherapy* 10:771, 2008.
47. Phinney DG: Biochemical heterogeneity of mesenchymal stem cell populations. *Cell Cycle* 6:2884, 2007.
48. Keating A, Singer JW, Killen PD, et al: Donor origin of the *in vivo* hematopoietic microenvironment after marrow transplantation in man. *Nature* 298:280, 1982.
49. Clark BR, Keating A: Biology of bone marrow stroma. *Ann N Y Acad Sci* 770:70, 1995.
50. Nauta A, Fibbe WE: Immunomodulatory properties of mesenchymal stromal cells. *Blood* 110:3499, 2007.
51. Tolar J, Wang X, Braunlin E: The host immune response is essential for the beneficial effect of adult stem cells after myocardial ischemia. *Exp Hematol* 35:1153, 2007.
52. Mishra PK: Bone marrow-derived mesenchymal stem cells for treatment of heart failure: Is it all paracrine actions and immunomodulation? *J Cardiovasc Med* 9:122, 2008.
53. Atsma DE, Fibbe WE, Rabelink TJ: Opportunities and challenges for mesenchymal stem cell-mediated heart repair. *Curr Opin Lipidol* 18:645, 2007.
54. Parr AM, Tator CH, Keating A: Bone marrow-derived mesenchymal stromal cells for the repair of central nervous system injury. *Bone Marrow Transplant* 40:609, 2007.
55. Jones KB, Seshadri T, Krantz R, et al: Cell based therapies for osteonecrosis of the femoral head. *Biol Blood Marrow Transplant* 14:1081, 2008.
56. Sgodda M, Aurich H, Kleist S, et al: Hepatocyte differentiation of mesenchymal stem cells from rat peritoneal adipose tissue *in vitro* and *in vivo*. *Exp Cell Res* 313:2875, 2007.
57. Makino S, Fukuda K, Miyoshi S, et al: Cardiomyocytes can be generated from marrow stromal cells in vitro. *J Clin Invest* 103:697, 1999.
58. Rose RA, Jiang H, Wang XH, et al: Bone marrow-derived mesenchymal stromal cells express cardiac-specific markers, retain the stromal phenotype and do not become functional cardiomyocytes. *Stem Cells* 26:2884, 2008.
59. Ma J, Ge J, Zhang S, et al: Time course of myocardial stromal cell-derived factor 1 expression and beneficial effects of intravenously administered bone marrow stem cells in rats with experimental myocardial infarction. *Basic Res Cardiol* 100:217, 2005.
60. Shake JG, Gruber PJ, Baumgartner WA, et al: Mesenchymal stem cell implantation in a swine myocardial infarct model: Engraftment and functional effects. *Ann Thorac Surg* 73:1919, 2002; discussion 73:1926, 2002.
61. Yeghiazarians Y, Zhang Y, Prasad M, et al: Injection of bone marrow cell extract into infracted hearts results in functional improvement comparable to intact cell therapy. *Mol Ther* 17:1250, 2009.
62. Gnecchi M, He H, Liang OD, et al: Paracrine action accounts for marked protection of ischemic heart by Akt-modified mesenchymal stem cells. *Nat Med* 11:367, 2005.
63. Evans MJ, Kaufman MH: Establishment in culture of pluripotential cells from mouse embryos. *Nature* 292:154, 1981.
64. Martin GR: Isolation of a pluripotent cell line from early mouse embryos cultured in medium conditioned by teratocarcinoma stem cells. *Proc Natl Acad Sci U S A* 78:7634, 1981.
65. Hochedlinger K, Jaenisch R: Nuclear transplantation, embryonic stem cells, and the potential for cell therapy. *N Engl J Med* 349:275, 2003.
66. Thomson JA, Itskovitz-Eldor J, Shapiro SS: Embryonic stem cell lines derived from human blastocysts. *Science* 282:1145, 1998.
67. Hwang WS, et al: Evidence of a pluripotent human embryonic stem cell line derived from a cloned blastocyst. *Science* 303:1669, 2004.
68. Yamanaka S: Pluripotency and nuclear reprogramming. *Philos Trans R Soc Lond B Biol Sci* 363:2079, 2008.
69. Takahashi K, Yamanaka S: Induction of pluripotent stem cells from mouse embryonic and adult fibroblast cultures by defined factors. *Cell* 126:663, 2006.
70. Hotta A, Cheung AYL, Farra N, et al: Isolation of human iPS cells using EOS lentiviral vectors to select for pluripotency. *Nat Methods* 6:370, 2009.
71. Stadtfeld M, Nagaya M, Utikal M, et al: Induced pluripotent stem cells generated without viral integration. *Science* 322:945, 2008.
72. Okita K, Nakagawa M, Hyenjong H, et al: Generation of mouse induced pluripotent stem cells without viral vectors. *Science* 322:949, 2008.
73. Woltjen K, Michael IP, Mohseni P, et al: *PiggyBac* transposition reprograms fibroblasts to induce pluripotent stem cells. *Nature* 458:766, 2009.
74. Zhou H, Wu S, Joo JY, et al: Generation of induced pluripotent stem cells using recombinant proteins. *Cell Stem Cell* 4:381, 2009.
75. Nakagawa M, Koyanagi M, Tanabe K, et al: Generation of induced pluripotent stem cells without Myc from mouse and human fibroblasts. *Nat Biotechnol* 26:101, 2008.
76. Yu J, Vodyanik MA, Smuga-Otto K, et al: Induced pluripotent stem cell lines derived from human somatic cells. *Science* 318:1917, 2007.
77. Narazaki G, Uosaki H, Teranishi M, et al: Directed and systematic differentiation of cardiovascular cells from mouse induced pluripotent stem cells. *Circulation* 118:498, 2008.
78. Yoshikawa T, Mitsuno H, Nonaka I, et al: Wound therapy by marrow mesenchymal cell transplantation. *Plast Reconstr Surg* 121:860, 2008.
79. Zohlnhöfer D, Ott I, Mehilli J, et al: Stem cell mobilization by granulocyte colony-stimulating factor in patients with acute myocardial infarction. *JAMA* 295:1003, 2006.
80. Ripa RS, Jørgensen E, Wang Y, et al: Stem cell mobilization induced by subcutaneous granulocyte-colony stimulating factor to improve cardiac regeneration after acute ST-elevation myocardial infarction: Result of the double-blind, randomized, placebo-controlled stem cells in myocardial infarction (STEMMI) trial. *Circulation* 113:1983, 2006.
81. Abdel-Latif A, Bolli R, Tleyjeh I, et al: Adult bone marrow-derived cells for cardiac repair. *Arch Intern Med* 167:989, 2007.
82. Martin-Rendon W, Brunskill SJ, Hyde CJ, et al: Autologous bone marrow stem cells to treat acute myocardial infarction: A systemic review. *Eur Heart J* 29:1807, 2008.

6

第六部分

红　细　胞

威廉姆斯血液学

Williams Hematology

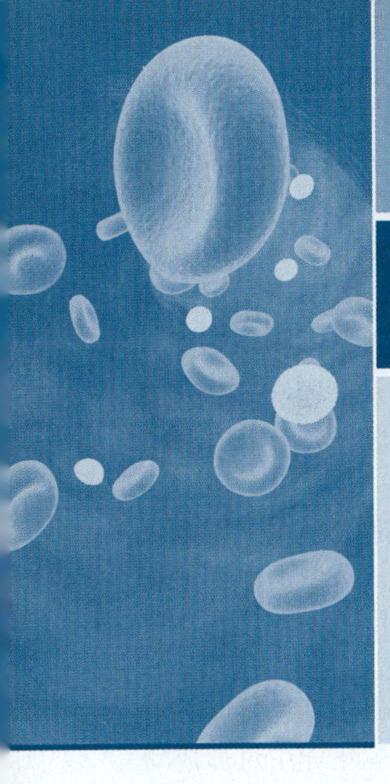

第29章

红细胞形态学

Brian S. Bull, Paul C. Herrmann

摘　要

总的来讲，红系祖细胞和成熟红细胞被称为红细胞系，加强了红细胞系作为器官发挥功能这一概念。红细胞系细胞广泛分布，皆起源于未分化多能干细胞。红系祖细胞定向分化经历数个复制阶段，每一阶段皆有其特征性超微结构形态学特征。随着祖细胞向成熟分化，血红蛋白合成逐渐增强并伴随密度增加，核逐渐固缩并最终从细胞内脱出。成熟红细胞可表现为多种形态，在多种外界因素的影响下，如pH值、血浆白蛋白含量的变化及双亲性药物的应用等，红细胞可从双凹面盘形红细胞转变为棘形钝锯齿状红细胞或口形红细胞，这两种转变形式是可逆性的。而其他红细胞形态，一旦获得，则为非可逆性的且常具有特殊的病理生理过程。由于比标准命名法具有显著的优越性，希腊词根被用于对这些红细胞形态进行命名。

红细胞系

循环中大量的红细胞构成了一个运输氧的器官，因为血液中每单位体积氧的浓度与空气中氧浓度没有差别，多细胞生物如人体的每个细胞进行的气体交换量（O_2与CO_2）和单细胞生物是一样的。红系祖细胞和成熟红细胞共同组成了这个器官，称为红细胞系。红细胞系的细胞来自未分化的多能干细胞。

本章使用的简写和缩略词：BFU-E：红细胞爆裂型集落生成单位（burstforming unit—erythroid）；CFU-E：红细胞集落形成单位（colony-forming unit—erythroid）；DIC：弥散性血管内凝血（disseminated intravascular coagulation）；DMT1：二价金属离子转运蛋白1（divalent metal transporter 1）；ICAM-4：细胞间黏附分子4（intercellular adhesion molecule-4）；ISC：不可逆镰形红细胞（irreversibly sickled cell）；MCHC：红细胞平均血红蛋白浓度（mean corpuscular hemoglobin concentration）；MCV：平均红细胞体积（mean corpuscular volume）；TTP：血栓性血小板减少性紫癜（thrombotic thrombocytopenic purpura）。

随着定向分化，红系祖细胞经历数个复制阶段，逐渐成熟并功能更加特化。在此过程中，它们获得多种人血组织抗原[1]，最终产生网织红细胞和循环中成熟的红细胞。

在成人阶段，除非在病理情况下或受到环境损害干扰，循环中的红细胞总数保持稳定状态，但在胎儿时期，尤其是胚胎发育早期却并不是这样。因此，红细胞的生成在成人与胚胎/胎儿期有明显的差异。

早期的红细胞系

在人体成长发育的最早期阶段，红细胞的成熟存在两种形式：原始造血和永久造血（详见第6章）[2-6]。原始造血阶段起始于间皮细胞通过原线迁移到卵黄囊。在永久造血细胞种植到合适的龛内，开始发挥作用以前，原始造血红细胞系为快速生长时期的胚胎提供氧气。原始造血红细胞系的特征性标志是含有初级血红蛋白的有核红系前体细胞的半同步性释放。尽管这些细胞进入血液循环时含有细胞核（从这个意义上讲是原始的细胞），但此种红系成熟形式与鸟类或爬行类动物的不同在于其细胞核最终会在循环过程中脱去。细胞核的存在使红细胞不能以液滴的方式工作，从而降低了原始红细胞系在肺和微血管中进行气体交换的能力[7]。因此，与永久红细胞系的无核成熟红细胞相比，这些红细胞的携氧效率较差。

永久造血阶段出现在大概胚胎形成的第5周，此时多能干细胞开始在胚胎内胚层和血管线中发育。它们在胎肝内种植并形成红细胞爆裂型集落生成单位（BFU-E），胎儿期大部分的红细胞系由它们维持。胚胎后期骨骼发育，骨髓壁龛形成，红细胞系迁移至骨髓形成幼红细胞造血岛[8]。永久造血在胚胎发育后期占主要地位，也是人类儿童期和成年期唯一的红系成熟方式。

红系祖细胞及刺激因子

红细胞爆裂型集落生成单位（BFU-E）

最早的向红系定向的特征性的祖细胞是BFU-E。BFU-E以其能在体外半固体培养基上形成爆式集落而得名，即在10~14天内形成的一个包含成百上千个细胞的集落（见第31章图31-1）。此种祖细胞的增殖、逃避凋亡及分化需要很多因

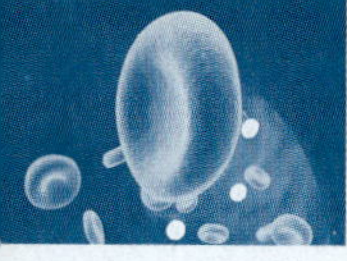

子(见第 31 章)。此外,它能够为那些特化的、在原红细胞造血岛中起到保障红系正常发育的巨噬细胞提供细胞因子(见后述)。BFU-E 需要白介素 -3、粒细胞 - 单核细胞集落刺激因子、促红细胞生成素和其他因子以进行增殖、逃避凋亡及分化为形态上可以辨认的红系祖细胞(见第 16 章)。

■ 红细胞集落形成单位(CFU-E)

随着分化成熟,较晚期红系祖细胞 CFU-E 能在体外得到确认(见第 31 章图 31-1)。CFU-E 对促红细胞生成素非常敏感(参见第 16 章、第 31 章),但可分裂次数较少。因此培养 2~5 天,形成一个较小的形态上可以辨认的红系前体细胞集落。红系细胞与巨噬细胞的黏附发生在分化成熟过程中的 CFU-E 阶段[10]。

■ 幼红细胞造血岛

正常成人红系造血的解剖单位是幼红细胞造血岛[11],由定位于中央的 1~2 个巨噬细胞及其周围的一群幼红细胞组成(图 29-1)。一些与细胞间黏附有关结合蛋白在此过程起重要作用[12]。LW 糖蛋白配基是细胞间黏附分子家族的一员,平时在幼红细胞中表达受限,在幼红细胞造血岛中其可出现并可能起到帮助稳定幼红细胞造血岛的作用[13]。细胞间黏附分子 -4(ICAM-4)在造血岛的形成中起决定性作用[14]。相差显微摄像术显示巨噬细胞的活动极其活跃。有证据表明或者是幼红细胞造血岛自身移动,抑或是幼红细胞前体细胞从一个造血岛移动到另一个造血岛,因为靠近血窦的造血岛是由嗜酸性较强的成熟幼红细胞构成,而距离血窦较远的造血岛由原始红细胞构成[15]。巨噬细胞的伪足样胞质突起迅速地在花环样围绕在其周围的幼红细胞表面移动。扫描电子显微镜显示原红细胞造血岛中央的巨噬细胞像海绵一样,其表面有凹陷,幼红细胞则位于其中。随着成熟,红细胞会沿着巨噬细胞的胞质突起不断移动并离开造血细胞岛。当红细胞成熟至脱核阶段,就与内皮细胞接触,以某种尚不清楚的机制通过内皮细胞胞质孔,作为网织红细胞进入血液循环(参见第 4 章)。在离开骨髓前,细胞核被脱出并被骨髓巨噬细胞吞噬和降解,这个过程类似红细胞衰亡(红细胞的生理性死亡;见下文"红细胞衰亡——红细胞的自杀")[16,17]。

除了上述独特的细胞学特点,幼红细胞造血岛中的巨噬细胞还具有独特的免疫表型、显著的黏附性能、内吞作用和呼吸爆发不足等特点[18]。此外,幼红细胞造血岛中的巨噬细胞可以 EPO 非依赖的方式刺激红细胞生成。慢性炎症性贫血和骨髓增生不良性贫血就是由于巨噬细胞刺激红细胞生成不够所致,至少部分原因与此有关[19]。

除纤维连接素[20,21]之外,其他细胞与细胞之间的识别系统对幼红细胞造血岛的形成和维持同样重要。成熟的红系细胞表达粘连分子例如整合素、选择素、唾液黏蛋白、钙黏蛋白及免疫球蛋白超家族的分子[13]。骨髓巨噬细胞表达血凝素配体,唾液酸黏附素和幼红细胞受体[22]。这些细胞识别系统在体外也具有作用。在有贴壁基质细胞层的长期骨髓培养中可形成幼红细胞造血岛。同样,在甲基纤维素或在血浆凝块中,如果凝块溶解,使幼红细胞与巨噬细胞接触,那么由 BFU-E 生成的幼红细胞也能形成幼红细胞造血岛[23,24]。尽管幼红细胞造血岛在红细胞生成中起主要作用,但在体外提供合适的细胞因子及生长因子同样可以在没有幼红细胞造血岛的情况下产生形态发育正常的红细胞[25]。然而这种生长发生率相对于在体内存在幼红细胞造血岛情况下低很多[12]。

幼红细胞造血岛的结构很脆弱,通常在骨髓穿刺针抽吸获得骨髓的过程中被破坏。幼红细胞造血岛在临床上多见于幼红细胞加速生成情况下的骨膜中,例如急性溶血性贫血和红白血病。

骨髓铁代谢

铁代谢的具体细节将在第 42 章中详述。正常成人骨髓巨噬细胞在铁储存上起重要作用。衰老的及受损的红细胞在骨髓微循环中被巨噬细胞识别、捕获及吞噬。溶酶体释放其溶解酶到巨噬细胞的初级吞噬体,在 60 分钟内完全消化被吞噬的红细胞。细胞膜被降解为多个髓鞘磷脂层,而红细胞中的铁则转变为铁蛋白的聚集体(图 29-2)。

铁蛋白是分子量为 440kDa 的蛋白质,由 243 个亚单位组成中空的球形体。其中心的空腔可容纳 4500 个铁原子[26],铁

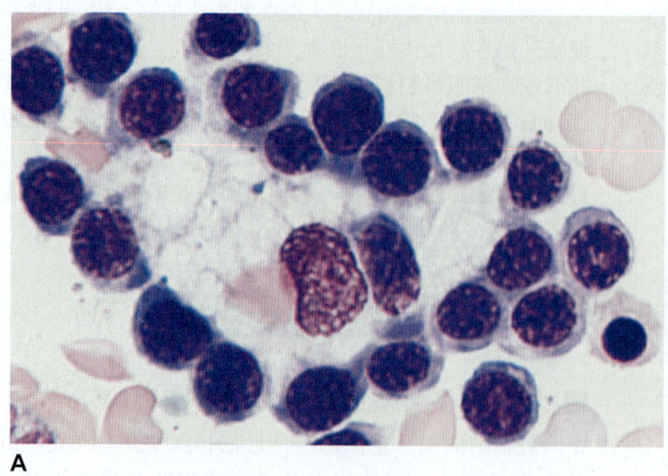

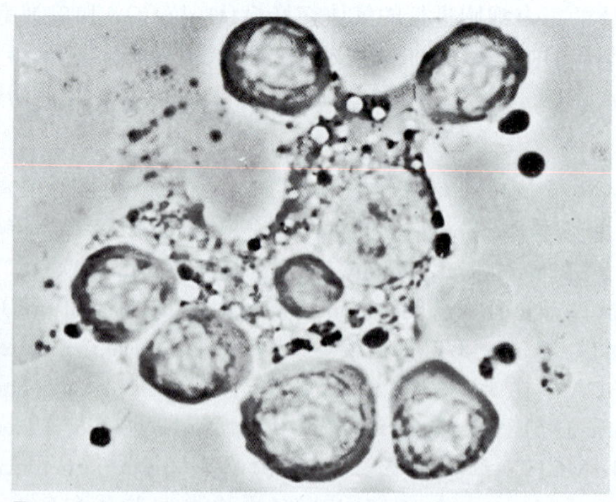

图 29-1 幼红细胞造血岛。A. 吉姆萨染色幼红细胞造血岛。处于中心的巨噬细胞被周围幼红细胞所围绕。B. 相差显微镜下的活体幼红细胞造血岛。巨噬细胞呈活动状态,及与此有关的外围幼红细胞。

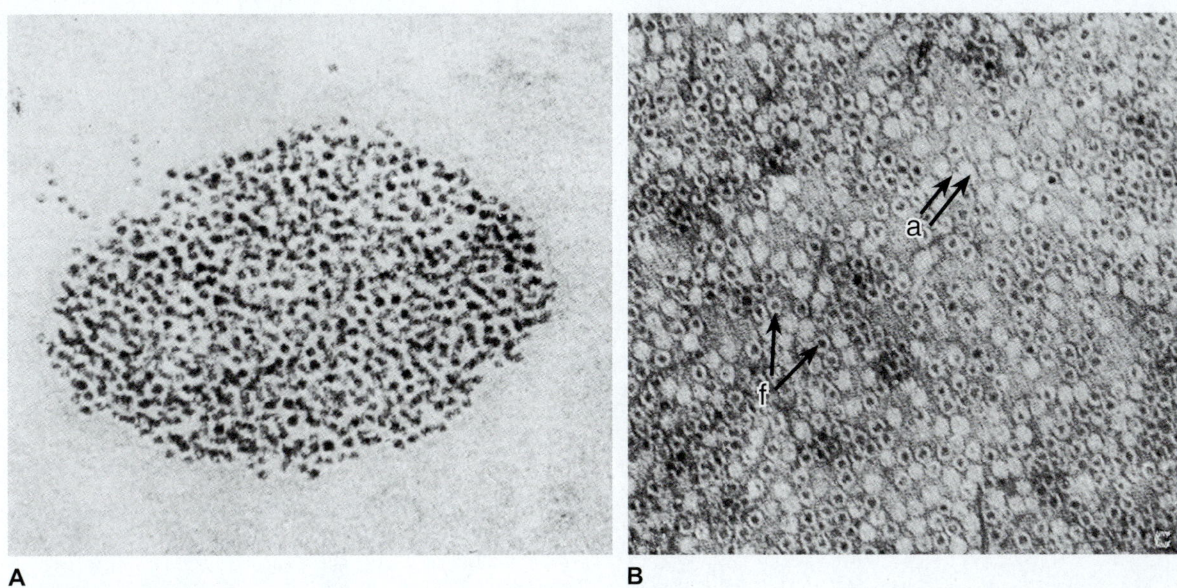

图 29-2　铁蛋白分子的超微结构。A. 膜包绕的幼红细胞含铁小体的电镜像片，显示其由单个铁蛋白分子组成。B. 铁蛋白和脱铁铁蛋白复合物阴性染色的电镜像片，f 为有蛋白外壳和致密铁核心的铁蛋白分子，a 为缺乏铁核心的脱铁铁蛋白分子。

原子表现为电子密度约 6nm（60Å）的颗粒（见图 29-2）。微衍射技术显示铁核心呈六角形结构[27]。在含铁组织内，光镜下含铁血黄素表现为胞内淡黄色的含铁色素，在电镜下，含铁血黄素主要由致密的铁蛋白簇组成，且多数被膜包绕[28]。铁蛋白在其蛋白外壳被溶酶体酶部分降解后转变为含铁血黄素[29]。相比之下，铁蛋白在胞液中完全降解为铁[30]。

幼红细胞外膜网格蛋白小窝中存在转铁蛋白受体。转铁蛋白与其受体结合首先可使局部胞膜凹陷，然后形成胞质内囊泡。这些囊泡迅速脱离网格蛋白外壳，并与溶酶体融合形成内体[26,31]。内体的酸性环境使铁从转铁蛋白中释放。内体膜上存在 DMT1 蛋白，它可将从转铁蛋白复合物中释放出来的铁转运到胞质中，合成亚铁血红素（参见第 42 章）。这一过程中包括线粒体与内体的直接作用[32]，移动铁蛋白也可能在其中发挥作用[33]。脱铁转铁蛋白和转铁蛋白受体分子循环回到细胞膜，在此脱铁转铁蛋白被释放到细胞外介质。免疫组化标记转铁蛋白受体显示同样的小窝可同时包含转铁蛋白受体和铁蛋白分子[34]，计算显示，内囊泡通过铁蛋白运送的铁是转铁蛋白运送的 1000 倍[31]。

尽管铁运送机制很有效，但铁蛋白中的铁能否供线粒体中亚铁血红素的生物合成尚不明确[35,36]。可能早期红系祖细胞中的铁蛋白被用来合成血红蛋白，而晚期幼红细胞中的铁蛋白簇则代表多余铁的存储。H 铁蛋白（参见第 42 章）mRNA 特异性的在红系分化成熟的早期发生累积[37]。

在氧存在时，未结合铁催化过氧化物形成并产生含有活性羟自由基的致死性复合物[38,39]。羟自由基可引起脂质过氧化，DNA 链断裂，建立一个自身放大和自动催化的氧化还原反应，从而破坏发育中的红系细胞[40]。类似的，由氯化血红素催化产生活性氧分子能引起急性卟啉病的严重皮肤损伤，表明松散的氧激活反应具有潜在的危害性。但这些严重的后果正常情况下会被阻断，因为铁是以一种安全的、结合的、三价铁的形式存在（细胞外转铁蛋白、细胞内铁蛋白和膜包绕的含铁血黄素）[41]并且结合铁直接由内体转运至线粒体[40,41]。

幼红细胞系

■ 早期祖细胞

BFU-E 和 CFU-E 在数量上只占人骨髓细胞的极少部分。小鼠可产生大量 CFU-E，并可通过离心淘洗法和 Percoll 密度梯度离心方法富集。电镜显示，这些细胞有大的核仁，丰富的多聚核糖体，和大的线粒体（图 29-3）[42]。从脐带血和骨髓中分离出来的 $CD34^+$ 细胞已经取代了以往复杂的淘洗 / 密度梯度离心过程。在体外培养中，应用 $CD34^+$ 细胞作为起始细胞已鉴定出分化和成熟所需要的关键性细胞因子[25,43,44]，而且也使从各形态阶段中鉴定和追踪纯的红系前体细胞群成为可能（见第 16 章、第 31 章）。图 29-4 显示了光镜下骨髓中红系前体细胞的形态。各阶段红系前体细胞的超微结构将会在下面节段中描述[45]。

原始红细胞

在染色的细胞涂片上原始红细胞（图 29-5）体积较大，直径约 20~25μm，呈不规则圆形或略椭圆形。核占细胞面积的 80%，核染色质细致并呈小块状分布。可见一个或多个清晰的核仁。

大量多聚核糖体以 2~6 个为一组排布在胞质中，是这一阶段的典型特征。高浓度的多核糖体使这些细胞胞质呈强嗜碱性。高倍镜下可见铁蛋白分子单个遍布于胞质中，以及沿胞膜上网格蛋白包被小凹排列（见图 29-5）。

高尔基体区域内的 3~12 颗粒也含有铁蛋白分子[46]。酸性磷酸酶染色表明此颗粒呈溶酶体特性，与另一类含过氧化氢酶的小颗粒不同。涂片上细胞质过氧化物酶染色显示已存在血红蛋白。胞质中还存在分散的糖原颗粒[47]。

早幼红细胞

早幼红细胞比原始红细胞小，直径约 16~18μm（见图 29-4，图 29-6）。细胞核占细胞面积的 3/4，由特异的深紫色异

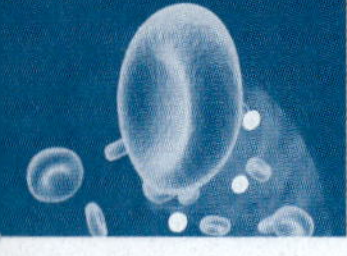

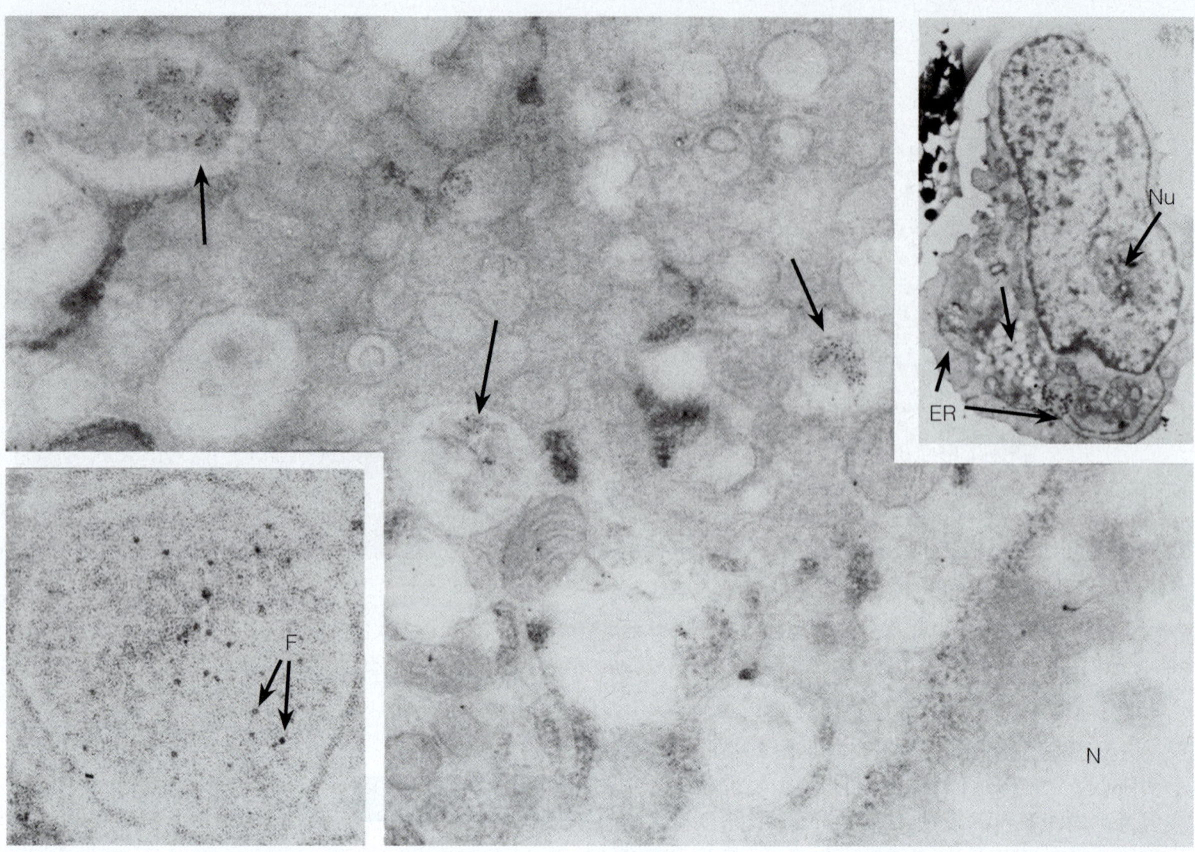

图 29-3　右插图：用单克隆抗体 FA-152 收集骨髓的 CFU-E 未染色涂片[167]。此幼稚细胞核仁（Nu）巨大。在二氨基联苯胺介质中培养显示内质网（ER）呈弱过氧化物酶活性。高尔基区中几个颗粒形似空泡（箭头处）。主图：放大的高尔基区带中可见部分核（N）围绕着核周池，核周池呈弱过氧化物酶活性。灰白色颗粒内含铁蛋白分子（箭头处）。左插图：高倍镜下铁蛋白颗粒（F），有特征性的结构和密度。

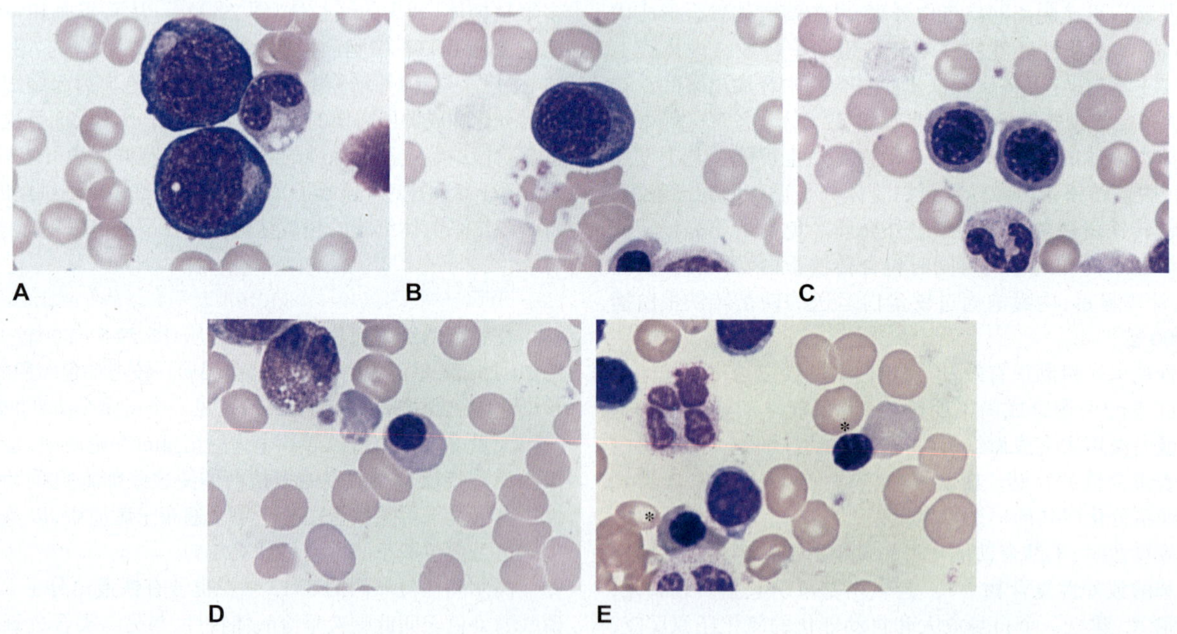

图 29-4　人红系前体细胞。光镜图像。骨髓瑞氏染色。幼红细胞发育阶段有五个时期可在光镜下辨认。A. 原始红细胞。在图中可见两个原始红细胞，它们是最大的红系前体细胞，核染色质细致，多个核仁，胞质嗜碱性，在高尔基体位置出现空白区。B. 早幼红细胞。早幼红细胞比原始红细胞小，核染色质轻微浓聚，胞质嗜碱性。C. 中幼红细胞。中幼红细胞比早幼红细胞小，核染色质较前更浓聚，呈棋盘样，通常无核仁，胞质灰白。血红蛋白合成物增加了胞质含量，使染色呈嗜酸性，与残余的呈嗜碱性的蛋白合成器官混合，从而调节了细胞染色。D. 晚幼红细胞。相比于中幼红细胞，晚幼红细胞更小，核染色质浓缩聚集，胞质染色与成熟红细胞相似。E. 晚期的晚幼红细胞（星号标示）。右侧的晚幼红细胞正经历细胞脱核过程，其他的三个单个核细胞是淋巴细胞。一个正在衰退的四叶核中性粒细胞可见。

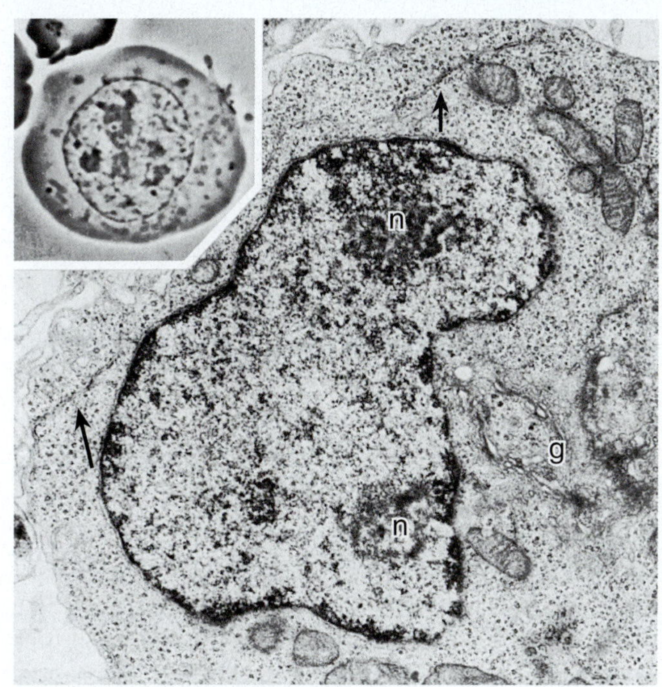

图 29-5　原始红细胞。插图：原始红细胞相差显微镜相片，幼稚的核中可见核仁及细微分散的核染色质。中心体（无颗粒区）及其致密的线粒体可见。原始红细胞的电镜相片中可见核仁（n）与核膜相连。核染色质细密，在固定的核膜上形成小聚集体。核周管窄，但很清晰。大多数核糖体呈螺旋形散布于胞质中。高尔基器（g）发育良好，内质网可见（箭头处）。

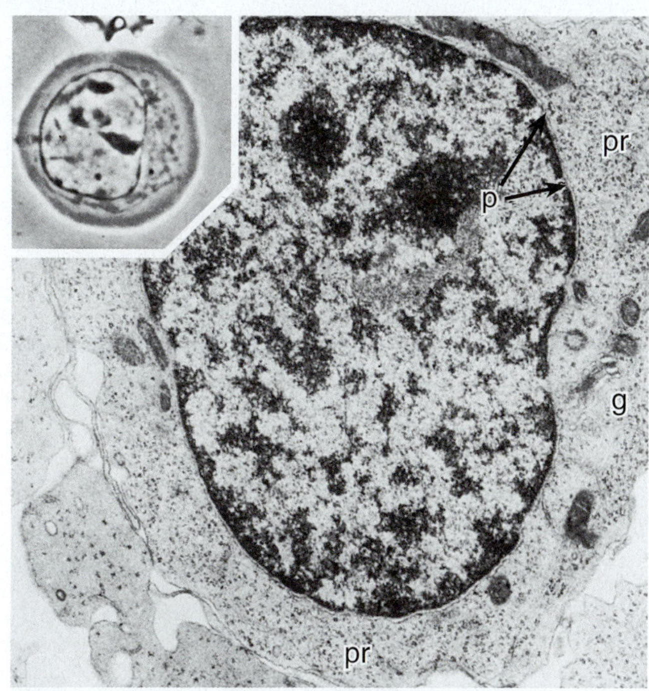

图 29-6　早幼红细胞。相差显微镜相片（插图）显示核染色质聚集增加，细胞更圆，在核凹陷处线粒体和中心体聚集。电镜相片显示聚集的核染色质、核孔（p）、核仁、高密度的多核糖体（pr）、发育良好的高尔基体（g）以及减少的光面内质网。

染色质及分布于其中的粉红色常染色质团块组成，之间有不规则的条状物相连。其排布类似于轮辐或时钟面。胞质深蓝，存在核周晕，高尔基体与核之间存在透亮区。

此阶段由于多核糖体的持续存在，使胞质呈嗜碱性。有丝分裂中的幼红细胞常见有微管相连。

中幼红细胞

红系细胞在第二次有丝分裂后，由于血红蛋白稀释了多核糖体的含量，使胞质由蓝色变为粉红色（见图 29-4，图 29-7）。在此阶段细胞体积比早幼红细胞小，直径约 12~15μm。细胞核不到细胞面积的一半。异染色质细密呈块状，均匀分布于细胞核中，形似棋盘。核仁消失，核周晕持续存在。

电镜显示中幼红细胞核异染色质聚集增多，活化的铁蛋白跨膜转运明显，胞质中可见伴随分散的铁蛋白分子分布的铁小体[11]。这种正常分布的铁蛋白铁是正常铁粒幼红细胞的特征。线粒体中的铁通常是不明显的，即使铁被掺入进线粒体的原卟啉中。高尔基体变得很小，可含有溶酶体。

晚幼红细胞

在红生成过程的最后一次有丝分裂后，幼红细胞内血红蛋白浓度增加。与其任何一个前体细胞相比，此细胞染色更像成熟红细胞（见图 29-4，图 29-8）。但是由于多聚核糖体的残留，细胞仍表现出一定程度的多染色性。

光镜下显示细胞核极其致密，无明显特征。细胞体积缩小，是幼稚红细胞中最小的细胞，直径约 10~15μm。核偏心，占细

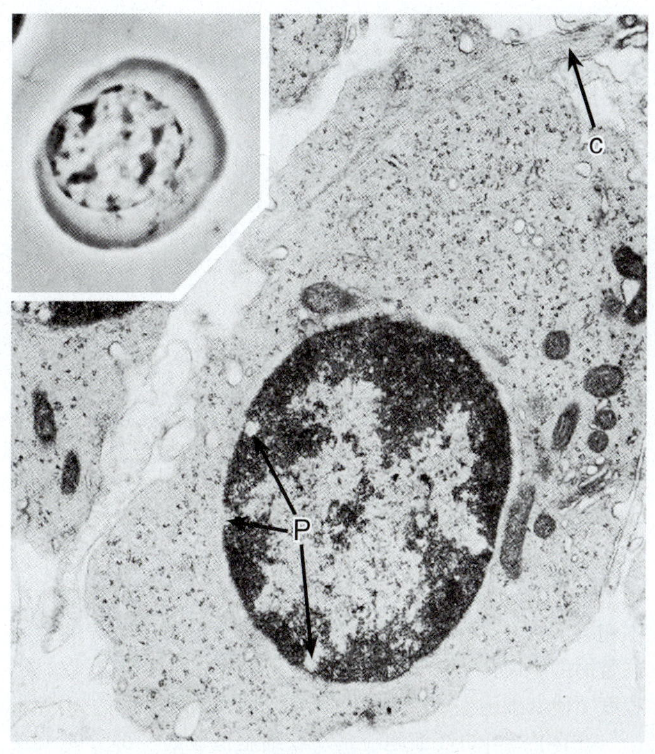

图 29-7　中幼红细胞。相差显微镜相片（插图）显示此细胞比前体细胞小，细胞核中核染色质进一步聚集，形似棋盘。中心体浓集，核周晕明显。电镜相片显示胞质中多核糖体密度相对减低，被胞质中一定浓度的嗜锇性血红蛋白稀释。核染色质聚集显著增多，核膜孔（P）变大。

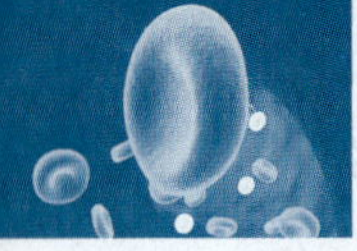

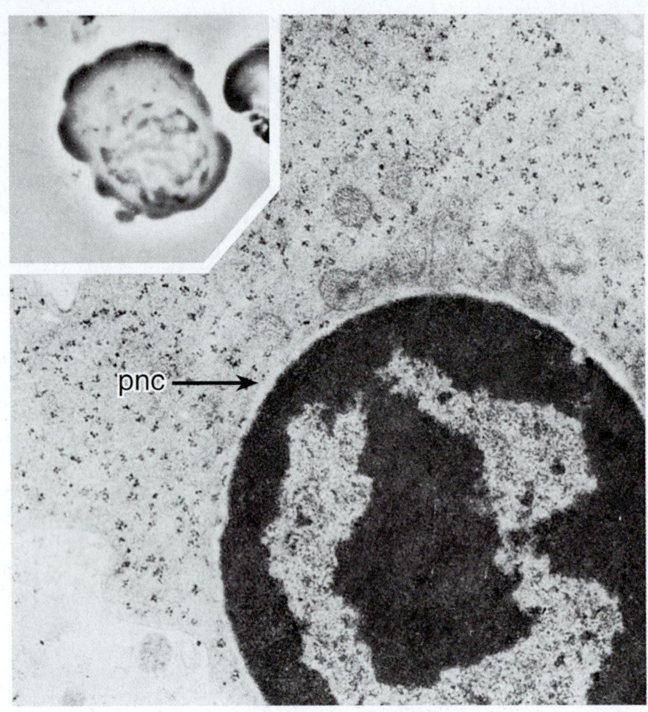

图 29-8 晚幼红细胞。细胞活体状态下的相差显微镜（插图）显示细胞边缘不规则，呈现出特殊的动态结构。偏心的核邻近细胞膜，核染色质进一步固缩，中心体浓集。电镜相片显示血红蛋白增加，进一步稀释多核糖体，部分多核糖体分解为单核糖体。线粒体数量减少，部分退化。核染色质聚集成大块状，可见核周间隙（pnc）。

胞体积的 1/4。

相差显微镜下可观察到一个奇怪的运动现象，在细胞周围的不同部位可见圆形突起快速缩进。这种运动可能是为了脱核做准备[11]。

细胞超微结构显示细胞边缘呈不规则形，反映了其运动状态。异染色质呈大块状。胞质核糖体进一步分散，双核核糖体和单核核糖体相对比例增加。线粒体在数量和大小上均减少。血红蛋白存在于细胞核中[47,48]。

网织红细胞

产生

在幼红细胞脱核之前，中间丝和微管的边缘带消失。微管蛋白和肌动蛋白在核将脱出的位置浓聚[49]。这些变化与微管的重组一起在脱核中起重要的作用[50,51]。

体外脱核不是瞬间的过程，它需要数分钟之久[11]。这个过程由靠近细胞中部的几个有力收缩开始，接着细胞分裂成体积不相等的部分。体积较小的部分包含脱出的核及较窄的含血红蛋白的胞质带。由于随脱核丢失了一部分血红蛋白，在一定程度上使红细胞生成增多时出现粪胆原的早期峰值[52]。

在体内，当幼红细胞还是幼红细胞造血岛一部分时就发生脱核（图 29-9），另外脱核还可以发生在幼红细胞通过骨髓窦时。由于核无法通过骨髓窦的小开口而留在骨髓中。脱出的核被膜包绕着，其磷脂酰丝氨酸含量丰富，因此易被巨噬细胞辨识并吞噬。对于脱出的核是被幼红细胞造血岛中的巨噬细胞所吞噬还是被骨髓中其他巨噬细胞吞噬现在还存在争论[16]。

已有两种假说进一步解释网织红细胞如何离开骨髓，但具体机制尚不明确。网织红细胞可能会主动穿过骨髓的上皮窦[53]。但由于不能进行定向的变形运动，它更可能因压力差的驱使而跨越上皮窦[54,55]。红细胞穿越内皮孔的电镜图片清晰表明了红细胞在管腔部分（窦内）呈饱满球形，而在间质部分（骨髓），却变得较松弛。这表明作用在细胞内黏性血红蛋白溶液的液压是此过程的动力[56,57]。

成熟

网织红细胞进入血液循环时仍含有线粒体、少量的核糖体、中心粒及高尔基体残留物。网织红细胞中无内质网。亮甲酚蓝或新亚甲蓝活体染色可见核糖体、线粒体及其他细胞器的聚集。这些人为的聚集物呈深蓝色网状纤维样，故得名网织红细胞。体外的成熟过程与体内的十分相似。但血浆凝块中的裸核仍保持不被损坏（图 29-10）。如果凝块溶解，脱出的核会很快被培养基中的巨噬细胞识别并吞噬。循环中网织红细胞的成熟需要 24~48 小时，在此期间合成血红蛋白最终含量的 20%，并完成细胞膜下骨架的最后组装[11]。相差显微镜下观察活体网织红细胞活动轻微，形状不规则，细胞表面皱缩。电镜下网织红细胞形态不规则，含多个残留的细胞器。这些细胞器与光滑的小囊泡以及偶发的中心粒一起位于门区。早期网织红细胞中大部分核糖体弥散分布于胞质中，为多聚核糖体。而在成熟过程中随着蛋白质合成减少，多聚核糖体逐渐转变为单核糖体。同时，发生转铁蛋白受体丢失[58,59]和最终细胞的胞饮作用也消失[60]。

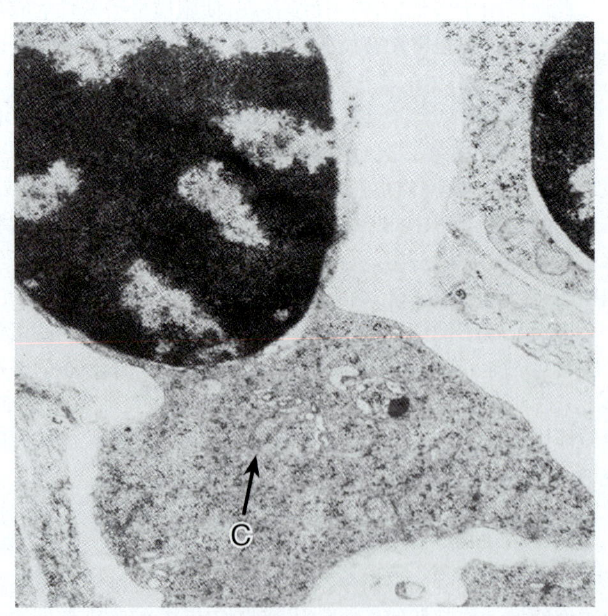

图 29-9 晚幼红细胞脱核过程。可见核周环绕着较窄的胞质带。胞质中可见一个中心粒（C）被高尔基囊部分围绕着。

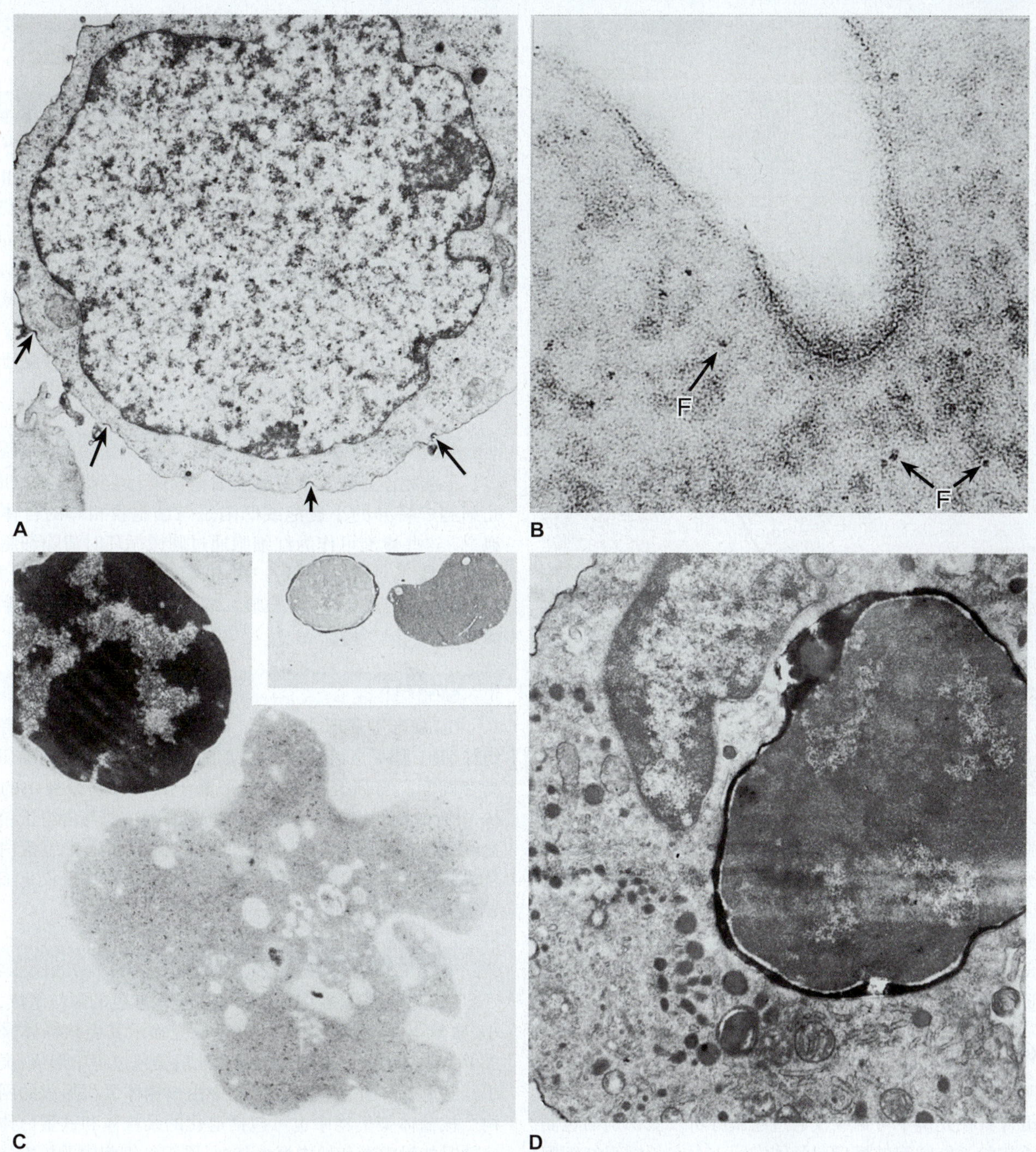

图 29-10　体外血浆凝块中来源于 BFU-E 的幼红细胞成熟过程。A. 培养第 9 天，此细胞类似体内原始红细胞，可见多个摄铁的凹陷(箭头处)。B. 高倍镜下的凹陷，F 为分散在胞质中的多个铁蛋白分子。C. 培养第 12 天，可见核从网织红细胞旁脱出。插图：当细胞化学染色血红蛋白时，核周的胞质带清晰可见。D. 在血凝块溶解形成的细胞悬液中，巨噬细胞吞噬刚脱出的、核周围绕着血红蛋白的细胞核。

病理性幼红细胞

■ 巨幼红细胞和红细胞生成障碍

关于巨幼红细胞成熟及多克隆性红系造血异常性贫血的形态学异常将在第 39 章及第 41 章中详述。

■ 病理性铁粒幼红细胞

不同种类的红细胞成熟障碍均伴随红系无效造血和高铁血症。这些疾病包括获得性及特发性铁粒幼细胞贫血、维生素 B_6 反应性贫血、乙醇诱发的铁粒幼细胞贫血、铅中毒、红系造血异常所致贫血和某些血红蛋白病(见第 39 章、第 48 章、第 51 章和第 58 章)。所有这些疾病均存在病理性铁粒幼红细胞。铁染色可见细胞中细小的含铁颗粒呈环形围绕着细胞核。因此通常称其为环形铁粒幼红细胞[61]。正常红系前体细胞铁染色可见少数细小颗粒，这些颗粒必须在显微镜下仔细调节螺旋才能看到。

电镜研究发现，环形铁粒幼红细胞中的颗粒是含铁的线粒体，其包含了一种特殊形式的铁蛋白被称为线粒体铁蛋白。由

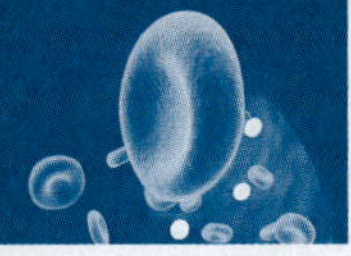

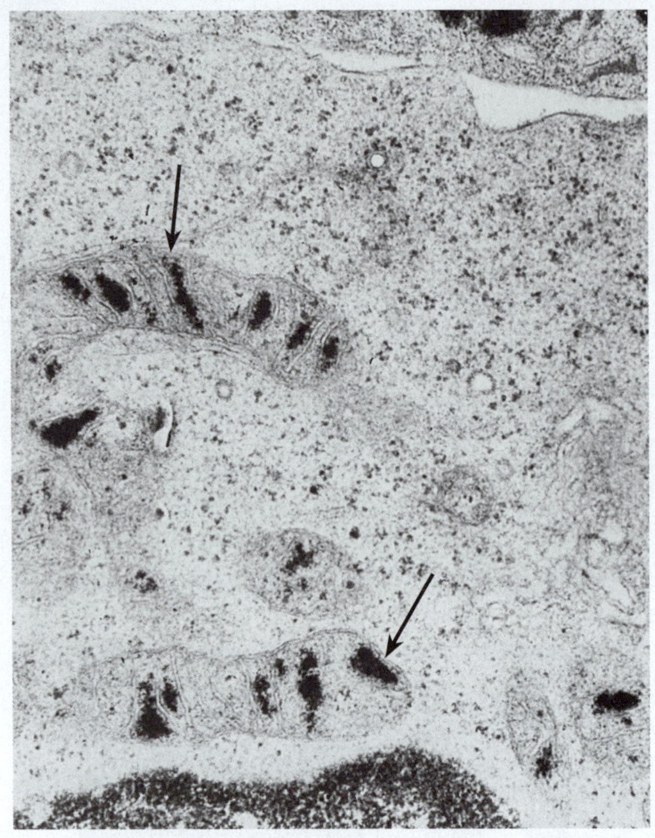

图 29-11 病理性铁粒幼红细胞是一种以细胞含铁微团(箭头处)沉积在线粒体嵴之间为特点的幼红细胞。

于线粒体中的铁与铁蛋白在抗原性、超微结构及电子探针分析上有所不同,而被称为含铁微体[11]。遗传性铁粒幼细胞贫血中这些含铁线粒体主要沉积在晚期中幼红细胞中。获得性铁粒幼细胞贫血的铁负荷过重时,可影响早期原始红细胞[62]。在有含铁线粒体的细胞中,许多铁蛋白分子沉积在邻近的幼红细胞膜之间(图 29-11)[63]。

网织红细胞和红细胞的病理

网织红细胞可在大小和染色性质上出现病理性改变。它可能也含有在光镜下可见或仅通过超微分析才能识别的包涵体。通常归于红细胞的病理包涵体实际上存在于网织红细胞中(表 29-1),它们是细胞核或细胞质的残留物,来源于晚期幼红细胞。在脾切除的患者,它们也可见于成熟红细胞。

Howell-Jolly 小体

Howell-Jolly 小体[64]是较小的核残留物,瑞氏染色下呈致密核的颜色(图 29-12A),DNA 福尔根反应阳性[65]。Howell-Jolly 小体呈球形,随机分布在红细胞中[66],直径多不超过 0.5μm。通常只见单个,有时也可见多个。病理情况下,Howell-Jolly 小体代表异常有丝分裂过程中从纺锤体分离出来的染色质,并含有高比例的着丝粒成分和异染色质[66,67]。而在正常成熟过程中它一般来源于核碎裂或不完全性脱核[68]。Howell-Jolly 小体在通过脾窦内皮间隙时脱出网织红细胞。它特征性见于脾切除术后,巨幼细胞性贫血及脾功能减退患者的血液中。

痘痕红细胞

干涉相差显微镜下痘痕红细胞表面上可见坑洞或凹陷[69]。此细胞中特异的小囊泡或凹陷是与细胞膜相邻的自体吞噬泡[70]。这些囊泡可作为红细胞通过脾微循环时清除细胞残留物的工具[71]。脾切除术后一周内,痘痕红细胞数开始上升,在 2~3 个月内达到高峰[72]。痘痕红细胞计数有时被用来检测脾功能状态。

Cabot 环

Cabot 环呈环形或 8 字形,见于巨幼细胞性贫血患者的网织红细胞,偶见于晚期巨幼红细胞[73](图 29-12D)。其确切组成尚存疑问。有研究者认为它来源于异常有丝分裂中的纺锤体[74];有的则发现其并不含 DNA 或纺锤丝,而与含组蛋白和非血红蛋白铁的附着颗粒有关[75]。由于恶性贫血中组蛋白生物合成和铁代谢 / 动员均存在异常,这些结构也许仅仅是细胞中异常"胞质流"(cytoplasmic currents)的标志[11]。

嗜碱性点彩颗粒

嗜碱性点彩颗粒由瑞氏染色下呈深蓝色的颗粒组成,其大小、数量不等(图 29-12B)。电镜研究显示其由核糖体聚集而成[76]。它可在对细胞进行干燥和死后染色过程中形成,类似网织红细胞在体外活体染色过程中由核糖体沉积形成的网状结构。核糖体聚集物中也可包括退化的线粒体和铁蛋白体。某些情况如铅中毒和地中海性贫血,网织红细胞中的核糖体易于

表 29-1 红细胞和网织红细胞包涵体

包涵体	组成	细胞类型	瑞氏染色下形态	注释	参考文献
网 - 丝状结构	核糖体的人为聚集	网织红细胞	不可见	在活体染色后可见	11
Howell-jolly 小体	含异常染色体的核碎片	网织红细胞,偶见于红细胞	致密的蓝色球形颗粒	在未染色细胞中可见	64~68
Cabot 环	纺锤体残留物或富含组蛋白与铁的"胞质流"	网织红细胞晚期点彩巨幼细胞	环形或 8 字形呈紫色	在某些溶血状态下可见	11,73~75
嗜碱性点彩颗粒	核糖体的病理性沉淀	网织红细胞	分散的蓝色颗粒		76
Heinz 小体	变性的血红蛋白	红细胞,偶见于网织红细胞	罕见	尼罗蓝或亚甲蓝染色下呈折光性	77,78
血红蛋白 H 包涵体	变性的血红蛋白(体外可与煌焦油蓝、亚甲蓝和新亚甲蓝反应而形成)	红细胞,网织红细胞	不可见	在适当的活体染色下,红细胞形似高尔夫球样	79~83

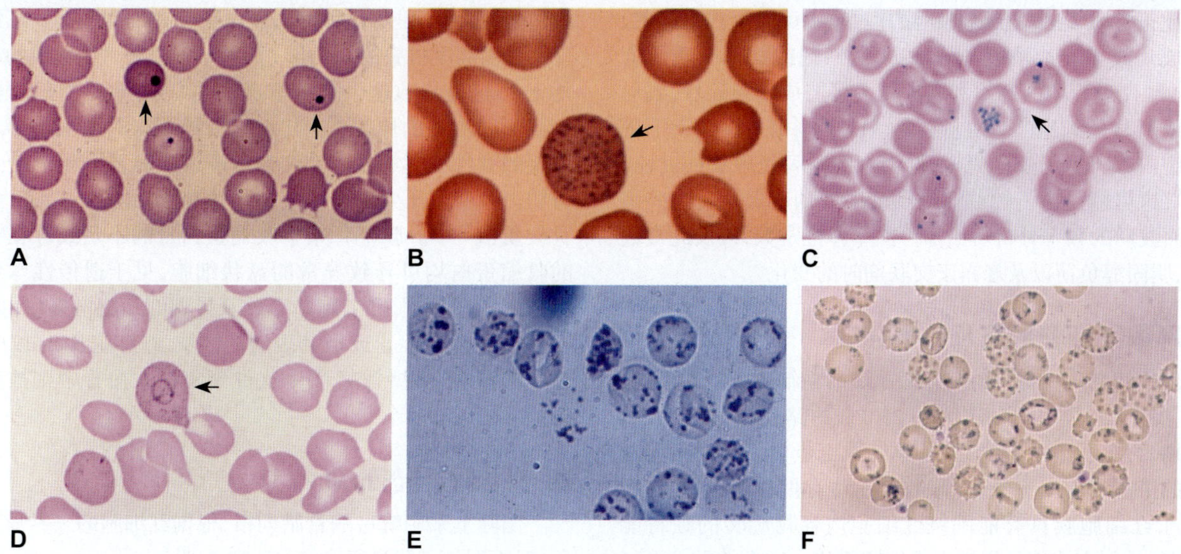

图 29-12　红细胞内含物。血涂片。A. 脾切除后含有 Howell-jolly 小体（箭头处）的红细胞。位于细胞周边的松脆的深蓝色圆形物质。B. 嗜碱性点彩颗粒。嗜碱性的内含物呈细致或粗糙状。图中所示的是铅中毒中粗糙的嗜碱性点彩颗粒（箭头处）。C. 高铁红细胞。这些细胞在瑞氏染色下含有紫色的颗粒（含铁碱粒小体）。与嗜碱性点彩颗粒相比，含铁颗粒数量较少并常聚集成簇。普鲁士蓝染色的细胞可证明这些颗粒含铁（产生蓝色反应）。箭头指向两个高铁红细胞。D. Cabot 环。罕见的细胞内含物。E. Heinz 小体。葡萄糖 -6- 磷酸脱氢酶缺乏的患者的红细胞在体外孵育并染色，Heinz 小体即被着色的变性的球蛋白沉淀物。F. 血红蛋白 H 病（α 地中海贫血）患者的红细胞。血红蛋白沉淀物被亮甲酚蓝染色。

聚集，因此嗜碱性点彩颗粒较大，常被称为粗嗜碱性点彩红细胞。

Heinz 小体

Heinz 小体由变性的蛋白质，主要是血红蛋白组成，由下列诸因素导致其在红细胞内形成，如化学刺激（见第 51 章）、遗传性磷酸己糖通路缺陷（见第 46 章）、地中海性贫血（见第 47 章）、不稳定性血红蛋白综合征（见第 48 章）。常规瑞氏或吉姆萨染色看不到 Heinz 小体，而在煌焦油蓝或结晶紫体外活体染色时易见（图 29-12E）。它常附着于红细胞膜的内侧，向胞质内凸出。干燥的染色涂片上其位置特殊，位于距红细胞边缘的 1/3 处，此处细胞膜的曲率最小，可能是由于它使细胞膜变得僵硬所致。僵硬的细胞膜可造成红细胞通过脾窦内皮细胞缝隙时 Heinz 小体的脱离[78]。

血红蛋白 H 包涵体

血红蛋白 H 由 β 链四聚体组成，提示 α 链生成障碍导致 β 链相对过多。与氧化还原性染料如煌焦油蓝、亚甲蓝或新亚甲蓝发生反应，可导致异常血红蛋白的变性和沉淀[79]。煌焦油蓝可导致大量小的膜包绕的包涵体形成，使细胞在光镜下呈特殊的高尔夫球样（图 29-12F）。亚甲蓝和新亚甲蓝导致少量大小不等、膜包绕的浮动的包涵体产生[80]。血红蛋白 H 在 α 地中海性贫血中常见，也可见于不稳定血红蛋白综合征[81]（见第 47 章、第 48 章），偶见于红白血病[82,83]。

含铁小体和 Pappenheimer 小体

包含含铁小体的正常或病理性细胞多为网织红细胞。病理情况下含铁颗粒较大，数量较多。电镜显示这些小体大部分为有含铁微团的线粒体，而不是正常铁粒幼细胞中的铁蛋白聚集体[84]。含铁小体通常位于细胞的外周，而嗜碱性点彩颗粒常均匀分布于整个细胞中。Pappenheimer 小体是瑞氏染色下的含铁小体（图 29-12C），电镜下由于酸性磷酸酯酶的存在，证明其中的铁存在于溶酶体中。含铁小体也可包含退化的线粒体、核糖体和其他细胞残留物。

大网织红细胞

在急性贫血 EPO 急剧升高，或外源给以大剂量 EPO 的情况下，“应激”网织红细胞被释放入血循环[85]。这些细胞体积是正常红细胞的 2 倍以上，血红蛋白含量也相应增加（见第 31 章图 31-2）。这种细胞体积的增加究竟是因为在成熟过程中有丝分裂减少，还是由于其他过程中的参与尚不清楚。相反，即使在中等剂量 EPO 的刺激下也有部分网织红细胞从骨髓池进入循环池。这些网织红细胞中的 RNA 含量比正常细胞高，目前已可以定量检测。通常对核糖体物质进行荧光染色，然后采用对荧光物质敏感的流式细胞仪检测，将网织红细胞分为高、中、低荧光强度组。既往文献中提及“应激”网织红细胞多为高、中等荧光强度组[85]。

红细胞的结构和形态

正常静态红细胞呈双面凹的圆盘形，其形态和大小的差异对贫血的鉴别诊断有很大价值（见第 33 章、第 35 章）。正常成人红细胞直径约 7.5~8.7μm，随细胞衰老轻微变小。脾促使的囊泡形成贯穿整个红细胞的生存阶段，它可致细胞膜和血红蛋白持续丢失，这可能是红细胞体积随衰老逐渐减小的原因[86]。细胞的平均体积为 90fl[87]，表面积约 136μm^2[88]。红细胞膜以过量的方式存在，使细胞肿胀成体积为 150fl 的球形，或使细胞进入直径为 2.8μm 的毛细血管。正常红细胞瑞氏染色下呈红棕色，吉姆萨染色下呈粉红色。与周边相比，红细胞中心 1/3 染色相对苍白，反映其双面凹形态。在干燥涂片上红细胞厚

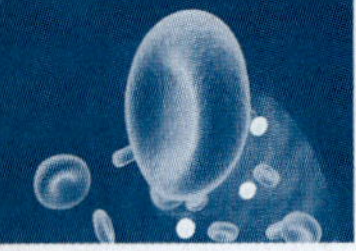

0.6μm，比正常薄2/3[11]。在制备血涂片过程中可产生许多假象，可能与玻片或盖玻片被痕量的油迹、洗涤剂或其他杂质污染有关[89]。制片过程中的摩擦和表面张力可造成细胞碎片，或形成环形或新月形细胞[89]。相差显微镜或干涉相差显微镜下观察红细胞内部可见闪烁的光点，称为红细胞闪光现象（red cell flicker）[90]，这可能是由于热刺激红细胞膜波动所致。对这些细胞膜表面波动的频率分析可给出一曲率弹性常数，以及此常数在乙醇、胆固醇负荷以及暴露于交联剂时的变化[91]。

■ 循环中红细胞形态及其生存期

循环中红细胞大部分时间在微循环的毛细血管中度过，在其生存100~120天里移动了大约250km的路程，并损失了其15%~20%的血红蛋白[86,92]。这种单纯血红蛋白丢失却不伴随膜丢失的机制目前尚不清楚[92]。红细胞生存期长，在一定程度上归因于红细胞膜具有能围绕红细胞内容物旋转的独特能力[7]。这种排列方式使外界冲击经细胞膜传入内在的黏性血红蛋白溶液，而不是将这种冲击能量聚集在细胞膜上。红细胞膜骨架是由高度折叠的六角形/五角形亚单位[94-96]形成的均质的外壳[93]，这是导致这个不寻常现象的原因，也是引起静止红细胞双面凹形态的原因[97]。红细胞盘形结构的细微差异与膜下骨架的弹性变化有关[88]。红细胞进入微循环必须承受强大的剪切力及变形压力。细胞膜的弹性和流动性需要ATP并依赖骨架蛋白[98-100]。膜下骨架中收缩蛋白量的不足或存在突变型的收缩蛋白均可导致异常的盘状细胞，见于遗传性球形红细胞增多症、椭圆形红细胞增多症及异型红细胞增多症（见第45章）[101]。在血流停止或极其缓慢的区域，红细胞常2~12个聚集在一起前行，呈缗钱状[102]。这种聚集在大血管中则被剪切力破坏。

■ 红细胞形态的命名

国际上采用统一的希腊词根，根据红细胞的三维形态学特征，对不同红细胞进行命名（表29-2）[103]。

表29-2 红细胞形状的命名及其相关疾病

术语	旧命名法	特点	显微图	相关疾病
盘形红细胞	双凹面圆盘	双凹面圆盘形		
棘形红细胞Ⅰ~Ⅲ型	锯齿状细胞	整个细胞上布满短的分布均匀的刺，从Ⅰ~Ⅳ型棘突几乎完全丢失		尿毒症、肝脏疾病、低钾红细胞、胃癌和消化性溃疡
棘形刺状红细胞	刺状细胞	红细胞上的刺形态不规则，长度不等，分布不均匀		无β脂蛋白血症、酒精性肝病、脾切除后、吸收障碍性疾病
口形红细胞（Ⅰ~Ⅲ）	口形细胞、杯形、蘑菇杯形、单面凹形、微球形	单面凹的碗型红细胞，形态由碗型（Ⅰ型）变为表面有小凹的球形（外周血片上为口的形状）		遗传性球形红细胞增多症、遗传性口形红细胞增多症、酒精性肝硬化、红细胞钠泵缺陷、阻塞性肝病
球形口形红细胞	微球形细胞，球形细胞	血红蛋白浓度致密的球形红细胞，电镜示持续存在小凹陷		遗传性球形红细胞增多症（通常呈球形口形细胞）、免疫性贫血、输血后、Heinz小体溶血性贫血、低渗性溶血性、碎片性溶血
裂形红细胞	盔形红细胞、碎片细胞	通常呈半盘形，有两个或三个尖端，细胞较小，为不规则碎片		微血管病性溶血性贫血（TTP、DIC、脉管炎、肾小球肾炎、肾移植排斥反应）、癌症、心脏瓣膜病（人工或病理性瓣膜）、严重烧伤、行军性血红蛋白尿

续表

术语	旧命名法	特点	显微图	相关疾病
椭圆形红细胞	椭圆形红细胞	延长的椭圆形（有血红蛋白的极性）		遗传性椭圆形红细胞增多症、地中海性贫血、铁缺乏、骨髓病性贫血、巨幼细胞性贫血
镰形红细胞	镰形红细胞	红细胞中含聚合的血红蛋白 S；有多种形态：双极形、冬青叶形和不规则的刺形		镰形细胞病（SS、S 性状、SC、SD、S 地中海贫血等）、血红蛋白 C-Harlem、血红蛋白 Memphis/S
靶形红细胞	靶形红细胞	呈钟形，在干燥的血片上呈靶形		阻塞性肝病、血红蛋白病（S、C）、地中海性贫血、铁缺乏、脾切除后、卵磷脂胆固醇酰基转移酶
泪滴形红细胞	泪滴形红细胞	只有一个延长的尖端		原发性骨髓纤维化、骨髓病性贫血、地中海性贫血
薄形红细胞	薄片细胞	细胞较薄，血红蛋白位于外周		地中海性贫血、阻塞性肝病（± 铁缺乏）
角细胞	角细胞	红细胞上的空泡破裂形成红细胞的棘，细胞呈半月形或纺锤形		DIC 或人工血管

盘形红细胞是红细胞不受外界变形性应力作用时呈现的形态，呈光滑的双凹面圆盘形（图 29-13A）。在多种外界因素的影响下，盘形红细胞可快速、可逆地转变为其他两种形式：一种是口型红细胞，呈单面凹、杯状（图 29-13B）；另一种为棘形钝锯齿状红细胞，细胞表面均匀分布着 10~30 个半球形小突起（图 29-13C）。通常这种变化也可见于其他形态的红细胞，这表明其处于细胞膜能量平衡状态[97]。

棘形尖刺样红细胞形态不规则，细胞上有 2~10 个不同长度，不同直径的半球形尖刺（图 29-13D）。这些刺突的基底部宽度不等，与棘形钝锯齿状红细胞不同，后者刺突的基底部非常均一。

尽管球形红细胞命名已久，但实际上它并非是真正球形的细胞（图 29-13E）。其厚度明显增加，以至于细胞中心凹陷度明显减少，甚至消失。扫描电镜下球形红细胞常具有小凹陷或不规则区，提示其来源于口形红细胞。

裂形红细胞是呈半圆盘形的红细胞碎片，其上有 2~3 个尖端（图 29-13F），因为它是红细胞发生机械性损伤或红细胞断裂后，两个相对的膜表面发生粘合所致，所以它比正常盘形红细胞小，且出现一个或多个僵硬和扭曲的膜区域，此区域为红细胞受损或发生粘合的部位。

镰形红细胞是指由镰形血红蛋白多聚化而形成的镰刀状和其他多种形态的红细胞。这些细胞形态具有很大的差异，有双极形、冬青叶形和长而不规则的尖刺形（图 29-13G）。

椭圆形红细胞（卵形红细胞）主要是呈卵形双面凹圆盘状。此细胞可有不同的椭圆形态，从轻度椭圆形到呈两极拉长的圆桶状形态。（图 29-13H）。

靶形红细胞中膜相对过多引起细胞中央膜的皱褶。血涂片上血红蛋白在细胞膜皱褶处聚集，导致细胞中心密度增高，呈牛眼样或靶形（图 29-13I）。

泪滴形红细胞具有单个较长的尖端，既往称此类细胞为泪滴形、球拍形或尾形异形红细胞（图 29-13J）。

薄形红细胞为薄片状细胞，通常直径很大，细胞中心颜色苍

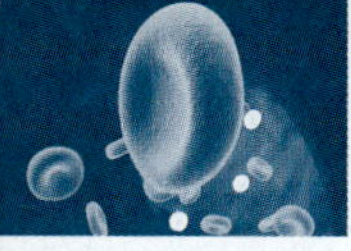

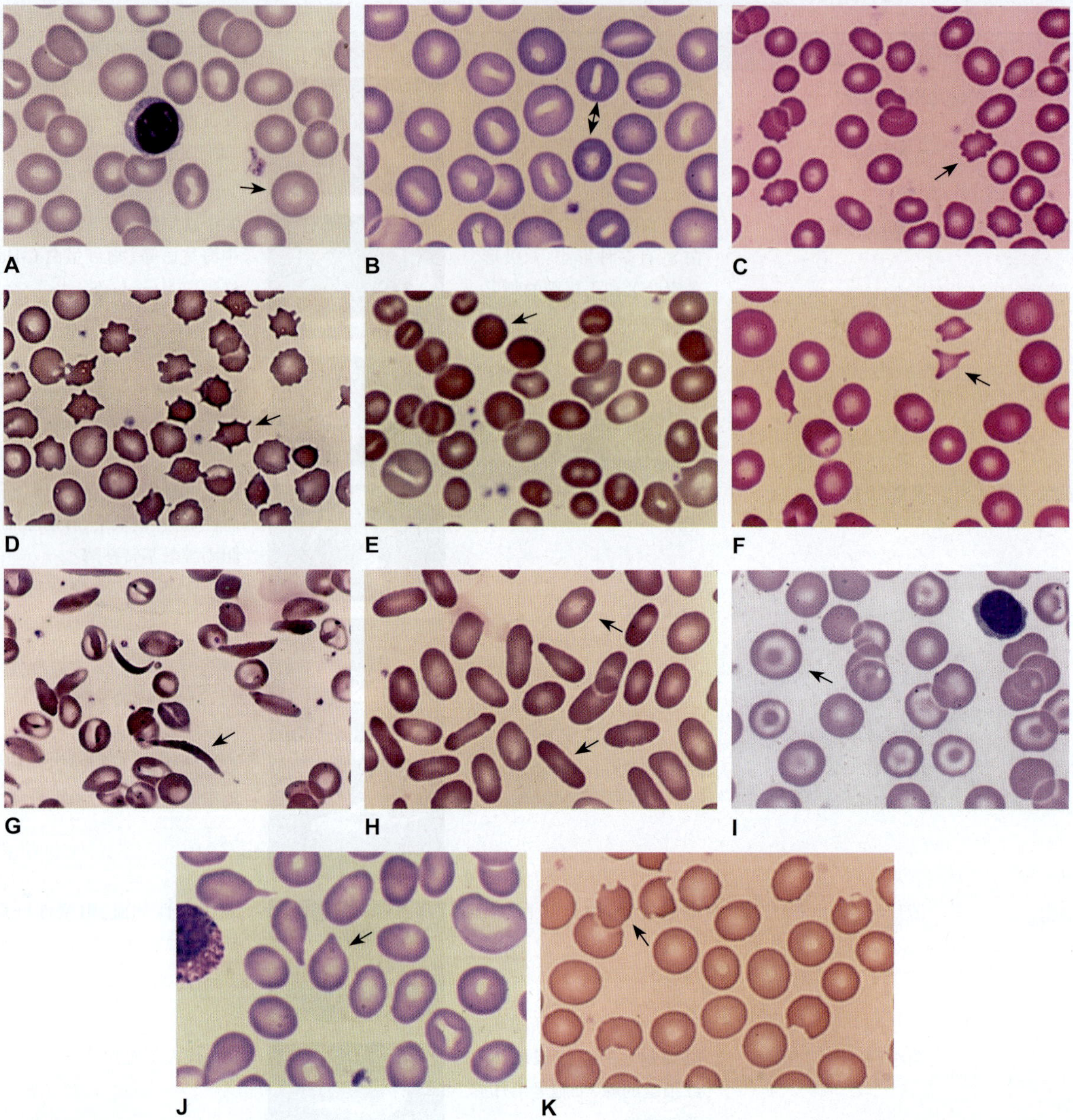

A B C D E F G H I J K

图 29-13 A. 正常红细胞。箭头指向的是正常盘形红细胞。B. 口形红细胞。箭头指的是口形红细胞形态学上的两个类型:上面的细胞有裂缝形的淡染区;下面的细胞有一个小的中心环形淡染区。C. 棘形红细胞。图片中有数个棘形红细胞。箭头所指的示例细胞具有伸向四周的,均一的、散在的、短直的突起。D. 棘形刺状红细胞。箭头所指的示例细胞具有一些尖刺样突起,分布不均,长度不等。E. 球形红细胞。小的、圆形的、浓染的细胞,完全球形的红细胞没有中央淡染区。F. 裂形红细胞。这些小红细胞碎片表现多种形态,箭头所指的为三角形,此外在图中也可见到另外两种形态的裂形红细胞。尽管这些细胞是被破坏的,并且体积很小,但它们多保持双面凹形态,并由此显示出其中心淡染区。G. 镰形红细胞。图中可见多个镰形红细胞,其中两个是典型的镰刀刀锋形状(箭头所示)。一些红细胞正向镰形红细胞转化,表现为两头稍钝的椭圆形细胞,直径较窄,血红蛋白聚集于中央(外周结晶化)。在图中可见 8 个这样的细胞。H. 椭圆形红细胞和卵圆形红细胞。下面的箭头指的是一个椭圆形红细胞(雪茄状);上面的箭头指的是卵圆形红细胞(橄榄球状)。在遗传性疾病中这两种类型细胞可同时见到(同样的基因突变导致两种类型细胞产生)。罗马数字被用来标注这些椭圆形细胞,以表明其形态向椭圆形改变的程度。例:椭圆形红细胞Ⅰ、Ⅱ、Ⅲ。I. 靶形红细胞。箭头指向的图中数个靶形红细胞中较典型的一个,其被膜包绕的血红蛋白浓集并折向中心,呈箭靶样。J. 泪滴形红细胞。图中可见三个泪滴形红细胞,其中一个被箭头指出。K. 角细胞。图中可见数个角细胞。箭头指向的角细胞具有两个尖锐的突起。

白,周围有一圈较窄的血红蛋白带,细胞表面积/体积比增高。

角细胞细胞体积相对正常,由于某个区域的细胞膜并排粘合而被去除,造成红细胞变形,两个或多个突起(图 29-13K)。

“咬”细胞边缘具有一个或多个半圆形缺损,与脾巨噬细胞清除 Heinz 小体有关(见第 46 章)[104]。

如果需要,对红细胞的形态变异可采用复合名词进行准确命名,例如球形口形红细胞(spherostomatocyte)。为精确描述细胞容积的改变,可在名词前加“小”(micro)或“大”(macro)来进行修饰,如小球形红细胞或大薄形红细胞。

红细胞大小的差异被称为红细胞大小不均(anisocytosis),而细胞形态的差异则被称为异形红细胞(poikilocytosis)(见第 2 章)。

■ 红细胞形态的正常生理和病理生理

双凹面圆盘结构

一个健康红细胞通过使其膜的弯曲能降至最低以维持它的正常双凹面形状[105]。随着悬浮介质低渗性的增加，红细胞从双凹面形渐变为球形。这种可进行数学计算的转变产生最初的假设：双凹面的形状具有最小的弯曲能。针对红细胞不同形态，包含膜骨架相关的弯曲刚度、拉伸及切变弹力信息的数学模型的发展[106,107]表明通过能量最小化方式可以惊人的准确度重现所有的红细胞形态，包括沿着红细胞形态的"主流序列"从口形红细胞至双凹面盘形红细胞再至棘形红细胞Ⅰ、Ⅱ、Ⅲ转变[108,109]。另外，显示机械力已能被很好地理解的一些额外的证据来自对一些"非主流序列"红细胞形态的数学模型的建立，如三凹陷细胞（knizocytes）和凹陷为三角形的口形红细胞。在建立数学模型时将弯曲刚度、拉伸及切变弹力考虑进去（图 29-14）[109]。

但是，红细胞膜刚性形成的原因尚不清楚。是否这种对弯曲的抵抗来自细胞膜内层和外层相对表面积的改变，就如最初的"双层偶联"假说[110]所认为的，细胞膜内层嵌入了胞质蛋白[111]？或是由于双分子层与其下面细胞膜骨架的血影蛋白相互作用，后者由于阳离子交换带 3 蛋白的形态学发生变化而发生扩张和收缩？

口形红细胞 - 棘形红细胞 - 盘形红细胞的动态平衡

在处于生理性 pH 和血浆蛋白（尤其是白蛋白）水平正常时，健康红细胞常为光滑的双凹面圆盘形（图 29-15）。当 pH 增高或白蛋白浓度降低，或存在溶血卵磷脂、阴离子吩噻嗪衍生物时，盘形红细胞的边缘变得凹凸不平。这些凹凸较浅，广泛分布，仅累及红细胞边缘膜。此形态为棘形红细胞Ⅰ型，外界环境的进一步刺激可使细胞向棘形红细胞Ⅱ型和Ⅲ型转变。棘形红细胞上存在 10~30 个突起，大小一致，均匀分布于整个细胞表面。如果外界刺激十分强烈或刺激时间很长，可使棘形红细胞Ⅲ型转变为球形棘形红细胞Ⅰ型或Ⅱ型，此转变过程不可逆。

pH 降低、白蛋白浓度增高或阳离子吩噻嗪衍生物等均可使盘形红细胞转变为具有更深双凹面的中间形态，随后变为只存在单凹面的杯形细胞，即口形红细胞。这种转变是可逆的，但如果口形红细胞由于膜的丢失引起细胞表面深凹的闭塞，这种转变就变得不可逆，且最终导致球形口形红细胞的形成。

除 pH 值和白蛋白浓度外，还存在许多其他因素影响红细胞形态棘形 - 口形之间的转变。这些因素包括两性药物及去垢剂、带 3 蛋白的竞争性转运抑制剂 / 亲和标记及作用于完整细胞膜成分的抗体[115]。

衰老的红细胞

网织红细胞在分化成熟为盘形红细胞的过程中发生膜的丢失。囊泡形成所致膜的丢失贯穿红细胞终生。囊泡化过程导致了最高达 20% 的细胞内血红蛋白的丢失，主要是血红蛋白 A_{1C} 和血红蛋白 A_{1e2} 的丢失[86]。当红细胞衰老时，血红蛋白聚集到囊泡内并被脾清除。在无脾的患者中，这些囊泡是持续存在的。红细胞衰老意味着为膜的丢失，红细胞平均血红蛋白浓度（MCHC）升高及变形能力的下降。此观点大部分来源于是对密度分离细胞及和衰老细胞等密度细胞的研究。实际上，细胞因 MCHC 升高导致密度增高，增高的 MCHC 对红细胞变形性发挥抑制效应。因此高密度细胞相对不易变形，但它们是否是衰老细胞还不肯定。有一点是明确的，与网织红细胞不同，衰老的红细胞在形态上不易区分。红细胞的衰老和老化将在第 32 章中讨论。

靶形红细胞

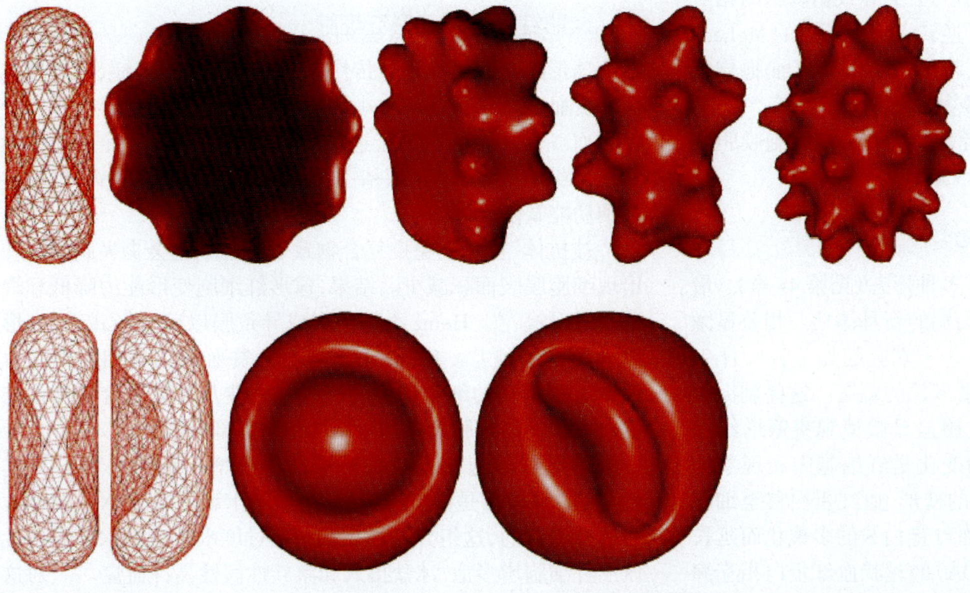

靶形红细胞可见于梗阻性肝病、血红蛋白 S 病和血红蛋白 C 病、地中海贫血、铁缺乏、脾切除后及卵磷脂胆固醇乙酰基转移酶缺乏。

在血液循环中靶形红细胞呈钟形，在干燥的血涂片上呈靶形[89]。在平面上，靶形红细胞倾向于凹面外翻形成中央突起，而血红蛋白会重分布到此区。由此形成血片上的中心高密度区（靶形）。靶形红细胞膜相对过多，可能与红细胞表面积增加及细胞内血红蛋白含量减少有关。梗阻性肝病患者卵磷脂胆固醇乙酰基转移酶（LCAT）活性受抑，使胆固醇 / 磷脂比率增高[116]，并由此导致红细胞膜表面积绝对值增加。相反，缺铁性贫血和地中海性贫血患者因细胞内血红蛋白含量降低，仅有红细胞膜的

图 29-14 盘形红细胞 - 棘形红细胞转化及盘形红细胞 - 口形红细胞转化的数字重建。真实的形态将在图 29-15 中描述。无论是早期的圆锯齿状针刺突起还是双面凹圆盘形红细胞的浅凹，数字重建均可以较清晰显示。

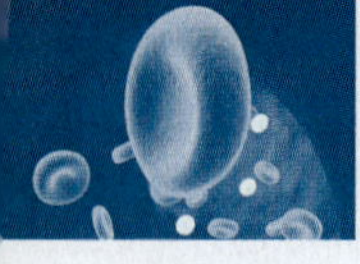

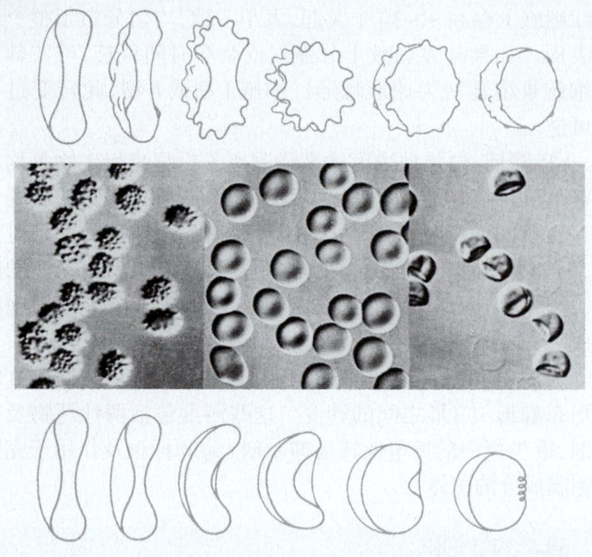

图 29-15 盘形红细胞 - 棘形钝锯齿状红细胞和盘形红细胞 - 口形红细胞的转化。上方的演化图描述了在 pH 升高，或细胞悬液中缺乏白蛋白，或接触阴离子噻吩嗪衍生物时，向棘形钝锯齿状红细胞的转化。可见棘首先出现在双面凹的边缘。下方的演化图描述了 pH 降低，或细胞悬液中白蛋白浓度过高，或接触阳离子吩噻嗪衍生物时，向口形红细胞的转化。可见盘形红细胞和早期杯形红细胞之间的中间形态并非为弯曲的盘形，而呈蝶形领结状，其凹陷边缘锐利[169]。中间图为湿片中口形红细胞(右)、盘形红细胞(中)和棘形红细胞(左)的光镜下形态。

相对增多。

棘形尖刺样红细胞

棘形尖刺样红细胞可见于无 β 脂蛋白血症、酒精性肝病、脾切除后及吸收障碍状态。

正常红细胞在其磷脂含量发生改变时可转变为棘形尖刺样红细胞，其原因可能与甘油磷酸酯的丢失导致鞘磷脂的相对增加有关[117]。转变一旦形成即不可逆转。但在罕见的 McLeod 综合征中(见第 45 章和第 137 章)，将棘形尖刺样红细胞与磷脂酰丝氨酸或氯丙嗪一起孵育，可恢复红细胞盘状形态[118]。肝细胞性疾病和无 β 脂蛋白血症患者棘形尖刺样红细胞膜胆固醇 / 卵磷脂比例常明显升高(见第 45 章)。

盘形红细胞 - 镰形红细胞的转变

镰形红细胞在染色涂片上具有多种形态(见第 48 章)。最常见的是梭形细胞，表现为有两个尖端的新月体形。相差显微镜下脱氧镰形红细胞形态各异，一些末端突起如冬青叶样尖端、异形、构象异常异形、一些有数微米长的刺突。这些刺突很脆，容易从细胞上撕除。如果通过相差显微镜观察镰形红细胞的形成，伴随脱氧化出现最早的变化是红细胞闪光现象的消失[119]，随后出现盘形红细胞边缘的变形，血红蛋白移至细胞的一侧，接着细胞由于丝状或柱状血红蛋白 S 的多聚化而延长或变得僵硬[120]。直径 6~7nm(60~70Å)的丝状血红蛋白相互缠绕成六股螺旋状，组成直径为 15~18nm(150~180Å)的柱状结构[121]。部分镰形红细胞中这种多聚体发生随机定位，但随着多聚体化的增加，多聚化丝状血红蛋白发生侧向重定位，形成柱状血红蛋白，并通常沿镰形细胞的长轴排列。在血红蛋白重新氧合时，镰形细胞恢复成盘状。此过程中，随着长尖刺的回缩，细胞膜便以微球和碎片的形式丢失[122]。有证据表明，在慢性脱氧合作用下可出现更为典型的镰形细胞。因此，细胞膜的张力最大，在慢性脱氧合作用后的去镰形化循环中会丢失更多的细胞膜[123]。去镰形化过程也可导致附着于红细胞膜内侧小 Heinz 小体的形成，细胞膜的僵硬度增加和阳离子渗漏[77]。随着每一次镰形化 - 去镰形化循环，膜损伤逐渐积累，表现为改变的 β- 肌动蛋白在数量上的增加。β- 肌动蛋白的这种改变是由于 ^{284}Cys 与 ^{273}Cys 之间形成二硫键造成的。这种改变的蛋白被命名为 ISC β- 肌动蛋白，以使其与不可逆镰形红细胞(ISCs)中膜的变形能力降低联系在一起。即使在充分氧化时，这些细胞也不能恢复到双面凹盘形[125]。这些细胞的血红蛋白浓度增加，阳离子通透性增加，细胞内钾离子水平降低，钠离子水平增高。镰形红细胞贫血患者血液中除不可逆镰形红细胞(ISCs)外，还存在少量细胞膜僵硬、受损的细胞——sequestrocyte。这些细胞有特征性的线性膜融合区，内含血红蛋白。光镜下可见大量的空泡。sequestrocyte 的形成可能受镰形化 - 去镰形化循环中的物理损伤和膜氧化损伤引起细胞膜跨膜结合的双重作用[126]。

裂形红细胞

裂形红细胞可见于微血管病性溶血性贫血、血小板减少性紫癜(TTP)、弥散性血管内凝血(DIC)、血管炎、肾小球肾炎、肾移植排斥、癌症转移、心瓣膜性溶血(人工瓣膜或病理性瓣膜)、严重烧伤及行军性血红蛋白尿。

纤维蛋白带可在受损血管中的排列从而过筛通过的红细胞。如果一个通过的红细胞折叠或附着于纤维蛋白带上，血流将牵拉红细胞，最终使其破碎[127,128]。如果红细胞在破裂前其细胞膜的两个内表面相互接近，被撕裂的膜会重新封合。[129]，血红蛋白就会包含于裂形红细胞中。较僵硬的裂形红细胞以及那些表面积相对较小的细胞会很快从脾脏中清除，而余下的细胞可在循环中生存数天。

球形红细胞和口形红细胞

球形红细胞可见于遗传性球形红细胞性增多症、免疫性溶血性贫血、输血后、Heinz 小体溶血性贫血、低渗性溶血和碎片性溶血。口形红细胞见于遗传性口型红细胞增多症及遗传性球形红细胞性增多症、酒精中毒、肝硬化、梗阻性肝病、红细胞泵钠功能缺陷。

被抗体、补体或免疫复合物致敏的红细胞会丧失胆固醇和出现细胞膜表面积减少。结果，球形红细胞变形能力降低和渗透脆性升高[130]。Heinz 小体的形成导致膜以碎片形式丢失，形成球形红细胞[131]。Heinz 小体溶血性贫血和免疫相关性溶血性贫血中常见的细胞球形化机制分别涉及吞噬包含变性血红蛋白聚合物的细胞部分和致敏的细胞膜部分[132]。

口形红细胞增多症是球形红细胞增多症的一种罕见类型[133]，这种异常是由红细胞膜对单价阳离子 K^+ 和 Na^+ 的异常通透性引起的，这组异源性疾病包括过度水化或脱水性遗传性口形红细胞增多症、冰盐摄入和家族性假性高钾血症[134]。对这些疾病更详细的介绍见第 45 章。

从正常的盘形到口形红细胞、球形口形红细胞和致密的小球形红细胞等一系列异常细胞可见于遗传性球形红细胞增多症。

温度引起的细胞形态变化

加热红细胞至 49℃可引起收缩蛋白解聚。如果短暂加热，且双面凹的内表面相互接触，这些表面在冷却时可融合[136]。更强的热度可使整个细胞出现显著的小球。这些小球似出芽样从细胞表面产生，整个细胞转变为小的球形碎片（热异形红细胞，pyropoikilocytes），这些碎片可能在严重烧伤后恢复（见第 51 章图 51-1A）。

椭圆形红细胞

椭圆形红细胞见于遗传性椭圆形红细胞增多症、地中海贫血、铁缺乏、骨髓病性贫血及巨幼红细胞性贫血。

正常血涂片中椭圆形或卵形红细胞通常小于红细胞总数的 1%。在多种病理情况伴或不伴贫血时（地中海性贫血、叶酸和铁缺乏等），椭圆形红细胞的比例可增至 10%。尤其是在红细胞生成异常时此比例可高达 50%。遗传性椭圆形红细胞增多症（见第 45 章）中该细胞比例从 0~98%，波动范围很大[137]。这种波动促使血液学家为遗传性椭圆形红细胞增多症更换一个生化和功能性（流变学）定义，以取代原来的形态学名称[137]。遗传性椭圆形红细胞增多症与细胞骨架的 2 个主要蛋白，收缩蛋白 3 带[101,138-140]和 4.1 蛋白[141,142]在质和量上的异常相关。这种异常导致细胞膜的流变学性质损害[139,143]。严重的溶血性贫血仅见于纯合子病例（遗传性热异形红细胞增多症），这些病例中存在典型的热异形红细胞。

泪滴形红细胞

泪滴形红细胞见于原发性骨髓纤维化、骨髓病性贫血及地中海贫血。

泪滴形红细胞在骨髓纤维化伴髓外造血患者的血液中较典型。骨髓纤维化中出现泪滴形红细胞的机制尚不清楚。抽吸红细胞膜至适当大小的微量加样器中可产生相同的泪滴形态改变，但这种变化可在数分钟内完全恢复。网织红细胞发生类似细胞变形，因其膜下骨架尚在组装中，其形态变化是持久的。细胞从骨髓或髓外造血组织中延迟释放，例如原发性骨髓纤维化（见第 91 章），为这种变形提供了机会。

角细胞（钝锯齿状细胞，盔细胞）

角细胞是盘形细胞边缘存在一个或多个粗糙的环形缺失的红细胞，其常见于 DIC 和人造血管。由于其血红蛋白含量正常或仅轻度减少而与裂形红细胞不同。它不由红细胞的切开形成，而是当所有的血红蛋白在盘形红细胞边缘被挤出时，两个相对的膜表面融合所致[144]。此过程形成了一个假性空泡并很快破裂，或许由于膜融合区细胞膜骨架变僵硬所致，最终形成带有棘突或角状物边缘的切迹。在试验中，温度超过 49℃[136]或在机械刺激下[129]可引起膜的融合及假性空泡的形成。体外与联胺和 N- 己基顺丁烯二酰亚胺[145]接触也可产生此类型细胞。

咬伤细胞

当 Heinz 小体被脾巨噬细胞清除时形成凹陷即产生“咬伤”细胞，多见于 Heinz 小体溶血性贫血[104]。“咬伤”细胞的定义强调细胞丢失膜的部分而不是细胞上留下的角[146]。在体内使用磺胺类药物如氨苯砜、柳氮磺胺吡啶以及泌尿系抗感染药物非那吡啶等均可在某些敏感的个体中产生“咬伤”细胞[147]。“咬伤”细胞是角细胞的一种。两者的区分在于“咬伤”细胞的形成涉及变性血红蛋白（以及膜）的清除，而角细胞则通常由膜的融合引起，随后融合膜再清除。

血红蛋白 C 病的结晶体

纯合子血红蛋白 C 病患者脾切除后的 10% 的循环细胞中含有四面体结晶（见第 48 章图 48-7）[148]。而未行脾切除术的患者血涂片中罕见或缺乏这种含结晶体的细胞[149]。随着血红蛋白 C 结晶体在脱氧作用下在脾脏中溶解，释放出渗透活性物质，形成球形细胞，脾切除的效果就取决于此球形细胞的形成。体外脱氧情况下，血红蛋白 C 结晶体的溶解更容易发生，这与镰刀血红蛋白结晶体的反应相反[150]。体外将含血红蛋白 C 的细胞在玻片和载玻片之间脱水 24 小时[151]或将红细胞置于 3% 氯化钠溶液中高渗脱水 4~12 小时均易产生结晶体。纯合子血红蛋白 C 病中超过 75% 以上的细胞可见结晶体；而血红蛋白 SC 和其他血红蛋白 C 变异型中出现结晶体的比例较低。在血红蛋白 C 结晶体中检测出四面体或六面体排列的分子亚基[152]。当悬浮液的张力升高时血红蛋白 Setif 与血红蛋白 C 一样也在细胞内沉积成结晶体[153]。当渗透压足够时，这种情况可在肾髓质氧化溶胶中发生。然而，Setif 基因杂合子携带者尚无临床症状。

■ 渗透行为

红细胞类似渗透压计[154]，在高渗溶液中发生皱缩，其双面凹的内表面形成越来越大的中央凹陷。而当红细胞在低渗溶液中达到溶血临界点时，将出现大于 10nm（10Å）的洞[155]，血红蛋白漏出。漏洞形成与细胞膜的弹性有关，在地中海贫血患者的细胞中，这种功能被减弱[156]。在溶血（血红蛋白漏出）后，细胞膜上的洞或泪滴样突起可关闭，细胞可恢复其原来的双面凹形态。

■ 变形性

变形性是红细胞在循环中赖以生存的一个重要决定因素。整个细胞的变形性由细胞膜本身的变形性、内部黏滞性（实际应用中的 MCHC）和细胞表面积 / 体积比构成。细胞变形性可以通过检查红细胞悬液通过一已知孔径过滤器的时间测定[157]，另外可将细胞悬浮于黏性介质，给予剪切力作用测定。形态变化可在检电器中光镜下观察到[158]，也可通过激光衍射方法检测[159]。在激光衍射系统分析过程中，改变悬液介质的渗透压，可改变细胞的表面积 / 体积比以及细胞内黏滞度，由此得到更多的资料[160]。此外，在通过快速流动缓冲液中的蜘蛛网丝时红细胞会发生变形。通过检测缓冲液的流速与红细胞变形性的关系，可了解细胞膜的变形性[161]。

MCHC 升高 20% 可使细胞内部黏滞度升高 600%[162]，尽管如此，红细胞仍具有足够的变形能力在微循环中生存，但这些变形能力差的细胞需要更长的时间通过脾脏。干瘪细胞增多症患者红细胞不具备此特点，此类患者红细胞的内部黏滞度通常达到其上限，与其通过脉管系统时保持一致[163]。

循环中引起红细胞变形性下降的主要原因可能是膜不足（球形细胞增多），而不是膜僵化。脾窦内皮细胞裂隙中存在正

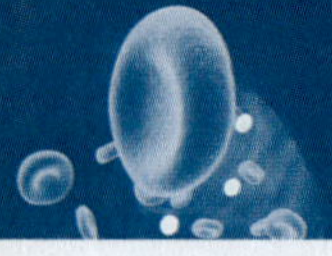

常表面积/体积比的细胞，而表面积/体积比较正常低的细胞则被脾吞噬细胞清除。可以确认的是，完全球形的红细胞不论其 MCHC 多低，也不管其分离出来的细胞膜多易变形，其变形性都很差。

■ 红细胞溶解

红细胞衰亡 - 红细胞的自杀

生理性红细胞死亡被称为红细胞的衰亡，其机制类似于红细胞生长过程中核的脱出。这个过程开始于红细胞中前列腺素 E_2 的形成。前列腺素 E_2 激活了钙离子通道，使红细胞膜内外钙离子浓度达到平衡，这又激活了钙离子敏感性的钾离子通道并引起超极化。钙离子浓度平衡同样激活拼接酶，使局限在细胞膜内面的磷脂酰丝氨酸转移至细胞膜外表面。细胞外表面磷脂酰丝氨酸大量的增加导致巨噬细胞吞噬及破坏红细胞。拼接酶的活性在神经酰胺作用下增强。神经酰胺在鞘磷脂酶作用下产生。此过程和多种应激原联系在一起，包括渗透性休克及血小板活化因子，它们会影响鞘磷脂酶活性[164,165]。

翻译：刘云涛

校对：吴英里，王建祥

参考文献

1. Southcott MJG, Tanner MJA, Anstee DJ: The expression of human blood group antigens during erythropoiesis in a cell culture system. *Blood* 93:4425, 1999.
2. McGrath K, Palis J: Ontogeny of erythropoiesis in the mammalian embryo. *Curr Top Dev Biol* 82:1, 2008.
3. McGrath KE, Palis J: Hematopoiesis in the yolk sac: More than meets the eye. *Exp Hematol* 33:1021, 2005.
4. Palis J: Ontogeny of erythropoiesis. *Curr Opin Hematol* 15:155, 2008.
5. Tavian M, Peault B: Embryonic development of the human hematopoietic system. *Int J Dev Biol* 49:243, 2005.
6. Zambidis ET, Peault B, Park TS, et al: Hematopoietic differentiation of human embryonic stem cells progresses through sequential hematoendothelial, primitive, and definitive stages resembling human yolk sac development. *Blood* 106:860, 2005.
7. Schmid-Schonbein H, Wells R: Fluid drop-like transition of erythrocytes under shear. *Science* 165:288, 1969.
8. Pereda J, Niimi G: Embryonic erythropoiesis in human yolk sac: Two different compartments for two different processes. *Microsc Res Tech* 71:856, 2008.
9. Sadahira Y, Mori M: Role of the macrophage in erythropoiesis. *Pathol Int* 49:841, 1999.
10. Breton-Gorius J, Vuillet-Gaugler MH, Coulombel L, et al: Association between leukemic erythroid progenitors and bone-marrow macrophages. *Blood Cells* 17:127, 1991.
11. Bessis M: *Living Blood Cells and Their Ultrastructure*. Springer-Verlag, Berlin, 1973.
12. Chasis JA, Mohandas N: Erythroblastic islands: Niches for erythropoiesis. *Blood* 112, 2008.
13. Spring FA, Parsons SF: Erythroid cell adhesion molecules. *Transfus Med Rev* 14:351, 2000.
14. Lee G, Lo A, Short SA, et al: Targeted gene deletion demonstrates that the cell adhesion molecule ICAM-4 is critical for erythroblastic island formation. *Blood* 108:2064, 2006.
15. Yokoyama T, Etoh T, Kitagawa H, et al: Migration of erythroblastic islands toward the sinusoid as erythroid maturation proceeds in rat bone marrow. *J Vet Med Sci* 65:449, 2003.
16. Hristoskova S, Holzgreve W, Hahn S, Rusterholz C: Human mature erythroblasts are resistant to apoptosis. *Exp Cell Res* 313:1024, 2007.
17. Yoshida H, Kawane K, Koike M et al: Phosphatidylserine-dependent engulfment by macrophages of nuclei from erythroid precursor cells. *Nature* 437:754, 2005.
18. Manwani D, Bieker JJ: The erythroblastic island. *Curr Top Dev Biol* 82:23, 2008.
19. Rhodes MM, Kopsombut P, Bondurant MC, et al: Adherence to macrophages in erythroblastic islands enhances erythroblast proliferation and increases erythrocyte production by a different mechanism than erythropoietin. *Blood* 111:1700, 2008.
20. Wright SD, Meyer BC: Fibronectin receptor of human macrophages recognizes the sequence Arg-Gly-Asp-Ser. *J Exp Med* 162:762, 1985.
21. Patel VP, Lodish HF: The fibronectin receptor on mammalian erythroid precursor cells—Characterization and developmental regulation. *J Cell Biol* 102:449, 1986.
22. Fraser IP, Gordon S: Murine erythroleukemia (Mel) cells bear ligands for the sialoadhesin and erythroblast receptor macrophage hemagglutinins. *Eur J Cell Biol* 64:217, 1994.
23. Breton-Gorius J, Guichard J, Vainchenker W: Absence of erythroblastic islands in plasma clot culture and their possible reconstitution after clot lysis. *Blood Cells* 5:461, 1979.
24. Parmley RT, Ogawa M, Spicer SS, et al: Human marrow erythropoiesis in culture. 3. Ultrastructural and cytochemical studies of cellular interactions. *Exp Hematol* 6:78, 1978.
25. Panzenbock B, Bartunek P, Mapara MY, Zenke M: Growth and differentiation of human stem cell factor/erythropoietin-dependent erythroid progenitor cells *in vitro*. *Blood* 92:3658, 1998.
26. Klausner RD, Harford JB, Rao K: Molecular aspects of the regulation of cellular iron metabolism, in *Proteins of Iron Storage and Transport* edited by G Spik, J Montreuil, RR Crichton, J Mazurier, p 111. Elsevier Science, Amsterdam, 1985.
27. Quintana C, Bonnet N, Jeantet AY, Chemelle P: Crystallographic study of the ferritin molecule—New results obtained from natural crystals *in situ* (mollusk oocyte) and from isolated molecules (horse spleen). *Biol Cell* 59:247, 1987.
28. Iancu TC: Iron and neoplasia—Ferritin and hemosiderin in tumor cells. *Ultrastruct Pathol* 13:573, 1989.
29. Richter GW: Studies of iron overload—Rat-liver siderosome ferritin. *Lab Invest* 50:26, 1984.
30. Koorts AM, Viljoen M: Ferritin and ferritin isoforms I: Structure–function relationships, synthesis, degradation and secretion. *Arch Physiol Biochem* 113:30, 2007.
31. Pearse BM: Coated vesicles from human placenta carry ferritin, transferrin, and immunoglobulin G. *Proc Natl Acad Sci U S A* 79:451, 1982.
32. Ponka P, Sheftel AD, Zhang AS: Iron targeting to mitochondria in erythroid cells. *Biochem Soc Trans* 30:735, 2002.
33. Conrad ME, Umbreit JN, Moore EG, Heiman D: Mobilferrin is an intermediate in iron transport between transferrin and hemoglobin in K562 cells. *J Clin Invest* 98:1449, 1996.
34. Parmley RT, Hajdu I, Denys FR: Ultrastructural localization of the transferrin receptor and transferrin on marrow cell surfaces. *Br J Haematol* 54:633, 1983.
35. Grasso JA, Hillis TJ, Mooneyfrank JA: Ferritin is not a required intermediate for iron utilization in heme synthesis. *Biochim Biophys Acta* 797:247, 1984.
36. Speyer BE, Fielding J: Ferritin as a cytosol iron transport intermediate in human reticulocytes. *Br J Haematol* 42:255, 1979.
37. Drysdale J, Jain SK, Boyd D: Human ferritins: Genes and proteins, in *Proteins of Iron Storage and Transport* edited by G Spik, J Montreuil, RR Crichton, J Mazurier, p 343. Elsevier Science, Amsterdam, 1985.
38. Fenton HJH: Oxidation of tartaric acid in presence of iron. *J Chem Soc Trans* 65:899, 1894.
39. Haber F, Weiss J: Uber die Katalyse des Hydroperoxydes. *Naturwissenschaften* 20:948, 1932.
40. Scott MD, Eaton JW: Thalassemic erythrocytes—Cellular suicide arising from iron and glutathione-dependent oxidation reactions. *Br J Haematol* 91:811, 1995.
41. Harrison PM, Arosio P: Ferritins: Molecular properties, iron storage function and cellular regulation. *Biochim Biophys Acta* 1275:161, 1996.
42. Nijhof W, Wierenga PK: Isolation and characterization of the erythroid progenitor cell: CFU-E. *J Cell Biol* 96:386, 1983.
43. Malik P, Fisher TC, Barsky LL, et al: An *in vitro* model of human red blood cell production from hematopoietic progenitor cells. *Blood* 91:2664, 1998.
44. Sato T, Maekawa T, Watanabe S, et al: Erythroid progenitors differentiate and mature in response to endogenous erythropoietin. *J Clin Invest* 106:263, 2000.
45. Kie JH, Jung YJ, Woo SY, et al: Ultrastructural and phenotypic analysis of *in vitro* erythropoiesis from human cord blood CD34+ cells. *Ann Hematol* 82:278, 2003.
46. Bessis M, Breton-Gorius J: Ultra-structure du pro-erythroblaste. *Nouv Rev Fr Hematol* 1:529, 1961.
47. Breton-Gorius J, Reyes F: Ultrastructure of human bone marrow cell maturation. *Int Rev Cytol* 46:251, 1976.
48. Dvorak AM, Dvorak HF, Karnovsky MJ: Cytochemical localization of peroxidase activity in the developing erythrocyte. *Am J Pathol* 67:303, 1972.
49. Xue SP, Zhang SF, Du Q, et al: The role of cytoskeletal elements in the two-phase denucleation process of mammalian erythroblasts *in vitro* observed by laser confocal scanning microscope. *Cell Mol Biol (Noisy-le-grand)* 43:851, 1997.
50. Chasis JA, Prenant M, Leung A, Mohandas N: Membrane assembly and remodeling during reticulocyte maturation. *Blood* 74:1112, 1989.
51. Lazarides E: From genes to structural morphogenesis—The genesis and epigenesis of a red blood cell. *Cell* 51:345, 1987.
52. Bessis M, Breton-Gorius J, Thiery JP: Role possible de l'hemoglobine accompagnant le noyau des erythroblastes dans l'origine de la stercobiline élimnée précocement. *C R Acad Sci III* 252:2300, 1961.
53. Wilson JG, Tavassoli M: Microenvironmental factors involved in the establishment of erythropoiesis in bone marrow. *Ann N Y Acad Sci* 718:271, 1994.
54. Lichtman MA, Santillo P: Red cell egress from the marrow—Vis-à-tergo. *Blood Cells* 12:11, 1986.
55. Waugh RE, Hsu LL, Clark P, Clark A: Analysis of cell egress in bone marrow, in *White Cell Mechanics: Basic Science and Clinical Aspects* edited by HJ Meiselman, MA Lichtman, PL LaCelle, p 221. Alan R. Liss, New York, 1984.
56. Chamberlain JK, Lichtman MA: Marrow cell egress: Specificity of the site of penetration into the sinus. *Blood* 52:959, 1978.
57. Waugh RE: Reticulocyte rigidity and passage through endothelial-like pores. *Blood* 78:3037, 1991.
58. Nunez MT, Glass J, Fischer S, et al: Transferrin receptors in developing murine erythroid cells. *Br J Haematol* 36:519, 1977.
59. Pan BT, Johnstone RM: Fate of the transferrin receptor during maturation of sheep reticulocytes *in vitro*: Selective externalization of the receptor. *Cell* 33:967, 1983.
60. Zweig S, Singer SJ: Concanavalin A-induced endocytosis in rabbit reticulocytes, and its decrease with reticulocyte maturation. *J Cell Biol* 80:487, 1979.
61. Bowman WD Jr: Abnormal ("ringed") sideroblasts in various hematologic and nonhematologic disorders. *Blood* 18:662, 1961.
62. Hines JD, Grasso JA: The sideroblastic anemias. *Semin Hematol* 7:86, 1970.

63. Flandrin G, Daniel MT, Breton-Gorius J, et al: Ilôt érythroblastique anormal dû au développement de jonctions intercellulaires (synartèse érythroblastique). Un nouveau mécanisme d'anémie. Problèmes posés par le diagnostic. *Nouv Rev Fr Hematol* 14:161, 1974.
64. Jolly JMJ: Recherches sur la formation des globules rouges des mammiféres. *Arch Anat Microsc* 9:133, 1907.
65. Discombe G: L'origine des corps de Howell-Jolly et des anneaux de cabot. *Sang.* 19:262, 1948.
66. Felka T, Lemke J, Lemke C, et al: DNA degradation during maturation of erythrocytes—Molecular cytogenetic characterization of Howell-Jolly bodies. *Cytogenet Genome Res* 119:2, 2007.
67. Rondanelli EG, Trenta A, Magliulo E, et al: Morphogénèse des micronoyaux supplémentaires (pseudo-corps de Jolly) dans les cellules érythropoïétiques irradiées. Recherches cinémicrographiques en contraste de phase. *Acta Haematol* 35:232, 1966.
68. Koyama S: Studies on Howell-Jolly body. *Acta Haemat Jpn* 23:20, 1960.
69. Koyama S, Kihira H, Aoki S, Ohnishi H: Postsplenectomy vacuole: A new erythrocytic inclusion body. *Mie Med J* 11:425, 1962.
70. Holroyde CP, Gardner FH: Acquisition of autophagic vacuoles by human erythrocytes. Physiological role of the spleen. *Blood* 36:566, 1970.
71. O'Grady JG, Harding B, Egan EL, et al: "Pitted" erythrocytes: Impaired formation in splenectomized subjects with congenital spherocytosis. *Br J Haematol* 57:441, 1984.
72. Buchanan GR, Holtkamp CA, Horton JA: Formation and disappearance of pocked erythrocytes: Studies in human subjects and laboratory animals. *Am J Hematol* 25:243, 1987.
73. Kass L: Origin and composition of Cabot rings in pernicious anemia. *Am J Clin Pathol* 64:53, 1975.
74. Van Oye E: L'Origine des anneaux de Cabot. *Rev Hematol* 9:173, 1954.
75. Kass L, Gray RH: Ultrastructural visualization of Cabot rings in pernicious anemia. *Experientia* 32:507, 1976.
76. Jensen WN, Moreno GD, Bessis MC: An electron microscopic description of basophilic stippling in red cells. *Blood* 25:933, 1965.
77. Lessin LS, Wallas CH: Biochemical basis for membrane alterations in irreversibly sickled cells (ISC). *Blood* 42:978, 1973.
78. Heinz R: Uber Blutdegeneration und Regeneration. *Beitr Pathol* 29:299, 1901.
79. Chinprasertsuk S, Piankijagum A, Wasi P: *In vivo* induction of intraerythrocytic inclusion bodies in hemoglobin H disease: An electron microscopic study. *Birth Defects Orig Artic Ser* 23:317, 1987.
80. Wickramasinghe SN, Hughes M, Fucharoen S, Wasi P: The morphology of redox-dye-treated HbH-containing red cells: Differences between cells treated with brilliant cresyl blue, methylene blue and new methylene blue. *Clin Lab Haematol* 7:353, 1985.
81. Sansone G, Sciarratta GV, Ivaldi G, Chiappara G: Hb H-like inclusions in red cells of patients with unstable haemoglobin. *Haematologica* 72:481, 1987.
82. Beaven GH, Coleman PN, White JC: Occurrence of haemoglobin H in leukaemia: A further case of erythroleukaemia. *Acta Haematol* 59:37, 1978.
83. Wickramasinghe SN, Hughes M, Higgs DR, Weatherall DJ: Ultrastructure of red cells containing haemoglobin H inclusions induced by redox dyes. *Clin Lab Haematol* 3:51, 1981.
84. Bessis MC, Breton-Gorius J: Iron particles in normal erythroblasts and normal and pathological erythrocytes. *J Biophys Biochem Cytol* 3:503, 1957.
85. Brecher G, Haley JE, Prenant M, Bessis M: Macronormoblasts, Macroreticulocytes and Macrocytes. *Blood Cells* 1:547, 1975.
86. Willekens FLA, Roerdinkholder-Stoelwinder B, Groenen-Dopp YAM, et al: Hemoglobin loss from erythrocytes *in vivo* results from spleen-facilitated vesiculation. *Blood* 101:747, 2003.
87. Bull BS, Hay KL: Are red blood cell indexes international. *Arch Pathol Lab Med* 109:604, 1985.
88. Korpman RA, Dorrough DC, Brailsford JD, Bull BS: Red cell shape as an indicator of membrane structure—Ponders rule reexamined. *Blood Cells* 3:315, 1977.
89. Bessis M: *Blood Smears Reinterpreted*. Springer, New York, 1977.
90. Burton AL, Anderson WL, Andrews RV: Quantitative studies on flicker phenomenon in erythrocytes. *Blood* 32:819, 1968.
91. Fricke K, Wirthensohn K, Laxhuber R, Sackmann E: Flicker spectroscopy of erythrocytes—A sensitive method to study subtle changes of membrane bending stiffness. *Eur Biophys J* 14:67, 1986.
92. Willekens FL, Werre JM, Groenen-Dopp YA, et al: Erythrocyte vesiculation: A self-protective mechanism? *Br J Haematol* 141:549, 2008.
93. Brailsford JD, Korpman RA, Bull BS: Red cell shape from discocyte to hypotonic spherocyte—Mathematical delineation based on a uniform shell hypothesis. *J Theor Biol* 60:131, 1976.
94. Byers TJ, Branton D: Visualization of the protein associations in the erythrocyte membrane skeleton. *Proc Natl Acad Sci U S A* 82:6153, 1985.
95. Liu SC, Derick LH, Palek J: Visualization of the hexagonal lattice in the erythrocyte membrane skeleton. *J Cell Biol* 104:527, 1987.
96. Shen BW, Josephs R, Steck TL: Ultrastructure of the intact skeleton of the human erythrocyte membrane. *J Cell Biol* 102:997, 1986.
97. Bull BS, Brailsford JD: Red blood cell shape, in *Red Blood Cell Membranes: Structure, Function, Clinical Implications* edited by P Agre, JC Parker, p 401. Marcel Dekker, New York, 1989.
98. Borghi N, Brochard-Wyart F: Tether extrusion from red blood cells: Integral proteins unbinding from cytoskeleton. *Biophys J* 93:1369, 2007.
99. Hsu YJ, Goodman SR: Spectrin and ubiquitination: A review. *Cell Mol Biol (Noisy-le-grand)*. Suppl 51:OL801, 2005.
100. Li J, Lykotrafitis G, Dao M, Suresh S: Cytoskeletal dynamics of human erythrocyte. *Proc Natl Acad Sci U S A* 104:4937, 2007.
101. Liu SC, Derick LH, Agre P, Palek J: Alteration of the erythrocyte membrane skeletal ultrastructure in hereditary spherocytosis, hereditary elliptocytosis, and pyropoikilocytosis. *Blood* 76:198, 1990.
102. Branemark PI, Bagge U: Intravascular rheology of erythrocytes in man. *Blood Cells* 3:11, 1977.
103. Bessis M: Red cell shapes: An illustrated classification and its rationale, in *Red Cell Shape: Physiology, Pathology, Ultrastructure* edited by M Bessis, R Weed, P LeBlond, p 1. Springer-Verlag, New York, 1973.
104. Prasad AS: Acquired hemolytic anemias, in *Hematology: Clinical and Laboratory Practice* edited by RL Bick, p 391. Mosby Year Book, St. Louis, 1993.
105. Canham PB: The minimum energy of bending as a possible explanation of the biconcave shape of the human red blood cell. *J Theor Biol* 26:61, 1970.
106. Iglic A: A possible mechanism determining the stability of spiculated red blood cells. *J Biomech* 30:35, 1997.
107. Iglic A, Kralj-Iglic V, Hagerstrand H: Amphiphile induced echinocyte-spheroechinocyte transformation of red blood cell shape. *Eur Biophys J* 27:335, 1998.
108. Lim GHW: *A numerical study of morphologies and morphological transformations of human erythrocyte based on membrane mechanics* [PhD Thesis]. Simon Fraser University, British Columbia, 2003.
109. Lim HWG, Wortis M, Mukhopadhyay R: Stomatocyte-discocyte-echinocyte sequence of the human red blood cell: Evidence for the bilayer-couple hypothesis from membrane mechanics. *Proc Natl Acad Sci U S A* 99:16766, 2002.
110. Sheetz MP, Painter RG, Singer SJ: Biological-membranes as bilayer couples. 3. Compensatory shape changes induced in membranes. *J Cell Biol* 70:193, 1976.
111. Gedde MM, Yang EY, Huestis WH: Resolution of the paradox of red cell shape changes in low and high pH. *Biochim Biophys Acta* 1417:246, 1999.
112. Gimsa J, Ried C: Do band-3 protein conformational changes mediate shape changes of human erythrocytes. *Mol Membr Biol* 12:247, 1995.
113. Gimsa J: A possible molecular mechanism governing human erythrocyte shape. *Biophys J* 75:568, 1998.
114. Wong P: Mechanism of control of erythrocyte shape—A possible relationship to band-3. *J Theor Biol* 171:197, 1994.
115. Wong P: A basis of echinocytosis and stomatocytosis in the disc-sphere transformations of the erythrocyte. *J Theor Biol* 196:343, 1999.
116. Cooper RA, Jandl JH: Bile salts and cholesterol in the pathogenesis of target cells in obstructive jaundice. *J Clin Invest* 47:809, 1968.
117. Clark MR, Aminoff MJ, Chiu DTY, et al: Red cell deformability and lipid composition in 2 forms of acanthocytosis—Enrichment of acanthocytic populations by density gradient centrifugation. *J Lab Clin Med* 113:469, 1989.
118. Redman CM, Huima T, Robbins E, et al: Effect of phosphatidylserine on the shape of Mcleod red cell acanthocytes. *Blood* 74:1826, 1989.
119. Padilla F, Bromberg PA, Jensen WN: Sickle-unsickle cycle—Cause of cell fragmentation leading to permanently deformed cells. *Blood* 41:653, 1973.
120. Bessis M, Nomarski G, Thiery JP, Breton-Gorius J: Etude sur la falciformation des globules rouges au microscope polarisant et au microscope électronique. II. L'intérieur du globule; comparaison avec les cristaux intra-globulaires. *Rev Hematol* 13:249, 1958.
121. White JG: The fine structure of sickled hemoglobin *in situ*. *Blood* 31:561, 1968.
122. Jensen WN, Lessin LS: Membrane alterations associated with hemoglobinopathies. *Semin Hematol* 7:409, 1970.
123. Horiuchi K, Ballas SK, Asakura T: The effect of deoxygenation rate on the formation of irreversibly sickled cells. *Blood* 71:46, 1988.
124. Abraham A, Bencsath FA, Shartava A, et al: Preparation of irreversibly sickled cell beta-actin from normal red blood cell beta-actin. *Biochemistry* 41:292, 2002.
125. Bertles JF, Milner PF: Irreversibly sickled erythrocytes: A consequence of the heterogeneous distribution of hemoglobin types in sickle-cell anemia. *J Clin Invest* 47:1731, 1968.
126. Weinstein RS, Warth JA, Near K, Marikovsky Y: Sequestrocytes—A manifestation of trans cellular cross-bonding of the red cell membrane in sickle cell anemia. *J Cell Sci* 94:593, 1989.
127. Bull BS, Kuhn IN: Production of schistocytes by fibrin strands (a scanning electron microscope study). *Blood* 35:104, 1970.
128. Young TW, Keeney GL, Bull BS: Red cell fragmentation in human disease (a light and scanning electron microscope study). *Blood Cells* 10:493, 1984.
129. Bull BS, Weinstein RS, Korpman RA: On the thickness of the red cell membrane skeleton—Quantitative electron microscopy of maximally narrowed isthmus regions of intact cells. *Blood Cells* 12:25, 1986.
130. Cooper RA: Loss of membrane components in pathogenesis of antibody-induced spherocytosis. *J Clin Invest* 51:16, 1972.
131. Rifkind RA, Danon D: Heinz body anemia—An ultrastructural study. I. Heinz body formation. *Blood* 25:885, 1965.
132. Rabinovitch M: Phagocytosis: The engulfment stage. *Semin Hematol* 5:134, 1968.
133. Lock SP, Smith RS, Hardisty RM: Stomatocytosis: A hereditary red cell anomally associated with haemolytic anaemia. *Br J Haematol* 7:303, 1961.
134. Delaunay J, Stewart G, Iolascon A: Hereditary dehydrated and overhydrated stomatocytosis: Recent advances. *Curr Opin Hematol* 6:110, 1999.
135. Leblond PF, de Boisfleury A, Bessis M: La forme des erythrocytes dans la sphèrocytose héréditaire. *Nouv Rev Fr Hematol* 13:873, 1973.
136. Bull B: Holey red cells: A brief note—A commentary. *Blood Cells* 9:173, 1983.
137. Dhermy D, Feo C, Garbarz M, et al: Prenatal diagnosis of hereditary elliptocytosis with molecular defect of spectrin. *Prenat Diagn* 7:471, 1987.
138. Coetzer T, Palek J, Lawler J, et al: Structural and functional heterogeneity of alpha-spectrin mutations involving the spectrin heterodimer self-association site—Relationships to hematologic expression of homozygous hereditary elliptocytosis and hereditary pyropoikilocytosis. *Blood* 75:2235, 1990.
139. Dhermy D, Garbarz M, Lecomte MC, et al: Hereditary elliptocytosis—Clinical, morphological and biochemical studies of 38 cases. *Nouv Rev Fr Hematol* 28:129, 1986.
140. Marchesi SL, Knowles WJ, Morrow JS, et al: Abnormal spectrin in hereditary elliptocytosis. *Blood* 67:141, 1986.
141. Agre PC, Zinkham WH, Casella JF, Bennett V: Spectrin deficiency is common to all forms of hereditary spherocytosis (HS): The degree of deficiency correlates with

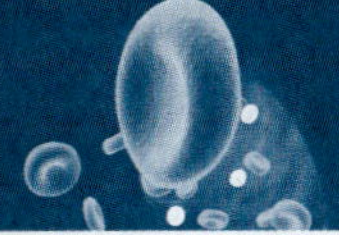

osmotic fragility [abstract]. *Blood* 62(Suppl 1):42a, 1983.

142. Marchesi SL, Conboy J, Agre P, et al: Molecular analysis of insertion/deletion mutations in protein 4.1 in elliptocytosis. I. Biochemical identification of rearrangements in the spectrin/actin binding domain and functional characterizations. *J Clin Invest* 86:516, 1990.
143. Bull B, Feo C, Bessis M: Behavior of elliptocytes under shear stress in the rheoscope and ektacytometer. *Cytometry* 3:300, 1983.
144. Santillo PA, Lichtman MA: Holey red cells: A brief note. *Blood Cells* 9:169, 1983.
145. Fischer TM: Role of spectrin in cross bonding of the red cell membrane. *Blood Cells* 13:377, 1988.
146. Greenberg MS: Heinz body hemolytic anemia—Bite cells—Clue to diagnosis. *Arch Intern Med* 136:153, 1976.
147. Yoo D, Lessin LS: Drug-associated bite cell hemolytic anemia. *Am J Med* 92:243, 1992.
148. Diggs LW, Kraus AP, Morrison DB, Rudnicki RPT: Intraerythrocytic crystals in a white patient with hemoglobin C in the absence of other types of hemoglobin. *Blood* 9:1172, 1954.
149. Fabry ME, Kaul DK, Raventos C, et al: Some aspects of the patho-physiology of homozygous Hb-CC erythrocytes. *J Clin Invest* 67:1284, 1981.
150. Hirsch RE, Raventos-Suarez C, Olson JA, Nagel RL: Ligand state of intraerythrocytic circulating HbC crystals in homozygote CC patients. *Blood* 66:775, 1985.
151. Charache S, Conley CL, Waugh DF, et al: Pathogenesis of hemolytic anemia in homozygous hemoglobin C disease. *J Clin Invest* 46:1795, 1967.
152. Lessin LS, Jensen WN, Ponder E: Molecular mechanism of hemolytic anemia in homozygous hemoglobin C disease—Electron microscopic study by freeze-etching technique. *J Exp Med* 130:443, 1969.
153. Charache S, Raik E, Holtzclaw D, et al: Pseudosickling of hemoglobin Setif. *Blood* 70:237, 1987.
154. Ponder E: *Hemolysis and Related Phenomena*. Grune & Stratton, New York, 1948.
155. Seeman P: Transient holes in erythrocyte membrane during hypotonic hemolysis and stable holes in membrane after lysis by saponin and lysolecithin. *J Cell Biol* 32:55, 1967.
156. Pribush A, Hatskelzon L, Kapelushnik J, Meyerstein N: Osmotic swelling and hole formation in membranes of thalassemic and spherocytic erythrocytes. *Blood Cells Mol Dis* 31:43, 2003.
157. Stuart J, Bull BS, Juhan-Vague I: Microrheological techniques for the measurement of erythrocyte deformability, in *Investigative Microtechniques in Medicine and Biology* edited by J Chayen, L Bitensky, p 297. Marcel Dekker, New York, 1984.
158. Schmid-Schonbein H, von Gosen J, Heinich L, et al: A counter-rotating "rheoscope chamber" for the study of the microrheology of blood cell aggregation by microscopic observation and microphotometry. *Microvasc Res* 6:366, 1973.
159. Bessis M, Mohandas N, Feo C: Automated ektacytometry: A new method of measuring red cell deformability and red cell indices. *Blood Cells* 6:315, 1980.
160. Mohandas N, Clark MR, Jacobs MS, Shohet SB: Analysis of factors regulating erythrocyte deformability. *J Clin Invest* 66:563, 1980.
161. Bull BS, Brailsford JD: A new method of measuring deformability of red cell membrane. *Blood* 45:581, 1975.
162. Williams AR, Morris DR: The internal viscosity of the human erythrocyte may determine its life span *in vivo*. *Scand J Haematol* 24:57, 1980.
163. Clark MR, Mohandas N, Caggiano V, Shohet SB: Effects of abnormal cation transport on deformability of desiccytes. *J Supramol Struct* 8:521, 1978.
164. Foller M, Huber SM, Lang F: Erythrocyte programmed cell death. *IUBMB Life* 60:661, 2008.
165. Lang KS, Lang PA, Bauer C, et al: Mechanisms of suicidal erythrocyte death. *Cell Physiol Biochem* 15:195, 2005.
166. Bessis MC, Breton-Gorius J: Iron metabolism in bone marrow as seen by electron microscopy—A critical review. *Blood* 19:635, 1962.
167. Edelman P, Vinci G, Villeval JL, et al: A monoclonal antibody against an erythrocyte ontogenic antigen identifies fetal and adult erythroid progenitors. *Blood* 67:56, 1986.
168. Breton-Gorius J, Villeval JL, Mitjavila MT, et al: Ultrastructural and cytochemical characterization of blasts from early erythroblastic leukemias. *Leukemia* 1:173, 1987.
169. Jay AWL: Geometry of human erythrocyte. 1. Effect of albumin on cell geometry. *Biophys J* 15:205, 1975.

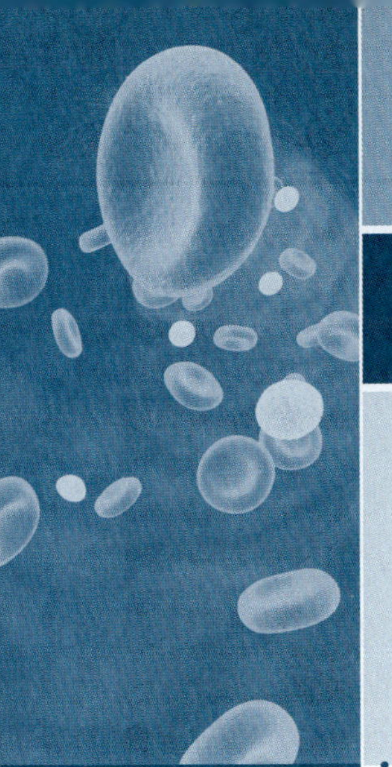

第30章

红细胞的组成

Ernest Beutler

摘 要

许多红细胞组成成分的定量数据已经发表，包括矿物质、碳水化合物、酶类、蛋白质、维生素以及脂质等。但由于在测定时很难去除黏附在红细胞上的白细胞，部分数据结果因此受影响。本章将尽量为读者提供全面的数据。

红细胞是一种复杂的细胞。细胞膜由脂质和蛋白质组成，细胞内通过物质代谢维持红细胞度过120天的寿命以及保持血红蛋白功能完整。红细胞组成成分可表示为红细胞容积、血红蛋白克数或红细胞面积平方厘米数的函数。这些公示通常可以互换，但在一定情况下，又具有各自的优势。然而，由于疾病可能造成红细胞大小、血红蛋白含量或细胞表面积的改变，单独使用其中一种参数测量时可产生误差。

为了方便和统一，附表中的数据（表30-1~表30-9）根据每毫升红细胞数和每克血红蛋白中的细胞成分来计算。在某些情况下，需要对已发表的数据进行重新计算。这些计算假设血细胞比容为45%，每升红细胞中含血红蛋白330g。将每毫升的红细胞数乘以3.03即可得到每克血红蛋白的浓度。以下附表只列出一些最常用的红细胞组成成分。每一表格的最后一行的第一个数字给出了数据的来源文献。可能时，也给出进一步证实的文献。额外的数据和文献也可在它处查到[1,2]。某些时候，只给出了某成分占总量的百分比。第46章给出了红细胞内酶活力的数据。

表30-1 人红细胞蛋白质和水含量

成分	mg/ml 红细胞	参考文献
水	721 ± 17.3	3,4
总蛋白	371	4,5
除血红蛋白之外的蛋白质	9.2	4,5
不可溶基质蛋白	6.3	6
酶蛋白	2.9	6
蛋白质组学方法的广泛研究		7,8

本章使用的简写和缩略词：RBC，红细胞（red blood cell）。

表30-2 人红细胞脂质

各种脂肪酸占总脂肪酸的百分比		参考文献
月桂酸（n-C_{12}）	0.3	9
豆蔻酸（n-C_{14}）	0.8	9
戊烯酸（n-C_{15}）	0.3	9
棕榈油酸（16：1）	1.1	9
软脂酸（n-C_{16}）	41.0	9
（C_{17}）支链	0.3	9
（n-C_{17}）	0.3	9
亚油酸	15.3	9
油酸	18.9	9
油酸的异构体	微量	9
硬脂酸（n-C_{18}）	7.9	9
花生四烯酸（20:4）	7.9	9
C_{22} 未饱和（a）	2.5	9
C_{22} 未饱和（b）	2.0	9
长链醛类占总醛的百分比		**参考文献**
n-C_{14}	微量	9
支链 C_{15}	0.8	9
n-C_{15}	0.6	9
多支链 C_{16}	微量	9
单烯 C_{16}	0.4	9
n-C_{16}	24.2	9
多支链 n-C_{17}	1.7	9
支链 n-C_{17}	7.5	9
n-C_{17}	1.3	9
单烯 C_{18}	6.0	9
单烯 C_{18} 异构体	2.8	9
n-C_{18}	42.5	9
不明 C_{19}	2.9	9
不明 C_{20}	3.1	9
不明 C_{21}	5.6	9
脂肪酸占总中性脂质脂肪酸的比例		**参考文献**
n-C_{10}	0.0~0.6	10
n-C_{12}	1.1~2.2	10
n-C_{14}	5.9~17.3	10
16：1	3.2~6.0	10
n-C_{16}	15.2~22.6	10
18.2 和 3	11.4~21.1	10
18:1	28.8~29.1	10
n-C_{18}	5.7~10.7	10
不饱和的 $C_{19}A$	微量	10
花生四烯酸	7.4~8.3	10
多不饱和 C_{20}	微量	10

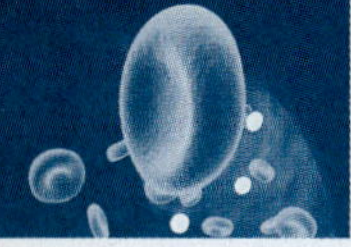

表 30-3　人红细胞磷脂

脂质	含量	参考文献
总磷脂	(2.98 ± 0.20)mg/ml RBC	11
脑磷脂	1.17(0.38~1.91)mg/ml RBC	11
乙醇胺磷酸甘油酯	总磷脂的 29%	11
平均缩醛磷脂含量	乙醇胺磷酸甘油酯的 67%	11
丝氨酸磷酸甘油酯	总磷脂的 10%	11
平均缩醛磷脂含量	丝氨酸磷酸甘油酯的 8%	11
卵磷脂	0.32(0.03~0.95)mg/ml	12
鞘磷脂	0.12~1.13mg/ml	12
溶血卵磷脂	总磷脂的 1.82%	13

注:某些结果用均数 ± 标准差表示。

表 30-4　红细胞磷脂的脂肪酸组成[6,7](mol%)

缩写	混合磷脂甲醇	乙醇胺	丝氨酸	胆碱
12:0	0.1	…	…	0.1
14:0	0.5	0.2	微量	0.5
14:0	0.3	0.2	微量	0.3
16:0	28.8	18.9	7.1	33.0
cis16:1^{9}	0.7	0.6	0.4	0.1
17:0	0.4	微量	0.3	0.5
18:0	15.1	8.0	41.6	11.7
cis18:1^{9}	18.3	21.6	7.9	17.9
trans18:1^{9}	2.9	3.6	5.1	2.7
cis,cis18:$2^{9,12}$	10.6	7.0	2.8	18.2
cis,cis,cis18:$3^{9,12,15}$	…	微量	…	…
19:0 iso 或 ante-iso	微量	0.2	…	…
20:0	0.1	…	微量	0.2
20:1^{11}	0.2	0.3	微量	0.2
20:$2^{8,11}$	…	微量	…	…
20:$3^{5,8,11}$	1.6	1.0	2.1	1.6
20:$4^{5,8,11,14}$	10.8	21.9	19.7	5.0
20:$5^{5,8,11,14,17}$	0.8	1.4	0.3	0.5
(22:不饱和?)	1.7	4.7	2.2	0.3
22:5	0.7	0.8	0.9	1.7
22:5	2.3	2.3	2.0	2.7
22:$5^{7,10,13,16,19}$	1.0	…	…	1.0
22:$6^{4,7,10,13,16,19}$	2.1	3.9	4.2	1.1
14:0	微量	…	…	0.8
支链 15:0	2.8	2.6	5.5	…
15:0 iso 或 ante-iso	0.1	…	0.4	…
15:0	0.2	0.3	…	…
未知	0.1	…	1.6	1.0
cis16:1^{9}	微量	…	…	0.2
16:0	18.2	15.9	17.1	49.8
支链 17:0 不饱和?	0.9	1.5	…	…
支链 17:不饱和?	2.4	3.0	…	…
支链 17:0	5.8	5.5	11.3	6.9
17:0 iso 或 ante-iso	1.1	0.8	0.7	2.9
cis,cis18:$2^{9,12}$	微量	…	1.4	…
cis18:1^{9}	6.8	7.0	5.4	5.3
18:1 异构体	13.2	18.8	10.5	7.7
18:0	37.1	40.4	32.3	19.2
未知	1.3	2.1	…	…

表 30-5　核苷酸

成分	μmol/ml RBC	参考文献
腺苷一磷酸	0.021 ± 0.003	14~20
腺苷二磷酸	0.216 ± 0.036	14~19
腺苷三磷酸	1.35 ± 0.035	16~18,20~23
环化腺苷酸	0.015 ± 0.0024	24
环尿苷酸	0.013 ± 0.0042	24
鸟苷二磷酸	0.018 ± 0.005	16
鸟苷三磷酸	0.052 ± 0.012	15,16
肌苷一磷酸	0.031 ± 0.005	16~20
烟酰胺腺嘌呤二核苷酸		25,26
还原型	0.0018 ± 0.001	25,26
氧化型	0.049 ± 0.006	
烟酰胺腺嘌呤二核苷酸磷酸		25,26
还原型	0.032 ± 0.002	
氧化型	0.0014 ± 0.0011	
S- 腺苷甲硫氨酸	0.005	27
总核苷酸	1.534 ± 0.033	28
尿苷二磷酸葡萄糖	0.031 ± 0.005	16,29
N- 乙酰尿苷二磷酸葡糖胺	0.018	29

注:某些结果用均数 ± 标准差表示。

表 30-6　氨基酸以及其他含氮化合物

化合物	μmol/ml RBC	参考文献
丙氨酸	0.275 ± 0.060	29~33
α- 氨基丁酸	0.016 ± 0.009	30~32
精氨酸	0.040 ± 0.013	30~32,34,35
门冬酰胺	0.121 ± 0.041	30,31
天门冬氨酸 *	0.306 ± 0.081	30
肉碱	0.23	36,37
瓜氨酸	0.036 ± 0.005*	30
谷氨酸	0.265 ± 0.089	30,32,38
谷氨酰胺	0.624 ± 0.136	32,39,40
甘氨酸	0.347 ± 0.070	30,31
组氨酸	0.086 ± 0.013	30,32,35,41
异亮氨酸	0.058 ± 0.013	30,31
亮氨酸	0.110 ± 0.009	30,31
赖氨酸	0.139 ± 0.032	30,32,35
甲硫氨酸	0.015 ± 0.006	30,32,35
鸟氨酸	0.120 ± 0.028	30,32
苯丙氨酸	0.049 ± 0.006	30~32,35
脯氨酸	0.137 ± 0.035	30~32
丝氨酸	0.149 ± 0.032	30,31
牛磺酸	0.349 ± 0.057	30
苏氨酸	0.116 ± 0.022	30~32
酪氨酸	0.059 ± 0.009	30~32,35
缬氨酸	0.171 ± 0.028	30~32,35
肌酸	0.33 ± 0.11	42
肌苷	0.159	43
胱氨酸	0.016 ± 0.002	35
麦角硫因	0.355 ± 0.112	32
乙醇胺	0.007	32
氧化型谷胱甘肽	0.0036 ± 0.0014	44,45
还原型谷胱甘肽	2.234 ± 0.354	14
色氨酸	0.024 ± 0.004	32,34,35,46
尿酸	0.113	32,43
尿素氮	4.121 ± 0.420	32

* 分析检测前使用亚硫酸钠处理标本。

注:某些结果用均数 ± 标准差表示。

表 30-7 人红细胞辅酶和维生素

化合物	μmol/ml RBC	参考文献
维生素 C	0.028292 ± 0.00431	47
游离胆碱	微量	48
辅羧酶	0.00021	49
辅酶 A	0.0027	50
烟酸	0.105	51
泛酸	0.001 ± 0.00028	52
磷酸吡哆醛	$20\times10^{-6}\pm2\times10^{-6}$	53
吡哆醛	$11\times10^{-6}\pm3\times10^{-6}$	53
总维生素 B_6 醛类	$30\times10^{-6}\pm8\times10^{-6}$	53
磷酸吡哆胺	$8\times10^{-6}\pm8\times10^{-6}$	53
4- 吡哆酸	$4\times10^{-6}\pm4\times10^{-6}$	53
核黄素	0.00059 ± 0.00021	54
黄素腺嘌呤二核苷酸	0.000398 ± 0.000042	55
维生素 B_1	0.00027	56

注:某些结果用均数 ± 标准差表示。

表 30-8 人红细胞碳水化合物、有机酸和代谢产物

化合物	μmol/ml RBC	参考文献
脱氧核糖核酸	微量	57
磷酸二羟丙酮	0.0094 ± 0.0028	14
2,3- 二磷酸甘油酸	4.171 ± 0.636	14,18,22,23
果糖	0.000354 ± 0.0000191	58
6- 磷酸果糖	0.0093 ± 0.002	14,17,22,59
3- 磷酸果糖	0.013 ± 0.001	60,61
2,6- 二磷酸果糖 *	48 ± 13	62
1,6- 二磷酸果糖	0.0019 ± 0.0006	14,17,18,22,59
葡萄糖醛酸	微量	63
葡萄糖	与血浆浓度平衡	64,65
6- 磷酸葡萄糖	0.0278 ± 0.0075	14,17,22,59
1,6- 二磷酸葡萄糖	0.18~0.30	17,66
3- 磷酸甘油醛	未测出	14
乳酸	0.932 ± 0.211	6,14,67
1,6- 二磷酸甘露糖	0.150	66
1,8- 二磷酸辛酮糖	微量	68
丙酮酸	0.0533 ± 0.0215	14
3- 磷酸甘油酸	0.0449 ± 0.0051	14,22
2- 磷酸甘油酸	0.0073 ± 0.0025	14,22
磷酸烯醇丙酮酸	0.0122 ± 0.0022	14
核糖核酸	1.355mg	69
1,5- 二磷酸核糖	<0.02	70,71
5- 磷酸核酮糖	微量	72
7- 磷酸景天庚酮糖	微量	72
二磷酸景天庚酮糖	微量	73
唾液酸	0.825 ± 0.028	70
山梨醇	31.1 ± 5.3	58,60,74
3- 磷酸山梨醇	0.013 ± 0.001	61

* 数值单位 pmol。

注:某些结果用均数 ± 标准差表示。

表 30-9 人红细胞电解质

电解质	μmol/ml RBC	参考文献
铝	0.0026	75
溴化物	0.1225	76,77
钙	0.0089 ± 0.0030	77~79
氯化物	78	77,80
铬	0.0004	81
钴	0.0002	77,82
铜	0.018	81,83,84
氟化物	0.0131	85
碘,蛋白结合的	0.0013	86
铅	0.0082	75,77,83,87
镁	3.06	81,88~90
锰	0.0034	75,91
镍	0.0009	81
磷(溶于酸的):		
总磷	13.2	92
无机磷	0.466	92
脂质中的磷	3.840	93
未知磷	0.955	92
钾	102.4 ± 3.9	88,94~98
铷	0.054	77
硅	0.036~0.060*	99
银	微量	75
钠	6.2 ± 0.8	94~96
硫	0.0044	100
锡	0.0022	75
锌	0.153	81,101,102

* 该数值由全血浓度减去血浆浓度获得。

注:某些结果用均数 ± 标准差表示。

翻译:弓晓媛

校对:吴英里,王建祥

参考文献

1. Friedemann H, Rapoport SM: Enzymes of the red cell: A critical catalogue, in *Cellular and Molecular Biology of Erythrocytes*, edited by H Yoshikawa, SM Rapoport, p 181. University Park Press, Baltimore, MD, 1974.
2. Pennell RB: Comparison of normal human red cells, in *The Red Blood Cell*, edited by DM Surgenor, p 98. Academic Press, New York, 1974.
3. Nichols G, Nichols N: Electrolyte equilibrium in erythrocytes during diabetic acidosis. *J Clin Invest* 32:113, 1953.
4. Ponder E: *Hemolysis and Related Phenomena*. Grune & Stratton, New York, 1948.
5. Silverman L, Glick D: Measurement of protein concentration by quantitative electron microscopy. *J Cell Biol* 40:773, 1969.
6. Behrendt H: *Chemistry of Erythrocytes*. Charles C Thomas, Springfield, IL, 1957.
7. Tyan YC, Jong SB, Liao JD, et al: Proteomic profiling of erythrocyte proteins by proteolytic digestion chip and identification using two-dimensional electrospray ionization tandem mass spectrometry. *J Proteome Res* 4:748, 2005.
8. Prabakaran S, Wengenroth M, Lockstone HE, et al: 2-D DIGE analysis of liver and red blood cells provides further evidence for oxidative stress in schizophrenia. *J Proteome Res* 6:141, 2007.
9. Kates M, Allison AC, James AT: Phosphatides of human blood cells and their role in spherocytosis. *Biochim Biophys Acta* 48:571, 1961.
10. James AT, Lovelock JE, Webb JPW: The lipids of whole blood. I. Lipid biosynthesis in human blood in vitro. *Biochem J* 73:106, 1959.
11. Farquhar JW: Human erythrocytes phosphoglycerides. I. Quantification of plasmalogens, fatty acids and fatty aldehydes. *Biochim Biophys Acta* 60:80, 1962.

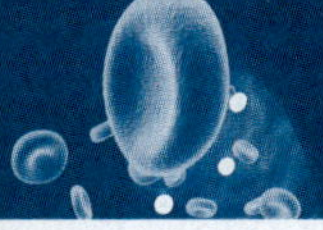

12. Kirk E: The concentration of lecithin, cephalin, ether-insoluble phosphatide, and cerebrosides in plasma and red blood cells of normal adults. *J Biol Chem* 123:637, 1938.
13. Phillips GB, Roome NS: Quantitative chromatographic analysis of the phospholipids of abnormal human red blood cells. *Proc Soc Exp Biol Med* 109:360, 1962.
14. Beutler E: *Red Cell Metabolism: A Manual of Biochemical Methods*. Grune & Stratton, New York, 1984.
15. Bishop C, Rankine D, Talbott JH: The nucleotides in normal human blood. *J Biol Chem* 234:1233, 1959.
16. Mandel P, Chambon P, Karon H, et al: Nucleotides libres des globules rouges et des reticulocytes. *Folia Haematol Int Mag Klin Morphol Blutforsch* 78:525, 1962.
17. Bartlett GR: Human red cell glycolytic intermediates. *J Biol Chem* 234:449, 1959.
18. Gerlach E, Fleckenstein A, Gross E: Der Intermediaere Phosphat-Stoffwechsel des Menschen-Erythrocyten. *Pflugers Arch* 266:528, 1958.
19. Löhr GW, Waller HD: The biochemistry of erythrocyte aging. *Folia Haematol Int Mag Klin Morphol Blutforsch* 78:384, 1961.
20. Yoshikawa H, Nakano M, Miyamoto K, Tatibana M: Phosphorus metabolism in human erythrocyte. II. Separation of acid-soluble phosphorus compounds incorporating p32, by column chromatography with ion exchange resin. *J Biochem* (Tokyo). 47:635, 1960.
21. Beutler E, Mathai CK: A comparison of normal red cell ATP levels as measured by the firefly system and the hexokinase system. *Blood* 30:311, 1967.
22. Minakami S, Suzuki C, Saito T, Yoshikawa H: Studies on erythrocyte glycolysis I, determination of the glycolytic intermediates in human erythrocytes. *J Biochem* 58:543, 1965.
23. Ramos JLA, Nonoyama K, Quintal VS, Barretto OCDO: Red cell enzymes and intermediates in AGA term newborns, AGA preterm newborns and SGA term newborns. *Acta Paediatr Scand* 79:32, 1990.
24. Patterson WD, Hardman JG, Sutherland EW: A comparison of cyclic nucleotide levels in plasma and cells of rat and human blood. *Endocrinology* 95:325, 1974.
25. Canepa L, Ferraris AM, Miglino M, Gaetani GF: Bound and unbound pyridine dinucleotides in normal and glucose-6-phosphate dehydrogenase-deficient erythrocytes. *Biochim Biophys Acta* 1074:101, 1991.
26. Micheli V, Simmonds HA, Bari M, Pompucci G: HPLC determination of oxidized and reduced pyridine coenzymes in human erythrocytes. *Clin Chim Acta* 220:1, 1993.
27. Lagendijk J, Ubbink JB, Vermaak WJH: Quantification of erythrocyte *S*-adenosyl-L-methionine levels and its application in enzyme studies. *J Chromatogr B Biomed Appl* 576:95, 1992.
28. Overgard-Hansen K, Jorgensen S: Determination and concentration of adenine nucleotides in human blood. *Scand J Clin Lab Invest* 12:10, 1960.
29. Mills GC: Uridine diphosphate glucose and uridine diphosphate *N*-acetylglucosamine in erythrocytes. *Tex Rep Biol Med* 18:446, 1960.
30. Hagenfeldt L, Arvidsson A: A distribution of amino acids between plasma and erythrocytes. *Clin Chim Acta* 100:133, 1980.
31. Leighton WP, Rosenblatt S, Chanley JD: Determination of erythrocyte amino acids by gas chromatography. *J Chromatogr* 164:427, 1979.
32. McMenamy RH, Lund CC, Neville GJ, Wallach DFH: Studies of unbound amino acid distributions in plasma, erythrocytes, leukocytes and urine of normal human subjects. *J Clin Invest* 39:1675, 1960.
33. Wiss O, Kruger R: Der Einfluss Enteral und Parenteral Verabreichter Glucose auf den Alaningehalt des Blutes. *Helv Chim Acta* 31:1774, 1948.
34. Hier SW, Bergeim O: The microbiological determination of certain free amino acids in human and dog plasma. *J Biol Chem* 163:129, 1946.
35. Johnson CA, Bergeim O: The distribution of free amino acids between erythrocytes and plasma in man. *J Biol Chem* 188:833, 1951.
36. Borum PR, York CM, Bennett SG: Carnitine concentration of red blood cells. *Am J Clin Nutr* 41:653, 1985.
37. Reichmann H, V.Lindeneiner N: Carnitine analysis in normal human red blood cells, plasma, and muscle tissue. *Eur Neurol* 34:40, 1994.
38. Divino Filho JC, Hazel SJ, Furst P, et al: Glutamate concentration in plasma, erythrocyte and muscle in relation to plasma levels of insulin-like growth factor (IGF)-I, IGF binding protein-1, and insulin in patients on haemodialysis. *J Endocrinol* 156:519, 1998.
39. Preisler H, Browman G, Henderson E, et al: Treatment of acute myelocytic leukemia: Effects of early intensive consolidation. *ASCO Abstracts* 443, 1980.
40. Iyer GYN: Distribution of glutamine, glutamic acids, and aspartic acid between erythrocytes and plasma. *Indian J Med Res* 44:201, 1956.
41. von Euler H, Heller L: Free histidine in the blood serum of normal and Jensen sarcoma-bearing rats. *Arch Miner Geol* 24A:23, 1947.
42. Griffiths WJ, Fitzpatrick M: The effect of age on the creatine in red cells. *Br J Haematol* 13:175, 1967.
43. Jellinek EM, Looney JM: Statistics of some biochemical variables on healthy men in the age range of twenty to forty-five years. *J Biol Chem* 128:621, 1939.
44. Srivastava SK, Beutler E: Oxidized glutathione levels in erythrocytes of glucose-6-phosphate dehydrogenase-deficient subjects. *Lancet* 2:23, 1968.
45. Rossi R, Milzani A, Dalle-Donne I, et al: Blood glutathione disulfide: In vivo factor or in vitro artifact? *Clin Chem* 48:742, 2002.
46. Steele BF, Reynolds MS, Baumann CA: Amino acids in the blood and urine of human subjects ingesting different amounts of the same proteins. *J Nutr* 40:145, 1950.
47. Westerman MP, Zhang Y, McConnell JP, et al: Ascorbate levels in red blood cells and urine in patients with sickle cell anemia. *Am J Hematol* 65:174, 2000.
48. Luecke R, Pearson PB: The microbiological determination of free choline in plasma and urine. *J Biol Chem* 153:259, 1944.
49. Beerstecher E, Spangler S, Granick S, et al: Blood vitamins, hormones, enzymes. Blood coenzymes: Vertebrates, in *Blood and Other Body Fluids*, edited by PL Altman, DS Dittmer, p 108. Federation of American Societies for Experimental Biology, Washington, DC, 1961.
50. Kaplan NO, Lipmann F: The assay of distribution of coenzyme A. *J Biol Chem* 174:37, 1948.
51. Klein JR, Perlzweig WA, Handler P: Determination of nicotinic acid in blood cells and plasma. *J Biol Chem* 145:27, 1942.
52. Pearson PB: The pantothenic acid content of the blood of mammalia. *J Biol Chem* 140:423, 1941.
53. Masse PG, Mahuren JD, Tranchant C, Dosy J: B-6, vitamers and 4-pyridoxic acid in the plasma, erythrocytes, and urine of postmenopausal women. *Am J Clin Nutr* 80:946, 2004.
54. Burch HB, Bessey OA, Lowry OH: Fluorometric measurements of riboflavin and its natural derivatives in small quantities of blood serum and cells. *J Biol Chem* 175:457, 1948.
55. Beutler E: Glutathione reductase: Stimulation in normal subjects by riboflavin supplementation. *Science* 165:613, 1969.
56. Burch HB, Bessey OA, Love RH, Lowry OH: The determination of thiamine and thiamine phosphates in small quantities of blood and blood cells. *J Biol Chem* 198:477, 1952.
57. Metais P, Mandel P: Teneur en acide desoxypentosenucleique des leucocytes chez l'homme normal et a l'etat pathologique. *C R Seances Soc Biol Fil* 144:277, 1950.
58. Liang HR, Takagaki T, Foltz RL, Bennett P: Quantitative determination of endogenous sorbitol and fructose in human erythrocytes by atmospheric-pressure chemical ionization LC tandem mass spectrometry. *J Chromatogr B Analyt Technol Biomed Life Sci* 824:36, 2005.
59. Lionetti FJ, McLellan WL, Fortier NL, Foster JM: Phosphate esters produced from inosine in human erythrocyte ghosts. *Arch Biochem* 94:7, 1961.
60. Kawaguchi M, Fujii T, Kamiya Y, et al: Effects of fructose ingestion on sorbitol and fructose 3-phosphate contents of erythrocytes from healthy men. *Acta Diabetol* 33:100, 1996.
61. Petersen A, Szwergold BS, Kappler F, et al: Identification of sorbitol 3-phosphate and fructose 3-phosphate in normal and diabetic human erythrocytes. *J Biol Chem* 265:17424, 1990.
62. Colomer D, Pujades A, Carballo E, Vives Corrons JL: Erythrocyte fructose 2, 6-bisphosphate content in congenital hemolytic anemias. *Hemoglobin* 15:517, 1991.
63. Deichmann WB, Dierker M: The spectrophotometric estimation of hexuronates (expressed as glucuronic acid) in plasma or serum. *J Biol Chem* 163:753, 1946.
64. Jung CY: Carrier-mediated glucose transport across human red cell membranes, in *The Red Blood Cell*, edited by DM Surgenor, p 705. Academic Press, New York, 1975.
65. Lacko L, Wittke B, Geck P: The temperature dependence of the exchange transport of glucose in human erythrocytes. *J Cell Physiol* 82:213, 1973.
66. Bartlett GR: Glucose and mannose diphosphates in the red blood cell. *Biochim Biophys Acta* 156:231, 1968.
67. Johnson RE, Edward HT, Dill DB, Wilson JW: Blood as a physicochemical system. XIII. The distribution of lactate. *J Biol Chem* 157:461, 1945.
68. Bartlett GR, Bucolo G: Octulose phosphates from the human red blood cell. *Biochem Biophys Res Commun* 3:474, 1960.
69. Mandel P, Métals P: Les acides nucléiques du plasma sanguin chez l'homme. *C R Seances Soc Biol Fil* 142:241, 1948.
70. Aminoff D, Anderson J, Dabich L, Gathmann WD: Sialic acid content of erythrocytes in normal individuals and patients with certain hematologic disorders. *Am J Hematol* 9:381, 1980.
71. Vanderheiden BS: Ribosediphosphate in the human erythrocyte. *Biochem Biophys Res Commun* 6:117, 1961.
72. Bruns FH, Noltmann E, Vahlhaus E: Über den Stoffwechsel von Ribose-5-phosphat in Hämolysaten. I. Aktivitäts-messung und Eigenschaften der Phosphoribose-isomerase. II. Der Pentosephosphate-Cyclus in roten Blutzellen. *Biochem Z* 330:483, 1958.
73. Bucolo G, Bartlett GR: Sedoheptulose diphosphate formation by the human red blood cell. *Biochem Biophys Res Commun* 3:620, 1960.
74. Inoue S, Lin SL, Chang T et al: Identification of free deaminated sialic acid (2-keto-3-deoxy-D-glycero-D-galacto-nononic acid) in human red blood cells and its elevated expression in fetal cord red blood cells and ovarian cancer cells. *J Biol Chem* 273:27199, 1998.
75. Kehoe RA, Cholak J, Story RV: A spectrochemical study of the normal ranges of concentration of certain trace metals in biological materials. *J Nutr* 19:579, 1940.
76. Hunter G: Micro-determination of bromide in body fluids. *Biochem J* 60:261, 1955.
77. Ojo JO, Oluwole AF, Durosinmi MA, et al: Baseline levels of elemental concentrations in whole blood, plasma, and erythrocytes of Nigerian subjects. *Biol Trace Elem Res* 43–44:461, 1994.
78. Bernard J-F, Bournier O, Boivin P: Human erythrocytic calcium concentration in hemolytic anemia. *Biomedicine* 23:431, 1975.
79. Shoji S, Komiyama A, Nakamura M, Nomoto S: Calcium content of healthy human erythrocytes. *Clin Chem* 35:1264, 1989.
80. Bernstein RE: Potassium and sodium balance in mammalian red cells. *Science* 120:459, 1954.
81. Herring WB, Leavell BS, Paizao LM, Yoe JH: Trace metals in human plasma and red blood cells: A study of magnesium, chromium, nickel, copper and zinc. I. Observations of normal subjects. *Am J Clin Nutr* 8:846, 1960.
82. Heyrovsky A: The biochemistry of cobalt. III. Amounts of cobalt in plasma, erythrocytes, urine, and feces of normal subjects. *Cas Lek Cesk* 91:680, 1952.
83. Mahalingam TR, Vijayalakshmi S, Prabhu RK et al: Studies on some trace and minor elements in blood—A survey of the Kalpakkam (India) population. 2. Reference values for plasma and red cells, and correlation with coronary risk index. *Biol Trace Elem Res* 57:207, 1997.
84. Lahey ME, Gubler CJ, Cartwright GE, Wintrobe MM: Studies on copper metabolism. VI. Blood copper in normal human subjects. *J Clin Invest* 32:322, 1953.

85. Largent EJ, Cholak J: Blood electrolytes. Man, in *Blood and Other Body Fluids*, edited by PL Altman, DS Dittmer, p 21. Federation of American Societies for Experimental Biology, Washington, DC, 1961.
86. McClendon JF, Foster WC: Protein-bound iodine in erythrocytes and plasma and elsewhere. *Am J Med Sci* 207:549, 1944.
87. Jensovsky L, Roth Z: Der normale Bleigehalt im menschlichen Blute. *Naturwissenschaften* 48:382, 1961.
88. McCance RA, Widdowson EM: The effect of development, anaemia, and undernutrition on the composition of the erythrocyte. *Clin Sci* 15:409, 1956.
89. Huijgen HJ, Sanders R, van Olden RW, et al: Intracellular and extracellular blood magnesium fractions in hemodialysis patients: Is the ionized fraction a measure of magnesium excess? *Clin Chem* 44:639, 1998.
90. Martin BJ, Lyon TD, Fell GS, McKay P: Erythrocyte magnesium in elderly patients: Not a reliable guide to magnesium status. *J Trace Elem Med Biol* 11:44, 1997.
91. Miller DO, Yoe JH: Spectrophotometric determination of manganese in human plasma and red cells with benzohydroxamic acid. *Anal Chim Acta* 26:224, 1962.
92. Bartlett GR, Savage E, Hughes L, Marlow AA: Carbohydrate intermediates and related cofactors with benzohydroxamic acid. *J Appl Physiol* 6:51, 1953.
93. Ferranti F, Giannetti O: The microdetermination of phosphorus (inorganic, acid-soluble, lipoid and total) in the blood and excretions. *Diagn Tec Lab Napoli Riv Mens* 4:664, 1933.
94. Overman RR, Davis AK: The application of flame photometry to sodium and potassium determinations in biological fluids. *J Biol Chem* 168:641, 1947.
95. Mayer KDF, Starkey BJ: Simpler flame photometric determination of erythrocyte sodium and potassium: The reference range for apparently healthy adults. *Clin Chem* 23:275, 1977.
96. Bernard JF, Bournier O, Renoux M, et al: Unclassified haemolytic anaemia with splenomegaly and erythrocyte cation abnormalities—A disease of the spleen? *Scand J Haematol* 17:231, 1976.
97. Hald PM: Notes on the determination and distribution of sodium and potassium in cells and serum of normal human blood. *J Biol Chem* 163:429, 1946.
98. Street GM: Sodium and calcium content of erythrocytes. *J Biol Chem* 129:661, 1939.
99. Tamada T: An indirect spectrophotometric method for the determination of silicon in serum, whole blood and erythrocytes. *Anal Sci* 19:1291, 2003.
100. Reed L, Denis W: On the distribution of the non-protein sulfur of the blood between serum and corpuscles. *J Biol Chem* 73:623, 1927.
101. Vallee BL, Gibson JG: The zinc content of normal human whole blood, plasma, leucocytes, and erythrocytes. *J Biol Chem* 176:445, 1948.
102. Zak B, Nalbandian RM, Williams LA, Cohen J: Determination of human erythrocyte zinc: Hemoglobin ratios. *Clin Chim Acta* 7:634, 1962.

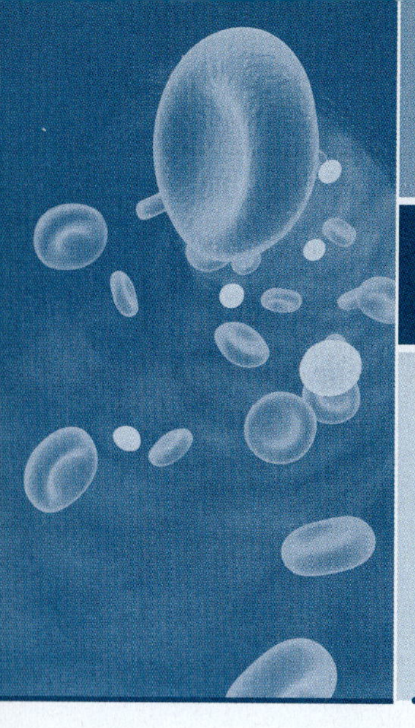

第31章

红细胞的生成

Josef T.Prchal

摘 要

红细胞生成或红系造血是一个严密调控的过程，期间造血干细胞分化为红系祖细胞，然后再分化为成熟红细胞。红系造血每天新生约 2×10^{11} 个红细胞（占红细胞总数的1%）以取代外周血中被清除的红细胞。失血或溶血时红细胞生成会成倍增加。

当一个子代多能造血干细胞向红系定向分化时，这些早期红系祖细胞经过一系列分化后最终成为形态上可以辨别的幼红细胞。多染色性大红细胞（亚甲蓝染色后呈网织红细胞）经脱核后离开骨髓。在进入外周血的最初24小时内，多染色性大红细胞在降解酶作用下失去残余细胞器（线粒体与核糖体），成为光镜下无法区别其寿命的红细胞。红细胞生成受转录因子和细胞因子调控，其中主要的因子为GATA1与促红细胞生成素（EPO），它们影响红系的定向、增殖、凋亡、分化的比例以及由早期祖细胞分化至晚幼红细胞的数量。红细胞的生成数量随组织氧合状态而变化，后者决定了转录因子的水平，如缺氧诱导因子-1与-2（HIF-1和HIF-2）。HIF是应对缺氧状态的主要调节因子，其通过调节EPO生成与铁代谢而调控红细胞的生成。

历史

红细胞主要以运送氧气至组织为目的而进化。因此，红细胞总数及红细胞生成速率必须与组织的氧供和氧需求密切相关。19世纪末，法国登山家和生理学家认为组织的低氧状态能刺激红细胞生成[1]。1906年，梭尔帮大学的Paul Carnot教授及其同事Mademoiselle DeFlandre提出缺氧能产生具有刺激红细胞生成的体液因子[2]。基于有疑问的实验数据，有影响力的生物化学家Friederich Miescher[3]错误地提出骨髓缺氧可直接刺激红系造血。最终，1950年，在应用连体大鼠进行的巧妙研究中，Kurt Reissmann[4]提供的证据证明缺氧与红系造血中存在一个间接的体液机制。这一研究与Erslev及其同事[5,6]的研究，后者证实贫血的兔子和灵长类动物的血浆中含有一种红细胞刺激因子，均为促红细胞生成素（EPO）的存在提供了强有力的

本章使用的简写和缩略词：ACEI，血管紧张素转化酶抑制剂（angiotensinconverting enzyme inhibitors）；AngⅡ，血管紧张素Ⅱ（angiotensin II）；Bcl-x，一种抗凋亡因子（an antiapoptotic factor）；BFU-E，红细胞爆裂型集落生成单位（burst-forming unit-erythroid）；CFU-E，红细胞集落生成单位（colony-forming unit-erythroid）；CIS，一种下调促红细胞生成素受体活性的信号传导蛋白（a signal transduction protein that downregulates activity of erythropoietin receptor）；CPM，每分钟的计数（counts per minute）；EPO，促红细胞生成素（erythropoietin）；EPOR，促红细胞生成素受体（EPO receptor）；FOG，"GATA的朋友"，一种GATA-1相互作用蛋白（"friend of GATA," a GATA-1 interacting protein）；GATA-1转录因子（GATA-1 transcription factor）；HCP，造血细胞磷酸酶（hematopoietic cell phosphatase）；Hct，血细胞比容（hematocrit）；HIF，缺氧诱导转录因子（hypoxia-inducible transcription factor）；ICSH，国际血液学标准化委员会（International Committee on Standardization in Hematology）；JAK2，一种与促红细胞生成素受体相互作用的酪氨酸激酶（a tyrosine kinase that interacts with erythropoietin receptor）；miRNAs，微小RNA是小分子非编码RNA（microRNAs are small molecular noncoding RNA molecules）；OS-9，骨肉瘤蛋白9（osteosarcoma protein 9）；PU.1转录因子（PU.1 transcription factor）；RACK1，活化的蛋白激酶C受体（receptor of activated protein kinase C）；RAS，肾素-血管紧张素系统（the renin-angiotensin system）；RCM，红细胞量（red cell mass）；RSUME，含有RWD的类泛素化增强子（RWD-containing sumoylation enhancer）；SOCS3，一种下调促红细胞生成素受体活性的信号转导蛋白，也称为CIS3（a signal transduction protein (also known as CIS3) that downregulates activity of erythropoietin receptor）；SSAT，精脒/精胺-N-乙酰转移酶（spermidine/spermine-*N*-acetyltransferase）；VHL，von Hippel-Lindau蛋白（von Hippel-Lindau protein）。

证据。1957 年，Jacobson 及其合作者[7]报道 EPO 由肾脏产生，这一发现使得 EPO 有可能被大量提取，从而为尿毒症患者的治疗带来益处。在 EPO 被克隆以及治疗量重组 EPO 被生产后，已证实 EPO 不仅能治疗贫血，还具有一些尚未阐明的红系以外的副作用，如可能对肿瘤生长起作用。因此 EPO 在贫血治疗中的广泛应用已经超出了人们最初的期望。

红细胞生成的种系发生学

■ 血红蛋白和红细胞

血红蛋白存在于大多数原始生物形态中，如草履虫属和四膜虫属。一些甲壳动物如水蚤属，能发育出一套没有循环红细胞的氧转运系统[8]。一个有趣的例外是一种缺乏血红蛋白的南极银鱼(*Chaenocephalus aceratus*)[9]。这些银鱼通过其不寻常的一氧化氮代谢弥补了血红蛋白的缺乏[10-12]。它们具有非常大的心脏和直径异常大的毛细血管。这些特点使其外周阻力减低，以致大量血液能以高流速、低血管压力的方式循环，从而使得它们能在含氧量极高的南极水域生存。[10]

在循环系统发育过程中，红细胞具备了合成、携带血红蛋白并保护其不被氧化的能力。循环的有核红细胞最早出现于纽形动物门和海洋固着生物里的帚虫动物门。在这些原始无脊椎动物中，红细胞造血发生在源于内皮细胞的腹膜附近或其表面[13]。无核红细胞首次在更高级的环节动物门中被发现。然而，源于脱核的进化优势却表现得极其微弱。有核红细胞则在更高等的动物如爬行动物和鸟类中被发现[14]。所有哺乳动物的红细胞均为无核红细胞，且除个别物种红细胞为椭圆形外，大多数物种红细胞均为碟形[15]。红细胞的出现与细胞内化合物对血红蛋白及其氧亲和力的保护和调节作用相关。

在前哺乳动物物种中，脾脏是基本的造血器官。但在一些鱼类中，肾脏也参与造血[16,17]。在脊椎动物中，造血经历了由脾脏至肝脏，再由肝脏至空腔骨的进化过程[18]。对水蚤体内血液或血红蛋白生成的稳态调节[8]研究发现，需氧量与血红蛋白生成之间存在一个平衡。在更高等的动物中，这种关系是通过调节红系造血维持的。对鸟类[19]、鱼类[20]及哺乳动物[21]的研究提示红系造血由 EPO 控制，后者能根据组织氧需要量调节红细胞生成。哺乳动物体内的 EPO 具有很大的生物学相似性及遗传同源性[22]。

红细胞生成的个体发生学

■ 胚胎和胎儿红系造血

骨髓内环境是细胞增殖及成熟的最佳环境。然而，骨腔直至妊娠第 5 个月才发育。其他部位虽非最佳，在胚胎早期也具有产生红细胞的能力(见第 6 章)。人类的大型有核血细胞和一些无核血细胞[24]首先是在卵黄囊[23]中形成的。妊娠第二个月红系造血转移至胎肝，生成了比早期稍小的大型、无核红细胞[25,26]。出生时肝脏造血期停止，红系造血转移至骨髓。胚胎、胎儿与成人血红蛋白表达的发育改变详见第 6 章和第 48 章。

在新生儿阶段，造血细胞及骨髓脉管系统几乎占据了可利用骨髓腔的全部容量[27]。这一状态持续数年，直至骨骼及骨腔生长速度超过造血组织。然而，在新生儿及幼儿阶段，由于缺乏贮备空间，一旦红系造血需求增加(如失血、缺氧、地中海贫血、溶血)，肝脏与脾脏的髓外红系造血功能即可再度激活[28]。在成人阶段，骨髓空间继续扩大，所有骨腔中的脂肪组织逐渐增多。由于骨髓空间充裕，成年后很少发生髓外器官代偿性造血。成人阶段的髓外造血往往提示了病理性而非代偿性造血，如在原发性骨髓纤维化(见第 91 章)中其造血干细胞与细胞外基质存在着异常的相互作用[29]。在胎儿阶段，EPO 主要在肝脏产生[30]。出生后，EPO 生成部位则逐渐转移至肾脏。成年人体内约 85% 的 EPO 由肾脏产生(见第 36 章)[31,32]。

红系造血中的细胞成分

■ 祖细胞

我们对早期红系造血的评估基于对造血祖细胞的功能分析。发育阶段中最早的红系祖细胞是红细胞爆裂型集落生成单位(BFU-E)。其最早被称为“爆式”是由于其含有能迁移的细胞。这些细胞在大的中心克隆周围形成小的卫星集落，呈辐射状(图 31-1)。但是，克隆及其卫星集落中的所有细胞都源于单个 BUF-E，因此都是克隆性的。BUF-E 形成幼红细胞集落的时间要长于更成熟的红系祖细胞(10~14 天)，并且形成相对较大的 BFU-E 克隆(2000 个细胞)。BFU-E 表达 EPO 受体(EPORs)。BFU-E 继而发育为更成熟的红系祖细胞，红细胞集

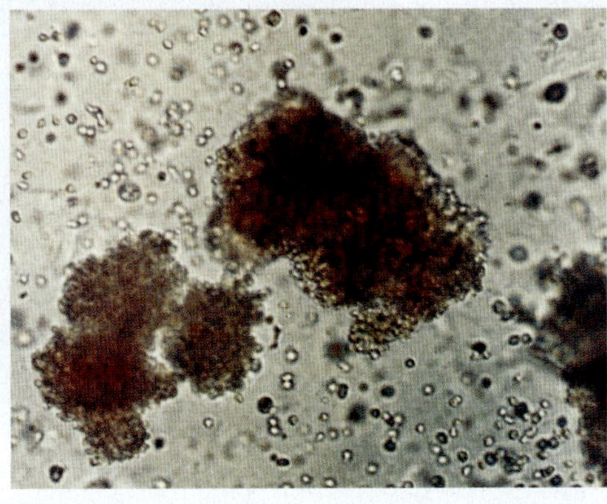

A

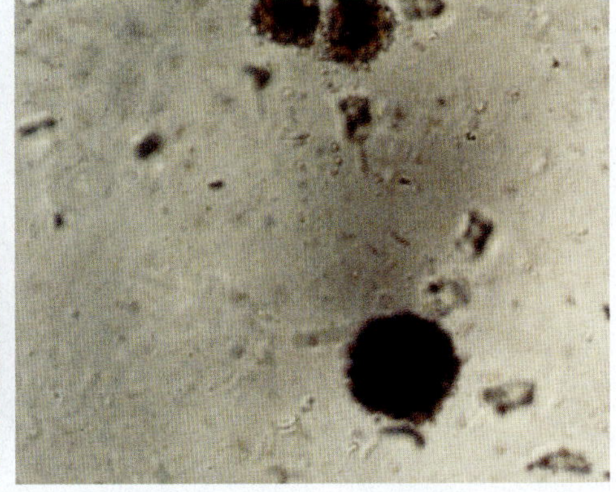

B

图 31-1 BFU-E 与 CFU-E。在加有促红细胞生成素的甲基纤维素培养基中生长的红细胞克隆。克隆经血红蛋白染色。A. 红细胞爆裂型集落生成单位(BFU-E)。该克隆由单个骨髓红系祖细胞(BFU-E)增殖而来。这是培养 14 天时所拍照片。BFU-E 是一个红系定向分化细胞。在红系成熟过程中，BFU-E 是较红细胞集落生成单位(CFU-E)更为原始的祖细胞。BFU-E 形成的克隆较 CFU-E 的大，具有伸展的边缘，常伴有卫星克隆。B. CFU-E。该克隆在培养第 7 天所拍摄。与 BFU-E 相比，CFU-E 起源于更成熟的单个祖细胞。CFU-E 相对更小，且呈典型的紧密型克隆性生长。红系发育的顺序是 BFU-E、CFU-E、红系前体细胞(原始红细胞等)。

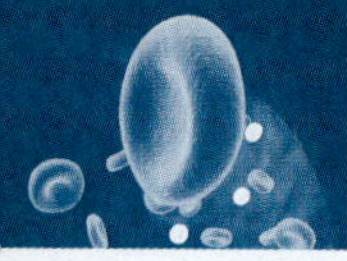

落生成单位(CFU-E)。CFU-E 是更为晚期、更加分化的红系祖细胞,能在体外形成小克隆(50~200 个细胞),并于 3~5 天内成熟。然而,随着祖细胞的成熟,EPOR 密度及其对 EPO 依赖程度也逐渐增加,累积至 CFU-E 的水平[33]。BFU-E 与 CFU-E 镜下无法区分(见第 29 章),但是在体外应用半固体培养基进行所谓的克隆分析可研究它们产生镜下可识别的产血红蛋白前体细胞(如幼红细胞)的能力。

■ 前体细胞

相比之下,红系造血晚期阶段的细胞能通过光学显微镜鉴别(见第 29 章)。红系前体细胞的数量很大程度上决定了红细胞产生的数量。原始红细胞也含有 EPORs,在高于正常浓度的 EPO 环境下,能加速其进入第一次有丝分裂。这一过程可缩短幼红细胞的骨髓经过时间[34],并导致未成熟红细胞的释放(多染色性大红细胞),即所谓的应激性网织红细胞(图 31-2)[35]。正常红细胞是无细胞核、含有血红蛋白、90fl 大小的碟形细胞,它是由具有大细胞核约 900fl 大小的原始红细胞经有序转变后最终生成的。尽管胞质的成熟是一个连续的过程,但插入的有丝分裂导致胞质和胞核容量的阶梯式缩减,使其成为光镜下可识别的原始红细胞,幼红细胞和多染性大红细胞(网织红细胞)(见第 29 章)。直接测量骨髓幼稚红细胞、网织红细胞和原始红细胞的数量,其比例约为 50∶124∶1(表 31-1)[36,37]。红系细胞的数量呈金字塔样分布(表 31-1,图 31-3)。在这个金字塔中,每个幼稚红细胞均于脱核前的 5 天内经历了 5 次有丝分裂,随后进入 2~3 天的成熟期,继而自骨髓释放。这一红系金字塔中的细胞大小及形态各不相同,但这些差异在红系造血的生理性控制中起到一定作用。当红细胞生成受抑时,如慢性肾病性贫血(由 EPO 缺乏导致),幼红细胞的分布正常,没有形态学或铁动力学证据显示红系无效造血或异常的幼红细胞凋亡[34]。当红细胞生成增加时,如严重的溶血性贫血,幼红细胞金字塔也是正常的,并无额外有丝分裂的证据。因此,红细胞生成的速率很大程度上取决于红系祖细胞的数量。

随着幼红细胞发育成熟,它的合成活性迅速增加,产生了成熟红细胞具有的全部特征性蛋白,尤其是血红蛋白。最终红细胞中 95% 的蛋白是血红蛋白,其中成人体内几乎均为血红蛋白 A($\alpha_2\beta_2$),仅有少量血红蛋白 F($\alpha_2\gamma_2$)和血红蛋白 A_2($\alpha_2\delta_2$)。血红蛋白 F 分布不均匀,仅存在于部分红细胞中,这些细胞被定为 F 细胞(见第 47 章和第 48 章)。

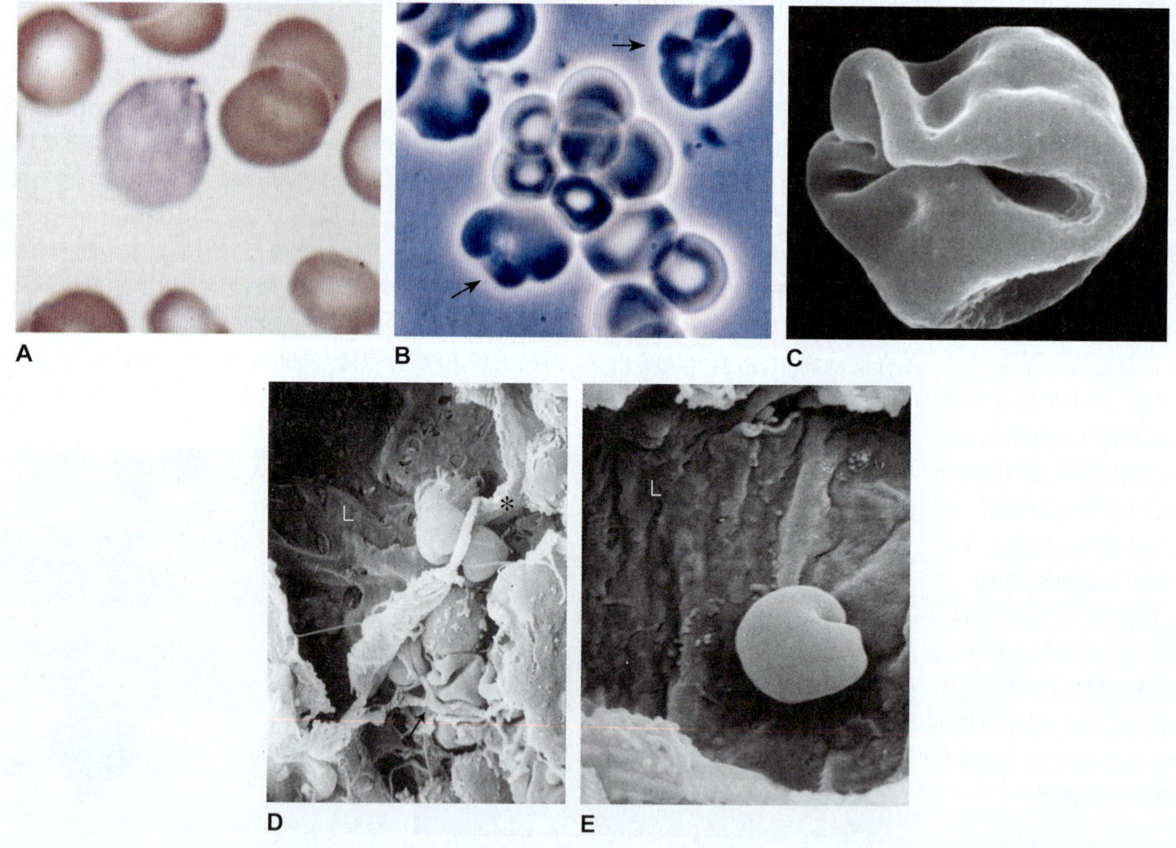

图 31-2 应激性网织红细胞。A. 血膜,溶血性贫血。典型的应激性红细胞是一种四叶苜蓿形横截面上带有明显皱褶的多染性大红细胞,这样命名是因其尚未成熟即在高水平 EPO 作用下从骨髓中释放,通常发生于溶血性贫血时。该类细胞体积较大,强多染色性,常因表面积过大而具有明显皱褶。B. 一例溶血性贫血患者的血细胞悬液的相差显微镜图像。箭头所指是两个具有皱褶表面的大红细胞,这是应激性网织红细胞的特征。C. 应激性网织红细胞的扫描电镜照片。注意红细胞表面积与体积的比例明显增加。D. 小鼠骨髓窦的扫描电镜照片。L 指示窦腔,星号所指为窦内壁的内皮边缘,是撕裂后镜检所见。箭头所指是两个无核红细胞折叠于组成骨髓基质的网状细胞伪足中。注意原位网织红细胞的重度折叠。注意扫描电镜照片中与(C)相似的细胞皱褶。星号下方是一个无核红细胞(网织红细胞),一半位于造血区域,一半位于窦腔,预示着即将排出。注意表面皱褶为细胞穿过内皮狭窄孔隙所需。E. 含有一个新出现于窦腔的无核红细胞的骨髓窦。注意其皱褶为细胞排出时通过狭窄孔隙所需(红细胞排出详见第 4 章)。

表 31-1　红细胞池

细胞类型	细胞数 ×10⁸/kg	
	实测值	理论模型（图 31-3）
原始红细胞	1	1
幼红细胞	49	58
骨髓网织红细胞	82	64
外周血网织红细胞	31	32
成熟红细胞	3300	3800

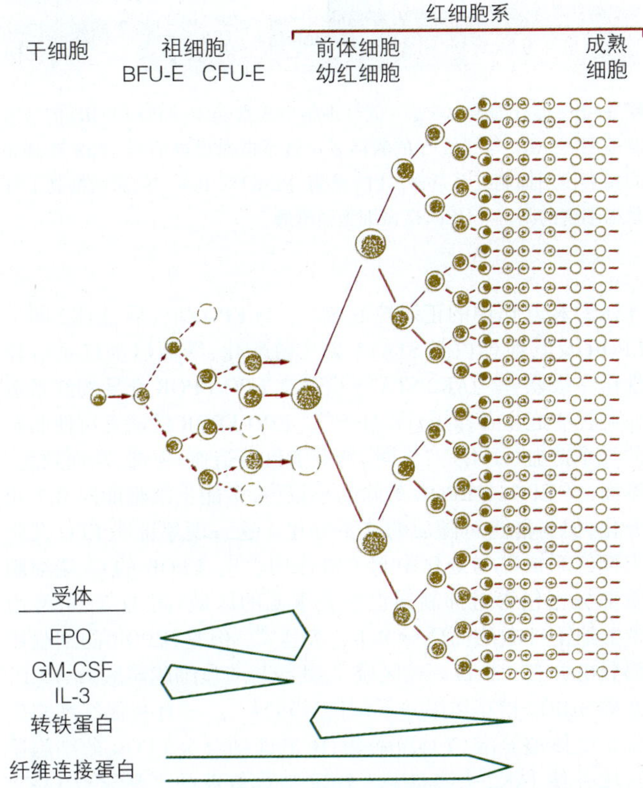

图 31-3　骨髓红系定向细胞增殖及其最重要受体的理论模型。GM-CSF，粒 - 巨核细胞集落刺激因子；IL，白介素。

EPOR 密度在早幼红细胞表面急剧下降，较成熟的幼红细胞无 EPORs，而转铁蛋白受体数量则明显增加，这反映了血红素的合成增加了对铁的需求。微环境可能对幼红细胞的增殖和成熟极为重要。然而，原位分泌的或循环中的生长因子和细胞因子对前体细胞的作用不如对祖细胞那么重要。细胞间黏附分子确保了骨髓结构的完整性，而纤维连接蛋白对幼红细胞格外重要[38]。缺乏纤维连接蛋白受体预示着多染性大红细胞(网织红细胞）将迁移至血液，但一些新生成的红细胞释放入血后仍具有黏附性并暂时被脾脏扣押（见第 5 章）。由于体外形成的红系克隆主要包含有核红细胞，因此脱核可能主要由骨髓基质细胞诱导（见第 4 章和第 29 章）。

显微镜下所确定的骨髓细胞构成和幼红细胞比例使之得以半定量地评估红系造血。然而，在红系无效造血的疾病状态下，如缺铁、慢性病性贫血，巨幼红细胞性贫血以及地中海贫血等，形态学方法可能致误导（见第 37 章、第 41 章、第 42 章、第 47 章）。红系造血的准确评估能通过铁动力学研究实现（利用 ^{59}Fe）。同样，红系造血终产物的数量，即红细胞数，亦可准确测量。遗憾的是，限制体内应用微量放射性同位素的法规不断增加，使其仅能在少数几个专业中心应用。

第 6 章、第 47 章和第 48 章讨论了红系造血发育的调控，血红蛋白基因的差别应用，以及胚胎卵黄囊和胎儿 / 成人红系造血之间的重要区别。本章则主要关注成人红系造血。

红系造血调控

红系造血是一个严密调控的系统，但是具体细节尚未完全阐明。其中许多是通过揭示阻断红系造血调控的先天性与获得性突变的分子基础而得以了解。

红系造血可以划分为三个阶段。在初始阶段，多能造血干细胞向定向红系祖细胞发育。第二阶段是红系祖细胞扩增，其受 EPO 调控并随其表面 EPOR 的出现而起效。EPOR 的表达在早幼红细胞达到高峰，随后便开始衰减。最后一个阶段是脱核及除去可能对循环中成熟红细胞产生毒性的细胞器与核苷酸。

■ GATA-1、Bcl-x_L、FOG-1、Gas6 与 PU.1

红系造血受到一些激素 / 细胞因子、受体和转录因子的影响。种系特异性转录因子 GATA-1 在正常红系造血中起重要作用，激活许多红系特异性基因，包括编码 α 与 β 珠蛋白以及红细胞细胞骨架蛋白的基因（见第 45 章、第 47 章和第 48 章）。GATA-1 与 EPO 协同，能诱导抗凋亡蛋白 Bcl-x_L[39] 的表达并与多种蛋白相互作用，如 FOG-1[40] 及 PU.1[41]。GATA-1 与 FOG-1 的直接相互作用对于人类红系和巨核细胞在体内正常的成熟进程至关重要[42]。相反，GATA-1 与 PU.1 相互作用则通过诱导多能干细胞向髓系和 B 淋巴细胞系分化并抑制红细胞生成而拮抗红系造血[41,43,44]。尽管 PU.1 的缺失为完成红系终末分化所必需，但 PU.1 的低水平表达则对胎儿红系造血及成人应激状态下红系造血的适度增加显得至关重要[45]。

生长阻滞特异蛋白 6（Gas6）是一种分泌性维生素 K 依赖蛋白，它能与细胞膜相互作用并通过其受体酪氨酸激酶引导细胞内信号传导。Gas6 受体表达于造血组织、巨核细胞、粒单核细胞前体及骨髓基质细胞。利用 Gas6 基因敲除的小鼠模型研究发现，Gas6 能放大红系造血对 EPO 的反应[46]。Gas6 亦能下调炎症因子的表达，如巨噬细胞产生的肿瘤坏死因子 α[47]。

多能祖细胞（见第 16 章）与原始红系祖细胞（BFU-E）的生长和存活需要干细胞因子、白介素 -3、粒 - 巨噬细胞集落刺激因子及血小板生成素（图 31-4）。

■ 促红细胞生成素，氧传感与缺氧诱导因子

促红细胞生成素

促红细胞生成素（EPO）是调控红系造血的主要激素，主要由肾脏产生[7]。红系祖细胞表达其自身的 EPO[48]。不同成熟阶段的红细胞都有其最佳的肾源性 EPO 水平[49]。通过纯化的 EPO 提供的不完全蛋白序列可以对其基因进行克隆，从而可以大量生产重组蛋白[50]。EPO 及其重组体是一种高度糖基化的 α 球蛋白，分子量为 34 000Da，其活性约为 200 000IU/mg[51,52]。重组蛋白分子量的 60% 由氨基酸组成，其余 40% 由碳水化合

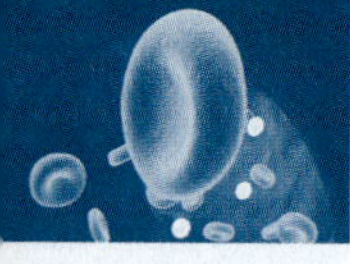

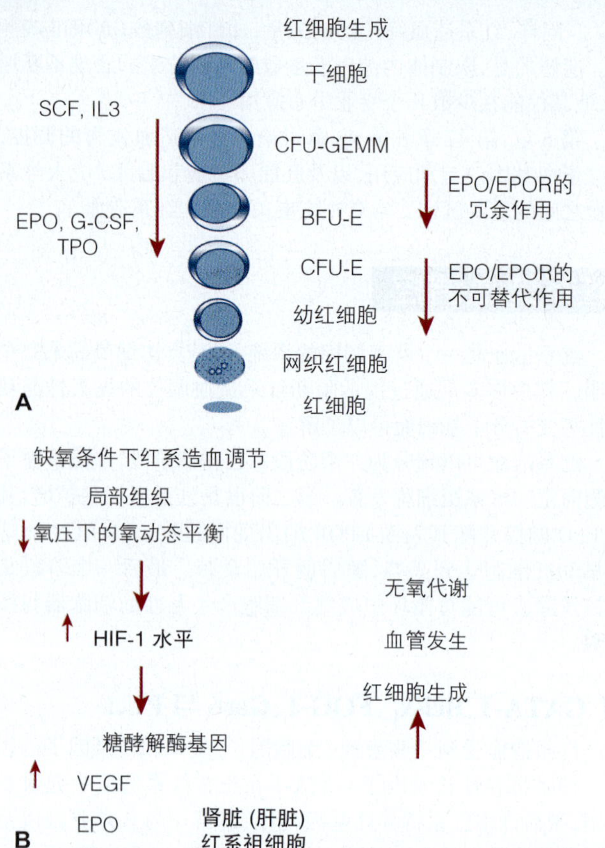

图 31-4 A. 细胞因子对造血的影响。CFU-GEMM，粒细胞、红细胞、巨核细胞和巨噬细胞前体集落形成单位；G-CSF，粒细胞集落刺激因子；IL3，白介素 -3；SCF，干细胞因子；TPO，促血小板生成素。B. 缺氧条件下的红系造血调节。HIF-1，缺氧诱导因子 -1；VEGF，血管内皮生长因子 1。

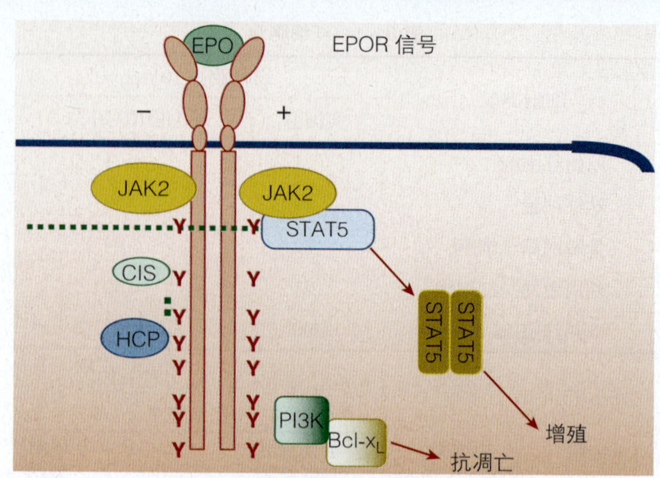

图 31-5 促红细胞生成素 - 促红细胞生成素受体（EPO-EPOR）信号通路简图。JAK2 与 STAT5 的激活表示红系造血促进信号。CIS 与 HCP 的相互作用抑制红系造血。PI3 激酶（PI3K）对 Bcl-x_L 的激活抑制了红系祖细胞的凋亡。HCP，造血细胞磷酸酶。

物组成。应用 EPO 分子探针，信使 RNA（mRNA）将 EPO 的合成部位定位于内皮或成纤维细胞系的肾皮质间质细胞[53,54]。此类细胞以全或无的形式行使其功能，mRNA 的总生成量依赖于激活的细胞数量[55]。

位于上游 6000~12 000bp 的某些 5′端序列也影响了 EPO 基因的转录[56]。这些序列并非对缺氧敏感，但其对组织和细胞的特异性是必须的[56]。肝脏主要由肝细胞生成 EPO，但相对于肾脏，其并不是 EPO 的主要来源[57]。然而在胎儿时期，肝脏产生的 EPO 对红细胞生成起主要作用（见第 6 章）[58,59]。在转录水平上，EPO 的生成几乎只受缺氧调节。EPO 无法储存，但可迅速分泌[53-55]。循环中的重组 EPO 和天然的 EPO 具有 4~12 小时的半衰期（$T_{1/2}$），其分布容量比血浆容量稍大[60]。EPO 与 EPOR 结合后即被降解（见下述“促红细胞生成素受体”）[61]。

促红细胞生成素受体

促红细胞生成素与其受体（EPOR）的相互作用导致了：①红细胞分裂的激活；②红系特异性蛋白表达诱导下的红系分化；③红系祖细胞凋亡的抑制（综述参见文献 72）[62]。这种相互作用的早期模式为基于配体（EPO）诱导的 EPOR 的同源二聚化。事实上，EPOR 是一个预制同源二聚体，其结合后发生主要的构象变化[63]，由此启动 EPO 特异性的红系信号转导级联反应（图 31-5）。EPOR 的细胞质部分包含了能与 Janus 激酶 2（JAK2）相互作用的正调控区域[64]。与 EPO 结合后，JAK2 即与 EPOR 及其他蛋白如 STAT5 交叉磷酸化，继而启动红系特异性信号级联[65]。JAK2/STAT5 信号在 EPO-EPOR 介导的红系造血调控中起主要作用（图 31-5）[66]。EPO-EPOR 的缺乏可使胎肝的红系造血（而不是“早期”卵黄囊红系造血）停滞，从而致死。然而，在 EPO 或 EPOR 敲除的小鼠中，多能干细胞能向 BFU-E 分化，但不能进行随后的红系分化。这一现象证明 EPO 在终末期红系成熟与分化中起关键作用[67-69]。EPOR 的 C- 端细胞质部分也包含对抑制凋亡至关重要的区域（图 31-5），可经由磷酸肌醇 3 激酶而诱导 Bcl-x_L 表达[39]。但是，EPOR 的细胞质部分也含有一个负调控区域[70]，其能与造血细胞磷酸酶（HCP，亦称 SHP1）相互作用并下调信号转导[71]。一旦被促红细胞生成素受体酪氨酸（Y）429 募集，HCP 即结合至 EPOR 的细胞质区域并使 JAK2 去磷酸化。HCP 结合位点的失活导致 JAK2/STAT5 磷酸化延长[71,72]。CIS3（亦称 SOCS3）是另一个红系造血的负调控因子，其与 EPOR Y401 的细胞质部分结合并抑制 EPO 依赖的 JAK2/STAT5 信号传递[73,74]。因此，EPOR C- 端胞质部分的远端缺失截短了 EPOR，去除了负调控元件，导致红系祖细胞增殖加速。功能获得性突变是由 EPOR 基因负调控元件的缺失造成的（见第 56 章），这在一部分患有家族性和先天性红细胞增多症的患者中已被证实，但在红白血病中却很少发现[75]。

由于激活信号在 EPO 与其受体结合后被下调，并且 EPO 与受体结合后便迅速消失，因此 EPO-EPOR 内吞是 EPO 信号下调的机制之一[61]。EPO 与其受体结合后，EPO-EPOR 复合物即被泛素化，内吞并定向降解。这一过程涉及两个蛋白水解系统：去除细胞表面 EPOR 胞内区域的蛋白酶体和降解细胞质内 EPO-EPOR 复合物的溶酶体[76]。

另一个尚未完全阐明的红系造血调控机制为数种 EPOR 异构体的存在，其中一些可能具有抑制红系造血的功能[77-79]。

促红细胞生成素信号通路的非红系作用

在重组 EPO 的红系作用阐述后不久，即发现其具有非红系作用[80]。其中一些作用是有益的，包括对神经系统、心血管系统、视网膜组织、免疫功能以及组织修复的作用。据称其还对运动成绩与神经认知具有益处，但尚无令人信服的依据证明。EPO 的非红系作用是 EPO 与 EPOR 结合的结果，与其在红系细胞内的作用相似，EPO-EPOR 的相互作用启动了调节相关组织生存、生长与分化的信号转导通路[81]。EPO 和 EPOR 在许多非红系细胞中具有生理作用，包括内皮细胞[82]、巨核细胞、脑、心脏、子宫、乳腺和睾丸细胞等。然而，由于 EPO 可与 EPOR 及 CD131 异源二聚体[83]相互作用，因此在某些组织(如脑、心、肾)中，其信号转导机制可能有所不同，参见一篇近期综述[84]。

EPO 的有害作用包括尚未完全阐明的癌症死亡率增加[64,85,86]、血压增高以及血栓形成[84]。

缺氧诱导因子

在正常状态下，EPO 的生成是由血红蛋白血氧饱和度减低即低氧血症所介导的[49]。缺氧是生长、能量代谢、血管发生、铁代谢和肿瘤诱发中的一个重要因素，并且是红系造血的主要调节因子。对缺氧的反应受缺氧诱导因子(HIF)转录因子的控制[87,88]。对缺氧的适应性生理反应可引起：①增加细胞的氧输送；②通过激活糖酵解使细胞在低氧条件下存活；③减少活性氧的生成[89]。缺氧细胞内转录因子 HIF-1 被诱导并与顺式作用核苷酸序列[指的是缺氧反应元件(HRE)，最早发现于人 *EPO* 基因的 3'- 旁区]结合[90]。许多缺氧诱导基因直接由 HIF-1 调控。内皮组织表达的所有基因中，约 3% 是 HIF-1 调控[91]。HIF-1 是一种异源二聚体转录因子，由高度调节的 HIF-1α 亚基和组成性表达的 HIF-1β 亚基组成(图 31-6)。HIF-1β 亚基属于一种包含 PER-ARNT-SIM(PAS)- 结构域转录因子家族的碱性螺旋 - 环 - 螺旋结构。只有 HIF-1 与 HIF-2 的 α 亚基受缺氧调节并且仅存在于 HIF 异二聚体中，因此，它们是决定 HIF-1 与 HIF-2 异二聚体缺氧调节量及活性的关键亚基。α 亚基能调节缺氧诱导基因的转录。在含氧量正常的情况下，细胞内 HIF-1α 的半衰期为数分钟。HIF-1 与 HIF-2 的 α 亚基被 von Hippel-Lindau(VHL) 蛋白 - 泛素 - 蛋白酶体通路迅速降解[92]。HIF-α 亚基的靶向和后续多泛素化需要 VHL、铁、氧以及脯氨酸羟化酶活性的参与，如图 31-6 所述，这一复杂过程组成了氧传感系统[93,94]。

HIF-1α 的降解由一种含铁脯氨酸羟化酶(PHDs)介导的脯氨酸 564(P564) 残基经翻译后羟基化修饰而启动。HIF-1α 的羟基化促进了与 VHL 蛋白的结合及后续的泛素化与蛋白酶体降解。骨肉瘤蛋白 9(OS-9) 与 HIF-1α 及 PHD2 的结合是有效的脯氨酸羟基化所必需的[95]。在缺氧条件下，HIF-1 与 HIF-2 的 α 蛋白不被降解并且易位至细胞核，从而与 HIF-β 二聚化后形成 HIF 异二聚体，再通过与靶基因上的特异性 HREs 结合从而激活转录。另一个调控步骤涉及氧依赖性的 HIF-1α 上的天冬酰胺(N)803 的酰基羟基化，这需要 FIH-1 酶的参与(HIF-1 抑制因子，亦称 HIF-3)。含氧量正常的情况下，N803 的羟基化阻断了转录因子 p300 及 CBP 与 HIF-1 的结合，抑制了 HIF-1 所介导的基因转录。在缺氧条件下，HIF-α 则不被羟基化。未经羟基化修饰的蛋白逃避了 VHL 结合、泛素化及降解(见图 31-6)。当 HIF-1α 的 N803 酰基不被羟基化时，p300 和 CBP 能与 HIF-1 异二聚体结合，使 HIF-1 靶向基因的转录得以激活。

HIF-2 转录因子 HIF-1α 与 HIF-2α 表现出高度的序列同源性，但却具有不同的 mRNA 表达模式：HIF-1α 表达广泛，而 HIF-2α 则仅表达于特定组织[87,96]。缺氧时，HIF-1α 和 HIF-2α 均受相同的机制调控，并与相同的 HIF-β 亚基形成异二聚体。肾脏是 EPO 的主要生成部位(如肾间质细胞)，并且 HIF-1 是肾脏 EPO 转录的主要调节物[87]。在其他组织中，如脑[97]和肝[59](产生约 15% 的循环 EPO)，EPO 基因转录是 HIF-2 依赖性的[96]。一种 HIF-2α 的 5′端非翻译区铁 - 反应元件的发现揭示了可用铁与 HIF-2α 表达之间存在着一个新的调节链[98]，它可能也影响红系造血的控制。因此，当铁供应受限时，HIF-2α 减少，而当铁充足时，肝脏 HIF-2α 增多，从而增加了肝脏合成 EPO 的生成，进一步促进红系造血。功能获得性的 HIF-2α 突变所导致的红系造血作用，证明了 HIF-2α 在 EPO 基因调节中的重要性(见第 56 章)[99]。

HIF 的非缺氧依赖性调节 HIF-1α 亚基的氧依赖性调节是由脯氨酰羟化酶、VHL 蛋白及蛋白酶体复合物介导的，而 HIF-1α 的非缺氧依赖性调节机制亦已被揭示。这一新机制涉及激活的蛋白激酶 C 受体(RACK1)，后者作为一种与 HIF-1α 相互作用的蛋白，促进了 HIF-1α 的脯氨酰羟化酶 /VHL 非

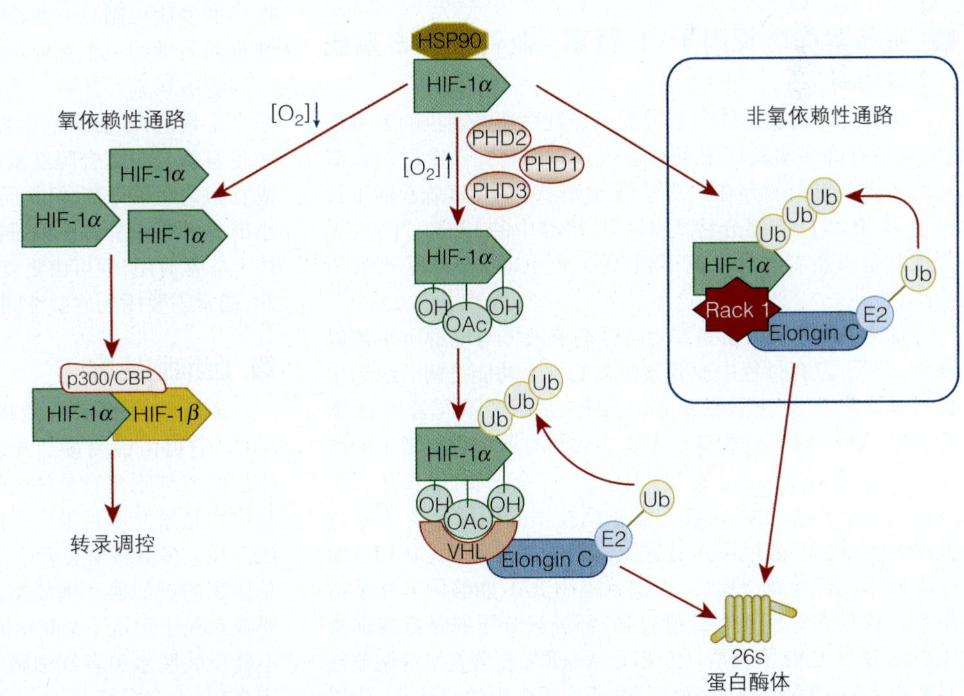

图 31-6 缺氧和非缺氧通路对 HIF-2 与 HIF-2α 亚基的调控。HIF，缺氧诱导因子；HSP90，热休克蛋白 90；PHDs，脯氨酸羟化酶；p300 与 CBP，HIF-1 的缺氧应答转录辅因子；RACK1，激活的蛋白激酶 C 受体；ub，范素化残基；VHL，Hippel-Lindau 蛋白。

依赖性蛋白酶体降解。RACK1 与热休克蛋白 90(HSP90)竞争性结合 HIF-1α 的 PAS-A 域。HIF-1α 的降解被功能缺失的 RACK1 阻止。RACK1 与蛋白酶体亚基及延伸因子 C 结合并促进 HIF-1α 的泛素化(见图 31-6)。因此,RACK1 与 HSP90 为调节 HIF-1α 的 O_2/PHD/VHL- 非依赖机制中的重要成分[100]。

HIF-1α 的缺氧依赖性与缺氧非依赖性调节 用 HSP90 抑制剂处理的细胞甚至在缺氧调节下亦能诱导 HIF-1α 的降解。HSP90 与 RACK1 竞争性结合 HIF-1α 所结合的精脒 / 精胺 -N- 乙酰基转移酶 -2(SSAT2),并通过稳定 VHL 和延伸因子 C 之间的相互作用促进其泛素化 / 降解。SSAT1 与 SSAT2 具有 46% 的氨基酸一致性,亦与 HIF-1α 结合并促进了其泛素化 / 降解。然而,与 SSAT2 不同,SSAT1 则是通过稳定 HIF-1α 与 RACK1 之间的相互作用起效。因此,SSAT1 与 SSAT2 在促进 HIF-1α 的非氧依赖性和氧依赖性降解中发挥互补作用。同样,延伸因子 C 亦可经由与 HIF-1α 的非氧依赖性和氧依赖性结合而募集(见图 31-6)。

另一新的 HIF-1α 调节机制亦被阐明:① RSUME(含 RWD 的类泛素化增强子)由缺氧诱导并增强 HIF-1α 的类泛素化,促进了其在缺氧调节下的稳定性与转录活性[101];②钙神经素与钙及钙调蛋白 - 依赖性丝氨酸 / 苏氨酸磷酸酶一同抑制了 HIF-1α 的泛素化和蛋白酶体降解[102]。

目前已提出亲免素与组蛋白去乙酰化酶抑制剂处理的细胞内 HIF-1α 降解的第三个途径,研究发现,这些因素通过非氧依赖性且非泛素化依赖性机制诱导了 HIF-1α 的降解[103]。

HIF 的快速降解受到复杂而严密的调控,影响编码调节因子的基因突变可能为一些未阐明机制的先天性红细胞增多症的基础。

这一复合体系(见第 33 章和第 56 章,见图 33-6)构成了氧传感系统[104-106]。

■ 胰岛素样生长因子 -1,肾素 - 血管紧张素系统与造血

尽管红系造血的体外研究提供了红系造血调控的关键信息,但仍有许多实验证明了能够刺激和抑制红系造血的血清与血清成分蛋白的存在[107,108]。无血清状态下,胰岛素样生长因子 -1(IGF-1)能部分替代 BFU-E 培养中的 EPO。此外,无肾性非贫血患者体内检测不到 EPO,而 IGF-1 的水平则有所增高[109]。

肾素 - 血管紧张素系统(RAS)调节液体与电解质平衡以及血压[110]。发育过程中血管紧张素的主要功能是调节组织生长与分化[111]。血管紧张素Ⅱ(AngⅡ)是两个不同受体(1 型与 2 型,AT1,AT2)的配体。AT1 主要具有调节细胞增殖的作用[112]。尽管调控机制十分复杂且尚未完全阐明,但长久以来人们一直在推测 RAS 在红系造血调控中的作用。最早在 19 世纪 80 年代,发现应用血管紧张素转化酶抑制剂(ACEIs)治疗高血压时可导致贫血后,人们就推测 RAS 能够调节红系造血[113]。这种理论所基于的假设是:肾脏氧分压的降低能促使 HIF-1α 诱导 EPO 的释放[114]。但是 AngⅡ能显著直接地调节红系造血。AngⅡ能在体外直接刺激造血祖细胞的增殖[115],应用 ACEIs 抑制其功能后,能诱导肾移植患者体内红系造血祖细胞的凋亡[116]。在一个体内实验模型中,血管紧张素转化酶基因敲除鼠发生正细胞性贫血,且贫血能通过输注 AngⅡ而完全逆转[117]。

■ 凋亡在红系造血中的作用

通过抑制凋亡确保有效的早期红系造血及预防贫血是广泛公认的机制;然而,已证实促凋亡进程在有效的晚期红系造血中具有重要作用。Bnip3L 是促凋亡的 Bcl-2 家族成员。*Bnip3L*$^{-/-}$ 小鼠中该基因的敲除导致红系祖细胞的扩增[118];然而这种小鼠却意外地发生了贫血。这是由于红细胞存活率下降以及红系成熟过程中 Bnip3L 不能使线粒体进入自噬体降解所致。

■ 微小 RNA 在红系造血中的作用

微小 RNAs(miRNAs)为小分子、非编码的 18~22nt 的 RNAs,其通过抑制蛋白翻译或使靶基因 mRNA 丧失稳定性来调控基因表达,是造血的重要调节物。miRNAs 在红系造血中的调节作用近期得以阐明。一些 miRNAs 主要表达于红系造血的早期阶段,其余则在晚期阶段表达,有些则在红系分化过程中呈双相式表达。部分 miRNAs 呈红系特异性表达[119]。miRNAs 在红系造血中发挥作用,而其分子靶向已被许多实验室证实[120]。红系分化过程中 miR-223 的下降使 LMO2 蛋白(LIM domain-only protein 2)表达减少。LMO2 蛋白是在涉及 T 细胞急性淋巴细胞白血病的染色体易位中被发现的。这提示红系分化过程需要 LMO2 及其对 miR-223 的下调作用[121]。

红细胞总体积的测量

红细胞总体积由肾脏与骨髓维持和调节,其在稳定状态下能够精确地替换因衰老而丢失的细胞。红细胞总体积定义了贫血及红细胞增多症。红细胞生成与破坏的动力学成为这些疾病的发病机制。一些检验方法的建立使得人们可以测量红细胞动力学的三个主要指标:红细胞总体积、红细胞生成率与红细胞破坏率。其中一些检验方法虽简便但却是间接的且仅是半定量的,如血细胞比容、网织红细胞计数、结合珠蛋白、乳酸脱氢酶与非结合胆红素浓度。骨髓检测能评估总体细胞构成及相关红系分布,但其局限性在于不能由取自全部骨髓中极小部分的单一静态图像推断细胞生成动力学。这些检验在总体上非常有用,但可由更复杂且能直接定量的检测方法进行补充,通常需要用到放射性同位素。

■ 血细胞比容

血细胞比容通常是指红细胞积聚后的体积(packed red cell)。它可由检测每毫升血液中红细胞所占体积来表示。人体总的血细胞比容是体内红细胞总体积除以总血容量。血细胞比容是最简单且最广泛应用的测量红细胞总体积大小的方法。在大多数贫血患者中,血液细胞比容较好地反映了红细胞总体积的近似值和携氧能力与全血黏度的功能性评估。其主要缺点在于它是一个间接的检测方法,会受血浆容量的影响而不能反映脱水患者红细胞体积的大小。脱水通常有显著的临床表现,大多数情况下,在评价特定血细胞比容测定值的意义时易被考虑到。只有直接测量红细胞总体积才能区分相对与绝对的红细胞增多症。但是,当血细胞比容大于 60% 时,几乎所有患者均有红细胞总体积的增高[122]。其增高程度不能单一

地通过测量血细胞比容而进行精确评估。

■ 红细胞体积与血浆容量

一种更直接且更准确评估红细胞总体积大小的方法是标记已知容积的红细胞，并测定其在血中的稀释度。放射性铁元素对于红细胞是一种完美的标记物，因为其在体内能够通过生物合成整合进入血红蛋白中。在试验动物中，给予供体动物放射性铁元素，并将供体的标记细胞输入需要测定红细胞体积的动物体内。然而，供体的放射线暴露以及输注异基因细胞的危害妨碍了这一方法在人体内的应用。因此，近来临床上采用的几乎所有方法都是选择一种同位素在体外标记自体移植的红细胞。如果必须对放射性敏感的个体如妊娠妇女进行研究，可应用非放射性铬[123]或生物素标记红细胞，这些物质可以用结合荧光素的链霉亲和素来检测[124]。在可选用的同位素中，尽管锝-99m（^{99m}Tc）既方便又准确，但铬-51（^{51}Cr）却是应用最广泛的标记物[125]。铬以铬酸盐离子形式（CrO_2^-）易进入红细胞并与珠蛋白链结合。孵育混合物中过多的同位素能通过冲洗去除，或应用抗坏血酸维生素 C 将铬酸盐离子还原为非渗透性的铬离子。注射已知容量的标记细胞约 15 分钟后，可采取血样，测定其体积、血细胞比容和放射性，通过公式计算红细胞总体积：

$$红细胞体积(ml)=\frac{注射同位素的CPM}{样本中红细胞的CPM}$$

CPM= 计数 / 分。取样时间通常在第 15 分钟。由于铬同时也标记白细胞，如果白细胞计数较高（$>25\times10^9/L$），则在标记前应离心以去除淡黄色表层。

采用标记细胞测量红细胞体积在理论上没有异议。这一方法不依赖于用于检测放射性活性血样标本的血细胞比容，且重复检测的变异系数仅约 1.5%[126]。而主要的问题则在于如何报告测量的红细胞总体积。红细胞总体积可以用体表面积相对容积（ml/m^2）或体重相对容积（ml/kg）来表示。血液学标准化国际委员会（ICSH）广泛验证了现有数据并得出结论，即最具重复性的红细胞体积表达方式与依据身高和体重计算的体表面积相关[127]：

$$RCM(男性)=(1486\times S)-285$$

$$RCM(女性)=(822\times S)+(1.06\times Age)$$

这里 RCM= 红细胞体积，S= 体表面积（m^2），Age= 年龄（岁）。由此计算的数值 ±25% 范围内包括了 98% 受测男性及 99% 受测女性的数值[13]。

尽管 ICSH 推荐 ml/m^2，但最常用的报告红细胞体积值的方式是 ml/kg。但是，由于脂肪中血管较少，应用这种表示方式报告的肥胖人群红细胞体积值则为错误的低值。更好的方法可能是以去脂体重来表示红细胞体积。一般而言，正常男性的去脂体重比实际体重轻 20%，而正常女性则轻 25%[125]。然而估算肥胖人群的去脂体重极不精确。从实用角度看，RCM 可能最好以实际体重报告，并依据体型进行人为调整。一般而言，正常女性的 RCM 范围是 23~29ml/kg，正常男性则为 26~32ml/kg[127]。

■ 血浆标记

红细胞体积亦可通过血浆容量进行估测。应用放射性碘（^{125}I）标记白蛋白并测量其分布容积[128]。除 ^{99m}Tc 外，亦曾使用其他放射性同位素碘，但实际上 ^{125}I 已取代了所有其他血浆标记物。用放射性碘标记的白蛋白已商品化，且静脉注射量已确定。在注射后的最初 15 分钟内获取数份血样标本，进行离心。检测每毫升血浆的 CPM，在半对数纸上绘制，并推断至零时。这是一个必须的过程，因为与标记的红细胞不同，标记的白蛋白在注射后即刻开始逐渐清除。血浆容量根据以下公式计算：

$$血浆容量(ml)=\frac{注射的标记白蛋白的CPM}{零时血浆的CPM/ml}$$

血管内与血管外白蛋白的持续交换是应用标记白蛋白测量血浆容量中遇到的主要问题。即便推断至零时，所得血浆容量值仍稍大于应用绝对的血管内蛋白如纤维蛋白原作为标记测得的数值[129]。因此，如果血浆容量的测量是用于计算红细胞总体积的大小，所得结果的可信度则低于应用标记红细胞直接测定的红细胞体积。由于应用静脉血细胞比容通过测定的血浆容量来计算红细胞体积并不能精确反映体内血浆与红细胞的分布，该方法的不准确性进一步加剧。但是，从实际看，应用血浆容量估算的 RCM 值却令人惊讶的准确，且由于其简便、价廉而得以推广[128]。

■ 全血比容

当应用标记红细胞测定总 RCM 时，其数值比采用血浆容量和血细胞比容计算所得的数值低约 10%。实际上，所有血管的平均血细胞比容（全血比容）明显略低于从大血管所测得的血细胞比容；这些差异源于不同大小的血管中血浆比例有所不同。

一般来说，通过直接测量大血管中的红细胞体积与血浆容量而计算所得的全血比容的比例范围是 0.89~0.92[130]。因此，当采用已测定的血浆容量计算 RCM 及总血容量时，通常必须使用 0.90 作为校正系数。

$$校正红细胞体积=\frac{Hct\times 血浆容量\times 0.90}{100-Hct}$$

Hct= 血细胞比容

ICSH 列出了测定和评估血容量的推荐流程[131]。

红细胞生成量的测定

在正常情况下，大多数在骨髓中生成的人类红细胞均有或可能有一定的正常生命。然而，在某些情况下，一部分红细胞无效生成，这些无法存活的红细胞在骨髓内或进入血液循环后不久即被破坏[34]。

■ 有效红细胞生成

评估有效造血最简便的方法就是检测网织红细胞计数。该计数通常以网织红细胞占红细胞的百分比表示，但亦可表示为每单位血液中循环网织红细胞总数（绝对网织红细胞计数与校正网织红细胞数；如公式 1、公式 2）。

公式 1

$$绝对网织红细胞计数=\frac{网织红细胞百分比\times 红细胞总数}{100}$$

公式 2

$$校正网织红细胞百分比=网织红细胞百分比\times\frac{实际血细胞比容}{正常血细胞比容}$$

临床上一个简便的估计有效红系造血的方法是利用网织红细胞数计算网织红细胞指数(公式 3)[132]。这一测量方法是基于以下几个假设:①人红细胞寿命约为 100 天(实际寿命约为 115 天);②红细胞寿命是有限的,因此每天约 1% 的衰老红细胞被清除(并且被替换);③应用离体活体染色在 1 天内能够鉴别血液中的网织红细胞;④具有正常血细胞比容的人体中 1% 的网织红细胞计数值代表了正常的红细胞生成,因此"1"为网织红细胞基础指数。

在贫血患者中,需要两种计算方法测量网织红细胞指数并与基础状态下的正常值 1 作对比。为了校正贫血个体内较低红细胞计数状态下的网织红细胞比例,网织红细胞百分比乘以患者血细胞比容与正常血细胞比容均值的比例,就得到了一个校正的网织红细胞百分比。

取校正的网织红细胞计数换算值(见公式 2),把估测的网织红细胞寿命考虑进去就得到了网织红细胞指数(见公式 3)。正常个体血液中的网织红细胞寿命约为 1 天。然而,在重度贫血等刺激红系造血因素的作用下(除外肾功能不全致低水平 EPO 状态),红细胞生成增加时,网织红细胞被过早释放入血,从而在循环中持续存在 2~4 天。

公式 3

$$网织红细胞指数 = \frac{校正的网织红细胞百分比}{校正因子(通常为 2)}$$

相应地,网织红细胞计数增加可能使人对每天红细胞生成的实际速度产生错误的印象。考虑到这种情况,当估计网织红细胞数较高的贫血患者其红细胞生成速度时,将绝对网织红细胞数除以一个因子就可以对红细胞生成得出一个更准确的估计[132]。为了简便,经常使用平均因子 2;但是该因子的数值取决于贫血程度:轻度贫血时 1.5,中度贫血时 2.5,重度贫血时 3.0。

举例如下:一个患自身免疫性溶血性贫血的患者,其血细胞比容是 10%,网织红细胞计数是 70%。骨髓造血不可能增加 70 倍。为了测量红系造血真实的增加程度,可计算网织红细胞指数如下:校正网织红细胞数 =70 × 10/45 = 15,网织红细胞指数 = 15/3= 5 × 基础值。因此,为了代偿这种重度贫血,骨髓红系造血增加了 5 倍,对于这种程度的溶血性贫血,是可信的反应。

■ 无效红系生成

当骨髓红系增生,但网织红细胞计数正常或仅轻度增加时,需要考虑无效红系造血的可能。通过给予标记的甘氨酸(一种血红素的前体),使同位素掺入粪胆原的研究,人们首次认识了无效红系造血的本质[133]。实验中观察到 2 个峰值:3~5 天时的早期峰值和 100~120 天时的晚期峰值。早期标记高峰的来源之一是未完成发育、在骨髓中或进入外周血不久即被破坏的红细胞血红蛋白。随后的研究揭示,在某些疾病如恶性贫血、地中海贫血和铁粒幼细胞贫血等,无效红系造血为整个红系造血的主要部分。无效造血部分可通过测量掺入早期胆红素高峰[133,134]或铁循环[34]中的 ^{15}N- 标记甘氨酸进行定量。依据胆红素峰值和周转率计算,正常情况下的无效红系造血比例约占全部红系造血的 4%~12%。应用铁动力学方法,通过总血浆铁与红细胞铁加储存铁周转率之间的差异,可以计算出无效红系造血(见下述"铁循环"和图 31-7)。在正常个体中应用这种方

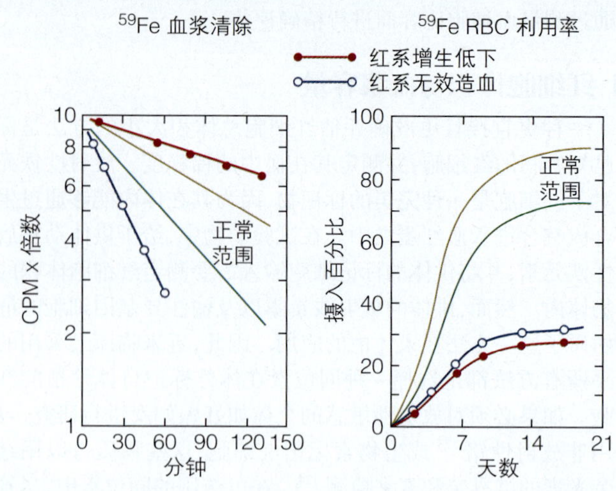

图 31-7　正常受试者、有效红细胞生成减低(红系增生低下)患者与红系无效造血患者的铁清除与铁利用。CPM,次 / 分;RBC,红细胞。

法估计所得的数值偏高,范围为 14%~34%[34]。但是,这些或高或低的数据都可能引起误导,因为这些方法中没有一种能真正检测细胞死亡,而仅仅是估计了血红素和铁的周转率。正常机体可能几乎没有细胞的早期死亡,但大多数早期释放的胆红素和铁均来源于幼红细胞脱核时外逸的血红蛋白边缘(见第 29 章)。

■ 总体红系造血

总体红系造血是有效与无效红细胞生成的总和,可以通过骨髓检查进行估计。骨髓穿刺和活检的涂片或切片可首先用来检测脂肪和造血组织的含量。该检查能估计骨髓的整体造血活性。然后进行分类计数得出粒系与红系前体细胞的比例(M∶E 比例)。正常成人粒红比为 3∶1~5∶1。这个比例可用来估计红系造血是正常、增高还是减低(见第 3 章)。这个比值仅仅是红系总体造血活性的近似值,因为该比值会随着髓系与红系组分的改变而改变,且一小部分骨髓的穿刺或活检常常不能反应整体骨髓的造血活性。这些假设只有在骨髓处于稳定状态下才成立,如果骨髓正在从发育不良中恢复,或者正在向发育不良发展,那么它就不能准确反映成熟红细胞的产量。但是,当与红细胞计数及网织红细胞计数检测结合应用时,在大多数情况下,粒 / 红比能提供关于红细胞生成率和有效性的定性信息。而更准确的整体红系造血的定量信息则可以通过测量红细胞生成率(铁动力学,见图 31-7),或稳定状态下的红细胞破坏率(红细胞寿命、胆红素生成、一氧化碳排泄)得到。

■ 铁动力学

1950 年,Huff 及其同事[135]描述了一种应用铁代谢的简单模型测量红细胞生成率的方法(图 31-8,见第 42 章)。该方法中,放射性铁在体外与转铁蛋白混合后静脉注射。另外,^{59}Fe 亦可无需与患者的自身血浆预孵育,而以葡萄糖酸盐的形式直接注射进入静脉,因为如果血浆中有足够的可利用未结合转铁蛋白,则 ^{59}Fe 几乎瞬间即与转铁蛋白结合。可以测定血浆转铁蛋白结合铁的清除率(^{59}Fe 的血浆半衰期)及随后红细胞的摄取率。根据上述两个数值和血浆铁浓度及血浆容量的测定值,可计算出红细胞生成率[34]。

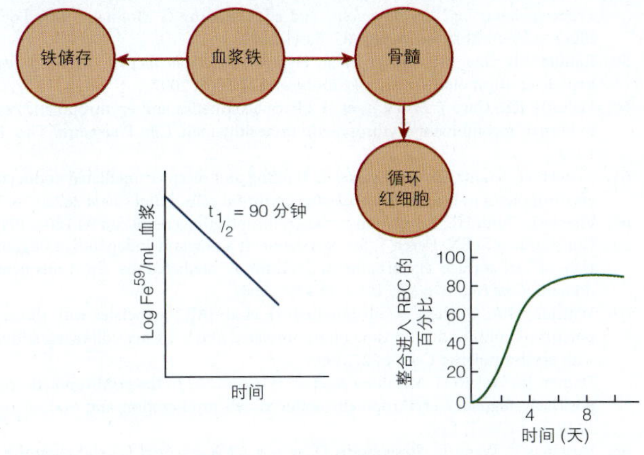

图 31-8　铁代谢单动力池模型。注入血浆铁池的放射性铁以单一指数速度自血浆中清除，约 80% 的铁整合进入循环红细胞中。

铁的初始清除呈指数级速度，这段时期内取样可用于计算半衰期。在正常个体中，平均初始清除率约为 90 分钟。铁的初始清除率在骨髓红系造血组织过度增生的患者中较短，而在骨髓增生低下的患者中则延长（见图 31-7）。但是，铁清除率不是一种直接测定红系造血活性的方法，因为其依赖于未标记循环铁池的大小。因此，血浆铁转换率的计算必须包括血浆铁浓度。清除率以铁的毫克数来表示。参照值可以为血红蛋白量、血容量或体重，但是常用的表示方法为每天每分升全血中的铁毫克数：

$$\text{血浆铁转换率[mg 铁/(dl 血·24h)]} = \frac{\text{血浆铁(mg/dl)} \times (100-\text{Hct})}{T_{1/2}(\text{min}) \times 100}$$

正常情况下，放射性铁于注射后数天被整合进入新合成的红细胞中，并于注射后 10~14 天达到最高峰（见图 31-7）。第 10~14 天的正常利用率为 70%~90%，利用率如此之高即使进一步增加也几乎没有意义。但是，利用率的降低具有重要意义，提示未成熟的红细胞在释放入血循环前即在骨髓中遭到破坏（无效红系造血；见图 31-7），或血清铁向非红系造血组织转移（骨髓发育不良）。红细胞铁利用率曲线的形态亦很重要。早期的骤然升高（快速骨髓通过时间）提示了较高的 EPO 水平。最终，铁利用率的早期升高而随后下降提示了溶血的发生。

当计算铁利用率时，必须知道血容量：

$$\text{红细胞铁利用率(\%)} = \frac{\text{1ml 血的 CPM} \times \text{血容量} \times 100}{\text{注射 }^{59}\text{Fe 的 CPM}}$$

应用血浆铁的清除率与铁利用率，以每 24 小时每分升血中的铁毫克数为单位的红细胞铁转换率计算方法如下：

红细胞铁转换率[mg 铁/(dl 血·24h)]

= 血浆铁转换率 × 最大红细胞铁利用率

红细胞铁转换率的正常值为 0.30~0.70mg/(dl·24h)[34]。该范围与粗略估计的用于维持 1dl 血中红细胞体积或 45ml 压积红细胞的铁量极其相符。假设红细胞寿命为 120 天，每天红细胞的生成量必须与其破坏量（45ml/120 = 0.38ml）相等。因为 1ml 压积红细胞约含 1mg 铁，为了维持稳态平衡，每天 1dl 血需要约 0.38mg 的血浆铁转换。

红细胞铁转换率的计算提供了关于红系造血组织的总容量及有效性的有用信息（表 31-2）。但是，血清铁浓度的增高使人们对红系造血状态产生错觉。此外，静脉注射 ^{59}Fe 后延长血浆采样时间，其结果显示铁的清除不是以单一指数形式，而是以多元指数形式进行[136]。这一发现导致引入了更复杂的铁动力学模型，即用单一的血浆铁池与一些血管外成红细胞池及非成红细胞池之间进行铁交换。对这类模型的细致分析促成了计算机支持方法的出现，可计算红系造血的程度和有效性[137]。虽然其结果可能比计算铁转换率的传统方法更精确，但对于临床应用而言该模型太过复杂。而且，即使是此类复杂的方法也可能无法得出红系造血状态的准确数值。尽管红细胞生成率相对恒定，但血浆铁转换率却随着血浆铁和转铁蛋白饱和度的增加而增加。这一发现最早被认为是由于非红系铁摄取增加所致，从而导致在计算红细胞铁转换率时引入了多种校正因子[136]。然而，血浆铁存在于两个池中，即二价铁与单价铁转铁蛋白池（见第 42 章），且红系和非红系受体对二价铁转铁蛋白的亲和力是单价铁转铁蛋白的四倍。因此，总血浆铁转换率依赖于饱和度，而并不一定反映转铁蛋白受体的数量，后者则可能是测定红系造血能力的关键指标[138]。为测定转铁蛋白受体数量，应根据非红系铁摄取和转铁蛋白饱和度来调整血浆铁转换率公式，并以转铁蛋白而非铁来表示血浆铁转换率[139]。正常红系对转铁蛋白的摄取率为 (60 ± 12)μmol/(L·d)，该值在骨髓增生低下与过度活跃的患者中相应减少和增加。

表 31-2　血浆放射性铁清除率和红细胞摄取率

状态	血浆 ^{59}Fe $T_{1/2}$	红细胞摄取率（%）
正常	90 分钟	80~90
红系造血增加	快速（10~40 分钟）	80~90
溶血性贫血	快速	20~90*
无效红系造血	正常或快速	10~30
缺铁性贫血	正常或快速	100
红系造血减低	慢（≥180 分钟）	0~20

* 该变化决定于溶血的程度与铁储存的多少。

翻译：赵邢力

校对：王　婷，王建祥

参考文献

1. Erslev AJ: Blood and mountains, in *Blood, Pure and Eloquent,* edited by MM Wintrobe, p 257. McGraw-Hill, New York, 1980.
2. Carnot P, Deflandre C: Sur l'activité hématopoiétique des serum au cours de la régénération du sang. *Acad Sci Med* 3, 1906.
3. Miescher F: Über die Beziehungen Zwischen Meereshohe und Beschaffenheit des Blutes. *Koresp Bltt Schweitz Aerzte* 24, 1893.
4. Reissmann KR: Studies on the mechanism of erythropoietic stimulation in parabiotic rats during hypoxia. *Blood* 5:372, 1950.
5. Erslev A: Humoral regulation of red cell production. *Blood* 8:349, 1953.
6. Erslev A, Lavietes PH, Van Wagenen G: Erythropoietic stimulation induced by anemic serum. *Proc Soc Exp Biol Med* 83:548, 1953.
7. Jacobson LO, Goldwasser E, Fried W, et al: Role of the kidney in erythropoiesis. *Nature* 179:633, 1957.
8. Fox H: The hemoglobin of *Daphnia*. *Proc R Soc Lond (Biol)* 135:195, 1948.
9. Hemmingsen EA, Douglas EL: Respiratory characteristics of the hemoglobin-free fish *Chaenocephalus aceratus*. *Comp Biochem Physiol* 33:733, 1970.
10. Sidell BD, O'Brien KM: When bad things happen to good fish: The loss of hemoglobin and myoglobin expression in Antarctic icefishes. *J Exp Biol* 209:1791, 2006.
11. Garofalo F, Amelio D, Cerra MC, et al: Morphological and physiological study of the cardiac NOS/NO system in the Antarctic (Hb-/Mb-) icefish *Chaenocephalus aceratus* and in the red-blooded *Trematomus bernacchii*. *Nitric Oxide* 20:69, 2009.
12. Garofalo F, Pellegrino D, Amelio D, et al: The Antarctic hemoglobinless icefish, fifty five years later: A unique cardiocirculatory interplay of disaptation and phenotypic plasticity. *Comp Biochem Physiol A Mol Integr Physiol.* 154:10, 2009.
13. Scott RB: Comparative hematology: The phylogeny of the erythrocyte. *Blut* 12:340, 1966.
14. Andrew W: *Comparative Hematology.* Grune & Stratton, New York, 1965.
15. Bolliger A: Observations on the blood of a monotreme *Tachyglossus aculeatus*. *Aust J Sci* 22:1959.

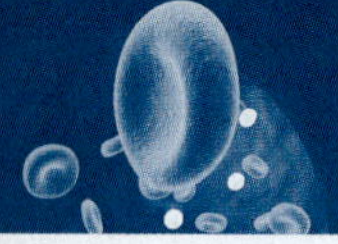

16. Iorio RJ: Some morphologic and kinetic studies of the developing erythroid cells of the common gold fish *Carassius auratus*. *Cell Tissue Kinet* 2:319, 1969.
17. Jordan HE: Comparative hematology, in *Handbook of Hematology*, edited by H Downey, p 703. Hoeber-Harper, New York, 1938.
18. Robb-Smith AHT: *The Growth of Knowledge of the Functions of the Blood*, edited by RG Macfarlane, AHT Robb-Smith. Academic Press, New York, 1961.
19. Rosse WF, Waldmann TA: Factors controlling erythropoiesis in birds. *Blood* 27:654, 1966.
20. Zanjani ED, Yu ML, Perlmutter A, et al: Humoral factors influencing erythropoiesis in the fish (blue gourami, *Trichogaster trichopterus*). *Blood* 33:573, 1969.
21. Erslev AJ: Control of red cell production. *Annu Rev Med* 11:1959.
22. Shoemaker CB, Mitsock LD: Murine erythropoietin gene: Cloning, expression, and human gene homology. *Mol Cell Biol* 6:849, 1986.
23. Le Douarin NM: Cell migrations in embryos. *Cell* 38:353, 1984.
24. Kingsley PD, Malik J, Emerson RL, et al: "Maturational" globin switching in primary primitive erythroid cells. *Blood* 107:1665, 2006.
25. Hoyes AD, Riches DJ, Martin BG: The fine structure of haemopoiesis in the human fetal liver. I. The haemopoietic precursor cells. *J Anat* 115:99, 1973.
26. Palis J, Robertson S, Kennedy M, et al: Development of erythroid and myeloid progenitors in the yolk sac and embryo proper of the mouse. *Development* 126:5073, 1999.
27. Hudson G: Bone-marrow volume in the human foetus and newborn. *Br J Haematol* 11:446, 1965.
28. Brannon D: Extramedullary hematopoiesis in anemia. *Bull Johns Hopkins Hosp* 41:1927.
29. Erslev AJ: Medullary and extramedullary blood formation. *Clin Orthop Relat Res* 52:25, 1967.
30. Zanjani ED, Poster J, Burlington H, et al: Liver as the primary site of erythropoietin formation in the fetus. *J Lab Clin Med* 89:640, 1977.
31. Flake AW, Harrison MR, Adzick NS, et al: Erythropoietin production by the fetal liver in an adult environment. *Blood* 70:542, 1987.
32. Zanjani ED, Ascensao JL, McGlave PB, et al: Studies on the liver to kidney switch of erythropoietin production. *J Clin Invest* 67:1183, 1981.
33. Sawyer ST, Penta K: Erythropoietin cell biology. *Hematol Oncol Clin North Am* 8:895, 1994.
34. Finch CA, Deubelbeiss K, Cook JD, et al: Ferrokinetics in man. *Medicine (Baltimore)* 49:17, 1970.
35. Noble NA, Xu QP, Hoge LL: Reticulocytes II: Reexamination of the *in vivo* survival of stress reticulocytes. *Blood* 75:1877, 1990.
36. Donohue DM, Reiff RH, Hanson ML, et al: Quantitative measurement of the erythrocytic and granulocytic cells of the marrow and blood. *J Clin Invest* 37:1571, 1958.
37. Finch CA, Harker LA, Cook JD: Kinetics of the formed elements of human blood. *Blood* 50:699, 1977.
38. Goltry KL, Patel VP: Specific domains of fibronectin mediate adhesion and migration of early murine erythroid progenitors. *Blood* 90:138, 1997.
39. Gregory T, Yu C, Ma A, et al: GATA-1 and erythropoietin cooperate to promote erythroid cell survival by regulating bcl-xL expression. *Blood* 94:87, 1999.
40. Tsang AP, Visvader JE, Turner CA, et al: FOG, a multitype zinc finger protein, acts as a cofactor for transcription factor GATA-1 in erythroid and megakaryocytic differentiation. *Cell* 90:109, 1997.
41. Nerlov C, Querfurth E, Kulessa H, et al: GATA-1 interacts with the myeloid PU.1 transcription factor and represses PU.1-dependent transcription. *Blood* 95:2543, 2000.
42. Ohneda K, Yamamoto M: Roles of hematopoietic transcription factors GATA-1 and GATA-2 in the development of red blood cell lineage. *Acta Haematol* 108:237, 2002.
43. Cantor AB, Orkin SH: Transcriptional regulation of erythropoiesis: An affair involving multiple partners. *Oncogene* 21:3368, 2002.
44. Xie H, Ye M, Feng R, et al: Stepwise reprogramming of B cells into macrophages. *Cell* 117:663, 2004.
45. Back J, Dierich A, Bronn C, et al: PU.1 determines the self-renewal capacity of erythroid progenitor cells. *Blood* 103:3615, 2004.
46. Angelillo-Scherrer A, Burnier L, Lambrechts D, et al: Role of Gas6 in erythropoiesis and anemia in mice. *J Clin Invest* 118:583, 2008.
47. Lemke G, Lu Q: Macrophage regulation by Tyro 3 family receptors. *Curr Opin Immunol* 15:31, 2003.
48. Stopka T, Zivny JH, Stopkova P, et al: Human hematopoietic progenitors express erythropoietin. *Blood* 91:3766, 1998.
49. Krantz SB: Erythropoietin. *Blood* 77:419, 1991.
50. Lappin TR, Rich IN: Erythropoietin—The first 90 years. *Clin Lab Haematol* 18:137, 1996.
51. Jelkmann W: Erythropoietin: Structure, control of production, and function. *Physiol Rev* 72:449, 1992.
52. Jelkmann W, Metzen E: Erythropoietin in the control of red cell production. *Ann Anat* 178:391, 1996.
53. Koury ST, Bondurant MC, Koury MJ: Localization of erythropoietin synthesizing cells in murine kidneys by *in situ* hybridization. *Blood* 71:524, 1988.
54. Lacombe C, Da Silva JL, Bruneval P, et al: Peritubular cells are the site of erythropoietin synthesis in the murine hypoxic kidney. *J Clin Invest* 81:620, 1988.
55. Koury ST, Koury MJ, Bondurant MC, et al: Quantitation of erythropoietin-producing cells in kidneys of mice by *in situ* hybridization: Correlation with hematocrit, renal erythropoietin mRNA, and serum erythropoietin concentration. *Blood* 74:645, 1989.
56. Semenza GL, Dureza RC, Traystman MD, et al: Human erythropoietin gene expression in transgenic mice: Multiple transcription initiation sites and *cis*-acting regulatory elements. *Mol Cell Biol* 10:930, 1990.
57. Schuster SJ, Koury ST, Bohrer M, et al: Cellular sites of extrarenal and renal erythropoietin production in anaemic rats. *Br J Haematol* 81:153, 1992.
58. Mole DR, Radcliffe PJ: Regulation of endogenous erythropoietin production, in *Erythropoietins and Erythropoiesis*, 2nd ed, edited by G Molineux, MA Foote, SG Elliot, p 19. Birkhäuser-Verlag AG, Basel, 2009.
59. Rankin EB, Biju MP, Liu Q, et al: Hypoxia-inducible factor-2 (HIF-2) regulates hepatic erythropoietin *in vivo*. *J Clin Invest* 117:1068, 2007.
60. Flaharty KK, Caro J, Erslev A, et al: Pharmacokinetics and erythropoietic response to human recombinant erythropoietin in healthy men. *Clin Pharmacol Ther* 47:557, 1990.
61. Sawyer ST, Krantz SB, Goldwasser E: Binding and receptor-mediated endocytosis of erythropoietin in Friend virus-infected erythroid cells. *J Biol Chem* 262:5554, 1987.
62. Ebert BL, Bunn HF: Regulation of the erythropoietin gene. *Blood* 94:1864, 1999.
63. Constantinescu SN, Keren T, Socolovsky M, et al: Ligand-independent oligomerization of cell-surface erythropoietin receptor is mediated by the transmembrane domain. *Proc Natl Acad Sci U S A* 98:4379, 2001.
64. Witthuhn BA, Quelle FW, Silvennoinen O, et al: JAK2 associates with the erythropoietin receptor and is tyrosine phosphorylated and activated following stimulation with erythropoietin. *Cell* 74:227, 1993.
65. Damen JE, Wakao H, Miyajima A, et al: Tyrosine 343 in the erythropoietin receptor positively regulates erythropoietin-induced cell proliferation and Stat5 activation. *EMBO J* 14:5557, 1995.
66. Parganas E, Wang D, Stravopodis D, et al: Jak2 is essential for signaling through a variety of cytokine receptors. *Cell* 93:385, 1998.
67. Divoky V, Prchal JT: Mouse surviving solely on human erythropoietin receptor (EpoR): Model of human EpoR-linked disease. *Blood* 99:3873, 2002.
68. Lin CS, Lim SK, D'Agati V, et al: Differential effects of an erythropoietin receptor gene disruption on primitive and definitive erythropoiesis. *Genes Dev* 10:154, 1996.
69. Wu H, Liu X, Jaenisch R, et al: Generation of committed erythroid BFU-E and CFU-E progenitors does not require erythropoietin or the erythropoietin receptor. *Cell* 83:59, 1995.
70. D'Andrea AD, Yoshimura A, Youssoufian H, et al: The cytoplasmic region of the erythropoietin receptor contains nonoverlapping positive and negative growth-regulatory domains. *Mol Cell Biol* 11:1980, 1991.
71. Klingmuller U, Lorenz U, Cantley LC, et al: Specific recruitment of SH-PTP1 to the erythropoietin receptor causes inactivation of JAK2 and termination of proliferative signals. *Cell* 80:729, 1995.
72. Arcasoy MO, Harris KW, Forget BG: A human erythropoietin receptor gene mutant causing familial erythrocytosis is associated with deregulation of the rates of Jak2 and Stat5 inactivation. *Exp Hematol* 27:63, 1999.
73. Marine JC, McKay C, Wang D, et al: SOCS3 is essential in the regulation of fetal liver erythropoiesis. *Cell* 98:617, 1999.
74. Sasaki A, Yasukawa H, Shouda T, et al: CIS3/SOCS-3 suppresses erythropoietin (EPO) signaling by binding the EPO receptor and JAK2. *J Biol Chem* 275:29338, 2000.
75. Prchal JT, Gregg XT: Erythropoiesis. Genetic Abnormalities, in *Erythropoietins and Erythropoiesis*, 2nd ed, edited by G Molineux, MA Foote, SG Elliot, p 61. Birkhäuser-Verlag AG, Basel, 2009.
76. Walrafen P, Verdier F, Kadri Z, et al: Both proteosomes and lysosomes degrade the activated erythropoietin receptor. *Blood* 105:600, 2005.
77. Arcasoy MO, Jiang X, Haroon ZA: Expression of erythropoietin receptor splice variants in human cancer. *Biochem Biophys Res Commun* 307:999, 2003.
78. Barron C, Migliaccio AR, Migliaccio G, et al: Alternatively spliced mRNAs encoding soluble isoforms of the erythropoietin receptor in murine cell lines and bone marrow. *Gene* 147:263, 1994.
79. Nakamura Y, Nakauchi H: A truncated erythropoietin receptor and cell death: A reanalysis. *Science* 264:588, 1994.
80. Prchal JT, Semenza GL, Prchal J, et al: Familial polycythemia. *Science* 268:1831, 1995.
81. Noguchi CT, Wang L, Rogers HM, et al: Survival and proliferative roles of erythropoietin beyond the erythroid lineage. *Expert Rev Mol Med* 10:e36, 2008.
82. Anagnostou A, Lee ES, Kessimian N, et al: Erythropoietin has a mitogenic and positive chemotactic effect on endothelial cells. *Proc Natl Acad Sci U S A* 87:5978, 1990.
83. Brines M, Cerami A: Discovering erythropoietin's extra-hematopoietic functions: Biology and clinical promise. *Kidney Int* 70:246, 2006.
84. Arcasoy MO: The non-haematopoietic biological effects of erythropoietin. *Br J Haematol* 141:14, 2008.
85. Agarwal N, Gordeuk VR, Prchal JT: Are erythropoietin receptors expressed in tumors? Facts and fiction—More careful studies are needed. *J Clin Oncol* 25:1813, 2007.
86. Hardee ME, Cao Y, Fu P, et al: Erythropoietin blockade inhibits the induction of tumor angiogenesis and progression. *PLoS ONE* 2:e549, 2007.
87. Hirota K, Semenza GL: Regulation of angiogenesis by hypoxia-inducible factor 1. *Crit Rev Oncol Hematol* 59:15, 2006.
88. Yoon D, Pastore YD, Divoky V, et al: Hypoxia-inducible factor-1 deficiency results in dysregulated erythropoiesis signaling and iron homeostasis in mouse development. *J Biol Chem* 281:25703, 2006.
89. Fukuda R, Zhang H, Kim JW, et al: HIF-1 regulates cytochrome oxidase subunits to optimize efficiency of respiration in hypoxic cells. *Cell* 129:111, 2007.
90. Beck I, Ramirez S, Weinmann R, et al: Enhancer element at the 3′-flanking region controls transcriptional response to hypoxia in the human erythropoietin gene. *J Biol Chem* 266:15563, 1991.
91. Manalo DJ, Rowan A, Lavoie T, et al: Transcriptional regulation of vascular endothelial cell responses to hypoxia by HIF-1. *Blood* 105:659, 2005.
92. Maxwell P, Wiesener MS, Chang GW, et al: The tumour suppressor protein VHL targets hypoxia-inducible factors for oxygen-dependent proteolysis. *Nature* 399:271, 1999.
93. Jaakkola P, Mole DR, Tian YM, et al: Targeting of HIF-alpha to the von Hippel-Lindau ubiquitylation complex by O_2-regulated prolyl hydroxylation. *Science* 292:468, 2001.
94. Ivan M, Kondo, K, Yang, H, et al: HIF alpha targeted for VHL-mediated destruction by proline hydroxylation: Implications for O_2 sensing. *Science* 292:464, 2001.
95. Baek JH, Liu YV, McDonald KR, et al: Spermidine/spermine N(1)-acetyltransferase-

1 binds to hypoxia-inducible factor-1alpha (HIF-1alpha) and RACK1 and promotes ubiquitination and degradation of HIF-1alpha. *J Biol Chem* 282:33358, 2007.

96. Gruber M, Hu CJ, Johnson RS, et al: Acute postnatal ablation of Hif-2alpha results in anemia. *Proc Natl Acad Sci U S A* 104:2301, 2007.

97. Chavez JC, Baranova O, Lin J, et al: The transcriptional activator hypoxia inducible factor 2 (HIF-2/EPAS-1) regulates the oxygen-dependent expression of erythropoietin in cortical astrocytes. *J Neurosci* 26:9471, 2006.

98. Sanchez M, Galy B, Muckenthaler MU, et al: Iron-regulatory proteins limit hypoxia-inducible factor-2alpha expression in iron deficiency. *Nat Struct Mol Biol* 14:420, 2007.

99. Percy MJ, Furlow PW, Lucas GS, et al: A gain-of-function mutation in the HIF2A gene in familial erythrocytosis. *N Engl J Med* 358:162, 2008.

100. Liu YV, Baek JH, Zhang H, et al: RACK1 competes with HSP90 for binding to HIF-1alpha and is required for O(2)-independent and HSP90 inhibitor-induced degradation of HIF-1alpha. *Mol Cell* 25:207, 2007.

101. Carbia-Nagashima A, Gerez J, Perez-Castro C, et al: RSUME, a small RWD-containing protein, enhances SUMO conjugation and stabilizes HIF-1alpha during hypoxia. *Cell* 131:309, 2007.

102. Liu YV, Hubbi ME, Pan F, et al: Calcineurin promotes hypoxia-inducible factor 1alpha expression by dephosphorylating RACK1 and blocking RACK1 dimerization. *J Biol Chem* 282:37064, 2007.

103. Kong X, Alvarez-Castelao B, Lin Z, et al: Constitutive/hypoxic degradation of HIF-alpha proteins by the proteasome is independent of von Hippel Lindau protein ubiquitylation and the transactivation activity of the protein. *J Biol Chem* 282:15498, 2007.

104. Epstein AC, Gleadle JM, McNeill LA, et al: *C. elegans* EGL-9 and mammalian homologs define a family of dioxygenases that regulate HIF by prolyl hydroxylation. *Cell* 107:43, 2001.

105. Ivan M, Kondo K, Yang H, et al: HIFalpha targeted for VHL-mediated destruction by proline hydroxylation: Implications for O_2 sensing. *Science* 292:464, 2001.

106. Jaakkola P, Mole DR, Tian YM, et al: Targeting of HIF-alpha to the von Hippel-Lindau ubiquitylation complex by O_2-regulated prolyl hydroxylation. *Science* 292:468, 2001.

107. Correa PN, Eskinazi D, Axelrad AA: Circulating erythroid progenitors in polycythemia vera are hypersensitive to insulin-like growth factor-1 *in vitro*: Studies in an improved serum-free medium. *Blood* 83:99, 1994.

108. Mirza AM, Ezzat S, Axelrad AA: Insulin-like growth factor binding protein-1 is elevated in patients with polycythemia vera and stimulates erythroid burst formation in vitro. *Blood* 89:1862, 1997.

109. Brox AG, Congote LF, Fafard J, et al: Identification and characterization of an 8-kd peptide stimulating late erythropoiesis. *Exp Hematol* 17:769, 1989.

110. Gomez RA, Norwood VF: Developmental consequences of the renin-angiotensin system. *Am J Kidney Dis* 26:409, 1995.

111. Ray PE, Aguilera G, Kopp JB, et al: Angiotensin II receptor-mediated proliferation of cultured human fetal mesangial cells. *Kidney Int* 40:764, 1991.

112. Tufro-McReddie A, Gomez RA: Ontogeny of the renin-angiotensin system. *Semin Nephrol* 13:519, 1993.

113. Verhaaren HA, Vande Walle J, Devloo-Blancquaert A: Captopril in severe childhood hypertension—Reversible anaemia with high dosage. *Eur J Pediatr* 144:554, 1986.

114. Wang AY, Yu AW, Lam CW, et al: Effects of losartan or enalapril on hemoglobin, circulating erythropoietin, and insulin-like growth factor-1 in patients with and without posttransplant erythrocytosis. *Am J Kidney Dis* 39:600, 2002.

115. Mrug M, Stopka T, Julian BA, et al: Angiotensin II stimulates proliferation of normal early erythroid progenitors. *J Clin Invest* 100:2310, 1997.

116. Glezerman I, Patel H, Glicklich D, et al: Angiotensin-converting enzyme inhibition induces death receptor apoptotic pathways in erythroid precursors following renal transplantation. *Am J Nephrol* 23:195, 2003.

117. Cole J, Ertoy D, Lin H, et al: Lack of angiotensin II-facilitated erythropoiesis causes anemia in angiotensin-converting enzyme-deficient mice. *J Clin Invest* 106:1391, 2000.

118. Sandoval H, Thiagarajan P, Dasgupta SK, et al: Essential role for Nix in autophagic maturation of erythroid cells. *Nature* 454:232, 2008.

119. Bruchova H, Yoon D, Agarwal AM, et al: Regulated expression of microRNAs in normal and polycythemia vera erythropoiesis. *Exp Hematol* 35:1657, 2007.

120. Bruchova H, Merkerova M, Prchal JT: Aberrant expression of microRNA in polycythemia vera. *Haematologica* 93:1009, 2008.

121. Felli N, Pedini F, Romania P, et al: MicroRNA 223-dependent expression of LMO2 regulates normal erythropoiesis. *Haematologica* 94:479, 2009.

122. Pearson TC, Botterill CA, Glass UH, et al: Interpretation of measured red cell mass and plasma volume in males with elevated venous PCV values. *Scand J Haematol* 33:68, 1984.

123. Sioufi HA, Button LN, Jacobson MS, et al: Nonradioactive chromium technique for red cell labeling. *Vox Sang* 58:204, 1990.

124. Cavill I, Trevett D, Fisher J, et al: The measurement of the total volume of red cells in man: A non-radioactive approach using biotin. *Br J Haematol* 70:491, 1988.

125. Jones J, Mollison PL: A simple and efficient method of labelling red cells with 99mTc for determination of red cell volume. *Br J Haematol* 38:141, 1978.

126. Chaplin H Jr: Precision of red cell volume measurement using ^{32}P-labelled cells. *J Physiol* 123:22, 1954.

127. Pearson TC, Guthrie DL, Simpson J, et al: Interpretation of measured red cell mass and plasma volume in adults: Expert Panel on Radionuclides of the International Council for Standardization in Haematology. *Br J Haematol* 89:748, 1995.

128. Fairbanks VF, Klee GG, Wiseman GA, et al: Measurement of blood volume and red cell mass: Re-examination of ^{51}Cr and ^{125}I methods. *Blood Cells Mol Dis* 22:169, 1996.

129. Larsen OA: Studies of the body hematocrit phenomenon: Dynamic hematocrit of large vessel and initial distribution space of albumin and fibrinogen in the whole body. *Scand J Clin Lab Invest* 22:189, 1968.

130. Button LN, Gibson JG 2nd, Walter CW: Simultaneous determination of the volume of red cells and plasma for survival studies of stored blood. *Transfusion* 5:143, 1965.

131. Recommended methods for measurement of red-cell and plasma volume: International Committee for Standardization in Haematology. *J Nucl Med* 21:793, 1980.

132. Hillman RS, Finch CA: Erythropoiesis: Normal and abnormal. *Semin Hematol* 4:327, 1967.

133. Samson D, Halliday D, Nicholson DC, et al: Quantitation of ineffective erythropoiesis from the incorporation of [15N] delta-aminolaevulinic acid and [15N] glycine into early labelled bilirubin. I. Normal subjects. *Br J Haematol* 34:33, 1976.

134. Samson D, Halliday D, Nicholson DC, et al: Quantitation of ineffective erythropoiesis from the incorporation of [15N] delta-aminolaevulinic acid and [15N] glycine into early labelled bilirubin. II. Anaemic patients. *Br J Haematol* 34:45, 1976.

135. Huff RL, Hennessy TG, Austin RE, et al: Plasma and red cell iron turnover in normal subjects and in patients having various hematopoietic disorders. *J Clin Invest* 29:1041, 1950.

136. Cook JD, Marsaglia G, Eschbach JW, et al: Ferrokinetics: A biologic model for plasma iron exchange in man. *J Clin Invest* 49:197, 1970.

137. Ricketts C, Cavill I, Napier JA, et al: Ferrokinetics and erythropoiesis in man: An evaluation of ferrokinetic measurements. *Br J Haematol* 35:41, 1977.

138. Bauer W, Stray S, Huebers H, et al: The relationship between plasma iron and plasma iron turnover in the rat. *Blood* 57:239, 1981.

139. Beguin Y: The soluble transferrin receptor: Biological aspects and clinical usefulness as quantitative measure of erythropoiesis. *Haematologica* 77:1, 1992.

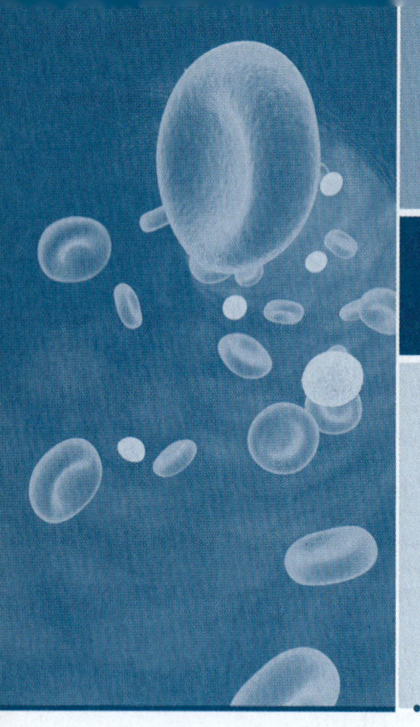

第32章

红细胞的破坏

Ernest Beutler

摘　要

红细胞在外周循环中的生存期可通过多种方法测定：①同位素标记法，尤其是 ^{51}铬(^{51}Cr)，检测同位素标记从循环中消失需要的时间；②通过生物素或者荧光染料标记红细胞，并测定这一标记随时间的变化；③利用免疫标记测定输注异基因红细胞的消失时间；④测定血红素代谢产物——一氧化碳(CO)的排泄量。

研究显示正常人体内红细胞寿命有限，平均为120天，同时有极少的细胞被随机破坏。网织红细胞成熟过程中，细胞密度增加，但在血管内停留几天后，红细胞的密度很少会进一步增加，其他物理性质也很少再发生改变。所以，细胞密度并不是一个好的衰老红细胞标志。这使得标志红细胞将被破坏的衰老改变很难研究。这些改变的候选标志包括细胞膜带3蛋白的改变及膜磷脂酰丝氨酸的暴露，可能具有重要意义。

红细胞的破坏

■ 红细胞破坏的测定

红细胞寿命

最早检测红细胞寿命的方法是Ashby技术，即输注相容但血型不同的红细胞；将O型红细胞输注到A型或B型血的人体内，受者自身的红细胞通过抗A或抗B血清去除[1]。第二次世界大战期间及之后不久，该方法被广泛应用，而近年来，由于输注同种异型红细胞的危害性，该技术已完全被自体血细胞标记技术取代。

本章使用的简写和缩略语：ADP，二磷酸腺苷(adenosine diphosphate)；AMP，单磷酸腺苷(adenosine monophosphate)；C3，补体的第3成分(third component of Complement)；^{14}C，放射性碳(radioactive carbon；)；CO，一氧化碳(carbon monoxide)；^{51}Cr，铬-51(chromium-51)；^{50}Cr，铬-50(chromium-50；)；DFP，二异丙基氟磷酸(diisopropylfluorophosphate)；^{55}Fe或^{59}Fe，放射性铁(radioactive Iron)；G-6-PD，葡萄糖-6-磷酸脱氢酶(glucose-6-phosphate dehydrogenase)；Ig，免疫球蛋白(immunoglobulin)；^{111}In，铟-111(indium-111)；^{15}N，氮(nitrogen)；PK，丙酮酸激酶(pyruvate kinase)；^{99m}Tc，锝-99m(technetium-99m)。

1946年，Shemin和Rittenberg证实将^{15}氮(^{15}N)标记的甘氨酸掺入血红素可用于检测红细胞寿命[2]。随后一系列其他同位素标记法相继出现。这些方法大致可分为三组：①标记一个细胞群；②随机性地标记细胞；③间接检测法，如检测红细胞生成率或血红素的降解率。前两组可提供红细胞寿命缩短性质的相关信息，是衰老依赖的或是随机性的。而第三组仅能得出红细胞的平均寿命。

队列检测法

队列检测法是将标记物通过生物合成掺入到生成中的红细胞内。该方法所标记的红细胞群大致处于同一发展阶段。所用的标记物包括^{15}N标记的甘氨酸[2]，放射性碳^{14}C[3]，或放射性铁(^{55}Fe或^{59}Fe)[4-6]。该方法主要缺点是取样周期过长，尤其是对于红细胞寿命缩短不明显者(图32-1)。此外，破坏红细胞释放的放射性铁可能被重新利用，而使解释结果出现困难。

随机标记法

随机标记法是Ashby差异凝集技术[1]，利用免疫学标记，或其他的红细胞标记，如铬(^{50}Cr，^{51}Cr，^{53}Cr)[7-9]，用^{32}磷(^{32}P)、^{103}H[11]或^{14}C[12]标记的二异丙基氟磷酸(DFP)，^{14}C标记的氰酸盐[13](一种亲脂染料[14,15])或生物素[16,17]。

迄今应用最广泛的测定红细胞寿命的放射性同位素是^{51}Cr。铬酸离子可穿过细胞膜结合到珠蛋白的β链和γ链。遗憾的是，该结合并非共价键结合，同位素会持续以每天0.5%~2.9%的速率从标记的红细胞中自然脱逸[18]。而DFP与乙酰胆碱酯酶的结合是不可逆的。在试验的前2~3天未结合的DFP会部分脱逸，之后，DFP的消失与红细胞破坏密切相关[19,20]。然而，因样本的制备较复杂，DFP标记应用较少。

为准确地计算红细胞寿命，采用随机标记法需要机体处于稳态，或同期发生的血液丢失或血液输注可进行校正。幸运的是，通过每周取样3次，共1~2周，通常可精确估算红细胞的半衰期。

正常人体内红细胞寿命有限，平均为120天，且很少发生

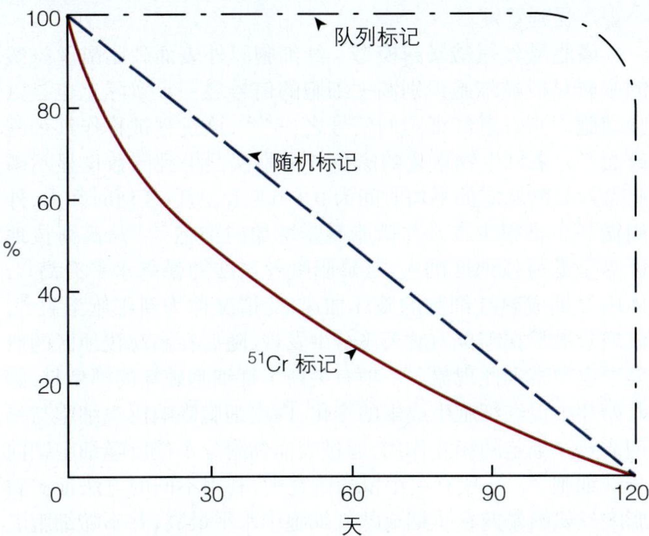

图 32-1　用队列标记法或随机标记法检测红细胞寿命。若用 ^{51}Cr 随机标记红细胞，每天将有 1% 发生脱逸，计算总体红细胞寿命时需要进行校正。

与细胞衰老无关的随机破坏（每天 0.06%~0.4%）。在某些哺乳动物中红细胞随机破坏的数量较大[21]。从第 0~120 天，随机标记的人类红细胞的生存曲线呈线性，半衰期 60 天。而用 ^{51}Cr 做标记时，每天大约有 1% 标记物从红细胞中脱逸，生存曲线呈指数图形，半衰期约 30 天（见图 32-1）。临床应用中，红细胞寿命常用铬 $T_{1/2}$ 表示，正常值为 30 天。

仅仅用铬（铬 $T_{1/2}$）标记法测定的红细胞寿命，不能反映红细胞破坏的特征是衰老还是随机破坏造成的，因此推荐加入一个铬脱逸相关的校正因子，数据通过线性坐标记录[22]。若数据在一条直线上，说明破坏是由衰老所致，红细胞寿命即为半衰期的 2 倍。若数据的对数关系消失，必须用半对数纸记录使数据在一条直线上，说明破坏是随机的，红细胞寿命为半衰期的 1.44 倍。该方法的缺陷在于铬的脱逸水平并不是常数，它是随不同时间、不同疾病变化的[18]。而且，最好的拟合数据也很少是呈线性或指数关系，而是介于两者之间。虽然计算机辅助方法可以解决这种模糊性，但是检测红细胞寿命存在固有的生物学及技术方面的偏差，因此应将铬 $T_{1/2}$ 根据临床结果进行直观的调整。

间接检测法

通过间接检测法计算红细胞寿命有两种方法：利用放射铁测定红细胞生成率；检测血红素降解为胆红素的速率[23]，即检测血红素分解代谢产生释放的一氧化碳（CO）[24]。胆红素和 CO 几乎全部来自血红蛋白的分解代谢，测定其生成量可收集有关红细胞寿命的有用信息。但是因血清胆红素水平受很多因素影响，所以它不能作为定量测定红细胞破坏的可靠方法。CO 产率的测定过程较繁琐，需要精密的可重复呼吸的装置。随着新技术的发展[25,26]，CO 产率的测定方法已变得非常实用。CO 产率测定法反映红细胞寿命的优点在于能及时显示某一时间点红细胞的破坏率。

红细胞生成和破坏的体内定位

作为常规红细胞动力学研究的一部分，放射性铁和放射性铬可用于红细胞生成与破坏的定位研究。通常采用体内放置探针，体外计数的方法检测体内的放射性分布，计数的部位为骶骨、肝脏、脾和心脏[27]。

正常受试者，静脉注射的 ^{59}Fe 可迅速从血浆中清除，24 小时内 85% 的放射强度可在骨髓中检测到。剩余 15% 分布在肝脏和脾脏。之后 10 天，由于含有放射性标记血红蛋白的红细胞释放入外周血，骨髓中的放射性强度逐渐下降。现已发现在多种血液学疾病中放射性铁的吸收和分布模式不尽相同[28]。在脾功能亢进患者中，放射铁标记的细胞在脾脏内被阻留和破坏，使脾脏放射性强度迅速增强；而红系增生不良的患者，放射性铁的分布在肝脏和骨髓中是相反的（图 32-2）。

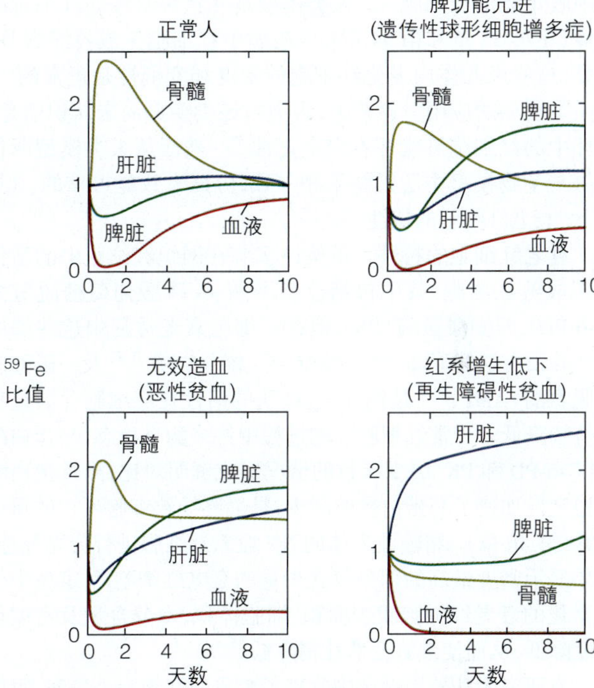

图 32-2　^{59}Fe 在正常人、脾功能亢进患者、贫血伴无效及有效红细胞生成患者中的组织分布。纵坐标放射强度是由不同时间点放射强度与同一器官注射同位素 15 分钟后的放射强度相比所得比值表示。

更有效的原位显示红细胞生成的方法是用锝 -99m（^{99m}Tc）硫黄胶质或铟 -111（^{111}In）使骨髓、肝脏及脾脏成像[29]。虽然这些同位素主要标记单核 - 吞噬细胞系统，但它们的吸收与 ^{59}Fe 相似，可用作检测红细胞组织分布的替代标记。

体表检测铬 -51（^{51}Cr）标记的红细胞可显示放射强度在脏器中的特征性分布，可用于检测肿大的脾脏中红细胞的扣获和破坏水平（见图 32-2）[30]。该方法在临床已用于预测选择性脾切除的疗效，但其真正的实用价值受到置疑[31]。亦可通过检测 ^{59}Fe 标记红细胞在组织中的分布来确定红细胞扣获或破坏的体内定位，尤其对于红细胞寿命较短者。

正常红细胞的衰老

方法学思考

用 ^{59}Fe 标记一组相同的人体红细胞，经密度梯度离心后显示，网织红细胞及早期红细胞的密度小于成熟红细胞[32,33]。然而，在红细胞生存期的最后阶段，放射性相当均匀地分布在所有密度的红细胞中，在密度较高的细胞中放射性聚集的趋势并不明显。遗憾的是，既往衰老红细胞特性的研究大都基于用不同技术分离得到的高密度红细胞。实际上，红细胞密度最高的部分并未充分富集衰老红细胞[34,35]。将密度分离与淘洗相结合所得结果似乎好于以血红蛋白 A_{1C} 为标记的密度分离单一方法，但其富集程度并未用实际老化红细胞（生物素化法或小鼠过量输血技术分离所得）予以证实[36]。

有两种动物模型以及一种人类疾病模型可提供真正衰老的红细胞。在小鼠中，通过持续输血，维持红细胞增多症状态以抑制所有的红细胞生成，可在体内产生衰老红细胞[37]。在其他动物中，尤其是家兔，红细胞通过微量生物素标记，能从循环血中收集衰老红细胞[38]。人类模型是儿童短暂性幼红细胞减少症（见第 35 章和第 54 章），该疾病中红细胞生成停滞数月；但是，这些患儿体内老化红细胞的密度和变形性是正常的[34]。该人类模型的应用争议较大，因为对该类疾病尚未认识清楚，循环中的红细胞可能并不完全正常[39]。然而从人类模型所得结果与动物模型中所得结果相一致，应该大致是可靠的。（见以下"衰老红细胞的特性"）

衰老红细胞的特性 虽然许多酶在网织红细胞中的活性高于成熟红细胞，其中包括己糖激酶、6- 磷酸葡萄糖脱氢酶（G-6-PD）、丙酮酸激酶（PK），但在红细胞衰老过程中这些酶的活性并没有继续下降[38,40]。嘧啶 -5′- 核苷酸酶[41,42]及一磷酸腺苷脱氨酶（AMP）[43-45]是例外，这些酶的活性在红细胞存活过程中持续降低。正常红细胞衰老过程中许多酶呈稳态，与蛋白酶（如 G-6-PD 和 PK）突变所致的情况形成鲜明对比，异常蛋白酶不稳定性加速了酶蛋白量的减少，是最终导致细胞死亡的重要因素（第 46 章）。将输注人体的 NN 血型红细胞进行荧光分选，结果显示密度最高的部分仅含少量的衰老红细胞[46]，家兔中生物素化的衰老红细胞膜表面积、细胞体积、水分含量及密度仅适度降低，从而使细胞变形性稍降低[35,47]。

有研究者从外周循环中收集了少量的红细胞小囊泡，每微升血中大约 190 个，推测血红蛋白囊泡膜的丢失可能在细胞衰老过程中起作用[48]。

正常、老化红细胞破坏的机制

红细胞到达其正常生理寿命终点时的破坏可能存在几种不同机制。由于被标记即将破坏的细胞已被清除，在外周血中含量很低或没有，因此，确定红细胞真正破坏机制十分困难。许多早期的资料是通过研究密度较高的细胞所得，这群细胞被认为是"老化的"；而目前认为并非如此（见"方法学思考"）。而且，可能有多个将衰老的红细胞从循环中去除的机制；迄今无已知突变可延长红细胞寿命。

带 3 蛋白聚集模型

有推测认为带 3 蛋白的改变会起到受体的作用结合抗体，该抗体针对一种称之为衰老细胞抗原的新抗原，然后通过结合补体导致衰老细胞的被破坏。这一模型的提出部分基于以下假说：密度高的细胞是老化细胞，被标识要被破坏的细胞也可被单核细胞吞噬[49]。但是，在生物素化的衰老兔红细胞中免疫球蛋白水平并未升高[50]，而且在丙种球蛋白缺乏症患者中从未发现红细胞寿命的延长，使免疫球蛋白介导衰老红细胞清除这一观点受到置疑。

磷脂酰丝氨酸暴露模型 红细胞膜外表面磷脂酰丝氨酸的暴露是巨噬细胞识别凋亡细胞的信号之一。实际上也是巨噬细胞识别衰老红细胞的信号之一[51-53]，该过程被称作红细胞破裂[54]。来自生物素化的家兔红细胞模型得到的数据显示磷脂酰丝氨酸暴露的平均时间为 0.3~0.5 天，所以任何时间内，外周循环中都很少存在伴磷脂暴露增加的细胞[52]。从高海拔地区降至低海拔地区的人，其磷脂酰丝氨酸的暴露水平升高[55]，体内早期成熟红细胞的破坏加速，此情况称为新细胞溶解[56]，该现象最早在零重力航天飞行中发现，随后在高海拔地区的后裔中也观察到此现象。一项有关新生红细胞破坏的模型是，随着循环中促红细胞生成素的变化，内皮细胞影响巨噬细胞与早期成熟红细胞的相互作用，通过表面黏附分子使巨噬细胞靶向于红细胞[56]。一项有关小鼠的研究中，利用不同的方法证实磷脂酰丝氨酸暴露在早期成熟红细胞中水平最高，并不随细胞老化而增高[57]。至今尚未明确磷脂酰丝氨酸的暴露是否为提示红细胞到达生命终点的唯一或者是主要信号，但这的确是至今证实的衰老细胞与非衰老细胞之间最主要的不同点。

依据绿色自发荧光的轻度增加，提出的另一个模型认为红细胞衰老是氧化损伤的结果，在小鼠老化红细胞中已观察到此现象[58]。红细胞 ACD44 与透明质酸的相互作用可能在从循环中清除老化红细胞过程中起作用，但这种清除作用可能仅限于灵长类动物，一位伴 CD44 缺陷的患者表现为先天性红细胞生成异常性贫血[59]。

红细胞破坏机制

前面部分（正常红细胞的老化）列举了一些正常老化红细胞的死亡机制。人们有时假定红细胞在疾病状态下被过早破坏的机制是这些正常机制的反映。虽然很可能有部分重叠，但红细胞在疾病状态下的破坏机制可能不同。认为溶血性贫血产生的机制是由于红细胞的过早老化这一假说并不比说动物死于肺炎、肾衰竭、癌症代表提早衰老更符合逻辑。

血管内破坏

若红细胞膜在外周循环中破裂，红细胞就会被破坏。这种红细胞死亡模式正常情况下较少见，但在某些溶血性疾病中可以是主要的破坏方式，如在 ABO 血型不合性输血（第 53 章和第 137 章）和阵发性睡眠性血红蛋白尿症（第 40 章）中，补体复合物会在红细胞膜表面打孔；又如在心瓣膜源性溶血性贫血和微血管病性溶血性贫血（第 50 章和第 130 章）中，红细胞所受剪切力较大，致使细胞膜被破坏。

血管外破坏

红细胞的生命走向结束最常见的方式是被巨噬细胞摄取。显然，必定存在一些信号，使巨噬细胞可将年轻的成熟红细胞与损坏的或者老化的红细胞区分开来。这些信号可能包括细胞变形性的下降和（或）膜表面特性的改变。

变形性的下降 红细胞在循环时的形态并不是我们通常在显微镜下观察到的双凹圆盘状结构。相反，细胞因受循环中剪切力的影响而极度变形，这种变性对于红细胞从脾窦和红髓分开的狭孔中通过是必需的（第 5 章和第 55 章）。在临床上可用激光衍射仪检测红细胞的变形性，这种仪器可显示红细胞悬液在剪切力作用下的衍射图像[60,61]。脂质双层结构红细胞膜容易弯曲，但伸展能力很小。所以，红细胞的变形性主要取决于双凹圆盘状结构中过量细胞膜和细胞膜的构成，细胞中的血红蛋白的黏度在一定程度也对变形性有作用。若丢失胞膜，红细胞将变成球形，失去变形性。遗传性球形红细胞增多症和遗传性椭圆形红细胞增多症就是由于面积 / 体积比例下降而致的胞膜变形性下降，最终引起红细胞破坏的溶血性贫血的典型例证（第 45 章）。然而，细胞膜的丢失在许多病理性溶血中也起作用，包括自身免疫性溶血性贫血（第 53 章）。在镰状细胞性疾病和血红蛋白 C 病（第 48 章），是细胞内在黏滞度增加。当细胞膜丢失，钾离子外漏增加时，如在遗传性干燥细胞增多症中，红细胞水分的丢失，亦明显减低红细胞的变形性。

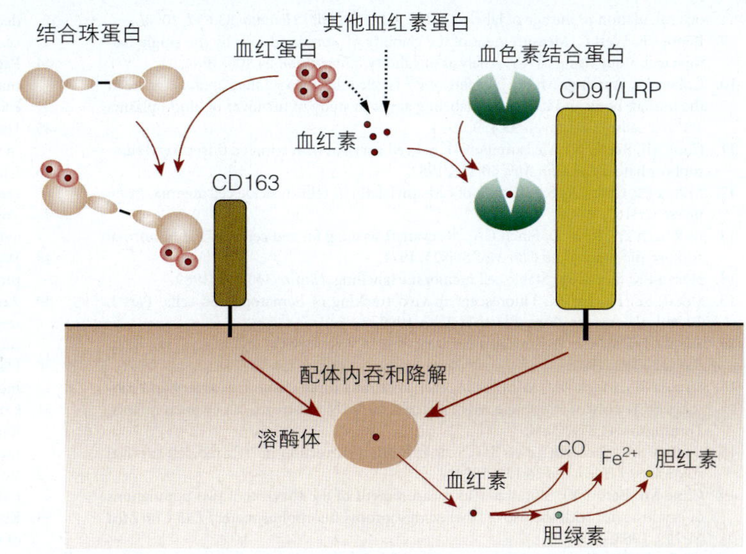

图 32-3　胞外血红素和血红蛋白分别与结合珠蛋白和血色素结合蛋白形成的复合物发生内吞作用的受体途径概述。LRP/CD91 和 CD163 分别代表血色素结合蛋白 - 血红素复合物和结合珠蛋白 - 血红蛋白中血红素被摄取的两种途径。两种受体在吞噬性巨噬细胞中均高表达，已知巨噬细胞将血红素代谢为胆绿素、铁、CO。除了在巨噬细胞表达外，LRP/CD91 还在若干其他类型细胞中高表达，包括肝细胞、神经细胞和合体滋养层。

膜表面特性的改变

红细胞膜表面可因抗体与表面抗原的结合、补体成分的结合、化学性改变、尤其是膜成分的氧化而发生改变。免疫球蛋白 IgG[62] 和补体 C3[63,64] 包被的红细胞与巨噬细胞的 Fc 段受体结合，从而使其部分被吞噬，导致球形红细胞的生成。

在体外，红细胞被苯肼或腺苷二磷酸（ADP）加铁氧化后，导致胞膜带 3 蛋白的簇集。虽然其生理学意义尚不清楚，但簇集的蛋白可能作为识别位点结合 IgG[65,66]。氧化作用对细胞膜的损伤在从循环中清除镰状细胞（第 48 章）和地中海贫血细胞（第 47 章）可能发挥重要作用。

■ 破坏红细胞的命运

血管内破坏

血红蛋白　红细胞在血管中破坏后，血红蛋白进入血浆并与结合珠蛋白相结合。后者是一种糖蛋白二聚体，每一分子可结合两个血红蛋白二聚体。结合珠蛋白 - 血红蛋白复合物以 10~30 分钟的半衰期从血浆中被清除。该复合物被运至肝实质后，血红蛋白中的血红素在血红素氧化酶作用下转化为铁和胆绿素，胆绿素经进一步代谢降解为胆红素。血红素氧化酶裂解血红素过程中释放 CO[67]。

与血红蛋白 - 结合珠蛋白复合物不同，游离的结合珠蛋白半衰期为 5 天，若短时间内大量转化形成结合珠蛋白 - 血红蛋白复合物，血浆中结合珠蛋白将被消耗殆尽。血浆中结合珠蛋白含量的减少不仅见于发生直接血管内溶血的患者，还见于由巨噬细胞致红细胞破坏加速的患者，如镰状细胞综合征。溶血性贫血中无论血管内溶血或巨噬细胞所致血红蛋白泄漏入血浆均可导致结合珠蛋白的下降。因此，检测血浆结合珠蛋白水平对诊断溶血性贫血的存在有一定价值。

血红素　释放入循环的游离血红素以 1∶1 的比例与血浆中的糖蛋白——血色素结合蛋白相结合[68]，这种复合物从血浆中清除的半衰期为 7~8 小时[69,70]。血红素 - 血色素结合蛋白复合物被低密度脂蛋白相关受体——CD91 所摄取[71]，如图 32-3 显示了血色素结合蛋白和结合珠蛋白的功能殊途同归。若血色素结合蛋白的血红素结合力已饱和，过剩的血红素与白蛋白结合形成正铁白蛋白[72]。

血管外破坏

被巨噬细胞吞噬的红细胞在溶酶体中降解为脂质、蛋白和血红素。蛋白质和脂肪以其各自的分解途径被重新加工，血红素被微粒体中的血红素氧化酶[73]分解为铁和胆绿素，后者代谢为胆红素。

胆红素的排泄

无论血红蛋白的破坏发生于何处，胆红素都是其终产物之一，而且胆红素通过胆汁排泄到胃肠道，在胃肠道内被细菌还原转化为尿胆原[74]。尿胆原小部分被重新吸收并通过尿液排出。所以，粪及尿中的尿胆原排泄被作为溶血发生率的间接证据。但在目前临床实践中很少用于此目的，其原因是采样较麻烦，而且可选择性的降解途径显著降低了评价血红素分解代谢率的准确性。

翻译：王翠翠
校对：吴英里，王建祥

参考文献

1. Ashby W: The determination of the length of life of transfused blood corpuscles in man. *J Exp Med* 29:267, 1919.
2. Shemin D, Rittenberg D: Life span of human red blood cell. *J Biol Chem* 166:627, 1946.
3. Berlin NI, Meyer LM, Lazarus M: Life span of the rat red blood cell as determined by glycine-2-C[14]. *Am J Physiol* 165:565, 1951.
4. Beutler E, Dern RJ, Alving AS: The hemolytic effect of primaquine. IV. The relationship of cell age to hemolysis. *J Lab Clin Med* 44:439, 1954.
5. Birgens HS, Hansen OP, Henriksen JH, Wantzin P: Quantitation of erythropoiesis in myelomatosis. *Scand J Haematol* 22:357, 1979.
6. Weinstein IM, Beutler E: The use of Cr-51 and Fe-59 in a combined procedure to study erythrocyte production and destruction in normal human subjects and in patients with hemolytic or aplastic anemia. *J Lab Clin Med* 45:616, 1955.
7. Silver HM, Seebeck MA, Cowett RM, et al: Red cell volume determination using a stable isotope of chromium. *J Soc Gynecol Investig* 4:254, 1997.
8. Lindsell CJ, Franco RS, Smith EP, Joiner CH, Cohen RM: A method for the continu-

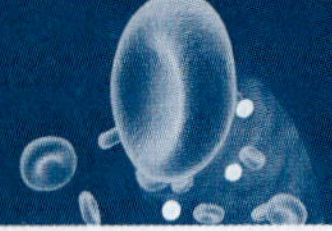

ous calculation of the age of labeled red blood cells. *Am J Hematol* 83:454, 2008.

9. Beutler E, West C: Measurement of the viability of stored red cells by the single-isotope technique using 51-Cr: Analysis of validity. *Transfusion* 24:100, 1984.
10. Cohen JA, Warringa MGPJ: The fate of P^{32} labeled diisopropyl fluorophosphonate in the human body and its use as a labeling agent in study of turnover of blood plasma and red cells. *J Clin Invest* 33:459, 1954.
11. Cline MJ, Berlin NI: Measurement of red cell survival with tritiated diisopropyl fluorophosphate. *J Lab Clin Med* 60:826, 1962.
12. Milner PF, Charache S: Life span of carbamylated red cells in sickle cell anemia. *J Clin Invest* 52:3161, 1973.
13. Eschbach JW, Korn D, Finch CA: ^{14}C cyanate as a tag for red cell survival in normal and uremic man. *J Lab Clin Med* 89:823, 1977.
14. Horan PK, Slezak SE: Stable cell membrane labelling. *Nature* 340:167, 1989.
15. Slezak SE, Horan PK: Fluorescent in vivo tracking of hematopoietic cells. Part I. Technical considerations. *Blood* 74:2172, 1989.
16. Suzuki T, Dale GL: Biotinylated erythrocytes: In vivo survival and in vitro recovery. *Blood* 70:791, 1987.
17. Strauss RG, Mock DM, Widness JA, et al: Posttransfusion 24-hour recovery and subsequent survival of allogeneic red blood cells in the bloodstream of newborn infants. *Transfusion* 44:871, 2004.
18. Bentley SA, Glass HI, Lewis SM, Szur L: Elution correction in ^{51}Cr red cell survival studies. *Br J Haematol* 26:179, 1974.
19. Cline MJ, Berlin NI: Simultaneous measurement of the survival of two populations of erythrocytes with the use of labelled diisopropyl fluorophosphate. *J Lab Clin Med* 61:249, 1963.
20. McCurdy PR, Sherman AS: Irreversibly sickled cells and red cell survival in sickle cell anemia: A study with both DF32P and 51CR. *Am J Med* 64:253, 1978.
21. Eadie GS, Brown IW Jr: Red blood cell survival studies. *Blood* 8:1110, 1953.
22. International Committee for Standardization in Haematology: Recommended method for radioisotope red-cell survival studies. *Br J Haematol* 45:659, 1980.
23. Berlin NI, Berk PD: Quantitative aspects of bilirubin metabolism for hematologists. *Blood* 57:983, 1981.
24. Doyle J, Vreman HJ, Stevenson DK, et al: Does vitamin C cause hemolysis in premature newborn infants? Results of a multicenter double-blind, randomized, controlled trial. *J Pediatr* 130:103, 1997.
25. Furne JK, Springfield JR, Ho SB, Levitt MD: Simplification of the end-alveolar carbon monoxide technique to assess erythrocyte survival. *J Lab Clin Med* 142:52, 2003.
26. Vreman HJ, Stevenson DK: Carboxyhemoglobin determined in neonatal blood with a CO-oximeter unaffected by fetal oxyhemoglobin. *Clin Chem* 40:1522, 1994.
27. ICSH Panel on Diagnostic Applications of Radioisotopes in Hematology: Recommended methods for surface counting to determine sites of red cell destruction. *Br J Haematol* 30:249, 1975.
28. Hillman RS, Finch CA: Erythropoiesis: Normal and abnormal. *Semin Hematol* 4:327, 1967.
29. Datz FL, Taylor AJ: The clinical use of radionuclide bone marrow imaging. *Semin Nucl Med* 15:239, 1985.
30. Jandl JH, Greenberg MS, Yonemoto RH, Castle WB: Clinical determination of the sites of red cell sequestration in hemolytic anemias. *J Clin Invest* 35:842, 1956.
31. Ferrant A, Cauwe F, Michaux JL, et al: Assessment of the sites of red cell destruction using quantitative measurements of splenic and hepatic red cell destruction. *Br J Haematol* 50:591, 1982.
32. Borun ER, Figueroa WG, Perry SM: The distribution of Fe^{59} tagged human erythrocytes in centrifuged specimens as a function of cell age. *J Clin Invest* 36:676, 1957.
33. Luthra MG, Friedman JM, Sears DA: Studies of density fractions of normal human erythrocytes labeled with iron-59 in vivo. *J Lab Clin Med* 94:879, 1979.
34. Linderkamp O, Friederichs E, Boehler T, Ludwig A: Age dependency of red blood cell deformability and density: Studies in transient erythroblastopenia of childhood. *Br J Haematol* 83:125, 1993.
35. Dale GL, Norenberg SL: Density fractionation of erythrocytes by Percoll/hypaque results in only a slight enrichment for aged cells. *Biochim Biophys Acta* 1036:183, 1990.
36. Bosch FH, Werre JM, Roerdinkholder-Stoelwinder B, et al: Characteristics of red blood cell populations fractionated with a combination of counterflow centrifugation and Percoll separation. *Blood* 79:254, 1992.
37. Ganzoni AM, Oakes R, Hillman RS: Red cell aging in vivo. *J Clin Invest* 50:1373, 1971.
38. Suzuki T, Dale GL: Senescent erythrocytes: Isolation of in vivo aged cells and their biochemical characteristics. *Proc Natl Acad Sci U S A* 85:1647, 1988.
39. Haram S, Carriero D, Seaman C, Piomelli S: The mechanism of decline of age-dependent enzymes in the red blood cell. *Enzyme* 45:47, 1991.
40. Zimran A, Forman L, Suzuki T, Dale GL, Beutler E: In vivo aging of red cell enzymes: Study of biotinylated red blood cells in rabbits. *Am J Hematol* 33:249, 1990.
41. Beutler E, Hartman G: Age-related red cell enzymes in children with transient erythroblastopenia of childhood and hemolytic anemia. *Pediatr Res* 19:44, 1985.
42. Beutler E: The relationship of red cell enzymes to red cell life-span. *Blood Cells* 14:69, 1988.
43. Dale GL, Norenberg SL: Time-dependent loss of adenosine 5′-monophosphate deaminase activity may explain elevated adenosine 5′-triphosphate levels in senescent erythrocytes. *Blood* 74:2157, 1989.
44. Paglia DE, Valentine WN, Nakatani M, Brockway RA: AMP deaminase as a cell-age marker in transient erythroblastopenia of childhood and its role in the adenylate economy of erythrocytes. *Blood* 74:2161, 1989.
45. Dale GL, Norenberg SL, Suzuki T, Forman L: Altered adenine nucleotide metabolism in senescent erythrocytes from the rabbit. *Prog Clin Biol Res* 319:259, 1989.
46. Clark MR, Corash L, Jensen RH: Density distribution of aging, transfused human red cells. *Blood* 74(Suppl 1):217a, 1989.
47. Waugh RE, Narla M, Jackson CW, et al: Rheologic properties of senescent erythrocytes: Loss of surface area and volume with red blood cell age. *Blood* 79:1351, 1992.
48. Willekens FL, Werre JM, Groenen-Dopp YA, et al: Erythrocyte vesiculation: a self-protective mechanism? *Br J Haematol* 141:549, 2008.
49. Arese P, Turrini F, Schwarzer E: Band 3/complement-mediated recognition and removal of normally senescent and pathological human erythrocytes. *Cell Physiol Biochem* 16:133, 2005.
50. Dale GL: Does surface bound immunoglobulin mediate erythrocyte death? Commentary. *Blood Cells* 14:36, 1988.
51. Connor J, Pak CC, Schroit AJ: Exposure of phosphatidylserine in the outer leaflet of human red blood cells. Relationship to cell density, cell age, and clearance by mononuclear cells. *J Biol Chem* 269:2399, 1994.
52. Boas FE, Forman L, Beutler E: Phosphatidyl serine exposure and red cell viability in red cell aging and in hemolytic anemia. *Proc Natl Acad Sci U S A* 95:3077, 1998.
53. Kuypers FA, De Jong K: The role of phosphatidylserine in recognition and removal of erythrocytes. *Cell Mol Biol* 50:147, 2004.
54. Daugas E, Cande C, Kroemer G: Erythrocytes: Death of a mummy. *Cell Death Differ* 8:1131, 2001.
55. Risso A, Turello M, Biffoni F, Antonutto G: Red blood cell senescence and neocytolysis in humans after high altitude acclimatization. *Blood Cells Mol Dis* 38:83, 2007.
56. Rice L, Alfrey CP: The negative regulation of red cell mass by neocytolysis: Physiologic and pathophysiologic manifestations. *Cell Physiol Biochem* 15:245, 2005.
57. Khandelwal S, Saxena RK: A role of phosphatidylserine externalization in clearance of erythrocytes exposed to stress but not in eliminating aging populations of erythrocyte in mice. *Exp Gerontol* 43:764, 2008.
58. Khandelwal S, Saxena RK: Age-dependent increase in green autofluorescence of blood erythrocytes. *J Biosci* 32:1139, 2007.
59. Kerfoot SM, McRae K, Lam F, et al: A novel mechanism of erythrocyte capture from circulation in humans. *Exp Hematol* 36:111, 2008.
60. Rigal CS: The place of instruments in the scientific work of Marcel Bessis (1917–1994): The electron microscope and the ektacytometer. *Hematol Cell Ther* 42:250, 2000.
61. Shin S, Hou JX, Suh JS, Singh M: Validation and application of a microfluidic ektacytometer (RheoScan-D) in measuring erythrocyte deformability. *Clin Hemorheol Microcirc* 37:319, 2007.
62. Lo Buglio AF, Cotran RS, Jandl JH: Red cells coated with immunoglobulin G: Binding and sphering by mononuclear cells in man. *Science* 158:1582, 1967.
63. Jandl JH, Tomlinson AS: The destruction of red cells by antibodies in man. II. Pyrogenic, leukocytic and dermal responses to immune hemolysis. *J Clin Invest* 37:1202, 1958.
64. Lutz HU, Stammler P, Kock D, Taylor RP: Opsonic potential of C3b-anti-band 3 complexes when generated on senescent and oxidatively stressed red cells or in fluid phase, in *Red Blood Cell Aging*, edited by M Magnani, A DeFlora, p 367. Plenum Press, New York, 1991.
65. Low PS, Waugh SM, Zinke K, Drenckhahn D: The role of hemoglobin denaturation and band 3 clustering in red blood cell aging. *Science* 227:531, 1985.
66. Beppu M, Mizukami A, Nagoya M, Kikugawa K: Binding of anti-band 3 autoantibody to oxidatively damaged erythrocytes. Formation of senescent antigen on erythrocyte surface by an oxidative mechanism. *J Biol Chem* 265:3226, 1990.
67. Carter K, Worwood M: Haptoglobin: A review of the major allele frequencies worldwide and their association with diseases. *Int J Lab Hematol* 29:92, 2007.
68. Piccard H, Van den Steen PE, Opdenakker G: Hemopexin domains as multifunctional liganding modules in matrix metalloproteinases and other proteins. *J Leukoc Biol* 81:870, 2007.
69. Sears DA: Disposal of plasma heme in normal man and patients with intravascular hemolysis. *J Clin Invest* 49:5, 1970.
70. Wochner RD, Spilberg I, Iio A, et al: Hemopexin metabolism in sickle-cell disease, porphyrias and control subjects—Effects of heme injection. *N Engl J Med* 290:822, 1974.
71. Hvidberg V, Maniecki MB, Jacobsen C, et al: Identification of the receptor scavenging hemopexin-heme complexes. *Blood* 106:2572, 2005.
72. Rosen H, Sears DA: Spectral properties of hemopexin-heme: The Schumm test. *J Lab Clin Med* 74:941, 1969.
73. Maines MD: The heme oxygenase system: A regulator of second messenger gases. *Annu Rev Pharmacol Toxicol* 37:517, 1997.
74. Elder G, Gray CH, Nicholson DG: Bile pigment fate in gastrointestinal tract. *Semin Hematol* 9:71, 1972.

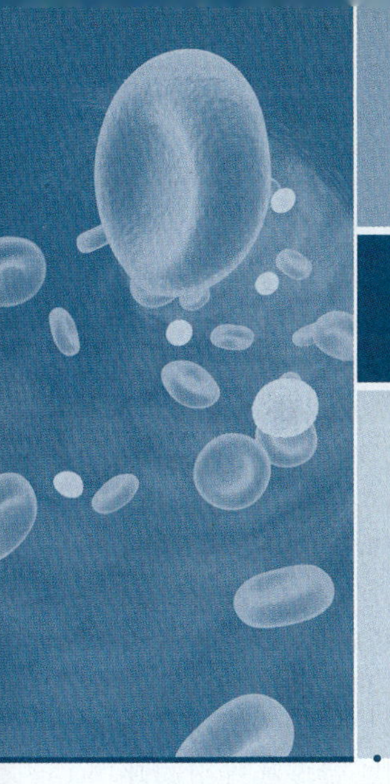

第33章

红细胞疾病的临床表现和分类

Josef T. Prchal

摘　要

贫血和红细胞增多症的特征分别为红细胞减少或增多。因为贫血的主要效应是降低血液携带氧气的能力，所以血红蛋白浓度是表示贫血程度的最佳指标。贫血可因组织缺氧而引起临床症状(如疲乏、劳力性呼吸困难等)，但机体可通过多种代偿机制来缓解缺氧症状(如过度换气、心动过速和心输出量增加等)。组织缺氧时，缺氧诱导因子-1和缺氧诱导因子-2的表达水平增高，由此传导机体感应的各种组织的缺氧状况。缺氧诱导因子属于转录因子，可以上调多种基因的转录水平，这些基因的产物参与调节血管生成、能量代谢、铁平衡以及红细胞生成，其中包括最重要的红细胞生长因子——促红细胞生成素(EPO)。受新的动力学和分子学研究成果的影响，贫血的分类也是不断发展变化的。

红细胞增多症(红细胞增多)，即血细胞比容(红细胞压积)增大主要临床表现为红细胞容量增加导致的血黏度增加以及在分子水平上的特异性缺陷引起的病理生理异常(如真性红细胞增多症的血栓形成、先天性高铁血红蛋白病的发绀)。红细胞增多症可分为两大类，一类是由于定向造血干细胞功能异常所导致的原发性骨髓病性红细胞增多症[如多能造血干细胞单克隆性增殖(真性红细胞增多症)或红系祖细胞获得性功能异常]；另一类是由于循环血中红细胞生长刺激因子(通常是促红细胞生成素)增多所导致的继发性红细胞增多症(如慢性肺病、钴中毒、高氧亲和力血红蛋白突变体)。除促红细胞生成素增多以外，部分红细胞增多症还存在红系祖细胞对其敏感性增加，从而既有原发性又有继发性红细胞增多症的特征，这就是楚瓦什(Chuvash)红细胞增多症。相对性(假性)红细胞增多症见于血浆容量减少而红细胞容量正常的患者。

本章使用的简写和缩略词：HIF，缺氧诱导因子(hypoxia-inducible factor)。

贫血

■ 病理生理及临床表现

对氧的运输的影响

贫血的临床表现取决于组织缺氧的程度，以及诱发病因及发病机制(如遗传性球形红细胞增多症的脾肿大，恶性贫血的神经系统退行性变及胃黏膜萎缩)。由于携氧能力下降，机体通过代偿机制来阻止或缓解组织缺氧。虽然红细胞也从组织运送二氧化碳到肺(见第49章)，而且有助于一氧化氮的全身分配，但这些气体的转运并不依赖于可利用的红细胞数量，因而在贫血患者仍是正常的。当毛细血管的氧分压太低，不能供给周围细胞足够的氧气，以满足其代谢需要时，就出现组织缺氧。正常成人，红细胞总和必须供应大约为250ml/min的氧气量给全身组织才能维持生命。因为正常血液携带氧气的能力为每克血红蛋白1.34ml(每升正常血液携氧约200ml)，而心输出量约为5000ml/min，所以组织可利用的氧气量为1000ml/min。若摄取其中的四分之一就可以使氧气张力从动脉端毛细血管的100mmHg下降至静脉端毛细血管的40mmHg。这部分摄取量通常保证毛细血管内充足的扩散张力来提供细胞足够的氧气以满足其代谢需要(图33-1)。对于贫血患者如果摄取同样四分之一的氧气量，会导致毛细血管静脉端血红蛋白的氧饱和度更低，氧分压也更低，从而迅速引起局部缺氧和一系列代偿机制以调节血氧供应，这些机制通常会表现出相应症状。

缺氧诱导转录因子-1　缺氧诱导转录因子-1(HIF-1)及其组织限制性表达的同源物缺氧诱导因子-2在人体对缺氧的应答中发挥重要作用(见第31章及第56章)。最初缺氧诱导因子-1被确认为调控促红细胞生成素基因的转录因子(见第31章)[1]。不久之后这一转录因子在缺氧的整体保护性调节中所起的重要性得以阐明，其作用包括呼吸控制、转录调控糖酵解酶的基因、血管生成和能量代谢[2-4]。对于缺氧诱导因子-1的缺氧调节亚单位(缺氧诱导因子-1α)的降解是由一种对氧敏感的酶控制的预测已经被证实[5]。本书第31章详细描述了当前对于缺氧感应的认识。下面将阐述已知和未知的组织特异性因素激发组织特异性的代偿机制从而保证缺氧条件下的生存。图33-2

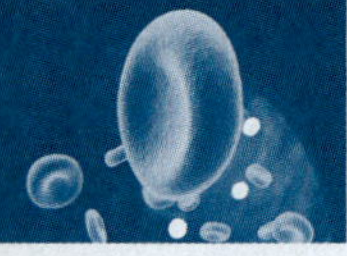

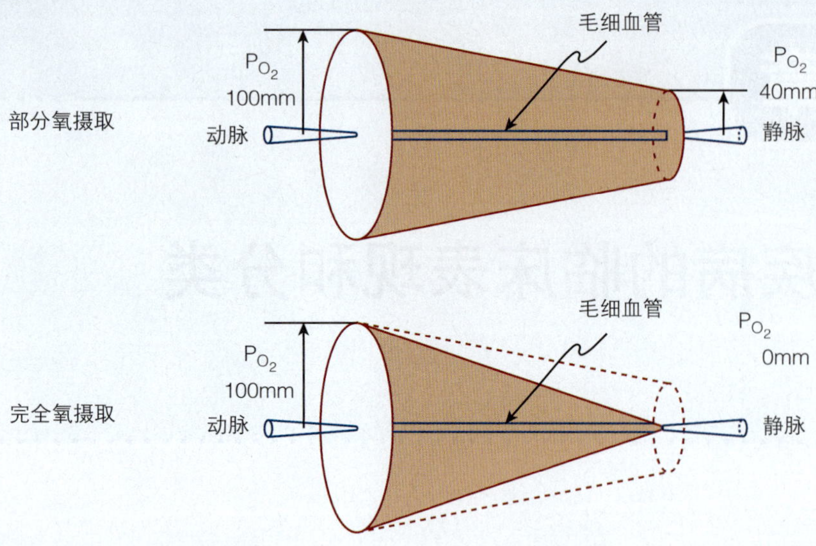

图 33-1 单根毛细血管供氧组织片段的理论模型。在动脉端氧扩散压为 100mmHg 局部氧摄取导致静脉端氧扩散压降为 40mmHg 时，单根毛细血管的组织细胞供氧范围呈截断型锥体状。但当氧被完全摄取时，此锥体锥尖周围组织的细胞无法获得氧供。

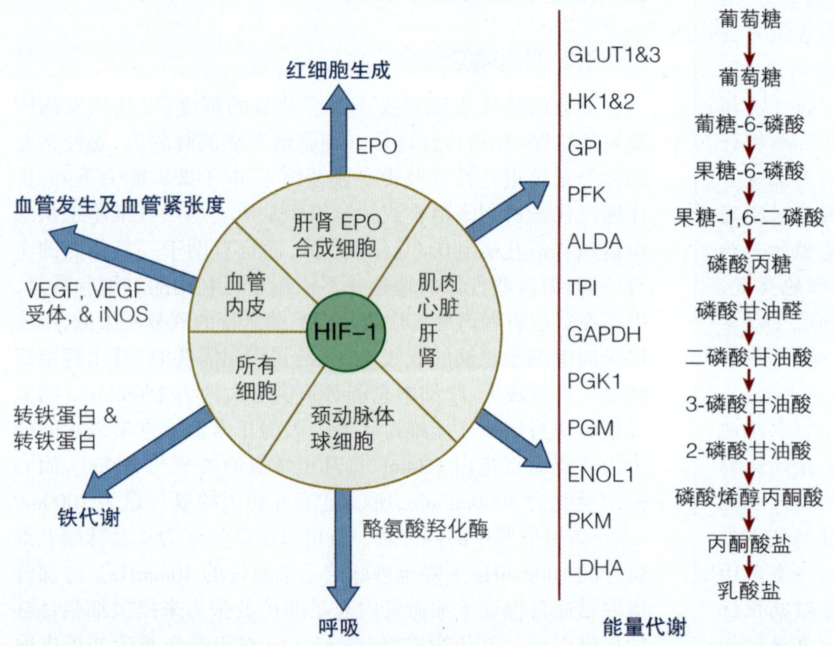

图 33-2 缺氧状态下缺氧诱导因子 -1 对红细胞生成、血管发生、铁代谢、呼吸及能量代谢生理过程的调整。iNOS，诱生型一氧化氮合成酶；VEGF，血管内皮生长因子；GLUT1&3，葡萄糖载体 1 和 3；糖酵解酶：HK1&2，己糖激酶 1 和 2；GPI，磷酸葡萄糖异构酶；PFK，果糖磷酸激酶；ALDA，醛缩酶 A；TPI，磷酸丙糖异构酶；GAPDH，甘油磷酸脱氢酶；PGK1，磷酸甘油酸激酶；PGM，磷酸甘油酸变位酶；ENOL1，烯醇化酶 1；PKM，丙酮酸激酶 M 亚型；LDHA，乳酸脱氢酶 A 亚型。最右侧一栏为各种酶相应的代谢中间产物。

列出了缺氧状态下一些生理活动的调节。

耗氧量降低

在氧供给充足的状态下，能量代谢保持高效的氧化磷酸化。在氧供给不足时，能量供应转变为低效的糖酵解，这个过程需要糖酵解酶基因的转录上调[4]和葡萄糖转运增加，称为巴斯德（Pasteur）效应。在肿瘤细胞中糖酵解过程增强，称为瓦勃（Warburg）效应。这两种效应都可以在分子水平通过缺氧诱导因子 -1 的浓度变化得到诠释[4,6-8]。

氧亲和力减弱

通过降低血红蛋白与氧的亲和力（氧离曲线右移）可以增加组织氧供。这样可以促进组织从等量的血红蛋白中摄取更多的的氧（见第 48 章）[9]。急性贫血时，由于波尔（Bohr）效应，pH 值的轻微变化即可对氧离曲线产生较大幅度影响。慢性贫血时，2,3- 二磷酸甘油酸的合成增加从而导致组织供氧量的提高（见第 46 章）[9]。贫血时呼吸增快、过度换气引起呼吸性碱中毒，红细胞内 pH 值增高，从而导致 2,3- 二磷酸甘油酸合成增多（见第 46 章）。这种效应在高原低氧血症的个体中得到了充分体现[10]。

组织灌注增加

携氧能力下降对组织氧张力的影响可以通过调节血管舒缩功能和血管生成来增加组织灌注进行代偿[2]。在慢性贫血患者中，由于血容量没有明显变化（图 33-3）[11]，所以组织灌注的增加是选择性的把血液从非重要的供血区域分流到对缺氧敏感的器官。在急性贫血时，血液重新分配的主要供血区域是肠系膜和回肠血管床[12]。而在慢性贫血患者，血液重新分配的主要供血区域是皮肤组织[13]和肾脏[14]。血管收缩和缺氧导致了贫血时特征性的皮肤苍白。在正常状态下，肾的供氧量对于其需求量是过剩的。肾的动静脉血氧含量的差异非常小，仅 1.4ml/dl（与心肌相比较，心肌动静脉血氧含量的差别可高达 20ml/dl），这表明即使肾灌注严重减少也是可以耐受的。尽管如此，肾脏缺氧必须达到一定程度才能导致缺氧诱导因子 -1 激活，并引起 EPO 量的增加和红细胞生成增加（见第 31 章及第 36 章）。由于肾血流量的减少可通过高血浆容量抵消，因而对肾分泌机制的影响微乎其微。即使在严重贫血时，肾血流量减少几乎 50% 时，肾血浆流量也只是适度的减少。因此，对氧需求最迫切的器官，如心肌、脑和肌肉等，在携氧能力中度降低的情况下基本上不受影响。严重贫血可引起视网膜出血[15]。

心输出量增加

心输出量增加是一种极好的、但从代谢上来说也是耗费很大的代偿方式[16]。心输出量增多使每次循环需要释放的氧气量减少，以此维持更高的氧分压。由于贫血患者的血黏度低于正常，而且选择性的血管扩张使外周血管阻力降低，所以增高的心输出量不会引起高血压[17]。在其他脏器功能正常的情况下，只有血红蛋白浓度低于 70g/L 时，才会发生静息时心输出量增加。血红

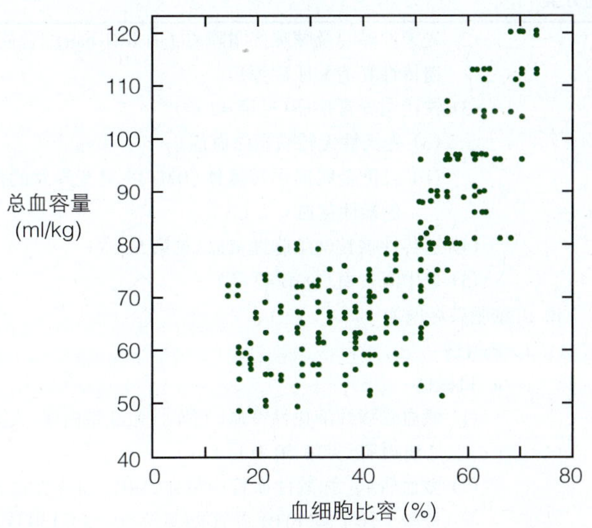

图 33-3 正常个体、贫血患者及红细胞增多症者血细胞比容和总血容量的关系。

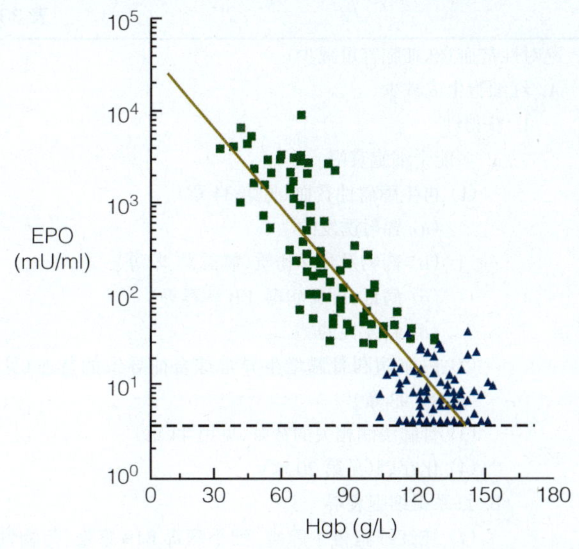

图 33-4 正常个体及非肾性或炎症性贫血患者血浆 EPO 水平。EPO 分析精确性的低限是 3mU/ml，用虚线表示。■表示贫血，▲表示正常。

蛋白浓度达到更低水平时，心脏过度活动的临床体征才出现[18]。

心脏过度活动的体征包括心动过速、动脉和毛细血管搏动加快和出现许多血流动力学杂音[19]。心脏杂音通常发生于收缩期，在心尖部或肺动脉瓣区最清晰。杂音在许多部位可听见，如颈静脉、眼球和颅顶骨，而且这些杂音常常被病人感觉到像耳朵的轰鸣音(耳鸣)，尤其在夜间明显。其特征是在血红蛋白恢复至正常后杂音立即消失[19]。正常心肌能耐受相当长时间的过度活动。可是，如若贫血极端严重，以致影响了冠状动脉的氧供，或患者有冠状动脉疾病，心绞痛和高心输出量心力衰竭将随之而来。临床上出现心肌肥厚、肺淤血、腹水和水肿。此等情况一旦出现即需给予吸氧、浓缩红细胞输注以及其他及时有效的治疗措施。

肺功能增强

严重贫血导致呼吸频率代偿性增加将降低从周围空气到肺泡气之间的氧气梯度，从而使用于氧和的氧气量比正常心输出量时增加。因此，劳力性呼吸困难和端坐呼吸被认为是严重贫血时特征性的临床表现[18-21]。

红细胞生成增加

对贫血最适当的反应是代偿性红细胞生成增多。急性贫血时红细胞生成可达正常状况的 2~3 倍；慢性贫血时可达正常状况的 4~6 倍，甚至 10 倍。代偿性红细胞生成增多是由促红细胞生成素合成增多介导的，促红细胞生成素合成率与血红蛋白浓度呈对数负相关(见第 31 章)。其血浆浓度可从正常血红蛋白浓度时的 10mU/ml 升高到严重贫血时 10 000mU/ml(图 33-4)[22,23]。促红细胞生成素水平的变化保证了红细胞生成与破坏(溶血代偿)或慢性中毒失血之间的平衡。骨髓红细胞系统的活跃增生有时可引起胸骨压痛和弥散性骨痛。循环中网织红细胞比例及数量增加是红细胞生成加速的表现。由于红细胞从骨髓迁移的时间缩短，会出现体积增大和表面积增多的“应激网织红细胞”，在外周血涂片可见到因网织红细胞表面积 / 容量比例增加出现的特征性表面层叠。严重贫血时外周血可见有核红细胞[24]。

外源性人重组促红细胞生成素的使用可补充或替代自身的合成。当肾衰竭或全身性疾病使内源性促红细胞生成素低于正常时，治疗剂量的人重组促红细胞生成素对血红蛋白浓度的作用效果最明显(见第 36 章及第 37 章)。在严重贫血时，内源性促红细胞生成素增加已使红细胞生成提高到最大限度，重组红细胞生成素的应用基本无效，因此这些患者需要输血治疗[23]。

未纠正的组织缺氧

尽管存在代偿机制，但仍有一定程度的组织缺氧无法被纠正。缺氧对激发心血管系统和红细胞生成的代偿机制是必不可少的，但严重组织缺氧可以引发一系列症状，如劳力性甚至静息状态的呼吸困难，心绞痛、间歇性跛行、夜间肌肉痉挛、头痛和疲乏。一些复杂的胃肠道和泌尿生殖道系统症状也与贫血有关(如腹部绞痛、恶心)，但这些症状是否与组织缺氧、代偿性血液再分布或贫血的潜在原因有关尚不确定。

■ 分类

依据红细胞总量，贫血可分为相对或绝对的。相对性贫血的特征是具有正常的红细胞总量。通常不属于血液系统疾病，而是血浆容量调节的紊乱。但是，稀释性贫血对血液病医生来说具有临床意义和鉴别诊断价值。

因为必须兼顾动力学、形态学和病理生理学等多重标准，红细胞容量下降的绝对性贫血的分类比较困难。首先，所有贫血应该被分为红细胞减少所致的贫血和红细胞破坏增加所致的贫血。这种分类在很大程度上基于网织红细胞计数。然后可以在形态学或病理生理学的基础上进行更详细的诊断学分类。

根据形态学可将贫血分为：①大细胞性贫血；②正常细胞性贫血；③小细胞低色素性贫血。这种分类法的主要优点是简单，以容易获得的红细胞指标平均红细胞容积(MCV)和平均红细胞血红蛋白浓度(MCHC)为基础，常常有助于内科医生判断可治愈的最重要的贫血类型：如维生素 B_{12}、叶酸和铁缺乏所致贫血。由于这种分类法是基于临床实践，因而被广泛接受。贫血的病理生理学分类(表 33-1)更适合对相关疾病过程采取

表 33-1　贫血的分类

Ⅰ. 绝对性贫血(红细胞容量减少)
- A. 红细胞生成减少
  - 1. 获得性
    - a. 多能干细胞衰竭
      - (1) 再生障碍性贫血(见第 34 章)
        - (a) 辐射诱发的
        - (b) 药物及化学物质(氯霉素、苯等)
        - (c) 病毒(肝炎病毒、EB 病毒等)
        - (d) 特发性的
      - (2) 白血病和骨髓增生异常综合征导致的贫血(见第 88、89、93 章)
      - (3) 骨髓浸润相关的贫血(见第 44 章)
      - (4) 化疗后(见第 20 章)
    - b. 红系祖细胞衰竭
      - (1) 纯红细胞再生障碍[细小病毒 B19 感染、药物性、胸腺瘤相关、自身抗体等(见第 35 章)]
      - (2) 内分泌疾病(见第 38 章)
      - (3) 后天性铁粒幼细胞贫血[药物性、铜缺乏等(见第 58、88 章)]
    - c. 红系和其他系列祖细胞因为营养和其他原因功能受损
      - (1) 巨幼细胞性贫血(见第 41 章)
        - (a) 维生素 B_{12} 缺乏
        - (b) 叶酸缺乏
        - (c) 一氧化二氮(N_2O)导致的急性巨幼细胞性贫血
        - (d) 药物引起的巨幼细胞性贫血(培美曲塞、甲氨蝶呤、苯妥英毒性等)
      - (2) 缺铁性贫血(见第 42 章)
      - (3) 其他营养不良性贫血(见第 43 章)
      - (4) 慢性病及炎症性贫血(见第 37 章)
      - (5) 肾衰竭(见第 36 章)
      - (6) 化学物质导致的贫血[铅中毒(见第 51 章)]
      - (7) 获得性地中海贫血[某些造血克隆性疾病(见第 47、88 章)]
      - (8) 促红细胞生成素抗体(见第 35 章)
  - 2. 遗传性
    - a. 多能干细胞衰竭(见第 34 章)
      - (1) Fanconi 贫血
      - (2) Shwachman 综合征
      - (3) 先天性角化不良
    - b. 红系祖细胞衰竭
      - (1) 迪亚蒙 - 布莱克范综合征(Diamond-Blackfan syndrome)(见第 34 章)
      - (2) 先天性红细胞生成异常综合征(congenital dyserythropoietic syndromes)(见第 39 章)
    - c. 红系和其他系列祖细胞因为营养和其他原因功能受损
      - (1) 巨幼细胞性贫血(见第 41 章)
        - (a) 选择性维生素 B_{12} 吸收不良(Imerslund-Gräsbeck 病)
        - (b) 先天性内因子缺乏
        - (c) 钴胺素传递蛋白Ⅱ缺乏
        - (d) 先天性钴胺素代谢异常(甲基丙二酸尿症、高胱氨酸尿症等)
        - (e) 先天性叶酸代谢异常(先天性叶酸吸收不良、二氢叶酸缺乏、甲基转移酶缺乏等)
      - (2) 先天性嘌呤及嘧啶代谢障碍(Lesch-Nyhan 综合征、遗传性乳清酸尿症等)
      - (3) 铁代谢异常疾病(见第 42 章)
        - (a) 先天性无转铁蛋白血症
        - (b) 二价金属离子转运体(DMT)-1 突变导致的低色素性贫血
      - (4) 遗传性铁粒幼细胞性贫血(见第 58 章)
      - (5) 地中海贫血(见第 47 章)
- B. 红细胞破坏增加
  - 1. 获得性
    - a. 机械性
      - (1) 微血管病性溶血性贫血[行军性血红蛋白尿、人工心脏瓣膜(见第 50 章)]
      - (2) 微血管病[弥散性血管内凝血(DIC)、血栓性血小板减少性紫癜(TTP)、脉管炎(见第 50、123、130 章)]
      - (3) 微生物和寄生虫[疟疾、巴尔通体病、巴贝虫病、产气荚膜梭菌感染等(见第 52 章)]
    - b. 抗体介导的
      - (1) 温抗体型自身免疫性溶血性贫血(见第 53 章)
      - (2) 冷抗体型综合征[冷凝集素病、阵发性冷性血红蛋白尿、冷球蛋白血症(见第 53、137 章)]
      - (3) 输血反应[急性和迟发型(见第 53、137 章)]
    - c. 脾功能亢进(见第 55 章)
    - d. 红细胞膜异常(见第 45 章)
      - (1) 刺状红细胞溶血性贫血(见第 53 章)
      - (2) 获得性棘形红细胞增多及获得性口形红细胞增多等
    - e. 化学损伤[砷、铜、氯酸盐;蜘蛛、蝎子及蛇毒等(见第 51 章)]
    - f. 物理损伤[热、氧及辐射(见第 51 章)]
  - 2. 遗传性
    - a. 血红蛋白病(见第 48 章)
      - (1) 镰状细胞贫血
      - (2) 不稳定血红蛋白病
    - b. 红细胞膜缺陷(见第 45 章)
      - (1) 细胞膜骨架异常(遗传性球形红细胞增多症、遗传性椭圆形红细胞增多症、遗传性畸形红细胞增多症)
      - (2) 膜脂质异常(先天性 β 脂蛋白缺乏症、遗传性口形红细胞增多症)
      - (3) 红细胞膜抗原异常所致疾病(McLeod 综合征、Rh 缺乏综合征等)
      - (4) 膜转运功能异常所致的疾病(遗传性干瘪红细胞增多症)
    - c. 红细胞酶缺陷[丙酮酸激酶,5' 核苷酸酶,葡萄糖 -6- 磷酸脱氢酶缺陷及其他红细胞酶病(见第 46 章)]
    - d. 卟啉病[先天性红细胞生成型卟啉病、肝性红细胞生成型卟啉病、红细胞生成型原卟啉病(见第 57 章)]
  - 3. 急性失血
  - 4. 脾滞留危象(见第 55 章)

Ⅱ. 相对性贫血(血浆容量增加)
- A. 巨球蛋白血症(见第 111 章)
- B. 妊娠(见第 7 章)
- C. 运动员(见第 32 章)
- D. 飞行后的宇航员(见第 32 章)

相应的治疗。此外，有很多因维生素和铁缺乏引起的贫血病人具有正常的红细胞指标。

根据正常红细胞生成和破坏的现代概念，本章提出了一种新的分类法。图 33-5 描绘了红细胞增殖、分化和成熟的转化流程图，阐述了从多能干细胞到红系祖细胞、再到红系前体细胞、最后到成熟红细胞的变化过程。这个过程的每个阶段受到损伤，都会导致贫血，而于预治疗取决于识别具体受损伤的阶段并给予特异性治疗。这种分类法的局限在于大部分贫血的发病机制都涉及多个阶段，如红细胞生成减少差不多都会引起寿命缩短的缺陷红细胞生成。因而，这里所提到病理生理学分类只是对理解红细胞生成和破坏为基础的理论提供一个概念性指导。

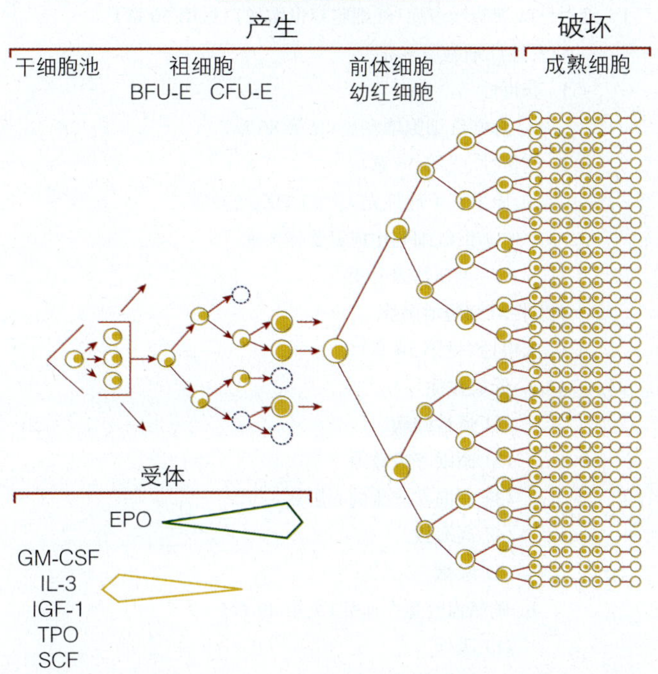

图 33-5　以红细胞生成和破坏为基础的红细胞增殖、分化和成熟概略图。一系列生长因子，包括粒 - 单核细胞集落刺激因子（GM-CSF）、白介素 -3（IL-3）、胰岛素样生长因子 -1（IGF-1）、血小板生成素（TPO）和干细胞因子（SCF）刺激多能干细胞分化为红系定向祖细胞。祖细胞、红细胞爆裂型集落生成单位（BFU-E）和红细胞集落生成单位（CFU-E）在 EPO 调控下增殖，并最后分化为红系前体细胞（幼红细胞）。在营养（维生素 B_{12}、叶酸、铁）充分的条件下，红系前体细胞增殖并成熟成为有核红细胞、网织红细胞和成熟红细胞。其寿命约为 120 天，红细胞将逐渐衰老并被破坏。

红细胞增多症

■ 病理生理学

红细胞生成和存在增多所致的血黏度和血容量变化可引起某些常见的和特异性的后果。

当血细胞比容高于 50% 时，血黏度将呈对数级增加（图 33-6）。由此所致的血流减慢将减少氧的转运，因此氧转运的最

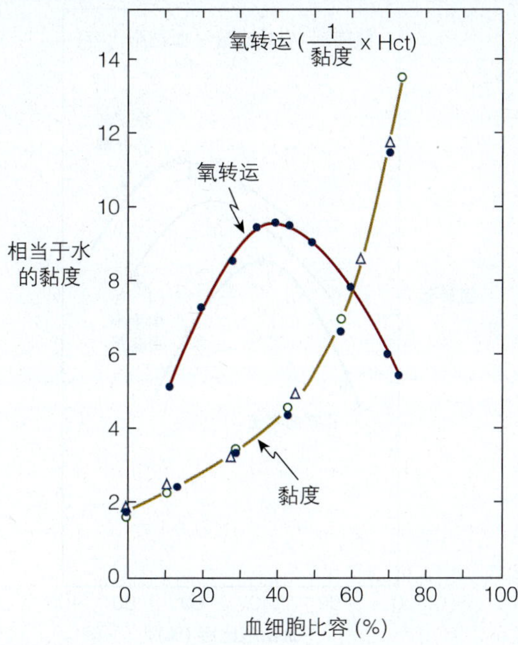

图 33-6　肝素化的正常人血黏度与血细胞比容的关系。黏度用 Ostwald 黏度计（Ostwald viscosimeter）在 37℃时测定，以相对于盐溶液的黏度表示。携氧量通过血细胞比容与氧流量（1/ 黏度）来计算，用任意单位记录。

佳状态是血细胞比容维持 40%~45%[25,26]。通过对大量动物红细胞的研究发现氧转运的最佳条件与其正常的血细胞比容基本一致[27]，这可解释为是进化的结果[28]。然而，在得出红细胞增多症并非最佳条件的结论之前，应该要认识到血黏度是用血样本在直玻璃管黏度计（Ostwald 法，Ostwald viscosimeter）或锥形盘状黏度计在体外测得的，将这种指标与体内细微膨胀的血管内的血流联系起来有欠成熟[29]。首先，通过这些狭窄通道的血流速度很快（高切应力率），在血液这种不符合牛顿流体力学原理的液体中，这将引起明显的黏滞度下降。其次，在体内通过狭窄通道的血流呈轴流，以聚集的红细胞为中心轴，沿着外层有润滑作用的低黏度的血浆滑动。最后，也是最重要的，绝对红细胞增多症血容量不正常，通常伴有血容量增加，从而使血管床扩大，外周阻力下降。因为血压保持恒定，血容量增加必然会伴有心输出量增加和氧转运（心输出量 × 血细胞比容）增加。根据狗的心输出量测定值[30]和大鼠及小鼠的组织氧张力[29]所绘制的曲线（图 33-7），可以反映出正常血容量和高血容量状态时氧转运与血细胞比容的关系。这些曲线表明，高血容量本身将增加氧转运，而且在这些条件下，最佳的氧转运需要比正常血容量状态有更高的血细胞比容值。所以，尽管血黏度增加，血细胞比容适当增高是有益的。但血细胞比容显著增加并非同样有益。目前对人[31]和实验动物[30]的观察表明高黏度引起多组织血流减少，并且在高海拔地区居民[32]和严重红细胞增多症患者[33,34]中偶尔出现大脑皮质和心血管的损伤。这类损伤也发生于自发使用过量促红细胞生成素的运动员（见第 56 章）。

■ 临床表现

虽然红细胞增多症时红细胞生成增加，但骨髓形态学的变

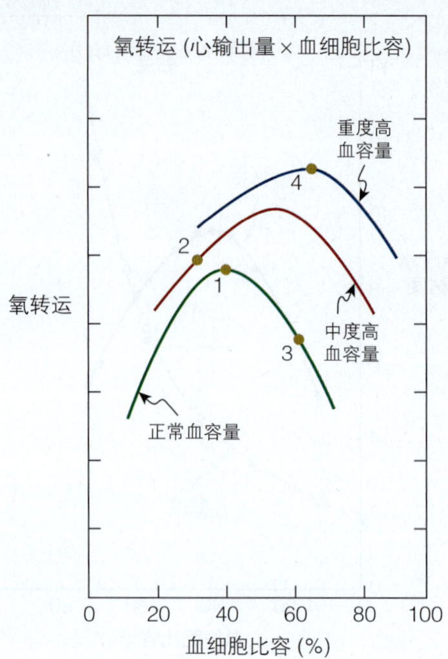

图 33-7 正常血容量、中度血容量增高和重度血容量增高时不同血细胞比容水平下的氧转运。氧转运根据"心输出量 × 血细胞比容"计算。(1)血容量增加时最佳血细胞比容也逐渐增高,正常血容量时最佳氧转运发生于血细胞比容 45% 时。(2)高血容量的人(妊娠贫血)血细胞比容低于最佳值,与正常血细胞比容、正常血容量的人相比可能氧转运能力更高。(3)高血细胞比容而血容量不增加可能与氧转运能力下降和组织缺氧有关。(4)只有高血细胞比容伴高血容量者伴有转运到组织的氧增加[29]。

化常不明显。在正常状态,红细胞生成率适应于维持每千克体重 30ml 的红细胞总量。因为红细胞增多症时红细胞的寿命是正常的,红细胞的每日生成率仅增高一倍就足以维持 60ml/kg 的红细胞总量。在某些溶血性贫血时红细胞的生成率可以比正常值高 4~6 倍,其骨髓形态学和容量变化明显,与之相比,红细胞增多症的骨髓形态学和容量仅适度改变。红细胞增多时,每天大量破坏的红细胞仅引起胆红素水平轻度升高。更常见的是出现继发性痛风和脾肿大等骨髓增殖性疾病的体征。尽管促红细胞生成素与促血小板生成素之间存在相当多的同源性[35],但促红细胞生成素所致的红细胞增多不会出现血小板生成增多。

红细胞增多症的许多症状和体征与血黏度和血管床的增加相关。真性红细胞增多症患者特征性的皮肤红紫本身就是由于血液缓慢流过扩张的皮肤血管时过度脱氧所致。非特异性症状如偶有头痛、头晕、耳鸣,脸和头部发胀感等可能是由黏度增加和血管扩张两者共同引起的。在极度的红细胞增多症和某些特定类型的红细胞增多症(如高铁血红蛋白血症,见第 49 章)中,脱氧血红蛋白超过 40g/L[血红蛋白浓度增高时更容易出现(见第 56 章"紫肿型"和"红喘型"患者)]或高铁血红蛋白 >15g/L(见第 49 章)时即可出现发绀。

血小板和凝血因子正常的患者出现鼻或胃出血是由于毛细血管扩张所致,但引起局部缺血和坏死的循环淤滞也是很重要的原因。血栓形成多见于真性红细胞增多症时,而非其他类型的红细胞增多(见第 56 章、第 86 章)。在红细胞增多症时由于冠状动脉血流减少[33],可以推测有血细胞容积增高的患者发生冠状动脉栓塞的危险就增大,但统计分析结果表达这种关系并不确定[34,36,37]。实际上,人们认为红细胞增多症并没有增加外科手术患者的风险[38]。虽然伴有血细胞容积适度升高的患者的脑血流确实有所减少[31,39],但减少的程度无任何临床意义。

■ 分类

红细胞增多症或红细胞增多是指血细胞容积的百分数高于正常值的上限,或男性高于 51%,女性高于 48%。可分为两类:相对性红细胞增多和绝对性红细胞增多。相对的红细胞增多是指红细胞容量正常但血浆量减少;绝对的红细胞增多是指红细胞容量高于正常(见第 56 章)。表 33-2 对红细胞增多进行了阐述。

表 33-2 红细胞增多症的分类

Ⅰ. 绝对性红细胞增多症(红细胞容量增加)(见第 56 章)
- A. 原发性红细胞增多症
  - 1. 获得性
    - a. 真性红细胞增多症(见第 86 章)
  - 2. 遗传性(见第 56 章)
    - a. 原发性家族性先天性红细胞增多症
      - (1) 促红细胞生成素受体突变
      - (2) 未知基因突变
- B. 继发性红细胞增多症
  - 1. 获得性(见第 56 章)
    - a. 低氧血症
      - (1) 慢性肺病
      - (2) 睡眠呼吸暂停
      - (3) 右向左分流的心脏病
      - (4) 高海拔
      - (5) 吸烟
    - b. 碳氧血红蛋白血症(见第 49 章)
      - (1) 吸烟
      - (2) 一氧化碳中毒
    - c. 促红细胞生成素自主生成(见第 56 章)
      - (1) 肝细胞肿瘤
      - (2) 肾细胞肿瘤
      - (3) 脑血管瘤
      - (4) 嗜铬细胞瘤
      - (5) 甲状旁腺癌
      - (6) 脑膜瘤
      - (7) 子宫肌瘤
      - (8) 多囊肾
    - d. 外源性促红细胞生成素增多(见第 56 章)
    - e. 病因复杂或不确定
      - (1) 肾移植后(可疑性血管紧张素Ⅱ信号异常)(见第 56 章)
      - (2) 雄激素/合成代谢类固醇激素(见第 28、56 章)
  - 2. 遗传性
    - a. 高氧亲和力血红蛋白(见第 48 章)
    - b. 2,3- 二磷酸甘油酸缺乏(见第 46 章)

续表

c. 先天性高铁血红蛋白血症[细胞色素 b5 还原酶缺陷及珠蛋白基因突变(见第 49 章)]

d. 非 von Hip-pel-Lindau 基因突变导致呈常染色体隐性遗传的促红细胞生成素增多(见第 56 章)

e. 非 von Hip-pel-Lindau 基因突变导致呈常染色体显性遗传的促红细胞生成素增多(见第 56 章)

C. 原发继发混合型红细胞增多症(见第 56 章)

1. 可疑性或已证实的先天性缺氧感知异常

a. 楚瓦什红细胞增多症

b. 除楚瓦什突变以外的,由 von Hip-pel-Lindau 基因突变导致的促红细胞生成素增多

Ⅱ. 相对性红细胞增多症(红细胞容量正常)(见第 56 章)

A. 脱水

B. 使用利尿剂

C. 吸烟

D. Gaisböck 综合征

在血细胞比容 <60% 时,区分相对和绝对的红细胞增多症常常比较困难。红细胞体积正常值的规定是非常不精确的,因为它受个体的年龄、性别、体重、身高和体型的影响,因此只要超过平均值的 25% 就被视为异常。

骨髓病性红细胞增多症

无论后天获得(真性红细胞增多症)还是先天突变(促红细胞生成素受体功能上调所致的家族性和先天性红细胞增多症)所导致的原发或继发性红细胞增多症均表现为定向造血干细胞在外界调控因素下的红细胞失控性过度增生。

继发性红细胞增多症

继发性红细胞增多症是指由于循环血中刺激因子增加导致的红细胞生成增多,例如促红细胞生成素(高原红细胞增多症)、钴及胰岛素样生长因子 -1(见第 56 章)。

楚瓦什(Chuvash)红细胞增多症

该种红细胞增多症既有原发性红细胞增多症的特征又有继发性红细胞增多症的特征(见第 56 章)。

翻译:孙明媛

校对:张　琳,王建祥

参考文献

1. Semenza GL, Nejfelt MK, Chi SM, Antonarakis SE: Hypoxia-inducible nuclear factors bind to an enhancer element located 3′ to the human erythropoietin gene. *Proc Natl Acad Sci U S A* 88:5680, 1991.
2. Guillemin K, Krasnow MA: The hypoxic response: Huffing and HIFing. *Cell* 89:9, 1997.
3. Hochachka PW, Buck LT, Doll CJ, Land SC: Unifying theory of hypoxia tolerance: Molecular/metabolic defense and rescue mechanisms for surviving oxygen lack. *Proc Natl Acad Sci U S A* 93:9493, 1996.
4. Semenza GL: O2-regulated gene expression: Transcriptional control of cardiorespiratory physiology by HIF-1. *J Appl Physiol* 96:1173, 2004.
5. Srinivas V, Zhu X, Salceda S, et al: Hypoxia-inducible factor 1α (HIF-1α) is a non-heme iron protein. *J Biol Chem* 273:18019, 1998.
6. Ivan M, Kondo K, Yang H, et al: HIF-alpha targeted for VHL-mediated destruction by proline hydroxylation: Implications for O_2 sensing. *Science* 292:464, 2001.
7. Jaakkola P, Mole DR, Tian Y, et al: Targeting of HIF-alpha to the von Hippel-Lindau ubiquitylation complex by O_2-regulated prolyl hydroxylation. *Science* 292:468, 2001.
8. Epstein AC, Gleadle JM, McNeill LA, et al: *C. elegans* EGL-9 and mammalian homologs define a family of dioxygenases that regulate HIF by propyl hydroxylation. *Cell* 107:43, 2001.
9. Edwards MJ, Novy MJ, Walters CL, Metcalfe J: Improved oxygen release: An adaptation of mature red cells to hypoxia. *J Clin Invest* 47:1851, 1968.
10. Moore LG, Brewer GJ: Beneficial effect of rightward hemoglobin-oxygen dissociation curve shift for short-term high-altitude adaptation. *J Lab Clin Med* 98:145, 1981.
11. Huber H, Lewis SM, Szur L: The influence of anaemia, polycythaemia and splenomegaly on the relationship between venous haematocrit and red-cell volume. *Br J Haematol* 10:567, 1964.
12. Vatner SF: Effects of hemorrhage on regional blood flow distribution in dogs and primates. *J Clin Invest* 54:225, 1974.
13. Abramson DJ, Fierst SM, Flachs K: Resting peripheral blood flow in the anemic state. *Am Heart J* 25:609, 1954.
14. Bradley SE, Bradley GP: Renal function during chronic anemia in man. *Blood* 2:192, 1947.
15. Merin S, Freund M: Retinopathy in severe anemia. *Am J Ophthalmol* 66:1102, 1968.
16. Duke M, Abelman WH: The hemodynamic response to chronic anemia. *Circulation* 39:503, 1969.
17. Sharpey-Schafer EP: Cardiac output in severe anemia. *Clin Sci* 5:125, 1944.
18. Wintrobe MM: The cardiovascular system in anemia. *Blood* 1:121, 1946.
19. Wales RT, Martin EA: Arterial bruits in anemia. *Br Med J* 2:1444, 1963.
20. Blumgart HL, Altschule MD: Clinical significance of cardiac and respiratory adjustments in chronic anemia. *Blood* 3:329, 1948.
21. Fatemian M, Gamboa A, Leon-Velarde F, et al: Selected contribution: Ventilatory response to CO2 in high-altitude natives and patients with chronic mountain sickness. *J Appl Physiol* 94:1279, 2003.
22. Adamson JW: The erythropoietin/hematocrit relationship in normal and polycythemic man: Implications of marrow regulation. *Blood* 32:597, 1968.
23. Erslev AJ: Erythropoietin. *N Engl J Med* 324:1339, 1991.
24. Ward HP, Halman J: The association of nucleated red cells in the peripheral smear with hypoxemia. *Ann Intern Med* 67:1190, 1967.
25. Dintenfass I: A preliminary outline of the blood high viscosity syndromes. *Arch Intern Med* 118:427, 1966.
26. Stone HO, Thompson HK Jr, Schmidt-Nielson K: Influence of erythrocytes on blood viscosity. *Am J Physiol* 221:913, 1968.
27. Erslev AJ, Caro J, Schuster SJ: Is there an optimal hemoglobin level? *Transfus Med Rev* 3:237, 1989.
28. Murray JF, Gold P, Johnson BL Jr: The circulatory effects of hematocrit variations in normovolemic and hypervolemic dogs. *J Clin Invest* 42: 1150, 1963.
29. Thorling EB, Erslev AJ: The "tissue" tension of oxygen and its relation to hematocrit and erythropoiesis. *Blood* 31:332, 1968.
30. Fan FC, Chen RYZ, Schuessler GB, Chien S: Effects of hematocrit variations on regional hemodynamics and oxygen transport in the dog. *Am J Physiol* 238:H545, 1980.
31. Pearson TC, Humphrey PRD, Thomas DJ, et al: Hematocrit, blood viscosity, cerebral blood flow, and vascular occlusion, in *Clinical Aspects of Blood Viscosity and Cell Deformability*, edited by GDO Lowe, p 97. Springer-Verlag, New York, 1981.
32. Monge CM, Monge CC: *High Altitude Diseases: Mechanism and Management*, p 34. Thomas, Springfield, IL, 1966.
33. Kershenovich S, Modiano M, Ewy GA: Markedly decreased coronary blood flow in secondary polycythemia. *Am Heart J* 123:521, 1992.
34. Conley CL, Russell RP, Thomas CB, Tumulty PA: Hematocrit values in coronary artery disease. *Arch Intern Med* 113:170, 1969.
35. Kaushansky K: Thrombopoietin. *N Engl J Med* 339:749, 1998.
36. Mayer GA: Hematocrit and coronary heart disease. *CMAJ* 93:1151, 1965.
37. Hershberg PJ, Wells RE, McGandy RB: Hematocrit and prognosis in patients with acute myocardial infarction. *JAMA* 219:855, 1972.
38. Lubarsky DA, Gallagher CJ, Berend JL: Secondary polycythemia does not increase the risk of perioperative hemorrhagic or thrombotic complications. *J Clin Anesth* 3:99, 1991.
39. Thomas DJ, Marshall J, Russell RWR, et al: Cerebral blood flow in polycythemia. *Lancet* 2:161, 1977.

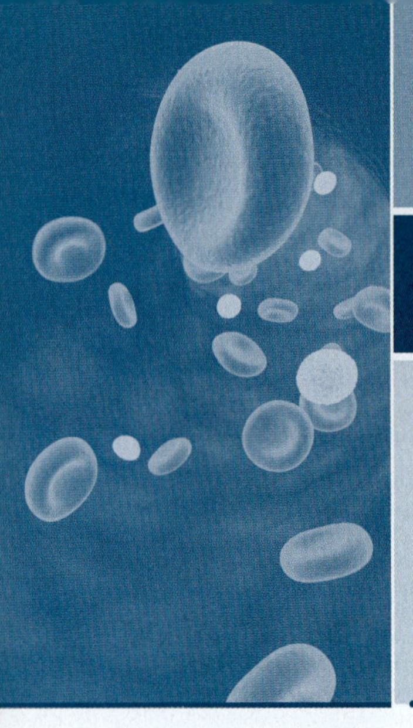

第34章

再生障碍性贫血：获得性和遗传性

George B. Segel, Marshall A.Lichtman

摘　要

获得性再生障碍性贫血是一种血液中红细胞、中性粒细胞、单核细胞和血小板减少，而骨髓组织被脂肪组织替代、造血祖细胞几乎缺如的临床综合征。网织红细胞减少、粒细胞减少、单核细胞减少、血小板减少在严重时往往是致命性的，因为严重感染和出血的风险大增，而重度贫血又使病情变得更加复杂。大多数病例没有明确的病因，通常是自身反应性细胞毒T淋巴细胞抑制或破坏原始CD34[+]多能造血干细胞的结果。这种疾病也可发生在以下情况之后：①某些毒性化学品（如苯）的长时间大剂量暴露；②特异病毒感染之后（如EB病毒）；③某些药物的特质反应（如噻氯匹定、氯霉素）；④自身结缔组织或自身免疫性疾病（如红斑狼疮）；⑤少数病例与妊娠有关。无论是特发性的还是由于药物所激发的再生障碍性贫血，其最终的共同途径可能都是通过细胞毒T细胞自身反应，因为它们对免疫抑制疗法的反应基本一致。获得性再生障碍性贫血的鉴别诊断包括可与阵发性睡眠性血红蛋白尿或低增生性少原始细胞（骨髓增生异常综合征）或原始细胞增多的髓性白血病伴发的少细胞性骨髓异常。虽然移植后可能伴有严重的移植物抗宿主疾病，异基因造血干细胞移植能治愈大约80%有人类白细胞抗原（HLA）高度相合的同胞供体的年轻病人。免疫疗法特别是抗胸腺细胞球蛋白与环孢素联合应用可以显著改善、在少数情况下甚至可以治愈这种疾病。但是，在免疫抑制剂治疗获得缓解后，再生障碍性贫血可能会复发或发展为克隆性髓性疾病，例如阵发性睡眠性血红蛋白尿、克隆性血细胞减少、少原始细胞性或多原始细胞性髓性白血病。几种少见的遗传性疾病，如范可尼（Fanconi）贫血、先天性角化不良症、舒-戴综合征（Shwachman-Diamond syndrome）及其他一些疾病，可以作为再生障碍性造血不良的早期表现。

本章使用的简写和缩略词：A，腺嘌呤（adenine）；ALG，抗淋巴细胞球蛋白（antilymphocyte globulin）；ALL，急性淋巴细胞白血病（acute lymphocytic leukemia）；AML，急性髓性白血病（acute myelogenous leukemia）；ATG，抗胸腺细胞球蛋白（antithymocyte globulin）；ATR，共济失调-毛细血管扩张症突变及rad3相关激酶（ataxiatelangiectasia mutated and rad3-related kinase）；BFU-E，红细胞爆裂型集落生成单位（erythroid burst-forming units）；CD，分化决定簇（cluster of differentiation）；CFU-GM，粒细胞-巨噬细胞集落形成单位（colony-forming unit-granulocytemacrophage）；CMV，巨细胞病毒（cytomegalovirus）；EBV，Epstein-Barr病毒（Epstein-Barr virus）；G，鸟嘌呤（guanine）；G-CSF，粒细胞集落刺激因子（granulocyte colony-stimulating factor）；HHV，人疱疹病毒（human herpes virus）；HIV，人类免疫缺陷病毒（human immunodeficiency virus）HLA，人白细胞抗原（human leukocyte antigen）；IL，白介素（interleukin）；LDH，乳酸脱氢酶（lactic dehydrogenase）；NMRI，磁共振成像（nuclear magnetic resonance imaging）；PCP，五氯苯酚（pentachlorophenol）；PNH，阵发性睡眠性血红蛋白尿（paroxysmal nocturnal hemoglobinuria）；SCF，干细胞因子（stem cell factor）；T，胸腺嘧啶（thymine）；TNF，肿瘤坏死因子（tumor necrosis factor）；TNT，三硝基甲苯（trinitrotoluene）；TPO，促血小板生成素（thrombopoietin）。

获得性再生障碍性贫血

■ 定义和历史

再生障碍性贫血是由于骨髓血细胞生成显著减少引起的一种临床综合征。血细胞生成减少导致网织红细胞减少、贫血、粒细胞减少、单核细胞减少，以及血小板减少。诊断须符合以下标准：全血细胞减少，中性粒细胞计数小于1.5×10^9/L，血小板计数小于50×10^9/L，血红蛋白小于100g/L，网织红细胞绝对值小于40×10^9/L，骨髓呈低增生性且没有异常或恶性细胞以及纤维化[1]。为方便治疗选择、临床试验比较、数据分享，根据血细胞计数和骨髓增生程度将再生障碍性贫血分为中度重型、重型和极重型三种类型（表34-1）。多数再生障碍性贫血是获得性的；少数病例为遗传性疾病，如范可尼（Fanconi）贫血、舒-戴综合征（Shwachman-Diamond syndrome）及其他一些疾病（见

表 34-1 获得性再生障碍性贫血的严重程度分级

诊断分类	血红蛋白	网织红细胞	中性粒细胞	血小板	骨髓活检	备注
中度重型	<100g/L	$<40\times10^9/L$	$<1.5\times10^9/L$	$<50\times10^9/L$	造血细胞显著减少	诊断时至少有 3 系中的 2 系符合
重型	<90g/L	$<30\times10^9/L$	$<0.5\times10^9/L$	$<30\times10^9/L$	造血细胞显著减少或缺如	若年龄允许须寻找 HLA 相合同胞供者
极重型	<80g/L	$<20\times10^9/L$	$<0.2\times10^9/L$	$<20\times10^9/L$	造血细胞显著减少或缺如	若年龄允许须寻找 HLA 相合同胞供者

注:所有数值均为近似值,实际应用时须考虑个体情况。(部分试验中,中度重型再生障碍性贫血诊断标准血细胞计数阈值较高,如血小板计数 $<100\times10^9/L$,网织红细胞绝对值 $<60\times10^9/L$。)骨髓活检标本中可含有淋巴细胞和浆细胞。"热区",红细胞局部集中区域可见。骨髓里无纤维化、异常细胞或恶性细胞。外周血或骨髓细胞的异形性不是获得性再生障碍性贫血的特征。诊断时需考虑中性粒细胞绝对值低限的人种差异。(见第 65 章)

下述遗传性再生障碍性贫血)。

再生障碍性贫血最初由 Ehrlich 于 1888 年发现[2]。他描述了一位死于严重贫血及中性粒细胞减少的年轻孕妇。尸检表明其骨髓呈脂肪化而缺乏造血。再生障碍性贫血这一名称是后来法国血液学家 Chauffard 于 1904 年用来称呼该病的[3]。尽管这可能是一个时代错误性的名称,因为该病的主要症状来自于全血细胞尤其是中性粒细胞及血小板的减少,但再生障碍性贫血的称呼在医学上一直不被修改而沿用至今。在此后的 40 年中,由于对患者骨髓组织学检查不完善或不恰当,许多可以导致全血细胞减少的疾病容易与再生障碍性贫血混淆[4]。20 世纪后半叶为经皮骨髓活组织检查设计的骨髓活检器械大大提高了诊断的精确性。1972 年,Thomas 和他的同事发现组织型相合同胞供者骨髓移植能够治愈本病[5]。起初人们认为本病发生于原始骨髓造血细胞的退化或者化学损伤。后来意外发现,在接受免疫抑制剂治疗的骨髓移植病人供体干细胞虽没有植入成功,但患者的骨髓造血却获得恢复,提出了本病可能不是由于原始造血细胞缺陷,而是免疫细胞尤其是 T 淋巴细胞对造血细胞的免疫抑制结果的可能性[6]。接受同卵双胞胎移植物的受体患者仍需免疫抑制剂治疗以获得最优移植效果,支持这种推测[7]。证明抗淋巴细胞球蛋白能够改善大多数患者病情的临床试验也证实了该推测[8]。从那时候开始,获得性再生障碍性贫血源自细胞自身免疫机制的依据得以大量累积起来(见下述"病因与发病机制")。

■ 流行病学

国际再生障碍性贫血及粒细胞缺乏症研究协作组及一个法国的研究报道,再生障碍性贫血的发病率大约为每年 2/1 000 000 人[1,9]。这一粗略的年发病率得到了西班牙(巴塞罗那)[10]、巴西(帕拉纳州)[11]、加拿大(不列颠哥伦比亚)[12] 等研究报道的证实。再生障碍性贫血发病的最高峰为 15~25 岁;第二个发病高峰期为 65~69 岁[1]。再生障碍性贫血在远东地区更为常见,其中在中国一些地区的发病率大约为 7/1 000 000 人[13],泰国一些地区约为 4/1 000 000 人[14],马来西亚约为 5/1 000 000 人[15],而生活在加拿大一个省的亚裔儿童发病率约为 7/1 000 000 人[12]。东方国家的年发病率超过欧美国家的两倍,其原因是多方面的[16],存在易感基因可能是其中的一个因素[12,17]。研究并未证明氯霉素的应用是亚洲人群发病率高的原因。工人暴露在疏于管理的苯是一个因素[18],但是苯和其他有毒物质的暴露无法解释亚洲与欧洲、南美洲发病率的巨大差异[16,17]。不洁用水与泰国再生障碍性贫血的关联使人们怀疑某一感染性因素可能是病因之一,虽然包括血清阴性肝炎在内没有一种病原体被鉴定,而目前已知肝炎与再生障碍性贫血的发生有关。血清阴性病毒性肝炎是大约 7% 获得性再生障碍性贫血病人的先兆症状[17]。在大多数报告中,再生障碍性贫血由男 - 女传播的比率大约为 1%[17]。

■ 病因与发病机制

表 34-2 列举了再生障碍性贫血发生的可能原因。

表 34-2 再生障碍性贫血的病因学分类

获得性
自身免疫性
药物性
- 见表 34-3

毒物
- 苯
- 有机氯碳水化合物
- 有机磷

病毒
- Epstein-Barr 病毒
- 非甲、乙、丙、丁、戊或庚型肝炎病毒
- 人类免疫缺陷病毒(HIV)

阵发性睡眠性血红蛋白尿
自身免疫性疾病 / 结缔组织病
- 嗜酸性粒细胞性筋膜炎
- 免疫性甲状腺疾病(Graves 病,Hashimoto 甲状腺炎)
- 类风湿关节炎
- 系统性红斑狼疮

胸腺瘤
妊娠
医源性
- 射线
- 细胞毒性药物

遗传性
- Fanconi 贫血
- 先天性角化不良
- 舒 - 戴综合征
- 其他少见综合征(见表 34-8)

骨髓血细胞生成的减少是导致再生障碍性贫血临床症状的最终共同途径。再生障碍性贫血病人,骨髓 $CD34^+$ 细胞(多能造血祖细胞)及其衍生的中性粒细胞 - 巨噬细胞集落形成单位(CFU-GM)、红细胞爆裂型集落生成单位(BFU-E)的数量显

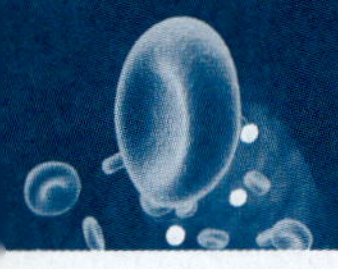

著减少[19-22]。造血干细胞的体外替代试验——长期培养起始细胞也减少到正常值的1%左右[22]。获得性骨髓细胞衰竭的可能机制包括:①对多能造血细胞的直接毒性;②对造血细胞发育所必需的骨髓基质微环境的缺陷;③多系造血必需的生长因子的生成或释放受损;④骨髓多能细胞受到细胞或体液免疫的抑制;⑤染色体端粒的进行性缩短。尽管多达40%的病人存在骨髓基质微环境的缺陷、重要造血生长因子的不足,但这些现象仍然缺乏实验证据,而且端粒酶突变导致端粒缩短在发病中的作用也不清楚[23]。端粒修复的缺陷可以通过影响多能细胞池的大小及降低多能细胞对骨髓损伤的反应而使再生障碍性贫血易于产生,同时可以使基因组不稳定而导致再生障碍性贫血发展为一种克隆性髓性疾病[23]。因此,在多数再生障碍性贫血出现的造血减少是细胞毒性T细胞介导的对非常早阶段CD34$^+$造血多能祖细胞或干细胞的免疫抑制的结果[24]。少部分病人是由于毒物、药物暴露或病毒感染所引起,但这些病人的发病机制也与自身免疫有关,因为有血清阴性肝炎、苯暴露后免疫失调的证据,且许多病人对T细胞抑制疗法有反应[24]。

自体反应性T淋巴细胞

体外实验及临床观察发现,细胞毒T淋巴细胞介导的对CD34$^+$细胞池中的多能造血细胞的攻击是获得性再生障碍性贫血的发病基础[25]。细胞免疫对药物、病毒或者毒素等引起增生不良的骨髓产生的进一步损害,可能是其诱导产生可刺激二次T细胞介导攻击造血细胞的新抗原的结果。这种机制可以解释部分接触外来因素而发病的患者经免疫抑制治疗有效。单个核细胞可自发或经丝裂原诱导增加IFN-γ[26,27]、IL-2[27]和TNF-α[28,29]的产生。30%的再生障碍性贫血患者血清中IFN-γ水平增高,且多数患者骨髓中可检测到其表达[30]。IFN-γ异常患者的骨髓细胞在体外培养时加入IFN-γ抗体可增加其克隆生长[31]。可使IFN-γ产生更多的长期骨髓培养,能显著降低长期培养始动细胞的数量[24]。这些观察提示,获得性再生障碍性贫血是由细胞毒T细胞介导的细胞免疫,部分通过1型辅助T细胞(Th1)抑制因子、IFN-γ、TNF-α的表达来诱导CD34$^+$多能造血祖细胞凋亡的结果(见图34-1)[32]。IFN-γ的分泌是转录调节因子T-bet上调的结果[33],而CD34$^+$细胞的凋亡部分由FAS依赖途径所介导[24]。由于HLA-DR2在再生障碍性贫血患者中表达率更为普遍,抗原识别可能是其中的一个发病因素。部分患者体内发现了其他因素可能与发病有关,如细胞因子基因的核苷酸多态性、骨髓细胞穿孔素过表达,及抑制IFN-γ分泌的调节蛋白SAP的表达下降等[24]。

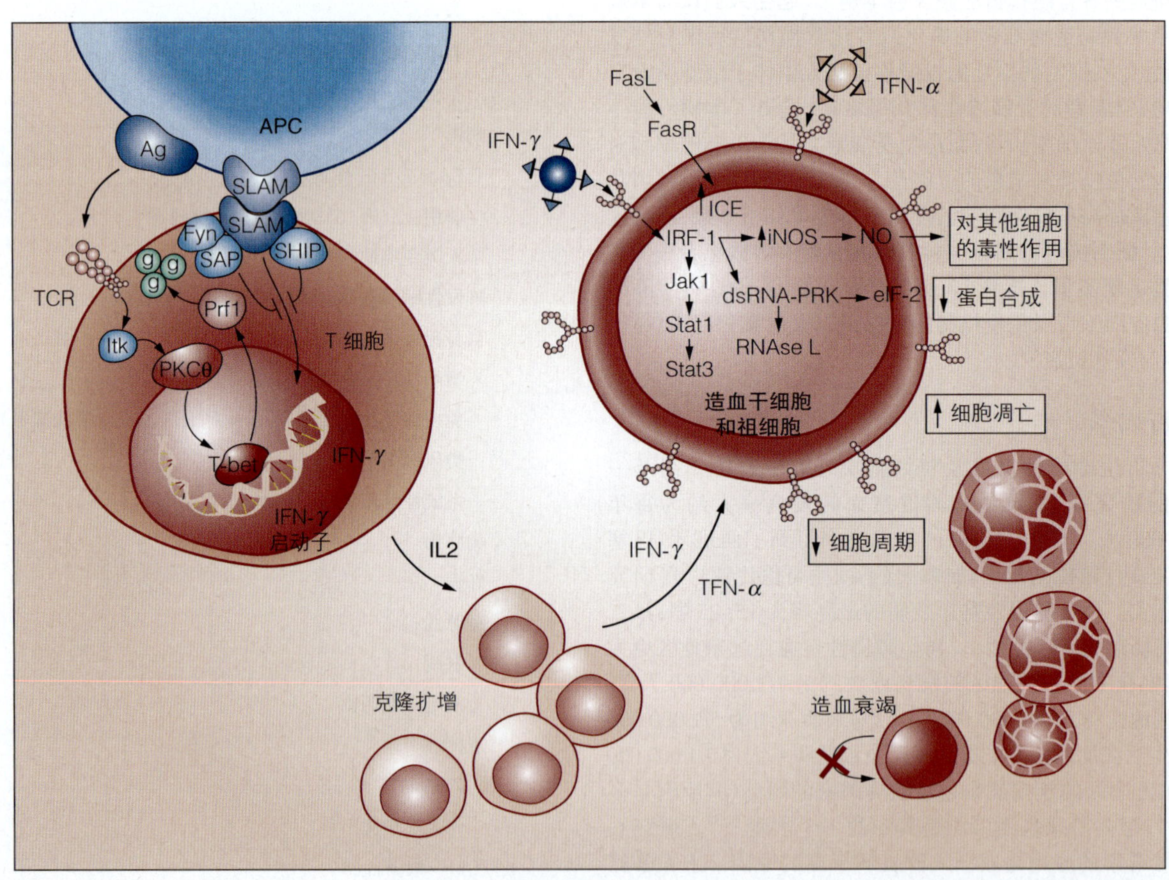

图34-1 获得性再生障碍性贫血CD34$^+$多能造血细胞发生凋亡的免疫病理机制。抗原经抗原提呈细胞(APCs)传递给T淋巴细胞,诱发T细胞活化和增殖。转录因子T-bet结合至干扰素-γ(IFN-γ)启动子区域并诱导基因表达。SLAM相关蛋白(SAP)结合Fyn,调节淋巴细胞活化信号分子(SLAM)活性,促进IFN-γ表达,减少基因转录。再生障碍性贫血患者存在组成型T-bet表达和较低的SAP水平。IFN-γ和肿瘤坏死因子-α(TNF-α)上调T细胞的细胞受体和Fas受体表达。白细胞介素-2(IL-2)产生增加导致多克隆T细胞扩增。Fas配体激活Fas受体后导致靶细胞凋亡。IFN-γ的部分功能经干扰素调节因子-1(IRF-1)介导,而IRF-1能够抑制基因的转录并延缓细胞进入细胞周期。IFN-γ是包括可诱导型一氧化氮合成酶(NOS)在内的多种基因的强诱导因子,而NO的产生可以扩大其细胞毒效应。这些事件最终导致细胞周期抑制和细胞凋亡。

调节 T 细胞数量减少可导致自身反应性 $CD8^+$、$CD28^-$ T 细胞群的扩增,后者可以诱导自身多能造血细胞的凋亡[34]。一种通过向 F1 杂交体受者注射亲代淋巴结细胞而建立的免疫相关骨髓衰竭的小鼠模型,可出现致死性的再生障碍性贫血。这种再生不良可用免疫抑制疗法或 IFN-γ 和 TNF-α 抗体来预防[24]。另一种通过注射含有对次要 H 抗原 H60 的组织不相容淋巴结细胞建立的再生障碍性贫血小鼠模型,由于受体鼠 H60 特异性 CD8 T 细胞扩增而造成严重的再生障碍性贫血。CD8 T 细胞的作用可被免疫抑制剂或 $CD4^+$、$CD25^+$ 调节 T 细胞所消除[35],为调节 T 细胞在预防再生障碍性贫血的作用提供了又一个实验证据。

几种在受累造血细胞表达的可能靶抗原已被鉴别。针对动联蛋白(kinectin)的自身抗体已在再生障碍性贫血患者体内检测到。对动联蛋白衍生肽有反应的 T 细胞,在体外试验中能够抑制粒细胞 - 单核细胞克隆生长。但是,在这些试验中具有该特异性的细胞毒 T 淋巴细胞均未能从病人中成功分离出来[36]。

药物

氯霉素是最臭名昭著的可以引起再生障碍性贫血的药物。虽然这种药物在很高剂量时因为其对线粒体 DNA 的作用而直接导致髓系抑制,但再生障碍性贫血的发生是异质性的,可能与个体对含有亚硝基的有毒中间体的遗传敏感性有关[37]。这种敏感性可能导致免疫性骨髓抑制,因为相当一部分患者对于免疫抑制治疗有反应[38]。经氯霉素治疗的患者再生障碍性贫血的风险约为 1/20 000,或者是普通人群的 25 倍[39]。尽管其作为抗生素在工业化国家已基本被弃用,但世界上仍有局部或全身应用该药导致致死性再生障碍性贫血的报道。[50,51]

流行病学证据显示奎拉克林(阿的平)能够增加再生障碍性贫血的发生风险[40]。1943~1944 年间,南太平洋及亚洲战场的美国军队中广泛应用该药以预防疟疾感染。在预防治疗士兵中再生障碍性贫血的发生率为每年 7~28/100 万,而未治疗士兵中其发病率仅为 1~2/100 万。再生障碍性贫血通常发生于药物服用期间,且近半数病例发生再生障碍性贫血前出现特征性的皮疹。有报道许多其他药物可能会增加再生障碍性贫血的发生风险,但由于报道中相关资料不全及相对少见,药物诱导性再生障碍性贫血的疾病谱很难全部列举。表 34-3 是部分相关药物的清单[41-51]。

其中许多药物也能够诱导选择性血细胞减少,比如在停药后能自行恢复的粒细胞缺乏症。这些可逆的反应与再生障碍性贫血发生风险无关,因此通过监测血细胞计数作为避免再生障碍性贫血发生的方法尚有待商榷。

再生障碍性贫血是药物应用中的一种少见事件,只在具有潜在代谢或免疫易感性(基因多态性)基础的敏感个体中发生。

表 34-3　与再生障碍性贫血相关的药物

药物种类	高危	中危	低危
镇痛药			非那西丁,阿司匹林,水杨酸盐
抗心律失常药			奎尼丁,妥卡胺
抗痛风药		金盐	秋水仙碱
抗惊厥药		卡马西平,乙内酰脲,非尔氨酯	乙琥胺,苯乙酰脲,扑米酮,三甲双酮,丙戊酸钠
抗组胺药			扑尔敏,美吡拉敏,曲吡那敏
抗高血压药			卡托普利,甲基多巴
抗感染药		青霉胺,保泰松,羟基保泰松	双氯芬酸,布洛芬,吲哚美辛,萘普生,舒林酸
抗生素			
抗细菌药		氯霉素	萘普生,舒林酸,青霉素,链霉素,β 内酰胺类抗生素
抗真菌药			两性霉素,氟胞嘧啶
抗原虫药		阿的平	氯喹,麦帕克林,乙胺嘧啶
抗肿瘤药			
烷化剂	白消安,环磷酰胺,美法仑,氮芥		
抗代谢药	氟尿嘧啶,巯嘌呤,甲氨蝶呤		
细胞毒抗生素	柔红霉素,阿霉素,米托蒽醌		
抗血小板药			噻氯匹定
抗甲状腺药			卡比马唑,甲巯咪唑,甲硫氧嘧啶,过氯酸钾,丙硫氧嘧啶,硫氰化钠
镇静药			利眠宁,氯丙嗪,锂,甲丙氨酯,甲乙哌酮
磺胺类药物		磺胺药	
抗菌药			众多磺胺类药物
利尿剂		乙酰唑胺	氯噻嗪,呋塞米
降糖药			氯磺丙脲,甲苯磺丁脲
其他			别嘌醇,干扰素,己酮可可碱,青霉胺

注:明确能导致再生障碍性贫血的药物定义为高危;30 或 30 例以上报道与再生障碍性贫血有关的药物称为中危;其他少见相关性药物称为低危。

与正常人或其他原因引起的再生障碍性贫血患者比较，保泰松相关的再生障碍性贫血病例存在化合物乙酰苯胺的氧化和清除延迟。这一发现表明药物的过多蓄积可能是再生障碍性贫血发生的潜在机制。在一些病例，药物相互作用或协同可能是骨髓再生障碍发生所必需。组胺 H_2 受体拮抗剂西咪替丁偶可引起血细胞减少和再生障碍性贫血，可能源于该药对早期造血祖细胞的直接作用[52]。该药可加重化疗药物卡莫司汀的骨髓抑制作用[53]。在几个例子中，报道认为这可能是与氯霉素同时应用引起骨髓再生障碍的一个可能原因。

骨髓再生障碍发生前是否有药物暴露在年龄分布、性别、对免疫疗法、骨髓移植的反应或者存活方面没有明显差别。

毒性化合物

苯是第一个发现的与再生障碍性贫血有关的化学物，是以20世纪前对工厂工人的研究为基础而发现的[54-59]。苯被用作溶剂，广泛用于生产化学制品、药物、染料和炸药。在橡胶和皮革制品的生产中，苯起着极其重要的作用，在制鞋业苯也被广泛使用，导致暴露于管理欠佳环境的工人患再生障碍性贫血和急性髓系白血病的风险增加[56]。在中国的研究表明，工人中再生障碍性贫血的发生率是普通人群的6倍[18]。

美国职业安全和卫生管理局将苯的可容许空气暴露限值降低为1ppm。在这一管理条例改变之前，暴露于超过100ppm苯的工人再生障碍性贫血的发病率约为1/100，而暴露于10~20ppm苯的工人的再生障碍性贫血发病率可降至1/1000[55]。

有机氯和有机磷杀虫剂被疑与再生障碍性贫血的发生有关[57,58]，有几个研究显示了这种风险，尤其是在农业[11,16,59,60]和家庭使用时风险尤为明显[11,60]。但是，由于剂量-疾病关系和其他重要因素未被确认，且在其他一些研究没有发现再生障碍性贫血与环境暴露之间的关联，上述这些联系仍属推测[12,61]。DDT（二氯二苯三氯乙烷）、林丹、氯丹都是可导致再生障碍性贫血的杀虫剂[16,58]。仍有偶发病例在重度工厂暴露或使用杀虫剂之后发生[62]。林丹部分代谢成戊氯酚（PCP），这是另一种有毒物质，主要用于木材防腐剂的氯化烃类化合物。过去25年中，许多再生障碍性贫血和相关血液异常的发生与PCP有关[58,63]。过长时间暴露于斯托达得溶剂[64]、通过胶水吸入方式的甲苯急性暴露[65,66]也可引起骨髓再生障碍。三硝基甲苯（TNT）是一种在第一次世界大战和第二次世界大战期间广泛使用的炸药，容易通过吸入和皮肤接触而吸收[67]。从1940~1946年，英国接触了TNT的军火工人中有许多发生了致命的再生障碍性贫血[68]。在大多数情况下，这些结论不是从特定的研究、而是从积累的病例报告或者病人的病史得出的，使得这些结论成为暂时性的，虽然在所有的例子中减少潜在毒素暴露的提议都是符合逻辑的。

病毒

非甲、乙、丙、丁、戊、庚型肝炎病毒　肝炎与随后发生的再生障碍性贫血之间的联系已成为大量病例报道的主题，这种关系在1970年被两篇主要的综述所强调[69,70]。总而言之，这些报道总结了200例以上病人的发现。许多病例中，当再生障碍性贫血在4~12周后发生时，肝炎正在恢复或已治愈。近10%的病例是在肝炎诊断明确后超过一年才发生。多数病例是年轻人（18~20岁），2/3是男性，而且其生存期极短（10周）。尽管有少量报道甲型和乙型肝炎病毒与再生障碍性贫血发生有关，多数病例却与非甲、非乙、非丙型肝炎有关[71-73]。在31例非甲、非乙、非丙型肝炎进行肝移植的患者中有9例发生了重型再生障碍性贫血，而1463例因其他指征进行肝移植的患者中无一发生[75]。多个证据表明，丙型肝炎病毒并非无因果联系，提示某一目前尚未认识的病毒可能与再生障碍性贫血的发生有关[16,75,76]。在没有输注血液制品的病人中，乙型和丙型肝炎可能是继发感染。在15例发生肝炎后再生障碍性贫血的患者中，未找到甲、乙、丙、丁、戊或庚型肝炎及输血传播病毒、细小病毒B19等的相关证据[76]。有几个报道提示细小病毒B19和再生障碍性贫血之间存在联系[77,78]，而其他报道未发现上述联系[79]。两者之间的关系尚不明确（见第35章）。血清阴性肝炎的效应可能由自身免疫T细胞介导，因为有证据表明患者体内T细胞活化和细胞因子释放[24]。这些患者对于联合免疫治疗的反应类似于原发性再生障碍性贫血（见"治疗"中"联合免疫治疗"）。

EBV 病毒　也是诱发再生障碍性贫血的病因之一[80,81]。再生障碍性贫血通常发生于病毒感染4~6周内。在某些病例中，传染性单核细胞增多症是亚临床型的，血涂片可发现反应性淋巴细胞及与近期感染一致的血清学检测结果（见第84章）。EBV病毒可在骨髓细胞中检测到[81]，但骨髓造血不良是EBV感染的直接效应抑或宿主免疫反应的后果尚不清楚。患者经抗胸腺球蛋白治疗后可获得缓解[81]。

其他病毒　人类免疫缺陷病毒（HIV）感染常伴有不同程度的血细胞减少。骨髓增生程度尚可，但也偶有再生障碍性贫血发生的记录[82-84]。这类患者骨髓增生低下可能是由于病毒对骨髓的直接抑制，也可能是控制病毒复制的药物所引起。人类疱疹病毒（HHV）-6可以导致患者因为其他疾病接受骨髓抑制后发生重型再生障碍性贫血[85]。

自身免疫性疾病

在类风湿关节炎患者中发生重型再生障碍性贫血的几率增加7倍[47]。尚不确定再生障碍性贫血的发生是与类风湿关节炎直接相关还是治疗该病的各种药物所致（金盐、青霉胺、非甾体类抗炎药物）。偶有与系统性红斑狼疮相关的再生障碍性贫血的发生[86]。体外研究发现存在直接针对造血祖细胞的抗体[87]或抑制细胞[88,89]。患者经过血浆置换[87]、糖皮质激素[89]或者环孢素[88,90]治疗后可以恢复，这与该病存在免疫失调的病因的观点相符。

嗜酸性粒细胞性筋膜炎是一种少见的结缔组织病，常表现为皮肤和皮下组织的疼痛性肿胀与硬结，其与再生障碍性贫血的发生有关[91,92]。虽然某些病例可能是抗体所介导，但大部分对治疗没有反应[91]。尽管如此，干细胞移植、应用环孢素[91]、ATG或者两者联合的免疫抑制治疗可以治愈或者明显改善少数病人的病情[92]。

报道显示，重型再生障碍性贫血也可与免疫性甲状腺疾病（Graves病）并发[93-97]，且在甲亢治疗后可以逆转。再生障碍性贫血也可与胸腺瘤[98-103]、自身免疫性肾病同时发生。严重自身免疫性疾病与再生障碍性贫血在病理上的联系，可能是细胞毒T淋巴细胞的作用[104]。

妊娠

现在已有不少关于妊娠相关再生障碍性贫血的报道，但是两者之间的具体联系尚不明确[105-110]。某些患者可能之前就存在再生障碍性贫血，妊娠期间加重，只能通过终止妊娠才能获得改善[105,106]。另外一些患者是在妊娠期间发病，且之后每次妊娠均会导致复发[106,107]。终止妊娠或者分娩可以改善骨髓造血功能，但是即使分娩后再生障碍性贫血也可继续进展甚至危及生命[105-107]。治疗选择包括选择性终止早期妊娠、支持治疗、免疫抑制治疗或者于分娩后行骨髓移植。经过免疫抑制治疗的再生障碍性贫血患者可以生产正常婴儿[110]。在上述的后一项研究中共有 36 例妊娠妇女，其中 22 例没有并发症，7 例伴有复发性的骨髓造血不良，5 例没有骨髓衰竭，但在分娩时需红细胞输注[110]。1 例患有阵发性睡眠性血红蛋白尿（PNH）与骨髓再生障碍的病人因为脑栓塞而死亡。

医源性因素

尽管细胞毒性化疗或放射线的骨髓毒性可以产生对造血干细胞和较成熟细胞的直接损伤并导致骨髓造血不良，多数获得性再生障碍性贫血患者并无可导致骨髓损伤的暴露因素。

慢性暴露于低剂量的辐射或治疗强直性脊柱炎的脊柱照射，可与增高但相对滞后的再生障碍性贫血和急性白血病的风险相关[111,112]。静脉注射二氧化钍（thorotrast）作为对照媒介的患者，可发生多种晚期并发症如恶性肝脏肿瘤、急性白血病和再生障碍性贫血[113]。制表工人用口唇湿润刷子，然后用发光涂料刷涂表盘而发生慢性镭中毒，可引起颌骨炎、骨肉瘤和再生障碍性贫血[114]。

急性暴露于大剂量放射线可引起骨髓再生不良和一种胃肠道综合征[115,116]。人体接触的放射线总量达到 1~2.5Gy 可引起胃肠道症状和白细胞数量减少，但多数患者可自愈。剂量达到 4.5Gy 可发生骨髓衰竭导致半数个体死亡（半数致死量，LD50）。剂量达到 10Gy 以上将导致所有个体死亡，除非患者接受足够的支持治疗并进行骨髓移植。1986 年乌克兰切尔诺贝利核电站核泄漏事故引起了与之相关的再生障碍性贫血[117]。

抗肿瘤药物如烷化剂、抗代谢药物、某些细胞毒抗生素均可导致骨髓增生不良。这通常都是由于本身药理作用造成的一过性反应，停药几周内能够自行恢复。虽然少见，应用烷化剂白消安可造成持续存在的重型再生障碍性贫血。患者在停用烷化剂治疗后 2~5 年仍可发生骨髓增生不良。上述情况通常会演变成低增生性骨髓增生异常综合征。

基质微环境和生长因子

针对骨髓基质细胞的短期克隆分析实验表明基质细胞存在不同程度的功能缺陷。有数个研究显示血清干细胞因子（SCF）水平呈中等程度减少或正常[118,119]。尽管 SCF 能够促进再生障碍性贫血患者骨髓造血集落的生长，但用于患者时却无法取得临床缓解。另一种早期活化生长因子 FLT-3 配体在再生障碍性贫血患者血清的水平要高出 30~100 倍[120]。重型再生障碍性贫血患者的成纤维细胞产生的细胞因子低于正常。但是，血浆中 G-CSF[121]、EPO[122] 及 TPO[123] 的水平通常增高。再生障碍性贫血患者的单个核细胞造血早期刺激因子 IL-1 的合成降低[124]。对于微环境的研究表明基质细胞的增殖和生长因子的产生基本正常[125]。这些发现，结合再生障碍性贫血患者对生长因子治疗几无反应的事实，说明细胞因子缺陷并非多数病例的发病原因。最大的争议在于，大多数患者经过异基因供者干细胞和自体基质细胞移植后可获得治愈[126]。

一种少见的例外情况是，TPO 受体基因 MPL 的纯合或混合杂合突变可引起无巨核细胞性血小板减少症，其后可发展为再生障碍性贫血（见第 119 章）。

临床特征

再生障碍性贫血的初始症状可以是贫血造成且逐渐加重的苍白、乏力、呼吸困难及疲劳。血小板减少造成的身体下垂部位的出血点、瘀斑、鼻出血、阴道流血及其他部位的出血都是该病的常见表现。少数情况下，还可出现由中性粒细胞和单核细胞减少导致的突发高热、寒战、咽炎及其他部位的感染。体格检查除了贫血症状（如结膜和皮肤苍白、静息时心动过速）或皮肤出血（如瘀斑、出血点）、牙龈出血、口腔内紫癜外，通常无阳性发现。通常无淋巴结肿大和脾大，若出现须考虑克隆性髓系或淋巴细胞疾病。

实验室检查特点

血液检查

再生障碍性贫血患者有不同程度的全血细胞减少。贫血与低网织红细胞指数有关。网织红细胞计数通常低于 1%，甚至可能是 0，尽管促红细胞生成素水平很高。绝对网织红细胞计数通常低于 $40 \times 10^9/L$。可以出现大红细胞。中性粒细胞及单核细胞绝对值减低。绝对中性粒细胞计数小于 $0.5 \times 10^9/L$、同时血小板计数小于 $30 \times 10^9/L$ 提示重型再生障碍性贫血，若中性粒细胞计数小于 $0.2 \times 10^9/L$ 则提示病情非常严重（见表 34-1）。淋巴细胞生成通常被认为是正常的，但患者可有轻度的淋巴细胞减少。血小板功能正常。红细胞、白细胞及血小板形态的显著改变不是经典的获得性再生障碍性贫血的特点。少数情况下，开始只有一系细胞产生受抑，导致早期被诊断为红细胞再生障碍性贫血或无巨核细胞性血小板减少。这些患者短期内（数天至数周）会出现其他细胞系计数下降，从而明确诊断。表 34-4 为初诊时的检查计划。

表 34-4 诊断方法

病史和体格检查
• 血细胞计数，网织红细胞计数，血涂片检查
• 骨髓穿刺和活检
• 骨髓细胞细胞遗传学检查以评估克隆性髓系疾病
• 胎儿血红蛋白水平和 DNA 稳定性等 Fanconi 贫血标记检测
• 红细胞和白细胞免疫表型，尤其是 CD55 和 CD59 检测以排除 PNH
• 直接和间接 Coombs 试验以除外免疫性血细胞减少
• 血清乳酸脱氢酶（LDH）和尿酸，如果升高则反映恶性细胞转化
• 肝功能检测以评价是否存在近期肝炎病毒感染
• 甲型、乙型和丙型肝炎病毒筛查
• EBV 病毒、CMV 病毒和 HIV 病毒筛查
• 血清维生素 B_{12} 和叶酸水平检测以排除巨幼细胞性全血细胞减少
• 血清铁、铁结合力和转铁蛋白检测，以作为长期输血治疗前的基础值

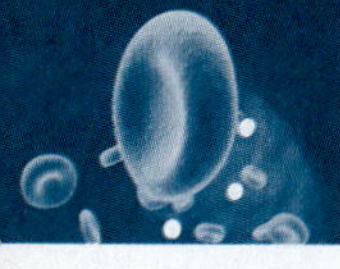

血浆检查

血浆中含有高水平的造血生长因子，包括促红细胞生成素、促血小板生成素和髓系集落刺激因子。血浆内铁通常增高，^{59}Fe 清除延迟，且整合入红细胞减少。

骨髓检查

形态学检查 骨髓穿刺典型者骨髓内脂肪很多而造血细胞相对较少，淋巴细胞、浆细胞、巨噬细胞和肥大细胞可见。有时骨髓细胞较多甚至为多细胞性骨髓(热区)，但巨核细胞数量通常减少。这些残存的局部造血区域不具有预后意义。残存的粒系细胞通常形态正常，但轻度巨幼细胞性红系造血并非少见，这可能与促红细胞生成素水平增高有关。骨髓活检对于确定该病的总体低增生状态(图 34-2)是必需的，因为许多其他疾病尤其是骨髓纤维化时骨髓增生均可是增生低下。

国际再生障碍性贫血研究组将重型再生障碍性贫血定义为：骨髓中可见少于 25% 的细胞成分或是少于 50% 的细胞成分而造血细胞少于 30%。

造血祖细胞生长 体外试验表明造血祖细胞中 CFU-GM 和 BFU-E 克隆显著减少[19-22]。

细胞遗传学分析 由于骨髓细胞数较少，细胞遗传学检查往往难以开展，多次穿刺有助于获得足够细胞，但结果通常是正常的。克隆性细胞遗传学异常提示存在低增生性克隆性髓系疾病[127]。

影像学检查 磁共振成像可用来鉴别骨髓脂肪和造血细胞[128]。这较形态学检查更有助于总体评价骨髓造血细胞密度，有助于鉴别低增生性髓系白血病[128]。

鉴别诊断

如果只考虑血细胞计数，很多疾病都可表现为类似于再生障碍性贫血的全血细胞减少。进行网织红细胞计数、外周血涂片检查及骨髓活检对于尽早确立诊断是必需的。网织红细胞比例在 0.5%~0% 强烈提示红系再生障碍，当合并白细胞减少和血小板减少时，指示为再生障碍性贫血。血涂片细胞形态没有异常而细胞显著减少是获得性再生障碍性贫血的典型特征。易与重型再生障碍性贫血相混淆的疾病包括 5%~10% 表现为增生低下而非细胞增多的骨髓增生异常综合征。若存在与骨髓增生异常相对应的血细胞形态异常(如异形红细胞、嗜碱性点彩、伴有假 Pelger-Hüet 畸形的中性粒细胞)，需考虑骨髓增生异常综合征。骨髓增生异常的红系前体细胞可有形态异常。病理性铁粒幼细胞是骨髓增生异常而非再生障碍性贫血的常见表现。粒细胞前体细胞中颗粒可减少或出现异常颗粒。巨核细胞可有核分叶异常(如单叶小巨核细胞，见第 88 章)。如果发现克隆性细胞遗传学异常，需考虑克隆性髓系疾病，尤其是骨髓增生异常综合征或低增生性髓系白血病。骨骼 MRI 检查有助于鉴别重型再生障碍性贫血与克隆性髓系综合征。前者通常为脂肪信号而后者为弥漫细胞信号。

少细胞性骨髓通常与 PNH 有关。PNH 以具有一种编码合成甘露聚酯(mannolipids)的酶的 PIG-A 基因获得性突变为特征。该酶缺陷能够阻断糖基磷脂酰肌醇锚蛋白前体的合成。该酶可锚定几种蛋白，包括血细胞膜的补体途径抑制物，其缺陷导致 PNH 中补体介导的溶血发生。流式细胞术检测显示，多达 50% 的其他同样典型的再生障碍性贫血患者红细胞和白细胞中，也具有与 PNH 相似的糖基磷脂酰肌醇分子缺陷及磷脂酰肌醇锚定蛋白的减少[129]。这些膜蛋白的减少或缺失，使得 PNH 克隆细胞对针对正常骨髓成分的获得性免疫攻击产生耐受，或是给正常细胞的磷脂酰肌醇锚定蛋白提供了触发异常 T 细胞攻击的表位，造成 PNH 克隆对攻击相对耐受(见第 40 章)[24]。

在少数情况下，明显的再生障碍性贫血可作为儿童[130]或少数成人[131]急性淋巴细胞白血病的前驱症状。有时候在光学显微镜下仔细观察或利用流式细胞仪分析可发现一群白细胞性原淋巴细胞。在其他一些情况下，急性白血病会在晚些时候发生。在少见情况下，毛细胞性白血病、霍奇金淋巴瘤或是其他类型淋巴瘤发病前也可出现一段时期的骨髓增生低下。利用流式细胞仪对骨髓和外周血细胞进行 CD25 检测有助于发现毛细胞。其他临床表现也可以是特征性的(见第 95 章)。器官如淋巴结、肝、脾等的肿大与再生障碍性贫血的萎缩性(低增生性)特点不相符。大颗粒淋巴细胞白血病同再生障碍性贫血

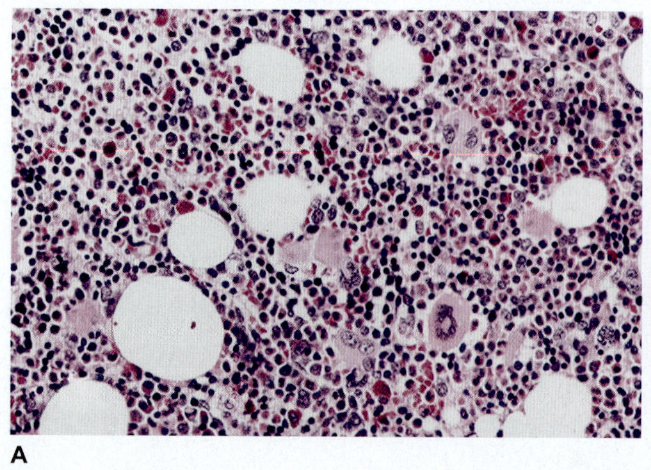
A

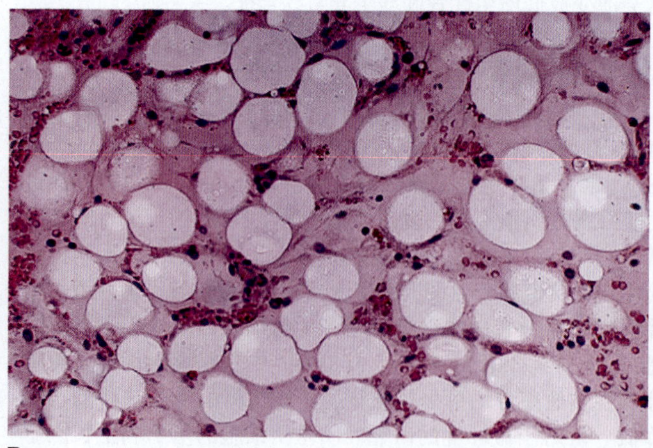
B

图 34-2 再生障碍性贫血的骨髓活检病理。A. 正常成人骨髓活检病理。B. 极重型再生障碍性贫血患者的骨髓活检病理。标本中少见造血细胞，散在淋巴细胞和基质细胞。造血组织被网状细胞(前脂肪细胞性成纤维细胞)所替代。

之间也存在某些联系。也有少数典型获得性再生障碍性贫血病例后来发生了 t(9;22) 阳性急性淋巴细胞白血病或慢性髓系白血病[131]。

■ 再生障碍性贫血、PNH 及克隆性髓系疾病之间的关系

除了在少数情况下低增生性 MDS、AML 及 PNH 会出现难以诊断的情况外，这三种疾病与再生障碍性贫血可能存在根本性的联系。再生障碍性贫血患者出现克隆性细胞遗传学异常如染色体单体 7 或三体 8 易于进展为骨髓增生异常综合征或者急性白血病。有时这些细胞遗传学标记是一过性的，部分染色体单体 7 丢失的病例也可以获得血液学改善[132]。与染色体三体 8 相比，持续存在的单体 7 提示预后较差[133,134]。

大约有多达 15%~20% 的再生障碍性贫血患者 5 年内可能发生骨髓增生异常[132]。如果排除了治疗 6 个月后转化为克隆性髓性疾病的可能以避免低增生克隆性疾病的误诊，在 39 个月的观察期内，经免疫抑制治疗的患者发生克隆性疾病的几率为经骨髓移植治疗患者的 15 倍[135]。这一结果提示，要么是抗 T 细胞的免疫抑制治疗增强了恶性克隆的演变，要么是其并不阻止再生障碍性贫血向克隆性疾病演变的内在趋势，但为患者表现出该转化趋势提供了更长的时间。后一种解释更有可能，因为单独接受雄激素治疗的患者发展为克隆性疾病的几率与接受免疫抑制治疗的患者相似[136]。骨髓移植可通过重建活跃的淋巴造血而减少克隆演变的几率。

端粒缩短可能在再生障碍性贫血向骨髓增生异常转化过程中起重要作用。再生障碍性贫血患者的端粒长度短于匹配的对照组，且持续性血细胞减少的增生障碍性贫血患者随时间延长端粒长度缩短的程度比匹配对照组更明显。端粒长度短于 5kb 的患者中有 3/5 发生克隆性细胞遗传学改变，而端粒较长患者不发生上述病情进展[23,137]。

PNH 和再生障碍性贫血之间的关系仍不清楚。由于在许多甚至所有正常个体中可存在数量很少的缺乏磷脂酰肌醇锚定蛋白的造血干细胞[138]，免疫表型分析在超过 50% 的再生障碍性贫血患者检测到 PNH 细胞群就不足为奇了[129]。再生障碍性贫血患者发生与 PNH 一致的临床症状的几率是 10%~20%，且该症状并非由免疫抑制治疗引起[132]。患者也可发生 PNH 的溶血性贫血，并随后发展为进行性的骨髓衰竭，因此任何发病机制解释均需考虑这两种类型的 PNH 再生不良性骨髓的发展转归。*PIG-A* 突变可能为 PNH 细胞提供增殖或存活优势[139]。如果锚蛋白或其某个配体成为诱导骨髓再生不良的 T 淋巴细胞细胞毒作用的表位，则可 PNH 细胞获得生存优势。在这种情况下，临床症状既可反映血细胞减少，也可反映红细胞对补体溶解和溶血的敏感性，这些均取决于 PNH 克隆的内在增殖优势。

以我们目前的认识来看，再生障碍性贫血是一种自身免疫过程，其中任何残存的造血均认为是多克隆性的。这与克隆性的低增生性白血病和 PNH 有着本质的区别。但是再生障碍性贫血的骨髓环境可能支持突变（恶性）克隆的最终演变，尤其当应用免疫治疗时；而造血干细胞移植要么能够去除这些危险克隆，要么重建活跃的对克隆演变不那么有利的造血系统，从而减少克隆演变。

■ 治疗

治疗方法

初诊时的严重贫血、血小板减少导致的出血、少见的继发于中性粒细胞和单核细胞减少的感染都需要及时治疗，以使患者脱离生命危险，改善一般状况（表 34-5）。再生障碍性贫血较特异的治疗方法主要有两个基本的选择：①同基因或异基因造血干细胞移植；②免疫抑制疗法联合 ATG 和环孢素。治疗选择取决于几个方面，包括患者年龄、一般状况、是否有合适的等位基因水平的 HLA 相合供者。一般来讲，儿童和多数健康年轻患者适合进行造血干细胞移植。同胞之间尽早进行组织相容性检测尤为重要，因为这种检测能够明确病人是否可以获得最佳供者进行造血干细胞移植。理想的造血干细胞来源应该是 HLA-A、B、C 和 DR 位点均相合的同胞供者。

表 34-5　再生障碍性贫血的起始治疗

- 停用可能引起该病的药物，如果必须应用则选择相应替代药物。
- 贫血：极重型再生障碍性贫血时输注去除白细胞或照射后的红细胞。
- 极严重血小板减少或出血：氨基己酸；输注血小板。
- 严重中性粒细胞减少：预防感染。
- 发热（可疑感染）：细菌培养；广谱抗生素，G-CSF。若儿童或年轻成人发生严重感染（革兰阴性菌、真菌、持续血培养阳性）可给予 G-CSF 治疗后供者来源中性粒细胞输注。
- 立即进行异基因造血干细胞移植：行患者、父母及同胞间组织相合性检测。如有必要从骨髓库中寻找无关供者。

支持治疗

血制品输注　尽管既往推荐对于可能进行移植患者尽量少输注红细胞和血小板，以减轻对组织相容性抗原的致敏作用，但随着 ATG 和环孢素作为预处理方案的应用使移植物排斥作用显著减轻，上述推荐意见就显得不那么重要了[140]。

对潜在的骨髓移植受者应输注低巨细胞病毒（CMV）风险的红细胞和血小板，以减少移植后 CMV 感染所带来的问题。一旦患者确定是 CMV 阳性，则这种限制不再必要。使用白细胞去除滤器或进行 CMV 血清检验是两种同样有效的降低 CMV 传播风险的方法。

红细胞输注　除非其他严重合并症需要更高的血红蛋白浓度，不然应在血红蛋白低于 80g/L 时才输注浓缩红细胞以改善贫血症状。血制品须经过滤去除白细胞以减轻白细胞和血小板的致敏作用、经照射减少移植物抗宿主反应。如果有可能进行亲属间骨髓移植，则不能输注亲属来源红细胞或血小板，因为这可能致敏患者次要组织相容性抗原，增加移植后宿主排斥移植物的风险。移植后或者不考虑移植的患者，输注亲属来源血小板是较为理想的选择。由于每输注一个单位红细胞可使机体增加 200~250mg 铁，长期输注红细胞可能会发生输血引起的铁过载。对于移植或免疫治疗有效的患者，这不是一个重要问题，但对治疗无效需要持续输注支持治疗的患者却是一个问题。后者通常需要考虑铁螯合治疗。新型口服制剂可使这一程序更容易起效（见第 47 章）[141]。

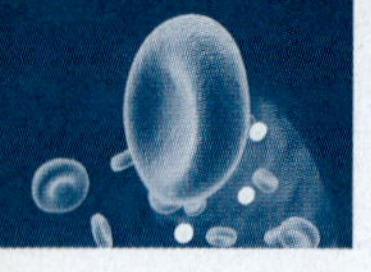

血小板输注 评估每位患者的出血风险十分重要。多数患者在血小板计数为 $10 \times 10^9/L$ 时无出血或瘀斑，除非发生全身感染时[142,143]。外伤或手术时通常需输注血小板使其分别达到 $50 \times 10^9/L$ 或 $100 \times 10^9/L$。口服或静脉给予 100mg/(kg·次)、每 4 小时一次（最大剂量 5g）的 ε- 氨基己酸有助于减轻出血倾向[144]。虽然可以使用混合随机供体血小板直至发生过敏反应，但是从一开始就输注单一供者血小板以减轻对 HLA 或血小板抗原的致敏作用更为可取。此后，单一供者单采产品或 HLA 配型血小板成为必需。

长期输注血小板导致血小板无效是治疗的一个重要问题[145]。这种现象可能一过性的发生，伴有发热或感染，或作为继发于 HLA 致敏作用的慢性反应。既往经 8~10 周的血小板输注后可有近 50% 的患者发生这一现象。血制品过滤和血小板浓缩以去除白细胞可将长期输注患者发生这一现象的比例降至 15% 左右[145,146]。病人接受的应该是 ABO 血型相同的血小板，因为这可以增强血小板的存活能力并进一步减少血小板无效输注。对于此前有妊娠、已发生异基因致敏的输血患者或是输注少白细胞血小板后发生致敏反应的患者，有必要输注单一供者 HLA 相合单采血小板。这些情况发生的几率都小于 10%。长期输注血小板的方法将在第 141 章讨论。血小板减少的再生障碍性贫血患者应用 TPO 受体激动剂尚无定论。

中性粒细胞减少的处理 对中性粒细胞严重减少的住院患者需进行中性粒细胞预警及预防感染的处理。需要进行预警的中性粒细胞水平是小于 $0.5 \times 10^9/L$。一种方法是给患者单独的病房，并戴口罩、用杀菌肥皂洗手。未清洗干净的水果和蔬菜应予避免，因为这往往是细菌污染的源头。再生障碍性贫血病人出现严重感染并不常见。患者出现发热时，须进行咽部、痰、血、尿液、粪便及任何怀疑损伤的部位进行细菌培养。广谱杀菌性抗生素需马上应用而不必等待培养结果。抗生素的选择应根据当地细菌的流行情况和对抗生素的敏感性来决定。应考虑的致病菌通常包括金黄色葡萄球菌（尤其是甲氧西林和苯唑西林耐药菌株）、表皮葡萄球菌（有静脉置管患者）和革兰阴性菌。患者持续发热且多次培养阴性，需考虑抗真菌治疗（见第 22 章）。

过去为减少短期感染死亡率，常规每天输注白细胞。但输注几小时后很少检测到超过 $0.1~0.2 \times 10^9/L$ 的中性粒细胞。中性粒细胞的产量可通过给供者注射 G-CSF 来增加[147]，但多数医生避免使用白细胞制品，因为现在的抗生素往往足以控制败血症的发作。另外，值得注意的是对两性霉素无反应的侵入性曲霉菌感染（尤其是移植后的患者），这种感染的病原体对所有已知抗生素都耐药，即使应用抗生素治疗血培养仍持续阳性。白细胞输注对于儿童和体格较小的成年人更为有效，因为在这些患者输注的白细胞分布空间较小，可以达到较高的血液和组织浓度。

造血干细胞移植 快速积极的治疗往往适用于重型再生障碍性贫血患者。主要治愈性治疗手段为同胞相合的造血干细胞移植[148-150]。这种疗法的死亡率在第 21 章介绍。在美国只有 20%~30% 的患者能够找到同胞相合供者。在少见的同卵双胞胎供者的情况下，为减少受体的免疫性疾病适当的预处理是必需的，但可仅限于环磷酰胺。在这些病例，预期存活率可达到 80%~90%。虽然仍在进一步研究证实，作为再生障碍性贫血病人的供体来源，骨髓干细胞比外周血干细胞效果更好。移植效果在 20 岁以下的患者最好（80% ~ 90% 长期生存），而后年龄每增加 10 岁长期生存率相应有所降低。随着患者年龄的增长，移植后死亡率增加而存活率下降（图 34-3）。在超过 40 岁的患者，配型相合同胞供者干细胞移植的存活率可降至 50% 左右[151]。在年轻和年老患者，优化的预处理方案仍具有不确定性。ATG、环磷酰胺、全身照射和氟达拉滨是其中一些正在研究的药物[148,150,151]。从诊断到移植的时间拖得越长，治疗效果就越差，这可能与血制品输注次数增多和移植前感染发生较多有关[148,151]。急性和慢性移植物抗宿主病是严重的并发症，预防或减轻这些并发症的治疗是移植后治疗的标准疗法[148,151]。已经利用来自美国国家骨髓供者计划（National Marrow Donor Program）或其他国家的类似组织提供的部分配型相合的同胞供者或组织配型相合的无关供者干细胞，开展了骨髓移植[152]。脐带血是儿童（或少数情况下，同胞）无关供者骨髓移植的替代干细胞来源。应用高分辨 HLA 分型相合的无关供者能够显著改善移植的预后[153]。HLA-A、B、C 和 -DRB1（8/8 等位基因）的高分辨 DNA 相合被认为是与最高水平的存活相一致的最低水平的配型相合。如果在一个或多个位点有 HLA 不匹配，尤其是 HLA-A 或 DRB1 位点，预后将受到影响[153]，而且治疗开始就应根据患者的年龄、巨细胞病毒感染状态和疾病严重程度，选择免疫抑制及联合治疗方法。应该在对免疫抑制治疗无反应或不再有反应的患者考虑进行造血干细胞移植[151]。如果根据所有相关因素衡量患者均需考虑移植，那么不管年龄如何均应考虑同基因供者的骨髓移植。若有 HLA 等位基因水平相合的同胞供者，造血干细胞移植可作为 50 岁以下患者的第一治疗选择；如果 20 岁以下年轻患者有等位基因水平的

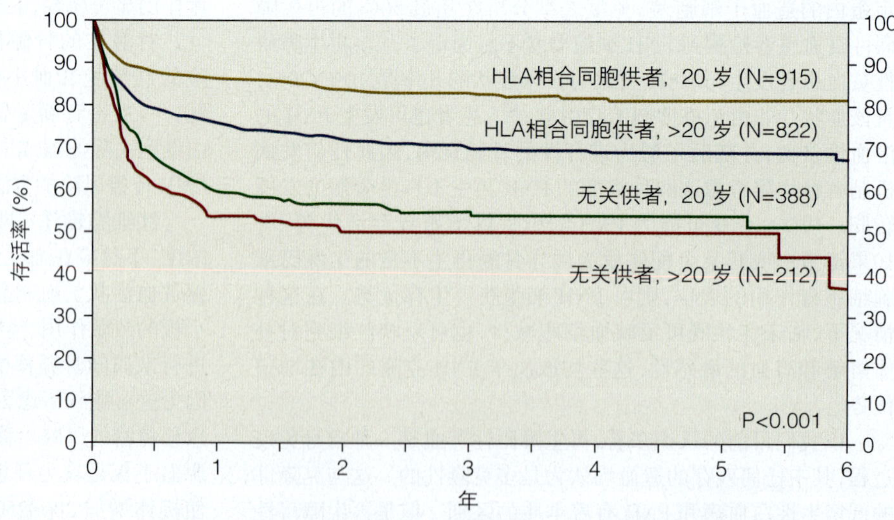

图 34-3 1998~2004 年间，重型再生障碍性贫血患者接受造血干细胞移植后根据供者类型和年龄的生存率分析。与年龄超过 20 岁的患者相比，年龄≤20 岁的患者接受 HLA 相合同胞供者骨髓移植预后较好。任何年龄段患者接受 HLA 相合同胞供者骨髓移植效果均好于接受相合无关供者的移植。如果均接受 HLA 相合无关供者骨髓移植，年龄小于或大于 20 岁的患者预后无显著差异。

HLA 相合无关供者,移植应该作为治疗的第一选择[151]。

抗T淋巴细胞(免疫抑制)治疗

抗淋巴细胞血清和抗胸腺细胞球蛋白 ATG 和 ALG 主要是通过降低细胞毒 T 细胞数量来发挥作用的。这涉及 ATG 通过 FAS 和 TNF 途径诱导的细胞凋亡[154]。组织蛋白酶 B(cathepsin B) 在临床浓度下 ATG 的 T 细胞毒性也发挥一定作用,但涉及的是另外的凋亡途径[155]。ATG 和 ALG 也能够促进 T 细胞释放造血生长因子[156,157]。马和兔的 ATG 在美国已获批准应用。使用之前须进行马血清皮试[158]。如果皮试阳性,可以对患者进行脱敏治疗。ATG 每日给药,连用 4~10 天,每日剂量为 15~40mg/kg。发热、寒战是首次给药的常见症状。同时给予糖皮质激素如甲泼尼龙或地塞米松可以减轻对 ATG 的反应。目前正在进行马和兔 ATG 对再生障碍性贫血的疗效对比实验研究。

ATG 治疗可能会加速血小板破坏,降低中性粒细胞绝对值,并引起直接抗球蛋白试验阳性。这种效应会导致在 4~10 天的治疗间隙期间血制品输注需求增加。以高热、皮疹、关节疼痛为特征的血清病反应通常发生于 ATG 首次应用后的 7~10 天。从治疗第 10~17 天增加糖皮质激素剂量可减轻血清病症状。单用 ATG 治疗后约有 1/3 的患者不再需要血制品支持治疗[159-161]。

在 358 例对主要是单用 ATG 的免疫抑制治疗有反应的患者中,74 例(21%)在平均 2.1 年后复发。10 年实际复发率为 35%[162]。在另外 227 例接受主要是 ATG 单独应用的免疫抑制治疗的病人也观察到了类似的结果[163]。接受免疫抑制治疗的患者 15 年实际存活率为 38%[162]。不过,联合免疫抑制治疗可获得较单用 ATG 更好的效果(见下面的“联合免疫治疗”)。

129 例经 ALG 治疗的患者中,有 28 例(22%)发生了骨髓增生异常综合征、白血病、阵发性睡眠性血红蛋白尿或联合疾病[164]。欧洲骨髓移植合作组总结了 468 例患者复发和发展成克隆性血液系统疾病的情况,其中多数患者接受了 ATG 治疗[165]。血液系统并发症发生风险持续增加,免疫抑制治疗后 8 年达到 57%。另一项调查显示 860 例接受免疫抑制治疗的患者中,有 42 例(5%)发生了恶性肿瘤,而接受骨髓移植治疗的 748 例患者中只有 9 例(1%)发生了恶性转化[166]。

环孢素 另一种免疫抑制治疗方法为应用环孢素。环孢素是一种环状多肽化合物,能够抑制 T 淋巴细胞产生 IL-2,并阻断 IL-2 引起的细胞毒 T 细胞扩增。自 1984 年首先有报道环孢素能诱导再生障碍性贫血缓解后[167],其他几个研究也开始应用该药,主要有以下几种用法:①初始治疗[168-171];②用于对 ATG 或糖皮质激素无效的患者[169-174];③联合 G-CSF 应用[175,176];④联合其他治疗手段[177]。环孢素采用口服给药,用量为 10~12mg/(kg·d),应用至少 4~6 周。使用时须调整剂量以维持最低血药物浓度在 200~400ng/ml。用药后肾损害较常见,需要加强水化或调整药物剂量以保证肌酐水平低于 2mg/dl。环孢素也可引起轻度高血压、不同程度的神经系统症状及其他不良反应。某些药物可与环孢素相互作用增加(如某些抗生素、抗真菌药物)或减低(如某些抗惊厥药物)其血药浓度。药效往往在服药 3 个月后出现,缓解程度包括不再依赖血制品输注直至完全缓解。单用环孢素可使 25% 左右的患者获得治疗反应,但不同报道其治疗反应率在 0~80% 之间[177]。

尽管用 ALG 或 ATG 进行免疫抑制治疗时间更长,也似乎有更好的治疗反应率,环孢素仍有某些优势。应用环孢素不需要住院治疗或是进行中心静脉置管。与使用 ALG 或 ATG 相比,应用环孢素在治疗前几周内需要输注血小板的数量更少。一项法国的试验表明 ATG 联合强的松的疗效同单独应用环孢素基本等同[178]。在这项针对初诊患者的交叉试验中,观察至诊断后 12 个月的生存率达到 65%。

联合免疫治疗 针对重型再生障碍性贫血的联合治疗通常包括:ATG,40mg/(kg·d),共 4 天;环孢素,10~12mg/(kg·d),共 6 个月;甲泼尼龙,1mg/(kg·d),共 2 周[179]。须调整环孢素剂量使谷浓度达到 200~400ng/ml。接受联合免疫治疗的患者需考虑接受每天口服复方磺胺甲噁唑或每月使用喷他脒吸入剂来预防卡氏肺孢子菌肺炎。

在 ALG 联合糖皮质激素方案中加入环孢素可使有效率提高到 70% 左右(表 34-6)[180,181]。在联合免疫抑制治疗方案中加入 G-CSF 并不增加治疗有效率或生存率[183]。治疗有效通常定义为红细胞、白细胞及血小板的显著提高以消除感染和出血风险并减少红细胞输注的需求。

联合免疫抑制治疗结束后的 5 年存活率接近造血干细胞移植[184]。自 1983~1992 年接受治疗的 48 例儿童患者中,接受骨髓移植治疗的病例 10 年生存率约为 75%,而接受联合免疫抑制治疗组中尽管只有半数患者为重型再生障碍性贫血,总体生存率也接近 75%[185]。因此,对于年龄大于 30 岁或者无法及时获得移植供者的患者来说,联合免疫抑制治疗是一个较合适

表 34-6 重型再生障碍性贫血病人对免疫抑制治疗的反应

出版年份	主要药物	病例数(年龄范围,岁)	显著疗效数(%)	5/10 年生存率(%)	5 年复发率(累积 %)	备注	参考文献
2008	ATG+CYA	77(<18)	57(74)	83/80	25	8.5% 演变为克隆性髓系疾病	180
2007	ATG+CYA	44(NR)	31(70)	NR/88	NR	所有病例均与肝炎相关	181
2007	ATG+CYA	47(19~75)	31(66)	80/NR	45	5 年时无晚期克隆性疾病	182
2007	ATG+CYA+G-CSF	48(19~74)	37(77)	90/NR	15	5 年时无晚期克隆性疾病	182
2006	ATG+CYA	47(8~71)	37(79)	80/75	NR	10 年时无晚期克隆性疾病	183
2006	ATG+CYA+G-CSF+rhuEPO	30(5~68)	22(73)	80/75	NR	1 例患者进展为克隆性髓系疾病	183

ATG,抗胸腺球蛋白;CYA,环孢素;G-CSF,粒细胞集落刺激因子;NR,未报告;rhuEPO,重组人促红细胞生成素。

注:某些病例中有效率、生存率和复发百分比非常近似,数据直接从报告中读取。显著有效包括完全和部分缓解,通常定义为血小板和红细胞计数足够高,不需输注支持,中性粒细胞达到临界水平。某些试验短期应用糖皮质激素以减轻 ATG 的反应。免疫治疗 5~10 年后复发或进展为髓系肿瘤发生率显著增加。

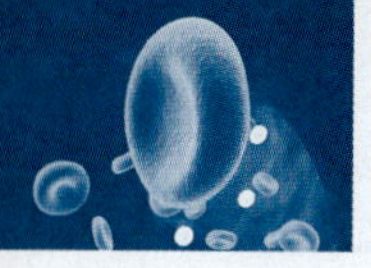

的治疗选择。然而通过骨髓抑制可以彻底治愈再生障碍性贫血,而免疫抑制治疗后会出现较多后遗症[186-188],特别是相当比例的患者可发生骨髓增生异常综合征或急性髓系白血病。

新近设计的美国国立卫生研究院方案,试图通过特异性去除靶向作用于原始造血祖细胞的活化T淋巴细胞的方法以增强免疫耐受[24]。环孢素和ATG同时给药可能会减轻ATG的作用,因此该方案中环孢素常在较晚些时候给药。加入新的免疫抑制剂,如霉酚酸酯、西罗莫司或针对IL-2受体的单克隆抗体可能会更加有效的降低细胞毒T淋巴细胞,减少其对造血干细胞的作用[24]。

经免疫抑制治疗后复发的占30%~40%的患者,ATG和环孢素的重新治疗对其中50%~60%的患者是有效的[189,190]。

大剂量糖皮质激素 经过大剂量糖皮质激素治疗后骨髓造血也可恢复[191,192]。给予甲泼尼龙每日500~1000mg,连用3~14天的治疗方法有效,但是存在多种不良反应,包括显著高血糖和高尿糖、电解质紊乱、胃刺激、精神失常、感染增加,以及严重的无菌性股骨头坏死。小剂量糖皮质激素通常用于再生障碍性贫血联合治疗当中,用以减轻ATG的毒副作用和提供附加的淋巴细胞抑制作用。

大剂量环磷酰胺治疗 大剂量环磷酰胺被作为免疫抑制治疗的一种方法[193]。尽管大剂量化疗不适用于重型再生障碍性贫血的患者,这种疗法是基于异基因骨髓移植的准备治疗后自体造血恢复的观察[6]。10例患者连续4天给予45mg/(kg·d)的环磷酰胺静脉用药,联合或不联合100天的环孢素治疗。3个月后中性粒细胞及血小板缓慢恢复。7例患者获得了完全缓解,且在治疗11年后病情仍处于缓解期。大剂量环磷酰胺治疗可能不会损伤造血干细胞,因其含有丰富的醛脱氢酶且对于环磷酰胺相对耐药[194,195]。因此环磷酰胺在这种情况下,更多是起免疫抑制而不是骨髓抑制作用。一项样本最大的试验表明,大剂量环磷酰胺可使65%的患者在50个月时获得完全治疗反应[196]。但是,由于其早期毒性反应大于ATG和CSA联合用药,大剂量环磷酰胺作为再生障碍性贫血初始治疗的可能尚不明确[197]。虽然应用大剂量环磷酰胺后获得较长缓解期的可能性较大,但是仍然缺乏足够证据(临床对照试验)来表明其长期疗效是否优于ATG和环孢素联合用药。用后一方案在目前仍较受欢迎。

利妥昔单抗 一个应用抗CD20人源化鼠单克隆抗体利妥昔治疗取得成功的病例报道为其治疗再生障碍性贫血的有效性提供了初步的证据[198]。需要进行临床试验比较其与标准免疫抑制治疗(ATG和环孢素)的疗效,其用于对标准治疗无效的患者,或作为免疫治疗方案的第三种药物其疗效如何。B淋巴细胞在再生障碍性贫血发病中的作用尚不明确。

雄激素 将雄激素作为重型和中度重型再生障碍性贫血的主要治疗手段的随机试验并未显现出疗效[199,200]。

雄激素能够刺激促红细胞生成素的生成,其代谢产物加入骨髓体外培养液中也可刺激红系造血。大剂量雄激素对某些中度重型再生障碍性贫血患者是有益的[199]。系列病例报道显示与历史对照相比,使用雄激素的患者生存率似乎得到提高,但这可能是得益于支持治疗的改善[136]。使用后可产生男性化及其他严重的副作用。长期存活的患者可产生与免疫抑制治疗患者相同的克隆性血液系统疾病[136]。这类药物现已被免疫抑制治疗或异基因造血干细胞移植取代。

细胞因子 尽管在加速化疗后血细胞恢复方面有一定的效果,细胞因子对重型再生障碍性贫血患者获得长期疗效的作用是较差的。每天给予G-CSF[201,202]可以改善骨髓造血,增加中性粒细胞数量近1.5~10倍。然而几乎所有患者在停药几天后血细胞计数会降至基线水平。尽管偶有患者经过长期治疗后可获得三系造血恢复,绝大多数患者并无治疗反应。髓系生长因子可用于严重感染,或者作为预防措施用于对干细胞移植或免疫抑制治疗无反应但需行会导致黏膜屏障损伤的牙科或其他手术的患者。预防性使用生长因子没有根据。皮下注射5μg/kg的G-CSF是最容易的给药途径,且副作用也最小。可根据治疗反应每天或每周几次给药。新的聚乙醇化制剂半衰期更长,给药次数减少,通常隔周一次给药。

IL-1是一种能促进骨髓基质细胞产生其他细胞因子的强效刺激因子,它和IL-3经少数重型再生障碍性贫血患者使用后证实无效[204,205]。由于再生障碍性贫血患者体内生长因子水平增高,上述结果并不意外。而且,多数患者被抑制的是较原始的祖细胞,这些细胞可能对作用于较成熟阶段祖细胞的单个因子无反应。

脾切除 脾切除并不能增加造血,但在高度敏感的病人能够将中性粒细胞和血小板的数量提高2~3倍,延长输注红细胞或血小板的存活时间[206]。在血小板和白细胞均减少的病人外科手术存在一定的死亡率,使脾切除成为一个受争议的治疗手段。由于有多种更加有效的治疗方法,现在该方法已不再使用。

其他治疗方法 由于其在一些抗体介导纯红细胞性再生障碍性贫血患者的治疗中取得成功,大剂量静脉γ-球蛋白已被用于少数重型再生障碍性贫血患者的治疗[207,208]。接受该疗法的6例患者中有4位出现了一些好转。另一种偶有成功的治疗方法是淋巴细胞单采以去除T细胞[209,210]。

病程和预后

初诊时绝对中性粒细胞和血小板计数同预后密切相关。绝对中性粒细胞计数是最重要的预后指标,其小于0.5×10^9/L时考虑重型再生障碍性贫血,小于0.2×10^9/L时考虑极重型再生障碍性贫血,后者对于免疫抑制治疗的反应较差,如果不能早期行异基因移植则预后极差。以前肝炎后再生障碍性贫血预后更差[69,70]。不过更多的用免疫抑制[191]或造血干细胞移植治疗[211]的研究结果显示,原发性或药物诱导的病例对治疗的反应基本相同。

骨髓移植和免疫抑制治疗出现以前,超过25%的重型再生障碍性贫血患者在诊断后4个月内死亡;1年内有一半病例死亡[212,213]。骨髓移植可使80%~90%小于20岁的患者、70%在20~40岁的患者、50%年龄超过40岁的患者获得治愈[151,214]。可惜的是,多达40%的移植存活者会发生慢性移植物抗宿主病,而接受移植的老年患者或已接受免疫抑制治疗但尚未行造血干细胞移植的患者发生肿瘤的风险达10%[215]。预后最好的是那些有一个基于等位基因的HLA相合同胞供者、移植前未接受过免疫抑制治疗、未输注过血制品、有骨髓而非外周血供者干细胞、预处理未采取大剂量照射的患者[151,215-217]。

ATG加环孢素的联合免疫抑制治疗可使70%的患者获得显著改善。虽然有些患者血象可恢复正常,很多仍有中度贫血或血小板减少。在多达40%的病人开始时对免疫抑制治疗有效,10年后病情会复发或进展至阵发性睡眠性血红蛋白尿、骨髓增生异常综合征或者急性髓性白血病[162-169,195-197]。168 例接受移植的患者 15 年存活率为 69%,而 227 例接受免疫抑制治疗的患者 15 年存活率为 38%[162]。

大剂量环磷酰胺治疗早期可获得与 ATG 联合环孢素类似的治疗结果[218]。然而环磷酰胺早期毒性更大,造血恢复缓慢,但缓解期可能更长。由于其应用太少,尚不能得出其相对治疗价值的结论,而很少作为免疫疗法的首选。

遗传性再生障碍性贫血

■ 范科尼贫血(Fanconi 贫血)

定义和历史

Fanconi 贫血是最常见的先天性再生障碍性贫血,最初是在 1927 年由 Fanconi 首先报道了三兄弟的发病情况[219]。它是一种由调节 DNA 稳定性的基因缺陷引起的常染色体隐性遗传性疾病。

流行病学

Fanconi 贫血是一种少见性疾病,发病率大约为 1/1 000 000,而在有欧洲血统的南非人后裔中发病率明显增高[220]。这种异常的高发病率与始祖效应有关。

病因学和发病机制

根据体细胞杂交确定的 13 种互补基因群均与 Fanconi 贫血的发生有关[221]。一个互补群是一个遗传学亚组。鉴定一个互补群需要向一个细胞的基因组加入一个基因以纠正(补偿)其遗传缺陷。这一过程可以通过细胞融合技术来完成。两个细胞融合后,可使各自的遗传物质结合在一起,即可检测细胞的基因缺陷。在 Fanconi 贫血中可进行二环氧丁烷试验。二环氧丁烷高度敏感可被纠正(补偿)的杂种细胞可能是具有不同基因亚组(互补群)的细胞相互融合的结果,而仍然敏感的杂种细胞可能是具有相同遗传学亚组细胞相融合的结果。因为可以在不知道受累基因的情况下确定一个细胞的遗传学亚组,该方法是了解疾病的遗传学基础的第一步。一旦受累基因明确,就不再需要细胞融合试验;而可利用逆转录病毒载体将纠正的基因插入病变细胞。

互补群基因被命名为 *FANCA*、*B*、*C*、*D1*、*D2*、*E*、*F*、*G*、*I*、*J*、*L*、*M* 和 *N*。表 34-7 中列举了各互补群基因有关的基因突变。绝大部分患者具有 FANCA、FANCC 或者 FANCG 的突变[222]。目前认为,基因 A 和 C 编码的胞质蛋白可与基因 B、E、F、G、L、M 编码的接头蛋白或磷酸化蛋白形成"FA 核心复合物"[222,223]。该复合物转位至细胞核内,在此处作为 FANCD2 泛素化作用所必需的因子,并保护细胞免于 DNA 交联、参与 DNA 修复过程(图 34-4)。DNA 损伤能够启动 FA/BRCA 途径的激活及 FANCD2 的泛素化,后者靶向作用于发生改变的 DNA,并通过与 DNA 修复蛋白 BRCA1、FANCD1/BRCA2、FANCN/PALB2 及 RAD51 相互作用而促进损伤修复。当存在突变基因的产物时,正常功能会受到干扰而导致敏感组织包括造血细胞的损伤。除了导致 DNA 不稳定和 DNA 修复失能的基因缺陷外,TNF-α 和 γ 在 Fanconi 贫血患者骨髓中表达过高[224]。在这些患者中过量的 TNF-α 可能在红系造血抑制中发挥一定作用。

临床特征

发育迟滞导致的体格矮小及骨骼异常较为常见。约有半数的患者具有拇指缺如、畸形或是多指及桡骨发育不全。股骨和脊柱发育异常也可发生。心脏间隔缺损、眼睛畸形以及肾脏缺如、萎缩和融合肾等也可存在。学习障碍较为常见,常有小颅畸形及智力发育迟滞。性腺发育不全也可出现。皮肤常有色素沉着,或者出现被称为牛奶 - 咖啡斑的扁平、淡褐色、直径 1~12cm 的异常皮肤色素沉着区域。本病通常没有肝脾肿大。部分患者没有或者仅有轻度表型异常,直到 50 多岁时由于发生骨髓衰竭或者肿瘤方才诊断。

表 34-7　Fanconi 贫血中的基因突变

基因	染色体定位	患者 %	遗传方式	蛋白功能
FANCA	16q24.3	约 65*	AR	FA 核心复合物
FANCB	Xp22.31	少见	XLR	FA 核心复合物
FANCC	9q22.3	约 10	AR	FA 核心复合物
FANCD1(*BRCA2*)	13q12.3	少见	AR	RAD51 招募
FANCD2	3p25.3	少见	AR	单泛素化蛋白
FANCE	6p21.3	约 10	AR	FA 核心复合物
FANCF	11p15	少见	AR	FA 核心复合物
FANCG(*XRCC9*)	9p13	约 10	AR	FA 核心复合物
FANCI(*KIAA1794*)	15q25-26	少见	AR	单泛素化 FANCD2
FANCJ(*BACH1/BRIP1*)	17q22.3	少见	AR	5′至 3′DNA 螺旋酶 /ATP 酶
FANCL(*PHF9/POG*)	2q16.1	少见	AR	FA 核心复合物,E3 泛素连接酶
FANCM(*Hef*)	14q21.3	少见	AR	FA 核心复合物,ATP 酶 / 转位酶,DNA 螺旋酶基序
FANCN(*PALB2*)	16q12.1	少见	AR	调节 BRCA2 的定位
待定		约 5		

AR,常染色体隐性遗传;XLR,X- 连锁隐性遗传。

* 目前发现超过 100 种突变的 FANCA 等位基因,其中近 40% 为大的基因内缺失。此表是根据文献 221~223 的资料总结出来的。

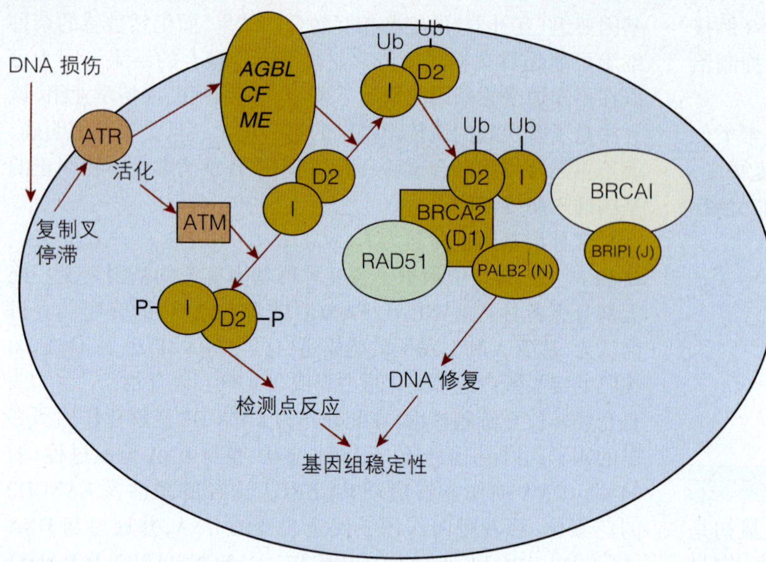

图 34-4 FA/BRCA 途径。DNA 损伤后，当复制叉遇到 DNA 交联时，ATR 被激活，进而激活 FA 途径，同时通过 ATM 蛋白活化细胞周期检测点。FA 途径活化导致 FA 核心复合物形成（由 FA 蛋白 A、B、C、E、F、G、L 和 M 组成）。活化的 FA 复合物引起 FANCD2（FANCD2-Ub）和 FANCI（I-Ub）的单泛素化。I-Ub/FANCD2-Ub 复合物靶向定位于含有交联剂的染色质，与 BRCA2 及其他 DNA 修复蛋白（如 RAD51、J、N）相互作用，修复 DNA 损伤。在不同 FA 亚型中突变的蛋白质用黄色显示。

骨髓衰竭是一个渐进的过程，通常 5~10 岁才有明显症状。主要症状有乏力、易疲劳、活动后呼吸困难等贫血表现，以及鼻出血、紫癜或其他部位出血等血小板减少的表现。超过 1/3 的患者同时具有血液学和脏器异常表现，部分患者仅有血细胞减少或不显著的躯体异常，其他可有躯体异常不伴有或仅伴数月或数年的轻度血细胞生成的异常。一些携带突变基因的患者不一定发病[225-227]。有文献复习了 1300 例患者，100 例不具有明显异常的患者（<7%）是在同胞发病后经染色体断裂试验（见下述“实验室特征”）确诊[227]。以前在 Fanconi 贫血家族中以再生障碍性贫血起病、不具有先天性体格异常的儿童患者被称作 Estren-Dameshek 综合征[228]。但这些患者的淋巴细胞对二环氧丁烷敏感，因此考虑为没有骨骼异常的 Fanconi 贫血。

实验室特征

5~10 岁前血细胞计数和骨髓增生程度常正常，需要较长时间才发展为全血细胞减少。血细胞减少前常出现伴有红细胞大小不一、异形红细胞的巨大红细胞。血小板减少可先于粒细胞减少和贫血的出现。发病时骨髓呈低增生性，体外克隆试验存在 CFU-GM 和 BFU-E 减少[227]。

随机染色单体断裂见于髓系细胞、淋巴细胞和绒膜绒毛活检标本。这种染色体损伤会在加入 DNA 交联剂如丝裂霉素 C 或二环氧丁烷后加重。骨髓细胞或淋巴细胞染色体对后者的高度敏感被用做本病的一种诊断方法。细胞周期中 G2 向 M 期转换时间延长，在体外培养时细胞对氧毒性更加敏感。由于 Fanconi 贫血和获得性再生障碍性贫血的治疗不同，检测再生障碍性贫血儿童患者的淋巴细胞对二环氧丁烷的敏感性十分重要。

在不远的将来，临床实验室将能够对疑似病人进行基因分型。确定病人特异的基因突变（见表 34-7）很重要，因为这不仅可以确认诊断，识别与 BRCA2 相关联的肿瘤（如乳腺、卵巢肿瘤）易感基因型，并进行携带者检测[229]。

鉴别诊断

Fanconi 贫血需同其他原因造成的再生障碍性贫血鉴别，尤其是伴有骨骼异常和其他形体异常的家族性疾病。其他家族性发病的再生障碍性贫血可有或没有相关异常。那些对 DNA 损伤剂不敏感的病例，这种症状并不代表 Fanconi 贫血。几种少见的这种类型的综合征将在下文描述并参见表 34-8。

治疗及病程

多数 Fanconi 贫血患者对 ATG 或环孢素治疗没有反应，但雄激素治疗可获得长达几年的改善。细胞因子可使血细胞计数改善，但效果会逐渐减弱。小鼠模型的研究也提示细胞因子的效果无法持续[230]。病情演变为渐进性的骨髓衰竭、转化为骨髓再生异常综合征、急性髓性白血病（约有 10% 的病人）、或者发展为其他肿瘤（如生殖泌尿系统、消化系统尤其是肝、头和颈部的肿瘤），其累积中位生存时间是 20 年[231]。单个病人可发生多种肿瘤。有 25% 的患者肿瘤可晚至 50 多岁时才发生，且先于 Fanconi 贫血的诊断[231]。克隆性细胞遗传学异常或骨髓增生异常细胞形态的出现显著降低 5 年生存率[232]。异基因造血干细胞移植可治愈 Fanconi 贫血的骨髓症状[232-235]。由于患者组织对于 DNA 损伤药物过度敏感，显著减少移植前预处理方案中环磷酰胺和照射的剂量是必需的。本病癌变风险很高，条件允许时应进行检测，如经常进行女性骨盆检查，肝脏超声以排除腺瘤，以及仔细的口咽部检查。治疗 Fanconi 贫血患者继发肿瘤时需考虑患者细胞对 DNA 交联剂和照射治疗非常敏感，而应适当调整治疗方案。

已有研究将正常 cDNA 转入患者细胞，可恢复其对 DNA 损伤药物的耐受[236,237]。这一策略的难点在于，患者造血干细胞数量较少，以及基因转染方法存在潜在毒性。

■ 先天性角化不良

定义

这种遗传性疾病以皮肤及黏膜异常、进行性骨髓衰竭及易于发生恶性转化为特征，发病率约为 1/1 000 000，男性发病率明显高于女性[221,238]。

病理机制

先天性角化不良时一种 X 染色体隐性连锁遗传疾病，不过少数病例为常染色体显性或隐形遗传（表 34-9）。该疾病为端粒复合物功能异常性疾病[239,240]，是端粒酶相关基因突变导致端粒酶活性减低的结果（图 34-5）[240]。端粒酶复合物维持端粒的长度，而端粒是位于真核生物细胞染色体末端的核苷酸串联重复结构（如 5′-TTAGGG-3′）。端粒酶能够恢复在正常细胞分裂由于末端加工而丢失的富 G 端粒重复序列的长度。定位于染色体末端的端粒与蛋白相结合，可通过阻止染色体末端融合、阻止染色体降解并防止染色体不稳定性来维持染色体的完

表 34-8　其他少见的与再生障碍性贫血相关的综合征

病种	临床发现	遗传特征	突变基因	参考文献
共济失调 - 全血细胞减少(髓小脑症)	小脑萎缩与共济失调;再生障碍性全血细胞减少;± 单体 7;发生 AML 的风险增大	AD	未知	256~258
先天性无巨核细胞性血小板减少症	血小板减少;骨髓巨核细胞显著减少或缺如;出血倾向;TPO 水平增高;发展为再生障碍性全血细胞减少的倾向;进展为髓系克隆性疾病的倾向	AR(复合杂合子)	*MPL*	259,260
DNA 连接酶Ⅳ缺陷	产前和产后生长迟缓;异形面容;再生障碍性全血细胞减少	AR(复合杂合子)	*LIG4*	261~263
杜博维茨(Dubowitz)综合征	宫内和产后不发育;身材矮小;小头畸形;智力低下;独特面容;再生障碍性全血细胞减少;发生 AML 和 ALL 的风险增大	AR	未知	264,265
Nijmegen 断裂综合征	小头畸形;营养不良面容;身材矮小;免疫缺陷;对辐射敏感;再生障碍性全血细胞减少;易于发生淋巴细胞性恶性肿瘤	AR	*NBS1*	266,267
网状细胞发育不良(严重免疫缺陷综合征的一个类型)	淋巴细胞减少;贫血和中性粒细胞减少;造血干细胞移植可纠正	XLR	未知	268,269
塞克尔(Seckel)综合征	宫内和产后不发育;小颅畸形;特异性面部畸形(鸟头外观);再生障碍性全血细胞减少;发生 AML 的风险增大?	AR	*ATR*(*RAD3* 相关基因);*PCNT*	270~273
WT 综合征	尺骨 / 桡骨异常;再生障碍性全血细胞减少;发生 AML 的风险增大	AD	未知	274

AD,常染色体显性遗传;ALL,急性淋巴细胞白血病;AML,急性髓系白血病;AR,常染色体隐性遗传;XLR,X- 连锁隐性遗传。

注:表中所列各个综合征的临床表现并不全面,所列出的临床表现也不是该综合征所有病例都会出现。伴有或不伴有与 Fanconi 贫血或其他特定综合征不相符的有关异常的家族性再生障碍性贫血的孤立病例已有报道[227]。

表 34-9　先天性角化不良中的基因突变

基因	染色体定位	患者 %	遗传类型	蛋白功能
DKC1	Xq28	30	XLR	snoRNPs 和端粒酶的基本部分
TERC	3q26	<5	AD	维持 RNA 3' 端加工与稳定性
TERT	5p15.33	<6	AD,AR	端粒酶逆转录酶成分
NOP10(*NOLA3*)	15q14-q15	<1	AR	RNA 结合
TINF2	14q11.2	11	AD	结合至 TRF1 调节端粒长度?
待定		约 50%		

AD,常染色体显性遗传;AR,常染色体隐性遗传;XLR,X- 连锁隐性遗传。

整性。

先天性角化不良患者中端粒长度显著缩短,导致基因组不稳定和细胞(包括骨髓细胞)凋亡。快速增殖的细胞功能失调风险最高。*DKC1* 基因突变是引起 X- 连锁隐性遗传性先天性角化不良的原因。*DKC1* 编码的角化不良蛋白,是端粒酶复合物的一个保守而多功能的蛋白组分。TERT、TERC 及 TINF2 基因突变是常染色体显性遗传性先天性角化不良的主要基因异常。TERC 是端粒酶逆转录酶中逆转录酶 TERT 用以合成端粒 DNA3' 末端 6 bp 重复序列的 RNA 成分。TINF2 是 shelterin 复合物的组分。后者可以将端粒与 DNA 损伤部位区别开来,阻止其不恰当的加工处理。编码与端粒酶复合体相关的小核糖核蛋白的基因 NOP10 的隐形突变可在近亲家庭中检测到[241]。端粒酶逆转录酶(TERT)的纯合隐性突变可产生一种严重的、现命名为 Høyeraal-Hreidarsson 综合征的疾病。

临床表现

皮肤改变通常在 5 岁以后出现,包括网状斑、灰褐斑、色素沉着斑或色素脱失斑;头发、睫毛与眉毛脱落;手指和脚趾皱褶消失;手掌和足底过度角化;75% 患者存在黏膜白斑;85% 以上患者存在指(趾)甲营养不良[221,238,239]。其他部位黏膜如结膜、泪管、食管、尿道、阴道、肛门等也可累及,有时甚至会出现狭窄,如造成吞咽困难或排尿困难。肺部血管受累见于极少数儿童患者。再生障碍性贫血通常发生于年长儿童或年轻成人,表现同上述获得性再生障碍性贫血典型的外周血和骨髓检查相似。X- 连锁先天性角化不良女性携带者通常存在轻度异常,如指(趾)甲营养不良、单一色素减退区,或轻度黏膜白斑[238]。

诊断

结合表型检查的发现和血细胞减少进行诊断。必须用端粒酶复合物基因突变的遗传学分析来确定诊断。白细胞缩短的端粒长度可用流式细胞仪荧光原位杂交技术检测[242]。

治疗

因为频发而严重的移植后并发症,造血干细胞移植的结果并不一致[243]。非清髓的移植可能改善预后[244,245]。移植可能改善血细胞减少,但无法纠正其他器官异常或减少继发非血液系

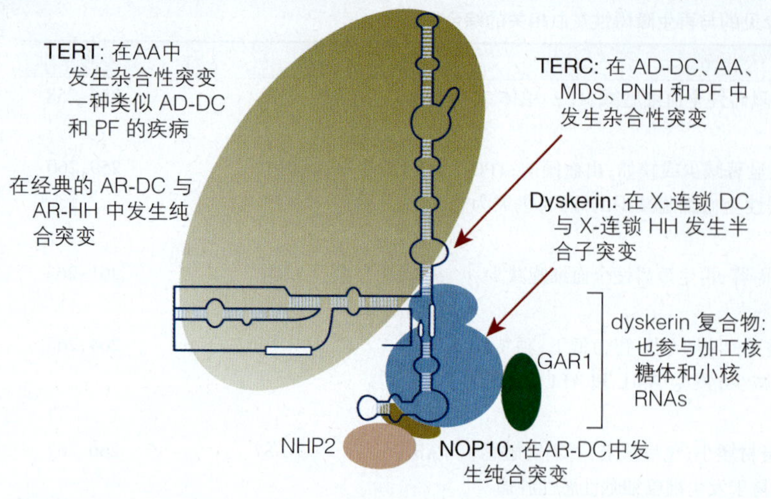

图 34-5 角化不良蛋白(dyskerin)与端粒酶复合物中其他分子(GAR1、NHP2、NOP10、TERC 和 TERT)的相互作用(及它们与不同疾病间的关系)示意图。端粒酶是一种 RNA- 蛋白复合物,因为 TERC 是一种从不翻译的 RNA 分子。其他分子(dyskerin、GAR1、NHP2、NOP10 和 TERT)均为蛋白。轻微活化的端粒酶包括 TERT、TERC 和 dyskerin 中的任何两种分子。dyskerin、GAR1、NHP2 和 NOP10 对于端粒酶复合物的稳定都是重要的。AA,再生障碍性贫血;AD-DC,常染色体显性遗传性先天性角化不良;AR-DC,常染色体隐性遗传性先天性角化不良;AR-HH,常染色体隐性遗传性 Høyeraal-Hreidarsson 综合征;MDS,骨髓增生异常综合征;PNH,阵发性睡眠性血红蛋白尿;PF,肺纤维化;X-linked DC,X- 连锁先天性角化不良;X-linked HH,X- 连锁 Høyeraal-Hreidarsson 综合征。

统肿瘤的发生率。

病程及预后

黏膜部位鳞状细胞癌的发生率增高,常见于皮肤、胃肠道或生殖泌尿道的白斑处。通常发生于 20~30 岁之间。发生再生障碍性贫血的患者有 2/3 死于粒细胞缺乏性感染或血小板减少性出血。中位生存期约为 30 年。

■ 舒 - 戴(Shwachman-Diamond)综合征

定义

一种少见的发病率约为 1/100 000 儿童的遗传性疾病,表现为胰腺外分泌功能不足,继发脂肪泻、血细胞减少及骨骼异常。该病最早于 1964 年被报道描述[247,249]。

病理机制

舒 - 戴综合征发生缘自位于染色体 7q11 的 *SBDS* 基因突变,该突变能够通过 FAS 途径加速细胞凋亡[249]。随之而来的高增殖状态可解释白细胞端粒长度的异常缩短[250]。以下病理机制还不清楚:①胰腺腺泡细胞发育受阻;②骨骼形态发生异常;③骨髓造血细胞生成障碍。实验动物中 *SBDS* 基因敲除可影响与脑、骨骼、骨髓发育相关基因的表达,而这可能是 *SBDS* 在 RNA 加工过程中发挥一定作用所引起的[251,252]。该突变还导致中性粒细胞运动性及趋化功能异常,但体内脏的形成不受影响。

临床表现

多数患者在发病时即存在胰腺功能不全、脂肪泻及中性粒细胞减少[247,248]。肤色苍白反映贫血,容易出现血肿;鼻出血或其他部位的出血反映血小板减少。中性粒细胞减少见于约 95%、贫血见于约 50%、血小板减少见于约 35% 的患者[249]。因此多数患者有两系或三系血细胞减少而骨髓呈低增生性。大约 75% 的患者体内胎儿血红蛋白水平升高,可能是继发于红系造血不良。骨髓细胞累及 7 号及 20 号染色体的细胞遗传学异常已有报道。与肠道吸收障碍相关的营养缺乏常导致机体发育不良。身材矮小是特征性的表现。多数患者存在骨骼异常,主要为骨质减少,也可有并指(趾)、额外跖骨、髋内翻,以及牙釉质缺陷及龋齿。青春期延迟较常见。中性粒细胞减少及趋化功能异常易导致反复感染,包括鼻窦炎、中耳炎、肺炎、骨髓炎及其他炎症。胰腺细胞脂肪酶的生成随年龄增长而增加,有多达半数的患者小肠脂肪吸收功能可随着时间的推移而获得改善。

治疗

支持治疗,尤其是补充胰腺酶类以提供适当的营养,感染时应给予恰当而及时的抗生素治疗,十分重要。包括 G-CSF、糖皮质激素、胰腺提取物及维生素在内的很多药物已被用于本病以改善中性粒细胞减少,但效果不一。一些药物具有潜在的风险,如 G-CSF 可能会加速克隆演变、而糖皮质激素可能会加重免疫缺陷。严重的造血不良和血细胞减少可通过造血干细胞移植来纠正[253]。

病程和预后

严重败血症导致的死亡比较常见。这些病人尤其是男性患者进展为骨髓增生异常综合征或急性髓系白血病的风险显著增高[248,254,255]。生存率与血细胞减少的严重程度有关。如果血细胞减少是中度的,生存至 40~50 多岁并非少见。如果存在全血细胞减少尤其是中性粒细胞减少的相关症状,中位生存期只有 20~30 年[248,255]。

■ 其他遗传性再生障碍性贫血

几种其他罕见综合征都伴有再生障碍性全血细胞减少,详见表 34-8。先天性无巨核细胞性血小板减少症是血小板生成素受体基因 *MPL* 突变所引起[259,260]。网状细胞发育不良由多能干细胞缺陷引起,其淋系和髓系祖细胞均受累及[269,269]。Seckel 综合征由 *ATR* 基因突变引起,其骨髓细胞表现出高度的姐妹染色单体互换[270-273]。共济失调 - 毛细血管扩张症突变和 rad3 相关(ATR)激酶能够协调细胞对于 DNA 损伤和复制应激的反应。这四种与再生障碍性全血细胞减少相关的综合征其骨髓衰竭的遗传学基础尚未明确,但可能与 ATR 依赖的 DNA 损伤修复途径缺陷有关[259]。这些综合征多数可进行骨髓移植治疗,但即使移植成功也只能纠正造血缺陷而无法纠正躯体异常。移植后旺盛造血的恢复可减少其向髓系或在一些病例向淋系克隆演变的倾向。

翻译:宫本法
校对:周光飚,王建祥

参考文献

1. The International Agranulocytosis and Aplastic Anemia Study. Incidence of aplastic anemia: The relevant diagnostic criteria. *Blood* 70:1718, 1987.
2. Ehrlich P: Über einen Fall von Anamie mit Bemerkungen über regenerative Veranderungen des Knochenmarks. *Charite Ann* 13:300, 1888.
3. Chauffard M: Un cas d'anémie pernicieuse aplastique. *Bull Soc Med Hop Paris* 21:313, 1904.
4. Scott JL, Cartwright GE, Wintrobe MM: Acquired aplastic anemia: an analysis of thirty-nine cases and review of the pertinent literature. *Medicine (Baltimore)* 38:119, 1959.
5. Thomas ED, Storb R, Fefer A, et al: Aplastic anemia treated by bone marrow transplantation. *Lancet* 1: 284, 1972.
6. Thomas ED, Storb R, Giblett B et al: Recovery from aplastic anemia following attempted marrow transplantation. *Exp Hematol* 4:97, 1976.
7. Champlin RE, Feig SA, Sparkes RS, Gale RP: Bone marrow transplantation from identical twins in the treatment of aplastic anaemia: Implication for the pathogenesis of the disease. *Br J Haematol* 56:455, 1984.
8. Speck B, Gluckman E: Treatment of aplastic anemia by antilymphocyte globulin with and without allogeneic bone marrow infusions. *Lancet* II:1145–1148, 1977.
9. Mary JY, Baumelou E, Guiguet M: Epidemiology of aplastic anemia in France: A prospective multicenter study. *Blood* 75:1646, 1990.
10. Montané E, Ibáñez L, Vidal X, et al: Epidemiology of aplastic anemia: A prospective multicenter study. *Haematologica* 93:518, 2008.
11. Maluf EM, Pasquini R, Eluf JN, et al: Aplastic anemia in Brazil: Incidence and risk factors. *Am J Hematol* 71:268, 2002.
12. McCahon E, Tang K, Rogers PC, McBride ML, Schultz KR: The impact of Asian descent on the incidence of acquired severe aplastic anaemia in children. *Br J Haematol* 121:170, 2003.
13. Chongli Y and Ziaobo Z: Incidence survey of aplastic anemia in China. *Chin Med Sci J* 6:203, 1991.
14. Issaragrisil S: Epidemiology of aplastic anemia in Thailand. Thai Aplastic Anemia Study Group. *Int J Hematol* 70:137, 1999.
15. Yong AS, Goh AS, Rahman M, et al: Epidemiology of aplastic anemia in the state of Sabah, Malaysia. *Med J Malaysia* 53:59, 1998.
16. Issaragrisil S, Kaufman DW, Anderson T, et al: The epidemiology of aplastic anemia in Thailand. *Blood* 107:1299, 2006.
17. Young NS, Kaufman DW: The epidemiology of acquired aplastic anemia. *Haematologica* 93:489, 2008.
18. Yin SN, Hayes RB, Linet MS, et al: A cohort study of cancer among benzene-exposed workers in China: overall results. *Am J Ind Med* 29:227, 1996.
19. Kagan WA, Ascensao J, Pahwa R, et al: Aplastic anemia: presence in human bone marrow of cells that suppress myelopoiesis. *Proc Natl Acad Sci U S A* 73:2890, 1976.
20. Maciejewski JP, Anderson S, Katevas P, Young NS: Phenotypic and functional analysis of bone marrow progenitor cell compartment in bone marrow failure. *Br J Haematol* 87:227, 1994.
21. Scopes J, Bagnara M, Gordon-Smith EC, et al: Haemopoietic progenitor cells are reduced in aplastic anaemia. *Br J Haematol* 86:427, 1994.
22. Maciejewski JP, Selleri C, Sato T, et al: A severe and consistent deficit in marrow and circulating primitive hematopoietic cells (long-term culture-initiating cells) in acquired aplastic anemia. *Blood* 88:1983, 1996.
23. Young NS, Scheinberg P, Calado RT: Aplastic anemia. *Curr Opin Hematol* 15:162, 2008.
24. Young NS, Calado RT, Scheinberg P: Current concepts in the pathophysiology and treatment of aplastic anemia. *Blood* 108:2509, 2006.
25. Young NS, Maciejewski J: Mechanisms of disease: The pathophysiology of acquired aplastic anemia. *N Engl J Med* 336:1365, 1997.
26. Laver J, Castro-Malaspina H, Kernan NA, et al: In vitro interferon-gamma production by cultured T-cells in severe aplastic anaemia: Correlation with granulomonopoietic inhibition in patients who respond to anti-thymocyte globulin. *Br J Haematol* 69:545, 1988.
27. Gascon P, Zoumbos NC, Scala G, et al: Lymphokine abnormalities in aplastic anemia: implications for the mechanism of action of antithymocyte globulin. *Blood* 65:407, 1985.
28. Hinterberger W, Adolf G, Bettelheim P, et al: Lymphokine overproduction in severe aplastic anemia is not related to blood transfusions. *Blood* 74:2713, 1989.
29. Shinohara K, Ayame H, Tanaka M, et al: Increased production of tumor necrosis factor alpha by peripheral blood mononuclear cells in the patients with aplastic anemia. *Am J Hematol* 37:75, 1991.
30. Nistico, A, Young, NS: Gamma-interferon gene expression in the bone marrow of patients with aplastic anemia. *Ann Intern Med* 120:463, 1994.
31. Zoumbos N, Gascon P, Djeu J, Young NS: Interferon is a mediator of hematopoietic suppression in aplastic anemia in vitro and possibly in vivo. *Proc Natl Acad Sci U S A* 82:188, 1985.
32. Sloand E, Kim S, Maciejewski JP, et al: Intracellular interferon-gamma in circulating and marrow T cells detected by flow cytometry and the response to immunosuppressive therapy in patients with aplastic anemia. *Blood* 100:1185, 2002.
33. Solomou EE, Keyvanfar K, Young NS: T-bet, a Th1 transcription factor, is up-regulated in T cells from patients with aplastic anemia. *Blood* 107:3983, 2006.
34. Risitano AM, Maciejewski JP, Green S, et al: In vivo dominant immune responses in aplastic anaemia: Molecular tracking of putatively pathogenetic T-cell clones by TCR beta-CDR3 sequencing. *Lancet* 364:355, 2004.
35. Chen J, Ellison FM, Eckhaus MA, et al: Minor antigen h60-mediated aplastic anemia is ameliorated by immunosuppression and the infusion of regulatory T cells. *J Immunol* 178:4159, 2007.
36. Hirano N, Butler MO, Von Bergwelt-Baildon MS, et al: Autoantibodies frequently detected in patients with aplastic anemia. *Blood* 102:4567, 2003.
37. Smick K, Condit PK, Proctor RL, Sutcher V: Fatal aplastic anemia: An epidemiological study of its relationship to the drug chloramphenicol. *J Chronic Dis* 17:899, 1964.
38. Modan B, Segal S, Shani M, Sheba C: Aplastic anemia in Israel: Evaluation of the etiological role of chloramphenicol on a community-wide basis. *Am J Med Sci* 270:441, 1975.
39. Yunis AA Chloramphenicol toxicity: 25 years of research. *Am J Med* 87:44N, 1989.
40. Custer RP: Aplastic anemia in soldiers treated with Atabrine (quinacrine). *Am J Med Sci* 212:211, 1946.
41. Best WR: Drug-associated blood dyscrasias. *JAMA* 185:286, 1963.
42. The International Agranulocytosis and Aplastic Anemia Study: Risks of agranulocytosis and aplastic anemia: A first report of their relation to drug use with special reference to analgesics. *JAMA* 256:1749, 1986.
43. Retsagi G, Kelly JP, Kaufman DW: Risk of agranulocytosis and aplastic anaemia in relation to use of antithyroid drugs: International Agranulocytosis and Aplastic Anaemia Study. *BMJ* 297:262, 1988.
44. International Agranulocytosis and Aplastic Anemia Study: Anti-infective drug use in relation to the risk of agranulocytosis and aplastic anemia. *Arch Intern Med* 149:1036, 1989.
45. Kelly JP, Kaufman DW, Shapiro S: Risks of agranulocytosis and aplastic anemia in relation to the use of cardiovascular drugs: The International Agranulocytosis and Aplastic Anemia Study. *Clin Pharmacol Ther* 49:330, 1991.
46. Kaufmann DW, Kelly JP, Jurgelon JM, et al: Drugs in the aetiology of agranulocytosis and aplastic anaemia. *Eur J Haematol* 57(Suppl):23, 1996.
47. Baumelou E, Guiguet M, Mary JY, et al: Epidemiology of aplastic anemia in France: A case control study. I. Medical history and medication use. *Blood* 81:1471, 1993.
48. Bithell TC, Wintrobe MM: Drug-induced aplastic anemia. *Semin Hematol* 4:194, 1967.
49. Williams DM, Lynch RE, Cartwright GE: Drug-induced aplastic anemia. *Semin Hematol* 10:195, 1973.
50. Heimpel H, Heit W: Drug-induced aplastic anaemia. *Clin Haematol* 9:641, 1980.
51. Williams DM: Pancytopenia, aplastic anemia and pure red cell aplasia, in *Wintrobe's Clinical Hematology*, 10th ed, edited by GR Lee, J Foerster, J Lukens, et al, pp 1452–1459. Williams & Wilkins, Baltimore, 1999.
52. Tonkonow B, Hoffman R: Aplastic anemia and cimetidine. *Arch Intern Med* 140:1123, 1980.
53. Volkin RL, Shadduck RK, Winkelstein A, et al: Potentiation of carmustine-cranial-irradiation-induced myelosuppression by cimetidine. *Arch Intern Med* 142:243, 1982.
54. Khan HA: Benzene toxicity: A consolidated short review of human and animal studies. *Hum Exp Toxicol* 26:677, 2007.
55. Smith MT: Overview of benzene-induced aplastic anemia. *Eur J Haematol* 60:107, 1996.
56. Snyder R: Benzene and leukemia. *Crit Rev Toxicol* 32:155, 2002.
57. Fleming LE, Timmeny MA: Aplastic anemia and pesticides. An etiologic association? *J Occup Med* 35:1106, 1993.
58. Rugman FP, Cosstick R: Aplastic anaemia associated with organochlorine pesticide: Case reports and review of evidence. *J Clin Pathol* 43:98, 1990.
59. Muir KR, Chilvers CE, Harriss C, et al: The role of occupational and environmental exposures in the aetiology of acquired severe aplastic anaemia: A case control investigation. *Br J Haematol* 123:906, 2003.
60. Valdez Salas B, Garcia Duran EI, Wiener MS: Impact of pesticides use on human health in Mexico: A review. *Rev Environ Health* 15:399, 2000.
61. Ahamed M, Anand M, Kumar A, Siddiqui MK: Childhood aplastic anaemia in Lucknow, India: Incidence, organochlorines in the blood and review of case reports following exposure to pesticides. *Clin Biochem* 39:762, 2006.
62. Rauch AE, Kowalsky SF, Lesar TS, et al: Lindane (Kwell)-induced aplastic anemia. *Arch Intern Med* 150:2393, 1990.
63. Roberts HJ: Pentachlorophenol-associated aplastic anemia, red cell aplasia, leukemia and other blood disorders. *J Fla Med Assoc* 77:86, 1990.
64. Prager D, Peters C: Development of aplastic anemia and the exposure to Stoddard solvent. *Blood* 35:286, 1970.
65. Powers D: Aplastic anemia secondary to glue sniffing. *N Engl J Med* 273:700, 1965.
66. Kirtadze I, Zurabashvili D: Study of chemical composition of glue "RAZI" used by solvent abusers in Tbilisi. *Georgian Med News* 133:65, 2006.
67. Sabbioni G, Sepai O, Norppa H, et al: Comparison of biomarkers in workers exposed to 2,4,6-trinitrotoluene. *Biomarkers* 12:21, 2007.
68. Crawford MAD: Aplastic anaemia due to trinitrotoluene intoxication. *Br Med J* 2:430, 1954.
69. Ajlouni K, Doeblin TD: The syndrome of hepatitis and aplastic anaemia. *Br J Haematol* 27:345, 1974.
70. Hagler L, Pastore RA, Bergin JJ: Aplastic anemia following viral hepatitis: Report of 2 fatal cases and literature review. *Medicine (Baltimore)* 54:139, 1975.
71. Pol S, Driss F, Devergie A, et al: Is hepatitis C virus involved in hepatitis-associated aplastic anemia? *Ann Intern Med* 113:435, 1990.
72. Hibbs JR, Frickhofen N, Rosenfeld SJ, et al: Aplastic anemia and viral hepatitis: Non-A, non-B, non-C? *JAMA* 267:2051, 1992.
73. Honkaniemi E, Gustafsson B, Fischler B, et al: Acquired aplastic anaemia in seven children with severe hepatitis with or without liver failure. *Acta Paediatr* 96:1660, 2007.
74. Tzakis AG, Arditi M, Whitington PF, et al: Aplastic anemia complicating orthotopic liver transplantation for non-A, non-B hepatitis. *N Engl J Med* 319:393, 1988.
75. Brown KE, Tisdale J, Barrett AJ, Dunbar CE, Young NS: Hepatitis-associated aplastic anemia. *N Engl J Med* 336:1059, 1997.

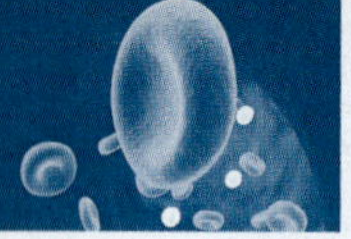

76. Safadi R, Or R, Ilan Y et al: Lack of known hepatitis virus in hepatitis-associated aplastic anemia and outcome after bone marrow transplantation. *Bone Marrow Transplant* 27:183, 2001.
77. Mishra B, Malhotra P, Ratho RK, et al: Human parvovirus B19 in patients with aplastic anemia. *Am J Hematol* 79:166, 2005.
78. Yetgin S, Cetin M, Ozyürek E, et al: Parvovirus B19 infection associated with severe aplastic anemia in an immunocompetent patient. *Pediatr Hematol Oncol* 21:223, 2004.
79. Wong S, Young NS, Brown KE: Prevalence of parvovirus B19 in liver tissue: No association with fulminant hepatitis or hepatitis-associated aplastic anemia. *J Infect Dis* 187:1581, 2003.
80. Lazarus KH, Baehner RL: Aplastic anemia complicating infectious mononucleosis: A case report and review of the literature. *Pediatrics* 67:907, 1981.
81. Baranski B, Armstrong G, Truman JT, et al: Epstein-Barr virus in the bone marrow of patients with aplastic anemia. *Ann Intern Med* 109:695, 1988.
82. Vinters HV, Mah V, Mohrmann R, Wiley CA: Evidence for human immunodeficiency virus (HIV) infection of the brain in a patient with aplastic anemia. *Acta Neuropathol* 76:311, 1988.
83. Samuel D, Castaing D, Adam R, et al: Fatal acute HIV infection with aplastic anaemia, transmitted by liver graft. *Lancet* 1:1221, 1988.
84. Morales CE, Sriram I, Baumann MA: Myelodysplastic syndrome occurring as possible first manifestation of human immunodeficiency virus infection with subsequent progression to aplastic anemia. *Int J STD AIDS* 1:55, 1990.
85. Rosenfeld CS, Rybka WB, Weinbaum D, et al: Late graft failure due to dual bone marrow infection with variants A and B of human Herpesvirus-6. *Exp Hematol* 23:626, 1995.
86. Pavithran K, Raji NL, Thomas M: Aplastic anemia complicating lupus erythematosis—Report of a case and review of the literature. *Rheumatol Int* 22:253, 2002.
87. Bailey FA, Lilly M, Bertoli LF, Ball GV: An antibody that inhibits in vitro bone marrow proliferation in a patient with systemic lupus erythematosus and aplastic anemia. *Arthritis Rheum* 31:901, 1989.
88. Roffe C, Cahill MR, Samanta A, et al: Aplastic anaemia in systemic lupus erythematosus: A cellular immune mechanism? *Br J Rheumatol* 30:301, 1991.
89. Sumimoto S, Kawai M, Kasajima Y, Hamamoto T: Aplastic anemia associated with systemic lupus erythematosus. *Am J Hematol* 38:329, 1991.
90. Winkler A, Jackson RW, Kay DS, et al: High-dose intravenous cyclophosphamide treatment of systemic lupus erythematosus-associated aplastic anemia [letter]. *Arthritis Rheum* 31:693, 1988.
91. Kim SW, Rice L, Champlin R, Udden MM. Aplastic Anemia in eosinophilic fasciitis: Responses to immunosuppression and marrow transplantation. *Haematologica* 28:131, 1997.
92. Debusscher L, Bitar N, DeMaubeuge J, et al: Eosinophilic fasciitis and severe aplastic anemia: Favorable response to either antithymocyte globulin or cyclosporin A in blood and skin disorders. *Transplant Proc* 20:310, 1988.
93. Kumar M and Goldman J: Severe aplastic anemia and Grave's disease in a paediatric patient. *Br J Haematol* 118:327, 2002.
94. Tomonari A, Tojo A, Iseki T, et al: Severe aplastic anemia with autoimmune thyroiditis showing no hematological response to intensive immunosuppressive therapy. *Acta Haematol* 109:90, 2003.
95. Aydin Y, Berker D, Ustün I, et al: A very rare cause of aplastic anemia: Graves disease. *South Med J* 101:666, 2008.
96. Lima CS, Zantut Wittmann DE, Castro V, et al: Pancytopenia in untreated patients with Graves' disease. *Thyroid* 16:403, 2006.
97. Das PK, Wherrett D, Dror Y: Remission of aplastic anemia induced by treatment for Graves disease in a pediatric patient. *Pediatr Blood Cancer* 49:210, 2007.
98. Dincol G, Saka B, Aktan M, et al: Very severe aplastic anemia following resection of lymphocytic thymoma: effectiveness of antilymphocyte globulin, cyclosporine A and granulocyte-colony stimulating factor. *Am J Hematol* 64:78, 2000.
99. Ritchie DS, Underhill C, Grigg AP. Aplastic anemia as a late complication of thymoma in remission. *Eur J Haematol* 68:389, 2002.
100. Gaglia A, Bobota A, Pectasides E, et al: Successful treatment with cyclosporine of thymoma-related aplastic anemia. *Anticancer Res* 27:3025, 2007.
101. Trisal V, Nademanee A, Lau SK, Grannis FW Jr: Thymoma-associated severe aplastic anemia treated with surgical resection followed by allogeneic stem-cell transplantation. *J Clin Oncol* 25:3374, 2007.
102. Arcasoy MO, Gockerman JP: Aplastic anaemia as an autoimmune complication of thymoma. *Br J Haematol* 137:272, 2007.
103. Park CY, Kim HJ, Kim YJ, et al: Very severe aplastic anemia appearing after thymectomy. *Korean J Intern Med* 18:61, 2003.
104. Abrams EM, Gibson IW, Blydt-Hansen TD: The concurrent presentation of minimal change nephrotic syndrome and aplastic anemia. *Pediatr Nephrol* 24:407, 2009.
105. Aitchison RGM, Marsh JCW, Hows JM, et al: Pregnancy associated aplastic anaemia: A report of 5 cases and review of current management. *Br J Haematol* 73:541, 1989.
106. Pajor A, Kelemen E, Szak'acs Z, Lehoczky D: Pregnancy in idiopathic aplastic anemia (report of 10 patients). *Eur J Obstet Gynecol Reprod Biol* 45:19, 1992.
107. Bourantas K, Makrydimas G, Georgiou I, et al: Aplastic anemia: Report of a case with recurrent episodes in consecutive pregnancies. *J Reprod Med* 42:672, 1997.
108. Kwon JY, Lee Y, Shin JC, et al: Supportive management of pregnancy-associated aplastic anemia. *Int J Gynaecol Obstet* 95:115, 2006.
109. Thakral B, Saluja K, Sharma RR, et al: Successful management of pregnancy-associated severe aplastic anemia. *Eur J Obstet Gynecol Reprod Biol* 131:244, 2007.
110. Tichelli A, Socie G, Marsh J et al: Outcome of pregnancy and disease course among women with aplastic anemia treated with immunosuppression. *Ann Intern Med* 137:164, 2002.
111. Court-Brown WM, Doll R: Leukaemia and aplastic anaemia in patients irradiated for ankylosing spondylitis. 1957. *J Radiol Prot* 27:B15-B154, 2007.
112. Darby SC, Doll R, Gill SK, Smith PG: Long term mortality after a single treatment course with x-rays in patients treated with ankylosing spondylitis. *Br J Cancer* 55:179, 1987.
113. Johnson SAN, Bateman CJT, Beard MEJ, et al: Long-term haematological complications of Thorotrast. *Q J Med* 182:259, 1977.
114. Martland HS: The occurrence of malignancy in radioactive persons: A general review of data gathered in the study of the radium dial painters, with special reference to the occurrence of osteogeneic sarcoma and the inter-relationship of certain blood diseases. *Am J Cancer* 15:2435, 1931.
115. Cronkite EP, Haley TJ: Clinical aspects of acute radiation injury, in *Manual on Radiation Haematology*, pp 169–173. International Atomic Energy Agency, Vienna, 1971.
116. Mettler FA Jr, Moseley RD Jr: *Medical Effects of Ionizing Irradiation*, pp 1–185. Grune and Stratton, New York, 1985.
117. Gale RP: USSR: Follow-up after Chernobyl. *Lancet* 1:401, 1990.
118. Nimer SD, Leung DHY, Wolin MJ, Golde DW: Serum stem cell factor levels in patients with aplastic anemia. *Int J Hematol* 60:185, 1994.
119. Kojima S, Matsuyama T, Kodera Y: Plasma levels and production of soluble stem cell factor by marrow stromal cells in patients with aplastic anaemia. *Br J Haematol* 99:440, 1997.
120. Lyman SD, Seaberg M, Hanna R, et al: Plasma/serum levels of flt3 ligand are low in normal individuals and highly elevated in patients with Fanconi anemia and acquired aplastic anemia. *Blood* 86:4091, 1995.
121. Kojima S, Matsuyama T, Kodera Y, et al: Measurement of endogenous plasma granulocyte colony-stimulating factor in patients with acquired aplastic anemia by a sensitive chemiluminescent immunoassay. *Blood* 87:1303, 1996.
122. Kojima S, Matsuyama T, Kodera Y: Circulating erythropoietin in patients with acquired aplastic anaemia. *Acta Haematol* 94:117, 1995.
123. Emmons RVD, Reid DM, Cohen RL, et al: Human thrombopoietin levels are high when thrombocytopenia is due to megakaryocyte deficiency and low when due to increased platelet destruction. *Blood* 87:4068, 1996.
124. Nakao S, Matsushima K, Young N: Deficient interleukin I production by aplastic anaemia monocytes. *Br J Haematol* 71:431, 1989.
125. Holmberg LA, Seidel K, Leisenring W, Torok-Storb B: Aplastic anemia: Analysis of stromal cell function in long-term marrow cultures. *Blood* 84:3685, 1994.
126. Stute N, Fehse B, Schroder J et al: Human mesenchymal stem cells are not of donor origin in patients with severe aplastic anemia who underwent sex-mismatched allogeneic bone marrow transplant. *J Hematother Stem Cell Res* 11:977, 2002.
127. Applebaum FR, Barrall J, Storb R, et al: Clonal cytogenetic abnormalities in patients with otherwise typical aplastic anemia. *Exp Hematol* 15:1134, 1987.
128. Negendank W, Weissman D, Bey TM, et al: Evidence for clonal disease by magnetic resonance imaging in patients with hypoplastic marrow disorders. *Blood* 78:2872, 1991.
129. Schrezenmeier H, Hertenstein B, Wagner B, et al: A pathogenetic link between aplastic anemia and paroxysmal nocturnal hemoglobinuria is suggested by a high frequency of aplastic anemia patients with a deficiency of phosphatidylinositol glycan anchored proteins. *Exp Hematol* 23:81, 1995.
130. Horsley SW, Colman S, McKinley M, et al: Genetic lesions in a preleukemic aplasia phase in a child with acute lymphoblastic leukemia. *Genes Chromosomes Cancer* 47:333, 2008.
131. Suzan F, Terré C, Garcia I, et al: Three cases of typical aplastic anaemia associated with a Philadelphia chromosome. *Br J Haematol* 112:385, 2001.
132. Socie G, Rosenfeld S, Frickhofen N, et al: Late clonal diseases of aplastic anemia. *Semin Hematol* 37:91–101 2000.
133. Gordon-Smith EC, Marsh JC, Gibson FM: Views on the pathophysiology of aplastic anemia. *Int J Hematol* 76(Suppl 2):163, 2002.
134. Maciejewski JP, Risitano A, Sloand EM, et al: Distinct clinical outcomes for cytogenetic abnormalities evolving from aplastic anemia. *Blood* 99:3129, 2002.
135. Socie G, Henryamar M, Bacigalupo A, et al: Malignant tumors occurring after treatment of aplastic anemia. *N Engl J Med* 329:1152, 1993.
136. Najean Y, Haguenauer O: Long-term (5–20 years) evolution of non-grafted aplastic anemias. *Blood* 76:2222, 1990.
137. Ball SE, Gibson FM, Rizzo S: Progressive telomere shortening in aplastic anemia. *Blood* 91:3582, 1998.
138. Rosse WF: New insights into paroxysmal nocturnal hemoglobinuria. *Curr Opin Hematol* 8:61, 2001.
139. Nakakuma H, Kawaguchi T: Pathogenesis of selective expansion of PNH clones. *Int J Hematol* 77:121, 2003.
140. Storb R, Blume KG, O'Donnell MR, et al: Cyclophosphamide and antithymocyte globulin to condition patients with aplastic anemia for allogeneic marrow transplantation: the experience in four centers. *Biol Blood Marrow Transplant* 7:39, 2001.
141. Metzgeroth G, Dinter D, Schultheis B, et al: Deferasirox in MDS patients with transfusion-caused iron overload-a phase-II study. *Ann Hematol* 88:301, 2009.
142. Sagmeister M, Oec L, Gmur J: A restrictive platelet transfusion policy allowing long-term support of outpatients with severe aplastic anemia. *Blood* 93:3124, 1999.
143. Lawrence JB, Yomtovian RA, Hammons T, et al: Lowering the prophylactic platelet transfusion threshold: a prospective analysis. *Leuk Lymphoma* 41:67, 2001.
144. Zeigler ZR: Effects of epsilon aminocaproic acid on primary haemostasis. *Haemostasis* 21:313, 1991.
145. Hod E, Schwartz J: Platelet transfusion refractoriness. *Br J Haematol* 142:348, 2008.
146. Slichter SJ, Davis K, Enright H, et al: Factors affecting posttransfusion platelet increments, platelet refractoriness, and platelet transfusion intervals in thrombocytopenic patients. *Blood* 105:4106, 2005.
147. Drewniak A, Boelens JJ, Vrielink H, et al: Granulocyte concentrates: prolonged functional capacity during storage in the presence of phenotypic changes. *Haematologica* 93:1058, 2008.
148. Armand P, Antin JH: Allogeneic stem cell transplantation for aplastic anemia. *Biol Blood Marrow Transplant* 13:505, 2007.

149. Georges GE, Storb R. Stem cell transplantation for aplastic anemia. *Int J Hematol* 75:141, 2002.
150. Champlin RE, Perez WS, Passweg JR, et al: Bone marrow transplantation for severe aplastic anemia: A randomized controlled study of conditioning regimens. *Blood* 109:4582, 2007.
151. Locasciulli A, Oneto R, Bacigalupo A, et al: Outcome of patients with acquired aplastic anemia given first line bone marrow transplantation or immunosuppressive treatment in the last decade: A report from the European Group for Blood and Marrow Transplantation (EBMT). *Haematologica* 92:11, 2007.
152. Viollier R, Socié G, Tichelli A, et al: Recent improvement in outcome of unrelated donor transplantation for aplastic anemia. *Bone Marrow Transplant* 41:45, 2008.
153. Lee SJ, Klein J, Haagenson M, Baxter-Lowe LA, et al: High-resolution donor-recipient HLA matching contributes to the success of unrelated donor marrow transplantation. *Blood* 110:4576, 2007.
154. Dubey S and Nityanand S: Involvement of Fas and TNF pathways in the induction of apoptosis of T cells by antithymocyte globulin. *Ann Hematol* 82:496, 2003.
155. Michallet M-C, Saltel F, Preville X, et al: Cathepsin-B-dependent apoptosis triggered by antithymocyte globulins: A novel mechanism of T-cell depletion. *Blood* 102:3719, 2003.
156. Mangan KF, D'Alessandro L, Mullaney MT: Action of antithymocyte globulin on normal human erythroid progenitor cell proliferation in vitro: Erythropoietic growth-enhancing factors are released from marrow accessory cells. *J Lab Clin Med* 107:353, 1986.
157. Kawano Y, Nissen C, Gratwohl A, Speck B: Immunostimulatory effects of different antilymphocyte globulin preparations: A possible clue to their clinical effect. *Br J Haematol* 68:115, 1988.
158. Bielory L, Wright R, Nienhuis AW, et al: Antithymocyte globulin hypersensitivity in bone marrow failure patients. *JAMA* 260:3164, 1988.
159. Camitta B, O'Reilly RJ, Sensenbrenner L: Antithoracic duct lymphocyte globulin therapy of severe aplastic anemia. *Blood* 62:883, 1983.
160. Champlin R, Ho W, Gale RP: Antithymocyte globulin treatment in patients with aplastic anemia: a prospective randomized trial. *N Engl J Med* 308:113, 1983.
161. Young N, Griffin P, Brittain E, et al: A multicenter trial of antithymocyte globulin in aplastic anemia and related diseases. *Blood* 72:1861, 1988.
162. Schrezenmeier H, Marin P, Raghavachar A, et al: Relapse of aplastic anaemia after immunosuppressive treatment: A report from the European Bone Marrow Transplantation Group SAA Working Party. *Br J Haematol* 85:371, 1993.
163. Doney K, Leisenring W, Storb R, Appelbaum FR: Primary treatment of acquired aplastic anemia: Outcomes with bone marrow transplantation and immunosuppressive therapy. *Ann Intern Med* 126:107, 1997.
164. Tichelli A, Gratwohl A, Nissen C, Speck B: Late clonal complications in severe aplastic anemia. *Leuk Lymphoma* 12:167, 1994.
165. De Planque MM, Bacigalupo A, Würsch A, et al: Long-term follow-up of severe aplastic anaemia patients treated with antithymocyte globulin. *Br J Haematol* 73:121, 1989.
166. Socié G, Henry-Amar M, Bacigalupo A, et al: Malignant tumors occurring after treatment of aplastic anemia. *N Engl J Med* 319:1152, 1993.
167. Stryckmans PA, Dumont JP, Velu T, Debusscher L: Cyclosporine in refractory severe aplastic anemia [letter]. *N Engl J Med* 310:655, 1984.
168. Lazzarino M, Morra E, Canevari A, et al: Cyclosporine in the treatment of aplastic anaemia and pure red-cell aplasia. *Bone Marrow Transplant* 4(Suppl 4):165, 1989.
169. Hinterberger-Fischer M, Höcker P, Lechner K, et al: Oral cyclosporin-A is effective treatment for untreated and also for previously immunosuppressed patients with severe bone marrow failure. *Eur J Haematol* 43:136, 1989.
170. Tötterman TH, Höglund M, Bengtsson M, et al: Treatment of pure red-cell aplasia and aplastic anaemia with cyclosporin: Long-term clinical effects. *Eur J Haematol* 42:126, 1989.
171. Leeksma OC, Thomas LLM, van der Lelie J, et al: Effectiveness of low dose cyclosporine in acquired aplastic anaemia with severe neutropenia. *Neth J Med* 41:143, 1992.
172. Leonard EM, Raefsky E, Griffith P, et al: Cyclosporine therapy of aplastic anaemia, congenital and acquired red-cell aplasia. *Br J Haematol* 72:278, 1989.
173. Tong J, Bacigalupo A, Piaggio G, et al: Severe aplastic anemia (SAA): Response to cyclosporin A (CyA) in vivo and in vitro. *Eur J Haematol* 46:212, 1991.
174. Nakao S, Yamaguchi M, Shiobara S, et al: Interferon-g gene expression in unstimulated bone marrow mononuclear cells predicts a good response to cyclosporine therapy in aplastic anemia. *Blood* 79:2531, 1992.
175. Kojima S, Fukada M, Miyajima Y, Matsuyama T: Cyclosporine and recombinant granulocyte colony-stimulating factor in severe aplastic anemia [letter]. *N Engl J Med* 313:920, 1990.
176. Bertrand Y, Amri F, Capdeville R, et al: The successful treatment of two cases of severe aplastic anaemia with granulocyte colony-stimulating factor and cyclosporine A [case report]. *Br J Haematol* 79:648, 1991.
177. Schrezenmeier H, Schlander M, Raghavachar A: Cyclosporin A in aplastic anemia—Report of a workshop. *Ann Hematol* 65:33, 1992.
178. Gluckman E, Esperou-Bourdeau H, Baruchel A, et al: Multicenter randomized study comparing cyclosporine-A alone and antithymocyte globulin with prednisone for treatment of severe aplastic anemia. *Blood* 79:2540, 1992.
179. Rosenfeld S, Follmann D, Nunez O, et al: Antithymocyte globulin and cyclosporine for severe aplastic anemia: Association between hematologic response and long-term outcome. *JAMA* 289:1130, 2003.
180. Scheinberg P, Wu CO, Nunez O, et al: Long-term outcome of pediatric patients with severe aplastic anemia treated with antithymocyte globulin and cyclosporine. *J Pediatr* 153:814, 2008.
181. Osugi Y, Yagasaki H, Sako M, et al: Antithymocyte globulin and cyclosporine for treatment of 44 children with hepatitis associated aplastic anemia. *Haematologica* 92:1687, 2007.
182. Teramura M, Kimura A, Iwase S, et al: Treatment of severe aplastic anemia with antithymocyte globulin and cyclosporin A with or without G-CSF in adults: A multicenter randomized study in Japan. *Blood* 110:1756, 2007.
183. Zheng Y, Liu Y, Chu Y: Immunosuppressive therapy for acquired severe aplastic anemia (SAA): A prospective comparison of four different regimens. *Exp Hematol* 34:826, 2006.
184. Bacigalupo A, Brand R, Oneto R, et al: Treatment of acquired severe aplastic anemia: Bone marrow transplantation compared with immunosuppressive therapy—The European Group for Blood and Marrow Transplantation experience. *Semin Hematol* 37:69, 2000.
185. Gillio AP, Boulad F, Small TN, et al: Comparison of long-term outcome of children with severe aplastic anemia treated with immunosuppression versus bone marrow transplantation. *Biol Blood Marrow Transplant* 3:18, 1997.
186. De Planque MM, Kluin-Nelemans HC, Van Krieken HJM, et al: Evolution of acquired severe aplastic anaemia to myelodysplasia and subsequent leukaemia in adults. *Br J Haematol* 70:55, 1988.
187. Tichelli A, Gratwohl A, Würsch A, et al: Late haematological complications in severe aplastic anaemia. *Br J Haematol* 69:413, 1988.
188. Moore MAS, Castro-Malaspina H: Immunosuppression in aplastic anemia—Postponing the inevitable? *N Engl J Med* 314:1358, 1991.
189. Tichelli A, Passweg J, Nissen C, et al: Repeated treatment with horse antilymphocyte globulin for severe aplastic anaemia. *Br J Haematol* 100:393, 1998.
190. Scheinberg P, Nunez O, Young NS: Retreatment with rabbit anti-thymocyte globulin and ciclosporin for patients with relapsed or refractory severe aplastic anaemia. *Br J Haematol* 133:622, 2006.
191. Bacigalupo A, Van Lint MT, Cerri R, et al: Treatment of severe aplastic anemia with bolus 6-methylprednisolone and antilymphocyte globulin. *Blut* 41:168, 1980.
192. Issaragrisil S, Tangnai-Trisorana Y, Siriseriwan T, et al: Methylprednisolone therapy in aplastic anaemia: Correlation of in vitro tests and lymphocyte subsets with clinical response. *Eur J Haematol* 40:343, 1988.
193. Brodsky RA, Sensenbrenner LL, Jones RJ: Complete remission in severe aplastic anemia after high-dose cyclophosphamide without bone marrow transplantation. *Blood* 87:491, 1996.
194. Jones RJ, Barber JP, Vala MS et al: Assessment of aldehyde dehydrogenase in viable cells. *Blood* 85:2742, 1995.
195. Kastan MB, Schlaffer I, Russo JE, et al: Direct demonstration of aldehyde dehydrogenase in human hematopoietic progenitor cells *Blood* 75:1947, 1990.
196. Brodsky RA, Sensenbrenner LL, Smith BD, et al: Durable treatment-free remission following high-dose cyclophosphamide for previously untreated severe aplastic anemia. *Ann Intern Med* 135:477, 2001.
197. Brodsky RA: High-dose cyclophosphamide for aplastic anemia and autoimmunity. *Curr Opin Oncol* 14:143, 2002.
198. Hansen PB, Lauritzen AM: Aplastic anemia successfully treated with rituximab. *Am J Hematol* 80:292, 2005.
199. French Cooperative Group for the Study of Aplastic and Refractory Anemias: Androgen therapy in aplastic anemia: A comparative study of high and low doses of 4 different androgens. *Scand J Haematol* 36:346, 1986.
200. Champlin RE, Ho WG, Feig SA, et al: Do androgens enhance the response to antithymocyte globulin in patients with aplastic anemia? A prospective randomized trial. *Blood* 66:184, 1985.
201. Sonoda Y, Ohno Y, Fujii H, et al: Multilineage response in aplastic anemia patients following long-term administration of filgrastim (recombinant human granulocyte colony stimulating factor). *Stem Cells* 11:543, 1993.
202. Bessho M, Jinnai I, Hirashima K, et al: Trilineage recovery by combination therapy with recombinant human granulocyte colony-stimulating factor and erythropoietin in patients with aplastic anemia and refractory anemia. *Stem Cells* 12:604, 1994.
203. Socie G, Mary JY, Schrezenmeier H, et al: Granulocyte-stimulating factor and severe aplastic anemia: A survey by the European Group for Blood and Marrow Transplantation (EBMT). *Blood* 109:2794, 2007.
204. Ganser A, Lindemann A, Siepelt G, et al: Effects of recombinant human interleukin-3 in aplastic anemia. *Blood* 76:1287, 1990.
205. Walsh CE, Liu JM, Anderson SM, et al: A trial of recombinant human interleukin-1 in patients with severe refractory aplastic anaemia. *Br J Haematol* 80:106, 1992.
206. Speck B, Tichelli A, Widmer E, et al: Splenectomy as an adjuvant measure in the treatment of severe aplastic anaemia. *Br J Haematol* 92:818, 1996.
207. Sadowitz PD, Dubowy RL: Intravenous immunoglobulin in the treatment of aplastic anemia. *Am J Pediatr Hematol Oncol* 12:198, 1990.
208. Bodenstein H: Successful treatment of aplastic anemia with high-dose immunoglobulin [letter]. *N Engl J Med* 314:1368, 1991.
209. Ito T, Haraiwa M, Ishikawa Y, et al: Lymphocytapheresis in a patient with severe aplastic anaemia. *Acta Haematol* 80:167, 1988.
210. Morales-Polanco MR, Sanchez-Valle E, Guerrero-Rivera S, et al: Treatment results of 23 cases of severe aplastic anemia with lymphocytapheresis. *Arch Med Res* 28:85, 1997.
211. Kiem HP, McDonald GB, Myerson D, et al: Marrow transplantation for hepatitis-associated aplastic anemia: A follow-up of long-term survivors. *Biol Blood Marrow Transplant* 2:93, 1996.
212. Lewis SM: Course and prognosis in aplastic anemia. *Br Med J* 1:1027, 1965.
213. Lynch RE, Williams DM, Reading JC, Cartwright GE: The prognosis in aplastic anemia. *Blood* 45:517, 1975.
214. Horowitz MM: Current status of allogeneic bone marrow transplantation in acquired aplastic anemia. *Semin Hematol* 37:30, 2000.
215. Ades L, Mary J-Y, Robin M, et al: Long-term outcome after bone marrow transplantation for severe aplastic anemia. *Blood* 103:2490, 2004.
216. Schrezenmeier H, Passweg JR, Marsh JC, et al: Worse outcome and more chronic GVHD with peripheral blood progenitor cells than bone marrow in HLA-matched

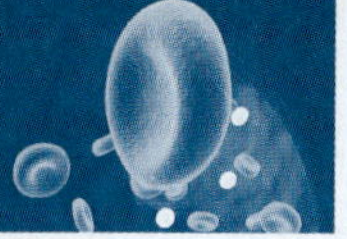

sibling donor transplants for young patients with severe acquired aplastic anemia. *Blood* 110:1397, 2007.

217. Locasciulli A: Acquired aplastic anemia in children: incidence, prognosis and treatment options. *Paediatr Drugs* 4:761, 2002.
218. Tisdale JF, Dunn DE, Maciejewski J: Cyclophosphamide and other new agents for the treatment of severe aplastic anemia. *Semin Hematol* 37:102–109 2000.
219. Fanconi G: Familiäre infantile perniziosaartige anämie (perniziöses blutbild und konstitution). *Jahrbuch Kinderheil* 117:257, 1927.
220. Rosendorff J, Bernstein R, Macdougall L, Jenkins T: Fanconi anemia: another disease of unusually high prevalence in the Afrikaans population of South Africa. *Am J Med Genet* 27:793, 1987.
221. Dokal I, Vulliamy T: Inherited aplastic anaemias/bone marrow failure syndromes. *Blood Rev* 22:141, 2008.
222. Jacquemont C, Taniguchi T: The Fanconi anemia pathway and ubiquitin. *BMC Biochem* 22(8 Suppl 1):S10, 2007.
223. Alter BP, Giri N, Savage SA, et al: Update on inherited bone marrow failure syndromes (IBMFS). *IBMFS Newsletter of the Clinical Genetics Branch*, National Cancer Institute. P.1, Summer 2008.
224. Dufour C, Corcione A, Svahn J, et al: TNF-α and TNF-γ are overexpressed in the bone marrow of Fanconi anemia patients and TNF-α suppresses erythropoiesis in vitro. *Blood* 102:2053, 2003.
225. D'Apolito M, Zelante L, Savoia A: Molecular basis of Fanconi anemia. *Haematologica* 83:533, 1998.
226. Garcia-Higuera I, Kuang Y, D'Andrea AD: The molecular and cellular biology of Fanconi anemia. *Curr Opin Hematol* 6:83, 1999.
227. Young NA, Alter BP: *Aplastic Anemia: Acquired and Inherited*. W.B. Saunders, Philadelphia, 1994.
228. Estren S, Damshek W: Familial hypoplastic anemia of childhood: Report of 8 cases in 2 families with beneficial effects of splenectomy in 1 case. *Am J Dis Child* 73:671, 1947.
229. Swhimamura A, D'Andrea AD: Subtyping of Fanconi anemia patients: Implications for clinical management. *Blood* 102:3459, 2003.
230. Carreau M, Liu L, Gan OI, et al: Short-term granulocyte colony-stimulating factor and erythropoietin treatment enhances hematopoiesis and survival in the mitomycin C-conditioned Fancc(-/-) mouse model, while long-term treatment is ineffective. *Blood* 100:1499, 2002.
231. Alter BP: Cancer in Fanconi anemia. *Cancer* 97:425, 2003.
232. Alter BP, Caruso JP, Drachtman RA, et al: Fanconi anemia: Myelodysplasia as a predictor of outcome. *Cancer Genet Cytogenet* 117:125, 2000.
233. Gluckman E, Wagner JE: Hematopoietic stem cell transplantation in childhood inherited bone marrow failure syndrome. *Bone Marrow Transplant* 41:127, 2008.
234. Huck K, Hanenberg H, Nürnberger W, et al: Favourable long-term outcome after matched sibling transplantation for Fanconi-anemia (FA) and in vivo T-cell depletion. *Klin Padiatr* 220:147, 2008.
235. Ayas M, Al-Jefri A, Al-Seraihi A, et al: Second stem cell transplantation in patients with Fanconi anemia using antithymocyte globulin alone for conditioning. *Biol Blood Marrow Transplant* 14:445, 2008.
236. Kelly PF, Radtke S, von Kalle C, et al: Stem cell collection and gene transfer in Fanconi anemia. *Mol Ther* 15:211, 2007.
237. Dufour C, Svahn J: Fanconi anaemia: New strategies. *Bone Marrow Transplant* 41(Suppl 2):S90, 2008.
238. Dokal I: Dyskeratosis congenita in all its forms. *Br J Haematol* 110:768, 2000.
239. Vulliamy TJ, Dokal I: Dyskeratosis congenita: the diverse clinical presentation of mutations in the telomerase complex. *Biochimie* 90:122, 2008.
240. Savage SA, Alter BP: The role of telomere biology in bone marrow failure and other disorders. *Mech Ageing Dev* 129(1-2):35, 2008.
241. Walne AJ, Vulliamy T, Marrone A, et al: Genetic heterogeneity in autosomal recessive dyskeratosis congenita with one subtype due to mutations in the telomerase-associated protein NOP10. *Hum Mol Genet* 16:1619, 2007.
242. Alter BP, Baerlocher GM, Savage SA, et al: Very short telomere length by flow fluorescence in situ hybridization identifies patients with dyskeratosis congenita. *Blood* 110:1439, 2007.
243. Ghavamzadeh A, Alimoghadam K, Nasseri P, et al: Correction of bone marrow failure in dyskeratosis congenita by bone marrow transplantation. *Bone Marrow Transplant* 23:299, 1999.
244. Cesaro S, Oneto R, Messina C, et al: Haematopoietic stem cell transplantation for Shwachman-Diamond disease: A study from the European Group for Blood and Marrow Transplantation. *Br J Haematol* 131:231, 2005.
245. Güngör T, Corbacioglu S, Storb R, Seger RA: Nonmyeloablative allogeneic hematopoietic stem cell transplantation for treatment of dyskeratosis congenita. *Bone Marrow Transplant* 31:407, 2003.
246. Dror Y, Freedman MH, Leaker M, et al: Low-intensity hematopoietic stem-cell transplantation across human leucocyte antigen barriers in dyskeratosis congenita. *Bone Marrow Transplant* 31:847, 2003.
247. Ginzberg H, Shin J, Ellis L, et al: Shwachman syndrome: Phenotypic manifestations of sibling sets and isolated cases in a large patient cohort are similar. *J Pediatr* 135:81, 1999.
248. Shimamura A: Shwachman-Diamond syndrome. *Semin Hematol* 43:178, 2006.
249. Rujkijyanont P, Watanabe K, Ambekar C, et al: SBDS-Deficient cells undergo accelerated apoptosis through the FAS pathway. *Haematologica* 93:363, 2008.
250. Thornley I, Dror Y, Sung L, et al: Abnormal telomere shortening in leucocytes of children with Shwachman-Diamond syndrome. *Br J Haematol* 117:189, 2002.
251. Ganapathi KA, Shimamura A: Ribosomal dysfunction and inherited marrow failure. *Br J Haematol* 141(3):376, 2008.
252. Ganapathi KA, Austin KM, Lee CS, et al: The human Shwachman-Diamond syndrome protein, SBDS, associates with ribosomal RNA. *Blood* 110:1458, 2007.
253. Bhatla D, Davies SM, Shenoy S, et al: Reduced-intensity conditioning is effective and safe for transplantation of patients with Shwachman-Diamond syndrome. *Bone Marrow Transplant* 42:159, 2008.
254. Dokal I, Rule S, Chen F, et al: Adult onset of acute myeloid leukaemia (M6) in patients with Shwachman-Diamond syndrome. *Br J Haematol* 99:171, 1997.
255. Dror Y, Squire J, Durie P, Freedman MH: Malignant myeloid transformation with isochromosome 7q in Shwachman-Diamond syndrome. *Leukemia* 12:1591, 1998.
256. Li FP, Hecht F, Kaiser-McCaw B et al: Ataxia-pancytopenia: syndrome of cerebellar ataxia, hypoplastic anemia, monosomy 7 and acute myelogenous leukemia. *Cancer Genet Cytogenet* 4:189, 1981.
257. Mahmood F, King MD, Smyth OO, et al: Familial cerebellar hypoplasia and pancytopenia without chromosomal breakages. *Neuropediatrie* 29:302, 1998.
258. González-del AA, Cervera M, Gomez L, et al: Ataxia-pancytopenia syndrome. *Am J Med Genet* 90:252, 2000.
259. Geddis AE: Inherited thrombocytopenia: Congenital amegakaryocytic thrombocytopenia and thrombocytopenia with absent radii. *Semin Hematol* 43:196, 2006.
260. Germeshausen M, Ballmaier M, Welte K: MPL mutations in 23 patients suffering from congenital amegakaryocytic thrombocytopenia: The type of mutation predicts the course of the disease. *Hum Mutat* 27:296, 2006.
261. Pierce AJ, Jasin M: NHEJ deficiency and disease. *Mol Cell* 8:1160, 2001.
262. O'Driscoll M, Gennery AR, Seidel J, et al: An overview of three new disorders associated with genetic instability: LIG4 syndrome, RS-SCID and ATR-Seckel syndrome. *DNA Repair (Amst)* 3:1227, 2004.
263. O'Driscoll M, Jeggo PA: CSA can induce DNA double-strand breaks: Implications for BMT regimens particularly for individuals with defective DNA repair. *Bone Marrow Transplant* 41:983, 2008.
264. Walters TR, Desposito F: Aplastic anemia in Dubowitz syndrome. *J Pediatr* 106:622, 1985.
265. Berthold F, Fuhrmann W, Lampert F: Fatal aplastic anemia in a patient with Dubowitz syndrome. *Eur J Pediatr* 146:605, 1987.
266. Gennery AR, Slatter MA, Bhattacharya A, et al: The clinical and biological overlap between Nijmegen Breakage Syndrome and Fanconi anemia. *Clin Immunol* 113:214, 2004.
267. Gadkowska-Dura M, Dzieranowska-Fangrat K, Dura W, et al: Unique morphological spectrum of lymphomas in Nijmegen breakage syndrome (NBS) patients with high frequency of consecutive lymphoma formation. *J Pathol* 216:337, 2008.
268. Stephan JL, Vlekova V, Le Deist F, et al: Severe combined immunodeficiency: A retrospective single-center study of clinical presentation and outcome in 117 patients. *J Pediatr* 123:564, 1993.
269. Bertrand Y, Muller SM, Casanova JL, et al: Reticular dysgenesis: HLA non-identical bone marrow transplants in a series of 10 patients. *Bone Marrow Transplant* 29:759, 2002.
270. Esperou-Bourdeau H, Leblanc T, Schaison G, et al: Aplastic anemia associated with "bird-headed" dwarfism (Seckel syndrome). *Nouv Rev Fr Hematol* 35:99, 1993.
271. O'Driscoll M, Ruiz-Perez VL, Woods CG, et al: A splicing mutation affecting expression of ataxia-telangiectasia and RAD3-related protein (ATR) results in Seckel syndrome. *Nat Genet* 33:497, 2003.
272. Griffith E, Walker S, Martin CA, et al: Mutations in pericentrin cause Seckel syndrome with defective ATR-dependent DNA damage signaling. *Nat Genet* 40:232, 2008.
273. Hayani A, Suarez CR, Molnar Z, et al: Acute myeloid leukemia in a patient with Seckel syndrome. *J Med Genet* 31:148, 1994.
274. Gonzalez CH, Durkin-Stamm MV, Geimer NF, et al: The WT syndrome—A "new" autosomal dominant pleiotropic trait of radial/ulnar hypoplasia with high risk of bone marrow failure and/or leukemia. *Birth Defects Orig Artic Ser* 13:31, 1977.
275. Walne AJ, Vulliamy TJ, Beswick R, et al: TINF2 mutations result in very short telomeres: Analysis of a large cohort of patients with dyskeratosis congenita and related bone marrow failure syndromes. *Blood* 112:3594, 2008.

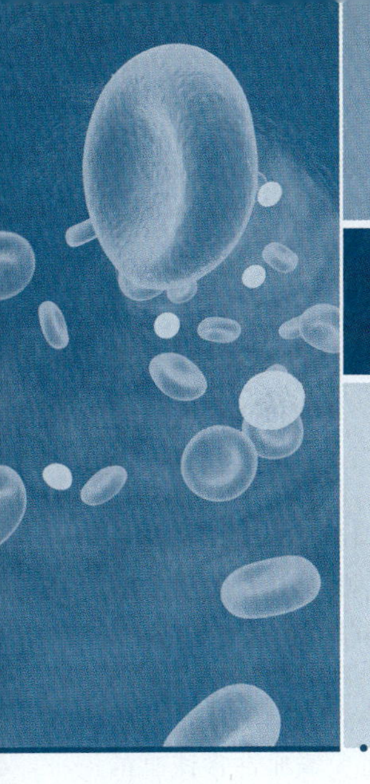

第35章

纯红细胞再生障碍性贫血

Neal S. Young

摘 要

纯红细胞再生障碍性贫血(pure red cell aplasia,简称纯红再障)是指红系造血衰竭所致仅表现为贫血的疾病。该病主要表现为血红蛋白水平减低,网织红细胞减少及骨髓红系前体细胞极度减少或缺如。历史上,纯红再障又称为幼红细胞再生不良(erythroblast hypoplasia)、幼红细胞减低症(erythroblastopenia)、红细胞生成不良(red cell agenesis),低再生性贫血(hypoplastic anemia)及增生不良性贫血(aregenerative anemia)。虽然再生障碍性贫血的含义与之相同,但该诊断主要用于骨髓衰竭引起的全血细胞减少症(见第34章)。1922年,Kaznelson第一次将纯红再障的诊断从再生障碍性贫血中分离出来。20世纪30年代,红细胞再生障碍与胸腺瘤的关系引起医师的关注,最终实验室研究发现纯红再障与免疫机制相关。这些研究成果包括早期Krantz证实抗红系前体细胞抗体的存在及后期抑制红系造血T细胞的发现。20世纪40年代,研究者认识到红细胞再生障碍为镰状细胞性贫血及其他溶血性贫血的急性且危及生命的并发症,预示某种特异性病毒是急慢性红系造血衰竭的病因。尽管纯红再障的发病率低,但因其红系造血衰竭与免疫机制相关,而且具有细小病毒B19感染并破坏骨髓红系前体细胞,故已成为众多实验室的研究目标。然而,同样由于本病发病率低,无法开展大样本或对照的临床实验,因而可推荐的治疗方法只能基于单个病例报道及小样本临床研究。

本章使用的简写和缩略词:BFU-E,红细胞爆裂型集落生成单位(burst forming unit-erythroid);CD20,一种表达于所有成熟B细胞表面的白细胞分化抗原(a cluster differentiation expressed on the surface of all mature B cells);CFU-E,红细胞集落生成单位(colony-forming unit-erythroid);CLL,慢性淋巴细胞白血病(chronic lymphocytic leukemia);Ig,免疫球蛋白(immunoglobulin);IL-3,白细胞介素-3(interleukin 3);LGL,大颗粒淋巴细胞白血病(large granular lymphocytic leukemia);NK,自然杀伤细胞(natural killer cells);*RPS14*,*RPS19*,核糖体亚单位编码基因(genes for the ribosomal subunit proteins);T-cell,胸腺源性淋巴细胞(thymus-derived lymphocyte)。

遗传性纯红细胞再生障碍性贫血(Diamond-Blackfan贫血)

■ 定义及历史

遗传性纯红细胞再生障碍性贫血是指婴儿及早期儿童贫血伴外周血网织红细胞及骨髓红系前体细胞缺乏。本病曾于1936年被Joseph[1]描述为"红系造血衰竭",1938年被Diamond和Blackfan[2]描述为"先天性低增生性贫血"。1951年盖瑟[3]首次报道一例糖皮质激素治疗有效患者,Diamond及其同事[4]报道了一系列接受了治疗的患者资料。遗传性研究从一部分遗传性红细胞再生障碍的患者中发现了一个致病的突变基因[5]。迄今已报道了成百例病例且发表了许多优秀的综述[6-15]。尽管该病由约瑟夫首次报道,但一直以来被称为Blackfan-Diamond贫血或Diamond-Blackfan贫血。

■ 病因和发病机制

由人口统计数据估计该病的年发病率为每一百万活产婴儿中有5例[16]。典型的家系属于常染色体显性遗传或较少见的常染色体隐性遗传。散发病例最为常见。回顾性研究可能发现在患者父母的一方或其他并无贫血表现的亲属中存在轻微的血液学或生化检查异常或基因异常[17]。

遗传学研究提示Diamond-Blackfan贫血为核糖体合成性疾病[18-20]。通过对欧洲几十个家族的基因连锁分析确定突变基因位于染色体19q13[21],且在一例患者中发现了一个易位导致*RPS19*基因克隆化,该基因编码的蛋白参与核糖体组装过程[5]。多数患者的基因突变为整个基因的缺失、易位或截短;这一模式提示存在单倍体失活(haploinsufficiency)的机制而使*RPS19*基因表现为显性基因[22]。当在小鼠胚胎干细胞中敲除该基因的两个等位基因时,该胚胎细胞将无法植入发育[23]。约有25%遗传性红细胞再障患者中可检出*RPS19*基因突变[22,24],继而在少数Diamond-Blackfan贫血患者中又发现了其他核糖体合

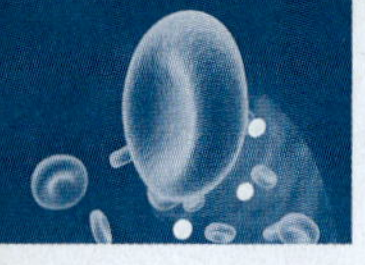

成基因突变(*RPS24*,*RPS7*,*RPS17*,*RPL35A*,*RPL11*,*RPL5*)[22,25]。应用RNA干扰技术在骨髓增生异常综合征5q-亚型中也发现了*RPS14*基因异常[26]。

核糖体蛋白基因缺陷如何导致组成性红细胞再生障碍的确切机制仍未明确。Diamond-Blackfan贫血一直以来以红系前体细胞数量减少[红细胞集落生成单位(CFU-E)和红细胞爆裂型集落生成单位(BFU-E)]为特征[27,28]。细胞培养分析结果表明,早期的相对不依赖红细胞生成素的红系造血正常;主要缺陷发生在晚期依赖红细胞生成素的红系扩增及成熟过程[29]。晚期红系的分化缺陷与巨红细胞的特征表现及血红蛋白F表达增加相一致。粒细胞-巨噬细胞集落形成单位法检测粒细胞生成及体外长期培养起始细胞法(鉴定早期多能造血祖细胞的方法)检测早期造血祖细胞的结果通常是异常的,但较红系(CFU-E和BFU-E生成)功能异常程度为轻[30]。*RPS19*基因在体内广泛表达,但其在红细胞发育中的特异性作用仍未阐明[20]。在组织培养实验中,*RPS19*基因沉默显著影响了红系造血分化,对粒系造血也有程度相对较轻的影响[31,32]。在斑马鱼模型中,早期胚胎发育时rps19缺失可导致红细胞减少和体形异常[33]。

尽管糖皮质激素治疗有效,但几乎无证据表明遗传性红细胞再生障碍性贫血患者存在细胞或体液免疫机制异常。

■ 临床特征

约三分之一患者于出生时或分娩后数周内确诊,几乎所有患者在一岁内确诊[7]。从有关的体格异常进行诊断时,可出现与表型严重程度相关的较大变异,有的表现为胎儿水肿[34,35],有的到成年才出现症状[36]。本病发病无性别差异。已收集的病例提示患者早产及家族流产率增高[9]。早期儿童期贫血的症状包括苍白、淡漠、食欲低下及发育迟缓。体格异常见于约三分之一患者,以颅面畸形最为常见。Cathie[37]所描述的此病的典型表现为"亚麻色头发、塌鼻子、眼距宽、上唇厚和表情机警"。按发生几率自高而低的体格异常分别为拇指畸形、身材矮小、泌尿生殖系异常、蹼状颈、骨骼畸形和心脏异常[7,12,16]。但是这些体格异常不及在Fanconi贫血中那么普遍。

■ 实验室特征

诊断时患者贫血程度可有高度差异。贫血可表现为大细胞性或正细胞性贫血。网织红细胞显著减少。骨髓通常表现为红系前体细胞缺乏,可有少量呈明显"成熟阻滞"的巨幼样变早期红细胞。血小板计数正常或升高。白细胞正常或轻度降低。中性粒细胞数常随年龄增长而下降,成年患者偶可出现严重粒细胞缺乏而易出现致命性感染[38]。

约75%患者红细胞腺苷脱氨酶水平升高,该酶升高也可出现于其他再生不良性贫血的儿童[39]。血清促红细胞生成素、血清铁及总铁结合力升高。多次输血后可有铁蛋白水平升高,如不接受铁螯合剂治疗,患者可出现铁超负荷。

■ 鉴别诊断

临床诊断的典型三联症包括贫血、网织红细胞减少和骨髓红系前体细胞减少或缺如。红细胞腺苷脱氨酶活性增强及核糖体基因突变分析可为其诊断的补充证据。Fanconi贫血可通过染色体断裂应激诱导下的细胞遗传学分析及Fanconi贫血致病基因突变分析而进行排除(见第34章)。儿童一过性成红细胞减少症常发生于一岁患儿,具有自愈的特征。对于年龄较大患者,因血液学特征相似,故较难鉴别遗传性和获得性再生障碍性贫血[11]。阳性家族史,体格异常及特征性细胞遗传学、酶学或基因改变强烈提示遗传性疾病。

■ 治疗、病程和预后

遗传性纯红再障若不治疗可致命,死因为严重贫血及充血性心力衰竭。输血、糖皮质激素及异体干细胞移植均为有效治疗方法。糖皮质激素治疗有效的预测因素包括发病时年龄大、家族史和血小板计数正常。低龄发病及早产常与持续红细胞输注依赖相关[40]。支持治疗包括红细胞输注。以往铁超负荷导致的脏器损伤是主要的死亡原因。为避免输血性含铁血黄素沉着症,应尽早开始铁螯合剂治疗(见第42章)。输注红细胞时应去除白细胞以避免发生异源性免疫反应(见第140章)。红细胞输注通常需维持血红蛋白水平于70~90g/L从而消除症状和保证正常生长及性发育。

尽管糖皮质激素治疗本病的机制不明,毒性作用大,治疗反应也难以预期,但大多患者应用糖皮质激素治疗都有效[41]。本病一旦确诊就应给予泼尼松治疗,剂量为每日2mg/kg,分三至四次服用[8,9,42]。大多数患者治疗后1~4周可出现网织红细胞反应,后可出现血红蛋白水平上升。一旦血红蛋白水平达到90~100g/L,就可通过减少每日用药次数来非常缓慢的减少糖皮质激素剂量。当减至每日一次后,可采用隔日用药方案。通常来说,持续糖皮质激素治疗可避免发生严重贫血。维持剂量可很小(每日1~2mg)。虽然某些患者可耐受完全停止泼尼松治疗,但很多患者出现复发且大多数对治疗有反应者出现激素依赖。治疗反应的表现不一,有的迅速缓解明显治愈,有的治疗有效但多年后复发[9]。相反,在治疗失败多年后再次试用糖皮质激素可有效。在76例患者的长期随访中,59例接受泼尼松治疗;31例初次治疗有效,25例初次治疗失败者中2例后来出现治疗有效[8]。糖皮质激素治疗有效与较好的生存率密切相关,服用小剂量泼尼松治疗患者及极少数自发缓解者预期可正常生活。长期服用大剂量泼尼松可出现显著的毒性作用,包括生长延迟、库欣面容、水牛背、骨质疏松症、髋关节无菌性坏死及骨折、糖尿病、高血压及白内障。红细胞输注伴铁螯合剂治疗效果要优于大剂量激素维持治疗者。

成功的异基因干细胞骨髓移植可治愈本病(见第21章),但该疗法未广泛应用于治疗有效的儿童。需输血及铁螯合剂治疗患者的中位预期寿命为30~40岁。疗效略差者与依从性差及铁超负荷所致的心脏及肝脏疾病有关[8]。由于考虑到异基因干细胞移植相关的不良反应发生率及死亡率,多数患者到疾病晚期,在大量输血、铁超负荷和产生同种异体免疫后才接受移植。尽管存在诸多不良预后因素,首次报道的19例移植患者中15例在移植后存活了5个月至数年[12]。欧洲[43]和日本[44]统计的报道的生存率也与此类似。无亲属关系捐献者的骨髓干细胞或脐血干细胞[43,44]移植的成功率较低。有一例儿童患者移植完全成功后仍出现了纯红再障的复发[42,45]。

其他治疗方法包括白细胞介素(IL)3[46]、大剂量甲泼尼龙[47]、环孢素及其他免疫抑制剂[48,49]以及metoclopropamide诱导泌乳素治疗[50],虽经初步研究取得满意结果,但仍未被广泛接受。

由于生存期较长，本病晚期发展为白血病的风险较高[20]。波士顿儿童医院随访的 76 例患者中，4 例死于急性髓系白血病，相对危险度较预期高 200 倍[8]。

体外基因转染可纠正 *RSP19* 基因（核糖体蛋白编码基因）突变细胞的功能[51]。在动物模型中，被纠正的细胞在体内表现出红系造血改善和体内生存优势[52]，为基因治疗提供了可能性。

短暂性再障危象和儿童期短暂性幼红细胞减少症

■ 定义及历史

短暂性红系造血衰竭除了症状可自发缓解、持续数周的实验室检查异常如正细胞正色素性贫血和骨髓红系增生低下可自行恢复外，其余临床表现与纯红再障相同。此病红系造血停滞的原因包括：①急性细小病毒 B19 感染，通常发生于溶血性疾病患者（称为短暂性再障危象）；②在正常儿童中，通常发生于其他未知的儿童期病毒感染之后（儿童期短暂性幼红细胞减少症）；③一过性药物反应。

20 世纪 40 年代，Lyngar[53] 首次描述了贫血危象，其后 Owren[54]、Gasser[3]、Dameshek 与 Bloom[55] 相继报道了遗传性球形细胞增多症伴有贫血危象。其中某家系中的几个儿童均发生贫血危象伴随不寻常的网织红细胞计数降低。短暂性再障危象也是镰状细胞贫血的并发症[56,57]。骨髓检查显示红系前体细胞降低或缺如，常可见巨大原红细胞[54,55]。由于家族史中有患者及其兄弟姐妹同时发热的疾病史，故该病被疑为感染所致。自一名正常献血者血中偶然发现细小病毒 B19 后，Pattison 及其同事检测了大量储备的血清以寻找近期感染证据。在伦敦发生过短暂性再障危象的患有镰状细胞贫血的牙买加儿童的血液中，全部都发现了 B19 病毒特异性免疫球蛋白（IgM 型抗体或病毒抗原[58]。后来证实细小病毒 B19 也是第五病的发病病因[59]。在 Serjeant 及其同事[60,61] 报道的大群牙买加镰状细胞贫血患者中，几乎所有短暂性再障危象的发生都与细小病毒 B19 相关。回顾性分析发现归咎于恶性营养不良病、维生素缺乏、细菌感染及化学物品接触的纯红再障也可能存在细小病毒感染。

Gasser（参考文献 50 所引用）描述了在正常儿童中出现幼红细胞减少并最终痊愈[54]；20 世纪 70 年代 Wranne[62] 确定该病为独立病种。儿童期短暂性幼红细胞减少症的病因不明，但可能为某种病毒感染后免疫介导的综合征。

■ 病因学和发病机制

细小病毒 B19 为小 DNA 病毒，通常感染人类。大多数成人有 B19 特异性 IgG 抗体[59]。因为红系祖细胞的 P 抗原或红细胞糖苷脂为 B19 进入细胞的受体[63]，故该病毒对红系祖细胞有亲嗜性[64,65]。体内及体外研究发现此病毒感染可溶解靶细胞并终止红系造血功能。在所有感染的患者中，细小病毒 B19 感染很可能伴有网织红细胞减少[66]。只有红细胞寿命缩短时，才会出现贫血。通常产生中和病毒的抗体后，感染才被终止（如果抗体缺乏时，病毒持续存在则会导致慢性纯红再障）。在正常人群中，细小病毒 B19 的感染导致第五病的流行；而在特殊的镰状细胞性贫血类的血液专科病人中，该病毒常导致短暂性再障危象[67,68]。在第五病患者的血中存在 IgM 抗体，病毒水平低或检测不到。典型的症状及体征如"掌掴脸"皮疹及关节痛或关节炎都继发于抗体 - 病毒免疫复合物沉积。

相反的，在短暂性再障危象时，血循环中病毒浓度高，患者不会进展为第五病。镰状细胞性贫血儿童患者中，细小病毒 B19 感染的发生率约为 11%，75% 患者发生在 20 岁前[69]。在这种状况下，细小病毒感染与短暂性再障危象、反复发热、疼痛、急性胸腔综合征和急性脾隔断综合征等相关[69]。但是与正常人一样，镰状细胞性贫血患者感染细小病毒后也可以无症状[70]。

儿童期短暂性幼红细胞减少症的病因仍不明。典型表现为明显的病毒感染前驱症状[71]，有一过性发病和季节性发病的特点[72-74]。有极少数例外，[75] 细小病毒 B19 不是病因[76,77]，至今未检出其他病毒感染[71]。红细胞集落数（见第 29 章和第 31 章）通常减少[78]。体外实验发现患者血清中的 IgG 抑制红系造血，提示免疫反应在其发病中发挥作用[78,79]。细胞介导免疫机制也可能与发病有关。有研究报道去除 T 细胞可引起 CFU-E 集落生成显著增加[80]。家族性短暂性幼红细胞减少症患者中存在多态性等位基因成簇分布现象，提示儿童期短暂性幼红细胞减少症与遗传性红细胞再生障碍性贫血可能相关[81]。

导致慢性纯红再障的药物亦可导致暂时性红系造血衰竭[82]。针对继发于苯妥英[83] 及利福平[84] 的纯红再障的实验室研究发现存在半抗原机制，即只有药物共存时，血清抗体才影响红系前体细胞。

■ 临床特征

短暂性再障危象一般好发于遗传性球形红细胞增多症、镰状细胞贫血或其他溶血性贫血的慢性贫血的年轻患者。红系造血功能下降导致更明显的面色苍白、乏力、倦怠及活动时呼吸困难。胃肠不适或头痛并不少见[85]。细小病毒感染可揭示之前未诊断的潜在的溶血性贫血。体格检查可发现贫血体征，如苍白、心动过速及吹风样杂音。未见皮疹及关节肿胀。血清胆红素水平升高或显性黄疸提示可能存在潜在溶血。然而，儿童期短暂性幼红细胞减少症可表现为既往健康儿童的急性贫血。该综合征的预计发生率为 4~5 例 /1 000 000 个活产婴儿[86-88]。短暂性幼红细胞减少症在重症贫血儿童常见[87,89]，也是儿童患者中获得性纯红再障的最常见原因[6,86]。多数患者为 1~3 岁幼儿[6,89]，但儿童期短暂性幼红细胞减少症的发病可从出生后第一年持续到青春期。其较少见的并发症包括癫痫及一过性神经系统异常[90-92]。

■ 实验室评估

在两种综合征中，贫血是其显著特征，血红蛋白水平可明显降低。外周血网织红细胞常缺如，骨髓红系前体细胞缺乏或显著减少。红细胞指数正常。白细胞及血小板计数正常或升高。偶有患者可出现中性粒细胞或血小板轻度到中度减少，特别在脾功能正常的遗传性球形红细胞增多症或儿童期短暂性幼红细胞减少症患者中更易出现。如果病程短暂且诊断时已经处于骨髓恢复期，患者可表现为网织红细胞增高，外周血涂片中可见有核红细胞。

■ 鉴别诊断

网织红细胞计数可辨别溶血性贫血患者出现进行性贫血

的原因是否源于暂时性再障危象。儿童期短暂性幼红细胞减少症最需要与遗传性纯红再障相鉴别。前者的发病年龄较大，除了可在同胞中同时出现短暂性幼红细胞减少外，患者常无家族史[93]。患者无体格畸形，症状可自行缓解。与遗传性纯红再障相反，儿童期短暂性幼红细胞减少症患者的红细胞腺苷脱氨酶水平正常，红细胞不表达胎儿血红蛋白及i抗原（主要在胎儿红细胞上表达的抗原）等"应激"模式。患者病史、红细胞指数和适当血清学检查可快速排除儿童期贫血更常见的原因，如缺铁或其他营养缺乏。当短暂性幼红细胞减少伴有中性粒细胞减少时，需怀疑急性淋巴细胞白血病和再障性贫血，骨髓检查可鉴别[94]。当前用药史更支持药物诱发而不是特发性的初步诊断，这对于成年患者尤为重要。

■ 治疗、病程和预后

通常在感染后1~2周内，当出现细小病毒B19中和抗体时，暂时性再障危象可缓解。继而网织红细胞可升高，血红蛋白可一过性升高到正常水平以上。白细胞和血小板数量可"反弹"，可出现因骨髓增生而致的骨痛。重度贫血患者需输注红细胞（见第140章）。除非患者处于免疫缺陷状态无法消除病毒感染，否则免疫球蛋白输注无确定的治疗作用。

儿童期短暂性幼红细胞减少通常在数周后终止，但贫血偶可持续数月[6]。在该期间可能需要输血。对于药物相关性暂时性红系造血衰竭，应该停用可疑致病药物，若临床状况随之改善有助于确定该诊断。

获得性纯红再障

■ 定义及历史

获得性纯红再障是一种少见的贫血，主要见于老年人。其血细胞计数与骨髓表现与Diamond-Blackfan贫血没有区分，即均有贫血、严重网织红细胞减少和骨髓红系前体细胞缺乏。获得性纯红再障的疾病分类学起源含混不清。早期的病例描述混杂于再障之中（以往再障是广义骨髓衰竭的笼统术语）。1922年Kaznelson[95]报道了首例病例。纯红再障与胸腺瘤的关系有助于早期鉴别这两种综合征。尽管纯红再障与再障一样均有免疫异常且免疫抑制剂治疗有效，但前者没有中性粒细胞、单核细胞及血小板受损，从而有助于鉴别。众多纯红再障的不同临床分类（表35-1）均符合免疫介导的病理生理机制。其中红细胞衰竭最明确的机制为T细胞介导的免疫损伤及持续性细小病毒B19的感染。

■ 病因和发病机制

免疫介导的红系造血衰竭

临床和实验室依据均支持存在抑制红系造血的体液及细胞免疫机制。纯红再障与自身免疫性疾病相关，如类风湿关节炎、系统性红斑狼疮、重症肌无力、自身免疫性溶血性贫血、获得性低免疫球蛋白血症、自身免疫性多腺体综合征，特别是胸腺瘤；并与伴有免疫调节紊乱的淋巴增殖性疾病相关，如慢性淋巴细胞白血病（chronic lymphocytic leukemia，CLL）及霍奇金淋巴瘤。实验室检查常可检出血清抑制物。Krantz及其同事

表35-1　纯红再障的分类

胎儿纯红再障（非免疫性胎儿水肿）
宫内细小病毒B19
遗传性（Diamond-Blackfan贫血）
*RPS19*基因突变（约25%病例）
获得性
短暂性纯红再障
溶血性疾病伴急性细小病毒B19感染（短暂性再障危象；约100%病例）
儿童期短暂性幼红细胞减少
慢性纯红细胞再障
特发性
大颗粒淋巴细胞白血病
慢性淋巴细胞白血病
克隆性髓系疾病（特别是5q-综合征）
免疫缺陷宿主中持续性细小病毒B19感染（约15%病例）
胸腺瘤
胶原血管疾病
干细胞移植后
抗ABO抗体
药物诱发
抗红细胞生成素抗体
妊娠

在体外实验中发现患者血中的免疫球蛋白片段可抑制血红素合成及红细胞前体细胞实验[96]。纯红再障患者经常出现抑制BFU-E和CFU-E集落生成的抗体。此种抗体的病理生理学作用可由以下事实推断而知：首先，根据患者对针对性抗体治疗如血浆置换及单克隆抗体CD20（B细胞上存在的一种抗原）的疗效反应趋向；其次，已治愈患者血浆中抗体滴度下降或消失。这些抗体可参与妊娠纯红再障的发生[97]。

针对红细胞生成素的自身抗体很少引起本病[98,99]。继发于抗体的纯红再障更常见于接受肾脏透析治疗而注射重组红细胞生成素所诱发的患者（见第36章）[100-104]。这种贫血可较严重，有些患者即使停用激素治疗仍依赖输血。糖基化的重组红细胞生成素与天然分子不同，但是所产生的抗体是针对其蛋白的构象表位而非糖基部分；这种红细胞生成素的免疫原性与人类白细胞抗原（human leukocyte antigen，HLA）特异性相关[105]。第二类由已知特异性的抗体导致红细胞再障的例子发生于造血干细胞移植后。若供者在一个主要ABO位点不符合，就可导致受体红系移植延迟或晚期红系造血功能衰竭[106-109]。但是在大多数纯红再障患者中靶抗原仍然未知。

纯红再障也可能与淋巴增殖性疾病相关。在一个对纯红再障患者的调查中发现，6%的患者患有CLL，7%患有大颗粒淋巴细胞白血病（large granular lymphocytic leukemia，LGL）[111,112]。在另一组47例纯红再障患者中，4例为CLL，9例为LGL[113]。这种相关可能有多种原因，有些可能源于原有淋巴增殖性疾病的病理生理过程和（或）治疗，如白血病相关和（或）治疗相关性红系造血抑制、骨髓微环境破坏和（或）适应性免疫系统调节紊乱而引起针对红系的病理性自身免疫反应（见第94章和

第 96 章)。

在某些病例中,T 细胞可能参与红系造血衰竭[110]。在循环淋巴细胞数正常的患者中,有时可应用流式细胞术及分子学方法检测到克隆性 T 细胞扩增[114,115]。在集落生成实验中,从特发性纯红再障[116-119]或疾病相关性纯红再障(如 CLL[120,121]、LGL[122-124]、胸腺瘤[125]、其他淋巴恶性疾病[126,127]、Epstein-Barr 病毒感染[128]及人类 T 细胞白血病病毒 1 感染[129])患者分离的淋巴细胞可抑制红系造血。研究表明存在数种细胞杀伤机制[14,112]。此外,在某些情况下,当表达可以识别红系特异性抗原肽的特定 αβ T 细胞受体时,T 细胞能以 HLA- I 类限制性方式识别并杀死和(或)抑制红系造血前体细胞(见第 78 章)[130]。在 LGL 相关性慢性纯红再障中,红系造血抑制是通过非 HLA 限制性 γδ T 细胞溶解 CFU-E 所致。此类 T 细胞下调 HLA I 类抗原,使靶细胞易于被患者自身的自然杀伤细胞(natural killer,NK)识别并裂解(见第 79 章)[14]。

持续性细小病毒 B19 感染

细小病毒 B19 特异性感染红系前体细胞并对其有毒性作用。正常情况下细小病毒感染在感染后 1~2 周通过体液免疫反应可终止。线性中和表位定位于衣壳蛋白相对小的区域上[131]。当缺乏有效抗体反应时,感染就会持续存在并造成纯红再障[59,131]。红系造血衰竭有可能是细小病毒感染的唯一表现。细小病毒 B19 持续感染可发生于免疫缺陷状态,最常见的原因包括化疗及免疫抑制药物治疗[132]、人类免疫缺陷病毒 1 感染[133],偶而也发生于伴有轻微免疫异常的 Nezelof 综合征[134]。既往细小病毒曾导致约 15% 获得性免疫缺陷综合征患者出现重症贫血[135],然而高度有效的抗反转录病毒药物降低了其致病作用[136,137]。持续性细小病毒 B19 感染可发生于妊娠中期胎儿。这种感染可以通过病毒对胎肝红系前体细胞的细胞毒作用引起胎儿水肿,并且因为重度贫血及充血性心力衰竭而导致新生儿死亡[59]。极少情况下,由输注红细胞而得到解救的细小病毒感染或胎儿水肿表现的婴儿会出现先天性纯红细胞再障或红系造血异常性贫血[35]。

导致红细胞造血衰竭发生的细胞内在缺陷

红细胞再障可以是骨髓增生异常的首发或主要表现[138]。多个不相关的基因缺陷可以导致红系造血衰竭。一些骨髓增生异常综合征病例中可出现 *N-RAS* 基因(RAS 组的癌基因之一)的激活型点突变[139,140]。体外实验中 *N-RAS* 基因突变可诱导红系前体细胞增殖缺陷[141]。

药物

特异性药物反应所致红细胞再障比例远远低于粒细胞缺乏(见第 65 章)。病例报道提示多种药物与纯红再障有关,如苯妥英、磺胺及磺胺类药物、硫唑嘌呤、别嘌呤醇、异烟肼、普鲁卡因、噻氯匹啶、利巴韦林及青霉胺。由病例报道无法确定其因果关系。当使用非甾体抗炎药物、金及秋水仙碱时,原发的风湿性疾病可能为其病因。

临床特征

老年患者的症状性贫血可表现为苍白、乏力、倦怠及心前区疼痛。长期应用糖皮质激素可出现医源性库欣综合征,长期输注红细胞可出现伴有生理性色素斑的继发性血色病。并发的疾病包括 CLL、淋巴瘤、胶原血管疾病、重症肌无力,特别是胸腺瘤和某些肿瘤。纯红再障可并发于妊娠。以下患者出现贫血应考虑是否存在持续性细小病毒 B19 感染:干细胞移植后的肿瘤患者、接受免疫抑制剂治疗者、AIDS 患者和有家族史或个人史提示存在遗传性免疫性疾病者。其他已证实与纯红再障发病有关的病毒感染性疾病包括传染性单核细胞增多症和部分肝炎患者(病原体不明的血清学阴性肝炎)。

实验室特点

可为正细胞或大细胞性贫血,网织红细胞显著减少,白细胞和血小板计数正常。骨髓红系前体细胞极少或缺如,而粒系及巨核系造血正常。铁饱和度及铁蛋白水平常升高,且随反复输血而更高。红系集落培养法可预测对免疫抑制剂的治疗反应。骨髓或血液出现 BFU-E 或 CFU-E 与血液学改善相关[116,142,143],不过此方法未能广泛采用。

应行胸部影像学检查包括胸部计算机断层扫描(computed tomographic scan,CT)来检测胸腺瘤。胸腺瘤与纯红再障的关系已引起重视,不过这种关系并不常见。一位有经验的调查者发现在 37 例纯红再障患者中仅 2 例胸腺瘤[144],其他研究报道的胸腺瘤发病率亦低[110,113]。胸腺瘤常被外周包膜包裹且可见梭形细胞组织。在一项研究中,56 例胸腺瘤患者中有 10 例因局部浸润表现而认定为恶性肿瘤[145],故如有可能,胸腺瘤应行手术切除。

伴有白细胞增多症、淋巴结肿大和(或)血涂片淋巴细胞形态异常患者应行相关检查以确定是否并发淋巴增殖性疾病,如 CLL(见第 94 章)或 LGL(见第 96 章)。

持续性细小病毒感染较难诊断。骨髓涂片中散在巨大原红细胞是本病的特征性改变(图 35-1),不过这种典型细胞比较

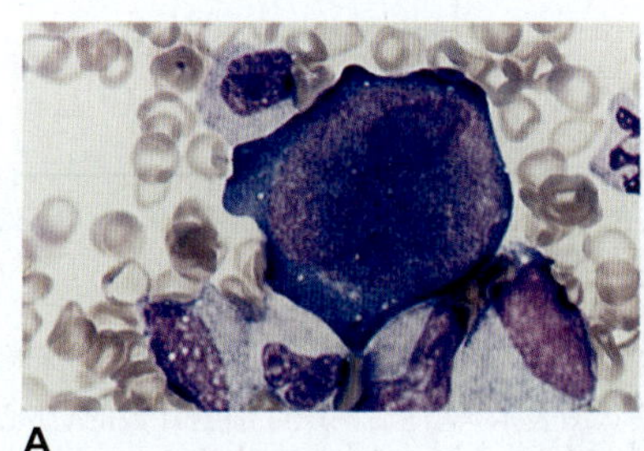
A

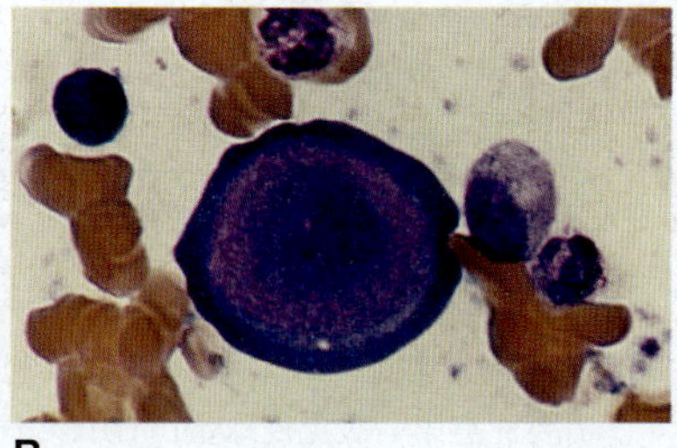
B

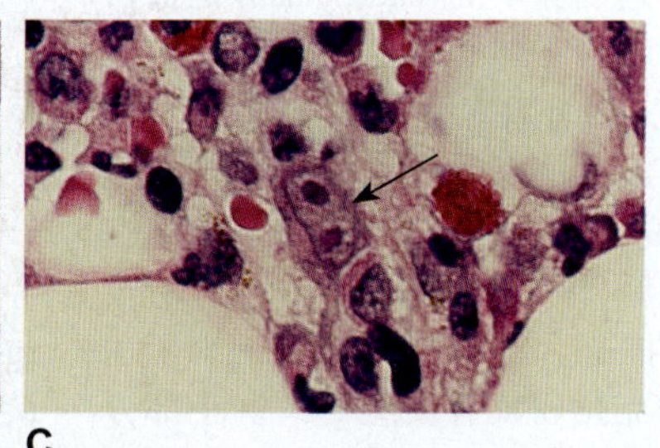
C

图 35-1　A 和 B. 一例继发于持续性细小病毒 B19 感染的慢性纯红再障患者骨髓涂片,可见巨大早期幼红细胞前体细胞。注意核包涵体(细胞核内暗色阴影部分)代表细小病毒感染灶。C. 骨髓病理切片。箭头所指双核红系前体细胞伴核包涵体代表细小病毒感染灶。

难被观察到。有些报道骨髓形态学呈现病态造血或白血病样改变。血清病毒特异性抗体缺如或仅有 IgM 阳性。血液中细小病毒 DNA 表现为高浓度而且很容易用分子学方法检出。

■ 鉴别诊断

年轻患者很难区分遗传性或获得性纯红再障。极少情况下，如其他血细胞计数处于临界水平，纯红再障难以与比较常见的骨髓衰竭区别开来。单纯贫血及网织红细胞减少患者的骨髓涂片出现病态造血及染色体异常等骨髓增生异常表现。由于可治愈性，免疫抑制者出现贫血时应总是考虑细小病毒 B19 感染并寻找相关依据。

■ 治疗、病程和预后

治疗

输血治疗 与遗传性纯红再障相同，输血和铁螯合剂属于基本治疗[146]。对成年人而言，每周输注一个单位浓缩红细胞可替代骨髓红系造血，为方便计数，通常每两周输注两个单位红细胞。多数患者最低血红蛋白水平高于 70g/L 即可达到预防贫血症状的目标。在伴心肺疾病患者及老年患者中血红蛋白水平的期望值往往高于 90g/L。即使难治性纯红再障的生命亦有望延长，甚至可能达到正常预期寿命，可根据血清铁蛋白水平决定何时开始铁螯合剂治疗（见第 42 章）。

免疫抑制治疗 可疑免疫源性疾病者可应用免疫抑制剂治疗。大多数患者可有效，但常需多种药物进行后继治疗。但有些患者持续治疗无效[110,146-148]。常用治疗方案为起始应用泼尼松每日 1~2mg/kg，约半数患者可获改善。用药 1~2 个月可出现明显毒性作用，表现库欣综合征。有报道环孢素治疗可获更高缓解率，因而有研究者倡议将本药作为一线治疗药物[48,149-153]。细胞毒性药物，特别是硫唑嘌呤和环磷酰胺也有一定疗效[154]，但因其具有致突变和致白血病作用而不宜作为一线用药。此类药物更宜用于大颗粒淋巴细胞白血病相关性纯红再障等本身需要进行细胞减量的疾病[114,155,156]。获得性纯红再障常对抗胸腺细胞球蛋白（antithymocyte globulin，ATG））治疗有效[116,143,157]。更加特异性的单克隆抗体较抗淋巴细胞球蛋白毒性更低，因此不需住院监控用药[158]。达利珠单抗（daclizumab）是抗白细胞介素 -2 受体的单克隆抗体，对纯红再障病人的有效率约 40%[159]。利妥昔单抗（抗 CD20 单克隆抗体）[160-162] 和阿仑单抗（alemtuzumab）［抗 CD52（B 淋巴细胞表面抗原）单克隆抗体］[163,164] 也有治疗成功的报道。有些治疗无效患者对氟达拉滨和克拉屈滨有反应[165,166]。小部分患者经血浆置换治疗[167,168] 后可获长期改善，推测可能与去除了致病抗体有关[167]。由于缺乏随机临床实验，以及病例报告缺乏足够大的样本，因而很多治疗方法无法从病例报告中定量的评估治疗效果[146]。就 CLL 或 LGL 等淋巴增殖性疾病相关的纯红再障患者而言，治疗应针对或考虑白血病或淋巴瘤等基础疾病。（见第 94 章、第 96 章、第 97 章）。

胸腺瘤应该被切除以防止恶性肿瘤局部扩散，不过胸腺瘤切除术不能改善骨髓造血功能[145]。胸腺瘤切除术后也可出现纯红再障。环孢素为治疗胸腺瘤相关纯红再障最有效的药物[169]。纯红再障极少成为干细胞移植指征，因为这种贫血通常不需过于猛烈的治疗手段即可控制。无反应患者可经环磷酰胺预处理后，输注异基因干细胞达到治愈[170,171]。

其他治疗 尽管早期病例报道有一些疗效较好，但雄激素、红细胞生成素和脾切除术不属于纯红再障的常规治疗方案。

持续性细小病毒 B19 感染患者的免疫球蛋白治疗 细小病毒的持续感染存在于无法产生有效体液免疫的宿主体内。几乎所有患者可通过输注商业化免疫球蛋白得以有效治疗，这种中和性抗体本身存在于大部分健康人群中。输注 5~10 天的免疫球蛋白，每天 0.4g/kg，可显著提高网织红细胞数，并可将患者血红蛋白恢复至理想水平。对于遗传性免疫缺陷综合征为基础病的纯红再障患者，一个周期的治疗即足以获得长期治愈[172]，而获得性免疫缺陷综合征患者一个周期的治疗可能无法清除血循环中的细小病毒而复发，需反复治疗[133] 或以免疫球蛋白维持输注[133,173]（图 35-2）。持续性细小病毒 B19 感染患者没有发热等病毒感染的典型表现。这些患者输注免疫球蛋白后可诱发不同程度的第五病的症状，包括皮疹暴发及关节炎。

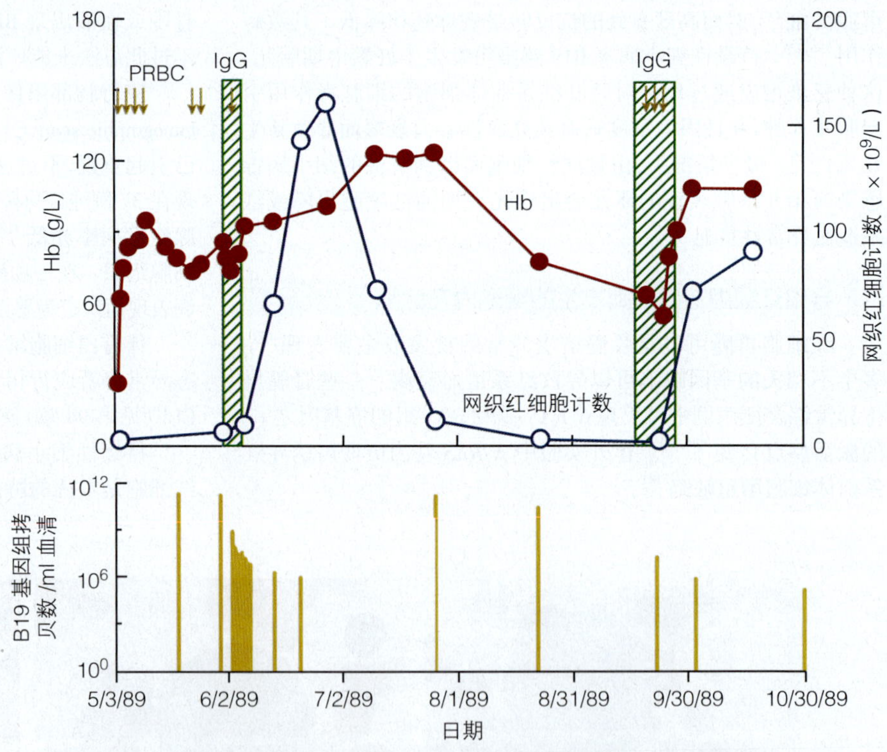

图 35-2 一例人类免疫缺陷病毒 -1 感染患者因细小病毒感染致纯红再障患者临床治疗经过图[123]。需要注意第一次免疫球蛋白（阴影线柱状图表示）输注后网织红细胞计数的（空心圆点折线）升高，继之以细小病毒滴度下降。此后，网织红细胞计数和血红蛋白浓度（实心圆点折线）下降反映贫血再发。再一次免疫球蛋白治疗后网织红细胞计数和血红蛋白浓度又升高，并有细小病毒滴度下降。

既往报道有老年纯红再障患者对免疫球蛋白输注治疗有效，意味着有可能对未经发现的细小病毒感染进行了治疗。

翻译：周春林

校对：张　琳，王建祥

参考文献

1. Joseph WH: Anemia of infancy and early childhood. *Medicine (Baltimore)* 15:307, 1936.
2. Diamond LK, Blackfan KD: Hypoplastic anemia. *Am J Dis Child* 464, 1939.
3. Gasser C: Aplasia of erythropoiesis. *Pediatr Clin North Am* 4:445, 1957.
4. Diamond LK, Wang WC, Alter BB: Congenital hypoplastic anemia. *Adv Pediatr* 22:349, 1976.
5. Draptchinskaia N, Gustavsson P, Anderson B, et al: The gene encoding ribosomal protein S19 is mutated in Diamond-Blackfan anaemia. *Nat Genet* 21:169, 1999.
6. Glader BE: Diagnosis and management of red cell aplasia in children. *Hematol Oncol Clin North Am* 1:431, 1987.
7. Halperin SD, Freedman HM: Diamond-Blackfan anemia: Etiology, pathophysiology, and treatment. *Am J Pediatr Hematol Oncol* 11:380, 1989.
8. Janov A, Leong T, Nathan D, et al: Diamond-Blackfan anemia, natural history and sequelae of treatment. *Medicine (Baltimore)* 75:77, 1996.
9. Alter BP: Diamond-Blackfan anemia, in *Aplastic Anemia, Acquired and Inherited*, edited by NS Young, BP Alter, p. 361. WB Saunders, Philadelphia, 1994.
10. Willig TN, Gazda H, Sieff CA: Diamond-Blackfan anemia. *Curr Opin Hematol* 7:85, 2000.
11. Freedman MH: Pure red cell aplasia in childhood and adolescence: Pathogenesis and approaches to diagnosis. (Clinical annotations.) *Br J Haematol* 85:246, 1993.
12. Tisdale J, Dunbar CE: Pure red cell aplasia, in *The Bone Marrow Failure Syndromes*, edited by NS Young, p. 135. WB Saunders, Philadelphia, 2000.
13. Dessypris EN: Aplastic anemia and pure red cell aplasia. *Curr Opin Hematol* 1:157, 1994.
14. Fisch P: Pure red cell aplasia. *Br J Haematol* 111:1010, 2000.
15. Croisille L, Tchernia G, Casadevall N: Autoimmune disorders of erythropoiesis. *Curr Opin Hematol* 8:68, 2001.
16. Ball SE, McGuckin CP, Jenkins G: Diamond-Blackfan anaemia in the U.K.: Analysis of 80 cases from a 20-year birth cohort. *Br J Haematol* 94:645, 1996.
17. Ball S, DBA Study Group: Normal parental results should not be taken as evidence of sporadic de novo DBA: Results of family studies from the *UK DBA Registry. Proceedings of the 5th Annual Diamond Blackfan Anemia International Consensus Conference*, March 2004, New York City.
18. Dianzani I, Loreni F: Diamond-Blackfan anemia: A ribosomal puzzle. *Haematologica* 93:1601, 2008.
19. Ellis SR, Lipton JM: Diamond Blackfan anemia: A disorder of red blood cell development. *Curr Top Dev Biol* 82:217, 2008.
20. Lipton J: Diamond Blackfan anemia: New paradigms for a "not so pure" inherited red cell aplasia. *Semin Hematol* 43:167, 2006.
21. Gustavsson P, Willig TN, Van Haederingen A: Diamond-Blackfan anaemia: Genetic homogeneity for a gene on chromosome 19q13 restricted to 1.8 Mb. *Nat Genet* 16:368, 1997.
22. Campagnoli MF, Ramenghi U, Armiraglio M, et al: RPS19 mutations in patients with Diamond-Blackfan anemia. *Hum Mutat* 29:911, 2008.
23. Matsson H, Davey EJ, Draptchinskaia N, et al: Targeted disruption of the ribosomal protein S19 gene is lethal prior to implantation. *Mol Cell Biol* 24:4032, 2004.
24. Wilig TN, Draptchinskaia N, Dianzani I, et al: Mutations in ribosomal protein S19 gene Diamond-Blackfan anemia: Wide variations in phenotypic expression. *Blood* 94:4294, 1999.
25. Boria I, Quarello P, Avondo F, et al: A new database for ribosomal protein genes which are mutated in Diamond-Blackfan anemia. *Hum Mutat* 29:E263, 2008.
26. Ebert BL, Pretz J, Bosco J, et al: Identification of *RPS1r* as a 5q− syndrome gene by RNA interference screen. *Nature* 451:335, 2008.
27. Perdahl EB, Naprstek BL, Wallace WC, et al: Erythroid failure in Diamond-Blackfan anemia is characterized by apoptosis. *Blood* 83:645, 1994.
28. Casadevall N, Croisille L, Auffray I, et al: Age-related alterations in erythroid and granulopoietic progenitors in Diamond-Blackfan anaemia. *Br J Haematol* 87:369, 1994.
29. Ball S, DBA Study Group: Further definition of the erythroid defect in DBA, and the modulatory effect of steroids and prolactin. *Proceedings of the 5th Annual Diamond Blackfan Anemia International Consensus Conference*, March 2004, New York City.
30. Giri N, Kang E, Tisdale JF, et al: Clinical and laboratory evidence for a trilineage haematopoietic defect in patients with refractory Diamond-Blackfan anaemia. *Br J Haematol* 108:167, 2000.
31. Flygare J, Kiefer T, Miyake K, et al: Diamond-Blackfan anemia phenotype created in healthy CD34+ cells through lentivirus-mediated siRNA silencing of ribosomal protein S19. *Proceedings of the 5th Annual Diamond Blackfan Anemia International Consensus Conference*, March 2004, New York City.
32. Miyake K, Flygare J, Kiefer T, et al: Development of cellular models for ribosomal protein S19 (RPS19)-deficient diamond-blackfan anemia using inducible expression of siRNA against RPS19. *Mol Ther* 11: 627, 2005.
33. Uechi T, Nakajima Y, Chakraborty A, et al: Deficiency of ribosomal protein S19 during early embryogenesis leads to reduction of erythrocytes in a zebrafish model of Diamond-Blackfan anemia. *Hum Mol Genet* 17:3204, 2008.
34. Scimeca PG, Weinblatt ME, Slepowitz G, et al: Diamond-Blackfan syndrome: An unusual cause of hydrops fetalis. *Am J Pediatr Hematol Oncol* 10:241, 1988.
35. Brown KE, Green SW, Antunez-de-Mayolo J, et al: Congenital anemia following transplacental B19 parvovirus infection. *Lancet* 343:895, 1994.
36. Balaban EP, Buchanan GR, et al: Diamond-Blackfan syndrome in adult patients. *Am J Med* 78:533, 1985.
37. Cathie IA: Erythrogenesis imperfecta. *Arch Dis Child* 25:313, 1950.
38. Schofield KP, Evans DIK: Diamond-Blackfan syndrome and neutropenia. *J Clin Pathol* 44:742, 1991.
39. Glader BE, Backer K: Elevated red cell adenosine deaminase activity: A marker of disordered erythropoiesis in Diamond-Blackfan anaemia and other haematologic diseases. *Br J Haematol* 68:165, 1988.
40. Willig TN, Niemeyer CM, Leblanc T, et al: Identification of new prognosis factors from the clinical and epidemiologic analysis of a registry of 229 Diamond-Blackfan anemia patients: DBA group of Sciete d'Hematologic et d'Immunologie Pediatrique (SHIP), Gesellshaft fur Padiatrische Onkologie und Hamatologie (GPOH), and the European Society for Pediatric Hematology and Immunology (ESPHI). *Pediatr Res* 46:553, 1999.
41. Vlachos A, Ball S, Dahl N, et al: Diagnosing and treating Diamond Blackfan anaemia: Results of an international clinical consensus conference. *Br J Haematol* 142:849, 2008.
42. Stern GA, Killingsworth DW: Complications of topical antimicrobial agents. *Int Ophthalmol Clin* 29:137, 1989.
43. Vlachos A, Federman N, Reyes-Haley C, et al: Hematopoietic stem cell transplantation for Diamond Blackfan anemia: A report from the Diamond Blackfan Anemia Registry. *Bone Marrow Transplant* 27:381, 2001.
44. Mugishima H, Ohga S, Ohara A, et al: Hematopoietic stem cell transplantation for Diamond-Blackfan anemia: A report from the Aplastic Anemia Committee of the Japanese Society of Pediatric Hematology. *Pediatr Transplant* 11:601, 2007.
45. Wynn RF, Grainger JD, Carr TF, et al: Failure of allogeneic bone marrow transplantation to correct Diamond-Blackfan anaemia despite haemopoietic stem cell engraftment. *Bone Marrow Transplant* 24:803, 1999.
46. Ball SE, Tchernia G, Wranne L, et al: Is there a role for interleukin-3 Diamond-Blackfan anaemia results of a European multicentre study. *Br J Haematol* 91:313, 1995.
47. Ozsoylu S: High-dose intravenous corticosteroid treatment for patients with Diamond-Blackfan syndrome resistant or refractory to conventional treatment. *Am J Pediatr Hematol Oncol* 10:217, 1988.
48. Leonard EM, Raefsky E, Griffith P, et al: Cyclosporine therapy of aplastic anaemia, congenital and acquired red cell aplasia. *Br J Haematol* 72:278, 1989.
49. Marmont AM: Congenital hypoplastic anaemia refractory to corticosteroids but responding to cyclophosphamide and antilymphocytic globulin. *Acta Haematol* 60:90, 1978.
50. Rutella S, Pierelli L, Bonanno G, et al: Role for granulocyte colony-stimulating factor in the generation of human T regulatory type 1 cells. *Blood* 100:2562, 2002.
51. Hamaguchi I, Ooka A, Brun A, et al: Gene transfer improves erythroid development in ribosomal protein S19-deficient Diamond-Blackfan anemia. *Blood* 100:2724, 2002.
52. Flygare J, Olsson K, Richter J, et al: Gene therapy of Diamond Blackfan anemia CD34+ cells leads to improved erythroid development and engraftment following transplantation. *Exp Hematol* 36:1428, 2008.
53. Lyngar E: Samtidig optreden av anemisk kriser hos 3 barn i en familie med hemolytisk ikterus. *Nord Med* 14:1246, 1942.
54. Owren PA: Congenital hemolytic jaundice: The pathogenesis of the "hemolytic crisis." *Blood* 3:231, 1948.
55. Dameshek W, Bloom ML: The events in the hemolytic crisis of hereditary spherocytosis, with particular reference to the reticulocytopenia, pancytopenia and an abnormal splenic mechanism. *Blood* 3:1381, 1948.
56. Chernoff AI, Josephson AM: Acute erythroblastopenia in sickle-cell anemia and infectious mononucleosis. *Am J Dis Child* 82:310, 1951.
57. Singer K, Motulsky AG, Wile SA: Aplastic crisis in sickle cell anemia. A study of its mechanism and its relationship to other types of hemolytic crises. *J Lab Clin Med* 35:721, 1950.
58. Simmons P, Kaushansky K, Torok-Storb B: Mechanisms of cytomegalovirus-mediated myelosuppression: Perturbation of stromal cell function versus direct infection of myeloid cells. *Proc Natl Acad Sci U S A* 87:1386, 1990.
59. Young NS, Brown KE: Parvovirus B19. *N Engl J Med* 350:586, 2004.
60. Serjeant GR, Topley JM, Mason K, et al: Outbreak of aplastic crises in sickle cell anaemia associated with parvovirus-like agent. *Lancet* 2:595, 1981.
61. Serjeant GR, Serjeant BE, Pattison JR, et al: Sero-epidemiology of human parvovirus infection in homozygous sickle cell disease [abstract]. *Blood* 80:10a, 1992.
62. Wranne L: Transient erythroblastopenia in infancy and childhood. *Scand J Haematol* 7:76, 1970.
63. Young NS, Harrison M, Moore JG, et al: Direct demonstration of the human parvovirus in erythroid progenitor cells infected in vitro. *J Clin Invest* 74:2024, 1984.
64. Brown KE, Anderson SM, Young NS: Erythrocyte P antigen: Cellular receptor for B19 parvovirus. *Science* 262:114, 1993.
65. Brown KE, Hibbs JR, Gallinella G, et al: Resistance to human parvovirus B19 infection due to lack of virus receptor (erythrocyte P antigen). *N Engl J Med* 330:1192, 1993.
66. Anderson MJ, Jones SE, Minson AC: Diagnosis of human parvovirus infection by dot-blot hybridization using cloned viral DNA. *J Med Virol* 15:163, 1985.
67. Young NS, Mortimer PP: Viruses and bone marrow failure. *Blood* 63:729, 1984.
68. Chorba TL, Coccia P, Holman RC, et al: Role of parvovirus B19 in aplastic crisis and erythema infectiosum (fifth disease). *J Infect Dis* 154:383, 1986.
69. Smith-Whitley K, Zhao H, et al: The epidemiology of human parvovirus B19 in children with sickle cell disease. *Blood* 103:422, 2003.

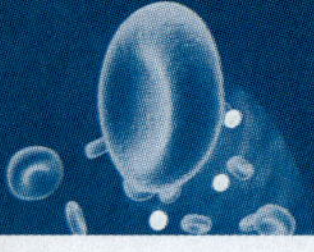

70. Serjeant BE, Hambleton RR, Kerr S, et al: Haematological response to parvovirus B19 infection in homozygous sickle-cell disease. *Lancet* 341:1237, 1993.
71. Skeppner G, Kreuger A, Elinder G: Transient erythroblastopenia of childhood: Prospective study of 10 patients with special reference to viral infections. *J Pediatr Hematol Oncol* 24:294, 2002.
72. Beresford CH, MacFarlane SD: Temporal clustering of transient erythroblastopenia (cytopenia) of childhood. *Aust Paediatr J* 23:351, 1987.
73. Bhambhani K, Inoue S, Sarnaik SA: Seasonal clustering of transient erythroblastopenia of childhood. *Am J Dis Child* 142:175, 1988.
74. Hays T, Lane PA, Shafer F: Transient erythroblastopenia of childhood. A review of 26 cases and reassessment of indications for bone marrow aspirate. *Am J Dis Child* 143:605, 1989.
75. Prassouli A, Papadakis V, Tsakris A, et al: Classic transient erythroblastopenia of childhood with human parvovirus B19 genome detection in the blood and bone marrow. *J Pediatr Hematol Oncol* 27:333, 2005.
76. Young NS, Mortimer PP, Moore GJ, et al: Characterization of a virus that causes transient aplastic crisis. *J Clin Invest* 73:224, 1984.
77. Rogers BB, Rogers ZR, Timmons CF: Polymerase chain reaction amplification of archival material for parvovirus B19 in children with transient erythroblastopenia of childhood. *Pediatr Pathol Lab Med* 16:471, 1996.
78. Gussetis ES, Peristeri J, Kitra V, et al: Clinical value of bone marrow cultures in childhood pure red cell aplasia. *J Pediatr Hematol Oncol* 20:120, 1998.
79. Koenig HM, Lightsey AL, Nelson DP, et al: Immune suppression of erythropoiesis in transient erythroblastopenia of childhood. *Blood* 54:742, 1979.
80. Tamary H, Kaplinsky C, Shvartzmayer S, et al: Transient erythroblastopenia of childhood: Evidence for cell-mediated suppression of erythropoiesis. *Am J Pediatr Hematol Oncol* 15:386, 1993.
81. Gustavsson P, Klar J, Matsson H, et al: Familiar transient erythroblastopenia of childhood is associated with the chromosome 19q13.2 region but not caused by mutations in coding sequences of the ribosomal protein S19 (RPS19) gene. *Br J Haematol* 119:261, 2002.
82. Thompson DF, Gales MA: Drug-induced pure red cell aplasia. *Pharmacotherapy* 16:1002, 1996.
83. Dessypris EN, Redline S, Harris JW, et al: Diphenylhydantoin-induced pure red cell aplasia. *Blood* 65:789, 1985.
84. Mariette Y, Mitjavila MT, Moulinie PR, et al: Rifampicin-induced pure red cell aplasia. *Am J Med* 87:459, 1989.
85. Smith JC, Megason GC, Iyer RV, et al: Clinical characteristics of children with hereditary hemolytic anemias and aplastic crisis: A 7-year review. *South Med J* 87:702, 1994.
86. Kynaston JA, West NC, Reid MM: A regional experience of red cell aplasia. *Eur J Pediatr* 152:306, 1993.
87. Farhi DC, Leubbers E, Rosenthal N: Bone marrow biopsy findings in childhood anemia—Prevalence of transient erythroblastopenia of childhood. *Arch Pathol Lab Med* 122:638, 1998.
88. Skeppner G, Wranne L: Transient erythroblastopenia of childhood in Sweden: Incidence and findings at the time of diagnosis. *Acta Paediatr* 82:574, 1993.
89. Cherrick I, Karayalcin G, Lanzkowsky P: Transient erythroblastopenia of childhood: Prospective study of fifty patients. *Am J Pediatr Hematol Oncol* 16:320, 1994.
90. Michelson Ad, Marshall PC: Transient neurological disorder associated with transient erythroblastopenia of childhood. *Am J Pediatr Hematol Oncol* 9:161, 1987.
91. Young RSK, Rannels E, Hilmi A, et al: Severe anemia in childhood presenting as transient ischemic attacks. *Stroke* 14:622, 1983.
92. Chan GCF, Kanwar VS, Wilimas J: Transient erythroblastopenia of childhood associated with transient neurologic deficit: Report of a case and review of the literature. *J Paediatr Child Health* 34:299, 1998.
93. Skeppner G, Forestier E, Henter JI, et al: Transient red cell aplasia in siblings: A common environmental or a common hereditary factor? *Acta Paediatr* 87:43, 1998.
94. Leuschner S, Bödewaldt-Radzun S, Rister M: Increase of CALLA-positive stimulated lymphoid cells in transient erythroblastopenia of childhood. *Eur J Pediatr* 149:551, 1990.
95. Kaznelson P: Zur Enstehung der Blut Plattchen. *Verh Dtsch Ges Inn Med* 34:557, 1922.
96. Dessypris EN, Krantz SB, Roloff JS, et al: Mode of action of the IgG inhibitor of erythropoiesis in transient erythroblastopenia of childhood. *Blood* 59:114, 1982.
97. Baker RI, Manoharan A, De Luca E, et al: Pure red cell aplasia of pregnancy: A distinct clinical entity. *Br J Haematol* 85:619, 1993.
98. Peschle C, Marmont AM, Marone G, et al: Pure red cell aplasia: Studies on an IgG serum inhibitor neutralizing erythropoietin. *Br J Haematol* 30:411, 1975.
99. Casadevall N, Dupuy E, Molho-Sabatier P, et al: Autoantibodies against erythropoietin in a patient with pure red-cell aplasia. *N Engl J Med* 334:630, 1996.
100. Prabhakar SS, Muhlfelder T: Antibodies to recombinant human erythropoietin causing pure red cell aplasia. *Clin Nephrol* 47:331, 1997.
101. Casadevall N, Nataf J, Viron B, et al: Pure red-cell aplasia and antierythropoietin antibodies in patients treated with recombinant erythropoietin. *N Engl J Med* 346: 469, 2002.
102. Locatelli F, del Vecchio L: Pure red cell aplasia secondary to treatment with erythropoietin. *J Nephrol* 16:461, 2003.
103. Pollock C, Johnson DW, Horl WH, et al: Pure red cell aplasia induced by erythropoiesis-stimulating agents. *Clin J Am Soc Nephrol* 3:193, 2008.
104. McKoy JM, Stonecash RE, Cournoyer D, et al: Epoetin-associated pure red cell aplasia: Past, present, and future considerations. *Transfusion* 48:1754, 2008.
105. Fijal B, Ricci D, Vercammen E, et al: Case-control study of the association between select *HLA* genes and anti-erythropoietin antibody-positive pure red-cell aplasia. *Pharmacogenomics* 9:157, 2008.
106. Bolan CD, Leitman SF, Griffith LM, et al: Delayed donor red cell chimerism and pure red cell aplasia following major ABO-incompatible nonmyeloablative hematopoietic stem cell transplantation. *Blood* 98:1687, 2001.
107. Grigg AP, Juneja SK: Pure red cell aplasia with the onset of graft versus host disease. *Bone Marrow Transplant* 32:1099, 2003.
108. Hayden PJ, Gardiner N, Molloy K, et al: Pure red cell aplasia after a major ABO-mismatched bone marrow transplant for chronic myeloid leukaemia: Response to reintroduction of cyclosporin. *Bone Marrow Transplant* 33:459, 2004.
109. Helbig G, Stella-Holowiecka B, Wojnar J, et al: Pure red-cell aplasia following major and bi-directional ABO-incompatible allogeneic stem-cell transplantation: Recovery of donor-derived erythropoiesis after long-term treatment using different therapeutic strategies. *Ann Hematol* 86:677, 2007.
110. Charles RJ, Sabo KM, Kidd PG, et al: The pathophysiology of pure red cell aplasia: Implications for therapy. *Blood* 87:4831, 1996.
111. Chikkappa G, Zarrabi MH, Tsan MF: Pure red-cell aplasia in patients with chronic lymphocytic leukemia. *Medicine* (Baltimore) 65:339, 1986.
112. Go RS, Lust JA, Phyliky RL: Aplastic anemia and pure red cell aplasia associated with large granular lymphocyte leukemia. *Semin Hematol* 40:196, 2003.
113. Lacy MQ, Kurtin PJ, Tefferi A: Pure red cell aplasia: Association with large granular lymphocyte leukemia and the prognostic value of cytogenetic abnormalities. *Blood* 87:3000, 1996.
114. Yamada O: Clonal T cell proliferation in patients with pure red cell aplasia. *Leuk Lymphoma* 35:69, 1999.
115. Fujishima N, Hirokawa M, Fujishima M, et al: Oligoclonal T cell expansion in blood but not in the thymus from a patient with thymoma-associated pure red cell aplasia. *Haematologica* 91(Suppl): ECR47, 2006.
116. Abkowitz JL, Powell JS, Nakamura JM, et al: Pure red cell aplasia: Response to therapy with anti-thymocyte globulin. *Am J Hematol* 23:363, 1986.
117. Abkowitz JL, Kadin ME, Powell JS, et al: Pure red cell aplasia: Lymphocyte inhibition of erythropoiesis. *Br J Haematol* 63:59, 1986.
118. Hanada T, Abe T, Nakamura H, et al: Pure red cell aplasia: Relationship between inhibitory activity of T cells to CFU-E and erythropoiesis. *Br J Haematol* 58:107, 1984.
119. Linch DC, Cawley JC, MacDonald SM, et al: Acquired pure red-cell aplasia associated with an increase of T cells bearing receptors for the Fc of IgG. *Acta Haematol* 65:270, 1981.
120. Mangan KF, D'Alessandro L: Hypoplastic anemia in B cell chronic lymphocytic leukemia: Evolution of T cell-mediated suppression of erythropoiesis in early-stage and late-stage disease. *Blood* 66:533, 1985.
121. Mangan KF, Chikkappa G, Farley PC: T gamma cells suppress growth of erythroid colony-forming units *in vitro* in the pure red cell aplasia of B-cell chronic lymphocytic leukemia. *J Clin Invest* 70:1148, 1982.
122. Hoffman R, Kopel S, Hsu SD, et al: T cell chronic lymphocytic leukemia: Presence in bone marrow and peripheral blood of cells that suppress erythropoiesis in vitro. *Blood* 52:255, 1978.
123. Nagasawa T, Abe T, Nakagawa T: Pure red cell aplasia and hypogammaglobulinemia associated with Tr-cell chronic lymphocytic leukemia. *Blood* 57:1025, 1981.
124. Handgretinger R, Geiselhart A, Moris A: Pure red cell aplasia associated with clonal expansion of granular lymphocytes expressing killer-cell inhibitory receptors. *N Engl J Med* 340:278, 1999.
125. Mangan KF, Volkin R, Winkelstein A: Autoreactive erythroid progenitor-T suppressor cells in the pure red cell aplasia associated with thymoma and panhypogammaglobulinemia. *Am J Hematol* 23:167, 1986.
126. Akard LP, Brandt J, Lu Li, et al: Chronic T cell lymphoproliferative disorder and pure red cell aplasia. *Am J Med* 83:1069, 1987.
127. Reid TJI, Mullancy M, Burrell LM, et al: Pure red cell aplasia after chemotherapy for Hodgkin's lymphoma: *In vitro* evidence for T cell mediated suppression of erythropoiesis and response to sequential cyclosporine and erythropoietin. *Am J Hematol* 46:48, 1994.
128. Socinksi MA, Ershler WB, Tosato G, et al: Pure red blood cell aplasia associated with chronic Epstein-Barr virus infection: Evidence for T-cell–mediated suppression of erythroid colony-forming units. *J Lab Clin Med* 104:995, 1984.
129. Levitt LJ, Reyes GR, Moonka DK, et al: Human T-cell leukemia virus-I–associated T-suppressor cell inhibition of erythropoiesis in a patient with pure red cell aplasia and chronic T-gamma-lymphoproliferative disease. *J Clin Invest* 81:538, 1988.
130. Poll EHA, Arwert F, Kortbeek HT, et al: Fanconi anaemia cells are not uniformly deficient in unhooking of DNA interstrand crosslinks induced by mitomycin C or 8-methoxypsoralen plus UV-A. *Hum Genet* 68:228, 1984.
131. Kurtzman G, Cohen R, Field AM, et al: The immune response to B19 parvovirus infection and an antibody defect in persistent viral infection. *J Clin Invest* 84:1114, 1989.
132. Geetha D, Zachary JB, Baldado HM, et al: Pure red cell aplasia caused by Parvovirus B19 infection in solid organ transplant recipients: A case report and review of literature. *Clin Transplant* 14:586, 2000.
133. Frickhofen N, Abkowitz JL, Safford M, et al: Persistent parvovirus infection in patients infected with human immunodeficiency virus type 1 (HIV-1): A treatable cause of anemia in AIDS. *Ann Intern Med* 113:926, 1990.
134. Caroli J, Bernard J, Bessis M, et al: Hemochromatose avec anemic hypochrome et absence d' hemoglobine anormale. *Presse Med* 65:1991, 1957.
135. Abkowitz JL, Brown KE, Wood RW, et al: Clinical relevance of parvovirus B19 as a cause of anemia in patients with human immunodeficiency virus infection. *J Infect Dis* 176:269, 1997.
136. Mylonakis E, Dickinson BP, Mileno MD, et al: Persistent parvovirus B19 related anemia of seven year's duration in an HIV-infected patient: Complete remission associated with highly active antiretroviral therapy. *Am J Hematol* 60:164, 1999.
137. Morelli P, Bestetti G, Longhi E, et al: Persistent parvovirus B19-induced anemia in an HIV-infected patient under HAART. Case report and review of literature. *Eur J Clin Microbiol Infect Dis* 26:833, 2007.
138. García-Suárez J, Pascual T, Muñoz MA, et al: Myelodysplastic syndrome with erythroid hypoplasia/aplasia: A case report and review of the literature. *Am J Hematol*

58:319, 1998.
139. Hirai H: Molecular pathogenesis of MDS. *Int J Hematol* 76:213, 2002.
140. Pellagatti A, Esoof N, Watkins F: Gene expression profiling in the myelodysplastic syndromes using cDNA microarray technology. *Br J Haematol* 125:576, 2004.
141. Darley RL, Hoy TG, Baines P, et al: Mutant N-RAS induces erythroid lineage dysplasia in human CD34+ cells. *J Exp Med* 185:1337, 1997.
142. Lacombe C, Casadevall N, Muller O, et al: Erythroid progenitors in adult chronic pure red cell aplasia: Relationship of *in vitro* erythroid colonies to therapeutic response. *Blood* 64:71, 1984.
143. Mangan KF, Shadduck RK: Successful treatment of chronic refractory pure red cell aplasia with antithymocyte globulin: Correlation with *in vitro* erythroid culture studies. *Am J Hematol* 17:417, 1984.
144. Clark DA, Dessypris EN, Krantz SB: Studies on pure red cell aplasia. XI. Results of immunosuppressive treatment of 37 patients. *Blood* 63:277, 1984.
145. Hirst E, Robertson TI: The syndrome of thymoma and erythroblastopenic anemia. *Medicine (Baltimore)* 46:225, 1967.
146. Sawada K, Fujishima N, Hirokawa M: Acquired pure red cell aplasia: Updated review of treatment. *Br J Haematol* 142:505, 2008.
147. Firkin FC, Maher D: Cytotoxic immunosuppressive drug treatment strategy in pure red cell aplasia. *Eur J Haematol* 41:212, 1988.
148. Kwong YL, Wong KF, Liang RHS, et al: Pure red cell aplasia: Clinical features and treatment results in 16 cases. *Ann Hematol* 72:137, 1996.
149. Mamiya S, Itoh T, Miura AB: Acquired pure red cell aplasia in Japan. *Eur J Haematol* 59:199, 1997.
150. Yamada O, Motoji T, Mizoguchi H: Selective effect of cyclosporine monotherapy for pure red cell aplasia not associated with granular lymphocyte-proliferative disorders. *Br J Haematol* 106:371, 1999.
151. Raghavachar A: Pure red cell aplasia: Review of treatment and proposal for a treatment strategy. *Blut* 61:47, 1990.
152. Tötterman TH, Höglund M, Bengtsson M, et al: Treatment of pure red-cell aplasia and aplastic anaemia with ciclosporin: Long-term clinical effects. *Eur J Haematol* 42:126, 1989.
153. Sawada K-I, Hirokawa M, Fujishima N, et al: Long-term outcome of patients with acquired primary idiopathic pure red cell aplasia receiving cyclosporine A. A nationwide cohort study in Japan for the PRCA Collaborative Study Group. *Hematol J* 92:1021, 2007.
154. Yamada O, Mizoguchi H, Oshimi K: Cyclophosphamide therapy for pure red cell aplasia associated with granular lymphocyte-proliferative disorders. *Br J Haematol* 97:392, 1997.
155. Go RS, Li C-Y, Tefferi A, et al: Acquired pure red cell aplasia associated with lymphoproliferative disease of granular T lymphocytes. *Blood* 98:483, 2001.
156. Fujishima N, Sawada K-I, Hirokawa M, et al: Long-term responses and outcomes following immunosuppressive therapy in large granular lymphocyte leukemia-associated pure red cell aplasia: A nationwide cohort study in Japan for the PRCA Collaborative Study Group. *Haematologica* 93:1555, 2008.
157. Harris SI, Weinberg JB: Treatment of red cell aplasia with antithymocyte globulin: Repeated inductions of complete remissions in two patients. *Am J Hematol* 20:183, 1985.
158. Robak T: Monoclonal antibodies in the treatment of autoimmune cytopenias. *Eur J Haematol* 72:79, 2004.
159. Sloand EM, Scheinberg P, Maciejewski JP, et al: Brief communication: Successful treatment of pure red-cell aplasia with an anti-interleukin-2 receptor antibody (Daclizumab). *Ann Intern Med* 144:181, 2006.
160. Ghazal H: Successful treatment of pure red cell aplasia with rituximab in patients with chronic lymphocytic leukemia. *Blood* 99:1092, 2002.
161. Auner HW, Wolfler A, Beham-Schmid C, et al: Restoration of erythropoiesis by rituximab in an adult patient with primary acquired pure red cell aplasia refractory to conventional treatment. *Br J Haematol* 116:725, 2002.
162. Scaramucci L, Niscola P, Ales M, et al: Pure red cell aplasia associated with hemolytic anemia refractory to standard measures and resolved by rituximab in an elderly patient. *Int J Hematol* 88:343, 2008.
163. Willis F, Marsh JC, Bevan DH, et al: The effect of treatment with Campath-1H in patients with autoimmune cytopenias. *Br J Haematol* 114:891, 2001.
164. Ru X, Liebman HA: Successful treatment of refractory pure red cell aplasia associated with lymphoproliferative disorders with the anti-CD52 monoclonal antibody alemtuzumab (Campath-1H). *Br J Haematol* 123:278, 2004.
165. Ahn JH, Lee KH, Lee JH, et al: A case of refractory idiopathic pure red cell aplasia responsive to fludarabine treatment. *Br J Haematol* 112:527, 2001.
166. Robak T, Kaszn, Ki M, et al: Pure red cell aplasia in patients with chronic lymphocytic leukaemia treated with cladribine. *Br J Haematol* 112:1083, 2001.
167. Messner HA, Fauser AA, Curtis JE, et al: Control of antibody-mediated pure red-cell aplasia by plasmapheresis. *N Engl J Med* 304:1334, 1981.
168. Freund LG, Hippe E, Strandgaard S, et al: Complete remission in pure red cell aplasia after plasmapheresis. *Scand J Haematol* 35:315, 1985.
169. Hirokawa M, Sawada J-I, Fujishima N, et al: Long-term response and outcome following immuno-suppressive therapy in thymoma-associated pure red cell aplasia: A nationwide cohort study in Japan by the PRCA Collaborative Study Group. *Haematologica* 93:27, 2008.
170. Müller BU, Tichelli A, Passweg JR, et al: Successful treatment of refractory acquired pure red cell aplasia (PRCA) by allogeneic bone marrow transplantation. *Bone Marrow Transplant* 23:1205, 1999.
171. Tseng SB, Lin SF, Chang CS, et al: Successful treatment of acquired pure red cell aplasia (PRCA) by allogeneic peripheral blood stem cell transplantation. *Am J Hematol* 74:273, 2003.
172. Kurtzman GJ, Ozawa K, Cohen B, et al: Chronic bone marrow failure due to persistent B19 parvovirus infection. *N Engl J Med* 317:287, 1987.
173. Ramratnam B, Schiffman FJ, Rintels P, et al: Management of persistent B19 parvovirus infection in AIDS. *Br J Haematol* 91:90, 1995.

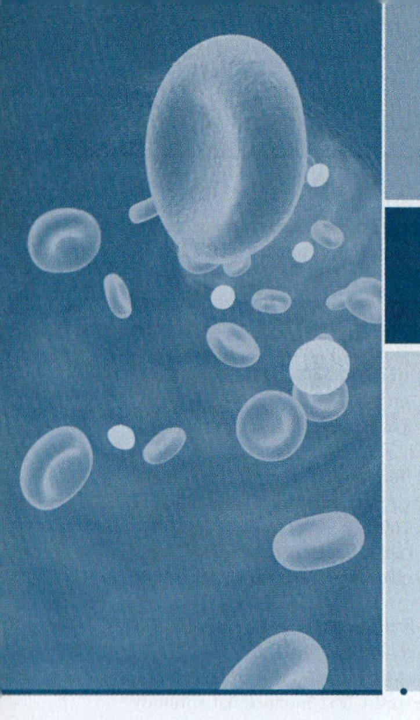

第36章

慢性肾脏疾病的贫血

Jaime Caro, Ubaldo Martinez Outschoorn

摘　要

慢性肾衰竭几乎总是导致贫血。其主要原因是促红细胞生成素(erythropoietin,EPO)合成不足。毒性代谢终产物的蓄积在此类贫血的发病机制中所起的作用仅次于EPO合成不足,不过外源性促红细胞生成刺激剂(erythropoiesis stimulating agents,ESAs)可以很大程度上克服这些终产物的作用。炎性细胞因子可以使血浆铁调素水平增高,后者可阻断肠道铁的吸收和巨噬细胞储存铁的释放。如果机体有充足的铁来源,通过皮下或静脉注射ESA可以使血红蛋白维持在110~120g/L。应避免血红蛋白水平超过120g/L,因为临床试验已表明,如果将血红蛋白>120g/L作为纠正贫血的目标,则患者死亡率升高。约95%的患者对EPO有疗效反应且无明显副作用。

历史和定义

贫血是慢性肾衰竭患者最常见的临床表现之一。未经治疗的贫血,依其严重程度,能够导致一系列异常,包括向组织释放氧量减少,心输出量增加,心脏肥大,认知能力下降,头脑敏锐度下降,以及病人幸福感的总体降低(参见第33章)。贫血的程度与肾衰竭的严重程度似乎大致成比例,但血细胞比容(hematocrit)和肌酐清除率(creatinine clearance)之间无严格的线性关系。尽管存在很大的变异性(图36-1),但肌酐清除率小于20ml/min的情况下,血细胞比容通常小于30ml/dl。多囊肾患者的贫血程度相对于其肾衰竭程度而言,往往比较轻;而肾脏切除术后的患者较行血液透析治疗的患者贫血程度重。肾脏疾病伴发的感染、肿瘤、免疫及代谢异常能影响患者贫血的程度及对治疗的反应[1]。

本章使用的简写和缩略语:ADAMTS-13,一种具有凝血酶敏感蛋白结构域13的解聚素和金属蛋白酶(a disintegrin and metalloproteinase with thrombospondin domain 13);EPO,促红细胞生成素(erythropoietin);ESA,促红细胞生成刺激剂(erythropoiesis-stimulating agent);HIF,缺氧诱导因子(hypoxia-inducible factor);HUS,溶血尿毒症综合征(hemolytic uremic syndrome);Na^+-K^+钠-钾(sodium-potassium);PRCA,纯红细胞再生障碍性贫血(pure red cell aplasia);TTP,血栓性血小板减少性紫癜(thrombotic thrombocytopenic purpura);VHL,von-Hippel-Lindau蛋白(von-Hippel-Lindau)。

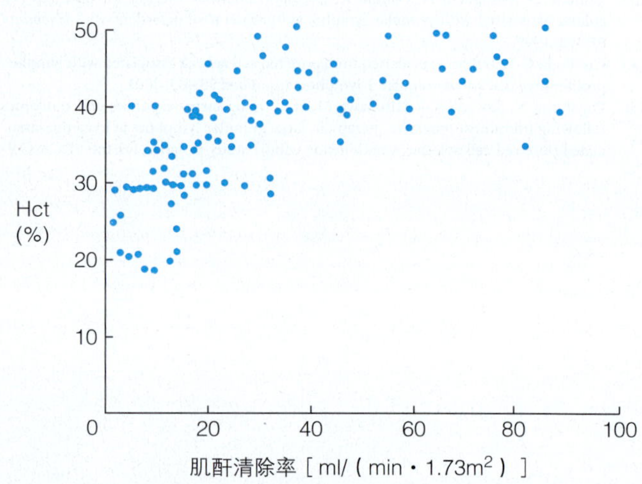

图36-1　慢性肾脏疾病患者血细胞比容与内生肌酐清除率的关系。在大多数慢性肾脏疾病患者中,贫血与肾功能受损程度呈反比[2]。

病因和发病机制

通过对强化透析、双侧肾脏切除和促红细胞生成素(EPO)等治疗的实验室和临床观察,已揭示了慢性肾脏疾病性贫血发生的一些病理生理机制。病变的肾脏产生EPO减少是贫血的主要原因[2,3]。机体排泄潜在毒性代谢产物的能力降低致使红细胞寿命缩短、骨髓抑制和失血风险增加,也可导致贫血[4,5]。并发炎症和(或)营养不良可加重贫血并降低治疗效果[1]。炎症状态导致铁调素生成增多,铁调素通过影响膜铁转运蛋白(ferroportin),从而抑制肠道上皮细胞对铁的吸收和巨噬细胞内储存铁的释放(参见第42章)。血清铁浓度的降低可导致贫血并限制机体对外源性EPO的反应。

■ 肾排泄衰竭

慢性肾脏疾病患者的红细胞寿命通常较正常人缩短。由于此类患者的红细胞输入健康受者体内时，其寿命正常；而正常红细胞在尿毒症受者体内生存期会缩短[4,5]，因此表明尿毒症患者的代谢情况或血管环境不利于红细胞的正常生存。因为慢性肾脏疾病患者红系细胞生成是受损的，所以某些患者中等程度的红细胞寿命缩短即会导致贫血。

代谢性红细胞功能障碍

血尿素氮（blood urea nitrogen）和红细胞寿命呈反比以及强化透析后有时红细胞寿命恢复正常[6]表明红细胞代谢存在缺陷。然而，尿毒症患者红细胞的酶正常或升高，而且细胞内 ATP 水平高，可能是因为血清磷酸盐浓度高所致[7]。作为对贫血和高磷血症的反应，细胞内 2,3- 二磷酸甘油酸（2,3-bisphosphoglycerate）浓度增高[8]，同时血红蛋白对氧的亲和力中度下降[9]。尿毒症性酸中毒时，氧离曲线右移致氧含量进一步下降（Bohr 效应；参见第 48 章和第 49 章）。同时，酸中毒也可降低细胞内有机磷酸盐和 2,3- 二磷酸甘油酸浓度而增加血红蛋白的氧亲和力[10]。可能由于低磷血症，强化透析治疗初期可能会引起细胞内有机磷酸化合物浓度降低[11]。其结果是增加了血红蛋白对氧的亲和力，并暂时加重了组织缺氧，这可能在所谓的透析失衡综合征（dialysis disequilibrium syndrome）中起一定作用[12]。尿毒症时酮醇基转移酶（transketolase，一种单磷酸己糖旁路酶[13]；参见第 46 章）活性降低。结果导致血红蛋白和红细胞膜对氧化性药物或化学物品极为敏感[14,15]。例如，血液透析和净化中使用的经氯化铵（chloramine）净化的自来水可引起 Heinz 小体形成和溶血性贫血[16]。自透析液引入的外源性毒物，如铜、硝酸盐、甲醛等也可引起溶血，偶尔出现严重的甚至危及生命的溶血[17]。甲状旁腺激素（parathyroid hormone）在肾衰竭时常升高，并可能与贫血有关（参见第 38 章）；而高甲状旁腺激素性贫血的病因是多方面的。[18,19]

■ 红细胞机械性破坏

尽管代谢异常可引起溶血，但仍不能确定红细胞寿命与肾衰竭程度之间的确切关系[2]。红细胞的损伤和过早破坏可能是由机械创伤而非代谢异常所致[20]。正常红细胞暴露于强剪切力的作用下，特别是在纤维蛋白界面，发生变形并被单核 - 巨噬细胞扣留。在一些恶性高血压的病例中，可见重度溶血并伴随出现大量红细胞碎片[21,22]，但是在大多数慢性肾脏疾病患者中，只存在中度的溶血和红细胞形态改变。目前认为，尿毒症患者红细胞的过早破坏与代谢受损细胞的机械性破坏有关。

■ 溶血尿毒症综合征

溶血并非继发于尿毒症，其临床表现与 DIC（参见第 130 章）或其他急性微血管病性溶血（参见第 50 章）类似。1955 年 Gasser 等首次描述了此综合征[22]，他们发现婴幼儿在胃肠道或上呼吸道感染后出现溶血和尿毒症。此后发现各年龄患者均可出现该综合征，且与多种外源性物质有关，其中以产 verotoxin 毒素的大肠杆菌最为常见[23,24]。溶血尿毒症综合征（hemolytic uremic syndrome）首先出现肾小球毛细血管和肾小动脉内皮细胞损伤，进而导致局部血小板聚集，血管内凝血和肾皮质缺血性坏死[25]。临床表现包括面色苍白，紫癜，黄疸和少尿。实验室检查发现贫血。外周血涂片可见许多变形红细胞和红细胞碎片（图 36-2），网织红细胞计数增多，偶见有核红细胞[24,26]。尽管血肌酐浓度升高，EPO 水平通常升高[27]。常有血小板减少和骨髓巨核细胞代偿性增多。在很多病例中很难鉴别溶血尿毒症综合征（HUS）和血栓性血小板减少性紫癜（TTP；参见第 50 章和第 133 章）。在 TTP 中，由于 vWF 多聚体裂解蛋白酶（ADAMTS-13，一种具有凝血酶敏感蛋白结构域 13 的解聚素和金属蛋白酶）的先天性缺乏或免疫性失活导致 von Willebrand 多聚体的正常裂解受损[28,29]。大多数溶血尿毒症综合征患者可自愈，但是病情严重者可发生危及生命的肾衰竭，这种情况的发生常常与化疗及免疫抑制剂的使用有关（参见第 50 章和第 133 章），并且其发病率正逐步上升[30]。

■ 失血

1/3~1/2 的慢性肾衰竭患者可发生紫癜，胃肠道或妇科出血[31]。另外，实验室检查及透析也造成一定量的失血。铁缺乏常常成为贫血的原因之一，并影响治疗效果。目前对于引发出

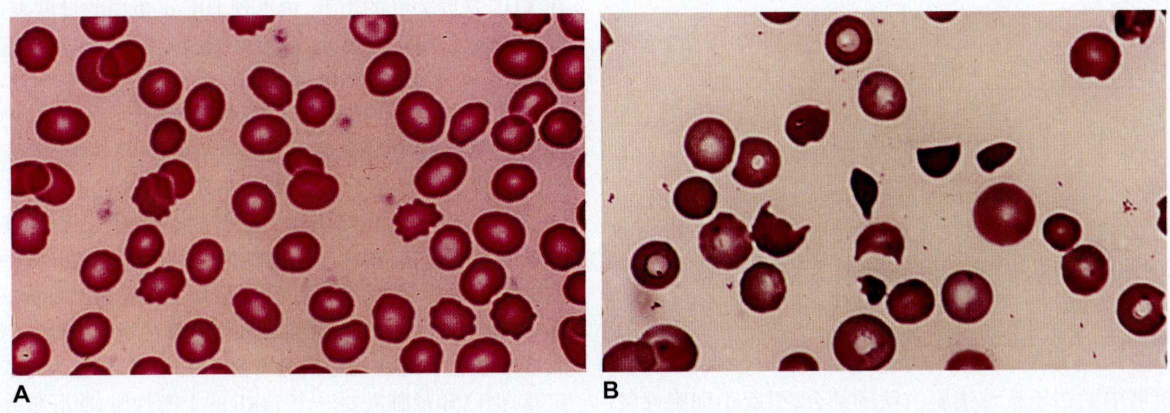

图 36-2　外周血涂片。A. 慢性肾脏疾病。慢性肾脏疾病患者没有特征性的红细胞改变。偶见红细胞碎片，靶形红细胞，棘形红细胞等异常红细胞形态。图片示棘形红细胞，靶形红细胞，卵形红细胞和球形红细胞。如果肾脏疾病合并铁或叶酸缺乏，相应红细胞的改变会叠加于上述异常之上。B. 溶血尿毒症综合征。大量的破碎红细胞是溶血尿毒症综合征的典型表现。图中可见红细胞明显大小不一和少量球形红细胞。大细胞可能是网织红细胞。

血倾向的病理机制所知甚少。即使存在血小板减少，其程度也不足以解释自发性失血。但是，通过测定出血时间、血小板黏附聚集功能、血块回缩试验、血管壁血栓素生成或前列环素生成等来评价血小板或血管的功能，发现大多数患者存在异常，这些异常中的一项或多项的综合可能是导致出血倾向的原因（参见第 114 章和第 119 章）[32]。透析可以纠正或改善血小板功能异常所致的实验室和临床表现，但是并不清楚滤过物质中哪些与血小板功能异常有关。血小板功能异常可能与尿素和肌酐无关，但怀疑与特定的胍类化合物有关[32]。

■ 骨髓抑制

虽然 EPO 缺乏可以解释贫血的发生，但是尿毒症毒素也会损害红细胞的活性，因此其对于贫血的发生也起到一定作用[33]。以前的研究已提示有尿毒症毒素存在，但至今未能成功确定和分离出具体成分[34]。当机体摄入中毒剂量的精胺（spermine）[35]，它可抑制包括红细胞在内的所有细胞成分，因此成为一种受关注的候选毒素。另一候选毒素是甲状旁腺激素[36]，它可引起全骨髓抑制甚至诱发骨髓纤维化[37]。外源性 EPO 对于肾移植前和移植后的患者效果相当[38]。这些现象表明尿毒症毒素本身并不影响红系的正常代谢。然而，透析效果稳定、良好的患者对于 EPO 的反应也只是正常人的一半（图 36-3）[39]。现在还不清楚是尿毒症毒素合并的感染，还是相对铁缺乏导致了机体对 EPO 反应性降低。大多数肾衰竭患者由于过度失血而存在缺铁[40]。因此，有必要给几乎所有接受 EPO 治疗的尿毒症患者补铁以提高疗效。

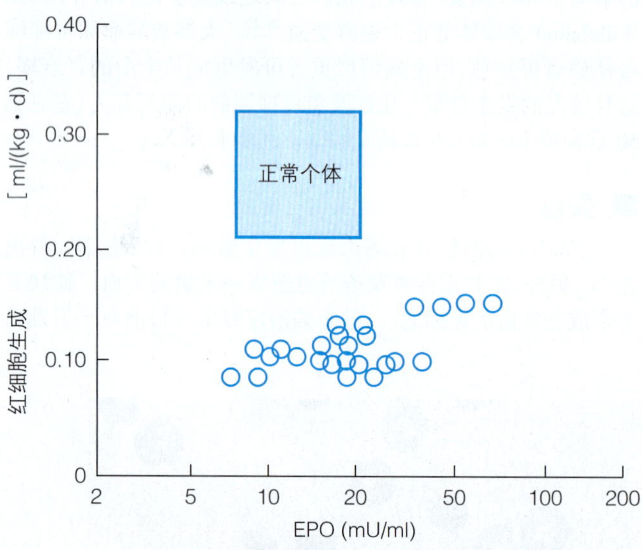

图 36-3 尿毒症患者红细胞生成与 EPO 水平的关系。血细胞比容稳定情况下，红细胞生成速度必须等于红细胞的破坏速度，这可以通过红细胞总量除以红细胞寿命来计算。方框表示正常个体在正常 EPO 水平时的红细胞生成率。结果表明，与正常个体相比，在血清 EPO 浓度相同的条件下，尿毒症患者的红细胞生成减低。

透析液中的铝干扰红细胞内铁的结合，引起小细胞性贫血，偶有骨软化和脑病发生[41]。在极个别肾病综合征患者中，有报道转铁蛋白经尿丢失引起铁结合力下降，而致铁代谢循环障碍[42]和铁缺乏（参见第 42 章）。叶酸（参见第 41 章）可在强化透析过程中被滤过而丢失，因此强化透析患者需补充叶酸。[43]

■ 肾脏内分泌功能衰竭

EPO

EPO 是一种 34kDa 的糖蛋白造血生长因子，可作用于骨髓内红系前体细胞而调节红细胞的生成速率（参见第 31 章）[44]。1957 年，Jacobson 等[45]报道了肾脏切除的尿毒症大鼠失血后无 EPO 的释放，而输尿管结扎的尿毒症大鼠则反应基本正常。依据这一重要发现，建立了肾脏合成 EPO 的假说。1970 年，对离体灌注肾的研究支持了肾脏在 EPO 合成中起直接作用的观点[46]。然而，直到在肾组织中检测到 EPO 的 mRNA，才确立了肾脏是 EPO 的生成器官[47-49]。

通过原位杂交技术发现合成 EPO 的细胞位于大鼠和小鼠肾皮质的间质[50,51]。免疫电子显微技术显示表达 EPO 的细胞也表达表面酶外 -5- 核苷酸酶（ecto-5-nucleotidase）[52,53]，这是一种只在成纤维细胞表达的标志分子。随着贫血的加重，不断增多的 EPO 生产细胞被征募起来，以全或无的方式表达该基因，这种征募从皮质髓质的交界处向外拓展[51]。

缺氧后伴随着肾脏中 EPO mRNA 的适量蓄积，随后不久外周血中 EPO 水平上升[54]。研究缺氧 - 贫血是通过哪些分子机制来调控 EPO 以及其他缺氧反应基因（hypoxia-responsive genes）的表达是一个活跃的科研领域（参见第 31 章）。一个调控缺氧反应的缺氧反应增强子（hypoxia-responsive enhancer）序列已被发现并定位于人 EPO 基因的 3 侧序列[55]。这一序列是缺氧诱导转录因子 -1（hypoxia-inducible transcription factor-1，HIF-1）复合体的 DNA 结合位点，而 HIF-1 复合体可以激活 EPO 基因的转录。HIF-1 复合体由两个亚单位组成：只在缺氧条件下表达的 HIF-α（HIF-1α 和 HIF-2α），和持续性表达的 HIF-1β（参见第 31 章）[56]。HIF-α 亚单位正常情况下被泛素化，并由蛋白酶体系统（proteasomal system）降解，这一过程需要泛素连接酶 VHL 蛋白[57-59]。氧含量正常的情况下，HIF-α 亚单位中特定的脯氨酰残基被脯氨酰羟化酶（prolyl-hydroxylase enzymes）羟化，这一反应是需氧反应[60-62]。HIF-α 的羟化有助其与 VHL（von-Hippel-Lindau）蛋白相互作用以及被蛋白酶体系统降解。因此，在缺氧或贫血的条件下，HIF-α 不能被降解，从而和 HIF-1β 相互作用激活 EPO 基因的转录（图 36-4）。存在 VHL 基因突变的患者，可出现 HIF-α 蛋白的过度表达，并发展为继发于 EPO 合成过多的红细胞增多症[63]。肾细胞癌常伴有 VHL 基因失活和 HIF-α 蛋白过表达。

肾外也存在合成 EPO 的部位，肾外合成的 EPO 约占成年啮齿动物总 EPO 分泌量的 15%~20%[64]。在人类，发现重度贫血的无肾脏个体中仍可检测到非常低水平的 EPO（图 36-5）[3]，这与存在 EPO 的肾外合成是相符的。在胎儿期，肝脏是合成 EPO 的主要器官，至出生时逐渐由肾脏所替代。肝脏中有两类细胞表达 EPO 基因，分别是肝细胞和非实质 Ito（nonparenchymal Ito cells）细胞[65-67]。这两类细胞在形态和功能上类似于肾脏间质成纤维细胞。现在仍不清楚肾脏中 EPO 基因表达的基因组决定簇，但已知肾脏需要一个 14Kb 的上游片段，而肝脏并不需要这一片段[68]。某些肾脏和肾外肿瘤可以不合时宜地合成 EPO，这些异常合成 EPO 的细胞不同于正常的、受调控的 EPO 合成细胞。肾脏疾病患者 EPO 产生的减少与肾脏排泄功能受损的程度大致平行。然而，即使无功能的肾也可合成一定量的 EPO，能

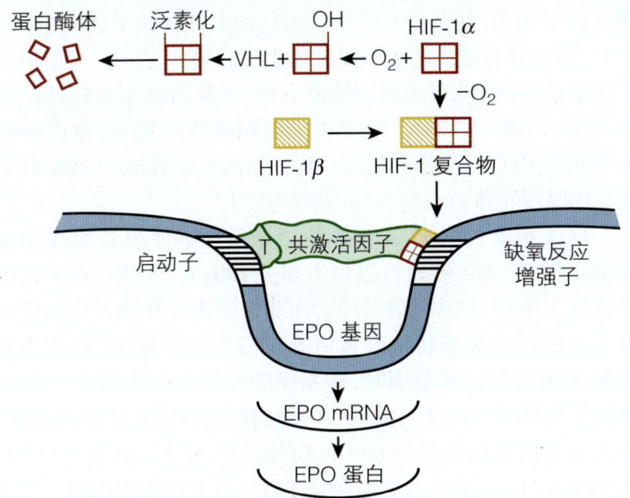

图 36-4 EPO 基因的分子调控。HIF-1 复合体调控 EPO 基因转录的示意图。正常情况下，HIF-1α 被氧 - 铁依赖性脯氨酰羟化酶羟化。羟化的 HIF 被 VHL 蛋白泛素化并被蛋白酶体降解。缺氧或贫血的情况下，HIF-1α 不能被降解，从而和 HIF-1β 形成有活性的 HIF-1 复合体，促进 EPO 基因的转录。

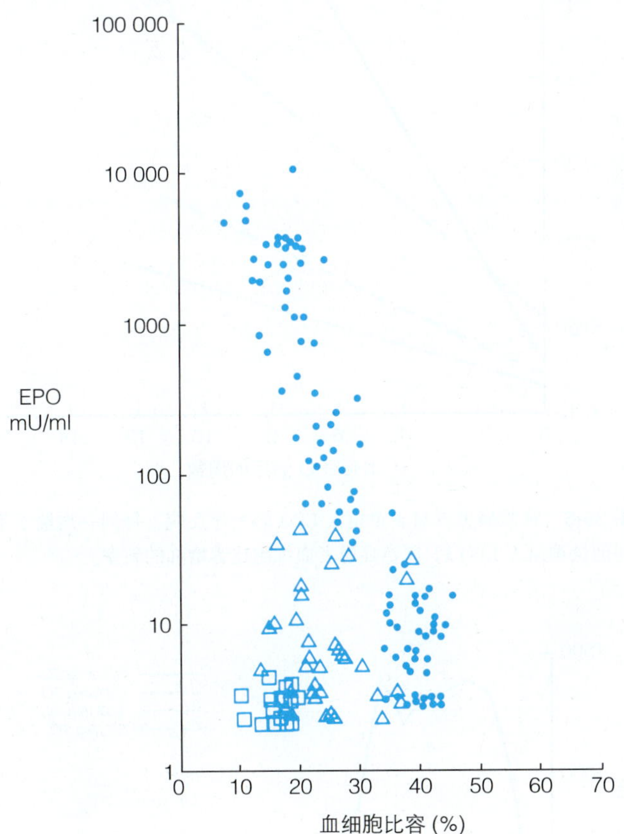

图 36-5 尿毒症患者的循环血 EPO 水平下降。有肾的尿毒症患者和无肾的尿毒症患者与肾功能正常个体 EPO 水平的比较。正常个体和单纯贫血患者的数值标示为●；无肾的尿毒症患者为□；有肾的尿毒症患者为△。所有的测定均是对高灌注小鼠浓缩血浆进行的生物测定[3]。

维持比无肾脏患者更高的血红蛋白水平(图 36-4)[3]。10%~15% 肾移植后的病人出现红细胞增多症(参见第 56 章；肾移植后红细胞增多症)，这至少某种程度上与残肾仍具有 EPO 合成功能有关[69]。另外，终末期尿毒症患者急性缺氧或失血后 EPO 水平一过性的显著升高也与残肾的这一功能有关[70,71]。

临床表现和实验室特征

肾衰竭患者的症状和体征主要取决于原发病，但患者几乎均有贫血表现，而且贫血也是临床上关注的重点。

■ 外周血

肾脏病性贫血的特点是正细胞正色素性贫血以及相对于血红蛋白水平来说正常或轻度减低的网织红细胞绝对值计数。外周血涂片可见一定比例的异形红细胞。部分红细胞呈多刺状，另一些可能呈小细胞性。前者即棘形红细胞或多刺果形细胞，被认为是慢性肾衰竭中的特征性表现[72]。然而，即使是正常细胞，当置于玻璃表面或与尿毒症患者血浆孵育时也会可逆性的转变成棘形红细胞[73]。形态显著异常的细胞，如棘形红细胞或破碎红细胞，是在体内微循环中形成的。它们最常见于溶血尿毒症综合征(见图 36-2)，但大多数尿毒症患者，特别是合并高血压的患者，其外周血涂片中也可见少量这些细胞。

白细胞总数，白细胞分类计数和血小板计数通常正常，但和其他血液学参数一样，原发疾病本身对这些计数具有一定的影响。尿毒症和透析对白细胞和血小板会有影响。粒细胞吞噬功能减弱[74]；透析膜激活补体可引起肺部白细胞淤滞，伴一过性粒细胞减少[75]。细胞免疫受抑可导致感染发生率增高，但移植物的存活时间延长。血小板功能异常，且与尿毒症的程度和透析有关。由此所致的出血倾向可能是贫血发生的又一病理生理机制。

■ 骨髓

骨髓象检查常正常。骨髓增生程度和前体细胞比例在正常范围。实际上，相对于所发生的贫血程度及所应达到的相应代偿性增生而言，骨髓红系造血低于预期的代偿程度[76]。骨髓也可呈增生减低，极少为增生重度减低。

■ EPO 水平

血循环中的 EPO 水平和铁的更新在“正常范围”内，但这与贫血程度不一致[3]。在肾功能不全的情况下，铁的利用通常下降。这种“正常”水平再一次与肾功能正常、贫血程度相似患者的水平升高形成对比(见图 36-5)。很多情况下，原发病会引起铁代谢动力学(iron kinetics)、转铁蛋白(transferrin)和血清叶酸浓度特异性改变(参见第 41 章和第 42 章)。这些变化会影响和加重慢性肾脏疾病性贫血特征性的相对骨髓衰竭[77]。

治疗、病程及预后

过去，贫血被认为是患有多种代谢异常的肾衰竭患者相对不重要的问题。随着有效的住院和家庭透析治疗的开展，很多这些代谢问题得到了部分解决，但贫血的问题直至重组 EPO 问世才得以改观。

■ 透析

透析尽管可以降低出血倾向，使血红蛋白浓度轻度增高，

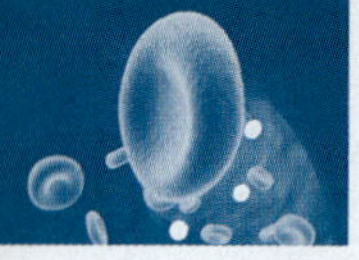

但其本身就纠正贫血而言作用甚微。然而,迄今尚不能解释为何腹膜透析可以减轻贫血,甚至有时可完全纠正贫血[78]。

■ 补充铁和叶酸

尽管没有明显的铁和叶酸缺乏证据,但大部分肾病患者需常规补充铁和叶酸。由于有效治疗需要红系前体细胞有足够的铁可以利用,因此必须维持100ng/ml的血清铁蛋白(serum ferritin)水平。

■ 雄激素

雄激素(androgen)已被广泛用来刺激EPO生成。即使有了EPO治疗,雄激素仍偶用于有耐药现象的患者。可供选择的制剂中,苯丙酸诺龙(nandrolone decanoate)[79]和氟甲睾酮(fluoxymesterone)[80]通常有效。然而,雄激素治疗会出现不良反应。现在,在EPO治疗可行的情况下,已很少使用雄激素。

■ 输血治疗

在急性失血时需红细胞输注。对EPO治疗反应较差的患者,有时需输血来维持血红蛋白浓度在可以接受的水平。

■ 重组 EPO 治疗

EPO替代疗法,是肾脏疾病性贫血最合理的治疗手段,在1987年随着重组人EPO的面市而得以实现[81,82]。重组产品与天然的人EPO[83]有相同的氨基酸序列和几乎相同的糖基化模式[84],因此,接受重组EPO治疗的患者极少发现抗重组产品的抗体。不管是何种原因导致的肾病,给予EPO能减轻几乎所有接受治疗患者的贫血(图36-6)。美国肾脏基金会(National Kidney Foundation)发布了慢性肾脏疾病性贫血患者EPO治疗的详尽指南[85]。简而言之,指南建议将血红蛋白浓度维持在110~120g/L[86]。如果血红蛋白低于100g/L,应该启动全面检查以排除与EPO合成减少或活性减低无关的情况,包括检测血清铁、铁结合力(iron-binding capacity)、铁蛋白、叶酸和维生素B_{12}水平。EPO水平测定并非必需。应排除可能并发的、加重贫血的慢性病(参见第37章)。透析患者通常保留有静脉通路,因此EPO主要经静脉给药[87]。然而,对于正常志愿者和慢性肾病患者的药代动力学研究显示,皮下给药的效果与静脉给药的效果相当,甚至更好[88,89]。静脉注射EPO的半衰期为6~9小时,药物分布体积略大于血浆体积(图36-7A)[89,90]。当使用皮下注射途径时,没有观察到峰值出现,血浆药物水平较低但药效更持久(图36-7B)[91]。但是因为组织吸收不稳定,难以预测皮下注射EPO的生物利用度。皮下给药可以在减少30% EPO用量的情况下维持一定目标的血红蛋白[91,92]。

FDA推荐的EPO或ESA使用量是能够使患者脱离输血的最小剂量,并控制血红蛋白不超过120g/L。另外,NKF建议首选皮下给药,并常规静脉注射而非口服途径补铁以达最佳疗效。一些医生提倡将血红蛋白升至接近正常范围,但是当血细胞比容接近正常范围时,并发症的发病率和患者死亡率均增高[93-95]。为在3~4个月的治疗时间内达到目标血红蛋白浓度,成人患者的起始剂量为80~120U/(kg·w),分2~3次皮下注射;或120~180U/(kg·w),分3次静脉注射。至少每两周检测一次血细胞比容和血红蛋白浓度以评价疗效。一旦达到目标血红蛋白浓度后,大多数成人患者的维持剂量为50~100U/(kg·周)[96]。

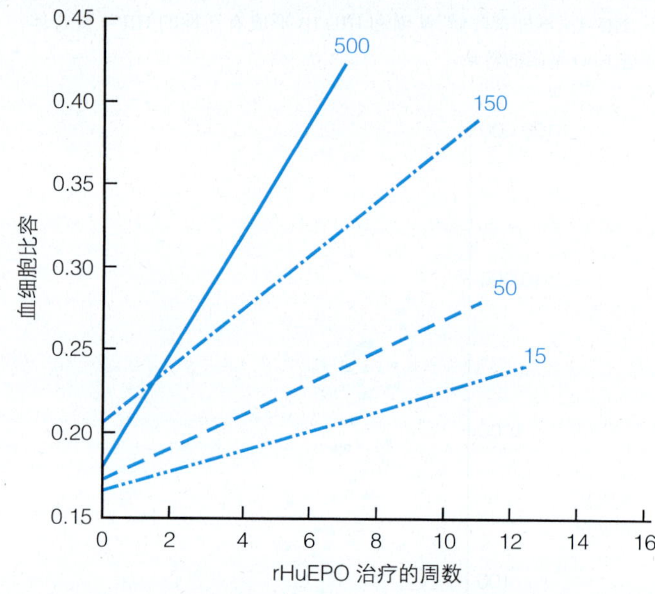

图 36-6 肾脏病患者对于重组人EPO的治疗反应。每周一次给予不同剂量重组人EPO后,尿毒症患者血细胞比容增加的斜率。

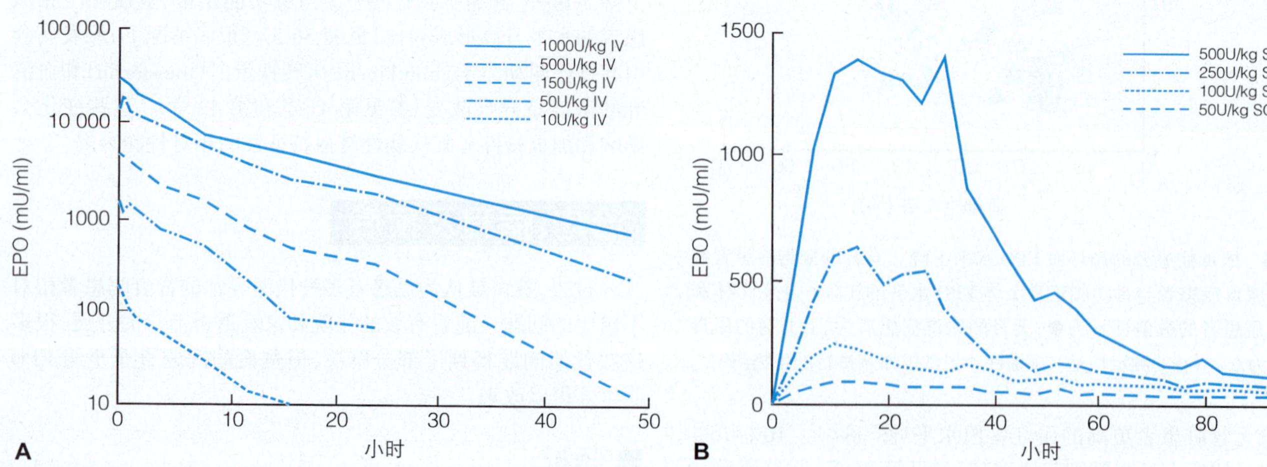

图 36-7 正常志愿者血浆中EPO的药物代谢动力学。A. 静脉用药;B. 皮下注射。

儿童患者(年龄 <5 岁)常需要更高的起始剂量和维持剂量。通过改变 EPO 分子的唾液酸含量(如 darbepoetin)或通过添加一个大的甲氧 - 聚乙烯二醇多聚体链[如连续红细胞生成受体活化剂(CERA)],现已研制出血浆半衰期更长的新型 EPO 制剂。darbepoetin 给药间期可延长至每两周一次。在 CERA 的使用中也观察到了类似结果,已有报道,每 2~4 周注射一次就可维持足够的血红蛋白浓度[97]。

其他正在研究中的刺激肾病患者红细胞生成的策略是使用脯氨酰羟化酶抑制剂,以稳定 HIF-α 蛋白,从而增强内源性 EPO 的生成[96]。但是由于许多其他基因也会被刺激,因此,对这些化合物的使用已提出了质疑。最终,使用可调控的人 EPO 基因表达系统的基因治疗可能是该病理想的治疗方法。外源性 EPO 可以改善未透析患者和透析患者的贫血症状,可以预防心脏肥大的发生,且不会使肾功能恶化[98-100]。

为了维持红系造血,必须保持充足的铁源。NKF 推荐使用静脉补铁,因为这样血红蛋白水平可以得到更好地提高。尽管需检测铁以确保足够的水平,许多医生,尤其是采用 EPO 皮下注射给药的医生,还是情愿选用一种每天提供至少 100mg 元素铁的口服制剂[101]。应在给予铁剂至少 24 小时后测定血清铁。对于接受透析治疗的患者,应该在静脉补铁前确定是绝对缺铁还是功能性铁缺乏。目前广泛使用的诊断标准包括铁蛋白水平低于 100μg/L 和(或)转铁蛋白饱和度小于 20%,然而这些推荐标准并非基于确切的实验室数据。一项针对血红蛋白浓度≤110g/L、血清铁蛋白在 500~1200μg/ml 之间、转铁蛋白饱和度小于 25% 并接受足量 ESA 治疗的血液透析患者的研究显示:8 个周期的透析中同时补充了 1g 葡萄糖酸铁(sodium ferric gluconate)的患者,在 6 周的 ESA 治疗后有更好更快的血红蛋白反应,其平均血红蛋白为 119g/L;而未补铁患者的平均血红蛋白为 113g/L[102]。静脉铁剂包括右旋糖酐铁(iron dextran)、蔗糖铁(iron sucrose)和葡萄糖酸铁(iron gluconate)[103,104]。FDA 已经批准 ferumoxytol(一种静脉用氧化铁纳米颗粒)用于慢性肾脏病性贫血的治疗[105]。大分子量的右旋糖酐铁过敏反应发生率较高(参见第 42 章)。静脉补铁应该在正规医疗机构和有经验的医生指导下使用。

ESA 治疗反应欠佳

大型多中心研究表明,95% 以上的患者对 EPO 治疗有反应。然而,有少数患者对 EPO 治疗无反应或较大剂量才能起效。疗效差的最常见原因包括铁剂补充不足,治疗期间发生感染,炎症和脾脏对红细胞的扣留[106]。对于小细胞性贫血者应怀疑铝中毒所致的治疗抵抗[107]。如果血红蛋白持续低于 110g/L,并且 ESA 用量大于 EPO 500IU/(kg·w),应对治疗反应较差者进行评估[85]。表 36-1 列出了 ESA 治疗反应欠佳的常见原因。

表 36-1 对 ESA 治疗不敏感的常见原因

感染
肿瘤,化疗和放疗
严重的继发性甲状旁腺功能亢进
缺铁性贫血
叶酸缺乏
镰形红细胞贫血
地中海贫血
溶血性贫血
骨髓增生异常综合征

EPO 的副作用

早期的临床试验报道了一系列不良反应,但这些试验大多没有设立对照[108,109]。而后续的试验中并未观察到其中的一些不良反应。治疗过程中患者可能出现高血压、癫痫发作、动静脉瘘血栓和高钾血症[108]。高血压最常见,通常表现为原有高血压恶化,但也可是新发生的。整个治疗过程中应密切监测血压。必要时可行降压治疗或调整降压药及减少 EPO 用量。接受 EPO 治疗初期,患者中癫痫发病率为 3%(范围 0~13%),但发病率与未接受 EPO 治疗的患者发病率基本相同[110]。现在,有癫痫病史并非是 EPO 治疗的禁忌证。在 EPO 的使用中,受到广泛关注的是接受透析的患者因较高的血细胞比容所导致的透析通路血栓形成。回顾分析总计 4100 名患者的 26 个研究,发现接受 EPO 治疗的患者透析通路血栓的发生率为 7.5%[111]。该数值完全位于未接受 EPO 治疗的透析患者透析通路血栓发病率的可接受范围之内。最初,由于出现抗 EPO 抗体导致发生纯红细胞再生障碍性贫血(PRCA)的比例是很低的;在 EPO 使用的前 10 年中,仅有 3 例报道。然而自 1998 年以来,因 EPO 治疗过程中产生 EPO 中和抗体而致严重贫血的病例报道已有增多[112,113]。纯红细胞再生障碍性贫血的患者,表现为网织红细胞绝对值计数低和对 EPO 治疗抵抗。骨髓象显示红系前体细胞减少。大多数病例发生在欧洲,患者接受的是 EPO 皮下注射,免疫抑制治疗对这些患者大多有效[113]。

在包括恶性肿瘤在内的非红系起源的细胞和组织中,EPO 受体的发现可能有重要意义,但尚无 EPO 能促进肿瘤生长的证据[114,115]。几个肿瘤学实验表明,ESA 的应用可增加死亡率,但血红蛋白至少达到了 130g/L,并且死亡率的增加应归咎于心血管并发症[116,117]。尽管有种种不足,但毫无疑问,贫血的改善已使患者获益良多[118-120],尿毒症患者的生活质量也得到了显著提高[120-122]。

翻译:李 冰

校对:肖志坚,王 璐,刘建湘

参考文献

1. Kalantar-Zadeh K, McAllister CJ, Lehn RS, et al: Effect of malnutrition inflammation complex syndrome on EPO hyporesponsiveness in maintenance hemodialysis patients. *Am J Kidney Dis* 42:761, 2003.
2. Radtke HW, Claussner A, Erbes PM, et al: Serum erythropoietin concentration in chronic renal failure: Relationship to degree of anemia and excretory function. *Blood* 54:877, 1979.
3. Caro J, Brown S, Miller O, et al: Erythropoietin levels in uremic nephric and anephric patients. *J Lab Clin Med* 93:449, 1979.
4. Ragen PA, Hagedorn AB, Owen CA: Radioisotopic study of anemia in chronic renal disease. *Arch Intern Med* 105:518, 1960.
5. Adamson JW, Eschbach J, Finch CA: The kidney and erythropoiesis. *Am J Med* 44:725, 1968.
6. Berry ER, Rambach WA, Alt HL, Del Greco G: Effect of peritoneal dialysis on erythrokinetics and ferrokinetics of azotemic anemia. *Trans Am Soc Artif Intern Organs* 10:415, 1964.
7. Mansell M, Grimes AJ: Red and white cell abnormalities in chronic renal failure. *Br J Haematol* 42:168, 1979.
8. Chillar RK, Desforges JF: Red cell organic phosphates in patients with chronic renal failure on maintenance haemodialysis. *Br J Haematol* 26:549, 1974.
9. Mitchell TR, Pegrum GD: The oxygen affinity of haemoglobin in chronic renal failure. *Br J Haematol* 21:463, 1971.
10. Lichtman MA, Murphy MS, Whitbeck AA, Kearney EA: Oxygen binding to haemoglobin in subjects with hypoproliferative anaemia, with and without chronic renal

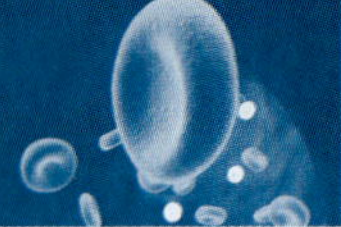

disease: Role of pH. *Br J Haematol* 27:439, 1974.
11. Lichtman MA, Miller OR, Freeman RB: Erythrocyte adenosine triphosphate depletion during hypophosphatemia in a uremic subject. *N Engl J Med* 280:240, 1969.
12. Torrance JD, Milne FJ, Hurwitz S, et al: Changes in oxygen delivery during hemodialysis. *Clin Nephrol* 3:54, 1975.
13. Lonergan ET, Semar M, Sterzel RB, et al: Erythrocyte transketolase activity in dialyzed patients: A reversible metabolic lesion of uremia. *N Engl J Med* 284:1399, 1971.
14. Yawata Y, Howe R, Jacob HS: Abnormal red cell metabolism causing hemolysis in uremia: A defect potentiated by tap water hemodialysis. *Ann Intern Med* 79:362, 1973.
15. Rosenwund A, Binswanger U, Straub PW: Oxidative injury to erythrocytes, cell rigidity, and splenic hemolysis in hemodialyzed uremic patients. *Ann Intern Med* 82:460, 1975.
16. Eaton JW, Kolpin CF, Swofford HS, et al: Chlorinated urban water: A cause of dialysis-induced hemolytic anemia. *Science* 181:463, 1973.
17. Orringer EP, Mattern WD: Formaldehyde-induced hemolysis in chronic hemodialysis. *N Engl J Med* 294:1416, 1976.
18. Rao DS, Shih M, Mohini R: Effect of serum PTH and bone marrow fibrosis on the response to erythropoietin in uremia. *N Engl J Med* 328:171, 1993.
19. Akmal M, Telfer N, Ansari A, et al: Erythrocyte survival in chronic renal failure: Role of secondary hyperparathyroidism. *J Clin Invest* 76:1695, 1985.
20. Brain MC: The haemolytic-uremic syndrome. *Semin Hematol* 6:162, 1969.
21. Capelli JP, Wesson GL, Erslev AJ: Malignant hypertension and red cell fragmentation syndrome. *Ann Intern Med* 64:128, 1966.
22. Gasser C, Gautier E, Steck A, et al: Hämolytisch-urämische Syndrome: Bilaterale Nierenrindennekrosen bei akuten erworbenen hämolytischen Anämien. *Schweiz Med Wochenschr* 85:905, 1955.
23. Hosler GA, Cusumano AM, Hutchins GM: Thrombotic thrombocytopenic purpura and hemolytic uremic syndrome are distinct pathologic entities. *Arch Pathol Lab Med* 127:834, 2003.
24. Moake JL: Thrombotic microangiopathies. *N Engl J Med* 347:589, 2002.
25. Mitra D, Jaffe EA, Weksler B, et al: Thrombotic thrombocytopenic purpura and sporadic hemolytic-uremic syndrome plasmas induce apoptosis in restricted lineages of human microvascular endothelial cells. *Blood* 89:1224, 1997.
26. Moake JL: Haemolytic-uraemic syndrome. Basic science. *Lancet* 343:393, 1994.
27. Miller RP, Denny WF: Hemolytic anemia during acute renal failure: Observations on plasma erythropoietin levels. *South Med J* 61:29, 1968.
28. Furlan M, Robles R, Galbusera M, et al: Von Willebrand factor–cleaving protease in thrombotic thrombocytopenic purpura and the hemolytic uremic syndrome. *N Engl J Med* 339:1578, 1998.
29. Tsai HM, Lian EC: Antibodies to von Willebrand factor-cleaving protease in acute thrombotic thrombocytopenic purpura. *N Engl J Med* 339:1585, 1998.
30. Lin CC, King KL, Chao YW, et al: Tacrolimus-associated hemolytic uremic syndrome: A case analysis. *J Nephrol* 16:580, 2003.
31. Castaldi PA, Gorman DJ: Disordered platelet function in renal disease, in *Hemostasis and Thrombosis*, edited by RW Colman, J Hirsch, VJ Marder, EW Salzman, p 750. Lippincott, Philadelphia, 1987.
32. Horowitz HI, Stein IM, Cohen BD, White JM: Further studies on the platelet inhibitory effect of guanidinosuccinic acid and its role in uremic bleeding. *Am J Med* 49:336, 1970.
33. Fisher JW: Mechanism of the anemia of chronic renal failure. *Nephron* 25:106, 1980.
34. Bozzini CE, Devoto FCH, Tomio JM: Decreased responsiveness of hematopoietic tissue to erythropoietin in acutely uremic rats. *J Lab Clin Med* 68:411, 1966.
35. Radtke HW, Rege AB, La Marche MB, et al: Identification of spermine as an inhibitor of erythropoiesis in patients with chronic renal failure. *J Clin Invest* 67:1623, 1981.
36. Caro J, Erslev AJ: Uremic inhibitors of erythropoiesis. *Semin Nephrol* 5:128, 1985.
37. Brancaccio D, Cozzolino M, Gallieni M: Hyperparathyroidism and anemia in uremic subjects: A combined therapeutic approach. *J Am Soc Nephrol* 15:S21, 2004.
38. Eschbach JW, Haley NR, Egrie JC, Adamson JW: A comparison of the responses to recombinant human erythropoietin in normal and uremic subjects. *Kidney Int* 42:407, 1992.
39. Erslev AJ, Besarab A: Erythropoietin in the pathogenesis and treatment of the anemia of chronic renal disease. *Kidney Int* 51:622, 1997.
40. Eschbach JW, Cook JD, Schribner BH, Finch CA: Iron balance in hemodialysis patients. *Ann Intern Med* 87:710, 1977.
41. Wills MR, Savory J: Aluminum poisoning: Dialysis encephalopathy, osteomalacia, and anaemia. *Lancet* 2:29, 1983.
42. Rifkind D, Kravetz HM, Knight V, Schade AL: Urinary excretion of iron binding protein in the nephrotic syndrome. *N Engl J Med* 265:115, 1961.
43. Hampers CL, Streiff R, Nathan DG, et al: Megaloblastic hematopoiesis in uremia and in patients on long-term hemodialysis. *N Engl J Med* 276:551, 1967.
44. Erslev AJ: Humoral regulation of red cell production. *Blood* 8:349, 1953.
45. Jacobson LO, Goldwasser E, Fried W, Plazak L: Role of the kidney in erythropoiesis. *Nature* 179:633, 1957.
46. Erslev AJ: *In vitro* production of erythropoietin by kidneys perfused with a serum-free solution. *Blood* 44:77, 1974.
47. Bondurant MC, Koury M: Anemia induces accumulation of erythropoietin mRNA in the kidney and liver. *Mol Cell Biol* 6:2731, 1986.
48. Beru N, McDonald J, Lacombe C, Goldwasser E: Expression of the erythropoietin gene. *Mol Cell Biol* 6:2571, 1986.
49. Schuster SJ, Wilson J, Erslev AJ, Caro J: Physiologic regulation and tissue localization of renal erythropoietin mRNA. *Blood* 70:316, 1987.
50. Lacombe C, DaSilva J-L, Bruneval P, et al: Peritubular cells are the site of erythropoietin synthesis in the murine hypoxic kidney. *J Clin Invest* 81:620, 1988.
51. Koury ST, Bondurant MC, Koury MJ: Localization of erythropoietinsynthesizing cells in murine kidneys by in situ hybridization. *Blood* 71:524, 1988.
52. Maxwell PH, Ferguson DJP, Nicholls LG, et al: Sites of erythropoietin production. *Kidney Int* 51:393, 1997.
53. Maxwell PH, Ratcliffe PJ: The erythropoietin-producing cells. *Exp Nephrol* 4:309, 1996.
54. Schuster SJ, Badiavas E, Costa-Giomi P, et al: Stimulation of erythropoietin gene transcription during hypoxia and cobalt exposure. *Blood* 73:13, 1989.
55. Beck I, Ramirez S, Weinmann R, Caro J: Enhancer element at the 3-flanking region controls transcriptional response to hypoxia in the human erythropoietin gene. *J Biol Chem* 266:15563, 1991.
56. Semenza GL: Hypoxia-inducible factor 1: Master regulator of O_2 homeostasis. *Curr Opin Genet Dev* 8:588, 1998.
57. Salceda S, Caro J: Hypoxia-inducible factor 1alpha (HIF-1alpha) protein is rapidly degraded by the ubiquitin-proteasome system under normoxic conditions. Its stabilization by hypoxia depends on redox-induced changes. *J Biol Chem* 272:22642, 1997.
58. Huang LE, Gu J, Schau M, Bunn HF: Regulation of hypoxia-inducible factor 1alpha is mediated by an O_2-dependent degradation domain via the ubiquitin proteasome pathway. *Proc Natl Acad Sci U S A* 95:7987, 1998.
59. Maxwell PH, Wiesener MS, Chang GW, et al: The tumour suppressor protein VHL targets hypoxia-inducible factors for oxygen-dependent proteolysis. *Nature* 399:271, 1999.
60. Jaakkola P, Mole DR, Tian YM, et al: Targeting of HIF-alpha to the von Hippel-Lindau ubiquitylation complex by O_2-regulated prolyl hydroxylation. *Science* 292:468, 2001.
61. Ivan M, Kondo K, Yang H, et al: HIF-alpha targeted for VHL-mediated destruction by proline hydroxylation: Implications for O_2 sensing. *Science* 292:464, 2001.
62. Epstein AC, Gleadle JM, McNeill LA, et al: *C. elegans* EGL-9 and mammalian homologs define a family of dioxygenases that regulate HIF by prolyl hydroxylation. *Cell* 107:43, 2001.
63. Pastore Y, Jedlickova K, Guan Y, et al: Mutations of von Hippel-Lindau tumor-suppressor gene and congenital polycythemia. *Am J Hum Genet* 73:412, 2003.
64. Erslev AJ, Caro J, Kansu E, Silver R: Renal and extrarenal erythropoietin production in anemic rats. *Br J Haematol* 45:65, 1980.
65. Koury ST, Bondurant MC, Koury MJ, Semenza GL: Localization of cells producing erythropoietin in murine liver by *in situ* hybridization. *Blood* 77:2497, 1991.
66. Schuster SJ, Koury S, Borher M, et al: Cellular sites of extrarenal and renal erythropoietin production in anemic rats. *Br J Haematol* 81:153, 1992.
67. Maxwell PH, Ferguson DJ, Osmond MK, et al: Expression of a homologously recombined erythropoietin-SV40 T antigen fusion gene in mouse liver: Evidence for erythropoietin production by Ito cells. *Blood* 84:1823, 1994.
68. Köchling J, Curtin PT, Madan A: Regulation of human erythropoietin gene induction by upstream flanking sequences in transgenic mice. *Br J Haematol* 103:960, 1998.
69. Dagher FJ, Ramos E, Erslev AJ, et al: Are the native kidneys responsible for erythrocytosis in renal allorecipients? *Transplantation* 28:496, 1979.
70. Walle AJ, Wong GY, Clemons GK, et al: Erythropoietin-hematocrit feedback circuit in the anemia of end-stage renal disease. *Kidney Int* 31:1205, 1987.
71. Eckardt K-U, Druecke T, Leski M, Kurtz A: Unutilized reserves: The production capacity for erythropoietin appears to be conserved in chronic renal disease. *Contrib Nephrol* 88:18, 1991.
72. Schwartz SO, Motto SA: The diagnostic significance of "burr" red blood cells. *Am J Med Sci* 218:563, 1949.
73. Brecher G, Bessis M: Present status of spiculed red cells and their relationship to the discocyte-echinocyte transformation: A critical review. *Blood* 40:333, 1972.
74. Goldblum SE, Reed WP: Host defenses and immunologic alterations associated with chronic hemodialysis. *Ann Intern Med* 93:597, 1980.
75. Craddock PR, Fehr J, Brigham KL, et al: Complement and leukocyte mediated pulmonary dysfunction in hemodialysis. *N Engl J Med* 296:769, 1977.
76. Pasternack A, Wahlberg P: Bone marrow in acute renal failure. *Acta Med Scand* 181:505, 1967.
77. Eschbach JW, Funk D, Adamson JW, et al: Erythropoiesis in patients with renal failure undergoing chronic dialysis. *N Engl J Med* 276:653, 1967.
78. Zappacosta AR, Caro J, Erslev A: The normalization of hematocrit in end-stage renal disease patients on continuous ambulatory peritoneal dialysis: The role of erythropoietin. *Am J Med* 72:53, 1982.
79. Eschbach JW, Adamson JW: Improvement in the anemia of chronic renal failure with fluoxymesterone. *Ann Intern Med* 78:527, 1973.
80. Neff MS, Goldberg J, Slifkin RF, et al: A comparison of androgens for anemia in patients on hemodialysis. *N Engl J Med* 304:871, 1981.
81. Winearls CG, Oliver DO, Pippard MJ, et al: Effect of human erythropoietin derived from recombinant DNA on the anemia of patients maintained by chronic haemodialysis. *Lancet* 2:1175, 1986.
82. Eschbach JW, Egrie JC, Downing MR, et al: Correction of the anemia of end-stage renal disease with recombinant human erythropoietin. *N Engl J Med* 316:73, 1987.
83. Recny MA, Scoble HA, Kim Y: Structural characterization of natural human urinary and recombinant DNA-derived erythropoietin. *J Biol Chem* 262:17156, 1987.
84. Tsuda E, Kawanishi G, Ueda M, et al: The role of carbohydrate in recombinant human erythropoietin. *Eur J Biochem* 188:405, 1990.
85. National Kidney Foundation: KDOQI: Clinical practice guidelines and clinical practice recommendations for anemia in chronic kidney disease. *Am J Kidney Dis* 47(Suppl 3):S11, 2006.
86. National Kidney Foundation: KDOQI: Clinical practice guidelines and clinical practice recommendations for anemia in chronic kidney disease: 2007 Update of hemoglobin target. *Am J Kidney Dis* 50(Suppl 3):471, 2007.
87. Besarab A, Flaharty KK, Erslev A, et al: Clinical pharmacology and economics of recombinant human erythropoietin in end stage renal disease: The case for subcutaneous administration. *J Am Soc Nephrol* 2:1405, 1992.

88. Watson AJ, Gimenez LF, Cotton S, et al: Treatment of anemia of chronic renal failure with subcutaneous recombinant human erythropoietin. *Am J Med* 89:432, 1990.
89. Flaharty KK, Caro J, Erslev A, et al: Pharmacokinetics and erythropoietic response to human recombinant erythropoietin in healthy men. *Clin Pharmacol Ther* 47:557, 1990.
90. Spivak J, Cotes M: Pharmacokinetics of erythropoietin, in *Erythropoietin: Molecular, Cellular, and Clinical Biology*, edited by AJ Erslev, JW Adamson, JW Eschbach, CG Winearls, p 62. Johns Hopkins University Press, Baltimore, MD, 1992.
91. Neumayer HH, Brockmöller J, Fritscka E, et al: Pharmacokinetics of recombinant human erythropoietin after SC administration and in long-term IV treatment in patients on maintenance hemodialysis. *Contrib Nephrol* 76:131, 1989.
92. Kaufman JS, Reda DJ, Fye CL, et al: Subcutaneous compared with intravenous erythropoietin in patients receiving hemodialysis. *N Engl J Med* 339:578, 1998.
93. Besarab A, Bolton WK, Browne JK, et al: The effects of normal as compared with low hematocrit values in patients with cardiac disease who are receiving hemodialysis and epoetin. *N Engl J Med* 339:584, 1998.
94. Singh AK, Szczech L, Tang KL, et al: Correction of anemia with epoetin alfa in chronic kidney disease. *N Engl J Med* 355:2085, 2006.
95. Drueke TB, Locatelli F, Clyne N, et al: Normalization of hemoglobin level in patients with chronic kidney disease and anemia. *N Engl J Med* 355:2071, 2006.
96. Cazzola M: How and when to use erythropoietin. *Curr Opin Hematol* 5:103, 1998.
97. Macdougall IC: Novel erythropoiesis-stimulating agents: A new era in anemia management. *Clin J Am Soc Nephrol* 3:200–207, 2008.
98. Koene R, Frenken LA: Renal function of pre-dialysis patients during treatment with human erythropoietin. *Contrib Nephrol* 88:192, 1991.
99. Kuriyama S, Tomonari H, Yoshida H, et al: Reversal of anemia by erythropoietin therapy retards the progression of chronic renal failure, especially in non-diabetic patients. *Nephron* 77:176, 1997.
100. Rossert J, Fouqueray B, Boffa JJ: Anemia management and the delay of chronic renal failure progression. *J Am Soc Nephrol* 14:S173, 2003.
101. Sunder-Plassmann G, Horl WH: Erythropoietin and iron. *Clin Nephrol* 47:141, 1997.
102. Coyne DW Kapoian T, Suki W, et al: Ferric gluconate is highly efficacious in anemic hemodialysis patients with high serum ferritin and low transferrin saturation: Results of the Dialysis Patients' Response to IV Iron with Elevated Ferritin (DRIVE) Study. *J Am Soc Nephrol* 18:975, 2007.
103. Fishbane S: Safety in iron management. *Am J Kidney Dis* 41:18, 2003.
104. Yee J, Besarab A: Iron sucrose: The oldest iron therapy becomes new. *Am J Kidney Dis* 40:1111, 2002.
105. Provenzano R, Schiller B, Rao M, et al: Ferumoxytol as an intravenous iron replacement therapy in hemodialysis patients. *Clin J Am Soc Nephrol* 4:386, 2009.
106. Drueke T: Modulating factors in the hemopoietic response to erythropoietin. *Am J Kidney Dis* 18(Suppl 1):87, 1991.
107. Rosenlof K, Fyhrquist F, Tenhunen R: Erythropoietin, aluminum and anemia in patients on hemodialysis. *Lancet* 335:247, 1990.
108. Casati S, Passerini P, Campise MR, et al: Benefits and risks of protracted treatment with human recombinant erythropoietin in patients having haemodialysis. *Br Med J (Clin Res Ed)* 295:1017, 1987.
109. Eschbach J: The anemia of chronic renal failure: Pathophysiology and the effects of recombinant erythropoietin. *Kidney Int* 35:134, 1989.
110. Buccianti G, Colombi L, Battistel V: Use of recombinant human erythropoietin (rh-EPO) in the treatment of anemia in hemodialysis patients: A multicenter Italian experience. *Haematologica* 78:111, 1993.
111. Laupacis A: Changes in quality of life and functional capacity in hemodialysis patients treated with recombinant human erythropoietin. *Semin Nephrol* 10:11, 1990.
112. Casadevall N, Nataf J, Viron B, et al: Pure red-cell aplasia and antierythropoietin antibodies in patients treated with recombinant erythropoietin. *N Engl J Med* 346:469, 2002.
113. Eckardt K-U, Casadevall N: Pure red-cell aplasia due to anti-erythropoietin antibodies. *Nephrol Dial Transplant* 18:865, 2003.
114. Arcasoy MO, Amin K, Karayal A, et al: Functional significance of erythropoietin receptor expression in breast cancer. *Lab Invest* 82:911, 2002.
115. Brower V: Epoetin for cancer patients: A boon or a danger? *J Natl Cancer Inst* 95:1820, 2003.
116. Leyland-Jones B, Semiglazov V, Pawlicki M, et al. Maintaining normal hemoglobin levels with epoetin alfa in mainly nonanemic patients with metastatic breast cancer receiving first-line chemotherapy: A survival study. *J Clin Oncol* 23:5960, 2005.
117. Henke M, Laszig R, Rube C, et al: Erythropoietin to treat head and neck cancer patients with anaemia undergoing radiotherapy: Randomised, double-blind, placebo-controlled trial. *Lancet* 362:1255, 2003.
118. Moia M, Mannucci PM, Vizotto L, et al: Improvement in the haemostatic defect of uraemia after treatment with recombinant human erythropoietin. *Lancet* 2:1227, 1987.
119. Schaefer R, Kokot F, Heidland A: Impact of recombinant erythropoietin on sexual function in hemodialysis patients. *Contrib Nephrol* 76:273, 1989.
120. Silberberg J, Racine N, Barre P, Sniderman AD: Regression of left ventricular hypertrophy in dialysis patients following correction of anemia with recombinant human erythropoietin. *Can J Cardiol* 6:1, 1990.
121. Evans RW, Rader B, Manninen DL: The quality of life of hemodialysis recipients treated with recombinant human erythropoietin. *JAMA* 263:825, 1990.
122. Adamson JW, Eschbach JW: Erythropoietin for end-stage renal disease [editorial]. *N Engl J Med* 339:625, 1998.

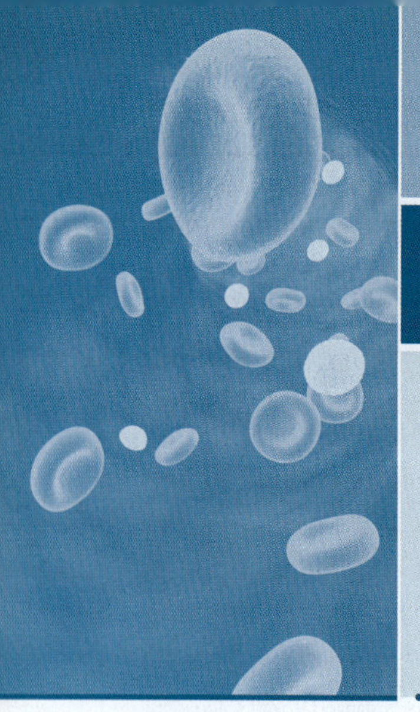

第37章

慢性病的贫血

Tomas Ganz

摘　要

大多数慢性感染，慢性炎症或一些恶性肿瘤的患者出现轻至中度的贫血。这种贫血称为慢性病贫血或炎症性贫血，其特征为血清铁水平低，转铁蛋白水平正常或减低，铁蛋白水平正常或增高。这种贫血是由于炎性细胞因子抑制红细胞生成所引起的。在众多细胞因子中，IL-6具有核心作用，IL-6通过增加肝细胞合成的铁调节激素铁调素而起作用。铁调素进而抑制巨噬细胞和肝细胞铁的释放，由此引起与这种贫血相关的特征性的低铁血症和发育期红细胞可利用铁受限。针对原发病的有效治疗可恢复正常红系造血。但如果针对原发病的治疗不能使红系恢复正常造血，而贫血又必须治疗，治疗试验已证实药理剂量的促红细胞生成素（EPO）对这种贫血常常有效。

定义和历史

慢性病贫血（ACD）的定义是指与慢性感染、炎症和一些恶性肿瘤相关的轻至中度贫血（Hb 70~120g/L）[1]。新的名称，炎症性贫血（anemia of inflammation，AI），不仅更能反映慢性病性贫血的病理生理学机制，而且也包括了急危重症贫血，后者是指表现类似于慢性病贫血，但在危急病症发病数天内即出现的贫血[2]。与AI相似的贫血还可见于一些无明确慢性疾病的老年人[3]。

AI的特征为尽管骨髓中巨噬细胞的储存铁正常甚至增多，但血清铁（serum iron）和铁结合力（iron binding capacity）降低（即转铁蛋白低），红细胞生成减少。通常红细胞为正细胞正色素性，也可表现为轻度的小细胞低色素性。重症监护病房中的急危重症贫血可以在短时间（数天）内出现[2]，与原发疾病相关的或医源性的失血或红细胞破坏可加重感染或炎症引起的贫血，但这些因素本身并非严重至可引起贫血。老年人在无明确基础疾病情况下，出现血清铁和储存铁减少的正细胞正色素性贫血，诊断为老年性贫血[3]。这一特定亚类的老年患者典型表现为红细胞沉降率（ESR）增高和（或）C-反应蛋白（CRP）升高，血浆IL-6浓度增高以及虚弱。

> 本章使用的简写和缩略词：ACD，慢性病贫血（anemia of chronic disease）；AI，炎症性贫血（anemia of inflammation）；CRP，C反应蛋白（C-reactive protein）；EPO，促红细胞生成素（erythropoietin）；Hb，血红蛋白（hemoglobin）；IDA，缺铁性贫血（iron-deficiency anemia）；IL，白细胞介素（interleukin）；TNF，肿瘤坏死因子（tumor necrosis factor）。

几百年前，医生们就已经注意到慢性感染患者有面色苍白的表现。在19世纪的欧洲，结核病是主要杀手，当时的文艺作品将结核病相关的面色苍白描述得很浪漫。红细胞计数的首次应用揭示了感染与贫血的关系。在1859年版的《人类生理学原理》（*The principles of Human physiology*）第372节"炎症中血液状况的改变"的讨论中，William B. Carpenter[4]描述了炎症和贫血的关系（作者的插入语）："血液中随着纤维蛋白和无色血球（白细胞）比例的升高，单独或同时伴有红血球，白蛋白和盐分比例降低。"数百年后的1961年，Maxwell Wintrobe在第5版《临床血液学》[5]中将大多数感染和慢性系统性疾病相关的正细胞性贫血称为"单纯慢性贫血"（simple chronic anemia）。他把炎症相关的贫血归为一类常见亚型。Wintrobe提出"铁和卟啉代谢的显著改变"是其可能的病因，并参考他自己的实验结果所显示的红细胞寿命仅缩短了27%，这"通过增加红系造血就能轻松解决，如果骨髓造血功能未受损的话"。现在，尽管对这一十分常见的贫血的病理生理机制有了进一步的认识，但我们的知识仍不全面。

流行病学

全球感染性疾病的患病率居高不下，而在工业化国家炎性疾病和恶性疾病的患病率高，这些都提示AI可能是继缺铁性贫血（IDA）以及也有可能是在地中海贫血之后，处于第二位或第三位的最常见的贫血类型[6]。尽管工业化国家的缺铁性贫血患病率正迅速下降[6,7]，而随着人口老龄化，预计AI的患病率会增高。表37-1列出了与AI相关的最常见的疾病。

病因和发病机制

慢性疾病病程中，AI主要是因机体不能通过增加红细胞

表 37-1　AI 相关的常见疾病

类别	AI 相关疾病
感染	AIDS/HIV、结核病、疟疾(促进贫血)、骨髓炎、慢性脓肿、脓毒症
炎症	类风湿关节炎、其他类风湿疾病、炎性肠病、系统性炎症反应综合征
恶性病	癌症、骨髓瘤、淋巴瘤
细胞因子异常	老年性贫血

生成来代偿红细胞寿命轻度缩短(参考文献 1 进行了综述)。病情稳定的情况下,红细胞的生成能力处于较高水平,因此相关的贫血只表现为轻度至中度。急危重症相关的贫血与其他类型的 AI 有相同的发病机制,但可能因其红细胞破坏更加严重,而且通常需要抽取较多血液进行化验而使其贫血发生的速度更快。AI 发病机制中的两个关键问题仍然只有部分答案:①是什么原因导致 AI 患者骨髓不能增加红系造血?②这种缺陷与特征性的血清铁减少和巨噬细胞及肝细胞铁的扣留有何关联?

■ 红细胞破坏

研究发现 AI 患者的红细胞输入正常受者体内后其寿命正常,而正常人的红细胞输入 AI 患者体内其寿命缩短[1]。这表明红细胞破坏增加是由于宿主因素被激活所致,如巨噬细胞过早地从血流中清除衰老的红细胞。这一解释与 AI 患者体内主要为年轻的红细胞相符。现在仍不清楚红细胞破坏是否与细菌毒素、药物等外源性因素,或源于宿主的抗体或补体有关。

■ 炎症对于红系前体细胞的抑制作用

某些细胞因子,主要是 TNF-α、IL-1 和干扰素,能抑制红系集落的形成[8]。尚不清楚这些机制在体内的作用以及介导这种抑制作用的特异性途径。

■ EPO 分泌不足和 EPO 抵抗

对红细胞破坏增加的正常反应是短暂的贫血后促红细胞生成素(EPO)合成增加,进而红系造血代偿性增加。一种关于 AI 患者骨髓反应不足的解释是 EPO 合成较其他类型贫血少。对同时患有类风湿关节炎(rheumatoid arthritis)和 AI 的患者的研究表明,EPO 水平是增高的但较缺铁性贫血患者 EPO 的增加量少[9-14]。在实体肿瘤和恶性血液病伴贫血患者也有类似发现[15,16]。但是这些比较并未考虑缺氧条件下铁缺乏的潜在作用[17]。这种作用可能使缺铁性贫血时 EPO 合成增加高于其他类型贫血,从而在比较时,AI 的 EPO 合成就显得低了。用有 EPO 合成功能的细胞株所做的实验支持了 EPO 受抑假说。该实验表明,包括 TNF-α 和 IL-1 在内的炎性细胞因子可以抑制 EPO 合成。这种抑制作用是由转录因子 GATA-1(根据其核苷酸识别序列命名)作用于 EPO 启动子来介导的,GATA 抑制剂可逆转 EPO 合成的抑制[18]。此外,用细菌脂多糖(bacterial lipopolysaccharide)或 IL-1β 处理大鼠来模拟败血症,大鼠体内基础水平以及缺氧诱导的 EPO 基因表达均受抑[19]。然而,EPO 合成受抑制并不是 AI 的主要发病机制。如果是的话,予以相对小剂量 EPO 应足以逆转 AI。伴有炎症的肾病患者(血清 CRP>20mg/L)的 EPO 用量较单纯由肾病导致 EPO 缺乏的患者平均高 80%(参见第 36 章和参考文献 20)。另一项研究中,CRP>50mg/L 的患者尽管使用的 EPO 剂量更高,但其血红蛋白所达到的浓度依然较 CPR<50mg/L 的患者要低[21]。因此炎症诱导了一种对 EPO 的相对性抵抗状态。

■ 可利用铁缺乏使红系造血受限

IL-6、铁调素和低铁血症

低铁血症是 AI 特征之一,在自炎症发生数小时内即可出现[1]。尽管早期有关介导低铁血症的细胞因子的研究没能得出结论,但后续工作[22]证明这一反应依赖于可以诱导合成铁调节激素——铁调素(hepcidin)的 IL-6[23]。与野生型小鼠不同,铁调素[24]或 IL-6[22]缺陷的小鼠在松节油(turpentine)诱导的炎症过程中不出现低铁血症。人肝细胞培养中,IL-6 是铁调素强效和直接的诱导剂,而 IL-1 和 TNF-α 均无此活性。此外,IL-6 缺陷的小鼠在对松节油引发的炎症反应中不能快速诱导铁调素,这一实验结果进一步提示 IL-6 起着核心作用[22]。IL-6 输注给正常志愿者数小时后即可诱导铁调素的释放,并同时引起低铁血症[22]。IL-6- 铁调素轴现在看起来是负责诱导炎症过程中低铁血症的。然而,这些研究不能排除其他细胞因子在人类疾病和更复杂的小鼠模型中对 AI 也可能有作用。

血清铁浓度取决于巨噬细胞和肝细胞铁的释放

在稳态状况下,每天进入血浆铁 / 转铁蛋白池的 20~25mg 铁几乎全部来自巨噬细胞对衰老红细胞铁的再利用和肝细胞的储存铁,仅 1~2mg 摄自食物。仅有 2~4mg 的铁是与转铁蛋白结合的,但每天全部的铁流都是通过转铁蛋白来转运的,因此,这个循环池中的铁每几个小时就更新一次。炎症过程中,从巨噬细胞以及可能从肝脏储存铁的释放显著受抑[25-31]。对缺失和过表达的铁调素转基因小鼠研究表明,这种多肽是巨噬细胞释放铁和肠道吸收铁的一个负性调节因子[32,33]。炎症过程中,IL-6 诱导铁调素生成,铁调素转而抑制巨噬细胞(可能也包括肝细胞)铁的释放,导致低铁血症(图 37-1)。铁调素通过与铁输出细胞的唯一通道——膜相关铁转运蛋白(ferroportin)分子结合,诱导铁转运蛋白的胞内化和降解而发挥作用[34]。随着铁调素浓度的增高,可用于铁输出的铁转运蛋白越来越少,从巨噬细胞、肝细胞和肠上皮细胞释放至血浆的铁随之减少。

AI 中红细胞生成受铁限制

铁与原卟啉Ⅸ(protoporphyrin Ⅸ)结合是血红素合成过程的一个中间步骤。锌是原卟啉的另一配体。当铁缺乏时,与原卟啉结合的锌原子数量增加。在 AI 中,锌原卟啉也增高[35]。在这两种情况下,都没有足够的铁到达发育红细胞中血红素合成的部位,导致了锌的替代。此外,铁粒幼红细胞(sideroblast),即用普鲁士蓝染色可显示铁粒的有核红系前体细胞,其数量在 AI 中减少[1]。在 AI 患者,铁为红细胞造血的限制因素但又没有缺铁的另一证据是,在 EPO 治疗同时,经肠外途径补铁,可以解决 AI 患者对 EPO 的抵抗[36,37]。由于很快铁就会被巨噬细胞扣留,因此单独用铁来治疗 AI 通常无效[1,38,39]。

肠道铁吸收受限

AI 持续时间长,红细胞就会变成小细胞低色素性,部分原

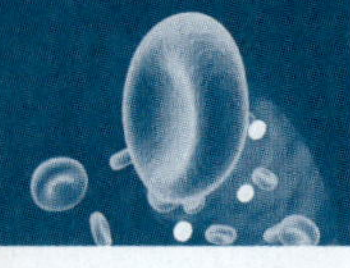

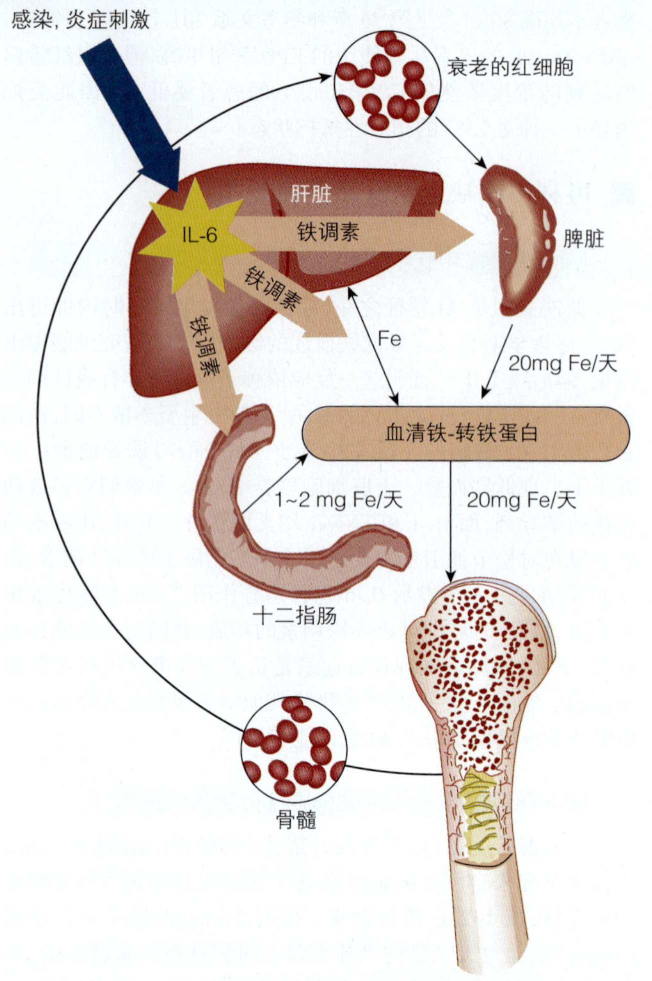

图 37-1 炎症对血浆铁浓度的影响示意图。红色箭头指示铁调素抑制铁流向血浆转铁蛋白池的控制位点。

因是进行性铁的耗竭使铁这一限制因素更加突显。炎症过程中，由 IL-6 和铁调素介导[24,33,43-45]，铁在肠道的吸收受到限制[40-42]。每天红系造血所需的铁中只有 1~2mg 来自食物，大多数成年人有 400~1000mg 的储存铁，因此，耗竭储存铁需要相当长的时间。慢性炎性疾病可最终出现真正的铁缺乏，尤其见于储存铁少且因生长发育对铁需求更多的儿童；或见于诸如系统性发病青少年型慢性关节炎（systemic-onset juvenile chronic arthritis）等 IL-6 水平特别高的情况[46]。这些患儿的贫血伴有适度的 EPO 增高，但对口服铁剂补充无反应。要纠正贫血，至少部分铁剂要由肠外途径补充。

因此，AI 的主要发病机制是由红细胞寿命的轻度缩短和巨噬细胞内铁的扣留所致的铁限制性红细胞生成。在一些病例中，还可同时伴有 EPO 生成不足、炎症对红系前体细胞的抑制，或储存铁的耗竭。

临床特征

AI 的临床表现通常被原发病的症状和体征所掩盖。中度贫血（Hb<100g/L）可以加重原有缺血性心脏病或呼吸系统疾病的症状，或导致乏力和活动耐力下降。诊断应基于所观察到的临床特征并结合典型的实验室异常。

实验室特征

AI 的红细胞通常为正细胞正色素性，但随着病情的加重或病程的延长，能演进为低色素性，并且最后演进为小细胞性[1]。网织红细胞绝对计数正常至轻度增高。

■ 低铁血症和血清转铁蛋白升高

低铁血症，即血清铁浓度减低，是 AI 的一个特征。低铁血症可在感染或严重的炎症起病后数小时内即发生。AI 患者的铁结合蛋白，即转铁蛋白（作为总铁结合力测定）的浓度中度降低，这一点不同于 IDA，IDA 患者的转铁蛋白浓度是增高的。由于转铁蛋白的半衰期（8~12 天）[47]较铁的半衰期（约 90 分钟）长，因此，血清转铁蛋白浓度降低的速度较血清铁更慢一些。

■ 血清铁蛋白增高

血清铁蛋白浓度反映了储存铁和炎症状况，在 AI 中增高，但在缺铁时则是降低的。因此，血清铁蛋白是低血清铁浓度患者鉴别诊断的一个有用指标[48]。由于铁蛋白是一种急性期蛋白，而且炎性细胞因子可增加其合成，因此，伴发炎症的铁储存耗竭的患者也可以出现铁蛋白水平中度升高（表 37-2，图 37-2）。这种情况下，如果铁蛋白浓度 <60μg/L，应该怀疑有铁缺乏。如果贫血的病因仍不明确，那么血清转铁蛋白受体检测[49]会有助于明确诊断（表 37-2）。可溶性转铁蛋白受体

表 37-2 缺铁性贫血和炎性贫血中铁代谢的实验室检查

	IDA（n=48）	AI（n=58）	COMBI（n=17）
血红蛋白，g/L	93 ± 16（96）	102 ± 12（103）	88 ± 20（90）
MCV，fl	75 ± 9（75）	90 ± 7（91）	78 ± 9（79）
铁，μmol/L（10~40）	8 ± 11（4）	10 ± 6（9）	6 ± 3（6）
转铁蛋白，g/L（2.1~3.4m，2.0~3.1f）	3.3 ± 0.4（3.3）	1.9 ± 0.5（1.8）	2.6 ± 0.6（2.4）
转铁蛋白饱和度，%	12 ± 17（5.7）	23 ± 13（21）	12 ± 7（8）
铁蛋白，μg/L（15~306m，5~103f）	21 ± 55（11）	342 ± 385（195）	87 ± 167（23）
TfR，mg/L（0.85~3.05）	6.2 ± 3.5（5.0）	1.8 ± 0.6（1.8）	5.1 ± 2.0（4.7）
TfR/log 铁蛋白	6.8 ± 6.5（5.4）	0.8 ± 0.3（0.8）	3.8 ± 1.9（3.2）

注：诊断是通过骨髓铁染色和同时存在的相应疾病做出的。患者骨髓铁染色阴性同时存在相应疾病或 CRP 升高，则被分为"COMBI"。表中标出了该实验室男性（m）和女性（f）各检查指标的正常范围。检测结果用均数 ± SD（中位数）表示。

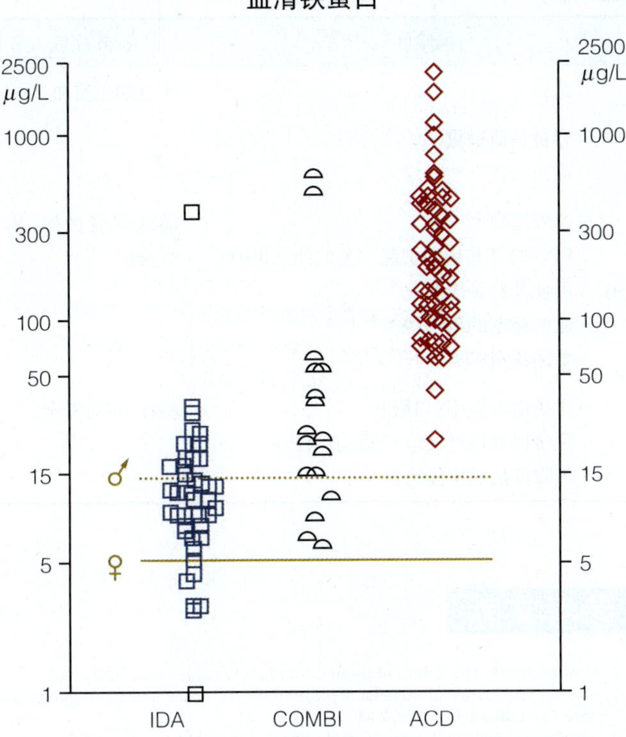

图 37-2　IDA（缺铁性贫血）、慢性疾病贫血（ACD=AI）以及 IDA 合并 ACD（COMBI）患者的血清铁蛋白测定值分布。水平线代表健康男性和女性正常值的下限。

（soluble transferrin receptor）水平在缺铁时升高，但与铁蛋白不同，在感染或炎症时降低[49]。

■ 骨髓铁染色

AI 的诊断极少需要做骨髓穿刺或骨髓活检。除非原发病造成骨髓病变，否则骨髓通常是正常的。骨髓检查可获得的最重要的信息是骨髓铁含量和分布情况（参见第 42 章）。在骨髓标本中可以观察到位于巨噬细胞胞质内的储存铁和位于有核红细胞内的有生物学功能的铁。在正常个体，许多巨噬细胞胞内或附近仅可找到几个普鲁士蓝染色的颗粒。约 1/3 有核红细胞内含有 1~4 个这类蓝色的微小包涵体，这些细胞被称为铁粒幼红细胞。铁缺乏时，铁粒幼红细胞和巨噬细胞铁都缺如。相比而言，AI 中铁粒幼红细胞减少或缺如，而巨噬细胞铁是增多的。储存铁增高伴循环铁水平减低和铁粒幼红细胞数量减少是 AI 的特征。尽管骨髓染色可认为是鉴别 AI 和铁缺乏的“金标准”，但因该操作给患者带来的不适以及血清铁蛋白测定的广泛使用，骨髓染色的应用已减少。

鉴别诊断

大多数慢性感染，炎性疾病或肿瘤的患者存在贫血。仅当轻至中度贫血、血清铁和铁结合力降低并且血清铁蛋白升高时，才可做出 AI 的诊断。原发病及针对原发病的治疗可以导致不同类型的贫血，因此应该注意考虑其他可能的原因。

1. 感染、炎性疾患和肿瘤可并发药物诱导的骨髓抑制或药物诱导的溶血。细胞毒药物或特发性毒性反应导致骨髓抑制时，血清铁趋于升高而网织红细胞计数低。溶血时，网织红细胞计数、结合珠蛋白、胆红素和乳酸脱氢酶常常是增高的。

2. 慢性失血耗竭储存铁，血清铁和铁蛋白降低但转铁蛋白增高（参见第 42 章）。当 AI 与慢性失血共存时，尽管炎症本身可使血清铁蛋白升高，但血清铁蛋白通常反映主要疾病。通过检测便潜血及寻找抽血、月经过多等易被忽视的隐匿性失血，常可确定出血的部位。如果明确了慢性失血问题，并且采用口服或肠外途径进行补铁的试验治疗有效，则可确诊 AI 伴铁缺乏。

3. 肾功能损害可以引起红细胞寿命缩短以及因 EPO 缺乏而导致的红细胞生成减少（参见第 36 章）。尽管尿毒症贫血时血清铁正常或增高，但诊断的关键在于血肌酐升高。肾衰竭可以与 AI 并存。如果患者存在原发性炎性疾病，对 EPO 治疗有抵抗并且 ESR、CRP 等炎性指标升高，则应怀疑肾衰合并 AI。

4. 内分泌病，包括甲状腺功能减退、甲状腺功能亢进、睾丸衰竭和糖尿病，可伴有慢性正细胞正色素性贫血（参见第 38 章）。除非同时存在炎症或相关的铁缺乏，否则在这些疾病中血清铁应是正常的。

5. 肿瘤转移浸润骨髓所致的贫血可以是肿瘤患者就诊的症状。贫血也可以在原来已经诊断癌症或淋巴瘤（lymphoma）的情况下发生，其本身血清铁正常或增高（参见第 44 章）。不过这类贫血常常是在患者机体已存在的恶性肿瘤相关 A I 的基础上进一步发展的。通常外周血涂片异常，可见异形红细胞、泪滴红细胞、晚幼细胞或不成熟的髓系细胞。确定诊断常需直接骨髓检查。

6. 地中海贫血（thalassemia）是世界上很多地方常见的贫血原因。容易与 AI 混淆（参见第 47 章）。这类患者体内小红细胞增多是终生性的，且通常较 AI 更严重。

7. 稀释性贫血可见于妊娠和因骨髓瘤或巨球蛋白血症导致血浆蛋白水平极度增高的患者。

治疗、病程及预后

见于感染，炎症，或恶性肿瘤等疾病的贫血需做充分的诊断性检查，以排除可逆性和具有更大潜在危险的原因，如隐匿性失血，铁、维生素 B_{12} 和叶酸缺乏，溶血和药物反应。经过这些排查后，如果可以确诊为 AI，那么针对原发病的有效治疗可以解决贫血。如针对原发病治疗无效且患者出现贫血相关的症状或并发症时，应考虑给予针对贫血的特异性治疗（表 37-3）。

患者存在中重度贫血且有临床症状时，应予以应急性输注红细胞来纠正 AI。EPO 已试用于治疗各种癌症[50,51]、骨髓瘤及恶性血液病[16,52,53]、类风湿关节炎[54-57]和炎性肠病[58,59]所致的 AI。绝大多数报道称 50% 以上的患者血红蛋白升高超过 20g/L。2002 年发布了血液系统及非血液系统恶性病相关贫血的 EPO 使用指南[60]，并在 2007 年进行了修订[61]，形成了合理使用 EPO 治疗 AI 的指南。该指南建议，针对原发病治疗后贫血未改善且血红蛋白小于 100g/L 的患者可接受 EPO 治疗。对于血红蛋白进行性下降但尚未达重度贫血的患者，应根据临床实际情况（包括但并不只限于心肺储备功能受限的老年患者，如伴有冠心病，有症状的心绞痛，或严重的活动、体力、自理能力减退者）来决定是否立即给予 EPO 或 darbepoetin 治疗，还是待

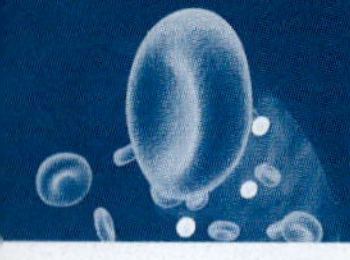

表 37-3 炎性贫血的治疗

治疗方法	指征	典型情况	风险和副作用	特异疗效
输血	心肌缺血 对其他治疗无反应	Hb<100g/L 胸痛和心电图改变	感染 容量负荷过重 输血反应	快速纠正贫血
EPO[60]	乏力，体力下降	Hb<100g/L 贫血症状 Hb100~120g/L 时要考虑副作用	起效需数周 EPO 的某些剂型引起罕见的纯红再障[67] 可使某些肿瘤恶化[68] 血栓栓塞的事件增加[61] 费用昂贵	通常耐受性好，相对安全
铁（口服或非肠道给药）[37]	同时存在缺铁 EPO 抵抗（试验性治疗）	怀疑或确诊存在铁缺乏	胃肠道副作用（口服） 全身性或局部反应（非肠道给药） 可降低抗感染能力？	便宜，相对安全

血红蛋白降至接近 100g/L 再治疗。由于有报道称，接受 EPO 制剂治疗的患者血栓栓塞发生的风险增高，因此临床医生对要接受 EPO 或 darbepoetin 治疗的患者应仔细权衡发生血栓栓塞的风险。FDA 批准的 epoetin 起始剂量为 150U/kg，每周三次或每周一次皮下注射 40 000U。FDA 批准的 darbepoetin 起始剂量为每周 2.2μg/kg 或皮下注射 500μg 每三周一次。其他的起始剂量或用药方案可能更方便，但在疗效上（包括输血需求和血红蛋白反应）无显著差异。应根据 FDA 批准的说明书来增加剂量，目前无明确证据表明其他方案有不同的疗效。如果患者接受 EPO 或 darbepoetin 治疗超过 6~8 周仍无反应（如血红蛋白增加小于 10~20g/L），则继续治疗似乎不再有用，应该停药。可将血红蛋白浓度提升至（接近）120g/L，此时应该调整 EPO 或 darbepoetin 的剂量以维持血红蛋白在该水平。当血红蛋白在任意 2 周内升高超过 10g/L 或当血红蛋白超过 110g/L 时，建议 EPO 应减量。在 FDA 批准的说明书里含有最详细的剂量减低指南。测定铁、总铁结合力、转铁蛋白饱和度、铁蛋白的基础水平并定期检测，而且一旦有指征便补铁，这样可以有助于限制 EPO 的用量、最大限度改善患者症状，以及判定对 EPO 治疗反应不足的原因。

当骨髓红细胞生成受到刺激时，铁会成为红细胞生成的限制因素，铁剂联合 EPO 便是基于这一理念而制定的一种治疗策略。在一些患者中，AI 伴有隐匿性铁缺乏[49,59]。在另外一些情况下，开始 EPO 治疗后有限的储存铁可被耗尽[57]。对伴高铁蛋白、低转铁蛋白饱和度（小于 25%）和 EPO 用量高于平均水平的血液透析患者，EPO 治疗同时用静脉注射葡萄糖酸铁 1g 的补充治疗周期（通常分 5 次给药，每次 200mg），可使血红蛋白小幅升高并降低 EPO 使用剂量[62,63]。目前还不确定该策略是否可用于其他类型 AI。

现有的补铁治疗将大部分铁输送至巨噬细胞，只有一少部分铁被直接传送至转铁蛋白[64]。需进一步研究来确定是否转铁蛋白铁池的净效应对治疗至关重要。其他方面的研究仍无定论，无明确缺铁迹象的 AI 患者在 EPO 治疗时补铁仍在实验阶段[37]。人们对 AI 补铁治疗增加对感染的易感性也存在担心[65,66]。

翻译：李 冰

校对：肖志坚，王 璐，刘建湘

参考文献

1. Cartwright GE: The anemia of chronic disorders. *Semin Hematol* 3:351, 1966.
2. Corwin HL, Krantz SB: Anemia of the critically ill: "Acute" anemia of chronic disease. *Crit Care Med* 28:3098, 2000.
3. Ershler WB: Biological interactions of aging and anemia: A focus on cytokines. *J Am Geriatr Soc* 51:S18, 2003.
4. Carpenter WB: Abnormal forms of the nutritive process-inflammation, in *Principles of Human Physiology*, edited by FG Smith, p 352. Blanchard and Lea, Philadelphia, 1859.
5. Wintrobe MM: *Clinical Hematology*, 5th ed. Lea & Febiger, Philadelphia, 1961.
6. Dallman PR, Yip R, Johnson C: Prevalence and causes of anemia in the United States, 1976 to 1980. *Am J Clin Nutr* 39:437, 1984.
7. Ramakrishnan U, Yip R: Experiences and challenges in industrialized countries: Control of iron deficiency in industrialized countries. *J Nutr* 132:820S, 2002.
8. Means RT Jr, Krantz SB: Inhibition of human erythroid colony-forming units by gamma interferon can be corrected by recombinant human erythropoietin. *Blood* 78:2564, 1991.
9. Baer AN, Dessypris EN, Goldwasser E, et al: Blunted erythropoietin response to anaemia in rheumatoid arthritis. *Br J Haematol* 66:559, 1987.
10. Hochberg MC, Arnold CM, Hogans BB, et al: Serum immunoreactive erythropoietin in rheumatoid arthritis: Impaired response to anemia. *Arthritis Rheum* 31:1318, 1988.
11. Vreugdenhil G, Wognum AW, van Eijk HG, et al: Anaemia in rheumatoid arthritis: The role of iron, vitamin B_{12}, and folic acid deficiency, and erythropoietin responsiveness. *Ann Rheum Dis* 49:93, 1990.
12. Kendall R, Wasti A, Harvey A, et al: The relationship of haemoglobin to serum erythropoietin concentrations in the anaemia of rheumatoid arthritis: The effect of oral prednisolone. *Br J Rheumatol* 32:204, 1993.
13. Noe G, Augustin J, Hausdorf S, et al: Serum erythropoietin and transferrin receptor levels in patients with rheumatoid arthritis. *Clin Exp Rheumatol* 13:445, 1995.
14. Remacha AF, Rodriguez-de la Serna A, Garcia-Die F, et al: Erythroid abnormalities in rheumatoid arthritis: The role of erythropoietin. *J Rheumatol* 19:1687, 1992.
15. Miller CB, Jones RJ, Piantadosi S, et al: Decreased erythropoietin response in patients with the anemia of cancer. *N Engl J Med* 322:1689, 1990.
16. Cazzola M, Messinger D, Battistel V, et al: Recombinant human erythropoietin in the anemia associated with multiple myeloma or non-Hodgkins lymphoma—Dose finding and identification of predictors of response. *Blood* 86:4446, 1995.
17. Safran M, Kaelin WG Jr: HIF hydroxylation and the mammalian oxygen-sensing pathway. *J Clin Invest* 111:779, 2003.
18. Imagawa S, Nakano Y, Obara N, et al: A GATA-specific inhibitor (K-7174) rescues anemia induced by IL-1beta, TNF-alpha, or L-NMMA. *FASEB J* 17:1742, 2003.
19. Frede S, Fandrey J, Pagel H, et al: Erythropoietin gene expression is suppressed after lipopolysaccharide or interleukin-1 beta injections in rats. *Am J Physiol* 273:R1067, 1997.
20. Barany P: Inflammation, serum C-reactive protein, and erythropoietin resistance. *Nephrol Dial Transplant* 16:224, 2001.
21. Macdougall IC, Cooper AC: Erythropoietin resistance: The role of inflammation and pro-inflammatory cytokines. *Nephrol Dial Transplant* 17:39, 2002.
22. Nemeth E, Rivera S, Gabayan V, et al: IL-6 mediates hypoferremia of inflammation by inducing the synthesis of the iron regulatory hormone hepcidin. *J Clin Invest* 113:1271, 2004.
23. Ganz T: Hepcidin, a key regulator of iron metabolism and mediator of anemia of inflammation. *Blood* 102:783, 2003.
24. Nicolas G, Chauvet C, Viatte L, et al: The gene encoding the iron regulatory peptide hepcidin is regulated by anemia, hypoxia, and inflammation. *J Clin Invest* 110:1037,

2002.

25. Freireich EM, Miller A, Emerson CP, et al: The effect of inflammation on the utilization of erythrocyte and transferrin-bound radio-iron for red cell production. *Blood* 12:972, 1957.
26. Haurani FI, Burke W, Martinez EJ: Defective reutilization of iron in the anemia of inflammation. *J Lab Clin Med* 65:560, 1965.
27. O'Shea MJ, Kershenobich D, Tavill AS: Effects of inflammation on iron and transferrin metabolism. *Br J Haematol* 25:707, 1973.
28. Hershko C, Cook JD, Finch CA: Storage iron kinetics. VI. The effect of inflammation on iron exchange in the rat. *Br J Haematol* 28:67, 1974.
29. Zarrabi MH, Lysik R, DiStefano J, et al: The anaemia of chronic disorders: Studies of iron reutilization in the anaemia of experimental malignancy and chronic inflammation. *Br J Haematol* 35:647, 1977.
30. Feldman BF, Kaneko JJ, Farver TB: Anemia of inflammatory disease in the dog: Ferrokinetics of adjuvant-induced anemia. *Am J Vet Res* 42:583, 1981.
31. Fillet G, Beguin Y, Baldelli L: Model of reticuloendothelial iron metabolism in humans: Abnormal behavior in idiopathic hemochromatosis and in inflammation. *Blood* 74:844, 1989.
32. Nicolas G, Bennoun M, Devaux I, et al: Lack of hepcidin gene expression and severe tissue iron overload in upstream stimulatory factor 2 (USF2) knockout mice. *Proc Natl Acad Sci U S A* 98:8780, 2001.
33. Nicolas G, Bennoun M, Porteu A, et al: Severe iron deficiency anemia in transgenic mice expressing liver hepcidin. *Proc Natl Acad Sci U S A* 99:4596, 2002.
34. Nemeth E, Tuttle MS, Powelson J, et al: Hepcidin regulates cellular iron efflux by binding to ferroportin and inducing its internalization. *Science* 306:2090, 2004.
35. Hastka J, Lasserre JJ, Schwarzbeck A, et al: Zinc protoporphyrin in anemia of chronic disorders. *Blood* 81:1200, 1993.
36. Taylor JE, Peat N, Porter C, et al: Regular low-dose intravenous iron therapy improves response to erythropoietin in haemodialysis patients. *Nephrol Dial Transplant* 11:1079, 1996.
37. Goodnough LT, Skikne B, Brugnara C: Erythropoietin, iron, and erythropoiesis. *Blood* 96:823, 2000.
38. Hume R, Currie WJ, Tennant M: Anaemia of rheumatoid arthritis and iron therapy. *Ann Rheum Dis* 24:451, 1965.
39. Beamish MR, Davies AG, Eakins JD, et al: The measurement of reticuloendothelial iron release using iron-dextran. *Br J Haematol* 21:617, 1971.
40. Gubler CJ, Cartwright GE, Wintrobe MM: The anemia of infection. X. The effect of infection on the absorption and storage of iron by the rat. *J Biol Chem* 184:563, 1950.
41. Weber J, Werre JM, Julius HW, et al: Decreased iron absorption in patients with active rheumatoid arthritis, with and without iron deficiency. *Ann Rheum Dis* 47:404, 1988.
42. Weber J, Julius HW, Verhoef CW, et al: Absorption and retention of iron in rheumatoid arthritis. *Ann Rheum Dis* 32:83, 1973.
43. Anderson GJ, Frazer DM, Wilkins SJ, et al: Relationship between intestinal iron-transporter expression, hepatic hepcidin levels and the control of iron absorption. *Biochem Soc Trans* 30:724, 2002.
44. Roe MA, Collings R, Dainty JR, et al: Plasma hepcidin concentrations significantly predict interindividual variation in iron absorption in healthy men. *Am J Clin Nutr* 2009.
45. Young MF, Glahn RP, Riza-Nieto M, et al: Serum hepcidin is significantly associated with iron absorption from food and supplemental sources in healthy young women. *Am J Clin Nutr* 89:533, 2009.
46. Cazzola M, Ponchio L, de Benedetti F, et al: Defective iron supply for erythropoiesis and adequate endogenous erythropoietin production in the anemia associated with systemic-onset juvenile chronic arthritis. *Blood* 87:4824, 1996.
47. Awai M, Brown EB: Studies of the metabolism of I-131–labeled human transferrin. *J Lab Clin Med* 61:363, 1963.
48. Jacobs A, Worwood M: Ferritin in serum. Clinical and biochemical implications. *N Engl J Med* 292:951, 1975.
49. Punnonen K, Irjala K, Rajamaki A: Serum transferrin receptor and its ratio to serum ferritin in the diagnosis of iron deficiency. *Blood* 89:1052, 1997.
50. Ludwig H, Fritz E, Leitgeb C, et al: Prediction of response to erythropoietin treatment in chronic anemia of cancer [see comments]. *Blood* 84:1056, 1994.
51. Smith RE, Tchekmedyian NS, Chan D, et al: A dose- and schedule-finding study of darbepoetin alpha for the treatment of chronic anaemia of cancer. *Br J Cancer* 88:1851, 2003.
52. Dammacco F, Castoldi G, Rodjer S: Efficacy of epoetin alfa in the treatment of anaemia of multiple myeloma. *Br J Haematol* 113:172, 2001.
53. Hedenus M, Adriansson M, San Miguel J, et al: Efficacy and safety of darbepoetin alfa in anaemic patients with lymphoproliferative malignancies: A randomized, double-blind, placebo-controlled study. *Br J Haematol* 122:394, 2003.
54. Peeters HR, Jongen-Lavrencic M, Bakker CH, et al: Recombinant human erythropoietin improves health-related quality of life in patients with rheumatoid arthritis and anaemia of chronic disease; utility measures correlate strongly with disease activity measures. *Rheumatol Int* 18:201, 1999.
55. Peeters HR, Jongen-Lavrencic M, Vreugdenhil G, et al: Effect of recombinant human erythropoietin on anaemia and disease activity in patients with rheumatoid arthritis and anaemia of chronic disease: A randomised placebo controlled double blind 52 weeks clinical trial. *Ann Rheum Dis* 55:739, 1996.
56. Goodnough LT, Marcus RE: The erythropoietic response to erythropoietin in patients with rheumatoid arthritis. *J Lab Clin Med* 130:381, 1997.
57. Kaltwasser JP, Kessler U, Gottschalk R, et al: Effect of recombinant human erythropoietin and intravenous iron on anemia and disease activity in rheumatoid arthritis. *J Rheumatol* 28:2430, 2001.
58. Schreiber S, Howaldt S, Schnoor M, et al: Recombinant erythropoietin for the treatment of anemia in inflammatory bowel disease. *N Engl J Med* 334:619, 1996.
59. Gasche C, Dejaco C, Reinisch W, et al: Sequential treatment of anemia in ulcerative colitis with intravenous iron and erythropoietin. *Digestion* 60:262, 1999.
60. Rizzo JD, Lichtin AE, Woolf SH, et al: Use of epoetin in patients with cancer: Evidence-based clinical practice guidelines of the American Society of Clinical Oncology and the American Society of Hematology. *J Clin Oncol* 20:4083, 2002.
61. Rizzo JD, Somerfield MR, Hagerty KL, et al: Use of epoetin and darbepoetin in patients with cancer: 2007 American Society of Hematology/American Society of Clinical Oncology clinical practice guideline update. *Blood* 111:25, 2008.
62. Kapoian T, O'Mara NB, Singh AK, et al: Ferric gluconate reduces epoetin requirements in hemodialysis patients with elevated ferritin. *J Am Soc Nephrol* 19:372, 2008.
63. Coyne DW, Kapoian T, Suki W, et al: Ferric gluconate is highly efficacious in anemic hemodialysis patients with high serum ferritin and low transferrin saturation: Results of the Dialysis Patients' Response to IV Iron with Elevated Ferritin (DRIVE) study. *J Am Soc Nephrol* 18:975, 2007.
64. Szilagyi G, Erslev AJ: Effect of organic iron compounds on the iron uptake of reticulocytes *in vitro*. *J Lab Clin Med* 75:275, 1970.
65. Jurado RL: Iron, infections, and anemia of inflammation. *Clin Infect Dis* 25:888, 1997.
66. Oppenheimer SJ: Iron and its relation to immunity and infectious disease. *J Nutr* 131:616S, 2001.
67. Rossert J, Casadevall N, Eckardt KU: Anti-erythropoietin antibodies and pure red cell aplasia. *J Am Soc Nephrol* 15:398, 2004.
68. Epoetin: For better or for worse? *Lancet Oncol* 5:1, 2004.

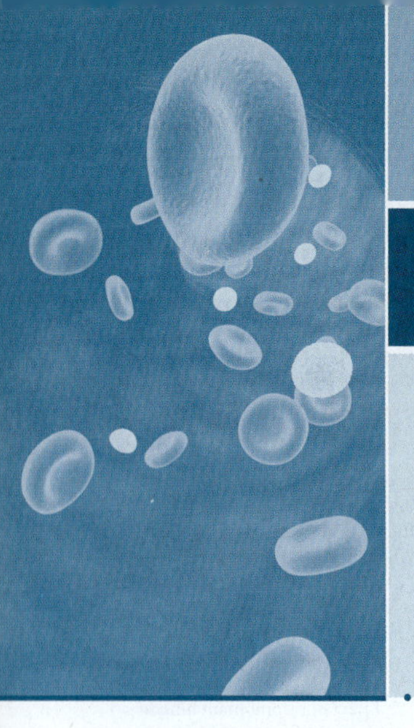

第38章

内分泌病的贫血

Xylina T. Gregg, Josef T. Prchal

摘 要

贫血可能是内分泌功能紊乱最早的表现。内分泌疾病导致的贫血通常是轻到中度的；但在其中某些疾病时，会出现血浆容量减少，可能掩盖贫血的严重程度。有人提出内分泌功能缺陷状态中的贫血可能为生理性的，因为此时需氧量下降，但激素对红系造血的直接影响也可能导致贫血的发生。内分泌病性贫血的病理生理基础可能是多因素的，所以，并非总是非常明确的。

甲状腺功能失调

■ 甲状腺功能减退

从19世纪80年代起，人们已经认识到贫血是甲状腺切除术[1]或其他原因导致的甲状腺功能减退[2]的一项并发症。其贫血程度通常为轻度至中度，血红蛋白浓度极少低于80~90g/L。然而，疾病伴发的血浆容量下降[3]使血红蛋白浓度不能准确反映红细胞量[4]。甲状腺切除的狗表现出正细胞正色素性贫血，并有网织红细胞减少和骨髓红系增生减低[5]。而人甲状腺功能低下性贫血则可表现为正细胞、大细胞或小细胞性[6]，合并的铁元素、维生素B_{12}、叶酸的缺乏可以在一定程度上解释此异质性。甲状腺功能低下的患者易出现月经过多而导致缺铁（参见第42章）[7]。但甲状腺功能低下的男性同样可以出现缺铁，这可能是由于相关的胃酸缺乏症所致，或可能因为甲状腺激素不足降低了铁的吸收[8,9,10]。反之，缺铁又会降低血红素依赖性甲状腺过氧化物酶的活性，从而减少甲状腺激素的合成[11]。同时存在缺铁性贫血和亚临床甲状腺功能低下的患者，贫血对口服补铁治疗的反应通常欠佳。在一项研究中，患者被随机分为两组，一组每天仅接受240mg口服铁剂治疗，而另一组每天接受240mg口服铁剂加75μg左甲状腺素治疗，接受左甲状腺素治疗组患者在血红蛋白、血细胞比容、铁蛋白水平上均显示出有统计学意义的显著改善[12]。

本章使用的简写和缩略词：ACTH，促肾上腺皮质激素(adrenocorticotropic hormone)；AZT，齐多夫定(叠氮胸苷，azidothymidine)；T_3，三碘甲状腺素(triiodothyronine)；T_4，甲状腺素(thyroxine)。

虽然单纯甲状腺功能减退性贫血也可见大红细胞增多[13]，但平均红细胞体积显著增大通常是由于伴发了维生素B_{12}或叶酸的缺乏（参见第41章）。然而大红细胞增多并非是发现甲状腺功能减退患者合并了维生素B_{12}缺乏的敏感指标[13]。甲状腺功能减退同恶性贫血间已确定存在某种联系[14,15]，但潜在的机制仍是未知。在一份116例甲状腺功能减退患者的分析中，40%的患者血清维生素B_{12}水平减低[16]。虽然维生素B_{12}缺乏组平均血红蛋白浓度稍低（119g/L vs. 124g/L），但平均红细胞体积和抗甲状腺抗体的分布程度在两组间并无差异。

然而，将缺铁、维生素B_{12}缺乏以及其他导致贫血的混杂因素排除后，甲状腺激素不足仍然可以直接引起贫血[17]。在甲状腺功能减退的患者和甲状腺切除后的动物中，红细胞寿命正常，而铁代谢动力学研究结果符合红系增生减低[5,18]。在动物实验中予以甲状腺素可提高红细胞生成率[19]，而甲状腺切除则会降低红细胞生成[20]。因为甲状腺激素影响细胞对氧的需求，所以这些反应同适当的生理性调整相符。有证据表明甲状腺素对红系造血有直接影响。体外实验显示，T_3、T_4、rT_3均可以增强促红细胞生成素促进红系集落形成的效果[21]。在大鼠肾脏和人肝癌细胞株中，甲状腺激素还能够提高低氧诱导的促红细胞生成素生成[22]。也有其他体外实验研究显示T_3对红系集落形成有抑制性作用，特别是联合应用全反式维甲酸时[23]。

甲状腺激素治疗是逐渐起效的。在几个月的时间里可见血红蛋白浓度的缓慢改善[13]。甲状腺功能低下时白细胞和血小板计数通常不受影响。但曾有报道一例黏液性水肿昏迷的患者出现了骨髓增生低下导致的全血细胞减少；而其血液学异常通过甲状腺激素替代疗法得到了纠正。[24]

■ 甲状腺功能亢进

虽然予以甲状腺激素可以增加动物的红细胞生成[19]，但人类甲状腺功能亢进者通常并无红细胞增多。而且其中10%~25%的患者表现为贫血[25-27]。这可能是血浆容量增加的结果[3]；但是也有报道观察到红细胞寿命缩短[28]和红系无效造血[29]。Graves病患者中，贫血者与无贫血者相比，促红细胞生成素水平较高而总铁结合力较低，但C反应蛋白和铁蛋白水平两者并无差异[27]。抗甲状腺治疗可改善贫血[26,27]。曾有报道一例自身免疫性溶血性贫血合并甲状腺功能亢进的患者，接受针对甲状腺功能亢进的治疗后溶血得到缓解[30]。全血细胞减少很少见，但针对甲亢的治疗也可对其有效[31,32]。

■ 肾上腺皮质功能不全和库欣综合征

原发肾上腺功能不全(Addison病)中可见正细胞正色素性贫血[33,34]，但贫血也可能因为伴发了血浆容量下降而被掩盖，这在此类疾病中十分常见。在一组Addison病患者中，未予治疗时患者表现为正常的血红蛋白水平，而开始激素替代治疗后则发生一过性贫血(可能继发于血浆容量增加)[35]。

动物实验中，肾上腺切除可导致轻度贫血，而糖皮质激素和促红细胞生成素治疗对其有效[33,36]。这类贫血发生的病理生理基础以及肾上腺皮质激素对红系造血的影响并不明确。

在体外实验中，糖皮质激素与促红细胞生成素相互作用可促进红系集落增殖[37]。糖皮质激素受体被其同源配体激活后，启动了JAK2磷酸化介导的胞质信号转导，从而刺激红系造血，这一点与促红细胞生成素的作用机制相同(参见第31章和第56章)。已有报道在Cushing综合征[38]、原发醛固酮增多症[39]以及Bartter综合征[40]中可见红细胞增多。

嗜铬细胞瘤很少伴有红细胞增多。那些罕见病例，这一发现被认为是由于肿瘤细胞自主分泌促红细胞生成素的结果[41]，而这通常是由引起或者参与嗜铬细胞瘤形成的von Hippel-Lindau(VHL)突变介导的(参见第56章)。亦有报道一种先天性红细胞增多综合征，伴有2型脯氨酸羟化酶基因突变以及嗜铬细胞瘤形成[42]。

恶性贫血可发生于自身免疫性肾上腺功能不全的患者，但是主要还是见于Ⅰ型多腺体自身免疫综合征的患者中，这些患者的其他表现还包括皮肤黏膜念珠菌病和甲状旁腺功能减退[43]。其中有一例该综合征患者，据报道其贫血为原发促红细胞生成素分泌不足所致[44]。

■ 雄激素不足

与青春期前男性、老年男性以及女性相比，性成熟的男性血红蛋白水平较高[45]。这种差异是由雄激素的生成所导致的。睾丸切除可导致血红蛋白浓度减低12g/L(中位数)[46]。利用促性腺激素释放激动剂和抗雄激素联合阻断雄激素达到"药物"去势，也会引起贫血，尽管相对程度较轻[47]。

雄激素对红系造血的影响已被明确证实[48]，并且已被广泛应用于治疗各种贫血，特别是在重组促红细胞生成素出现之前。雄激素治疗可逆转贫血，甚至可能导致红细胞增多[48]。睾酮治疗性腺功能减退的男性，3个月内平均红细胞比积由38%增长至43.1%[49]。雄激素作用的机制似乎比较复杂，有证据表明它能够刺激促红细胞生成素的分泌[50]，并且可直接作用于骨髓产生效应[51]。人类男性和女性的骨髓细胞均存在雄激素受体。表达这些受体的细胞包括基质细胞、内皮细胞、巨噬细胞以及髓系前体细胞，但是并无红系细胞[52]。

雌激素可能对红系造血有抑制作用。予以大剂量外源性雌激素会导致较严重的贫血[53,54]。

■ 垂体功能不全

垂体功能不全最常见的原因是垂体肿瘤或其治疗引起的[55]。其他病因包括下丘脑的肿瘤或功能异常，类肉瘤病(sarcoidosis)或其他浸润性疾病，垂体出血或梗死，遗传原因，以及特发性垂体功能衰竭。无论何种原因导致的垂体功能减退，均会导致中重度的正细胞正色素性贫血，血红蛋白平均为100g/L[33,56]。贫血及红系增生减低同样可以见于垂体切除的动物[57,58]。

在大鼠中，切除分泌血管加压素和催产素的神经垂体并不导致贫血[59]。因此推测，垂体功能低下导致的贫血可能是由于垂体前叶激素，如促肾上腺皮质激素(ACTH)、促甲状腺激素、促卵泡素、黄体生成素、生长激素、泌乳素缺乏所致；但这些激素在贫血的发生中各自所起的确切作用还是未知。垂体前叶激素缺乏而导致的甲状腺激素、肾上腺激素、雄激素的缺乏，可能是引起贫血的主要原因。动物接受肾上腺和甲状腺联合切除术后所导致的贫血，与垂体切除者相似但不完全相同[60]。在因无功能性垂体腺瘤导致垂体功能减退的男性患者中发现，贫血程度同睾酮水平减低相关联[61]。关于生长激素在贫血发生中的作用目前尚有争议。在体外实验中，生长激素可刺激促红细胞生成素诱导的红系增生[62,63]。单纯生长激素缺乏的儿童可出现贫血[64]。但对生长激素缺乏的患者予以生长激素替代治疗，仅部分研究结果显示血红蛋白水平可增高[65,66]。关于泌乳素对贫血的影响目前可供参考的数据十分有限[67]。给予小鼠泌乳素可增加红系和髓系祖细胞的数量，并且能部分性纠正齐多夫定(AZT，叠氮胸苷)诱导的贫血[68]。甲氧氯普胺(metoclopramide)可刺激泌乳素的分泌，在9例Diamond-Blackfan患者中，3例表现出血红蛋白水平的改善或对输血需求减少[69]。在体外研究红系的分化实验中，泌乳素受体可以替代促红细胞生成素受体[70,71]。

垂体功能减退时红细胞寿命正常，但骨髓增生减低。铁代谢动力学研究结果也与红系造血减低相符[33,72]。除了贫血外，白细胞减少甚至全血细胞减少也会发生[73]。甲状腺、肾上腺、性腺激素联合替代治疗通常能够有效纠正贫血以及其他血细胞减少[73,74]。一例激素替代疗法无效的手术后垂体功能减退患者，应用促红细胞生成素治疗有效[75]。

■ 甲状旁腺功能亢进

找不到其他原因的贫血见于3%~5%原发性甲状旁腺功能亢进患者；这些患者通常具有严重的甲状旁腺功能亢进[76,77]。贫血为正细胞正色素性，甲状旁腺切除术可纠正或改善贫血[76,77]。贫血的原因不明，在少数患者中报道有骨髓纤维化[76]，但并非所有患者都有。

虽然肾衰竭患者的贫血是多因素性的，但继发性甲状旁腺功能亢进可使促红细胞生成素治疗无效。甲状旁腺切除或甲状旁腺功能亢进的药物治疗能够改善贫血，并减少对外源性促红细胞生成素的需求[78-81]。

翻译：张天骄

校对：肖志坚，王 璐，刘建湘

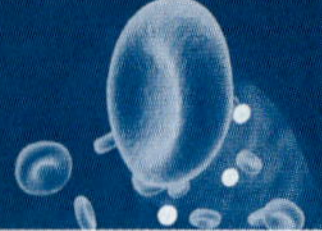

参考文献

1. Kocher T: Ueber Kropfexstirpation und Ihre Folgen. *Arch Klin Chir* 29:254, 1883.
2. Charcot M: Myxedéme, cachexie pachydermique ou état cretinoide. *Gaz Hop Paris* 54:73, 1881.
3. Muldowney F, Crooks J, Wayne E: The total red cell mass in thyrotoxicosis and myxoedema. *Clin Sci* 16:309, 1957.
4. Das K, Mukherjee M, Sarkar T, et al: Erythropoiesis and erythropoietin in hypo- and hyperthyroidism. *J Clin Endocrinol Metab* 40:211, 1975.
5. Cline M, Berlin N: Erythropoiesis and red cell survival in the hypothyroid dog. *Am J Physiol* 204:415, 1963.
6. Bomford R: Anemia in myxodedem and the role of the thryoid gland in erythropoiesis. *Q J Med* 7:495, 1938.
7. Goldsmith R: The menstrual pattern in thyroid disease. *J Clin Endocrinol Metab* 12:846, 1952.
8. Lerman J, Means J: The gastric secretion in exophthalmic goiter and myxoedema. *J Clin Invest* 11:167, 1932.
9. Pirzio-Biroli G, Bothwell T, Finch C: Iron absorption: II. The absorption of radio iron adminstered with standard meal. *J Lab Clin Med* 51:37, 1958.
10. Donati RM, Fletcher JW, Warnecke MA, et al: Erythropoiesis in hypothyroidism. *Proc Soc Exp Biol Med* 144:78, 1973.
11. Zimmermann M, Kohrle J: The impact of iron and selenium deficiencies on iodine and thyroid metabolism: biochemistry and relevance to public health. *Thyroid* 12:867, 2002.
12. Cinemre H, Bilir C, Gokosmanoglu F, et al: Hematologic effects of levothyroxine in iron-deficient subclinical hypothyroid patients: a randomized, double-blind, controlled study. *J Clin Endocrinol Metab* 94:151, 2009.
13. Horton L, Coburn R, England J, et al: The haematology of hypothyroidism. *Q J Med* 45:101, 1976.
14. Green ST, Ng JP, Chan-Lam D: Insulin-dependent diabetes mellitus, myasthenia gravis, pernicious anaemia, autoimmune thyroiditis and autoimmune adrenalitis in a single patient. *Scott Med J* 33:213, 1988.
15. Carmel R, Spencer CA: Clinical and subclinical thyroid disorders associated with pernicious anemia. Observations on abnormal thyroid-stimulating hormone levels and on a possible association of blood group O with hyperthyroidism. *Arch Intern Med* 142:1465, 1982.
16. Jabbar A, Yawar A, Waseem S, et al: Vitamin B12 deficiency common in primary hypothyroidism. *J Pak Med Assoc* 58:258, 2008.
17. Hines JD, Halsted CH, Griggs RC, et al: Megaloblastic anemia secondary to folate deficiency associated with hypothyroidism. *Ann Intern Med* 68:792, 1968.
18. Kiely JM, Purnell DC, Owen CA Jr: Erythrokinetics in myxedema. *Ann Intern Med* 67:533, 1967.
19. Shalet M, Coe D, Reissmann KR: Mechanism of erythropoietic action of thyroid hormone. *Proc Soc Exp Biol Med* 123:443, 1966.
20. Gordon A, Kadow P, Finkelstein G, et al: The thyroid and blood regeneration in the rat. *Am J Med Sci* 212:385, 1946.
21. Golde D, Bersch N, Chopra I, et al: Thyroid hormones stimulate erythropoiesis in vitro. *Br J Haematol* 37:173, 1977.
22. Fandrey J, Pagel H, Frede S, et al: Thyroid hormones enhance hypoxia-induced erythropoietin production in vitro. *Exp Hematol* 22:272, 1994.
23. Perrin M, Blanchet J, Mouchiroud G: Modulation of human and mouse erythropoiesis by thyroid hormone and retinoic acid: Evidence for specific effects at different steps of the erythroid pathway. *Hematol Cell Ther* 39:19, 1997.
24. Song S, McCallum C, Campbell I: Hypoplastic anaemia complicating myxoedema coma. *Scott Med J* 43:149, 1998.
25. Nightingale S, Vitek PJ, Himsworth RL: The haematology of hyperthyroidism. *Q J Med* 47:35, 1978.
26. Perlman J, Sternthal P: Effect of 131I on the anemia of hyperthyroidism. *J Chronic Dis* 36:405, 1983.
27. Gianoukakis AG, Leigh MJ, Richards P, et al: Characterization of the anaemia associated with Graves' disease. *Clinical Endocrinology* 70:781, 2009.
28. McClellan J, Donegan C, Thorup OA, et al: Survival time of the erythrocyte in myxedema and hyperthyroidism. *J Lab Clin Med* 51:91, 1958.
29. Donati RM, Warnecke MA, Gallagher NI: Ferrokinetics in hyperthyroidism. *Ann Intern Med* 63:945, 1965.
30. Gianoukakis AG, Leigh MJ, Richards P, et al: Characterization of the anemia associated with Graves' disease. *Clin Endocrinol (Oxf)* 2008.
31. Ogihara T, Katoh H, Yoshitake H, et al: Hyperthyroidism associated with autoimmune hemolytic anemia and periodic paralysis: a report of a case in which antihyperthyroid therapy alone was effective against hemolysis. *Jpn J Med* 26:401, 1987.
32. Lima CS, Zantut Wittmann DE, Castro V, et al: Pancytopenia in untreated patients with Graves' disease. *Thyroid* 16:403, 2006.
33. Akoum R, Michel S, Wafic T, et al: Myelodysplastic syndrome and pancytopenia responding to treatment of hyperthyroidism: Peripheral blood and bone marrow analysis before and after antihormonal treatment. *J Cancer Res Ther* 3:43, 2007.
34. Daughaday W, Williams R, Daland G: The effect of endocrinopathies on the blood. *Blood* 3:1342, 1948.
35. Baez-Villasenor J, Rath C, Finch C: The blood picture in Addison's disease. *Blood* 3:769, 1958.
36. Irvine WJ, Stewart AG, Scarth L: A clinical and immunological study of adrenocortical insufficiency (Addison's disease). *Clin Exp Immunol* 2:31, 1967.
37. Van Dyke DC, Contopoulos AN, Williams BS, et al: Hormonal factors influencing erythropoiesis. *Acta Haematol* 11:203, 1954.
38. von Lindern M, Zauner W, Mellitzer G, et al: The glucocorticoid receptor cooperates with the erythropoietin receptor and c-Kit to enhance and sustain proliferation of erythroid progenitors in vitro. *Blood* 94:550, 1999.
39. Plotz CM, Knowlton AI, Ragan C: The natural history of Cushing's syndrome. *Am J Med* 13:597, 1952.
40. Mann DL, Gallagher NI, Donati RM: Erythrocytosis and primary aldosteronism. *Ann Intern Med* 66:335, 1967.
41. Erkelens DW, Statius van Eps LW: Bartter's syndrome and erythrocytosis. *Am J Med* 55:711, 1973.
42. Drenou B, Le Tulzo Y, Caulet-Maugendre S, et al: Pheochromocytoma and secondary erythrocytosis: role of tumour erythropoietin secretion. *Nouv Rev Fr Hematol* 37:197, 1995.
43. Ladroue C, Carcenac R, Leporrier M, et al: PHD2 mutation and congenital erythrocytosis with paraganglioma. *N Engl J Med* 359:2685, 2008.
44. Eisenbarth GS, Gottlieb PA: Autoimmune Polyendocrine Syndromes. *N Engl J Med* 350:2068, 2004.
45. Toonkel R, Levine M, Gardner L: Erythropoietin-deficient anemia associated with autoimmune polyglandular syndrome type I. *Am J Hematol* 75:84, 2004.
46. Hawkins WW, Speck E, Leonard VG: Variation of the hemoglobin level with age and sex. *Blood* 9:999, 1954.
47. Fonseca R, Rajkumar SV, White WL, et al: Anemia after orchiectomy. *Am J Hematol* 59:230, 1998.
48. Bogdanos J, Karamanolakis D, Milathianakis C, et al: Combined androgen blockade-induced anemia in prostate cancer patients without bone involvement. *Anticancer Res* 23:1757, 2003.
49. Shahidi NT: Androgens and erythropoiesis. *N Engl J Med* 289:72, 1973.
50. Snyder P, Peachey H, Berlin J, et al: Effects of testosterone replacement in hypogonadal men. *J Clin Endocrinol Metab* 85:2670, 2000.
51. Alexanian R: Erythropoietin and erythropoiesis in anemic man following androgens. *Blood* 33:564, 1969.
52. Beran M, Spitzer G, Verma D: Testosterone and synthetic and androgens improve the in vitro survival of human marrow progenitor cells in serum-free suspension cultures. *J Lab Clin Med* 99:247, 1982.
53. Mantalaris A, Panoskaltsis N, Sakai Y, et al: Localization of androgen receptor expression in human bone marrow. *J Pathol* 193:361, 2001.
54. Dukes PP, Goldwasser E: Inhibition of erythropoiesis by estrogens. *Endocrinology* 69:21, 1961.
55. Piliero SJ, Medici PT, Haber C: The interrelationships of the endocrine and erythropoietic systems in the rat with special reference to the mechanism of action of estradiol and testosterone. *Ann N Y Acad Sci* 149:336, 1968.
56. Bates A, Van't Hoff W, Jones P, et al: The effect of hypopituitarism on life expectancy. *J Clin Endocrinol Metab* 81:1169, 1996.
57. Grieg H, Metz J, Sunn L: Anemia in hypopituitarism: Treatment with testosterone and cortisone. *S Afr J Lab Clin Med* 2:52, 1956.
58. Crafts RC, Meineke HA: The anemia of hypophysectomized animals. *Ann N Y Acad Sci* 77:501, 1959.
59. Berlin NI, Van Dyke DC, Siri WE, et al: The effect of hypophysectomy on the total circulating red cell volume of the rat. *Endocrinology* 47:429, 1950.
60. Van Dyke DC, Garcia JF, Simpson ME, et al: Maintenance of circulating red cell volume in rats after removal of the posterior and intermediate lobes of the pituitary. *Blood* 7:1005, 1952.
61. Crafts RC: The similarity between anemia induced by hypophysectomy and that induced by a combined thyroidectomy and adrenalectomy in adult female rats. *Endocrinology* 53:465, 1953.
62. Ellegala D, Alden T, Couture D, et al: Anemia, testosterone, and pituitary adenoma in men. *J Neurosurg* 98:974, 2003.
63. Merchav S, Tatarsky I, Hochberg Z: Enhancement of erythropoiesis in vitro by human growth hormone is mediated by insulin-like growth factor I. *Br J Haematol* 70:267, 1988.
64. Golde DW, Bersch N, Li CH: Growth hormone: species-specific stimulation of erythropoiesis in vitro. *Science* 196:1112, 1977.
65. Eugster E, Fisch M, Walvoord E, et al: Low hemoglobin levels in children with in idiopathic growth hormone deficiency. *Endocrine* 18:135, 2002.
66. Ten Have SM, van der Lely AJ, Lamberts SW: Increase in haemoglobin concentrations in growth hormone deficient adults during human recombinant growth hormone replacement therapy. *Clinical Endocrinology* 47:565, 1997.
67. Bergamaschi S, Giavoli C, Ferrante E, et al: Growth hormone replacement therapy in growth hormone deficient children and adults: Effects on hemochrome. *J Endocrinol Invest* 29:399, 2006.
68. Jepson JH, Lowenstein L: Effect of prolactin on erythropoiesis in the mouse. *Blood* 24:726, 1964.
69. Woody M, Welniak L, Sun R, et al: Prolactin exerts hematopoietic growth-promoting effects in vivo and partially counteracts myelosuppression by azidothymidine. *Exp Hematol* 27:811, 1999.
70. Abkowitz JL, Schaison G, Boulad F, et al: Response of Diamond-Blackfan anemia to metoclopramide: Evidence for a role for prolactin in erythropoiesis. *Blood* 100:2687, 2002.
71. Socolovsky M, Fallon A, Lodish H: The prolactin receptor rescues EpoR-/- erythroid progenitors and replaces EpoR in a synergistic interaction with c-kit. *Blood* 92:1491, 1998.
72. Socolovsky M, Dusanter-Fourt I, Lodish H: The prolactin receptor and severely truncated erythropoietin receptors support differentiation of erythroid progenitors. *J Biol Chem* 272:14009, 1997.
73. Degrossi O, Houssay A, Varela J, et al: Erythrokinetic studies in the anemia of thyroid and pituitary insufficiency, in *Advances in Thyroid Research,* edited by R Pitt-Rivers, p 410. Pergamon, New York, 1961.

74. Kim D, Kim J, Park Y, et al: Case of complete recovery of pancytopenia after treatment of hypopituitarism. *Ann Hematol* 83:309, 2004.
75. Ferrari E, Ascari E, Bossolo PA, et al: Sheehan's syndrome with complete bone marrow aplasia: long-term results of substitution therapy with hormones. *Br J Haematol* 33:575, 1976.
76. Nomiyama J, Shinohara K, Inoue H: Improvement of anemia by recombinant erythropoietin in a patient with postoperative hypopituitarism. *Am J Hematol* 47:249, 1994.
77. Boxer M, Ellman L, Geller R, et al: Anemia in primary hyperparathyroidism. *Arch Intern Med* 137:588, 1977.
78. Abarca J, Trigonis C, Hamberger B, et al: Anaemia in primary hyperparathyroidism—Fantasy or reality. *Ann Chir Gynaecol* 74:74, 1985.
79. Barbour GL: Effect of parathyroidectomy on anemia in chronic renal failure. *Arch Intern Med* 139:889, 1979.
80. Argiles A, Mourad G, Lorho R, et al: Medical treatment of severe hyperparathyroidism and its influence on anaemia in end-stage renal failure. *Nephrol Dial Transplant* 9:1809, 1994.
81. Trunzo JA, McHenry CR, Schulak JA, et al: Effect of parathyroidectomy on anemia and erythropoietin dosing in end-stage renal disease patients with hyperparathyroidism. *Surgery* 144:915, 2008.

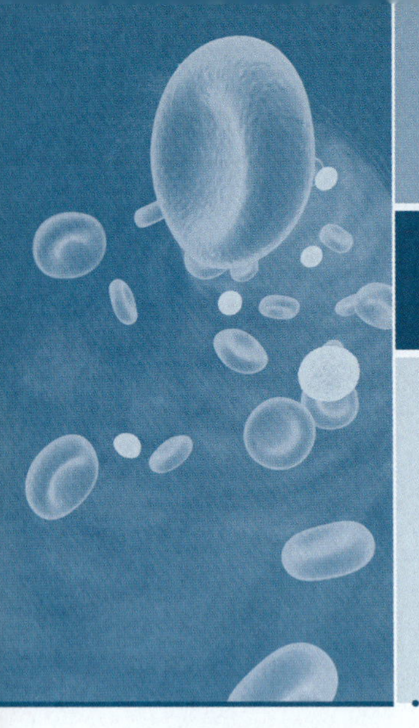

第39章

先天性红细胞生成异常性贫血

Jean Delaunay

摘 要

先天性红细胞生成异常性贫血(CDA)是一组少见的异质性疾病,其特征包括贫血、骨髓中出现多核红系前体细胞、红系无效造血以及铁过载。绝大多数病例仅红系表现出显著异常。本病可分为Ⅰ型、Ⅱ型、Ⅲ型,但有一些病例看似符合CDA范畴却不能归入上述任何一种类型。Ⅰ型和Ⅱ型CDA为常染色体隐性遗传疾病,Ⅲ型则为常染色体显性遗传疾病。Ⅰ型CDA是由CDAN1基因突变所致。该基因产物codanin-1是一种受细胞周期调节的蛋白,其功能目前尚不清楚。Ⅱ型CDA也被称为酸化血清试验阳性的遗传性幼红细胞多核症,缩写为HEMPAS。Ⅱ型CDA患者可见异常的糖类复合物。编码COPⅡ复合物中SEC23B组分的基因*SEC23B*(20p11.23-p12)是大多数患者的致病基因。它导致内质网和反式高尔基网络系统之间的囊泡转运缺陷,继而导致糖基化异常。虽然Ⅲ型CDA较其他两个类型临床表现稍轻,但远期有发生视网膜血管条纹征以及骨髓瘤的倾向。针对CDA并无特殊治疗。采用的方法包括红细胞输注、祛铁或适时放血以降低体内过高铁负荷、切脾以及骨髓移植。干扰素-α仅可减少Ⅰ型CDA重型患者的输血需求。

由Heimpel和Wendt提出的先天性红细胞生成异常性贫血(CDA)这一术语,主要指的是一类罕见的,以红系无效造血、多核红细胞和组织内铁蓄积为特征的遗传性难治性贫血[1]。脾大常见。贫血通常最早在婴儿或幼年时期发现。外周血中红细胞寿命轻度缩短,发病机制的主要因素是骨髓内细胞的大量死亡。无效红细胞生成导致不同程度的贫血,伴轻度大红细胞增多,正常或轻度升高的网织红细胞绝对值,中度升高的间接胆红素值,减低的结合珠蛋白水平,以及逐渐升高的血清铁蛋白水平。CDA分为三型,称为Ⅰ型、Ⅱ型和Ⅲ型。此外,还报告了一些不能清楚地归于此三型中任何一型的病例。

本章使用的简写和缩略词:*CDAN1* gene,codanin-1;E2F1,转录因子1(transcription factor 1);GDF15,生长分化因子15(growth differentiation factor 15);HEMPAS,酸化血清试验阳性的遗传性幼红细胞多核症(hereditary erythroblastic multinuclearity associated with a positive acidified serum test);*HFE* gene H63D,常见血色病突变基因(gene of common hemochromatosis mutation);*SLC4A*,编码带3的基因(gene encoding band 3);*UGT1A1*,胆红素-UDP-葡萄糖苷酰转移酶1A1基因(bilirubin UDP-glucuronosyltransferase 1A1 gene)。

流行病学

2008年,德国、意大利、法国、西班牙、波兰和英国等涵盖了大部分欧洲国家的登记处进行了合并。合并后的登记处共收集了88例Ⅰ型CDA,341例Ⅱ型CDA,以及99例散发或家族性的"其他类型"CDA。(这项研究中,极个别Ⅲ型CDA被归为了"其他类型";Matuschek A,Högel A,Leichtle R,Heimpel H,私人通讯,November 2008。)在白种人中有详细记载的Ⅰ型CDA,在北非、沙特阿拉伯、日本、印度、中国以及波利尼西亚人中也有报道。居住在以色列Negev区域的贝都因族人中发现了一种遗传隔离(a genetic isolate)[2]。Ⅱ型CDA的报道主要见于白种人,在印度、巴基斯坦及波利尼西亚人中也有发现。意大利南部可能存在着一种遗传隔离[3]。因为世界不同地区健康医疗服务的巨大差异,本病患者的注册也呈现很强的地理分布偏差。可以假设Ⅰ型和Ⅱ型CDA,就像大多数罕见的遗传疾病一样,出现在更广泛的种族人群中。Ⅲ型CDA的地理分布更加不确定,因为其非常罕见且表型呈异质性,精确诊断十分困难。

先天性红系造血异常性贫血,Ⅰ型

■ 临床表现

Ⅰ型CDA是一种常染色体隐性遗传疾病(表39-1)。可在婴儿期、儿童期或青春期发病。贫血常为中度(血红蛋白大约90g/L)且伴有大红细胞增多。脾脏大小随年龄增长而增大。同其他以骨髓内及外周红细胞破坏加速为特点的血液学疾患类似,肝大及胆石症为常见的继发表现。黄疸常为轻度,但若

表 39-1　Ⅰ型、Ⅱ型和Ⅲ型 CDA 的主要特征

CDA 类型	光学显微镜	电子显微镜	血　清	遗传
Ⅰ型	大部分红细胞异常：双核，核间染色质桥连	核孔宽大，异染色质呈海绵样，含有各种细胞器的胞质内突	无血清学异常	常染色体隐性
Ⅱ型	成熟阶段幼红细胞双核或多核，核分叶，核破裂，假性戈谢（Gaucher）细胞	内质网池线样排列于红细胞胞膜内表面	包含 HEMPAS 抗原的细胞被 30% 的酸化正常血清溶解；凝集性增强且能被抗 i 自身抗体溶解	常染色体隐性
Ⅲ型	巨大幼红细胞，直径达 50μm，可含有多达 12 个核，嗜碱性点彩	核内裂隙和大泡，胞质内可见一些含铁线粒体、自噬液泡以及髓鞘样结构	无明确异常	常染色体显性（部分病例）

UGT1A1 基因的启动子表现为 A［TA］$_7$TAA 多态性时则黄疸可能加重，此亦为导致 Gilbert 综合征发生的原因[4]。

本病常伴有多种畸形，最常见的为累及手、足骨（并指，单个或多个指 / 趾骨发育不全，额外的趾骨，内翻足）（图 39-1）[5]。也可表现出体格矮小，蓝色杏眼，眼距宽，小颌畸形，及其他异常。

■ 实验室检查

血涂片常呈显著的红细胞异型性，在一些病例中红细胞膜蛋白 4.1R 减少[6]。骨髓示红系增生明显活跃。双核的中幼红细胞易见，占 3%~7%。一个高度特异性的特征是在尚未完全分开的中幼红细胞中有连接两个细胞核的染色质桥（每 100 个幼红细胞 0.6~2.8 股）（图 39-2）[7]。可高达 60% 的中幼和晚幼红细胞中有一种海绵（“瑞士奶酪”）样的超微结构异常。细胞核内电子致密的异染色质中存在许多电透光区，并且核膜上胞质内突呈线样，偶尔留有胞质内细胞器（图 39-3）。已研究的 17 例患者存在生长分化因子 15（GDF15）水平增高。血清铁调素（hepcidin）的降低未达到统计学意义[8]。

■ 遗传学

一个致病基因，CDAN1，已定位于 15q15.1-15.3，在 D15S779 和 D15S778 标记之间[9]，并在 Negev 贝都因隔离中也得到了阐明[10]。CDAN1 长 15kb，有 28 个外显子。其编码的蛋白 codanin-1 包含 1227 个氨基酸。codanin-1 是一种受细

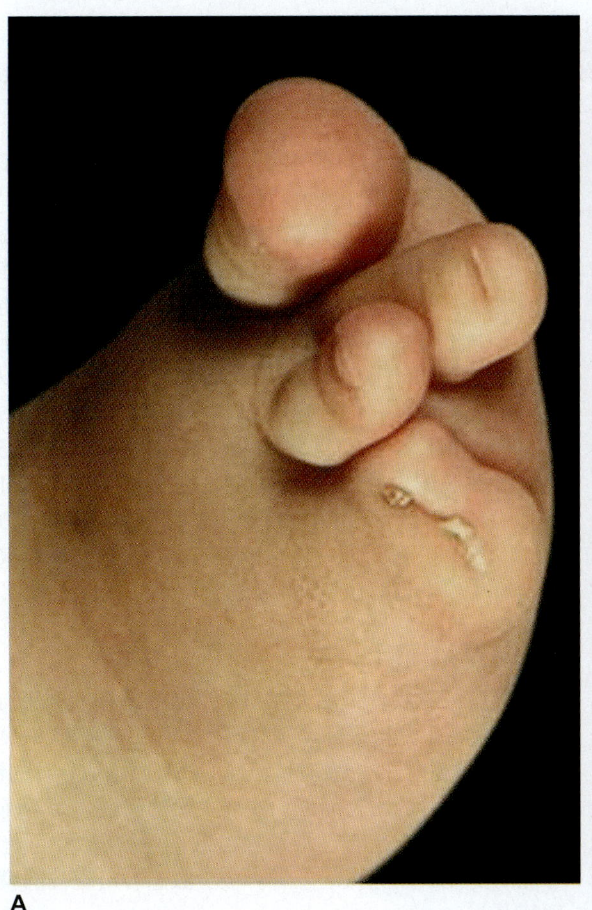
A

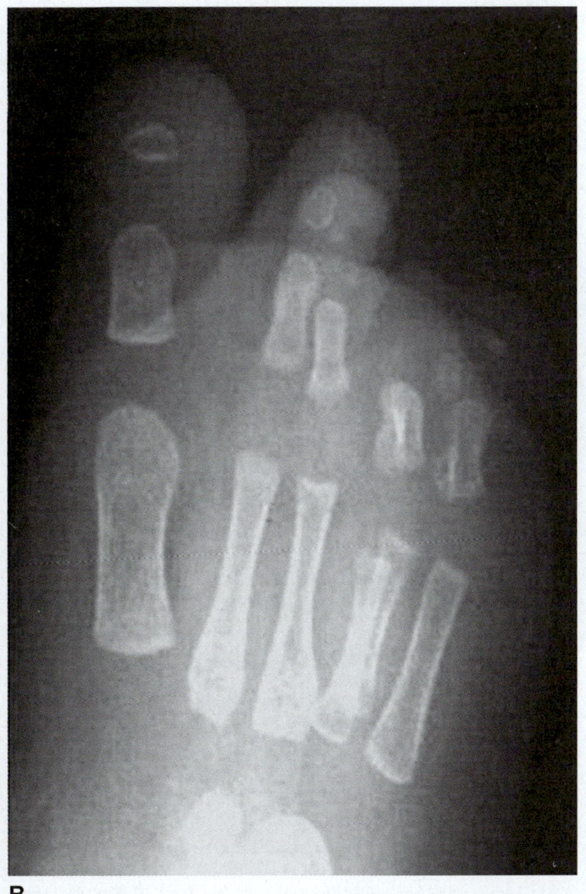
B

图 39-1　CDAⅠ的足部畸形。左图．照片示发育不良的趾甲，第一趾宽，发育不良的第三趾，第四、第五趾呈短并趾。右图．X 片示第四跖骨重复（两骨均发育不良），第四近端趾骨重复，第四、第五趾仅有一个中间趾骨，第四远端趾骨缺失。

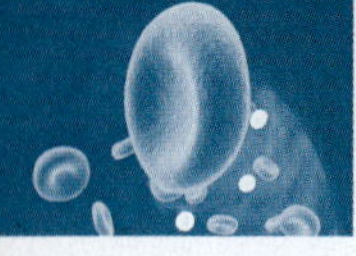

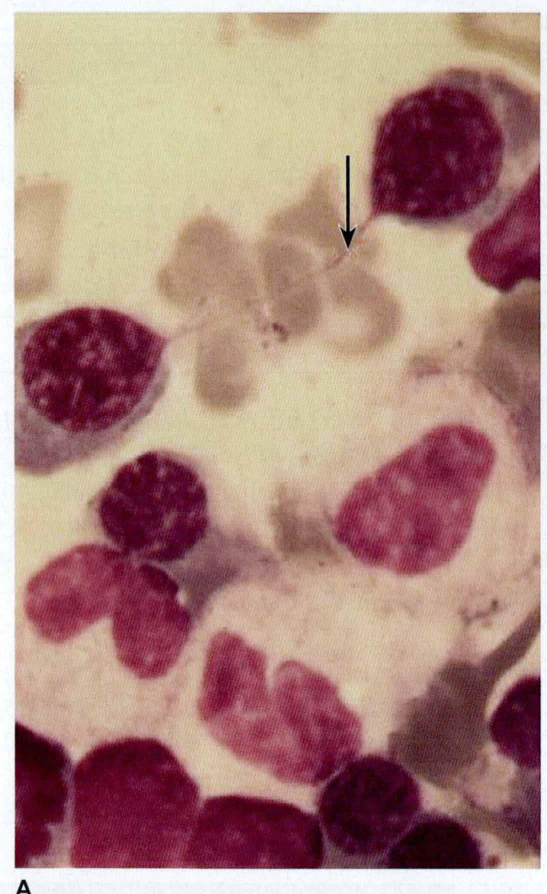

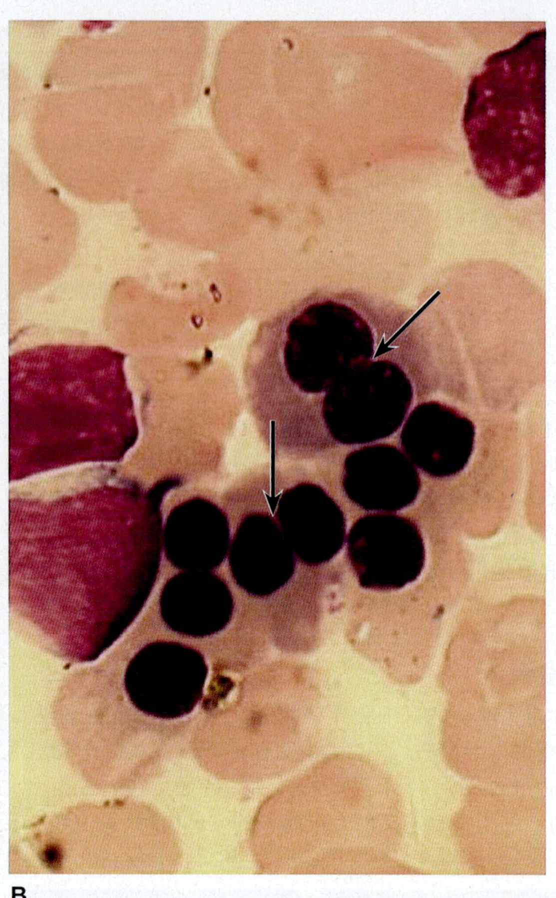

A B

图 39-2 光学显微镜下骨髓象。A. CDAⅠ。箭头示核间染色质桥（本例中核间桥格外长）。B. CDAⅡ。垂直和斜箭头指向两个双核幼红细胞。

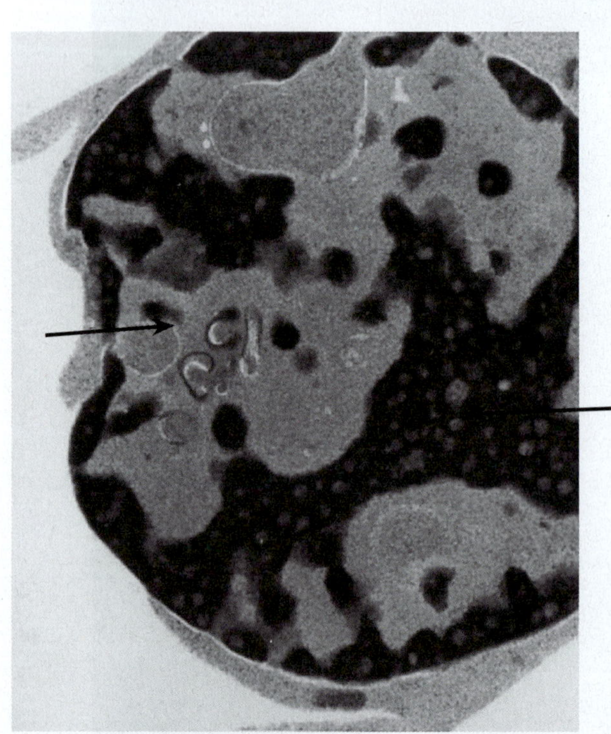

图 39-3 CDAⅠ幼红细胞细胞核超微结构。来自 CDAⅠ患者的典型幼红细胞，核异染色质呈海绵样（长箭头）及细胞核内的细胞质内陷（短箭头）（原放大倍数 ×15 000）。

胞周期调节的蛋白。高水平 codanin-1 见于 S 期。有丝分裂时 codanin-1 被磷酸化修饰且从凝集的染色体脱出。近端的 CDAN1 基因启动子区是 E2F1（转录因子 1）的直接靶点[11]。

已在 CDAN1 基因发现 30 种独特的突变，受累个体为该突变的纯合子或复合杂合子[10,12,13]。曾在一个近亲父母生出的白人孩子中发现了贝都因人突变（R1042W）[14]；该突变位于突变的热点（CpG 二核苷酸）。它很可能来源于与产生贝都因人 Negev 隔离完全不同的一个突变事件。

在许多患者中，CDAN1 等位基因中仅一个可检测到突变。在极少数病例中并未发现 CDAN1 突变。在一组英国患者的 15q15.1-15.3 区进行的微卫星分析表明，致病基因与 CDAN1 染色体区并无联锁[15]，同一染色体区域在一个巴基斯坦家族中也被排除[16]。因此可能还存在第二个Ⅰ型 CDA 致病基因。

■ 病程和预后

重症可能表现为胎儿水肿[17]。已报道有三例患有 CDAⅠ的贝都因新生儿出现肺动脉高压[18]。由于输血、含铁血黄素沉积和（或）骨髓内、外溶血时特征性的铁吸收增加导致的铁过载，随着患者年龄的增长而成为主要关注的问题。尚不确定 HFE 基因 H63D 突变是否会加重铁过载[4]。祛铁治疗可能适用于不能耐受经放血除铁的患者。极少数患者出现视网膜血管条纹征[14]。

在某些病例中，严重的贫血导致需要宫内输血[17]；但考虑到铁过载的风险应当尽可能避免输血。当血清铁蛋白水平超过 500~1000μg/L 时，应予以祛铁治疗。当贫血能够代偿时，可予以规律性少量放血治疗以减少体内的铁。脾切除通常并无益处[12]。因胆石症需要胆囊切除并不少见。干扰素 -α 曾用于治疗 1 例合并丙型肝炎的 CDAⅠ儿童；血红蛋白水平相应得到提高。9 年的随访显示，治疗仍然有效，并且反复的肝脏活检表明铁负荷恢复至正常。本例中干扰素 -α 有效剂量为 200 万单位，每周两次。也可以应用聚乙二醇干扰素，剂量为 30μg/w[19]。3 例输血依赖的儿童成功地接受了同种异基因干细胞移植，并因此脱离了输血依赖[20]。

先天性红系造血异常性贫血，Ⅱ型

■ 临床发现

Ⅱ型 CDA 是一种常染色体隐性遗传疾病，但携带者可存在某些红细胞膜上糖结合物水平的异常[21]。疾病在婴儿期、儿童期、青春期的表现不尽相同。很长时间以来本病被称为酸化血清试验阳性的遗传性幼红细胞多核症，缩写为 HEMPAS[22]。红细胞在浓度大约为 30% 的、新鲜的、组织相容的正常酸化血清中可发生溶解（在这点上，同阵发性睡眠性血红蛋白尿的红细胞相似），但红细胞不会被患者自身的血清所溶解。根据新的诊断方法，HEMPAS 这一名称以及酸化血清溶解试验均已过时。

临床特征包括溶血性贫血伴骨髓红系扩增，常见肝脾肿大，间歇性黄疸以及胆石症。Gilbert 综合征（UGT1A1 多态性）可引起 CDA-Ⅱ表型的变异性[23]。本病通常为中度贫血（90~100g/L），但是观察到的变异程度大，最严重的病例患者从出生起即需要输血。曾有 1 例胎儿水肿的报道[24]。生长分化因子 15（GDF15）增高，而尿铁调素减低（Muckenthaler M，Casanovas G，Kiss J，et al，personal communication，November 2008）。

■ 实验室检查

血涂片呈现中到重度异形红细胞增多和多嗜性红细胞并可见一定数量球形红细胞。此外，高密度细胞的比例增加以及球形红细胞增多样激光衍射曲线，可能导致 CDA-Ⅱ与遗传性球形红细胞增多症相混淆。骨髓中 10%~30% 的幼稚红细胞，主要为较成熟阶段，有两至多个细胞核或分叶核（见图 39-2）。核碎裂（细胞核破裂）常见。幼红细胞被巨噬细胞吞噬，可呈现 Gaucher 样细胞。重症患者中可有环形铁粒幼红细胞。电镜下常可见假性双膜结构。这些其实是沿红细胞质膜内表面延伸的内质网泡，其中含有内质网特异蛋白，可由免疫化学标记显示[25]。SDS 聚丙烯酰胺凝胶电泳之后，应用适当的免疫印迹法发现有钙网蛋白、葡萄糖调节蛋白 78 及二硫化物异构酶，均为内质网特异性蛋白，在正常个体中检测不到。

带 3 蛋白，即阴离子交换蛋白 1，在 SDS 聚丙烯酰胺凝胶电泳上表现出阳极泳动加速并且显带变窄（图 39-4）。这与某些 SLC4A1 基因突变相关的遗传性球形红细胞增多症中的带 3 蛋白异常不同，SLC4A1 基因突变导致带 3 蛋白均匀的减少。在Ⅱ型 CDA 中，带 3 蛋白上缘锐利，因为其主要聚糖部分并无糖链长度的异质性，因而导致正常情况下条带模糊。这一发现为Ⅱ型 CDA 最可靠的诊断依据；但诊断仍然需要行骨髓穿刺。

带 3 糖基化不足促使对红细胞膜上所有聚糖进行了详尽的分析。带 3 蛋白聚糖的长的外周部分，即聚乳糖胺分支糖链缩短或缺失（见图 39-4）。位于分支糖链基部的甘露糖残基数

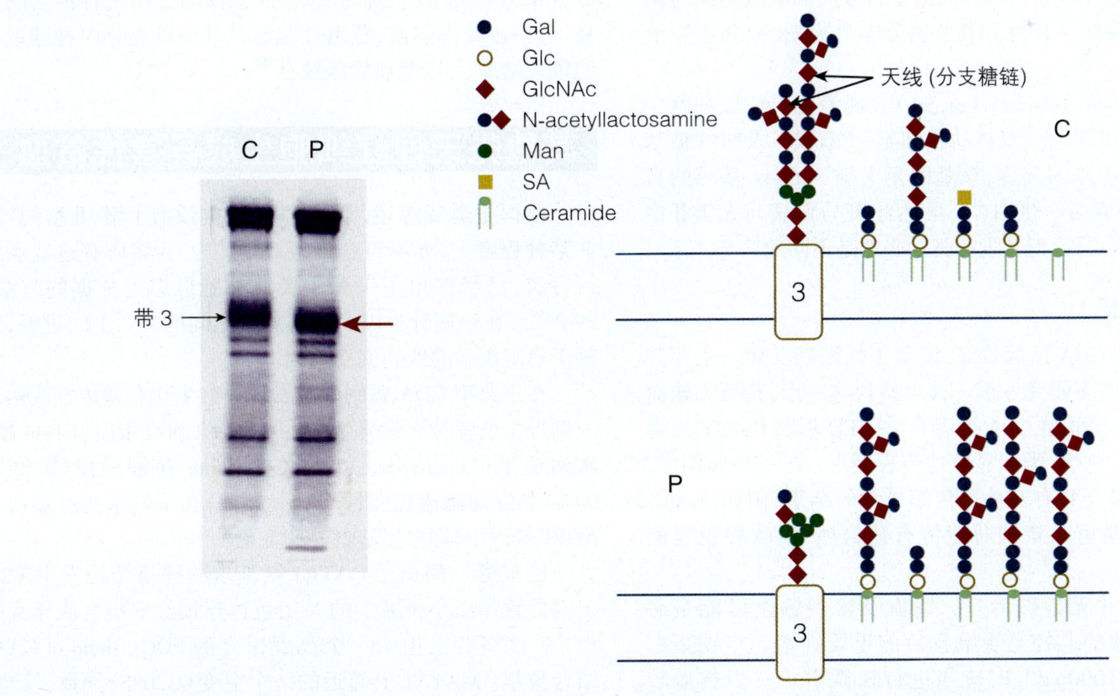

图 39-4 CDAⅡ中带 3 蛋白和鞘磷脂的糖基化异常。左图 .SDS 聚丙烯酰胺凝胶电泳显示，与对照（C，黑箭头）相比，患者带 3（P，红箭头）显带较窄，且向阳极泳动较快。右图 . 与正常对照（C）相比，患者（P）带 3 的 N- 乙酰乳糖胺聚糖分支糖链合成不足。一些小侧链的错误糖基化未显示。似乎为求平衡，患者的鞘磷脂表现出 N- 乙酰乳糖胺聚糖的过度糖基化。Gal，半乳糖；Glc，葡萄糖；GlcNAc，N- 乙酰葡萄糖胺；N-acetyllactosamine，N- 乙酰乳糖胺；Man，甘露糖；SA，唾液酸；Ceramide，神经酰胺。

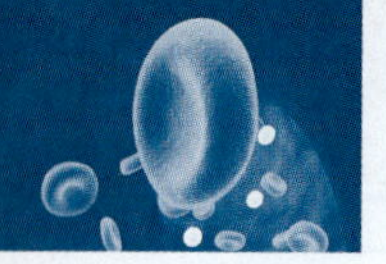

目增多。在Ⅱ型 CDA，带 3 的聚乳糖胺成分减少，像发生于新生儿中的情况一样，聚乳糖胺的减少导致了"i"抗原活性的增强；此外，带 3 聚乳糖胺的减少还降低了番茄凝集素的结合，分支的聚乳糖胺正是其主要结合靶点[26]。此外，红细胞膜葡萄糖转运蛋白-1 也存在糖基化不足[27]。而糖化鞘磷脂（鞘糖脂）则显著增加[28,29]。其包含的长链脂肪酸，以及三乳糖和新四乳糖神经酰胺增多。除此之外，肝源性血清糖蛋白（转铁蛋白）的异常糖基化亦有报道[30]。然而也有报道，在某些先天性糖基化异常中（Ia 和 Ig 类），存在带 3 和血型糖蛋白 A 的 N-连接寡聚糖链生物合成受损，但却并未发现血液学异常[31,32]。

在Ⅱ型 CDA 中，已发现微粒体 N-乙酰葡萄糖氨基转移酶Ⅱ（GnT Ⅱ）[33]和高尔基 α-甘露糖苷酶Ⅱ（Man Ⅱ）[34]以及其他一些酶类缺乏[35]。缺乏功能性 α-甘露糖苷酶Ⅱ基因的小鼠可发生红细胞生成异常性贫血同时伴有红细胞 N-聚糖复合物的缺失，类似于人类Ⅱ型 CDA[36]。

■ 遗传学

Ⅱ型 CDA 的相关基因定位于 20q11.21[37]，缩小了确定缺陷酶的范围。位于染色体该区域的一些编码聚糖代谢酶（α-甘露糖苷酶Ⅱ，α-甘露糖苷酶Ⅹ，以及 N-乙酰葡萄糖氨基转移酶Ⅱ）的基因，和 7 个与碳水化合物代谢无关的基因，并未显示出任何突变[38,39]。相关基因最近重新定位于 20p11.23-20p12.1，证明为 SEC23B[40,40a]。其长度为 54kb，包含 19 个外显子。研究发现患者为 SEC23B 突变的复合杂合子或纯合子。30% 的突变等位基因携带 E109K 替换。SEC23B 蛋白（767 个氨基酸）是 COPⅡ复合物的一个组分。COPⅡ所覆盖的囊泡通常以出芽形式脱离内质网，并将蛋白输出至反式高尔基网络系统。Ⅱ型 CDA 可被视为一种分泌途径异常的疾病，进而导致了糖基化的异常。幼红细胞最后分离的缺陷是尚待阐释的另一重要特征。其他 COPⅡ组分亦有突变，但并不累及红细胞系。

松香酒斑马鱼（retsina zebra fish）表现为先天性红细胞生成异常性贫血，出现大量双核幼红细胞、"双膜"、及带 3 糖基化不足，有 slc4a1 基因突变，该基因是人类 *SLC4A1* 基因的直系同源基因，编码带 3 蛋白[41]。虽然此斑马鱼病与人类Ⅱ型 CDA 有某些相似之处，但其发病机制必然是不同的。

■ 病程及预后

中型的Ⅱ型 CDA 预后较好，仅限于妊娠期发病。主要并发症为铁过载，许多研究者都一直观察到这一点，甚至无输血时也可见[42]。一例Ⅱ型 CDA 患者合并 HFE 基因 C282Y 纯合子突变导致了血色病，类似显性遗传表型[43]。在一些病例中，严重的表型也是合并有其他遗传学异常的结果，例如，Seattle 曾报道一个西西里儿童同时遗传有葡萄糖-6-磷酸脱氢酶（G-6-PD）[44]。

Ⅱ型 CDA 并无特殊治疗。输血及宫内输血可能是必要的[24]。铁过载的监控是影响预后的重要因素。当铁蛋白水平超过 500~1000μg/L 时应当进行祛铁治疗。当贫血较轻且能够较好的代偿时，可进行少量、周期性的放血治疗[45]。胆石症可能需要胆囊切除。输血依赖的病例可进行脾切除。但适用脾切除的标准尚未确立。某些病例必须进行骨髓移植[24,46]。

先天性红系造血异常性贫血，Ⅲ型

■ 临床表现及实验室检查

Ⅲ型 CDA 是 CDA 中最少见的一个类型。早在 1951 年[47]便报道了一位妇女及其三个孩子患有一种显性遗传形式的 CDA，其骨髓中 16%~22.7% 的幼稚红细胞呈多核性。外周血可见巨大红细胞，骨髓中可见含有粗大嗜碱性点彩和多至 12 个核的巨大幼红细胞。患者均无明显症状，无贫血或仅有轻度贫血。网织红细胞计数低于 3%。

关于Ⅲ型 CDA 的大部分知识来源于瑞典北部 Västerbotten 省的一个大家族[48]。在年长的儿童和成年人中做出了该病的诊断。这种显性遗传疾病最初被命名为"遗传性良性红细胞增多症"。患者表现为轻至中度贫血，轻度黄疸，且常有胆石形成。脾脏不可触及，亦无铁过载的记录。血涂片示大红细胞，偶可见巨大红细胞，并可见异性红细胞。骨髓内红系增生明显活跃，可见幼稚红细胞体积增大，呈多核性并含有大的分叶核，在一些巨大的多核幼红细胞中，细胞核可多达 12 个。在电镜下观察骨髓，除了显著的多核性外，胞质内还可见异染色质裂隙、自噬空泡、含铁的线粒体以及髓鞘样结构[5,7]。因为该瑞典家族够大，使我们能够将致病基因定位于 15q22-25[49]。亦有报道一些散发的病例被诊断为Ⅲ型 CDA[50]。在缺乏遗传学资料时，很难评估这些散发病例为显性遗传型。

■ 病程及预后

在一个印度家族中曾出现死产，其中至少一次为胎儿水肿导致死产，母亲起初需要输血，脾切除后脱离了输血依赖[51]。尽管Ⅲ型 CDA 似乎为良性病程，但倾向于出现各种远期并发症，包括血管内溶血、罹患骨髓瘤及其他单克隆丙种球蛋白病的风险增高[52]，以及血管条纹征[53]。

其他先天性红细胞生成异常性贫血

根据报道或综述，某些 CDA 病例没有Ⅰ型、Ⅱ型的特征，在某种程度上，亦不符合Ⅲ型 CDA[54-59]。为将所有这些病例进行分类，已经提出了一种主要以细胞形态为依据的方法（表 39-2）[60]。在疾病分类以及了解病例之间的关系上的进展，则有赖于确定疾病的致病突变基因。

在不典型 CDA 病例中已发现一些生化和遗传学线索。在一例丹麦患者[61,62]持续存在胚胎及胎儿血红蛋白、CD44 缺失，水通道蛋白（aquaporin）-1 相关的 Colton 抗原减少（表达下降 90%）和红细胞渗透脆性增加。然而，在编码水通道蛋白 1 的 AQP1 基因中却并未发现突变[63]。

已报道一例由于 GATA1 氨基端的锌指结构发生 V205M 突变导致伴血小板减少的 X 染色体连锁红细胞生成异常性贫血[64]。该突变发生于一个高度保守的 FOG（friend of GATA1）结合位置。GATA1 上邻近的一个突变（G208S）导致了严重的血小板减少，但并未影响红系造血[65]。位于同一锌指结构域的 D218G 突变，与巨血小板减少症、大红细胞增多症及轻度的红系造血异常相关，但并无显著贫血[66]。而 R216W 突变可引起先天性红细胞生成性卟啉病，并无严格意义上的红系造血异

表 39-2 不典型先天性红细胞生成异常性贫血分类

类别	主要特征
Ⅳ	存在输血依赖的贫血
	广泛正细胞性红系增生过度，非特异性红细胞生成异常性
	有核红细胞轻至中度增加，表现为核不规则或核碎裂
	幼稚红细胞内无蛋白沉淀
Ⅴ	血红蛋白接近正常，MCV 正常或轻度增高
	主要为非结合型胆红素血症
	正细胞性 / 轻度巨幼细胞性红系增生过度
	没有或很少红系病态造血
Ⅵ	正常或接近正常的血红蛋白水平，大红细胞显著增多
	红系增生过度，呈不依赖于叶酸和钴胺素的巨幼细胞性红系增生
Ⅶ	严重的输血依赖性贫血
	严重的正细胞性红系增生极度活跃，许多幼红细胞核形态不规则
	幼红细胞内包涵体类似沉积的珠蛋白，但不含珠蛋白

常，但表现为类似于 β- 地中海贫血的综合征[67]。

鉴别诊断

先天性红细胞生成异常性贫血可与地中海贫血和其他溶血性贫血相混淆。但是，根据显著的红细胞异形性，包括大红细胞增多，与贫血程度不符的低或中度网织红细胞计数增高，以及骨髓检查幼稚红细胞有奇形怪状的形态学异常可指向正确的诊断。因为考虑到其他诊断指标，血红蛋白和几个红细胞酶可能已经进行了初步分析。这些指标可能会有一些异常，通常为继发性的。当球蛋白链的体外合成成为常规检测时，可在一些病例中发现 β 球蛋白链合成失调。Ⅱ型 CDA 可类似于遗传性球形红细胞增多症。SDS 聚丙烯酰胺凝胶电泳联合免疫印迹鉴定内质网蛋白，是最可靠的诊断试验。骨髓穿刺对所有病例仍然是必不可少的。在某些病例中，血色病可能是潜在有先天性红细胞生成异常性贫血患者就医时的一项特征性表现。

翻译：张天骄

校对：肖志坚，房　静，刘建湘

参考文献

1. Heimpel H, Wendt F: Congenital dyserythropoietic anemia with karyorrhexis and multinuclearity of erythroblasts. *Helv Med Acta* 34:103, 1968.
2. Tamary H, Shalev H, Luria D, et al: Clinical features and studies of erythropoiesis in Israeli Bedouins with congenital dyserythropoietic anemia type I. *Blood* 87:1763, 1996.
3. Iolascon A, Servedio V, Carbone R, et al: Geographic distribution of CDA II: Did a founder effect operate in Southern Italy? *Haematologica* 85:470, 2000.
4. Wickramasinghe SN, Thein SL, Srichairatanakool S, Porter JB: Determinants of iron status and bilirubin levels in congenital dyserythropoietic anaemia type 1. *Br J Haematol* 107:522, 1999.
5. Wickramasinghe SN: Congenital dyserythropoietic anaemias: Clinical features, haematological morphology and new biochemical data. *Blood Rev* 12:178, 1998.
6. Bader-Meunier B, Leverger G, Tchernia G, et al: Clinical and laboratory manifestations of congenital dyserythropoietic anemia type I in a cohort of French children. *J Pediatr Hematol Oncol* 27:416, 2005.
7. Wickramasinghe SN: Congenital dyserythropoietic anemias, in *Blood and Bone Marrow Pathology*, edited by SN Wickramasinghe, J McCullough, p 273. Churchill Livingstone, Elsevier Science, 2003.
8. Tamary H, Shalev H, Perez-Avraham G, et al: Elevated growth differentiation factor 15, expression in patients with congenital dyserythropoietic anemia type I: *Blood* 112:5241, 2008.
9. Tamary H, Shalmon L, Shalev H, et al: Localisation of the gene for congenital dyserythropietic anemia type I to a <1-cM interval on chromosome 15q15.1-15.3. *Am J Hum Genet* 62:1062, 1998.
10. Dgany O, Avidan N, Delaunay J, et al: Congenital dyserythropoietic anemia type I is caused by mutations in codanin-1. *Am J Hum Genet* 71:1467, 2002.
11. Noy-Lotan S, Dgany O, Lahmi R, et al: Codanin-1, the protein encoded by the gene mutated in congenital dyserythropoietic anemia type I (*CDAN1*) is cell cycle modulated. *Haematologica* 94:629, 2009.
12. Heimpel H, Schwarz K, Ebnöther M, et al: Congenital dyserythropoietic anaemia type I (CDA I): Molecular genetics, clinical appearance, and prognosis based on long-term observation. *Blood* 107:334, 2006.
13. Tamary H, Dgany O, Proust A, et al: Clinical and molecular variability in congenital dyserythropoietic anemia type I: *Br J Haematol* 130:625, 2005.
14. Tamary H, Offret H, Dgany O, et al: Congenital dyserythropoietic anaemia, type I, in a Caucasian patient with retinal angioid streaks (homozygous arg1042trp mutation in codanin-1). *Eur J Haematol* 80:271, 2008.
15. Hodges VV, Molloy GY, Wickramasinghe SN: Genetic heterogeneity of congenital dyserythropoietic anemia type I: *Blood* 94:1139, 1999.
16. Ahmed MR, Chehal A, Zahed L, et al: Linkage and mutational analysis of the *CDAN1* gene reveals genetic heterogeneity in congenital dyserythropoietic anemia type I: *Blood* 107:4968, 2006.
17. Parez N, Dommergues M, Zupan V, et al: Severe congenital dyserythropoietic anaemia type 1: Pretenatal management, transfusion support and alpha-interferon therapy. *Br J Haematol* 110:420, 2000.
18. Shalev H, Moser A, Kapelushnik J, et al: Congenital dyserythropoietic anemia type 1, presenting as persistent pulmonary of the newborn. *J Pediatr* 136:553, 2000.
19. Lavabre-Bertrand T, Ramos J, Delfour C, et al: Long-term alpha interferon treatment is effective on anaemia and significantly reduces iron overload in congenital dyserythropoiesis type I. *Eur J Haematol* 73:380, 2004.
20. Ayas M, al-Jefri A, Baothman A, et al: Transfusion-dependent congenital dyserythropoietic anemia type I successfully treated with allogeneic stem cell transplantation. *Bone Marrow Transplant* 29:681, 2002.
21. Zdebska E, Mendek-Czajkowska E, Ploski R, et al: Heterozygosity of CDAN II (HEMPAS) gene may be detected by the analysis of erythrocyte membrane glycoconjugates from healthy carriers. *Haematologica* 87:126, 2002.
22. Crookston JH, Crookston MC, Burnie KL, et al: Hereditary erythroblastic multinuclearity associated with a positive acidified-serum test: A type of congenital dyserythropoietic anaemia. *Br J Haematol* 17:11, 1969.
23. Perrotta S, del Giudice EM, Carbone R, et al: Gilbert's syndrome accounts for the phenotypic variability of congenital dyserythropoietic anemia type II (CDA-II). *J Pediatr* 136:556, 2000.
24. Remacha AF, Badell I, Pujol-Moix N, et al: Hydrops fetalis associated congenital dyserythropoietic anemia treated with intrauterine transfusions and bone marrow transplantation. *Blood* 100:356, 2002.
25. Alloisio N, Texier P, Denoroy L, et al: The cisternae decorating the red cell membrane in congenital dyserythropoietic anemia (Type II) derive from the endoplasmic reticulum. *Blood* 87:4433, 1996.
26. Denecke J, Kranz C, Nimtz M, et al: Characterization of the *N*-glycosylation phenotype of erythrocyte membrane proteins in congenital dyserythropoietic anemia type II (CDA II/HEMPAS). *Glycoconj J* 25:375, 2007.
27. Scartezzini P, Forni GL, Baldi M, et al: Decreased glycosylation of band 3 and band 4.5 glycoproteins of erythrocyte membrane in congenital dyserythropoietic anaemia type II: *Br J Haematol* 51:569, 1982.
28. Bouhours JF, Bouhours D, Delaunay J: Abnormal fatty acid composition of erythrocyte glycosphingolipids in congenital dyserythropoietic anemia type II: *J Lipid Res* 26:435, 1985.
29. Zdebska E, Anselstetter V, Pacuszka T, et al: Glycolipids and glycopeptides of red cell membranes in congenital dyserythropoietic anaemia type II (CDAII). *Br J Haematol* 66:385, 1987.
30. Fukuda MN, Gaetani GF, Izzo P, et al: Incompletely processed N-glycans of serum glycoproteins in congenital dyserythropeitic anaemia type II (HEMPAS). *Br J Haematol* 82:745, 1992.
31. Zdebska E, Musielak M, Jaeken J, Kocielak J: Band 3 glycoprotein and glycophorin A from erythrocytes of children with congenital disorder of glycosylation type-Ia are underglycosylated. *Proteomics* 1:269, 2001.
32. Zdebska E, Bader-Meunier B, Schischmanoff PO, et al: Abnormal glycosylation of red cell membrane band 3 in the congenital disorder of glycosylation type Ig. *Pediatr Res* 54:224, 2003.
33. Fukuda MN, Dell A, Scartezzini P: Primary defect of congenital dyserythropoietic anemia type II: Failure in glycosylation of erythrocyte lactosaminoglycan proteins caused by lowered *N*-acetylglucosaminyltransferase II: *J Biol Chem* 262:7195, 1987.
34. Fukuda MN, Masri KA, Dell A, et al: Incomplete synthesis of N-glycans in congenital dyserythropoietic anemia type II caused by a defect in the gene encoding α-mannosidase II. *Proc Natl Acad Sci U S A* 87:7443, 1990.
35. Fukuda MN: Congenital dyserythropoietic anaemia type II (HEMPAS) and its molecular basis. *Baillieres Clin Haematol* 6:493, 1993.
36. Chui D, Oh-Eda M, Liao YF, et al: Alpha-mannosidase-II deficiency results in dyserythropoiesis and unveils an alternate pathway in oligosaccharide biosynthesis. *Cell* 90:157, 1997.
37. Gasparini P, Miraglia del Giudice E, Delaunay J, et al: Localization of congenital dyserythropoietic anemia II (CDA II) locus to chromosome 20 (20q11.2) by genomewide search. *Am J Hum Genet* 61:1112, 1997.
38. Iolascon A, Miraglia del Giudice E, Perrotta S, et al: Exclusion of three candidate

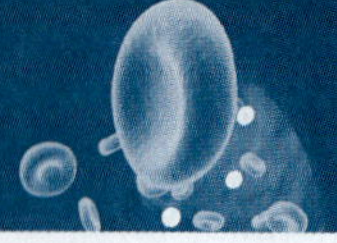

genes as determinants of congenital dyserythropoietic anemia Type II (CDA II). *Blood* 90:4197, 1997.

39. Lanzara C, Ficarella R, Totaro A, et al: Congenital dyserythropoietic anemia type II: Exclusion of seven candidate genes. *Blood Cells Mol Dis* 30:22, 2003.
40. Schwarz K, Iolascon A, Verissimo F, et al: Mutations affecting the secretory COPII coat component SEC23B cause congenital dyserythropoietic anemia type II. *Nat Genet* 41:936, 2009.

40a. Bianchi P, Fermo E, Vercellati C, et al: Congenital dyserythropoietic anemia type II (CDAII) is caused by mutations in the SEC23B gene. *Hum Mutat* 30:1292, 2009.

41. Paw BH, Davidson AJ, Zhou Y, et al: Cell-specific mitotic defect and dyserythropoiesis associated with erythroid band 3, deficiency. *Nat Genet* 34:59, 2003.
42. Heimpel H, Anselstetter V, Chrobak L, et al: Congenital dyserythropoietic anemia type II: Epidemiology, clinical appearance, and prognosis based on long-term observation. *Blood* 102:4576, 2003.
43. Fargion S, Valenti L, Fracanzani AL, et al: Hereditary hemochromatosis in a patient with congenital dyserythropoietic anemia. *Blood* 96:3653, 2000.
44. Gangarossa S, Romano V, Miraglia del Giudice E, et al: Congenital dyserythropoietic anemia type II associated with G6PD Seattle in a Sicilian child. *Acta Haematol* 93:36, 1997.
45. Hofmann WK, Kaltwasser JP, Hoelzer D, et al: Successful treatment of iron overload by phlebotomies in a patient with severe congenital dyserythropoietic anemia type II. *Blood* 89:3068, 1997.
46. Iolascon A, Sabato V, de Mattia D, Locatelli F: Bone marrow transplantation in a case of severe, type II congenital dyserythropoietic anaemia (CDA II). *Bone Marrow Transplant* 27:213, 2001.
47. Wolff JA, von Hofe FH: Familial erythroid multinuclearity. *Blood* 6:1274, 1951.
48. Bergström I, Jacobsson L: Hereditary erythroreticulosis. *Blood* 19:296, 1962.
49. Lind L, Sandström H, Wahlin A, et al: Localization of the gene for congenital dyserythropoietic anemia type III, CDAN3, to chromosome 15q21-q25. *Hum Mol Genet* 4:109, 1995.
50. Accame EA, de Tezanos Pinto M: Congenital dyserythropoiesis with erythroblastic polyploidy. Report of a variety found in Argentinian Mesopotamia [author's transl]. *Sangre (Barc)* 26:545, 1981.
51. Jijina F, Ghosh K, Yavagal D, et al: A patient with congenital dyserythropoietic anaemia type III presenting with stillbirths. *Acta Haematol* 99:31, 1998.
52. Sandström H, Wahlin A, Eriksson M, et al: Intravascular haemolysis and increased prevalence of myeloma and monoclonal gammapathy in congenital dyserythropoietic anemia, type III *Eur J Haematol* 52:42, 1994.
53. Sandström H, Wahlin A, Eriksson M, et al: Angioid streaks are part of a familial syndrome in dyserythropoietic anemia (CDA III). *Br J Haematol* 98:845, 1997.
54. David G, Van Dorpe A: Aberrant congenital dyserythropoietic anaemias, in *Dyserythropoiesis*, edited by SM Lewis, RL Verwilghen, p 93. Academic Press, London, 1977.
55. Bethlenfalvay NC, Hadnagy C, Heimpel H: Unclassified type of congenital dyserythropoietic anaemia (CDA) with prominent peripheral erythroblastosis. *Br J Haematol* 60:541, 1985.
56. Brien WF, Mant MJ, Etches WS: Variant congenital dyserythropoietic anaemia with ringed sideroblasts. *Clin Lab Haematol* 7:231, 1985.
57. Pothier B, Morlé L, Alloisio N, et al: Aberrant pattern of red cell membrane and cytosolic proteins in a case of congenital dyserythropoietic anaemia. *Br J Haematol* 66:393, 1987.
58. Ohisalo JJ, Viitala J, Lintula R, Ruutu T: A new congenital dyserythropoietic anaemia. *Br J Haematol* 68:111, 1988.
59. Woessner S, Trujillo M, Florensa L, et al: Congenital dyserythropoietic anaemia other than type I to III with a peculiar erythroblastic morphology. *Eur J Haematol* 71:211, 2003.
60. Wickramasinghe SN, Wood WG: Advances in the understanding of the congenital dyserythropoietic anaemias. *Br J Haematol* 131:431, 2005.
61. Wickramasinghe SN, Illum N, Wimberley PD: Congenital dyserythropoietic anaemia with novel intra-erythroblastic and intra-erythrocytic inclusions. *Br J Haematol* 79:322, 1991.
62. Parsons SF, Jones J, Anstee DJ, et al: A novel form of congenital dyserythropoietic anemia associated with deficiency of erythroid CD44, and a unique blood group phenotype [In (a-b-), Co (a-b-)]. *Blood* 83:860, 1994.
63. Agre P, Smith BL, Baumgarten R, et al: Human red cell aquaporin CHIP. II: Expression during normal fetal development and in a novel form of congenital dyserythropoietic anemia. *J Clin Invest* 94:1050, 1994.
64. Nichols KE, Crispino JD, Poncz M, et al: Familial dyserythropoietic anaemia and thrombocytopenia due to an inherited mutation in GATA1. *Nat Genet* 24:266, 2000.
65. Mehaffey MG, Newton AL, Gandhi MJ, et al: X-linked thrombocytopenia caused by a novel mutation of GATA-1. *Blood* 98:2681, 2001.
66. Freson K, Devriendt K, Matthijs G, et al: Platelet characteristics in patients with X-linked macrothrombocytopenia because of a novel GATA1, mutation. *Blood* 98:85, 2001.
67. Phillips JD, Steensma DP, Pulsipher MA, et al: Congenital erythropoietic porphyria due to a mutation in GATA1: The first trans-acting mutation causative for a human porphyria. *Blood* 109:2618, 2007.

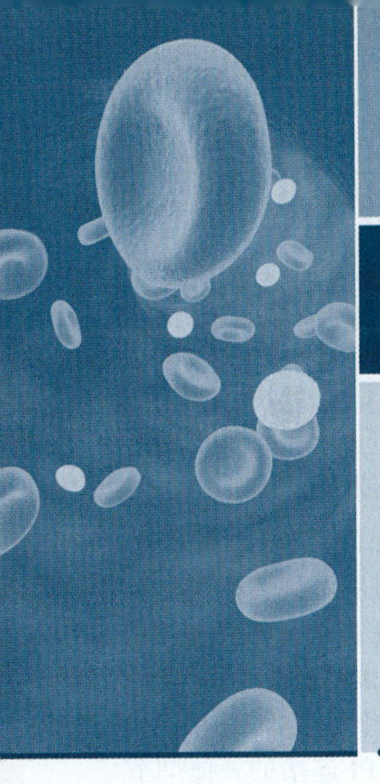

第40章

阵发性睡眠性血红蛋白尿

Charles J. Parker

摘 要

阵发性睡眠性血红蛋白尿(PNH)不同于其他红细胞内源性异常,它是一种获得性疾病。PNH为一个或多个造血干细胞中,位于X染色体上的PIGA基因体突变所致,而PIGA是合成将某些蛋白锚定在细胞表面的糖基磷脂酰肌醇(GPI)所必需的。因此异常造血干细胞及其后代缺乏所有正常表达的GPI锚蛋白(GPI-APs)。正由于GPI连接的补体调节蛋白(CD55和CD59)的缺失,PNH临床特点表现为补体介导的血管内溶血性贫血和血红蛋白尿。尽管PNH是一种克隆性疾病,但它并不是恶性病,且患者之间异常克隆扩张的程度差异显著。所以,PNH患者外周血为异常和正常表型细胞的嵌合体。异常克隆的大小是PNH临床表现的重要决定因素,这些临床表现除溶血外,还包括血栓形成倾向和骨髓衰竭。应用流式细胞术检测和定量分析缺乏GPI-APs的红细胞和粒细胞比例,便可对PNH做出诊断。应用艾库组单抗(eculizumab)可控制PNH的血管内溶血,艾库组单抗是一种人源化的单克隆抗体,能阻止补体膜攻击复合物形成。然而,艾库组单抗对基础疾病过程没有影响。同种异基因造血干细胞移植能清除异常克隆,恢复正常造血功能。

本章使用的简写和缩略词:APC,补体旁路途径(alternative pathway of complement);DAF,衰变加速因子(decay accelerating factor);EtN,乙醇胺(ethanolamine);GLcN,葡糖胺(glucosamine);GPI,糖基磷脂酰肌醇(glycosyl phosphatidylinositol);GPI-APs,糖基磷脂酰肌醇连接蛋白(glycosyl phosphatidylinositol-anchored proteins);LDH,乳酸脱氢酶(lactate dehydrogenase);MAC,膜攻击复合物(membrane attack complex of complement);MDS,骨髓增生异常综合征(myelodysplastic syndrome);MIRL,反应性溶血膜抑制物(membrane inhibitor of reactive lysis);PIGA,磷脂酰肌醇聚糖A(phosphatidylinositol glycan class A);PMN,多形核白细胞(polymorphonuclear cell);PNH,阵发性睡眠性血红蛋白尿(paroxysmal nocturnal hemoglobinuria);PNH-sc,亚临床PNH(subclinical PNH);RA,难治性贫血(refractory anemia);RAEB,难治性贫血伴原始细胞增多(refractory anemia with excess of blasts);RAEB-t,难治性贫血伴原始细胞增多转化型(refractory anemia with excess of blasts in transformation);RA-PNH^{+},RA伴PNH细胞群(RA with a population of PNH cells);RA-PNH^{-},RA不伴PNH细胞群(RA without a population of PNH cells);RARS,难治性贫血伴环状铁粒幼红细胞(refractory anemia with ringed sideroblast);RBCs,红细胞(red blood cells);RCMD,难治性血细胞减少伴多系发育异常(refractory cytopenias with multilineage dysplasia);RCMD-RS,RCMD伴环状铁粒幼红细胞(RCMD with ringed sideroblasts);WHO,世界卫生组织(World Health Organization)。

定义和早期历史

尽管PNH常被认为是一种溶血性贫血,实际上它是一种造血干细胞疾病。PNH是因一个或多个存在获得性X-连锁基因PIGA(phosphatidylinositol glycan class A,磷脂酰肌醇聚糖A)体突变的造血干细胞非恶性克隆性增殖所致。由于PIGA突变的缘故,受累干细胞的后代细胞(红细胞、粒细胞、单核细胞、血小板和淋巴细胞)中均缺失所有正常表达于造血细胞的GIP-APs(正常表达于造血细胞的所有GIP-APs在PIGA突变干细胞的后代细胞均是缺失的)。PNH的临床特征是溶血性贫血、血栓形成倾向和骨髓衰竭,但只有溶血性贫血毫无疑问是因PIGA基因体突变引起。

关于PNH历史的详尽学术性综述已有发表[1-4]。1866年,William Gull首次描述了PNH的临床症状,但未能将PNH与阵发性寒冷性血红蛋白尿相区分。直到1882年,Paul Strübing清楚地认识到PNH是一种不同的疾病,并用预知性的试验验证了他的假说,睡眠性血红蛋白尿的发生是因睡眠时呼吸频率减慢,二氧化碳和乳酸聚积使血浆酸化所致。1911年,A.A. Hijmans van den Berg发现PNH的溶血现象是因红细胞的缺陷引起,而不是存在异常血浆因子(与阵发性寒冷性血红蛋白尿的情况一样,参见第53章)。20世纪30年代后期,Thomas Hale Ham又发现了补体介导的PNH红细胞溶血,直到20世纪50

年代中期，Louis Pillemer 才认识到补体旁路途径为酸化血清溶血试验（Ham 试验）的基础。之前 PNH 的诊断标准为 Ham 建立的 Ham 试验及 Robert Hartmann 和 David Jenkins 建立的糖水溶血试验（蔗糖溶血试验），到 20 世纪 90 年代中期被流式细胞术所取代。Hartmann 及 William Crosby 使我们认识到血栓形成（尤其是 Budd-Chiari 综合征）在 PNH 自然病程中所起的重要作用，John Dacie 及其学生和同事 S.M. Lewis 首次系统地阐述了 PNH 和骨髓衰竭之间的关系。

流行病学

PNH 的患病率尚未确定。患病率的估算主要为随机病例报道，且差异大，很大程度上是因为疾病本身的异质性。PNH 患者血中存在正常和异常细胞的嵌合体，不同患者间嵌合程度大相径庭（参见以下"表型嵌合体是 PNH 的特点"）。PNH 克隆小的患者基本无溶血相关的症状。因此，有人认为 PNH 克隆小的无症状患者没有临床意义的 PNH，在估算患病率时应将其剔除。然而，另有人认为只要患者有流式细胞术证实缺乏 GPI-AP 的细胞，不管克隆的大小，即为 PNH，就应该纳入发病率的统计中。因此有必要对该病进行异质性的流行病学研究，但是无论如何，PNH 为一种罕见病。临床上有意义的 PNH［即经典 PNH 和在另一骨髓衰竭综合征的情况下有相对大克隆的患者，（见以下"临床特征"）］患病率 <1/20 万，满足罕见病的标准（发病率 <1/5 万）[5]。PNH 与再生障碍性贫血有密切相关性，引起再生障碍性贫血的环境因素、药物和毒素也增加发生 PNH 的风险。据报道 PNH 可发生于所有年龄段，但发病高峰年龄为 30~40 岁，这与再生障碍性贫血相似。PNH 是一种获得性疾病，并无已知的发病的遗传危险因素。曾报道有几例同卵双胞胎中仅其中一个发病。

病因与发病机制

■ 补体和 PNH

PNH 标志性临床特征是由补体旁路途径（APC；图 40-1）[6] 介导的慢性血管内溶血。APC 为天然免疫组成部分 [7]，可保护宿主免受病原微生物的侵袭。不像获得性免疫系统的补体经典途径活化启动时需抗体参与，APC 始终处于活化状态，随时都参与保护机体（参见第 17 章补体系统的详细综述）。APC 级联系统可分为两个功能性组分：C3、C5 转化酶和膜攻击复合物（MAC）。C3、C5 转化酶（图 40-1）是启动和放大 APC 活性，并最终产生 MAC［MAC 为补体活化的经典途径和凝集素途径，以及 APC 的共同溶细胞亚单位（参见第 17 章）］。

因为 APC 时刻准备着免疫攻击，所以需要自身识别的耐受，以及保护宿主的机制，以抵抗 APC 介导的损伤机制。液相蛋白和膜结合蛋白均参与这个过程。正常人体主要通过衰变加速因子（DAF，CD55）[8-10] 以及反应性溶血膜抑制物（MIRL，CD59）[11] 抵抗 APC 介导的细胞溶解而保护红细胞。这些蛋白在补体级联的不同反应步骤发挥作用（图 40-1A）。CD55 能够调节 C3、C5 转化酶的形成和稳定性，而 CD59 可阻断 MAC 的形成。PNH 红细胞缺乏 CD55 和 CD59 是 Coombs 试验阴性的血管内溶血的病理生理基础（图 40-1B），而 Coombs 试验阴性的血管内溶血又是该病的临床标志。但是为什么 PNH 的红细胞会缺乏这两个补体调节蛋白？

■ PNH 的分子发病机制和遗传基础

PNH 是一个或多个伴 PIGA（位于 Xp22.1）突变的造血干细胞的克隆性增殖所致 [12]。PIGA 的蛋白产物是糖基转移酶 [12-16]，为合成 GPI 锚的生物过程中所必需，而 GPI 锚又将各种不同功能的蛋白连接在细胞表面（图 40-2）。一旦 PIGA 突变，受累的干细胞后代缺失所有的 GPI-APs。虽然干细胞表面表达有 20 余种 GPI-APs，但红细胞表面缺失的两种 GPI 连接的补体调节蛋白，CD55 和 CD59，为 PNH 发生溶血性贫血的基础 [17]。缺乏 CD55 和 CD59 的红细胞由于 APC 异常活化可发生自发性的血管内溶血（见图 40-1）。因此，PNH 特征性临床表现（血管内溶血和由此产生的血红蛋白尿）作为一种继发现象出现，因为红细胞上两个调节补体的蛋白正好是 GPI 锚定的。

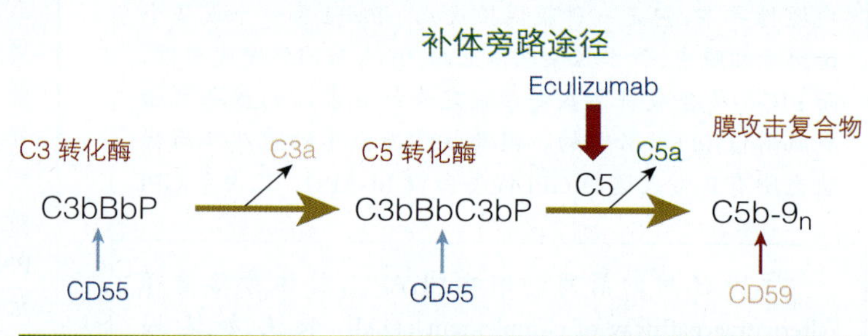

图 40-1 补体介导的 PNH 红细胞溶解。上图．PNH 的溶血性贫血为 Coombs 试验阴性，因为这一过程由不依赖抗体的 APC 所介导。APC 的 C3 转化酶包括活化的 C3（C3b），活化 B 因子（Bb，复合物的催化亚基）和活化因子 P（一种稳定复合物的蛋白，通常称为备解素）。C5 转化酶除了需要两个 C3b 分子结合且其间由 Bb 将其隔开，其他组分与 C3 转化酶相同。C3a 和 C5a 是通过 C3、C5 各自的转化酶特异水解 C3 和 C5 后产生的生物活性肽。C3、C5 转化酶通过切割多个底物分子极大地放大了补体活化作用。膜攻击复合物（MAC）包括活化的 C5（C5b）、C6、C7、C8 和多聚分子 C9（C9n），是补体系统的溶细胞亚单位。糖基磷脂酰肌醇（GPI）锚定的补体调节蛋白 CD55 通过使活化因子 B（Bb）和 C3b（蓝色箭头所示）之间的相互作用失去稳定性，限制了 C3 和 C5 放大转化酶的形成和稳定性，而 GPI 锚定的 CD59 通过抑制 C9 与 C5b-8 复合物（棕色箭头所示）结合从而阻断 MAC 的形成。人源化单克隆抗 C5 抗体艾库组单抗（红色箭头所示），可通过抑制 MAC 的形成而改善 PNH 的血管内溶血。下图．正常红细胞（左）主要受 CD55（蓝色圆圈）和 CD59（绿色圆圈）的保护免受补体介导的细胞溶解。在 PNH 红细胞（右）上，这些 GPI 锚定的补体调节蛋白缺乏导致 APC 活化。由于 CD55 和 CD59 缺乏，补体级联反应在细胞表面活化。随后 MACs 在红细胞膜上形成小孔，导致胶体渗透压性裂解和血红蛋白（红色圆圈）以及红细胞的其他内容物包括乳酸脱氢酶（LDH）等释放到血管内。

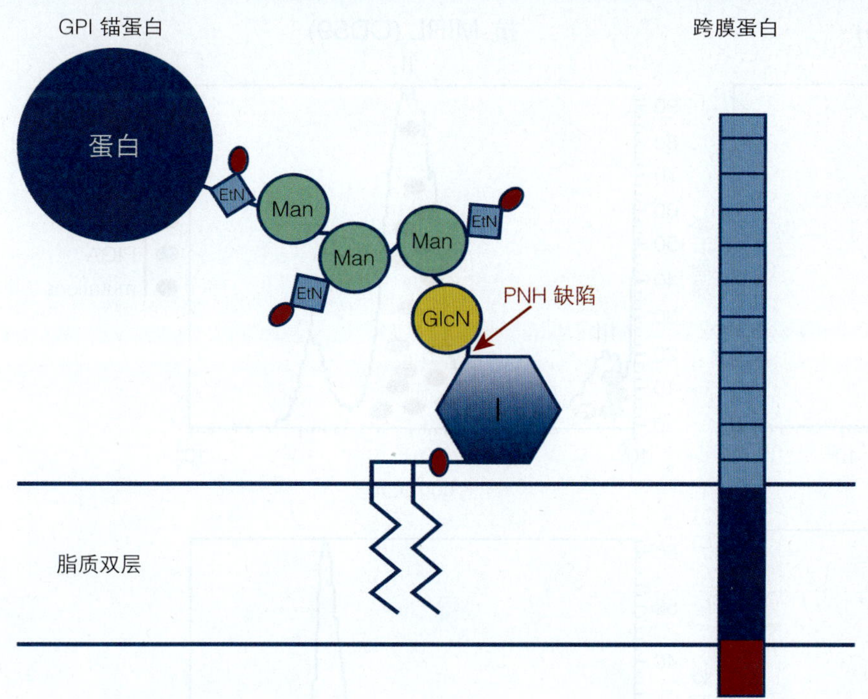

图 40-2 PNH 的分子和遗传基础。膜蛋白的两种锚定机制，跨膜和 GPI。跨膜蛋白通过一小段(约 25 个氨基酸)疏水残基(蓝色方框)锚定至细胞脂质双层。典型的跨膜蛋白有一段短的胞质尾区，通常具有信号传导的功能(红色方框)。细胞外的部分用灰蓝色方框表示。GPI-APs 包括以下组分：磷脂酰肌醇(肌醇由蓝色六边形表示，标示为 I；磷脂用红色椭圆形表示)；葡萄糖胺(GLcN，黄色圆圈)；3 分子甘露糖(Man，绿色圆圈)；乙酸铵磷酸盐(EtN，蓝色方框与红色椭圆代表的磷酸酯相连接)；蛋白质部分(蓝色圆圈)。哺乳动物 GPI-APs 的脂质部分(由脂质双层内蓝色的转折线表示)通常是 1- 烷基，2- 酰基甘油。由于 X- 连锁的 PIGA 基因的体突变使得 GPI 合成的第一步(箭头所示)(核苷酸糖 UDP-GLcNAc 转移至 GLcNAc-PI)受阻，所以 PNH 细胞缺失所有 GPI-APs。

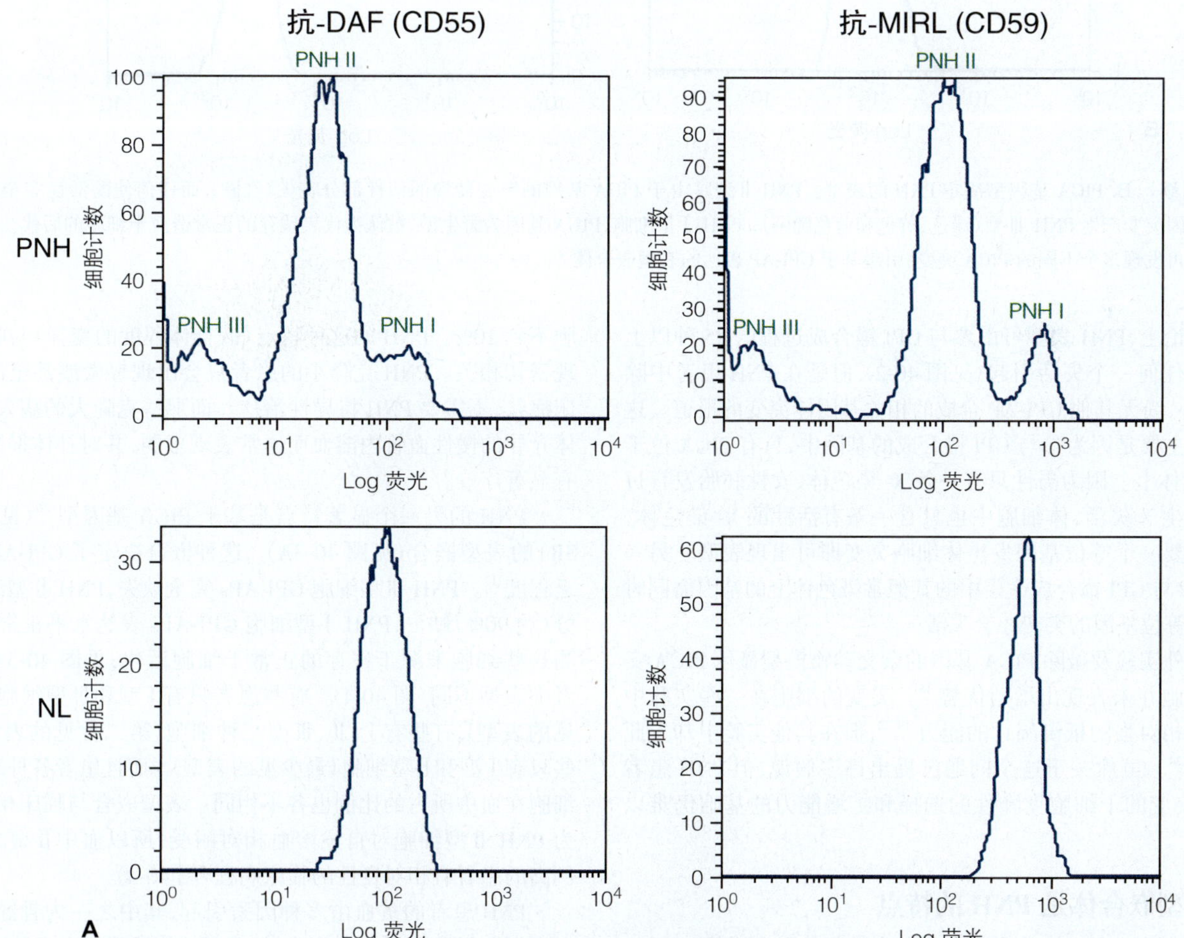

图 40-3 表型嵌合体是 PNH 的特点。A. PNH 患者的血液是表型正常与异常细胞的嵌合体。在一些患者的外周血中，GPI-APs 部分缺失的红细胞(即 PNH Ⅱ型)、GPI-APs 完全缺失的红细胞(即 PNH Ⅲ型)以及表型正常的红细胞(PNH Ⅰ型)共同存在。上图．上方为 PNH 患者(PNH)，下方为健康人(NL)，其红细胞均被荧光抗体标记(左边为抗 CD55；右边为抗 CD59)，并用流式细胞术分析表型嵌合体是 PNH 的特点。

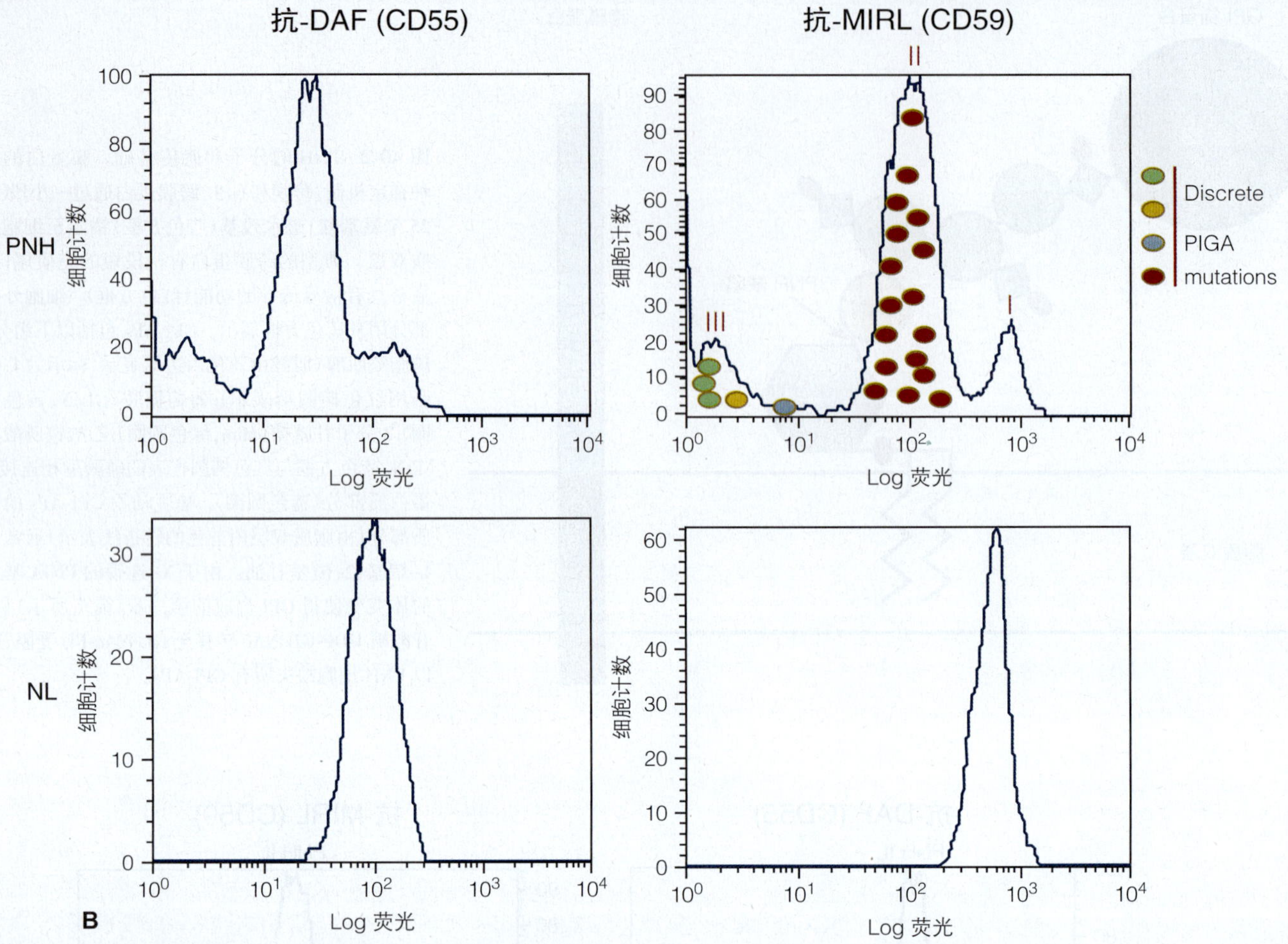

图 40-3（续） B. PIGA 基因型决定 PNH 的表型。PNH Ⅱ型是由于 PIGA 基因的突变使酶的活性部分丧失（红圈），而任何使酶活性完全丧失的 PIGA 基因突变产生 PNH Ⅲ型（绿色、黄色和蓝色圆圈）。PNH Ⅰ型细胞，PIGA 基因为野生型，被认为代表残存的正常造血干细胞的后代。在单个个体中，可发现多个不同的 PIGA 突变，引起基于 GPI-AP 表达的表型嵌合体。

理论上，PNH 表型可由参与 GPI 锚合成过程的 25 种以上基因中任何一个失活引起（见图 40-2），但是在 PNH 患者中除 PIGA 外，尚无其他 GPI-AP 合成的相关基因体突变的报道。这种现象主要是因为参与 GPI 锚合成的基因中，只有 PIGA 位于 X- 染色体上。因为男性只有一条 X- 染色体，女性胚胎发育过程中发生 X 失活，体细胞中也只含一条有活性的 X- 染色体，因此只要一个等位基因发生体细胞突变即可出现表型。另一方面，参与 GPI 锚合成途径中的其他常染色体上的基因需同时有两个等位基因的突变才会失活。

体外实验及敲除 PIGA 基因的杂交动物模型显示 PIGA 突变的细胞并未表现出增殖优势[18]。突变的细胞在一些实验中表现出相对强的抵御凋亡的能力[19-22]，但在其他实验中却无此现象[23,24]。虽然关于这个问题已提出许多假说，但 PNH 患者 PIGA 突变的干细胞克隆性的选择和扩增能力的基础仍难以理解[25]。

■ 表型嵌合体是 PNH 的特点

PNH 患者的血液中是正常与异常细胞的嵌合体（图 40-3）。虽然 PNH 是一种克隆性疾病，但不同患者 PIGA 突变的克隆大小差别显著[17]。例如一些病例中，90% 以上的血细胞可能来自于 PIGA 突变的克隆，而其他病例中可能缺乏 GPI-AP 的血细胞不到 10%。PNH 的这种特点（嵌合体程度的变异）与临床表现密切相关。PNH 克隆小的患者只会出现轻微或甚至没有临床症状，不需要 PNH 特异性治疗。而那些克隆大的病人，因补体介导的慢性血管内溶血而通常表现虚弱，并对补体抑制治疗有显著疗效。

PNH 的另一个显著特点是基于 PIGA 基因型[26]（见图 40-3B）的表型嵌合（见图 40-3A）。这种嵌合决定了 GPI-AP 的缺乏程度[17]。PNH Ⅲ型细胞 GPI-APs 完全缺失，PNH Ⅱ型细胞部分（约 90%）缺失，PNH Ⅰ型细胞 GPI-APs 表达水平正常（据推测这些细胞来源于残存的正常干细胞后代；见图 40-3A）。患者中表型不同（图 40-4）。有些患者只有Ⅰ型和Ⅲ型细胞（最常见的表型），有些有Ⅰ、Ⅱ、Ⅲ型三种细胞（第二常见的表型），有些只有Ⅰ型和Ⅱ型细胞（最少见的表型）。而且患者各种表型的细胞在血中所占的比例也各不相同。表型嵌合与临床相关，因为 PNH Ⅱ型细胞对自发溶血相对耐受，所以血中Ⅱ型细胞比例高的患者有相对良性的临床病程（图 40-4）。

PNH 患者的贫血由多种因素引起，其中之一为骨髓衰竭，它出现在所有的 PNH 患者中，但骨髓功能障碍程度不尽相同[27]。一些患者中，PNH 发生于再生障碍性贫血基础上。这些病例中，骨髓衰竭是造成贫血的重要原因。而另一些患者中，骨髓衰竭可能较轻微（例如，网织红细胞计数不相称的减低），其贫血程

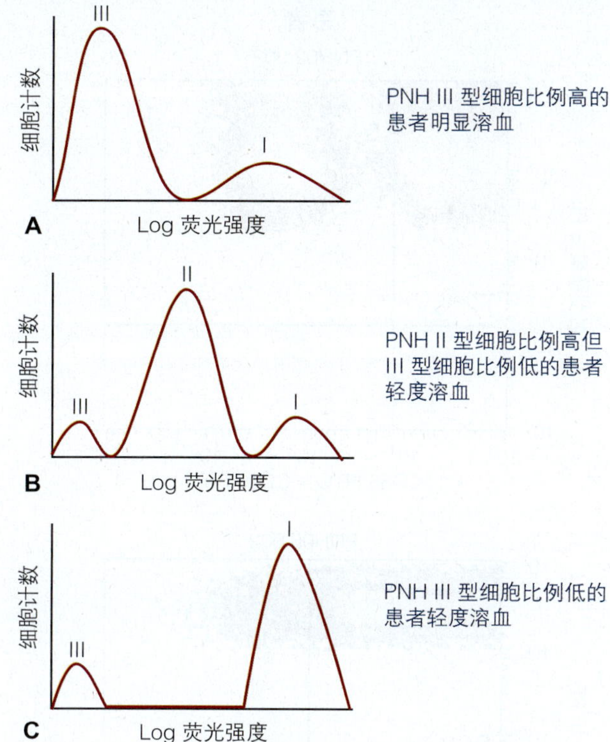

图 40-4 PNH 患者的临床表现取决于克隆的大小和红细胞的表型。如图所示，为 PNH 患者的红细胞用抗 CD59 标记后的模拟流式细胞仪直方图。PNH 患者中，异常红细胞的比例和类型差别很大，而且这些特征是临床表现的重要决定因素。A. 一般来说，PNH Ⅲ型细胞比例较高的患者有明显的溶血表现。B. 如果红细胞部分缺失 GPI-AP（PNH Ⅱ型细胞），即使此类细胞所占比例较高，溶血程度也是中度的。C. 但如果Ⅲ型细胞比例低，只能观察到溶血的生化证据，患者也可诊断为 PNH。

度与溶血程度相关，归根结底由 PNH 克隆大小决定。

临床特点

PNH 主要临床表现为溶血、血栓形成和骨髓衰竭[27]。全身症状（疲倦，嗜睡，乏力，周身不适）在病程中表现明显，而仅 25% 左右的患者以夜间血红蛋白尿为主诉[28]。通过问诊，经常可发现患者有偶发的吞咽困难、吞咽疼痛，腹痛，男性阳痿，静脉血栓的病史。静脉血栓常发生在少见部位（如 Budd-Chiari 综合征、肠系膜、皮肤、脑静脉），可能会使 PNH 的临床表现更加复杂。动脉血栓少见。

实验室检查

非球形红细胞、Coombs 试验阴性的血管内溶血的所有患者应怀疑 PNH（表 40-1）。

表 40-1 PNH 患者筛查建议 *

发作性血红蛋白尿史

有非球形红细胞，Coombs 阴性血管内溶血的证据（必须有血清乳酸脱氢酶的异常升高）

再生障碍性贫血患者（即使无血管内溶血的表现也应该在诊断时即予筛查并每年筛查一次）

难治性贫血（RA）或骨髓增生异常综合征（MDS）的变异型难治性血细胞减少伴多系增生异常（RCMD）†

静脉血栓形成累及少见部位（通常有血管内溶血证据）

- Budd-Chiari 综合征
- 其他腹腔内部位
- 脑静脉
- 皮肤静脉

* 由流式细胞仪对红细胞及多形核粒细胞上 GPI-APs 进行筛查。
† 其他类型 MDS 患者无筛查指征。

PNH 临床表现很大程度取决于 PIGA 基因突变克隆的大小，同时也明显地受骨髓衰竭程度的影响。因此，PNH 并不是一个简单的过程，根据其临床表现、骨髓特征以及 GPI-AP 缺陷的多形核白细胞（PMNs）所占比例决定的突变克隆的大小，国际 PNH 研究组将 PNH 分成三种亚型（表 40-2）[27]。

溶血时网织红细胞会反应性增多，但是受潜在骨髓造血衰竭的影响，网织红细胞计数可能比相应的贫血程度所预期的值要低（见表 40-1）。血清 LDH 浓度在溶血症状明显的病例中异常增高，并且可以作为确定和监测血管内溶血程度的重要指标。再生障碍性贫血和 PNH 的联系相当密切，低危组 MDS 稍

表 40-2 PNH 分类 *

类别	血管内溶血发生几率†	骨 髓	流式细胞分析	艾库组单抗治疗获益情况
经典型	明显（肉眼血红蛋白尿频繁发生或持续存在）	骨髓增生活跃，红系增生过高，形态正常或接近正常‡	缺乏 GPI-AP 的 PMN¶ 细胞群大（>50%）	有
另一骨髓衰竭综合征时发生的 PNH§	轻至中度（肉眼血红蛋白尿间歇出现或不发生）	同时有骨髓衰竭综合征的表现§	虽然变异性大，但缺乏 GPI-AP 的 PMN¶ 细胞群比例相对较小（<30%）	取决于 PNH 克隆大小
亚临床型	无血管内溶血的临床表现或生化证据	同时有骨髓衰竭综合征的表现§	高分辨流式细胞检测技术检测到小群 GPI-AP 缺乏细胞（<1%）	无

* 基于国际 PNH 研究组建议（Blood 106：3699，2005）。
† 根据肉眼血尿，乳酸脱氢酶浓度，网织红细胞计数。
‡ 核型异常少见。
§ 再生障碍性贫血和难治性贫血 /MDS 是最常见相关的骨髓衰竭性疾病。
¶ 对 PMN 进行分析比 RBC 更有意义，因为 GPI-AP 缺陷的红细胞会被选择性破坏。

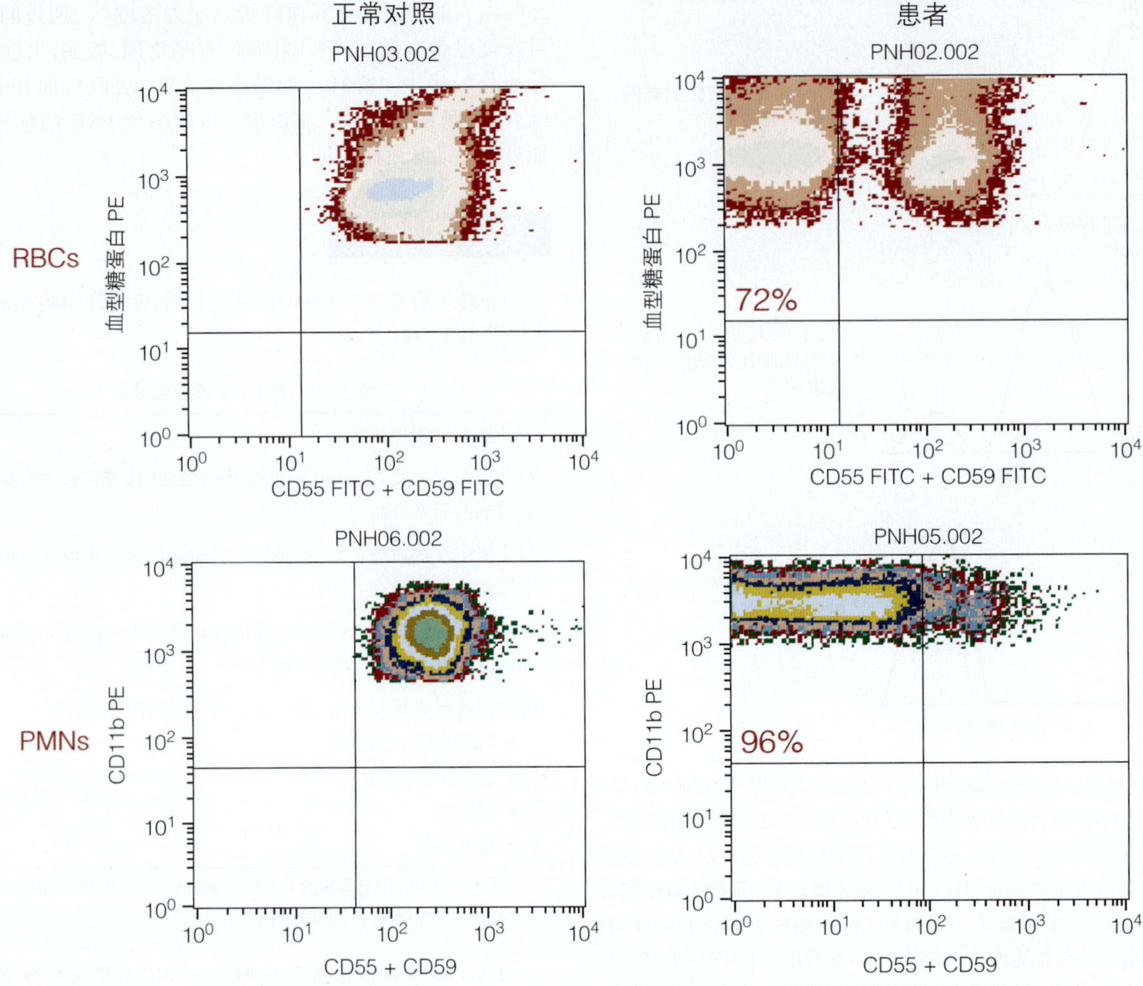

图 40-5 通过流式细胞分析诊断 PNH。使用流式细胞分析来检测健康人和 PNH 患者的红细胞和中性粒细胞，用抗血型糖蛋白 A（上面一排，垂直轴）来识别红细胞，抗 CD11b（下面一排，垂直轴）识别中性粒细胞。GPI-AP 表达的检测是通过联合抗 CD55 和抗 CD59 来测定的（上下两排，水平轴）。同时缺失 CD55 和 CD59 的 PNH 细胞（每个直方图的左上象限）。GPI-AP 缺失（PNH）细胞的比例都显示在每一个样本中。

次之（见第 34 章和第 88 章，及以下"PNH 和骨髓衰竭"）。通过高灵敏度的流式细胞分析术，发现大约 60% 的再生障碍性贫血和 20% 低危 MDS 患者有可检测到的 GPI-AP 缺失的红细胞和粒细胞群[29-31]。在大约 80% 的这些病例中，GPI-AP 缺失细胞的比例小于细胞总数的 1.0%，这些 GPI-AP 缺失红细胞群很小的患者无溶血的临床表现和实验室证据，可归为亚临床 PNH（PNH-sc；见表 40-2）。不同程度的白细胞、血小板减少以及相对的网织红细胞减少反映了骨髓衰竭的程度。

一旦怀疑患有 PNH，利用流式细胞术很容易就能检测到 GPI 锚蛋白（GPI-APs）缺失的血细胞而予以诊断[32]（图 40-5）。虽然酸化血清溶解试验（Ham 试验）和蔗糖溶血试验（糖水试验）有一定的生物学意义和历史意义，但因与流式细胞术比较，敏感性和定量性不如流式细胞术，已基本被弃用。流式细胞术应分析红细胞以及多形核白细胞上的 GPI 锚蛋白，因为 GPI 锚蛋白缺失的红细胞易被补体选择性破坏，若只分析红细胞，PNH 的克隆数就会被低估，且近期输血也会影响到 PNH 克隆大小的测定，但若需检测 PNH 表型（Ⅰ型、Ⅱ型、Ⅲ型细胞所占百分比）就必须分析红细胞的组成。

除流式分析外，全血细胞计数也是评估 PNH 患者血细胞（红细胞、白细胞、血小板）受累程度的一项基本化验（表 40-3）。在典型 PNH 患者中，白细胞和血小板计数通常正常或接近正常，而 PNH/AA 和 PNH/MDS 患者常伴有白细胞减少和（或）血小板减少。网织红细胞计数可反映骨髓对贫血的代偿反应能力。虽然网织红细胞计数在典型 PNH 患者中升高，如前面提到的，但相对于贫血严重程度而言却是偏低，反映了本病特征性的造血功能相对不足。PNH 伴再障或低危 MDS 的患者，网织红细胞计数通常低于正常。在典型 PNH 患者中，血清 LDH 水平明显升高，而在 PNH/AA 及 PNH/MDS 中，LDH 水平升高程度取决于 PNH 克隆大小（见表 40-2）。从定义来讲，亚

表 40-3 PNH 基本评估

流式细胞术分析检测到一群部分或完全缺乏多种糖化磷脂酰肌醇锚蛋白（GPI-APs）的红细胞及粒细胞 *
全血细胞计数，网织红细胞计数，血清乳酸脱氢酶浓度 †，胆红素（非结合胆红素）和结合珠蛋白，储备铁的测定
骨髓穿刺，活检，细胞遗传学 ‡

*PNH 克隆大小由缺乏 GPI-AP 的 PMNs 所占比例来测定。

† 此为血管内溶血最重要标志。

‡ 骨穿及活检用于区分经典 PNH 和另一骨髓衰竭性疾病伴发的 PNH。PNH 中极少有非随机的染色体核型异常。

临床型 PNH 既无溶血的临床表现，又无溶血的生化证据（见表 40-2）。典型 PNH 患者因为以血红蛋白尿和含铁血黄素尿的形式慢性丢失铁而常有铁缺乏（参见第 42 章）。对于鉴别典型 PNH 和另一骨髓异常时发生 PNH，需要做骨髓穿刺和活检。非随机的细胞遗传学异常在 PNH 中少见。[25]

鉴别诊断

■ PNH 和骨髓衰竭

尽管经典型 PNH 的骨髓形态学似乎表现正常（见表 40-2），但是体外的大量研究显示骨髓来源的干细胞有异常的生长特征[22,33,34]。若把干细胞分为 GPI-AP$^-$ 和 GPI-AP$^+$ 两类细胞，与 GPI-AP$^+$ 相比，GPI-AP$^-$ 的生长特征更接近正常对照[22,33]。关于这种现象，一种可能的解释是 GPI-AP$^-$ 细胞能被相对保护起来而免受介导骨髓损伤的病理生理机制破坏，即为 PIGA 突变克隆自然选择的基础。从这个观点看，骨髓微环境中 PIGA 突变克隆的增殖可以看成为达尔文进化论的一个例子。尽管这种假说理论上可行，但目前尚缺乏严格的实验支持。

利用高分辨的流式细胞分析术能够检测出比例低于 0.003% 的 GPI-AP 缺陷的红细胞和粒细胞，在 50%~60% 的初诊再生障碍性贫血患者中，能检测到 PNH 细胞[30,35]，然而仅有 10%~15% 的接受免疫抑制治疗再障患者出现临床上明显的 PNH[36]，且 PNH 的发生和进展，一般都在确诊再障数年后，其中 GPI-AP- 细胞持续处于亚临床状态或者消失，提示 PIGA 突变（以及引起的 GPI-APs 缺陷）为克隆选择所必需，但却不足以解释进展为临床表现明显的 PNH 所需的克隆性增殖。一种解释为，除突变的 PIGA 基因外，其他因素通过影响 PIGA 突变的干细胞扩增程度来影响临床表型。可以想象，克隆扩增需要第二次遗传打击事件协同或者叠加 PIGA 突变来起作用[25]。不同患者之间的克隆扩增程度差别大，表明第二次打击事件在病因学上可能是多样的，可涉及体细胞突变，表观遗传学现象或随机过程。

PNH 和再生障碍性贫血之间相互关系的基础仍不确定。大多数 PNH 患者病程中有骨髓衰竭的证据［如血小板减少和（或）白细胞减少］[37-40]。骨髓损伤可能在 PNH 的发生过程中起到关键作用，它为 PIGA 突变的缺失 GPI-AP 干细胞的生长 / 存活提供了有利条件。临床上发现，同时存在缺失 GPI-AP 红细胞群的再生障碍性贫血患者与不存在这一细胞群的患者相比，免疫抑制治疗的有效率更高、起效更快[30,31]。

在 MDS 患者中也可检测到 PNH 细胞[29,31,41,42]。值得注意的是 PNH 和 MDS 的关系似乎仅限于低危 MDS 患者，特别是难治性贫血（RA）患者[29,31,42]。Wang 等运用高灵敏度流式细胞术，以缺失 GPI-AP 的 RBCs 或 PMNs 比例≥0.003% 为异常标准，检测到 18%（21/119）MDS-RA 患者存在 PNH 细胞，而在 RARS，RAEB 或 RAEB-t 患者中均未检测到相应细胞。伴有 PNH 克隆的 RA 患者（RA-PNH+）与不伴 PNH 克隆的 RA 患者（RA-PNH-）相比具有以下不同点：①血细胞形态异常较不明显；②较严重的血小板减少；③核型异常者比例较低；④ HLA-DR15 阳性者比例较高；⑤进展为急性白血病者比例较低；⑥环孢素治疗有效率较高。

在日本患者中，PNH 细胞只与低危 MDS 变异体相关，在北美的一项基于 WHO 标准分型的 137 例患者的研究中也得到证实[42,43]。这项研究发现 1/5（20%）的 5q- 综合征，6/17（35%）的 RA，2/27（5%）的 RCMD 存在 PNH 细胞，而 RARS（0/9），RCMD-RS（0/6），RAEB（0/26），MDS-u（0/10），MDS/MPN（0/10），原发性骨髓纤维化患者（0/5），慢性粒单核细胞白血病患者（0/5），及急性髓系白血病（0/6）患者均未检测到 GPI-AP 缺失的血细胞。

当与多克隆造血证据相结合时（基于女性患者 X 染色体失活的方式），MDS 患者中出现 PNH 细胞预示着相对良性的临床过程和对免疫抑制治疗有反应的可能性高[29]。北美和日本的研究均发现 HLA-DR15 阳性的 MDS 和再生障碍性贫血患者对免疫抑制治疗的反应均相对较好[44,45]。总之，这些发现为之后的研究提供了强有力的间接证据，即再生障碍性贫血和低危 MDS 的一个亚类是免疫介导的疾病，免疫病理生理过程提供了选择压力，有利于 PIGA 突变的、GPI-AP 缺失的干细胞扩张。

治疗

■ 艾库组单抗（eculizumab）

PNH 为补体介导的血管内溶血，可以通过阻断补体系统的细胞溶解成分即膜攻击复合体（MAC）的形成来抑制溶血（见图 40-1）。MAC 由补体 C5b，C6，C7，C8 及多个 C9 分子组成。艾库组单抗（Soliris）是一种人源化的单克隆抗体，它可与补体 C5 结合来阻止其激活为 C5b，从而抑制 MAC 的形成（见图 40-1）[46]。2007 年，艾库组单抗同时被 FDA 和欧盟批准用于 PNH 溶血的治疗。应用艾库组单抗治疗可以减少输血，改善 PNH 的贫血，并通过减轻与补体介导的慢性血管内溶血相关的全身症状（乏力、嗜睡、衰弱）明显改善生活质量[47]。治疗后，血清 LDH 水平可恢复正常，但轻中度贫血及网织红细胞增多持续存在，可能与补体 C3 激活所致的 PNH 红细胞调解素作用介导的血管外溶血相关，因为艾库组单抗不能阻断 APC C3 转化酶的激活（见图 40-1）[48]。

血栓栓塞是 PNH 患病和死亡的主要原因[27]。艾库组单抗似乎可以改善 PNH 的血栓形成倾向，尽管支持这一结论的研究设计不够完美[49]。

艾库组单抗在每周一次持续五周的起始负荷治疗之后，按每两周一次静脉给药。一般情况下，该药的耐受性良好，然而对先天性补体 C5 缺乏的患者却增加了奈瑟菌属的感染风险。因此，使用艾库组单抗（阻止 C5 的功能，见图 40-1）治疗的患者具有脑膜炎球菌败血症的风险。所有患者必须在开始治疗前两周接种脑膜炎球菌疫苗，但该疫苗的保护性并非 100%。在接受艾库组单抗治疗的患者为防止脑膜炎球菌的感染，预防性应用抗生素是否合理尚且不清。尽管在艾库组单抗治疗过程中 GPI 锚蛋白缺失的红细胞比例会增加[50]，但在数量相对很少的停用艾库组单抗的 PNH 患者中尚无发生严重溶血危象的报道[49]。这一现象支持体外的研究结果，即 PNH 红细胞补体的激活可由 H 因子调节衰减，H 因子是一种可调节 APC C3 转化酶的血浆蛋白[51]。

艾库组单抗价格昂贵（在美国约每年 400 000 美元），并且对潜在的干细胞异常和相关的骨髓衰竭均无效。因此，治疗必须无限期地持续，而且如果有白细胞、血小板及网织红细胞的减少，这些异常将持续存在。

PNH的其他治疗

除艾库组单抗外，PNH无特效治疗方案，对未使用艾库组单抗的PNH患者，主要给予支持治疗（参考文献27有综述）。尽管有些患者应用糖皮质激素或雄激素可以改善溶血，但类固醇在PNH的治疗中尚有争议[27]。糖皮质激素的主要价值可能在于改善急性溶血的恶化。因此，在避免长期应用的副作用情况下可以短周期应用泼尼松龙来减轻溶血危象的严重程度和持续时间。糖皮质激素的毒性限制了其在慢性溶血中的应用，并且其长期应用的副作用不容忽视。隔日疗法或许可以减轻糖皮质激素长期应用的某些副作用[52]，但患者可能会注意到在非用药日症状加重。

雄激素，无论单药或与类固醇合用，均已被成功应用于PNH贫血的治疗[52,53]。其作用机制目前尚不十分清楚，尽管快速的治疗反应与补体抑制相一致[53]。雄激素治疗的潜在并发症包括肝毒性、前列腺肥大、男性化。这些副作用在人工合成的雄激素如达那唑（danazol）中较少，这使有反应的患者可以选择长期应用此药。推荐的起始剂量为400mg，每日两次，但在控制慢性溶血时可采用较低剂量（200~400mg/d）[27]。

PNH患者由于血红蛋白尿和含铁血黄素尿易引起缺铁[52,53]。即使没有肉眼血红蛋白尿，含铁血黄素尿也可引起有临床意义的铁丢失（参见第42章）。无论何种补铁途径常伴随溶血加重[52,53]。与肠外补铁相比，口服铁剂时严重的溶血加重可能相对较轻，但尿液中可能有大量铁丢失，以至于通过此机制并不能补充铁的贮存[52]。肠外补铁一般是安全的。即使铁剂有诱发溶血加重的危险，亦不应该停止补铁，因为铁缺乏不仅会限制红细胞的生成，还会加重PNH的溶血[53]。如果在铁充足的情况下发生溶血加剧，可以用类固醇激素、雄激素或通过输血抑制红细胞生成的治疗方法来控制溶血。在应用艾库组单抗控制溶血的患者，不用担心铁替代治疗会诱发溶血加剧的问题。

由于PNH的溶血是因为红细胞的内在缺陷所致，故其贫血对红细胞输注有效。输血除了提高血红蛋白的浓度外，还能通过抑制红细胞的生成改善溶血。污染红细胞制剂的少量供者血浆输入患者体内诱发溶血加剧的担忧似乎是无依据的[54]。然而，为防止供者白细胞与受者抗体相互作用引起的输血反应，建议进行血液过滤。由于PNH患者铁从血红蛋白尿/含铁血黄素尿中丢失，因长期输血引起的医源性血色病的发生可延迟[52]。事实上，经典PNH患者中发生铁过载者罕见。但当贫血是由于骨髓衰竭而非血管内溶血引起并需要长期输血时，铁过载仍然是令人担忧的问题。

由于溶血造成红细胞生成增加，建议补充叶酸（5mg/d）来满足造血原料的利用增加[27]（参见第41章）。

脾切除在PNH患者的治疗中疗效不确切。脾切除改善溶血及血细胞减少的报道缺乏对照。由于缺乏有效证据及潜在手术后并发症，尤其是血栓形成，引发了一些关于脾切除对PNH治疗无价值的争论[27]。

造血干细胞移植

在艾库组单抗问世前，造血干细胞移植的主要适应证为骨髓衰竭、反复危及生命的血栓事件，以及不能控制的溶血（表40-4）[27]。而艾库组单抗能有效控制PNH患者的溶血，并能减少血栓形成[49]。虽然如此，骨髓移植仍是目前唯一可治愈本病的手段，分子学上确定的，匹配的无关供者，低毒性的预处理方案，移植相关死亡率及发病率的降低，移植后支持治疗的改善等使得移植成为药物治疗外另一可行的备选方案。然而，决定移植治疗是一个复杂的问题，需要理解PNH独特的病理生理学基础，并且需要有移植及PNH治疗经验的医师参与。

表40-4 骨髓造血干细胞移植治疗PNH

移植指征

- 骨髓衰竭—治疗策略主要根据骨髓异常（如再生障碍性贫血）但治疗方案必须足以清除PNH克隆
- PNH的主要并发症

难治性，输血依赖的溶血性贫血 *

反复发生的，威胁生命的血栓栓塞并发症 †

预处理方案及供者

- 清髓及减低剂量预处理方案已取得成功
- 同基因双胞胎间移植，建议清髓预处理方案 ‡
- 配型相合的无关供者移植已取得成功，但经验有限

转归

- 无PNH特异性不良事件。大约33%的患者发生严重的急性移植物抗宿主病，约35%发生慢性移植物抗宿主病
- HLA相合的同胞供者间进行移植的非选择性PNH患者总生存率在50%~60%之间

* 应用艾库组单抗治疗PNH的血管内溶血。大多数应用艾库组单抗治疗的PNH患者持续存在轻至中度的血管外溶血性贫血，这可能是红细胞调理素作用激活及补体C3降解产物作用的结果。

† 艾库组单抗可能能够改善PNH的血栓形成倾向。

‡ 缺乏移植物抗宿主效应可能使非清髓预处理显得不足。

对于因骨髓衰竭而准备接受移植的患者来说，治疗的重点在于骨髓衰竭的病因治疗（见表40-4）。对于PNH克隆小的再障，且准备接受HLA相合同胞供者移植的患者，ATG联合CTX的预处理方案及移植物抗宿主效应可有效清除PNH克隆[27]。然而，如果供者为同卵双生的双胞胎，因移植物抗肿瘤效应不能清除PNH克隆，故需要更强的预处理方案[55]。对于需行同种异基因移植的伴PNH克隆的低危MDS患者，预处理方案（清髓或减低强度的清髓）联合移植物抗肿瘤效应便足以清除PNH克隆。

典型的PNH患者移植目的在于清除PNH克隆，清髓的[56-58]和减低强度的[59,60]预处理方案均有效，但目前对减低强度的预处理方案经验尚有限。已有报道相合的无关供者及同胞供者移植成功的案例[59,61]。

尽管无移植相关的PNH特异的并发症，但严重的急性移植物抗宿主病（GVHD）发生率超过1/3，慢性GVHD发生率约占35%。接受HLA相合同胞供者移植的PNH患者总生存率在50%~60%之间[27]。

PNH易栓症的治疗

PNH中血栓栓塞并发症是发病和死亡的主要原因[27]。预防血栓形成是PNH有争议的热点问题[27]。尽管目前栓塞危险度评估是基于回顾性的分析[39,49,62-64]，但血栓发生率似乎与

PNH 克隆的大小相关联(基于流式细胞术分析缺乏 GPI-AP 的单个核细胞比例),因此建议缺乏 GPI-AP 的多形核白细胞比例大于 50%~60% 的患者应予预防性抗凝治疗[62,63]。

尽管动脉亦可有血栓形成[49],但 PNH 患者血栓多累及静脉系统。急性血栓事件需用肝素抗凝。Budd-Chiari 综合征急性发作时应给予全身性溶栓治疗[65,66]或针对病灶的介入性溶栓治疗[67]。

PNH 常并发血小板减少,制定抗凝治疗计划时需考虑此问题。血小板减少是抗凝治疗的相对禁忌证而不是绝对的,可通过输血将血小板计数维持至安全范围,而不应不进行抗凝治疗[68]。有栓塞病史的 PNH 患者是否需要抗凝治疗尚无定论。反复发生、危及生命的血栓事件的患者可考虑骨髓移植(见表 40-4)。

艾库组单抗可降低血栓栓塞发生的风险[49]。尽管建议有过一次血栓栓塞事件的患者在艾库组单抗治疗前继续抗凝治疗,但无栓塞病史且正在接受艾库组单抗的患者,预防性的抗凝可能并非必要。

■ 妊娠与 PNH

PNH 女性患者妊娠期间发病率及病死率较高[68,69]。因考虑到潜在毒性治疗对胎儿及母体的危险性,输血是主要的治疗手段。目前艾库组单抗尚未批准应用于妊娠期妇女。中至重度的血小板减少可增加妊娠危险,这种情况下严重的出血必须输注血小板。女性 PNH 患者妊娠期临床表现明显的静脉血栓栓塞发生率为 10% 左右[68],且死亡率较高[68,69]。同非妊娠患者一样,脑静脉及肝静脉是血栓形成常见部位。有血栓形成的患者需抗凝,合并 Budd-Chiari 综合征应考虑溶栓治疗。需要抗凝治疗的患者合并血小板减少症时,需要输注血小板。PNH 患者妊娠期是否需预防性抗凝治疗目前尚无系统研究;然而,鉴于此期间血栓栓塞发病率及病死率显著增高,因此仍建议预防性抗凝治疗。华法林(香豆素,coumadin,)在妊娠头三个月有潜在致畸作用,在妊娠晚期有增加出血的风险,被列为禁用药物。一旦确诊妊娠伴有 PNH,需立即使用肝素抗凝。低分子肝素引起药物相关性血小板减少的发生率较低,被认为优于普通肝素(参见第 133 章)。因抗凝期间血小板减少可能进一步加重,应密切监测血小板计数。分娩期间可暂时停用抗凝药物,但因产后易有血栓形成[68,69],故应尽早重新开始抗凝治疗并持续至产后 6 周。通过上述治疗,大多数孕妇可经阴道分娩,仅部分出现早产。虽然 PNH 患者妊娠期间存在诸多问题,但除少数患者外大多数孕妇可顺利分娩[39,68],然而 PNH 的治疗仍很复杂,需要有经验的血液科及产科医师携手处理高风险的妊娠[27]。

■ 儿童 PNH

PNH 可发生在年轻人群中(大约 10% 的患者初诊时不到 21 岁)[27]。一项回顾性研究分析 26 例病例,发现儿童和成人的 PNH 具有诸多相似之处[70]。主要临床表现也为溶血、骨髓衰竭及血栓形成的症状和体征,但肉眼血红蛋白尿在年轻患者中相对少见。大多数年轻患者对免疫抑制治疗的反应较好[70],但是基于长期生存差,推荐儿童 PNH 进行造血干细胞移植。最近一项研究[71]报道 11 例儿童 PNH 患者有常见的骨髓衰竭临床表现,其中有 5 例最终接受了造血干细胞移植(3 例配型的无关供者,2 例配型的亲缘关系供者),4 例获得长期生存。虽然艾库组单抗尚未批准用于小于 18 周岁的 PNH 患者,但一旦其药效学及药代动力学的特点被确定适合儿童 / 青少年人群,可能会征求批准用于该类患者。在出现更确切疗效的治疗前,艾库组单抗用于治疗儿童 PNH 可能特别有优势。

病程及预后

PNH 临床病程多变,少数患者会在出现症状的几个月内死亡,但大多数患者呈慢性病程,随着正常细胞和 PNH 克隆的造血支配地位的此消彼长,病情时好时坏。少数情况下,异常克隆会完全消失,病人看起来像已治愈。向急性白血病转化少见(约在 1% 范围)。在有些情况下,白血病细胞也有 GPI-AP 缺乏[72]。

同许多其他疾病一样,对 PNH 的最初报告倾向于强调受影响较严重的患者,所以,其预后一般是极为严重的。随着判断可疑患者的敏感指数的建立,简化的诊断方法的逐步应用,一些轻症的患者可被确诊,这些患者长期预后较好。尽管如此,即使是今天,这种疾病必须被认为是一种严重的疾病,大多数患者最终死于其并发症。最常见的致死性的并发症为血栓发作,如 Budd-Chiari 综合征[40,64],但全血细胞减少引起的各种并发症也可导致死亡[28,38],少数患者最终转化为急性白血病[27]。在一项对 220 例患者长达 46 年的随访研究中,PNH 的 Kaplan-Meier 生存曲线显示诊断后 10 年存活率为 65%,15 年存活率为 48%[40]。另一项 80 例连续病例的观察结果与之类似,诊断后中位生存期为 10 年,25 年的存活率为 28%[38]。8 年累计全血细胞减少、血栓和骨髓增生异常综合征等主要并发症的发生率分别为 15%、28%、5%。确诊时年龄超过 55 岁、出现血栓并发症、全血细胞减少、MDS 或急性白血病及血小板减少等与生存率差相关。在发生 PNH 之前存在再生障碍性贫血的患者预后比未发生过再障者好[40]。

虽然艾库组单抗对血栓并发症的缓解可改善预后,但它对 PNH 自然病程及预后的影响还不确定[73]。

翻译:陈悦丹

校对:肖志坚,房　静,刘建湘

参考文献

1. Crosby WH: Paroxysmal nocturnal hemoglobinuria: A classic description by Paul Strubling in 1882, and a bibliography of the disease. *Blood* 6:270, 1951.
2. Rosse W: A brief history of PNH, in *PNH and the GPI-Linked Proteins*, ed, edited by NS Young, J Moss, p 1. Academic Press, San Diego, 2000.
3. Parker CJ: Paroxysmal nocturnal hemoglobinuria: An historical overview. *Hematology Am Soc Hematol Educ Program* 2008:93, 2008.
4. Parker CJ: Historical aspects of paroxysmal nocturnal haemoglobinuria: "Defining the disease." *Br J Haematol* 117:3, 2002.
5. Hughes DA, Tunnage B, Yeo ST: Drugs for exceptionally rare diseases: Do they deserve special status for funding? *QJM* 98:829, 2005.
6. Parker CJ: Hemolysis in PNH, in *Paroxysmal Nocturnal Hemoglobinuria and the Glycosylphosphatidylinositol-Linked Proteins*, edited by NS Young, J Moss, p 49. Academic Press, San Diego, 2000.
7. Thurman JM, Holers VM: The central role of the alternative complement pathway in human disease. *J Immunol* 176:1305, 2006.
8. Nicholson-Weller A, Burge J, Fearon DT, et al: Isolation of a human erythrocyte membrane glycoprotein with decay-accelerating activity for C3 convertases of the complement system. *J Immunol* 129:184, 1982.
9. Nicholson-Weller A, March JP, Rosenfeld SI, Austen KF: Affected erythrocytes of patients with paroxysmal nocturnal hemoglobinuria are deficient in the complement regulatory protein, decay accelerating factor. *Proc Natl Acad Sci U S A* 80:5066, 1983.
10. Pangburn MK, Schreiber RD, Muller-Eberhard HJ: Deficiency of an erythrocyte membrane protein with complement regulatory activity in paroxysmal nocturnal

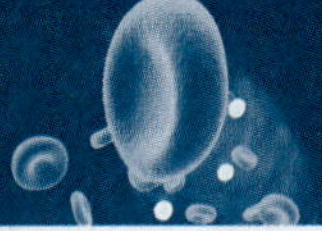

hemoglobinuria. *Proc Natl Acad Sci U S A* 80:5430, 1983.
11. Holguin MH, Fredrick LR, Bernshaw NJ, et al: Isolation and characterization of a membrane protein from normal human erythrocytes that inhibits reactive lysis of the erythrocytes of paroxysmal nocturnal hemoglobinuria. *J Clin Invest* 84:7, 1989.
12. Kinoshita T, Inoue N, Takeda J: Defective glycosyl phosphatidylinositol anchor synthesis and paroxysmal nocturnal hemoglobinuria. *Adv Immunol* 60:57, 1995.
13. Miyata T, Takeda J, Iida Y, et al: The cloning of PIG-A, a component in the early step of GPI-anchor biosynthesis. *Science* 259:1318, 1993.
14. Miyata T, Yamada N, Iida Y, et al: Abnormalities of PIG-A transcripts in granulocytes from patients with paroxysmal nocturnal hemoglobinuria. *N Engl J Med* 330:249, 1994.
15. Takeda J, Miyata T, Kawagoe K, et al: Deficiency of the GPI anchor caused by a somatic mutation of the PIG-A gene in paroxysmal nocturnal hemoglobinuria. *Cell* 73:703, 1993.
16. Takahashi M, Takeda J, Hirose S, et al: Deficient biosynthesis of *N*-acetylglucosaminyl-phosphatidylinositol, the first intermediate of glycosyl phosphatidylinositol anchor biosynthesis, in cell lines established from patients with paroxysmal nocturnal hemoglobinuria. *J Exp Med* 177:517, 1993.
17. Parker CJ: The pathophysiology of paroxysmal nocturnal hemoglobinuria. *Exp Hematol* 35:523, 2007.
18. Rosti V, Tremml G, Soares V, et al: Murine embryonic stem cells without pig-a gene activity are competent for hematopoiesis with the PNH phenotype but not for clonal expansion. *J Clin Invest* 100:1028, 1997.
19. Brodsky RA, Vala MS, Barber JP, et al: Resistance to apoptosis caused by PIG-A gene mutations in paroxysmal nocturnal hemoglobinuria. *Proc Natl Acad Sci U S A* 94:8756, 1997.
20. Heeney MM, Ormsbee SM, Moody MA, et al: Increased expression of anti-apoptosis genes in peripheral blood cells from patients with paroxysmal nocturnal hemoglobinuria. *Mol Genet Metab* 78:291, 2003.
21. Horikawa K, Nakakuma H, Kawaguchi T, et al: Apoptosis resistance of blood cells from patients with paroxysmal nocturnal hemoglobinuria, aplastic anemia, and myelodysplastic syndrome. *Blood* 90:2716, 1997.
22. Chen R, Nagarajan S, Prince GM, et al: Impaired growth and elevated fas receptor expression in PIGA(+) stem cells in primary paroxysmal nocturnal hemoglobinuria. *J Clin Invest* 106:689, 2000.
23. Ware RE, Nishimura J, Moody MA, et al: The PIG-A mutation and absence of glycosylphosphatidylinositol-linked proteins do not confer resistance to apoptosis in paroxysmal nocturnal hemoglobinuria. *Blood* 92:2541, 1998.
24. Yamamoto T, Shichishima T, Shikama Y, et al: Granulocytes from patients with paroxysmal nocturnal hemoglobinuria and normal individuals have the same sensitivity to spontaneous apoptosis. *Exp Hematol* 30:187, 2002.
25. Inoue N, Izui-Sarumaru T, Murakami Y, et al: Molecular basis of clonal expansion of hematopoiesis in 2 patients with paroxysmal nocturnal hemoglobinuria (PNH). *Blood* 108:4232, 2006.
26. Endo M, Ware RE, Vreeke TM, et al: Molecular basis of the heterogeneity of expression of glycosyl phosphatidylinositol anchored proteins in paroxysmal nocturnal hemoglobinuria. *Blood* 87:2546, 1996.
27. Parker C, Omine M, Richards S, et al: Diagnosis and management of paroxysmal nocturnal hemoglobinuria. *Blood* 106:3699, 2005.
28. Dacie JV, Lewis SM: Paroxysmal nocturnal haemoglobinuria: Clinical manifestations, haematology, and nature of the disease. *Ser Haematol* 5:3, 1972.
29. Ishiyama K, Chuhjo T, Wang H, et al: Polyclonal hematopoiesis maintained in patients with bone marrow failure harboring a minor population of paroxysmal nocturnal hemoglobinuria-type cells. *Blood* 102:1211, 2003.
30. Sugimori C, Chuhjo T, Feng X, et al: Minor population of CD55-CD59- blood cells predicts response to immunosuppressive therapy and prognosis in patients with aplastic anemia. *Blood* 107:1308, 2006.
31. Wang H, Chuhjo T, Yasue S, et al: Clinical significance of a minor population of paroxysmal nocturnal hemoglobinuria-type cells in bone marrow failure syndrome. *Blood* 100:3897, 2002.
32. Richards SJ, Rawstron AC, Hillmen P: Application of flow cytometry to the diagnosis of paroxysmal nocturnal hemoglobinuria. *Cytometry* 42:223, 2000.
33. Chen G, Kirby M, Zeng W, et al: Superior growth of glycophosphatidylinositol-anchored protein-deficient progenitor cells in vitro is due to the higher apoptotic rate of progenitors with normal phenotype *in vivo*. *Exp Hematol* 30:774, 2002.
34. Dunn DE, Liu JM, Young NS: Bone marrow failure in PNH, in *Paroxysmal Nocturnal Hemoglobinuria and the Glycosylphosphatidylinositol-Linked Proteins,* ed, edited by NS Young, J Moss, p 113. Academic Press, San Diego, 2000.
35. Mukhina GL, Buckley JT, Barber JP, et al: Multilineage glycosylphosphatidylinositol anchor-deficient haematopoiesis in untreated aplastic anaemia. *Br J Haematol* 115:476, 2001.
36. Frickhofen N, Heimpel H, Kaltwasser JP, Schrezenmeier H: Antithymocyte globulin with or without cyclosporin A: 11-year follow-up of a randomized trial comparing treatments of aplastic anemia. *Blood* 101:1236, 2003.
37. de Latour RP, Mary JY, Salanoubat C, et al: Paroxysmal nocturnal hemoglobinuria: Natural history of disease subcategories. *Blood* 112:3099, 2008.
38. Hillmen P, Lewis SM, Bessler M, et al: Natural history of paroxysmal nocturnal hemoglobinuria. *N Engl J Med* 333:1253, 1995.
39. Nishimura JI, Kanakura Y, Ware RE, et al: Clinical course and flow cytometric analysis of paroxysmal nocturnal hemoglobinuria in the United States and Japan. *Medicine (Baltimore)* 83:193, 2004.
40. Socie G, Mary JY, de Gramont A, et al: Paroxysmal nocturnal haemoglobinuria: Long-term follow-up and prognostic factors. French Society of Haematology. *Lancet* 348:573, 1996.
41. Dunn DE, Tanawattanacharoen P, Boccuni P, et al: Paroxysmal nocturnal hemoglobinuria cells in patients with bone marrow failure syndromes. *Ann Intern Med* 131:401, 1999.
42. Wang SA, Pozdnyakova O, Jorgensen JL, et al: Detection of paroxysmal nocturnal hemoglobinuria clones in patients with myelodysplastic syndromes and related bone marrow diseases, with emphasis on diagnostic pitfalls and caveats. *Haematologica* 94:29, 2009.
43. Harris NL, Jaffe ES, Diebold J, et al: The World Health Organization classification of neoplastic diseases of the hematopoietic and lymphoid tissues. Report of the Clinical Advisory Committee meeting, Airlie House, Virginia, November, 1997. *Ann Oncol* 10:1419, 1999.
44. Saunthararajah Y, Nakamura R, Nam JM, et al: HLA-DR15 (DR2) is overrepresented in myelodysplastic syndrome and aplastic anemia and predicts a response to immunosuppression in myelodysplastic syndrome. *Blood* 100:1570, 2002.
45. Sugimori C, Yamazaki H, Feng X, et al: Roles of DRB1 *1501 and DRB1 *1502 in the pathogenesis of aplastic anemia. *Exp Hematol* 35:13, 2007.
46. Parker C: Eculizumab for paroxysmal nocturnal haemoglobinuria. *Lancet* 373:759, 2009.
47. Hillmen P, Young NS, Schubert J, et al: The complement inhibitor eculizumab in paroxysmal nocturnal hemoglobinuria. *N Engl J Med* 355:1233, 2006.
48. Risitano AM, Notaro R, Marando L, et al: Complement fraction 3 binding on erythrocytes as additional mechanism of disease in paroxysmal nocturnal hemoglobinuria patients treated by eculizumab. *Blood* 113:4094, 2009.
49. Hillmen P, Muus P, Duhrsen U, et al: Effect of the complement inhibitor eculizumab on thromboembolism in patients with paroxysmal nocturnal hemoglobinuria. *Blood* 110:4123, 2007.
50. Hillmen P, Hall C, Marsh JC, et al: Effect of eculizumab on hemolysis and transfusion requirements in patients with paroxysmal nocturnal hemoglobinuria. *N Engl J Med* 350:552, 2004.
51. Ferreira VP, Pangburn MK: Factor H mediated cell surface protection from complement is critical for the survival of PNH erythrocytes. *Blood* 110:2190, 2007.
52. Rosse WF: Treatment of paroxysmal nocturnal hemoglobinuria. *Blood* 60:20, 1982.
53. Hartmann RC, Jenkins DE Jr, McKee LC, Heyssel RM: Paroxysmal nocturnal hemoglobinuria: Clinical and laboratory studies relating to iron metabolism and therapy with androgen and iron. *Medicine (Baltimore)* 45:331, 1966.
54. Brecher ME, Taswell HF: Paroxysmal nocturnal hemoglobinuria and the transfusion of washed red cells: A myth revisited. *Transfusion* 29:681, 1989.
55. Endo M, Beatty PG, Vreeke TM, et al: Syngeneic bone marrow transplantation without conditioning in a patient with paroxysmal nocturnal hemoglobinuria: *In vivo* evidence that the mutant stem cells have a survival advantage. *Blood* 88:742, 1996.
56. Bemba M, Guardiola P, Garderet L, et al: Bone marrow transplantation for paroxysmal nocturnal haemoglobinuria. *Br J Haematol* 105:366, 1999.
57. Hegenbart U, Niederwieser D, Forman S, et al: Hematopoietic cell transplantation from related and unrelated donors after minimal conditioning as a curative treatment modality for severe paroxysmal nocturnal hemoglobinuria. *Biol Blood Marrow Transplant* 9:689, 2003.
58. Raiola AM, Van Lint MT, Lamparelli T, et al: Bone marrow transplantation for paroxysmal nocturnal hemoglobinuria. *Haematologica* 85:59, 2000.
59. Saso R, Marsh J, Cevreska L, et al: Bone marrow transplants for paroxysmal nocturnal haemoglobinuria. *Br J Haematol* 104:392, 1999.
60. Takahashi Y, McCoy JP Jr, Carvallo C, et al: *In vitro* and *in vivo* evidence of PNH cell sensitivity to immune attack after nonmyeloablative allogeneic hematopoietic cell transplantation. *Blood* 103:1383, 2004.
61. Woodard P, Wang W, Pitts N, et al: Successful unrelated donor bone marrow transplantation for paroxysmal nocturnal hemoglobinuria. *Bone Marrow Transplant* 27:589, 2001.
62. Hall C, Richards S, Hillmen P: Primary prophylaxis with warfarin prevents thrombosis in paroxysmal nocturnal hemoglobinuria (PNH). *Blood* 102:3587, 2003.
63. Moyo VM, Mukina GL, Barrett ES, Brodsky RA: Natural history of paroxysmal nocturnal haemoglobinuria using modern diagnostic assays. *Br J Haematol* 126:133, 2004.
64. Sloand EM, Young NS: Thrombotic complications in PNH, in *Paroxysmal Nocturnal Hemoglobinuria and the Glycosylphosphatidylinositol-Linked Proteins,* edited by NS Young, J Moss, p 101. Academic Press, San Diego, 2000.
65. Griffith JF, Mahmoud AE, Cooper S, et al: Radiological intervention in Budd-Chiari syndrome: Techniques and outcome in 18 patients. *Clin Radiol* 51:775, 1996.
66. McMullin MF, Hillmen P, Jackson J, et al: Tissue plasminogen activator for hepatic vein thrombosis in paroxysmal nocturnal haemoglobinuria. *J Intern Med* 235:85, 1994.
67. Sholar PW, Bell WR: Thrombolytic therapy for inferior vena cava thrombosis in paroxysmal nocturnal hemoglobinuria. *Ann Intern Med* 103:539, 1985.
68. Ray JG, Burows RF, Ginsberg JS, Burrows EA: Paroxysmal nocturnal hemoglobinuria and the risk of venous thrombosis: Review and recommendations for management of the pregnant and nonpregnant patient. *Haemostasis* 30:103, 2000.
69. Tichelli A, Socie G, Marsh J, et al: Outcome of pregnancy and disease course among women with aplastic anemia treated with immunosuppression. *Ann Intern Med* 137:164, 2002.
70. Ware RE, Hall SE, Rosse WF: Paroxysmal nocturnal hemoglobinuria with onset in childhood and adolescence. *N Engl J Med* 325:991, 1991.
71. van den Heuvel-Eibrink MM, Bredius RG, te Winkel ML, et al: Childhood paroxysmal nocturnal haemoglobinuria (PNH), a report of 11 cases in the Netherlands. *Br J Haematol* 128:571, 2005.
72. Harris JW, Koscick R, Lazarus HM, et al: Leukemia arising out of paroxysmal nocturnal hemoglobinuria. *Leuk Lymphoma* 32:401, 1999.
73. Rother RP, Rollins SA, Mojcik CF, et al: Discovery and development of the complement inhibitor eculizumab for the treatment of paroxysmal nocturnal hemoglobinuria. *Nat Biotechnol* 25:1256, 2007.

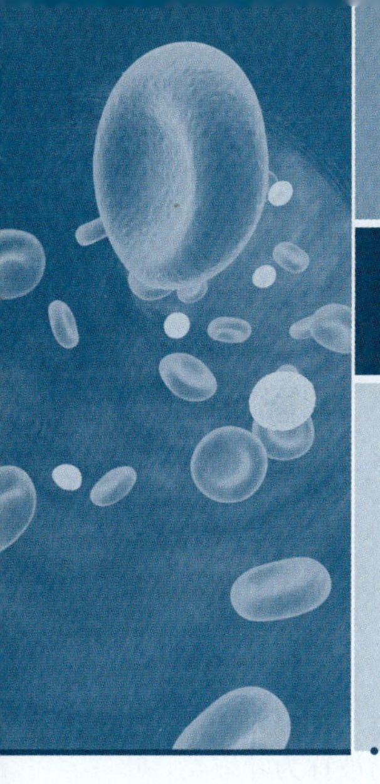

第41章

叶酸、钴胺素和巨幼细胞贫血

Ralph Green

摘要

四氢叶酸是一碳单位的转运载体，被转运的一碳单位有三个氧化水平：甲醇、甲醛和甲酸。NADP 和 NADPH 可分别通过氧化还原反应改变与叶酸结合的一碳单位氧化水平。丝氨酸为一碳单位的主要来源，当其将末端的碳传递至叶酸后即转化为甘氨酸。一碳单位用于合成嘌呤、胸腺嘧啶、蛋氨酸。在嘌呤和蛋氨酸的生物合成中，游离叶酸以四氢叶酸的形式被释放。而在胸腺嘧啶生物合成中，四氢叶酸被氧化成二氢形式，随后一碳单位代谢中又必须经二氢叶酸还原酶还原后来发挥功能。甲氨蝶呤因其强大的二氢叶酸还原酶抑制作用成为抗肿瘤药物。

在细胞中，叶酸与一条含 7~8 个谷氨酸残基的多聚谷氨酸链结合，这些残基使得叶酸可在细胞中贮留。当叶酸主要在十二指肠和空肠近端被吸收时，除了留下一个谷氨酸之外，其他所有谷氨酸都被结合酶切除。血中叶酸主要以未结合的甲基四氢叶酸形式随血流运输，并被细胞摄取。细胞内新摄入的叶酸很快又转化为结合型。若叶酸的重新结合过程受阻，叶酸将不能保留于细胞中，从而导致细胞内叶酸缺乏。

两种反应需要钴胺素：甲基丙二酰辅酶 A(CoA) 在线粒体内转化为琥珀酰 CoA 和同型半胱氨酸在胞质内转化为蛋氨酸。甲基丙二酰 CoA 为支链氨基酸和生酮氨基酸分解代谢产物，琥珀酰 CoA 为三羧酸循环中间产物；在同型半胱氨酸转化为蛋氨酸的反应中，甲基四氢叶酸的甲基基团转移至同型半胱氨酸的硫原子上。因为将甲基团传递至同型半胱氨酸是甲基四氢叶酸产生游离四氢叶酸的唯一途径，所以当钴胺素缺乏时，出现甲基四氢叶酸累积。游离四氢叶酸是结合酶良好的底物；而甲基四氢叶酸并非好的底物。结果，大量甲基四氢叶酸被缺乏钴胺素的细胞摄入后，在其被结合前从细胞中漏出。钴胺素缺乏性巨幼细胞贫血是因细胞内叶酸缺乏所致，因为细胞结合甲基四氢叶酸能力受限。

钴胺素的吸收是一个相当复杂的过程。当其进入胃后，被结合咕啉(haptocorrin, HC, 也被称为 R 结合子，或嗜钴素)结合，HC 是一种糖蛋白，几乎见于所有分泌物中。当钴胺素 HC 复合物进入十二指肠，HC 被降解，钴胺素被释放至肠腔，又与来自胃壁细胞分泌的糖蛋白即内因子相结合。到达回肠后，钴胺素 - 内因子复合物由上皮细胞受体介导的内吞作用吸收，cubilin 和其他蛋白质参与了此

本章使用的简写和缩略词：AdoCbl，腺苷钴胺(adenosylcobalamin)；AICAR，5- 氨基 -4- 咪唑甲酰胺核苷酸(5-amino-4-imidazole carboxamide ribotide)；ATP，三磷酸腺苷(adenosine 5′-triphosphate)；ATPase，三磷酸腺苷酶(adenosine triphosphatase)；AZT，齐多夫定(azidothymidine)；BFU-E，红细胞爆裂型集落生成单位(burst-forming unit-erythroid)；CnCbl，氰钴胺(cyanocobalamin)；CNS，中枢神经系统(central nervous system)；CoA，辅酶 A(coenzyme A)；CUB，cubilin；CUBAM，单磷酸脱氧胸腺嘧啶核苷(the binary ileal cubilin receptor complex consisting of cubilin and amnionless)；dTMP，脱氧胸腺嘧啶单磷酸(deoxythymidine monophosphate)；dU，脱氧尿嘧啶(deoxyuridine)；dUMP，单磷酸脱氧尿嘧啶核苷(deoxyuridine monophosphate)；FH_4，四氢叶酸(tetrahydrofolate)；$[^3H]$Thd，$[^3H]$胸腺嘧啶脱氧核苷($[^3H]$thymidine)；HC，结合咕啉(haptocorrin)；HCl，盐酸(hydrochloric acid)；IM，肌肉内(intramuscular)；LDH，乳酸脱氢酶(lactate dehydrogenase)；MCV，平均红细胞体积(mean corpuscular volume)；MeCbl，甲钴胺(methylcobalamin)；MRI，磁共振成像(magnetic resonance imaging)；MTHFR，亚甲基四氢叶酸还原酶(methylene-tetrahydrofolate reductase)；NADP，烟酰胺腺嘌呤二核苷酸磷酸(nicotinamide adenine dinucleotide phosphate)；NADPH，还原型烟酰胺腺嘌呤二核苷酸磷酸(nicotinamide adenine dinucleotide phosphate (reduced form))；N_2O，氧化亚氮(nitrous oxide)；OHCbl，羟钴胺(hydroxocobalamin)；PA，恶性贫血(pernicious anemia)；PteGlu，叶酸(蝶酰谷氨酸)[pteroylglutamic acid (folic acid)]；SAH，S- 腺苷半胱氨酸(S-adenosylhomocysteine)；SAM，S- 腺苷蛋氨酸(S-Adenosylmethionine)；TC，转钴蛋白(transcobalamin)；UTP，三磷酸尿嘧啶核苷(uridine triphosphate)。

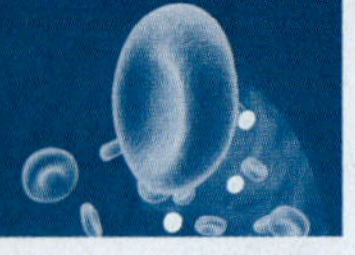

过程。钴胺素在溶酶体内被释放，转运至血中，并与转钴蛋白（TC）结合，运送至全身细胞。叶酸（蝶酰谷氨酸）和钴胺素（维生素 B_{12}）在增殖细胞的新陈代谢中起重要作用。

巨幼细胞贫血主要因叶酸或钴胺素缺乏所致。叶酸缺乏通常为营养性，可见于酗酒者和贫困老人中，同时还可见于静脉营养的溶血性贫血或血液透析患者。在美国、加拿大这些实施叶酸强化饮食的国家，叶酸缺乏症发病率明显下降。妊娠期即使轻度的叶酸缺乏亦可致胎儿神经管闭合异常，因此妊娠期妇女应常规补充叶酸。在北美自叶酸强化饮食实施后，神经管异常的发病率也显著下降。叶酸缺乏症的诊断有赖于血清和红细胞中叶酸的检测，血清检测可提供有关当前叶酸水平的信息，红细胞叶酸检测则可提供这些红细胞生成过程中总的叶酸状态。营养型叶酸缺乏可口服叶酸治疗。

在热带和非热带口炎性腹泻中，可出现因叶酸吸收不良导致的叶酸缺乏。热带口炎性腹泻所致的叶酸缺乏，可补充叶酸和应用抗生素治疗，而在非热带口炎性腹泻中，则用叶酸加无麸质饮食治疗。

恶性贫血（PA）为引起临床上明显的钴胺素缺乏的最常见原因，在恶性贫血中，通过自身免疫机制导致含壁细胞胃黏膜部分被破坏。壁细胞可分泌内因子，是肠道吸收钴胺素所必需的。若无内因子，数年可发生钴胺素缺乏症。钴胺素缺乏不仅可引起巨幼细胞贫血，还可致脱髓鞘病，表现为外周神经损害、痉挛性麻痹伴共济失调（所谓脊髓的联合系统疾病）、痴呆、精神病或前面多种疾病的联合。轻型钴胺素缺乏，常仅表现神经系统症状而不伴贫血，在老年人中相对更常见。PA 患者中胃癌发病率增高 2~3 倍。其他钴胺素缺乏的病因还有胃部切除，因盲袢、狭窄或运动减弱（如淀粉样变性）所致肠内容物淤积，末段回肠的疾病或切除，此部位为维生素 B_{12}- 内因子复合物吸收处，此外素食者亦可出现钴胺素缺乏。通过检测血清甲基丙二酸水平或血液中总的或 TC 结合的维生素水平可诊断钴胺素缺乏症，钴胺素缺乏患者的甲基丙二酸在血液中累积。钴胺素缺乏的原因可通过 Schilling 试验确定，此试验用于检测钴胺素的吸收，但该试验现已过时，而且还没有替代试验可用。在营养性巨幼细胞贫血者中，必须确定贫血的原因为叶酸或钴胺素缺乏。若钴胺素缺乏的患者应用叶酸治疗，可纠正其贫血，但神经异常持续存在甚至进展。钴胺素缺乏患者通常用肠外钴胺素治疗，但亦可应用大剂量口服钴胺素治疗。

巨幼细胞贫血可急性发病，迅速出现白细胞减少和（或）血小板减少。有些急性巨幼细胞贫血是由一氧化亚氮麻醉引起的。在重症监护病房处于边缘叶酸状态的患者或严重的溶血性贫血患者，因为红细胞生成增加而致叶酸需求增高，偶尔亦可出现这类贫血。这种情况就像免疫性血细胞减少，但可通过骨髓检查将其排除，巨幼细胞贫血表现为增生相当活跃的巨幼细胞贫血骨髓象。

其他引起巨幼细胞贫血的因素还有药物（如羟基脲、核苷类似物）和一些先天性代谢缺陷。在遗传性疾病中，TC 缺乏特别突出，因其能引起婴儿严重的巨幼细胞贫血，大剂量钴胺素可完全纠正贫血。如未及时发现，会引起不可逆的神经系统并发症。骨髓增生异常综合征和急性红白血病中也可见不同程度的巨幼细胞样形态学改变。难治性贫血伴铁粒幼细胞增多相关的巨幼细胞贫血有时对相当大剂量的吡哆醛治疗有效。

叶酸

叶酸和钴胺素（维生素 B_{12}）在所有细胞，尤其是增殖细胞的代谢中起着重要作用。

化学结构

由叶酸及其衍生物组成的一组化合物被称为叶酸类。叶酸（蝶酰谷氨酸）由一个蝶啶衍生物、一个对氨基苯甲酸残基和一个 L- 谷氨酸残基组成（图 41-1A）。前两者一起称为蝶酸[1]。自然界中，叶酸常以多聚谷氨酸结合的形式存在，这些谷氨酸链通过其 γ- 羧基以肽键相连接（图 41-1B）。此外，天然出现的多聚谷氨酸叶酸在其蝶啶环的 5、6、7 和 8 位被还原（见下述；图 41-1B）。缀合物根据谷氨酸链的长度来命名［如 pteroylglutamate（蝶酰谷氨酸盐），pteroyldiglutamate（蝶酰二谷氨酸盐），pteroylhexaglutamate（蝶酰六谷氨酸盐）］。用于治疗的叶酸（缩写为 PteGlu 或 F）含一个谷氨酸，且蝶啶环未被还原。

叶酸必须还原为四氢叶酸（FH_4）后才具有活性（见图 41-1B）。在此还原反应中，二氢叶酸（FH_2）为中间产物。$F \rightarrow FH_2$ 及 $FH_2 \rightarrow FH_4$ 两个反应均由同一个酶，即二氢叶酸还原酶催化。

叶酸盐家族主要由含一碳取代基的 FH_4 衍生物（符号为 FH_4-C）组成。根据一碳单位不同及其与 FH_4 结合位点的不同，FH_4-C 种类也不同。图 41-2 显示有生化意义的一碳取代基及其主要的互变。

这些取代基通过 N^5 或（和）N^{10} 与 FH_4 结合（见图 41-2）。特定的酶通过依赖 NADP 的氧化反应或依赖 NADPH 的还原反应将这些不同的 FH_4 衍生物相互转化。

叶酸的还原型衍生物常对空气氧化敏感。但 N^5- 甲酰 FH_4 是临床上的一个重要例外，它又被称为橙菌因子（citrovorum factor），甲酰四氢叶酸（leucovorin），亚叶酸（folinic acid）。

营养

来源

叶酸有许多来源。最佳蔬菜来源为芦笋、椰菜、苦苣、菠菜、莴苣和青豆，每种干重 100g 蔬菜中含超过 1mg 的叶酸。最佳水果来源为橙子、柠檬、香蕉、草莓和甜瓜。肝脏、肾脏、酵母、蘑菇和花生也富含叶酸。自加强叶酸饮食以来，美国人平均每天摄入叶酸约 350μg。过度烹调食物，尤其是用大量水烹饪，很容易破坏食物中的叶酸。

日常需求量

在健康成人中，每日叶酸最少需求量约 50μg。日常饮食常含数倍此剂量的叶酸，但部分不可利用。因此，官方推荐食物叶酸的膳食供给量为 0.4mg[2]。该数据的得出，考虑了满足 97%~98% 健康人的营养需求，以及食物叶酸和生物利用度更

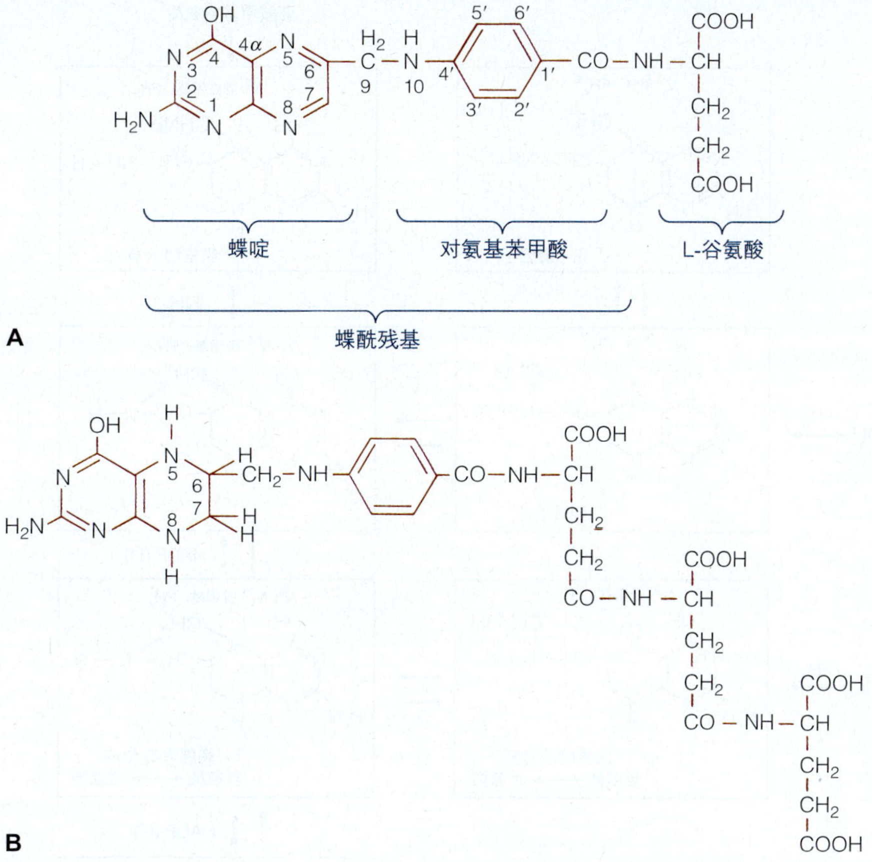

图 41-1 叶酸。A. 叶酸（蝶酰谷氨酸）及其组分。B. 三谷氨酸型四氢叶酸。

高的合成叶酸在吸收和生物利用度方面的相对差别。1μg 的食物叶酸等同于添加于膳食中的 0.6μg 叶酸。人体内叶酸贮存量为 5mg 左右[3]。当叶酸摄入降至 5μg/d 时，大约 4 个月后即会出现巨幼细胞贫血[4]。

在溶血性贫血、白血病、其他恶性疾病、酗酒者[5]、生长发育期、妊娠期和哺乳期的人群对叶酸的需求量增加，妊娠期和哺乳期叶酸需求量会增加 3~6 倍[6]，该时期妇女足量的叶酸摄入相当重要，为满足需要，建议日摄取量分别增至 600μg 和 500μg[7]。

■ 代谢

叶酸依赖性酶

FH_4 为一碳单位从供者转移至受体反应过程中的中间物。表 41-1 总结动物组织中已知依赖叶酸辅酶的代谢系统。

一碳单位主要经丝氨酸羟甲基转移酶反应进入叶酸池[8]

$$\text{丝氨酸} + FH_4 \rightleftharpoons \text{甘氨酸} + N^5,N^{10}\text{-亚甲}\ FH_4 + H_2O$$

此反应需磷酸吡哆醛作为辅助因子。

在叶酸介导的多个一碳单位转移中，临床上最重要的是胸苷酸合酶催化的单磷酸脱氧尿苷甲基化，形成胸苷酸[9]。这一反应是 DNA 合成中必不可少的一个步骤（图 41-3）。此反应中 N^5,N^{10}-亚甲基 FH_4 同时转移并还原一个一碳基团，其自身为还原反应提供氢原子[10]。该反应产生 FH_2，在它再一次成为辅酶之前，必须被二氢叶酸还原酶和 NADPH 再一次还原成 FH_4。

$$dUMP + N^5,N^{10}\text{-亚甲}\ FH_4 \rightarrow FH_2 + dTMP$$

$$FH_2 + NADPH + H^+ \rightarrow FH_4 + NADP^+$$

其中 dUMP 为一磷酸脱氧尿苷；dTMP 为一磷酸脱氧胸苷；NADP 为烟酰胺腺嘌呤二核苷酸磷酸。叶酸缺乏时，胸苷酸合成受限致尿嘧啶取代胸腺嘧啶掺入 DNA 中[11]。

叶酸缺乏使以下几种反应减慢从而减少嘌呤生物合成：①甘氨酰胺核苷酸的叶酸依赖性甲酰化，形成 N-甲酰甘氨酰胺核苷酸，该反应将 C-8 转移至嘌呤环；② 5-氨基-4-咪唑羧胺核苷酸（AICAR）依赖叶酸转化为 5-甲酰胺-4-咪唑羧胺核苷酸，该反应将 C-2 转移至嘌呤环内[12]。还有更多的反应依赖生物蝶呤，一种非叶酸蝶啶衍生物，具有潜在代谢重要作用的反应有苯丙氨酸羟基化形成络氨酸，甘油的长链烷基醚氧化成脂肪酸，色氨酸羟基化形成 6-羟基色氨酸（5-羟色胺的前体），黄体酮的 17α-羟基化[13]及一氧化氮的生成[14]。在体外，四氢叶酸在上述一些反应中有少许活性[15]，但在体内是否发挥这类作用仍未知。

叶酰多聚谷氨酸的意义

细胞内叶酸最初以多聚谷氨酸结合形式存在[16]。人类红细胞和白细胞中约 75% 的叶酸为结合型[17]。血中叶酸主要为单谷氨酸型的 N^5-甲基 FH_4，并以该种形式转运至细胞中[18]。在细胞内，经依赖 ATP 的叶酸多聚谷氨酸合成酶[19]作用，再转变为多聚谷氨酸型叶酸。该合成酶的活性主要决定于底物叶酸的形式，其活性以该顺序递减 $FH_4 > N^{10}$-甲酰 $FH_4 > N^5$-甲基 FH_4，该酶对 N^5-甲基 FH_4 基本上无活性[20]。在人类中，结合型叶酸平均携带 7~8 个谷氨酸残基[21]，细胞内叶酰单谷氨酸可以

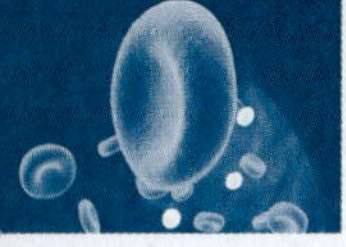

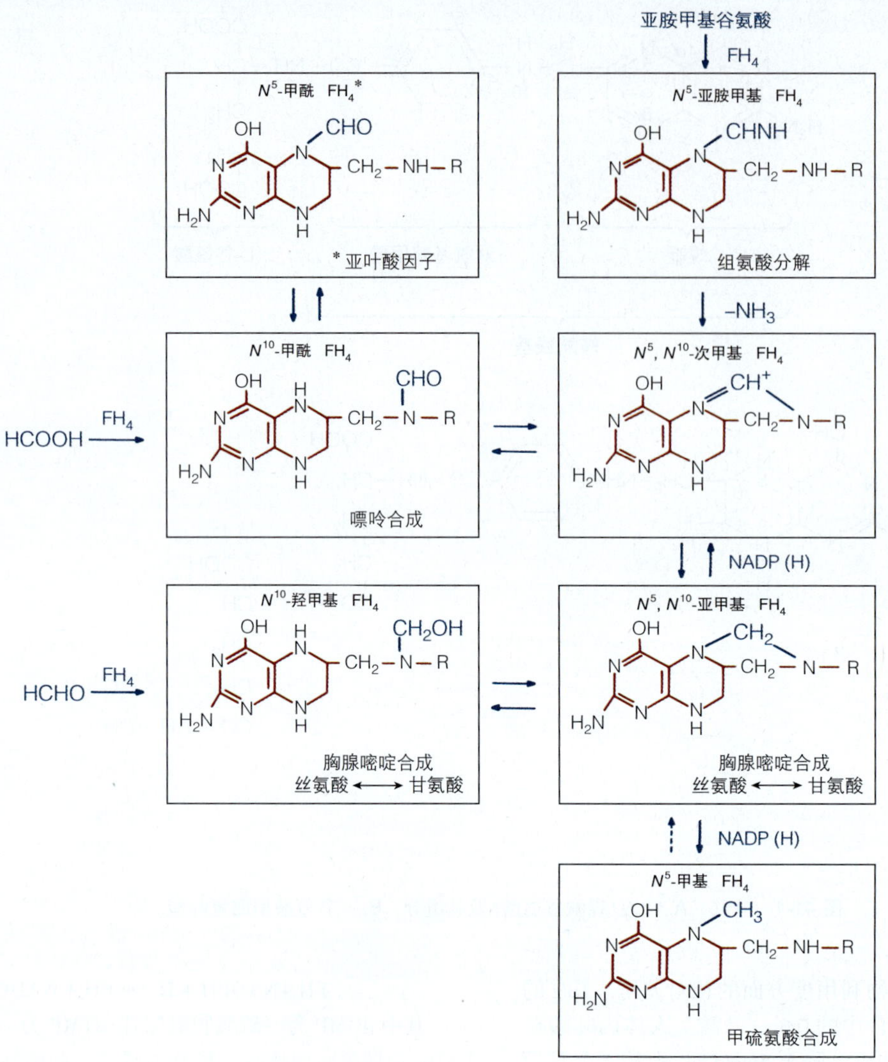

图 41-2 四氢叶酸(FH_4)衍生物之间的转化，以及参与的代谢途径。一碳取代基以蓝色表示。

表 41-1 动物细胞中需要叶酸辅酶的代谢系统

代谢系统	叶酸辅酶的相关转化
丝氨酸⇌甘氨酸	丝氨酸 +FH_4⇌N^5,N^{10}- 亚甲 FH_4+ 甘氨酸
胸苷酸合成	脱氧尿苷酸(dUMP)+N^5,N^{10}- 亚甲 FH_4 → FH_2+ 脱氧胸苷酸(dTMP)
组氨酸分解	亚胺甲基谷氨酸 +FH_4 → N^5- 亚胺甲基 FH_4+ 谷氨酸
蛋氨酸合成	同型半胱氨酸 +N^5- 甲基 FH_4 → FH_4+ 蛋氨酸
嘌呤合成	甘氨酰胺核苷酸 +N^{10}- 甲酰 FH_4 → FH_4+ 甲酰甘氨酰胺核苷酸
嘌呤合成	5- 氨基 -4- 咪唑羧胺核苷酸 +N^{10}- 甲酰 FH_4 → FH_4+5- 甲酰胺 -4- 咪唑羧胺核苷酸

相当快的速度从细胞中漏出，而叶酰多聚谷氨酸不会，可能因后者含高电荷的多聚谷氨酸尾[22]。所以，多聚谷氨酸链对于细胞贮留叶酸是必不可少的。作为叶酸依赖性酶反应的底物，叶酰多聚谷氨酸优于单谷氨酸[17]。

■ 生理学

肠道吸收

叶酸主要在近端空肠吸收。不管是非结合型或结合型叶酸均在数分钟内开始吸收，1~2 小时达高峰。因血中仅存在单谷氨酸形式的叶酸，所有叶酰多聚谷氨酸在经肠道吸收时解聚[23]。解聚酶在肠道吸收叶酸的过程中起重要作用，但对其作用机制尚未完全了解[24]。叶酰多聚谷氨酸在肠腔被水解形成单谷氨酸型产物后被吸收[25]。另一种可能性是水解发生于小肠细胞的刷状缘(图 41-4)。从人空肠纯化的一种刷状缘结合酶催化依赖 Zn^{2+} 的叶酸多聚谷氨酸解聚反应，叶酸多聚谷氨酸包括从 $PteGlu_2$ 到至少 $PteGlu_7$($PteGlu_2$ 和 $PteGlu_7$ 底物的 K_m=0.6μM)[26]。一种外肽酶从多谷氨酸链末端将单个谷氨酸残基一个个移除，生成叶酰单谷氨酸。已发现一种高亲和力的叶酸转运载体利用质子耦联系统促进叶酸吸收[27]。该质子耦合

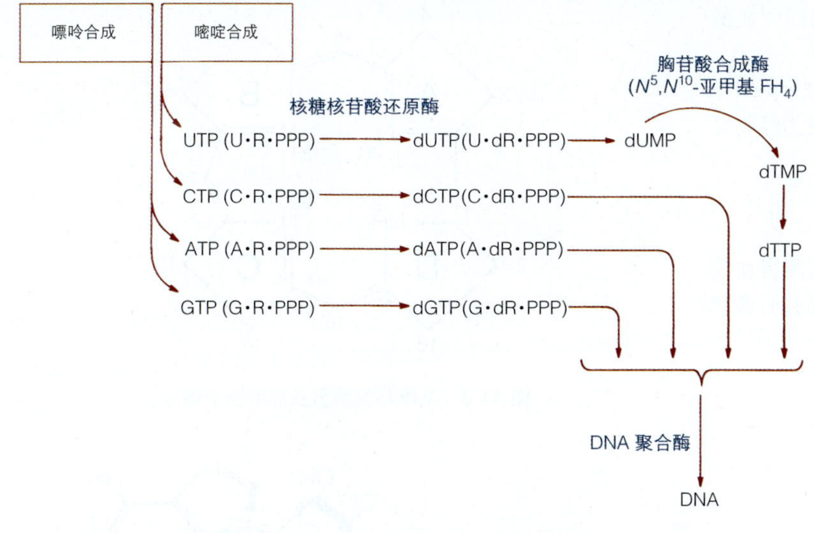

图 41-3 脱氧核苷酸和 DNA 合成途径。

的叶酸转移载体缺陷是引起遗传性叶酸吸收不良的病因[28]。

肠道外亦可见结合酶。例如人类血浆中含有足量的结合酶可将含至少 3 个谷氨酸残基的多聚谷氨酸转化为单谷氨酸。其他的结合酶还有溶酶体羧肽酶[29]，但不参与肠道吸收叶酸。

叶酸一旦解聚后可经载体介导的主动转运进入小肠上皮细胞（K_m=1~2μM），该转运不依赖 Na^+、K^+ 和跨膜电位[30]，而靠空肠肠腔（pH ≈ 6）与上皮细胞内部之间的 pH 梯度来促使叶酸逆浓度梯度进入细胞内[31]，有时亦可见被动转运[32]。肠道细胞中，吸收的叶酸单谷氨酸被还原，然后转化为 N^5- 甲基 FH_4（有时为 N^{10}- 甲酰 FH_4），随后以此形式转运至血中[33]。

叶酸在肠肝循环中首先主要以单谷氨酸型 N^5- 甲基 FH_4 逆浓度梯度分泌至胆汁，而后从小肠回吸收[34]。胆汁中叶酸含量为正常血清中的 2~10 倍，每日从胆汁排泄的叶酸约 0.1mg。这一排泄量相当大，以至于胆道分流所致的肠肝循环中断可使血清叶酸水平在不到 1 天的时间内降低 50% 以上[35]。有人提出，叶酸的肠肝循环可根据外源性叶酸供应状况，在肝脏贮存和外周组织之间进行重新分配[36]。

■ 代谢

静脉注射的三氢叶酰单谷氨酸（^{3}H-F）几乎在数分钟内可从血液中移除[37]。叶酸吸收中涉及两类叶酸结合蛋白[38]：高亲和力叶酸受体[39]可将叶酸浓缩在细胞内囊泡中，而膜叶酸转运载体[39]，可将叶酸从囊泡转运至胞质。高亲和力受体以糖基磷脂酰肌醇锚定的形式连接于细胞膜外表面[40]，它与大部分生理性叶酸单谷氨酸结合相当牢固（K_d 在纳摩尔范围）[41]，尤其是循环中的主要叶酸形式，N^5- 甲基 FH_4[42]。正因受体具高亲和力，甚至当 N^5- 甲基 FH_4 浓度仅为 10nM 时，也可将其从血中摄取。膜叶酸转运载体为丙磺舒抑制型的有机阴离子载体，能运送还原型叶酸（而不是氧化型叶酸本身）和甲氨蝶呤进出胞质[38]。其对叶酸的 K_m 值在微摩尔范围。上述两类受体联合以下列方式将 N^5- 甲基四氢叶酸转运至细胞中[43]：①含有结合了叶酸的高亲和力受体的细胞膜部分内吞形成囊泡（小凹）；②小凹被酸化，将叶酸释放至囊泡腔；③叶酸通过膜转运载体从囊腔转运至胞质中；④小凹重新回到细胞表面，其高亲和力受体再次装载 N^5- 甲基 FH_4。一旦被内吞，叶酸部分通过多聚谷氨酸化[44]，及与细胞内一套叶酸结合蛋白的紧密结合，被贮留于细胞内[45]。其中三种叶酸结合蛋白为参与甲基代谢的酶：肌氨酸脱氢酶，二甲基甘氨酸脱氢酶（线粒体内）[46] 和甘氨酸 -N- 甲基转移酶（细胞质内）[47]。虽然据推测甘氨酸 -N- 甲基转移酶能够通过控制组织 S-腺苷高半胱氨酸（SAH）浓度来调节甲基团代谢，但为何这些酶与叶酸结合如此紧密，以及这种结合是否会影响整个甲基基团代谢尚不清楚。SAH 是甘氨酸 -N- 甲基转移酶催化的反应产物之一，也是大多数甲基转移酶的强力抑制剂。

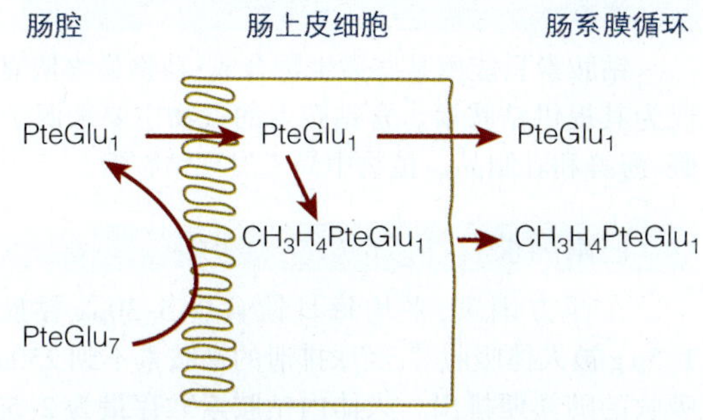

图 41-4 肠道对叶酸多聚谷氨酸的消化和吸收。多聚谷氨酸（在此为 $PteGlu_7$）在肠腔或刷状缘被水解。形成的叶酸单谷氨酸（PteGlu）被转入肠上皮细胞，被还原和甲基化，主要以 N^5- 甲基 FH_4 的形式出现在循环中。

已经分析过的所有人体组织均有叶酸。其在组织和血中主要以 N^5- 甲基化形式存在[48]。总的叶酸池更新十分缓慢[49]。降解为其更新的一部分。对氨基苯甲酸谷氨酸为其分解产物。蝶啶部分的去向未知。

■ 血清和乳汁中的叶酸结合蛋白

血清和乳汁中可溶性叶酸结合蛋白是高亲和力的叶酸受体，在蛋白水解作用下从细胞膜上释放下来[50]，可在 15% 的健康人体内检测到[51]，在妊娠期及服用避孕药妇女、叶酸缺乏的酗酒者（并不是钴胺素缺乏者）[52]、尿毒症、肝硬化和慢性髓系白血病[53]患者中这些蛋白水平升高。在健康人中，2/3 结合蛋白为饱和的，血清总叶酸结合力约为 175pg/ml[54]。部分个体中，由于结合蛋白已被未标记的叶酸饱和[55]，可能检测不到。血清叶酸结合蛋白分子量为 40 000，结合氧化的叶酸比还原的叶酸强[53]。

乳汁和正常粒细胞中含叶酸结合蛋白[56]。与乳汁内叶酸结合蛋白结合的叶酸主要在回肠吸收[57]，而游离叶酸主要在空肠吸收。乳汁叶酸结合蛋白为一种糖蛋白，可促进叶酸经唾液酸糖蛋白受体转运至肝脏[58]，该结合蛋白还能防止细菌将维生素从肠道吸收表面隔离开，从而保证婴儿叶酸吸收。粒细胞中叶酸结合蛋白位于特殊颗粒中，当粒细胞受到刺激时它会从中释放出来[59]。

■ 排泄

肾脏既可重吸收又可分泌叶酸。叶酸的重吸收由位于肾脏近端小管刷状缘的高亲和力的膜结合叶酸受体完成（N^5- 甲

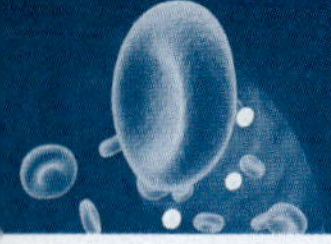

基 FH_4 的 K_m=0.4nM)[60]，滤过的叶酸因此可被重吸收回到血液中，但只是重吸收大部分滤过的叶酸，而不是全部。

人类肾脏排泄完整叶酸及其裂解产物的速率为 2~5μg/d[61]。粪便中可检测到少部分经肠外给予的标记叶酸，主要为经肠肝循环溢出部分[62]。

■ 血清叶酸检测

利用各种叶酸结合蛋白通过化学发光检测法可测得血清叶酸的含量，该方法与放射配体结合检测法原理相同，后者已被该方法取代。

钴胺素

■ 化学

结构和命名

钴胺素分子有两个主要部分：卟啉样，近乎平面的大环，称为咕啉，和一个几乎与咕啉环垂直的核苷酸（图 41-5）。咕啉部分包含 4 个还原的吡咯环，中间结合一个钴原子，钴原子剩下两个结合位点分别与环下方的 5,6- 二甲基苯并咪唑基团（5,6-DMB）及环上方的各种配体相连（在此为 -N）[63]。

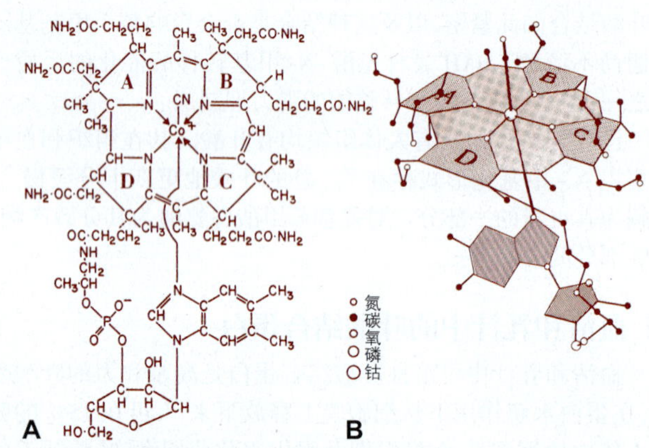

图 41-5 A. 氰钴胺的结构（CnCbl，维生素 B_{12}）。B. CnCbl 的部分结构，显示咕啉环与核苷酸之间的位置关系。

含有咕啉环的化合物称为类咕啉化合物。钴胺素即为类咕啉化合物，其核苷酸部分是 5,6- 二甲基苯并咪唑。在咕啉和核苷酸之间有两处相连：①核苷酸磷酸与 D 环侧链之间；②钴和苯并咪唑的 N 原子之间。图 41-6 总结了咕啉系统的原子编号和环的命名。

维生素 B_{12} 有时作为钴胺素的通用名称。但该名称最好还是留作治疗上常用的氰钴胺素的代称。

动物细胞代谢中有四种重要的钴胺素。其中二种为氰钴胺（CnCbl，维生素 B_{12}）和羟钴胺（OHCbl）或水钴胺（HOH Cbl）。另两种钴胺素为烷基衍生物，从 OHCbl 合成而来，作为辅酶。其中之一，腺苷钴胺（AdoCbl），为 5'- 脱氧腺苷取代 OH，作为环上方钴的配体（图 41-7）[64]。另一个为甲钴胺（MeCbl），环上方配体为甲基基团。MeCbl 是人体血浆中钴胺素的主要形式[65]。

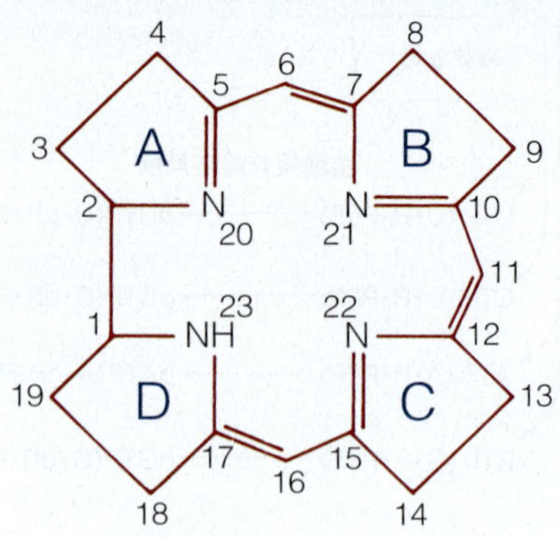

图 41-6 咕啉环的命名及标准原子编号。

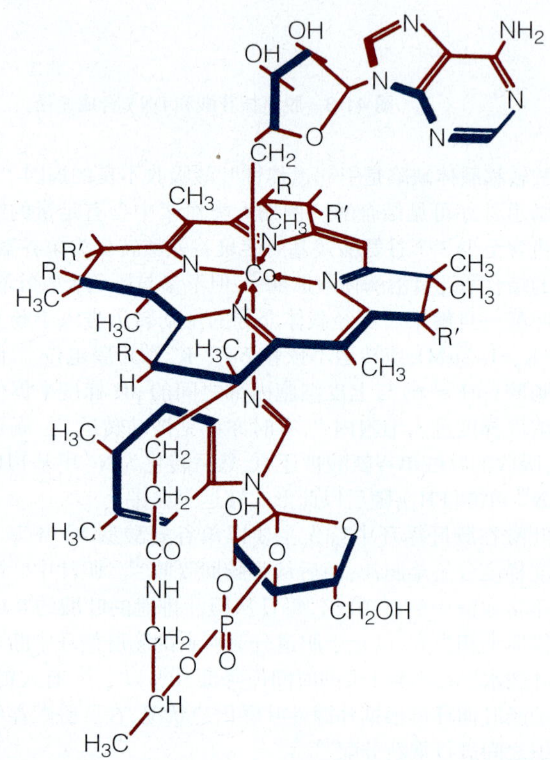

图 41-7 腺苷钴胺（AdoCbl）。R=CH_2CONH_2，R'=$CH_2CH_2CONH_2$

■ 营养

来源

钴胺素只能由某些微生物合成；动物最终依靠微生物的合成为其提供钴胺素。含钴胺素的食物主要来源于动物：肉、肝脏、海鲜和乳制品。植物中尚未发现钴胺素。

日常需求

在西方国家，平均每日饮食含 5~30μg 钴胺素，其中有 1~5μg 被人体吸收[66]，经尿排泄的钴胺素不到 250ng，其余未被吸收的随粪便排出。人体内钴胺素贮存量为 2~5mg[67]，其中约 1mg 贮藏在肝脏，肾脏也富含钴胺素[68]。相对日常需求量，体内钴胺素的贮存量远远多于叶酸的储量。

钴胺素，不论体内贮存池的大小，每日均有总量的 0.1% 左右丢失。正因此，停止摄入钴胺素后数年也不会出现缺乏状态。

官方推荐的成人每日膳食供给量为 2.4μg[2]；生长发育时，高代谢状态，妊娠期日常需要量增加。婴儿出生第一年推荐每日膳食供给量为 1~2μg。

■ 代谢

人体中仅有两种依赖钴胺素的酶，分别为依赖 AdoCbl- 甲基丙二酰 CoA 变位酶和依赖 MeCbl- 甲基四氢叶酸 - 同型半胱氨酸甲基转移酶。

甲基丙二酰 CoA 变位酶

甲基丙二酰 CoA 变位酶是一种线粒体酶，参与缬氨酸、异亮氨酸、奇数碳脂肪酸分解时所产生的丙酸盐的处理。该酶由位于 6 号染色体的基因编码的 78kDa 亚基形成的同二聚体[69]。甲基丙二酰 CoA 变位酶催化的反应中，丙酸盐代谢中生成的甲基丙二酰 CoA[70] 可转化成琥珀酰 CoA，后者为三羧酸循环的中间产物。该反应过程中，底物的甲基碳上的氢原子与—COSCoA 基团互换位置（图 41-8）。

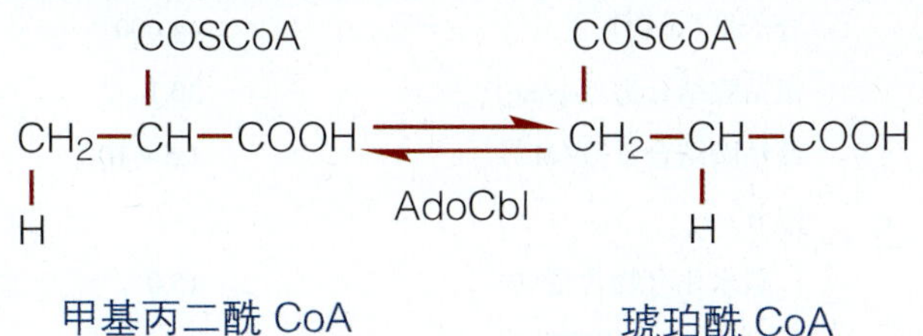

图 41-8 甲基丙二酰辅酶 A（CoA）变位酶反应。

辅酶作为中间物氢原子的载体，在反应的最初阶段接受来自底物的氢原子，在 COSCoA 转移后将其归还至产物中。

N^5- 甲基四氢叶酸 - 同型半胱氨酸甲基转移酶

MeCbl 参与依赖钴胺素的蛋氨酸合成。甲基转移酶辅酶因钴被氧化而失活，可能需要 SAM 及蛋氨酸合酶还原酶重新激活酶分子[71]。还原酶能将氧化的钴转变为很容易碱化的 Co^{1+}，然后 Co^{1+} 接受一个来自 SAM 的甲基，以恢复其甲基转移酶的活性。人类中，该途径作为 N^5- 甲基四氢叶酸转化为四氢叶酸重要机制，为多谷氨酸合成及其他重要的叶酸一碳加合物所需。N^5- 甲基 FH_4 的去甲基化是将多聚谷氨酸链连接到新获取的叶酸上的先决条件，这些新获取的叶酸主要是细胞以单谷氨酸 N^5- 甲基 FH_4 的形式摄取的[22]。一氧化亚氮（N_2O）可通过将 cob（Ⅰ）alamin（甲基转移酶反应中的一个催化中间体）氧化成 cob（Ⅱ）alamin 使甲基转移酶失活。该反应使 MeCbl 耗竭，产生一种钴胺素缺乏样状态。

亚甲基四氢叶酸还原酶（MTHFR）的多态性，MTHFR 677C→T，有某些临床意义。这个突变使该酶不耐热，且对底物亚甲基 FH_4 的 K_m 值更高。叶酸甲基化循环（图 41-9）的受阻影响同型半胱氨酸的水平，同型半胱氨酸的生成速度既依赖叶酸又依赖钴胺素。这些效应在下面“叶酸 - 钴胺素相互关系”有更多讨论。

非酶催化的代谢

钴胺素因能结合氰化物，所以可参与氰化物的解毒。烟草

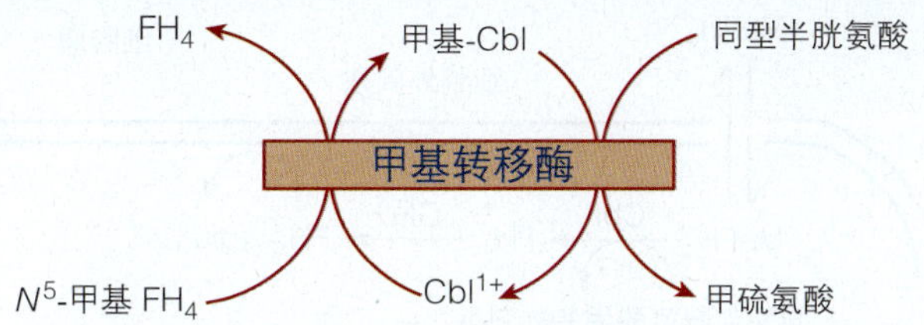

图 41-9 N^5- 甲基 FH_4- 同型半胱氨酸甲基转移酶反应。

和一些食物（水果、豆类、根茎类和坚果类）含硫氰酸盐形式的氰化物。虽然证据尚不确凿，但人们认为钴胺素在中和通过这些食物摄入的氰化物中发挥了作用。

■ 叶酸 - 钴胺素相互关系

在叶酸和钴胺素缺乏症中，用适当的维生素治疗可完全纠正巨幼细胞贫血。钴胺素缺乏性巨幼细胞贫血中，仅补充叶酸而不给予钴胺素亦可不同程度的纠正贫血，虽然缓解只是部分的、暂时性的。相反，叶酸缺乏性贫血用钴胺素治疗完全无效。这些临床现象提示钴胺素缺乏性巨幼细胞贫血实际上是因叶酸代谢异常所致[22]。尿中排泄亚胺甲基谷氨酸（FIGlu）和 AICAR 通常被认为是叶酸缺乏的一种表现，而在单纯钴胺素缺乏者中有时也可观察到这一现象[72]，进一步说明钴胺素缺乏使叶酸代谢紊乱。已经提出了两种解释来说明钴胺素缺乏性巨幼细胞贫血对叶酸有反应的原因：①甲基叶酸陷阱（methylfolate trap）假说，已被大部分专家接受；②甲酸酯缺乏（formate starvation）假说（图 41-10）。

■ 甲基叶酸陷阱假说

甲基叶酸陷阱假说[73]的基础是需要叶酸的 N^5- 甲基 FH_4- 同型半胱氨酸甲基转移酶同样需依赖钴胺素。在钴胺素缺乏的组织中因甲基转移反应变慢，叶酸逐渐转变为 N^5- 甲基四氢叶酸[74]，甲基化的叶酸是叶酸从贮存池排除的唯一形式。随着 N^5- 甲基 FH_4 水平升高，其他形式的叶酸水平下降，它们所参与反应的速度减慢。特别是 MTHFR 反应不可逆，当亚甲基 -THF 耗尽，dTMP 合成减慢，随即发生巨幼细胞贫血。

该假说认为钴胺素缺乏时组织中 N^5- 甲基 FH_4 水平异常高，其他形式叶酸水平异常低，虽然血清 N^5- 甲基 FH_4 水平常升高[75]，但组织中叶酸，主要为多谷氨酸链型，水平下降[76]。下降的水平似乎与叶酸结合酶的底物特异性相关。该酶与 N^5- 甲基 FH_4 反应效率极低，因新摄入的叶酸不能转化成合适的底物形式（即游离 FH_4 或甲酰 FH_4），所以不能使钴胺素缺乏细胞中的新摄入的单谷氨酸型 N^5- 甲基 FH_4 进行正常的 γ- 谷氨酸化。所以，虽然组织 N^5- 甲基 FH_4 池扩大扣留了叶酸，是甲基转移酶活性被阻断的原因之一，但主要问题却是新摄入的叶酸不能转化成能在细胞中贮留的形式。因未结合的叶酸可漏出，组织叶酸缺乏可进一步加重（见图 41-10）。由于甲基转移酶活性减弱，蛋氨酸的供应也减少，组织 SAM 水平亦降低，从而加重了整个叶酸缺乏过程[77]。SAM，为甲基转移酶活化所必需，也对 N^5,N^{10}- 亚甲基四氢叶酸还原酶（MTHFR）有强大的抑制作用[78]，而 MTHFR 又是 N^5- 甲基四氢叶酸生成所需的酶。随着 SAM 水平下降，其对 MTHFR 的抑制作用被解除，加快了叶酸流向 N^5- 甲基四氢叶酸，使甲基转移酶活性受损引起的代谢

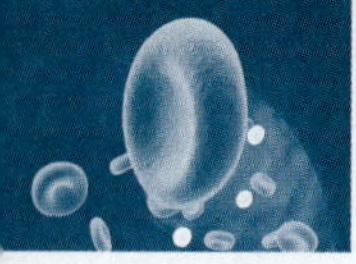

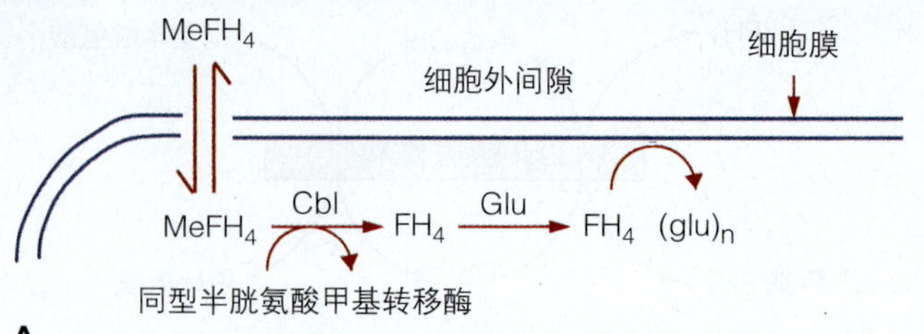

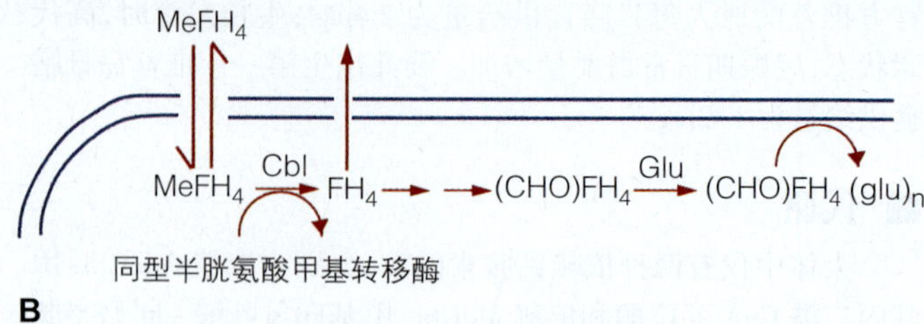

图 41-10 钴胺素缺乏使细胞内叶酸水平下降的方式。甲基四氢叶酸($MeFH_4$),为血中叶酸的主要形式,以未结合的形式循环(即它无多谷氨酸侧链)。当它与其他未结合的 FH_4 进入细胞后,如果不与谷氨酸结合,则会再次从细胞中漏出。甲基 FH_4 并不是结合酶的底物,所以只有当甲基 FH_4 转化为其他形式的叶酸后才能发生结合反应。此结合过程必须有钴胺素的存在,因为钴胺素为甲基 FH_4 转化为 FH_4 的辅酶。钴胺素缺乏时,甲基 FH_4 向 FH_4 转化发生缺陷。新转运的叶酸仍然维持在甲基 FH_4 的形式,不能结合谷氨酸,从细胞中漏出。A. 根据甲基叶酸陷阱假说,除甲基 FH_4 外,所有的叶酸都能被结合,因此甲基 FH_4 是唯一漏出细胞的叶酸类型。B. 甲酸酯缺乏假说与甲基叶酸陷阱假说的唯一区别在于,假设只有甲酰化的叶酸[N^{10}- 甲酰 FH_4 和(或)N^5,N^{10}- 次甲 FH_4]才能被谷氨酸结合,因此新转运的甲基 FH_4,N^5,N^{10}- 亚甲 FH_4 和游离 FH_4 均从细胞中漏出。$(CH_2)FH_4 = N^5,N^{10}$- 亚甲 FH_4;$(CHO)FH_4 = N^{10}$- 甲酰 FH_4 or N^5,N^{10}- 亚甲 FH_4。

不平衡进一步恶化。

若 N^5- 甲基 FH_4 可通过其他途径转化为结合酶的底物形式,这个问题即可解决。理论上,这可通过 N^5,N^{10}- 亚甲基 FH_4 还原酶的反向反应来完成。但是,实际上在体内 N^5,N^{10}- 亚甲基四氢叶酸还原反应是不可逆的[79],且 N^5- 甲基 FH_4 对生物胺的甲基化作用太慢,没有太大缓解作用。

甲酸酯缺乏假说

该假说认为甲酸酯缺乏是钴胺素缺乏性巨幼细胞贫血对叶酸治疗有效的基础[80]。这个理论基于钴胺素缺乏的淋巴母细胞将甲醛掺入至嘌呤和蛋氨酸的能力减弱[77]。试验中显示钴胺素缺乏时,相比 FH_4 而言,N^5- 甲酰 FH_4 能更有效地纠正叶酸代谢异常[81]。在钴胺素缺乏的状态下,随着蛋氨酸合成减少,甲酸盐的合成亦受抑(因为正常情况下过多的蛋氨酸甲基会很快被氧化成甲酸盐[82]),导致 N^5- 甲酰 FH_4 合成下降。

肠道吸收

内因子

钴胺素在机体转运过程中可与几种蛋白结合,内因子是其中之一(表 41-2)。口服生理剂量钴胺素时,其吸收需要内因子协助。人类内因子是由 11 号染色体上的一个基因编码的糖蛋白(分子量约 44 000)[83] 构成,它有钴胺素结合位点和特异的回肠受体,前者位于分子的近羧基端,后者在氨基端[84]。内因子与钴胺素的结合非常紧密,涉及分子的 5,6-DMB 低位轴向配体。这种连接的特异性,在受到严格调控的钴胺素吸收过程中,排除了其他非钴胺素的类咕啉化合物与内因子的结合[63]。如表 41-3 总结了内因子的特性。维生素的结合改变了内因子的构象,形成一种更紧凑的构象,可抵抗蛋白酶的消化。

表 41-2 钴胺素结合蛋白

蛋白	来源	作用
内因子	胃壁细胞	促进回肠吸收摄取钴胺素
转钴蛋白	可能所有细胞	促进细胞摄取钴胺素
结合咕啉	外分泌腺,吞噬细胞	帮助清除钴胺素类似物(?)

表 41-3 人内因子特性

特性	数值
分子量(大约)	44 000
氰钴胺结合力(μg/mg)	30.1
氰钴胺结合常数(M^{-1})	1.5×10^{10}
组分:	
碳水化合物含量(%)	15.0
已糖,包括岩藻糖(%)	6.9
氨基已糖(残基 /mol)	4.1
唾液酸(残基 /mol)	1.7

人类内因子由胃贲门和胃底黏膜的壁细胞合成和分泌[85]。内因子常伴随盐酸(HCl)一起分泌。胃中食物,迷走刺激及组胺和胃泌素均可促进内因子的分泌。胃液还含有其他钴胺素结合糖蛋白[86]。这些蛋白质被称为 R 蛋白,因为与内因子相比,它们的电泳迁移率更快。R 蛋白的一级结构解析揭示它们与血浆结合咕啉(HC)(旧称:转钴蛋白Ⅰ和Ⅲ)属于同一蛋白异构体家族。这些 HC 样蛋白主要由唾液腺分泌。

钴胺素的吸收:Cubilin

食物中钴胺素经胃蛋白酶的消化被释放[87]。然后与 HC 样蛋白而不是内因子结合,因为在胃的酸性环境下钴胺素与 HC 结合比内因子更紧密[88]。钴胺素 -HC 蛋白复合物进入十二指肠时,经胰蛋白酶作用,钴胺素从中释放出来。在健康个体,胰蛋白酶可选择性降解 HC 和钴胺素 -HC 复合物,而对内因子无作用[88]。最后,钴胺素再与内因子结合形成内因子 - 钴胺素复合物。

内因子 - 钴胺素复合物对消化作用有很强的抵抗力[89],穿过肠道,到达内因子受体 cubilin[90],cubilin 是一种 460kDa 的外周膜糖蛋白,位于回肠黏膜刷状缘的微绒毛凹处,形成多功能上皮细胞受体复合物的一部分,这种受体复合物亦见于卵黄囊和肾脏近曲小管细胞中[91]。在肾脏,cubilin 协助小管重吸收钴胺素[92],但肾脏和其他极化上皮细胞表面的 cubilin 受体复合物的功能不仅仅与钴胺素有关。回肠 cubilin 受体复合物由两种蛋白组成，cubilin（CUB）和 amnionless（AMN），为两个不同基因 *CUB* 和 *AMN* 的产物。这两种蛋白一起被称为“CUBAM 复合物”且定位于细胞内吞泡中，为钴胺素吸收过程所需[93]，其中 AMN 作为内体靶向定位的伴侣分子。两种蛋白中任何一个突变都会使钴胺素的肠道部分吸收中断。除 CUBAM 复合物中紧密结合的组成部分外，还有一独特的大的多功能蛋白，megalin，属于低密度脂蛋白家族[94]，也参与伴随内吞的构象改变。CUBAM 复合物浓度在肠道逐渐升高，近回肠末端处达最高[95]。在 pH 为 5.4 或更高时，及 Ca^{2+}（其他二价阳离子）存在下，内因子分子上特定的位点可与受体紧密结合，且无需耗能[96]。

内吞作用在 30~60 分钟时间里，将内因子 - 钴胺素受体复合物摄取进入回肠黏膜细胞[97]，在此经数小时，维生素被加工并释放至门静脉系统。受体再循环回到微绒毛表面，转运另一个内因子 - 钴胺素复合物。从该生理性过程单次吸收的钴胺素的最大量估计该过程吸收能力有限[63,98]。调节回肠吸收复杂机制的基因缺陷与常染色体隐性遗传性巨幼细胞贫血（MGA1）相关。该巨幼细胞贫血是由钴胺素肠道吸收不良所致[见下文“选择性钴胺素吸收不良，常染色体隐性巨幼细胞贫血（MGA1），Imerslund-Gräsbeck 病”]。

该维生素进入回肠细胞后首先出现在溶酶体，但 4 小时后大部分维生素位于细胞质内[99]。在吸收过程中，整个内因子 - 钴胺素复合物均被摄入细胞，随后内因子被降解，钴胺素被释放[100]。

口服小剂量（10~20μg）的钴胺素 3~4 小时后开始在血中出现，6~12 小时达峰值。在门静脉血中，钴胺素又与一种被称为转钴胺素（TC，旧称：转钴胺素Ⅱ）的钴胺素转运蛋白结合[101]。钴胺素 -TC 复合物在回肠细胞或相邻的黏膜下层血管内皮细胞形成，回肠细胞为能合成 TC 的多种细胞之一[102]。口服大剂量（1mg）的钴胺素无需内因子介导，直接通过单纯扩散吸收[98]。这种情况下，该维生素数分钟内即可出现在血中，也是以钴胺素 -TC 复合物的形式。

钴胺素与叶酸一样也存在肠肝循环[103]。人类每天有 0.5~9μg 钴胺素排入胆汁，钴胺素在此与结合咕啉结合后进入小肠[104]。小肠中胆汁来源的钴胺素 -HC 复合物与来源于胃的一样，经胰蛋白酶作用，HC 被降解，钴胺素被释放，而后由内因子摄取被重吸收。通过肠肝循环，胆汁中 65%~75% 的钴胺素被重吸收[105]。由于钴胺素贮存池非常大，而且存在这一肠肝循环，因此需要相当长时间（可长达 20 年）的饮食摄取钴胺素不足（如严格素食），才会出现临床症状明显的钴胺素缺乏症[106]。然而，不能吸收该维生素的患者在 3~6 年内便可出现该维生素缺乏的临床表现，因为胆汁和饮食钴胺素吸收均已中断[107]。

■ 细胞中的钴胺素：转钴胺素

细胞摄取钴胺素

TC 为介导钴胺素转运至组织的血浆蛋白[108]。TC 是一种 β- 球蛋白，根据氨基酸序列计算其分子量为 45 538[109,110]，它与钴胺素结合的亲和力特别高（$K_a=10^{-11}M$）[111]。与内因子相对特异的钴胺素结合不同，TC 还可与结构类似于钴胺素的咕啉结合，但它们在哺乳动物中无功能，称作钴胺素“类似物”[112]。TC 可由多种类型细胞合成，包括肠道细胞、肝细胞、内皮细胞、单核吞噬细胞、成纤维细胞和骨髓造血前体细胞[63]。尽管循环的 TC 仅携带血中少部分钴胺素，但是为新吸收的钴胺素最先结合的蛋白。肠外给予的钴胺素可迅速与未饱和的 TC 结合[113]，而肠道吸收的钴胺素预先形成钴胺素 -TC 复合物后再进入门静脉。复合物一旦入血数分钟内即可转运至各组织[114]。该转运过程首先是钴胺素 -TC 复合物与多种细胞上的特异膜受体结合[115]。该蛋白和编码 TC 受体的基因已经从胎盘膜纯化，并研究了其特性[116]。该受体属于低密度脂蛋白受体家族，其内吞作用有 megalin 参与。该受体结合复合物由受体介导的胞吞作用内吞，然后转运至溶酶体，在溶酶体中，TC 被消化，钴胺素被释放[117,118]。

腺苷钴胺素和甲钴胺的形成

CnCbl 和 OHCbl 必须转化成具有辅酶活性的钴胺素 AdoCbl 和 MeCbl 才能在细胞中发挥作用。CnCbl 和 OHCbl 首先被 NADPH 及位于线粒体和微粒体的 NADPH 依赖性还原酶还原成 Co^{2+} 形式[cob（Ⅱ）alamin][119]，还原反应中 CN^- 和 OH^- 从金属原子上移除。线粒体中一部分[cob（Ⅱ）alamin]又被进一步还原为高度亲核形式 Co^{1+} [cob（Ⅰ）alamin]，此后 ATP 烷化作用下形成 AdoCbl，其中 ATP 的 5' - 脱氧腺苷部分转移至钴胺素，三个磷酸部分成为无机磷酸（图 41-11）。剩下的钴胺

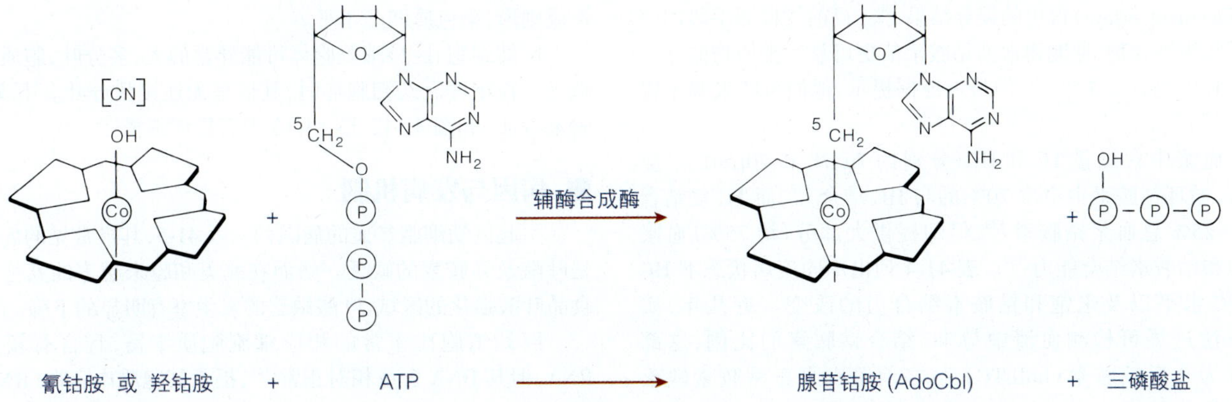

图 41-11 腺苷钴胺（AdoCbl）的生物合成。

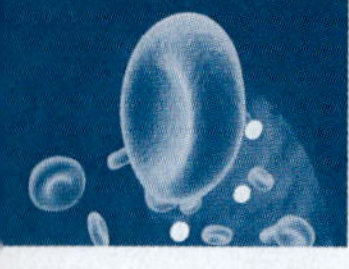

素与胞质的 N^5- 甲基四氢叶酸 - 同型半胱氨酸甲基转移酶相结合，并被转化为 MeCbl。上述钴胺素转化为有辅酶活性形式的多步反应由基因调控，这些基因在该维生素的加工中起重要作用。对应于上述反应的一个或多个步骤中，存在一些遗传的代谢异常可引起影响钴胺素代谢的特异性症状，这将在后面章节叙述。

■ 血浆结合咕啉（转钴蛋白 I 和 III，“R”蛋白）

结合咕啉（旧称：R 蛋白）是一组免疫相关蛋白，分子量约 60 000，由一条多肽链组成，有不同数量的寡聚糖取代基，末端有不等量的唾液酸[120]。它们存在于乳汁、血浆、唾液、胃液和许多其他体液中，由可分泌结合咕啉的器官黏膜细胞合成[121]，并经吞噬细胞分泌[122]。尽管结合咕啉可结合钴胺素，但无内因子活性，即不能促进肠道吸收该维生素。

血浆 HC 可结合大部分（70%~90%）循环的钴胺素。它含有 9 个潜在的糖基化位点[123]，由位于 11 号染色体上的一个基因编码，同一染色体还含有编码内因子的基因[124]。与 TC 相比，HC 的血浆清除速度十分慢[半衰期（$T_{1/2}$：）9~10 天][125]。脱唾液糖酸蛋白受体携带钴胺素 -HC 复合物进入肝细胞，它们主要在此被清除。复合物被降解，其携带的钴胺素分泌至胆汁[103,126]。相比内因子和 TC，HC 与配体结合更紧密。此外，HC 对配体的特异性比内因子或 TC 都要宽松，可与结构迥异的类咕啉化合物结合[127]。HC 的配体结合特征及肝脏清除方式提示，HC 可帮助清除钴胺素降解产生或获得的非生理性钴胺素类似物[128,129]。当肝脏代谢类似物 -HC 复合物时，将其分泌至胆汁，因为这些类似物与内因子结合差[127]，从肠道的重吸收也差，最后随粪便排出。尽管 HC 在促进钴胺素类似物排泄并通过肠肝循环保留钴胺素中可能发挥了作用，但实际上，HC 的确切作用仍未知。另外，也没有证据显示 HC 有抗菌作用[63]。血浆 HC 可能包含半打或更多蛋白种类，这些蛋白等电点（pI）范围从 2.9~4.0，且似乎很大程度上由粒细胞衍生而来。

■ 血清钴胺素和转钴胺素检测

正如叶酸一样，钴胺素通常用内因子作为钴胺素结合蛋白采用自动化竞争替代分析（automated competitive displacement assays）来检测。当以结合咕啉而不是内因子作为结合物时，用放射性同位素分析在血清和组织中检测到一组钴胺素类似物，这一发现解释了此前由竞争配体替代分析（competitive ligand displacement assays）得出的误导结果[130]。目前的检测手段用内因子作为结合物，使测得血清钴胺素值更可靠。类似物的化学特征和生物意义未知[131]，但最近证据提示，他们可能来源于胃肠道[128,129]。

血浆中含微量 TC 和 HC（分别约 7μg/L 和 20μg/L）。空腹时，循环钴胺素中至少 70% 的与 HC 结合[132]，而 TC 仅结合 10%~25% 总血浆钴胺素[133]，但却提供大部分（约 75%）血浆未饱和钴胺素结合能力[132]。表 41-4 列出不同疾病状态下 HC 和 TC 水平以及未饱和钴胺素结合力的改变。近几年，实验方法进展可检测血清中与 TC 结合钴胺素的比例，这部分称为全反钴胺素（holoTC），与之前鉴别真正钴胺素缺乏的标准钴胺素检测法相比特异性更高，然而它们的敏感性大致相当[134-140]

表 41-4 疾病状态下钴胺素结合蛋白水平和结合能力

结合物	疾病
HC 升高（TCI，R 蛋白）	骨髓增殖性疾病
	真性红细胞增多症
	骨髓纤维化
	良性中性粒细胞增多症
	慢性髓系白血病
	肝癌（偶见）
	转移癌
TC 升高	骨髓增殖性疾病
	肝病
	炎症性疾病
	戈谢病
	抗 -TC 抗体
未饱和钴胺素结合物	
升高	一过性中性粒细胞减少
	HC 升高
降低	肝病
	血清钴胺素升高

巨幼细胞贫血

■ 定义

巨幼细胞贫血是一组 DNA 合成障碍所致的疾病。出现巨幼细胞是这一组疾病的形态学特征。巨幼红细胞的前体细胞比正常大，相对于胞核的大小有较多的胞质。原巨幼红细胞胞质蓝，无颗粒，“盐和胡椒”颗粒样染色质，而正常原红细胞胞质呈毛玻璃样。随着细胞的分化，其染色质凝集成较黑的块状并融合，但融合不均匀，使细胞核出现特征性的网状外观，染色质的凝集过程较正常慢。随着血红蛋白的合成，胞质逐渐成熟，而胞核看起来不成熟，这一特征称为核质发育不平衡。

巨幼粒细胞的前体细胞较正常大。这些细胞表现为核质发育不平衡，其胞质看起来比正常同期细胞更不成熟。特征性的细胞为巨大晚幼粒细胞，该细胞有一大的马蹄形核，有时呈不规则形，染色质凹凸不平。

巨幼细胞、巨核细胞胞体可能异常的大，多分叶，胞质颗粒缺乏。在重度巨幼细胞症时，其核呈无连接状分叶。下文“实验室特征”和图 41-12、图 41-13 中有更详细描述。

■ 病因与发病机制

引起巨幼细胞贫血的病因列入表 41-5，其最常见的病因仍是叶酸及钴胺素的缺乏。然而在北美和越来越多的其他执行食品叶酸强化的区域，叶酸缺乏的发生率有明显的下降。

巨幼细胞比正常的相应细胞胞质丰富，且含有较多的 RNA，但其 DNA 含量相对正常[141]，提示其胞质内容物（RNA 和蛋白质）较其 DNA 合成快。巨幼性前体细胞成熟延迟的证据支持这一结论[142]。DNA 合成有障碍[143]，DNA 复制叉移动及由

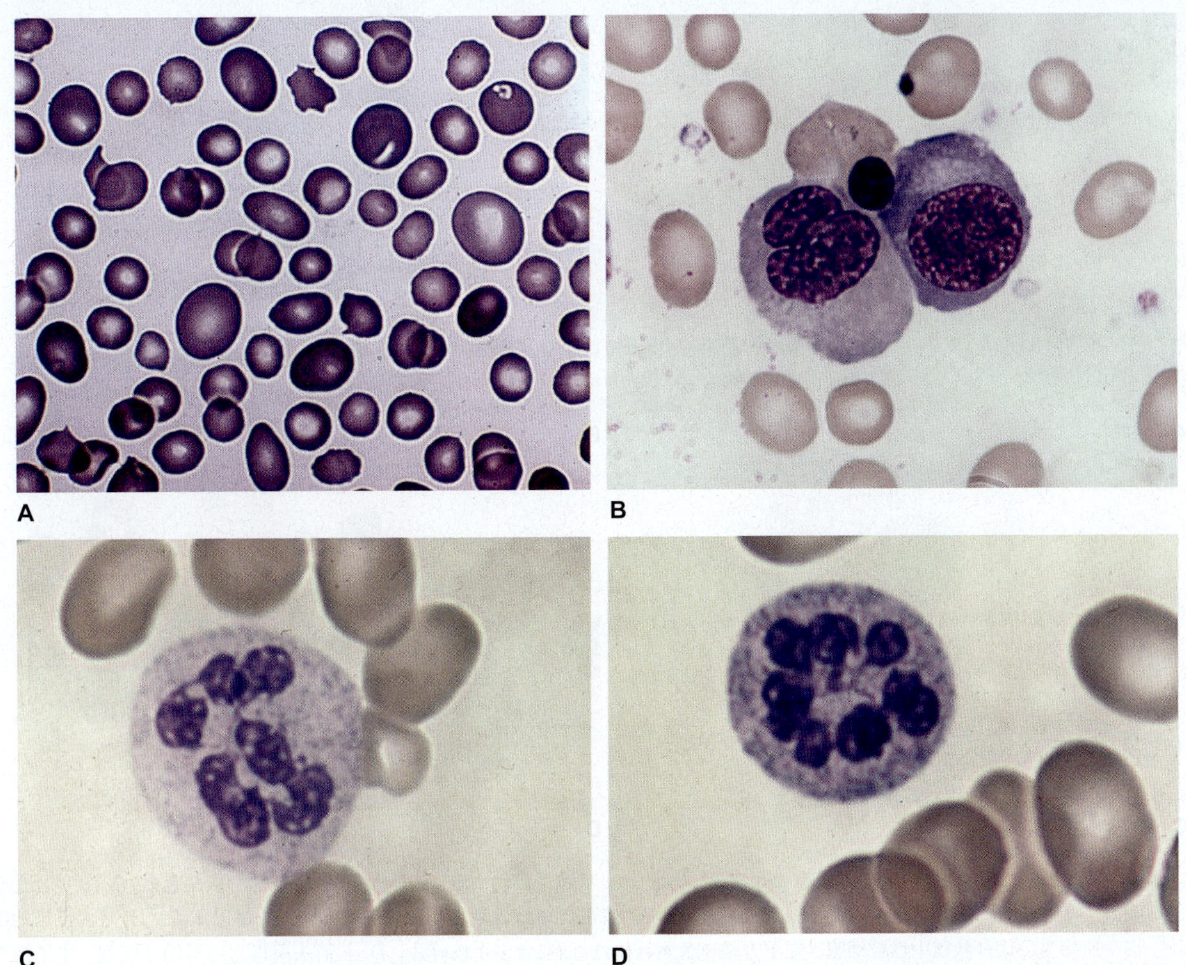

图 41-12　A. 恶性贫血。血涂片。注意卵圆形大红细胞，体积大小变化很大并有异形细胞。尽管存在大小不均和小细胞，但平均红细胞体积仍变大，如该例(MCV=121fl)。B. 恶性贫血中骨髓前体细胞。注意幼红细胞体积变大(巨幼红细胞)及核质发育不平衡。右侧细胞为一嗜多色巨幼细胞，细胞核相对不成熟。左侧细胞为正色素巨幼细胞，未成熟分叶核。两者之间的上方为核固缩的正色素巨幼细胞。C 和 D. 两例巨幼细胞贫血特征性的中性粒细胞分叶过多。叶酸缺乏和维生素 B_{12} 缺乏患者的外周血和骨髓形态学改变相同。形态学改变的程度与维生素缺乏的严重程度相关。

滞后链（冈崎片段）合成的 DNA 片段的连接延迟[144]，以及细胞的 S 期也延长[143]。

在叶酸和钴胺素缺乏引起的巨幼细胞贫血中，DNA 复制的减慢似乎是由于叶酸依赖的 dUMP 向 dTMP 转化失败所致。由于这种转化障碍，dUTP 增多，而 DNA 多聚酶对底物的特异性并不严格，可使叶酸缺乏的细胞内 dUTP 取代 dTTP 渗入至 DNA 上[144]。基于 UTP 一开始就被渗入 DNA 同样的原因，DNA 切除修复机制通过用胸腺嘧啶替换尿嘧啶来修复 DNA 也发生障碍。结果是反复的 DNA 错误修复失败，最终导致 DNA 链断裂成片段，细胞发生凋亡[145]。

在培养的骨髓细胞中加入脱氧尿嘧啶（dU）一般可减少氚标记的胸腺嘧啶渗入 DNA，因为它通过 dUMP → dTMP，转化为未标记的 dTTP，与氚标记的胸腺嘧啶竞争。在巨幼细胞中，加 dU 的这种作用被大大的削弱。这个发现与巨幼细胞中 dUMP → dTMP 反应受损相吻合，亦是 dU 抑制试验[147]的基础。dUTP 错误渗入 DNA 后切出修复失败的模型也解释了在巨幼细胞中发生的染色体断裂和其他的异常[148]。

有一组令人难以理解的资料提示，巨幼细胞可能来自比幼红细胞更为原始的前体细胞。巨幼细胞内含有高浓度的胎儿血红蛋白[149]和胸腺嘧啶激酶的胎儿同工酶[150]。如同巨幼细胞一样，置于单核细胞条件培养液中的 BFU-E（参见第 31 章）富含 γ- 珠蛋白链，呈巨幼样改变。同一来源的 BFU-E 与 T 淋巴细胞共培养时则外观正常，所含 γ- 珠蛋白链比例亦正常[151]。这些观察结果与营养性巨幼细胞贫血发病的关系尚有待确定。

■ 临床特点

所有的巨幼细胞贫血均表现某些一般的临床特征。由于贫血进展缓慢，心肺系统和红细胞内可出现代偿性改变[152]，在血细胞比容严重下降时才会出现明显症状。当出现症状时，表现为贫血，虚弱、心悸、乏力、头晕和气短。同时发生骨髓内和血管外溶血可引起严重的皮肤苍白和轻度黄疸，使皮肤呈现柠檬黄色。白细胞和血小板计数低，但极少引起临床问题。详尽的临床表现将在本章后面部分特定类型的巨幼细胞贫血中介绍。

■ 实验室特点

血细胞

所有细胞系列均受累。红细胞大小、形态显著不一，通常

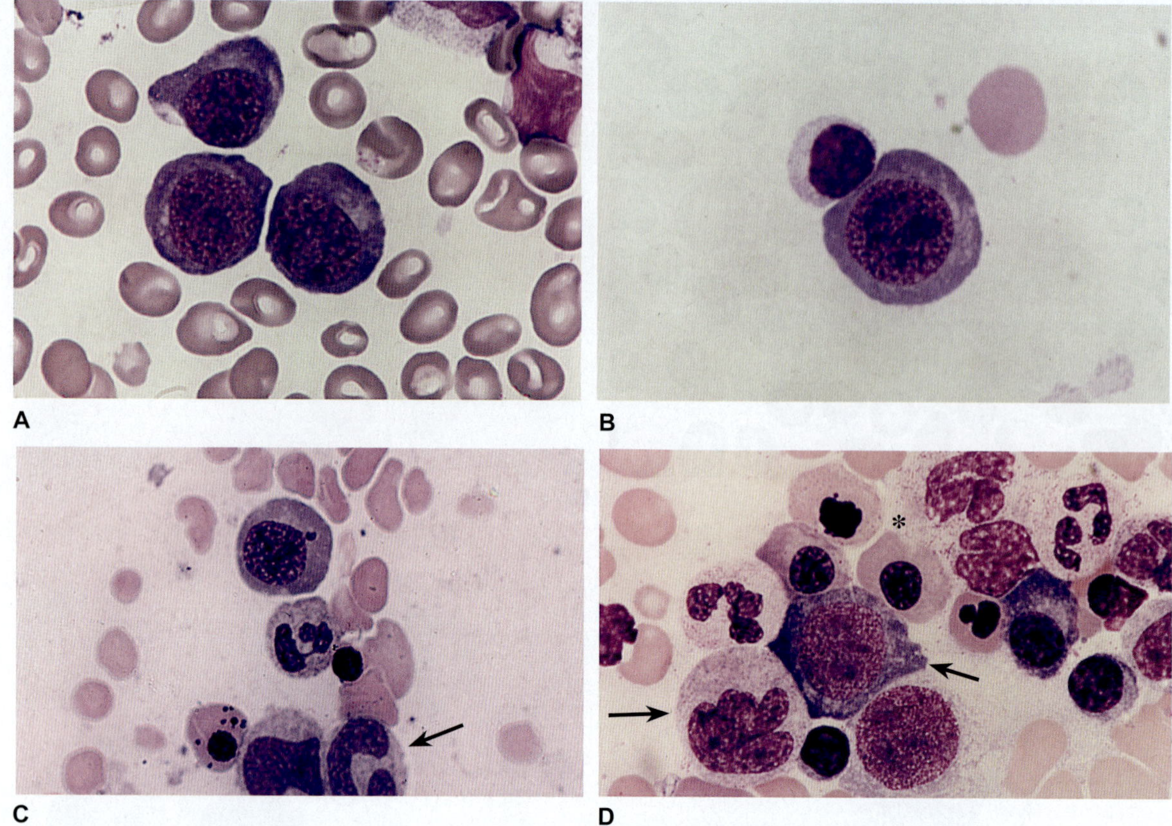

图 41-13 骨髓涂片。巨幼细胞贫血。恶性贫血患者(维生素 B_{12} 缺乏)。A. 嗜碱性巨幼细胞。胞体大,非常特征性的核染色质,常染色质比例增高。B. 嗜多色巨幼细胞。胞体相对发育阶段正常细胞大。常染色质比例异常高,无该成熟期相应的核固缩。相邻为淋巴细胞。C. 嗜多色巨幼细胞伴小的核碎片。箭头所指为巨大杆状核中性粒细胞。左下方是正色素巨幼红细胞,含多个核碎片。D. 斜箭头所指为巨早幼红细胞。水平箭头指向巨大杆状核中性粒细胞。星号的左侧和下方为四个正色素巨幼细胞——胞体相对于其成熟阶段大。其中两个核固缩延迟,另两个核固缩,但核边缘异常,有小或大的核出芽。星号右方为两个巨大杆状核中性粒细胞。图片中央靠右为一浆细胞,其下方为一淋巴细胞。

表 41-5 巨幼细胞贫血的原因

Ⅰ. 叶酸缺乏
- A. 摄入减少
  - 1. 营养不良
  - 2. 老年、贫穷、酒精中毒
  - 3. 营养过度
  - 4. 血液透析
  - 5. 早产儿
  - 6. 脊髓损伤
  - 7. 吃合成食品的儿童
  - 8. 羊奶性贫血
- B. 吸收障碍
  - 1. 非热带口炎性腹泻
  - 2. 热带口炎性腹泻
  - 3. 其他小肠疾病
- C. 需要量增加
  - 1. 妊娠
  - 2. 细胞更新加快
  - 3. 慢性溶血性贫血
  - 4. 剥脱性皮炎

Ⅱ. 钴胺素缺乏
- A. 吸收障碍
  - 1. 胃源性因素
    - a. 恶性贫血
    - b. 胃切除
    - c. Zollinger-Ellison 综合征
  - 2. 肠源性因素
    - a. 回肠切除或疾病
    - b. 盲袢综合征
    - c. 裂头绦虫感染
  - 3. 胰腺功能不全
- B. 摄入减少
  - 1. 素食者

Ⅲ. 急性巨幼细胞贫血
- A. 接触氧化亚氮
- B. 严重疾病时
  - 1. 大量输血
  - 2. 透析
  - 3. 全胃肠外营养

Ⅳ. 药物
- A. 二氢叶酸还原酶抑制剂
- B. 抗代谢药
- C. DNA 合成抑制剂
- D. 抗惊厥药
- E. 口服避孕药

续表

F. 其他，如长时间接触弱叶酸拮抗剂（甲氧苄啶或低剂量甲氨蝶呤）	2. 二氢叶酸还原酶缺乏
V. 先天异常	3. N^5- 甲基 FH_4 同型半胱氨酸甲基转移酶缺乏
A. 钴胺素缺乏	D. 其他异常
1. Imerslund-Gräsbeck 病	1. 遗传性乳清酸尿
2. 先天性内因子缺乏	2. Lesch-Nyhan 综合征
3. 转钴胺素缺乏	3. 维生素 B_1 反应性巨幼细胞贫血
B. 钴胺素代谢异常	Ⅵ. 原因未明
1. "钴胺素突变体"综合征伴同型半胱氨酸尿症和（或）甲基丙二酸血症	A. 先天性红细胞生成异常性贫血
	B. 难治性巨幼细胞性贫血
C. 叶酸代谢异常	C. 红白血病
1. 先天性叶酸吸收不良	

较大，呈卵圆形。在严重病例可见嗜碱性点彩和核残留物（Cabot 环，Howell-Jolly 小体）。尽管巨幼细胞常在释放入血前死亡，导致网织红细胞计数下降，但骨髓红系增生活跃。贫血程度越重，红细胞形态改变越明显。当血细胞比容低于 20%，外周血中可出现巨幼细胞核的幼红细胞，偶尔还有早巨幼红细胞。贫血呈大细胞性（MCV≥100~150fl），如同时合并缺铁性贫血或地中海贫血[153]、慢性炎症等可防止大红细胞血症的出现[154]。轻度的大红细胞血症常常是巨幼细胞贫血的早期征象。由于有正常大小红细胞被巨幼红细胞骨髓大细胞性子代细胞逐渐取代这一演进过程，最早观察到的红细胞指数改变是红细胞分布宽度（RDW）增高，反映了红细胞大小不均的加重。

中性粒细胞核分叶常多于正常的 3~5 叶（见图 41-12）[155]。在典型情况下，有 5% 以上的中性粒细胞核分叶为 5 叶。细胞可能有 6 个或更多的核叶，该形态在正常中性粒细胞中罕见，但并非巨幼细胞性造血特征。在叶酸缺乏所致的营养性巨幼细胞贫血中，中性粒细胞分叶过多是巨幼红细胞增多症的早期征象[4]，治疗后仍可在外周血中存在多日[155]。中性粒细胞核分叶过多并不是检测轻度钴胺素缺乏的一个敏感实验[156]。细胞遗传学研究可见染色体延长或断裂。特异性治疗常在两天内可纠正这些异常，但有些异常数月也不会消失[157,158]。血小板较正常稍小，明显大小不一（血小板分布宽度 PDW 增加）[159]。

骨髓

骨髓涂片为细胞增生活跃且有明显的巨幼细胞性改变，红系细胞尤为明显（见图 41-13）。铁粒幼红细胞增多，且内含的铁颗粒数增多。粒红比降至 1 : 1 或更低，粒细胞贮备可减少[160]。在严重患者中，易见有超常大数量分裂象的原巨幼红细胞。巨噬细胞铁含量常常增加。

巨幼细胞贫血的非典型形态学

在某些情况下，巨幼细胞贫血可能因其特征性的形态学未充分表现而漏诊。例如，一部分钴胺素缺乏的患者 MCV 值并没有超过正常上限。

并存小细胞性贫血

当并存小细胞性贫血时，巨幼细胞贫血的许多特点可能被掩盖，其贫血可呈正细胞性甚至小细胞性，外周血涂片可同时出现小细胞和巨大卵圆细胞（双相贫血），当小细胞性贫血相当严重时，亦可仅出现小细胞。骨髓还可能出现"中间型"巨幼红细胞[161]，这种细胞较经典的巨幼红细胞小，且"巨幼红细胞样变"不那么明显。这种混合型贫血中小细胞成分多源于合并缺铁性贫血，亦可能是轻型地中海贫血[153]或慢性病性贫血。即使巨幼细胞贫血被严重的小细胞性贫血所掩盖，其外周血依然可观察到中性粒细胞分叶过多，骨髓中出现巨大的晚幼粒细胞和杆状核粒细胞，中性粒细胞髓过氧化物酶水平升高[162]。

混合型缺铁性贫血的巨幼变成分有时会被忽视，患者可能仅接受铁剂治疗。此时，贫血对治疗仅部分有效，且一旦当贮存铁补足时，巨幼细胞的特征就突出了。在这些情况下，巨幼样变被掩盖可能致恶性贫血诊断延迟或诊断困难，尤其在地中海贫血和小细胞性血红蛋白病发病率高的某些特定地理区域和种族中[153,163,164]。

不完全性巨幼细胞贫血

如果一个具有所有特征的巨幼细胞贫血患者，在骨髓穿刺前已接受钴胺素或叶酸治疗，其贫血持续存在，但巨幼细胞变可能不再明显。伴有感染[154]或输血后的早期巨幼细胞贫血患者，其巨幼细胞变亦可能不明显。

巨幼细胞贫血误诊为急性白血病

偶尔，非常严重的巨幼细胞贫血会致骨髓形态学如此奇怪，以至于被误诊为急性白血病。这种误判尤其会发生在当骨髓缺乏典型的巨幼红细胞，以及在支持巨幼细胞贫血的更典型的形态学背景下显示以奇怪的巨幼白细胞前体细胞为主。在某些患者，红细胞系未成熟，骨髓以巨原红细胞占优，核分裂象明显，异形细胞多，易误诊为红白血病。

其他细胞的巨幼细胞性改变

在大多数类型的巨幼细胞贫血中，其他增殖细胞可出现类似巨幼红细胞增多的细胞学异常。口腔、胃、小肠、宫颈的上皮细胞可呈巨幼细胞样变化，其体积较正常细胞大，内含有不典型的像未成熟样细胞核。区分这些"巨幼细胞性"改变与恶性变会有困难[165]。

体液的化学改变

血浆胆红素、铁、铁蛋白水平常升高[166]。血清 LDH-1、LDH-2 明显升高，升高的幅度与髓内幼红细胞更新速度加快及贫血的严重程度相关[167]。在巨幼细胞贫血，LDH-1 升幅高于 LDH-2，而其他类型贫血 LDH-2 升幅高于 LDH-1[168]。血清溶菌酶水平也升高[169]，但谷草转氨酶(GOT)水平正常[170]。红细胞生成素水平升高，其升高的水平较同等程度的其他类型的贫血低[171]。令人吃惊的是增高的红细胞生成素水平在治疗开始一天内急剧下降，这一间隔太短，不可能是由血细胞比容介导的，也不可能对血细胞比容有影响。

细胞动力学

巨幼细胞贫血与两个病理生理异常密切相关，即红细胞无效生成与溶血。无效红细胞生成导致前体细胞与网织红细胞比值增高，血浆铁转换增快[172]，LDH-1、LDH-2[168]和"早期标记"的胆红素[173]水平增高。在巨幼细胞贫血中出现髓外溶血，红细胞寿命因此缩短30%~50%[174]。

在巨幼细胞贫血中，血清溶菌酶水平的升高可能是由于粒细胞转换增快所引起的[169]，可能是骨髓内粒细胞前体细胞裂解所致(粒细胞无效生成)。钴胺素缺乏时，巨核细胞产板率仅相当于正常的10%[175]，可能反映了血小板无效生成，重症钴胺素缺乏者有血小板功能异常[176]。

■ 叶酸缺乏

病因与发病机制

叶酸缺乏的原因是：①饮食缺乏；②吸收障碍；③需求量增加(见表41-5)。

营养不良所致的摄入减少　20世纪90年代中期之前，叶酸缺乏的主要原因是饮食摄入不足。而在强化叶酸时代，叶酸缺乏的发病率明显下降。美国低血清叶酸的比例从22%降至1.7%。由于体内叶酸贮备量小，在营养不良的人群中，如老年人、穷人和酗酒者，可迅速出现叶酸缺乏。叶酸缺乏亦可发生于静脉营养者[178]和接受血透者，因为叶酸可自透析液中丢失[179]。亚临床叶酸缺乏可见于胃次全切者[180]。早产儿，尤其是合并感染、腹泻或溶血者[181]；因先天缺陷而应用合成饮食的儿童[182]，采用叶酸含量低的羊奶哺养的婴儿[183]等都可发生叶酸缺乏。过度烹饪可破坏叶酸加重叶酸缺乏。

酒精性肝硬化的巨幼细胞贫血通常因叶酸缺乏引起[184]，此外，即便叶酸贮备充分，酒精可迅速降低血清叶酸水平[185]，对处于早期的巨幼细胞贫血者可加速其病情进展[186]。酒精还可引起急性骨髓抑制，降低网织红细胞、血小板、粒细胞水平[187]，引起红系和髓系前体细胞可逆性空泡形成和粒细胞功能障碍[188]。即便饮酒时给予大剂量的叶酸，也会出现这些改变[189]。

吸收不良所致的摄入减少　**非热带口炎性腹泻**　非热带口炎性腹泻(儿童脂肪泻病)与麦麸的摄入有关[190]。病理学上，非热带口炎性腹泻显示小肠黏膜萎缩和慢性炎症，以近端最为严重。临床表现包括体重下降，舌炎(叶酸缺乏的典型表现)，全部维生素缺乏的其他体征，腹泻，因为脂肪泻排出大量淡色恶臭大便。可出现铁缺乏，低钙血症、骨质疏松和骨软化症。

大部分非热带口炎性腹泻患者会发生叶酸吸收不良[191]，血清叶酸水平下降[192]，发生巨幼细胞贫血十分常见。

热带口炎性腹泻　热带口炎性腹泻在西印度群岛、南印度、南部非洲的部分地区及东南亚地区是一种地方性流行病。前往这些地区的旅行者亦可患病，并且在离开后还可持续很多年[193]。尽管叶酸缺乏并不是导致该病的原因，但叶酸治疗却能迅速纠正该病。虽然该病对抗生素有反应，提示感染，但热带口炎性腹泻的病因仍不清楚[194]。

除远端小肠的病变更为严重外，热带口炎性腹泻在临床与病理方面与非热带口炎性腹泻相似[195]。因此，热带口炎性腹泻最终也引起钴胺素缺乏[196]，可视为是热带地区前定居者钴胺素缺乏的病因之一，甚至在他们已经离开热带地区20年或更长时间后。热带口炎性腹泻的患者也可发生叶酸吸收不良[197]，可能与病变的肠道不能使多聚谷氨酸型叶酸解聚所致[198]。因此，热带口炎性腹泻的病例中出现巨幼细胞贫血十分常见[199]，可由于叶酸和钴胺素同时缺乏所致。

其他肠道疾病　叶酸吸收不良经常发生在局限性肠炎[199]、小肠广泛切除后[200]、小肠的淋巴瘤或白血病浸润[201]、Whipple病[201]、硬皮病、淀粉样变性[202]及糖尿病[203]患者。全身性的细菌感染亦可干扰叶酸的吸收[204]。

叶酸需要量增加　**妊娠**　因为叶酸需转运至生长的胎儿，妊娠期(参见第7章)[205]叶酸的需求量增加5~10倍[206]，即使母体存在严重的叶酸缺乏，这种叶酸转运也使母体叶酸储备下降[207]。多胎、不良饮食、感染，并存溶血性贫血或服用抗惊厥药物等，会进一步导致需求量的增加。哺乳会加重叶酸缺乏[208]。因此妊娠期叶酸缺乏十分常见，是孕期巨幼细胞贫血的最主要病因[209]，尤其在发展中国家[210]。

妊娠期叶酸缺乏难以诊断，因为叶酸缺乏的体征常被妊娠期的正常的血液学改变所掩盖。妊娠期发生生理性"贫血"是因为血浆容量增加只是被相伴随的红细胞数量增加部分抵消。血红蛋白水平可降至100g/L。这种贫血与生理性大细胞增多相关，MCV可升至120fl，然而分娩时的平均水平为104fl[211]。血清和红细胞叶酸水平在妊娠期持续下降，即使营养状况甚好但没有补充叶酸的妇女亦不例外[212]。中性粒细胞核分叶过多通常是早期巨幼细胞贫血的可靠的线索，但在妊娠期巨幼细胞贫血的早期却不明显[213]。

细胞更新加速　在慢性溶血性贫血患者中，由于骨髓细胞的更新加速，叶酸的需求量急剧上升[214]。在慢性溶血性贫血的基础上发生急性溶血，骨髓可在数日内呈现巨幼变。

叶酸缺乏亦可发生于慢性表皮剥脱性皮炎。在这种状态下，患者每日丢失叶酸5~20μg[215]。采用甲氨蝶呤治疗的银屑病患者发生叶酸缺乏的可能性更大。对此类患者采用叶酸进行预防性治疗，可防止叶酸缺乏而不影响甲氨蝶呤的疗效[215]。

临床特征

叶酸缺乏的临床表现包括所有巨幼细胞贫血的非特异性表现，加上下列特异性表现：①病史与实验室检查提示叶酸缺乏；②无钴胺素缺乏所致的神经系统的表现(见下述"钴胺素缺乏")；③对生理剂量的叶酸治疗完全反应。

实验室特征

叶酸缺乏的最早的实验室发现为血清叶酸降低。而在血清叶酸下降前，血清同型半胱氨酸水平可能已升高，但同型半胱氨酸升高的特异性差，因为几种因素均可致其升高[216]。血清叶酸水平之高低与其进食密切相关，故血清叶酸水平降低(低于大约3ng/ml)可能仅仅提示过去几日叶酸摄入的减少[217]。同理，除吸收不良引起的缺乏，再次给予叶酸饮食，下降的血清叶酸可迅速上升。

显示组织叶酸状态的一个较好指标是红细胞叶酸[218]。当红细胞处于血液循环时，其叶酸相对稳定，故红细胞叶酸水平可反映此前 2~3 个月的叶酸状态。叶酸缺乏性巨幼细胞贫血患者其红细胞叶酸通常处于极低的水平。钴胺素缺乏性巨幼细胞贫血患者中，因其不能将单谷氨酸型甲基 THF 保留于细胞内[22]，超过半数的患者红细胞叶酸水平亦降低[219]。故不能采用红细胞叶酸测定用于区别叶酸与钴胺素缺乏的鉴定。在快速出现叶酸缺乏引起的巨幼细胞状态中，红细胞叶酸水平可正常，通常不伴有明显贫血（见下述“急性巨幼细胞贫血”）[220]。

dU 抑制试验被用于研究巨幼细胞状态的发病机制。但它对巨幼细胞贫血的临床评估没有多大价值。该试验在下面“**脱氧尿嘧啶抑制试验**”中有进一步讨论。

鉴别诊断

大细胞可发生在没有巨幼细胞贫血的酗酒者、肝脏疾病、甲状腺功能减退、再生障碍性贫血、某些类型的骨髓增生异常综合征、妊娠及任何可引起网织红细胞增多的情况（如自身免疫性溶血性贫血）。然而，在这些情况下，MCV 很少超过 110fl。而在叶酸缺乏中，如果没有并发小红细胞增多，MCV 通常大于 110fl。

对生理剂量的叶酸（200μg/d）产生完全的血液学反应可将叶酸缺乏与钴胺素缺乏区别开来，钴胺素缺乏只对药理剂量（5mg/d）叶酸产生反应。但建议不要使用叶酸治疗作为诊断试验，因为单独使用叶酸治疗的钴胺素缺乏患者可出现神经系统问题。对叶酸缺乏患者采用钴胺素治疗，可有部分疗效[221]。

非热带口炎性腹泻的诊断依赖于：①证实吸收不良；②空肠活检示绒毛萎缩；③无麸质饮食治疗有效。对 80% 的患者而言，无麸质饮食可纠正其叶酸吸收不良，逐渐逆转其肠功能紊乱[222]。

叶酸缺乏的非血液学效应

叶酸缺乏有关的血液学问题已经研究有几十年了。然而，叶酸缺乏与没有累及血液系统的一系列严重疾病相关。而且，这些疾病发生时，叶酸水平通常处于低至正常之间。这些疾病包括发育的、神经系统的、心血管的和肿瘤性疾病[223]。

神经管闭合异常

轻度叶酸缺乏与胎儿先天性异常密切相关，其中最引人注目的是神经管闭合异常，但累及心脏、泌尿道、四肢及其他部位的异常也有发生[224]。一部分神经管闭合异常似乎与抗叶酸受体的抗体相关，大剂量叶酸摄入可克服此异常[225]。累及叶酸代谢酶的突变及多态性改变，尤其是常见的 MTHFR 基因的 667C-T 多态性改变（也表示为 *MTFHR* 677C → T）[226]，亦可使胎儿易发生先天异常。20 世纪 90 年代中期，美国和加拿大实施叶酸强化计划，作为一项公共健康措施使神经管异常胎儿的发生率成功下降 20%~50%[227,228]。

钴胺素同样作为神经管异常的危险因素亦起重要作用。正常妊娠期妇女 TC 水平与生育神经管闭合异常婴儿的几率相关。TC 浓度在最低的四分之一中的患者比 TC 在最高四分之一者分娩缺陷胎儿的几率高 5 倍[229]。有证据表明，在接受强化叶酸计划的人群中，在 TC 最低四分之一中的母亲分娩的后代神经管缺陷的危险性增加 3 倍左右[230]。

有报道在叶酸缺乏患者中，几种不太明确的神经精神异常对叶酸治疗有效。最明确的与叶酸相关的此类疾病为抑郁症[223]。

血管疾病

轻度同型半胱氨酸水平升高是动脉粥样硬化和静脉血栓形成的一个主要独立危险因素，可能因为同型半胱氨酸对血管内皮的作用[231]。补充叶酸、钴胺素、吡哆醇可使同型半胱氨酸水平下降，有可能降低血管疾病的风险[232]。但是，另有证据显示补充这些维生素可能实际上增加冠脉支架术后再狭窄[233]或其他不良的心血管疾病预后风险[234]。在美国和加拿大，随着叶酸饮食的加强，中风病死率加速下降[235]。关于降低血清同型半胱氨酸是否对心血管病高危患者预后有改善或加重的作用，这些不同的实验设计很难得出一个确定的结论。关键因素可能与几个方面相关，包括之前存在的血管损伤程度，及摄入维生素的形式和剂量。

MTHFR 基因多态性 677C → T 可致低叶酸或钴胺素水平患者的同型半胱氨酸水平升高[236]。但是 *MTHFR* 677C → T 是否会增加血管疾病的发病率仍有争议。与叶酸一样，钴胺素似乎对降低血管疾病发生的风险也有重要作用[237]。编码二型谷氨酸羧肽酶的基因多态性改变 1561 C → T 纯合子可增加血清叶酸水平而降低血清同型半胱氨酸水平，可能保护机体不患血管疾病[238]。

HELLP 综合征

据报道，严重叶酸缺乏类似溶血、肝酶升高、血小板减少（HELLP）综合征表现（妊娠期先兆子痫伴肝脏肿胀和肝功能异常，参见第 7 章）[239]。在这些患者中，根据贫血和外周血和骨髓涂片的巨幼细胞改变，可做出严重叶酸缺乏的诊断。治疗前应检测血清和红细胞叶酸、血清钴胺素、同型半胱氨酸和甲基丙二酸水平。随后应立即予大剂量的叶酸和钴胺素治疗，如果巨幼细胞贫血是因钴胺素缺乏所致，那么这样的情况更易发生于叶酸加强饮食的人群中。治疗的一个主要目标是避免胎儿早产。

结肠癌

美国护理协会的一项大样本研究提示，每日补充叶酸 400μg 以上可使结肠癌的发病风险降低 31%[240]。甲基四氢叶酸还原酶（MTHFR）667C-T 突变的纯合子个体其结肠癌的发病率较 677C-T 杂合子突变的个体及正常对照组亦有所下降[241]。一些其他证据表明，叶酸可能对结肠癌的发病率有不良影响。虽然近期一项尚未证实的流行病学研究报道，在美国和加拿大结直肠癌的发病率经过了连续多年的下降，但是随着叶酸加强饮食的引入其发病率又表现出明显增高[242]。这两个看似对立的结果可能并不矛盾，因为叶酸在细胞增殖和修复以及肿瘤发生的过程中起着多种复杂作用[243]。由于叶酸对胸腺嘧啶的从头合成具有关键作用，在 DNA 损伤修复中起重要作用，所以能修复突变和断裂的 DNA 继而有潜在致癌风险。另一方面，添加叶酸能促进既已存在的恶性克隆的增殖，使肿瘤进展迅速。如果考虑叶酸对基因表达具潜在的表观调节作用，则情况更为复杂。叶酸为各种甲基供者合成所必需，而甲基供者 SAM 又能为胞嘧啶和组蛋白甲基化提供甲基。基于此，理论上叶酸既能够促进肿瘤又能够抑制肿瘤，这取决于组蛋白甲基化后染色

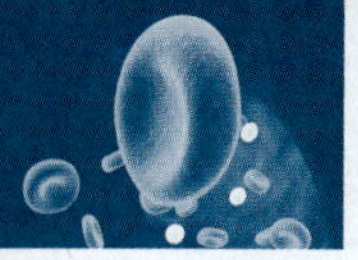

质重塑或 DNA CpG 岛甲基化导致的基因失活发生于原癌基因还是抑癌基因。

治疗、病程和预后

尽管 1mg/d 可满足一般需要，但常规叶酸治疗是 1~5mg/d 口服。按此剂量进行治疗，可纠正患者贫血，对有吸收障碍者同样有效。含 5mg/ml 叶酸的肠外剂型也已经上市。

热带口炎性腹泻的治疗包括常规剂量的叶酸和（或）钴胺素。为预防复发，治疗至少维持 2 年。尽管单用抗生素对治疗并无任何作用，但使用广谱抗生素对纠正疾病十分有利。

妊娠期妇女必须每日至少给予 400μg 叶酸[244]。至于忽略叶酸治疗导致的钴胺素缺乏的可能性，虽然白种人中育龄期妇女恶性贫血十分少见，而非洲裔和西班牙裔却并非如此[245,246]。对有钴胺素缺乏风险（素食者或有吸收不良的患者）的孕妇，妊娠期每 3 个月肠外给予 1mg 维生素 B_{12}，即可有效预防孕期钴胺素缺乏。

治疗量的叶酸可部分、临时纠正钴胺素缺乏所致的血液学异常，但其神经系统表现可能恶化，并会引起严重的后果[247]，故在接诊巨幼细胞贫血时早期评价患者叶酸与钴胺素状态很有必要。在需要进行紧急治疗而缺乏的性质又不明的情况下，取血样备检后可同时予叶酸和钴胺素治疗。

接受低剂量甲氨蝶呤作为免疫抑制剂治疗的患者可能出现副作用，其最严重的副作用是肝脏毒性。副作用发生率，包括肝脏毒性，与叶酸水平下降有关[248]。采用叶酸或甲酰四氢叶酸可预防其不良反应而不影响低剂量甲氨蝶呤的疗效。

■ 钴胺素缺乏

病因和发病机制

表 41-5 列举了引起钴胺素缺乏的疾病。

吸收不良所致的摄入减少 钴胺素缺乏最常见的原因是吸收障碍，最主要的病因为恶性贫血（PA），PA 是内因子生成障碍而引起的一种疾病。还有其他很多原因主要通过影响胃或小肠，以及在较小程度上也包括胰腺，导致钴胺素吸收障碍。

胃部疾病 恶性贫血 恶性贫血起病隐袭，一般在中年或中年以后发病（常超过 40 岁）[249]，本病因胃黏膜萎缩而致内因子分泌减少。PA 是一个自身免疫性疾病，其胃黏膜的萎缩可能源于分泌胃酸和胃蛋白酶部分的黏膜遭免疫损伤所致。恶性贫血有时可看作钴胺素缺乏的同义词，但其基本改变是体内针对壁细胞及其产物的自身免疫反应，使萎缩的胃黏膜产生内因子分泌障碍。

恶性贫血患者中，可检出针对 H^+/K^+-ATP 酶的抗体，这种抗体存在于壁细胞的分泌膜内，对酸化胃内容物起着一定的作用。这种抗壁细胞的抗体存在于约 60% 的单纯性萎缩性胃炎患者及 90% 恶性贫血患者中，但在随机抽样的 30~60 岁人群中，其阳性率仅为 5%[250]。此外它还存在于相当比例的甲状腺疾病患者中[251]。反过来，恶性贫血患者中抗甲状腺上皮细胞、淋巴细胞及肾集合管细胞的抗体阳性率大大超过了预期[252]。

抗壁细胞抗体并不是 PA 真正的发病机制。鼠的动物实验表明 PA 的胃黏膜萎缩是由 $CD4^+$ T 细胞所引起的，这种 T 细胞受体能识别 H^+/K^+-ATP 酶。所以，胸腺切除的 BALB/c 小鼠所患的自身免疫性萎缩性胃炎与恶性贫血患者的胃炎相似。将这些已产生萎缩性胃炎小鼠的 $CD4^+$ T 细胞注入裸鼠可诱发萎缩性胃炎[253]。

抗内因子抗体（“Ⅰ型”或“封闭型”抗体）或抗内因子 -Cbl 复合物（“Ⅱ型”或“结合型”抗体）对 PA 患者有高度特异性[254]。阻止内因子 -Cbl 复合物生成的封闭型抗体可在 70% 的恶性贫血患者血清中检出，而阻止内因子 -Cbl 复合物结合其回肠受体的结合型抗体约在 50% 的封闭型抗体阳性的患者中出现。在人类的一些发现也支持 T 淋巴细胞是引起恶性贫血患者胃黏膜萎缩的元凶。首先，恶性贫血患者的 T 淋巴细胞对胃抗原有超反应性[255]；其次，恶性贫血和抗壁细胞抗体的相关性较差[246]；最后，丙种球蛋白缺乏血症患者中恶性贫血的发病率比预期值高，尽管他们血清中并没有典型恶性贫血的任何抗体[256]。

其他自身免疫性疾病 一些其他自身免疫性疾病与 PA 同时存在提供了进一步证据，支持 PA 是一种自身免疫性疾病。伴有其他自身免疫性疾病的患者中，抗壁细胞抗体和 PA 发生率明显升高[257]，这些疾病包括自身免疫性甲状腺疾病（甲状腺功能亢进、甲状腺功能减退及桥本甲状腺炎）[258]，1 型糖尿病，甲状旁腺功能减退[259]，Addison 病，产后垂体炎[260]，白癜风[261]，获得性丙球蛋白缺乏症[256]，40 岁以下妇女的不孕症[262]，及男性少精症和不育症[263,264]。然而，男性不育可能与性腺细胞 DNA 合成障碍有关，而不是自身免疫机制引起。

PA 的遗传易感性 PA 的易感性可遗传，该病常与人类白细胞抗原 A2，A3，B7，B12[265] 及 A 型血型相关[266]。PA 患者的家族中，PA 发病率和抗壁细胞抗体阳性率较预期高[267]。一项研究发现 PA 患者亲属中 30% 以上的人有胃萎缩，65% 有抗壁细胞抗体，22% 有抗内因子抗体[268]。PA 在北欧人（尤其是斯堪的纳维亚人）[269] 及非洲人中[164] 发病率相对较高，但在亚洲人不常见。在美国的非洲裔中，PA 发病年龄趋早，女性发病频率高，且通常较严重[164,246]。

PA 中的胃肠道 PA 患者胃部表现包括胃酸缺乏，通过先前的 Schilling 试验证实的获得性内因子缺乏，及某些肿瘤的发病率增高。胃癌发病率增加约 2 倍，血液系统恶性肿瘤的发病率亦有相同程度的增高，胃类癌的发生率也有所增加[269]。胃酸缺乏可在出现内因子分泌功能丧失和 PA 之前很多年便出现[270]。若无胃酸缺乏则可排除 PA 诊断。胃酸分泌功能测定已由血清钴胺素、全反钴胺素和甲基丙二酸水平测定来取代[137,216,271]。幽门螺杆菌（HP），感染胃黏膜的微生物，是胃炎和胃溃疡的主要病因。但关于幽门螺杆菌在 PA 中的作用，证据相互矛盾。在两组研究中，PA 患者胃活检物培养显示 HP 感染率极低[272]，其中一组还报道，仅一小部分 PA 患者血清检出抗 HP 抗体，另一组报道在大部分 PA 血清中可检出这些抗体，提示该组大部分患者既往感染过 HP，故 HP 是否参与 PA 发病尚有待进一步研究。目前又提出一个有趣的假说，即由于分子模拟，HP 慢性感染可能引发针对宿主 H^+/K^+-ATP 酶蛋白自身免疫反应[273,274]。

绝大多数 PA 患者空腹血浆胃泌素水平高而生长抑素水平低[275]。然而，PA 胃组织活检中，胃底的胃泌素和生长抑素水平高，此结果与基底腺管嗜银细胞增多相符合，胃窦部胃泌素和生长抑素正常。没有 PA 的单纯胃酸缺乏者胃泌素水平高[276]。

PA 患者胃部表现特征性组织学异常（图 41-14）。胃贲门

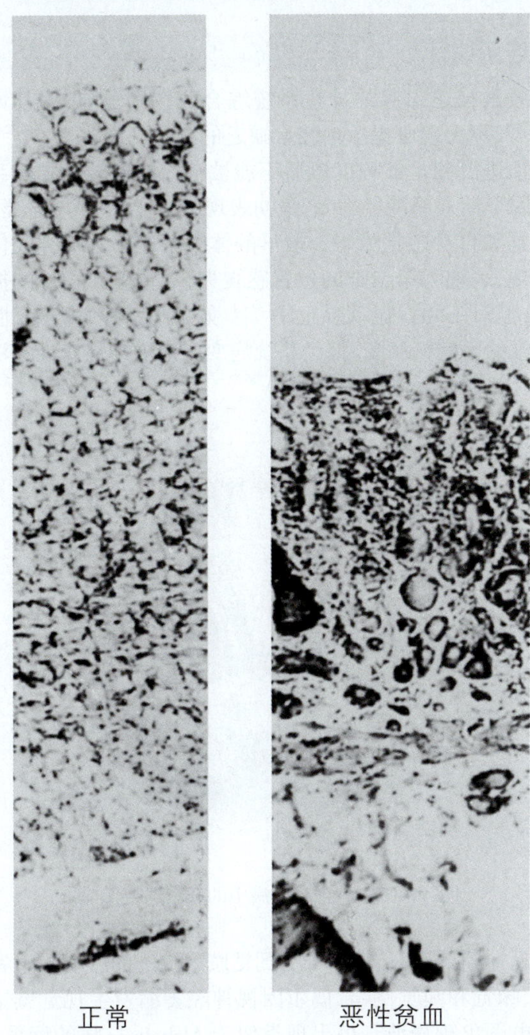

图 41-14　恶性贫血胃组织学。(左)正常胃底。黏膜厚,富含主要由主细胞和壁细胞组成的胃腺。黏液分泌细胞主要集中在腺体颈部。(右)PA 胃底。萎缩黏膜中胃腺稀疏,主要由黏液分泌细胞组成。黏膜中淋巴细胞密集浸润。

和胃底黏膜萎缩,仅存少量主细胞(分泌胃蛋白酶)或壁细胞。在萎缩的黏膜中有淋巴细胞[277]和浆细胞浸润,与之相反,胃窦和幽门部黏膜却是正常的。胃黏膜的萎缩在糖皮质激素治疗后可部分逆转,并伴一定程度的内因子分泌的恢复,这进一步说明 PA 是一种自身免疫性疾病[278]。在有神经系统疾病患者中应用糖皮质激素或促肾上腺皮质激素观察到的临床反应,可能反映了潜在的、未诊断的 PA 暂时的缓解[279]。

可被钴胺素逆转的巨幼细胞性改变也见于胃肠道上皮。通过胃部灌洗液细胞学检查发现,细胞体积大[165],有类似早期癌变的不典型细胞核[280]。小肠活检示腺管细胞分裂减少,绒毛缩短,上皮细胞巨幼样变,黏膜固有层浸润[281]。这些改变可能是引起 PA 患者偶发性 D- 木糖和胡萝卜素吸收不良的原因[282]。

识别恶性贫血可能较困难。PA 患者结合了巨幼红细胞性贫血的一般特征和钴胺素缺乏的特异表现,并具有与其(可能的)自身免疫病因学及胃病理改变相关的独特临床特征。PA 易被漏诊,因为:①它起病隐袭;②易因服用含叶酸的复合维生素而掩盖其表现[283];③许多表现不典型[284],包括它可表现为神经系统疾病而无血液学改变[75,285],以及在患有另一自身免疫病的患者中易被忽略。

尽管抗内因子抗体有特别重要的诊断价值,但实际上却很少检测抗壁细胞抗体和内因子抗体[271,286]。在 Schilling 试验被弃用后,没有一种可靠的方法来评估维生素 B_{12} 的吸收,检测血清抗内因子抗体代表了唯一能够确诊 PA 的方法。抗内因子抗体对 PA 有高度特异性(尽管其敏感性一般),如果在巨幼细胞贫血中出现内因子抗体,基本上可确诊为 PA。

胃切除综合征　胃部手术常引起贫血,其中缺铁性贫血最常见,钴胺素缺乏所致的巨幼细胞贫血亦可发生。全胃切除术后,因手术切除内因子的来源,钴胺素缺乏会在 5~6 年内发生[287]。外科手术和发生钴胺素缺乏症之间的延迟,反映了钴胺素吸收停止后耗竭钴胺素贮备所需的时间。如胆汁中钴胺素的肠肝循环再吸收发生障碍,钴胺素缺乏可出现得更快。

胃部分切除术后,仅少数患者出现明显的钴胺素缺乏症,但 5% 患者出现中等程度的巨幼细胞增多,约 25%~50% 血清钴胺素水平下降,还有许多存在不同程度的钴胺素吸收下降[288]。术前无胃酸缺乏者常在手术后数年发生胃酸缺乏。血清钴胺素水平低的胃切除术后的患者通常有血清铁水平下降[289],而典型的钴胺素缺乏症的血清铁水平是升高。

胃部分切除术后出现钴胺素缺乏可能是由于残胃黏膜萎缩所致[290],或实施胃空肠吻合术后其输入袢内细菌过度增殖所致(见下文“肠道菌群的竞争:‘盲袢综合征’”)。

Zollinger-Ellison 综合征　Zollinger-Ellison 综合征是一种分泌胃泌素的肿瘤,多发生于胰腺,刺激胃黏膜分泌大量 HCl。主要的临床问题为严重的溃疡体质。当过度活跃的胃黏膜细胞分泌大量的 HCl 而不能被胰腺分泌物完全中和时,即可出现钴胺素吸收障碍。十二指肠内容物的酸化阻止了 Cbl 从 HC 结合物转移至内因子上,并使胰蛋白酶失去活性,[291]。

肠道疾病　由于回肠末端为生理性钴胺素吸收的部位,所以许多肠道疾病可引起钴胺素的缺乏。这些疾病包括:①回肠大范围切除[292];②炎症性肠病或局限性回肠炎或其他累及回肠的疾病(淋巴瘤、放射损伤[293]);③与甲状腺功能减退或某些药物相关的钴胺素吸收不良[294,295];④钴胺素缺乏本身的影响[296];⑤热带性或较少见的非热带性口炎性腹泻[196]。在上述各种疾病中,就像在 Schilling 试验中一样,应用外源性的内因子并不能纠正其低于正常的钴胺素吸收。

肠道菌群的竞争:“盲袢综合征”　盲袢综合征指由于解剖病变(狭窄、憩室、吻合、外科盲袢)致肠停滞或运动障碍(硬皮病、淀粉样变性)[297]所引起的钴胺素吸收不良伴巨幼细胞贫血。血清钴胺素水平低下,但内因子分泌正常。钴胺素吸收不良不能通过补充外源性内因子纠正,但可因抗生素的应用好转。钴胺素吸收障碍是由定植于病变部位小肠的细菌先于小肠黏膜吸收摄入钴胺素[298]。此外在盲袢综合征中还可出现脂肪泻。

另一种钴胺素缺乏的病因是小肠寄生有鱼绦虫 - 阔节裂头绦虫,波罗的海、加拿大、阿拉斯加的发病率最高,那里人们经常食用未加工或未煮熟的鱼而感染。钴胺素缺乏是由于绦虫与宿主竞争摄入的钴胺素[299]。其临床可表现完全无症状到有典型的巨幼细胞性贫血并伴有神经系统的改变。在粪便中找到绦虫卵可诊断该病。

获得性免疫缺陷综合征　相当数量的艾滋病患者血清钴胺素水平低,并有钴胺素吸收不良的相关证据[300]。另外,HIV

感染血清学阳性者也可能有血清钴胺素水平低下，并存在钴胺素吸收障碍的证据[300]。引起吸收障碍的原因可能为肠道、胃或者两者均有[301,302]。

胰腺疾病 在胰腺外分泌功能不全患者中，50%~70% 有某种程度的钴胺素吸收不良[303]。其钴胺素吸收不良与其胰蛋白酶缺乏有关，胰蛋白酶缺乏使之不能完全裂解 HC-Cbl 复合物，从而无法将钴胺素转移至内因子。慢性胰腺炎中的钴胺素吸收不良可通过口服胰蛋白酶或用钴啉醇酰胺(一种钴胺素的类似物，被 HC 结合，但不被内因子结合)预饱和 HC 来纠正[304]。尽管胰腺功能不全患者中 Schilling 试验的异常率极高，但却很少会引起具有明显临床表现的钴胺素缺乏症[305]。

饮食性钴胺素缺乏 饮食性钴胺素缺乏十分少见，主要发生于素食且不食用乳制品和蛋类者(素食主义者)[306]。此类人群中，50%~60% 的个体有血清钴胺素水平下降，其钴胺素缺乏症的发生要比吸收不良者慢。完全食用素食 10~20 年后才会表现出钴胺素缺乏的特征[307]，这是由于胆汁中钴胺素重吸收的途径仍是完整的，因此能保存体内钴胺素的贮藏[63]。素食者母亲母乳喂养的婴儿亦可出现钴胺素缺乏症[308]，素食者的钴胺素缺乏表现为轻度巨幼细胞贫血、舌炎和精神神经异常。

严重的全身营养不良亦可发生钴胺素缺乏。与钴胺素缺乏无关的巨幼细胞贫血可伴随水肿型营养不良症或消瘦同时出现[309]。

钴胺素缺乏的神经系统效应

以前认为，钴胺素缺乏神经系统异常是由于甲基丙二酸单酰 CoA 变位酶反应受损而导致的神经鞘脂代谢紊乱引起的[310]，但遗传性甲基丙二酸单酰 CoA 变位酶缺陷的患者却未出现类似的神经异常[250,311]。真正的联合系统疾病曾在一例营养性叶酸缺乏症[312]和一例 N^5,N^{10}- 亚甲四氢叶酸还原酶缺乏[313]的患者中出现过。后者的报告提示钴胺素缺乏的神经损害是由于甲基基团代谢紊乱所致。动物实验亦支持这一假说。酷似联合系统疾病的神经系统异常也出现在钴胺素缺乏的果蝠[314]、猪和猴[315]。蛋氨酸可预防这些疾病的发生，蛋氨酸是一种钴胺素依赖的反应产物，并可作为生物甲基化反应物 SAM 的前体。进一步支持甲基化缺陷的证据是发现钴胺素缺乏的猪脑中 SAH 的含量增加[316]，而 SAH 是一种甲基化反应的强有力抑制剂，通过 SAM 依赖的甲基化反应产生：

$$SAM+RH \rightarrow SAH+RCH_3$$

不支持甲基化缺陷假说的证据是发现钴胺素缺乏对果蝠大脑中的 SAM、SAH、磷脂或髓鞘碱性蛋白的甲基化[317]没有什么影响。

临床特点

钴胺素缺乏的典型临床表现包括巨幼红细胞增多的非特异性表现，如贫血、血小板减少、中性粒细胞减少、镜面舌、心肌病、苍黄色皮肤和(或)体重下降等，及因缺乏钴胺素而引起的具有特征性的表现，如神经系统异常。还有报道在钴胺素缺乏中有细胞免疫功能紊乱和(或)体液免疫功能紊乱[318,319]。钴胺素缺乏还通过使同型半胱氨酸水平升高而增加血管疾病的风险。其他与钴胺素缺乏相关的疾病还有绝经前妇女乳腺癌的风险[320]和骨质疏松症的风险[321,322]可能增高。因钴胺素贮存量较大，因此停止吸收钴胺素数年后才会出现缺乏的症状。

神经系统异常

钴胺素缺乏引起的神经系统综合征特别危险，因其可单独出现[323]，不出现可提示钴胺素缺乏的巨幼细胞贫血[285,324]，且当其病情进展到足够程度以后不能被治疗所逆转。神经系统病变可因早期外周神经病变，最初表现为指、趾的感觉异常，伴有振动感和自身感觉障碍。最早的体征可先于其他神经体征数月出现，表现为第二趾的位置感丧失，对音叉 256Hz 的振动感丧失，但对 128Hz 振动感正常[323]。如果不治疗，由于脊髓侧索和后索的脱髓鞘病变，神经系统病变可进展为强直性共济失调，称之为联合系统病(图 41-15)[326]。

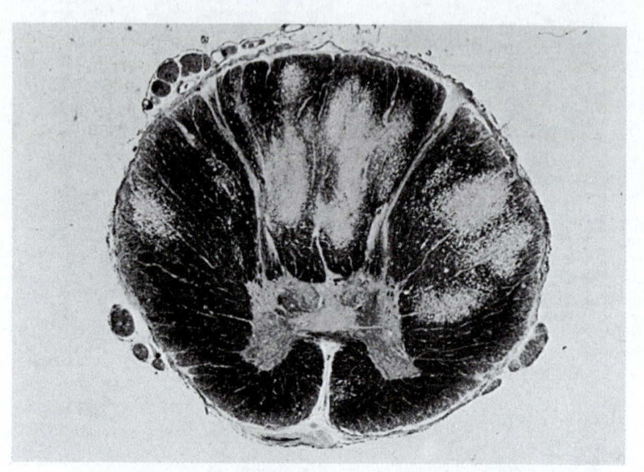

图 41-15 联合系统病中的脊索退变。

周围神经、脊髓和大脑都受到钴胺素缺乏的影响。患者出现嗜睡、味觉和嗅觉倒错，偶尔因视神经萎缩发生视觉倒错并伴有脑电图出现慢波。可出现类似于 Alzheimer 病的痴呆[327]。最近有证据表明低钴胺素状态与大脑体积减小和脑白质病变相关[328,329]。精神紊乱，包括精神压抑、妄想型精神分裂症亦可能发生[330]，在钴胺素缺乏的病例中发生明显的精神异常称为巨幼细胞性精神病[331]。

钴胺素缺乏引起的神经病变可通过 MRI 检测到。脱髓鞘呈现为白质区 T2 权重超强度信号[332]，MRI 对确诊由钴胺素缺乏引起的神经病变尤其有用。MRI 也用作钴胺素缺乏治疗过程中监测神经异常的进展[332]。

轻型钴胺素缺乏

有观察提示存在相当大一部分轻症钴胺素缺乏的病例，其血液学指标正常，血细胞比容及平均红细胞体积正常，但患有对钴胺素治疗有反应的神经精神病变[285]。神经精神病变包括外周神经病变，步态不稳，记忆丧失[329]，及有被诱发的异常可能性的精神症状。其血清钴胺素水平可正常，或处于临界值，或低于正常，但血清甲基丙二酸水平和(或)同性半胱氨酸水平持续高水平、脑脊液中甲基丙二酸水平的极度升高，及 dU 抑制试验异常，可提示组织钴胺素缺乏。绝大部分神经精神异常对钴胺素治疗有效。

实验室特点

血浆或血清钴胺素水平

绝大部分而不是所有的钴胺素缺乏者其血清钴胺素水平

降低[216]。吸入一氧化亚氮，TC 缺乏或先天性钴胺素代谢异常所致的钴胺素缺乏中，钴胺素的血清水平常正常。由骨髓增殖性疾病引起的 HC 水平升高的钴胺素缺乏症患者，其血清钴胺素水平亦可正常。相反，素食者、摄入大量抗坏血酸、妊娠（25%）、存在 HC 缺乏[333,334]，以及由于叶酸缺乏所致的巨幼细胞贫血（30%）[216]其组织钴胺素正常而血清水平可能降低。钴胺素缺乏者其血清叶酸水平可能升高，因为 THF 在血清中主要以甲基化形式存在，而当钴胺素缺乏时，甲基化 THF 转化受阻。而钴胺素和叶酸同时缺乏者叶酸水平可能正常。

血浆或血清全反钴胺素

血清中与转钴蛋白相结合的钴胺素仅占血清总钴胺素的 10%~30%。即使如此，这部分钴胺素却有着重要的功能，也更好地反映了个体钴胺素吸收真实状态[139,335]。大部分 HC 上的血浆钴胺素被认为没有功能活性，因此与机体钴胺素状态没有太大关系。因此，随着对血浆中与 TC 结合这一部分钴胺素的检测手段的进展，越来越多的证据证实 TC 结合钴胺素（全反钴胺素）的用途[63,134,137,335,336]。

甲基丙二酸

除先天缺陷所致的钴胺素缺乏外，甲基丙二酸尿是钴胺素缺乏的可靠指征[337]。正常情况下尿中甲基丙二酸刚达可检测水平（0~3.4mg/d），但在钴胺素缺乏的患者，其尿甲基丙二酸水平通常升高[338]，采用钴胺素治疗数天后即可使其排泄量降至正常。检测尿液而不是血浆中甲基丙二酸含量的另一个优点是肾功能不全者血浆甲基丙二酸可能会升高，但尿中的代谢物可通过肌酐校正从而排除这种影响[339]。

血浆或血清甲基丙二酸和同型半胱氨酸

血清甲基丙二酸与同型半胱氨酸水平上升提示组织钴胺素缺乏，超过 90% 的钴胺素缺乏者两者血清水平均升高，且其水平升高发生于血清钴胺素水平降至正常前[216,340]。除先天性疾病所致的代谢异常者外，血浆甲基丙二酸和（或）同型半胱氨酸水平上升是钴胺素缺乏的指征。这两者中，甲基丙二酸的敏感度和特异性均更高，且升高的甲基丙二酸可持续至钴胺素治疗后数日。同型半胱氨酸水平升高还可见于叶酸和吡哆醇缺乏及甲状腺功能减退，而甲基丙二酸水平升高仅见于钴胺素缺乏者[216]，但在肾脏疾病患者中，这两者水平都经常升高。另外，肠道可合成丙酸盐，一种甲基丙二酸的前体。在肠道细菌过度繁殖时，微生物甲基丙二酸可致血浆甲基丙二酸水平升高[340,341]。尽管这些代谢物的检测可用于筛查人群钴胺素的缺乏，但单纯的血浆甲基丙二酸盐水平的升高并不能作为临床诊断钴胺素缺乏的依据[341,342]。

钴胺素缺乏者其脑脊液甲基丙二酸水平亦显著升高[343]。

钴胺素吸收及内因子的检测

虽然 Schilling 试验有许多不足之处，但它仍是以前检测钴胺素吸收的“金标准”。Schilling 试验通过口服一定剂量的放射性钴胺素，再测量患者尿中的放射活性来分析钴胺素吸收。这一试验能用于已经开始治疗的钴胺素缺乏患者。在胃肠排空后，患者空腹口服生理剂量放射性标记的 Co-CnCbl，同时开始收集其 24 小时尿液，2 小时后肌注大量（1mg）未标记的 CnCbl，此后病人可正常进食，采集 24 小时尿液进行放射活性测量。吸收正常者尿排泄的放射性活性为 7% 或更多。尿排泄低于正常者应再另外服用动物源性的内因子并重复上述试验，以确定吸收不良能否被纠正[344]。由于该试验中所用制剂已少用、费用、放射性废物处置以及动物源性组织应用于人体的担忧（即该试验第二部分需应用动物源性的内因子）等问题，目前已不再进行 Schilling 试验[63]。对于该实验的取代方案还在研发中。其中之一为口服非放射性钴胺素后，检测全反钴胺素的变化[335,345]。另一不同的方案要应用加速器质谱仪以及微生物产生的阿摩尔（attomolar）浓度的 ^{14}C[346]。在这个方案中，用药后 6~8 小时 ^{14}C 达峰值时测定血中含量。这两个方案均有一定的前景，但目前仍未常规应用于临床。

脱氧尿嘧啶抑制试验

dU 抑制试验室基于以下发现，即未标记 dU 能通过稀释标记的胸腺嘧啶池来抑制培养的淋巴细胞或骨髓细胞摄取［^3H］胸腺嘧啶脱氧核苷［(^3H)Thd］掺入 DNA[347]。这在腺苷合酶反应功能完好时才会发生，这需要足量的叶酸和钴胺素。

但是，dU 抑制试验目前仍主要作为一种研究手段。它有助于临床某些特殊问题的诊断[347]，当然，这些问题亦可通过其他试验方法、维生素或铁剂的治疗试验或密切观察得到解决。此外，尽管已有 40 余年历史，dU 抑制试验始终未能从实验研究转入临床应用，看起来以后的临床工作中亦不会得到更广泛的应用（表 41-6）。

表 41-6 营养性巨幼细胞贫血中 dU 抑制试验的纠正

缺乏	通过以下被纠正			
	CnCbl	叶酸	N^5-甲酰 FH_4	N^5-甲基 FH_4
叶酸	–	+	+	+
钴胺素	+	+	+	–

CnCbl，氰钴胺（维生素 B_{12}）；FH_4，四氢叶酸。

■ 治疗、病程和预后

治疗包括肠外给予氰钴胺（维生素 B_{12}）或羟钴胺以补充每日丢失，补足贮存池，贮存池通常含钴胺素 2~5mg[348]。该治疗基本无毒性，剂量没有明确上限[2]。剂量超过 100μg 可使 TCs 饱和，多余的自尿中排泄。经典的治疗方案包括 1000μg 钴胺素肌注每日一次，连用 2 周，以后每周一次至血细胞比容正常，然后再每月一次，终生使用。有神经系统表现者，建议 1000μg 每 2 周一次，共 6 个月。对某些遗传性疾病（TC 缺乏）可给予更高剂量。有时，当血细胞比容低于 15% 或当病人处于衰弱、感染、心衰时，需要输血。在这种情况下，为避免肺水肿，应缓慢输入浓缩红细胞。感染会影响钴胺素的治疗效果，必须积极治疗。

治疗反应和治疗试验

钴胺素缺乏的患者在肠外使用钴胺素治疗后，其升高的血浆胆红素、铁、乳酸脱氢酶水平迅速下降（图 41-16）[349]。血浆铁更新率及粪尿胆原的下降反映无效红细胞生成的终止。治疗 12 小时内，骨髓细胞开始从巨幼红细胞转变为正常幼红细胞，这个过程在 2~3 天内完成。因此，在治疗开始后进行形态学诊

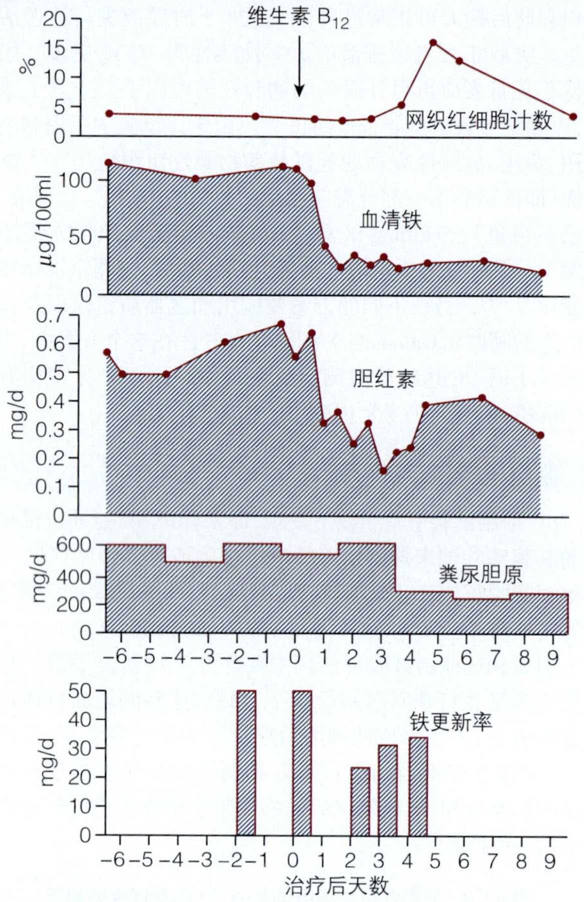

图 41-16 氰钴胺对网织红细胞计数、血清铁、血清胆红素、粪尿胆原和血浆铁更新率的作用。

断将会比较困难。网织红细胞在第 3~5 天开始增多，4~10 天达高峰[350]。新的红细胞来源于新的正常幼稚红细胞而不是原来的巨幼红细胞，巨幼红细胞大部分在离开骨髓前已经死亡[146]。血液血红蛋白浓度在 1~2 个月内达正常。如果 2 个月仍未达正常，应考虑为其他原因引起的贫血。

其他的变化包括：①生活质量感觉迅速和显著改善；②白细胞和血小板计数正常，虽然中性粒细胞核分叶过多可持续 10~14 天；③血清叶酸和钴胺素水平升高。钴胺素缺乏者对生理剂量叶酸（100~400μg/d）无治疗反应，而对于叶酸缺乏者而言，此剂量足以达到最大效应的治疗反应。大剂量的叶酸（5~15mg/d）可引起钴胺素缺乏性贫血患者的网织红细胞上升，部分或暂时纠正其贫血。

特殊情况

胃切除术后 全胃切除术后，应给予钴胺素治疗。而部分胃切除术后钴胺素的给予并不是必需的，但应密切观察有否发生巨幼细胞贫血，应当记住，此种情况下巨幼细胞贫血可被胃切除术后铁缺乏所掩盖[341,351]。

盲袢综合征 盲袢综合征所引起的贫血可行肠外钴胺素治疗，口服广谱抗生素一周左右亦会出现疗效[头孢氨苄（cephalexin monohydrate，Keflex）250mg 每日 4 次，加甲硝唑（metronidazole）250mg 每日 3 次，共 10 天][352]，钴胺素吸收功能恢复，外科手术成功纠正其解剖学异常可治愈该综合征。

鱼绦虫 一次性口服氯硝柳胺（niclosamide）50mg/kg 或吡喹酮（praziquantel）5~10mg/kg。

使用口服钴胺素的复燃

以前曾经提出过采用口服钴胺素治疗钴胺素缺乏症，有关这一可能性已经引起人们极大的兴趣[353,354]。口服钴胺素不仅可用于治疗素食者和重症普通营养不良者的饮食性钴胺素缺乏症，亦可用于治疗钴胺素吸收不良[355]及 PA 患者，只是对接受口服治疗的患者需进行仔细追踪以确保疗效[356]。对缺乏内因子的病人而言，口服钴胺素剂量的 1% 可由于效量作用被迫跨过小肠上皮而被吸收，这样，每日口服 1000~2000μg 钴胺素可满足大部分 PA 患者的日常所需，且此种治疗无需注射，无需受痛，价格较廉。饮食性钴胺素缺乏和不能接受肌肉注射的患者（血友病），也应口服钴胺素治疗。

■ 急性巨幼细胞贫血

一般而言，巨幼细胞贫血呈慢性过程，其发病过程约数周或数月。但有一种因急性组织内叶酸或钴胺素缺乏引起的巨幼细胞状态可在数日内发病，并可导致患者死亡。急性巨幼细胞贫血患者表现为快速进展的血小板减少症和（或）白细胞减少症，其计数有时可达极低水平，但除非存在其他原因所致的贫血，其红细胞水平变化不大。从临床图像提示免疫性血小板减少症。诊断依靠骨穿检查，可见明显的巨幼细胞变，恰当的替代治疗可迅速起效，可证实诊断。

急性巨幼细胞贫血最常见的原因是氧化亚氮（N_2O）麻醉[357]。N_2O 可快速破坏甲基钴胺素，迅速导致巨幼细胞状态[358]。最终使 AdoCbl 丢失，SAM 与总叶酸水平下降，而 N^5-甲基四氢叶酸比例增高[359]。临床病情演变迅速，在 12~24 小时后骨髓出现显著的巨幼变[360]。要在接触 N_2O 5 天后才出现中性粒细胞核分叶过多，但此后持续数日[361]。数日后 N_2O 的作用自发消失，使用叶酸或钴胺素可加速其消失[362]。接受 N_2O 治疗数周的破伤风病人曾经发生 N_2O 诱导的巨幼细胞增多导致的死亡[357]。长时间偶尔使用 N_2O 可导致类似联合系统病的神经系统异常[363]。

急性巨幼细胞贫血亦可发生于其他临床疾病病程中，快速进展的巨幼细胞状态伴急性血小板减少症可以发生于严重疾病患者，此情形常发生于重症监护病房[364]，发生风险特别高的还有术中大量输血者[365]、接受透析者、全肠外营养者及接受弱叶酸拮抗剂如甲氧苄啶（trimethoprim）治疗者。血涂片通常缺乏诊断的形态学线索（中性粒细胞核分叶过多）。红细胞叶酸水平与血清钴胺素水平正常，但骨髓总是呈现巨幼细胞改变。此类患者无一例外地对肠外治疗剂量的叶酸（5mg/d）和钴胺素（1mg）迅速起效。

■ 药物导致的巨幼细胞贫血

如表 41-7 列举可引起巨幼细胞贫血的药物。氨基蝶呤（aminopterin）和甲氨蝶呤（methotrexate）在结构上几乎与叶酸相同。它们通过叶酸载体[366]进入细胞后获得一条多聚谷氨酸链[367]，可作为二氢叶酸还原酶强有力的抑制剂发挥作用[368]。通过阻断 $FH_2 \rightarrow FH_4$ 反应，或同时抑制其他叶酸代谢酶使叶酸迅速从 1- 碳片段载体池移出，使核苷（尤其是胸苷）的生物合成下降，致使 DNA 复制紊乱（参见第 9 章和第 20 章）[369]。

表 41-7　引起巨幼细胞贫血的药物

药物	作　用	参考文献
抗叶酸盐		
甲氨蝶呤	二氢叶酸还原酶强抑制剂	415
氨基蝶呤	过量亚叶酸治疗	369
乙胺嘧啶	作用明显弱于甲氨蝶呤和氨甲蝶呤	
甲氧苄啶	亚叶酸治疗或撤除药物	416
柳氮磺吡啶	敏感患者出现急性巨幼细胞贫血，特别是叶酸贮存少的患者	417
氯胍(Proguanil)		418
氨苯蝶呤	培美曲赛治疗中应用叶酸和钴胺素可减轻毒性反应	
培美曲赛(Alimta)		419
嘌呤类似物		
巯嘌呤(6- 巯基嘌呤)	骨髓增生低下前出现巨幼样改变，程度较轻	420
硫鸟嘌呤(6- 硫鸟嘌呤)	亚叶酸治疗有效，叶酸无效	421
硫唑嘌呤		422
阿昔洛韦	大剂量时可引起巨幼样改变	423
嘧啶类似物		
5- 氟尿嘧啶	轻度巨幼样改变	424
氟脲苷(5- 氟脱氧尿苷)		424
6- 氮杂尿苷	抑制乳清酸脱羧酶，阻断尿苷酸生成，偶可见巨幼样改变，尿中出现乳清酸和乳清酸核苷	425
齐多夫定(AZT)	主要副作用是严重的巨幼细胞贫血	372
核糖核苷酸还原酶抑制剂		
羟基脲	治疗 1~2 天后出现明显的巨幼样改变，药物撤除后可迅速恢复	426
阿糖胞苷	常见巨幼样改变	427
抗惊厥药		
苯妥因钠(二苯乙内酰脲)	偶见巨幼样变，与叶酸水平低有关。大剂量叶酸(1~5mg/d)治疗有效；抗惊厥药引起叶酸降低的原因尚不明确，但可能与药物所致的细胞色素 P450 水平升高相关	428-430
苯巴比妥		428
扑痫酮		428
卡马西平		431
其他抑制叶酸药物		
口服避孕药	偶有巨幼细胞增多，有时宫颈增生异常，叶酸治疗有效	432
格鲁米特		
环丝氨酸		
H^+/k^+-ATP 酶抑制剂		
奥美拉唑	长期应用导致血清钴胺素水平下降	375
兰索拉唑		
杂类		
N_2O	见"急性巨幼细胞贫血"	357
对氨基水杨酸	钴胺素吸收不良，偶有轻度巨幼细胞贫血	433
二甲双胍		434
苯乙双胍	钴胺素吸收不良，无贫血	
秋水仙碱		435
新霉素		436
亚砷酸	致骨髓增生异常性造血，有时有巨幼样改变	437

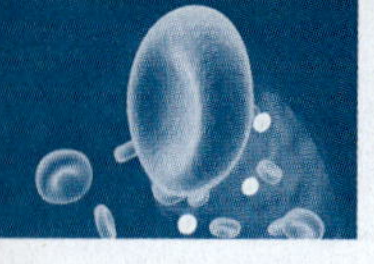

毒性作用包括：坏死性口腔病变；食道、小肠、结肠溃疡伴腹痛、呕吐和腹泻；巨幼细胞贫血；脱发；色素沉着过多。这类药物经肾脏排泄，所以，如果肾功能受损时，其药效和副作用效应加强，时间延长。

因这些叶酸拮抗剂引起的毒性作用，可采用亚叶酸（N^5-甲酰 FH_4）进行治疗。因还原酶被阻断，不能转换成有活性的四氢形式，故叶酸本身并无作用。亚叶酸已经是一种四氢形式，所以，尽管叶酸还原酶已被阻断，却仍然有效。亚叶酸的剂量通常是 3~6mg/d，肌注。更大的剂量常用于化疗方案，如有目的地使用致死剂量的甲氨蝶呤患者的解救治疗。一例因过量甲氨蝶呤意外注入蛛网膜下腔的患者，用鞘内注射亚叶酸解救[370]。

齐多夫定（zidovudine，azidothymidine，AZT）用于 HIV 感染（AIDS，参见第 83 章）[371]。其主要的毒性作用是严重的巨幼细胞贫血。由 AZT 所致的贫血和中性粒细胞减少已限制了该药的临床应用[372]。

HIV 感染本身也抑制造血，导致全血减少伴骨髓增生异常的特征（参见第 83 章和第 88 章）。血涂片检查可见单核细胞空泡变性。HIV 感染者的巨幼细胞增多可能为叶酸或钴胺素缺乏所致[373]，或由 AZT、甲氧苄啶（trimethoprim）毒性引起。

大剂量羟基脲用于治疗慢性髓系白血病、真性红细胞增多症和原发性血小板增多症，低剂量用于治疗银屑病、类风湿关节炎和镰状细胞病（参见第 20 章）。它抑制核糖核苷向脱氧核糖核苷的转变[374]。羟基脲开始治疗后 1~2 天，骨髓中即可出现显著巨幼样改变。这些变化在停药后可迅速恢复。因 N_2O 所致巨幼细胞增多已在以上“急性巨幼细胞贫血”中讨论过。

长时间使用奥美拉唑（omeprazole）及其他的 H^+/K^+-ATP 酶抑制剂与血清钴胺素水平下降有关，可能因为它们均可抑制壁细胞功能[375]。而短期应用这些药物并不会引起钴胺素水平下降的问题[376]。

培美曲赛（pemetrexed）是一种抗叶酸药物，被批准用于间皮瘤治疗。它还曾经被用于治疗非小细胞肺癌。与其他抗叶酸药物一样，培美曲赛引起的巨幼细胞贫血可用钴胺素和叶酸治疗。甲氧苄啶是二氢叶酸还原酶抑制剂，被设计作用于微生物而对哺乳动物酶无影响。然而在叶酸为临界水平的患者中，应用甲氧苄啶仍可引起叶酸缺乏状态。

■ 儿童巨幼细胞贫血

儿童巨幼细胞贫血通常是由遗传性疾病所致，这些遗传病可影响钴胺素结合蛋白或影响细胞内钴胺素运输相关的酶或影响其转化为辅酶的活性形式。最近的几篇综述全面地阐述了这个话题[311,377,378]。

钴胺素结合蛋白缺陷

一些遗传突变和基因多态性可影响重要的钴胺素结合蛋白。它们的作用从呈临床良性改变到引起伴巨幼红细胞性贫血和神经系统并发症的钴胺素缺乏，这些表现一般在婴儿期或儿童早期即已出现，偶尔在青春期或成年早期出现。总的来说，影响编码蛋白的突变或缺失能导致严重的健康问题，而多态性变异体可能完全没有表现或仅有致病风险的可能性改变。

钴胺素吸收不良可见于下列四种与遗传组分相关的儿童期情况：①内因子分泌正常时钴胺素吸收不良；②内因子先天性异常；③ TC 缺乏；④儿童真性恶性贫血。儿童钴胺素缺乏的处理已有全面的综述[378]。

选择性钴胺素吸收不良，常染色体隐性巨幼细胞贫血（MGA1），Imerslund-Gräsbeck 病[379] Imerslund-Gräsbeck 病是一种遗传性回肠对内因子 -Cbl 复合物转运障碍，通常伴有蛋白尿，多为白蛋白[378]。可能是婴儿钴胺素缺乏最常见的病因[380]。钴胺素缺乏的表现一般出现于 2 岁前，但也可出现得更早或更晚。内因子治疗并不能纠正这种钴胺素的缺乏，且内源性内因子和 HCL 分泌、TC 和 HC 水平、胃和肠道的组织学检查均正常。抗内因子抗体阴性。内因子 -Cbl 受体可见于部分而不是所有患者中。引起此病的分子缺陷已阐明。在钴胺素回肠段的吸收中，有两个基因编码的不同蛋白组成了钴胺素 -IF 受体复合物的一部分。其一为 CUBN，受几种突变的累及，这些突变在 MGA1 的芬兰人中有报道[93,381]。另一个蛋白为 AMN，其突变导致较轻度的 MGA1 表型，见于挪威患者[93,382]。这个基因亦报道了几种突变[93]。可使用肌注钴胺素治疗患者。贫血可被纠正，但蛋白尿持续存在。

先天性内因子缺乏 先天性内因子缺乏是一种常染色体隐性遗传性疾病，患者壁细胞不能分泌功能正常的内因子[383]。当钴胺素储备（出生时 <25μg）耗尽后，患者出现易激怒及巨幼细胞贫血。此病常于出生后 6~24 个月时发病。患儿的 HCL 分泌和胃组织形态学均正常，无蛋白尿，抗内因子抗体阴性[384]。口服内因子可纠正钴胺素吸收不良[385]。治疗为标准剂量钴胺素肌肉注射。

转钴蛋白缺乏 转钴蛋白缺乏是一种常染色体隐性遗传性疾病，引起早期严重的巨幼细胞贫血，通常于婴儿早期发病[386]。疾病表现颇具危险的欺骗性，常常在血清钴胺素水平正常时可有严重的组织钴胺素缺乏，如不能及时诊疗，会引起不可逆的中枢神经系统（CNS）损害[387]。患儿出生时正常，但在随后几周表现出钴胺素缺乏的体征和症状，如快速进展的全血细胞减少、口腔溃疡、呕吐、腹泻。可出现反复细菌感染[386]。疾病早期神经损害并不突出[387]。

血清叶酸和钴胺素正常（后者正常是因为大部分钴胺素由 HC 转运）。血浆同型半胱氨酸和（或）甲基丙二酸水平升高[388]。骨髓呈巨幼样变，钴胺素吸收通常（但不总是）异常，且内因子不能纠正[389]。该病须经检测血浆 TC 方可诊断[378]。目前已可进行产前诊断[390]。用于 TC 检查的血样应在治疗前留取，因正常人使用钴胺素治疗后血清 TC 水平会明显下降。TC 缺乏者应予大剂量的钴胺素以促使足量的钴胺素进入细胞内，使细胞发挥正常功能。初始治疗为口服维生素 B_{12}（CnCbl）或羟钴胺（OHCbl）500~1000μg，每周两次，或每周肌注 1000μg 羟钴胺。治疗过程中应该监测血细胞计数、症状，必要时可调高剂量。

已报道了几个 TC 基因的单核苷酸多态性，最常见形式（776C>G）的等位基因频率在某些人群中偏高[391,392]。在 G 等位基因为纯合子的个体中全反钴胺素水平较低，而甲基丙二酸盐水平较高[392]，提示该基因型可能与钴胺素状态不良相关[63]。

结合咕啉缺乏 先天缺乏与临床表现出来的钴胺素缺乏并没有相关性，尽管血浆或者血清钴胺素水平大大低于正常[334]，而也正是因为这一点才认识了该病。这些患者没有发生钴胺素缺乏症表明结合咕啉对健康并非必不可少。

真性青少年恶性贫血 真性恶性贫血，伴胃萎缩和内因子分泌缺陷，在儿童极为罕见[393]。常于十几岁发病，出现钴胺素缺乏。血清中常存在抗内因子抗体[255]。诊断和治疗同成人恶性贫血。

■ 钴胺素代谢的先天缺陷

钴胺素经由一系列复杂的多步骤的过程转化为 AdoCbl 和 MeCbl[377,388,394]。目前已报道 8 种影响该钴胺素转化途径的疾病，每一种疾病影响表转化中的一个步骤。鉴于它们的分子基础尚未完全阐明，这些疾病本身暂未根据其缺损蛋白命名，而是将之按大写字母顺序之前加一 cbl 前缀来表示。根据患者尿液中异常的代谢产物，这组疾病可分为三大临床综合征（表 41-8）。这些异常常在检测那些不明原因的发育迟缓、酸中毒、贫血或神经系统异常的婴儿时发现的。典型患者血钴胺素水平正常。

表 41-8 钴胺素突变体类型综合征

综合征	甲基丙二酸尿	同型半胱氨酸尿	巨幼细胞贫血
cblA，cblB，cblH	+	–	–
cblE，cblC	–	+	+
cblC，cblD，cblF，	+	+	±

单纯甲基丙二酸尿（cblA、cblB 和 cblH）

在 cblA 和 cblB 中，AdoCbl 生成受阻，但 MeCbl 生成正常。这可能因甲基丙二酰 CoA 变位酶异常（表示为 mut^o 或 mut^-）或其辅助因子腺苷钴胺素的活化或生成有缺陷。cblH 变异体似乎代表一种 cblA 等位基因间的变异体[395]。患者婴儿期即因其不能分解代谢甲基丙二酸而出现酸中毒。临床症状包括嗜睡，不能正常生长发育，呕吐及神经系统症状。精神发育迟滞并不显著，且无巨幼细胞贫血。大部分患者对 1000μg/d 的 OHCbl 或 CnCbl 治疗有效，然而 mut^o 和 mut^- 患者无效。

单纯同型半胱氨酸尿血症（cblE 和 cblG）

在这些疾病中，N^5- 甲基四氢叶酸 - 同型半胱氨酸甲基转移酶存在缺陷，不能生成 MeCbl[396]。在 cblG 患者中，蛋氨酸合酶缺失或存在缺陷[397]。cblE 则是因为与蛋氨酸结合的钴胺素使蛋氨酸合成酶氧化失活后无法再活化所致[398]。患者在婴儿期发病，表现为呕吐、精神发育迟滞及巨幼细胞贫血。患者表现出显著的高胱氨酸尿和高同型半胱氨酸血症，但无甲基丙二酸尿或甲基丙二酸血症。采用 CnCbl 1000μg/d 或 1000μg/w 疗效佳，经产前诊断的婴儿出生后即开始治疗常发育正常。极少情况下，该病至成年时才开始有明显表现。

甲基丙二酸尿和同型半胱氨酸尿（cblC、cblD 和 cblF）

在这些疾病中，Cbl 的转化缺陷同时影响 AdoCbl 和 MeCbl，可能是由于钴元素自 Co^{2+} 还原成 Co^{1+} 存在缺陷。这些患者同时存在高同型半胱氨酸血症和甲基丙二酸血症。其发病年龄自婴儿早期至青春期。除嗜睡和生长障碍外，患儿表现严重的神经损害。年龄较大的患者出现精神问题，进行性痴呆，和运动神经受损的症状和体征。cblC 病在钴胺素代谢的先天缺陷中最常见。在 cblF 中，缺陷为钴胺素不能从溶酶体中释放[399]。大约一半的患者存在巨幼细胞贫血，部分患者对 1000μg/d 的 OHCbl 或 CnCbl 治疗有效。

在具有以上“单纯甲基丙二酸尿”或者“单纯同型半胱氨酸尿”中描述的临床表现的患者证实分别存在甲基丙二酸尿和（或）同型半胱氨酸尿，可做出钴胺素突变的初步诊断。但其诊断的确立还需专门的实验室进行培养的成纤维细胞互补研究[377]。对疑似钴胺素突变的患者，在等待实验结果的同时即应开始治疗，因为早期大剂量的钴胺素治疗不仅无任何风险，且可能降低中枢神经系统损伤的机会。对患有这些疾病的胎儿，肠外给予其母亲大剂量的 CnCbl 进行宫内治疗已获成功[400]。

■ 叶酸代谢的先天缺陷

已在三种遗传性叶酸代谢性疾病中报道了婴儿巨幼细胞性贫血[28,378,401]。

遗传性叶酸吸收不良

该病是一种少见的遗传性疾病，患者不能自胃肠道吸收叶酸或将叶酸穿过脉络丛转运至脑脊液[27,28]。该病分子学基础为质子耦联的叶酸转运载体的异常[27]。临床表现为严重的巨幼细胞贫血，癫痫发作，精神发育迟滞和其他中枢神经系统改变[402]。血清叶酸水平降低，脑脊液叶酸为零。肠外给予叶酸注射可纠正部分患者贫血和癫痫发作，但是对其他神经系统症状及脑脊液叶酸水平无效，而每日注射亚叶酸可维持脊髓液中叶酸水平，并可使发育正常[378]。

二氢叶酸还原酶缺乏

二氢叶酸还原酶缺乏可表现为出生后数日到数周内单纯巨幼细胞贫血。亚叶酸治疗有效，而叶酸无效[403]。

N^5- 甲基四氢叶酸 - 同型半胱氨酸甲基转移酶缺乏

在一例巨幼细胞贫血伴精神发育迟缓的小儿的肝活检中发现甲基转移酶活性下降。贫血对叶酸，钴胺素，或磷酸吡哆醛没有反应[404]。本病的表现与影响蛋氨酸合成反应的钴胺素代谢的先天缺陷类似，对于这一个不同的疾病，人们在分子水平上还没有很好的认识。

亚甲基四氢叶酸还原酶缺乏

在这个少见的常染色体隐性遗传病中，存在严重的高同型半胱氨酸血症和高胱氨酸尿症，血浆蛋氨酸水平低下。患者可有神经和血管的并发症，但无巨幼细胞贫血或甲基丙二酸尿症[378]。前面已讨论过 MTHFR 多态性变异及其对疾病易感性的影响。

■ 其他先天缺陷

遗传性乳清酸尿

遗传性乳清酸尿是嘧啶代谢异常[405]的一种常染色体隐性遗传病，表现为巨幼细胞贫血，生长受阻和尿中排泄乳清酸。其血清钴胺素和叶酸水平正常。

Lesch-Nyhan 综合征

Lesch-Nyhan 综合征是 X- 连锁的嘌呤代谢疾病，其特征为高尿酸血症及伴自残行为的神经病变。该病是由次黄嘌呤 -

鸟嘌呤磷酸核糖转移酶缺乏所致。已经报道的一例患者有巨幼细胞贫血[406]。

硫胺素反应性巨幼细胞贫血

已报道7例儿童患者，自婴儿期发病，表现为严重巨幼细胞贫血、感音神经性耳聋和糖尿病。贫血对硫胺素(25~100mg/d)有反应。据报道，2例该病患者骨髓呈现增生异常象[407]。其致病基因定位于1号染色体长臂，其生化缺陷是由于硫胺素依赖的戊糖循环酶转酮醇酶异常导致核酸生成减少引起的，从而导致细胞周期停滞及巨幼样表型[408]。该病在第43章中也有讨论。

■ 巨幼细胞贫血的其他原因

先天性红细胞生成不良性贫血

先天性红细胞生成不良性贫血是一种终身性贫血，常较轻微，仅红系表现出增生不良，最典型表现为幼红细胞多核。该病似乎是由于连接于膜蛋白和神经酰胺类的多聚乳糖胺聚糖的糖基化缺陷所致[409]。在该病的三种类型中，两型(常为Ⅰ型[410]，偶为Ⅲ型[411])表现出巨幼红细胞前体细胞(参见第39章)。

难治性巨幼细胞贫血

难治性巨幼细胞贫血被认为是某些铁粒幼细胞性贫血(参见第58章)和骨髓增生异常疾病(参见第88章)的一种表现[412]。其巨幼细胞样改变不典型。增生异常的特征只限于红系。骨髓中没有巨大晚幼粒细胞和杆状核粒细胞。少数难治性巨幼细胞贫血患者对药理剂量的吡哆醇(200mg/d)治疗有效[413]，可能因为对丝氨酸甲酰转移酶的作用，该酶既需要吡哆醇也需要叶酸。

急性红白血病

急性红白血病是急性髓系白血病的一种(参见第89章)[414]。血片可见有核红细胞，通常有明显大小不一和着色不均，并常见巨大红细胞。骨髓象显示红系过度增生，累及形态非常怪异的巨幼红细胞前体细胞，这些细胞通常含有多个细胞核或核碎片(见图89-1)。巨幼样红细胞前体细胞还常呈现空泡。

翻译：陈悦丹

校对：肖志坚，房　静，刘建湘

参考文献

1. Butterworth CJ, Santini RJ, Frommeyer WJ: The pteroylglutamate components of American diets as determined by chromatographic fractionation. *J Clin Invest* 42:1929, 1963.
2. Institute of Medicine: *Dietary Reference Intakes for Thiamin, Riboflavin, Niacin, Vitamin B6, Folate, Vitamin B12, Pantothenic Acid, Biotin, and Choline*, p 196. The National Academies Press, Washington, DC, 2000.
3. von der Porten A, Gregory Jr, Toth J, et al: *In vivo* folate kinetics during chronic supplementation of human subjects with deuterium-labeled folic acid. *J Nutr* 122:1293, 1992.
4. Herbert V: Minimal daily adult folate requirement. *Arch Intern Med* 110:649, 1962.
5. Halsted C: Folate deficiency in alcoholism. *Am J Clin Nutr* 33:2736, 1980.
6. Alperin J, Hutchinson H, Levin W: Studies of folic acid requirements in megaloblastic anemia of pregnancy. *Arch Intern Med* 117:681, 1966.
7. Schwarz R, Johnston RJ: Folic acid supplementation—When and how. *Obstet Gynecol* 88:886, 1996.
8. Ulevitch R, Kallen R: Purification and characterization of pyridoxal 5'-phosphate dependent serine hydroxymethylase from lamb liver and its action upon beta-phenylserines. *Biochemistry* 16:5342, 1977.
9. Deacon R, Chanarin I, Perry J, Lumb M: Marrow cells from patients with untreated pernicious anaemia cannot use tetrahydrofolate normally. *Br J Haematol* 46:523, 1980.
10. Wahba A, Friedkin M: The enzymatic synthesis of thymidylate. I. Early steps in the purification of thymidylate synthetase of *Escherichia coli*. *J Biol Chem* 237:3794, 1962.
11. Fenech M: The role of folic acid and vitamin B12 in genomic stability of human cells. *Mutat Res* 475:57, 2001.
12. Huennekens F: Folic acid coenzymes in the biosynthesis of purines and pyrimidines. *Vitam Horm* 26:375, 1968.
13. Kaufman S: The phenylalanine hydroxylating system from mammalian liver. *Adv Enzymol Relat Areas Mol Biol* 35:245, 1971.
14. Kwon N, Nathan C, Stuehr D: Reduced biopterin as a cofactor in the generation of nitrogen oxides by murine macrophages. *J Biol Chem* 264:20496, 1989.
15. Banerjee S, Snyder S: Methyltetrahydrofolic acid mediates N- and O-methylation of biogenic amines. *Science* 182:74, 1973.
16. Bird O, McGlohon V, Vaitkus J: Naturally occurring folates in the blood and liver of the rat. *Anal Biochem* 12:18, 1965.
17. Shane B: Folylpolyglutamate synthesis and role in the regulation of one-carbon metabolism. *Vitam Horm* 45:263, 1989.
18. Pratt R, Cooper B: Folates in plasma and bile of man after feeding folic acid—3H and 5-formyltetrahydrofolate (folinic acid). *J Clin Invest* 50:455, 1971.
19. Kisliuk R: Pteroylpolyglutamates. *Mol Cell Biochem* 39:331, 1981.
20. Atkinson I, Garrow T, Brenner A, Shane B: Human cytosolic folylpoly-gamma-glutamate synthase. *Methods Enzymol* 281:134, 1997.
21. Sussman D, Milman G, Shane B: Characterization of human folylpolyglutamate synthetase expressed in Chinese hamster ovary cells. *Somat Cell Mol Genet* 12:531, 1986.
22. Shane B, Stokstad E: Vitamin B12-folate interrelationships. *Annu Rev Nutr* 5:115, 1985.
23. Butterworth CJ, Baugh C, Krumdieck C: A study of folate absorption and metabolism in man utilizing carbon-14-labeled polyglutamates synthesized by the solid phase method. *J Clin Invest* 48:1131, 1969.
24. Rosenberg I, Godwin H: The digestion and absorption of dietary folate. *Gastroenterology* 60:445, 1971.
25. Kesavan V, Noronha J: Folate malabsorption in aged rats related to low levels of pancreatic folyl conjugase. *Am J Clin Nutr* 37:262, 1983.
26. Chandler C, Wang T, Halsted C: Pteroylpolyglutamate hydrolase from human jejunal brush borders. Purification and characterization. *J Biol Chem* 261:928, 1986.
27. Qiu A, Jansen M, Sakaris A, et al: Identification of an intestinal folate transporter and the molecular basis for hereditary folate malabsorption. *Cell* 127:917, 2006.
28. Zhao R, Matherly L, Goldman I: Membrane transporters and folate homeostasis: Intestinal absorption and transport into systemic compartments and tissues. *Expert Rev Mol Med* 11:e4, 2009.
29. Elsenhans B, Ahmad O, Rosenberg I: Isolation and characterization of pteroylpolyglutamate hydrolase from rat intestinal mucosa. *J Biol Chem* 259:6364, 1984.
30. Schron C: pH modulation of the kinetics of rabbit jejunal, brush-border folate transport. *J Membr Biol* 120:192, 1991.
31. Schron C, Washington CJ, Blitzer B: The transmembrane pH gradient drives uphill folate transport in rabbit jejunum. Direct evidence for folate/hydroxyl exchange in brush border membrane vesicles. *J Clin Invest* 76:2030, 1985.
32. Zimmerman J, Selhub J, Rosenberg I: Role of sodium ion in transport of folic acid in the small intestine. *Am J Physiol* 251:G218, 1986.
33. Perry J, Chanarin I: Intestinal absorption of reduced folate compounds in man. *Br J Haematol* 18:329, 1970.
34. Herbert V: Excretion of folic acid in bile. *Lancet* 1:913, 1965.
35. Steinberg S, Campbell C, Hillman R: Kinetics of the normal folate enterohepatic cycle. *J Clin Invest* 64:83, 1979.
36. Steinberg S: Mechanisms of folate homeostasis. *Am J Physiol* 246:G319, 1984.
37. Johns D, Sperti S, Burgen A: The metabolism of tritiated folic acid in man. *J Clin Invest* 40:1684, 1961.
38. Antony A: The biological chemistry of folate receptors. *Blood* 79:2807, 1992.
39. Weitman S, Weinberg A, Coney L, et al: Cellular localization of the folate receptor: Potential role in drug toxicity and folate homeostasis. *Cancer Res* 52:6708, 1992.
40. Luhrs C, Slomiany B: A human membrane-associated folate binding protein is anchored by a glycosyl-phosphatidylinositol tail. *J Biol Chem* 264:21446, 1989.
41. Green T, Ford H: Human placental microvilli contain high-affinity binding sites for folate. *Biochem J* 218:75, 1984.
42. Rothberg K, Ying Y, Kolhouse J, et al: The glycophospholipid-linked folate receptor internalizes folate without entering the clathrin-coated pit endocytic pathway. *J Cell Biol* 110:637, 1990.
43. Matsue H, Rothberg K, Takashima A, et al: Folate receptor allows cells to grow in low concentrations of 5-methyltetrahydrofolate. *Proc Natl Acad Sci U S A* 89:6006, 1992.
44. Hilton J, Cooper B, Rosenblatt D: Folate polyglutamate synthesis and turnover in cultured human fibroblasts. *J Biol Chem* 254:8398, 1979.
45. Zamierowski M, Wagner C: High molecular weight complexes of folic acid in mammalian tissues. *Biochem Biophys Res Commun* 60:81, 1974.
46. Duch D, Bowers S, Nichol C: Analysis of folate cofactor levels in tissues using high-performance liquid chromatography. *Anal Biochem* 130:385, 1983.
47. Cook R, Wagner C: Glycine N-methyltransferase is a folate binding protein of rat liver cytosol. *Proc Natl Acad Sci U S A* 81:3631, 1984.
48. Rosenblatt D, Cooper B, Lue-Shing S, et al: Folate distribution in cultured human cells. Studies on 5,10-CH2-H4PteGlu reductase deficiency. *J Clin Invest* 63:1019, 1979.
49. Stites T, Bailey L, Scott K, et al: Kinetic modeling of folate metabolism through use of chronic administration of deuterium-labeled folic acid in men. *Am J Clin Nutr* 65:53, 1997.
50. Elwood P, Deutsch J, Kolhouse J: The conversion of the human membrane-associated folate binding protein (folate receptor) to the soluble folate binding protein by a membrane-associated metalloprotease. *J Biol Chem* 266:2346, 1991.
51. Colman N, Herbert V: Total folate binding capacity of normal human plasma, and variations in uremia, cirrhosis, and pregnancy. *Blood* 48:911, 1976.
52. Waxman S: Folate binding proteins. *Br J Haematol* 29:23, 1975.

53. Waxman S, Schreiber C: Measurement of serum folate levels and serum folic acid-binding protein by 3H-PGA radioassay. *Blood* 42:281, 1973.
54. Colman N, Herbert V: Folate-binding proteins. *Annu Rev Med* 31:433, 1980.
55. Waxman S, Schreiber C: Characteristics of folic acid-binding protein in folate-deficient serum. *Blood* 42:291, 1973.
56. Rothenberg S: A macromolecular factor in some leukemic cells which binds folic acid. *Proc Soc Exp Biol Med* 133:428, 1970.
57. Mason J, Selhub J: Folate-binding protein and the absorption of folic acid in the small intestine of the suckling rat. *Am J Clin Nutr* 48:620, 1988.
58. Rubinoff M, Abramson R, Schreiber C, Waxman S: Effect of a folate-binding protein on the plasma transport and tissue distribution of folic acid. *Acta Haematol* 65:145, 1981.
59. Colman N, Hebert V: Studies using the calcium ionophore A23187 suggest localization of the human granulocyte folate binder in specific (secondary) granules. *Clin Res* 27:291A, 1979.
60. Selhub J, Nakamura S, Carone F: Renal folate absorption and the kidney folate binding protein. II. Microinfusion studies. *Am J Physiol* 252:F757, 1987.
61. O'Brien J: Urinary excretion of folic and folinic acids in normal adults. *Proc Soc Exp Biol Med* 104:354, 1960.
62. Clifford A, Arjomand A, Dueker S, et al: The dynamics of folic acid metabolism in an adult given a small tracer dose of 14C-folic acid. *Adv Exp Med Biol* 445:239, 1998.
63. Green R, Miller JW: Vitamin B12, in *Handbook of Vitamins,* edited by J Zempleni, RB Rucker, p 413. CRC Press, Boca Raton, FL, 2007.
64. Lenhert P, Hodgkin D: Structure of the 5,6-dimethyl-benzimidazolylcobamide coenzyme. *Nature* 192:937, 1961.
65. Lindstrand K: Isolation of methylcobalamin from natural source material. *Nature* 204:188, 1964.
66. Heyssel R, Bozian R, Darby W, Bell M: Vitamin B12 turnover in man. The assimilation of vitamin B12 from natural foodstuff by man and estimates of minimal daily dietary requirements. *Am J Clin Nutr* 18:176, 1966.
67. Grasbeck R: Calculations on vitamin B12 turnover in man. With a note on the maintenance treatment in pernicious anemia and the radiation dose received by patients ingesting radiovitamin B12. *Scand J Clin Lab Invest* 11:250, 1959.
68. Hsu JM, Kawin B, Minor P, Mitchell JA: Vitamin B12 concentrations in human tissues. *Nature* 210:1264, 1966.
69. Nham S, Wilkemeyer M, Ledley F: Structure of the human methylmalonyl-CoA mutase (MUT) locus. *Genomics* 1990;8:710, 1990.
70. Beck W, Flavin M, Ochoa S: Metabolism of propionic acid in animal tissues. III. Formation of succinate. *J Biol Chem* 229:997, 1957.
71. Taylor R, Weissbach H: Enzymic synthesis of methionine: Formation of a radioactive cobamide enzyme with N5-methyl-14C-tetrahydrofolate. *Arch Biochem Biophys* 119:572, 1967.
72. Knowles J, Prankerd T: Abnormal folic acid metabolism in vitamin B12 deficiency. *Clin Sci* 22:233, 1962.
73. Herbert V, Zalusky R: Interrelations of vitamin B12 and folic acid metabolism: Folic acid clearance studies. *J Clin Invest* 41:1263, 1962.
74. Kano Y, Sakamoto S, Hida K, et al: 5-Methyltetrahydrofolate related enzymes and DNA polymerase alpha activities in bone marrow cells from patients with vitamin B12 deficient megaloblastic anemia. *Blood* 59:832, 1982.
75. Waters A, Mollin D: Observations on the metabolism of folic acid in pernicious anaemia. *Br J Haematol* 9:319,1963.
76. Jeejeebhoy K, Pathare S, Noronha J: Observations on conjugated and unconjugated blood folate levels in megaloblastic anemia and the effects of vitamin B12. *Blood* 26:354, 1965.
77. Boss G: Cobalamin inactivation decreases purine and methionine synthesis in cultured lymphoblasts. *J Clin Invest* 76:213, 1985.
78. Finkelstein JD, Martin JJ: Methionine metabolism is mammals. Adaptation to methionine excess. *J Biol Chem* 261:1582, 1986.
79. Katzen H, Buchanan J: Enzymatic synthesis of the methyl group of methionine. 8. Repression-derepression, purification, and properties of 5,10-methylenetetrahydrofolate reductase from *Escherichia coli*. *J Biol Chem* 240:825, 1965.
80. Chanarin I, Deacon R, Lumb M, Perry J: Vitamin B12 regulates folate metabolism by the supply of formate. *Lancet* 2:505, 1980.
81. Taheri M, Wickremasinghe R, Jackson B, Hoffbrand A: The effect of folate analogues and vitamin B12 on provision of thymine nucleotides for DNA synthesis in megaloblastic anemia. *Blood* 59:634, 1982.
82. Chanarin I, Deacon R, Lumb M, Perry J: Cobalamin and folate: Recent developments. *J Clin Pathol* 45:277, 1992.
83. Hewitt J, Gordon M, Taggart R, et al: Human gastric intrinsic factor: Characterization of cDNA and genomic clones and localization to human chromosome 11. *Genomics* 10:432, 1991.
84. Tang L, Chokshi H, Hu C, et al: The intrinsic factor (IF)-cobalamin receptor binding site is located in the amino-terminal portion of IF. *J Biol Chem* 267:22982, 1992.
85. Levine J, Nakane P, Allen R: Immunocytochemical localization of human intrinsic factor: The nonstimulated stomach. *Gastroenterology* 79:493, 1980.
86. Stenman U: Vitamin B12-binding proteins of R-type, cobalophilin: Characterization and comparison of cobalophilin from different sources *Scand J Haematol* 14:91, 1975.
87. Cooper B, Castle W: Sequential mechanisms in the enhanced absorption of vitamin B12 by intrinsic factor in the rat. *J Clin Invest* 39:199, 1960.
88. Allen R, Seetharam B, Podell E, Alpers D: Effect of proteolytic enzymes on the binding of cobalamin to R protein and intrinsic factor. *In vitro* evidence that a failure to partially degrade R protein is responsible for cobalamin malabsorption in pancreatic insufficiency. *J Clin Invest* 61:47, 1978.
89. Abels J, Schilling R: Protection of intrinsic factor by vitamin B12. *J Lab Clin Med* 64:375, 1964.
90. Moestrup S, Kozyraki R, Kristiansen M, et al: The intrinsic factor-vitamin B12 receptor and target of teratogenic antibodies is a megalin-binding peripheral membrane protein with homology to developmental proteins. *J Biol Chem* 273:5235, 1998.
91. Barth JL, Argraves WS: Cubilin and megalin: Partners in lipoprotein and vitamin metabolism. *Trends Cardiovasc Med* 11:26, 2001.
92. Birn H, Willnow T, Nielsen R, et al: Megalin is essential for renal proximal tubule reabsorption and accumulation of transcobalamin-B(12). *Am J Physiol Renal Physiol* 282:F408, 2002.
93. Fyfe J, Madsen M, Højrup P, et al: The functional cobalamin (vitamin B12)-intrinsic factor receptor is a novel complex of cubilin and amnionless. *Blood* 103:1573, 2004.
94. Christensen E, Birn H: Megalin and cubilin: Multifunctional endocytic receptors. *Nat Rev Mol Cell Biol* 3:256, 2002.
95. Hagedorn C, Alpers D: Distribution of intrinsic factor-vitamin B12 receptors in human intestine. *Gastroenterology* 73:1019, 1977.
96. Kapadia C, Serfilippi D, Voloshin K, Donaldson RJ: Intrinsic factor-mediated absorption of cobalamin by guinea pig ileal cells. *J Clin Invest* 71:440, 1983.
97. Robertson J, Gallagher N: In vivo evidence that cobalamin is absorbed by receptor-mediated endocytosis in the mouse. *Gastroenterology* 88:908, 1985.
98. Chanarin I: *The Megaloblastic Anaemias,* p 140. Blackwell, Oxford, 1969.
99. Horadagoda N, Batt R: Lysosomal localisation of cobalamin during absorption by the ileum of the dog. *Biochim Biophys Acta* 838:206, 1985.
100. Rothenberg S, Weisberg H, Ficarra A: Evidence for the absorption of immunoreactive intrinsic factor into the intestinal epithelial cell during vitamin B12 absorption. *J Lab Clin Med* 79:587, 1972.
101. Hall C: Transcobalamins I and II as natural transport proteins of vitamin B12. *J Clin Invest* 56:1125, 1975.
102. Quadros E, Regec A, Khan K, et al: Transcobalamin II synthesized in the intestinal villi facilitates transfer of cobalamin to the portal blood. *Am J Physiol* 277:G161, 1999.
103. Green R, Jacobsen D, van Tonder S, et al: Enterohepatic circulation of cobalamin in the nonhuman primate. *Gastroenterology* 81:773, 1981.
104. Grasbeck R, Nyberg W, Reizenstein P: Biliary and fecal vit. B12 excretion in man: An isotope study. *Proc Soc Exp Biol Med* 97:780, 1958.
105. Green R, Jacobsen D, Van Tonder S, et al: Absorption of biliary cobalamin in baboons following total gastrectomy. *J Lab Clin Med* 100:771, 1982.
106. Antony A: Vegetarianism and vitamin B-12 (cobalamin) deficiency. *Am J Clin Nutr* 78:3, 2003.
107. Doscherholmen A, Hagen P: A dual mechanism of vitamin B12 plasma absorption. *J Clin Invest* 36:1551, 1957.
108. Seetharam B, Alpers D: Cellular uptake of cobalamin. *Nutr Rev* 43:97, 1985.
109. Quadros EV, Rothenberg SP, Pan YC, Stein S: Purification and molecular characterization of human transcobalamin II. *J Biol Chem* 261:15455, 1986.
110. Platica O, Janeczko R, Quadros E, et al: The cDNA sequence and the deduced amino acid sequence of human transcobalamin II show homology with rat intrinsic factor and human transcobalamin I. *J Biol Chem* 266:7860, 1991.
111. Hippe E, Olesen H: Nature of vitamin B12 binding. 3. Thermodynamics of binding to human intrinsic factor and transcobalamins. *Biochim Biophys Acta* 243:83, 1971.
112. Kolhouse J, Allen R: Absorption, plasma transport, and cellular retention of cobalamin analogues in the rabbit. Evidence for the existence of multiple mechanisms that prevent the absorption and tissue dissemination of naturally occurring cobalamin analogues. *J Clin Invest* 60:1381, 1977.
113. Donaldson RJ, Brand M, Serfilippi D: Changes in circulating transcobalamin II after injection of cyanocobalamin. *N Engl J Med* 296:1427, 1977.
114. Schneider R, Burger R, Mehlman C, Allen R: The role and fate of rabbit and human transcobalamin II in the plasma transport of vitamin B12 in the rabbit. *J Clin Invest* 57:27, 1976.
115. Youngdahl-Turner P, Rosenberg L, Allen R: Binding and uptake of transcobalamin II by human fibroblasts. *J Clin Invest* 61:133, 1978.
116. Quadros E, Nakayama Y, Sequeira J: The protein and the gene encoding the receptor for the cellular uptake of transcobalamin-bound cobalamin. *Blood* 113:186, 2009.
117. Peters TJ, Quinlan A, Hoffbrand AV. Subcellular localization of radioactive vitamin B12 during absorption by guinea-pig ileum. *Clin Sci* 37:568, 1969.
118. Pletsch Q, Coffey J: Properties of the proteins that bind vitamin B12 in subcellular fractions of rat liver. *Arch Biochem Biophys* 151:157, 1972.
119. Watanabe F, Nakano Y: Comparative biochemistry of vitamin B12 (cobalamin) metabolism: Biochemical diversity in the systems for intracellular cobalamin transfer and synthesis of the coenzymes. *Int J Biochem* 23:1353, 1991.
120. Burger R, Allen R: Characterization of vitamin B12-binding proteins isolated from human milk and saliva by affinity chromatography. *J Biol Chem* 249:7220, 1974.
121. Hurlimann J, Zuber C: Vitamin B12-binders in human body fluids. II. Synthesis in vitro. *Clin Exp Immunol* 4:141, 1969.
122. Simons K, Weber T: The vitamin B12-binding protein in human leukocytes. *Biochim Biophys Acta* 117:201, 1966.
123. Johnston J, Bollekens J, Allen R, Berliner N: Structure of the cDNA encoding transcobalamin I, a neutrophil granule protein. *J Biol Chem* 264:15754, 1989.
124. Johnston J, Yang-Feng T, Berliner N: Genomic structure and mapping of the chromosomal gene for transcobalamin I (TCN1): Comparison to human intrinsic factor. *Genomics* 12:459, 1992.
125. Burger R, Schneider R, Mehlman C, Allen R: Human plasma R-type vitamin B12-binding proteins. II. The role of transcobalamin I, transcobalamin III, and the normal granulocyte vitamin B12-binding protein in the plasma transport of vitamin B12. *J Biol Chem* 250:7707, 1975.
126. Guéant J, Monin B, Boissel P, et al: Biliary excretion of cobalamin and cobalamin analogues in man. *Digestion* 30:151, 1984.
127. Gottlieb C, Retief F, Herbert V: Blockade of vitamin B12-binding sites in gastric juice, serum and saliva by analogues and derivatives of vitamin B12 and by antibody to intrinsic factor. *Biochim Biophys Acta* 141:560, 1967.
128. Allen R, Stabler S: Identification and quantitation of cobalamin and cobalamin analogues in human feces. *Am J Clin Nutr* 87:1324, 2008.

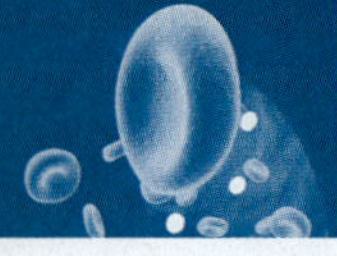

129. Green R, Lee K-S, Sutter S, et al: Evidence that physiological doses of vitamin B12 are metabolized or degraded in the gastrointestinal tract: Implications for vitamin B12 bioavailability and fortification. *FASEB J* 335, 2009.
130. Kolhouse J, Kondo H, Allen N, et al: Cobalamin analogues are present in human plasma and can mask cobalamin deficiency because current radioisotope dilution assays are not specific for true cobalamin. *N Engl J Med* 299:785, 1978.
131. Kondo H, Kolhouse J, Allen R: Presence of cobalamin analogues in animal tissues. *Proc Natl Acad Sci U S A* 77:817, 1980.
132. Hom B: Plasma turnover of 57cobalt-vitamin B12 bound to transcobalamin I and II. *Scand J Haematol* 4:321, 1967.
133. Carmel R: The distribution of endogenous cobalamin among cobalamin-binding proteins in the blood in normal and abnormal states. *Am J Clin Nutr* 41:713, 1985.
134. Nexo E, Hvas A, Bleie Ø, et al: Holo-transcobalamin is an early marker of changes in cobalamin homeostasis. A randomized placebo-controlled study. *Clin Chem* 48:1768, 2002.
135. Hvas A, Nexo E: Holotranscobalamin as a predictor of vitamin B12 status. *Clin Chem Lab Med* 41:1489, 2003.
136. Lloyd-Wright Z, Hvas A, Møller J, et al: Holotranscobalamin as an indicator of dietary vitamin B12 deficiency. *Clin Chem* 49:2076, 2003.
137. Obeid R, Herrmann W: Holotranscobalamin in laboratory diagnosis of cobalamin deficiency compared to total cobalamin and methylmalonic acid. *Clin Chem Lab Med* 45:1746, 2007.
138. Herzlich B, Herbert V: Depletion of serum holotranscobalamin II. An early sign of negative vitamin B12 balance. *Lab Invest* 58:332, 1988.
139. Lindgren A, Kilander A, Bagge E, Nexø E: Holotranscobalamin—A sensitive marker of cobalamin malabsorption. *Eur J Clin Invest* 29:321, 1999.
140. Miller JW, Garrod MG, Rockwood AL, et al: Measurement of total vitamin B12 and holotranscobalamin, singly and in combination, in screening for metabolic vitamin B12 deficiency. *Clin Chem* 52:278, 2006.
141. Bertaux O, Mederic C, Valencia R: Amplification of ribosomal DNA in the nucleolus of vitamin B12-deficient Euglena cells. *Exp Cell Res* 195:119, 1991.
142. Rondanelli E, Gorini P, Magliulo E, Fiori G: Differences in proliferative activity between normoblasts and pernicious anemia megaloblasts. *Blood* 24:542, 1964.
143. Steinberg S, Fonda S, Campbell C, Hillman R: Cellular abnormalities of folate deficiency. *Br J Haematol* 54:605, 1983.
144. Wickremasinghe R, Hoffbrand A: Reduced rate of DNA replication fork movement in megaloblastic anemia. *J Clin Invest* 65:26, 1980.
145. Duthie S, McMillan P: Uracil misincorporation in human DNA detected using single cell gel electrophoresis. *Carcinogenesis* 18:1709, 1997.
146. Koury M, Horne D, Brown Z, et al: Apoptosis of late-stage erythroblasts in megaloblastic anemia: Association with DNA damage and macrocyte production. *Blood* 89:4617, 1997.
147. Metz J, Kelly A, Swett V, et al: Deranged DNA synthesis by bone marrow from vitamin B-12-deficient humans. *Br J Haematol* 14:575, 1968.
148. Das K, Mohanty D, Garewal G: Cytogenetics in nutritional megaloblastic anaemia: Prolonged persistence of chromosomal abnormalities in lymphocytes after remission. *Acta Haematol* 76:146, 1986.
149. Forni M, Meyer P, Levy N, et al: An immunohistochemical study of hemoglobin A, hemoglobin F, muramidase, and transferrin in erythroid hyperplasia and neoplasia. *Am J Clin Pathol* 80:145, 1983.
150. Ellims P, Hayman R, Van der Weyden M: Plasma thymidine kinase in megaloblastic anaemia. *Br J Haematol* 44:167, 1980.
151. Reid C, Baptista L, Deacon R, Chanarin I: Megaloblastic change is a feature of colonies derived from an early erythroid progenitor (BFU-E) stimulated by monocytes in culture. *Br J Haematol* 49:551, 1981.
152. Fernandes-Costa F, Green R, Torrance J: Increased erythrocytic diphosphoglycerate in megaloblastic anaemia. A compensatory mechanism? *S Afr Med J* 53:709, 1978.
153. Green R, Kuhl W, Jacobson R, et al: Masking of macrocytosis by alpha-thalassemia in blacks with pernicious anemia. *N Engl J Med* 307:1322, 1982.
154. Spivak J: Masked megaloblastic anemia. *Arch Intern Med* 42:2111, 1982.
155. Lindenbaum J: Megaloblastic anemia and neutrophil hypersegmentation. *Br J Haematol* 44:511, 1980.
156. Carmel R, Green R, Jacobsen DW, Qian GD: Neutrophil nuclear segmentation in mild cobalamin deficiency: Relation to metabolic tests of cobalamin status and observations on ethnic differences in neutrophil segmentation. *Am J Clin Pathol* 106:57, 1996.
157. Lawler S, Roberts P, Hoffbrand A: Chromosome studies in megaloblastic anaemia before and after treatment. *Scand J Haematol* 8:309, 1971.
158. Das K, Mohanty D, Garewal G: Cytogenetics in nutritional megaloblastic anaemia: Prolonged persistence of chromosomal abnormalities in lymphocytes after remission. *Acta Haematol* 76:146, 1986.
159. Bessman J, Williams L, Gilmer PJ: Platelet size in health and hematologic disease. *Am J Clin Pathol* 78:150, 1982.
160. Liu YK Sullivan LW: Marrow granulocyte reserve in pernicious anemia. *Clin Res* 14:321, 1966.
161. Fudenberg H, Estren S: Non-Addisonian megaloblastic anemia; the intermediate megaloblast in the differential diagnosis of pernicious and related anemias. *Am J Med* 25:198, 1958.
162. Gulley M, Bentley S, Ross D: Neutrophil myeloperoxidase measurement uncovers masked megaloblastic anemia. *Blood* 76:1004, 1990.
163. Solanki DL, Jacobson RJ, McKibbon J, Green R: Racial patterns in pernicious anemia. *N Engl J Med* 298:1365, 1978.
164. Solanki D, Jacobson R, Green R, et al: Pernicious anemia in blacks. A study of 64 patients from Washington, D.C., and Johannesburg, South Africa. *Am J Clin Pathol* 75:96, 1981.
165. Boddington M, Spriggs A: The epithelial cells in megaloblastic anaemias. *J Clin Pathol* 12:228, 1959.
166. Hussein S, Laulicht M, Hoffbrand A: Serum ferritin in megaloblastic anaemia. *Scand J Haematol* 20:241, 1978.
167. Emerson P, Wilkinson J: Lactate dehydrogenase in the diagnosis and assessment of response to treatment of megaloblastic anaemia. *Br J Haematol* 12:678, 1996.
168. Winston R, Warburton F, Stott A: Enzymatic diagnosis of megaloblastic anaemia. *Br J Haematol* 19:587, 1970.
169. Hansen N, Karle H: Blood and bone-marrow lysozyme in neutropenia: An attempt towards pathogenetic classification. *Br J Haematol* 21:261, 1971.
170. Heller P, Weinstein H, West M, Zimmerman H: Enzymes in anemia: A study of abnormalities of several enzymes of carbohydrate metabolism in the plasma and erythrocytes in patients with anemia, with preliminary observations of bone marrow enzymes. *Ann Intern Med* 53:898, 1960.
171. de Klerk G, Rosengarten P, Vet R, Goudsmit R: Serum erythropoietin (ESF) titers in polycythemia. *Blood* 58:1171, 1981.
172. Myhre E: Studies on the erythrokinetics in pernicious anemia. *Scand J Clin Lab Invest* 16:391, 1964.
173. Lindahl J: Quantification of ineffective erythropoiesis in megaloblastic anaemia by determination of endogenous production of 14CO after administration of glycine-2–14C. *Scand J Haematol* 24:281, 1980.
174. Hamilton H, Sheets R, Degowin E: Studies with inagglutinable erythrocyte counts. VII. Further investigation of the hemolytic mechanism in untreated pernicious anemia and the demonstration of a hemolytic property in the plasma. *J Lab Clin Med* 51:942, 1958.
175. Harker L, Finch C: Thrombokinetics in man. *J Clin Invest* 48:963, 1969.
176. Obeid R, Geisel J, Schorr H, et al: The impact of vegetarianism on some haematological parameters. *Eur J Haematol* 69:275, 2002.
177. Jacques P, Selhub J, Bostom A, et al: The effect of folic acid fortification on plasma folate and total homocysteine concentrations. *N Engl J Med* 340:1449, 1999.
178. Ballard H, Lindenbaum J: Megaloblastic anemia complicating hyperalimentation therapy. *Am J Med* 56:740, 1974.
179. Whitehead V, Comty C, Posen G, Kaye M: Homeostasis of folic acid in patients undergoing maintenance hemodialysis. *N Engl J Med* 279:970, 1968.
180. Mollin D, Hines J: Late post-gastrectomy syndromes. Observations on the nature and pathogenesis of anaemia following partial gastrectomy. *Proc R Soc Med* 57:575, 1964.
181. Hoffbrand A: Folate deficiency in premature infants. *Arch Dis Child* 45:441, 1970.
182. Royston NJW, Parry, TE: Megaloblastic anaemia complicating dietary treatment of phenylketonuria in infancy. *Arch Dis Child* 37:430,1962. 1962.
183. Ford JD, Scott KJ: The folic acid activity of some milk foods for babies. *J Dairy Res* 35:85, 1968.
184. Savage D, Lindenbaum J: Anemia in alcoholics. *Medicine (Baltimore)* 65:322, 1986.
185. Eichner E, Hillman R: Effect of alcohol on serum folate level. *J Clin Invest* 52:584, 1973.
186. Lieber C: Metabolism and metabolic effects of alcohol. *Semin Hematol* 17:85, 1980.
187. Post R, Desforges J: Thrombocytopenia and alcoholism. *Ann Intern Med* 68:1230, 1968.
188. Liu Y: Effects of alcohol on granulocytes and lymphocytes. *Semin Hematol* 17:130, 1980.
189. Lindenbaum J, Lieber C: Hematologic effects of alcohol in man in the absence of nutritional deficiency. *N Engl J Med* 281:333, 1969.
190. Trier J: Celiac sprue. *N Engl J Med* 325:1709, 1991.
191. Halsted C, Reisenauer A, Romero J, et al: Jejunal perfusion of simple and conjugated folates in celiac sprue. *J Clin Invest* 59:933, 1977.
192. Hjelt K, Krasilnikoff P: The impact of gluten on haematological status, dietary intakes of haemopoietic nutrients and vitamin B12 and folic acid absorption in children with coeliac disease. *Acta Paediatr Scand* 79:911, 1990.
193. Klipstein F: Tropical sprue in New York City. *Gastroenterology* 47:457, 1964.
194. Klipstein F, Schenk E, Samloff I: Folate repletion associated with oral tetracycline therapy in tropical sprue. *Gastroenterology* 51:317, 1966.
195. Klipstein F: Progress in gastroenterology: Tropical sprue. *Gastroenterology* 275, 1968.
196. Sheehy T, Perez-Santiago E, Rubini M: Tropical sprue and vitamin B12. *N Engl J Med* 265:1232, 1961.
197. Klipstein F: Folate in tropical sprue. *Br J Haematol* 23 Suppl:119, 1972.
198. Corcino J, Coll G, Klipstein F: Pteroylglutamic acid malabsorption in tropical sprue. *Blood* 45:577, 1975.
199. Chanarin I, Bennett M: Absorption of folic acid and D-xylose as tests of small-intestinal function. *Br Med J* 1:985, 1962.
200. Booth C: The metabolic effects of intestinal resection in man. *Postgrad Med J* 37:725, 1961.
201. Pitney W, Joske R, Mackinnon N: Folic acid and other absorption tests in lymphosarcoma, chronic lymphocytic leukaemia, and some related conditions. *J Clin Pathol* 13:440, 1960.
202. Hoskins L, Norris H, Gottlieb L, Zamcheck N: Functional and morphologic alterations of the gastrointestinal tract in progressive systemic sclerosis (scleroderma). *Am J Med* 33:459, 1962.
203. Vinnik I, Kern FJ, Struthers JJ: Malabsorption and the diarrhea of diabetes mellitus. *Gastroenterology* 43:507, 1962.
204. Cook G, Morgan J, Hoffbrand A: Impairment of folate absorption by systemic bacterial infections. *Lancet* 2:1416, 1974.
205. Shojania AM: Folic acid and vitamin B12 deficiency in pregnancy and in the neonatal period. *Clin Perinatol* 11:433, 1984.
206. Landon M, Eyre D, Hytten F: Transfer of folate to the fetus. *Br J Obstet Gynaecol* 82:12, 1975.
207. Pritchard J, Scott D, Whalley P, Haling RJ: Infants of mothers with megaloblastic anemia due to folate deficiency. *JAMA* 211:1982, 1970.
208. Shapiro J, Alberts H, Welch P, Metz J: Folate and vitamin B-12 deficiency associated with lactation. *Br J Haematol* 11:498, 1965.
209. Streiff R, Little A: Folic acid deficiency in pregnancy. *N Engl J Med* 276:776, 1967.
210. de Benoist B: Conclusions of a WHO Technical Consultation on folate and vitamin

B12 deficiencies. *Food Nutr Bull* 29:S238, 2008.
211. Chanarin I, McFadyen I, Kyle R: The physiological macrocytosis of pregnancy. *Br J Obstet Gynaecol* 84:504, 1977.
212. Avery B, Ledger W: Folic acid metabolism in well-nourished pregnant women. *Obstet Gynecol* 35:616, 1970.
213. Giles C: An account of 335 cases of megaloblastic anaemia of pregnancy and the puerperium. *J Clin Pathol* 19:1, 1966.
214. Lindenbaum J, Klipstein F: Folic acid deficiency in sickle-cell anemia. *N Engl J Med* 269:875, 1963.
215. Hild D: Folate losses from the skin in exfoliative dermatitis. *Arch Intern Med* 123:51, 1969.
216. Green R: Metabolite assays in cobalamin and folate deficiency. *Baillieres Clin Haematol* 8:533, 1995.
217. Herbert V: Experimental nutritional folate deficiency in man. *Trans Assoc Am Physicians* 75:307, 1962.
218. Hoffbrand A, Newcombe F, Mollin D: Method of assay of red cell folate activity and the value of the assay as a test for folate deficiency. *J Clin Pathol* 19:17, 1966.
219. Chanarin I: Folate in blood, cerebrospinal fluid and tissues, in *The Megaloblastic Anaemias*, 3rd ed, p 187. Blackwell Scientific Publications, Oxford, London, 1990.
220. Lindenbaum J: Status of laboratory testing in the diagnosis of megaloblastic anemia. *Blood* 61:624, 1983.
221. Zalusky R, Herbert V, Castle W: Cyanocobalamin therapy effect in folic acid deficiency. *Arch Intern Med* 109:545, 1962.
222. Kinnear D, Macintosh P, Cameron D, et al: Intestinal absorption of tritium-labelled folic acid in idiopathic steatorrhea: Effect of a gluten-free diet. *Can Med Assoc J* 89:975, 1963.
223. Green R, Miller J: Folate deficiency beyond megaloblastic anemia: Hyperhomocysteinemia and other manifestations of dysfunctional folate metabolism. *Semin Hematol* 36:47, 1999.
224. Prevention of neural tube defects: Results of the Medical Research Council Vitamin Study. MRC Vitamin Study Research Group. *Lancet* 338:131, 1991.
225. Rothenberg S, da Costa M, Sequeira J, et al: Autoantibodies against folate receptors in women with a pregnancy complicated by a neural-tube defect. *N Engl J Med* 350:134, 2004.
226. van der Put N, Gabreels F, Stevens E, et al: A second common mutation in the methylenetetrahydrofolate reductase gene: An additional risk factor for neural-tube defects? *Am J Hum Genet* 62:1044, 1998.
227. Honein M, Paulozzi L, Mathews T, et al: Impact of folic acid fortification of the US food supply on the occurrence of neural tube defects. *JAMA* 285:2981, 2001.
228. De Wals P, Tairou F, Van Allen M, et al: Reduction in neural-tube defects after folic acid fortification in Canada. *N Engl J Med* 357:135, 2007.
229. Afman L, van Der Put N, Thomas C, et al: Reduced vitamin B12 binding by transcobalamin II increases the risk of neural tube defects. *QJM* 94:159, 2001.
230. Thompson M, Cole D, Ray J: Vitamin B-12 and neural tube defects: The Canadian experience. *Am J Clin Nutr* 89:697S, 2009.
231. D'Angelo A, Selhub J: Homocysteine and thrombotic disease. *Blood* 90:1, 1997.
232. Schnyder G, Roffi M, Pin R, et al: Decreased rate of coronary restenosis after lowering of plasma homocysteine levels. *N Engl J Med* 345:1593, 2001.
233. Lange H, Suryapranata H, De Luca G, et al: Folate therapy and in-stent restenosis after coronary stenting. *N Engl J Med* 350:2673, 2004.
234. Bønaa K, Njølstad I, Ueland P, et al: Homocysteine lowering and cardiovascular events after acute myocardial infarction. *N Engl J Med* 354:1578, 2006.
235. Yang Q, Botto L, Erickson J, et al: Improvement in stroke mortality in Canada and the United States, 1990 to 2002. *Circulation* 113:1335, 2006.
236. Kluijtmans L, Young I, Boreham C, et al: Genetic and nutritional factors contributing to hyperhomocysteinemia in young adults. *Blood* 101:2483, 2003.
237. Quinlivan E, McPartlin J, McNulty H, et al: Importance of both folic acid and vitamin B12 in reduction of risk of vascular disease. *Lancet* 359:227, 2002.
238. Lievers K, Kluijtmans L, Boers G, et al: Influence of a glutamate carboxypeptidase II (GCPII) polymorphism (1561C→T) on plasma homocysteine, folate and vitamin B(12) levels and its relationship to cardiovascular disease risk. *Atherosclerosis* 164:269, 2002.
239. Walker S, Wein P, Ihle B: Severe folate deficiency masquerading as the syndrome of hemolysis, elevated liver enzymes, and low platelets. *Obstet Gynecol* 90:655, 1997.
240. Giovannucci E, Stampfer M, Colditz G, et al: Multivitamin use, folate, and colon cancer in women in the Nurses' Health Study. *Ann Intern Med* 129:517, 1998.
241. Ma J, Stampfer M, Giovannucci E, et al: Methylenetetrahydrofolate reductase polymorphism, dietary interactions, and risk of colorectal cancer. *Cancer Res* 57:1098, 1997.
242. Mason J, Dickstein A, Jacques P, et al: A temporal association between folic acid fortification and an increase in colorectal cancer rates may be illuminating important biological principles: A hypothesis. *Cancer Epidemiol Biomarkers Prev* 16:1325, 2007.
243. Kim Y: Will mandatory folic acid fortification prevent or promote cancer? *Am J Clin Nutr* 80:1123, 2004.
244. Rosenberg I: Folic acid and neural-tube defects—Time for action? *N Engl J Med* 327:1875, 1992.
245. Hibbard E, Spencer W: Low serum B12 levels and latent Addisonian anaemia in pregnancy. *J Obstet Gynaecol Br Commonw* 77:52, 1970.
246. Carmel R, Johnson C: Racial patterns in pernicious anemia. Early age at onset and increased frequency of intrinsic-factor antibody in black women. *N Engl J Med* 298:647, 1978.
247. Vilter CF, Vilter RW, Spies TD: The treatment of pernicious and related anemias with synthetic folic acid: I. Observations on the maintenance of a normal hematologic status and on the occurrence of combined system disease at the end of one year. *J Lab Clin Med* 32:262, 1947.
248. Andersen L, Hansen E, Knudsen J, et al: Prospectively measured red cell folate levels in methotrexate treated patients with rheumatoid arthritis: Relation to withdrawal and side effects. *J Rheumatol* 24:830, 1997.
249. Toh B, van Driel I, Gleeson P: Pernicious anemia. *N Engl J Med* 337:1441, 1997.
250. Kano Y, Sakamoto S, MIura Y, Takaaku F: Disorders of cobalamin metabolism. *Crit Rev Oncol Hematol* 3:1, 1985.
251. Irvine W, Davies S, Teitelbaum S, et al: The clinical and pathological significance of gastric parietal cell antibody. *Ann N Y Acad Sci* 124:657, 1965.
252. Gardner P, Heier H: A human autoantibody to renal collecting duct cells associated with thyroid and gastric autoimmunity and possibly renal tubular acidosis. *Clin Exp Immunol* 51:29, 1983.
253. Suri-Payer E, Kehn P, Cheever A, Shevach E: Pathogenesis of post-thymectomy autoimmune gastritis. Identification of anti-H/K adenosine triphosphatase-reactive T cells. *J Immunol* 157:1799, 1996.
254. Kapadia C, Donaldson RJ: Disorders of cobalamin (vitamin B12) absorption and transport. *Annu Rev Med* 36:93, 1985.
255. Chanarin I, James D: Humoral and cell-mediated intrinsic-factor antibody in pernicious anaemia. *Lancet* 1:1078, 1974.
256. Conn H, Binder H, Burns B: Pernicious anemia and immunologic deficiency. *Ann Intern Med* 68:603, 1968.
257. Sharpstone P, James DG: Pernicious anemia and immunologic deficiency. *Ann Intern Med* 68:603, 1968.
258. Ardeman S, Chanarin I, Krafchik B, Singer W: Addisonian pernicious anaemia and intrinsic factor antibodies in thyroid disorders. *Q J Med* 35:421, 1966.
259. Comin D, Hines J, Wieland R: Coexistent pernicious anemia and idiopathic hypoparathyroidism in a women. *JAMA* 207:1147, 1969.
260. Mazzone T, Kelly W, Ensinck J: Lymphocytic hypophysitis. Associated with antiparietal cell antibodies and vitamin B12 deficiency. *Arch Intern Med* 143:1794, 1983.
261. Howitz J, Schwartz M: Vitiligo, achlorhydria, and pernicious anaemia. *Lancet* 1:1331, 1971.
262. Jackson I, Doig W, McDonald G: Pernicious anaemia as a cause of infertility. *Lancet* 2:1159, 1967.
263. Watson A: Seminal vitamin B12 and sterility. *Lancet* 2:644, 1962.
264. Pront R, Margalioth E, Green R, et al: Prevalence of low serum cobalamin in infertile couples. *Andrologia* 41:46, 2009.
265. Ungar B, Mathews J, Tait B, Cowling D: HLA-DR patterns in pernicious anaemia. *Br Med J* 282:768, 1981.
266. Hoskins L, Loux H, Britten A, Zamcheck N: Distribution of ABO blood groups in patients with pernicious anemia, gastric carcinoma and gastric carcinoma associated with pernicious anemia. *N Engl J Med* 273:633, 1965.
267. Wangel A, Callender S, Spray G, Wright R: A family study of pernicious anaemia. I. Autoantibodies, achlorhydria, serum pepsinogen and vitamin B12. *Br J Haematol* 14:161, 1968.
268. Varis K, Ihamäki T, Härkönen M, et al: Gastric morphology, function, and immunology in first-degree relatives of probands with pernicious anemia and controls. *Scand J Gastroenterol* 14:129, 1979.
269. Eriksson S, Clase L, Moquist-Olsson I: Pernicious anemia as a risk factor in gastric cancer. The extent of the problem. *Acta Med Scand* 210:481, 1981.
270. Wilkinson JF: The gastric secretions in pernicious anemia. *Q J Med* 1:361, 1932.
271. Klee G: Cobalamin and folate evaluation: Measurement of methylmalonic acid and homocysteine vs vitamin B(12) and folate. *Clin Chem* 46:1277, 2000.
272. Karnes WJ, Samloff I, Siurala M, et al: Positive serum antibody and negative tissue staining for *Helicobacter pylori* in subjects with atrophic body gastritis. *Gastroenterology* 101:167, 1991.
273. Hershko C, Ronson A, Souroujon M, et al: Variable hematologic presentation of autoimmune gastritis: Age-related progression from iron deficiency to cobalamin depletion. *Blood* 107:1673, 2006.
274. Green R: Protean *H. pylori*: Perhaps "pernicious" too? *Blood* 107:1247, 2006.
275. Slingerland D, Cardarelli J, Burrows B, Miller A: The utility of serum gastrin levels in assessing the significance of low serum B12 levels. *Arch Intern Med* 144:1167, 1984.
276. Ganguli P, Cullen D, Irvine W: Radioimmunoassay of plasmagastrin in pernicious anaemia, achlorhydria without pernicious anaemia, hypochlorhydria, and in controls. *Lancet* 1:155, 1971.
277. Kaye M, Whorwell P, Wright R: Gastric mucosal lymphocyte subpopulations in pernicious anemia and in normal stomach. *Clin Immunol Immunopathol* 28:431, 1983.
278. Rodbro P, Dige-Petersen H, Schwartz M, Dalgaard O: Effect of steroids on gastric mucosal structure and function in pernicious anemia. *Acta Med Scand* 181:445, 1967.
279. Ransohoff R, Jacobsen D, Green R: Vitamin B12 deficiency and multiple sclerosis. *Lancet* 335:1285, 1990.
280. Nieburgs H, Glass G: Gastric-cell maturation disorders in atrophic gastritis, pernicious anemia, and carcinoma. Histologic site of origin and diagnostic significance of abnormal cells. *Am J Dig Dis* 8:135, 1963.
281. Foroozan P, Trier J: Mucosa of the small intestine in pernicious anemia. *N Engl J Med* 277:553, 1967.
282. Bezman A, Kinnear D, Zamcheck N: D-xylose and potassium iodide absorption and serum carotene in pernicious anemia. *J Lab Clin Med* 53:226, 1959.
283. Ellison A: Pernicious anemia masked by multivitamins containing folic acid. *J Am Med Assoc* 173:240, 1960.
284. Carmel R: Subtle and atypical cobalamin deficiency states. *Am J Hematol* 34:108, 1990.
285. Lindenbaum J, Healton E, Savage D, et al: Neuropsychiatric disorders caused by cobalamin deficiency in the absence of anemia or macrocytosis. *N Engl J Med* 318:1720, 1988.
286. Lindenbaum J: Status of laboratory testing in the diagnosis of megaloblastic anemia. *Blood* 61:624, 1983.
287. Maclean L, Sundberg R: Incidence of megaloblastic anemia after total gastrectomy. *N Engl J Med* 254:885, 1956.
288. Gozzard D, Dawson D, Lewis M: Experiences with dual protein bound aqueous vita-

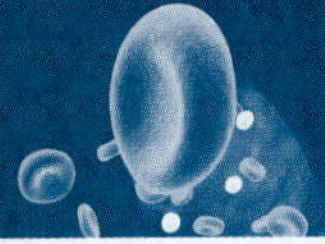

min B12 absorption test in subjects with low serum vitamin B12 concentrations. *J Clin Pathol* 40:633, 1987.

289. Van der Weyden M, Rother M, Firkin B: Megaloblastic maturation masked by iron deficiency: A biochemical basis. *Br J Haematol* 22:299, 1972.
290. Lees F, Grandjean L: The gastric and jejunal mucosae in healthy patients with partial gastrectomy. *AMA Arch Intern Med* 101:943, 1958.
291. Shimoda S, Rubin C: The Zollinger-Ellison syndrome with steatorrhea. I. Anticholinergic treatment followed by total gastrectomy and colonic interposition. *Gastroenterology* 55:695, 1968.
292. Kennedy H, Callender S, Truelove S, Warner G: Haematological aspects of life with an ileostomy. *Br J Haematol* 52:445, 1982.
293. Anderson C, Walton K, Chanarin I: Megaloblastic anaemia after pelvic radiotherapy for carcinoma of the cervix. *J Clin Pathol* 34:151, 1981.
294. Tudhope G, Wilson G: Deficiency of vitamin B12 in hypothyroidism. *Lancet* 1:703, 1962.
295. Waxman S, Corcino J, Herbert V: Drugs, toxins and dietary amino acids affecting vitamin B12 or folic acid absorption or utilization. *Am J Med* 48:599, 1970.
296. Lindenbaum J, Pezzimenti JF, Shea N: Small intestinal function in vitamin B12 deficiency. *Ann Intern Med* 80:326, 1974.
297. Cameron D, Watson G, Witts L: The clinical association of macrocytic anemia with intestinal stricture and anastomosis. *Blood* 4:793, 1949.
298. Murphy M, Sourial N, Burman J, et al: Megaloblastic anaemia due to vitamin B12 deficiency caused by small intestinal bacterial overgrowth: Possible role of vitamin B12 analogues. *Br J Haematol* 62:7, 1986.
299. Nyberg W: The influence of Diphyllobothrium latum on the vitamin B12-intrinsic factor complex. I. *In vivo* studies with Schilling test technique. *Acta Med Scand* 167:185, 1960.
300. Harriman G, Smith P, Horne M, et al: Vitamin B12 malabsorption in patients with acquired immunodeficiency syndrome. *Arch Intern Med* 149:2039, 1989.
301. Herzlich B, Schiano T, Moussa Z, et al: Decreased intrinsic factor secretion in AIDS: Relation to parietal cell acid secretory capacity and vitamin B12 malabsorption. *Am J Gastroenterol* 87:1781, 1992.
302. Remacha A, Cadafalch J: Cobalamin deficiency in patients infected with the human immunodeficiency virus. *Semin Hematol* 36:75, 1999.
303. Guéant J, Champigneulle B, Gaucher P, Nicolas J: Malabsorption of vitamin B12 in pancreatic insufficiency of the adult and of the child. *Pancreas* 5:559, 1990.
304. Toskes P, Deren J, Conrad M: Trypsin-like nature of the pancreatic factor that corrects vitamin B12 malabsorption associated with pancreatic dysfunction. *J Clin Invest* 52:1660, 1973.
305. Henderson J, Simpson J, Warwick R, Shearman D: Does malabsorption of vitamin B 12 occur in chronic pancreatitis? *Lancet* 2:241, 1972.
306. Gilois C, Wierzbicki A, Hirani N, et al: The hematological and electrophysiological effects of cobalamin. Deficiency secondary to vegetarian diets. *Ann N Y Acad Sci* 669:345, 1992.
307. Ford M: Megaloblastic anaemia in a vegetarian. *Br J Clin Pract* 34:222, 1980.
308. Michaud J, Lemieux B, Ogier H, Lambert M: Nutritional vitamin B12 deficiency: Two cases detected by routine newborn urinary screening. *Eur J Pediatr* 151:218, 1992.
309. Wickramasinghe S, Akinyanju O, Grange A, Litwinczuk R: Folate levels and deoxyuridine suppression tests in protein-energy malnutrition. *Br J Haematol* 53:135, 1983.
310. Frenkel E: Abnormal fatty acid metabolism in peripheral nerves of patients with pernicious anemia. *J Clin Invest* 52:1237, 1973.
311. Watkins D, Rosenblatt DS: Cobalamin and inborn errors of cobalamin absorption and metabolism. *Endocrinologist* 11:98, 2001.
312. Lever E, Elwes R, Williams A, Reynolds E: Subacute combined degeneration of the cord due to folate deficiency: Response to methyl folate treatment. *J Neurol Neurosurg Psychiatry* 49:1203, 1986.
313. Clayton P, Smith I, Harding B, et al: Subacute combined degeneration of the cord, dementia and parkinsonism due to an inborn error of folate metabolism. *J Neurol Neurosurg Psychiatry* 49:920, 1986.
314. Green R, Van Tonder S, Oettle G, et al: Neurological changes in fruit bats deficient in vitamin B12. *Nature* 254:148, 1975.
315. Weir D, Keating S, Molloy A, et al: Methylation deficiency causes vitamin B12-associated neuropathy in the pig. *J Neurochem* 51:1949, 1988.
316. Molloy A, Orsi B, Kennedy D, et al: The relationship between the activity of methionine synthase and the ratio of S-adenosylmethionine to S-adenosylhomocysteine in the brain and other tissues of the pig. *Biochem Pharmacol* 44:1349, 1992.
317. Deacon R, Purkiss P, Green R, et al: Vitamin B12 neuropathy is not due to failure to methylate myelin basic protein. *J Neurol Sci* 72:113, 1986.
318. Kätkä K: Immune functions in pernicious anaemia before and during treatment with vitamin B12. *Scand J Haematol* 32:76, 1984.
319. Kätkä K, Eskola J, Granfors K, et al: Serum IgA deficiency and anti-IgA antibodies in pernicious anemia. *Clin Immunol Immunopathol* 46:55, 1988.
320. Zhang S, Willett W, Selhub J, et al: Plasma folate, vitamin B6, vitamin B12, homocysteine, and risk of breast cancer. *J Natl Cancer Inst* 95:373, 2003.
321. Dhonukshe-Rutten R, Lips M, de Jong N, et al: Vitamin B-12 status is associated with bone mineral content and bone mineral density in frail elderly women but not in men. *J Nutr* 133:801, 2003.
322. Stone K, Bauer D, Sellmeyer D, Cummings S: Low serum vitamin B-12 levels are associated with increased hip bone loss in older women: A prospective study. *J Clin Endocrinol Metab* 89:1217, 2004.
323. Beck W: Neuropsychiatric consequences of cobalamin deficiency. *Adv Intern Med* 36:33, 1991.
324. Victor M, Lear A: Subacute combined degeneration of the spinal cord; current concepts of the disease process; value of serum vitamin B12; determinations in clarifying some of the common clinical problems. *Am J Med* 20:896, 1956.
325. Herbert V: Biology of disease: Megaloblastic anemias. *Lab Invest* 52:3, 1985.
326. Di Lazzaro V, Restuccia D, Fogli D, et al: Central sensory and motor conduction in vitamin B12 deficiency. *Electroencephalogr Clin Neurophysiol* 84:433, 1992.
327. Fraser T: Cerebral manifestations of Addisonian pernicious anaemia. *Lancet* 2:458, 1960.
328. Vogiatzoglou A, Refsum H, Johnston C, et al: Vitamin B12 status and rate of brain volume loss in community-dwelling elderly. *Neurology* 71:826, 2008.
329. de Lau L, Smith A, Refsum H, et al: Plasma vitamin B12 status and cerebral white-matter lesions. *J Neurol Neurosurg Psychiatry* 80:149, 2009.
330. Shulman R: Psychiatric aspects of pernicious anaemia: A prospective controlled investigation. *Br Med J* 3:266, 1967.
331. Smith ADM: Megaloblastic madness. *Br Med J* 2:1840, 1960.
332. Stojsavljevi N, Levi Z, Drulovi J, Dragutinovi G: A 44-month clinical-brain MRI follow-up in a patient with B12 deficiency. *Neurology* 49:878, 1997.
333. Carmel R: R-binder deficiency. A clinically benign cause of cobalamin pseudodeficiency. *JAMA* 250:1886, 1983.
334. Carmel R: Mild transcobalamin I (haptocorrin) deficiency and low serum cobalamin concentrations. *Clin Chem* 49:1367, 2003.
335. Bor M, Nexo E, Hvas A: Holo-transcobalamin concentration and transcobalamin saturation reflect recent vitamin B12 absorption better than does serum vitamin B12. *Clin Chem* 50:1043, 2004.
336. von Castel-Roberts K, Morkbak A, Nexo E, et al: Holo-transcobalamin is an indicator of vitamin B-12 absorption in healthy adults with adequate vitamin B-12 status. *Am J Clin Nutr* 85:1057, 2007.
337. Kahn SB Williams WS, Barnes LA, et al: Methylmalonic acid excretion: A sensitive indicator of vitamin B12 deficiency. *J Lab Clin Med* 66:75, 1965.
338. Norman E, Morrison J: Screening elderly populations for cobalamin (vitamin B12) deficiency using the urinary methylmalonic acid assay by gas chromatography mass spectrometry. *Am J Med* 94:589, 1993.
339. Norman E, Martelo O, Denton M: Cobalamin (vitamin B12) deficiency detection by urinary methylmalonic acid quantitation. *Blood* 59:1128, 1982.
340. Lindenbaum J, Savage D, Stabler S, Allen R: Diagnosis of cobalamin deficiency: II. Relative sensitivities of serum cobalamin, methylmalonic acid, and total homocysteine concentrations. *Am J Hematol* 34:99, 1990.
341. Green R: Screening for vitamin B12 deficiency: Caveat emptor. *Ann Intern Med* 124:509, 1996.
342. Solomon LR: Cobalamin-responsive disorders in the ambulatory care setting. Unreliability of cobalamin, methylmalonic acid and homocysteine testing. *Blood* 105:978, 2005.
343. Stabler S, Allen R, Barrett R, et al: Cerebrospinal fluid methylmalonic acid levels in normal subjects and patients with cobalamin deficiency. *Neurology* 41:1627, 1991.
344. Fairbanks V, Wahner H, Phyliky R: Tests for pernicious anemia: The "Schilling test." *Mayo Clin Proc* 58:541, 1983.
345. Bor M, Cetin M, Aytac S, et al: Nonradioactive vitamin B12 absorption test evaluated in controls and in patients with inherited malabsorption of vitamin B12. *Clin Chem* 51:2151, 2005.
346. Carkeet C, Dueker S, Lango J, et al: Human vitamin B12 absorption measurement by accelerator mass spectrometry using specifically labeled (14)C-cobalamin. *Proc Natl Acad Sci U S A* 103:5694, 2006.
347. Metz J: The deoxyuridine suppression test. *Crit Rev Clin Lab Sci* 20:205, 1984.
348. Boddy K, King P, Mervyn L, et al: Retention of cyanocobalamin, hydroxocobalamin, and coenzyme B12 after parenteral administration. *Lancet* 2:710, 1968.
349. Coleman D, Donohue D, Finch C, et al: Erythrokinetics in pernicious anemia. *Blood* 11:807, 1956.
350. Hillman R, Adamson J, Burka E: Characteristics of vitamin B12 correction of the abnormal erythropoiesis of pernicious anemia. *Blood* 31:419, 1968.
351. Sumner A, Chin M, Abrahm J, et al: Elevated methylmalonic acid and total homocysteine levels show high prevalence of vitamin B12 deficiency after gastric surgery. *Ann Intern Med* 124:469, 1996.
352. Paulk EJ, Farrar WJ: Diverticulosis of the small intestine and megaloblastic anemia: Intestinal microflora and absorption before and after tetracycline administration. *Am J Med* 37:473, 1964.
353. Kuzminski A, Del Giacco E, Allen R, et al: Effective treatment of cobalamin deficiency with oral cobalamin. *Blood* 92:1191, 1998.
354. Crosby W: Improvisation revisited. Oral cyanocobalamin without intrinsic factor for pernicious anemia. *Arch Intern Med* 140:1582, 1980.
355. Andrès E, Kurtz J, Perrin A, et al: Oral cobalamin therapy for the treatment of patients with food-cobalamin malabsorption. *Am J Med* 111:126, 2001.
356. Lederle F: Oral cobalamin for pernicious anemia: Back from the verge of extinction. *J Am Geriatr Soc* 46:1125, 1998.
357. Amess J, Burman J, Rees G, et al: Megaloblastic haemopoiesis in patients receiving nitrous oxide. *Lancet* 2:339, 1978.
358. Kondo H, Osborne M, Kolhouse J, et al: Nitrous oxide has multiple deleterious effects on cobalamin metabolism and causes decreases in activities of both mammalian cobalamin-dependent enzymes in rats. *J Clin Invest* 67:1270, 1981.
359. Lumb M, Sharer N, Deacon R, et al: Effects of nitrous oxide-induced inactivation of cobalamin on methionine and S-adenosylmethionine metabolism in the rat. *Biochim Biophys Acta* 756:354, 1983.
360. O'Sullivan H, Jennings F, Ward K, et al: Human bone marrow biochemical function and megaloblastic hematopoiesis after nitrous oxide anesthesia. *Anesthesiology* 55:645, 1981.
361. Skacel P, Hewlett A, Lewis J, et al: Studies on the haemopoietic toxicity of nitrous oxide in man. *Br J Haematol* 53:189, 1983.
362. Kano Y, Sakamoto S, Sakuraya K, et al: Effects of leucovorin and methylcobalamin with N_2O anesthesia. *J Lab Clin Med* 104:711, 1984.
363. Layzer R, Fishman R, Schafer J: Neuropathy following abuse of nitrous oxide. *Neurology* 28:504, 1978.
364. Easton D: Severe thrombocytopenia associated with acute folic acid deficiency and severe hemorrhage in two patients. *Can Med Assoc J* 130:418, 1984.

365. Beard M, Hatipov C, Hamer J: Acute onset of folate deficiency in patients under intensive care. *Crit Care Med* 8:500, 1980.
366. Henderson G, Suresh M, Vitols K, Huennekens F: Transport of folate compounds in L1210 cells: Kinetic evidence that folate influx proceeds via the high-affinity transport system for 5-methyltetrahydrofolate and methotrexate. *Cancer Res* 46:1639, 1986.
367. Schoo M, Pristupa Z, Vickers P, Scrimgeour K: Folate analogues as substrates of mammalian folylpolyglutamate synthetase. *Cancer Res* 45:3034, 1985.
368. Huennekens FM, Duffy TH, Pope LE: Biochemistry of methotrexate: Teaching an old drug new tricks, in *Cancer Biology and Therapeutics*, edited by JG Cory, A Szentivanyi, p. 45. Plenum, New York, 1987.
369. Kesavan V, Sur P, Doig M, et al: Effects of methotrexate on folates in Krebs ascites and L1210 murine leukemia cells. *Cancer Lett* 30:55, 1986.
370. Spiegel R, Cooper P, Blum R, et al: Treatment of massive intrathecal methotrexate overdose by ventriculolumbar perfusion. *N Engl J Med* 311:386, 1984.
371. Yarchoan R, Broder S: Development of antiretroviral therapy for the acquired immunodeficiency syndrome and related disorders. A progress report. *N Engl J Med* 316:557, 1987.
372. Richman D, Fischl M, Grieco M, et al: The toxicity of azidothymidine (AZT) in the treatment of patients with AIDS and AIDS-related complex. A double-blind, placebo-controlled trial. *N Engl J Med* 317:192, 1987.
373. Boudes P, Zittoun J, Sobel A: Folate, vitamin B12, and HIV infection. *Lancet* 335:1401, 1990.
374. Krakoff I, Brown N, Reichard P: Inhibition of ribonucleoside diphosphate reductase by hydroxyurea. *Cancer Res* 28:1559, 1968.
375. Termanini B, Gibril F, Sutliff V, et al: Effect of long-term gastric acid suppressive therapy on serum vitamin B12 levels inpatients with Zollinger-Ellison syndrome. *Am J Med* 104:422, 1998.
376. Koop H, Bachem M: Serum iron, ferritin, and vitamin B12 during prolonged omeprazole therapy. *J Clin Gastroenterol* 14:288, 1992.
377. Rosenblatt DS: Inherited disorders of folate and cobalamin transport and metabolism, in *The Metabolic and Molecular bases of Inherited Metabolic Disease*, 8th ed, edited by WA Fenton, p 3897. McGraw-Hill, New York, 2001.
378. Whitehead V: Acquired and inherited disorders of cobalamin and folate in children. *Br J Haematol* 134:125, 2006.
379. Grasbeck R, Gordin R, Kantero I, Kuhlback B: Selective vitamin B12 malabsorption and proteinuria in young people. A syndrome. *Acta Med Scand* 167:289, 1960.
380. Zimran A, Hershko C: The changing pattern of megaloblastic anemia: Megaloblastic anemia in Israel. *Am J Clin Nutr* 37:855, 1983.
381. Aminoff M, Carter J, Chadwick R, et al: Mutations in CUBN, encoding the intrinsic factor-vitamin B12 receptor, cubilin, cause hereditary megaloblastic anaemia 1. *Nat Genet* 21:309, 1999.
382. He Q, Madsen M, Kilkenney A, et al: Amnionless function is required for cubilin brush-border expression and intrinsic factor-cobalamin (vitamin B12) absorption *in vivo*. *Blood* 106:1447, 2005.
383. Carmel R: Gastric juice in congenital pernicious anemia contains no immunoreactive intrinsic factor molecule: Study of three kindreds with variable ages at presentation, including a patient first diagnosed in adulthood. *Am J Hum Genet* 35:67, 1983.
384. Cooper B, Rosenblatt D: Inherited defects of vitamin B12 metabolism. *Annu Rev Nutr* 7:291, 1987.
385. Miller D, Bloom G, Streiff R, et al: Juvenile "congenital" pernicious anemia. Clinical and immunologic studies. *N Engl J Med* 275:978, 1966.
386. Cooper BA: Megaloblastic anaemia and disorders affecting utilisation of vitamin B12 and folate in childhood. *Clin Haematol* 5:631, 1976.
387. Thomas P, Hoffbrand A, Smith I: Neurological involvement in hereditary transcobalamin II deficiency. *J Neurol Neurosurg Psychiatry* 45:74, 1982.
388. Carmel R, Green R, Rosenblatt D, Watkins D: Update on cobalamin, folate, and homocysteine. *Hematology Am Soc Hematol Educ Program* 62, 2003.
389. Barshop B, Wolff J, Nyhan W, et al: Transcobalamin II deficiency presenting with methylmalonic aciduria and homocystinuria and abnormal absorption of cobalamin. *Am J Med Genet* 35:222, 1990.
390. Rosenblatt D, Hosack A, Matiaszuk N: Expression of transcobalamin II by amniocytes. *Prenat Diagn* 7:35, 1987.
391. Namour F, Olivier J, Abdelmouttaleb I, et al: Transcobalamin codon 259 polymorphism in HT-29 and Caco-2 cells and in Caucasians: Relation to transcobalamin and homocysteine concentration in blood. *Blood* 97:1092, 2001.
392. Miller JW, Ramos MI, Garrod MG, et al: Transcobalamin II 775G>C polymorphism and indices of vitamin B12 status in healthy older adults. *Blood* 100:718, 2002.
393. Mcintyre O, Sullivan L, Jeffries G, Silver R: Pernicious anemia in childhood. *N Engl J Med* 272:981, 1965.
394. Fowler B: Genetic defects of folate and cobalamin metabolism. *Eur J Pediatr* 157 Suppl 2:S60, 1998.
395. Watkins D, Matiaszuk N, Rosenblatt D: Complementation studies in the cblA class of inborn error of cobalamin metabolism: Evidence for interallelic complementation and for a new complementation class (cblH). *J Med Genet* 37:510, 2000.
396. Rosenblatt D, Cooper B, Pottier A, et al: Altered vitamin B12 metabolism in fibroblasts from a patient with megaloblastic anemia and homocystinuria due to a new defect in methionine biosynthesis. *J Clin Invest* 74:2149, 1984.
397. Leclerc D, Campeau E, Goyette P, et al: Human methionine synthase: CDNA cloning and identification of mutations in patients of the cblG complementation group of folate/cobalamin disorders. *Hum Mol Genet* 5:1867, 1996.
398. Gulati S, Chen Z, Brody L, et al: Defects in auxiliary redox proteins lead to functional methionine synthase deficiency. *J Biol Chem* 272:19171, 1997.
399. Watkins D, Rosenblatt DS: Failure of lysosomal release of vitamin B12: A new complementation group causing methylmalonic aciduria (cblF). *Am J Hum Genet* 39:404, 1986.
400. van der Meer S, Spaapen L, Fowler B, et al: Prenatal treatment of a patient with vitamin B12-responsive methylmalonic acidemia. *J Pediatr* 117:923, 1990.
401. Erbe R: Inborn errors of folate metabolism (second of two parts). *N Engl J Med* 293:807, 1975.
402. Min S, Oh S, Karp G, et al: The clinical course and genetic defect in the PCFT gene in a 27-year-old woman with hereditary folate malabsorption. *J Pediatr* 153:435, 2008.
403. Zittoun J: Congenital errors of folate metabolism. *Baillieres Clin Haematol* 8:603, 1995.
404. Arakawa T, Narisawa K, Tanno K, et al: Megaloblastic anemia and mental retardation associated with hyperfolic-acidemia: Probably due to N5 methyltetrahydrofolate transferase deficiency. *Tohoku J Exp Med* 93:1, 1967.
405. Fox R, Wood M, Royse-Smith D, O'Sullivan W: Hereditary orotic aciduria: Types I and II. *Am J Med* 55:791, 1973.
406. van der Zee S, Schretlen E, Monnens L: Megaloblastic anaemia in the Lesch-Nyhan syndrome. *Lancet* 1:1427, 1968.
407. Bazarbachi A, Muakkit S, Ayas M, et al: Thiamine-responsive myelodysplasia. *Br J Haematol* 102:1098, 1998.
408. Boros L, Steinkamp M, Fleming J, et al: Defective RNA ribose synthesis in fibroblasts from patients with thiamine-responsive megaloblastic anemia (TRMA). *Blood* 102:3556, 2003.
409. Zdebska E, Mendek-Czajkowska E, Ploski R, et al: Heterozygosity of CDAN II (HEMPAS) gene may be detected by the analysis of erythrocyte membrane glycoconjugates from healthy carriers. *Haematologica* 87:126, 2002.
410. Maeda K, Saeed S, Rebuck J, Monto R: Type I dyserythropoietic anemia. A 30-year follow-up. *Am J Clin Pathol* 73:433, 1980.
411. Wickramasinghe S, Parry T, Williams C, et al: A new case of congenital dyserythropoietic anaemia, type III: Studies of the cell cycle distribution and ultrastructure of erythroblasts and of nucleic acid synthesis in marrow cells. *J Clin Pathol* 35:1103, 1982.
412. Najfeld V, McArthur J, Shashaty G: Monosomy 7 in a patient with pancytopenia and abnormal erythropoiesis. *Acta Haematol* 66:12, 1981.
413. Camaschella C: Recent advances in the understanding of inherited sideroblastic anaemia. *Br J Haematol* 143:27, 2008.
414. Roggli V, Saleem A: Erythroleukemia: A study of 15 cases and literature review. *Cancer* 49:101, 1982.
415. Matherly LH, Barlowe CK, Phillips VM, Goldman ID: The effect of 4-aminoantifolates on 5-formyltetrahydrofolate metabolism. *J Biol Chem* 262:710, 1987.
416. Magee F, O'Sullivan H, McCann SR: Megaloblastosis and low-dose trimethoprim sulfamethoxazole [letter]. *Ann Intern Med* 95:657, 1981.
417. Swinson CM, Perry J, Lumb M, Levi AJ: Role of sulphasalazine in the aetiology of folate deficiency in ulcerative colitis. *Gut* 22:456, 1981.
418. Boots M, Phillips M, Curtis JR: Megaloblastic anemia and pancytopenia due to proguanil in patients with chronic renal failure. *Clin Nephrol* 18:106, 1981.
419. Fossella FV: Pemetrexed for treatment of advanced non-small cell lung cancer. *Semin Oncol* 31:100, 2004.
420. Bethell FH, Thompson DS: Treatment of leukemia and related disorders with 6-mercaptopurine. *Ann N Y Acad Sci* 60:436, 1954.
421. Cristoph R, Pisnay D, Hartl W: Megaloblastic anaemia following treatment of rheumatoid arthritis with Imuran. *Med Welt* 46:1824, 1971.
422. Klippel JH, Decker JL: Relative macrocytosis in cyclophosphamide and azathioprine therapy. *JAMA* 229:180, 1974.
423. Amos RJ, Amess JA: Megaloblastic haemopoiesis due to acyclovir [letter]. *Lancet* 1:242, 1983.
424. Reyes P, Heidelberger C: Fluorinated pyrimidines. *Mol Pharmacol* 1:14, 1963.
425. Cornell RC, Milstein HG, Fox CM: Anemia of azaribine in the treatment of psoriasis. *Arch Dermatol* 112:1717, 1976.
426. Frenkel EP, Arthur C: Induced ribotide reductive conversion by hydroxyurea and its relationship to megaloblastosis. *Cancer Res* 27:1016, 1967.
427. Papac RJ: Clinical and hematologic studies with 1-b-D-arabinosylcytosine. *J Natl Cancer Inst* 40:997, 1968.
428. Druskin MS, Wallen MH, Bonagura L: Anticonvulsant-associated anemia. *N Engl J Med* 267:483, 1962.
429. Gerson CD, Hepner GW, Brown N, et al: Inhibition of diphenylhydantoin of folic acid absorption in man. *Gastroenterology* 63:246, 1972.
430. Carl GF, Smith ML, Furman GM, et al: Phenytoin treatment and folate supplementation affect folate concentrations and methylation capacity in rats. *J Nutr* 121:1214, 1991.
431. Isojarvi FI, Pakarinen AJ, Myllyla VV: Basic haematological parameters, serum gamma-glutamyl-transferase activity, and erythrocyte folate and serum vitamin B_{12} levels during carbamazepine and oxcarbazepine therapy. *Seizure* 6:207, 1997.
432. Lindenbaum J, Whitehead N, Reyner F: Oral contraceptive hormones, folate metabolism and cervical epithelium. *Am J Clin Nutr* 28:346, 1975.
433. Hainivaara O, Palva IP: Malabsorption and deficiency of vitamin B_{12} caused by treatment with para-aminosalicylic acid. *Acta Med Scand* 177:337, 1965.
434. Callaghan TS, Hadden DR, Tomkin GH: Megaloblastic anaemia due to vitamin B_{12} malabsorption associated with long-term metformin treatment. *Br Med J* 280:1214, 1980.
435. Webb DI, Chodos RB, Mahar CQ, Faloon WW: Mechanism of vitamin B_{12} malabsorption in patients receiving colchicine. *N Engl J Med* 279:845, 1968.
436. Dobbins WO, Herrero BA, Mansbach CM: Morphological alterations associated with neomycin induced malabsorption. *Am J Med Sci* 255:63, 1968.
437. Lerman BB, Ali N, Green D: Megaloblastic, dyserythropoietic anemia following arsenic ingestion. *Ann Clin Lab Sci* 10:515, 1980.

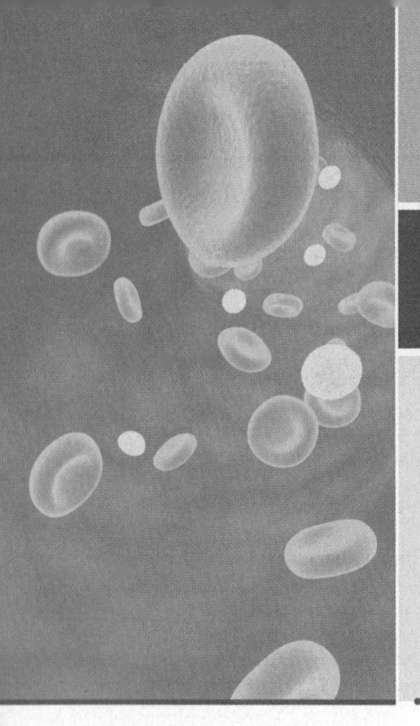

第42章

铁代谢异常

Ernest Beutler

摘　要

铁是所有生命体的构成元素。它在机体代谢过程中，特别是在电子传递反应中，起着重要作用。人体内大多数铁存在于循环红细胞内，每1ml压积红细胞中含有1mg铁。铁以铁蛋白或含铁血黄素的形式储存。在肌红蛋白和很多酶内也有少量的铁。正常情况下，铁很少从机体丢失，因此人体内铁含量的调控主要是通过调节铁的吸收来实现的。血红素铁和无机铁的吸收各有不同的途径。该过程涉及铁还原酶、二价铁转运蛋白DMT-1、亚铁氧化酶和膜铁转运蛋白。当机体内铁缺乏时，铁吸收增加，铁过多时，铁吸收减少。铁代谢平衡的关键调节因子是肝脏抗菌肽铁调素。膜铁转运蛋白是铁调素的受体，当两者形成复合物后即被降解。这就影响了铁从肠道黏膜细胞及巨噬细胞转运入血浆，从而使铁的吸收减少，血浆铁水平上升，并使巨噬细胞内的铁增加。一旦三价铁进入血浆，它就被转铁蛋白结合，后者再与转铁蛋白受体形成复合物，从而将铁转运入细胞内。转铁蛋白受体与其结合的转铁蛋白和铁一起被内在化，而铁则在细胞内被释放入一个酸化囊泡中。然后，转铁蛋白受体再回到细胞表面。

通过铁调节蛋白(IRPs)与位于相应信使核糖核酸(mRNAs)的茎环结构中的铁反应元件(IREs)的结合，很多参与铁稳态调节的蛋白可被铁含量所调控。IRP-1是一种胞质内的顺乌头酸酶，当其未与铁形成复合物时，可与IRE结合，而当铁存在时，则不与IRE结合。IRP-2是一种与前者密切相关的蛋白，铁的存在使其不稳定。当IRPs与位于mRNA的5′端的IREs结合时，可阻止翻译，而当其与mRNA的3′端结合时，则可使mRNA稳定。

铁缺乏和缺铁性贫血是常见的营养性和血液学疾病。婴幼儿铁缺乏最常见的原因是膳食中铁不足。极少情况下，可由*TMPRSS6*基因突变所致，该基因编码一种膜蛋白酶，正常情况下此蛋白酶是作为铁调素的负转录调控因子。对年轻女性而言，铁缺乏最常见的原因是月经失血或妊娠与分娩失血。中老年人的出血可来自于消化道，见于痔疮、消化道溃疡、食道裂孔疝、结肠癌，或血管发育异常等。出血亦可因子宫平滑肌瘤、子宫癌或肾脏肿瘤所致。肺部失血的病因可为感染或恶性疾病所致的慢性咯血，或由原发性肺含铁血黄素沉积症所致。然而，血痰可能被吞咽，而使肺部出血被误认为消化道出血。铁缺乏对许多酶的活性有不良影响，对婴儿而言，可导致其体格生长和智力发育受损。铁缺乏的血液学特征是非特异性的，常与其他引起小细胞性贫血的病因相混淆，如地中海贫血、慢性炎症及肾肿瘤等。血清铁蛋白浓度降低是提示铁缺乏的一项很好的指标，但炎症时血清铁蛋白水平升高，且在癌症时可极高，这就使得在慢性炎症性贫血与铁缺乏同时存在时，血清铁蛋白测定的敏感度下降。在铁重度缺乏时，血浆铁浓度下降，铁结合力升高，但在铁轻度缺乏时，这些

本章使用的简写和缩略词：ALA合成酶，氨基-γ-酮戊酸合成酶(aminolevulinic acid synthase)；AST，天冬氨酸氨基转移酶(aspartate aminotransferase)；BMP，骨形成蛋白(bone morphogenetic protein)；dcytb，十二指肠细胞色素b(duodenal cytochrome b)；DMT，二价金属转运蛋白(divalent metal transporter)；GRACILE综合征，生长迟缓、氨基酸尿、胆汁淤积、铁过载、乳酸性酸中毒、早期死亡综合征(growth retardation，aminoaciduria，cholestasis，iron overload，lactic acidosis，early death syndrome)；Hb，血红蛋白(hemoglobin)；HLA，人类白细胞抗原(human leukocyte antigen)；IL，白细胞介素(interleukin)；IRE，铁反应元件(iron-responsive element)；IRP，铁调节蛋白(iron-regulatory protein)；MAO，单胺氧化酶(monoamine oxidase)；MCHC，红细胞平均血红蛋白浓度(mean corpuscular hemoglobin concentration)；MCV，平均红细胞体积(mean corpuscular volume)；MRI，磁共振成像(magnetic resonance imaging)；RDA，推荐的每日供给量(recommended daily allowance)；RDW，红细胞分布宽度(red cell distribution width)；STEAP3，前列腺3六跨膜上皮细胞抗原(six-transmembrane epithelial antigen of prostate 3)；TfR，转铁蛋白受体(transferrin receptor)；TIBC，总铁结合力(total iron-binding capacity)；TS，转铁蛋白饱和度(transferrin saturation)；UIBC，未饱和铁结合力(unsaturated iron-binding capacity)。

改变并不恒定存在，且血浆铁水平减低亦为慢性炎症性贫血的特征。其他有用的实验室检查，包括血清转铁蛋白受体、红细胞铁蛋白浓度、网织红细胞血红蛋白含量和红细胞锌原卟啉等。在诊断为铁缺乏之后，特别是对成人患者，临床医师必须明确失血的部位及原因，并尽可能予以矫正。治疗铁缺乏采用二价铁盐，剂量为每日 100~200mg 元素铁，其疗效和安全性优于肠外治疗，且费用较低。应避免使用肠溶片和缓释剂型。贫血的完全纠正预计需要 8~12 周，这取决于患者的年龄。若未达到该疗效，须对患者及其诊断作出重新评估。贫血纠正后，应继续应用铁剂 12 个月，若出血仍持续，则应持续补铁。肠外铁剂主要用于患有胃肠道疾病、不服从医嘱的患者，以及正在接受肾透析治疗的患者。蔗糖铁和葡萄糖酸亚铁复合物优于右旋糖酐铁，因其不太可能导致严重的不良反应。

机体内铁贮存增多可造成组织损害。铁贮积病（血色病）是参与铁稳态或铁转运调节的基因突变的结果。包括编码 HFE、转铁蛋白受体 2、膜铁转运蛋白、血幼素和铁调素的基因。此外，通过红细胞输注形式所给予的铁亦可导致铁过载，特别是对红细胞无效生成的患者而言，该病似乎可促进铁吸收。继发性血色病最常见的原因有重型地中海贫血、骨髓增生异常性贫血、红细胞生成障碍性贫血以及丙酮酸激酶缺乏症等。

血色病的诊断在很大程度上依赖于血清铁蛋白水平的升高，它往往反映铁贮存的增加。然而，在慢性炎症、肿瘤或在铁蛋白轻链的 IRE 突变所导致的高铁蛋白血症白内障综合征等疾病时，铁蛋白水平亦可升高。对遗传性血色病患者，即使铁蛋白水平正常，其转铁蛋白饱和度通常亦增加。

典型的血色病以肝硬化、肤色变暗、糖尿病、心肌病为特征，并可能有关节病。铁主要在肝细胞内沉积，而巨噬细胞和肠黏膜细胞则相对缺铁，遗传性血色病最常见的原因是 *HFE* 基因突变。涉及两种突变：c.854G → A（C282Y）和 c.187C → G（H63D）的替换。在大多数 C282Y 突变的纯合子和许多 C282Y/H63D 复合杂合子或 H63D 纯合子患者中，其转铁蛋白饱和度、血清铁蛋白水平及贮存铁增高。然而，铁浓度升高所致的生化和（或）组织学上的表现较常见，与之相比，其临床表现较罕见，即使 C282Y 突变的纯合子亦如此。就临床表现而言，C282Y 纯合状态的外显率约为 1%，而其他 HFE 基因型可能大约在 0.01% 数量级。青少年血色病是一种发病更早且更为严重的血色病类型，其外显率高，为血幼素或铁调素基因突变所致。膜铁转运蛋白突变可产生两种类型的常染色体显性遗传的铁过载。其中一种，铁主要沉积在巨噬细胞内；另一种则类似于 HFE 突变引起的遗传性血色病。

遗传性血色病患者可通过系列的静脉放血而去除铁，但对红细胞生成受损的患者，需要铁螯合治疗，如去铁胺、口服螯合剂去铁酮或去铁斯若（deferasirox）。

铁是所有生命体代谢的关键元素。铁是血红素的组成成分，在三羧酸循环中的重要辅酶细胞色素和细胞色素加氧酶中，血红素是电子传递的活性位点。血红蛋白和肌红蛋白中的血红素这一部分结合 O_2，为 O_2 从肺部传递给组织提供了途径。在豆科植物的根瘤中，血红蛋白可对共生细菌固定大气中 N_2 的过程进行催化。血红素也是过氧化物酶的活性位点，该酶可将过氧化物还原为水从而保护细胞使其免于氧化损伤。在植物中，含铁的铁氧化还原蛋白在光合作用的一个早期步骤中是必需的。DNA 合成需要核糖核苷酸还原酶以使核糖核苷酸转化为脱氧核糖核苷酸。当铁供应不足时，无论细菌或有核细胞均无法增殖。

铁的分布

最重要的铁分布部位概括于表 42-1。

表 42-1　正常男性的铁分布 *

分布部位	铁含量（mg）	占人体总铁比例（%）
血红蛋白铁	2000	67
贮存铁（铁蛋白、含铁血黄素）	1000	27
肌红蛋白铁	130	3.5
不稳定池	80	2.2
其他组织铁	8	0.2
转运铁	3	0.08

* 这些数值代表了对一位“平均的”男性的估计值，即体重 70kg、身高 177cm。

■ 血红蛋白

血红蛋白含铁约占其分子量的 0.34%，在男性体内，约含有 2g 的人体铁，女性约为 1.5g。1ml 压积红细胞含铁大约 1mg。

■ 贮存部位

铁以铁蛋白或含铁血黄素的形式贮存。前者是水溶性的；后者是非水溶性的。其蛋白外壳即脱铁铁蛋白，由 24 个相似或相同的亚基组成，排列成 12 个二聚体，并形成一个类似中空圆球的 12 面体（图 42-1）[1-3]。脱铁铁蛋白的单体可为 H（重）型或 L（轻）型。L 单体有 15 个可结合铁的亲水残基，从而促进铁的保留，并作为水合氧化铁晶体产生的部位。H 单体的亲水残基较少，但其为单体间孔（铁原子进出的部位）提供了一个可结合铁的组胺酰基。H 单体具有亚铁氧化酶活性，因而使脱铁铁蛋白能相当快速地吸收或释放铁。富含 H 单体的脱铁铁蛋白更容易吸收铁，但保留铁的能力远不如富含 L 单体的铁蛋白。大多数肝和脾的铁贮存在主要含有 L 单体的铁蛋白中。

实际上，铁蛋白在机体的所有细胞以及组织液中均可发现。在血浆中，铁蛋白以很低的浓度存在。它是糖基化的，且主要由 L 亚基构成。血浆（血清）铁蛋白浓度通常与人体总铁储备大致相关，因而使血清铁蛋白水平的检测对铁代谢疾病的诊断显得十分重要。

贮存池的铁含量变化很大。成年男性的正常量为 800~1000mg；而成年女性只有几百毫克。贮存铁动员时，Fe^{3+} 还原为 Fe^{2+}，后者从核心晶体释放，并弥散到脱铁铁蛋白壳之外。当铁从细胞质进入血浆时，在与转铁蛋白结合之前，必须

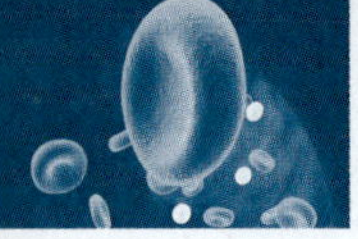

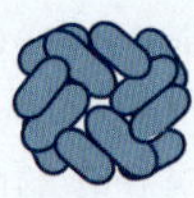

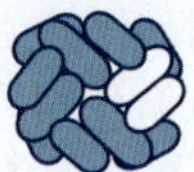

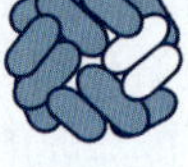

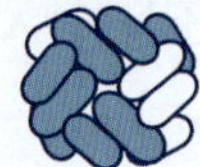

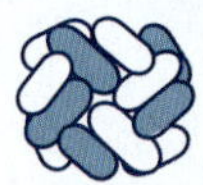

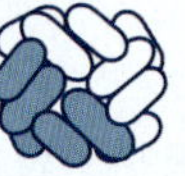

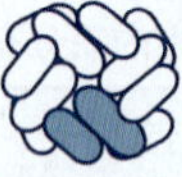

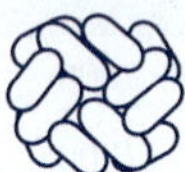

图 42-1 不同亚基组成的人类"异铁蛋白"示意图。每个铁蛋白的亚基被绘成一根"香肠",且各亚基被包裹在一个对称的外壳中。24 个亚基中的 12 个可见。哺乳动物的铁蛋白由两种一级结构不同的亚基组成,分别是 H 和 L。图中深色的亚基代表人类 H 链,浅色亚基代表 L 链。H 链和 L 链的同聚物分别显示于图中的顶部和底部,H 链含量递减杂聚物被示于同聚物之间的位置。两种亚基类型可能共同组装,因为许多在各亚基之间相接触的氨基酸残基是保守的。各种铁蛋白的来源列于右侧列中,并标示了其平均的亚基构成(例如,肌肉铁蛋白约为 20H4L,肝铁蛋白为 2-3H:22-21L)。大多数数据是通过特异于 H 链或 L 链的抗血清进行免疫测定而获得。人脑铁蛋白的构成为经凝胶电泳将各亚基分离后测得。第四排的这对分子显示,在构成相同的分子中,各亚基聚合的方式可能不同。体外装配实验提示,二聚体为首个装配中间产物,而这些二聚体很有可能是通过各亚基沿其长轴反向平行配对形成,如该图所示。虽然没有证据,但我们可以推测,H 链(L 链)在多核糖体上形成时,先连接成同源二聚体,而后再共同装配成为异多聚体。

被细胞膜中的亚铁氧化酶或被血浆中的铜蓝蛋白再次氧化。

含铁血黄素主要见于巨噬细胞。在未染色的组织切片或骨髓涂片中,其显微镜下表现为金色的折光色素的团块或颗粒。以质量计,含铁血黄素含有 25%~30% 的铁。病理情况下,在身体的几乎每种组织中,其均可大量沉积。含铁血黄素呈异质性,结构上与水合氧化铁矿相关[4]。

肌红蛋白

肌红蛋白结构上与血红蛋白相类似,但其为单体。每个肌红蛋白分子含有一个血红素辅基,并有一条含有约 150 个氨基酸残基的多肽链环将其几乎完全包绕。在所有骨骼肌及心肌细胞中,肌红蛋白都是少量存在的,其在此可起到氧库的作用,以保护细胞,使其避免在缺氧期间发生细胞损伤。

不稳定铁池

通过对 ^{59}Fe 的血浆清除率的研究,人们推测出不稳定铁池的存在[5,6]。铁离开血浆后进入细胞间液和细胞内液,随后在短时间内即构成血红素或贮存复合物。一部分铁重新进入血浆,从而导致 ^{59}Fe 注射后 1~2 天其清除率呈双向曲线。其斜率的改变反映了不稳定池的大小,正常为 80~90mg 铁。现在往往认为其与可螯合铁池等量[7],而后者可通过流式细胞仪对疏松结合的铁进行检测从而得到测定[8]。

组织铁池

正常情况下,组织铁总量为 6~8mg。这包括细胞色素和其他含铁酶。尽管含量很少,但它对机体极其关键,而且对铁缺乏很敏感[9-11]。

转运池

从总含铁量的角度而言,在各种铁池中,血浆中的转运池是最小的,正常约为 3mg,但却是最活跃的:正常情况下,它所含有的铁每日至少周转 10 次。这是不同铁池之间进行铁交换的共同途径。

转铁蛋白和乳铁蛋白

转铁蛋白和乳铁蛋白构成了一组分别在血浆和乳汁中转运铁的糖蛋白。其为单条多肽链,分子量约为 80kDa。每个分子有两个 Fe^{3+} 结合部位。每个分子均为双叶,每叶中的铁结合部位均位于两个结构域间的裂隙之中,该结构域被命名为 N 和 C(指氨基末端和羧基末端)。这样,每个完整的转铁蛋白或乳铁蛋白分子均有两个 N 结构域和两个 C 结构域。Fe^{3+} 可与每叶中的 N 和 C 结构域结合,而后者则折叠并包裹 Fe^{3+}[12,13]。正常情况下,转铁蛋白的铁结合位点约有三分之一被铁占据。正常时,每分升人血浆中含有约 200mg 的转铁蛋白(2.5μmol),可携带大约 100μg(1.8μmol)的铁。脱铁转铁蛋白(缺乏铁的转铁蛋白)由肝细胞及单核巨噬细胞系统的细胞合成[14,15]。在人类中,至少已发现 30 种转铁蛋白的遗传学分子变异体[16]。大多数情况下,其功能正常,但也有例外[17],有一种相对较常见的转铁蛋白变异体,可能是缺铁性贫血的危险因素[18],尽管其动力学特性看似正常[19],且其并不影响铁吸收[20]。

饮食铁

含量

一位美国男性平均每日摄入铁约 10~20mg[21,22]。表 42-2 显示了不同年龄和性别组每日的需铁量。正常成年男性所吸收的铁量只需与其每日排泄的极少量保持平衡,其铁排泄大多是通过粪便,每日约 0.5mg[23]。在生长期或失血时,铁需求增加。

表 42-2 每日最低铁需求

	供血红蛋白合成的每日必需吸收量(mg)	每日最低摄入量(mg)
婴儿	1	10
儿童	0.5	5
年轻、非妊娠妇女	2	20
妊娠妇女	3	30
男性和绝经后妇女	1	10

对女性而言，所吸收的铁必须足以补偿月经期间的丢失以及妊娠期间转移至胎儿的铁。

食物以烹煮或其他方式处理后，其中的铁以简单的无机盐铁 - 氨基酸复合物的形式被摄取。血色素，来自血红蛋白和肌红蛋白，正常时包含约三分之一的饮食铁。

■ 生物利用率

草酸盐、植酸盐和磷酸盐与铁形成复合物，可延缓铁吸收，然而，简单的还原性物质，如氢醌、抗坏血酸盐、乳酸盐、丙酮酸盐、琥珀酸盐、果糖、半胱氨酸和山梨醇等，可增加铁吸收[24-28]。乙醇对铁吸收的影响相对较小[29,30]。与通常人们所认为的相反，红酒可抑制铁吸收[31,32]，这可能是因为多酚类的存在。胃液分泌、食物通过的时间和黏液分泌都对铁吸收起作用[33]。在小鼠中，酒精可抑制铁调素对铁的反应，这种反应是 HFE 依赖的[34]，这可能导致在一些酗酒者中所见的铁过载现象。

铁吸收

正常情况下，铁通过胃肠道，主要通过十二指肠，进入人体内。铁吸收量通常严格按照身体需要来调节。红系造血活跃或铁缺乏时，铁吸收上调；铁过载时，铁吸收下调。

■ 通过肠黏膜的转运机制

血红素铁

由于吸收无机铁和血红素的途径不同，因此对铁吸收机制的理解变得更为困难。这些途径似乎在肠细胞内汇合，然而，血红素得到铁后，血浆中并不会出现血红素[35]。一个名为 HCP1（血红素携带蛋白 1）的小肠血红素转运蛋白已经被描述[36]。此外，HCP1 等同于质子耦合叶酸转运体（PCFT 或 SLC46A1），HCP1/PCFT 突变与家族性叶酸吸收不良相关，而没有血红素或铁缺乏的表型[37]。

三价铁

随着三价铁被十二指肠细胞色素 b（dcytb）还原酶还原为二价铁[38,39]，二价铁被二价金属转运蛋白（DMT）-1 转运入小肠绒毛细胞。脉冲追踪实验显示，β_3 整合素和一种被命名为移动铁蛋白（mobilferrin）的蛋白参与了铁向小肠细胞内的转运过程[40]。后者的部分氨基酸序列已经被发现为钙网织蛋白。有人建议将 β_3 整合素、钙网织蛋白和 DMT-1 所形成的复合物命名为副铁蛋白（尽管其不含铁蛋白）。亚铁氧化酶联合膜铁转运蛋白一同介导基底膜外侧输出，将二价铁输出并氧化为三价铁。三价铁被血浆脱铁转铁蛋白所摄取。图 42-2 显示了目前认为可对通过黏膜细胞的铁转运过程进行调节的一些步骤。

■ 铁稳态的维持

在过去 65 年中，通过铁吸收的调节来调控机体铁含量的机制是引起人们强烈兴趣的课题。有人提出存在“黏膜阻断”，即给予一次铁剂可以在很长一段时间内阻止任何物质的进一步吸收。此概念提出于 1943 年，但其建立在错误的实验证据基础上[41]。事实上，这样的阻断并不存在；对于无机铁复合物剂量的每一次增加，铁吸收量均有相应增加[42,43]，伴有一些可饱和受体的依据[44]（图 42-3）。然而，检测到的铁需求量一方面和铁剂量紧密相关，另一方面又与铁吸收量有很密切的关系[41]。

对许多已知影响铁稳态的蛋白，其编码基因已被识别（表 42-3）。通过对人类基因突变、小鼠基因敲除所造成的蛋白缺如或将其过度表达，可从某种程度上对这些蛋白的作用进行推论。已有几种将这些蛋白纳入铁吸收和调节吸收系统的模型被提出[45,46]，但其确切功能尚未完全明确。人们推测，铁被十二指肠细胞色素 b5 所还原，随后二价铁通过 DMT-1 被转运入细胞内。为了从小肠黏膜细胞的近腔面排出而进入血浆，铁被亚铁氧化酶重新氧化并被膜铁转运蛋白转运出细胞。

铁调素

铁调素是一种 25 个氨基酸的肽，具有四个二硫键[47]，它在小肠黏膜的铁吸收以及铁从巨噬细胞释放的过程中起着关键的调节作用。铁调素是一种抗微生物肽，保留了微弱的抗菌活性[48]。在进化过程中，很可能这种肽被选择以调节铁稳态，作为机体抵抗微生物的一种手段。在小鼠中，铁调素过度表达可导致显著的缺铁性贫血[49]，以及一种类似于人类慢性炎症性贫血的难治性贫血[50]，且注射人工合成的铁调素可使铁吸收下调[51]。铁调素通过结合膜铁转运蛋白，一种在肠黏膜细胞和巨噬细胞上均有表达的跨膜铁转运蛋白，从而发挥其铁调节效应。一旦铁调素与膜铁转运蛋白相结合，膜铁转运蛋白即被内

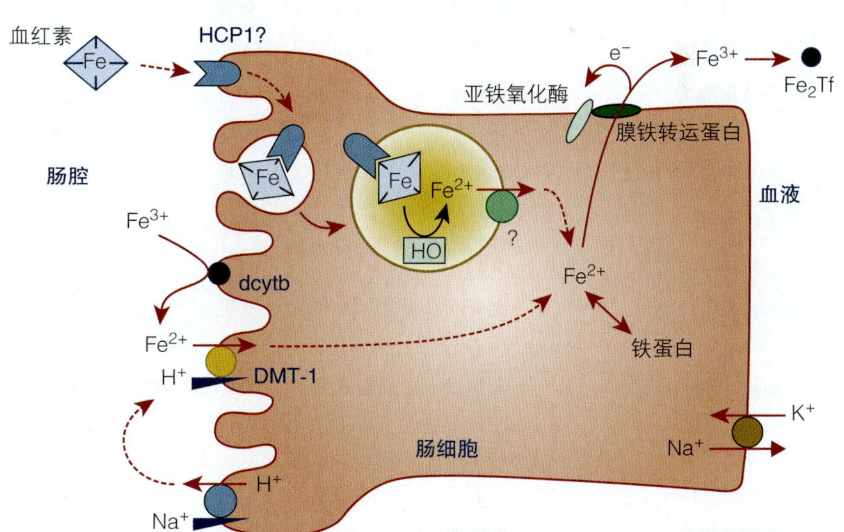

图 42-2 肠绒毛细胞从肠道摄入铁并转运到血浆的图解。非血红素饮食铁包括 Fe（Ⅱ）盐、Fe（Ⅲ）盐和有机复合物。抗坏血酸和顶端膜铁还原酶，包括十二指肠细胞色素 b（dcytb），可将 Fe^{3+} 还原为 Fe^{2+}。刷状缘的酸性微环境提供了一个 H^+ 电位梯度，驱使 Fe^{2+} 经二价金属离子转运蛋白（DMT-1）转运至肠细胞内。DMT-1 可能亦有助于其他对机体营养很重要的金属离子（如 Mn^{2+}）的吸收。血红素通过内吞作用吸收，而 Fe^{2+} 在内涵体及溶酶体内被释放，但参与该过程的蛋白分子仍不完全清楚，其中包括血红素携带蛋白 1（HCP1）。基底外侧输出 Fe^{2+}，可能是通过亚铁氧化酶连同膜铁转运蛋白所介导。HO，血红素氧化酶；Fe_2Tf，二价铁转铁蛋白[700]。

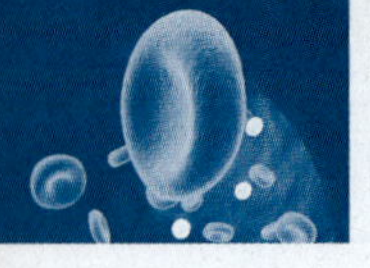

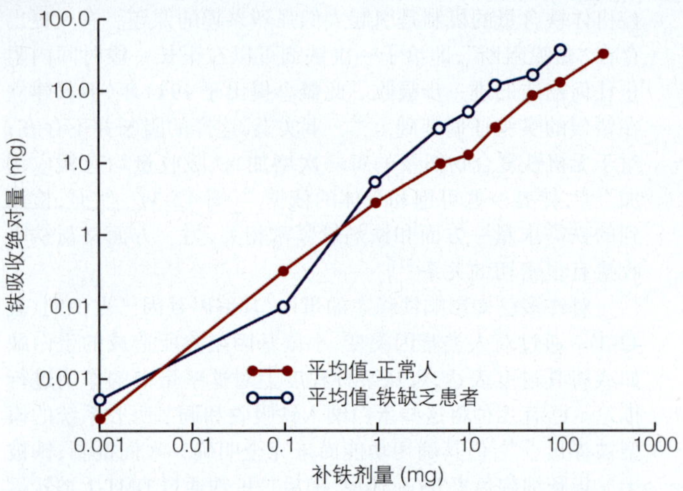

图 42-3 口服铁剂量与人体铁吸收量之间的关系。当口服剂量的对数值相对于铁吸收剂量的对数值进行作图时，可观察到直线关系。因此，在所有水平铁剂量越大，吸收就越多，尽管所吸收量的百分比逐渐下降[43]。

化并发生蛋白水解[52,53]。当膜上的膜铁转运蛋白耗尽后，铁不能从黏膜细胞或巨噬细胞转运进入血浆。这就导致胃肠道铁吸收减少及血清铁水平降低。与其他抗微生物肽类似，铁调素的生成受炎症性细胞因子如白介素(IL)-1 和 IL-6 等的刺激，而铁调素的过度生成很有可能是慢性炎症贫血的发病因素之一(见第 37 章)。

铁调素生成的调节大部分或完全都在转录水平。在铁负荷增加、炎症刺激[54-56]和骨形成蛋白(BMP)治疗时，铁调素 mRNA 水平升高[57-59]，在缺氧、缺氧诱导因子(HIF)-1 存在[60]和铁治疗撤药时下降[61]。这种铁的影响仅可于在体情况下观察到，原因未明；分离下来的肝细胞不能表现出相一致的铁刺激影响，尽管有报道显示，若细胞在处死动物后被立即提取，则可表现出微弱的效应[62]。

虽然目前尚不明确完整的器官如何感受铁水平的上升，但铁调素转录失调的遗传性疾病为此提供了一些线索。如表 42-3 所示，数种基因功能的损害与人类及实验动物的铁负荷过多有关。除了编码铁调素及其受体即膜铁

表 42-3 调节铁稳态的蛋白

人类和鼠中影响铁稳态的蛋白	蛋白缺如所致影响	人类数据的参考文献	鼠类数据的参考文献	注释
HFE	铁增加	510	642，648，706	大多数遗传性血色病患者为该基因 845A → G(C282Y)纯合突变
膜铁转运蛋白(SLC11A3)	巨噬细胞内铁增加	707		常染色体显性
β_2 微球蛋白	铁增加		708，709	被认为是通过促进 HFE 转运到细胞膜而起作用
转铁蛋白	铁增加	497，498	710	
转铁蛋白受体 -1	致命；CNS 铁增加	不明	628	
转铁蛋白受体 -2	铁增加	611	711	
亚铁氧化酶	铁缺乏	不明	712	性连锁基因；在 *sla* 鼠中是由于外显子缺失
铁调节蛋白 -2(IRP2)	铁增加	不明	713	脑部沉积
铁蛋白 H 链	铁增加	714		显性 IRE 突变
十二指肠细胞色素 b(dcytb)	不明		38	
Nramp1(SLC11A1)	改变巨噬细胞内铁分布	不明	715	在小鼠中，其缺如增加对感染的易感性
Nramp2(DMT-1)	人类发生小细胞低色素性贫血和肝铁沉积；啮齿动物发生缺铁	623，624，627，716~719	625，626	在人类中，促红细胞生成素治疗可使贫血好转；在 mk 鼠和 Belgrade 大鼠中，发现同样的自然发生的突变
血浆铜蓝蛋白	铁增加	500	720	脑部积聚和神经疾病
铁调素	铁增加	721	722，723	可能是铁稳态的最终调节蛋白，调节全身铁及感染情况下铁代谢
血幼素	铁增加	566	不明	可能是铁调素信号通路的一部分
Tmprss6	铁缺乏	724~726	67，727	可能是铁调素信号通路的一部分

转运蛋白的那些基因外，其中较为突出的是那些编码 HFE、转铁蛋白受体 2、BMPs 和血幼素的基因。很明显，这些蛋白代表了一个体系的一部分，该体系在正常情况下可上调铁调素转录体系以阻止铁过载。有人提出，HFE、转铁蛋白受体 -1 和转铁蛋白受体 -2 的复合物是刺激铁调素转录的调节性级联反应的一部分，而血幼素则作为 BMPs 的辅助受体而起作用[57,63]。血幼素的一个可溶性片段可抑制 BMP 与受体相互作用，这可能代表了一种调节机制[64,65]。铁调素转录的调节本身就很复杂，其过程涉及一种复合体的形成，即肝特异性和反应特异性的转录因子结合到铁调素启动子远端的 BMP-RE2/bZIP/HNF4α/COUP 区域及其近端的 BMP-RE1/STAT 区域，该复合物可能通过这两个区域之间的物理作用而形成[66]。

抑制铁调素转录的通路同样存在。Tmprss6 是一种膜丝氨酸蛋白酶，可阻止铁调素转录上调。通过随机诱变小鼠而产生铁缺乏并伴有 Tmprss6 基因突变的动物模型，人们发现了此功能[67]。随后，又发现存在 Tmprss6 直系同源突变的患者表现为铁抵抗性缺铁性贫血（见后“遗传因素”）。

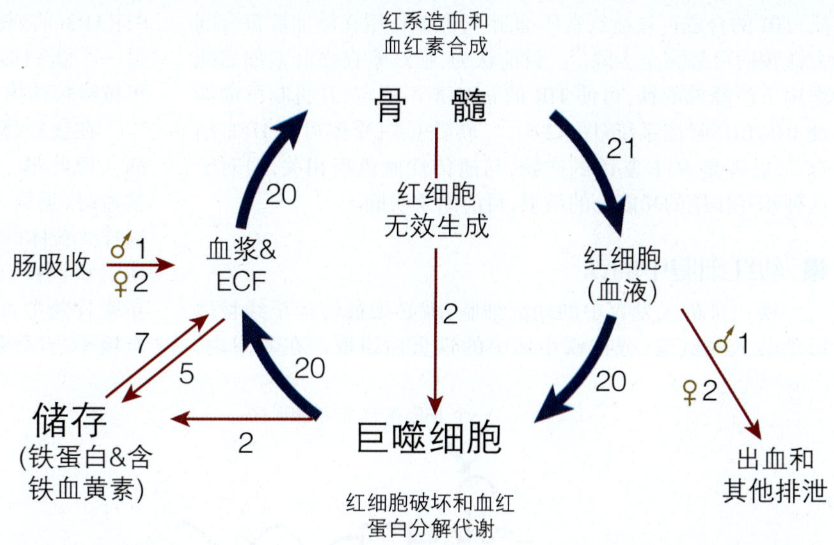

红系造血和
血红素合成
骨　髓
21
20
红细胞
无效生成
肠吸收
♂1
♀2
血浆&
ECF
红细胞
(血液)
2
7
5
20
20
♂1
♀2
储存
(铁蛋白&含
铁血黄素)
2
巨噬细胞
出血和
其他排泄
红细胞破坏和血红
蛋白分解代谢

图 42-4　人体铁循环。铁在一个几乎完全封闭的系统内紧密保存，在该系统中，每个铁原子都从血浆、细胞外液(ECF)直至骨髓重复循环，在骨髓中其构成血红蛋白。然后，随红细胞进入血液中循环 4 个月。之后再进入到单核巨噬系统的巨噬细胞，在此，衰老红细胞被吞噬并破坏，血红蛋白被解离，而铁则被释放到血浆，从此开始新的循环。随着每个循环的进行，一小部分铁被转运到贮存部位，在那里被组装成铁蛋白或含铁血黄素，一小部分贮存铁被释放入血浆，一小部分随尿、汗、粪便或血液而丢失，而等量的少量铁再从肠道被吸收。除此之外，正常情况下，一小部分（约 10%）的新生红细胞在骨髓内被破坏并且释放出铁，从而不经过血液循环部分（无效造血）。图中数字显示，在没有出血或其他血液疾病的健康成年人中，各种铁池每天大概的铁出入量（以毫克为单位）。

铁的转运

一旦铁原子进入到体内，事实上就进入了一个封闭的系统，在其中几乎不断的循环（图 42-4），从血浆到正在生成中的幼红细胞（被用于血红蛋白合成），然后在血液中循环大约 4 个月，之后再进入巨噬细胞。在这里，铁经血红素加氧酶作用，从血红素中分离并重新释放入血浆，从而重复循环。

转铁蛋白的主要功能是把铁从其进入血浆的位置（肠绒毛、脾窦等）转运到骨髓中的幼红细胞以及其他铁利用的部位。

■ 转铁蛋白的胞吞作用

双铁转铁蛋白与细胞表面的转铁蛋白受体（TfR）相结合，转铁蛋白 -TfR 复合物在细胞膜凹陷处形成簇[68]。随后，该复合物经胞吞作用而被内在化（图 42-5）。在胞质中，转铁蛋白 -TfR 复合物存在于一个网格蛋白包裹的囊泡中。该囊泡与内涵体融合，在此发生酸化并从转铁蛋白释放出铁。囊泡不会转化为溶酶体。在此过程中，转铁蛋白及 TfR 均未被降解。在囊泡内，pH 约为 5，低 pH 可使一个铁原子被释放。随后，脱铁转铁蛋白 -TfR 复合物返回到细胞膜，在那里的中性 pH 环境下，脱铁转铁蛋白被释放入组织间液，并重新进入血浆以摄入更多的铁[61]。

转铁蛋白受体是一种由两个亚基组成的蛋白，其亚基间由二硫键相连[69]。它是一种Ⅱ型跨膜蛋白：氨基端位于胞膜的胞质侧，而羧基端位于胞膜外侧[70]。由于 TfR 在结合和胞吞双铁转铁蛋白中的作用，使得对 TfR 生物合成的调控成为调节铁代谢的一种主要机制。TfR 的合成可被铁缺乏所诱导，在实验条件下与铁螯合剂，如去铁胺等共同孵育亦可诱导 TfR 合成。相

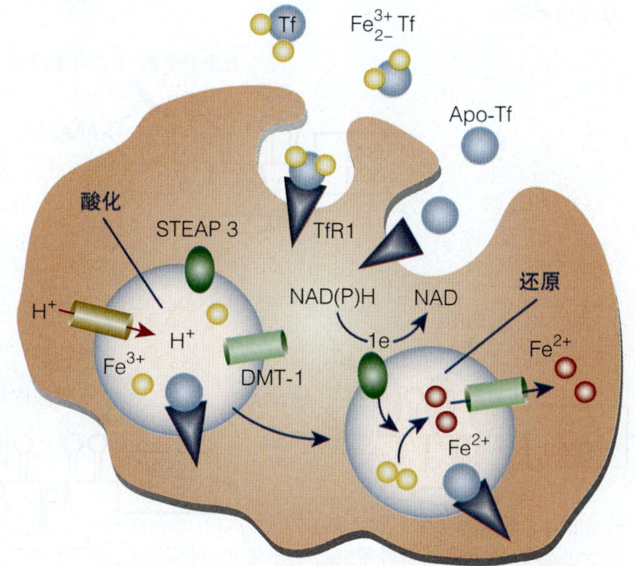

图 42-5　转铁蛋白循环。人全转铁蛋白（Holotransferrin）(Fe^{3+}_2-Tf) 在细胞表面与转铁蛋白受体（TfR1）相结合。其复合物定位到网格蛋白包被的小凹处，后者内陷以促发胞吞作用。特定的内涵体形成，并经质子泵作用后变为酸性。酸化过程可导致蛋白构象改变，使铁从转铁蛋白中释放出来。STEAP3 将三价铁还原为二价铁，使铁得以通过二价金属运载体 1 蛋白（DMT-1）的作用而被转运出内涵体。随后，脱铁转铁蛋白（Apo-Tf）和转铁蛋白受体一起返回到细胞表面，并在那里的中性 pH 下分离。两种蛋白均可参与下一轮的铁转运。在非红系细胞中，铁以铁蛋白和含铁血黄素的形式贮存[701]。

反，TfR 的合成可被血红素所抑制[71]，但该作用在添加铁螯合剂去铁胺后可被完全去除[72]。目前认为，血红素在血红素加氧酶作用下所释放的铁，可使 TfR 的 mRNA 不稳定，其机制可能涉及 IRE/IRP 调控系统（图 42-6）[73]。转铁蛋白受体可与 HFE 结合[63]，后者是 *HFE* 基因的产物，与遗传性血色病相关，但对于这种相互作用的功能上的结果，目前尚未明确。

■ 幼红细胞中的铁

铁一旦进入发育中的幼红细胞，就必须被转运至线粒体以组装入血红素，或被铁小体中的铁蛋白摄取。在囊泡内，STEAP3（前列腺六次跨膜上皮抗原 3）将三价铁还原为二价铁，另一个蛋白 DMT-1（Nramp2）则诱导 Fe^{2+} 释放入细胞液，在那里被线粒体摄取用于血红素的合成[61]。

在线粒体内，铁在血红素合成酶（亚铁螯合酶）的作用下插入原卟啉。若血红素合成受损，如铅中毒或铁粒幼细胞性贫血时（见第 58 章），线粒体可积聚大量非结晶形的铁聚集物。这样线粒体即可被普鲁士蓝染色，在光镜下显示为大的蓝色铁质沉积颗粒呈环状包绕幼红细胞核（环形铁粒幼红细胞）。在正常骨髓中，幼红细胞胞质中亦可见含铁颗粒。然而，这些颗粒极小，且数量上通常仅 1~3 个，随机分布于胞质中。这些正常的含铁颗粒为铁蛋白聚集物，位于名为含铁小体的溶酶体细胞器中[74]。包含这些含铁颗粒的幼红细胞即铁粒幼红细胞，正常情况下，在骨髓的红系前体细胞中占 20%~50% 的，在光镜下可见。在铁缺乏和伴有慢性病的贫血中，铁粒幼红细胞几乎从骨髓完全消失。相反，在铁过载的一些状态下，铁粒幼红细胞可很大量，且含有过多颗粒。

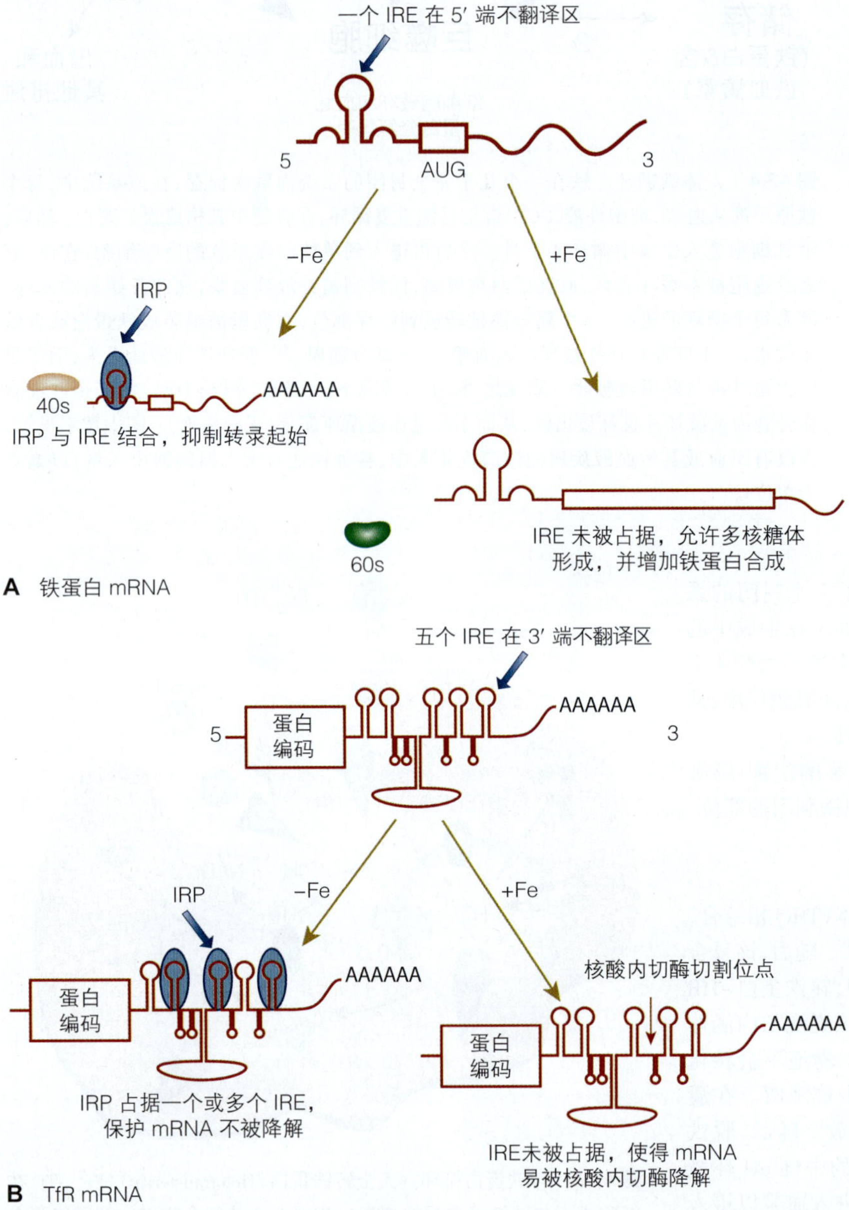

图 42-6 在胞质 mRNA 水平上的铁代谢调节，通过铁调节蛋白（IRP-1）与脱铁铁蛋白 mRNA 的铁反应元件（IREs）（A）和转铁蛋白受体 mRNA 的 IREs（B）之间的相互作用。当胞质铁浓度较低时（图中左侧），IRP-1 与两种 mRNA 的 IRE 均可结合。这就抑制了脱铁铁蛋白 mRNA 的翻译，因其 IRE 位于 mRNA 的 5′端，从而使脱铁铁蛋白合成的量减少。这也稳定了 TfR mRNA 并使其翻译增加的翻译，因其 IRE 位于 mRNA 的 3′端，从而使 TfR 合成的量增加。相反，当胞质内铁浓度较高时（图中右侧），IRP-1 与两种 mRNA 均发生分离。这就解除了对脱铁铁蛋白合成的抑制，并使 TfR 的 mRNA 不稳定且发生降解。

线粒体铁蛋白

环形铁粒幼红细胞含有铁蛋白的一种异构体，这是一种位于染色体 5q23.1 的无内含子，且 IRE 缺如的铁蛋白基因的产物，通过一段 60 个氨基酸的前导序列特异性地靶向线粒体[75-77]。线粒体铁蛋白没有 IRE，因此不被铁依赖的翻译调控所控制。其功能似为还原不稳定铁池，降低活性氧族的水平[78]。线粒体铁蛋白在组织中的表达有限，在正常睾丸的线粒体和铁粒幼细胞贫血患者的铁粒幼红细胞中可见高浓度表达[75,79,80]。

■ 铁代谢的细胞内调控

脱铁铁蛋白、TfR、氨基-γ-酮戊酸（ALA）合酶、脱铁转铁蛋白、顺乌头酸酶、DMT-1 和膜铁转运蛋白的合成，均受转录后调控。这些蛋白中的每一种 mRNA 均含有一个或数个 IREs。若 IRE 位于 mRNA 的 5′端，其作用为调控翻译；3′端的 IREs 则调控 mRNA 的稳定性。每个 IRE 均由一个茎环结构构成，其环状结构为核苷酸序列 CAGUG（图 42-7）。脱铁铁蛋白的 mRNA 在 5′端（上游）非翻译区有一个单独的茎环结构，与其 IRE 类似。与脱铁铁蛋白的 IRE 相反，在 TfR mRNA 的 3′端（下游）有多达 5 个茎环结构[81]。IREs 通过与两种 IRPs 其中之一相结合而发挥作用。IRP-1 是胞质顺乌头酸酶，有四个铁硫簇，具有与铁结合的能力，该能力为其顺乌头酸酶活性所需；IRP-2 与 IRP-1 高度同源，其不同在于 IRP-2 的 N 端有 73 个氨基酸的插入，且缺

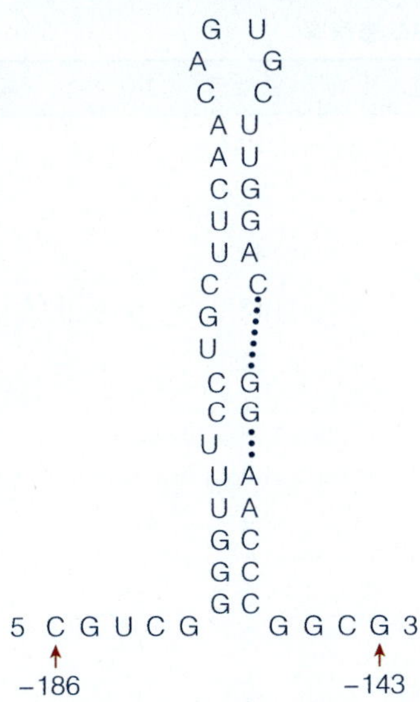

图 42-7 脱铁铁蛋白 mRNA 的铁反应元件呈茎环结构。

乏顺乌头酸酶活性。铁不存在时，IRP-1 与 IREs 结合，但铁存在时则变成胞质顺乌头酸酶。另一方面，在铁存在的情况下，IRP-2 被蛋白水解。一氧化氮对 IRE/IRP 系统有作用。它增加 IRP-1 与 IREs 的结合，增强 IRP-2 的降解，因此它对蛋白合成的调控起着相反的作用，此外，一氧化氮亦可使 IRP-2 不稳定[82-84]。

尽管 IRP-1 因首先被发现从而受到了更多的关注，但 IRP-2 的重要性也因以下事实而得到了强调，即对编码 IRP-2 蛋白的基因进行靶向破坏，可导致严重的成人期发生的神经性疾病，而 IRP-1 被破坏则没有明显的表型[85]。此外，在正常的组织氧压下，IRP-1 不能与 IRE 有效地结合[86]。IRP 与 3′端 IRE 相结合的作用在于增加 mRNA 的稳定性，从而增加基因产物的合成；相反，当细胞液内铁含量很高时，IRPs 离开 IREs，使得这些蛋白的合成减少。图 42-6 显示了在脱铁铁蛋白和 TfR 合成调控中的这些关系。

单核巨噬系统的作用

衰老红细胞的破坏和血红蛋白的降解均在巨噬细胞内发生（见第 32 章）。其速度足以在数小时内将大约 20% 的血红蛋白铁从细胞释放到血浆。这种铁中约有 80% 被迅速地重新组装入血红蛋白。因此，无生存能力的红细胞中的血红蛋白铁有 19%~69% 会在 12 天内重新出现在循环红细胞中。剩余的铁进入贮存池如铁蛋白或含铁血黄素，然后非常慢地进行周转。对正常个体，这些铁在 140 天后仍有约 40% 保留在贮存池。然而，当血红蛋白合成导致需铁量增加时，贮存铁动员可加快[87]。相反，当存在感染或其他炎症性过程或恶性肿瘤的情况下，铁在血红蛋白合成中的再次利用将变得缓慢得多[87-89]。

铁的排泄

机体贮存铁的效率十分显著。多数铁是随粪便中的肠道脱落细胞丢失的，正常量大约每天 0.5mg[23]，不到全身铁量的千分之一。存在皮肤剥脱和皮肤附属物以及出汗时，可使丢失的量少得多。甚至在热带环境中，随汗液丢失的铁也很少[90]。很少量的铁随尿液丢失。哺乳可导致每天约排泄 1mg 铁，从而使每日铁的总丢失率加倍。正常月经失血可导致负铁平衡。

尽管在正常情况下，每日总铁丢失量在男性约为 1mg[23]，但在有月经的妇女中，平均约为 2mg。对于明显铁过载的患者，如血色病，每日铁丢失量可达 4mg 之多，其原因很可能是富含铁的细胞发生脱落，主要是巨噬细胞。

铁缺乏

■ 定义和历史

铁缺乏是体内铁含量低于正常的一种状态。当其发生时，严重程度可不同，且可在不知不觉中相互转变。铁减少是铁缺乏的最初阶段，此时贮存铁减少或缺乏，但血清铁浓度、转铁蛋白饱和度和血液中的血红蛋白水平是正常的。铁缺乏但没有贫血是铁缺乏稍晚期的阶段，其特征是贮存铁减少或缺乏，血清铁浓度和转铁蛋白饱和度通常减低，但无明显的贫血。缺铁性贫血是铁缺乏的最晚期阶段。这一期的特点是贮存铁减少或缺乏，血清铁浓度、转铁蛋白饱和度和血液中的血红蛋白浓度均减低。

在某些少见的疾病中，如特发性肺含铁血黄素沉着症或阵发性睡眠性血红蛋白尿（见第 40 章），在不存在铁减少的情况下亦可发生缺铁性贫血，这是体内铁发生重新分布从而不能被用以合成血红蛋白的结果。

缺铁性贫血的临床症状在很早以前就已经被人们所认识。在大约公元前 1500 年，一种以面色苍白、呼吸困难和水肿为特征的疾病在《埃伯斯纸草文稿》中被描述，后者被认为是现存最古老而又完整的治疗手册[91]。这种古老的疾病可能因钩虫感染所致的慢性失血而引起。萎黄病或“绿色贫血”，在 16 世纪中叶后被欧洲医生所熟悉。在法国，17 世纪中叶时，铁盐或其他疗法（包括十分古怪的放血疗法）被用于这种疾病的治疗。此后不久，铁被 Sydenham 推荐作为萎黄病的特效药。尽管对铁剂的作用机制及其应用的合理性还存在很大的争议，但在 1930 年前的 100 年间，铁剂仍被用于萎黄病的治疗，不过通常使用的是无效剂量。

直至 20 世纪初，人们已经确认，萎黄病是以血液中铁含量减少以及低色素性红细胞的存在为特征的一种疾病，但直到 1932 年 Heath、Strauss 和 Castle[92] 的经典研究才表明贫血对铁剂治疗的反应与经化学计量的给铁量相关，而萎黄病实际上就是铁缺乏。有关铁缺乏的历史在其他地方有更详细的综述[41,93]。

■ 流行病学

缺铁性贫血的患病率在不同的年龄组、性别、经济群体以及地理位置之间的差别如此之大，使得总体患病率的统计学数字几乎没有意义。曾有人估计世界人口中有四分之三之多存在铁缺乏，但这种估计毫无疑问是过度了[94]。表 42-4 就不同人群的患病率提供了一些数据。

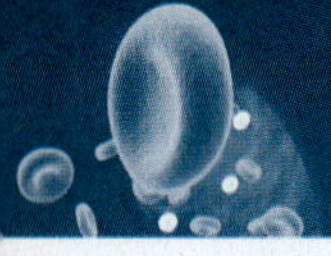

表 42-4 铁缺乏和缺铁性贫血在一些选定人群中的患病率

人群	性别	年龄组(岁)	铁缺乏	缺铁性贫血
智利[728]		足月婴儿	30.7	22.6
内城,美国[729]		9~10	2.9	1
瑞典[730]	女	15~16	40	
	男		15	
挪威[731]	女	20~55	32	4.2
美国 1999~2000 年[732]		1~2	7	2
		2~4	5	
		6~11	4	
	男	12~15	5	
	男	16~69	2	
	男	>70	3	
	女	12~49	12	3
	女	50~69	9	3
	女	>70	6	1
加拿大[733]		婴儿		4.3
加利福尼亚南部 HFE wt/wt[734]	女	26~49	12.4	3.2
	男	26~95	0.7	0.4
土耳其	女、男	4 个月 ~2 岁	21.9	26.2
		2~6	10.2	6.1
		6~12	1.8	4.2
		12~18	2.8	13.9
哥伦比亚学龄儿童和青少年[735]	女、男	6~18	4.9	0.6
墨西哥孕妇和青少年[736]	女	11~17		80
埃塞俄比亚哺乳期妇女[737]	女	28.4 ± 6.12		22.3
伊朗儿童[738]	女、男	6 个月 ~5 岁		19.7
比利时妊娠期妇女[739]	女	15~44		
妊娠期前 3 个月				1.5
妊娠期后 3 个月				23
新西兰儿童[740]	女、男	0.5~2.0	5.6	4.3
南非工厂工人[741]	女	18~55	40	27.4
新西兰城市[740]	女、男	0.5~2.0	18.6	5.6

■ 病因与发病机制

病因

铁缺乏可能由以下原因引起,包括慢性失血、妊娠和哺乳期间铁转移至胎儿和婴儿的红系造血、饮食中铁摄入不足、铁吸收不良、血管内溶血伴血红蛋白尿、铁向非造血组织,如肺等转移、遗传因素等,或是这些因素联合所致。

胃肠道出血 在男性和绝经期后妇女,慢性胃肠道失血是铁缺乏最常见的原因。表 42-5 列出了此类失血的病因,在成人中,最常见的原因是消化性溃疡、食道裂孔疝糜烂、胃炎(包括饮酒、口服阿司匹林所致者)、痔疮、血管异常(血管发育不良)和肿瘤。在一项对 114 例门诊胃肠科患者铁缺乏的研究中,45 例存在上胃肠道出血,18 例存在结肠出血[95]。在另外 100 例采用各种非剖腹探查方法,仍无法明确出血部位的患者中,10% 为恶性肿瘤引起[96]。腹部脏器放疗后所致的肠炎亦可引起胃肠道出血,从而导致缺铁性贫血[96]。结肠癌、结肠憩室、壶腹周围肿瘤、平滑肌瘤、腺瘤和其他恶性或良性的小肠肿瘤也是导致慢性失血的病因[97-101]。

横膈疝 横膈(裂孔)疝常与胃肠道出血相关。贫血的发生率从 8%~38% 不等[102-105]。与滑疝或较小的疝相比,食道旁或较大的疝更容易出血[102,103,106]。出血很可能继发于疝囊颈部

表 42-5　血液丢失的原因

呼吸道	溃疡
癌症	静脉曲张
鼻出血	“西瓜胃”
特发性肺含铁血黄素沉积症	结肠
感染	阿米巴病
毛细血管扩张症	血管发育异常
消化道	癌症
食道	憩室
静脉曲张	血管瘤
胃	息肉
血管发育异常	毛细血管扩张
窦血管扩张	溃疡性结肠炎
癌症	**胆道**
胃炎	迷走胰腺
血管瘤	癌症
食道裂孔疝	胆石症
高胃泌素血症	肝内出血
平滑肌瘤（梅内特里耶病）	动脉瘤破裂
黏膜肥大	创伤

的黏膜损伤，在此处疝入的胃骑跨于膈脚上，随呼吸运动来回摩擦[102,103,105]。食道裂孔疝失血患者的黏膜改变常不能被食道镜或胃镜证实。然而，线性胃糜烂，或称“Cameron 溃疡”，通常发生于横膈水平的食道黏膜襞嵴，似为出血部位。在 109 例大的膈疝患者中，三分之一有线性糜烂，这些患者中大多数存在贫血[106]。

胃炎、脉管曲张、溃疡和炎症　口服药物所致的胃炎是另一种常见的出血原因。服用阿司匹林的患者无论原来是否有消化性溃疡均可引起出血[107]。其他药物（糖皮质激素、吲哚美辛、布洛芬或其他非甾体类抗炎药）同样可以导致胃或十二指肠溃疡或结肠炎从而引起出血[108]。饮酒诱发的胃炎也可能导致严重的失血。

食道或胃静脉曲张所引起的慢性失血亦可导致缺铁性贫血。慢性失血也常是类风湿关节炎的贫血（可能是阿司匹林或糖皮质激素治疗的结果）和炎症性肠病贫血的原因[109]。痔疮出血可导致严重的缺铁性贫血。慢性失血可能由弥漫性胃黏膜肥厚（梅内特里耶病）引起[110]。胃或十二指肠消化性溃疡是铁缺乏的常见原因，且幽门螺杆菌（HP）感染与缺铁性贫血的关系已在大量的研究中被记载[111-113]。令人惊讶的是，在一些研究中，其中一个是对照研究，已经发现感染 HP 的铁缺乏患者单用口服铁剂无效，但对 HP 清除治疗有反应[114]。这被解释为该种生物体本身可扣留铁而使其不能被吸收[111,115]。这种情况需要大量的铁被截留，而另一种解释为机体对这种特殊的生物体的反应引起了类似于铁缺乏的实验室结果，但其实这代表的是慢性感染所致的一类贫血。实际上，也有一些人认为，关于 HP 和铁缺乏之间存在因果关系的依据尚未被证实[116]。

胃溃疡和胃出血也可以发生于高胃泌素血症，如卓 - 艾（Zollinger-Ellison）综合征和假卓 - 艾综合征[117]。肠道寄生虫感染，特别是钩虫病，在世界上许多地方是胃肠道失血的主要原因[118,119]。胃酸缺乏在这些患者中很常见，可能对此有一定作用[120]。

胃次全切除手术后的贫血通常由饮食中铁的吸收减少所致[121]（见下文“铁吸收不良”），但隐蔽的、间歇性的胃肠道出血，亦可为其促进因素。在 8 例红细胞被标记 $Na_2{}^{51}CrO_4$ 以便精确测量每天粪便中血液丢失量的患者中[122]，7 例患者被发现每天丢失 3.2~6.5ml 的血液。这种每日粪便中的血液丢失量虽然非常少，但较正常情况已经明显增加，持续几年即可导致缺铁性贫血。每日失血量低于 5~10ml 的患者，化学检验对粪便中的血液丢失通常不敏感，尽管这在某种程度上还依赖于胃肠道内出血的位置。

血管异常　血管发育异常可发生于胃肠道的任何部位，但最常见于盲肠或升结肠[123]。这些微小的血管异常可能导致严重的失血。其诊断通常需要内镜检查[123]。胃窦血管扩张可表现出一种特征性的内镜表现（“西瓜胃”），这也是失血的另一原因[124,125]。出血流入胆囊是慢性缺铁性贫血的一种罕见原因[99]。

年长者中常见的樱色血管瘤是一种迂曲扩张的舌下静脉结构，它和慢性肝病的蜘蛛痣通常很容易与遗传性出血性毛细血管扩张症相鉴别。小肠毛细血管扩张导致的出血亦可见于硬皮病[126]和 Turner 综合征[127]，这是一种异常血管发生出血导致的表现。皮肤血管瘤（蓝色橡皮疱样痣）可能与小肠血管瘤出血相关[128-130]。

在遗传性出血性毛细血管扩张症中（见第 123 章），特征性的损害常发生于指尖、鼻中隔、舌、口唇、耳廓、口咽黏膜、手掌和足底以及其他全身各处的上皮和皮肤表面。发生于胃肠道的损害尤其容易出血并引起铁缺乏。

梅克尔憩室　梅克尔憩室是非常常见的异常，其实是卵黄管的残余物。在儿童中，这种结构的出血在缺铁性贫血中占一小部分[131]。

出血性疾病　止血功能缺陷，特别是与血小板功能或数量有关的异常，可能导致胃肠道出血。胃肠道出血在血管性血友病中很常见（见第 127 章）。真性红细胞增多症通常与铁缺乏相关，原因可能是该病常发生自发性胃肠道出血，或是静脉放血治疗，抑或是两种机制共同造成（见第 121 章）。

当有止血功能异常的患者发生胃肠道出血时，人们必须考虑到，出血可能不单是因为止血功能缺陷，亦可能同时存在胃肠道解剖学病变。

牛乳性贫血　摄入全牛乳可诱使婴儿发生蛋白丢失性肠病和胃肠道出血[131,132]，原因很可能是超敏反应或变态反应。对 4 例这种患者应用内镜观察，发现糜烂性胃炎或胃十二指肠炎很可能是出血的原因[133]。至少在出生后第一年内，不应给予儿童全牛乳，无论是未加工的或是巴斯德消毒过的[132,134]。如同婴儿配方的制备一样，延长加热时间，可以消除该问题。胃肠道的内在病变，如上述者，亦可在婴儿以及较大儿童中引起出血。在婴儿或较小儿童，消化道溃疡作为胃肠道出血的原因并不常见。

呼吸道　持续的反复咯血可导致缺铁性贫血。其原因可能是呼吸道先天性异常、支气管内血管异常、慢性感染、肿瘤或心脏瓣膜病。严重的缺铁性贫血是特发性肺含铁血黄素沉积症和肺出血肾炎综合征（进行性肾小球肾炎伴肺内出血）的表现[135]。对这些疾病的某些患者，可能观察不到咯血，但大量的血痰可能被吞咽，导致粪便潜血试验阳性。囊性纤维化患者中，很大一部分存在铁缺乏，这与血痰的量相关，而与胰腺功能缺

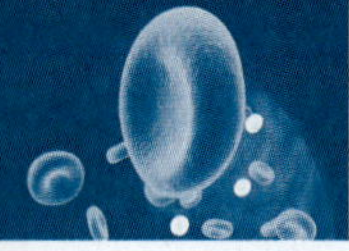

陷的程度无关，表明痰中的铁丢失可能起了重要的作用[136]。

泌尿生殖道 经血丢失是铁缺乏很常见的原因[137]。不同妇女的月经失血量差异很大，且常难以通过询问患者来评估。平均每个月经周期的失血量大约40ml，仅有10%妇女的每次月经周期失血超过80ml（相当于约30mg铁）[138]。对一些显得很健康的无贫血妇女，一个月经周期的失血量可能多达495ml，而其本身并不认为其月经量过多。对于任何特定的个体而言，每个周期的经血丢失量似不会有明显变化[139]。口服避孕药可减少经血丢失[140,141]，但宫内节育环的使用可增加经血丢失[142]，特别是在使用的第一年期间。因为每天1mg的铁吸收需要从饮食中摄取10~20mg的铁，这就很容易理解为什么在平均每天摄取大约10mg的饮食铁的情况下，许多行经期妇女的铁平衡仍不稳定。

月经量过多可能由子宫平滑肌瘤和恶性肿瘤引起。肾脏、输尿管或膀胱的肿瘤、结石及炎性疾病可致慢性失血，其量足以产生铁缺乏。在一个罕见的病例中，亦证实存在尿铁丢失[143]。

人为的贫血 人为的贫血是自我伤害造成出血的结果，可为诊断和治疗带来很大的困难。这种罕见的情况已经以文学作品中的一个虚构的角色而命名为"Lasthénie de Fejol综合征"（在Barbey d'Aurevilly的忧郁小说《无名的历史》中，Lasthénie de Ferjol是一位极度苍白和疲倦的年轻妇女，习惯于秘密地针刺自己的心脏而自身放血）。大多数患者是女性，而且常常从事于医疗行业。常有大量的输血史。贫血是慢性的且可非常严重，血红蛋白浓度持续低至50~60g/L。失血的部位很隐蔽。因此，患者经过大量的影像学和内镜检查，通常毫无帮助。这种患者通常对医学建议和治疗较抗拒[144-146]。患者可较抑郁以至具有自杀倾向；一些患者亦患有神经性厌食症。其需要心理治疗，但常常不成功。少数情况下，这种自我出血的结果可能是致命的[145]。

医院性（医源性）贫血 在医疗护理过程中，反复采取血样，特别是在监护病房，可能导致大量的血液丢失[147,148]，这种医源性的静脉放血亦可导致缺铁性贫血。

慢性肾病治疗时的体外透析可引起铁缺乏，常与慢性肾病性贫血相叠加。透析仪器内的血液潴留是主要原因，连同胃肠道出血、血液采样和血管通道的出血事件[149,150]。

献血后的贫血事件 每次全血捐献从体内移除大约200mg的铁。在捐献血小板和白细胞时，较少量的铁被移除。血库对献血员进行筛查，以避免明显贫血者被放血。然而，当其被认为不能献血时，一些献血员已经发生铁减少，相对小量的额外失血很容易使之发展为缺铁性贫血[151,152]。

妊娠和分娩

妊娠期间，部分铁转移至胎儿，分娩过程中失血（平均相当于150~200mg的铁），以及哺乳所致的铁丢失量平均约为900mg；就含铁量而言，这相当于丢失2L以上的血液。哺乳期间，大约每月消耗铁30mg。因为多数妇女妊娠开始时铁的储备量很低，这些额外的需求常常导致缺铁性贫血。据报道85%~100%的孕妇存在铁减少。在口服补充铁剂的妇女中该比例较低[153-155]。铁缺乏的母亲很可能生下体较小且铁储备较低的婴儿[156-159]。尽管一些团体建议孕妇无需常规补铁[160]，但多数专家认为怀孕期间补铁是合乎需要的，但这一点常常被忽视[161]。

饮食性铁缺乏

在婴儿中，铁缺乏最常见的原因是使用未添加铁的奶餐，这种饮食中的含铁量不足。在出生后第一年，为满足逐渐增长的红细胞量的需要，足月儿需要大约160mg铁，而早产儿需要大约240mg的铁。在出生后的第一周所发生的生理性红细胞破坏，可满足这种需要中的约50mg铁。其余铁则必须来自饮食。乳制品中含铁量很少，长期地母乳或瓶装乳喂养婴儿常导致缺铁性贫血，除非补充铁剂。特别对早产儿更是如此。表42-6列出了几种广泛使用的婴儿食品的铁含量。鉴于使用未添加铁的婴儿配方奶喂养时铁缺乏的发生率很高及其不良影响，美国儿科学会[162]已经呼吁所有的婴儿配方奶进行铁强化。不幸的是，此项举措并未在北美得到广泛推广。在年长一些的儿童中，少铁饮食亦可能促使缺铁性贫血的发生，特别是在迅速生长阶段。

表42-6 婴儿食品中含铁量

液体食物	含铁量(mg/L)*
母乳	1.1
蒸发乳	1.8
蒸发乳，13∶19稀释	0.7
全牛乳	0.7
Similac，"低铁型"	1.3
Similac，"含铁型"	11.5
Enfamil，"低铁型"	0.45
Enfamil，"含铁型"	11.5
半固态食物	**铁含量(mg/份)†**
谷物，混合性(Gerber)	6.75
果泥	0~0.60
蔬菜	0.30~1.20
肉和蔬菜混合物	

* 对于商业制备的婴儿配方奶，其铁含量按制造商1999年所述而标注。产品的商品名只为举例，并不代表被作者认可。

† 对于谷类和果泥制品，铁含量从制造商所述而计算得出，模糊表达为"每日量的百分比"。经与Gerber公司沟通，得知"每日量"为15mg，也就是老的RDA(推荐每日供应量)，比目前对婴儿的RDA高2.5倍。因此，受检的许多(Gerber)谷物产品，无论是小麦、稻米或混合的谷物，每15g干粉(500ppm)中均包含(按制造商所言)6.75mg的还原铁，每份均用以与水、牛奶或配方奶混合至总量250ml。

如表42-7列举了不同年龄段的美国人群平均每日铁摄入的估算量。多数美国人的铁摄入量大约为5~7mg/kcal。儿童和年轻妇女的铁平衡通常不稳定，其铁摄入低于推荐每日供给量(RDA)的80%[163]。给面包和谷物添加硫酸亚铁或金属铁是通常做法[164]。因担心使得带有血色病基因型的患者发生铁贮存增加的可能，该做法已经被停止，其结果则是缺铁性贫血的发生率升高[165]。

美国人饮食中的铁供应不足，这将年轻女性和儿童置于负铁平衡的极大风险中（见表42-7）。在18~20岁间的男性中亦可发现铁缺乏，这可能是因为短期的生长突增造成铁需要量增加[166]。成年男性每日仅需要从饮食中吸收1mg的铁即可维持

表 42-7 美国不同年龄组每日饮食中的铁摄入量，各选定组别的平均值*

每日(年龄和性别)	估算的铁摄入(mg/d)	推荐每日供给量(mg)	占推荐供给量的百分比
婴儿，6~11 个月	11.9	6	200
儿童，1~2 岁	8.4	10	84
女性，14~30 岁	10.5	15	70
女性，妊娠期	14	30	47
女性，哺乳期	14	15	93
女性，60~65 岁	10.2	10	102
男性，12 岁及以上	>12	12	>100

*改编于 1982~1984 年间所得到的数据，发表于“食物中的矿物质含量：对食物中的特定矿物质的调查，1982~1984 年”[22]，以及 1989~1990 年间在国家健康与营养检测调查(NHANS-Ⅲ)之中所收集到的数据。这两个间隔 7 年的大调查所得到的数据提供了几乎完全相同的结果；因此，将其整合到这张表中。应注意，在后一次调查中，随着对婴儿、儿童和年轻女性饮食铁需求的估算量有了实质性减少，铁的 RDA(推荐每日供给量)是基于 1989 年所推荐的值。不同种族间的差别可忽略不计。为简化这张表，12 岁及 12 岁以上所有男性的数据被合并，因为不同年龄组间仅有很小的差异。同样为了简化，将所有年龄范围在 14~30 岁的女性的数据合并，妊娠期或哺乳期者除外。

正常的铁平衡，因此老年男性的铁缺乏很少单纯因饮食摄取不足而引起。但也有例外，如有一例男性患者保持了 27 年的几乎不含铁饮食[167]。

铁吸收不良

铁缺乏患者胃酸分泌常常减少[168-171]。多达 43% 的铁缺乏患者可见抗组胺胃酸缺乏[126,171]。缺铁纠正后胃功能可得到改善，所以铁缺乏可同时为胃酸分泌功能受损害的结果和原因。然而，在 30 岁以上的患者，胃酸缺乏通常不可逆[172]。此外，当萎缩性胃炎与铁缺乏同时存在时，胃分泌功能并未在铁治疗后得到改善[173]。自身免疫性胃炎常常与 HP 感染相关，它在缺铁性贫血和晚年恶性贫血的发生中可能起到一定作用[174,175]。

小肠铁吸收不良很少引起铁缺乏，除了在胃肠道手术后和在吸收不良综合征时。在接受次全胃切除的患者中，有 10%~34% 多年后会发生缺铁性贫血[121]。许多这类患者对食物中铁的吸收不良，部分是由于胃空肠转运加快，部分是手术吻合的位置使得已被部分吸收的食物绕过了部分十二指肠的结果。幸运的是，部分胃切除患者术后对医用铁剂吸收良好。此外，胃肠道血液丢失对胃切除后贫血的发生亦起到很重要的作用(见上“胃肠道出血”)。在吸收不良综合征患者中，铁吸收量有限，以至于几年内发展成缺铁性贫血。乳糜泻，无论显性或隐性，均可与缺铁性贫血相关[121,176]。

血管内溶血和血红蛋白尿

缺铁性贫血可发生于阵发性睡眠性血红蛋白尿(见第 40 章)，以及由心内黏液瘤[177]、瓣膜修补或置换[178-180]等机械性红细胞破坏所致的溶血(见第 32 章和第 51 章)。在这些疾病中，铁以肾小管脱落细胞中的含铁血黄素和铁蛋白的形式，或以血红蛋白二聚体的形式自尿中丢失。[180]

铁缺乏常发生在参与各项体育运动的运动员中(见第 32 章和第 51 章)。可有轻度贫血。血管内溶血的增加[181]，或同时伴有一些铁从肾脏丢失，均可能起到一定作用，但现已证实从事紧张运动职业的人存在胃肠道的血液丢失，且这很可能是缺铁的主要原因[182-185]。血红蛋白尿和含铁血黄素尿亦可见于竞技性和业余性跑步者，也就是行军性血红蛋白尿(见第 32 章和第 51 章)。

遗传因素

基于对双胞胎的研究[186]，遗传因素在铁缺乏中起到一定作用。可增加缺铁性贫血发生风险的转铁蛋白多态性[18]，血小板胶原蛋白受体多态性[187]和膜丝氨酸蛋白酶 tmprss6 的突变[67]，这些均已被认为是引起或促进铁缺乏发生的遗传因素。

■ 发病机制

随着铁缺乏的进展，不同铁池以一种序贯重叠的形式耗竭，如图 42-8 所示。

红细胞生存和铁动力学

红细胞寿命轻 - 中度缩短是缺铁性贫血的特征，特别是当其严重时[188,189]。对于铁在各种铁池(血浆池、不稳定池和血红蛋白池)之间的转运进行研究时，可静脉注射放射活性铁(^{59}Fe)，随后检测血浆 ^{59}Fe 的清除率以及铁在循环红细胞血红

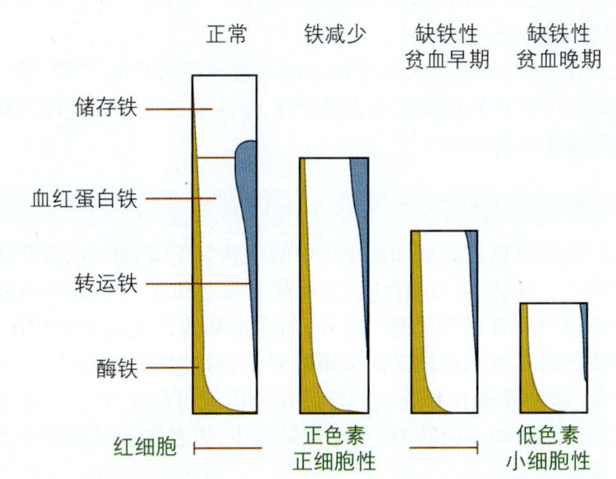

图 42-8 铁缺乏发展的各个阶段。铁缺乏早期(铁减少)通常不伴任何血液学异常；在这个阶段，血清铁浓度偶尔低于正常，但贮存铁明显减少。随着铁缺乏进展，贫血的发生先于血液中的形态学改变，尽管一些细胞可能比正常较小且较苍白；此时血清铁浓度通常降低，但亦可能正常。随着铁进一步减少，可出现典型的低色素、小细胞、低铁血症性贫血。

蛋白中的掺入率。第31章对这种"铁动力学"研究的原理进行了讨论。

在铁缺乏情况下，血清铁清除快速并与血清铁浓度密切地负相关。血浆铁转运率可正常或升高。在血红蛋白合成中所利用铁的百分比正常或增加[189]。通常很少有或没有红系无效生成的依据。

含铁蛋白

随着体内铁的减少，在许多组织中发生了改变。含铁血黄素和铁蛋白从骨髓和其他贮存部位消失。许多重要的含铁蛋白活性下降：细胞色素C、细胞色素氧化酶、琥珀酸脱氢酶、顺乌头酸酶[9,10,190]、黄嘌呤氧化酶[191]和肌红蛋白[192]。有报道，一些不含铁或不需要铁的酶活性亦减弱。在铁缺乏的大鼠骨骼肌中，磷酸肌酸含量下降，无机磷增加[193]。许多受影响的酶参与线粒体的氧化糖分解(Krebs)循环。相反，在铁缺乏的动物骨骼肌中，数种线粒体基质酶的活性增加[193,194]。

铁缺乏时，一些参与铁稳态的蛋白-dcytb、膜铁转运辅助蛋白、DMT-1和膜铁转运蛋白的水平均上调。[195]

肌肉功能和运动耐量

铁缺乏大鼠的运动耐量受损，运动时易发生乳酸性酸中毒。在铁缺乏大鼠的骨骼肌中，α-磷酸甘油酸脱氢酶活性降低，而该发现可解释缺铁大鼠更倾向于发生乳酸性酸中毒的原因[196]。然而，在铁缺乏豚鼠的骨骼肌中，此酶活性正常[197]。在缺铁大鼠的棕色脂肪中，还原型烟酰胺嘌呤二核苷酸、琥珀酸盐和α-磷酸甘油氧化酶活性均低于正常[198]。

在铁缺乏的啮齿类动物的肌细胞中，除了这些代谢异常外，超微结构研究显示线粒体肿胀伴嵴扭曲，并有线粒体DNA损伤的依据[199]。尽管存在这些改变，在肌肉反复电刺激时，线粒体细胞色素C仍会适应性地增加[200]。对大鼠肝脏和骨骼肌的亚线粒体颗粒的能量传输通路进行的一项研究显示，后者对铁缺乏的敏感性低于前者[201]。[31]磷磁共振光谱研究显示，在铁缺乏大鼠的肌肉中，磷酸肌酸分解增加[202]，但在人类中并未发现线粒体异常[203]。

在人类运动员中，补充铁与运动表现提高有关[204-206]，尽管对运动中的具有铁缺乏的人类个体，早先的研究并未发现其耗氧量发生任何改变。[207]

神经系统改变

铁缺乏患者的肝和血小板中的单胺氧化酶(MAO)活性减低[208-211]。MAO参与多巴胺、去甲肾上腺素和5-羟色胺等重要神经递质的合成和代谢。此外，与铁饱和的儿童或大鼠相比，铁缺乏的儿童和铁缺乏的大鼠的尿中会排泄更多的去甲肾上腺素，这种异常在开始铁治疗后几天内就可纠正[210,211]。铁缺乏大鼠脑内的多巴胺D2受体数量减少，后者在神经传导中亦很重要[212]。

给予刚断奶的大鼠以铁缺乏饮食，显示为喂养效率差、生长迟缓、棕色脂肪和心脏中的去甲肾上腺素浓度降低且周转率高于正常、棕色脂肪和心脏过度增生、血浆甲状腺素和三碘甲状腺原氨酸减低、肝脏肉碱含量低，以及酮体生成异常[213,214]。在大鼠中若铁缺乏时间过长亦可导致牙齿和耳蜗发育异常[215,216]及听力缺失[217]。然而，这些效应在人类中尚未见描述。

宿主的防御

铁缺乏对免疫功能以及对感染的易感性有影响[218,219]。一些研究发现，铁减少可以遏制微生物的生长，因此可防御感染；另有人观察到铁缺乏可损害宿主的防御力[220-224]。铁缺乏的小鼠不能发生自身免疫性脑脊膜炎，后者是一种人类多发性硬化的动物模型[225]。

生长和代谢

缺铁性贫血与儿童身高降低相关[226,227]，而治疗可促进生长[228]。同缺锌一样，缺铁被认为与侏儒症相关[229]。如上所述，补充铁剂的母亲所生婴儿的出生体重更重(见上"妊娠和分娩")。亦已发现存在体温调节异常[230]。

组织学表现

铁缺乏可导致多种器官中发生组织学改变。上消化道迅速增殖的细胞似乎对铁缺乏的效应特别易感。可出现舌、食道[231]、胃[232,233]和小肠[234]黏膜的萎缩。尽管前体细胞增加，但舌侧缘的上皮厚度减少。这种表皮变薄可能反映了表皮细胞脱落加速[235]。颊黏膜表现为表皮变薄和角化，有丝分裂活性增加[236,237]。然而，使用光镜和电子显微镜对缺铁性贫血患者口腔黏膜脱落细胞进行检查显示其细胞核或胞质在形态上没有异常[238]。

特发性肺含铁血黄素沉着症所致的缺铁性贫血中，特征性的病理学改变可见于肺部，包括肺泡衬细胞中的高度铁沉积和间质纤维化[239]。

骨板障间隙变宽，特别是在颅骨和手骨，可能是婴儿期就开始的慢性铁缺乏的后果[240,241]。在颅部，这是与地中海贫血相同的特征，只是β重型地中海贫血有上颌骨肥大，而在重型缺铁性贫血时，上颌骨生长和气腔形成均正常。铁缺乏儿童的蝶鞍可能异常地小，有人认为这提示长期缺铁性贫血时垂体激素分泌可减少[242]。

■ 临床特点

贫血的临床表现

铁缺乏患者的贫血可非常严重，在某些患者中可见血液中血红蛋白水平 <40g/L。严重的缺铁性贫血与各种贫血症状均相关，这些症状由低氧以及机体对低氧的反应所导致，如第31章所述。因此，在严重贫血的患者中，伴有心悸的心动过速、耳鸣、头痛、头晕，甚至心绞痛等症状均可发生。

可能与贫血无关的临床症状

铁缺乏的临床特征包括了由于铁这一生命必需元素的缺乏所导致者，以及贫血本身所产生的体征。至少在部分患者中，这两种原因所产生的症状是否能区分？这一问题用实验方法很难解决，且"铁缺乏但不伴有贫血"是否可导致症状的产生？这一问题亦尚未被认为已完全解决。尽管如此，早在一个世纪前，临床上就已观察到临床萎黄病发生时可不伴贫血(见参考文献41、243的综述)，且大量对照研究结果显示，缺铁性贫血的各种症状均可发生于血红蛋白处于可接受的正常范围内的个体中[206,243-248]，但也有少量研究显示在不贫血个体这些症状不能被察觉[249]。在一项随机化双盲研究中，铁缺乏的患者应用铁剂治疗后比应用安慰剂后有更明显的症状改善[243]；在其他一些应用不同实验设计的研究中，结果并非如此[250,251]。然而，从大量的对婴儿[252,253]和成人[254]的对照研究来看，铁缺乏对机体功能的损害并不需要明显贫血的存在。

工作能力下降 对工作能力进行客观的评价，以及将氧耗量作为工作能力指标的研究，这两种方法给出了互相矛盾的结论，但有一篇全面的综述[255]总结出，重度铁缺乏（Hb<80g/L）和轻度铁缺乏（血红蛋白在 80~120g/L 之间）导致工作能力的下降，主要是通过最大 VO_2 的测量来评估，但对不伴贫血的铁缺乏亦可产生此效应，其依据并不具说服力[255]。然而，在铁蛋白水平减低，但血红蛋白水平正常的运动员中，补充铁剂的个体显示为最大 VO_2 增加，而红细胞数量未变[245]，在其他研究中，应用铁剂治疗的无贫血个体亦显示出能力提高和（或）最大 VO_2 增加[205,206,246-248]。

头痛 尽管铁缺乏患者常常主诉头痛[256-258]，但头痛是一个普通的症状，且已有的数据均较零散。

感觉异常和其他神经症状 感觉异常被认为是铁缺乏常见的症状[256]，但没有对照研究支持这种观点。我们的调查显示肢端麻木在铁缺乏患者中并不比其在铁充足者中更为常见（表 42-8）。在儿童中，屏气发作亦被归因于铁缺乏。[259]有些对于伴视乳头水肿的颅内高压的零散报道，因铁剂治疗的显著疗效而得到注意[257,259-262]。儿童中风亦与缺铁性贫血相关[259,263]。血小板增多有时会伴随铁缺乏，这可能是一个致病因素。[263,264]

口和鼻咽症状 舌烧灼感[265,266]已在许多铁缺乏病例中被零星描述，且尽管有人观察到这些症状随治疗而消失，但未进行对照性研究。舌部症状可能是并发维生素 B_6 缺乏的结果[267]。在参加健康评估门诊的一组人数众多的女性群体中，我们有幸比较了这些症状的发生率，结果发现，在铁缺乏妇女组（TS<16%；血清铁蛋白 <20ng/ml）中，这些症状的发生率并不高于铁充足妇女组（TS>20%；血清铁蛋白 >60ng/ml）（见表 42-8）。尽管现已提出铁缺乏是萎缩性鼻炎的一种病因[268,269]，但其依据尚不明确；也许它只是一种辅助因素。

吞咽困难 在喉咽部，黏膜萎缩可使环状软骨后区形成蹼状物，从而产生吞咽困难（Paterson-Kelly 综合征，亦称为 Plummer-Vinson 综合征）[270]。若这些改变长期存在，则可能导致咽癌。尽管目前普遍认为这些改变继发于长期的铁缺乏，但该机制并未被广泛接受[266]。

尽管具有该病特征的病例仍有报道，甚至在儿童中[271-273]，但目前认为该疾病的发病率已明显降低[270]，有时其真正存在与否亦令人怀疑。在铁缺乏患者中，亦可见食道动力异常[274]。

月经出血 月经失血量的增加被认为既是铁缺乏的结果亦是其病因[275,276]，但对此观点仍存在争议[277]。

异食癖 喜好进食非同寻常的物质，如灰尘、黏土、冰、洗衣粉、盐、卡纸板和头发，是铁缺乏的一种典型表现，通常经铁剂治疗后可被迅速治愈[278,279]。

脱发 有人提出，脱发可能是铁缺乏的后果，且在一项研究中，具有雄激素性脱发和局限性脱发的女性之铁蛋白水平明显减低，但休止期脱发（一种以广泛性毛发脱落为特征的无瘢痕性脱发）或全身性 / 广泛性脱发的女性则并非如此[280]，然而，这种因果关系的正确性已受到置疑[281]。在一项大型的多因素分析中，铁蛋白水平低是脱发的危险因素[282]。

婴儿和儿童发育 在婴儿中，铁缺乏与注意力持续时间短、对感觉刺激的反应差、行为发育和生长发育的迟缓有关，即使在没有贫血的情况下[252,253,259,283-288]。尽管大量具有阳性结果的研究已被报道，但其中许多研究都遭到批评，原因是缺乏对照，且社会经济因素亦可具有混淆作用[289]。

多动综合征 目前人们推测，在不宁腿综合征、Tourette 综合征和注意缺陷多动症之间存在联系，且铁缺乏与其病理生理学相关[290]。不宁腿综合征是一种常见的夜间问题，特别是在老年人中，它与铁缺乏相关，且已有报道其经铁剂治疗后有改善[291-294]，但对照研究显示治疗仅有轻微疗效或根本无效[294,295]。在儿童中，铁缺乏和注意力缺陷多动症之间可能存在联系[294]。

体征

缺铁性贫血的体征包括面色苍白、舌炎（光滑的、红舌）、口腔炎和口角炎。凹甲曾经是常见表现，现在很少见到（图 42-9）。视网膜出血和渗出可见于严重的贫血患者（血红蛋白浓度 <50g/L）。脾肿大偶可因缺铁性贫血所致[166]，但当其发生时，很可能是由其他原因所导致[296]。

■ 实验室特征

在严重而无并发症的缺铁性贫血中，红细胞呈低色素和小细胞性；血浆铁浓度降低；铁结合力增加；血清铁蛋白浓度较低；血清转铁蛋白受体和红细胞锌原卟啉浓度升高；且骨髓可染铁消失。不幸的是，这些实验室结果的典型组合仅恒定发生于以下情况，即缺铁性贫血已处于很晚期，不合并感染或恶性肿瘤等复杂因素，且之前未经输血或肠外铁剂治疗。

表 42-8 在参加健康评估门诊的 20~49 岁白人女性中，通常被认为是铁缺乏所致的一些症状的发生率

症状	铁缺乏（No.）	无缺铁乏（No.）	铁缺乏，Hb<100g/L
频繁头痛	30.8%（452）	30.7%（685）	40.0%（15）
口、舌或颌问题	18.5%（470）	17.4%（688）	12.5%（16）
手足麻木	38.8%（469）	36.6%（687）	62.5%（16）
疲倦、乏力	41.2%（461）	38.9%（684）	43.8%（16）
严重疲劳、疲倦或疲惫	19.1%（450）	19.7%（678）	33.3%（15）
白细胞计数（$\times 10^9$/L）	6.512 ± 1.681（131）	6.878 ± 1.825（2499）	6.237 ± 0.93（16）
血小板计数（$\times 10^9$/L）	297.309（131）	255.731 ± 56.167（2499）	341.875 ± 100.782（16）

No.= 回答问卷上该问题的妇女数量。

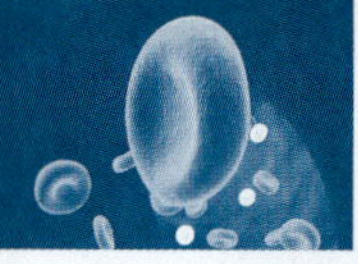

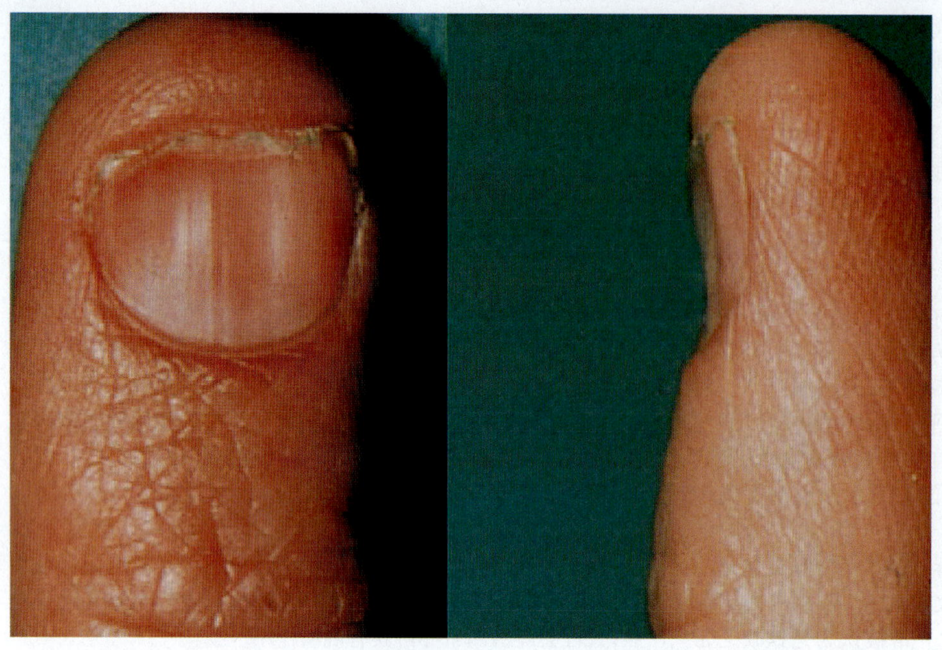

图 42-9 凹甲。注意手指甲的成嵴、变薄和勺状凹陷。

体积变异(以百分比形式)的系数(见下文"鉴别诊断")。将MCV、RDW、血清铁蛋白浓度和血清转铁蛋白饱和度整合入公式以计算出铁指数或与其他函数联合,通过这些方法,可使红细胞指标对铁缺乏诊断的敏感性和特异性增加[304,305]。

白细胞 在一些缺铁性贫血的患者中可发现白细胞减少[171],但是铁缺乏患者白细胞计数的总体分布似为大致正常的[299]。

血小板 血小板减少和血小板增多均可因铁缺乏所致。有报道,在慢性失血引起的典型的成人缺铁性贫血患者中,50%~75%存在血小板增多[299,306]。然而,血小板增多通常仅发生于有活动性出血的患者[307]。在婴儿和儿童中,血小板减少的发生(28%)与血小板增多(35%)几乎一样频繁;血小板减少与更为严重的贫血相关[308,309]。显著的血小板减少也可发生于铁缺乏的成人,这可以是所表现的血液学问题,或是对铁剂治疗贫血的早期反应[310-312]。

网织红细胞 有时认为,在铁缺乏时,患者的网织红细胞计数正常或减少[166,265],但在网织红细胞数被报道的一系列患者中,此数量常轻度增加[234,299,313,314],该发现与骨髓红细胞活性增加相一致(见下"骨髓")。

血细胞

红细胞 在缺铁性贫血中,红细胞大小不均是红细胞最早可识别的形态学改变(图 42-10)[297,298]。典型的红细胞大小不均还伴随轻度卵圆形红细胞增多。随着铁缺乏加重,常发生轻度的正色素、正细胞性贫血[297-301]。随着进一步进展,血红蛋白浓度、红细胞计数、平均红细胞体积(MCV)和平均红细胞血红蛋白含量均同步降低。在婴儿或儿童中,低色素可能在铁缺乏病程中的更早期发生,且有时可见红细胞数超过 5×10^{12}/L 者[302]。随着这些指标发生变化,红细胞在血涂片中表现为小细胞和低色素性。有时可能存在靶形红细胞。可见伸长的低色素性椭圆形细胞,其长边几乎平行。这种细胞被称为"铅笔细胞",尽管其形状更像雪茄。

在成人患者中,仅当缺铁性贫血呈中度或重度(如男性 Hb<120g/L 或女性 Hb<100g/L)时,红细胞指标才会持续异常(图 42-11)。在已确诊的缺铁性贫血患者中,红细胞体积分布(如红细胞分布宽度,RDW)通常增加。RDW 常被报告为红细胞

骨髓

骨髓细胞增生程度和粒红细胞的相对比例均具可变性[315]。在重度铁缺乏时,骨髓中的幼红细胞可小于正常,胞质狭窄、边缘不整且很少含有血红蛋白。然而,骨髓的形态学改变尚不具备足够的鉴别诊断价值。

骨髓含铁血黄素减少或缺乏是铁缺乏的特征。含铁血黄素在未染色的骨髓涂片上表现为金色折光颗粒,但采用简单的普鲁士蓝染色后的骨髓涂片来评估含铁血黄素的含量则更容易、更可靠。骨髓中的巨噬细胞所贮存的铁可见于骨髓切片的

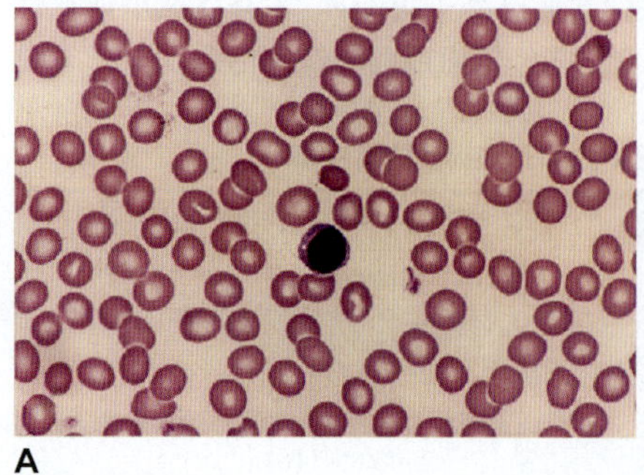
A

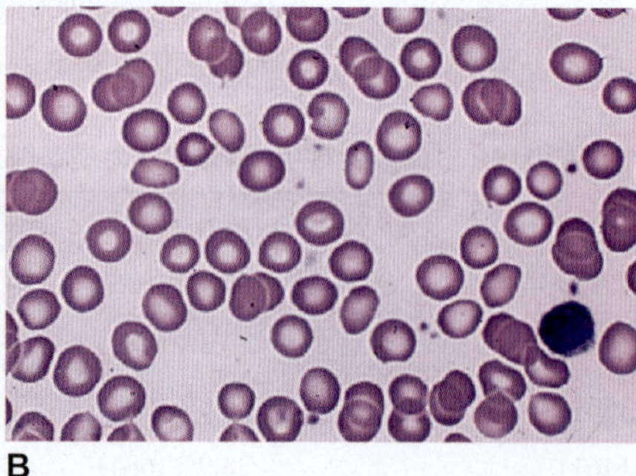
B

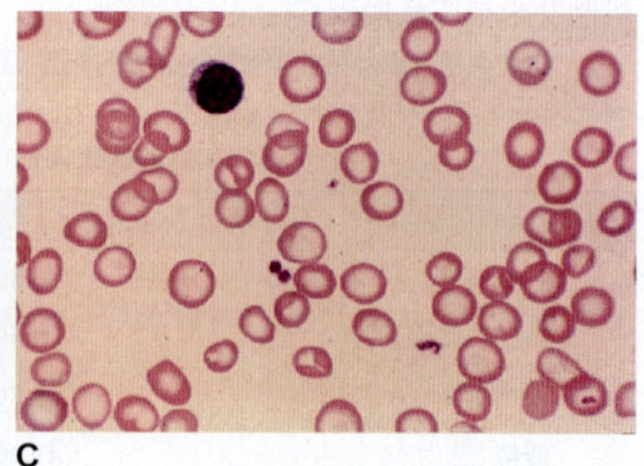
C

图 42-10 血涂片中缺铁性贫血形态学诊断的变异性。在导致贫血的所有铁缺乏状态中,血涂片的形态学和血细胞的改变均与铁缺乏的严重程度相关。A. 正常血涂片。形态正常的正细胞正色素性红细胞。B. 轻度铁缺乏。血清铁、铁蛋白和转运饱和度与轻度铁缺乏状态相一致。尚不能分辨出平均红细胞体积减小。可能存在少量中心淡染区扩大的红细胞,但尚须确认。少量细胞呈卵圆或椭圆形。C. 重度铁缺乏。血清铁、铁蛋白和转运饱和度与重度铁缺乏相一致。注意,显著低色素的细胞明显增加且小细胞更多见。

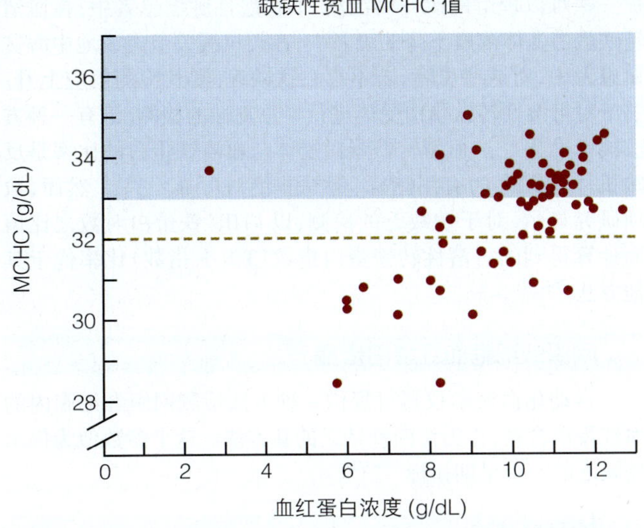

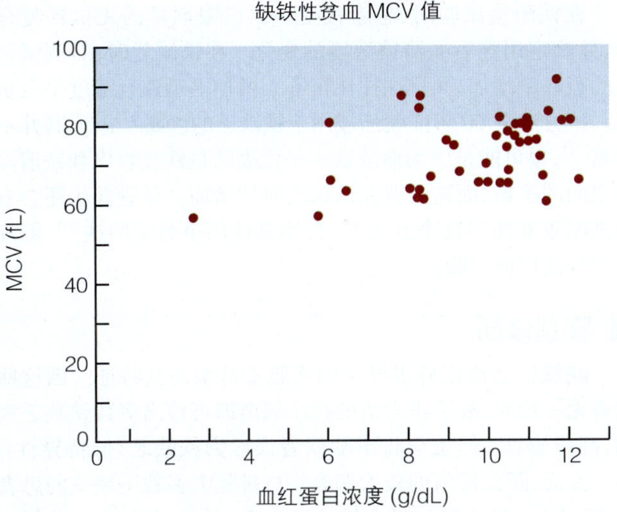

图 42-11　成人缺铁性贫血红细胞指标，应用 Coulter Counter 公司的 S 模型获取数据。阴影部分提示，应用同样的仪器，在约 500 名健康成年人中所观察到的该指标正常范围。上图虚线所指为被更广泛接受的平均血红蛋白浓度（MCHCs）的下限值，如本书中所述。（上图）静脉血红蛋白浓度和 MCHC 之间的相关性。62 例缺铁性贫血患者中半数以上的 MCHC 值很清楚地处于正常范围内。（下图）静脉血红蛋白浓度和平均红细胞体积（MCV）之间的相关性。近 70% 的患者具有明显的小细胞增多现象。因此，在用自动化的细胞计数方法进行检测时，对于铁缺乏状态的改变，MCV 比 MCHC 敏感得多。然而，如果医生仅依赖于红细胞指标，则至少 30% 的缺铁性贫血病例将会被误诊。

骨小梁中或骨髓穿刺涂片中。正常情况下，在约 30% 的幼红细胞胞质内可发现铁颗粒，现在变得很罕见但不一定完全消失。

因为机体内多数的铁被分为贮存铁和红细胞内铁两部分，且铁不被排泄，所以大多数贫血以贮存铁增加为特征。但缺铁性贫血除外，因其在红细胞内铁减少之前，铁储备已耗竭。因此，对于缺铁性贫血和其他贫血之间的鉴别，铁储备的评估应是一种敏感且较为可靠的方法。临床上，最直接的方法是评估骨髓中巨噬细胞的含铁量，长期以来，这种对铁储备进行直接评估的方法已被认为是诊断铁缺乏的"金标准"[316,317]。然而，对骨髓中的铁进行准确的组织化学测定，目前仍有技术障碍。首先，需要采用骨髓穿刺这种侵袭性的诊断方法。其次，从一些假象中鉴别巨噬细胞内的铁并非易事，需要相当多的经验和技巧以获得准确的结果。在一项研究中，108 例患者中仅 74 例有正确的报告[318]。此外，在曾经输血或经肠外铁剂治疗的患者中，可获得易导致误判的检查结果[317]。这类患者的骨髓可染铁量达到正常甚至增加，类似于典型的对铁剂治疗敏感的缺铁性贫血。在这些患者中，骨髓检查所见的铁并不能很容易地用于红系造血。此外，在某些慢性髓细胞白血病患者中，其骨髓贮存铁的能力似受损[319]，骨髓纤维化的患者亦可能如此。在这类患者中，常可观察到骨髓中铁缺乏，而没有铁缺乏的其他证据，且此类患者对铁剂治疗无反应。正因为这种原因，骨髓铁评估的首要地位已经受到置疑[320]。

血清铁浓度

在未经治疗的缺铁性贫血患者中，血清铁浓度通常较低；但其亦可为正常[301,321,322]。血清铁浓度亦受许多病理及生理状态的影响。生理情况下，血清铁浓度具有昼夜节律，在傍晚和夜间降低，接近 21 点时降至最低点，在 7~10 点之间升至最高。尽管大量研究显示存在昼夜变化[323-325]，但对于所有的血清铁检测都必须遵循在早晨采血这一要求，其临床上的充分性和重要性尚存疑问[326]。血清铁水平在月经出血期间下降，无论是月经受正常的激素调控时[327,328]，还是当出血发生于口服避孕药停药之后[140,329]。在急慢性炎症[330,331]、恶性肿瘤[332]和急性心肌梗死后，血清铁浓度亦降低[333,334]。在这些情况下，血清铁浓度可能下降至足以提示铁缺乏的水平。相反，在恶性肿瘤化疗期间，血清铁浓度可明显升高，该效应可见于多种肿瘤接受化疗后的第 3~7 天[335]。

血清铁浓度正常或升高很常见，甚至可见于缺铁性贫血患者，若其抽血检验前接受了铁剂治疗。甚至是多维生素制剂，每片常包含大约 18mg 的元素铁，亦可导致该效应。检测前 24 小时应停止口服铁剂。肠外注射右旋糖酐铁可导致血清铁浓度非常高（如 500~1000μg/dl），至少用某些方法可如此[336]，并可持续数周。在输注葡萄糖酸钠铁或蔗糖铁后，血清铁水平上升的持续时间短得多[337,338]，因此不易干扰血清铁诊断价值。

铁结合力和转铁蛋白饱和度

铁结合力是测定循环血液中的转铁蛋白量的指标。正常情况下，100ml 血清内存在足够的转铁蛋白，可结合 4.4~8μmol（250~450μg）的铁；因正常的血清铁浓度约为 1.8μmol/dl（100μg/dl），故可发现转铁蛋白约有三分之一被铁所饱和。未饱和的或潜在的铁结合力（UIBC）可通过放射性铁或分光光度计而很容易地被测定。UIBC 和血清铁之和代表了总铁结合力（TIBC）。TIBC 亦可直接被测量。在缺铁性贫血时，UIBC 和 TIBC 常升高；通常可见转铁蛋白饱和度低于 15% 或更低。然而，例外如此之常见，以至于转铁蛋白饱和度测定在缺铁性贫血中的诊断价值被大打折扣[317,339]。在慢性炎性贫血中，转铁蛋白饱和度正常，伴血清铁浓度下降。

血清铁蛋白

血清铁蛋白所含铁相对而言极少量，然而血清铁蛋白浓度与全身铁储备相关[340,341]，尽管这种相关性并不像有时认为的那么强[342,344]。血清铁蛋白浓度≤10μg/L是缺铁性贫血的特征性表现。在不伴有贫血的铁缺乏中，血清铁蛋白浓度一般处于10~20μg/L之间。在一组对73例患者的研究中，无论血清铁蛋白何时低于70μg/L[345]，骨髓铁均已耗竭。在另一项研究中，将缺铁性贫血患者与慢性炎症性贫血患者相比较，截点为32μg/L时所提供的敏感度为79.2%，特异度为96.9%[346]。在类风湿关节炎等炎症性疾病、慢性肾病、恶性肿瘤等疾病中，血清铁蛋白浓度中度升高[347]。在戈谢病患者中，血清铁蛋白浓度常处于数千μg/L的范围内[348,349]。若上述疾病之一与铁缺乏同时存在，正如其常见的那样，则血清铁蛋白浓度通常在正常范围内；于是，对该检测结果的阐释就变得较困难。在具有贫血的类风湿关节炎患者中，当血清铁蛋白浓度低于60μg/L时[350]，应怀疑同时存在铁缺乏。血清铁蛋白浓度中度升高也是一些恶性肿瘤的特征，且可密切反映疾病的缓解和复发[351]。在肝炎患者[352]和终末期肾病患者中，血清铁蛋白浓度亦升高[353]。

口服或肠外使用铁剂也可提高血清铁蛋白浓度[354]。在给予口服铁剂的婴儿中，这尤其是个问题[355]。对患有缺铁性贫血的成人，给予口服铁剂，剂量为60mg元素铁，每日三次，治疗2~3周，其血清铁蛋白浓度仍低于10μg/L[354]。然而，当铁剂治疗已超过3周时，血清铁蛋白检测用于铁缺乏的确诊已不可靠。肠外应用右旋糖酐铁可使血清铁蛋白浓度在24小时内升至正常或超过正常，且该效应至少可持续1个月[354]。

红细胞铁蛋白

红细胞铁蛋白浓度在地中海贫血和铁粒幼细胞性贫血时升高，在铁缺乏时降低。这些变化看似与血清铁蛋白浓度的变化相一致，不过，有研究表明基础的红细胞铁蛋白不受炎症影响，因此在老年人中，当红细胞铁蛋白浓度正常时亦可检测出铁缺乏[356]。另一项对贫血男性的研究显示，红细胞铁蛋白测定似乎并不比血清铁蛋白检测有更多的价值。在诊断铁缺乏时，两者结合更有效[357]。红细胞铁蛋白水平现在很少用于铁缺乏的诊断。

红细胞锌原卟啉

红细胞原卟啉主要是锌原卟啉，在血红素合成性疾病升高，包括铁缺乏、铅中毒和铁粒幼细胞性贫血，以及其他疾病。该检测仅需少量血样。它在诊断铁缺乏时相当敏感，在用于大规模筛选项目以对儿童铁缺乏或铅中毒进行识别时，亦十分实用[358]。但它不能对铁缺乏与慢性铅中毒[359]或伴随炎症或恶性肿瘤的贫血进行鉴别[360]。

血清转铁蛋白受体

关于转铁蛋白受体在将铁蛋白中的铁转运入细胞时所起的作用，之前已描述（见上文“铁的转运”）。循环型受体是细胞型受体的一种截短形式，它缺乏细胞型受体的跨膜和胞质区域。它以与转铁蛋白相结合的形式进行循环。敏感的免疫学方法可在血清中检测到约5mg/L的受体。循环转铁蛋白受体的水平可明显反映出细胞型受体的量，且因细胞缺铁时受体合成明显增加，故铁缺乏时循环受体量增加，而慢性炎症性贫血时则不增加[361-363]。这种对铁缺乏的检测已逐渐进入临床应用，但其方法学尚未经标准化，这使实验室之间的对照很困难。同血清铁蛋白和血清铁一样，血清转铁蛋白受体的检测结果亦可被一些难以理解的改变而混淆，如在恶性肿瘤患者中；在血清转铁蛋白受体浓度下降的患者中；在类风湿关节炎或地中海贫血患者中，对这些患者，若不存在铁缺乏，则其检测值应上升。关于对可溶性转铁蛋白受体进行可重复性的检测，已有一种方法被标准化[364]。血清转铁蛋白受体与血清铁蛋白的比率是反映机体铁贮存的有用指标，但并非绝对可靠[365-367]。然而，数项研究显示，对于铁缺乏的检测，以sTfR/铁蛋白对数之比值而计算得到的可溶性转铁蛋白指数（TfR-F指数）比率优于其他方法[368,369]。

网织红细胞血红蛋白含量

自动化血液学仪器可提供一种方法检测网织红细胞内的血红蛋白含量，作为诊断铁缺乏的新方法。这个参数似为提示铁缺乏的一个早期指标[370-372]。

铁耐量试验

在铁耐量试验时，患者接受一次口服剂量的无机铁复合物，并测定用药后血清铁浓度的变化。在铁缺乏时，对测试剂量的吸收率增加，而且往往比正常人增加更迅速且浓度平台更高。该方法在60年前就已被用于铁缺乏的诊断[373]。但其并不可靠[317]，很可能是因为血浆铁水平代表的是铁吸收率和铁清除率之间的平衡，而这两者在铁缺乏时均增加。尽管偶尔还会有人试图重新使用这个方法[374]，特别是使用小剂量的铁[375]，但现已很少使用该试验。

■ 鉴别诊断

缺铁性贫血以许多异常的实验室结果为其特征。因这些检查无一特异，故距正常值的很小偏离即可检出多数铁缺乏病例（高敏感性），但也会将不缺铁者误诊为铁缺乏（低特异性）。另一方面，距正常值的较大偏离将可排除大多数不缺铁的患者（高特异性），但会错过许多铁缺乏患者（低敏感性）。这种折中在受试者工作特征曲线上得到了图示。这些曲线将待分析的试验得到不同测值时的敏感度和假阳性率（1-特异度）进行作图，从而得到绘制。图42-12显示了对一些铁缺乏试验的受试

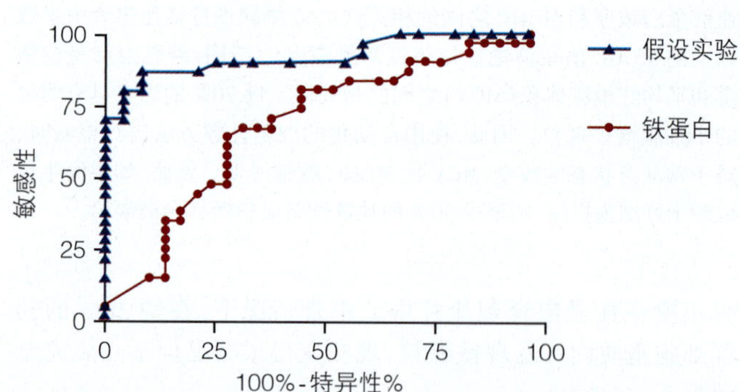

图42-12 两条受试者工作曲线。随着特异度增加，敏感度则降低。血清铁蛋白的受试者工作特征远比理想中差。当特异度较高时（横坐标左侧），敏感度较低，仅当特异度较低时才有合适的敏感度。从一种近乎理想的铁缺乏试验所获得的曲线，应具有高度特异性和高度敏感性。在所示的假设曲线中，可发现这样一个截断值，使人们可识别出75%的铁缺乏患者，同时其特异性在90%以上。可惜的是，这种试验尚不存在。

者工作特征曲线。在铁缺乏时，情况很复杂，因为医生所面临的诊断上的问题不是将缺铁性贫血患者与正常人鉴别，而是将其与其他不同病因所导致的贫血患者相鉴别。部分因为该原因，不存在一个简单的公式可诊断铁缺乏。在重度贫血的患者，同正常人对比，小细胞增多有着非常高的特异性和敏感性，但事实上，与地中海贫血患者对比，其特异性则非常低。类似地，在普通人群中，血清铁蛋白水平下降是优秀的检测指标，但在慢性肾病患者中，其价值则相对很小。在对铁缺乏的诊断性试验进行评估时，另一个固有的问题是其标准，该标准被用于判断谁是铁缺乏而谁不是。正如之前讨论过的，骨髓铁已作为一项“金标准”，但有局限性（见上文“骨髓”）。此外，对铁剂治疗的反应也可用作有力的指示物，以提示谁的贫血确实是缺铁的结果。这里，也有其局限性，即某些铁缺乏患者可能因感染等因素的影响而不能对铁剂治疗产生足够的反应。目前对铁缺乏还缺少一种绝对的检测方法，因此医生参考特定患者的状况而作出判断的能力是至关重要的。

必须与缺铁性贫血相鉴别的贫血形式最常包括轻型地中海贫血、慢性炎症性疾病、恶性肿瘤、慢性肝病和慢性肾病的贫血。小细胞性贫血最容易与铁缺乏相混淆。表 42-9 对这些贫血进行了归纳，其中每一种均在本卷的其他地方进行详尽讨论。本章主要关注于通过实验室辅助方法将缺铁性贫血与其他可能有类似表现的常见疾病相鉴别。

表 42-9 可能与铁缺乏相混淆的小细胞性疾病

地中海贫血和血红蛋白病（见第 47 章）
重型 β- 地中海贫血
轻型 β- 地中海贫血
轻型 δ、β- 地中海贫血
轻型 α- 地中海贫血
血红蛋白 Lepore 特性
血红蛋白 E 特性
血红蛋白 E 纯合子疾病
血红蛋白 H 病
上述并存（复合杂合子）
化学物质所致血红蛋白合成受阻（见第 51 章和第 58 章）
铅
吡嗪酰胺
异烟肼
其他疾病
铁粒幼细胞性贫血（见第 58 章）
遗传性性连锁
自发获得性
慢性炎症性贫血（见第 37 章）
DMT-1 人类突变

轻型地中海贫血

在世界许多地方，以及在北美的许多社区，作为低色素小细胞性贫血的病因，轻型 β- 地中海贫血的发生率仅次于铁缺乏（见第 47 章）。α- 地中海贫血 -2 纯合子是每条染色体只存在一个 α- 珠蛋白基因的状态，在非洲裔美国人，这是小细胞增多的常见原因。大约 3% 的非洲裔美国人是 α- 地中海贫血 -2 的纯合子。这种情况仅与非常轻度的血红蛋白水平减少相关[376]。杂合子亦可有小细胞增多现象，但其血液学一般正常。地中海血统的人群中 α- 地中海贫血和 β- 地中海贫血非常普遍，特别是后者。在亚洲人中，特别是来自于东南亚者，轻型 α- 地中海贫血、轻型 β- 地中海贫血和血红蛋白 E 特性等，均频繁发生。所有均以小细胞增多为特征，无一可通过红细胞形态或单独的红细胞指标而与其他疾病进行可靠的区分。在上述每种疾病中，可能均仅有轻 - 中度的小细胞增多，而没有任何其他独特性改变。然而，在大部分轻型 α- 地中海贫血或 β- 地中海贫血、血红蛋白 Lepore 特性和血红蛋白 E 特性患者中，尽管血红蛋白浓度低于正常，但其红细胞计数常超过 5×10^{12}/L[377,378]。血红蛋白 E 纯合子亦以明显的低色素、小细胞增多、大量靶形细胞和红细胞计数升高为特征，但通常很少以轻度以上的贫血为其特征[379]（见第 48 章）。

与这些血红蛋白病的表现相比较，在成人缺铁性贫血中，红细胞计数在 5×10^{12}/L 或以上者相对较不常见[380]。然而，在儿童缺铁性贫血患者或因出血或治疗性静脉放血引起铁缺乏的真性红细胞增多症患者中，可见红细胞增多[302]。因此，在轻型 α- 地中海贫血或 β- 地中海贫血和血红蛋白 E 纯合子中，平均 MCV 几乎总是较低，一般其数值在 60~70fl 范围内，而与此同时，如此低的 MCV 值仅见于重型缺铁性贫血。在血红蛋白 Lepore 特性和血红蛋白 E 特性中，仅可观察到轻微的小细胞增多[377-379]。由于 MCV 常规检测得到广泛采用，这使得有人建议，鉴别轻型地中海贫血和铁缺乏的标准应基于或至少部分基于红细胞计数和 MCV 值[381]。当缺铁性贫血和地中海贫血患者的数量几乎相等时，一些已提出的标准[382]可将缺铁性贫血与轻型地中海贫血区分开来，且其结果有 90% 的可靠度。然而，在铁缺乏群体较轻型地中海贫血更为常见的人群中，使用这些标准将导致大量误诊。在上述这些标准和其他已被提出的标准[383-385]中，并无一个看似可完全可靠地区分铁缺乏和地中海贫血。

由于细胞大小不等是铁缺乏的早期形态特点，有人提议，对红细胞大小的变异性进行检测可用于鉴别缺铁性贫血和其他小细胞性贫血[383,386]。然而，血红蛋白病和地中海贫血[386-388]通常显示 RDW 值增加，一些慢性炎症所致的贫血亦如此[310,389,390]。因此，这些疾病并不能通过这种检测复发而被可靠地鉴别。

相对于缺铁性贫血，轻度网织红细胞增多、嗜多色性和嗜碱性点彩现象更常见于轻型 β- 地中海贫血、轻型 δ、β- 地中海贫血和血红蛋白 Lepore 特性，但这些表现也可能并不出现。在地中海贫血综合征患者中，血清铁浓度通常正常或升高，而在缺铁性贫血中，该值则通常减低。类似地，骨髓铁储备检测有助于鉴别这些疾病。β- 地中海贫血特性的存在可以通过血红蛋白 A_2 和 F 比例的增加所证实，或通过电泳发现血红蛋白 H 或 Lepore 而证实（见第 47 章）。目前，轻型 α- 地中海贫血的诊断通常是建立在排除其他引起小红细胞增多的原因的基础之上，但亦可通过测量血红蛋白链合成率或是以 DNA 技术直接证实 α- 珠蛋白基因的突变，从而确认诊断。

铁缺乏可能会掩盖并存的地中海贫血。存在铁缺乏时，血红蛋白 A_2 和血红蛋白 H 的减少与血红蛋白 A 的减少量不成比例[391]（见第 46 章）；然而，通常血红蛋白 A_2 的水平仍然高于正常范围。

慢性炎症性贫血

慢性炎症性贫血（见第 37 章）通常是正色素和正细胞性，但 20%~30% 的慢性感染或恶性肿瘤患者也可出现低色素小细胞性贫血[330,331]。因此通过血涂片不能将这些疾病与缺铁性贫血区分开来。此外，在这些疾病中，血清铁浓度通常减低[330,331,392]，有时甚至很严重。在铁缺乏时，TIBC 通常增加，而在炎症或肿瘤疾病时，TIBC 常减少，但在正常个体、缺铁性贫血患者，以及慢性炎症性疾病患者中，TIBC 值均有相当程度的重叠。

在缺铁性贫血中，转铁蛋白饱和度通常 <16%，而在慢性炎症中通常 >16%[331]。然而，这项广泛应用的标准实际上相当不可靠。在缺铁性贫血中，转铁蛋白饱和度可能正常，而相反的，在慢性炎症时，有时可观察到转铁蛋白饱和度下降[331]。然而，在铁缺乏时循环可溶性转铁蛋白受体增加，而在慢性炎症性贫血则不增加[347,361-363,393]。血清铁蛋白水平在铁缺乏时通常减少，但在慢性炎症和肿瘤性疾病时则一般增加[345,394]。测量可溶性转铁蛋白受体和铁蛋白比率在鉴别慢性炎症性贫血和缺铁性贫血时非常有用[393]。同时，骨髓可染铁检查亦特别有帮助，后者的数量在缺铁性贫血时可明显减少或缺乏，而在其他疾病中则正常或增加。

慢性肝病贫血

慢性肝病患者血涂片中的红细胞可为正色素正细胞性、大细胞性或低色素性。常可见大量靶型细胞。因缺铁性贫血患者的血涂片亦可表现这些特征，必须依靠其他观察来鉴别诊断。在肝硬化的情况下，血清铁蛋白测定有助于检出铁缺乏[395,396]。但是，血清铁浓度与铁储备之间似乎并不良好地相关[396]。

慢性肾病性贫血

铁缺乏在慢性肾病患者中很常见（见第 36 章）。在慢性肾病患者中，缺铁性贫血的诊断特别难（见第 36 章）。因该问题相当常见，且也许因为将铁剂治疗可能有效的患者识别出来而带来的商业利益，人们进行了大量的研究，以明确在体外透析患者中诊断铁缺乏的最好方法。血清铁浓度可能正常或下降，这取决于引起肾病的原因。在一项研究中[397]，检测低色素性红细胞的百分率是最有效的方法，其他方法分级如下：网织红细胞血红蛋白 > 可溶性转铁蛋白受体 > 红细胞锌原卟啉 > 转铁蛋白饱和度 > 铁蛋白。但在另一项研究中[398]，血清铁蛋白的受试者工作特征曲线下的面积最大，而转铁蛋白受体和红细胞铁蛋白的该面积则较小。其他检测方法，包括 TIBC、转铁蛋白饱和度和血清转铁蛋白受体等，其预测价值甚至更低。另一项比较研究显示，红细胞铁蛋白在诊断铁缺乏时不如血清铁蛋白有效[398]。仍有另外一项研究[399]主张网织红细胞的血红蛋白含量以及高荧光密度区的网织红细胞，即对网织红细胞不成熟性的检测，是最好的方法，特别是将两种检测结果结合时。肾衰竭患者治疗时进行网织红细胞血红蛋白检测已变得相当普遍，且其结果可能有助于反映正在接受治疗的患者当前的铁储备状态[400]。

溶血性疾病的贫血

溶血性疾病通常可以通过血涂片与缺铁性贫血相鉴别。显著的异形红细胞增多、嗜多色性、球形红细胞增多、海因小体、嗜碱性点彩以及其他一些在各类溶血中具有特征性的形态学特点，通常不会见于缺铁性贫血。此外，在溶血性贫血中，网织红细胞增多通常较显著，而在缺铁性贫血则只有轻微增多或不增多。然而，对这些一般有效的规律，也有一些明显的例外。

在不稳定血红蛋白病，如血红蛋白 H 病或血红蛋白 Köln 病，红细胞低色素可能很明显。在这些疾病中，存在中度的网织红细胞增多，这有助于将其与缺铁性贫血相鉴别。血清铁浓度正常或增加。第 48 章讨论了不稳定血红蛋白病的检测。

当存在慢性血管内溶血时，血涂片中的红细胞可能表现出明显的形态学异常，如棘红细胞和裂细胞。然而，因为尿中铁的丢失，铁缺乏可能是导致贫血的主要原因。骨髓涂片中的铁含量评估或是血清铁浓度和 TIBC 检测可明确此类形式贫血的诊断。

低增生性和再生障碍性贫血

在早期阶段，单独基于红细胞形态不能将这些疾病与轻度缺铁性贫血进行可靠的鉴别（见第 34 章）。在低增生性或再生障碍性贫血中，网织红细胞数一般少于 0.5%。中性粒细胞减少和血小板减少的存在可提示再生障碍性贫血的诊断，但缺铁性贫血时亦可发生轻度中性粒细胞减少[401]。在再生障碍性贫血时，血清铁浓度通常增加；转铁蛋白饱和度也随之上升。骨髓穿刺的取材可能不足以进行细胞学研究，必要时可行骨髓活检。在低增生性或再生障碍性贫血中，铁染色通常显示含铁血黄素数量增多。然而，若发生慢性出血，例如因血小板减少所致，则铁储备可被耗竭。

骨髓增殖性疾病

在真性红细胞增多症中，红细胞可为小细胞低色素性（见第 86 章）。甚至在没有红细胞形态明显改变的情况下，血清铁浓度仍通常减低，TIBC 正常或增加，骨髓穿刺显示含铁血黄素减少或消失。铁动力学研究显示，血清铁掺入到循环红细胞的血红蛋白中的速度加快[402]。这些发现简单反映了铁缺乏，这在该疾病中几乎总是存在，原因是血红蛋白总量的明显扩增、胃肠道失血的增加和（或）静脉放血治疗。骨髓含铁血黄素含量在其他骨髓增殖性疾病中亦常减少[319]，可能因巨噬细胞贮铁功能的缺陷。

铁粒幼细胞性贫血

在这组异质性疾病中（见第 58 章），血液学表现常常类似于缺铁性贫血。网织红细胞通常不增多，血清铁浓度和血清铁蛋白一般正常或增高。骨髓检查显示可染铁量增加。

先天性红细胞生成障碍性贫血

在少见的先天性红细胞生成障碍性贫血中（见第 39 章），红细胞形态异常可能与铁缺乏或地中海贫血相类似（见第 47 章）。一般而言，在先天性红细胞生成障碍性贫血中，异型红细胞增多非常显著，而且 MCV 减小不如铁缺乏或地中海贫血明显。然而，在行骨髓检查前，这类病例常被误诊为地中海贫血。

巨幼细胞性贫血

在恶性贫血和其他类型的巨幼细胞性贫血中(见第 41 章),通常血涂片形态改变已足够明显,因此鉴别诊断并不困难。治疗后所发生的血清铁蛋白浓度改变是一个可能的误诊原因。对恶性病性贫血或叶酸缺乏性贫血的患者,在开始治疗后的早期,当铁在血红蛋白合成中被迅速利用时,血清铁浓度明显降低[403]。因此,在这种情况下,若出现血清铁蛋白浓度下降,则不应被视为铁缺乏的依据。缺铁性贫血和叶酸或维生素 B_{12} 缺乏性贫血可能同时存在。在治疗期间,随着红细胞数量迅速增加,可逐渐出现重度铁缺乏的典型表现[404]。小细胞低色素性和正色素正细胞性细胞的同时存在被称为二形性贫血(见第 41 章和第 58 章“共存的小细胞性贫血”)。

甲状腺功能减退导致的贫血

重度甲状腺功能减退导致的贫血(黏液性水肿;见第 38 章)通常是正色素正细胞性,可能伴随轻到中度的血清铁蛋白浓度减低。铁动力学研究可显示,血清铁转运率下降但铁利用正常。可能需要骨髓检查以明确铁缺乏是否存在,特别当铁缺乏常并发于黏液性水肿,因月经量过多在此病中很常见。

治疗性试验

在最终分析时,铁剂治疗有效是证明缺铁性贫血诊断正确的证据。此外,某些医生或患者可能无法接触到上述用于缺铁性贫血诊断的所有技术。在这种情况下,患者对治疗的反应可能成为最主要的诊断方法。在这样的试验性治疗中所给予的铁剂通常应仅限于口服。不论何种情况下的治疗性试验都应被仔细随访。若贫血的原因是铁缺乏,足够的铁剂治疗应可使网织红细胞增多,在治疗 1~2 周后达到峰值,不过,若贫血为轻度,则网织红细胞反应可较轻微。3~4 周后,血液中的血红蛋白浓度应有显著增加,而在 2~4 个月内,血红蛋白浓度应达到正常值。除非有持续失血、吸收不良综合征或 HP 感染的依据,否则若缺乏上述治疗反应,则可以此为依据,认为缺铁并非贫血的原因。应停止铁治疗并寻找贫血的其他原因。

寻找铁缺乏原因的特殊检查

若医生考虑铁缺乏是失血所致,则其有责任对出血部位和原因进行明确。大便潜血检查特别有助于决定使用何种手段做进一步检查。样本应在数天中多次检查,因出血可为间歇性。偶尔地,将患者的红细胞用 ^{51}Cr 铬酸钠进行标记以确定每日失血量,可有帮助。当有理由相信出血来自胃肠道时,应进行 X 线射片和其他影像学检查以及内镜检查。后者常包括胃镜、食道镜和结肠镜。大量的临床研究表明,对患者进行全面的检查,特别是男性和绝经后女性,常可发现不曾预料的出血性病变,而其中许多均可治愈或可治疗[101,405-408]。

现已证实,当血液流入肠腔的速度为 0.5ml/min 或以上时,经皮逆行性腹腔或肠系膜动脉血管造影术对于活动性胃肠出血部位的定位很有价值[97,409]。对任何胃肠道活动性出血患者,若经其他方法包括内镜仍无法明确出血部位,以及已经确定进行手术者,都应该考虑进行血管造影术。血管造影术应在硫酸钡对照检查之前进行。血管造影术后,出血速度可能加快[409]。憩室常常包含异位的胃黏膜,可使得用于闪烁法研究的高锝酸盐在静脉注射后浓集于此;这种闪烁显像技术有助于发现梅克尔憩室,作为胃肠道失血的原因[410,411]。应检测 HP 感染,特别是存在铁缺乏但对治疗无反应的患者。

在某些病例中,当侵袭性较低的手段失败后,借助腹腔镜行小的肠镜检查可能会发现出血灶[412,413]。罕见情况下,可能需行剖腹探查术,因伴有原因不明的隐性出血的某些成人可能患有胃肠道恶性肿瘤。

在肺内出血时,痰的铁染色可能发现充满含铁血黄素的巨噬细胞。

■ 治疗

一旦确认患者存在铁缺乏,应该立即着手铁剂替代治疗,而不应有任何拖延。

可以选择采取几种给铁方式中的任意一种:口服给药,以简单的铁盐形式;肠外给药,以铁碳水化合物复合物形式;或以输血形式。一般而言,口服给药为首选。对大多数患者,缺铁性贫血是一种长期而进程缓慢的疾病。通过输血而使患者的血红蛋白浓度迅速恢复正常并无必要,而且事实上也很危险。通常需要等待一定时间使正常的红系造血机制对身体的需要产生反应,并使心血管系统对循环红细胞总量的重新扩增逐渐适应。

■ 口服铁治疗

饮食治疗

应该鼓励患者进食可供给所有营养需求的多样饮食。但必须强调,无论是肉类还是其他食材所包含的铁量均不足以满足治疗需要。肉类中含有少量的肌红蛋白和血红蛋白以及其他含铁很少的蛋白。尽管血红素铁较无机铁更容易吸收,但肉类中血红素铁的含量其实相当少。事实上,普通的一份牛排(85g)仅能提供大约 3mg 铁。欲提供足够的饮食铁使缺铁性贫血患者以最快速度恢复,可能需要每日进食至少 4.5kg 的牛排。基于上述以及其他原因,在治疗铁缺乏时,医用铁剂明显优于饮食铁。

铁制剂

药物市场被几乎每种形式的铁制剂所充斥;每种制剂被推广时都有这样或那样的理由吸引医生或患者。以下的简单原则有助于医生在这种混乱的情况中作出决定。

1. 用于一例成人的无机铁每剂应含有 30~100mg 的元素铁。这种剂量相对较少引起令人不快的不良反应[414,415]。在过去更流行使用较小剂量,但这可能导致患者康复延迟或者根本不能康复。有报道显示,含有一些血红素的小剂量铁制剂对纠正妊娠铁缺乏有效[416,417]。

2. 铁应容易在酸性或中性的胃液或十二指肠液(通常 pH 为 5~6)中被释放,因为当铁达到十二指肠黏膜时方可被最大限度吸收。肠溶片或缓释制剂在这些消化液中分解均很慢,因此,若用这些制剂,则最后释放的铁可能被送达小肠黏膜部分,而此处铁吸收效率非常低。某些用肠溶片或缓释制剂治疗不成功的患者改用非肠溶二价铁盐可迅速起效(图 42-13)。

3. 铁一旦被释放,应很容易吸收。铁以二价铁的形式被吸收;因此,应仅使用二价铁盐。

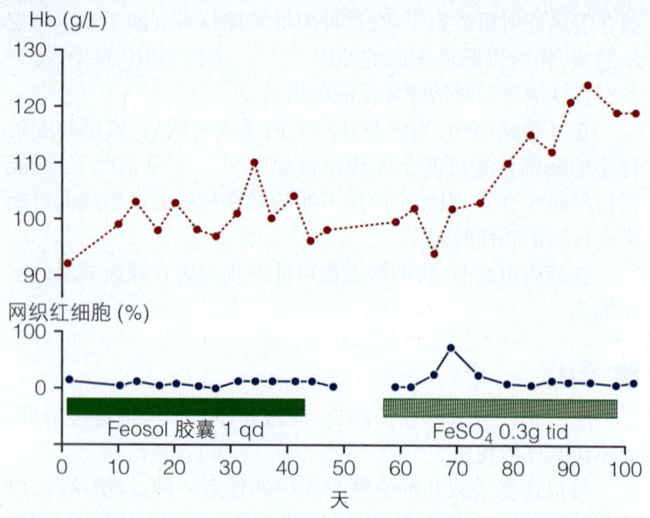

图 42-13 应用缓释 Feosol 长效胶囊（内含 325mg 硫酸亚铁）治疗 43 天后，缺铁性贫血患者的反应速率。按制造商推荐的剂量，每日一粒胶囊，随后予非肠溶的硫酸亚铁治疗 43 天（0.3g，每日三次）。很明显，在该病例中，每日口服 325mg 的缓释剂型硫酸亚铁并未促发任何明显的血液学反应。其后，传统的硫酸亚铁所引发的迅速反应可被认为是对合适剂量的治疗起效后的典型反应，无论是口服还是肠外给药。

4. 不良反应应不常见。这点对于任何常见的商业化铁复合物似乎均非特殊问题。除了制药公司的宣传外，目前无可信依据表明任何一种有效的制剂在此方面优于其他试剂。

5. 患者的花费应该很少。

6. 不应使用含多种治疗成分的制剂。

医生应注意，若仅一般地开具硫酸亚铁的处方，就将对制剂的选择权留给了药师，后者可能会发给患者肠溶片。最好特别指出为“非肠溶片”或以商品名开具一种非肠溶片产品的处方。

尽管抗坏血酸、丁二酸盐和果糖均有助于铁吸收，但由此而带来的不良反应发生率、治疗花费的增加，或两者同时存在，在很大程度上抵消了其益处。现无可信依据支持应用螯合型铁或与润湿剂相结合的铁剂。

剂量 对于成人铁缺乏的治疗，其剂量应该足以每日提供 150~200mg 元素铁。这些铁可以分 3~4 次，饭前 1 小时口服。婴儿应分次给予每日 6mg/kg[418] 以进行治疗，或每日 12.5mg 以预防铁缺乏（表 42-10）[419]。

副作用 轻度胃肠道不良反应偶有发生，其形式可为呕吐、烧心、便秘或大便不成形。可出现金属异味感。对某些患者，这些副作用可能是由于心理因素所致[414]。大多数患者可耐受通常治疗剂量的铁而没有一点不良反应发生。但是，毫无疑问，某些患者，也许 10 个中有 1、2 个，可发生铁剂引起的症状，可能部分地与治疗剂量相关[415,420]。对这些患者，将服用频率降低至每日一片，几天内症状即可得到缓解；此后，患者仍有可能耐受全剂量治疗。改换另一种铁剂，特别是与前一种外观不同的制剂，也可能有用。

羰基铁已被推荐为铁盐的替代物，因人们认为，该药可以较大剂量给药且不良反应很少。该物质实际上是金属铁粉末，其颗粒小于 5μm。因其不能溶解，所以只有转变为离子形式才可以被吸收。羰基铁的生物利用度估计约为等量硫酸亚铁生物利用度的 70%[421]，但可能需要 1~3g/d 的口服剂量方可达到最佳疗效。高达 600mg 每日三次的口服剂量亦不会产生毒副作用[422]。

在一些医学文献[423]和数据[424]中推测铁可能是心血管疾病的危险因素。然而，大量的证据表明，并不存在这样的影响[425-431]，铁剂补充似乎也不会引起感染几率增加[432]。类似地，也有人声称铁蛋白水平升高与糖尿病相关[433,434]，但在大多数研究中，情况并非如此[435]。

急性铁中毒 急性铁中毒通常为婴儿或较小儿童意外摄入用于成人的含铁药物的后果。任何有效的铁制剂均可导致急性铁中毒，而且这种严重的事件并不少见。例如，仅在洛杉矶地区，在 1992 年 6~12 月的 7 个月时间内，就发生五起 11~18 个月月龄儿童的铁中毒死亡事件[436]。

铁中毒最早出现的症状是呕吐，通常在摄入铁剂的 1 小时以内。可有呕血或黑便。之后很快出现烦躁、低血压、呼吸急促或发绀等，可能几小时内昏迷或死亡。当然，其病程并非总是如此残酷，这种中毒中仅约 1% 是致命的[437]。通常，早期寻求医疗救助并进行合适的治疗，大多数铁中毒儿童能够存活。初始治疗是胃的立即排空。在家中，可通过手指刺激咽反射来诱发呕吐。口服微热的烘焙苏打可达到两个有用的目的：可促发呕吐，且碳酸氢盐离子与铁结合可延缓其吸收。如果儿童摄入的铁超过每千克体重 60mg，需入院治疗[438]。在急诊室，应立即插胃管并洗胃，洗胃液最好每分升含 4g 碳酸氢钠或 3.6g 磷酸氢二钠和 0.8g 一钠磷酸盐。在胃管拔除前，胃内应注入含 5~10g 去铁胺的溶液或约 60ml 碳酸氢盐或磷酸盐溶液。若发生休克或代谢性酸中毒则需采取支持措施。去铁胺是高铁血症的特异性治疗药物。初始剂量通常是肌肉注射 1g，4 小时和 8 小时后分别再注射 0.5g，此后根据临床状况的需要间隔 12 小时注射一次。若患儿存在低血压，可以每小时不超过 15mg/kg 的速度静脉滴注 1g 的初始剂量，若患者的临床状况需要，则此后每 4~12 小时可重复该剂量[439]。病情好转通常出现在铁中毒开始后的几小时到几天内。这种好转可能是永久性的，但亦可能有误导性，因其后可能会很快发生肺炎或严重的肝脏或神经性失代偿。可有痉挛、昏迷、反射亢进、黄疸和胆红素血症。存活超过 3~4 天的儿童通常能够恢复而不留后遗症。但是，可发生胃狭窄和纤维化或小肠狭窄等晚期并发症。有报道，最早在铁中毒后 6 周即可出现晚期并发症[438,440-442]。

表 42-10 儿科使用的铁制剂

化学名	mg/ml	商品名	含铁量，治疗剂量
硫酸亚铁溶液，USP	8		每日 1~3 次
浓缩硫酸亚铁溶液	25	Fer-in-Sol	20 滴，每日 3~4 次
硫酸亚铁酏剂（5% 乙醇）	9	Feosol elixir	1 匙，每日 2~3 次

肠外铁治疗

适应证 考虑到肠外治疗的风险和花费明显更大，对这种治疗方式的选择必须慎重考虑，但有时通过肠外途径输注铁是必要的。其适应证为口服吸收不良、不能耐受口服铁剂、铁需求量超过口服铁能满足的最大量，或患者不顺应。在长期透析治疗的慢性肾病患者中，肠外铁剂联合促红细胞生成素可使贫血明显改善，否则贫血可能使此类患者的治疗复杂化。由于某些尚不清楚的原因，这些患者似对口服铁剂治疗无充分反应[433,444]。

计算剂量 对所需给铁量进行估算很简单，只要记住 1ml 红细胞约含 1mg 铁。目前有多种公式被用于估算治疗所需总剂量。因总血容量约为 65ml/kg，而血红蛋白含铁量为体重的 0.34%，故对单独纠正贫血所需的总铁量进行估算的最简单的公式如下：

铁的剂量（mg）= 全血血红蛋白缺乏量（g/dl）× 体重（lb）

假设正常的平均血红蛋白浓度为 16g/dl（1g/dl=10g/L），则体重 170lb（100lb=45kg）的男性，其血红蛋白浓度为 7g/dl，将需要 170 ×（16-7）=1530mg 铁以纠正贫血。还应补充足够量的铁以补足铁储备，男性约为 1000mg，而女性约为 600mg。因此，一名体重为 170lb 而血红蛋白浓度为 7g/dL 的男性应接受 2530mg 铁。

制剂 **蔗糖铁** （Eisenzucker；ferric hydroxide sucrose；ferric oxide，saccharated；ferrum oxydatum saccharatum；iron（Ⅲ）hydroxide-sucrose complex；Oxyde de Fer Sucre；saccharated iron oxide；XI-921），以其众多通用名而被知晓，它是最早的静脉用铁制剂，1947 年首次应用于人[445]。多年来，它已经在很大程度上被右旋糖酐铁所取代，但目前蔗糖铁复合物的应用有所复兴，其新型复合物具有更大的安全性优势。

蔗糖铁是一种蔗糖中的氢氧化铁多核铁络合物。其分子量约为 34 000~60 000Da[446]。以 Venofer 为名在美国销售，其每毫升含铁 20mg。静脉注射后，铁从血浆中清除的初始半衰期约为 30 分钟[446]，此后其被移除的半衰期约为 6 小时。它被巨噬细胞所摄取，而在此处铁得到释放。

厂家推荐的剂量为 5ml（100mg 元素铁），每周用药不超过三次。然而，蔗糖铁曾被用于慢性肾病患者，剂量为 500mg，维持 3 小时，连续 2 天，被认为是安全有效的[447]；有人提出，高剂量可能会抑制中性粒细胞的胞内杀伤功能[448]。

被 5% 以上受治患者报告的不良反应包括低血压（36%）、痉挛（23%）、恶心、头痛、呕吐和腹泻。尚未明确，至何种程度，这些不良反应确实是因铁制剂而引起。较少见的不良反应包括头痛、发热、胸痛、高血压、眩晕、呼吸困难、咳嗽、胸膜炎和输注部位疼痛。据估计，用于全世界超过 100 万例患者的 2000 万剂蔗糖铁共导致 52 例过敏反应，其中 22 例被认为较严重。无死亡者[446]。蔗糖铁曾被用于对右旋糖酐铁及葡萄糖酸钠铁有过敏反应的患者，且无不良事件发生[449,450]。

右旋糖酐铁 右旋糖酐铁是铁和右旋糖酐的复合物，平均质量相当于 165 000g/mole，介于 ±10%Da 的范围内。其商业制剂（INFeD 注射液，美国 Watson 公司）以一种稳定的、深棕色的、微酸性（pH=6）溶液的形式而销售，每毫升含有 50mg 元素铁。厂商推荐在治疗开始前应用 0.5ml 的静脉试验剂量，且每次应用的剂量仅为 2ml 或更少。比此大得多的剂量（“总剂量输注”）亦已被广泛使用，且被普遍认为更方便、安全且节省花费[159,451-456]，不过也有人指出其轻度不良反应有增加[457]。甚至有人认为，单次输注比在几周内进行多次肌肉注射更少诱发免疫反应。若发现任何不良反应，必须马上终止注射并采取合适的对策。内含肾上腺素溶液的注射器应触手可及，以便在该情况发生时立即对过敏反应进行治疗。

在肌内注射的右旋糖酐铁被缓慢吸收后，约需 72 小时方可使单次剂量的 50% 移出注射部位[458,459]。其血浆清除亦很缓慢。甚至在肌内注射 10 天后，仍可发现其血浆峰浓度为每分升数千毫克；血清铁浓度下降很缓慢，3~4 周后方可达到正常水平[460]。右旋糖酐铁被巨噬细胞从血浆清除，最终这些铁被用于血红蛋白合成。从肌注部位动员右旋糖酐铁相对较缓慢且不完全；注射一个月后，20%~35% 的剂量仍可残留在注射部位[461,462]。此外，右旋糖酐铁掺入血红蛋白的速度在某种程度上比结构更简单的氢氧化铁胶体慢[462,463]。右旋糖酐铁复合物在巨噬细胞内仅能缓慢解离，在右旋糖酐铁治疗后的患者中，甚至在其缺铁性贫血复发后，其骨髓巨噬细胞内仍可见铁颗粒。

肌肉注射右旋糖酐铁可使注射部位发生中度疼痛以及皮肤深染，后者可在 1~2 年内维持存在。厂家所推荐的“Z 形轨迹”和其他注射技术可减少皮肤色泽改变，但仍不能避免。静脉注射亦可引起局部不良反应，其表现形式为血栓性静脉炎。该反应最常见于使用 5% 葡萄糖溶液稀释右旋糖酐铁时，而使用等渗盐水稀释时则较少发生，当右旋糖酐铁不经稀释即注射时很少发生。在采用总剂量输注技术时，注射部位的血栓性静脉炎并不常见，且其他不良反应也未较肌肉注射明显增加。

右旋糖酐铁的全身反应发生率在不同研究报道中差异很大。发生率从低于 2% 到高于 25%[464]。右旋糖酐是一种生物制剂，其精确结构显然很难控制，因此其不良反应发生率的差异，可能缘于制造技术的差异。多达三分之一的患者可发生关节痛和发热。其他全身反应较少见，包括低血压、肌痛、头痛、腹痛、恶心和呕吐、头晕、淋巴结病、胸腔积液、瘙痒、荨麻疹、癫痫发作、皮肤潮红、寒战和静脉炎。淋巴结病[465,466]和过敏性紫癜[467]已有报道。有人观察到，几例患者在右旋糖酐铁输注后出现急性发热性疾病，伴触痛性淋巴结病和脾肿大，持续 10~14 天[456,468]。在右旋糖酐铁治疗后的发热反应过程中，有观察到脑脊液白细胞增多[469]；这例患者的血液白细胞计数亦达 88×10^9/L。在另一例假性脑膜炎患者中发现，其脑脊液白细胞无增多，但脑脊液铁浓度升高[470]。右旋糖酐铁治疗后可能发生全血细胞减少[471]。在类风湿关节炎[464]或强直性脊柱炎[472]患者中，经右旋糖酐铁治疗后，可见其关节炎急性严重恶化。在某些实验动物中，右旋糖酐铁的肌内沉积可导致恶性肿瘤[473,474]。在几例经过长期反复右旋糖酐铁治疗的人类受试对象中，其注射部位会发生纤维肉瘤和未分化的多形性肉瘤[475-477]。这种现象似乎极为罕见，且在某些病例中，这可能只是巧合，而并无因果联系。

右旋糖酐铁治疗最危险的并发症是过敏反应。无论在肌肉注射或在静脉注射患者中，其发生率不到 1%。过敏反应并非剂量依赖性，仅输注几滴经稀释的右旋糖酐铁溶液或肌肉注射不足 1ml 的右旋糖酐铁后即可发生。这使人们对给予试验剂量的用处产生了疑问，令人怀疑这样的试验剂量是否具有任何有用的作用。典型地，在输注的最初几分钟内，患者主诉呼

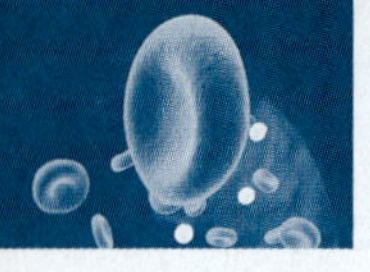

吸困难、噎住或窒息感，变得多汗和焦虑，可主诉恶心，也可能呕吐。可闻及呼吸道喘鸣，继而呼吸暂停。血压突然下降，可迅速发生木僵和昏迷。一旦发现该反应的最初证据，必须马上终止输注，应立即皮下注射肾上腺素（1：1000 的肾上腺素溶液 0.5ml）。其他抗休克和抗过敏的措施亦适当。多数患者可幸存，但在 1976~1996 年间美国共报告了 31 例死亡病例[478]。在右旋糖酐铁诱导的过敏性休克之后可发生中风或心肌梗死[479]。

新开封的右旋糖酐铁小管中，每分升约含有多达 100mg 二价铁。给猫静脉注射时，右旋糖酐铁可引起低血压，且其低血压效应在某种程度上与溶液中的二价铁含量相关[480]。有报道，对一例曾有过敏反应的患者应用甲泼尼龙、苯海拉明、麻黄碱及 Promit（极低分子量右旋糖酐）预处理后，成功输注了右旋糖酐铁[481]，也有主张使用糖皮质激素以预防迟发性反应[456]，但对于曾发生严重过敏反应的患者，为使右旋糖酐铁的再次输注合理化，其处境必须十分非同寻常[479]。

葡萄糖酸钠铁复合物的蔗糖溶液 葡萄糖酸钠铁复合物，在美国所售为 Ferrlecit，是一种稳定的天然三价铁高分子复合物，其分子量约为 289 000~440 000Da。每毫升含有 12.5mg 的元素铁。厂家推荐，每 125mg 元素铁稀释于 100ml 0.9% 浓度的氯化钠溶液内进行静脉输注，维持 1 小时[482]。但是，应用高达 500mg 的剂量时也具有明显的安全性[483,484]。不良反应包括低血压（29%）、痉挛（25%）、头晕（13%）、呼吸困难（11%）、感觉异常（6%）、咳嗽（6%）、恶心、呕吐，和（或）腹泻（2%）、高血压（0.6%）、过敏反应（0.5%）、胸痛（0.5%）、胸膜炎（0.5%）以及背痛（0.4%）[482]。无法明确所有这些症状是否都与药物相关。33% 的受试者报告发生注射部位反应。严重的威胁生命的超敏反应较罕见，但确实有发生[478]。与发生于右旋糖酐铁者相反，葡萄糖酸钠铁复合物的不良事件尚没有致死性结果的报道。尽管这两种铁制剂的不良反应发生数量似乎相类似，但用右旋糖酐铁时似乎更常发生较严重的致死性不良事件[478,485]。

病程和预后

病程

若治疗恰当，则缺铁性贫血的纠正通常令人满意。如头痛、乏力、异食癖、感觉异常和口咽黏膜烧灼感等症状可在几天内缓解。血液中，网织红细胞计数几天后即开始增加，通常约在 7~12 天时达到峰值，此后回落。在轻度贫血时，可见轻度网织红细胞增多或无增多。在最初两周内，血红蛋白浓度和血细胞比容仅有很少改变，但随后贫血会被迅速纠正。在治疗 4~5 周后，血液中血红蛋白浓度可能恢复了其与正常值差异的一半。在两个月治疗的末期，且往往在更早期，血红蛋白浓度应已达到正常水平。无论通过口服或肠外途径给予铁剂，患者的反应速度几乎无差异[486]，除非患者存在小肠吸收不良[487]。所遇到的反应速度差异可能是某些接受口服给药的患者不配合治疗的结果[488]。若缺铁性贫血的诊断正确，充分治疗后将可改善贫血和其他缺铁症状。然而，医生有时也会对一些看似缺铁性贫血的患者治疗效果感到失望。在一些病例中，治疗明显失败的原因是用于治疗患者的铁制剂事实上不能溶解，或为肠溶片或含铁量非常少。对铁剂性状、治疗时间、铁剂治疗规律性进行仔细询问，可发现治疗失败的原因，并可通过恰当治疗而获得令人满意的疗效。在对这种情况进行评估时，其他一些应被考虑的问题是：①出血是否已被控制？②患者接受铁剂治疗的时间是否已长到足以显效？③铁剂是否足量？④是否有其他可能延缓起效的原因，如炎症性疾病、肿瘤性疾病、肝病或肾病、伴随其他物质（维生素 B_{12}、叶酸、甲状腺素）缺乏等？这些因素中很突出的是幽门螺杆菌感染[111,114,121]。亦有人提出，饮用大量黑茶[489-491]可能会影响铁缺乏患者对通常情况下的足量治疗产生反应。⑤诊断是否正确？

预后

当铁缺乏的病因为良性疾病时，预后良好，前提为出血被控制或可被连续的铁治疗所代偿。太常见的是，一旦贫血被纠正，即停止治疗，而铁储备尚未被补足。这种未得到充分治疗的患者很可能反复发生贫血[492,493]。正因如此，并由于铁剂治疗对铁储备的补充非常缓慢，故贫血被纠正后，应再持续口服治疗至少 12 个月。如果存在反复出血的良性病因而不能被纠正，如食道裂孔疝、月经过多或遗传性出血性毛细血管扩张症，则口服铁治疗可能需要长期维持。若出血特别活跃，可能需要肠外补铁或在罕见情况下需输血。对继发于伴有血红蛋白尿的血管内溶血的缺铁性贫血患者，可能也需要连续应用铁剂。

铁贮积病

概念和历史

铁贮积病和血色病的名称通常用于命名因组织铁增加而导致的一种疾病状态；血色病表示组织铁贮积增加，同时伴或不伴组织损害。经典的血色病以古铜色皮肤、肝硬化和糖尿病为特征，曾被称为青铜色糖尿病。自 19 世纪 70 年代以来，血色病这一名词的使用已经明显超出了其最初含义。该诊断目前常被用于因血清铁蛋白水平升高而提示其体内铁增加的患者，甚至被用于那些仅有血色病 HFE 基因型的患者，不论其铁储备水平是否增多。

血色病可以被分为遗传性和获得性两种形式。有时前者被称为原发形式，后者被称为继发形式。曾被称为特发性血色病，而现在通常被称为遗传性血色病的这种疾病，为血色病的常见遗传形式，主要见于北欧血统者，为 HFE 基因突变的结果。这种形式的疾病亦曾被称为Ⅰ型血色病；我们更愿称其为经典血色病。但除此之外也有其他形式的遗传性血色病。在这些疾病类型中，包括血幼素和铁调素突变所致的青少年血色病（2 型），转铁蛋白受体 -2 突变导致的血色病（3 型），膜铁转运蛋白突变引起的血色病（4 型）和非洲性铁过载等。表 42-11 对遗传性血色病进行了分类。继发性血色病发生于接受大量输血的患者，特别当其存在红细胞无效造血时。

除血色病以外，在其他疾病中亦可发生铁在局部蓄积的情况，尤其是脑部。其中一种被称为新生儿血色病。本病原因不明，其特征为肝内和肝外铁沉积以及暴发性肝炎[494]。GRACILE（生长迟缓、氨基酸尿症、胆汁淤积、铁过载、乳酸性酸中毒和早期死亡）综合征是一种常染色体隐性疾病，多数见于芬兰人，由 BCS1L 基因突变所致[495]。神经铁蛋白病是靠近铁蛋白轻链羧基端的结构突变引起的神经系统疾病。其临床特点包括伴舞蹈病的张力障碍性发音困难，张力障碍，以及见于某些患者的帕

表 42-11 血色病的分类

Ⅰ. 遗传性血色病
- A. 经典血色病(遗传性血色病;HFE 血色病)(1 型)
- B. 青少年血色病(2 型)
  1. 血幼素异常
  2. 铁调素异常
- C. 转铁蛋白受体 -2 缺乏(3 型)
- D. 铁蛋白缺乏(包括非洲性铁过载的一些病例)[609,610,742](4 型)
- E. 铁蛋白 H 链 IRE 突变[714]
- F. 非洲性铁过载
- G. 新生儿血色病(?)

Ⅱ. 继发性血色病

金森病表现[496]。铁沉积增加也是无转铁蛋白血症的特点[497,498]。在人类 DMT-1 突变时亦可发现肝内铁沉积[623]。脑内铁含量增加为血浆铜蓝蛋白血症的特征[499,500],并可见于阿尔茨海默病、帕金森症、弗里德赖希共济失调、哈 - 斯综合征和多发性系统性萎缩[501]。因这些疾病无一是原发性血液系统疾病,且在大多数疾病中,铁沉积的作用继发于另一潜在病因,故在此不对其作进一步讨论。

1865 年,Trousseau 首次描述了血色病(在参考文献 502 中被引用)。该病中所发生的大量铁蓄积被认为是其主要特点,但其他金属已知亦会蓄积,而一些人认为毒性金属可能是铜[503]。1949 年,Finch 建议采用多次静脉放血这种聪明的方法作为该疾病的治疗[504],Davis 和 Arrowsmith 在 1952 年开始更大规模地应用该疗法[505],这使人们清楚认识到铁蓄积是其最重要的致病因素。1935 年,Sheldon 在一部经典的专著中帮助人们集中关注了此病[502]。他提出该病可能具有遗传性,并且调查了血色病的患病率,并提出其观点,即此病虽并不如想象中的那么罕见,但亦是一种相对不常见的疾病。Sheldon 提出的血色病可能有遗传基础的这一观点被 Macdonald 强烈反对[506,507],后者认为该病为铁摄入增加所致,特别是葡萄酒中的铁。然而,当 Simon 及其同事[508]证明该病与人类白细胞抗原(HLA 位点)紧密关联时,遗传因素的存在则被确切证实。这些研究者[509]证实了其家族内连锁性以及人群中的不平衡连锁性。他们认识到 HLA-A 或 HLA-B 基因的产物本身并未参与疾病的发生机制;而导致血色病的基因则位于其附近。为克隆该病的致病基因,人们进行了许多尝试,直至其中一次获得了成功,此时一个世纪的四分之一已过去。令人惊讶的是,该基因被证明是 *HFE*(最初被命名为 *HLA-H*),这是 6 号染色体上许多 *HLA* 样基因中的一个[510]。该发现,以及新型而有效的铁稳态研究动物模型的得到,使得许多参与体内铁含量调节的新基因被发现(见表 42-3)。

HFE 基因的发现使人们得以第一次准确地评估 *HFE* 突变的频率及其外显率。这使 Macdonald 和 Simon 两者明显相反的观点被结合在一起。纯合状态的外显率是如此低,以至于其可被认为是危险因素,而非该病的主要致病原因[511]。

流行病学

所有形式的血色病都曾经被认为是罕见的。男女患病比率为 18∶1[256,502]。在 19 世纪 70 年代,随着血清铁、转铁蛋白饱和度和铁蛋白水平检测方法的广泛应用,遗传性血色病被认为是一种很常见的疾病,其性别比约为 1.5∶1[512,513]。事实上,如以下所述(见下文"遗传学"),HFE 基因突变的患病率非常高。其中最显著的是 c.845 A → G(C282Y)突变,在北欧人群中的基因频率约为 0.07,1000 个北欧人中约有 5 人是该突变的纯合子。C282Y 和 S65C 突变几乎只发生在欧洲血统的个体中。H63D 突变的地域分布更广泛,但也最常见于欧洲人。在欧洲范围内,基因频率最高的地方是南不列颠群岛和法国北部[514]。表 42-12 归纳了这些多态性突变的患病率。一种剪接突变的

表 42-12 在不同的大样本(>1000 例)人群研究中,常见的血色病等位基因的发生率

人群	调查人数	基因频率			参考文献
		C282Y	S65C	H63D	
非洲裔美国人	1373	0.016	ND	0.032	743
美国缅因州 98.6% 为白人	1001	0.066	ND	0.151	744
新西兰	1064	0.079	ND	0.130	745
法国布列塔尼	1000	0.065	ND	ND	746
欧洲	1450	0.038	ND	0.136	747
美国加利福尼亚白人	31 227	0.062	0.016*	0.149	748
美国加利福尼亚黑人	1501	0.019	0.068†	0.045	748
美国加利福尼亚亚洲人	1815	0.001	0‡	0.036	748
美国墨西哥州非西班牙白人	3532	0.057	ND	0.140	754
丹麦	6020	0.056	0.018	0.128	749
英格兰	6261	0.068	ND	0.141	750
意大利北部	1132	0.032	0.013	0.134	751
波兰西北部	1517	0.340	ND	0.158	752
西班牙马德里	1000	0.017	ND	0.164	753

ND= 未做。
* 仅 7739 人受试。
† 仅 369 人受试。
‡ 仅 450 人受试。

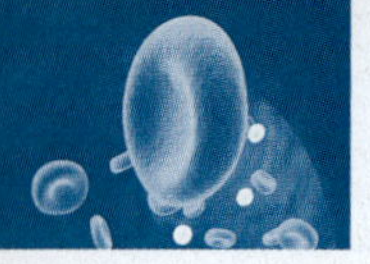

多态性，IVS5+1 G/A，存在于越南人[515]，但就铁沉积而言，这种突变很少或不产生该效应。除了这些相对常见的突变外，许多限于单个家族的散发突变亦有报道[516-518]。并非所有遗传性血色病患者都有 HFE 基因突变，在北欧几乎所有血色病患者都有这些突变，而在南欧[519,520]、印度[521]和土耳其[522]，该病更可能是其他基因突变的结果，且其中大多数尚未被识别。

尽管早期的研究将非特异的症状归因于血色病[523-525]，但大规模对照研究已显示，在 C282Y 突变纯合子中，多数这些症状的发生率并不比对照组高[526-529]，或最多是临界增加，而知道诊断的患者在回答有关症状的问题时则总是如此。在尸检[530-532]和住院调查[533,534]中报道的血色病患病率非常低，这些发现与其相一致。在北欧人群中，有症状的临床血色病的可能患病率仅约为 100 000 例个体中 5 例。若肝功能检测异常和（或）肝活检示存在纤维化的患者被包括在内，患病数量可能高出数倍。对 C282Y 纯合基因型患者是否发病的决定因素，现尚未完全明确。患者的性别明显是一个影响因素，在男性患者中可观察到更严重的症状[535]。妊娠和月经失血倾向于在妇女中改善该疾病。其他可能与 C282Y 纯合子基因型相互作用而产生临床上显著的铁贮积病的遗传因素也正在寻找中，但尚未发现[536]，除了在罕见情况下同时遗传的铁调素突变可能有此作用[537,538]。在严重受累的患者中，大量饮酒的比例增加[539]。

经典的遗传性血色病常导致临床疾病，这种普遍的认识使研究者对基于人群的筛查产生了强烈兴趣[540-543]。然而，其成本效益分析是基于如下假设，即威胁生命的疾病表现将发生于 43% 的男性和 28% 的女性[540]，而这种估算是基于该病的患病率，多数这些患者已被临床诊断为血色病。随着人们认识到其临床外显率低得多，对于在普通人群中筛查血色病的兴趣已极大减少，人们已致力于发现高危人群，在该人群中进行筛查可能较合理（图 42-14）[544]。

其他形式血色病，包括幼年血色病、膜铁转运蛋白缺乏和无转铁蛋白血症引起的血色病，其患病率比经典的遗传性血色病的患病率低得多。这些形式的血色病是罕见疾病。

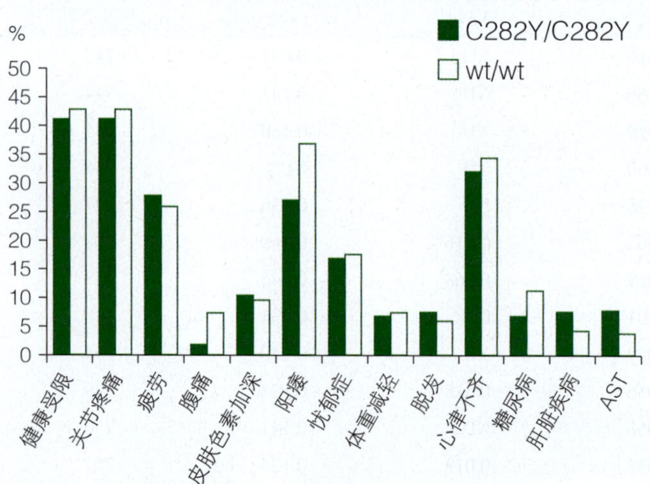

图 42-14　大规模门诊人群中血色病的外显率。在患者或医生知道对 C282Y 或 H63D 这些 HFE 突变进行基因分型的结果前，通过问卷、实验室检查和体格检查对患者进行评估。有 156 例 C282Y 突变纯合子，以及超过 19 000 例野生型（WT/WT）对照。仅天冬氨酸转移酶（AST）有显著差异。仅一例患者有典型的血色病症状和体征。

病因学和发病机制

铁的毒性

对于活体生物而言，铁的重要性的主要基础是接受和释放电子。同样，发生可逆性氧化还原反应的能力似为过量铁造成损害的基础。其中被认为是最重要的途径之一的是 Haber-Weiss 反应：

$$Fe^{2+} + H_2O_2 \rightarrow Fe^{3+} + + OH^- + \text{≌} HO$$

$$O_2^- + Fe^{3+} \rightarrow O_2 + Fe^{2+}$$

这两个反应之和是 Fenton 反应：

$$O_2^- + H_2O_2 \rightarrow O_2 + OH^- + \text{≌} HO$$

羟自由基（≌ OH）的反应性仅次于氧原子，且其与对多糖、DNA 和酶的损害以及与导致脂质过氧化的作用有关[545]。尽管没有直接证据表明羟自由基的产生是血色病组织损害的主要途径，但这种通常的推测看起来是合理的。也有研究提示，高铁离子（FeO_2^+）在组织损害的介导中可能有一定作用[546]。

在实验动物中证实单纯铁所致的损伤性影响很困难。尽管在一些研究中，已记录了一些细微的生物化学缺陷[547-549]，但尚未发现明显的肝硬化改变。在铁过载的沙鼠中，若饮食中富含维生素 E 则不会发生肝硬化[550]。在给予大量铁剂治疗的大鼠中，可发现记忆力和运动 - 行为缺陷[551]。在大鼠中，单用铁剂不会引起肝脏纤维化，而单用酒精仅引起轻微的肝脏异常。然而，同时给予过量的铁和酒精则可导致纤维化[552]。已证实，在血色病基因型患者中，酒精摄入与肝纤维化之间存在强烈的相关性，而在大鼠中的这些发现与之相一致[512,539]。在自然界中，已观察到大量物种存在铁过载现象，特别是在喂养非自然情况下的饮食之后。[553-559]（见下文“动物模型”）。

铁能被储存在所有细胞胞质中的铁蛋白内。在人类组织中发现的多种同种铁蛋白是由不同比例的两种亚单位所构成：L- 铁蛋白（轻型）和 H- 铁蛋白（重型）[79,80]。因为游离铁对细胞有潜在的危害，它们被扣留并被亚铁氧化酶减毒为可溶性较低的三价铁形式；H- 铁蛋白在细胞液发挥它的多数亚铁氧化酶活性。线粒体铁蛋白在线粒体基质内表达，亦有潜在的亚铁氧化酶活性[77]，在铁粒幼细胞性贫血中，其表达显著上调[368]。因普鲁士蓝染色后常很难区分铁蛋白和环形铁粒幼红细胞，故通过流式细胞术对线粒体铁蛋白进行显示，可有助于将重型和中间型地中海贫血中所见的红细胞内铁蛋白增加与铁粒幼细胞性贫血的线粒体内铁相区分[369]。

铁过载的原因

因体内的铁含量通过调节吸收来维持，仅当铁吸收失调或是以医用铁或输注红细胞的形式注入体内时，过量铁才能蓄积。

铁吸收失调　在实验动物和人类中，有多种突变已知可导致铁吸收增加，如表 42-3 所归纳。编码 HFE、转铁蛋白受体 -2、膜铁转运蛋白和铁调素的基因突变均与铁过载相关。尽管已提出许多不同的模型系统，这些基因突变通过这些系统而使铁吸收失调[45,46]，但确切机制仍尚不明确。在 *HFE*、*TfR2* 或血幼素突变引起的血色病病例中，已明确其与铁调素的表达存在联系。正常情况下，当体内铁增加时，铁调素表达上调。但在 *Hfe*、*Tfr2* 或 *Hjv* 缺乏的小鼠[560-563]或在人类疾病中[564-566]却并非如此，两者均显示了与铁过载程度不成比例的低水平铁调素。很可能 HFE、TfR-2 和血幼素是调节铁调素表达的信号通路的一部分。

红细胞无效造血 红细胞无效造血和全身铁负荷存在很强的相关性[567]。体内总铁量明显超出了通过输血而产生的铁量增加水平[568]。骨髓中，活跃的红系造血和红系前体细胞的破坏刺激铁吸收的机制尚不清楚，但值得注意的是，铁贮积病在地中海贫血、遗传性红细胞生成障碍性贫血以及丙酮酸激酶缺乏症等疾病中特别常见。

重型地中海贫血患者中常见的铁过载，至少部分是由于铁调素这一铁调节蛋白被高水平的生长分化因子 15（GDF15）所抑制，后者为转化生长因子 β（TGF-β）超家族成员[569]。GDF15 过表达亦可见于先天性红细胞生成不良性贫血[570]。

在铁粒幼红细胞性贫血的线粒体中，线粒体铁蛋白基因表达的诱导机制尚未能完全阐明[76,79]，但其很可能通过对抗氧自由基而起保护性作用[78]。

输血或铁治疗 铁过载可为医源性原因所致。因为每毫升红细胞中含有 1mg 铁，故输入 450ml 全血或 200ml 红细胞可使体内铁增加 200mg，铁不会被排泄。因此一名每月需要输注 2 单位血的患者每年将蓄积 4.8g 铁。若其输血需求源自于一种无效造血起到突出作用的疾病，铁的蓄积甚至可更多。地中海贫血就是这样一种疾病，铁过载很可能是该疾病患者最重要的致死原因（见第 47 章）。

鉴于机体的稳态机制，即使不适量的口服补铁也很少会产生临床上明显的铁过载。在已见描述的少数病例中[571-575]，除了一例（无组织损害的儿童）之外[573]，所有病例均在 HFE 基因被克隆之前报道，因此，很有可能患者只是血色病纯合子，因过量铁摄入而加速了其病情进展。注射铁剂后铁过载的报道更为少见[576]，且未伴随可见的组织损害。有报道，工业暴露于铁尘埃（焊接工肺铁沫沉着症）可导致肺内铁沉积，以及铁蛋白水平升高。[577]

病理学

受累组织和器官呈深棕色。组织学检查显示，多种组织和器官存在显著的含铁血黄素沉积。

肝脏 肝脏常变大。发生肝硬化后，此器官变为颗粒状或粗糙的结节状。在经典型血色病、转铁蛋白受体-2 突变和幼年血色病患者的肝脏中，含铁血黄素主要可见于肝细胞、胆道上皮内，以及库普弗细胞和其他间质细胞内，但程度较轻。在发展为肝硬化之前，含铁血黄素主要在门静脉周围的肝细胞中蓄积，很少朝向中央静脉。硬化肝脏的铁主要在再生结节周围。纤维化从门静脉周围开始，然后纤维性隔膜分割肝小叶。通常地，其结构扭曲不像酒精性肝硬化那样严重或均匀[578]。血色病肝硬化通常呈小结节性外观。胆道上皮中的铁有时被认为是血色病的特异性标志，但这并不可靠。肝内铁量总是明显增多。这在用普鲁士蓝反应进行铁染色的切片进行检查时很明显，且可在肝活检样本上进行定量。当输血等原因被排除后，铁浓度超过 300μmol/g 干重被认为是血色病的有力证据。

在最初对非洲性铁过载的描述中，人们认为其肝脏病理学不能与经典型血色病者相鉴别[579]，但在较新的研究中[580]，似乎仅某些受累患者表现出铁贮积，主要在肝细胞内，而某些患者则主要贮积于库普弗细胞。在膜铁转运蛋白突变导致铁转运受阻的患者中，铁贮积主要发生在库普弗细胞，且未发生肝脏纤维化；另一方面，膜铁转运蛋白突变阻止了其与铁调素的相互作用，这与肝细胞铁过载有关，如经典型血色病中所见[581]。

心脏 心脏铁过载的发生晚于肝脏铁过载[582]。心肌增厚，心脏常变大；随后出现心律不齐和心力衰竭。心脏铁蓄积是经输血的重型 β-地中海贫血患者的首要死因。输注依赖的贫血患者，如先天性红细胞生成不良性贫血和 Diamond-Blackfan 综合征等，也可发生铁过载所致的心肌病。在骨髓增生异常综合征输血患者中，推荐的输血阈值为 75 单位，该值被认为是心脏铁过载的危险因素[582]，但其并非来自于可靠数据。使用磁共振成像直接测量心脏内铁可预测心脏并发症，并能将之后发生心功能不全的风险分层。该技术测量心肌暗区（与回声时间相关）的半衰期，T2*，该暗区由具有磁力活性的心肌贮存铁所产生[582]。在两份独立的出版物中，一份通过心脏 T2* 磁共振成像评价心脏铁过载，另一份寻找病死原因，结果显示，去铁酮较去铁胺能更快地减轻心肌铁负荷[583,584]。

骨髓 经典型遗传性血色病患者骨髓中的含铁量若存在增加的话，一般仅中度增加。铁特征性地分散为体积相等的小颗粒[585]，这些颗粒被发现位于内皮衬细胞内，而非巨噬细胞内[586]。实际上，在经典型遗传性血色病中，相对于整体铁负荷，巨噬细胞[587]和小肠黏膜细胞含铁较少。

其他组织 尽管在小肠黏膜细胞中可见铁较正常增多[588]，但与血清铁蛋白水平所提示的体内总铁负荷相比，其铁量相对明显减少[589]。相同的关系可见于 HFE 敲除小鼠中[590]。相反，在输血引起的铁过载患者中，巨噬细胞被铁重度装满，铁很可能来自输注的红细胞。

睾丸常常萎缩。

遗传学

遗传因素在铁贮积疾病的病因学中起到重要的作用。这不只在这类疾病的原发形式中是正确的，在继发性血色病中亦如此，后者最常见的原因为红系造血的遗传学异常。这些疾病的遗传学，包括地中海贫血、红细胞生成障碍性贫血和红细胞酶病，在本书的其他章节进行介绍（见第 39 章，第 46 章和第 47 章）。现已发现，在血色病中发挥重要作用的几种基因的突变可导致铁贮积疾病。[516]

***HFE* 突变** 遗传性血色病最常见的原因是 *HFE* 基因突变。这一 HLA 样基因位于 6 号染色体。3 个多态性突变已被识别。这些突变位于 cDNA（互补 DNA）的 187、193 和 845 位核苷酸，分别编码 H63D、S65C、C282Y 突变。这些突变对铁稳态的表型影响可按以下顺序排列：C282Y>H63D>S65C。遗传性血色病基本上是常染色体隐性疾病。大约三分之二的 C282Y 纯合子和稍低百分比的 C282Y 和 H63D 突变复合杂合子表现为血清铁蛋白饱和度和血清铁蛋白水平增加。一般来讲，与野生型纯合子相比，单纯 C282Y 或 H63D 杂合突变的转铁蛋白饱和度和血清铁蛋白水平有增加。但是，这种增加的幅度非常低。例如，野生型基因型男性的平均转铁蛋白饱和度是 26.69%，C282Y 杂合突变子的转铁蛋白饱和度平均为 30.63%。血清铁蛋白几何平均数的增加甚至更少，从 118~122ng/ml[526]。H63D 突变的影响更小，而 S65C 突变几乎无影响[591]。

尽管 *HFE* 杂合突变状态对铁稳态影响很小，大量调查者已经提出杂合子发生多种疾病的风险增加。有人提出 C282Y

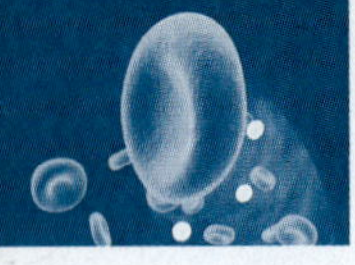

突变杂合子与慢性肝炎更多发生纤维化相关[592,593-595]，但在酒精性肝病并非如此[596-598]。亦有人认为自身免疫性肝炎患者的杂合子发生率明显增高[599]。其他研究发现，杂合状态与肝细胞癌[600]或乳腺癌[601]存在相关性。在这些研究中未考虑到的事实是，HFE 基因与 6 号染色体的许多免疫应答基因直接存在连锁不平衡；因而，不可能将 HFE 突变对铁稳态产生的微小影响与免疫应答的变化区分开来。人们已反复提出，铁水平的增加是心血管疾病的风险因素[602,603]，但大量良好实施的研究得出的否定结论对此论点严重质疑[426-428,430,604-606]。

***HAMP*(铁调素)突变** 铁调素突变很少见，与重型幼年血色病相关[516,607]。

***SCL40A1*(膜铁转运蛋白)突变** 编码膜铁转运蛋白的基因突变导致一种常染色体显性遗传的铁贮积病。对鼠的研究表明，膜铁转运蛋白疾病的主要特性是显性负效应的结果[608]。在某些患者中，膜铁转运蛋白突变使其不能定位到细胞表面，阻止了铁转运，铁贮存主要发生在库普弗细胞，且一般不发生肝硬化。相反，膜铁转运蛋白突变阻止了其与铁调素相互作用时，则与肝细胞铁过载相关，正如经典型血色病中所见[581]。导致一个缬氨酸丢失的三联碱基缺失已反复被遇到。一种常见的多态性 c.744G→T(Gln284His)显示为与非洲性铁过载相关，但很明显并非存在于所有该综合征的患者[609,610]。

***TfR-2* 突变** *TfR-2* 突变导致一种常染色体隐性疾病，临床上不能与遗传性血色病相鉴别[611-615]。

血幼素突变 在名为 *HFE2* 和 *HJV* 的基因中的几种不同突变可导致青少年血色病[566,616-621]。血幼素属于糖基磷脂酰肌醇锚定蛋白反义导向(repulsive-guidance)分子类别，可能是骨形成蛋白的共同受体。[622]

人类 DMT-1 突变 人类 DMT-1 突变都与肝脏血色病有关，多数患者除了小细胞低色素性贫血外还伴有肝功能异常[623,624]。这与小鼠和大鼠 DMT-1 突变相反[625,626]，因这些 DMT-1 缺乏的啮齿类动物是铁缺乏的。这很可能是因为人类不同于啮齿类动物，亦可吸收血红素铁[627]。

动物模型

自然出现的模型 在自然界，许多动物物种存在铁过载，如八哥[628,629]、巨嘴妥空[58,630]、萨雷肉牛[559]、矮马[631]、马[632]、狐猴[633]和食枝芽犀牛[557]。后两种可能代表了可捕获动物中发生铁贮积的有趣范例。尽管食枝芽犀牛存在铁过载，但食草物种无。可能是因为食枝芽物种所进食的叶子中的铁不是很容易被利用，它就进化为能更有效地从饮食内吸收铁——当给予动物园饮食时，可能吸收多于需要量的铁。比较食枝芽或食草类犀牛物种的 HFE 基因，显示出大量的差异，但尚未明确这些差异与已观察到的铁吸收过多是否相关[634]。类似地，狐猴在野生状态下靠富含叶子的饮食而存活，但在笼养后被喂食富含铁的饮食。[633]

铁过载模型 通过口服或肠外给药途径给实验室动物加载铁，可建立血色病模型，对此人们已作出大量努力[635-640]。其中一些模型似从某些方面模拟了人类疾病。例如，铁过载的沙土鼠可发生具有与人类疾病相似特征的心脏病[640,641]。此外，这类模型已被用于研究潜在的螯合剂。

靶向破坏模型 现已能够对参与铁稳态的多数基因进行靶向破坏。包括 *HFE*[642,643]、转铁蛋白受体 2[644]、铁调节蛋白-2[645]、膜铁转运蛋白[646]、血幼素[562]和铁调素[647]。各种基因联合敲除的效应已被报道，这些基因包括 *HFE*、β_2-微球蛋白、膜铁转运辅助蛋白和转铁蛋白受体等[648]。

■ 临床特点

经典的遗传性血色病

发病 遗传性血色病最常见形式的临床特点是肝硬化、皮肤色素加深、心肌病和糖尿病。该病的青少年形式起病通常在 20~30 岁左右，与之不同，HFE 基因相关的经典型遗传性血色病通常在 50~60 岁时得到诊断。

全身症状 许多症状被归因于遗传性血色病，包括腹痛、乏力、嗜睡、疲劳、性欲缺乏、阳痿和关节病。然而，所有这些症状在老年人群中都很常见，且流行病学研究也显示，在伴随 HFE 突变的血色病患者中，甚至在那些存在生化表型者中，没有哪种症状比其在一般个体中时更为常见[526-529,649-651]。

关节病 血色病患者的关节痛被认为是特征性表现[652]。据称，它倾向于从手部的小关节开始，特别是第二和第三掌骨关节，而且在某些病例中可发生急性滑膜炎发作，如钙焦磷酸脱水沉积关节病(焦磷酸盐关节病；软骨钙质沉积症)。放射学显示，该关节病类似于骨关节炎，伴有关节腔损耗、软骨下囊、骨质硬化和骨赘增生。被认为有鉴别意义的特点包括关节分布，掌骨远端骨骺的桡侧出现骨赘，以及在股骨头软骨下区域存在透亮带。在一项应用历史对照的研究中，C282Y 纯合突变的患者发生软骨钙质沉积症数量有统计学上显著的临界增加[653]。然而，严格的双盲、对照性研究未显示出任何形式的关节炎在遗传性血色病患者中较一般人群中更为常见[116,528]。在 Sheldon 的详尽专著中，关节炎并未被作为血色病的临床症状之一而被提及[502]。此外，一般认为关节炎对静脉放血治疗无反应；在一项研究中，9.2% 的患者报告治疗后关节痛有改善，而 34% 则称其有恶化[654]。实际上，在一项大规模研究中，患者所报告的非特异性表现中无一在治疗后显著改善[654]。过量铁导致关节症状的可能性仍存在但仍未被证实[655]。

肝脏 当肝硬化存在时，患者发生肝癌的风险明显增加[656,657]。

迟发性皮肤卟啉症 众所周知，迟发性皮肤卟啉症是一种与轻度铁过载相关的疾病，静脉放血治疗有效(见第 57 章)。大量研究表明，伴 HFE 基因突变的该病患者的患病率明显增加。其中一些患者是纯合子，另一些是杂合子[658-660]。

青少年血色病

这种罕见的幼年形式疾病外显率似乎很高，心肌病和内分泌缺陷为其主要临床特点[661,494]。关节症状在青少年血色病患者中亦相当常见[662]。

非洲性铁过载

尚不清楚非洲性铁过载至何种程度会出现症状。在班图，这种疾病最先被描述，有许多复杂的原因，包括营养不良和大量酒精摄入。在非洲裔美国人中，多种相关的疾病已被报道，但尚未明确其因果关系。在一项对 23 例患者的研究中，5 例有关节病，2 例有糖尿病，2 例性腺发育不全，无肝硬化病例[580]。

继发性血色病

继发于输血和(或)红细胞生成性疾病的血色病患者,其临床表现一般不能与原发性血色病患者的表现相鉴别。

■ 实验室特点

遗传性血色病的主要实验室特点是转铁蛋白饱和度增加,且血清铁蛋白水平增加。5%~10% 的经典型 HFE 血色病患者表现为血清肝酶水平增加,在继发性血色病中,还可发现贫血以及潜在疾病的其他表现。巨大红细胞增多是一个常见特点[663,664],该表现似与肝病无关,且其原因尚未知。

鉴别诊断

为使贮存铁的量可被估计,已采用了大量方法[665]。对一例可能患有原发性血色病的怀疑,一般缘于其血清转铁蛋白饱和度增高,特别是发现同时存在血清铁蛋白水平升高时。转铁蛋白饱和度增高通常发生于不存在 HFE 基因突变的慢性肝病患者[666]。铁蛋白是一种急性期蛋白,其水平在多种疾病中升高。在戈谢病[349]、一些恶性肿瘤[394,667]和高铁蛋白血症 - 白内障综合征患者中,可见特别高水平的铁蛋白。高铁蛋白血症 - 白内障综合征是一种不常见的常染色体显性缺陷,铁蛋白轻链 5′IRE 的突变阻止其与 IRP 结合,导致了铁蛋白链不受限制地持续表达[668,669]。

很多临床医生认为肝活检是诊断铁过载的"金标准"。活检时获得的标本不仅提供了对患者肝组织的组织病理学进行评估的机会,亦可对标本中非血红蛋白铁的含量进行定量。将铁含量按患者年龄区分,可计算铁指数;其值大于 2 即提示血色病的存在[670]。尽管在一些情况下肝活检可提供有用的信息,但这是一种侵入性的操作,尽管低危,但仍不能被认为毫无风险。随着简单易行的遗传学分析方法的应用,给每例疑似血色病的患者进行肝活检的主张已经消失。此外,明确患者是否铁过载的另一简单方法为实施静脉放血方案。这是一个基本无害的方法,用来确定体内有多少储存铁。其他用于确定肝脏中是否存在过量铁的非侵袭性但不简单易用的方法包括,超导量子干扰设备(SQUID)[671]和磁共振成像技术(MRI)[665,672-675]。MRI 能够检测出肝脏内铁量的增加,但一般需要特别的技术,且仅在铁水平相对较高的情况下,才能有令人满意的准确性[665,672,674]。

为检测心脏铁过载,T2* 磁共振成像[582]是一种优越的诊断方法。

■ 治疗

血色病的治疗主要是去除蓄积的铁。在静脉放血能使促红细胞生成素升高的患者中,通常放血是一种治疗选择。当患者有明显的红系造血异常时,如地中海贫血和红细胞生成障碍性贫血,有必要应用螯合剂去除铁,不过,多次静脉放血可充分刺激红系造血,也不失为一种可行的治疗方法。[676]

静脉放血术

每毫升压积红细胞含有约 1mg 铁。因此,从血细胞比容 40% 的患者体内去除 500ml 血液,即移除了约 200mg 的铁。随着红细胞量恢复到静脉放血治疗前水平,铁被从贮存中动员出来。当贮存耗尽时将发生铁缺乏的体征,这时就是静脉放血治疗方案最初部分的终点。此后患者接受随访并确定一个维持静脉放血的时间表,其中静脉放血的频率应逐渐降低,以维持血清铁蛋白水平在 100ng/ml 以下,后者是机体内铁贮存的最好的提示物。

每次静脉放血时的实际血液移除量取决于患者的体型。多数平均体型的患者可以耐受 500ml 血液的移除,但体重为 50kg 或以下的患者最好移除相对少量的血液,许多患者在最初几次静脉放血后可能主诉一些症状。如果最初仅每隔 14 天行一次静脉放血术可以使这些不适症状减到最小,从而获得更好的顺应性,一旦患者习惯于这种操作,并且经过刺激后活跃的骨髓造血可以迅速恢复去除的红细胞,则静脉放血的频率可以增加到每周一次。在每次静脉放血前,应检测血细胞比容或是血红蛋白和红细胞 MCV。若血细胞比容或血红蛋白有明显下降,则静脉放血应该被推迟。MCV 在治疗过程的早期可能升高,但随着铁缺乏的发生,其将降低,这提示已达到或接近治疗的终点。每 2~3 个月应检测转铁蛋白饱和度和血清铁蛋白水平。当转铁蛋白饱和度低于 10%,血清铁蛋白低于 10ng/ml,应该终止静脉放血,并每 4~8 周对患者进行监测。当血清铁蛋白在 50~100ng/ml 范围内时,应该开始维持阶段的治疗。一些患者可能需要每月静脉放血治疗以维持正常的血清铁蛋白值,另一些患者可能仅需要每年行 2~3 次静脉放血治疗。

螯合疗法

适时地进行螯合治疗能减少铁过载所致的潜在死亡率,并延长重型地中海贫血等遗传性慢性铁过载疾病患者的生命。在某些获得性骨髓再生障碍患者的治疗中亦有作用,前提是潜在疾病的预后以及患者的心理状态足以承受这种相对较麻烦的肠外铁螯合治疗。随着口服螯合剂变得更易于得到,螯合治疗应用于骨髓发育异常疾病的指征可能放宽。

去铁胺

去铁胺是一种天然产生的铁螯合复合物,由毛链霉菌产生,经进化使该微生物能从环境中获得铁。一个螯合剂分子与一个铁原子结合。其分子量为 560Da。铁复合物被排泄入尿和粪便。尿铁主要来自于被巨噬细胞破坏的红细胞,而粪铁则被认为来自于肝脏内被螯合的铁[677]。

去铁胺在胃肠道的吸收很差,因此必须通过皮下或静脉途径肠外给药。快速的静脉或肌肉注射所动员的铁相对较少;为此,应用去铁胺时,有必要在 8~10 小时内缓慢静脉或皮下输注。一个替代的方法是每日两次皮下注射[678],但这不能被所有患者很好耐受[679]。去铁胺剂量的增加可导致铁排泄量增加[680],通常的推荐剂量是 30~50ml/kg[677]。在去铁胺输注开始后,给予 200mg 抗坏血酸可增加铁的排泄量,因而被推荐使用。然而,需考虑到,在缺乏强大的铁螯合剂的情况下,给予铁过载患者以抗坏血酸具有潜在风险,因目前认为从组织动员出来的铁可以产生急性心脏损害[681]。铁排泄量将因患者不同而变化,并在很大程度上取决于铁负荷量。因为治疗过程麻烦而且花费高,故必须相当确定能够达到足够好的疗效,使治疗的努力不会白费。这可通过试验性输注去铁胺后再检测尿铁排出量而实现,应记住,尿排出量可能只占三分之一的铁排出量,其他的由粪便排出[682]。

去铁胺通常可被良好耐受。轻微的局部反应并不少见,如

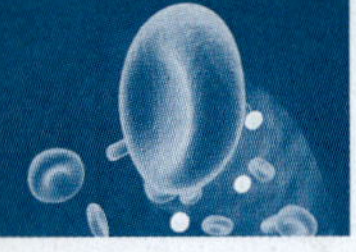

局部瘙痒、硬结或输注部位疼痛等。大剂量可能与听力丧失、夜盲以及其他视觉异常、生长迟缓和骨骼改变等相关。在使用非常大剂量时,偶有肾脏及肺功能异常病例见于报道[677]。

口服螯合剂

去铁胺治疗用药不方便且花费高,这促进了一项对安全、口服有效的螯合剂的加紧研究。去铁酮(L-1)是一种目前可得到的有效的口服制剂。在2009年底,它被许多国家批准使用(不包括美国)。它是一种二齿螯合物;三个去铁酮分子结合一个铁原子。其分子量仅为139Da,且几乎完全从尿中排泄。通常剂量是每日75mg/kg,分三次服用。去铁酮的应用与许多不良反应相关,包括胃肠紊乱、血清肝酶水平一过性升高和锌缺乏。主要的担心集中在该药倾向于导致中性粒细胞减少和中性粒细胞缺乏症。后一种并发症出现在约1%的患者中。看似体质特异性,更常见于女性,且似为可逆性。另有5%的患者反复发生中性粒细胞减少,中性粒细胞水平介于$0.5 \sim 1.5 \times 10^9$/L。一旦出现白细胞数量减少,应停止治疗[365,677]。有人提出,去铁酮去除心脏铁可能更有效,而去铁胺在治疗肝内铁蓄积时则更有效[365]。初步研究提示,联合去铁胺和去铁酮可能较单独使用更为有效[683,684]。

两项研究表明,与去铁胺相比,去铁酮能更快地去除心肌中的铁[583,584]。

去铁斯若(deferasirox)(ICL670或Exjade,恩瑞格)是一种三齿三唑螯合物,它是一种新的口服铁螯合剂[685]。在每天30mg/kg的剂量下,目前发现它与去铁胺同样有效,且一般耐受良好。它已被推荐用于不能顺应去铁胺治疗的患者[686],但对其安全性和有效性,也已提出一些问题[687]。

■ 病程和预后

一个世纪前,当经典型遗传性血色病作为一种疾病范畴第一次得到认识时,其诊断后的平均生存期仅18.5个月[502],在胰岛素前时代,多数死亡为糖尿病昏迷所导致。在21世纪,对血色病的观念已经改变,因血色病患者的生存期已为正常或接近正常。这主要是由于这种疾病的定义改变的结果。在20世纪早期,该诊断只被用于罕见的完全青铜色糖尿病的患者。目前,该诊断已被用于任何被发现存在C282Y纯合突变的患者,或是被用于转铁蛋白饱和度增加和血清铁蛋白水平上升的任何患者。事实上,基于遗传或生物化学标准诊断的血色病患者有正常的生存期。尽管这点曾被错误地归功于治疗措施[688,689],但其同样适用于在人群调查中被发现而未接受治疗的患者。如果这些未治疗患者在缺乏治疗的情况下早期死亡,可以预见,其数量应该随着年龄的增加而减少,但情况并非如此,即使在非常大规模的研究中[690]。令人吃惊的是,对未经静脉放血治疗的患者长期随访的结果显示,血清铁蛋白水平只有轻度增加或无增加,甚至在长达23年的随访期内[649,691]。这并非表明患者不是死于遗传性血色病;只是在遗传或生物化学基础上所检测到的疾病的外显率非常低,以至于所发生的死亡数量很少而无法被测得,甚至在非常大宗的研究中。

对那些临床受累的经典型遗传性血色病患者,静脉放血祛铁很可能可预防进一步的并发症并延长患者生存期。尽管有关静脉放血疗效的对照研究在伦理学上不可行,但对接受静脉放血治疗患者的连续观察显示,肝硬化情况保持稳定[692]或至少在部分患者中有改善[505,692-696]。接受静脉放血治疗的肝硬化患者有很大部分的血小板数有改善[697]。

未经治疗的青少年血色病病程看来比较差。心源性死亡似尤为常见[698],几例心脏移植已经获得成功[494],但因该疾病极为罕见,目前数据还不足以就这种罕见疾病的前景提供更为准确的信息。

当未进行铁螯合治疗时,重型地中海贫血和类似疾病的预后很差(见第47章)[699]。心力衰竭是最常见的死亡原因。据估计,每年大约有3000名地中海贫血患者死于铁过载[365]。

翻译:曲士强

校对:王 玫,刘元昉

参考文献

1. Koorts AM, Viljoen M: Ferritin and ferritin isoforms I: Structure-function relationships, synthesis, degradation and secretion. *Arch Physiol Biochem* 113:30, 2007.
2. Hempstead PD, Yewdall SJ, Fernie AR, et al: Comparison of the three-dimensional structures of recombinant human H and horse L ferritins at high resolution. *J Mol Biol* 268:424, 1997.
3. Harrison PM, Arosio P: The ferritins: Molecular properties, iron storage function and cellular regulation. *Biochim Biophys Acta* 1275:161, 1996.
4. Ward RJ, Legssyer R, Henry C, Crichton RR: Does the haemosiderin iron core determine its potential for chelation and the development of iron-induced tissue damage? *J Inorg Biochem* 79:311, 2000.
5. Pollycove M, Mortimer R: The quantitative determination of iron kinetics and hemoglobin synthesis in human subjects. *J Clin Invest* 40:753, 1961.
6. Hosain F, Marsaglia G, Finch CA: Blood ferrokinetics in normal man. *J Clin Invest* 46:1, 1967.
7. Petrat F, de Groot H, Sustmann R, Rauen U: The chelatable iron pool in living cells: A methodically defined quantity. *Biol Chem* 383:489, 2002.
8. Prus E, Fibach E: Flow cytometry measurement of the labile iron pool in human hematopoietic cells. *Cytometry A* 73:22, 2008.
9. Beutler E: Tissue effects of iron deficiency, in *Iron Metabolism*, edited by F Gross, SR Naegeli, HD Philps, p 256. Springer-Verlag, Berlin, 1963.
10. Dallman PR, Beutler E, Finch CA: Effects of iron deficiency exclusive of anaemia. *Br J Haematol* 40:179, 1978.
11. Lozoff B: Perinatal iron deficiency and the developing brain. *Pediatr Res* 48:137, 2000.
12. Bailey S, Evans RW, Garratt RC, et al: Molecular structure of serum transferrin at 3.3-A resolution. *Biochemistry* 27:5804, 1988.
13. van Haeringen B, de Lange F, van Stokkum IHM, et al: Dynamic structure of human serum transferrin from transient electric birefringence experiments. *Proteins: Structure, Function and Bioinformatics* 23:233, 1998.
14. Haurani FI, Meyer A, O'Brien R: Production of transferrin by the macrophage. *J Reticuloendothel Soc* 14:309, 1973.
15. Thorbecke GJ, Liem HH, Knight S, Cox K, Muller-Eberhard U: Sites of formation of the serum proteins transferrin and hemopexin. *J Clin Invest* 52:725, 1973.
16. Welch S, Langmead L: A comparison of the structure and properties of normal human transferrin and a genetic variant of human transferrin. *Int J Biochem* 22:275, 1990.
17. Young SP, Bomford A, Madden AD, et al: Abnormal in vitro function of a variant human transferrin. *Br J Haematol* 56:581, 1984.
18. Lee PL, Halloran C, Trevino R, et al: Human transferrin G277S mutation: A risk factor for iron deficiency anaemia. *Br J Haematol* 115:329, 2001.
19. Aisen P: The G277S mutation in transferrin does not disturb function. *Br J Haematol* 121:674, 2003.
20. Sarria B, Navas-Carretero S, Lopez-Parra AM, et al: The G277S transferrin mutation does not affect iron absorption in iron deficient women. *Eur J Nutr* 46:57, 2007.
21. Moore CV: Iron nutrition and requirements. *Ser Haematol* 6:1, 1965.
22. Pennington JA, Young BE, Wilson DB, et al: Mineral content of foods and total diets: The Selected Minerals in Foods Survey, 1982 to 1984. *J Am Diet Assoc* 86:876, 1986.
23. Dubach R, Moore CV, Callender S: Studies in iron transportation and metabolism IX. The excretion of iron as measured by the isotope technique. *J Lab Clin Med* 45:599, 1955.
24. Herndon JF, Rice EG, Tucker RG, et al: Iron absorption and metabolism. III. The enhancement of iron absorption in rats by D-sorbitol. *J Nutr* 64:615, 1958.
25. Hallberg L, Sölvell L: Iron absorption studies: [1] Determination of the absorption rate of iron in man. [2] Absorption of a single dose of iron in man. [3] Iron absorption during constant intragastric infusion of iron in man. [4] Effect of iron and transferrin intravenously on iron absorption and turnover in man (Sölvell alone). *Acta Med Scand Suppl* 358:1, 1960.
26. Pollack S, Kaufman RM, Crosby WH: Iron absorption: Effects of sugars and reducing agents. *Blood* 24:577, 1964.
27. Slatkavitz CA, Clydesdale FM: Solubility of inorganic iron as affected by proteolytic digestion. *Am J Clin Nutr* 47:487, 1988.
28. Taylor PG, Martinez-Torres C, Romano EL, Layrisse M: The effect of cysteine-containing peptides released during meat digestion on iron absorption in humans. *Am J*

Clin Nutr 43:68, 1986.
29. Charlton RW, Jacobs P, Seftel H, Bothwell TH: Effect of alcohol on iron absorption. *Br Med J* 2:1427, 1964.
30. Celada A, Rudolf H, Donath A: Effect of a single ingestion of alcohol on iron absorption. *Am J Hematol* 5:225, 1978.
31. Bezwoda WR, Torrance JD, Bothwell TH, et al: Iron absorption from red and white wines. *Scand J Haematol* 34:121, 1985.
32. Cook JD, Reddy MB, Hurrell RF: The effect of red and white wines on nonheme-iron absorption in humans. *Am J Clin Nutr* 61:800, 1995.
33. Hankes LV, Jansen CR, Schmaeler M: Ascorbic acid catabolism in Bantu with hemosiderosis (scurvy). *Biochem Med* 9:244, 1974.
34. Flanagan JM, Peng H, Beutler E: Effects of alcohol consumption on iron metabolism in mice with hemochromatosis mutations. *Alcohol Clin Exp Res* 31:138, 2006.
35. Weintraub LR, Weinstein MB, Huser H, Rafal S: Absorption of hemoglobin iron: The role of a heme-splitting substance in the intestinal mucosa. *J Clin Invest* 47:531, 1968.
36. Shayeghi M, Latunde-Dada GO, Oakhill JS, et al: Identification of an intestinal heme transporter. *Cell* 122:789, 2005.
37. Qiu A, Jansen M, Sakaris A, et al: Identification of an intestinal folate transporter and the molecular basis for hereditary folate malabsorption. *Cell* 127:917, 2006.
38. Latunde-Dada GO, Van der Westhuizen J, Vulpe CD, Anderson GJ, et al: Molecular and functional roles of duodenal cytochrome B (dcytb) in iron metabolism. *Blood Cells Mol Dis* 29:356, 2002.
39. McKie AT, Barrow D, Latunde-Dada GO, et al: An iron-regulated ferric reductase associated with the absorption of dietary iron. *Science* 291:1755, 2001.
40. Conrad ME, Umbreit JN: Pathways of iron absorption. *Blood Cells Mol Dis* 29:336, 2002.
41. Beutler E: History of iron in Medicine. *Blood Cells Mol Dis* 29:297, 2002.
42. Beutler E, Kelly BM, Beutler F: The regulation of iron absorption. II. Relationship between iron dosage and iron absorption. *Am J Clin Nutr* 11:559, 1962.
43. Smith MD, Pannacciulli IM: Absorption of inorganic iron from graded doses: Its significance in relation to iron absorption tests and the "mucosal block" theory. *Br J Haematol* 4:428, 1958.
44. Gitlin D, Cruchaud A: On the kinetics of iron absorption in mice. *J Clin Invest* 41:344, 1962.
45. Andrews NC: Forging a field: The golden age of iron biology. *Blood* 112:219, 2008.
46. Lee P, Beutler E: Hepcidin and iron overload. *Annu Rev Pathol* 4:489-415, 2009.
47. Park CH, Valore EV, Waring AJ, Ganz T: Hepcidin, a urinary antimicrobial peptide synthesized in the liver. *J Biol Chem* 276:7806, 2001.
48. Krause A, Neitz S, Magert HJ, et al: LEAP-1, a novel highly disulfide-bonded human peptide, exhibits antimicrobial activity. *FEBS Lett* 480:147, 2000.
49. Nicolas G, Bennoun M, Porteu A, et al: Severe iron deficiency anemia in transgenic mice expressing liver hepcidin. *Proc Natl Acad Sci U S A* 99:4596, 2002.
50. Weinstein DA, Roy CN, Fleming MD, et al: Inappropriate expression of hepcidin is associated with iron refractory anemia: Implications for the anemia of chronic disease. *Blood* 100:3776, 2002.
51. Laftah AH, Ramesh B, Simpson RJ, et al: Effect of hepcidin on intestinal iron absorption in mice. *Blood* 103:3940, 2004.
52. Nemeth E, Tuttle MS, Powelson J, et al: Hepcidin regulates iron efflux by binding to ferroportin and inducing its internalization. *Science* 306:2090, 2004.
53. De Domenico I, Ward DM, Langelier C, et al: The molecular mechanism of hepcidin-mediated ferroportin down-regulation. *Mol Biol Cell* 18:2569, 2007.
54. Nemeth E, Valore EV, Territo M, et al: Hepcidin, a putative mediator of anemia of inflammation, is a type II acute-phase protein. *Blood* 101:2461, 2003.
55. Nicolas G, Viatte L, Bennoun M, et al: Hepcidin, a new iron regulatory peptide. *Blood Cells Mol Dis* 29:327, 2002.
56. Nicolas G, Chauvet C, Viatte L, et al: The gene encoding the iron regulatory peptide hepcidin is regulated by anemia, hypoxia, and inflammation. *J Clin Invest* 110:1037, 2002.
57. Babitt JL, Huang FW, Xia Y,et al: Modulation of bone morphogenetic protein signaling in vivo regulates systemic iron balance. *J Clin Invest* 117:1933, 2007.
58. Truksa J, Peng H, Lee P, Beutler E: Different regulatory elements are required for response of hepcidin to IL-6 and bone morphogenetic proteins BMP 4 and 9. *Br J Haematol* 139:138, 2007.
59. Babitt JL, Huang FW, Wrighting DM, et al: Bone morphogenetic protein signaling by hemojuvelin regulates hepcidin expression. *Nat Genet* 38:531, 2006.
60. Peyssonnaux C, Zinkernagel AS, Schuepbach RA, et al: Regulation of iron homeostasis by the hypoxia-inducible transcription factors (HIFs). *J Clin Invest* 117:1926, 2007.
61. De Domenico I, Vey Ward D, Kaplan J: Regulation of iron acquisition and storage: Consequences for iron-linked disorders. *Nat Rev Mol Cell Biol* 9:72, 2008.
62. Lin L, Nemeth E, Goodnough JB, et al: Iron-transferrin regulates hepcidin synthesis in primary hepatocyte culture through hemojuvelin and BMP2/4. *Blood* 110:2182, 2007.
63. Schmidt PJ, Toran PT, Giannetti AM, et al: The transferrin receptor modulates HFE-dependent regulation of hepcidin expression. *Cell Metab* 7:205, 2008.
64. Lin L, Nemeth E, Goodnough JB, et al: Soluble hemojuvelin is released by proprotein convertase-mediated cleavage at a conserved polybasic RNRR site. *Blood Cells Mol Dis* 40:122, 2008.
65. Silvestri L, Pagani A, Camaschella C: Furin-mediated release of soluble hemojuvelin: A new link between hypoxia and iron homeostasis. *Blood* 111:924, 2008.
66. Truksa J, Lee P, Beutler E: Two BMP responsive elements, STAT, and bZIP/HNF4/COUP motifs located in the distal part of the hepcidin promoter are critical for BMP, SMAD1 and HJV responsiveness. *Blood* 113:688, 2009.
67. Du X, She E, Gelbart T, Truksa J, et al: The serine protease TMPRSS6 is required to sense iron deficiency. *Science* 320:1088, 2008.
68. Dautry-Varsat A: Receptor-mediated endocytosis: The intracellular journey of transferrin and its receptor. *Biochimie* 68:375, 1986.
69. Schneider C, Williams JG: Molecular dissection of the human transferrin receptor. *J Cell Sci* 3(Suppl):139,1985.
70. Zerial M, Melancon P, Schneider C, Garoff H: The transmembrane segment of the human transferrin receptor functions as a signal peptide. *EMBO J* 5:1543, 1986.
71. Ward J H, Jordan I, Kushner, J P, Kaplan, J: Heme regulation of HeLa cell transferrin receptor number. *J Biol Chem* 259:13235, 1984.
72. Rouault T, Rao K, Harford J, et al: Hemin, chelatable iron, and the regulation of transferrin receptor biosynthesis. *J Biol Chem* 260:14862, 1985.
73. Pantopoulos K: Iron metabolism and the IRE/IRP regulatory system: An update. *Ann N Y Acad Sci* 1012:1, 2004.
74. Cartwright GE, Deiss A: Sideroblasts, siderocytes, and sideroblastic anemia. *N Engl J Med* 292:185, 1975.
75. Levi S, Corsi B, Bosisio M, et al: A human mitochondrial ferritin encoded by an intronless gene. *J Biol Chem* 276:24437, 2001.
76. Levi S, Arosio P: Mitochondrial ferritin. *Int J Biochem Cell Biol* 36:1887, 2004.
77. Drysdale J, Arosio P, Invernizzi R, et al: Mitochondrial ferritin: A new player in iron metabolism. *Blood Cells Mol Dis* 29:376, 2002.
78. Campanella A, Rovelli E, Santambrogio P, et al: Mitochondrial ferritin limits oxidative damage regulating mitochondrial iron availability: Hypothesis for a protective role in Friedreich ataxia. *Hum Mol Genet* 18:1, 2009.
79. Cazzola M, Invernizzi R, Bergamaschi G, et al: Mitochondrial ferritin expression in erythroid cells from patients with sideroblastic anemia. *Blood* 101:1996, 2003.
80. Napier I, Ponka P, Richardson DR: Iron trafficking in the mitochondrion: Novel pathways revealed by disease. *Blood* 105:1867, 2005.
81. Cairo G, Pietrangelo A: Iron regulatory proteins in pathobiology. *Biochem J* 352 Pt 2:241, 2000.
82. Bouton C, Drapier JC: Iron regulatory proteins as NO signal transducers. *Sci STKE* 2003:e17, 2003.
83. Kim S, Ponka P: Nitric oxide-mediated modulation of iron regulatory proteins: Implication for cellular iron homeostasis. *Blood Cells Mol Dis* 29:400, 2002.
84. Kim S, Wing SS, Ponka P: S-Nitrosylation of IRP2 regulates its stability via the ubiquitin-proteasome pathway. *Mol Cell Biol* 24:330, 2004.
85. Rouault TA: Post-transcriptional regulation of human iron metabolism by iron regulatory proteins. *Blood Cells Mol Dis* 29:309, 2002.
86. Meyron-Holtz EG, Ghosh MC, Rouault TA: Mammalian tissue oxygen levels modulate iron regulatory protein activities *in vivo*. Science 306:2087, 2004.
87. Noyes WD, Bothwell TH, Finch CA: The role of the reticulo-endothelial cell in iron metabolism. *Br J Haematol* 6:43, 1960.
88. Haurani FI, Burke W, Martinez EJ: Defective reutilization of iron in the anemia of inflammation. *J Lab Clin Med* 65:560, 1965.
89. O'Shea MJ, Kershenobich D, Tavill AS: Effects of inflammation on iron and transferrin metabolism. *Br J Haematol* 25:707, 1973.
90. Green R, Charlton R, Seftel H, et al: Body iron excretion in man: A collaborative study. *Am J Med* 45:336, 1968.
91. Bryan CP: *The Papyrus Ebers*. Appleton-Century-Crofts, New York, 1931.
92. Heath CW, Strauss MB, Castle WB: Quantitative aspects of iron deficiency in hypochromic anemia. *J Clin Invest* 11:1293, 1932.
93. Poskitt EME: Early history of iron deficiency. *Br J Haematol* 122:554, 2003.
94. Stoltzfus R: Defining iron-deficiency anemia in public health terms: A time for reflection. *J Nutr* 131:565S, 2001.
95. McIntyre AS, Long RG: Prospective survey of investigations in outpatients referred with iron deficiency anaemia. *Gut* 34:1102, 1993.
96. Retzlaff JA, Hagedorn AB, Bartholomew LG: Abdominal exploration for gastrointestinal bleeding of obscure origin. *JAMA* 177:104, 1961.
97. Baum S, Nusbaum M, Blakemore WS, Finkelstein AK: The preoperative radiographic demonstration of intra-abdominal bleeding from undetermined sites by percutaneous selective celiac and superior mesenteric arteriography. *Surgery* 58:797, 1965.
98. Prichard PJ, Tjandra JJ: Colorectal cancer. *Med J Aust* 169:493, 1998.
99. Fitzpatrick J: Hemocholecyst: A neglected cause of gastrointestinal hemorrhage. *Ann Intern Med* 55:1008, 1961.
100. Kaminski N, Shaham D, Eliakim R: Primary tumours of the duodenum. *Postgrad Med J* 69:136, 1993.
101. Coban E, Timuragaoglu A, Meric M: Iron deficiency anemia in the elderly: Prevalence and endoscopic evaluation of the gastrointestinal tract in outpatients. *Acta Haematol* 110:25, 2003.
102. Windsor CW, Collis JL: Anaemia and hiatus hernia: Experience in 450 patients. *Thorax* 22:73, 1967.
103. Holt JM, Mayet FG, Warner GT, et al: Iron absorption and blood loss in patients with hiatus hernia. *Br Med J* 3:22, 1968.
104. Moskovitz M, Fadden R, Min T, et al: Large hiatal hernias, anemia, and linear gastric erosion: Studies of etiology and medical therapy. *Am J Gastroenterol* 87:622, 1992.
105. Weston AP: Hiatal hernia with cameron ulcers and erosions. *Gastrointest Endosc Clin N Am* 6:671, 1996.
106. Cameron AJ, Higgins JA: Linear gastric erosion. A lesion associated with large diaphragmatic hernia and chronic blood loss anemia. *Gastroenterology* 91:338, 1986.
107. Roth WL, Valdes-Dapena A, Pieses P, Buchman E: Topical action of salicylates in gastrointestinal erosion and hemorrhage. *Gastroenterology* 44:146, 1963.
108. Faucheron JL, Parc R: Non-steroidal anti-inflammatory drug-induced colitis. *Int J Colorectal Dis* 11:99, 1996.
109. Oldenburg B, Koningsberger JC, Henegouwen GPV, et al: Review article: Iron and inflammatory bowel disease. *Aliment Pharmacol Ther* 15:429, 2001.
110. Singh AK, Cumaraswamy RC, Corrin B: Diffuse hypertrophy of gastric mucosa (Menetrier's disease) and iron-deficiency anaemia. *Gut* 10:735, 1969.
111. Barabino A: Helicobacter pylori-related iron deficiency anemia: A review. *Helicobacter* 7:71, 2002.

112. Perez RF, Castellanos Monedero JJ, Gonzalez CP, et al: Effect of *Helicobacter pylori* eradication on iron deficiency anemia of unknown origin. *Gastroenterol Hepatol* 31:213, 2008.
113. Chen LH, Luo HS: Effects of H pylori therapy on erythrocytic and iron parameters in iron deficiency anemia patients with H pylori-positive chronic gastritis. *World J Gastroenterol* 13:5380, 2007.
114. Choe YH, Kim SK, Son BK, et al: Randomized placebo-controlled trial of *Helicobacter pylori* eradication for iron-deficiency anemia in preadolescent children and adolescents. *Helicobacter* 4:135, 1999.
115. Yokota SI, Konno M, Mino E, et al: Enhanced Fe ion-uptake activity in *Helicobacter pylori* strains isolated from patients with iron-deficiency anemia. *Clin Infect Dis* 46:e31,2008.
116. Bini EJ: *Helicobacter pylori* and iron deficiency anemia: Guilty as charged? *Am J Med* 111:495, 2001.
117. Zaatar R, Younoszai MK, Mitros F: Pseudo-Zollinger-Ellison syndrome in a child presenting with anemia. *Gastroenterology* 92:508, 1987.
118. Crompton DW, Nesheim MC: Nutritional impact of intestinal helminthiasis during the human life cycle. *Annu Rev Nutr* 22:35, 2002.
119. Mahadeva S, Qua CS, Yusoff W, Sulaiman W: Repeat endoscopy for recurrent iron deficiency anemia: An (un)expected finding from southeast Asia. *Dig Dis Sci* 52:523, 2007.
120. Annibale B, Capurso G, Lahner E, et al: Concomitant alterations in intragastric pH and ascorbic acid concentration in patients with *Helicobacter pylori* gastritis and associated iron deficiency anaemia. *Gut* 52:496, 2003.
121. Annibale B, Capurso G, Delle FG: The stomach and iron deficiency anaemia: A forgotten link. *Dig Liver Dis* 35:288, 2003.
122. Kimber C, Patterson JF, Weintraub LR: The pathogenesis of iron deficiency anemia following partial gastrectomy. A study of iron balance. *JAMA* 202:935, 1967.
123. Sorbi D, Conio M, Gostout CJ: Vascular disorders of the small bowel. *Gastrointest Endosc Clin N Am* 9:71, 1999.
124. Toyota M, Hinoda Y, Nakagawa N, et al: Gastric antral vascular ectasia causing severe anemia. *J Gastroenterol* 31:710, 1996.
125. Blanc P, Phelip JM, Bertolino JG, et al: Watermelon stomach: A rare cause of iron deficiency anemia, surgically treatable; a new case with review of the literature. *Ann Chir* 128:462, 2003.
126. Holt JM, Wright R: Anaemia due to blood loss from the telangiectases of scleroderma. *Br Med J* 3:537, 1967.
127. Reinhart WH, Mordasini C, Staubli M, Scheurer U: Abnormalities of gut vessels in Turner's syndrome. *Postgrad Med J* 59:122, 1983.
128. Hagood MF, Gathright JB, Jr.: Hemangiomatosis of the skin and gastrointestinal tract: Report of a case. *Dis Colon Rectum* 18:141, 1975.
129. Ohishi M, Tanaka Y, Higuchi Y, et al: Multiple facial hemangiomas and iron-deficiency anemia: Blue rubber-bleb nevus syndrome. *Head Neck Surg* 7:249, 1985.
130. Morris SJ, Kaplan SR, Ballan K, Tedesco FJ: Blue rubber-bleb nevus syndrome. *JAMA* 239:1887, 1978.
131. Ferrara M, Coppola L, Coppola A, Capozzi L: Iron deficiency in childhood and adolescence: Retrospective review. *Hematology* 11:183, 2006.
132. Male C, Persson LA, Freeman V, et al: Prevalence of iron deficiency in 12-mo-old infants from 11 European areas and influence of dietary factors on iron status (Euro-Growth study). *Acta Paediatr* 90:492, 2001.
133. Coello-Ramirez P, Larrosa-Haro A: Gastrointestinal occult hemorrhage and gastroduodenitis in cow's milk protein intolerance. *J Pediatr Gastroenterol Nutr* 3:215, 1984.
134. Karr MA, Mira M, Alperstein G, et al: Iron deficiency in Australian-born children of Arabic background in central Sydney. *Med J Aust* 174:165, 2001.
135. Hudson BG, Tryggvason K, Sundaramoorthy M, Neilson EG: Alport's syndrome, Goodpasture's syndrome, and type IV collagen. *N Engl J Med* 348:2543, 2003.
136. Reid DW, Withers NJ, Francis L, et al: Iron deficiency in cystic fibrosis: Relationship to lung disease severity and chronic Pseudomonas aeruginosa infection. *Chest* 121:48, 2002.
137. Hallberg L, Hulthen L, Bengtsson C: Iron balance in menstruating women. *Eur J Clin Nutr* 49:200, 1995.
138. Hallberg L, Hogdahl AM, Nilsson L, Rybo G: Menstrual blood loss—A population study. Variation at different ages and attempts to define normality. *Acta Obstet Gynecol Scand* 45:320, 1966.
139. Hallberg L, Nilsson L: Constancy of individual menstrual blood loss. *Acta Obstet Gynecol Scand* 43:352, 1964.
140. Burton JL: Effect of oral contraceptives on haemoglobin, packed-cell volume, serum—Iron, and total iron-binding capacity in healthy women. *Lancet* 1:978, 1967.
141. Escobedo L, Lee NC: Beyond contraception: The health benefits and risks of the pill. *IPPF Med Bull* 22:1, 1988.
142. Kivijarvi A, Timonen H, Rajamaki A, Gronroos M: Iron deficiency in women using modern copper intrauterine devices. *Obstet Gynecol* 67:95, 1986.
143. Kildahl-Andersen O, Dahl IM, Thorstensen K, Sagen E: Iron deficiency anemia in a patient with excessive urinary iron loss. *Eur J Haematol* 64:204, 2000.
144. Fey MF, Radvila A: Long term follow-up of factitious anaemia. *BMJ* 296:1504, 1988.
145. Hirayama Y, Sakamaki S, Tsuji Y, et al: Fatality caused by self-bloodletting in a patient with factitious anemia. *Int J Hematol* 78:146, 2003.
146. Piccillo GA, Miele L, Mondati EG, et al: Eighteen needles to forget . . . an unnamed past. *J Forensic Leg Med* 14:304, 2007.
147. Henry ML, Garner WL, Fabri PJ: Iatrogenic anemia. *Am J Surg* 151:362, 1986.
148. Dale JC, Ruby SG: Specimen collection volumes for laboratory tests. *Arch Pathol Lab Med* 127:162, 2003.
149. Nissenson AR, Strobos J: Iron deficiency in patients with renal failure. *Kidney Int Suppl.* 69:S18, 1999.
150. Kalocheretis P, Vlamis I, Belesi C, et al: Residual blood loss in single use dialyzers: Effect of different membranes and flux. *Int J Artif Organs* 29:286, 2006.
151. Boulton F, Collis D, Inskip H, et al: A study of the iron and HFE status of blood donors, including a group who failed the initial screen for anaemia. *Br J Haematol* 108:434, 2000.
152. Milman N, Byg KE, Ovesen L, et al: Iron status in Danish men 1984–94: A cohort comparison of changes in iron stores and the prevalence of iron deficiency and iron overload. *Eur J Haematol* 68:332, 2002.
153. Makrides M, Crowther CA, Gibson RA, et al: Efficacy and tolerability of low-dose iron supplements during pregnancy: A randomized controlled trial. *Am J Clin Nutr* 78:145, 2003.
154. Bashiri A, Burstein E, Sheiner E, Mazor M: Anemia during pregnancy and treatment with intravenous iron: Review of the literature. *Eur J Obstet Gynecol Reprod Biol* 110:2, 2003.
155. Bayoumeu F, Subiran-Buisset C, et al: Iron therapy in iron deficiency anemia in pregnancy: Intravenous route versus oral route. *Am J Obstet Gynecol* 186:518, 2002.
156. Hercberg S, Galan P, Preziosi P, Aissa M: Consequences of iron deficiency in pregnant women—Current issues. *Clin Drug Investig* 19:1, 2000.
157. Villar J, Merialdi M, Gulmezoglu AM, et al: Nutritional interventions during pregnancy for the prevention or treatment of maternal morbidity and preterm delivery: An overview of randomized controlled trials. *J Nutr* 133:1606S, 2003.
158. Rasmussen KM, Stoltzfus RJ: New evidence that iron supplementation during pregnancy improves birth weight: New scientific questions. *Am J Clin Nutr* 78:673, 2003.
159. Mamula P, Piccoli DA, Peck SN, et al: Total dose intravenous infusion of iron dextran for iron-deficiency anemia in children with inflammatory bowel disease. *J Pediatr Gastroenterol Nutr* 34:286, 2002.
160. Cook JD: Iron-deficiency anaemia. *Baillieres Clin Haematol* 7:787, 1994.
161. Cogswell ME, Kettel-Khan L, Ramakrishnan U: Iron supplement use among women in the United States: Science, policy and practice. *J Nutr* 133:1974S, 2003.
162. Anonymous: Iron fortification of infant formulas. American Academy of Pediatrics. Committee on Nutrition. *Pediatrics* 104:119, 1999.
163. Federation of American Societies for Experimental Biology LSRO: *Third Report on Nutritional Monitoring in the US. Executive Summary*. U.S. Government Printing Office, Washington, DC, 1995.
164. Hurrell R, Bothwell T, Cook JD, et al: The usefulness of elemental iron for cereal flour fortification: A SUSTAIN Task Force report. Sharing United States Technology to Aid in the Improvement of Nutrition. *Nutr Rev* 60:391, 2002.
165. Hallberg L, Hulthen L: Perspectives on iron absorption. *Blood Cells Mol Dis* 29:562, 2002.
166. Leonard BJ: Hypochromic anaemia in R.A.F. recruits. *Lancet* 1:899, 1954.
167. Rosenbaum E, Leonard JW: Nutritional iron deficiency anemia in an adult male. Report of a case. *Ann Intern Med* 60:683, 1964.
168. Shearman DJ, Delamore IW, Gardner DL: Gastric function and structure in iron deficiency. *Lancet* 1:845, 1966.
169. Dagg JH, Goldberg A, Gibbs WN, Anderson JR: Detection of latent pernicious anaemia in iron-deficiency anaemia. *Br Med J* 2:619, 1966.
170. Voigt D, Bruschke G: Gastric mucosa and iron deficiency. *Dtsch Med Wochenschr* 92:1082, 1967.
171. Voigt D, Dieterich WR, Brushke G, Herrmann H: On blood concentrations of leukocytes and thrombocytes in iron deficiency. *Blut* 14:267, 1967.
172. Stone WD: Gastric secretory response to iron therapy. *Gut* 9:99, 1968.
173. Davidson WM, Markson JL: The gastric mucosa in iron-deficiency anaemia. *Lancet* 269:639, 1955.
174. Hershko C: A hematologist's view of unexplained iron deficiency anemia in males: Impact of *Helicobacter pylori* eradication. *Blood Cells Mol Dis* 38:45, 2007.
175. Hershko C, Ronson A, Souroujon M, et al: Variable hematological presentation of autoimmune gastritis: Age-related progression from iron deficiency to cobalamin depletion. *Blood* 107:1673, 2006.
176. Dickey W, McConnell B: Celiac disease presenting as the Paterson-Brown Kelly (Plummer-Vinson) syndrome. *Am J Gastroenterol* 94:527, 1999.
177. Vuopio P, Nikkilä EA: Hemolytic anemia and thrombocytopenia in a case of left atrial myxoma associated with mitral stenosis. *Am J Cardiol* 17:585, 1966.
178. Eyster E, Mayer K, McKenzie S: Traumatic hemolysis with iron deficiency anemia in patients with aortic valve lesions. *Ann Intern Med* 68:995, 1968.
179. Reynolds RD, Coltman CA Jr, Beller BM: Iron treatment in sideropenic intravascular hemolysis due to insufficiency of Starr-Edwards valve prostheses. *Ann Intern Med* 66:659, 1967.
180. Sears DA, Anderson PR, Foy AL, et al: Urinary iron excretion and renal metabolism of hemoglobin in hemolytic diseases. *Blood* 28:708, 1966.
181. Deitrick RW: Intravascular haemolysis in the recreational runner. *Br J Sports Med* 25:183, 1991.
182. Eliakim A, Nemet D, Constantini N: Screening blood tests in members of the Israeli National Olympic team. *J Sports Med Phys Fitness* 42:250, 2002.
183. Wilkinson JG, Martin DT, Adams AA, Liebman M: Iron status in cyclists during high-intensity interval training and recovery. *Int J Sports Med* 23:544, 2002.
184. Nielsen P, Nachtigall D: Iron supplementation in athletes. Current recommendations. *Sports Med* 26:207, 1998.
185. Mechrefe A, Wexler B, Feller E: Sports anemia and gastrointestinal bleeding in endurance athletes. *Med Health R I* 80:216, 1997.
186. Whitfield JB, Treloar S, Zhu G, et al: Relative importance of female-specific and non-female-specific effects on variation in iron stores between women. *Br J Haematol* 120:860, 2003.
187. Carlsson LE, Hempel S, Greinacher A: Iron deficiency anaemia in young women—A hypothesis on the impact of the platelet collagen receptor GPIaIIa polymorphism GPIa-C807T. *Eur J Haematol* 68:341, 2002.
188. Loría A, Sanchez-Medal L, Lisker R, et al: Red cell life span in iron deficiency anaemia. *Br J Haematol* 13:294, 1967.
189. Pollycove M: Iron metabolism and kinetics. *Semin Hematol* 3:235, 1966.
190. Beutler E: Iron enzymes in iron deficiency. *Blut* 6:130, 1960.

191. Srivastava SK, Sanwal GG, Tewari KK: Biochemical alterations in rat tissue in iron deficiency anaemia and repletion with iron. *Indian J Biochem Biophys* 2:257, 1965.
192. Celsing F, Ekblom B, Sylvén C, et al: Effects of chronic iron deficiency anaemia on myoglobin content, enzyme activity, and capillary density in the human skeletal muscle. *Acta Med Scand* 223:451, 1988.
193. Ohira Y, Cartier LJ, Chen M, Holloszy JO: Induction of an increase in mitochondrial matrix enzymes in muscle of iron-deficient rats. *Am J Physiol* 253:C639, 1987.
194. Cartier LJ, Ohira Y, Chen M, et al: Perturbation of mitochondrial composition in muscle by iron deficiency. Implications regarding regulation of mitochondrial assembly. *J Biol Chem* 261:13827, 1986.
195. Zoller H, Theurl I, Koch RO, et al: Duodenal cytochrome B and hephaestin expression in patients with iron deficiency and hemochromatosis. *Gastroenterology* 125:746, 2003.
196. Finch CA, Gollnick PD, Hlastala MP, et al: Lactic acidosis as a result of iron deficiency. *J Clin Invest* 64:129, 1979.
197. MacDonald VW, Charache S, Hathaway PJ: Iron deficiency anemia: Mitochondrial alpha-glycerophosphate dehydrogenase in guinea pig skeletal muscle. *J Lab Clin Med* 105:11, 1985.
198. Mackler B, Person R, Grace R: Iron deficiency in the rat: Effects on energy metabolism in brown adipose tissue. *Pediatr Res* 19:989, 1985.
199. Walter PB, Knutson MD, Paler-Martinez A, et al: Iron deficiency and iron excess damage mitochondria and mitochondrial DNA in rats. *Proc Natl Acad Sci U S A* 99:2264, 2002.
200. Harlan WR, Williams RS: Activity-induced adaptations in skeletal muscles of iron-deficient rabbits. *J Appl Physiol* 65:782, 1988.
201. Evans TC, Mackler B: Effect of iron deficiency on energy conservation in rat liver and skeletal muscle submitochondrial particles. *Biochem Med* 34:93, 1985.
202. Thompson CH, Green YS, Ledingham JG, et al: The effect of iron deficiency on skeletal muscle metabolism of the rat. *Acta Physiol Scand* 147:85, 1993.
203. Thompson CH, Kemp GJ, Taylor DJ, et al: No evidence of mitochondrial abnormality in skeletal muscle of patients with iron-deficient anaemia. *J Intern Med* 234:149, 1993.
204. Hinton PS, Sinclair LM: Iron supplementation maintains ventilatory threshold and improves energetic efficiency in iron-deficient nonanemic athletes. *Eur J Clin Nutr* 61:30, 2007.
205. Brownlie T, Utermohlen V, Hinton PS, Haas JD: Tissue iron deficiency without anemia impairs adaptation in endurance capacity after aerobic training in previously untrained women. *Am J Clin Nutr* 79:437, 2004.
206. Hinton PS, Giordano C, Brownlie T, Haas JD: Iron supplementation improves endurance after training in iron-depleted, nonanemic women. *J Appl Physiol* 88:1103, 2000.
207. Beutler E, Larsh S, Tanzi F: Iron enzymes in iron deficiency: VII. Oxygen consumption measurements in iron-deficient subjects. *Am J Med Sci* 239:759, 1960.
208. Youdim MBH, Green AR: Biogenic monoamine metabolism and functional activity in iron-deficient rats: Behavioural correlates. *Ciba Found Symp* 51:201, 1977.
209. Youdim MB, Green AR: Iron deficiency and neurotransmitter synthesis and function. *Proc Nutr Soc* 37:173, 1978.
210. Beard J, Tobin B, Smith SM: Norepinephrine turnover in iron deficiency at three environmental temperatures. *Am J Physiol* 255:R90-R96,1988.
211. Webb TE, Krill CE, Jr., Oski FA, Tsou KC: Relationship of iron status to urinary norepinephrine excretion in children 7–12 years of age. *J Pediatr Gastroenterol Nutr* 1:207, 1982.
212. Youdim MB, Ben Shachar D: Minimal brain damage induced by early iron deficiency: Modified dopaminergic neurotransmission. *Isr J Med Sci* 23:19, 1987.
213. Bartholmey SJ, Sherman AR: Impaired ketogenesis in iron-deficient rat pups. *J Nutr* 116:2180, 1986.
214. Beard J: Feed efficiency and norepinephrine turnover in iron deficiency. *Proc Soc Exp Biol Med* 184:337, 1987.
215. Prime SS, MacDonald DG, Noble HW, Rennie JS: Effect of prolonged iron deficiency on enamel pigmentation and tooth structure in rat incisors. *Arch Oral Biol* 29:905, 1984.
216. Sun AH, Xiao SZ, Li BS, et al: Iron deficiency and hearing loss. Experimental study in growing rats. *ORL J Otorhinolaryngol Relat Spec* 49:118, 1987.
217. Sun AH, Xiao SZ, Zheng Z, et al: A scanning electron microscopic study of cochlear changes in iron-deficient rats. *Acta Otolaryngol* 104:211, 1987.
218. Beard JL: Iron biology in immune function, muscle metabolism and neuronal functioning. *J Nutr* 131:568S, 2001.
219. Ahluwalia N, Sun J, Krause D, et al: Immune function is impaired in iron-deficient, homebound, older women. *Am J Clin Nutr* 79:516, 2004.
220. Weinberg ED: Iron out-of-balance: A risk factor for acute and chronic diseases. *Hemoglobin* 32:117, 2008.
221. Fischbach MA, Lin H, Liu DR, Walsh CT: How pathogenic bacteria evade mammalian sabotage in the battle for iron. *Nat Chem Biol* 2:132, 2006.
222. Weinberg ED: Iron withholding: A defense against viral infections. *Biometals* 9:393, 1996.
223. Weinberg ED: Iron withholding: A defense against infection and neoplasia. *Physiol Rev* 64:65, 1984.
224. Weinberg ED: Iron and infection. *Microbiol Rev* 42:45, 1978.
225. Grant SM, Wiesinger JA, Beard JL, Cantorna MT: Iron-deficient mice fail to develop autoimmune encephalomyelitis. *J Nutr* 133:2635, 2003.
226. Chwang LC, Soemantri AG, Pollitt E: Iron supplementation and physical growth of rural Indonesian children. *Am J Clin Nutr* 47:496, 1988.
227. Pizarro F, Olivares M, Hertrampf E, Walter T: Growth in terms of length of Chilean infants of low socioeconomic status: 1978–1992. *Arch Latinoam Nutr* 46:107, 1996.
228. Bandhu R, Shankar N, Tandon OP: Effect of iron on growth in iron deficient anemic school going children. *Indian J Physiol Pharmacol* 47:59, 2003.
229. Prasad AS, Halsted JA, Nadimi M: Syndrome of iron deficiency anemia, hepatosplenomegaly, hypogonadism, dwarfism and geophagia. *Am J Med* 31:532, 1961.
230. Rosenzweig PH, Volpe SL: Iron, thermoregulation, and metabolic rate. *Crit Rev Food Sci Nutr* 39:131, 1999.
231. Baird IM, Dodge OG, Palmer FJ, Wawman RJ: The tongue and oesophagus in iron-deficiency anaemia and the effect of iron therapy. *J Clin Pathol* 14:603, 1961.
232. Cheli R, Dodero M, Celle G, Vasalotti M: Gastric biopsy and secretory findings in hypochromic anaemias. *Acta Haematol* 22:1, 1959.
233. Lees F, Rosenthal FD: Gastric mucosal lesions before and after treatment in iron deficiency anaemia. *Q J Med* 27:19, 1958.
234. Naiman JL, Oski FA, Diamond LK, et al: The gastrointestinal effects of iron deficiency anemia. *Pediatrics* 33:83, 1964.
235. Scott J, Valentine JA, St Hill CA, West CR: Morphometric analysis of atrophic changes in human lingual epithelium in iron deficiency anaemia. *J Clin Pathol* 38:1025, 1985.
236. Boddington MM, Spriggs AI: Changes in buccal cells in the anaemias. *J Clin Pathol* 12:222, 1959.
237. Jacobs A: The buccal mucosa in anaemia. *J Clin Pathol* 13:463, 1960.
238. Macleod RI, Hamilton PJ, Soames JV: Quantitative exfoliative oral cytology in iron-deficiency and megaloblastic anemia. *Anal Quant Cytol Histol* 10:176, 1988.
239. Milman N, Pedersen FM: Idiopathic pulmonary haemosiderosis. Epidemiology, pathogenic aspects and diagnosis. *Respir Med* 92:902, 1998.
240. Shahidi NT, Diamond LK: Skull changes in infants with chronic iron-deficiency anemia. *N Engl J Med* 262:137, 1960.
241. Moseley JE: Skeletal changes in the anemias. *Semin Roentgenol* 9:169, 1974.
242. Reimann F, Berker F, Gokmen E, Kucukcakirlar T: Behaviour of the sella turcica in juveniles with severe iron deficiency. *Rofo* 129:598, 1978.
243. Beutler E, Larsh SE, Gurney CW: Iron therapy in chronically fatigued, non-anemic women: A double-blind study. *Ann Intern Med* 52:378, 1960.
244. Halterman JS, Kaczorowski JM, Aligne CA, et al: Iron deficiency and cognitive achievement among school-aged children and adolescents in the United States. *Pediatrics* 107:1381, 2001.
245. Friedmann B, Weller E, Mairbaurl H, Bartsch P: Effects of iron repletion on blood volume and performance capacity in young athletes. *Med Sci Sports Exerc* 33:741, 2001.
246. Zhu YI, Haas JD: Altered metabolic response of iron-depleted nonanemic women during a 15-km time trial. *J Appl Physiol* 84:1768, 1998.
247. Zhu YI, Haas JD: Iron depletion without anemia and physical performance in young women. *Am J Clin Nutr* 66:334, 1997.
248. Rowland TW, Deisroth MB, Green GM, Kelleher JF: The effect of iron therapy on the exercise capacity of nonanemic iron-deficient adolescent runners. *Sports Med* 142:165, 1988.
249. Duport N, Preziosi P, Boutron-Ruault MC, et al: Consequences of iron depletion on health in menstruating women. *Eur J Clin Nutr* 57:1169, 2003.
250. Cochrane AL, Elwood PC: Iron deficiency without anaemia. *Lancet* 1:591, 1968.
251. Cusack RP, Brown WD: Iron deficiency in rats: Changes in body and organ weights, plasma proteins, hemoglobins, myoglobins, and catalase. *J Nutr* 86:383, 1965.
252. Lozoff B, Clark KM, Jing Y, et al: Dose-response relationships between iron deficiency with or without anemia and infant social-emotional behavior. *J Pediatr* 152:696, 2008.
253. Shafir T, Angulo-Barroso R, Jing Y, et al Iron deficiency and infant motor development. *Early Hum Dev* 84:479, 2008.
254. Murray-Kolb LE, Beard JL: Iron treatment normalizes cognitive functioning in young women. *Am J Clin Nutr* 85:778, 2007.
255. Haas JD, Brownlie T: Iron deficiency and reduced work capacity: A critical review of the research to determine a causal relationship. *J Nutr* 131:676S, 2001.
256. De Mulder R: Iron: Metabolism, biochemistry, and clinical physiology—Review of recent literature. *Arch Intern Med* 102:254, 1958.
257. Ikkala E, Laitinen L: Papilloedema due to iron deficiency anaemia. *Acta Haematol* 29:368, 1963.
258. Morrow JJ, Dagg JH, Goldberg A: A controlled trial of iron therapy in sideropenia. *Scott Med J* 13:78, 1968.
259. Yager JY, Hartfield DS: Neurologic manifestations of iron deficiency in childhood. *Pediatr Neurol* 27:85, 2002.
260. Lubeck MJ: Papilledema caused by iron-deficiency anemia. *Trans Am Acad Ophthalmol Otolaryngol* 63:306, 1959.
261. Capriles LF: Intracranial hypertension and iron-deficiency anemia: Report of four cases. *Arch Neurol* 9:147, 1963.
262. Biousse V, Rucker JC, Vignal C, et al: Anemia and papilledema. *Am J Ophthalmol* 135:437, 2003.
263. Maguire JL, deVeber G, Parkin PC: Association between iron-deficiency anemia and stroke in young children. *Pediatrics* 120:1053, 2007.
264. Basak R, Chowdhury AM, Fatmi LE, et al: Stroke in the young: Relationship with iron deficiency anemia and thrombocytosis. *Mymensingh Med J* 17:74, 2008.
265. Stevens AR Jr: The mechanism and treatment of iron-deficiency anemia. *Arch Intern Med* 96:550, 1956.
266. Jacobs A, Kilpatrick GS: The Paterson-Kelly syndromes. *Br Med J* 2:79, 1964.
267. Jacobs A, Cavill I: The oral lesions of iron deficiency anaemia: Pyridoxine and riboflavin status. *Br J Haematol* 24:291, 1968.
268. Bernát I, Valló J: Ozaena: The causes of its familial occurrence. *Acta Med Acad Sci Hung* 20:89, 1964.
269. Akhnoukh S, Saad EF: Iron-deficiency in atrophic rhinitis and scleroma. *Indian J Med Res* 85:576, 1987.
270. Chen TS, Chen PS: Rise and fall of the Plummer-Vinson syndrome. *J Gastroenterol Hepatol* 9:654, 1994.
271. Khan FY, El-Hiday AH, Morad NA: Plummer-Vinson syndrome associated with solid-pseudopapillary tumor of the pancreas. *Chin Med J (Engl)* 120:1553, 2007.

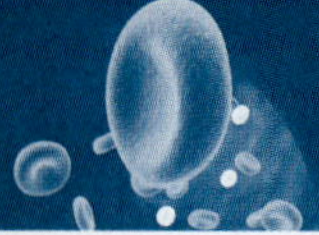

272. Malhotra P, Malhotra N, Jhakhar S: Plummer Vinson syndrome. *J Assoc Physicians India* 55:785, 2007.
273. Ganesh R, Janakiraman L, Sathiyasekaran M: Plummer-Vinson syndrome: An unusual cause of dysphagia. *Ann Trop Paediatr* 28:143, 2008.
274. Miranda AL, Dantas RO: Esophageal contractions and oropharyngeal and esophageal transits in patients with iron deficiency anemia. *Am J Gastroenterol* 98:1000, 2003.
275. Taymor ML, Sturgis SH, Yahia C: The etiological role of chronic iron deficiency in production of menorrhagia. *JAMA* 187:323, 1964.
276. Samuels AJ: Studies in patients with functional menorrhagia. The antihemorrhagic effect of the adequate repletion of iron stores. *Isr J Med Sci* 1:851, 1965.
277. Jacobs A, Butler EB: Menstrual blood-loss in iron-deficiency anaemia. *Lancet* 2:407, 1965.
278. Kathula SK: Craving lemons: Another form of pica in iron deficiency. *Am J Med* 121:e1, 2008.
279. Louw VJ, du PP, Malan A, van DL, van WD, Joubert G: Pica and food craving in adult patients with iron deficiency in Bloemfontein, South Africa. *S Afr Med J* 97:1069, 2007.
280. Kantor J, Kessler LJ, Brooks DG, Cotsarelis G: Decreased serum ferritin is associated with alopecia in women. *J Invest Dermatol* 121:985, 2003.
281. Chamberlain AJ, Dawber RPR: Significance of iron status in hair loss in women. *Br J Dermatol* 149:428, 2003.
282. Deloche C, Bastien P, Chadoutaud S, et al.: Low iron stores: A risk factor for excessive hair loss in non-menopausal women. *Eur J Dermatol* 17:507, 2007.
283. Gordon N: Iron deficiency and the intellect. *Brain Dev* 25:3, 2003.
284. Oner O, Alkar OY, Oner P: Relation of ferritin levels with symptom ratings and cognitive performance in children with attention deficit-hyperactivity disorder. *Pediatr Int* 50:40, 2008.
285. Cankaya H, Oner AF, Egeli E, et al: Auditory brainstem response in children with iron deficiency anemia. *Acta Paediatr Taiwan* 44:21, 2003.
286. Agaoglu L, Torun O, Unuvar E, et al: Effects of iron deficiency anemia on cognitive function in children. *Arzneimittelforschung* 57:426, 2007.
287. Corapci F, Radan AE, Lozoff B: Iron deficiency in infancy and mother-child interaction at 5 years. *J Dev Behav Pediatr* 27:371, 2006.
288. Lozoff B, Georgieff MK: Iron deficiency and brain development. *Semin Pediatr Neurol* 13:158, 2006.
289. Grantham-McGregor S, Ani C: A review of studies on the effect of iron deficiency on cognitive development in children. *J Nutr* 131:649S, 2001.
290. Cortese S, Lecendreux M, Bernardina BD, et al: Attention-deficit/hyperactivity disorder, Tourette's syndrome, and restless legs syndrome: The iron hypothesis. *Med Hypotheses* 70:1128, 2008.
291. Patel S: Restless legs syndrome and periodic limb movements of sleep: Fact, fad, and fiction. *Curr Opin Pulm Med* 8:498, 2002.
292. Earley CJ: Restless legs syndrome. *N Engl J Med* 348:2103, 2003.
293. Silber MH, Richardson JW: Multiple blood donations associated with iron deficiency in patients with restless legs syndrome. *Mayo Clin Proc* 78:52, 2003.
294. Sloand JA, Shelly MA, Feigin A, et al: A double-blind, placebo-controlled trial of intravenous iron dextran therapy in patients with ESRD and restless legs syndrome. *Am J Kidney Dis* 43:663, 2004.
295. Earley CJ, Horska A, Mohamed MA, et al: A randomized, double-blind, placebo-controlled trial of intravenous iron sucrose in restless legs syndrome. *Sleep Med* 10:206, 2009.
296. Aksoy M, Erdem S, Baserer G: On the pathogenesis of the hepatosplenomegaly in chronic iron deficiency anaemia. A study of five patients with a syndrome of chronic iron deficiency anaemia, hepatosplenomegaly, hypogonadism and dwarfism. *Acta Hepatosplenol* 15:241, 1968.
297. Bessman JD, Feinstein DI: Quantitative anisocytosis as a discriminant between iron deficiency and thalassemia minor. *Blood* 53:288, 1979.
298. Fairbanks VF: Is the peripheral blood film reliable for the diagnosis of iron deficiency anemia. *Am J Clin Pathol* 55:447, 1971.
299. Kasper CK, Whissell DYE, Wallerstein RO: Clinical aspects of iron deficiency. *JAMA* 191:359, 1965.
300. Conrad ME, Crosby WH: The natural history of iron deficiency induced by phlebotomy. *Blood* 20:173, 1962.
301. Beutler E: The red cell indices in the diagnosis of iron-deficiency anemia. *Ann Intern Med* 50:313, 1959.
302. Aslan D, Altay C: Incidence of high erythrocyte count in infants and young children with iron deficiency anemia: Re-evaluation of an old parameter. *J Pediatr Hematol Oncol* 25:303, 2003.
303. Charache S, Gittlelsohn AM, Allen H, et al: Noninvasive assessment of tissue iron stores. *Am J Clin Pathol* 88:333, 1987.
304. Witte DL, Kraemer DF, Johnson GF, et al: Prediction of bone marrow iron findings from tests performed on peripheral blood. *Am J Clin Pathol* 85:202, 1986.
305. Beck JR, Cornwell GG, Rawnsley HM: Multivariate approach to predictive diagnosis of bone-marrow iron stores. *Am J Clin Pathol* 70:665, 1978.
306. Kokkinos J, Levine SR: Thrombocytosis secondary to iron deficiency and recurrent cerebral ischemia possibly improved by plateletpheresis. *Cerebrovasc Dis* 3:177, 1993.
307. Dincol K, Aksoy M: On the platelet levels in chronic iron deficiency anemia. *Acta Haematol* 41:135, 1969.
308. Gross S, Keefer V, Newman AJ: The platelets in iron-deficiency anemia. I. The response to oral and parenteral iron. *Pediatrics* 34:315, 1964.
309. Perlman MK, Schwab JG, Nachman JB, Rubin CM: Thrombocytopenia in children with severe iron deficiency. *J Pediatr Hematol Oncol* 24:380, 2002.
310. Marsh WL, Jr., Bishop JW, Darcy TP: Evaluation of red cell volume distribution width (RDW). *Hematol Pathol* 1:117, 1987.
311. Soff GA, Levin J: Thrombocytopenia associated with repletion of iron in iron-deficiency anemia. *Am J Med Sci* 295:35, 1988.
312. Berger M, Brass LF: Severe thrombocytopenia in iron deficiency anemia. *Am J Hematol* 24:425, 1987.
313. de Lima GA, Grotto HZ: Soluble transferrin receptor and immature reticulocytes are not useful for distinguishing iron-deficiency anemia from heterozygous beta-thalassemia. *Sao Paulo Med J* 121:90, 2003.
314. Valentine WN, Tanaka KR: The glyoxalase content of human erythrocytes and leukocytes. *Acta Haematol* 26:303, 1961.
315. Beutler E, Drennan W, Block M: The bone marrow and liver in iron deficiency anemia: A histopathologic study of sections with special reference to the stainable iron content. *J Lab Clin Med* 43:427, 1954.
316. Rath CE, Finch CA: Sternal marrow hemosiderin: A method for the determination of available iron stores in man. *J Lab Clin Med* 33:81, 1948.
317. Beutler E, Robson M, Buttenwieser E: A comparison of the serum iron, iron-binding capacity, sternal marrow iron and other methods in the clinical evaluation of iron stores. *Ann Intern Med* 48:60, 1958.
318. Barron BA, Hoyer JD, Tefferi A: A bone marrow report of absent stainable iron is not diagnostic of iron deficiency. *Ann Hematol* 80:166, 2001.
319. Cervantes F, Rozman C, Piera C, Fernandez M-R: Decreased bone marrow iron in chronic granulocytic leukaemia: A consistent finding not reflecting iron deficiency. *Blut* 53:305, 1986.
320. Cavill IA: Iron status indicators: Hello new, goodbye old? *Blood* 101:372, 2003.
321. Ellis LD, Jensen WN, Westerman MP: Marrow iron. An evaluation of depleted stores in a series of 1,332 needle biopsies. *Ann Intern Med* 61:44, 1964.
322. Garby L, Irnell L, Werner I: Iron deficiency in women of fertile age in a Swedish community. II. Efficiency of several laboratory tests to predict the response of iron supplementation. *Acta Med Scand* 185:107, 1969.
323. Hamilton LD, Gubler CJ, Cartwright GE, Wintrobe MM: Diurnal variation in the plasma iron level of man. *Proc Soc Exp Biol Med* 61:44, 1964.
324. Hoyer K: Physiologic variations in the iron content of human blood serum. I. The variations from week to week, from day to day, and through twenty-four hours. II. Further studies of the intra diem variations. *Acta Med Scand* 119:562, 1944.
325. Speck B: Diurnal variation of serum iron and the latent iron-binding in normal adults. *Helv Med Acta* 34:231, 1968.
326. Dale JC, Burritt MF, Zinsmeister AR: Diurnal variation of serum iron, iron-binding capacity, transferrin saturation, and ferritin levels. *Am J Clin Pathol* 117:802, 2002.
327. Zilva JF, Patston VJ: Variations in serum-iron in healthy women. *Lancet* 1:459, 1966.
328. Fujino M, Dawson EB, Holeman T, McGanity WJ: Interrelationships between estrogenic activity, serum iron and ascorbic acid levels during the menstrual cycle. *Am J Clin Nutr* 18:256, 1966.
329. Mardell M, Zilva JF: Effect of oral contraceptives on the variations in serum-iron during the menstrual cycle. *Lancet* 2:1323, 1967.
330. Cartwright GE: The anemia of chronic disorders. *Semin Hematol* 3:351, 1966.
331. Bainton DF, Finch CA: The diagnosis of iron deficiency anemia. *Am J Med* 37:62, 1964.
332. Banerjee RN, Narang RM: Haematological changes in malignancy. *Br J Haematol* 13:829, 1967.
333. Handjani AM, Banihashemi A, Rafiee R, Tolou H: Serum iron in acute myocardial infarction. *Blut* 23:363, 1971.
334. Syrkis I, Machtey I: Hypoferremia in acute myocardial infarction. *J Am Geriatr Soc* 21:28, 1973.
335. Follezou JY, Bizon M: Cancer chemotherapy induces a transient increase of serum-iron level. *Neoplasma* 33:225, 1986.
336. Seligman PA, Schleicher RB: Comparison of methods used to measure serum iron in the presence of iron gluconate or iron dextran. *Clin Chem* 45:898, 1999.
337. Pai AB, Boyd AV, McQuade CR, et al: Comparison of oxidative stress markers after intravenous administration of iron dextran, sodium ferric gluconate, and iron sucrose in patients undergoing hemodialysis. *Pharmacotherapy* 27:343, 2007.
338. Warady BA, Seligman PA, Dahl NV: Single-dosage pharmacokinetics of sodium ferric gluconate complex in iron-deficient pediatric hemodialysis patients. *Clin J Am Soc Nephrol* 2:1140, 2007.
339. Driggers DA, Reeves JD, Lo EYT, Dallman PR: Iron deficiency in one-year-old infants: Comparison of results of a therapeutic trial in infants with anemia or low-normal hemoglobin values. *J Pediatr* 98:753, 1981.
340. Lipschitz DA, Cook JD, Finch CA: A clinical evaluation of serum ferritin as an index of iron stores. *N Engl J Med* 290:1213, 1974.
341. Mazza P, Giua R, De Marco S, et al: Iron overload in thalassemia: Comparative analysis of magnetic resonance imaging, serum ferritin and iron content of the liver. *Haematologica* 80:398, 1995.
342. Beutler E, Felitti V, Ho N, Gelbart T: Relationship of body iron stores to levels of serum ferritin, serum iron, unsaturated iron binding capacity and transferrin saturation in patients with iron storage disease. *Acta Haematol* 107:145, 2002.
343. Bonkovsky HL, Slaker DP, Bills EB, Wolf DC: Usefulness and limitations of laboratory and hepatic imaging studies in iron-storage disease. *Gastroenterology* 99:1079, 1990.
344. Hallberg L, Hulthen L: High serum ferritin is not identical to high iron stores. *Am J Clin Nutr* 78:1225, 2003.
345. Coenen JLLM, Van Dieijen-Visser MP, Van Pelt J, et al: Measurements of serum ferritin used to predict concentrations of iron in bone marrow in anemia of chronic disease. *Clin Chem* 37:560, 1991.
346. van Tellingen A, Kuenen JC, de Kieviet W, et al: Iron deficiency anaemia in hospitalised patients: Value of various laboratory parameters. Differentiation between IDA and ACD. *Neth J Med* 59:270, 2001.
347. Sears DA: Anemia of chronic disease. *Med Clin North Am* 76:567, 1992.
348. Zimran A, Kay AC, Gelbart T, et al: Gaucher disease: Clinical, laboratory, radiologic

and genetic features of 53 patients. *Medicine (Baltimore)* 71:337, 1992.
349. Morgan MAM, Hoffbrand AV, Laulicht M, et al: Serum ferritin concentration in Gaucher's disease. *Br Med J* 286:1864, 1983.
350. Hansen TM, Hansen NE: Serum ferritin as indicator of iron responsive anaemia in patients with rheumatoid arthritis. *Ann Rheum Dis* 45:596, 1986.
351. Matzner Y, Konijn AM, Hershko C: Serum ferritin in hematologic malignancies. *Am J Hematol* 9:13, 1980.
352. Ioannou GN, Tung BY, Kowdley KV: Iron in hepatitis C: Villain or innocent bystander? *Semin Gastrointest Dis* 13:95, 2002.
353. Dennison HA: Limitations of ferritin as a marker of anemia in end stage renal disease. *ANNA J* 26:409, 1999.
354. Wheby MS: Effect of iron therapy on serum ferritin levels in iron-deficiency anemia. *Blood* 56:138, 1980.
355. Siimes MA, Addiego JE Jr, Dallman PR: Ferritin in serum: Diagnosis of iron deficiency and iron overload in infants and children. *Blood* 43:581, 1974.
356. Galàn P, Sangaré N, Preziosi P, et al: Is basic red cell ferritin a more specific indicator than serum ferritin in the assessment of iron stores in the elderly? *Clin Chim Acta* 189:159, 1990.
357. Balaban EP, Sheehan RG, Demian SE, et al: Evaluation of bone marrow iron stores in anemia associated with chronic disease: A comparative study of serum and red cell ferritin. *Am J Hematol* 42:177, 1993.
358. Mei Z, Parvanta I, Cogswell ME, et al: Erythrocyte protoporphyrin or hemoglobin: Which is a better screening test for iron deficiency in children and women? *Am J Clin Nutr* 77:1229, 2003.
359. Fischer AB, Georgieva R, Nikolova V, et al: Health risk for children from lead and cadmium near a non-ferrous smelter in Bulgaria. *Int J Hyg Environ Health* 206:25, 2003.
360. Houston T, Moore M, Porter D, et al: Abnormal haem biosynthesis in the chronic anaemia of rheumatoid arthritis. *Ann Rheum Dis* 53:167, 1994.
361. Cook JD, Skikne BS, Baynes RD: Serum transferrin receptor. *Annu Rev Med* 44:63, 1993.
362. Ahluwalia N: Diagnostic utility of serum transferrin receptors measurement in assessing iron status. *Nutr Rev* 56:133, 1998.
363. Provan D: Mechanisms and management of iron deficiency anaemia. *Br J Haematol* 105 Suppl 1:19, 1999.
364. Pfeiffer CM, Cook JD, Mei Z, et al: Evaluation of an automated soluble transferrin receptor (sTfR) assay on the Roche Hitachi analyzer and its comparison to two ELISA assays. *Clin Chim Acta* 382:112, 2007.
365. Beutler E, Hoffbrand AV, Cook JD: Iron deficiency and overload. *Hematology Am Soc Hematol Educ Program* 40, 2003.
366. Cook JD, Flowers CH, Skikne BS: The quantitative assessment of body iron. *Blood* 101:3359, 2003.
367. Pavai S, Jayaranee S, Sargunan S: Soluble transferrin receptor, ferritin and soluble transferrin receptor—Ferritin index in assessment of anaemia in rhaeumatoid arthritis. *Med J Malaysia* 62:303, 2007.
368. Punnonen K, Irjala K, Rajamäki A: Serum transferrin receptor and its ratio to serum ferritin in the diagnosis of iron deficiency. *Blood* 89:1052, 1997.
369. Suominen P, Punnonen K, Rajamäki A, Irjala K: Serum transferrin receptor and transferrin receptor-ferritin index identify healthy subjects with subclinical iron deficits. *Blood* 92:2934, 1998.
370. Brugnara C, Zurakowski D, DiCanzio J, et al: Reticulocyte hemoglobin content to diagnose iron deficiency in children. *JAMA* 281:2225, 1999.
371. Kaneko Y, Miyazaki S, Hirasawa Y, et al: Transferrin saturation versus reticulocyte hemoglobin content for iron deficiency in Japanese hemodialysis patients. *Kidney Int* 63:1086, 2003.
372. Kim JM, Ihm CH, Kim HJ: Evaluation of reticulocyte haemoglobin content as marker of iron deficiency and predictor of response to intravenous iron in haemodialysis patients. *Int J Lab Hematol* 30:46, 2008.
373. Jasinski B: Eisenresorptionsversuche für die Diagnose und Differential diagnose der Eisenmangelanämien insbesondere für die Erkennung der Eisenmangel- zustande ohne Anämie. *Schweiz Med Wochenschr* 79:291, 1949.
374. Crosby WH, O'Neil-Cutting MA: A small-dose iron tolerance test as an indicator of mild iron deficiency. *JAMA* 251:1986, 1984.
375. Costa A, Liberato LN, Palestra P, Barosi G: Small-dose iron tolerance test and body iron content in normal subjects. *Eur J Haematol* 46:152, 1991.
376. Beutler E, West C: Hematologic differences between African-Americans and whites: The roles of iron deficiency and α-thalassemia on hemoglobin levels and mean corpuscular volume. *Blood* 106:740, 2005.
377. Duma H, Efremov G, Sadikario A, et al: Study of nine families with haemoglobin-Lepore. *Br J Haematol* 15:161, 1968.
378. Fairbanks VF, Gilchrist GS, Brimhall B, et al: Hemoglobin E trait reexamined: A cause of microcytosis and erythrocytosis. *Blood* 52:109, 1979.
379. Fairbanks VF, Oliveros R, Brandabur JH, et al: Homozygous hemoglobin E mimics beta-thalassemia minor without anemia or hemolysis: Hematologic, functional, and biosynthetic studies of first North American cases. *Am J Hematol* 8:109, 1980.
380. Johnson C, Tegos C, Beutler E: Thalassemia minor: Routine erythrocyte measurements and differentiation from iron deficiency. *Am J Clin Pathol* 80:31, 1983.
381. England JM, Walford DM, Waters DA: Re-assessment of the reliability of the haematocrit. *Br J Haematol* 23:247, 1972.
382. Rose MS: Epitaph for the M.C.H.C. *Br Med J* 4:169, 1971.
383. Han P, Fung KP: Discriminant analysis of iron deficiency anaemia and heterozygous thalassaemia traits: A 3-dimensional selection of red cell indices. *Clin Lab Haematol* 13:351, 1991.
384. Lin CK, Lin JS, Chen SY, et al: Comparison of hemoglobin and red blood cell distribution width in the differential diagnosis of microcytic anemia. *Arch Pathol Lab Med* 116:1030, 1992.
385. Junca J, Flores A, Roy C, et al: Red cell distribution width, free erythrocyte protoporphyrin, and England-Fraser index in the differential diagnosis of microcytosis due to iron deficiency or beta-thalassemia trait. A study of 200 cases of microcytic anemia. *Hematol Pathol* 5:33, 1991.
386. McClure S, Custer E, Bessman JD: Improved detection of early iron deficiency in nonanemic subjects. *JAMA* 253:1021, 1985.
387. Aslan D, Gumruk F, Gurgey A, Altay C: Importance of RDW value in differential diagnosis of hypochrome anemias. *Am J Hematol* 69:31, 2002.
388. Flynn MM, Reppun TS, Bhagavan NV: Limitations of red blood cell distribution width (RDW) in evaluation of microcytosis. *Am J Clin Pathol* 85:445, 1986.
389. Wians FH, Jr., Urban JE, Keffer JH, Kroft SH: Discriminating between iron deficiency anemia and anemia of chronic disease using traditional indices of iron status vs transferrin receptor concentration. *Am J Clin Pathol* 115:112, 2001.
390. Thompson WG, Meola T, Lipkin M, Freedman ML: Red cell distribution width, mean corpuscular volume, and transferrin saturation in the diagnosis of iron deficiency. *Arch Intern Med* 148:2128, 1988.
391. Cartei G, Chisesi T, Cazzavillan M, et al: Relationship between Hb and HbA2 concentrations in beta-thalassemia trait and effect of iron deficiency anaemia. *Biomedicine* 25:282, 1976.
392. Meyer CT, Troncale FJ, Galloway S, Sheahan DG: Arteriovenous malformations of the bowel: An analysis of 22 cases and a review of the literature. *Medicine (Baltimore)* 60:36, 1981.
393. Kohgo Y, Torimoto Y, Kato J: Transferrin receptor in tissue and serum: Updated clinical significance of soluble receptor. *Int J Hematol* 76:213, 2002.
394. Matthay KK, Villablanca JG, Seeger RC, et al: Treatment of high-risk neuroblastoma with intensive chemotherapy, radiotherapy, autologous bone marrow transplantation, and 13-*cis*-retinoic acid. *N Engl J Med* 341:1165, 1999.
395. Intragumtornchai T, Rojnukkarin P, Swasdikul D, Israsena S: The role of serum ferritin in the diagnosis of iron deficiency anaemia in patients with liver cirrhosis. *J Intern Med* 243:233, 1998.
396. Prieto J, Barry M, Sherlock S: Serum ferritin in patients with iron overload and with acute and chronic liver diseases. *Gastroenterology* 68:525, 1975.
397. Tessitore N, Solero GP, Lippi G, et al: The role of iron status markers in predicting response to intravenous iron in haemodialysis patients on maintenance erythropoietin. *Nephrol Dial Transplant* 16:1416, 2001.
398. Fernandez-Rodriguez AM, Guindeo-Casasus MC, Molero-Labarta T, et al: Diagnosis of iron deficiency in chronic renal failure. *Am J Kidney Dis* 34:508, 1999.
399. Chuang CL, Liu RS, Wei YH, et al: Early prediction of response to intravenous iron supplementation by reticulocyte haemoglobin content and high-fluorescence reticulocyte count in haemodialysis patients. *Nephrol Dial Transplant* 18:370, 2003.
400. Fishbane S, Shapiro W, Dutka P, et al: A randomized trial of iron deficiency testing strategies in hemodialysis patients. *Kidney Int* 60:2406, 2001.
401. Lima CS, Paula EV, Takahashi T, et al: Causes of incidental neutropenia in adulthood. *Ann Hematol* 85:705, 2006.
402. Ellis LD, Westerman MP, Balcerzak SP: The effect of iron stores on ferrokinetics in polycythaemia. *Br J Haematol* 13:892, 1967.
403. Hilal H, McCurdy PR: A pitfall in the interpretation of serum iron values. *Ann Intern Med* 66:983, 1967.
404. Demiroglu H, Dundar S: Pernicious anaemia patients should be screened for iron deficiency during follow up. *N Z Med J* 110:147, 1997.
405. Annibale B, Capurso G, Chistolini A, D'Ambra G, et al: Gastrointestinal causes of refractory iron deficiency anemia in patients without gastrointestinal symptoms. *Am J Med* 111:439, 2001.
406. Bampton PA, Holloway RH: A prospective study of the gastroenterological causes of iron deficiency anaemia in a General Hospital. *Aust N Z J Med* 26:793, 1996.
407. Kepczyk T, Cremins JE, Long BD, et al: A prospective, multidisciplinary evaluation of premenopausal women with iron-deficiency anemia. *Am J Gastroenterol* 94:109, 1999.
408. Rockey DC, Cello JP: Evaluation of the gastrointestinal tract in patients with iron-deficiency anemia. *N Engl J Med* 329:1691, 1993.
409. Chait A, Dann RH: G-I bleed after angiography. *N Engl J Med* 286:1418, 1972.
410. Al Onaizi I, Al Awadi F, Al Dawood AL: Iron deficiency anaemia: An unusual complication of Meckel's diverticulum. *Med Princ Pract* 11:214, 2002.
411. Berquist TH, Nolan NG, Adson MA, Schutt AJ: Diagnosis of Meckel's diverticulum by radioisotope scanning. *Mayo Clin Proc* 48:98, 1973.
412. Lu CC, Huang FC, Lee SY, Huang HY: Laparoscopy diagnosis and treatment excision of bleeding Meckel's diverticulum in a child: Report of one case. *Acta Paediatr Taiwan* 44:41, 2003.
413. Annibale B, Capurso G, Baccini F, et al: Role of small bowel investigation in iron deficiency anaemia after negative endoscopic/histologic evaluation of the upper and lower gastrointestinal tract. *Dig Liver Dis* 35:784, 2003.
414. Kerr DN, Davidson S: Gastrointestinal intolerance to oral iron preparations. *Lancet* 2:489, 1958.
415. Hallberg L, Ryttinger L, Sölvell L: Side-effects of oral iron therapy. A double-blind study of different iron compounds in tablet form. *Acta Med Scand* 459:3, 1966.
416. Eskeland B, Malterud K, Ulvik RJ, Hunskaar S: Iron supplementation in pregnancy: Is less enough? A randomized, placebo controlled trial of low dose iron supplementation with and without heme iron. *Acta Obstet Gynecol Scand* 76:822, 1997.
417. Fogelholm M, Suominen M, Rita H: Effects of low-dose iron supplementation in women with low serum ferritin concentration. *Eur J Clin Nutr* 48:753, 1994.
418. Leung AK, Chan KW: Iron deficiency anemia. *Adv Pediatr* 48:385, 2001.
419. Allen LH: Iron supplements: Scientific issues concerning efficacy and implications for research and programs. *J Nutr* 132:813S, 2002.
420. O'Sullivan DJ, Higgins PG, Wilkinson JF: Oral iron compounds: A therapeutic comparison. *Lancet* 269:482, 1955.
421. Gordeuk VR, Brittenham GM, Hughes M, et al: High-dose carbonyl iron for iron deficiency anemia: A randomized double-blind trial. *Am J Clin Nutr* 46:1029, 1987.
422. Brittenham GM, Klein HG, Kushner JP, Ajioka RS: Preserving the national blood

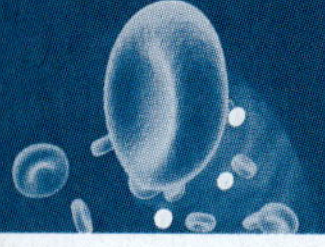

supply. *Hematology Am Soc Hematol Educ Program* 422, 2001.
423. Sullivan JL: Iron and coronary heart disease. Iron makes myocardium vulnerable to ischaemia. *BMJ* 307:1066, 1993.
424. Tuomainen TP, Kontula K, Nyyssonen K, et al: Increased risk of acute myocardial infarction in carriers of the hemochromatosis gene Cys282Tyr mutation—A prospective cohort study in men in eastern Finland. *Circulation* 100:1274, 1999.
425. Sempos CT, Looker AC, Gillum RF: Iron and heart disease: The epidemiologic data. *Nutr Rev* 54:73, 1996.
426. Waalen J, Felitti V, Gelbart T, et al: Prevalence of coronary heart disease associated with *HFE* mutations in adults attending a health appraisal center. *Am J Med* 113:472, 2002.
427. Knuiman MW, Divitini ML, Olynyk JK, et al: Serum ferritin and cardiovascular disease: A 17-year follow-up study in Busselton, Western Australia. *Am J Epidemiol* 158:144, 2003.
428. Auer J, Rammer M, Berent R, et al: Body iron stores and coronary atherosclerosis assessed by coronary angiography. *Nutr Metab Cardiovasc Dis* 12:285, 2002.
429. Bozzini C, Girelli D, Tinazzi E, et al: Biochemical and genetic markers of iron status and the risk of coronary artery disease: An angiography-based study. *Clin Chem* 48:622, 2002.
430. Claeys D, Walting M, Julmy F, et al: Haemochromatosis mutations and ferritin in myocardial infarction: A case-control study. *Eur J Clin Invest* 32 Suppl 1:3, 2002.
431. Gunn IR, Maxwell FK, Gaffney D, et al: Haemochromatosis gene mutations and risk of coronary heart disease: A west of Scotland coronary prevention study (WOSCOPS) substudy. *Heart* 90:304, 2004.
432. Gera T, Sachdev HP: Effect of iron supplementation on incidence of infectious illness in children: Systematic review. *BMJ* 325:1142, 2002.
433. Jiang R, Manson JE, Meigs JB, et al: Body iron stores in relation to risk of type 2 diabetes in apparently healthy women. *JAMA* 291:711, 2004.
434. Moczulski DK, Grzeszczak W, Gawlik B: Role of hemochromatosis C282Y and H63D mutations in HFE gene in development of type 2 diabetes and diabetic nephropathy. *Diabetes Care* 24:1187, 2001.
435. Halsall DJ, McFarlane I, Luan J, et al: Typical type 2 diabetes mellitus and HFE gene mutations: A population-based case-control study. *Hum Mol Genet* 12:1361, 2003.
436. Toddler deaths resulting from ingestion of iron supplements—Los Angeles, 1992–1993. *MMWR Morb Mortal Wkly Rep* 42:111, 1993.
437. Klein-Schwartz W, Oderda GM, Gorman RL, et al: Assessment of management guidelines. Acute iron ingestion. *Clin Pediatr (Phila)* 29:316, 1990.
438. Walter T, Olivares M, Pizarro F, Munoz C: Iron, anemia, and infection. *Nutr Rev* 55:111, 1997.
439. Westlin WF: Deferoxamine in the treatment of acute iron poisoning. Clinical experiences with 172 children. *Clin Pediatr (Phila)* 5:531, 1966.
440. Greengard J, McEnery JT: Iron poisoning in children. *GP* 37:88, 1968.
441. Whitten CF, Brough AJ: The pathophysiology of acute iron poisoning. *Clin Toxicol* 4:585, 1971.
442. McEnery JT: Hospital management of acute iron ingestion. *Clin Toxicol* 4:603, 1971.
443. Silverberg DS, Iaina A, Peer G, et al: Intravenous iron supplementation for the treatment of the anemia of moderate to severe chronic renal failure patients not receiving dialysis. *Am J Kidney Dis* 27:234, 1996.
444. Nissenson AR, Berns JS, Sakiewicz P, et al: Clinical evaluation of heme iron polypeptide: Sustaining a response to rHuEPO in hemodialysis patients. *Am J Kidney Dis* 42:325, 2003.
445. Nissim JA: Intravenous administration of iron. *Lancet* 2:49, 1947.
446. Yee J, Besarab A: Iron sucrose: The oldest iron therapy becomes new. *Am J Kidney Dis* 40:1111, 2002.
447. Blaustein DA, Schwenk MH, Chattopadhyay J,et al: The safety and efficacy of an accelerated iron sucrose dosing regimen in patients with chronic kidney disease. *Kidney Int* 64:S72-S77,2003.
448. Deicher R, Ziai F, Cohen G, et al: High-dose parenteral iron sucrose depresses neutrophil intracellular killing capacity. *Kidney Int* 64:728, 2003.
449. Van Wyck DB, Cavallo G, Spinowitz BS, et al: Safety and efficacy of iron sucrose in patients sensitive to iron dextran: North American clinical trial. *Am J Kidney Dis* 36:88, 2000.
450. Charytan C, Schwenk MH, Al Saloum MM, Spinowitz BS: Safety of iron sucrose in hemodialysis patients intolerant to other parenteral iron products. *Nephron Clin Pract* 96:C63, 2004.
451. Bhowmik D, Modi G, Ray D, et al: Total dose iron infusion: Safety and efficacy in predialysis patients. *Ren Fail* 22:39, 2000.
452. Sloand JA, Shelly MA, Erenstone AL, et al: Safety and efficacy of total dose iron dextran administration in patients on home renal replacement therapies. *Perit Dial Int* 18:522, 1998.
453. Ahsan N: Infusion of total dose iron versus oral iron supplementation in ambulatory peritoneal dialysis patients: A prospective, cross-over trial. *Adv Perit Dial* 16:80, 2000.
454. Auerbach M, Winchester J, Wahab A, et al: A randomized trial of three iron dextran infusion methods for anemia in EPO-treated dialysis patients. *Am J Kidney Dis* 31:81, 1998.
455. Reynoso-Gomez E, Salinas-Rojas V, Lazo-Langner A: Safety and efficacy of total dose intravenous iron infusion in the treatment of iron-deficiency anemia in adult non-pregnant patients. *Rev Invest Clin* 54:12, 2002.
456. Auerbach M, Witt D, Toler W, et al: Clinical use of the total dose intravenous infusion of iron dextran. *J Lab Clin Med* 111:566, 1988.
457. Khaodhiar L, Keane-Ellison M, Tawa NE, et al: Iron deficiency anemia in patients receiving home total parenteral nutrition. *JPEN J Parenter Enteral Nutr* 26:114, 2002.
458. Muranda M, Rivera H, Ortega F, et al: Experience with the use of iron-dextran labeled with Fe59. *Rev Med Chil* 93:134, 1965.
459. Will G: The absorption, distribution and utilization of intramuscularly administered iron-dextran: A radio-isotope study. *Br J Haematol* 14:395, 1968.
460. Marchasin S, Wallerstein RO: The treatment of iron-deficiency anemia with intravenous iron dextran. *Blood* 23:354, 1964.
461. Grimes AJ, HUTT MS: Metabolism of 59Fe-dextran complex in human subjects. *Br Med J* 33:1074, 1957.
462. Garby L, Sjolin S: Some observations on the distribution kinetics of radioactive colloidal iron (Imferon and ferric hydroxide). *Acta Med Scand* 157:319, 1957.
463. Henderson PA, Hillman RS: Characteristics of iron dextran utilization in man. *Blood* 34:357, 1969.
464. Burns DL, Pomposelli JJ: Toxicity of parenteral iron dextran therapy. *Kidney Int Suppl* 69:S119, 1999.
465. Theodoropoulos G, Makkous A, Constantoulakis M: Lymph node enlargement after a single massive infusion of iron dextran. *J Clin Pathol* 21:492, 1968.
466. Solanki SV, Kabrawala VN: Lymphadenopathy due to parenteral iron therapy. *J Indian Med Assoc* 51:22, 1968.
467. Amitai A, Acker M: Adverse effects of intramuscular iron injection. *Acta Haematol* 68:341, 1982.
468. Hamstra RD, Block MH, Schocket AL: Intravenous iron dextran in clinical medicine. *JAMA* 243:1726, 1980.
469. Forristal T, Witt M: Pleocytosis after iron dextran injection. *Lancet* 1:1428, 1968.
470. Wallerstein RO: Intravenous iron-dextran complex. *Blood* 32:690, 1968.
471. Hurvitz H, Kerem E, Gross-Kieselstein E, Brand A, Branski D: Pancytopenia caused by iron-dextran. *Arch Dis Child* 61:194, 1986.
472. Cantor RI, Downs GE, Abruzzo JL: Acute exacerbation of ankylosing spondylitis after an iron dextran infusion. *Ann Intern Med* 77:933, 1972.
473. Richmond HG: Induction of sarcoma in the rat by iron-dextran complex. *Br Med J* 46:947, 1959.
474. Carter RL, Mitchley BC, Roe FJ: Induction of tumours in mice and rats with ferric sodium gluconate and iron dextran glycerol glycoside. *Br J Cancer* 22:521, 1968.
475. Greenberg G: Sarcoma after intramuscular iron injection. *Br Med J* 1:1508, 1976.
476. MacKinnon AE, Bancewicz J: Sarcoma after injection of intramuscular iron. *Br Med J* 2:277, 1973.
477. Robertson AG, Dick WC: Intramuscular iron and local oncogenesis. *Br Med J* 1:946, 1977.
478. Faich G, Strobos J: Sodium ferric gluconate complex in sucrose: Safer intravenous iron therapy than iron dextrans. *Am J Kidney Dis* 33:464, 1999.
479. Mitchell ABS, Morton GA: Choice of iron therapy. *Practitioner* 213:370, 1974.
480. Cox JS, King RE, Reynolds GF: Valency investigations of iron dextran ("Imferon"). *Nature* 207:1202, 1965.
481. Altman LC, Petersen PE: Successful prevention of an anaphylactoid reaction to iron dextran. *Ann Intern Med* 109:346, 1988.
482. *Physicians' desk reference: PDR*. Medical Economics Co., Oradell, NJ, 2003.
483. Folkert VW, Michael B, Agarwal R, et al: Chronic use of sodium ferric gluconate complex in hemodialysis patients: Safety of higher-dose (> or = 250 mg) administration. *Am J Kidney Dis* 41:651, 2003.
484. Jain AK, Bastani B: Safety profile of a high dose ferric gluconate in patients with severe chronic renal insufficiency. *J Nephrol* 15:681, 2002.
485. Eichbaum Q, Foran S, Dzik S: Is iron gluconate really safer than iron dextran? *Blood* 101:3756, 2003.
486. Pritchard JA, Hunt CF: A comparison of the hematologic responses following the routine prenatal administration of intramuscular and oral iron. *Surg Gynecol Obstet* 106:516, 1958.
487. McCurdy PR: Oral and parenteral iron therapy: A comparison. *JAMA* 191:859, 1965.
488. Komolafe JO, Kuti O, Ijadunola KT, Ogunniyi SO: A comparative study between intramuscular iron dextran and oral ferrous sulphate in the treatment of iron deficiency anaemia in pregnancy. *J Obstet Gynaecol* 23:628, 2003.
489. Gabrielli GB, De Sandre G: Excessive tea consumption can inhibit the efficacy of oral iron treatment in iron-deficiency anemia. *Haematologica* 80:518, 1995.
490. Hurrell RF, Reddy M, Cook JD: Inhibition of non-haem iron absorption in man by polyphenolic-containing beverages. *Br J Nutr* 81:289, 1999.
491. Mahlknecht U, Weidmann E, Seipelt G: The irreplaceable image: Black tea delays recovery from iron-deficiency anemia. *Haematologica* 86:559, 2001.
492. Fry J: Clinical patterns and course of anaemias in general practice. *Br Med J* 2:1732, 1961.
493. Beveridge BR, Bannerman RM, Evanson JM, Witts LJ: Hypochromic anaemia. *Q J Med* 34:145, 1965.
494. Cox TM, Halsall DJ: Hemochromatosis-neonatal and young subjects. *Blood Cells Mol Dis* 29:411, 2002.
495. Fellman V: The GRACILE syndrome, a neonatal lethal metabolic disorder with iron overload. *Blood Cells Mol Dis* 29:444, 2002.
496. Crompton DE, Chinnery PF, Fey C, et al: Neuroferritinopathy: A window on the role of iron in neurodegeneration. *Blood Cells Mol Dis* 29:522, 2002.
497. Asada-Senju M, Maeda T, Sakata T, et al: Molecular analysis of the transferrin gene in a patient with hereditary hypotransferrinemia. *J Hum Genet* 47:355, 2002.
498. Beutler E, Gelbart T, Lee P, et al: Molecular characterization of a case of atransferrinemia. *Blood* 96:4071, 2000.
499. Loreal O, Turlin B, Pigeon C, et al: Aceruloplasminemia: New clinical, pathophysiological and therapeutic insights. *J Hepatol* 36:851, 2002.
500. Nittis T, Gitlin JD: The copper-iron connection: Hereditary aceruloplasminemia. *Semin Hematol* 39:282, 2002.
501. Sipe JC, Lee P, Beutler E: Brain iron metabolism and neurodegenerative disorders. *Dev Neurosci* 24:188, 2002.
502. Sheldon JH: *Haemochromatosis*. Oxford University Press, London, 1935.
503. Mallory FB: Hemochromatosis and chronic poisoning with copper. *Arch Intern Med* 37:336, 1926.
504. Finch C: Iron metabolism in hemochromatosis. *J Clin Invest* 28:780, 1949.
505. Davis WD, Arrowsmith WR: The effect of repeated phlebotomies in hemochroma-

tosis. *J Lab Clin Med* 39:526, 1952.
506. MacDonald RA: Idiopathic hemochromatosis. Genetic or acquired? *Arch Intern Med* 112:82, 1963.
507. MacDonald RA: Primary hemochromatosis: Inherited or acquired? *Prog Hematol* 5:324, 1966.
508. Simon M, Pawlotsky Y, Bourel M, et al: Hémochromatose idiopathique: Maladie associée à l'antigène tissulaire. *Nouv Presse Med* 4:1432, 1975.
509. Simon M, Bourel R, Fauchet R, Genetet B: Association of HLA-A3 and HLA-B14 antigens with idiopathic hemochromatosis. *Gut* 17:332, 1976.
510. Feder JN, Gnirke A, Thomas W, et al: A novel MHC class I-like gene is mutated in patients with hereditary haemochromatosis. *Nat Genet* 13:399, 1996.
511. Beutler E: The *HFE* Cys282Tyr mutation as a necessary but not sufficient cause of hereditary hemochromatosis. *Blood* 101:3347, 2003.
512. Scotet V, Merour MC, Mercier AY, et al: Hereditary hemochromatosis: Effect of excessive alcohol consumption on disease expression in patients homozygous for the C282Y mutation. *Am J Epidemiol* 158:129, 2003.
513. Beutler E, Gelbart T, West C, et al: Mutation analysis in hereditary hemochromatosis. *Blood Cells Mol Dis* 22:187, 1996.
514. Lucotte G, Dieterlen F: A European allele map of the C282Y mutation of hemochromatosis: Celtic versus Viking origin of the mutation? *Blood Cells Mol Dis* 31:262, 2003.
515. Steiner M, Leiendecker-Foster C, McLaren GD, et al: Hemochromatosis (HFE) gene splice site mutation IVS5+1 G/A in North American Vietnamese with and without phenotypic evidence of iron overload. *Transl Res* 149:92, 2007.
516. Beutler L, Beutler E: Hematologically important mutations: Hemochromatosis. *Blood Cells Mol Dis* 33:40, 2004.
517. Cukjati M: A novel homozygous frameshift deletion c.471del of HFE associated with hemochromatosis. *Clin Genet* 71:350, 2007.
518. Dupradeau FY, Pissard S, Coulhon MP, et al: An unusual case of hemochromatosis due to a new compound heterozygosity in HFE (p.[Gly43Asp;His63Asp]+[Cys282Tyr]): Structural implications with respect to binding with transferrin receptor 1. *Hum Mutat* 29:206, 2007.
519. De Marco F, Liguori R, Giardina MG, et al: High prevalence of non-HFE gene-associated haemochromatosis in patients from southern Italy. *Clin Chem Lab Med* 42:17, 2004.
520. Camaschella C, Fargion S, Sampietro M, et al: Inherited HFE-unrelated hemochromatosis in Italian families. *Hepatology* 29:1563, 1999.
521. Shukla P, Julka S, Bhatia E, et al: HFE, hepcidin and ferroportin gene mutations are not present in Indian patients with primary haemochromatosis. *Natl Med J India* 19:20, 2006.
522. Simsek H, Balaban YH, Yilmaz E, et al: Mutations of the HFE gene among Turkish hereditary hemochromatosis patients. *Ann Hematol* 84:646, 2005.
523. Adams P, Brissot P, Powell L: EASL International Consensus Conference on Haemochromatosis—Part II. Expert document. *J Hepatol* 33:487, 2000.
524. Bulaj ZJ, Ajioka RS, Phillips JD, et al: Disease-related conditions in relatives of patients with hemochromatosis. *N Engl J Med* 343:1529, 2000.
525. Olynyk JK, Cullen DJ, Aquilia S, et al: A population-based study of the clinical expression of the hemochromatosis gene. *N Engl J Med* 341:718, 1999.
526. Beutler E, Felitti VJ, Koziol JA, et al: Penetrance of the 845G→A (C282Y) *HFE* hereditary haemochromatosis mutation in the USA. *Lancet* 359:211, 2002.
527. Waalen J, Felitti V, Gelbart T, et al: Prevalence of hemochromatosis-related symptoms in homozygotes for the C282Y mutation of the *HFE* gene. *Mayo Clin Proc* 77:522, 2002.
528. Åsberg A, Hveem K, Kruger O, Bjerve KS: Persons with screening-detected haemochromatosis: As healthy as the general population? *Scand J Gastroenterol* 37:719, 2002.
529. McLaren GD, McLaren CE, Adams PC, et al: Clinical manifestations of hemochromatosis in *HFE* C282Y homozygotes identified by screening. *Can J Gastroenterol* 22:923, 2008.
530. MacDonald RA: Hemochromatosis and cirrhosis in different geographic areas. *Am J Med Sci* 249:36, 1965.
531. MacSween RNM, Scott AR. Hepatic cirrhosis: A clinicopathological review of 520 cases. *J Clin Pathol* 26:936, 1972.
532. Yang Q, McDonnell SM, Khoury MJ, et al: Hemochromatosis-associated mortality in the United States from 1979 to 1992: An analysis of multiple-cause mortality data. *Ann Intern Med* 129:946, 1998.
533. McCune CA, Al Jader LN, May A, et al: Hereditary haemochromatosis: Only 1% of adult HFE C282Y homozygotes in South Wales have a clinical diagnosis of iron overload. *Hum Genet* 111:538, 2002.
534. Finch SC, Finch CA: Idiopathic hemochromatosis, an iron storage disease. A. Iron metabolism in hemochromatosis. *Medicine (Baltimore)* 34:381, 1955.
535. Moirand R, Adams PC, Bicheler V, et al: Clinical features of genetic hemochromatosis in women compared with men. *Ann Intern Med* 127:105, 1997.
536. Lee PL, Gelbart T, West C, et al: Seeking candidate mutations that affect iron homeostasis. *Blood Cells Mol Dis* 29:471, 2002.
537. Merryweather-Clarke AT, Cadet E, Bomford A, et al: Digenic inheritance of mutations in *HAMP* and *HFE* results in different types of haemochromatosis. *Hum Mol Genet* 12:2241, 2003.
538. Jacolot S, Le Gac G, Scotet V, et al: *HAMP* as a modifier gene that increases the phenotypic expression of the *HFE* pC282Y homozygous genotype. *Blood* 103:2835, 2004.
539. Fletcher LM, Powell LW: Hemochromatosis and alcoholic liver disease. *Alcohol* 30:131, 2003.
540. Adams PC, Gregor JC, Kertesz AE, Valberg LS: Screening blood donors for hereditary hemochromatosis: Decision analysis model based on a 30-year database. *Gastroenterology* 109:177, 1995.
541. Kushner JP: Screening for hemochromatosis. *Gastroenterology* 109:315, 1995.
542. Niederau C, Niederau CM, Lange S, et al: Screening for hemochromatosis and iron deficiency in employees and primary care patients in western Germany. *Ann Intern Med* 128:337, 1998.
543. Allen K, Williamson R: Screening for hereditary haemochromatosis should be implemented now. *BMJ* 320:183, 2000.
544. Pinsky LE, Imperatore G, Burke W: Diabetes and HFE mutations: Cause or coincidence? *West J Med* 176:114, 2002.
545. McCord JM: Iron, free radicals, and oxidative injury. *Semin Hematol* 35:5, 1998.
546. Gutteridge JM: Iron and oxygen: A biologically damaging mixture. *Acta Paediatr Scand Suppl* 361:78, 1989.
547. Brown EB, Jr, Durbach R, Smith D, et al: Studies on iron transportation and metabolism. X. Long-term iron overload in dogs. *J Lab Clin Med* 50:862, 1957.
548. Bacon BR, Park CH, Brittenham GM, et al: Hepatic mitochondrial oxidative metabolism in rats with chronic dietary iron overload. *Hepatology* 5:789, 1985.
549. Houglum K, Filip M, Witztum JL, Chojkier M: Malondialdehyde and 4-hydroxynonenal protein adducts in plasma and liver of rats with iron overload. *J Clin Invest* 86:1991, 1990.
550. Pietrangelo A, Gualdi R, Casalgrandi G, et al: Molecular and cellular aspects of iron-induced hepatic cirrhosis in rodents. *J Clin Invest* 95:1824, 1995.
551. Schroder N, Fredriksson A, Vianna MRM, et al: Memory deficits in adult rats following postnatal iron administration. *Behav Brain Res* 124:77, 2001.
552. Tsukamoto H, Horne W, Kamimura S, et al: Experimental liver cirrhosis induced by alcohol and iron. *J Clin Invest* 96:620, 1995.
553. Mete A, Jalving R, van Oost BA, et al: Intestinal over-expression of iron transporters induces iron overload in birds in captivity. *Blood Cells Mol Dis* 34:151, 2005.
554. Norrdin RW, Hoopes KJ, O'Toole D: Skeletal changes in hemochromatosis of salers cattle. *Vet Pathol* 41:612, 2004.
555. Bailey TA, Flach EJ: Disease and mortality among great bustards (Otis tarda) at Whipsnade Wild Animal Park, 1989 to 1999. *Vet Rec* 153:397, 2003.
556. Sergejew T, Forgiarini P, Schnebli HP: Chelator-induced iron excretion in iron-overloaded marmosets. *Br J Haematol* 110:985, 2000.
557. Paglia DE: Dietary iron overloads in browsing rhinoceroses. *News Letter* Zoo Nutrition Center Wildlife Conservation Society, Bronx, NY, Feb 3, 1999.
558. Cornelissen H, Ducatelle R, Roels S: Successful treatment of a channel-billed Toucan (*Ramphastos vitellinus*) with iron storage disease by chelation therapy: Sequential monitoring of the iron content of the liver during the treatment period by quantitative chemical and image analyses. *J Avian Med Surg* 9:131, 1995.
559. House JK, Smith BP, Maas J, et al: Hemochromatosis in Salers cattle. *J Vet Intern Med* 8:105, 1994.
560. Nicolas G, Viatte L, Lou DQ, et al: Constitutive hepcidin expression prevents iron overload in a mouse model of hemochromatosis. *Nat Genet* 34:97, 2003.
561. Ahmad KA, Ahmann JR, Migas MC, et al: Decreased liver hepcidin expression in the hfe knockout mouse. *Blood Cells Mol Dis* 29:361, 2002.
562. Huang FW, Pinkus JL, Pinkus GS, et al: A mouse model of juvenile hemochromatosis. *J Clin Invest* 115:2187, 2005.
563. Kawabata H, Fleming RE, Gui D, et al: Expression of hepcidin is down-regulated in TfR2 mutant mice manifesting a phenotype of hereditary hemochromatosis. *Blood* 105:376, 2005.
564. Ganz T: Hepcidin, a key regulator of iron metabolism and mediator of anemia of inflammation. *Blood* 102:783, 2003.
565. Nemeth E, Roetto A, Garozzo G, et al: Hepcidin is decreased in TFR2 hemochromatosis. *Blood* 105:1803, 2005.
566. Papanikolaou G, Samuels ME, Ludwig EH, et al: Mutations in HFE2 cause iron overload in chromosome 1q-linked juvenile hemochromatosis. *Nat Genet* 36:77, 2004.
567. Bottomley SS: Secondary iron overload disorders. *Semin Hematol* 35:77, 1998.
568. Pippard MJ, Weatherall DJ: Iron absorption in non-transfused iron loading anaemias: Prediction of risk for iron loading, and response to iron chelation treatment, in beta thalassaemia intermedia and congenital sideroblastic anaemias. *Haematologia (Budap)* 17:17, 1984.
569. Tanno T, Bhanu NV, Oneal PA, et al: High levels of GDF15 in Thalassemia suppress expression of iron regulatory protein hepcidin. *Nat Med* 3:1096, 2007.
570. Tamary H, Shalev H, Perez-Avraham G, et al: Elevated growth differentiation factor 15 expression in patients with congenital dyserythropoietic anemia type I. *Blood* 112:5241, 2008.
571. Castleman B, Towne VW: Case records of the Massachusetts General Hospital. Case 38512. *N Engl J Med* 247:992, 1952.
572. Johnson BF: Hemochromatosis resulting from prolonged oral iron therapy. *N Engl J Med* 278:1100, 1968.
573. Pearson HA, Ehrenkranz RA, Rinder HM, Riely CA: Hemosiderosis in a normal child secondary to oral iron medication. *Pediatrics* 105:429, 2000.
574. Turnberg LA: Excessive oral iron therapy causing haemochromatosis. *Br Med J* 1:1360, 1965.
575. Wallerstein RO, Robbins SL: Hemochromatosis after prolonged oral iron therapy in a patient with chronic hemolytic anemia. *Am J Med* 14:256, 1953.
576. Saven A, Beutler E: Iron overload after prolonged intramuscular iron therapy. *N Engl J Med* 321:331, 1989.
577. Doherty MJ, Healy M, Richardson SG, Fisher NC: Total body iron overload in welder's siderosis. *Occup Environ Med* 61:82, 2004.
578. Witte DL, Crosby WH, Edwards CQ, et al: Hereditary hemochromatosis. *Clin Chim Acta* 245:139, 1996.
579. Isaacson C, Seftel HC, Keeley KJ, Bothwell TH: Siderosis in the Bantu: The relationship between iron overload and cirrhosis. *J Lab Clin Med* 58:845, 1961.
580. Barton JC, Acton RT, Rivers CA, et al: Genotypic and phenotypic heterogeneity of primary iron overload in African Americans with primary iron overload. *Blood Cells*

Mol Dis 31:310, 2003.
581. De Domenico I, McVey WD, Musci G, Kaplan J: Iron overload due to mutations in ferroportin. *Haematologica* 91:92, 2006.
582. Wood JC: Cardiac iron across different transfusion-dependent diseases. *Blood Rev* 22 Suppl 2:S14, 2008.
583. Borgna-Pignatti C, Cappellini MD, De Stefano P, et al: Cardiac morbidity and mortality in deferoxamine- or deferiprone-treated patients with thalassemia major. *Blood* 107:3733, 2006.
584. Pennell DJ, Berdoukas V, Karagiorga M, et al: Randomized controlled trial of deferiprone or deferoxamine in beta-thalassemia major patients with asymptomatic myocardial siderosis. *Blood* 107:3738, 2006.
585. Beutler E: The clinical evaluation of iron stores. *N Engl J Med* 256:692, 1957.
586. Düllmann J, Wulfhekel U: The diagnostic significance of bone-marrow iron in hereditary hemochromatosis. *Ann N Y Acad Sci* 526:357, 1988.
587. Ross CE, Muir WA, Ng ABP, et al: Hemochromatosis. Pathophysiologic and genetic considerations. *Am J Clin Pathol* 63:179, 1975.
588. Astaldi G, Meardi G, Lisino T: The iron content of jejunal mucosa obtained by Crosby's biopsy in hemochromatosis and hemosiderosis. *Blood* 28:70, 1966.
589. Whittaker P, Skikne BS, Covell AM, et al: Duodenal iron proteins in idiopathic hemochromatosis. *J Clin Invest* 83:261, 1989.
590. Simpson RJ, Debnam ES, Laftah AH, et al: Duodenal non-heme iron content correlates with iron stores in mice, but the relationship is altered by *Hfe* gene knock-out. *Blood* 101:3316, 2003.
591. Beutler E, Felitti VJ, Ho NJ, Gelbart T: Commentary: An *HFE* S65C variant is not associated with increased transferrin saturation in voluntary blood donors by Naveen Arya, Subrata Chakrabrati, Robert A. Hegele, Paul C. Adams. *Blood Cells Mol Dis* 25:358, 1999.
592. Smith BC, Grove J, Guzail MA, et al: Heterozygosity for hereditary hemochromatosis is associated with more fibrosis in chronic hepatitis C. *Hepatology* 27:1695, 1998.
593. Bonkovsky HL, Troy N, McNeal K, et al: Iron and HFE or TfR1 mutations as comorbid factors for development and progression of chronic hepatitis C. *J Hepatol* 37:848, 2002.
594. Gehrke SG, Stremmel W, Mathes I, et al: Hemochromatosis and transferrin receptor gene polymorphisms in chronic hepatitis C: Impact on iron status, liver injury and HCV genotype. *J Mol Med* 81:780, 2003.
595. Martinelli ALC, Franco RF, Villanova MG, et al: Are haemochromatosis mutations related to the severity of liver disease in hepatitis C virus infection? *Acta Haematol* 102:152, 1999.
596. Frenzer A, Rudzki Z, Norton ID, Butler WJ: Heterozygosity of the haemochromatosis mutation, C282Y, does not influence susceptibility to alcoholic cirrhosis. *Scand J Gastroenterol* 33:1324, 1998.
597. Grove J, Daly AK, Burt AD, et al: Heterozygotes for HFE mutations have no increased risk of advanced alcoholic liver disease. *Gut* 43:262, 1998.
598. Aldersley MA, Howdle PD, Wyatt JI, et al: Haemochromatosis gene mutation in liver disease patients. *Lancet* 349:1025, 1997.
599. Hohler T, Leininger S, Kohler HH, et al: Heterozygosity for the hemochromatosis gene in liver diseases—Prevalence and effects on liver histology. *Liver* 20:482, 2000.
600. Fargion S, Stazi MA, Fracanzani AL, et al: Mutations in the HFE gene and their interaction with exogenous risk factors in hepatocellular carcinoma. *Blood Cells Mol Dis* 27:505, 2001.
601. Kallianpur AR, Hall LD, Yadav M, et al: Increased prevalence of the HFE C282Y hemochromatosis allele in women with breast cancer. *Cancer Epidemiol Biomarkers Prev* 13:205, 2004.
602. Yuan XM, Li W: The iron hypothesis of atherosclerosis and its clinical impact. *Ann Med*35:578, 2003.
603. Wolff B, Volzke H, Ludemann J, et al: Association between high serum ferritin levels and carotid atherosclerosis in the Study of Health in Pomerania (SHIP). *Stroke* 35:453, 2004.
604. Candore G, Balistreri CR, Lio D, et al: Association between HFE mutations and acute myocardial infarction: A study in patients from Northern and Southern Italy. *Blood Cells Mol Dis* 31:57, 2003.
605. Heath ALM, Fairweather-Tait SJ: Health implications of iron overload: The role of diet and genotype. *Nutr Rev* 61:45, 2003.
606. Galan P, Noisette N, Estaquio C, et al: Serum ferritin, cardiovascular risk factors and ischaemic heart diseases: A prospective analysis in the SU.VI.MAX (SUpplementation en VItamines et Mineraux AntioXydants) cohort. *Public Health Nutr* 9:70, 2006.
607. Porto G, Roetto A, Daraio F, et al: A Portuguese patient homozygous for the -25G>;A mutation of the HAMP promoter shows evidence of steady-state transcription but fails to up-regulate hepcidin levels by iron. *Blood* 106:2922, 2005.
608. Zohn IE, De D, I, Pollock A, Ward DM, et al: The flatiron mutation in mouse ferroportin acts as a dominant negative to cause ferroportin disease. *Blood* 109:4174, 2007.
609. Beutler E, Barton JC, Felitti VJ, et al: Ferroportin (*SCL40A1*) variant associated with iron overload in African-Americans. *Blood Cells Mol Dis* 31:305, 2003.
610. Gordeuk VR, Caleffi A, Corradini E, et al: Iron overload in Africans and African-Americans and a common mutation in the *SCL40A1* (ferroportin 1) gene. *Blood Cells Mol Dis* 31:299, 2003.
611. Camaschella C, Roetto A, Cali A, et al: The gene TFR2 is mutated in a new type of haemochromatosis mapping to 7q22. *Nat Genet* 25:14, 2000.
612. Girelli D, Bozzini C, Roetto A, Alberti F, et al: Clinical and pathologic findings in hemochromatosis type 3 due to a novel mutation in transferrin receptor 2 gene. *Gastroenterology* 122:1295, 2002.
613. Mattman A, Huntsman D, Lockitch G, et al: Transferrin receptor 2 (TfR2) and HFE mutational analysis in non-C282Y iron overload: Identification of a novel TfR2 mutation. *Blood* 100:1075, 2002.
614. Roetto A, Totaro A, Piperno A, et al: New mutations inactivating transferrin receptor 2 in hemochromatosis type 3. *Blood* 97:2555, 2001.
615. Piperno A, Roetto A, Mariani R, et al: Homozygosity for transferrin receptor-2 Y250X mutation induces early iron overload. *Haematologica* 89:359, 2004.
616. Huang FW, Rubio-Aliaga I, Kushner JP, et al: Identification of a novel mutation (C321X) in HJV. *Blood* 104:2176, 2004.
617. Lanzara C, Roetto A, Daraio F, et al: The spectrum of hemojuvelin gene mutations in 1q-linked juvenile hemochromatosis. *Blood* 103:4317, 2004.
618. Lee PL, Beutler E, Rao SV, Barton JC: Genetic abnormalities and juvenile hemochromatosis mutations of the *HJV* gene encoding hemojuvelin. *Blood* 103:4669, 2004.
619. Pissia M, Polonifi K, Politou M, et al: Prevalence of the G320V mutation of the HJV gene, associated with juvenile hemochromatosis, in Greece. *Haematologica* 89:742, 2004.
620. Janosi A, Andrikovics H, Vas K, et al: Homozygosity for a novel nonsense mutation (G66X) of the HJV gene causes severe juvenile hemochromatosis with fatal cardiomyopathy. *Blood* 105:432, 2005.
621. Aguilar-Martinez P, Lok CY, Cunat S, et al: Juvenile hemochromatosis caused by a novel combination of hemojuvelin G320V/R176C mutations in a 5-year old girl. *Haematologica* 92:421, 2007.
622. Xia Y, Yu PB, Sidis Y, et al: Repulsive guidance molecule RGMa alters utilization of bone morphogenetic protein (BMP) type II receptors by BMP2 and BMP4. *J Biol Chem* 282:18129, 2007.
623. Mims MP, Guan Y, Pospisilova D, et al: Identification of a human mutation of DMT1 in a patient with microcytic anemia and iron overload. *Blood* 105:1337, 2005.
624. Pospisilova D, Mims MP, Nemeth E, et al: DMT1 mutation: Response of anemia to darbepoetin administration and implications for iron homeostasis. *Blood* 108:404, 2006.
625. Fleming MD, Trenor CC3, Su MA, et al: Microcytic anaemia mice have a mutation in Nramp2, a candidate iron transporter gene. *Nat Genet* 16:383, 1997.
626. Fleming MD, Romano MA, Su MA, et al: Nramp2 is mutated in the anemic Belgrade (b) rat: Evidence of a role for nramp2 in endosomal iron transport. *Proc Natl Acad Sci U S A* 95:1148, 1998.
627. Mims MP, Prchal JT: Divalent metal transporter 1. *Hematology* 10:339, 2005.
628. Randell MG, Patnaik AK, Gould WJ: Hepatopathy associated with excessive iron storage in mynah birds. *J Am Vet Med Assoc* 179:1214, 1981.
629. Gosselin SJ, Kramer LW: Pathophysiology of excessive iron storage in mynah birds. *J Am Vet Med Assoc* 183:1238, 1983.
630. Spalding MG, Kollias GV, Mays MB, et al: Hepatic encephalopathy associated with hemochromatosis in a toco toucan. *J Am Vet Med Assoc* 189:1122, 1986.
631. Lavoie JP, Teuscher E: Massive iron overload and liver fibrosis resembling haemochromatosis in a racing pony. *Equine Vet J* 25:552, 1993.
632. Pearson EG, Hedstrom OR, Poppenga RH: Hepatic cirrhosis and hemochromatosis in three horses. *J Am Vet Med Assoc* 204:1053, 1994.
633. Spelman LH, Osborn KG, Anderson MP: Pathogenesis of hemosiderosis in lemurs: Role of dietary iron, tannin, and ascorbic acid. *Zoo Biol* 8:239, 1989.
634. Beutler E, West C, Speir JA, et al: The HFE gene of browsing and grazing rhinoceroses: A possible site of adaptation to a low-iron diet. *Blood Cells Mol Dis* 27:342, 2001.
635. Awai M, Narasaki M, Yamanoi Y, Seno S: Induction of diabetes in animals by parenteral administration of ferric nitrilotriacetate. A model of experimental hemochromatosis. *Am J Pathol* 95:663, 1979.
636. Brighton CT, Bigley EJ, Smolenski BI: Iron-induced arthritis in immature rabbits. *Arthritis Rheum* 13:849, 1970.
637. Carthew P, Dorman BM, Edwards RE, et al: A unique rodent model for both the cardiotoxic and hepatotoxic effects of prolonged iron overload. *Lab Invest* 69:217, 1993.
638. Iancu TC, Ward RJ, Peters TJ: Ultrastructural observations in the carbonyl iron-fed rat, an animal model for hemochromatosis. *Virchows Arch B Cell Pathol Incl Mol Pathol* 53:208, 1987.
639. MacDonald RA, Pechet GS: Experimental hemochromatosis in rats. *Am J Pathol* 46:85, 1965.
640. Yang T, Dong WQ, Kuryshev YA, et al: Bimodal cardiac dysfunction in an animal model of iron overload. *J Lab Clin Med* 140:263, 2002.
641. Hershko C, Link G, Konijn AM, et al: The iron-loaded gerbil model revisited: Effects of deferoxamine and deferiprone treatment. *J Lab Clin Med* 139:50, 2002.
642. Zhou XY, Tomatsu S, Fleming RE, et al: HFE gene knockout produces mouse model of hereditary hemochromatosis. *Proc Natl Acad Sci U S A* 95:2492, 1998.
643. Coppin H, Darnaud V, Kautz L, et al: Gene expression profiling of Hfe-/- liver and duodenum in mouse strains with differing susceptibilities to iron loading: Identification of transcriptional regulatory targets of Hfe and potential hemochromatosis modifiers. *Genome Biol* 8:R221, 2007.
644. Wallace DF, Summerville L, Subramaniam VN: Targeted disruption of the hepatic transferrin receptor 2 gene in mice leads to iron overload. *Gastroenterology* 132:301, 2007.
645. Galy B, Ferring D, Minana B, et al: Altered body iron distribution and microcytosis in mice deficient in iron regulatory protein 2 (IRP2). *Blood* 106:2580, 2005.
646. Gunshin H, Fujiwara Y, Custodio AO, et al: Slc11a2 is required for intestinal iron absorption and erythropoiesis but dispensable in placenta and liver. *J Clin Invest* 115:1258, 2005.
647. Lesbordes-Brion JC, Viatte L, Bennoun M, et al: Targeted disruption of the hepcidin1 gene results in severe hemochromatosis. *Blood* 108:1402, 2006.
648. Levy JE, Montross LK, Andrews NC: Genes that modify the hemochromatosis phenotype in mice. *J Clin Invest* 105:1209, 2000.
649. Andersen RV, Tybjaerg-Hansen A, Appleyard M, et al: Hemochromatosis mutations in the general population: Iron overload progression rate. *Blood* 103:2914, 2004.
650. Waalen J, Felitti VJ, Gelbart T, et al: Penetrance of hemochromatosis. *Blood Cells Mol Dis* 29:418, 2002.
651. Adams PC, Reboussin DM, Barton JC, et al: Hemochromatosis and iron-overload screening in a racially diverse population. *N Engl J Med* 352:1769, 2005.
652. Ines LS, da Silva JAP, Malcata AB, Porto AL: Arthropathy of genetic hemochromatosis:

A major and distinctive manifestation of the disease. *Clin Exp Rheumatol* 19:98, 2001.
653. Timms AE, Sathananthan R, Bradbury L, et al: Genetic testing for haemochromatosis in patients with chondrocalcinosis. *Ann Rheum Dis* 61:745, 2002.
654. McDonnell SM, Preston BL, Jewell SA, et al: A survey of 2,851 patients with hemochromatosis: Symptoms and response to treatment. *Am J Med* 106:619, 1999.
655. Jordan JM: Arthritis in hemochromatosis or iron storage disease. *Curr Opin Rheumatol* 16:62, 2004.
656. Beaton M, Adams PC: Prognostic factors and survival in patients with hereditary hemochromatosis and cirrhosis. *Can J Gastroenterol* 20:257, 2006.
657. Willis G, Bardsley V, Fellows IW, et al: Hepatocellular carcinoma and the penetrance of HFE C282Y mutations: A cross sectional study. *BMC Gastroenterol* 5:17, 2005.
658. Kratka K, Talikova-Cimburova M, Michalikova H, et al: High prevalence of HFE gene mutations in patients with porphyria cutanea tarda in the Czech Republic. *Br J Dermatol* 159:585, 2008.
659. Toll A, Celis R, Ozalla M, et al: The prevalence of HFE C282Y gene mutation is increased in Spanish patients with porphyria cutanea tarda without hepatitis C virus infection. *J Eur Acad Dermatol Venereol* 20:1201, 2006.
660. Harper P, Floderus Y, Holmstrom P, et al: Enrichment of HFE mutations in Swedish patients with familial and sporadic form of porphyria cutanea tarda. *J Intern Med* 255:684, 2004.
661. Camaschella C, Roetto A, De Gobbi M: Juvenile hemochromatosis. *Semin Hematol* 39:242, 2002.
662. Vaiopoulos G, Papanikolaou G, Politou M, et al: Arthropathy in juvenile hemochromatosis. *Arthritis Rheum* 48:227, 2003.
663. Barton JC, Bertoli LF, Rothenberg BE: Peripheral blood erythrocyte parameters in hemochromatosis: Evidence for increased erythrocyte hemoglobin content. *J Lab Clin Med* 135:96, 2000.
664. Beutler E, Felitti V, Gelbart T, Ho N: The effect of *HFE* genotypes in patients attending a health appraisal clinic. *Ann Intern Med* 133:329, 2000.
665. Jensen PD: Evaluation of iron overload. *Br J Haematol* 124:697, 2004.
666. Poullis A, Moodie SJ, Ang L, et al: Routine transferrin saturation measurement in liver clinic patients increases detection of hereditary haemochromatosis. *Ann Clin Biochem* 40:521, 2003.
667. Jacobs A: Serum ferritin and malignant tumours. *Med Oncol Tumor Pharmacother* 1:149, 1984.
668. Cazzola M, Skoda RC: Translational pathophysiology: A novel molecular mechanism of human disease. *Blood* 95:3280, 2000.
669. Craig JE, Clark JB, McLeod JL, et al: Hereditary hyperferritinemia-cataract syndrome: Prevalence, lens morphology, spectrum of mutations, and clinical presentations. *Arch Ophthalmol* 121:1753, 2003.
670. Bothwell TH, MacPhail AP: Hereditary hemochromatosis: Etiologic, pathologic, and clinical aspects. *Semin Hematol* 35:55, 1998.
671. Brittenham GM, Sheth S, Allen CJ, Farrell DE: Noninvasive methods for quantitative assessment of transfusional iron overload in sickle cell disease. *Semin Hematol* 38:37, 2001.
672. Wang ZJ, Haselgrove JC, Martin MB, et al: Evaluation of iron overload by single voxel MRS measurement of liver T2. *J Magn Reson Imaging* 15:395, 2002.
673. Pomerantz S, Siegelman ES: MR imaging of iron depositional disease. *Magn Reson Imaging Clin N Am* 10:105, 2002.
674. Bonkovsky HL, Rubin RB, Cable EE, et al: Hepatic iron concentration: Noninvasive estimation by means of MR imaging techniques. *Radiology* 212:227, 1999.
675. Alustiza JM, Artetxe J, Castiella A, et al: MR quantification of hepatic iron concentration. *Radiology* 230:479, 2004.
676. Hofmann WK, Kaltwasser JP, Hoelzer D, et al: Successful treatment of iron overload by phlebotomies in a patient with severe congenital dyserythropoietic anemia type II. *Blood* 89:3068, 1997.
677. Porter JB: Practical management of iron overload. *Br J Haematol* 115:239, 2001.
678. Borgna-Pignatti C, Cohen A: Evaluation of a new method of administration of the iron chelating agent deferoxamine. *J Pediatr* 130:86, 1997.
679. Franchini M, Gandini G, Veneri D, Aprili G: Safety and efficacy of subcutaneous bolus injection of deferoxamine in adult patients with iron overload: An update. *Blood* 103:747, 2004.
680. Blume KG, Beutler E, Chillar RK, et al: Continuous intravenous deferoxamine infusion treatment of secondary hemochromatosis in adults. *JAMA* 239:2149, 1978.
681. Nienhuis AW: Vitamin C and iron. *N Engl J Med* 304:170, 1981.
682. Kruger N, Kijewski H, Konig R, et al: Deferoxamine in hemosiderosis. Fecal iron excretion during continuous subcutaneous infusion. *Dtsch Med Wochenschr* 109:1682, 1984.
683. Gomber S, Saxena R, Madan N: Comparative efficacy of desferrioxamine, deferiprone and in combination on iron chelation in thalassemic children. *Indian Pediatr* 41:21, 2004.
684. Kattamis A, Kassou C, Berdousi H, et al: Combined therapy with desferrioxamine and deferiprone in thalassemic patients: Effect on urinary iron excretion. *Haematologica* 88:1423, 2003.
685. Deugnier Y, Brissot P, Loreal O: Iron and the liver: Update 2008. *J Hepatol* 48 Suppl 1:S113, 2008.
686. Angelucci E, Barosi G, Camaschella C, et al: Italian Society of Hematology practice guidelines for the management of iron overload in thalassemia major and related disorders. *Haematologica* 93:741, 2008.
687. Kontoghiorghes GJ: Ethical issues and risk/benefit assessment of iron chelation therapy: Advances with deferiprone/deferoxamine combinations and concerns about the safety, efficacy and costs of deferasirox. *Hemoglobin* 32:1, 2008.
688. Niederau C, Fischer R, Sonnenberg A, et al: Survival and causes of death in cirrhotic and in noncirrhotic patients with primary hemochromatosis. *N Engl J Med* 313:1256, 1985.
689. Niederau C, Fischer R, Puerschel A, et al: Long-term survival in patients with hereditary hemochromatosis. *Gastroenterology* 110:1107, 1996.
690. Waalen J, Nordestgaard BG, Beutler E: Meta-analysis of survival of homozygotes for the HFE C282Y mutation. Unpublished. 2003.
691. Olynyk JK, Hagan SE, Cullen DJ, et al: Evolution of untreated hereditary hemochromatosis in the Busselton population: A 17-year study. *Mayo Clin Proc* 79:309, 2004.
692. Block M, Moore G, Wasi P, Haiby G: Histogenesis of the hepatic lesion in primary hemochromatosis: With consideration of the pseudo-iron deficient state produced by phlebotomies. *Am J Pathol* 47:89, 1965.
693. Blumberg RS, Chopra S, Ibrahim R: Primary hepatocellular carcinoma in idiopathic hemochromatosis after reversal of cirrhosis. *Gastroenterology* 95:1399, 1988.
694. Knauer CM, Gamble CN, Monroe LS: The reversal of hemochromatotic cirrhosis by multiple phlebotomies. Report of a case. *Gastroenterology* 49:667, 1965.
695. Powell LW, Kerr JF: Reversal of "cirrhosis" in idiopathic haemochromatosis following long-term intensive venesection therapy. *Australas Ann Med* 19:54, 1970.
696. Weintraub LR, Conrad ME, Crosby WH: The treatment of hemochromatosis by phlebotomy. *Med Clin North Am* 50:1579, 1966.
697. Franchini M: Platelet count increase following phlebotomy in iron overloaded patients with liver cirrhosis. *Hematology* 8:259, 2003.
698. De Gobbi M, Roetto A, Piperno A, et al: Natural history of juvenile haemochromatosis. *Br J Haematol* 117:973, 2002.
699. Borgna-Rignatti C, Zurlo MG, DeStefano P, et al: Survival in thalassemia with conventional treatment. *Prog Clin Biol Res* 309:27, 1989.
700. Mackenzie B, Garrick MD: Iron Imports. II. Iron uptake at the apical membrane in the intestine. *Am J Physiol Gastrointest Liver Physiol* 289:G981, 2005.
701. McKie AT: A ferrireductase fills the gap in the transferrin cycle. *Nat Genet* 37:1159, 2005.
702. Hentze MW, Rouault TA, Caughman SW, et al: A cis-acting element is necessary and sufficient for translational regulation of human ferritin expression in response to iron. *Proc Natl Acad Sci U S A* 84:6730, 1987.
703. Rouault TA: The role of iron regulatory proteins in mammalian iron homeostasis and disease. *Nat Chem Biol* 2:406, 2006.
704. Beutler E, Fairbanks VF: The effects of iron deficiency, in *Iron in Biochemistry and Medicine II*, edited by A Jacobs, M Worwood, p 393. Academic Press, New York, 1980.
705. Beutler E, Meerkreebs G: Letter to the editor. *N Engl J Med* 274:1152, 1966.
706. Beutler E: Commentary. Targeted disruption of the *HFE* gene. *Proc Natl Acad Sci U S A* 95:2033, 1998.
707. Njajou OT, Vaessen N, Joosse M, et al: A mutation in SLC11A3 is associated with autosomal dominant hemochromatosis. *Nat Genet* 28:213, 2001.
708. de Sousa M, Reimao R, Lacerda R, et al: Iron overload in beta 2-microglobulin-deficient mice. *Immunol Lett* 39:105, 1994.
709. Rothenberg BE, Voland JR: *β2* Knockout mice develop parenchymal iron overload: A putative role for class I genes of the major histocompatibility complex in iron metabolism. *Proc Natl Acad Sci U S A* 93:1529, 1996.
710. Trenor CC, Campagna DR, Sellers VM, et al: The molecular defect in hypotransferrinemic mice. *Blood* 96:1113, 2000.
711. Fleming RE, Ahmann JR, Migas MC, et al: Targeted mutagenesis of the murine transferrin receptor-2 gene produces hemochromatosis. *Proc Natl Acad Sci U S A* 99:10653, 2002.
712. Vulpe CD, Kuo YM, Murphy TL, et al: Hephaestin, a ceruloplasmin homologue implicated in intestinal iron transport, is defective in the sla mouse. *Nat Genet* 21:195, 1999.
713. LaVaute T, Smith S, Cooperman S, et al: Targeted deletion of the gene encoding iron regulatory protein-2 causes misregulation of iron metabolism and neurodegenerative disease in mice. *Nat Genet* 27:209, 2001.
714. Kato J, Fujikawa K, Kanda M, et al: A mutation, in the iron-responsive element of H ferritin mRNA, causing autosomal dominant iron overload. *Am J Hum Genet* 69:191, 2001.
715. Wyllie S, Seu P, Goss JA: The natural resistance-associated macrophage protein 1 Slc11a1 (formerly Nramp1) and iron metabolism in macrophages. *Microbes Infect* 4:351, 2002.
716. Lam-Yuk-Tseung S, Mathieu M, Gros P: Functional characterization of the E399D DMT1/NRAMP2/SLC11A2 protein produced by an exon 12 mutation in a patient with microcytic anemia and iron overload. *Blood Cells Mol Dis* 35:212, 2005.
717. Priwitzerova M, Nie G, Sheftel AD, et al: Functional consequences of the human DMT1 (SLC11A2) mutation on protein expression and iron uptake. *Blood* 106:3985, 2005.
718. Beaumont C, Delaunay J, Hetet G, et al: Two new human DMT1 gene mutations in a patient with microcytic anemia, low ferritinemia, and liver iron overload. *Blood* 107:4168, 2006.
719. Iolascon A, d'Apolito M, Servedio V, et al: Microcytic anemia and hepatic iron overload in a child with compound heterozygous mutations in DMT1 (SCL11A2). *Blood* 107:349, 2006.
720. Harris ZL, Durley AP, Man TK, Gitlin JD: Targeted gene disruption reveals an essential role for ceruloplasmin in cellular iron efflux. *Proc Natl Acad Sci U S A* 96:10812, 1999.
721. Roetto A, Papanikolaou G, Politou M, et al: Mutant antimicrobial peptide hepcidin is associated with severe juvenile hemochromatosis. *Nat Genet* 33:21, 2003.
722. Nicolas G, Bennoun M, Devaux I, et al: Lack of hepcidin gene expression and severe tissue iron overload in upstream stimulatory factor 2 (USF2) knockout mice. *Proc Natl Acad Sci U S A* 98:8780, 2001.
723. Pigeon C, Ilyin G, Courselaud B, et al: A new mouse liver-specific gene, encoding a protein homologous to human antimicrobial peptide hepcidin, is overexpressed during iron overload. *J Biol Chem* 276:7811, 2001.
724. Finberg KE, Heeney MM, Campagna DR, et al: Mutations in TMPRSS6 cause iron-refractory iron deficiency anemia (IRIDA). *Nat Genet* 40:569, 2008.
725. Guillem F, Lawson S, Kannengiesser C, et al: Two nonsense mutations in the

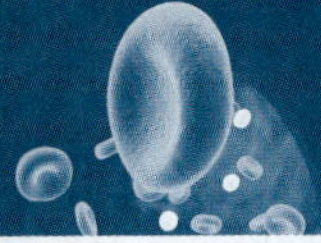

TMPRSS6 gene in a patient with microcytic anemia and iron deficiency. *Blood* 112:2089, 2008.

726. Melis MA, Cau M, Congiu R, et al: A mutation in the TMPRSS6 gene, encoding a transmembrane serine protease that suppresses hepcidin production, in familial iron deficiency anemia refractory to oral iron. *Haematologica* 93:1473, 2008.
727. Folgueras AR, Martin de LF, Pendas AM, et al: The membrane-bound serine protease matriptase-2 (Tmprss6) is an essential regulator of iron homeostasis. *Blood* 112:2539, 2008.
728. Lozoff B, De Andraca I, Castillo M, et al: Behavioral and developmental effects of 112(6):2539 preventing iron-deficiency anemia in healthy full-term infants. *Pediatrics* 112:846, 2003.
729. Tershakovec AM, Weller SC: Iron status of inner-city elementary school children: Lack of correlation between anemia and iron deficiency. *Am J Clin Nutr* 54:1071, 1991.
730. Hallberg L, Hultén L, Lindstedt G, et al: Prevalence of iron deficiency in Swedish adolescents. *Pediatr Res* 34:680, 1993.
731. Borch-Iohnsen B, Sandstad B, Asberg A: Iron status among 3005 women aged 20–55 years in Central Norway: The Nord-Trondelag Health Study (the HUNT study). *Scand J Clin Lab Invest* 65:45, 2005.
732. Centers for Disease Control and Prevention: Iron deficiency—United States, 1999–2000. *MMWR Morb Mortal Wkly Rep* 51:897, 2002.
733. Christofides A, Schauer C, Zlotkin SH. Iron deficiency and anemia prevalence and associated etiologic risk factors in First Nations and Inuit communities in Northern Ontario and Nunavut. *Can J Public Health* 96:304, 2005.
734. Beutler E, Felitti V, Gelbart T, Waalen J: Haematological effects of the C282Y HFE mutation in homozygous and heterozygous states among subjects of northern and southern European ancestry. *Br J Haematol* 120:887, 2003.
735. Agudelo GM, Cardona OL, Posada M, et al: Prevalence of iron-deficiency anemia in schoolchildren and adolescents, Medellin, Colombia, 1999. *Rev Panam Salud Publica* 13:376, 2003.
736. Casanueva E, Jimenez J, Meza-Camacho C, et al: Prevalence of nutritional deficiencies in Mexican adolescent women with early and late prenatal care. *Arch Latinoam Nutr* 53:35, 2003.
737. Haidar J, Muroki NM, Omwega AM, Ayana G: Malnutrition and iron deficiency in lactating women in urban slum communities from Addis Ababa, Ethiopia. *East Afr Med J* 80:191, 2003.
738. Kadivar MR, Yarmohammadi H, Mirahmadizadeh AR, et al: Prevalence of iron deficiency anemia in 6 months to 5 years old children in Fars, Southern Iran. *Med Sci Monit* 9:CR100, 2003.
739. Massot C, Vanderpas J: A survey of iron deficiency anaemia during pregnancy in Belgium: Analysis of routine hospital laboratory data in Mons. *Acta Clin Belg* 58:169, 2003.
740. Soh P, Ferguson EL, McKenzie JE, et al: Iron deficiency and risk factors for lower iron stores in 6–24-month-old New Zealanders. *Eur J Clin Nutr* 58:71, 2004.
741. Wolmarans P, Dhansay MA, Mansvelt EP, et al: Iron status of South African women working in a fruit-packing factory. *Public Health Nutr* 6:439, 2003.
742. Pietrangelo A: The ferroportin disease. *Blood Cells Mol Dis* 32:131, 2004.
743. Barton JC, Acton RT: Inheritance of two HFE mutations in African Americans: Cases with hemochromatosis phenotypes and estimates of hemochromatosis phenotype frequency. *Genet Med* 3:294, 2001.
744. Bradley LA, Johnson DD, Palomaki GE, et al: Hereditary haemochromatosis mutation frequencies in the general population. *J Med Screen* 5:34, 1998.
745. Burt MJ, George PM, Upton JD, et al: The significance of haemochromatosis gene mutations in the general population: Implications for screening. *Gut* 43:830, 1998.
746. Jouanolle AM, Fergelot P, Raoul ML, et al: Prevalence of the C282Y mutation in Brittany: Penetrance of genetic hemochromatosis? *Ann Genet* 41:195, 1998.
747. Merryweather-Clarke AT, Pointon JJ, Shearman JD, Robson KJH: Global prevalence of putative haemochromatosis mutations. *J Med Genet* 34:275, 1997.
748. Beutler E, Felitti VJ, Waalen J, et al: Unpublished. 2003.
749. Pedersen P, Milman N: Genetic screening for HFE hemochromatosis in 6,020 Danish men: penetrance of C282Y, H63D, and S65C variants. *Ann Hematol.* 2009 Jan 22. [Epub ahead of print]
750. Chambers V, Sutherland L, Palmer K, et al: Haemochromatosis-associated HFE genotypes in English blood donors: Age-related frequency and biochemical expression. *J Hepatol* 39:925, 2003.
751. Mariani R, Salvioni A, Corengia C, et al: Prevalence of HFE mutations in upper Northern Italy: Study of 1132 unrelated blood donors. *Dig Liver Dis* 35:479, 2003.
752. Raszeja-Wyszomirska J, Kurzawski G, et al: Frequency of mutations related to hereditary haemochromatosis in northwestern Poland. *J Appl Genet* 49:105, 2008.
753. Ropero P, Briceno O, Mateo M, et al: Frequency of the C282Y and H63D mutations of the hemochromatosis gene (HFE) in a cohort of 1,000 neonates in Madrid (Spain). *Ann Hematol* 85:323, 2006.
754. Barry E, Derhammer T, Elsea SH: Prevalence of three hereditary hemochromatosis mutant alleles in the Michigan Caucasian population. *Community Genet* 8:173, 2005.

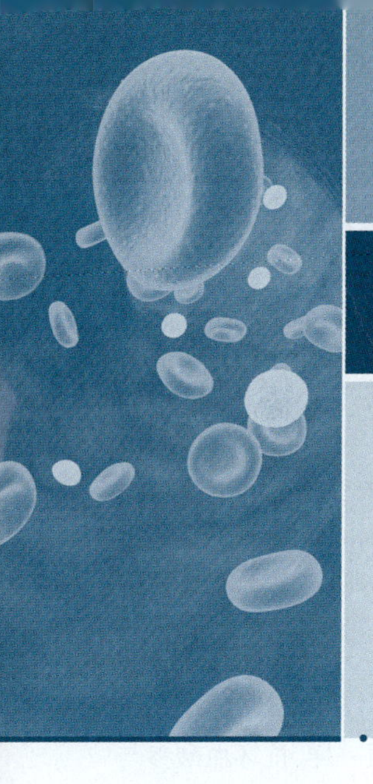

第43章

其他营养缺乏导致的贫血

Ralph Green

摘 要

一般而言，由维生素 B_{12}、叶酸(见第 41 章)或铁(见第42章)缺乏引起的贫血已被明确定义且相对较常见。相反，由其他一些维生素或矿物质等微量营养物质缺乏所引起的贫血的特征则不太明确，且在人类中相对罕见。当其发生时，常常不仅仅是单一的某种维生素或矿物质的缺乏，而是多种物质同时缺乏。在这种情况下，难以推论出哪种异常是由哪种物质缺乏所引起。在实验动物中的研究不一定能准确反映微量元素在人体中的作用。相应的，我们对于许多微量元素对造血作用的认知也是支离破碎的，是基于可能不准确的临床观察和解读。部分微量营养物质的每日需要量可从 http://www.nal.usda.gov/fnic/dga/rda.pdf 处获得，其在血清、红细胞及白细胞中的正常浓度水平列于表 43-1。

表 43-1 血液中维生素和矿物质浓度水平(成人水平)

维生素或矿物质	血清水平	血浆水平	红细胞水平	白细胞水平
铜	11~24μmol/L		14~24μmol/L	
叶酸	7~45nmol/L		>320nmol/L	
核黄素(B_2)	110~640nmol/L		265~1350nmol/L	
维生素 A	1~3μmol/L			
维生素 B_6		20~122nmol/L		
维生素 C		25~85μmol/L		11~30 阿摩尔(attomol)/细胞
维生素 E	12~40μmol/L			
硒	1200~2000nmol/L			
锌	11~18μmol/L			

维生素缺乏性贫血

■ 维生素 A 缺乏

维生素 A 慢性缺乏引起的贫血与铁缺乏症中所见相似[1-4]。平均红细胞容积(MCV)和平均红细胞血红蛋白浓度(MCHC)均减小，也可存在红细胞大小不均和异形红细胞增多，且血清铁浓度较低。与缺铁性贫血不同而与慢性病性贫血相类似，维生素 A 缺乏患者的肝脏和骨髓中的贮存铁增加，血清转铁蛋白浓度通常正常或减低，应用医用铁剂治疗不能纠正贫血。关于维生素 A 可促进铁吸收的说法，尚未得到证实[5,6]。

在发展中国家进行的调查提示，维生素 A 缺乏在学龄期儿童中是一个公共健康问题[7,8]。在这一人口统计学背景中，维生素 A 缺乏的患病率与铁缺乏症患病率非常相符。然而，除了可同时发生于全身性营养不良症外，这两种营养素之间没有任何已知关联。虽然研究发现美国人群可发生维生素 A 缺乏症，但其与贫血之间的联系仍未可知。

本章使用的简写和缩略词：MCV，平均细胞体积(mean corpuscular volume)。

■ B 族维生素成员缺乏

除叶酸和维生素 B_{12} 以外，B 族维生素成员的单一营养性缺乏在人类中非常罕见。将吡哆醇、核黄素、泛酸和烟酸的单

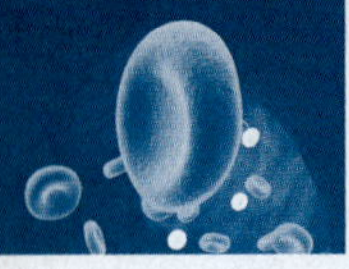

一缺乏与患者的贫血联系起来的那些依据均非决定性。在动物中，实验性诱导的营养素缺乏状态与血液学异常之间的相关更为常见。

维生素 B_6 缺乏

维生素 B_6 包括吡哆醛、吡哆醇和吡哆胺。这些成分可转化为5-磷酸吡哆醛，在氨基酸的脱羧反应、转氨基反应及氨基-γ酮戊酸（卟啉前体）的合成中起辅酶作用（见第57章）。在婴儿中发生的维生素 B_6 缺乏与低色素小细胞性贫血有关[9]。曾有文献报道，1例营养不良的低色素性贫血患者应用铁剂治疗无效，而随后应用维生素 B_6 治疗起效[10]。有时，接受抗结核药物（如异烟肼，可干扰维生素 B_6 代谢）治疗的患者会出现小细胞性贫血，而应用大剂量吡哆醇治疗后可被纠正[11,12]。因此，吡哆醇通常与异烟肼同时应用以预防该效应。部分铁粒幼细胞性贫血患者可对大剂量吡哆醇治疗有反应（见第58章），而其并不存在此种维生素缺乏。由于吡哆醇参与一系列复杂的转氨基反应和脱羧基反应，因此可影响很多代谢过程。这些代谢途径的紊乱，有时涉及贫血，通常是由影响维生素 B_6 代谢和特定的磷酸吡哆醛依赖酶的先天性异常引起，或由某些导致与磷酸吡哆醛反应及灭活相关的小分子发生聚积的先天性异常引起[13]。其他影响吡哆醇代谢的获得性异常包括可与磷酸吡哆醛发生反应或影响其代谢的药物，以及吸收不良状态如腹部疾病和肾透析，后者可导致维生素 B_6 同效维生素从循环中的丢失增加，因这些同效维生素与血浆白蛋白相结合[14]。

核黄素缺乏

核黄素缺乏会导致红细胞谷胱甘肽还原酶活性减低，因该酶需要由黄素腺嘌呤二核苷酸激活。由核黄素缺乏所致的谷胱甘肽还原酶缺乏之症与溶血性贫血或对氧化剂诱导损伤的易感性升高无关（见第46章）[15]。长期接受半合成核黄素缺乏性饮食或服用核黄素拮抗剂半乳核黄素的人类志愿者会发生纯红细胞再生障碍性贫血[16]。在再障发生之前，有空泡的红系前体细胞很明显。应用核黄素治疗可特异性逆转这类贫血。虽然有研究提示核黄素缺乏所致贫血可能是通过干扰铁蛋白中的铁释放[16,17]，但是饮食中核黄素缺乏与贫血的关系尚未明确。因此，核黄素缺乏可能干扰铁的处理，在铁摄入量较低时成为贫血的病因。尚有一些证据提示核黄素通过对叶酸和氰钴胺等其他主要的血液系统营养素发挥次级作用而引起贫血[18]。

泛酸缺乏

人工诱导发生的人类泛酸缺乏与贫血无关[19]。

烟酸缺乏

糙皮病（烟酸缺乏）与贫血有关，应用烟酸治疗有效[20]。然而，贫血是烟酸缺乏的直接作用还是间接作用，目前仍不明确。

硫胺素缺乏

硫胺素治疗有效的巨幼细胞性贫血，发生于一种儿童期综合征，多与糖尿病和感觉神经性耳聋同时存在。该疾病的潜在缺陷已被阐明，是由一种高亲和力的硫胺素转运载体缺陷引起，该转运载体主要影响戊糖循环非氧化途径中的核苷酸核糖合成[21]。核糖合成减少是硫胺素依赖性戊糖循环酶酮糖转移酶作用的结果。通过受损的酮糖转移酶催化生成的核酸减少是潜在的生物化学异常，可能引起细胞周期停滞或骨髓细胞凋亡，从而导致这类患者中发生硫胺素有效的巨幼细胞性贫血。

■ 维生素C（抗坏血酸）缺乏

虽然约80%的坏血病患者存在贫血[22]，但是通过严格限制人类志愿者饮食中抗坏血酸的摄入来诱导贫血的尝试却以失败而告终[23]。在坏血病受试者中观察到的贫血不单纯是因为抗坏血酸缺乏，而是失血或叶酸缺乏的结果[22]。患有坏血病和巨幼细胞性贫血的受试者若持续食用叶酸缺乏饮食，是无法通过补充抗坏血酸来纠正贫血的。当这些受试者接受50μg/d的叶酸治疗，可观察到迅速的血液学治疗反应[24]。

与其他有促细胞还原电位作用的物质一样，抗坏血酸参与维持二氢叶酸还原酶于还原或活化形式。二氢叶酸还原酶活性异常导致叶酸的活性代谢产物四氢叶酸生成障碍（见第41章）。坏血病和巨幼细胞性贫血患者每天主要以10-甲酰基叶酸的形式从尿液中排出叶酸代谢产物。随着抗坏血酸治疗的进行，5-甲基四氢叶酸成为尿液中主要的叶酸代谢产物。这一现象提示抗坏血酸阻止了甲基四氢叶酸向甲酰基叶酸的不可逆性氧化[25]。如不能合成四氢叶酸或保护其不受氧化作用，将最终导致巨幼细胞性贫血的发生。在这样的情况下，只有当患者体内有足够的叶酸与抗坏血酸发生反应，抗坏血酸治疗才会起效[26]。在儿童中，饮食性铁缺乏症常与饮食性抗坏血酸缺乏相关。由于抗坏血酸能将铁维持在可溶性的还原状态或亚铁状态，从而易化肠道铁吸收，因此抗坏血酸缺乏时，铁平衡也无法维持。坏血病患者，尤其是儿童，也许同时需要铁剂和抗坏血酸的治疗来纠正小细胞低色素性贫血[27]。坏血病本身可通过失血导致铁缺乏。在因反复输血而导致铁过载的患者中，其白细胞中的维生素C水平往往低于正常，这是由于抗坏血酸迅速转化为草酸盐所引起的[28]。去铁胺（去铁草酰氨）诱导的铁排泄量随着体内维生素C的储备减少而下降，随着维生素C的补充而恢复预期排泄水平[29,30]。对铁过载患者，大剂量补充抗坏血酸可能有害，应仅在甲磺酸去铁胺（desferal）输注开始后使用（见第42章）。在铁过载患者中，坏血病的存在也许可能保护其免受组织损伤[31]。在坏血病豚鼠及班图受试者中，发生营养性维生素C缺乏和饮食性含铁血黄素沉积时，铁多聚积于单核巨噬细胞系统中，而非肝脏实质细胞中[32,33]。

■ 维生素E缺乏

维生素E（α-生育酚）是一种脂溶性维生素，在人体中似乎为一种抗氧化剂。它不是任何一种已知反应所必需的辅助因子。由于维生素E广泛存在于各种食物中，因此人类营养性维生素E缺乏极其少见。d-α-生育酚的成人每日需要量为5~7mg，但是由于食物中多不饱和脂肪酸含量及组织中可被过氧化的脂质含量不同，生育酚需要量也差异甚大。人类维生素E缺乏引起的血液学异常仅限于新生儿期及与慢性脂肪吸收不良有关的病理状态。

低出生体重儿出生时，血清及组织中维生素E浓度较低。若给这些患儿哺食富含大量多不饱和脂肪酸而维生素E含量不足的饮食，4~6周内患儿会发生溶血性贫血，尤其当饮食中同时含有铁元素时[34]。贫血常伴有红细胞形态异常[35]、血小板增多及足背、胫前水肿[36]。应用维生素E治疗会出现血红蛋白水平迅速升高、网织红细胞计数回落、红细胞寿命恢复、血小板恢复正常及水肿消失。在婴儿配方奶的调整中,对早产儿注意了所有营养素的补充,却单单未注意纠正维生素 E 缺乏[37]。

维生素 E 缺乏常见于未每日补充维生素 E 水溶制剂的囊性纤维病患者[38]。这类患者的红细胞寿命缩短,平均 ^{51}Cr 半衰期为 19 天(正常约 30 天)。经过维生素 E 治疗,其红细胞半衰期延长至 27.5 天[39]。有时患者可表现为重度贫血[38]。

将维生素 E 应用于非维生素缺乏患者,用以代偿使红细胞抗氧化防御能力受限的基因缺陷,其药理剂量研究已获得明显的成功。以维生素 E 400~800U/d 的剂量长期给药,能使部分但非全部研究中患者的红细胞寿命延长,这些患者为谷胱甘肽合成酶缺乏或葡萄糖 -6- 磷酸脱氢酶(G-6-PD)缺乏的遗传性溶血性贫血患者[40,41,42]。

镰状细胞性贫血患者应用维生素 E(450U/d,6~36 周)治疗可显著减少不可逆性镰状细胞的数量[43]。文献报道成人镰状细胞性贫血患者血清生育酚水平较正常对照显著减低[44,45],而伴有维生素 E 缺乏的儿童镰状细胞性贫血患者与不伴维生素 E 缺乏的患者相比,不可逆性镰状细胞数量显著增多[46]。

微量金属元素缺乏

■ 铜缺乏

铜存在于许多金属蛋白质中。这些铜蛋白酶包括细胞色素 c 氧化酶、多巴胺 β- 羟化酶、尿酸氧化酶、酪氨酸和赖氨酸氧化酶、抗坏血酸氧化酶及超氧化物歧化酶(血细胞铜蛋白)。血液中 90% 以上的铜元素通过与血浆铜蓝蛋白(一种具有亚铁氧化酶活性的 α_2- 球蛋白)结合而运输。铜是铁吸收和利用过程中所必需的元素。铜以膜铁转运辅助蛋白的形式将铁转化为三价铁状态(Fe^{3+})再通过转铁蛋白运输[47]。

铜缺乏见于营养不良的儿童[48]及接受胃肠外营养的婴儿和成人[49-51]。作为胃部分切除术或肥胖患者胃减容术后的并发症,铜缺乏与贫血的相关性逐渐得到认知[52]。铜缺乏性贫血多表现为大细胞性、铁剂治疗无效、血清铁减低、中性粒细胞减少,且常伴有骨髓中红系和粒系前体细胞空泡形成[50-53]。含铁浆细胞的存在、粒系前体细胞和环形铁粒幼细胞减少也曾有报道[53]。因此,铜缺乏症应作为具有骨髓增生异常综合征特点患者的鉴别诊断,尤其当患者有前期胃手术病史时(见第 88 章)。神经学检查以脊髓神经炎最为常见,且发生率较高,因此,对于贫血伴脊髓神经炎、疑为氰钴胺缺乏伴亚急性脊髓联合变性的患者,应考虑与铜缺乏症相鉴别[54]。

在铜缺乏的婴儿和较小的儿童中,普遍存在放射影像学异常。这些异常包括骨质疏松、常伴肋骨自发骨折的肋骨前段喇叭样改变、长骨干骺端杯口样或喇叭样改变伴骨刺形成和干骺端下部骨折、骨骺分离。这些改变常被误认为坏血病的表现。长期摄入过量锌元素可导致铜缺乏并产生小细胞性贫血。饮食中的大量锌元素可通过减少铜的吸收而导致铜缺乏[55,56]。

发现血清铜蓝蛋白浓度或血清铜浓度减低,可诊断铜缺乏症,但是由于铜蓝蛋白也是一种急性期蛋白,因此血清铜浓度水平检测作为诊断依据更为可靠[52]。对于出生后 2~3 个月内的婴儿血清铜或血浆铜蓝蛋白的适当值尚未被良好确定,但在正常情况下常常低于幼儿及成人水平。尽管存在很多局限性,但出生后 1~2 个月的婴儿,如血清铜浓度低于 70μg/dl(11μmol/L)或血浆铜蓝蛋白低于 15mg/dl 时即可诊断为铜缺乏症。在婴儿后期、儿童期和成人期,正常血清铜浓度应高于 70μg/dl。血清铜浓度减低可见于低蛋白血症性水肿患者,如渗出性肠病和肾病、威尔逊病(豆状核变性)。在这些情况下,铜缺乏症的诊断不能单纯以血清学检测为依据,而应行肝脏铜含量分析或观察患者试验性补充铜元素后的治疗反应。

铜缺乏症患者接受铜剂治疗后,其贫血和中性粒细胞减少可很快得到纠正。治疗婴儿铜缺乏症时,可口服硫酸铜溶液,铜含量约为 2.5mg[约 80μg/(kg·d)][57]。也可通过单次静脉快速注射氯化铜溶液进行治疗[53]。

■ 锌缺乏

锌元素为大量含锌金属酶、锌活化酶和“锌指”转录因子所必需。人体在很多病理情况下均可发生锌缺乏,包括溶血性贫血如地中海贫血[58]和镰状细胞性贫血[59]。文献报道 1 例接受强化去铁胺治疗的患者[60]和部分肾脏重吸收微量元素功能减退的患者[61],出现伴或不伴铜缺乏的锌缺乏症。

人体缺乏锌元素时会出现生长迟缓、伤口愈合不良、味觉知觉受损、免疫异常和肠病性肢皮炎,但目前尚无单纯锌元素缺乏导致贫血的证据。

■ 硒缺乏

硒缺乏症见于居住区土壤硒含量非常低的人群[62],及接受完全胃肠外营养的患者[63,64]。虽然硒缺乏会导致红细胞谷胱甘肽过氧化物酶水平显著减低,但这似乎对血液系统无任何不良影响。

饥饿性贫血

第二次世界大战期间对战争囚犯和有良心的抗战者的研究结果显示,24 周的半饥饿状态会导致轻度到中度的正细胞正色素性贫血[65]。骨髓细胞多增生减低,伴红细胞与粒细胞比例下降。红细胞容积和血浆容量检测结果提示血液稀释是血红蛋白浓度下降的一个主要原因。

无论是因试验需要或重度肥胖症的治疗而呈完全饥饿状态的人群,一般在禁食的前 2~9 周无贫血证据[66],随后的 9~17 周会出现血红蛋白下降和骨髓增生减低[67]。恢复正常饮食后患者网织红细胞升高,贫血消失。研究提示饥饿性贫血是机体对需氧量下降、低代谢状态的一种反应[68]。

蛋白质缺乏性贫血[Kwashiorkor 症(恶性营养不良症)]

即使是严格的素食主义者也似乎不会因缺乏动物蛋白而发生血液系统疾病[69],除非是那些存在维生素 B_{12} 缺乏的人[70]。后者多是因为氰钴胺摄入不足,而非动物蛋白缺乏,因氰钴胺仅能从动物食品中获得。Kwashiorkor 症主要发生于不发达国家和地区,但偶尔也见于受过教育或家境良好的家庭,主要是由于孩子的饮食安排不合理而引起[71,72]。

在蛋白 - 热量营养不良问题的婴儿和儿童,血红蛋白浓度可降至 80g/L[72,73],但部分恶性营养不良症患儿却可维持正常水

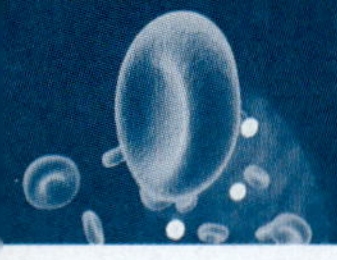

平的血红蛋白浓度，这很可能与其血浆容量减少有关。贫血多为正细胞正色素性，但血涂片上的红细胞大小和形态却有显著差异。白细胞和血小板计数多为正常。大多数患者骨髓增生正常或轻度减低，伴红细胞与粒细胞比例下降。同时患儿还可出现幼红细胞减少、网织红细胞减少、骨髓可见少量巨原红细胞，尤其伴有感染时，这些特点会更为明显。随着感染得到控制，骨髓中可见红系前体细胞，网织红细胞也可增高。给予高蛋白饮食后（奶粉或必需氨基酸），患儿营养状况得到改善，会先出现网织红细胞增高、血细胞比容轻度下降（与血液稀释有关），随后血红蛋白水平、血细胞比容和红细胞计数均会上升。然而，病情改善非常缓慢，在治疗的第3~4周，当患儿临床症状改善、血清蛋白水平接近正常水平时，可能会再次出现骨髓红系增生不良。病情反复与感染无关，抗生素治疗无效，且不会自发缓解，但核黄素或泼尼松治疗有效。出现这类并发症的患儿若不应用核黄素或泼尼松治疗，可能会突然死亡。有研究者提出这种红细胞再生障碍是核黄素缺乏的表现[74]。

虽然恶性营养不良症患儿血浆容量减少程度不一，但由于蛋白剥夺降低了机体的代谢需求，因此总循环红细胞容积与去脂肪体重两者成比例下降。患儿饱食后，血浆容量增高先于红细胞容积增高而出现，这时虽然网织红细胞增高，但可能表现为贫血进一步加重。

通过对蛋白质缺乏性贫血大鼠进行研究，研究者推论患鼠氧耗量下降导致促红细胞生成素生成减少[75]。其他研究也证实了这一结果，但研究者将其减少归因于能量剥夺以及与其相关的血清碘甲腺氨酸钠（T_3）和甲状腺素（T_4）水平减低。结果导致红细胞生成减少，网织红细胞计数下降，血浆铁更新和红细胞摄取放射性铁均显著减低，血细胞比容逐渐下降[75]。蛋白质缺乏也会造成幼红细胞成熟障碍，并导致对促红细胞生成素敏感的前体细胞池轻度降低[76]。如提供外源性促红细胞生成素，即使患儿仍处于蛋白质缺乏状态，则正常红细胞生成亦可重建[77]。这一现象诠释了饥饿大鼠在促红细胞生成素生物学检测中的成功应用。

酒精中毒

长期饮酒者常常存在贫血。这类贫血的原因可能是营养缺乏、慢性胃肠道出血、肝功能不全或酒精对红细胞生成的直接毒性作用。这些因素通常联合起作用，最终导致贫血发生。酗酒者常常存在磷酸吡哆醛和叶酸缺乏[78]。酒精不仅影响红细胞生成，同时也影响血小板生成（见第113章）[79,80]。

长期酗酒者多出现巨红细胞增多[81]，并常伴有巨幼红细胞性贫血。在营养不良性酗酒的住院患者中，巨幼红细胞性贫血最为常见，约占40%，可单独出现或伴有环形铁粒幼红细胞[82,83]。相反，巨幼红细胞性贫血很少见于非住院的长期酗酒者或营养状况相对良好的戒酒住院患者[84]。酗酒者的巨幼红细胞性贫血多是由叶酸缺乏引起。铁缺乏也常伴随存在[84]。如患者同时缺乏这两种营养物质，血涂片可呈“双相性”，既有巨红细胞、中性粒细胞分叶过多，也有中心浅染区扩大的小红细胞。叶酸缺乏伴有铁粒幼红细胞性贫血时也会出现类似的血涂片特点[82,83]。因此，平均红细胞容积（MCV）可能正常，但由于红细胞显著大小不一，红细胞分布宽度（RDW）会增高。伴巨幼红细胞性贫血的酗酒者虽多有肝脏疾病，但这不是叶酸缺乏的原因之一。巨幼红细胞性贫血几乎发生于所有进食不良的酗酒者。由于白酒和威士忌极少含有或不含叶酸，大量饮用该类酒水的人大多数都出现巨幼红细胞性贫血，而啤酒含有丰富的维生素，嗜好该类酒水的人少有巨幼红细胞性贫血的发生。虽然酗酒者食物中的叶酸摄入减少是巨幼红细胞性贫血发生的一个必然原因，但酒精本身也可干扰叶酸代谢而参与该病的发生（见第41章）[85,86]。

然而，巨红细胞的增多并不总是提示存在巨幼红细胞性贫血[81]、继发于溶血或出血的网织红细胞增高、肝脏疾病。一种名为“酒精中毒性巨红细胞增多症”的现象见于82%~96%的酗酒者[87]。在这些患者当中，巨红细胞增高多为轻度，平均红细胞容积在100~110fl范围内，且少有贫血出现。血涂片中巨红细胞多为圆形，而非椭圆形，且无中性粒细胞分叶过多现象。患者戒酒后，巨红细胞增多可消失，但由于红细胞寿命较长，戒酒2~4个月后MCV方可恢复正常[86]。

饮酒5~7天后早期红系前体细胞中可产生空泡，在体外骨髓细胞培养中可观察到空泡形成[83,88]。停止饮酒后这些改变可迅速消失。接受苯丙氨酸缺乏性饮食的受试者、应用氯霉素或吡嗪酰胺治疗的患者、高渗性昏迷患者及铜缺乏症或核黄素缺乏症患者均可出现类似的空泡改变[87]。

酒精中毒可出现两种相对少见的血液学并发症，包括齐维综合征（Zieve syndrome）[89,90]，由酒精诱导性肝脏疾病、常有高脂血症、黄疸等组成，以及一过性球形红细胞性溶血性贫血和棘突状细胞性溶血性贫血，与严重的酒精诱导性肝病相关，通常需要肝脏移植治疗[91,92]。第45章将讨论这些综合征。

翻译：赵 馨

校对：张凤奎，刘元昉

参考文献

1. Blackfan KD, Wolbach SB: Vitamin A deficiency in infants, a clinical and pathological study. *J Pediatr* 3:679, 1933.
2. Vitamin A and iron deficiency. *Nutr Rev* 47:119, 1989.
3. Majia LA, Hodges RE, Arroyave G, et al: Vitamin A deficiency and anemia in Central American children. *Am J Clin Nutr* 30:1175, 1977.
4. Hodges RE, Sauberlich HE, Canham JE, et al: Hematopoietic studies in vitamin A deficiency. *Am J Clin Nutr* 31:876, 1978.
5. Kolsteren P, Rahman SR, Hilderbrand K, Diniz A: Treatment for iron deficiency anaemia with a combined supplementation of iron, vitamin A and zinc in women of Dinajpur, Bangladesh. *Eur J Clin Nutr* 53:102, 1999.
6. Walczyk T, Davidsson L, Rossander-Hulthen L, et al: No enhancing effect of vitamin A on iron absorption in humans. *Am J Clin Nutr* 77:144, 2003.
7. Calis JC, Phiri KS, Faragher EB, et al: Severe anemia in Malawian children. *N Engl J Med* 358:888, 2008.
8. Tatala SR, Kihamia CM, Kyungu LH, Svanberg U: Risk factors for anaemia in schoolchildren in Tanga Region, Tanzania. *Tanzan J Health Res* 10:189, 2008.
9. Snyderman SE, Holt LE Jr, Carretero R, Jacobs KG: Pyridoxine deficiency in the human infant. *Am J Clin Nutr* 1:200, 1953.
10. Foy H, Kondi A: Hypochromic anemias of the tropics associated with pyridoxine and nicotinic acid deficiencies. *Blood* 13:1054, 1958.
11. McCurdy PR, Donohoe RF, Magovern M: Reversible sideroblastic anemia caused by pyrazinoic acid (pyrazinamide). *Ann Intern Med* 64:1280, 1966.
12. Frimpter GW: Pyridoxine (B_6) dependency syndromes. *Ann Intern Med* 68:1131, 1968.
13. Clayton PT: B_6-responsive disorders: A model of vitamin dependency. *J Inherit Metab Dis* 29:17, 2006.
14. Anderson BB, Newmark PA, Rawlins M, Green R: Plasma binding of vitamin B_6 compounds. *Nature* 250:502, 1974.
15. Beutler E, Srivastava SK: Relationship between glutathione reductase activity and drug-induced haemolytic anaemia. *Nature* 226:759, 1970.
16. Lane M, Alfrey CP: The anemia of human riboflavin deficiency. *Blood* 22:811, 1963.
17. Foy H, Kondi A: A case of true red cell aplastic anaemia successfully treated with riboflavin. *J Pathol Bacteriol* 65:559, 1953.
18. Powers HJ: Riboflavin (vitamin B-2) and health. *Am J Clin Nutr* 77:1352, 2003.
19. Hodges RE, Bean WB, Ohlson MA, Bleiler RE: Human pantothenic acid deficiency produced by omegamethylpantothenic acid. *J Clin Invest* 38:1421, 1959.
20. Spivak JL, Jackson DL: Pellagra: An analysis of 18 patients and a review of the litera-

ture. *Johns Hopkins Med J* 140:295, 1977.
21. Boros LG, Steinkamp MP, Fleming JC, et al: Defective RNA ribose synthesis in fibroblasts from patients with thiamine-responsive megaloblastic anemia (TRMA). *Blood* 102:3556, 2003.
22. Reuler JB, Broudy VC, Cooney TG: Adult scurvy. *JAMA* 253:805, 1985.
23. Hodges RE, Baker EM, Hood J, et al: Experimental scurvy in man. *Am J Clin Nutr* 22:535, 1969.
24. Zalusky R, Herbert V: Megaloblastic anemia in scurvy with response to 50 micrograms of folic acid daily. *N Engl J Med* 265:1033, 1961.
25. Stokes PL, Melikian V, Leeming RL, et al: Folate metabolism in scurvy. *Am J Clin Nutr* 28:126, 1975.
26. Cox EV, Meynell MJ, Northam BE, Cooke WT: The anaemia of scurvy. *Am J Med* 42:220, 1967.
27. Clark NG, Sheard NF, Kelleher JF: Treatment of iron-deficiency anemia complicated by scurvy and folic acid deficiency. *Nutr Rev* 50:134, 1992.
28. Wapnick AA, Lynch SR, Krawitz P, et al: Effects of iron overload on ascorbic acid metabolism. *BMJ* 3:704, 1968.
29. Wapnick AA, Lynch SR, Charlton RW, et al: The effect of ascorbic acid deficiency on desferrioxamine-induced urinary iron excretion. *Br J Haematol* 17:563, 1969.
30. Chapman RW, Hussain MA, Gorman A, et al: Effect of ascorbic acid deficiency on serum ferritin concentration in patients with beta-thalassaemia major and iron overload. *J Clin Pathol* 35:487, 1982.
31. Cohen A, Cohen IJ, Schwartz E: Scurvy and altered iron stores in thalassemia major. *N Engl J Med* 304:158, 1981.
32. Lipschitz DA, Bothwell TH, Seftel HC, et al: The role of ascorbic acid in the metabolism of storage iron. *Br J Haematol* 20:155, 1971.
33. Bothwell TH, Abrahams C, Bradlow BA, Charlton RW: Idiopathic and Bantu hemochromatosis. *Arch Pathol* 79:163, 1965.
34. Williams ML, Shoot RJ, O'Neal PL, Oski FA: Role of dietary iron and fat on vitamin E deficiency anemia of infancy. *N Engl J Med* 292:887, 1975.
35. Oski FA, Barness LA: Hemolytic anemia in vitamin E deficiency. *Am J Clin Nutr* 21:45, 1968.
36. Ritchie JH, Fish MB, McMasters V, Grossman M: Edema and hemolytic anemia in premature infants. A vitamin E deficiency syndrome. *N Engl J Med* 279:1185, 1968.
37. Zipursky A: Vitamin E deficiency anemia in newborn infants. *Clin Perinatol* 11:393, 1984.
38. Wilfond BS, Farrell PM, Laxova A, Mischler E: Severe hemolytic anemia associated with vitamin E deficiency in infants with cystic fibrosis. Implications for neonatal screening. *Clin Pediatr (Phila)* 33:2, 1994.
39. Farrell PM, Bieri JG, Fratantoni JF, et al: The occurrence and effects of human vitamin E deficiency. A study in patients with cystic fibrosis. *J Clin Invest* 60:233, 1977.
40. Corash L, Spielberg S, Bartsocas C, et al: Reduced chronic hemolysis during high-dose vitamin E administration in Mediterranean-type glucose-6-phosphate dehydrogenase deficiency. *N Engl J Med* 303:416, 1980.
41. Eldamhougy S, Elhelw Z, Yamamah G, et al: The vitamin E status among glucose-6 phosphate dehydrogenase deficient patients and effectiveness of oral vitamin E. *Int J Vitam Nutr Res* 58:184, 1988.
42. Johnson GJ, Vatassery GT, Finkel B, Allen DW: High-dose vitamin E does not decrease the rate of chronic hemolysis in glucose-6-phosphate dehydrogenase deficiency. *N Engl J Med* 308:1014, 1983.
43. Natta CL, Machlin LJ, Brin M: A decrease in irreversibly sickled erythrocytes in sickle cell anemia patients given vitamin E. *Am J Clin Nutr* 33:968, 1980.
44. Tangney CC, Phillips G, Bell RA, et al: Selected indices of micronutrient status in adult patients with sickle cell anemia (SCA). *Am J Hematol* 32:161, 1989.
45. Ren H, Ghebremeskel K, Okpala I, et al: Patients with sickle cell disease have reduced blood antioxidant protection. *Int J Vitam Nutr Res* 78:139, 2008.
46. Ndombi IO, Kinoti SN: Serum vitamin E and the sickling status in children with sickle cell anaemia. *East Afr Med J* 67:720, 1990.
47. Anderson GJ, Frazer DM, McKie AT, Vulpe CD: The ceruloplasmin homolog hephaestin and the control of intestinal iron absorption. *Blood Cells Mol Dis* 29:367, 2002.
48. Graham GG, Cordano A: Copper depletion and deficiency in the malnourished infant. *Johns Hopkins Med J* 124:139, 1969.
49. Spiegel JE, Willenbucher RF: Rapid development of severe copper deficiency in a patient with Crohn's disease receiving parenteral nutrition. *JPEN J Parenter Enteral Nutr* 23:169, 1999.
50. Hirase N, Abe Y, Sadamura S, et al: Anemia and neutropenia in a case of copper deficiency: Role of copper in normal hematopoiesis. *Acta Haematol* 87:195, 1992.
51. Fuhrman MP, Herrmann V, Masidonski P, Eby C: Pancytopenia after removal of copper from total parenteral nutrition. *JPEN J Parenter Enteral Nutr* 24:361, 2000.
52. Halfdanarson TR, Kumar N, Li CY, et al: Hematological manifestations of copper deficiency: A retrospective review. *Eur J Haematol* 80:523, 2008.
53. Gregg X, Reddy V, Prchal J: Copper deficiency masquerading as myelodysplastic syndrome. *Blood* 100:1493, 2002.
54. Kumar N, Gross JB, Ahlskog JE: Copper deficiency myelopathy produces a clinical picture like subacute combined degeneration. *Neurology* 63:33, 2004.
55. Hein MS: Copper deficiency anemia and nephrosis in zinc-toxicity: A case report. *S D J Med* 56:143, 2003.
56. Igic PG, Lee E, Harper W, Roach KW: Toxic effects associated with consumption of zinc. *Mayo Clin Proc* 77:713, 2002.
57. Cordano A: Clinical manifestations of nutritional copper deficiency in infants and children. *Am J Clin Nutr* 67:1012S, 1998.
58. Fuchs GJ, Tienboon P, Linpisarn S, et al: Nutritional factors and thalassaemia major. *Arch Dis Child* 74:224, 1996.
59. Prasad AS: Zinc deficiency in patients with sickle cell disease. *Am J Clin Nutr* 75:181, 2002.
60. Yuzbasiyan-Gurkan VA, Brewer GJ, Vander AJ, et al: Net renal tubular reabsorption of zinc in healthy man and impaired handling in sickle cell anemia. *Am J Hematol* 31:87, 1989.
61. De Virgiliis S, Congia M, Turco MP, et al: Depletion of trace elements and acute ocular toxicity induced by desferrioxamine in patients with thalassaemia. *Arch Dis Child* 63:250, 1988.
62. Thomson CD, Rea HM, Doesburg VM, Robinson MF: Selenium concentrations and glutathione peroxidase activities in whole blood of New Zealand residents. *Br J Nutr* 37:457, 1977.
63. Kien CL, Ganther HE: Manifestations of chronic selenium deficiency in a child receiving total parenteral nutrition. *Am J Clin Nutr* 37:319, 1983.
64. Cohen HJ, Brown MR, Hamilton D, et al: Glutathione peroxidase and selenium deficiency in patients receiving home parenteral nutrition: Time course for development of deficiency and repletion of enzyme activity in plasma and blood cells. *Am J Clin Nutr* 49:132, 1989.
65. Keys A, Brozek J, Henschel A, et al: *The Biology of Semistarvation*. University of Minnesota Press, Minneapolis, 1950.
66. Thomson TJ, Runcie J, Miller V: Treatment of obesity by total fasting for up to 249 days. *Lancet* 2:992, 1966.
67. Drenick EJ, Swendseid ME, Blahd WH, Tuttle SG: Prolonged starvation as treatment for severe obesity. *JAMA* 187:100, 1964.
68. Caro J, Silver R, Erslev AJ, et al: Erythropoietin production in fasted rats. Effects of thyroid hormones and glucose supplementation. *J Lab Clin Med* 98:860, 1981.
69. Lowik MR, Schrijver J, Odink J, et al: Long-term effects of a vegetarian diet on the nutritional status of elderly people (Dutch Nutrition Surveillance System). *J Am Coll Nutr* 9:600, 1990.
70. Chanarin I, Malkowska V, O'Hea AM, et al: Megaloblastic anaemia in a vegetarian Hindu community. *Lancet* 2:1168, 1985.
71. Carvalho NF, Kenney RD, Carrington PH, Hall DE: Severe nutritional deficiencies in toddlers resulting from health food milk alternatives. *Pediatrics* 107:E46, 2001.
72. Lunn PG, Morley CJ, Neale G: A case of kwashiorkor in the UK. *Clin Nutr* 17:131, 1998.
73. Adams EB, Scragg JN, Naidoo BT, et al.: Observations on the aetiology and treatment of anaemia in kwashiorkor. *Br Med J* 3:451, 1967.
74. Foy H, Kondi A: Comparison between erythroid aplasia in marasmus and kwashiorkor and the experimentally induced erythroid aplasia in baboons by riboflavin deficiency. *Vitam Horm* 26:653, 1968.
75. Delmonte L, Aschkenasy A, Eyquem A: Studies on the hemolytic nature of protein-deficiency anemia in the rat. *Blood* 24:49, 1964.
76. Naets JP, Wittek M: Effect of starvation on the response to erythropoietin in the rat. *Acta Haematol* 52:141, 1974.
77. Ito K, Reissmann KR: Quantitative and qualitative aspects of steady state erythropoiesis induced in protein-starved rats by long-term erythropoietin injection. *Blood* 27:343, 1966.
78. Gloria L, Cravo M, Camilo ME, et al: Nutritional deficiencies in chronic alcoholics: Relation to dietary intake and alcohol consumption. *Am J Gastroenterol* 92:485, 1997.
79. Savage D, Lindenbaum J: Anemia in alcoholics. *Medicine (Baltimore)* 65:322, 1986.
80. Girard DE, Kumar KL, McAfee JH: Hematologic effects of acute and chronic alcohol abuse. *Hematol Oncol Clin North Am* 1:321, 1987.
81. Fernando OV, Grimsley EW: Prevalence of folate deficiency and macrocytosis in patients with and without alcohol-related illness. *South Med J* 91:721, 1998.
82. Colman N, Herbert V: Hematologic complications of alcoholism: Overview. *Semin Hematol* 17:164, 1980.
83. Sullivan LW, Herbert V: Suppression of hematopoiesis by ethanol. *J Clin Invest* 43:2048, 1964.
84. Eichner ER, Hillman RS: Effect of alcohol on serum folate level. *J Clin Invest* 52:584, 1973.
85. Lindenbaum J: Folate and vitamin B_{12} deficiencies in alcoholism. *Semin Hematol* 17:119, 1980.
86. Seppa K, Laippala P, Saarni M: Macrocytosis as a consequence of alcohol abuse among patients in general practice. *Alcohol Clin Exp Res* 15:871, 1991.
87. McCurdy PR, Rath CE: Vacuolated nucleated bone marrow cells in alcoholism. *Semin Hematol* 17:100, 1980.
88. Yeung KY, Klug PP, Lessin LS: Alcohol-induced vacuolization in bone marrow cells: Ultrastructure and mechanism of formation. *Blood Cells* 13:487, 1988.
89. Zieve L: Jaundice, hyperlipemia and hemolytic anemia: A heretofore unrecognized syndrome associated with alcoholic fatty liver and cirrhosis. *Ann Intern Med* 48:471, 1958.
90. Melrose WD, Bell PA, Jupe DM, Baikie MJ: Alcohol-associated haemolysis in Zieve's syndrome: A clinical and laboratory study of five cases. *Clin Lab Haematol* 12:159, 1990.
91. Chitale AA, Sterling RK, Post AB, et al: Resolution of spur cell anemia with liver transplantation: A case report and review of the literature. *Transplantation* 65:993, 1998.
92. Malik P, Bogetti D, Sileri P, et al: Spur cell anemia in alcoholic cirrhosis: Cure by orthotopic liver transplantation and recurrence after liver graft failure. *Int Surg* 87:201, 2002.

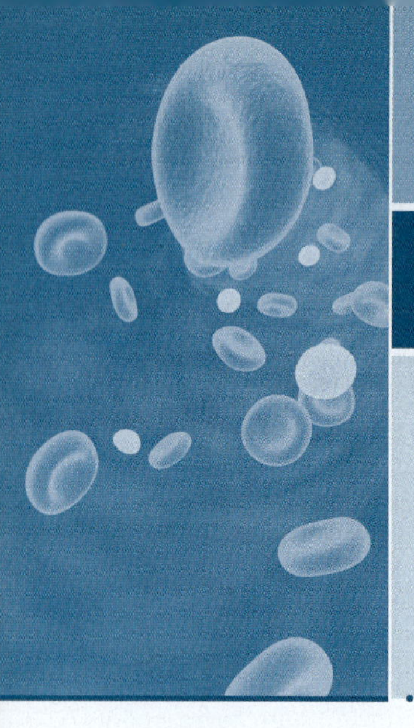

第44章

与骨髓浸润相关的贫血

Archana M. Agarwal, Josef T. Prchal

摘要

骨髓病性贫血是一种因骨髓浸润导致的贫血，以转移癌浸润最为典型，也可为一些非造血组织如肉芽肿性纤维组织浸润。血涂片中可见明显的有核红细胞和未成熟粒细胞或仅有少量的泪滴样红细胞。这些改变可能提示肿瘤(其他非造血组织)早期转移至骨髓或者骨髓被大量替换。可通过常规骨髓活检做出诊断。虽然放射性同位素扫描和磁共振成像不是十分灵敏，但有助于活检定位，并可协助评估骨髓受累百分比。

定义及历史

骨髓病性贫血曾经被用于描述不同病理过程，包括范科尼贫血[1]，但目前是指因异常细胞或组织成分点状或大量浸润骨髓引起的贫血。严格来讲，白血病原始细胞、骨髓瘤的浆细胞、淋巴瘤和慢性白血病以及骨髓增生异常综合征的细胞适用于这个定义。然而，该名称[2]最适用于描述骨髓被非造血组织肿瘤或非造血组织浸润替代。骨髓轻至中度受累通常不会出现症状或血液学改变。但这种浸润却有重要的临床意义，因为对于确诊的癌症患者而言，它表明了肿瘤的浸润转移及其不良预后。尽管广泛骨髓浸润可导致贫血甚至全血细胞减少，但贫血常常伴随白细胞计数增高，以及外周血中出现不成熟髓系细胞。血小板可表现为增高、减少或正常(外周血中偶尔可见巨核细胞碎片)。伴有泪滴样红细胞(泪滴细胞)、提前释放的有核红细胞和不成熟粒细胞的情况称为幼粒幼红细胞反应(*leukoerythroblastic reaction*，见第2章和第29章)，通常反映髓外造血，主要源于脾脏[3]。

本章使用的简写和缩略词：MRI，磁共振成像(magnetic resonance imaging)；^{99m}Tc，锝的一种放射性同位素(a radioisotope of technetium)；^{99m}Tc sestamibi，连接到甲氧基异丁基异腈分子上的锝的一种放射性同位素(a radioisotope of technetium attached to the sestamibi molecule)。

病因和发病机制

肿瘤转移是肿瘤细胞和周围微环境之间复杂相互作用的结果。浸润是转移的基本过程，并且常为E-钙黏蛋白丢失的结果。E-钙黏蛋白是一种钙离子依赖性细胞黏附分子，可能在细胞间黏附和抑制肿瘤细胞浸润方面发挥作用。E-钙黏蛋白的丢失可由多种机制引起，包括基因突变和基因沉默[4]。基质金属蛋白酶家族的许多成员也能参与肿瘤细胞浸润。基质细胞如肿瘤相关巨噬细胞及其分泌的生长因子，如成纤维细胞生长因子，也促进肿瘤播散[5]。

表44-1列举了骨髓广泛浸润的最常见原因。无论是原发还是继发性的骨髓纤维化疾病，纤维化限制了骨髓的可用空间，并且破坏骨髓结构(见第91章)。这种破坏可以导致血细胞减少，并产生畸形红细胞(特别是异形细胞和泪滴样细胞)和提前释放的幼红细胞、粒细胞和巨大血小板。血液白细胞计数也可能升高。有文献报道草酸钙结晶浸润骨髓后可出现类似异常[6]。

转移癌患者最常见的贫血原因是细胞因子释放导致的慢性炎症性贫血(见第37章)、铁缺乏(如胃肠道或子宫出血)(见第42章)或其他营养素缺乏(见第41章和第43章)。然而骨髓替代导致的骨髓病性贫血也可作为贫血的唯一原因。骨髓微环境易被血源性恶性细胞植入。几乎所有的癌症均可转移至骨髓[7-9]，但是最常见的是肺部、乳腺和前列腺的肿瘤。约20%~30%的小细胞肺癌患者在诊断时可发现骨髓转移灶，尸检时比例可高于50%[10]。幼粒幼红细胞血象并不常出现[7]，而其缺失并不是骨髓未受累的可靠指标。

在骨髓病性贫血患者中观察到的特征性异常可能部分起因于代偿性髓外造血，通常主要是脾脏髓外造血。类似情况可见于骨髓被肉芽肿[11,12](如结节病)、播散性结核、真菌感染或含有难以消化性脂肪的巨噬细胞(如戈谢病和尼曼-匹克病)(见第73章)[13]大量浸润时。

骨髓坏死可以是骨髓病性贫血(见第44章)的潜在原因。形态学上(经苏木精和伊红染色的骨髓活检组织观察效果最佳)可见骨髓纤维化背景中存在细胞碎片，偶见坏死细胞。骨髓坏死通常非常少见，在骨髓活检中检出率低于1%。肿瘤和败血症常是基本原因[14]，而镰状红细胞病[15,16]和急性早幼粒细胞白

表 44-1　骨髓浸润的原因

Ⅰ. 成纤维细胞和胶原
- A. 原发性骨髓纤维化（见第 91 章）
- B. 其他骨髓增殖性疾病的纤维化
- C. 毛细胞白血病的纤维化（见第 95 章）
- D. 恶性肿瘤转移
- E. 结节病[11,12]
- F. 继发性骨髓纤维化伴肺动脉高压

Ⅱ. 其他非细胞物质
- A. 草酸盐沉积病[6]

Ⅲ. 肿瘤细胞
- A. 癌（肺、乳腺、前列腺、肾脏、甲状腺和神经母细胞瘤）[7,9]
- B. 肉瘤[8]

Ⅳ. 肉芽肿（炎症细胞）[12]
- A　粟粒型结核
- B　真菌感染
- C　结节病

Ⅴ. 巨噬细胞
- A. 戈谢病（见第 73 章）
- B. 尼曼 - 匹克病[13]

Ⅵ. 骨髓坏死
- A. 镰状细胞贫血[15]
- B. 败血症[14]
- C. 肿瘤[14]
- D. 砷剂治疗[17]

Ⅶ. 破骨细胞发育衰竭
- A. 骨硬化症[27]

血病的砷剂治疗是其他原因[17]。骨髓坏死的诊断频率与能得出这一诊断所需的骨髓累及面积大小有关。如果一个小的骨髓坏死区域足够做出诊断，那么诊断频率就会提高[18]。

由于骨髓病性贫血非常少见，因此关于其发病机制仅有少数几个严格的研究结果。对造血前体细胞的体外研究显示，其比例和增殖能力仅中度减低[19]。通过铁动力学研究红细胞生成数量，也揭示了其仅有中度的缺陷（见第 31 章）[20]。以下多种因素亦可促成贫血发生：铁调素（见第 37 章）和其他因子（包括肿瘤细胞释放的造血抑制因子，见第 37 章）升高，铁（见第 42 章）及叶酸（见第 41 章）缺乏。排除上述因素以后，才能考虑贫血是由骨髓细胞被大量取代所致。

临床特征

与骨髓浸润相关的症状、体征通常与基础疾病有关。其他症状如乏力可由贫血导致。一些患者没有症状，只是偶然间发现血细胞减少和幼红幼粒性的血液形态学改变，最终诊断出基础疾病。

实验室特征

■ 血象

贫血通常为轻至中度，但也可为重度。白细胞和血小板计数高低不一，但是最显著的特征是血涂片中的红细胞形态。细胞表现为大小不均及异形性，而出现泪滴样和有核红细胞对骨髓浸润有特别提示作用（见第 29 章）。有核红细胞和不成熟髓系前体细胞同时出现构成幼红幼粒现象是骨髓浸润及髓外造血的特征（图 44-1）。血涂片中偶可见到癌细胞，常提示骨髓浸润（图 44-2）[21]。

■ 骨髓

骨髓活检是诊断骨髓浸润性疾病的最可靠手段，应该在所有的可疑转移癌或骨髓病性贫血患者中实施（图 44-3）。骨髓穿刺检查[22]不能提供可靠数量的肿瘤细胞，在原发或继发性骨髓纤维化中尤其困难。无法抽出骨髓（干抽）应高度怀疑骨髓替代并伴有骨髓纤维化。由于通过活检诊断骨髓浸润依赖于受检组织量，因此有时可能需要行双侧髂后脊活检。在转移癌累及骨髓的患者中，外周血 CD34 阳性细胞数可比转移癌未累及骨髓者高 50 倍[23]。

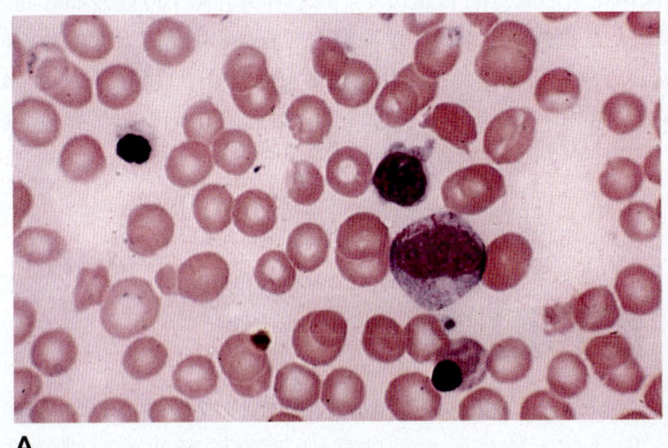
A

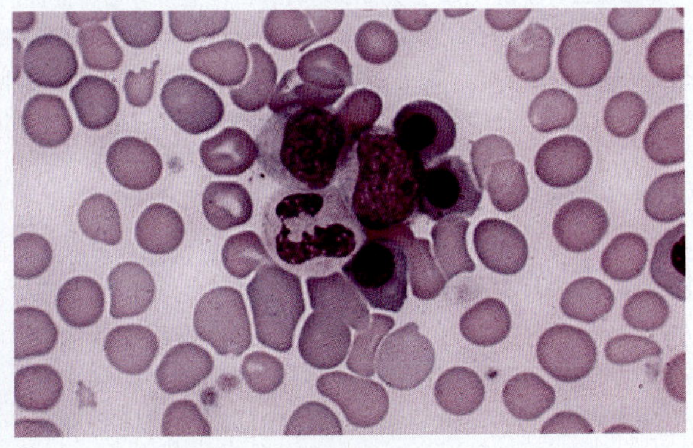
B

图 44-1　血涂片。A. 两个有核红细胞，一个早幼粒细胞和一个淋巴细胞。红细胞显示异形红细胞症。患者有肾癌转移至几个部位，包括骨髓。B. 白细胞浓缩物（淡黄层）涂片。可见 3 个有核红细胞，两个中幼粒细胞和一个分叶核中性粒细胞。在视野的右边缘可见另一个有核红细胞的一部分。本例血涂片没有幼粒幼红反应的证据，但是白细胞浓缩物涂片可见这些证据。因为白细胞浓缩物是血液离心后位于红细胞和血浆之间的一层，与白细胞一同抽出的红细胞通常密度低于均值，富含网织红细胞，如该图所示。红细胞形态并不反映直接血涂片的形态。患者肺癌转移至骨髓。在幼粒幼红反应中，逃离骨髓的红细胞前体细胞通常为晚幼红细胞，偶尔可见更早期的前体细胞。

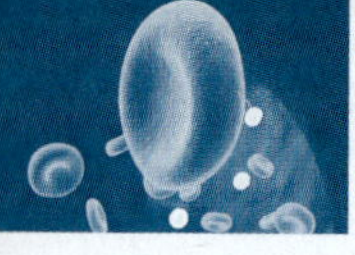

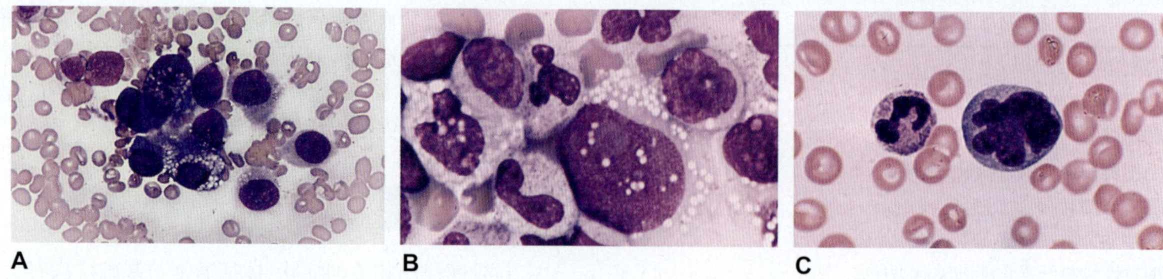

图 44-2 癌细胞血症血涂片。A. 乳腺癌转移患者的血液中可见乳腺癌细胞团。B. 注意图片中央胞核、胞质中有空泡的大细胞及其周围的几个有空泡的小细胞，为患者血中出现的乳腺癌细胞。C. 外周血中的肺癌细胞。注意其胞体巨大，胞核形状畸形。

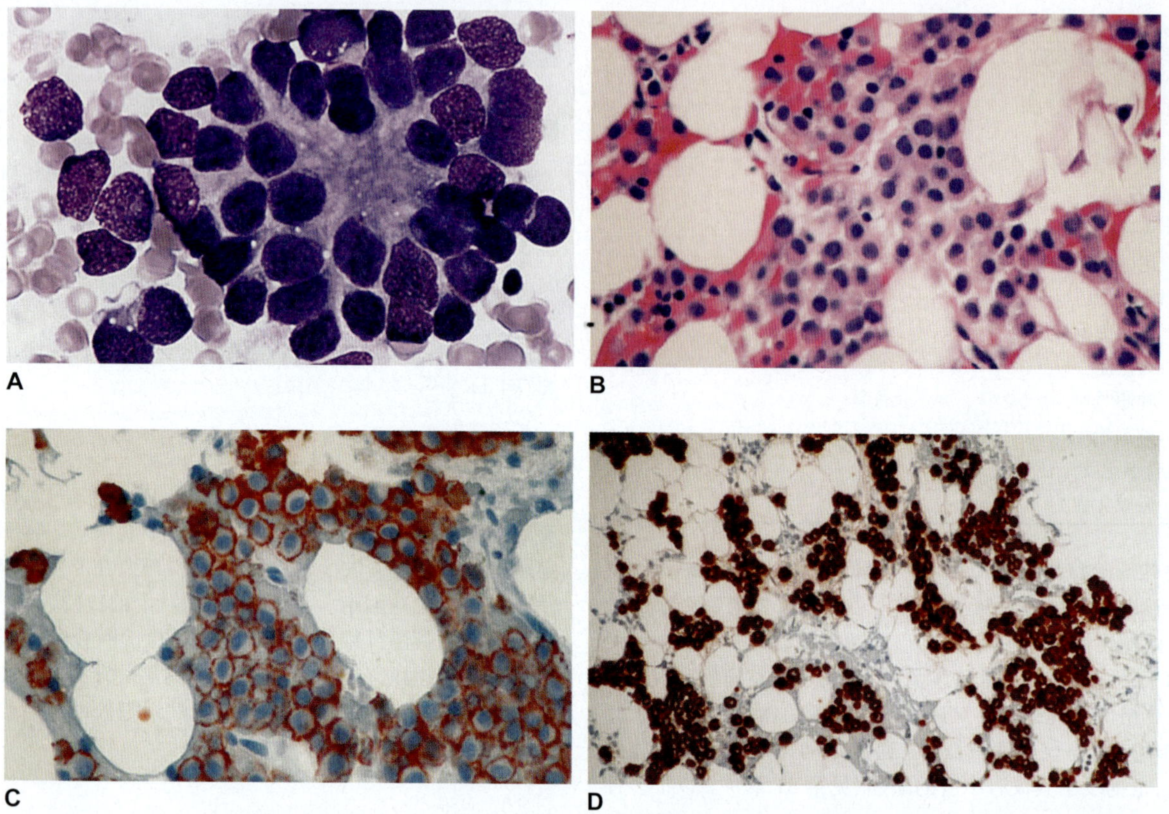

图 44-3 A. 骨髓涂片。神经母细胞瘤细胞转移。注意该肿瘤特征性的玫瑰花结形成。B. 骨髓切片。该患者为乳腺小叶癌浸润骨髓。骨髓被单一的假定肿瘤细胞替代。C. 骨髓切片。和 B 为同一骨髓，用 CD138 染色。注意强染色细胞。这种染色剂能与癌细胞以及浆细胞反应。未呈现出可见的 λ 和 κ 轻链染色。D. 骨髓切片。与 B 和 C 为同一骨髓标本，进行细胞角蛋白免疫组化染色。应用高分子量和低分子量（AE-1/3 和 Cam5.2）抗细胞角化蛋白抗体混合物，采用标准过氧化物酶 - 抗过氧化物酶技术，用 3- 氨基 -9- 乙基咔唑底物染色证实为转移（乳腺）癌细胞。

同位素及影像学检查

^{99m}锝（^{99m}Tc）甲氧基异丁基异腈（sestamibi）摄取试验能可靠地识别骨髓戈谢细胞浸润。甲氧基异丁基异腈是一种用于核医学成像的药理试剂。磁共振成像（MRI）检查同样有助于确定骨髓浸润的严重程度，且其应用越来越多。这种成像方法对于随访酶替代治疗 1 型戈谢病骨髓浸润患者的骨髓缓解情况尤为有益[24]。同位素骨扫描或 MRI 检查显示放射示踪剂局部蓄积能有助于确定合适的活检部位[25]，但是受检部位阴性结果亦不能排除骨髓受累的可能性。在 MRI 检查中，骨髓坏死特征性地出现广泛、弥漫、地图样信号异常，中心区域信号强弱不一，周围边缘清晰，信号增强。

鉴别诊断

幼红幼粒血象见于骨髓癌转移或显性恶性血液病。如临床评估不能提示可能的病因，那么诊断的首要措施是骨髓活检。尽管该方法并不十分敏感，但通过免疫细胞化学和流式细胞术标记肿瘤特异性抗原，可提高其诊断的敏感性和特异性。骨髓检查前行 MRI 或同位素扫描可以协助定位活检部位。血液疾病导致骨髓纤维化，特别是原发性骨髓纤维化，酷似骨髓病性异常，但两者的差别通常是很明显的。例如，原发性骨髓纤维化患者几乎都存在脾脏增大，而转移癌患者几乎不存在这种情况(见第 91 章)。如果骨髓病是由储积病或其他浸润导致，那么适当的化学检测连同骨髓活检有助于确定诊断。外周血有核红细胞和白细胞增多可在急症情况下见到，包括重症脓毒血症、急性重症缺氧、心脏停搏后以及一些诸如重症地中海贫血、充血性心力衰竭和严重溶血性贫血等慢性病。

治疗、病程和预后

该疾病的治疗目标是治疗基础疾病。发生骨髓癌细胞浸润的患者应予恰当的治疗，然而在一些情况下，骨髓浸润可能对预后并没有不良影响。如果治疗成功，恶性细胞连同转移灶周围的反应性纤维化可以完全消失。在激素难治性前列腺癌患者中，出现幼红幼粒细胞血象似乎并不影响生存[26]。然而，大多数转移至骨髓的癌症患者通常只有短期生存。

翻译：赵　馨

校对：张凤奎，颜晓菁，刘建湘

参考文献

1. Baumann T: [Constitutional general myelophthisis with multiple degeneration (Fanconi syndrome).] *Ann Paediatr* 177:65, 1951.
2. Rundles RW, Jonsson U: Metastases in bone marrow and myelophthisic anemia from carcinoma of the prostate. *Am J Med Sci* 218:241, 1949.
3. Vaughan J: Leuco-erythroblastic anaemia. *J Pathol Bacteriol* 42:541, 1936.
4. Thiery JP: Epithelial-mesenchymal transitions in tumour progression. *Nat Rev Cancer* 2:442, 2002.
5. Chiang AC, Massague J: Molecular basis of metastasis. *N Engl J Med* 359:2814, 2008.
6. Halil O, Farringdon K: Oxalosis: An unusual cause of leucoerythroblastic anaemia. *Br J Haematol* 122:2, 2003.
7. Makoni SN, Laber DA: Clinical spectrum of myelophthisis in cancer patients. *Am J Hematol* 76:92, 2004.
8. Shinkoda Y, Nagatoshi Y, Fukano R, et al: Rhabdomyosarcoma masquerading as acute leukemia. *Pediatr Blood Cancer* 52:286, 2009.
9. Mohanty SK, Dash S: Bone marrow metastasis in solid tumors. *Indian J Pathol Microbiol* 46:613, 2003.
10. Hirsch FR, Hansen HH: Bone marrow involvement in small cell anaplastic carcinoma of the lung: Prognostic and therapeutic aspects. *Cancer* 46:206, 1980.
11. Saliba WR, Elias MS: Recurrent severe hypercalcemia caused by bone marrow sarcoidosis. *Am J Med Sci* 330:147, 2005.
12. Eid A, Carion W, Nystrom JS: Differential diagnoses of bone marrow granuloma. *West J Med* 164:510, 1996.
13. Hsu YS, Hwu WL, Huang SF, et al: Niemann-Pick disease type C (a cellular cholesterol lipidosis) treated by bone marrow transplantation. *Bone Marrow Transplant* 24:103, 1999.
14. Paydas S, Ergin M, Baslamisli F, et al: Bone marrow necrosis: Clinicopathologic analysis of 20 cases and review of the literature. *Am J Hematol* 70:300, 2002.
15. Conrad ME, Studdard H, Anderson LJ: Aplastic crisis in sickle cell disorders: bone marrow necrosis and human parvovirus infection. *Am J Med Sci* 295:212, 1988.
16. Tang YM, Jeavons S, Stuckey S, et al: MRI features of bone marrow necrosis. *AJR Am J Roentgenol* 188:509, 2007.
17. Chim CS, Lam CC, Wong KF, et al: Atypical blasts and bone marrow necrosis associated with near-triploid relapse of acute promyelocytic leukemia after arsenic trioxide treatment. *Hum Pathol* 33:849, 2002.
18. Conrad ME: Bone marrow necrosis. *J Intensive Care Med* 10:171, 1995.
19. Dainiak N, Kulkarni V, Howard D, et al: Mechanisms of abnormal erythropoiesis in malignancy. *Cancer* 51:1101, 1983.
20. Cazzola M, Bergamaschi G, Huebers HA, et al: Pathophysiological classification of acquired bone marrow failure based on quantitative assessment of erythroid function. *Eur J Haematol* 38:426, 1987.
21. Gallivan MV, Lokich JJ: Carcinocythemia (carcinoma cell leukemia). Report of two cases with English literature review. *Cancer* 53:1100, 1984.
22. Garrett TJ, Gee TS, Lieberman PH, et al: The role of bone marrow aspiration and biopsy in detecting marrow involvement by nonhematologic malignancies. *Cancer* 38:2401, 1976.
23. Ciancia R, Martinelli V, Cosentini E, et al: High number of circulating CD34+ cells in patients with myelophthisis. *Haematologica* 90:976, 2005.
24. Mariani G, Filocamo M, Giona F, et al: Severity of bone marrow involvement in patients with Gaucher's disease evaluated by scintigraphy with ^{99m}Tc-sestamibi. *J Nucl Med* 44:1253, 2003.
25. Terk MR, Dardashti S, Liebman HA: Bone marrow response in treated patients with Gaucher disease: evaluation by T1-weighted magnetic resonance images and correlation with reduction in liver and spleen volume. *Skeletal Radiol* 29:563, 2000.
26. Shamdas GJ, Ahmann FR, Matzner MB, et al: Leukoerythroblastic anemia in metastatic prostate cancer. Clinical and prognostic significance in patients with hormone-refractory disease. *Cancer* 71:3594, 1993.
27. Stark Z, Savarirayan R: Osteopetrosis. *Orphanet J Rare Dis* 4:5, 2009.

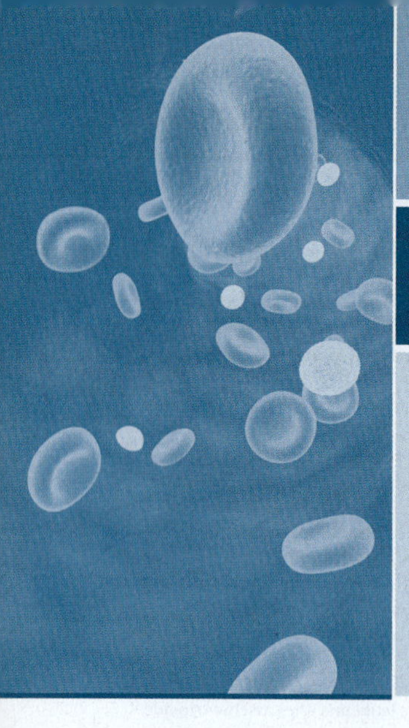

第45章

红细胞膜及其疾病：遗传性球形红细胞增多症、椭圆形红细胞增多症及相关疾病

Patrick G. Gallagher

摘　要

遗传性球形红细胞增多症是一种以外周血涂片成熟红细胞呈球形、网织红细胞增多和脾脏肿大为特征的先天性溶血性贫血。本病最主要的细胞学缺陷是红细胞在通过脾脏微循环时，由于细胞膜丢失和膜面积缩小而呈球形样改变并伴有变形可塑性降低。失去变形能力的红细胞在脾脏被破坏最终导致贫血。红细胞膜丢失可由多个膜蛋白异常，包括锚蛋白、带3蛋白、α血影蛋白、β血影蛋白，以及带4.2蛋白所致。遗传性球形红细胞增多症患者具有明显临床表现、实验室检查、生物化学和遗传学异常的异质性。遗传性椭圆形红细胞增多症，以外周血涂片出现椭圆形红细胞为特征，红细胞寿命正常或仅轻微缩短。本病主要缺陷为膜骨架蛋白异常导致的红细胞机械抵抗力减低，包括α血影蛋白、β血影蛋白、带4.1蛋白和血型糖蛋白C。绝大多数患者无任何临床症状，极少需要治疗。遗传性热不稳定性异形红细胞增多症，是一种少见的严重溶血性贫血，其红细胞形态与烧伤患者红细胞形态相似。棘形红细胞增多症以外周血涂片出现皱缩、高密度和伴有不规则凸起的红细胞为特征，见于严重肝病、β脂蛋白缺乏症、脾脏切除、多种神经系统疾病患者以及某些红细胞抗原异常患者。棘形红细胞细胞膜脂质成分构成异常，溶血常轻微，很少需要治疗。口形红细胞增多症外周血红细胞中央出现不含血红蛋白的淡染区，形状呈雪茄、香肠样或仅呈一很小圆圈。口形红细胞增多可为遗传性疾病，但也可在某些获得性疾病中出现。口形红细胞增多通常伴有红细胞阳离子含量、水合状况以及膜脂质的异常。患者实验室检查和临床表现异质性极大。某些患者因带3蛋白和Rh相关糖蛋白异常，导致红细胞膜通透性发生改变。

本章使用的简写和缩略词：α^LELY^，低表达Lyon α血影蛋白(low expression Lyon α-spectrin)；α^LEPRA^，低表达Prague α血影蛋白(low-expression Prague α-spectrin)；AQP1，水通道蛋白1(aquaporin-1)；ATP，腺苷三磷酸(adenosine triphosphate)；BPG，二磷酸甘油醛(bisphosphoglycerate)；FP，家族性假性高钾血症(familial pseudohyperkalemia)；GPC，血型糖蛋白C(glycophorin C)；GPD，血型糖蛋白D(glycophorin D)；HAc，遗传性棘形红细胞增多症(hereditary acanthocytosis)；HE，遗传性椭圆形红细胞增多症(hereditary elliptocytosis)；HPP，遗传性热不稳定性异形红细胞增多症(hereditary Pyropoikilocytosis)；HS，遗传性球形红细胞增多症(hereditary spherocytosis)；HSt，遗传性口形红细胞增多症(hereditary stomatocytosis)；LCAT，卵磷脂-胆固醇酰基转移酶(lecithin-cholesterol acetyltransferase)；MAGUK，膜相关鸟苷酸激酶(membrane-associated guanylate kinase)；MCHC，平均红细胞血红蛋白浓度(mean corpuscular hemoglobin concentration)；MCV，平均红细胞体积(mean corpuscular volume)；PE，磷脂酰乙醇胺(phosphatidylethanolamine)；PI，磷脂酰肌醇(phosphatidylinositol)；PS，磷脂酰丝氨酸(phosphatidylserine)；RhAG，Rh-相关糖蛋白(Rh-associated glycoprotein)。

红细胞膜

尽管红细胞膜仅占红细胞总重量的1%，但对于维持红细胞完整性却至关重要。红细胞膜及其骨架赋予红细胞柔韧性、耐久性及抗张能力，借此在反复通过狭窄微循环通道时极易发生变形。红细胞膜表面保持非活性状态，因而不黏附于内皮细胞、不相互聚积而阻塞微循环。红细胞膜通过选择性和可逆性地结合或灭活糖酵解酶在代谢中发挥重要作用，它保留有机磷酸盐和其他重要成分并允许代谢废物排出细胞。它也吸收防止氧化损伤的还原物质。在红细胞生成过程中，细胞膜对促红细胞生成素作出反应并吸收合成血红蛋白所需要的铁离子。通过氯化物和碳酸盐的交换，细胞膜还参与机体整体水平pH稳态的维持。

由于人类红细胞取材方便，因此红细胞膜细胞生物学研究得最为透彻。人们对红细胞膜的正常结构和功能，以及常见的细胞膜或细胞骨架结构异常疾病的分子病理学所知也最为详尽。对其他细胞细胞膜的研究也常比照红细胞膜进行。尽管红细胞膜的基本结构(图45-1)和众多重要功能已经知晓，但对红细胞膜的研究仍然不断地有所发现，促进我们对于细胞膜结构和功能的认识。对红细胞膜疾病的遗传学的进一步研究，

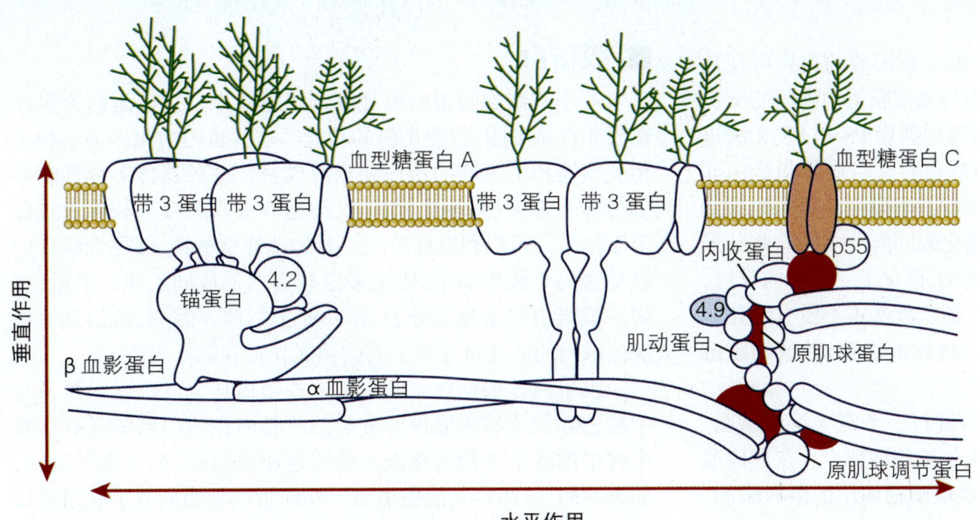

图 45-1　红细胞膜主要蛋白分子装配图示以及 HS、HE 和 HPP 主要分子缺陷模型。细胞膜蛋白质 - 蛋白质关系以及蛋白质 - 磷脂关系可分为两类：①垂直向作用与细胞膜平面呈直角，包括血影蛋白 - 锚蛋白 - 带 3 蛋白相互作用、血影蛋白 - 蛋白 4.1- 血型糖蛋白 C 联结，以及血影蛋白与脂质双层内层面阴性电荷脂质非紧密作用；②水平向作用与细胞膜平面平行，包括 α 血影蛋白 -β 血影蛋白和 β 血影蛋白 - 蛋白 4.1 相互作用。

提高了我们对细胞膜正常结构和功能关系的认识，并对这些疾病的遗传和表现有所了解。

红细胞膜的组成

红细胞膜包含三种主要结构成分：①磷脂和胆固醇为主要成分的脂质双层，形成了外部环境和红细胞胞质之间的通透屏障；②嵌入在脂质双层并跨越细胞膜的内在蛋白；③位于红细胞膜内侧维持细胞结构完整性的膜骨架。

■ 细胞膜脂质

成分

脂质占红细胞膜重量的 50%~60%，主要为磷脂和胆固醇，两者含量几乎相等[1,2]。另外，还有少量糖脂，主要为红细胞糖苷酯。膜磷脂主要包括磷脂酰胆碱[（PC）占总磷脂的 28%]，磷脂酰乙醇胺[（PE）27%]，鞘磷脂（26%），磷脂酰丝氨酸[（PS）13%]以及磷脂酰肌醇。

细胞膜磷酸肌醇为含磷脂酰肌醇（PI）或其磷酸化形式 PI-4- 单磷酸和 PI-4-5 双磷酸的磷脂。在有核细胞，磷酸肌醇是重要的细胞内第二信使的前体物质，如肌糖 -1，4，5- 三磷酸和甘油二酯，这些第二信使参与多种细胞过程的调节。而在成熟的红细胞中，磷酸肌醇占总磷脂的 2%~5%，主要位于细胞膜内侧表面，进行快速的磷酸化和去磷酸化。在红细胞中，磷酸肌醇参与调节钙离子转运及跨膜蛋白和骨架蛋白的相互作用（如血型糖蛋白 C 和带 4.1 蛋白）。还有人提出，磷酸肌醇还参与调控盘状细胞 - 棘红细胞形态转换。

在红细胞中，胆固醇以游离的非酯化形式存在，几乎完全疏水。其主要作用似乎是控制细胞膜的流动性，即使在可能导致磷脂结晶或细胞膜双层僵化的情况下。

细胞膜脂质的分布

磷脂在红细胞膜中呈不对称分布，PS 和 PE 主要分布于脂质双层的内层，而鞘磷脂和 PC 则主要分布于外层。磷脂的这种不对称分布是一个动态系统，涉及内外层的磷脂不断交换［“翻转”（flip-flop）］[3]。维持磷脂的这种不对称分布在调节止血中有重要作用，因为位于外层的 PS 提供了一个凝血酶原酶结合位点，赋予红细胞表面促凝血的作用。磷脂翻转可能在多种疾病的血栓形成中起作用，包括镰状细胞病、地中海贫血及糖尿病，因为裸露的磷脂触发凝血酶原转换为凝血酶，激活凝血级联系统[4]。红细胞膜外层出现 PS 是凋亡的最早改变之一。这也与补体激活及红细胞被巨噬细胞和脂质体清除相关。

内翻酶（flippases）可活跃地将 PS 和 PE 转移至细胞膜内层，而外翻酶（floppases）则催化其向外层转移。脂质不对称分布似乎是由于外翻速率大于内翻速率的结果。内翻酶的活性至少部分是由一个 130kDa 的膜内在蛋白介导的，该蛋白是 Mg^+ 依赖的腺苷三磷酸 P- 糖蛋白家族成员[5]。红细胞膜外翻酶活性似乎是由多药耐药蛋白 -1（MRP1）介导的[6]。

双向转移酶（又称爬行酶，scramblase）通过细胞内钙离子升高被激活，可促进细胞膜的随机分布及丢失[7]。爬行酶介导活化细胞、损伤细胞或者凋亡细胞膜磷脂的重新分布[8]。细胞内的紊乱通过直接或间接损伤离子通道和泵导致细胞内钙升高。Scott 综合征为一先天性出血性疾病，该病患者的红细胞和血小板对钙反应而使暴露于细胞膜外层的 PS 量低于正常，但这似乎并非由于双向转移酶缺乏所致[9,10]。

糖脂及胆固醇嵌于脂质双层的磷脂间，其长轴与细胞膜双层平面垂直。红细胞糖脂全部位于脂质双层的外侧部分，其糖基部分伸入水相。糖脂携带许多重要的红细胞抗原，包括 A、B、H 和 P，且还可行使其他重要功能。细胞膜胆固醇定位相对不确定，在脂质双层两侧分布大体均等。

红细胞含有耐去污剂的膜区域或脂筏[11]。这些细胞膜的微区包含 stomatin、flotillin-1、flotillin-2、Duffy 受体、$G\alpha_s$ 异三聚体、CD55、CD58 和 CD59。红细胞钙离子变化使脂筏以囊泡的形式脱落，大囊泡含 stomatin，小囊泡含膜联蛋白Ⅶ（synexin）和抗药蛋白（sorcin）[12]。大、小囊泡均不含 flotillin。脂筏在疟原虫侵入红细胞时，将蛋白质招募至疟原虫空泡中发挥重要作用[13]。

脂质的合成及更新

膜脂质的合成和装配发生于红细胞生成过程中。成熟的红细胞不能从头合成脂肪酸、磷脂和胆固醇。其磷脂的修复和更新依赖脂质交换和脂肪酸酰基化。这些更新途径尽管有限，

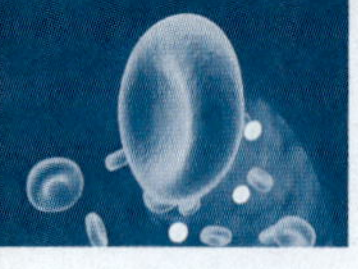

但可使细胞膜脂质成分缓慢替换[14]。

脂质交换的速度变化很大。非酯化胆固醇的交换可在数小时内完成。外层磷脂 PC 和鞘磷脂与血浆脂蛋白磷脂的交换则需数天来完成[15,16]。由于被隔离，内层磷脂 PS 和 PE 无法进行脂质交换[15]。细胞膜非酯化胆固醇很容易与血浆脂蛋白非酯化胆固醇发生交换，非酯化膜胆固醇在卵磷脂 - 胆固醇酰基转移酶（LCAT）作用下部分转化为酯化胆固醇。由于这些新形成的胆固醇酯不能回到红细胞膜，LCAT 催化了一个单向反应，使膜胆固醇耗竭，减少细胞表面积。细胞膜基本上没有酯化胆固醇。当 LCAT 缺乏或失活时，这一过程被逆转，导致细胞游离胆固醇净累积。

除被动交换外，游离脂肪酸还可通过一个需要溶血磷脂、ATP、镁和辅酶 A 的两步反应被渗入红细胞磷脂[17]。在形成酰基辅酶 A 之后，脂肪酸被渗入脂质双层膜的内层的溶血磷脂。有证据显示，新合成的 PC 快速向细胞膜外层转移，因此，这一途径也参与维持细胞膜磷脂的不对称分布。虽然该途径消耗少量能量，但对于细胞内自然形成的溶血磷脂的解毒却非常重要，有证据表明，ATP 耗竭时溶血磷脂逐渐累积。

脂质双层的流动性

生理状况下，脂质双层呈液态，使跨膜蛋白和细胞表面分子（如表面抗原）能在细胞膜平面上移动。脂质双层的流动性受几个因素影响，包括：①温度，决定液相和凝胶相的转换；②游离胆固醇含量，胆固醇僵硬的固醇环降低脂质双层流动性；③磷脂脂肪酸饱和的长度和程度。饱和脂肪酸分子骨架相对僵硬，移动困难，而不饱和脂肪酸移动相对不受限，因此需增加脂质双层的流动性。由于脂质双层之间磷脂构成不同，脂质双层在流动性上也不对称[17,18]。

■ 膜蛋白

关于红细胞膜蛋白可观察到以下几点。这些蛋白大多存在于非红系细胞，行使类似的功能。这些蛋白中很多为结构上相关但遗传上不同的蛋白超家族成员。这种遗传多样性解释了为什么很多（但不是所有）红细胞膜蛋白突变的临床表现仅限于红系。组织和发育阶段特异的选择性剪接、使用选择性的启动密码子或启动子，使很多这些蛋白形成同工体。最后，红细胞膜蛋白很多是大分子、多功能蛋白质。因而，蛋白某个特定区域内的突变可导致不同的功能异常和临床表型。

膜蛋白是根据在实验室中这些蛋白从全红细胞膜制备物中被去除的难易程度进行分类的。膜内在蛋白借助其氨基酸序列中的疏水区稳固地嵌入或穿越脂质双层，只有强烈试剂，如去垢剂，才能将其抽提出来。外周蛋白与脂质双层联结较松散，可以高盐、低盐或高 pH 溶液提取出来。这些外周蛋白质以共价键或非共价键间接黏附于脂质双层，多黏附于嵌入蛋白或锚蛋白的胞质结构域。外周蛋白通常与细胞膜内侧或胞质侧相连，而许多内在蛋白通常突入细胞膜的内外两侧。膜蛋白与细胞膜连接的亲和力并非一成不变。磷酸化、甲基化、糖基化、脂质修饰状态（豆蔻酰化、棕榈酰化、法尼基化）等，都可使蛋白质与膜的连接变得更紧密或松散。

Fairbanks 及其同事[19]对从细胞膜提取出来的蛋白质进行了命名（见图 45-1，表 45-1）。这些命名是以蛋白质在 SDS 凝胶电泳系统中的移动性为依据的。移动最慢的条带为带 1（蛋白 1），次慢者为带 2，以此类推。亚带以小数点表示。经过进一步分析，一些蛋白质如带 1、带 2 蛋白，被重新命名为 α 血影蛋白和 β 血影蛋白。其他蛋白，如带 4.1 蛋白等，则未再重新命名。

表 45-1 主要红细胞膜蛋白

带	蛋白质	分子量（gel）	分子量（calc）	每细胞拷贝数（$\times 10^3$）	占总体的百分比（%）	基因名称	染色体定位	氨基酸	基因大小（kb）	外显子数	所涉及的溶血性贫血
1	α 血影蛋白	240	280	240	16	*SPTA1*	1q22-q23	2429	80	52	HE，HS，HPP
2	β 血影蛋白	220	246	240	14	*SPTB*	14q23-q24.2	2137	>100	32	HE，HS，HPP
2.1	锚蛋白[b]	210	206	120	4.5	*ANK1*	8p11.2	1881	>100	40	HS
2.9	α 内收蛋白[c]	103	81	30	2	*ADDA*	4p16.3	737	85	16	N
2.9	β 内收蛋白[c]	97	80	30	2	*ADDB*	2p13-2p14	726	~100	17	N
3	阴离子交换蛋白 -1	90~100	102	1200	27	*EPB3*	17q21-qter	911	17	20	HS，SAO，HAc
4.1	蛋白 4.1	80	66	200	5	*EL11*	1p33-p34.2	588[d]	>100	23	HE
4.2	蛋白 4.2	72	77	200	5	*EB42*	15q15-q21	691	20	13	HS
4.9	Dematin[e]	48+52	43	40[f]	1	*EPB49*	8p21.1	383	—	—	N
4.9	p55[e]	55	53	80	—	*MPP1*	Xq28	466	—	—	N
5	β- 肌动蛋白	43	42	400~500	5.5	*ACTB*	7pter-q22	375	>4	6	N
5	原肌球调节蛋白	43	41	30	—	*TMOD*	9q22	359	—	—	N
6	G-3P-D[g]	35	37	500	3.5[g]	*GAPD*	12q13.31-p13.1	335	5	9	N
7	stomatin	31	32	—	2.5	*EPB72*	9q33-q34	288	12	7	HSt
7	原肌球蛋白	27+29	28	80	1	*TPM3*	1q31	239	—	—	N
PAS-1	血型糖蛋白 A[h]	36	—	500~1000	85	*GYPA*	4q28-q31	131	>40	7	HE
PAS-2	血型糖蛋白 C[h]	32	14	50~100	4	*GYPC*	2q14-q21	128	14	4	HE

续表

带	蛋白质	分子量(gel)	分子量(calc)	每细胞拷贝数(×10³)	占总体的百分比(%)	基因名称	染色体定位	氨基酸	基因大小(kb)	外显子数	所涉及的溶血性贫血
PAS-3	血型糖蛋白 B[h]	20	—	100~300	10	*GYPB*	4q28-q31	72	>30	5	N
	血型糖蛋白 D[h]	23	—	20	1	*GYPD*	2q14-q21	107	14	4	N
	血型糖蛋白 E	—	—	—	—	*GYPE*	4q28-q31	59	>30	4	N

—:缺乏资料;G-3-PD:甘油醛 3- 磷酸脱氢酶;HAc:遗传性棘形红细胞增多症;HE:遗传性椭圆形红细胞增多症;HPP:遗传性热不稳定性异形红细胞增多症;HS:遗传性球形红细胞增多症;HSt:遗传性口形红细胞增多症;N:无血液学异常报告;SAO:东南亚卵圆红细胞增多症。

[a] 基于健康献血者红细胞膜 SDS 聚丙烯酰胺凝胶电泳扫描定量。血型糖蛋白值代表占 PAS 阳性物质的百分比。

[b] 带 2.1、带 2.2、带 2.3 和带 2.6 为红细胞锚蛋白异构体,至少某些由锚蛋白 mRNA 不同剪切体生成。

[c] 由于内收蛋白与带 3 蛋白一起移动,未再指定带数。

[d] 已经报告不同剪切生成大量红系和非红系带 4.1 蛋白异构体,该值指主要的红系带 4.1 蛋白异构体。

[e] Dematin 及 p55 在带 4.9 蛋白区域内。

[f] 一个红细胞有 40 000 个 Dematin 三聚体。

[g] 红细胞膜带 6 蛋白含量不同。

[h] 仅可在 PAS 胶上检测。

■ 内在膜蛋白

带 3 蛋白

细胞膜带 3 蛋白(阴离子交换蛋白 -1,SLC4A1)是一个大小约 100kDa 含量丰富(约 10^6 拷贝 / 细胞)的跨膜糖蛋白。该蛋白参与调节离子含量、红细胞变形性、中间代谢等,还可能参与红细胞衰老的调节[20]。带 3 蛋白氨基末端编码形成一个 43kDa 的胞质结构域,羧基末端折叠成螺旋和 β 片层,形成跨膜结构域。氨基末端与第一个跨膜片段之间的区域形成铰链区。

带 3 蛋白是红细胞的主要阴离子(氯 - 碳酸氢盐)交换蛋白。它通过扣留代谢途径中关键酶来调节代谢,如糖酵解酶甘油醛三磷酸脱氢酶、磷酸甘油酸激酶、醛缩酶和碳酸酐酶Ⅱ和Ⅳ。带 3 蛋白具有与其他膜蛋白相互作用的重要结合位点,能和带 4.1 蛋白、带 4.2 蛋白和 Rh-Rh 相关糖蛋白(RhAG)复合物相互作用[20-23]。带 3 蛋白胞质区与锚蛋白结合是膜骨架蛋白附着质膜的重要机制,或许也是决定红细胞柔韧性的重要因素。带 3 蛋白胞外区的多态性形成一些血型抗原,包括 Diego 血型和 Wright 血型以及其他一些少见抗原。

血型糖蛋白

血型糖蛋白是红细胞含量最多的膜整合内在糖蛋白,由于富含涎酸,红细胞 PAS 染色能力的 95% 来自该蛋白[24]。血型糖蛋白为 *O*- 糖基化蛋白,由一个细胞外亲水的氨基末端、一个单次跨膜结构域和一个羧基末端胞质区组成[20]。编码血型糖蛋白的互补 DNA(cDNA)和基因组克隆研究发现,血型糖蛋白分属两个不同的亚型。血型糖蛋白 A 和血型糖蛋白 B 相互具有同源性,由紧密连锁的两个基因编码。血型糖蛋白 C(GPC)和血型糖蛋白 D(GPD)则起源于与血型糖蛋白 A 和 B 基因没有特定同源性的同一个单基因位点。GPD 与 GPC 不同之处在于通过选择性剪接使用不同的翻译起始位点。

红细胞表面净负电荷的 60% 以上来自血型糖蛋白,因此,这些蛋白可调节红细胞与红细胞、红细胞与内皮细胞之间的相互作用。GPC 与蛋白 4.1 和 p55 形成复合物,在调节细胞膜稳定性、变形性和形状中起重要作用。GPC 缺乏使红细胞呈椭圆形,变形性和稳定性较正常红细胞减低。血型糖蛋白还作为几种感染性病原的受体,如疟原虫。血型糖蛋白携带一些血型抗原,包括 MN、Ss、Miltenberger V、En(a-)、M^KM^k 和 Gerbich(见第 137 章)。

其他内在膜蛋白

红细胞还含有其他内在膜蛋白,包括一些与临床免疫血液学有关的膜蛋白,如 Rh 蛋白(见第 137 章)、Xk 和 Kell 糖蛋白,以及 Kidd、Duffy 和 Lutheran 糖蛋白等。Rh 蛋白是由两个 Rh 蛋白分子、两个 RhAGs、CD47、LW 糖蛋白、血型糖蛋白 B 和带 4.2 蛋白构成的大分子复合物的一部分[25,26]。Rh-RhAG 复合物与锚蛋白相互作用,通过带 3 蛋白将膜骨架蛋白与脂质双层连接[22]。其他内在膜蛋白还包括 stomatin、LW 蛋白,各种离子泵和离子通道蛋白;LW 蛋白在红细胞造血过程中可能参与幼红细胞与巨噬细胞的相互作用(见下文)。

■ 外周膜蛋白

红细胞膜骨架蛋白主要有血影蛋白,锚蛋白,肌动蛋白,蛋白 4.1、4.2 和 4.9,p55 和内收蛋白。这些蛋白形成相互锁链交织,主要通过与带 3 蛋白和血型糖蛋白的胞质区结合,附着在细胞膜的内表面。

血影蛋白

血影蛋白是红细胞膜骨架中含量最丰富、最大的蛋白,占膜骨架蛋白总量的 75%,每个细胞上约有 200 000 个分子[27]。血影蛋白由 α 和 β 两个亚单位组成,两者尽管有许多相似之处,但结构截然不同,且编码基因也不同(图 45-2)[28]。血影蛋白 α 和 β 均含有由同源的 106 个氨基酸组成的重复序列,折叠成含有 3 个反向平行螺旋的 α 螺旋片段,螺旋之间由非螺旋短片段联结。血影蛋白重复序列的存在提示,血影蛋白由单一祖先基因重复进化而来[29]。

血影蛋白分子基本结构为 α、β 异二聚体,相对于其氨基末端以反向平行方式排列并相互交织在一起,形成柔韧的棒状分子(见图 45-2)[27]。这些二聚体进一步自身交联形成四聚体和

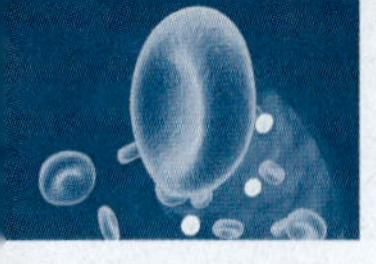

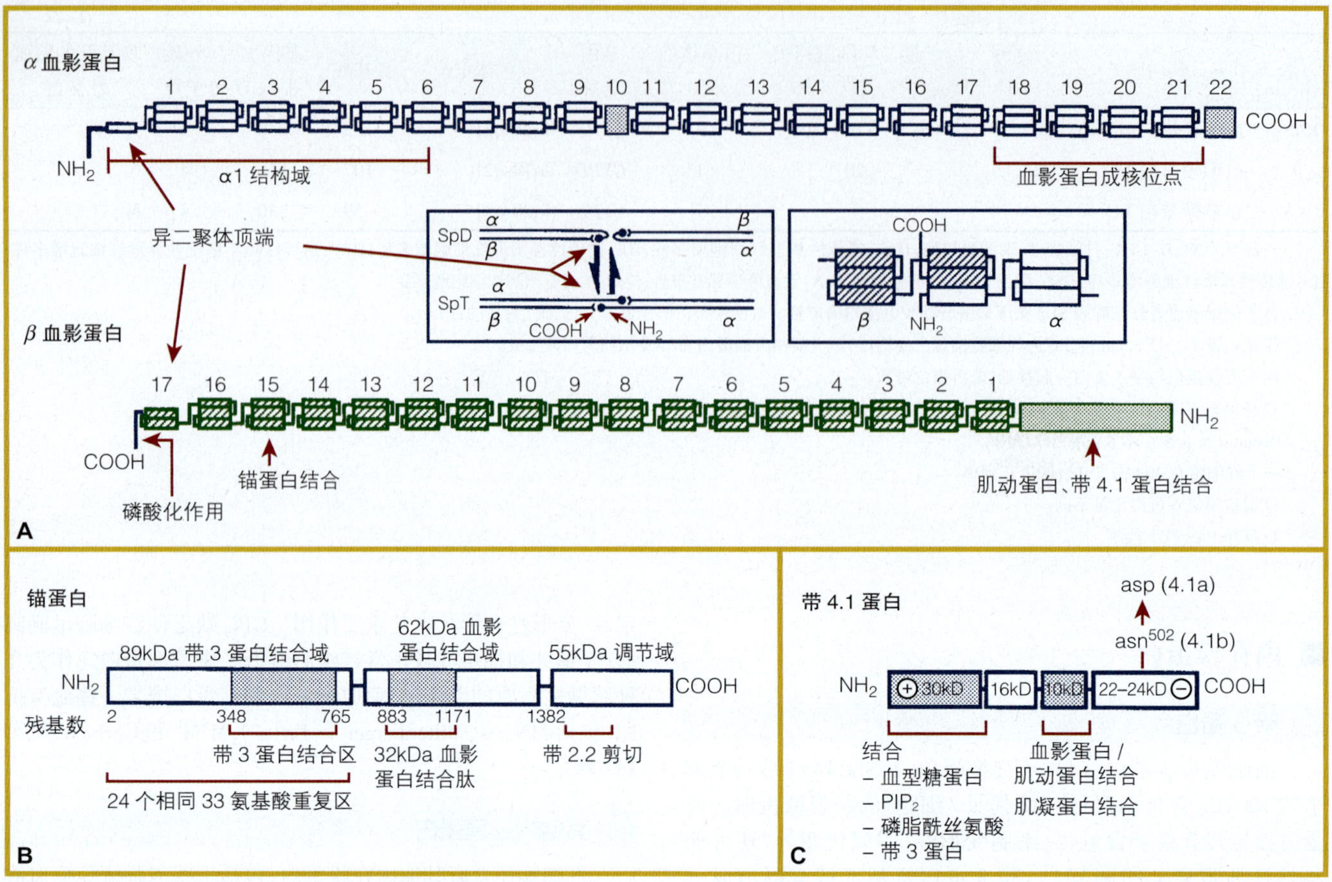

图 45-2 血影蛋白、锚蛋白和蛋白 4.1。A. α 血影蛋白和 β 血影蛋白。两者均由多个同源的三螺旋重复片段组成，自氨基末端标数，呈反向平行，构成血影蛋白异二聚体。斑点区代表非同源片段，α1 域（参与血影蛋白自联结的 α 血影蛋白胰蛋白酶肽）、血影蛋白组成核位点以及锚蛋白、肌动蛋白和蛋白 4.1 蛋白结合位点。在血影蛋白顶端，α 和 β 血影蛋白联结形成异二聚体（SpD）或四聚体（SpT）。血影蛋白异二聚体联结位点或 α、β 链三螺旋片断联合形成反向 α 链和 β 链四聚体（插入部分）。B. 锚蛋白。显示以限制性蛋白水解消化确定的三个主要的功能结构域。带 3 蛋白和血影蛋白结合区为阴影部分，调节区包含大量不同剪接，包括带 2.2 剪接，形成活化的锚蛋白。C. 蛋白 4.1。显示以限制性蛋白水解消化确定的四个主要的功能结构域。蛋白 4.1 与其他膜蛋白结合区以阴影部分表示。蛋白 4.1a 异构体由蛋白 4.1b 异构体第 508 位天冬酰胺酸脱酰胺衍生。

更高级的寡聚体。这些由多个重复序列组成的四聚体形成牢固的、有弹性的棒状细丝，与多分子复合物结合，通过形成格子网状结构，与膜内在蛋白连接，使覆盖的质膜具有形状和弹性[30]。血影蛋白细丝和脂质双层之间还可发生较弱的直接相互作用。血影蛋白 α 链和 β 链以一种拉链样的方式并排组装起来，起始部位在特定的聚核位点，分别由每条链的四个重复序列组成，即 α_{19}~α_{22} 和 β_1~β_4[31]。互补聚核位点紧密连接后，开始出现构象变化，以促进两条链的剩余部分配对。一种常见的 α 血影蛋白变异型 α^{lely}（低表达 Lyon）干扰正常聚核，减少功能性血影蛋白链的合成，并可影响血影蛋白突变的临床表现型（见以下“细胞膜生成及老化”）[32]。

α 血影蛋白的氨基末端和 β 血影蛋白的羧基末端是参与 α、β 异二聚体自身联结的区域[27]。血影蛋白还分别通过 β 血影蛋白的氨基末端与肌动蛋白和蛋白 4.1 结合，以及通过羧基末端附近的 β_{15} 和 β_{16} 重复序列中的位点与锚蛋白联结[33-35]。血影蛋白中其他非重复序列为其他修饰蛋白提供了结合位点，包括激酶和钙调蛋白。血影蛋白的功能是保持细胞形状、调节内在蛋白的侧向流动性，以及支持脂质双层结构。A、β 自身联结位点缺陷引起遗传性椭圆形红细胞增多症（HE）和遗传性热不稳定异形红细胞增多症（HPP）。复合杂合子或者不影响 αβ 自身联结位点的纯合子缺陷，则引起严重的隐性遗传性球形红细胞增多症。

锚蛋白

锚蛋白为不对称极性蛋白，经温和蛋白水解可分成三个功能结构域：一个氨基末端膜结合结构域，含带 3 蛋白和其他配基结合位点，一个含血影蛋白结合位点的中央结构域，及影响锚蛋白 - 蛋白质相互作用的羧基末端“调节区”（见图 45-2）[27]。膜结合结构域含有 24 个串联重复片段，称为 cdc10/ 锚蛋白重复片段，这些重复序列含有多个蛋白质的结合位点[36]。锚蛋白重复序列是高度保守的 L 型结构，由一对 α 螺旋组成，这对 α 螺旋形成反向平行的圈 - 圈结构，紧接着是一个与螺旋垂直的延伸环和一个 β 发卡结构[37]。这样的重复序列见于多种不同功能的蛋白质中。调节区由不同剪接产生的多个同工体组成[36]。其中一种同工体（锚蛋白 2.2）增加锚蛋白与带 3 蛋白和血影蛋白的结合。

锚蛋白通过与血影蛋白结合提供与膜骨架的主要联结，通过与带 3 蛋白结合提供与脂质双层联结，并与 Rh-RhAG 复合物相互作用。破坏任何这些联结均明显减低细胞膜的稳定性。锚蛋白似乎还参与内在膜蛋白在质膜功能区内的局部分离。锚蛋白对保持细胞膜稳定的重要性体现在以下观察中，即典型的遗传性球形红细胞增多症（HS）的最常见原因便是锚蛋白异常。

蛋白 4.1

该磷酸蛋白可被弱糜蛋白酶消化成四个蛋白水解区域：分别 30kDa、16kDa、10kDa 和 22~24kDa 大小（见图 45-2）。在红细胞中发现两种不同分子量的蛋白 4.1，蛋白 4.1a 和蛋白 4.1b，前者主要存在于较老的红细胞。蛋白 4.1a 是通过蛋白 4.1b 天冬酰胺残基以年龄依赖性的非酶促反应方式逐渐脱酰胺形成。选择性剪接导致产生大量组织和发育阶段特异的蛋白 4.1 同工体[38]。如 10kDa 结构域的选择性剪接同工体含有血影蛋白 - 肌动蛋白结合位点，具有红细胞特异性和发育阶段特异性。蛋白 4.1 使用两种不同的启始密码子。上游启始密码子编码一个 135kDa 蛋白质，见于大多数非红系细胞[38]。下游启始密码子编码 80kDa 蛋白质，主要见于红系细胞。

蛋白 4.1 的主要功能是通过促进血影蛋白 - 肌动蛋白纤维丝、带 3 蛋白胞质区和 p55/GPC 复合物形成，将血影蛋白 - 肌动蛋白膜骨架与脂质双层连接（见图 45-1）。蛋白 4.1 的质或量缺陷造成 HE，其中有些病例还伴有 GPC 和 p55 缺陷[39]。HE 相关的蛋白 4.1 突变包括影响蛋白 4.1 选择性剪接和启始密码子使用的变异体。有趣的是，靶向剔除蛋白 4.1 基因的小鼠，除血液学异常外还有轻微的神经学异常表现[40]。这一发现是否适用于蛋白 4.1 缺陷的人类尚不清楚。

蛋白 4.2

蛋白 4.2 是转谷氨酰胺酶蛋白家族成员[41]。但蛋白 4.2 并不具有转谷氨酰胺酶活性，因为在其转谷氨酰胺酶活性中心缺乏一个关键氨基酸残基。选择性剪接形成至少四种蛋白 4.2 的同工形，这 4 个同工形的功能意义尚不完全明确。蛋白 4.2 可与几种蛋白质结合，包括带 3 蛋白、带 4.1 蛋白、锚蛋白和锚蛋白 - 蛋白 3 复合物。蛋白 4.2 的功能主要是稳定血影蛋白 - 肌动蛋白 - 锚蛋白与带 3 蛋白的联结。它还可以通过结合钙离子和其他辅因子防止细胞膜骨架过早老化，正常情况下，如果这些辅因子激活红细胞的转谷氨酰胺酶，不与蛋白 4.2 结合，则会与其他蛋白交联，并导致其失活。蛋白 4.2 缺乏引起隐性遗传的 HS。靶向灭活红细胞蛋白 4.2 基因的小鼠红细胞成脱水球形，并伴有阳离子含量的改变（K^+ 增加 / Na^+ 减少）[42]。

p55

该分子是膜相关鸟苷酸激酶（MAGUK）蛋白家族的磷酸蛋白成员[43]。p55 同源蛋白包括信号传导蛋白、肿瘤抑制基因，以及参与细胞 - 细胞相互作用的重要蛋白质。p55 分子通过羧基末端 MAGUK 结构域的结合基序与带 4.1 蛋白联结，通过 PDZ 基序与 GPC 联结[43]。可能由于该蛋白广泛表达，还没有报道原发性 p55 缺乏状态。在其他组织中，p55 可能在蛋白质 - 蛋白质相互作用中发挥关键作用。带 4.1 蛋白或 GPC 缺乏可致 p55 的同时缺乏。对该蛋白的研究可能有助于了解红细胞膜影响其他细胞过程的机制。

肌动蛋白

红细胞含 β 型肌动蛋白，装配成短的由 12~18 个单体组成的 F- 肌动蛋白原丝。肌动蛋白原丝的尖端被原肌球调节蛋白覆盖，带有倒钩的一端则覆以内收蛋白。

内收蛋白

内收蛋白位于血影蛋白 - 肌动蛋白结合复合物，是一种钙 / 钙调蛋白结合磷酸蛋白，由 α、β 内收蛋白异二聚体组成。α 和 β 内收蛋白结构相似，有不同基因编码。内收蛋白含有一个十四酰化的富含丙氨酸的 C- 激酶底物（MARCKS）磷酸化结构域，该结构域控制钙 / 钙调蛋白调节的肌动蛋白丝加帽和成束。内收蛋白促进血影蛋白和肌动蛋白的相互作用，并与肌动蛋白丝结合并成束。尚未报道在人类疾病有原发性内收蛋白缺乏。靶向灭活 α 或者 β 内收蛋白的小鼠罹患代偿性球形细胞性贫血，提示内收蛋白可能是隐性遗传性溶血性贫血的候选基因[44,45]。

其他外周膜蛋白

dematin（蛋白 4.9）、原肌球蛋白、肌钙蛋白相关蛋白、肌凝蛋白，以及在非红系细胞中与肌动蛋白结合的其他蛋白也见于红细胞。葡萄糖转运 -1 蛋白是红细胞膜上内收蛋白和 dematin 的受体，为连接复合体和质膜之间提供了联接[46]。

红细胞膜的功能

红细胞膜的作用包括组装脂质双层及其下面的骨架，赋予红细胞独特的变形能力和稳定性，参与膜生成和老化，形成红细胞胞质与细胞外环境间的选择性通透性屏障。

■ 细胞膜的装配和组织

细胞膜的组织始于内在膜蛋白和与膜亲水面接触的其他分子的相互作用，以脂质双层或其下的膜骨架中蛋白质 - 蛋白质或蛋白质 - 脂质相互作用。这些蛋白质相互作用的亲和力受蛋白质的翻译后修饰调节。利用嵌入蛋白的胞质区作为附着点，细胞膜骨架不仅将自己附着于脂质双层，并提供了组织跨膜蛋白拓扑排列的方式[47]。这种联结方式限制了沿横截面的运动。

在完整的红细胞膜中，膜骨架呈网格状，大约 60% 的脂质双层直接分层至下面的膜骨架[48]。当膜制备物被拉伸时，可观察到各个骨架蛋白呈高度有序排列的六边形网状结构。六边形的角呈球形结构，称作连接复合体，由 F- 肌动蛋白、dematin、内收蛋白和蛋白 4.1 复合物组成[49]。血影蛋白四聚体组成六边形的边，交联各个连接复合体。血影蛋白交联主要由血影蛋白四聚体形成，偶尔由双四聚体或双六聚体形成。每个血影蛋白四聚体均由两个 α、β 异二聚体经"头部"区装配而成。在蛋白 4.1 和内收蛋白帮助下，四聚体尾部与肌动蛋白连接聚合体结合。蛋白质水平面的接触对维持细胞的结构完整性非常重要，也赋予细胞高抗张强度（见图 45-1）。

细胞骨架通过几种蛋白质 - 蛋白质相互作用固定于内在膜蛋白[27]。血影蛋白四聚体与通过 β 血影蛋白的相互作用位点与主要的骨架 / 膜联结蛋白锚蛋白相连。锚蛋白将下方的

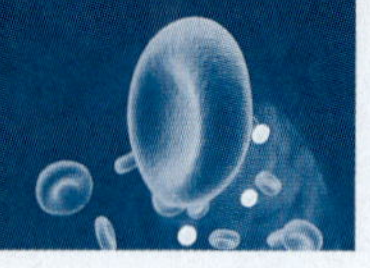

血影蛋白骨架联结至带 3 蛋白四聚体，即红细胞主要的跨膜蛋白，和 Rh-RhAG 复合物。血影蛋白四聚体的末端则通过与蛋白 4.1 结合而连接于细胞膜，蛋白 4.1 同时与 GPC 和 p55 结合。另外，血影蛋白和蛋白 4.1 与 PS 均有弱的结合，PS 偏向于定位在脂质双层的内层。这些纵向的蛋白质 - 蛋白质和蛋白质 - 脂质相互作用对维持脂质双层的稳定性至关重要，可防止其从细胞丢失（见图 45-1）。

遗传性球形细胞增多症即是以纵向作用缺陷为特征，导致脂质双层与骨架蛋白解偶联和细胞膜微囊泡丢失。相反，在 HE 和 HPP 中，主要缺陷涉及膜骨架蛋白水平相互作用，如维持膜骨架二维完整性的血影蛋白 α 和 β 血影蛋白的相互作用。总之，膜蛋白相互作用比这一模式更为复杂，但此模式可作为我们用来理解膜蛋白突变病理生理作用的一个好的起点。例如，已报道有血影蛋白突变引起溶血性贫血但并不直接破坏血影蛋白自身联结或血影蛋白 - 锚蛋白联结。这些突变干扰膜骨架蛋白、衔接蛋白，和（或）脂质双层蛋白之间的相互协作[50]。

红细胞膜蛋白受多种翻译后修饰或其他调节方式的影响，包括磷酸化、脂肪酸酰基化、甲基化、糖基化、脱酰胺化、氧化和限制性蛋白水解剪切。除膜蛋白磷酸化外，这些修饰都相对稳定且不可逆转。相反，膜蛋白磷酸化是多种蛋白激酶和磷酸酶的高度动态系统，这些蛋白激酶和磷酸酶通常以氨基酸和蛋白位点特异性方式，不断对丝氨酸、苏氨酸和酪氨酸残基进行磷酸化和去磷酸化，紧密调节膜蛋白的结合。另外，细胞膜蛋白的结合还受多种细胞内因子的影响，包括钙离子、钙调蛋白、磷酸肌醇和聚阴离子如 2,3- 二磷酸甘油醛（BPG）。

红细胞表面带负电荷，主要是由于有高浓度的神经氨酸残基。这些残基 90% 来自于血型糖蛋白 A，其余的来自其他血型糖蛋白和带 3 蛋白。红细胞膜表面电荷改变对细胞有害。例如在镰形红细胞，其表面电荷的聚集在红细胞黏附于内皮细胞表面中发挥作用。

■ 细胞的变形性和膜稳定性

红细胞生存所需的最重要特性即是其变形性[51]。变形性是指红细胞发生扭曲变形后能重新恢复其正常形态，不形成碎片，也不丧失其完整性。这种情况的最好例证是在脾窦壁中，红细胞挤过覆盖脾窦壁的内皮细胞之间的狭小孔隙。红细胞变形性由三个因素决定：①细胞的几何形状（双凹盘状）；②细胞质的黏性，主要取决于细胞内血红蛋白的浓度和特性；③红细胞膜内在的黏弹性特征（或膜变形性）。在这三个因素中，由面积 - 体积比决定的细胞几何形状最为重要，HS 细胞损伤就是例证。另一方面，内在的黏弹性特征对红细胞生存的影响可能相对较小。东南亚卵圆红细胞非常僵硬，但其在体内的生存正常。

细胞的几何形状，即红细胞双凹盘状，对红细胞生存至关重要。这种细胞表面形状提供了高表面积 - 细胞体积比值。正常红细胞体积约 90μm^3。能够将其完全包裹的最小表面积大约为 98μm^3 的球形。而包裹这一体积的双凹盘形表面积大约可容纳 140μm^3。因此，单独形状就为红细胞提供了大量冗余的膜和细胞骨架。这一特征提供了当红细胞肿胀时所需的额外膜表面积。更为重要的是，这一几何结构能使红细胞在循环机械应力作用下扭曲变形时可以伸展。在免疫性溶血性贫血中，红细胞被部分吞噬，或者在膜骨架蛋白缺陷患者中，少量细胞膜从细胞脱落，使红细胞膜丢失，都可导致红细胞表面积大大减少，形成椭圆形或者球形，并因此大大降低其变形性[52]。同时引起这些细胞对渗透压的耐受性降低，也解释了为什么膜缺陷引起的贫血常伴有渗透脆性增高，这也是临床实验检测的基础。同样地，红细胞水肿时可变为大球形，其变形能力也减小。

因此，红细胞膜骨架的组织及其与质膜的连接，会影响红细胞的变形性和稳定性。在静息状态下，血影蛋白的折叠螺旋片段呈高度卷曲。细胞膜变形伴随着以血影蛋白 - 肌动蛋白为基础的膜骨架网络的重排。某些血影蛋白分子解螺旋并伸长，而另一些则变得更为压缩和折叠，表面积并无净改变。因此，形状改变但表面积没有改变。红细胞膜随代谢能量输入的变化呈现固相至液相的转变[53]。伸张和压缩限度决定了红细胞变形能力。影响血影蛋白 - 肌动蛋白为基础的蛋白网格的细胞膜蛋白突变或获得性改变导致膜丢失，伴有膜表面积减少和细胞几何形状的改变。

红细胞黏性主要取决于其血红蛋白含量[52]。在正常细胞内浓度（270~350g/L）时，黏度对细胞变形性影响非常小。红细胞脱水时，细胞内有效血红蛋白浓度升高，黏度呈指数增加。正常情况下，细胞膜泵和通道维持细胞内体积，使血红蛋白浓度保持在低于胞质黏度影响变形性的水平。先天性细胞膜泵或通道异常（如遗传性干瘪细胞增多症）或由血红蛋白多聚化或结晶所致的紊乱（如镰状细胞贫血或血红蛋白 C 病）导致细胞脱水，红细胞黏度明显增加。

■ 细胞膜材料属性

细胞膜材料属性反映脂质双层和膜骨架特性。细胞变形过程中细胞膜发生弯曲，后者受限于脂质双层的不可压缩性。有人提出胆固醇从脂质双层膜内侧向膜外侧快速移位有助于这种弯曲（图 45-3）。悬浮于低张溶液的红细胞发生肿胀，如同进行渗透脆性试验一样（见下文“实验室特征”）。因脂质双层膜面积的扩张不能超过 3%~4%，故其形态变成近乎球形。渗透压力进一步降低可导致红细胞膜破裂，细胞内血红蛋白释入细胞悬液中。

细胞膜骨架决定了膜的固相和半固相特性。细胞弹性伸长是固相特性的例证，当应力去除后，红细胞形态可完全复原。例如，红细胞在通过脾窦壁狭小缝隙时发生变形。膜骨架独特的网格状分子解剖结构有助于细胞形态的弹性复原。各个六边形处于紧凑的、非伸展的构象状态，连接复合体相互靠近，其间的血影蛋白四聚体交联臂折叠，因此可发生大的单向伸长而不破坏网格结构（见图 45-3）。在这种变形过程中，细胞膜骨架能保持完好。另一方面，大的或者长时间的应力作用可使细胞膜骨架重组成新构象，产生永久弹性变形。当应力过大时，就会发生细胞膜破碎。在损伤血管中，红细胞被纤维细丝攀住就是例证（见第 50 章）。从该部位被释放后，红细胞要么发生永久变形，要么已成碎片。

■ 细胞膜生成及老化

膜蛋白的生物合成在红细胞生成过程中并不同步。在红细胞发育的早期，合成主要的膜骨架蛋白（血影蛋白、锚蛋白、带 4.1 蛋白）[54]。但这些蛋白转换非常快，并不装配成一种永久的网状。在原始红细胞阶段，带 3 蛋白合成启动，同时有带 4.1

蛋白合成，合成增加，直至进入晚幼红细胞阶段。这时，信使 RNA（mRNA）水平下降，血影蛋白和锚蛋白的合成降低。而新装配到细胞膜上的血影蛋白和锚蛋白组分则不断增加，这些蛋白在细胞膜上的转换则下降。

尽管合成减少，但募集到细胞膜的血影蛋白和锚蛋白的量和稳定性反而增加，这与此时主要膜骨架脂质双层锚蛋白——带 3 蛋白和带 4.1 蛋白进行性合成增加有关[54]。早期研究表明，带 3 蛋白的合成调控早期的红细胞膜装配，带 3 蛋白插入细胞膜后，指导已经合成的其他蛋白质组装成稳定的大分子复合物。但是带 3 蛋白在细胞膜装配中的作用也遭到一些质疑，原因为：①在非培养细胞中并未发现带 3 蛋白有诱导先期合成的细胞骨架成分组装的作用；②在一些红细胞带 3 蛋白缺陷的脊椎动物模型中，尽管在循环中红细胞膜不稳定，但细胞膜合成却是正常的。

血影蛋白亚单位的合成与装配是复杂的。源于胚胎（卵黄囊）和胎儿 / 成人（肝脏 / 脾脏）的早幼红细胞显示，β 血影蛋白生物合成要多于 α 血影蛋白的合成。在胚胎红细胞中，这一比例在红细胞造血的较晚阶段都被保留，但在胎儿 / 成人来源的晚幼红细胞和网织红细胞并非如此。网织红细胞 α 血影蛋白基因表达增加，β 血影蛋白基因表达保持稳定，导致晚期以 α 血影蛋白及其 mRNA 占优势，此时细胞膜的真正装配也是最快的。α 和 β 血影蛋白以 1∶1 的化学当量比渗入细胞膜，而与其各自合成速率无关[55]。这一点在分析遗传性溶血性贫血时非常重要。人类 α 血影蛋白合成在红细胞造血较晚期时是 β 血影蛋白合成的 2~4 倍，此时也被认为是细胞膜快速装配期。因此，β 血影蛋白亚单位的量就决定了稳定血影蛋白装配的最大速率和量。所以，β 血影蛋白突变导致稳态水平新合成量减少的表型较相应量 α 血影蛋白合成减少者也严重得多。对遗传性溶血性贫血患者的分析支持这种判断。

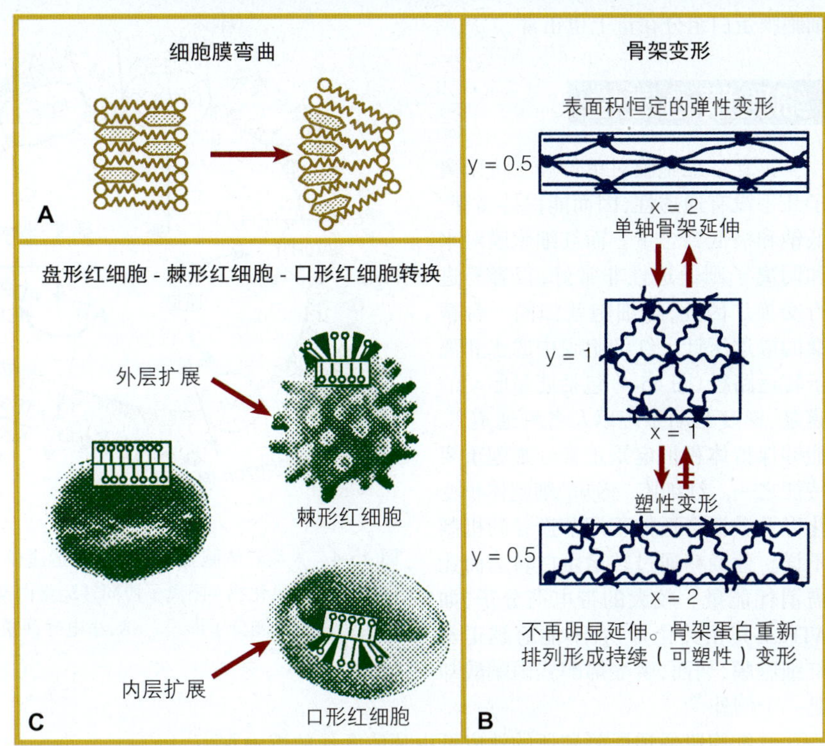

图 45-3　红细胞膜原料特征。A. 细胞膜弯曲。细胞膜弯曲度受脂质双层有限的可压缩性限制。胆固醇（菱形阴影）从内层向外层快速移位可降低内层挤压，利于弯曲。B. 骨架变形。尽管红细胞膜脂质双层疏水性妨碍其表面积在不破裂的情况下增加，但由于膜骨架蛋白具有黏弹性，可使细胞膜在保持表面积恒定情况下发生明显变形。单轴延伸时，骨架蛋白伸长（上方矩形）。当外力作用停止，由于骨架蛋白弹性网络连接未受损，细胞表面积复原。单轴明显延伸或长时间延伸破坏骨架蛋白联结，导致骨架蛋白网络重排，形成新的蛋白联结。这一过程形成持续弹性变形（下部矩形）。C. 双层联结假说和口形红细胞 - 盘形红细胞 - 棘形红细胞转换。红细胞形状反映脂质双层之间表面积的比率。复合物（黑三角）优先插入脂质双层外膜使其延伸，紧接着红细胞锯齿变（棘形红细胞增多或刺状红细胞增多）。相反，脂质双层内膜延伸形成杯状（口形红细胞增多）以及表面内陷。

在细胞膜生物合成即将完成的晚幼红细胞阶段，细胞膜进行一系列重要的重构[56,57]。围绕细胞核的膜含有一肌动蛋白环，后者可能参与幼红细胞脱核。同时血影蛋白骨架分离进入未成熟网织红细胞区域，而某些表面受体则在脱出的细胞核周的膜聚积。

在新近脱核后的网织红细胞中，某些蛋白质的合成仍在继续，如血影蛋白、带 3 蛋白、带 4.1 蛋白和 GPC，但大多数细胞膜重构发生在翻译后。网织红细胞有线粒体、多聚核糖体以及多种细胞膜蛋白，而这些在成熟红细胞较少或缺乏。另外，磷脂成分以及脂质的内外分布也有不同。网织红细胞较成熟红细胞变形能力明显要差，对机械作用更加不稳定。网织红细胞的成熟在骨髓内开始，持续 2~3 天。红细胞的成熟在循环中以及可能还在脾脏完成，后者称作“脾脏抛光”（*splenic* polishing）。网织红细胞在获得双凹盘状形状之前，首先变成杯状。这一过程涉及膜磷脂、骨架蛋白和嵌入蛋白的重要重组，以及脂质和蛋白的丢失，包括转铁蛋白、胰岛素和纤维粘连蛋白受体。

红细胞老化

第 32 章讨论了红细胞老化机制。

胎儿红细胞

胎儿红细胞与成人红细胞在许多方面不同，包括糖酵解和非糖酵解酶的活性、ATP 和磷酸盐代谢，高铁血红蛋白含量及氧亲和力，以及储存特征的改变[58]。与成人红细胞相比，胎儿红细胞柔软性差，机械脆性增加，寿命短（平均 45~70 天）。

胎儿红细胞和成人红细胞的细胞膜也不同。ABO 和 I 抗原，以及 Lewis 系统的吸附血清抗原受体表达不完全。胎儿红细胞膜对单价阳离子通透性更好，所含 Na^+-K^+ ATP 酶活性较弱。与成人红细胞相比，每个胎儿红细胞含有的磷脂和胆固醇较多，因此，其表面积 - 体积比更大，渗透抵抗能力也稍强。胎儿红细胞膜鞘磷脂与 PC 比增加，其脂肪酸成分也不同。然而，这些改变很可能相互平衡，因为细胞膜的流动性正常。胎儿红

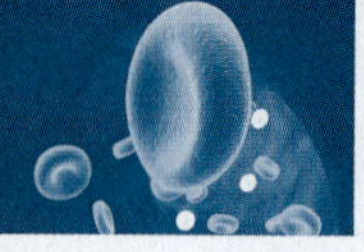

细胞膜蛋白组分在量上也正常。

细胞膜通透性

正常红细胞膜对单价和二价阳离子几乎没有通透性，因而能保持高钾、低钠和极低钙含量。而红细胞膜对水和阴离子则通透性非常好，很容易进行交换。因此，红细胞就如同一台精准的渗透压计。红细胞膜中的水和离子转运路径(图 45-4)包括能量驱动的膜泵、梯度驱动系统以及各种通道[59]。能够保持体积恒定是正常红细胞重要特征之一。红细胞"感知"细胞体积变化以及激活合适体积调节途径的机制不详。葡萄糖通过转运蛋白转运而无需消耗能量。较大的带电荷分子，如 ATP 及其相关化合物，不能跨越正常红细胞膜，然而，磷酸烯醇式丙酮酸却是一个例外[59]。

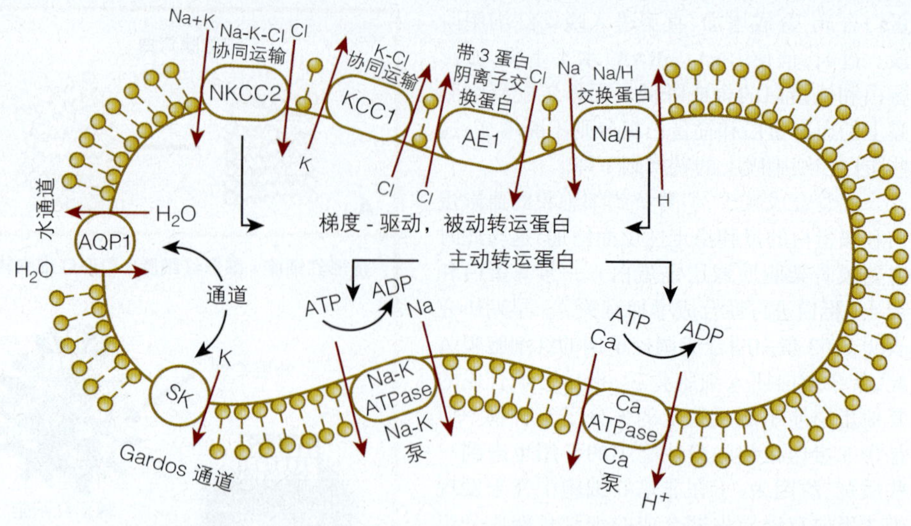

图 45-4　人类红细胞主要的离子转运途径。AE1，带 3 阴离子转运蛋白；AQP1，水通道，水通道蛋白 1；KCC1，氯化物 - 阳离子协同转运蛋白家族氯化钾(KCl)协同转运系统。NKCC2，Na-K-Cl 协同转运蛋白基底侧分子形式。SK，小电导钾通道。

红细胞膜通透屏障破坏的效应可由补体介导的溶血加以说明。在红细胞表面补体完全激活导致形成膜攻击复合物，后者由嵌合在脂质双层内的终末补体成分组成。该多分子复合物行使氧离子通道之功能，允许钠、钾和钙根据其浓度梯度被动移动通过细胞膜。因为钾离子丢失过多以及 Na^+-K^+ 泵的代偿，在固定的阴离子如血红蛋白、ATP、2,3-BPG 等吸引下，细胞内钠离子累积。结果，细胞内单价阳离子和水增多，细胞肿胀，并最终发生胶体渗透性溶血。

■ 能量驱动的膜泵

红细胞有两种离子驱动的 ATP 酶依赖的阳离子泵用以保持细胞内低纳、低钙和高钾[59]。乌本苷(ouabain)可抑制 Na^+-K^+ ATP 酶(钠泵)，钠泵以 3∶2 化学当量排除钠交换钾。Ca^{2+} ATP 酶为一钙调蛋白活化泵，将红细胞内钙离子排出，以保持极低的细胞内钙离子浓度，因此可避免钙离子的多种有害作用。这些有害作用的例子包括棘形红细胞增多、细胞膜囊泡形成、钙蛋白酶活化、膜蛋白水解以及细胞脱水。细胞内钙离子增高在镰形红细胞增多症病理生理机制中起重要作用，因为在红细胞镰变过程中观察到的细胞内钙离子水平升高是由于钙离子流入增加及 Ca^{2+} ATP 酶活性减低导致的。红细胞膜还包含 ATP 驱动的氧化型谷胱甘肽转运和氨基酸转运系统[59]。

■ 梯度驱动的系统

由钠泵建立的 Na^+-K^+ 梯度被用于几种梯度驱动系统使离子转运跨越细胞膜[59]。这些系统包括 K^+-Cl^- 转运系统、带 3 蛋白、Na^+-K^+-Cl^- 转运系统和 Na^+-H^+ 交换系统。Na^+-K^+-Cl^- 共转运系统在红细胞仅起很小作用。Na^+-H^+ 交换系统主要在早期红细胞成熟过程中发挥作用。K^+-Cl^- 共转运系统是一典型的载体蛋白介导的转运系统，在网织红细胞特别活跃[60]。细胞肿胀、酸化、细胞内镁离子耗竭、硫醇氧化等都能活化这一系统。

■ 通道

红细胞通道包括电压门控离子通道(通过 Na^+-K^+ ATP 酶介导)、水通道(水通道蛋白)和 Ca^{2+} 活化的 K^+ 通道[59]。Ca^{2+} 活化的 K^+ 通道也以其发现者 George Gardos 博士命名，称作 Gardos 通道，作为对细胞内 Ca^{2+} 增加的反应，选择性排 K^+。在镰形细胞中，Gardos 通道和 K^+-Cl^- 共转运通道活性增加，引起 K^+ 和水的净流失，导致细胞脱水，并形成中间密度和高密度红细胞[61]。这些蛋白质可经药理学操控以改善红细胞脱水，从而减轻镰形细胞病患者的临床进程。

水通道蛋白为细胞膜通道蛋白质，是水通过质膜的选择性孔道[62]。水通道蛋白 -1(AQP1)表达于包括红细胞在内的许多组织，参与红细胞对渗透性改变的快速调节。AQP1 含有 Colton 血型系统表位。已经发现罕见的 Colton- 无(Colton-null)表型的遗传基础为通道功能必需的 AQP1 高度保守的 NPA(天冬酰胺 - 脯氨酸 - 丙氨酸)序列发生突变[63]。虽然靶向灭活 AQP1 的小鼠，在限制给液后红细胞出现高渗，但 Colton- 无患者并没有明显的临床表型[63]。

红细胞膜病

由红细胞膜缺陷导致的溶血性贫血是一类重要的遗传性贫血，其中以 HS、HE 和 HPP 最为常见。起初，按照红细胞形态学对这组疾病分类并进行了详细研究，结果发现在临床表现、形态学改变、实验室检查以及分子学特征等方面存在很大异质性，而不同疾病之间又有相当程度的交叉重叠(表 45-2)。分子生物学的进步使得对这类疾病特征认识更为深入，在很多情况下都能检测到精确的遗传缺陷。分子分析为这类疾病发病机制提供了更多信息，也对红细胞膜蛋白结构 - 功能关系有了深入的了解。

表 45-2 遗传性红细胞形状异常的红细胞膜蛋白缺陷

蛋白质	疾病	评 论
锚蛋白	HS	典型显性遗传 HS 最常见原因
带 3 蛋白	HS，SAO，NIHF，HAc	脾切除前血涂片见到的"钳夹"HS 球形细胞；SAO 由 9 个氨基酸缺失导致
β 血影蛋白	HS，HE，HPP，NIHF	脾切除前血涂片见到的"棘形"球形细胞；β 血影蛋白突变位点决定临床表型
α 血影蛋白	HS，HE，HPP，NIHF	α 血影蛋白突变位点决定临床表型；α 血影蛋白突变是典型 HE 最常见原因
蛋白 4.2	HS	主要发现于日本患者
蛋白 4.1	HE	发现于一些欧洲人和阿拉伯人群
GPC	HE	GPC 缺陷 HE 伴有蛋白 4.1 缺失

GPC，血型糖蛋白 C；HAc，遗传性棘形红细胞增多症；HE，遗传性椭圆形红细胞增多症；HPP，遗传性热不稳定性异形红细胞增多症；HS，遗传性球形红细胞增多症；NIHF，非免疫性胎儿水肿；SAO，东南亚卵圆红细胞增多症。

■ 遗传性球形红细胞增多症

定义和历史

遗传性球形红细胞增多症是一组以红细胞丧失其薄的双凹圆盘形状，而变厚趋于球形改变为特征的疾病。这种形态异常可以很轻微，红细胞仍保持中心凹陷，也可非常明显，红细胞中心凹陷完全丧失，细胞渗透脆性增加。早在 100 年以前两个比利时医生 Vanlair 和 Masius 就首先描述了 HS，20 年以后 Wilson 和 Minkowsky 再次报告了一家三代共 8 例该病患者。Chauffard 描述了本病红细胞渗透脆性增加，报告脾脏切除可纠正贫血和溶血，紧接着 Ham 与 Castle 对脾脏在该病中的作用进行了研究。Dacie[64] 在其文献中对 HS 的早期历史进行了综述。

当发现 HS 红细胞膜对钠漏失并且丢失脂质，导致膜面积减少，提示本病由红细胞膜缺陷所致。随后发现红细胞膜蛋白异常是 HS 缺陷的病因。

流行病学

HS 出现在所有种族和人种。本病是北欧人后裔最常见的遗传性贫血，在美国和英国大约每 2500 人中就有 1 例本病患者。男女发病机会均等。球形红细胞增多综合征的临床、实验室、生化和遗传学表现呈明显异质性特征。

病因学和发病机制

HS 红细胞的特点是细胞膜面积较细胞体积相对减少，导致红细胞球形变，变形能力下降[65]。细胞膜面积的减少由膜脆性增加引起，而脆性增加又是红细胞膜蛋白缺陷所致，包括锚蛋白、带 3 蛋白、β 血影蛋白、α 血影蛋白和蛋白 4.2。脆性增加引起细胞膜囊泡化和表面积减少（图 45-5）。脾脏捕获不能变形的红细胞，并随后处理和破坏这些细胞，导致 HS 患者出现溶血。因此，脾脏在本病溶血过程中起着重要作用，仅次于红细胞膜基本缺陷。

红细胞膜蛋白缺陷

对 HS 红细胞膜研究表明某些膜蛋白含量存在异常，包括血影蛋白和锚蛋白联合缺乏、带 3 蛋白缺乏、单独血影蛋白缺乏和蛋白 4.2 缺乏[65,66]。本病涉及多个遗传位点。而绝大多数 HS 突变都是个体所特有的，也就是说，各家系有独特的基因突变，表明 HS 突变没有选择优势。

锚蛋白 HS 红细胞膜血影蛋白和锚蛋白同时缺乏较为常见（图 45-6）。锚蛋白合成减少、细胞膜锚蛋白装配减少，或者锚蛋白装配异常，都可能造成锚蛋白上血影蛋白结合位点减少、缺失或缺陷，导致细胞膜血影蛋白装配减少。

遗传学筛查已经在患者中发现了一些锚蛋白基因突变，并且证明锚蛋白缺陷是典型的显性遗传 HS 的最常见原因[66,67]。大多数锚蛋白突变为移码突变或无义突变，导致锚蛋白分子缺

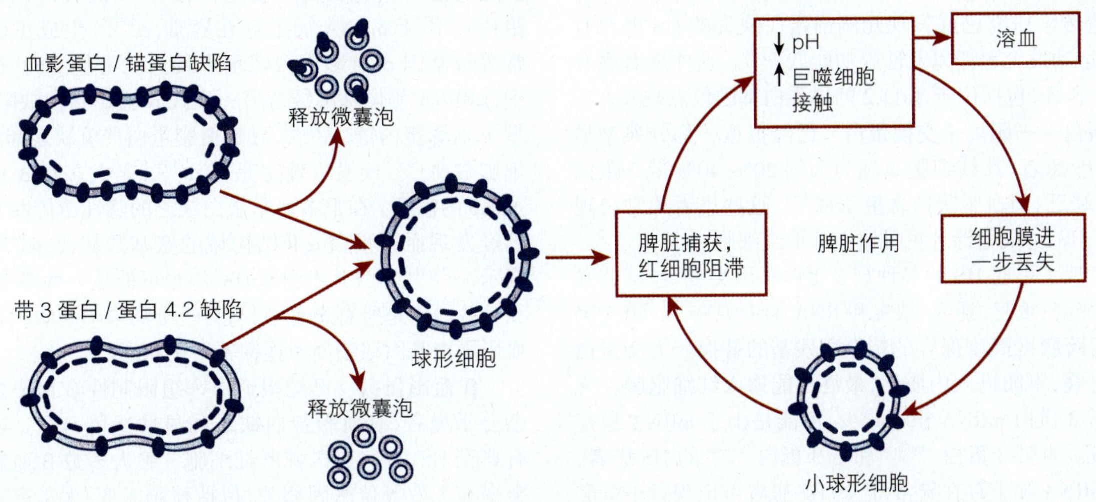

图 45-5 遗传性球形红细胞增多症病理生理学。HS 主要缺陷为膜表面积减少，导致细胞球形变。两种不同机制导致膜面积减少：①血影蛋白和锚蛋白缺陷使膜骨架蛋白密度减低，脂质双层失去稳定性并释放含有带 3 蛋白的微囊泡；②带 3 蛋白或蛋白 4.2 缺陷导致带 3 蛋白缺乏，脂质稳定作用丧失，不含带 3 蛋白微囊泡丢失。这两种途径均导致细胞膜丢失，表面积减少，细胞球形变，变形能力减低。异常红细胞在脾脏不利环境下被捕获，脾脏作用进一步损伤细胞膜，细胞膜损伤循环被放大。

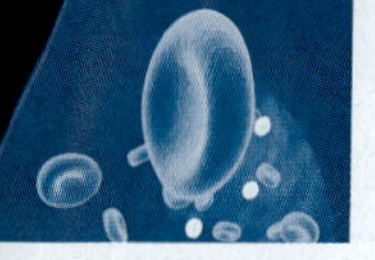

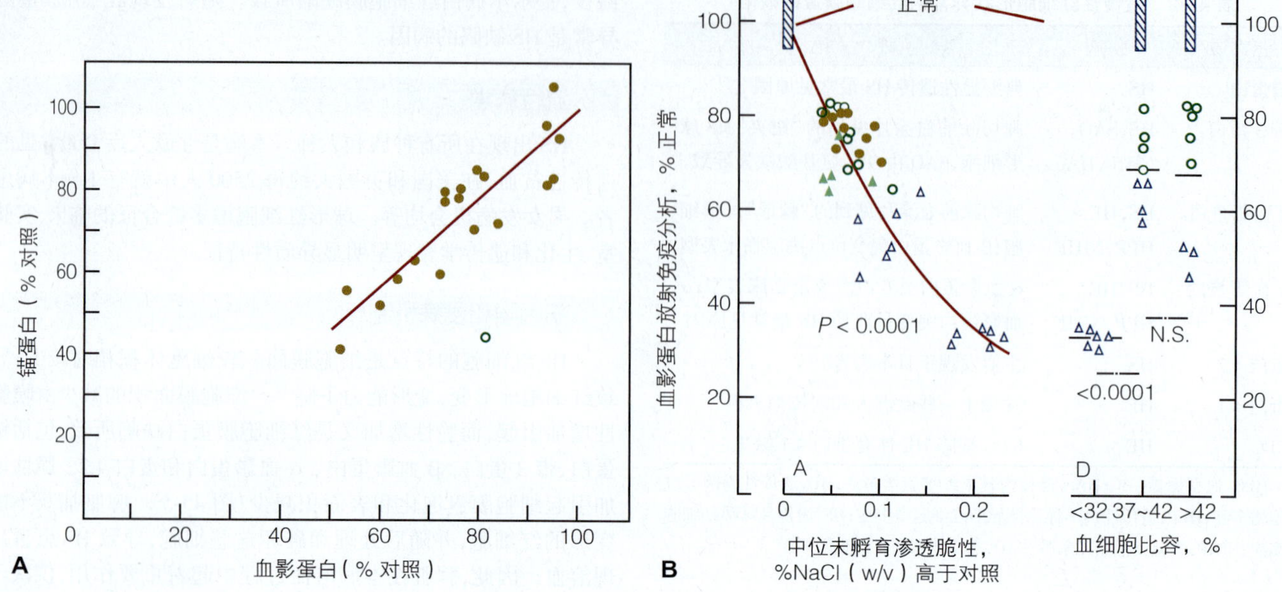

图 45-6 锚蛋白和血影蛋白在 HS 中的作用。A. 20 例显性 HS 亲属锚蛋白和血影蛋白缺乏的关系。每一个点，以正常对照百分比表示，代表一个亲属红细胞锚蛋白和血影蛋白水平的平均值。考虑到实验误差，除一例外（空圈），这些家族成员锚蛋白和血影蛋白缺乏基本一致，为红细胞主要表现锚蛋白缺乏的典型家族。B. HS 红细胞血影蛋白缺乏和未孵育渗透脆性（一种球形检测）的关系。纵轴显示放射免疫分析测定的血影蛋白含量；横轴显示渗透脆性，以 50% 红细胞溶血的 NaCl 浓度表示。圆圈代表典型常染色体显性遗传 HS；三角代表不典型、非显性遗传 HS；空圈表示患者已行脾切除治疗。（右侧）脾切除至少 4 个月后每个患者的血细胞比容。注意血影蛋白明显缺乏患者球形细胞更多，脾切除治疗部分有效。

陷、锚蛋白缺乏，或两者都有。错义突变可能破坏正常的锚蛋白-蛋白质相互作用。其中一个变异型锚蛋白 Walsrode，是在一个红细胞膜带 3 蛋白、锚蛋白和血影蛋白均缺乏的家系中被发现的，这是由于带 3 蛋白的锚蛋白结合结构域突变，使带 3 蛋白与锚蛋白亲和力下降所导致的[68]。除了一个例外，目前所报道的锚蛋白突变都是独特的。锚蛋白 Florianopolis，是一种重复出现的移码突变，引起严重的显性遗传 HS 是一个例外。在一些隐性遗传 HS 患者中，还发现了锚蛋白基因的启动子遗传变异[66]。目前这些突变对于锚蛋白基因表达的功能意义正在开始被揭示[69]。

细胞遗传学研究已经发现几例锚蛋白缺失的 HS 患者有畸形、精神运动发育迟滞以及性腺功能低下[70]。这些患者患有连续基因综合征，包括位于 8p11.2 的锚蛋白基因位点缺失。

带 3 蛋白——阴离子交换蛋白 已经报道一部分典型显性遗传的 HS 患者，其红细胞表现为大约 20%~40% 带 3 蛋白和蛋白 4.2 缺乏，但血影蛋白含量正常[65]。这些患者通常表现为轻-中度 HS，外周血涂片可见钳夹球形红细胞。

已经发现了引起 HS 的多种带 3 蛋白基因突变，包括错义突变、无义突变、重复、插入、缺失和 RNA 加工突变[71]。错义突变包括一组跨膜区高度保守的精氨酸残基的替换。突变蛋白不能正确折叠，不能进入内质网，最终不能掺入红细胞膜。无义突变使带 3 蛋白 mRNA 积累减少，可能是由于 mRNA 稳定性下降所致。有带 3 蛋白 Campinas 和带 3 蛋白 Pribram 的 HS 患者，带 3 蛋白 mRNA 加工存在异常，这些 HS 患者可出现肾小管酸中毒[72,73]。

血影蛋白 大多数 HS 患者红细胞，包括显性遗传和隐性遗传的，都有血影蛋白缺乏。血影蛋白缺乏的严重程度与红细胞球形变的程度、耐受剪切力的程度、溶血程度，以及脾脏切除后的治疗反应等相关（见图 45-6）[74,75]。

在人类，α 血影蛋白合成速率是 β 血影蛋白的 2~4 倍，杂合子 α 血影蛋白缺陷应该仍能产生足够的正常 α 血影蛋白链与合成的全部或接近全部的 β 血影蛋白链配对。因此，α 血影蛋白缺陷患者只有在纯合子或复合杂合子状态时才表现出症状。同理，β 血影蛋白缺陷导致限制性 β 血影蛋白链缺乏，作为显性遗传特征表达。

α 血影蛋白 大多数隐性遗传性 HS 患者血影蛋白缺乏的机制未明。一些有严重的隐性遗传性 HS 和血影蛋白明显缺乏的患者具有突变等位基因，α LEPRA（低表达 Prague α 血影蛋白）。由于 mRNA 加工存在异常，α LEPRA 生成正确剪接的正常等位基因 α 血影蛋白转录本约为正常的 1/6。在一例患者中，LEPRA 等位基因结合另一反式 α 血影蛋白缺陷，一种截断型 α 血影蛋白链、α Prague，导致血影蛋白严重缺乏和重度球形红细胞贫血[76]。还没有确定是否 α LEPRA 是大多数 α 血影蛋白相关 HS 的病因。在很多血影蛋白缺乏的隐性遗传性 HS 患者中，已经发现血影蛋白 αⅡ 结构域的氨基酸替代，α Bug Hill[77]。研究提示，α Bug Hill 本身并不引起 HS，但很可能是一种多态性变异体，在某些而不是所有患者中，与另一个尚未明确的，引起 HS 的 α 血影蛋白基因缺陷处于连锁不平衡状态。

β 血影蛋白 已经报道了一组限制性 β 血影蛋白链缺陷杂合子患者，有血影蛋白缺乏和显性遗传 HS[65]。这些患者患有典型 HS，有一亚群棘形红细胞。绝大多数 β 血影蛋白基因突变与无效等位基因相关，包括移码突变、无义突变以及起始密码子突变。在几个无关家系的患者中，已经发现一种单核苷酸缺失引起的 β 血影蛋白基因移码突变，即血影蛋白 Houston，提示该缺失可能是引起 HS 常见的 β 血影蛋白基因突变类型[78]。基因组缺失、外显子跳跃和移码突变引起的 β 血影蛋白链截断也已有报道。还报道了几种引起 HS 的错义突变。其中一种错义突变，血影蛋白 Kissimmee，是一种不稳定的 β 血影蛋白，不能与蛋白 4.1 结合，与肌动蛋白结合也非常差，因为其点突变发生在 β 血影蛋白与蛋白 4.1 结合的高度保守区[79]。

蛋白 4.2 已经报道了蛋白 4.2 缺乏患者有隐性遗传性 HS，患者主要来自日本[71,80]。一种常见的变异型，蛋白 4.2 Nippon，据推测，是由于影响蛋白 4.2 mRNA 加工的点突变所致[80]。其他变异型是由于蛋白 4.2 基因移码突变、错义突变或 mRNA 加工突变的纯合子或复合杂合子所致。蛋白 4.2 缺乏还见之于带 3 蛋白胞质结构域突变的患者[81,82]。推测这些突变可能累及带 3 蛋白 - 蛋白 4.2 相互作用区。

继发性细胞膜缺陷

阳离子含量与细胞膜通透性 HS 红细胞钾离子和水的含量减少，尤其由脾脏髓质获得的红细胞更是如此。可能继发于细胞膜骨架蛋白缺陷，HS 红细胞对钠的被动通透增加[83]。过多的钠内流活化单价阳离子泵 Na^+-K^+ ATP 酶，加速钠离子的泵出又增加了 ATP 消耗和糖酵解。红细胞脱水至少部分是由于脾脏不利环境引起的，因为从外科切除的脾脏中分离的红细胞脱水最严重。

引起红细胞脱水的途径并不完全清楚。一种可能是酸性 pH 活化的 K^+-Cl^- 共转运增加。HS 红细胞，尤其是未行脾脏切除患者的红细胞，细胞内 pH 较低，反映出脾脏环境的低 pH 状态。K^+-Cl^- 共转运途径也可由氧化损伤活化，后者很可能由脾脏巨噬细胞所致。最后，细胞内钠离子增加引发 Na^+-K^+ ATP 酶活性亢进，可直接造成细胞脱水，因为细胞排出三个钠离子仅交换两个钾离子，单价阳离子丢失伴有水的丢失。

膜脂质 遗传性球形细胞主要的膜脂质异常，为细胞膜丢失各种膜脂质成比例的均匀丢失，此为 HS 的病理生理标志。胆固醇和各种磷脂相对比例正常，磷脂仍保持通常的膜不对称性，甚至在重症患者也是如此。

脾脏的作用

脾脏在 HS 病理生理学起一种继发性的但却是重要的作用。脾脏破坏变形能力减低的异常红细胞是溶血的主要原因。提出的红细胞破坏的机制是球形细胞在脾脏微循环中被捕获并被巨噬细胞吞噬。

脾脏捕获无变形能力的球形细胞 由于变形能力减低，球形细胞不能通过红髓脾索和脾窦隔离屏障上内皮细胞和外膜细胞之间的缝隙（见第 5 章）。而红细胞变形能力减低主要与细胞膜面积减少有关，其次与细胞轻度脱水引起的内部黏度增加有关。另外，脾脏环境也不利于红细胞。低 pH、低葡萄糖和低 ATP 浓度以及附近巨噬细胞产生的局部高浓度有害氧自由基都可对细胞膜造成损伤。

球形红细胞在脾脏中的预处理和破坏 红细胞穿越窦壁孔隙受阻导致髓索和红髓明显充血，而静脉窦相对空虚[84]。在此，红细胞被"预处理"，渗透脆性增加，球形变更为明显，钠和钾净含量较全身循环的细胞低[85]。脾脏预处理是多次脾阻滞事件造成的。估计 HS 红细胞在脾索的滞留时间大约 10~100 分钟。仅 1%~10% 进入脾脏的血液被充血的脾索阻留，而 90% 以上的血液很快分流进入静脉循环。

脾脏巨噬细胞吞噬是球形红细胞破坏的最后步骤。但刺激巨噬细胞吞噬的因素未明。

遗传

引起 HS 的基因包括锚蛋白、β 血影蛋白、带 3 蛋白、α 血影蛋白和蛋白 4.2 基因。在 2/3~3/4 的 HS 患者中，呈常染色体显性遗传。剩下的患者则未能证明为显性遗传。其遗传方式可能是常染色体隐性遗传，或者为新发突变所致。常染色体隐性遗传患者是由 α 血影蛋白基因或蛋白 4.2 基因缺陷所致。在 HS 基因中已经报道了数量惊人的新发突变[79,86,87]。也报道了几例带 3 蛋白或血影蛋白基因纯合子或复合杂合子缺陷的 HS 患者，导致胎儿死亡，或者在新生儿期出现严重溶血性贫血[88,89]。通常，同一家系中的患病个体溶血程度相似。在少数情况下，同一家系的成员也可表现不同程度溶血。当在一个或多同胞发现有 HS，而其父母却无异常，或者受累家族成员中 HS 严重程度存在很大差别，可有以下几种原因：影响膜蛋白表达的修饰等位基因的遗传，导致临床表型不同；基因缺陷外显率不同；新发突变；一种轻型的隐性遗传的 HS；缺陷为组织特异性嵌合体[90]。

临床特征

球形红细胞增多综合征患者临床表现差别非常大。典型 HS 患者临床表现为溶血（贫血、黄疸、网织红细胞增多、胆结石、脾脏肿大）、球形细胞增多（外周血涂片球形细胞增多以及渗透脆性升高）和阳性家族史。血红蛋白、胆红素和网织红细胞计数与对溶血的代偿程度有关，根据它们的改变将 HS 界定为轻型、中间型和重型三种不同临床严重类型（表 45-3）。对于怀疑 HS 的患者初始评估应包括询问家族史、既往贫血、黄疸、胆结石和脾切除病史。体检应该寻找体征，如巩膜黄疸、黄疸、脾脏肿大。

典型遗传性球形红细胞增多症 遗传性球形红细胞增多症通常在婴儿期或儿童时期即可出现临床征象，但也可在任何年龄段发病。儿童患者，贫血最为常见（50%），其次是脾肿大、黄疸或阳性家族史[65]。成人患者则无相应资料。2/3~3/4 的 HS 患者溶血代偿不完全，表现为轻、中度贫血。除了疲乏和轻度苍白外，贫血症状常不明显，有时儿童患者的家长会提供一些患儿非特异性表现，如易激惹等。黄疸见于大约半数患者，通常出现在病毒感染时。出现黄疸时，为非胆红素尿黄疸，即为非结合胆红素血症，而检测不到胆红素尿。在年龄较大的儿童和成人患者，大多数（75%~95%）查体可触及脾脏肿大。通常脾脏呈轻度增大（肋缘下 2~6cm），但也可呈巨脾。脾脏大小与 HS 严重程度没有肯定的关系。但是考虑到本病的病理生理过程和脾脏切除的治疗反应，这种相关性可能还是存在的。典型 HS 可以是显性遗传的，也可是隐性遗传的。尽管隐性遗传性 HS 临床表现更为严重，但两者有相当程度的重叠。

代偿性遗传性球形红细胞增多症 大约 20%~30% 的 HS 患者表现为"代偿性溶血"，即红细胞生成和破坏平衡，血红蛋白浓度基本维持在正常水平[65,90]。尽管红细胞寿命可能仅为大约 20~30 天，患者却能够通过加速骨髓红系造血补偿溶血。这些患者不贫血，因而通常也无任何症状。在有些患者，溶血、脾脏肿大和球形红细胞增多均不明显，常致诊断困难。例如，这些患者网织红细胞常低于 6%，仅在大约 60% 的患者中，外周血涂片能见到球形细胞。不少患者直到成年期在检查其他

表 45-3　遗传性球形红细胞增多症分类

实验室检查	HS 性状或携带者	轻型球形细胞增多	中间型球形细胞增多	普通重型球形细胞增多 *	重型球形细胞增多 †
血红蛋白(g/L)	正常	110~150	80~120	60~80	<60
网织红细胞(%)	1~2	3~8	±8	≥10	≥10
胆红素(mg/dl)	0~1	1~2	±2	2~3	≥3
血影蛋白含量(% 正常)‡	100	80~100	50~80	40~80§	20~50
血涂片	正常	轻度球形细胞增多	球形细胞增多	球形细胞增多	球形、异形细胞增多
渗透脆性					
新鲜血液	正常	正常或轻度增加	明确增加	明确增加	明确增加
孵育血液	轻度增加	明确增加	明确增加	明确增加	明显增加

* 未输血患者值。

† 按定义，重型球形细胞增多患者为输血依赖。检测值为输血前当时获取。

‡ 正常，每个红细胞含 $(245\pm27)\times10^3$ 血影蛋白二聚体。

§ 这组患者血影蛋白含量不同，可能反映基础病理机制的异质性。

无关疾病时，或当出现贫血或慢性溶血相关并发症时，才被发现。引起脾脏进一步肿大的疾病可使溶血变得严重，例如传染性单核细胞增多症，其他因素可加重溶血，如妊娠和持续的剧烈运动等。鉴于这些 HS 患者的病程没有症状，因而对于偶然发现的脾脏肿大、年轻胆结石患者、细小病毒 B19 或其他病毒感染引起的贫血等进行评估时，应该考虑有 HS 的诊断。

中型与重型遗传性球形红细胞增多症　大约 5%~10% 的 HS 患者有中型或重型贫血。典型中型患者血红蛋白水平为 60~80g/L，网织红细胞 10% 左右，胆红素 2~3mg/dl，40%~80% 正常血影蛋白含量。该类型包括显性遗传和隐性遗传 HS 患者，涉及多种不同的分子缺陷。重型患者，正如定义的那样，表现有危及生命的贫血和输血依赖。这些患者几乎都是隐性遗传 HS。大多为严重的单独血影蛋白缺乏（<40%），被认为是由于 α 血影蛋白缺陷所致[74,75]。除了典型球形红细胞外，重型 HS 患者外周血涂片还经常出现不规则形态红细胞、有凸起的球形红细胞或怪异形态红细胞。这些细胞在未行脾脏切除治疗的中型患者中甚为少见，脾切除后则可出现。除了反复输血的风险外，患者还可能发生溶血危象和再障危象，以及严重非代偿性贫血相关并发症，包括生长迟缓、性成熟延缓，以及地中海贫血的面部特征。

无症状携带者　隐性遗传 HS 患者的父母无任何临床症状，无贫血、脾肿大、高胆红素血症或血涂片球形红细胞增多。但大多数有 HS 的轻微实验室检查异常，包括轻度网织红细胞增多（约 2%）、结合珠蛋白水平减低和渗透脆性轻度增高。孵育渗透脆性试验可能是这些无症状携带者最敏感的检测方法，尤其是 100% 红细胞溶解点，在携带者中出现在较高氯化钠浓度（0.43g ± 0.05g NaCl/dl），较正常人高（0.23g ± 0.07g NaCl/dl）[90]。然而单独一种实验还不足以得出诊断。只有通过一系列检查结果才能可靠地检测出携带者。估计至少 1.4% 的携带者为沉默携带者。

妊娠与遗传性球形红细胞增多症

多数患者妊娠过程表现良好[91]。部分患者的贫血程度超过由于溶血加重而导致血浆容量增加所引起的贫血。少数患者仅在妊娠时才表现出 HS 症状。也有报告妊娠时 HS 患者发生需要输血的溶血危象和叶酸缺乏。

婴儿遗传性球形红细胞增多症

贫血是 HS 新生儿最常见的症状，见于约 90% 的病例。某些婴幼儿需要输血治疗贫血。有趣的是，婴儿期贫血的程度并不能预测今后生活中贫血的严重性。约半数 HS 新生儿出现黄疸，严重者需要光照疗法或换血疗法。HS 新生儿可因共遗传 Gilbert 综合征而使黄疸更为严重，但这可用苯巴比妥减轻[92]。由于核黄疸比较危险，必须行换血疗法，但大多数患儿黄疸应用光照疗法即可控制。

少数情况下，患儿在宫内或出生后不久即发生严重的溶血性贫血，持续到 1 岁。患儿可能需要定期输血，并且一些患者需要早期进行脾切除治疗。这些严重的 HS 患者通常有血影蛋白明显缺乏，推测可能为 α 血影蛋白基因缺陷纯合子或复合杂合子所致。已在 HS 患者中报道了几例胎儿水肿，因为带 3 蛋白或血影蛋白缺陷引起严重贫血，需要宫内输血治疗。

并发症

胆囊疾病　慢性溶血可导致胆色素性结石的形成，这是最常见的并发症，可见于高达半数 HS 患者。同时，遗传 Gilbert 综合征二磷酸尿苷葡糖醛基转移酶基因的多态性显著增加了胆结石形成的危险性[93]。虽然婴儿期即可查出胆结石，但是大部分情况下胆结石见于青少年、儿童和年轻成人[65,94]。常规处理应包括定期超声查石，因为许多胆石症及 HS 患者是无症状的。定期的超声检查可及时诊断、治疗和预防有症状的胆道疾病并发症，包括胆道梗阻、胆囊炎和胆管炎。

溶血危象、再障危象和巨幼细胞危象　溶血危象通常与病毒性疾病相关，典型者见于儿童期。一般是轻度的，其特征为黄疸，脾脏增大，血细胞比积下降，网织红细胞增多。很少需要治疗干预。严重的溶血危象可出现明显黄疸、贫血、嗜睡、腹痛和触痛性脾肿大。必须住院治疗和红细胞输注。

再障危象可继发于病毒介导的骨髓抑制，虽不常见，但是可能导致重度贫血和严重的并发症，包括充血性心功能衰竭，甚至死亡。这类患者中，最常见的病原为可引起传染性红斑的细小病毒 B19。细胞病毒感染的典型表现为发热、畏寒、嗜睡、呕吐、腹泻、肌痛和颜面斑丘疹（掌掴综合征）、躯干和四肢斑丘疹。

细小病毒 B19 选择性地感染红系祖细胞并抑制其生长（见第 34 章）[95]。细小病毒感染经常引起轻度的中性粒细胞减少、血小板减少或全血细胞减少。再障危象期，血细胞比容和网织红细胞数量下降，骨髓幼红细胞消失，并且随着血浆铁转换减少，血浆铁水平增高。骨髓中常出现的巨原红细胞，是细小病毒 B19 致细胞病变效应的标志。随着新生红细胞减少，残余红细胞的衰老，小球形红细胞增多，红细胞渗透脆性增高。随着可被破坏的异常红细胞的减少，胆红素水平可下降。血清铁浓度的下降和粒细胞、血小板，最后是网织红细胞的出现均预示骨髓功能的恢复。

许多患者都是因为病毒诱导的再障危象就医，特别是有正常的代偿性溶血而无症状的 HS 患者[96]。正如预期的那样，由于细小病毒 B19 可能同时感染一个家族的多个成员并导致再障危象，HS 的“流行”或“暴发”已见报道[97]。在骨髓功能恢复期间可能对诊断产生混淆，医师可能误将“再障危象”诊断为“溶血危象”。因为再障危象通常持续 10~14 天（约为典型 HS 红细胞寿命的一半），所以在恢复前，血红蛋白值常会降至正常水平的一半。重型 HS 患者，其贫血可非常严重，需要住院治疗及输血。

巨幼细胞贫血危象发生于叶酸需求量增高的 HS 患者，如妊娠的患者，成长中的儿童和再障危象恢复期的患者。适量补充叶酸，可预防这一并发症。

其他并发症 HS 的皮肤表现并不常见，包括皮肤溃疡、痛风石、慢性腿部皮炎[98]。通常，这些皮肤表现在脾切除术后会很快痊愈。皮肤表现的发病机制尚不清楚，但是认为与红细胞变形性的改变有关，正如镰状细胞贫血患者提示的那样。

在一些 HS 患者中发现了髓外造血的证据，包括手和颅骨生长缓慢和畸形。在 HS 患者，包括未经治疗的轻度至中度 HS，已经报道了髓外肿块，特别是沿胸和腰椎或在肾门的肿块[98,99]。因为团块可能被误为恶性肿瘤，所以可进行活检。但是，活检可能会因为团块的内容物而引起严重的出血。磁共振成像可能是一项可选择的比较可靠安全的检查手段。脾切除术后，团块逐渐内卷，并发生脂肪变性，但不会减小。

有观点认为 HS 患者有患造血系统恶性肿瘤的倾向，包括骨髓增殖性疾患，尤其是骨髓瘤[100]。脾脏对异常红细胞的清除形成对单核吞噬细胞的慢性刺激，包括淋巴细胞、浆细胞和巨噬细胞增殖，这种增殖可能是恶性肿瘤的发病机制。在几例 HS 患者中报道有血栓形成，通常见于脾切除术后。

在共遗传血色素沉着症和没有 HFE（血色素沉着症基因）突变的 HS 患者中都已经报道过铁过载。未治疗的 HS 可能使潜在的心脏疾病恶化，尤其是老年人。骨髓储备丢失所致的进行性贫血，可能会使潜在的心功能衰竭逐步恶化。在几例成人 HS 患者中，已报道了眼底血管样条纹。

非红系表现

大部分 HS 患者的临床表现限于红系，但是也有例外。据报道，一些 HS 家族具有非红系的临床表现，尤其是神经肌肉系统的异常，包括心肌病、缓慢进展性脊髓小脑变性疾病、脊髓神经功能紊乱和运动异常。

红细胞锚蛋白和 β 链也表达于肌肉、大脑和脊髓，此观察提示 HS 患者可能具有这些蛋白之一的缺陷[65]。锚蛋白缺乏 *nb/nb* 小鼠的研究进一步支持了此假说[101]。这些实验小鼠几乎检测不到锚蛋白，并出现严重的球形红细胞性溶血性贫血和迟发性小脑共济性失调，同时有普肯耶细胞的逐渐丢失。另一种可能性是还有另一个尚未被发现的致病性基因位点。例如，不表达复合连接体膜蛋白 β 内收蛋白的小鼠就出现球形红细胞贫血和神经系统表现[44]。

带 3 蛋白的杂合性缺陷见于有正常红细胞的遗传性远端肾小管酸中毒的病人。与此相反，大部分带 3 蛋白杂合性突变的患者具备正常的肾酸化功能而红细胞异常。已经报道了两个家族，共遗传 HS 和肾酸化功能缺陷，后者是由于带 3 的 mRNA 加工突变，即带 $3^{Pribram}$ 和带 $3^{Campinas}$ 引起的[72,73]。

实验室特征

如 HS 的临床表现一样，其实验室特征也是多样的。

血片 HS 的红细胞形态是多变的。典型的 HS 患者的血片可见易于识别的缺乏中心淡染区的球形红细胞（图 45-7）。有时患者血片中仅有少量球形红细胞，相反，有的病人血片可见大量小而致密的球形红细胞以及形态怪异的红细胞（红细胞大小不等症和异形红细胞症）。球形 - 口形红细胞罕见。在某些特定膜蛋白缺陷的患者中，可见特定的形态学改变，如钳夹红细胞（带 3 蛋白）或球形棘状红细胞（β 血影蛋白）。当检查疑似患有球形红细胞增多症病人的血液时，需要一个高质量的血片，红细胞应该适当分离，在检查视野中有一些带中心淡染区的细胞，此点很重要，因为球形红细胞可以是人为造成的假象。

红细胞指数 大部分病人有轻至中度的贫血，血红蛋白在 90~120g/L（见表 45-3）。平均红细胞血红蛋白浓度（MCHC）增高（35%~38%），因为约 50% 的患者有相对细胞脱水，但是所有 HS 患者都有一些脱水细胞。在一项儿科研究中，MCHC>354g/L 和红细胞分布宽度（RDW）>14 对于诊断 HS 的敏感性为 63%，特异性达 100%[102]。激光细胞计数器提供的高密度红细胞（MCHC>400g/L）的直方图作为一项筛选试验，被认为足以精确地识别近乎所有的 HS 病人（图 45-8A）[103]。平均红细胞体积（MCV）通常是正常的，在一些重型 HS 患者中，MCV 轻度减低。典型的是，大部分 HS 病人的 MCV 相对于红细胞的年龄是偏低的，反映了 HS 红细胞的脱水状态。

渗透脆性 在正常红细胞中，胞膜的盈余使得细胞呈特征性的圆盘形状，并提供了丰富的表面积。球形红细胞的表面积相对其容积减小，导致形状的异常，这种变化反映为这些细胞渗透脆性增高（见图 45-8B）。渗透脆性是通过将红细胞放于渗透脆性逐渐减低的盐溶液中来检验。正常红细胞能通过膨胀增大容积，但是球形红细胞的容积已达其相应表面积的最大程度，故在比正常红细胞破裂所需的浓度高的盐溶液中即会破裂。一些 HS 患者新鲜抽取的红细胞渗透脆性正常，渗透脆性曲线接近于血片中所见的球形红细胞数量[104]。然而，HS 红细胞在 37℃条件下温育 24 小时后，比正常红细胞更容易丢失膜表面积，因为 HS 胞膜的渗漏和不稳定性。温育加重了 HS 红细胞的缺陷，使渗透脆性方面的缺陷显现出来，因此，温育后渗透脆性试验成为诊断 HS 的标准试验[104]。当脾脏存在时，脆性非常高的红细胞亚群经脾脏预处理，形成了渗透脆性曲线的“尾巴”（见图 45-8B）。在脾脏切除后“尾巴”消失。遗憾的是，

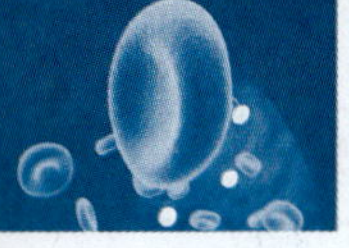

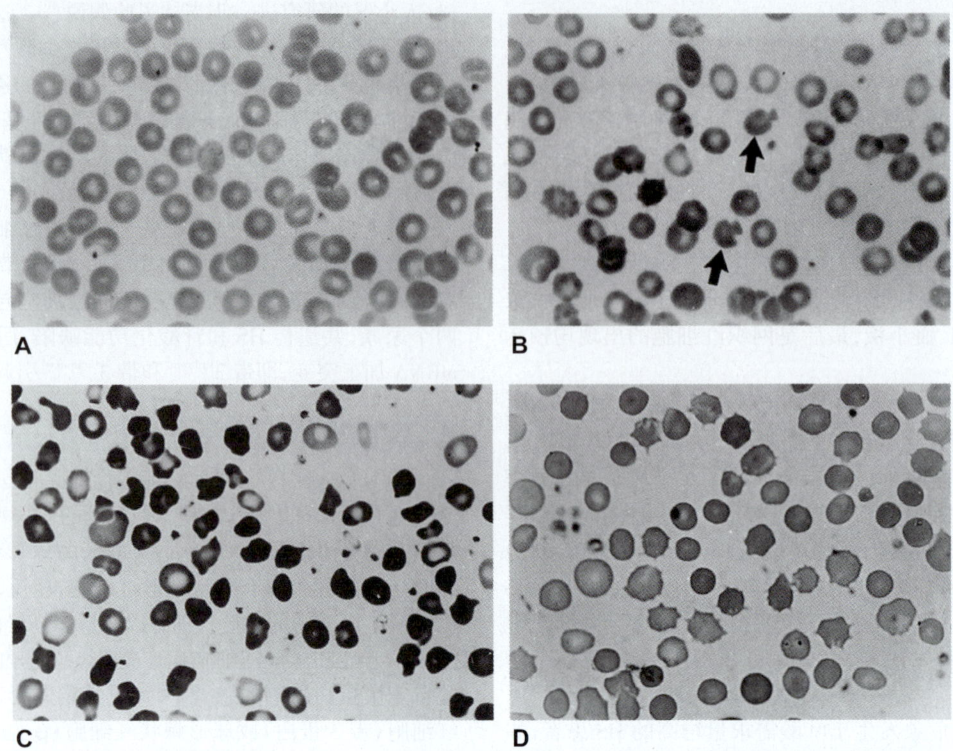

图 45-7　不同程度 HS 患者的外周血涂片。A. 红细胞血影蛋白和锚蛋白轻度缺乏的典型 HS。尽管许多细胞有球样形状，但是仍有些细胞保持中央凹陷。B. HS 伴有钳状红细胞（箭头指向），常见于带 3 蛋白缺乏相关的 HS。C. 血影蛋白和锚蛋白联合缺乏造成的严重的非典型 HS。除球形红细胞外，还有许多形态不规则的细胞。D. β 血影蛋白突变造成的孤立血影蛋白缺乏的 HS。一些球形红细胞有显著的表面突起，类似于球形棘状红细胞。

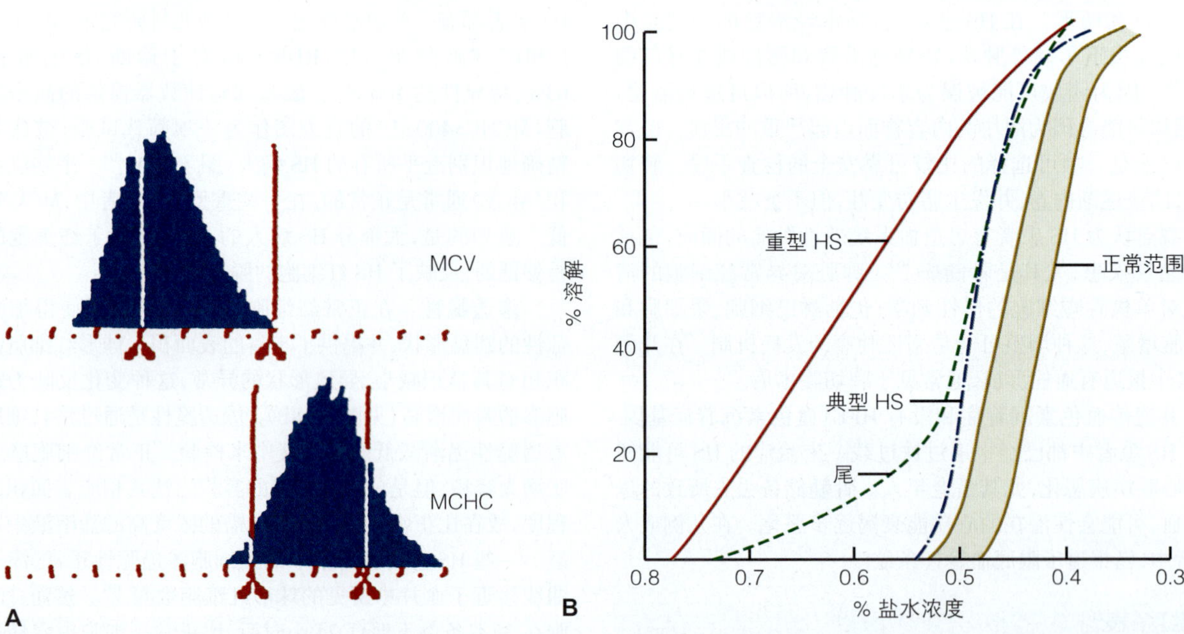

图 45-8　HS 的实验室诊断。A. 切脾前，HS 病人的 MCV（顶部）和 MCHC（底部）的分布图。垂直线标记了正常范围。检测仪器为 Technicon H1 激光散射血细胞计数仪。病人有小细胞（低 MCV）和脱水细胞（高 MCHC）的亚群，大概代表了受过处理的小球形红细胞。一项研究中的全部 21 例 HS 病人均有类似的细胞亚群。B. 渗透脆性试验。阴影区是正常范围。典型 HS 和严重 HS 如图所示。“尾巴”表示被脾脏处理过的、十分脆弱的红细胞，普遍见于许多切脾前的 HS 患者。

渗透脆性试验敏感性低，多达 20% 的轻型 HS 病例温育后也检测不出。对于球形红细胞数量少的病人，包括近期输过血的病人，渗透脆性试验是不可靠的。在有球形细胞存在的其他情况下，试验的结果也是异常的。

其他试验　其他试验，如自身溶血试验、高渗冷溶血试验和酸化甘油试验，由于特异性低、操作繁琐，未能广泛采用。经伊红 -5- 马来酰亚胺结合胞膜后，用流式细胞术的方法可反映区带 3 和 Rh 相关蛋白的相对数量，这已经成为 HS 的筛选试验。像渗透脆性试验一样，伊红 -5- 马来酰亚胺的结合也不是特异性的，可检测到其他红细胞的异常，特别是与异常带 3 蛋白相关者，包括先天性红细胞生成异常性贫血，和红细胞水化及黏度的异常，包括镰状细胞疾病和低温多毛症 [105]。并且，样本必须快速处理，因为存放可影响试验结果 [106]。

对于疑难病例或需要额外资料的病例，需要进行专门的试验。用于这些目的的实验包括红细胞膜蛋白的结构和功能研究，如蛋白定量和离子转运。胞膜的刚性和脆性可用反转细胞计数仪检测。如需做分子诊断，可应用 cDNA 和基因组 DNA 分析。

HS 的其他实验室表现为表明正在溶血的标志。网织红细胞增多、血清胆红素增高、乳酸脱氢酶增高、尿和粪的尿胆原增加、血清结合珠蛋白下降，均反映了红细胞的生成或者破坏增加，以及血管内溶血和血管外溶血的比例变化。在许多 HS 患者中，网织红细胞计数的增高与贫血的程度不成比例。这一现象甚至见于血红蛋白水平正常的 HS 病人。

鉴别诊断

最初的实验室检查应该包括血片的全血细胞计数、网织红细胞计数、直接抗球蛋白试验（Coombs 试验）和血清胆红素。还应做温育后的渗透脆性试验。极少需要再做其他专门的试验以确立诊断。新生儿需鉴别 ABO 血型不合，但其与 HS 的区别在出生后数月就会变得明显。引起球形红细胞溶血性贫血的其他原因应根据适当的临床背景进行鉴别，诸如自身免疫性溶血、梭状芽胞杆菌败血症、输血反应、严重烧伤，蛇、蜘蛛、蜜蜂和黄蜂的咬伤、蜇伤等。在脾大的病人（如在肝硬化或骨髓纤维化），或微血管病性贫血患者（见第 50 章）偶可见到球形红细胞，但通常不难与 HS 鉴别。

HS 可能在一些红细胞表面积容积比增加的疾病中被掩盖，如阻塞性黄疸、铁缺乏、β- 地中海贫血特征或血红蛋白 - 镰状细胞症，和维生素 B_{12} 或叶酸缺乏。在阻塞性黄疸时，球形细胞增多会被特征性伴随该病出现的膜胆固醇和磷脂的累积所掩盖。在正常人，此过程会引起靶形红细胞的形成。遗传性球形红细胞却获得了盘状外形，在循环中的存活也改善了。铁缺乏纠正了 HS 红细胞异常的形状，但是不能改善其生存。

治疗和预后

脾切除　脾脏的扣押是 HS 患者红细胞生存的主要决定因素。所以，脾切除可以治愈或缓解绝大多数 HS 患者的贫血，减少或停止输血依赖，避免日后与输血相关的铁过载和终末脏器损害。胆石症的发生率也降低了。脾切除后，球形红细胞的增多和渗透脆性的改变仍然存在，但是由被脾脏处理的球形红细胞亚群所产生的渗透脆性曲线的“尾巴”消失了。红细胞的寿命近乎正常，网织红细胞计数降至正常或接近正常水平。Howell-Jolly 小体、靶形细胞、铁粒红细胞和棘形红细胞等典型的脾切除术后改变在血片上会变得明显。脾切除后，最重型的 HS 患者的红细胞存活依然缩短，仍有溶血，但是临床缓解是显著的 [74,75]。

脾切除的并发症　脾切除的早期并发症有局部感染、出血以及胰腺炎，后者可能是切脾过程中损伤了胰尾。总体来说，HS 脾切除的并发症发生率低于其他血液系统疾病。第 55 章讨论脾切除的并发症。

脾切除的指征　由于脾切除的手术死亡率低，过去被作为 HS 的常规治疗。但是，鉴于脾切除术后重症感染和出现耐青霉素肺炎链球菌的风险，脾切除术在 HS 治疗中的作用受到了重新评估 [107]。权衡利弊，合理的方法是对于所有严重的球形红细胞增多症患者，即有明显贫血的症状和体征，包括生长障碍、骨骼改变、下肢溃疡和髓外造血瘤的患者实施切脾治疗。其他适合切脾的对象是伴有重要脏器血管损伤的老年 HS 患者。

对于那些不严重的 HS 和可代偿、无症状性贫血的患者，进行切脾治疗还存在争议。对于轻型 HS 和代偿性溶血的病人，可进行随访，如有临床指征，可行脾切除治疗。对于轻、中型 HS 和胆结石患者的治疗，尚无定论。特别是因为胆石症的新疗法，包括腹腔镜胆囊切除术、内镜括约肌切开术，降低了此并发症的风险。如果这类胆结石症患者有症状，特别是发生急性胆囊炎或胆道梗阻时，可行胆囊切除和脾切除联合手术。尚无证据表明，以前分开进行的胆囊切除和脾切除有何益处。

鉴于婴幼儿期脾切除后发生败血症的高风险，如果可能的话，脾切除术应尽可能推迟到 5~9 岁，即使这期间需依赖慢性输血，如可行至少应等到 3 岁。无证据表明进一步延迟切脾手术是有益的。实际上，由于 10 岁以上的孩子发生胆石症的风险急剧增加，再延迟手术反而有害。

一旦决定行脾切除术，腹腔镜脾切除术已成为在此技术方面具备外科经验的医院的首选 [108]。若有需要，可同时进行腹腔镜胆囊切除术。腹腔镜脾切除术后不适比较少，恢复术前饮食和活动的时间较快，住院日缩短，费用低，手术瘢痕小。腹腔镜脾切除手术过程中出血的风险性高，约 10% 的病人（各种原因）不得不改为标准脾切除术。即使巨脾（>600g）也能经腹腔镜切除，是因为脾脏被置于一个大袋子中，切碎后经抽吸导管清除。

对于红细胞膜疾病引起的重度贫血的婴幼儿，提倡行腹腔镜部分脾切除术 [109]。此方法旨在缓解溶血和贫血的同时，还保留了残存脾脏的免疫功能。有关该方法的长期随访数据存在不一致性。

脾切除术前，最好是提前数周，患者应该行肺炎球菌、流感嗜血杆菌 B、脑膜炎双球菌疫苗接种。术后预防性应用抗生素预防肺炎链球菌败血症尚有争议。有人建议脾切除术后预防性应用抗生素至少 5 年（<7 岁者，青霉素 V 125mg，口服，2 次 / 日；>7 岁者，包括成人，250mg，口服，2 次 / 日），其他人主张终生使用。术后预防性应用抗生素的最佳持续时间尚不知。术前和重症病人术后，应给予叶酸（1mg/d，口服）以预防叶酸缺乏。

脾切除失败　脾切除失败并不常见。失败可能缘于术中遗漏副脾、术中脾组织自体移植形成副脾或存在另一种红细胞内在缺陷，如丙酮酸激酶缺乏。副脾见于 15%~40% 的病人，脾切除失败后必须探查副脾。脾切除术后数年甚至数十年，溶血性贫血再次发作，应怀疑存在副脾，特别是血片中不再见到 Howell-Jolly 小体时。通过对肝 - 脾进行放射性胶体扫描或

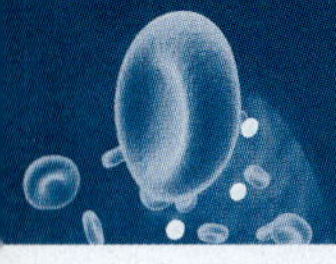

^{51}Cr 标记的热损伤红细胞扫描，可确定异位脾组织。

遗传咨询

患者诊断为 HS 后，应检查其家族成员是否有 HS。如果可能，应对患者的父母、子女和兄弟姊妹采集病史、体格检查（检查脾肿大）、进行全血细胞计数、血涂片检查球形红细胞、网织红细胞计数等。

■ 遗传性椭圆形红细胞增多症、热不稳定性异形红细胞增多症和相关疾病

定义和历史

遗传性椭圆形红细胞增多症（HE）的特征是受累者的血片中有椭圆形或卵圆形红细胞[39,110,111]。1904 年，美国俄亥俄州哥伦布市，俄亥俄州立大学的生理学家 Dresbach 首先报道了 HE。Dresbach 在一名正在实验室练习检查自己血液的医学生中发现了该病[112]。由于那名患病的学生随后不久就死亡，所以该报道引发了一些争议，从而推测此学生可能患有恶性贫血。Hunter 和 Adams[113] 在一家三代发现了 HE，明确了此病的遗传特性。Dacie[110] 曾回顾了 HE 的历史。

遗传性热不稳定性异形红细胞增多症（HPP）是贫血的一种罕见病因，最先报道的三例患者有严重新生儿贫血，红细胞的形态与严重的烧伤病人相似[39,114]。这些病人的红细胞的热敏感性也是增加的。后来，又报道了一些临床和实验室结果相类似的病例，大多为非洲裔[115-117]。HE 和 HPP 关系密切。约 1/3 的 HPP 病人的父母或同胞有典型的 HE，许多家庭成员的红细胞血影蛋白都有相同的突变。而且，许多 HPP 病人可进展为轻度至中度的 HE。HPP 病人在婴儿期易于发生严重的溶血和贫血，随年龄增长溶血和贫血逐渐减轻，并演变为典型的溶血性 HE。血涂片的改变是显著的。

流行病学

全世界 HE 的发病率估计为 1/2000~1/4000[39]。由于 HE 的临床严重程度不一，许多病人无症状，所以 HE 的真实发病率尚不清楚。HE 在非洲和地中海人群中较常见，大概是因为椭圆形红细胞对疟疾有某种抵抗力。在非洲贝宁（Benin）地区[111]，HE 的发病率为 6%。单倍体遗传学研究表明，一种在非洲常见的 HE 突变有“奠基者效应”，缘于中非，类似于 Benin- 血红蛋白 S 形成的那种效应[39]。

病因和发病机制

HE 和 HPP 红细胞的主要缺陷是红细胞膜骨架机械性薄弱、脆性差。就如 HS，对这些疾病红细胞膜蛋白的研究已发现各种膜蛋白的异常，包括 α 和 β 血影蛋白、蛋白 4.1 和血型糖蛋白 C（GPC）[39]。多数缺陷发生在血影蛋白，即红细胞膜骨架的主要结构蛋白。大部分 HE 和 HPP 的血影蛋白缺陷损害了其二聚体自身联结形成四聚体和寡聚体的能力，破坏了膜骨架[118]。蛋白 4.1 的结构和功能缺陷，破坏了血影蛋白 - 肌动蛋白经 GPC 与膜的连接，在细胞形状和膜稳定性方面引发的变化与血影蛋白异常相似。GPC 变异体的机械不稳定性似乎是缘于继发的蛋白 4.1 缺乏。在所有这些缺陷中，膜骨架的破坏导致机械不稳定性，足以使红细胞在正常的循环剪切力条件下即可破碎，出现溶血性贫血[51]。

红细胞呈椭圆形的病理机制尚不清楚。一般 HE 的红系前体细胞是圆的，随着这些细胞在体内成熟，逐渐趋于椭圆。椭圆形红细胞和异形红细胞的形态可保持长期稳定，因为在长期或者过度的剪切力作用下发生红细胞轴向变形后，血影蛋白异源二聚体接触的减弱促进细胞骨架重塑。重塑的过程可能涉及单向延伸的蛋白联结被破坏，随之形成新的蛋白接触，阻碍细胞恢复正常的双凹形状。此过程可解释不可逆镰状细胞的永久变形。

HE 和 HPP 中的血影蛋白 多数 HE 和 HPP 病人的 α 或 β 血影蛋白的异常均因血影蛋白异二聚体自我连接部位的突变所致[118]。图 45-9 显示了血影蛋白自我连接的重复片段和已报道的突变部位。这些突变大多为错义突变，出现在 α 血影蛋白高度保守的残基上或其附近。错义突变主要是 α 螺旋断裂突变，正常残基被脯氨酸、甘氨酸取代或者是电荷移位突变。与 HS 不同，椭圆形红细胞增多症和热不稳定性异形红细胞增多症综合征尽管也有明显的异质性，但是在相似遗传背景的人中涉及特定的血影蛋白突变，表明了这些突变存在着“奠基者效应”。

HE 和 HPP 表现型和血影蛋白突变基因型之间的相关性很难确立。血影蛋白突变相同的个体间，临床表现有很大的差异。异质性甚至存在于同一家族的不同个体间。只能确定少数一般的表现型 - 基因型之间的相关性。α 和 β 血影蛋白自我联结部位接触点处的突变表现更严重[115,116]。例如，在此接触位点区域的密码子 28 突变一般引起表型严重的 HE 或 HPP。另外，一种在西部和中部非洲黑人中常见的突变，即在

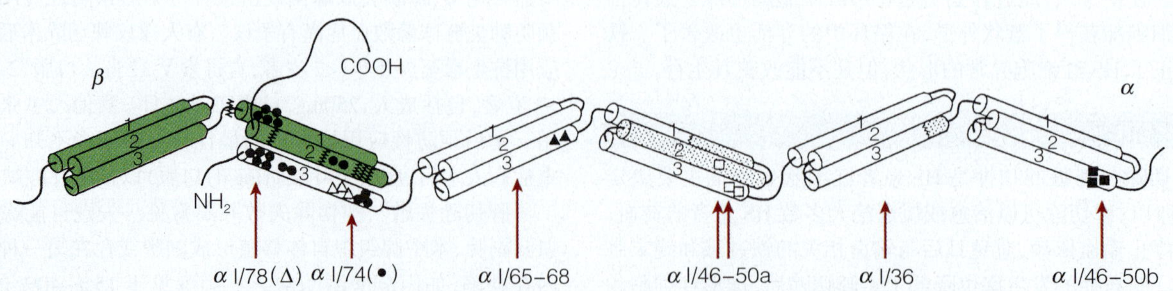

图 45-9 HE 和 HPP 中血影蛋白自我联结部位的缺陷。图中所示为构成血影蛋白自我联结部位的血影蛋白重复片段的三螺旋模型。标记表示 HE 和 HPP 患者的各种基因缺陷的位置。血影蛋白经特定的胰蛋白酶消化后，进行二维凝胶电泳，发现了有不同突变的血影蛋白的异常裂解部位（箭头所示）。

密码子 154 处插入一个亮氨酸，则表型很轻，即使是纯合子状态[119]。因为表现型差别巨大，所以推测存在着血影蛋白的低表达修饰等位基因（见下文"决定临床严重程度的分子因素"）。

与 α 血影蛋白突变不同，在 HE 和 HPP 病人中，已经发现了多种 β 血影蛋白突变，包括移码突变和剪接突变，这些突变导致 β 血影蛋白链被截断，血影蛋白的自我联结部位缺失。血影蛋白[Providence]、血影蛋白[Cagliari]和血影蛋白[Buffalo]三种 β 血影蛋白突变[120-122]，以纯合子状态遗传时，可导致严重的胎儿或新生儿贫血和非免疫性胎儿水肿。6 个纯合子中 5 个死亡，1 个幸存者仍然依赖输血。

蛋白 4.1 引起 HE 的蛋白 4.1 的缺陷远不如血影蛋白缺陷常见。蛋白 4.1 是一种多功能蛋白，具有复杂的组织特异性和阶段特异性的选择性剪接。它包括了几个重要的功能结构域，如血影蛋白 - 肌动蛋白结合域和 GPC 结合域。蛋白 4.1 的部分缺乏引起无症状性 HE，而完全缺乏则导致溶血性贫血。在中度剪切力作用下，纯合子 4.1（–/–）的红细胞比正常红细胞更易破碎，表明了这类红细胞的内在不稳定性（图 45-10）。应用蛋白 4.1 重建缺乏的红细胞或重建蛋白 4.1 血影蛋白 - 肌动蛋白结合部位，可恢复膜的机械稳定性[123]。纯合子蛋白 4.1（–）的红细胞还缺乏 p55，GPC 含量只有正常的 30%。在体外，恶性疟原虫对 4.1（–）和 GPC（–）Leach 红细胞（见上文"流行病学"）的侵入以及在其中的生长均减低[124]。

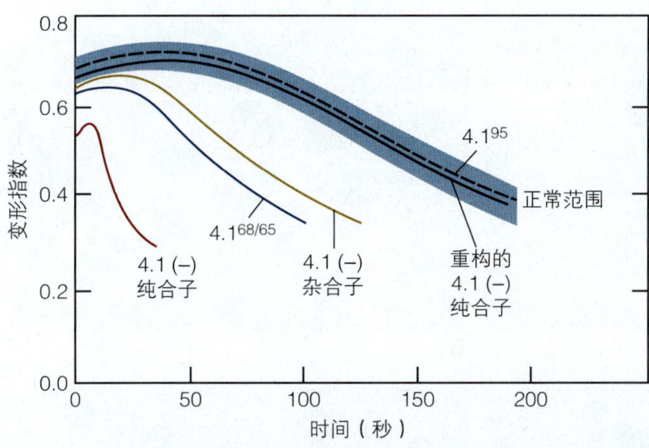

图 45-10 蛋白 4.1 缺陷时的红细胞膜稳定性。红细胞膜在反转细胞计数中受到剪切力，红细胞的变形性作为时间函数进行测量。当膜碎裂时，变形性下降。完全缺失蛋白 4.1（–/–）的细胞膜脆性明显，重构正常的蛋白 4.1 可恢复正常的脆性。杂合的蛋白 4.1 突变细胞（+/– 及变异体 65/68）有中度的稳定性。

蛋白 4.1 相关的椭圆形红细胞增多症患者大多来自于某些欧洲和阿拉伯人群。蛋白 4.1 使用组织特异性翻译起始位点。几种 HE 突变累及下游起始密码子。在一种缺乏下游起始密码子的 HE 突变中，出现了从上游的起始密码子至下游的起始密码子的红系阶段特异性转换。在受累患者中，只有在受发育的调节转换出现后，HE 表现型才会出现[125]。由于累及血影蛋白、肌动蛋白和蛋白 4.1 结合的外显子的缺失或重复的 HE 相关蛋白 4.1 变异型也有报道。

血型糖蛋白 C 红细胞有 Leach 表型（即缺乏 Gerbich 抗原 Ge-1，Ge-2，Ge-3 和 Ge-4）并缺乏 GPC 与 GPD 的患者，其血片中能见到椭圆形细胞。Leach 表型通常是由于丢失了 7kb 的基因组 DNA，从而在 GPC/GPD 基因位点去除了外显子 3 和 4[126]。也有报道，由于丢失一个核苷酸所致的移码突变也引起该表型。GPC 缺乏的病人也有蛋白 4.1 的部分缺陷和 p55 缺乏，大概因为这些蛋白形成复合物，在膜上相互募集或稳定。据推测，Leach 红细胞的蛋白 4.1 缺乏是椭圆外形的原因。与其他类型的显性遗传型 HE 不同，杂合子携带者无症状，且红细胞形态正常，而纯合子也没有贫血，仅在血片上见到轻微的椭圆形红细胞增多。

决定临床严重程度的分子因素

普通 HE 患者溶血程度常常轻重不一，不仅见于不同的家族，而且见于同一家庭内。红细胞血影蛋白含量和血影蛋白粗提取物中二聚体血影蛋白的比例，是溶血程度的首要决定因素。血影蛋白粗提取物中，二聚体血影蛋白的百分比取决于突变血影蛋白功能紊乱的程度和基因剂量（即杂合子相对于纯合子或复合杂合子），或其他反式基因缺陷的存在。与其他致椭圆形红细胞的突变相比，血影蛋白自我联结接触位点的突变产生的血影蛋白功能缺陷和临床表型的程度更为严重。

低表达的 Lyon α 血影蛋白（α^{LELY}）等位基因，是了解最清楚的影响血影蛋白含量和临床严重程度的多态性。该等位基因的特点是氨基酸替换，Leu1857Val，以及外显子 46 的部分跳越[127]。这些异常位于血影蛋白异二聚核部位（即血影蛋白单体组装成异二聚体的部位）。缺乏外显子 46 的 α 血影蛋白链不仅难以组装成 αβ 异二聚体，而且会快速降解[128]。单独的 α^{LELY} 等位基因临床上无症状，即使是以纯合状态遗传，因为正常合成的 α 血影蛋白有 3~4 倍的超量[54]。当 α^{LELY} 等位基因与一个产生椭圆形红细胞的 α 血影蛋白突变处于反式位置时，突变型血影蛋白的浓度会增加，并使疾病加重；相反，当 α^{LELY} 等位基因与一个 α 血影蛋白突变处于顺式时，椭圆形红细胞表型不显现。

某些获得性因素可影响 HE 的临床严重程度。在新生儿红细胞中，胎儿血红蛋白结合 2，3-BPG 的能力很弱，导致游离的 2，3-BPG 增多，继而诱导血影蛋白 - 肌动蛋白 - 蛋白 4.1 相互作用的不稳定性[129]。最后，一些获得性情况可加重溶血性贫血，包括改变微循环对细胞剪切力的因素。

遗传

大部分 HE 病人是常染色体显性遗传。不同的家族间临床严重程度差别极大，反映了分子病灶的异质性，在同一家族中的异质性程度较轻，可能是由于其他遗传性或获得性缺陷改变了疾病的表达。已有报道极少数新发突变的病例[130]，如已经报道一个以 X- 连锁遗传的连续基因缺失综合征的 HE 家族[131]。

临床特点

HE 的临床表现具有异质性，可以从无症状的携带者至威胁生命的严重贫血。绝大多数 HE 患者无症状，是在检查不相关疾病时偶然发现而得以诊断。

已经发现一些无症状的携带者具有与患 HE 的亲属相同

的分子缺陷，但是血片正常或接近正常。红细胞的寿命是正常的，患者没有贫血。在发生感染、脾功能亢进、维生素 B_{12} 缺乏或微血管病性溶血性贫血，如弥散性血管内溶血或血栓性血小板减少性紫癜的情况下，无症状的 HE 患者可发生溶血。在后两种情况中，可能由于微循环对红细胞的损伤，加重的溶血增加了红细胞潜在的机械不稳定性。

慢性溶血的 HE 患者发生中度至重度溶血性贫血时，血片中可见椭圆形红细胞和异形红细胞。红细胞寿命缩短，患者可发生慢性溶血的并发症，如胆囊疾病。在有些家族，溶血性 HE 已经遗传了好几代。另外一些家族中，不是所有的 HE 病人都有慢性溶血；一些病人仅有轻度溶血，可能是因为另一遗传因子改变了疾病的表达。最重的慢性溶血的 HE 患者血片可见椭圆形红细胞、异性红细胞和很小的小球形红细胞。所以，其临床表现与 HPP 无法区分。

HPP 是普通 HE 的一个亚型，在同一家族中 HE 和 HPP 可共存，且两者有相同的血影蛋白分子缺陷[114,115]。不同于携带血影蛋白突变的 HE 患者，HPP 患者红细胞的血影蛋白也有部分缺乏。通常，若 HPP 子女的双亲中一方有致椭圆形红细胞的 α 血影蛋白突变，另一方可毫无症状，也检测不出生化异常。在很多患者中，无症状父亲（或母亲）携带一个沉默的“地中海贫血样”血影蛋白合成缺陷，增强了血影蛋白突变的表达，加重了 HPP 子代的血影蛋白缺乏[115]。一些 HPP 个体遗传了 α 血影蛋白的两种结构变异体。在这些 HPP 病人中，血影蛋白缺乏可能是由于突变的血影蛋白不稳定所致。HPP 主要见于非洲后裔，但是也见于阿拉伯裔及欧洲裔[39]。

婴儿期遗传性椭圆形红细胞增多症和热不稳定性异形红细胞增多症

新生儿期椭圆形红细胞增多症的临床症状不常见。一般来说，椭圆形红细胞直到 4~6 个月龄时才出现于血片中。偶尔，新生儿期可见到严重的 HE，表现为严重的溶血性贫血，伴明显的异形红细胞增多症和黄疸。这类患者可能需要输注红细胞、光疗或换血治疗。通常，即使是严重受累的患者，在 6~12 个月龄时溶血也会减轻，病人会进展为典型 HE。1 岁后，依赖输血并需行早期脾切除的患者少见。对于疑似新生儿 HE 或 HPP 的患者，回顾家族史和检查父母的血片较其他的检查更有助于诊断。

有报道，少数极重的 HE 导致胎儿水肿而死于胎儿期或新生儿早期[121]。一例重症胎儿水肿经宫内输血和早期换血疗法得以救治，之后一直依赖输血超过两年。

实验室检查特点

HE 的标志是血片中可见到雪茄形的椭圆形红细胞（图 45-11）。这些正细胞正色素性椭圆形红细胞的数量可以从很少至 100%。溶血的程度与椭圆形红细胞的数量不相关。血片中也可见到球形红细胞、口形红细胞和破碎红细胞。严重的 HE 和 HPP 的渗透脆性是异常的。网织红细胞通常低于 5%，但在严重溶血时可能会更高。HE 其他的实验室检查结果类似于其他类型的溶血性贫血，以及红细胞生成和破坏增加的非特异性标志。例如，血清胆红素增高，尿中尿胆原增加和血清结合珠蛋白减少，均表明红细胞破坏增加。

在 HPP，除了可见到 HE 血片中的表现外，还可发现许多 HPP 红细胞形状怪异，伴碎片或出芽（见图 45-11C）。小球形红细胞常见，MCV 常较低（50~70fl）。固缩红细胞在新生儿 HPP 血片中很明显。起先被认为对 HPP 有诊断意义的红细胞热不稳定性并非该病独有，还常见于 HE 红细胞。

对于疑难病例或需要分子学诊断的病例，需要进行特殊的检查。特殊检查包括一维凝胶电泳分析膜蛋白、有限的胰蛋白酶消化血影蛋白后进行一维或二维凝胶电泳、血影蛋白二聚体自我连接分析、反转细胞计数、cDNA 和基因组 DNA 分析。

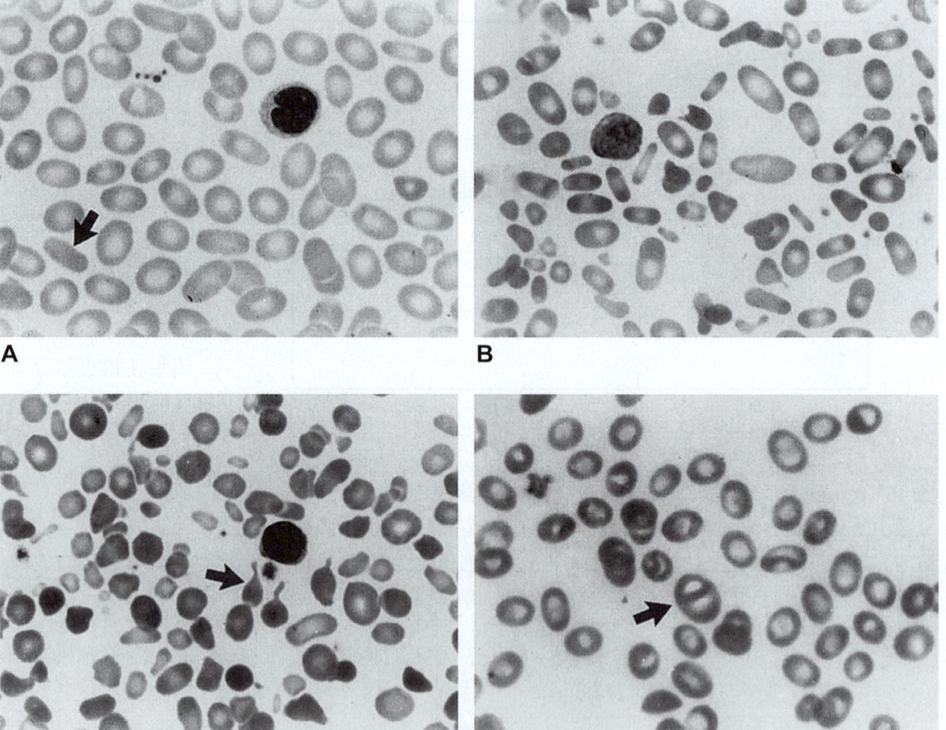

图 45-11 各种类型的 HE 的外周血涂片。A. 轻型普通型 HE 的单纯杂合子与致椭圆形变的血影蛋白突变相关。注意占主体的椭圆形红细胞，还有一些杆状细胞（箭头所示）。实际上没有异形红细胞。B. 普通 HE 复合型杂合子，两种血影蛋白突变的双杂合状态。父母双方均有轻度 HE。存在许多椭圆形红细胞及大量红细胞碎片、异形红细胞。C. HPP。患者为复合杂合子，既有 α 血影蛋白的自我联结部位突变，又有以此蛋白合成减少为特点的缺陷。注意显著的小球形红细胞增多、小异形红细胞增多和红细胞破碎。仅有少量的椭圆形红细胞。有些椭圆形红细胞呈出芽状（箭头所示）。D. 东南亚（Melanesian）卵圆形红细胞增多症。多数红细胞是卵圆形的，其中有些包含纵行裂和横向脊（箭头所示）。

鉴别诊断

椭圆形红细胞见于几种疾病，包括巨幼细胞贫血、小细胞低色素性贫血（缺铁性贫血和地中海贫血）、骨髓增生异常综合征和骨髓纤维化等。在这些疾病中，椭圆形红细胞是获得性的，一般在血涂片中少于红细胞的 1/4。病史和额外的实验室检查通常可以明确这些疾病的诊断。假性椭圆形红细胞仅见于血片的某些区域，通常在片尾附近。假性椭圆形红细胞的长轴是平行的，而真正的椭圆形红细胞的长轴是随机分布的。

治疗和预后

HE 病人很少需要治疗。极少数病例可能偶尔需要输注红细胞。对于严重的 HE 和 HPP 病人，脾切除缓解了病情，因为脾脏是红细胞被扣押和破坏的部位。有症状的 HE 和 HPP 病人的切脾指征同 HS。脾切除后，HE 或 HPP 病人血细胞比容增加，网织红细胞计数减低，临床症状改善。

在疾病急性期，应注意患者的失代偿征象。应该定期行超声波探测胆结石。明显溶血的患者应每日补充叶酸。

■ 东南亚卵圆形红细胞增多症

东南亚卵圆形红细胞增多症，亦称 Melanesian 椭圆形红细胞增多症或口形椭圆形红细胞增多症，是以卵圆形红细胞为特征的显性遗传性疾病。此类细胞多数包含一个或两个横向的脊或一个纵向的裂（见图 45-11D）。这种疾病广泛分布于马来西亚、巴布亚新几内亚、菲律宾和印度尼西亚的某些族群。东南亚卵圆形红细胞增多症的诸多红细胞异常已见报道，如红细胞的刚性增加、渗透脆性减低、热稳定性升高、对药物诱发的形状改变的抵抗和许多红细胞抗原的表达减低。因而，在椭圆形红细胞中，东南亚卵圆形红细胞增多症的独特之处在于红细胞的刚性和高稳定性，而非不稳定性[132]。东南亚卵圆形红细胞增多症的突出特点是可以抵抗几种疟原虫的体外感染，包括恶性疟原虫和诺利斯（knowlesi）疟原虫[133]。

东南亚卵圆形红细胞增多症表型是由两个带 3 蛋白顺式杂合子突变所致：位于带 3 蛋白胞质和胞膜结构域交界处的编码氨基酸 400~408 的 27bp 缺失，以及氨基酸替代 Lys56Glu[134]。后者属无症状的多态性。据推测，东南亚卵圆形红细胞增多症的纯合子会导致胚胎死亡[135]。东南亚卵圆形红细胞增多症的带 3 蛋白与锚蛋白的结合增强，带 3 蛋白的酪氨酸磷酸化增强，膜中带 3 蛋白不能转运硫酸盐阴离子，侧向和旋转运动明显受限。

临床上，在来自上述种族背景的患者中，如果血片中见到 30% 或更多的卵圆形红细胞，有些含有中央纵裂或横向脊，又明显缺乏溶血的临床和实验室证据，则高度提示该病诊断。一项有意义的筛选试验是证明卵圆形红细胞或其血影细胞可抵抗某些处理引起的变形，这些处理可是正常细胞棘形化，例如整夜孵育红细胞或将血影细胞暴露于盐溶液中。通过扩增基因组 DNA 或网织红细胞 cDNA 含有的缺失了 27bp 的区域，电泳后与对照比较，显示一个缩短的电泳带，即可做出快速遗传学诊断。

在体内，有证据表明东南亚卵圆形红细胞增多症对所有类型的疟疾都有保护作用，特别是严重感染和大脑疟疾[136]。在受到疟疾威胁的人群中，东南亚卵圆形红细胞增多症的发病率随着其年龄而增加，这说明了一种选择优势。有关东南亚卵圆形红细胞增多症抵御疟疾的机制还只是推测。含有带 3 蛋白的特异性多肽在体外可抑制疟疾入侵，这证明了带 3 蛋白充当着多种疟疾受体中的一种[137]。

■ 棘状红细胞增多症

棘刺样的红细胞分为两类：棘状红细胞和刺状红细胞。棘状红细胞小而致密，细胞表面有许多长宽均不规则的突起。刺状红细胞有小而均一的突起，均匀的遍布细胞膜上。通过扫描电镜可以清楚地见到两者的区别[138]，在血片上却难以鉴定。棘形红细胞几乎总伴有刺状红细胞，而刺状红细胞却可单独存在。诊断意义上，两者的区别不是决定性的，棘刺样红细胞疾患通常被归为一类。正常成人的血片上可见到至多 3% 的棘刺样红细胞，而进行了功能性的或真正的脾切除患者、饮酒或服用某些药物［如吲哚美辛（indomethacin）、水杨酸类（salicylates）、呋塞米（furosemide）］的病人及早产儿，其血片上此类细胞的比例较高(平均值 5.5%，范围：1%~25%)。棘刺样细胞，特别是刺状红细胞，也是制备血片时常见的伪像。

棘形红细胞可见于严重肝病、先天性 β 脂蛋白缺乏症、一些不伴先天性 β 脂蛋白缺乏症的遗传性神经疾病，与红细胞抗原多态性的遗传相关，如 McLeod 表型。红细胞膜脂的构成异常和在脂质内外双层的分布改变是上述疾病的特征。少量的棘形红细胞（<10%）可见于骨髓增生异常综合征、甲状腺功能减退症和神经性厌食症。刺状红细胞见于严重尿毒症、糖酵解缺陷、微血管病性溶血性贫血，并可一过性出现于输注库存的红细胞后。

■ 继发于严重肝病的棘形红细胞增多症

概念

肝病患者的贫血有着复杂的病因[139]。常见的原因有失血，铁或叶酸缺乏，脾功能亢进，酒精、营养不良、病毒性肝炎或其他因素导致的骨髓抑制。红细胞膜的获得性异常可加重这类患者的贫血；一种是有棘形红细胞增多或“靴刺”（spur）红细胞的溶血综合征，即所谓的靴刺红细胞贫血[140]。虽然仅有少数的终末期肝病患者可出现靴刺红细胞，但是肝病的发病率非常高，以至于在临床实践中这部分患者占据了棘形红细胞增多症的大多数。

病因和发病机制

棘形红细胞在体内的形成分为两步：游离胆固醇（非酯化）在红细胞膜的累积和脾脏对异常形态红细胞的重塑[141,142]。由于肝病病人的胆固醇对脂蛋白的比例异常[141]，所以从血浆获得的胆固醇增多，导致棘形红细胞形成。在严重肝病时，脂蛋白中游离胆固醇对磷脂的比例可以非常高。游离胆固醇很容易分布进入胞膜，倾向于与脂质双层的外层相连，降低了膜的流动性。脾脏对胞膜进行重塑，形成带有特征性棘刺样突起的僵硬的球形红细胞（图 45-12）[142]。最终，变形性差的细胞难以通过狭窄的脾血窦，出现溶血（见第 5 章）。

临床特征

靴刺红细胞贫血的特点是迅速进展的溶血性贫血，血片上

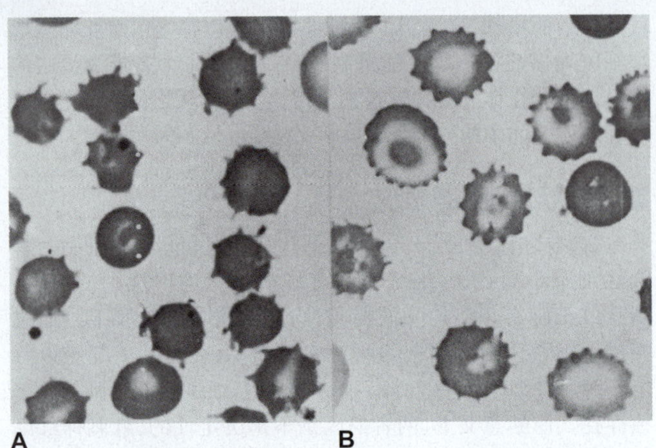

图 45-12　A. 肝硬化伴靴刺细胞贫血患者的血涂片。B. 细胞呈球状外形以及被重塑的棘刺证明了脾脏的调整作用。

有大量棘形红细胞[141,143]。脾肿大和黄疸更加显著，可伴随严重的腹水、出血倾向和肝性脑病。靴刺红细胞贫血最常见于酒精性肝病，但是相似的临床综合征也见于晚期转移性肝病、心源性肝硬化、Wilson 病、急性重型肝炎和婴儿胆汁淤积性肝病。

实验室检查特点

大部分病人有中度贫血，血细胞比容 20%~30%，间接胆红素显著增高和严重的肝细胞疾病证据。血片中可见明显的棘形红细胞(见图 45-12)。一些病人还可有刺形红细胞、靶形细胞和小球形细胞，很多细胞带有非常细小的刺。

鉴别诊断

棘刺红细胞溶血性贫血须与其他继发于肝病的溶血综合征相鉴别，包括：①充血性脾肿大患者偶见慢性轻度球形细胞溶血；②与肝脏脂肪变性和高甘油三酯血症相关的一过性溶血(高甘油三酯血症似乎与溶血没有因果关系)；③一过性口形红细胞增多症溶血性贫血；④僵硬且偶带棘刺的红细胞(刺状红细胞)溶血性贫血，该情况曾被报道见于伴有严重低磷血症的营养不良的酗酒者。靴刺细胞贫血要与 Zieve 综合征鉴别。Zieve 综合征见于有肝病的酗酒患者，是一种定义不太明确的综合征，有高脂蛋白血症、黄疸和球形细胞溶血性贫血[144]。

治疗，病程和预后

棘刺细胞贫血的贫血通常不是一个严重的临床问题，但是它可使已有的贫血(如消化道出血引起的)恶化至需要输注红细胞治疗的程度。由于脾脏的“扣押”，棘刺细胞的寿命明显缩短，在切除脾脏后，溶血如同预期的一样可缓解。但是，对于这些垂危的病人，脾切除术非常危险且可能致命，通常不作推荐。棘刺细胞贫血是肝病终末期的凶兆。处于此期的患者，若未获得肝移植，存活极少能超过数周。原位肝移植后，可能会出现靴刺细胞贫血的自然缓解。

无 β 脂蛋白血症(Bassen-Kornzweig 综合征)

定义

无 β 脂蛋白血症(abetalipoproteinemia)是一种常染色体隐性遗传性疾病，其特征是进行性共济失调性神经疾病(ataxic neurologic disease)、饮食性脂肪吸收不良、色素性视网膜炎(retinitis pigmentosa)和棘形红细胞增多，该病见于不同种群背景的人群[145]。

病因学和发病机制

本病的主要分子缺陷在于不能合成或分泌含有载脂蛋白 B 基因产物的脂蛋白[145]。有些患者是由于缺乏微粒体转运蛋白(microsomal transfer protein)导致不能合成该脂蛋白，微粒体转运蛋白催化来自磷脂表面的甘油三酯、胆固醇脂和磷脂的转运[146]。微粒体转运蛋白是由蛋白二硫化物异构酶(protein disulfide isomerase)和一个大的 88kDa 亚单位组成的异二聚体，位于肝微粒体和小肠上皮腔内，参与脂蛋白的合成。与载脂蛋白 B 不同，微粒体转运蛋白是分泌含脂蛋白的载脂蛋白 B 所需的唯一组织特异性成分。血浆中缺乏所有含有载脂蛋白 B 的脂蛋白，因此已经形成的甘油三酯不能从小肠黏膜转运，血浆中也几乎不含有甘油三酯。血浆中胆固醇和磷脂水平明显降低，卵磷脂减少使鞘磷脂相对增加。

本病骨髓红细胞前体、有核红细胞和网织红细胞形态正常。随着红细胞在血液循环中逐渐成熟，棘形红细胞增多逐渐明显，并随着红细胞的老化而加剧[147]。正常红细胞在本病患者血清中温育不会产生棘形红细胞，但是若输入患者体内，正常红细胞则发生棘形改变。患者红细胞膜蛋白正常，但脂质异常[148]。胆固醇与磷脂的比例正常或轻度增加，反映了血浆磷脂的分布发生改变以及卵磷脂 - 胆固醇酰基转移酶(LCAT)活性减低。PC 浓度降低，而神经鞘磷脂相应增加。有人提出，过多的神经鞘磷脂优先结合于细胞膜双分子层的外层，造成细胞表面积增大和轮廓的不规则。

临床特点

本病表现为出生后的第 1 个月出现脂肪泻(steatorrhea)。肠活检常可见黏膜细胞含有大量脂滴。患者 5~10 岁时可发生导致失明的不典型色素性视网膜炎和以共济失调、意向性震颤为特点的进行性神经损害，病情进展至 20~30 岁时死亡[145]。

实验室特点

患者通常有轻度贫血，红细胞指数正常，网织红细胞计数正常或轻度增加[145,147]。棘形红细胞常见，占红细胞的 50%~90%。尽管红细胞脂质异常并常伴发维生素 E 缺乏，但患者溶血轻微，特别是与刺形红细胞溶血相比(见上文“继发于严重肝病的棘形红细胞增多症”)。有门静脉高压和刺状红细胞贫血的患者脾脏增大充血使溶血加重，而无 β 脂蛋白血症患者的脾脏是正常的。还可观察到凝血异常[146]。

鉴别诊断

相关疾病，低 β 脂蛋白血症、甘油三酯正常的无 β 脂蛋白血症和乳糜微粒驻留病与含载脂蛋白 B 的脂蛋白的部分生成，或与含有截断型载脂蛋白 B 的脂蛋白的分泌相关。这些患者根据基础缺陷的严重程度，也可以表现为神经系统疾病和棘形红细胞增多。即便杂合子低 β 脂蛋白血症患者也可有棘形红细胞增多，但通常并不会出现[149]。

治疗、病程和预后

治疗包括膳食限制甘油三酯和补充大剂量维生素 A、K、D 和 E[145]。可以使用水溶性维生素 E，如聚乙二醇维生素 E 琥珀酸酯（D-α-tocopherol polyethylene glycol succinate）。维生素 E 在本病病理生理学和临床症候学的作用尚不清楚。由于维生素 E 可以使神经肌肉异常和视网膜异常的患者病情稳定甚至是好转，并且类似的神经疾病还可见于慢性胆汁淤积的患者，因而有人认为维生素 E 的缺乏是本病继发表现如神经疾病的主要刺激因素。

■ 伴有神经系统疾病和正常脂蛋白的棘形红细胞增多症

舞蹈病 - 棘形红细胞增多综合征

舞蹈病 - 棘形红细胞增多综合征是一种少见的常染色体隐性遗传性疾病，其特点是正常脂蛋白血症性棘形红细胞增多和进行性神经退行性疾病，在青少年或成人期发病[150]。舞蹈病 - 棘形红细胞增多综合征的特点是进行性口面部运动障碍伴抽搐、肢体舞蹈病、口唇和舌咬伤；神经性肌肉张力下降和萎缩；反射减弱或消失；血清肌酸磷酸激酶增高。神经成像显示头部豆状核和尾状核的异常。

患者无贫血症状，红细胞寿命轻度缩短。有些患者棘形红细胞增多较神经系统症状出现早，其产生的机制迄今不明。血浆和红细胞膜脂质及膜脂肪酸成分均正常，而饱和脂肪酸含量高[151]。可能由于膜的脂质体流动性改变，导致膜的流动性降低，膜内颗粒分布不均。锚蛋白、带 3 蛋白、带 4.2 蛋白分解增加，及膜蛋白磷酸化增高，尤其是带 3 蛋白磷酸化的增加可能导致红细胞形态改变。在一个不同寻常的舞蹈病 - 棘形红细胞增多症家系中，发现带 3 蛋白的近羧基端存在一个点突变[152]。舞蹈病蛋白（Chorein）基因已被克隆，并且在不同种族背景的舞蹈病 - 棘状红细胞增多症家系中已经鉴定到了基因突变[153-155]，此基因不属于任何基因家族，也未发现其含有任何已知的结构基序或结构域。在酵母中，其同源蛋白参与蛋白分选及转运。

除舞蹈病 - 棘状红细胞增多症之外的遗传性神经棘形红细胞增多综合征也有报道[155]。它们包括：① Mcleod 综合征，下面将详述；② Huntington 样病 2，一种隐性遗传性疾病，有棘形红细胞增多、抽搐、帕金森症状及偶发的由于亲联蛋白（junctophilin）-3 突变导致的运动神经元病；③泛酸激酶相关的神经退行性变（旧称为 Hallervorden-Spatz 综合征），特征为进行性痴呆、张力失常、痉挛状态、苍白球及视网膜退行性变，及其等位基因变异型 HARP 综合征（低 β 脂蛋白血症、棘形红细胞增多症、色素性视网膜炎、苍白球退行性变），两者均由泛酸激酶 2 突变所致。

■ Kell 和 Lutheran 血型异常导致的红细胞疾病

McLeod 综合征

McLeod 综合征是一种 X- 连锁的 Kell 血型系统异常，特征为轻度代偿性溶血性贫血及不同程度棘形红细胞增多，部分患者有迟发的肌病或舞蹈病[156,157]。Kell 抗原由两种主要蛋白组成：一个携带 Kx 抗原的 37kDa 蛋白，是 Kell 抗原表达所必需的前体分子，以及一个携带 Kell 血型抗原的 93kDa 蛋白。携带 McLeod 表型的红细胞不能检测出 Kx 抗原，明显缺乏携带 Kell 抗原的 93kDa 蛋白。*XK* 基因编码一个新的包含 444 个氨基酸的完整膜转运蛋白，目前已经证实 McLeod 患者存在 *XK* 基因突变[158]。缺乏 Kx 抗原的男性杂合子患者血涂片中可见 80%~85% 的棘形红细胞，合并有轻度代偿的溶血。由于红细胞嵌合状态产生的 X 失活，女性杂合子携带者血片中偶见棘形红细胞[157]，出现 X 失活明显偏差的妇女，症状可较重。

McLeod 红细胞应与 Kell null（K_0）细胞相鉴别，后者形态正常。在 K_0 细胞，只缺乏携带 93kDa 蛋白的 Kell 抗原，但它们有双倍的 Kx 抗原[159]。识别出 McLeod 综合征十分重要，因他们输血后产生的抗体只能与 McLeod 综合征的红细胞相容。

已有报道证实，McLeod 表型与儿童慢性肉芽肿、色素视网膜炎和 Duchenne 肌肉营养不良同时发生。这些不同的表现可能来源于连续基因缺失综合征，因为它们的遗传位点均为 Xp21[160]。这也可以解释一些携带 McLeod 表型的 Duchenne 营养不良或者舞蹈病的患者会偶然发现血片中存在棘形红细胞或者口形红细胞。并且有些携带 McLeod 表型的患者有肌病的实验室特点，随着年龄的增长，会出现反射消失的神经系统疾病，并在 50 岁以后进展为肌张力障碍和舞蹈病样运动。

Lutheran 血型

每 3000~5000 人中有 1 人会遗传具有显性作用的 *In*（*Lu*）抑制物，它能抑制 Lu^a 和 Lu^b 的表达，即 Lutheran 血型系统的主要抗原。携带有 *In*（*Lu*）Lu（a^-b^-）表型的患者红细胞形态可能出现异常，包括异形红细胞和棘形红细胞，而无明显贫血及溶血表现[161]。新鲜的 *In*（*Lu*）Lu（a^-b^-）红细胞渗透脆性正常，但经过孵育后，细胞因丢失钾而变得具有抗渗透性。具有这种罕见血型的患者其红细胞转录因子 EKLF/KLF1 有突变[162]。

■ 其他情况下的棘形红细胞增多

少量的棘形红细胞可见于各种原因导致的营养不良，包括神经性厌食和囊性纤维化。恢复足够营养状态后红细胞形态可恢复正常。20%~60% 的甲状腺功能减退的患者可见到少量棘形红细胞（0.5%~2%）[163]，甲状腺功能减退较其他引起棘形红细胞增多的疾病更常见，在血片中发现棘形红细胞时即应考虑患者的甲状腺功能。这一相关性可发现漏诊甲状腺功能减退病例。

口形红细胞增多症及相关疾病

口形红细胞的特征是中心浅染区扩大，形状类似雪茄、香肠或小环状（图 45-13）[164]。尚无统一的理论来解释这一在制片过程中造成的细胞折叠所致的形态异常。口形红细胞增多症可见于遗传性或者各种获得性疾病，后者常因一些遗传性红细胞离子通透性异常的疾病所致，多见于红细胞水合作用或者膜脂质体异常性疾病[165]。红细胞的水合作用异常可从极端脱水至水合过度。根据临床轻重、形态学、阳离子含量、脂质和蛋白质组成、遗传学及对脾切除的反应，将这些不同的变异型做了临时分类（表 45-4）[166]。

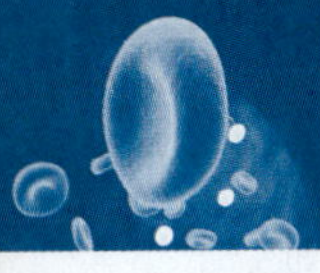

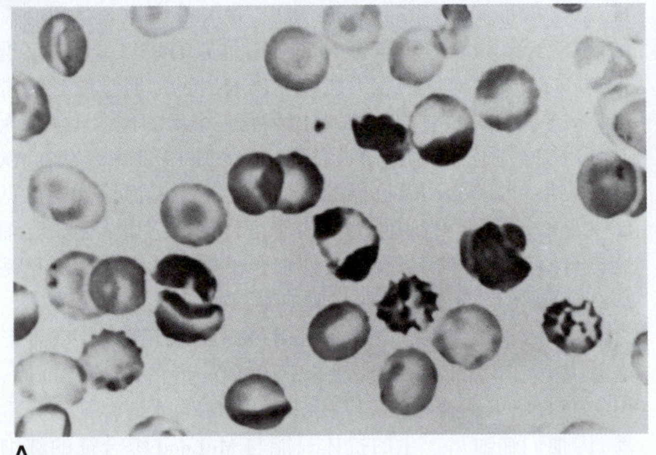

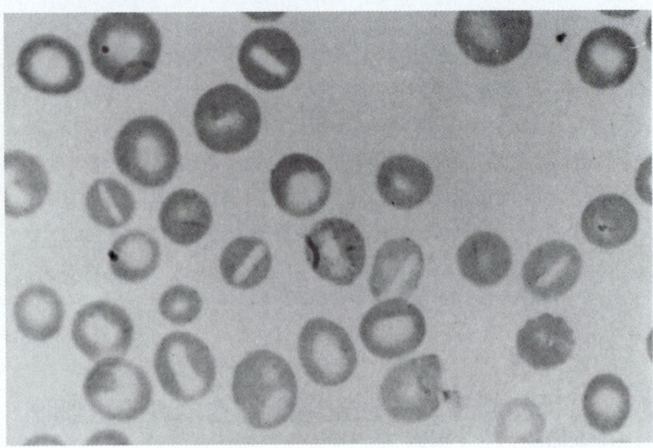

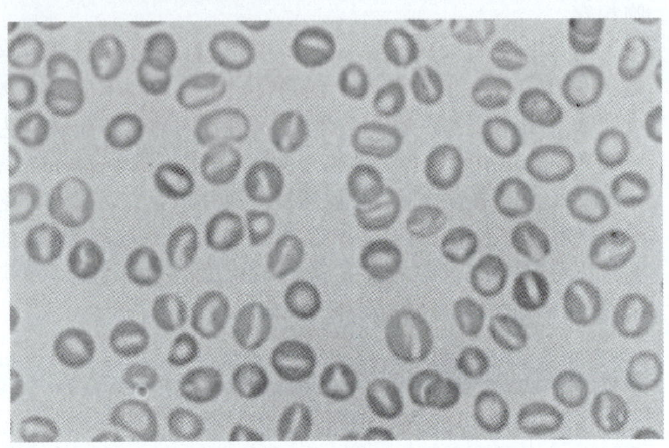

图 45-13 口形红细胞及变异型。患者血片：**A.** 遗传性干瘪细胞增多症；**B.** 口形红细胞增多症；**C.** 继发于酒精性肝病的获得性口形红细胞增多症。

表 45-4 遗传性口形红细胞增多综合征的异质性

	口形红细胞增多症（水化症）		中间综合征			
	重度溶血	轻度溶血	冷水化细胞增多症（cryohydrocytosis）	口形红细胞增多的干燥细胞增多症	干燥细胞增多症伴高磷脂酰胆碱	干燥细胞增多症
溶血	重度	轻中度	中度	轻度	中度	中度
贫血	重度	轻中度	轻中度	无	轻度	中度
血涂片	口形红细胞	口形红细胞	口形红细胞或正常	口形红细胞	靶形红细胞	靶形红细胞，棘形红细胞
MCV（80~100fl）*	110~150	95~130	90~105	91~98	84~92	100~110
MCHC（32%~36%）	24~30	26~29	34~40	33~39	34~38	34~38
未温育渗透脆性	明显增加	增加	正常	减少	明显减少	明显减少
RBC Na^+（5~12）†	60~100	30~60	40~50	10~20	10~15	10~20
RBC K^+（90~103）	20~55	40~85	55~65	75~85	75~90	60~80
RBC Na^++K^+（95~110）	110~140	115~145	100~105	87~103	93~99	75~90
磷脂酰胆碱含量	正常	± 增加	正常	正常	增加	正常
冷自身溶血	无	无	有	无	无	?
脾切除效应‡	好	好	很好	?	?	差?
遗传学	常染色体显性遗传?常染色体隐性遗传	常染色体显性遗传	常染色体显性遗传	常染色体显性遗传	常染色体显性遗传	常染色体显性遗传

MCHC：平均血红蛋白浓度；MCV：平均红细胞体积；RBC：红细胞。

* 括号里为正常值。

† 钠、钾及钠 + 钾单位为 mEq/L RBC。

‡ 这些综合征可能切脾不当。

■ 脱水的口形红细胞增多 / 遗传性干瘪细胞增多症

定义

脱水的遗传性口形红细胞增多症（HSt），也称为遗传性干瘪细胞增多症（hereditary xerocytosis 或 dessicocytosis），是 HSt 综合征最常见的类型[164-166]。与本病相关的主要表型是常染色体显性遗传性溶血性贫血，伴有红细胞脱水和渗透脆性的降低。这种表型也延伸至包括反复流产、胎儿水肿及假性高钾血症（见下文“治疗、病程和预后”）。

病因和发病机制

引起本病的通透性缺陷比较复杂，涉及钾从红细胞的净流失（典型情况下约 20%），但不伴有成比例的钠摄取[165,166]。因而细胞内阳离子含量及水含量均降低。在有些情况下，膜脂质增加，尤其是磷脂酰胆碱，而 2，3-BPG 含量则减少[167]。

本病的确切遗传基础尚不明确。大多数但不是所有 HSt 患者的疾病基因位点被定位在染色体 16q23-qter[168]。

临床特点

患者可表现为代偿性溶血性贫血、黄疸、脾脏肿大、胆石症。此综合征还包括反复流产、胎儿水肿、新生儿肝炎以及家族性假性高钾血症[165]。家族性假性高钾血症患者常呈现无症状的高钾血症，是因为在体外钾跨红细胞膜的被动渗漏改变所致，与干瘪细胞增多症中的缺陷机制类似[169]。大约 1/3 患者会表现高钾血症。干瘪细胞增多症、胎儿水肿及假性高钾血症已经在几个家系中呈遗传连锁[170,171]。本病呈现不同的外现率，同一家系的患者也有明显不同的临床症状。遗传连锁分析显示家族性假性高钾血症与干瘪细胞增多症位于染色体同一位置，也支持该综合征是由于同一等位基因发生突变所导致的假说[172]。

实验室特点

血液学表现为轻至中度溶血性贫血（见表 45-4），平均血红蛋白浓度（MCHC）增加，是细胞脱水的表现。平均红细胞体积（MCV）常轻度增高，这是 Coulter 型细胞电子计数仪造成的人为假象。在这些计数仪中，脉冲振幅（细胞通过电场产生的阻抗）转换为细胞体积决定于细胞的形状。干瘪细胞变形程度不如正常细胞，造成 MCV 高大约 10%。由于血细胞比容（HCT）是根据 MCV 测算的，也会受到影响。血涂片上并非总能发现口形红细胞，而在湿片上口形红细胞更明显，但通常可见靶形细胞、干瘪细胞和棘形红细胞（见图 45-13A）。在其中有些细胞中，血红蛋白浓集于细胞周边的分散区（胶泥状）。红细胞渗透脆性降低。

治疗、病程和预后

多数患者只有轻度贫血，无需治疗。此类患者应该补充叶酸，监测溶血的并发症。

切脾的疗效不一，很多干瘪细胞增多症患者的贫血只是轻微改善或者没有改善。有人提出，干瘪红细胞的功能受损如此严重，以致在单核巨噬细胞系统的其他部位也被识别并清除。在遗传性干瘪细胞症患者中，切脾需慎重。几例患者在切脾后曾出现高凝状态，导致威胁生命的血栓发作[173]。值得注意的是，所有发生血栓的患者都是在脾切除术后。在体外，切脾后较未切脾的此家族成员的口形红细胞对内皮细胞的黏附性增加[174]。在一个高凝的干瘪细胞症患者中，应用己酮可可碱（pentoxyfyline）降低了红细胞的黏附性[174]。幸运的是，多数 HSt 患者能维持足够的血红蛋白水平，不需要进行脾切除术。切脾的患者应用长效华法林（warfarin，Coumadin）效果不一。在几例重症患者，大量输注红细胞有益。但其并发的铁过载，即使不再输血也会引起严重问题。

干瘪细胞症的新生儿，处理贫血和高胆红素症需要进行光照治疗、输注红细胞，甚至换血治疗。少数病例需要进行宫内输血。胎儿水肿并不预示以后发生贫血的严重程度，有些到了儿童晚期也只是表现为轻度贫血甚至无贫血。

■ 遗传性口形红细胞增多症 - 水化细胞增多症

定义和历史

过度水化的遗传性口形红细胞增多综合征（HSt），也称为遗传性水化细胞增多症（*hereditary hydrocytosis*），其特征为显性遗传的溶血性贫血并伴有红细胞过度水化和大细胞增多。Lock 及同事在一例显性遗传的溶血性贫血女孩中首次描述了该综合征[175]，该患者血片中有宽横向裂缝的红细胞，即口形红细胞。后来，又发现了此病的标志，即阳离子转运异常和细胞过度水化[176]。

病因和发病机制

主要病损涉及钠离子渗漏，导致细胞内钠和水含量增加以及细胞内钾离子轻度减低[165,177]。随之，通过 Na^+-K^+-ATP 酶泵的钠和钾主动转运代偿性增加，此泵在正常情况下维持细胞内低钠和高钾浓度，并且糖酵解随之增加。然而，泵的活性增加并不能代偿大量增加的钠渗漏。在某些患者中，已经发现了 RhAG 蛋白的突变，这是 Rh-RhAG 蛋白复合物的成分之一[178]。

由于很多肿胀红细胞接近临界溶血体积，所以水化细胞的渗透脆性显著增加。由于未知的原因，红细胞膜脂质和膜表面积也增加，但是增加的面积不足以纠正渗透脆性。红细胞变形性下降。

有些过度水化的 HSt 患者缺乏一种 31kDa 的内在膜蛋白，这种蛋白叫做带 7.2b 蛋白或是口细胞素（stomatin），该蛋白参与膜组织以及胆固醇相关的过程。已经发现，大多数但并非所有 HSt 病人的红细胞都有不同程度的 stomatin 缺乏，较年轻的红细胞缺乏程度较轻[179]。然而，从几位 HSt 患者获得的 stomatin 的 cDNA 是正常的[179]。这些结果表明 stomatin 缺陷并不是 HSt 的原发性缺陷。因为在人的红细胞中，stomatin 和葡萄糖载体 Glut-1 的相互作用可将 Glut-1 从葡萄糖载体转换成去氢抗坏血酸载体，所以有人提出，抑制这个导致 stomatin 丢失的相互作用对过度水化的口形红细胞可能是有益的，这样可供给细胞所需的能量[180]。

临床特点

水化细胞增多综合征比干瘪细胞增多性疾病少见得多。可出现中到重度的贫血[165]。黄疸和脾肿大常见，慢性溶血的并

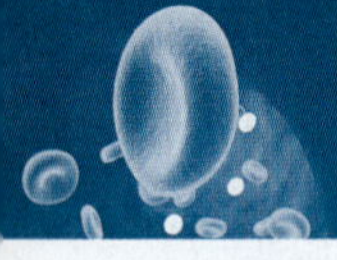

发症也常见，如胆石症。曾报道有发生铁过载的倾向，这与输血和脾切除无关。没有其他系统器官异常的报道。有新生儿贫血和高胆红素血症的报道。

实验室特点

血涂片可见明显的口形红细胞增多（见图 45-13B）。除了贫血，红细胞指数显示 MCHC 降低和 MCV 增大（见表 45-4）。在有的患者中，大红细胞增多症极为严重，其 MCV 可达 150fl。红细胞渗透脆性显著增加。

治疗、病程和预后

多数的水化细胞增多症患者终生有明显的贫血。与遗传性球形红细胞增多症患者类似，这些病人也应监测溶血并发症，如胆石症和细小病毒感染，并应补充叶酸。

这组疾病脾切除的结果不一致[166]。有些患者切脾可使溶血性贫血改善，但常常不能完全纠正。而在另一些患者中，溶血的严重性无变化。对本病患者，脾切除应慎重考虑。与干瘪细胞增多症患者一样，几例水化细胞增多症患者在脾切除之后发生了高凝状态，导致严重血栓发作[173]。在体内，以静脉血栓栓塞为主，有时并发肺或门静脉高压。血栓形成的风险与脾切除后的血栓形成无关。所有血栓形成的病例均发生于脾切除患者。用长效华法林治疗脾切除后患者的疗效不一。在严重病例，超量输注红细胞有益。不幸的是此方法易并发铁过载，即使不输血，这也是一个棘手的问题。

水化细胞增多症的新生儿需要进行光照治疗，输注红细胞，有些病例进行换血疗法以纠正贫血和高胆红素血症。

■ 中间综合征

有些报道的 HSt 病例有遗传性干瘪细胞增多症和遗传性水化细胞增多症的共同特点。这些疾病被称为中间综合征（intermediate syndromes，见表 45-4）[166]。这些病人的特征性是在血片中有口形红细胞和（或）靶形红细胞。红细胞渗透脆性正常或减低。红细胞钠和钾通透性增加，但细胞内阳离子浓度及红细胞体积正常或轻度下降。在少数病人中，红细胞在体外贮存于 5℃后自发溶血，所以命名为冷水化细胞增多症（cryohydrocytosis）[181]。有些冷水化细胞增多症的病例可在带 3 蛋白发现错义突变，发生于在第 8 跨膜结构域和最后两个跨膜结构域之间。体外研究显示，这些突变使带 3 蛋白由阴离子交换蛋白转变成了非选择性阳离子泄漏通道[182]。

已报道一种显性遗传性溶血性贫血，伴口形红细胞增多症，偶见靶形红细胞，球形红细胞，及渗透脆性降低，其主要红细胞膜异常为磷脂酰胆碱增加近 50% 及磷脂酰乙醇胺相应减少[183]。在湿片上，约 30% 的细胞是口形红细胞。此综合征的分子基础还不清楚。由于对膜磷脂成分异常还未进行系统研究，还不能确定此病是否代表一个不同的疾病实体。

Rh 缺乏综合征

Rh 缺乏综合征是指极少数患者 Rh 抗原表达缺乏（Rh_{null}）或者显著降低（Rh_{mod}），并且 Rh-RhAG 复合物蛋白减低或缺乏，包括 Rh、RhAG、LW、血型糖蛋白 B、CD47 和蛋白 4.2。有轻至中度的溶血性贫血，在血片上可见口形红细胞，偶见球形红细胞[184,185]。第 137 章将论述 Rh 抗原的结构、定位和功能。

尽管这些临床综合征是相似的，但是 Rh 缺陷综合征的遗传基础是异质性的，并且至少可分为两类。无效等位基因型（amorph type）由 Rh30、RhD 和 RhE 多肽的突变造成。调节型由 Rh50 突变造成，这是一个 Rh 基因表达的调节因子。对这些少见患者的研究证实 Rh 位点和 Rh50 都是 Rh 作为红细胞膜多聚复合物的表达和功能所必需的。

一些 Rh_{null} 患者的红细胞渗透脆性增加，反映了膜表面积显著减少。细胞阳离子和含水量下降，并且细胞密度增加，说明这些细胞也有脱水。可能是因为网织红细胞增多，钾转运和 Na^+-K^+ 泵活性增强。脾切除可改善溶血性贫血。

■ 家族性高密度脂蛋白缺乏

高密度脂蛋白严重缺乏或缺失可引起胆固醇脂质在许多组织中蓄积，从而导致临床上所见的橙色大扁桃体和肝脾肿大。已报道的血液学表现包括伴有口形红细胞增多的中等严重程度的溶血性贫血[186]。膜脂分析显示低胆固醇含量，导致胆固醇/磷脂比例下降和以鞘磷脂为代价的 PC 相对增加。

■ 获得性口形红细胞增多症

正常人的血涂片中很少见到口形红细胞（3%~5%）。前瞻性分析大量住院病人的血涂片发现口形红细胞增多症（口形红细胞大于 5%）的总体发生率为 2.3%[187]。其中，59% 的病人口形红细胞在 5%~20%，35% 的病人口形红细胞为 20%~50%，6% 的病人口形红细胞超过 50%。口形红细胞增多与多种用药和疾病诊断相关，包括恶性肿瘤、心血管病、肝胆疾病和酒精中毒。仍需进一步研究确定哪种相关性具有特异性和可重复性。例如，口形红细胞增多症常见于酒精中毒，特别是急性酒精中毒（见图 45-13C）[188]。用于白血病和淋巴瘤化疗剂量的长春碱类，如长春新碱（vincristine）和长春碱（vinblastine），可引起溶血，并伴有钠通透性增加和口形红细胞增多[189,190]。这些情况的口形红细胞增多的分子机制还不清楚。在临床上口形红细胞增多很少引起明显血液学异常。

翻译：李　园

校对：张凤奎，颜晓菁，刘建湘

参考文献

1. Jakobik V, Burus I, Decsi T: Fatty acid composition of erythrocyte membrane lipids in healthy subjects from birth to young adulthood. *Eur J Pediatr* 168:141, 2009.
2. Ways P, Hanahan DJ: Characterization and quantification of red cell lipids in normal man. *J Lipid Res* 5:318, 1964.
3. Bevers EM, Comfurius P, Dekkers DW, et al: Lipid translocation across the plasma membrane of mammalian cells. *Biochim Biophys Acta* 1439:317, 1999.
4. Daleke DL: Regulation of phospholipid asymmetry in the erythrocyte membrane. *Curr Opin Hematol* 15:191, 2008.
5. Devaux PF, Herrmann A, Ohlwein N, et al: How lipid flippases can modulate membrane structure. *Biochim Biophys Acta* 1778:1591, 2008.
6. Dekkers DW, Comfurius P, Schroit AJ, et al: Transbilayer movement of NBD-labeled phospholipids in red blood cell membranes: Outward-directed transport by the multidrug resistance protein 1 (MRP1). *Biochemistry* 37:14833, 1998.
7. Sahu SK, Gummadi SN, Manoj N, et al: Phospholipid scramblases: An overview. *Arch Biochem Biophys* 462:103, 2007.
8. Zhao J, Zhou Q, Wiedmer T, et al: Level of expression of phospholipid scramblase regulates induced movement of phosphatidylserine to the cell surface. *J Biol Chem* 273:6603, 1998.
9. Dekkers DW, Comfurius P, Vuist WM, et al: Impaired Ca^{2+}-induced tyrosine phosphorylation and defective lipid scrambling in erythrocytes from a patient with Scott syndrome: A study using an inhibitor for scramblase that mimics the defect in Scott syndrome. *Blood* 91:2133, 1998.
10. Stout JG, Basse F, Luhm RA, et al: Scott syndrome erythrocytes contain a membrane protein capable of mediating Ca^{2+}-dependent transbilayer migration of membrane

phospholipids. *J Clin Invest* 99:2232, 1997.
11. Salzer U, Prohaska R: Stomatin, flotillin-1, and flotillin-2 are major integral proteins of erythrocyte lipid rafts. *Blood* 97:1141, 2001.
12. Salzer U, Hinterdorfer P, Hunger U, et al: Ca(++)-dependent vesicle release from erythrocytes involves stomatin-specific lipid rafts, synexin (annexin VII), and sorcin. *Blood* 99:2569, 2002.
13. Murphy SC, Samuel BU, Harrison T, et al: Erythrocyte detergent-resistant membrane proteins: Their characterization and selective uptake during malarial infection. *Blood* 103:1920, 2004.
14. Mulder E, van Deenen LL: Metabolism of red-cell lipids. I. Incorporation *in vitro* of fatty acids into phospholipids from mature erythrocytes. *Biochim Biophys Acta* 106:106, 1965.
15. Reed CF: Incorporation of orthophosphate-^{32}P into erythrocyte phospholipids in normal subjects and in patients with hereditary spherocytosis. *J Clin Invest* 47:2630, 1968.
16. Shohet SB, Nathan DG, Karnovsky ML: Stages in the incorporation of fatty acids into red blood cells. *J Clin Invest* 47:1096, 1968.
17. Renooij W, Van Golde LM: Asymmetry in the renewal of molecular classes of phosphatidylcholine in the rat-erythrocyte membrane. *Biochim Biophys Acta* 558:314, 1979.
18. Shohet SB, Haley JE: Red cell membrane shape and stability: Relation to cell lipid renewal pathways and cell ATP. *Nouv Rev Fr Hematol* 12:761, 1972.
19. Fairbanks G, Steck TL, Wallach DF: Electrophoretic analysis of the major polypeptides of the human erythrocyte membrane. *Biochemistry* 10:2606, 1971.
20. Williamson RC, Toye AM: Glycophorin A: Band 3 aid. *Blood Cells Mol Dis* 41:35, 2008.
21. Stefanovic M, Markham NO, Parry EM, et al: An 11-amino acid beta-hairpin loop in the cytoplasmic domain of band 3 is responsible for ankyrin binding in mouse erythrocytes. *Proc Natl Acad Sci U S A* 104:13972, 2007.
22. Bruce LJ, Beckmann R, Ribeiro ML, et al: A band 3-based macrocomplex of integral and peripheral proteins in the RBC membrane. *Blood* 101:4180, 2003.
23. Zhang D, Kiyatkin A, Bolin JT, et al: Crystallographic structure and functional interpretation of the cytoplasmic domain of erythrocyte membrane band 3. *Blood* 96:2925, 2000.
24. Reid ME, Mohandas N: Red blood cell blood group antigens: Structure and function. *Semin Hematol* 41:93, 2004.
25. Nicolas V, Le Van Kim C, Gane P, et al: Rh-RhAG/ankyrin-R, a new interaction site between the membrane bilayer and the red cell skeleton, is impaired by Rh(null)-associated mutation. *J Biol Chem* 278:25526, 2003.
26. Westhoff CM: The structure and function of the Rh antigen complex. *Semin Hematol* 44:42, 2007.
27. Bennett V, Healy J: Organizing the fluid membrane bilayer: Diseases linked to spectrin and ankyrin. *Trends Mol Med* 14:28, 2008.
28. Gallagher PG, Forget BG: Spectrin genes in health and disease. *Semin Hematol* 30:4, 1993.
29. Thomas GH, Newbern EC, Korte CC, et al: Intragenic duplication and divergence in the spectrin superfamily of proteins. *Mol Biol Evol* 14:1285, 1997.
30. Grum VL, Li D, MacDonald RI, et al: Structures of two repeats of spectrin suggest models of flexibility. *Cell* 98:523, 1999.
31. Li D, Tang HY, Speicher DW: A structural model of the erythrocyte spectrin heterodimer initiation site determined using homology modeling and chemical cross-linking. *J Biol Chem* 283:1553, 2008.
32. Alloisio N, Morle L, Marechal J, et al: Sp alpha V/41: A common spectrin polymorphism at the alpha IV-alpha V domain junction. Relevance to the expression level of hereditary elliptocytosis due to alpha-spectrin variants located in trans. *J Clin Invest* 87:2169, 1991.
33. Becker PS, Schwartz MA, Morrow JS, et al: Radiolabel-transfer cross-linking demonstrates that protein 4.1 binds to the N-terminal region of beta spectrin and to actin in binary interactions. *Eur J Biochem* 193:827, 1990.
34. Ipsaro JJ, Huang L, Mondragon A: Structures of the spectrin-ankyrin interaction binding domains. *Blood* 113:5385, 2009.
35. Stabach PR, Simonovic I, Ranieri MA, et al: The structure of the ankyrin-binding site of beta-spectrin reveals how tandem spectrin-repeats generate unique ligand-binding properties. *Blood* 113:5377, 2009.
36. Gallagher PG, Tse WT, Scarpa AL, et al: Structure and organization of the human ankyrin-1 gene. Basis for complexity of pre-mRNA processing. *J Biol Chem* 272:19220, 1997.
37. Michaely P, Tomchick DR, Machius M, et al: Crystal structure of a 12 ANK repeat stack from human ankyrinR. *EMBO J* 21:6387, 2002.
38. Hou VC, Conboy JG: Regulation of alternative pre-mRNA splicing during erythroid differentiation. *Curr Opin Hematol* 8:74, 2001.
39. Gallagher PG: Hereditary elliptocytosis: Spectrin and protein 4.1R. *Semin Hematol* 41:142, 2004.
40. Shi ZT, Afzal V, Coller B, et al: Protein 4.1R-deficient mice are viable but have erythroid membrane skeleton abnormalities. *J Clin Invest* 103:331, 1999.
41. Satchwell TJ, Shoemark DK, Sessions RB, et al: Protein 4.2: A complex linker. *Blood Cells Mol Dis* 42:201, 2009.
42. Peters LL, Jindel HK, Gwynn B, et al: Mild spherocytosis and altered red cell ion transport in protein 4. 2-null mice. *J Clin Invest* 103:1527, 1999.
43. Chishti AH: Function of p55 and its nonerythroid homologues. *Curr Opin Hematol* 5:116, 1998.
44. Gilligan DM, Lozovatsky L, Gwynn B, et al: Targeted disruption of the beta adducin gene (Add2) causes red blood cell spherocytosis in mice. *Proc Natl Acad Sci U S A* 96:10717, 1999.
45. Robledo RF, Ciciotte SL, Gwynn B, et al: Targeted deletion of alpha-adducin results in absent beta- and gamma-adducin, compensated hemolytic anemia, and lethal hydrocephalus in mice. *Blood* 112:4298, 2008.
46. Khan AA, Hanada T, Mohseni M, et al: Dematin and adducin provide a novel link between the spectrin cytoskeleton and human erythrocyte membrane by directly interacting with glucose transporter-1. *J Biol Chem* 283:14600, 2008.
47. De Matteis MA, Morrow JS: The role of ankyrin and spectrin in membrane transport and domain formation. *Curr Opin Cell Biol* 10:542, 1998.
48. Liu SC, Derick LH, Palek J: Visualization of the hexagonal lattice in the erythrocyte membrane skeleton. *J Cell Biol* 104:527, 1987.
49. Salomao M, Zhang X, Yang Y, et al: Protein 4.1R-dependent multiprotein complex: New insights into the structural organization of the red blood cell membrane. *Proc Natl Acad Sci U S A* 105:8026, 2008.
50. Giorgi M, Cianci CD, Gallagher PG, et al: Spectrin oligomerization is cooperatively coupled to membrane assembly: A linkage targeted by many hereditary hemolytic anemias? *Exp Mol Pathol* 70:215, 2001.
51. Mohandas N, Chasis JA: Red blood cell deformability, membrane material properties and shape: Regulation by transmembrane, skeletal and cytosolic proteins and lipids. *Semin Hematol* 30:171, 1993.
52. Mohandas N, Chasis JA, Shohet SB: The influence of membrane skeleton on red cell deformability, membrane material properties, and shape. *Semin Hematol* 20:225, 1983.
53. Li J, Lykotrafitis G, Dao M, et al: Cytoskeletal dynamics of human erythrocyte. *Proc Natl Acad Sci U S A* 104:4937, 2007.
54. Hanspal M, Palek J: Biogenesis of normal and abnormal red blood cell membrane skeleton. *Semin Hematol* 29:305, 1992.
55. Peters LL, White RA, Birkenmeier CS, et al: Changing patterns in cytoskeletal mRNA expression and protein synthesis during murine erythropoiesis *in vivo*. *Proc Natl Acad Sci U S A* 89:5749, 1992.
56. Chasis JA, Prenant M, Leung A, et al: Membrane assembly and remodeling during reticulocyte maturation. *Blood* 74:1112, 1989.
57. Koury MJ, Bondurant MC, Rana SS: Changes in erythroid membrane proteins during erythropoietin-mediated terminal differentiation. *J Cell Physiol* 133:438, 1987.
58. Gallagher PG: Disorders of erythrocyte metabolism and shape, in *Hematologic Problems in the Neonate*, edited by RD Christensen, p 209. WB Saunders, Philadelphia, 1999.
59. Brugnara C: Erythrocyte membrane transport physiology. *Curr Opin Hematol* 4:122, 1997.
60. Adragna NC, Fulvio MD, Lauf PK: Regulation of K-Cl cotransport: From function to genes. *J Membr Biol* 201:109, 2004.
61. Brugnara C: Sickle cell disease: From membrane pathophysiology to novel therapies for prevention of erythrocyte dehydration. *J Pediatr Hematol Oncol* 25:927, 2003.
62. Carbrey JM, Agre P: Discovery of the aquaporins and development of the field. *Handb Exp Pharmacol* 3, 2009.
63. Chretien S, Catron JP: A single mutation inside the NPA motif of aquaporin-1 found in a Colton- null phenotype. *Blood* 93:4021, 1999.
64. Dacie JV. The life span of the red blood cell and circumstances of its premature death, in *Blood Pure and Eloquent*, edited by MM Wintrobe, p 211. McGraw-Hill, New York, 1980.
65. Perrotta S, Gallagher PG, Mohandas N: Hereditary spherocytosis. *Lancet* 372:1411, 2008.
66. Eber SW, Gonzalez JM, Lux ML, et al: Ankyrin-1 mutations are a major cause of dominant and recessive hereditary spherocytosis. *Nat Genet* 13:214, 1996.
67. Mariani M, Barcellini W, Vercellati C, et al: Clinical and hematologic features of 300 patients affected by hereditary spherocytosis grouped according to the type of the membrane protein defect. *Haematologica* 93:1310, 2008.
68. Eber SW, Pekrun A, Reinhardt D, et al: Hereditary spherocytosis with ankyrin Walsrode, a variant ankyrin with decreased affinity for band 3. *Blood* 84:362a, 1994.
69. Gallagher PG, Sabatino DE, Basseres DS, et al: Erythrocyte ankyrin promoter mutations associated with recessive hereditary spherocytosis cause significant abnormalities in ankyrin expression. *J Biol Chem* 276:41683, 2001.
70. Lux SE, Tse WT, Menninger JC, et al: Hereditary spherocytosis associated with deletion of human erythrocyte ankyrin gene on chromosome 8. *Nature* 345:736, 1990.
71. An X, Mohandas N: Disorders of red cell membrane. *Br J Haematol* 141:367, 2008.
72. Lima PR, Gontijo JA, Lopes de Faria JB, et al: Band 3 Campinas: A novel splicing mutation in the band 3 gene (AE1) associated with hereditary spherocytosis, hyperactivity of Na+/Li+ countertransport and an abnormal renal bicarbonate handling. *Blood* 90:2810, 1997.
73. Rysava R, Tesar V, Jirsa M Jr, et al: Incomplete distal renal tubular acidosis coinherited with a mutation in the band 3 (AE1) gene. *Nephrol Dial Transplant* 12:1869, 1997.
74. Agre P, Asimos A, Casella JF, et al: Inheritance pattern and clinical response to splenectomy as a reflection of erythrocyte spectrin deficiency in hereditary spherocytosis. *N Engl J Med* 315:1579, 1986.
75. Agre P, Casella JF, Zinkham WH, et al: Partial deficiency of erythrocyte spectrin in hereditary spherocytosis. *Nature* 314:380, 1985.
76. Wichterle H, Hanspal M, Palek J, et al: Combination of two mutant alpha spectrin alleles underlies a severe spherocytic hemolytic anemia. *J Clin Invest* 98:2300, 1996.
77. Tse WT, Gallagher PG, Jenkins PB, et al: Amino-acid substitution in alpha-spectrin commonly coinherited with nondominant hereditary spherocytosis. *Am J Hematol* 54:233, 1997.
78. Hassoun H, Vassiliadis JN, Murray J, et al: Characterization of the underlying molecular defect in hereditary spherocytosis associated with spectrin deficiency. *Blood* 90:398, 1997.
79. Becker PS, Tse WT, Lux SE, et al: Beta spectrin Kissimmee: A spectrin variant associated with autosomal dominant hereditary spherocytosis and defective binding to protein 4.1. *J Clin Invest* 92:612, 1993.
80. Bouhassira EE, Schwartz RS, Yawata Y, et al: An alanine-to-threonine substitution in protein 4.2 cDNA is associated with a Japanese form of hereditary hemolytic anemia (protein 4.2NIPPON). *Blood* 79:1846, 1992.
81. Jarolim P, Palek J, Rubin HL, et al: Band 3 Tuscaloosa: Pro327Arg327 substitution in the cytoplasmic domain of erythrocyte band 3 protein associated with spherocytic hemolytic anemia and partial deficiency of protein 4.2. *Blood* 80:523, 1992.
82. Rybicki AC, Qiu JJ, Musto S, et al: Human erythrocyte protein 4.2 deficiency associated with hemolytic anemia and a homozygous 40glutamic acidlysine substitution in the cytoplasmic domain of band 3 (band 3Montefiore). *Blood* 81:2155, 1993.
83. De Franceschi L, Olivieri O, Miraglia del Giudice E, et al: Membrane cation and

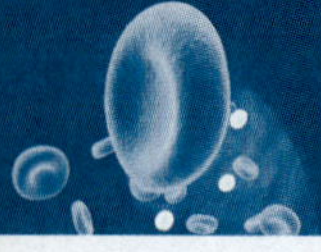

anion transport activities in erythrocytes of hereditary spherocytosis: Effects of different membrane protein defects. *Am J Hematol* 55:121, 1997.

84. Young LE, Platzer RF, Ervin DM, et al: Hereditary spherocytosis. II. Observations on the role of the spleen. *Blood* 6:1099, 1951.
85. Emerson CP Jr, Shein SC, Ham TH, et al: Studies on the destruction of red blood cells. IX. Quantitative methods for determining the osmotic and mechanical fragility of red cells in the peripheral blood and splenic pulp; the mechanism of increased hemolysis in hereditary spherocytosis (congenital hemolytic jaundice) as related to the functions of the spleen. *AMA Arch Intern Med* 97:1, 1956.
86. Miraglia del Giudice E, Francese M, Nobili B, et al: High frequency of de novo mutations in ankyrin gene (ANK1) in children with hereditary spherocytosis. *J Pediatr* 132:117, 1998.
87. Miraglia del Giudice E, Lombardi C, Francese M, et al: Frequent *de novo* monoallelic expression of beta-spectrin gene (SPTB) in children with hereditary spherocytosis and isolated spectrin deficiency. *Br J Haematol* 101:251, 1998.
88. Perrotta S, Nigro V, Iolascon A, et al: Dominant hereditary spherocytosis due to band 3 Neapolis produces a life-threatening anemia at the homozygous state. *Blood* 92:9a, 1998.
89. Ribeiro ML, Alloisio N, Almeida H, et al: Severe hereditary spherocytosis and distal renal tubular acidosis associated with the total absence of band 3. *Blood* 96:1602, 2000.
90. Eber SW, Armbrust R, Schroter W: Variable clinical severity of hereditary spherocytosis: Relation to erythrocytic spectrin concentration, osmotic fragility, and autohemolysis. *J Pediatr* 117:409, 1990.
91. Pajor A, Lehoczky D, Szakacs Z: Pregnancy and hereditary spherocytosis. Report of 8 patients and a review. *Arch Gynecol Obstet* 253:37, 1993.
92. Delhommeau F, Cynober T, Schischmanoff PO, et al: Natural history of hereditary spherocytosis during the first year of life. *Blood* 95:393, 2000.
93. Iolascon A, Faienza MF, Moretti A, et al: UGT1 promoter polymorphism accounts for increased neonatal appearance of hereditary spherocytosis. *Blood* 91:1093, 1998.
94. Tamary H, Aviner S, Freud E, et al: High incidence of early cholelithiasis detected by ultrasonography in children and young adults with hereditary spherocytosis. *J Pediatr Hematol Oncol* 25:952, 2003.
95. Young NS: Hematologic manifestations and diagnosis of parvovirus B19 infections. *Clin Adv Hematol Oncol* 4:908, 2006.
96. Lefrere JJ, Courouce AM, Girot R, et al: Six cases of hereditary spherocytosis revealed by human parvovirus infection. *Br J Haematol* 62:653, 1986.
97. McLellan NJ, Rutter N: Hereditary spherocytosis in sisters unmasked by parvovirus infection. *Postgrad Med J* 63:49, 1987.
98. Giraldi S, Abbage KT, Marinoni LP, et al: Leg ulcer in hereditary spherocytosis. *Pediatr Dermatol* 20:427, 2003.
99. Sutton CD, Garcea G, Marshall LJ, et al: Pelvic extramedullary haematopoiesis associated with hereditary spherocytosis. *Eur J Haematol* 70:326, 2003.
100. Conti JA, Howard LM: Hereditary spherocytosis and hematologic malignancy. *N J Med* 91:95, 1994.
101. Peters LL, Barker JE. Spontaneous and targeted mutations in erythrocyte membrane skeleton genes: Mouse models of hereditary spherocytosis, in *Hematopoiesis*, edited by LI Zon, p. 582. Oxford University Press, New York, 2001.
102. Michaels LA, Cohen AR, Zhao H, et al: Screening for hereditary spherocytosis by use of automated erythrocyte indexes. *J Pediatr* 130:957, 1997.
103. Pati AR, Patton WN, Harris RI: The use of the Technicon H1 in the diagnosis of hereditary spherocytosis. *Clin Lab Haematol* 11:27, 1989.
104. Young LE, Izzo MJ, Platzer RF: Hereditary spherocytosis. I. Clinical, hematologic and genetic features in 28 cases, with particular reference to the osmotic and mechanical fragility of incubated erythrocytes. *Blood* 6:1073, 1951.
105. King MJ, Smythe JS, Mushens R: Eosin-5-maleimide binding to band 3 and Rh-related proteins forms the basis of a screening test for hereditary spherocytosis. *Br J Haematol* 124:106, 2004.
106. Girodon F, Garcon L, Bergoin E, et al: Usefulness of the eosin-5-maleimide cytometric method as a first-line screening test for the diagnosis of hereditary spherocytosis: Comparison with ektacytometry and protein electrophoresis. *Br J Haematol* 140:468, 2008.
107. Schilling RF: Risks and benefits of splenectomy versus no splenectomy for hereditary spherocytosis—A personal view. *Br J Haematol* 145:728, 2009.
108. Rescorla FJ, West KW, Engum SA, et al: Laparoscopic splenic procedures in children: Experience in 231 children. *Ann Surg* 246:683, 2007.
109. Tracy ET, Rice HE: Partial splenectomy for hereditary spherocytosis. *Pediatr Clin North Am* 55:503, 2008.
110. Dacie JV: Hereditary elliptocytosis (HE), in *The Haemolytic Anaemias*, vol 1, 3rd ed, p 216. Churchill Livingstone, Edinburg, 1985.
111. Glele-Kakai C, Garbarz M, Lecomte MC, et al: Epidemiological studies of spectrin mutations related to hereditary elliptocytosis and spectrin polymorphisms in Benin. *Br J Haematol* 95:57, 1996.
112. Dresbach M: Elliptical human red cell corpuscles. *Science* 19:469, 1904.
113. Hunter WC, Adams RB: Hematologic study of three generations of a white family showing elliptical erythrocytes. *Ann Intern Med* 2:1162, 1929.
114. Zarkowsky HS, Mohandas N, Speaker CB, et al: A congenital haemolytic anaemia with thermal sensitivity of the erythrocyte membrane. *Br J Haematol* 29:537, 1975.
115. Coetzer T, Palek J, Lawler J, et al: Structural and functional heterogeneity of alpha spectrin mutations involving the spectrin heterodimer self-association site: Relationships to hematologic expression of homozygous hereditary elliptocytosis and hereditary pyropoikilocytosis. *Blood* 75:2235, 1990.
116. Coetzer TL, Sahr K, Prchal J, et al: Four different mutations in codon 28 of alpha spectrin are associated with structurally and functionally abnormal spectrin alpha I/74 in hereditary elliptocytosis. *J Clin Invest* 88:743, 1991.
117. Marchesi SL, Letsinger JT, Speicher DW, et al: Mutant forms of spectrin alpha-subunits in hereditary elliptocytosis. *J Clin Invest* 80:191, 1987.
118. Gaetani M, Mootien S, Harper S, et al: Structural and functional effects of hereditary hemolytic anemia-associated point mutations in the alpha spectrin tetramer site. *Blood* 111:5712, 2008.
119. Roux AF, Morle F, Guetarni D, et al: Molecular basis of Sp alpha I/65 hereditary elliptocytosis in North Africa: Insertion of a TTG triplet between codons 147 and 149 in the alpha-spectrin gene from five unrelated families. *Blood* 73:2196, 1989.
120. Gallagher PG, Petruzzi MJ, Weed SA, et al: Mutation of a highly conserved residue of betaI spectrin associated with fatal and near-fatal neonatal hemolytic anemia. *J Clin Invest* 99:267, 1997.
121. Gallagher PG, Weed SA, Tse WT, et al: Recurrent fatal hydrops fetalis associated with a nucleotide substitution in the erythrocyte beta-spectrin gene. *J Clin Invest* 95:1174, 1995.
122. Sahr KE, Coetzer TL, Moy LS, et al: Spectrin Cagliari. An AlaGly substitution in helix 1 of beta spectrin repeat 17 that severely disrupts the structure and self-association of the erythrocyte spectrin heterodimer. *J Biol Chem* 268:22656, 1993.
123. Takakuwa Y, Tchernia G, Rossi M, et al: Restoration of normal membrane stability to unstable protein 4.1-deficient erythrocyte membranes by incorporation of purified protein 4.1. *J Clin Invest* 78:80, 1986.
124. Chishti AH, Palek J, Fisher D, et al: Reduced invasion and growth of *Plasmodium falciparum* into elliptocytic red blood cells with a combined deficiency of protein 4.1, glycophorin C, and p55. *Blood* 87:3462, 1996.
125. Conboy JG, Chasis JA, Winardi R, et al: An isoform-specific mutation in the protein 4.1 gene results in hereditary elliptocytosis and complete deficiency of protein 4.1 in erythrocytes but not in nonerythroid cells. *J Clin Invest* 91:77, 1993.
126. Winardi R, Reid M, Conboy J, et al: Molecular analysis of glycophorin C deficiency in human erythrocytes. *Blood* 81:2799, 1993.
127. Wilmotte R, Marechal J, Morle L, et al: Low expression allele alpha LELY of red cell spectrin is associated with mutations in exon 40 (alpha V/41 polymorphism) and intron 45 and with partial skipping of exon 46. *J Clin Invest* 91:2091, 1993.
128. Wilmotte R, Harper SL, Ursitti JA, et al: The exon 46-encoded sequence is essential for stability of human erythroid alpha-spectrin and heterodimer formation. *Blood* 90:4188, 1997.
129. Mentzer WC, Jr., Iarocci TA, Mohandas N, et al: Modulation of erythrocyte membrane mechanical stability by 2,3-diphosphoglycerate in the neonatal poikilocytosis/elliptocytosis syndrome. *J Clin Invest* 79:943, 1987.
130. Lorenzo F, Miraglia del Giudice E, Alloisio N, et al: Severe poikilocytosis associated with a de novo alpha 28 ArgCys mutation in spectrin. *Br J Haematol* 83:152, 1993.
131. Jonsson JJ, Renieri A, Gallagher PG, et al: Alport syndrome, mental retardation, midface hypoplasia, and elliptocytosis: A new X linked contiguous gene deletion syndrome? *J Med Genet* 35:273, 1998.
132. Mohandas N, Lie-Injo LE, Friedman M, et al: Rigid membranes of Malayan ovalocytes: A likely genetic barrier against malaria. *Blood* 63:1385, 1984.
133. Hadley T, Saul A, Lamont G, et al: Resistance of Melanesian elliptocytes (ovalocytes) to invasion by *Plasmodium knowlesi* and *Plasmodium falciparum* malaria parasites *in vitro*. *J Clin Invest* 71:780, 1983.
134. Jarolim P, Palek J, Amato D, et al: Deletion in erythrocyte band 3 gene in malaria-resistant Southeast Asian ovalocytosis. *Proc Natl Acad Sci U S A* 88:11022, 1991.
135. Liu SC, Jarolim P, Rubin HL, et al: The homozygous state for the band 3 protein mutation in Southeast Asian ovalocytosis may be lethal. *Blood* 84:3590, 1994.
136. Genton B, al-Yaman F, Mgone CS, et al: Ovalocytosis and cerebral malaria. *Nature* 378:564, 1995.
137. Li X, Chen H, Oo TH, et al: A co-ligand complex anchors *Plasmodium falciparum* merozoites to the erythrocyte invasion receptor band 3. *J Biol Chem* 279:5765, 2004.
138. Bessis FA: Red cell shapes: An illustrated classification and its rationale, in *Red Cell Shape: Physiology, Pathology and Ultrastructure*, edited by M Bessis, RI Weed, PF Leblond, p 1. Springer-Verlag, New York, 1973.
139. Colman N, Herbert V: Hematologic complications of alcoholism: Overview. *Semin Hematol* 17:164, 1980.
140. Cooper RA: Hemolytic syndromes and red cell membrane abnormalities in liver disease. *Semin Hematol* 17:103, 1980.
141. Cooper RA, Diloy Puray M, Lando P, et al: An analysis of lipoproteins, bile acids, and red cell membranes associated with target cells and spur cells in patients with liver disease. *J Clin Invest* 51:3182, 1972.
142. Cooper RA, Kimball DB, Durocher JR: Role of the spleen in membrane conditioning and hemolysis of spur cells in liver disease. *N Engl J Med* 290:1279, 1974.
143. Silber R, Amorosi E, Lhowe J, et al: Spur-shaped erythrocytes in Laennec's cirrhosis. *N Engl J Med* 275:639, 1966.
144. Zieve L: Jaundice, hyperlipemia and hemolytic anemia: A heretofore unrecognized syndrome associated with alcoholic fatty liver and cirrhosis. *Ann Intern Med* 48:471, 1958.
145. Kane J, Havel R: Disorders of the biogenesis and secretion of lipoproteins containing the B apolipoproteins, in *The Metabolic and Molecular Bases of Inherited Disease*, edited by C Scriver, A Beaudet, W Sly, DL Valle, p 1853. McGraw-Hill, New York, 1995.
146. Zamel R, Khan R, Pollex RL, et al: Abetalipoproteinemia: Two case reports and literature review. *Orphanet J Rare Dis* 3:19, 2008.
147. Simon ER, Ways P: Incubation hemolysis and red cell metabolism in acanthocytosis. *J Clin Invest* 43:1311, 1964.
148. Jones JW, Ways P: Abnormalities of high density lipoproteins in abetalipoproteinemia. *J Clin Invest* 46:1151, 1967.
149. Ross RS, Gregg RE, Law SW, et al: Homozygous hypobetalipoproteinemia: A disease distinct from abetalipoproteinemia at the molecular level. *J Clin Invest* 81:590, 1988.
150. Hardie RJ, Pullon HW, Harding AE, et al: Neuroacanthocytosis. A clinical, haematological and pathological study of 19 cases. *Brain* 114(Pt 1A):13, 1991.
151. Critchley EM, Clark DB, Wikler A: Acanthocytosis and neurological disorder with-

out betalipoproteinemia. *Arch Neurol* 18:134, 1968.

152. Bruce LJ, Kay MM, Lawrence C, et al: Band 3 HT, a human red-cell variant associated with acanthocytosis and increased anion transport, carries the mutation Pro-868Leu in the membrane domain of band 3. *Biochem J* 293:317, 1993.
153. Rampoldi L, Dobson-Stone C, Rubio JP, et al: A conserved sorting-associated protein is mutant in chorea-acanthocytosis. *Nat Genet* 28:119, 2001.
154. Ueno S, Maruki Y, Nakamura M, et al: The gene encoding a newly discovered protein, chorein, is mutated in chorea-acanthocytosis. *Nat Genet* 28:121, 2001.
155. Walker RH, Jung HH, Dobson-Stone C, et al: Neurologic phenotypes associated with acanthocytosis. *Neurology* 68:92, 2007.
156. Jung HH, Danek A, Frey BM: McLeod syndrome: A neurohaematological disorder. *Vox Sang* 93:112, 2007.
157. Wimer BM, Marsh WL, Taswell HF, et al: Haematological changes associated with the McLeod phenotype of the Kell blood group system. *Br J Haematol* 36:219, 1977.
158. Redman CM, Russo D, Lee S: Kell, Kx and the McLeod syndrome. *Baillieres Best Pract Res Clin Haematol* 12:621, 1999.
159. Redman CM, Marsh WL, Scarborough A, et al: Biochemical studies on McLeod phenotype red cells and isolation of Kx antigen. *Br J Haematol* 68:131, 1988.
160. Peng J, Redman CM, Wu X, et al: Insights into extensive deletions around the XK locus associated with McLeod phenotype and characterization of two novel cases. *Gene* 392:142, 2007.
161. Udden MM, Umeda M, Hirano Y, et al: New abnormalities in the morphology, cell surface receptors, and electrolyte metabolism of In(Lu) erythrocytes. *Blood* 69:52, 1987.
162. Singleton BK, Burton NM, Green C, et al: Mutations in EKLF/KLF1 form the molecular basis of the rare blood group In(Lu) phenotype. *Blood* 112:2081, 2008.
163. Wardrop C, Hutchison HE: Red-cell shape in hypothyroidism. *Lancet* 1:1243, 1969.
164. Lande WM, Mentzer WC: Haemolytic anaemia associated with increased cation permeability. *Clin Haematol* 14:89, 1985.
165. Delaunay J: The hereditary stomatocytoses: Genetic disorders of the red cell membrane permeability to monovalent cations. *Semin Hematol* 41:165, 2004.
166. Gallagher PG, Forget BG, Lux SE: Disorders of the erythrocyte membrane, in *Hematology of Infancy and Childhood*, edited by DG Nathan, SH Orkin, p 544. WB Saunders, Philadelphia, 1998.
167. Clark MR, Shohet SB, Gottfried EL: Hereditary hemolytic disease with increased red blood cell phosphatidylcholine and dehydration: One, two, or many disorders? *Am J Hematol* 42:25, 1993.
168. Carella M, Stewart G, Ajetunmobi JF, et al: Genomewide search for dehydrated hereditary stomatocytosis (hereditary xerocytosis): Mapping of locus to chromosome 16 (16q23-qter). *Am J Hum Genet* 63:810, 1998.
169. Stewart GW, Corrall RJ, Fyffe JA, et al: Familial pseudohyperkalaemia. A new syndrome. *Lancet* 2:175, 1979.
170. Grootenboer S, Schischmanoff PO, Cynober T, et al: A genetic syndrome associating dehydrated hereditary stomatocytosis, pseudohyperkalaemia and perinatal oedema. *Br J Haematol* 103:383, 1998.
171. Grootenboer S, Schischmanoff PO, Laurendeau I, et al: Pleiotropic syndrome of dehydrated hereditary stomatocytosis, pseudohyperkalemia, and perinatal edema maps to 16q23-q24. *Blood* 96:2599, 2000.
172. Iolascon A, Stewart GW, Ajetunmobi JF, et al: Familial pseudohyperkalemia maps to the same locus as dehydrated hereditary stomatocytosis (hereditary xerocytosis). *Blood* 93:3120, 1999.
173. Stewart GW, Amess JAL, Eber SW, et al: Thrombo-embolic disease after splenectomy for hereditary stomatocytosis. *Br J Haematol* 93:303, 1996.
174. Smith BD, Segel GB: Abnormal erythrocyte endothelial adherence in hereditary stomatocytosis. *Blood* 89:3451, 1997.
175. Lock SP, Smith RS, Hardisty RM: Stomatocytosis: A hereditary red cell anomaly associated with haemolytic anaemia. *Br J Haematol* 7:303, 1961.
176. Zarkowsky HS, Oski FA, Sha'afi R, et al: Congenital hemolytic anemia with high sodium, low potassium red cells. I. Studies of membrane permeability. *N Engl J Med* 278:573, 1968.
177. Ellory JC, Gibson JS, Stewart GW: Pathophysiology of abnormal cell volume in human red cells. *Contrib Nephrol* 123:220, 1998.
178. Bruce LJ, Guizouarn H, Burton NM, et al: The monovalent cation leak in overhydrated stomatocytic red blood cells results from amino acid substitutions in the Rh-associated glycoprotein. *Blood* 113:1350, 2009.
179. Fricke B, Argent AC, Chetty MC, et al: The "stomatin" gene and protein in overhydrated hereditary stomatocytosis. *Blood* 102:2268, 2003.
180. Bruce LJ: Hereditary stomatocytosis and cation leaky red cells—Recent developments. *Blood Cells Mol Dis* 42:216, 2009.
181. Fricke B, Jarvis HG, Reid CD, et al: Four new cases of stomatin-deficient hereditary stomatocytosis syndrome: Association of the stomatin-deficient cryohydrocytosis variant with neurological dysfunction. *Br J Haematol* 125:796, 2004.
182. Bruce LJ, Robinson HC, Guizouarn H, et al: Monovalent cation leaks in human red cells caused by single amino-acid substitutions in the transport domain of the band 3 chloride-bicarbonate exchanger, AE1. *Nat Genet* 37:1258, 2005.
183. Lane PA, Kuypers FA, Clark MR, et al: Excess of red cell membrane proteins in hereditary high-phosphatidylcholine hemolytic anemia. *Am J Hematol* 34:186, 1990.
184. Burton NM, Anstee DJ: Structure, function and significance of Rh proteins in red cells. *Curr Opin Hematol* 15:625, 2008.
185. Cartron JP: Rh-deficiency syndrome. *Lancet* 358 Suppl:S57, 2001.
186. Oram JF, Vaughan AM: ATP-Binding cassette cholesterol transporters and cardiovascular disease. *Circ Res* 99:1031, 2006.
187. Davidson RJ, How J, Lessels S: Acquired stomatocytosis: Its prevalence of significance in routine haematology. *Scand J Haematol* 19:47, 1977.
188. Wisloff F, Boman D: Acquired stomatocytosis in alcoholic liver disease. *Scand J Haematol* 23:43, 1979.
189. Neville AJ, Rand CA, Barr RD, et al: Drug-induced stomatocytosis and anemia during consolidation chemotherapy of childhood acute leukemia. *Am J Med Sci* 287:3, 1984.
190. Ohsaka A, Kano Y, Sakamoto S, et al: A transient hemolytic reaction and stomatocytosis following vinca alkaloid administration. *Nippon Ketsueki Gakkai Zasshi* 52:7, 1989.

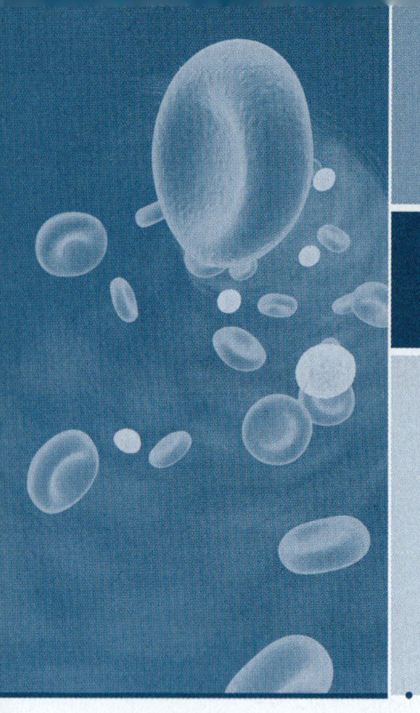

第46章

酶异常导致的红细胞疾病

Wouter W. van Solinge, Richard van Wijk

摘 要

红细胞内有非常活跃的代谢机制可提供能量，使离子可逆电子化学梯度流动，维持红细胞形态、血红蛋白中铁的还原状态，以及酶和血红蛋白中巯基的活性。代谢能量的主要来源为葡萄糖。葡萄糖通过糖酵解途径和磷酸己糖旁路途径代谢。由于成熟红细胞内缺乏丙酮酸进一步氧化反应所必需的线粒体，通过糖酵解途径，葡萄糖最终被分解为丙酮酸和乳酸，ADP磷酸化为ATP，NAD^+还原为NADH。同时，糖酵解过程可产生2,3-双磷酸甘油酸，它是调节血红蛋白氧亲和力的重要因子。磷酸己糖旁路途径可氧化6-磷酸葡萄糖，将$NADP^+$还原为NADPH。除了葡萄糖，红细胞还可以利用其他形式的糖类和核苷类物质提供能量。红细胞没有从头合成嘌呤的能力，但它存在一个可以利用嘌呤合成嘌呤核苷酸的补救途径。红细胞内存在高浓度的谷胱甘肽，它通过谷胱甘肽还原酶分解代谢NADPH使其维持在还原状态。谷胱甘肽由谷氨酸、甘氨酸和半胱氨酸通过二步法合成，需要ATP提供能量。过氧化氢酶和谷胱甘肽过氧化酶可保护红细胞免受氧化性损伤。在从网织红细胞到成熟红细胞的过程中，几种酶的活性下降非常迅速，而其他酶的活性在红细胞衰老过程中下降非常慢，甚至根本不下降。

本章使用的简写和缩略词：2,3-BPG，2,3-双磷酸甘油酸(2,3-bisphosphoglycerate)；ADA，腺苷脱氨酶(adenosine deaminase)；ADP，腺苷二磷酸(adenosine diphosphate)；AIDS，获得性免疫缺陷综合征(acquired immunodeficiency syndrome)；ATP，腺苷三磷酸(adenosine triphosphate)；BPG，双磷酸甘油酸(bisphosphoglycerate)；DPG，二磷酸甘油酸(diphosphoglycerate)；EDTA，乙二胺四乙酸(ethylenediaminetetraacetic Acid)；EMP，EM途径，糖酵解途径(Embden-Meyerhof direct glycolytic pathway)；G-6-PD，葡萄糖-6-磷酸脱氢酶(glucose-6-phosphate dehydrogenase)；GPI，葡萄糖磷酸异构酶(glucose phosphate isomerase)；GSH，还原型谷胱甘肽(reduced Glutathione)；GSSG，氧化型谷胱甘肽(oxidized glutathione)；HNSHA，遗传性非球形红细胞性溶血性贫血(hereditary nonspherocytic hemolytic anemia)；LDH，乳酸脱氢酶(lactate dehydrogenase)；NAD，烟酰胺腺嘌呤二核苷酸(nicotinamide adenine dinucleotide)；NADPH，还原型烟酰胺腺嘌呤二核苷酸磷酸(nicotinamide adenine dinucleotide phosphate (reduced form))；PFK，磷酸果糖激酶(phosphofructose kinase)；PGK，磷酸甘油酸激酶(phosphoglycerate Kinase)；PK，丙酮酸激酶(pyruvate kinase)；UDPG，尿苷二磷酸葡萄糖(uridine diphosphoglucose)；UDPGT，尿苷二磷酸葡萄糖醛酸转移酶(uridine diphosphoglucuronate glucuronosyltransferase)。

红细胞酶缺乏可引起溶血性贫血，这种缺陷在其他细胞系表达也可引起病理变化，如神经肌肉异常。6-磷酸葡萄糖脱氢酶(glucose-6-phosphate dehydrogenase；G-6-PD)缺乏是最常见的红细胞酶缺陷。在某些人群中它的发病率可超过20%。在常见的多态性形式中，如G-6-PD A-型、G-6-PD Mediterranean型、G-6-PD Canton型，溶血发作只在有感染或应用“氧化性”药物，以及某些个体进食蚕豆等应激时才发生。临床上，最严重的并发症是新生儿黄疸，这似乎在很大程度上是与此不相干的胆红素结合缺陷的相互作用导致的。少见的、严重功能障碍的G-6-PD变异体的病人表现为慢性溶血，被命名为遗传性非球形红细胞溶血性贫血。

遗传性非球形红细胞溶血性贫血也可见于其他酶的缺乏，其中最常见的是丙酮酸激酶缺乏。而葡萄糖磷酸异构酶、磷酸丙糖异构酶和嘧啶5’-核苷酸酶缺乏较少见。某些酶缺乏，特别是谷胱甘肽合成酶、磷酸丙糖异构酶、磷酸甘油酸激酶缺乏，缺陷可在全身表达，神经系统和其他系统缺陷可成为临床综合征的重要组成部分。

通过定量分析或者筛选试验来测定红细胞酶活性是确定诊断的最佳方法。除了嘧啶5’-核苷酸酶缺乏特征性的嗜碱性点彩红细胞外，红细胞形态对于酶缺陷的区分没有帮助。在大多数这些酶缺乏中都发现了各种各样的分子缺陷。某些酶缺乏的患者(如葡萄糖磷酸异构酶缺乏)对脾切除治疗反应较好，因此，准确诊断对遗传咨询是必不可少的，也有助于选择治疗方案。有些酶缺陷，如丙酮酸激酶、葡萄糖磷酸异构酶缺乏，是以常染色体隐性的方式遗传，而 G-6-PD 和磷酸甘油酸激酶(PGK)缺乏则为 X 连锁遗传。

定义和历史

几种红细胞酶活性的缺乏可引起红细胞寿命缩短，G-6-PD 缺陷是其中第一个被认识，也是最常见的。

G-6-PD 缺乏是在 20 世纪 50 年代研究抗疟疾药伯氨喹(primaquine)的溶血作用时发现的，文献中有详细描述[1,2]。早期研究将 G-6-PD 缺乏定义为一种主要影响红细胞的性连锁遗传性酶缺乏。由于随着红细胞的衰老这种突变酶活性进一步降低，衰老红细胞较新生红细胞受累更严重。这种酶缺乏在非洲、地中海、亚洲人种族中非常常见，但在任何种族均有发现。G-6-PD 缺乏导致的贫血多发生在应激状态下，如使用氧化性药物、感染和新生儿期。

无应激条件下发生的慢性溶血见于少见的严重 G-6-PD 缺乏和多种其他红细胞酶缺乏的病人。这些病人表现为一种遗传性非球形红细胞溶血性贫血。尽管有人更早描述了符合遗传性非球形红细胞溶血性贫血的患者，但这一概念是 Crosby[3] 在 1950 年首先提出的。Dacie 及同事[4] 随后报道了几个家族，受累家族成员早年就表现为溶血性贫血，而且红细胞渗透脆性正常。后一发现为区别该病与遗传性球形红细胞增多症的主要特征。因而，遗传性非球形红细胞性溶血性贫血被定义为除外遗传性球形红细胞增多症(或没有重大红细胞形态异常)的遗传性溶血性贫血，毫不奇怪，已经证实遗传性非球形红细胞性溶血性贫血在病因及临床表现上存在高度异质性。有时此病也被称为先天性非球形红细胞溶血性贫血，但是遗传性的名称似乎更准确更可取。尽管遗传性卵形红细胞增多症、热异形性红细胞增多症、口形红细胞增多症(见第 45 章)甚至镰形红细胞病和重型地中海贫血(见第 47 章和第 48 章)均为非球形红细胞遗传性溶血性贫血，但它们并没有被归于此类。

尽管 G-6-PD 缺乏可以解释一些遗传性非球形红细胞性溶血性贫血病人的溶血症状，但绝大多数病例的原因不明。1954 年，Selwyn 和 Dacie[5] 研究了 4 例遗传性非球形红细胞溶血性贫血患者的自身溶血(即红细胞在 37℃无菌孵育 24~48 小时后发生自发溶解)，发现两例患者溶血只有轻微增加，且葡萄糖可防止自发溶血，这些病人被称为 1 型；而其他患者的自身溶血不能被葡萄糖纠正，被称为 2 型。加入 ATP 后可影响 2 型红细胞的自身溶血反应，现在我们知道 ATP 是一种不能透过红细胞膜的物质。其作用很可能是通过影响悬浮液渗透压和 pH 实现的。这些发现提示了 DeGruchy 及同事们[6]，使他们认为 2 型自身溶血患者存在 ATP 生成缺陷。这一提议本来源于对红细胞生物化学的错误认识，却被证明是正确的，因为遗传性非球形红细胞性溶血性贫血的主要原因之一被证明就是产生 ATP 的酶，即丙酮酸激酶(PK)缺乏[7]，但是这只是引起这类异质性综合征的众多酶缺陷当中的第一个[8,9]。

流行病学

G-6-PD 缺乏是最常见的红细胞酶异常。在白种人的发病率从北欧人群中低于 1/1000 到库德犹太男性的 50%。G-6-PD 缺乏也见于某些中国和东南亚人群，但在日本少见。G-6-PD 缺乏 A- 型在西非很常见，在非洲裔美国男性中的发病率大约为 11%[10]。G-6-PD 缺乏在各种人群中的分布另有文献详细描述[11,12]。G-6-PD 缺乏的全球发病率约为 4.9%，估计全世界约有 3.3 亿 G-6-PD 缺乏的人[13]。

G-6-PD 缺乏基因在许多人群中的高频率说明 G-6-PD 缺乏存在一种选择优势。对 G-6-PD 缺乏的高频率与疟疾在全世界分布相符是由于对疟疾的抵抗引起的，在非洲和其他地区的很多流行病学研究对这一提法进行了调查[14,15]。从 G-6-PD A- 型杂合子的研究获得的证据显示 G-6-PD 充足的细胞较 G-6-PD 缺乏的细胞更易被感染[16]。感染疟原虫的缺乏 G-6-PD 的细胞比正常细胞能更有效地被吞噬[17]。目前认为，均一状态的 G-6-PD A- 型半合子男性儿童和纯合子女性儿童对严重的危及生命的疟疾感染有明显保护作用[18]。而 G-6-PD 缺乏的杂合子女性的嵌合状态是否也有保护性还有待证实[18,19]。

G-6-PD 缺乏在镰状细胞病患者中的发病率高于一般非洲人群，这可能是酶缺乏在镰状细胞病的临床过程中存在有利影响[20,21]。然而，G-6-PD 缺乏在镰状细胞病患者中的高频率也可能是由于非洲裔美国人遗传组成显著异质性所致，那些有着更多非洲裔基因的人更有可能同时遗传镰状细胞性疾病和 G-6-PD A- 型缺乏[22]。类似的因素也可能是引起在阿拉伯人群中 SS 血红蛋白病患者中见到的 G-6-PD 缺乏发病率轻度升高[23]。

PK 缺乏是导致遗传性非球形红细胞溶血性贫血最常见的病因。在大量脐带血样本中检测杂合子出现的频率，估计白种人约 1%，非洲裔美国人约 2.4%[24]。大规模基因突变分析显示 PK 缺乏在白种人中的发病率约 50/1 000 000[25]。目前已经开始在大量脐带血样本中研究其他等位基因的缺陷，如腺苷酸激酶、二磷酸甘油酸变位酶、烯醇酶、磷酸丙糖异构酶(TPI)和磷酸甘油酸激酶[24]。家族研究显示，杂合子 TPI 缺乏在非洲裔美国人中的发病率特别高(>4%)[26]。

除了常见的 G-6-PD 突变，其他酶的突变在人群中也可经常遇到。在 PK 缺乏患者中，1529G→A 突变是美国、北欧和中欧最常见的突变[27,28]；1456C→T 突变常见于南欧[29]；1468C→T 突变常见于亚洲[30]。同样，315G→C 突变在 TPI 缺乏患者中也是反复出现的[31]。磷酸果糖激酶(PFK)缺乏患者中约有 1/3 是犹太人，并且该人群中最常见的是一个内含子剪接位点的突变 IVS5+1G→A[32] 和一个单碱基对的缺失 2003delC[33]。在每一个这类例子中，相同单倍体背景下存在的每一个突变表明存在首建者效应(founder effect)，也就是说，仅发生了一次突变，现在带有这个突变的所有人都是最初发生突变的那个人的后裔。这种突变的扩散可能是杂合子的选择性优势，但也有可能是由于随机因素、一个或多个紧密连锁基因产生的选择性优势所致。

病因和发病机制

■ 红细胞代谢

虽然结合、转运、氧气传递并不需要消耗红细胞的代谢能量，但是红细胞能够正常行使功能和在循环中维持其正常约 120 天的寿命均需要能量来源。能量可用来维持：①血红蛋白铁的二价状态；②在血浆高钙、高钠、低钾情况下，逆离子梯度维持红细胞内高钾低钙和低钠水平；③维持红细胞酶、血红蛋白和细胞膜巯基的活化和还原形式；④维持红细胞的双凹面形态。如果红细胞丧失能量来源，红细胞将发生钠钙负荷过重和钾流失，并且红细胞柔韧的双凹面形态也会改变。这样的细胞将很快被单核吞噬细胞系统和脾脏的过滤系统从循环中清除。这种细胞即使存活下来，随着红细胞内血红蛋白被高浓度的氧气氧化成高铁血红蛋白，丧失能量的红细胞也将逐渐变成褐色。这样的细胞不能行使转运氧和二氧化碳的功能。

从一种底物，如葡萄糖，获得能量和利用这些能量的过程都需要大量酶来完成（表 46-1）。因为红细胞在进入循环前脱去细胞核，并且在红细胞被释放入循环后的 1~2 天内，其大多数 RNA 也丢失，所以红细胞不能合成新的酶分子来替代在其生命周期内被降解的那些酶。红细胞内的酶主要是在有核的骨髓细胞阶段形成，并且少量可在网织红细胞合成。

葡萄糖代谢

正常情况下葡萄糖是红细胞的主要能量来源。红细胞内的糖代谢主要有两条途径：糖酵解途径和磷酸己糖旁路。这些代谢途径的步骤本质上与其他组织和其他生物体中发生的一样，甚至包括相对简单的生物，如大肠杆菌和酵母菌。然而，不同于其他细胞，红细胞内缺乏柠檬酸循环。只有网织红细胞保持了部分将丙酮酸降解为 CO_2 的能力，同时能够高效产生 ATP。成熟红细胞几乎只能靠无氧糖酵解途径来获取能量。葡萄糖必须先通过细胞膜才能被红细胞代谢。细胞膜上存在一种受体[34]，它可以结合葡萄糖和其他糖类，并在细胞膜的内表面将其释放出来。红细胞表面也存在胰岛素受体，但是将葡萄糖转运至红细胞内不依赖胰岛素。

葡萄糖代谢途径　直接糖酵解途径　在 Embden-Meyerhof 直接糖酵解途径中（EMP，图 46-1），葡萄糖在无氧条件下被分解代谢为丙酮酸和乳酸。虽然消耗 2mol 的高能磷酸化合物 ATP 用于葡萄糖的进一步代谢，但是代谢每摩尔的葡萄糖可以将 4mol 的 ADP 磷酸化为 ATP；因此，每摩尔葡萄糖代谢后可净生成 2mol ATP。已糖激酶和磷酸果糖激酶反应控制着葡萄糖的利用速率。这两种酶都适宜在相对较高的 pH 环境下催化反应，并且当 pH 低于 7 时几乎没有活性。因此，红细胞糖酵解对 pH 非常敏感，pH 上升可刺激糖酵解。然而，当 pH 高于生理状态时，激活的已糖激酶和磷酸果糖激酶只会造成二磷酸果糖和磷酸丙糖的堆积；这时参与磷酸甘油醛脱氢酶反应的 NAD^+ 成为了限制因素。

在生成 1,3- 二磷酸甘油酸（1,3-bisphosphoglycerate；1,3-BPG）后，葡萄糖代谢途径的分支使红细胞在代谢每摩尔葡萄糖生成 ATP 的量的方面具备灵活性。1,3-BPG 可以代谢为 2,3- 二磷酸甘油酸（2,3-bisphosphoglycerate；2,3-BPG），也被称为 2,3-DPG，因此，"浪费"了甘油酸位置 1 的高能磷酸键。通过二磷酸甘油酸磷酸酶脱去位置 2 的磷酸基可形成 3- 磷酸甘油酸。在这一独特的糖酵解旁路途径中，这两个反应被称为 Rapoport Luebering 分流，它们都由红细胞系统特有的多功能酶，双磷酸甘油酸变位酶催化[35]。另一方面，3- 磷酸甘油酸也可以由 1,3-BPG 通过磷酸甘油酸激酶（PGK）直接生成，导致 1mol 的 ADP 磷酸化为 ATP。葡萄糖通过 2,3-BPG 步骤

表 46-1　某些红细胞酶的活性

酶	37℃的活性 IU/g Hb（均值 ± 标准差）	参考文献
乙酰胆碱酯酶	36.93 ± 3.83	452
腺苷脱氨酶	1.11 ± 0.23	452
腺苷酸激酶	258 ± 29.3	452
醛缩酶	3.19 ± 0.86	452
二磷酸甘油酸变位酶	4.78 ± 0.65	452
过氧化氢酶	53 117 ± 2390	452
烯醇化酶	5.39 ± 0.83	452
半乳糖激酶	0.0291 ± 0.004	452
4- 半乳糖异构酶	0.231 ± 0.061	452
葡萄糖磷酸异构酶	60.8 ± 11.0	452
6- 磷酸葡萄糖脱氢酶	8.34 ± 1.59	452
γ- 谷氨酰半胱氨酸合成酶	1.05 ± 0.19	454
谷胱甘肽过氧化物酶 *	30.82 ± 4.65	452
不伴 FAD 谷胱甘肽还原酶	7.18 ± 1.09	452
伴 FAD 谷胱甘肽还原酶	10.4 ± 1.50	452
谷胱甘肽 S- 转移酶	6.66 ± 1.81	452
谷胱甘肽合成酶	0.34 ± 0.06	453
磷酸甘油醛脱氢酶	226 ± 41.9	452
已糖激酶	1.78 ± 0.38	452
乳酸脱氢酶	200 ± 26.5	452
单磷酸甘油酸变位酶	37.71 ± 5.56	452
NADH 高铁血红蛋白还原酶	19.2 ± 3.85（30℃）	452
NADPH 心肌黄酶	2.26 ± 0.16	452
核苷磷酸化酶	359 ± 32	3
磷酸果糖激酶	11.01 ± 2.33	452
葡萄糖磷酸变位酶	5.50 ± 0.62	452
磷酸甘油酸酯激酶	320 ± 36.1	452
磷酸乙醇酸磷酸酶	1.23 ± 0.10	452
磷酸甘露糖异构酶	0.054 ± 0.026	4
5- 嘧啶核苷酸酶	0.138 ± 0.018	452
丙酮酸激酶	15.0 ± 1.99	452
6- 磷酸葡糖酸脱氢酶	8.78 ± 0.78	452
6- 磷酸葡糖酸内酯酶	50.6 ± 5.9	452
磷酸核糖异构酶	200	452
超氧化物歧化酶	2225 ± 303	452
转醛醇酶	1.21 ± 0.24	5
转酮醇酶	0.725 ± 0.17	5
磷酸丙糖异构酶	2111 ± 397	452

FAD，黄素腺嘌呤二核苷酸；NADH，还原型烟酰胺腺嘌呤二核苷酸；NADPH，烟酰胺腺嘌呤二核苷酸磷酸。

* 适用于美国人和欧洲人。

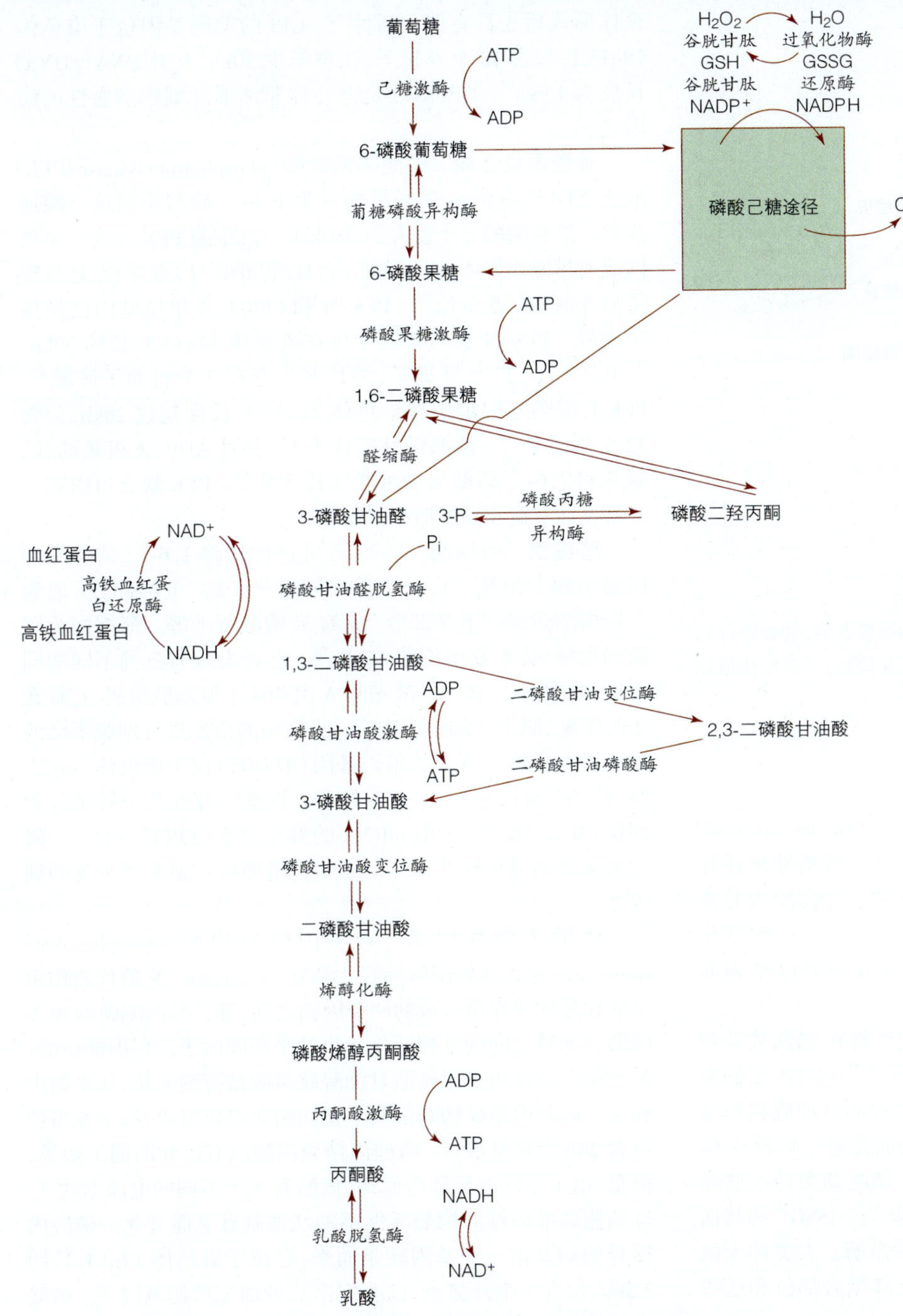

图 46-1 红细胞葡萄糖代谢。磷酸己糖途径详细过程见图 46-2。

酶类的游离 2,3-BPG 浓度。然而,现有的证据表明,pH 是最主要的控制因素。

葡萄糖通过 Embden-Meyerhof 途径代谢还可以还原型烟酰胺腺苷二核苷酸(NADH)形式产生还原能量。NAD^+ 被还原为 NADH 发生在 3- 磷酸甘油醛脱氢酶反应中。如果 NADH 在还原高铁血红蛋白为血红蛋白过程中被氧化,那么葡萄糖代谢的终产物为丙酮酸。然而,如果 NADH 没有被高铁血红蛋白氧化,通过(lactate dehydrogenase;LDH)的作用,丙酮酸则在乳酸脱氢酶(LDH)反应步骤中被还原,形成葡萄糖代谢的终产物乳酸。生成的乳酸或丙酮酸被转运到红细胞外,并被身体其他组织代谢[37]。因而,红细胞具有一个灵活的 Embden-Meyerhof 途径,它可以根据细胞需要来调节每摩尔葡萄糖磷酸化 ADP 的数量。

红细胞糖酵解代谢的调节机制是非常复杂的。某些反应产物可以刺激其他反应。例如,PK 反应对 PFK 的产物 1,6- 二磷酸果糖特别敏感。相反,其他的代谢产物是酶的强烈抑制剂。人们已在尝试建立计算机模型来模拟正常和病理情况下的这个反应网络[38-43]。

磷酸己糖旁路 红细胞内葡萄糖并不都是通过直接糖酵解途径来代谢的,也可通过磷酸己糖旁路代谢,这是一个直接氧化途径。在这个途径中,6- 磷酸葡萄糖在位置 1 被氧化,并产生二氧化碳。在这个葡萄糖氧化过程中,$NADP^+$ 被还原为 NADPH。葡萄糖脱羧基形成的戊糖磷酸经过一系列分子重排形成 1 个丙糖(3- 磷酸甘油醛)和 1 个己糖(果糖 -6- 磷酸)(图 46-2)。这些都是无氧糖酵解过程中正常的中间产物,并且可再次进入代谢过程。由于磷酸葡萄糖异构酶的反应是完全可逆的,果糖 -6- 磷酸可以转变为 6- 磷酸葡萄糖,也可以进入磷酸己糖旁路再循环。与无氧糖酵解途径不同,磷酸己糖旁路途径不能产生高能磷酸键。它的主要功能是还原 $NADP^+$,而且通过这一途径代谢的葡萄糖的量似乎是由 NADPH 氧化为 $NADP^+$ 的量来调节的。NADPH 的主要功能是作为底物参与谷胱甘肽还原酶还原谷胱甘肽二硫化物的反应,这种酶可以催化氧化型谷胱甘肽(GSSG)还原为谷胱甘肽(GSH),以及血红蛋白和 GSH 形成的混合二硫化物的还原反应[44]。$NADP^+$ 可以牢固结合过氧化氢酶,并且影响其活性[45,46]。和无氧糖酵解一样,人们正在试图建立红细胞

代谢不能获得 ATP 的高能磷酸键,而通过磷酸甘油酸激酶途径代谢每摩尔葡萄糖可形成两个这种高能磷酸键。直接糖酵解的这部分叫做“能量离合器”(energy clutch)[36]。在这个代谢分支点的调节不仅决定了 ADP 磷酸化为 ATP 的速率,还决定了 2,3-BPG 的浓度,后者是调节血红蛋白氧亲和力的重要因素(见第 48 章和第 56 章)。2,3-BPG 的浓度取决于其生成速率和二磷酸甘油酸变位酶对它降解的速度。氢离子抑制双磷酸甘油酸变位酶反应而刺激磷酸酶反应。因此,红细胞内 2,3-BPG 水平对 pH 非常敏感:pH 上升使 2,3-BPG 水平升高;而酸中毒导致 2,3-BPG 缺乏。氧合血红蛋白和脱氧血红蛋白的比例也可以影响 2,3-BPG 的合成,这可能是因为只有脱氧血红蛋白能够与其结合,因此,这影响了可反馈抑制导致 2,3-BPG 形成的

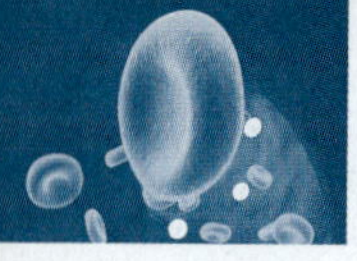

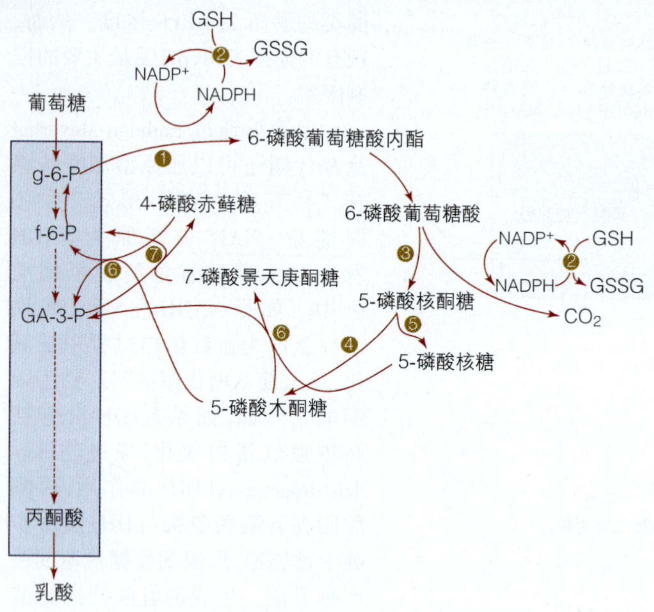

图 46-2 红细胞磷酸己糖途径：① 6-磷酸葡萄糖脱氢酶；②谷胱甘肽还原酶；③磷酸葡萄糖脱氢酶；④磷酸核酮糖表异构酶；⑤磷酸核糖异构酶；⑥转酮醇酶；⑦转醛醇酶。

的磷酸己糖途径的计算机模型[39,42]。

葡萄糖代谢的酶 **己糖激酶** 己糖激酶（hexokinase）催化 ATP 在位置 6 磷酸化葡萄糖。不论是无氧糖酵解还是磷酸己糖旁路，这都是葡萄糖利用的第一步。甘露糖或是果糖也可以作为这种酶的底物。红细胞己糖激酶不能磷酸化半乳糖[47]。网织红细胞己糖激酶活性水平比成熟红细胞高很多[48,49]。

己糖激酶反应需要镁参与。它的催化产物 6-磷酸葡萄糖可以强烈抑制其活性，并且无机磷酸盐离子[50,51]和高浓度的葡萄糖[52]可解除这种抑制。无机磷酸盐可以提高红细胞利用葡萄糖的速率。这个效应不是通过己糖激酶而是通过刺激 6-磷酸果糖激酶反应实现的，导致红细胞内 6-磷酸葡萄糖浓度降低，从而使己糖激酶从其抑制物中释放出来[53]。GSSG[54]和其他二硫化物，以及 2,3-BPG[55]均可以抑制己糖激酶。人类和大鼠的己糖激酶同工酶的结构测定使我们对配体结合部位和这些配体的相互作用模式有了输入认识[56,57]。

红细胞己糖激酶的两个主要组分被称为 HK_I 和 HK_R，后者是红细胞，尤其是网织红细胞独有的[58]。两种同工酶都是由己糖激酶 I 基因（*HKI*）产生的[59]。这个基因位于染色体 10q22，长度超过 100kb。它包含 25 个外显子[60]，并且通过组织特异性转录和 5′外显子的选择性使用，产生多个转录本[61]。红细胞特异性转录控制使红细胞形成唯一的 mRNA，其 5′端不同于己糖激酶 -I。结果造成己糖激酶 -R 缺乏连接己糖激酶 -I 到线粒体的孔蛋白连接区域[62]。己糖激酶缺乏是遗传性非球形红细胞溶血性贫血的一个少见病因。

6-磷酸葡萄糖异构酶 6-磷酸葡萄糖异构酶（glucose-6-phosphate isomerase；GPI）催化 6-磷酸葡萄糖和 6-磷酸果糖的互相转化，即糖酵解途径的第二步。人类 GPI 的晶体结构已经确定。这个酶是由两个 63kDa 的亚单位形成的同源二聚体。这个酶的活性部位是由两个亚单位的多肽链构成，组成二聚体形式后才具有催化活性[63]。GPI 的编码基因位于染色体 19q13.1，包含 18 个外显子，长度至少 50kb，互补 DNA（cDNA）长度为 1.9kb[64]。GPI 缺乏是遗传性非球形红细胞溶血性的病因之一。

磷酸果糖激酶 磷酸果糖激酶（phosphofructokinase；PFK）催化 ATP 磷酸化 6-磷酸果糖成为 1,6-二磷酸果糖这一限速步骤。这种酶的分子量大约 380kDa。红细胞 PFK 存在一系列同源或异源四聚体，它包含肌肉（M）和肝脏（L）亚单位，还发现了血小板（P）亚单位[65]。PFK-M 和 PFK-L 亚单位基因已被成功克隆。PFK-M 编码基因定位在染色体 12q13.3，长约 30kb。该基因包含 27 个外显子，并且至少存在 3 个启动子区域[67]。PFK-L 编码基因定位在染色体 21q22.3，长度超过 28kb，包含 22 个外显子[68]。该酶活性需镁参与，并且 ADP、无机磷酸盐、氨基和 2,6-二磷酸果糖可激活其活性[66]。PFK 缺乏可引起轻度溶血性贫血和Ⅶ型糖原贮积病。

醛缩酶 醛缩酶（aldolase）可逆性地将 1,6-二磷酸果糖切割为两个丙糖。1,6-二磷酸果糖分子的“上半部分”成为二羟丙酮磷酸；“下半部分”成为 3-磷酸甘油醛。醛缩酶为同源四聚体，每个亚单位约 40kDa[69]。已经发现有三种不同的同工酶：醛缩酶 A、B、C。醛缩酶 A 由 364 个氨基酸组成，它存在于红细胞、肌肉和脑组织中[70]。醛缩酶的活性受红细胞寿命的影响极大。醛缩酶 A 的编码基因（*ALDOA*）位于染色体 16q22-24，长约 7.5kb，包含 12 个外显子。该基因存在几个转录起始部位，并且 *ALDOA* 的前 mRNA 的剪接存在组织特异性[71]。醛缩酶缺乏是遗传性非球形红细胞性溶血性贫血非常少见的病因之一。

磷酸丙糖异构酶 磷酸丙糖异构酶（triosephosphate isomerase）是无氧糖酵解途径中活性最高的酶。它的代谢作用是催化醛缩酶作用形成的两个丙糖之间，即二羟丙酮磷酸和 3-磷酸甘油醛之间的互相转化。虽然平衡倾向于二羟丙酮磷酸，3-磷酸甘油醛可通过磷酸甘油醛脱氢酶被持续氧化，从平衡中移去。磷酸丙糖异构酶由两个相同的亚单位组成，每个亚单位包含 248 个氨基酸[72]。磷酸丙糖异构酶没有已知的同工酶类，但是，由于不同的翻译后修饰，该酶有三个不同的电泳形式[73]。红细胞磷酸丙糖异构酶活性不随红细胞衰老而变化。磷酸丙糖异构酶是由一个基因转录而来，它位于染色体 12p13，长约 3.5kb，包含 7 个外显子，已鉴定出三种加工后假基因[74]。磷酸丙糖异构酶缺乏见于有严重神经肌肉障碍的遗传性非球形红细胞溶血性贫血的患者。

3-磷酸甘油醛脱氢酶 3-磷酸甘油醛脱氢酶（glyceraldehyde-3-phosphate dehydrogenase）具有氧化和磷酸化 3-磷酸甘油醛的双重功能，生成 1,3-BPG。在这个过程中，NAD^+ 还原为 NADH。这种酶与红细胞膜紧密连接[75]，它能与氧合血红蛋白相互作用，并被其激活，这一相互作用可能具有调节功能[76]。人类肝脏 3-磷酸甘油醛脱氢酶的晶体结构是同源四聚体，每一个亚单位可结合一个 NAD^+ 分子[77]。

磷酸甘油酸激酶 磷酸甘油酸激酶（Phosphoglycerate Kinase；PGK）可催化 1,3-DPG 的 1 碳的高能磷酸键转至 ADP，形成 ATP。这个反应是可逆的，也可通过 Rapoport-Luebering 旁路分流。同工酶 PGK-1 广泛分布在所有体细胞内，是一个 48kDa 的单体酶，包含 417 个氨基酸[78]。PGK-1 的编码基因位于 X 染色体的长臂（Xq13）[79]，长 23kb，由 11 个外显子组成[80]。

PGK 缺乏是遗传性非球形红细胞溶血性贫血的少见病因之一，通常伴有神经肌肉异常。

双磷酸甘油酸变位酶 红细胞中同一蛋白分子具有双磷酸甘油酸变位酶和二磷酸甘油酸磷酸酶的双重活性[35,81]。这种酶的作用特别重要，因为它能够调节红细胞内 2,3-BPG 的浓度。当作为二磷酸甘油酸变位酶时，它与磷酸甘油酸激酶竞争作用于 1,3-BPG，并将其转变为 2,3-BPG，从而消耗掉高能磷酸键的能量[82]。它的活性可被其产物 2,3-BPG 和无机磷酸盐抑制，可被 2- 磷酸甘油酸和 pH 升高激活，激活时需要 3- 磷酸甘油酸。当作为二磷酸甘油酸磷酸酶时，它催化 2,3-BPG 脱掉碳 2 位置上的磷酸基[82]。它的活性可被其产物 3- 磷酸甘油酸和巯基物抑制。该酶在弱酸性环境下活性最大，并可被亚硫酸氢和磷酸羟乙酸强力激活。磷酸羟乙酸是磷酸酶活性最有效的激活剂，它在红细胞内的浓度非常低[83]，但在红细胞中这种物质的来源仍是个谜[84,85]。还发现红细胞内有水解磷酸羟乙酸的磷酸羟乙酸磷酸酶[86]。

双磷酸甘油酸变位酶(bisphosphoglycerate mutase)是同型二聚体，亚单位约 30kDa，含有 258 个氨基酸。人双磷酸甘油酸变位酶的晶体结构已经清楚，确定了对它作为合酶、变位酶和磷酸酶活性起关键作用的特异性残基[87]。双磷酸甘油酸变位酶(BPGM)的编码基因位于染色体 7q31-34，含 3 个外显子，长度超过 22kb[88]。

双磷酸甘油酸变位酶缺乏可引起红细胞 2,3-BPG 水平显著下降，氧解离曲线左移，最终导致红细胞增多(见第 56 章)。

单磷酸甘油酸变位酶 磷酸甘油酸变位酶维持 3- 磷酸甘油酸和 2- 磷酸甘油酸之间的平衡状态[89]。2,3-BPG 是转变过程中必需的辅因子。只有一例单磷酸甘油酸变位酶缺乏的患者在分子水平的特征被阐明[90]。这种红细胞酶病变的临床后果仍不明确。

烯醇化酶 烯醇化酶(enolase)是一种同源二聚体酶，它维持 2- 磷酸甘油酸和磷酸烯醇丙酮酸之间的平衡状态。这个反应可被金属离子易化[91]。除了参与糖酵解途径，α- 烯醇酶(ENO1)[92] 还与众多疾病有关，包括转移性肿瘤、自身免疫性疾病、缺血和细菌感染。ENO1 的编码基因位于染色体 1p36[93]。

丙酮酸激酶 丙酮酸激酶(pyruvate kinase；PK)是一种变构酶，催化磷酸基从磷酸烯醇丙酮酸转移至 ADP，形成 ATP 和丙酮酸[94]。这是糖酵解途径能量产生的步骤之一。哺乳动物组织中存在四种 PK 同工酶：PK-M1(骨骼肌)；PK-M2(白细胞、肾脏、脂肪组织和肺)；PK-L(肝脏)；PK-R(红细胞)。这四种同工酶由两个基因(PKLR 和 PKM2)产生。PK-M1 和 PK-M2 由 PKM2 基因通过选择性剪接形成[95]。PK-L 和 PK-R 是 PKLR 基因的产物，它们通过两个不同的组织特异性启动子转录[96,97]。PKLR 基因包含 12 个外显子，长度超过 10kb[98,99]。外显子 1 仅在红细胞转录；而外显子 2 仅在肝脏转录。红细胞特异性的 mRNA 长约 2kb，编码 574 个氨基酸的 PK-R 亚单位[100]。PK-R 是同源四聚体，每个亚单位均包含：N 区、A 区、B 区、C 区(图 46-3)[101]。A 区是高度保守的，而 B 区和 C 区是可变的[102]。活性部位位于 A 区和可变的 B 区之间的裂缝。C 区包含 1,6- 二磷酸果糖的结合部位。亚单位内部和亚单位之间的相互作用是变构反应的关键决定簇，它可将 PK 四聚体从低亲和力的 T 状态转变为高亲和力的 R 状态[103-108]。当没有 1,6- 二磷酸果糖时，红细胞 PK 对磷酸烯醇丙酮酸作用呈 S 形动力曲线[109,110]，所以，在磷酸烯醇丙酮酸浓度低时，二磷酸果糖可大大增加该酶活性。PK 缺乏是引起遗传性非球形红细胞性溶血性贫血最常见的病因。

乳酸脱氢酶 乳酸脱氢酶(lactate dehydrogenase；LDH)催化从丙酮酸通过 NADH 到乳酸的可逆还原反应，这是 Embden-Meyerhof 途径的最后一步。此酶由 H 型(心脏)和 M 型(肌肉)亚单位组成。在红细胞中占主导地位的是 LDH-H[111]。然而，遗传性 H 亚单位缺乏似乎是良性状态，通常没有任何临床表现[112]，尽管曾报道过 1 例溶血患者[113,114]。M 亚单位缺乏也曾报道过[111]，也没有血液学表现。从这些报道的来源判断，LDH 缺乏可能在日本最常见。在那里的人群调查显示，每种类型缺乏的基因频率大约为 0.05[115]，并且已经发现几种突变[115]。

6- 磷酸葡萄糖脱氢酶 G-6-PD 是研究最广泛的红细胞酶[2]。它催化 6- 磷酸葡萄糖氧化为 6- 磷酸葡萄糖酸内酯，后者很

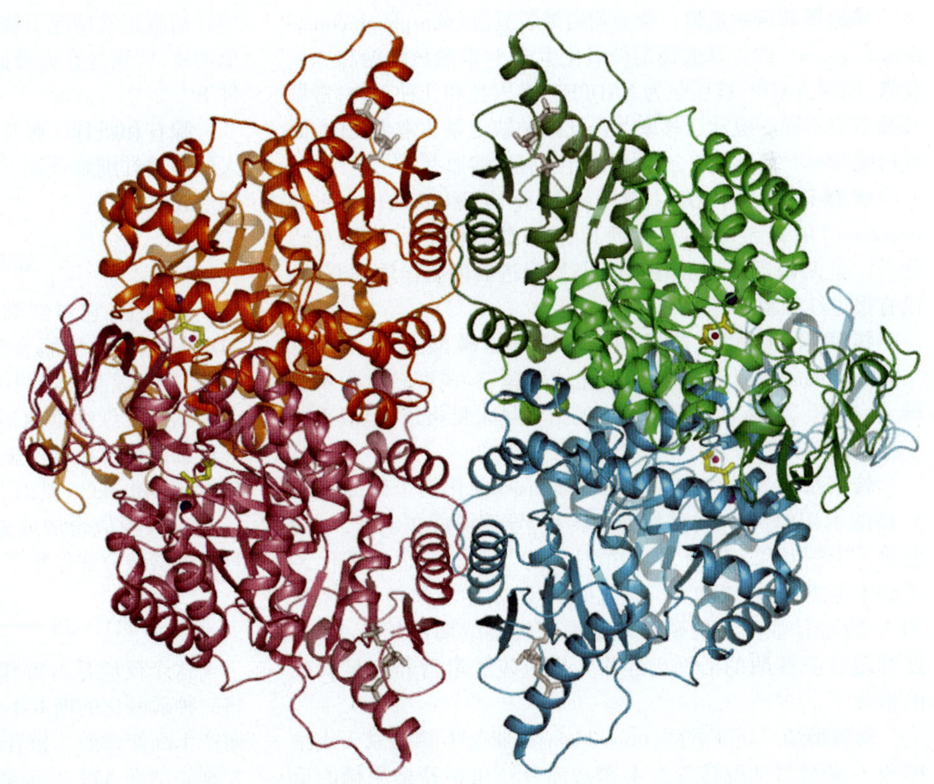

图 46-3 人红细胞丙酮酸激酶四聚体的带状模式图。其底物磷酸羟乙酸和变构效应剂 1,6- 二磷酸果糖由球棍模型代表，分别是黄色和灰色。活性部位的金属离子由蓝色(钾)和粉红(锰)球代表。各个亚单位用颜色标示为绿色、青色、紫色和橙色。

快被水解为6-磷酸葡萄糖酸，这是磷酸己糖旁路代谢的第一步。在此过程中，$NADP^+$被还原为NADPH，生成1mol NADPH。据报道，高度纯化的该酶分子量为240kDa[116]，但其纯化形式的分子量可能约为105kDa[117]。当没有$NADP^+$时，G-6-PD解离成没有活性的亚单位。活性形式下，此酶为二聚体（主要形式；图46-4）或四聚体（依赖于pH），每个亚单位有515个氨基酸，约59kDa。人类G-6-PD晶体结构的三维模型显示每个单体由两个区域组成。两个单体之间的广泛相互作用界面对酶的稳定性和活性具有关键作用[118]。G-6-PD编码基因位于X染色体（Xq28），长18kb，含13个外显子，其中外显子1是非编码的[215]。

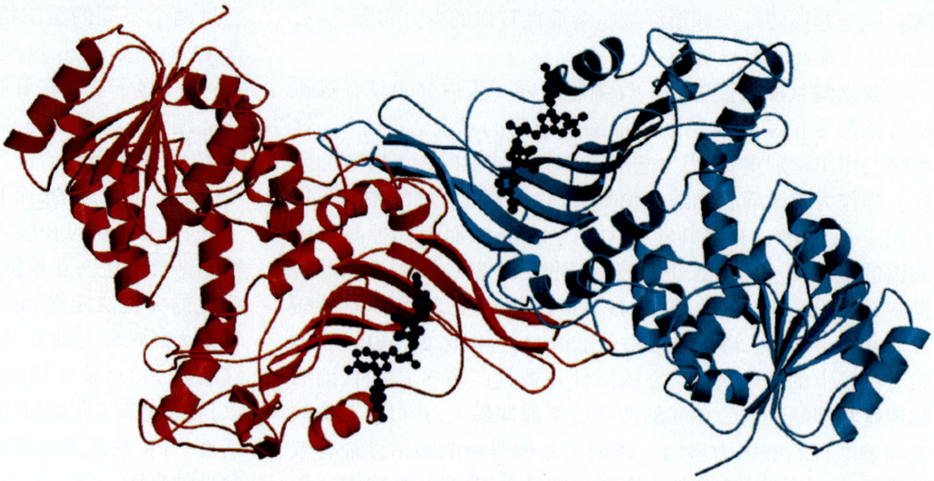

图46-4 人6-磷酸葡萄糖脱氢酶二聚体。亚单位A和B分别为红色和蓝色。$NADP^+$分子结构由球棍模型代表，为深蓝色。

G-6-PD可被生理量的NADPH强烈抑制[119]，被生理浓度的ATP抑制程度较轻[120]。网织红细胞比成熟红细胞酶活性更强，尤其是酶的突变形式[48,49]。目前已发现此酶的许多突变，累及其活性、稳定性和动力学特征[12,121]。

磷酸葡萄糖酸内酯酶 6-磷酸葡萄糖酸内酯是G-6-PD氧化葡萄糖-6-磷酸的直接产物，虽然在正常生理pH时，能够相对较快的自发水解，但是酶水解更快，并且也是活化的磷酸己糖旁路正常代谢路径所需要的[122,123]。已发现此酶的部分缺陷[124]，但可能是良性的[125]。

磷酸葡萄糖脱氢酶 磷酸葡萄糖脱氢酶（phosphogluconate dehydrogenase）催化磷酸葡萄糖氧化生成5-磷酸核酮糖和二氧化碳，同时$NADP^+$被还原为NADPH。在人类和几种动物，常见该酶具有不同的电泳迁移率[126]。此酶的缺乏是非常少见的，而且可能基本上是无害的，或许可能伴有轻度溶血[127-129]。

核糖磷酸异构酶 核糖磷酸异构酶（ribosephosphate isomerase）催化5-磷酸核酮糖和5-磷酸核糖之间的相互转化[130]。此酶缺乏已有报道，但却与缓慢进展型脑白质病有关。没有报道红细胞功能障碍[131]。

核酮糖-磷酸差向异构酶 核酮糖磷酸差向异构酶（ribulose-phosphate epimerase）催化核酮糖-5-磷酸转化为木酮糖-5-磷酸。该酶在溶血产物中的活性虽未见报道，但似乎弱于核糖磷酸异构酶。

转酮醇酶 转酮醇酶（transketolase）催化两个碳原子从5-磷酸木酮糖到5-磷酸核糖的转移，导致形成7碳糖，7-磷酸景天庚酮糖和3碳糖，3-磷酸甘油醛[130,132]。它还能催化5-磷酸木酮糖和4-磷酸赤藓糖之间的反应，生成果糖-6-磷酸和3-磷酸甘油醛。焦磷酸硫胺素是转酮醇酶的辅酶，并且红细胞转酮醇酶的活性已经作为反应硫胺素营养充足状况的指数[133]。

转醛醇酶 转醛醇酶（transaldolase）催化7-磷酸景天庚酮糖和3-磷酸甘油醛转变为4-磷酸赤藓糖和6-磷酸果糖的反应[132]。这是分子重排系列的另一个反应，导致磷酸葡萄糖脱氢酶步骤中形成的5-碳糖转换成EMP的代谢中间产物。已报道一例转醛醇酶缺乏的患者，患有肝脾肿大，无溶血现象[134]。

L-六烃季铵烟酸脱氢酶 红细胞含有L-六烃季铵烟酸脱氢酶（L-hexonate dehydrogenase），它能够还原醛糖，如葡萄糖、半乳糖或甘油醛，成为相应的多元醇（即葡萄糖还原为山梨糖醇，半乳糖还原为半乳糖醇，甘油醛还原为甘油）。NADPH为这个反应提供氢[135]。醛糖还原酶[136]是催化此反应的另一种酶，可能也存在于红细胞内。

除了葡萄糖外作为能量来源的其他底物的利用

除了葡萄糖，红细胞还可利用其他物质作为能量来源，如腺苷、肌苷、果糖、甘露糖、半乳糖、二羟丙酮和乳酸。虽然循环中红细胞正常情况下依靠葡萄糖为其能量来源，但也可利用其他物质，特别是在血液储存过程中（见第140章）和某些实验条件下。

腺苷和肌苷 腺苷已经实验性被用做血液保存剂，也可在人体内被红细胞代谢[137]。腺苷通过腺苷脱氨酶（ADA）脱去氨基形成肌苷[138]：

$$\text{腺苷} \xrightarrow{\text{ADA}} \text{肌苷} + NH_3$$

很明显，它对红细胞内嘌呤核苷酸浓度起着调节作用。ADA缺陷与重症联合免疫缺陷有关（见第82章）[139]。这种疾病中，在正常情况下不存在的脱氧腺嘌呤核苷酸在红细胞内大量累积。红细胞内该酶活性遗传性增高可引起遗传性非球形红细胞性溶血性贫血。ADA活性增高也见于AIDS病[140]和Diamond-Blackfan贫血[141]患者的红细胞，其原因尚不明确。

ADA反应合成或直接加入的肌苷均可进入红细胞内，并且经过磷酸分解作用形成次黄嘌呤和1-磷酸核糖：

$$\text{肌苷} + Pi \xrightarrow{\text{核苷磷酸化酶}} \text{R-1-P} + \text{次黄嘌呤}$$

这个反应是有特殊意义的，因为它不需要利用ATP，就可将一种磷酸化的糖R-1-P引入红细胞[142]。R-1-P可被进一步代谢产生高能磷酸。核苷磷酸化酶的反应，是红细胞内唯一不需要预先消耗ATP对未磷酸化底物进行准备以进一步代谢就能生成ATP的反应。因此在血液储存领域，肌苷的使用受到广泛关注（见第140章）。核苷磷酸化酶缺陷与严重免疫缺陷有关，并且已经发现了很多突变[143-145]。

果糖　虽然果糖利用效率一定程度上比葡萄糖慢，但是红细胞也是可以利用果糖的[146]。在已糖激酶反应中，果糖在位置6上被磷酸化：

$$\text{果糖}+ATP \xrightarrow[Mg^{2+}]{\text{己糖激酶}} 6\text{-磷酸果糖}+ADP$$

果糖-6-磷酸是无氧糖酵解途径中正常的代谢中间产物。因而，果糖磷酸化的效果和葡萄糖磷酸化的效果是一样的。果糖还可以被另一种红细胞酶，山梨醇脱氢酶代谢[147]。该酶以NADH为氢供体还原果糖为其相应的糖醇，山梨糖醇。该反应是可逆的，并且提供了一个通过L-六烃季铵烟酸脱氢酶和山梨醇脱氢酶利用葡萄糖生成果糖的途径。

甘露糖　甘露糖也是通过已糖激酶反应被磷酸化的[148]：

$$\text{甘露糖}+ATP \xrightarrow[Mg^{2+}]{\text{己糖激酶}} 6\text{-磷酸甘露糖}+ADP$$

甘露糖-6-磷酸必须先异构化为6-磷酸果糖才能被红细胞代谢。这是通过磷酸甘露糖异构酶(PMI)来完成的[149]：

$$6\text{-磷酸甘露糖} \xrightleftharpoons{PMI} 6\text{-磷酸果糖}$$

即使在最适pH 5.9的情况下，红细胞磷酸甘露糖异构酶的活性也非常低[148]。因此，PMI的活性限制了红细胞甘露糖的利用率。年幼红细胞中PMI活性较高，所以比成熟红细胞能更快的利用甘露糖。

半乳糖　半乳糖在红细胞内的利用过程较其他物质更加复杂。在低浓度时，半乳糖通过半乳糖激酶、1-磷酸半乳糖尿苷酰转移酶和葡萄糖磷酸变位酶代谢[150]。与果糖、半乳糖和葡萄糖不同，半乳糖在位置1被磷酸化：

$$\alpha\text{-半乳糖}+ATP \xrightarrow[Mg^{2+}]{\text{半乳糖激酶}} \alpha\text{-1-磷酸半乳糖}+ADP$$

在半乳糖激酶反应中形成的1-磷酸半乳糖与尿苷二磷酸葡萄糖(UDPG)中的1-磷酸葡萄糖部分在1-磷酸半乳糖尿酰转移酶反应中发生交换：

$$\alpha\text{-1-磷酸半乳糖}+UDPG \xrightleftharpoons{\text{转移酶}} \alpha\text{-1-磷酸葡萄糖}+UDP\text{半乳糖}$$

在此反应中形成的尿苷二磷酸半乳糖(UDP半乳糖)被表异构化为UDPG：

$$UDP\text{半乳糖} \xrightleftharpoons[NAD^+]{\text{表位酶}} UDPG$$

在转移酶反应中形成的α-1-磷酸葡萄糖在葡萄糖磷酸变位酶反应中转变为α-6-磷酸葡萄糖，1,6-二磷酸葡萄糖是此反应的辅酶：

$$\alpha\text{-1-磷酸葡萄糖} \xrightleftharpoons[\text{1-6-二磷酸葡萄糖}]{PGM} \alpha\text{-6-磷酸葡萄糖}$$

形成的α-6-磷酸葡萄糖经过磷酸葡萄糖异构酶转变为6-磷酸果糖后可进入直接代谢途径。如果存在$NADP^+$的话，它也可通过正位异构化作用转变为β-6-磷酸葡萄糖进入磷酸已糖旁路途径。很高浓度的半乳糖似乎是通过另一途径代谢，但对该途径知之甚少。已知这条途径没有1-磷酸半乳糖尿苷酰转移酶参与，也不能还原NAD^+[47]。

二羟丙酮和甘油醛　之前提到，甘油醛可以在红细胞内通过L-六烃季铵烟酸酯脱氢酶反应还原为甘油。而且，丙糖激酶可通过ATP磷酸化二羟丙酮和甘油醛[151]。像其他激酶一样，此酶也需要镁参与。该酶的显著特征之一是对二羟丙酮的K_m(米氏常数)非常低。当该底物浓度只有0.5μM时，便呈半饱和状态。丙糖激酶反应的产物，磷酸二羟丙酮和3-磷酸甘油醛，是正常的代谢中间产物，并可以通常的方式进行代谢。因为二羟丙酮可以作为红细胞能量代谢和2,3-BPG产生的替代底物，目前已研究将其作为血液保存的添加剂[152]。

糖原代谢

红细胞具有生成和分解糖原的能力。红细胞含有从1-磷酸葡萄糖合成糖原的酶，包括UDPG-糖原葡萄糖基转移酶、α-1,4-葡聚糖和α-1,4-葡聚糖-6-糖基转移酶(分支酶)。红细胞也含有磷酸化酶和淀粉-1,6-葡萄糖苷酶(脱支酶)来分解糖原[153]。正常红细胞内仅含有极少量糖原[154]，原先被认为存在于红细胞内的糖原可能事实上大多数是血小板和白细胞的糖原[155]。糖原在红细胞代谢中的作用尚不明确。

红细胞的谷胱甘肽代谢

红细胞内含有高浓度(大约2mM)的含巯基的三肽，即谷胱甘肽(GSH)[156]。红细胞内GSH可迅速代谢，它的半衰期($T_{1/2}$)约为4天[157]。谷胱甘肽的生物合成需要两步：

$$\text{谷氨酸}+\text{半胱氨酸}+ATP \rightarrow \gamma\text{-谷氨酰半胱氨酸}+ADP+P_i$$

$$\gamma\text{-谷氨酰半胱氨酸}+\text{甘氨酸}+ATP \rightarrow GSH+ADP+P_i$$

第一步反应由γ-谷氨酰半胱氨酸合成酶催化。此酶是异二聚体，含73kDa的催化重链和31kDa的调节轻链[158]。亚单位由不同的基因编码，分别位于染色体6p12(GCLC)[159]和1p21(GCLM)[160]。第二步反应是不可逆的，由谷胱甘肽合成酶(GSS)催化。此酶为52kDa的同型二聚体[161]。编码谷胱甘肽合成酶的基因(*GSS*)长23kb，位于染色体20q11.2[162]。

红细胞需要GSH合成系统是由于GSSG靠主动转运离开红细胞[163]。也有人提出，红细胞对GSH合成的需要源自γ-谷氨酰循环对氨基酸转运的功能[164]。然而，红细胞内并不存在此途径[165,166]。

红细胞GSH的一个重要功能是对自发或服药形成的低水平过氧化氢的解毒作用。在上述两种情况下，首先形成超氧化物自由基，并且通过含铜的超氧化物歧化酶的作用转变为过氧化氢[167]。谷胱甘肽过氧化物酶可将过氧化氢还原为水[168]。谷胱甘肽过氧化物酶是含硒[169]的四聚体酶，由21kDa的亚单位组成。已有文献报道了该酶的一个多态性影响其活性，该多态性最常见于地中海人后裔[170]。该多态性导致的酶活性下降没有临床效应。几种谷胱甘肽过氧化物酶的基因已经成功被克隆，其中也包括红细胞中的[171]。谷胱甘肽过氧化物酶水平通过硒在两个阶段进行调整：mRNA形成过程中和在mRNA翻译阶段，通过不同寻常地使用UGA密码子掺入硒代半胱氨酸来实现调节[172,173]。

GSH通过还原血红蛋白的巯基来维持红细胞的完整性[174]。在还原过氧化物和氧化的蛋白巯基时，GSH变为GSSG或形成混合的二硫化物。与某些其他二硫化物一样，GSSG可以抑制红细胞已糖激酶[54,175]，但是要发挥这一效应需要比生理水平高得多的浓度。GSSG也可以与血红蛋白A结合形成血红蛋白A_3[176]。

谷胱甘肽还原酶(GSR)可有效地将红细胞内GSSG还原为GSH。很可能是由于选择性起始翻译造成，同一mRNA可产生线粒体型和胞质型两种同工酶[177]。GSR是由二硫键连接的同型二聚体。每一个亚单位约 56kDa，包含 4 个结构域，结构域 1 和 2 分别结合 FAD（flavin adenine dinucleotide，黄素腺嘌呤二核苷酸）和 NADPH。结构域 4 形成相互作用界面[178]。亚单位由 GSR 基因编码，基因位于染色体 8p21.1[179]，长 50kb，含 13 个外显子[177]。

GSR 是一种黄素酶，NADPH 或 NADH 都可作为其氢供体[180]。但在完整细胞中，只有 NADPH 系统行使功能[181]。同一酶系统也能够还原 GSH 和蛋白质形成的混合的二硫化物[44]。尽管此酶可有先天性缺乏[182]，但红细胞谷胱甘肽还原酶的活性很大程度上受饮食中核黄素的含量影响[183]。红细胞也含有巯醇转移酶，它也可以催化 GSH 依赖的某些二硫化物的还原反应[184]。

氧化的谷胱甘肽可以通过一种系统从红细胞中排出[163,185,186]。这一系统至少包含两种 GSSG 活化的 ATP 酶，作为这一转运过程的酶促反应基础[187]。除了转运 GSSG，该系统似乎还可以转运由谷胱甘肽 -S- 转移酶作用形成的 GSH 和亲电子物质的硫醚轭合物[188,189]。红细胞含有的谷胱甘肽 -S- 转移酶不同于肝脏中此酶的主要形式。此酶被称为Ⅲ型或 ρ 型，以便与肝脏中的酶相区别，可以催化 GSH 和多种生物异源物质形成硫醚键。红细胞中谷胱甘肽 -S- 转移酶的作用尚不清楚，也许是用于清除血液中可透过红细胞膜的生物异源物质。谷胱甘肽 -S- 转移酶可以将这类物质结合到 GSH，形成的解毒产物被转运到红细胞外以便进一步处理。此酶能与血红素可逆性结合，已经有人提出这在血红素的转运中可能有作用[190]。该酶严重缺乏与溶血性贫血相关，但其因果关系尚不明确[191]。

■ 遗传学

绝大多数可引起溶血性贫血的红细胞酶缺陷都是遗传性的。其遗传方式大多通过常染色体隐性遗传，但 G-6-PD 和 PGK 缺乏是 X 染色体连锁遗传的。绝大多数红细胞酶的编码基因已经明确，这使得遗传性红细胞酶缺乏的分子学诊断成为可能。偶尔也可见到获得性红细胞酶缺乏，尤其是 PK 缺乏，通常是在血液肿瘤患者中见到[192-195]。

■ 酶缺陷 - 生化遗传学和分子生物学

表 46-2 列出了引起溶血性贫血和其他血液病的红细胞酶缺乏。其他的红细胞酶缺乏（表 46-3）不会引起红细胞功能异常[196]。例如，无过氧化氢酶血症，是红细胞内完全没有过氧化

表 46-2　导致血液病的红细胞酶异常

酶	临床特点	遗传	红细胞形态	诊断（参考文献）		对切脾的反应 *	大概频率 †
				筛选试验	检测试验		
己糖激酶	HNSHA	AR	不显著	—	455	++	少见
葡萄糖磷酸异构酶	HNSHA；神经系统异常（？）	AR	不显著	455	455	+++	不常见
磷酸果糖激酶	HNSHA 和（或）肌糖原贮积病	AR	不显著	—	455	0	少见
醛缩酶	HNSHA 和轻度肝糖原贮积；？肌病，精神迟滞	AR	不显著	—	455	?	很少见
磷酸丙糖异构酶	HNSHA 和严重神经肌肉病	AR	不显著	455	455		少见
磷酸甘油酸酯激酶	HNSHA；肌红蛋白尿，行为障碍	SL	不显著	—	455	++	少见
二磷酸甘油变位酶	红细胞增多	AR	不显著	—	455		很少见
丙酮酸激酶	HNSHA	AR	通常不显著；偶有收缩棘红细胞	455	455	++	不常见
6- 磷酸葡萄糖脱氢酶	HNSHA；药物或感染诱发的溶血；蚕豆病	SL	通常不显著；很少见“咬伤细胞”	455	455	±	很常见
谷胱甘肽还原酶	药物敏感溶血性贫血和蚕豆病	AR	不显著	455	455	?	很少见
γ- 谷氨酰半胱氨酸合成酶	HNSHA，药物或感染诱导溶血，神经系统异常（？）	AR	不显著	521	523	?	很少见
谷胱甘肽合成酶	HNSHA；药物或感染诱发的溶血；有些病人出现神经缺陷和 5- 羟脯氨酸尿	AR	通常不显著	521	523	0	少见
嘧啶 -5′- 核苷酸酶	HNSHA；？有些病人精神迟滞	AR	显著点彩	282	524	0	少见
腺苷酸激酶	HNSHA	AR	不显著	—	455		少见
腺苷脱氨酶（活性增加）	HNSHA	AD	不显著	—	455		少见
NADH 细胞色素 b_5 还原酶（见第 49 章）	高铁血红蛋白血症；有时伴精神迟滞	AR	不显著	522	455		不常见

AD，常染色体显性；AR，常染色体隐性；HNSHA，遗传性非球形红细胞性溶血性贫血；SL，性连锁。

* 在 0～++++ 级，++++ 是完全反应。许多病例资料缺乏。

† 若发生率 >5% 为非常常见；若病例报告数 >100 为不常见；若病例报告数 10~100 为少见；若病例报告数 <10 为很少见。

表 46-3　不引起血液病的红细胞酶异常

酶	临床特点	遗传学	诊断参考试验	估计频率*	参考文献
6- 磷酸葡糖脱氢酶(完全缺乏)	无	AR	455	不常见	127~129
6- 磷酸葡糖酸内酯酶(部分缺陷)	可能无	AD	456	不常见	124,125
δ-ALA 脱水酶	无	AD	457		
乙酰胆碱酯酶	无	AR	455	很少见	198
腺嘌呤磷酸核糖基转移酶	肾结石	AR	458	少见	459
腺苷脱氨酶(活性增加)	免疫缺陷	AR	455	少见	139
AMP 脱氨酶	无	AR	460	不常见	461
碳酸酐酶 I	无	AR	462	少见	463
碳酸酐酶 II	骨质疏松症	AR		少见	464
过氧化氢酶	有些类型有口腔溃疡	AR	455	少见	197
烯醇化酶	HNSHA?	AD?	455	少见	201,202
半乳糖激酶	白内障	AR	455	少见	465
半乳糖 -1-P- 尿苷酰转移酶	白内障;精神迟滞;肝病	AR	455	少见	466
谷胱甘肽过氧化酶(部分缺乏)	无	AR 和 AD	455	很常见	455
谷胱甘肽还原酶(部分缺乏)	无	通常无遗传性	455	很常见	8,467
谷胱甘肽 S- 转移酶	HNSHA	?	455	极少	191
3- 磷酸甘油醛脱氢酶(部分缺陷)	无	AD	455	不常见	468
乙二醛酶 I	无	AR		少见	469
次黄嘌呤鸟嘌呤磷酸核糖基转移酶(次黄嘌呤鸟嘌呤磷酸核糖转移酶症)	尼曼综合征(神经症状和痛风)	SL	470	少见	471
肌苷三磷酸酶	无	AR	463	少见	472
乳酸脱氢酶	无	AR	455	少见	112
NADPH 心肌黄酶	无	AR	455	少见	473
葡萄糖磷酸变位酶	无	AR	455	少见	474
尿卟啉原 I 合酶	急性间歇性卟啉病	AD	475	不常见(在选择性人群常见)	476

AD,常染色体显性;ALA,氨基酮戊酸;AMP,腺苷一磷酸;AR,常染色体隐性;HNSHA,遗传性非球形红细胞性溶血性贫血;SL,性连锁。

* 发生率 >5% 为很常见;1%~5% 为常见;0.01%~1% 为不常见;<0.01% 为少见。

氢酶的状态,没有血液学表现[197,198]。同样,缺乏胆碱酯酶的红细胞,在大多数情况下也可以正常存活。

没有临床表现并非总是十分明确。在某些情况下,有报道某一种酶缺乏在某些患者中会引起溶血性贫血,而在另一些患者却没有。例如,大多数 LDH 缺乏者没有贫血,但也有发生溶血的报道[114]。这些模糊不清的情况可能是由于环境和遗传因素的不同,或是由于诊断的偏差引起的。溶血性贫血患者通常要进行红细胞酶测定。因此,一个良性的酶缺陷可能被误认为是溶血的原因,因为是在溶血性贫血患者中发现的。PGK 和谷胱甘肽合成酶缺乏通常可引起遗传性非球形红细胞性溶血性贫血,但是也有报道这些缺乏的一些患者没有任何血液学表现[199,200]。有时认为谷胱甘肽过氧化物酶活性中度降低可引起溶血性贫血,但是现有的最好的证据表明,此酶通常不是红细胞代谢的限速酶,其缺乏不会引起溶血性贫血[8]。表 46-3 列出了可能引起溶血性贫血,但其因果关系并不明确的红细胞酶缺乏,如磷酸葡萄糖酸内酯酶[124],烯醇脢[201,202] 和谷胱甘肽 -S- 转移酶[191]。

不稳定血红蛋白病(见第 48 章)患者可呈现遗传性非球形红细胞溶血性贫血的临床表现。红细胞膜脂质组成异常,尤其是磷脂酰胆碱增加引起的溶血性贫血非常少见(见第 45 章)。

6- 磷酸葡萄糖脱氢酶

生化遗传学　“正常”或野生型的酶表示为 G-6-PD B。世界各地发现了许多 G-6-PD 变异型,与多种生化特征和表型有关。相应的,基于酶活性和临床表现可区分 5 组 G-6-PD 变异型(表 46-4)[203]。在能够从 DNA 水平区分 G-6-PD 变异型之前,通常根据生化特征互相区分,如电泳迁移率、对 NADP 和

表 46-4　在 DNA 水平已经做分析的一些 G-6-PD 变异型 *

变异型	核苷酸替换	WHO 分类[†]	氨基酸替换	参考文献
Aures	c.143T→C	2	p.Ile48Thr	477
A−				223
Distrito Federal				478
Matera				479
Castilla	c.202G→A	3	p.Val68Met	478
Betica				224
Tepic				478
Ferrara				480
A	c.376A→G	4	p.Asn126Asp	222
Mediterranean				479
Dallas				481
Birmingham	c.563C→T	2	p.Ser188	Phe
Sassari				482
Cagliari				482
Panama				E. Beutler（未发表）
A−	c.680G→T	3	p.Arg227Leu	223
	c.376A→G		p.Asn126Asp	
Seattle				482
Lodi	c.844G→C	2	p.Asp282His	483
Modena				480
				484
A−	c.968T→C	3	p.Leu323	Pro
Betica	c.376A→G		p.Asn126Asp	
Selma				
Chatham	c.1003G → A	3	p.Ala335Thr	479
Mt. Sinai	c.1159C → T	1	p.Arg387Cys	485
	c.376A → G		p.Asn126Asp	
Nashville	c.1178G → A	1	p.Arg393His	414
Anaheim				486
Calgary				
Portici				
Alhambra	c.1180G → C	1	p.Val394Leu	487
Utrecht	c.1225C → T	1	p.Pro409Ser	233
Taiwan-Hakka	c.1376G → T	2	p.Arg459Leu	488
Gifu-like				
Agrigento-like				489
Canton				
Cosenza	c.1376G → C	2	p.Arg459Pro	490

[*] 见 Beutler E，Vulliamy TJ[491] 中的列表。

[†] 1 类，严重缺乏，与非球形红细胞溶血性贫血相关；2 类，严重缺乏（残留活性 1%~10%），与急性溶血性贫血相关；3 类，中度缺乏（残留活性 10%~60%）；4 类，不缺乏（活性 60%~150%）；5 类，活性增加（>150%）。

6 磷酸葡萄糖的 K_m、底物类似物的利用能力、pH 活性谱和热稳定性等。为了利于不同实验室鉴定的变异体的比较，在方法上确立了国际标准[204]。在常见的 G-6-PD A- 型和 G-6-PD Mediterranean 型突变病例中，这些异常的酶的合成速度可以正常或接近正常，但是其在体内的稳定性下降[205]。红细胞内酶抗原的含量降低，同时酶活性也下降[206]。这表明这些变异体的突变蛋白对红细胞环境中的蛋白降解作用非常敏感[207]。其他突变形成的酶分子可伴有酶活性降低[206]和动力学特性改变[208]，其中某些突变可使酶的功能不足。已列表总结了约 400 种可能不同的 G-6-PD 变异体的详细生化特征[209]。

G-6-PD 缺乏已经在大鼠、狗[210]、小鼠[211]和马[212]等动物中发现。在小鼠中靶向剔除 G-6-PD 基因引起胚胎死亡[213]。

分子生物学　G-6-PD 编码基因位于 X 染色体(Xq28)，长 18kb，含 13 个外显子。编码序列从外显子 2 开始。外显子 2 和 3 之间的内含子长约 10kb[214]。启动子和其他的持家基因有很多共同特征[215]。位于 3′端的某些胞嘧啶的甲基化被认为具有调节功能[216]。此酶由 515 个氨基酸组成，计算其分子量约为 59kDa。无活性的单体聚集成具有催化活性的二聚体及更高形式都需要 NADP 存在(见表 46-4)[217]。由此看来，NADP 与此酶的结合既作为结构成分，也是该反应的底物之一[218]。对突变体的检测表明第 386 和 387 位氨基酸结合了 NADP 的一个磷酸基[219]。结晶学研究显示，结构性 NADP 结合区域靠近亚单位间的界面[118]，这似乎也证实了以上结论。6- 磷酸葡萄糖的结合部位被确定为第 205 位氨基酸[221]。人类 G-6-PD 晶体结构的三维模型显示 G-6-PD 单体由两个结构域组成：一个 N- 端结构域和一个大的 βα 结构域，后者形成反向平行的 9 层薄板。两个单体之间的广泛界面对酶的稳定性和活性至关重要[118]。

在生理条件下，具有活性的人 G-6-PD 酶存在二聚体和四聚体之间的平衡，降低 pH 可引起此平衡偏向四聚体形式[220]。

非洲变异型　在非洲后裔中有一突变酶的多态性，G-6-PD A+，具有正常酶活性。它在电泳时迁移速度比正常的 B 酶要快，其 126 位密码子的 Asn 被替换为 Asp，这是由核苷酸 376 位的 A→G 突变引起[222]。非洲人群中发现的主要缺乏变异型是 G-6-PD A-。红细胞只含有酶活性正常量的 5%~15%。由于此酶的不稳定性，其活性随着红细胞衰老而下降，所以衰老红细胞的酶缺乏更严重，且更容易发生溶血。在非洲人群中，这两个电泳速度快的变异型都是常见的；其共同点是都在 cDNA 核苷酸 376 位发生了一个核苷酸置换，并产生了氨基酸置换，导致电泳迁移速率加快。大多数伴有 G-6-PD A- 的样本在核苷酸 202 位还有一个突变，与其在体内的不稳定性有关[223]。少数情况下，另一种突变也可发生在其他的不同部位(见表 46-4)。因此，G-6-PD A- 发生在已经有 G-6-PD A+ 突变的个体。然而，通过研究我们最近的亲缘动物大猩猩的序列[224]和连锁不平衡分析[225]，均显示人类祖先的序列是 G-6-PD B。在一例 G-6-PD[226]缺乏的病人中发现了核苷酸 202 位的突变，而没有核苷酸 376 位的突变，因此，核苷酸 202 位突变可引起 G-6-PD 缺乏[227]。

地中海地区的变异型　在白种人中，G-6-PD 缺乏最常见于地中海国家。这个地区最常见的酶变异型是 G-6-PD Mediterranean 型[208]。遗传有这个异常基因的个体的红细胞酶活性几乎检测不出来。在地中海区域也可见到其他的变异型，包括 G-6-PD A- 型和 G-6-PD Seattle 型等(见表 46-4)。

亚洲的变异型　在亚洲人群中发现了许多不同的变异型。其中有些变异体在分子水平是相同的(如 G-6-PD Gifu、Agrigento、Canton 和 Taiwan-Hakka 都在 cDNA 核苷酸 1376 位发生同样的突变)，但是 DNA 分析也显示，在不同的亚洲人群中有 10 种以上的不同突变[228-230]。

引起遗传性非球形红细胞性溶血性贫血的变异型　某些 G-6-PD 突变在没有诱因时也可引起慢性溶血，但是诱因可加重溶血。这类变异型被称为Ⅰ类变异型[世界卫生组织(WHO)1 类，见表 46-4)][203]。从功能上看，这些突变比那些更常见的酶的多态性形式更严重，如 G-6-PD Mediterranean 型和 G-6-PD A- 型，但是这些变异型的体外酶活性可能更强。有人认为，发生在这些变异型病人的慢性溶血可以用某些特殊的生化特征来解释，如对 NADPH 抑制的易感性[119]，但是没有发现一致的原理来解释这些变异型的临床效应。在分子水平上，这些变异型的突变通常位于编码亚单位相互作用界面的外显子 10 和 11 上[118,219]，或是位于 6- 磷酸葡萄糖的结合部位区域[232]。当然也有例外[27,232]。这些变异型的临床严重性可变化相当大[233]。

丙酮酸激酶

丙酮酸激酶缺乏是酶缺陷引起非球形红细胞溶血性贫血最常见的病因。同 G-6-PD 缺乏一样，这种疾病也是遗传异质性的，不同突变形成的酶引起不同的动力学改变。甚至有的病例其 PK 活性在体外比正常高，但是动力学异常的酶可引起溶血性贫血[234]。丙酮酸激酶突变的动力学特性分析比 G-6-PD 突变的分析更复杂。大多数丙酮酸激酶缺乏病人是两种不同(错义)突变的复合杂合体，而不是单一突变的纯合子。假设可合成稳定的突变单体，在复合杂合子个体中可出现七种不同的丙酮酸激酶四聚体，每一种都具有不同的结构和动力学特性。由于很难推断究竟是哪种突变主要造成了酶功能缺乏和临床表型，因此，在这些个体中确立基因型 - 表型的关系变得复杂化[235,236]。目前已经发现了 190 种以上的编码红细胞 PK 的 PKLR 基因突变(www.pklrmutationdatabase.com)。这些突变的 70% 是错义突变，累及 PK 在结构和功能上重要结构域的保守氨基酸残基。氨基酸替换的性质和定位与分子紊乱之间似乎没有直接关系[101]。因此，突变的性质对临床过程严重性的预测价值较小，并且在病人中同一突变的表型表达可以是完全不同的[235-239]。

因为 PK 缺乏可保护人们对抗恶性疟原虫的感染和在红细胞内的繁殖，曾经有人提出，在疟疾的流行地区 PK 缺乏可以给人们对抗这种疾病提供一种保护性的优势[240,241]。

PK 缺乏已经在狗、猫和小鼠中发现[212]。在狗和小鼠中，这种缺乏可引起严重贫血和显著网织红细胞增多，这与人类的 PK 缺乏十分接近。巴塞恩金(Basenji)狗完全缺乏 PK-R 的酶活性，而其红细胞内只有 PK-M2 同工酶表达[242]。PK 缺乏的小鼠表现为 PK-M2 到 PK-R 的转换延迟，导致迟发型溶血性贫血[243]。

其他酶缺乏

己糖激酶缺乏　迄今为止已经发现 17 个 HK 缺乏的家族[244]，只有 3 个病人在分子水平进行了分析[245-247]。其中两

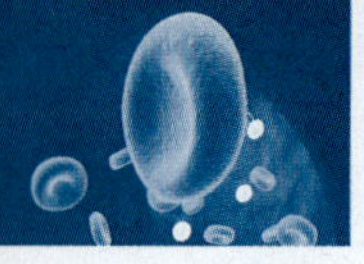

个病人是纯合子，一个是酶活性部位的高度保守的氨基酸置换[247]，另一个是致命的HK1外显子5~8的缺失[246]。

在小鼠中，一个被称为downeast贫血的突变引起严重溶血性贫血，并伴有广泛组织铁沉积和显著的网织红细胞升高，代表了全身的HK缺乏的小鼠模型[248]。

葡萄糖磷酸异构酶缺乏 就糖酵解酶病而言，葡萄糖磷酸异构酶缺乏在发生率上仅次于PK缺乏。全世界已报道约50个家族伴有葡萄糖磷酸异构酶缺乏[249]。与其他的酶缺乏相比，GPI缺乏更常见到胎儿水肿[250]。某些少见病例中，GPI缺乏也可影响红细胞以外的组织，引起神经症状和粒细胞功能障碍[251]。大多数GPI突变属错义突变[249]。在人类酶晶体结构上定位这些突变以及遗传变异型的重组表达使人们对这种疾病引起溶血性贫血的分子机制有了相当的了解[63,252]。纯合子GPI缺乏的小鼠表现与人类酶病类似的血液学特征。另外，其他组织也受累及，表明整个机体的糖酵解能力下降[253]。

磷酸果糖激酶缺乏 因为红细胞含有PFK M和L两种亚单位，所以，在PFK缺乏中，影响任意一个基因的突变的都可导致红细胞酶活性下降。这两种情况通常只引起轻微溶血。在M亚单位被影响的病例中，溶血同时伴有肌病。已经检测和分析了15种PFK缺陷的PFKM等位基因[254,255]。PFK-M缺乏的狗模型具有慢性代偿性溶血的特征，在狗中也报道过劳累性肌病[256]。

醛缩酶缺乏 只报道了6名醛缩酶缺乏的病人。所有的病人均表现为中等程度的慢性溶血性贫血，一些只表现贫血[257]，一些伴有肌病[258-260]、横纹肌溶解[261]、心理运动滞后[259]、智力低下[258,259]。

磷酸丙糖异构酶缺乏 磷酸丙糖异构酶缺乏的特征是慢性溶血，常可伴有新生儿高胆红素血症，需要交换输血。除此之外，病人还可表现为进行性的神经功能障碍、感染易感性增加和心肌病[262]。大多数患者死于6岁前的儿童期，但也有明显例外的[263]。在TPI1已经发现14个不同突变[264]。对人类此酶的晶体结构认识使我们了解了突变可能的影响[72]。目前已经建立了磷酸丙糖异构酶缺乏的小鼠模型[265]。这些模型表明无磷酸丙糖异构酶等位基因的纯合子可能在发育的早期阶段死亡[266]。

磷酸甘油酸激酶缺乏 PGK缺乏是遗传性非球形红细胞性溶血性贫血相对较少见的病因之一。在这个X染色体连锁疾病中的基因突变可引起伴有或不伴有智力发育障碍的慢性溶血，还可引起肌病，通常伴有肌红蛋白尿发作，也可以是这些临床表现的组合。目前已经发现了26个家族有此病，其中20个家族的突变是已知的[267]。同一基因突变可引起不同临床表现的原因尚不明确。

双磷酸甘油酸变位酶缺乏 双磷酸甘油酸变位酶缺乏是一个非常少见的疾病。只发现两个家族，提示双磷酸甘油酸变位酶缺乏是常染色体隐性遗传性疾病；然而，一些杂合子亲属的血红蛋白浓度也升高至临界值[268,269]。红细胞增多是临床上正常的渊源者(proband)的主要特征，可能是2,3-BPG水平降低[270]，导致血红蛋白氧亲和力增高引起的(见第56章)。

谷胱甘肽还原酶缺乏 只有两个谷胱甘肽还原酶缺乏的病人进行了分子水平的分析。一个家族的成员们的红细胞谷胱甘肽还原酶完全缺乏，但只引起很少几次溶血发作，可能是由食用蚕豆引起的。另一个家族的患者在出生后第二天出现严重的新生儿黄疸[182]。

γ-谷氨酰半胱氨酸合成酶缺乏 γ-谷氨酰半胱氨酸合成酶缺乏可引起轻度的遗传性非球形红细胞溶血性贫血，能被完全代偿。药物和感染可引起溶血危象。目前已发现9个无亲缘关系的γ-谷氨酰半胱氨酸合成酶缺乏的家族，其中4个家族作了分子水平的分析[271-274]。在所有这些病例中，突变均涉及γ-谷氨酰半胱氨酸合成酶的重亚单位。在大约半数γ-谷氨酰半胱氨酸合成酶缺乏的病人中，溶血性贫血伴有进行性神经表现[274]。

谷胱甘肽合成酶缺乏 谷胱甘肽合成酶缺乏是最常见的红细胞谷胱甘肽代谢异常。谷胱甘肽合成酶缺乏可分为三种不同的临床型，很可能反映了*GSS*基因的不同突变或表观遗传修饰[275]。前两型谷胱甘肽合成酶缺乏的主要特征是轻到中度的溶血性贫血。第三型，也是最严重的，其特征为尿中排泄大量5-羟脯氨酸酶、代谢性酸中毒、溶血性贫血和中枢神经系统损伤[276]。重要的是，5-羟脯氨酸尿可有其他原因[275]。已经发现的与谷胱甘肽合成酶缺乏相关的突变已超过30种[277,278]。

嘧啶5′-核苷酸酶缺乏 嘧啶5′-核苷酸酶缺乏是最常见的红细胞核苷酸代谢异常，也是引起轻到中度溶血性贫血的相对常见原因[279]。已经报道100多例病人，但是由于其相对轻的表型，可能有许多病人未被发现。此酶残余活性与溶血程度没有关联性[280]。嘧啶5′-核苷酸酶缺乏是唯一的红细胞形态对诊断有帮助的红细胞酶缺乏，因为血涂片上可见明显特征性的嗜碱性点彩，以及红细胞内嘧啶核苷酸堆积[281]。已报道了一些突变类型[282]。其基因型与表型之间关系尚不明确。

腺苷酸激酶缺乏 已报道12个腺苷酸激酶缺乏的无亲缘关系的家族。除一例患者外[283]，其他所有病例都出现中到重度溶血性贫血。在一些病例中也观察到智力低下和精神运动性损伤[284,285]。尽管AK1突变和溶血性贫血之间可能的因果关系在开始遭到怀疑，但是越来越多的证据支持酶分子缺陷和红细胞寿命缩短存在联系[286-289]。贫血的程度和腺苷酸激酶基因突变的位置和类形似乎有关，而不是酶缺乏的残留活性[289]。

腺苷脱氨酶活性过度 腺苷脱氨酶活性增加也可引起遗传性非球形红细胞溶血性贫血。它是唯一的常染色体显性遗传的红细胞异常[290]。腺苷脱氨酶活性过度引起红细胞ATP耗竭，导致溶血性贫血。只报道了有少数几个酶活性增加30~70倍的患者。这种异常的分子机制尚不清楚，但是此病患者ADA的mRNA含量显著增加表明红细胞特异性的高表达发生在mRNA水平[291]，这可能是ADA基因邻近的突变造成的[292]。

细胞色素b_5还原酶缺乏引起隐性先天性高铁血红蛋白血症(见第49章)。分为两种不同的临床类型。发绀是两种类型的主要特征，但是更严重的类型(Ⅱ型)可伴有神经功能损害和预期寿命缩短。在CYB5R3基因(旧称DIA1)已经报道的突变超过40种。其中一些突变在两种类型的隐性先天性高铁血红蛋白血症病人均可见[293]。细胞色素b_5还原酶缺乏也见于狗和猫[212]。

■ 溶血机制

G-6-PD 缺乏和磷酸己糖旁路的其他酶缺乏

G-6-PD 缺乏的红细胞寿命在很多情况下都缩短，尤其在用药和感染期间，其确切的原因还不清楚。

药物诱发的溶血 在 G-6-PD 缺乏的红细胞，药物诱发的溶血一般伴有 Heinz 小体（变性血红蛋白颗粒）和基质蛋白（仅在有氧条件下形成）的形成[294]。对 Heinz 小体形成和其附着在红细胞基质的机制进行了大量研究和推测。当红细胞与某些药物接触时，药物与血红蛋白相互作用，形成低水平的过氧化氢[295]。除此之外，一些药物可形成自由基氧化 GSH，而不形成过氧化物中间体[296]。GSH 可通过过氧化物的作用或直接与药物形成的自由基作用被氧化成二硫化形式（GSSG），或者谷胱甘肽与血红蛋白复合成混合二硫化物。这种混合二硫化物最初是与血红蛋白 β-93 位置的巯基形成的[297]。GSH 和血红蛋白形成的这种混合二硫化物可能不稳定，发生构象改变，暴露内部巯基使之氧化，形成混合二硫化物。血红蛋白也会分解成游离的 a 链和 β 链[298]。已证实苯肼（phenylhydrazine）类药物也能直接与血红蛋白形成血色素原，这是高铁血红素的铁与结合在药物苯环上的氮原子之间形成的复合物[299]。一旦发生这种氧化，血红蛋白发生不可逆变性而形成 Heinz 小体。正常红细胞可通过谷胱甘肽还原酶反应，将 GSSG 还原成 GSH，以及将血红蛋白与 GSH 的混合二硫化物还原，在很大范围内抵抗这种改变[44]。然而，这些二硫键的还原反应需要 NADPH。由于 G-6-PD 缺乏的红细胞不能以正常速度将 $NADP^+$ 还原为 NADPH，所以不能还原过氧化氢或血红蛋白与 GSH 形成的混合二硫化物。而且，由于过氧化氢酶的活性也需要紧密结合的 NADPH[300]，所以，没有产生充足的 NADPH 可供利用，还阻碍了过氧化氢通过过氧化氢酶旁路途径的清除[301]。当这类细胞遭受药物攻击时，比正常细胞更容易形成 Heinz 小体。含有 Heinz 小体的细胞不易变形通过脾脏髓窦[302]，在循环中被清除的速度相对快。图 46-5 总结了导致红细胞损伤并最终被破坏的代谢过程。

高铁血红蛋白的形成经常伴有能够诱发 G-6-PD 缺乏细胞溶血的药物摄入[303]。高铁血红蛋白的血红素比氧合血红蛋白的更易从珠蛋白上脱离[304]。高铁血红蛋白的形成是否在血红蛋白氧化降解为 Heinz 小体中起重要作用，或者高铁血红蛋白的形成仅是氧化性药物的副作用，目前还不清楚[305,306]。

感染诱发的溶血 感染诱发的溶血或 G-6-PD 缺乏患者发生的自发溶血机制还不清楚。吞噬白细胞产生的过氧化氢可能在这种溶血反应中发挥了作用[306]。

蚕豆病 从蚕豆中已经分离出能破坏红细胞 GSH 的物质[307]。蚕豆病仅发生在 G-6-PD 缺乏的患者，但特定家族中并非所有成员都对蚕豆的溶血效应敏感。但是家族发病的某种倾向提示另一种遗传因素可能很重要[308]。人们观察到葡萄糖二酸的排泌增加[309]，这提示可能存在在葡糖苷酸生成缺陷。已发现酸性磷酸酶 ACP_1 A/C 基因型的个体偏多，这被认为是由于这种酪氨酸磷酸酶的 f 异构体减少所致[310]。免疫因素在蚕豆病中似乎没有作用[311]。可出现红细胞内钙离子水平的增加[312,313]及其引起的细胞膜"交联"。这种面向膜内表面的交联可在红细胞的破坏过程中起作用[314]。

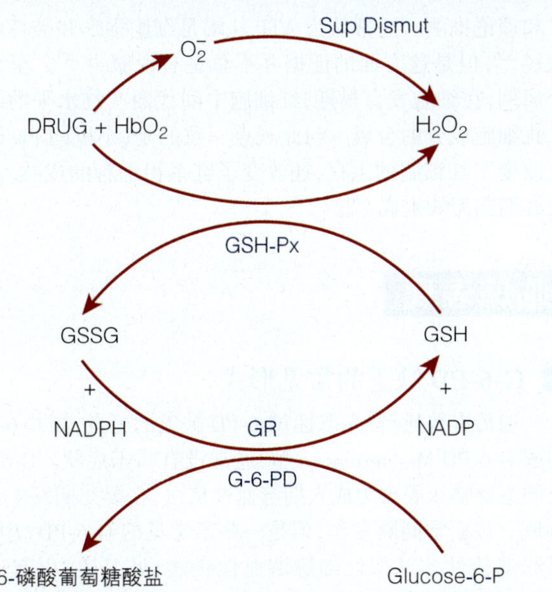

图 46-5 红细胞中过氧化氢的产生和解毒反应。在 G-6-PD 缺乏及相关疾病中，NADPH 生成不足，导致 GSSH 以及还可能有 H_2O_2 的积累。这些物质的积累导致血红蛋白变性、Heinz 小体形成和随后的红细胞寿命缩短。GR，谷胱甘肽还原酶；$GSH-P_X$，谷胱甘肽过氧化物；GSSG，二硫化谷胱甘肽（氧化的谷胱甘肽）；Sup Dismut，超氧化物歧化酶；Glucose，葡萄糖。

新生儿黄疸 虽然红细胞生存时间缩短在新生儿黄疸中可能起一定作用，但是 G-6-PD 缺乏的新生儿黄疸可能主要是因为婴儿不成熟的肝脏对胆红素处理不足引起。这些婴儿似乎没有贫血症状，仅有一氧化碳生成的轻度增加，说明红细胞寿命缩短很轻[315,316]。G-6-PD 缺乏引起严重黄疸似乎只发生在尿核苷二磷酸葡萄糖醛酸酯葡萄糖苷酸转移酶 -1 基因（UGT1A1）启动子[317]突变或亚洲 c.211G→A 编码突变[318]的婴儿中。在成人中这些突变与 Gilbert 综合征有关。关于成人肝脏 G-6-PD 缺乏的资料不多[319]，表明存在相当大程度的缺乏。如果婴儿也存在这种缺乏，则可能在进一步损害 UGT1A1 启动子缺陷的婴儿肝脏分解胆红素的能力方面发挥了作用。虽然在 G-6-PD 缺乏的地中海婴儿和中国人中，新生儿黄疸的发病率增高[320]，但是黄疸在 A– 型酶缺乏的新生儿中并不常见，然而，也报道了一些 G-6-PD 缺乏婴儿的新生儿黄疸病例，特别在非洲[321-323]和美国[324]。在 G-6-PD A– 型突变的婴儿中，新生儿黄疸的发病率相对较低，其原因不清楚。可能是由于残留的酶有较高的活性，但似乎与 UGT1A1 启动子的突变发生率无关，实际上 UGT1A1 启动子突变在非洲更常见，亚洲比欧洲少见[325]。

磷酸己糖旁路和谷胱甘肽代谢的其他酶缺乏

γ- 谷氨酰胺合成酶[274]与谷胱甘肽合成酶[278]缺乏与红细胞内 GSH 水平降低有关，在这些疾病中发生轻度溶血的机制可能与 G-6-PD 缺乏溶血的机制相似。谷胱甘肽还原酶缺乏引起溶血的机制可能也与此相同[182]。磷酸己糖旁路和相关代谢途径的其他酶的缺乏与溶血无相关性（见表 46-3）。

其他酶缺乏 除磷酸己糖旁路以外的酶缺乏是如何造成红细胞寿命缩短的还不清楚，虽然对此已进行了大量实验室工作和理论推测。通常认为ATP耗竭是细胞损伤和破坏的常见途径[326]，但是这方面的证据并不总是有说服力[327]。至少在部分病例，在细胞发育早期，红细胞中间代谢产物水平的改变可干扰细胞成分的合成。与此观点一致的是，小鼠的PK缺乏不仅改变了红细胞的生存，还改变了红系祖细胞的成熟，最终导致红细胞无效生成[328]。

临床表现

G-6-PD缺乏的常见形式

遗传有普通型（多态性）G-6-PD缺乏的患者，如G-6-PD A-型或G-6-PD Mediterranean型，通常没有临床症状。G-6-PD缺乏的主要临床表现为成人期溶血性贫血，在婴儿期发生新生儿黄疸。贫血常间断发作，但是一些不常见的G-6-PD变异型可引起遗传性非球形红细胞溶血性疾病（见上述“引起遗传性非球形红细胞性溶血性贫血的变异型”）。一般来说，溶血与应激、药物摄入（最明显的）、感染等有关，某些人与吞食蚕豆有关。

药物诱发的溶血性贫血

表46-5列出了在G-6-PD缺乏患者中能诱发溶血反应的药物和其他化学物质。一些药物，如氯霉素（chloramphenicol），在严重的G-6-PD Mediterranean型缺乏的患者中可诱发轻度溶血[329]，但在那些较轻微的A-型或Canton型[330]缺乏的患者中则不会。常规剂量不会引起溶血的药物在过大剂量时可诱发溶血（表46-6）。典型的例子是，维生素C常规剂量不会诱发溶血性贫血，但静脉给药剂量80g或更大时会引起严重的甚至危及生命的溶血[331-333]。而且，有相同G-6-PD变异型的不同患者对同一种药物产生反应的严重程度似乎也不同。例如，一个G-6-PD缺乏患者的红细胞在应用噻唑砜（thiazolsulfone）的某些输血受者的循环中发生溶血，而在其他受者的循环中生存时间却是正常的[294]。在试验研究中，已明确磺胺甲噁唑（sulfamethoxazole）能引起溶血，而在临床中它却不是常见的溶血的诱因[334]。毫无疑问，药物代谢和排泄的个体差异性影响着G-6-PD缺乏的红细胞破坏的程度[335,336]。

表46-5 G-6-PD缺乏者应避免的药物和化学物品*

乙酰苯胺[294]	呋喃妥因（呋喃坦啶）[505]
氨苯砜[492]	非那吡啶[506]
蚕豆	苯肼[294]
二巯基琥珀酸[493†]	伯氨喹[294]
呋喃唑酮[494,495]	磺胺醋酰[294]
格列本脲[496†]	甲苯胺蓝[507†]
异丁基亚硝酸[400,497]	磺胺[294]
亚甲蓝[498]	磺胺吡啶[294]
萘啶酸[499,500†]	噻唑砜[294]
萘[501,502]	三硝基甲苯（TNT）[508]
尼立达唑[503,504]	尿酸氧化酶[509]

*详细资料参见Beutler E[8]。

†单一病例报道。病因和结果不确定。

表46-6 不伴非球形红细胞溶血性贫血的G-6-PD缺乏个体在正常治疗剂量时可能安全的药物*

对乙酰氨基酚（扑热息痛，泰诺林，羟乙酰苯胺）[294,510]
乙酰对氯苯乙醚（非那西丁）[294]
非那西丁（阿司匹林）[452,510]
氨基比林[511]
安他唑啉（安替司丁）[452]
安替比林[510]
抗坏血酸（维生素C）[452]
苯海索[510]
氯霉素[329,330,510]
氯胍（白乐君）[510]
氯喹[452,510,512]
秋水仙碱[510]
盐酸苯海拉明（苯那君）[452]
异烟肼[510,513]
L-多巴[510,514]
甲萘醌亚硫酸氢钠（维生素K_3）[515]
对氨基苯甲酸[452]
对氨基水杨酸[513]
保泰松[510]
苯妥英[510]
丙磺舒（对二丙磺酰胺基苯甲酸）[510,515]
盐酸普鲁卡因胺[452]
乙胺嘧啶（达拉匹林）[452,510]
奎宁[515]
链霉素[510]
磺胺西汀[516]
磺胺嘧啶[452,517]
磺胺脒[517]
磺胺甲嘧啶[452]
磺胺甲噁唑[334]
磺胺甲氧嗪[518,519]
磺胺异噁唑[515,516]
噻洛芬酸[520]
甲氧苄啶[510]
曲吡那敏（扑敏宁）[452]
维生素K[48]

*详细资料参见Beutler E[8]。

一般来说，药物诱发的G-6-PD缺乏的溶血通常是在药物摄入后1~3天开始发作[337]。红细胞中出现Heinz小体，血红蛋白浓度开始迅速降低[338]。随着溶血进展，Heinz小体从循环中消失，预示着Heinz小体或含有Heinz小体的红细胞在脾脏被清除。严重溶血的病人可出现腹痛或背痛。尿色加深甚至变黑。网织红细胞计数一般会在4~6天内升高，除非病人存在活动性感染并接受有损害性的药物治疗从而抑制红系造血（见第37章）。由于感染和应激情况有使G-6-PD缺乏患者发生溶血的倾向，很多药物被错误地认为是溶血的诱因。出现在很多禁用药物名单上的其他药物，如阿司匹林，大剂量使用能引起红细胞寿命轻度缩短。认识到这些药物（见表46-6）并不引起临床上显著的溶血性贫血是很重要的。建议病人不要使用这些药物不但剥夺了病人可能有效的用药措施，还可能降低对已用的药物的信心。毕竟大多数 G-6-PD 缺乏的患者摄入阿司匹林后无副作用，而且他们很可能不相信告诉他们阿司匹林有严重的副作用的劝告。

在 A- 型 G-6-PD 缺乏中，溶血性贫血是自限性的[337]，这是因为溶血后生成的新生红细胞有接近正常的 G-6-PD 水平，相对能够抵抗溶血[339]。即使仍然给予开始引起溶血相同剂量的药物，血红蛋白也能回升到正常水平。相反，在更严重的 G-6-PD Mediterranean 型缺乏中，溶血不是自限性的[340]。

感染期间发生的溶血性贫血

在发热性疾病开始几天内，G-6-PD 缺乏的患者常突然发生贫血。贫血一般相对较轻，血红蛋白浓度下降 30g/L 或 40g/L。溶血在肺炎和伤寒热的病人中特别明显。暴发性溶血经常发生在 G-6-PD 缺乏伴落基山斑疹热的患者中[341]。黄疸不是临床上突出的特点，除非溶血与感染性肝炎有关[342,343]。如果是这种情况，黄疸可相当严重。可能因为感染的影响，网织红细胞常不增多，贫血的恢复一般延迟到活动性感染减轻后。

蚕豆病

蚕豆病是 G-6-PD 缺乏潜在的最严重的临床结果之一。儿童较成人更常见，几乎仅发生在遗传有引起严重 G-6-PD 缺乏的变异体的患者中(最常见的是与 Mediterranean 变异体有关)，但很少发生在 G-6-PD A– 型缺乏的病人[344]。溶血发作可以很突然，有在接触蚕豆后 1 小时内发生溶血的报道。常见的溶血发作是渐进的过程，在进食蚕豆 1~2 天后见到[345]。尿色变成红色或深黑色，病情严重者短时间内可发生休克。必须采取措施避免急性肾衰竭。氧化应激引起红细胞膜损伤，导致血管外溶血(除了可在血管内破坏以外)[12]。中国人习惯蚕豆混合在食物中一起吃[346]，在中东地区蚕豆混合在色拉三明治中吃，因此有时病人或其父母并未意识到已摄入蚕豆。偶尔也有报道摄入其他食物，如未成熟的桃子[347]或调味的尼日利亚烤肉(red suya)[348]，可引起溶血。蚕豆的有毒成分可传送到哺乳母亲的乳液中，这会给受累的婴儿带来危险[349]。

新生儿黄疸

一些 G-6-PD 缺乏的婴儿可出现与免疫不相容无关的新生儿黄疸[350]。实际上，发生新生儿黄疸的所有男婴中大约 30% 存在 G-6-PD 缺乏[250,351]。黄疸常在出生后 1~4 天明显，并且早产儿的黄疸可能更严重[352]，如不治疗，还可能导致核黄疸。因此，G-6-PD 缺乏是智力障碍可预防的原因[353,354]，而且此病的这个方面有着重要的公共健康意义。有严重黄疸的新生儿应检测是否有 G-6-PD 缺乏。这种情况通常没有严重溶血[355]。

非球形红细胞性溶血性贫血

正如描述的那样，G-6-PD 缺乏引起的贫血常呈间歇急性发作，但一些散发的 G-6-PD 变异体也可引起遗传性非球形红细胞溶血性疾病，氧化应激可加重病情。受累患者有严重新生儿黄胆的病史，还有慢性溶血的特征(见下文)，其溶血主要为血管外。

对其他组织的影响

在常见的 G-6-PD 变异型中，如 G-6-PD A– 型和 Mediterranean 型，甚至是大多数严重的 G-6-PD 缺乏的变异型中，通常没有白细胞数量和功能的缺陷[356]。然而，有个别病例报道，白细胞功能异常与罕见的严重 G-6-PD 缺乏变异型同时出现[357-363]。G-6-PD 缺乏的患者没有出血倾向，血小板功能的研究结果尚存争议[364,365]。有时，白内障可见于引起遗传性非球形红细胞溶血性贫血的 G-6-PD 变异型患者[366-368]。在 G-6-PD 缺乏的患者中，老年性白内障的发病率可能会增加[369-370]，但这一结论仍有争议[371]。尽管已有人声称在各种类型 G-6-PD 缺乏和肿瘤之间存在相关性[372,373]，但是这些资料没有说服性，一项对 G-6-PD Mediterranean 型病人的血液恶性肿瘤的详细研究显示没有影响[374]。

■ 遗传性非球形红细胞性溶血性贫血

大多数遗传性非球形红细胞性溶血性贫血的患者仅表现慢性溶血的一般症状和体征。在这组疾病中，贫血程度差异很大。在有些很严重的 PK 缺乏病例中，循环中几乎没有任何有缺陷的细胞生存，只能见到输入的红细胞或稳定状态的低至 50g/L 的血红蛋白水平。其他遗传性非球形红细胞性溶血性贫血病人可表现为溶血代偿，血红蛋白浓度稳定维持在正常范围。慢性黄疸和脾肿大常见。胆结石常见。像其他类型的慢性溶血性贫血一样，可出现踝溃疡[375,376]。在 PK 缺乏，甚至可能在杂合子病人中，妊娠可诱发溶血[377,378]。在 PK 缺乏中，2,3-BPG 水平增高可降低氧与血红蛋白的亲和力，从而改善贫血症状。一些 PK 缺乏的患者可出现胎儿水肿[379]。

在一些酶缺陷中，可出现特征性的非血液系统的全身表现，这些可能是酶缺乏的唯一征象。例如，PFK 缺乏的患者可有Ⅶ型肌糖原贮存病。在一些Ⅶ型肌糖原贮存病的患者中，有溶血表现但无肌肉症状，但在另一些患者中肌肉异常和溶血同时发生[65]。谷胱甘肽合成酶缺乏可有 5- 羟脯氨酸尿和神经肌肉功能紊乱，这些异常可伴[382]或不伴有血液系统异常[200]。另一方面，有些谷胱甘肽合成酶缺乏病人只表现血液系统方面的异常[383]。脊髓小脑变性见于首例报道的 γ- 谷氨酰半胱氨酸合成酶缺乏病人[384,385]，但在随后研究的病人中却没有发现[383,386]。TPI 缺乏病人几乎都有严重的神经肌肉疾病，而且大多数遗传这种疾病的患者 10 岁以内死亡[387-389]，但也有例外，如兄弟两个有相同的基因型，却只有一个表现神经系统疾病(见下文“表型的遗传修饰因素”)[390,391]。葡萄糖磷酸异构酶缺乏的患者也可表现出神经系统症状[392]。此酶可似乎与神经白细胞素(neuroleukin)相同，这就可以解释神经系统症状存在的原因。肌红蛋白尿见于 PGK[199,393]、醛缩酶[259]和 G-6-PD 缺乏病人[394]。表 46-2 总结了引起非球形红细胞溶血性贫血的酶缺乏的临床特点。

■ 表型的遗传修饰因素

急性和慢性溶血的临床表型可被共遗传的(尽管不相关)红细胞的其他缺陷改变。已报道了多种联合缺乏，例如，GPI 和 G-6-PD[395]，PK 和带 3[396]，PK 和 α- 地中海贫血[397]，PK 和 G-6-PD[378]。

遗传延长的多态性 UGT1A1 启动子等位基因加重了 G-6-PD 缺乏的新生儿和成人的黄疸(见上文“溶血机制”)[398]。

在一个 TPI 缺乏的匈牙利家族中，报道了基因型和表型之间不相符的复杂相互作用的例子。两个生殖系相同的复合杂合子成年兄弟，表现出的表型却有很大不同。两人都有相同的、严重的TPI活性降低和先天性溶血性贫血，但只有其中之一患严重神经系统疾病。针对这种不同表型的发病机制的研究表明，红细胞膜蛋白的脂质环境不同影响了酶的活性[390]。

与不同酶病相关的临床特征类型，不管其背后的分子机制如何，都明确说明遗传性红细胞酶病的表型不只单独依赖突变蛋白分子的特性，而是反应了生理、环境和其他(遗传)因子之间的复杂相互作用。影响表型的可能因素包括遗传背景的不同，伴随的其他糖酵解酶的功能多态性(很多酶受其产物或其他代谢物的调节)，翻译后修饰，无效红系造血和不同的脾功能。例如，有报道在严重PK缺乏的患者(和动物)的红细胞中，有PK-M2异构酶的持续表达[237,380]。PK活性代偿性的增加或许可使这些患者生存，然而并不是所有病例都能幸存[381]。

实验室特征

遗传性非球形红细胞溶血性贫血的血液学实验室特征主要是不同程度的贫血和网织红细胞增多。药物诱发溶血的G-6-PD缺乏病人的红细胞中常可见海恩茨体(Heinz bodies)。在没有溶血时，G-6-PD缺乏患者的红细胞在光镜下的形态似乎正常。但在电镜下可见到细胞膜结构不同[399]。当给予G-6-PD缺乏病人溶血性药物时，海恩茨体(见第29章)在红细胞溶血发作前和溶血发生早期出现。若溶血性贫血很重，则在染色涂片中可见球形细胞增多和红细胞碎裂。尽管“咬伤细胞”出现在药物诱发溶血的G-6-PD缺乏病人的血液中[400]，但其与G-6-PD缺乏的相关性值得怀疑，因为这种细胞在常见的G-6-PD变异型病人发生急性溶血状态时，或在慢性溶血的G-6-PD缺乏病人中往往见不到。而且，“咬伤细胞”也见于没有G-6PD缺乏的病人[401,402]。

在G-6-PD缺乏之外的缺陷引起的遗传性非球形红细胞溶血性贫血病人的血片中，常可观察到小而染色致密的细胞。特别是表现为棘形红细胞时，这种细胞被认为在丙酮酸激酶缺乏中很常见。在一例病例报道中[403]，见到数量惊人的这种细胞。但这种细胞可见于在许多病人的血涂片中，既有糖酵解酶缺乏的，也有其他疾病的。仅基于这种发现即试图做出酶缺乏诊断是危险的。嗜碱性点彩红细胞在多数5-嘧啶核苷酸酶缺乏病人中很突出，但在乙二胺四乙酸(EDTA)抗凝剂收集的血样本中并不明显。白细胞减少偶可见于遗传性非球形红细胞溶血性贫血病人，可能继发于脾肿大。其他溶血增加的实验室特征包括血清胆红素水平升高、结合珠蛋白水平降低和血清LDH活性增加。网织红细胞增多常见，可导致平均红细胞体积增大。在丙酮酸激酶缺乏中，脾切除术可以进一步增加网织红细胞计数，因为较年轻的PK缺乏的红细胞尤其容易被脾脏扣留[404]。

红细胞酶缺乏的诊断有赖于通过定量分析或筛选试验确立酶活性降低[156,405-407]。大多数酶的测定是通过测量烟酰胺腺嘌呤核苷酸在紫外线分光光度计下的氧化或还原率来进行的，一些筛选试验的设计是根据荧光的出现或丢失[156]。然而，当病人接受输血时，抽取的血样代表病人自己的红细胞和来自血库的红细胞的混合物，这给检测带来困难。在这种情况下，DNA分析就显示其重要价值，因为DNA是从血液中白细胞提取的，而输入的白细胞不能在血循环中持续存在。

尽管在健康而完全受累(半合子)的男性中，很容易通过酶分析或筛选试验检测出G-6-PD缺乏，但当A-型G-6-PD缺乏患者发生溶血时就会出现困难。当较老和较多的酶缺陷的细胞从循环中被清除，并被年轻细胞所取代，酶水平开始升高至正常。这种情况下，即使网织红细胞计数增加，但酶活性不增加，应怀疑病人有G-6-PD缺乏。血液离心后检测最致密而又去除网织红的红细胞，是用来检测近期发生溶血的A-型缺陷的G-6-PD缺乏者的一种方法[408,409]。进行家系研究或等循环红细胞老化至暴露出酶缺乏之后再进行检测均很有用。

尝试诊断G-6-PD缺乏的杂合子更为困难[410]。因为基因是X连锁的，所以存在一群正常的红细胞与缺陷细胞。当使用筛选试验时，酶缺乏可能被掩盖。甚至在杂合子女性红细胞进行酶分析也可经常在正常范围。这时，依靠组织化学分析单个红细胞酶活性的方法可能很有用[411,412]。另外，由于抗坏血酸氰化物试验[413]筛选的是整个细胞群体而不是裂解物，可能比其他筛选方法更为敏感。然而，当知道核苷酸置换时，杂合子就可很容易被基于PCR的突变分析检测出[414]。运用这种方法亦可进行G-6-PD缺乏的产前诊断[415]。

红细胞酶缺乏的实验室诊断最好是在专业实验室进行。可邮寄血液样本到参考实验室。通常，EDTA抗凝的全血样本是合适的，并且这样的样本可在温室下邮寄。检测磷酸化糖中间体，2,3-BPG和核苷酸中间体等是例外，由于这些物质在新鲜抽取的血液中不稳定，所以需要立即在高氯酸中进行去蛋白。解释实验结果时有几个方面要注意。首先，在测定丙酮酸激酶等试验中必须要采取措施去除白细胞和血小板，因为这些细胞含有丙酮酸激酶活性，可掩盖红细胞的缺乏。其次，应该意识到前面已经提到的红细胞酶的年龄依赖性，如丙酮酸激酶、己糖激酶和G-6-PD。检测这些酶同时可以了解红细胞寿命和相对缺乏。如果病人接受输血，则不能对红细胞酶检测做出解读，因为献血者的红细胞将会掩盖病人红细胞的任何缺乏。某些突变酶在体外活性正常，然而在体内则会发生严重的溶血。在这些病例中必须使用更复杂的试验来检测，如热不稳定性和动力学等。

至于G-6-PD缺乏，现在大多数红细胞酶缺乏可用分子诊断。

鉴别诊断

在临床特征和某些实验室检查方面，G-6-PD缺乏引起的药物诱发溶血性贫血与不稳定血红蛋白病导致的药物诱发的溶血性贫血(见第48章)类似。其他累及戊糖磷酸旁路的酶缺陷，如谷胱甘肽合成酶缺乏，也与G-6-PD缺乏的临床表现相似。通过稳定性试验和血红蛋白电泳可排除血红蛋白病。在G-6-PD缺乏中，这两个试验都是正常的。在上述疾病中，某些筛选试验，特别是抗坏血酸氰化物试验[413]，可能是阳性的；但是G-6-PD含量测定和荧光筛选试验只在G-6-PD缺乏时才是阳性的。另外，也应该排除红细胞膜缺陷疾病(见第45章)，但是这些细胞支架和其他的膜缺陷伴有特征性的形态异常，这使它们容易和酶缺陷导致的溶血区分开。

医生经常试图根据血涂片上红细胞的形态来确定遗传性非球形红细胞溶血性贫血的病因。实际上，红细胞形态仅仅对诊断嘧啶5′-核苷酸酶缺乏有用，这是因为这种疾病可以见到特征性的红细胞点彩。出现海因茨小体表明可能存在不稳定血红蛋白，或是GSH代谢缺陷。它们更有可能出现在脾切除后。

因为这些疾病的实验室诊断需要花费大量的时间和精力，所以明智的做法是，首先针对遗传性非球形红细胞溶血性贫血最常见的病因开展最简单的检查。根据此原则，开展针对G-6-PD和PK缺乏的筛选试验[156,406]，以及针对不稳定血红蛋白的异丙醇稳定性试验[416]是很有帮助的。若出现显著的红细胞点彩，红细胞高氯酸提取物的紫外线光谱检查可帮助确立嘧啶5′-核苷酸酶缺乏的诊断[417]。除了这些相对简单的试验，基于家族史或是临床表现来选择个别酶进行检测可能很难获益。因此，恰当的做法通常是将血样送到一个能够进行表46-2列出的所有酶检测的参考实验室。红细胞膜脂质成分分析和膜蛋白研究通常只在研究型的实验室开展。

目前已经能够对一些引起遗传性非球形红细胞溶血性贫血的缺陷做产前诊断[418-425]。基于DNA的诊断通常被优先考虑用于这一目的，因为它可以在妊娠期更早期进行。尽管胎儿血液中红细胞酶的水平已经有记录[426,427]，但对于那些变量(如白细胞污染)可影响结果，我们知之甚少，产前诊断方面的经验也相对缺乏。

治疗

■ G-6-PD 缺乏

G-6-PD缺乏的患者应避免可能诱发溶血发作的药物(见表46-5)。然而，重要的是应该认识到这些病人能够耐受大多数药物。不幸的是，在20世纪50~60年代，一些病例报告错误地认为许多药物有诱发溶血的潜在可能，而后来这些药物被证明是安全的。表46-6列出了这些药物。尽管这些药物在某些病人或是在某些情况下有可能诱发溶血，但是其概率很小，不应该剥夺G-6-PD缺乏病人可能从这些药物中获益。

如果溶血是由药物摄入或是感染诱发，特别是在较轻的A−型缺乏患者中，通常不需要输血。然而，如果溶血发生的速度非常快，例如，像在蚕豆病发作那样，浓缩红细胞输入可有用。有血红蛋白尿的患者应该维持尽量多的尿量，以防止肾脏损害。出现G-6-PD缺乏引起的新生儿黄疸的婴儿需要光疗或是换血疗法(血浆置换)；在G-6-PD流行地区，必须注意不要给这些新生儿输入G-6-PD缺乏的血液[428]。为了消除对光疗的需要，可给予单次剂量的锡-中卟啉(Sn-mesoporphyrin)，这是血红素氧化酶的强力抑制剂[429]。G-6-PD缺乏造成的遗传性非球形红细胞溶血性贫血的病人通常不需要任何治疗。尽管曾报道一些病例在脾脏切除后获得一些改善，但是脾切除通常是无效的[8,430]。在大多数情况下，贫血并不是很严重，但是在某些情况下却需要频繁输血[27,431]。维生素E的抗氧化特性曾在G-6-PD缺乏个体中进行了测试，结果观察到溶血有轻度减少，但具有统计显著性[432,433]。在其他研究中，这些结果未能被证实[434,435]。也有人认为去铁铵(desferrioxamine)可减少溶血发生[436-438]。

■ 其他酶缺乏

大多数继发于红细胞酶病的遗传性非球形红细胞溶血性贫血病人不需要治疗；如果临床需要纠正贫血，在溶血期间可输血。也有PK缺乏的病人需要频繁输血。慢性输血治疗的患者如果铁负荷过高通常需要去铁治疗。TPI缺乏的病人一般死于童年，这不是因为溶血的严重性而是因为酶缺乏引起的严重神经肌肉障碍。有人建议TPI外源性替代治疗对治疗该病有用[439]，但是还没有进行临床试验。PK缺乏已经通过干细胞移植治疗成功[440]，但这一疗法仍然用得很少。现在已着手研究改善丙酮酸激酶缺乏的基因治疗[441,442]。在PK缺乏中，红细胞在体外经过糖酵解的中间产物处理以纠正红细胞代谢功能障碍[443]。葡萄糖磷酸异构酶缺乏引起的黄疸通过应用苯巴比妥(phenobarbital)来治疗[444]。

对于遗传性非球形红细胞溶血性贫血病人，医生首先要决定是否需要切脾。做出这个决定并不容易，因为切脾后的反应不能预测，有些无反应的病人可能发生由脾切除后血小板增高引起的严重的血栓并发症，当脾切除没有改善溶血时，这个不良反应经常加重。切脾的建议应该根据以下几个方面来考虑：①疾病的严重度；②对切脾反应的家族史；③致病的缺陷；④可能需要胆囊切除。由于脾切除治疗一般仅有部分反应，所以此方法可能仅用于贫血损害生活质量的病人。对于需要频繁输血和需要胆囊手术的病人尤其要考虑手术，此时脾切除作为手术的一部分可同时进行。切脾可能有效的最佳指南是家族中其他受累者对切脾的反应。不幸的是，仅仅偶尔能够获得这一信息。因此，医生需要根据其他类似病因的遗传性非球形红细胞溶血性贫血病人的经验作为参考。然而，如同一大组遗传性非球形红细胞溶血性贫血病人代表一个异质性群体一样，单一酶病变的个体，如PK缺乏，也是异质性的。每一个家族可能有不同的酶突变，不同突变在临床表现和切脾反应上也不同。一些有关遗传性非球形红细胞溶血性贫血患者对脾切除反应的信息已有综述[8]，表46-2中也有总结。对不稳定血红蛋白病患者脾切除反应了解相对较少(见第48章)。

糖皮质激素在这组疾病中没有已知的价值。与其他骨髓造血活性增加的病人一样，叶酸常被给予此类疾病患者，但是没有证实有血液学益处。没有铁缺乏时，禁用铁剂。铁过载不是这组疾病的常见并发症，但也有报道发生，特别是与PK缺乏有关[445,446]。

病程和预后

即使持续用药，A−型缺乏的溶血发作通常也是自限性的。但严重的Mediterranean型缺乏则不同[447]。G-6-PD缺乏导致的遗传性非球形红细胞溶血性贫血的病人可能发生胆结石。在Sardinia的G-6-PD缺乏多态性类型患者中，胆石症的发生率可能增加[448]。在感染或用药期间贫血可能会加重。除此之外，受累个体的血红蛋白水平保持相对稳定。

几乎所有药物或感染引发溶血的病人都能很好恢复。蚕豆病是一个相对来说比较危险的疾病。在现代采用住院治疗之前，因蚕豆病而死亡的病人并不少见。G-6-PD缺乏的另一个严重并发症是新生儿黄疸。如果没有及时发现和治疗，则会导致核黄疸。伴随分娩住院期的缩短，这种严重并发症的发生率已经增高了[449]。

在一项大规模的人群研究中，观察到G-6-PD缺乏的发病率随着人群年龄的增加而降低[450]，但在另一个研究中并没有这种现象[22]。虽然年龄分层可能代表A-缺乏患者寿命缩短，但是更可能是其他因素引起的。超过65 000名美国退伍军人署男性的健康记录调查显示，G-6-PD缺乏患者患任何其他疾病的频率并不比没有缺乏者高[10]。考虑到常见型G-6-PD缺乏的良性特点，不建议做社区人群筛查。但是对于所有入院病人进行G-6-PD缺乏筛查有利于预测溶血反应，并在溶血反应发生时对其有所了解。然而，对这个建议并没有进行严谨的分析，并且因为发生任何可预防的溶血的可能性很低，所以对其还有争议。如果要给予一种已知可引起G-6-PD缺乏患者溶血的药物，如氨苯砜（dapsone），尤其要谨慎考虑。对患有这种X染色体连锁的酶缺乏病人的家庭成员进行研究，有助于为受累患者提供适当咨询。

曾经在年龄高达70多岁的老人诊断过遗传性非球形红细胞性溶血性贫血[196]，而且这种疾病可在几岁时致命。TPI缺乏是引起该病的所有已知缺陷中预后最差的。患有这种缺乏的病人在5、6岁时多因心肺衰竭死亡，很少有例外。丙酮酸激酶缺乏在儿童早期也可致命。在宾夕法尼亚安曼派教徒流行的基因型所产生的疾病尤为严重[451]。除非对受累纯合子儿童进行切脾治疗，否则疾病一般是致命的。在丙酮酸激酶缺乏症中，复合杂合子和纯合子都要经历慢性溶血、反复输血和铁螯合治疗带来的重要副作用。然而，一般来说，遗传性非球形红细胞溶血性贫血是一个相对较轻的疾病，而且大多数患者能过相对正常的生活，生存期没有明显受影响。

翻译：张　莉

校对：张凤奎，王　兰，刘建湘

参考文献

1. Beutler E: G6PD deficiency. *Blood* 84:3613, 1994.
2. Beutler E: Glucose-6-phosphate dehydrogenase deficiency: A historical perspective. *Blood* 111:16, 2008.
3. Crosby WH: Hereditary nonspherocytic hemolytic anemia. *Blood* 5:233, 1950.
4. Dacie JV: The Congenital Anaemias, in *The Haemolytic Anaemias*, p 171. Grune & Stratton, New York, 1960.
5. Selwyn JG, Dacie JV: Autohemolysis and other changes resulting from the incubation in vitro of red cells from patients with congenital hemolytic anemia. *Blood* 9:414, 1954.
6. Robinson MA, Loder PB, DeGruchy GC: Red-cell metabolism in non-spherocytic congenital haemolytic anaemia. *Br J Haematol* 7:327, 1961.
7. Valentine WN, Tanaka KR, Miwa S: A specific erythrocyte glycolytic enzyme defect (pyruvate kinase) in three subjects with congenital non-spherocytic hemolytic anemia. *Trans Assoc Am Physicians* 74:100, 1961.
8. Beutler E: *Hemolytic Anemia in Disorders of Red Cell Metabolism*. Plenum Press, New York, 1978.
9. van Wijk R, van Solinge WW: The energy-less red blood cell is lost: Erythrocyte enzyme abnormalities of glycolysis. *Blood* 106:4034, 2005.
10. Heller P, Best WR, Nelson RB, Becktel J: Clinical implications of sickle-cell trait and glucose-6-phosphate dehydrogenase deficiency in hospitalized black male patients. *N Engl J Med* 300:1001, 1979.
11. Vulliamy TJ, Luzzatto L: Glucose-6-phosphate dehydrogenase deficiency and related disorders, in *Blood Principles and Practice of Hematology*, 2nd ed, edited by RI Handin, SE Lux IV, p 1921. Lippincott Williams & Wilkins, Philadelphia, 2003.
12. Cappellini MD, Fiorelli G: Glucose-6-phosphate dehydrogenase deficiency. *Lancet* 371:64, 2008.
13. Nkhoma ET, Poole C, Vannappagari V, et al: The global prevalence of glucose-6-phosphate dehydrogenase deficiency: A systematic review and meta-analysis. *Blood Cells Mol Dis* 42:267, 2009.
14. Tishkoff SA, Varkonyi R, Cahinhinan N, et al: Haplotype diversity and linkage disequilibrium at human G6PD: Recent origin of alleles that confer malarial resistance. *Science* 293:455, 2001.
15. Tripathy V, Reddy BM: Present status of understanding on the G6PD deficiency and natural selection. *J Postgrad Med* 53:193, 2007.
16. Luzzatto L, Usanga EA, Reddy S: Glucose 6-phosphate dehydrogenase deficient red cells: Resistance to infection by malarial parasites. *Science* 164:839, 1969.
17. Cappadoro M, Giribaldi G, O'Brien E, et al: Early phagocytosis of glucose-6-phosphate dehydrogenase (G6PD)-deficient erythrocytes parasitized by plasmodium falciparum may explain malaria protection in G6PD deficiency. *Blood* 92:2527, 1998.
18. Guindo A, Fairhurst RM, Doumbo OK, et al: X-linked G6PD deficiency protects hemizygous males but not heterozygous females against severe malaria. *PLoS Med* 4:e66, 2007.
19. Ruwende C, Khoo SC, Snow RW, et al: Natural selection of hemi- and heterozygotes for G6PD deficiency in Africa by resistance to severe malaria. *Nature* 376:246, 1995.
20. Lewis RA, Hathorn M: Correlation of S hemoglobin with glucose-6-phosphate dehydrogenase deficiency and its significance. *Blood* 26:176, 1965.
21. Piomelli S, Reindorf CA, Arzanian MT, Corash LM: Clinical and biochemical interactions of glucose-6-phosphate dehydrogenase deficiency and sickle-cell anemia. *N Engl J Med* 287:213, 1972.
22. Steinberg MH, West MS, Gallagher D, et al: Effects of glucose-6-phosphate dehydrogenase deficiency upon sickle cell anemia. *Blood* 71:748, 1988.
23. Warsy AS: Frequency of glucose-6-phosphate dehydrogenase deficiency in sickle-cell disease. *Hum Hered* 35:143, 1985.
24. Mohrenweiser HW: Functional hemizygosity in the human genome: Direct estimate from twelve erythrocyte enzyme loci. *Hum Genet* 77:241, 1987.
25. Beutler E, Gelbart T: Estimating the prevalence of pyruvate kinase deficiency from the gene frequency in the general white population. *Blood* 95:3585, 2000.
26. Watanabe M, Zingg BC, Mohrenweiser HW: Molecular analysis of a series of alleles in humans with reduced activity at the triosephosphate isomerase locus. *Am J Hum Genet* 58:308, 1996.
27. Baronciani L, Tricta F, Beutler E: G6PD "Campinas:" A deficient enzyme with a mutation at the far 3′ end of the gene. *Hum Mutat* 2:77, 1993.
28. Lenzner C, Nürnberg P, Thiele BJ, et al: Mutations in the pyruvate kinase L gene in patients with hereditary hemolytic anemia. *Blood* 83:2817, 1994.
29. Manco L, Abade A: Pyruvate kinase deficiency: Prevalence of the 1456C→T mutation in the Portuguese population. *Clin Genet* 60:472, 2001.
30. Zanella A, Bianchi P: Red cell pyruvate kinase deficiency: From genetics to clinical manifestations. *Baillieres Best Pract Res Clin Haematol* 13:57, 2000.
31. Schneider A, Westwood B, Yim C, et al: The 1591C mutation in triosephosphate isomerase (TPI) deficiency. Tightly linked polymorphisms and a common haplotype in all known families. *Blood Cells Mol Dis* 22:115, 1996.
32. Raben N, Sherman J, Miller F, et al: A 5′ splice junction mutation leading to exon deletion in an Ashkenazic Jewish family with phosphofructokinase deficiency (Tarui disease). *J Biol Chem* 268:4963, 1993.
33. Sherman JB, Raben N, Nicastri C, et al: Common mutations in the phosphofructokinase-M gene in Ashkenazi Jewish patients with glycogenesis VII—And their population frequency. *Am J Hum Genet* 55:305, 1994.
34. Baldwin SA, Lienhard GE: Purification and reconstitution of glucose transporter from human erythrocytes. *Methods Enzymol* 174:39, 1989.
35. Rosa R, Gaillardon J, Rosa J: Diphosphoglycerate mutase and 2,3-diphosphoglycerate phosphatase activities of red cells: Comparative electrophoretic study. *Biochem Biophys Res Commun* 51:536, 1973.
36. Keitt AS, Bennett DC: Pyruvate kinase deficiency and related disorders of red cell glycolysis. *Am J Med* 41:762, 1966.
37. Poole RC, Halestrap AP: Identification and partial purification of the erythrocyte L-lactate transporter. *Biochem J* 283:855, 1992.
38. Wiback SJ, Palsson BO: Extreme pathway analysis of human red blood cell metabolism. *Biophys J* 83:808, 2002.
39. de Atauri P, Ramirez MJ, Kuchel PW, et al: Metabolic homeostasis in the human erythrocyte: In silico analysis. *Biosystems* 83:118, 2006.
40. Kauffman KJ, Pajerowski JD, Jamshidi N, et al: Description and analysis of metabolic connectivity and dynamics in the human red blood cell. *Biophys J* 83:646, 2002.
41. Sun X, Lu ZH: The response of the metabolic network of the red blood cell to pyruvate kinase deficiency. *Conf Proc IEEE Eng Med Biol Soc* 1:913, 2005.
42. Durmus Tekir S, Cakir T, Ulgen KO: Analysis of enzymopathies in the human red blood cells by constraint-based stoichiometric modeling approaches. *Comput Biol Chem* 30:327, 2006.
43. Çakir T, Tacer CS, Ülgen KÖ: Metabolic pathway analysis of enzyme-deficient human red blood cells. *Biosystems* 78:49, 2004.
44. Srivastava SK, Beutler E: Glutathione metabolism of the erythrocyte. The enzymic cleavage of glutathione-haemoglobin preparations by glutathione reductase. *Biochem J* 119:353, 1970.
45. Scott MD, Wagner TC, Chiu DTY: Decreased catalase activity is the underlying mechanism of oxidant susceptibility in glucose-6-phosphate dehydrogenase-deficient erythrocytes. *Biochim Biophys Acta* 1181:163, 1993.
46. Gaetani GF, Ferraris AM, Rolfo M, et al: Predominant role of catalase in the disposal of hydrogen peroxide within human erythrocytes. *Blood* 87:1595, 1996.
47. Beutler E, Mathai CK: Genetic variation in red cell galactose-1-phosphate uridyl transferase, in *Hereditary Disorders of Erythrocyte Metabolism*, edited by E Beutler, p 66. Grune & Stratton, New York, 1968.
48. Zimran A, Torem S, Beutler E: The *in vivo* ageing of red cell enzymes: Direct evidence of biphasic decay from polycythemic rabbits with reticulocytosis. *Br J Haematol* 69:67, 1988.
49. Jansen G, Koenderman L, Rijksen G, et al: Age dependent behaviour of red cell glycolytic enzymes in haematological disorders. *Br J Haematol* 61:51, 1985.
50. Wilson JE: Isozymes of mammalian hexokinase: Structure, subcellular localization and metabolic function. *J Exp Biol* 206:2049, 2003.
51. Cárdenas ML, Cornish-Bowden A, Ureta T: Evolution and regulatory role of the hexokinases. *Biochim Biophys Acta* 1401:242, 1998.
52. Fujii S, Beutler E: High glucose concentrations partially release hexokinase from inhibition by glucose-6-phosphate. *Proc Natl Acad Sci U S A* 82:1552, 1985.
53. Gerber G, Kloppick E, Rapoport S: Öber den Einfluss des Anorganischen Phosphats auf die Glykolyse; seine Unwirksamkeit auf die Hexokinase des Menschenerythrozyten. *Acta Biol Med Ger* 18:305, 1967.
54. Beutler E, Teeple L: The effect of oxidized glutathione (GSSG) on human erythrocyte hexokinase activity. *Acta Biol Med Ger* 22:707, 1969.
55. Beutler E: 2,3-Diphosphoglycerate affects enzymes of glucose metabolism in red blood cells. *Nat New Biol* 232:20, 1971.

56. Mulichak AM, Wilson JE, Padmanabhan K, Garavito RM: The structure of mammalian hexokinase-1. *Nat Struct Biol* 5:555, 1998.
57. Aleshin AE, Fromm HJ, Honzatko RB: Multiple crystal forms of hexokinase I: New insights regarding conformational dynamics, subunit interactions, and membrane association. *FEBS Lett* 434:42, 1998.
58. Murakami K, Blei F, Tilton W, et al: An isozyme of hexokinase specific for the human red blood cell (HK_R). *Blood* 75:770, 1990.
59. Ruzzo A, Andreoni F, Magnani M: Structure of the human hexokinase type I gene and nucleotide sequence of the 5′ flanking region. *Biochem J* 331:607, 1998.
60. Andreoni F, Ruzzo A, Magnani M: Structure of the 5′ region of the human hexokinase type I (HKI) gene and identification of an additional testis-specific HKI mRNA. *Biochim Biophys Acta* 1493:19, 2000.
61. Murakami K, Kanno H, Miwa S, Piomelli S: Human HK_R isozyme: Organization of the hexokinase I gene, the erythroid-specific promoter, and transcription initiation site. *Mol Genet Metab* 67:118, 1999.
62. Murakami K, Piomelli S: Identification of the cDNA for human red blood cell-specific hexokinase isozyme. *Blood* 89:762, 1997.
63. Read J, Pearce J, Li X, et al: The crystal structure of human phosphoglucose isomerase at 1.6 A resolution: Implications for catalytic mechanism, cytokine activity and haemolytic anaemia. *J Mol Biol* 309:447, 2001.
64. Xu W, Lee P, Beutler E: Human glucose phosphate isomerase: Exon mapping and gene structure. *Genomics* 29:732, 1995.
65. Vora S: Isozymes of human phosphofructokinase: Biochemical and genetic aspects, in *Isozymes: Current Topics in Biological and Medical Research*, edited by MC Rattazzi, JG Scandalios, GS Whitt, p 3. Alan R. Liss, New York, 1983.
66. Bosca L, Aragon JJ, Sols A: Modulation of muscle phosphofructokinase at physiological concentration of enzyme. *J Biol Chem* 260:2100, 1985.
67. Yamada S, Nakajima H, Kuehn MR: Novel testis- and embryo-specific isoforms of the phosphofructokinase-1 muscle type gene. *Biochem Biophys Res Commun* 316:580, 2004.
68. Elson A, Levanon D, Brandeis M, et al: The structure of the human liver-type phosphofructokinase gene. *Genomics* 7:47, 1990.
69. Gamblin SJ, Davies GJ, Grimes JM, et al: Activity and specificity of human aldolases. *J Mol Biol* 219:573, 1991.
70. Beutler E, Scott S, Bishop A, et al: Red cell aldolase deficiency and hemolytic anemia: A new syndrome. *Trans Assoc Am Physicians* 86:154, 1973.
71. Izzo P, Costanzo P, Lupo A, et al: Human aldolase A gene. Structural organization and tissue-specific expression by multiple promoters and alternate mRNA processing. *Eur J Biochem* 174:569, 1988.
72. Mande SC, Mainfroid V, Kalk KH, et al: Crystal structure of recombinant human triosephosphate isomerase at 2.8 A resolution. Triosephosphate isomerase-related human genetic disorders and comparison with the trypanosomal enzyme. *Protein Sci* 3:810, 1994.
73. Peters J, Hopkinson DA, Harris H: Genetic and non-genetic variation of triose phosphate isomerase isozymes in human tissues. *Ann Hum Genet* 36:297, 1973.
74. Brown JR, Daar IO, Krug JR, Maquat LE: Characterization of the functional gene and several processed pseudogenes in the human triosephosphate isomerase gene family. *Mol Cell Biol* 5:1694, 1985.
75. Schrier SL: Organization of enzymes in human erythrocyte membranes. *Am J Physiol* 210:139, 1966.
76. Brookes PS, Land JM, Clark JB, Heales SJR: Stimulation of glyceraldehyde-3-phosphate dehydrogenase by oxyhemoglobin. *FEBS Lett* 416:90, 1997.
77. Ismail SA, Park HW: Structural analysis of human liver glyceraldehyde-3-phosphate dehydrogenase. *Acta Crystallogr D Biol Crystallogr* 61:1508, 2005.
78. Huang IY, Welch CD, Yoshida A: Complete amino acid sequence of human phosphoglycerate kinase. Cyanogen bromide peptides and complete amino acid sequence. *J Biol Chem* 255:6412, 1980.
79. Chen SH, Malcolm LA, Yoshida A, Giblett ER: Phosphoglycerate kinase: An X-linked polymorphism in man. *Am J Hum Genet* 23:87, 1971.
80. Michelson AM, Markham AF, Orkin SH: Isolation and DNA sequence of a full-length cDNA clone for human X chromosome-encoded phosphoglycerate kinase. *Proc Natl Acad Sci U S A* 80:472, 1983.
81. Ikura K, Sasaki R, Narita H, et al: Multifunctional enzyme, bisphosphoglyceromutase/2,3-bisphosphoglycerate phosphatase/phosphoglyceromutase from human erythrocytes. *Eur J Biochem* 66:515, 1976.
82. Rose ZB: The enzymology of 2,3-bisphosphoglycerate. *Adv Enzymol Relat Areas Mol Biol* 51:211, 1980.
83. Vora S, Spear D: Demonstration and quantitation of phosphoglycolate in human red cells. *Clin Res* 34:664A, 1986.
84. Fujii S, Beutler E: Where does phosphoglycolate come from in red cells? *Acta Haematol* 73:26, 1985.
85. Sasaki H, Fujii S, Yoshizaki Y, et al: Phosphoglycolate synthesis by human erythrocyte pyruvate kinase. *Acta Haematol* 77:83, 1987.
86. Beutler E, West C: An improved assay and some properties of phosphoglycolate phosphatase. *Anal Biochem* 106:163, 1980.
87. Wang Y, Wei Z, Bian Q, et al: Crystal structure of human bisphosphoglycerate mutase. *J Biol Chem* 279:39132, 2004.
88. Joulin V, Peduzzi J, Romeo PH, et al: Molecular cloning and sequencing of the human erythrocyte 2,3-bisphosphoglycerate mutase cDNA: Revised amino acid sequence. *EMBO J* 5:2275, 1986.
89. Hass LF, Kappel WK, Muller KB, Engle RL: Evidence for structural homology between human red cell phosphoglycerate mutase and 2,3-bisphosphoglycerate synthase. *J Biol Chem* 253:77, 1978.
90. Repiso A, Perez de la Ossa P, Aviles X, et al: Red blood cell phosphosphoglycerate mutase. Description of the first human BB isoenzyme mutation. *Haematologica* 88:ECR07, 2003.
91. Hoorn RKJ, Filkweert JP, Staal GEJ: Purification and properties of enolase of human erythrocytes. *Int J Biochem* 5:845, 1974.
92. Kang HJ, Jung SK, Kim SJ, Chung SJ: Structure of human alpha-enolase (hENO1), a multifunctional glycolytic enzyme. *Acta Crystallogr D Biol Crystallogr* 64:651, 2008.
93. White PS, Jensen SJ, Rajalingam V, et al: Physical mapping of the CA6, ENO1, and SLC2A5 (GLUT5) genes and reassignment of SLC2A5 to 1p36.2. *Cytogenet Cell Genet* 81:60, 1998.
94. Valentine WN, Tanaka KR, Paglia DE: Hemolytic anemias and erythrocyte enzymopathies. *Ann Intern Med* 103:245, 1985.
95. Noguchi T, Inoue H, Tanaka T: The M_1- and M_2-type isozymes of rat pyruvate kinase are produced from the same gene by alternative RNA splicing. *J Biol Chem* 261:13807, 1986.
96. Kanno H, Fujii H, Miwa S: Structural analysis of human pyruvate kinase L-gene and identification of the promoter activity in erythroid cells. *Biochem Biophys Res Commun* 188:516, 1992.
97. Noguchi T, Yamada K, Inoue H, et al: The L- and R-type isozymes of rat pyruvate kinase are produced from a single gene by use of different promoters. *J Biol Chem* 262:14366, 1987.
98. Tani K, Fujii H, Nagata S, Miwa S: Human liver type pyruvate kinase: Complete amino acid sequence and the expression in mammalian cells. *Proc Natl Acad Sci U S A* 85:1792, 1988.
99. Lenzner C, Nürnberg P, Jacobasch G, Thiele B-J: Complete genomic sequence of the human PK-L/R-gene includes four intragenic polymorphisms defining different haplotype backgrounds of normal and mutant PK-genes. *DNA Seq* 8:45, 1997.
100. Kanno H, Fujii H, Hirono A, Miwa S: CDNA cloning of human R-type pyruvate kinase and identification of a single amino acid substitution (Thr^{384}→Met) affecting enzymatic stability in a pyruvate kinase variant (PK Tokyo) associated with hereditary hemolytic anemia. *Proc Natl Acad Sci U S A* 88:8218, 1991.
101. Valentini G, Chiarelli LR, Fortin R, et al: Structure and function of human erythrocyte pyruvate kinase—Molecular basis of nonspherocytic hemolytic anemia. *J Biol Chem* 277:23807, 2002.
102. Enriqueta Muñoz M, Ponce E: Pyruvate kinase: Current status of regulatory and functional properties. *Comp Biochem Physiol B Biochem Mol Biol* 135:197, 2003.
103. Jurica MS, Mesecar A, Heath PJ, et al: The allosteric regulation of pyruvate kinase by fructose-1,6-bisphosphate. *Structure* 6:195, 1998.
104. Mattevi A, Valentini G, Rizzi M, et al: Crystal structure of *Escherichia coli* pyruvate kinase type I: Molecular basis of the allosteric transition. *Structure* 3:729, 1995.
105. Rigden DJ, Phillips SE, Michels PA, Fothergill-Gilmore LA: The structure of pyruvate kinase from *Leishmania mexicana* reveals details of the allosteric transition and unusual effector specificity. *J Mol Biol* 291:615, 1999.
106. Valentini G, Chiarelli L, Fortin R, et al: The allosteric regulation of pyruvate kinase. *J Biol Chem* 275:18145, 2000.
107. Wooll JO, Friesen RHE, White MA, et al: Structural and functional linkages between subunit interfaces in mammalian pyruvate kinase. *J Mol Biol* 312:525, 2001.
108. Fenton AW, Blair JB: Kinetic and allosteric consequences of mutations in the subunit and domain interfaces and the allosteric site of yeast pyruvate kinase. *Arch Biochem Biophys* 397:28, 2002.
109. Kahn A, Marie J, Garreau H, Sprengers ED: The genetic system of the L-type pyruvate kinase forms in man. Subunit structure, interrelation and kinetic characteristics of the pyruvate kinase enzymes from erythrocytes and liver. *Biochim Biophys Acta* 523:59, 1978.
110. Blume KG, Hoffbauer RW, Busch D, et al: Purification and properties of pyruvate kinase in normal and in pyruvate kinase deficient human red blood cells. *Biochim Biophys Acta* 227:364, 1971.
111. Takayasu S, Fujiwara S, Waki T: Hereditary lactate dehydrogenase M-subunit deficiency: Lactate dehydrogenase activity in skin lesions and in hair follicles. *J Am Acad Dermatol* 24:339, 1991.
112. Joukyuu R, Mizuno S, Amakawa T, et al: Hereditary complete deficiency of lactate dehydrogenase H-subunit. *Clin Chem* 35:687, 1989.
113. Takatani T, Takaoka N, Tatsumi M, et al: A novel missense mutation in human lactate dehydrogenase B-subunit gene. *Mol Genet Metab* 73:344, 2001.
114. Wakabayashi H, Tsuchiya M, Yoshino K, et al: Hereditary deficiency of lactate dehydrogenase H-subunit. *Intern Med* 35:550, 1996.
115. Maekawa M, Sudo K, Nagura K, et al: Population screening of lactate dehydrogenase deficiencies in Fukuoka Prefecture in Japan and molecular characterization of three independent mutations in the lactate dehydrogenase-B(H) gene. *Hum Genet* 93:74, 1994.
116. Yoshida A, Stamatoyannopoulos G, Motulsky A: Negro variant of glucose-6-phosphate dehydrogenase deficiency (A–) in man. *Science* 155:97, 1967.
117. Rattazzi MC: Glucose-6-phosphate dehydrogenase from human erythrocytes: Molecular weight determination by gel filtration. *Biochem Biophys Res Commun* 31:16, 1968.
118. Au SWN, Gover S, Lam VMS, Adams MJ: Human glucose-6-phosphate dehydrogenase: The crystal structure reveals a structural NADP(+) molecule and provides insights into enzyme deficiency. *Structure* 8:293, 2000.
119. Yoshida A: Hemolytic anemia and G-6-PD deficiency. *Science* 179:532, 1973.
120. Ben-Bassat I, Beutler E: Inhibition by ATP of erythrocyte glucose-6-phosphate dehydrogenase variants. *Proc Soc Exp Biol Med* 142:410, 1973.
121. Mason PJ, Bautista JM, Gilsanz F: G6PD deficiency: The genotype-phenotype association. *Blood Rev* 21:267, 2007.
122. Beutler E, Kuhl W: Limiting role of 6-phosphogluconolactonase in erythrocyte hexose monophosphate pathway metabolism. *J Lab Clin Med* 106:573, 1985.
123. Rakitzis ET, Papandreou P: Kinetic analysis of 6-phosphogluconolactone hydrolysis in hemolysates. *Biochem Mol Biol Int* 37:747, 1995.
124. Beutler E, Kuhl W, Gelbart T: 6-Phosphogluconolactonase deficiency, a hereditary erythrocyte enzyme deficiency: Possible interaction with glucose-6-phosphate dehydrogenase deficiency. *Proc Natl Acad Sci U S A* 82:3876, 1985.

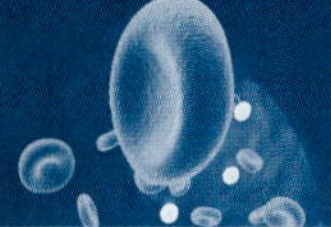

125. Thorburn DR, Kuchel PW: Computer simulation of the metabolic consequences of the combined deficiency of 6-phosphogluconolactonase and glucose-6-phosphate dehydrogenase in human erythrocytes. *J Lab Clin Med* 110:70, 1987.
126. Shih L, Justice P, Hsia DY: Purification and characterization of genetic variants of 6-phosphogluconate dehydrogenase. *Biochem Genet* 1:359, 1968.
127. Parr CW, Fitch LI: Inherited quantitative variations of human phosphogluconate dehydrogenase. *Ann Hum Genet* 30:339, 1967.
128. Caprari P, Caforio MP, Cianciulli P, et al: 6-Phosphogluconate dehydrogenase deficiency in an Italian family. *Ann Hematol* 80:41, 2001.
129. Vives Corrons JL, Colomer D, Pujades A, et al: Congenital 6-phosphogluconate dehydrogenase (6PGD) deficiency associated with chronic hemolytic anemia in a Spanish family. *Am J Hematol* 53:221, 1996.
130. Dische Z: The pentose phosphate metabolism in red cells, in *The Red Blood Cell*, edited by C Bishop, DM Surgenor, p 189. Academic Press, New York, 1964.
131. Huck JH, Verhoeven NM, Struys EA, et al: Ribose-5-phosphate isomerase deficiency: New inborn error in the pentose phosphate pathway associated with a slowly progressive leukoencephalopathy. *Am J Hum Genet* 74:745, 2004.
132. Brownstone YS, Denstedt OF: The pentose phosphate metabolic pathway in the human erythrocyte. II. The transketolase and transaldolase activity of the human erythrocyte. *Can J Biochem* 39:533, 1961.
133. Nakasaki H, Ohta M, Soeda J, et al: Clinical and biochemical aspects of thiamine treatment for metabolic acidosis during total parenteral nutrition. *Nutrition* 13:110, 1997.
134. Verhoeven NM, Huck JH, Roos B, et al: Transaldolase deficiency: Liver cirrhosis associated with a new inborn error in the pentose phosphate pathway. *Am J Hum Genet* 68:1086, 2001.
135. Beutler E, Guinto E: The reduction of glyceraldehyde by human erythrocytes. L-Hexonate dehydrogenase activity. *J Clin Invest* 53:1258, 1974.
136. Das B, Srivastava SK: Purification and properties of aldose reductase and aldehyde reductase II from human erythrocyte. *Arch Biochem Biophys* 238:670, 1985.
137. Kim HD: Is adenosine a second metabolic substrate for human red blood cells. *Biochim Biophys Acta* 1036:113, 1990.
138. Gabrio BW, Finch CA, Huennekens FM: Erythrocyte preservation: A topic in molecular biochemistry. *Blood* 11:103, 1956.
139. Resta R, Thompson LF: SCID: The role of adenosine deaminase deficiency. *Immunol Today* 18:371, 1997.
140. Casoli C, Lisa A, Magnani G, et al: Prognostic value of adenosine deaminase compared to other markers for progression to acquired immunodeficiency syndrome among intravenous drug users. *J Med Virol* 45:203, 1995.
141. Glader BE, Backer K: Elevated red cell adenosine deaminase activity: A marker of disordered erythropoiesis in Diamond-Blackfan anaemia and other haematologic diseases. *Br J Haematol* 68:165, 1988.
142. Accorsi A, Piacentini MP, Piatti E, Fazi A: Purine nucleoside phosphorylase from human erythrocytes: A kinetic study of the fully separated isoenzymes. *Biochem Int* 24:23, 1991.
143. Parvaneh N, Teimourian S, Jacomelli G, et al: Novel mutations of NP in two patients with purine nucleoside phosphorylase deficiency. *Clin Biochem* 41:350, 2008.
144. Tsuda M, Horinouchi K, Sakiyama T, Owada M: Novel missense mutation in the purine nucleoside phosphorylase gene in a Japanese patient with purine nucleoside phosphorylase deficiency. *Pediatr Int* 44:333, 2002.
145. Markert ML, Finkel BD, McLaughlin TM, et al: Mutations in purine nucleoside phosphorylase deficiency. *Hum Mutat* 9:118, 1997.
146. Valentine WN, Oski FA, Paglia DE, et al: Erythrocyte hexokinase and hereditary hemolytic anemia, in *Hereditary Disorders of Erythrocyte Metabolism*, edited by E Beutler, p 288. Grune & Stratton, New York, 1968.
147. Barretto OCO, Beutler E: The sorbitol oxidizing enzyme of red blood cells. *J Lab Clin Med* 85:645, 1975.
148. Beutler E, Teeple L: Mannose metabolism in the human erythrocyte. *J Clin Invest* 48:461, 1969.
149. Bruns FH, Noltmann E: Phosphomannoisomerase, an SH-dependent metal-enzyme complex. *Nature* 181:1467, 1958.
150. Beutler E: Galactosemia: Screening and diagnosis. *Clin Biochem* 24:293, 1991.
151. Beutler E, Guinto E: Dihydroxyacetone metabolism by human erythrocytes: Demonstration of triokinase activity and its characterization. *Blood* 41:559, 1973.
152. Wood L, Beutler E: The effect of ascorbate and dihydroxyacetone on the 2,3-diphosphoglycerate and ATP levels of stored human red cells. *Transfusion* 14:272, 1974.
153. Moses SW, Chayoth R, Levin S, et al: Glucose and glycogen metabolism in erythrocytes from normal and glycogen storage disease type III subjects. *J Clin Invest* 47:1343, 1968.
154. Sidbury JB Jr, Cornblath M, Fisher J, House E: Glycogen in erythrocytes of patients with glycogen storage disease. *Pediatrics* 27:103, 1961.
155. Bartels H: Untersuchungen zur Frage des Glykogen-Gehaltes von Erythrocyten, in *Metabolism and Membrane Permeability of Erythrocytes and Thrombocytes*, edited by E Deutsch, E Gerlach, K Moser, p 132. Georg Thieme Verlag, Stuttgart, 1968.
156. Beutler E: *Red Cell Metabolism: A Manual of Biochemical Methods*. Grune & Stratton, New York, 1984.
157. Dimant E, Landberg E, London IM: The metabolic behavior of reduced glutathione in human and avian erythrocytes. *J Biol Chem* 213:769, 1955.
158. Gipp JJ, Bailey HH, Mulcahy RT: Cloning and sequencing of the cDNA for the light subunit of human liver gamma-glutamylcysteine synthetase and relative mRNA levels for heavy and light subunits in human normal tissues. *Biochem Biophys Res Commun* 206:584, 1995.
159. Sierra-Rivera E, Summar ML, Dasouki M, et al: Assignment of the gene (GLCLC) that encodes the heavy subunit of gamma-glutamylcysteine synthetase to human chromosome 6. *Cytogenet Cell Genet* 70:278, 1995.
160. Sierra-Rivera E, Dasouki M, Summar ML, et al: Assignment of the human gene (GLCLR) that encodes the regulatory subunit of gamma-glutamylcysteine synthetase to chromosome 1p21. *Cytogenet Cell Genet* 72:252, 1996.
161. Gali RR, Board PG: Sequencing and expression of a cDNA for human glutathione synthetase. *Biochem J* 310(Pt 1):353, 1995.
162. Webb GC, Vaska VL, Gali RR, et al: The gene encoding human glutathione synthetase (GSS) maps to the long arm of chromosome 20 at band 11.2. *Genomics* 30:617, 1995.
163. Lunn G, Dale GL, Beutler E: Transport accounts for glutathione turnover in human erythrocytes. *Blood* 54:238, 1979.
164. Vina JR, Palacin M, Puertes IR, et al: Role of the gamma-glutamyl cycle in the regulation of amino acid translocation. *Am J Physiol* 257:E916, 1989.
165. Young JD, Ellory JC, Wright PC: Evidence against the participation of the gamma-glutamyltransferase-gamma-glutamylcyclotransferase pathway in amino acid transport by rabbit erythrocytes. *Biochem J* 152:713, 1975.
166. Board PG, Smith JE: Erythrocyte gamma-glutamyl transpeptidase. *Blood* 49:667, 1977.
167. Winterbourn CC, Hawkins RE, Brian M, Carrell RW: The estimation of red cell superoxide dismutase activity. *J Lab Clin Med* 85:337, 1975.
168. Cohen G, Hochstein P: Glutathione peroxidase: The primary agent for the elimination of hydrogen peroxide in erythrocytes. *Biochemistry* 2:1420, 1963.
169. Rotruck JT, Pope AL, Ganther HE, et al: Selenium: Biochemical role as a component of glutathione peroxidase. *Science* 179:588, 1973.
170. Beutler E, Matsumoto F: Ethnic variation in red cell glutathione peroxidase activity. *Blood* 46:103, 1975.
171. Burk RF: Molecular biology of selenium with implications for its metabolism. *FASEB J* 5:2274, 1991.
172. Stadtman TC: Selenocysteine. *Annu Rev Biochem* 65:83, 1996.
173. Harrison PR, Plumb M, Frampton J, et al: Regulation of erythroid-specific gene expression. *Biomed Biochim Acta* 49:S5, 1990.
174. Jacob HS, Jandl JH: Effects of sulfhydryl inhibition on red blood cells. I. Mechanism of hemolysis. *J Clin Invest* 41:779, 1962.
175. Magnani M, Stocchi V, Ninfali P, et al: Action of oxidized and reduced glutathione on rabbit red blood cell hexokinase. *Biochim Biophys Acta* 615:113, 1980.
176. Huisman THJ, Dozy AM: Studies on the heterogeneity of hemoglobin. V. Binding of hemoglobin with oxidized glutathione. *J Lab Clin Med* 60:302, 1962.
177. Kelner MJ, Montoya MA: Structural organization of the human glutathione reductase gene: Determination of correct cDNA sequence and identification of a mitochondrial leader sequence. *Biochem Biophys Res Commun* 269:366, 2000.
178. Karplus PA, Schulz GE: Refined structure of glutathione reductase at 1.54 A resolution. *J Mol Biol* 195:701, 1987.
179. Sinet PM, Bresson JL, Couturier J, et al: [Possible localization of the glutathione reductase (EC 1.6.4.2) on the 8p21 band]. *Ann Genet* 20:13, 1977.
180. Wong KK, Blanchard JS: Human erythrocyte glutathione reductase: PH dependence of kinetic parameters. *Biochemistry* 28:3586, 1989.
181. Beutler E, Yeh MKY: Erythrocyte glutathione reductase. *Blood* 21:573, 1963.
182. Kamerbeek NM, van Zwieten R, de Boer M, et al: Molecular basis of glutathione reductase deficiency in human blood cells. *Blood* 109:3560, 2007.
183. Beutler E: Glutathione reductase: Stimulation in normal subjects by riboflavin supplementation. *Science* 165:613, 1969.
184. Mieyal JJ, Starke DW, Gravina SA, Hocevar BA: Thioltransferase in human red blood cells: Kinetics and equilibrium. *Biochemistry* 30:8883, 1991.
185. Srivastava SK, Beutler E: The transport of oxidized glutathione from human erythrocytes. *J Biol Chem* 244:9, 1969.
186. Prchal J, Srivastava SK, Beutler E: Active transport of GSSG from reconstituted erythrocyte ghosts. *Blood* 46:111, 1975.
187. Kondo T, Kawakami Y, Taniguchi N, Beutler E: Glutathione disulfide-stimulated Mg 2+-ATPase of human erythrocyte membranes. *Proc Natl Acad Sci U S A* 84:7373, 1987.
188. Board PG: Transport of glutathione S-conjugate from human erythrocytes. *FEBS Lett* 124:163, 1981.
189. Kondo T, Murao M, Taniguchi N: Glutathione S-conjugate transport using inside-out vesicles from human erythrocytes. *Eur J Biochem* 125:551, 1982.
190. Harvey JW, Beutler E: Binding of heme by glutathione S-transferase: A possible role of the erythrocyte enzyme. *Blood* 60:1227, 1982.
191. Beutler E, Dunning D, Dabe IB, Forman L: Erythrocyte glutathione S-transferase deficiency and hemolytic anemia. *Blood* 72:73, 1988.
192. Abe S: Secondary red cell pyruvate kinase deficiency I. Study of 30 subjects of malignant hematological disorders. *Nippon Ketsueki Gakkai Zasshi* 39:247, 1976.
193. Kornberg A, Goldfarb A: Preleukemia manifested by hemolytic anemia with pyruvate-kinase deficiency. *Arch Intern Med* 146:785, 1986.
194. Boivin P, Galand C, Hakim J, Kahn A: Acquired erythroenzymopathies in blood disorders: Study of 200 cases. *Br J Haematol* 31:531, 1975.
195. Kahn A: Abnormalities of erythrocyte enzymes in dyserythropoiesis and malignancies. *Clin Haematol* 10:123, 1981.
196. Beutler E: Red cell enzyme defects as non-diseases and as diseases. *Blood* 54:1, 1979.
197. Goth L, Rass P, Pay A: Catalase enzyme mutations and their association with diseases. *Mol Diagn* 8:141, 2004.
198. Shinohara K, Tanaka KR: Hereditary deficiency of erythrocyte acetylcholinesterase. *Am J Hematol* 7:313, 1979.
199. Rosa R, George C, Fardeau M, et al: A new case of phosphoglycerate kinase deficiency: PGK Creteil associated with rhabdomyolysis and lacking hemolytic anemia. *Blood* 60:84, 1982.
200. Marstein S, Jellum E, Halpern B, et al: Biochemical studies of erythrocytes in a patient with pyroglutamic acidemia (5-oxoprolinemia). *N Engl J Med* 295:406, 1976.
201. Stefanini M: Chronic hemolytic anemia associated with erythrocyte enolase deficiency exacerbated by ingestion of nitrofurantoin. *Am J Clin Pathol* 58:408, 1972.
202. Boulard-Heitzmann P, Boulard M, Tallineau C, et al: Decreased red cell enolase

activity in a 40-year-old woman with compensated haemolysis. *Scand J Haematol* 33:401, 1984.

203. Glucose-6-phosphate dehydrogenase deficiency. WHO Working Group. *Bull World Health Organ* 67:601, 1989.
204. Betke K, Beutler E, Brewer GJ, et al: Standardization of procedures for the study of glucose-6-phosphate dehydrogenase. Report of a WHO scientific group. *World Health Organ Tech Rep Ser* No 366:1967.
205. Piomelli S, Corash LM, Davenport DD, et al: *In vivo* lability of glucose-6-phosphate dehydrogenase in GdA– and Gd Mediterranean deficiency. *J Clin Invest* 47:940, 1968.
206. Kahn A, Cottreau D, Boivin P: Molecular mechanism of glucose-6-phosphate dehydrogenase deficiency. *Humangenetik* 25:101, 1974.
207. Beutler E: Selectivity of proteases as a basis for tissue distribution of enzymes in hereditary deficiencies. *Proc Natl Acad Sci U S A* 80:3767, 1983.
208. Kirkman HN, Schettini F, Pickard BM: Mediterranean variant of glucose-6-phosphate dehydrogenase. *J Lab Clin Med* 63:726, 1964.
209. Beutler E: Genetics of glucose-6-phosphate dehydrogenase deficiency. *Semin Hematol* 27:137, 1990.
210. Smith JE, Ryer K, Wallace L: Glucose-6-phosphate dehydrogenase deficiency in a dog. *Enzyme* 21:379, 1976.
211. Sanders S, Smith DP, Thomas GA, Williams ED: A glucose-6-phosphate dehydrogenase (G6PD) splice site consensus sequence mutation associated with G6PD enzyme deficiency. *Mutat Res* 374:79, 1997.
212. Harvey JW: Pathogenesis, laboratory diagnosis, and clinical implications of erythrocyte enzyme deficiencies in dogs, cats, and horses. *Vet Clin Pathol* 35:144, 2006.
213. Longo L, Vanegas OC, Patel M, et al: Maternally transmitted severe glucose 6-phosphate dehydrogenase deficiency is an embryonic lethal. *EMBO J* 21:4229, 2002.
214. Chen EY, Cheng A, Lee A, et al: Sequence of human glucose-6-phosphate dehydrogenase cloned in plasmids and a yeast artificial chromosome (YAC). *Genomics* 10:792, 1991.
215. Martini G, Toniolo D, Vulliamy T, et al: Structural analysis of the X-linked gene encoding human glucose 6-phosphate dehydrogenase. *EMBO J* 5:1849, 1986.
216. Battistuzzi G, D'Urso M, Toniolo D, et al: Tissue-specific levels of human glucose-6-phosphate dehydrogenase correlate with methylation of specific sites at the 3′ end of the gene. *Proc Natl Acad Sci U S A* 82:1465, 1985.
217. Kirkman HN, Hendrickson EM: Glucose-6-phosphate dehydrogenase from human erythrocytes. II. Subactive states of the enzyme from normal persons. *J Biol Chem* 237:2371, 1962.
218. Canepa L, Ferraris AM, Miglino M, Gaetani GF: Bound and unbound pyridine dinucleotides in normal and glucose-6-phosphate dehydrogenase-deficient erythrocytes. *Biochim Biophys Acta* 1074:101, 1991.
219. Hirono A, Kuhl W, Gelbart T, et al: Identification of the binding domain for NADP + of human glucose-6-phosphate dehydrogenase by sequence analysis of mutants. *Proc Natl Acad Sci U S A* 86:10015, 1989.
220. Cohen P, Rosemeyer MA: Subunit interactions of glucose-6-phosphate dehydrogenase from human erythrocytes. *Eur J Biochem* 8:8, 1969.
221. Camardella L, Caruso C, Rutigliano B, et al: Human erythrocyte glucose-6-phosphate dehydrogenase: Identification of a reactive lysyl residue labelled with pyridoxal 5′-phosphate. *Eur J Biochem* 171:485, 1988.
222. Takizawa T, Yoneyama Y, Miwa S, Yoshida A: A single nucleotide base transition is the basis of the common human glucose-6-phosphate dehydrogenase variant A(+). *Genomics* 1:228, 1987.
223. Hirono A, Beutler E: Molecular cloning and nucleotide sequence of cDNA for human glucose-6-phosphate dehydrogenase variant A(–). *Proc Natl Acad Sci U S A* 85:3951, 1988.
224. Beutler E, Kuhl W, Vives-Corrons JL, Prchal JT: Molecular heterogeneity of G6PD A. *Blood* 74:2550, 1989.
225. Vulliamy TJ, Othman A, Town M, et al: Polymorphic sites in the African population detected by sequence analysis of the glucose-6-phosphate dehydrogenase gene outline the evolution of the variants A and A–. *Proc Natl Acad Sci U S A* 88:8568, 1991.
226. Town M, Bautista JM, Mason PJ, Luzzatto L: Both mutations in G6PD A– are necessary to prbduce the G6PD deficient phenotype. *Hum Mol Genet* 1:171, 1992.
227. Hirono A, Kawate K, Honda A, et al: A single mutation 202G→A in the human glucose-6-phosphate dehydrogenase gene (G6PD) can cause acute hemolysis by itself. *Blood* 99:1498, 2002.
228. Xu W, Westwood B, Bartsocas CS, et al: Glucose-6 phosphate dehydrogenase mutations and haplotypes in various ethnic groups. *Blood* 85:257, 1995.
229. Ganczakowski M, Town M, Bowden DK, et al: Multiple glucose 6-phosphate dehydrogenase-deficient variants correlate with malaria endemicity in the Vanuatu archipelago (southwestern Pacific). *Am J Hum Genet* 56:294, 1995.
230. Tang TK, Huang CS, Huang MJ, et al: Diverse point mutations result in glucose-6-phosphate dehydrogenase (G6PD) polymorphism in Taiwan. *Blood* 79:2135, 1992.
231. Vulliamy T, Luzzatto L, Hirono A, Beutler E: Hematologically important mutations: Glucose-6-phosphate dehydrogenase. *Blood Cells Mol Dis* 23:302, 1997.
232. MacDonald D, Town M, Mason P, et al: Deficiency in red blood cells. *Nature* 350:115, 1991.
233. van Wijk R, Huizinga EG, Prins I, et al: Distinct phenotypic expression of two *de novo* missense mutations affecting the dimer interface of glucose-6-phosphate dehydrogenase. *Blood Cells Mol Dis* 32:112, 2004.
234. Beutler E, Forman L, Rios-Larrain E: Elevated pyruvate kinase activity in patients with hemolytic anemia due to red cell pyruvate kinase "deficiency." *Am J Med* 83:899, 1987.
235. Zanella A, Fermo E, Bianchi P, et al: Pyruvate kinase deficiency: The genotype-phenotype association. *Blood Rev* 21:217, 2007.
236. Van Wijk R, Huizinga EG, Van Wesel ACW, et al: Fifteen novel mutations in *PKLR* associated with pyruvate kinase (PK) deficiency: Structural implications of amino acid substitutions in PK. *Hum Mutat* 30:446, 2009.
237. Lenzner C, Nurnberg P, Jacobasch G, et al: Molecular analysis of 29 pyruvate kinase-deficient patients from central Europe with hereditary hemolytic anemia. *Blood* 89:1793, 1997.
238. Demina A, Varughese KI, Barbot J, et al: Six previously undescribed pyruvate kinase mutations causing enzyme deficiency. *Blood* 92:647, 1998.
239. van Wijk R, van Solinge WW: Pyruvate kinase deficiency: Genotype to phenotype. *Hematology (EHA Educ Program)* 2:55, 2006.
240. Durand PM, Coetzer TL: Pyruvate kinase deficiency protects against malaria in humans. *Haematologica* 93:939, 2008.
241. Ayi K, Min-Oo G, Serghides L, et al: Pyruvate kinase deficiency and malaria. *N Engl J Med* 358:1805, 2008.
242. Whitney KM, Goodman SA, Bailey EM, Lothrop CD, Jr: The molecular basis of canine pyruvate kinase deficiency. *Exp Hematol* 22:866, 1994.
243. Tsujino K, Kanno H, Hashimoto K, et al: Delayed onset of hemolytic anemia in CBA- Pk-1 slc /Pk-1 slc mice with a point mutation of the gene encoding red blood cell type pyruvate kinase. *Blood* 91:2169, 1998.
244. Kanno H: Hexokinase: Gene structure and mutations. *Baillieres Best Pract Res Clin Haematol* 13:83, 2000.
245. Bianchi M, Magnani M: Hexokinase mutations that produce nonspherocytic hemolytic anemia. *Blood Cells Mol Dis* 21:2, 1995.
246. Kanno H, Murakami K, Hariyama Y, et al: Homozygous intragenic deletion of type I hexokinase gene causes lethal hemolytic anemia of the affected fetus. *Blood* 100:1930, 2002.
247. Van Wijk R, Rijksen G, Huizinga EG, et al: HK Utrecht: Missense mutation in the active site of human hexokinase associated with hexokinase deficiency and severe nonspherocytic hemolytic anemia. *Blood* 101:345, 2003.
248. Peters LL, Lane PW, Andersen SG, et al: Downeast anemia (dea), a new mouse model of severe nonspherocytic hemolytic anemia caused by hexokinase (HKI) deficiency. *Blood Cells Mol Dis* 27:850, 2001.
249. Kugler W, Lakomek M: Glucose-6-phosphate isomerase deficiency. *Baillieres Best Pract Res Clin Haematol* 13:89, 2000.
250. Matthay KK, Mentzer WC: Erythrocyte enzymopathies in the newborn. *Clin Haematol* 10:31, 1981.
251. Schroter W, Eber SW, Bardosi A, et al: Generalised glucosephosphate isomerase (GPI) deficiency causing haemolytic anaemia, neuromuscular symptoms and impairment of granulocytic function: A new syndrome due to a new stable GPI variant with diminished specific activity (GPI Homburg). *Eur J Pediatr* 144:301, 1985.
252. Lin HY, Kao YH, Chen ST, Meng M: Effects of inherited mutations on catalytic activity and structural stability of human glucose-6-phosphate isomerase expressed in Escherichia coli. *Biochim Biophys Acta* 1794:315, 2009.
253. Merkle S, Pretsch W: Glucose-6-phosphate isomerase deficiency associated with nonspherocytic hemolytic anemia in the mouse: An animal model for the human disease. *Blood* 81:206, 1993.
254. Fujii H, Miwa S: Other erythrocyte enzyme deficiencies associated with non-haematological symptoms: Phosphoglycerate kinase and phosphofructokinase deficiency. *Baillieres Best Pract Res Clin Haematol* 13:141, 2000.
255. Nakajima H, Raben N, Hamaguchi T, Yamasaki T: Phosphofructokinase deficiency; past, present and future. *Curr Mol Med* 2:197, 2002.
256. Gerber K, Harvey JW, D'Agorne S, et al: Hemolysis, myopathy, and cardiac disease associated with hereditary phosphofructokinase deficiency in two Whippets. *Vet Clin Pathol* 38:46, 2009.
257. Kishi H, Mukai T, Hirono A, et al: Human aldolase A deficiency associated with a hemolytic anemia: Thermolabile aldolase due to a single base mutation. *Proc Natl Acad Sci U S A* 84:8623, 1987.
258. Beutler E, Scott S, Bishop A, et al: Red cell aldolase deficiency and hemolytic anemia: A new syndrome. *Trans Assoc Am Physicians* 86:154, 1973.
259. Kreuder J, Borkhardt A, Repp R, et al: Brief report: Inherited metabolic myopathy and hemolysis due to a mutation in aldolase A. *N Engl J Med* 334:1100, 1996.
260. Esposito G, Vitagliano L, Costanzo P, et al: Human aldolase A natural mutants: Relationship between flexibility of the C-terminal region and enzyme function. *Biochem J* 380:51, 2004.
261. Yao DC, Tolan DR, Murray MF, et al: Hemolytic anemia and severe rhabdomyolysis caused by compound heterozygous mutations of the gene for erythrocyte/muscle isozyme of aldolase, ALDOA(Arg303X/Cys338Tyr). *Blood* 103:2401, 2004.
262. Schneider AS: Triosephosphate isomerase deficiency: Historical perspectives and molecular aspects. *Baillieres Best Pract Res Clin Haematol* 13:119, 2000.
263. Orosz F, Olah J, Alvarez M, et al: Distinct behavior of mutant triosephosphate isomerase in hemolysate and in isolated form: Molecular basis of enzyme deficiency. *Blood* 98:3106, 2001.
264. Orosz F, Olah J, Ovadi J: Triosephosphate isomerase deficiency: Facts and doubts. *IUBMB Life* 58:703, 2006.
265. Pretsch W: Triosephosphate isomerase activity-deficient mice show haemolytic anaemia in homozygous condition. *Genet Res* 91:1, 2009.
266. Zingg BC, Pretsch W, Mohrenweiser HW: Molecular analysis of four ENU induced triosephosphate isomerase null mutants in Mus musculus. *Mutat Res* 328:163, 1995.
267. Beutler E: PGK deficiency. *Br J Haematol* 136:3, 2007.
268. Lemarchandel V, Joulin V, Valentin C, et al: Compound heterozygosity in a complete erythrocyte bisphosphoglycerate mutase deficiency. *Blood* 80:2643, 1992.
269. Hoyer JD, Allen SL, Beutler E, et al: Erythrocytosis due to biphosphoglycerate mutase deficiency with concurrent glucose-6-phosphate dehydrogenase (G-6-PD) deficiency. *Am J Hematol* 75:205, 2004.
270. Rosa R, Prehu MO, Beuzard Y, Rosa J: The first case of a complete deficiency of diphosphoglycerate mutase in human erythrocytes. *J Clin Invest* 62:907, 1978.
271. Beutler E, Gelbart T, Kondo T, Matsunaga AT: The molecular basis of a case of gamma-glutamylcysteine synthetase deficiency. *Blood* 94:2890, 1999.

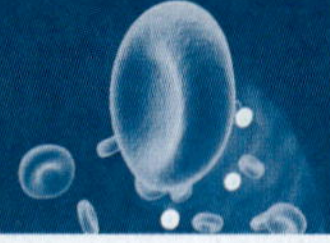

272. Ristoff E, Augustson C, Geissler J, et al: A missense mutation in the heavy subunit of gamma-glutamylcysteine synthetase gene causes hemolytic anemia. *Blood* 95:2193, 2000.
273. Hamilton D, Wu JH, Alaoui-Jamali M, Batist G: A novel missense mutation in the gamma-glutamylcysteine synthetase catalytic subunit gene causes both decreased enzymatic activity and glutathione production. *Blood* 102:725, 2003.
274. Manu Pereira M, Gelbart T, Ristoff E, et al: Chronic non-spherocytic hemolytic anemia associated with severe neurological disease due to gamma-glutamylcysteine synthetase deficiency in a patient of Moroccan origin. *Haematologica*. 92:e102, 2007.
275. Ristoff E, Larsson A: Inborn errors in the metabolism of glutathione. *Orphanet J Rare Dis* 2:16, 2007.
276. Shi ZZ, Habib GM, Rhead WJ, et al: Mutations in the glutathione synthetase gene cause 5-oxoprolinuria. *Nat Genet* 14:361, 1996.
277. Dahl N, Pigg M, Ristoff E, et al: Missense mutations in the human glutathione synthetase gene result in severe metabolic acidosis, 5-oxoprolinuria, hemolytic anemia and neurological dysfunction. *Hum Mol Genet* 6:1147, 1997.
278. Njalsson R, Ristoff E, Carlsson K, et al: Genotype, enzyme activity, glutathione level, and clinical phenotype in patients with glutathione synthetase deficiency. *Hum Genet* 116:384, 2005.
279. Vives i Corrons JL: Chronic non-spherocytic haemolytic anaemia due to congenital pyrimidine 5′ nucleotidase deficiency: 25 years later. *Baillieres Best Pract Res Clin Haematol* 13:103, 2000.
280. Chiarelli LR, Fermo E, Zanella A, Valentini G: Hereditary erythrocyte pyrimidine 5′-nucleotidase deficiency: A biochemical, genetic and clinical overview. *Hematology* 11:67, 2006.
281. Valentine WN, Fink K, Paglia DE, et al: Hereditary hemolytic anemia with human erythrocyte pyrimidine 5′-nucleotidase deficiency. *J Clin Invest* 54:866, 1974.
282. Chiarelli LR, Morera SM, Galizzi A, et al: Molecular basis of pyrimidine 5′-nucleotidase deficiency caused by 3 newly identified missense mutations (c.187T→C, c.469G→C and c.740T→C) and a tabulation of known mutations. *Blood Cells Mol Dis* 40:295, 2008.
283. Beutler E, Carson D, Dannawi H, et al: Metabolic compensation for profound erythrocyte adenylate kinase deficiency. *J Clin Invest* 72:648, 1983.
284. Toren A, Brok-Simoni F, Ben-Bassat I, et al: Congenital haemolytic anaemia associated with adenylate kinase deficiency. *Br J Haematol* 87:376, 1994.
285. Bianchi P, Zappa M, Bredi E, et al: A case of complete adenylate kinase deficiency due to a nonsense mutation in AK-1 gene (Arg 107 → Stop, CGA → TGA) associated with chronic haemolytic anaemia. *Br J Haematol* 105:75, 1999.
286. Matsuura S, Igarashi M, Tanizawa Y, et al: Human adenylate kinase deficiency associated with hemolytic anemia. A single base substitution affecting solubility and catalytic activity of the cytosolic adenylate kinase. *J Biol Chem* 264:10148, 1989.
287. Qualtieri A, Pedace V, Bisconte MG, et al: Severe erythrocyte adenylate kinase deficiency due to homozygous A→G substitution at codon 164 of human AK1 gene associated with chronic haemolytic anaemia. *Br J Haematol* 99:770, 1997.
288. Corrons JL, Garcia E, Tusell JJ, et al: Red cell adenylate kinase deficiency: Molecular study of 3 new mutations (118G→A, 190G→A, and GAC deletion) associated with hereditary nonspherocytic hemolytic anemia. *Blood* 102:353, 2003.
289. Abrusci P, Chiarelli LR, Galizzi A, et al: Erythrocyte adenylate kinase deficiency: Characterization of recombinant mutant forms and relationship with nonspherocytic hemolytic anemia. *Exp Hematol* 35:1182, 2007.
290. Valentine WN, Paglia DE, Tartaglia AP, Gilsanz F: Hereditary hemolytic anemia with increased red cell adenosine deaminase (45- to 70-fold) and decreased adenosine triphosphate. *Science* 195:783, 1977.
291. Chottiner EG, Ginsburg D, Tartaglia AP, Mitchell BS: Erythrocyte adenosine deaminase overproduction in hereditary hemolytic anemia. *Blood* 74:448, 1989.
292. Chen EH, Tartaglia AP, Mitchell BS: Hereditary overexpression of adenosine deaminase in erythrocytes: Evidence for a cis-acting mutation. *Am J Hum Genet* 53:889, 1993.
293. Percy MJ, Lappin TR: Recessive congenital methaemoglobinaemia: Cytochrome b(5) reductase deficiency. *Br J Haematol* 141:298, 2008.
294. Dern RJ, Beutler E, Alving AS: The hemolytic effect of primaquine. V. Primaquine sensitivity as a manifestation of a multiple drug sensitivity. *J Lab Clin Med* 45:30, 1955.
295. Cohen G, Hochstein P: Generation of hydrogen peroxide in erythrocytes by hemolytic agents. *Biochemistry* 3:895, 1964.
296. Kosower NS, Song KR, Kosower EM, Correa W: Glutathione. II. Chemical aspects of azo ester procedure for oxidation to disulfide. *Biochim Biophys Acta* 192:8, 1969.
297. Birchmeier W, Tuchschmid PE, Winterhalter H: Comparison of human hemoglobin A carrying glutathione as a mixed disulfide with the naturally occurring human hemoglobin A3. *Biochemistry* 12:3667, 1973.
298. Rachmilewitz EA, Harari E, Winterhalter KH: Separation of alpha- and beta-chains of hemoglobin A by acetylphenylhydrazine. *Biochim Biophys Acta* 371:402, 1974.
299. Itano HA, Hosokawa K, Hirota K: Induction of haemolytic anaemia by substituted phenylhydrazines. *Br J Haematol* 32:99, 1976.
300. Kirkman HN, Gaetani GF: Catalase: A tetrameric enzyme with four tightly bound molecules of NADPH. *Proc Natl Acad Sci U S A* 81:4343, 1984.
301. Gaetani GF, Rolfo M, Arena S, et al: Active involvement of catalase during hemolytic crises of favism. *Blood* 88:1084, 1996.
302. Rifkind RA: Heinz body anemia: An ultrastructural study. II. Red cell sequestration and destruction. *Blood* 26:433, 1965.
303. Bunn HEF, Jandl JH: Exchange of heme among hemoglobin molecules. *Proc Natl Acad Sci U S A* 56:974, 1966.
304. Jandl JH: The Heinz body hemolytic anemias. *Ann Intern Med* 58:702, 1963.
305. Beutler E: Abnormalities of glycolysis (HMP shunt). *Bibl Haematol* 29:146, 1968.
306. Baehner RL, Nathan DG, Castle WB: Oxidant injury of Caucasian glucose-6-phosphate dehydrogenase-deficient red blood cells by phagocytosing leukocytes during infection. *J Clin Invest* 50:2466, 1971.
307. Arese P, De Flora A: Denaturation of normal and abnormal erythrocytes II. Pathophysiology of hemolysis in glucose-6-phosphate dehydrogenase deficiency. *Semin Hematol* 27:1, 1990.
308. Stamatoyannopoulos G, Fraser GR, Motulsky AG, et al: On the familial predisposition to favism. *Am J Hum Genet* 18:253, 1966.
309. Cassimos CHR, Malaka-Zafiriu K, Tsiures J: Urinary d-glucaric acid excretion in normal and G-6-PD deficient children with favism. *J Pediatr* 84:871, 1974.
310. Bottini E, Bottini FG, Borgiani P, Businco L: Association between ACP1 and favism: A possible biochemical mechanism. *Blood* 89:2613, 1997.
311. Fiorelli G, Podda M, Corrias A, Fargion S: The relevance of immune reactions in acute favism. *Acta Haematol* 51:211, 1974.
312. Turrini F, Naitana A, Mannuzzu L, et al: Increased red cell calcium, decreased calcium adenosine triphosphatase, and altered membrane proteins during fava bean hemolysis in glucose-6-phosphate dehydrogenase-deficient (Mediterranean variant) individuals. *Blood* 66:302, 1985.
313. De Flora A, Benatti U, Guida L, et al: Favism: Disordered erythrocyte calcium homeostasis. *Blood* 66:294, 1985.
314. Fischer TM, Meloni T, Pescarmona GP, Arese P: Membrane cross bonding in red cells in favic crisis: A missing link in the mechanism of extravascular haemolysis. *Br J Haematol* 59:159, 1985.
315. Kaplan M, Vreman HJ, Hammerman C, et al: Contribution of haemolysis to jaundice in Sephardic Jewish glucose-6-phosphate dehydrogenase deficient neonates. *Br J Haematol* 93:822, 1996.
316. Kaplan M, Muraca M, Hammerman C, et al: Imbalance between production and conjugation of bilirubin: A fundamental concept in the mechanism of neonatal jaundice. *Pediatrics* 110:e47, 2002.
317. Kaplan M, Renbaum P, Levy-Lahad E, et al: Gilbert syndrome and glucose-6-phosphate dehydrogenase deficiency: A dose-dependent genetic interaction crucial to neonatal hyperbilirubinemia. *Proc Natl Acad Sci U S A* 94:12128, 1997.
318. Huang CS, Chang PF, Huang MJ, et al: Glucose-6-phosphate dehydrogenase deficiency, the UDP-glucuronosyl transferase 1A1 gene, and neonatal hyperbilirubinemia. *Gastroenterology* 123:127, 2002.
319. Oluboyede OA, Esan GJF, Francis TI, Luzzatto L: Genetically determined deficiency of glucose 6-phosphate dehydrogenase (type A-) is expressed in the liver. *J Lab Clin Med* 93:783, 1979.
320. Piomelli S: G6PD-related neonatal jaundice, in *Glucose-6-Phosphate Dehydrogenase*, edited by A Yoshida, E Beutler, p 95. Academic Press, Orlando, FL, 1986.
321. Ifekwunigwe AE, Luzzatto L: Kernicterus in G-6-PD-deficiency. *Lancet* 1:667, 1966.
322. Eshaghpour E, Oski FA, Williams M: The relationship of erythrocyte glucose-6-phosphate dehydrogenase deficiency to hyperbilirubinemia in Negro premature infants. *J Pediatr* 70:595, 1967.
323. Lopez R, Cooperman JM: Glucose-6-phosphate dehydrogenase deficiency and hyperbilirubinemia in the newborn. *Am J Dis Child* 122:66, 1971.
324. Herschel M, Ryan M, Gelbart T, Kaplan M: Hemolysis and hyperbilirubinemia in an African American neonate heterozygous for glucose-6-phosphate dehydrogenase deficiency. *J Perinatol* 22:577, 2002.
325. Beutler E, Gelbart T, Demina A: Racial variability in the UDP-glucuronosyltransferase 1 (UGT1A1) promoter: A balanced polymorphism for regulation of bilirubin metabolism? *Proc Natl Acad Sci U S A* 95:8170, 1998.
326. Valentine WN, Paglia DE: The primary cause of hemolysis in enzymopathies of anaerobic glycolysis: A viewpoint. *Blood Cells* 6:819, 1980.
327. Beutler E: The primary cause of hemolysis in enzymopathies of anaerobic glycolysis: A viewpoint. A commentary. *Blood Cells* 6:827, 1980.
328. Aizawa S, Harada T, Kanbe E, et al: Ineffective erythropoiesis in mutant mice with deficient pyruvate kinase activity. *Exp Hematol* 33:1292, 2005.
329. McCaffrey RP, Halsted CH, Wahab MFA, Robertson RP: Chloramphenicol-induced hemolysis in Caucasian glucose-6-phosphate dehydrogenase deficiency. *Ann Intern Med* 74:722, 1971.
330. Chan TK, Chesterman CN, McFadzean AJS, Todd D: The survival of glucose-6-phosphate dehydrogenase-deficient erythrocytes in patients with typhoid fever on chloramphenicol therapy. *J Lab Clin Med* 77:177, 1971.
331. Mehta JB, Singhal SB, Mehta BC: Ascorbic-acid-induced haemolysis in G-6-PD deficiency. *Lancet* 336:944, 1990.
332. Campbell GD, Jr., Steinberg MH, Bower JD: Ascorbic acid-induced hemolysis in G-6-PD deficiency. *Ann Intern Med* 82:810, 1975.
333. Rees DC, Kelsey H, Richards JDM: Acute haemolysis induced by high dose ascorbic acid in glucose-6-phosphate dehydrogenase deficiency. *BMJ* 306:841, 1993.
334. Markowitz N, Saravolatz LD: Use of trimethoprim-sulfamethoxazole in a glucose-6-phosphate dehydrogenase-deficient population. *Rev Infect Dis* 9(Suppl 2):S218, 1987.
335. Magon AM, Leipzig RM, Zannoni VG, Brewer GJ: Interactions of glucose-6-phosphate dehydrogenase deficiency with drug acetylation and hydroxylation reactions. *J Lab Clin Med* 97:764, 1981.
336. Woolhouse NM, Atu-Taylor LC: Influence of double genetic polymorphism on response to sulfamethazine. *Clin Pharmacol Ther* 31:377, 1982.
337. Dern RJ, Beutler E, Alving AS: The hemolytic effect of primaquine. II. The natural course of the hemolytic anemia and the mechanism of its self-limited character. *J Lab Clin Med* 44:171, 1954.
338. Beutler E, Dern RJ, Alving AS: The hemolytic effect of primaquine. III. A study of primaquine-sensitive erythrocytes. *J Lab Clin Med* 44:177, 1954.
339. Beutler E, Dern RJ, Alving AS: The hemolytic effect of primaquine. IV. The relationship of cell age to hemolysis. *J Lab Clin Med* 44:439, 1954.
340. George JN, Sears DA, McCurdy P, Conrad ME: Primaquine sensitivity in Caucasians: Hemolytic reactions induced by primaquine in G-6-PD deficient subjects. *J Lab Clin Med* 70:80, 1967.
341. Walker DH, Hawkins HK, Hudson P: Fulminant Rocky Mountain spotted fever.

Arch Pathol Lab Med 107:121, 1983.

342. Huo TI, Wu JC, Chiu CF, Lee SD: Severe hyperbilirubinemia due to acute hepatitis a superimposed on a chronic hepatitis B carrier with glucose-6-phosphate dehydrogenase deficiency. *Am J Gastroenterol* 91:158, 1996.
343. Chau TN, Lai ST, Lai JY, Yuen H: Haemolysis complicating acute viral hepatitis in patients with normal or deficient glucose-6-phosphate dehydrogenase activity. *Scand J Infect Dis* 29:551, 1997.
344. Pietrapertosa A, Palma A, Campanale D, et al: Genotype and phenotype correlation in glucose-6-phosphate dehydrogenase deficiency. *Haematologica* 86:30, 2001.
345. Kattamis CA, Kyriazakou M, Chaidas S: Favism. Clinical and biochemical data. *J Med Genet* 6:34, 1969.
346. Wong WY, Powars D, Williams WD: "Yewdow"-induced anemia. *West J Med* 151:459, 1989.
347. Globerman H, Novak T, Chevion M: Haemolysis in a G6PD-deficient child induced by eating unripe peaches. *Scand J Haematol* 33:337, 1984.
348. Williams CKO, Osotimehin BO, Ogunmola GB, Awotedu AA: Haemolytic anaemia associated with Nigerian barbecued meat (red suya). *Afr J Med Med Sci* 17:71, 1988.
349. Schiliro G, Russo A, Curreri R, et al: Glucose-6-phosphate dehydrogenase deficiency in Sicily. Incidence, biochemical characteristics and clinical implications. *Clin Genet* 15:183, 1979.
350. Kaplan M, Hammerman C: Severe neonatal hyperbilirubinemia. *Clin Perinatol* 25:575, 1998.
351. Kaplan M, Hammerman C, Vreman HJ, et al: Acute hemolysis and severe neonatal hyperbilirubinemia in glucose-6-phosphate dehydrogenase-deficient heterozygotes. *J Pediatr* 139:137, 2001.
352. Lopez R, Cooperman JM: Glucose-6-phosphate dehydrogenase deficiency and hyperbilirubinemia in the newborn. *Am J Dis Child* 122:66, 1971.
353. Fok TF, Lau SP: Glucose-6-phosphate dehydrogenase deficiency: A preventable cause of mental retardation. *Br Med J (Clin Res Ed)* 292:829, 1986.
354. Singh H: Glucose-6-phosphate dehydrogenase deficiency: A preventable cause of mental retardation. *Br Med J (Clin Res Ed)* 292:397, 1986.
355. Kaplan M, Hammerman C: Understanding and preventing severe neonatal hyperbilirubinemia: Is bilirubin neurotoxicity really a concern in the developed world? *Clin Perinatol* 31:555, 2004.
356. Ardati KO, Bajakian KM, Tabbara KS: Effect of glucose-6-phosphate dehydrogenase deficiency on neutrophil function. *Acta Haematol* 97:211, 1997.
357. Van Bruggen R, Bautista JM, Petropoulou T, et al: Deletion of leucine 61 in glucose-6-phosphate dehydrogenase leads to chronic nonspherocytic anemia, granulocyte dysfunction, and increased susceptibility to infections. *Blood* 100:1026, 2002.
358. Cooper MR, DeChatelet LR, McCall CE, et al: Complete deficiency of leukocyte glucose-6-phosphate dehydrogenase with defective bactericidal activity. *J Clin Invest* 51:769, 1972.
359. Gray GR, Klebanoff SJ, Stamatoyannopoulos G, et al: Neutrophil dysfunction, chronic granulomatous disease, and nonspherocytic haemolytic anaemia caused by complete deficiency of glucose-6-phosphate dehydrogenase. *Lancet* 2:530, 1973.
360. Vives-Corrons JL, Feliu E, Pujades MA, et al: Severe glucose-6-phosphate dehydrogenase (G 6 PD) deficiency associated with chronic hemolytic anemia, granulocyte dysfunction and increased susceptibility to infections. Description of a new molecular variant (G 6 PD Barcelona). *Blood* 59:428, 1982.
361. Roos D, van Zwieten R, Wijnen JT, et al: Molecular basis and enzymatic properties of glucose 6-phosphate dehydrogenase Volendam, leading to chronic nonspherocytic anemia, granulocyte dysfunction, and increased susceptibility to infections. *Blood* 94:2955, 1999.
362. Rosa-Borges A, Sampaio MG, Condino-Neto A, et al: Glucose-6-phosphate dehydrogenase deficiency with recurrent infections: Case report. *J Pediatr (Rio J)* 77:331, 2001.
363. Chao YC, Huang CS, Lee CN, et al: Higher infection of dengue virus serotype 2 in human monocytes of patients with G6PD deficiency. *PLoS ONE* 3:e1557, 2008.
364. Gray GR, Naiman SC, Robinson GCF: Platelet function and G-6-PD deficiency. *Lancet* 1:997, 1974.
365. Schwartz JP, Cooperberg AA, Rosenberg A: Platelet-function studies in patients with glucose-6-phosphate dehydrogenase deficiency. *Br J Haematol* 27:273, 1974.
366. Westring DW, Pisciotta AV: Anemia, cataracts, and seizures in patient with glucose-6-phosphate dehydrogenase deficiency. *Arch Intern Med* 118:385, 1966.
367. Harley JD, Agar NS, Gruca MA, et al: Cataracts with a glucose-6-phosphate dehydrogenase variant. *Br Med J (Clin Res Ed)* 2:86, 1975.
368. Harley JD, Agar NS, Yoshida A: Glucose-6-phosphate dehydrogenase variants: Gd (+) Alexandra associated with neonatal jaundice and Gd (−) Camperdown in a young man with lamellar cataracts. *J Lab Clin Med* 91:295, 1978.
369. Panich V, Na-Nakorn S: G 6 PD deficiency in senile cataracts. *Hum Genet* 55:123, 1980.
370. Orzalesi N, Sorcinelli R, Guiso G: Increased incidence of cataract in male subjects deficient in glucose-6-phosphate dehydrogenase. *Arch Ophthalmol* 99:69, 1981.
371. Bhatia RPS, Patel R, Dubey B: Senile cataract and glucose-6-phosphate dehydrogenase deficiency in Indians. *Trop Geogr Med* 42:349, 1990.
372. Zampella EJ, Bradley EL, Pretlow TG: Glucose-6-phosphate dehydrogenase: A possible clinical indicator for prostatic carcinoma. *Cancer* 49:384, 1982.
373. Sulis E: G-6-PD deficiency and cancer. *Lancet* 1:1185, 1972.
374. Ferraris AM, Broccia G, Meloni T, et al: Glucose-6-phosphate dehydrogenase deficiency and incidence of hematologic malignancy. *Am J Hum Genet* 42:516, 1988.
375. Mueller-Soyano A, De Roura ET, Duke PR, et al: Pyruvate kinase deficiency and leg ulcers. *Blood* 47:807, 1976.
376. Curiel CD, Velasquez GA, Papa R: Hemolytic anemia and leg ulcers due to pyruvate kinase deficiency. Report of the second Venezuelan family. *Sangre (Barc)* 22:64, 1977.
377. Amankwah KS, Dick BW, Dodge S: Hemolytic anemia and pyruvate kinase deficiency in pregnancy. *Obstet Gynecol* 55(Suppl):42S, 1980.
378. Vives Corrons JL, Garcia AM, Sosa AM, et al: Heterozygous pyruvate kinase deficiency and severe hemolytic anemia in a pregnant woman with concomitant, glucose-6-phosphate dehydrogenase deficiency. *Ann Hematol* 62:190, 1991.
379. Ferreira P, Morais L, Costa R, et al: Hydrops fetalis associated with erythrocyte pyruvate kinase deficiency. *Eur J Pediatr* 159:481, 2000.
380. Kanno H, Wei DC, Chan LC, et al: Hereditary hemolytic anemia caused by diverse point mutations of pyruvate kinase gene found in Japan and Hong Kong. *Blood* 84:3505, 1994.
381. Diez A, Gilsanz F, Martinez J, et al: Life-threatening nonspherocytic hemolytic anemia in a patient with a null mutation in the PKLR gene and no compensatory PKM gene expression. *Blood* 106:1851, 2005.
382. Wellner VP, Sekura R, Meister A, Larsson A: Glutathione synthetase deficiency, an inborn error of metabolism involving the gamma-glutamyl cycle in patients with 5-oxoprolinuria (pyroglutamic aciduria). *Proc Natl Acad Sci U S A* 71:2505, 1974.
383. Hirono A, Iyori H, Sekine I, et al: Three cases of hereditary nonspherocytic hemolytic anemia associated with red blood cell glutathione deficiency. *Blood* 87:2071, 1996.
384. Konrad PN, Richards F, II, Valentine WN, Paglia DE: Gamma-glutamyl-cysteine synthetase deficiency. *N Engl J Med* 286:557, 1972.
385. Richards F, II, Cooper MR, Pearce LA, et al: Familial spinocerebellar degeneration, hemolytic anemia, and glutathione deficiency. *Arch Intern Med* 134:534, 1974.
386. Beutler E, Moroose R, Kramer L, et al: Gamma-glutamylcysteine synthetase deficiency and hemolytic anemia. *Blood* 75:271, 1990.
387. Skala H, Dreyfus JC, Vives-Corrons JL, et al: Triose phosphate isomerase deficiency. *Biochem Med* 18:226, 1977.
388. Valentine WN, Schneider AS, Baughan MA, et al: Hereditary hemolytic anemia with triosephosphate isomerase deficiency. *Am J Med* 41:27, 1966.
389. Schneider AS, Valentine WN, Baughan MA, et al: Triosephosphate isomerase deficiency. A multi-system inherited enzyme disorder: Clinical and genetic aspects, in *Hereditary Disorders of Erythrocyte Metabolism*, edited by E Beutler, p 265. Grune & Stratton, New York, 1968.
390. Hollan S, Magocsi M, Fodor E, et al: Search for the pathogenesis of the differing phenotype in two compound heterozygote Hungarian brothers with the same genotypic triosephosphate isomerase deficiency. *Proc Natl Acad Sci U S A* 94:10362, 1997.
391. Hollan S, Fujii H, Hirono A, et al: Hereditary triosephosphate isomerase (TPI) deficiency: Two severely affected brothers one with and one without neurological symptoms. *Hum Genet* 92:486, 1993.
392. Kugler W, Breme K, Laspe P, et al: Molecular basis of neurological dysfunction coupled with haemolytic anaemia in human glucose-6-phosphate isomerase (GPI) deficiency. *Hum Genet* 103:450, 1998.
393. DiMauro S, Dalakas M, Miranda AF: Phosphoglycerate kinase deficiency: Another cause of recurrent myoglobinuria. *Ann Neurol* 13:11, 1983.
394. Bresolin N, Bet L, Moggio M, et al: Muscle glucose-6-phosphate dehydrogenase deficiency. *J Neurol* 236:193, 1989.
395. Clarke JL, Vulliamy TJ, Roper D, et al: Combined glucose-6-phosphate dehydrogenase and glucosephosphate isomerase deficiency can alter clinical outcome. *Blood Cells Mol Dis* 30:258, 2003.
396. Branca R, Costa E, Rocha S, et al: Coexistence of congenital red cell pyruvate kinase and band 3 deficiency. *Clin Lab Haematol* 26:297, 2004.
397. Beutler E, Forman L: Coexistence of alpha-thalassemia and a new pyruvate kinase variant: PK Fukien. *Acta Haematol* 69:3, 1983.
398. Sampietro M, Lupica L, Perrero L, et al: The expression of uridine diphosphate glucuronosyltransferase gene is a major determinant of bilirubin level in heterozygous beta-thalassaemia and in glucose-6-phosphate dehydrogenase deficiency. *Br J Haematol* 99:437, 1997.
399. Danon D, Sheba C, Ramot B: The morphology of glucose 6 phosphate dehydrogenase deficient erythrocytes: Electron-microscopic studies. *Blood* 17:229, 1961.
400. Beaupre SR, Schiffman FJ: Rush hemolysis. A "bite-cell" hemolytic anemia associated with volatile liquid nitrite use. *Arch Fam Med* 3:545, 1994.
401. Greenberg MS: Heinz body hemolytic anemia. *Arch Intern Med* 136:153, 1976.
402. Nathan DM, Siegel AJ, Bunn HF: Acute methemoglobinemia and hemolytic anemia with phenazopyridine. *Arch Intern Med* 137:1636, 1977.
403. Oski FA, Nathan DG, Sidel VW, Diamond LK: Extreme hemolysis and red-cell distortion in erythrocyte pyruvate kinase deficiency. *N Engl J Med* 270:1023, 1964.
404. Mentzer WC Jr, Baehner RL, Schmidt-Schönbein H, et al: Selective reticulocyte destruction in erythrocyte pyruvate kinase deficiency. *J Clin Invest* 50:688, 1971.
405. Miwa S, Boivin P, Blume KG, et al: Recommended methods for the characterization of red cell pyruvate kinase variants. *Br J Haematol* 43:275, 1979.
406. Beutler E, Blume KG, Kaplan JC, et al: International Committee for Standardization in Haematology: Recommended methods for red-cell enzyme analysis. *Br J Haematol* 35:331, 1977.
407. Beutler E, Blume KG, Kaplan JC, et al: International Committee for Standardization in Haematology: Recommended screening test for glucose-6-phosphate dehydrogenase (G-6-PD) deficiency. *Br J Haematol* 43:465, 1979.
408. Herz F, Kaplan E, Scheye ES: Diagnosis of erythrocyte glucose-6-phosphate dehydrogenase deficiency in the negro male despite hemolytic crisis. *Blood* 35:90, 1970.
409. Ringelhahn B: A simple laboratory procedure for the recognition of A- (African type) G6PD deficiency in acute haemolytic crisis. *Clin Chim Acta* 36:272, 1972.
410. Beutler E: X-inactivation in heterozygous G-6-PD variant females, in *Glucose-6-Phosphate Dehydrogenase*, edited by A Yoshida, E Beutler, p 405. Academic Press, Orlando, FL, 1986.
411. Beutler E: G-6-PD activity of individual erythrocytes and X-chromosomal inactivation, in *Biochemical Methods in Red Cell Genetics*, edited by JJ Yunis, p 95. Academic Press, New York, 1969.
412. Vogels IMC, van Noorden CJF, Wolf BHM, et al: Cytochemical determination of heterozygous glucose-6-phosphate dehydrogenase deficiency in erythrocytes. *Br J Hae-*

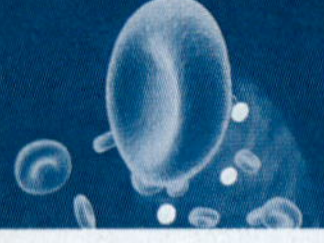

matol 63:402, 1986.

413. Jacob H, Jandl JH: A simple visual screening test for G-6-PD deficiency employing ascorbate and cyanide. *N Engl J Med* 274:1162, 1966.
414. Beutler E, Kuhl W, Gelbart T, Forman L: DNA sequence abnormalities of human glucose-6-phosphate dehydrogenase variants. *J Biol Chem* 266:4145, 1991.
415. Beutler E, Kuhl W, Fox M, et al: Prenatal diagnosis of glucose-6-P dehydrogenase (G6PD) deficiency. *Acta Haematol* 87:103, 1992.
416. Carrell RW, Kay R: A simple method for the detection of unstable haemoglobins. *Br J Haematol* 23:615, 1972.
417. Valentine WN, Paglia DE, Fink K, Madokoro G: Lead poisoning. Association with hemolytic anemia, basophilic stippling, erythrocyte pyrimidine 5′-nucleotidase deficiency, and intraerythrocytic accumulation of pyrimidines. *J Clin Invest* 58:926, 1976.
418. Pekrun A, Neubauer BA, Eber SW, et al: Triosephosphate isomerase deficiency: Biochemical and molecular genetic analysis for prenatal diagnosis. *Clin Genet* 47:175, 1995.
419. Beutler E: Red blood enzyme disorders, in *Hematologic Disorders in Maternal–Fetal Medicine*, edited by MM Bern MM, FD Frigoletto Jr, p 199. Wiley-Liss, New York, 1990.
420. Baronciani L, Beutler E: Prenatal diagnosis of pyruvate kinase deficiency. *Blood* 84:2354, 1994.
421. Gupta N, Bianchi P, Fermo E, et al: Prenatal diagnosis for a novel homozygous mutation in PKLR gene in an Indian family. *Prenat Diagn* 27:117, 2007.
422. Kedar PS, Nampoothiri S, Sreedhar S, et al: First-trimester prenatal diagnosis of pyruvate kinase deficiency in an Indian family with the pyruvate kinase-Amish mutation. *Genet Mol Res* 6:470, 2007.
423. Repiso A, Corrons JL, Vulliamy T, et al: New haplotype for the Glu104Asp mutation in triose-phosphate isomerase deficiency and prenatal diagnosis in a Spanish family. *J Inherit Metab Dis* 28:807, 2005.
424. Rouger H, Girodon E, Goossens M, et al: PK Mondor: Prenatal diagnosis of a frameshift mutation in the LR pyruvate kinase gene associated with severe hereditary nonspherocytic haemolytic anaemia. *Prenat Diagn* 16:97, 1996.
425. Arya R, Lalloz MR, Nicolaides KH, et al: Prenatal diagnosis of triosephosphate isomerase deficiency. *Blood* 87:4507, 1996.
426. Dallapiccola B, Novelli G, Ferranti G, et al: First trimester monitoring of a pregnancy at risk for glucose phosphate isomerase deficiency. *Prenat Diagn* 6:101, 1986.
427. Lestas AN, Rodeck CH, White JM: Normal activities of glycolytic enzymes in the fetal erythrocytes. *Br J Haematol* 50:439, 1982.
428. Mimouni F, Shohat S, Reisner SH: G6PD-deficiency donor blood as a cause of hemolysis in two preterm infants. *Isr J Med Sci* 22:120, 1986.
429. Kappas A, Drummond GS, Valaes T: A single dose of Sn-mesoporphyrin prevents development of severe hyperbilirubinemia in glucose-6-phosphate dehydrogenase-deficient newborns. *Pediatrics* 108:25, 2001.
430. Hamilton JW, Jones FG, McMullin MF: Glucose-6-phosphate dehydrogenase Guadalajara—A case of chronic non-spherocytic haemolytic anaemia responding to splenectomy and the role of splenectomy in this disorder. *Hematology* 9:307, 2004.
431. Beutler E, Mathai CK, Smith JE: Biochemical variants of glucose-6-phosphate dehydrogenase giving rise to congenital nonspherocytic hemolytic disease. *Blood* 31:131, 1968.
432. Corash L, Spielberg S, Bartsocas C, et al: Reduced chronic hemolysis during high-dose vitamin E administration in Mediterranean-type glucose-6-phosphate dehydrogenase deficiency. *N Engl J Med* 303:416, 1980.
433. Spielberg SP, Boxer LA, Corash LM, Schulman JD: Improved erythrocyte survival with high dose vitamin E in chronic hemolyzing G6PD and glutathione synthetase deficiencies. *Ann Intern Med* 90:53, 1978.
434. Johnson GJ, Vatassery GT, Finkel B, Allen DW: High-dose vitamin E does not decrease the rate of chronic hemolysis in glucose-6-phosphate dehydrogenase deficiency. *N Engl J Med* 308:1014, 1983.
435. Newman JG, Newman TB, Bowie LJ, Mendelsohn J: An examination of the role of vitamin E in glucose-6-phosphate dehydrogenase deficiency. *Clin Biochem* 12:149, 1979.
436. Al Rimawi HS, Al Sheyyab M, Batieha A, et al: Effect of desferrioxamine in acute haemolytic anaemia of glucose-6-phosphate dehydrogenase deficiency. *Acta Haematol* 101:145, 1999.
437. Ekert H, Rawlinson I: Deferoxamine and favism. *N Engl J Med* 312:1260, 1985.
438. Khalifa AS, El-Alfy MS, Mokhtar G, et al: Effect of desferrioxamine B on hemolysis in glucose-6-phosphate dehydrogenase deficiency. *Acta Haematol* 82:113, 1989.
439. Ationu A, Humphries A, Lalloz MRA, et al: Reversal of metabolic block in glycolysis by enzyme replacement in triosephosphate isomerase-deficient cells. *Blood* 94:3193, 1999.
440. Tanphaichitr VS, Suvatte V, Issaragrisil S, et al: Successful bone marrow transplantation in a child with red blood cell pyruvate kinase deficiency. *Bone Marrow Transplant* 26:689, 2000.
441. Kanno H, Utsugisawa T, Aizawa S, et al: Transgenic rescue of hemolytic anemia due to red blood cell pyruvate kinase deficiency. *Haematologica* 92:731, 2007.
442. Meza NW, Quintana-Bustamante O, Puyet A, et al: *In vitro* and *in vivo* expression of human erythrocyte pyruvate kinase in erythroid cells: A gene therapy approach. *Hum Gene Ther* 18:502, 2007.
443. Kanno H, Aisaki K-I, Hamada T, et al: Ex vivo treatment of erythroid cells with glycolytic intermediates for metabolic correction of pyruvate kinase deficiency. *Blood* 104:3689, 2004.
444. Schroter W: Successful long-term phenobarbital therapy of hyperbilirubinemia in congenital hemolytic anemia due to glucose phosphate isomerase deficiency. *Eur J Pediatr* 135:41, 1980.
445. Zanella A, Bianchi P, Iurlo A, et al: Iron status and HFE genotype in erythrocyte pyruvate kinase deficiency: Study of Italian cases. *Blood Cells Mol Dis* 27:653, 2001.
446. Andersen FD, d'Amore F, Nielsen FC, et al: Unexpectedly high but still asymptomatic iron overload in a patient with pyruvate kinase deficiency. *Hematol J* 5:543, 2004.
447. Pannacciulli I, Tizianello A, Ajmar F, Salvidio E: The course of experimentally-induced hemolytic anemia in a primaquine-sensitive Caucasian. A case study. *Blood* 25:92, 1965.
448. Meloni T, Forteleoni G, Noja G, et al: Increased prevalence of glucose-6-phosphate dehydrogenase deficiency in patients with cholelithiasis. *Acta Haematol* 85:76, 1991.
449. Johnson LH, Bhutani VK, Brown AK: System-based approach to management of neonatal jaundice and prevention of kernicterus. *J Pediatr* 140:396, 2002.
450. Petrakis NL, Wiesenfeld SL, Sams BJ, et al: Prevalence of sickle-cell trait and glucose-6-phosphate dehydrogenase deficiency. *N Engl J Med* 282:767, 1970.
451. Bowman HS, McKusick VA, Dronamraju KR: Pyruvate kinase deficient hemolytic anemia in an Amish isolate. *Am J Hum Genet* 17:1, 1965.
452. Beutler E: The hemolytic effect of primaquine and related compounds. A review. *Blood* 14:103, 1959.
453. Beutler E: The study of glucose-6-phosphate dehydrogenase: History and molecular biology. *Am J Hematol* 42:53, 1993.
454. Newton WA, Jr, Bass JC: Glutathione sensitive chronic non-spherocytic hemolytic anemia. *Am J Dis Child* 96:501, 1958.
455. Beutler E: *Red Cell Metabolism: A Manual of Biochemical Methods*. Grune & Stratton, New York, 1975.
456. Beutler E, Kuhl W, Gelbart T: Blood cell phosphogluconolactonase: Assay and properties. *Br J Haematol* 62:577, 1986.
457. Bird TD, Hamernyik P, Nutter JY, Labbe RF: Inherited deficiency of delta-aminolevulinic acid dehydratase. *Am J Hum Genet* 31:662, 1979.
458. Kamatani N, Hakoda M, Otsuka S, et al: Only three mutations account for almost all defective alleles causing adenine phosphoribosyltransferase deficiency in Japanese patients. *J Clin Invest* 90:130, 1992.
459. Hidaka Y, Palella TD, O'Toole TE, et al: Human adenine phosphoribosyltransferase. Identification of allelic mutations at the nucleotide level as a cause of complete deficiency of the enzyme. *J Clin Invest* 80:1409, 1987.
460. Ogasawara N, Goto H, Yamada Y, Watanabe T: Distribution of AMP-deaminase isozymes in rat tissues. *Eur J Biochem* 87:297, 1978.
461. Yamada Y, Goto H, Wakamatsu N, Ogasawara N: A rare case of complete human erythrocyte AMP deaminase deficiency due to two novel missense mutations in AMPD3. *Hum Mutat* 17:78, 2001.
462. Armstrong JM, Myers DV, Verpoorte JA, Edsall JT: Purification and properties of human erythrocyte carbonic anhydrases. *J Biol Chem* 241:5137, 1966.
463. Kendall AG, Tashian RE: Erythrocyte carbonic anhydrase I: Inherited deficiency in humans. *Science* 197:471, 1977.
464. Roth DE, Venta PJ, Tashian RE, Sly WS: Molecular basis of human carbonic anhydrase II deficiency. *Proc Natl Acad Sci U S A* 89:1804, 1992.
465. Simonelli F, Giovane A, Frunzio S, et al: Galactokinase activity in patients with idiopathic presenile and senile cataract. *Metab Pediatr Syst Ophthalmol* 15:53, 1992.
466. Karas N, Gobec L, Pfeifer V, et al: Mutations in galactose-1-phosphate uridyltransferase gene in patients with idiopathic presenile cataract. *J Inherit Metab Dis* 26:699, 2003.
467. Beutler E: Effect of flavin compounds on glutathione reductase activity: *In vivo* and *in vitro* studies. *J Clin Invest* 48:1957, 1969.
468. McCann SR, Finkel B, Cadman S, Allen DW: Study of a kindred with hereditary spherocytosis and glyceraldehyde-3-phosphate dehydrogenase deficiency. *Blood* 47:171, 1976.
469. Valentine WN, Paglia DE, Neerhout RC, Konrad PN: Erythrocyte glyoxalase II deficiency with coincidental hereditary elliptocytosis. *Blood* 36:797, 1970.
470. Johnson LA, Gordon RB, Emmerson BT: Hypoxanthine-guanine phosphoribosyltransferase: A simple spectrophotometric assay. *Clin Chim Acta* 80:203, 1977.
471. Larovere LE, Romero N, Fairbanks LD, et al: A novel missense mutation, c.584A → C (Y195S), in two unrelated Argentine patients with hypoxanthine-guanine phosphoribosyl-transferase deficiency, neurological variant. *Mol Genet Metab* 81:352, 2004.
472. Sumi S, Marinaki AM, Arenas M, et al: Genetic basis of inosine triphosphate pyrophosphohydrolase deficiency. *Hum Genet* 111:360, 2002.
473. Sass MD, Caruso CJ, Farhangi M: TPNH-methemoglobin reductase deficiency: A new red-cell enzyme defect. *J Lab Clin Med* 70:760, 1967.
474. Ferrell RE, Escallon M, Aguilar L, Bertin T: Erythrocyte phosphoglucomutase: A family study of a PGM1 deficient allele. *Hum Genet* 67:306, 1984.
475. Chamberlain BR, Buttery JE: Reappraisal of the uroporphyrinogen I synthase assay, and a proposed modified method. *Clin Chem* 26:1346, 1980.
476. Strand LJ, Meyer UA, Felsher BF, et al: Decreased red cell uroporphyrinogen I synthetase activity in intermittent acute porphyria. *J Clin Invest* 51:2530, 1972.
477. Nafa K, Reghis A, Osmani N, et al: G6PD Aures: A new mutation (48 Ile→Thr) causing mild G6PD deficiency is associated with favism. *Hum Mol Genet* 2:81, 1993.
478. Beutler E, Kuhl W, Ramirez E, Lisker R: Some Mexican glucose-6-phosphate dehydrogenase (G-6-PD) variants revisited. *Hum Genet* 86:371, 1991.
479. Vulliamy TJ, D'Urso M, Battistuzzi G, et al: Diverse point mutations in the human glucose 6-phosphate dehydrogenase gene cause enzyme deficiency and mild or severe hemolytic anemia. *Proc Natl Acad Sci U S A* 85:5171, 1988.
480. Fiorelli G, Anghinelli L, Carandina G, et al: Point mutations in two G6PD variants previously described in Italy. *Blood* 76(Suppl):7a, 1990.
481. Beutler E, Kuhl W: The NT 1311 polymorphism of G6PD: G6PD Mediterranean mutation may have originated independently in Europe and Asia. *Am J Hum Genet* 47:1008, 1990.
482. De Vita G, Alcalay M, Sampietro M, et al: Two point mutations are responsible for G6PD polymorphism in Sardinia. *Am J Hum Genet* 44:233, 1989.
483. Ninfali P, Bresolin N, Baronciani L, et al: Glucose-6-phosphate dehydrogenase Lodi 844C: A study on its expression in blood cells and muscle. *Enzyme* 45:180, 1991.
484. Demir AY, van Solinge WW, van Oirschot B, et al: Glucose-6-phosphate dehydrogenase deficiency in an elite long-distance runner. *Blood* 113:2118, 2009.
485. Vlachos A, Westwood B, Lipton JM, Beutler E: G6PD Mt. Sinai: A new severe hemolytic variant characterized by dual mutations at nucleotides 376G and 1159T

(N126D). *Hum Mutat* Suppl 1:S154, 1998.

486. Filosa S, Calabrï V, Vallone D, et al: Molecular basis of chronic non-spherocytic haemolytic anaemia: A new G6PD variant (393 Arg→His) with abnormal K m GPD and marked instability. *Br J Haematol* 80:111, 1992.
487. Beutler E, Westwood B, Prchal J, et al: New glucose-6-phosphate dehydrogenase mutations from various ethnic groups. *Blood* 80:255, 1992.
488. Zuo L, Chen E, Du CS, et al: Genetic study of Chinese G6PD variants by direct PCR sequencing. *Blood* 76 (Suppl):51a, 1990.
489. Stevens DJ, Wanachiwanawin W, Mason PJ, et al: G6PD Canton a common deficient variant in South East Asia caused by a 459 Arg→Leu mutation. *Nucleic Acids Res* 18:7190, 1990.
490. Calabro V, Mason PJ, Filosa S, et al: Genetic heterogeneity of glucose-6-phosphate dehydrogenase deficiency revealed by single-strand conformation and sequence analysis. *Am J Hum Genet* 52:527, 1993.
491. Beutler E, Vulliamy TJ: Hematologically important mutations: Glucose-6-phosphate dehydrogenase. *Blood Cells Mol Dis* 28:93, 2002.
492. Fanello CI, Karema C, Avellino P, et al: High risk of severe anaemia after chlorproguanil-dapsone+artesunate antimalarial treatment in patients with G6PD (A–) deficiency. *PLoS ONE* 3:e4031, 2008.
493. Gerr F, Frumkin H, Hodgins P: Hemolytic anemia following succimer administration in a glucose-6-phosphate dehydrogenase deficient patient. *J Toxicol Clin Toxicol* 32:569, 1994.
494. Rajkondawar VL, Modi TH, Mishra SN: Drug induced acute haemolytic anaemia in glucose-6-phosphate dehydrogenase deficiency subjects. *J Assoc Physicians India* 16:589, 1968.
495. Omar MES, Wahab MFA: Treatment of typhoid and paratyphoid fever with furazolidone. *J Trop Med Hyg* 70:43, 1967.
496. Meloni G, Meloni T: Glyburide-induced acute haemolysis in a G6PD-deficient patient with NIDDM. *Br J Haematol* 92:159, 1996.
497. Little C, Schacter B: Hemolytic anemia following isobutyl nitrate (IBN) inhalation in a patient with glucose-6-phosphate dehydrogenase (G-6-PD) deficiency. *Blood* 54 (Suppl 1):34A, 1979.
498. Rosen PJ, Johnson C, McGehee WG, Beutler E: Failure of methylene blue treatment in toxic methemoglobinemia. Association with glucose-6-phosphate dehydrogenase deficiency. *Ann Intern Med* 75:83, 1971.
499. Belton EM, Jones RV: Haemolytic anaemia due to nalidixic acid. *Lancet* 2:691, 1965.
500. Mandal BK, Stevenson J: Haemolytic crisis produced by nalidixic acid. *Lancet* 1:614, 1970.
501. Melzer-Lange M, Walsh-Kelly C: Naphthalene-induced hemolysis in a black female toddler deficient in glucose-6-phosphate dehydrogenase. *Pediatr Emerg Care* 5:24, 1989.
502. Todisco V, Lamour J, Finberg L: Hemolysis from exposure to naphthalene mothballs. *N Engl J Med* 325:1660, 1991.
503. Lapierre J, Holler C, Tourte-Schaefer C, et al: [Hemolytic anemia after antibilharzia treatment with niridazole in an Antillean with G6PD deficiency] [letter]. *Nouv Presse Med* 5:147, 1976.
504. Thomas M, Agnus D, Poirot JL, Golvan YJ: Hemolysis induced by niridazole in two patients with deficiency of G-6-PD. *Nouv Presse Med* 5:1537, 1976.
505. Chan TK, Todd D, Tso SC: Drug-induced haemolysis in glucose-6-phosphate dehydrogenase deficiency. *Br Med J (Clin Res Ed)* 2:1227, 1976.
506. Tishler M: Phenazopyridine-induced hemolytic anemia in a patient with G-6-PD deficiency. *Acta Haematol* 70:208, 1983.
507. Teunis BS, Leftwich EI, Pierce LE: Acute methemoglobinemia and hemolytic anemia due to toluidine blue. *Arch Surg* 101:527, 1970.
508. Djerassi LS, Vitany L: Haemolytic episode in G6PD deficient workers exposed to TNT. *Br J Ind Med* 32:54, 1975.
509. Ducros J, Saingra S, Rampal M, et al: Hemolytic anemia due to G6PD deficiency and urate oxidase in a kidney-transplant patient. *Clin Nephrol* 35:89, 1991.
510. Chan TK, Todd D, Tso SC: Red cell survival studies in glucose-6-phosphate dehydrogenase deficiency. *Bull Hong Kong Med Assoc* 26:41, 1974.
511. Herman J, Ben-Meir S: Overt hemolysis in patients with glucose-6-phosphate dehydrogenase deficiency. *Isr J Med Sci* 2:340, 1975.
512. Gaetani GD, Mareni C, Ravazzolo R, Salvidio E: Haemolytic effect of two sulphonamides evaluated by a new method. *Br J Haematol* 32:183, 1976.
513. McCurdy PR, Donohoe RF: Pyridoxine-responsive anemia conditioned by isonicotinic acid hydrazide. *Blood* 27:352, 1966.
514. Gaetani G, Salvidio E, Pannacciulli I, et al: Absence of haemolytic effects of L-DOPA on transfused G6PD-deficient erythrocytes. *Experientia* 26:785, 1970.
515. Zail SS, Charlton RW, Bothwell TH: The haemolytic effect of certain drugs in Bantu subjects with a deficiency of glucose-6-phosphate dehydrogenase. *S Afr J Med Sci* 27:95, 1962.
516. Heinrich RA, Smith TC, Buchanan RA: A pharmacological study of a new sulfonamide in glucose-6-phosphate dehydrogenase deficient subjects. *J Clin Pharmacol* 11:428, 1971.
517. Szeinberg A, Pras M, Sheba C, et al: The hemolytic effect of various sulfonamides on subjects with a deficiency of glucose-6-phosphate dehydrogenase of erythrocytes. *Isr J Med Sci* 18:176, 1959.
518. Kellermeyer RW, Tarlov AR, Brewer GJ, et al: Hemolytic effect of therapeutic drugs. Clinical considerations of the Primaquine-type hemolysis. *JAMA* 180:388, 1962.
519. Kellermeyer RW, Tarlov AR, Schrier SL, Alving AS: Hemolytic effect of commonly used drugs on erythrocytes deficient in glucose-6-phosphate dehydrogenase. *J Lab Clin Med* 52:827, 1958.
520. Mela Q, Perpignano G, Ruggiero V, Longatti S: Tolerability of tiaprofenic acid in patients with glucose-6-phosphate dehydrogenase (G6PD) deficiency. *Drugs* 35:107, 1988.
521. Beutler E, Duron O, Kelly BM: Improved method for the determination of blood glutathione. *J Lab Clin Med* 61:882, 1963.
522. Kaplan J-C, Nicolas A, Hanlickova-Leroux A, Beutler E: A simple spot screening test for fast detection of red cell NADH-diaphorase deficiency. *Blood* 36:330, 1970.
523. Beutler E, Gelbart T: Improved assay of the enzymes of glutathione synthesis: Gamma-glutamylcysteine synthetase and glutathione synthetase. *Clin Chim Acta* 158:115, 1986.
524. Torrance J, West C, Beutler E: A simple rapid radiometric assay for pyrimidine-5′-nucleotidase. *J Lab Clin Med* 90:563, 1977.

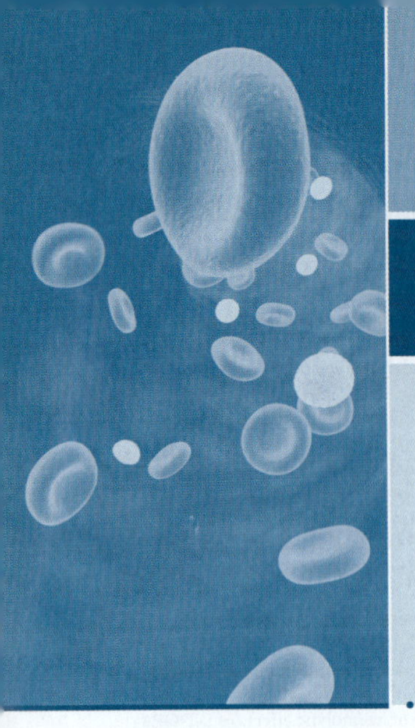

第47章

地中海贫血：珠蛋白合成异常

David J. Weatherall

摘 要

地中海贫血是人类最常见的单基因疾病。在地中海人群、中东、印度次大陆和缅甸，从中国南部经过泰国和马来西亚，一直到太平洋岛屿的人群中都有较高的基因频率。本病在这些高基因频率人群移民所至的国家也比较常见。

地中海贫血主要有 α 和 β- 地中海贫血两类，分别累及珠蛋白 α 和 β 链基因，少见类型是由其他珠蛋白基因异常所致。它们都有成人血红蛋白珠蛋白链的生成不平衡，即 β- 地中海贫血时过量的 α 链和 α- 地中海贫血时过量的 β 链。目前已发现数百个 α 和 β- 珠蛋白位点的突变，导致 α 或 β 链生成的减少或缺失。地中海贫血高频率和遗传的多样性与过去或现在杂合子对疟疾的抵抗有关。

地中海贫血的病理生理学可以从过多产生的珠蛋白链的有害效应来探讨。在 β- 地中海贫血，过多的 α 链导致红细胞前体和红细胞的损伤，造成重度贫血。继而又造成无效骨髓扩张，严重影响生长发育、骨骼形成。主要的致病和致死原因是由于小肠吸收铁增加和输血引起的铁在内分泌器官、肝脏和心脏的沉积。α- 地中海贫血的病理生理学则不同，因为 α 链合成缺陷引起过多的 β 链形成 β_4 分子或血红蛋白 H，它们是可溶性的而不沉积于骨髓。然而，它不稳定且沉积于衰老的红细胞，因此，α- 地中海贫血的贫血原因是溶血而不是红细胞生成异常。

α 和 β- 地中海贫血临床表现变化很大，有关影响表型的遗传和环境因素的知识正在逐步积累。

由于在妊娠 9~10 周后可以通过 DNA 分析鉴定地中海贫血的携带者并诊断受累的胎儿，因此，对这些疾病可进行广泛的产前诊断。目前，唯有骨髓移植能够治愈本病。对症治疗主要是常规红细胞输注，铁螯合治疗和慎重使用脾切除。试验性治疗方法包括刺激胎儿血红蛋白合成和尝试体细胞基因治疗。

本章使用的简写和缩略词：ATP，腺苷三磷酸（adenosine Triphosphate）；ATR-16，α- 地中海贫血 16 号染色体链锁的智力缺陷综合征（α-thalassemia chromosome 16-linked mental retardation syndrome）；ATR-X，α- 地中海贫血 X- 染色体链锁的智力缺陷综合征（α- thalassemia X-linked mental retardation syndrome）；bp，碱基对（base Pairs）；DNase Ⅰ，一种用于探测 DNA- 蛋白质相互作用的酶（an enzyme used to detect DNA-protein interaction）；EKLF，一种转录因子红系 Kruppel 样转录因子（a transcription factor erythroid Kruppel-like factor）；HPFH，遗传性胎儿血红蛋白持续综合征（hereditary persistence of fetal hemoglobin）；HS，DNase Ⅰ 酶高敏感位点（hypersensitive site to DNase I treatment）；LCR，基因座调控区（locus control Region）；MCS，多物种保守序列（multispecies conserved sequences）；PCR，聚合酶链反应（polymerase chain reaction）；PHD region，一段含锌指基序的 DNA 区域，在 ATR-Xα- 地中海贫血中常缺失（a DNA region with zinc finger motif commonly deleted in ATR-Xα-Thalassemia）；RFLP，限制性片段长度多态性（restriction fragment length polymorphism）。

定义和历史

1925 年，Cooley 和 Lee[1] 首次描述了一种发病年龄早，并伴有脾肿大和骨骼改变的严重贫血。1932 年，George H. Whipple 和 William L. Bradford[2] 对本病的病理学发现做了全面的报道。由于早期的患者都有地中海的出身背景，Whipple 从 θαλασσα（海洋）杜撰了一个新词"thalassic anemia"（地中海贫血），缩写为"thalassemia"[3,4]。1940 年以后，本病真正的遗传学特征才被充分认识。由 Cooley 和 Lee 描述的这种疾病是一种常染色体基因的纯合子，其杂合子有着较轻的血液学改变。严重的纯合子状态即重型地中海贫血，而杂合子状态、地中海特征，根据其严重程度被命名为轻型地中海贫血[3,5-7]。后来，地中海贫血中间型用来描述那些比重型轻，但又比轻型地中海贫血重的类型。

地中海贫血不是一个单一的疾病，而是一组异常，其中每一种都是由于一种遗传性珠蛋白合成异常导致的疾病[7]。

这些疾病构成了被统称为血红蛋白病的疾病谱的一部分，后者大体上分为两类。第一类包括由于一条珠蛋白链的遗传性结构改变导致的异常，如镰状细胞贫血。虽然这种异常珠蛋白可能比正常成人血红蛋白合成效率低，或降解速率更快，但相关的临床异常是由异常血红蛋白的物理特性引起的(见第 48 章)。第二大类血红蛋白病，即地中海贫血，则包括一条或多条珠蛋白链合成速率缺陷的遗传性疾病。其结果是珠蛋白链合成的不平衡，无效红细胞生成，溶血和不同程度的贫血。

有几个专论更详细地描述了地中海贫血的历史[5,7]。

不同类型的地中海贫血

地中海贫血可以定义为这样一种疾病，因一个或多个珠蛋白链合成率减低导致珠蛋白链合成的不平衡，血红蛋白生成缺陷，其他相对过多的珠蛋白亚单位损伤红细胞或前体红细胞[7,8]。表 47-1 总结了目前已明确的主要地中海贫血类型。

表 47-1　地中海贫血及相关疾病

α- 地中海贫血
α^0
α^+
缺失型($-\alpha$)
非缺失型(α^T)
β- 地中海贫血
β^0
β^+
正常 Hgb A_2
显性
与 β- 珠蛋白基因不连锁
$\delta\beta$- 地中海贫血
$(\delta\beta)^+$
$(\delta\beta)^0$
$(^A\gamma\delta\beta)^0$
γ- 地中海贫血
δ- 地中海贫血
δ^0
δ^+
$\varepsilon\gamma\delta\beta$- 地中海贫血
HPFH
缺失型
$(\delta\beta)^0$, $(^A\gamma\delta\beta)^0$
非缺失型
与 β- 珠蛋白基因连锁
$^G\gamma\beta^+$, $^A\gamma\beta^+$
与 β- 珠蛋白基因不连锁

β- 地中海贫血分为两个主要类型，一种是 β^0- 地中海贫血，无 β 链生成。另一种是 β^+ 地中海贫血，β 链部分缺乏。普通类型 β- 地中海贫血的特征是杂合子的血红蛋白 A_2 水平升高。有一种少见类型的 β- 地中海贫血，杂合子的血红蛋白 A_2 水平正常。其他少见类型包括 β- 地中海贫血中间型表现为显性遗传方式，即杂合子表现严重，还有一种变异型，其基因决定簇与 β- 珠蛋白基因簇不联锁[7,9,10]。

$\delta\beta$- 地中海贫血呈杂合状态，有些没有 δ 和 β 链的合成。最初根据生成的血红蛋白 F 的结构来分类，即分为 $^G\gamma^A\gamma(\delta\beta)^0$ 和 $^G\gamma(\delta\beta)^0$ 地中海贫血。这样分类其实是不合理的，最好根据有合成缺陷的珠蛋白链来描述，即简单分为 $(\delta\beta)^+(\delta\beta)^0$、$(^A\gamma\delta\beta)^0$ 地中海贫血。在 $(\delta\beta)^+$ 地中海贫血，产生了异常血红蛋白，这种血红蛋白由正常的 α 链与 δ 链的 N 末端残基融合到 β 链的 C 末端的非 α 链组合而成。这种融合是多种多样的，称为 lepore 血红蛋白，呈现结构的异质性。

δ- 地中海贫血特征是 δ 链生成减少从而合成的血红蛋白 A_2 减少(杂合子)或缺如(纯合子)[7,10]。一般没有临床意义，只有当 β- 地中海性状遗传时，血红蛋白 A_2 水平会降低到正常范围。

在临床和分子生物学水平还发现了 ε,γ,δ 和 β 合成缺陷的一种疾病，纯合状态下即 $\varepsilon\gamma\delta\beta$- 地中海贫血，胎儿可能无法存活，故只见到杂合子。

遗传性胎儿血红蛋白持续存在(HPFH)是一种杂合子状态，其特征是胎儿血红蛋白持续存在[7,9,10]，它又分为缺失型和非缺失型[7,9,10]。像 $\delta\beta$- 地中海贫血一样，缺失型 HPFH 可分为 $(\delta\beta)^0$ HPFH 等，然后根据累及的特殊人群和相关分子缺陷进一步分类。实际上，缺失型 HPFH 与 β- 地中海贫血非常相似，只是前者能更有效地合成 γ 链，从而珠蛋白链的合成不平衡更轻，表现也更轻。纯合子表现为轻型地中海贫血的改变。β- 地中海贫血和缺失型 HPFH 形成了连续统一的过程。非缺失型 HPFH 也是异质性的，在某些病例，它们与 β- 珠蛋白基因簇的突变有关，有与 HPFH 决定簇呈顺式(Cis)的 β 链合成。这些情况又可以分为 $^G\gamma\beta^+$ HPFH 和 $^A\gamma\beta^+$ HPFH。根据累及人群又可以再分类，如希腊型 HPFH 和英国型 HPFH 等。最后，还有一组与极低水平持续胎儿血红蛋白存在相关的异质性 HPFH 决定簇，至少在一些病例中其基因位点与 β- 珠蛋白基因簇不链锁。

因为 α 链在胎儿和成人血红蛋白中均存在，α 链的缺失就对胎儿和成人血红蛋白的合成都有影响。胎儿时期 α 链的合成减少导致产生过多 γ 链，形成 γ_4 四聚体或血红蛋白 Bart，成人期 α 链的缺乏导致过多的 β 链生成，形成 β_4 四聚体，即血红蛋白 H。因为每个单倍体基因组有两个 α- 珠蛋白基因，所以 α- 地中海贫血的遗传学较 β- 地中海贫血更为复杂。有两组主要的地中海贫血[7,10]，一个是 α^0- 地中海贫血(旧称为 α- 地中海贫血 1)，受累染色体不产生 α 链，也就是两个链锁的 α- 珠蛋白基因均无活性。其次是 α^+- 地中海贫血(旧称为 α- 地中海贫血 2)，链锁的一对 α- 珠蛋白基因中有一个是缺陷基因。α^+- 地中海贫血又进一步分为缺失型和非缺失型。α^0- 地中海贫血和缺失型、非缺失型 α^+- 地中海贫血在分子水平均是极端异质性的。α- 地中海贫血有两个主要临床表型：血红蛋白 Bart 胎儿水肿综合征，通常反映 α^0- 地中海贫血的纯和子状态和血红蛋白 H 病，通常是由于 α^0 和 α^+- 地中海贫血的复合杂合状态导致的。

由于血红蛋白结构的变异体以及地中海贫血在某些人群的发生频率高，在同一个体可以发现两种遗传缺陷。地中海贫血的不同遗传类型以及与异常血红蛋白基因的组合，产生一系列疾病，总称为地中海贫血综合征[7]。

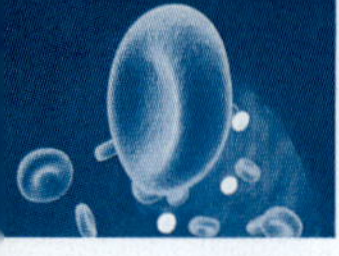

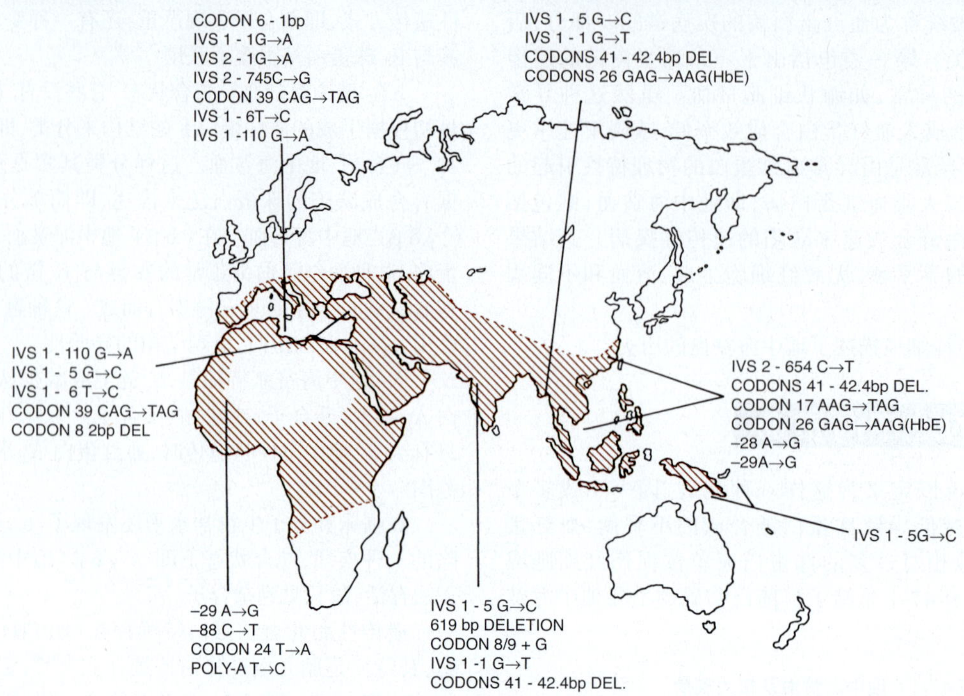

图 47-1 β- 地中海贫血在全球的分布。

■ 流行病学和群体遗传学

β- 地中海贫血广泛分布于地中海人群,中东、印度和巴基斯坦部分地区和整个南亚。(图 47-1)[7,11,12]。本病常见于塔吉克斯坦、土库曼斯坦、吉尔吉斯斯坦和中国。由于从高基因频率地区如地中海地区(如意大利,希腊),非洲和亚洲广泛迁移到美洲,在北美和南美 α 和 β- 地中海贫血基因和临床患病相对常见,尤其是北美。除了西非的少数地区,主要是利比里亚和北非的部分地区,β- 地中海贫血在非洲少见。但是,β- 地中海贫血散发于各种族人群,而且在纯血统的盎格鲁撒克逊人中也发现了纯合子状态。因此,病人的种族背景不能排除此诊断。

δβ- 地中海贫血尽管没有发现高发人群,但已经在很多种族人群中观察到散发病例。同样,血红蛋白 Lepore 综合征也在很多人群中被发现,但可能除意大利中部、西欧和西班牙及葡萄牙的部分地区外,还未发现本病在任何特定地区的发生频率高。

α- 地中海贫血遍及非洲、地中海、中东和东南亚地区(图 47-2)[7,11,12]。α^0- 地中海贫血在地中海地区和东方人群中最常见,但是在非洲和中东人群中极少见。而缺失型 α^+- 地中海贫血却在整个西非、地中海、中东和东南亚地区的发生频率高。在美国,大约 30% 非洲后裔美国人携带 α^+- 地中海贫血基因。部分巴布亚新几内亚地区有高达 80% 的 α^+- 地中海贫血缺失型的携带者。非缺失型 α^+- 地中海贫血在任一特定人群中的发生率尚未确定,但在一些地中海岛屿以及中东和东南亚的亚洲人群中屡有报道。由于血红蛋白 Bart 水肿综合征和血红蛋白 H 病需要 α^0- 地中海贫血决定簇的作用,所以它们仅在东南亚和地中海的部分地区高发。α 链终止密码子突变如血红蛋白 Constant Spring,似乎在东南亚尤其常见。在泰国有 4% 人群是携带者。

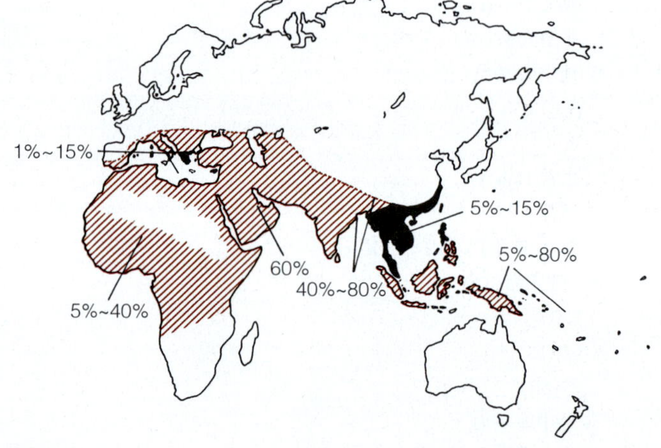

图 47-2 α^+(阴影线部分)和 α^0- 地中海贫血(阴影部分)在全球的分布。

1949 年,J.B.S Haldane[13] 提出,地中海贫血在热带地区达到了高频率是由于杂合子对疟疾感染的保护作用[13]。虽然许多群体研究检验过这个假说,但只有 DNA 重组技术的出现才使类似地中海贫血的这种多态性系统背后及其复杂的群体遗传学得以部分阐明。

在每一个 β- 地中海贫血的高发地区都可以见到几个常见的突变和一些少见突变(见图 47-1)。而且,在每一个区域突变模式都是不同的,通常见于在相关 β- 珠蛋白基因簇中不同的单倍体型[11,14,15]。α- 地中海贫血也有类似的观察结果(见图 47-2)。这些研究提示地中海贫血独立地发生于不同人群,然后通过选择达到其高发频率。尽管地中海贫血基因通过漂移可能引起一些移动,独立的突变和选择无疑提供了其世界分布的总的基础。在萨丁尼亚(Sardinia)的早期研究显示 β- 地中海贫血在疟疾传播低的山区相对少见,支持了 Haldane 的意见,即

由一些"模块"(module)或基序(motif)组成,这些序列含有转录激活或抑制因子的结合位点。增强子序列被认为是通过与启动子一起形成空间并列从而增加特定基因的转录效率来起作用的。目前已经清楚转录调节蛋白既可结合到基因的启动子区域又可结合增强子。一些转录蛋白如 GATA-1 和 NFE-2,似乎大都只限于造血组织[40]。这些蛋白的作用可能是将启动子和增强子物理上拉近,使得与增强子结合的转录因子可与 TATA 附近形成的转录复合物相互作用。至少有些造血基因转录因子可能是发育阶段特异性的。

另一套红系特异性核酸酶高敏位点位于胚胎珠蛋白基因的 α、β 基因簇上游。这些位点是重要控制元件区域的标记。在 β- 珠蛋白基因簇,这个区域有 5 个对 DNA 酶 1(一种用于检测 DNA- 蛋白相互作用的酶)的高敏位点[40]。最 5' 端的位点(HS5)没有组织特异性。但一起形成位点控制区(LCR)的 HS1~4 则是红系特异性的。LCR 的每个区域包含了各种各样的红系转录因子的结合位点。LCR 的精确功能尚不清楚,但是无疑它对于建立整个珠蛋白基因簇的转录活性功能域是必不可少的。α- 珠蛋白基因簇也有这种主要的调控元件 HS40[41],它形成了 4 个高度保守的非编码序列或者多物种保守序列(MCSs)的一部分,,称为 MSC-R1-R4;在这些元件中,只有 MSC-R2,即 HS40,是 α- 珠蛋白基因表达所必需的。尽管去除这个区域能使整个珠蛋白基因簇失活,但其作用从根本上说也肯定与 β- 珠蛋白 LCR 不同,因为在所有组织中,α- 珠蛋白基因簇的染色质结构都处于一个开放构象中。

一些类型的地中海贫血是由于累及这些调节区域的缺失导致的。此外,这些基因簇缺失的表型效应有很强的位置性,这也反映了特定基因离 LCR 和 HS40 的相对距离。

珠蛋白基因表达的发育变化

人珠蛋白基因的一个尤其重要的方面是由胎儿血红蛋白向成人血红蛋白的转换调节。因为很多地中海贫血和 β- 珠蛋白基因簇相关的疾病都与持续的 γ 链合成有关,全面理解它们的病理生理学必须包括对这一重要现象的解释,这一现象对调节表型的表达起着重要作用。

血红蛋白转换这个复杂的问题已有若干综述论及[7,42]。β- 珠蛋白合成开始于胎儿早期,大约在孕期的 8~10 周。β- 珠蛋白随后继续在低水平合成,大约占所有非 α- 珠蛋白链的 10%,一直到孕 36 周左右,此后便显著增多。同时 γ- 珠蛋白链合成降低,因此,到出生时 γ 与 β- 珠蛋白链合成量大约相等。在出生第一年,γ 链合成逐渐下降,至第一年末,γ 链合成总量少于非 α 链总量的 1%。在成人,少量的血红蛋白 F 仅限于称为 F 细胞的红系细胞群。

这一系列随发育的转换是如何调节的尚不清楚。这个过程不是器官特异性的,而是在整个造血组织发育中同步的。尽管环境因素可能参与其中,但大量的实验证据说明造血干细胞有某种内在的"时间钟"。在染色体水平,调节似乎是以一种复杂方式来进行的,既涉及发育阶段特异性的反式激活因子,又涉及 β- 珠蛋白基因簇中的不同基因与 LCR 的靠近。除了 EKLF(红系 Kruppel 样因子)外,尚未发现参与人珠蛋白基因发育阶段特异性调节的元件;EKLF 是一个发育阶段富集的蛋白质,能够激活 β- 珠蛋白基因表达并参与人类 γ 到 β- 珠蛋白基因转换[43]。

造血应急状态可重新激活低水平胎儿血红蛋白合成,而某些血液恶性肿瘤可重新激活较高水平的胎儿血红蛋白合成,特别是青少年髓系白血病。然而,成人时期高水平血红蛋白 F 仅在血红蛋白病时才会持续生成。

地中海贫血的分子基础

当很多不同类型的地中海贫血病人的珠蛋白基因能被克隆和测序时,我们弄清楚了引起这些疾病的广泛的突变谱。呈现出的图像具有显著的异质性。想了解更多内容,读者可参考几篇专题论著和综述[7,9,10,44-46]。

■ β- 地中海贫血

β- 地中海贫血在分子水平是极端异质性的[7]。已经发现有 200 种以上不同的突变与 β- 地中海贫血表型相关[7]。大体上,它们可分为 β- 珠蛋白基因缺失和可影响 β- 珠蛋白 mRNA 的转录、加工或翻译的非缺失型突变(表 47-2,图 47-5)。每个主要的群体都有一套不同的 β 突变,通常包括 2~3 个主要突变和大量的少见突变。由于这种分布格局,所以绝大多数 β- 地中海贫血的决定因素只有 20 个左右的等位基因(见图 47-1)。

表 47-2　β- 地中海贫血的分子病理学

$β^0$ 或 $β^+$- 地中海贫血
转录
缺失
插入
启动子
5′非翻译区
mRNA 的加工
接合
共有区的剪接序列
内含子中的隐蔽剪接位点
外显子中的隐蔽剪接位点
Poly(A)添加位点
翻译
起始
无义
移码
翻译后的稳定性
不稳定 β- 链变异
正常 Hgb A_2β- 地中海贫血
β- 地中海贫血和 δ- 地中海贫血,顺式和反式
"沉默型"β- 地中海贫血
一些启动子突变
CAP+1,CAP+3,等
5′非翻译区
一些剪切突变
显性 β- 地中海贫血
外显子 3 的点突变和重排
其他不稳定变异型

mRNA,信使 RNA;UTR,非翻译区域。

注:突变的全部列表见于参考文献 7 和 45。

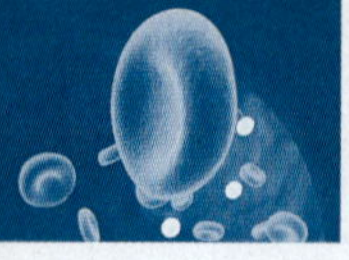

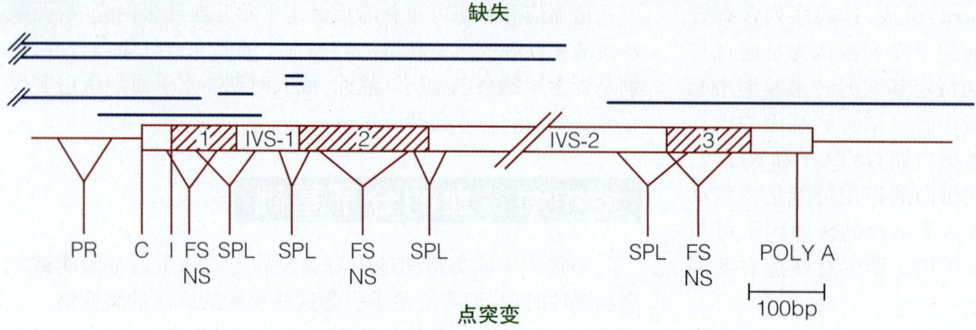

图 47-5 引起 β- 地中海贫血的突变类型。PR，启动子；C，CAP 位点；I，起始位点；FS，移码突变；NS，无义突变；SPL，剪接突变；POLY A，加多聚腺苷酸位点突变。

基因缺失

只影响 β 基因的缺失目前至少发现有 17 个，除了一个例外，其余都很少见，似乎是独立的单发事件。3' 末端的 619bp 的缺失比较常见[47]，但也仅限于巴基斯坦和印度的 Sind 人群和 Gujarati 人群，在这些人群中，它占了 β- 地中海贫血等位基因的 50%[48]。印度 619bp 缺失去掉了 β 基因的 3' 末端，但 5' 端保留完整。其他许多缺失是去掉了基因的 5' 端而保留完整的 δ 基因[49-53]。这些缺失的纯合子患 $β^0$- 地中海贫血。印度缺失的杂合子同 β- 地中海贫血及其他常见的杂合子一样，血红蛋白 A_2 和 F 水平增高。其他缺失的杂合子通常血红蛋白 A_2 都增高[7]。δ 链生成增加是由于与缺失呈顺位（cis）的 δ 基因转录增加，可能这是因为 5' 的 β 基因缺失对转录因子的竞争减少的结果。

其他转录突变

已经发现几个不同的碱基替换累及 β- 珠蛋白基因上游的保守序列[7]，虽然不同的突变在临床严重程度上有很大变异，但都表现 $β^+$- 地中海贫血。例如，几个突变在相应于 mRNA CAP 位点的 -88 和 -87 位置[54,55]，靠近 CCAAT 盒，而其他的突变则在 TATA 同源盒内[56-59]。

β- 珠蛋白基因上游的某些突变与表型上更加微妙的改变有关。例如，-101 位 C → T 替换，累及一个上游启动子元件，与"静止型"β- 地中海贫血相关，即表型完全正常（"静止"），只有通过其与更严重类型的 β- 地中海贫血形成复合杂合子时才能识别[60]。曾报道一例亚洲印度人在 CAP 位点（+1）A → C 的替换，尽管是突变的纯合子，却只表现地中海贫血特性[61]。

上游调节突变证实了这个区域的保守序列作为 β- 珠蛋白基因转录调节因子的重要性，也为某些最轻型的 β- 地中海贫血，特别是在非洲人群的那些类型，以及一些"静止型"β- 地中海贫血提供了理论基础。

RNA 加工突变

关于 β- 地中海贫血的一个奇怪现象是能干扰 mRNA 核内加工的单碱基突变的显著多样性。

外显子与内含子的交界由恒定的二核苷酸标记，在 5' 位的 GT（供体）和 3' 位的 AG（受体）。涉及这两个剪接结合区任一个的单碱基改变就会完全消除正常的 RNA 剪接，导致 $β^0$- 地中海贫血表型[7,62-66]。

在剪接结合区的恒定二核苷酸周围，是参与 mRNA 加工的高度保守的序列。β- 地中海贫血的不同类型涉及 IVS-1 供体部位一致序列内的单个碱基替换[55,58,63-69]。这些突变有趣之处在于其相关表型的显著可变性。例如，在 IVS-1 的第 5 位的 G 由 C 或 T 替换，即产生严重的 $β^+$- 地中海贫血[55]。另一方面，常见于地中海地区的第 6 位的 T → C 改变，则产生很轻的 $β^+$- 地中海贫血[70]。第 5 位的 G→C 替换也见于美拉尼西亚，似乎是巴布亚新几内亚 β- 地中海贫血最常见的原因[71]。

在外显子或内含子内产生新剪接位点的突变也影响 RNA 的加工。而且这些突变在其表型效应上也是高度可变的，这依赖于新位点相比较于正常剪接位点的利用程度。例如，IVS-1 的 110 位的 G→A 替换，在地中海地区是 β- 地中海贫血最常见的类型之一，在正常位点只形成大约 10% 的剪接，并因之产生严重的 $β^+$- 地中海贫血表型[72,73]。类似地，在 IVS-1 的 116 位产生一个新的受体位点的突变，结果很少或者没有 β- 珠蛋白 mRNA 产生，形成 $β^0$- 地中海贫血[74]。已报道有若干突变在 β- 珠蛋白基因的 IVS-2 内产生新的供体位点[55,68]。

异常剪接的另一机制是外显子内的供体位点的激活（图 47-6）。例如，在外显子 1 内，在密码子 24~27 区域有一个隐蔽供体位点。这个位点包含一个 GT 二核苷酸。一个邻近的碱基替换使该位点改变从而与一致性供体剪接位点更类似，导致其激活，尽管正常位点仍然有活性。此区域的几个突变能激活这个位点，使得它在 RNA 加工过程中被利用，产生异常的 mRNA[75-78]。其中的三个替换，密码子 19 的 A→G，密码子 26 的 G→A 和密码子 27 的 G→T，既产生氨基酸替换，也导致 β- 珠蛋白 mRNA 的生成减少，这样，正常剪接的 mRNA 翻译成

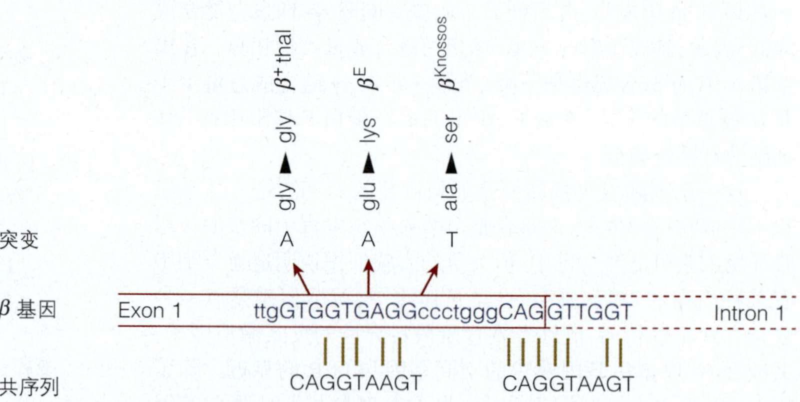

图 47-6 导致 $β^+$- 地中海贫血、Hb E 和 Hb Knossos 的外显子 1 中的隐蔽性剪接位点的激活。内含子 1 的 5' 剪接区域与外显子 1 中的隐蔽性剪接区的类似部分用大写字母表示。$β^+$thal，$β^+$- 地中海贫血；Exon 1，1 号外显子；Intron 1，1 号内含子。

了蛋白质。产生的不正常的血红蛋白分别为血红蛋白 Malay、E 和 Knossos，都伴有 β- 地中海贫血表型，可能是由于正常 mRNA 的总量减少所致（图 47-6）。外显子和内含子内的多种其他隐蔽性剪接突变也有报道[44]。

另一类加工突变累及 β- 珠蛋白 mRNA 的 3' 非翻译区内的多聚腺苷酸信号位点 AAUAAA[79-81]。例如，此序列的一个 T→C 替换使 β- 珠蛋白 mRNA 只有正常量的 1/10，从而形成严重的 $β^+$- 地中海贫血表型[79]。

造成信使 RNA 异常翻译的突变

碱基替换将氨基酸密码子变为链的终止密码，即无义突变，阻碍了 mRNA 的翻译，导致 $β^0$- 地中海贫血。许多这种类型的替换已有报道[7,44]。例如，密码子 17 突变常见于东南亚[82,83]，密码子 39 突变在地中海地区发生频率高[84,85]。

β- 珠蛋白基因编码区的一个、两个或四个核苷酸插入或缺失，可扰乱正常的阅读框，结果在 mRNA 翻译时加入异常氨基酸，直至达到新的阅读框中的终止密码子。有几种这类移码突变报道[7,44]。两种常见于亚洲的印度，在密码子 8 和 9 之间插入一个核苷酸，和在密码子 41 与 42 中的四个核苷酸缺失[63]。后者也常见于东南亚不同人群[83]。

曾经报道一例来自于前捷克斯洛伐克的不同寻常的 $β^+$- 地中海贫血患者，一全长 L1 转座子（transposon）插入到 β- 珠蛋白基因的第二个内含子中，形成 $β^+$- 地中海贫血表型，其分子机制不明[86]。

显性遗传性 β- 地中海贫血

有一些散发病例报道，一些家族呈现与中度严重 β- 地中海贫血难以区分的表现，并以孟德尔显性方式遗传[87,88]。由于此情形经常以红细胞前体内存在包涵体为特点，所以曾经被称为包涵体 β- 地中海贫血。但是因为所有严重类型 β- 地中海贫血的红细胞前体都有包涵体，故将其称为显性遗传性 β- 地中海贫血更为妥当[7,89]。序列分析表明，这些疾病在分子水平呈异质性，但许多都涉及 β- 珠蛋白基因外显子 3 的突变。它们包括移码突变、链提前终止突变、和导致链合成缩短或延长以及高度不稳定的 β- 珠蛋白基因产物的复杂重排[7,89-93]。此型最常见的突变是 121 密码子的 GAA→TAA 改变，导致合成缩短的 β- 珠蛋白链[94]。尽管此型突变影响的位点产生的异常 β- 链并不常见，但其中很多被表示为血红蛋白变异型。

外显子 1 和 2 上的突变产生经典的隐性 β- 地中海贫血，而大部分显性 β- 地中海贫血是由于外显子 3 上的突变导致的，其中的原因已比较清楚。前者是由于红细胞前体的细胞质中异常 β- 珠蛋白的 mRNA 非常少，而外显子 3 突变则引起全长的异常 mRNA 的累积。这些提前终止密码子的不同表型反映了所谓的“无义介导的 RNA 降解”现象，这是一种防止编码截短型肽段的 mRNA 转运的监督系统。有可能在外显子 1 或 2 突变的情况下，该过程是活跃的，受累的 mRNA 被降解；但在外显子 3 突变时该过程是不活跃的[95-97]。参考文献 44 中列举了全部引起显性 β- 地中海贫血的突变。

不稳定 β- 珠蛋白变异

某些 β- 珠蛋白链的变异型高度不稳定，但能够形成四聚体。产生的不稳定血红蛋白可以在红细胞前体或血液中沉淀，引起一系列疾病状态，从显性遗传的 β- 地中海贫血到类似于与其他不稳定血红蛋白相关的溶血性贫血[98]。第一个要提到的是血红蛋白 indianapolis[98]。通过对储存的尸检标本进行 DNA 分析阐明了这种血红蛋白的结构；而最初的描述被证明是错误的[99]。

沉默型 β- 地中海贫血

一些极轻型的 β- 地中海贫血等位基因要么是沉默型的，要么在杂合子状态几乎鉴定不出来（见表 47-2）。有些等位基因在 β- 珠蛋白基因的启动子盒区域，另一些累及 CAP 位点或 5' 或 3' 非翻译区[7,44]。这些等位基因通常通过发现一种类型的 β- 地中海贫血中间型而被识别，在这种 β- 地中海贫血中，父母之一有一典型的地中海贫血性状，而另一方看来正常，但实际上是这些轻型 β- 地中海贫血的一个等位基因的携带者。

与 β- 珠蛋白基因簇不连锁的 β- 地中海贫血突变

几个家族的研究提示存在一些导致 β- 地中海贫血表型但却不与 β- 珠蛋白基因共分离的突变[100]，然而其分子基础还未确定。这类新型突变存在的进一步证据可在参考文献 7 中找到。

β- 地中海贫血的变异型

在几种 β- 地中海贫血类型中，血红蛋白 A_2 水平在杂合子中是正常的。有些病例是由于“沉默型”β- 地中海贫血等位基因导致的，而另一些反映了 β 和 δ- 地中海贫血的共遗传[7]。

■ δβ- 地中海贫血

δβ- 地中海贫血分为 $(δβ)^+$ 和 $(δβ)^0$（表 47-3）。$(δβ)^0$ 可进一步分为 δ 和 β- 珠蛋白基因都缺失的 $(δβ)^0$- 地中海贫血和 $^Gγ$、δ 和 β 基因缺失的 $(^Aγδβ)^0$- 地中海贫血。由于已经报道了 δβ- 地中海贫血许多不同形式的缺失，可根据最先发现的国家对它们进一步进行分类（表 47-3）。

表 47-3　δβ 地中海贫血

(δβ)+- 地中海贫血
Hgb Lepore 地中海贫血
Hgb Lepore Washington-Boston
Hgb Lepore Hollandia
Hgb Lepore Baltimore
$(δβ)^+$- 地中海贫血的拟表型
撒丁岛型 δβ- 地中海贫血
Corfu δβ- 地中海贫血
中国型 δβ- 地中海贫血
β- 地中海贫血伴 δ- 地中海贫血
$(δβ)^0$- 地中海贫血
西西里型
印度型
日本型
西班牙型
黑人型
东欧型
马其顿型
土耳其型

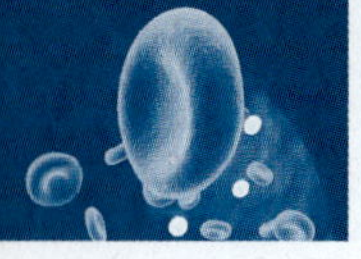

续表

老挝型
泰国型
(Aγδβ) °- 地中海贫血
印度型
德国型
广东型
土耳其型
马来 2 型
比利时型
黑人型
中国型
云南型
泰国型
意大利型

注：这些情况的分子病理学详见参考资料 7 和 45。

(δβ)^0 和 (^{A}γδβ)^0 地中海贫血

这些疾病几乎都是由于缺失了不同长度的 β- 珠蛋白基因簇的结果。在不同人群中已报道了许多不同的变异型（见表 47-3），其杂合子和纯合子表型极为相似[7]。这些疾病的少见类型是由于更复杂的基因重排所致。例如，一类见于印度人种的 (^{A}γδβ)^0- 地中海贫血并非由于简单的线性缺失，而是由两个缺失的复杂重排引起，一个影响到 ^{A}γ 基因，另一个影响到 δ 和 β 基因。基因间区域是完整的，但发生了倒转[101]。图 47-7 阐释了某些这类情况。

(δβ)$^+$- 地中海贫血

(δβ)$^+$- 地中海贫血通常与被称作 Lepore 的血红蛋白结构变异型的生成相关[102]。血红蛋白 Lepore 含有正常的 α 链和由 δ 链的头 50~80 个氨基酸残基以及 β 链的正常 C 端氨基酸序列的最后 60~90 个残基组成的非 α 链。这样，Lepore 的非 α 链是一个 β 融合链。已报道了几种不同的血红蛋白 Lepore-

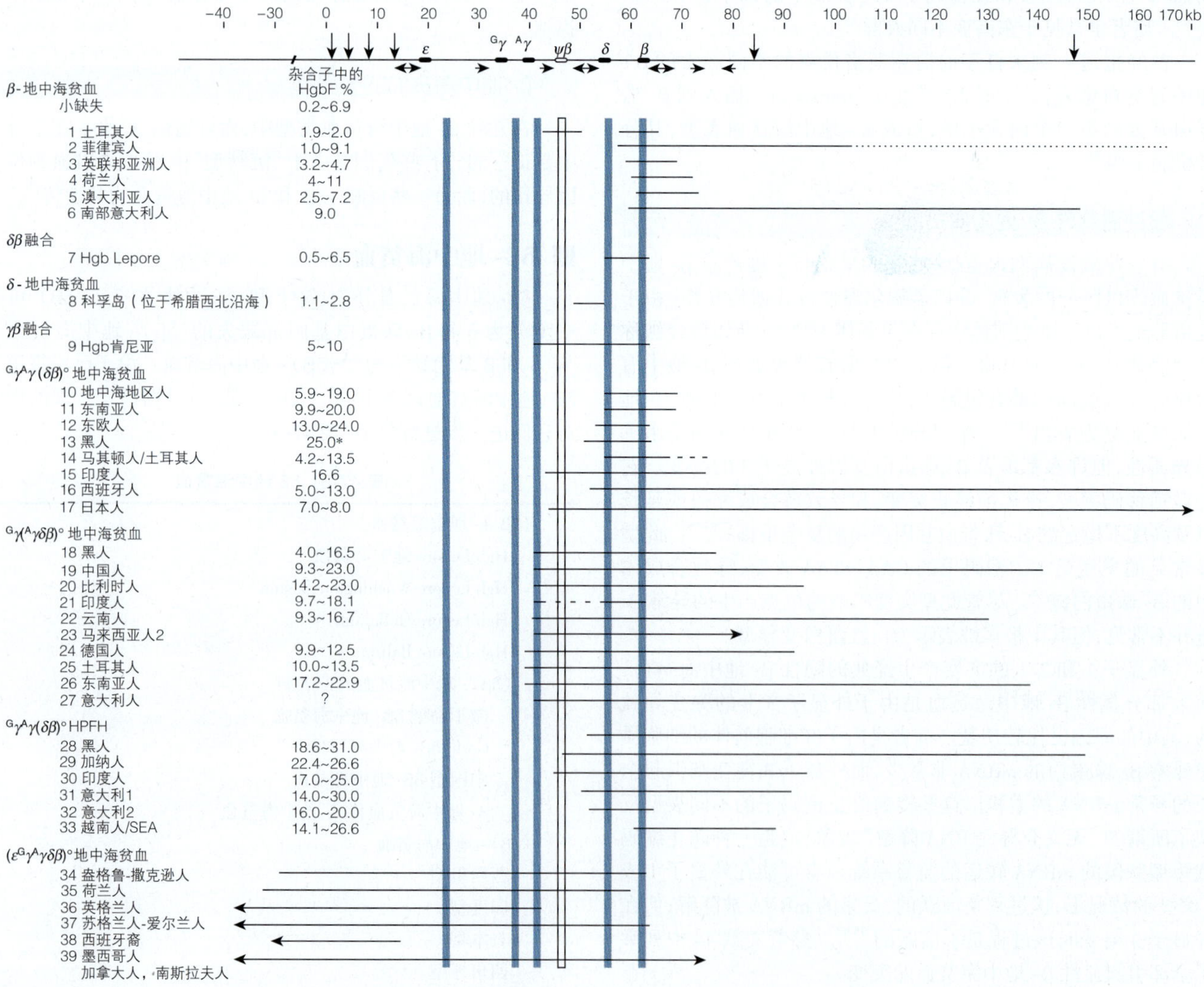

图 47-7　引起 β 和 δβ- 地中海贫血以及遗传性胎儿血红蛋白持续的一些基因缺失。（西班牙裔：泛指美洲西班牙后裔，包括墨西哥，古巴，中南美洲的大部分国家以及大安第斯地区的大部分——译者注）。

Washington-Boston、Baltimore 和 Hollandia 在这些异常血红蛋白中，δ 链向 β 链序列的转换发生在不同的位点[7]。这种融合链可能是由于在一条染色体上 δ 位点的一部分与其互补染色体上 β 位点的一部分之间发生非同源交叉互换的结果(图 47-8)。这是在减数分裂时染色体错配所致，以致 δ 链基因与 β 链基因配对，而不是与其同源基因配对[103]。如图 47-8 所示，此机制应该产生两个异常染色体：第一个是 Lepore 染色体，没有正常的 δ 或 β 位点，只有一个 δβ 融合基因。在染色体同源配对的对方，就应该是一个反 -Lepore(δβ) 融合基因和正常的 δ 和 β 位点。已发现各种类似反 Lepore 的血红蛋白，包括血红蛋白 Miyada、P-Congo、Lincoln park 和 P-Nilotic 等[7]。所有的血红蛋白 Lepore 病都表现为严重型的 δβ- 地中海贫血。含有 δβ 融合基因的染色体上的 γ- 珠蛋白基因产物的增加不足以代偿 δβ 融合基因产物的减少。血红蛋白 Lepore 的 δβ 融合链的生成率下降可能反映了其遗传决定簇有 δ 基因的启动子区，它在结构上与 β- 珠蛋白基因启动子不同，其基因产物转录的速率是降低的。

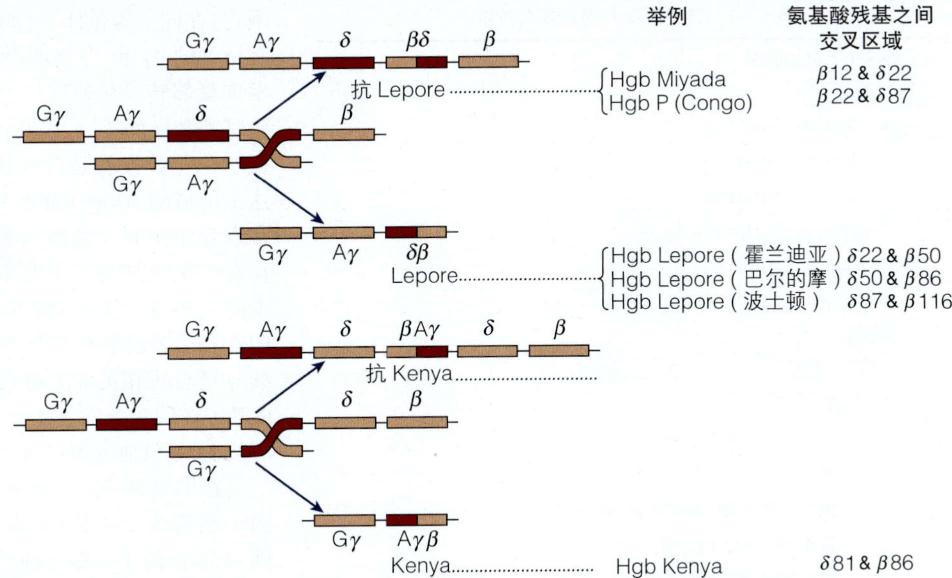

图 47-8 Lepore 和抗 Lepore 血红蛋白产生的机制。(霍兰迪亚：印度尼西亚城市，现称为 Jayapura——译者注)。

β- 珠蛋白基因簇中两个突变导致的 δβ- 地中海贫血样疾病

已报道了一组异质性非缺失型 δβ- 地中海贫血，大多数都是由于 εγδβ- 珠蛋白基因 簇的两个突变引起的(见表 47-3)。严格来讲，它们并不都是 δβ- 地中海贫血，但是由于它们的表型与 $(\delta\beta)^0$- 地中海贫血的缺失型相似，所以在文献中它们常出现在该标题下。在 Sardinian 型 δβ- 地中海贫血中，β- 珠蛋白基因有常见的地中海人密码子 39 的无义突变，导致 β- 珠蛋白合成缺乏。由于 $^A\gamma$ 基因上游 -196 位有一个点突变(见下述“遗传性胎儿血红蛋白持续”)，顺式的 $^A\gamma$ 基因表达相对高，产生 δβ- 地中海贫血表型。表型特征同 δβ- 地中海贫血，杂合子有 15%~20% 的血红蛋白 F 和正常水平的血红蛋白 A_2[103]。一名中国人发现另一种有 β- 地中海贫血表型的情况，在杂合子中血红蛋白 F 超过 20%，该患者的 β- 珠蛋白链合成缺陷似乎是由于 β- 珠蛋白启动子区域的 ATA 序列的 A→G 替换所导致[104]。然而，似乎涉及与此突变呈顺式关系的 $^G\gamma$ 和 $^A\gamma$ 的 γ 链合成为什么会增加还不清楚。在 Corfu 人群报道了一种起初曾被称为 δβ- 地中海贫血的疾病[105,106]。这也是由 β- 珠蛋白基因簇的两个突变所引起，首先，有一个 7201bp 的缺失，它从 δ- 珠蛋白基因 IVS-2 的 818-822 位开始，向上游延伸至一个位于 ψβ 基因的终止密码子 3’端 1719~1722bp 的 5’断裂点；第 2 个突变是位于 β- 珠蛋白基因的 IVS-1 的剪接供体位点一致区域第 5 位的 G→A 突变。此染色体的产物有相对高水平的 γ 链和很低水平的 β 链。这种情况在纯合子状态时与 δβ- 地中海贫血类似，血红蛋白 F 几乎为 100%、微量的血红蛋白 A，但没有血红蛋白 A_2。杂合子的血红蛋白 F 水平仅轻微增高，表型与“A_2 正常的 β- 地中海贫血”相似。

■ εγδβ- 地中海贫血

这些少见情况[107-113]是由于一些长片段缺失所致，这些缺失从 β 基因簇上游离 ε 基因 55kb 或更 5’端开始，终止于 β 基因簇内(见图 47-7)。这两种情况，被称为荷兰型[110,111]和英国型[112]，缺失并没有影响 β- 珠蛋白基因完整性，却不能产生 β 链，尽管该基因在异源性系统中也能表达。

在 εγδβ- 珠蛋白基因簇(见上述“血红蛋白的遗传调控与合成”)上游 50kb 处发现了 LCR，从而澄清了与这些缺失呈顺式的 β- 珠蛋白基因失活的分子基础。去掉这个关键性的调节区可使下游的珠蛋白基因复合物完全失活。εγδβ- 地中海贫血的 Hispanic 型是由于包含大部分 LCR 的缺失，包括 5 个 DNA 酶 -1 高敏位点中的 4 个[113]。这些缺损关闭了通常在红系组织中开放的染色质结构域，并且也延迟细胞周期中 β- 珠蛋白基因的复制。因此，这些疾病尽管少见但相当重要，因为正是对荷兰型缺失的分析才第一次指出可能在 β- 珠蛋白基因簇的上游存在一个主要控制区，从而最终发现了 β- 珠蛋白的 LCR。

■ 遗传性胎儿血红蛋白持续(HPFH)生成

此组异质性疾病产生的表型与 δβ- 地中海贫血非常类似，只是缺陷 β 链的生成几乎被持续生成的 γ 链代偿，尽管在有些类型中代偿并不完全。这些情况最好分成缺失型和非缺失型(表 47-4)。过去依据胎儿血红蛋白在细胞间的分布把它们分为全细胞(pancellular)变异型和异质性细胞(heterocellular)变异型。但现在看来这种区分与其分子基础无关，而更可能与特有的胎儿血红蛋白水平和决定胎儿血红蛋白的细胞分布方式有关[7]。

缺失型 HPFH 是异质性的(见图 47-7)。两种非洲变异型是由于有类似长度(<70kb)但含有错开末端的大范围缺失

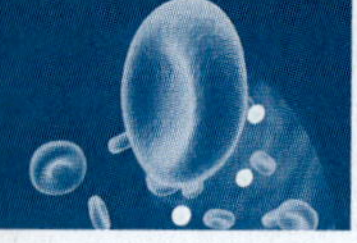

表 47-4 遗传性胎儿血红蛋白持续

缺失(全血细胞性 *)
$(\delta\beta)^0$
黑人型(HPFH 1)
加纳型(HPFH 2)
印度型(HPFH 3)
意大利型(HPFH 4 和 5)
越南型(HPFH 6)
$^G\gamma(^A\gamma\beta)^+$(Hgb 肯尼亚)
非缺失
与 β- 珠蛋白基因簇连锁(全细胞性 *)
$^G\gamma\beta^+$
黑人型 $^G\gamma$-202 C→G
突尼斯型 $^G\gamma$-200+C
黑人 / 撒丁型 $^G\gamma$-175 T→C
日本型 $^G\gamma$-114 C→T
澳大利亚型 $^G\gamma$-114 C→G
$^A\gamma\beta^+$
希腊 / 撒丁 / 黑人型 $^A\gamma$-117 G→A
英国型 $^A\gamma$-198 T→C
黑人型 $^A\gamma$-202 C→T
意大利 / 中国型 $^A\gamma$-196 C→T
巴西型 $^A\gamma$-195 C→G
黑人型 $^A\gamma$-175 T→C
黑人型 $^a\gamma$-114 至 -102(del)
Georgia $^A\gamma$-114 C→T
$^G\gamma^A\gamma\beta^+$
与 β- 珠蛋白基因簇连锁(异种细胞性 *)
亚特兰大型
捷克型
西雅图型
其他(包括有些 $^G\gamma$-158 T→C 的病例)
不与 β- 珠蛋白基因簇连锁(异种细胞性 *)
6 号染色体
其他

*Hb F 细胞间的分布不是总有报道,组内亦有不一致的。详见参考文献 7。

导致的,表型上的差异仅为合成 $^G\gamma$ 和 $^A\gamma$ 链的比例不同[114]。HPFH 的另一类型是由于 $^A\gamma$ 和 β- 珠蛋白基因之间在交叉过程中排列错误,导致产生 $^A\gamma\beta$ 融合基因(见图 47-8)。后者产生 δβ 融合产物,与 α 链组合形成一种血红蛋白变异型,称为血红蛋白 Kenya[115,116]。血红蛋白 Kenya 伴有血红蛋白 F 生成增高,但是其血红蛋白 F 水平较缺失型 HPFH 低。还没有一种理论能够很好地解释 δβ- 地中海贫血与缺失型 HPFH 之间的表型差异[7]。

HPFH 的非缺失型决定簇可以分为位于 β- 珠蛋白基因簇内的,以及独立分离的两类。前者又可分为 $^G\gamma\beta^+$ 和 $^A\gamma\beta^+$ 变异型,表明与 HPFH 决定簇呈顺式(在同一染色体上)的 β 基因可指导 β- 珠蛋白合成,同时有持续的 $^G\gamma$ 和 $^A\gamma$ 链联合。对每一例过量表达 γ 基因的分析发现紧邻转录起始部位上游区域有单个碱基替换[7,117-120]。这些碱基替换的集簇,以及在正常 γ 基因缺乏这些碱基替换,均提示这些替换就是持续性血红蛋白 F 产生的原因(图 47-9)。这个区域的 DNA 可能参与反式作用蛋白结合,这些蛋白在正常发育中抑制 γ 基因的表达,其机制是通过降低正常成人期存在的某个抑制因子的亲和力,或增强某个启动基因表达因子的亲和力。其中最常见的是 Greek $^A\gamma\beta^+$ HPFH 和一种 $^G\gamma\beta^+$ HPFH,后者已经在几个不同的非洲人群中被发现。如果与持续 γ 链合成相关的上游点突变与携带 β^0- 地中海贫血突变的 β 基因在同一条染色体上,临床表型就从 HPFH 转为 δβ- 地中海贫血,尽管血红蛋白 A_2 水平不同。

在某些病例,其他非缺失型 HPFH 与 β- 珠蛋白基因簇的小结构改变有关(见表 47-4)。严格讲,虽然 $^G\gamma$- 珠蛋白基因 -158 位的 T-C 多态性[121] 不是真正的 HPFH,因为即使在纯合子中,血红蛋白 F 水平也可能不增高,但是,在造血应激状态下,也可能出现血红蛋白 F 增高。

其他类型 HPFH 的特征是持续产生低水平胎儿血红蛋白,以异质性细胞方式分布。在所有研究的群体中,一小部分血红蛋白 F 和 F 细胞总量增加,即用血红蛋白 F 抗体处理血片时可以探测到红细胞。由于它是在瑞士招募的新兵中首次认识到的疾病,这种状态最初称为 Swiss 型 HPFH[122],但在每个种族人群中都可以见到。用不同的遗传分析方法已经阐明,几个基因可能参与了异质性细胞 HPFH 的产生,包括位于 Xp22.2-p22.3,6q23,8q 和 2p15 的位点[123-128]。后者的连锁已经被认定为癌基因 BCL11-α。这些不同基因位点影响正常人 F 细胞水平,在某些情况下如地中海贫血和镰状细胞贫血,增加 F 细胞水平的机制尚不清楚,但它们与这些疾病的共同遗传对其相关表现型可能非常有益[129]。

■ δ- 地中海贫血

已报道几种点突变和缺失降低 δ- 珠蛋白的合成。在参考文献 7 中对此有总结。

■ α- 地中海贫血

表 47-5 总结了不同类型的 α- 地中海贫血突变。α- 珠蛋白基因单倍体型可以写成 αα,分别表示 α_1 和 α_2 基因。正常人基因型是 αα/αα。累及一个(-α)或两个(--)α 基因的缺失可根据缺失大小进一步分类,用上标表示;因此,$-\alpha^{3.7}$ 表示累及

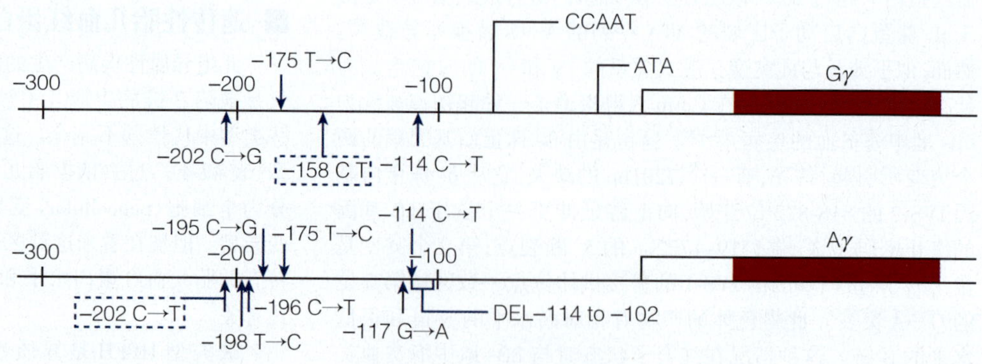

图 47-9 一些与遗传性胎儿血红蛋白持续相关的上游点突变。

一个 α 基因的 3.7kb 的缺失。当缺失大小尚未确定时，用上标描述其地域或家族起源是很有用处的，--^{MED} 表明首次在地中海地区人群中发现的两个 α 基因缺失。在两个基因均完整的地中海贫血单倍体中，即非缺失型，就用 $\alpha^T\alpha$ 来命名，上标 T 表示它是地中海贫血的基因。然而，当知道了精确的分子缺陷，例如在血红蛋白 Constant Spring，$\alpha^T\alpha$ 就可以用信息更全面的标记 $\alpha^{CS}\alpha$ 代替。α- 地中海贫血的分子病理学和群体遗传学已经有几个全面的综述论及[7,41,45,130,131]。

表 47-5　造成 α- 地中海贫血的突变类别

α^0- 地中海贫血
累及 2 个 α- 珠蛋白基因的缺失
α_2 基因下游的缺失
16p 端粒区的截断
HS40 区域的缺失
α^+- 地中海贫血
累及 α_2 或 α_1 的缺失
累及 α_2 或 α_1 的点突变
mRNA 加工
剪接位点
Poly（A）信号
mRNA 翻译
起始
无义，移码
终止
翻译后
不稳定 α- 珠蛋白变异体
α- 地中海贫血精神发育迟滞
ATR-16
16p 的缺失或端粒截断
易位
ATR-X
ATR-X 突变
缺失
剪接位点
错义突变
无义突变

注：个体突变的全表见参考文献 7、10 和 51。

α^0- 地中海贫血

至今已发现了 29 个累及两个 α 基因的缺失，导致 α 链的缺如（图 47-10）[7]。有几个 3' 断裂点位于 α- 珠蛋白基因复合物的 3' 末端 6~8kb 区域，提示这是一个高水平重组的断裂点集簇区[132]。这些缺失中至少有 5 个 5' 断裂点也呈现集簇。这就产生了这样一种情形，即这些 5' 断裂点在染色体上的位置与其各自的 3' 断裂点大致有同样的距离和同样的顺序。可能这种错开缺失来自于一些不正常的重组事件，这些重组使整数的染色质环在复制期通过其核附着点时丢失。这也可能是某些缺失型 HPFH 的发病基制。其中一种缺失（--^{MED}）涉及更复杂的重排，它引入一个新的 DNA 片段桥接 α 基因簇的两个断裂点。这个新的序列在上游起源于 α 簇，似乎以某种方式被复制到了结合点，这种方式提示上游的 DNA 片段也可位于复制袢的基底部。至少某些这类缺失的发生是通过 Alu 重复序列之间的重组事件所致。

已发现一些产生 α^0- 地中海贫血的其他机制。在一例具有遗传学意义的病例中，发现了一段长（>18kb）的缺失，丢失了 α1 基因及其下游区域，α2 基因保持完整但是完全失活，导致了 α^0- 地中海贫血的表型。尽管失活的 α2 基因保留了其附近和远端的顺式调控元件，其表达完全被抑制，并且因为该大片段缺失，使一个位点与 α2 基因并列而表达反义 RNA，导致 α2 基因的 CpG 岛被完全甲基化[133,134]。在有些情况下，该状态是由于从 16 号染色体短臂末端至 α- 珠蛋白基因远端 50kb 位置处的截断导致的[135]。有趣的是端粒的一致序列（TTAGGG）n 被直接加入到断裂位点。由于该突变被稳定遗传，看来仅端粒 DNA 就足以稳定断裂染色体末端。这一发现提示染色体截断也可能引起其他遗传性疾病。

还发现几种缺失似乎通过引起 α- 珠蛋白基因的 LCR（HS40）的丢失使其表达下调[7,136,137]。在每种情况下，α- 珠蛋白基因都是完整的；但在一例病人中，发现 3' 断裂点在 ξ 和 ψξ 基因之间，因而导致了 ξ 基因的缺失。这些缺失使得 α- 珠蛋白基因复合物完全失活，就如同 β- 珠蛋白基因 LCR 的缺失导致整个 β 基因复合物的失活。还没有被发现这些缺失的纯合子状态，可能是因为这些缺失是致死的。

α^+- 地中海贫血基因缺失

α^+- 地中海贫血最常见类型（-$\alpha^{3.7}$ 和 -$\alpha^{4.2}$）是两个 α- 珠蛋白基因之一的缺失（见图 47-10，图 47-11）。

每个 α 基因定位于一个近 4kb 长的同源区域内，由 2 个非同源区域所隔断。有人认为这些同源区域是由于一次古老的复制事件所致，随后可能通过插入和缺失被再分割，形成 3 个同源性片段，称为 X、Y、和 Z（见图 47-11）。重复的 Z 盒相距 3.7kb，X 盒之间相距 4.2kb。在减数分裂时，这些片段之间的排列错误及相互交叉可产生带有单个 α（-α）或者 3 重 α- 珠蛋白基因（ααα）的染色体。这种发生在同源 Z 盒之间的 DNA 缺失为 3.7kb（向右缺失）。而两个 X 片段之间的类似交叉缺失的 DNA 为 4.2kb（向左缺失 -$\alpha^{4.2}$）[138]。相应的三重 α 基因重排被称为 $\alpha\alpha\alpha^{anti\text{-}3.7}$ 和 $\alpha^{anti\text{-}4.2}$[139-141]。更详细分析表明它们更常发生于 Z 盒。根据交叉发生的确切部位，至少已发现 3 种不同的 -$\alpha^{3.7}$ 缺失[142]。它们分别被命名为 -$\alpha^{3.7\,I}$、-$\alpha^{3.7\,II}$ 和 -$\alpha^{3.7\,III}$。还观察到了一些其他较少见的单一 α 基因缺失[7]。

非缺失型 α- 地中海贫血

由于 α2 基因的表达比 α1 基因要高 2~3 倍，迄今已发现的非缺失突变大多主要影响 α2 基因的表达就不奇怪了。推测可能是因为这些突变的表型效应较大造成的确认偏移。也可能是 α2 基因表达的缺陷存在更大的选择压力。

与 β- 地中海贫血一样，α- 地中海贫血突变可以根据它们影响的基因表达水平来分类（见表 47-5）。已经发现了几个 mRNA 的加工突变。例如，一种 5 核苷酸缺失包括 α_2- 珠蛋白基因的 IVS-1 的 5' 剪接位点。这个突变涉及恒定的 GT 供体剪接序列，因而使 α2 基因完全失活[143]。这种类型的第二个突变，常见于中东，累及加多聚腺苷酸的信号位点（AATAAA→AATAAG），通过干扰 3' 末端的加工而使 α_2 基因的表达下调[144,145]。

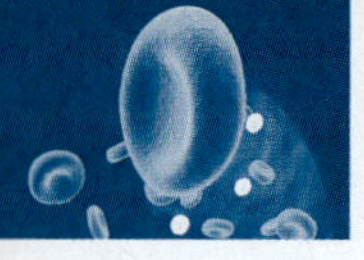

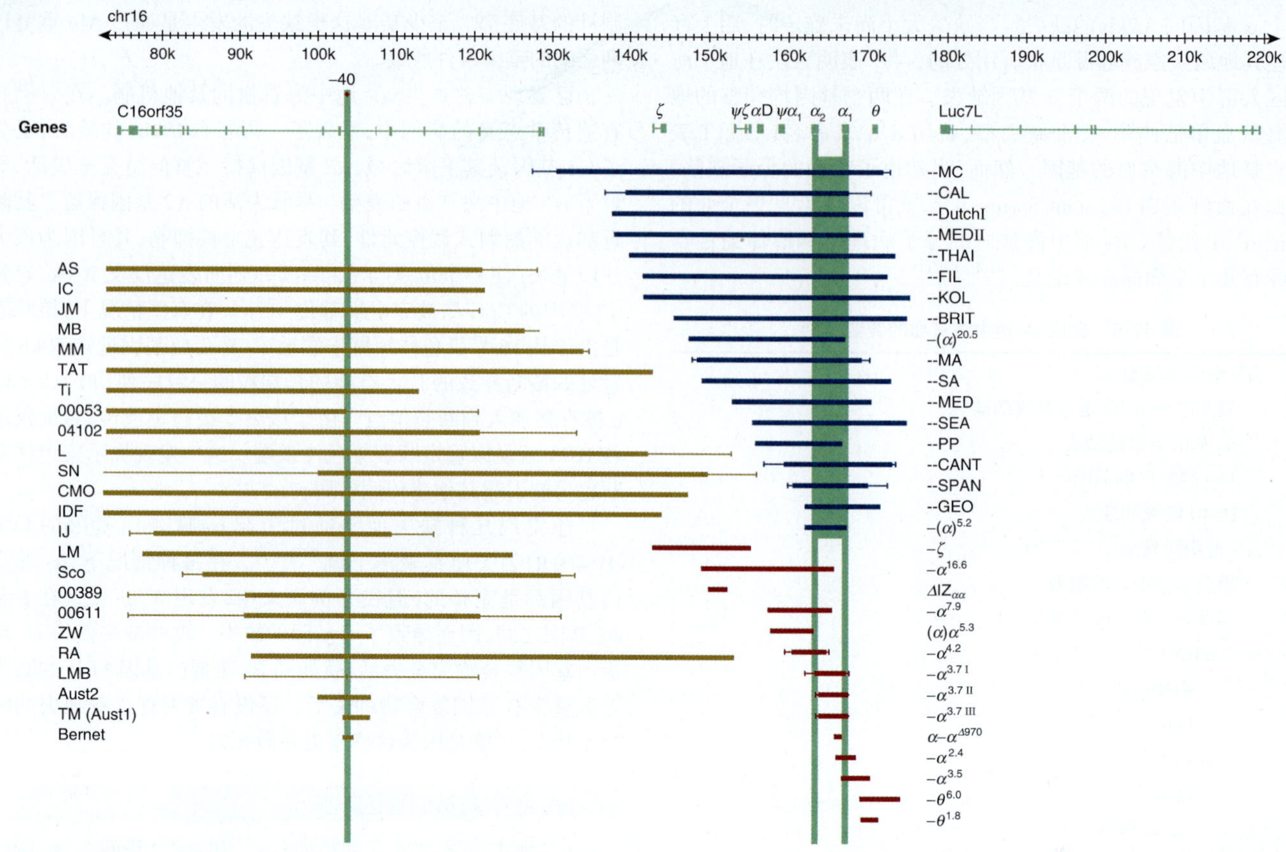

图 47-10　导致 α^0- 地中海贫血的一些 α- 珠蛋白基因簇的缺失。缺失：MC，病人名字首字母缩写；CAL，病人名字首字母缩写；THAI= 泰国人；FIL= 菲律宾人；CI= 康威岛屿；BRIT= 英联邦；SA= 南非；MED= 地中海人；SEA= 东南亚人；SPAN= 西班牙人。顶行用千碱基(K)表示该区域的大小，第二行表示组成 α- 珠蛋白基因簇的不同基因、HS40、该基因簇的主要调节区和该区域中的其他基因的位置。蓝色线代表在 α^0- 地中海贫血中已经报道过的缺失的大小，而其下面位于图右手侧的红色线代表现在已经报道的不同形式的 α^+- 地中海贫血的一些缺失。图左侧黄色线代表已报道的 α- 珠蛋白基因簇上游的一些缺失，因为这些缺失去除了主要调节区，所以导致 α^0- 地中海贫血表型。这些缺失的更详细情况和图中所标记的突变，详见参考文献 45。

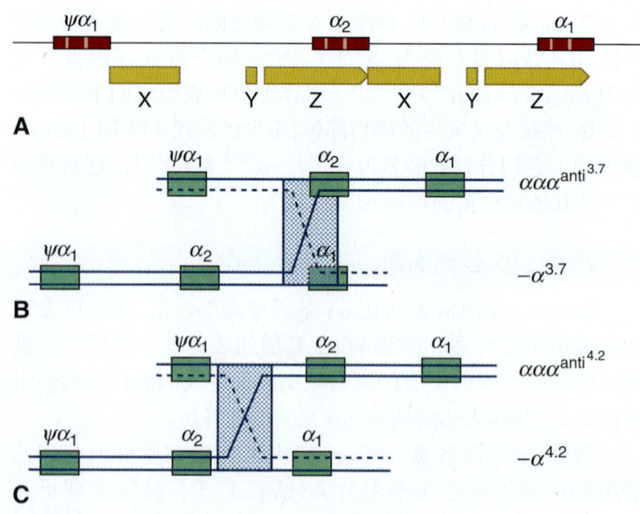

图 47-11　常见缺失型 α^+- 地中海贫血的产生机制。A. 正常 α- 珠蛋白基因簇，图示同源盒 X、Y 和 Z。B. 通过 Z 盒的右向交叉，产生一个 3.7kb 的缺失和含 3 个 α- 珠蛋白基因的染色体。C. 通过 Z 盒的左向交叉，产生一个 4.2kb 的缺失和含 3 个 α 基因的染色体。

第二组非缺失型 α- 地中海贫血是由于干扰 mRNA 翻译的突变导致的[7]。有几个突变累及启动密码子[146-149]。例如，在其中一例，启动密码子由于 T→C 转换而失活[146]。而在另一例，由于启动信号周围的一致性序列中缺失 2 个核苷酸而使翻译启动效率下降[149]。已经发现了 5 个影响翻译终止并产生延长 α 链的突变：血红蛋白 Constant Spring，Icaria，Koya Dora，Seal Rock 和 Pakse[7]。每个突变特异性改变了终止密码子 TAA，从而产生一个插入的氨基酸而不是肽链的终止(图 47-12)。在该过程之后，正常时不翻译的 mRNA 被通读(read-through)，直到另一个"同步"(in-phase)终止密码子。因此每个变异型的 α 链均延长。通常不被利用的 α- 珠蛋白 mRNA 被"通读"很可能降低其稳定性[150]。还有几个无义突变发生，例如，一种位于 α_2- 珠蛋白基因外显子 3 中[151]。最后，还有几个通过产生高度不稳定 α 链的突变导致 α- 地中海贫血，包括血红蛋白 Quong Sze[152]，Suan Doc[153]，Petah Tikvah[154] 和 Evanston[155]。参考文献 45 给出了全部非缺失型 α- 地中海贫血等位基因。

α- 地中海贫血单倍型的相互作用

已报道了很多 α- 地中海贫血的单体型，它们之间的相互作用有可能超过 500 多种[7]。表型上，它们可分为四大类：

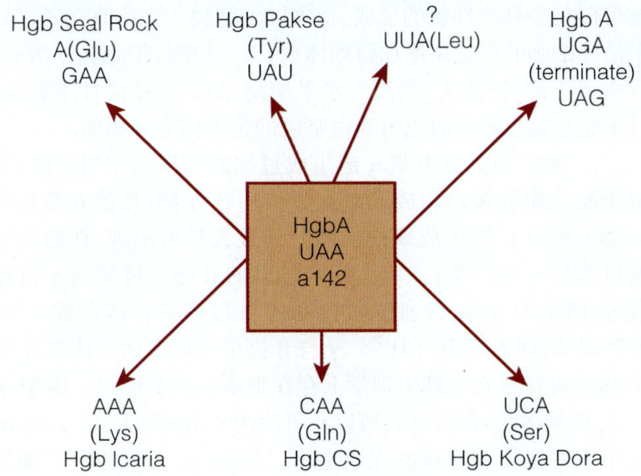

图 47-12 α-珠蛋白基因终止密码子的点突变。

①正常;②轻度的血液学改变,但无临床表型;③血红蛋白 H 病;④血红蛋白 Bart 胎儿水肿综合征。缺失或非缺失型的 α^+-地中海贫血的杂合状态可引起极轻的血液学异常或者完全隐匿。在 α-地中海贫血多见的人群,α^+-地中海贫血纯和子状态(-α/-α)能产生与 α^0-地中海贫血杂合子状态(--/αα)相同的血液学表型,即伴 MCH 和 MCV 值减低的轻度贫血。

血红蛋白 H 病通常是由于 α^0-地中海贫血和缺失或非缺失型的 α^+-地中海贫血的复合杂合子状态。该病在东南亚($--^{SEA}/-\alpha^{3.7}$)和地中海地区(通常是 $--^{MED}/-\alpha^{3.7}$)最常见。

血红蛋白 Bart 胎儿水肿综合征通常由于 α^0-地中海贫血的纯合子状态引起,最常见的是 $--^{SEA}/--^{SEA}$ 或者 $--^{MED}/--^{MED}$。已有报道患有该综合征的几例婴儿在出生时合成极低水平的 α 链。基因定位研究提示这些病例是由于 α^0-地中海贫血和非缺失型的突变($\alpha\alpha^T$)相互作用的结果。

α-地中海贫血的不常见类型

α-地中海贫血的一些少见类型与发生在热带人群的常见类型完全无关。这些情况可以发生在任何种族人群,包括 α-地中海贫血伴智力发育迟缓或白血病。其重要性在于这些疾病带来的诊断问题,更重要的是阐明 α-地中海贫血的病理有助于理解更多疾病的机制。

α-地中海贫血精神发育迟缓综合征的分子病理学

对非遗传性的 α-地中海贫血伴有精神发育迟缓的最初描述提示,累及 α-珠蛋白基因位点的突变是从父亲的生殖细胞获得的,其分子病理学可有助于阐明相关的发育改变[156]。现在已经清楚这种类型有两种不同的综合征。在一组病人中,长片段缺失累及 α-珠蛋白基因簇,丢失至少一百万个碱基[157]。这种情况的发生可能有几种方式,包括 16 号染色体非平衡易位,16 号染色体顶端的截断和 α-珠蛋白基因簇及其侧翼区域通过其他机制丢失。这些发现在 α-珠蛋白基因近端的 16p13.3 带中定位了一个约 1.7Mb 的区域,与精神障碍有关[41]。

第二组的特征是 α-珠蛋白合成缺陷伴有严重智力发育迟缓和相对均一的畸形[158]。详细的结构研究显示 α 基因并无异常。在小鼠红白血病细胞中,这些染色体能够指导合成正常量的 α-珠蛋白,说明本病的发生是由于调节 α-珠蛋白基因的反式活化因子缺乏所致。此由 X-染色体短臂上的一个位点编码[159]。受累基因 *ATR-X*,是一个 DNA 解旋酶,具有 DNA 结合蛋白的很多特征。在不同 ATR-X 综合征的家族中已经发现了该基因的很多不同突变[131,160]。研究还发现了一个 PHD 区域和一个 ATP 酶/解旋酶结构域[161]。因为重组 DNA 阵列分析显示 ATR-X 综合征患者有 DNA 甲基化缺陷及相关缺陷,该病可能是由于染色质重塑异常导致的越来越多的疾病当中的一种[162,163]。

α-地中海贫血和骨髓增生异常

在髓系白血病或 MDS 老年患者中,有时可以观察到血红蛋白 H 病或轻型 α-地中海贫血的血液学改变。早期的研究提示这种血液学改变是由于 α-珠蛋白基因在肿瘤造血细胞系完全失活,导致获得性 α-珠蛋白合成缺陷所致[164]。现在知道其分子基础在于累及 ATR-X 的各种突变[41,165]。这些 ATR-X 的体细胞突变与肿瘤转化的关系还有待确定。其他获得性 α-地中海贫血的分子缺陷仍有待阐明,如见于变异型联合免疫缺陷病中的 α-地中海贫血[166]。

病理生理学

几乎所有地中海贫血的病理生理学特点都与主要的珠蛋白链合成失衡有关。这一现象使得地中海贫血从根本上有别于其他遗传性和获得性血红蛋白合成疾患,而且在很大程度上能够解释纯合子和复合杂合子状态的极端严重性(图 47-13)。

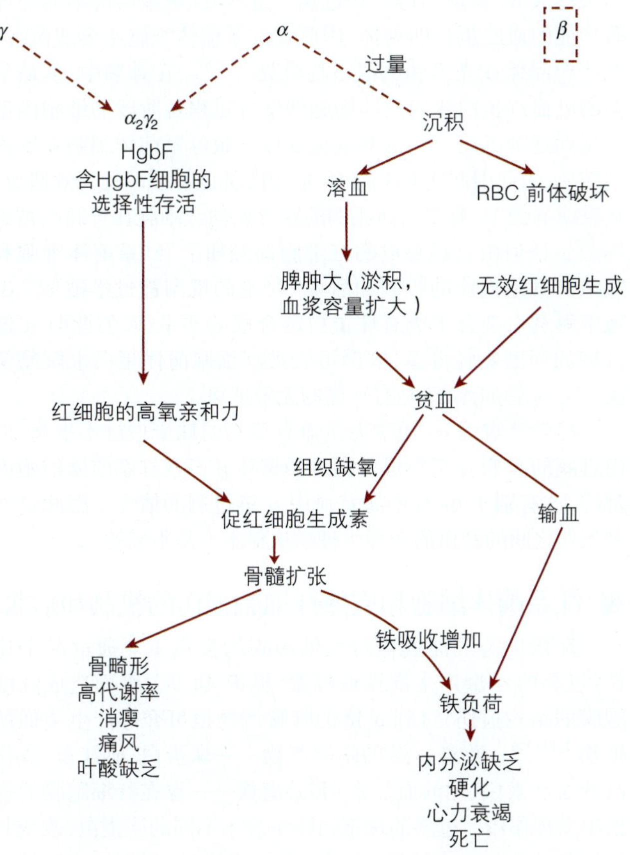

图 47-13 β-地中海贫血病理生理学。RBC,红细胞。

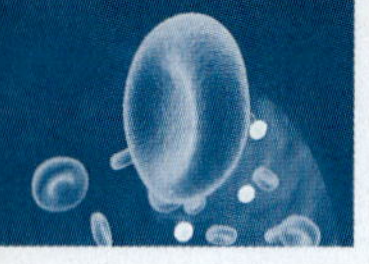

β-地中海贫血患者的贫血原因主要有三个方面。首先，也是最为重要的是无效造血，不同比例的发育期红系前体细胞在骨髓内被破坏。其次，是由于含α链包涵体的成熟红细胞破坏导致的溶血。最后，是因为总的血红蛋白合成减少产生的小细胞低色素红细胞。

β-地中海贫血的缺陷主要是涉及β链的产生，血红蛋白F和A_2的合成应不受影响。宫内胎儿血红蛋白生成正常。只有当新生儿由γ链向β链转换时才出现地中海贫血的临床表现。然而，几乎在所有类型的β-地中海贫血中，胎儿血红蛋白的合成均持续到新生儿期之后(见下述"持续性胎儿血红蛋白生成和细胞异质性")。β-地中海贫血杂合子的血红蛋白A_2水平增高。其增高的水平不仅反映了由于β合成缺陷导致的血红蛋白A相对减少，而且也体现了突变β-珠蛋白基因的顺式和反式δ链生成的绝对增加[7]。

因为血红蛋白F、A和A_2均包含α链，因此α-地中海贫血中血红蛋白F不增高。由于α链合成缺陷导致过剩的β链和γ链形成可溶性的同源四聚体(见下述"红系前体细胞和成熟红细胞损伤的机制和后果")。因此较β-地中海贫血无效造血程度轻，贫血的主要原因是溶血和红细胞血红蛋白化不良。

珠蛋白链合成的不平衡

通过不同类型地中海贫血[167,168]病人的血或骨髓中珠蛋白链体外合成的测量，以及对同时遗传了α或β-珠蛋白结构变异型[7,9]的患者进行家系研究，检查地中海贫血基因的作用，从而为地中海贫血决定簇的作用提供了一个清晰的画面。在纯合子β-地中海贫血中，β-珠蛋白的合成缺乏或明显减低。其结果造成α-珠蛋白链产物过剩。这些α-珠蛋白链不能形成有功能的血红蛋白四聚体，因此在红系前体细胞中形成沉淀。这些包涵体在光镜和电镜下均可见[169,170]。在骨髓中，从最早期的已血红蛋白化的前体细胞到发育过程各阶段的细胞内都可见到这种沉淀[171]。这些大包涵体导致红系前体细胞在髓内被破坏，因此引起所有类型β-地中海贫血特征性的无效造血。在重症病例中，有相当高比例的发育期幼红细胞在骨髓内被破坏[172]。任何由骨髓释放的红细胞都经如下"红系前体细胞和成熟红细胞损伤的机制和后果"讨论的机制被过早破坏。β-地中海贫血杂合子也有珠蛋白链合成的不平衡，但此时α链过剩的程度要轻得多，推测可能被红细胞前体蛋白水解酶解决[173]。尽管如此，还是有轻度的无效造血。

尽管严重的α-地中海贫血有显著的珠蛋白链不平衡，但由过剩的β和γ链形成的同源四聚体并不在红系前体细胞内沉积，这有别于β-地中海贫血中α链过剩的情形。因此这两种疾病之间的贫血的病理生理学从根本上是不同的。

红系前体细胞和成熟红细胞损伤的机制和后果

珠蛋白链沉淀过程对红细胞膜的损伤主要通过两个途径：过剩的α链产生高铁血红素(见第48章)，继而造成红细胞膜的结构损伤，过剩α链的降解产物也可介导产生类似的损伤[7,174-176]。游离α链的降解产物——珠蛋白、血红素、氯化高铁血红素(氧化的血红素)和游离铁——也在红细胞膜的损伤中发挥作用。过多的珠蛋白链结合于不同的膜蛋白，改变其结构和功能。过多的铁，通过产生氧自由基，损害红细胞的一些膜成分(包括脂质和蛋白)以及胞内细胞器。血红素及其产物可催化各种活性氧的形成，损害红细胞膜。这些改变通过红系前体细胞的凋亡率增加得到体现[177]。这些红细胞脆性增高，含水量下降，钾流失，钙离子水平增高，ATP浓度低且不稳定。红细胞在通过脾脏时也可通过坚硬的包涵体介导损伤。

α-地中海贫血中非α链生成过剩的后果是相当不同的。由于胎儿血红蛋白和成人血红蛋白均有α链(见第6章和第48章)，所以α链生成缺陷在胎儿和成人均可出现，在胎儿导致过多的γ链产生；在成人则为过多的β链。过剩的γ链形成γ_4同源四聚体，即血红蛋白Bart[178]；过剩的β链形成β_4同源四聚体，即血红蛋白H[179]。γ与β链形成同源四聚体是α和β-地中海贫血在病理生理学上存在根本区别的原因。由于γ_4与β_4四聚体是可溶性的，所以在骨髓内不出现明显沉淀，故α-地中海贫血没有严重的无效造血。然而，β_4四聚体在红细胞老化时沉淀，形成包涵体。这样，成人较严重类型的α-地中海贫血是由于红细胞存在包涵体，并在脾脏微血管中造成损伤而使红细胞寿命缩短。另外，由于血红蛋白合成缺陷，红细胞呈小细胞低色素性。血红蛋白Bart比血红蛋白H更稳定，不形成大的包涵体。

尽管与β-地中海贫血一样，在α-地中海贫血中，过剩的珠蛋白链会引起红细胞膜损伤，但两种疾病的损伤机制是不同的。如在之前的"病因和发病机制"中所述，在β-地中海贫血中，过剩的α链对各种膜蛋白特别是蛋白4.1产生机械不稳定性和氧化损伤。然而，在α-地中海贫血中，膜是高度稳定的，没有该蛋白发生氧化或功能异常的证据。而且，红细胞水合的状态在α-地中海贫血是不同的。过多的β链的累集导致水合增加。α和β-地中海贫血膜损伤病理生理的这些差异在参考文献4和174~176中有详细讨论。

还有另一个因素可加重α-地中海贫血的组织缺氧。血红蛋白Bart和血红蛋白H都没有血红素-血红素的相互作用，氧解离曲线几乎呈双曲线，氧亲和力极高。这样在生理性组织氧张力状态时不能释放氧，实际上起不到氧载体的作用[7]。

所以血红蛋白Bart浓度很高的胎儿有严重的宫内缺氧。这是纯合子α^0-地中海贫血临床表现的主要基础，它导致水肿婴儿在妊娠晚期或出生时是死胎。胎儿的大体水肿状态反映了氧匮乏，可能是由于毛细血管渗透性增高以及严重的幼红细胞血症所致。胎儿供氧不足很可能是胎盘严重肥大的原因，也可能是重型宫内α-地中海贫血中相关的发育异常的原因[7]。

持续性胎儿血红蛋白生成和细胞异质性

严重地中海贫血的儿童血红蛋白F水平增高，并一直持续到童年或更晚[7,10]。在β^0-地中海贫血，除少量血红蛋白A_2外，血红蛋白F是生成的唯一的血红蛋白。用血红蛋白F特异的染色方法检查血液显示，血红蛋白F在红细胞间的分布是不均匀的[7]。持续性血红蛋白F生成不是更严重类型α-地中海贫血的主要特征。

地中海贫血的持续性γ链合成的机制还不十分清楚。正常成人有少量的血红蛋白F，不均匀分布于红细胞中。含有可测出的血红蛋白F的细胞称为F细胞。β-地中海贫血病人血中血红蛋白F水平高的一个重要机制是细胞选择[7,180-183]。β-地中海贫血的无效红细胞生成和红细胞寿命缩短的主要原因，是过剩的α链对骨髓中红系细胞成熟和血中红细胞生存的毒害效应。这样产生γ链的红细胞前体就有选择优势。过剩的

α链与γ链结合产生血红蛋白F,因而α链沉淀的程度不重。分级离心实验[181-183]和体内标记研究[180]表明,血红蛋白F含量相对大的红细胞群生成的效率更高,在血中存活时间更长。纯合子β-地中海贫血病人血中的红细胞寿命有显著的不均一性,例如,主要含血红蛋白A的细胞群在脾脏和其他部位破坏非常快,血红蛋白F含量相对多的细胞寿命要长得多,还有一些细胞的寿命和血红蛋白组成居两者之间[7,182]。

尽管细胞选择可能是β-地中海贫血中红细胞内血红蛋白F水平增高的主要原因,其他的机制也可能起作用。在任何形式下的"造血应激",也就是指快速红系增生,都有γ链生成相对增加的趋势。此外,在之前"遗传性胎儿血红蛋白持续生成"章节中讨论过,已发现了几个基因或染色体位点,其多态性与γ链基础生成的增加和血中F细胞数量的相对升高有关。这些不同位点的相互作用可能是β-地中海贫血和镰状细胞贫血中血红蛋白F水平增高,产生较轻表型的原因[125-128,184]。然而,生物合成研究表明,在血红蛋白E/β-地中海贫血中,骨髓腔扩张、F细胞前体及其子代的选择性存活是生成血红蛋白F的主要因素[183]。

由于γ和δ链的合成存在相互关联,所以含大量血红蛋白F的β-地中海贫血纯合子的红细胞血红蛋白A_2水平相对较低[7]。这样,这些个体所测量的血红蛋白A_2的百分比是非常不均一的细胞群的平均数。这一发现解释了为什么此病的纯合子血红蛋白A_2水平极度不一致。β-地中海贫血中血红蛋白F持续存在的进一步的后果是红细胞具有高氧亲和力。

■ 地中海贫血代偿机制的后果

纯合子β-地中海贫血的重度贫血以及血红蛋白F的相对高氧亲和力一起导致了严重组织缺氧。由于血红蛋白Bart和H的氧亲和力高,在较严重的α-地中海贫血类型也发生组织供氧的同样缺陷。对缺氧的主要适应性反应就是红细胞生成素产生增加。已证实患血红蛋白Eβ-地中海贫血的严重贫血儿童中,年龄和血红蛋白水平是促红细胞生成素反应的独立变量,对于一个给定的血红蛋白水平,更幼年的儿童具有相对较高的反应[185]。这些观察发现解释了β-地中海贫血的很多中间型在儿童早期表型相当不稳定的原因。极高水平的促红细胞生成素的主要作用就是红系病态造血骨髓腔的扩增。这又造成颅骨与面部的变形和长骨的骨质疏松[7]。极端的病例可发生髓外造血系肿瘤。除了产生严重骨骼变形外,骨髓扩张可造成病理性骨折以及由于引流不畅产生的鼻窦和中耳感染。

另一个骨髓细胞群极度扩张的重要效应是正常发育所需要的能量转而供应了无效的红细胞前体。这样,严重的地中海贫血病人发育差而消瘦。大量红系前体细胞不断破坏和增殖可导致继发性高尿酸血症、痛风以及严重的叶酸缺乏。

纯合子$α^0$-地中海贫血的严重宫内缺氧的影响已有报道。在可存活到成年的症状型α-地中海贫血(如血红蛋白H病)中,可见红系过度增生所致的骨骼改变和其他后果,但不如在β-地中海贫血中常见。

■ 脾肿大:稀释性贫血

脾脏持续接触含有由沉淀的珠蛋白链组成的包涵体的红细胞,产生"工作性肥大"现象。α和β-地中海贫血都会发生进行性脾肿大,使贫血加重[7,10]。巨大的脾脏就像红细胞的贮存池,可封存相当比例的红细胞。而且,脾肿大也可以造成血浆容量的扩张,骨髓红系的高度增殖会使其加重。红细胞在脾脏贮积,加上血浆容量的扩张,在α和β-地中海贫血中都可以加重贫血。

■ 异常铁代谢

有贫血的β-地中海贫血纯合子病人小肠铁吸收增加,而且与红细胞前体细胞群扩张的程度相关。输血可使铁吸收降低[7,10]。铁吸收增加造成持续性铁累积,首先是在肝脏的Kupffer细胞和脾脏的巨噬细胞,后来是在肝实质细胞(见第42章)。大多数β-地中海贫血纯合子病人都需要定期输血,这样输血性铁沉着又会加重铁的累积。铁沉积于内分泌腺[7,186],特别是甲状旁腺、垂体和胰腺,还有肝脏,尤其是心肌[7,187,188]。铁累积在心肌,累及传导组织或者造成顽固性心衰而导致死亡。其他铁负荷的后果包括糖尿病、甲状旁腺功能减退、甲状腺功能减退和导致生长迟缓与性功能减退的下丘脑-垂体功能异常[7,186]。

现在通过肝脏铁测定能获得病人体内的铁水平的准确信息,了解是否已处于铁负荷过重有严重并发症的危险[7,189]。这些研究从遗传性血色素沉着症病人推导出数据,这些数据表明,每克湿重肝脏含80μmol铁(约等于每克干重肝脏含15mg铁)时,肝脏和内分泌器官损害的危险性增加。体内铁负荷更高的病人发生心脏损害和早死的风险特别高。

铁代谢紊乱在成年型α-地中海贫血较不常见。原因尚不清楚,可能和贫血程度较轻,输血较少以及骨髓红系增生较不显著有关。

在诸如地中海贫血之类的疾病中,铁,特别是非转铁蛋白结合铁,介导组织损伤的机制,以及铁调素在铁吸收异常调节中的关键作用的新近证据,在第42章中已有讨论。

■ 感染

各种类型的严重地中海贫血似乎都对细菌感染的易感性增加[7]。原因尚不清楚。相对高的血清铁浓度可能有利于细菌的生长。另一个可能的机制是由于红细胞破坏增加阻滞了单核-巨噬细胞系统。还未报道白细胞与免疫功能存在一致性的缺陷,而血清铁增高是否是重要因素也有待证实。一个例外是发生小肠结肠耶尔森菌感染(*Yersinia enterocolitica*),该菌在正常情况下是无毒致病菌,能产生自己的含铁血黄素细胞,因而能在铁过多的条件下繁殖。输血依赖的地中海贫血患者发生血源性感染的危险性特别高,包括乙型肝炎、丙型肝炎、HIV/AIDS,在世界某些地区还包括疟疾。

■ 凝血缺陷

在一些类型的地中海贫血中,关于潜在高凝状态的日益增多的知识已有详细综述[174-176,190]。有证据表明,特别是脾切除后及血小板计数高的病人,由于血小板在肺循环内聚集可发生进行性肺动脉疾病。此外,用地中海贫血红细胞作为磷脂来源,在凝血酶原酶试验中,证实凝血酶生成增加。地中海贫血细胞的促凝效应似乎是由于红细胞表面阴离子磷脂的表达增加。正常情况下,中性或带负电荷氨基酸局限于红细胞膜的内层,此效应是由氨基磷脂易位酶(又称为翻转酶)介导的。此酶实际上是将弥散到外层的氨基磷脂翻转,使其回到内层(见第45

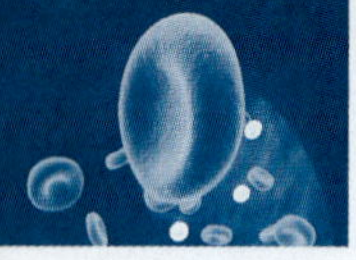

章)。目前认为,在地中海贫血的红细胞上,这些氨基磷脂被移到外层,这样便提供了激活凝血的表面。凝血通路及其拮抗物的其他非特异性改变也见于不同类型的地中海贫血病人。

如同镰状细胞贫血的情况(见第48章),越来越多的证据表明,β-地中海贫血中的溶血与血红蛋白和精氨酸酶的释放有关,可引起一氧化氮利用障碍和内皮功能失常,出现进行性肺动脉高压[191]。可能还有其他机制共同引起该并发症,包括高凝状态和过量铁沉积造成的肺局部结构受损。

■ 临床异质性

前面部分介绍的病理生理机制为地中海贫血综合征临床表现的显著多样性提供了基础[7,192]。β-地中海贫血所有的临床表现都与α链生成过剩有关。因此任何降低过多α链生成的机制都应减轻疾病的临床严重程度。几个"大自然的实验"表明,这一推测是符合事实的,并且正好证实了珠蛋白的不平衡是决定地中海贫血严重程度的主要因素。

α-地中海贫血的共遗传可降低较重型β-地中海贫血的严重度[193,194]。此效应在不同类型β^+-地中海贫血的纯合子或复合杂合子个体更为显著。遗传有α-地中海贫血的β^0-地中海贫血纯合子病人,如果说能得到某种保护,似乎也微不足道。

共遗传增加γ链生成的遗传决定簇可改变重症β-地中海贫血的表现。可能涉及几类决定簇。例如,β-珠蛋白基因5'区域内的一个特定的RFLP单倍体型的遗传可能是一个重要因素[195,196]。这一特定的β-珠蛋白基因单倍体型与$^G\gamma$-珠蛋白基因-158位的一个单碱基改变(C→T)相关,这一改变形成了一个限制酶XmnⅠ的酶切位点[121]。在不同的人群中,与重型地中海贫血的表型比较,地中海贫血中间型表型个体中T(XmnⅠ$^{++}$)纯合子过多[196-198]。现在仍不完全清楚是否这种多态性在这些病例中是血红蛋白F生成增加的唯一因素。在之前"胎儿血红蛋白持续生成"中讨论过,目前已经明确,在第2,6,8号,以及也可能在X-染色体上有一些位点,其多态性与胎儿血红蛋白的合成增高相关,其共遗传可显著改变不同类型β-地中海贫血的表型。

造成β-地中海贫血的一些突变为轻表型,因为它们仅仅导致β链生成的轻度降低。例如,在非洲人中发现,-29和-88位的突变伴有轻型β^+-地中海贫血。同样,在地中海人群发现一些特别轻的表型,常在IVS-1的6位和β-珠蛋白基因的5'侧翼区中的-87位有碱基替换。IVS-1的第6位突变的纯合子状态通常产生相当轻的β-地中海贫血类型。当这些"轻型"突变与较严重的β-地中海贫血决定簇共遗传时,复合杂合子状态呈现更严重的地中海贫血中间型类型的特点。其他种类的地中海贫血中间型发生于δβ-地中海贫血的纯合子状态、δβ-地中海贫血与β-地中海贫血的各种相互作用,以及严重变异型或有3个α基因位点的杂合子β-地中海贫血[7,10,198]。对于这些复杂的相互作用已有一些全面的文献综述[198-200]。

β-地中海贫血表型多变性的这些机制仅代表了我们对于这类疾病基因多样性认识的开始。因而,从不同层次确定一系列基因修饰因素很有意义[192]。一级修饰因素代表β-珠蛋白基因位点突变的多样性。二级修饰因素指那些直接影响珠蛋白链产量不平衡的相关程度的因素,如α-地中海贫血和血红蛋白F生成增高。然而,越来越多的三级修饰因素,即遗传多样性,对于疾病的复杂性也有重要影响。这些包括参与铁、骨和胆红素代谢,以及决定感染易感抵抗性的位点。进而,表型的多样性可反映对于贫血的适应性和环境影响的不同程度。对这些复杂问题已有综述[192],图47-14也有解释。有几篇综述对不同人群中β-地中海贫血中间型的病理生理也进行了详细讨论[199,200]。

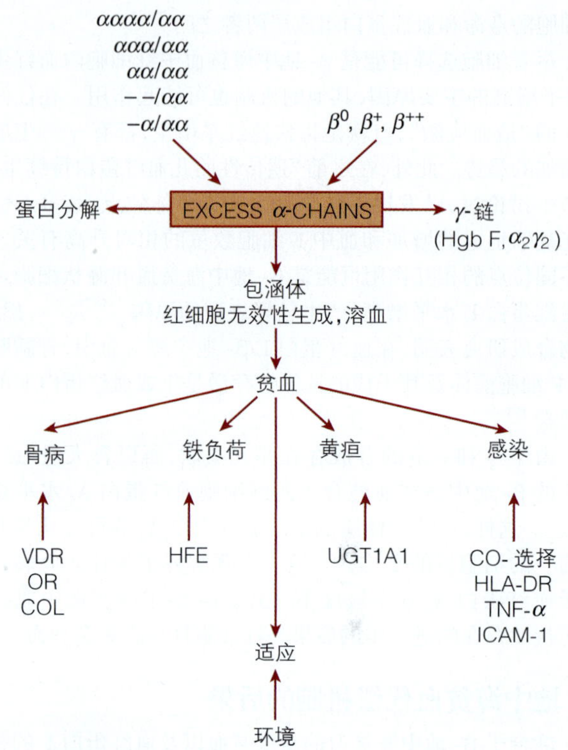

图47-14 β-地中海贫血表型在不同水平的修饰。COL,参与胶原蛋白代谢的各种基因;Co-选择,表示参与感染易感性基因的各种选择,以及不同地中海贫血基因;HFE,遗传性血色病基因;ICAM,细胞间黏附分子;OR,雌激素受体;TNF,肿瘤坏死因子;UGT1A1,尿苷二磷酸葡萄糖醛酸基转移酶;VDR,维生素D受体;EXCESS α-CHAINS,过多的α链。

α-地中海贫血,特别是血红蛋白H病,呈现极大的临床多样性。有些临床变异可能与特定的基因型相关[7,41],但是这类疾病的异质性的原因不明。

临床特点

■ β和δβ-地中海贫血

临床表现最严重的β-地中海贫血称为重型地中海贫血。而发病时间晚,无需输血或输血需求少于重型的那些临床表现较轻者被定义为β-地中海贫血中间型。轻型β-地中海贫血是指地中海贫血的杂合子携带者状态。这些疾病的临床特点在两份专著中有更详细阐述[7,9]。

■ 重型β-地中海贫血

β-地中海贫血的纯合子或复合杂合子状态即为重型地中海贫血,其临床表现由Cooley和Lee[1]于1925年首次描述。受累的婴儿出生时正常。贫血常发生于出生后头几个月内并逐渐加重。患婴发育障碍并可能伴进食困难、反复发热、腹泻以及其他胃肠道症状。大多数依赖输血的纯合子 β- 地中海贫血婴儿在一岁之内出现这些症状。而发病较晚者则提示疾病可能会发展为 β- 地中海贫血中间型中的一种（见上述“病理生理学”）。

儿童期的病程几乎完全决定于是否有充分的输血治疗[7,9]。经典教科书描述的 Cooley 贫血是指这些患儿能定期输血维持相对正常血红蛋白水平之前的临床表现。如果能充分输血，患儿生长发育可正常，没有异常体征。儿童期的并发症很少。只是在十岁时，由于红系无效造血和反复输血造成的铁负荷增加逐渐明显，本病才开始出现问题。以充分铁螯合剂治疗的患儿发育正常，尽管有些身高稍矮。

输血不足的儿童会出现 Cooley 贫血的典型特征。发育迟缓。额骨隆起，上颌区过度生长，面部逐渐显现先天愚型样的面容。这些改变伴有颅骨、长骨和手的特征性放射学表现（图 47-15）。骨板障加宽，有“立毛状”或“太阳线”现象以及长骨和指骨的花边状小梁形成。可有骨骼畸形。肝脾肿大，皮肤色素沉着增多。可出现许多高代谢状态特征，如发热、消瘦和高尿酸血症。

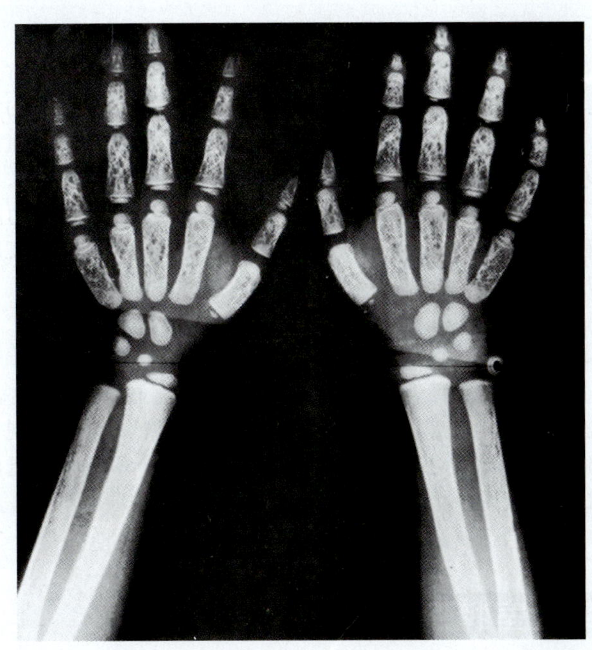

图 47-15　纯合子 β- 地中海贫血手部的放射学特征。指骨中的分散透明区反映了骨髓在远端的显著扩张。

临床过程以严重的贫血并伴频发并发症为特征。患儿尤其容易感染，是常见的死亡原因。由于骨髓腔扩张，长骨和颅骨变薄，从而经常发生自发性骨折。上颌骨变形常造成咬合不正而出现牙疾。髓外造血组织的团块状沉积可能引起神经系统并发症。可出现脾肿大，并随之经常出现继发性血小板和白细胞减少，从而进一步引起感染和出血倾向。脾脏切除术常用以减少输血频率和改善严重的血小板减少，但是脾切后感染极为常见[7]。没有血小板减少也可能有出血倾向，鼻出血尤为常见。这些凝血方面的问题在有些病例与肝功能损害有关。也可出现慢性腿部溃疡，不过更常见于地中海贫血中间型。

接受定期输血的患儿在 10 岁以前生长发育始终正常，当进入青春期时开始出现铁负荷症状，特别是没有接受充分铁螯合剂治疗的儿童[7,9]。铁负荷的首要表现是缺乏青春期阶段的发育，女性无月经初潮。随后几年可发生各种各样的内分泌紊乱，特别是糖尿病、低促性腺素性功能减退症和生长激素缺乏；也可出现甲状腺功能低下和肾上腺皮质功能不全，但较少见[7,186]。近 20 岁时，出现心脏并发症，而且患者通常在 10~30 岁死于心脏铁沉着症[187-189]。心脏铁沉着症可因心律失常或难治性心衰而致急性心性死亡。间歇发作的感染可加重这两种并发症。

即使适当充分输血并接受铁螯合剂治疗的儿童也可能发生多种并发症。尽管血源性感染的发生率由于广泛使用供血筛选程序而不断下降，但在某些人群中，乙型或丙型肝炎[201]，HIV[202] 或疟疾[203] 极为常见。青春期延迟和生长迟缓也很常见，可能反映了低促性腺素性功能减退和垂体损伤[201,204]。骨质疏松症也越来越被人们所注意，可能至少部分反映了性腺功能减退[201]。

■ β- 地中海贫血中间型

地中海贫血中间型病人的临床表现比通常无症状的地中海贫血特征重，但比输血依赖的重型地中海贫血轻[7,199,200]。此综合征包含有不同程度致残性的一组疾病。在其中的重症类型中，病人有贫血，但比输血依赖性纯合子 β- 地中海贫血病人的贫血出现得晚，不输血者仅能将血红蛋白水平维持在 60g/L 左右。但其生长发育迟缓，而且严重残疾，有明显的骨骼畸形、关节炎和骨痛，进行性脾肿大，生长阻滞，以及在踝关节以上的慢性溃疡。此类疾病的另一极端，即较轻类型，病人一直到成年期仍完全无症状，不依赖输血，血红蛋白水平高达 100~120g/L。可见到各种各样的中间严重度，有些病人仅仅由于脾功能亢进而致残。深入的分子病理学研究提供了有关基因型 - 表现型相互关系的指导方针，对遗传咨询非常有用（表 47-6）。

表 47-6　中间型 β- 地中海贫血病人的基因型

轻型 β- 地中海贫血
轻度 β^+- 地中海贫血等位基因的纯合子
两个轻度 β^+- 地中海贫血等位基因的复合杂合子
一个“沉默的”或轻度的与较严重的 β- 地中海贫血等位基因的复合杂合子
α- 和 β- 地中海贫血的遗传
β^+- 地中海贫血伴 α^0- 地中海贫血（--/αα）或 α^+- 地中海贫血（-α/αα 或 -α/-α）
β^+- 地中海贫血样 Hgb H 病基因型（--/-α）
β- 地中海贫血伴 γ- 链合成增高
伴异型细胞 HPFH 的纯合子 β- 地中海贫血
伴纯合子 Gγ158 T→C 改变的纯合子 β- 地中海贫血（有些病例）
β- 地中海贫血与 HPFH 缺失型的复合杂合子
β- 地中海贫血与 β- 链变异型的复合杂合子
Hgb E/β- 地中海贫血
其他与少见 β- 链变异型的相互作用
伴三倍或四倍 α- 链基因（ααα 或 αααα）的杂合子 β- 地中海贫血
β- 地中海贫血显性形式
β- 与 $(\delta\beta)^+$- 或 $(\delta\beta)^0$- 地中海贫血的相互作用

HPFH，遗传性胎儿血红蛋白持续。

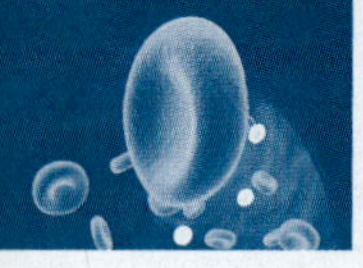

总之，中间型β-地中海贫血的临床特征与重型β-地中海贫血相似。此种疾病严重者，尤其是伴有生长迟滞者，需要定期输血治疗。然而，有些轻症的患者，也会伴有一些重要并发症，包括进行性脾肿大。临床上，由于铁吸收的增强引起显著的铁负荷增加，这种情况甚至可见于无频繁输血史的患者（见第42章）。铁的超负荷可以导致糖尿病和内分泌紊乱，常见于40岁左右的病人。有报道，这类疾病中，胆色素结石，骨骼畸形，骨关节疾病，下肢溃疡和血栓形成的发生率增高，尤其是脾切除后[7]。

血液学家需要注意的是，少数情况下，在β-地中海贫血的某些罕见类型的杂合子病人中，可碰到一种中间型地中海贫血的表型，导致常染色体显性遗传的地中海贫血临床表现（见上述"病理生理学"的讨论）。

轻型β-地中海贫血

β-地中海贫血的杂合子状态通常是在对重症β-地中海贫血进行家系研究、人口普查或常常在血液常规检查时被发现。这种类型疾病的特征尚无定论[7]，有些研究提示患病个体可能有贫血相关症状，偶有脾肿大，而也有研究认为这种病人完全没有症状，且没有可以触及的脾肿大。然而，这些研究都没有进行对照。一项对照试验报道，有β-地中海贫血性状的个体有乏力和其他症状，这些症状与其他原因引起的轻度贫血无法区别。在地中海贫血和对照组之间，可触及性脾肿大的发生率并无区别[205]。这类患者在妊娠期间引起中等严重程度的贫血也并不少见，有些病例需要进行输血治疗。某些患者贮存铁增高，这常常是由于误诊后不适当的铁剂治疗导致。在遗传性血色病遗传决定簇相对高发的国家，如果碰到一个β-地中海贫血的病人伴有异常增高的血清铁或血清铁蛋白，应该记住，很可能存在这两种疾病的共遗传。

α-地中海贫血

血红蛋白Bart胎儿水肿综合征

此病是东南亚死产常见的原因。婴儿或者在34~40周孕期之间死产，或者死于生后几小时[7,206]。有苍白、水肿和肝脾肿大，临床象与Rh血型不合造成的胎儿水肿类似。尸检见大量的髓外造血和胎盘增大。可观察到多种先天性异常。

有少数通过产前诊断和换血疗法挽救婴儿的报道。这些婴儿虽然依赖输血，但生长发育正常[207,208]。

孕妇的妊娠毒血症和分娩时难产的发生率增高，后者是由于巨大的胎盘导致[206]。胎盘肥大的原因还不清楚，由于类似现象也见于Rh不相合造成的婴儿水肿，它可能是严重的宫内缺氧所致。

血红蛋白H病

血红蛋白H病在1956年分别在美国和希腊被报道[209,210]。临床表现多种多样：少数病人几乎与重型β-地中海贫血一样严重，而大多数病人的临床经过要轻得多[7,211]。病人终生有贫血，伴不同程度的脾肿大，骨骼改变不常见。

在之前的"病因和发病机制"中曾经论及，曾经进行过几次尝试，试图将血红蛋白H病的表型与基因型联系起来。例如，一般来说，与预期相符，非缺失型α-地中海贫血的病人，累及优势的α2基因，与α^0-地中海贫血决定簇$\alpha^T\alpha$/--，或$\alpha^{Constant\ Spring}\alpha$/--相互作用，比--/-α基因型的病人有更高水平的血红蛋白H、较重的贫血和更严重的临床经过[212-215]。

较轻型的α-地中海贫血，包括$\alpha^T\alpha$/--或$\alpha^{Constant\ Spring}\alpha$/--特征

由于每个单倍体基因组有2个α-珠蛋白基因，它们之间各种相互作用造成的重叠表型产生了一系列不同状态[7]。缺失型和非缺失型α-地中海贫血的携带者状态，-α/αα和$\alpha^T\alpha$/αα，是无症状的。同样，缺失型α^+-地中海贫血的纯合子状态，-α/-α，以及α^0-地中海贫血的杂合状态，--/αα，尽管有轻度贫血和红细胞改变，但没有症状。另一方面，非缺失型α-地中海贫血的纯合子状态，$\alpha^T\alpha/\alpha^T\alpha$，有极为不同的表型系列。在"α-地中海贫血单倍体的相互作用"部分已经说过，他们有时产生血红蛋白H病的临床象，而在另一些患者中，则仅有轻度低色素性贫血[7]。链终止密码子突变的纯合子状态，特别是血红蛋白Constant Spring，由于产生特征性的表型而成为一种特殊情况。在这种情况下，可见中度溶血性贫血，脾肿大和特征性血液学表现[7,216,217]。

α-地中海贫血和智力障碍

此类疾病的临床表型有异质性，而α-珠蛋白位点正常无损。在存在染色体缺失（16号染色体末端缺失；ATR-16）的病人，临床缺陷与染色体缺失的程度有关；只有α-地中海贫血和智力障碍总是存在[157]。

这类疾病中的第二组是由ATR-X突变引起，除了智力障碍和α-地中海贫血外，临床表型还有骨骼异常，面容异常，新生儿张力减退，生殖期异常和多种不常见的特征[158]。

εγδβ-地中海贫血

临床象随发育阶段而异[7]。新生儿可能有显著的贫血并需要输血治疗。相反，儿童和成人没有症状。他们的临床表现和实验室检查与杂合子型的β-地中海贫血相同，只是血红蛋白A_2的水平正常。不同发育阶段临床表现不同的原因不明。此病纯合子状态被认为是致命性的。

实验室特点

β-地中海贫血重型

就诊时血红蛋白水平可能在20~30g/L或甚至更低[7]。红细胞呈现明显异形性，伴低色素性、靶形红细胞形成，并有不同程度嗜碱性点彩（图47-16）。外周血涂片根据脾脏完整与否而有不同表现。未行脾脏切除术的患者，大的异形红细胞很常见。脾切除后，大的扁平的巨红细胞和小的变形的小红细胞常见。网织红细胞计数中度增高，外周血出现有核红细胞。上述异常红细胞在脾切除后可达到很高水平。白血病和血小板计数轻度增高，除非有继发性脾亢。血片用甲紫染色，特别是脾切除者，红细胞内可见点彩或破碎的包涵体[169]。这些包涵体几乎总能在骨髓的红细胞前体中见到。骨髓通常表现红系增生过度，伴幼红细胞形态异常，如显著的嗜碱性点彩和铁沉着增加。铁动力学检查表明有明显的无效造血，红细胞寿命通常缩短。有

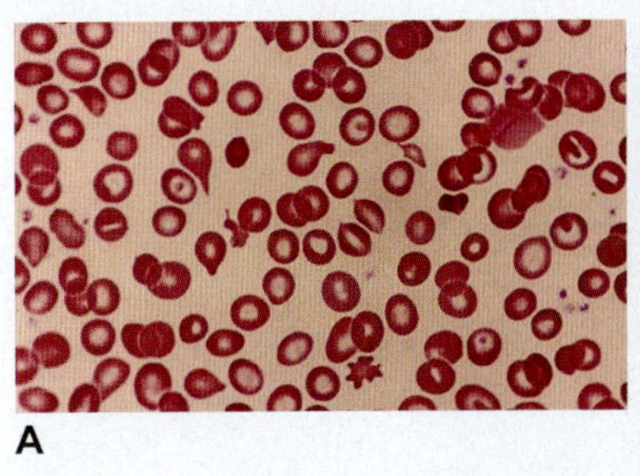
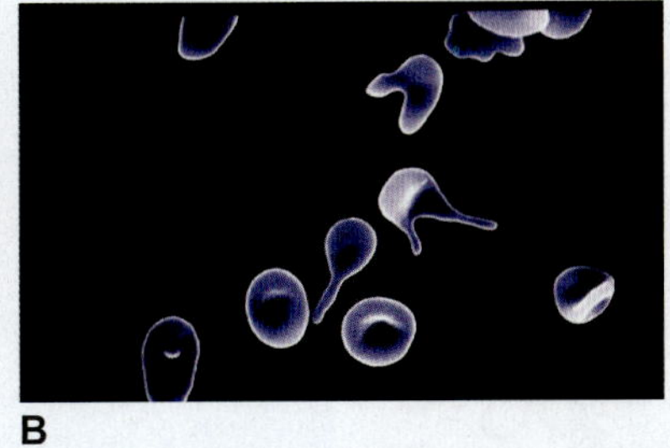
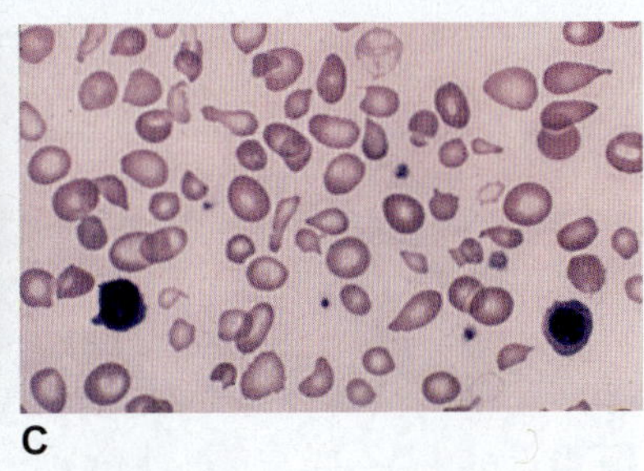

图 47-16 β- 地中海贫血血片。A. 轻型 β- 地中海贫血。红细胞大小不均,低色素。偶见球形红细胞和口形红细胞。B. 扫描电镜图显示 A 中的异形红细胞更详细的情况。注意右下方的连接细胞[捏瓶细胞(pinch-bottle cell)]。C. 重型 β- 地中海贫血。显著红细胞大小不均,小细胞多。显著异形红细胞。细胞着色不均。右侧为一有核红细胞。左侧为一小淋巴细胞。

短寿命的细胞群,也有较长生存期的细胞群,后者含有相对较多的胎儿血红蛋白。胎儿血红蛋白水平增加,范围从低于 10% 到超过 90%,是纯合子 β- 地中海贫血的特征。$β^0$- 地中海贫血不产生血红蛋白 A。酸洗脱试验显示胎儿血红蛋白在红细胞间的分布相当不均匀。纯合子 β- 地中海贫血的血红蛋白 A_2 水平可以降低、正常或增高。然而若以血红蛋白 A 的比例表示,血红蛋白 A_2 的水平总是增高的。差速离心研究表明地中海贫血红细胞间血红蛋白 F 和 A_2 的分布有某种异质性,它们在全血中的水平不能很好显示总的合成速率。

对骨髓或血液进行体外血红蛋白合成研究显示珠蛋白链有明显的不平衡。α 链的生成总是明显超过 β 和 γ 链。本病的其他实验室检查,包括红细胞寿命、铁吸收、铁动力学、红细胞动力学和铁负荷造成的影响,前面已经有讨论(见上述"病因和发病机制")。

通过检查同胞、父母和孩子等,发现其他家庭成员的异常对于证实诊断非常重要。检查的医师应尽力获得家庭成员的全套外周血计数。除了有较高的血红蛋白水平,β- 地中海贫血中间型的血液学改变和 β- 地中海贫血重型相似(图 47-17)。

■ β- 地中海贫血轻型

轻型 β- 地中海贫血的患者血红蛋白水平常在 90~110g/L。最一致的发现是小的血红蛋白化较差的红细胞(见图 47-16),MCH 水平为 20~22pg,MCV 水平为 50~70fl。红细胞计数通常正常或升高,但血红蛋白和血细胞比容常轻度低于正常,而红细胞指数对于人群调查中筛查地中海贫血杂合子携带者特别有用。β- 地中海贫血杂合子的骨髓提示轻度红系增生过度,红细胞包涵体少见。叶酸缺乏者偶可产生巨幼样改变,特别是在妊娠期间。可见轻度的红系无效造血,但红细胞寿命正常或接近正常。血红蛋白 A_2 水平增至 3.5%~7%。大约 50% 的患者胎儿血红蛋白水平增高,常为 1%~3%,极少数大于 5%。

■ α- 地中海贫血

血红蛋白 Bart 胎儿水肿综合征

胎儿水肿综合征患婴的血涂片表现严重的地中海贫血改变,可见较多有核红细胞。血红蛋白主要由血红蛋白 Bart 构成,有 10%~20% 左右的血红蛋白 Portland。通常无血红蛋白 A 或 F 存在,但是极少数病例由于 $α^0$- 地中海贫血和重症非缺失型 $α^+$- 地中海贫血的相互作用,显示有少量血红蛋白 A。

血红蛋白 H 病

血涂片表现为低色素性和红细胞大小不均一。网织红细胞计数通常约 5% 左右。经煌焦油蓝孵育的红细胞可在几乎所有细胞内都产生破碎的包涵体。包涵体的形成是由于血红蛋白 H 在染料的氧化还原作用下,在体外形成沉淀所致。脾脏切除后,一些细胞内可见大的单个海因茨小体(图 47-18),这些小体是由于不稳定的血红蛋白 H 分子在体外沉淀所致,而且仅见于脾脏切除术后。血红蛋白 H 占总血红蛋白的 5%~40% 之间。可有微量血红蛋白 Bart,血红蛋白 A_2 水平常稍低于正常。

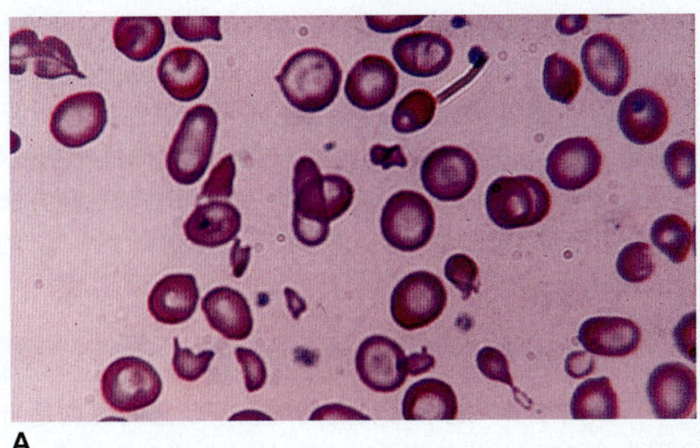
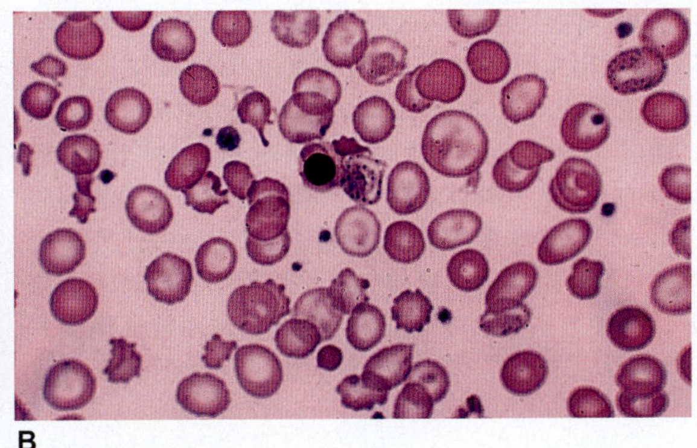

图 47-17 A. 中间型地中海贫血。血片。显著红细胞大小不均,异形红细胞,有椭圆形、卵圆形、泪滴形和红细胞碎片。靶细胞。B. 脾切除后。与 A 中形态学相似,但中央为一有核红细胞,粗点彩细胞和体积大、数量多的血小板,表明为脾切除的叠加改变。

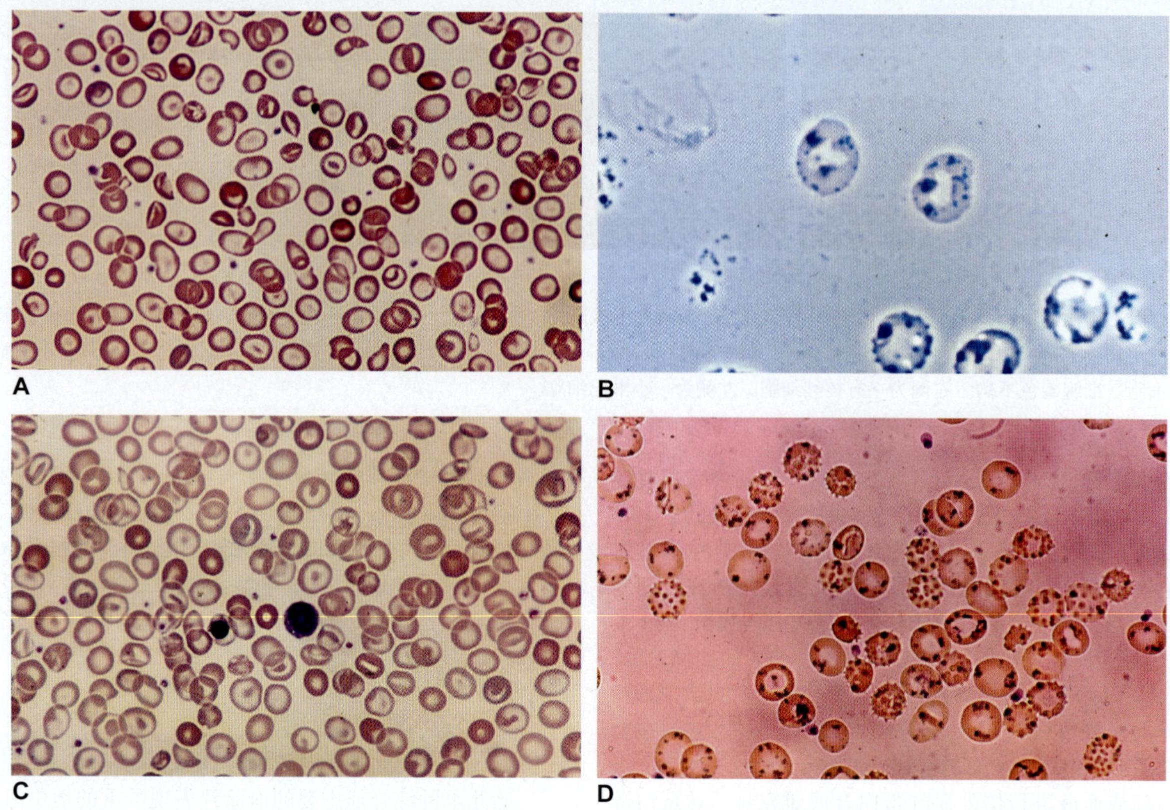

图 47-18 血红蛋白 H 病（α- 地中海贫血）。血片。A. 注意低色素红细胞，红细胞大小不均，靶细胞，异形红细胞，包括泪滴形红细胞。B. 甲紫染色的湿片。红细胞中包涵体（Heinz bodies）通常黏附于细胞膜。C. 脾切除后。注意异形红细胞和靶细胞频率减少，这种改变与血红蛋白 H 病和经脾切除术后效应增强一致。在这个视野中有一有核红细胞，反映了脾切除术后血中有核红细胞增加。D. 亮甲酚蓝孵育 90 分钟的血液。大量血红蛋白 H 胞内沉淀物（过量 β- 珠蛋白链的沉淀物）。常见的红细胞皱缩是孵育条件产生的假象。

α^0- 地中海贫血和 α^+- 地中海贫血特征

α^0- 地中海贫血的特点是在出生时血红蛋白 Bart 在 5%~15%[7]。这种血红蛋白在成熟过程中消失且不能被等量的血红蛋白 H 所替换。经煌焦油蓝孵育后偶见个别细胞有血红蛋白 H 包涵体。这一现象常用作 α^0- 地中海贫血特征的诊断试验。但这试验本身很难标准化且需要丰富经验才有用。在成年期，杂合子地中海贫血的红细胞有低 MCH 和 MCV 值的杂合子地中海贫血的形态改变。电泳图是正常的。珠蛋白合成研究提示 α 链生成缺乏，α 链 /β 链生成比率约为 0.7。

α^+- 地中海贫血特征（-α/αα）一般没有或仅有轻微血液学改变，部分患者出生时有 1%~2% 血红蛋白 Bart，以及 α 链 /β 链生成比率轻度减少，约为 0.8；因此这种基因型常被称为沉默携带者。通过 NDA 分析与出生时血红蛋白 Bart 水平比较，显示相当数量的 α^+- 地中海贫血杂合子新生儿没有可检测到的血红蛋白 Bart[218,219]。珠蛋白基因合成比率只有通过研究较大量的样本并且同正常对照人群的 α/β 平均比率相比较才能与正常区分。这种方法对诊断个别 α^+- 地中海贫血特征病例并不可靠，但是除了 DNA 分析之外，没有其他可靠的诊断方法可用。

非缺失型 α- 地中海贫血的纯合子状态

累及优势（α2）珠蛋白基因的 α- 地中海贫血的非缺失型纯合子状态导致的 α 链不足比 α^+- 地中海贫血更重。有些病例可造成血红蛋白 H 病。血红蛋白 Constant Spring 或其他链终止密码子突变的纯合子状态有中等严重程度的溶血性贫血，而且由于未知的原因，在这种溶血性贫血中没有血红蛋白 H，但有少量血红蛋白 Bart 持续至成年期。其他非缺失型 α^+- 地中海贫血的纯合子状态有血红蛋白 H 病。

在血红蛋白 Constant Spring 的纯合子状态，血象显示轻度地中海贫血改变，红细胞大小正常。血红蛋白包含 5%~6% 的血红蛋白 Constant Spring、正常水平的血红蛋白 A_2 和微量的血红蛋白 Bart。其余的是血红蛋白 A。

血红蛋白 Constant Spring 的杂合子状态无血液学异常。除存在大约 0.5% 的血红蛋白 Constant Spring 外，血红蛋白类型正常。血红蛋白 Constant Spring 可在碱性淀粉凝胶电泳上观察到，显示为在血红蛋白 A_2 与起始点之间的一条微弱条带。在重负载淀粉凝胶上看得最清楚，而用其他的电泳方法则容易遗漏（图 47-19）。在新生儿期，脐带血中常有 1%~3% 的血红蛋白 Bart。

缺失型 α^+- 地中海贫血的纯合子状态

缺失型 α^+- 地中海贫血的纯合子状态的特点是出生时表现为含 5%~10% 血红蛋白 Bart 的地中海贫血血象，以及在成年期表现类似于 α^0- 地中海贫血杂合子的血液学改变。一般而言，$-\alpha^{4.2}$ 缺失比 $-\alpha^{3.7}$ 缺失的表型更严重[7]。

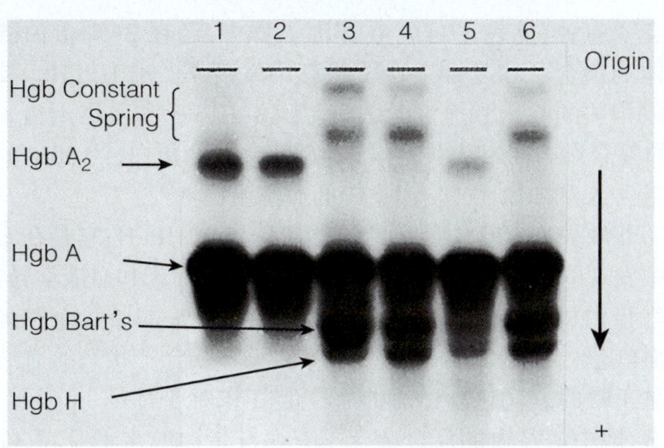

图 47-19　血红蛋白 Constant Spring。淀粉凝胶电泳：1，2，正常成人；3，4，伴血红蛋白 H 病的 α^0- 地中海贫血与血红蛋白 Constant Spring 的复合杂合子；5，正常成人；6，α^0 地中海贫血与血红蛋白 Constant Spring 的复合杂合子。Origin，起点。

鉴别诊断

纯合子 β- 地中海贫血和血红蛋白 H 病的临床和血液学表现具有特征性，诊断并不困难。图 47-20 显示可疑病例的实验室检查简单流程图。

在幼童时期，地中海贫血与先天性铁粒幼红细胞性贫血可能难以区分，但是后者的骨髓象很有特征性。由于青少年型慢性粒细胞白血病也可有血红蛋白 F 升高，所以，这种疾病表面上与 β- 地中海贫血相似。然而，青少年型慢性粒细胞白血病患者骨髓出现原始细胞，血红蛋白电泳中无血红蛋白 A_2 水平升高，碳酸酐酶下降，和髓系祖细胞体外对粒单细胞集落刺激因子的特征性反应（见第 90 章）等，很容易将此病与 β- 地中海贫血鉴别。

较少见类型地中海贫血

■ $(\delta\beta)^0$- 地中海贫血

δβ- 地中海贫血纯合子状态在临床上较库利贫血轻，是一种地中海贫血中间型[220-222]。仅出现血红蛋白 F，没有血红蛋白 A 和 A_2 产生。杂合子 δβ- 地中海贫血血液学表现类似于轻型 β- 地中海贫血[7]。胎儿血红蛋白水平升高（范围：5%~20%），血红蛋白 A_2 值正常或轻度减少。同 β- 地中海贫血一样，胎儿血红蛋白在红细胞中的分布不均一，这可区分该病与遗传性胎儿血红蛋白持续症（图 47-21）。

β- 地中海贫血杂合子和 δβ- 地中海贫血的杂合子在临床上均与库利贫血相似但较轻。其血红蛋白由大量的血红蛋白 F 和少量的血红蛋白 A_2 构成。这是由于相关的 β- 地中海贫血基因通常为 β^0 变异型。δβ- 地中海贫血也见于血红蛋白 S 或 C 的杂合子个体[7]。

■ $(\delta\beta)^+$- 地中海贫血和血红蛋白 Lepore 病

血红蛋白 Lepore 病可有纯合子和杂合子状态，可单独发生或与 β- 或 δβ- 地中海贫血、血红蛋白 S 或血红蛋白 C 一同出现[7,9,223]。在纯合子状态中，其血红蛋白约 20% 为 Lepore 型，80% 为胎儿血红蛋白，没有血红蛋白 A 和 A_2。临床表现多样。一些病例与输血依赖的纯合子 β- 地中海贫血一样；其他病例与中间型地中海贫血相似。在杂合子状态中，临床表现与轻型 β- 地中海贫血相似。其血红蛋白构成包含约 10% 的血红蛋白 Lepore，血红蛋白 A_2 水平减低，总有胎儿血红蛋白轻度增高。在大多数种族中，都发现了散发的血红蛋白 Lepore 病。大多数病例的化学分析显示这些血红蛋白与血红蛋白 Lepore Washington-Boston 一致。血红蛋白 Lepore Hollandia 和 Lepore Baltimore 只见于少数病人[7,223]。

■ 遗传性胎儿血红蛋白持续症

关于 HPFH 的分子病理学知识在之前的“病因和发病机制”中已有论述。表 47-4 总结了现在已被接受的对这组复杂疾病的分类和命名。这些不同类型的 HPFH 没有多大临床意义，除非它们与地中海贫血或血红蛋白结构变异型相互作用。

$(\delta\beta)^0$ HPFH

纯合子型 $(\delta\beta)^0$HPFH 的血红蛋白由 100% 的血红蛋白 F 构成。血液表现为轻度地中海贫血改变，MCV 和 MCH 值减小，与杂合子 β- 地中海贫血非常相似。同样的，他们有珠蛋白链合成不平衡，其比率在 β- 地中海贫血杂合子中所见的范围内[224]。杂合子型有 20%~30% 的血红蛋白 F，血红蛋白 A_2 值轻度减少，而血象完全正常。因而，这种状况就像是 δβ- 地中海贫血极好代偿的形式，γ 链的产量几乎（但是并没有）完全代偿 β 和 δ 链的完全缺乏。除了 $^G\gamma$ 链的比例外，该病的不同分子形式在表

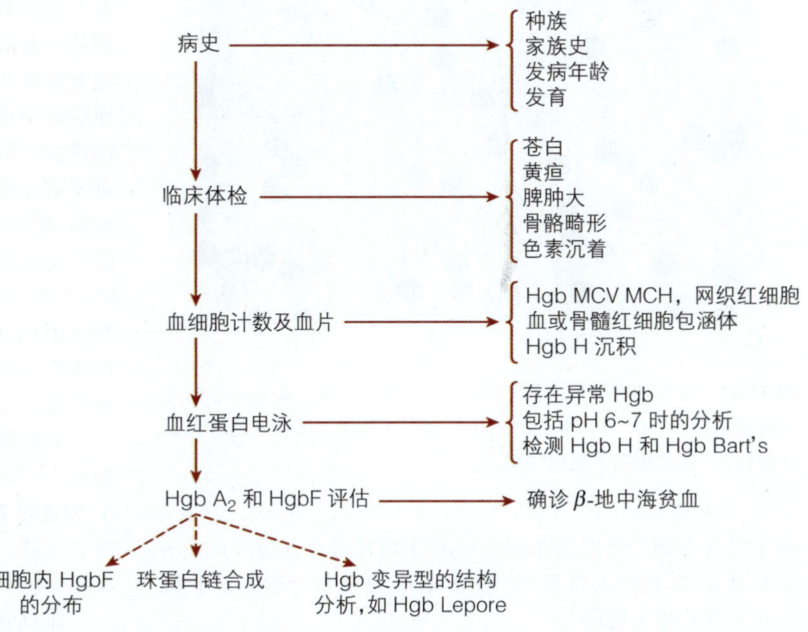

图 47-20　地中海贫血综合征诊断方法的流程图。MCH，平均细胞血红蛋白；MCV，平均血细胞体积；RBC，红细胞。

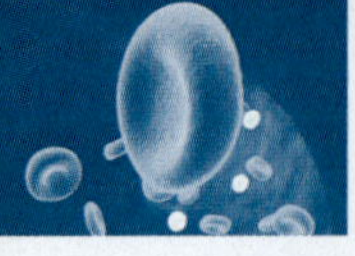

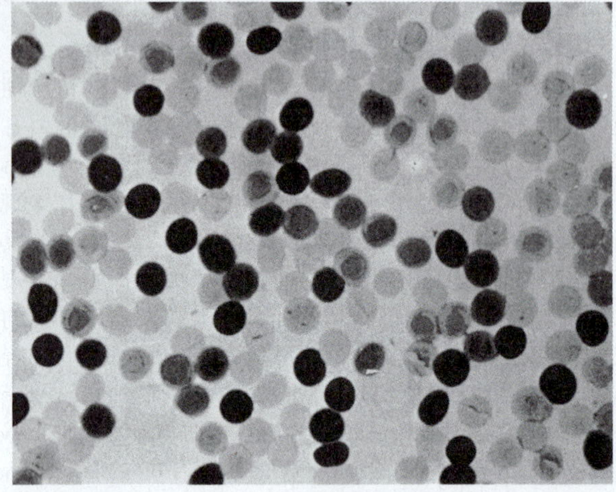

A

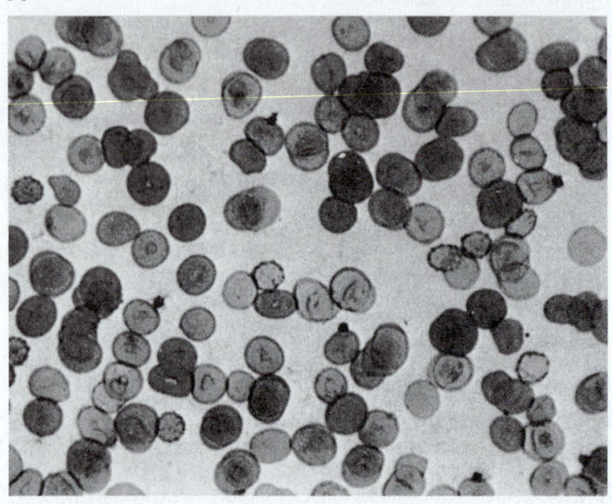

B

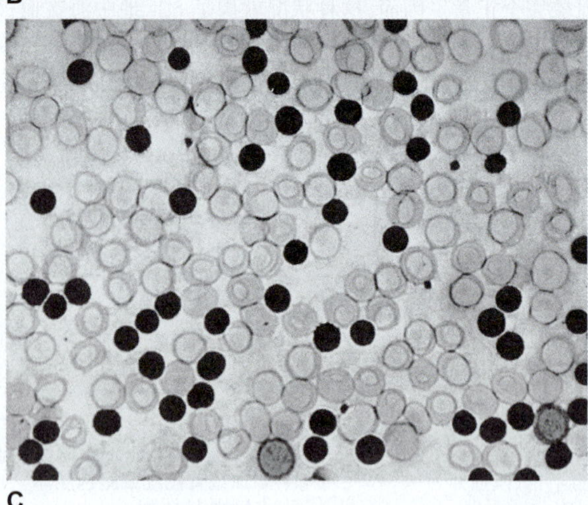

C

图 47-21 经酸洗脱制备的血片。A. δβ- 地中海贫血。B. 遗传性胎儿血红蛋白持续。C. 人为混合的胎儿与成人红细胞。黑色细胞含有血红蛋白 F。血红蛋白 F 耐酸洗脱。

型上没有差别。已发现非洲型 $(\delta\beta)^0$ HPFH 可合并血红蛋白 S 和 C 或是 β- 地中海贫血(见第 48 章)。这些复合的杂合子状态几乎没有临床表现[7]。

非缺失型 HPFH

已经报道了许多非缺失型 HPFH 与 γ- 珠蛋白基因上游的点突变有关(见表 47-4)。在非洲人群中,已在 β- 珠蛋白链变异体的杂合子和复合杂合子状态中发现了 $^G\gamma\beta^+$HPFH。没有报道相关的临床和血液学表现。$^G\gamma\beta^+$ HPFH 和血红蛋白 S 或 C 的复合杂合子状态产生 45% 的异常血红蛋白,约 30% 的血红蛋白 A 和 20% 仅含有 $^G\gamma$ 链的血红蛋白 F[225,226]。

非缺失型 HPFH 最常见的类型是 $^A\gamma\beta^+$ HPFH;它是在希腊人中发现的[227-229]。在纯合子状态,没有发现临床和血液学异常。血红蛋白检查具有特征性,表现为大约 25% 的胎儿血红蛋白和血红蛋白 A_2 水平下降,约为 0.8%[230]。杂合子状态的血液学也是正常的,有 10%~15% 的血红蛋白 F,几乎都是 $^A\gamma$ 变异型。与 β- 地中海贫血的复合杂合子有血红蛋白 F 水平升高,临床表现仅比 β- 地中海贫血特征稍重。

在 $^A\gamma\beta^+$ HPFH 的英国型中[231],杂合子大约有 5%~12% 的血红蛋白 F,而纯合子约有 20%。尽管在这种非缺失型 HPFH 中,奇怪的是血红蛋白 F 在红细胞中分布不均一,但是没有发现相关的血液学异常。

有一组异质性疾病,在成年期仍有少量血红蛋白 F 持续生成。它们统称为异质细胞性 HPFH。它们的临床重要性在于:当它们与不同类型 β- 地中海贫血共遗传时,可导致血红蛋白 F 产量增加,导致较轻的表型。如果一个 β- 地中海贫血中间型病人的双亲之一为地中海贫血特征,却有异常高水平的血红蛋白 F,即应怀疑存在这种类型的相互作用。同样,有时会发现未受累的旁系亲属或其他家庭成员有血红蛋白 F 水平轻度升高。

■ 伴 β 链血红蛋白结构变异型的 β- 地中海贫血

临床上 β- 地中海贫血与 β 血红蛋白结构变异体的最重要的类型是镰状细胞性贫血、血红蛋白 C 地中海贫血和血红蛋白 E 地中海贫血(见第 48 章)。另外也有许多 β- 地中海贫血与罕见血红蛋白结构变异体相互作用的报道[7,9,10]。

镰状细胞性贫血[7,232,233]发生在部分非洲和地中海人群,特别是希腊和意大利。在中东和印度的部分地区也有报道。带有单一血红蛋白 S 基因和单一 β- 地中海贫血基因的临床后果完全依赖于 β- 地中海贫血突变的类型。镰状细胞基因和 β^0- 地中海贫血相互作用的特点是临床病症非常类似于镰状细胞性贫血。同样,镰状细胞基因与有 β- 珠蛋白合成明显减少的重型 β^+- 地中海贫血的相互作用产生类似的临床表型。另一方面,镰状细胞基因与非常轻型的 β^+- 地中海贫血相互作用可能是完全无害的[233]。后面这种疾病的特点是轻度贫血,伴有脾肿大,血红蛋白浓度中有 60%~70% 的血红蛋白 S 和 25% 的血红蛋白 A,并且血红蛋白 A_2 水平升高。在这些所有的相互作用中,父母的一方是镰状细胞特征,另一方是 β- 地中海贫血特征。

血红蛋白 C 地中海贫血是一种伴有脾肿大的轻度溶血性疾病[7,9,10]。同样,血红蛋白的构成取决于地中海贫血基因是 β^+ 型还是 β^0 型。这种相对无害的状况主要见于北非,亦见于西非人群。其特点是轻度溶血性贫血和脾肿大,血片显示所有血红蛋白 C 病特有的大量靶形细胞。

血红蛋白 E 地中海贫血是全世界人群内最重要的血红蛋白病之一,此病高发于印度次大陆的东半部和整个东南亚[7,9,10,234-240]。就像前面"病因和发病机制"中所提到的那样,血红蛋白 E 合成速率减低,产生轻型 β- 地中海贫血的临床表型。当它与β-地中海贫血共遗传时（在东南亚和印度最常见的为β^0或严重的β^+-地中海贫血突变），就会有显著的β链生成缺乏，临床表现为严重的β-地中海贫血。血红蛋白E地中海贫血临床表现呈显著的多样性[234-238]，从轻型的中间型地中海贫血到临床上与纯合子β-地中海贫血难以区别的输血依赖性地中海贫血。表现多样性的原因不清楚，不过，有些因素可能与修饰其他类型β-地中海贫血的因素相同[239,240]。

在更严重的血红蛋白E地中海贫血病例中，可见严重贫血，伴生长迟滞、腿部溃疡、骨骼畸形、极易感染、铁过载，以及不同程度的脾肿大和脾功能亢进。由髓外造血组织构成的大的肿块可造成各种各样的挤压综合征，包括与脑肿瘤非常相似的临床表现。另一个似乎只发生于脾切除病人的不寻常的临床表现是肺血管栓塞，有人认为是由血小板计数的极度增高导致的[241]。

输血依赖病人的临床过程和并发症与纯合子β-地中海贫血相似。较轻类型的主要并发症包括进行性脾功能亢进、铁过载造成的器官损害（由吸收加快引起的）、髓外造血肿块、骨病和感染。血象呈典型的地中海贫血模式，血红蛋白由E、F和A_2组成。因为β^0-地中海贫血特别常见于有血红蛋白E的地区，所以通常没有血红蛋白A。

最近的研究着重在遗传因素之间的复杂相互作用[239,240]，对贫血［特别是在生命早期（见上文“病理生理学”）］和环境（尤其是感染间日疟的倾向）的适应性的差别，特别是对疟疾的易感性等方面，这些是造成血红蛋白Eβ-地中海贫血病人表型差异大且不稳定的原因[238,239]。

■ 血红蛋白 A_2 水平正常的β-地中海贫血

在一些少见类型的β-地中海贫血中，杂合子的血红蛋白A_2水平正常。它们主要的临床意义是与α-地中海贫血杂合子状态的较严重类型易混淆，造成遗传咨询和产前诊断的困难。根据血液学研究，有两大类所谓“血红蛋白A_2正常的β-地中海贫血”，有时称为1型和2型[242]。1型是β-地中海贫血的“静止”型，而2型是异质性的，许多病例代表β-地中海贫血与δ-地中海贫血的复合杂合子状态。

“静止”型β-地中海贫血[7,243]的特点是在杂合子中没有血液学改变。已经报道了几种引起这一表型的轻型β-地中海贫血（见参考文献44、45）。尽管这种情况可部分通过轻度珠蛋白链不平衡发现，其α/β-珠蛋白链合成比率约为1.5∶1，但是只能通过DNA分析来确诊。它与β-地中海贫血形成的复合杂合子呈轻症中间型β-地中海贫血。

血红蛋白A_2正常的β-地中海贫血2型的杂合子与有血红蛋白A_2水平升高的典型β-地中海贫血不能区别[242]。纯合子状态还未见报道。此基因与血红蛋白A_2水平升高的β-地中海贫血的复合杂合子状态临床上表现为严重输血依赖的β-地中海贫血。在意大利和撒丁尼亚获得的家族资料表明，此种情况代表了β-地中海贫血和δ-地中海贫血的复合杂合子状态[244,245]。大多数δ-地中海贫血都与β-地中海贫血呈反式关系。然而，第59位密码子一个A的丢失所造成的δ-地中海贫血类型，与表现为轻型β-地中海贫血的血红蛋白Knossos突变发生在同一个染色体上[246]。这一发现解释了在此病中血红蛋白A_2水平正常的原因，这在地中海地区是血红蛋白A_2正常的β-地中海贫血的最常见类型。

本章前面“病因和发病机制”所提到的其他几种情况的表型与正常A_2的β-地中海贫血的表型不能区别。其中包括δβ-地中海贫血Corfu型的杂合子状态，以及εγδβ-地中海贫血。

■ β-地中海贫血的其他不常见类型

显性β-地中海贫血的临床特征与中间型地中海贫血相似[7]。有中度的贫血和脾肿大。血象显示地中海贫血的红细胞改变。骨髓显示红系增生过度，红系前体细胞中含有非常明显的包涵体，脾切除后可见于外周血。血红蛋白分析可见血红蛋白A和A_2，血红蛋白F水平通常不比β-地中海贫血特征高出太多。血红蛋白A_2水平总是升高的。

β-地中海贫血其他不常见的变异型包括那些有异常高水平的血红蛋白F或A_2的类型。大多数情况都是由于缺失累及β-珠蛋白基因及其启动子区域。例如所谓的β-地中海贫血Dutch[247]型，其杂合子就有异常高的血红蛋白F和血红蛋白A_2水平。已报道了此型的其他几种情形，均由于不同大小的缺失所致（见参考文献7）。

■ δ^0-地中海贫血

δ^0-地中海贫血在纯合子造成血红蛋白A_2的完全缺失，在杂合子则导致血红蛋白A_2水平降低[248]。除了在β-地中海贫血杂合子引起血红蛋白A_2水平降低外，它没有临床意义。

■ εγδβ-地中海贫血

这种异质性的情形仅见于少数家族中的杂合子状态[7,108,109]。其特点是新生儿期溶血和成人期出现杂合子β-地中海贫血的血液学图像，血红蛋白A_2水平正常。

■ 伴有α及β链血红蛋白变异型的α-地中海贫血

有几种α-珠蛋白结构变异型是由于α链座位的单个氨基酸替换形成的，这些α链座位的染色体仅有单个的α链基因。遗传有这种变异型和α^0-地中海贫血决定簇的个体形成一种血红蛋白H病，其血红蛋白由α链变异型血红蛋白和血红蛋白H组成。充分确认的类型包括：血红蛋白QH病（$--/-\alpha^{Q}$）[249,250]，血红蛋白G Philadelphia H病（$--/-\alpha^{G}$）[251,252]和血红蛋白Hasharon H病（$--/-\alpha^{Hash}$）[253]。还有许多β链血红蛋白变异型的纯合子或杂合子状态与不同α-地中海贫血决定簇共存的例子[7,9,10]。特别明确的疾病包括α^0或α^+-地中海贫血与血红蛋白E[7,234]和血红蛋白S的各种相互作用（见第48章）[254,255]。这些血红蛋白变异型的携带者如果也有α^0或α^+-地中海贫血特征，则表现为地中海贫血的红细胞指数和非常低的异常血红蛋白水平。有α-地中海贫血的镰状细胞性贫血个体与不含地中海贫血基因者比较，表现为地中海贫血的红细胞改变，更持久的脾肿大，和更低的血红蛋白F值。

治疗、病程和预后

对地中海贫血儿童可用的治疗只有定期输血，铁螯合治疗以防止铁过载，在并发脾功能亢进的病例谨慎应用脾切除术，以及高标准的全面儿科护理[7,9,256]。在特定病例中骨髓移植也是非常重要的手段(见第 21 章)。

■ 输血

血红蛋白水平维持在 95~140g/L 的 β- 地中海贫血儿童可以正常生长发育。他们不会发生令人烦恼的地中海贫血骨骼并发症[7,256]。维持低于此范围的血红蛋白水平,而不影响发育并且具有减低铁负荷水平的优势也是可能的。这个方案维持平均输血前水平不超过 95g/L[257]。输血方案不应该过早开始,并且只有当血红蛋白水平过低影响正常发育时才开始。如果过早开始输血,可能会漏诊地中海贫血中间型,并且这些孩子可能接受了不必要的输血治疗。在门诊病人中,通常每 4 周进行一次输血。为了避免输血反应,应该使用洗涤、过滤或冰冻红细胞以便去除大部分白细胞和血浆蛋白成分(见第 140 章)。

■ 铁螯合治疗

每一个维持高频输血方案的儿童最终都会发展为铁过载并且死于心肌铁沉着病。因此,这些儿童必须在 2~3 岁内开始铁螯合治疗[256]。尽管花费了大量精力寻找口服铁螯合剂,但是去铁胺(deferoxamine,desferrioxamine)仍是目前治疗地中海贫血唯一证明有长期价值的药物。其最佳给药方法是 8~12 小时的整夜泵入前腹壁的皮下组织[258,259]。在血清铁蛋白水平达到约 1000μg/dl 时应该开始铁螯合治疗。在实践中,这个水平通常见于第 12~15 次输血后。为了防止毒性反应,当铁负荷仍较低时,婴儿不能过度进行铁螯合治疗。起始剂量通常为 20mg/kg,5 晚 / 周,在输注铁鳌合剂的当天口服 100mg 维生素 C(较大儿童和成人为 200mg)[259]。一些证据和大量观点表明,如果输入去铁胺前就给予维生素 C,抗坏血酸可加重这些患者的心肌病[260,261]。在一些重度铁负荷的病人,特别是伴有心脏病或内分泌并发症的病人,持续静脉输入高达 50mg/kg 剂量的去铁胺可有效地降低体内铁储存。这个步骤通常需要插入静脉输液给药系统。

去铁胺的使用和毒性反应的经验已经报道了很多[189]。除了输液部位的局部红斑和疼痛性皮下结节以及非常少见的严重过敏反应外,几乎没有严重并发症发生。通过在输液中加入 5~10mg 氢化可的松可控制这些反应,至少是部分控制。或许最应该关注的是感觉神经毒性,见于高达 30% 的病例。毒性可引起高频听力丧失,可引起临床症状[262,263]。在少数病例中,毒性对停药没有反应,导致永久听力丧失。眼睛的毒性也已有报道[262]。症状包括视力障碍、夜盲、色盲和视野缺损。也已报道在停药后症状可逆转。去铁胺也可引起骨骼变化和生长迟缓,有时也引起骨痛。身体测量显示特征性的顶 - 耻至耻 - 足跟比例减低[264]。这些变化可伴有脊柱的放射学异常。通过非常仔细地监测接受长期去铁胺治疗的病人可预防这些并发症。年轻儿童和通过铁螯合去掉大部分铁的个体有特别高的危险性。建议每隔 6 个月进行一次正规的听力监测和眼科检查。

由于每夜进行皮下输注去铁胺存在实际困难,所以人们花费了大量努力寻找口服铁螯合剂。当前这类药物可用的有两种:去铁酮[deferiprone(Ferriprox,L1),奥贝安可]和地拉罗斯(deferasirox)。对这些药物已经有大量文献综述[265-267]。去铁酮的用药剂量为 75mg/(kg·d),分 3 次给药。不幸的是关于比较它和去铁胺疗效的长期研究非常有限,但是总体上在维持身体安全铁水平方面,它不如去铁胺有效。服用去铁酮也有许多并发症,其中最重要的是中性粒细胞减少,在某些病例中可出现中性粒细胞缺乏,导致一些患者死亡。因此,建议接受该药物治疗的病人每周进行一次白细胞计数检查。它也可引起严重性不一的关节炎,并且在不同人种中表现不同。然而,由于其跨膜能力,有人提出该药在去除心脏铁方面或许更有效。不幸的是,到目前为止,认为去铁酮可减低输血依赖性地中海贫血患者的心脏并发症发生率的研究都是回顾性的,并且没有长期对照数据。目前建议它应与去铁胺联合应用,尤其是因为其对心脏铁的去除效应;然而,要证实这一建议也需要长期前瞻性数据。

关于地拉罗斯的初期研究令人鼓舞,这些研究表明这个药物在剂量为每天 5~10mg/kg,或是在铁负荷过重的患者中给予更高剂量时,在控制足够肝脏铁水平方面与去铁胺有类似疗效。初步临床研究也显示这个药物可有效地去除过量的心脏铁。最近的随访数据也证实了这些早期观察结果[267]。地拉罗斯最常见的副作用包括胃肠道紊乱、一过性皮疹和血肌酐非进行性增高。然而,确定这个药物的总体疗效和评价其长期安全性仍为时过早。

因为非常完整记录的数据显示去铁胺恰当治疗的病人可长期生存[268-270],所以这个药物仍然作为治疗输血依赖地中海贫血的一线选择。去铁胺和去铁酮联合应用或是单用地拉罗斯的作用仍然要依靠仔细的前瞻性研究来确定。

在铁螯合治疗期间密切监测铁蓄积程度是绝对重要的。特别是在没有先进技术的国家,最简单的方法是定期评估血浆铁蛋白水平;应该维持其水平低于 1500μg/L。肝脏铁浓度评估的价值已在前面的“异常铁代谢”中作了论述。目前已经研发了更新的评估身体铁负荷的无创检查法。现有很强的证据表明,用磁共振成像(MRI)的方法测定和定位肝脏铁浓度是定期评估铁螯合治疗有效性的一个非常有效的方法[271]。同样,也发展了用 T2* MRI 来无创性的评估心肌铁含量的方法。用这个方法获得的证据表明肝脏和心肌铁浓度之间的相关性是不恒定的[272]。显然,心肌功能的研究应与心脏铁水平的评估相结合,特别是射血分数、肺动脉压和心搏等其他参数。这些用来评估心肌铁水平和功能的新方法的真实价值还需要通过前瞻性对照试验来进一步研究。

越来越多的证据表明维持较高血红蛋白水平的儿童不会发生脾功能亢进[7]。伴有输血需求增加的脾脏增大通常发生于维持较低血红蛋白水平的病人。如果输血需求显著增加或是脾大程度引起疼痛,则应行脾切除治疗。由于会出现肺炎球菌感染的风险,因此小于 5 岁的儿童不应行脾切除术。这些儿童在进行此步骤以前应预先给予肺炎球菌疫苗,并且术后他们应接受预防性口服青霉素治疗。同时也建议给予 B 型流感嗜血菌和脑膜炎双球菌疫苗。

重型地中海贫血的儿童也易诱发其他的感染。出现腹痛、腹泻和呕吐时总是提示一种耶尔森菌的感染。应该立即开始经验性治疗,给予一种氨基糖苷类或是复方磺胺甲噁唑(cotrimoxazole)。在某些人群中常见输血传播的病毒感染。所有长期输血的病人每年都应检查丙肝、乙肝和 HIV。有慢性活动性肝炎血清学证据的病人都应考虑行干扰素 -α 和利巴韦林(ribavirin)治疗。

在前面“异常铁代谢”部分中已提及,轻微内分泌缺乏症日渐增多,特别是与生长延迟和性腺功能低下相关的类型。这些病人需要内分泌专家评估并且在适当时候接受代替治疗。

■ 干细胞移植

时至 1997 年,意大利的三个中心已经进行了超过 1000 例骨髓移植[273-276]。基于这些经验和后来的数据[7],预后明显依赖移植前充分的铁螯合治疗。因此,病人被分为三组:第一组病人进行了充分的铁螯合治疗,并且没有肝纤维化和肝肿大;第二组病人只有这些特征中的 1 或 2 个;第三组病人 3 个特征都有。第一组中的儿童在病程早期进行移植,其 5 年无病生存率为 90%~93%,移植相关死亡率为 4%。对于第二组病人,即中危组,其生存率和无病生存率分别为 86% 和 82%。对于第三组病人,即高危组,其生存率和无病生存率分别为 62% 和 51%。除了在移植后出现严重感染的即刻并发症外,大多数问题与急性或慢性移植物抗宿主病的发展有关。轻 - 重型的总体发生率为 27%~30%[277]。预处理药物方案的调整降低了药物毒性的发生率。混合嵌合体的出现可能是移植物抗宿主病的危险因素。移植后最长的病人随访达 15~20 年,没有发现血液系统恶性肿瘤。近来的经验完全证实了这些开拓性研究[278]。对血液干细胞治疗的当前状态已有综述[278],并且在第 28 章中有进一步讨论。

■ 一般护理

地中海贫血的处理需要高水平的常规儿科护理。对感染应该早期治疗。如果饮食缺乏叶酸,应该给予补充。维持频繁输血治疗的儿童不必补充叶酸。因为颅骨改变可引起慢性鼻窦感染和中耳病,所以应特别注意耳、鼻和咽喉部。相同的,因为不能充分输血治疗的地中海贫血儿童可发生多样的上颚变形和牙齿发育不良,所以定期进行牙科检查是非常重要的。在疾病的后期,当铁负荷过载成为主要的临床特征,可能需要进行内分泌替代治疗。对代谢性骨病和心力衰竭也需要进行对症治疗。

■ 特殊类型地中海贫血的治疗

血红蛋白 H 病通常不需要特殊治疗,但是脾切除术对于严重贫血和脾脏肿大的患者可能有用[7,9,10]。因为脾切除后血栓栓塞性疾病的发病率高于脾切除的 β- 地中海贫血儿童[7],所以切脾只适用于极端贫血和脾肿大的病例。血红蛋白 H 病人应避免使用氧化性药物。症状性镰状细胞地中海贫血的处理按照镰状细胞贫血所描述的原则进行(见第 48 章)。

地中海贫血中间型的治疗特别复杂。很难确定一个血红蛋白水平稳定在 60~70g/L 的儿童是否需要输血。可能最好的折中办法是在出生后第一年密切观察这样的儿童。如果生长发育正常,且没有骨骼改变的征象,就不需要维持输血。然而,如果由于贫血他们的早期生长延迟或是活动受限,就应该定期输血治疗。随着患儿长大,如果脾功能亢进加重了贫血,应该行脾切除术。因为这些病人中,许多是来自胃肠道的显著的铁负荷,所以应进行血清铁和铁蛋白的评估,并且必要时进行铁螯合治疗。

■ 试验性治疗方案

为了寻找地中海贫血更有效的治疗方案,目前有两种主要的试验性方案:①重新激活或增加胎儿血红蛋白的生产;②体细胞基因疗法。

利用增加血红蛋白 F 的药物的主要原理,是基于观察到病人从细胞毒化疗恢复时,或在其他红系扩增阶段时,可重新激活血红蛋白 F 的合成。再者,人们观察到丁酸类似物可以刺激血红蛋白 F 生产,这引起了对这些药物可能用来治疗地中海贫血的一些试验。目前,已经开展了一些临床试验[279-282]。应用的药物包括多种细胞毒药物、促红细胞生成素和几种不同的丁酸类似物。总体上,单独或联合使用这些药物对胎儿血红蛋白的生成产生了某些小效果,但是这些试验的结果一直令人失望。然而,也有某些例外的结果,特别是血红蛋白 Lepore 的纯合子或复合杂合子型的几例患者,单独应用羟基脲或联合苯丁酸钠治疗,其血红蛋白 F 生成明显上升。其中两例血红蛋白 Lepore 的纯合子患者治疗后不再需要输血[283]。这个发现提出了这样一种可能性,即某些突变,可能是 β- 珠蛋白基因簇的缺失,对这种诊疗方法更敏感。

另一个试验性治疗方案是体细胞基因疗法。当前,这种治疗方法主要是利用逆转录病毒载体直接将基因转入潜在的造血干细胞内[284]。也有用其他方法的,包括尝试在剪接突变的患者中恢复正常剪接[285]和应用反式剪接核糖酶来修复 β- 珠蛋白基因的转录本[286]。在应用小鼠模型的研究中,应用重组慢病毒载体的研究表明,有可能达到持久和高水平的珠蛋白基因表达,至少在这个试验系统中是如此[287,288]。尽管用于治疗血红蛋白病的体细胞基因治疗方面仍有缓慢进展[282,289],并且即将开始临床试验,但是仍不知道这种新奇的方法何时能够应用于临床。

■ 预后

近几年,充分进行输血和去铁治疗已经明显改善了重型 β- 地中海贫血患者的预后。关于长期应用去铁胺对心脏病进展的影响,已经开展了三个大型研究[268-270]。在一个研究中,在 12 年的随访中,通过评估血清铁蛋白水平使之低于 2500μg/L,使病人体内的铁能够持续维持在低水平,估计无心脏病生存率为 91%。而与之相对照,大多数血浆铁蛋白测定值超过此范围的病人估计无心脏病生存率不足 20%。在第二个研究中,用肝脏贮铁值来直接测量生存率和全身铁负荷之间的关系。当病人肝脏铁浓度维持在至少每克肝脏(干重)15mg 铁时,活到 25 岁的概率为 32%。当病人肝脏铁水平低于此阈值时,不发生心脏病。这些研究以及其他研究都提供了明确的证据,说明充分的输血和去铁治疗对长期生存和提高生活质量有益。另一方面,不遵医嘱以及没有去铁药物,则病人很难活到 20 几岁。

预防

在世界上地中海贫血发病率高的地区,这种疾病给社会造成了巨大的经济负担。例如,如果所有出生在塞浦路斯的患地中海贫血的儿童都进行定期输血和铁螯合治疗,估计 15 年内单独治疗这一种病将要花费该岛全部的医疗预算[290]。显然这个方法是不可行的,所以,人们努力发展不同类型地中海贫血的预防方法。

这个预防目标可以通过两种方法来实现。第一种方法是前瞻性遗传咨询,就是说,筛查所有在校儿童,并告知携带者与

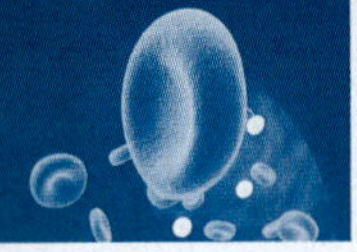

另一名携带者结婚的潜在风险。关于这种计划的价值，可用的数据很少；在希腊的一个实验性研究也不成功[291]。因为人们认为这一方法在许多人群中不会成功，所以人们已经在努力发展产前诊断方法。

预防地中海贫血的产前诊断要求在第一次产前检查时筛查母亲，如果母亲是α-地中海贫血携带者，则筛查父亲；告知该夫妇产前诊断的概率，如果父母都是严重型地中海贫血的基因携带者，建议终止妊娠。当前，这个方法主要用于存在严重输血依赖的β^+或β^0纯合子的产前诊断。考虑到妊娠时间长及其带来的痛苦，以及因为巨大胎盘的水肿婴儿分娩引起的产科问题，对怀有血红蛋白Bart水肿综合征婴儿的母亲风险的产前诊断已经积累了大量经验。

β-地中海贫血最早的产前检测方法是利用孕18周的胎儿血样进行珠蛋白链合成分析。尽管存在许多技术困难，但是许多国家已能成功应用此方法，并且降低了β-地中海贫血婴儿的出生率[292]。这项技术也降低了母体发病率，胎儿死亡率约为3%~4%，差错率为1%~2%。这项技术的最主要的缺点是必须在妊娠相对晚期才能进行。因此，目前致力于孕早期产前诊断。

DNA技术通过DNA分析在子宫内就能诊断重要的血红蛋白病。尽管可以基于羊水DNA进行分析，但是这个方法是有缺点的，因为这也必须在妊娠相对晚期进行，并且羊水细胞必须在培养基中生长以获得足够的DNA[293]。然而，早在孕9周就可通过绒毛膜绒毛取样获得DNA。虽然对这项技术的安全性仍然没有全面评估，而且在孕早期(9~10周)进行该检测可能发生短肢缺陷畸形，但是基于随后对这项技术的经验，绒毛膜绒毛取样已经成为地中海贫血主要的产前诊断方法[7,293-297]。

DNA技术的巨大进步为在胎儿DNA中直接鉴定突变提供了多种方法[7]。即使是在非常少见的突变家族中，DNA测序技术也可以迅速做出诊断。应用这些不同方法的错误率是不同的，这主要依靠某一特定实验室的经验，大多数中心报道错误率低，不到1%。可能的错误来源包括胎儿DNA中的母体污染和非亲子关系。

这一新技术的应用大大降低了整个地中海区域和中东，以及印度次大陆和东南亚的部分地区地中海贫血婴儿的出生率。为了避免像绒毛膜绒毛取样那样的侵入性操作，人们继续研究几种新的方法。现在正在应用多种方法从母体血液中的胎儿细胞或是从母体血浆中提取胎儿DNA[298,299]，并且胚胎植入前诊断地中海贫血的尝试也正在增加[300,301]。期望在不久的将来这些方法中的某些可以应用于临床[302]。

■ 地中海贫血是一个全球性的健康问题

在本章中描述的地中海贫血在诊断、预防和治疗方面的巨大进步只在世界上较发达国家。在许多地中海贫血非常常见的发展中国家，可用于此类疾病诊断和治疗的设施非常有限。由于许多这些发展中国家正处于流行病的过渡时期，包括在营养、更清洁的水供应和更好的公共卫生服务方面获得改善，以前会死于感染或是严重贫血的重型地中海贫血婴儿现在可存活并获得治疗。

对在经济条件欠发达的国家更好地控制和治疗地中海贫血的策略已有综述[303,304]。包括经济条件发达与欠发达国家之间的发展合作伙伴关系，为其培训这个领域的工作人员，一旦实现这些，可进一步演化成经济条件欠发达国家之间的合作伙伴关系，即具有该领域知识和专长的经济条件欠发达国家与没有相关知识和设施的经济条件欠发达国家之间的合作。没有这些方面的机构，地中海贫血将继续导致全球成百上千的婴儿提早死亡。

翻译：张　莉

校对：张凤奎，王　兰，刘建湘

参考文献

1. Cooley TB, Lee P: A series of cases of splenomegaly in children with anemia and peculiar bone changes. *Trans Am Pediatr Soc* 37:29, 1925.
2. Whipple GH, Bradford WL: Racial or familial anemia of children associated with fundamental disturbances of bone and pigment metabolism (Cooley von Jaksch). *Am J Dis Child* 44:336, 1932.
3. Whipple CH, Bradford WL: Mediterranean disease—Thalassemia (erythroblastic anemia of Cooley): Associated pigment abnormalities simulating hemochromatosis. *J Pediatr* 9:279, 1936.
4. Weatherall DJ: Toward an understanding of the molecular biology of some common inherited anemias: The story of thalassemia, in *Blood, Pure and Eloquent*, edited by MM Wintrobe, p 373. McGraw-Hill, New York, 1980.
5. Bannerman RM: *Thalassemia: A Survey of Some Aspects*. Grune & Stratton, New York, 1961.
6. Chernoff AI: The distribution of the thalassemia gene: A historical review. *Blood* 14:899, 1959.
7. Weatherall DJ, Clegg JB: *The Thalassaemia Syndromes*, 4th ed. Blackwell, Oxford, 2001.
8. Ingram VM, Stretton AOW: Genetic basis of the thalassemia diseases. *Nature* 184:1903, 1959.
9. Steinberg MH, Forget BG, Higgs DR, Weatherall DJ: *Disorders of Hemoglobin*, 2nd ed. Cambridge University Press, Cambridge, UK, 2009.
10. Weatherall DJ, Clegg JB, Higgs DR, Wood WG: The hemoglobinopathies, in *The Metabolic and Molecular Bases of Inherited Disease*, 8th ed, edited by CR Scriver, AL Beauder, WS Sly, D Valle, p 4571. McGraw-Hill, New York, 2001.
11. Weatherall DJ, Clegg JB: Inherited haemoglobin disorders: An increasing global health problem. *Bull World Health Organ* 79:704, 2001.
12. Christianson A, Howson CP, Modell B: *March of Dimes Global Report on Birth Defects*. March of Dimes Birth Defects Foundation, New York, 2006.
13. Haldane JBS: The rate of mutation of human genes. *Hereditas* 35(Suppl):267, 1949.
14. Orkin SH, Kazazian HH: The mutation and polymorphism of the human β-globin gene and its surrounding DNA. *Annu Rev Genet* 18:131, 1984.
15. Orkin SH, Antonarakis SE, Kazazian HH: Polymorphisms and molecular pathology of the human β-globin gene. *Prog Hematol* 13:49, 1983.
16. Siniscalco M, Bernini L, Filippi G, et al: Population genetics of haemoglobin variants, thalassemia and glucose-6-phosphate dehydrogenase deficiency, with particular reference to malaria hypothesis. *Bull World Health Organ* 34:379, 1966.
17. Flint J, Hill AVS, Bowden DK, et al: High frequencies of α thalassemia are the result of natural selection by malaria. *Nature* 321:744, 1986.
18. Allen SJ, O'Donnell A, Alexander NDE, et al: α^+-Thalassemia protects children against disease due to malaria and other infections. *Proc Natl Acad Sci U S A* 94:14736, 1997.
19. Williams TN: Red blood cell defects and malaria. *Mol Biochem Parasitol* 149:121, 2006.
20. Williams TN, Mwangi TW, Wambua S, et al: Negative epistasis between the malaria-protective effects of alpha+-thalassemia and the sickle cell trait. *Nat Genet* 37:1253, 2005.
21. Williams TN, Maitland K, Bennett S, et al: High incidence of malaria in α-thalassemic children. *Nature* 383:522, 1996.
22. Cockburn IA, Mackinnon MJ, O'Donnell A, et al: A human complement receptor 1 polymorphism that reduces *Plasmodium falciparum* rosetting confers protection against severe malaria. *Proc Natl Acad Sci U S A* 101:272, 2004.
23. Weatherall DJ: Genetic variation and susceptibility to infection: the red cell and malaria. *Br J Haematol* 141:276, 2008.
24. Kwiatkowski DP: How malaria has affected the human genome and what human genetics can teach us about malaria. *Am J Hum Genet* 77:171, 2005.
25. Orkin SH: The duplicated human α globin genes lie close together in cellular DNA. *Proc Natl Acad Sci U S A* 75:5950, 1978.
26. Lauer J, Shen C-KJ, Maniatis T: The chromosomal arrangement of human α-like globin genes: Sequence homology and α-globin gene deletions. *Cell* 20:119, 1980.
27. Liebhaber SA, Goossens N, Kan YW: Homology and concerted evolution at the α_1 and α_2 loci of human α-globin. *Nature* 290:26, 1981.
28. Liebhaber SA, Goossens MJ, Kan YW: Cloning and complete nucleotide sequence of human 5'-α-globin gene. *Proc Natl Acad Sci U S A* 77:7054, 1980.
29. Proudfoot NJ, Maniatis T: The structure of a human α-globin pseudo-gene and its relationship to α-globin duplication. *Cell* 21:537, 1980.
30. Liebhaber SA, Kan YW: Differentiation of the mRNA transcripts originating from the α_1- and α_2-globin loci in normals and α-thalassemics. *J Clin Invest* 68:439, 1981.
31. Orkin SH, Goff SC: The duplicated human α-globin genes: Their relative expression as measured by RNA analysis. *Cell* 24:345, 1981.
32. Higgs DR, Wainscoat JS, Flint J, et al: Analysis of the human α globin gene cluster reveals a highly informative genetic locus. *Proc Natl Acad Sci U S A* 83:5156, 1986.

33. Fritsch EF, Lawn RM, Maniatis T: Molecular cloning and characterization of the human β-like globin gene cluster. *Cell* 19:959, 1980.
34. Spritz RA, DeRiel JK, Forget BG, Weissman SM: Complete nucleotide sequence of the human δ-globin gene. *Cell* 21:639, 1980.
35. Baralle FE, Shoulders CC, Proudfoot NJ: The primary structure of the human ε globin gene. *Cell* 21:621, 1980.
36. Slightom JL, Blechl AE, Smithies O: Human $^{G}\gamma$- and $^{A}\gamma$-globin genes: Complete nucleotide sequences suggest that DNA can be exchanged between these duplicated genes. *Cell* 21:627, 1980.
37. Jeffrey AJ: DNA sequences in the $^{G}\gamma$-, $^{A}\gamma$-, δ-, and β-globin genes of man. *Cell* 18:1, 1979.
38. Antonarakis SE, Boehm CD, Giardina PVJ, Kazazian HH: Nonrandom association of polymorphic restriction sites in the β-globin gene complex. *Proc Natl Acad Sci U S A* 79:137, 1982.
39. Wainscoat JS, Hill AVV, Boyce A, et al: Evolutionary relationships of human populations from an analysis of nuclear DNA polymorphisms. *Nature* 319:491, 1982.
40. Orkin SH: Transcription factors that regulate lineage decisions, in *The Molecular Basis of Blood Disease*, 3rd ed, edited by G Stamatoyannopoulos, PW Majerus, RM Perlmutter, H Varmus, p 80. Saunders, Philadelphia, 1994.
41. Higgs DR, Weatherall DJ: The alpha thalassaemias. *Cell Mol Life Sci* 66:1154, 2008.
42. Bank A: Regulation of human fetal hemoglobin: New players, new complexities. *Blood* 107:435, 2006.
43. Donze D, Townes TM, Bieker JJ: Role of erythroid Kruppel-like factor in human gamma- to beta-globin gene switching. *J Biol Chem* 270:1955, 1995.
44. Thein SL, Wood WG: The molecular basis of β thalassemia, $\delta\beta$ thalassemia, and hereditary persistence of fetal hemoglobin, in *Disorders of Hemoglobin* 2nd ed, edited by MH Steinberg, BG Forget, DR Higgs, DJ Weatherall, p 323. Cambridge University Press, Cambridge, UK, 2009.
45. Higgs DR: The molecular basis of α thalassemia, in *Disorders of Hemoglobin* 2nd ed, edited by MH Steinberg, BG Forget, DR Higgs, DJ Weatherall, p 241. Cambridge University Press, Cambridge, UK, 2009.
46. Giardine B, van Baal S, Kaimakis P, et al: HbVar database of human hemoglobin variants and thalassemia mutations: 2007 Update. *Hum Mutat* 28:206, 2007.
47. Orkin SH, Old JM, Weatherall DJ, Nathan DG: Partial deletion of β-globin gene DNA in certain patients with β^0-thalassemia. *Proc Natl Acad Sci U S A* 76:2400, 1979.
48. Thein SL, Old JM, Wainscoat JS, Weatherall DJ: Population and genetic studies suggest a single origin for the Indian deletion β^0 thalassaemia. *Br J Haematol* 57:271, 1984.
49. Anand R, Boehm CD, Kazazian HH, Vanin EF: Molecular characterization of a β^0-thalassemia resulting from a 1.4-kb deletion. *Blood* 72:636, 1988.
50. Padanilam BJ, Felice AE, Huisman THJ: Partial deletion of the 5′ β globin gene region causes β^0 thalassemia in members of an American Black family. *Blood* 64:941, 1984.
51. Popovich BW, Rosenblatt DS, Kendall AG, Nishioka Y: Molecular characterization of an atypical β thalassemia caused by a large deletion in the 5′ β-globin gene region. *Am J Hum Genet* 39:797, 1986.
52. Diaz-Chico JC, Yang KG, Kutlar A, et al: A 300 bp deletion involving part of the 5′ β-globin gene region is observed in members of a Turkish family with β-thalassemia. *Blood* 70:583, 1987.
53. Aulehla-Scholtz C, Spielberg R, Horst J: A β-thalassemia mutant caused by a 300 bp deletion in the human β-globin gene. *Hum Genet* 81:298, 1989.
54. Orkin SH, Antonarakis SE, Kazazian HH: Base substitution at position −88 in a β-thalassemic globin gene: Further evidence for the role of the distal promoter element ACACCC. *J Biol Chem* 259:8679, 1984.
55. Orkin SH, Kazazian HH, Antonarakis SE, et al: Linkage of β-thalassemia mutations and β-globin gene polymorphisms with DNA polymorphisms in human globin gene cluster. *Nature* 296:267, 1982.
56. Poncz M, Ballantine M, Solowiejczyk D, et al: β-Thalassemia in a Kurdish Jew. *J Biol Chem* 257:5994, 1983.
57. Orkin SH, Sexton JP, Cheng TC, et al: TATA box transcription mutation in β-thalassemia. *Nucleic Acids Res* 11:4727, 1983.
58. Antonarakis SE, Orkin SH, Cheng T-C, et al: B-Thalassemia in American Blacks: Novel mutations in the TATA box and IVS-2 acceptor splice site. *Proc Natl Acad Sci U S A* 81:1154, 1984.
59. Surrey S, Delgrosso K, Malladi P, Schwartz E: Functional analysis of a β-globin gene containing a TATA box mutation from a Kurdish Jew with β-thalassemia. *J Biol Chem* 260:6507, 1985.
60. Gonzalez-Redondo JH, Stoming TA, Kutlar A, et al: A C→T substitution at nt −101 in a conserved DNA sequence of the promoter region of the β-globin gene is associated with "silent" β-thalassemia. *Blood* 73:1705, 1989.
61. Wong C, Dowling CE, Saiki RK, et al: Characterization of beta-thalassemia mutations using direct genomic sequencing of amplified single copy DNA. *Nature* 330:384, 1987.
62. Treisman R, Orkin SH, Maniatis T: Specific transcription and RNA splicing defects in five cloned β-thalassemia genes. *Nature* 302:591, 1983.
63. Kazazian HH, Orkin SH, Antonarakis SE, et al: Molecular characterization of seven β-thalassaemia mutations in Asian Indians. *EMBO J* 3:593, 1984.
64. Padanilam BJ, Huisman THJ: The β^0-thalassemia in an American Black family is due to a single nucleotide substitution in the acceptor splice junction of the second intervening sequence. *Am J Hematol* 22:259, 1986.
65. Atweh GF, Anagnou NP, Shearin J, et al: B-Thalassemia resulting from a single nucleotide substitution in an acceptor splice site. *Nucleic Acids Res* 13:777, 1985.
66. Orkin SH, Sexton JP, Goff SC, Kazazian HH: Inactivation of an acceptor splice site by a short deletion in β-thalassemia. *J Biol Chem* 258:7249, 1983.
67. Atweh GF, Wong C, Reed R, et al: A new mutation in IVS-1 of the human β globin gene causing β thalassemia due to abnormal splicing. *Blood* 70:147, 1987.
68. Cheng T, Orkin SH, Antonarakis SE, et al: B-Thalassemia in Chinese: Use of *in vivo* RNA analysis and oligonucleotide hybridization in systematic characterization of molecular defects. *Proc Natl Acad Sci U S A* 81:2821, 1984.
69. Gonzalez-Redondo JH, Stoming TA, Lanclos KD, et al: Clinical and genetic heterogeneity in Black patients with homozygous β-thalassemia from the southeastern United States. *Blood* 72:1007, 1988.
70. Tamagnini GP, Lopes MC, Castanheira ME, et al: β^+ Thalassaemia—Portuguese type: Clinical, haematological and molecular studies of a newly defined form of β thalassaemia. *Br J Haematol* 54:189, 1983.
71. Hill AVS, Bowden DK, O'Shaughnessy DF, et al: β-Thalassemia in Melanesia: Association with malaria and characterization of a common variant. *Blood* 72:9, 1988.
72. Spritz RA, Jagadeeswaran P, Choudary PV, et al: Base substitution in an intervening sequence of a β^+ thalassemic human globin gene. *Proc Natl Acad Sci U S A* 78:2455, 1981.
73. Busslinger M, Moschanas N, Flavell RA: B$^+$ Thalassemia: Aberrant splicing results from a single point mutation in an intron. *Cell* 27:289, 1981.
74. Metherall JE, Collins RS, Pan J, et al: B^0 thalassaemia caused by a base substitution that creates an alternative splice acceptor site in an intron. *EMBO J* 5:2551, 1986.
75. Orkin HH, Kazazian HH, Antonarakis SE, et al: Abnormal RNA processing due to the exon mutation of β^E-globin gene. *Nature* 300:768, 1982.
76. Goldsmith ME, Humphries RK, Bey T, et al: "Silent" nucleotide substitution in β^+ thalassemia globin gene activated splice site in coding sequence RNA. *Proc Natl Acad Sci U S A* 88:2318, 1983.
77. Orkin SH, Antonarakis SE, Loukopoulos D: Abnormal processing of β Knossos RNA. *Blood* 64:311, 1984.
78. Yang KG, Kutlar F, George E, et al: Molecular characterization of β-globin gene mutations in Malay patients with Hb E–β-thalassemia major. *Br J Haematol* 72:73, 1989.
79. Orkin SH, Cheng T-C, Antonarakis SE, Kazazian HH: Thalassaemia due to a mutation in the cleavage-polyadenylation signal of the human β-globin gene. *EMBO J* 4:453, 1985.
80. Jankovic L, Efremov GD, Petkov G, et al: Three novel mutations leading to β thalassemia. *Blood* 74:226, 1989.
81. Rund D, Filon D, Rachmilewitz EA, et al: Molecular analysis of β-thalassemia in Kurdish Jews: Novel mutations and expression studies. *Blood* 74:821, 1989.
82. Chang JC, Kan YW: β-Thalassemia: A nonsense mutation in man. *Proc Natl Acad Sci U S A* 76:2886, 1979.
83. Kazazian HH, Dowling CE, Waber PG, et al: The spectrum of β-thalassemia genes in China and Southeast Asia. *Blood* 68:964, 1986.
84. Trecartin RF, Liebhaber SA, Chang JC, et al: B Thalassemia in Sardinia is caused by a nonsense mutation. *J Clin Invest* 68:1012, 1981.
85. Rosatelli C, Leoni GB, Tuveri T, et al: B Thalassaemia mutations in Sardinians: Implications for prenatal diagnosis. *J Med Genet* 24:97, 1987.
86. Kimberland ML, Divoky V, Prchal J, et al: Full-length human L1 insertions retain the capacity for high frequency retrotransposition in cultured cells. *Hum Mol Genet* 8:1557, 1999.
87. Weatherall DJ, Clegg JB, Knox-Macaulay HHM, et al: A genetically determined disorder with features both of thalassaemia and congenital dyserythropoietic anaemia. *Br J Haematol* 24:681, 1973.
88. Stamatoyannopoulos G, Woodson R, Papayannopoulou T, et al: Inclusion-body β-thalassemia trait: A form of β thalassemia producing clinical manifestations in simple heterozygotes. *N Engl J Med* 290:939, 1974.
89. Thein SL: Dominant β thalassaemia: Molecular basis and pathophysiology. *Br J Haematol* 80:273,1992.
90. Thein SL, Hesketh C, Taylor P, et al: Molecular basis for dominantly inherited inclusion body β thalassemia. *Proc Natl Acad Sci U S A* 87:3924, 1990.
91. Beris RP, Miescher PA, Diaz-Chico JC, et al: Inclusion body β-thalassemia trait in a Swiss family is caused by an abnormal hemoglobin (Geneva) with an altered and extended β chain carboxy-terminus due to a modification in codon 114. *Blood* 72:801, 1988.
92. Kazazian HH, Dowling CE, Hurwitz RL, et al: Thalassemia mutations in exon 3 of the β-globin gene often cause a dominant form of thalassemia and show no predilection for malarial-endemic regions of the world. *Am J Hum Genet* 45:A242, 1989.
93. Fei YJ, Stoming TA, Kutlar A, et al: One form of inclusion body β thalassemia is due to a GAA/ETAA mutation at codon 121 of the β chain. *Blood* 73:1075, 1989.
94. Kazazian HH, Orkin SH, Boehm CD, et al: Characterization of a spontaneous mutation to a β-thalassemia allele. *Am J Hum Genet* 38:860, 1986.
95. Sachs AB: Messenger RNA degradation in eukaryotes. *Cell* 74:413, 1993.
96. Thermann R, Neu-Yilkins J, Deters A, et al: Binary specification of nonsense codons by splicing and cytoplasmic translation. *EMBO J* 17:3484, 1998.
97. Thein SL: Is it dominantly inherited β thalassaemia or just a β-chain variant that is highly unstable? *Br J Haematol* 107:12, 1999.
98. Adams JG, Steinberg MH, Boxer LA, et al: The structure of hemoglobin Indianapolis [(β112 (G14) arginine]: An unstable variant detectable only by isotopic labeling. *J Biol Chem* 254:3479, 1979.
99. Coleman MB, Steinberg MH, Adams JGI: Hemoglobin Terre Haute [β106 (G8) Arginine]: A posthumous correction to the original structure of Hb Indianapolis. *Blood* 76:57, 1990.
100. Thein SL, Wood WG, Wickramasinghe SN, Galvin MC: B-Thalassemia unlinked to the β-globin gene in an English family. *Blood* 82:961, 1993.
101. Jones RW, Old JM, Trent RJ, et al: Major rearrangement in the human β-globin gene cluster. *Nature* 291:39, 1981.
102. Baglioni C: The fusion of two peptide chains in hemoglobin Lepore and its interpretation as a genetic deletion. *Proc Natl Acad Sci U S A* 48:1880, 1962.
103. Ottolenghi S, Giglioni B, Pulazzini A, et al: Sardinian $\delta\beta^0$-thalassemia: A further example of a C to T substitution at position −196 of the $^{A}\gamma$ globin gene promoter. *Blood* 69:1058, 1987.
104. Atweh GF, Zhu X-X, Brickner HW, et al: The β-globin gene on the Chinese $\delta\beta$-thalassemia chromosome carries a promoter mutation. *Blood* 70:1470, 1987.
105. Wainscoat JS, Thein SL, Wood WG, et al: A novel deletion in the β globin gene complex. *Ann N Y Acad Sci* 445:20, 1985.

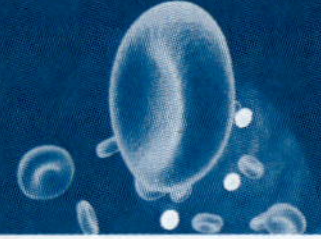

106. Kulozik A, Yarwood N, Jones RW: The Corfu $\delta\beta^0$ thalassemia: A small deletion acts at a distance to selectively β globin gene expression. *Blood* 71:457, 1988.
107. Fritsch EF, Lawn RM, Maniatis T: Characterization of deletions which affect the expression of fetal globin genes in man. *Nature* 279:598, 1979.
108. Orkin SH, Goff SC, Nathan DG: Heterogeneity of DNA deletion in $\gamma\delta\beta$-thalassemia. *J Clin Invest* 67:878, 1981.
109. Pirastu M, Kan YW, Lin CC, et al: Hemolytic disease of the newborn caused by a new deletion of the entire β-globin cluster. *J Clin Invest* 72:602, 1983.
110. Fearon EF, Kazazian HH, Waber PG, et al: The entire β-globin gene cluster is deleted in a form of $\gamma\delta\beta$-thalassemia. *Blood* 61:1269, 1983.
111. Van Der Ploeg LHT, Konings A, Cort M, et al: $\gamma\beta$-Thalassaemia studies showing that deletion of the γ- and δ-genes influence β-globin gene expression in man. *Nature* 283:637, 1980.
112. Curtin P, Pirastu M, Kan YW, et al: A distant gene deletion affects β-globin gene function in an $\gamma\delta\beta$-thalassemia. *J Clin Invest* 76:1554, 1985.
113. Driscoll MC, Dobkin CS, Alter BP: $\gamma\delta\beta$-Thalassemia due to a de novo mutation deleting the 5′ β-globin gene activation-region hypersensitive sites. *Proc Natl Acad Sci U S A* 86:7470, 1989.
114. Tuan D, Feingold E, Newman M, et al: Different 3′ end points of deletions causing $\delta\beta$-thalassemia and hereditary persistence of fetal hemoglobin: Implications for the control of γ-globin gene expression in man. *Proc Natl Acad Sci U S A* 80:6937, 1983.
115. Kendall AG, Ojwang PJ, Schroeder WA, Huisman THJ: Hemoglobin Kenya, the product of a $\gamma\beta$ fusion gene: Studies of the family. *Am J Hum Genet* 25:548, 1973.
116. Smith DH, Clegg JB, Weatherall DJ, Gilles HM: Hereditary persistence of foetal haemoglobin associated with a $\gamma\beta$ fusion variant, haemoglobin Kenya. *Nat New Biol* 246:184, 1973.
117. Collins FS, Stoeckert CJ, Serjeant GR, et al: ${}^G\gamma\beta^+$ hereditary persistence of fetal hemoglobin: Cosmid cloning and identification of a specific mutation 5′to the ${}^G\gamma$ gene. *Proc Natl Acad Sci U S A* 81:4894, 1984.
118. Giglioni B, Casini C, Mantovani R, et al: A molecular study of a family with Greek hereditary persistence of fetal hemoglobin and β-thalassemia. *EMBO J* 3:2641, 1984.
119. Gelinas R, Endlich B, Pfeiffer C, et al: G to A substitution in the distal CCAAT box of the ${}^A\gamma$-globin gene in Greek hereditary persistence of fetal haemoglobin. *Nature* 313:323, 1985.
120. Tate VE, Wood WG, Weatherall DJ: The British form of hereditary persistence of fetal haemoglobin results from a single base mutation adjacent to an S1 hypersensitive site 5′ to the ${}^A\gamma$globin gene. *Blood* 68:1389, 1986.
121. Gilman JG, Huisman THJ: DNA sequence variation associated with elevated fetal ${}^G\gamma$ globin production. *Blood* 66:783, 1985.
122. Marti HR: *Normale und Abnormale Menschliche Haemoglobin*. Springer-Verlag, Berlin, 1963.
123. Dover GJ, Smith KD, Chang YC, et al: Fetal hemoglobin levels in sickle cell disease and normal individuals are partially controlled by an X-linked gene located at Xp22.2. *Blood* 80:816, 1992.
124. Craig JE, Rochette J, Fisher CA, et al: Dissecting the loci controlling fetal haemoglobin production on chromosomes 11p and 6q by the regressive approach. *Nat Genet* 12:58, 1996.
125. Garner C, Silver N, Best S, et al: Quantitative trait loci on chromosome 8q influences the switch from fetal to adult hemoglobin. *Blood* 104:2184, 2004.
126. Menzel S, Garner C, Gut I, et al: A QTL influencing F cell production maps to a gene encoding a zinc-finger protein on chromosome 2p15.*Nat Genet* 39:1197, 2007.
127. Uda M, Galanello R, Sanna S, et al: Genome-wide association study shows *BCL11A* associated with persistent fetal hemoglobin and amelioration of the phenotype of β-thalassemia. *Proc Natl Acad Sci U S A* 105:1620, 2008.
128. Menzel S, Thein SL: Genetic architecture of hemoglobin F control. *Curr Opin Hematol* 16:179, 2009.
129. Wood WG, Weatherall DJ, Clegg JB: Interaction of heterocellular hereditary persistence of foetal haemoglobin with β thalassaemia and sickle cell anaemia. *Nature* 264:247, 1976.
130. Gibbons RJ, Wada T: ATRX and X-linked (alpha)-thalassemia mental retardation syndrome, in *Inborn Errors of Development*, edited by CJ Epstein, RP Erickson, A Wynshaw-Boris, p 747. Oxford University Press, Oxford, UK, 2004.
131. Gibbons RJ, Wada T, Fisher CA, et al: Mutations in the chromatin-associated protein ATRX. *Hum Mutat* 29:796, 2008.
132. Nicholls RB, Fischel-Ghodsian N, Higgs DR: Recombination at the human α globin gene cluster: Sequence features and topological constraints. *Cell* 49:369, 1987.
133. Barbour VM, Tufarelli C, Sharpe JA, et al: α-thalassemia resulting from a negative chromosomal position effect. *Blood* 96:800, 2000.
134. Tufarelli C, Stanley JA, Garrick D, et al: Transcription of antisense RNA leading to gene silencing and methylation as a novel cause of human genetic disease. *Nat Genet* 34:157, 2003.
135. Wilkie AOM, Lamb J, Harris PC, et al: A truncated human chromosome 16 associated with α thalassaemia is stabilized by addition of telomeric repeat (TTAGGG). *Nature* 346:868, 1990.
136. Hatton CSR, Wilkie AOM, Drysdale HC, et al: Alpha thalassemia caused by a large (62 kb) deletion upstream of the human α globin gene cluster. *Blood* 76:221, 1990.
137. Liebhaber SA, Griese E-U, Cash FE, et al: Inactivation of human α-globin gene expression by a de novo deletion located upstream of the α-globin gene cluster. *Proc Natl Acad Sci U S A* 81:9431, 1990.
138. Embury SH, Miller JA, Dozy AM, et al: Two different molecular organizations account for the single α-globin gene of the α-thalassemia-2 genotype. *J Clin Invest* 66:1319, 1980.
139. Higgs DR, Old JM, Pressley L, et al: A novel α-globin gene arrangement in man. *Nature* 284:632, 1980.
140. Goossens M, Dozy AM, Embury SH, et al: Triplicated α-globin loci in humans. *Proc Natl Acad Sci U S A* 77:518, 1980.
141. Trent RJ, Higgs DR, Clegg JB, Weatherall DJ: A new triplicated α-globin gene arrangement in man. *Br J Haematol* 49:149, 1981.
142. Higgs DR, Hill AVS, Bowden DK, Weatherall DJ: Independent recombination events between duplicated human α globin genes: Implications for their concerted evolution. *Nucleic Acids Res* 12:6965, 1984.
143. Orkin SH, Goff SC, Hechtman RL: Mutation in an intervening sequence splice junction in man. *Proc Natl Acad Sci U S A* 78:5041, 1981.
144. Higgs DR, Goodbourn SEY, Lamb J, et al: α-Thalassaemia caused by a polyadenylation signal mutation. *Nature* 306:398, 1983.
145. Thein SL, Wallace RB, Pressley L, et al: The polyadenylation site mutation in the α-globin gene cluster. *Blood* 71:313, 1988.
146. Pirastu M, Saglio G, Chang JC, et al: Initiation codon mutation as a cause of α thalassemia. *J Biol Chem* 259:12315, 1984.
147. Olivieri NF, Chang LS, Poon AO, et al: An α-globin gene initiation codon mutation in a Black family with Hb H disease. *Blood* 70:729, 1987.
148. Paglietti E, Galanello R, Moi P, et al: Molecular pathology of haemoglobin H disease in Sardinians. *Br J Haematol* 63:485, 1986.
149. Morle F, Lopez B, Henni T, Godet J: α-Thalassaemia associated with the deletion of two nucleotides at position −2 and −3 preceding the AUG codon. *EMBO J* 4:1245, 1985.
150. Weatherall DJ, Clegg JB: The α-chain termination mutants and their relationship to the α thalassaemias. *Philos Trans R Soc London B Biol Sci* 271:411, 1975.
151. Liebhaber SA, Coleman MB, Adams JG, et al: Molecular basis for non-deletion α thalassemia in American Blacks $\alpha_2^{116GAG\rightarrow UAG}$. *J Clin Invest* 80:154, 1987.
152. Liebhaber SA, Kan YW: A Thalassemia caused by an unstable α-globin mutant. *J Clin Invest* 71:461, 1983.
153. Sanguansermsri T, Matrogoon S, Changlosh L, Fletz G: Hemoglobin Suan-Dok ($\alpha_2^{109(G16)LEU\rightarrow ARG}\beta_2$): An unstable variant associated with α thalassemia. *Hemoglobin* 3:161, 1979.
154. Honig GR, Shamsuddin M, Zaizov R, et al: Hemoglobin Petah Tikvah (α_{110} Ala→Asp): A new unstable variant with α-thalassemia-like expression. *Blood* 57:705, 1981.
155. Honig GR, Shamsuddin M, Vida LN, et al: Hemoglobin Evanston (α_{14} Trp→Arg): An unstable α-chain variant expressed as α-thalassemia. *J Clin Invest* 73:1740, 1984.
156. Weatherall DJ, Higgs DR, Bunch C, et al: Hemoglobin H disease and mental retardation: A new syndrome or a remarkable coincidence? *N Engl J Med* 305:607, 1981.
157. Wilkie AOM, Buckle VJ, Harris PC, et al: Clinical features and molecular analysis of the α thalassemia/mental retardation syndromes: I. Cases due to deletions involving chromosome band 16p13.3. *Am J Hum Genet* 46:1112, 1990.
158. Wilkie AOM, Zeitlin HC, Lindenbaum RH, et al: Clinical features and molecular analysis of the α-thalassemia/mental retardation syndromes: II. Cases without detectable abnormality of the α globin complex. *Am J Hum Genet* 46:1127, 1990.
159. Gibbons RJ, Suthers GK, Wilkie AOM, et al: X-linked α thalassemia/ mental retardation (ATR-X) syndrome: Localization to Xq12–21.31 by X-inactivation and linkage analysis. *Am J Hum Genet* 51:1136, 1992.
160. Gibbons RJ, Picketts DJ, Villard L, Higgs DR: Mutations in a putative global transcriptional regulator cause X-linked mental retardation with α-thalassemia (ATR-X syndrome). *Cell* 80:837, 1995.
161. Gibbons RJ, Bachoo S, Picketts DJ, et al: Mutations in transcriptional regulator *ATRX* establish the functional significance of a PHD-like domain. *Nat Genet* 17:146, 1997.
162. Ausió J, Levin DB, De Amorim GV, et al: Syndromes of disordered chromatin remodeling. *Clin Genet* 64:83, 2003.
163. Gibbons RJ, McDowell TL, Raman S, et al: Mutations in ATRX, encoding a SWI/SNF-like protein, cause diverse changes in the pattern of DNA methylation. *Nat Genet* 24:368, 2000.
164. Weatherall DJ, Old J, Longley J, et al: Acquired haemoglobin H disease in leukaemia: Pathophysiology and molecular basis. *Br J Haematol* 38:305, 1978.
165. Gibbons RJ, Pellagatti A, Garrick D, et al: Identification of acquired somatic mutations in the gene encoding chromatin-remodeling factor ATRX in the alpha-thalassemia myelodysplasia syndrome (ATMDS). *Nat Genet* 34:446, 2003.
166. Belickova M, Schroeder HW, Guan YL, et al: Clonal hematopoiesis and acquired thalassemia in common variable immunodeficiency. *Mol Med* 1:56, 1995.
167. Weatherall DJ, Clegg JB, Naughton MA: Globin synthesis in thalassemia: An in vitro study. *Nature* 208:1061, 1965.
168. Weatherall DJ, Clegg JB, Na-Nakorn S, Wasi P: The pattern of disordered haemoglobin synthesis in homozygous and heterozygous β-thalassaemia. *Br J Haematol* 16:251, 1969.
169. Fessas P: Inclusions of hemoglobin in erythroblasts and erythrocytes of thalassemia. *Blood* 21:21, 1963.
170. Wickramasinghe SN, Hughes M: Some features of bone marrow macrophages in patients with β-thalassaemia. *Br J Haematol* 38:23, 1978.
171. Yataganas X, Fessas P: The pattern of hemoglobin precipitation in thalassemia and its significance. *Ann N Y Acad Sci* 165:270, 1969.
172. Finch CA, Deubelbeiss K, Cook JD, et al: Ferrokinetics in man. *Medicine (Baltimore)* 49:17, 1970.
173. Chalavelakis G, Clegg JB, Weatherall DJ: Imbalanced globin chain synthesis in heterozygous β-thalassemic bone marrow. *Proc Natl Acad Sci U S A* 72:3853, 1975.
174. Rund D, Rachmilewitz E: Advances in the pathophysiology and treatment of thalassemia. *Crit Rev Oncol Hematol* 20:237, 1995.
175. Schrier SL: Pathobiology of thalassemic erythrocytes. *Curr Opin Hematol* 4:75, 1997.
176. Fibach E, Rachmilewitz E: The role of oxidative stress in hemolytic anemia. *Curr Mol Med* 8:609, 2008.
177. Yuan J, Angelucci E, Lucarelli G, et al: Accelerated programmed cell death (apoptosis) in erythroid precursors of patients with severe beta-thalassemia (Cooley's anemia). *Blood* 82:374, 1993.
178. Ager JAM, Lehmann H: Observations in some "fast" haemoglobins: K, J, N, and "Bart's." *Br Med J* 1:929, 1958.
179. Rigas DA, Kohler RD, Osgood EE: New hemoglobin possessing a higher electro-

phoretic mobility than normal adult hemoglobin. *Science* 121:372, 1955.
180. Gabuzda TG, Nathan DG, Gardner FH: The turnover of hemoglobins A F and A_2 in the peripheral blood of three patients with thalassemia. *J Clin Invest* 42:1678, 1963.
181. Loukopoulos D, Fessas P: The distribution of hemoglobin types in thalassemic erythrocyte. *J Clin Invest* 44:231, 1965.
182. Nathan DG, Gunn RB: Thalassemia: The consequences of unbalanced hemoglobin synthesis. *Am J Med* 41:815, 1966.
183. Rees DC, Porter JB, Clegg JB, Weatherall DJ: Why are hemoglobin F levels increased in Hb E/β thalassemia? *Blood* 94:3199, 1999.
184. Thein SL, Weatherall DJ: A non-deletion hereditary persistence of fetal hemoglobin (HPFH) determinant not linked to the β-globin gene complex, in *Hemoglobin Switching, Part B: Cellular and Molecular Mechanisms*, edited by G Stamatoyannopoulos, AW Nienhuis, p 97. Alan R. Liss, New York, 1989.
185. O'Donnell A, Premawardhena A, Arambepola M, et al: Age-related changes in adaptation to severe anemia in childhood in developing countries. *Proc Natl Acad Sci U S A* 104:9440, 2007.
186. Multicentre study on prevalence of endocrine complications in thalassemia major. Italian Working Group on Endocrine Complications in Non-endocrine Diseases. *Clin Endocrinol (Oxf)* 42:581, 1995.
187. Jessup M, Manno CS: Diagnosis and management of iron-induced heart disease in Cooley's anemia. *Ann N Y Acad Sci* 850:242, 1998.
188. Wood JC, Enriquez C, Ghugre N, et al: Physiology and pathophysiology of iron cardiomyopathy in thalassemia. *Ann N Y Acad Sci* 1054:386, 2005.
189. Olivieri NF, Brittenham GM: Iron-chelating therapy and the treatment of thalassemia. *Blood* 89:739, 1997.
190. Singer ST, Ataga KI: Hypercoagulability in sickle cell disease and beta-thalassemia. *Curr Mol Med* 8:639, 2008.
191. Morris CR, Kuypers FA, Kato GJ, et al: Hemolysis-associated pulmonary hypertension in thalassemia. *Ann N Y Acad Sci* 1054:481, 2005.
192. Weatherall DJ: Phenotype-genotype relationships in monogenic disease: Lessons from the thalassaemias. *Nat Rev Genet* 2:245, 2001.
193. Weatherall DJ, Pressley L, Wood WG, et al: The molecular basis for mild forms of homozygous β thalassaemia. *Lancet* 1:527, 1981.
194. Wainscoat JS, Old JM, Weatherall DJ, Orkin SH: The molecular basis for the clinical diversity of β thalassaemia in Cypriots. *Lancet* 1:1235, 1983.
195. Labie D, Pagnier J, Lapoumeroulie C, et al: Common haplotype dependency of high $^G\gamma$-globin gene expression and high Hb F levels in β-thalassemia and sickle cell anemia patients. *Proc Natl Acad Sci U S A* 82:2111, 1985.
196. Thein SL, Sampietro M, Old JM, et al: Association of thalassaemia intermedia with a beta-globin gene haplotype. *Br J Haematol* 65:370, 1987.
197. Thein SL, Hesketh C, Wallace RB, Weatherall DJ: The molecular basis of thalassaemia major and thalassaemia intermedia in Asian Indians: Application to prenatal diagnosis. *Br J Haematol* 70:225, 1988.
198. Ho PJ, Hall GW, Luo LY, et al: Beta thalassaemia intermedia: Is it possible to predict phenotype from genotype? *Br J Haematol* 100:70, 1998.
199. Rund D, Oron-Karni V, Filon D, et al: Genetic analysis of β-thalassemia intermedia in Israel: Diversity of mechanisms and unpredictability of phenotype. *Am J Hematol* 54:16, 1997.
200. Rund D, Fucharoen S: Genetic modifiers in hemoglobinopathies. *Curr Mol Med* 8:600, 2008.
201. Wonke B, Hoffbrand AV, Bouloux P, et al: New approaches to the management of hepatitis and endocrine disorders in Cooley's anemia. *Ann N Y Acad Sci* 850:232, 1998.
202. Girot R, Lefrére JJ, Schettini F, et al: HIV infection and AIDS in thalassemia, in *Thalassemia 1990: 5th Annual Meeting of the COOLEY-CARE Group*, edited by P Rebulla, P Fessas, p 69. Centro Trasfusionale Ospedale Maggiore Policlinico Dio Milano, Athens, 1991.
203. Choudhury NV, Dubey ML, Jolly JG, et al: Post-transfusion malaria in thalassaemia patients. *Blut* 61:314, 1990.
204. Chatterjee R, Katz M, Cox TF, Porter JB: Prospective study of the hypothalmic-pituitary axis in thalassaemic patients who developed secondary amenorrhoea. *Clin Endocrinol (Oxf)* 39:287, 1993.
205. Premawardhena A, Arambepola M, Katugaha N, et al: Is the beta thalassaemia trait of clinical importance? *Br J Haematol* 141:407, 2008.
206. Liang ST, Wong VCW, So WWK, et al: Homozygous α-thalassaemia: Clinical presentation, diagnosis and management: A review of 46 cases. *Br J Obstet Gynaecol* 92:680, 1985.
207. Beaudry MA, Ferguson DJ, Pearse K, et al: Survival of a hydropic infant with homozygous α-thalassemia-1. *J Pediatr* 108:713, 1986.
208. Bianchi DW, Beyer EC, Stark AR, et al: Normal long-term survival with α thalassemia. *J Pediatr* 108:716, 1986.
209. Gouttas A, Fessas P, Tsevrenis H, Xefteri E: Description d'une nouvelle variete d'anemie hemolytique congenitale. *Sang* 26:911, 1955.
210. Rigas DA, Koler RD, Osgood EE: Hemoglobin H: Clinical, laboratory, and genetic studies of a family with a previously undescribed hemoglobin. *J Lab Clin Med* 47:51, 1956.
211. Wasi P: Hemoglobinopathies in Southeast Asia, in *Distribution and Evolution of the Hemoglobin and Globin Loci*, edited by JE Bowman, p 179. Elsevier, New York, 1983.
212. Kattamis C, Tzotzos S, Kanavakis E, et al: Correlation of clinical phenotype to genotype in haemoglobin H disease. *Lancet* 1:442, 1988.
213. Galanello R, Pirastu M, Melis MA, et al: Phenotype-genotype correlation in haemoglobin H disease in childhood. *J Med Genet* 20:425, 1983.
214. Fuchareon S, Winichagoon P, Pootrakul P, et al: Differences between two types of Hb H disease, α-thalassemia 1/α-thalassemia 2 and α-thalassemia 1/Hb Constant Spring. *Birth Defects Orig Artic Ser* 23:309, 1988.
215. Styles L, Foote DH, Kleman KM, et al: Hemoglobin H-Constant Spring disease: An under recognized, severe form of α thalassemia. *Int J Pediatr Hematol Oncol* 4:69, 1977.
216. Lie-Injo LE, Ganesan J, Clegg JB, Weatherall DJ: Homozygous state for Hb Constant Spring (slow-moving Hb X components). *Blood* 43:251, 1974.
217. Derry S, Wood WG, Pippard MJ, et al: Hematologic and biosynthetic studies in homozygous hemoglobin Constant Spring. *J Clin Invest* 73:1673, 1984.
218. Higgs DR, Pressley L, Clegg JB, et al: Detection of α-thalassaemia in negro infants. *Br J Haematol* 46:39, 1980.
219. Higgs DR, Lamb J, Aldridge BE, et al: Inadequacy of Hb Bart's as an indicator of α-thalassaemia. *Br J Haematol* 48:177, 1982.
220. Silvestroni E, Bianco I, Reitano G: Three cases of homozygous $\delta\beta$-thalassemia (or microcythemia) with high haemoglobin F in a Sicilian family. *Acta Haematol* 40:220, 1968.
221. Ramot BN, Ben-Bassat I, Gafni D, Zaanoon R: A family with three $\delta\beta$-thalassemia homozygotes. *Blood* 35:158, 1970.
222. Tsistrakis GA, Amarantos SP, Konkouris LL: Homozygous $\beta\delta$-thalassaemia. *Acta Haematol* 51:185, 1974.
223. Efremov GD: Hemoglobins Lepore and anti-Lepore. *Hemoglobin* 2:197, 1978.
224. Charache S, Clegg JB, Weatherall DJ: The Negro variety of hereditary persistence of fetal haemoglobin is a mild form of thalassaemia. *Br J Haematol* 34:527, 1976.
225. Huisman THJ, Miller A, Schroeder WA: A $^G\gamma$ type of hereditary persistence of fetal hemoglobin with β chain production in *cis*. *Am J Hum Genet* 27:765, 1975.
226. Higgs DR, Clegg JB, Wood WG, Weatherall DJ: $^G\gamma\delta\beta^+$-Type of hereditary persistence of fetal haemoglobin in association with Hb C. *J Med Genet* 16:288, 1979.
227. Fessas P, Stamatoyannopoulos G: Hereditary persistence of fetal hemoglobin in Greece: A study and a comparison. *Blood* 24:223, 1964.
228. Sofroniadou K, Wood WG, Nute PE, Stamatoyannopoulos G: Globin chain synthesis in Greek type ($^A\gamma$) of hereditary persistence of fetal haemoglobin. *Br J Haematol* 29:137, 1975.
229. Clegg JB, Metaxatou-Mavromati A, Kattamis C, et al: Occurrence of $^G\gamma$ Hb F in Greek HPFH: Analysis of heterozygotes and compound heterozygotes with β thalassaemia. *Br J Haematol* 43:521, 1979.
230. Camaschella C, Oggiano L, Sampietro M, et al: The homozygous state of G to A—117 $^A\gamma$hereditary persistence of fetal hemoglobin. *Blood* 73:1999, 1989.
231. Weatherall DJ, Cartner R, Clegg JB, et al: A form of hereditary persistence of fetal haemoglobin characterized by uneven cellular distribution of haemoglobin F and the production of haemoglobins A and A_2 in homozygotes. *Br J Haematol* 29:205, 1975.
232. Silvestroni E, Bianco I: *La Malattia Microdrepanocitica*. Il Pensiero Scientifico, Rome, 1955.
233. Serjeant GR: *Sickle Cell Disease*, 3rd ed. Oxford University Press, New York, 2001.
234. Fucharoen S, Winichagoon P: Hemoglobinopathies in Southeast Asia: Molecular biology and clinical medicine. *Hemoglobin* 21:299, 1997.
235. Agarwal S, Gulati R, Singh K: Hemoglobin E-beta thalassemia in Uttar Pradesh. *Indian Pediatr* 34:287, 1997.
236. Khanh NC, Thu LT, Truc DB, et al: Beta-thalassemia/haemoglobin E disease in Vietnam. *J Trop Pediatr* 36:43, 1990.
237. De Silva S, Fisher CA, Members of the Sri Lanka Thalassaemia Study, et al: Thalassaemia in Sri Lanka: Implications for the future health burden of Asian populations. *Lancet* 355:786, 2000.
238. Olivieri NF, Muraca GM, O'Donnell A, et al: Studies in haemoglobin E beta-thalassaemia. *Br J Haematol* 141:388, 2008.
239. Premawardhena A, Fisher CA, Olivieri NF, et al: Haemoglobin E β thalassaemia in Sri Lanka. *Lancet* 366:1467, 2005.
240. Fisher CA, Premawardhena A, De Silva S, et al: The molecular basis for the thalassaemias in Sri Lanka. *Br J Haematol* 121:1, 2003.
241. Sonakul D, Suwanagool P, Sirivaidyapong P, Fucharoen S: Distribution of pulmonary thromboembolic lesions in thalassemic patients, in *Thalassemia: Pathophysiology and Management*, Part A, edited by S Fucharoen, PT Rowley, NW Paul, p 375. Alan R. Liss, New York, 1988.
242. Kattamis C, Metaxatou-Mavromati A, Wood WG, et al: The heterogeneity of normal Hb A_2-β thalassaemia in Greece. *Br J Haematol* 42: 109, 1979.
243. Schwartz E: The silent carrier of beta thalassemia. *N Engl J Med* 281:1327, 1969.
244. Bianco I, Graziani B, Carboni C: Genetic patterns in thalassemia inter-media (constitutional microcytic anemia): Familial, hematologic and biosynthetic studies. *Hum Hered* 27:257, 1977.
245. Pirastu M, Ristaldi MS, Loudianos G, et al: Molecular analysis of atypical β-thalassemia heterozygotes. *Ann N Y Acad Sci* 612:90, 1990.
246. Olds RJ, Sura T, Jackson B, et al: A novel δ^0 mutation in *cis* with Hb Knossos: A study of different interactions in three Egyptian families. *Br J Haematol* 78:430, 1991.
247. Schokker RC, Went LN, Bok J: A new genetic variant of β-thalassaemia. *Nature* 209:44, 1966.
248. Ohta Y, Yamaoka K, Sumida I, et al: Homozygous delta-thalassemia first discovered in Japanese family with hereditary persistence of fetal hemoglobin. *Blood* 37:706, 1971.
249. Vella F, Wells RMC, Ager JAM: A haemoglobinopathy involving haemoglobin H and a new (Q) haemoglobin. *Br J Haematol* 1:752, 1958.
250. Lie-Injo LE, Pillay RP, Thuraisingham V: Further cases of Hb-Q-H disease (Hb Q-α-thalassemia). *Blood* 28:830, 1966.
251. Milner PF, Huisman THJ: Studies on the proportion and synthesis of haemoglobin G Philadelphia in red cells of heterozygotes, a homozygote, and a heterozygote for both haemoglobin G and α thalassaemia. *Br J Haematol* 34:207, 1976.
252. Rieder RF, Woodbury DH, Rucknagel DL: The interaction of α-thalassaemia and haemoglobin G Philadelphia. *Br J Haematol* 32:159, 1976.
253. Pich P, Saglio G, Camaschella C, et al: Interaction between Hb Hasharon and α thalassemia: An approach to the problem of the number of human α loci. *Blood* 51:339, 1978.
254. Higgs DR, Aldridge BE, Lamb J, et al: The interaction of alpha-thalassemia and homozygous sickle cell disease. *N Engl J Med* 306:1441, 1982.
255. Embury SH, Dozy AM, Miller J, et al: Concurrent sickle-cell anemia and α-thalassemia. *N Engl J Med* 306:270, 1982.

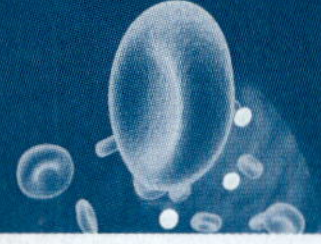

256. Olivieri N, Weatherall DJ: Clinical aspects of β thalassemia and related disorders, in *Disorders of Hemoglobin*, 2nd ed, edited by MH Steinberg, BG Forget, DR Higgs, DJ Weatherall, p 357. Cambridge University Press, Cambridge, UK, 2009.
257. Cazzola M, Borgna-Pignatti C, Locatelli F, et al: A moderate transfusion regimen may reduce iron loading in β-thalassemia major without producing excessive expansion of erythropoiesis. *Transfusion* 37:135, 1997.
258. Propper RD, Cooper B, Rufo RR, et al: Continuous subcutaneous administration of deferoxamine in patients with iron overload. *N Engl J Med* 297:418, 1977.
259. Pippard MJ, Callender ST, Letsky EA, Weatherall DJ: Prevention of iron loading in transfusion-dependent thalassaemia. *Lancet* 1:1178, 1978.
260. Pippard MJ, Callender ST, Weatherall DJ: Intensive iron-chelation therapy with desferrioxamine in iron loading patients. *Clin Sci Mol Med* 54:99, 1978.
261. Nienhuis AW: Safety of intensive chelation therapy. *N Engl J Med* 296:114, 1977.
262. Olivieri NF, Bunic JR, Chew E, et al: Visual and auditory neurotoxicity in patients receiving subcutaneous deferoxamine infusions. *N Engl J Med* 314:869, 1986.
263. Porter JB, Jawson MS, Huehns ER, et al: Desferrioxamine ototoxicity: Evaluation of risk factors in thalassaemia patients and guidelines for safe dosage. *Br J Haematol* 73:403, 1989.
264. Olivieri NF, Basran RK, Talbot AL, et al: Abnormal growth in thalassemia major associated with deferoxamine-induced destruction of spinal cartilage and compromise of sitting height. *Blood* 86:482a, 1995.
265. Porter JB: Practical management of iron overload. *Br J Haematol* 115:239, 2001.
266. Nisbet-Brown E, Olivieri NF, Giardina PJ, et al: Effectiveness and safety of ICL670 in iron-loaded patients with thalassaemia: A randomized, double-blind, placebo-controlled dose-escalation trial. *Lancet* 361:1597, 2003.
267. Cappellini MD, Piga A: Current status in iron chelation in hemoglobinopathies. *Curr Mol Med* 8:663, 2008.
268. Olivieri NF, Nathan DG, MacMillan JH, et al: Survival in medically treated patients with homozygous β-thalassemia. *N Engl J Med* 331:574, 1994.
269. Brittenham GM, Griffith PM, Nienhuis AW, et al: Efficacy of deferoxamine in preventing complications of iron overload in patients with thalassemia major *N Engl J Med* 331:567, 1994.
270. Borgna-Pignatti C, Rugolotto S, De Stefano P, et al: Survival and complications in patients with thalassemia major treated with transfusion and deferoxamine. *Haematologica* 89:1187, 2004.
271. St Pierre TG, Clark PR, Chua-Anusorn W: Measurement and mapping of liver iron concentrations using magnetic resonance imaging. *Ann N Y Acad Sci* 1054:379, 2005.
272. Pennell DJ: T2* magnetic resonance and myocardial iron in thalassemia. *Ann N Y Acad Sci* 1054:373, 2005.
273. Lucarelli G, Giardini C, Baronciani D: Bone marrow transplantation in β-thalassemia. *Semin Hematol* 32:297, 1995.
274. Lucarelli G, Giardini C, Baronciani D: Bone marrow transplantation in thalassemia. *Semin Hematol* 32:297, Review, 1995.
275. Di Bartolomeo P, Di Girolamo G, Olioso P, et al: The Pescara experience of allogenic bone marrow transplantation in thalassemia. *Bone Marrow Transplant* 19(Suppl 2):48, 1997.
276. Argiolu F, Sanna MA, Addari MC, et al: Bone marrow transplantation in thalassemia: The experience of Cagliari. *Bone Marrow Transplant* 19(Suppl 2):65, 1997.
277. Gaziev D, Polchi P, Galimberti M, et al: Graft-versus-host disease following bone marrow transplantation for thalassemia: An analysis of incidence and risk factors. *Transplantation* 63:854, 1997.
278. Michlitsch JG, Walters MC: Recent advances in bone marrow transplantation in hemoglobinopathies. *Curr Mol Med* 8:675, 2008.
279. Olivieri NF, Weatherall DJ: The therapeutic reactivation of fetal haemoglobin. *Hum Mol Genet* 7:1655, 1998.
280. Swank RA, Stamatoyannopoulos G: Fetal gene reactivation. *Curr Opin Genet Dev* 8:366, 1998.
281. Weatherall DJ: Pharmacological treatment of monogenic disease. *Pharmacogenomics J* 3:264, 2003.
282. Quek L, Thein SL: Molecular therapies in beta-thalassaemia. *Br J Haematol* 136:353, 2007.
283. Olivieri NF, Rees DC, Ginder GD, et al: Treatment of thalassaemia major with phenylbutyrate and hydroxyurea. *Lancet* 350:491, 1997.
284. Sadelain M: Genetic treatment of the haemoglobinopathies: Recombinations and new combinations. *Br J Haematol* 98:247, 1997.
285. Dominski Z, Kole R: Restoration of correct splicing in thalassemic pre-mRNA by antisense oligonucleotides. *Proc Natl Acad Sci U S A* 90:8673, 1993.
286. Lan N, Howrey RP, Lee S-W, et al: Ribozyme-mediated repair of sickle β-globin mRNAs in erythrocyte precursors. *Science* 280:1593, 1998.
287. Rivella S, Sadelain M: Therapeutic globin gene delivery using lentiviral vectors. *Curr Opin Mol Ther* 4:505, 2002.
288. Persons DA, Nienhuis AW: Gene therapy for the hemoglobin disorders. *Curr Hematol Rep* 2:348, 2003.
289. Sadelain M, Boulad F, Lisowki L, et al: Stem cell engineering for the treatment of severe hemoglobinopathies. *Curr Mol Med* 8:690, 2008.
290. WHO Working Group: Hereditary anemias: Genetic basis, clinical features, diagnosis and treatment. *Bull World Health Organ* 60:543, 1982.
291. Stamatoyannopoulos G: Problems of screening and counseling in the hemoglobinopathies, in *Proceedings of the IV International Conference on Birth Defects*, p 268. Exerpta Medica, Vienna, 1974.
292. Alter BP: Antenatal diagnosis: Summary of results. *Ann N Y Acad Sci* 612:237, 1990.
293. Kazazian HH, Phillips JAI, Boehm CD, et al: Prenatal diagnosis of β-thalassemia by amniocentesis: Linkage analysis of multiple polymorphic restriction endonuclease sites. *Blood* 56:926, 1980.
294. Old JM, Ward RHT, Petrou M, et al: First trimester diagnosis for haemoglobinopathies: A report of 3 cases. *Lancet* 2:1413, 1982.
295. Old JM, Fitches A, Heath C, et al: First trimester fetal diagnosis for haemoglobinopathies: Report on 200 cases. *Lancet* 2:763, 1986.
296. Cao A, Galanello R, Rosatelli MC: Prenatal diagnosis and screening of the haemoglobinopathies. *Clin Haematol* 11:215, 1998.
297. Modell B, Petrou M, Layton M, et al: Audit of prenatal diagnosis for haemoglobin disorders in the United Kingdom: The first 20 years. *BMJ* 315:779, 1997.
298. Cheung M-C, Goldberg JD, Kan YW: Prenatal diagnosis of sickle cell anemia and thalassemia by analysis of fetal cells in maternal blood. *Nat Genet* 14:264, 1996.
299. Hung ECW, Chiu RWK, Lo YMD. Detection of circulating fetal nucleic acids: A review of methods and applications. *J Clin Pathol* 62:308, 2009.
300. Kuliev A, Rechitsky S, Verlinsky O, et al: Preimplantation diagnosis of thalassemias. *J Assist Reprod Genet* 15:219, 1998.
301. Kuliev A, Rechitsky S, Verlinsky O, et al: Birth of healthy children after preimplantation diagnosis of thalassemia. *J Assist Reprod Genet* 16:201, 1999.
302. Qureshi N, Foote D, Walters MC, et al: Outcomes of preimplantation genetic diagnosis therapy in treatment of beta-thalassemia: A retrospective analysis. *Ann N Y Acad Sci* 1054:500, 2005.
303. World Health Organization (WHO): *Genomics and World Health*. WHO, Geneva, 2002.
304. Weatherall DJ, Akinyanju O, Fucharoen S, et al: Inherited disorders of hemoglobin, in *Disease Control Priorities in Developing Countries* 2nd ed, edited by DT Jamison, JG Breman, AR Measham, G Alleyne, M Claeson, DB Evans, P Jha, A Mills, P Musgrove, p 663. Oxford University Press and the World Bank, New York, 2006.

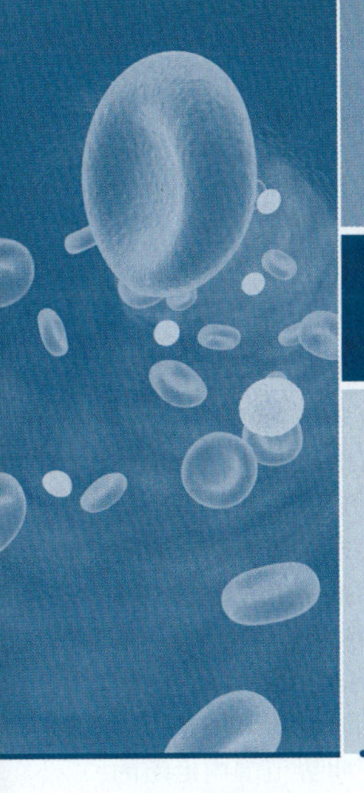

第48章

血红蛋白结构异常：镰状细胞贫血及相关疾病

Kavita Natarajan, Tim M. Townes, Abdullah Kutlar

摘 要

血红蛋白病是全球最常见的遗传性红细胞疾病。在这类疾病中，镰状细胞综合征及地中海贫血是危害公共健康的主要问题。成人血红蛋白(Hb A)的β-珠蛋白链第六位氨基酸谷氨酸被缬氨酸所替代，导致形成镰血红蛋白。镰状细胞病是由于该突变的纯合子、镰状血红蛋白与β-地中海贫血或另一种β-珠蛋白变异，如血红蛋白C、E、D、O-Arab的复合杂合子。镰状突变导致血红蛋白分子脱氧时变得不可溶，以致含有脱氧Hb S多聚体的红细胞变得僵硬且血液流变学特性也受损。下游的镰变过程包括红细胞膜改变导致钾流失及细胞脱水，与血管内皮细胞、中性粒细胞及单核细胞相互作用，溶血、一氧化氮耗竭，炎性标志分子的激活，以及凝血倾向。这些过程导致溶血性贫血、炎症状态、疼痛性血管堵塞发作，及多器官系统受损致寿命缩短。镰状细胞病的严重程度有相当大的异质性，我们最了解的影响因素是Hb F水平增高，具有很强的抗镰状贫血效果。伴发α-地中海贫血也是造成镰状细胞贫血的影响因素，可减轻溶血。近年来，人们对镰状细胞病的非珠蛋白遗传影响因素产生了兴趣。可以预期，基因组范围的相关性研究将阐明疾病严重程度的遗传影响因素。在过去的30年来，支持护理和疾病影响治疗方面的进展已经使患者的寿命延长。羟基脲已经作为一种有效的疾病影响制剂通过了FDA批准用于成人镰状细胞病患者。虽然其主要作用机制是提高Hb F的生成，但其他效应如降低中性粒细胞、血小板及降低黏附分子表达等均促进其药效。新的制剂，最引人注意的是DNA甲基转移酶1抑制剂(5-氮杂胞苷及地西他滨)及组蛋白去乙酰化酶抑制剂(丁酸盐衍生物及其他类)，目前正在进行临床试验。正在研发的治疗包括改善红细胞水合作用的Gardos通道抑制剂和阻止血细胞与微血管内皮细胞相互作用的抗黏附治疗。目前，唯一的治愈方法是造血干细胞移植。

镰状细胞性状是镰状血红蛋白的杂合子状态，在美国的非洲后裔发生率约为8%，除个别外，一般无临床症状。Hb C与脾脏肿大及外周血涂片中的靶形及球形红细胞相关。Hb D病基本上无临床症状。Hb E病在东南亚很常见，因为此地大量人口迁移，Hb E也成为世界其他地区的一种常见血红蛋白病。Hb E是一种地中海贫血的变异型，其与β^0-地中海贫血突变共遗传，可导致严重的输血依赖性重型地中海贫血。不稳定血红蛋白变异体少见且散发，其特征为Heinz小体溶血性贫血。改变血红蛋白分子氧亲和力的变异型可导致红细胞增多(高氧亲和力变异型)或贫血(低氧亲和力变异型)，为这类综合征不多见的病因。

本章使用的简写和缩略词：ACS，急性胸腔综合征(acute chest syndrome)；CSSCD，镰状细胞病合作研究(Cooperative Study of Sickle Cell Disease)；GFR，肾小球滤过率(glomerular filtration rate)；Hb，血红蛋白(hemoglobin)；iPS，诱导的多能干细胞(induced pluripotential stem)；LDH，乳酸脱氢酶(lactate dehydrogenase)；PCV7，肺炎球菌疫苗的多价共轭结合物7(polyvalent conjugate 7 of pneumococcal vaccine)；SCD，镰状细胞病(sickle cell disease)；SCT，干细胞移植(stem cell transplantation)；$sPLA_2$，分泌型磷脂酶A_2(secretory phospholipase A_2)；STOP，镰状细胞病脑卒中预防试验(Stroke Prevention Trial in Sickle Cell Disease)；TCD，经颅多普勒超声检查(transcranial Doppler)。

镰状细胞病的历史：第一个"分子病"

1910年报道了第一例镰状细胞病，是一名来自格林纳达(Grenada)在芝加哥学习的牙科学生Walter Clement-Noel。在1904~1907年间，James Herrick医生和他的实习生Ernest Irons负责Noel的治疗。在此期间，Noel有几次发热和咳嗽以及下肢溃疡、黄疸及不能耐受体力运动的病史。Herrick和Irons进行了细致的临床观察并制备了外周血片，显微镜照片观察发现有核红细胞及"细长的镰刀状"红细胞(图48-1)[1]。在随后的10年间又报道了另外两例这种罕见的贫血。1915年Cook和Meyer根据报道的第三例患者的家族史，提出了该病的遗传基

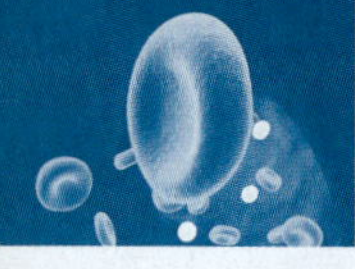

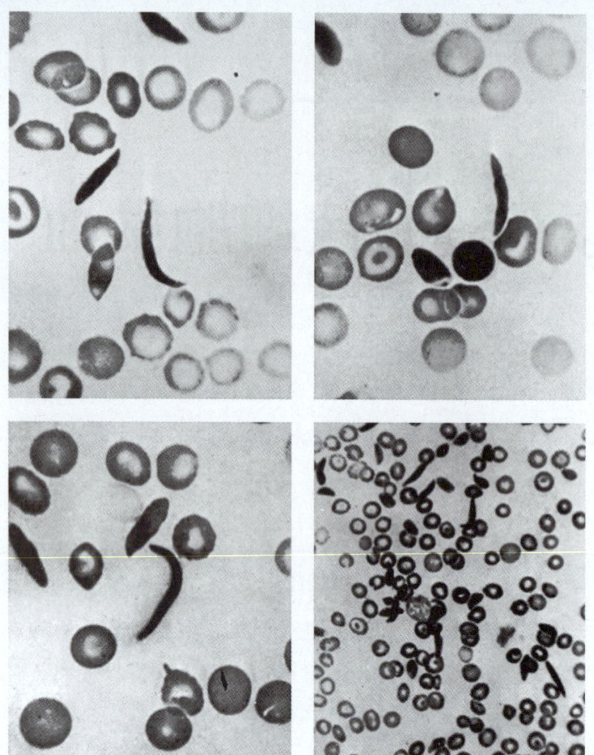

图 48-1 第一例报道的镰状细胞贫血患者的独特的长形镰状红细胞。

础这一问题。1917 年 Victor Emmel 利用体外培养显示，镰状红细胞代表形态学上貌似正常的红细胞的物理学改变，而不是以镰状细胞从骨髓释放出来的[2]。他还发现一例患者父亲的形态正常的红细胞在体外培养后也发生了镰变。该患者的母亲已经去世。1922 年 Vernon Mason 报道了第四例患者，在观察到当时所有报道过的病例之间的相似之处后，使用了"镰状细胞贫血"这一名称。1923 年 Sydenstricker 和 Huck 在已诊断的患者的亲属中观察到"潜伏镰状细胞贫血患者"，从而证实并扩展了 Emmel 的发现。1927 年 Hahn 和 Gillespie 发现细胞镰形变与低氧及低 pH 有关[3]。1933 年，Diggs 将有症状的患者区分为镰状细胞贫血，无症状的患者称为镰状细胞性状，并发现大约 8% 的美籍非洲裔后代为镰状细胞性状[4]。Irving Sherman 还是 Johns Hopkins 医学生时就发现镰状细胞在偏光显微镜下有双折射性，而这种现象在氧合状态下是可逆的。在听取了著名试验血液学家 Williams Castle 的建议后，这个观察结果最终引导 Linus Pauling 投身于镰状血红蛋白病的研究工作。在 1949 年，Pauling 和他的同仁证实来自正常、镰状细胞性状和镰状细胞贫血个体的血红蛋白电泳时有差异，并假设必定存在化学差异，从而确立了镰状细胞贫血为第一个分子病。在 50 年代晚期，Hunt 和 Ingram 测定了珠蛋白肽链的序列，并将此异常与 β- 珠蛋白链的氨基酸组成改变联系起来：第 6 位的谷氨酸残基被缬氨酸取代。1977 年，Marotta 及同事们揭示了 β- 珠蛋白链基因的第六位密码子的相应改变是 GAG→GTG。

镰状细胞病的历史时刻提醒人们记住临床和实验室观察研究的力量，而在机制基础研究时代，也强调了病床到试验桌以及试验桌到病床研究整合的重要意义[5-8]。

镰状细胞病的流行病学

1949 年，东非的 Alan Raper 医师首先提出镰状细胞性状可能对某些环境因素有生存优势。Mackey 及 Vivarelli 医生提出这一环境影响因素可能是疟疾。随后观察到镰状细胞性状患者外周血含有的疟疾寄生虫较少，镰状细胞性状对早期儿童罹患疟疾有一定的保护作用。而这一保护作用的机制一直存在争论。可能的机制包括寄生虫感染的红细胞选择性发生镰变，使单核巨噬细胞系统能更加有效地清除感染的红细胞，通过钾流失增加，红细胞 pH 降低，寄生虫感染的红细胞对内皮细胞黏附增加等，对寄生虫的生长产生抑制效应。

因此，镰状细胞贫血的发病密切反映了世界范围内疟疾的分布；然而，随着人群向西方工业化城市迁移，镰状细胞病在疟疾并不流行的地区也变得多起来。

2006 年，WHO 估测称大约 5% 的世界人口携带血红蛋白病基因。镰状细胞贫血在亚撒哈拉及赤道非洲地区患病率高，在中东、印度和地中海地区略低，但仍然居高。SCD 发病率在亚撒哈拉非洲国家为 1%~2% 之间，就是说每年发病患者约 500 000 例。

在美国，疾病控制和预防中心（Centers for Disease Control and Prevention）估计非洲裔美国人新生儿大约 1/500 有镰状细胞贫血，1/12 非洲裔美国人有镰状细胞性状，大约 100 000 美国人（大多为非洲后裔）患有该病。在西班牙裔美国人中，新生儿镰状细胞病的发生率为 1/3600。截至 2002 年，美国每年要花费超过 10 亿美元用于 SCD 患者的住院治疗[9]。

原先，关于镰状突变是否只发生一次然后分布至全球，还是世界不同地区的突变是独立发生的，还存在猜测。β- 珠蛋白基因簇群限制性内切酶的多态性非随机相关性确定了 β- 珠蛋白基因的单倍体型。β- 珠蛋白基因簇产生五种不同的镰状细胞突变相关的单倍体型（见第 9 章）[10-12]。五种单倍体型中有四种出现在非洲，并被命名为塞内加尔（Senegal）、贝宁（Benin）、班图（Bantu）和喀麦隆（Cameroon）单倍体型，第五种起源于印度次大陆地区[13]。这些发现表明镰状突变是在五个不同时期独立发生的。

异常血红蛋白的命名

自从 1956 年 Ingram 和他的同仁发现了 Hb S 的分子生物学特征后，变异型或"异常"血红蛋白的数量呈快速和指数性增长[14]。迄今已经超过了 1000 种。对变异型血红蛋白及其化学和功能性质，以及人群分布的详细描述可在珠蛋白基因服务器网页[Globin Gene Server website（http://globin.cse psu.edu/）]上查到。起初，变异型用英文字母表来表示（如 Hb C、D、E、J 等），字母被用完后，则采用变异型血红蛋白最开始被发现的地理位置来命名（如 Hb Koln，Hb Zurich，等）。如果某一电泳或功能特征与以前描述的异常血红蛋白相似的变异型则用字母加地理位置一同命名，例如，Hb D-Punjab，Hb E-Saskatoon，Hb M-Hyde Park 等。有些字母标注也被用于表示某些变异型的电泳特性，如有几种 Hb Ds（D-Punjab，D-Iran，D-Ibadan）。所有这些变异型都与 Hb S 在碱性（醋酸纤维素）电泳中的迁移率相似，而在酸性 pH 时（枸橼酸盐琼脂电泳）则与 Hb A 的迁移率一样。

与之相似，Hb Es 在碱性电泳中具有与 Hb C 相似的迁移率，而在枸橼酸盐琼脂电泳中则与 Hb A 一致。

绝大多数血红蛋白的变异体都是单个核苷酸突变所引起，导致血红蛋白四聚体亚基 α、β、δ 或 γ- 珠蛋白链的氨基酸改变，形成 Hb A（α、β），Hb A_2（δ）或 Hb F（γ）的变异型。其他机制包括缺失或插入、链延长和融合（血红蛋白变异型及其相关临床综合征的详细描述见下文"其他异常血红蛋白"）。

Hb S 与其他血红蛋白变异体或者 β- 地中海贫血突变共遗传导致几种镰状细胞综合征。在美国最常见的镰变疾病是纯合子 Hb S（Hb SS，镰状细胞贫血），现在常被称为 SCD。其次是镰状细胞 -Hb C 病（Hb SC），镰状细胞 $β^+$- 地中海贫血（Hb S $β^+$-thal），镰状细胞 $β^0$- 地中海贫血（Hb S $β^0$-thal）。其他较罕见类型包括 Hb SD-Punjab，Hb SO-Arab 和 Hb SE 病。大量 β 链变异型与 Hb S 共遗传并不导致症状性镰变疾病；在临床与血液学上与镰状细胞性状（Hb AS）不能区别。

Hb C 在西非的发病率高达 17%~28%，尤其是在尼日尔河（Niger River）以东的北加纳（Ghana）附近。引起这一高发病率的选择因素目前尚不清楚，但是 Hb C 也许对抗疟疾提供了一定的抵抗力。在美国非洲裔人群，Hb C 发病率为 2%~3%。散发病例报道也见于其他人群，包括意大利及欧洲血统的南非人。

现在已经知道 Hb D Punjab 与 Hb D Los Angeles 是相同的，因为都有 $α_2β_2$ 121Glu→Gln 结构，与 Hb S 相互作用形成脱氧构象的聚合体。Hb D 曾在世界多处被发现，包括非洲、北欧和印度。

HbE 很常见，可能是最常见的异常血红蛋白，或者仅次于 Hb S。主要分布于缅甸、泰国、老挝、柬埔寨、马来西亚和印度尼西亚。在部分地区，HbE 携带者比例可高达 30%。不过在中国人中发病率并不高。β- 珠蛋白基因族限制性长度多态性研究表明 Hb E 起源于几次独立的突变。Hb E 也可能对疟疾感染有某些抵抗性。

正常血红蛋白的结构和功能

这种红色的蛋白质，即血红蛋白把氧气从肺部运送到组织，并将 CO_2 从组织运回到肺。血红蛋白还消除在生理上有重要作用的一氧化氮（NO）。这一分子已经进化成能够高效地完成其气体运输功能。血红蛋白对养的亲和力使其在肺中与氧的结合几乎达到完全饱和状态，并且由于 S 形的氧解离曲线，在组织能够有效地释放氧气。这种氧解离曲线是由于血红蛋白是一种变构分子，其构象以及氧分子的亲和力，随每一分子氧的相继结合而改变。血红蛋白在酸碱平衡中也有重要作用：脱氧血红蛋白结合质子，而氧合血红蛋白释放质子。

氧解离曲线受调节以满足机体需求。缺氧的组织迅速出现酸中毒，释放的质子使氧解离曲线偏移以向组织释放更多的氧。然而，长期酸中毒或碱中毒（如高海拔地区）的作用，由红细胞 2，3- 二磷酸甘油酸（2，3-BPG）的调节作用降低血红蛋白氧亲和力而抵消。（见第 46 章）。

正常哺乳动物血红蛋白包含两对不同的多肽链：每对中的一条为 α 或类似 α 的珠蛋白链，而另一条则非 α 链（β、γ、δ）。所有人类的血红蛋白 α 链在胚胎早期发育后都是一样的。而非 α- 链则包括正常成人血红蛋白［Hb A（$α_2β_2$）］的 β- 链，胎儿血红蛋白［Hb F（$α_2γ_2$）］的 γ- 链，以及正常成人血红蛋白次要组分［Hb A_2（$α_2δ_2$）］的 δ- 链，占正常成人血红蛋白的 2.5%。第 47 章讨论了珠蛋白链生成的调节机制。

每一珠蛋白多肽链氨基酸序列的某些残基对血红蛋白的稳定性及功能起关键作用。通常这些残基在 α 链或 β 链是相同的（不变的）。β- 链上 NH_2- 终端的缬氨酸对与 2，3-BPG 的相互作用非常重要。其 C 端的几个残基则在形成没有配体结合的特征性盐桥中发挥重要作用。在多肽链之间以及血红素与珠蛋白之间接触的区域倾向于含有不变的残基。

非 α 链（（β、γ、δ、ε）长度均为 146 个氨基酸；β- 链起始的两个氨基酸为缬氨酸和组氨酸。C- 端的两个残基是 Tyr β145 和 His β146。δ- 链（Hb A_2）与 β- 链只有 10 个残基不同。δ- 链和 β- 链的前 8 个残基和 C 端的第 127-146 残基是相同的。

胎儿血红蛋白(Hb F)的 γ- 链与 β- 链有 39 个残基不同。γ- 链与 β- 链的 N 端残基分别是甘氨酸与缬氨酸，而 C 端残基同为 Tyr β145 与 Hisβ146。除了 N 端的残基不同之外，γ- 链与 β- 链在初级结构的几个其他差别也值得注意，γ- 链含有异亮氨酸，而 β- 链则没有。γ 基因有两个拷贝：在第 136 残基上一个编码甘氨酸（$^Gγ$），另一个编码丙氨酸（$^Aγ$）[7]，于是产生两种 γ 链。另外一个常见的多态性是 $^Aγ$ 链的第 75 位的苏氨酸残基常常被异亮氨酸取代。

α 和 β- 链的氨基酸大约 75% 呈螺旋排列。我们所有研究过的血红蛋白螺旋结构含量都相似（图 48-2A）。β- 链有 8 个螺旋段，用字母 A~H 表示。血红蛋白的命名法规定螺旋内的氨基酸由氨基酸的序号和螺旋字母命名，螺旋段之间的氨基酸以氨基酸序号和两个螺旋段字母命名。所以，EF3 是连接 E 和 F 螺旋的非螺旋片段的第三个残基，F8 是 F 螺旋段的第 8 个残基。按照螺旋命名方式排列使得同源性显而易见：F8 残基是近端血红素连接的组氨酸，血红素远侧的组氨酸是 E7。

图 48-2B 和 C 显示 α 链和 β 链的三级结构。血红蛋白的辅基是亚铁原卟啉Ⅸ，图 48-3A 显示其结构。在每条链上血红素位于 E 和 F 螺旋之间的缝隙中（图 48-3B）。血红素高度极性的丙酸侧链位于分子表面，并且在生理 pH 值下发生电离。血红素的其余部分在分子内部，除了两个组氨酸外均被疏水残基所包围。铁离子与 F8 组氨酸咪唑基的氮（N）原子通过配位键结合。在血红素平面的另一侧，E7 位的远端组氨酸没有与铁离子结合，但非常接近配体结合部位。

S 型氧解离曲线是血红蛋白分子从配体结合状态至配体解离状态构象改变的函数（表 48-1）。在脱氧状态，血红蛋白四聚体除了一些氢键（见图 48-2B）外，还通过亚基之间的盐键（图 48-4）和亚基之间的疏水键结合在一起。在脱氧血红蛋白中，2，3-BPG 位于两条 β 链之间的中央腔（见图 48-2B）。当血红素与氧结合时，血红蛋白分子通过一系列复杂而协调的结构改变而实现构象变化。氧解离曲线可以通过希尔标绘法转换成线性关系：

$$\log [y/(1-y)]=\log K+n\log pO_2$$

K 是一个总的经验常数，不随理化状态改变。n 是斜率，可检测协同效应的指标。没有相互作用的血红蛋白呈现双曲线而非 S 型氧解离曲线（肌红蛋白和 Hg Hb），其 n 值约为 1。正常四聚体血红蛋白有四个氧合位点，最大 n 值是 4，不过在正常血红蛋白中常见的 n 值在 2.7~3.0 之间。

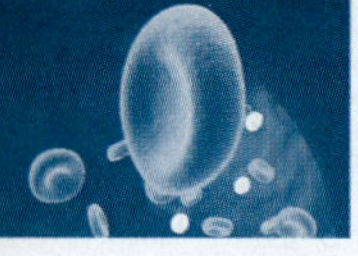

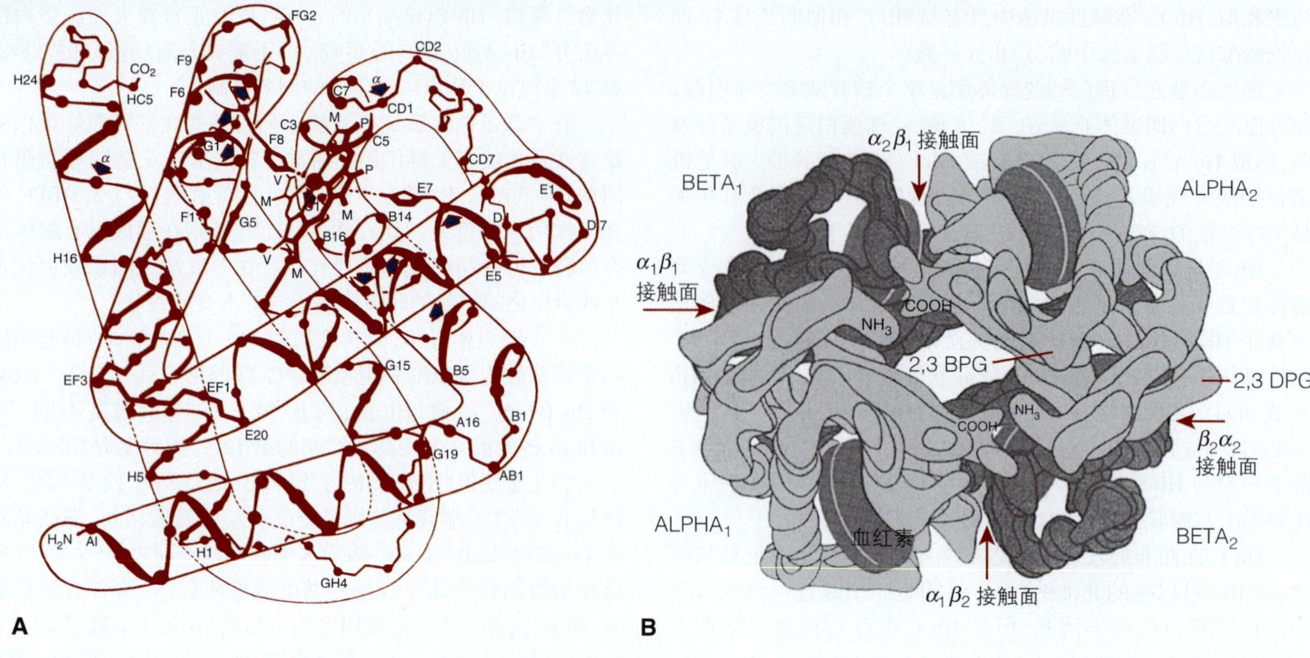

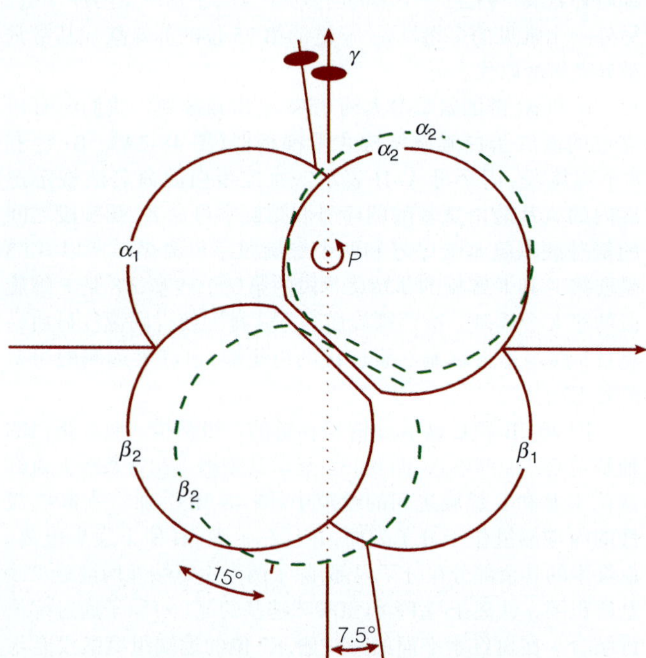

图 48-2 A. β 链的结构示意图。箭头表示一些不稳定血红蛋白氨基酸置换的位置。B. 通过 X- 线衍射推断的血红蛋白分子结构，从上往下看。血红蛋白分子由四个亚单位组成：两条相同的 α- 链（浅色部分）和两条相同的 β- 链（深色部分）。2,3-BPG 在脱氧血红蛋白分子中与两条 β- 链结合。C. 在由脱氧血红蛋白（实线）变为碳氧血红蛋白（虚线）的四级结构变化中，$\alpha_2\beta_2$ 二聚体相对于 $\alpha_1\beta_1$ 的旋转示意图。

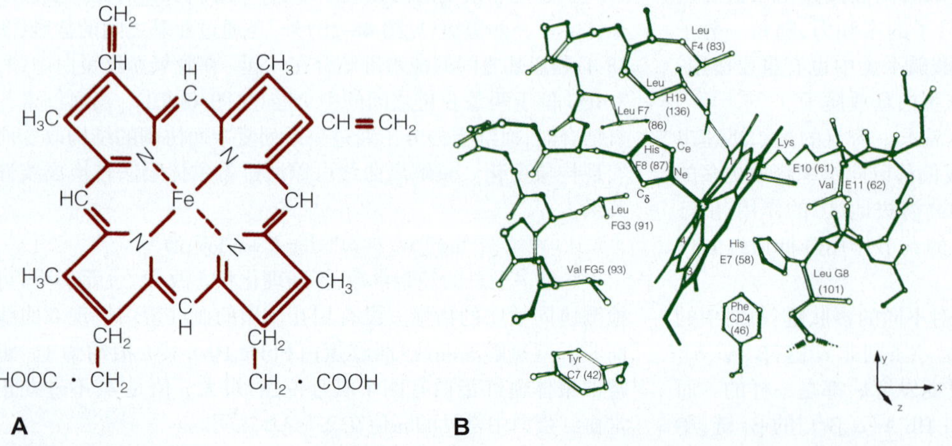

图 48-3 A. 血红素的结构（亚铁原卟啉Ⅸ）。B. 血红素基团和它在未结合配体的 α 链中的环境。只选择性显示了某些侧链，省略了 4- 丙酸血红素。

表 48-1　血红蛋白四级结构的命名

配体结合（氧结合）	没有配体结合（还原型）
氧合	脱氧
R- 状态	T- 状态
松弛型	紧张型
高亲和力	低亲和力

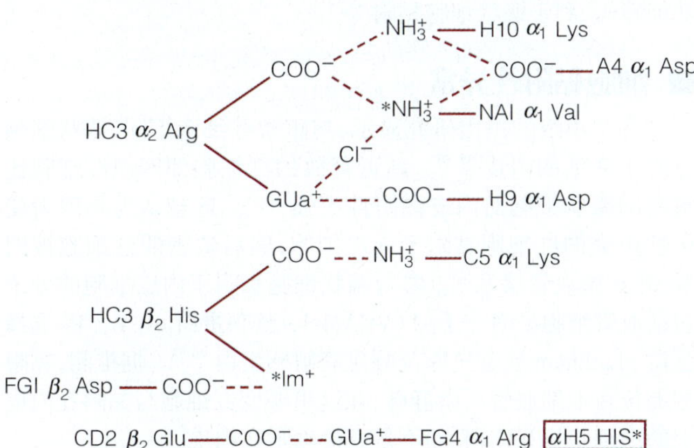

图 48-4　脱氧血红蛋白的盐键（*= 在 pH 9.0 比在 pH 7.0 时结合质子较少的可电离基团）。这些基团占碱性波尔效应的 60%。其余归于 αH5 His。

一半血红蛋白被氧饱和（P_{50}）的点通常用来作为衡量氧亲和力的指标。它依赖于 pH（波尔效应）、温度和 2，3-BPG 的浓度。通常，标准 P_{50} 值定在 37℃和 pH 7.20。新鲜抽取的血液的标准 P_{50} 值大约在 26.7torr，但去除了 2.3-BPG 的血红蛋白的氧分压（PO_2）只有大约 13torr。虽然胎儿及新生儿红细胞中 2，3-BPG 水平与成人相似，但他们的氧解离曲线发生左移（氧亲和力增加），其 P_{50} 值大约为 23torr，因为胎儿血红蛋白与 2，3-BPG 反应不如成人强。

虽然氧气是血红蛋白血红素的主要生理性配体，但血红素与一氧化碳（CO）和 NO 的结合也十分重要（见第 49 章）。CO 和血红蛋白的结合亲和力是氧的大约 400 倍。因此，即使相对低的环境 CO 浓度也能从血红蛋白置换大量的氧。从临床的观点来看，更加糟糕的是 CO 对氧解离曲线有严重影响，使其左移。所以，CO 中毒的临床效应比单纯氧气置换所能解释的要严重得多。血红蛋白与 NO 结合被氧化成高铁血红蛋白，反应式如下：

$$HbO_2 + NO \rightarrow MetHb + NO_3^-$$

血红蛋白对 NO 的清除有重要生理作用，也可以解释阵发性睡眠性血红蛋白尿患者发生的食管痛（参见 40 章），和实验性输注血红蛋白溶液后发生的高血压。

镰状细胞贫血的病理生理

有关路径

镰状细胞贫血是 β- 珠蛋白链的第六位谷氨酸被缬氨酸替代所致。然而，其病理生理过程导致的临床表型并不局限于红细胞（图 48-5）。临床上，不同患者之间，以及同一患者在不同时期表现差异很大。同一异常基因型的异质性也提示一定有多种其他因素参与了镰状细胞贫血的病理过程。其病理学已远非简单的缺氧导致的微血管阻塞。镰状细胞贫血是一种慢性炎症状态，期间有急性炎症发作，在急性炎症发作时，除了几十年前已经发现的血红蛋白多聚化异常外，还有内皮细胞、白细胞尤其是中性粒细胞和单核细胞、血小板、凝血途径，一些血浆蛋白、黏附分子及 NO 代谢紊乱等的参与（图 48-6）。另外，还存在组织特异性血管床的复杂差异和同一器官不同部位的血管的差异。除了 β- 珠蛋白基因之外的其他基因变异可以改变器官损伤的环境条件，也可影响临床表现。镰状细胞贫血的病理生理学在不同章节分别讨论，但因为没有一个单独的主要的途径能解释它临床表现的多样性，所以也没有一个单独的治疗方案能消除所有的病理表现。大部分的实验都是单独在动物模型或者相对简单化的实验条件下做的，很少有在人体进行的体内实验，所以，无法反映本病的复杂性。

血红蛋白多聚化

脱氧的 Hb S 分子聚积达到热动力学的临界值时，可形成多聚体。这个过程称为“同源成核”，可促进多聚体生长的最小聚集体被称为临界核[15-20]。随后，在先前形成的多聚体上再加上脱氧的 Hb S 分子被称为异源成核，导致多聚体分支（见图 48-6）。所以，多聚体的生长是一指数过程，其中在出现脱氧 Hb S 分子与多聚体形成之间有一个时间延迟。延迟时间与 Hb S 分子的

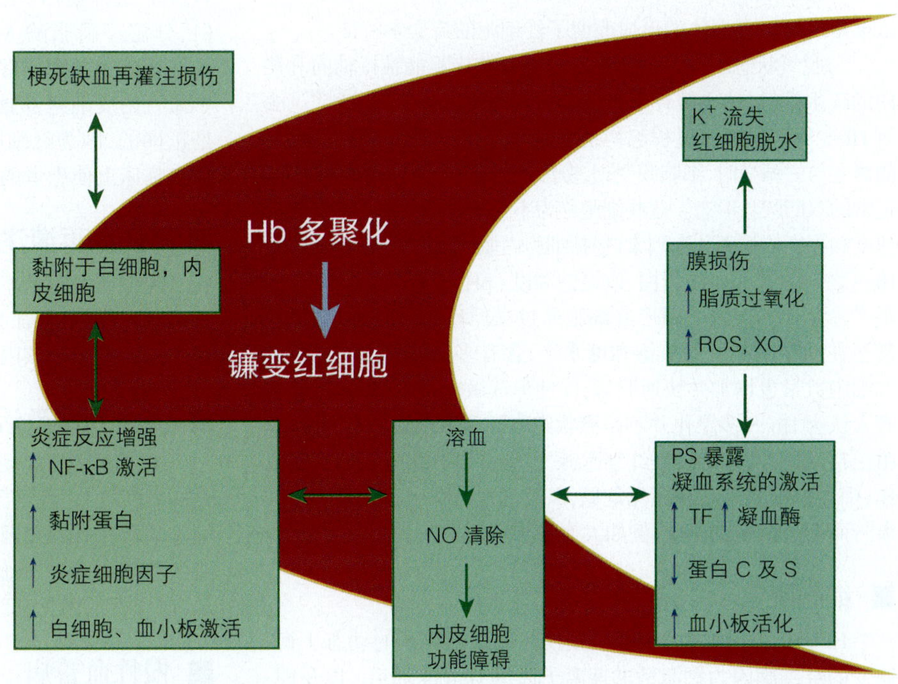

图 48-5　镰状细胞贫血病理生理示意图。进一步讨论见“病理生理”。K⁺：钾；NO：一氧化氮；PS：磷脂酰丝氨酸；ROS：活性氧；TF：组织因子；XO：黄嘌呤氧化酶。

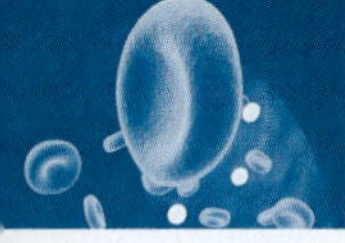

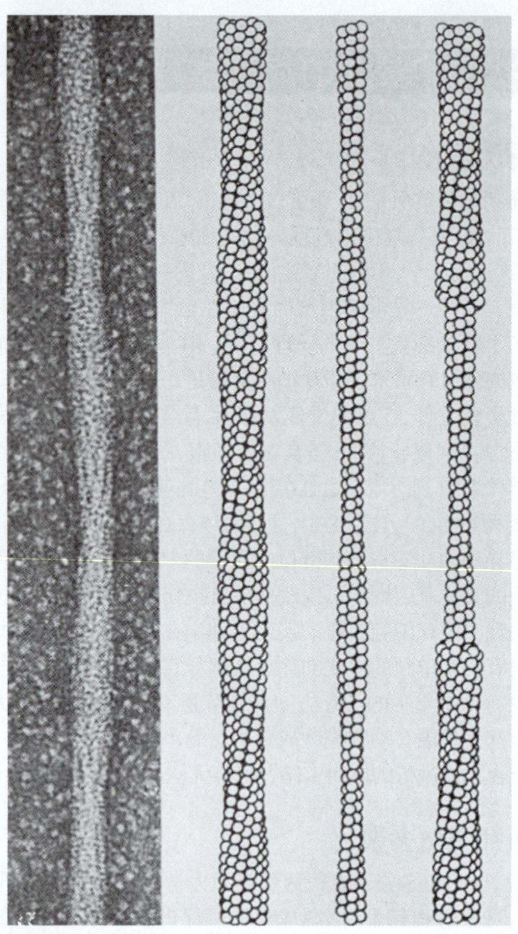

图 48-6 Hb S 纤维的电子显微镜照片和通过三维图像重建推断的结构。重建的纤维以球模型代表，每个球形代表一个 Hb S 四聚体。模型显示为外部的套（左）、内核（中）和内外纤维丝的组合（右）。

浓度呈反比。多聚体的形成改变了红细胞的流变学特征。

与脱氧状态不同，氧合 Hb S 的四级结构不能维持轴向和侧向的疏水接触，这也解释了再氧合后细胞的去镰变现象[21-24]。去氧 Hb S 氧合的镰变过程起初是可逆的，但红细胞在循环中反复的镰变与去镰变时，细胞膜受损，镰形细胞在氧合时不能再回到其正常的双凹圆盘形态。这些细胞称为不可逆镰形细胞。聚合化的速度和程度依赖于几个因素，包括细胞内血红蛋白浓度，出现除了 Hb S 之外的其他血红蛋白、血氧饱和度、pH、温度和 2,3-BPG 水平[25]。含有多聚体的镰形红细胞通过微循环的时间延长，以及甚至在动脉循环中的氧饱和度水平，含有多聚体的致密的镰形红细胞数量也增加并快速脱氧，促使形成微血管栓塞[25-28]。但也有人认为 Hb S 多聚化并不是镰状细胞病理生理的决定因素，理由包括，尽管发生持续性红细胞镰变，但却没有明显临床症状发作、中性粒细胞升高和梗死危象，以及出现的临床特点表明是大血管而不是微血管病变，例如大血管脑卒中[29]。

细胞脱水

Hb SS 红细胞中的细胞膜损伤打破了阳离子的动态平衡。镰变的红细胞因为钙激活的钾离子通道（Gardos 通道），以及钾-氯共转运通道的激活，其维持细胞内钾的能力下降。最终的结果是细胞内钾和水的流失并导致细胞脱水[30-35]。这有效地增高了红细胞内血红蛋白浓度，促进镰变。

NO 清除

NO 是血管内皮细胞的重要组分，具有血管舒张、抗炎及抗血小板作用[36]。NO 是一可溶性气体，由内皮细胞的 NOS（eNOS）催化 L-精氨酸合成[37]。据记载，在 SCD 患者，尤其在血管梗死危象时，NO 生成减少，其底物，即 L-精氨酸水平也降低[38-42]。慢性溶血致血浆游离血红蛋白释放，导致 NO 耗竭，引起内皮功能障碍，利于镰状细胞黏附[43,44]。

细胞黏附性异常

几个小组的杰出研究显示，与正常红细胞不同，镰状细胞黏附于激活的内皮[45,46]。新近释放的红细胞即网织红细胞比致密的镰状细胞对内皮黏附性更强[47,48]。这被认为是因为变形性更强的红细胞黏附于内皮细胞，然后致密的红细胞被网罗，导致微血管堵塞[25]。参与镰状细胞黏附于内皮细胞的分子包括血管细胞黏附分子-1（VCAM-1）、整联蛋白 $\alpha_V\beta_3$、P-选择蛋白、Lutheran 血型抗原及凝血酶敏感蛋白[49-54]。据推测，黏附的部位在毛细血管后微静脉，在这里镰变红细胞与黏附在内皮上的白细胞相互作用，而不是直接黏附在内皮[27]。

中性粒细胞计数增高是镰状细胞贫血的不良预后因素。因为黏附的白细胞比较大，比红细胞引起的血管孔径缩小更严重。在镰形细胞贫血中，细胞渗出发生在毛细血管后微静脉，即发生血管阻塞处[27,55-57]。中性粒细胞黏附分子、L-选择素蛋白以及 $\alpha_M\beta_2$-整合素水平增高都与严重临床表型相关[55,58]。

炎症

镰状细胞贫血特征是慢性白细胞增高、中性粒细胞及单核细胞异常激活，以及某些促炎症介质增高，如肿瘤坏死因子（TNF）-α，白介素（IL）-6 及 IL-1β。一些黏附分子上调，如 VCAM、选择蛋白、整合素，急性期反应蛋白增高，如 C-反应蛋白、分泌型磷脂酶 A_2（$sPLA_2$）以及出现凝血系统的激活[58-70]。是红细胞的黏附异常导致炎症，还是炎症导致红细胞异常黏附于血管内皮细胞，仍然是公开争论的问题。也许两者皆有可能是正确的，因为红细胞黏附后刺激内皮细胞活性，而导致的炎症在临床上使患者的血管病变加重。

缺血-再灌注损伤

类似于其他疾病状态，如心肌梗死，血管阻塞消除后导致再灌注损伤，其特征为产生氧化性应激、脂质过氧化，及炎症过程中的关键因子核因子 NF-κB 上调[58,71,72]。

凝血系统激活

凝血系统的启动因子—组织因子，在镰状细胞贫血患者中升高[36,68,73-75]。可见到来源于单核细胞，巨噬细胞和循环内皮细胞的负载有组织因子的微粒[58,68,74]。红细胞表面磷脂酰丝氨酸的暴露提供了凝血系统激活的原动力[76]。凝血酶生成的增加，血小板的活化和纤溶亢进有利于形成促凝状态[63,77,78]。

慢性血管病

在镰状细胞贫血中几种血管床的病变与动脉粥样硬化类似：大血管内膜增生和平滑肌增生[79,80]。然而却不存在动脉粥样硬化中特征性的脂质斑块[58]。

炎症刺激导致中性粒细胞、单核细胞及内皮细胞的活化,同时,白细胞 - 红细胞的黏附增多,导致血管阻塞增加。抗炎药物可缓解这些效应[81]。临床上,糖皮质激素可改善炎症表型,但停药后会有反弹效应[81,82]。

■ 镰状细胞性状

如果只是遗传了一条 Hb S 等位基因,称为镰状细胞性状(Hb AS)。在非洲裔美国人中发病率大约 8%,在非洲一些地区发病率更高。估计全世界有 3 亿该性状携带者[83]。在镰状细胞性状中 Hb A 所占比例(约 60%)总是高于 Hb S(约 40%)。

Hb AS 通常被认为是一种没有临床表现的状态,一生中基本不会有什么问题。Hb AS 细胞在 O_2 张力大约为 15torr 时发生镰变[84]。

据报道,Hb AS 个体在运动且限制液体摄入时,血浆髓过氧化物酶和红细胞镰变增多[85]。与正常人或者 Hb AS 同时伴有 α- 地中海贫血者比较,运动后 Hb AS 的血浆 VCAM-1 水平升高并维持在高水平,提示该人群微循环有细微的功能障碍[86]。

除了在极不寻常的情况下,细胞中的 Hb A 能阻止细胞镰变。临床上,Hb AS 个体会发生肾髓质的微梗死,使肾脏浓缩功能受损,出现低渗尿[87]。也可发生肾乳头梗死。肾髓质环境呈现缺氧、高渗和 pH 降低,更容易产生红细胞镰变。偶尔也会出现肉眼血尿。如果有持续肉眼血尿,应该排除肾脏肿瘤及肾结石。Hb AS 女性发生泌尿道感染的风险较高,尤其在怀孕期间。Hb AS 合并多囊肾患者早年即可发生终末期肾病[88]。

Hb AS 个体在极端环境条件下发生脾梗死;大多数能自发缓解[89,90]。对出现外伤性眼前房积血的 Hb AS 个体应当谨慎给予即刻医疗干预[91]。与 Hb AA 相比,Hb AS 患者与静脉血栓栓塞的相关性增高[92]。Hb AS 患者在围术期的发病率和死亡率并不增高。Hb AS 患者寿命正常[93]。

实验室特点

镰状细胞贫血实验室表现为出现溶血性贫血的证据,乳酸脱氢酶(LDH)、间接胆红素和网织红细胞计数升高,而血清结合珠蛋白降低。贫血通常表现为正色素正细胞性,其稳态血红蛋白水平通常在 50~110g/L[14,94]。血片上易见镰形红细胞(图 48-7)。红细胞密度增高但平均细胞血红蛋白浓度(MCHC)正

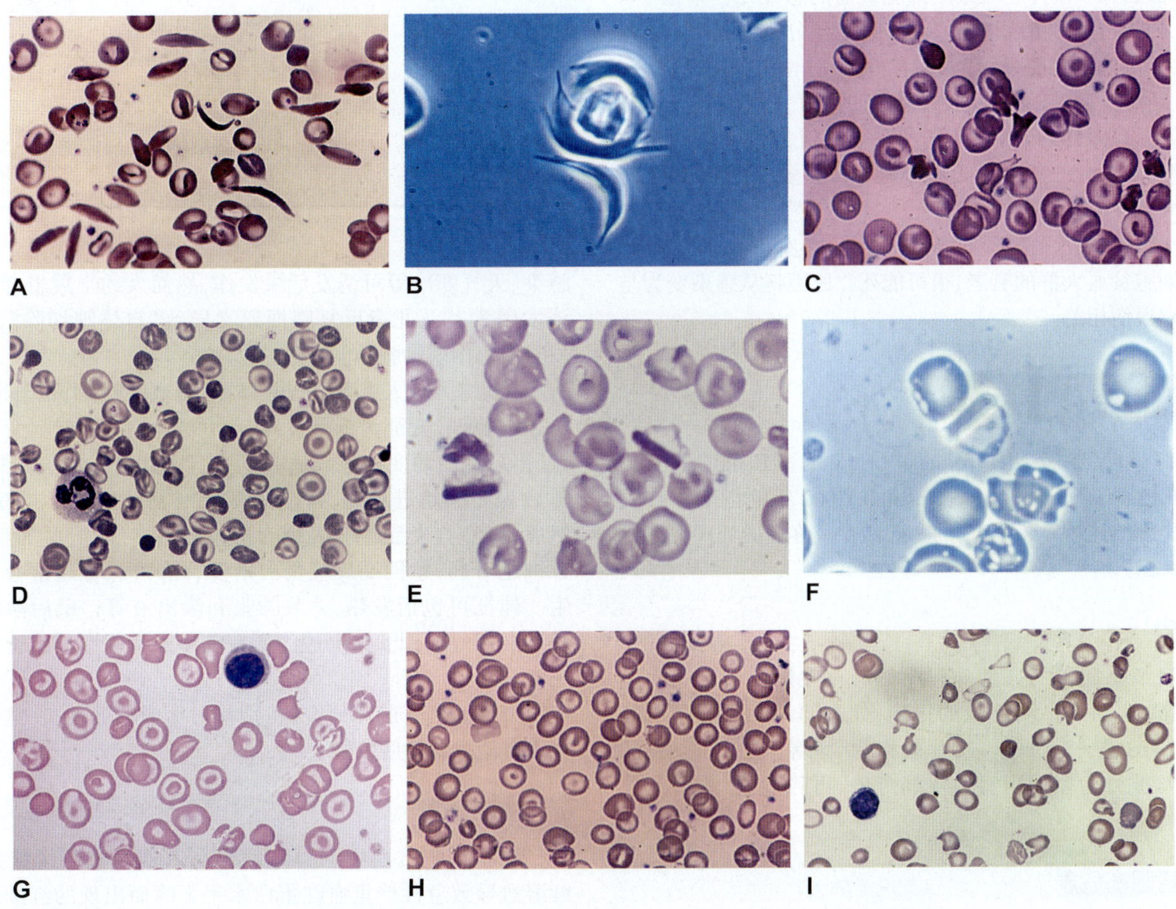

图 48-7　结构异常血红蛋白病患者的血细胞形态学。A. 血涂片。Hb SS 病中特征性镰形细胞及中心血红蛋白染色致密的极端椭圆形红细胞。偶见靶形红细胞。B. 湿片相显微镜检查。可见三个镰形细胞,因类晶团聚体形成而出现末端细小突起,偶见靶形细胞。C. Hb SC 病。血涂片。可见大量 Hb C 特征性的靶形细胞,以及因含有 Hb S 而呈小而致密、不规则、收缩的细胞。D. Hb CC 病。血涂片。可见特征性的大量靶形红细胞及一群致密(高色素)小球形红细胞。非球形细胞几乎均为靶形细胞。E. Hb CC 病脾切除术后。血涂片。可见两个细胞内出现棒状包涵体,这是 Hb C 形成副结晶体造成的。在没有切除脾脏的患者,这些细胞都被脾脏清除。F. Hb CC 病脾脏切除术后。湿片的相差显微镜检查。可见一个细胞内有 Hb C 棒状结晶体。G. Hb DD 病。血涂片。可见大量靶形细胞,混杂有小球形细胞、异形红细胞和细小的红细胞碎片。H. Hb EE 病。血涂片。可见低色素、大小不等的红细胞及靶形细胞。I. Hb E 地中海贫血。血涂片。显著的细胞大小不等(以小细胞为主)和异形红细胞。红细胞呈低色素性。

常[95]。相对于贫血程度而言，血清红细胞生成素水平降低[96]。即使在无症状的患者，也能观察到中性粒细胞及血小板升高，反映存在持续的低度炎症[97-99]。

可见免疫球蛋白增高，尤其是IgA[100]。血浆维生素E及锌水平低下[101-103]。血清铁蛋白增高，尤其在铁过载患者。在伴有肺动脉高压及充血性心力衰竭的患者，可见大脑钠尿肽升高。形态学上，血涂片检查可见典型的镰形红细胞，骨髓常表现为红系增生过度。

■ 诊断

应用高效液相色谱法（HPLC）及等电聚焦法可精确诊断镰状细胞贫血[104]。快速检测方法如溶解性实验以及焦亚硫酸钠使红细胞镰变的实验可靠性较差[105]。聚合酶链反应（PCR）是产前诊断的首选方法[106]。在Hb SS，Hb SC或者Hb Sβ^0患者中，检测不到Hb A。而在Hb Sβ^+患者中，可检测到不等量的Hb A（视β-地中海贫血突变的严重程度而定）。

病程和预后

1968~1992年间，美国镰形细胞贫血的患儿死亡率在1~4岁年龄组、5~9岁年龄组、10~14岁年龄组分别下降了41%、47%和53%[107]。在此期间，青霉素的预防性应用是死亡率下降的关键因素。1983~2002年期间的死亡率数据显示，自1995~1998年及1999~2002年间，0~3岁患儿死亡率有明显的下降趋势[108]。死亡率的降低与肺炎链球菌多价疫苗（PCV 7）的引入相符[108]。高年龄组患者死亡率没有降低[108]。美国Hb SS男性和女性患者平均预期寿命分别是42岁和48岁[109]。随着镰状细胞贫血人群的衰老，很可能死亡原因将从感染变为与器官终末损伤相关。

临床特点及治疗

建议读者参考NIH（National Institutes of Health），NHLBI（National Heart，Lung and Blood Institute）2002年的指南中有关内容的详细综述[110]。对SCD的一般治疗及疼痛的处理另有描述（表48-2）。

表48-2　SCD中的病理生理机制及可能的治疗靶点

病理生理/并发症	治疗措施
Hb S多聚化	Hb F诱导
细胞脱水	Gardos通道抑制
	钾-氯共转运通道抑制
黏附至内皮细胞	
红细胞	抗选择素
	抗整联蛋白
中性粒细胞	抗选择素
	静注免疫球蛋白
	羟基脲
炎症	NF-κβ抑制
	免疫调节剂
	羟基脲
	他汀类药物（statins）
NO耗竭	NO供体（NO，HU，BH4）
	前列腺素E_5抑制
	溶血的调制
凝血	组织因子抑制
	抗血小板治疗
	抗凝治疗
脾功能减退/感染	青霉素预防治疗
缺血再灌住	黄嘌呤氧化酶抑制
铁过载	铁螯合

■ 危象

镰状细胞病人的典型病程为尽管存在慢性贫血但功能相对正常，期间有不同部位的疼痛，如腹部、胸部或四肢痛，血红蛋白的进一步下降，或者被称为“危象”的其他表现。危象通常被分为血管阻塞性疼痛危象、再障危象、滞留危象及溶血危象。

血管阻塞危象

镰状细胞病的标志就是血管阻塞性疼痛危象。它是本病最常见的临床表现，但不同个体的发生频率有所不同。这是由于镰变的红细胞、中性粒细胞、内皮细胞以及病理生理一节列举的血浆因子之间复杂的相互作用所致。最终结果是组织缺氧导致组织坏死伴随疼痛。危象可影响任何组织，但病人通常诉胸部、下背部和四肢疼痛。也可发生腹痛，与其他原因引起的急腹症相似。即使不伴发感染，患者也常有发热。脱水、感染、天气寒冷等可诱发危象发作，然而大约半数患者找不到诱发因素[111]。儿童反复脾梗死常导致“自体脾切除”，在6~8岁时便可出现脾脏功能丧失[112]。

在儿童及成人患者均描述了血管阻塞危象发作的分期[113,114]。包括前驱期，特征为低强度疼痛，感觉异常，红细胞变形性降低，不可逆的镰变细胞数量增多（见上述“血红蛋白多聚化”），随后为一起始进展期，特征为疼痛加剧及血液学指标恶化。然后是确定（炎症）期，表现为持续严重疼痛、溶血加重、中性粒细胞升高、急性期反应蛋白增多，此时，患者通常会去看医生。体征可包括发热、关节肿胀和渗出液等。最后阶段是消退期和恢复期，此时，上述的所有临床及实验室异常逐步恢复正常。

分期有利于临床研究，特别是对疼痛的处理，在危象早期介入可使患者预后较好。

再障危象

镰状细胞贫血中的再障危象与其他血液系统疾病因持续溶血导致急性严重血红蛋白水平下降而出现的红细胞生成障碍相似。特征性实验室发现为网织红细胞计数减低至1%以下。常同时出现感染。最常见的病原体为细小病毒B19，可黏附于红系祖细胞上的P抗原受体，导致红细胞生成暂时停止（见第35章）[115,116]。因为会产生保护性抗体，所以，细小病毒B19导致的再障危象很少会反复发作。虽然细小病毒B19感染通常引起红系的生成减少，但也可出现全血细胞减少。其他细小病毒B19相关的少见并发症包括急性脾脏滞留、肝脏滞留、急性胸腔综合征，骨髓坏死和肾衰竭[115,117-122]。大多数 B19 病毒感染患者在两周内消退。然而，重度贫血患者需要输注红细胞[123]。对细小病毒 B19 感染的 SCD 患者的同胞应该密切监视再障的发生，因细小病毒 B19 的继发性感染率高（>50%）。

滞留危象

此类危象的特征是突然出现的大量红细胞汇聚，尤其是在脾脏，可导致低血容量性休克和心血管性休克[124]。危象通常见于发生自发性脾切除之前的婴儿及儿童（通常 <5 岁），但也可见于有持续性脾脏肿大的 Hb SC 病或 Hb Sβ- 地中海贫血成人患者[125-127]。也可发生肝脏滞留。轻型滞留危象发作时血红蛋白常高于 70g/L，而重型发作时血红蛋白常低于 70g/L 或者较基线水平下降 30g/L[128]。

急性脾脏滞留危象及肝脏滞留危象可表现为肝脾迅速肿大、疼痛、低氧血症和低血容量性休克。治疗包括红细胞输注及换血疗法。输血带来的风险是一旦危象缓解，滞留的红细胞又返回到全身血液循环，从而导致血黏度过高。急性滞留危象可反复发作，尤其在儿童[129]。为防止复发而进行长期治疗仍有争议。有报道应用长期交换输血可延缓至患儿年龄较大时再行脾脏切除，而其他报道该方法并无任何益处。对危及生命的脾滞留危象或慢性脾脏功能亢进的患者应该采取脾切除手术。对于年龄 <2 岁的患儿可行长期换血疗法，等年龄较大时再考虑切脾手术。对大多数患者最好避免部分脾脏切除术。重要的是要教育患者父母早期发现问题，以便及时寻求医疗护理[124,129,130]。

溶血危象

溶血危象是指出现溶血加速、血红蛋白降低、网织红细胞升高以及其他溶血的标志（高胆红素血症、LDH 升高）。已知在某些情况下可发生过度溶血发作，如血管阻塞危象的消退期，此时滞留在微循环中的不可逆的镰变红细胞及致密红细胞被迅速破坏。另一种与过度溶血相关的情况是延迟型溶血性输血反应，可见于多次输血发生同种免疫的患者[131,132]。在其他情况下发生的“过度溶血危象”，特别是与同时合并 G-6-PD 缺乏相关的溶血危象，值得怀疑。

■ 疼痛的处理

SCD 患者有急性疼痛、慢性疼痛或者两者兼具。作为一种症状，疼痛的强度常被治疗者低估，也未给予充分治疗，尤其是经验不足的医师。患者常被认为是来寻求药物或者是药物成瘾，而事实上只有不足 10% 的患者药物成瘾，与其他疾病状态相当。疼痛缓解不满意使患者行为对护理人员来说像成瘾的征象——一种被称为“假性药物成瘾”的状态。一项研究比较了频繁或者不常就诊于急诊室的镰状细胞贫血患者，发现频繁就诊于急诊室的患者生活质量明显降低并且反映病情严重程度的标志增多，澄清了患者频繁急诊是因为他们对麻醉药成瘾的错误认识，事实上是因为他们的病情更加严重[133-138]。

急性疼痛可用鸦片类（opioids）、非甾体类抗炎药（NSAIDs）、对乙酰氨基酚（acetaminophen）或这些药物联合应用。对疼痛的即刻评估及适当用药后的再评估直到疼痛缓解是十分重要的。对于成人或者体重超过 50kg 的儿童，可用吗啡（morphine）起始剂量为 0.1~0.15mg/kg。氢吗啡酮（hydromorphone）静脉给药剂量应该为 0.015~0.02mg/kg。这些推荐剂量是对未用过鸦片的患者而言，是在剂量范围的低限[110,139,140]。哌替啶（meperidine）的应用尚有争议。多家医院因其神经系统的副作用而停止使用该药，尤其是在肾衰及与其他药物合用有 5- 羟色胺（serotonin）综合征风险的患者[141-143]。该综合征是一种危及生命的药物不良反应，可在药物治疗或药物间不良相互作用后发生。这是中枢神经系统 5- 羟色胺能神经元活性及外周 5- 羟色胺受体活性过高的结果。这种 5- 羟色胺活性过高产生一系列特定的症状，包括认知方面（如神经错乱、头痛、激动、昏迷）、自主神经方面（如出汗、寒战、高热、血压升高、心动过速、恶心）和一些躯体效应（如颤抖、肌肉抽搐、反射亢进）。这些症状严重程度可从仅被感知到危及生命。很多药物或联合用药都曾被报道可产生此综合征。其实吗啡的应用也并非毫无风险，人们越来越担心吗啡引起的急性胸腔综合征、烦躁不安和神经兴奋性副作用等的增多[144-148]。在决定鸦片的起始用量时，应该考虑先前鸦片治疗情况，因为这些患者可产生耐受性并需要更高的剂量。如果有肝肾功能不良，NSAIDs 和对乙酰氨基酚应慎用。对于急性疼痛的处理最好在镰状细胞病患者专用的环境下进行[149]。需要多科合作处理疼痛，尤其是慢性疼痛[150-151]。应警惕并处理鸦片的副作用。抗抑郁药物、抗惊厥药物、可乐定（clonidine）可用于神经病性疼痛。有时，严重的无法控制的疼痛可能需要红细胞输注，使血液中镰形红细胞降低至 30% 以下[152]。

■ 肺部表现

急性胸腔综合征

急性胸腔综合征（acute chest syndrome，ACS）是 SCD 患者的一组症状和体征，包括胸部 X 线检查可见由肺泡实变而非肺不张所致的新的浸润灶、胸痛、发热、呼吸急促、喘息或咳嗽及低氧症（图 48-8）[153]。这是 SCD 患者死亡的头号原因[109]。一

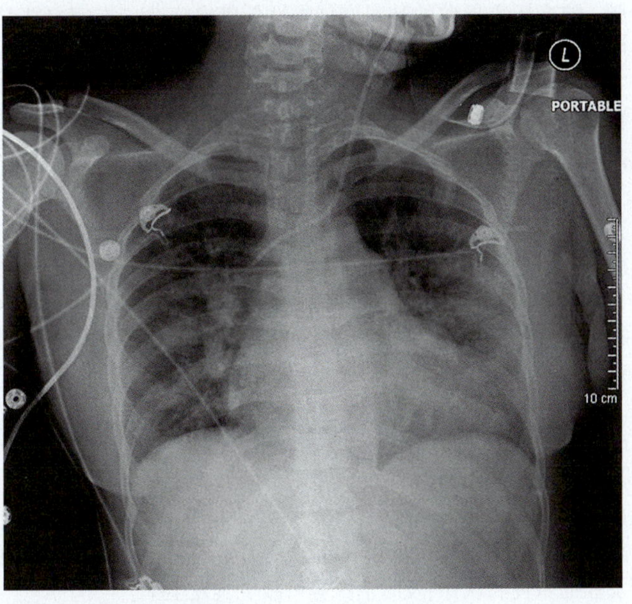

图 48-8　一例 30 岁的女性 SCD 患者进展为胸腔综合征时的前后位胸片，显示双侧、斑块状肺浸润。

大型多中心ACS研究表明年龄不同其病因也不同，在儿科年龄组，病毒或细菌感染是头号死亡原因，而大量成人患者通常在血管阻塞危象期间，因骨髓坏死导致肺部脂肪微血栓形成而发生ACS[154]。哮喘也与ACS相关[155]。不管是何种原因诱发的ACS，其发病机制都包括肺内红细胞镰变增多，肺内炎症及微血管通透性增加和肺泡实变。该综合征的临床严重程度差别很大，在有些患者，综合征很快进展出现肺浸润和实变，导致急性呼吸衰竭，需要气管插管和通气辅助。

年龄>20岁、血小板计数高于200×10^9/L、多叶肺受累和心脏病史均为发生呼吸衰竭的独立危险因素[154]。血小板减少是住院期间出现神经系统并发症的独立预测因素，在国家急性胸部综合征研究中，成人患者发生率为22%。

急性胸腔综合征的治疗包括给氧、刺激性呼吸机、充分止痛以避免胸甲板疗法、抗生素治疗，包括非典型细菌、避免过量饮水、应用支气管扩张剂以及红细胞输注以减少肺内镰形红细胞[54,156-161]。在伴有梗死危象的SCD患者中，$sPLA_2$是ACS的预测因素[162-166]。目前正在研究一种抗$sPLA_2$药物在ACS的治疗作用。一个关于SCD的临床研究网络计划正在观察早期输血在$sPLA_2$水平升高的梗死危象患者中预防ACS的作用。

肺高压

大约1/3成人SCD患者有肺高压，其定义为超声心动图上三尖瓣反流喷射速度≥2.5m/s（肺动脉收缩压>25torr）[167,168]。虽然在SCD患者中使用了较低的反流喷射速率阈值来诊断肺高压，但这一阈值仍然在该人群中产生了较高的死亡风险[153,167-169]。由右心导管插入测定的肺高压患者中位生存期为25.6个月[170]。目前尚不清楚肺动脉压力增高是导致死亡的直接原因，还只是病情更加严重的一个标志。

已经提出的肺动脉高压的主要机制包括通过与血浆血红蛋白反应清除一氧化氮、活性氧分子增多，精氨酸酶活性增高导致一氧化氮合成的底物减少，及血小板活化增高[44,153,171-183]。其他原因包括因反复发作的ACS、血栓栓塞、慢性肝病伴门静脉-肺高压等导致的肺实变伴慢性低氧血症[183]。左室舒张功能失调导致肺静脉高压也是原因之一[167,184]。

肺高压临床症状包括乏力、眩晕、劳力性呼吸困难、胸痛和晕厥。这些症状被认为与肺高压无关，因为在SCD患者中肺高压常得不到诊断。

在SCD中，有效治疗肺高压的资料很少。一些小规模研究表明，磷酸二酯酶5抑制剂西地那非（sildenafil）对肺高压患者有效且能耐受。然而，研究的患者数量太少，还不能作结论。随机临床实验结果应该很快就会出来。在此期间，可根据与SCD无关的原发性肺高压的治疗指南对肺动脉高压进行治疗。

哮喘、肺功能试验异常及呼吸道高反应性

哮喘是SCD中常见的并发症。有几篇文献报道显示SCD患者哮喘的发病率较高[185-194]。与哮喘相关的炎症、低氧血症及氧化性应激增高均可参与SCD的血管病变[155]。加强对此并发症的警惕和认知、及时治疗等可减少其发生率。

来自镰形细胞病合作研究（CSSCD）的资料显示，310例患者中90%出现肺功能试验异常[195]。其中50%~75%的受试者有限制性肺疾病，另有13%表现有单独的肺弥散功能减退。阻塞性肺病发生率低，也许反映了研究的横断面性质以及缺乏对于呼吸道高反应的检测数据。

哮喘的治疗参照非SCD人群的治疗指南。

■ 心脏表现

在SCD中，贫血的血流动力学负担导致心脏输出增加。因为心脏可成功通过增加搏出量使心输出量增加，所以心率增加很少[196,197]。

临床表现为高动力循环引起的，包括强有力的心前区心尖搏动以及收缩期和舒张期血流杂音。在血流动力学应激增加如感染时，可出现强烈的心动过速。心脏舒张期及收缩期的异常可在儿童期很早开始出现[198]。左室舒张功能障碍是死亡的独立风险因素，而同时存在左室功能障碍和肺动脉高压的患者预后不良[199]。心脏自主功能失调普遍见于SCD患者，也是引起患者猝死的原因之一[200-208]。也有报道发生冠状动脉脂肪栓塞或血管阻塞导致心肌缺血[204]。虽然胸痛在SCD中很常见，但冠脉阻塞却不多见，所以，对有胸痛的患者应评估是否存在缺血性心脏病。

SCD患者血压明显低于年龄、性别和种族匹配的对照组，低血压部分继发于贫血[198]。轻度的高血压与器官终末损伤相关。应仔细监测血压并谨慎处理。SCD患者可用利尿剂，但应谨记患者可有顽固性低渗尿。

■ 中枢神经系统

最初曾经被认为是小血管疾病，SCD中的脑卒中却是一种可带来灾难性后果的大血管现象，在20岁以下的患者中发生率大约为11%[209,210]。在生命的前10年发生脑卒中的风险最高，而29岁以后是第二个较小的发病高峰期。缺血性脑卒中最常见于儿童及年龄较大的成年人，而出血性脑卒中主要发生在30多岁的患者[210]。在第一次脑卒中发作后的前两年最易复发[211]。

因贫血及低氧血症，SCD患者脑血流显著增加。缺氧应激加重时，脑血管不能进一步扩张，从而引发缺血[212,213]。大血管狭窄、慢性溶血及其伴随的并发症、一氧化氮代谢紊乱、红细胞及内皮细胞相互作用、灌注-再灌注损伤及高凝状态都是促发缺血发作的因素[213]。其他不常见的原因包括骨髓坏死后的脂肪栓塞及静脉窦血栓。尽管此类患者多数存在心脏扩大，但心脏栓塞病少见[214,215]。据报道先前发生过脑卒中的患者中，五分之一以上有烟雾型脆性血管，可能以后会导致出血性脑卒中[214,216-220]。也报道过颅内动脉瘤的发生频率增高以及出现蛛网膜下腔出血。

缺血性脑卒中的危险因素包括短暂性缺血发作、新近发作或反复发作的急性胸部综合征、高血压、中性粒细胞升高，而贫血和中性粒细胞增高也是出血性脑卒中的独立风险因素[210]。有夜间低氧血症及MRI检测到无症状脑梗死的患者发生脑卒中的风险也增高[221-225]。除Hb SS之外的其他镰形细胞基因型比Hb Sα-地中海贫血的风险要低[210,226,227]。然而，预测脑卒中的最好风险因素是在经颅多普勒超声（TCD）图上检测到主要颅内动脉中的血流速度增高[227]。血流速度低于170cm/s为正常。介于170~200cm/s之间被称为条件性增高，而大于200cm/s则被认为升高，在2~16岁儿童中与缺血性脑卒中增

加 10 倍相关。

SCD 患者的同胞发生脑卒中的频率也比正常增高，有可能其他修饰基因也对脑卒中的风险有贡献[214]。TNF(-308)G/A 启动子的多态性与大血管脑卒中风险增高相关。白介素-4 受体基因 503 S/P 变异型虽然未在受试人群达统计学显著性，但也与风险增高相关。白三烯 C_4 合酶(-444)C 变异型可能具有保护性[228]。镰状细胞病患者脑卒中的临床特征包含其他疾病脑卒中的典型发现，包括但不限于偏瘫、癫痫、昏迷、感觉错乱、头痛和脑神经麻痹。在注意力和某些功能如记忆及语言功能方面的神经认知障碍也有报道[229]。损伤可在婴儿期早期即开始出现。除发生显性脑卒中的患者外，那些有"静息性"梗死的患者没有明显经典脑卒中的神经系统表现，只有异常 MRI 发现，但也会有神经认知功能后遗症。

急性脑卒中的影像学检测方法与非 SCD 患者相同。当怀疑脑卒中时，应该进行磁共振成像(MRI)和磁共振血管造影(MRA)。

预防首次脑卒中

根据镰形细胞病脑卒中预防(STOP)研究的结果，建议年龄 >2 岁的无症状 Hb SS 病儿童应该使用 TCD 筛查脑卒中风险[227]。有两个异常读数的患者—定义为TCD速度大于200cm/s，应该给予长期红细胞输注以预防首次卒中发作。即使血流速率正常或条件性增高的患者也应该每 3~12 个月复查 TCD，因患者可进展为高危类型。有其他脑卒中危险因素或者 TCD 速度更接近 200cm/s 的儿童则应该更频繁的筛查。需要更多数据来明确确定筛查的频率。尽管 TCD 筛查遇到一些阻力，但基于 STOP 研究而作出的临床实践改变已使 1991 年以来的脑卒中发生率下降[230,231]。

预防二次脑卒中

对于发生过一次脑卒中的 SCD 患者且未行长期输血的，应该给予输血治疗以预防脑卒中再发。交换输血优于周期性红细胞输血法。在一项回顾性研究中，接受周期性输血治疗的儿童脑卒中复发的相对风险比交换输血高 5 倍[232]。尽管接受了慢性输血，患者仍可有脑卒中复发。一项研究表明，在 Hb S 超过 30% 的 SCD 患者中，6 位脑梗死中有 5 位复发，16 位短暂脑缺血发作中有 7 位复发[233]。所以，对于发生过一次脑卒中并进行慢性输血治疗的患者，应监测 Hb S 水平，一旦超过 30%，则应该优化输血方案。由长期输血改为羟基脲(hydroxyurea)治疗的患者脑卒中风险降低[234]。在患者获得足够剂量的羟基脲之前同时维持输血，脑卒中复发率与只给长期输血相当，而在开始给予羟基脲治疗之前突然停止输血有负面影响。在超过 90% 的受试患者中，羟基脲降低了条件性和增高的 TCD 速度[235]。

非 SCD 患者的缺血性脑卒中的标准治疗，如组织型纤溶酶原活化剂，还没有在 SCD 患者中进行研究，故目前还不能对该治疗进行推荐或者反对。颅内出血的治疗与非 SCD 相关的颅内出血治疗相同，输血在 SCD 中的作用也不太清楚，尤其是当颅内出血原因不明时。有脑底异常血管网病(Moyamoya disease)的患者预后极为不佳，应用硬膜外脑动脉联合术(encephaloduroarteriosynangiosis)重建血管可对此类患者有益[236,237]。

■ 泌尿生殖系统

肾衰竭

肾髓质的酸性、低氧和高渗环境促进 Hb SS 红细胞的镰变，导致肾微循环缺血[238]。旁系血管形成干扰了逆流交换机制，最终导致肾髓质功能丧失[239]。

前列腺素的旁分泌作用能导致肾小球的超滤过。肾梗死导致的肾乳头坏死和以肾小球肿大、局灶性和节段性肾小球硬化症为特点的肾小球病为镰状细胞性肾病的特征表现(图 48-9)。

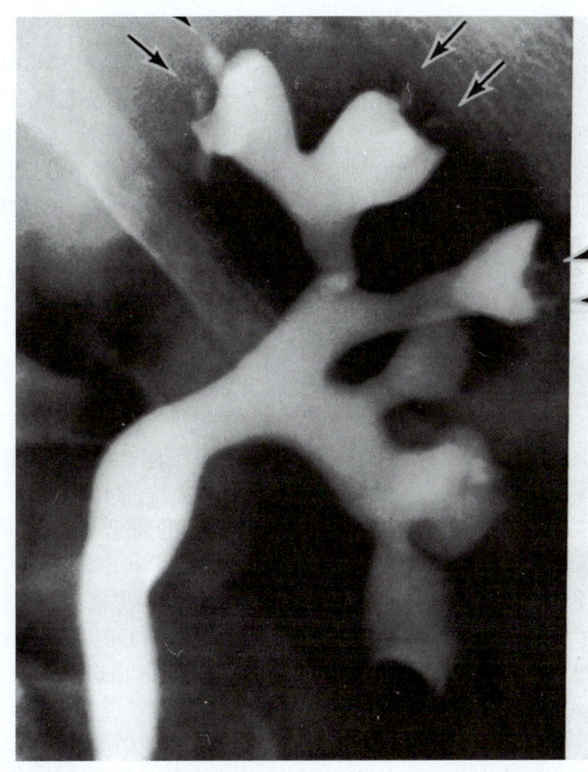

图 48-9　镰状细胞性状患者的肾乳头坏死。注意左肾上三个肾盏中的小髓腔(箭头)。

肾衰竭的发生率为 4%~20% 不等[240-243]。然而，鉴于肾小球滤过率(GFR)的传统标记的不准确性和镰状细胞病患者的寿命延长，人们越来越认识到肾脏病变可能更加常见。40 岁以上的患者中超过 2/3 会有尿白蛋白排泄增高，反映肾小球受损[244,245]。SCD 病人在年龄相对较轻时就相继出现肾小球超滤过、微量白蛋白尿和大量白蛋白尿，且随年龄增加其发生频率也增加[245]。在 SCD 患者中经常出现等渗尿，这可增加脱水的风险。如果不输血，患者 15 岁之后肾功能损害不可逆转[246]。

血管紧张素转化酶抑制剂能减少蛋白尿，且可逆转肾脏的病理改变，如局灶性节段性肾小球硬化症。然而，仍需进行大规模的试验来确定该药的真实效果。有效控制血压、避免肾毒性药物、治疗尿路感染为治疗的基础。可观察到与贫血相应的血清促红细胞生成素水平相对降低。促红细胞生成素治疗可使患者受益。应该谨慎避免出现血液黏稠度过高[96,242,247-249]。

血尿症

血尿通常无痛，可由肾乳头坏死、侧支血管破裂和少见的肿瘤导致。对反复出现或迁延不愈的血尿患者应该评估是否为肾肿瘤或其他原因。主动脉和肠系膜上动脉之间的右肾静脉受到压迫，引起肾静脉压增高而出现"胡桃钳"现象，导致以左肾出血为主[246-250]。

蛋白尿和肾小管酸中毒

除已提到过的超滤过、蛋白尿和肾小球病变外，远端肾小管酸中毒也很常见，但是临床代谢性酸中毒很罕见。

研究重点一直在较早期检测肾病，以期减慢或预防疾病进展。肾小球超滤过和肾小管的分泌导致血清肌酐结果正常的假象。当血清肌酐水平达到传统定义的肾衰竭范围时，GFR 已经低于 30~40ml/(min·1.73m^2)[251,252]。血清半胱氨酸蛋白酶抑制剂 -C(cystatin C)是一种半胱氨酸蛋白酶的抑制剂，与 GFR 密切相关。这避免了血清肌酐检测相关的诸多问题，因为其不受肌肉量、蛋白质摄入、药物、炎症刺激或干扰检测方法的物质的影响[252]。它是这类患者肾功能异常的更可靠的标记物。在 Hb Sβ- 地中海贫血患者中，N- 乙酰 -β-D- 氨基葡萄糖苷酶为判断肾小管损伤的有用标记[244]。

阴茎异常勃起

阴茎异常勃起发生在高达 45% 的 SCD 患者中，并常导致严重的心理后果[253-255]。具体表现为阴茎海绵体充血，而尿道海绵体和龟头并不充血，可为持续性或"口吃"。"口吃"型阴茎异常勃起是指持续 3 小时以下但重复出现的情况[256,257]。SCD 患者发生的阴茎异常勃起被描述为"低流动"状态，因为阴茎海绵体血窦中的红细胞镰变导致的静脉淤滞并形成促"镰变"因子的恶性循环。反复出现的阴茎异常勃起引起阴茎纤维化，导致 36%~86% 的患者阳痿[258]。12 小时内勃起消退预示着预后较好[250,259]。

针吸阴茎海绵体并随后注入肾上腺素、交换输血、α 和 β 激动剂等都曾经被使用过，但有关疗效的数据很少。对一些顽固病例，曾采用分流术治疗，但导致了永久性阳痿。曾经尝试用伪麻黄碱(pseudoephedrine)和促性腺激素释放激素类似物作为预防治疗用来抑制睾酮，但是也没有得到可靠数据[253,260-264]。

夜间遗尿症

夜间遗尿症发生于 25%~30% 的儿童镰状细胞病人群中，高于年龄匹配的对照组[265-267]。随年龄增长呈下降趋势，但在成人患者中仍多见。社会和环境因素、功能性膀胱容积减小和睡眠时觉醒降低似乎为致病因素。

■ 肌肉骨骼系统

上文提到的血管阻塞危象通常表现为骨髓梗死导致的肌肉骨骼疼痛、受累部位肿胀、发热和白细胞增高。通常认为骨髓增生过度通过降低局部血流和氧合作用导致这一现象。

指(趾)炎

指(趾)炎是用来描述手指和脚趾的疼痛肿胀("手 - 足综合征"；图 48-10)。它发生于婴儿早期，因为在这个年龄这些骨头中还存在骨髓造血。大多数发作在 2 周内消退[268-271]。骨骺梗死能导致关节疼痛和肿胀，与化脓性关节炎相似。椎骨体梗死及随后的塌陷在 X 线片上表现为典型的"鱼嘴"样改变。

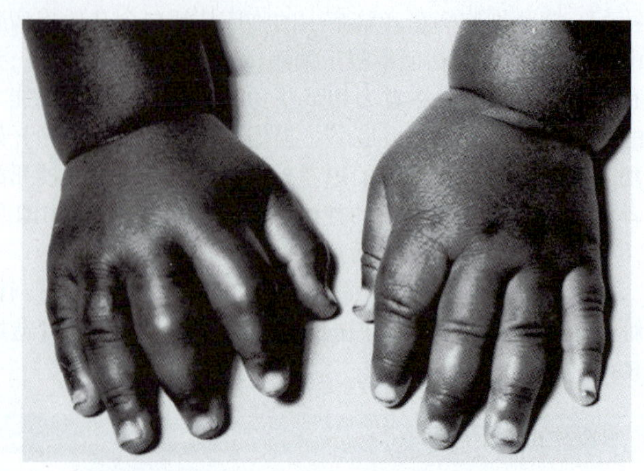

图 48-10　镰状细胞指(趾)炎(手 - 足综合征)。注意右手肿胀累及大拇指及示指和中指。

骨髓炎和骨梗死

受损的细胞和体液免疫与骨骼的梗死导致该并发症，估计发生率为 12%(图 48-11)。沙门菌属的不典型血清型、金黄色葡萄球菌和革兰阴性杆菌为主要病原菌。没有可靠的单一实验室或影像学检查可区分骨髓炎和骨梗死[268,270,272-276]。

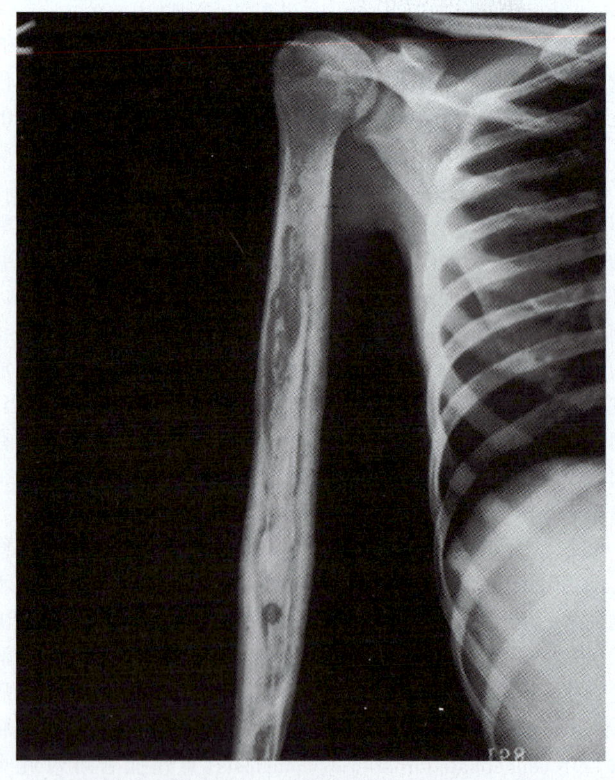

图 48-11　一例 Hb SC 病患者的鼠伤寒沙门杆菌骨髓炎。

骨质减少和骨质疏松症

骨质减少和骨质疏松症在 Hb SS 病中很常见，尤其是因为患者年轻。腰椎最常受累。低体重指数与骨骼密度减低具有一致的相关性。

绝大多数 SS 病患儿的生长比正常下降。青春期和骨龄平均推迟 12~24 个月。可改变某些因素如营养状态以减少对生长的影响。

无血管性坏死

血管阻塞导致的长骨关节表面的梗死最常发生于股骨，其次为肱骨。随着更敏感的影像学研究的应用，此综合征的发病比以前认为的更为普遍。以前曾经认为，相对于 Hb SS，此综合征在 Hb SC 病中的发生率更高。但是，随着 Hb SS 患者寿命延长，此综合征在 Hb SS 病患者中最为普遍[277-279]。而根据 CSSCD 估计，50% 的患者在 33 岁时将发生股骨头的无血管性坏死（图 48-12）。同时存在基因缺失的 α- 地中海贫血（-α^3·7）和血管阻塞危象的频繁发作史均为股骨头无血管性坏死的经典危险因素。有研究显示，*BMP6*，膜联蛋白（annexin）A_2 和 Klotho 基因的多态性为无血管性坏死的危险因素[280]。Hb SS 的其他肌肉骨骼综合征包括骨矿物质密度降低、生长迟缓和儿童骨骼成熟延迟[281,282]。

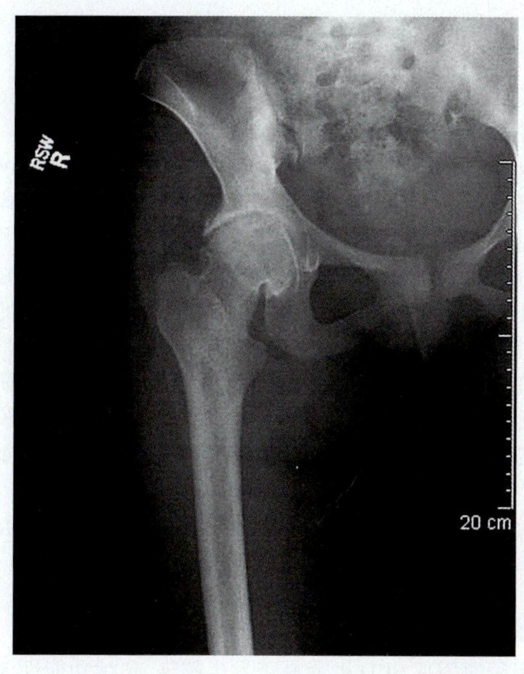

图 48-12 一例 31 岁的女性 SCD 患者右髋关节的无血管性坏死，图中显示斑驳的亮点和骨质硬化，以及股骨头轮廓不规则和关节间隙消失。

患者表现为慢性关节疼痛，且受累关节的活动范围进行性下降。通常多关节受累[283]。绝大多数未治疗的患者在 5 年内进展为股骨头塌陷[284]。

髋关节无症状性无血管坏死的自然病史已经被阐明[285]。这一杰出研究发现症状总发生于髋关节塌陷之前。如果研究开始时病程已经进展至较晚期，则发生髋关节塌陷的间隔越短，大多数患者进展为有症状的无血管性坏死并需要治疗。

已经应用多种方法对无血管性坏死进行了治疗，包括髓心减压术、截骨术、骨骼移植、表面关节成形术和关节置换。无血管性坏死中唯一的随机试验比较了髓心减压术联合物理治疗与单纯物理治疗，结果两组的结果并无差异；但是随访时间短且包括相当数量的Ⅲ期髋关节[286]。以我们的经验，髓心减压术为无血管性坏死早期阶段的有效治疗方法。几项研究显示，SCD 患者全髋关节置换引起较高的骨科和医疗并发症。然而，其他研究却显示骨科并发症发生率较低。SCD 的结构性骨病使关节置换难度很大[287-289]。

■ 腿部溃疡

在几种慢性溶血状态中可见皮肤溃疡。腿部溃疡发生于 2%~40% 的镰状细胞病患者。发病率存在地理差异，据报道牙买加的发生率最高[14,290]。在美国，4%~6% 的 SCD 患者发生腿部溃疡[291]。最常见于 10 岁以上的患者中。通常发生于下肢，尤其是脚踝，并导致慢性疼痛和残疾。静脉淤滞为诱发因素。似乎与阴茎异常勃起和肺动脉高压的发生相关，这可能反映了“溶血表型”[290,292,293]。这些溃疡一旦形成就很顽固且严重影响生活质量[292]。

如果同时伴有 α- 地中海贫血，则似乎具有保护作用。使用羟基脲与腿部溃疡的发生率增加之间的关系尚不确定。有时，骨髓炎也可以继发皮肤溃破。

Klotho、*TEK*、转化生长因子（TGF）-β 和骨形态发生蛋白（BMP）途径中的其他几个基因的多态性均与腿部溃疡相关[280]。

腿部溃疡的治疗主要是靠经验，如果有证据的话也很少。常用的治疗方法包括腿抬高、尽量卧床休息、创面湿 - 干敷、轻柔的清创术、乌纳糊靴（Unna boots，一种绷带）、治疗感染、局部或全身抗生素的应用。初步研究显示，编码多种细胞外基质蛋白的整联蛋白相互作用部位的肽（RGD 肽）能促进溃疡的愈合，但不幸的是，因为非医学方面的原因，它从没有进入临床实用[294]。

尽管有报道称羟基脲能诱导腿部溃疡，但应用胎儿血红蛋白可能促进溃疡愈合（见第 86 章）[295,296]。

■ 肝胆

SCD 的慢性肝功能异常很常见且反映了肝功能异常的不同病因，包括血管阻塞、输血、铁过载、色素胆结石导致胆管阻塞、急性或慢性胆囊炎、病毒性肝炎和胆汁淤积[297,298]。一项研究中四分之一的患者肝功能异常的唯一解释为红细胞镰变，其余患者有病毒性肝炎、胆石病、含铁血红素沉着症、酗酒或糖尿病等基础病因[297,299]。胆红素水平通常不高于 4mg/dl 并且直接胆红素的比例不到总胆红素的 10%[300]。在 39% 的患者中血管阻塞累及肝窦，导致肝细胞 - 胆汁淤积混合性或单纯胆汁淤积象[301]。严重的肝脏胆汁淤积伴血清胆红素水平高达 100mg/dl 是一种危重情况，需要交换输血来缓解。程度较轻的胆汁淤积可应用较保守的方法来使之缓解[301]。已经报道过轻度和进展性胆汁淤积综合征。前者胆红素水平增高伴碱性磷酸酶轻度增高，且血清转氨酶升高但肝脏合成功能并未受损。除黄疸外，病人可出现瘙痒。这些生物化学异常通常不用治疗也可在数月内消退。另一方面，进展性胆汁淤积能导致肝脏合成功能受损，除胆红素升高外，碱性磷酸酶也显著升高。可出现

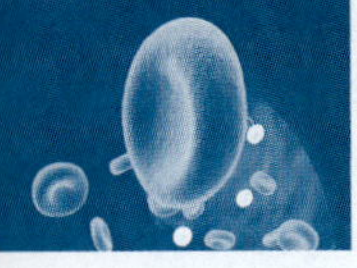

多器官功能异常和右上腹疼痛，建议使用长期输血来逆转此过程。以上这两种综合征由窦内细胞镰变和库普弗细胞增生引起[302-304]。

曾经报道过以肝脏疼痛、肿大为特征的滞留危象[299]。慢性溶血使得血红素代谢途径负荷增加，导致非结合胆红素升高并形成胆色素结石。随年龄增加，胆色素结石发生率增高，据报道在22岁时胆色素结石发生率为50%[305-307]。

共遗传的α-地中海贫血（见第47章）能降低镰状细胞病患者的胆红素水平，且UGT1A1(TA)启动子的重复数量(Gilbert综合征相关的多态性)与胆结石和胆红素水平密切相关[308]。

腹腔镜胆囊切除术被推荐用来治疗有症状的胆石症。对腹部超声检查有阳性发现但无症状的患者的治疗还有更多争议。在一项牙买加人的队列研究中，只有7%的超声结果阳性的患者有提示胆道疾病的症状且需要行胆囊切除术。而美国患者的症状似乎更加明显，且大多数在只有超声阳性结果后即切除的胆囊都有胆囊炎的病理证据[305]。无症状且超声图像筛查为阴性的患者需要观察，但是筛查的时间和频度尚未标准化。

■ 眼睛

视网膜的相对低氧的微血管系统有利于红细胞“镰变”，与其他几种血管床类似。微循环阻塞发生后，随之出现新生血管和动静脉瘤。出血、瘢痕形成和视网膜脱落导致失明为其后遗症。早期这些改变发生在视网膜周边，因此中心视力未受到影响。镰状红细胞性视网膜病包括非增生性和增生性改变。曾有人提出容易检查到的微循环改变，如发生在结膜中的，可作为判断SCD血管病变严重性的一个“窗口”。

非增生性改变包括“三文鱼斑”出血、外周视网膜损伤称为“透过云层的黑色日光”和彩虹斑，而新生血管具备增生性改变的特征，形成一种类似于海洋无脊椎动物的血管病灶形态，被称为“海扇”[309]。

据记录，增生性镰状细胞视网膜病患者血浆和眼内的血管内皮细胞生长因子、血管紧张素1和2及血管假性血友病因子增高。此外，色素上皮源性因子和血管生成抑制因子也增加，尤其在不能存活的“海扇”区[310-312]。

增生性镰状细胞性视网膜病不同于其他增生性视网膜病之处在于，高达60%的病例新生血管可自发消退[313,314]。牙买加人的队列研究结果报道Hb SS患者的增生性镰状细胞性视网膜病的年发生率为0.5/100，而Hb SC患者为2.5/100。在Hb SC患者中的患病率也更高，在30~40岁间的患病率为43%，而Hb SS相应的患病率为14%。然而，自发消退率为32%。在进行该研究时，Hb SC患者到26岁时，不可逆的视力丧失仅发生于2%病例中[313]。

在Hb SS病中，视网膜中央动脉阻塞很罕见[315]。与对照组相比，SCD患者的结膜血管分布减少，且在血管阻塞期间结膜血管分布进一步减少，且结膜红细胞速率也相应降低[316-319]。

在SCD患者也报道过以发热、头痛、眼眶肿胀、继发于视神经功能障碍的视力受损等为特征的眼眶压迫综合征。眼眶骨髓梗死为常见原因[320]。

所有镰状血红蛋白病的患者应该从儿童期起每年进行眼科检查。此检查应该由眼科专家执行，应该包括前房的裂隙灯检查和包括视敏度和荧光素血管造影的详细的视网膜检查。

增生性镰状细胞视网膜病的治疗的评估有些复杂，因为可发生自然消退。激光凝固为最常用的方法。外伤性前房积血需要紧急转诊眼科，因为镰状红细胞增多能导致流出管道阻塞，导致急性青光眼。这可引起视网膜和视神经灌注降低，导致进一步的视力问题。未吸收的玻璃体积血和视网膜脱落需要外科介入治疗。建议应用交换输血来保持Hb A高于50%。中央视网膜动脉阻塞需要紧急的交换输血和眼科转诊[313,321-323]。

■ 脾脏

功能性无脾为脾脏的单核巨噬细胞系统功能受损，可在SCD患者的病程早期出现。功能性无脾定义为血液中存在豪-周小体(Howell-Jolly bodies)，以及即使能够触摸到脾脏，脾脏也不能摄取^{99m}Tc。脾脏红髓中的血流减慢为促进红细胞镰变提供了条件。反复的脾梗死导致了“自体脾切除”。结果，患者易发生微生物感染，尤其是有荚膜的微生物如肺炎链球菌。7岁之前的儿童高灌注可逆转功能性无脾。在部分年龄较大的患者中，骨髓移植和羟基脲也能逆转功能性无脾。脾隔离症发生于年幼的儿童中[324-331]。

■ 妊娠

在一项观察产科结果的研究中，284名SCD女性患者中190名妇女(66.9%)总计经历410次妊娠。在至少有过1次妊娠的妇女中，怀孕率为2.15次/人。此研究的总体怀孕率为1.4次/人[332]。三分之一的患者出现不良的产科后果，即流产、死产或具有显著低于平均活产率的异位植入[332]。30%~50%的SCD妊妇发生早产，且20%的新生儿为低体重儿[333,334]。妊娠期间血栓栓塞的风险增加5倍[335]。

其他重要的发现包括剖宫产、感染、妊娠高血压、子痫前期或子痫、宫内生长迟缓和无症状细菌尿等的发生率较高[336]。

分娩时更易发生肺动脉高压和心肌病。SCD患者妊娠期间的死亡率为72.4例死亡/100 000次分娩，而无SCD的妇女为12.7例死亡/100 000次分娩。

妊娠中预防性输注红细胞的作用尚不明确，有两项研究显示无益，而一项研究显示有改善作用。大多数专家认为没有并发症的妊娠过程中不要输血，除非不良临床事件需要红细胞输注[337-339]。

关于避孕的建议与无SCD的妇女相似，尽管有研究显示SCD患者口服避孕药可增加静脉血栓栓塞的风险[92]。

■ 感染

多种原因使SCD患者易于发生感染，包括功能性无脾和中性粒细胞应答缺陷[340-344]。E. Barrett-Connor在1971年发表的具有里程碑意义的论文中强调了这个问题的重要性[344]。功能性无脾能导致患者对带荚膜的微生物易感，特别是肺炎链球菌，小于5岁的患儿尤其易感。CSSCD数据报道，小于3岁的儿童侵袭性细菌感染的每100名患者年率[patient years rate，感染次数/患者数量×时间(年)——译者注]为7.98[345]。

鉴于感染的高发生率，尤其在儿童，感染预防和对已形成感染的快速诊断非常重要[346,347]。肺炎球菌疫苗PCV7可在婴儿期给予，在2岁前可产生有效的免疫应答。美国儿科学会推荐总共4次疫苗注射，分别在2个月、4个月、8个月和12~15

个月时。PCV7 疫苗能减少 80%~90% 的侵袭性肺炎链球菌感染[348]。肺炎球菌多糖疫苗(PPV23)能覆盖更多的血清型,但在 24 个月之前不能产生免疫反应,此后,其免疫应答可持续 3 年。建议在 24 个月大时进行第一次免疫,3~5 年之后再加强免疫[347,349-352]。

目前仍然推荐预防性应用口服青霉素,对于 0~3 岁的患儿剂量为 125mg,每天 2 次,对于 3~5 岁的患儿,剂量为 250mg,每天 2 次[353]。对于大于 5 岁的患儿,仅仅对反复出现肺炎链球菌感染或已经手术切脾的患儿给予预防性青霉素。对青霉素过敏的患者,可给予红霉素。

尽管美国儿科学会也推荐使用脑膜炎球菌疫苗,但因为其缺少有效性数据并不常规给予。

应该给予患儿抗嗜血流感杆菌和乙肝病毒的标准的儿童免疫接种。流感病毒疫苗应该每年接种。

患儿的父母和护理者应该学习怎样早期识别感染和寻求医学治疗。诊断已发生的感染,感染的部位和病原体可不同。对于侵袭性肺炎球菌感染,头孢曲松(ceftriaxone)仍为首选药物,尽管存在免疫介导的溶血方面的担忧。SCD 患者中更常见的病原微生物,如沙门菌性骨髓炎、非典型细菌如肺炎支原体和急性胸腔综合征中分离出来的衣原体,均应该使用合适的抗生素进行治疗。当地抗生素耐药模式影响经验性抗生素治疗决定。

对于成人,感染并发症的范围可能有所不同。一项研究报道了成人患者发生血液感染的数据[340]。肺炎球菌感染罕见,而金黄色葡萄球菌为主要的病原体。感染金黄色葡萄球菌的病人更易发生骨骼 - 关节感染。那些留置静脉导管和疾病过程严重的患者发生血流感染的风险高。

■ 麻醉和外科手术

SCD 患者在围手术前期应该密切监测血红蛋白浓度、水化、氧气和代谢。建议输血以保持血红蛋白水平在 100g/L 左右;过度输血方案并不能使患者的受益增加[233]。同时需采取相应措施避免输血导致的高黏滞度。所有手术操作均应该特别注意[354-356]。

在围术期,急性胸腔综合征和血管阻塞危象的发生率较高。年龄增加与并发症增加相关。

疾病严重程度的影响因素

SCD 患者临床严重程度及实验室发现有差异性已经为大家熟知。有些患者临床过程轻微,SCD 相关的问题也不多,可生存至 60~70 多岁。而有些患者临床过程艰难,有多种并发症、频繁住院就医、脏器严重受损,预期寿命明显缩短[357,358]。两种广为人知的影响疾病严重程度的因素为伴发 α- 地中海贫血及红细胞 Hb F 水平含量高。然而这两种因素不能解释 SCD 患者临床表现的巨大差异。这一发现以及人类基因组测序计划的完成,推动了我们研究可能影响疾病严重程度的后选基因的多态性。已经对不同患者进行分组,研究了后选基因的多态性与 SCD 不同的临床特征的相关性,如脑卒中[228,359,360]、急性胸腔综合征[361]、胆红素水平及胆石症[362-365]、无血管性坏死[280]、阴茎异常勃起[366]、腿部溃疡[290],以及 Hb F 水平[367-372] 和 Hb F 对羟基脲治疗的反应[373]。TGF-β-BMP 途径是一种参与很多细胞过程的通用信号传导途径,在很多这些研究中,该信号途径的多态性重复出现。其中有些相关性导致功能方面的后果,胆红素水平与 UGT1A1 启动子多态性的相关性就是这样一个例子。启动子中 7TA 重复导致该酶活性降低,从而使胆红素的葡萄糖酸化减低。因此,就很容易理解这一多态性与胆红素水平较高的相关性。另一方面,普遍存在的 TGF-β-BMP 途径的多态性与 SCD 各种并发症之间的关联机制还不清楚,所以,也不能确立因果关系。我们期待通过对这些变异型的功能研究及基因组范围的相关性研究,对 SCD 表型的遗传调控有更加深入的了解。

通过这些相关性研究,有人提出根据 SCD 的不同并发症将其分为两种不同表型的亚型[374]。其中一种亚型称为溶血 - 内皮功能障碍,有快速溶血(LDH 及胆红素升高、网织红细胞增高)的患者属于这一亚型。血浆游离血红蛋白的升高导致 NO 耗竭,依次出现微血管张力增加、细胞黏附于内皮增加、内皮细胞被激活及炎症状态。与此表型相关的并发症包括肺动脉高压、腿部溃疡、阴茎异常勃起以及可能出现脑卒中。而在表型谱的另一端则是黏性 - 血管梗阻亚型,这一亚型患者无快速溶血。患者血红蛋白及红细胞容积水平增高,导致血液黏度增加。这一亚型临床特征包括急性胸腔综合征、频繁疼痛发作、无血管性坏死及视网膜病变。改善溶血并提高血红蛋白及红细胞容积的因素(如伴发 α- 地中海贫血及相对高水平的 Hb F)使表型向黏滞 - 血管梗阻亚型偏移。这种分类为我们提供了一个理解基本病理生理机制,并针对这些机制设计靶向治疗方案的有趣和有用的概念框架,但是这种表型的区分并非绝对的,有很大部分重叠。

镰状细胞病的一般治疗

■ 提高胎儿血红蛋白水平的药物治疗

认识到 Hb F 可以改善 SCD 的表型导致研究重点集中在通过调节 Hb F 来治疗 SCD 上。因为 Hb F 的 γ- 链不参与脱氧 Hb S 多聚体的形成,所以镰形红细胞中的 Hb F 发挥了有力的抗镰变作用。临床观察也支持这一效应:在生命最初几个月 SCD 的表现不明显,直至出生后基本完成从 γ- 链的生成至 β- 链的生成的转换,才会出现明显的 SCD 表现。此外,Hb S 和其他导致成人期 Hb F 表达升高(δβ- 地中海贫血,遗传性胎儿血红蛋白持续存在)的某些复合杂合子患者的表型很轻(见第 47 章)。事实上,Hb S 和缺失性遗传性胎儿血红蛋白持续存在[Hb F 持续高水平表达(30%~35%),并均匀分布在所有红细胞中(全细胞型)]的复合杂合子临床上并无症状,血液学也正常。20 世纪 70 年代后期,对沙特阿拉伯一些镰状细胞贫血患者的观察为 Hb F 的改善效应提供了进一步证据。这些患者很少有 SCD 症状,轻度贫血,直至成年才诊断出 SCD[375]。这些患者 Hb F 水平在 20%~25% 之间,而与此不同的是,大部分非洲人或非洲裔美国人患者 Hb F 水平约 5%。印度也报道过相似的病例,这种 SCD 患者高 Hb F 水平的遗传倾向与一种独特的 β- 珠蛋白基因簇单倍体型(沙特阿拉伯 - 印度)连锁,而非洲的单倍体型则完全不同。这些观察为积极研究围生期胎儿至成人(γ 至 β)珠蛋白转换的细胞和分子机制,并寻找“抗转换”药物,既维持高水平 Hb F 的药物,又铺平了道路。研究者发现骨髓再

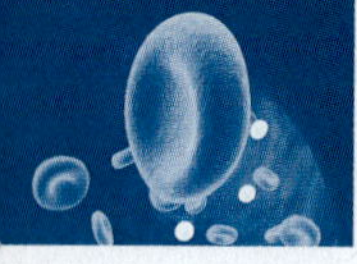

生障碍或骨髓抑制恢复过程中存在短暂的 Hb F 水平升高，这为使用骨髓抑制剂作为抗转换治疗提供了理论依据(表 48-3)。抗转换表明了一种防止从 γ- 珠蛋白链转换为 β- 珠蛋白链的机制。

表 48-3 抗转换治疗

药 物	机 制
羟基脲	骨髓抑制
	抗炎
	NO 供体
	cGMP 升高
地西他滨	DNA 甲基转移酶 1 抑制，即低甲基化
5- 氮杂胞苷	即 DNA 甲基转移酶 1 抑制，即低甲基化
丁酸盐衍生物	组蛋白去乙酰基酶抑制
组蛋白去乙酰基酶抑制剂	组蛋白去乙酰基酶抑制
免疫调节药物	P38 丝裂原活化的蛋白激酶途径

羟基脲

尽管许多骨髓抑制剂都在灵长类中进行过研究，其中一些还曾用于少数患者，但只有羟基脲(hydroxyurea，HU)在 20 世纪 80 年代早期开始进行了大规模的临床试验。这在很大程度上要归因于它良好的口服生物利用度、相对短的半衰期(从毒性的快速逆转性看，这点很重要)、没有导致癌症发病率增加的证据、副作用少。

羟基脲是唯一一个 FDA 批准用于治疗 SCD 的药物。它是一种核糖核苷酸还原酶抑制剂，为细胞周期中的 S 期特异性。羟基脲增加 Hb F 合成的机制尚不完全清楚。曾假设其骨髓抑制作用导致了对早期红系祖细胞的募集，这些细胞仍有合成胎儿(γ)珠蛋白的能力，生成了 Hb F 含量较高的 RBCs。一些研究显示，HU 充当了 NO 的供体，经由 cGMP 途径增加 Hb F 的合成[376]。除了增加 Hb F 外，基脲还有一些其他作用可解释其在 SCD 中的药效，包括降低白细胞、血小板和网织红细胞，改善红细胞水化作用，降低红细胞对血管内皮的黏附性(图 48-13)[377-379]。

在里程碑式的多中心研究中发现，羟基脲可以降低疼痛危象、急性胸腔综合征、住院和输血的频率。对随机药物治疗的患者进行随访显示，羟基脲可以使死亡率下降 40%[161,380]。曾出现 3 次及以上血管阻塞危象或者有急性胸腔综合征病史的患者建议使用羟基脲。起始剂量可为 15mg/kg，每天一次给药，逐渐加量至出现毒性反应或达最大剂量 35mg/kg。应定期监测血细胞计数和血清生化指标非常重要，尤其在治疗的第一年。肾衰竭时应减量。尽管 SCD 患者使用羟基脲未发生致畸或白血病作用，建议孕妇及哺乳期妇女不使用该药。根据小鼠试验，有人担心羟基脲对精子生成有不利影响[381-384]。

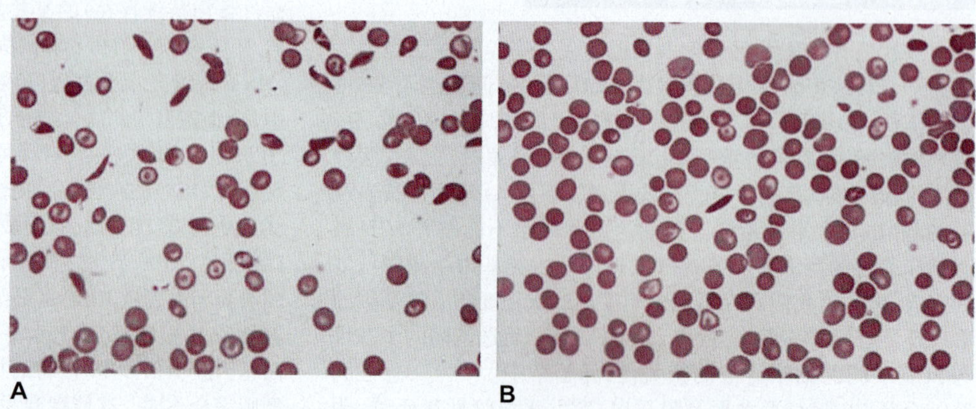

图 48-13 SCD 患者血片：羟基脲治疗的效果。A. 治疗前血片。可见大量的镰状细胞。B. 治疗后镰状细胞明显减少。

在接受羟基脲治疗期间死亡的患者，很可能在开始治疗时年龄较大、贫血更严重、可能有 Bantu 或 Cameron 单倍体型及肾功能受损[357]。

关于儿童羟基脲的使用，已经发表了一项临床试验和几个观察性研究结果。羟基脲在儿童治疗中耐受性好，可以改善患儿的生长率，保护脏器功能，以及在成人治疗中观察到的其他益处[358-395]。羟基脲在婴儿中的应用正在试验中。

其他 Hb F 诱导剂

虽然在了解围产期 γ 至 β- 珠蛋白合成的基本机制方面已取得了巨大进展，但对这一机制的全部理解仍很遥远。出生后，某些表观遗传学机制(组蛋白的去乙酰化和 DNA 甲基化)参与了 γ- 珠蛋白基因的静默。这导致了应用靶向两种常见的表观遗传学静默机制的药物，即组蛋白去乙酰基酶抑制剂和 DNA 甲基转移酶 1 抑制剂。

在 SCD 及某些 β- 地中海贫血患者进行早期小规模临床试验的应用最广泛的组蛋白去乙酰基酶抑制剂是丁酸盐衍生物(丁酸精氨酸、苯基丁酸钠、异丁酰胺)。丁酸精氨酸必须静脉输注，早期的研究显示，每日连续输注丁酸精氨酸并不能有效地导致 Hb F 的持续增高[295]。后来发现，每日连续输注丁酸精氨酸将导致快速耐药，不能有效地诱导持续的 Hb F 反应。而间隔给药(每隔 4 周输注 4 天)可以有效地提高 Hb F 水平[396]。虽然口服苯基丁酸钠可有效升高 Hb F，但要维持 Hb F 反应，每日要服用大量的药片，不实用[397]。更新一代效果更好的口服丁酸盐衍生物正在临床试验中。一些新型的组蛋白去乙酰基酶抑制剂在细胞培养系统及动物实验中可增加 Hb F 的合成，但尚未进行临床试验研究。

具有抗转换活性的两种 DNA 甲基转移酶抑制剂为 5- 氮杂胞苷(5-azacytidine)和地西他滨(decitabine，5-aza-2-deoxycytidine，5- 氮杂 -2- 脱氧胞苷)。这两种药大剂量时都有骨髓抑制作用，而在低剂量时，都是强有力的 DNA 甲基转移酶 1 的抑制剂，在狒狒及 SCD 患者可提高 Hb F 的合成[398-405]。不同的是，5- 氮杂胞苷既掺入 DNA 又掺入 RNA，而地西他滨只掺入 DNA，基因毒性谱较好。DNA 甲基转移酶 1 抑制剂用于对羟基脲反应不佳的 SCD 患者，有效地增加了 Hb F，并改善了病情严重程度[400]。

免疫调节剂[沙利度胺(thalidomide)和其衍生物]可以提高 SCD 患者红细胞集落 Hb F 的合成。目前,这些药物正在进行早期临床试验[406]。

■ 造血干细胞移植

由于 SCD 是一种造血干细胞的遗传缺陷,所以,造血干细胞移植(SCT)永久治愈该病的是有吸引力的选择,而不是一个一个处理其后遗症。然而,该病的表型差异很大,也没有准确的模型来预测哪些患者可能会有灾难性的病程,使得选择患者进行 SCT 治疗非常具有挑战性。最理想的是对有可能进展为重病的患者进行 SCT,但应在早期,即在出现器官终末损害前施行。异体 SCT 相关的发病率和死亡率的风险 - 疗效比必须与非恶性血液疾病的严重程度权衡。大多数 SCD 患者缺乏配型相合的同胞供者,以及先前输血以致接触大量供者抗原等都是移植的一些不利因素[407]。

大多数进行骨髓移植术的患者是儿童,且为选择配型相合的同胞供者及清髓性预处理,其结果令人鼓舞(见第 21 章)。在这些移植中,骨髓是干细胞的主要来源。多数患者是因为脑血管病变,或者有急性胸部综合征或血管阻塞的反复发作病史而进行移植。使用 Hb AS 供者的安全性也已被证实。2007 年法国研究组报道了其 20 年的临床经验。1992 年预处理方案应用白消安(busulfan)及环磷酰胺(cyclophosphamide)的基础上加用抗胸腺细胞球蛋白。抗胸腺细胞球蛋白的加入使排斥率显著下降(从 22.6% 降至 3%)。在中位数为 6 年的随访中,总生存率及无病生存率分别为 93.1% 及 86.1%[408]。其中两例进行脐带血干细胞移植的患者未发生移植物抗宿主病[408]。法国研究组的总生存率及无病生存率与先前比利时和美国在 1998 年及 2000 年发表的结果相似[408-410]。国际血液及骨髓移植中心(The Center for International Blood & Marrow Transplant Research)在 2007 年也报道了 67 例患者的移植经验[411],5 年无病生存及总生存率分别为 85% 及 97%[409-410]。移植相关的死亡及感染是患者死亡的主要原因。急性 GVHD 发生率为 10%~15%,而慢性 GVHD 发生率为 12%~20%。大多研究者单独应用环孢素(cyclosporine)或者联合应用氨甲蝶呤(methotrexate)预防 GVHD 的发生(见第 21 章)。

移植物排斥发生率很低,先前发生的移植后癫痫发生率增高,在预防性应用抗癫痫药后得到改善。移植期间严格控制动脉高血压、纠正低镁血症、移植后预防性应用青霉素、保持血红蛋白≥100g/L 和血小板 >50×10^9/L 都是很重要的。可逆的后部脑白质病变也见诸报道,尤其是应用环孢素后。长期的毒性反应仍然令人担忧,特别是有关生长、生殖及继发性肿瘤的发生等。性功能障碍也有发生,尤其就在青春期前行移植术者。

为了减少移植相关的发病率及死亡率,曾经用非清髓性预处理方案。然而,减少免疫抑制后大多数患者失去稳定的供者移植物一直是个问题[412-414]。

■ 输血

SCD 患者频繁使用红细胞输注,有即刻输注,也有长期慢性的。SCD 输血有双重作用。除了可以提高血红蛋白浓度,增加血液携氧能力,输血还能减低血液循环中含 Hb S 的红细胞比例。血红蛋白水平单独不应该作为输血的指征,因为患者可对其血红蛋白水平产生适应性,所以了解患者的血红蛋白基线水平很重要。同时作为骨髓功能的代表,检测网织红细胞计数是否正常也很重要。

即刻输注红细胞的指征包括症状性贫血、急性胸腔综合征、脑卒中、再障危象及滞留危象、继发于血管阻塞的其他主要脏器受损及顽固性阴茎异常勃起。在大手术或者涉及重要脏器的手术前也需要考虑输血。最确定的慢性输血指征为脑卒中和 TCD 速度异常。有其他慢性或者反复发作疾病的患者有时也可进行慢性输血。非输血指征包括慢性稳定状态贫血,没有并发症的血管梗死发作、妊娠、小手术、感染及无血管性坏死。

可以选择红细胞输注或者交换输血[415]。与交换输血相比,输血较简单易行,一般并发症较少;交换输血的优点是不增加总血红蛋白,所以,在减少 Hb SS 细胞比例的同时,也不增高总黏度。交换输血也不会导致铁过载。

Hb SS 患者因为血黏度增高,在血细胞比容(HCT)超过 30% 后,携带至组织的氧减少[416-418]。

18%~36% 的输血 SCD 患者发生同种免疫反应[419-422]。很多同种抗体是一过性的,所以可引发比较大的麻烦。在美国,大多数献血者为欧洲后裔,而 SCD 患者多为非洲后裔。这导致血型抗原差别很大,抗 E、C、K、Jkb、S 和 Fyb 的抗体很常见。故除了通常的 ABO 和 D 抗原外,还应该进一步对其他抗原进行分型(Kell,Duff,Kidd,Lewis,Lutheran,P 和 M&S),并应去除血制品当中的白细胞[415,423,424]。大约 3% 的输血 SCD 患者并发迟发性溶血性输血反应,可表现为疼痛危象。典型的表现是在输血后 1 周出现,是由非 ABO 抗原的同种抗体诱发的。这种反应可能导致血红蛋白水平下降至低于输血前水平,并可出现网织红细胞降低和自身抗体。系列血红蛋白电泳揭示 Hb A 比例明显下降,而 Hb S 则相反。在这种情况下,除非患者有明显的贫血症状,否则再次输血会使情况更加恶化。

铁过载及其相关并发症以及感染传播仍是输血的其他主要并发症。

■ 铁过载治疗

SCD 中的铁过载与其他慢性长期输血的患者类似(见第 42 章)[425-427]。铁过载多中心研究组已经发表了地中海贫血及 SCD 患者输血铁过载与未输血的 SCD 患者比较的初步数据[428]。

显著铁过载的早期准确诊断比较困难。血清铁蛋白是个简易且被广泛应用的检测手段,但因其是急性期反应蛋白,在 SCD 中不可靠。其检测值可能较实际水平高估或者低估,并且与肝脏铁含量的相关性较差[429]。稳定状态下血清铁蛋白超过 1000mg/ml 被作为铁过载的指标。肝脏铁含量目前大家接受的标准,超过 7.7mg/g 干重被用做治疗的指征[430]。然而,评估铁过载的非侵入性方法,如超导量子干涉装置(SQUID)或 MRI T2*(见第 42 章),正成为新的标准。红细胞总输注量达 120ml 红细胞每千克体重也可用作开始铁螯合剂祛铁治疗的指标[423]。

铁螯合剂治疗(见第 42 章)通常用去铁胺(desferoxamine),剂量为 25~40mg/(kg·d),在 8 小时中皮下注射[431]。去铁胺能逆转心脏铁过载。每日一次的口服铁螯合剂去铁斯若(deferasirox)目前已在美国批准使用,是一个三价铁配体,与铁以 2∶1 比例高亲和力结合。其半衰期为 8~16 小时,通过葡萄糖酸化代谢,经粪便排泄。在一项去铁斯若对去铁胺 2∶1 随机分组的公开标签Ⅱ期临床试验中,已经确定了其安全性和耐受性。报道有恶心和呕吐、腹痛、皮疹、可逆的肝脏功能试验升高、血清肌酐水

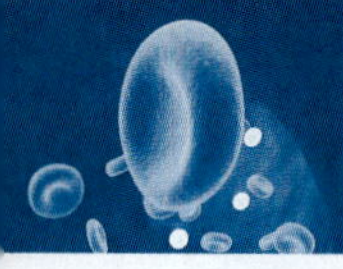

平稳定升高等。还报道有少数患者大多在治疗开始的第一个月发生过敏反应。该药上市后报道提示肾衰竭发病率增高，所以，在治疗前肾功能不全不容易被发现的患者人群中，用药应审慎。上市后该药还被报道引起致命的肝毒性及粒细胞缺乏。不足1%的患者出现听觉及视觉方面的副作用，所以，与去铁胺一样，去铁斯若治疗的患者也应该每年进行眼睛及听力测试。建议每日剂量为20mg/kg，如果服药未达到理想疗效，可每隔3~5个月调整剂量，每次加量5~10mg/kg。每日总量不得超过40mg/kg。与其他铁螯合剂联合用药的安全性尚未确定[432]。

■ 治疗进展

Gardos 通道抑制剂

镰形红细胞脱水导致细胞内 HB S 浓度增高，从而使 Hb S 多聚体形成增加。脱水似乎是由于通过钾 - 氯共转运通道及钙激活的钾流出通道（Gardos 通道）的钾流出增多所致。

在一项随机双盲安慰剂对照的临床实验中，对 Senicapoc（ICA-17043），一种强效口服 Gardos 通道抑制剂，进行了研究，血红蛋白从基线的改变是主要终点指标。与安慰剂相比较，高剂量组患者每日口服 10mg，血红蛋白从基线水平显著升高，溶血减少，致密红细胞及网织红细胞降低。未观察到疼痛危象发作次数减少，但患者在进入该试验研究时没有频繁血管梗死危象发作[433]。其安全性优良，主要不良作用为偶发的恶心、腹泻、γ- 谷胺酰转移酶水平升高等。虽然该药物在Ⅲ期临床试验中未能减少疼痛危象发作，但不应该排除进一步研究，因为减少溶血可减轻本病的病理效应。

DNA 低甲基化

γ- 珠蛋白基因启动子在胎儿发育期是低甲基化的，但在胚胎期及成人期，是高甲基化状态，这提示 γ- 珠蛋白基因启动子低甲基化对血红蛋白生成是十分重要的；因此，DNA 低甲基化是保持成人 Hb F 高水平的一个具有吸引力的策略。然而，两个抑制 DNA 甲基化的药物，5- 氮胞苷（5-azacytidine）和地西他滨（decitabine）的确切作用机制仍然不太清楚。在人的早期研究显示，Hb F 水平增高但有关骨髓毒性、致癌性及诱变作用等担忧，导致开发了羟基脲用于治疗 SCD。

由于并非所有 SCD 患者均获益于羟基脲，所以人们重新热衷于开发 SCD 的其他治疗策略。地西他滨是一种去甲基化药物，只能整合进 DNA，已在 3 个小规模的 SCD 患者临床试验中进行了研究；相反，5- 氮胞苷却能整合进 DNA 和 RNA。地西他滨剂量远远低于先前用于治疗 SCD 以及目前用于治疗骨髓增生异常综合征的可引起骨髓毒性的剂量。静脉或者皮下给药都曾用过，均可明显升高 Hb F，减轻溶血、降低炎症及高凝状态的标志物。中性粒细胞一过性降低，而正好血小板计数升高。骨髓造血分化偏向巨核细胞系和红系分化，而粒系及单核系的分化相对受抑制，这解释了外周血的变化。虽然尚未得到远期的毒副作用数据，但几项研究已经提示，地西他滨具有防癌效应而不是致癌效应。

其他异常血红蛋白

至今已经发现的血红蛋白变异共有 1018 种。幸运的是，这些变异绝大多数并不导致任何临床症状或血液学疾病，所以，也只有遗传学家和生物化学家对其感兴趣（http://globin.cse.psu.edu）。大多数血红蛋白变异是珠蛋白基因（α、β、γ、δ）中单个核苷酸被替代导致的错义突变。其他不常见的突变机制包括单个或多个核苷酸的缺失或插入突变导致阅读框的改变；血红蛋白基因融合并发生基因间 DNA 序列缺失（Hb Kenya 中的 γβ 融合以及 Hb Lepore 中的 δβ 融合）；终止密码子突变导致珠蛋白链延长。

明显改变血红蛋白分子的结构、稳定性、合成或功能的变异体会导致血液学和（或）临床不良后果。可对这些表型进行分类（表 48-4）。Hb S 和 Hb C 是突变发生在血红蛋白分子表面的两个例子，突变导致分子电荷及理化性质的改变，脱氧 Hb S 形成多聚体，Hb C 则形成结晶，严重影响到红细胞的功能、形态、流变性质和寿命。有几种机制用来解释不稳定血红蛋白病变异体的发病机制。通常的机制是不稳定的血红蛋白分子在红细胞内沉积并黏附在红细胞膜内层（形成“Heinz 小体”），含有黏附在细胞膜上的 Heinz 小体的红细胞（见第 29 章图 29-12）变形性和过滤性受损，导致红细胞提前破坏（先天性 Heinz 小体溶血性贫血）。某些氨基酸残基的突变改变血红蛋白分子对 O_2 的亲和力，血红蛋白 R 构象（松弛构象，氧和构象）的稳定导致形成高氧亲和力变异体和红细胞增多；相反，血红蛋白 T 构象（紧张构象，脱氧构象）的稳定会导致形成低氧亲和力变异体，其在组织中释放氧增多，在某些情况下可导致发绀和贫血（因为 O_2 感应通路受抑制）（见第 49 章）。血红素结合位点的突变，特别是那些影响保守的近端（F8）和远端（E7）组氨酸残基的突变，导致血红素中的亚铁（Fe^{2+}）被氧化为正铁（Fe^{3+}），导致高铁血红蛋白血症（血红蛋白 M）和发绀（见第 49 章）。一组突变同时改变珠蛋白结构和合成速率，导致所谓的“地中海贫血”表型（见第 47 章）。这些突变包括融合血红蛋白（如 Hb Lepore，其 5’端 δ 珠蛋白基因序列与 3’端 β 珠蛋白序列融合，而基因间 DNA 序列缺失；形成的 δβ 融合基因被置于低效的 δ 珠蛋白启动子的转录控制下，使融合珠蛋白表达水平低，导致

表 48-4　有临床意义的血红蛋白变异体

Ⅰ. 理化性质改变
A. Hb S（脱氧血红蛋白 S 多聚化）：镰状细胞综合征
B. Hb C（结晶）：溶血性贫血；小红细胞症
Ⅱ. 不稳定血红蛋白变异体
A. 先天性 Heinz 小体溶血性贫血（N=135）
Ⅲ. 氧亲和力改变的变异体
A. 高亲和力变异体：红细胞增多症（N=92）
B. 低亲和力变异体：贫血，发绀
Ⅳ. M 血红蛋白
A. 高铁血红蛋白血症，发绀（N=9）
Ⅴ. 导致地中海贫血表型的变异体（N=50）
A. β- 地中海贫血
1. Hb Lepore（δβ）融合（N=3）
2. RNA 加工异常（Hb E，Hb Knossos，Hb Malay）
3. 高度不稳定珠蛋白（Hb Geneva，Hb Westdale 等）
B. α- 地中海贫血
4. 珠蛋白链终止突变体（Hb Constant Spring）
5. 高度不稳定变异体（Hb Quong Sze）

地中海贫血表型)，有些错义突变同时形成一个异常的剪接位点(如 Hb E，Hb Knossos 和 Hb Malay)，以及“超不稳定”珠蛋白，即新生成的珠蛋白链高度不稳定，被蛋白酶快速降解，导致受累的珠蛋白降低。

除了一些常见的变异体外(Hb S，C，E，和 D-Los Angeles)，很少看到有异常血红蛋白的纯合子状态。变异型血红蛋白通常为杂合子状态。虽然 γ- 珠蛋白变异体只在胎儿期表达，其水平在出生后随着 γ 至 β(胚胎至成人)珠蛋白转换而逐渐下降，但 β 和 α- 珠蛋白的变异体却是终生表达的。δ- 珠蛋白变异体表达水平很低，而且只有在成人珠蛋白合成转换全部完成后才可检测到。因为所有在胚胎期后表达的血红蛋白都含有 α- 珠蛋白链(Hb F-$\alpha_2\gamma_2$；Hb A-$\alpha_2\beta_2$ 和 Hb A_2-$\alpha_2\delta_2$)，因此，α- 珠蛋白链的变异也引起 Hb F($\alpha_2^x\gamma_2$)和 Hb A_2($\alpha_2^x\delta_2$)变异体的产生。在杂合子状态中，红细胞血红蛋白的 40%~50% 为 β- 珠蛋白变异体；但应该记住，某些因素可影响携带者变异型 β- 珠蛋白链的量。这些因素包括变异体的稳定性、变异型 β 链的表面电荷，以及同时存在的 α 或 β- 型地中海贫血(见第 47 章)。变异体的稳定性越差，其量越低。变异体的表面电荷也是决定红细胞内变异体量的多少的因素之一，这是由于 αβ 二聚体的形成是血红蛋白四聚体形成的关键的第一步，该步骤主要是由 α 和 β 链之间的静电作用驱动的。由于 α- 珠蛋白链表面相对带正电荷，更易与相对带负电荷的 β- 珠蛋白变异体相互作用形成 αβ 二聚体。这也反映在表面带负电荷的 β- 珠蛋白变异体百分比较高，如 Hb N-Baltimore(β95Lys→Glu)，在杂合子中占约 50%，相比之下，带正电荷的 β- 珠蛋白变异体，Hb S(β6Glu→Val)或 Hb C(β6Glu→Lys)，在杂合子中占 40%~45%。当同时存在 α- 地中海贫血时，带负电荷的 β- 珠蛋白变异体在与 α- 珠蛋白竞争性结合中占优；这一现象反映在当出现常见的缺失型 α- 地中海贫血时，这些变异体携带者的 Hb S 和 Hb C 比例更低[Hb S 在杂合子 α^+- 地中海贫血(-α/αα)中占 30%~35%，；而在纯合子 α^+- 地中海贫血(-a/-a)中仅占 25%~30%][434,435]。与此相反，如果同时存在反式(trans)β- 地中海贫血等位基因，β- 珠蛋白变异体将会增加，变异体的百分比与 β- 地中海贫血等位基因的表达呈反比，所以，变异体比例越高，β^+- 地中海贫血等位基因的表达就越低。如果反式存在 β^0- 地中海贫血等位基因，红细胞血红蛋白中变异体链可达 90% 甚至更多，其余由 Hb A_2 和 Hb F 组成。根据受累的 α- 珠蛋白基因不同，以及是否同时存在 α 或 β- 型地中海贫血，α- 珠蛋白变异体的量也可不同。因为正常情况下有四个 α- 珠蛋白基因位点(αα/αα)，其中 5’端的 α- 珠蛋白基因(α_2)表达水平较高，α- 珠蛋白变异体水平的变化在某种程度上也要看是哪一个 α- 珠蛋白基因突变；α_2- 珠蛋白突变通常占总血红蛋白的 20%~25%，而 α_1- 珠蛋白变异体表达较低(15%~20%)。若同时存在 α- 地中海贫血，α- 珠蛋白变异体表达水平较高。常见的 α- 珠蛋白变异体，Hb G-Philadelphia(α68Asn→Lys)，呈现不同的表达水平，也说明了这一点[436]。虽然该变异体见于约 25% 的意大利北部人群中；而在非洲裔美国人中，其比例可达 33% 或大约 50%；这明显是与这两种截然不同的人群的基因型不同有关；意大利北部及撒丁岛，基因型为 a^Ga/aa，表达水平为 25%，而在非洲裔美国人中 G- 费城突变常见于杂合型 α2α1 基因，与常见的 3.7kb 的 α^+ 地中海贫血缺失($-\alpha^G/\alpha\alpha$)相关，表达水平约为 33%。而当有反式 α^+- 地中海贫血缺失($-\alpha^G/-\alpha$ 基因型)时，就像预期的一样，Hb G- 费城表达水平约为 50%。α- 珠蛋白变异体与 β- 地中海贫血共遗传则导致 α- 珠蛋白变异体水平下降。

■ 血红蛋白 C 病(Hb C)

定义及历史

Hb C 是继 Hb S 后第二个被阐明的血红蛋白变异[437]。Spaet 和同事们[438]以及 Ranney 和同事们[439]报道了纯合子 Hb C。Hb C 性状见于 2% 的非洲裔美国人，大约 1/6000 为纯合子 Hb C[440]。Hb C 和 Hb S 共遗传导致 Hb SC 病，在美国是第二常见的 SCD 类型。还有少数 Hb C-β^+ 和 Hb C-β^0- 地中海贫血病例。Hb C 被认为源于非洲中西部；在西非一些地区，Hb C 发生率达 12.5%。Hb C 基因见于三个不同的 β- 珠蛋白基因簇单倍体型上，分别称为 CⅠ、CⅡ 和 CⅢ；最常见的为 CⅠ，占到所有研究过的染色体的 70% 或以上[441]。

病因及发病机制

Hb C 的是由于 β- 珠蛋白基因的 6 号密码子发生了 GAG→AAG 转换所致，使该位置的氨基酸残基由谷氨酸变成赖氨酸(Glu→Lys)。所形成的血红蛋白变异体带正电荷，通过电泳或色谱，包括 HPLC，很容易与 Hb A 和 Hb S 区别。在溶解性方面 Hb C 与 Hb A 没有区别；然而，纯化的 Hb C 溶液在高摩尔浓度的磷缓盐缓冲液中形成四方体结晶。纯合子 Hb C 个体的红细胞与高渗盐水共孵育后也可形成结晶，在体内也观察到 Hb C 结晶，特别是在脾切除后的 Hb CC 患者的红细胞中(见图 48-7)。含有结晶的 Hb CC 红细胞变形性与滤过性受损。Hb CC 红细胞还有一个有趣的特点就是容易流失 K^+，进而造成水分流失；但与在镰形红细胞不同，这种 K^+ 流失似乎既不通过 K-Cl 共转运通道，也不通过 Ca^{2+} 激活的 K^+ 外流通道(Gardos 通道)介导，而被认为是一种容量激活的 K^+ 外流[440]。这种 K^+ 流失的结果是红细胞脱水、通常变为球形、MCHC 升高及渗透脆性降低。这些改变导致 Hb CC 红细胞流变性质受损，其寿命缩短至 40 天。

临床特征

轻到中度脾脏肿大是纯合子 Hb C 的一个常见特征。与其他慢性溶血性疾病一样，可出现胆结石。Hb CC 个体没有血管栓塞性疼痛或阵发性疼痛。有时可出现腹痛，可能是由于脾肿大和(或)胆结石所致。怀孕并不增加 Hb CC 患者的风险。Hb CC 患者的预期寿命与非 Hb C 非洲裔美国人相当。

实验室检查

Hb CC 患者有轻 - 中度溶血性贫血。血红蛋白常在 100~110g/L 之间；网织红细胞比例升高，常在 3%~4% 之间。常有轻度红细胞体积减小[平均细胞体积(MCV)：70~75fl]。血片中有大量靶形红细胞，偶可见小球形红细胞，以及 Hb C 结晶，特别是在脾切除患者(见图 48-7)。间接胆红素可轻度升高。如无脾功能亢进，白细胞及血小板计数正常。

鉴别诊断

常通过血红蛋白电泳做出诊断。Hb C 向负极移动，在碱性 pH（醋酸纤维）电泳中与 Hb A_2、Hb E 和 Hb O-Arab 共迁移。以上血红蛋白的进一步区别可通过在酸性 pH 的枸橼酸琼脂凝胶电泳，Hb E 和 Hb A_2 与 Hb A 共迁移，Hb O-Arab 与 Hb S 迁移率类似，而 Hb C 有独特的迁移条带。另外，也可用更新的方法进行诊断，包括等电点聚焦，可在醋酸纤维膜电泳中将 Hb C 与迁移率相似的其他血红蛋白区别开来。在阳离子交换 HPLC 和毛细管电泳中，Hb C 的洗脱特性与 Hb E 和 Hb O-Arab 截然不同；这些新方法还可用于分离和定量 Hb C 纯合子和 Hb C 性状中的 Hb A_2。这一优点使得 Hb CC 与罕见的 Hb C-β^0-地中海贫血患者（Hb A_2 明显较高，约 5%）很容易鉴别。

治疗

绝大多数 Hb CC 患者无需任何治疗。症状性胆石症患者可能需要胆囊切除。很少有患者发生脾亢而出现白细胞和血小板计数减少，以及有时出现贫血加重。如果出现这种情况，应该考虑脾切除。脾脏切除的另一个指征是脾脏肿大伴疼痛。在考虑行脾切除的患者，一些通常的注意事项也同样适用（适当的疫苗接种，预防性使用抗生素，以及年轻儿童应延缓切脾等）。许多慢性溶血性贫血患者补充叶酸，但并无证据表明补充叶酸对 Hb C 有用。

血红蛋白 E 病（Hb E 病）

定义及历史

Hb E（β26Glu→Lys）是第四个被发现的异常血红蛋白[442]。最常见于东南亚，在一些地区（泰国、老挝和缅甸交界地区，所谓的 Hb E 三角）其基因频率可高达 0.50[443]，这种高频率被认为是其对抗疟疾的保护作用所致。Hb E 也见于其他疟疾流行地区，如孟加拉、印度和马达加斯加。由于东南亚和南亚有大量人口移民到西欧和北美，现在 Hb E 分布广泛，目前可能已成为全世界最常见的 Hb 变异体。

病因及发病机制

β-珠蛋白基因第 26 位密码子的 GAG→AAG 突变不仅导致了该位置错义突变（Glu→Lys），而且通过增加该部位与剪接一致序列的相似性，激活了外显子 1 与内含子 1 交界处的隐性供者剪接位点。这造成通过选择性剪接位点的异常剪接，而正确拼接的 mRNA 减少，因而导致 β^+-地中海贫血表型。这也反映在 Hb E 杂合子只有 20%~25% 的变异体，而如果同时有 α-地中海贫血，变异体的比例进一步下降。Hb E 与其他珠蛋白变异体（α 或 β-地中海贫血，其他血红蛋白变异体）共遗传在 Hb E 流行地区也很常见，可导致不同严重程度的血红蛋白病（Hb E 疾病或者 Hb E 综合征）。其中最重要的是 Hb E-β-地中海贫血综合征。也有报道 Hb E 合并 Hb S（Hb SE 病）。

临床特征

纯合子 Hb E 个体没有症状。大部分患者无肝脾肿大或黄疸。患者常常是在筛查或对严重 Hb E 患者进行家系研究过程中被诊断。Hb E-β-地中海贫血是一组异质性很大的疾病，临床表现可由中型地中海贫血样表型至严重的依赖输血的重型地中海贫血（见第 47 章）。这种异质性部分是由于共遗传的 β-地中海贫血突变的类型不同所造成的。Hb E 和一个轻型 β^+-地中海贫血突变的复合杂合子患者（如轻型的启动子突变，-28A→G）只有轻-中度贫血，而 Hb E 和一个更加严重的 β^+-地中海贫血突变的复合杂合子患者（如 IVSⅠ核苷酸 5 或者 IVSⅡ核苷酸 654 突变）则有更严重的表型，如重度贫血和输血依赖。Hb E-β^0-地中海贫血患者中也存在高度异质性，这些患者不产生任何 Hb A，仅有 Hb E 和不等量的 Hb F。影响表型的已知因素包括产生 Hb F 的能力和是否同时有 α-地中海贫血。能够合成大量 Hb F 者（如在 Gγ-珠蛋白启动子有 XmnⅠ C→T 突变者）能够减缓珠蛋白链失衡，因而表型较轻。同时有 α-地中海贫血也通过减轻珠蛋白链的不平衡缓解病程。在某些情况下，有些非珠蛋白因素也可影响表型。患有严重的 Hb E-β^0-地中海贫血的患者，其临床特征与重型 β-地中海贫血非常类似，出现并发症，如脾亢、铁过载、易感染、血栓栓塞并发症、心衰以及预期寿命缩短[443]。

实验室检查

Hb E 性状个体有边缘性的小红细胞症（MCV 在 80fl 的低限）。纯合子 Hb E 常常无明显贫血（血红蛋白：110~130g/L），但存在小红细胞症（MCV：约 70fl）。血涂片可见靶形红细胞，低色素和小红细胞症（见图 48-7）。红细胞渗透脆性降低。血红蛋白电泳可见 Hb E 达 90% 或更高，Hb F 为 5%~10%。某些色谱技术能够将 Hb E 和 Hb A_2 分离，可发现 Hb A_2 水平增高。轻型的 Hb E-β^+-地中海贫血患者血红蛋白水平在 90~95g/L 之间，而重型 Hb E-β^+-地中海贫血更严重（血红蛋白：65~80g/L）。Hb E-β^0-地中海贫血患者有不同程度贫血，取决于他们产生 Hb F 的能力，这些患者 Hb E 占 40%~60%，其余为 Hb F。Hb F 较高的患者贫血较轻。

治疗

Hb E 纯合子患者不需任何治疗。严重的 Hb E-β^0-地中海贫血类似于中型或重型地中海贫血，应该长期输血将血红蛋白维持在接近 100g/L，标准治疗方案还应包括铁螯合治疗。若患者出现脾亢应考虑切脾。呈现中型地中海贫血样表型的患者可能需要间断输血。羟基脲可以提高 Hb E-β-地中海贫血患者 Hb F 水平，并降低红细胞无效生成[444]。SCT（包括一名曾使用脐带血干细胞的患者）也曾被用于 Hb E-β-地中海贫血。

病程及预后

预后取决于临床表型。表型较轻的患者预后好。严重的 Hb E-β-地中海贫血患者需要长期输注红细胞并接受铁螯合治疗，而这明显极大增加了本病高发国家的经济负担。SCT 虽然有可能治愈本病，但绝大多数患者难以得到这种治疗。产前诊断和新生儿筛查应该是减轻疾病负担及改善护理的一个重要部分。长期使用羟基脲和其他 Hb F 诱导剂（组蛋白去乙酰基酶抑制剂和 DNA 甲基转移酶 1 抑制剂）也是改变病程的重要治疗方法。

血红蛋白 D 病（Hb D 病）

Hb D 是第三个被发现的血红蛋白变异体[445]。Hb D 中的突变是 β-珠蛋白链第 121 位的谷氨酸转变为了谷氨酰胺（β121Glu→Gln）。Hb D 在碱性电泳时迁移率类似于 Hb S，但在酸性 pH 电泳时与 Hb A 共迁移。随后,一些其他电泳特性与 Hb D 相同的异常血红蛋白也被发现,也以 Hb D 命名(Hb D-Ibadan,HbD-Gainesville 等)。最常见的 Hb D 是 Hb D-Los Angeles(β121Glu→Gln),是最早被发现的 Hb D,与 Hb D-Punjab 相同。该变异体最常见于印度的旁遮普(Punjab)。在这一地区的人口中有 2%~3% 携带有 Hb D 基因。随后,该变异体在其他一些人群也被发现,包括欧洲人、地中海地区和非洲裔美国人[446]。

Hb D 杂合子完全没有症状,无贫血,红细胞指数也正常。纯合子 Hb D-Los Angeles 无症状,无血液学异常,红细胞指数也正常。在血涂片中可见靶形红细胞(见图 48-7)。细胞渗透脆性可能降低。Hb D-Los Angeles 和 β^0- 地中海贫血突变复合杂合子有轻度小细胞性贫血和轻微溶血。而 Hb D-Los Angeles 和 Hb S 共遗传导致严重的镰形细胞病表型,与纯合子 Hb S 相同。

Hb D-Los Angeles 应与 Hb S 相鉴别。可以联合使用常规血红蛋白酸性电泳和碱性电泳方法鉴别。等电点聚焦,HPLC,和毛细管电泳等技术也可容易做出鉴别。这些方法可以精确诊断 Hb D-Los Angeles 和 Hb S 复合杂合子引起的 SCD。

■ 不稳定血红蛋白

不稳定血红蛋白是一组有重要临床意义的变异体。几种不同机制导致不稳定变异体的产生,造成先天性溶血性贫血,红细胞内形成包涵体(Heinz 小体),因此也被称为先天性 Heinz 小体溶血性贫血。

定义及历史

1952 年 Cathie 首先报道了一例患有溶血性贫血,黄疸和脾肿大的 10 个月大的婴儿[447]。脾切除治疗无效。患儿的红细胞内可见大的 Heinz 小体(见第 29 章)。世界各地也报道了类似病例,且观察到这些患者的特点是红细胞溶解遇热后产生沉淀,提示血红蛋白异常可能为其病因。随后发现几乎所有类似病例都有血红蛋白变异,Cathie 报道的病例为 Hb Bristol(β67Val→Asp)。到目前为止,已报道 1 3 5 种不稳定变异体,其中绝大多数为散发病例,仅报道一例。只有少数变异在不同人群中重复出现。

病因及发病机制

几种不同机制可导致珠蛋白分子不稳定,在红细胞内形成沉淀,引起溶血。这些机制总结如下:

血红素袋附近的氨基酸替换　血红素插入至每个珠蛋白分子中的一个疏水口袋,在此,血红素与一些保守的非极性的氨基酸残基接触(见图 48-3)。如果这些保守的非极性氨基酸残基被取代将降低血红素 - 珠蛋白结合的稳定性,最终使珠蛋白变得不稳定。Hb Zurich(β63His→Arg)、Koln(β98Val→Met)和 Hammersmith(β42Phe→Ser)均属于此类变异。

二级结构(α 螺旋)破坏　珠蛋白链二级结构 75% 为 α 螺旋(见图 48-2)。脯氨酸残基不参与 α 螺旋构象的形成。因此,除 α 螺旋头三位氨基酸残基外,脯氨酸残基取代其他任何氨基酸残基都将破坏二级结构,并导致突变的珠蛋白链破坏和沉淀。

$\alpha_1\beta_1$ 界面上的突变　血红蛋白四聚体组装的第一步是形成 αβ 二聚体。二聚体结构通过二级结构得以稳定,这一二级结构将带电荷氨基酸(谷氨酸、天冬氨酸、赖氨酸和精氨酸)暴露于分子表面与水接触,并通过疏水作用使分子内部($\alpha_1\beta_1$ 界面)稳定。参与 $\alpha_1\beta_1$ 接触的非极性氨基酸被带电荷的(极性)氨基酸残基取代将破坏二聚体形成,使其不稳定,并导致血红蛋白分子的沉淀。

氨基酸缺失　一个或多个氨基酸残基的缺失将破坏珠蛋白链的二级结构和稳定性。已经报道了一个或多个氨基酸残基缺失的珠蛋白突变体。这类突变的例子包括 Hb Leiden(β6 或 β7Glu→0),Hb Gun Hill(β91-95→0),以及 Hb Freiburg(β23Val→0)。

珠蛋白链延长　一些变异体是由于终止密码子突变或移框突变导致合成的珠蛋白链比正常珠蛋白链长。这些突变体倾向于不稳定,因为出现了没有功能的片段。例如 Hb Cranston 和 Hb Tak。

无论是什么机制,不稳定血红蛋白变异体在发育中的红系前体细胞中沉淀形成高铁血色原(血红蛋白变性的中间物质),并最终形成聚合物与红细胞内膜连接(Heinz 小体)。Heinz 小体可通过离体活体染色观察到,如煌焦油蓝染色。含有 Heinz 小体的红细胞的流变特性受损(变形性和滤过性),并在流经脾脏时被扣留(见第 5 章、第 33 章和第 55 章),与膜结合的小体处形成孔洞。最终发生溶血。溶血的程度与突变体的量和不稳定性成正比。

临床特点

不稳定血红蛋白变异体患者有不同程度的溶血性贫血。可从代偿性,无症状溶血状态到严重的危及生命的溶血。但一般为轻到中度溶血,无需治疗。氧化应激如感染和使用氧化性药物可加重溶血。患者可出现黄疸和脾肿大。像其他慢性溶血一样,患者可能出现胆结石。有些患者出现脾亢。许多仅有轻度,代偿性溶血的不稳定血红蛋白变异体是在偶然情况下,或者在血红蛋白病人群筛查时诊断的。不稳定血红蛋白变异以孟德尔方式遗传,患者常常表现为杂合子状态。也有新生突变的情况,受累者父母没有变异体。在已知的 135 种不稳定变异体中,很多只见于一例或有限的几例病例。然而,也有一些不稳定变异体在世界各地很多人群中均有发现,如 Hb Koln(β98Val→Met)和 Hb Zurich(β67His→Arg)。就临床表型而言,不稳定 β- 珠蛋白变异体一般症状较明显,因为其表达水平较高。

实验室特点

不稳定血红蛋白变异体患者可有不同程度贫血。贫血一般为轻度,不需要治疗。然而,一个共同特点是氧化应激刺激时(如感染和使用氧化性药物)贫血加重。患者存在溶血状态的特征(网织红细胞升高,间接胆红素血症,LDH 升高,结合珠蛋白降低或检测不到)。红细胞形态学显示嗜多色性、大小不均和异形性,偶可见嗜碱性点彩。该病的一个典型特征是出现 Heinz 小体,用煌焦油蓝离体活体染色可见与红细胞内膜相连的包涵体。血红蛋白电泳可发现一条多余的异常条带。异常血红蛋白的量可变化不定,并与异常血红蛋白的不稳定性成反比(如变异体越不稳定,则量越少)。通过阴离子交换或者反相高效液相色谱可更精确定量。红细胞溶解产物中的不稳定血

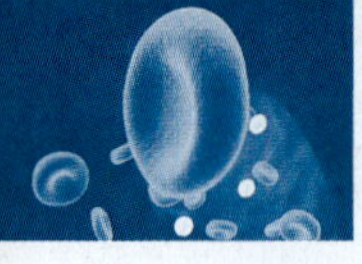

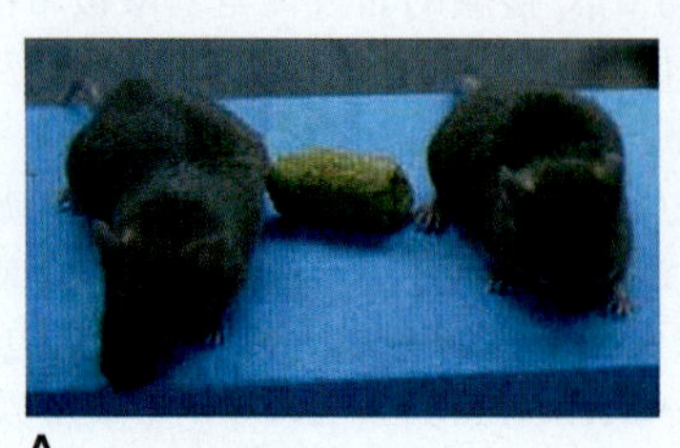

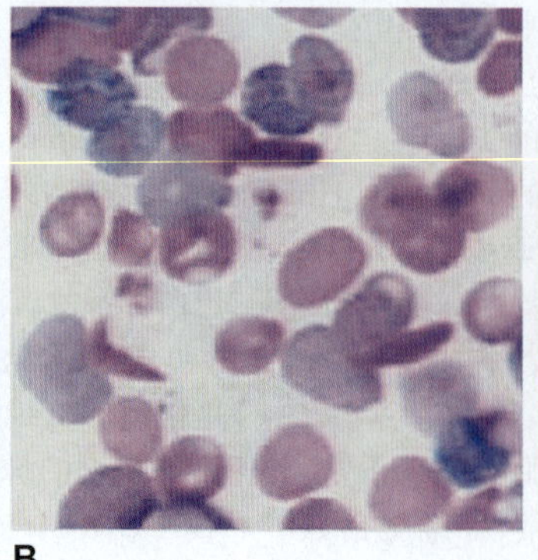

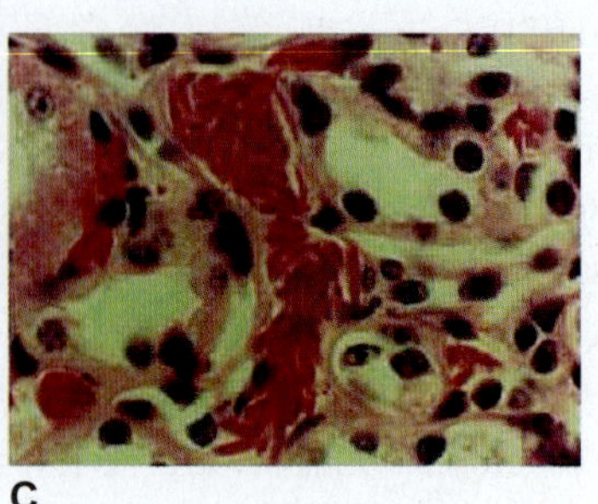

A B C

图 48-14 A. 转基因/基因敲除镰状细胞小鼠。将小鼠的α和β-珠蛋白基因敲除，代之以人的包含位点控制区(LCR 序列)的α、γ和β-珠蛋白基因。在这些小鼠中，LCRγ-βS 转基因被设计成在出生后 1~3 周发生血红蛋白转换。转基因 / 基因敲除小鼠出生时相对健康，而在大约 3 周龄，当 Hb S 转换完成时，则出现严重贫血和典型器官病理改变。B. 镰状细胞小鼠血涂片。C. 一只镰状细胞小鼠肾髓质出现血管栓塞。这些病变导致小鼠失去尿液浓缩功能。

红蛋白变异体可以通过简单的稳定性试验检测出来。最常用的是热变性试验和异丙醇沉淀试验。热变性试验更麻烦费时，实际上很少使用。异丙醇沉淀试验是筛查不稳定变异体的简单试验，将红细胞溶解物与 17% 的异丙醇共孵育，含不稳定血红蛋白变异体的溶血产物将形成沉淀，而正常红细胞溶解物仍然清澈。

■ 血红蛋白 M 和氧亲和力发生改变的血红蛋白

M 血红蛋白是由于血红素袋周围的氨基酸突变改变了该结构的疏水特性，导致血红素中的亚铁(Fe^{2+})氧化成正铁(Fe^{3+})，引起高铁血红蛋白血症(见第 49 章，“氧亲和力发生改变的变异体”)。

珠蛋白分子的某些关键区域的突变将改变其氧亲和力。一般而言，稳定分子 T 构象(紧张构象，去氧构象)的突变导致血红蛋白变异体氧亲和力降低，临床表现为发绀和轻度贫血(见第 49 章)。稳定 R 构象(松弛构象，氧化构象)或使 T 构象不稳定的突变导致血红蛋白变异体氧亲和力升高。这些变异体造成继发性红细胞增多症(见第 56 章)。影响血红蛋白分子配体结合亲和力的突变大多数位于 $\alpha_1\beta_2$ 界面。极少数情况下，$\alpha_1\beta_1$ 交界界面的突变也改变血红蛋白氧亲和力。产生高氧亲和力变异体的另一个机制是突变影响 2,3-BPG 的结合。

镰状细胞病的小鼠模型

在出生后的最初几个月里，镰状细胞病通常是一种相对良性的疾病，这是由于 Hb F 有很强的抗镰变作用。在出生时，Hb F 占到总血红蛋白的约 70%，随后逐渐被 Hb S 取代。在 3~6 个月月龄时，不断增高的 Hb S 水平开始导致疾病发作。已经产生了一种模拟这种从 Hb F 到 Hb S 转换的基因敲除 / 转基因小鼠模型[448]。这些动物模型中的位点控制区(LCR)γ-βS 转移基因被设计成在出生后[448-450]，而不是出生前[451-456]发生血红蛋白转换，就像在用黏粒(cosmid)、细菌人工染色体(BAC)或酵母人工染色体(YAC)转基因产生的动物模型中观察到的一样。LCRγ-βS 转基因小鼠出生时相对健康，而大约在 3 周龄时，即当向 Hb F 的转换已经全部完成时，出现严重贫血和典型器官病理改变(图 48-14)[457]。同样的 γ-βS 结构也被用来产生基因敲入(knockin)镰状细胞病小鼠模型。小鼠 β- 珠蛋白基因被人 γ- 和 βS 珠蛋白基因替代，小鼠 α- 珠蛋白基因被人 α- 珠蛋白基因替代(图 48-15)。这些动物模型出生后进行人血红蛋白转换(Hb F 至 Hb S)，在大约 3 周时发生和基因敲除 / 转基因小鼠同样的严重贫血。

■ 造血干细胞的基因添加治疗

已经有两个研究小组成功纠正了小鼠模型的 SCD。他们将含有抗镰变珠蛋白基因的慢病毒载体转染造血干细胞，然后将被转染的造血干细胞移植到同种受体小鼠中(图 48-16)[458,459]。尽管含有或不含有绝缘子的可自我失活的慢病毒载体应该可以提供一种安全且有效的血红蛋白病治疗方法[460]，但是一直有人担心载体的插入突变作用[461]。若病毒的整合抑制一个抑癌基因或激活一个原癌基因，则可导致白血病。虽然在病毒基因治疗中，相对而言，很少观察到插入性突变，但在法国的重症联合免疫缺陷的基因治疗试验研究显示，LMO-2 基因的插入性激活可引起白血病[462]，而非人类的灵长类动物试验表明，BCL-2A1 插入性基因失活也可导致急性髓系白血病[463]。这种引起突变的风险是由于一个或几个病毒载体拷贝在大量细胞中随机插入所致。如果每千克体重转导和移植 200 万 ~300 万个 $CD34^+$ 细胞，那么一个 50kg 的患者会接受 1 亿个转染细胞，有可能也就是 1 亿个不同的病毒插入。虽然病毒基因治疗后已经报道的插入突变数量很少，但插入位点的巨大数目仍令人担忧。

■ 诱导性多能干细胞的基因替代治疗

有一种方法可以克服插入性突变这一问题，就是用正常的基因拷贝(βA)取代镰状珠蛋白基因(βS)。上文描述的基因敲入镰状细胞小鼠被用来测试该病的基因替代治疗[457]。如图 48-17 显示通过胚胎干细胞(ES)基因替代治疗纠正贫血及脏器病理改变。2006 年 8 月 Yamanaka 的小组发表了他们里程碑式的研究结果，证明小鼠皮肤的原代成纤维细胞可被重新编程转化为胚胎干细胞样细胞，被称为诱导性多能干细胞(iPS)[464]。令人惊讶的是只需转入四个转录因子(Oct4、Sox2、Klf4 和 c-Myc)即可将皮肤成纤维细胞诱导为多能干细胞，后

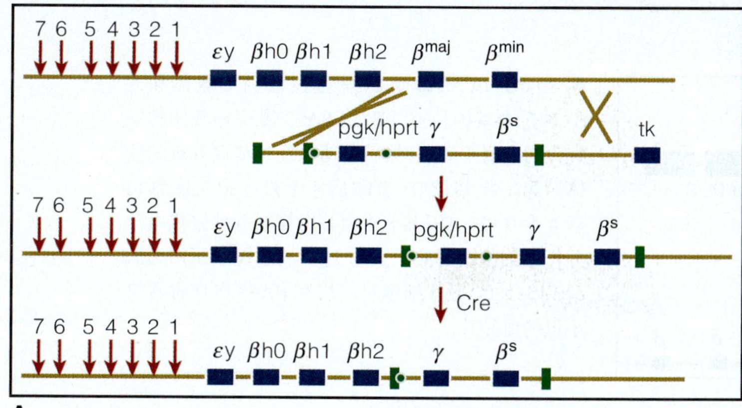

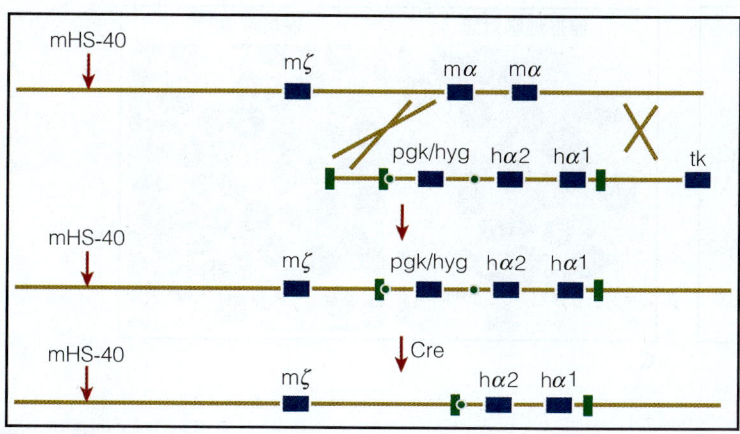

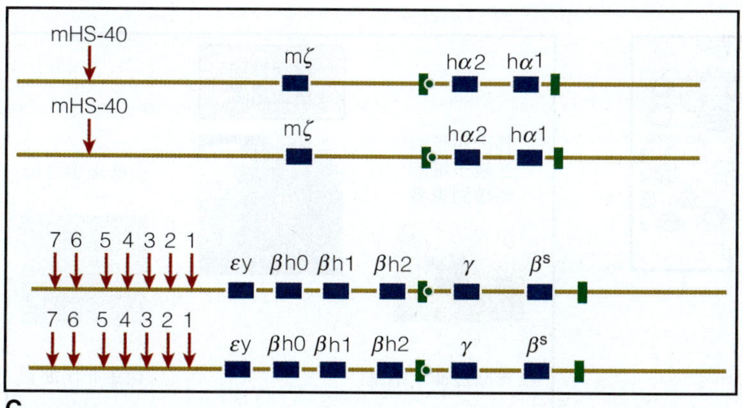

图 48-15 A. 人 γ-β S 珠蛋白基因敲入示意图。小鼠的 β- 珠蛋白基因被人 γ- 和 βS- 珠蛋白基因替代。B. 人 α- 珠蛋白基因敲入示意图。小鼠 β- 珠蛋白基因被人 α- 珠蛋白基因替代。C. 纯合子基因敲入镰状细胞小鼠的珠蛋白位点基因型。

者可发育成大多数（如果不是所有）细胞类型。这一结果开拓了生成患者特异性的、胚胎干细胞样细胞的新方法，同时又避免了使用胚胎的伦理学问题。之后几个实验室马上重复并拓展了这些结果[465-469]，并在基因敲入的镰状 iPS 细胞中成功进行了基因替代；一个 βS 等位基因被 βS 等位基因替代[470]。这一实验证实，同源重组的酶促机制在 iPS 细胞中是有效的。基因纠正的 iPS 细胞在体外分化为造血祖细胞，并被植入经过照射处理的受体小鼠。从这些祖细胞衍化而来的红细胞合成高水平的人 Hb A，并纠正了人类镰状细胞病的特征性溶血性贫血和脏器病理改变[470]。

■ 人类 iPS 细胞的基因替代治疗

2007 年秋天，从人类皮肤原代成纤维细胞中成功诱导出人 iPS 细胞[471-474]。这些细胞和人 ES 细胞类似，可以分化为从所有 3 个胚层衍生的细胞。根据这些初步结果，应该很快就能够看到将人 ES 细胞分化成很多细胞类型的可移植的祖细胞的技术成为可能[475]。人类 ES 细胞中的同源重组已有报道[476]；然而，与小鼠的 ES 或 iPS 细胞的纯集落相比，遗传改造过的细胞很难获得纯的细胞集落，因为这些细胞必须以细胞团块状态进行传代。一种规避这一问题的方法是在原代体细胞转变为 iPS 细胞前进行同源重组。已经成功在人类镰状皮肤成纤维细胞中将一个内源性 βS 基因替换为 βA 基因（Wu，Sun，Pawlik 和 Townes，未发表）。转变为 iPS 细胞后，可诱导生成已纠正的造血祖细胞用于移植。

■ 人类基因替代治疗的前景

图 48-18 说明了使用 iPS 细胞治疗人类镰状细胞贫血的方法。如上所述，基因替代治疗避免了基因添加治疗所带来的插入性突变的问题。然而，生产人类 iPS 细胞用于临床也必须避免重编程基因长期稳定地插入到基因组中。也发展了一些替代方法，用"肇事逃逸"（hit and run）载体[477-481]、非整合病毒载体[481]或重组蛋白[482,483]等，可将重编程因子暂时性转入到体细胞中。通过这些方法产生完全重编程 iPS 细胞的效率变化很大，而最终选择什么样的方法最好还需要进行更多试验。

另一挑战是如何使人类 iPS 细胞有效分化为可用于移植的造血干细胞（HSCs）。目前，小鼠的 iPS 细胞在被诱导形成胚胎体后，需要在中胚层细胞过表达 HoxB4 基因才能有效分化为 HSCs。然而，HoxB4 指导的中胚层祖细胞分化为 HSCs 在人体细胞不如在小鼠细胞有效；因此，还需要一些其他因子使人 iPS 有效地分化为 HSC。在临床试验前，这些因子也必须一过性地转入到细胞中。

因为 iPS 细胞不可能 100% 有效地分化为 HSC，所以必须将 HSCs 从未分化的 iPS 细胞中纯化出来，以防止发生畸胎瘤。一种方法是使用荧光激活细胞分选法，用 HSC 标记作正向分选，用 iPS 抗原作反向分选。目前已有临床级别的分选仪，这些仪器对这一技术成功用于人体将发挥重要作用。

患者可能需要经过某些清髓预处理为移植细胞"提供空间"。虽然纠正的 HSCs 除纠正了镰状基因突变外，遗传上与患者完全相同，但体外培养而来的 HSCs 有效植入的条件可能与骨髓来源的 HSCs 稍有不同。所以，需要临床试验来确定是否必须预处理，如果确实如此，应该进一步确定最佳方案的用药剂量和强度。

在人源化小鼠模型中，通过 iPS 细胞的基因替代治疗纠正了镰状细胞病[470]，以及诱导生成的人类 iPS 细胞可分化为红细胞[471-474]，均提示在数年内就有可能开发出该病患者特异性的有效细胞治疗。这些结果也为开发其他遗传性和获得性疾病的有效基因替代治疗奠定了基础。

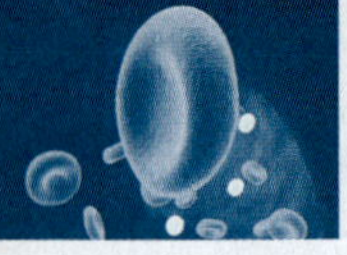

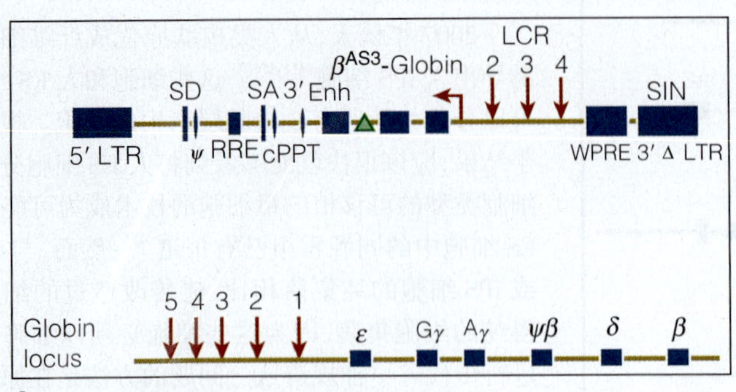

图 48-16 A. 抗镰变β-珠蛋白慢病毒载体和人β-珠蛋白基因位点。B. 用βAS3慢病毒载体转染纯化的造血干细胞，然后移植给经过清髓处理的受体。第一次移植（1° TP）后4个月或第二次移植后4个月（2° TP，共8个月），用等电点共聚焦电泳分析红细胞裂解液。大约25%的总血红蛋白为人$\alpha_2\beta AS3$。C. 镰状细胞对照组和βAS3慢病毒转染小鼠的血涂片。

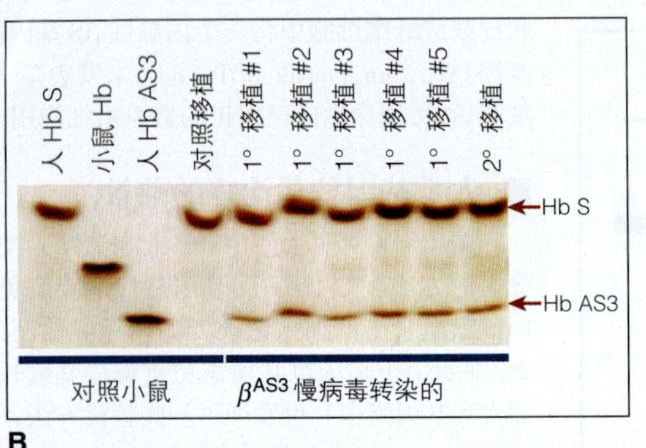

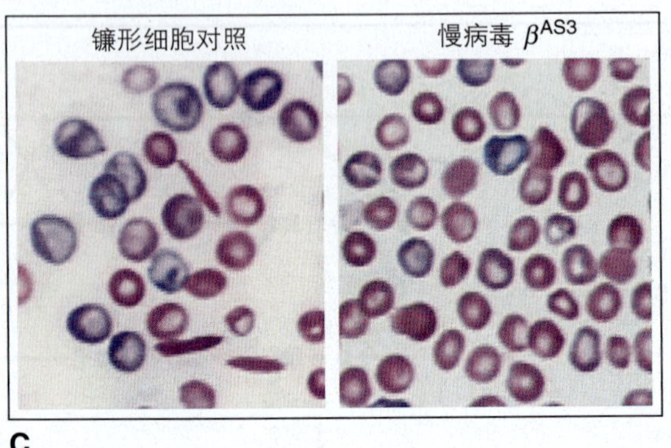

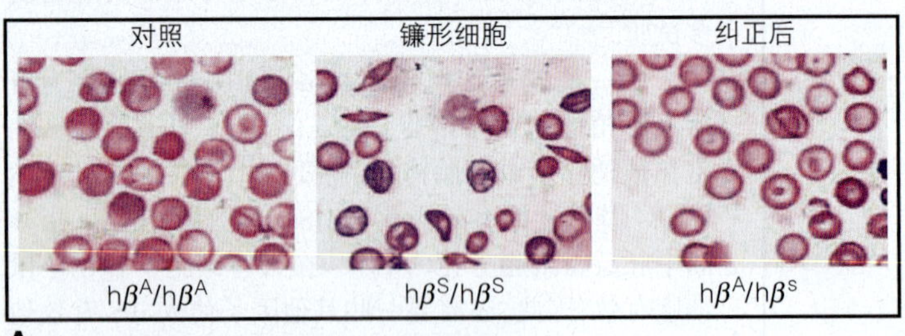

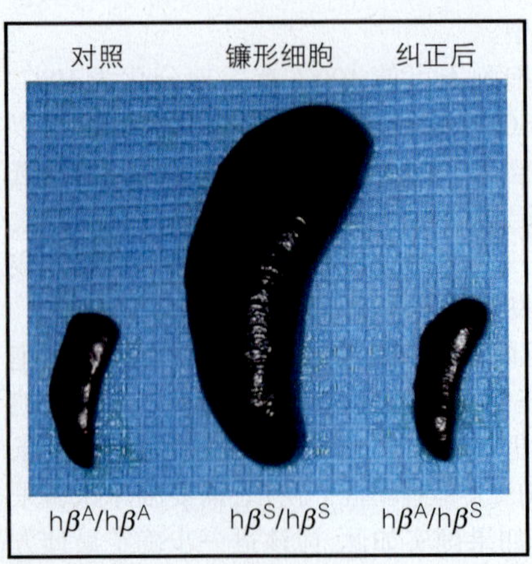

图 48-17 在基因替代治疗之前（hβS/hβS）和之后（hβA/hβS）的人源化镰形红细胞小鼠的血涂片A和脾脏B。

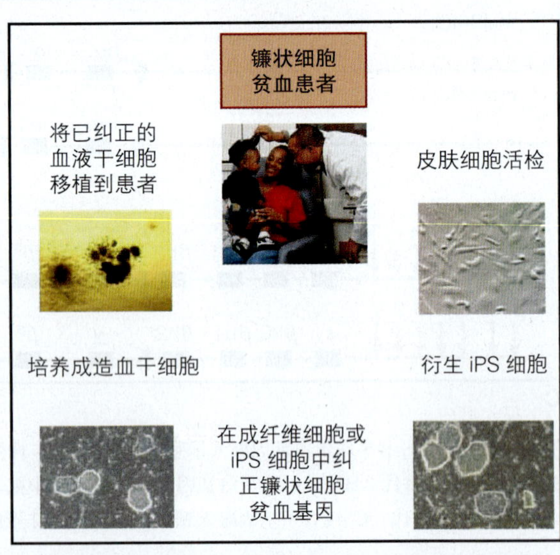

图 48-18 人类镰状细胞贫血患者基因替代治疗的策略。皮肤成纤维细胞或角质细胞被重编程诱导转化为iPS细胞，其中一个βS基因被βA基因取代。这些纠正了的iPS细胞被诱导分化为纠正的造血干细胞，再移植给最初做皮肤活检取得皮肤细胞的同一患者。

翻译：井丽萍
校对：张凤奎，刘建湘

参考文献

1. Herrick JB: Peculiar elongated and sickle-shaped red corpuscles in a case of severe anemia. *Arch Intern Med*6:517, 1910.
2. Emmel VE: A study of the erythrocytes in a case of severe anemia with elongated and sickle-shaped red blood corpuscles. *Arch Intern Med* 20:586, 1917.
3. Hanh EV, Gillespie EB: Report of a case greatly improved by splenectomy: Experimental study of sickle cell formation. *Arch Intern Med* 39:233, 1927.
4. Diggs LW, Ahmann CF, Bibb J: The incidence and significance of the sickle cell trait. *Ann Intern Med* 7:769, 1933.
5. Gormley M: The first "molecular disease": A story of Linus Pauling, the intellectual patron. *Endeavour* 31:71, 2007.
6. Haller JO, Berdon WE, Franke H: Sickle cell anemia: The legacy of the patient (Walter Clement Noel), the interne (Ernest Irons), and the attending physician (James Herrick) and the facts of its discovery. *Pediatr Radiol* 31:889, 2001.
7. Serjeant GR: The emerging understanding of sickle cell disease. *Br J Haematol* 112:3, 2001.
8. Williams VL: Pathways of innovation: A history of the first effective treatment for sickle cell anemia. *Perspect Biol Med* 47:552, 2004.
9. Okumura MJ, Campbell AD, Nasr SZ, Davis MM: Inpatient health care use among adult survivors of chronic childhood illnesses in the United States. *Arch Pediatr Adolesc Med*160:1054, 2006.
10. Kan YW, Dozy AM: Polymorphism of DNA sequence adjacent to human beta-globin structural gene: Relationship to sickle mutation. *Proc Natl Acad Sci U S A* 75:5631, 1978.
11. Nagel RL, Fabry ME, Pagnier J, et al: Hematologically and genetically distinct forms of sickle cell anemia in Africa. The Senegal type and the Benin type. *N Engl J Med* 312:880, 1985.
12. Pagnier J, Mears JG, Dunda-Belkhodja O, et al: Evidence for the multicentric origin of the sickle cell hemoglobin gene in Africa. *Proc Natl Acad Sci U S A* 81:1771, 1984.
13. Powars DR: Sickle cell anemia: Beta s-gene-cluster haplotypes as prognostic indicators of vital organ failure. *Semin Hematol* 28:202, 1991.
14. Beutler E (ed): *Disorders of Hemoglobin Structure: Sickle Cell Anemia and Related Abnormalities*. McGraw-Hill, New York, 2003.
15. Dykes GW, Crepeau RH, Edelstein SJ: Three-dimensional reconstruction of the 14-filament fibers of hemoglobin S. *J Mol Biol* 130:451, 1979.
16. Fronticelli C, Gold R: Conformational relevance of the beta6Glu replaced by Val mutation in the beta subunits and in the beta(1–55) and beta(1–30) peptides of hemoglobin S. *J Biol Chem* 251:4968, 1976.
17. Wishner BC, Ward KB, Lattman EE, Love WE: Crystal structure of sickle-cell deoxyhemoglobin at 5 A resolution. *J Mol Biol* 98:179, 1975.
18. Ferrone FA, Hofrichter J, Eaton WA: Kinetics of sickle hemoglobin polymerization. I. Studies using temperature-jump and laser photolysis techniques. *J Mol Biol* 183:591, 1985.
19. Ferrone FA, Hofrichter J, Eaton WA: Kinetics of sickle hemoglobin polymerization. II. A double nucleation mechanism. *J Mol Biol* 183:611, 1985.
20. Huang Z, Hearne L, Irby CE, et al: Kinetics of increased deformability of deoxygenated sickle cells upon oxygenation. *Biophys J* 85:2374, 2003.
21. Carragher B, Bluemke DA, Gabriel B, et al: Structural analysis of polymers of sickle cell hemoglobin. I. Sickle hemoglobin fibers. *J Mol Biol* 199:315, 1988.
22. Padlan EA, Love WE: Refined crystal structure of deoxyhemoglobin S. II. Molecular interactions in the crystal. *J Biol Chem* 260:8280, 1985.
23. Vekilov PG: Sickle-cell haemoglobin polymerization: Is it the primary pathogenic event of sickle-cell anaemia? *Br J Haematol* 139:173, 2007.
24. Ferrone FA: Polymerization and sickle cell disease: A molecular view. *Microcirculation* 11:115, 2004.
25. Ballas SK, Mohandas N: Sickle red cell microrheology and sickle blood rheology. *Microcirculation* 11:209, 2004.
26. Eaton WA, Hofrichter J: Hemoglobin S gelation and sickle cell disease. *Blood* 70:1245, 1987.
27. Kaul DK, Fabry ME, Nagel RL: Microvascular sites and characteristics of sickle cell adhesion to vascular endothelium in shear flow conditions: Pathophysiological implications. *Proc Natl Acad Sci U S A* 86:3356, 1989.
28. Noguchi CT, Schechter AN: The intracellular polymerization of sickle hemoglobin and its relevance to sickle cell disease. *Blood* 58:1057, 1981.
29. Embury SH: The not-so-simple process of sickle cell vasoocclusion. *Microcirculation* 11:101, 2004.
30. Steinberg MH: Pathophysiologically based drug treatment of sickle cell disease. *Trends Pharmacol Sci* 27:204, 2006.
31. Stuart MJ, Nagel RL: Sickle-cell disease. *Lancet* 364:1343, 2004.
32. Brugnara C: Sickle cell disease: From membrane pathophysiology to novel therapies for prevention of erythrocyte dehydration. *J Pediatr Hematol Oncol* 25:927, 2003.
33. Stocker JW, De Franceschi L, McNaughton-Smith GA, et al: ICA-17043, a novel Gardos channel blocker, prevents sickled red blood cell dehydration in vitro and in vivo in SAD mice. *Blood* 101:2412, 2003.
34. Bennekou P, Pedersen O, Moller A, Christophersen P: Volume control in sickle cells is facilitated by the novel anion conductance inhibitor NS1652. *Blood* 95:1842, 2000.
35. Joiner CH, Jiang M, Claussen WJ, et al: Dipyridamole inhibits sickling-induced cation fluxes in sickle red blood cells. *Blood* 97:3976, 2001.
36. Aslan M, Freeman BA: Redox-dependent impairment of vascular function in sickle cell disease. *Free Radic Biol Med* 43:1469, 2007.
37. Gladwin MT, Schechter AN: Nitric oxide therapy in sickle cell disease. *Semin Hematol* 38:333, 2001.
38. Enwonwu CO, Xu XX, Turner E: Nitrogen metabolism in sickle cell anemia: Free amino acids in plasma and urine. *Am J Med Sci* 300:366, 1990.
39. Lopez BL, Barnett J, Ballas SK, et al: Nitric oxide metabolite levels in acute vaso-occlusive sickle-cell crisis. *Acad Emerg Med* 3:1098, 1996.
40. Lopez BL, Davis-Moon L, Ballas SK, Ma XL: Sequential nitric oxide measurements during the emergency department treatment of acute vasoocclusive sickle cell crisis. *Am J Hematol* 64:15, 2000.
41. Morris CR, Kuypers FA, Larkin S, et al: Arginine therapy: A novel strategy to induce nitric oxide production in sickle cell disease. *Br J Haematol* 111:498, 2000.
42. Morris CR, Kuypers FA, Larkin S, et al: Patterns of arginine and nitric oxide in patients with sickle cell disease with vaso-occlusive crisis and acute chest syndrome. *J Pediatr Hematol Oncol* 22:515, 2000.
43. Frenette PS, Atweh GF: Sickle cell disease: Old discoveries, new concepts, and future promise. *J Clin Invest* 117:850, 2007.
44. Reiter CD, Wang X, Tanus-Santos JE, et al: Cell-free hemoglobin limits nitric oxide bioavailability in sickle-cell disease. *Nat Med* 8:1383, 2002.
45. Hebbel RP, Yamada O, Moldow CF, et al: Abnormal adherence of sickle erythrocytes to cultured vascular endothelium: Possible mechanism for microvascular occlusion in sickle cell disease. *J Clin Invest* 65:154, 1980.
46. Hoover R, Rubin R, Wise G, Warren R: Adhesion of normal and sickle erythrocytes to endothelial monolayer cultures. *Blood* 54:872, 1979.
47. Barabino GA, McIntire LV, Eskin SG, et al: Rheological studies of erythrocyte-endothelial cell interactions in sickle cell disease. *Prog Clin Biol Res* 240:113, 1987.
48. Mohandas N, Evans E: Sickle erythrocyte adherence to vascular endothelium. Morphologic correlates and the requirement for divalent cations and collagen-binding plasma proteins. *J Clin Invest* 76:1605, 1985.
49. Kaul DK, Tsai HM, Liu XD, et al: Monoclonal antibodies to alphaVbeta3 (7E3 and LM609) inhibit sickle red blood cell-endothelium interactions induced by platelet-activating factor. *Blood* 95:368, 2000.
50. Frenette PS: Sickle cell vaso-occlusion: Multistep and multicellular paradigm. *Curr Opin Hematol* 9:101, 2002.
51. Gee BE, Platt OS: Sickle reticulocytes adhere to VCAM-1. *Blood* 85:268, 1995.
52. Parsons SF, Lee G, Spring FA, et al: Lutheran blood group glycoprotein and its newly characterized mouse homologue specifically bind alpha5 chain-containing human laminin with high affinity. *Blood* 97:312, 2001.
53. Swerlick RA, Eckman JR, Kumar A, et al: Alpha 4 beta 1-integrin expression on sickle reticulocytes: Vascular cell adhesion molecule-1-dependent binding to endothelium. *Blood* 82:1891, 1993.
54. Udani M, Zen Q, Cottman M, et al: Basal cell adhesion molecule/lutheran protein. The receptor critical for sickle cell adhesion to laminin. *J Clin Invest* 101:2550, 1998.
55. Okpala I: The intriguing contribution of white blood cells to sickle cell disease—A red cell disorder. *Blood Rev* 18:65, 2004.
56. Okpala I: Leukocyte adhesion and the pathophysiology of sickle cell disease. *Curr Opin Hematol* 13:40, 2006.
57. Tan P, Luscinskas FW, Homer-Vanniasinkam S: Cellular and molecular mechanisms of inflammation and thrombosis. *Eur J Vasc Endovasc Surg* 17:373, 1999.
58. Hebbel RP, Osarogiagbon R, Kaul D: The endothelial biology of sickle cell disease: Inflammation and a chronic vasculopathy. *Microcirculation* 11:129, 2004.
59. Steinberg MH, Mohandas N (eds): *Laboratory Values*. Raven, New York, 1994.
60. Belcher JD, Marker PH, Weber JP, et al: Activated monocytes in sickle cell disease: Potential role in the activation of vascular endothelium and vaso-occlusion. *Blood* 96:2451, 2000.
61. Benkerrou M, Delarche C, Brahimi L, et al: Hydroxyurea corrects the dysregulated L-selectin expression and increased H(2)O(2) production of polymorphonuclear neutrophils from patients with sickle cell anemia. *Blood* 99:2297, 2002.
62. Fadlon E, Vordermeier S, Pearson TC, et al: Blood polymorphonuclear leukocytes from the majority of sickle cell patients in the crisis phase of the disease show enhanced adhesion to vascular endothelium and increased expression of CD64. *Blood* 91:266, 1998.
63. Francis R Jr, Hebbel RP (eds): *Hemostasis*. Raven, New York, 1994.
64. Hofstra TC, Kalra VK, Meiselman HJ, Coates TD: Sickle erythrocytes adhere to polymorphonuclear neutrophils and activate the neutrophil respiratory burst. *Blood* 87:4440, 1996.
65. Inwald DP, Kirkham FJ, Peters MJ, et al: Platelet and leucocyte activation in childhood sickle cell disease: Association with nocturnal hypoxaemia. *Br J Haematol* 111:474, 2000.
66. Lard LR, Mul FP, de Haas M, et al: Neutrophil activation in sickle cell disease. *J Leukoc Biol* 66:411, 1999.
67. Nath KA, Grande JP, Haggard JJ, et al: Oxidative stress and induction of heme oxygenase-1 in the kidney in sickle cell disease. *Am J Pathol* 158:893, 2001.
68. Solovey A, Gui L, Key NS, Hebbel RP: Tissue factor expression by endothelial cells in sickle cell anemia. *J Clin Invest* 101:1899, 1998.
69. Solovey A, Lin Y, Browne P, et al: Circulating activated endothelial cells in sickle cell anemia. *N Engl J Med* 337:1584, 1997.
70. Wun T, Cordoba M, Rangaswami A, et al: Activated monocytes and platelet-monocyte aggregates in patients with sickle cell disease. *Clin Lab Haematol* 24:81, 2002.
71. Granger DN, Korthuis RJ: Physiologic mechanisms of postischemic tissue injury. *Annu Rev Physiol* 57:311, 1995.
72. Grisham MB, Granger DN, Lefer DJ: Modulation of leukocyte-endothelial interactions by reactive metabolites of oxygen and nitrogen: Relevance to ischemic heart disease. *Free Radic Biol Med* 25:404, 1998.
73. Eilertsen KE, Osterud B: Tissue factor: (patho)physiology and cellular biology. *Blood Coagul Fibrinolysis* 15:521, 2004.
74. Key NS, Slungaard A, Dandelet L, et al: Whole blood tissue factor procoagulant activity is elevated in patients with sickle cell disease. *Blood* 91:4216, 1998.
75. Krishnaswamy S: The interaction of human factor VIIa with tissue factor. *J Biol Chem* 267:23696, 1992.

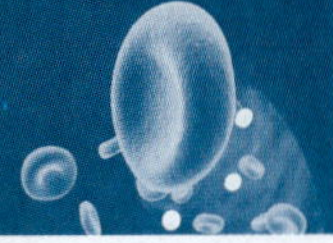

76. Setty BN, Kulkarni S, Dampier CD, Stuart MJ: Fetal hemoglobin in sickle cell anemia: Relationship to erythrocyte adhesion markers and adhesion. *Blood* 97:2568, 2001.
77. Kurantsin-Mills J, Ofosu FA, Safa TK, et al: Plasma factor VII and thrombin-antithrombin III levels indicate increased tissue factor activity in sickle cell patients. *Br J Haematol* 81:539, 1992.
78. Tomer A, Harker LA, Kasey S, Eckman JR: Thrombogenesis in sickle cell disease. *J Lab Clin Med* 137:398, 2001.
79. Hillery CA, Panepinto JA: Pathophysiology of stroke in sickle cell disease. *Microcirculation* 11:195, 2004.
80. Prengler M, Pavlakis SG, Prohovnik I, Adams RJ: Sickle cell disease: The neurological complications. *Ann Neurol* 51:543, 2002.
81. Kaul DK, Liu XD, Choong S, et al: Anti-inflammatory therapy ameliorates leukocyte adhesion and microvascular flow abnormalities in transgenic sickle mice. *Am J Physiol* 287:H293, 2004.
82. Griffin TC, McIntire D, Buchanan GR: High-dose intravenous methylprednisolone therapy for pain in children and adolescents with sickle cell disease. *N Engl J Med* 330:733, 1994.
83. Tsaras G, Owusu-Ansah A, Boateng FO, Amoateng-Adjepong Y: Complications associated with sickle cell trait: A brief narrative review. *Am J Med* 122:507, 2009.
84. Harris JW, Brewster HH, Ham TH, Castle WB: Studies on the destruction of red blood cells. X. The biophysics and biology of sickle-cell disease. *AMA Arch Intern Med* 97:145, 1956.
85. Bergeron MF, Cannon JG, Hall EL, Kutlar A: Erythrocyte sickling during exercise and thermal stress. *Clin J Sport Med* 14:354, 2004.
86. Monchanin G, Serpero LD, Connes P, et al: Effects of progressive and maximal exercise on plasma levels of adhesion molecules in athletes with sickle cell trait with or without alpha-thalassemia. *J Appl Physiol* 102:169, 2007.
87. Gupta AK, Kirchner KA, Nicholson R, et al: Effects of alpha-thalassemia and sickle polymerization tendency on the urine-concentrating defect of individuals with sickle cell trait. *J Clin Invest* 88:1963, 1991.
88. Yium J, Gabow P, Johnson A, et al: Autosomal dominant polycystic kidney disease in blacks: Clinical course and effects of sickle-cell hemoglobin. *J Am Soc Nephrol* 4:1670, 1994.
89. Kark JA, Ward FT: Exercise and hemoglobin S. *Semin Hematol* 31:181, 1994.
90. Austin H, Key NS, Benson JM, et al: Sickle cell trait and the risk of venous thromboembolism among blacks. *Blood* 110:908, 2007.
91. Pastore LM, Savitz DA, Thorp JM Jr: Predictors of urinary tract infection at the first prenatal visit. *Epidemiology* 10:282, 1999.
92. Austin H, Lally C, Benson JM, et al: Hormonal contraception, sickle cell trait, and risk for venous thromboembolism among African American women. *Am J Obstet Gynecol* 200:620.e1, 2009.
93. Heller P, Best WR, Nelson RB, Becktel J: Clinical implications of sickle-cell trait and glucose-6-phosphate dehydrogenase deficiency in hospitalized black male patients. *N Engl J Med* 300:1001, 1979.
94. Glader BE, Propper RD, Buchanan GR: Microcytosis associated with sickle cell anemia. *Am J Clin Pathol* 72:63, 1979.
95. Mohandas N, Johnson A, Wyatt J, et al: Automated quantitation of cell density distribution and hyperdense cell fraction in RBC disorders. *Blood* 74:442, 1989.
96. Sherwood JB, Goldwasser E, Chilcote R, et al: Sickle cell anemia patients have low erythropoietin levels for their degree of anemia. *Blood* 67:46, 1986.
97. Boggs DR, Hyde F, Srodes C: An unusual pattern of neutrophil kinetics in sickle cell anemia. *Blood* 41:59, 1973.
98. Buchanan GR, Glader BE: Leukocyte counts in children with sickle cell disease. Comparative values in the steady state, vaso-occlusive crisis, and bacterial infection. *Am J Dis Child* 132:396, 1978.
99. Corvelli AI, Binder RA, Kales A: Disseminated intravascular coagulation in sickle cell crisis. *South Med J* 72:505, 1979.
100. Ballas SK, Burka ER, Lewis CN, Krasnow SH: Serum immunoglobulin levels in patients having sickle cell syndromes. *Am J Clin Pathol* 73:394, 1980.
101. Karayalcin G, Lanzkowsky P, Kazi AB: Zinc deficiency in children with sickle cell disease. *Am J Pediatr Hematol Oncol* 1:283, 1979.
102. Natta C, Machlin L: Plasma levels of tocopherol in sickle cell anemia subjects. *The Am J Clin Nutr* 32:1359, 1979.
103. Niell HB, Leach BE, Kraus AP: Zinc metabolism in sickle cell anemia. *JAMA* 242:2686, 1979.
104. Mario N, Baudin B, Aussel C, Giboudeau J: Capillary isoelectric focusing and high-performance cation-exchange chromatography compared for qualitative and quantitative analysis of hemoglobin variants. *Clin Chem* 43:2137, 1997.
105. Partington MD, Aronyk KE, Byrd SE: Sickle cell trait and stroke in children. *Pediatr Neurosurg* 20:148, 1994.
106. Steinberg MH: DNA diagnosis for the detection of sickle hemoglobinopathies. *Am J Hematol* 43:110, 1993.
107. Davis H, Schoendorf KC, Gergen PJ, Moore RM Jr: National trends in the mortality of children with sickle cell disease, 1968 through 1992. *Am J Public Health* 87:1317, 1997.
108. Yanni E, Grosse SD, Yang Q, Olney RS: Trends in pediatric sickle cell disease-related mortality in the United States, 1983–2002. *J Pediatr* 154:541, 2009.
109. Platt OS, Brambilla DJ, Rosse WF, et al: Mortality in sickle cell disease. Life expectancy and risk factors for early death. *N Engl J Med* 330:1639, 1994.
110. National Heart, Lung, and Blood Institute: *The Management of Sickle Cell Disease*, p 59. National Institutes of Health, NIH Publication #02-2117, 2002.
111. Yale SH, Nagib N, Guthrie T: Approach to the vaso-occlusive crisis in adults with sickle cell disease. *Am Fam Physician* 61:1349, 2000.
112. Powars DR: Natural history of sickle cell disease—The first ten years. *Semin Hematol* 12:267, 1975.
113. Jacob E, Beyer JE, Miaskowski C, et al: Are there phases to the vaso-occlusive painful episode in sickle cell disease? *J Pain Symptom Manage* 29:392, 2005.
114. Ballas SK: The sickle cell painful crisis in adults: Phases and objective signs. *Hemoglobin* 19:323, 1995.
115. Smith-Whitley K, Zhao H, Hodinka RL, et al: Epidemiology of human parvovirus B19 in children with sickle cell disease. *Blood* 103:422, 2004.
116. Godeau B, Galacteros F, Schaeffer A, et al: Aplastic crisis due to extensive bone marrow necrosis and human parvovirus infection in sickle cell disease. *Am J Med* 91:557, 1991.
117. Eichhorn RF, Buurke EJ, Blok P, et al: Sickle cell-like crisis and bone marrow necrosis associated with parvovirus B19 infection and heterozygosity for haemoglobins S and E. *J Intern Med* 245:103, 1999.
118. Tolaymat A, Al Mousily F, MacWilliam K, et al: Parvovirus glomerulonephritis in a patient with sickle cell disease. *Pediatr Nephrol* 13:340, 1999.
119. Balkaran B, Char G, Morris JS, et al: Stroke in a cohort of patients with homozygous sickle cell disease. *J Pediatr* 120:360, 1992.
120. Lowenthal EA, Wells A, Emanuel PD, et al: Sickle cell acute chest syndrome associated with parvovirus B19 infection: Case series and review. *Am J Hematol* 51:207, 1996.
121. Mallouh AA, Qudah A: Acute splenic sequestration together with aplastic crisis caused by human parvovirus B19 in patients with sickle cell disease. *J Pediatr* 122:593, 1993.
122. Koduri PR, Patel AR, Pinar H: Acute hepatic sequestration caused by parvovirus B19 infection in a patient with sickle cell anemia. *Am J Hematol* 47:250, 1994.
123. Brown KE, Young NS, Alving BM, Barbosa LH: Parvovirus B19: Implications for transfusion medicine. Summary of a workshop. *Transfusion* 41:130, 2001.
124. Kinney TR, Ware RE, Schultz WH, Filston HC: Long-term management of splenic sequestration in children with sickle cell disease. *J Pediatr* 117:194, 1990.
125. Solanki DL, Kletter GG, Castro O: Acute splenic sequestration crises in adults with sickle cell disease. *Am J Med* 80:985, 1986.
126. Bowcock SJ, Nwabueze ED, Cook AE, et al: Fatal splenic sequestration in adult sickle cell disease. *Clin Lab Haematol* 10:95, 1988.
127. Koduri PR, Agbemadzo B, Nathan S: Hemoglobin S-C disease revisited: Clinical study of 106 adults. *Am J Hematol* 68:298, 2001.
128. Vichinsky E, Lubin BH: Suggested guidelines for the treatment of children with sickle cell anemia. *Hematol Oncol Clin North Am* 1:483, 1987.
129. Powell RW, Levine GL, Yang YM, Mankad VN: Acute splenic sequestration crisis in sickle cell disease: Early detection and treatment. *J Pediatr Surg* 27:215, 1992.
130. Rao S, Gooden S: Splenic sequestration in sickle cell disease: Role of transfusion therapy. *Am J Pediatr Hematol Oncol* 7:298, 1985.
131. Talano JA, Hillery CA, Gottschall JL, et al: Delayed hemolytic transfusion reaction/hyperhemolysis syndrome in children with sickle cell disease. *Pediatrics* 111:e661, 2003.
132. King KE, Shirey RS, Lankiewicz MW, et al: Delayed hemolytic transfusion reactions in sickle cell disease: Simultaneous destruction of recipients' red cells. *Transfusion* 37:376, 1997.
133. Solomon LR: Treatment and prevention of pain due to vaso-occlusive crises in adults with sickle cell disease: An educational void. *Blood* 111:997, 2008.
134. Grahmann PH, Jackson KC 2nd, Lipman AG: Clinician beliefs about opioid use and barriers in chronic nonmalignant pain. *J Pain Palliat Care Pharmacother* 18:7, 2004.
135. Labbe E, Herbert D, Haynes J: Physicians' attitude and practices in sickle cell disease pain management. *J Palliat Care* 21:246, 2005.
136. Elander J, Lusher J, Bevan D, et al: Understanding the causes of problematic pain management in sickle cell disease: Evidence that pseudoaddiction plays a more important role than genuine analgesic dependence. *J Pain Symptom Manage* 27:156, 2004.
137. Ballas SK: Ethical issues in the management of sickle cell pain. *Am J Hematol* 68:127, 2001.
138. Aisiku IP, Smith WR, McClish DK, et al: Comparisons of high versus low emergency department utilizers in sickle cell disease. *Ann Emerg Med* 53:587, 2009.
139. Rees DC, Olujohungbe AD, Parker NE, et al: Guidelines for the management of the acute painful crisis in sickle cell disease. *Br J Haematol* 120:744, 2003.
140. Benjamin L, Dampier, CD, Jacox, A, et al: *Guideline for Management of Acute Pain in Sickle-Cel Disease.* No.1, American Pain Society, Glenview, IL, 1999.
141. Ballas SK: Meperidine for acute sickle cell pain in the emergency department: Revisited controversy. *Ann Emerg Med* 51:217, 2008.
142. Howland MA, Goldfrank LR: Why meperidine should not make a comeback in treating patients with sickle cell disease. *Ann Emerg Med* 51:203, 2008.
143. Morgan MT: Use of meperidine as the analgesic of choice in treating pain from acute painful sickle cell crisis. *Ann Emerg Med* 51:202, 2008.
144. Smith MT: Neuroexcitatory effects of morphine and hydromorphone: Evidence implicating the 3-glucuronide metabolites. *Clin Exp Pharmacol Physiol* 27:524, 2000.
145. Nadvi SZ, Sarnaik S, Ravindranath Y: Low frequency of meperidine-associated seizures in sickle cell disease. *Clin Pediatr (Phila)* 38:459, 1999.
146. Seifert CF, Kennedy S: Meperidine is alive and well in the new millennium: Evaluation of meperidine usage patterns and frequency of adverse drug reactions. *Pharmacotherapy* 24:776, 2004.
147. Buchanan ID, Woodward M, Reed GW: Opioid selection during sickle cell pain crisis and its impact on the development of acute chest syndrome. *Pediatr Blood Cancer* 45:716, 2005.
148. Kopecky EA, Jacobson S, Joshi P, Koren G: Systemic exposure to morphine and the risk of acute chest syndrome in sickle cell disease. *Clin Pharmacol Ther* 75:140, 2004.
149. Benjamin LJ, Swinson GI, Nagel RL: Sickle cell anemia day hospital: An approach for the management of uncomplicated painful crises. *Blood* 95:1130, 2000.
150. Platt OS, Thorington BD, Brambilla DJ, et al: Pain in sickle cell disease. Rates and risk factors. *N Engl J Med* 325:11, 1991.
151. Vichinsky EP, Johnson R, Lubin BH: Multidisciplinary approach to pain management in sickle cell disease. *Am J Pediatr Hematol Oncol* 4:328, 1982.
152. Styles LA, Vichinsky E: Effects of a long-term transfusion regimen on sickle cell-related illnesses. *J Pediatr* 125:909, 1994.

153. Gladwin MT, Vichinsky E: Pulmonary complications of sickle cell disease. *N Engl J Med* 359:2254, 2008.
154. Vichinsky EP, Neumayr LD, Earles AN, et al: Causes and outcomes of the acute chest syndrome in sickle cell disease. National Acute Chest Syndrome Study Group. *N Engl J Med* 342:1855, 2000.
155. Morris CR: Asthma management: Reinventing the wheel in sickle cell disease. *Am J Hematol* 84:234, 2009.
156. Emre U, Miller ST, Gutierez M, et al: Effect of transfusion in acute chest syndrome of sickle cell disease. *The J Pediatr* 127:901, 1995.
157. Emre U, Miller ST, Rao SP, Rao M: Alveolar-arterial oxygen gradient in acute chest syndrome of sickle cell disease. *J Pediatr* 123:272, 1993.
158. Bellet PS, Kalinyak KA, Shukla R, et al: Incentive spirometry to prevent acute pulmonary complications in sickle cell diseases. *N Engl J Med* 333:699, 1995.
159. Uchida K, Rackoff WR, Ohene-Frempong K, et al: Effect of erythrocytapheresis on arterial oxygen saturation and hemoglobin oxygen affinity in patients with sickle cell disease. *Am J Hematol* 59:5, 1998.
160. Bernini JC, Rogers ZR, Sandler ES, et al: Beneficial effect of intravenous dexamethasone in children with mild to moderately severe acute chest syndrome complicating sickle cell disease. *Blood* 92:3082, 1998.
161. Charache S, Terrin ML, Moore RD, et al: Effect of hydroxyurea on the frequency of painful crises in sickle cell anemia. Investigators of the Multicenter Study of Hydroxyurea in Sickle Cell Anemia. *N Engl J Med* 332:1317, 1995.
162. Ballas SK, Files B, Luchtman-Jones L, et al: Secretory phospholipase A2 levels in patients with sickle cell disease and acute chest syndrome. *Hemoglobin* 30:165, 2006.
163. Bargoma EM, Mitsuyoshi JK, Larkin SK, et al: Serum C-reactive protein parallels secretory phospholipase A2 in sickle cell disease patients with vasoocclusive crisis or acute chest syndrome. *Blood* 105:3384, 2005.
164. Kuypers FA, Styles LA: The role of secretory phospholipase A2 in acute chest syndrome. *Cell Mol Biol (Noisy-le-grand)* 50:87, 2004.
165. Styles LA, Aarsman AJ, Vichinsky EP, Kuypers FA: Secretory phospholipase A(2) predicts impending acute chest syndrome in sickle cell disease. *Blood* 96:3276, 2000.
166. Styles LA, Schalkwijk CG, Aarsman AJ, et al: Phospholipase A2 levels in acute chest syndrome of sickle cell disease. *Blood* 87:2573, 1996.
167. Gladwin MT, Sachdev V, Jison ML, et al: Pulmonary hypertension as a risk factor for death in patients with sickle cell disease. *N Engl J Med* 350:886, 2004.
168. Ataga KI, Moore CG, Jones S, et al: Pulmonary hypertension in patients with sickle cell disease: A longitudinal study. *Br J Haematol* 134:109, 2006.
169. De Castro LM, Jonassaint JC, Graham FL, et al: Pulmonary hypertension associated with sickle cell disease: Clinical and laboratory endpoints and disease outcomes. *Am J Hematol* 83:19, 2008.
170. Castro O, Hoque M, Brown BD: Pulmonary hypertension in sickle cell disease: Cardiac catheterization results and survival. *Blood* 101:1257, 2003.
171. Repka T, Hebbel RP: Hydroxyl radical formation by sickle erythrocyte membranes: Role of pathologic iron deposits and cytoplasmic reducing agents. *Blood* 78:2753, 1991.
172. Kristiansen M, Graversen JH, Jacobsen C, et al: Identification of the haemoglobin scavenger receptor. *Nature* 409:198, 2001.
173. Ryter SW, Otterbein LE, Morse D, Choi AM: Heme oxygenase/carbon monoxide signaling pathways: Regulation and functional significance. *Mol Cell Biochem* 234–235:249, 2002.
174. Baranano DE, Rao M, Ferris CD, Snyder SH: Biliverdin reductase: A major physiologic cryoprotectant. *Proc Natl Acad Sci U S A* 99:16093, 2002.
175. Hebbel RP: Auto-oxidation and a membrane-associated "Fenton reagent": A possible explanation for development of membrane lesions in sickle erythrocytes. *Clin Haematol* 14:129, 1985.
176. Reiter CD, Gladwin MT: An emerging role for nitric oxide in sickle cell disease vascular homeostasis and therapy. *Curr Opin Hematol* 10:99, 2003.
177. Morris CR, Kato GJ, Poljakovic M, et al: Dysregulated arginine metabolism, hemolysis-associated pulmonary hypertension, and mortality in sickle cell disease. *JAMA* 294:81, 2005.
178. Villagra J, Shiva S, Hunter LA, et al: Platelet activation in patients with sickle disease, hemolysis-associated pulmonary hypertension, and nitric oxide scavenging by cell-free hemoglobin. *Blood* 110:2166, 2007.
179. Raghavachari N, Xu X, Harris A, et al: Amplified expression profiling of platelet transcriptome reveals changes in arginine metabolic pathways in patients with sickle cell disease. *Circulation* 115:1551, 2007.
180. Ataga KI, Moore CG, Hillery CA, et al: Coagulation activation and inflammation in sickle cell disease-associated pulmonary hypertension. *Haematologica* 93:20, 2008.
181. van Beers EJ, Spronk HM, Ten Cate H, et al: No association of the hypercoagulable state with sickle cell disease related pulmonary hypertension. *Haematologica* 93:e42, 2008.
182. Westerman M, Pizzey A, Hirschman J, et al: Microvesicles in haemoglobinopathies offer insights into mechanisms of hypercoagulability, haemolysis and the effects of therapy. *Br J Haematol* 142:126, 2008.
183. Benza RL: Pulmonary hypertension associated with sickle cell disease: Pathophysiology and rationale for treatment. *Lung* 186:247, 2008.
184. Anthi A, Machado RF, Jison ML, et al: Hemodynamic and functional assessment of patients with sickle cell disease and pulmonary hypertension. *Am J Respir Crit Care Med* 175:1272, 2007.
185. Koumbourlis AC, Zar HJ, Hurlet-Jensen A, Goldberg MR: Prevalence and reversibility of lower airway obstruction in children with sickle cell disease. *J Pediatr* 138:188, 2001.
186. Morris C, Kuypers, FA, Lavrisha, L, et al: Elevated arginase activity and limited arginine bioavailability: A common feature of asthma and sickle cell disease [abstract 2819]. *Blood* 102:764a, 2003.
187. Boyd JH, Moinuddin A, Strunk RC, DeBaun MR: Asthma and acute chest in sickle-cell disease. *Pediatr Pulmonol* 38:229, 2004.
188. Bryant R: Asthma in the pediatric sickle cell patient with acute chest syndrome. *J Pediatr Health Care* 19:157, 2005.
189. Knight-Madden JM, Forrester TS, Lewis NA, Greenough A: Asthma in children with sickle cell disease and its association with acute chest syndrome. *Thorax* 60:206, 2005.
190. Nordness ME, Lynn J, Zacharisen MC, et al: Asthma is a risk factor for acute chest syndrome and cerebral vascular accidents in children with sickle cell disease. *Clin Mol Allergy* 3:2, 2005.
191. Boyd JH, Macklin EA, Strunk RC, DeBaun MR: Asthma is associated with acute chest syndrome and pain in children with sickle cell anemia. *Blood* 108:2923, 2006.
192. Sylvester KP, Patey RA, Broughton S, et al: Temporal relationship of asthma to acute chest syndrome in sickle cell disease. *Pediatr Pulmonol* 42:103, 2007.
193. Boyd JH, Macklin EA, Strunk RC, DeBaun MR: Asthma is associated with increased mortality in individuals with sickle cell anemia. *Haematologica* 92:1115, 2007.
194. Hagar RW, Michlitsch JG, Gardner J, et al: Clinical differences between children and adults with pulmonary hypertension and sickle cell disease. *Br J Haematol* 140:104, 2008.
195. Klings ES, Wyszynski DF, Nolan VG, Steinberg MH: Abnormal pulmonary function in adults with sickle cell anemia. *Am J Respir Crit Care Med* 173:1264, 2006.
196. Varat MA, Adolph RJ, Fowler NO: Cardiovascular effects of anemia. *Am Heart J* 83:415, 1972.
197. Balfour IC, Covitz W, Davis H, et al: Cardiac size and function in children with sickle cell anemia. *Am Heart J* 108:345, 1984.
198. Pegelow CH, Colangelo L, Steinberg M, et al: Natural history of blood pressure in sickle cell disease: Risks for stroke and death associated with relative hypertension in sickle cell anemia. *Am J Med* 102:171, 1997.
199. Caldas MC, Meira ZA, Barbosa MM: Evaluation of 107 patients with sickle cell anemia through tissue Doppler and myocardial performance index. *J Am Soc Echocardiogr* 21:1163, 2008.
200. Braden DS, Covitz W, Milner PF: Cardiovascular function during rest and exercise in patients with sickle-cell anemia and coexisting alpha thalassemia-2. *Am J Hematol* 52:96, 1996.
201. Covitz W: Cardiac Disease in *Sickle Cell Disease: Basic Principles and Clinical Approaches,* Chapter 49, pp. 725-734, edited by S Embury. Raven Press, New York, 1994.
202. Covitz W, Espeland M, Gallagher D, et al: The heart in sickle cell anemia. The Cooperative Study of Sickle Cell Disease (CSSCD). *Chest* 108:1214, 1995.
203. Dang NC, Johnson C, Eslami-Farsani M, Haywood LJ: Myocardial injury or infarction associated with fat embolism in sickle cell disease: A report of three cases with survival. *Am J Hematol* 80:133, 2005.
204. James TN, Riddick L, Massing GK: Sickle cells and sudden death: Morphologic abnormalities of the cardiac conduction system. *J Lab Clin Med* 124:507, 1994.
205. Leight L, Snider TH, Clifford GO, Hellems HK: Hemodynamic studies in sickle cell anemia. *Circulation* 10:653, 1954.
206. Martin CR, Johnson CS, Cobb C, et al: Myocardial infarction in sickle cell disease. *J Natl Med Assoc* 88:428, 1996.
207. Rodgers GP, Walker EC, Podgor MJ: Is "relative" hypertension a risk factor for vaso-occlusive complications in sickle cell disease? *Am J Med Sci* 305:150, 1993.
208. Sachdev V, Machado RF, Shizukuda Y, et al: Diastolic dysfunction is an independent risk factor for death in patients with sickle cell disease. *J Am Coll Cardiol* 49:472, 2007.
209. Stockman JA, Nigro MA, Mishkin MM, Oski FA: Occlusion of large cerebral vessels in sickle-cell anemia. *N Engl J Med* 287:846, 1972.
210. Ohene-Frempong K, Weiner SJ, Sleeper LA, et al: Cerebrovascular accidents in sickle cell disease: Rates and risk factors. *Blood* 91:288, 1998.
211. Steen RG, Xiong X, Langston JW, Helton KJ: Brain injury in children with sickle cell disease: Prevalence and etiology. *Ann Neurol* 54:564, 2003.
212. Prohovnik I, Pavlakis SG, Piomelli S, et al: Cerebral hyperemia, stroke, and transfusion in sickle cell disease. *Neurology* 39:344, 1989.
213. Wang WC: The pathophysiology, prevention, and treatment of stroke in sickle cell disease. *Curr Opin Hematol* 14:191, 2007.
214. Switzer JA, Hess DC, Nichols FT, Adams RJ: Pathophysiology and treatment of stroke in sickle-cell disease: Present and future. *Lancet Neurol* 5:501, 2006.
215. Rothman SM, Fulling KH, Nelson JS: Sickle cell anemia and central nervous system infarction: A neuropathological study. *Ann Neurol* 20:684, 1986.
216. Powars D, Adams RJ, Nichols FT, et al: Delayed intracranial hemorrhage following cerebral infarction in sickle cell anemia. *J Assoc Acad Minor Phys* 1:79, 1990.
217. Diggs LW, Brookoff D: Multiple cerebral aneurysms in patients with sickle cell disease. *South Med J* 86:377, 1993.
218. Anson JA, Koshy M, Ferguson L, Crowell RM: Subarachnoid hemorrhage in sickle-cell disease. *J Neurosurg* 75:552, 1991.
219. Oyesiku NM, Barrow DL, Eckman JR, et al: Intracranial aneurysms in sickle-cell anemia: Clinical features and pathogenesis. *J Neurosurg* 75:356, 1991.
220. Preul MC, Cendes F, Just N, Mohr G: Intracranial aneurysms and sickle cell anemia: Multiplicity and propensity for the vertebrobasilar territory. *Neurosurgery* 42:971, 1998.
221. Miller ST, Macklin EA, Pegelow CH, et al: Silent infarction as a risk factor for overt stroke in children with sickle cell anemia: A report from the Cooperative Study of Sickle Cell Disease. *J Pediatr* 139:385, 2001.
222. Pegelow CH, Macklin EA, Moser FG, et al: Longitudinal changes in brain magnetic resonance imaging findings in children with sickle cell disease. *Blood* 99:3014, 2002.
223. Kirkham FJ, Hewes DK, Prengler M, et al: Nocturnal hypoxaemia and central-nervous-system events in sickle-cell disease. *Lancet* 357:1656, 2001.
224. Kinney TR, Sleeper LA, Wang WC, et al: Silent cerebral infarcts in sickle cell anemia: A risk factor analysis. The Cooperative Study of Sickle Cell Disease. *Pediatrics* 103:640, 1999.
225. Moser FG, Miller ST, Bello JA, et al: The spectrum of brain MR abnormalities in sickle-cell disease: A report from the Cooperative Study of Sickle Cell Disease. *AJNR Am J Neuroradiol* 17:965, 1996.
226. Adams RJ, Kutlar A, McKie V, et al: Alpha thalassemia and stroke risk in sickle cell anemia. *Am J Hematol* 45:279, 1994.

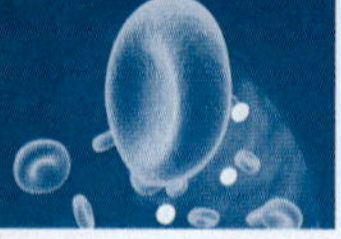

227. Adams R, McKie V, Nichols F, et al: The use of transcranial ultrasonography to predict stroke in sickle cell disease. *N Engl J Med* 326:605, 1992.
228. Hoppe C, Klitz W, Cheng S, et al: Gene interactions and stroke risk in children with sickle cell anemia. *Blood* 103:2391, 2004.
229. Berkelhammer LD, Williamson AL, Sanford SD, et al: Neurocognitive sequelae of pediatric sickle cell disease: A review of the literature. *Child Neuropsychol* 13:120, 2007.
230. Fullerton HJ, Gardner M, Adams RJ, et al: Obstacles to primary stroke prevention in children with sickle cell disease. *Neurology* 67:1098, 2006.
231. Fullerton HJ, Adams RJ, Zhao S, Johnston SC: Declining stroke rates in Californian children with sickle cell disease. *Blood* 104:336, 2004.
232. Hulbert ML, Scothorn DJ, Panepinto JA, et al: Exchange blood transfusion compared with simple transfusion for first overt stroke is associated with a lower risk of subsequent stroke: A retrospective cohort study of 137 children with sickle cell anemia. *J Pediatr* 149:710, 2006.
233. Vichinsky EP, Haberkern CM, Neumayr L, et al: A comparison of conservative and aggressive transfusion regimens in the perioperative management of sickle cell disease. The Preoperative Transfusion in Sickle Cell Disease Study Group. *N Engl J Med* 333:206, 1995.
234. Ware RE, Zimmerman SA, Sylvestre PB, et al: Prevention of secondary stroke and resolution of transfusional iron overload in children with sickle cell anemia using hydroxyurea and phlebotomy. *J Pediatr* 145:346, 2004.
235. Zimmerman SA, Schultz WH, Burgett S, et al: Hydroxyurea therapy lowers transcranial Doppler flow velocities in children with sickle cell anemia. *Blood* 110:1043, 2007.
236. Dobson SR, Holden KR, Nietert PJ, et al: Moyamoya syndrome in childhood sickle cell disease: A predictive factor for recurrent cerebrovascular events. *Blood* 99:3144, 2002.
237. Hankinson TC, Bohman LE, Heyer G, et al: Surgical treatment of moyamoya syndrome in patients with sickle cell anemia: Outcome following encephaloduroarteriosyngangiosis. *J Neurosurg Pediatr* 1:211, 2008.
238. Saborio P, Scheinman JI: Sickle cell nephropathy. *J Am Soc Nephrol* 10:187, 1999.
239. Van Eps L, de Jong PE (eds): *Sickle Cell Disease.* Little, Brown, Boston, 1997.
240. Sklar AH, Campbell H, Caruana RJ, et al: A population study of renal function in sickle cell anemia. *Int J Artif Organs* 13:231, 1990.
241. Falk RJ, Scheinman J, Phillips G, et al: Prevalence and pathologic features of sickle cell nephropathy and response to inhibition of angiotensin-converting enzyme. *N Engl J Med* 326:910, 1992.
242. Powars DR, Elliott-Mills DD, Chan L, et al: Chronic renal failure in sickle cell disease: Risk factors, clinical course, and mortality. *Ann Intern Med* 115:614, 1991.
243. Powars DR, Chan LS, Hiti A, et al: Outcome of sickle cell anemia: A 4-decade observational study of 1056 patients. *Medicine (Baltimore)* 84:363, 2005.
244. Guasch A, Navarrete J, Nass K, Zayas CF: Glomerular involvement in adults with sickle cell hemoglobinopathies: Prevalence and clinical correlates of progressive renal failure. *J Am Soc Nephrol* 17:2228, 2006.
245. McKie KT, Hanevold CD, Hernandez C, et al: Prevalence, prevention, and treatment of microalbuminuria and proteinuria in children with sickle cell disease. *J Pediatr Hematol Oncol* 29:140, 2007.
246. Scheinman J: *Sickle Cell Nephropathy in Pediatric Nephrology,* pp. 908-919, edited by M Holliday, TM Barratt, ED Avner. Williams & Wilkins, Boston, 1994.
247. Foucan L, Bourhis V, Bangou J, et al: A randomized trial of captopril for microalbuminuria in normotensive adults with sickle cell anemia. *Am J Med* 104:339, 1998.
248. Steinberg MH: Erythropoietin for anemia of renal failure in sickle cell disease. *N Engl J Med* 324:1369, 1991.
249. Little JA, McGowan VR, Kato GJ, et al: Combination erythropoietin-hydroxyurea therapy in sickle cell disease: Experience from the National Institutes of Health and a literature review. *Haematologica* 91:1076, 2006.
250. Bruno D, Wigfall DR, Zimmerman SA, et al: Genitourinary complications of sickle cell disease. *J Urol* 166:803, 2001.
251. Guasch A, Cua M, Mitch WE: Early detection and the course of glomerular injury in patients with sickle cell anemia. *Kidney Int* 49:786, 1996.
252. Alvarez O, Zilleruelo G, Wright D, et al: Serum cystatin C levels in children with sickle cell disease. *Pediatr Nephrol* 21:533, 2006.
253. Mantadakis E, Cavender JD, Rogers ZR, et al: Prevalence of priapism in children and adolescents with sickle cell anemia. *J Pediatr Hematol Oncol* 21:518, 1999.
254. Fowler JE Jr, Koshy M, Strub M, Chinn SK: Priapism associated with the sickle cell hemoglobinopathies: Prevalence, natural history and sequelae. *J Urol* 145:65, 1991.
255. Emond AM, Holman R, Hayes RJ, Serjeant GR: Priapism and impotence in homozygous sickle cell disease. *Arch Intern Med* 140:1434, 1980.
256. Hamre MR, Harmon EP, Kirkpatrick DV, et al: Priapism as a complication of sickle cell disease. *J Urol* 145:1, 1991.
257. Larocque MA, Cosgrove MD: Priapism: A review of 46 cases. *J Urol* 112:770, 1974.
258. Miller ST, Rao SP, Dunn EK, Glassberg KI: Priapism in children with sickle cell disease. *J Urol* 154:844, 1995.
259. Powars DR, Johnson CS: Priapism. *Hematol Oncol Clin North Am* 10:1363, 1996.
260. Douglas L, Fletcher H, Serjeant GR: Penile prostheses in the management of impotence in sickle cell disease. *Br J UrolJ Urol* 65:533, 1990.
261. Levine LA, Guss SP: Gonadotropin-releasing hormone analogues in the treatment of sickle cell anemia-associated priapism. *J Urol* 150:475, 1993.
262. Lowe FC, Jarow JP: Placebo-controlled study of oral terbutaline and pseudoephedrine in management of prostaglandin E1-induced prolonged erections. *Urology* 42:51, 1993.
263. Walker EM Jr, Mitchum EN, Rous SN, et al: Automated erythrocytapheresis for relief of priapism in sickle cell hemoglobinopathies. *J Urol* 130:912, 1983.
264. Winter CC: Priapism cured by creation of fistulas between glans penis and corpora cavernosa. *J Urol* 119:227, 1978.
265. Field JJ, Austin PF, An P, et al: Enuresis is a common and persistent problem among children and young adults with sickle cell anemia. *Urology* 72:81, 2008.
266. Jordan SS, Hilker KA, Stoppelbein L, et al: Nocturnal enuresis and psychosocial problems in pediatric sickle cell disease and sibling controls. *J Dev Behav Pediatr* 26:404, 2005.
267. Barakat LP, Smith-Whitley K, Schulman S, et al: Nocturnal enuresis in pediatric sickle cell disease. *J Dev Behav Pediatr* 22:300, 2001.
268. Almeida A, Roberts I: Bone involvement in sickle cell disease. *Br J Haematol* 129:482, 2005.
269. Kim SK, Miller JH: Natural history and distribution of bone and bone marrow infarction in sickle hemoglobinopathies. *J Nucl Med* 43:896, 2002.
270. Lonergan G, Cline, DB, Abbondanzo, SL: Sickle cell anemia. *Radiographics* 21:971, 2001.
271. Smith J: Bone disorders in sickle cell disease. *Hematol Oncol Clin North Am* 10:1345, 1996.
272. Atkins BL, Price EH, Tillyer L, et al: Salmonella osteomyelitis in sickle cell disease children in the east end of London. *J Infect* 34:133, 1997.
273. Burnett MW, Bass JW, Cook BA: Etiology of osteomyelitis complicating sickle cell disease. *Pediatrics* 101:296, 1998.
274. William R, Hussein SS, Jeans WD, et al: A prospective study of soft-tissue ultrasonography in sickle cell disease patients with suspected osteomyelitis. *Clin Radiol* 55:307, 2000.
275. Umans H, Haramati N, Flusser G: The diagnostic role of gadolinium enhanced MRI in distinguishing between acute medullary bone infarct and osteomyelitis. *Magn Reson Imaging* 18:255, 2000.
276. Neonato M, Guilloud-Bataille M, Beauvais P, et al: Acute clinical events in 299 homozygous sickle cell patients living in France. French study group on sickle cell disease. *Eur J Haematol* 65:155, 2000.
277. Milner P, Kraus AP, Sebes JJ, et al: Sickle cell disease as a cause of osteonecrosis of the femoral head. *N Engl J Med* 325:1479, 1991.
278. Ware H, Brooks AP, Toye R, Berney SI: Sickle cell disease and silent avascular necrosis of the hip. *J Bone Joint Surg* 73:947, 1991.
279. Adekile AD, Gupta R, Yacoub F, et al: Avascular necrosis of the hip in children with sickle cell disease and high Hb F: Magnetic resonance imaging findings and influence of alpha-thalassemia trait. *Acta Haematol* 105:27, 2001.
280. Baldwin C, Nolan VG, Wyszynski DF, et al: Association of klotho, bone morphogenic protein 6, and annexin A2 polymorphisms with sickle cell osteonecrosis. *Blood* 106:372, 2005.
281. Claster S, Vichinsky EP: Managing sickle cell disease. *BMJ* 327:1151, 2003.
282. Collett-Solberg PF, Ware RE, O'Hara SM: Asymmetrical closure of epiphyses in a patient with sickle cell anemia. *J Pediatr Endocrinol Metab* 15:1207, 2002.
283. Milner P, Kraus AP, Sebes JJ, et al: Osteonecrosis of the humeral head in sickle cell disease. *Clin Orthop Relat Res* 289:136, 1993.
284. Hernigou P, Bachir D, Galacteros F: The natural history of symptomatic osteonecrosis in adults with sickle-cell disease. *J Bone Joint Surg* 85A:500, 2003.
285. Hernigou P, Habibi A, Bachir D, Galacteros F: The natural history of asymptomatic osteonecrosis of the femoral head in adults with sickle cell disease. *J Bone Joint Surg* 88:2565, 2006.
286. Neumayr LD, Aguilar C, Earles AN, et al: Physical therapy alone compared with core decompression and physical therapy for femoral head osteonecrosis in sickle cell disease. Results of a multicenter study at a mean of three years after treatment. *J Bone Joint Surg* 88:2573, 2006.
287. Hernigou P, Zilber S, Filippini P, et al: Total THA in adult osteonecrosis related to sickle cell disease. *Clin Orthop Relat Res* 466:300, 2008.
288. Moran MC, Huo MH, Garvin KL, et al: Total hip arthroplasty in sickle cell hemoglobinopathy. *Clin Orthop Relat Res* 294:140, 1993.
289. Acurio MT, Friedman RJ: Hip arthroplasty in patients with sickle-cell haemoglobinopathy. *J Bone Joint Surg Br* 74:367, 1992.
290. Nolan VG, Adewoye A, Baldwin C, et al: Sickle cell leg ulcers: Associations with haemolysis and SNPs in Klotho, TEK and genes of the TGF-beta/BMP pathway. *Br J Haematol* 133:570, 2006.
291. Koshy M, Entsuah R, Koranda A, et al: Leg ulcers in patients with sickle cell disease. *Blood* 74:1403, 1989.
292. Halabi-Tawil M, Lionnet F, Girot R, et al: Sickle cell leg ulcers: A frequently disabling complication and a marker of severity. *Br J Dermatol* 158:339, 2008.
293. Kato GJ, McGowan V, Machado RF, et al: Lactate dehydrogenase as a biomarker of hemolysis-associated nitric oxide resistance, priapism, leg ulceration, pulmonary hypertension, and death in patients with sickle cell disease. *Blood* 107:2279, 2006.
294. Wethers DL, Ramirez GM, Koshy M, et al: Accelerated healing of chronic sickle-cell leg ulcers treated with RGD peptide matrix. RGD Study Group. *Blood* 84:1775, 1994.
295. Sher GD, Olivieri NF: Rapid healing of chronic leg ulcers during arginine butyrate therapy in patients with sickle cell disease and thalassemia. *Blood* 84:2378, 1994.
296. Best PJ, Daoud MS, Pittelkow MR, Petitt RM: Hydroxyurea-induced leg ulceration in 14 patients. *Ann Intern Med* 128:29, 1998.
297. Traina F, Jorge SG, Yamanaka A, et al: Chronic liver abnormalities in sickle cell disease: A clinicopathological study in 70 living patients. *Acta Haematol* 118:129, 2007.
298. Banerjee S, Owen C, Chopra S: Sickle cell hepatopathy. *Hepatology* 33:1021, 2001.
299. Koskinas J, Manesis EK, Zacharakis GH, et al: Liver involvement in acute vaso-occlusive crisis of sickle cell disease: Prevalence and predisposing factors. *Scand J Gastroenterol* 42:499, 2007.
300. West MS, Wethers D, Smith J, Steinberg M: Laboratory profile of sickle cell disease: A cross-sectional analysis. The Cooperative Study of Sickle Cell Disease. *J Clin Epidemiol* 45:893, 1992.
301. Ahn H, Li CS, Wang W: Sickle cell hepatopathy: Clinical presentation, treatment, and outcome in pediatric and adult patients. *Pediatr Blood Cancer* 45:184, 2005.
302. Buchanan GR, Glader BE: Benign course of extreme hyperbilirubinemia in sickle

cell anemia: Analysis of six cases. *J Pediatr* 91:21, 1977.
303. Johnson CS, Omata M, Tong MJ, et al: Liver involvement in sickle cell disease. *Medicine (Baltimore)* 64:349, 1985.
304. Shao SH, Orringer EP: Sickle cell intrahepatic cholestasis: Approach to a difficult problem. *Am J Gastroenterol* 90:2048, 1995.
305. Suell MN, Horton TM, Dishop MK, et al: Outcomes for children with gallbladder abnormalities and sickle cell disease. *J Pediatr* 145:617, 2004.
306. Rennels MB, Dunne MG, Grossman NJ, Schwartz AD: Cholelithiasis in patients with major sickle hemoglobinopathies. *Am J Dis Child* 138:66, 1984.
307. Bond LR, Hatty SR, Horn ME, et al: Gall stones in sickle cell disease in the United Kingdom. *Br Med J (Clin Res Ed)* 295:234, 1987.
308. Vasavda N, Menzel S, Kondaveeti S, et al: The linear effects of alpha-thalassaemia, the UGT1A1 and HMOX1 polymorphisms on cholelithiasis in sickle cell disease. *Br J Haematol* 138:263, 2007.
309. To KW, Nadel AJ: Ophthalmologic complications in hemoglobinopathies. *Hematol Oncol Clin North Am* 5:535, 1991.
310. Mohan JS, Lip PL, Blann AD, et al: The angiopoietin/Tie-2 system in proliferative sickle retinopathy: Relation to vascular endothelial growth factor, its soluble receptor Flt-1 and von Willebrand factor, and to the effects of laser treatment. *Br J Ophthalmol* 89:815, 2005.
311. Aiello LP, Avery RL, Arrigg PG, et al: Vascular endothelial growth factor in ocular fluid of patients with diabetic retinopathy and other retinal disorders. *N Engl J Med* 331:1480, 1994.
312. Aiello LP, Northrup JM, Keyt BA, et al: Hypoxic regulation of vascular endothelial growth factor in retinal cells. *Arch Ophthalmol* 113:1538, 1995.
313. Downes SM, Hambleton IR, Chuang EL, et al: Incidence and natural history of proliferative sickle cell retinopathy: Observations from a cohort study. *Ophthalmology* 112:1869, 2005.
314. Condon PI, Serjeant GR: Behaviour of untreated proliferative sickle retinopathy. *Br J Ophthalmol* 64:404, 1980.
315. Liem RI, Calamaras DM, Chhabra MS, et al: Sudden-onset blindness in sickle cell disease due to retinal artery occlusion. *Pediatr Blood Cancer* 50:624, 2008.
316. Paton D: The conjunctival sign of sickle-cell disease. *Arch Ophthalmol* 66:90, 1961.
317. Paton D: The conjunctival sign ox sickle-cell disease. Further observations. *Arch Ophthalmol* 68:627, 1962.
318. Cheung AT, Chen PC, Larkin EC, et al: Microvascular abnormalities in sickle cell disease: A computer-assisted intravital microscopy study. *Blood* 99:3999, 2002.
319. Knisely MH, Bloch EH, Eliot TS, Warner L: Sludged blood. *Science* 106:431, 1947.
320. Curran EL, Fleming JC, Rice K, Wang WC: Orbital compression syndrome in sickle cell disease. *Ophthalmology* 104:1610, 1997.
321. Sayag D, Binaghi M, Souied EH, et al: Retinal photocoagulation for proliferative sickle cell retinopathy: A prospective clinical trial with new sea fan classification. *Eur J Ophthalmol* 18:248, 2008.
322. Fox PD, Minninger K, Forshaw ML, et al: Laser photocoagulation for proliferative retinopathy in sickle haemoglobin C disease. *Eye* 7(Pt 5):703, 1993.
323. Fox PD, Vessey SJ, Forshaw ML, Serjeant GR: Influence of genotype on the natural history of untreated proliferative sickle retinopathy—An angiographic study. *Br J Ophthalmol* 75:229, 1991.
324. O'Brien RT, McIntosh S, Aspnes GT, Pearson HA: Prospective study of sickle cell anemia in infancy. *J Pediatr* 89:205, 1976.
325. Seeler RA, Metzger W, Mufson MA: Diplococcus pneumoniae infections in children with sickle cell anemia. *Am J Dis Child* 123:8, 1972.
326. Pearson HA, Spencer RP, Cornelius EA: Functional asplenia in sickle-cell anemia. *N Engl J Med* 281:923, 1969.
327. Ferster A, Bujan W, Corazza F, et al: Bone marrow transplantation corrects the splenic reticuloendothelial dysfunction in sickle cell anemia. *Blood* 81:1102, 1993.
328. Buchanan GR, McKie V, Jackson EA, et al: Splenic phagocytic function in children with sickle cell anemia receiving long-term hypertransfusion therapy. *J Pediatr* 115:568, 1989.
329. Pearson HA, Gallagher D, Chilcote R, et al: Developmental pattern of splenic dysfunction in sickle cell disorders. *Pediatrics* 76:392, 1985.
330. Claster S, Vichinsky E: First report of reversal of organ dysfunction in sickle cell anemia by the use of hydroxyurea: Splenic regeneration. *Blood* 88:1951, 1996.
331. Ozsoylu S: Splenic function in sickle cell disease. *J Pediatr* 106:530, 1985.
332. Adam S, Jonassaint J, Kruger H, et al: Surgical and obstetric outcomes in adults with sickle cell disease. *Am J Med* 121:916, 2008.
333. Smith JA, Espeland M, Bellevue R, et al: Pregnancy in sickle cell disease: Experience of the Cooperative Study of Sickle Cell Disease. *Obstet Gynecol* 87:199, 1996.
334. Sun PM, Wilburn W, Raynor BD, Jamieson D: Sickle cell disease in pregnancy: Twenty years of experience at Grady Memorial Hospital, Atlanta, Georgia. *Am J Obstet Gynecol* 184:1127, 2001.
335. James AH, Jamison MG, Brancazio LR, Myers ER: Venous thromboembolism during pregnancy and the postpartum period: Incidence, risk factors, and mortality. *Am J Obstet Gynecol* 194:1311, 2006.
336. Villers MS, Jamison MG, De Castro LM, James AH: Morbidity associated with sickle cell disease in pregnancy. *Am J Obstet Gynecol* 199:125 e1, 2008.
337. Koshy M, Burd L, Wallace D, et al: Prophylactic red-cell transfusions in pregnant patients with sickle cell disease. A randomized cooperative study. *N Engl J Med* 319:1447, 1988.
338. Tuck SM, James CE, Brewster EM, et al: Prophylactic blood transfusion in maternal sickle cell syndromes. *Br J Obstet Gynaecol* 94:121, 1987.
339. Koshy M, Chisum D, Burd L, et al: Management of sickle cell anemia and pregnancy. *J Clin Apher* 6:230, 1991.
340. Zarrouk V, Habibi A, Zahar JR, et al: Bloodstream infection in adults with sickle cell disease: Association with venous catheters, Staphylococcus aureus, and bone-joint infections. *Medicine (Baltimore)* 85:43, 2006.
341. Mollapour E, Porter JB, Kaczmarski R, et al: Raised neutrophil phospholipase A2 activity and defective priming of NADPH oxidase and phospholipase A2 in sickle cell disease. *Blood* 91:3423, 1998.
342. Overturf GD: Infections and immunizations of children with sickle cell disease. *Adv Pediatr Infect Dis* 14:191, 1999.
343. Sullivan JL, Ochs HD, Schiffman G, et al: Immune response after splenectomy. *Lancet* 1:178, 1978.
344. Barrett-Connor E: Bacterial infection and sickle cell anemia. An analysis of 250 infections in 166 patients and a review of the literature. *Medicine (Baltimore)* 50:97, 1971.
345. Zarkowsky HS, Gallagher D, Gill FM, et al: Bacteremia in sickle hemoglobinopathies. *J Pediatr* 109:579, 1986.
346. Leikin SL, Gallagher D, Kinney TR, et al: Mortality in children and adolescents with sickle cell disease. Cooperative Study of Sickle Cell Disease. *Pediatrics* 84:500, 1989.
347. Adamkiewicz TV, Sarnaik S, Buchanan GR, et al: Invasive pneumococcal infections in children with sickle cell disease in the era of penicillin prophylaxis, antibiotic resistance, and 23-valent pneumococcal polysaccharide vaccination. *J Pediatr* 143:438, 2003.
348. Gaston MH, Verter JI, Woods G, et al: Prophylaxis with oral penicillin in children with sickle cell anemia. A randomized trial. *N Engl J Med* 314:1593, 1986.
349. Halasa NB, Shankar SM, Talbot TR, et al: Incidence of invasive pneumococcal disease among individuals with sickle cell disease before and after the introduction of the pneumococcal conjugate vaccine. *Clin Infect Dis* 44:1428, 2007.
350. Kyaw MH, Lynfield R, Schaffner W, et al: Effect of introduction of the pneumococcal conjugate vaccine on drug-resistant Streptococcus pneumoniae. *N Engl J Med* 354:1455, 2006.
351. American Academy of Pediatrics, Section on Hematology/Oncology Committee on Genetics: Health supervision for children with sickle cell disease. *Pediatrics* 109:526, 2002.
352. Adamkiewicz TV, Silk BJ, Howgate J, et al: Effectiveness of the 7-valent pneumococcal conjugate vaccine in children with sickle cell disease in the first decade of life. *Pediatrics* 121:562, 2008.
353. Falletta JM, Woods GM, Verter JI, et al: Discontinuing penicillin prophylaxis in children with sickle cell anemia. Prophylactic Penicillin Study II. *J Pediatr* 127:685, 1995.
354. Koshy M, Weiner SJ, Miller ST, et al: Surgery and anesthesia in sickle cell disease. Cooperative Study of Sickle Cell Diseases. *Blood* 86:3676, 1995.
355. Firth PG, Head CA: Sickle cell disease and anesthesia. *Anesthesiology* 101:766, 2004.
356. Griffin TC, Buchanan GR: Elective surgery in children with sickle cell disease without preoperative blood transfusion. *J Pediatr Surg* 28:681, 1993.
357. Kutlar A: Sickle cell disease: A multigenic perspective of a single gene disorder. *Hemoglobin* 31:209, 2007.
358. Steinberg MH: Predicting clinical severity in sickle cell anaemia. *Br J Haematol* 129:465, 2005.
359. Sebastiani P, Ramoni MF, Nolan V, et al: Genetic dissection and prognostic modeling of overt stroke in sickle cell anemia. *Nat Genet* 37:435, 2005.
360. Taylor JGt, Tang DC, Savage SA, et al: Variants in the VCAM1 gene and risk for symptomatic stroke in sickle cell disease. *Blood* 100:4303, 2002.
361. Sharan K, Surrey S, Ballas S, et al: Association of T-786C eNOS gene polymorphism with increased susceptibility to acute chest syndrome in females with sickle cell disease. *Br J Haematol* 124:240, 2004.
362. Adekile A, Kutlar F, McKie K, et al: The influence of uridine diphosphate glucuronosyltransferase 1A promoter polymorphisms, beta-globin gene haplotype, co-inherited alpha-thalassemia trait and Hb F on steady-state serum bilirubin levels in sickle cell anemia. *Eur J Haematol* 75:150, 2005.
363. Fertrin KY, Melo MB, Assis AM, et al: UDP-glucuronosyltransferase 1 gene promoter polymorphism is associated with increased serum bilirubin levels and cholecystectomy in patients with sickle cell anemia. *Clin Genet* 64:160, 2003.
364. Haverfield EV, McKenzie CA, Forrester T, et al: UGT1A1 variation and gallstone formation in sickle cell disease. *Blood* 105:968, 2005.
365. Passon RG, Howard TA, Zimmerman SA, et al: Influence of bilirubin uridine diphosphate-glucuronosyltransferase 1A promoter polymorphisms on serum bilirubin levels and cholelithiasis in children with sickle cell anemia. *J Pediatr Hematol Oncol* 23:448, 2001.
366. Nolan VG, Baldwin C, Ma Q, et al: Association of single nucleotide polymorphisms in Klotho with priapism in sickle cell anaemia. *Br J Haematol* 128:266, 2005.
367. Close J, Game L, Clark B, et al: Genome annotation of a 1.5 Mb region of human chromosome 6q23 encompassing a quantitative trait locus for fetal hemoglobin expression in adults. *BMC Genomics* 5:33, 2004.
368. Garner CP, Tatu T, Best S, et al: Evidence of genetic interaction between the beta-globin complex and chromosome 8q in the expression of fetal hemoglobin. *Am J Hum Genet* 70:793, 2002.
369. Lettre G, Sankaran VG, Bezerra MA, et al: DNA polymorphisms at the BCL11A, HBS1L-MYB, and beta-globin loci associate with fetal hemoglobin levels and pain crises in sickle cell disease. *Proc Natl Acad Sci U S A* 105:11869, 2008.
370. Thein SL, Menzel S: Discovering the genetics underlying foetal haemoglobin production in adults. *Br J Haematol* 145:455, 2009.
371. Uda M, Galanello R, Sanna S, et al: Genome-wide association study shows BCL11A associated with persistent fetal hemoglobin and amelioration of the phenotype of beta-thalassemia. *Proc Natl Acad Sci U S A* 105:1620, 2008.
372. Wyszynski DF, Baldwin CT, Cleves MA, et al: Polymorphisms near a chromosome 6q QTL area are associated with modulation of fetal hemoglobin levels in sickle cell anemia. *Cell Mol Biol (Noisy-le-grand)* 50:23, 2004.
373. Wyszynski DF, Baldwin CT, Cleves MA, et al: Genetic polymorphisms associated with fetal hemoglobin response to hydroxyurea in patients with sickle cell anemia. *Blood Coagul Fibrinolysis* 104(Suppl):34a, 2004.
374. Kato GJ, Gladwin MT, Steinberg MH: Deconstructing sickle cell disease: Reappraisal of the role of hemolysis in the development of clinical subphenotypes. *Blood Rev* 21:37, 2007.

375. Pembrey ME, Wood WG, Weatherall DJ, Perrine RP: Fetal haemoglobin production and the sickle gene in the oases of Eastern Saudi Arabia. *Br J Haematol* 40:415, 1978.
376. Platt OS: Hydroxyurea for the treatment of sickle cell anemia. *N Engl J Med* 358:1362, 2008.
377. Gladwin MT, Shelhamer JH, Ognibene FP, et al: Nitric oxide donor properties of hydroxyurea in patients with sickle cell disease. *Br J Haematol* 116:436, 2002.
378. Hillery CA, Du MC, Wang WC, Scott JP: Hydroxyurea therapy decreases the in vitro adhesion of sickle erythrocytes to thrombospondin and laminin. *Br J Haematol* 109:322, 2000.
379. Orringer EP, Blythe DS, Johnson AE, et al: Effects of hydroxyurea on hemoglobin F and water content in the red blood cells of dogs and of patients with sickle cell anemia. *Blood* 78:212, 1991.
380. Steinberg MH, Barton F, Castro O, et al: Effect of hydroxyurea on mortality and morbidity in adult sickle cell anemia: Risks and benefits up to 9 years of treatment. *JAMA* 289:1645, 2003.
381. Brawley OW, Cornelius LJ, Edwards LR, et al: National Institutes of Health Consensus Development Conference statement: Hydroxyurea treatment for sickle cell disease. *Ann Intern Med* 148:932, 2008.
382. Lanzkron S, Strouse JJ, Wilson R, et al: Systematic review: Hydroxyurea for the treatment of adults with sickle cell disease. *Ann Intern Med* 148:939, 2008.
383. Shelby MD: National Toxicology Program Center for the Evaluation of Risks to Human Reproduction: Guidelines for CERHR expert panel members. *Birth Defects Res B Dev Reprod Toxicol* 74:9, 2005.
384. Shelby MD: NTP-CERHR Expert Panel Report on the Reproductive and Developmental Toxicity of Hydroxyurea in *Center for the Evaluation of Risks to Human Reproduction*. US Department of Health and Human Services, January 2007.
385. Ferster A, Tahriri P, Vermylen C, et al: Five years of experience with hydroxyurea in children and young adults with sickle cell disease. *Blood* 97:3628, 2001.
386. Ferster A, Vermylen C, Cornu G, et al: Hydroxyurea for treatment of severe sickle cell anemia: A pediatric clinical trial. *Blood* 88:1960, 1996.
387. Hoppe C, Vichinsky E, Quirolo K, et al: Use of hydroxyurea in children ages 2 to 5 years with sickle cell disease. *J Pediatr Hematol Oncol* 22:330, 2000.
388. Jayabose S, Tugal O, Sandoval C, et al: Clinical and hematologic effects of hydroxyurea in children with sickle cell anemia. *J Pediatr* 129:559, 1996.
389. Scott JP, Hillery CA, Brown ER, et al: Hydroxyurea therapy in children severely affected with sickle cell disease. *J Pediatr* 128:820, 1996.
390. Zimmerman SA, Schultz WH, Davis JS, et al: Sustained long-term hematologic efficacy of hydroxyurea at maximum tolerated dose in children with sickle cell disease. *Blood* 103:2039, 2004.
391. Gulbis B, Haberman D, Dufour D, et al: Hydroxyurea for sickle cell disease in children and for prevention of cerebrovascular events: The Belgian experience. *Blood* 105:2685, 2005.
392. Hankins JS, Ware RE, Rogers ZR, et al: Long-term hydroxyurea therapy for infants with sickle cell anemia: The HUSOFT extension study. *Blood* 106:2269, 2005.
393. Kinney TR, Helms RW, O'Branski EE, et al: Safety of hydroxyurea in children with sickle cell anemia: Results of the HUG-KIDS study, a phase I/II trial. Pediatric Hydroxyurea Group. *Blood* 94:1550, 1999.
394. Strouse JJ, Lanzkron S, Beach MC, et al: Hydroxyurea for sickle cell disease: A systematic review for efficacy and toxicity in children. *Pediatrics* 122:1332, 2008.
395. Wang WC, Wynn LW, Rogers ZR, et al: A two-year pilot trial of hydroxyurea in very young children with sickle-cell anemia. *J Pediatr* 139:790, 2001.
396. Atweh GF, Sutton M, Nassif I, et al: Sustained induction of fetal hemoglobin by pulse butyrate therapy in sickle cell disease. *Blood* 93:1790, 1999.
397. Dover GJ, Brusilow S, Charache S: Induction of fetal hemoglobin production in subjects with sickle cell anemia by oral sodium phenylbutyrate. *Blood* 84:339, 1994.
398. DeSimone J, Heller P, Schimenti JC, Duncan CH: Fetal hemoglobin production in adult baboons by 5-azacytidine or by phenylhydrazine-induced hemolysis is associated with hypomethylation of globin gene DNA. *Prog Clin Biol Res* 134:489, 1983.
399. Saunthararajah Y, Hillery CA, Lavelle D, et al: Effects of 5-aza-2′-deoxycytidine on fetal hemoglobin levels, red cell adhesion, and hematopoietic differentiation in patients with sickle cell disease. *Blood* 102:3865, 2003.
400. Saunthararajah Y, Molokie R, Saraf S, et al: Clinical effectiveness of decitabine in severe sickle cell disease. *Br J Haematol* 141:126, 2008.
401. Charache S, Dover G, Smith K, et al: Treatment of sickle cell anemia with 5-azacytidine results in increased fetal hemoglobin production and is associated with nonrandom hypomethylation of DNA around the gamma-delta-beta-globin gene complex. *Proc Natl Acad Sci U S A* 80:4842, 1983.
402. DeSimone J, Heller P, Hall L, Zwiers D: 5-Azacytidine stimulates fetal hemoglobin synthesis in anemic baboons. *Proc Natl Acad Sci U S A* 79:4428, 1982.
403. Ley TJ, DeSimone J, Noguchi CT, et al: 5-Azacytidine increases gamma-globin synthesis and reduces the proportion of dense cells in patients with sickle cell anemia. *Blood* 62:370, 1983.
404. Lowrey CH, Nienhuis AW: Brief report: Treatment with azacitidine of patients with end-stage beta-thalassemia. *N Engl J Med* 329:845, 1993.
405. Mavilio F, Giampaolo A, Care A, et al: Molecular mechanisms of human hemoglobin switching: Selective undermethylation and expression of globin genes in embryonic, fetal, and adult erythroblasts. *Proc Natl Acad Sci U S A* 80:6907, 1983.
406. Moutouh-de Parseval LA, Verhelle D, Glezer E, et al: Pomalidomide and lenalidomide regulate erythropoiesis and fetal hemoglobin production in human CD34+ cells. *J Clin Invest* 118:248, 2008.
407. Walters MC, Patience M, Leisenring W, et al: Barriers to bone marrow transplantation for sickle cell anemia. *Biol Blood Marrow Transplant* 2:100, 1996.
408. Bernaudin F, Socie G, Kuentz M, et al: Long-term results of related myeloablative stem-cell transplantation to cure sickle cell disease. *Blood* 110:2749, 2007.
409. Vermylen C, Cornu G, Ferster A, et al: Haematopoietic stem cell transplantation for sickle cell anaemia: The first 50 patients transplanted in Belgium. *Bone Marrow Transplant* 22:1, 1998.
410. Walters MC, Storb R, Patience M, et al: Impact of bone marrow transplantation for symptomatic sickle cell disease: An interim report. Multicenter investigation of bone marrow transplantation for sickle cell disease. *Blood* 95:1918, 2000.
411. Panepinto JA, Walters MC, Carreras J, et al: Matched-related donor transplantation for sickle cell disease: Report from the Center for International Blood and Transplant Research. *Br J Haematol* 137:479, 2007.
412. Bhatia M, Walters MC: Hematopoietic cell transplantation for thalassemia and sickle cell disease: Past, present and future. *Bone Marrow Transplant* 41:109, 2008.
413. Horan JT, Liesveld JL, Fenton P, et al: Hematopoietic stem cell transplantation for multiply transfused patients with sickle cell disease and thalassemia after low-dose total body irradiation, fludarabine, and rabbit anti-thymocyte globulin. *Bone Marrow Transplant* 35:171, 2005.
414. Iannone R, Casella JF, Fuchs EJ, et al: Results of minimally toxic nonmyeloablative transplantation in patients with sickle cell anemia and beta-thalassemia. *Biol Blood Marrow Transplant* 9:519, 2003.
415. Telen MJ: Principles and problems of transfusion in sickle cell disease. *Semin Hematol* 38:315, 2001.
416. Chien S, Usami S, Bertles JF: Abnormal rheology of oxygenated blood in sickle cell anemia. *J Clin Invest* 49:623, 1970.
417. Morris CL, Gruppo RA, Shukla R, Rucknagel DL: Influence of plasma and red cell factors on the rheologic properties of oxygenated sickle blood during clinical steady state. *J Lab Clin Med* 118:332, 1991.
418. Schmalzer EA, Lee JO, Brown AK, et al: Viscosity of mixtures of sickle and normal red cells at varying hematocrit levels. Implications for transfusion. *Transfusion* 27:228, 1987.
419. Davies SC, McWilliam AC, Hewitt PE, et al: Red cell alloimmunization in sickle cell disease. *Br J Haematol* 63:241, 1986.
420. Orlina AR, Unger PJ, Koshy M: Post-transfusion alloimmunization in patients with sickle cell disease. *Am J Hematol* 5:101, 1978.
421. Rosse WF, Gallagher D, Kinney TR, et al: Transfusion and alloimmunization in sickle cell disease. The Cooperative Study of Sickle Cell Disease. *Blood* 76:1431, 1990.
422. Sarnaik S, Schornack J, Lusher JM: The incidence of development of irregular red cell antibodies in patients with sickle cell anemia. *Transfusion* 26:249, 1986.
423. Vichinsky EP: Current issues with blood transfusions in sickle cell disease. *Semin Hematol* 38:14, 2001.
424. Wahl S, Quirolo KC: Current issues in blood transfusion for sickle cell disease. *Curr Opin Pediatr* 21:15, 2009.
425. Ballas SK: Iron overload is a determinant of morbidity and mortality in adult patients with sickle cell disease. *Semin Hematol* 38:30, 2001.
426. Manci EA, Culberson DE, Yang YM, et al: Causes of death in sickle cell disease: An autopsy study. *Br J Haematol* 123:359, 2003.
427. Vichinsky E, Butensky E, Fung E, et al: Comparison of organ dysfunction in transfused patients with SCD or beta thalassemia. *Am J Hematol* 80:70, 2005.
428. Fung EB, Harmatz P, Milet M, et al: Morbidity and mortality in chronically transfused subjects with thalassemia and sickle cell disease: A report from the multi-center study of iron overload. *Am J Hematol* 82:255, 2007.
429. Brittenham GM, Cohen AR, McLaren CE, et al: Hepatic iron stores and plasma ferritin concentration in patients with sickle cell anemia and thalassemia major. *Am J Hematol* 42:81, 1993.
430. Olivieri NF: Progression of iron overload in sickle cell disease. *Semin Hematol* 38:57, 2001.
431. Silliman CC, Peterson VM, Mellman DL, et al: Iron chelation by deferoxamine in sickle cell patients with severe transfusion-induced hemosiderosis: A randomized, double-blind study of the dose-response relationship. *J Lab Clin Med* 122:48, 1993.
432. Vichinsky E, Onyekwere O, Porter J, et al: A randomised comparison of deferasirox versus deferoxamine for the treatment of transfusional iron overload in sickle cell disease. *Br J Haematol* 136:501, 2007.
433. Ataga KI, Smith WR, De Castro LM, et al: Efficacy and safety of the Gardos channel blocker, senicapoc (ICA-17043), in patients with sickle cell anemia. *Blood* 111:3991, 2008.
434. Steinberg MH, Adams JG 3rd, Dreiling BJ: Alpha thalassaemia in adults with sickle-cell trait. *Br J Haematol* 30:31, 1975.
435. Wong SC, Ali MA, Boyadjian SE: Sickle cell traits in Canada. Trimodal distribution of Hb S as a result of interaction with alpha-thalassaemia gene. *Acta Haematol* 65:157, 1981.
436. Sciarratta GV, Sansone G, Ivaldi G, et al: Alternate organization of alpha G-Philadelphia globin genes among U.S. black and Italian Caucasian heterozygotes. *Hemoglobin* 8:537, 1984.
437. Itano HA, Neel JV: A new inherited abnormality of human hemoglobin. *Proc Natl Acad Sci U S A* 36:613, 1950.
438. Spaet TH, Alway RH, Ward G: Homozygous type c hemoglobin. *Pediatrics* 12:483, 1953.
439. Ranney HM, Larson DL, McCormack GH Jr: Some clinical, biochemical and genetic observations on hemoglobin C. *J Clin Invest* 32:1277, 1953.
440. Nagel R, Steinberg MH: Hb SC disease and Hb C disorder, in *Disorders of Hemoglobin: Genetics, Pathophysiology, and Clinical Management*, edited by MH Steinberg, BG Forget, DR Higgs, RL Nagel, pp 765–785. Cambridge University Press, Cambridge, UK, 2001.
441. Boehm CD, Dowling CE, Antonarakis SE, et al: Evidence supporting a single origin of the beta(C)-globin gene in blacks. *Am J Hum Genet* 37:771, 1985.
442. Itano HA, Bergren WR, Sturgeon P: Identification of fourth abnormal human hemoglobin. *J Am Chem Soc* 76:2278, 1954.
443. Fucharoen S: Hb E disorders, in *Disorders of Hemoglobin: Genetics, Pathophysiology, and Clinical Management*, edited by MH Steinberg, BG Forget, DR Higgs, RL Nagel, pp 1139–1154. Cambridge University Press, Cambridge, UK, 2001.

444. Fucharoen S, Siritanaratkul N, Winichagoon P, et al: Hydroxyurea increases hemoglobin F levels and improves the effectiveness of erythropoiesis in beta-thalassemia/hemoglobin E disease. *Blood* 87:887, 1996.
445. Itano HA: A third abnormal hemoglobin associated with hereditary hemolytic anemia. *Proc Natl Acad Sci U S A* 37:775, 1951.
446. Huisman THJ, Carver MFH, Efremov GD: *A Syllabus of Human Hemoglobin Variants.* Sickle Cell Anemia Foundation, Augusta, GA, 1998.
447. Cathie IAB: Apparent idiopathic Heinz body anaemia. *Great Ormond St J* 3:343, 1952.
448. Ryan TM, Ciavatta DJ, Townes TM: Knockout-transgenic mouse model of sickle cell disease. *Science* 278:873, 1997.
449. Behringer RR, Ryan TM, Palmiter RD, et al: Human gamma- to beta-globin gene switching in transgenic mice. *Genes Dev* 4:380, 1990.
450. Ryan TM, Townes TM, Reilly MP, et al: Human sickle hemoglobin in transgenic mice. *Science* 247:566, 1990.
451. Gaensler KM, Kitamura M, Kan YW: Germ-line transmission and developmental regulation of a 150-kb yeast artificial chromosome containing the human beta-globin locus in transgenic mice. *Proc Natl Acad Sci U S A* 90:11381, 1993.
452. Greaves DR, Fraser P, Vidal MA, et al: A transgenic mouse model of sickle cell disorder. *Nature* 343:183, 1990.
453. Kaufman RM, Pham CT, Ley TJ: Transgenic analysis of a 100-kb human beta-globin cluster-containing DNA fragment propagated as a bacterial artificial chromosome. *Blood* 94:3178, 1999.
454. Paszty C, Brion CM, Manci E, et al: Transgenic knockout mice with exclusively human sickle hemoglobin and sickle cell disease. *Science* 278:876, 1997.
455. Peterson KR, Clegg CH, Huxley C, et al: Transgenic mice containing a 248-kb yeast artificial chromosome carrying the human beta-globin locus display proper developmental control of human globin genes. *Proc Natl Acad Sci U S A* 90:7593, 1993.
456. Strouboulis J, Dillon N, Grosveld F: Developmental regulation of a complete 70-kb human beta-globin locus in transgenic mice. *Genes Dev* 6:1857, 1992.
457. Wu LC, Sun CW, Ryan TM, et al: Correction of sickle cell disease by homologous recombination in embryonic stem cells. *Blood* 108:1183, 2006.
458. Levasseur DN, Ryan TM, Pawlik KM, Townes TM: Correction of a mouse model of sickle cell disease: Lentiviral/antisickling beta-globin gene transduction of unmobilized, purified hematopoietic stem cells. *Blood* 102:4312, 2003.
459. Pawliuk R, Westerman KA, Fabry ME, et al: Correction of sickle cell disease in transgenic mouse models by gene therapy. *Science* 294:2368, 2001.
460. Puthenveetil G, Scholes J, Carbonell D, et al: Successful correction of the human beta-thalassemia major phenotype using a lentiviral vector. *Blood* 104:3445, 2004.
461. Imren S, Fabry ME, Westerman KA, et al: High-level beta-globin expression and preferred intragenic integration after lentiviral transduction of human cord blood stem cells. *J Clin Invest* 114:953, 2004.
462. Hacein-Bey-Abina S, Von Kalle C, Schmidt M, et al: LMO2-associated clonal T cell proliferation in two patients after gene therapy for SCID-X1. *Science* 302:415, 2003.
463. Seggewiss R, Pittaluga S, Adler RL, et al: Acute myeloid leukemia associated with retroviral gene transfer to hematopoietic progenitor cells of a rhesus macaque. *Blood* 107:3865, 2006.
464. Takahashi K, Yamanaka S: Induction of pluripotent stem cells from mouse embryonic and adult fibroblast cultures by defined factors. *Cell* 126:663, 2006.
465. Blelloch R, Venere M, Yen J, Ramalho-Santos M: Generation of induced pluripotent stem cells in the absence of drug selection. *Cell Stem Cell* 1:245, 2007.
466. Maherali N, Sridharan R, Xie W, et al: Directly reprogrammed fibroblasts show global epigenetic remodeling and widespread tissue contribution. *Cell Stem Cell* 1:55, 2007.
467. Meissner A, Wernig M, Jaenisch R: Direct reprogramming of genetically unmodified fibroblasts into pluripotent stem cells. *Nat Biotechnol* 25:1177, 2007.
468. Okita K, Ichisaka T, Yamanaka S: Generation of germline-competent induced pluripotent stem cells. *Nature* 448:313, 2007.
469. Wernig M, Meissner A, Foreman R, et al: *In vitro* reprogramming of fibroblasts into a pluripotent ES-cell-like state. *Nature* 448:318, 2007.
470. Hanna J, Wernig M, Markoulaki S, et al: Treatment of sickle cell anemia mouse model with iPS cells generated from autologous skin. *Science* 318:1920, 2007.
471. Takahashi K, Tanabe K, Ohnuki M, et al: Induction of pluripotent stem cells from adult human fibroblasts by defined factors. *Cell* 131:861, 2007.
472. Yu J, Vodyanik MA, Smuga-Otto K, et al: Induced pluripotent stem cell lines derived from human somatic cells. *Science* 318:1917, 2007.
473. Park IH, Zhao R, West JA, et al: Reprogramming of human somatic cells to pluripotency with defined factors. *Nature* 451:141, 2008.
474. Lowry WE, Richter L, Yachechko R, et al: Generation of human induced pluripotent stem cells from dermal fibroblasts. *Proc Natl Acad Sci U S A* 105:2883, 2008.
475. Murry CE, Keller G: Differentiation of embryonic stem cells to clinically relevant populations: Lessons from embryonic development. *Cell* 132:661, 2008.
476. Zwaka TP, Thomson JA: Homologous recombination in human embryonic stem cells. *Nat Biotechnol* 21:319, 2003.
477. Chang CW, Lai YS, Pawlik KM, et al: Polycistronic lentiviral vector for "hit and run" reprogramming of adult skin fibroblasts to induced pluripotent stem cells. *Stem Cells* 27:1042, 2009.
478. Ivics Z, Li MA, Mates L, et al: Transposon-mediated genome manipulation in vertebrates. *Nat Methods* 6:415, 2009.
479. Soldner F, Hockemeyer D, Beard C, et al: Parkinson's disease patient-derived induced pluripotent stem cells free of viral reprogramming factors. *Cell* 136:964, 2009.
480. Woltjen K, Michael IP, Mohseni P, et al: piggyBac transposition reprograms fibroblasts to induced pluripotent stem cells. *Nature* 458:766, 2009.
481. Yu J, Hu K, Smuga-Otto K, et al: Human induced pluripotent stem cells free of vector and transgene sequences. *Science* 324:797, 2009.
482. Kim SY, Mocanu C, McLeod DS, et al: Expression of pigment epithelium-derived factor (PEDF) and vascular endothelial growth factor (VEGF) in sickle cell retina and choroid. *Exp Eye Res* 77:433, 2003.
483. Zhou H, Wu S, Joo JY, et al: Generation of induced pluripotent stem cells using recombinant proteins. *Cell Stem Cell* 4:381, 2009.

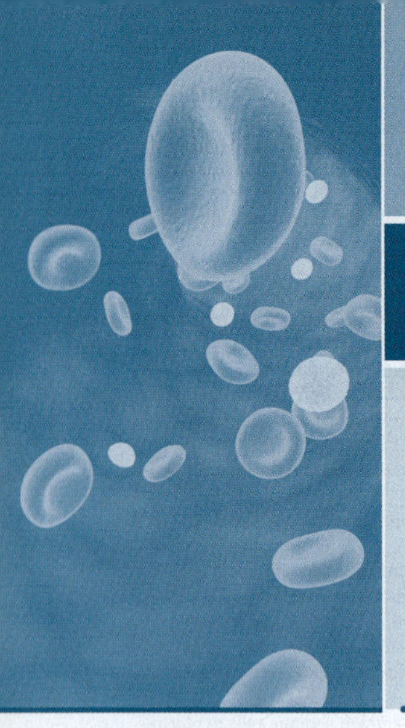

第49章

高铁血红蛋白血症和其他异常血红蛋白血症

Neeraj Agarwal, Josef T. Prchal

摘 要

正常血红蛋白可以被氧化为高铁血红蛋白(methemoglobin)。高铁血红蛋白血症的发生是因为接触环境因素引起的氧化血红蛋白生成过多，或是由于生殖系突变导致的氧化血红蛋白还原减少。血红蛋白也可以与气体分子结合，如一氧化碳(CO)和一氧化氮(NO)，形成碳氧血红蛋白(carboxyhemoglobin，COHb)和亚硝基血红蛋白(nitrosohemoglobin)。硫化血红蛋白血症(sulfhemoglobinemia)仅发生于职业性接触含硫化合物或氧化性药物引起继发性生成增多时。这些被修饰的血红蛋白，又被称为异常血红蛋白，根据其严重程度及个体的易感性，可导致不同程度的临床表现。快速诊断是患者能够得到及时有效治疗的关键。

本章使用的简写和缩略词：AOP2，抗氧化蛋白2(antioxidant protein 2)；2,3-BPG，2,3-二磷酸甘油酸(2,3-bisphosphoglycerate)；cGMP，环鸟苷单磷酸(cyclic guanosine monophosphate)；cNOS，组成型一氧化氮合成酶(constitutive nitric oxide synthase)；CO，一氧化碳(carbon monoxide)；COHb，碳氧血红蛋白(c arboxyhemoglobin)；eNOS，内皮细胞一氧化氮合成酶(endothelial NO synthase)；GSH，还原型谷胱甘肽(reduced glutathione)；Hb，血红蛋白(hemoglobin)；iNOS，可诱导型一氧化氮合成酶(inducible nitric oxide synthase)；NDAH，烟酰胺腺嘌呤二核苷酸(还原型)(nicotinamide adenine dinucleotide(reduced form))；NADPH，烟酰胺腺嘌呤二核苷酸磷酸(还原型)(nicotinamide adenine dinucleotide phosphate(reduced form))；NO，一氧化氮(nitric oxide)；NOS，一氧化氮合成酶(nitric oxide synthase)；SNO-Hgb，S-亚硝基血红蛋白(S-nitroso hemoglobin)；SpCO，动脉碳氧血红蛋白浓度(arterial carboxyhemoglobin concentration)；SpMet，动脉高铁血红蛋白浓度(arterial methemoglobin concentration)；SpO_2，动脉氧饱和度(arterial oxygen saturation)。

高铁血红蛋白血症

定义和历史

皮肤和黏膜的青紫，即发绀(cyanosis)，自古就被认为是心肺疾病的一种表现。服用药物引起的发绀自1890年以前就已经被人们认识[1]。当多种药物或毒性物质在循环中直接氧化血红蛋白或通过分子氧促进血红蛋白氧化时，便可出现中毒性高铁血红蛋白血症。

1912年，Sloss和Wybauw[2]报道了一例特发性高铁血红蛋白血症病例。后来Hitzenberger[3]提出可能存在遗传性高铁血红蛋白血症，随后报道了大量这类病例[4]。1948年，Hörlein和Weber[5]报道了一个家族中四代八名成员表现为发绀。高铁血红蛋白的吸收光谱异常。他们证实该病的缺陷在于分子的珠蛋白部分。继而Singer[6]提出这种异常的血红蛋白命名为血红蛋白M。另一种高铁血红蛋白血症的发生与药物摄入无关，也不存在血红蛋白珠蛋白部分的任何异常，Gibson[7]首先解释了其病因，他明确指出了酶缺陷的部位在烟酰胺腺嘌呤二核苷酸(还原形式；NADH)黄递酶(diaphorase)，也被称为高铁血红蛋白还原酶，新近又被称为细胞色素b_5还原酶(cytochrome b_5 reductase)。在Gibson具有洞察力的研究50多年后，他所预言的这一遗传性疾病在DNA水平上得到了证实[8]。

1968年报道的血红蛋白Kansas[9]使人们首先认识到异常血红蛋白可通过另一种完全不同的机制引起发绀。这种发绀不像在血红蛋白M中是由于高铁血红蛋白所引起的，而是由于突变的血红蛋白与氧的亲和力异常减低所致。因此，在正常氧分压时，血中存在大量脱氧血红蛋白。

流行病学

因细胞色素b_5还原酶缺陷导致的高铁血红蛋白血症在土著美国人，包括阿拉斯加和美国大陆，以及俄罗斯西伯利亚的雅库特人较其他人群多见[10-12]。因血红蛋白M导致的高铁血红蛋白血症与中毒性高铁血红蛋白血症的发生一样，多为散发性；而中毒性高铁血红蛋白血症与接触工业有毒物质有关，因此最常见于化工厂工人。

■ 病因学和发病机制

由于氧化铁不能与氧可逆性结合，因而高铁血红蛋白血症降低了血液的携氧能力。另外，当一个或更多的铁原子被氧化后，血红蛋白的构象发生了改变，导致余下的亚铁血红素基团对氧的亲和力增加。因此，高铁血红蛋白血症对组织供氧造成了双重损害[13]。

中毒性高铁血红蛋白血症

血红蛋白在体内不断地由亚铁被氧化成三价铁状态。多种药物和有毒化学物质可使这种氧化的速度加快，包括磺胺类(sulfonamides)、利多卡因(lidocaine)和其他苯胺(aniline)衍生物以及亚硝酸盐类(nitrites)。很多化学物质可以引起高铁血红蛋白血症[14-16]。表 49-1 列举了临床实践中引起有临床意义的高铁血红蛋白血症的一些药物。

表 49-1 引起高铁血红蛋白血症的一些药物

药物
非那吡啶(pyridium)[182-184]
磺胺甲噁唑(sulfamethoxazole)[185]
氨苯砜(dapsone)[27,28,186]
苯胺(aniline)[111,112]
百草枯 / 绿谷隆(paraquat/monolinuron)[187-189]
硝酸盐(nitrate)[29-31,104]
硝酸甘油(nitroglycerin)[182,190]
亚硝酸异戊酯(amyl nitrite)[191]
异丁基亚硝酸(isobutyl nitrite)[192]
亚硝酸钠(sodium nitrite)[30,105]
苯唑卡因(benzocaine)[17-19]
丙胺卡因(prilocaine)[193-195]
亚甲蓝(methyleneblue)[110]
氯胺(chloramine)[189,196]

引起高铁血红蛋白血症最常见的药物包括苯唑卡因(benzocaine)和利多卡因[17-26]。在某些情况下，病人根本不知道他们服用的药物会导致高铁血红蛋白血症；在某些"街头药物"(指毒品——译者注)中明显使用了氨苯砜(dapsone)[27-28]。硝酸盐和亚硝酸盐污染水源或者被用做食物防腐剂也是常见的致病原因[29-37]。

细胞色素 b_5 还原酶缺陷

细胞色素 b_5 还原酶催化高铁血红蛋白还原主要途径中的一步。该酶又名烟酰胺腺嘌呤二核苷酸(NADH)黄递酶，利用 NADH 作为氢供体，还原细胞色素 b_5。而还原后的细胞色素 b_5 又使高铁血红蛋白还原成血红蛋白。当通过细胞色素 b_5 还原酶或相对次要的辅助机制，如通过抗坏血酸和还原型谷胱甘肽直接还原高铁血红蛋白，使高铁血红蛋白生成速度和还原速度相等时，高铁血红蛋白水平达到稳定状态。与烟酰胺腺嘌呤二核苷酸磷酸(NADPH)连接的酶，NADPH 黄递酶，只有在亚甲蓝存在时，才能对高铁血红蛋白起还原作用(参见以下"治疗、病程和预后")。细胞色素 b_5 还原酶活性的明显降低将会引起循环红细胞内棕色色素的聚积。

在人类和鼠的红细胞内存在高浓度的抗氧化蛋白 2 (AOP2)，可对高铁血红蛋白的形成起平衡作用。AOP2 属于过氧化还原酶蛋白家族成员，可以与血红蛋白结合从而防止其自发性以及氧化物诱导的高铁血红蛋白形成[38]。该基因突变或获得性缺乏理论上可导致先天性或获得性高铁血红蛋白血症。异常血红蛋白 M 或低氧亲和力血红蛋白导致的发绀为常染色体显性遗传。而细胞色素 b_5 还原酶缺乏导致的遗传性高铁血红蛋白血症是以常染色体隐性方式遗传。

相应的，还原细胞色素 b_5 的酶，即细胞色素 b_5 还原酶的遗传性缺乏，也是引起高铁血红蛋白血症的原因之一。细胞色素 b_5 还原酶的多种突变已在核苷酸水平得以鉴定[8,39-52]；其中一些突变的功能效应已经通过酶的结构作出了推测[43,50,53]。虽然该酶大部分的突变见于白人，但在中国人发现了 5 个独特的突变[54]，在泰国人至少发现 3 个突变[45,55]，在美国黑人发现 2 个[56]，在亚洲印度人发现 1 个[57]。另外，在非洲裔美国人中发现了一个常见的多态性(等位基因频率 =0.023)；这种多态性似乎并不影响酶的活性[58]。大多数细胞色素 b_5 还原酶缺乏的患者仅表现为高铁血红蛋白血症，这些患者被分类为 Ⅰ 型疾病。Ⅱ 型疾病缺乏也出现在红细胞之外的其他细胞，如成纤维细胞和淋巴细胞[59]。这类病人除了表现为高铁血红蛋白血症外，还表现为进行性脑病和智力减退。在这些病人中，发现其血小板和白细胞的脂肪酸链延长有缺陷[60]，这提示患者的中枢神经系统也可能存在同样的缺陷，而脂肪酸链的延长在髓鞘形成过程中起重要作用。据报道，极少数非红系细胞色素 b_5 还原酶缺乏的患者并不罹患任何神经系统异常，有人建议将其归为Ⅲ型[61,62]，但是有人对此表示质疑，并认为Ⅲ型疾病可能并不存在[63]。

杂合型细胞色素 b_5 还原酶缺乏

细胞色素 b_5 还原酶缺乏杂合子在临床上通常不表现出高铁血红蛋白血症。然而，当服用某些在正常情况下仅会引起轻微的、没有临床意义的高铁血红蛋白血症的药物后，有报道这类患者发生了高铁血红蛋白血症引起的严重发绀[64]。虽然报道中的受累患者为德国犹太人，但在未经选择的 500 名犹太人中，发现细胞色素 b_5 还原酶缺乏的发生率并不高[65]。另外，在细胞色素 b_5 还原酶缺乏的杂合子中，发生急性中毒性高铁血红蛋白血症的倾向性似乎很少见[63]。

已经有报道在狗、猫和马等建立了细胞色素 b_5 还原酶缺乏的动物模型[66,67]。

新生儿易感性

血红蛋白的氧化增强和高铁血红蛋白还原减少也可能同时发生。由于新生儿细胞色素 b_5 还原酶的活性通常较低[68]，因此特别容易发生高铁血红蛋白血症。因此，毒性物质所引起的严重高铁血红蛋白血症可见于新生儿，如接触尿布上的苯胺染料[69]和饮用硝酸盐污染的水[31,37]甚至是食用甜菜[70]。肠道中细菌的作用可以将硝酸盐还原为亚硝酸盐，从而引起高铁血红蛋白血症。在农村地区，饮用硝酸盐污染的井水而导致新生儿致命性高铁血红蛋白尿的病例仍有发生[71]。

腹泻合并酸中毒的婴儿发生高铁血红蛋白血症是一种可导致致命后果的综合征[72-76]。这些婴儿的细胞色素 b_5 还原酶活性是正常的，其高铁血红蛋白血症的发病机制尚不明确。然而，该综合征最常见于大豆配方喂养的婴儿[77]，而母乳喂养似乎有保护作用[71]。

细胞色素 b_5 缺乏

在极少情况下，导致高铁血红蛋白血症的缺陷可能并不在向细胞色素 b_5 传递氢原子的细胞色素 b_5 还原酶，而是由于细胞色素 b_5 本身缺乏导致的[78-80]。

血红蛋白 M

结构变化 血红蛋白结合和释放氧的分子机制在第 48 章有相应讨论。血红素位于 4 条珠蛋白链的每条的 E 和 F α 螺旋段之间的疏水"血红素袋"内。血红素中的铁原子与卟啉环吡咯氮原子间形成四价结合，与邻近 F α 螺旋段内一个组氨酸残基的咪唑氮原子形成第 5 个共价键(图 49-1)[81]。该组氨酸，α 链的第 87 位残基和 β 链的第 92 位残基，称为近端组氨酸。在卟啉环的另一侧，铁原子位于另一组氨酸残基附近，但却并不与其形成共价结合。该远端组氨酸位于 α 链第 58 位残基和 β 链的第 63 位残基。正常情况下，氧有时以超氧阴离子形式从血红素袋中被释放出来，移去铁的一个电子使其成为三价铁状态。红细胞的酶系统能够有效地将三价铁还原为二价铁，从而将高铁血红蛋白转变为血红蛋白(见第 46 章)。

在大多数血红蛋白 M，酪氨酸替代了近端或远端的组氨酸。酪氨酸能与铁原子形成一种铁-酚盐复合物，能够抵抗红细胞正常代谢系统将其还原为亚铁状态。四种血红蛋白 M 是由于 α 链和 β 链近端或远端的组氨酸被酪氨酸取代所致。如表 49-2 所示，这四种血红蛋白 M 以地名命名为 Boston、Saskatoon、Iwate 和 Hyde Park。

已报道在胎儿血红蛋白 γ 链中存在类似的 His→Tyr 替换，被命名为血红蛋白 FM_{Osaka}[82] 和 $FM_{Fort\ Ripley}$[83]。

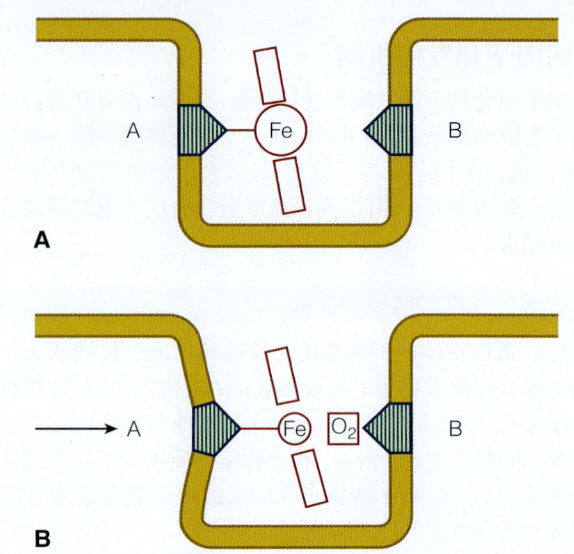

图 49-1 显示血红素嵌入血红素囊内。A. 近端组氨酸；B. 远端组氨酸。A. 在去氧血红蛋白中，较大的亚铁原子突出于卟啉环平面。B. 与氧结合后，三价样铁原子变小，能进到卟啉环当中的孔内，因此近端组氨酸和与其结合的 F 肽段发生移动。

另一种血红蛋白 M，血红蛋白 $M_{Milwaukee}$，是由于 β 链 67 位残基上的缬氨酸被谷氨酸取代所致，而不是酪氨酸替代组氨酸形成的。该谷氨酸侧链指向血红素基团，其羧基基团与铁原子相互作用，使之稳定于三价铁状态。

除了血红蛋白 M 外，其他血红蛋白病引起的高铁血红蛋白血症少见，而血红蛋白 $_{Chile}$(β28Leu→Met)就是这样一种血红蛋白。这种不稳定的血红蛋白仅在服药时才产生溶血，其临床特征是慢性高铁血红蛋白血症[84]。

表 49-2 血红蛋白 M 的特征

血红蛋白	氨基酸替代	氧解离和其他性质	临床效应	参考文献
Hb M_{Boston}	α58(E7)组→酪	极低氧亲和力，几乎不存在血红素-血红素相互作用，无 Bohr 效应	因高铁血红蛋白形成引起的发绀	197
Hb $M_{Saskatoon}$	β63(E7)组→酪	氧亲和力增加，血红素-血红素相互作用降低，Bohr 效应正常，轻度不稳定	因高铁血红蛋白形成引起的发绀，轻度溶血性贫血，服用磺胺药物加重	197,198
Hb M_{Iwate}	α 87(F8)组→酪	低氧亲和力，血红素-血红素相互作用极弱，无 Bohr 效应	因高铁血红蛋白的形成引起的发绀	197,199
Hb $M_{Kankakee}$				
Hb $M_{Oldenburg}$				
Hb M_{Sendai}				
Hb $M_{Hyde\ Park}$	β92(F8)组→酪	氧亲和力增加，血红素相互作用减低，轻度不稳定	因高铁血红蛋白的形成引起的发绀，轻度溶血性贫血	102
Hb $M_{Milwaukee2}$				
Hb M_{Akita}				
Hb $M_{Milwaukee}$	β67(E11)缬→谷	低氧亲和力，血红素-血红素间相互作用降低，Bohr 效应正常，轻度不稳定	因高铁血红蛋白形成引起的发绀	200
Hb FM_{Osaka}	^{G}γ63 组→酪	低氧亲和力，Bohr 效应增加，高铁血红蛋白血症	出生时有发绀	82
Hb $FM_{Fort\ Ripley}$	^{G}γ92 组→酪	氧亲和力轻度增加	出生时有发绀	201

■ 临床特点

服用药物

高铁血红蛋白血症可以是急性或者慢性的。严重的急性高铁血红蛋白血症，通常是服用药物或接触某些毒物所致。由于高铁血红蛋白缺乏运送氧的能力，可表现出贫血的症状，包括气促、心悸和血管性虚脱（vascular collapse）。能够诱发高铁血红蛋白血症的化学药品通常也能导致溶血，因此可同时发生溶血性贫血和高铁血红蛋白血症。慢性高铁血红蛋白血症，不管是由于服用药物、接触毒物还是因遗传所致，通常都是无症状的。对于非洲裔美洲人来说，即便是出现发绀也很难辨识[85]。在某些情况下，当高铁血红蛋白浓度很高（> 总色素 20%）时，偶尔可出现轻度的红细胞增多（见第 56 章）。

血红蛋白 M

血红蛋白 M 患者也表现为发绀。在 α 链变异的病例，灰黑色婴儿在出生时即可引起注意，而 β 链变异的临床表现只有在 6~9 个月月龄当 β 链替换了大部分胎儿 γ 链后才会表现明显。虽然患者血红蛋白的功能受损，但是却不表现心肺症状和杵状指。血红蛋白 $M_{Saskatoon}$ 和血红蛋白 $M_{Hyde\ Park}$ 患者可表现为溶血性贫血和黄疸。服用磺胺类药物后可使溶血加重[86]。

细胞色素 b_5 还原酶缺陷

如前所述，因细胞色素 b_5 还原酶缺陷导致的遗传性高铁血红蛋白血症患者可出现智力减退。另有一例骨骼异常病例的报道[87]。

■ 实验室检查

中毒性高铁血红蛋白血症

中毒性高铁血红蛋白血症患者高铁血红蛋白升高，但是细胞色素 b_5 还原酶活性正常。测定高铁血红蛋白的最佳方法是利用 630nm 波长处的吸收值的改变，当加入氰化物后，高铁血红蛋白即转化成氰化高铁血红蛋白，在 630nm 波长处的吸收值发生改变[88,89]。当使用自动化仪器估算还原性血红蛋白、氧合血红蛋白、高铁血红蛋白和碳氧血红蛋白水平时，常常导致诊断上的错误。大多数自动化仪器不能正确区分这些血红蛋白[90,91]。

与更特异的 Evelyn Malloy 法相比较，cooximeter 检测值估算的高铁血红蛋白血症临床发病率过高[92]。这一方法进行直接分光光度测量分析，当疑为高铁血红蛋白血症时适合应用。这是通过将血液加入微酸缓冲液中溶解，并在加入小量中和氰化物前后测量 630nm 光密度来实现的。高铁血红蛋白在这一波长的吸收峰在其转化为氰化高铁血红蛋白后消失。虽然该方法是在 1938 年报道的[88]，但目前仍为测量血高铁血红蛋白最准确的技术。有关该技术的详细情况见本书先前版本[93]和其他参考文献[86]。

8 波长脉冲血氧计，Masimo Rad-57（the Rainbow SET Rad-57 Pulse CO-Oximeter，Masimo Inc，Irvine，CA）已经被美国食品和药品管理局批准用于测量碳氧血红蛋白和高铁血红蛋白。Rad-57 以 8 波长光取代了通常的 2 波长，因而能够测量 2 种以上的人类血红蛋白[94]。除了通常的动脉血氧饱和度（SpO_2），Rad-57 还可以显示动脉碳氧血红蛋白浓度（SpCO）和动脉高铁血红蛋白浓度（SpMet）。在一项健康志愿者的实验中，血中高铁血红蛋白和碳氧血红蛋白水平均被诱导在受控制水平，Rad-57 测量其碳氧血红蛋白的不确定度（uncertainty）为 ±2%，其范围为 0~15%；测量高铁血红蛋白的不确定度为 0.5%，其范围为 0~12%[94]。

细胞色素 b_5 还原酶缺乏

在细胞色素 b_5 还原酶缺乏所致的遗传性高铁血红蛋白血症中，8%~40% 的血红蛋白为氧化形式（高铁血红蛋白）。血液可呈巧克力样棕色。细胞色素 b_5 还原酶活性可利用氰化铁作受体来检测，测定 NADH 被氧化的速度[95,96]。在该酶缺乏引起的高铁血红蛋白血症患者中，剩余的酶活性通常低于正常的 20%。还报道了一种免疫测定法[97]，但这种方法不能检测出催化活性受损的突变体酶分子。谷胱甘肽还原酶的活性通常也是下降的，其原因尚不明确[98]。

细胞色素 b_5 缺乏

如果细胞色素 b_5 还原酶活性正常，可检测细胞色素 b_5[99]。

血红蛋白 M

光谱分析 图 49-2 所示正常高铁血红蛋白 A 在 pH 7.0 时的吸收光谱[100]。血红蛋白 M 与由血红蛋白 A 形成的高铁血红蛋白可通过其在 450~750nm 范围内的吸收光谱得以区别。由于血红蛋白 M 通常仅占总血红蛋白的 20%~35%，因此高铁血红蛋白 A 和血红蛋白 M 的混合光谱就很难解释。

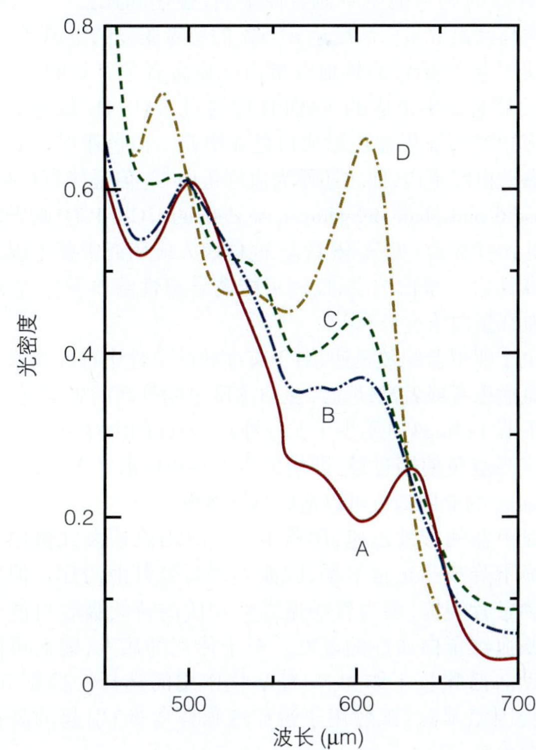

图 49-2 pH 7.0 时的吸收光谱。A，高铁血红蛋白 A；B，高铁血红蛋白 M_{Boston}；C，高铁血红蛋白 $M_{Saskatoon}$；D，高铁血红蛋白 A 氟化络合物。为了对比，所有光密度在 500nm 处都设置为 0.61。

所以，最好是通过电泳或色谱法分离纯化血红蛋白 M 后再进行光谱分析[81]。

电泳　所有的血红蛋白 M 样品都应该转换成高铁血红蛋白，这样在电泳时出现的差异就是因为氨基酸的替代造成的，而不是因为铁原子的电荷不同。在 pH 7.1 的条件下进行电泳对于分离血红蛋白 M 最有效，因为组氨酸的咪唑基团此时带有一个净正电荷；而当 pH 更高时，组氨酸和替代的酪氨酸都是中性的。

其他生化方法　血红蛋白 M 对于氰化物和叠氮根离子的反应是不同的[101]。这种特性有助于识别受累亚基，因为 α 链中的铁 - 酚盐键比 β 链中的更为牢固。但是明确鉴定变异需要进行肽链或 DNA 分析。因氧亲和力减低而导致发绀的血红蛋白可通过测定血氧解离曲线检测，但要保证 2,3- 二磷酸甘油酸（2,3-bisphosphoglycerate，2,3-BPG）水平正常，或者经适合的缓冲液充分透析去除 2,3-BPG 后，再测定血红蛋白氧离曲线。很多氧亲和力减低的血红蛋白不稳定（见第 48 章）并可在异丙醇实验中形成沉淀[101]。在很多实验室，在 DNA 水平进行珠蛋白链的编码序列测定要比测定血红蛋白的特性容易得多[102]。

■ 治疗和预后

中毒性高铁血红蛋白血症

急性中毒性高铁血红蛋白血症是一种严重的医疗急症。当高铁血红蛋白浓度较高时，血液携氧能力下降和氧离曲线左移[103]。当高铁血红蛋白浓度超过循环血红蛋白总量的 50% 以上时，急性高铁血红蛋白血症就可威胁到患者生命；当超过 60%~70% 时则可能发生血管性虚脱、昏迷和死亡[104,105]，但也有一例高铁血红蛋白浓度达 81.5% 的患者康复的报道[106]。

亚甲蓝[107]治疗高铁血红蛋白血症患者是有效的，因为 1- 磷酸己糖通路中形成的 NADPH 能通过 NADPH- 黄递酶的催化反应快速将亚甲蓝还原成白色亚甲蓝。白色亚甲蓝非酶性催化高铁血红蛋白，使之还原为血红蛋白[108]。但是伴有 G-6-P-D（glucose-6-phosphate dehydrogenase deficient，G-6-P-D）缺乏的患者对此治疗无效（见第 46 章）。这种病人应用亚甲蓝不仅不能降低高铁血红蛋白浓度，反而可能诱导急性溶血发作[109]或使高铁血红蛋白浓度升高[110]。

由于亚甲蓝起效迅速，对于有症状的急性中毒性高铁血红蛋白血症患者或者高铁血红蛋白浓度急剧升高的患者，静脉注射亚甲蓝 1~2mg/kg（不少于 5 分钟）是最好的治疗方法[111]。亚甲蓝应当避免使用过量，即便患者 G-6-P-D 水平正常，重复使用 2mg/kg 的亚甲蓝也可以造成急性溶血[112]。

亚甲蓝的疗效迅速，用药 1~2 小时内高铁血红蛋白水平会明显下降或达正常水平，因而不再需要其他治疗。但是仍需监测患者病情，因为胃肠道毒性物质的持续吸收可能会引起高铁血红蛋白血症的复发。对于休克的病人，输血可能有所帮助。西咪替丁作为 N- 羟基化作用的选择性抑制剂，可以减轻因氨苯砜（该药用于治疗疱疹样皮炎）引起的高铁血红蛋白血症[113]。

遗传性高铁血红蛋白血症

遗传性高铁血红蛋白血症的病程是良性的，但是患者应该避免接触苯胺衍生物、硝酸盐和其他一些甚至在正常人也可诱发高铁血红蛋白血症的药物。

因细胞色素 b_5 还原酶缺陷导致的遗传性高铁血红蛋白血症应用维生素 C（抗坏血酸）即可治疗，每天 300~600mg，分 3~4 次口服。虽然静脉输注亚甲蓝对于纠正本病高铁血红蛋白非常有效，但并不适合于长期治疗。服用核黄素仅对一些患者有效[114]，而其余的则无效[115]。

存在于血红蛋白 M 中的铁 - 酚盐复合物能阻止高铁还原为亚铁，因此该病中的高铁血红蛋白经维生素 C 或亚甲蓝治疗是无效的。对于伴有氧亲和力减低的异常血红蛋白引起的发绀，目前尚缺乏有效的治疗。

硫化血红蛋白

■ 定义和病史

硫化血红蛋白血症是指血液中存在一种特征性吸收波长为 620nm 的血红蛋白衍生物，它与高铁血红蛋白不同，即使加入氰化物也不会消失。硫化血红蛋白因血红蛋白于体外在硫化氢作用下生成[116]和将含硫食物喂狗后可引起硫化血红蛋白血症而得名[117]。

■ 病因学和发病机制

硫化血红蛋白含有一个多余的硫原子。其与卟啉环外围 β- 吡咯环的碳原子形成连接[118-120]。硫化血红蛋白血症可有多种药物的摄入引起，尤其是磺胺类、非那西丁、乙酰苯胺和非那吡啶[90,121]。该病也可以和服用药物无关，常见于慢性便秘或腹泻患者[122]。在部分患者或既往发作患者的红细胞中存在还原型谷胱甘肽浓度升高[123]，升高原因以及与硫化血红蛋白血症的关系尚不清楚。由于某些能够引起硫化血红蛋白血症的药物能够导致红细胞 GSH 水平升高，据此推测可能是药物通过激活谷胱甘肽合成酶[124]或增加细胞内谷氨酸水平[125]所致。

目前尚无确实证据证实存在遗传性硫化血红蛋白血症[126]。先前报道的单个家族患病更有可能是血红蛋白 M 血红蛋白病。

■ 临床特征

硫化血红蛋白血症表现为发绀。引起硫化血红蛋白血症的药物也常常导致红细胞破坏增多。因此硫化血红蛋白血症患者有时可表现出轻度的溶血。

■ 实验室检查

用铁氰化物、氰化物和氨处理血液后的溶解产物，通过比照在 620nm 和 540nm 的光密度可以检测出硫化血红蛋白[88,89]。

■ 治疗和病程

硫化血红蛋白血症几乎都是一种良性疾病。与高铁血红蛋白血症不同，硫化血红蛋白并不使氧离曲线左移，而是减低了血红蛋白与氧的亲和力[121]。当患者接触药物后，该病会在同一患者身上反复发作但并不影响其健康。硫化血红蛋白也不像高铁血红蛋白一样能够转化为血红蛋白。因此，一旦硫化血红蛋白生成就会持续存在，直到含有硫化血红蛋白的红细胞被破坏。

表 49-3 某些氧亲和力减低的异常血红蛋白

血红蛋白	氨基酸替代	氧解离和其他特征	临床表现	参考文献
$Hb_{Seattle}$	β70(E14)丙→天冬	氧亲和力减低，血红素-血红素相互作用正常	轻度慢性贫血伴有尿 EPO 减少，使氧释放给组织	126
Hb_{Kansas}	β102(G4)天冬酰胺→苏	氧亲和力极低，血红素-血红素相互作用降低，以配体形式解离成二聚体	由于去氧血红蛋白导致的发绀，轻度贫血	202

低氧亲和力血红蛋白：引起发绀的又一原因

■ 病因及发病机制

在某些血红蛋白变异体中，由于去氧血红蛋白中的血红素的角度发生改变，有利于血红蛋白分子脱氧构象的形成。这样的变化见于血红蛋白 $_{Hammersmith}$、血红蛋白 $_{Bucuresti}$、血红蛋白 $_{Torino}$ 和血红蛋白 $_{Peterborough}$。在另外的实例中，由于 $\alpha_1\beta_2$ 接触部位的突变，引起四元构象的改变（血红蛋白 $_{Kansas}$、血红蛋白 $_{Titusville}$ 和血红蛋白 $_{Yoshizuka}$）。伴有低氧亲和力的异常血红蛋白的特征见表 49-3。

■ 临床特点

在改善组织供氧的反应中，由于氧离曲线右移，人体的氧感受器会减少 EPO 的生成[126]。因此，低氧亲和力血红蛋白患者的血红蛋白水平稳定性减低而表现出轻度的贫血症状。

■ 实验室检查

P50 反映了血红蛋白对氧的亲和力，是指氧饱和度达到 50% 时的氧分压。静脉 P50 可以使用脉冲血氧计直接测定，但无论常规实验室还是相关实验室都很难做到。Lichtman 及同事报道可以用数学公式计算出可信的 P50 值[127]。该公式需要以下静脉血气参数：氧分压（静脉血 PO_2）、静脉血 pH、静脉血氧饱和度，还需要运用反对数方法。而该方法对于很多临床医生来说很难掌握。该公式的电子版本（为 Microsoft Excel 程序）已经出现，可以根据静脉血气快速计算静脉血气 P50 值[128]。血红蛋白正常的健康人 P50 值为（26 ± 1.3）mmHg。P50 异常减低说明血红蛋白与氧的亲和力增加，反之亦然。P50 测定对于因红细胞增多症导致的血红蛋白与氧亲和力升高尤其有检测价值（见第 56 章）。

■ 鉴别诊断

高铁血红蛋白血症或硫化血红蛋白血症引起的发绀应当与心肺疾患引起的发绀区分开来，特别是存在右向左分流时。心肺疾病患者的动脉氧分压是降低的，而高铁血红蛋白血症和硫化血红蛋白血症动脉氧分压应该是正常的。然而应当肯定的一点是，氧分压应该是直接检测而不是通过血红蛋白氧饱和度推算出来的。由于动脉血氧不饱和而导致发绀的患者，其血液于空气中振荡后即呈鲜红色。另外，通过对血中高铁血红蛋白和硫化血红蛋白的定量检测，也很容易区分发绀的病因。由于高浓度高铁血红蛋白是引起患者死亡的一个潜在原因，而通过快速治疗就可以挽救患者生命，因此提高警惕性是很重要的。一个发绀患者动脉血呈棕色，血气分析显示血氧分压正常，则可能是高铁血红蛋白血症。不应该依赖脉冲血氧计的读数，因为在高铁血红蛋白存在时，读数可能是错误的。用自动分析仪如脉冲血氧计进行血液标本的快速检测是确定诊断的第一步。然后，正如上文实验室检查所指出的，尽管患者需要及时治疗，也应该对治疗前标本进行直接分光光度分析，尽可能快的将高铁血红蛋白血症和硫化血红蛋白血症区分开来。

家族史通常有助于鉴别细胞色素 b_5 还原酶缺陷所致的高铁血红蛋白血症和血红蛋白 M 病。前者是隐性遗传，而后者是显性遗传。因此，连续几代出现发绀提示为血红蛋白 M 病；父母正常但是子女患病则提示可能为细胞色素 b_5 还原酶缺陷。细胞色素 b_5 还原酶缺陷在同血缘的成员中更为常见。该病患者的血液中加入少量的亚甲蓝温育后，高铁血红蛋白迅速被还原，而血红蛋白 M 则不变。患者高铁血红蛋白及其衍生物的吸收光谱是正常的，而在血红蛋白 M 病时则是异常的。中毒性高铁血红蛋白血症性发绀患者通常都是近期出现的，往往有服药或化学毒物接触史，在遗传性高铁血红蛋白血症的患者，一般都有长期发绀的病史。

其他类型的血红蛋白异常

■ 一氧化碳和碳氧血红蛋白

CO 是一种无色无臭无味的有毒气体。即便是浓度很高的 CO 被人体吸入也不易被察觉，因此能够引发严重的临床症状[129]。

流行病学

在美国，急性 CO 中毒是中毒导致死亡的最常见原因之一，并导致每年近 40 000 次的急诊出诊率[130,131]。CO 中毒死亡的患者每年近 500 人，与其相关的死亡人数更达到 5~10 倍[132,133]。CO 主要来源于居住设施，多发生于秋冬季。气温较高时，驾驶船舶也可以吸入 CO[134]。由于老年人发生 CO 中毒时会出现多种并发症，故往往发生诊断延误，死亡率也最高[135,136]。标准型 5.5kW 家用发电机产生的废气中，CO 含量相当于 6 辆怠速汽车的释放量[137]。

吸烟常可发生慢性 CO 中毒，血循环中碳氧血红蛋白含量可升高 15%。住宅取暖的排气设施不完善或者汽车后门关闭不严导致的 CO 泄漏，是导致慢性中毒的第二常见原因。易发生 CO 中毒的高风险职业包括通风不良车间里的汽车修理工、收费所人员、矿工、消防员和接触除漆剂、气溶胶喷射剂、含有二氯甲有机溶剂的工人[138]。

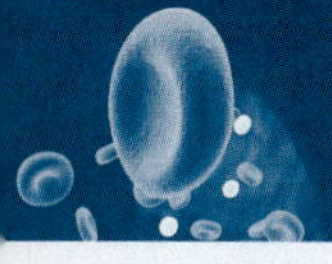

病因学和发病机制

CO与血红蛋白中血红素的亲和力高于肌红蛋白和细胞色素，一氧化碳与O_2均可与其中的中心铁原子结合[139]。

在平衡状态下，CO与血红蛋白的亲和力是O_2与血红蛋白亲和力的240倍。此种稳定状态是动态平衡的结果。与大多数人的认识相反，CO与血红素结合的速度要慢于O_2与血红素结合的速度。一旦CO与血红素结合，其解离速度为每秒0.015mol/L，而O_2与血红素的解离速度为每秒35mol/L[139]。这种异常缓慢的解离造成了CO与血红素之间的高亲和力，也对在高浓度CO环境下的个体生存造成了威胁。一旦两分子CO与血红蛋白结合，血红蛋白就转化为释放(R)态，其与O_2的亲和力变得增强。这种现象称为Darling-Roughton效应[103]，在CO浓度升高的同时伴随着血红蛋白与O_2的亲和力增加，结果使得组织供氧更为困难。

在环境中不存在CO的情况下，成年人血中含有1%~2%的COHb。这些COHb约占全身CO含量的80%，而剩余部分存在于肌红蛋白和其他血红素结合蛋白内。CO是内源性产生的[140]，由速度限制性血红素氧合酶(heme oxygenase)——即细胞色素P450复合物降解血红素，从而产生CO和胆绿素。据报道在日本及美洲印第安人中，因热量限制、脱水、新生儿和遗传学变异等因素均可以产生较高水平的内源性CO。溶血性贫血、血肿和感染可使CO的生成达到正常的3倍。胎儿和新生儿的COHb含量是正常成人的2倍。一些药物如苯妥英、苯巴比妥，可以诱导细胞色素P450的生成，从而导致CO生成增多。正常成人的COHb水平小于1%~2%，溶血可使其水平超过2%。当COHb水平超过3%时，CO必定是外源性的，但有一种例外，即异常血红蛋白作为载体的情况，如血红蛋白$_{Zurich}$。血红蛋白$_{Zurich}$与CO的亲和力是与正常血红蛋白亲和力的65倍[141]。

孕妇和胎儿血中含有更高水平的CO，因而风险更大[142]。CO很容易透过胎盘，而且CO在胎儿体内的半衰期为在母体中的5倍[143]。由于缺乏2,3-BPG，血红蛋白F与O_2的氧离曲线左移[144,145]，使得Darling-Roughton效应变得更加致命。这是孕妇吸烟对胎儿有害的原因之一。

临床特征和实验室检查

CO中毒是一个临床诊断，需要实验室检查来证实。当病人在某些特定环境下表现出与CO中毒相关的症状和体征时，应当提高警惕是否为CO中毒；当同一家庭的多个成员表现出同样的症状时，更应当高度怀疑该病。据报道8波长脉冲血氧计(Masimo Rad-57)能够精确测定正常志愿者[94]和急诊室患者[146]血中的碳氧血红蛋白含量。

急性CO中毒能够迅速累及中枢和周围神经系统并影响心肺功能。脑水肿和周围神经系统受损均常见。CO使得肺泡渗出增加进而出现急性肺水肿。心律失常、全身性的低氧血症和呼吸衰竭是CO相关死亡的常见原因。存活者仍会存在明显的神经系统后遗症。儿童急性CO中毒[147]有时仅表现出类似胃肠炎的症状。幸存儿童更易出现严重后遗症如脑白质病、白质损害和严重的心肌缺血[148]。

成人慢性CO中毒可能表现出易激惹、恶心、倦怠、头痛，有时还会有流感样症状。高水平的COHb可致嗜睡、震颤、心脏肥大、高血压和动脉粥样硬化。慢性CO中毒还可以使红细胞增多，其程度随着COHb水平的高低变化。由于慢性CO中毒时红细胞生成增多，使得轻微的获得性或遗传性溶血性贫血不易被发现。

治疗、病程和预后

治疗CO中毒的关键是使患者迅速脱离CO发生源并给予纯氧面罩吸入。吸入室内空气时血清CO清除半衰期为5小时，而氧疗(三个大气压下的100% O_2)的半衰期为30分钟[143]。

轻中度CO中毒患者多为慢性中毒，使其离开有毒现场通常就能够康复。如果血COHb水平升高，吸入100% O_2可以使CO更快得到清除。

重症CO中毒患者多为急性中毒，在发现并将患者带离有毒现场后，应当给予100% O_2吸入和心脏监测。对于有精神症状者应当行气管插管，并根据患者病情对症处理。

由于证据相互矛盾，目前对于CO中毒何时应用高压氧治疗缺乏绝对适应证。高压氧治疗的可能适应证包括明显的神经表现异常、心脏功能障碍、吸入正常气压O_2症状不改善和代谢性酸中毒[149]。高压氧治疗应当应用于特殊的CO中毒病例，但其自身也存在并发症，如支气管激惹和肺水肿。通过www.uhms.org网站的“高压氧舱”目录，可以找到美国甚至全球的高压氧舱的具体地点。

接触CO的孕妇尤为危险。CO很容易透过胎盘，而且在胎儿体内的半衰期为在母体中的5倍，因此CO对胎儿毒性更甚。因此，当孕妇COHb水平超过15%时应当使用高压氧进行治疗。一项对孕妇进行小样本研究的结果显示，高压氧治疗对胎儿没有造成不良后果[150,151]。

■ 一氧化氮和氮氧血红蛋白

理化特征

一氧化氮是一种可溶于水的气体，由内皮细胞的NO合酶(NO synthase，NOS)异构体合成。功能性NOS将NADPH的电子转移到其自身的血红素中心，在此L-赖氨酸被氧化生成L-瓜氨酸和NO[152]。NO弥散入血管平滑肌细胞，与可溶性鸟苷酸环化酶上的血红素结合生成环磷酸鸟苷(cyclic guanosine monophosphate，cGMP)，后者激活cGMP依赖性蛋白激酶，最终导致平滑肌舒张[152]。

NOS合成NO与红细胞血红蛋白的血红素基团结合、清除NO保持着动态平衡。全血(5×10^9/ml)中NO的半衰期约为1.8ms[153]。NO半衰期短暂极大地限制了其在血中的弥散距离，使其仅能通过旁分泌来调节血管舒张[154,155]。但这并不能解释血红蛋白是如何将NO的生物活性传递到远离其生成的区域的。

有研究报道存在这样一个动态循环：当红细胞经过肺部被氧合时，血红蛋白被NO亚硝基化为S-亚硝基血红蛋白(S-nitroso hemoglobin，SNO-Hb)；当血液流至低氧含量组织发生动静脉交换时，NO基团从中释放出来[156,157]。血红蛋白的上述活性是通过SNO-Hb介导的。依据此SNO-Hb假说，血红蛋白的半胱氨酸(cysβ93)与NO结合，被亚硝基化为SNO-Hb[158]，进而实现血管扩张剂的功能。在此模型中，NO或与血红素结合，或与半胱氨酸硫醇结合，这种变构效应保持着平衡，在红细胞携O_2至低氧含量组织的同时，也将血管扩张信号传递至此，因而增加了有效灌注(图 49-3)。当血红蛋白在肺内被氧合时(经历了 T 态到 R 态的转化，R 态的硝基化程度更高)，血红素上的部分 NO 转移到半胱氨酸形成了 SNO-Hb。当 O_2 解离时，SNO-Hb 变得不稳定，其中部分 NO(以 NO^+ 的形式)重新转移到血红素，部分 NO 被释放至血管产生扩血管效应[156,158,159]。但是，该模型已经受到一些细致研究的质疑，这些研究以发生和不发生 cysβ93 突变血红蛋白的转基因动物为研究对象[160-162]。根据 SNO-Hb 假说，NO 以 SNO-Hb 的形式被红细胞由肺部转移至低氧含量组织，在血红蛋白与 O_2 解离时 NO 被释放入该处微血管产生血管舒张效应。另一机制认为血红蛋白通过亚硝酸盐还原酶转化了 NO 的生物学效应[163,164]。随着 O_2 压力梯度减低，脱氧血红蛋白与亚硝酸盐反应生成 NO 和高铁血红蛋白，并引起血管舒张。虽然该反应能够解释 NO 的形成，但是动力学分析提示 NO 应当在红细胞内失活[165]。NO 的失活或清除可以通过中间产物三氧化二氮(dinitrogen trioxide，N_2O_3)避免。由高铁血红蛋白 - 亚硝酸盐反应生成血红蛋白 - 亚硝酸盐，后者与 NO 反应产生 N_2O_3[166]。N_2O_3 弥散出红细胞后形成 NO，并使得血管舒张；NO 还可以在红细胞内形成亚硝基硫醇(SNO)(图 49-4)。

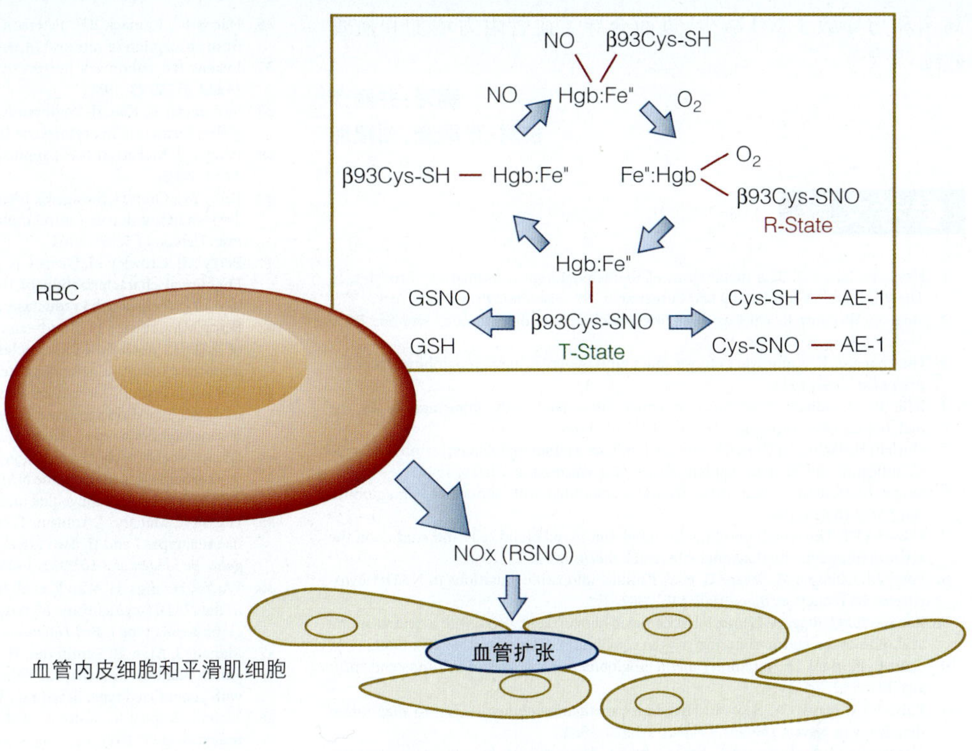

图 49-3　S- 亚硝基血红蛋白(SNO-Hb)与低氧状态下的血管舒张。

亚硝酸盐先前被认为是内源性 NO 代谢过程中的惰性终端产物[167,168]，但是通过上述观点说明，它是血液和组织中主要且稳定的 NO 供应来源。亚硝酸盐在氧含量正常的环境下形成，并随着 O_2 和 pH 梯度的下降被血红蛋白还原为 NO 和 N_2O_3[166]。

病理生理学和治疗

长期以来 NO 被认为是高毒性物质。吸入 NO 可以激活胞质内鸟苷酸环化酶，增加胞内 cGM 含量，使得肺动脉平滑肌舒张。

据此，吸入性 NO(inhaled NO，iNO)可以用于治疗因成人呼吸窘迫综合征导致的急性肺动脉高压、镰状细胞病以及原发性或继发性肺动脉高压。对于成人和儿童急性呼吸窘迫综合征患者，NO 虽然能够降低肺动脉压力并改善血液氧合，但并不能降低疾病的死亡率。

目前，持续应用 iNO 已经不作为肺动脉高压的一线治疗方案，而是用于测试患者的血管反应性[169]。对于动物模型和因镰状细胞病引起的急性血管危象和急性胸痛综合征患者，iNO 治疗确实取得了很好的效果[170-172]。初步的动物实验结果表明，iNO 对于心、肺和肠的缺血 - 再灌注治疗有效[173]。但是 iNO 也有很多副作用，如高铁血红蛋白血症[174]、左心衰竭[175]、肾功能不全[176]和因 iNO 治疗中断导致的肺动脉高压反复，而这种反复可能会导致患者心血管虚脱[177]。

直接使肺和血液中的 S- 亚硝基硫醇(SNOs)达到饱和可能避免 iNO 造成的毒性损害。对猪的急性肺损伤模型进行研究显示，吸入亚硝酸乙酯而非 NO，有效的使肺中的 SNOs 达到饱和，降低了肺血管阻力，不仅改善了氧合作用，而且防止了心输出量的下降[178]。

对于患有持续肺高压的新生儿，吸入亚硝酸乙酯可以改善其氧合作用和血流动力学[179]。使用无细胞血红蛋白与血管收缩及高血压病情进展有关。由于游离血红蛋白与 NO 具有

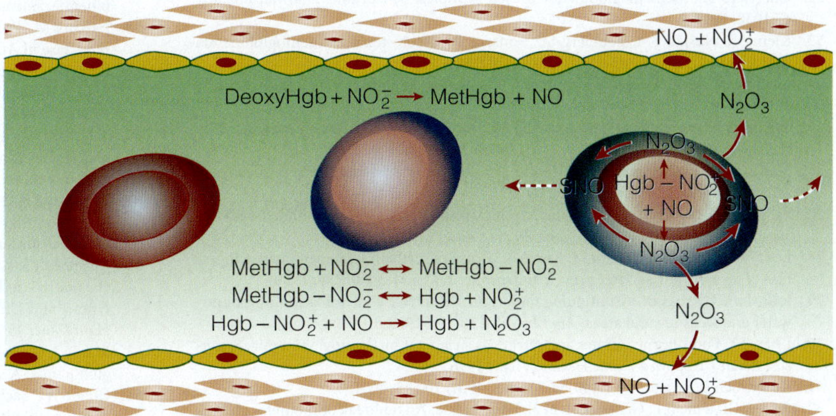

图 49-4　血红蛋白在毛细血管与氧解离。亚硝酸盐与去氧血红蛋白反应生成高铁血红蛋白和 NO。NO 与去氧血红蛋白中的血红素结合，并经氧化后生成亚硝酸盐和高铁血红蛋白。高铁血红蛋白与亚硝酸盐结合成高铁血红蛋白 - 亚硝酸根复合物，即血红蛋白 -NO 复合物。后者与 NO 迅速反应生成 N_2O_3 并弥散出红细胞，分解为 NO 舒张血管和(或)生成 SNOs。

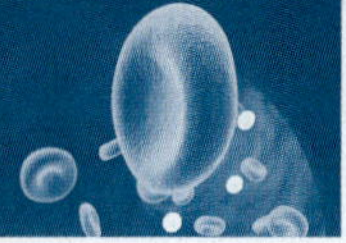

高亲和力导致了NO减少，进而介导了血管阻力增加和血管收缩[180,181]。

翻译：井丽萍

校对：张凤奎，刘建湘

参考文献

1. Hsieh H, Jaffe ER: The metabolism of methemoglobin in human erythrocytes, in *The Red Blood Cell*, edited by DM Surgenor, p 799. Academic Press, New York. 1975.
2. Sloss A, Wybauw R: Un Cas de methemoglobinemie idiopathique. *Ann Soc R Sci Med Nat Bruxettes* 70:206, 1912.
3. Hitzenberger K: Autotoxic cyanosis due to intraglobular methemoglobinemia. *Wien Arch Med* 23:85, 1932.
4. Jaffe E: Hereditary methemoglobinemias associated with abnormalities in the metabolism of erythrocytes. *Am J Med* 41:786, 1966.
5. Horlein H, Weber G: Über Chronische familiare Methämoglobinamie und eine neue Modification des Methämoglobins. *Dtsch Med Wochenschr* 73:476, 1948.
6. Singer K: Hereditary hemolytic disorders associated with abnormal hemoglobins. *Am J Med* 18:633, 1955.
7. Gibson QH: The reduction of methaemoglobin in red blood cells and studies on the cause of idiopathic methaemoglobinaemia. *Biochem J* 42:13, 1948.
8. Percy M, Gillespie M, Savage G, et al: Familial idiopathic mutations in NADH-cytochrome b5 reductase. *Blood* 100:3447, 2002.
9. Bonaventura J, Riggs A: Hemoglobin Kansas, a human hemoglobin with a neutral amino acid substitution and an abnormal oxygen equilibrium. *J Biol Chem* 243:980, 1968.
10. Scott E, Hoskins D: Hereditary methemoglobinemia in Alaskan Eskimos and Indians. *Blood* 13:795, 1958.
11. Balsamo P, Hardy W, Scott E: Hereditary methemoglobinemia due to diaphorase deficiency in Navajo Indians. *J Pediatr* 65:928, 1964.
12. Nazarenko LP, Sazhenova EA, Nazarenko SA, Banshchikova ES: [A search for mutations in the DIA1 gene in case of hereditary methemoglobinemia type I in the iakut population]. *Genetika* 39:858, 2003.
13. Sorensen PR: The influence of pH, pCO_2 and concentrations of dyshemoglobins on the oxygen dissociation curve (ODC) of human blood determined by non-linear least squares regression analysis. *Scand J Clin Lab Invest Suppl* 203:163, 1990.
14. Bodansky O: Methemoglobinemia and methemoglobin-producing compounds. *Pharmacol Rev* 3:144, 1951.
15. Kiese M: The biochemical production of ferrihemoglobin-forming derivatives from aromatic amines and mechanisms of ferrihemoglobin formation. *Pharmacol Rev* 18:1091, 1966.
16. Dean BS, Lopez G, Krenzelok EP: Environmentally-induced methemoglobinemia in an infant. *J Toxicol Clin Toxicol* 30:127, 1992.
17. Kuschner WG, Chitkara RK, Canfield J Jr, et al: Benzocaine-associated methemoglobinemia following bronchoscopy in a healthy research participant. *Respir Care* 45:953, 2000.
18. Abdallah HY, Shah SA: Methemoglobinemia induced by topical benzocaine: A warning for the endoscopist. *Endoscopy* 34:730, 2002.
19. Novaro G, Aronow H, Militello M, et al: Benzocaine-induced methemoglobinemia: Experience from a high-volume transesophageal echocardiography laboratory. *J Am Soc Echocardiogr* 16:170, 2003.
20. Collins JF: Methemoglobinemia as a complication of 20% benzocaine spray for endoscopy. *Gastroenterology* 98:211, 1990.
21. Cooper HA: Methemoglobinemia caused by benzocaine topical spray. *South Med J* 90:946, 1997.
22. Guerriero SE: Methemoglobinemia caused by topical benzocaine. *Pharmacotherapy* 17:1038, 1997.
23. Klein SL, Nustad RA, Feinberg SE, Fonseca RJ: Acute toxic methemoglobinemia caused by a topical anesthetic. *Pediatr Dent* 5:107, 1983.
24. McGuigan MA: Benzocaine-induced methemoglobinemia. *Can Med Assoc J* 125:816, 1981.
25. O'Donohue WJ Jr, Moss LM, Angelillo VA: Acute methemoglobinemia induced by topical benzocaine and lidocaine. *Arch Intern Med* 140:1508, 1980.
26. McKinney CD, Postiglione KF, Herold DA: Benzocaine-adultered street cocaine in association with methemoglobinemia. *Clin Chem* 38:596, 1992.
27. Falkenhahn M, Kannan S, O'Kane M: Unexplained acute severe methaemoglobinaemia in a young adult. *Br J Anaesth* 86:278, 2001.
28. Lee SW, Lee JY, Lee KJ, Kim M, Kim MJ: A case of methemoglobinemia after ingestion of an aphrodisiac, later proven as dapsone. *Yonsei Med J* 40:388, 1999.
29. Johnson CJ, Kross BC: Continuing importance of nitrate contamination of groundwater and wells in rural areas. *Am J Ind Med* 18:449, 1990.
30. Chan TY: Food-borne nitrates and nitrites as a cause of methemoglobinemia. *Southeast Asian J Trop Med Public Health* 27:189, 1996.
31. Knobeloch L, Proctor M: Eight blue babies. *WMJ* 100:43, 2001.
32. Askew GL, Finelli L, Genese CA, et al: Boilerbaisse: An outbreak of methemoglobinemia in New Jersey in 1992. *Pediatrics* 94:381, 1994.
33. Bakshi SP, Fahey JL, Pierce LE: Brief recording: Sausage cyanosis—Acquired methemoglobinemic nitrite poisoning. *N Engl J Med* 277:1072, 1967.
34. Bradberry SM, Whittington RM, Parry DA, Vale JA: Fatal methemoglobinemia due to inhalation of isobutyl nitrite. *J Toxicol Clin Toxicol* 32:179, 1994.
35. Bradberry SM, Gazzard B, Vale JA: Methemoglobinemia caused by the accidental contamination of drinking water with sodium nitrite. *J Toxicol Clin Toxicol* 32:173, 1994.
36. Harris JC, Rumack BH, Peterson RG, McGuire BM: Methemoglobinemia resulting from absorption of nitrates. *JAMA* 242:2869, 1979.
37. Lukens JN: Landmark perspective: The legacy of well-water methemoglobinemia. *JAMA* 257:2793, 1987.
38. Stuhlmeier K, Kao, JJ, Wallbrandt, P, et al: Antioxidant protein 2 prevents methemoglobin formation in erythrocyte hemolysates. *Eur J Biochem*270:334, 2003.
39. Percy MJ, McFerran NV, Lappin TR: Disorders of oxidised haemoglobin. *Blood Rev* 19:61, 2005.
40. Percy MJ, Oren H, Savage G, Irken G: Congenital methaemoglobinaemia type I in a Turkish infant due to a novel mutation, Pro144Ser, in NADH-cytochrome b5 reductase. *Hematol J* 5:367, 2004.
41. Percy MJ, Crowley LJ, Davis CA, et al: Recessive congenital methaemoglobinaemia: Functional characterization of the novel D239G mutation in the NADH-binding lobe of cytochrome b5 reductase. *Br J Haematol* 129:847, 2005.
42. Percy MJ, Crowley LJ, Boudreaux J, Barber MJ: Expression of a novel P275L variant of NADH:cytochrome b5 reductase gives functional insight into the conserved motif important for pyridine nucleotide binding. *Arch Biochem Biophys* 447:59, 2006.
43. Dekker J, Eppink, M, van Zwieten, R, et al: Seven new nucleotides in the nicotinamide adenine dinucleotide reduced-cytochrome b(5) reductase gene leading to methemoglobinemia type I. *Blood* 97:1106, 2001.
44. Grabowska D, Plochocka D, Jablonska-Skwiecinska E, et al: Compound heterozygosity of two missense mutations in the NADH-cytochrome b5 reductase gene of a Polish patient with type I recessive congenital methaemoglobinaemia. *Eur J Haematol* 70:404, 2003.
45. Higasa K, Manabe, J, Yubisui, T, et al: Molecular basis of hereditary methaemoglobinaemia, types I and II: Two novel mutations in the NADH-cytochrome b5 reductase gene. *Br J Haematol* 103:922, 1998.
46. Wu YS, Huang CH, Wan Y, et al: Identification of a novel point mutation (Leu72Pro) in the NADH-cytochrome b5 reductase gene of a patient with hereditary methaemoglobinaemia type I. *Br J Haematol* 102:575, 1998.
47. Manabe J, Arya, R, Sumimoto, H, et al: Two novel mutations in the reduced nicotinamide adenine dinucleotide (NADH)-cytochrome b5 reductase gene of a patient with generalized type, hereditary methemoglobinemia. *Blood* 88:3208, 1996.
48. Vieira L, Kaplan JC, Kahn A, et al: Four new mutations in the NADH-cytochrome b5 reductase gene from patients with recessive congenital methemoglobinemia type II. *Blood* 85:2254, 1995.
49. Shirabe K, Fujimoto, Y, Yubisui, T, et al: An in-frame deletion of codon 298 of the NADH-cytochrome b5 reductase gene results in hereditary methemoglobinemia type II (generalized type). A functional implication for the role of the COOH-terminal region of the enzyme. *J Biol Chem* 269:5952, 1994.
50. Kugler W, Pekrun A, Laspe P, et al: Molecular basis of recessive congenital methemoglobinemia, types I and II: Exon skipping and three novel missense mutations in the NADH-cytochrome b5 reductase (diaporase 1) gene. *Hum Mutat* 17:348, 2001.
51. Kedar PS, Colah RB, Ghosh K, Mohanty D: Congenital methemoglobinemia due to NADH-methemoglobin reductase deficiency in three Indian families. *Haematologia (Budap)* 32:543, 2002.
52. Percy MJ, Aslan D: NADH-cytochrome b5 reductase in a Turkish family with recessive congenital methaemoglobinaemia type I. *J Clin Pathol* 61:1122, 2008.
53. Bewley M, Marohnic, C, Barber, M. The structure and biochemistry of NADH-dependent cytochrome b5 reductase are now consistent. *Biochemistry* 40:13574, 2001.
54. Wang Y, Wu, Y, Zheng P, et al: A novel mutation in the NADH-cytochrome b5 reductase gene of a Chinese patient with recessive congenital methemoglobinemia. *Blood* 95:3250, 2000.
55. Shotelersuk V, Tosukhowong, P, Chotivitayatarakorn, P, et al: A Thai boy with hereditary enzymopenic methemoglobinemia type II. *J Med Assoc Thai* 83:1380, 2000.
56. Jenkins M, Prchal J: A novel mutation found in the 3 domain of NADH-cytochrome b5 reductase in an African-American family with type I congenital methemoglobinemia. *Blood* 87:2993, 1996.
57. Nussenzveig R, Lingam HB, Gaikwad A, et al: A novel mutation of the cytochrome-b5 reductase gene in an Indian patient: The molecular basis of type I methemoglobinemia. *Haematologica* 91:1542, 2006.
58. Jenkins M, Prchal J: A high frequency polymorphism of NADH-cytochrome b5 reductase in African-Americans. *Hum Genet* 99:248, 1997.
59. Leroux A, Junien C, Kaplan J, Bamberger J. Generalised deficiency of cytochrome b5 reductase in congenital methaemoglobinaemia with mental retardation. Nature 258:619, 1975.
60. Takeshita M, Tamura M, Kugi M, et al: Decrease of palmitoyl-CoA elongation in platelets and leukocytes in the patient of hereditary methemoglobinemia associated with mental retardation. *Biochem Biophys Res Commun* 148:384, 1987.
61. Tanishima K, Tanimoto K, Tomoda A, et al: Hereditary methemoglobinemia due to cytochrome b5 reductase deficiency in blood cells without associated neurologic and mental disorders. *Blood* 66:1288, 1985.
62. Katsube T, Sakamoto N, Kobayashi Y, et al: Exonic point mutations in NADH-cytochrome b5 reductase genes of homozygotes for hereditary methemoglobinemia, types I and III: Putative mechanisms of tissue-dependent enzyme deficiency. *Am J Hum Genet* 48:799, 1991.
63. Maran J, Guan Y, Ou CN, et al: Heterogeneity of the molecular biology of methemoglobinemia: A study of eight consecutive patients. *Haematologica* 90:687, 2005.
64. Cohen R, Sachs J, Wicker D, et al: Methemoglobinemia provoked by malarial chemoprophylaxis in Vietnam. *N Engl J Med* 279:1127, 1968.
65. Moore MR, Conrad ME, Bradley EL Jr, Prchal JT: Studies of nicotinamide adenine dinucleotide methemoglobin reductase activity in a Jewish population. *Am J Hematol* 12:13, 1982.
66. Fine DM, Eyster GE, Anderson LK, Smitley A: Cyanosis and congenital methemoglobinemia in a puppy. *J Am Anim Hosp Assoc* 35:33, 1999.
67. Harvey JW, Ling GV, Kaneko JJ: Methemoglobin reductase deficiency in a dog. *J Am Vet Med Assoc* 164:1030, 1974.

68. Lo SC, Agar NS: NADH-methemoglobin reductase activity in the erythrocytes of newborn and adult mammals. *Experientia* 42:1264, 1986.
69. Graubarth J, Bloom CJ, Coleman FC, Solomon HN: Dye poisoning in the nursery: A review of seventeen cases. *JAMA* 128:1155, 1945.
70. Sanchez-Echaniz J, Benito-Fernandez J, Mintegui-Raso S: Methemoglobinemia and consumption of vegetables in infants. *Pediatrics* 107:1024, 2001.
71. Hanukoglu A, Danon PN: Endogenous methemoglobinemia associated with diarrheal disease in infancy. *J Pediatr Gastroenterol Nutr* 23:1, 1996.
72. Yano S, Danish E, Hsia Y: Transient methemoglobinemia with acidosis in infants. *J Pediatr* 100:415, 1982.
73. Bricker T, Jefferson LS, Mintz AA: Methemoglobinemia in infants with enteritis. *J Pediatr* 102:161, 1983.
74. Hanukoglu A, Fried D, Bodner D: Methemoglobinemia in infants with enteritis [editorial correspondence]. *J Pediatr* 102:161, 1983.
75. Seeler R: Methemoglobinemia in infants with enteritis [editorial correspondence]. *J Pediatr* 102:162, 1983.
76. Danish E: Methemoglobinemia in infants with enteritis [reply]. *J Pediatr* 102:162, 1983.
77. Murray KF, Christie DL: Dietary protein intolerance in infants with transient methemoglobinemia and diarrhea. *J Pediatr* 122:90, 1993.
78. Hegesh E, Hegesh J, Kaftory A: Congenital methemoglobinemia with a deficiency of cytochrome b5. *N Engl J Med* 314:757, 1986.
79. Mansouri A, McClellan JL: Congenital methemoglobinemia with cytochrome b5 deficiency. *N Engl J Med* 315:893, 1986.
80. Tauber A, Blanchard RA: Congenital methemoglobinemia with cytochrome b_5 deficiency. *N Engl J Med* 315:894, 1986.
81. Lehmann H, Huntsman RG: *Man's Haemoglobins* p 213. Lippincott, Philadelphia, 1974.
82. Hayashi A, Fujita T, Fujimura M, Titani K: A new abnormal fetal hemoglobin, Hb FM-Osaka (alpha 2 gamma 2 63His replaced by Tyr). *Hemoglobin* 4:447, 1980.
83. Priest JR, Watterson J, Jones RT, et al: Mutant fetal hemoglobin causing cyanosis in a newborn. *Pediatrics* 83:734, 1989.
84. Hojas-Bernal R, McNab-Martin P, Fairbanks VF, et al: Hb Chile [beta28(B10)Leu→Met]: An unstable hemoglobin associated with chronic methemoglobinemia and sulfonamide or methylene blue-induced hemolytic anemia. *Hemoglobin* 23:125, 1999.
85. Prchal J, Borgese N, Moore M, et al: Congenital methemoglobinemia due to methemoglobin reductase deficiency in two unrelated American black families. *Am J Med* 89:516, 1990.
86. Dacie J, Lewis SM: Chemical and physico-chemical methods of haematological importance, in *Practical Haematology*, p 476. Grune & Stratton, New York, 1998.
87. Yawata Y, Ding L, Tanishima K, Tomoda A: New variant of cytochrome b5 reductase deficiency (b5RKurashiki) in red cells, platelets, lymphocytes, and cultured fibroblasts with congenital methemoglobinemia, mental and neurological retardation, and skeletal anomalies. *Am J Hematol* 40:299, 1992.
88. Evelyn K, Malloy H: Microdetermination of oxyhemoglobin, methemoglobin, and sulfhemoglobin in a single sample of blood. *J Biol Chem* 126:655, 1938.
89. Beutler E: Carboxyhemoglobin, methemoglobin, and sulfhemoglobin determinations, in *Hematology*, 5th ed, edited by E Beutler, MA Lichtman, BS Coller, TJ Kipps, p L50. McGraw-Hill, New York, 1995.
90. Halvorsen SM, Dull WL: Phenazopyridine-induced sulfhemoglobinemia: Inadvertent rechallenge. *Am J Med* 91:315, 1991.
91. Watcha MF, Connor MT, Hing AV: Pulse oximetry in methemoglobinemia. *Am J Dis Child* 143:845, 1989.
92. Molthrop D, Wheeler R, Hall K, et al: Evaluation of the methemoglobinemia associated with sulofenur. *Invest New Drugs* 12:99, 1994.
93. Beutler E, Gelbart T: Carboxyhemoglobin, methemoglobin, and sulf-hemoglobin determinations, in *Hematology*, 4th ed, edited by WJ Williams, E Beutler, AJ Erslev, MA Lichtman, p 1732. McGraw-Hill, New York 1990.
94. Barker S, Curry J, Redford D, et al: Measurement of carboxyhemoglobin and methemoglobin by pulse oximetry: A human volunteer study. *Anesthesiology* 105:892, 2006.
95. Beutler E: *Red Cell Metabolism: A Manual of Biochemical Methods*. Grune & Stratton, New York, 1984.
96. Board P: NADH-ferricyanide reductase, a convenient approach to the evaluation of NADH-methaemoglobin reductase in human erythrocytes. *Clin Chim Acta* 109:233, 1981.
97. Lan FH, Tang YC, Huang CH, et al: Antibody-based spot test for NADH-cytochrome b5 reductase activity for the laboratory diagnosis of congenital methemoglobinemia. *Clin Chim Acta* 273:13, 1998.
98. Das Gupta A, Vaidya MS, Bapat JP, et al: Associated red cell enzyme deficiencies and their significance in a case of congenital enzymopenic methemoglobinemia. *Acta Haematol* 64:285, 1980.
99. Kaftory A, Hegesh E: Improved determination of cytochrome b5 in human erythrocytes. *Clin Chem* 30:1344, 1984.
100. Gerald PS, George P: Second spectroscopically abnormal methemoglobin associated with hereditary cyanosis. *Science* 129:393, 1959.
101. Carrell RW, Kay R: A simple method for the detection of unstable haemoglobins. *Br J Haematol* 23:615, 1972.
102. Hutt PJ, Pisciotta AV, Fairbanks VF, et al: DNA sequence analysis proves Hb M-Milwaukee-2 is due to beta-globin gene codon 92 (CAC→TAC), the presumed mutation of Hb M-Hyde Park and Hb M-Akita. *Hemoglobin* 22:1, 1998.
103. Darling R, Roughton F: The effect of methemoglobin on the equilibrium between oxygen and hemoglobin. *Am J Physiol* 137:56, 1942.
104. Johnson CJ, Bonrud PA, Dosch TL, et al: Fatal outcome of methemoglobinemia in an infant. *JAMA* 257:2796, 1987.
105. Ellis M, Hiss Y, Shenkman L: Fatal methemoglobinemia caused by inadvertent contamination of a laxative solution with sodium nitrite. *Isr J Med Sci* 28:289, 1992.
106. Caudill L, Walbridge J, Kuhn G: Methemoglobinemia as a cause of coma. *Ann Emerg Med* 19:677, 1990.
107. Clifton J 2nd, Leikin JB: Methylene blue. *Am J Ther* 10:289, 2003.
108. Beutler E, Baluda MC: Methemoglobin reduction. Studies of the interaction between cell populations and of the role of methylene blue. *Blood* 22:323, 1963.
109. Rosen P, Johnson C, McGehee WG, et al: Failure of methylene blue treatment in toxic methemoglobinemia: Associations with glucose-6-phosphate dehydrogenase deficiency. *Ann Intern Med* 75:83, 1971.
110. Bilgin H, Ozcan B, Bilgin T: Methemoglobinemia induced by methylene blue perturbation during laparoscopy. *Acta Anaesthesiol Scand* 42:594, 1998.
111. Kearney TE, Manoguerra AS, Dunford JV Jr: Chemically induced methemoglobinemia from aniline poisoning. *West J Med* 140:282, 1984.
112. Harvey J, Keitt A: Studies of the efficacy and potential hazards of methylene blue therapy in aniline-induced methemoglobinemia. *Br J Haematol* 54:29, 1983.
113. Coleman M, Rhodes LE, Scott AK, et al: The use of cimetidine to reduce dapsone-dependent methaemoglobinaemia in dermatitis herpetiformis patients. *Br J Clin Pharmacol* 34:244, 1992.
114. Kaplan J, Chirouze M: Therapy of recessive congenital methaemoglobinemia by oral riboflavin. *Lancet* 2:1043, 1978.
115. Beutler E: Important recent advances in the field of red cell metabolism: Practical implications, in *Erythrocytes, Thrombocytes, Leukocytes*, edited by E Gerlach, K Moser, E Deutsch, W Wilmanns, p 123. George Thieme Verlag, Stuttgart, 1973.
116. Lemberg R, Legge JW: *Hematin Compounds and Bile Pigments*. Inter-science Publishers, New York, 1949.
117. Harrop GJ, Waterfield RL: Sulphemoglobinemia. *JAMA* 95:647, 1930.
118. Nichol A, Hendry I, Movell DB, et al: Mechanism of formation of sulfhemoglobin. *Biochim Biophys Acta* 156:97, 1968.
119. Berzofsky JA, Peisach J, Horecker BL: Sulfheme proteins. IV. The stoichiometry of sulfur incorporation and the isolation of sulfhemin, the prosthetic group of sulfmyoglobin. *J Biol Chem* 247:3783, 1972.
120. Berzofsky J, Peisach J, Blumberg WE: Sulfheme proteins. II. The reversible oxygenation of ferrous sulfmyoglobin. *J Biol Chem* 246:7366, 1971.
121. Park CM, Nagel RL: Sulfhemoglobinemia. Clinical and molecular aspects. *N Engl J Med* 310:1579, 1984.
122. Discombe G: Sulphaemoglobinaemia and glutathione. *Lancet* 2:371, 1960.
123. McCutcheon A: Sulphaemoglobinaemia and glutathione. *Lancet* 2:290, 1960.
124. Paniker NV, Beutler E: The effect of methylene blue and diaminodiphenysulfone on red cell reduced glutathione synthesis. *J Lab Clin Med* 80:481, 1972.
125. Smith JE, Mahaffey E, Lee M: Effect of methylene blue on glutamate and reduced glutathione of rabbit erythrocytes. *Biochem J* 168:587, 1977.
126. Stamatoyannopoulos G, Parer JT, Finch CA: Physiologic implications of a hemoglobin with decreased oxygen affinity (hemoglobin Seattle). *N Engl J Med* 281:916, 1969.
127. Lichtman MA, Murphy MS, Adamson JW: Detection of mutant hemoglobins with altered affinity for oxygen. A simplified technique. *Ann Intern Med* 84:517, 1976.
128. Agarwal N, Mojica-Henshaw MP, Simmons ED, et al: Familial polycythemia caused by a novel mutation in the beta globin gene: Essential role of P50 in evaluation of familial polycythemia. *Int J Med Sci* 4:232, 2007.
129. Vreman H, Mahoney JJ, Stevenson DK: Carbon monoxide and carboxyhemoglobin. *Adv Pediatr* 42:303, 1995.
130. Hampson N: Emergency department visits for carbon monoxide poisoning in the pacific northwest. *J Emerg Med* 16:695, 1998.
131. Weaver L: Carbon monoxide poisoning. *Crit Care Clin* 15:297, 1999.
132. Ernst A, Zibrak JD: Carbon monoxide poisoning. *N Engl J Med* 339:1603, 1998.
133. Centers for Disease Control and Prevention: Carbon monoxide poisoning from hurricane-associated use of portable generators—Florida 2004. *MMWR Morb Mortal Wkly Rep* 54:697, 2005.
134. Centers for Disease Control and Prevention: Unintentional non-fire-related carbon monoxide exposures—United States, 2001–2003. *MMWR Morb Mortal Wkly Rep* 54:36, 2005.
135. Mott J, Wolfe MI, Alverson CJ, et al: National vehicle emissions policies and practices and declining US carbon monoxide-related mortality. *JAMA* 288:988, 2002.
136. Harper A, Croft-Baker J: Carbon monoxide poisoning: Undetected by both patients and their doctors. *Age Ageing* 33:105, 2004.
137. US Environmental Protection Agency: Emission facts: Idling vehicle emissions. Publication EPA420-F-98-014. US Environmental Protection Agency, Washington, DC, 1998.
138. Stewart R, Fisher TN, Hosko MJ, et al: Carboxyhemoglobin elevation after exposure to dichloromethane. *Science* 176:295, 1972.
139. Antonini E, Brunori M: Frontiers of Biology, in Neuberger A, Taum EL (eds): Hemoglobin and myoglobin in their reactions with ligands. Vol. 21. Amsterdam, The Netherlands, North Holland, 1971, p 19.
140. Sjostrand T: Endogenous formation of carbon monoxide in man. *Nature* 164:580, 1949.
141. Giacometti G, Brunori M, Antonini E, et al: The reaction of hemoglobin Zurich with oxygen and carbon monoxide. *J Biol Chem* 255:6160, 1980.
142. Balster R, Ekelund LG, Grover RF: Evaluation of subpopulations potentially at risk to carbon monoxide exposure, in *EPA 600/8–90/045F: Air Quality Criteria for Carbon Monoxide*, pp 12–11 to 12–23. Environmental Criteria and Assessment Office, Office of Health and Environmental Assessment, Office of Research and Development, US Environmental Protection Agency, Research Triangle Park, NC, 1991.
143. Hampson N, Dunford RG, Kramer CC, et al: Selection criteria utilized for hyperbaric oxygen treatment of carbon monoxide poisoning. *J Emerg Med* 13:227, 1995.
144. Benesch R, Maeda N, Benesch R: 2,3-Diphosphoglycerate and the relative affinity of adult and fetal hemoglobin for oxygen and carbon dioxide. *Biochim Biophys Acta* 257:178, 1972.
145. Engel R, Rodkey FL, O'Neal JD, et al: Relative affinity of human fetal hemoglobin for

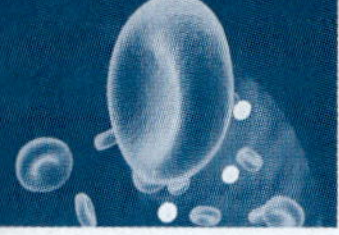

CO and O_2. *Blood* 33:37, 1969.

146. Suner S, Partridge R, Sucov A, et al: Non-invasive screening for carbon monoxide toxicity in the emergency department is valuable. *Ann Emerg Med* 49:718; author reply 719, 2007.
147. Gemelli F, Cattani R: Carbon monoxide poisoning in childhood. *Br Med J (Clin Res Ed)* 291:1197, 1985.
148. Lacey D: Neurologic sequellae of acute carbon monoxide intoxication. *Am J Dis Child* 135:145, 1981.
149. Kao L, Nanagas KA: Carbon monoxide poisoning. *Emerg Med Clin North Am* 22:985, 2004.
150. Elkharrat D, Raphael JC, Korach JM, et al: Acute carbon monoxide intoxication and hyperbaric oxygen in pregnancy. *Intensive Care Med* 17:289, 1991.
151. Koren G, Sharav T, Pastuszak A, et al: A multicenter, prospective study of fetal outcome following accidental carbon monoxide poisoning in pregnancy. 5:397, 1991.
152. Ignarro LJ: Nitric oxide. A novel signal transduction mechanism for transcellular communication. *Hypertension* 16:477, 1990.
153. Liu X, Miller MJ, Joshi MS, et al: Diffusion-limited reaction of free nitric oxide with erythrocytes. *J Biol Chem* 273:18709, 1998.
154. Azarov I, Huang KT, Basu S, Gladwin MT, et al: Nitric oxide scavenging by red blood cells as a function of hematocrit and oxygenation. *J Biol Chem* 280:39024, 2005.
155. Kim-Shapiro D, Schechter AN, Gladwin MT. Unraveling the reactions of nitric oxide, nitrite, and hemoglobin in physiology and therapeutics. *Arterioscler Thromb Vasc Biol* 26:697, 2006.
156. Jia L, Bonaventura C, Bonaventura J, et al: S-nitrosohaemoglobin: A dynamic activity of blood involved in vascular control. *Nature* 380:221, 1996.
157. Stamler J, Jia L, Eu JP, et al: Blood flow regulation by S-nitrosohemoglobin in the physiological oxygen gradient. *Science* 276:2034, 1997.
158. Singel D, Stamler JS: Chemical physiology of blood flow regulation by red blood cells: Role of nitric oxide and S-nitrosohemoglobin. *Annu Rev Physiol* 67:99, 2005.
159. Gow A, Stamler JS: Reactions between nitric oxide and haemoglobin under physiological conditions. *Nature* 391:169, 1998.
160. Gladwin MT, Wang X, Reiter CD, et al: S-Nitrosohemoglobin is unstable in the reductive erythrocyte environment and lacks O_2/NO-linked allosteric function. *J Biol Chem* 277:27818, 2002.
161. Isbell TS, Sun CW, Wu LC, et al: SNO-hemoglobin is not essential for red blood cell-dependent hypoxic vasodilation. *Nat Med* 14:773, 2008.
162. Parker C: Is SNO-Hgb a snow job? I still can't decide. *The Hematologist* 6:12, 2009.
163. Cosby K, Partovi KS, Crawford JH, et al: Nitrite reduction to nitric oxide by deoxyhemoglobin vasodilates the human circulation. *Nat Med* 9:1498, 2003.
164. Gladwin MT, Kim-Shapiro DB: The functional nitrite reductase activity of the heme-globins. *Blood* 112:2636, 2008.
165. Gladwin MT, Schechter AN, Kim-Shapiro DB, et al: The emerging biology of the nitrite anion. *Nat Chem Biol* 1:308, 2005.
166. Basu S, Grubina R, Huang J, et al: Catalytic generation of N_2O_3 by the concerted nitrite reductase and anhydrase activity of hemoglobin. *Nat Chem Biol* 3:785, 2007.
167. Lauer T, Preik M, Rassaf T, et al: Plasma nitrite rather than nitrate reflects regional endothelial nitric oxide synthase activity but lacks intrinsic vasodilator action. *Proc Natl Acad Sci U S A* 98:12814, 2001.
168. Shiva S, Wang X, Ringwood LA, et al: Ceruloplasmin is a NO oxidase and nitrite synthase that determines endocrine NO homeostasis. *Nat Chem Biol* 2:486, 2006.
169. Badesch D, Abman, SH, Ahearn, GS, et al: Medical therapy for pulmonary arterial hypertension: ACCP evidence-based clinical practice guidelines. *Chest* 126(1 Suppl):35S, 2004.
170. Martinez-Ruiz R, Montero-Huerta P, Hromi J, et al: Inhaled nitric oxide improves survival rates during hypoxia in a sickle cell (SAD) mouse model. *Anesthesiology* 94:1113, 2001.
171. Weiner D, Hibberd PL, Betit P, et al: Preliminary assessment of inhaled nitric oxide for acute vaso-occlusive crisis in pediatric patients with sickle cell disease. *JAMA* 289:1136, 2003.
172. Sullivan K, Goodwin SR, Evangelist J, et al: Nitric oxide successfully used to treat acute chest syndrome of sickle cell disease in a young adolescent. *Crit Care Med* 27:2563, 1999.
173. McMahon T, Doctor A: Extrapulmonary effects of inhaled nitric oxide: Role of reversible S-nitrosylation of erythrocytic hemoglobin. *Proc Am Thorac Soc* 3:153, 2006.
174. Young J, Dyar O, Xiong L, et al: Methaemoglobin production in normal adults inhaling low concentrations of nitric oxide. *Intensive Care Med* 20:581, 1994.
175. Loh E, Stamler JS, Hare JM, et al: Cardiovascular effects of inhaled nitric oxide in patients with left ventricular dysfunction. *Circulation* 90:2780, 1994.
176. Lundin S, Mang H, Smithies M, et al: Inhalation of nitric oxide in acute lung injury: Results of a European multicentre study. The European Study Group of Inhaled Nitric Oxide. *Intensive Care Med* 25:911, 1999.
177. Christenson J, Lavoie A, O'Connor M, et al: The incidence and pathogenesis of cardiopulmonary deterioration after abrupt withdrawal of inhaled nitric oxide. *Am J Respir Crit Care Med* 161:1443, 2000.
178. Moya M, Gow AJ, McMahon TJ, et al: S-nitrosothiol repletion by an inhaled gas regulates pulmonary function. *Proc Natl Acad Sci U S A* 98:5792, 2001.
179. Moya M, Gow AJ, Califf RM, et al: Inhaled ethyl nitrite gas for persistent pulmonary hypertension of the newborn. *Lancet* 360:141, 2002.
180. Gulati A, Sen AP, Sharma AC, et al: Role of ET and NO in resuscitative effect of diaspirin cross-linked hemoglobin after hemorrhage in rat. *Am J Physiol* 273:H827, 1997.
181. Gibson J, Maxwell RA, Schweitzer JB, et al: Resuscitation from severe hemorrhagic shock after traumatic brain injury using saline, shed blood, or a blood substitute. *Shock* 17:234, 2002.
182. Paris PM, Kaplan RM, Stewart RD, Weiss LD: Methemoglobin levels following sublingual nitroglycerin in human volunteers. *Ann Emerg Med* 15:171, 1986.
183. Gavish D, Knobler H, Gottehrer N, et al: Methemoglobinemia, muscle damage and renal failure complicating phenazopyridine overdose. *Isr J Med Sci* 22:45, 1986.
184. Christensen CM, Farrar HC, Kearns GL: Protracted methemoglobinemia after phenazopyridine overdose in an infant. *J Clin Pharmacol* 36:112, 1996.
185. Damergis JA, Stoker JM, Abadie JL: Methemoglobinemia after sulfamethoxazole and trimethoprim. *JAMA* 249:590, 1983.
186. Wagner A, Marosi C, Binder M, et al: Fatal poisoning due to dapsone in a patient with grossly elevated methaemoglobin levels. *Br J Dermatol* 133:816, 1995.
187. Ng LL, Nai KR, Polak A: Paraquat ingestion with methaemoglobinaemia treated with methylene blue. *Br Med J (Clin Res Ed)* 284:1445, 1982.
188. Proudfoot AT: Methaemoglobinaemia due to monolinuron-not paraquat. *Br Med J (Clin Res Ed)* 285:812, 1982.
189. de Torres JP, Strom JA, Jaber BL, Hendra KP: Hemodialysis-associated methemoglobinemia in acute renal failure. *Am J Kidney Dis* 39:1307, 2002.
190. Gibson GR, Hunter JB, Raabe DS Jr, et al: Methemoglobinemia produced by high-dose intravenous nitroglycerin. *Ann Intern Med* 96:615, 1982.
191. Forsyth RJ, Moulden A: Methaemoglobinaemia after ingestion of amyl nitrite. *Arch Dis Child* 66:152, 1991.
192. Guss DA, Normann SA, Manoguerra AS: Clinically significant methemoglobinemia from inhalation of isobutyl nitrite. *Am J Emerg Med* 3:46, 1985.
193. Nilsson A, Engberg G, Henneberg S, et al: Inverse relationship between age-dependent erythrocyte activity of methaemoglobin reductase and prilocaine-induced methaemoglobinaemia during infancy. *Br J Anaesth* 64:72, 1990.
194. Duncan PG, Kobrinsky N: Prilocaine-induced methemoglobinemia in a newborn infant. *Anesthesiology* 59:75, 1983.
195. Lloyd CJ: Chemically induced methaemoglobinaemia in a neonate. *Br J Oral Maxillofac Surg* 30:63, 1992.
196. Davidovits M, Barak A, Cleper R, et al: Methaemoglobinaemia and haemolysis associated with hydrogen peroxide in a paediatric haemodialysis centre: A warning note. *Nephrol Dial Transplant* 18:2354, 2003.
197. Gerald PS, Efron ML: Chemical studies of several varieties of Hb M. *Proc Natl Acad Sci U S A* 47:1758, 1961.
198. Stavem P, Stromme J, Lorkin PA, Lehmann H: Haemoglobin M Saskatoon with slight constant haemolysis, markedly increased by sulphonamides. *Scand J Haematol* 9:566, 1972.
199. Hayashi N, Motokawa Y, Kikuchi G: Studies on relationships between structure and function of hemoglobin M-Iwate. *J Biol Chem* 241:79, 1966.
200. Horst J, Schafer R, Kleihauer E, Kohne E: Analysis of the Hb M Milwaukee mutation at the DNA level. *Br J Haematol* 54:643, 1983.
201. Hain RD, Chitayat D, Cooper R, et al: Hb FM-Fort Ripley: Confirmation of autosomal dominant inheritance and diagnosis by PCR and direct nucleotide sequencing. *Hum Mutat* 3:239, 1994.
202. Reissmann KR, Ruth WE, Nomura T: A human hemoglobin with lowered oxygen affinity and impaired heme-heme interactions. *J Clin Invest* 40:1826, 1961.

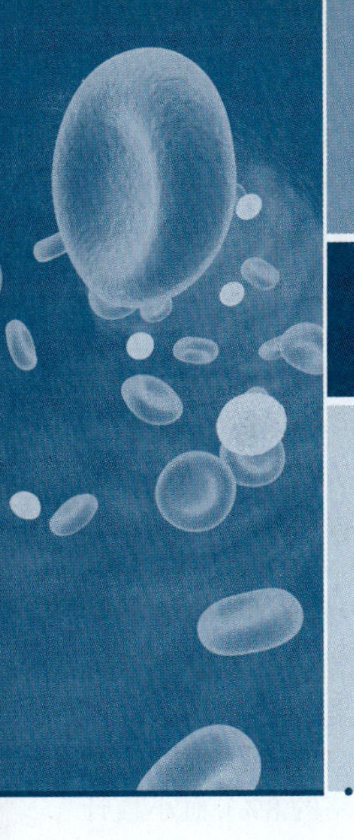

第50章

红细胞物理损伤导致的溶血性贫血

Kelty R. Baker, Joel Moake

摘 要

红细胞在高剪切应力下通过部分阻塞的血管或异常的血管表面时，会发生破碎和溶血。这时在外周血涂片中可以见到明显的“破裂”红细胞或裂红细胞，损伤红细胞中大量的乳酸脱氢酶被释放入血。血栓性血小板减少性紫癜发作期间，在高血流量(高剪切应力)微血管(小动脉/毛细血管)或动脉循环中，血管的部分阻塞是由于全身微血管中血小板聚集引起的。在溶血尿毒症综合征中，肾脏微血管中形成血小板-纤维蛋白血栓，在瓣膜相关性溶血中，人工心瓣膜功能异常也可引起血小板聚集。程度较轻的红细胞破碎，溶血和裂红细胞增多见于较轻的血管阻塞、血管内皮表面异常情况下，有时也见于剪切应力较低的情况下。后者包括过量血小板聚集、纤维蛋白多聚体形成以及继发性纤维蛋白溶解，这主要发生在动脉或者静脉微循环(弥散性血管内凝血)，子痫前期/子痫中的胎盘血管及行军性血红蛋白尿中的溶血、肝酶增高和血小板计数降低综合征(HELLP)，以及巨大海绵样血管瘤(Kasabach-Merritt现象)。

本章使用的简写和缩略词:ADA，抗利尿激素(antidiuretic Hormone);ADAMTS13，一种具有血小板反应蛋白结构域13的去整合素蛋白和金属蛋白酶(a disintegrin and metalloproteinase with thrombospondin domain 13);ALT，丙氨酸转氨酶(alanine transaminase);APTT，活化部分凝血活酶时间(activated partial thromboplastin time);AST，天冬氨酸转氨酶(aspartate transaminase);AT，抗凝血酶(antithrombin);DIC，播散性血管内凝血(disseminated intravascular coagulation);HELLP，溶血，肝酶增高，和血小板计数低(hemolysis，elevated liver enzymes，and low platelet count);LDH，乳酸脱氢酶(lactate dehydrogenase);MAHA，微血管病性溶血性贫血(microangiopathic hemolytic anemia);PGF，胎盘生长因子(placental growth factor);PGI_2，前列腺素I_2(prostaglandin I_2);PT，凝血酶原时间(prothrombin Time);PTT，部分凝血活酶时间(partial thromboplastin time);sEng，可溶性内皮因子(soluble endoglin);sFlt-1，fms样酪氨酸激酶1的可溶性形式(soluble form of fms-like tyrosine kinase 1);sVEGFR-1，可溶性血管内皮生长因子受体-1(soluble vascular endothelial growth factor receptor-1);TGF-β，转化生长因子-β(transforming growth factor-β);TTP，血栓性血小板减少性紫癜(thrombotic thrombocytopenic purpura);VEGF，血管内皮生长因子(vascular endothelial growth factor);VWF，von Willebrand因子(von Willebrand factor)。

子痫前期/子痫和HELLP综合征

■ 定义和病史

1922年德国的Stahnke在文献中首次报道了一种严重危及生命的妊娠期并发症，主要表现为子痫、溶血和血小板减少[1]。后来，Pritchard及其同事用英文报道了3例病例，并提出免疫过程可能是引起子痫前期/子痫和血液学异常的原因[2]。虽然起初该病被称为水肿-蛋白尿-高血压妊娠中毒症B型[3](edema-proteinuia-hypertension gestosis type B)，但后来Louis Weinstein于1982年用了一个更吸引眼球的名称，HLLLP综合征(H表示溶血，EL代表肝功能试验升高，LP代表血小板计数减低)[4]。

■ 流行病学

HELLP综合征的总发病率约为妊娠的0.5%[5]，在并发子痫前期(高血压+蛋白尿)的患者中为4%~12%，在并发子痫(高血压+蛋白尿+子痫发作)的患者中为30%~50%。在最终诊断为HLLLP综合征的患者中，大约15%就诊时既没有高血压也没有蛋白尿[6]。2/3的患者在产前得以诊断，通常在妊娠27~37周之间。其余1/3在产后期得以诊断，通常在分娩后几个小时至48小时确诊(偶有长达6天者)[7,8]。HELLP的其他危险因素包括欧洲裔、多次生产及高龄妊妇(>34岁)[5]。虽然亚甲基四氢叶酸还原酶(methylenetetrahydrofolate reductase)基因677(C→T)多态性纯合子可能是子痫前期的一个中等危险因素，但这种微弱的相关性在HELLP综合征中并不存在[9]。凝血因子V Leiden基因突变及凝血酶原(prothrombin)

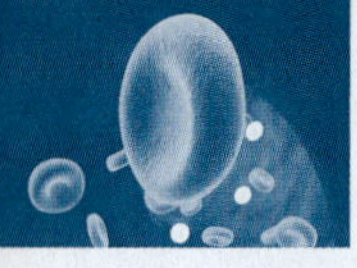

G20210 基因突变是否为 HELLP 综合征的危险因素，目前尚存在争议[10-12]。

■ 病因学及发病机制

胚胎在发育过程中为了存活必须自母体获得血液供应。在正常妊娠过程中，滋养层细胞（trophoblastic cell）于第 10~12 天首次侵入蜕膜（decidua）。随后在第 16~22 周的第二次侵入中，这些特殊化的胎盘上皮细胞取代子宫螺旋动脉的内皮细胞，并且植入子宫肌层，使血管管径增粗，降低血管阻力。结果，螺旋动脉被重塑成由胎儿细胞和母体细胞构成的杂合血管，形成一种高流量 - 低阻力血管系统，不受母体血液循环中血管收缩物质的影响[13]。在子痫前期的妊娠过程中，可能由于胎盘合胞体蛋白（syncytin）表达的减少以及随后胎盘形成过程中细胞融合的改变，使第二波侵入未能充分渗透入子宫螺旋动脉[14]。结果，血液供应不良而缺氧的胎盘释放 fms 样酪氨酸激酶 1 的胞外区可溶性结构域（soluble form of fms-like tyrosine kinase 1，sFLT-1），也被称为可溶性血管内皮生长因子受体 1（soluble vascular endothelial growth factor receptor-1，sVEGFR-1）。sVEGFR-1 作为一种抗血管生成蛋白发挥作用，因为它与血管内皮生长因子（vascular endothelial growth factor，VEGF）和胎盘生长因子（placental growth factor）结合，阻止它们与内皮细胞受体发生相互作用。最终导致肾小球血管内皮细胞和胎盘功能障碍[15-17]。直接与间接危害包括血管张力增加、高血压、蛋白尿、血小板活化增强并聚集，以及血管扩张物质前列腺素 I_2（prostaglandin I_2，PGI_2）和一氧化氮（nitrous oxide，NO）水平下降[5,17]。同时，凝血级联反应被激活，导致血小板 - 纤维蛋白在毛细血管中沉积，造成多脏器微血管损伤，微血管病性溶血性贫血（microangiopathic hemolytic anemia，MAHA），由于肝细胞坏死导致的肝酶升高，以及外周血小板消耗过多造成的血小板减少[5]。

在严重子痫前期以及子痫前期的早期，患者血清中还发现另一种抗血管生成分子，可溶性内皮因子（endoglin）水平升高[18]。内皮因子是转化生长因子 -β（the transforming growth factor-β，TGF-β）复合物的组成成分，在血管内皮及合胞体滋养层细胞中表达。内皮因子胞外结构域脱落，即可溶性内皮因子（soluble endoglin，sEng），能够与促血管生成的生长因子 TGF-β_1 和 TGF-β_3 结合，并使其失活。血清中 sFLT-1 与 sEng 水平的升高可能与子痫前期向 HELLP 综合征进展有关[17,18]。

■ 临床特征

90% 的 HELLP 综合征患者表现为乏力、右上腹部或上腹部疼痛。45%~86% 的患者有恶心或呕吐，55%~67% 有水肿，31%~50% 有头痛，还有一小部分存在视觉改变，发热不常见。虽然 85% 的 HELLP 综合征患者存在高血压，但是 HELLP 患者中有 15% 既没有高血压也没有蛋白尿[6]。

■ 实验室检查

在 54%~86% 的患者中，血涂片可见到裂红细胞、盔形或棘形红细胞，与微血管病性溶血性贫血相符。患者外周血网织红细胞（reticulocyte）增多。结合珠蛋白（haptoglobin）水平低是既敏感（83%）且特异（96%）的指标，可证实 HELLP 综合征引起的溶血，但在产后 24~30 小时内恢复正常水平[6]。

乳酸脱氢酶（LDH）水平通常高于正常。曾有人提出 LDH_5（特异存在于肝脏的 LDH 同工酶）与总 LDH 的比值升高与 HELLP 病情严重程度成正比。HELLP 中的 LDH 水平升高最可能主要是由于肝脏损伤导致的，而不是因为溶血。天冬氨酸转氨酶（aspartic acid transaminase，AST）和丙氨酸转氨酶（alanine transaminase，ALT）可超过正常值 100 倍，而碱性磷酸酶水平通常为正常值的两倍，总胆红素波动于 1.2~5mg/dl。肝酶通常于产后 3~5 天恢复正常[6]。

在一个分类系统中，血小板减少的程度被用来预测孕妇的发病率和死亡率、产后康复速度、疾病复发风险以及围产期转归。这种“密西西比三层分级系统”将血小板计数低于 50×10^9/L 的患者分为 1 类（出血发生率约 13% 的），血小板计数在（50~100）$\times10^9$/L 的为 2 类（出血发生率约 8%），血小板计数大于 100×10^9/L 的患者为 3 类（出血风险没有增高）。毫不奇怪，1 类患者围产期发病率及死亡率最高，产后康复期也最长[19]。血小板减少的程度与肝脏功能的血清学指标测量值直接相关[20]，但与肝脏组织病理变化的严重程度并没有直接联系[21]。如果进行骨髓穿刺和活检，可见到大量的巨核细胞，与消耗性血小板减少相符，血小板寿命由正常的 10 天左右减少到 3~5 天[19]。血小板计数自产后 23~29 小时降至最低，随后在 6~11 天内恢复正常[7]。

凝血酶原时间（prothrombin time，PT）和活化的部分凝血活酶时间（activated partial thromboplastin time，APTT）通常在正常范围内，但也有报道 50% 的患者 APTT 延长[22]。虽然并不总能见到纤维蛋白原水平减低，但可出现凝血及继发纤溶增高的其他指标，包括蛋白 C 和抗凝血酶Ⅲ（AT Ⅲ）水平减低，以及 D- 二聚体（D-dimer）和凝血酶 -AT Ⅲ值增高。血管性血友病因子（VWF）抗原水平与疾病严重度成比例地升高，反映了内皮破坏的严重程度，然而患者血浆中没有巨大 VWF 多聚体[23]，ADAMTS13（a disintegrin and metalloproteinase with thrombospondin domains-13）水平在正常范围内（正常情况下 ADAMTS13 在妊娠期中度下降）[24,25]。这与家族性和自身抗体介导的血栓性血小板减少性紫癜（TTP）中 ADAMTS13 的严重缺乏不同[26]。受 HELLP 影响的器官中发现的血栓含有的纤维蛋白量增多，VWF 水平低，与 TTP 不同[23]。

在肝脏受累严重的患者中，肝脏超声显示大片的、形状不规则的、分界明显（“区域性”）的回声增强区[27]。肝脏活检可见门静脉周围肝细胞坏死或灶性坏死，肝窦内血小板 - 纤维蛋白沉积，及血管内微血栓形成。随着疾病进展，大面积肝细胞坏死可融合直至肝被膜下，产生肝被膜下血肿，有肝脏破裂的危险[5]。

■ 鉴别诊断

妊娠期易与 HELLP 综合征混淆的并发症包括 TTP[28]、溶血 - 尿毒症综合征、败血症、DIC、结缔组织病、抗磷脂抗体综合征和妊娠期急性脂肪肝。妊娠期急性脂肪肝多见于妊娠最后三个月或产后，表现为血小板减少和右上腹疼痛，但 AST 和 ALT 水平仅升高至正常的 1~5 倍，PT 和 PTT 均延长。肝活检油红 O 染色（oil-red-O staining）显示中央小叶区肝细胞胞质中有脂肪，常规染色显示炎性改变及斑块状肝细胞坏死。因为 HELLP 综合征引起右上腹疼痛及恶心，所以也曾经被误诊为病毒性肝炎、胆绞痛、食管反流、胆囊炎和胃癌。与之相反，其他被误诊为 HELLP 综合征的疾病包括心肌病、主动脉夹层动脉瘤、急性可卡因中毒、原发性高血压和肾脏疾病，以及酒精性肝病[19]。

■ 治疗

HELLP 的支持治疗包括静脉输注硫酸镁控制高血压及预防子痫发作、补充液体及电解质、慎重输注血制品、应用倍氯米松（beclomethasone）促进胎儿肺成熟，并尽早分娩[19]。分娩指征包括疾病表现危重、孕妇 DIC、胎儿窘迫、妊娠超过 32 周且胎儿肺发育成熟[6]。60%~97% 的患者在全麻下行剖宫产，若胎龄超过 32 周且产妇宫颈解剖结构理想可试行经阴道引产后分娩。行产后刮宫术有助于降低患者平均动脉压、增加尿量和提高血小板计数。因凝血导致的严重贫血或出血患者适合输注浓缩红细胞、血小板及新鲜冰冻血浆。

HELLP 的辅助治疗包括应用地塞米松（dexamethasone）和血浆置换。10mg 地塞米松静脉滴注，每 12 小时一次，可使得尿量增加、血小板计数升高，AST 及 LDH 水平降低，并可使新生儿发病率及死亡率趋于降低[29]。地塞米松对感染率和产后康复没有影响，康复后应至少继续用 2 天，以防止肝酶升高（包括 LDH）、血小板减少及少尿等病情的“反跳”。产前行血浆置换并不能阻止或逆转 HELLP 综合征，但于分娩前后行血浆置换可以将出血及发病率降至最低限度。有 5% 的患者在产后 72~96 小时病情未见改善，也可试用血浆置换。这种情况更可能发生在年龄 <20 岁或未经产女性[7]。血浆置换是否能有效降低血液循环中 sVEGF 和（或）sEng 水平尚未肯定。对于个别 HELLP 并发肝脏巨大血肿或全肝坏死的患者可能必须进行肝移植[30]。应用某种类型（可能是经过修饰的）VEGF 和（或）TGF-β 的替换治疗将来是否对子痫前期或 HELLP 综合征患者有治疗用途尚不肯定。

■ 病程及预后

大多数患者于产后 24~48 小时内病情趋于稳定，但仍有 3%~5% 的母亲死亡。据报道 1980 年以前死亡率高达 25%。母亲死亡原因包括脑出血、心肺骤停、DIC、成人呼吸窘迫综合征和缺血缺氧性脑病[5]。其他并发症包括感染、胎盘剥离、产后出血、腹腔内出血和肝被膜下血肿破裂（发生肝被膜下血肿破裂者 50% 死亡）[6]。肝被膜下血肿破裂患者主诉右侧肩疼痛，处于休克状态，伴有腹水或胸水。血肿通常发生在肝右叶的前上部分[5]。如果发现肝脏血肿时肝脏仍然保持完整，则应避免腹部触诊、预防子痫发作及呕吐等。需急诊外科手术栓塞或结扎肝动脉、肝叶切除，当全肝坏死时甚至需行肝脏移植术[5,19]。

HELLP 的肾脏并发症包括急性肾衰竭、低钠血症、因血管加压素酶的肝脏代谢受损及其导致的“血管加压素抵抗”（抗利尿激素）引起的肾性尿崩症。HELLP 的肺部并发症包括胸腔积液、肺水肿和成人呼吸窘迫综合征。上面未提及的 HELLP 神经系统后遗症包括视网膜剥离、癫痫发作后皮质盲和低血糖昏迷[31]。

胎儿的发病率和死亡率约 9%~24%[6]。并发症通常是由于早产、胎盘早剥和宫内窒息所致。宫内发育迟缓见于 39% 的婴儿。HELLP 母亲生产的所有婴儿中，1/3 出现血小板减少，但心室内出血只见于大约 4% 的血小板减少婴儿[32]。

HELLP 综合征患者在所有孕妇中发病率为 2%~5%[5]，这些患者再次怀孕后多达 27% 可再次发生 HELLP[33]。其他妊娠期高血压疾病（子痫前期或妊娠诱导的高血压）在以后妊娠时也相对常见（第二次及以后妊娠中的发生率为 27%）[34]。从子痫前期 /HELLP 恢复的女性，以后更容易发生高血压和心血管疾病，可能是因为促血管生成因子和抗血管生成因子水平的持续失衡所致[17]。

播散性恶性肿瘤

■ 定义和历史

Brain 及其同事于 1962 年首次注意到广泛恶性肿瘤与小血管内病理改变引起的溶血性贫血之间的相关性[35]。

■ 流行病学

在很多恶性肿瘤中都发现有癌症相关的微血管病性溶血性贫血（MAHA）（表 50-1）。转移性恶性肿瘤比局限性癌症和良性肿瘤相更容易发生 MAHA[36]。其中约 80% 为胃（55%）、乳腺（13%）、肺（10%）及黏液腺癌。确诊时中位年龄为 50 岁，男性比例略高[37]。

表 50-1　与微血管病性溶血性贫血相关的癌症

胃（55%）[37,40]	其他恶性肿瘤
乳腺（13%）[129]	血管外皮细胞瘤[36]
肺（10%）[35]	肝癌
其他黏液腺癌	黑色素瘤
未知的原发性癌[38]	小细胞肺癌[130]
前列腺[35]	睾丸癌
结肠[38]	口咽部鳞状细胞癌
胆囊	胸腺瘤
胰腺	红白血病[131]
卵巢	

■ 病因学和发病机制

恶性肿瘤导致 MAHA 有两个不同的机制：①小血管内形成血小板 - 纤维蛋白血栓使得血管阻塞（通常是部分阻塞）而发生 DIC；②血管内瘤栓形成[35,38]。在第一种机制中[1]，由于吞噬细胞、活化的内皮细胞或肿瘤细胞上的组织因子过度暴露而激活血管内凝血。另外，腺癌分泌的黏液中含有一种蛋白酶可直接激活因子 X[39]。随后凝血因子被激活、产生凝血酶、纤维蛋白多聚体沉积以及血小板聚集，导致血管内血小板 - 纤维蛋白血栓的形成，试图通过被血小板 - 纤维蛋白血栓部分阻塞的高流量微血管的红细胞受到剪应力的作用而遭破坏。最后，血循环中的腺癌黏蛋白可与白细胞 L- 选择素和 P- 选择素相互作用，导致富含血小板的微血栓快速生成[40]。在第二种机制中[2]，血管内瘤栓部分阻塞小血管，机械性或化学性破坏血管内皮，促进血小板黏附于暴露的内皮下、凝血被激活并形成纤维蛋白多聚体，并使得内膜增生、血管肥大[35,37,38]。

实验室检查

癌症相关性 DIC/MAHA 患者表现为中至重度贫血。外周血涂片可见到裂红细胞(约占红细胞的 5%~21%)、棘形红细胞和小球形红细胞、网织红细胞 / 嗜多色性红细胞和有核红细胞[38]。尽管网织红细胞计数可能升高,但它并不是评价溶血的可靠指标,因为转移的肿瘤细胞广泛取代骨髓,在 MAHA 中预期的网织红细胞增多可能并不会出现(见第 44 章)。其他更可靠的溶血指标包括血清间接胆红素和 LDH 水平升高、出现血浆血红蛋白、尿液中的尿胆原和游离血红蛋白(αβ 二聚体)升高[37]。还可见结合珠蛋白水平降低或消失,但结合珠蛋白为急性期反应蛋白,在恶性肿瘤时也可升高[38]。直接 Coombs 实验为阴性[37,41]。

MAHA 的其他表现包括血小板减少,血小板平均计数约为 50×10^9/L[变化范围:(0.003~0.225)$\times 10^9$/L][37],是由于血小板寿命缩短所致,没有证据表明肝、脾扣留血小板。然而,有些恶性肿瘤患者先前就患有血小板增多症,当同时发生 MAHA 时,血小板可能只是减少至“正常”值范围[38]。还可见白细胞计数正常至升高,伴有未成熟髓系前体细胞[37,38,41]。因骨髓侵犯导致的外周血未成熟粒细胞和红细胞增多,同时出现 MAHA,则高度提示恶性肿瘤转移[38]。骨髓穿刺和活检可见红系增生过度,巨核细胞数量正常至增多,以及出现癌细胞(大约见于 55% 的患者)[41]。

已报道大约 50% 继发于恶性肿瘤的 MAHA 患者,还有其他 DIC 的实验室检查证据,包括纤维蛋白原水平降低(平均:177g/dl;变化范围:8~490mg/dl)、D 二聚体(纤维蛋白降解产物)水平升高,以及凝血酶原时间和凝血酶时间延长[37]。在 DIC 的早期阶段,APTT 可能缩短(缩短至小于 23 秒)[42-45]。还不清楚 APTT 缩短是否反映了血浆凝血因子的激活,凝血抑制蛋白(如蛋白 C、蛋白 S、抗凝血酶、组织因子途径抑制物)的消耗快于肝细胞的生成,抑或是血浆中出现了能够直接激活因子 X 的半胱氨酸蛋白酶[39]。曾经有报道癌症相关的 DIC 与 VWF 切割蛋白酶 ADAMTS13 的缺乏相关[46]。尽管有些研究者对此持不同意见[47],但在生存率低的 DIC 患者中,ADAMTS13 水平逐渐减低[48],这可能是因为细胞因子刺激的内皮细胞释放了长 VWF 多聚体链,消耗了 ADAMTS13 所致[49]。

相比之下,在败血症诱导的 DIC 中,血浆中 ADAMTS13 的水平有明确下降[50-53]。在这种情况下,细菌[54]和(或)嗜中性粒细胞[55]蛋白酶可切割循环中的 ADAMTS13 并使其失活。炎性细胞因子(白介素 6 和 8、肿瘤坏死因子 α)刺激微血管内皮细胞释放大量长 VWF 多聚体链[49,51,52,56],ADAMTS13 水平低于正常值 20%~50% 时[50,51],则不足以切割这些长 VWF 多聚体链。如果血浆 ADAMTS13 水平下降至大约正常值的 20% 以下时,就更可能形成微血管血栓并导致多脏器衰竭[50]。在败血症 /DIC 中,革兰阴性细菌的蛋白酶也可以切割并灭活正常血循环中的内源性抗凝血物质 - 组织因子途径抑制物。这种效应可引起或者促进革兰阴性菌败血症中的凝血过度激活[57]。

鉴别诊断

恶性肿瘤中贫血的最常见原因为慢性炎症性贫血(见第 37 章)。其他贫血原因包括失血、肿瘤骨髓转移导致的骨髓病性贫血(myelophthisis,见第 44 章)、DIC/MAHA(见第 130 章)和自身免疫性溶血性贫血(见第 55 章)。自身免疫性溶血性贫血更多见于淋巴增殖性疾病(见第 97 章和第 98 章),也偶见于胃癌、结肠癌、乳腺癌和宫颈癌[58]。癌症的治疗也可通过骨髓抑制、氧化性溶血[多柔比星(doxorubicin)和喷司他丁(pentostatin)]、自身免疫性溶血[顺铂(cisplatin)、苯丁酸氮芥(chlorambucil)、环磷酰胺(cyclophosphamide)、美法仑(melphalan)、替尼泊苷(teniposide)、甲氨蝶呤(methotrexate)]、血栓性微血管病性贫血[丝裂霉素 C(mitomycin C)、顺铂、吉西他滨(gemcitabine)]。

治疗

肝素(heparin)、糖皮质激素(glucocorticoids)、双嘧达莫(dipyridamole)、吲哚美辛(indomethacin)和 6- 氨基己酸(ε-aminocaproic acid)都曾试用于肿瘤相关 DIC/MAHA 患者,但没有成功的报道。对于因 PT 和 APTT 延长、低纤维蛋白原和低血小板导致的出血,输注血浆和血小板,有时再加含纤维蛋白原的冷沉淀可能有效。如有可能,控制转移恶性肿瘤进行病因治疗也是有益的。

病程和预后

癌症导致的 MAHA 通常是一种临终前状态。确诊后的预期生存为 2~150 天,平均为 21 天[37,38]。

心脏瓣膜性溶血

定义和历史

因瓣膜置换导致的贫血于 1954 年被首先报道,此时心脏瓣膜矫正手术刚刚实施不久[59]。随后发现,当红细胞通过人工瓣膜或其周围的湍流时,受到剪切应力的作用被破坏,引发贫血[60]。此后,在设计人工瓣膜时,避免红细胞的不可逆损伤一直是设计的目的之一。因此,随着新一代人工瓣膜的应用,瓣膜相关性溶血性贫血的发生率也从 20 世纪 60 年代和 70 年代的 5%~15%[61,62]下降 1% 以下[63]。然而,如果应用适当的检测方法,在任何一种人工瓣膜置换术后都可以检测到代偿性溶血的发生[61,64,65]。除此之外,血管内溶血也可见于二尖瓣瓣膜修复术[66]后和未行手术的自身瓣膜疾病患者[61,67]。

流行病学

不同因素可以增加瓣膜相关性溶血的机会:瓣膜中心或周边反流[62,68]、置换小人工瓣膜导致的跨瓣压力梯度升高[62]以及因人造生物瓣膜失灵造成的反流,尤其是当瓣膜超过 10~15 年时[64]。进行瓣膜置换的患者中,笼球瓣[64]、双叶瓣较之侧倾碟瓣[69]、机械人工瓣较之异种移植组织瓣[70]、双叶瓣较之单叶瓣置换[69]更容易发生临床上明显的溶血。有些研究发现主动脉瓣瓣膜置换和二尖瓣瓣膜置换导致的溶血程度并无明显差别[65,69],而另一些研究则发现前者导致的溶血略重于后者[71-73]。

病因和发病机制

红细胞受人工瓣膜处及其周围血液湍流形成的剪切应力或是房室之间大的压力跨度等影响,撞击异物表面或心耳壁等心脏结构时[68],都会发生瓣膜相关性溶血。当跨瓣压力梯度超过 50torr 时，产生的剪应力超过 4000dyn/cm²，比通常引起红细胞破碎所需的 3000dyn/cm² 要大得多[74]。在一项对人工二尖瓣瓣膜功能故障的研究中，运用经食管超声心动图的复杂的计算机模拟显示，当喷射状反流受到例如松弛的缝线或者裂开的瓣膜环等固态结构分隔时，会产生最大可达 6000dyn/cm² 的剪应力。当喷射状反流受到固态结构如左心耳的阻挡而急剧减速，或反流血液流经像瓣叶裂孔或瓣周漏等小孔径时（直径<2mm），会产生最大达 4500dyn/cm² 的剪应力[68]。进行瓣膜修复或人工瓣膜置换后，人工瓣膜环缺乏内皮覆盖也可影响溶血性贫血的严重程度，但尚不清楚这是原发性还是继发于高速血流喷射使人工瓣膜材料不能整合纤维蛋白[68,75]。相类似的还有在室间隔缺损修补术后，铁氟龙（Teflon）修补片缺乏内皮覆盖也可导致临床上明显的溶血而必须再次手术[76]。这类表面相互作用在较低剪应力（<1500dyn/cm²）时显得更为重要，此时其溶血程度更直接地取决于接触表面的面积和接触时间[77]。除此之外，覆盖在球笼瓣表面的材料过度磨损，例如 Starr-Edwards 瓣，可使表面材料像气球样凸入喷射血流，造成湍流和溶血[78]。有报道改良的 Blalock-Taussig 分流术（同侧锁骨下动脉与肺动脉吻合术——译者注）也可导致溶血性贫血[79]。

■ 临床表现

瓣膜诱导的溶血患者可表现贫血或充血性心力衰竭的症状、苍白、黄疸和尿色加深（被不同地表述为红色、褐色或黑色）。体力活动期间排尿比静息时排出的尿液颜色深[80]。同样，溶血还会因室上性心动过速或其他加快性心律失常而加重，并随着窦性心律的恢复而减轻[81]。原先可听见的心音强度或性质发生变化、出现新杂音或者先前存在的杂音特点发生改变均提示瓣膜功能障碍[82]。

■ 实验室检查

实验室检查包括血涂片检查，可见中度的红细胞畸形、裂红细胞和红细胞嗜多色性。红细胞通常为正细胞正色素，但有时因长期经尿中失铁[61]和持续溶血[62]引起的红系增生也可以表现为小细胞低色素性。网织红细胞、尿含铁血黄素、血浆血红蛋白和血清总胆红素、间接胆红素以及 LDH 水平可升高，而血清结合珠蛋白水平减低。血中裂红细胞数量[61,64]和 LDH 水平升高程度[64,65,83,84]与溶血严重性相关。血红蛋白尿通常仅见于极重的溶血和高 LDH 水平患者。胆红素水平与溶血的严重性没有相关性，但网织红细胞计数是否有助于评估溶血严重程度仍然有争议[64,65]。上述提及的实验室检查指标可以用来评估溶血程度并有助于指导治疗（表 50-2）[64]。

表 50-2 人工瓣膜相关性溶血的严重度

	轻度	中度	重度
含铁血黄素尿	有	有	显著
血红蛋白尿	无	无	无
裂红细胞	<1%	>1%	>>1%
网织红细胞	<5%	>5%	>>5%
结合珠蛋白	减少	无	无
LDH	<500U/L	>500U/L	>>500U/L

红细胞标记研究显示红细胞寿命显著缩短至 6~9 天[76,80]。红细胞肌酸测定相对简单但应用并不广泛，可以替代红细胞标记法。年轻的红细胞肌酸含量比衰老红细胞的高很多。因此，红细胞肌酸水平升高说明红细胞生存期缩短，而且与红细胞经过瓣膜时的峰值流速以及溶血的严重度显著相关[85]。如行骨髓穿刺，可见到明显的红系增生过度[75,80]。由于含铁血黄素沉积，在含或不含钆（gadolinium）增强的磁共振成像中，均可见到肾脏皮质 T1 和 T2 加权像信号强度较髓质减低[86]。

■ 鉴别诊断

使瓣膜相关性溶血或贫血加重的因素包括缺铁性贫血（见第 42 章），因为贫血可以使患者心输出量增加、血流剪应力增大，并且缺铁红细胞的脆性大于正常；红系造血增加造成的叶酸缺乏（见第 41 章），心内膜炎导致的慢性病性贫血，抗凝剂诱导的胃肠道出血（见第 37 章、第 134 章和第 135 章），还有由于剧烈体力活动导致的心输出量增加[82]。

■ 治疗

因瓣膜功能障碍导致的溶血性贫血，其合适的治疗包括补充铁剂和叶酸（如存在缺乏）、手术修复或替换功能失灵的人工瓣膜（如有指征）[87]。瓣周漏患者并非手术最佳候选者，可实行经皮 Amplatzer 封堵器封闭漏口而获益[88]。辅助治疗包括应用 β- 受体阻滞剂降低血循环流速[89]、应用促红细胞生成素进一步刺激红系造血[90]、应用己酮可可碱（pentoxifylline）增加红细胞的变形性[91]。

虽然有些研究者发现应用己酮可可碱无效[92]，但几组病例报道接受该药治疗的瓣膜相关性溶血患者病情获得改善，并且输注红细胞的需求减少[93-95]。在一项前瞻性研究中，40 例经过双瓣膜（二尖瓣和主动脉瓣）置换的患者随机分为两组，一组未经治疗，另一组给予己酮可可碱 400mg 口服，每天 3 次，共 120 天。治疗 4 个月后，该治疗组患者血红蛋白和结合珠蛋白水平明显升高，其 LDH、总胆红素和间接胆红素水平以及修正的网织红细胞水平均显著降低。在 9 名严重溶血患者（LDH>1500U/L）中，6 人病情获得改善或完全缓解，而 3 位患者溶血一直持续，提示己酮可可碱治疗对 60% 以上的瓣膜相关性溶血患者有效[96]。

瓣膜手术后有 15%~30% 的患者出现黑色胆结石，多发生于手术后 6 个月内。结石究竟是由于手术时使用人工心肺机造成的急性溶血所致[97]，还是因瓣膜置换本身造成的慢性溶血所致[98,99]，目前尚不清楚，但自手术前 1 周开始应用熊去氧胆酸（ursodeoxycholic acid）每日 600mg，可使结石的发病率由未经治疗的 29% 降至治疗后的 8%（P<0.01）[100]。

■ 病程及预后

心脏瓣膜手术后数日[60]或数周[64,76,80]即可发现溶血证据。如果需要再次进行手术，死亡率在 0~6% 之间[75,101]，溶血性贫血偶有复发[60,101]。

其他原因导致的非免疫性溶血性贫血

■ 行军性血红蛋白尿（march hemoglobinuria）

1881 年 Fleischer 报道了一名德军士兵因行军产生了血红

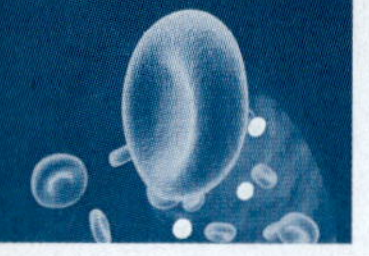

蛋白尿[102]。行军性血红蛋白尿多见于青年男性,毫无疑问这与其频繁进行高强度、长时间体力运动有关,但该病同样也可发生于女性[103,104]。就诊主诉为直立体位体力活动后立即小便尿呈黑色,偶伴有恶心、腹痛、背或腿疼痛、侧肋部刺痛或足底烧灼感。查体通常没有阳性体征,极少数报道可见肝脾肿大和暂时性黄疸[105]。

Davidson 在 1969 年明确证实行军性血红蛋白尿是因为足底血管内的红细胞被破坏所致,其严重程度受路面硬度、跑步距离长短、步伐轻重和运动鞋保护是否充分等影响[105]。他也证实通过垫鞋垫可以预防行军性血红蛋白尿,这一发现也被后来的研究者证实[106,107]。行军性血红蛋白尿也见于因其他不同原因导致的红细胞破坏,如反复拍打前额[108]、空手道练习[109]、篮球运动后、敲刚果鼓[110]和剑道[103](身穿厚甲的武士彼此用竹剑反复击打对方的一种日本武术)。

在一次普通行军中估计溶血量仅为 6~40ml,因此贫血少见或通常轻微[105],但是如果溶血反复发作则可以导致铁缺乏,引起或加重贫血(见第 42 章)。见不到红细胞被破坏的形态学证据,仅有一例患者在运动后出现异形红细胞和少量"四叶草状"红细胞[111]。肾脏损伤不常见,但急性肾小管坏死及其导致的急性肾功能不全的病例也有报道[112-115]。

■ Kasabach-Merritt 现象

Kasabach-Merritt 现象于 1940 年被首次报道[116],通常为发生于儿童早期的一种综合征,特征为血小板减少、微血管病性溶血性贫血、消耗性凝血病,以及进行性增大的卡波西样血管内皮瘤或簇状血管瘤[117]引起的低纤维蛋白原血症。卡波西样血管内皮瘤是一种具有高度侵袭性的血管肿瘤,男女发病率均等,很少有自行消退倾向。肿瘤有局部呈浸润性,但从未报道有远处转移[118]。并发症包括血胸或心包积液[118,119]。假说认为由于内皮细胞异常和血流淤滞,导致血小板和肿瘤血管内凝血级联反应的激活,继而引起血小板和凝血因子耗竭。当红细胞经过肿瘤组织内异常的、部分栓塞的血管时,受到机械损坏而导致微血管病性溶血性贫血[120]。

Kasabach-Merritt 现象有很多种治疗方法,但其死亡率仍高达 30%[121]。尽管外科手术切除肿瘤后血液学参数可恢复正常,但大多数病人因肿瘤太大,切除会导致严重的外形毁损。其他治疗方法包括糖皮质激素、干扰素 -α、抗纤溶药物、抗血小板药物噻氯匹定(ticlopidine)和阿司匹林(aspirin)、低分子量肝素(low-molecular-weight heparin)、栓塞疗法、放疗、激光治疗和应用长春新碱(vincristine)、环磷酰胺、放线菌素 D(actinomycin D)或甲氨蝶呤等的化疗[117,118,120,122,123]。

■ 其他

微血管病性溶血性贫血还见于恶性高血压(malignant systemic hypertension)、肺动脉高压、肝脏巨大海绵样血管瘤[124]和多种血管炎,包括 Wegener 肉芽肿[125,126](Wegener granulomatosis)和巨细胞动脉炎[127](giant cell arteritis)。在进行经尿道前列腺切除术时,用蒸馏水作为冲洗液可发生渗透诱导的溶血[128]。

翻译:井丽萍

校对:张凤奎,刘建湘

参考文献

1. Stahnke E: Über das Verhalten der Blutplättchen bei Eklampsie. *Zentralbl Gynakol* 46:391, 1922.
2. Pritchard JA, Weisman R Jr, Ratnoff OD, Vosburgh GJ: Intravascular hemolysis, thrombocytopenia and other hematologic abnormalities associated with severe toxemia of pregnancy. *N Engl J Med* 250:89, 1954.
3. Goodlin RC, Cotton DB, Haesslein HC: Severe edema-proteinuria-hypertension gestosis. *Am J Obstet Gynecol* 132:595, 1978.
4. Weinstein L: Syndrome of hemolysis, elevated liver enzymes, and low platelet count: A severe consequence of hypertension in pregnancy. *Am J Obstet Gynecol* 142:159, 1982.
5. Rahman TM, Wendon J: Severe hepatic dysfunction in pregnancy. *Q J Med* 95:343, 2002.
6. Rath W, Faridi A, Dudenhausen JW: HELLP syndrome. *J Perinat Med* 28:249, 2000.
7. Martin JN Jr, Magann EF, Blake PG, et al: Analysis of 454 pregnancies with severe preeclampsia/eclampsia HELLP syndrome using the 3-class system of classification. *Am J Obstet Gynecol* 68:386, 1993.
8. Sibai BM, Ramadan MK, Usta I, et al: Maternal morbidity and mortality in 442 pregnancies with hemolysis, elevated liver enzymes, and low platelets (HELLP syndrome). *Am J Obstet Gynecol* 169:1000, 1993.
9. Zusterzeel PLM, Visser W, Blom HJ, et al: Methylenetetrahydrofolate reductase polymorphisms in preeclampsia and the HELLP syndrome. *Hypertens Pregnancy* 19:299, 2000.
10. Krauss T, Augustin HG, Osmers R, et al: Activated protein C resistance and factor V Leiden in patients with haemolysis, elevated liver enzymes, low platelets syndrome. *Obstet Gynecol* 92:457, 1998.
11. Bozzo M, Carpani G, Leo L, et al: HELLP syndrome and factor V Leiden. *Eur J Obstet Gynecol Reprod Biol* 95:55, 2001.
12. Benedetto C, Marozio L, Salton L, et al: Factor V Leiden and factor II G20210A in preeclampsia and HELLP syndrome. *Acta Obstet Gynecol Scand* 81:1095, 2002.
13. Zhou Y, McMaster M, Woo K, et al: Vascular endothelial growth factor ligands and receptors that regulate human cytotrophoblast survival are dysregulated in severe preeclampsia and hemolysis, elevated liver enzymes, and low platelets syndrome. *Am J Pathol* 160:1405, 2002.
14. Knerr I, Beinder E, Rascher W: Syncytin, a novel human endogenous retroviral gene in human placenta: Evidence for its dysregulation in preeclampsia and HELLP syndrome. *Am J Obstet Gynecol* 186:210, 2002.
15. Levine RJ, Maynard SE, Qian C, et al: Circulating angiogenic factors and the risk of preeclampsia. *N Engl J Med* 350:672, 2004.
16. Widmer M, Villar J, Beniani A, et al: Mapping the theories of preeclampsia and the role of angiogenic factors: A systematic review. *Obstet Gynecol* 109:168, 2007.
17. Mutter WP, Karumanchi SA: Molecular mechanisms of preeclampsia. *Microvasc Res* 75:1, 2008.
18. Kim YN, Lee DS, Jeong DH, et al: The relationship of the level of circulating antiangiogenic factors to the clinical manifestations of preeclampsia. *Prenat Diagn* 29:464, 2009.
19. Magann EF, Martin JN Jr: Twelve steps to optimal management of HELLP syndrome. *Clin Obstet Gynecol* 42:532, 1999.
20. Thiagarajah S, Bourgeois FJ, Harbert GM, Caudle MR: Thrombocytopenia in preeclampsia: Associated abnormalities and management principles. *Am J Obstet Gynecol* 150:1, 1984.
21. Barton JR, Riely CA, Adamed TA, et al: Hepatic histopathologic condition does not correlate with laboratory abnormalities in HELLP syndrome (hemolysis, elevated liver enzymes, and low platelet count). *Am J Obstet Gynecol* 167:1538, 1992.
22. De Boer K, Büller HR, Ten Cate JW, Treffers PE: Coagulation studies in the syndrome of haemolysis, elevated liver enzymes and low platelets. *Br J Obstet Gynaecol* 98:42, 1991.
23. Thorp JM Jr, Gilbert GC II, Moake JL, Bowes WA Jr: von Willebrand factor multimeric levels and patterns in patients with severe preeclampsia. *Obstet Gynecol* 75:163, 1990.
24. Lattuada A, Rossi E, Calzarossa C, et al: Mild to moderate reduction of a von Willebrand factor cleaving protease (ADAMTS13) in pregnant women with HELLP microangiopathic syndrome. *Haematologica* 88:1029, 2003.
25. Molvarec A, Rigo J, Boze T, et al: Increased plasma von Willebrand factor antigen levels but normal von Willebrand factor cleaving protease (ADAMTS13) activity in preeclampsia. *Thromb Haemost* 101:305, 2009.
26. Moake JL: Thrombotic microangiopathies. *N Engl J Med* 347:589, 2002.
27. Thomas EA, Copplestone JA, Dubbins PA, Friend JR: The radiologist cries "HELLP"! *Br J Radiol* 64:964, 1991.
28. Rehberg JF, Briery CM, Hudson WT, et al: Thrombotic thrombocytopenic purpura masquerading as hemolysis, elevated liver enzymes, low platelets (HELLP) syndrome in late pregnancy. *Obstet Gynecol* 108:817, 2006.
29. Magann EF, Bass D, Chauhan SP, et al: Antepartum corticosteroids: Disease stabilization in patients with the syndrome of hemolysis, elevated liver enzymes, and low platelets (HELLP). *Am J Obstet Gynecol* 171:1148, 1994.
30. Erhard J, Lange R, Niebel W, et al: Acute liver necrosis in the HELLP syndrome: Successful outcome after orthotopic liver transplantation. A case report. *Transpl Int* 6:179, 1993.
31. Reubinoff BE, Schenker JG: HELLP syndrome—a syndrome of hemolysis, elevated liver enzymes and low platelet count—complicating preeclampsia-eclampsia. *Int J Gynaecol Obstet* 36:95, 1991.
32. Harms K, Rath W, Herting E, Kuhn W: Maternal hemolysis, elevated liver enzymes, low platelet count, and neonatal outcome. *Am J Perinatol* 12:1, 1995.
33. Sullivan CA, Magann EF, Perry KG Jr, et al: The recurrence risk of the syndrome of hemolysis, elevated liver enzymes, and low platelets: Subsequent pregnancy outcome

and long term prognosis. *Am J Obstet Gynecol* 172:125, 1995.
34. van Pampus MG, Wolf H, Mayruhu G, et al: Long-term follow-up in patients with a history of (H)ELLP syndrome. *Hypertens Pregnancy* 20:15, 2001.
35. Brain MC, Dacie JV, Hourihane DO: Microangiopathic haemolytic anemia: The possible role of vascular lesions in pathogenesis. *Br J Haematol* 8:358, 1962.
36. Kupers EC, Friedman NB, Lee S, Wolfstein RS: Metastatic hemangiopericytoma associated with microangiopathic hemolytic anemia: Review and report of a case. *J Am Geriatr Soc* 23:411, 1975.
37. Antman KH, Skarin AT, Mayer RJ, et al: Microangiopathic hemolytic anemia and cancer: A review. *Medicine (Baltimore)* 58:377, 1979.
38. Lohrmann H-P, Adam W, Heymer B, Kubanek B: Microangiopathic hemolytic anemia in metastatic carcinoma. Report of eight cases. *Ann Intern Med* 79:368, 1973.
39. Gordon SG, Cross BA: A factor X-activating cysteine protease from malignant tissue. *J Clin Invest* 67:1665, 1981.
40. Wahrenbrock M, Borsig L, Le D, et al: Selectin-mucin interactions as a probable molecular explanation for the association of Trousseau syndrome with mucinous adenocarcinomas. *J Clin Invest* 112:853, 2003.
41. Lynch EC, Bakken CL, Casey TH, Alfrey CP Jr: Microangiopathic hemolytic anemia in carcinoma of the stomach. *Gastroenterology* 52:88, 1967.
42. Moake JL: Disseminated intravascular coagulation, in *Conn's Current Therapy*, edited by RE Rakel, p 338. WB Saunders, Philadelphia, 1989.
43. Reddy NM, Hall SW, MacKintosh R: Partial thromboplastin time: Prediction of adverse events and poor prognosis by low abnormal values. *Arch Intern Med* 159:2706, 1999.
44. Tripodi A, Chantarangkul V, Martinelli I, et al: A shortened activated partial thromboplastin time is associated with the risk of venous thromboembolism. *Blood* 104:3631, 2004.
45. Lippi G, Favaloro EJ: Activated partial thromboplastin time: New tricks for an old dogma. *Semin Thromb Hemost* 34:604, 2008.
46. Oleksowicz L, Bhagwati N, DeLeon-Fernandez M: Deficient activity of von Willebrand's factor-cleaving protease in patients with disseminated malignancies. *Cancer Res* 59:2244, 1999.
47. Fontana S, Gerritsen HE, Hovinga JK, et al: Microangiopathic haemolytic anaemia in metastasizing malignant tumours is not associated with a severe deficiency of the von Willebrand factor-cleaving protease. *Br J Haematol* 113:100, 2001.
48. Hyun J, Kim HK, Kim JE, et al: Correlation between plasma activity of ADAMTS13 and coagulopathy, and prognosis in disseminated intravascular coagulation. *Thromb Res* 124:75, 2009.
49. Bernardo A, Ball C, Nolasco L, et al: Effects of inflammatory cytokines on the release and cleavage of the endothelial cell-derived ultra-large von Willebrand factor multimers under flow. *Blood* 104:100, 2004.
50. Ono T, Mimuro J, Madoiwa S, et al: Severe secondary deficiency of von Willebrand factor-cleaving protease (ADAMTS13) in patients with sepsis-induced disseminated intravascular coagulation: Its correlation with development of renal failure. *Blood* 107:528, 2006.
51. Nguyen TC, Liu A, Liu L, et al: Acquired ADAMTS13 deficiency in pediatric patients with severe sepsis. *Haematologica* 92:121, 2007.
52. Martin K, Borgel D, Lerolle N, et al: Decreased ADAMTS13 (a disintegrin-like and metalloprotease with thrombospondin type 1 repeats) is associated with a poor prognosis in sepsis-induced organ failure. *Crit Care Med* 35:2375, 2007.
53. Lerolle N, Dunois-Larde C, Badirou I, et al: Von Willebrand factor is a major determinant of ADAMTS13 decrease during mouse sepsis induced by cecum ligation and puncture. *J Thromb Haemost* 7:843, 2009.
54. Chung MC, Popova TG, Jorgensen SC, et al: Degradation of circulating von Willebrand factor and its regulator ADAMTS13 implicated secreted *Bacillus anthracis* metalloproteases in anthrax consumptive coagulopathy. *J Biol Chem* 283:9531, 2008.
55. Song SH, Kim HK, Park MH, Cho HI: Neutrophil CD64 expression is associated with severity and progress of disseminated intravascular coagulation. *Thromb Res* 121:499, 2007.
56. de Mast O, Groot E, Lenting PJ, et al: Hemolysis after mitral valve repair: A report of five cases and literature review. *J Heart Valve Dis* 17:24, 2008.
57. Yun TH, Cott JE, Tapping RI, et al: Proteolytic inactivation of tissue factor pathway inhibitor by bacterial omptins. *Blood* 113:1139, 2009.
58. Ellis LD, Westerman MP: Autoimmune hemolytic anemia and cancer. *JAMA* 193:962, 1965.
59. Rose JC, Hufnagel CA, Fries ED, et al: The hemodynamic alterations produced by plastic valvular prosthesis for severe aortic insufficiency in man. *J Clin Invest* 33:891, 1954.
60. Rodgers BM, Sabiston DC Jr: Hemolytic anemia following prosthetic valve replacement. *Circulation* 39:155, 1969.
61. Marsh GW, Lewis SM: Cardiac haemolytic anaemia. *Semin Hematol* 6:133, 1969.
62. Kloster FE: Diagnosis and management of complications of prosthetic heart valves. *Am J Cardiol* 35:872, 1975.
63. Iguro Y, Moriyama Y, Yamaoka A, et al: Clinical experience of 473 patients with the Omnicarbon prosthetic heart valve. *J Heart Valve Dis* 8:674, 1999.
64. Eyster E, Rothchild J, Mychajliw O: Chronic intravascular hemolysis after aortic valve replacement. *Circulation* 44:657, 1971.
65. Crexells C, Aerichide N, Bonny Y, et al: Factors influencing hemolysis in valve prosthesis. *Am Heart J* 84:161, 1972.
66. Demirsoy E, Yilmaz O, Sirin G, et al: Hemolysis after mitral valve repair; a report of five cases and literature review. *J Heart Valve Dis* 17:24, 2008.
67. Kawase I, Matsuo T, Sasayama K, et al: Hemolytic anemia with aortic stenosis resolved by urgent aortic valve replacement. *Ann Thorac Surg* 86:645, 2008.
68. Garcia MJ, Vandervoort P, Stewart WJ, et al: Mechanisms of hemolysis with mitral prosthetic regurgitation. *J Am Coll Cardiol* 27:399, 1996.
69. Skoularigis J, Essop MR, Skudicky D, et al: Frequency and severity of intravascular hemolysis after left-sided cardiac valve replacement with Medtronic Hall and St. Jude Medical prostheses, and influence of prosthetic type, position, size and number. *Am J Cardiol* 71:587, 1993.
70. Chang H, Lin FY, Hung CR, Chu SH: Chronic intravascular hemolysis after valvular surgery. *J Formos Med Assoc* 89:880, 1990.
71. Yacoub MH, Keeling DH: Chronic haemolysis following insertion of ball valve prostheses. *Br Heart J* 30:676, 1968.
72. Falk RH, Mackinnon J, Wainscoat J, et al: Intravascular haemolysis after valve replacement: Comparative study between Starr-Edwards (ball valve) and Bjork-Shiley (disc valve) prosthesis. *Thorax* 34:746, 1979.
73. Febres-Roman PR, Bourg WC, Crone RA, et al: Chronic intravascular hemolysis after aortic valve replacement with Ionescu-Shiley xenograft: Comparative study with Bjork-Shiley prosthesis. *Am J Cardiol* 46:735, 1980.
74. Nevaril CG, Lynch EC, Alfrey CP, et al: Erythrocyte damage and destruction induced by shearing stress. *J Lab Clin Med* 71:784, 1968.
75. Cerfolio RJ, Orszulak TA, Daly RC, Schaff HV: Reoperation for hemolytic anaemia complicating mitral valve repair. *Eur J Cardiothorac Surg* 11:479, 1997.
76. Sayed HM, Dacie JV, Handley DA, et al: Haemolytic anaemia of mechanical origin after open heart surgery. *Thorax* 16:356, 1961.
77. Leverett LB, Hellums JD, Alfrey CP, Lynch EC: Red blood cell damage by shear stress. *Biophys J* 12:257, 1972.
78. Murakami M, Tanaka H, Watanabe M, et al: Severe hemolysis due to cloth wear 23 years after aortic valve replacement on a Starr-Edwards ball valve model 2320. *Cardiovasc Surg* 10:284, 2002.
79. Ryerson LM, Wechsler SB, Ohye RG: Hemolytic anemia secondary to modified Blalock-Taussig shunt. *Pediatr Cardiol* 28:238, 2007.
80. Sears DA, Crosby WH: Intravascular hemolysis due to intracardiac prosthetic devices. *Am J Med* 39:341, 1965.
81. Papadogiannakis A, Xydakis D, Sfakianaki M, et al: An unusual cause of severe hyperkalemia in a dialysis patient. *J Cardiovasc Med (Hagerstown)* 8:541, 2007.
82. Maraj R, Jacobs LE, Ioli A, Kotler MN: Evaluation of hemolysis in patients with prosthetic heart valves. *Clin Cardiol* 21:387, 1998.
83. Myhre E, Rasmussen K, Andersen A: Serum lactic dehydrogenase activity in patients with prosthetic heart valves: A parameter of intravascular hemolysis. *Am Heart J* 80:463, 1970.
84. Thompson ME, Lewis JH, Prokolab FL, et al: Indexes of intravascular hemolysis quantification of coagulation factors, and platelet survival in patients with porcine heterograft valves. *Am J Cardiol* 51:489, 1983.
85. Okumiya T, Ishikawa-Nishi M, Doi T, et al: Evaluation of intravascular hemolysis with erythrocyte creatine in patients with cardiac valve prostheses. *Chest* 125:2115, 2004.
86. Lee JW, Kim SH, Yoon CJ: Hemosiderin deposition on the renal cortex by mechanical hemolysis due to malfunctioning prosthetic cardiac valve: Report of MR findings in two cases. *J Comput Assist Tomogr* 23:445, 1999.
87. Amidon TM, Chou TM, Rankin JS, Ports TA: Mitral and aortic paravalvular leaks with hemolytic anemia. *Am Heart J* 125:122, 1993.
88. Shapira Y, Hirsch R, Kornowski R, et al: Percutaneous closure of perivalvular leaks with Amplatzer occluders: Feasibility, safety, and short-term results. *J Heart Valve Dis* 16:305, 2007.
89. Okita Y, Miki S, Kusuhara K, et al: Propranolol for intractable hemolysis after open heart operation. *Ann Thorac Surg* 52:1158, 1991.
90. Shapira Y, Bairey O, Vatury M, et al: Erythropoietin can obviate the need for repeated heart valve replacement in high-risk patients with severe mechanical hemolytic anemia: Case reports and literature review. *J Heart Valve Dis* 10:431, 2001.
91. Ward A, Clissold SP: Pentoxifylline: A review of its pharmacodynamic and pharmacokinetic properties, and its therapeutic efficacy. *Drugs* 34:50, 1987.
92. Okita Y, Miki S: Reply to the editor. *Ann Thorac Surg* 54:7, 1992.
93. Jim RT: New therapy for cardiac valve prosthesis caused by microangiopathic hemolytic anemia: A case report. *Hawaii Med J* 47:285, 1988.
94. Golino A, Stassano P, Spampinato N: Hemolysis after open heart operations [letter]. *Ann Thorac Surg* 54:1246, 1992.
95. Geller S, Gelber R: Pentoxifylline treatment for microangiopathic hemolytic anemia caused by mechanical heart valves. *Md Med J* 48:173, 1999.
96. Golbasi I, Turkay C, Timuragaoglu A, et al: The effect of pentoxifylline on haemolysis in patients with double cardiac prosthetic valves. *Acta Cardiol* 58:379, 2003.
97. Azemoto R, Tsuchiya Y, Ai T, et al: Does gallstone formation after open cardiac surgery result only from latent hemolysis by replaced valves? *Am J Gastroenterol* 91:2185, 1996.
98. Merendino KA. Manhas DR: Man-made gallstones: A new entity following cardiac valve replacement. *Ann Surg* 177:694, 1973.
99. Harrison EC, Roschke EJ, Meyers HI, et al: Cholelithiasis: A frequent complication of artificial heart valve replacement. *Am Heart J* 95:483, 1978.
100. Ai T, Azemoto R, Saisho H: Prevention of gallstones by ursodeoxycholic acid after cardiac surgery. *J Gastroenterol* 38:1071, 2003.
101. Lam BK, Cosgrove DM, Bhudia SK, Gillinov AM: Hemolysis after mitral valve repair: Mechanisms and treatment. *Ann Thorac Surg* 77:191, 2004.
102. Fleischer R: Ueber eine neue Form von Haemoglobinurie beim Menschen. *Berl Klin Wschr* 18:691, 1881.
103. Urabe M, Hara Y, Hokama A, et al: A female case of march hemoglobinuria induced by kendo (Japanese fencing) exercise. *Nippon Naika Gakkai Zasshi* 75:1657, 1986.
104. Gilligan A: March hemoglobinuria in a woman. *N Engl J Med* 243:944, 1950.
105. Davidson RJL: March or exertional haemoglobinuria. *Semin Hematol* 6:150, 1969.
106. Buckle RM: Exertional (march) haemoglobinuria: Reduction of haemolytic episodes by use of Sorbo-rubber insoles in shoes. *Lancet* 68:1136, 1965.
107. Sagov SE: March hemoglobinuria treated with rubber insoles: Two case reports. *J Am Coll Health Assoc* 19:146, 1970.
108. Ensor CW, Barrett JOW: Paroxysmal haemoglobinuria of traumatic origin. *Medico-Chirurgical Trans* 86:165, 1903.
109. Streeton JA: Traumatic haemoglobinuria caused by karate exercises. *Lancet* 2:191, 1967.

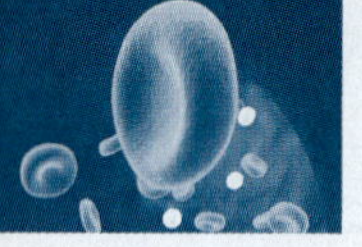

110. Schwartz KA, Flessa HC: March hemoglobinuria. Report of a case after basketball and congo drum playing. *Ohio State Med J* 69:448, 1973.
111. Watson EM, Fischer LC: Paroxysmal "march" haemoglobinuria with a report of a case. *Am J Clin Pathol* 5:151, 1935.
112. Pollard TD, Weiss IW: Acute tubular necrosis in a patient with march hemoglobinuria. *N Engl J Med* 283:803, 1970.
113. Susa S, Dumovic B, Pantovic R: March hemoglobinuria associated with acute renal failure. *Vojnosanit Pregl* 29:407, 1972.
114. Ciko Z, Radojicic B, Lazic D: Pathogenesis of acute renal insufficiency in march hemoglobinuria. *Vojnosanit Pregl* 30:198, 1973.
115. Yashpal M, Abdulkader TA, Chatterji JC: Acute tubular necrosis in march haemoglobinuria. *J Assoc Physicians India* 28:145, 1980.
116. Kasabach HH, Merritt KK: Capillary hemangioma with extensive purpura: Report of a case. *Am J Dis Child* 59:1063, 1940.
117. Haisley-Royster C, Enjolras O, Frieden IJ, et al: Kasabach-Merritt phenomenon: A retrospective study of treatment with vincristine. *J Pediatr Hematol Oncol* 24:459, 2002.
118. San Miguel FL, Spurbeck W, Budding C, Horton J: Kaposiform hemangioendothelioma: A rare cause of spontaneous hemothorax in infancy. Review of the literature. *J Pediatr Surg* 43:E37, 2008.
119. Walsh MA, Carcao M, Pope E, Lee K-J: Kaposiform hemangioendothelioma presenting antenatally with a pericardial effusion. *J Pediatr Hematol Oncol* 30:761, 2008.
120. Ortel TL, Onorato JJ, Bedrosian CL, Kaufman RE: Antifibrinolytic therapy in the management of the Kasabach Merritt syndrome. *Am J Hematol* 29:44, 1988.
121. Esterly NB: Kasabach-Merritt syndrome in infants. *J Am Acad Dermatol* 8:504, 1983.
122. Hall GW: Kasabach-Merritt syndrome: Pathogenesis and management. *Br J Haematol* 112:851, 2001.
123. Hauer J, Graubner U, Konstantopoulos N, et al: Effective treatment of kaposiform hemangioendotheliomas associated with Kasabach-Merritt phenomenon using four-drug regimen. *Pediatr Blood Cancer* 49:852, 2006.
124. Shimizu M, Miura J, Itoh H, Saitoh Y: Hepatic giant cavernous hemangioma with microangiopathic hemolytic anemia and consumption coagulopathy. *Am J Gastroenterol* 85:1411, 1990.
125. Crummy CS, Perlin E, Moquin RB: Microangiopathic hemolytic anemia in Wegener's granulomatosis. *Am J Med* 51:544, 1971.
126. Jordan JM, Manning M, Allen NB: Multiple unusual manifestations of Wegener's granulomatosis: Breast mass, microangiopathic hemolytic anemia, consumptive coagulopathy, and low erythrocyte sedimentation rate. *Arthritis Rheum* 29:1527, 1986.
127. Zauber NP, Echikson AB: Giant cell arteritis and microangiopathic hemolytic anemia. *Am J Med* 73:928, 1982.
128. Chen SS, Lin AT, Chen KK, Chang LS: Hemolysis in transurethral resection of the prostate using distilled water as the irrigant. *J Chin Med Assoc* 69:270, 2006.
129. Stratford EC, Tanaka KR: Microangiopathic hemolytic anemia in metastatic carcinoma. Report of a case and biochemical studies. *Arch Intern Med* 116:346, 1965.
130. Davis S, Rambotti P, Grignani F, Steinhouse K: Microangiopathic hemolytic anemia and pulmonary small-cell carcinoma [letter]. *Ann Intern Med* 103:638, 1985.
131. Atkins JN, Muss HB: Case report: Schistocytes in erythroleukemia. *Am J Med Sci* 289:110, 1985.

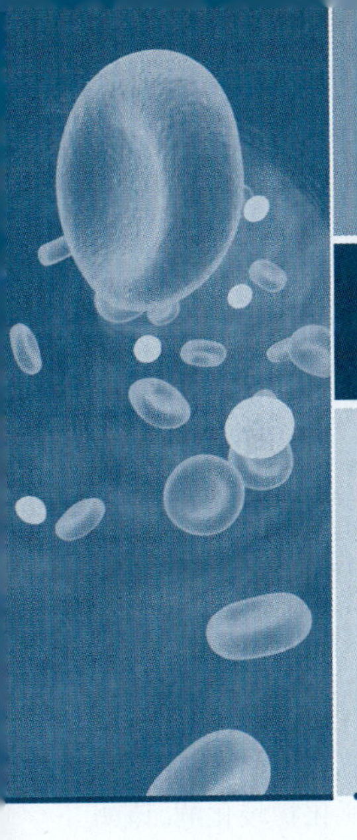

第51章

化学和物理因素引起的溶血性贫血

Brian S. Bull, Paul C. Hermann

摘　要

循环红细胞数量可由于血管内溶血或被单核-吞噬细胞系统"扣押"并破坏而减少。由化学或物理因素引起的血管内溶血机制包括低渗性溶血、多种生物毒素作用于红细胞膜导致膜穿孔、热力因素对红细胞膜收缩蛋白的损伤等。

血管外红细胞扣押和破坏多由氧化剂(如氧、砷化气体和氯酸盐等)所诱发。成熟红细胞与新生红细胞的破坏显然涉及复合机制,由微重力状态引起的溶血主要是选择性破坏新生红细胞。

此外,其他多种化学物质可诱发溶血,但其确切作用机制尚未明了。表51-1给出了诱发溶血的部分化学物质。由铅、铜和放射线所致的红细胞破坏也在本章讨论。

表51-1　可引起溶血性贫血的药物及化学物质

化学物质	药物
苯胺[95]	亚硝酸戊酯[103,104]
洋芹醚[96]	美芬新[105]
滴丙酸[97]	亚甲蓝[106,107]
甲醛[49]	奥美拉唑[108]
羟胺[98]	五氯苯酚[109]
甲酚(来苏尔)[99]	非那吡啶[110,111]
矿物油[100]	柳氮磺吡啶[112,113]
硝基苯[101]	他克莫司[114]
间苯二酚[102]	

本章使用的简写和缩略词:AsH_3,砷化氢[arsenic hydride(arsine gas)];EDTA,依地酸/乙二胺四乙酸(ethylenediaminetetraacetic acid);G-6-PD,葡萄糖-6-磷酸脱氢酶(glucose-6-phosphate dehydrogenase);HFE,血色病基因(hemochromatosis gene);NADPH,还原型烟酰胺腺嘌呤二核苷酸磷酸/还原型辅酶Ⅱ(reduced nicotinamide adenine dinucleotide phosphate)。

溶血机制

循环红细胞的非出血性清除包括两种主要方式:①血管内溶血;②单核-吞噬细胞系统对红细胞的扣押和破坏(参见第32章)。

第46章和第48章分别讨论了葡萄糖-6-磷酸脱氢酶(G-6-PD)缺乏症及不稳定血红蛋白病患者服用某些药物后发生的溶血;在药物或毒素所致的溶血性贫血,免疫机制显然发挥了重要作用(见第53章讨论);某些药物如丝裂霉素可诱发微血管病性溶血性贫血(参见第50章)。本章主要讨论其他章节未涉及的药物、毒素及其他物理因素等所致的红细胞破坏。

血管内溶血机制

低渗性溶血

当大量无菌蒸馏水进入体循环,通常由于静脉输液或外科手术期间的灌洗液冲洗,可诱发溶血[1]。溺水者吸入水过量亦可诱发严重溶血[2]。精神病患者或被虐者因极度烦渴而摄水过量,可发生严重水中毒并继发低渗性溶血,此种情况虽不多见,但值得注意[3]。

红细胞膜孔形成

蜜蜂[4,5]和黄蜂[6-8]蜇伤后可发生严重溶血;毒蜘蛛及毒蝎叮咬后偶可发生溶血性贫血及血红蛋白尿[9-14],此类叮咬往往无肉眼可见的皮损[15]。常见的毒蜘蛛如棕斜蛛和隐士蜘蛛可释放含有神经鞘磷脂酶D的毒素,该类毒素可引起溶血,其机制在于毒素可选择性水解红细胞膜带3蛋白[16]。尚不清楚为什么一些个体对此毒液敏感而发生溶血,而一些个体虽被叮咬而不出现溶血。然而此类毒素引起溶血的机制系通过补体介导,即红细胞膜与C1q直接相互作用[17]。

最引人注意的一种溶血机制为一组细胞穿孔毒素引起的溶血。一种细菌源性(蜡样芽胞杆菌)细胞穿孔毒素与大部分人类的溶血病例有关[18]。许多海洋微生物(如海参[19]和海葵[20]等)毒素所致溶血机制与之类似。X射线晶体结构分析显示此类毒素由多种跨红细胞膜的离子通道蛋白质组成[19]。其对衰

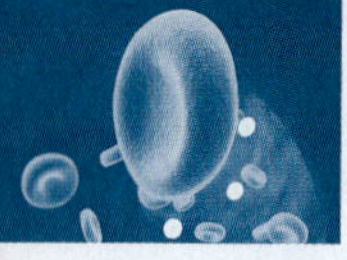

老红细胞的破坏力强于对新生红细胞的破坏力。

■ 红细胞膜骨架或结构蛋白损伤

早在100多年前，人们就已观察到当血液被加热到47℃以上可迅速导致肉眼可见的红细胞损伤（图51-1A）。现已明确其连续的病理变化过程[21]。热损伤的红细胞主要表现为形态学改变、渗透性及机械脆性增加[22]，此可解释大面积烧伤患者发生的严重溶血。许多烧伤患者出现球形红细胞增多及渗透脆性增加，血涂片可见红细胞碎片、出芽、球形红细胞增多及微球形红细胞增多。上述改变在烧伤后即刻制备的血涂片更为明显。有报道红细胞脂质也发生改变[23]，但其对红细胞生存的生理性意义尚不明了。有作者通过对40例Ⅱ~Ⅲ度烧伤（15%~65%体表面积烧伤）患者的观察，发现11例有肉眼可见的血红蛋白尿[24]。在烧伤24小时内发生的急性溶血性贫血可能系热对循环红细胞的直接损伤；当热损伤但形态完整的红细胞被输注入血循环后可被快速清除这一事实，提示脾脏的“扣押”亦发挥了一定作用[22]。烧伤24小时后发生的溶血可能与输注含有同种凝集素（尤其是抗A）的混合血浆有关（出于治疗目的，而接受血浆输注的患者）[25]；此外，大面积烧伤的常见并发症如败血症或弥漫性血管内凝血等亦可引起溶血。

除了诱发急性溶解损伤外，受热亦可缩短红细胞的正常生存期。红细胞受热后，由红细胞骨架蛋白及血影蛋白分子构架组成的血影蛋白结构紊乱，冷却后紊乱的构象趋于僵硬[26]，继而阻碍了红细胞膜的可塑性变形[27]。正常生理情况下，红细胞在流体状态下的行为类似于物理学意义上的一滴液体，这归之于红细胞膜的可塑性，即红细胞膜表面可随着细胞内内容物的移动而作环绕运动[28]。由于正常红细胞具有液态特性，“碰撞”动能可以通过膜与细胞内高黏滞性血红蛋白的偶联作用，从而将大量“碰撞”动能分散于整个细胞，避免动能仅集中作用于红细胞膜。而受热后僵硬的红细胞膜阻碍动能偶联到细胞内内容物，因此无法将“碰撞”动能分散，迫使红细胞膜承受所有动能，而反复集中的动能攻击可使红细胞膜严重损伤，导致红细胞寿命缩短。

尽管体外试验显示蛇毒可将卵磷脂转化为溶血卵磷脂（参见第45章），但溶血极少发生于毒蛇咬伤的病人[29]，即便有溶血，也与蛇毒所致的凝血功能异常进而发展为微血管病性溶血性贫血有关[30]。

血管外溶血与红细胞破坏机制

■ 氧化损伤

氧是一种强力氧化剂。幸运的是，由于氧分子具有的精细量子力学特性所构筑的反应屏障，生物膜可避免其发生自发性氧化损伤[31]。血红蛋白与氧结合的相互作用，可改变氧分子的量子特性[32]，其结果是异常的反应性超氧化物分子在脱离氧化的血红蛋白分子后而偶尔逃逸。红细胞内有多种酶系统保护其免受超氧化损伤，据估计若无该酶系统，每天将有2%~3%血红蛋白被氧化[33,34]。上述酶系统包括超氧化物歧化酶，该酶可将超氧化物转化为过氧化氢。过氧化氢酶、谷胱甘肽过氧化物酶和过氧化物酶通过歧化作用，分别偶联谷胱甘肽和还原型烟酰胺腺嘌呤二核苷酸磷酸（NADPH），再将过氧化氢脱氧化而解毒。上述酶系统中，若机体氧化剂负载过高，或酶活性降低时均可导致溶血发生（在第46章作详细讨论），下面讨论一些细微且易被忽略的氧化损伤因素。

氧气（O_2）

环境氧浓度显著增高可诱发溶血性贫血。有报道暴露于100%氧气中的宇航员可发生溶血性贫血[35]。此外，在至少1个病例观察到高压氧与急性溶血相关[36]。推测其机制可能为高压氧环境下红细胞膜脂质的异常过氧化，但依据不足。臭氧在一些国家已广泛用于多种治疗目的，常见治疗浓度（30μg/ml）的臭氧对红细胞酶系统及其中间产物无明显影响，但体外试验可诱发部分溶血[37]。

砷化氢

在环境污染严重地区，砷化物是贫血主要的致病因素之一，诸如孟加拉的饮用水污染[38]，以及中国一些地区使用含高浓度砷的煤炭作为燃料。绝大部分具红细胞毒性效应的砷主要是砷气。吸入砷气（砷化氢，AsH_3也称砷烷）引起溶血性贫血已被定论（图51-1B）[39-41]。许多工业过程中可产生砷气，最常见于酸与金属反应过程中产生的氢，再与砷化合物反应而生成

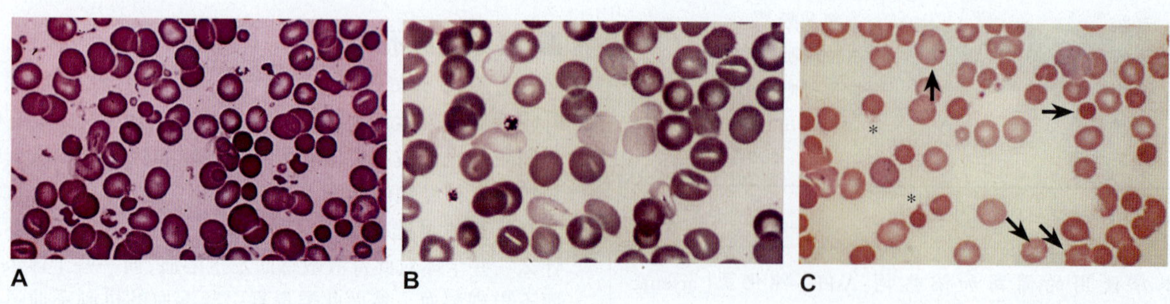

图51-1 A. 严重大面积烧伤患者入院时血涂片，注意其中含正常红细胞（显然来自非烧伤部位的血管内），正球形红细胞及小球形红细胞；也可见大量红细胞碎片，一些红细胞碎片甚至小于血小板。B. 接触砷化氢患者的血涂片，注意观察非常苍白的红细胞，此系膜损伤引起的血红蛋白部分丢失，一个极端的例子被显示在左上角的一个红细胞——菲薄的边缘残留稀疏的血红蛋白，即所谓“血影”细胞。C. Wilson病。来自1例Wilson病患者的血涂片：可见许多由过量铜所致的红细胞氧化性损伤“痕迹”：皱缩微球形红细胞提示红细胞膜损伤；星形标示2个血红蛋白损伤的红细胞，其Heinz小体凸出于红细胞表面；水平箭头指向其中一个球形红细胞；垂直箭头指向一个大网织红细胞，提示红细胞膜与血红蛋白均受到损伤；斜向箭头显示2个棘形红细胞，提示肝脏亦同时受累。

砷气。砷常常以酸或金属的污染物形式存在，以致人们即使接触砷化合物，但往往没有意识到明显接触史。暴露于过量砷气可引起严重贫血、黄疸和血红蛋白尿，其溶血机制为红细胞膜及其骨架蛋白的巯基基团被氧化损伤，体外应用二巯基化合物可抑制此氧化过程[42,43]。氧化损伤机制另一证据为：当红细胞暴露于 AsH_3，红细胞还原型谷胱甘肽水平降低[44]。

氯酸盐

氯酸钠或氯酸钾是氧化性药物，可致高铁血红蛋白血症、Heinz 小体形成和溶血性贫血[45]，被推测其溶血机制与其他氧化性药物类似，令人难以置信的是没有观察到诱发 G-6-PD 缺乏症患者溶血的病例。已有报道氯酸盐中毒的罕见情况是处方错误，即误将氯化钠开成氯酸钠使用所致[46]。透析患者当透析液含较多氯胺亦可诱发溶血性贫血伴 Heinz 小体形成。这类病人的红细胞氧化损伤多有 Heinz 小体形成、抗坏血酸氰化物试验阳性和高铁血红蛋白血症[47,48]。血液透析时使用的水过滤器中的塑料制品所含甲醛滤入血液亦可引起溶血性贫血；滤液中低浓度甲醛的溶血效应并非直接固定作用而是引起红细胞代谢改变所致[49]。

■ 红细胞溶解：细胞自杀

第 29 章对红细胞溶解（红细胞凋亡）给予了详细描述。简言之，红细胞凋亡可引起损伤红细胞的调理作用，进而被巨噬细胞吞噬和破坏。除了机体内环境应激，如低血容量性休克及氧化应激外，某些毒物，包括金和铅，也可引起红细胞凋亡[50,51]。

新生红细胞破坏

宇航员太空飞行期间，即使处于正常氧浓度环境下，返回地面后亦可出现显著贫血。其机制主要为失重状态下血液向心性蓄积及相关的促红细胞生成素水平降低。红细胞放射性核素标记研究证实贫血源于选择性的新生红细胞（<12 天）破坏；更深入研究显示该类溶血与促红细胞生成素水平降低有关。因红细胞凋亡主要累及新生红细胞，而促红细胞生成素可抑制其凋亡，除太空飞行外，红细胞凋亡也与肾衰竭所致贫血及高海拔居民迁居至海平面地区出现的贫血相关[52,53]。

机制不明及其他机制

■ 既往未归类的化学或物理因素

多种化学或物理因素引起的溶血性贫血机制目前仍不明了或难以定论。已有由多种化学物质引起溶血性贫血的个案报道（见表 51-1）。由非那吡啶所致的溶血性贫血多呈现“咬型细胞”和“水泡样细胞”[54]。除了表 51-1 所列举的化学物质外，下面简要描述铅、铜和放射线所致溶血的主要特征。

铅

早在远古时代人们就已认识到铅中毒。在一定程度上，当年罗马贵族的衰落也可归咎于铅中毒，即饮用了由铅制容器（含可溶性铅釉）或陶器盛装的饮料而导致的铅中毒，甚至在现代，也是铅中毒的偶发原因之一。在一些地区饮用铅壶煨过的酒是铅中毒另一少见原因，1723 年马萨诸塞湾殖民地人们发现喝过铅壶煨过的罗姆酒后出现腹痛即所谓的“干性肠绞痛”，因而此种饮酒方式被禁止。最早关于铅中毒的报道见于 1786 年发表的本杰明·富兰克林写的一篇通信[56,57]，作为一名排字工，他认识到在鼓风炉旁用熔化的铅或烘干的湿铅排字，可引起手指疼痛。

当今儿童铅中毒多见于误食剥落的铅涂料或咀嚼涂铅物品。1998 年，美国儿童铅中毒患病率为 8%，至 2004 年（可获得的最近数据）该类患病率降至 1%[58]。当铁缺乏患儿合并铅中毒，不论是何种原因引起，其病情往往更为严重，即便经过适宜治疗后依然如此[59]。已有报道 HFE 基因突变与血铅水平呈负相关[60]。成人铅中毒主要见于工业生产（如电池生产）过程中吸入含铅化合物[61,62]，或使用带铅釉的陶瓷或盘子进食[63,64]；或彩色壁画修复、陶瓷生产过程中均可导致铅中毒[65,66]。

铅中毒患者较为恒定的表现为红细胞寿命轻度缩短[67,68]。体外试验显示铅可导致红细胞膜损伤，铅也可干扰红细胞膜阳离子泵[69,70]，其可能机制为抑制了腺苷三磷酸酶活性[71,72]。然而，是否在铅中毒观察到溶血与上述机制有关并不清楚。亦有学者认为其机制涉及血红蛋白铁原子周围的自由基和 Fenton 型化学结构[73]。部分铅中毒患儿的血红蛋白电泳可见难与 HbA_3 区带分辨的快速电泳带，后者占整个片段的 15%[74]。

一般情况下，铅中毒患者贫血的原因并非仅由溶血所致。铅可通过多种机制抑制红系造血，有研究显示铅能够抑制磷酸己糖旁路活性。因此认为溶血在铅中毒相关性贫血中发挥了部分作用[75]。

血铅浓度检测对于铅中毒具有重要诊断意义，而血液学改变为其特征性表现。值得提及的是，发表于 1928 年的文献报道了当用静脉注射铅剂尝试治疗恶性疾病时，其引起急性血液学改变的全面观察结果[76]。在输注铅后即刻制备的血涂片，可观察到畸形红细胞。成人慢性铅中毒贫血多为轻度，而儿童则比较严重；且血铅浓度与血细胞比容呈密切相关[77]。贫血多为正细胞性或轻度低色素性，后者可能与共存的铁缺乏有关[78]。红细胞可有细致或粗大的嗜碱性点彩颗粒，该类颗粒在细胞与细胞间数量不等。若用依地酸（EDTA）抗凝管收集血标本，嗜碱性点彩颗粒则会消失[79]。嗜碱性点彩颗粒最常见于年轻的嗜多色性细胞。电子显微镜观察证实嗜碱性颗粒为异常聚集的核糖体[80]。骨髓涂片常见环形铁粒幼细胞（参见第 29 章和第 58 章）。可有载铁线粒体的存在[80]，但其似乎不是光镜下所见到的嗜碱性点彩颗粒。

消旋 -2，3- 二巯基丁二酸为一种口服铅螯合剂，已用于治疗铅中毒[81,82]。

铜

当企图自杀者摄入过量硫酸铜，或血液透析患者接触来自铜制管道污染的透析液并达到中毒剂量时可引起溶血[83,84]。Wilson 病溶血源于其特征性的血浆铜含量增高[85-87]。球形红细胞性溶血性贫血伴血细胞比容低于 25% 可以是其主要症状（见图 51-1C）[88]。此类溶血性贫血的发病机制可能与红细胞内谷胱甘肽、血红蛋白和 NADPH 氧化，以及铜抑制 G-6-PD 活性有关[89]。然而抑制 G-6-PD 活性所需铜量较大，而极低浓度的铜可抑制丙酮酸激酶[90]、己糖激酶、磷酸葡萄糖酸脱氢酶、磷酸果糖激酶和磷酸甘油酸激酶等活性，提示溶血可能源自整体的代谢紊乱[91]。血浆置换已被成功地用于 Wilson 病所致溶血性贫血的治疗[92]。

辐射

接受全身大剂量照射后，虽然红细胞寿命缩短为机体内复杂病理变化之一[93]，但红细胞本身对于辐射的直接效应具有很强的抵抗力[94]。大剂量照射后出现的红细胞寿命缩短在很大程度上与内出血导致的红细胞丢失及各种继发性病变如感染有关。

翻译：施 均

校对：郑以州，张广森

参考文献

1. Landsteiner EK, Finch CA: Hemoglobinemia accompanying transurethral resection of the prostate. *N Engl J Med* 237:310, 1947.
2. Rath CE: Drowning hemoglobinuria. *Blood* 8:1099, 1953.
3. Farrell DJ, Bower L: Fatal water intoxication. *J Clin Pathol* 56:803, 2003.
4. Bresolin NL, Carvalho FLC, Goes JEC, et al: Acute renal failure following massive attack by Africanized bee stings. *Pediatr Nephrol* 17:625, 2002.
5. Dacie JV: *The Hæmolytic Anæmias: Congenital and Acquired*, 2d ed. Grune & Stratton, New York, 1960.
6. Monzon C, Miles J: Hemolytic-anemia following a wasp sting. *J Pediatr* 96:1039, 1980.
7. Schulte KL, Kochen MM: Hemolytic-anemia in an adult after a wasp sting. *Lancet* 2:478, 1981.
8. Vachvanichsanong P, Dissaneewate P, Mitarnun W: Non-fatal acute renal failure due to wasp stings in children. *Pediatr Nephrol* 11:734, 1997.
9. Barretto OC, Cardoso JL, Decillo D: Viscerocutaneous form of loxoscelism and erythrocyte glucose-6-phosphate deficiency. *Rev Inst Med Trop Sao Paulo* 27:264, 1985.
10. Chadha JS, Leviav A: Hemolysis, renal-failure, and local necrosis following scorpion sting. *JAMA* 241:1038, 1979.
11. Madrigal GC, Wenzl JE, Ercolani RL: Toxicity from a bite of brown spider (*Loxosceles reclusus*)—Skin necrosis, hemolytic anemia, and hemoglobinuria in a 9-year-old child. *Clin Pediatr (Phila)* 11:641, 1972.
12. Nance WE: Hemolytic anemia of necrotic arachnidism. *Am J Med* 31:801, 1961.
13. Wasserman GS, Siegel C: Loxoscelism (brown recluse spider bites)—Review of the literature. *Clin Toxicol* 14:353, 1979.
14. Wright SW, Wrenn KD, Murray L, Seger D: Clinical presentation and outcome of brown recluse spider bite. *Ann Emerg Med* 30:28, 1997.
15. Hostetler MA, Dribben W, Wilson DB, Grossman WJ: Sudden unexplained hemolysis occurring in an infant due to presumed *Loxosceles* envenomation. *J Emerg Med* 25:277, 2003.
16. Barretto OC, Satake M, Nonoyama K, Cardoso JLC: The calcium-dependent protease of *Loxosceles* gaucho venom acts preferentially upon red cell band 3 transmembrane protein. *Braz J Med Biol Res* 36:309, 2003.
17. Tambourgi DV, Pedrosa MF, de Andrade RM, et al: Sphingomyelinases D induce direct association of C1q to the erythrocyte membrane causing complement mediated autologous haemolysis. *Mol Immunol* 44:576, 2007.
18. Fagerlund A, Lindback T, Storset AK, et al: *Bacillus cereus* Nhe is a pore-forming toxin with structural and functional properties similar to the ClyA (HlyE, SheA) family of haemolysins, able to induce osmotic lysis in epithelia. *Microbiology* 154:693, 2008.
19. Uchida T, Yamasaki T, Eto S, et al: Crystal structure of the hemolytic lectin CEL-III isolated from the marine invertebrate *Cucumaria echinata*: Implications of domain structure for its membrane pore-formation mechanism. *J Biol Chem* 279:37133, 2004.
20. Celedon G, Gonzalez G, Barrientos D, et al: Stycholysin II, a cytolysin from the sea anemone *Stichodactyla helianthus* promotes higher hemolysis in aged red blood cells. *Toxicon* 51:1383, 2008.
21. Ham TH, Shen SC, et al: Studies on the destruction of red blood cells; thermal injury; action of heat in causing increased spheroidicity, osmotic and mechanical fragilities and hemolysis of erythrocytes; observations on the mechanisms of destruction of such erythrocytes in dogs and in a patient with a fatal thermal burn. *Blood* 3:373, 1948.
22. Wagner HN, Gaertner RA, Feagin OT, et al: Removal of erythrocytes from circulation. *Arch Intern Med* 110:90, 1962.
23. Pratt VC, Tredget EE, Clandinin MT, Field CJ: Fatty acid content of plasma lipids and erythrocyte phospholipids are altered following burn injury. *Lipids* 36:675, 2001.
24. Shen SC, Ham TH, Fleming EM: Studies on the destruction of red blood cells. III. Mechanism and complications of hemoglobinuria in patients with thermal burns: Spherocytosis and increased osmotic fragility of red blood cells. *N Engl J Med* 229:701, 1943.
25. Topley E, Bull JP, Maycock WD, et al: The relation of the isoagglutinins in pooled plasma to the haemolytic anaemia of burns. *J Clin Pathol* 16:79, 1963.
26. Bull BS, Brailsford JD: Red-cell membrane deformability—New data. *Blood* 48:663, 1976.
27. Bull B: Red-cell biconcavity and deformability—Macromodel based on flow chamber observations. *Nouv Rev Fr Hematol* 12:835, 1972.
28. Schmid-Schonbein H, Wells R: Fluid drop-like transition of erythrocytes under shear. *Science* 165:288, 1969.
29. Reid HA: Cobra bites. *Br Med J* 2:540, 1964.
30. Gillissen A, Theakston RDG, Barth J, et al: Neurotoxicity, hemostatic disturbances and hemolytic-anemia after a bite by a Tunisian saw-scaled or carpet viper (*Echis pyramidum-complex*)—Failure of antivenom treatment. *Toxicon* 32:937, 1994.
31. Taube H: Mechanisms of oxidation with oxygen. *J Gen Physiol* 49:29, 1965.
32. Collman JP, Hermann PC, Fu L, et al: Aza-crown capped porphyrin models of myoglobin: Studies of the steric interactions of gas binding. *J Am Chem Soc* 119:3481, 1997.
33. Harris JW, Kellermeyer RW: *The Red Cell: Production, Metabolism, Destruction: Normal and Abnormal*. Rev. ed. Harvard University Press, Cambridge, MA, 1970.
34. Bunn HF, Forget BG: *Hemoglobin—Molecular, Genetic, and Clinical Aspects*. WB Saunders, Philadelphia, 1986.
35. Tavassoli M: Anemia of spaceflight. *Blood* 60:1059, 1982.
36. Mengel CE, Kann HE Jr, Heyman A, Metz E: Effects of *in vivo* hyperoxia on erythrocytes. II. Hemolysis in a human after exposure to oxygen under high pressure. *Blood* 25:822, 1965.
37. Zimran A, Wasser G, Forman L, et al: Effect of ozone on red blood cell enzymes and intermediates. *Acta Haematol* 102:148, 1999.
38. Biswas D, Banerjee M, Sen G, et al: Mechanism of erythrocyte death in human population exposed to arsenic through drinking water. *Toxicol Appl Pharmacol* 230:57, 2008.
39. Mahmud H, Foller M, Lang F: Arsenic-induced suicidal erythrocyte death. *Arch Toxicol* 83:107, 2009.
40. Phoon WH, Chan MO, Goh CH, et al: Five cases of arsine poisoning. *Ann Acad Med Singapore* 13:394, 1984.
41. Romeo L, Apostoli P, Kovacic M, et al: Acute arsine intoxication as a consequence of metal burnishing operations. *Am J Ind Med* 32:211, 1997.
42. Rael LT, Ayala-Fierro F, Carter DE: The effects of sulfur, thiol, and thiol inhibitor compounds on arsine-induced toxicity in the human erythrocyte membrane. *Toxicol Sci* 55:468, 2000.
43. Winski SL, Barber DS, Rael LT, Carter DE: Sequence of toxic events in arsine-induced hemolysis in vitro: Implications for the mechanism of toxicity in human erythrocytes. *Fundam Appl Toxicol* 38:123, 1997.
44. Blair PC, Thompson MB, Bechtold M, et al: Evidence for oxidative damage to red blood cells in mice induced by arsine gas. *Toxicology* 63:25, 1990.
45. Eysseric H, Vincent F, Peoc'h M, et al: A fatal case of chlorate poisoning: Confirmation by ion chromatography of body fluids. *J Forensic Sci* 45:474, 2000.
46. Jackson RC, Mcdonnell H, Elder WJ: Sodium-chlorate poisoning—Complicated by acute renal failure. *Lancet* 2:1381, 1961.
47. Caterson RJ, Savdie E, Raik E, et al: Heinz-body hemolysis in hemodialyzed patients caused by chloramines in Sydney tap water. *Med J Aust* 2:367, 1982.
48. Eaton JW, Kolpin CF, Swofford HS, et al: Chlorinated urban water—Cause of dialysis-induced hemolytic-anemia. *Science* 181:463, 1973.
49. Orringer EP, Mattern WD: Formaldehyde-induced hemolysis during chronic-hemodialysis. *N Engl J Med* 294:1416, 1976.
50. Niemoeller OM, Kiedaisch V, Dreischer P, et al: Stimulation of eryptosis by aluminium ions. *Toxicol Appl Pharmacol* 217:168, 2006.
51. Sopjani M, Foller M, Lang F: Gold stimulates Ca^{2+} entry into and subsequent suicidal death of erythrocytes. *Toxicology* 244:271, 2008.
52. Rice L, Alfrey CP: Modulation of red cell mass by neocytolysis in space and on Earth. *Pflugers Arch* 441:R91, 2000.
53. Rice L, Alfrey CP: The negative regulation of red cell mass by neocytolysis: Physiologic and pathophysiologic manifestations. *Cell Physiol Biochem* 15:245, 2005.
54. Yoo D, Lessin LS: Drug-associated "bite cell" hemolytic anemia. *Am J Med* 92:243, 1992.
55. Klein M, Namer R, Harpur E, Corbin R: Earthenware containers as a source of fatal lead poisoning—Case study and public-health considerations. *N Engl J Med* 283:669, 1970.
56. Andreasen NJ: Benjamin Franklin: Physicus et medicus. *JAMA* 236:57, 1976.
57. Bigelow J: *The Complete Works of Benjamin Franklin*. GP Putnam's Sons, New York, 1888.
58. Jones RL, Homa DM, Meyer PA, et al: Trends in blood lead levels and blood lead testing among U.S. children aged 1 to 5 years, 1988–2004. *Pediatrics* 123:e376, 2009.
59. Bradman A, Eskenazi B, Sutton P, et al: Iron deficiency associated with higher blood lead in children living in contaminated environments. *Environ Health Perspect* 109:1079, 2001.
60. Wright RO, Silverman EK, Schwartz J, et al: Association between hemochromatosis genotype and lead exposure among elderly men: The normative aging study. *Environ Health Perspect* 112:746, 2004.
61. Staudinger KC, Roth VS: Occupational lead poisoning. *Am Fam Physician* 57:719, 1998.
62. Froom P, Kristal-Boneh E, Benbassat J, et al: Predictive value of determinations of zinc protoporphyrin for increased blood lead concentrations. *Clin Chem* 44:1283, 1998.
63. Autenrieth T, Schmidt T, Habscheid W: Lead poisoning caused by a Greek ceramic cup. *Dtsch Med Wochenschr* 123:353, 1998.
64. Kakosy T, Hudak A, Naray M: Lead intoxication epidemic caused by ingestion of contaminated ground paprika. *J Toxicol Clin Toxicol* 34:507, 1996.
65. Fischbein A, Wallace J, Sassa S, et al: Lead poisoning from art restoration and pottery work: Unusual exposure source and household risk. *J Environ Pathol Toxicol Oncol* 11:7, 1992.
66. Vahter M, Counter SA, Laurell G, et al: Extensive lead exposure in children living in an area with production of lead-glazed tiles in the Ecuadorian Andes. *Int Arch Occup*

Environ Health 70:282, 1997.
67. Waldron HA: The anaemia of lead poisoning: A review. *Br J Ind Med* 23:83, 1966.
68. Westerman MP, Pfitzer E, Ellis LD, Jensen WN: Concentrations of lead in bone in plumbism. *N Engl J Med* 273:1246, 1965.
69. Khalil-Manesh F, Tartaglia-Erler J, Gonick HC: Experimental model of lead nephropathy. IV. Correlation between renal functional changes and hematological indices of lead toxicity. *J Trace Elem Electrolytes Health Dis* 8:13, 1994.
70. Vincent PC, Blackburn CRB: The effects of heavy metal ions on the human erythrocyte. I Comparisons of the action of several heavy metals. *Aust J Exp Biol Med Sci* 36:471, 1958.
71. Hasan J, Vihko V, Hernberg S: Deficient red cell membrane/Na^+ + K^+/-ATPase in lead poisoning. *Arch Environ Health* 14:313, 1967.
72. Hernberg S, Nikkanen J: Enzyme inhibition by lead under normal urban conditions. *Lancet* 1:63, 1970.
73. Casado MF, Cecchini AL, Simao AN, et al: Free radical-mediated pre-hemolytic injury in human red blood cells subjected to lead acetate as evaluated by chemiluminescence. *Food Chem Toxicol* 45:945, 2007.
74. Charache S, Weatherall DJ: Fast hemoglobin in lead poisoning. *Blood* 28:377, 1966.
75. Lachant NA, Tomoda A, Tanaka KR: Inhibition of the pentose-phosphate shunt by lead—A potential mechanism for hemolysis in lead-poisoning. *Blood* 63:518, 1984.
76. Brookfield RW: Blood changes occurring during the course of treatment of malignant disease by lead, with special reference to punctate basophilia and the platelets. *J Pathol* 31:277, 1928.
77. Schwartz J, Landrigan PJ, Baker EL Jr, et al: Lead-induced anemia: Dose-response relationships and evidence for a threshold. *Am J Public Health* 80:165, 1990.
78. Clark M, Royal J, Seeler R: Interaction of iron deficiency and lead and the hematologic findings in children with severe lead poisoning. *Pediatrics* 81:247, 1988.
79. White JM, Selhi HS: Lead and Red-Cell. *Br J Haematol* 30:133, 1975.
80. Jensen WN, Moreno GD, Bessis MC: An electron microscopic description of basophilic stippling in red cells. *Blood* 25:933, 1965.
81. Berlin CM Jr: Lead poisoning in children. *Curr Opin Pediatr* 9:173, 1997.
82. Miller AL: Dimercaptosuccinic acid (DMSA), a non-toxic, water-soluble treatment for heavy metal toxicity. *Altern Med Rev* 3:199, 1998.
83. Klein WJ Jr, Metz EN, Price AR: Acute copper intoxication. A hazard of hemodialysis. *Arch Intern Med* 129:578, 1972.
84. Manzler AD, Schreiner AW: Copper-induced acute hemolytic anemia. A new complication of hemodialysis. *Ann Intern Med* 73:409, 1970.
85. Deiss A, Lee GR, Cartwright GE: Hemolytic anemia in Wilson's disease. *Ann Intern Med* 73:413, 1970.
86. Hansen PB: Wilson's disease presenting with severe hemolytic anemia. *Ugeskr Laeger* 150:1229, 1988.
87. McIntyre N, Clink HM, Levi AJ, et al: Hemolytic anemia in Wilson's disease. *N Engl J Med* 276:439, 1967.
88. Grudeva-Popova JG, Spasova MI, Chepileva KG, Zaprianov ZH: Acute hemolytic anemia as an initial clinical manifestation of Wilson's disease. *Folia Med (Plovdiv)* 42:42, 2000.
89. Fairbanks VF: Copper sulfate-induced hemolytic anemia. Inhibition of glucose-6-phosphate dehydrogenase and other possible etiologic mechanisms. *Arch Intern Med* 120:428, 1967.
90. Blume KG, Hoffbauer RW, Lohr GW, Rudiger HW: Genetische und biochemische Aspekte der Pyruvatkinase menschlicher Erythrozyten. *Verh Dtsch Ges Inn Med* 75:450, 1969.
91. Boulard M, Beutler E, Blume KG: Effect of copper on red-cell enzyme-activities. *J Clin Invest* 51:459, 1972.
92. Kiss JE, Berman D, Van Thiel D: Effective removal of copper by plasma exchange in fulminant Wilson's disease. *Transfusion* 38:327, 1998.
93. Stohlman F Jr, Brecher G, Schneiderman M, Cronkite EP: The hemolytic effect of ionizing radiations and its relationship to the hemorrhagic phase of radiation injury. *Blood* 12:1061, 1957.
94. Jin YS, Anderson G, Mintz PD: Effects of gamma irradiation on red cells from donors with sickle cell trait. *Transfusion* 37:804, 1997.
95. Lubash GD, Phillips RE, Bonsnes RW, Shields JD: Acute aniline poisoning treated by hemodialysis—Report of case. *Arch Intern Med* 114:530, 1964.
96. Lowenstein L, Ballew DH: Fatal acute haemolytic anaemia, thrombocytopenic purpura, nephrosis and hepatitis resulting from ingestion of a compound containing apiol. *Can Med Assoc J* 78:195, 1958.
97. Schroder C, Kruger E, Abel J: Acute poisoning caused by the herbicide dichlorprop (preparation SYS 67 PROP). *Kinderarztl Prax* 59:81, 1991.
98. Martin H, Woerner W, Rittmeister B: Hemolytic anemia by inhalation of hydroxylamines, with a contribution to the problem of Heinz body formation. *Klin Wochenschr* 42:725, 1964.
99. Fisher B: The significance of Heinz bodies in anemias of obscure etiology. *Am J Med Sci* 230:143, 1955.
100. Nierenberg DW, Horowitz MB, Harris KM, James DH: Mineral spirits inhalation associated with hemolysis, pulmonary edema, and ventricular fibrillation. *Arch Intern Med* 151:1437, 1991.
101. Hunter D: Industrial toxicology. *QJM* 12:185, 1943.
102. Gasser C: Perakute hämolytische Innenkörperanämie mit Methämoglobinämie nach Behandlung eines Säuglingsekzems mit Resorcin. *Helv Paediatr Acta* 9:285, 1954.
103. Brandes JC, Bufill JA, Pisciotta AV: Amyl nitrite-induced hemolytic-anemia. *Am J Med* 86:252, 1989.
104. Graves TD, Mitchell S: Acute haemolytic anaemia after inhalation of amyl nitrite. *J R Soc Med* 96:594, 2003.
105. Pugh JI, Enderby GEH: Haemoglobinuria after intravenous myanesin. *Lancet* 2:387, 1947.
106. Poinsot J, Guillois B, Margis D, et al: Neonatal hemolytic anemia after intra-amniotic injection of methylene blue. *Arch Fr Pediatr* 45:657, 1988.
107. Sills MR, Zinkham WH: Methylene blue-induced Heinz body hemolytic anemia. *Arch Pediatr Adolesc Med* 148:306, 1994.
108. Davidson S, Seldon M, Jones B: Omeprazole and Heinz-body haemolytic anaemia. *Aust N Z J Med* 27:441, 1997.
109. Hassan AB, Seligmann H, Bassan HM: Intravascular haemolysis induced by pentachlorophenol. *Br Med J (Clin Res Ed)* 291:21, 1985.
110. Adams JG, Heller P, Abramson RK, Vaithianathan T: Sulfonamide-induced hemolytic anemia and hemoglobin Hasharon. *Arch Intern Med* 137:1449, 1977.
111. Greenberg MS: Heinz body hemolytic anemia. "Bite cells"—A clue to diagnosis. *Arch Intern Med* 136:153, 1976.
112. Kaplinsky N, Frankl O: Salicylazosulphapyridine-induced Heinz body anemia. *Acta Haematol* 59:310, 1978.
113. Ward PC, Schwartz BS, White JG: Heinz-body anemia: "Bite cell" variant—A light and electron microscopic study. *Am J Hematol* 15:135, 1983.
114. Lin CC, King KL, Chao YW, et al: Tacrolimus-associated hemolytic uremic syndrome: A case analysis. *J Nephrol* 16:580, 2003.

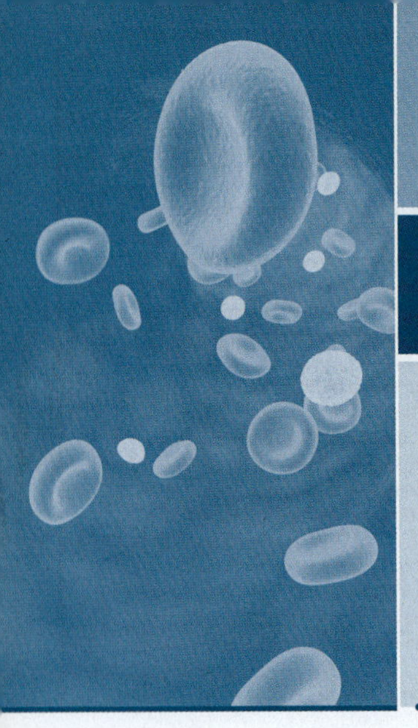

第52章

微生物感染引起的溶血性贫血

Marshall A. Lichtman

摘 要

溶血性贫血是某些可直接侵入红细胞的微生物(包括疟原虫、巴贝西虫、巴尔通体等)感染机体后的主要临床表现之一。而疟疾是全球范围内诱发溶血性贫血最常见的原因,且人们对其引起溶血的机制及疟原虫进入红细胞的途径有了更深入和全面的认识。值得强调的是,恶性疟疾可引起严重甚至致命性溶血(俗称黑尿热)。其他微生物感染诱发的溶血机制包括产生溶血素(如产气荚膜梭状芽胞杆菌)、刺激免疫应答(如肺炎支原体)、促进巨噬细胞识别和吞噬血细胞,以及目前仍不清楚的一类机制。与溶血性贫血相关的很多微生物感染详见本章列表及参考标注的原始研究文献。

在炎症和感染性疾病过程中,常存在红细胞寿命缩短。上述改变当合并存在葡萄糖-6-磷酸脱氢酶(G-6-PD)缺乏(参见第46章)或脾肿大(参见第55章)、微血管病性碎片综合征时(参见第50章)尤为明显。而且红细胞快速破坏为某些感染性疾病主要的临床表现之一(表52-1)[1-49]。本章主要讨论此类情况。

感染可通过多种机制诱发溶血[49]:包括致病微生物直接侵入或损伤红细胞,如疟原虫、巴贝西虫、巴尔通体等;释放溶血性毒素,如产气荚膜梭状芽胞杆菌感染;抗红细胞抗原的自身抗体生成或微生物抗原或免疫复合物沉积于红细胞表面[50]。

本章使用的简写和缩略词:CR1,1型补体受体(complement receptor 1);EBA,红细胞结合抗原(erythrocyte-binding antigen);G-6-PD,葡萄糖-6-磷酸脱氢酶(glucose-6-phosphate dehydrogenase);ICAM,细胞间黏附分子(intercellular adhesion molecule);PfEMP,恶性疟原虫红细胞膜蛋白(*Plasmodium falciparum* erythrocyte membrane protein);RSP-2,ring环表面蛋白-2(surface protein 2);VCAM,血管细胞黏附分子(vascular cell adhesion molecule)。

表52-1 可引起溶血性贫血的微生物

曲霉菌[1]
炭疽杆菌[2]
果氏巴贝虫和分歧巴贝虫[3]
巴尔通体[4,5]
空肠弯曲菌[6,7]
产气荚膜梭状芽胞杆菌[8,9]
柯萨奇病毒[10]
巨细胞病毒[11]
肺炎双球菌[12]
EB病毒[13,14]
大肠埃希菌[15,16]
坏死梭杆菌[17]
流感嗜血杆菌[12,23]
甲型肝炎[18-20]
乙型肝炎[19,21]
丙型肝炎[22]
单纯疱疹病毒[10]
人免疫缺陷病毒[24-26](参见第83章)
甲型流感病毒[27,28]
利什曼原虫[30]
Ballum血清型问号钩端螺旋体和(或)Butembo血清型Kirschneri钩端螺旋体[29]
流行性腮腺炎病毒[31]
结核分枝杆菌[12,32]
肺炎支原体[33]
脑膜炎双球菌[12]
B19细小病毒[34]
恶性疟原虫[35]
三日疟原虫[35]
间日疟原虫[36]
风疹病毒[37,38]
麻疹病毒[10]
沙门菌[12,39]
志贺菌[40,41]
链球菌[12,42-45]
弓形体[12]
布氏锥虫[46]
水痘-带状疱疹病毒[10,47]
霍乱弧菌[12]
小肠结肠炎耶尔森菌[48]

疟疾

■ 流行病学

早在远古时代人类就认识到疟疾是全球范围内溶血性贫血最常见的病因[36]。人类疟疾由具有四个种群构成的原虫系列之一——疟原虫感染所致。仅 2000 年,全球疟疾发病人数就超过 5 亿,在撒哈拉沙漠以南的非洲国家,每年有 800 000 儿童死于疟疾,占儿童总死亡率的 20%[51]。严重疟疾性贫血以儿童和孕妇最为常见[52]。

影响疟疾传播的因素包括地理环境、雨量分布和疟原虫的特殊传播载体——按蚊的滋生地。某些所谓的"地方性流行"疫区因存在适合疟疾传播的条件,疟疾可常年流行;而在其他一些地区,疟疾传播可呈季节性发作,即发生在雨季按蚊繁殖猖獗时期。非洲、亚洲、中东及部分欧洲地区居民为疟疾易感人群。到上述地区旅行的非疫区人群通常是感染疟疾的高危人群,因其缺乏对疟疾免疫力,当其返回后,即使疟疾症状发作,也往往得不到及时诊断。疟疾也可由输血或器官移植传播(来自疟疾感染者的血液或器官)。

■ 生活史

当雌性按蚊叮吸人血时,子孢子随唾液进入血流并在肝细胞内繁殖。当肿胀的肝细胞破裂时释放出裂殖子,后者侵入红细胞。进入红细胞内裂殖子呈阶段性周期发育:侵入的裂殖子先形成环状体,分裂增殖后形成裂殖体。成熟的裂殖体可诱导红细胞破裂后释放出裂殖子,后者再侵入其他红细胞。当红细胞破裂及裂殖子释放同时发生时,可导致临床上常见到的疟疾发作症状:体温骤升并伴相应的症状和体征。一小部分红细胞内的裂殖子可形成雌、雄配子体,当按蚊叮咬时,随血液进入按蚊体内。在按蚊体内雄配子进入雌配子体内受精形成囊合子,后者可通过无性繁殖形成数目众多的子孢子。子孢子移行至按蚊的唾液腺,当按蚊再次叮咬人时,子孢子进入人体并引发疟疾感染。间日疟原虫和卵形疟原虫可以潜伏期(休眠子)形式持续存在于肝脏内,成为数月或数年后的疟疾复发源。

■ 红细胞内期变化

当感染的雌性按蚊叮咬宿主后,子孢子侵入肝脏,于无症状组织期亦可能侵入其他内脏器官。裂殖子早期来源于组织,后期来源于感染的红细胞,裂殖子通过一种分子量为 175kDa 的蛋白[被命名为红细胞结合抗原(EBA-175)]与红细胞上血型糖蛋白 A 和 B 结合[53-55]。疟原虫可通过一系列复杂而目前仍未完全理解的方式侵入红细胞内部[35,51]。已进入红细胞内的疟原虫,借助红细胞内容物得以生长发育,80pS 的红细胞阴离子通道有助于这一过程[56]。

恶性疟原虫感染的红细胞表面可形成结节[57,58],该结节含内皮蛋白受体,尤其是恶性疟原虫红细胞膜蛋白 -1(PfEMP-1)。所有疟原虫均可与内皮表面的 CD36 抗原(血小板糖蛋白Ⅳ)及凝血酶敏感蛋白结合,部分可与细胞间黏附分子 -1(ICAM-1)结合,少数与血管细胞黏附分子(VCAM)结合[59-63],从而介导感染细胞与内皮细胞的黏附。通过未感染红细胞的补体受体 -1(CR1)机制介导,感染与未感染的红细胞均可形成玫瑰花结[64]。恶性疟原虫的一种膜蛋白可特异性地与红细胞膜内侧面的血影蛋白结合[65]。恶性疟原虫所致的贫血特征性表现为正细胞正色素性贫血伴网织红细胞减少(参见下述的贫血发病机制),如果临床表现为小细胞性贫血,需考虑同时合并 α- 或 β- 地中海贫血或缺铁性贫血的可能[66]。在疟疾流行区域,在那些经历数代的以疟疾作为主要死因的群体,已形成许多干扰疟原虫侵入红细胞并影响其增殖的遗传多态性,这些包括 G-6-PD 酶缺乏、东南亚卵形红细胞增多症、CR1 缺乏、地中海贫血、镰刀状红细胞性贫血(参见第 46~48 章)以及其他血红蛋白病患者[64,67-69]。

■ 疟原虫种类与贫血程度

引起人类疟疾的疟原虫含四个种群,即恶性疟原虫、间日疟原虫、三日疟原虫和卵形疟原虫。在全球范围内,疟疾主要由前两种疟原虫感染所致,并主要诱发溶血性贫血。间日疟原虫仅侵犯新生红细胞,恶性疟原虫既可侵犯新生红细胞,亦可侵犯衰老红细胞。因此,恶性疟原虫所致贫血通常更为严重,且为最常见的致死类型[35]。

■ 贫血发病机制

溶血机制

感染疟原虫的红细胞主要在脾脏被破坏,慢性疟疾患者常出现典型的脾大。存在于感染红细胞内的疟原虫"切迹"亦可能在脾脏形成[70]。疟原虫血症的程度部分决定了感染红细胞破坏的数量。低度红细胞疟原虫血症对贫血的发生影响极微,而高度红细胞疟原虫血症(如达到 10%)则可引起明显贫血[71]。贫血严重程度似乎与被感染的红细胞数目不成比例。据估计当有一个红细胞受到疟原虫感染,同时会有 10 个未被累及的红细胞亦遭到清除,从而显著放大了溶血效应。感染疟原虫与未被感染疟原虫的红细胞渗透脆性均增加[72]。感染疟疾的猴红细胞阳离子渗透性亦发生改变[73]。细胞内积聚的高铁血红素通过诱导细胞程序性死亡(即红细胞凋亡)促进溶血。上述自杀性死亡途径由胞内钙离子浓度增高、锚连蛋白 - Ⅴ结合力增强及神经酰胺形成等机制介导[74]。有资料提示红细胞膜脂质氧化损伤[75,76],感染的红细胞膜磷酸化异常也有助于红细胞凋亡[77]。恶性疟原虫感染的红细胞表面变得极不规则,可能为疟原虫胞内生长所致,亦可能为疟原虫侵入红细胞的位点。这种表面缺陷也可见于未被疟原虫感染的红细胞[78],反映一种源于感染红细胞的疟原虫"切迹"现象(如见于猴疟疾)[79]。

感染与未感染红细胞表面发生的改变可激活肝脏与脾脏中的巨噬细胞,并促进其对红细胞的识别和吞噬,加速红细胞清除。红细胞变形性显著降低与 IgG 和 C3d 沉积于红细胞膜表面可促进巨噬细胞对红细胞的清除,有时可出现直接抗人球蛋白试验阳性[80,81]。疟原虫的产物参与红细胞表面免疫复合物的形成。恶性疟原虫环状表面蛋白 -2(RSP-2)有助于感染红细胞黏附于内皮细胞,并进而沉积于未感染的红细胞上,通过补体依赖性吞噬作用清除上述细胞[66]。脾大可进一步促进循环红细胞的清除破坏。

红细胞生成减少

恶性疟原虫亦降低对红细胞生成素的反应,导致与贫血程度不相适应的红细胞生成不足,网织红细胞减少,同时伴显著红系病态造血表现,如嗜点彩、胞质空泡化、核碎裂及多核红细胞等[66]。红系造血受抑(慢性病性贫血)继发于造血负调控因子如干扰素(INF)-γ 和肿瘤坏死因子(TNF)-α 的过量释放;此外,白细胞介素(IL)-10/TNF 比值下降与儿童疟疾的严重贫血相关(参见第 37 章)[66]。

■ 黑尿热

疟疾性发热常伴随寒战、头痛、腹痛、恶心、呕吐及极度乏力,上述症状以周期性发作为特征,发作频率取决于疟原虫的类型。虽然临床上常难以观察到典型的周期性发作,但间日疟通常每隔 48 小时发作一次,三日疟每隔 72 小时发作一次,恶性疟则每日发作。疟疾发作的周期性是由于红细胞内期的裂殖增殖与裂殖体释放同步化并呈规则的间隙所致,裂殖体释放是疟疾性发热及其相关症状的主要原因。恶性疟偶尔可引起特别严重的溶血、血红蛋白血症、血红蛋白尿,出现尿色加深甚至黑色尿,这种状态也称之为"黑尿热",目前已不再常见。黑尿热曾一度见于定居非洲和印度的欧洲人群,通常发生于服用奎宁治疗疟疾后,其发生似乎与抗疟药应用不规范有关[82]。

■ 诊断方法

疟疾的诊断取决于外周血涂片疟原虫的存在[83]或由血液中疟原虫 DNA 测序分析的证实[84,85]。形态学上将恶性疟与其他类型疟疾,尤其是间日疟区别开来十分重要,因为前者可引起危重的临床表现。恶性疟有其相对独特的形态学表现,红细胞累及比例高,如超过 5% 的红细胞被感染,几乎可肯定为恶性疟原虫所致。人体感染疟原虫后,外周血涂片常表现为单个环状体,如在同一红细胞内观察到两个甚至更多数目的环状体,则符合恶性疟的致病特征(图 52-1A 和 B)[85]。对于初次感染疟原虫的患者,取外周血涂片检查疟原虫宜于第一次症状发作至少 3 天后进行,因为发作最初几天内,病原体负荷低于可检测的下限。利用皂苷处理血涂片可提高细胞内疟原虫检出率[86]。

■ 治疗

一旦诊断宜尽早治疗。由于抗疟药的广泛应用,耐药已成为抗疟治疗的主要问题。通过单药或联合用药可清除人体血液中的疟原虫。青蒿素为治疗恶性疟最有效的药物。目前正在进行多项研究以寻求针对不同地区疟疾的最佳单药或联合用药方案[87]。许多抗疟药可诱发 G-6-PD 缺乏症患者产生严重

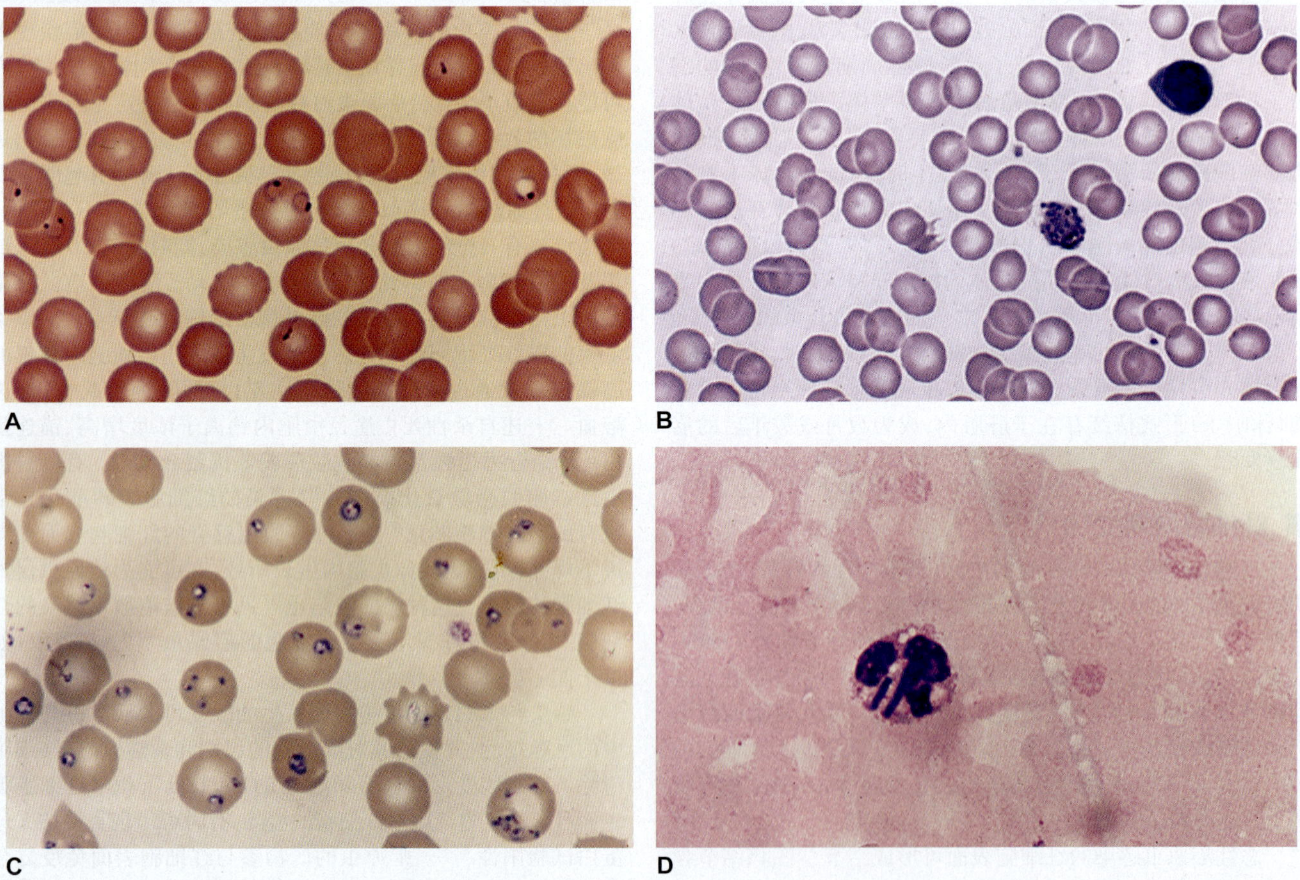

A B C D

图 52-1 A. 一例恶性疟患者的外周血涂片。数个红细胞含有环状体。注意该涂片视野中央一红细胞含有双环状体——恶性疟感染特征性改变。视野左侧一红细胞内环状体含两个小点,提示恶性疟感染。同时注意恶性疟相对高比例的疟原虫血症(约占该视野中约 10% 红细胞)。B. 一例间日疟患者的外周血涂片。可见成熟裂殖体。C. 果氏巴贝虫病患者外周血涂片。重度疟原虫血症为巴贝西虫病的特点(约 2/3 的红细胞受累)。D. 产气荚膜梭状芽胞杆菌败血症患者外周血涂片。由于严重溶血引起仅残留极少数红细胞。一中性粒细胞内含两个杆菌(产气荚膜杆菌)。

的溶血，这类状态多与某些地方性流行疟疾有关[88]（参见第 46 章）。

■ 病程和预后

当恶性疟患者发生急性、严重的溶血时（黑尿热），内科医师首先需要排除患者是否合并存在 G-6PD 缺乏，该类患者应避免使用可诱发溶血的抗疟药。对严重溶血患者可用输血治疗，并发肾衰竭患者可进行体外透析。经过早期及及时治疗，疟疾的预后良好。如果治疗不及时或疟原虫耐药，恶性疟可迅即危及患者生命。

巴尔通体病（奥罗亚热）

■ 流行病学

1885 年，医学生 Daniel A. Carrión 自身接种了来自于一秘鲁疣患者皮肤疣状结节中的血液，其后出现致命性溶血性贫血伴特征性的奥罗亚热样临床表现，在此之前，奥罗亚热在秘鲁安第斯山脉奥罗亚城的铁路工人中被最先发现。此项致命性自身试验证实皮肤疣状结节与溶血发作为人巴尔通体病的两种临床表现，人巴尔通体病现以其发现者 Carrión 的名字命名为卡里翁病[5]，该病通过白蛉传播。

■ 发病机制

白蛉叮咬人体后，进入人体的杆状巴尔通体感染红细胞。现认为该微生物并不在红细胞内生长，而是黏附于红细胞的外表面。因为感染的红细胞经过枸橼酸钠抗凝血浆洗涤后，红细胞并未溶解，而可发现游离的病原体。且经过悬滴培养后，红细胞外可见大量巴尔通体，而红细胞自身仍完整无损[89]，红细胞渗透脆性正常[5]。感染的红细胞主要经肝脏和脾脏被快速清除。正常红细胞输注入患者体内亦会遭受同样命运[4]。从培养上清液分离纯化出一种称之为变形素的巴尔通体蛋白，其分子量 130kDa，可引起红细胞变形，细胞膜出现凹痕和反折[90]。此外，命名为 ialA 和 ialB 的两种杆状巴尔通体基因分别编码含 170 个氨基酸（20.1kDa）和 186 个氨基酸（19.9kDa）的蛋白多肽，二者均可显著增强大肠杆菌侵入红细胞的能力[91]。

■ 临床表现

正如卡里翁实验所证明的那样，巴尔通体病临床上分为两个阶段。疾病早期病原体自慢性肉芽肿病变部位入侵血液，主要表现为急性溶血性贫血和奥罗亚热，后期主要表现为秘鲁疣。奥罗亚热期患者一般无明显临床症状，但贫血一旦出现常极为严重。有文献报道红细胞计数可降至 $0.75 \times 10^{12}/L$[92]。除了贫血症状外，患者还可出现口渴、食欲减退、出汗以及全身性淋巴结肿大。肝脾大并不常见。外周血出现大量有核红细胞，网织红细胞常显著增高，白细胞计数变化各异。红细胞上存在杆状巴尔通体为本病确诊依据。通过吉姆萨染色外周血涂片，可观察到长 1~3μm，宽 0.2~0.25μm 的紫红色棒状小体。尽管现有分子生物学方法有助于本病诊断[93]，但对于临床表现疑似病例，外周血涂片检查因其简便、快捷，更有利于患者的早期诊断和及时治疗。

■ 治疗和转归

青霉素、链霉素、氯霉素和四环素为治疗奥罗亚热的有效药物。未治疗的奥罗亚热患者病死率极高，幸存者经历短暂的过渡期后，病原体数目开始下降，红细胞计数上升，此时巴尔通体由原来的杆状转变为球状。伴随着热退及其他症状的减轻，患者出现淋巴细胞增多及中性粒细胞升高。巴尔通体感染的第二阶段秘鲁疣为非血液系统疾患，主要表现为面部和肢体末端皮肤疣状凸起，并可进展为出血性疣状瘤。

其他种类的巴尔通体亦可引起人发热性感染，如"猫抓热"、"壕沟热"，亦可感染获得性免疫缺陷患者，但上述疾病通常不伴有严重溶血性贫血[94-96]。

巴贝西虫病

■ 流行病学

巴贝西虫为一红细胞内寄生性原虫，亦称之为梨浆虫。巴贝西虫通过蜱传播，可感染多种野生动物和家畜。人偶尔会感染果氏巴贝虫（北美洲）和分歧巴贝虫（欧洲），这类原虫分别寄生于啮齿类动物，如鹿、麋鹿和牛等[97]。其他巴贝西虫样的梨浆虫亦可能致病，如巴贝西虫 *WA1*，则首次分离于来自华盛顿州的一例患者；而巴贝西虫 *MO1*，则首次分离于密苏里州的一例患者[98]。既往认为该病罕见，现在认识到其发病率有增加趋势[99,100]。本病于人类一般通过蜱及输血传播[101-106]。巴贝西虫病主要病原体为果氏巴贝西虫，也可由巴贝西虫 *WA1* 属所引起，无症状携带者献血后可导致病原体播散。输血相关性巴贝西虫病风险曾被低估，并对流行区域血液供应构成了威胁。在美国，由于传播媒介区域性分布差异，巴贝西虫病主要分布于东北海岸、北美五大湖地区[107]，故被称之为"Nantucket 热"。但这类疾病也散发于中西部地区。脾切除术后易感染分歧巴贝西虫，但鲜见感染果氏巴贝虫者[3]。

■ 临床表现

由于病原体在红细胞内繁殖及随之发生的红细胞溶解，可迅速引起临床症状。临床表现轻重不一，取决于病原体血症严重程度。疾病潜伏期 1 周至 3 个月不等，通常为 3 周。疾病逐渐进展，初期常表现为不适、食欲下降和乏力，随后出现发热（可高达 40℃）、寒战、出汗和肌肉关节疼痛。本病偶可呈暴发性。可有明显的肝脾大[108]。

患者常出现中度溶血性贫血，偶可出现严重溶血并导致低血压[109]，此时需输血支持治疗[97]。溶血可持续数天，但在脾切除、老年及其他免疫功能低下患者可持续数月。血清转氨酶、乳酸脱氢酶、非结合胆红素以及碱性磷酸酶升高常与病原体血症严重程度呈正相关。可发生因炎性因子释放所致的血小板及白细胞减少[108]。

■ 诊断

详细询问病史以了解患者是否来自疫区、最近有无输血史以及是否曾行脾切除术。经吉姆萨染色的外周血薄涂片可见到位于红细胞内的巴贝西虫，呈深染的环状体，胞质呈淡蓝色。亦可见到裂殖子。偶可见马尔他十字四分体，该红细胞内

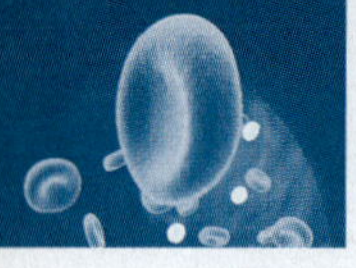

结构由四个巴贝西虫子细胞通过胞质桥连结而成，形态上类似马尔他十字。高病原体血症时可累及超过 75% 的红细胞（见图 52-1C）[108]。此外通过免疫荧光试验检测抗巴贝西虫抗体对诊断有帮助，当患者产生特异性抗体后，借助聚合酶链反应技术（PCR）可帮助证实感染是否活动以及监测疗效[108]。

输血后出现发热、溶血性贫血的患者需考虑是否存在巴贝西虫病的可能。

治疗和转归

绝大多数轻度巴贝西虫感染者无需治疗。克林霉素和奎宁为治疗巴贝西虫的有效药物[110]，但亦有对上述药物存在耐药的报道[102]。两种药物联合应用可提高对病原体的清除率，但后续副作用亦相应增加。有用阿托伐醌联合阿奇霉素治疗巴贝西虫的报道[98,111]。全血或红细胞置换疗法用于难治性病例可获满意疗效[111,108]。

共感染

在疫区，蜱叮咬人体后有时可引起两种及多种寄生虫同时感染。硬蜱是伯氏疏螺旋体（莱姆病病原体）和果氏巴贝西虫共同的传播媒介，叮咬人体后可导致两种病原体同时进入人体血循环而被感染。其他寄生虫亦可出现共感染（如人粒细胞性埃利希体病）。共感染后初期的临床表现可以相似，针对莱姆病的治疗药物对巴贝西虫通常无效，因此经早期成功治疗莱姆病后，巴贝西病原体依然残留[108]。

产气荚膜梭状芽胞杆菌败血症

流行病学

产气荚膜梭状芽胞杆菌（既往称为魏氏梭状芽胞杆菌）败血症最常见于经历了败血症性流产患者。本病亦可见于肝脓肿[9]并发的急性胆囊炎[112]，偶见于羊膜穿刺术后[113]。

发病机制

产气荚膜梭状芽胞杆菌为一革兰阳性、含荚膜并可形成芽胞的厌氧杆菌，可致软组织气性坏疽。病原菌产生的 α 毒素是一种卵磷脂酶 C，与细胞表面的脂蛋白复合物反应后释放具强力溶血活性的溶血卵磷脂。α 毒素可引起血管内溶血及系列后续效应。此外，红细胞膜蛋白水解在溶血过程中也发挥了重要作用[114]。

临床表现

产气荚膜梭状芽胞杆菌败血症常引起严重甚至危及生命的溶血，可出现显著的血红蛋白血症及血红蛋白尿症。严重者血浆呈亮红色，尿液呈红木心样的棕褐色。红细胞溶解导致血细胞比容降低，而血浆血红蛋白浓度增高，故出现所谓的血液血红蛋白水平与血细胞比容分离，例如血细胞比容接近 0，而血红蛋白浓度可能高达 80g/L。外周血涂片可见去血红蛋白化的“血影”细胞（见图 52-1D）及大量的小球形红细胞（参见第 45 章）。白细胞计数常增多并出现核左移，多有血小板计数减少。常并发急性肾功能及肝功能衰竭，预后凶险。即使给予及时治疗，仍有超过半数的患者死亡（参见第 130 章）[8,115]。

治疗和转归

治疗措施包括抗感染、补液支持、红细胞输注以及适时的外科清创[116]。感染常呈暴发性发作，进展迅速，严重溶血及继发性脏器（如肾脏）功能衰竭可引起高死亡率。

其他感染

许多其他种类的微生物感染偶可引起溶血性贫血，其致病机制多样。某些微生物（较常见的有流感嗜血杆菌、大肠埃希菌和沙门菌等）体外可诱导红细胞凝集，但上述效应是否启动体内的溶血过程尚不清楚[117]。当细菌多糖吸附于红细胞表面可间接引起红细胞破坏。抗体针对性作用于抗原包被的红细胞可致其凝集[118]或诱导补体介导的溶血[23]。细菌诱发红细胞 T 型抗原暴露而使红细胞凝集性增强，这可能为微生物感染诱发溶血的罕见原因[119,120]。

许多不同类型微生物可在自身免疫性溶血性贫血的诱发过程中发挥作用（参见第 53 章）。一项入选达 234 例病例的研究结果显示[10]：所有病例中 55 例有细菌感染史，而其中 18 例病人的贫血与感染之间存在明确的因果联系，但目前仅此一项研究给出了溶血与感染两者之间关系的证据。多种病毒如麻疹病毒、巨细胞病毒、水痘病毒、单纯疱疹病毒、流感病毒 A 和 B、EB 病毒、人免疫缺陷病毒[24-26]（参见第 83 章）以及柯萨奇病毒亦与免疫性溶血性疾病相关[10,121]。被推测的致病机制包括免疫复合物和补体的吸附、交叉反应抗原以及病原体感染后免疫耐受丧失所致的真性自体免疫状态[10]。相当比例的儿童淋巴结病合并溶血性贫血患儿存在巨细胞病毒感染的组织病理学乃至病毒学证据[122]，部分患儿直接抗人球蛋白试验阳性，提示某些“特发性自身免疫性溶血性贫血”患儿实际上源于巨细胞病毒感染[122]。

肺炎支原体肺炎的病程中有时出现高滴度冷凝集素（参见第 53 章），偶可致溶血性贫血[1,33]或代偿性溶血，但绝大多数伴高滴度冷凝集素患者并无贫血。许多黑热病患者的红细胞可与抗补体血清和抗非 γ 球蛋白血清产生凝集[30]，在此类情况，红细胞可被“扣押”于肝脏和脾脏[13]。

有关微血管病性溶血性贫血的讨论详见第 50 章和第 130 章。这种疾病可由多种感染诱发。比较明确的与微血管病性溶血性贫血发病相关的细菌感染包括志贺杆菌[123,124]、弯曲杆菌[125]和曲霉菌等[1]。

翻译：黄金波
校对：郑以州，张广森

参考文献

1. Robboy SJ, Salisbury K, Ragsdale B, et al: Mechanism of aspergillus-induced microangiopathic hemolytic anemia. *Arch Intern Med* 128:790, 1971.
2. Freedman A, Afonja O, Chang MW, et al: Cutaneous anthrax associated with microangiopathic hemolytic anemia and coagulopathy in a 7-month-old infant. *JAMA* 287:869, 2002.
3. Pruthi RK, Marshall WF, Wiltsie JC, Persing DH: Human babesiosis. *Mayo Clin Proc* 70:853, 1995.
4. Reynafarje C, Ramos J: The hemolytic anemia of human bartonellosis. *Blood* 17:562, 1961.
5. Ricketts WE: *Bartonella bacilliformis* anemia (Oroya fever). A study of thirty cases. *Blood* 3:1025, 1948.
6. Smith MA, Shah NR, Lobel JS, Hamilton W: Methemoglobinemia and hemolytic anemia associated with *Campylobacter jejuni* enteritis. *Am J Pediatr Hematol Oncol*

10:35, 1988.
7. Damani NN, Humphrey CA, Bell B: Haemolytic anaemia in *Campylobacter* enteritis. *J Infect* 26:109, 1993.
8. Rogstad B, Ritland S, Lunde S, Hagen AG: *Clostridium perfringens* septicemia with massive hemolysis. *Infection* 21:54, 1993.
9. Kreidl KO, Green GR, Wren SM: Intravascular hemolysis from a *Clostridium perfringens* liver abscess. *J Am Coll Surg* 194:387, 2002.
10. Pirofsky B: Infectious disease and autoimmune hemolytic anemia, in *Autoimmunization and the Autoimmune Hemolytic Anemias*, p 147. Waverly Press, Baltimore, 1969.
11. van Spronsen DJ, Breed WP: Cytomegalovirus-induced thrombocytopenia and haemolysis in an immunocompetent adult. *Br J Haematol* 92:218, 1996.
12. Dacie JV: Secondary or symptomatic hemolytic anemias, in *The Haemolytic Anaemias, Part III*, edited by JV Dacie, p 908. Grune & Stratton, New York, 1967.
13. Tonkin AM, Mond HG, Alford FP, Hurley TH: Severe acute haemolytic anaemia complicating infectious mononucleosis. *Med J Aust* 2:1048, 1973.
14. Whitelaw F, Brook MG, Kennedy N, Weir WR: Haemolytic anaemia complicating Epstein-Barr virus infection. *Br J Clin Pract* 49:212, 1995.
15. Ludwig K, Ruder H, Bitzan M, et al: Outbreak of *Escherichia coli* O157: H7 infection in a large family. *Eur J Clin Microbiol Infect Dis* 16:238, 1997.
16. Pennings CM, Seitz RC, Karch H, Lenard HG: Haemolytic anaemia in association with *Escherichia coli* O157 infection in two sisters. *Eur J Pediatr* 153:656, 1994.
17. Chand DH, Brady RC, Bissler JJ: Hemolytic uremic syndrome in an adolescent with Fusobacterium necrophorum bacteremia. *Am J Kidney Dis* 37:E22, 2001.
18. Gundersen SG, Bjoerneklett A, Bruun JN: Severe erythroblastopenia and hemolytic anemia during a hepatitis A infection. *Scand J Infect Dis* 21:225, 1989.
19. Kanematsu T, Nomura T, Higashi K, Ito M: Hemolytic anemia in association with viral hepatitis. *Nippon Rinsho* 54:2539, 1996.
20. Urganci N, Akyildiz B, Yildirmak Y, Ozbay G: A case of autoimmune hepatitis and autoimmune hemolytic anemia following hepatitis A infection. *Turk J Gastroenterol* 14:204, 2003.
21. Gurgey A, Yuce A, Ozbek N, Kocak N: Acute hemolysis in association with hepatitis B infection in a child with beta-thalassemia trait. *Turk J Pediatr* 36:259, 1994.
22. Etienne A, Gayet S, Vidal F, et al: Severe hemolytic anemia due to cold agglutinin complicating untreated chronic hepatitis C: Efficacy and safety of anti-CD20 (rituximab) treatment. *Am J Hematol* 75:243, 2004.
23. Shurin SB, Anderson P, Zollinger J, Rathbun RK: Pathophysiology of hemolysis in infections with *Haemophilus influenzae* type B. *J Clin Invest* 77:1340, 1986.
24. Rheingold SR, Burnham JM, Rutstein R, Manno CS: HIV infection presenting as severe autoimmune hemolytic anemia with disseminated intravascular coagulation in an infant. *J Pediatr Hematol Oncol* 26:9, 2004.
25. Koduri PR, Singa P, Nikolinakos P: Autoimmune hemolytic anemia in patients infected with human immunodeficiency virus-1. *Am J Hematol* 70:174, 2002.
26. Saif MW: HIV-associated autoimmune hemolytic anemia: An update. *AIDS Patient Care STDS* 15:217, 2001.
27. Watanabe T: Hemolytic uremic syndrome associated with influenza A virus infection. *Nephron* 89:359, 2001.
28. Asaka M, Ishikawa I, Nakazawa T, et al: Hemolytic uremic syndrome associated with influenza A virus infection in an adult renal allograft recipient: Case report and review of the literature. *Nephron* 84:258, 2000.
29. Trowbridge AA, Green JB III, Bonnett JD, et al: Hemolytic anemia associated with leptospirosis. Morphologic and lipid studies. *Am J Clin Pathol* 76:493, 1981.
30. Woodruff AW, Topley E, Knight R, Downie CGB: The anaemia of kala azar. *Br J Haematol* 22:319, 1972.
31. Ozen S, Damarguc I, Besbas N, et al: A case of mumps associated with acute hemolytic crisis resulting in hemoglobinuria and acute renal failure. *J Med* 25:255, 1994.
32. Kuo PH, Yang PC, Kuo SS, Luh KT: Severe immune hemolytic anemia in disseminated tuberculosis with response to antituberculosis therapy. *Chest* 119:1961, 2001.
33. Fiala M, Myhre BA, Chinh LT, et al: Pathogenesis of anemia associated with *Mycoplasma pneumoniae*. *Acta Haematol* 51:297, 1974.
34. Chambers LA, Rauck AM: Acute transient hemolytic anemia with a positive Donath-Landsteiner test following parvovirus B19 infection. *J Pediatr Hematol Oncol* 18:178, 1996.
35. Weatherall DJ, Miller LH, Baruch DI, et al: Malaria and the red cell. *Hematology Am Soc Hematol Educ Program* 35, 2002.
36. White NJ: The treatment of malaria. *N Engl J Med* 335:800, 1996.
37. Moriuchi H, Yamasaki S, Mori K, et al: A rubella epidemic in Sasebo, Japan in 1987, with various complications. *Acta Paediatr Jpn* 32:67, 1990.
38. Yoneda S, Yoshikawa M, Yamane Y, et al: A case of rubella complicated by hemolytic anemia. *Kansenshogaku Zasshi* 74:724, 2000.
39. Albaqali A, Ghuloom A, Al Arrayed A, et al: Hemolytic uremic syndrome in association with typhoid fever. *Am J Kidney Dis* 41:709, 2003.
40. Houdouin V, Doit C, Mariani P, et al: A pediatric cluster of Shigella dysenteriae serotype 1 diarrhea with hemolytic uremic syndrome in 2 families from France. *Clin Infect Dis* 38:e96, 2004.
41. Kavaliotis J, Karyda S, Konstantoula T, et al: Shigellosis of childhood in northern Greece: Epidemiological, clinical and laboratory data of hospitalized patients during the period 1971–1996. *Scand J Infect Dis* 32:207, 2000.
42. Shepherd AB, Palmer AL, Bigler SA, Baliga R: Hemolytic uremic syndrome associated with group A beta-hemolytic streptococcus. *Pediatr Nephrol* 18:949, 2003.
43. Apilanez UM, Areses TR, Ruiz Benito MA, et al: Hemolytic uremic syndrome secondary to Streptococcus pneumoniae pulmonary infection. *An Esp Pediatr* 57:378, 2002.
44. Reynolds E, Espinoza M, Monckeberg G, Graf J: Hemolytic-uremic syndrome and *Streptococcus pneumoniae*. *Rev Med Chil* 130:677, 2002.
45. Brandt J, Wong C, Mihm S, et al: Invasive pneumococcal disease and hemolytic uremic syndrome. *Pediatrics* 110:371, 2002.
46. Wéry M, Mulumba PM, Lambert PH, Kazyumba L: Hematologic manifestations, diagnosis, and immunopathology of African trypanosomiasis. *Semin Hematol* 19:83, 1982.
47. Papalia MA, Schwarer AP: Paroxysmal cold haemoglobinuria in an adult with chicken pox. *Br J Haematol* 109:328, 2000.
48. Von Knorring J, Pettersson T: Haemolytic anaemia complicating *Yersinia enterocolitica* infection. Report of a case. *Scand J Haematol* 9:149, 1972.
49. Berkowitz FE: Hemolysis and infection: Categories and mechanisms of their interrelationship. *Rev Infect Dis* 13:1151, 1991.
50. Seitz RC, Buschermohle G, Dubberke G, et al: The acute infection-associated hemolytic anemia of childhood: Immunofluorescent detection of microbial antigens altering the erythrocyte membrane. *Ann Hematol* 67:191, 1993.
51. Rowe AK, Rowe SY, Snow RW, et al: The burden of malaria mortality among African children in the year 2000. *Int J Epidemiol* 35:691, 2006.
52. Greenwood BM: The epidemiology of malaria. *Ann Trop Med Parasitol* 91:763, 1997.
53. Pasvol G, Clough B, Carlsson J: Malaria and the red cell membrane. *Blood Rev* 6:183, 1992.
54. Orlandi PA, Klotz FW, Haynes JD: A malaria invasion receptor, the 175-kilodalton erythrocyte binding antigen of *Plasmodium falciparum* recognizes the terminal Neu5Ac(alpha 2–3)Gal-sequences of glycophorin A. *J Cell Biol* 116:901, 1992.
55. Sim BKL, Chitnis CE, Wasniowska K, et al: Receptor and ligand domains for invasion of erythrocytes by *Plasmodium falciparum*. *Science* 264:1941, 1994.
56. Huber SM, Lang C, Lang F, Duranton C: Organic osmolyte channels in malaria-infected erythrocytes. *Biochem Biophys Res Commun* 376:514, 2008.
57. Nakamura K, Hasler T, Morehead K, et al: *Plasmodium falciparum*-infected erythrocyte receptor(s) for CD36 and thrombospondin are restricted to knobs on the erythrocyte surface. *J Histochem Cytochem* 40:1419, 1992.
58. Aikawa M, Kamanura K, Shiraishi S, et al: Membrane knobs of unfixed *Plasmodium falciparum* infected erythrocytes: New findings as revealed by atomic force microscopy and surface potential spectroscopy. *Exp Parasitol* 84:339, 1996.
59. Newbold C, Warn P, Black G, et al: Receptor-specific adhesion and clinical disease in *Plasmodium falciparum*. *Am J Trop Med Hyg* 57:389, 1997.
60. Baruch DI, Ma XC, Singh HB, et al: Identification of a region of PfEMP1 that mediates adherence of *Plasmodium falciparum* infected erythrocytes to CD36: Conserved function with variant sequence. *Blood* 90:3766, 1997.
61. Pasloske BL, Howard RJ: Malaria, the red cell, and the endothelium. *Annu Rev Med* 45:283, 1994.
62. Udomsangpetch R, Taylor BJ, Looareesuwan S, et al: Receptor specificity of clinical *Plasmodium falciparum* isolates: Nonadherence to cell-bound E-selectin and vascular cell adhesion molecule-1. *Blood* 88:2754, 1996.
63. McCormick CJ, Craig A, Roberts D, et al: Intercellular adhesion molecule-1 and CD36 synergize to mediate adherence of *Plasmodium falciparum*-infected erythrocytes to cultured human microvascular endothelial cells. *J Clin Invest* 100:2521, 1997.
64. Cockburn IA, MacKinnon MJ, O'Donnell A, et al: A human complement receptor 1 polymorphism that reduces *Plasmodium falciparum* rosetting confers protection against severe malaria. *Proc Natl Acad Sci U S A* 101:272, 2004.
65. Herrera S, Rudin W, Herrera M, et al: A conserved region of the MSP-1 surface protein of *Plasmodium falciparum* contains a recognition sequence for erythrocyte spectrin. *EMBO J* 12:1607, 1993.
66. Lamikanra AA, Brown D, Potocnik A, et al: Malarial anemia: Of mice and men. *Blood* 110:18, 2007.
67. Mombo LE, Ntoumi F, Bisseye C, et al: Human genetic polymorphisms and asymptomatic *Plasmodium falciparum* malaria in Gabonese school-children. *Am J Trop Med Hyg* 68:186, 2003.
68. Clegg JB, Weatherall DJ: Thalassemia and malaria: New insights into an old problem. *Proc Assoc Am Physicians* 111:278, 1999.
69. Zimmerman PA, Patel SS, Maier AG, et al: Erythrocyte polymorphisms and malaria parasite invasion in Papua New Guinea. *Trends Parasitol* 19:250, 2003.
70. Angus BJ, Chotivanich K, Udomsangpetch R, White NJ: In vivo removal of malaria parasites from red blood cells without their destruction in acute falciparum malaria. *Blood* 90:2037, 1997.
71. Jakeman GN, Saul A, Hogarth WL, Collins WE: Anaemia of acute malaria infections in non-immune patients primarily results from destruction of uninfected erythrocytes. *Parasitology* 119(Pt 2):127, 1999.
72. George JN, Wicker DJ, Fogel BJ, et al: Erythrocytic abnormalities in experimental malaria. *Proc Soc Exp Biol Med* 124:1086, 1967.
73. Overman RR: Reversible cellular permeability alterations in disease. In vivo studies on sodium, potassium and chloride concentrations in erythrocytes of the malarious monkey. *Am J Physiol* 152:113, 1948.
74. Gatidis S, Föller M, Lang F: Hemin-induced suicidal erythrocyte death. *Ann Hematol* 2009.
75. Clark IA, Hunt NH: Evidence for reactive oxygen intermediates causing hemolysis and parasite death in malaria. *Infect Immun* 39:1, 1983.
76. Stocker R, Cowden WB, Tellan RL, et al: Lipids from *Plasmodium vinckei*-infected erythrocytes and their susceptibility to oxidative damage. *Lipids* 22:51, 1987.
77. Yuthavong Y, Limpaiboon T: The relationship of phosphorylation of membrane proteins with the osmotic fragility and filterability of *Plasmodium berghei*-infected mouse erythrocytes. *Biochim Biophys Acta* 929:278, 1987.
78. Balcerzak SP, Arnold JD, Martin DC: Anatomy of red cell damage by *Plasmodium falciparum* in man. *Blood* 40:98, 1972.
79. Conrad ME: Pathophysiology of malaria. Hematologic observations in human and animal studies. *Ann Intern Med* 70:134, 1969.
80. Jenkins NE, Chakravorty SJ, Urban BC, et al: The effect of *Plasmodium falciparum* infection on expression of monocyte surface molecules. *Trans R Soc Trop Med Hyg*

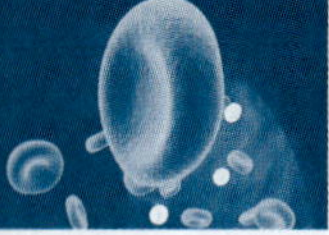

100:1007, 2006.

81. Helegbe GK, Goka BQ, Kurtzhals JA, et al: Complement activation in Ghanaian children with severe Plasmodium falciparum malaria. Malar J. 6:165, 2007.
82. Price R, van Vugt M, Phaipun L, et al: Adverse effects in patients with acute falciparum malaria treated with artemisinin derivatives. *Am J Trop Med Hyg* 60:547, 1999.
83. Anthony RL, Bangs MJ, Anthony JM, Purnomo: On-site diagnosis of *Plasmodium falciparum, P. vivax*, and *P. malariae* by using the quantitative buffy coat system. *J Parasitol* 78:994, 1992.
84. Weiss JB: DNA probes and PCR for diagnosis of parasitic infections. *Clin Microbiol Rev* 8:113, 1995.
85. Oliveira DA, Holloway BP, Durigon EL, et al: Polymerase chain reaction and a liquid-phase, nonisotopic hybridization for species-specific and sensitive detection of malaria infection. *Am J Trop Med Hyg* 52:139, 1995.
86. Orjih AU: Requirements for maximal enrichment of viable intraerythrocytic Plasmodium falciparum rings by saponin hemolysis. *Exp Biol Med (Maywood)* 233:1359, 2008.
87. Orimadegun AE, Amodu OK, Olumese PE, et al: Early home treatment of childhood fevers with ineffective antimalarials is deleterious in the outcome of severe malaria. *Malar J* 7:143, 2008.
88. Beutler E, Duparc S, G6PD Deficiency Working Group: Glucose-6-phosphate dehydrogenase deficiency and antimalarial drug development. *Am J Trop Med Hyg* 77:779, 2007.
89. Aldana L: Bacteriologia de la enfermedad de carrion. *Cronica Med* 46:235, 1929.
90. Xu YH, Lu ZY, Ihler GM: Purification of deformin, an extracellular protein synthesized by *Bartonella bacilliformis* which causes deformation of erythrocyte membranes. *Biochim Biophys Acta* 1234:173, 1995.
91. Mitchell SJ, Minnick MF: Characterization of a two-gene locus from *Bartonella bacilliformis* associated with the ability to invade human erythrocytes. *Infect Immun* 63:1552, 1995.
92. Weinman D: Human *Bartonella* infection and African sleeping sickness. *Bull N Y Acad Med* 22:647, 1946.
93. García-Esteban C, Gil H, Rodríguez-Vargas M, et al: Molecular method for *Bartonella* species identification in clinical and environmental samples. *J Clin Microbiol* 46:776, 2008.
94. Dalton MJ, Robinson LE, Cooper J, et al: Use of *Bartonella* antigens for serologic diagnosis of cat-scratch disease at a national referral center. *Arch Intern Med* 155:1670, 1995.
95. Eremeeva ME, Gerns HL, Lydy SL, et al: Bacteremia, fever, and splenomegaly caused by a newly recognized *Bartonella* species. *N Engl J Med* 356:2381, 2007.
96. Koehler JE, Sanchez MA, Tye S, et al: Prevalence of *Bartonella* infection among human immunodeficiency virus-infected patients with fever. *Clin Infect Dis* 37:559, 2003.
97. Reubush TK II, Cassaday PB, Marsh HJ, et al: Human babesiosis on Nantucket Island. *Ann Intern Med* 86:6, 1977.
98. Krause PJ: Babesiosis. *Med Clin North Am* 86:361, 2002.
99. Krause PJ, McKay K, Gadbaw J, et al: Increasing health burden of human babesiosis in endemic sites. *Am J Trop Med Hyg* 68:431, 2003.
100. Herwaldt BL, McGovern PC, Gerwel MP, et al: Endemic babesiosis in another eastern state: New Jersey. *Emerg Infect Dis* 9:184, 2003.
101. Jacoby GA, Hunt JV, Kosinski KS, et al: Treatment of transfusion-transmitted babesiosis by exchange transfusion. *N Engl J Med* 303:1098, 1980.
102. Smith RP, Evans AT, Popovsky M, et al: Transfusion-acquired babesiosis and failure of antibiotic treatment. *JAMA* 256:2726, 1986.
103. Herwaldt BL, Kjemtrup AM, Conrad PA, et al: Transfusion-transmitted babesiosis in Washington State: First reported case caused by a WA1-type parasite. *J Infect Dis* 175:1259, 1997.
104. Nelson R: Blood on demand. *Am Heritage Invention Technol* 19:24, 2004.
105. Dobroszycki J, Herwaldt BL, Boctor F, et al: A cluster of transfusion-associated babesiosis cases traced to a single asymptomatic donor. *JAMA* 281:927, 1999.
106. Kjemtrup AM, Lee B, Fritz CL, et al: Investigation of transfusion transmission of a WA1-type babesial parasite to a premature infant in California. *Transfusion* 42:1482, 2002.
107. Steketee RW, Eckman MR, Burgess EC, et al: Babesiosis in Wisconsin. A new focus of disease transmission. *JAMA* 253:2675, 1985.
108. Homer MJ, Aguilar-Delfin I, Telford SR 3rd, et al: Babesiosis. *Clin Microbiol Rev* 13:451, 2000.
109. Cheng D, Yakobi-Shvilli R, Fernandez J: Life-threatening hypotension from babesiosis hemolysis. *Am J Emerg Med* 20:367, 2002.
110. Wittner M, Rowin KS, Tanowitz HB, et al: Successful chemotherapy of transfusion babesiosis. *Ann Intern Med* 96:601, 1982.
111. Weiss LM: Babesiosis in humans: A treatment review. *Expert Opin Pharmacotherapy* 3:1109, 2002.
112. Clancy MT, OBriain S: Fatal *Clostridium welchii* septicaemia following acute cholecystitis. *Br J Surg* 62:518, 1975.
113. Hamoda H, Chamberlain PF: *Clostridium welchii* infection following amniocentesis: a case report and review of the literature. *Prenat Diagn* 22:783, 2002.
114. Simpkins H, Kahlenberg A, Rosenberg A, et al: Structural and compositional changes in the red cell membrane during *Clostridium welchii* infection. *Br J Haematol* 21:173, 1971.
115. Mahn HE, Dantuono LM: Postabortal septicotoxemia due to *Clostridium welchii*. *Am J Obstet Gynecol* 70:604, 1955.
116. Moustoukas NM, Nichols RL, Voros D: Clostridial sepsis: Unusual clinical presentations. *South Med J* 78:440, 1985.
117. Neter E: Bacterial hemagglutination and hemolysis. *Bacteriol Rev* 20:166, 1956.
118. Ceppellini R, De Gregorio M: Crisi emolitica in animali batterio-immuni transfusi con sangue omologo sensibilizzato in vitro mediante l'antigene batterico specifico. *Boll Ist Sieroter Milan* 32:445, 1953.
119. Dausset J, Moullec J, Bernard J: Acquired hemolytic anemia with polyagglutinability of red blood cells due to a new factor. *Blood* 14:1079, 1959.
120. Klein PJ, Vierbuchen M, Roth B, et al: Hemolytic anemia in infections caused by neuraminidase-producing bacteria. *Verh Dtsch Ges Pathol* 67:415, 1983.
121. McGinniss MH, Macher AM, Rook AH, Alter HJ: Red cell autoantibodies in patients with acquired immune deficiency syndrome. *Transfusion* 26:405, 1986.
122. Zuelzer WW, Stulberg CS, Page RH, et al: The Emily Cooley lecture. Etiology and pathogenesis of acquired hemolytic anemia. *Transfusion* 6:438, 1966.
123. Ullis KC, Rosenblatt RM: *Shiga* bacillus dysentery complicated by bacteremia and disseminated intravascular coagulation. *J Pediatr* 83:90, 1973.
124. Chesney R, Kaplan BS: Hemolytic-uremic syndrome with shigellosis. *J Pediatr* 84:312, 1974.
125. Dickgiesser A: Campylobacter infection and the hemolytic-uremic syndrome. *Immun Infekt* 11:71, 1983.

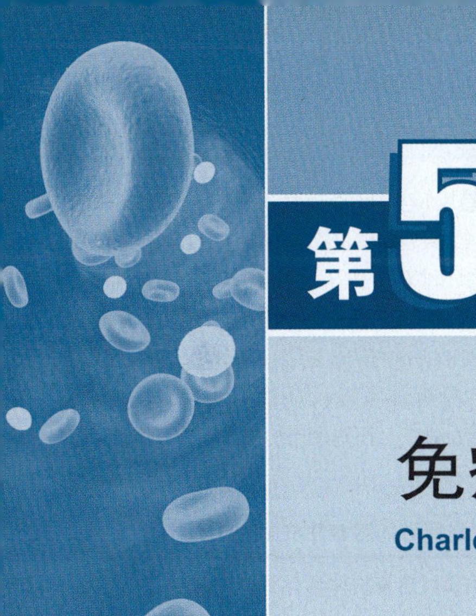

第53章

免疫损伤引起的溶血性贫血

Charles H. Packman

摘 要

自身免疫性溶血性贫血(AHA)以红细胞(RBC)寿命缩短,体内存在抗自身红细胞(RBCs)的自身抗体为特征。直接抗人球蛋白试验(DAT,亦称之为Coombs试验)阳性是诊断本病的主要依据。绝大多数AHA患者(80%)的红细胞上呈现IgG型温反应性抗体,剩余的绝大多数患者则呈现冷反应性抗体。现已认识到的针对红细胞的冷反应性自身抗体共有两类:冷凝集素和冷溶血素。前者通常为IgM型,而后者通常为IgG型。DAT可检测到温抗体型AHA患者RBCs上的IgG、补体蛋白水解片段(主要为C3)或两者同时存在。冷抗体型AHA患者由于抗体在RBCs洗涤过程中会发生脱离,因此只能检测到补体C3。约半数的AHA患者无相关的基础疾病,这些病例被称为原发性或特发性AHA。自身免疫性疾病、恶性肿瘤、感染性疾病以及某些药物的使用都可引起继发性AHA。

绝大多数患者无需输注RBCs,但对贫血症状明显的患者应酌情给予RBCs输注。对温抗体型AHA而言,糖皮质激素可有效减缓其溶血速度。对于需要长期用药或难以耐受的高维持剂量糖皮质激素的患者可实行脾切除术。静脉注射丙种球蛋白可在短期内控制溶血。免疫抑制剂和达那唑已成功应用于难治性病例。对冷凝集素和冷溶血素介导的溶血,对患者实施保暖的同时治疗其潜在的淋巴细胞增殖性疾病通常效果良好。据报道,利妥昔单抗(美罗华)对温抗体型和冷抗体型AHA均有效。药物引起的免疫性溶血性贫血在停止使用相关药物后,通常得以改善。

本章使用的简写和缩略词:AHA,自身免疫性溶血性贫血(autoimmune hemolytic anemia);CLL,慢性淋巴细胞白血病(chronic lymphocytic leukemia);DAF,衰变加速因子(decay accelerating factor);DAT,直接抗人球蛋白试验(direct antiglobulin test);HLA,人类白细胞抗原(human leukocyte antigen);HRF,同源抑制因子(homologous restriction factor);HS,遗传性球形红细胞增多症(hereditary spherocytosis);IAT,间接抗人球蛋白试验(indirect antiglobulin test);Ig,免疫球蛋白(immunoglobulin);IGHV,免疫球蛋白重链可变区(immunoglobulin heavy chain variable region);PNH,阵发性睡眠性血红蛋白尿症(paroxysmal nocturnal hemoglobinuria);RBC,红细胞(red blood cell);SLE,系统性红斑狼疮(systemic lupus erythematosus)。

定义和历史

免疫性RBCs损伤两大主要特点为:①体内RBCs寿命缩短;②相关证据表明宿主体内含有与自身红细胞反应的抗体,通常为直接抗人球蛋白试验(DAT)阳性,亦将此试验称为Coombs试验。绝大多数成人患者的病例由温反应性自身抗体介导,少数患者呈现冷反应性自身抗体或药物相关性抗体。

20世纪初,人们就已注意到溶血性贫血患者中网织RBCs、球形RBCs及RBCs渗透脆性的改变。临床医生可诊断溶血性贫血,但难以准确区分是先天性还是获得性。一些医生甚至怀疑获得性溶血性贫血的存在性[1]。一些溶血性贫血患者的血清能在盐水混悬液中与正常人或自体RBCs直接发生凝集,后来证实其血清中含特异性抗体(主要为IgM),并将其命名为"直接凝集素"或"盐水凝集素"。在少数病例中,存在新鲜血清作为补体来源的情况下,患者血清可介导试剂RBCs的裂解,将体外补体介导的溶血所必需的热稳定因子(抗体)称为"溶血素"。然而,在绝大多数溶血性贫血病例中,"直接凝集素"和"溶血素"检测均呈阴性。1945年,据Coombs及其同事[2]报道,被覆非凝集Rh抗体(现证实为IgG抗体)的RBCs可与兔抗人丙种球蛋白的抗血清发生凝集反应。换言之,兔抗人球蛋白血清可与被覆IgG抗体的RBCs发生交联反应,从而产生可见的凝集现象。将兔抗人球蛋白血清加入到从疑似AHA患者中分离得到的洗涤RBCs悬液中,大多数情况下能产生凝集反应,包括"盐水凝集素"或"溶血素"缺乏患者。但先天性溶血性贫血患者的RBCs不会发生凝集反应[3,4]。这个过程目前被称为"直接抗人球蛋白试验"或"Coombs试验"。随后的研究表明,AHA直接抗人球蛋白试验(DAT)阳性是由于RBCs上被覆有自身抗体(主要是IgG)和(或)补体蛋白所致。当RBCs上被覆的成分主要为补体蛋白时,抗球蛋白试剂中的抗补体成分(主要是抗 C3)可导致 DAT 阳性结果的出现。

冷致病性溶血综合征是由于自身抗体在低于 37℃的最适温度,通常低于 31℃时与 RBCs 结合所致。可能导致 AHA 的"冷抗体"主要有两种:一种为冷凝集素,能直接与 RBCs 产生凝集反应,介导冷凝集素病;另一种为 Donath-Landsteiner 自身抗体,它是一中强力溶血素而非凝集素,介导阵发性冷性血红蛋白尿症。在这两种冷致病性溶血综合征中,补体系统在 RBCs 损伤中发挥了重要的作用(参见第 17 章),因而其较之温抗体型 AHA 更易发生直接血管内溶血。

1903 年 Landsteiner[5] 首次描述冷凝集素。然而,对冷凝集素、溶血性贫血和雷诺样外周血管现象三者之间关系的认识进展缓慢。1918 年 Clough 和 Richter[6] 在一例肺炎患者体内检测到冷凝集素,1925 年和 1926 年 Iwai 和 MeiSai[7,8] 报道了两例体内存在冷凝集素的患者同时伴有雷诺现象,并且表明在低温条件下,患者血流通过体外毛细血管或体内浅表毛细血管时受阻。20 世纪 40 年代后期和 50 年代初,人们逐渐认识到冷凝集素是导致 RBCs 损伤的重要致病因素。1953 年 Schubothe[9] 首次提出"冷凝集素病"这一术语,明确将这种疾病与其他获得性溶血性疾病相区分。

现如今,冷凝集素病这一术语通常适用于患有慢性 AHA,且其自身抗体能在低于体温的温度下(最大差 0~5℃)与人 RBCs 直接发生凝集的患者。在相对较高的温度下(一般仍低于 37℃),冷凝集素在体内能将补体固定于患者 RBCs 上。冷凝集素通常是 IgM 型,其他类型偶见。慢性冷凝集素病患者体内存在的冷凝集素一般为单克隆抗体。绝大多数冷凝集素对 RBCs 上的寡糖抗原(I 或 i)具有特异性(详见下述的"冷凝集素的起源"部分)。

1904 年 Donath 和 Landsteiner 首次阐述了冷溶血素,并以他们的名字加以命名。阵发性冷性血红蛋白尿症是一种罕见于成人的 AHA,由 Donath-Landsteiner 抗体引起补体介导的溶血所致,该疾病的特征为患者遇冷后反复出现大量溶血[10,11]。阵发性冷性血红蛋白尿症也可继发于数种病毒综合征,常见于儿童(或青壮年),呈急性及自限性的溶血过程[10-16]。19 世纪后半期,人们进一步发现,由于先天性或三期梅毒与该病相关,因此该病变得更为常见。随着有效的梅毒治疗手段的问世,该病也几乎随之消失。目前慢性特发性阵发性冷性血红蛋白尿症非常罕见[10,11]。儿童感染病毒后,越来越多地出现一过性 Donath-Landsteiner 抗体介导的溶血性贫血,而并无复发的表现。因此,将此类疾病称之为 Donath-Landsteiner 溶血性贫血似乎较阵发性冷性血红蛋白尿症更为贴切[13,14]。

1949 年 Ackroyd 在描述司眠脲紫癜中首次报道了药物相关的免疫性血细胞破坏症[17]。1953 年 Snapper 及其同事[18] 报道了 1 例患者服用美芬妥英(mephenytoin)后发生免疫性溶血与全血细胞减少症,停用该药后溶血停止的病例。1956 年,Harris[19] 在其著名研究中报道一例血吸虫患者在应用第二疗程睇波芬过程中发生免疫性溶血性贫血。此后,人们发现很多药物能引发 DAT 阳性并加速 RBCs 破坏。

■ 分类

温反应性红细胞抗体和冷反应性红细胞抗体

AHA 可按两种互补的方式进行分类(表 53-1)。大部分病例(占成人 80%~90%)由温反应性自身抗体介导[10,11,20],抗体在 37℃时与人红细胞的反应性最佳;少部分病例由冷反应性自身抗体介导,抗体在低于 37℃时对 RBCs 呈现出更强的亲和力。两者的区分极为重要,这是因为二者不仅 RBCs 损伤的病理生理机制不同,而且两者所需的治疗措施也各不相同。极小部分 AHA 患者兼有温反应性自身抗体和冷反应性自身抗体[21,22],各自识别 RBCs 膜上不同的抗原[23]。在这种混合病例中,RBCs 的破坏通常更为严重。

表 53-1 免疫损伤所致的溶血性贫血的分类

Ⅰ. 温自身抗体型:体温 37℃时,自身抗体活性最强
- A. 原发性或特发性温抗体型 AHA
- B. 继发性温抗体型 AHA
  1. 与淋巴增殖性疾病相关(如霍奇金淋巴瘤)
  2. 与风湿性疾病相关,特别是系统性红斑狼疮(SLE)
  3. 与某些非淋巴系统肿瘤相关(如卵巢肿瘤)
  4. 与某些慢性炎症性疾病相关(如溃疡性结肠炎)
  5. 服用某些药物(如 α- 甲基多巴)

Ⅱ. 冷自身抗体型:体温低于 37℃时,自身抗体活性最强
- A. 由冷凝集素介导
  1. 特发性(原发性)慢性冷凝集素病(通常与 B 淋巴细胞克隆性增殖相关)
  2. 继发性冷凝集素性溶血性贫血
     - a. 感染后(如肺炎支原体肺炎或传染性单核细胞增多)
     - b. 与恶性 B 淋巴细胞增殖性疾病相关
- B. 由冷溶血素介导
  1. 特发性(原发性)阵发性冷性血红蛋白尿症(极少见)
  2. 继发性
     - a. Donath-Landsteiner 溶血性贫血,通常与儿童急性病毒综合征相关(相对常见)
     - b. 成人先天性或三期梅毒(极为罕见)

Ⅲ. 温自身抗体与冷自身抗体混合型
- A. 原发性或特发性混合型 AHA
- B. 继发性混合型 AHA
  1. 与风湿性疾病相关,特别是 SLE

Ⅳ. 药物相关的免疫性溶血性贫血
- A. 半抗原或药物吸附机制
- B. 三元(免疫)复合物机制
- C. 真正自身抗体机制

是否存在基础性疾病

依据是否存在基础性疾病对 AHA 进行分类也十分有帮助(见表 53-1)。若无基础性疾病则称之为原发性或特发性 AHA;若 AHA 是一种基础性疾病的临床表现或并发症,则称之为继发性 AHA;半数继发性 AHA 和大部分冷凝集素介导的 AHA 继发于慢性淋巴细胞白血病(CLL)、淋巴瘤等淋巴细胞恶性肿瘤[24]。此外,相当一部分继发性 AHA 为系统性红斑狼疮(SLE)及其他自身免疫性疾病所致。大部分温自身抗体与冷自身抗体混合存在的患者同时存在 SLE[21,22]。传染性单核细胞增多症和肺炎支原体肺炎有时与冷致病性 AHA 相关。尽管 HIV 感染患者常出现免疫性血小板减少症及 DATs 阳性,但较少并发 AHA[25-27]。表 53-1 还列出了其他一些较少报道的相关

基础性疾病，对这些疾病的病原学及其发病机制了解甚少，但上述绝大多数基础性疾病涉及免疫系统成分，表现为肿瘤或异常免疫病理反应。

药物介导的病例

特定药物可导致 RBCs 免疫损伤，目前公认的发病机制有三种（见表 53-1，图 53-1）。分类方法基于 RBCs 损伤的效应机制，这是因为药物相关的 RBCs 抗体形成的诱导机制尚不清楚。半抗原 - 药物吸附及三元复合物形成这两种机制中存在药物依赖性抗体；第三种机制中，相关药物似乎能诱导机体产生"真正的"能与人红细胞发生反应的非药物依赖性自身抗体。为方便与原发性 AHA 相区分，上述药物介导的免疫性红细胞损伤统称为"药物介导的免疫溶血性贫血"。不同致病机制间通常难以区分，许多病例可能涉及多种机制的共同参与。此外，药物相关的红细胞非免疫性蛋白吸附可能导致 DAT 阳性，但并无 RBCs 损伤。这个现象应与药物相关的红细胞免疫性损伤的三种机制相区分。表 53-2 列出了已知能引起 RBCs 免疫损伤或 DAT 阳性的药物。

流行病学

温抗体型 AHA 年发病率为 1/(75 000~80 000)[11]。所有类型 AHA 中，原发性（特发性）AHA 估计占 20%~80%，依不同报告中心转诊形式而异[11,20,111]。通常来说，出现以下情况应考虑 AHA 为继发性：① AHA 与基础性疾病同时发生的频率很高，无法用巧合来解释；②基础性疾病纠正后，AHA 亦随之缓解；③ AHA 与基础性疾病由于免疫异常的证据而相互关联[11]。基于上述标准，原发性温抗体型 AHA 占所有病例近 50%。对原发性 AHA 需要进行密切的随访，因为部分患者会逐渐出现潜在的基础性疾病的临床表现。例如在一项研究中，107 例 AHA 中的 18 例在 AHA 确诊后的平均 26.5 个月发展为恶性淋巴细胞增殖性疾病[112]。

温抗体型 AHA 见于各个年龄段，从婴幼儿至老年人不等，绝大多数患者年龄超过 40 岁，发病高峰年龄段为 70 岁左右。这种年龄分布可能部分提示了老年人淋巴系统增殖性疾病发病率的增加，进而导致继发性 AHA 发病率呈年龄相关的增加。尽管有时同一家族中出现多个病例[113-115]，但是绝大多数原发性 AHA 呈散发性。AHA 的发展与特定 HLA 单体型或其他遗传性因素无明显的相关性。

冷凝集素病较温抗体型 AHA 少见，发病率约为 14/1 000 000[24]，占所有 AHA 的 10%~20%[10,11,116]。女性较男性多见[10,11]，无已知的遗传或种族因素与本病的发病机制相关。

继发性冷凝集素病好发于青少年和青壮年，多继发于肺炎支原体感染和传染性单核细胞增多症，病程呈自限性，偶见于患水痘的儿童；此外，这一术语也用于描述一种发生在罹患恶性淋巴细胞增殖性疾病老年人的慢性病。另一方面，特发性（原发性）慢性冷凝集素病发病高峰在 50 岁以后，其显著特点为存在单克隆 IgM 冷凝集素，可能为单克隆丙种球蛋白病的一种特殊形式（见第 108 章）。几乎所有患者均存在克隆性 B 淋巴细胞增殖[24]。同其他"原发性"或特发性单克隆丙种球蛋白病一样，这类患者中的部分会逐渐发展为类似于华氏巨球蛋白血症的 B 淋巴细胞增殖疾患。因此，原发性和继发性慢性冷凝集素病并不能完全区分。

尽管大多数肺炎支原体肺炎患者冷凝集素滴度显著增高，但较少发展为临床上的溶血性贫血[117-119]。然而，可能存在亚临床型 RBCs 损伤。在肺炎支原体感染中，相当数量无贫血的患者其 DAT 呈弱阳性，和（或）网织 RBCs 轻度增多[117]。超过 60% 的传染性单核细胞增多症患者产生冷凝集素，但溶血性贫血依旧少见[120-122]。

据接受转诊的医学中心报道，阵发性冷性血红蛋白尿的发

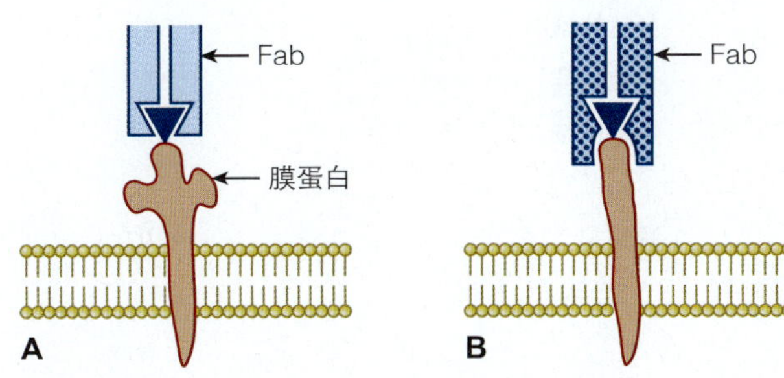

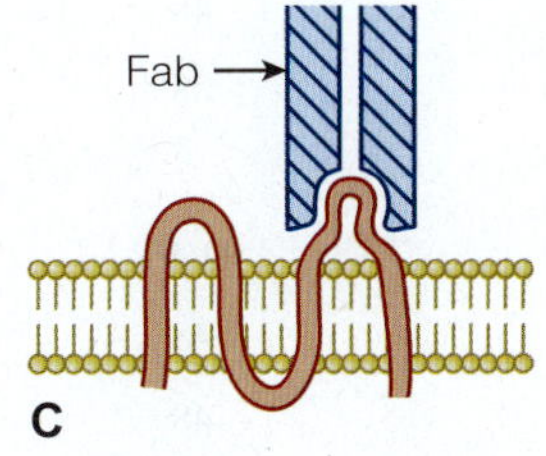

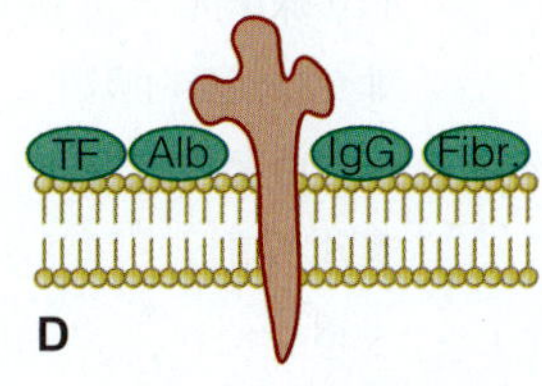

图 53-1　药物介导直接抗人球蛋白试验阳性的效应机制。图中显示药物、抗体结合位点及红细胞膜蛋白之间的关系。图 A、B 和 C 仅显示单个免疫球蛋白 Fab 区（含一个结合位点）。A. 药物吸附 / 半抗原机制。药物（▼）在体内与未知的红细胞膜蛋白结合，随后抗药物抗体（通常为 IgG）与同蛋白连接的药物相结合，尚不清楚膜蛋白上有无抗药物抗体识别的表位。直接抗人球蛋白试验可检测循环红细胞（药物被覆的）上的 IgG 型抗药物抗体。若受试红细胞预先在体外与药物共同孵育，则可用间接抗人球蛋白试验检测患者血清中的抗体。B. 三元复合机制。药物与红细胞膜松散结合或结合量低于可检测水平。然而，若存在适量抗药物抗体，即可形成稳定的药物、红细胞膜蛋白和抗体三元分子复合物。通常抗体结合点（Fab）既能识别药物又能识别膜蛋白成分，但只能与其松散结合，只有当二者同时存在于反应混合物中时方可形成稳定的复合物。该机制中，直接抗人球蛋白试验只能检测体内与红细胞大量共价结合的补体成分（如 C3 片段）。抗体自身也可逃避检测，这可能是由于抗体浓度较低，且在抗人球蛋白试验中，红细胞洗涤过程使抗体和药物从红细胞上脱落，仅留下共价结合的补体 C3 片段。当抗体（患者血清）、补体（新鲜患者血清或新鲜正常血清）和药物同时存在时，间接抗人球蛋白试验亦可检测受试红细胞上的补体蛋白。C. 自身抗体诱导。某些药物在诱导药物缺乏的情况下可诱导机体产生与红细胞膜蛋白（通常是 Rh 蛋白）结合的抗体，此抗体与自身免疫性溶血性贫血患者的自身抗体难以鉴别。直接抗人球蛋白试验可检测患者红细胞上 IgG 抗体。间接抗人球蛋白试验通常用于检测急性溶血患者血清中的抗体。D. 药物诱导的非免疫性蛋白吸附。某些药物可使血浆蛋白非特异性吸附于红细胞膜上。直接抗人球蛋白试验可检测非特异性结合的 IgG 和补体成分。如果使用特殊的抗人球蛋白试剂，亦能检测出其他血浆蛋白如转铁蛋白、白蛋白及纤维蛋白原等。不同于其他药物诱导的红细胞损伤机制，该机制在体内不会缩短红细胞寿命。

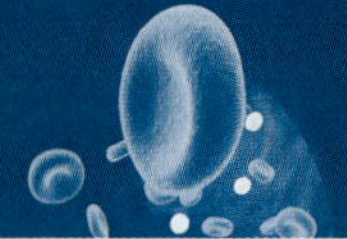

表 53-2 药物与抗人球蛋白试验阳性之间的关系

药物	参考文献	药物	参考文献
半抗原或药物吸附机制			
青霉素	28~34	卡溴脲	43
先锋霉素	35~39	甲苯磺丁脲	44,45
四环素	40,41	西阿尼醇	46
6-巯嘌呤	42	氢化可的松	47
		奥沙利铂	48
三元复合机制			
睇波芬	19	丙磺舒	59
奎宁	49	诺米芬新	60~62
奎尼丁	50,51	头孢菌素	37~39,63
氯磺丙脲	52,53	己烯雌酚	64
利福平	55	两性霉素 B	65
安他唑啉	56	多塞平	66
硫喷妥钠	57	双氯芬酸	67,68
托美丁	58	依托度酸	69
二甲双胍	54	氢化可的松	47
		奥沙利铂	48
		培美曲塞	70
自身抗体机制			
头孢菌素	39	西阿尼醇	46
托美丁	58	拉氧头孢	82
诺米芬新	60	格拉非宁	82
α-甲基多巴	71~74	普鲁卡因胺	83
左旋多巴	75~79	双氯芬酸	67,84
甲芬那酸	80,81	喷司他丁	85
替尼泊苷	82	氟达拉滨	86
奥沙利铂	48	克拉屈滨	87
依法珠单抗	88	雷那度胺	89
非免疫性蛋白吸附			
头孢菌素	90,91	顺铂	48,92
奥沙利铂	48		
卡铂	48		
不确定的免疫损伤机制			
美芬妥英	18	链霉素	100
非那西丁	49	布洛芬	101
杀虫剂	93	氨苯蝶啶	102
氯丙嗪	94	红霉素	103
美法仑	95	5-氟尿嘧啶	104
异烟肼	96	萘啶酸	105
对氨基水杨酸	97	舒林酸	106
对乙酰氨基酚	98	奥美拉唑	107
噻嗪类(利尿药)	99	替马沙星	108
依法韦伦	110	卡铂	109

生率占所有 AHA 的 2%~5%[10,11]。然而，在 4 年间诊断的 68 例免疫性溶血综合征患儿中，Donath-Landsteiner 溶血性贫血占 32.4%[15]。临床医生的认识不足或未进行适当的血清学检测为漏诊的常见原因（参见下述的“血清学特征”部分）[12,15]，因此其真实的发病率可能更高。虽然家族发病有相关报道，但尚未发现与本病相关的种族或遗传因素[10]。如前所述，多数儿童患者继发于某些特殊的病毒感染或不明原因的上呼吸道感染[10-15]。

既往系列报道称药物相关的免疫性溶血性贫血占所有 AHA 的 12%~18%[11]。由于 α- 甲基多巴和 100 万剂量的青霉素现已极少应用，故本病较先前已大为减少。据估计，目前本病的发病率约为 1/1 000 000，其中约 88% 是由于第二代和第三代头孢菌素如头孢替坦、头孢曲松钠等所致[123]。

病因和发病机制

■ 病因

温抗体型自身免疫性溶血性贫血

AHA 病因学尚不明确。在温抗体型 AHA 中，介导 RBCs 破坏的自身抗体主要为 IgG 免疫球担保（但非绝对），其在 37℃ 时对人 RBCs 具有较高的亲和力。因此，绝大多数血浆中的自身抗体都与患者循环中 RBCs 相结合。从患者洗涤并被覆有抗体的 RBCs 中制备而来的洗脱液是获得纯化抗体的重要来源，可用于研究抗体的特异性、免疫球蛋白结构或其他特性。此外，血库通常使用温抗体型患者的血清进行交叉配血和抗体特异性的普遍筛查。血清中自身抗体的数量可能较少，用此方法制备的洗脱液有时可能不能完全反映抗 RBCs 特异性全谱[124]。

RBCs 自身抗体是原发性 AHA 唯一可识别的免疫学异常。此外，患者体内自身抗体通常只特异性地针对单一 RBCs 膜蛋白（参见下述的“血清学特征”部分）。窄自身反应谱提示此类患者 AHA 发展的潜在的发病机制并非继发于全身性免疫调节缺陷。相反，上述患者可能通过针对自身抗原或模拟自身抗原的免疫原的异常免疫反应而发展为温抗体型 AHA。

继发性 AHA 可能与免疫系统基础性紊乱相关，如出现淋巴瘤、CLL、SLE、原发性低丙种球蛋白血症（常见的变异型免疫缺陷）及高 IgM 免疫缺陷综合征等。在这些情况下，通过潜在的免疫调节缺陷最易继发温抗体型 AHA，当然也不能排除针对自身抗原的异常免疫应答在其中所起的作用。接受氟达拉滨[86]或克拉屈滨[87]治疗的低危淋巴瘤或 CLL 患者似乎更易并发 AHA，上述药物诱导的 T 淋巴细胞减少可能会加剧患者产生自身抗体的预成倾向。

人们很久前就注意到输注 RBCs 后会发生 AHA 或 DAT 阳性，但其机制知之甚少，这种现象最近又重新引起了学者们兴趣[125,126]，DAT 阳性通常呈一过性，持续时间短，但部分受血者 DAT 阳性持续可长达 300 天，远长于输注的 RBCs 体内存活时间[127,128]。目前尚不清楚这是否代表真正的自身免疫或是其他机制，如短时间输入来源于 RBC 供血者的过客记忆淋巴细胞而导致的微嵌合状态[125]。

还有一个目前无法解释的现象，即某些药物（如 α- 甲基多巴）能诱导正常人产生温反应性 IgG 抗 RBCs 抗体。α- 甲基多巴诱导的自身抗体具有 Rh 相关的血清学和免疫化学特性[129]，与“自发性”AHA 患者产生的抗体相似。关键区别在于药物停用后，药物相关的自身抗体水平下降，这些表明：①许多免疫正常的个体具有形成这种抗 RBCs 自身抗体的潜在能力；②这种自身抗体形成所需的步骤无需创建一个持续的自身免疫状态。另一方面，慢性特发性 AHA 可能继发于持续性刺激物（尚属未知）；亦可能诱发于短暂刺激，但后者可使患者产生持续性的免疫应答反应。

正常个体在自愿献血时有时可出现 DAT 阳性[130,131]。这些正常献血者中出现 DAT 阳性常常是由于机体内出现温抗体型 IgG 自身抗体所致，其血清学特性[124]和 IgG 亚型[130]与 AHA 患者中出现的自身抗体相似。尽管许多这类献血者 Coombs 试验阳性持续的同时不伴有临床型溶血性贫血的发展，但据报道，也有一些会进展为 AHA[130,131]。献血者 DATs 阳性发生率为 1/10 000[130,132]。由于献血并不可能导致自身抗体的形成，因此 1/10 000 这个比例可能反映了整个人群的 DATs 阳性发生率。一部分临床上典型的原发性 AHA 患者可能是从无临床表现的 DAT 阳性个体中发展而来，但这种观念尚未建立。

现已发展了几种理论可解释自身抗原的免疫耐受[133-136]。在温抗体型 AHA 中，以多价排列方式高浓度表达的膜结合抗原能通过影响患者自身反应性 B 细胞克隆缺失，进而诱导免疫耐受[137]。早在胚胎 10~12 周，人胎儿 RBCs 即可正常表达可被 AHA 自身抗体识别的 Rh 和非 Rh RBCs 抗原（参见下述的“血清学特征”部分）[138]。但是由于在人的一生中每天都有新的 B 细胞在骨髓中不断生成，且 B 细胞可能会使其免疫球蛋白受体发生体细胞突变，因此不能确保 B 细胞的自我免疫耐受。NZB 小鼠[139,140]中出现的类似观察结果表明，腹腔为自身反应性 B 细胞的最佳庇护所，可使之逃避清除，在合适的 T 辅助细胞的协同帮助下可产生抗 RBCs 的自身抗体。AHA 中大量的 IgG 自身抗体提示存在 B 细胞同型转换，此与抗原介导过程的想法相一致。同时，由于诱导 B 细胞同型转换必须依赖 T 细胞辅助，因此 AHA 自身抗体的诱导途径可能涉及针对 T 细胞的异常或独特的抗原递呈模式[141]。

冷凝集素的起源

大部分具有抗 I 或抗 i 特异性的单克隆 IgM 冷凝集素具有由 IGVH（免疫球蛋白重链可变区）4-34 编码的重链可变区，曾命名为 IGVH4.21[136,142-144]。这种 V_H 基因可编码一种能被鼠单克隆抗体 9G4 识别的独特个体基因型。该独特个体基因型可由冷凝集素自身表达，也可表达在合成冷凝集素的 B 细胞免疫球蛋白表面或含有 IGVH4-34 序列的相关免疫球蛋白上[145]。以 9G4 单克隆抗体为探针，发现这种个体基因型不仅存在于淋巴瘤相关的慢性冷凝集素病患者大部分循环 B 细胞和骨髓淋巴样浆细胞中；而且在正常成人供者血液和淋巴组织的一小部分 B 细胞，以及 15 周胎儿脾脏中也有所表达[145]。上述资料表明表达 IGHV4-34 基因（或密切相关的序列）的 B 细胞存在于整个个体发育中。因此，慢性冷凝集素病可能源于此亚类 B 细胞显著而又无规律的增殖。

抗 I 冷凝集素的轻链 V 区基因具有高度的选择性，人们更倾向于应用 κⅢ可变区亚单位[143-146]。然而，抗 i 冷凝集素的轻链选择更具多样性，其中包括 λ 型[143-147]。

致病性冷凝集素由独特的高选择的 V 区序列合成，这一观察结果可能与随后的两项观察结果的背景相违背。首先，IGHV4-34 或相关的 IGHV 基因也可编码其他类型抗体的重链可变区，如类风湿因子自身抗体和包括 Rh 等多肽决定子的多种血型抗原的同种抗体[148]；其次，正常人针对外源性糖抗原（如 B 型流感嗜血杆菌荚膜多糖）的抗体也由一组限制性 IGHV 基因[149]及 Ig 轻链 V 基因[150]所编码。因此，用于产生抗 I 和抗 i 冷凝集素的 Ig 基因的调控可能与其他糖类抗原诱导其正常抗体的产生无本质差别。

在 B 细胞淋巴瘤或华氏巨球蛋白血症中，冷凝集素可能由恶性克隆自身产生。经证实，2 例伴有单克隆冷凝集素的淋巴瘤患者体内存在核型异常的 B 细胞克隆，其分泌的冷凝集素与患者血清中冷凝集素相同[151,152]。伴冷凝集素的非霍奇金淋巴瘤患者最常见的异常核型为 +3[151,153]。

正常人血清中通常天然存在低滴度的冷凝集素（通常为 1/32 或更低）。此外，健康人于某些感染（如肺炎支原体、EB 病毒、巨细胞病毒）期间其特异性针对 I 或 i 抗原的冷凝集素滴度会有升高。但与其他冷凝集素病不同的是，感染后冷凝集素的高表达是暂时的。有证据表明，感染后所产生的冷凝素其克隆性限制比慢性冷凝集素病中所产生的冷凝集素更低[154]，但这一结果尚未得到广泛认可[155]。IGHV4-34 是否编码所有天然或感染后产生的冷凝集素中的绝大部分重链可变区仍有待证实。

肺炎支原体感染后冷凝集素的产量增加可能是由于 I/i 寡糖抗原为特异性支原体受体[156]。这一过程可能涉及自身抗原（I/i）与非自身抗原（支原体）间复杂的抗原递呈过程的变异。此外，传染性单核细胞增多症中多克隆 B 细胞的活化也可导致抗 i 冷凝集素的产生（参见第 84 章）。

不同的病原体（如螺旋原虫和数种类型病毒）诱导免疫系统产生针对 P 血型抗原的（参见下述的“血清学特征”部分）特异性的 Donath-Landsteiner 抗体的机制目前尚不清楚。

■ 发病机制

温抗体的致病作用

AHA 中针对 RBCs 的温自身抗体具有致病性。与自身 RBCs 不同的是，缺乏自身抗体靶抗原的标记 RBCs 能在温抗体型 AHA 患者体内正常存活[10,157,158]。患 AHA 的母亲其 IgG 型抗 RBCs 自身抗体经胎盘传递给胎儿可诱发宫内或新生儿溶血性贫血[159]。尽管自身抗体 IgG 不同亚型存在显著性差异，但总体而言，一系列动物和病例研究均表明 RBCs 结合的 IgG 抗体数量与 RBCs 存活呈负相关[160-165]。

温抗体型 AHA 患者 RBCs 上一般均被覆 IgG 型自身抗体，伴或不伴补体蛋白。被覆自身抗体的 RBCs 主要被脾脏红髓的巨噬细胞捕获，其次被肝脏库普弗细胞捕获（参见第 68 章）[157,160,161,163-167]，此过程导致球形红细胞的生成及抗体被覆 RBCs 的破裂和摄取[168,169]。巨噬细胞表面存在 IgG（IgG_1、IgG_3 亚型更常见[170,171]）Fc 区表面受体，以及 C3（C3b 和 C3bi）和 C4b[172-174]调理素片段受体。当两者同时存在于 RBC 表面时，IgG 与 C3b/C3bi 似乎可作为调理素发生协同作用，共同增强针对 RBCs 的捕获和吞噬[163,164,173-177]。尽管温抗体型 AHA 中，RBCs 的捕获主要发生在脾脏[157,164-166]，但大量结合 IgG[160,161,167]或同时结合 IgG 和 C3b[160,163,164]的 RBCs 更易在肝脏中被捕获。

被捕获的 RBCs 与脾脏巨噬细胞的相互作用可能导致整个细胞的吞噬。更为常见的是，一种部分吞噬的类型可导致球形细胞的形成。当 RBCs 通过 Fc 受体黏附于巨噬细胞时，红细胞膜可被巨噬细胞部分内吞。由于红细胞膜的丢失超过其内容物的丢失，因此 RBCs 未被摄取的部分呈球形，此时红细胞表面积与体积比降至最低[168,169,178]。球形 RBCs 较之正常 RBCs 更为脆弱且变形性更差。因此球形 RBCs 进一步“碎片化”并最终在穿过脾脏时被破坏。球形红细胞增多症为 AHA 稳定且重要的临床诊断标志[179]，球形红细胞增多症的程度与溶血的程度有很好的相关性[10]。

尽管大量温自身抗体可固定补体成分，但温抗体型 AHA 中，直接补体介导的溶血伴血红蛋白尿仍不多见。被覆 C3b 的 RBCs 之所以能逃避终末补体复合物（C5-C9）的攻击，至少部分是由于患者血浆中存在的补体调节蛋白（因子 I 和 H），以及 RBCs 膜表面 C3b 受体具有改变细胞结合的 C3b 和 C4b 其溶血功能的能力[180]。此外，糖基磷脂酰肌醇锚连膜蛋白如衰变加速因子（DAF；CD55）及同源抑制因子（HRF；CD59）能限制自身补体对自身抗体被覆的 RBCs 的损伤作用[181-183]。DAF 能抑制细胞结合 C3 转化酶的形成及其功能[181]，从而间接抑制 C5 转化酶的形成。另一方面，HRF 能阻碍 C9 结合及 C5b-9 攻膜复合物的形成[182]。

在温抗体型 AHA 中，巨噬细胞和淋巴细胞的细胞毒活性可能也在 RBCs 破坏中发挥了作用。单核细胞能独自在体外通过吞噬裂解 IgG 被覆的 RBCs[184,185]。尽管细胞结合的补体无需也不具备这种细胞毒作用，但结合的 C3b/C3d 能加强 IgG 的破坏效应[185]。一项研究表明氢化可的松体外能抑制其细胞毒性作用（而非吞噬效应）[184]。淋巴细胞体外也可裂解 IgG 被覆的 RBCs[186-188]。抗体依赖的单核细胞与淋巴细胞介导的细胞毒作用对温抗体型 AHA 患者的 RBCs 的破坏效应程度尚不明确。

冷凝集素和溶血素的致病作用

温度高于 30℃时绝大多数冷凝集素与 RBCs 发生凝集。这些抗体可产生明显凝集反应的最高温度称为“温幅”，不同患者个体间“温幅”差异颇大。一般而言，冷凝集素患者温幅越高，发生冷凝集素病的风险也越大[9]。例如急性溶血性贫血可见于冷凝集素抗体滴度中等（如 1∶256）且伴高温幅的患者[189]。

冷凝集素的致病力取决于其结合宿主 RBCs 及激活补体的能力[10,175,190,191]，该过程称为“补体固定作用”。尽管在体外 RBCs 的凝集效应在 0~5℃时达到峰值，但上述抗体诱导的补体固定作用的最适温度为 20~25℃，甚至在高于生理温度时作用更为显著[10,189,190]。该过程不需要凝集反应。尽管冷凝集素分子以 IgM 五聚体为主，但在冷凝集素病患者中存在少量具有冷凝集素活性的 IgM 六聚体。六聚体相对于五聚体而言可更有效地固定补体、裂解 RBCs，这表明 IgM 六聚体在这些患者的溶血病理过程中发挥了一定的作用[192]。

冷凝集素能在肢体末端的浅表血管与 RBCs 结合，该处温度取决于周围环境，通常在 28~31℃之间[193]。高温幅冷凝集素可能在此温度下引起 RBCs 凝集，阻碍 RBCs 流动并进而导致指端发绀。此外，RBCs 结合的冷凝集素能通过经典途径激活补体，一旦激活的补体蛋白沉积于 RBCs 表面，冷凝集素无需持续结合于 RBCs 即可引发溶血。此外，冷凝集素于机体深部温度较高处可从 RBCs 上脱离，于温度较低的浅表血管处又与其他 RBCs 结合。因此，伴高温幅冷凝集素患者更易发生持续性溶血和四肢发绀[194]。相反，伴较低温幅冷凝集素患者则需借助低温来启动补体介导的 RBCs 损伤，这一结果可出现溶血急性发作伴血红蛋白尿[194]。临床上上述两种模式也可同时并存。IgA 型冷凝集素无补体固定功能，可能会导致四肢发绀但不会引起溶血[195]。因此，不同个体其冷凝集素的特性和数量可显著影响溶血及 RBCs 流动受阻的相对程度。

冷凝集素介导的补体作用可能通过两种主要机制引起 RBCs 损伤：①直接溶解；②肝脏及脾脏巨噬细胞的调理作用。不同患者两种机制的作用程度可能各异。直接溶血需要 RBCs 膜上 C1~C9 补体序列完整的传递。当这一溶血过程发展到一定程度时，患者可发生血管内溶血并致血红蛋白血症和血红蛋白尿。此类严重程度的血管内溶血相对较为罕见，因为磷脂酰肌醇连接的 RBCs 膜蛋白（DAF 和 HRF）能保护 RBCs 免受自身补体成分损伤。因此，许多红细胞的补体序列只有通过早期阶段才能完整，RBCs 表面只留有 C3（C3b/C3bi）和 C4（C4b）调理素片段，上述片段体外仅能微弱刺激单核细胞的吞噬作用[177,196]。然而，激活的巨噬细胞也许能主动摄取被覆 C3b 的微粒[197]。同样的，被覆足量 C3b［和（或）C3bi］的 RBCs 可能主要在肝脏中被巨噬细胞从循环中清除，少量清除于脾脏[164,190,198,199]。被捕获的 RBCs 可能被完全摄取，或丧失部分细胞膜后变成球形细胞重回血液循环。

针对 ^{51}Cr 标记被覆 C3b 的 RBCs 的体内研究表明[163,190,198,199]，大量捕获于肝脏 / 脾脏的 RBCs 可能逐渐重回血液循环。释放入血的 RBCs 通常被覆无调理素活性的 C3 片段 C3dg。天然产生的补体抑制因子 I 与因子 H 或 CR1 受体的协同作用可将细胞结合的 C3b 或 C3bi 转化而为 C3dg[174]。被覆 C3dg 的 RBCs 在血液循环中的寿命接近于正常[163,190,198,199]，并对冷凝集素或补体的进一步摄取耐受[190,198,200]。然而，在 DAT 中，被覆 C3dg 的 RBCs 体外也能与抗补体（抗 C3）血清产生反应。事实上，大多数冷凝集素病患者抗球蛋白阳性的 RBCs 均被覆 C3dg。

阵发性冷性血红蛋白尿症的溶血机制可能与体外过程相似（参见下述的“血清学特征”部分）。当外界处于低温时，流经皮肤毛细血管的血液暴露于低温环境。低温环境下，Donath-Landsteiner 抗体及早期作用的补体成分可能结合于 RBCs。当 RBCs 返回至 37℃的中心循环时，终末补体序列传递至 C9 序列导致 RBCs 裂解。Donath-Landsteiner 抗体自身在 37℃时从 RBCs 上脱离。限制 C5b-9 装配的红细胞膜蛋白（如 HRFs）在控制冷凝集素启动的补体激活方面较 Donath-Landsteiner 抗体介导的补体激活可能更为有效。

药物介导的免疫损伤的发病机制

表 53-3 总结了药物介导的 RBCs 免疫损伤的三种机制。同时，药物也可能通过非免疫机制介导蛋白对 RBCs 吸附，但不会发生 RBCs 损伤。

半抗原或药物吸附机制 该机制适用于能与蛋白（包括 RBCs 膜蛋白）紧密结合的药物。其经典例子为超大治疗剂量的青霉素治疗[28-34]，但该治疗在如今相比先前的几十年较为少见。

绝大多数接受青霉素治疗的患者能产生直接针对青霉素抗原决定簇青霉烯酰苯甲基的 IgM 自身抗体，但这一抗体并不参与青霉素相关的 RBCs 免疫损伤。导致溶血性贫血发生的抗体为 IgG 型，其与 IgM 型抗体相比较为少见，可能直接针对青霉烯酰苯甲基[31]或更常见的非青霉烯酰苯甲基抗原决定簇[28-30,32]。患者通常无青霉素过敏的其他表现。

接受超大剂量青霉素治疗的患者，其体内可出现大量被覆青霉素的 RBCs，青霉素被覆自身不会导致 RBCs 损害。若青霉素剂量很高［(10~30)×10^6U/d，或肾衰竭时相对较低剂量］，促使青霉素附着于 RBCs 表面；且与此同时如果患者体内产生抗青霉素 IgG 抗体，则可与被覆青霉素分子的 RBCs 结合并致

表 53-3 药物相关的溶血性贫血与直接抗人球蛋白试验阳性的主要机制

	半抗原 / 药物吸附	三元复合物形成	自身抗体结合	非免疫性蛋白吸附
原型药物	青霉素	奎尼丁	α- 甲基多巴	头孢噻吩
药物作用	结合于红细胞膜	与抗体、红细胞膜成分形成三元复合物	诱导针对天然红细胞抗原的抗体形成	可能改变红细胞膜
药物对细胞的亲和力	强	弱	无证据结合完整红细胞，但有报道结合红细胞膜	强
药物抗体	存在	存在	缺乏	缺乏
主要抗体类型	IgG	IgM 或 IgG	IgG	无
直接抗人球蛋白试验检测蛋白	IgG，补体罕见	补体	IgG，补体罕见	多种血浆蛋白
抗人球蛋白试验阳性相关性药物剂量	高	低	高	高
间接抗人球蛋白试验阳性所需药物	需要（包被测试红细胞）	需要（加入至试验介质）	不需要	需要（加入至试验介质）
红细胞破坏机制	IgG 被覆的红细胞被脾脏捕获	补体直接裂解及被覆 C3b 的红细胞于肝 / 脾清除	脾脏捕获	无

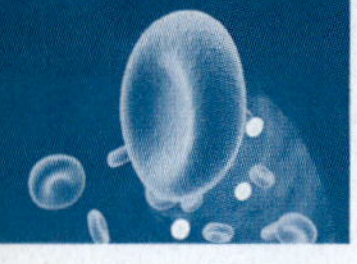

抗 IgG DAT 阳性（参见图 53-1A）[29,31,32,50,201]。间接抗人球蛋白试验（IAT）中，从患者 RBCs 上洗脱下的抗体或其血清中抗体仅能与被覆青霉素的 RBCs 起反应。此步骤是药物依赖性抗体区别与真正自身抗体的关键。

并非所有接受超大剂量青霉素治疗的患者均会出现 DAT 阳性反应或溶血性贫血，这是因为仅少数患者会产生溶血必需的自身抗体。被覆青霉素的 RBCs 和抗青霉素 IgG 抗体主要通过脾脏巨噬细胞的捕获而被破坏[30,202]。一些青霉素诱导的免疫性溶血性贫血患者，其血液中单核细胞及脾脏巨噬细胞可能无需吞噬作用即能裂解 IgG 被覆的 RBCs[203]。青霉素诱导的溶血性贫血发生于患者用药之后的 7~10 天，停药数天至 2 周后溶血停止。

低分子量物质（如药物）自身通常无免疫原性，抗药物抗体的诱导需要药物（作为一种半抗原）与蛋白载体产生牢固的化学偶联。以青霉素为例，抗青霉素抗体与被覆青霉素的 RBCs 结合的阶段称为效应阶段，涉及抗体诱导的载体蛋白与在效应阶段同青霉素偶联的 RBCs 膜蛋白无需相同。与三元复合机制相反，没有证据表明半抗原／药物吸附机制中导致 RBC 损伤的药物依赖性抗体也能识别天然红细胞膜结构。

头孢菌素和半合成青霉素[33,34]与青霉素具有抗原交叉活性[204-206]，能紧密结合于 RBCs 膜上。类似青霉素诱发的溶血性贫血可见于头孢菌素[35-39]和半合成青霉素[33,34]。四环素[40,41]和甲苯磺丁脲[44,45]也可能通过该机制引起溶血。二乙代溴乙酰脲可通过相似机制引起 IgG 抗人球蛋白试验阳性[43]，但未见有相关溶血性贫血的报道。

三元复合物机制：药物 - 抗体 - 靶细胞相互作用　许多药物不仅能介导 RBCs 的免疫损伤，还能通过与半抗原／药物吸附机制不同的几种方式介导血小板和粒细胞的免疫损伤（见表 53-3）。首先，此类药物（见表 53-2）与血细胞膜的直接结合能力弱；其次，相对较小剂量的药物即能触发血细胞的破坏；再次，细胞损伤主要由细胞表面补体的激活所介导。以前将此类药物介导的细胞病变过程称之为“无辜旁观者”或“免疫复合物”机制，该术语反映了当时一个盛行的概念，即体内首先形成药物 - 抗体复合物（免疫复合物），然后非特异性或通过膜受体（如血小板的 Fcγ 受体或 RBCs 的 C3b 受体）结合于靶细胞（“无辜旁观者”），结合的免疫复合物具有激活一系列补体的潜能。

现如今，由于自体药物依赖性血小板损伤研究模型的发展[207-209]（参见第 119 章）以及一系列药物介导的免疫性溶血性贫血的相关血清学观察，“免疫复合物”和“无辜旁观者”这一术语现在看来并不恰当。上述研究表明血细胞的损伤是通过三种反应物相互协同从而形成的三元复合物（见图 53-1B）所介导，该三元复合物包括：①药物（或在有些病例中为药物的代谢产物）；②靶细胞上药物结合的膜位点；③抗体。例如一些患者体内存在药物依赖性自身抗体，此类抗体可特异性针对 RBCs 表面同种抗原，如 Rh、Kell、Kidd 血型抗原。也就是说，即使在药物参与的情况下，抗体也能选择性地不与缺乏自身相关抗原的 RBCs 发生免疫反应[57,82,210-212]。每一个病例均未发现高亲和力的药物与细胞膜的相互结合现象。现认为药物依赖性抗体通过其 Fab 结构域结合于新抗原复合物，后者由松散结合的药物及红细胞膜内在的血型抗原组成。奎尼丁或奎宁诱导的免疫性血小板减少症的深入研究证实，IgG 抗体通过 Fab 结构域而非其 Fc 结构域与血小板 Fcγ 受体结合，从而参与本病病理过程[213,214]。

已有研究结果阐明了为何对奎尼丁敏感的不同患者可选择性破坏血小板或 RBCs。此过程的发生是由于致病抗体仅能识别与 RBCs（如已知的同种抗原）或血小板（如糖蛋白Ⅰb 复合物的 α 结构域）特定膜结构结合的药物。因此，至少在此情况下，靶细胞似乎并非仅仅是“无辜旁观者”。药物本身与靶细胞膜的结合很弱，直到抗体与药物和细胞膜结合之后，药物才能牢固地结合于细胞膜上。但抗体的结合呈药物依赖性方式。此三种参与物相互依赖的“三驾马车”方式是免疫性全血细胞减少症的发病机制所特有的。

上述讨论将药物描述为一种靶细胞上“自身 + 非自身”新抗原结合体，这一理论只适合于全过程中的效应阶段而非诱导阶段。然而，相同的药物结合膜蛋白似乎也参与免疫原的形成，进而诱导抗体的产生，因为有证据表明药物依赖性抗体选择性与 RBCs 同种抗原发生反应（载体特异性）[57,82,210-212]。此类药物在缺乏与宿主膜蛋白牢固、共价结合的证据下如何完成该过程仍有待进一步研究。

本机制所致的 RBC 破坏可在所有补体系列形成后发生于血管内，导致血红蛋白血症和血红蛋白尿。一些被覆 C3b 的完整 RBCs 的破坏可能通过巨噬细胞的 C3b/C3bi 受体，由肝脏／脾脏捕获所致。只有加入抗补体试剂时 DAT 才呈阳性反应，但也有例外。如果可疑药物（或其代谢物）存在于抗人免疫球蛋白试验的全过程（包括洗脱过程），则也能在 RBCs 上检测到药物依赖性抗体[215]。

自身抗体机制　很多药物在相关药物停用的情况下能诱导 RBCs 自身抗体形成（见表 53-2 和表 53-3），其中研究最多的是抗高血压药物 α- 甲基多巴，现已很少使用[71-74]。此外，左旋多巴和其他几个不相关药物亦见诸报道[39,46,58,60,67,75-84]。接受喷司他丁[85]、氟达拉滨[86]或克拉屈滨[87]治疗的 CLL 患者特别好发严重甚至危及生命的自身免疫性溶血。

服用 α- 甲基多巴患者 DAT 阳性（使用 IgG 试剂）发生率为 8%~36% 不等，服用剂量越大，DAT 阳性发生率越高[71,73,74]。治疗开始至 DAT 阳性出现的间期约为 3~6 个月。既往服用 α- 甲基多巴致 DAT 阳性的患者再次服用药物后出现 DAT 阳性的间期也不会缩短[73]。

尽管服用 α- 甲基多巴后 DAT 阳性发生率较高，但不足 1% 的患者在用药后会出现溶血性贫血[72]。溶血性贫血的发生进展与药物剂量无关，通常为轻度至中度溶血，其主要发病机制为被覆 IgG 的 RBCs 被脾脏捕获所致。有观点认为 α- 甲基多巴能抑制部分患者脾脏巨噬细胞的功能，上述患者其体内被覆抗体的 RBCs 正常存活可能与该药此效应相关[216]。

DAT 通常仅 IgG 阳性[11]，有时可见抗补体弱阳性反应[11]。α- 甲基多巴导致的免疫性溶血性贫血表现为典型 DAT 强阳性，IAT 反应证实有血清抗体的存在[11]。在无药物参与的情况下，血清抗体或从 RBCs 膜上洗脱下来的抗体可在最佳温度为 37℃时与自身或同源 RBCs 发生反应（见图 53-1C）[72,74,217]。自身抗体通常与 Rh 复合物决定簇发生反应[72,74,217]。众多“自发出现的”AHA 患者中，至少部分患者自身抗体的靶抗原同为分子量为 34kDa 的 Rh 相关多肽[129]。因此，目前难以严格区分药物诱导的抗体和特发性 AHA 中相似的温反应性自身抗体。

药物通过何种机制诱导自身抗体的形成目前尚属未知。

放射示踪分析发现放射标记的 α- 甲基多巴不能直接与完整的 RBCs 膜发生反应[74,218]，但有报道称 α- 甲基多巴与左旋多巴能结合于分离的 RBCs 膜。RBCs 超氧化物歧化酶及血红蛋白可能可以抑制药物与完整 RBCs 膜的结合[218,219]。尽管尚未正式证实，但是上述药物极可能与相对不含血红蛋白的红细胞膜抗原相结合，如原幼红细胞和红细胞基质。任何情况下，膜抗原的改变均能诱导自身抗体形成。来自服用非 α- 甲基多巴药物患者的研究表明，药物 - 膜复合物新抗原能导致自身抗体产生。患者同时产生药物依赖性抗体和自身抗体，两者对相同的 RBC 同种抗原具有特异性[82]。另一种假设认为，α- 甲基多巴能与人 T 淋巴细胞发生相互作用，从而导致抑制性细胞功能丧失[220]，但随后的研究未能证实此观点[221]。

接受嘌呤类似物氟达拉滨[86,222,223]或克拉屈滨[87]治疗的 CLL 患者较少发生 AHA。发生溶血的危险因素包括嘌呤类似物治疗史、高 $β_2$- 微球蛋白血症、治疗前 DAT 阳性和高丙种球蛋白血症。嘌呤类似物为很强的 T 淋巴细胞抑制剂。这些药物可能加剧 CLL 过程中已存在的 T 细胞免疫抑制作用，增进患者自身免疫反应的发生。然而，T 细胞亚群的耗竭程度在伴或不伴溶血的患者之间并无差异。

非免疫蛋白吸附　头孢菌素可促使血浆蛋白非特异性吸附于 RBCs 膜上并致 DAT 阳性[90,91,224]，其发生率低于 5%[11]，常出现于给药后 1~2 天。患者 RBCs 膜上能检测到多种血浆蛋白成分，包括免疫球蛋白、补体、白蛋白、纤维蛋白原及其他蛋白等[224,225]。这种机制导致的免疫性溶血至今尚无报道。此现象的临床意义在于其可能会使交叉配血过程复杂化，除非考虑患者的用药史。此外，头孢类抗生素亦可通过半抗原机制、三元复合机制或自身抗体机制诱发 RBCs 损伤，但这些反应相对较为严重，且其发生率远低于非免疫蛋白吸附反应。

临床特点

■ 温抗体型自身免疫性溶血性贫血

贫血本身通常为温抗体型 AHA 主要症状，尽管有时黄疸是患者前来就诊的直接原因。症状出现通常缓慢，可潜伏几个月，但有些患者可在短短几天内突发严重贫血及黄疸。在继发性 AHA 中，基础性疾病的症状和体征可掩盖溶血性贫血及其相关症状。

特发性 AHA 患者如贫血程度轻，体检结果可能为正常。即使相对严重的溶血性贫血患者可能也仅有中度的脾脏肿大，但某些重型患者（特别是急性发作时）可出现发热、脸色苍白、黄疸、肝脏 / 脾脏肿大、呼吸过速、心动过速、心绞痛或心功能衰竭等。

妊娠可促使温抗体型 AHA 病情加重或诱发首次发作[159,226,227]，但绝大多数病情较轻，若本病孕妇治疗及时，其胎儿预后总体良好[226]。

■ 冷抗体型自身免疫性溶血性贫血

绝大多数冷凝集素溶血性贫血患者有慢性溶血性贫血，伴或不伴有黄疸；其他患者主要临床特征为间断、急性溶血伴寒冷诱发的血红蛋白尿（参见上述的“冷凝集素与冷溶血素致病效应”中温幅的讨论部分）。上述多种临床症状可同时出现。手足发绀及其他影响手指、脚趾、鼻及双耳的寒冷介导的血管闭塞现象与 RBCs 沉积于皮下微血管有关。皮肤溃疡和坏死较为少见。肺炎支原体感染引发的溶血起病急，特征性发生于肺炎恢复期，此时体内冷凝集素滴度正好达到峰值。溶血具有自限性，可持续 1~3 周[11]。传染性单核细胞增多症相关的溶血性贫血可在发病时即出现症状，也可在发病的 3 周内无任何的临床症状[121]。

其他体征变化各异，取决于患者存在的基础疾病。脾脏肿大为淋巴细胞增殖性疾病和传染性单核细胞增多症的特征性表现，也可见于特发性冷凝集素病。

阵发性冷性血红蛋白尿症在发作期全身症状明显。暴露于寒冷环境数分钟至数小时后，患者可出现背部或腿部剧痛、腹部痉挛，可能会出现头痛，随后出现寒战和发热。症状发作后第一次排出的尿液中常含血红蛋白，全身症状及血红蛋白尿通常持续数小时。急性发作时有时可出现雷诺现象与冷荨麻疹，并可随之出现黄疸。

■ 药物介导的免疫溶血性贫血

溶血性贫血和（或）DAT 阳性患者应详细询问其用药史。如在特发性 AHA 中，药物介导的免疫性溶血性贫血的临床表现各异，严重程度主要取决于溶血速率。半抗原 / 药物吸附型（如青霉素）和自身免疫型（如 α- 甲基多巴）药物介导的免疫性溶血性贫血表现为轻到中度溶血，症状的潜伏期通常为数天至数月。相反，三元复合物机制（如头孢菌素类或奎尼丁）经常导致突发性严重溶血伴血红蛋白尿，曾有此类药物接触史的患者再次接触一个治疗剂量后即发生溶血，且重症患者可并发急性肾衰竭[39,55,57,61,62,84]。有报道二代和三代头孢菌素通过三元复合物机制可诱发严重甚至致命性溶血[37-39,63]。

实验室特征

■ 一般特征

根据定义，AHA 患者主要表现为贫血，严重程度从轻微至危及生命不等。温抗体型 AHA 患者其血细胞比容低于 10%；或在代偿机制的参与下，其血细胞比容也可接近正常。针对后类患者，主要的实验室特征为网织红细胞计数增加及 DAT 阳性。有时，患者可并发白细胞减少症和粒细胞减少症[10,228]。血小板计数通常正常。极少数情况下，严重免疫性血小板减少症可合并发生温抗体型 AHA，称为 Evans 综合征[229]。在此综合征中可明显出现红细胞和血小板抗体[230]。

典型慢性冷凝集素病表现为轻度至中度相对稳定的溶血，血细胞比容有时可降至 15%~20%。相反，阵发性冷性血红蛋白尿症患者在发作时其血细胞比容可迅速下降，发作早期可出现白细胞减少症，随后表现为白血病增多症。由于在溶血时可消耗大量补体蛋白，因此补体滴度通常降低。

半抗原 / 药物吸附与真正自身抗体介导的药物免疫性溶血性贫血，其血液学检查结果与自发性温抗体型 AHA 相似，绝大多数患者表现为贫血和网织红细胞增多。三元复合机制介导的溶血可并发白细胞减少症和血小板减少症。

仔细观察血涂片能发现与所有类型 AHA 相关的一些特征（图 53-2）。嗜多色性表明网织红细胞增多，反映骨髓加速释放

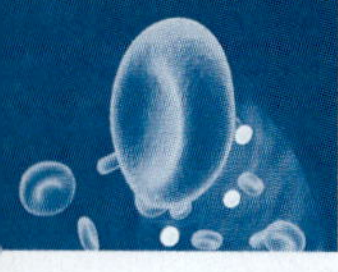

网织红细胞。球形红细胞可见于中至重度溶血性贫血，如能排除遗传性球形红细胞增多症，则能提示存在免疫性溶血过程。重症病例可出现红细胞碎片及有核红细胞，有时可见单核细胞噬红细胞现象(图 53-2)。绝大多数患者伴轻度白细胞与中性粒细胞增多。此外，冷抗体型 AHA 患者其血涂片及低温抗凝血中可见红细胞自凝集现象(图 53-3)。

网织红细胞计数通常升高，但病程早期，尽管此时骨髓红系造血正常或代偿性增生，超过 1/3 患者可能出现一过性网织红细胞减少[231-234]。虽然机制不明，但是可能为针对网织红细胞抗原的自身抗体选择性破坏网织红细胞所致[232]。据报道，一例伴网织红细胞减少及骨髓红系再生障碍的温抗体型 AHA 患者其血清中的自身抗体在体外能抑制红系集落形成[235]。通过免疫吸附降低血清中 IgG 水平后，其再生障碍性贫血危象获得缓解。基础性疾病、细小病毒感染、有毒化学物质或营养缺乏可影响骨髓造血功能，从而导致网织红细胞减少。骨髓象检查通常显示红系过度增生，并可为识别潜在的淋巴系统增殖性疾

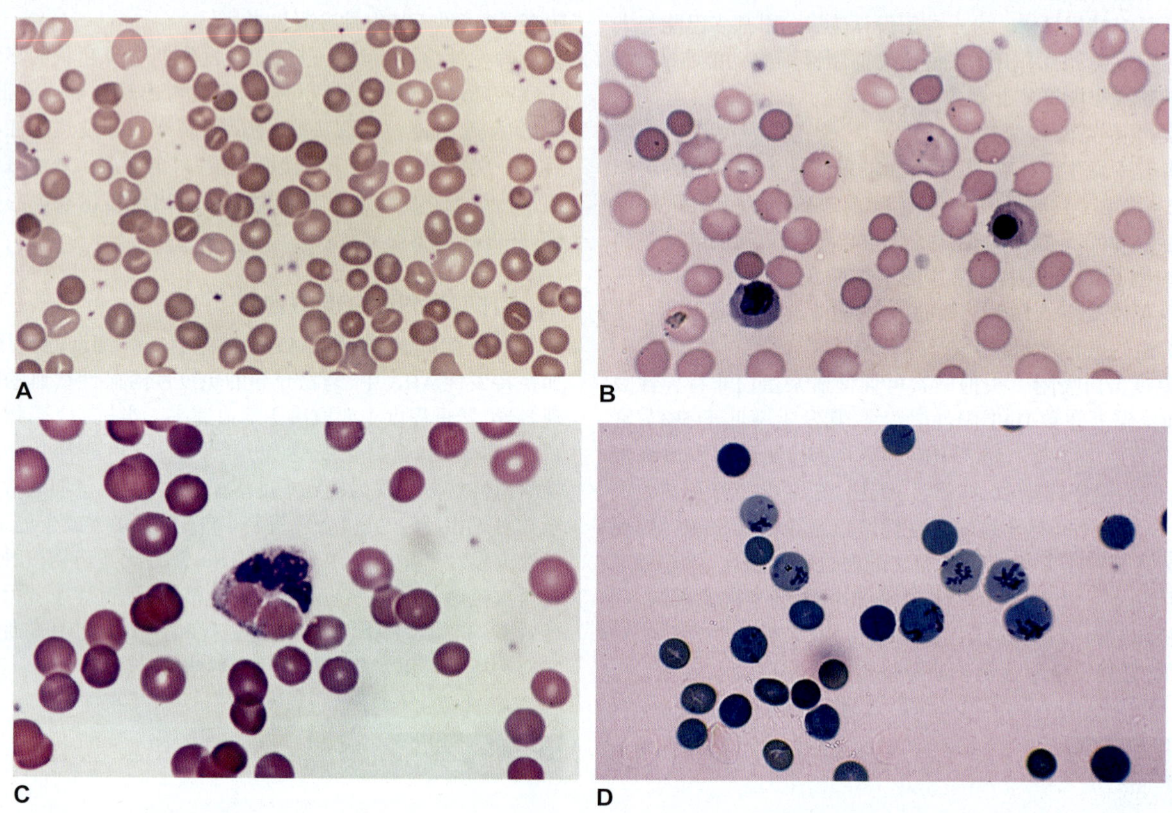

图 53-2　A. 血涂片。中度自身免疫性溶血性贫血。可见大量小球形 RBCs(深染小 RBCs)和大红细胞(推测为网织红细胞)。B. 血涂片。重度自身免疫性溶血性贫血。易见低密度红细胞(重度贫血)、大量的小球形红细胞(深染)和大红细胞(推测为网织红细胞)，可见两个有核红细胞，大的有核红细胞中可见豪 - 焦小体(残核)。豪 - 焦小体可见于伴重度溶血的自身免疫性溶血性贫血或脾切除后。C. 血涂片。重度自身免疫性溶血性贫血。单核细胞可吞噬两个红细胞(噬红细胞现象)，易见小球形红细胞，红细胞密度降低。D. 网织红细胞。自身免疫性溶血性贫血。易见网织红细胞，大红细胞伴核糖体沉积，其余为小球形红细胞。

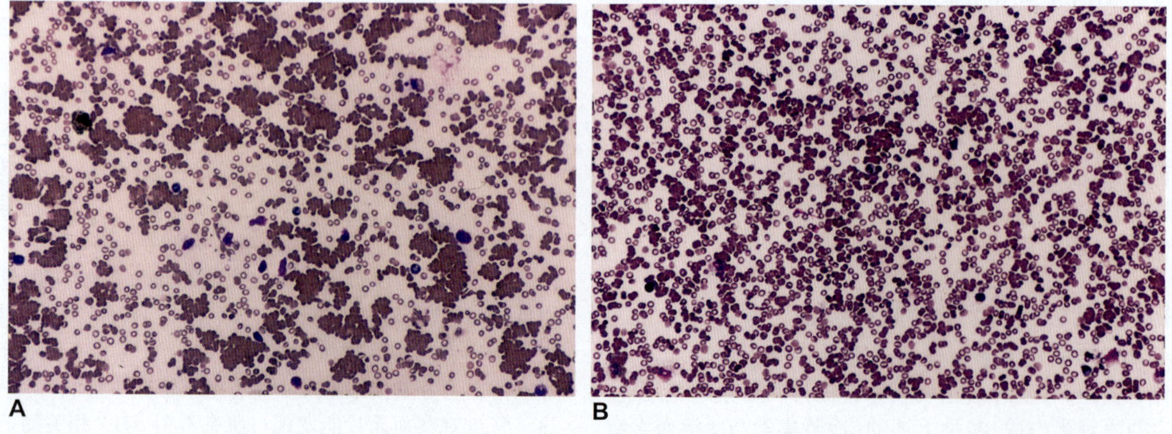

图 53-3　血涂片。A. 冷反应(IgM)抗体。红细胞在室温下凝集。B. 同一血标本 37℃时进行检测。可发现凝集现象显著减少。

药物免疫性溶血性贫血

头孢菌素或青霉素相关的半抗原/药物吸附免疫损伤机制中，患者体内被覆药物的 RBCs 与药物特异性 IgG 抗体结合，导致 DAT 呈抗 IgG 阳性。在少数情况下，抗 IgG 及抗 C3d 抗血清均发生 DAT 阳性反应。此类患者表面上类似于温抗体型 AHA。两者血清学关键性区别在于药物免疫性溶血性贫血患者血清或RBCs洗脱液中的抗体仅与药物被覆RBCs发生反应，而温抗体型 AHA IgG 抗体能与未修饰 RBCs 发生反应，且更趋向与已知的特定血型抗原（如 Rh 复合物）结合，上述血清学差别及高血液浓度青霉素或头孢菌素用药史对两者的鉴别诊断具有指导性意义。

三元复合物机制介导的溶血其 DAT 呈抗补体血清阳性。患者 RBCs 极少能检测到免疫球蛋白，这一模式与冷凝集素介导的 AHA 类似。此外，三元复合物机制中出现的急性溶血也可见于冷抗体型 AHA 的一些病例中。然而，药物诱导的病例其冷凝集素滴度及 Donath-Landsteiner 试验结果均正常，试验中血清抗体与 RBCs 相互作用依赖于药物的参与。因此，孵育混合物中只有存在以下四种物质的相互作用时，抗补体血清 IAT 反应才可呈阳性，即：①正常 RBCs；②来自患者血清的抗药物抗体；③存在于患者血清或体外加入的适合浓度的药物；④新鲜正常血清或新鲜患者血清作为补体来源。阴性结果不能排除可疑药物，因为起关键作用的可能是可疑药物的代谢物。服药患者或志愿者血清或尿液中含有药物代谢物，有报道称利用此两种来源的药物代谢物已成功证实了药物依赖性机制[60,211,215,281]。

由 α- 甲基多巴诱导产生真正自身抗体的患者其 DAT 呈 IgG 反应强阳性，但患者 RBCs 极少检测到补体。针对 RBCs 的自身抗体常见于患者血清，介导与未修饰的 RBCs 发生反应并导致 IAT 反应阳性，同时表现出针对 Rh 复合物的特异性。目前尚无特异性的血清学检测方法可用于区分 Rh 相关特异性的特发性温反应性 IgG 抗体与 α- 甲基多巴诱导产生的自身抗体。依据具体情况，并结合如下线索有助于明确其为后者：停用 α- 甲基多巴后，在未给予免疫抑制治疗的情况下，贫血相应地缓慢恢复，同时其抗 RBCs 抗体逐渐消失。

目前尚不了解是否会导致 RBCs 免疫性损伤的药物未来可能会有所关联。如果患者出现药物相关的免疫性溶血性贫血的临床表现，合理的措施就是立即停用可疑药物并对患者进行血清学检查，监测患者病情直至血细胞比容恢复正常、网织红细胞计数下降及 DAT 逐渐转为阴性。再次使用可疑药物可能有助于明确诊断，但在患者治疗过程中几乎没有必要采用，且并不安全。因此，再次使用可疑药物以排除药物免疫溶血性贫血只有在迫不得已的情况下才可进行，如需要使用特殊药物治疗患者的疾病。

鉴别诊断

几种非自身免疫性疾病均可导致球形红细胞性贫血，如遗传性球形细胞增多症（HS）、齐维综合征（Zieve syndrome）、梭状芽胞杆菌败血症及 Wilson 病前溶血性贫血。在遗传性溶血性贫血疾病中，HS 最易与获得性 AHA 相混淆，因为 HS 相关的球形红细胞贫血最初在成年人中被检测到（参见第 45 章）。同时，两者均伴有明显脾脏肿大。然而，HS 患者的家族史研究通常可识别其他受累个体。最重要的是，在遗传性溶血性贫血中 DAT 呈阴性。

伴 DAT 阳性的溶血性贫血中，自身抗体的血清学特征可以用于区分温抗体型 AHA 和冷反应性自身抗体综合征。药物免疫性溶血性贫血的诊断依赖于相关药物的摄入史以及相应的血清学检查结果。对近期接受过输血的患者，其 DAT 阳性可能提示患者血液循环中新出现的同种抗体与供者 RBCs 相结合（延迟性输血反应，参见第 140 章），并可能会造成自身免疫反应的假象。

近期接受过同种异体造血干细胞移植或实体器官移植的患者可能会发展为自身免疫性溶血[282]。在同种异体造血干细胞移植患者中，来自供体的干细胞移植物可产生针对干细胞移植物来源 RBCs 的自身抗体，即抗体及 RBCs 均为供体来源。在实体器官移植者中，受者自身淋巴细胞产生针对自身 RBCs 抗体。在上述两种情况中，自身免疫反应均由免疫抑制治疗所致，后者引起 T 细胞免疫功能重建延迟或功能紊乱，进而导致与受累免疫系统同源的抗体的产生。

移植受者亦可发生类似于温抗体型 AHA 的同种免疫性溶血性贫血。该疾病见于肾脏、肝脏及造血干细胞移植，通常发生于接受 O 型供者器官的 A 型或 B 型受者。存在于供者器官或干细胞移植物中的 B 淋巴细胞可产生针对受者 RBCs 的同种抗体[283-287]。接受 A 型或 B 型供者干细胞移植物的 O 型受者可能会出现由骨髓移植物所致的一过性 DAT 阳性及 RBCs 溶血，这是由于受者体内存在先前已合成的抗 A 或抗 B 抗体，但持续时间短暂[288]。此外，一些 O 型干细胞移植受者可表现为混合造血嵌合体，即持续存在的宿主 B 淋巴细胞，其能产生直接针对干细胞移植物来源RBCs的同种抗体[288]。在这种情况下，由于直接针对主要血型抗原 A 和抗原 B 的自身抗体十分罕见，因此抗 A 和抗 B 所致的溶血和 DAT 阳性为自身免疫过程的诊断性指标。

其他类型获得性溶血性贫血由于其血涂片中球形红细胞较少，且 DAT 呈阴性，故不易与温抗体型及冷抗体型 AHA 相混淆。阵发性睡眠性血红蛋白尿症（PNH）患者常出现酱油色尿（血红蛋白尿），这在温抗体型 AHA 患者中较为罕见，但可见于冷抗体综合征患者。血细胞 CD55 及 CD59 表达水平降低为 PNH（而非 AHA）的特征性表现，此可通过流式细胞技术检测得知（参见第 40 章）。微血管病性溶血性疾病，如血栓性血小板减少性紫癜及溶血尿毒综合征等可通过血涂片的检查与 AHA 相鉴别，前者血涂片显示有明显红细胞碎片及少量小球形红细胞增多；此外，微血管病性溶血性疾病较之温抗体型或冷抗体型 AHA 更常伴发血小板减少症。

慢性冷凝集素病具有显著的临床及实验室特征，因此不难诊断。总的来说，冷凝集素病通常会出现高滴度冷凝集素（>1：10 000）及抗补体血清（而非抗 IgG）DAT 阳性。在很多药物性溶血性贫血中仅出现抗补体血清 DAT 阳性，用药史及低冷凝集素滴度有助于鉴别药物性溶血性贫血与慢性冷凝集素病。如果患者冷凝集素滴度升高同时伴抗 IgG 抗体与抗 C3 抗体 DAT 阳性，则患者可能患有混合型 AHA。初诊为慢性溶血性贫血的患者应注意排除温抗体型 AHA、遗传性溶血性疾病及 PNH。抗人球蛋白反应模式、家族史、血细胞 CD55/CD59 表达分析有助于疑难病例的诊断。间断性溶血患者应考虑阵

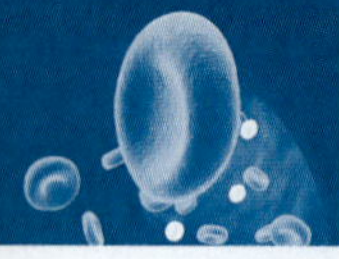

发性冷性血红蛋白尿症、行军性血红蛋白尿症及 PNH 的可能。寒冷诱发的外周血管闭塞症状突出者其鉴别诊断应包括冷球蛋白血症、雷诺现象及有无风湿性疾病；在合适的临床背景下还应考虑传染性单核细胞增多症、肺炎支原体感染及淋巴瘤的可能。

阵发性冷性血红蛋白尿症必须与表现为间断性溶血及血红蛋白尿的慢性冷凝集素病亚群相鉴别。两者的主要区别在于实验室特征的差异性。阵发性冷性血红蛋白尿症患者通常缺乏高滴度冷凝集素；此外，Donath-Landsteiner 抗体在体外是一种强溶血素，但绝大多数冷凝集素是一种弱溶血素。温抗体型 AHA、行军性血红蛋白尿症、肌红蛋白尿症及 PNH 可借助病史及合适的实验室检查予以鉴别。

药物诱发的免疫性溶血应与下述疾病相鉴别：①温抗体型或冷抗体型特发性 AHA；②先天性溶血性贫血如遗传性球形细胞增多症；③红细胞代谢性疾病引起的药物介导的溶血，如葡萄糖 -6- 磷酸脱氢酶缺乏症。药物诱发的免疫性溶血患者其 DAT 阳性，可以此与遗传性红细胞缺陷症患者相鉴别。

治疗

一般治疗

输血

AHA 及药物免疫性溶血性贫血的临床结果取决于贫血严重程度与起病的缓急。较多患者发展为贫血的时间足以使心血管系统代偿功能发挥作用，因而无需 RBCs 输注。但对部分存在基础疾病（如有症状的冠心病）合并贫血或迅速发生严重贫血伴循环衰竭体征和（或）症状的患者，如阵发性冷性血红蛋白尿症或三元复合机制介导的药物免疫性溶血，则需进行 RBCs 输注。

免疫性溶血性贫血患者输注 RBCs 存在两大难题：①交叉配血；②输注的 RBCs 半衰期短（参见第 140 章）。临床上几乎不可能找到真正血清学相容的供者血源，除非在极少数情况下，自身抗体特异性针对某一确定的血型抗原（参见上述的"血清学特征"部分）。

确定患者的 ABO 血型至关重要，此可避免抗 A- 或抗 B- 抗体介导的输血性溶血反应。这一步交叉配血过程可选出用于输血的 ABO 相同或相容的血。关于相容性，较难的技术问题与 RBC 同种抗体的检测相关，因为后者可能会被存在的自身抗体所掩盖。

临床医师常建议输注"最低不相容"血液，但由于这一表述缺乏准确定义，因此现已不再提及[289,290]。实际上，所有单位血液血清学上均不相容，但输注自身抗体所致的不相容性血液的危险性要低于同种抗体所致的不相容性血液。

输注不相容血单位前，必须仔细检测患者血清是否存在同种抗体，因为同种抗体可致严重的溶血性输血反应，对于既往有妊娠史、堕胎史或输血史的患者更应如此[254,291-293]。既无妊娠史又无输血史患者通常不会产生同种抗体。临床医师与血库医师间早期沟通至关重要。掌握血液相容性检测的基本概况、详细了解患者的妊娠史及输血史有利于在需要的情况下开展病人资料的讨论并对其进行有把握的不相容血液的输注。

一旦选定 RBCs，应缓慢输注浓缩 RBCs。输血期间应监测患者有无溶血性输血反应的体征（参见第 140 章）。输注细胞的破坏速度可能同患者自身细胞相同，甚至更快。但输注 RBCs 所增加的携氧能力足以维持急性发作间期患者对氧的需求，直至其他治疗手段出现疗效。

对于需要长期输血支持的 AHA 患者，预防性输注抗原匹配的供者 RBCs 是预防同种免疫反应的有效手段[294]，但这一工作可行性仅限于能有效筛选表型 RBCs 并有相关实验室条件的研究结构[295]。

温抗体型自身免疫性溶血性贫血的治疗

糖皮质激素

糖皮质激素治疗可降低重度特发性温抗体型 AHA 的死亡率。大约 60 年前，糖皮质激素首次用于本病的治疗[296]，2/3 患者经糖皮质激素治疗后溶血停止或显著减缓[10,11,116,297,298]，约 20% 接受糖皮质激素治疗的温抗体型 AHA 患者病情得到完全缓解，约 10% 接受糖皮质激素治疗的患者疗效不佳甚至无效。特发性或 SLE 相关性 AHA 患者糖皮质激素疗效最佳。

绝大部分患者最初治疗剂量应为口服泼尼松 60~100mg/d，急性溶血的危重患者可于最初 24 小时内分批静脉输注 100~200mg 甲泼尼龙，此外可能还需给予大剂量泼尼松治疗 10~14 天。当血细胞比容稳定或开始增加时，泼尼松可快速减量至约 30mg/d。如果病情继续好转，可以每周 5mg/d 的速度对泼尼松进行减量，直至 15~20mg/d。上述剂量应维持至急性溶血停止后 2~3 个月，此后患者可停药 1~2 个月或转为隔日疗法（如隔日泼尼松 20~40mg/d）。隔日疗法能降低糖皮质激素的副作用，但本疗法仅适用于口服泼尼松 15~20mg/d 时处于稳定缓解状态的患者。DAT 变为阴性后方可停药。尽管许多患者初次溶血得到完全缓解，但在停用糖皮质激素后仍有可能复发，因此患者治疗停止后应进行至少数年的随访。复发患者可能需再次应用糖皮质激素，进行脾切除术或免疫抑制剂治疗。

有时，若患者仅表现为 DAT 阳性、轻微溶血且血细胞比容稳定，则无需进行治疗。然而，由于此类患者 RBCs 破坏速率可能会自发性增加，因此应密切观察其有无临床表现的恶化情况。

糖皮质激素可通过几种机制影响温抗体型 AHA 的溶血程度。早期研究者发现，溶血的改善通常但并非总是伴随 DAT 强度的下降[10]。随后的观察发现经糖皮质激素诱导获稳定缓解的患者其血清结合或游离的自身抗体水平下降，提示糖皮质激素治疗后 RBCs 生存期延长源于抗 RBCs 自身抗体合成减少[162,245]。但这一结果不能解释为何患者在经糖皮质激素治疗后 24~72 小时内其病情即可得以改善，因为这一时间远远短于抗 RBCs 自身抗体的半衰期。此外，糖皮质激素可抑制脾脏巨噬细胞捕获 RBCs[164,165,176,299]。经观察发现，AHA 患者经糖皮质激素治疗后，其外周血单核细胞已知的三种 Fcγ 受体[170,171]中的一种受体其表达水平降低[300]。

脾切除

近 1/3 温抗体型 AHA 患者长期依赖于 >15mg/d 泼尼松以维持其血红蛋白浓度在可接受水平，此类患者需考虑进行腹腔镜脾脏切除术。

脾脏切除去除了捕获 RBCs 的主要部位。人体[162]和动物模型[164]研究证实脾脏切除个体达到指定 RBC 破坏速率所需 RBC 结合的 IgG 抗体比脾脏未切除个体多 6~10 倍。脾脏切除术后继续存在的溶血部分源于持续存在的高水平自身抗体，其可使 RBCs 在肝脏中被肝脏库普弗细胞破坏[162,164,167]。

一些研究人员发现，AHA 患者脾脏切除术后其 RBCs 结合的自身抗体数量降低[10,297,301]，然而，相当一部分患者脾脏切除术后其细胞结合的自身抗体数量没有发生任何变化。目前对于决定自身抗体产生速度的过程尚不清楚。脾脏切除术的益处可能与多个因素以复杂方式相互作用相关[302]。

目前患者临床资料为脾脏切除术建立了最佳选择标准。有学者尝试通过 ^{51}Cr 标记的 RBCs 捕获示踪分析选择适合脾脏切除术的患者，但结果令人失望[10,297,303]。对于绝大多数患者来说，合理治疗方法应为继续使用糖皮质激素 1~2 个月以等待最佳反应的出现。然而，如果在 3 周内药物对患者无效，或患者病情恶化、或贫血更趋严重，则应尽快实施脾脏切除术。

脾脏切除术疗效不一。约 2/3AHA 患者在经脾脏切除术后，其病情得到部分或完全缓解[297,302]，但复发率高。许多患者需进一步接受糖皮质激素治疗，从而使血红蛋白水平维持在可接受范围内，此时糖皮质激素维持剂量通常低于脾脏切除术前[10,116,297]。若可完全控制贫血，则隔日疗法比每日疗法更适合此类患者。

脾脏切除术的近期死亡率和发病率通常颇低，主要取决于患者是否存在基础性疾病及其术前的临床状况[304]。儿童脾脏切除术后较成人更易发生由含荚膜微生物感染所致的败血症[305]。建议至少术前两周注射针对 b 型流感嗜血杆菌、肺炎球菌及脑膜炎球菌的疫苗[306]。

利妥昔单抗

利妥昔单抗是一种直接针对 B 淋巴细胞表面 CD20 抗原的单克隆抗体，通常用于治疗 B 细胞淋巴瘤。利妥昔单抗治疗 AHA 是基于其能清除 B 淋巴细胞，其中包括产生 RBCs 自身抗体的淋巴细胞。然而，其作用机制可能更为复杂，因为利妥昔单抗疗效可见于自身抗体水平降低之前。事实上，有时一些有疗效的患者其自身抗体水平并无显著改变[307,308]。受调理的 B 淋巴细胞可能诱导单核细胞及巨噬细胞等效应细胞脱离自身抗体复合物，促使自身反应性 T 淋巴细胞免疫反应正常化[307]。

一项大型前瞻性研究结果显示[309]，入选的 15 例温抗体型 AHA 儿童患者接受利妥昔单抗治疗，用量为每周 375mg/m^2，持续 2~4 周，其中 13 例有效。许多其他研究结果亦支持利妥昔单抗用于成人患者的治疗，其有效率为 40%~100% 不等[308,310]。

其他免疫抑制剂

细胞毒性药物（如环磷酰胺、巯嘌呤、硫唑嘌呤及硫鸟嘌呤）目前已用于 AHA 患者以抑制其自身抗体的合成，但目前缺乏上述效应的直接证据。尽管免疫抑制剂治疗 AHA 还未获得普遍认同，但一些糖皮质激素治疗无效者经免疫抑制剂治疗后可获良好疗效[11,311]。值得强调的是，大多数对糖皮质激素治疗有效或脾脏切除术效果良好的温抗体型 AHA 患者，无需进行免疫抑制剂治疗。目前，免疫抑制剂治疗仅适用对糖皮质激素治疗及脾脏切除术无效的患者或手术风险较大的 AHA 患者[311]。

最成功的方法是使用大剂量的环磷酰胺进行治疗，其用量为每天 50mg/kg（理想体重），连续 4 天，并予以粒细胞集落刺激因子支持[312]。9 例患者中，8 例温抗体型 AHA 均脱离输血。所有患者患重度血细胞减少症的时间延长，住院时间的中位数为 21 天。环磷酰胺可能会导致严重的出血性膀胱炎。

对于不能长时间对血细胞减少耐受的患者，可将用药调整为环磷酰胺 60mg/（m^2·d）或硫唑嘌呤 80mg/（m^2·d）。如患者能耐受，继续治疗至 6 个月以等待疗效的出现。当出现疗效时，患者可逐渐缓解至停止用药。若没有出现疗效，则可试用其他药物进行治疗。由于环磷酰胺及硫唑嘌呤具有造血抑制作用，因此治疗期间必须严密监测血细胞计数及网织红细胞计数的变化。两种药物的治疗均可增加继发肿瘤的风险。

难治性 AHA 患者经嘌呤类似物 2- 氯脱氧腺苷（克拉屈滨）[313]及吗替麦考酚酯[314,315]治疗后十分有效。阿仑单抗已成功用于 5 例 CLL 相关的难治性 AHA 的治疗[316]。

其他治疗

慢性代偿性溶血患者由于其红细胞生成加快，因而导致其对维生素的需求增加，故推荐补充叶酸 1mg/d。血浆置换及血浆清除已用于温抗体型 AHA，在一些患者中有效，但其应用尚存争议[317,318]。有报道称，糖皮质激素及脾脏切除术后无效的儿童患者切除胸腺十分有效[311]。输注含有长春碱的 IgG 致敏的血小板能选择性破坏脾脏巨噬细胞，并在一些病例中获得成功[319]。数项非对照研究和一项病例报道显示 AHA 患者经大剂量静脉丙种球蛋白治疗后可获得良好的短期疗效[320-324]。非对照研究发现非肾上腺性雄激素达那唑治疗 AHA 可能有效[325,326]。达那唑联合泼尼松治疗可减少脾脏切除的几率，并缩短泼尼松疗程[326]。合并溃疡性结肠炎的 AHA 患者中的一些对糖皮质激素及脾脏切除术治疗无效，此时结肠切除可能对其有效[327]。卵巢皮样囊肿相关的 AHA 患者在囊肿切除后，溶血可得以缓解[328]。

■ 冷抗体型溶血性贫血的治疗

保暖（特别是患者四肢末端）能有效缓解患者症状，同时可能是轻度慢性溶血患者唯一需要的治疗措施。有症状患者应接受利妥昔单抗治疗，其治疗有效且耐受性良好。两项前瞻性临床试验应用利妥昔单抗治疗本病，用量为每周 375mg/m^2，连续 4 周，结果约半数患者治疗有效[329,330]；复发患者再次接受第二疗程的利妥昔单抗治疗，治疗有效率依旧相同。苯丁酸氮芥或环磷酰胺对有症状的慢性冷凝集素病患者有效[9-11,331,332]。脾切除[10,11,333]及糖皮质激素[10,11]应用于本病（特别是不典型病例）通常疗效欠佳，但亦有例外报道[10,189,267,268]。实验室及临床研究结果支持危重患者可接受大剂量糖皮质激素治疗。对于突发重度贫血且存在并发心肺并发症风险的患者，应考虑输注 RBCs。通常使用洗涤 RBCs 以避免引入补体成分进而激活溶血过程。对于危重患者，可使用血浆置换（置换液为含白蛋白的盐水溶液）暂时缓解溶血情况[334-336]。

当前绝大多数阵发性冷性血红蛋白尿症病例均具有自限性。避免寒冷暴露可预防慢性及一过性阵发性冷性血红蛋白尿症的急性发作。糖皮质激素与脾脏切除术对本病的治疗无效。对梅毒相关的阵发性冷性血红蛋白尿症而言，若能有效控制感染，病情即可得到完全缓解。抗组胺剂与肾上腺素能缓解

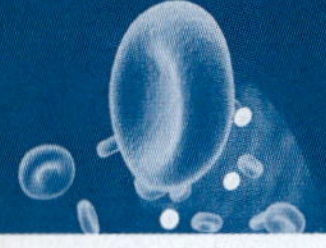

冷性荨麻疹症状。

■ 药物介导的免疫溶血性贫血的治疗

停用相关药物通常是唯一需要的治疗措施。本措施至关重要，并可能挽救三元复合物机制介导的严重溶血患者的生命。

在以前，单独 DAT 阳性的患者并不需要停止大剂量青霉素治疗。如出现明显的溶血性贫血，则应考虑改变治疗措施。例如，降低青霉素剂量并同时应用其他抗生素可使青霉素治疗继续，特别在溶血并不严重的情况下更可如此。对于通过半抗原吸附机制引起轻度溶血的药物，如无其他可替代的治疗方案，采用类似的措施可能也有效。

对于使用α-甲基多巴但不发生溶血的患者而言，单独 DAT 阳性不可作为其停用该药的指征。鉴于目前存在多种降压方案，应慎重考虑其他替代降压治疗。除α-甲基多巴之外，其他药物诱导的自身抗体自然特性相关的资料相对较少，若没有合适的替代治疗，则建议停用相关药物。

通常不需要使用糖皮质激素进行治疗，且其疗效尚具争议。泼尼松对合并有嘌呤类似物诱发的自身免疫性溶血的 CLL 患者有效[86,87]，这些嘌呤类似物包括环孢素、利妥昔单抗及静脉注射的丙种球蛋白[223]。应用环磷酰胺联合氟达拉滨，加或不加利妥昔单抗治疗 CLL 似乎能减少氟达拉滨诱导的 AHA 的发生频率[222,223]。在出现严重威胁生命的贫血的情况下，应予以输血治疗。某些 DAT 强阳性患者（如α-甲基多巴相关病例）存在类似于温抗体型 AHA 的交叉配型难题。半抗原/药物吸附机制所致的溶血性贫血患者因其血清抗体仅与药物被覆细胞发生反应，交叉配血时应可找到血型相容的供者。但如果继续使用致病药物，药物可被覆输注的 RBCs 而致其加速破坏。在致病药物自血浆完全清除前，三元复合物机制介导的溶血患者其体内输注的 RBCs 亦会遭到破坏。

有报道称，CLL 患者通过输血治疗溶血后，其体内的嘌呤类似物可导致输血相关的移植物抗宿主病的发生[87,337,338]。处于继发性免疫缺陷状态的 CLL 患者由于其清除输注淋巴细胞的能力受损，因此应使用经辐照的血制品。

病程和预后

特发性温抗体型 AHA 患者的临床病程难以预测，以反复发作和缓解为其特征。此病亦无其他特征可用于结果的预测。尽管使用糖皮质激素及脾脏切除术治疗本病的初始有效率颇高，但在以前的研究中发现其总体死亡率仍可高达 46%，不过近年来的研究表明其死亡率已大为降低[10,11,297,339,340]。据报道，本病的 10 年实际生存率为 73%[339]。肺栓塞、感染、心血管并发症为死亡的主要原因。在本病活跃期，深静脉血栓栓塞及脾梗死等血栓现象相对较为常见[297,340]。一项研究显示，在 30 例 AHA 患者中有 8 例出现静脉栓塞，19 例（包括 6 例静脉栓塞患者）抗磷脂抗体阳性[341]。另一项研究回顾性分析了 28 例重型 AHA 患者共计 36 次的恶化事件，其中仅 6 例抗磷脂抗体阴性，无抗凝剂干预的 15 次恶化事件中有 5 次发生静脉栓塞，而抗凝剂干预的 21 次恶化事件中仅有 1 次出现静脉栓塞[342]，上述数据尚不能明确说明抗磷脂抗体多大程度上影响了 AHA 的发病率及死亡率，但对伴存抗磷脂抗体或其他静脉栓塞危险因素的 AHA 患者应慎重考虑使用预防性抗凝治疗。

继发性温抗体型 AHA 的预后很大程度上取决于基础性疾病的病程。

温抗体型 AHA 儿童患者通常继发于急性感染或免疫反应[301,343,344]，大多数患者病程表现为自限性，且糖皮质激素治疗有效。慢性 AHA 患儿通常年龄偏大[344,345]。初始溶血发作患儿恢复后预后良好，不易复发，但亦有例外。儿童患者整体死亡率为 10%~30% 不等，低于成年患者[301,343-347]，慢性 AHA[301,347] 合并自身免疫性血小板减少症（Evans 综合征）相关的[348]患儿其死亡率更高。

特发性冷凝集素病患者通常呈相对良性病程且可存活多年[9-11,332]。有时，感染、严重贫血或更为少见的淋巴系统增殖性基础疾病可导致患者死亡。

感染后冷凝集素病特征性表现为自限性，一般可在数周内恢复。一些伴大量血红蛋白尿的患者可并发急性肾衰竭，需进行短期血液透析治疗。

感染后阵发性冷性血红蛋白尿症于起病后数天至数周内自发性终止[12-15]，但体内低滴度 Donath-Landsteiner 抗体可持续多年[10]。尽管有时会有溶血发作，但绝大多数慢性特发性阵发性冷性血红蛋白尿症患者能存活多年。

药物免疫性溶血通常病情较轻，且预后良好。但有时会有例外，如严重溶血并发急性肾衰竭甚至死亡的相关病例报道，这主要是由于 CLL 患者其药物通过三元复合物机制介导或嘌呤类似物诱发的溶血所致[39,55,57,61-64,66,84,86,105,106]。在三元复合物机制或半抗原/药物吸附机制介导的溶血中，DAT 在停药后不久（即药物从循环中清除后不久）即可转为阴性。此外，α-甲基多巴诱发的自身抗体介导的溶血在停药后即可迅速停止，其 DAT 阳性强度逐渐减弱，但此过程需持续数周至数月。

翻译：李 菲

校对：郑以州，王学锋

参考文献

1. Packman C: Historical review: The spherocytic haemolytic anaemias. *Br J Haematol* 112:888, 2001.
2. Coombs RRA, Mourant AE, Race EE: A new test for the detection of weak and incomplete Rh agglutinins. *Br J Exp Pathol* 26:255, 1945.
3. Boorman KE, Dodd BE, Loutit JF: Haemolytic icterus (acholuric jaundice), congenital and acquired. *Lancet* 1:812, 1946.
4. Loutit JF, Mollison PL: Haemolytic icterus (acholuric jaundice), congenital and acquired. *J Pathol Bacteriol* 58:711, 1946.
5. Landsteiner K: Uber Beziehungen zwischen dem Blutserum und den Körperzeller. *Munch Med Wochenschr* 50:1812, 1903.
6. Clough MC, Richter IM: A study of an autoagglutinin occurring in a human serum. *Bull Johns Hopkins Hosp* 29:86, 1918.
7. Iwai S, Mei-Sai N: Etiology of Raynaud's disease: A preliminary report. *Jpn Med World* 5:119, 1925.
8. Iwai S, Mei-Sai N: Etiology of Raynaud's disease. *Jpn Med World* 6:345, 1926.
9. Schubothe H: The cold hemagglutinin disease. *Semin Hematol* 3:27, 1966.
10. Dacie JV: *The Haemolytic Anaemias*, vol 3, *The Autoimmune Haemolytic Anaemias*, 3d ed. Churchill Livingstone, New York, 1992.
11. Petz LD, Garratty G: *Immune Hemolytic Anemias*. Churchill Livingstone, Philadelphia, 2004.
12. Nordhagen R, Stensvold K, Winsnes A, et al: Paroxysmal cold hemoglobinuria. The most frequent autoimmune hemolytic anemia in children? *Acta Paediatr Scand* 73:258, 1984.
13. Wolach B, Heddle N, Barr RD, et al: Transient Donath-Landsteiner hemolytic anemia. *Br J Haematol* 48:425, 1981.
14. Sokol RJ, Hewitt S, Stamps BK: Autoimmune hemolysis associated with Donath-Landsteiner antibodies. *Acta Haematol* 68:268, 1982.
15. Gottsche B, Salama A, Mueller-Eckhardt C: Donath-Landsteiner autoimmune hemolytic anemia in children: A study of 22 cases. *Vox Sang* 58:281, 1990.
16. Fellous M, Gerbal A, Tessier C, et al: Studies on the biosynthetic pathway of human P erythrocyte antigens using somatic cells in culture. *Vox Sang* 26:518, 1974.

17. Ackroyd JF: The pathogenesis of thrombocytopenic purpura due to hypersensitivity to sedormid. *Clin Sci (Lond)* 7:249, 1949.
18. Snapper I, Marks D, Schwartz L, Hollander L: Hemolytic anemia secondary to Mesantoin. *Ann Intern Med* 39:619, 1953.
19. Harris JW: Studies on the mechanism of drug-induced hemolytic anemia. *J Lab Clin Med* 47:760, 1956.
20. Sokol RJ, Hewitt S, Stamps BK: Autoimmune haemolysis: An 18-year study of 865 cases referred to a regional transfusion centre. *Br Med J* 282:2023, 1981.
21. Sokol RJ, Hewitt S, Stamps BK: Autoimmune haemolysis: Mixed warm and cold antibody type. *Acta Haematol* 69:266, 1983.
22. Shulman IA, Branch DR, Nelson JM, et al: Autoimmune hemolytic anemias with both cold and warm autoantibodies. *JAMA* 253:1746, 1985.
23. Kajii E, Miura Y, Ikemoto S: Characterization of autoantibodies in mixed-type autoimmune hemolytical anemia. *Vox Sang* 60:45, 1991.
24. Berentsen S, Bo K, Shammas F, et al: Chronic cold agglutinin disease of the "idiopathic" type is a premalignant or low-grade malignant lymphoproliferative disease. *APMIS* 105:354, 1997.
25. Telen MJ, Roberts KB, Bartlett JA: HIV-associated autoimmune hemolytic anemia: Report of a case and review of the literature. *J Acquir Immune Defic Syndr* 3:933, 1990.
26. Rapoport AP, Rowe JM, McMican A: Life-threatening autoimmune hemolytic anemia in patient with acquired immune deficiency syndrome. *Transfusion* 28:190, 1988.
27. Saif M: HIV Associated autoimmune hemolytic anemia: An update. *AIDS Patient Care* 15:217, 2001.
28. VanArsdel PP Jr, Gilliland BC: Anemia secondary to penicillin treatment: Studies on two patients with non-allergic serum hemagglutinins. *J Lab Clin Med* 65:277, 1965.
29. Petz LD, Fudenberg HH: Coombs-positive hemolytic anemia caused by penicillin administration. *N Engl J Med* 274:171, 1966.
30. Swanson MA, Chanmougan D, Schwartz RS: Immuno-hemolytic anemia due to antipenicillin antibodies. *N Engl J Med* 274:178, 1966.
31. Levine B, Redmond A: Immunochemical mechanisms of penicillin-induced Coombs positivity and hemolytic anemia in man. *Int Arch Allergy Appl Immunol* 1:594, 1967.
32. White JM, Brown DL, Hepner GW, Worlledge SM: Penicillin-induced hemolytic anaemia. *Br Med J* 3:26, 1968.
33. Seldon MR, Bain B, Johnson CA, Lennox CS: Ticarcillin-induced immune haemolytic anaemia. *Scand J Haematol* 28:459, 1982.
34. Tuffs L, Manoharan A: Flucloxacillin-induced haemolytic anaemia. *Med J Aust* 144:559, 1986.
35. Gralnick HR, McGinnis MH, Elton W, McCurdy P: Hemolytic anemia associated with cephalothin. *JAMA* 217:1193, 1971.
36. Branch DR, Berkowitz LR, Becker RL, et al: Extravascular hemolysis following the administration of cefamandole. *Am J Hematol* 18:213, 1985.
37. Chambers LA, Donovan BA, Kruskall MS: Ceftazidime-induced hemolysis patient with drug-dependent antibodies reactive by immune complex and drug adsorption mechanisms. *Am J Clin Pathol* 95:393, 1991.
38. Gallagher NI, Schergen AK, Sokol-Anderson ML, et al: Severe immune-mediated hemolytic anemia secondary to treatment with cefotetan. *Transfusion* 32:266, 1992.
39. Garratty G, Nance S, Lloyd M, Domen R: Fatal immune hemolytic anemia due to cefotetan. *Transfusion* 32:269, 1992.
40. Wenz B, Klein RL, Lalezari P: Tetracycline-induced immune hemolytic anemia. *Transfusion* 14:265, 1974.
41. Simpson MB, Pryzbylik J, Innis B, Denham MA: Hemolytic anemia after tetracycline therapy. *N Engl J Med* 312:840, 1985.
42. Pujol M, Fernandez F, Sancho JM, et al: Immune hemolytic anemia induced by 6-mercaptopurine. *Transfusion* 40:75, 2000.
43. Steanini M, Johnson NL: Positive antihuman globulin test in patients receiving carbromal. *Am J Med Sci* 259:49, 1970.
44. Bird GWG, Ecles GH, Litchfield JA, et al: Haemolytic anaemia associated with antibodies to tolbutamide and phenacetin. *Br Med J* 1:728, 1972.
45. Malacarne P, Castaldi G, Bertusi M, Zavagli G: Tolbutamide-induced hemolytic anemia. *Diabetes* 26:156, 1977.
46. Salama A, Mueller-Eckhardt C: Cianidanol and its metabolites bind tightly to red cells and are responsible for the production of auto- and/or drug-dependent antibodies against these cells. *Br J Haematol* 66:263, 1987.
47. Martinengo M, Ardenghi DF, Tripodi G, Reali G: The first case of drug-induced immune hemolytic anemia due to hydrocortisone. *Transfusion* 48:1925, 2008.
48. Arndt P, Garratty G, Isaak E, et al: Positive direct and indirect antiglobulin tests associated with oxaliplatin can be due to drug antibody and or drug-induced nonimmunologic protein adsorption. *Transfusion* 49:711, 2009.
49. Muirhead EE, Halden ER, Groves M: Drug-dependent Coombs (antiglobulin) test and anemia: Observations on quinine and acetophenetidin (phenacetin). *Arch Intern Med* 101:827, 1958.
50. Croft JD Jr, Swisher SN, Gilliland BC, et al: Coombs test positivity induced by drugs: Mechanisms of immunologic reactions and red cell destruction. *Ann Intern Med* 68:176, 1968.
51. Freedman AL, Barr PS, Brody E: Hemolytic anemia due to quinidine: Observations on its mechanism. *Am J Med* 20:806, 1956.
52. Logue GL, Boyd AE, Rosse WF: Chlorpropamide-induced immune hemolytic anemia. *N Engl J Med* 283:900, 1970.
53. Kopicky JA, Packman CH: The mechanisms of sulfonylurea-induced immune hemolysis. Case report and review of the literature. *Am J Hematol* 23:283, 1986.
54. Kashyap AS, Kashyap S: Hemolytic anemia due to metformin. *Postgrad Med J* 76:125, 2000.
55. Pereira A, Sanz C, Cervantes F, Castillo R: Immune hemolytic anemia and renal failure associated with rifampicin-dependent antibodies with anti-I specificity. *Ann Hematol* 63:56, 1991.
56. Bengtsson U, Staffan A, Aurell M, Kaijser B: Antazoline-induced immune hemolytic anemia, hemoglobinuria and acute renal failure. *Acta Med Scand* 198:223, 1975.
57. Habibi B, Basty R, Chodez S, Prunat A: Thiopental-related immune hemolytic anemia and renal failure. *N Engl J Med* 312:353, 1985.
58. Squires JE, Mintz PD, Clark S: Tolmetin-induced hemolysis. *Transfusion* 25:410, 1985.
59. Sosler SD, Behzad V, Garratty G, et al: Immune hemolytic anemia associated with probenecid. *Am J Clin Pathol* 84:391, 1985.
60. Salama A, Mueller-Eckhardt C: Two types of nomifensine-induced immune haemolytic anaemias: Drug-dependent sensitization and/or auto-immunization. *Br J Haematol* 64:613, 1986.
61. Habibi B, Cartron JP, Bretagne M, et al: Anti-nomifensine antibody causing immune hemolytic anemia and renal failure. *Vox Sang* 40:79, 1981.
62. Fulton JD, Briggs JD, Dominiczak AF, et al: Intravascular haemolysis and acute renal failure induced by nomifensine. *Scott Med J* 31:242, 1986.
63. Garratty G, Postoway N, Schwellenbach J, McMahill PC: A fatal case of ceftriaxone (Rocephin)-induced hemolytic anemia associated with intravascular immune hemolysis. *Transfusion* 31:176, 1991.
64. Rosenfeld CS, Winters SJ, Tedrow HE: Diethylstilbestrol-associated hemolytic anemia with a positive direct antiglobulin test result. *Am J Med* 86:617, 1989.
65. Salama A, Burger M, Mueller-Eckhardt C: Acute immune hemolysis induced by a degradation product of amphotericin B. *Blut* 58:59, 1989.
66. Wolf B, Conradty M, Grohmann R, et al: A case of immune complex hemolytic anemia, thrombocytopenia, and acute renal failure associated with doxepin use. *J Clin Psychiatry* 50:99, 1989.
67. Salama A, Kroll H, Wittmann G, Mueller-Eckhardt C: Diclofenac-induced immune haemolytic anaemia: Simultaneous occurrence of red blood cell autoantibodies and drug-dependent antibodies. *Br J Haematol* 95:640, 1996.
68. Bougie D, Johnson ST, Weitekamp LA, Aster RH: Sensitivity to metabolite of diclofenac as a cause of acute immune hemolytic anemia. *Blood* 90:407, 1997.
69. Cunha PD, Lord RS, Johnson ST, et al: Immune hemolytic anemia caused by sensitivity to a metabolite of etodolac, a nonsteroidal anti-inflammatory drug. *Transfusion* 40:663, 2000.
70. Park GM, Han KS, Chang YH, et al: Immune hemolytic anemia after treatment with pemetrexed for lung cancer. *J Thorac Oncol* 3:196 2008.
71. Carstairs KC, Breckenridge A, Dollery CT, Worlledge SM: Incidence of a positive direct Coombs test in patients on alpha-methyldopa. *Lancet* 2:133, 1966.
72. Worlledge SM, Carstairs KC, Dacie JV: Autoimmune haemolytic anaemia associated with α-methyldopa therapy. *Lancet* 2:135, 1966.
73. Breckenridge A, Dollery CT, Worlledge SM, et al: Positive direct Coombs tests and antinuclear factors in patients treated with methyldopa. *Lancet* 2:1265, 1967.
74. Lo Buglio AF, Jandl JH: The nature of alpha-methyldopa red cell antibody. *N Engl J Med* 276:658, 1967.
75. Cotzias GC, Papavasiliou PS: Autoimmunity in patients treated with levodopa. *JAMA* 207:1353, 1969.
76. Henry RE, Goldberg LS, Sturgeon P, Ansel RD: Serologic abnormalities associated with L-dopa therapy. *Vox Sang* 20:306, 1971.
77. Joseph C: Occurrence of positive Coombs test in patients treated with levodopa. *N Engl J Med* 286:1400, 1972.
78. Gabor EP, Goldberg LS: Levodopa-induced Coombs positive haemolytic anaemia. *Scand J Haematol* 11:201, 1973.
79. Territo MC, Peters RW, Tanaka KR: Autoimmune hemolytic anemia due to levodopa therapy. *JAMA* 226:1347, 1973.
80. Scott GL, Myles AB, Bacon PA: Autoimmune haemolytic anaemia and mefenamic acid therapy. *Br Med J* 3:543, 1968.
81. Robertson JH, Kennedy CC, Hill CM: Haemolytic anaemia associated with mefenamic acid. *Ir J Med Sci* 140:226, 1971.
82. Habibi B: Drug-induced red blood cell autoantibodies co-developed with drug-specific antibodies causing a hemolytic anaemia. *Br J Haematol* 61:139, 1985.
83. Kleinman S, Nelson R, Smith L, Goldfinger D: Positive direct antiglobulin tests and immune hemolytic anemia in patients receiving procainamide. *N Engl J Med* 311:809, 1984.
84. Kramer MR, Levene C, Hershko C: Severe reversible autoimmune haemolytic anaemia and thrombocytopenia associated with diclofenac therapy. *Scand J Haematol* 36:118, 1986.
85. Byrd JC, Hertler AA, Weiss RB, et al: Fatal recurrence of autoimmune hemolytic anemia following pentostatin therapy in a patient with a history of fludarabine-associated hemolytic anemia. *Ann Oncol* 6:300, 1995.
86. Weiss R, Freiman J, Kweder S, et al: Hemolytic anemia after fludarabine therapy for chronic lymphocytic leukemia. *J Clin Oncol* 16:1885, 1998.
87. Chasty RC, Myint H, Oscier DG, et al: Autoimmune haemolysis in patients with B-CLL treated with chlorodeoxyadenosine (CDA). *Leuk Lymphoma* 29:391, 1998.
88. Kwan JM, Reese AM, Trafeli JP: Delayed autoimmune hemolytic anemia in efalizumab-treated psoriasis. *J Am Acad Dermatol* 58:1053, 2008.
89. Darabi K, Kantamnei S, Weirnik PH: Lenalidomide-induced warm autoimmune hemolytic anemia. *J Clin Oncol* 24:e59, 2006.
90. Gralnick HR, Wright LD, McGinnis MH: Coombs' positive reactions associated with sodium cephalothin therapy. *JAMA* 199:725, 1967.
91. Molthan L, Reidenberg MM, Eichman MF: Positive direct Coombs' tests due to cephalothin. *N Engl J Med* 277:123, 1967.
92. Zeger G, Smith L, McQuiston D, Goldfinger D: Cisplatin-induced nonimmunologic adsorption of immunoglobulin by red cells. *Transfusion* 28:493, 1988.
93. Muirhead EE, Groves M, Guy R, et al: Acquired hemolytic anemia, exposures to insecticides and positive Coombs' test dependent on insecticide preparations. *Vox*

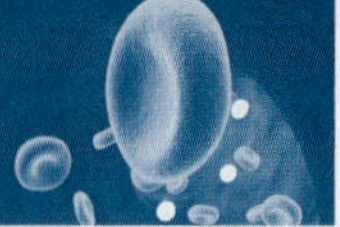

Sang 4:277, 1959.

94. Lindberg LG, Norden A: Severe hemolytic reaction to chlorpromazine. *Acta Med Scand* 170:195, 1961.
95. Eyster ME: Melphalan (Alkeran) erythrocyte agglutinin and hemolytic anemia. *Ann Intern Med* 66:573, 1967.
96. Robinson MG, Foadi M: Hemolytic anemia with positive Coombs' test. Association with isoniazid therapy. *JAMA* 208:656, 1969.
97. Mueller-Eckhardt C, Kretschmer V, Coburg KH: Allergic, immunohemolytic anemia due to para-aminosalicylic acid (PAS). Immunohematologic studies of three cases. *Dtsch Med Wochenschr* 97:234, 1972.
98. Manor E, Marmor A, Kaufman S, Leiba H: Massive hemolysis caused by acetaminophen. *JAMA* 236:2777, 1976.
99. Vilal JM, Blum L, Dosik H: Thiazide-induced immune hemolytic anemia. *JAMA* 236:1723, 1976.
100. Letona JM-L, Barbolla L, Frieyro E, et al: Immune haemolytic anaemia and renal failure induced by streptomycin. *Br J Haematol* 35:561, 1977.
101. Korsager S, Sorensen H, Jensen OH, Falk JV: Antiglobulin tests for determination of autoimmunohaemolytic anaemia during long-term treatment with ibuprofen. *Scand J Rheumatol* 10:174, 1981.
102. Takahashi H, Tsukada T: Triamterene-induced immune hemolytic anemia with acute intravascular hemolysis and acute renal failure. *Scand J Haematol* 23:169, 1979.
103. Wong KY, Boose GM, Issitt CH: Erythromycin-induced hemolytic anemia. *J Pediatr* 98:647, 1981.
104. Sandvei P, Nordhagen R, Michaelsen TE, Wolthuis K: Fluorouracil (5-FU) induced acute immune haemolytic anaemia. *Br J Haematol* 65:357, 1987.
105. Tafani O, Mazzoli M, Landini G, Alterini B: Fatal acute immune haemolytic anaemia caused by nalidixic acid. *Br Med J* 285:936, 1982.
106. Angeles ML, Reid ME, Yacob UA, et al: Sulindac-induced immune hemolytic anemia. *Transfusion* 34:255, 1994.
107. Marks DR, Joy JV, Bonheim NA: Hemolytic anemia associated with the use of omeprazole. *Am J Gastroenterol* 86:217, 1991.
108. Blum MD, Graham DJ, McCloskey CA: Temafloxacin syndrome: Review of 95 cases. *Clin Infect Dis* 18:946, 1994.
109. Marani TM, Trich MB, Armstrong KS, et al: Carboplatin-induced immune hemolytic anemia. *Transfusion* 36:1016, 1996.
110. Freercks RJ, Mehta U, Stead DF, Meintjes GA: Haemolytic anaemia associated with efavirenz. *AIDS* 20:1212, 2006.
111. Chaplin H, Avioli LV: Autoimmune hemolytic anemia. *Arch Intern Med* 137:346, 1977.
112. Sallah S, Wan J, Hanrahan L: Future development of lymphoproliferative disorders in patients with autoimmune hemolytic anemia. *Clin Cancer Res* 7:791, 2001.
113. Pirofsky B: Hereditary aspects of autoimmune hemolytic anemia: A retrospective analysis. *Vox Sang* 14:334, 1968.
114. Dobbs CE: Familial auto-immune hemolytic anemia. *Arch Intern Med* 116:273, 1965.
115. Cordova MS, Baez-Villasenor J, Mendez JJ, Campos E: Acquired hemolytic anemia with positive antiglobulin (Coombs' test) in mother and daughter. *Arch Intern Med* 117:692, 1966.
116. Eyster ME, Jenkins DE Jr: Erythrocyte coating substances in patients with positive direct antiglobulin reactions: Correlation of gamma-G globulin and complement coating with underlying diseases, overt hemolysis and response to therapy. *Am J Med* 46:360, 1969.
117. Feizi T: Cold agglutinins, the direct Coombs' test and serum immunoglobulins in *Mycoplasma pneumoniae* infection. *Ann N Y Acad Sci* 143:801, 1967.
118. Jacobson LB, Longstreth GF, Edington TS: Clinical and immunologic features of transient cold agglutinin hemolytic anemia. *Am J Med* 54:514, 1973.
119. Murray HW, Masur H, Senterfit LB, Roberts RB: The protean manifestations of *Mycoplasma pneumoniae* infection in adults. *Am J Med* 58:229, 1975.
120. Rosenfield RE, Schmidt PJ, Calvo RC, McGinniss MH: Anti-i, a frequent cold agglutinin in infectious mononucleosis. *Vox Sang* 10:631, 1965.
121. Worlledge SM, Dacie JV: Haemolytic and other anaemias in infectious mononucleosis, in *Infectious Mononucleosis*, edited by RL Carter, HG Penman, p 82. Blackwell Science, Oxford, 1969.
122. Hossaini AA: Anti-i in infectious mononucleosis. *Am J Clin Pathol* 53:198, 1970.
123. Arndt P, Garratty G: Cross-reactivity of cefotetan and ceftriaxone antibodies, associated with hemolytic anemia, with other cephalosporins and penicillin. *Am J Clin Pathol* 118:256, 2002.
124. Issitt PD, Pavone BG, Goldfinger D, et al: Anti-Wr^b and other autoantibodies responsible for positive direct antiglobulin test in 150 individuals. *Br J Haematol* 34:5, 1976.
125. Garratty G: Autoantibodies induced by blood transfusions. *Transfusion* 44:5, 2004.
126. Young PP, Uzieblo A, Trulock E, et al: Autoantibody formation after alloimmunization: Are blood transfusions a risk factor for autoimmune hemolytic anemia? *Transfusion* 44:67, 2004.
127. Salama A, Mueller-Eckhardt C: Delayed hemolytic transfusion reactions: Evidence for complement activation involving allogeneic and autologous red cells. *Transfusion* 24:188, 1984.
128. Ness PM, Shirey RS, Thoman SK, Buck SA: The differentiation of delayed serologic and delayed hemolytic transfusion reactions: Incidence, long-term serologic findings and clinical significance. *Transfusion* 30:688, 1990.
129. Leddy JP, Falany JL, Kissel GE, et al: Erythrocyte membrane proteins reactive with human (warm-reacting) anti-red cell autoantibodies. *J Clin Invest* 91:1672, 1993.
130. Gorst DW, Rawlinson VI, Merry AH, Stratton F: Positive direct anti-globulin test in normal individuals. *Vox Sang* 38:99, 1980.
131. Bareford D, Langster G, Gilks L, Demick-Torey LA: Follow-up of normal individuals with a positive antiglobulin test. *Scand J Haematol* 35:348, 1985.
132. Worlledge SM: The interpretation of a positive direct antiglobulin test. *Br J Haematol* 39:157, 1978.
133. Nossal GJV: B-cell selection and tolerance. *Curr Opin Immunol* 3:193, 1991.
134. Basten A, Brink R, Peake P, et al: Self-tolerance in the B-cell repertoire. *Immunol Rev* 122:5, 1991.
135. Kroemer G, Martinez-A C: Mechanisms of self-tolerance. *Immunol Today* 13:401, 1992.
136. Leddy JP: Immune hemolytic anemia, in *Clinical Immunology: Principles and Practice*, edited by RR Rich, TA Fleisher, BD Schwartz, WT Shearer, W Strober, p 1273. Mosby, St. Louis, 1996.
137. Hartley SB, Crosbie J, Brink R, et al: Elimination from peripheral lymphoid tissue of self-reactive B lymphocytes recognizing membrane bound antigens. *Nature* 353:765, 1991.
138. Leddy JP: Reactivity of human gamma-G erythrocyte autoantibodies with fetal, autologous and maternal red cells. *Vox Sang* 17:525, 1969.
139. Okamoto M, Murakami M, Shimizu A, et al: A transgenic model of autoimmune hemolytic anemia. *J Exp Med* 175:71, 1992.
140. Murakami M, Tsubata T, Okamoto M, et al: Antigen-induced apoptotic death of Ly-1 B cells responsible for autoimmune disease in transgenic mice. *Nature* 357:77, 1992.
141. Lin RH, Mamula MJ, Hardin JA, Janeway CA: Induction of autoreactive B cells allows priming of autoreactive T cells. *J Exp Med* 173:1433, 1991.
142. Silverman GJ, Carson DA: Structural characterization of human monoclonal cold agglutinins: Evidence for a distinct primary sequence-defined V_H4 idiotype. *Eur J Immunol* 20:351, 1990.
143. Silberstein LE, Jefferies LC, Goldman J, et al: Variable region gene analysis of pathologic human autoantibodies to the related i and I red blood cell antigens. *Blood* 78:2372, 1991.
144. Pascual V, Victor K, Spellerberg M, et al: V_H restriction among human cold agglutinins: The V_H4-21 gene segment is required to encode anti-I and anti-i specificities. *J Immunol* 149:2337, 1992.
145. Stevenson FK, Smith GJ, North J, et al: Identification of normal B-cell counterparts of neoplastic cells which secrete cold agglutinins of anti-I and anti-i specificity. *Br J Haematol* 72:9, 1989.
146. Silverman GJ, Chen PP, Carson DA: Cold agglutinins: Specificity, idiotype and structural analysis, in *Idiotypes in Biology and Medicine: Chemistry and Immunology*, vol 48, edited by DA Carson, PP Chen, TJ Kipps, p 109. Karger, Basel, 1990.
147. Feizi T: Lambda chains in cold agglutinins. *Science* 156:111, 1987.
148. Thompson KM, Sutherland J, Barden G, et al: Human monoclonal antibodies against blood group antigens preferentially express a V_H4-21 variable region gene-associated epitope. *Scand J Immunol* 34:509, 1991.
149. Adderson EE, Shackelford PG, Quinn A, et al: Restricted immunoglobulin VH usage and VDJ combinations in the human response to *Haemophilus influenzae* type b capsular polysaccharide: Nucleotide sequences of monospecific anti-*Haemophilus* antibodies and polyspecific antibodies cross-reacting with self-antigens. *J Clin Invest* 91:2734, 1993.
150. Adderson EE, Shackelford PG, Insel RA, et al: Immunoglobulin light chain variable region gene sequences for human antibodies to *Haemophilus influenzae* type b capsular polysaccharide are dominated by a limited number of V kappa and V lambda segments and VJ combinations. *J Clin Invest* 89:729, 1992.
151. Silberstein LE, Robertson GA, Hannam-Harris AC, et al: Etiologic aspects of cold agglutinin disease: Evidence of cytogenetically defined clones of lymphoid cells and the demonstration that an anti-Pr cold autoantibody is derived from an aberrant B cell clone. *Blood* 67:1705, 1986.
152. Gordon J, Silberstein LE, Moreau L, Nowell PC: Trisomy 3 in cold agglutinin disease. *Cancer Genet Cytogenet* 46:89, 1990.
153. Michaux L, Dierlamm J, Wlodarska I, et al: Trisomy 3q11-q29 is recurrently observed in B-cell non-Hodgkin's lymphomas associated with cold agglutinin syndrome. *Ann Hematol* 76:201, 1998.
154. Harboe M, Lind K: Light chain types of transiently occurring cold haemagglutinins. *Scand J Haematol* 3:269, 1966.
155. Feizi T: Monotypic cold agglutinins in infection by *Mycoplasma pneumoniae. Nature* 215:540, 1967.
156. Feizi T, Loveless W: Carbohydrate recognition by *Mycoplasma pneumoniae* and pathologic consequences. *Am J Respir Crit Care Med* 154:S133, 1996.
157. Mollison PL: Measurement of survival and destruction of red cells in haemolytic syndromes. *Br Med Bull* 15:59, 1959.
158. Hollander L: Erythrocyte survival time in a case of acquired haemolytic anaemia. *Vox Sang* 4:164, 1954.
159. Chaplin H, Cohen R, Bloomberg G, et al: Pregnancy and idiopathic autoimmune haemolytic anaemia: A prospective study during 6 months gestation and 3 months "post-partum." *Br J Haematol* 24:219, 1973.
160. Mollison PL, Crome P, Hughes-Jones NC, Rochna E: Rate of removal from the circulation of red cells sensitized with different amounts of antibody. *Br J Haematol* 11:461, 1965.
161. Mollison PL, Hughes-Jones NC: Clearance of Rh-positive red cells by low concentration of Rh antibody. *Immunology* 12:63, 1967.
162. Rosse WF: Quantitative immunology of immune hemolytic anemia: II. The relationship of cell-bound antibody to hemolysis and the effect of treatment. *J Clin Invest* 50:734, 1971.
163. Schreiber AD, Frank MM: Role of antibody and complement in the immune clearance and destruction of erythrocytes: I. *In vivo* effects of IgG and IgM complement-fixing sites. *J Clin Invest* 51:575, 1972.
164. Atkinson JP, Schreiber AD, Frank MM: Effects of corticosteroids and splenectomy on the immune clearance and destruction of erythrocytes. *J Clin Invest* 52:1509, 1973.
165. Atkinson JP, Frank MM: Complement independent clearance of IgG sensitized erythrocytes: Inhibition by cortisone. *Blood* 44:629, 1974.

166. Jandl JH, Richardson-Jones A, Castle WB: The destruction of red cells by antibodies in man: I. Observations on the sequestration and lysis of red cells altered by immune mechanisms. *J Clin Invest* 36:1428, 1957.
167. Jandl JH, Kaplan ME: The destruction of red cells by antibodies in man: III. Quantitative factors influencing the pattern of hemolysis *in vivo*. *J Clin Invest* 39:1145, 1960.
168. Abramson N, LoBuglio AF, Jandl JH, Cotran RS: The interaction between human monocytes and red cells: Binding characteristics. *J Exp Med* 132:1191, 1970.
169. LoBuglio AF, Cotran RS, Jandl JH: Red cells coated with immunoglobulin G: Binding and sphering by mononuclear cells in man. *Science* 158:1582, 1967.
170. Anderson CL, Looney RJ: Human leukocyte IgG Fc receptors. *Immunol Today* 7:264, 1986.
171. Ravetch JV, Kinet J-P: Fc receptors. *Annu Rev Immunol* 9:457, 1991.
172. Gigli I, Nelson RA: Complement-dependent immune phagocytosis: I. Requirements of C1, C4, C2, C3. *Exp Cell Res* 51:45, 1968.
173. Lay WF, Nussenzweig V: Receptors for complement on leukocytes. *J Exp Med* 128:991, 1968.
174. Ross GD: Opsonization and membrane complement receptors, in *Immunobiology of the Complement System*, edited by GD Ross, p 87. Academic Press, Orlando, 1986.
175. Fischer JT, Petz LD, Garratty G, Cooper NR: Correlations between quantitative assay of red cell bound C3, serologic reactions, and hemolytic anemia. *Blood* 44:359, 1974.
176. Schreiber AD, Parsons J, McDermott P, Cooper RA: Effect of corticosteroids on the human monocyte IgG and complement receptors. *J Clin Invest* 56:1189, 1975.
177. Ehlenberger AG, Nussenzweig V: The role of membrane receptors for C3b and C3d in phagocytosis. *J Exp Med* 145:357, 1977.
178. Rosse WF, De Boisfleury A, Bessis M: The interaction of phagocytic cells and red cells modified by immune reactions: Comparison of antibody and complement coated red cells. *Blood Cells* 1:345, 1975.
179. Dameshek W, Schwartz SO: Acute hemolytic anemia (acquired hemolytic icterus, acute type). *Medicine (Baltimore)* 19:231, 1940.
180. Leddy JP, Rosenfeld SI: Role of complement in hemolytic anemia and thrombocytopenia, in *Immunobiology of the Complement System*, edited by GD Ross, p 213. Academic Press, Orlando, 1986.
181. Nicholson-Weller A, Burge J, Fearon DT, et al: Isolation of a human erythrocyte membrane glycoprotein with decay-accelerating activity for C3 convertases of the complement system. *J Immunol* 129:184, 1982.
182. Lachmann PJ: The control of homologous lysis. *Immunol Today* 12:312, 1991.
183. Packman CH: Pathogenesis and management of paroxysmal nocturnal hemoglobinuria. *Blood Rev* 12:1, 1998.
184. Fleer A, Van Schaik MLJ, Von dem Borne AEG Kr, Engelfriet CP: Destruction of sensitized erythrocytes by human monocytes *in vitro*: Effects of cytochalasin B, hydrocortisone and colchicine. *Scand J Immunol* 8:515, 1978.
185. Kurlander RJ, Rosse WF, Logue WL: Quantitative influence of antibody and complement coating of red cells on monocyte-mediated cell lysis. *J Clin Invest* 61:1309, 1978.
186. Urbaniak SJ: Lymphoid cell dependent (K-cell) lysis of human erythrocytes sensitized with rhesus alloantibodies. *Br J Haematol* 33:409, 1976.
187. Handwerger BS, Kay NW, Douglas SD: Lymphocyte-mediated antibody-dependent cytolysis: Role in immune hemolysis. *Vox Sang* 34:276, 1978.
188. Milgrom H, Shore SL: Lysis of antibody-coated human red cells by peripheral blood mononuclear cells: Altered effector cell profile after treatment of target cells with enzymes. *Cell Immunol* 39:178, 1978.
189. Schreiber AD, Herskovitz BS, Goldwein M: Low-titer cold-hemagglutinin disease. *N Engl J Med* 296:1490, 1977.
190. Evans RS, Turner E, Bingham M, Woods R: Chronic hemolytic anemia due to cold agglutinins: II. The role of C in red cell destruction. *J Clin Invest* 47:691, 1968.
191. Atkinson JP, Frank MM: Studies on *in vivo* effects of antibody: Interaction of IgM antibody and complement in the immune clearance and destruction of erythrocytes in man. *J Clin Invest* 54:339, 1974.
192. Hughey CT, Brewer JW, Colosia AD, et al: Production of IgM hexamers by normal and autoimmune B cells: Implications for the physiologic role of hexameric IgM. *J Immunol* 161:4091, 1998.
193. Logue GL, Rosse WF, Gockerman JP: Measurement of the third component of complement bound to red blood cells in patients with the cold agglutinin syndrome. *J Clin Invest* 52:493, 1973.
194. Evans RS, Turner E, Bingham M: Studies with radioiodinated cold agglutinins of ten patients. *Am J Med* 38:378, 1965.
195. Roelcke D: Cold agglutination: Antibodies and antigens. *Clin Immunol Immunopathol* 2:266, 1974.
196. Mantovani B, Rabinovitch M, Nussenzweig V: Phagocytosis of immune complexes by macrophages: Different roles of the macrophage receptor sites for complement (C3) and for immunoglobulin (IgG). *J Exp Med* 135:780, 1972.
197. Silverstein SC, Steinman RM, Cohn ZA: Endocytosis. *Annu Rev Biochem* 46:669, 1977.
198. Jaffe CH, Atkinson JP, Frank MM: The role of complement in the clearance of cold agglutinin-sensitized erythrocytes in man. *J Clin Invest* 58:942, 1976.
199. Brown DL, Nelson DA: Surface microfragmentation of red cells as a mechanism for complement-mediated immune spherocytosis. *Br J Haematol* 24:301, 1973.
200. Evans RS, Turner E, Bingham M: Chronic hemolytic anemia due to cold agglutinins: I. The mechanism of resistance of red cells to C hemolysis by cold agglutinins. *J Clin Invest* 46:1461, 1967.
201. Kerr RO, Cardamone J, Dalmasso AP, Kaplan ME: Two mechanisms of erythrocyte destruction in penicillin-induced hemolytic anemia. *N Engl J Med* 287:1322, 1972.
202. Nesmith LW, Davis JW: Hemolytic anemia caused by penicillin. *JAMA* 203:27, 1968.
203. Yust I, Frisch B, Goldsher N: Simultaneous detection of two mechanisms of immune destruction of penicillin-treated human red blood cells. *Am J Hematol* 13:53, 1982.
204. Brandriss MW, Smith JW, Steinman HG: Common antigenic determinants of penicillin G, cephalothin and 6-aminopenicillanic acid in rabbits. *J Immunol* 94:696, 1965.
205. Abraham GN, Petz LD, Fudenberg HH: Immuno-hematological cross-allergenicity between penicillin and cephalothin in humans. *Clin Exp Immunol* 3:343, 1968.
206. Petz LD: Immunologic cross reactivity between penicillins and cephalosporins: A review. *J Infect Dis* 137:S74, 1978.
207. Kunicki TJ, Russell N, Nurten AT, et al: Further studies of the human platelet receptor for quinine- and quinidine-dependent antibodies. *J Immunol* 126:398, 1981.
208. Christie DJ, Aster RH: Drug-antibody-platelet interaction in quinine-and quinidine-induced thrombocytopenia. *J Clin Invest* 70:989, 1982.
209. Berndt MC, Chong BH, Bull HA, et al: Molecular characterization of quinine/quinidine drug-dependent antibody platelet interaction using monoclonal antisera. *Blood* 66:1292, 1985.
210. Sosler SD, Behzad O, Garratty G, et al: Acute hemolytic anemia associated with a chlorpropamide-induced apparent auto-anti-Jk_a. *Transfusion* 24:206, 1984.
211. Salama A, Mueller-Eckhardt C: Rh blood group-specific antibodies in immune hemolytic anemia induced by nomifensine. *Blood* 68:1285, 1986.
212. Salama A, Mueller-Eckhardt C: On the mechanisms of sensitization and attachment of antibodies to RBC in drug-induced immune hemolytic anemia. *Blood* 69:1006, 1987.
213. Christie DJ, Mullen PC, Aster RH: Fab-mediated binding of drug-dependent antibodies to platelets in quinidine- and quinine-induced thrombocytopenia. *J Clin Invest* 75:310, 1985.
214. Smith ME, Reid DM, Jones CE, et al: Binding of quinine- and quinidine-dependent drug antibodies to platelets is mediated by the Fab domain of immunoglobulin G and is not Fc dependent. *J Clin Invest* 29:912, 1987.
215. Salama A, Mueller-Eckhardt C: The role of metabolite-specific antibodies in nomifensine-dependent immune hemolytic anemia. *N Engl J Med* 313:469, 1985.
216. Kelton JG: Impaired reticuloendothelial function in patients treated with methyldopa. *N Engl J Med* 313:596, 1985.
217. Bakemeier RF, Leddy JP: Erythrocyte autoantibody associated with alpha-methyldopa: Heterogeneity of structure and specificity. *Blood* 32:1, 1968.
218. Green FA, Jung CY, Rampal A, Lorusso DJ: Alpha-methyldopa and the erythrocyte membrane. *Clin Exp Immunol* 40:554, 1980.
219. Green Fa, Jung CY, Hui H: Modulation of alpha-methyldopa binding to the erythrocyte membrane by superoxide dismutase. *Biochem Biophys Res Commun* 95:1037, 1980.
220. Kirtland HH III, Mohler DN, Horwitz DA: Methyldopa inhibition of suppressor-lymphocyte function. A proposed cause of autoimmune hemolytic anemia. *N Engl J Med* 302:825, 1980.
221. Garratty G, Arndt P, Prince HE, Schulman IA: The effect of methyldopa and procainamide on suppressor cell activity in relation to red cell autoantibody production. *Br J Haematol* 84:310, 1993.
222. Dearden C, Wade R, Else M, et al: The prognostic significance of a positive direct antiglobulin test in chronic lymphocytic leukemia: A beneficial effect of the combination of fludarabine and cyclophosphamide on the incidence of hemolytic anemia. *Blood* 111:1820, 2008.
223. Borthakur G, O'Brien S, Wierda WG, et al: Immune anaemias in patients with chronic lymphocytic leukaemia treated with fludarabine, cyclophosphamide and rituximab-incidence and predictors. *Br J Haematol* 136:800, 2007.
224. Spath P, Garratty G, Petz LD: Studies on the immune response to penicillin and cephalothin in humans: II. Immunohematologic reactions to cephalothin administration. *J Immunol* 107:860, 1971.
225. Garratty G, Petz L: Drug-induced hemolytic anemia. *Am J Med* 58:398, 1975.
226. Sokol RJ, Hewitt S, Stamps BK: Erythrocyte autoantibodies, autoimmune haemolysis and pregnancy. *Vox Sang* 43:169, 1982.
227. Issaragrisil S, Kruatrachue M: An association of pregnancy and auto-immune haemolytic anaemia. *Scand J Haematol* 31:63, 1983.
228. Evans RS, Duane RT: Acquired hemolytic anemia: I. The relation of erythrocyte antibody production to activity of the disease: II. The significance of thrombocytopenia and leukopenia. *Blood* 4:1196, 1949.
229. Evans RS, Takahashi K, Duane RT, et al: Primary thrombocytopenic purpura and acquired hemolytic anemia: Evidence for a common etiology. *Arch Intern Med* 87:48, 1951.
230. Pegels JG, Helmerhorst FM, vanLeeuwen EF, et al: The Evans syndrome: Characterization of the responsible autoantibodies. *Br J Haematol* 51:445, 1982.
231. Liesveld JL, Rowe JM, Lichtman MA: Variability of the erythropoietic response in autoimmune hemolytic anemia: Analysis of 109 cases. *Blood* 69:820, 1987.
232. Hegde UM, Gordon-Smith EC, Worlledge SM: Reticulocytopenia and absence of red cell autoantibodies in immune haemolytic anaemia. *Br Med J* 2:1444, 1977.
233. Conley CL, Lippman SM, Ness P: Autoimmune hemolytic anemia with reticulocytopenia: A medical emergency. *JAMA* 244:1688, 1980.
234. Greenberg J, Curtis-Cohen M, Gill FM, Cohen A: Prolonged reticulocytopenia in autoimmune hemolytic anemia of childhood. *J Pediatr* 97:784, 1980.
235. Mangan KF, Besa EC, Shadduck RK, et al: Demonstration of two distinct antibodies in autoimmune hemolytic anemia with reticulocytopenia and red cell aplasia. *Exp Hematol* 12:788, 1984.
236. Leddy JP: Immunological aspects of red cell injury in man. *Semin Hematol* 3:48, 1966.
237. Engelfriet CP, Borne AE vd, Giessen M vd, et al: Autoimmune haemolytic anaemias: I. Serological studies with pure anti-immunoglobulin reagents. *Clin Exp Immunol* 3:605, 1968.
238. Engelfriet CP, Borne AE, Beckers D, van Loghem JJ: Autoimmune haemolytic anaemia: Serological and immunochemical characteristics of the autoantibodies: Mechanisms of cell destruction. *Ser Haematol* 7:328, 1974.
239. Suzuki S, Amano T, Mitsunaga M, et al: Autoimmune hemolytic anemia associated

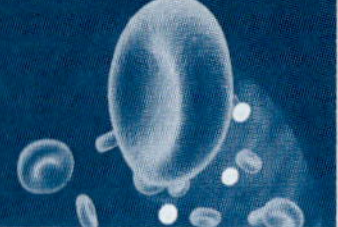

with IgA autoantibody. *Clin Immunol Immunopathol* 21:247, 1981.
240. Wolf CF, Wolf DJ, Peterson P: Autoimmune hemolytic anemia with predominance of IgA autoantibody. *Transfusion* 22:238, 1982.
241. Szymanski IO, Teno R, Rybak ME: Hemolytic anemia due to a mixture of low-titer IgG lambda and IgM lambda agglutinins reacting optimally at 22°C. *Vox Sang* 51:112, 1986.
242. Reusser P, Osterwalder B, Burri H, Speck B: Autoimmune hemolytic anemia associated with IgA: Diagnostic and therapeutic aspects in a case with long-term follow-up. *Acta Haematol* 77:53, 1987.
243. Göttsche B, Salama A, Mueller-Eckhardt C: Autoimmune hemolytic anemia associated with an IgA autoanti-Gerbich. *Vox Sang* 58:211, 1990.
244. Arndt P, Leger RM, Garratty G: Serologic findings in autoimmune hemolytic anemia associated with immunoglobulin M warm autoantibodies. *Transfusion* 49:235, 2009.
245. Evans RS, Bingham M, Boehni P: Autoimmune hemolytic disease: Antibody dissociation and activity. *Arch Intern Med* 108:338, 1961.
246. Evans RS, Bingham M, Turner E: Autoimmune hemolytic disease: Observations of serological reactions and disease activity. *Ann N Y Acad Sci* 124:422, 1965.
247. Gilliland BC, Leddy JP, Vaughan JH: The detection of cell-bound antibody on complement-coated human red cells. *J Clin Invest* 49:898, 1970.
248. Gilliland BC, Baxter E, Evans RS: Red cell antibodies in acquired hemolytic anemia with negative antiglobulin serum tests. *N Engl J Med* 285:252, 1971.
249. Gilliland BC: Coombs-negative immune hemolytic anemia. *Semin Hematol* 13:267, 1976.
250. Sokol RJ, Hewitt S, Booker DJ, Bailey A: Erythrocyte autoantibodies, subclasses of IgG and autoimmune haemolysis. *Autoimmun Rev* 6:99, 1990.
251. von dem Borne AE, Beckers D, van der Meulen FW, Engelfriet CP: IgG_4 autoantibodies against erythrocytes, without increased hemolysis: A case report. *Br J Haematol* 37:137, 1977.
252. Weiner W, Vos GH: Serology of acquired hemolytic anemia. *Blood* 22:606, 1963.
253. Vos GH, Petz L, Funenberg HH: Specificity of acquired haemolytic anaemia autoantibodies and their serological characteristics. *Br J Haematol* 19:57, 1970.
254. Leddy JP, Peterson P, Yeaw MA, Bakemeier RF: Patterns of serologic specificity of human gamma-G erythrocyte autoantibodies. *J Immunol* 105:677, 1970.
255. Bell CA, Zwicker H: Further studies on the relationship of anti-En^a and anti-Wr^b in warm autoimmune hemolytic anemia. *Transfusion* 18:572, 1978.
256. Celano MJ, Levine P: Anti-LW specificity in autoimmune acquired hemolytic anemia. *Transfusion* 7:265, 1967.
257. Marsh WL, Reid ME, Scott EP: Autoantibodies of U blood group specificity in autoimmune haemolytic anaemia. *Br J Haematol* 22:625, 1972.
258. Shulman IA, Vengelen-Tyler V, Thompson JC, et al: Autoanti-Ge associated with severe autoimmune hemolytic anemia. *Vox Sang* 59:232, 1990.
259. Owen I, Chowdhury V, Reid ME, et al: Autoimmune hemolytic anemia associated with anti-Sc 1.*Transfusion* 32:173, 1992.
260. Marsh WL, Oyen R, Alicea E, et al: Autoimmune hemolytic anemia and the Kell blood groups. *Am J Hematol* 7:155, 1979.
261. Barker RN, Casswell KM, Reid ME, et al: Identification of autoantigens in autoimmune haemolytic anaemia by a non-radioisotope immunoprecipitation method. *Br J Haematol* 82:126, 1992.
262. Victoria EJ, Pierce SW, Branks MJ, Masouredis SP: IgG red blood cell autoantibodies in autoimmune hemolytic anemia bind to epitopes on red blood cell membrane band 3 glycoprotein. *J Lab Clin Med* 115:74, 1990.
263. Telen MJ, Chasis JA: Relationship of the human erythrocyte Wr^b antigen to an interaction between glycophorin A and band 3. *Blood* 76:842, 1990.
264. Barker RN, De la Sa Oliveira GG, Elson CJ, et al: Pathogenic autoantibodies in the NZB mouse are specific for erythrocyte band 3 protein. *Eur J Immunol* 23:1723, 1993.
265. Kay MMB, Marchalonis JJ, Hughes J, et al: Definition of a physiologic aging autoantigen by using synthetic peptides of membrane protein band 3: Localization of the active antigenic sites. *Proc Natl Acad Sci U S A* 87:5734, 1990.
266. Turrini F, Mannu F, Arese P, et al: Characterization of autologous antibodies that opsonize erythrocytes with clustered integral membrane proteins. *Blood* 181:3146, 1993.
267. Curtis BR, Lamon J, Roelcke D, Chaplin H: Life-threatening, antiglobulin test-negative, acute autoimmune hemolytic anemia due to a non-complement-activating IgG 1k cold antibody with Pr_a specificity. *Transfusion* 30:838, 1990.
268. Silberstein LE, Berkman EM, Schreiber AD: Cold hemagglutinin disease associated with IgG cold reactive antibody. *Ann Intern Med* 106:238, 1987.
269. Feizi T, Kabat EA, Vicari G, et al: Immunochemical studies on blood groups: XLVII. The I antigen complex precursors in the A, B, H, Le^a, and Le^b blood group system: Hemagglutination inhibition studies. *J Exp Med* 133:39, 1971.
270. Hakomori S: Blood group ABH and Ii antigens of human erythrocytes: Chemistry, polymorphism, and their developmental change. *Semin Hematol* 18:39, 1981.
271. Marcus DM: A review of the immunogenic and immunomodulatory properties of glycosphingolipids. *Mol Immunol* 21:1083, 1984.
272. Rosse WF, Lauf PK: Reaction of cold agglutinins with I antigen solubilized from human red cells. *Blood* 36:777, 1970.
273. Lauf PK, Rosse WF: The reactivity of red blood cell membrane glycophorin with "cold-reacting" antibodies. *Clin Immunol Immunopathol* 4:1, 1975.
274. Pruzanski W, Shumak KH: Biologic activity of cold-reacting autoantibodies. *N Engl J Med* 297:583, 1977.
275. Chapman J, Murphy MF, Waters AH: Chronic cold hemagglutinin disease due to an anti-M-like autoantibody. *Vox Sang* 42:272, 1982.
276. von dem Borne AEG, Mol JJ, Joustra-Maas N, et al: Autoimmune hemolytic anemia with monoclonal IgM (kappa) anti-P cold autohemolysins. *Br J Haematol* 50:345, 1982.
277. Terada K, Tanaka H, Mori R, et al: Hemolytic anemia associated with cold agglutinin during chickenpox and a review of the literature. *J Pediatr Hematol Oncol* 20:149, 1998.
278. Tamura T, Kanamori H, Yamazaki E, et al: Cold agglutinin disease following allogeneic bone marrow transplantation. *Bone Marrow Transplant* 13:321, 1994.
279. Capra JD, Dowling P, Cook S, Kunkel HG: An incomplete cold-reactive gamma G antibody with i specificity in infectious mononucleosis. *Vox Sang* 16:10, 1969.
280. Shirey RS, Park K, Ness PM, et al: An anti-i biphasic hemolysin in chronic paroxysmal cold hemoglobinuria. *Transfusion* 26:62, 1986.
281. Salama A, Santoso S, Mueller-Eckhardt C: Antigenic determinants responsible for the reactions of drug-dependent antibodies with blood cells. *Br J Haematol* 78:535, 1991.
282. Sokol R, Stamps R, Booker D, et al: Posttransplant immune-mediated hemolysis. *Transfusion* 42:198, 2002.
283. Lundgren G, Asaba H, Bergström J, et al: Fulminating anti-A autoimmune hemolysis with anuria in a renal transplant recipient: A therapeutic role of plasma exchange. *Clin Nephrol* 16:211, 1981.
284. Ramsey G, Nusbacher J, Starzl TE, Lindsay GD: Isohemagglutinins of graft origin after ABO-unmatched liver transplantation. *N Engl J Med* 311:1167, 1984.
285. Mangal AK, Growe GH, Sinclair M, et al: Acquired hemolytic anemia due to "auto"-anti-a or "auto"-anti-b induced by group O homograft in renal transplant recipients. *Transfusion* 24:201, 1984.
286. Hazlehurst GR, Brenner MK, Wimperis JZ, et al: Haemolysis after T-cell depleted bone marrow transplantation involving minor ABO incompatibility. *Scand J Haematol* 37:1, 1986.
287. Solheim BG, Albrechtsen D, Egeland T, et al: Auto-antibodies against erythrocytes in transplant patients produced by donor lymphocytes. *Transplant Proc* 6:4520, 1987.
288. Sniecinski IJ, Oien L, Petz LD, Blume KG: Immunohematologic consequences of major ABO-mismatched bone marrow transplantation. *Transplantation* 45:530, 1988.
289. Petz LD: "Least incompatible" units for transfusion in autoimmune hemolytic anemia: Should we eliminate this meaningless term? A commentary for clinicians and transfusion medicine professionals. *Transfusion* 42:1503, 2003.
290. Ness PM: How do I encourage clinicians to transfuse mismatched blood to patients with autoimmune hemolytic anemia in urgent situations? *Transfusion* 46:1859, 2006.
291. Issitt PD: Autoimmune hemolytic anemia and cold hemagglutinin disease: Clinical disease and laboratory findings. *Prog Clin Pathol* 7:137, 1978.
292. Wallhermfechtel MA, Pohl BA, Chaplin H: Alloimmunization in patients with warm autoantibodies: A retrospective study employing three donor alloabsorptions to aid in antibody detection. *Transfusion* 24:482, 1984.
293. Branch DR, Petz LD: Detecting alloantibodies in patients with autoantibodies. *Transfusion* 39:6, 1999.
294. Shirey RS, Boyd JS, Parwani AV, et al: Prophylactic antigen matched donor blood for patients with warm autoantibodies: An algorithm for transfusion management. *Transfusion* 42:1435, 2002.
295. Garratty G, Petz LD: Approaches to selecting blood for transfusion to patients with autoimmune hemolytic anemia. *Transfusion* 42:1390, 2002.
296. Dameshek W, Rosenthal MC, Schwartz SO: The treatment of acquired hemolytic anemia with adrenocorticotrophic hormone (ACTH). *N Engl J Med* 244:117, 1951.
297. Allgood JW, Chaplin H Jr: Idiopathic acquired autoimmune hemolytic anemia: A review of forty-seven cases treated from 1955 to 1965. *Am J Med* 43:254, 1967.
298. Meyer O, Stahl D, Beckhove P, et al: Pulsed high-dose dexamethasone in chronic autoimmune haemolytic anaemia of warm type. *Br J Haematol* 98:860, 1997.
299. Greendyke RM, Bradley EB, Swisher SN: Studies of the effects of administration of ACTH and adrenal corticosteroids on erythrophagocytosis. *J Clin Invest* 44:746, 1965.
300. Fries LF, Brickman CM, Frank MM: Monocyte receptors for the Fc portion of IgG increase in number in autoimmune hemolytic anemia and other hemolytic states and are decreased by glucocorticoid therapy. *J Immunol* 131:1240, 1983.
301. Habibi B, Homberg JC, Schaison G, Salmon C: Autoimmune hemolytic anemia in children: A review of 80 cases. *Am J Med* 56:61, 1974.
302. Christensen BE: The pattern of erythrocyte sequestration in immunohaemolysis: Effects of prednisone treatment and splenectomy. *Scand J Haematol* 10:120, 1973.
303. Parker AC, MacPherson AIS, Richmond J: Value of radiochromium investigation in autoimmune haemolytic anemia. *Br Med J* 1:208, 1977.
304. Schwartz SI, Bernard RP, Adams JT, Bauman AW: Splenectomy for hematologic disorders. *Arch Surg* 101:338, 1970.
305. Eichner ER: Splenic function: Normal, too much and too little. *Am J Med* 66:311, 1979.
306. Centers for Disease Control and Prevention: Recommended adult immunization schedule—United States 2003–2004. *MMWR Morb Mortal Wkly Rep* 52:965, 2003.
307. Taylor RP, Lindorfer MA: Drug insight: The mechanism of action of rituximab in autoimmune disease—The immune complex decoy hypothesis. *Nat Clin Pract Rheumatol* 3:86, 2007.
308. Garvey B: Rituximab in the treatment of autoimmune haematological disorders. *Br J Haematol* 141:149, 2008.
309. Zecca M, Nobili B, Ramenghi U, et al: Rituximab for the treatment of refractory autoimmune hemolytic anemia in children. *Blood* 101:3857, 2003.
310. Bussone G, Ribeiro E, Dechartres A, et al: Efficacy and safety of rituximab in adults' warm antibody autoimmune hemolytic anemia: Retrospective analysis of 27 cases. *Am J Hematol* 84:153, 2009.
311. Murphy S, LoBuglio AF: Drug therapy of autoimmune hemolytic anemia. *Semin Hematol* 13:323, 1976.
312. Moyo VM, Smith D, Brodsky I, et al: High-dose cyclophosphamide for refractory autoimmune hemolytic anemia. *Blood* 100:704, 2002.
313. Beutler E: New chemotherapeutic agent: 2-Chlorodeoxyadenosine. *Semin Hematol* 31:40, 1994.
314. Kotb R, Pinganaud C, Trichet C, et al: Efficacy of mycophenolate mofetil in adult

refractory auto-immune cytopenias: A single center preliminary study. *Eur J Haematol* 75:60, 2005.
315. Howard J, Hoffbrand AV, Prentice HG, Mehta A: Mycophenolate mofetil for the treatment of refractory auto-immune haemolytic anaemia and auto-immune thrombocytopenic purpura. *Br J Haematol* 117:712, 2002.
316. Karlsson C, Hansson L, Celsing F, Lundin J. Treatment of severe refractory autoimmune hemolytic anemia in B-cell chronic lymphocytic leukemia with alemtuzumab (humanized CD52 monoclonal antibody). *Leukemia* 21:511, 2007.
317. Shumak KH, Rock GA: Therapeutic plasma exchange. *N Engl J Med* 310:762, 1984.
318. Council Report: Current status of therapeutic plasmapheresis and related techniques. *JAMA* 253:819, 1985.
319. Ahn YS, Harrington WJ, Byrnes JJ, et al: Treatment of autoimmune hemolytic anemia with vinca-loaded platelets. *JAMA* 249:2189, 1983.
320. Leickly FE, Buckley RH: Successful treatment of autoimmune hemolytic anemia in common variable immunodeficiency with high-dose intravenous gamma globulin. *Am J Med* 82:159, 1987.
321. Oda H, Honda A, Sugita K, et al: High-dose intravenous intact IgG infusion in refractory autoimmune hemolytic anemia (Evans syndrome). *J Pediatr* 107:744, 1985.
322. Bussel JB, Cunningham-Rundles C, Abraham C: Intravenous treatment of autoimmune hemolytic anemia with very high dose gammaglobulin. *Vox Sang* 41:264, 1986.
323. Besa EC: Rapid transient reversal of anemia and long-term effects of maintenance intravenous immunoglobulin for autoimmune hemolytic anemia in patients with lymphoproliferative disorders. *Am J Med* 84:691, 1988.
324. Flores G, Cunningham-Rundles C, Newland AC, Bussel JB: Efficacy of intravenous immunoglobulin in the treatment of autoimmune hemolytic anemia: Results in 73 patients. *Am J Hematol* 44:237, 1993.
325. Ahn YS, Harrington WJ, Mylvaganam R, et al: Danazol therapy for autoimmune hemolytic anemia. *Ann Intern Med* 102:298, 1985.
326. Pignon J-M, Poirson E, Rochant H: Danazol in autoimmune haemolytic anaemia. *Br J Haematol* 83:343, 1993.
327. Giannadaki E, Potamianos S, Roussomoustakaki M, et al: Autoimmune hemolytic anemia and positive Coombs' test associated with ulcerative colitis. *Am J Gastroenterol* 92:1872, 1997.
328. Cobo F, Pereira A, Nomdedeu B, et al: Ovarian dermoid cyst-associated autoimmune hemolytic anemia. *Am J Clin Pathol* 105:567, 1996.
329. Berentsen S, Ulvestad E, Gjertsen BT, et al: Rituximab for primary cold agglutinin disease: A prospective study of 37 courses of therapy in 27 patients. *Blood* 103:2925, 2004.
330. Schollkopf, C, Kjeldsen L, Bjerrum OW, et al: Rituximab in chronic cold agglutinin disease: A prospective study of 20 patients. *Leuk Lymphoma* 47:253, 2006.
331. Hippe E, Jensen KB, Olesen H, et al: Chlorambucil treatment of patients with cold agglutinin syndrome. *Blood* 35:68, 1970.
332. Evans RS, Baxter E, Gilliland BC: Chronic hemolytic anemia due to cold agglutinins: A 20-year history of benign gammopathy with response to chlorambucil. *Blood* 42:463, 1973.
333. Bell CA, Zwicker H, Sacks HJ: Autoimmune hemolytic anemia. *Am J Clin Pathol* 60:903, 1973.
334. Taft EG, Propp RP, Sullivan SA: Plasma exchange for cold agglutinin hemolytic anemia. *Transfusion* 17:173, 1977.
335. Brooks BD, Steane EA, Sheehan RG, Frenkel EP: Therapeutic plasma exchange in the immune hemolytic anemias and immunologic thrombocytopenic purpura. *Prog Clin Biol Res* 106:317, 1982.
336. Silberstein LE, Berkman EM: Plasma exchange in autoimmune hemolytic anemia (AIHA). *J Clin Apher* 1:238, 1983.
337. Zulian GB, Roux E, Tiercy J-M, et al: Transfusion-associated graft-versus-host disease in a patient treated with cladribine (2-chlorodeoxyadenosine): Demonstration of exogenous DNA in various tissue extracts by PCR analysis. *Br J Haematol* 89:83, 1995.
338. Briz M, Cabrera R, Sanjuan I: Diagnosis of transfusion-associated graft-versus-host disease by polymerase chain reaction fludarabine-treated B-chronic lymphocytic leukaemia. *Br J Haematol* 91:409, 1995.
339. Silverstein MN, Gomes MR, Elveback LR, et al: Idiopathic acquired hemolytic anemia: Survival in 117 cases. *Arch Intern Med* 129:85, 1972.
340. Dausset J, Colombani J: The serology and the prognosis of 128 cases of autoimmune hemolytic anemia. *Blood* 14:1280, 1959.
341. Pullarkat V, Ngo M, Iqbal S, et al: Detection of lupus anticoagulant identifies patients with autoimmune haemolytic anaemia at increased risk of venous thromboembolism. *Br J Haematol* 118:1166, 2002.
342. Hendrick AM: Auto-immune haemolytic anaemia—A high-risk disorder for thromboembolism? *Hematology* 8:53, 2003.
343. Buchanan GR, Boxer LA, Nathan DG: The acute and transient nature of idiopathic immune hemolytic anemia in childhood. *J Pediatr* 88:780, 1976.
344. Zupanska B, Lawkowicz W, Gorska B, et al: Autoimmune haemolytic anemia in children. *Br J Haematol* 34:511, 1976.
345. Heisel MA, Ortega JA: Factors influencing prognosis in childhood autoimmune hemolytic anemia. *Am J Pediatr Hematol Oncol* 5:147, 1983.
346. Carapella de Luca E, Casadei AM, DiPero G, et al: Autoimmune haemolytic anemia in childhood: Follow-up in 29 cases. *Vox Sang* 36:13, 1979.
347. Sokol RJ, Hewitt S, Stamps BK, Hitchen PA: Autoimmune haemolysis in childhood and adolescence. *Acta Haematol* 72:245, 1984.
348. Wang WC: Evans syndrome in childhood: Pathophysiology, clinical course, and treatment. *Am J Pediatr Hematol Oncol* 10:330, 1988.

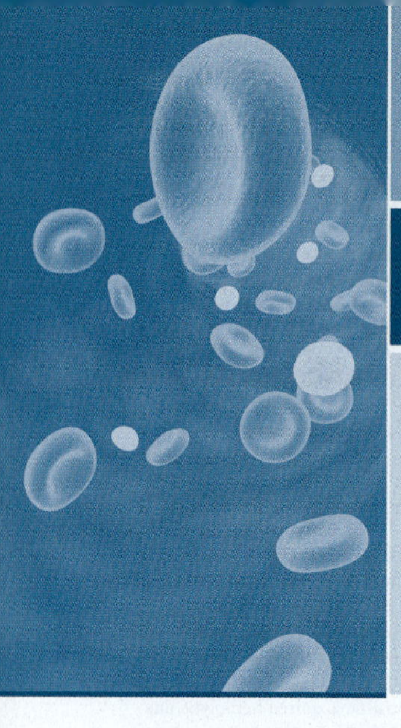

第54章 胎儿和新生儿同种免疫性溶血性疾病

Jayashree Ramasethu, Naomi L. C. Luban

摘 要

胎儿和新生儿同种免疫性溶血性疾病是由于母体来源的免疫球蛋白(Ig)G抗体经胎盘传播,作用于遗传有父系抗原(母体红细胞中不存在此类抗原)的胎儿红细胞表面所致。母体来源的IgG抗体与胎儿红细胞结合,引起溶血。溶血过程可引起贫血、髓外造血、新生儿高胆红素血症,后者有时可导致胎儿流产、新生儿死亡或残疾。母婴医学专家、血液学专家、放射学专家与新生儿专家的共同努力已大大降低了本病围产期的发病率和死亡率。产前诊断能确认具有溶血发生风险的胎儿,并能评估其疾病的严重程度。出生后,光疗和交换输血能防止患儿血清胆红素水平过度升高,从而避免胆红素脑病及其所致的大脑损害(核黄疸)。以前,因继发严重贫血与水肿在出生前便死亡的重症胎儿,如今可借助严密的产前监测与宫内输血得以存活。抗D抗原的抗体预防方案已能有效地防止因恒河猴D抗原致敏所致的同种免疫性溶血性疾病的发生,但由于其他红细胞抗体所致的同种免疫性溶血性疾病仍可发生。未来免疫血液学和分子生物学的发展有望为本病的预防和治疗提供新策略。

定义和历史

胎儿和新生儿同种免疫性溶血性疾病(HDFN)是由于经胎盘传播的母体免疫球蛋白(Ig)G抗体与胎儿红细胞上不同于母体(即遗传父系所得)的抗原结合,结果导致胎儿和(或)新生儿红细胞寿命缩短的一种疾病。溶血结果可导致胎儿和新生儿贫血及显著的新生儿黄疸。根据所涉及的抗原,可将同种免疫性HDFN分为三大类型:Rh、ABO及其他红细胞抗原。

本章使用的简写和缩略词:anti-D,抗D抗原抗体(antibody against D antigen);DAT,直接抗人球蛋白试验(direct antiglobulin test);$\triangle OD_{450}$,450nm波长处光密度的变化(change in optical density at 450 nm);FMH,胎儿-母体出血(fetal-maternal hemorrhage);HDFN,胎儿和新生儿同种免疫性溶血性疾病(alloimmune hemolytic disease of the fetus and newborn);Ig,免疫球蛋白(immunoglobulin);IUT,宫内输血(intrauterine transfusion);IVIg,静脉注射免疫丙种球蛋白(intravenous immunoglobulin G);RBC,红细胞(red blood cell);Rh,恒河猴(rhesus)。

20世纪50年代之前,由于缺乏有效的医学干预措施,近半数Rh型HDFN新生儿死亡或严重致残。早在17世纪,人们就注意到发生于新生儿的这一病症,但直至20世纪30年代和40年代才揭开该病的病理生理机制。1932年,Diamond及其同事[1]注意到死胎髓外及血液中有核红细胞活性异常,胎儿水肿、新生儿贫血以及重症黄疸之间存在密切关联,可能具有相同的造血系统病理生理机制。1938年,病理学家Ruth Darrow的一个婴儿因核黄疸去世,她推测胎儿红细胞溶血是由于胎儿血红蛋白诱导母体产生抗体所致[2]。随后Landsteiner和Weiner发现Rh因子,在此基础上,Levine及其同事探明了Rh型HDN病理生理机制,胎儿溶血症是由于Rh阳性的胎儿红细胞免疫Rh阴性母亲所致[3]。再次妊娠时,致敏母体产生的抗体经胎盘传播,结合于胎儿Rh阳性红细胞表面,导致溶血、贫血、水肿及严重新生儿黄疸。

血液置换疗法可纠正严重贫血及高胆红素血症。随着这一技术的发展,Rh型HDFN新生儿死亡率已大大降低[4],然而,重症胎儿在孕期34周前仍会发生宫内死亡。1961年,Liley发现羊水分光光度法具有确认胎儿患病风险的预测价值,随后发现宫内输血能防止胎儿死亡[5]。20世纪60年代和70年代,随着产前和产后应用抗D抗原(抗D)抗体预防Rh致敏这一方法的发展,Rh型HDFN的发病率显著下降[6]。

尽管已取得上述进展,Rh型HDFN并未消失,同时针对非Rh血型系统的其他红细胞抗原的抗体所致新生儿溶血病也日益为人们所认识[8-12]。Rh型HDFN胎儿及新生儿治疗的经验已成功地应用于各种HDFN的治疗,该病的死亡率及发病率在过去一个世纪里均有显著下降。21世纪,本病的诊断技术和治疗策略有望得到进一步提升。

病因学和发病机制

致病抗体

不同民族与种族间HDFN的流行情况各异;在特定人群

中，特异性血型等位基因的发生频率决定了血型不相容性及母体同种免疫反应的概率。欧洲裔美国人 RhD 阴性发生率约为 16%，非洲裔美国人 7%~8%，印度人 5%，中国人 0.3%[13-15]。

抗原阴性的女性可能存在天然的抗某种红细胞的抗体（抗 A 或抗 B），也可能通过血液输注接触外源性红细胞抗原或更为常见的是在妊娠或分娩时，因胎儿母体出血而产生抗体。与母体同种免疫反应相关的红细胞抗原多达 50 种以上[7-12]，引起不同严重程度的 HDFN（表 54-1）。

导致 HDFN 的抗体可分为三类：① Rh 血型系统中直接抗 D 抗原的抗体；②直接抗 A 和抗 B 抗原的抗体；③直接抗其他红细胞抗原的抗体。产前筛查可在 0.01%~0.4% 孕妇中检测出具有临床意义的抗体[7-12]。筛查一般不包括检测 O 型血母亲是否具有高滴度抗 A 或抗 B 抗体，因为它们不能准确预测新生儿 ABO 溶血病的发生。尽管可成功预防 Rh 型 HDFN，欧洲及美国检测出的大部分抗体仍为抗 D 抗体；其余依次为非 D Rh 抗体（c，C，e，E，cc 和 Ce），以及针对 Kell、Duffy、Kidd 及 MNS 系统的抗体[7,8]。美国一家三级中心的统计数据显示，特异性同种免疫反应发生频率分别为抗 D 18.4%、抗 E 14%、抗 c 5.8%、抗 C 4.7%、Kell 血型 22%，抗 MNS 4.7%，抗 Fya（Duffy）5.4%，抗 Jka 1.5%[9]。在瑞典，78 145 名孕妇中 0.4% 在怀孕期间检测到同种免疫反应，出现严重同种免疫反应（指滴度水平为 8 或更高）者占 0.16%。在严重免疫反应中，抗 D 免疫反应占 60%，其余依次为抗 Fya 10%，抗 c 7%，抗 K 4%[10]。在荷兰，妊娠前 3 个月确定的抗体阳性检出率为 1232/100 000，其中非抗 D 抗体为 328/100 000。每 100 000 份检出抗体中，仅 191 份针对父源性抗原的抗体存在引发 HDFN 的风险，抗 E 和抗 D 抗体最为常见，其次为抗 K 和抗 c 抗体[11]。在亚洲，不同特异性的抗体也可导致 HDFN。对来自中国香港地区 28 303 名妇女产前检测结果进行回顾性研究发现，当地 0.27% 的中国妇女可检测出临床上具有重要意义的抗体，检出率最高的抗体为抗 Mi（57.6%），抗 E（19.7%），抗 S（10.6%）及抗 c（7.6%）[12]。

由于一些抗体的独有特征，筛选试验检测出的抗体可能不具有临床意义，如 IgM 抗体不能通过胎盘；又如，胎儿和新生儿红细胞极弱表达 Lewis 及 Chido 抗原，故不易被相应的母体抗体所破坏。只有可通过胎盘的 IgG 抗体具有影响胎儿的潜力，且只有当胎儿存在与特异性抗体相对应的抗原时，才会发生免疫反应。可能影响 HDFN 临床严重程度的因素包括 IgG 抗体的类型和亚型、母体循环中抗体浓度及抗体经胎盘传播的速率等。此外，当母体存在同种抗体时，胎儿的一些因素对于溶血的严重程度也有重要的影响，如胎儿红细胞表面抗原的存在及其浓度、存在于胎儿其他组织而非红细胞的类似抗原的竞争效应及胎儿单核 - 吞噬细胞系统的免疫活性等。

Rh 型 HDFN 是此类疾病中最具代表性，故首先对其进行讨论，其他各类型自身免疫性 HDFN 的不同特征也将依次予以阐述。

RHD 溶血性疾病

D 多态性的遗传学和分子学基础

Rh 系统的抗原由定位于 1 号染色体短臂的一对基因 RHD 和 RHCE 所编码，每个基因有 10 个外显子，其中 94% 的序列相同，彼此以相反的方向紧密连接（5′ *RHD* 3′ —3′ *RHCE*5′ ），即 *RHD* 顺义链成为 *RHCE* 反义链。Rh 基因编码产物为一非糖基化、十六酰化蛋白，由 417 个氨基酸组成。该蛋白横跨红细胞膜，且胞外有 6 个环，决定其抗原活性。抗 D 抗体分子可识别 RhD 蛋白外环上的抗原决定簇（参见第 137 章）。

RhD 阳性个体可有 1~2 个 RHD 拷贝（分别为 RhD 阳性纯合子和杂合子）。目前已经明确的 RHD 等位基因超过 150 个，随着研究群体不断扩大，可能会发现更多的等位基因[16]。一些等位基因与 RhD 蛋白变异中 D 抗原表达水平改变有关，根据其表型及分子差异，可将 D 抗原分为部分 D、弱 D 和 DEL。细胞外环上的氨基酸改变可产生不同形式的部分 D，部分 D 的携带者在接触正常 D 抗原时可产生抗 D 抗体；Rh 蛋白细胞跨膜区或胞内片段发生氨基酸改变可产生弱 D 的表型。D 抗原仅数量上表达减少，并无质的改变，因此携带者对抗 D 免疫反应通常无易感性。然而，弱 D 型 15、弱 D 型 4.2 或 DAR、弱 D 型 7 都可能会产生抗 D 抗体。DEL 是一种表达极弱的 D 抗原，发现于东亚地区 30% RhD 阴性供血者中。

在白种人中，所有 D 抗原阴性的个体均为 RHD 缺失的纯合子（包括整个 RHD 和每个 Rh 盒的部分侧翼）。RhD 阴性表型以红细胞膜缺乏整个 RhD 蛋白为特征，但通常 RhCcEe 蛋白仍存在。18% D 阴性的非洲黑人为 RHD 缺失的纯合子。大多

表 54-1 与 HDFN 相关的 RBC 抗体[7,52]

血型	与重型 HDFN 密切相关	与重型 HDFN 可能相关	与轻度 HDFN 相关	非 HDFN 原因
Rh	D，c	C，E，f，Ce，Cw，Cx，Ew，G，Hro，Rh29，Rh32，Rh42，Goa，Bea，Evans，Tar，Sec，JAL，STEM	E，e，f，Cx，Dw，Rh29，Riv，LOCR	
Kell	K	K，Kpa，Kpb，Ku，Jsa，Jsb，Ula，K11，K22	Ku，Jsa，K11	K23，K24
Duffy		Fya	Fyb，Fy3	
Kidd		Jka	Jkb，Jk3	
MNS		M，S，s，U，Mia，Vw，Mur，Mta，Hut，Hil，Mv，Far，sD，Ena，MUT	M，S，s，U，Mta，Mit	N
Lutheran			Lua，Lub	
Lewis				Lea，Leb
其他		JFV，Jones，Kg，MAM，REIT，Rd，Vel，Dia，Wra，Co3，PPIPK	Dib，Sc3，Ge2，Ge3，Ge4，LSa，Lan，JFV，HOFM	P1，Wrb，Yta，Ytb，Sc1，Sc2，CROM，CH/RG，KN，JMH

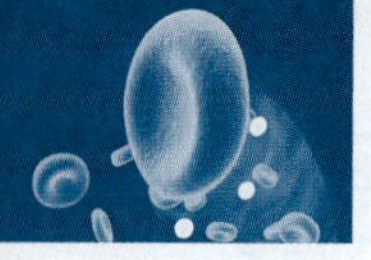

数(66%)D 阴性的非洲黑人含无活性的 RHD 基因 RHψ，而 15% 含杂合基因 RHD-CE-D[5]，这两者都不能产生 D 抗原决定簇。

弱 D 型 1~3 的孕妇可输注 D 阳性血液，并对同种免疫反应不易感。部分 D 变异型 DVI 和 DNB 妇女在暴露于正常 D 抗原时可能会产生抗 D 抗体[16,17]。

胎儿红细胞进入母体与抗 D 同种免疫反应

妊娠、产程或分娩期间，75% 孕妇会发生无症状性胎儿红细胞经胎盘进入母体血循环的情况[18]。这种胎儿母体出血的发生率随孕龄而增高：从孕早期的 3% 升至孕中期 12%，再升至孕晚期 45%，分娩期则高达 64%。分娩后绝大多数妇女的外周血循环中平均含有约 0.1ml 的胎儿血，96% 妇女少于 1ml[19]。产时高达 1% 的孕妇胎儿红细胞进入母体的量超过 30ml[20]。大量胎儿红细胞进入母体会导致胎动减少及窦性心动变缓(胎儿心律波形由起伏变为平坦基线)；然而也可能无明显临床症状，导致其无法与微量胎儿红细胞进入母体相鉴别[20,21]。此外，某些产科操作如绒毛膜绒毛取样、羊膜穿刺术、堕胎、治疗性流产、外回转术、剖宫产术、胎盘人工剥离以及某些病理情况如腹部创伤、自然流产或宫外孕等亦可导致胎儿红细胞进入母体血循环[19,22-24]。

母体免疫反应强度取决于胎儿红细胞进入母体血循环的含量及母体胎儿血型的不相容性。当 D 抗原阴性的母体中含有 D 抗原阳性的红细胞时，最初可产生的微弱而缓慢的初次免疫应答，这个过程约持续 4 周并伴 IgM 抗体一过性升高；此后，在距暴露 D 抗原阳性红细胞约 5~15 周后，机体开始产生能穿透胎盘的抗 D IgG 抗体。事实上，D 抗原是 Rh 抗原、甚至所有红细胞抗原(仅次于 ABO 抗原)中免疫原性最强的抗原[25]。D 蛋白有 35 个氨基酸不同于 CcEe 蛋白，并于 D 阴性个体脾脏及淋巴组织抗原递呈细胞作用下进行加工，形成多种短的同种异体线性肽，后者可刺激辅助性 T 细胞，并随后激活 B 细胞产生 IgM 及随后产生的 IgG 抗体。初次免疫应答后产生的记忆性 T 与 B 细胞可长期存活，甚至可在数年后再次接触抗原，诱导抗原特异性克隆快速增殖从而加速抗体反应。反复暴露于 D 抗原阳性的胎儿红细胞，即当致敏的 D 抗原阴性的妇女再次怀有 D 抗原阳性的胎儿时，母体将立即产生二次免疫应答，通过母体的记忆性 B 淋巴细胞迅速产生大量的抗 D IgG 抗体。

若无 RhIg 预防，Rh 阴性妇女在分娩 Rh 阳性 ABO 血型相容的胎儿(第一胎)后，6 个月内致敏的发生率为 7%~16%，Rh 阴性的妇女中，16% 较低比例的初次同种免疫反应的发生率可能是由于绝大多数女性中，胎儿红细胞进入母体的量(FMH)较少所致。据报道，经常滥用静脉注射药物并与 RhD 阳性伴侣共用针头的 D 阴性妇女由于反复接触少量的 D 抗原阳性的红细胞，因此会导致严重的 Rh 致敏[26]。母体和胎儿 ABO 不相容能保护母体免除原发性 Rh 免疫反应，这是由于母体中抗 A 及抗 B 抗体能迅速清除不相容的胎儿红细胞，从而减少母体与 RhD 抗原表位的接触。分娩第一胎 ABO 不相容胎儿后，2% 高风险妇女会发生初次 Rh 免疫反应[27]。一旦致敏，ABO 血型不相容亦不能保护母体避免二次免疫反应的发生[27]。

溶血

经胎盘进入胎儿体内的母体抗 D IgG 抗体与胎儿红细胞膜上 D 抗原位点结合，随后被覆 IgG 抗体的红细胞黏附于巨噬细胞的 FCγ 受体，形成玫瑰花结，导致血管外非补体介导的吞噬作用与溶血，此过程主要发生于脾脏[28-29]。尽管胎儿细胞在早于 7 周孕龄时即出现 Rh 抗原，但在 20~24 周孕龄之前，IgG 抗体经胎盘主动运输速度缓慢。溶血程度可能受如下因素的影响：20 周孕龄前胎儿单核 - 吞噬细胞系统功能不成熟性、母体 IgG 水平、IgG 亚型及抗体经胎盘转运的速度[30-31]。虽然抗 D IgG 抗体主要由 IgG_1 和 IgG_3 亚型组成，但是这些亚型各自影响新生儿溶血病严重性的程度尚存争议[28-31]。有时，严重同种免疫妇女分娩的新生儿仅表现为轻度溶血。这类妇女的胎儿可免患重度溶血性疾病可能是由于同种单核细胞特异的抑制性抗人白细胞抗原(HLA)抗体封闭单核 - 吞噬细胞的 Fcγ 受体所致[32-33]。

胎儿溶血所致的继发性贫血可引发其多部位(包括肝脏、脾脏、肾脏及肾上腺等)发生代偿性髓外造血，同时，胎儿外周血循环中可大量出现未成熟的有核红细胞。有报道称，重度贫血的胎儿其血浆中促红细胞生成素的水平升高[34]。红系造血显著增加的同时可伴随血小板及中性粒细胞生成的下调[35]。一个研究中心在 RhD 同种免疫孕妇实施宫内输血前对胎儿血小板进行计数发现，在所有胎儿血标本中，重度血小板减少症(血小板计数 $<50 \times 10^9/L$)的检出率为 3%，而在严重水肿胎儿中，重度血小板减少症的检出率则高达 23%[36]。广泛性肝脏 / 脾脏髓外造血可引起门静脉及脐静脉高压，从而导致腹水、胸腔积液和肺部发育不全[37]。胎盘滋养层肥大及胎盘水肿可损害胎盘功能。肝功能障碍所致的低蛋白血症可引发全身性水肿。“胎儿水肿”(图 54-1)为累及全身的广泛性水肿，源于贫血、低蛋白血症、心力衰竭、静脉压增高、毛细血管通透性升高及淋巴清除率受损等诸多因素综合作用的终末结果，在宫内输血治疗问世之前，绝大多数此类胎儿死于宫内或出生后不久便死亡。

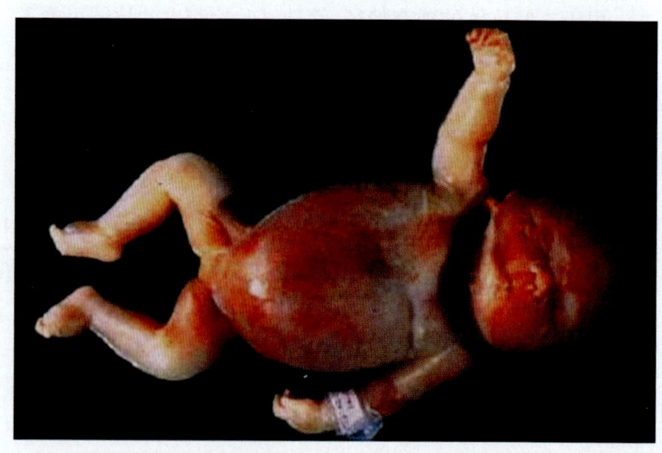

图 54-1　胎儿水肿。

尽管胎儿溶血可引起继发性胆红素水平的升高，但胎盘能有效转运绝大部分脂溶性非结合胆红素，因此婴儿出生时黄疸并不明显。有些胎儿的胆红素可排泄进入羊水，羊水中胆红素的浓度可反映胎儿血中胆红素水平，且与胎儿血及羊水中白蛋白的浓度相关[38]。胆红素进入羊水腔的机制尚存争议，但有五条可能的途径(经胎儿肾脏、胎粪、皮肤、胎儿肺脏及跨膜转运排泄)，其中跨膜转运途径最具可能性[39]。出生时，抗体被覆的新生儿红细胞继续破坏并生成过量胆红素，此时新生儿肝脏尚不成熟，没有能力处理过量胆红素，从而导致非结合胆红素水平升高。

出生后的 12 周内，新生儿血液循环中母体抗体数量逐渐下降，其半衰期约为 25 天。伴中度至重度溶血性疾病的新生儿可在新生儿后期发生严重贫血，并持续 8~12 周龄。母体抗体持续存在所致的溶血以及血清红细胞生成素浓度低下所致的红细胞生成减少均与迟发性贫血的发生相关[40-42]。

■ ABO 溶血病

ABO 新生儿溶血病(HDN)几乎无例外地发生于 O 型母亲所生的 A 型或 B 型婴儿；据报道，HDN 也罕见发生于 A 型母亲所生的 B 型婴儿以及 O 型母亲所生的 AB 型婴儿[43,44]。约 15% 的 O 型孕妇存在 ABO 血型不相容，但 ABO 溶血性疾病的发生仅占出生人群的 1%~3%，其较确切原因是由于大部分抗 A 及抗 B 抗体均为 IgM 型，不能经胎盘传播，仅少数 O 型孕妇产生能经胎盘传播的抗 A 及抗 B IgG 抗体，后者主要成分为 IgG_2 亚型，该亚型较 IgG_1 或 IgG_3 更难经胎盘转运，同时也是巨噬细胞诱导红细胞清除的低效媒介[13,45]。产前测定 O 型母亲的抗 A 和抗 B 水平无助于预测新生儿 ABO 溶血病，这部分是由于胎儿红细胞上只有少量完全发育的 A 或 B 抗原位点，且抗 A 或抗 B 抗体对红细胞的作用被胎儿体内其他带有这些表面抗原的组织进一步稀释。溶血是由于被覆 Ig 的红细胞通过非补体介导的吞噬作用吞噬破坏所致，此过程与 Rh 型 HDFN 相类似。新生儿 ABO 溶血病血涂片中易见标志性小球形红细胞，这一点与新生儿 Rh 溶血病不同。小球形红细胞增多症是由于脾脏清除受累细胞抗原 - 抗体复合物时膜表面丢失所致(参见第 53 章)。

新生儿 ABO 溶血病通常导致早期新生儿黄疸，一般需要光照治疗，极少需要血液置换治疗[46]。据报道，东南亚人、西班牙人、阿拉伯人、南非人和美洲黑人本病的发病率更高且黄疸程度更严重[47-49]，特定群体中高胆红素血症的高发及其严重程度可能与二磷酸尿苷葡萄糖醛基转移酶基因启动子变异有关[50]。胎儿出现重度贫血伴水肿的病例几乎很少有报道[49]。与 Rh 溶血病不同的是，新生儿 ABO 溶血病可能累及第一胎 ABO 不相容婴儿，这是因为 O 型成人体内可正常存在抗 A 及抗 B IgG 抗体。据报道，与受累胎儿具有相同血型的同胞，其发病率为 88%，其中 2/3 受累同胞需要进行治疗[51]。表 54-2 列出了新生儿 Rh 溶血病与 ABO 溶血病的不同点。

表 54-2 新生儿 Rh 和 ABO 溶血病的比较

	Rh	ABO
血型		
母亲	阴性	O
婴儿	阳性	A 或 B
抗体类型	IgG_1 和(或)IgG_3	IgG_2
临床表现		
第一胎发病率	5%	40%~50%
再次妊娠发生	明显	无
溶血的预测价值		
死胎和(或)水肿	经常	罕见
重度贫血	经常	罕见
黄疸程度	+++	+~++
肝脏 / 脾脏肿大	+++	+
实验室检查		
母体抗体	一直存在	不确定
直接抗人球蛋白试验(婴儿)	阳性	阳性或阴性
球形红细胞	无	有
治疗		
产前评估	需要	不需要
置换输血频度	约 2/3	偶需
供者血型	Rh 阴性，如可能则选血型特异者	仅限 O 型
晚期贫血发生率	常见	罕见

■ 其他红细胞抗体所致的溶血性疾病

一篇关于与非 D 抗原诱导的同种免疫相关的妊娠胎儿及新生儿临床结果的综述表明，尽管已报道的多种抗体可致溶血，但文献报告中的病例似乎更倾向于重症病例[7]。表 54-1 列举了常见的 HDFN 相关抗体[7,52]。不同抗体所致的溶血病临床表现变化很大，不同类型之间可能存在部分重叠，但是抗 RhD、抗 Rhc 和抗 Kell 抗体通常与重型 HDFN 相关。在美国的一组同种免疫孕妇中，抗 Kell 抗体的发生率超过了抗 D 抗体[9]。

Kell

Kell 血型系统至少包括 28 个独立抗原，其中 8 个与 HDFN 相关。KEL 基因位于染色体 7q34，Kell 抗原定位于红细胞膜糖蛋白 CD238，其独特性在于仅跨红细胞膜一次，由 47 个氨基酸残基组成的短 N 末端区位于胞内；由 665 个氨基酸残基组成的长 C 末端区位于膜外。Kell 糖蛋白和膜蛋白 XK 相连，后者为膜转运载体。XK 上 Kx 抗原的缺乏及 Kell 抗原的弱表达即定义为“麦克劳德表型”，其临床表现为棘形红细胞增多症伴神经肌肉及神经退行性病变。最常见的 K 抗原(K 和 K1)在红系祖细胞及成熟红细胞上表达。只有 9% 欧洲血统人群，以及 1%~2% 非洲血统人群表达 K 和 K1，且几乎所有 K 阳性个体均为杂合子[53]。如同 RhD，Kell 也存在不同的突变及氨基酸改变，从而形成发生率高低各异的五种抗原(包括 K null 和 K mod 型)。Kell 阴性的妇女中，大约 30%~50% 的同种免疫源于输血，而非 Kell 阳性的胎儿红细胞进入母体，从而致敏所致[54,55]。即使孕妇存在同种免疫，Kell 溶血病也不常见，这是因为由经胎盘传播的抗体所致的贫血仅发生于 Kell 阳性胎儿。Kell 阴性妇女其配偶 Kell 阳性的比例不足 10%，且由于是杂合子，故其中仅半数妊娠会发生血型不相容。据报道，存在同种免疫的孕妇最终产出受累胎儿的概率为 2.5%~10%，其中近半数婴儿需要干预治疗，胎儿水肿与重度贫血为其常见的临床表现[55-57]。不同于 RhD 溶血病，抗 Kell 同种免疫所致的胎儿贫血的原因不仅仅是由于继发性溶血，还包括继发性胎儿红细胞生成抑制。临床上很早就注意到，相对于受累胎儿的贫血程度，其循环中存在不相称的低水平网织红细胞及幼红细胞。体外红系造血抑制实验表明，单克隆 IgG 型及 IgM 型抗 Kell 抗体可抑制 Kell 阳性红系祖细胞的生成[58]。据推测，抗 Kell 抗体也可通过胎儿肝脏的巨噬细胞促进早期 K 阳性红系祖细胞的免疫破坏，从而导致胎儿贫血[59]。此外，抗 Kell 抗体还与抑制巨核细胞及粒细胞集落形成单位的形成相关，从而导致胎儿和新生儿血小板减少症及全血细胞减少症[60-61]。

HDFN 临床特点

贫血、黄疸和肝脾肿大是新生儿溶血病的标志性特点，受累胎儿的临床表现差异很大。新生儿 Rh 溶血病中，半数患儿病情轻微，无需干预治疗。1/4 患儿出生时存在中度贫血并发展为严重黄疸，肾盂 1/4 患儿在宫内干预前即发生水肿，其中半数发生于在 34 周孕龄前。受累孕妇再次妊娠时胎儿水肿发生率高达 90%，且通常出现于孕早期。新生儿 Kell 溶血病临床表现更难预测，轻者仅表现为轻度贫血或高胆红素血症，重者则出现严重水肿。黄疸是 ABO 溶血病的主要表现，也可出现贫血及轻度肝脾肿大，但重度胎儿贫血与水肿较为少见[49]。

■ 贫血

轻度新生儿溶血病的婴儿，其脐带血血红蛋白浓度仅稍低于同龄正常范围。所有受累婴儿出生后血红蛋白水平通常继续下降，溶血持续进行直至循环中不相容红细胞和(或)母体同种抗体完全清除。中至重度贫血患儿体检可见面色苍白、气促与心动过速。重度贫血患儿(血红蛋白 <40g/L，血细胞比容 <15%)可出现心血管功能衰减及组织缺氧的体征。

■ 新生儿黄疸

绝大多数溶血病患儿出生时无黄疸，尽管重症患儿羊水中胆红素可致脐带与胎儿皮肤着色。临床病理性黄疸通常出现于婴儿出生后第 1 天，重症患儿出生后数小时内即可发生。水平不断升高的胆红素沿头足方向累及全身。轻度患儿血清间接胆红素于出生后第 4 天或第 5 天达峰值，随后缓慢下降。早产儿因其肝脏葡萄糖醛酸转移酶活性更为低下，故其体内血清胆红素水平更高且持续时间更长。有时，接受过多次宫内输血的患儿在出生时可发生高结合胆红素血症。

■ 核黄疸

新生儿血清间接胆红素水平升高的一个重要并发症即胆红素脑病(亦称之为“核黄疸”)[62]，该疾病是由于胆红素沉着于基底核和脑干而使神经元坏死所致。急性胆红素脑病初始表现为嗜睡、喂养困难及张力减退，随着病情的发展，患儿出现高声啼哭、发热、张力过高，继而进展为角弓反张、不规则呼吸。张力过高逐渐减低，患儿随后遗留下核黄疸部分或全部的典型后遗症：舞蹈手足徐动样大脑麻痹、异常凝视(特别是向上凝视)、感觉神经听力丧失及认知障碍。早产儿胆红素脑病的临床表现可能较不明显，但脑干听觉诱发电位异常或缺失，以及磁共振扫描所示双侧苍白球特征性损伤有助于核黄疸的临床诊断。

与其他原因所致的同等程度胆红素水平相比，HDFN 患儿发生核黄疸的风险更高[63]。据推测，急性溶血时产生的亚铁血红素能抑制胆红素 - 白蛋白结合。此外，重症患儿常存在很多可损伤血 - 脑屏障的因素，如早产、酸中毒、低氧血症、体温过低及低血糖等，导致其患胆红素脑病的易感性增高。

■ 其他临床特征

通常存在肝脾肿大，显著的肝脾肿大可见于伴有水肿的新生儿。水肿患儿常表现为全身性水肿，并可出现腹水、胸膜及心包积液。肺发育不全、胸膜和(或)心包积液及肺表面活性物质缺乏可引起呼吸衰减。血小板减少性紫癜有时可见于重症患儿，其为预后不良的征兆。胎盘增厚、变大、苍白。

接受宫内输血的患儿出生时可能仍存在肝脾肿大与贫血，并可发展为严重的高胆红素血症[64]。

妊娠史

妊娠史对同种免疫妊娠的早期评估极其重要。早期胎儿死亡或水肿病史被视为不良因素。Rh 同种免疫妇女再次妊娠时，新生儿溶血病的严重程度可保持不变或者加剧，90% 受累孕妇会再次发生胎儿水肿，且通常发生于孕早期。既往有新生儿死亡、新生儿换血或宫内输血史的同种免疫孕妇应接受更为严格的胎儿监测[65]。再次妊娠的受累胎儿其溶血性黄疸的严重程度一般与之前受累胎儿相当。非 D 抗原致敏的妇女(特别是存在 Kell 同种免疫)可能有输血史。父方与 Rh 及 Kell 同种免疫的发生特别相关，这是因为只有父亲致病抗原为阳性时，胎儿才有发病风险。ABO 溶血病可能累及第一胎 ABO 血型不相容的新生儿。再次发生 ABO 血型不相容妊娠时，偶见严重新生儿 ABO 溶血病[51]。

实验室检查

HDFN 的评价和治疗需要产科学家、母胎医学专家、放射学专家、血液学专家和新生儿学专家的密切合作。图 54-2 为同种免疫妊娠的临床处理流程。

■ 母体血液免疫学检测

产前血清学检测的目的在于确定 Rh 阴性孕妇，并检测其同种免疫状态。美国血库协会已经建立了美国产前与围产期血液免疫学和分子学检测的实践指南和建议[53]。

必须采集 10~16 周孕龄的孕妇血标本进行 ABO 和 RhD 血型鉴定，并筛查孕妇是否存在红细胞同种抗体。无论孕妇为 RhD 阳性或阴性血型，都必须在 28 周孕龄时再次采血确定 ABO 和 RhD 血型，同时进一步评估孕妇是否存在其他红细胞同种抗体。不同单克隆试剂其反应活性可能不同，D 型鉴定的差异性问题必须予以研究和解决，期间可能需要应用不同厂家的试剂。

已有研究证实首次分娩时检测到有临床意义抗体的概率极低，且不会发生新生儿并发症，故妊娠晚期和分娩时没必要再次进行常规血型鉴定或筛查[66,67]。但既往有临床意义抗体史、输血或外伤性分娩史的孕妇则应于妊娠晚期(孕龄 9 个月)时进行第三次检测。

如果在妊娠的任何期间检测到相关抗体，均应确定其特异性、浓度、来源及发生 HDFN 的可能性。建议使用悬浮于低离子强度溶液或聚乙二醇中的试剂红细胞悬液进行间接抗人球

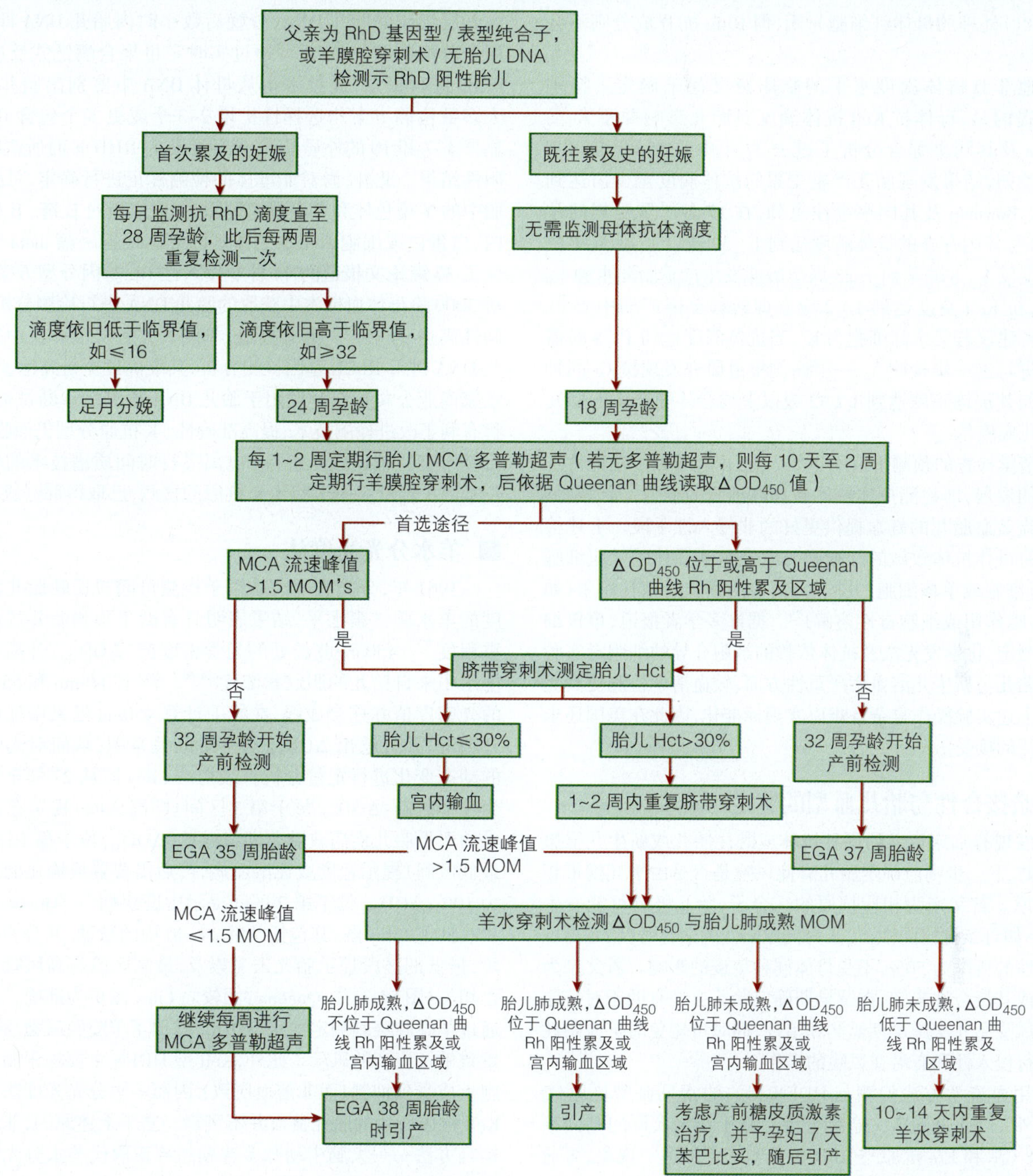

图 54-2 Rh 同种免疫妊娠的临床处理流程[68]。ΔOD，羊水吸光度偏移；EGA，估计孕龄；Hct，血细胞比容；MCA，大脑中动脉；MOM，孕龄中位数的倍数；Rh，恒河猴。

蛋白试验，酶增强技术不会增加实际临床意义。用于抗体筛查的试剂细胞应表达 C、c、D、E、e、K、k、Fy^a、Fy^b、Jk^a、Jk^b、S、s、M、N 和 Le^a，不需要含有表达低频度抗原的筛查细胞（见第 137 章）。

伴免疫性抗 D 的孕妇在 28 周孕龄前应每月进行一次血样检测，之后每两周检测一次[68]。所报告的抗体滴度指出现可见凝集时最大稀释度的倒数，两次稀释前后滴度间差异为有临床意义的变化。同时用先前的冷冻样本同时进行平行试验，使由于技术或者试剂红细胞的差异所导致的滴度变化最小化[53]。临界滴度的定义为胎儿存在贫血或水肿高危风险时的滴度水平。当抗体滴度达到临界滴度时，可选择超声或羊膜腔穿刺术监测胎儿，进一步抗体滴度测定无助于评估胎儿状态。抗体滴度对监测再次妊娠的受累孕妇无实际意义。

在美国，不同实验室临界滴度波动于 8~32 之间[68]，在英国和欧洲，抗 D 水平参照国际标准并以 IU/ml 表示。当抗 D 滴度达到 4IU/ml 或更高时，应立即转移至专门的妇婴单位进一步监测；滴度为 4~15IU/ml 时有发生中度 HDFN 的潜在危险；高于 15IU/ml 则提示有发生重型 HDFN 的可能[69]。在荷兰，临界滴度为 16IU/ml 或更高[8]。

妊娠期间曾注射过 RhIg 的孕妇可检测出抗 D 滴度阳性（一般为 2~4），但这与 RhIg 的效价及 FMH 的严重程度无关。如需要，可借助特殊检查将其与同种免疫产生的抗 D 抗体相区分，后者可在盐溶液中检出，且可以被 2- 巯基乙醇或二硫苏

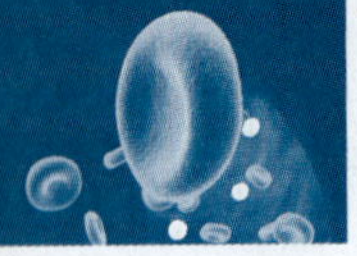

糖醇(DTT)处理的母体红细胞封闭,但 RhIg 抗 D 成分则不会被封闭。

其他非 D 抗体滴度水平的临床意义尚未确定。特别值得一提的是,母体抗 Kell 抗体滴度对胎儿影响并不大[58]。McKenna 及其同事综合分析了过去 37 年中的 156 例抗 Kell 阳性的孕妇,结果发现胎儿严重受累的抗体滴度至少需达到 1∶32[56]。Bowman 及其同事也注意到,在 17 名严重受累的孕妇中,16 位体内存在的抗体滴度达到 1∶32 或以上,但有 1 位抗体滴度仅 1∶8 的孕妇于 23 周孕龄即发生严重胎儿水肿[57]。在荷兰,抗 Kell 滴度达到 1∶2 应立即转移至围产期中心[55]。部分学者建议若父亲红细胞为 K^+,当抗体滴度达到 1∶8 时需对胎儿进行进一步检测[7]。一项病例报道研究发现抗 C- 同种免疫孕妇其抗体滴度达到 1∶32 或以上均会伴随严重的胎儿或新生儿疾病[67]。

血清学检查的预测价值不尽如人意,由此导致了功能性细胞检测的发展,即检测母体抗体破坏红细胞的能力,为识别具有高风险贫血胎儿的妊娠提供更好的非侵入性手段。上述检测技术将母体抗体致敏的红细胞与携带 Fcγ 受体的效应细胞(如淋巴细胞或单核细胞)共同孵育,检测细胞间相互作用(如结合、吞噬作用或细胞毒性溶解)[29]。据许多学者报道,单核细胞单层测定、化学发光法及抗体依赖的细胞介导的细胞毒实验在预测胎儿与新生儿溶血病严重性方面,较血清学检测更具优势。但上述实验操作复杂且难以实现标准化,因此在美国还未得到广泛的接受。

父亲接合性与胎儿血型的鉴定

若发现有临床意义的同种抗体或既往胎儿或新生儿罹患 HDFN 史,下一步则应确定胎儿有此风险是否是由于其携带相应的抗原。若父亲为相应抗原的纯合子,胎儿极有可能发生 HDFN。如母亲抗原阴性,父亲为抗原阳性的杂合子,胎儿出现抗原阴性的概率为 50%,不受母体同种免疫的影响。若父亲为杂合子或其接合性未知,在孕早期确定胎儿血型有助于对抗原阳性高风险胎儿实施早期监测和治疗,同时可避免对抗原阴性胎儿进行侵入性和有潜在风险的操作。

应用血清学方法检测与 HDFN 相关的常见血型抗原(D 抗原除外),以此来确定父亲接合性。基于特定人群的基因频率,以及 C/c 和 E/e 抗原与 RhD 位点紧密连锁这一现象,可通过血清学表型研究推测(但不确定)RhD 阳性人群的 RhD 接合性[13,52]。主要 RhD 位点基因结构的确定与 RhD 阴性白种人中相关基因的缺失促进了用聚合酶链式反应(PCR)方法鉴定 RhD 接合性的发展,此方法更为直接和快速[16]。应用 PCR 扩增侧链 Rhesus 盒外 9kb 的 D 序列可提高检测接合性的可靠性[71]。

一旦怀疑或确定父亲为杂合子,确定胎儿血型有助于制订下一步处理计划。多种胎儿组织来源可用于胎儿血型基因分型,包括脐穿刺取血、绒膜绒毛取样和阴道冲洗获得的宫颈组织等,但以上方法均可涉及胎儿安全性和所取标本的质量问题。脐穿刺、羊膜腔穿刺和绒膜绒毛取样可显著增加母婴出血的风险,伴随母体致敏和流产[22,23]。在妊娠早期 3 个月从母体血清中提取胎儿 DNA 是一种非侵入性产前诊断技术,它可避免上述担忧,并且大大提高了对胎儿组织进行分子学检测的能力[72]。

在 5 周孕龄的母体血清中即可检测到来自凋亡的合胞体滋养层细胞的胎儿 DNA,分娩后数小时内胎儿 DNA 即消失。用于分型的胎儿 DNA 可通过实时定量聚合酶链式反应(RT-PCR)进行提取,此技术可从母体 DNA 中鉴别出胎儿 DNA。大多数检测方案均选择性扩增 2~3 个或更多个包含 RHD 外显子 4~7 和 10 的外显子,以避免胎儿为 RHDψ 时所造成的假阳性结果。此外,尚对非母体的检测标记进行确定,可检测男胎中的 Y 染色体和(或)管家基因,如血红蛋白 β 链、β 肌动蛋白、白蛋白或细胞因子 5 受体基因等。最近一篇 meta 分析研究了 37 篇论文报道的 44 种非侵入性 Rh 基因分型方案,共计对 3000 份母体血标本中获取的胎儿 DNA 进行检测分析,其准确性高达 94.8%[74]。另有报道,非侵入方法从母体血中获取胎儿 DNA 进行 RhCE 基因检测分析,其准确性更是高达 >96%[75]。数家商业公司正在开发用于胎儿 DNA 检测的诊断试剂盒,此将有利于改进检测技术、提高准确性。K 抗原分型仍面临挑战,将基于基质辅助激光解析 / 电离飞行时间质谱技术的单个等位基因扩增反应用于胎儿 K 抗原的检测,已取得部分成功[76]。

羊水分光光度法

1961 年,分光光度法始用于检测可间接反映胎儿溶血程度的羊水胆红素水平,结果表明其有助于预测胎儿贫血的严重程度[77]。450nm 波长处的光学密度值(ΔOD_{450})升高可反映羊水中来自胎儿的胆红素浓度[34,35]。测定 375nm 和 550nm 处的光密度值并连接成线,在线上计算 450nm 处光密度值的上升情况,并且绘出 ΔOD_{450} 与孕龄的关系图,从而对光学密度的动态变化进行定量分析。最初的 Liley 图从 27 周至足月分为 3 个区间:ΔOD_{450} 位于第 3 区间(即高区间)提示存在伴积水的严重胎儿疾病或胎儿即将死亡;ΔOD_{450} 位于第 1 区间(即最低区间)提示轻度或无溶血病,产后需要置换输血的风险仅为 10%;ΔOD_{450} 位于第 2 区间提示中度疾病[77]。Queenan 进一步改良了 Liley 图,其包括孕龄 14~40 周的数据,并分为 4 个区段,最低的区段提示胎儿未受累及,最高区段与高风险宫内死亡相关(图 54-3)[78]。Queenan 图较之 Liley 图更为准确[79]。然而,通过羊膜腔穿刺测定羊水 ΔOD_{450} 增加了羊膜腔破裂、感染、加重致敏及流产的风险。此外,Kell 型 HDFN 主要源于胎儿红细胞生成受到抑制(而非溶血所致),因而羊水分光光度法对检测 Kell 抗体所致的胎儿贫血并不可靠。基于上述原因,非侵入性检查方法——大脑中动脉多普勒超声正取代羊水分光光度法用于胎儿贫血的监测[68,80]。

超声学方法

超声学为一种非侵入性且可重复进行的检查手段,它可结合其他诊断研究评价胎儿状况、预计是否需要进行进一步侵入性处理,并能获取胎儿的生理指标以判断胎儿的健康状况。当贫血胎儿发生水肿时,超声监测可发现与其相应的变化模式:首先出现羊水过多,继而依次出现胎盘增大、肝大、心包积液、腹水、头皮水肿和胸腔积液。若无明显水肿,仅依靠肝内和肝外静脉的直径、腹围和头围、腹围 / 头围比例、腹膜内容积、脾脏大小和肝脏长度等超声参数难以准确区分轻度与重度胎儿贫血[81]。贫血性胎儿血黏度降低及心排出量增加可导致循环处于高动力状态。低氧血症可进一步增加脑血流,并导致血流速度增快。脑血流流速超过相应胎龄流速中位数的 1.5 倍时,则与中度或重度胎儿贫血高度相关(图 54-4)[80]。与分光光度

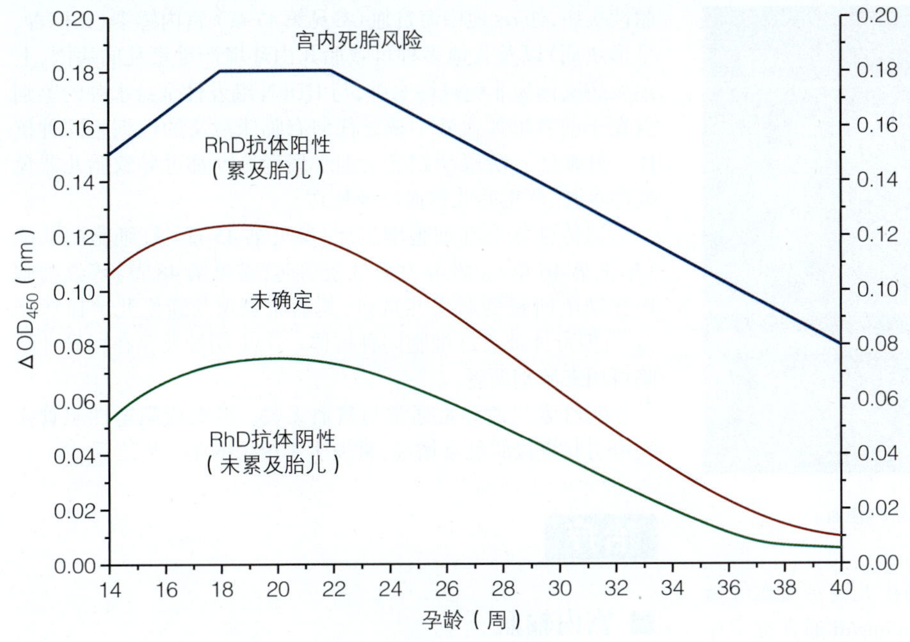

图 54-3　14~40 周孕龄的△ OD_{450} 值 Queenan 曲线[78]。

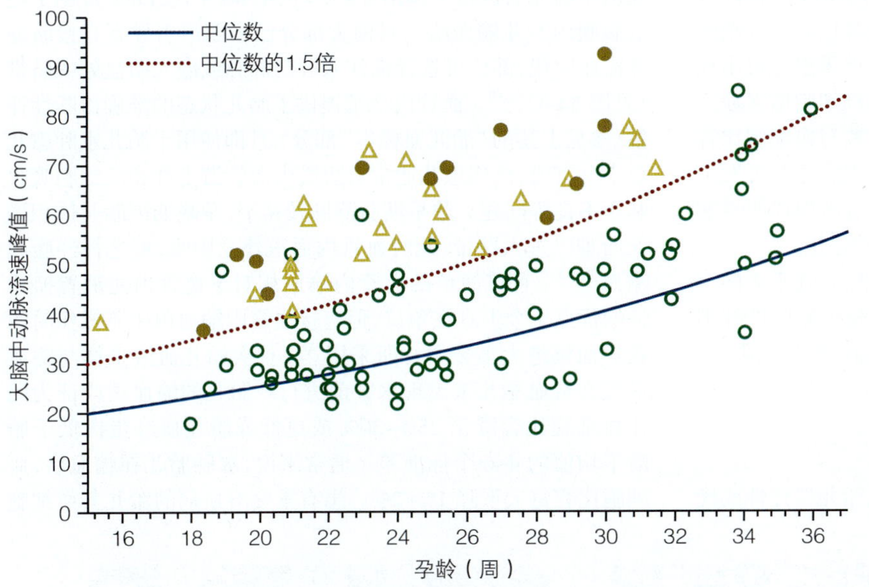

图 54-4　111 例母体同种免疫的贫血高危胎儿大脑中动脉收缩期血流流速峰值[81]。空圈代表无或轻度贫血胎儿；实体圈代表水肿胎儿；三角形代表中度或重度贫血胎儿。

法测定羊水 ΔOD_{450} 相比，大脑中动脉多普勒超声检测严重胎儿贫血更为敏感且更为准确[79]。超声检查可从 18 周孕龄开始，每隔 1~2 周重复一次直至 35 周孕龄。38 周孕龄后假阳性率升高，当发现检测值异常增高时，有必要进行羊膜腔穿刺测定羊水 ΔOD_{450} 和胎儿肺成熟度的检测。

■ 胎儿血标本

胎儿血标本（亦称之为经皮脐带血标本或脐穿刺）可直接检测胎儿血液指标，在 17~18 周孕龄时即可特异性评估胎儿溶血性疾病的严重程度[82]。同种免疫孕妇进行胎儿血标本检测的适应证包括：胎儿血型鉴定以及证实可疑严重胎儿贫血（羊水分光光度法 ΔOD_{450} 位于 Liley 图第 3 区间或 Queenan 图“宫内死亡区间”、大脑中动脉多普勒超声所示大脑中动脉血流速度增快、超声显示早期或严重水肿[68,78,81]）。胎血取样应于局麻下进行，在超声引导下，用 20~22 号脊髓穿刺针于脐水平经脐静脉进入胎盘（图 54-5）。胎儿血标本可直接用于如下检查：全血细胞计数、网织红细胞计数、红细胞抗原表型分析、直接抗球蛋白试验（DAT）、胆红素水平测定、血气分析和乳酸盐测定（评价酸碱状态）。对可疑的严重贫血胎儿进行胎血取样操作时应备血，以便必要时立即实施宫内输血。胎血取样操作的并发症包括：流产（操作相关发生率为 0~4.9%）；脐带出血；绒毛膜羊膜炎和高风险胎儿母体出血伴随母体记忆性致敏[83,84]。

■ 新生儿实验室检查

新生儿分娩时应留取脐带血标本。然而，只有当母亲为 Rh 阴性，或母体血清中含潜在临床意义的同种红细胞抗体，或新生儿出现溶血病的临床表现时，才对脐带血标本进行特异性检测，这些检测包括 ABO 与 Rh 血型鉴定及 DAT。若母亲为 Rh 阳性 O 型血，为了在新生儿出院前检测其 ABO 同种免疫反应状况，许多医院都进行常规的脐带血血型鉴定和 DAT 检测。

重度 Rh 同种免疫患儿体内存在的高滴度母体抗体可封闭新生儿红细胞 Rh 抗原，因此可导致 Rh 血型呈假阴性。产前母体输注 RhIg 可导致新生儿出生时 DAT 呈弱阳性。脐带血采集时如被脐带胶质污染也可导致 DAT 假阳性的出现。尽管在各种类型的 HDFN 中，DAT 通常呈阳性，但该试验不能准确预测 HDFN 的临床严重程度[85,86]，尤其是 ABO 致敏病例。若胎儿与母体 ABO 血型不相容，且通过间接抗球蛋白试验可检测出胎儿血清中存在母体来源的 IgG 型抗 A 或抗 B，则支持 ABO 溶血病的诊断。此外，值得强调的是，DAT 阴性 ABO 不相容的溶血患儿可能是由于其他血液学原因（非同种免疫），或红细胞膜缺陷所致（见第 45 章）[87]。值得一提的是，当母体血清中存在数种抗体或母体抗体筛查为阴性时，应先洗脱婴儿红细胞上来源于母体的抗体，然后鉴定洗脱液中抗体的特异性[53]。

潮气末一氧化碳在经环境一氧化碳水平校正后可直接反映亚铁血红素分解代谢水平，证实溶血过程的存在，但尚未得到广泛应用[88]。

脐带血血红蛋白和间接胆红素测定能更密切地反映疾病的严重程度。绝大多数脐带血血红蛋白水平处于年龄校正后

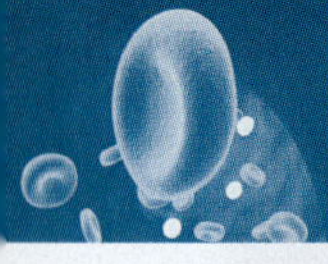

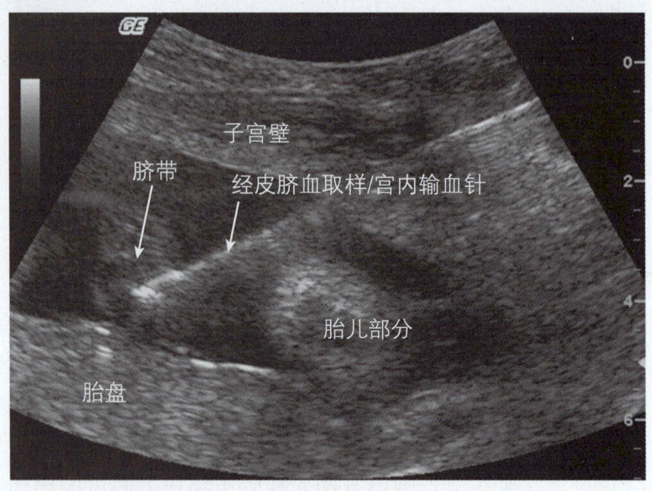

图 54-5 超声引导下胎血取样及血管内输血。

正常范围内的婴儿无需换血治疗。足月新生儿脐带血血红蛋白低于 110g/L 和(或)间接胆红素高于 4.5~5mg/dl 通常提示存在严重溶血,常需要早期实施血液置换。若胆红素上升速度过快(每 4~6 小时测量一次,每小时升高超过 0.5mg/dl),亦提示需要早期进行血液置换。重度 Rh 溶血病患儿网织红细胞计数常 >6%,有时甚至可高达 30%~40%;外周血涂片以有核红细胞数增加、嗜多色性及红细胞大小不一为特征。严重患儿可出现血小板减少症,血小板计数 $<30\times10^9/L$。球形红细胞增多症主要见于 ABO 溶血病(图 54-6)。网织红细胞计数与血细胞比容不成比例的降低可见于新生儿 Kell 溶血病。重症患儿可发生高胰岛素血症继发性低血糖。动脉血气分析可出现代谢性酸中毒和(或)呼吸失代偿。常有低白蛋白血症的存在。

接受宫内输血的婴儿可出现轻度或中度贫血,几乎无网织红细胞的增多。由于患儿循环中主要输注的是抗原阴性红细胞,因此可能出现DAT阴性,但间接抗人球蛋白试验呈强阳性。

鉴别诊断

胎儿水肿可继发于心脏畸形或心律不齐、胎儿遗传性或代谢性疾病,如 α- 地中海贫血(参见第 47 章)、宫内感染(如梅毒、弓形虫病)以及其他多种可致胎儿内环境严重紊乱的病因,上述疾病统称为非免疫性水肿,与 HDFN 继发性全身水肿的鉴别点在于前者母体血液中缺乏任何有临床意义的红细胞同种抗体。妊娠任一阶段孕妇感染细小病毒 B19 都可导致胎儿非免疫性水肿、严重胎儿贫血以及死亡。

遗传性球形红细胞增多症(参见第 45 章)、红细胞酶缺陷(参见第 46 章)以及异常血红蛋白病(参见第 48 章)等红细胞内在缺陷所致的新生儿贫血,其临床表现与新生儿溶血病相似[89],但母体缺乏红细胞同种抗体、DAT 阴性及存在特异性缺陷可用来鉴别两者。

胆红素代谢异常通常与贫血无关。肝炎或阻塞性胆管疾病可引起直接胆红素增高,常发生于出生的第一周之后。

治疗

宫内输血

宫内输血可纠正胎儿贫血、降低充血性心力衰竭和胎儿水肿的发生风险。胎盘与母体可高效清除胎儿体内胆红素,因此出生前无需进行干预治疗。20 世纪 60 年代,Liley 首创了经皮腹膜内胎儿输血法[5],目前大部分已被超声引导下直接脐静脉输血取代,部位可选择输注入肝门静脉或嵌入胎盘处的脐带(见图 54-4)[82,90]。血管内技术提供了胎儿状态的准确诊断性评估(参见上述的"胎儿血标本"部分),且即使用于胎儿水肿患儿也十分有效,这些患儿通常有腹膜内血管游走性和红细胞吸收利用不良等问题。孕早期脐静脉较狭窄,孕晚期因胎儿体积增大而难以进入脐带,此时血管内通道建立困难,可选择经腹膜输血[91,92]。直接简单的血管内输血相对于血管内血液置换输注的优点至今上存在争议,但直接血管内输血由于其操作时间较短而被绝大多数中心所采用[90]。首次胎儿血液采样与输血最好在贫血胎儿未出现水肿前进行。胎儿的输血适应证为胎儿血细胞比容降至 25%~30% 或更低或胎儿血红蛋白低于胎龄平均值的 4~6 个标准差。通常来说,水肿胎儿在输血后,血细胞比容每天下降 1%~2%。患有重度溶血病的胎儿其血细胞

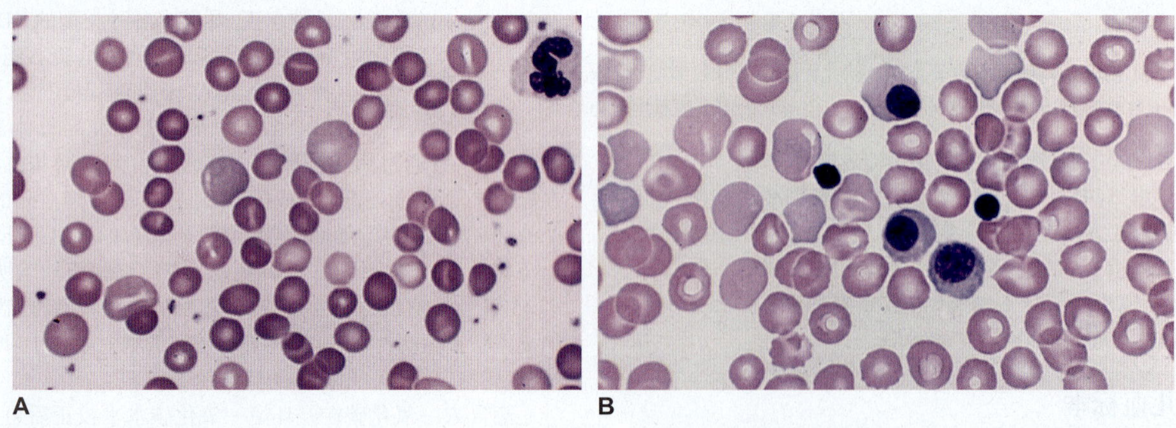

图 54-6 新生儿同种免疫性溶血病。血涂片。A. 婴儿 ABO 同种免疫性溶血病。可见大量的球形红细胞及反映网织红细胞增多的嗜多色性大细胞,此二者提示存在同种免疫性溶血性贫血。B. 婴儿 Rh 同种免疫性溶血病。可见球形细胞(许多表现为口型红细胞)和大量反映网织红细胞增多的嗜多色性大细胞;视野中可见 3 个有核红细胞。同时可见由幼稚红细胞脱核产生的两个红细胞裸核。有核红细胞明显增多为 Rh 同种免疫性溶血病的特征表现,其在 ABO 同种免疫性溶血病较少见且较不明显。

比容下降迅速，通常在 7~14 天内需要进行第二次输血，随后的输血间期通常为 21~28 天。无水肿的胎儿由于胎盘容量大，因此可耐受每分钟 5~7ml 的快速血液输注。合并水肿的胎儿耐受性差，输注速度宜慢，应进行少量多次输血。输血前血细胞比容过低、输血后血细胞比容迅速显著上升及宫内输血期间脐静脉压力升高均与输注后胎儿死亡相关[93,94]。

用于宫内输血的红细胞应新鲜、不存在与任何已知特异性抗体发生反应的抗原阴性 O 型红细胞，且巨细胞病毒血清学阴性或去除白细胞、需经辐照、同时需与母亲进行交叉配血[95,96]。输血后胎儿存在巨细胞病毒感染及发生移植物抗宿主病的风险，最好输注 7 天之内（包括 7 天）的红细胞。许多中心选择输注镰状珠蛋白阴性的红细胞以预防胎儿在低氧分压的情况下发生红细胞镰状化。可能需对稀有血型供血者进行登记，以防出现罕见抗体或复合抗体。在出现这种情况时，可能只输注冷冻、低甘油化的红细胞。部分中心选择母体血作为输血来源，同时补充母体铁剂及叶酸[97]。必须严格检测各种感染标记物，同时洗涤红细胞以去除母体血清。应用母亲红细胞的潜在优势在于可降低因输注供体血液所致的新红细胞抗原致敏的风险[98]；而且据推测，同一供体产生的网织红细胞可使输注的红细胞较随机供体红细胞生存期更长，但输注母体红细胞与随机供体红细胞之间至今尚无发现显著的差异[98,99]。

通过输血可将胎儿血细胞比容维持在 40%~45%。通常洗涤血制品以去除其添加溶剂，根据估测的胎盘血容量、胎儿血细胞比容与供体血血细胞比容，在一定的计算体积内将红细胞的比容控制在 70%~85%。现有多种计算图表和计算公式用于输血量的测算[100,101]。以供体血细胞比容约为 75% 为例，胎儿血细胞比容升高 10% 所需的输血量 = 供者血细胞比容 × 胎儿体重（g，超声检查估算）× 0.02，借助此公式可准确测算输血量[102]。

经验丰富的中心发生宫内输血（IUT）并发症较为罕见。Van Kamp 及其同事的一项对单个中心进行队列研究结果显示，入组胎儿 254 例，共计进行 740 次 IUT，伴及不伴胎儿水肿的操作相关并发症的发生率分别为 3.9% 与 2.9%[103]，最为常见的是一过性胎儿心率异常，发生率约为操作相关并发症的 8%。据计算，每次操作相关流产的发生率为 1.6%。若操作中或操作后出现胎儿窘迫，可能需要进行紧急剖宫产术。脐带穿刺部位出血或破裂等并发症较为罕见。

■ 分娩

适宜分娩时间的确定取决于以下因素：胎龄、胎儿体重和肺成熟度、胎儿宫内输血的疗效反应、是否能脱离输血、产前多普勒超声所检测的胎儿贫血的程度。为了最大限度降低早产和随之而来的并发症等风险，输血通常持续至 35 周孕龄[68]。分娩前，为了测定 ΔOD_{450} 值进而评估胎儿肺成熟度，可能需在妊娠晚期（约 37 周孕龄）重复进行羊膜腔穿刺。

■ 免疫调节

具有严重同种免疫且妊娠极早期出现胎儿流产或水肿的孕妇，在宫内输血技术上可行之前应及时采取多种措施抑制抗体反应，延长胎儿的存活时间。通过输注口服 D^+ 红细胞基质试图诱导母亲免疫耐受已被发现无效。静脉注射 Ig（IVIg）、一系列血浆去除法或两者联合在一些病例中已获得成功[92,104,105]。IVIg 可非特异性封闭胎儿单核 - 吞噬细胞系统 Fc 段。另一有趣的进展为设计缺乏红细胞破坏活性的重组突变 D 抗原特异性抗体，用于母体后可经胎盘进入胎儿体内，阻止溶血性母体抗 D 抗体与胎儿红细胞结合[106]。此外，人们注意到后代出现轻度溶血病的同种免疫妇女，其出现抗 HLA-A、抗 B、抗 C 和抗 DR 抗体的概率远高于后代罹患严重溶血病的妇女。据此推测，在妊娠前或开始妊娠时将父亲的粒细胞输注入抗 HLA 抗体阴性的妇女体内，诱导机体产生抗 HLA 抗体，从而能预防重度溶血病的发生，因而为免疫调节提供了一种新的途径[32,33,107]。

■ 受累新生儿的治疗

妊娠期间产前检查和产科干预的结果以及母亲的妊娠史有助于新生儿医疗团队为患溶血性疾病的新生儿的出生提前做好相应的准备。对于未进行过宫内输血的严重溶血病婴儿，严重的贫血和水肿会使其立即有生命危险，且常伴随产前窒息、肺表面活性物质缺乏、低血糖、酸中毒和血小板减少。随后需要重点预防由严重非结合性高胆红素血症所致的胆红素脑病，血液置换及光疗为其主要的治疗措施。

水肿胎儿的复苏和稳定是一项具有挑战性的工作，通常需要进行气管插管和正压氧通气。可能需要进行胸腔积液和腹水引流以促进气体交换。代谢性酸中毒和低血糖需要得以纠正。应用浓缩红细胞实施部分血液置换可提高血红蛋白水平和携氧能力。仅于病情初步稳定后方能考虑双倍量血液置换。

一项针对 1988~1999 年 191 例宫内输血后存活的新生儿研究显示，其出生时血细胞比容范围为 13%~51%[108]。宫内出现严重水肿的婴儿更常需要进行气管内辅助通气，但与无宫内水肿的婴儿相比，两者血液置换或血液输注的需求量并无明显区别。尽管一些中心报道称有 IUTs 的婴儿其血液置换频率与无 IUTs 的婴儿相比并无差异[108,109]，但另有一些中心发现接受多次宫内输血的婴儿通常在更接近足月时出生，且新生儿期对光疗及血液置换的需求更少[64,110]。尽管如此，大量重症 HDFN 婴儿由于自身红细胞生成受抑，继发导致严重持久的低增生性贫血，因此仍需额外输注浓缩红细胞[41,42,109]。有 IUT 史的足月和近足月 Rh HDFN 婴儿中，约 3/4 在 6 个月内仍需输血，而无 IUT 史的 Rh HDFN 婴儿 6 个月内仍需输血的比例仅为 26%[109]。

血液置换疗法

血液置换能纠正贫血，去除胆红素和血浆中游离的母体抗体。必须用体内生存正常的抗原阴性红细胞置换婴儿血液。双倍血容量置换（足产儿 2 × 80ml/kg，早产儿 2 × 100ml/kg）可用抗原阴性的红细胞置换 85% 的婴儿血容量，单倍血容量置换仅能置换 65% 婴儿血液。双倍血容量置换可清除血管内 50% 以上的胆红素，但胆红素的减少量通常小于该值，反映了组织结合池的平衡状态。置换前输注白蛋白有助于胆红素的结合，从而能增加胆红素清除量。血管内与血管外胆红素的动态平衡，以及母体抗体的持续存在所致的红细胞破坏，可导致初次置换后胆红素反弹，重型溶血病患儿有时需要进行重复置换。

虽然出生后 9~12 小时内进行早期血液置换治疗的适应证尚存争议，但是在过去的 40 多年里仅对其进行一些细小修改，并无本质性变化。目前普遍采用的早期血液置换的适应证为：脐带血血红蛋白 ≤ 110g/L，脐带血胆红素 ≥ 5.5mg/dl，经光疗后每小时胆红素水平上升 ≥ 0.5mg/ml。早期进行血液置换治疗的优势在于用正常细胞置换致敏红细胞，因而不仅能去除胆红

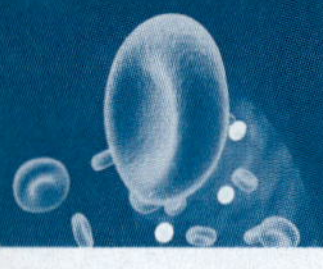

素,亦能减少胆红素生成来源。由于胆红素主要分布于细胞外液,因此在此阶段早期去除致敏红细胞能提高清除效率。

若足月儿血清胆红素的水平有超过20~22mg/ml的趋势,则需要进行"晚期"血液置换治疗。美国儿科协会高胆红素血症学组修订了35周及以上胎龄婴儿的血液置换治疗指南[111]。胆红素水平在出生后稳定升高,并于出生后72~96小时达峰值,若在强化光疗后,35周胎龄的婴儿其血清胆红素水平仍达到15mg/dl或38周胎龄的婴儿其血清胆红素水平仍达到17mg/dl,此时则需进行血液置换治疗。如果婴儿出现急性胆红素脑病体征,即使其胆红素水平正在下降,也建议立即实施血液置换治疗[111]。血液置换时不应仅考虑总胆红素水平,还需同时参考结合胆红素或直接胆红素水平。早产儿(特别是伴低氧血症、酸中毒、低体温)进行血液置换的参考胆红素阈值应更低,但缺乏指导这些患儿干预性治疗的相关数据。出生体重超过1500g的婴儿,血液置换的胆红素阈值通常为13~16mg/dl;对于24周胎龄的患儿,即使其胆红素低至8~9mg/dl,也应考虑血浆置换治疗[112]。胆红素/白蛋白比值[总血清胆红素(mg/dl)/白蛋白(g/dl)]是检测游离胆红素的一个替代性指标,可作为足月儿和早产儿是否需要进行血液置换治疗的又一参考指标[111,113]。

用于血液置换的血制品应ABO和Rh血型相合(Rh型HDN中Rh阴性)、不含诱发溶血病的抗原以及需同时和母体进行交叉配型。少浆全血(如可能)或浓缩红细胞(需用血浆将血细胞比容调整至0.5~0.6)均适用于纠正贫血和高胆红素血症。所用的输血制品可用枸橼酸盐抗凝,部分国家使用肝素抗凝,应避免添加其他抗凝剂。如只有储存红细胞可供应用,应先通过洗涤去除添加剂或通过离心去除上清液,随后用血浆调整血细胞比容。选用的血制品应尽可能新鲜(<7天),使输注的红细胞能最大限度在体内存活,同时该血制品应经过辐照且已去除白细胞[95]。

传统的血液置换方法采用单血管通路的推拉方法,置换部位通常选取脐静脉;亦可采用双通道(脐动脉和静脉,或外周动脉和静脉)等容技术,同时进行婴儿血的去除与新血液的输注(图54-7)[114]。为了避免动脉压快速波动及其伴随的颅内压改变,每次抽取或推注的血量不应超过5ml/kg,一般等分为5~20ml,采用不连续的方法以每3分钟不超过5ml/kg的速度进行。等容输注期间,去除或输入的容量每分钟不应超过2ml/kg。血液置换通常持续1~2小时。

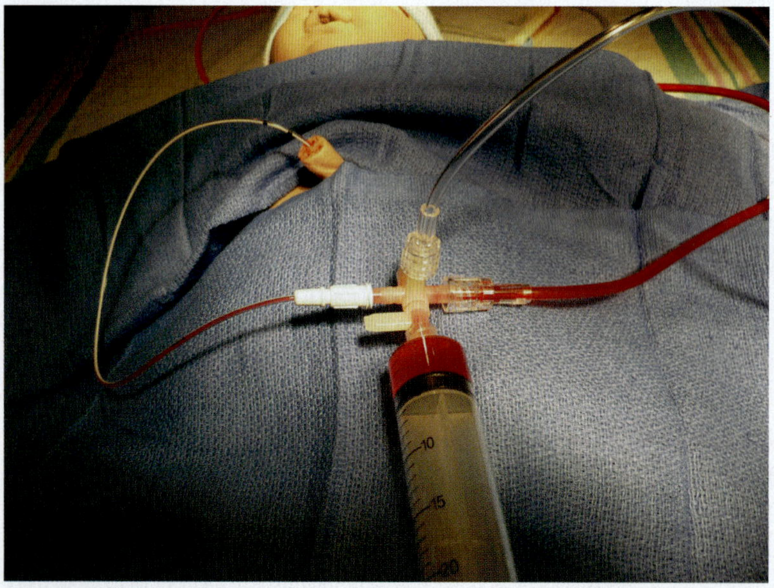

血液置换可能引发的并发症包括低钙血症、高血糖、低血糖、血小板减少症、稀释性凝血功能障碍、中性粒细胞减少症、弥漫性血管内凝血、脐静脉或动脉栓塞、坏死性肠炎及感染等(参见第140章),其中血小板减少症和低钙血症最为常见(发生率约29%~47%)[115,116]。一项回顾性研究分析了2个新生儿重症监护病房1981~1995年间的血液置换相关并发症,高达12%的患儿死亡或发生长期严重后遗症,而健康婴儿的发生率不足1%[117]。另一中心报道称尽管在过去21年间血液置换的使用频率有所下降,但是血液置换相关并发症的发生率并无增长,血液置换相关的死亡也无相应变化[116]。临床医师需对早产儿、患儿或早产患儿进行仔细的临床判断,以衡量其接受血液置换时可能产生的副作用及其发生胆红素脑病的风险。

光疗

光疗是非结合型高胆红素血症的主要治疗方法,其治疗目的是预防胆红素的神经毒性。暴光后胆红素的结构及其构象发生异构化,所得产物的毒性与亲脂性降低,且无需经肝脏结合即能有效排泄。光的波长、光辐射度、暴露的皮肤表面积和照射时间均可影响光疗的疗效。强化光疗使用波长范围430~490nm的高水平辐射(≥30μW/cm²),使尽可能多的婴儿表面积受到光照。强化光疗能有效降低新生儿Rh和ABO溶血病的胆红素水平,减少用于高胆红素血症治疗的血液置换的需求[118,119]。早期治疗方案倡导对所有溶血病患儿实施早期光疗,尽管出发点是好的,但实则没有这个必要,因为大量轻度溶血病婴儿即使未接受光疗,其胆红素亦不会超过生理水平。但对中至重度溶血病患儿或胆红素水平迅速升高(每小时>0.5mg/dl)的患儿而言,则应对其进行早期强化光疗。对HDFN足月儿(胎龄至少达38周)而言,若其出生时总胆红素水平≥5mg/dl或出生后24小时内≥10mg/dl、或出生后48~72小时内接近13~25mg/dl,则应对其实施强化光疗[111]。早产及患儿实施光疗的胆红素标准建议应适当降低。为避免血液置换潜在风险,患HDFN的早产儿在胆红素水平<5mg/dl时就应开始光疗[111,112]。

图54-7 新生儿经脐静脉血液置换示意图。

其他治疗

静脉注射免疫球蛋白 HDFN一旦确诊,应尽快输注大剂量的免疫球蛋白,以减少对光疗和血液置换的需求[120,121]。婴儿注射免疫球蛋白后可使其胆红素水平降低,这是由于免疫球蛋白可封闭单核-吞噬细胞的Fc受体从而减少溶血所致。若强化光疗后患儿血清胆红素仍持续升高,或经血液置换其血清总胆红素仍可达2~3mg/dl,则推荐在至少2小时内输注0.5~1g/kg免疫球蛋白,必要时可在12小时内重复一次[111]。

金属卟啉化合物 血红素加氧酶是血红素分解代谢成胆绿素的限速酶,人工合成的血红素类似物可竞争性抑制该酶活性,减少胆红素生成。锡-原卟啉是一种强力血红素加氧酶抑制剂,可减缓

ABO 溶血病足月儿产后胆红素的升高，降低胆红素峰值水平[122]。金属卟啉治疗足月儿和早产儿非结合胆红素的随机对照试验的 meta 分析显示，用金属卟啉进行治疗的患儿较之对照组可获短期疗效：一项研究显示胆红素最高值下降；另一研究显示重型高胆红素血症发生率降低，还包括光疗需求减少，住院天数缩短等。目前尚无充足的证据支持或反驳金属卟啉能降低新生儿核黄疸发生风险或减轻胆红素脑病所致的长期神经损伤的可能性[123]。此外，金属卟啉具有光化学活性，部分既往接受过光疗的婴儿在锡 - 中卟啉治疗后出现一过性红色皮疹。由于光疗作为可选择的有效措施已广泛应用于黄疸治疗且其安全性良好，因此血红素类似物的安全性及其有效性还有待进一步研究。

重组人红细胞生成素　合并晚期低增生性贫血的 Rh 溶血病婴儿和 Kell 溶血病新生儿在应用重组人红细胞生成素后能降低产后输血的需求[41,124,125]。据报道，103 例 Rh 溶血病患儿每周 3 次持续 6 周接受 200U/kg 重组人红细胞生成素皮下注射后，能使红细胞输血次数的均值降低至 1.5，55% 患儿无需输血[126]。

■ 疗效

通过宫内输血，无水肿重型 HDFN 胎儿的围产期存活率已超过 90%[103,108]，但水肿胎儿总体存活率则相对较低(78%~89%)[108,110]。一项长达 11 年(1988~1999 年)的研究分析了 80 例免疫性水肿胎儿的长期疗效：伴有轻度水肿的胎儿其存活率为 98%，其中宫内水肿逆转的胎儿占 88%；伴有重度水肿的胎儿其预后较差，其中仅 39% 的病例水肿得以逆转；伴有持续性水肿的胎儿其存活率仅为 26%[108]。该研究强调了在水肿发展之前早期诊断和治疗胎儿贫血的重要性。1998 年，荷兰在全国范围内对孕早期妇女实行红细胞抗体筛查计划，提高了疑似怀有贫血胎儿的孕妇的转诊率，及时的转诊使 kell 型 HDFN 胎儿的围产期存活率从 61% 增加至 100%[55]。

经宫内输血挽救的婴儿通常神经发育良好，超过 90% 的存活者无任何残疾，即使宫内严重贫血的胎儿也不例外[64,110]。存活者出现脑性麻痹及听力障碍也有相应报道[110,127]。

据估计，继发于胆红素脑病的核黄疸死亡率≥10%，长期患病率≥70%[128]。大多数核黄疸患儿发病时胆红素水平 >20mg/dl，若及时实施光疗或血液置换将其胆红素峰值控制在 25~29.9mg/dl 范围，就能有效预防足月儿和近足月儿的神经发育不良[128,129]。但是 DAT 阳性及血清总胆红素水平≥25mg/dl 会对患儿智商产生负面影响，此结果支持美国儿科科学院的建议，即推荐 DAT 阳性的黄疸婴儿其开始接受治疗时的胆红素阈值应更低[63,111,129]。高胆红素水平与低智商之间的关系令人惊讶，因为胆红素的神经病理学毒性包括基底节神经损伤、脑干听觉损伤和动眼神经核损伤，结果导致手足舞蹈样徐动症和听力丧失[62]。早产儿可能更容易由于胆红素升高而导致大脑的损伤[130]。

预防

■ 输血指南

为了预防同种免疫反应，提倡绝经前妇女输注 D 抗原、其他 Rh 抗原及 Kell 抗原相合的血制品[7,8]。尽管 D 抗原和 Kell 抗原相合，仍有 25%(53/212)IUT 治疗的妇女产生新型抗体，其中 53% 直接针对非 Rh 抗原和 Kell 抗原，这结果表明需要扩大红细胞抗原的配型范围[98]。

■ Rh 免疫球蛋白

使用 RhIg 是预防母体 D 抗原免疫的标准治疗手段，但对非 D 抗原所致的同种免疫无类似的预防制剂。所有未致敏的 Rh 阴性妇女分娩 Rh 阳性婴儿后，输注 RhIg 能将 Rh 同种免疫的发生率从 12% 降低至 2% 左右[6]。然而约 1.8% Rh 阴性妇女可能在妊娠期间因少量无症状性经胎盘出血而致敏。28 周孕龄时进行产前 RhIg 预防可使 Rh 同种免疫发生率进一步降低至 0.1%，这也是美国目前的标准推荐[131]。英国产前常规抗 D 预防措施方案如下：抗 D 免疫球蛋白剂量 500IU，共两次(28 周孕龄和 34 周孕龄各一次)；抗 D 免疫球蛋白剂量 1000~1650IU，共两次(28 周孕龄和 34 周孕龄各一次)；或 28 周孕龄予以抗 D 免疫球蛋白剂量 1500IU，共一次[132]。

RhIg 预防 D 抗原致敏的确切机制尚不清楚，可能的机制包括加快循环中 D 阳性红细胞的清除与破坏、抗体介导的免疫抑制以及免疫调节因子的产生[28]。

RhIg 的制备来源于已筛选的致敏献血者血浆，应使用 PCR 和血清学技术对血浆进行检测以排除所有已知的经输血传播的微生物存在的可能。现有数种理化措施用于进一步灭活潜在感染的微生物，包括溶剂 - 清洗剂处理、离子交换层析色谱法及纳米过滤等；病毒灭活过程具有降低 RhIg 生物学活性的潜能。现有高剂量(300μg/ 瓶)和小剂量(50μg/ 瓶)两种规格 RhIg，共计四种剂型，其中两种剂型可用于静脉输注[133]。

300μg(1500IU)标准剂量的 RhIg 能有效预防 15ml Rh 阳性红细胞或 30ml Rh 阳性全血的胎儿母体出血所致的免疫反应。然而，在无危险因素诱发的情况下，胎儿母体出血量也可超过 30ml[19,20]。Rh 阴性无免疫反应的妇女在分娩 Rh 阳性新生儿 1 小时后，应进行采血检查以评估胎儿母体出血情况[53,131]。在产前，如临床表现提示可能存在胎盘出血过多(如腹部外伤或胎盘早剥)，则在 20 周孕龄后可进行相关检查。通过玫瑰花结试验可筛查胎儿母体出血，用此方法检测只需 2.5ml 全血。如果玫瑰花结试验阳性，可通过 Kleihauer-Betke 试验进一步准确定量分析母体循环中胎儿红细胞数量，该试验的原理基于胎儿血红蛋白对酸洗脱液耐受，但成人血红蛋白不会对其产生耐受(图 54-8)[134]。

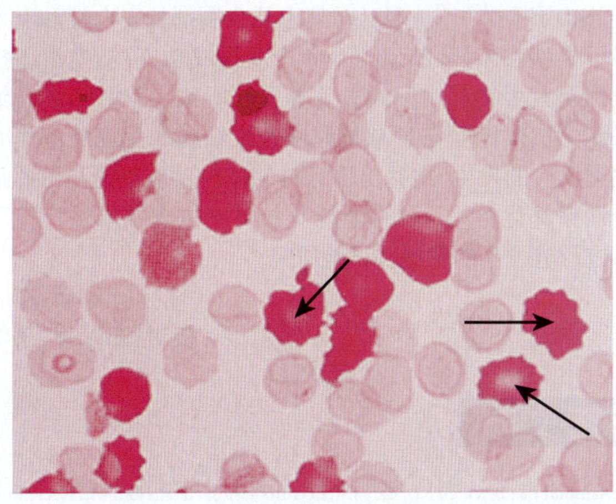

图 54-8　Kleihauer-Betke 试验。产妇红细胞表现为苍白的“影子细胞”，而含血红蛋白 F 的胎儿红细胞对酸变性耐受。锯齿状红细胞(箭头所指)是制片过程中细胞脱水所致。

若产妇存在与胎儿血红蛋白增加相关的疾病，则可出现假阳性结果，如遗传性胎儿血红蛋白持续存在、镰状细胞病及镰状细胞性状等（参见第47章及第48章）。一些实验室采用流式细胞技术对胎儿红细胞进行筛查和定量分析。

Rh阳性婴儿出生后72小时内，应尽早对其母亲注射推荐剂量的RhIg；如未能及时输注RhIg，在产后13天（最晚不超过产后28天）对其注射RhIg仍可获得部分疗效。一旦出现针对RhD的同种免疫，应用RhIg便无效。终止妊娠、流产、羊膜穿刺术、绒毛膜绒毛取样或妊娠期间其他操作也需进行RhIg预防。若在12周孕龄内终止妊娠，50μg小剂量RhIg足以获得预期疗效[131]。目前尚无针对有流产危险并怀有12周胎龄或更早的胎儿或胚胎的妇女输注RhIg的明确循证医学建议。如果在孕早期发生治疗相关性流产或自然流产，则推荐使用300μg标准剂量的RhIg[131]。

如果孕妇由于胎儿母体出血或误输注D阳性红细胞使其接触的D阳性血液超过30ml，则应计算能覆盖所有体积D阳性红细胞的RhIg用量以防止免疫反应的发生（20μg RhIg对应1ml D阳性红细胞或2ml全血）[53,133,135]。可分批注射计算所得的RhIg剂量，即每12小时肌注一次，直至所有剂量注射完毕[6]。根据药品说明书所示，静脉输注RhIg可明显降低患者痛苦[133]。若输入大量D抗原不匹配的红细胞（超过循环中D+RBCs的20%），采用D阴性血液置换可减少RhIg用量[133]。对于D不匹配的血小板输注，使用标准剂量的RhIg通常就足够了。在任何可能的情况下应优先选用含微量RBC的单采血小板。

尽管对孕妇实行了推荐预防措施，仍有0.1%孕妇可发生RhD同种免疫。同时，许多原本可以预防的RhD同种免疫由于未进行免疫预防而依旧发生。

■ 单克隆抗体

RhIg如今是从输注过D抗原阳性红细胞的D抗原阴性男性志愿者的血浆中获得。尽管多克隆RhIg非常安全，但仍存在感染病原体的可能，而且有限的人来源血浆可能会出现短缺，这些都促使人们寻求一种替代性的预防制剂。人免疫球蛋白基因、人B细胞系来源的B细胞、中国仓鼠卵巢细胞、小鼠人异种杂交瘤细胞和鼠骨髓瘤细胞已用于抗D单克隆抗体和重组抗体的制备，目前正在评估它们是否能替代多克隆RhIg用于RhD预防[136,137]。现已对其中几个制剂的安全性和有效性进行了早期临床研究，但至今尚未获得成功，可能是由于抗体有效性及其生物利用度的显著异质性所致。某些啮齿类细胞系来源的抗体能增强对D抗原阳性红细胞的免疫反应而非防止此类反应的发生，这些出乎意料的体内反应可能与IgG物种特异性糖基化相关。单克隆抗D抗体在进入临床治疗使用前仍需进行进一步的发展和试验研究。

翻译：李 菲

校对：郑以州，王学锋

参考文献

1. Diamond LK, Blackfan KD, Baty JM: Erythroblastosis fetalis and its association with universal edema of the fetus, icterus gravis neonatorum and anemia of the newborn. *J Pediatr* 1:269, 1932.
2. Darrow RR: Icterus gravis (erythroblastosis neonatorum, examination of etiologic considerations). *Arch Pathol* 25:378, 1938.
3. Levine P, Katzin EM, Burnham L: Isoimmunization in pregnancy: Its possible bearing on the etiology of erythroblastosis fetalis. *JAMA* 116:825, 1941.
4. Diamond LK, Allen FH Jr, Thomas WO Jr: Erythroblastosis fetalis: VII. Treatment with exchange transfusion. *N Engl J Med* 244:39, 1951.
5. Liley AW: The use of amniocentesis and fetal transfusion in erythroblastosis fetalis. *Pediatrics* 35:836, 1965.
6. Bowman J: Thirty five years of Rh prophylaxis. *Transfusion* 43:1661, 2003.
7. Moise KJ: Fetal anemia due to nonrhesus D red cell alloimmunization. *Semin Fetal Neonatal Med* 13:207, 2008.
8. Poole J, Daniels G: Blood group antibodies and their significance in transfusion medicine. *Transfus Med Rev* 21:58, 2007.
9. Geifman-Holtzman O, Wojtowycz M, Kosmas E, Artal R: Female alloimmunization with antibodies known to cause hemolytic disease. *Obstet Gynecol* 89:272, 997.
10. Gottvall T, Filbey D: Alloimmunization in pregnancy during the years 1992–2005 in the central west region of Sweden. *Acta Obstet Gynecol Scand* 87:843, 2008.
11. Koelewijn JM, Vrijkotte TG, van der Schoot CE, et al: Effect of screening for red cell antibodies, other than anti-D, to detect hemolytic disease of the fetus and newborn: A population study in the Netherlands. *Transfusion* 48:941, 2008.
12. Lee CK, Ma ESK, Tang M, et al: Prevalence and specificity of clinically significant red cell alloantibodies in Chinese women during pregnancy—A review of cases from 1997 to 2001. *Transfus Med* 13:227, 2003.
13. Garratty G, Glynn SA, McEntire R, et al: for the Retrovirus Epidemiology Donor Study: ABO and Rh(D) phenotype frequencies of different racial/ethnic groups in the United States. *Transfusion* 44:703, 2004.
14. Joseph KS: Controlling Rh haemolytic disease of the newborn in India. *Br J Obstet Gynaecol* 98:369, 1991.
15. Mak KH, Yan KF, Cheng SS, Yuen MY: Rh phenotypes of Chinese blood donors in Hong Kong, with special reference to weak D antigens. *Transfusion* 33:348, 1993.
16. Flegel WA: Molecular genetics of RH and its clinical application. *Transfus Clin Biol* 13:4, 2006.
17. Denomme GA, Wagner FF, Fernandes BJ, et al: Partial D, weak D types and novel RHD alleles among 33,864 multiethnic patients: Implications for anti-D alloimmunization and prevention. *Transfusion* 45:1554, 2005.
18. Bowman JM, Pollack JM, Penston LE: Fetomaternal transplacental hemorrhage during pregnancy and after delivery. *Vox Sang* 51:117, 1986.
19. Sebring ES, Polesky HF: Fetomaternal hemorrhage: Incidence, risk factors, time of occurrence, and clinical effects. *Transfusion* 30:344, 1990.
20. Ness PM, Baldwin ML, Niebyl JR: Clinical high-risk designation does not predict excess fetomaternal hemorrhage. *Am J Obstet Gynecol* 156:154, 1987.
21. Pourbak S, Rund CR, Crookston KP: Three cases of massive fetomaternal hemorrhage presenting without clinical suspicion. *Arch Pathol Lab Med* 128:463, 2004.
22. Jansen MWJC, Brandenburg H, Wildshut HIJ, et al: The effect of chorionic villus sampling on the number of fetal cells isolated from maternal blood and on maternal serum alpha-fetoprotein levels. *Prenat Diagn* 17:953, 1997.
23. Bowman JM, Pollack JM: Transplacental fetal hemorrhage after amniocentesis. *Obstet Gynecol* 66:749, 1985.
24. Bowman JM, Pollock JM, Peterson LE, et al: Fetomaternal hemorrhage following funipuncture: Increase in severity of maternal red-cell alloimmunization. *Obstet Gynecol* 84:839, 1994.
25. Urbaniak SJ. Alloimmunity to RhD in humans. *Transfus Clin Biol* 13:19, 2006.
26. Bowman J, Harman C, Manning F, et al: Intravenous drug abuse causes Rh immunization. *Vox Sang* 61:96, 1991.
27. Bowman JM: Fetomaternal ABO incompatibility and erythroblastosis fetalis. *Vox Sang* 50:104, 1986.
28. Kumpel BM: On the immunologic basis of Rh immunoglobulin (anti-D) prophylaxis. *Transfusion* 46:1652, 2006.
29. Hadley AG: Laboratory assays for predicting the severity of haemolytic disease of the fetus and newborn. *Transpl Immunol* 10:191, 2002.
30. Palfi M, Hilden J, Gottval T, Selbing A: Placental transport of maternal immunoglobulin G in pregnancies at risk of Rh(D) hemolytic disease of the newborn. *Am J Reprod Immunol* 39;323, 1998.
31. Lambin P, Debbia M, Puillandre P, Brossard Y: IgG1 and IgG3 in maternal serum and on the RBCs of infants suffering from HDFN: Relationship with the severity of the disease. *Transfusion* 42:1537, 2002.
32. Neppert J, v Witzleben-Schürholz E, Zupanska B, et al: High incidence of maternal HLA A B and C antibodies associated with a mild course of haemolytic disease of the newborn. Group for the Study of Protective Maternal HLA Antibodies in the Clinical Course of HDFN. *Eur J Haematol* 63:120, 1999.
33. Shepard SL, Noble AL, Filbey D, Hadley AG: Inhibition of monocyte chemiluminescent response to anti-D sensitized red cells by Fc gamma RI-blocking antibodies which ameliorate the severity of haemolytic disease of the newborn. *Vox Sang* 70:157, 1996.
34. Thilaganathan B, Salvesan D, Abbas A, et al: Fetal plasma erythropoietin concentration in red blood cell-isoimmunized pregnancies. *Am J Obstet Gynecol* 167:1292, 1992.
35. Koenig JM, Christensen RD: Neutropenia and thrombocytopenia in infants with Rh hemolytic disease. *J Pediatr* 114:625, 1989.
36. Smits-Wintjens VEHJ, Walther FJ, Lopriore E: Rhesus haemolytic disease of the newborn: Postnatal management, associated morbidity and long-term outcome. *Semin Fetal Neonatal Med* 13:265, 2008.
37. Nicolaides KH: Studies in fetal physiology and pathophysiology in Rhesus disease. *Semin Perinatol* 13:328, 1989.
38. Sikkel E, Passman SA, Oepkes D: On the origin of amniotic fluid bilirubin. *Placenta* 25:463, 2004.
39. Passman SA, Sikkel E, Le Cessie S, et al: Bilirubin/albumin ratios in fetal blood and in amniotic fluid in Rhesus immunization. *Obstet Gynecol* 111:1083, 2008.

40. Hayde M, Widness JA, Pollack A, et al: Rhesus isoimmunization: Increased hemolysis during early infancy. *Pediatr Res* 41:716, 1997.
41. Al-Alaiyan S, Al Omran A: Late hyporegenerative anemia in neonates with rhesus hemolytic disease. *J Perinat Med* 27:112, 1999.
42. Pessler F, Hart D: Hyporegenerative anemia associated with Rh hemolytic disease: Treatment failure of recombinant erythropoietin. *J Pediatr Hematol Oncol* 24:689, 2002.
43. Wang M: Hemolytic disease of the newborn caused by a high titer anti-group B IgG from a group A mother. *Pediatr Blood Cancer* 45:861, 2005.
44. Deng ZH, Seltsam A, Ye YW, et al: Haemolytic disease of fetus and newborn caused by ABO antibodies in a cis AB offspring. *Transfus Apher Sci* 39:123, 2008.
45. Kaplan M, Na'amad M, Kenan A, et al: Failure to predict hemolysis and hyperbilirubinemia by IgG subclass in blood group A or B infants born to group O mothers. *Pediatrics* 123:e132, 2009.
46. Sarici SU, Yurdakok M, Serdar MA, et al: An early (sixth hour) serum bilirubin measurement is useful in predicting the development of significant hyperbilirubinemia and severe ABO hemolytic disease in a selective high risk population of newborns with ABO incompatibility. *Pediatrics* 109:e53, 2002.
47. Lin M, Broadberry RE: ABO Hemolytic disease of the newborn is more severe in Taiwan than in white populations. *Vox Sang* 68:136, 1995.
48. Miqdad AM, Abdelbasit OB, Shaheed MM, et al: Intravenous immunoglobulin G (IVIG) for significant hyperbilirubinemia in ABO hemolytic disease of the newborn. *J Matern Fetal Neonatal Med* 16:163, 2004.
49. Ziprin JH, Payne E, Hamidi L, et al: ABO incompatibility due to immunoglobulin G anti-B antibodies presenting with severe fetal anemia. *Transfus Med* 15:57, 2005.
50. Kaplan M, Hammerman C, Renbaum P, et al: Gilbert's syndrome and hyperbilirubinemia in ABO incompatible neonates. *Lancet* 356:652, 2000.
51. Katz MA, Kanto WP, Korotkin JH: Recurrence rate of ABO hemolytic disease of the newborn. *Obstet Gynecol* 59:611, 1982.
52. Eder AF: Update on HDFN: New information on long-standing controversies. *Immunohematol* 22:188, 2006.
53. Kennedy MS: Perinatal issues in transfusion practice, in *Technical Manual*. 16th ed, edited by JD Roback, MR Combs, BJ Grossman, CD Hillyer, p 625. AABB Press, Bethesda, MD, 2008.
54. Grant SR, Kilby MD, Meer L, et al: The outcome of pregnancy in Kell immunization. *BJOG* 107:481, 2000.
55. Kamphuis MM, Lindenburg I, van Kamp IL, et al: Implementation of routine screening for Kell antibodies: Does it improve perinatal survival? *Transfusion* 48:953, 2008.
56. McKenna DS, Nagaraja HN, O'Shaughnessy R: Management of pregnancies complicated by anti-Kell isoimmunization. *Obstet Gynecol* 93:667, 1999.
57. Bowman JM, Pollack JM, Manning FA, et al: Maternal Kell blood group alloimmunization. *Obstet Gynecol* 79:239, 1992.
58. Vaughan JI, Manning M, Warwick RM, et al: Inhibition of erythroid progenitor cells by anti-Kell antibodies in fetal alloimmune anemia. *N Engl J Med* 338:798, 1998.
59. Daniels G, Hadley A, Green CA: Causes of fetal anemia in hemolytic disease due to anti-K. *Transfusion* 43:115, 2003.
60. Wagner T, Bernaschek G, Geissler K: Inhibition of megakaryopoiesis by Kell related antibodies. *N Engl J Med* 343:72, 2000.
61. Wagner T: Pancytopenia due to suppressed hematopoiesis in a case of fatal hemolytic disease of the newborn associated with anti-K supported by molecular K1 typing. *J Pediatr Hematol Oncol* 26:13, 2004.
62. Shapiro SM: Definition of the clinical spectrum of kernicterus and bilirubin induced neurologic dysfunction. *J Perinatol* 25:54, 2005.
63. Kuzniewicz M, Newman TB: Interaction of hemolysis and hyperbilirubinemia on neurodevelopmental outcomes in the Collaborative Perinatal Project. *Pediatrics* 123:1045, 2009.
64. Janssens HM, deHaan MJJ, van Kamp IL, et al: Outcome for children treated with fetal intravascular transfusions because of severe blood group antagonism. *J Pediatr* 131:373, 1997.
65. Lobato G: Relationship between obstetric history and rh(D) alloimmunization severity. *Arch Gynecol Obstet* 277:245, 2008.
66. Andersen AS, Praetorius L, Jorgensen HL, et al: Prognostic value of screening for irregular antibodies late in pregnancy in rhesus positive women. *Acta Obstet Gynecol Scand* 81:407, 2002.
67. Adeniji AA, Fuller I, Dale T, Lindow SW: Should we continue to screen rhesus D positive women for the development of atypical antibodies in late pregnancy. *J Matern Fetal Neonatal Med* 20:59, 2007.
68. Moise KJ: Management of rhesus alloimmunization in pregnancy. *Obstet Gynecol* 112:164, 2008.
69. British Committee for Standards in Haematology Blood Transfusion Task Force: Guideline for blood grouping and antibody testing in pregnancy. *Transfus Med* 17:252, 2007.
70. Hackney DN, Knudtson EJ, Rossi KQ, et al: Management of pregnancies complicated by anti-c isoimmunization. *Obstet Gynecol* 103:24, 2004.
71. Denomme GA, Fernandes BJ: Fetal blood group genotyping. *Transfusion* 47:64S, 2007.
72. Lo YMD, Bowell PJ, Selinger M, et al: Prenatal determination of fetal Rh-D status by analysis of peripheral blood of Rhesus negative mothers. *Lancet* 341:1147, 1993.
73. Geiffman Holtzman O, Grotegut CA, Gaughan JP: Diagnostic accuracy of non-invasive fetal Rh genotyping from maternal blood—A metaanalysis. *Am J Obstet Gynecol* 195:1163, 2006.
74. Geiffman Holtzman O, Grotegut CA, Gaughan JP, et al: Non-invasive fetal RhCE genotyping from maternal blood. *BJOG* 116:144, 2009.
75. Daniels G, Finning K, Martin P, Massey E: Noninvasive prenatal diagnosis of fetal blood group phenotypes: Current practice and future prospects. *Prenat Diagn* 29:101, 2009.
76. Li Y, Finning K, Daniels G, et al: Noninvasive genotyping fetal Kell blood group (*KEL1*) using cell free fetal DNA in maternal plasma by MALDI-TOF mass spectrometry. *Prenat Diagn* 28:203, 2008.
77. Liley AW: Liquor amnii analysis in the management of the pregnancy complicated by Rhesus sensitization. *Am J Obstet Gynecol* 82:1359, 1961.
78. Queenan JT, Tomai TP, Ural SH, King JC: Deviation in amniotic fluid optical density at a wavelength of 450 nm in Rh-immunized pregnancies from 14 to 40 weeks' gestation: A proposal for clinical management. *Am J Obstet Gynecol* 168:1370, 1993.
79. Oepkes D: Doppler ultrasonography versus amniocentesis to predict fetal anemia. *N Engl J Med* 355:156, 2006.
80. Mari G, Deter RL, Carpenter RL, et al: for the Collaborative Group for Doppler Assessment of the Blood Velocity in Anemic Fetuses: Noninvasive diagnosis by Doppler ultrasonography of fetal anemia due to maternal red cell alloimmunization. *N Engl J Med* 342:9, 2000.
81. Dukler D, Oepkes D, Seaward G, et al: Noninvasive tests to predict fetal anemia: A study comparing Doppler and ultrasound parameters. *Am J Obstet Gynecol* 188:1310, 2003.
82. Daffos F, Capella-Pavlovsky M, Forestier F: Fetal blood sampling during pregnancy with use of a needle guided by ultrasound: A study of 606 consecutive cases. *Am J Obstet Gynecol* 153:655, 1985.
83. Buscaglia M, Ghisoni L, Bellotti M, et al: Percutaneous umbilical blood sampling: Indication changes and procedure loss rate in a nine years' experience. *Fetal Diagn Ther* 11:106, 1996.
84. Ghidini A, Sepulveda W, Lockwood CJ, Romero R: Complications of fetal blood sampling. *Am J Obstet Gynecol* 168:1339, 1993.
85. Dinesh D: Review of positive direct antiglobulin tests found on cord blood sampling. *J Paediatr Child Health* 41:504, 2005.
86. Heddle NM, Wentworth P, Anderson DR, et al: Three examples of Rh haemolytic disease of the newborn with a negative direct antiglobulin test. *Transfus Med* 5:113, 1995.
87. Herschel M, Karrison T, Wen M, et al: Isoimmunization is unlikely to be the cause of hemolysis in ABO incompatible but direct antiglobulin test negative neonates. *Pediatrics* 110:127, 2002.
88. Herschel M, Karrison T, Wen M, et al: Evaluation of the direct antiglobulin (Coombs') test for identifying newborns at risk for hemolysis as determined by end tidal carbon monoxide concentration ($ETCO_c$); and comparison of the Coombs' test with $ETCO_c$ for detecting significant jaundice. *J Perinatol* 22:341, 2002.
89. Ramasethu J: Hemolytic disease of the newborn, in *Handbook of Pediatric Transfusion Medicine*, edited by CD Hillyer, RG Strauss, NLC Luban, p 191. Elsevier Academic, New York, 2004.
90. Oepkes D, Adama van Scheltema P: Intrauterine transfusions in the management of fetal anemia and fetal thrombocytopenia. *Semin Fetal Neonatal Med* 12:432, 2007.
91. Howe DT, Michailides CD: Intraperitoneal transfusion in severe early onset Rh isoimmunization. *Obstet Gynecol* 110:880, 2007.
92. Fox C: Early intraperitoneal transfusion and adjuvant maternal immunoglobulin therapy in the treatment of severe red cell alloimmunization prior to fetal intravascular transfusion. *Fetal Diagn Ther* 23:159, 2008.
93. Radunovic N, Lockwood CJ, Alvarez M, et al: The severely anemic and hydropic isoimmune fetus: Changes in fetal hematocrit associated with intrauterine death. *Obstet Gynecol* 79:390, 1992.
94. Hallak M, Moise KJ, Hesketh DE, et al: Intravascular transfusion of fetuses with Rhesus incompatibility: Prediction of fetal outcome by changes in umbilical venous pressure. *Obstet Gynecol* 80:286, 1992.
95. Wong ECC, Luban NLC: Intrauterine, neonatal and pediatric transfusion, in *Transfusion Therapy: Clinical Principles and Practice*, 2nd ed, edited by PD Mintz, p 159. AABB Press, Bethesda, MD, 2005.
96. Gibson BE, Todd A, Roberts I, et al: British Committee for Standards in Haematology Transfusion Task Force: Writing Group. Transfusion guidelines for neonates and older children. *Br J Haematol* 124:433, 2004.
97. Gonsoulin WJ, Moise KJ Jr, Milam JD, et al: Serial maternal blood donations for intrauterine transfusions. *Obstet Gynecol* 75:158, 1990.
98. Schonewille H, Klumper FJ, van de Watering LM, et al: High additional maternal red cell alloimmunization after Rhesus- and K-matched intrauterine intravascular transfusions for hemolytic disease of the fetus. *Am J Obstet Gynecol* 196:143.e1, 2007.
99. el-Azeem SA, Samuels P, Rose RL, et al: The effect of the source of transfused blood on the rate of consumption of transfused red blood cells in pregnancies affected by red blood cell alloimmunization. *Am J Obstet Gynecol* 177:753, 1997.
100. Nicolaides KH, Clewell WH, Rodeck CH: Measurement of human fetoplacental blood volume in erythroblastosis fetalis. *Am J Obstet Gynecol* 157:50, 1987.
101. Hoogeven M, Meerman RH, Pasman S, Egberts J: A new method to determine the fetoplacental volume based on dilution of fetal hemoglobin and an estimation of plasma fluid loss after intrauterine intravascular transfusion. *BJOG* 109:1132, 2002.
102. Giannina G, Moise KJ Jr, Dorman K: A simple method to estimate the volume for fetal intrauterine transfusion. *Fetal Diagn Ther* 13:94, 1998.
103. Van Kamp IL, Klumper FJ, Oepkes D, et al: Complications of intrauterine intravascular transfusion for fetal anemia due to maternal red cell alloimmunization. *Am J Obstet Gynecol* 192:171, 2005.
104. Ruma MS: Combined plasmapheresis and intravenous immune globulin for the treatment of severe maternal red cell alloimmunization. *Obstet Gynecol* 196:e1, 2007.
105. Collinet P, Subtil D, Puech F, Vaast P: Successful treatment of extremely severe fetal anemia due to Kell isoimmunization. *Obstet Gynecol* 100:1102, 2002.
106. Nielsen LK, Green TH, Sandlie I, et al: *In vitro* assessment of recombinant, mutant immunoglobulin G anti-D devoid of hemolytic activity for treatment of ongoing hemolytic disease of the fetus and newborn. *Transfusion* 48:12, 2008.
107. Whitecar PW, Farb R, Subramanyam L, et al: Paternal leukocyte alloimmunization as a treatment for hemolytic disease of the newborn in a rabbit model. *Am J Obstet Gynecol* 187:977, 2002.

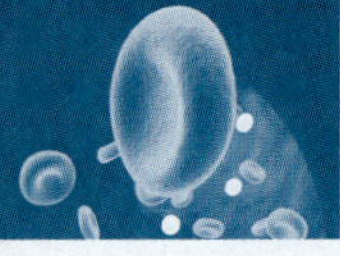

108. Van Kamp IL, Klumper FJCM, Bakkum RSLA, et al: The severity of immune fetal hydrops is predictive of fetal outcome after intrauterine treatment. *Am J Obstet Gynecol* 185:668, 2001.
109. De Boer IP, Zeestraten ECM, Lopriore E, et al: Pediatric outcome in Rhesus hemolytic disease treated with and without intrauterine transfusion. *Am J Obstet Gynecol* 198:E1, 2008.
110. Harper DC, Swingle HM, Weiner CP, et al: Long-term neurodevelopmental outcome and brain volume after treatment for hydrops fetalis by *in utero* intravascular transfusion. Am J Obstet Gynecol 195:192, 2006.
111. American Academy of Pediatrics: Clinical Practice Guideline. Subcommittee on Hyperbilirubinemia. Management of hyperbilirubinemia in the newborn infant 35 or more weeks gestation. *Pediatrics* 114:297, 2004.
112. Maisels MJ, Watchko JF: Treatment of jaundice in low birth weight infants. *Arch Dis Child Fetal Neonatal Ed* 88:F459, 2003.
113. Hulzebos CV, van Imhoff DE, Bos AF, et al: Usefulness of the bilirubin albumin ratio for predicting bilirubin induced neurotoxicity in premature infants. *Arch Dis Child Fetal Neonatal Ed* 93:F384, 2008.
114. Ramasethu J: Exchange transfusions, in *Atlas of Procedures in Neonatology*, 4th ed, edited by MG MacDonald, J Ramasethu, p 329. Lippincott, Williams & Wilkins, Philadelphia, 2007.
115. Patra K, Storfer-Isser A, Siner B, et al: Adverse events associated with neonatal exchange transfusion in the 1990s. *J Pediatr* 144:626, 2004.
116. Steiner LA, Bizzarro MJ, Ehrenkranz RA, Gallagher PG: A decline in the frequency of exchange transfusions and its effect on exchange related mortality and morbidity. *Pediatrics* 120:27, 2007.
117. Jackson JC: Adverse events associated with exchange transfusion in healthy and healthy and ill newborns. *Pediatrics* 99:e7, 1997.
118. Tan KL, Lim GC, Boey KW: Phototherapy for ABO haemolytic hyperbilirubinemia. *Biol Neonate* 61:358, 1992.
119. Ebbesen F: Evaluation of the indications for early exchange transfusion in Rhesus haemolytic disease during phototherapy. *Eur J Pediatr* 133:37, 1980.
120. Gottstein R, Cooke RWI: Systematic review of intravenous immunoglobulin in haemolytic disease of the Newborn. *Arch Dis Child Fetal Neonatal Ed* 88:F6, 2003.
121. Alcock GS, Liley H: Immunoglobulin infusion for isoimmune haemolytic disease in neonates. *Cochrane Database Syst Rev* 3:CD003313, 2002.
122. Kappas A, Drummond GS, Manola T, et al: Sn-protoporphyrin use in the management of hyperbilirubinemia in term newborns with direct Coombs-positive ABO incompatibility. *Pediatrics* 81:485, 1988.
123. Suresh GK, Martin CL, Soll RF: Metalloporphyrins for treatment of unconjugated hyperbilirubinemia in neonates. *Cochrane Database Syst Rev* 2:CD004207, 2003.
124. Ovaly F, Samancy N, Dagoglu T: Management of late anemia in rhesus hemolytic disease: Use of recombinant human erythropoietin (a pilot study). *Pediatr Res* 39:831, 1996.
125. Dhodapkar KM, Blei F: Treatment of hemolytic disease of the newborn caused by anti-Kell antibody with recombinant erythropoietin. *J Pediatr Hematol Oncol* 23:69, 2003.
126. Ovaly F: Late anemia in Rh haemolytic disease. *Arch Dis Child Fetal Neonatal Ed* 88:F444, 2003.
127. Hudon L, Moise KJ Jr, Hegemier SE, et al: Long-term neurodevelopmental outcome after intrauterine transfusion for the treatment of fetal hemolytic disease. *Am J Obstet Gynecol* 179:858, 1998.
128. Ip S, Chung M, Kulig J, et al: An evidence based review of important issues concerning neonatal hyperbilirubinemia. *Pediatrics* 114:e130, 2004.
129. Newman TB, Liljestrand P, Jeremy RJ, et al: Outcomes among newborns with total serum bilirubin levels of 25 mg per deciliter or more. *N Engl J Med* 354:1889, 2006.
130. Gkoltsiou K, Tzoufi M, Counsell S, et al: Serial brain MRI and ultrasound findings: Relation to gestational age, bilirubin level, neonatal neurologic status and neurodevelopmental outcome in infants at risk of kernicterus. *Early Hum Dev* 84:829, 2008.
131. American College of Obstetrics and Gynecology: *ACOG Practice Bulletin. Prevention of RhD alloimmunization, number 4 (replaces educational bulletin number 14, October 1990).* Clinical Management Guidelines for Obstetricians and Gynecologists, 1999.
132. National Institute for Health and Clinical Excellence: *Pregnancy (Rhesus Negative Women) Routine Anti-D Review: Final Appraisal Determination*, 2008. Available at www.nice.org.uk/guidance/index.jsp?action=download&o=40807.
133. Ayache S: Prevention of D sensitization after mismatched transfusion of blood components: Toward optimal use of RhIG. *Transfusion* 48:1990, 2008.
134. Kleihauer E, Braun H, Betki K: Demonstration von fetalem Hämoglobin in den Erythrocyten eines Blutausstrichs. *Klin Wochenschr* 35:637, 1957.
135. Ramsey G, College of American Pathologists Transfusion Medicine Resource Committee: Inaccurate doses of R immune globulin after rh-incompatible fetomaternal hemorrhage: Survey of laboratory practice. *Arch Pathol Lab Med* 133:465, 2009.
136. Kumpel BM: Efficacy of RhD monoclonal antibodies in clinical rials as replacement therapy for prophylactic anti-D immunoglobulin: More questions than answers. *Vox Sang* 93:99, 2007.
137. Kumpel BM: Lessons learned from many years of experience using anti-D in humans for prevention of RhD immunization and haemolytic disease of the fetus and newborn. *Clin Exp Immunol* 154:1, 2008.

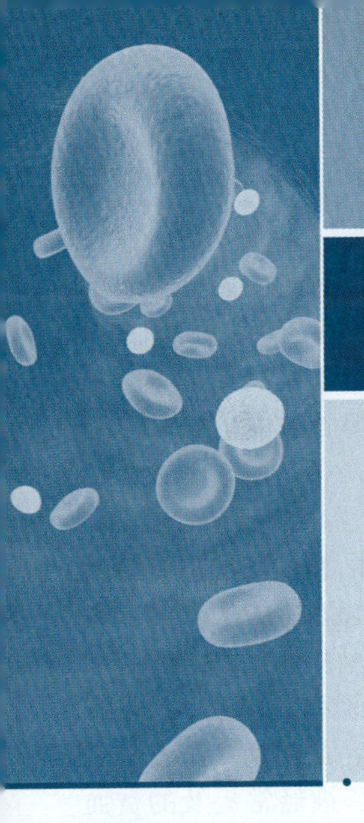

第55章

脾功能亢进与脾功能减退

Jaime Caro, Ubaldo Martinez Outschoorn

摘 要

脾脏具有如下功能：清除血液中老化及病理细胞；通过一个称为"点蚀"的过程清除红细胞内包涵体；扣留约1/3的正常血管内血小板；清除血液中细菌、外来异物及肿瘤细胞；通过白髓T、B淋巴细胞及巨噬细胞在免疫监视和抗体形成中发挥作用。脾充血或细胞浸润可致脾大，通常同时伴有中性粒细胞减少、血小板减少和贫血。脾功能亢进的定义是脾大时出现一系或多系血细胞减少症，可由于大量吞噬物理性异常细胞（如遗传性球形红细胞增多症）或抗体被覆细胞（如自身免疫性溶血贫血）而出现，伴有轻至中度脾大。尽管肿大脾脏扣留血细胞可能并非血细胞减少症的原因，但患者出现脾大伴血细胞减少有助于缩小病因寻查范围。肝硬化伴脾大患者血小板减少为脾脏贮留及血小板生成素水平相对降低所致。对肝硬化伴脾大患者的贫血及白细胞减少了解不多，但有报道患者促红细胞生成素水平相对降低及骨髓粒系祖细胞减少。尽管疗效尚不确定，脾脏切除术已用于治疗依赖血小板输注或导致出血的重度血小板减少症。血小板生成素受体激动剂为治疗血小板减少症的另一选择，已有研究表明非多肽血小板生成素受体激动剂可增加丙型病毒性肝炎相关性肝硬化患者血小板水平。脾脏切除术适用于巨脾、脾梗死、脾区剧烈疼痛以及肿大脾脏压迫邻近器官引起严重症状。某些情况下，经动脉内输注凝胶微颗粒栓塞造成脾组织部分破坏亦可获得疗效。脾功能减退见于脾脏发育不全、萎缩、脾脏切除或疾病减低脾脏功能。在后一种情况下，脾脏血液循环紊乱损害脾脏清除、吞噬及点蚀等功能所需要的特定结构。红细胞形态改变，如靶形红细胞或棘形红细胞；红细胞内包涵体，如Howell-Jolly小体或Pappenheimer小体（嗜多色性含铁小体）及虫蚀红细胞等；或血小板计数升高，则应怀疑脾功能减退。干涉-相差显微镜下出现虫蚀红细胞可能为脾功能减退最具特异性的血液学发现，Howell-Jolly小体次之。脾功能减退最严重的后果为突然发生的暴发性荚膜菌败血症，免疫接种与预防性抗生素治疗可降低败血症的风险。脾功能减退患者一旦发热，临床医师需高度警惕并及时给予抗生素。

本章使用的简写和缩略词：G-CSF，粒细胞集落刺激因子（granulocyte colony-stimulating factor）；Ig，免疫球蛋白（immunoglobulin）；PEGrHuMGDF，聚乙二醇重组人巨核细胞生长与发育因子（pegylated human recombinant megakaryocyte growth and development factor）。

脾功能亢进

历史

远古时代，医学家和哲学家就对脾脏这一器官怀有浓厚兴趣[1]。长期以来人们一直认为脾脏具有神秘的力量，但其与血细胞破坏的关系直至20世纪初才得以阐明。许多不明原因的明显躯体不适多为脾区（左季肋区）疼痛，"左季肋区忧郁症"（hypochondriac）一词由此产生。1899年，Chauffard提出脾功能增强可引发溶血[2]，从而推动了治疗性脾切除的开展：1910年Sutherlan和Burghard实施了首例脾脏切除术治疗脾性贫血（遗传性球形红细胞增多症）[3]；随后于1916年，Kaznelson为一例特发性血小板减少性紫癜（免疫性血小板减少性紫癜）患者实施脾脏切除术[4]。

定义

脾功能亢进定义为脾大情况下的血细胞减少症。可致脾大的原因有静脉压增高引起充血；组织吞噬细胞过度增生，或因为物理学异常红细胞，如镰状细胞，或抗体被覆细胞，如在自身免疫性溶血性贫血的红细胞不能通过血液循环或逃避正常脾脏单核-吞噬细胞系统的吞噬[5]。血细胞减少一般并不随门静脉压的缓解而得以纠正[6,7]。

脾脏发育

妊娠前3个月内，胚胎期脾脏以多分叶血管丰富的间充质细胞聚合体形式存在，穿插于胃背系膜区的动脉循环。脾脏器官发育的分子基础全景尚未明了。但*Hox11*和*WT1*基因对脾脏形成是必不可少的，其表达缺陷将致脾发育低下或无脾[8-10]。

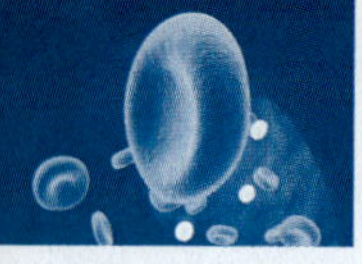

脾脏淋巴组织即白髓于妊娠第二个3个月的早期开始发育，此时，成熟T淋巴细胞，主要为$CD4^+$ T淋巴细胞，沿整个血管形成连续的一层（动脉周围淋巴鞘）。$CD8^+$ T淋巴细胞位于脾索，而γδT淋巴细胞的一特殊亚群归巢于脾脏髓质（参见第5章）。免疫球蛋白（Ig）D^+及IgG^+ B淋巴细胞聚集形成局部细胞聚集，即初级淋巴滤泡；次级淋巴滤泡是后来接触免疫原刺激后形成的，具有不同的结构，包括生发中心、套区以及含有IgM^+及IgG^+ B淋巴细胞的边缘区[11,12]。

■ 结构和功能组织

正常成人脾脏重（135±30）g，血流量约为心排出量的4%~5%。脾脏主要结构围绕树叉样分布的小动脉，这些小动脉分支并变细，最后终止于：①脾索基质，形成开放的循环；②脾窦，形成封闭的脾循环（参见第5章）。脾索组分包括组织细胞、抗原呈递细胞、血管外膜细胞、成纤维细胞，以及为维持将脾索与腔分开的不连续基底层所必需的其他细胞[13]。脾脏中淋巴组织并不明显，主要见于动脉周围淋巴鞘的T淋巴细胞富含区。

动脉血管树由传统的$CD31^+CD34^+$内皮细胞覆盖，分支成细小动脉后突然终止于脾索巨噬细胞帽状结构。血细胞必须穿越巨噬细胞簇才能进入脾窦[13]。脾窦为静脉循环的起点，由具有吞噬活性和内皮功能的表型独特的$CD31^+CD34^-CD68^+CD8^+$特殊细胞覆盖。脾脏主要功能之一是作为滤器，通过其含有的单核-吞噬细胞清除衰老、缺陷的红细胞及外来异物。此功能是通过分流部分脾血流供应至红髓实现的，血液于此处缓慢渗过布满巨噬细胞的非内皮细胞筛。然后通过静脉窦内皮细胞1~3μm的狭窄间隙重新进入循环。其余大部分血流未经过滤或处理，经连接小动脉和静脉窦的血管通路快速进入静脉循环[14]。

正常情况下，大约1/3的血小板被扣留在脾脏[15]。在很多动物，如狗和马等，红髓是红细胞的储存池，脾脏收缩可提供功能上重要的红细胞增多[16]。而人类的脾脏包膜收缩性差，储存的红细胞达不到有意义的程度[17]。虽然脾脏也是中性粒细胞的边缘池，但其程度尚不明确[18]。接受粒细胞集落刺激因子（G-CSF）治疗的肝硬化患者外周血中性粒细胞计数上升，但铟标记白细胞后脾区扫描并未发现显著脾脏铟摄取[19]。

通过脾脏红髓的血流非常缓慢，让巨噬细胞能够识别并破坏抗体或补体被覆的细胞和微生物，并吞噬被静脉窦狭窄出口机械性扣留的变形能力差的细胞或颗粒。

■ 病理生理

存在遗传性红细胞膜异常，如球形红细胞增多症、椭圆形红细胞增多症或口形红细胞增多症（参见第45章），或抗体被覆的红细胞（参见第53章）、中性粒细胞（参见第65章）及血小板（参见第119章）时，脾脏过滤及清除缺陷细胞功能活性明显增强。此时可出现不同程度的血细胞减少症。脾脏不仅清除抗体被覆细胞，亦产生抗体，特别是抗血小板抗体[20]。因此，免疫性血小板减少性紫癜患者接受脾脏切除术的疗效来自于抗血小板抗体的产生减少，以及大量巨噬细胞通过Fc识别功能清除抗体被覆血小板亦降低。

脾大增加流经脾红髓的血流比例[13,21]。脾大可源于红髓池扩张伴血流量增加；髓外造血，尤其在原发性骨髓纤维化；累及白髓的过度增生或肿瘤，如传染性单核细胞增多症或淋巴瘤；或组织吞噬细胞过度增生。

与细胞浸润引起的脾大相比较，如在白血病、髓外造血或淀粉样变性，充血引起的脾大时，过滤床增加更为显著，如在门静脉高压。即使是在占位性疾病Gaucher病（参见第73章）和骨髓纤维化（参见第91章），脾大也可与脾脏过度增生扣留正常细胞相关。

脾大增加了血管表面积，所以，也增加了白细胞边缘池[18,19]。血小板尤其易被扣留于增大的脾脏。然而，被扣留的白细胞及血小板可在脾脏生存，当机体对白细胞或血小板的需求增加时可释放，然其释放速度缓慢[22]。

一些贫血伴脾大患者促红细胞生成素相对缺乏[23]。在一项研究中，约30%肝硬化患者促红细胞生成素对贫血反应迟钝[24]。血浆容量增加所致的红细胞稀释是被经常提及的贫血另一原因[25]，尽管有些研究并未发现脾大患者存在血液稀释[26]。肝病患者鲜有慢性失血相关的铁缺乏、叶酸和维生素B_{12}缺乏、红细胞破坏增加等，但相关研究却不少[27]。脾大时红细胞过早于红髓内被破坏，但这很少可解释贫血[28]。

不同程度的巨噬细胞吞噬红细胞现象反映了正常的老化红细胞清除机制。溶血性贫血和病毒感染，以及在同种异型输血患者，红细胞吞噬增加。脾窦巨噬细胞含有红细胞碎片。当巨噬细胞吞噬红细胞现象严重时，这些巨噬细胞变成立方形并突出于基底膜上（"钉突"现象）。镰状细胞贫血及红细胞膜异常如遗传性球形红细胞增多症可致红细胞变形能力差，被扣留于脾索，但极少发生脾窦外红细胞吞噬现象；与此不同的是，自身免疫性溶血性贫血红细胞吞噬现象极为突出[13]。

脾大致血流增加，使脾静脉和门静脉扩张。当肝血管顺应性下降时，门静脉压可出现明显增高，如在肝硬化或骨髓纤维化（参见第91章）。这一过程形成恶性循环，即门脉高压引起脾大，而器官肿大又引起动脉血流量增加，这反过来又使门静脉压增高。

表55-1列出了脾大的原因，表55-2列出了引起巨脾的原因。

■ 临床特点

轻至中度脾大通常并不引起局部症状，甚至巨脾亦可耐受。然而，患者常有腹部坠胀感或其他腹部不适感，肿大的脾压迫胃可有早饱感，或难以侧卧入眠。左上季肋部或放射至左肩部的胸膜炎样疼痛可伴随脾脏梗死，且可反复发生。

镰状细胞贫血患儿或疟疾患者因红细胞大量蓄积并扣留于脾脏，可致脾脏迅速增大并伴有疼痛，该扣留危象以贫血突发加重为特征。脾破裂虽不常见，但可自发性发生在大部分脾增大或钝性脾创伤患者。传染性单核细胞增多症相关的脾破裂就是一个典型的例子。

肿大的脾脏体积很难通过触诊或叩诊评估。儿童和腹肌较低的瘦体型者在没有脾大时也可触及脾尾[29]。可触及脾脏通常表明有脾大，用超出左肋缘下的厘米数衡量脾脏大小。腹部B超或CT（参见第1章图1-1，图1-2）是检测脾脏大小最精确的方法。磁共振成像（MRI）主要用于鉴别囊肿、脓肿及梗死灶[30]。

■ 脾下垂

因脾系带过长而致游离脾脏（脾下垂）非常少见。脾下垂

表 55-1 脾大分类及其常见病因

Ⅰ. 充血性
　A. 右心充血性心力衰竭
　B. Budd-Chiari 综合征
　C. 肝硬化并门脉高压
　D. 肝门或脾静脉栓塞
Ⅱ. 免疫性
　A. 病毒感染
　　1. 急 / 慢性 HIV 感染
　　2. 急性单核细胞增多症
　　3. 登革热
　　4. 风疹(新生儿)
　　5. 巨细胞病毒感染(新生儿)
　　6. 单纯疱疹(新生儿)
　B. 细菌感染
　　1. 亚急性细菌性心内膜炎
　　2. 布鲁菌病
　　3. 兔热病
　　4. 类鼻疽病
　　5. 李斯特菌病
　　6. 鼠疫
　　7. 二期梅毒
　　8. 回归热
　　9. 鹦鹉热
　　10. 埃里希体病
　　11. 立克次体病(羌虫病、落基山斑疹热、Q 热)
　　12. 结核病
　　13. 脾脓肿(肠杆菌、金黄色葡萄球菌、链球菌 D、厌氧菌)
　C. 真菌感染
　　1. 酵母菌
　　2. 组织胞浆菌
　　3. 系统性、肝脾念珠菌病
　D. 寄生虫感染
　　1. 疟疾
　　2. 黑热病
　　3. 利什曼病
　　4. 血吸虫病
　　5. 巴贝虫病
　　6. 球孢子菌病
　　7. 副球孢子菌病
　　8. 锥虫病(克氏、布氏)
　　9. 弓形体病(新生儿)
　　10. 棘球蚴病
　　11. 囊虫病
　　12. 内脏幼虫移行病(弓蛔虫感染)
　E. 炎症 / 自身免疫病
　　1. 系统性红斑狼疮(SLE)
　　2. Felty 综合征
　　3. 幼儿风湿性关节炎
　　4. 证实免疫性淋巴增殖综合征(ALP 综合征)
　　5. 嗜血细胞综合征
　　6. 普通变异型免疫缺陷病
　　7. 应用抗 D 免疫球蛋白
Ⅲ. 溶血性疾病
　A. 中至重度地中海贫血
　B. 丙酮酸激酶缺乏症
　C. 遗传性球形红细胞增多症
　D. 自身免疫性溶血性贫血(极少)
　E. 镰状细胞贫血(儿童常见)、HbC 病、其他血红蛋白病
Ⅳ. 浸润性
　A. 非肿瘤性
　　1. 脾脏血肿(脾破裂为血肿晚期并发症)
　　2. 窦岸细胞血管瘤
　　3. 神经鞘磷脂代谢病
　　　a. Gaucher 病
　　　b. Niemann-Pick 病
　　4. 胱氨酸病
　　5. 淀粉样变性(轻链淀粉样、淀粉样蛋白 A)
　　6. 多中心 Castleman 病
　　7. 肥大细胞增多症
　　8. 高嗜酸细胞综合征
　　9. 结节病
　B. 髓外造血
　　1. 原发性骨髓纤维化
　　2. 骨硬化症(儿童)
　　3. 重度地中海贫血
　C. 恶性肿瘤
　　1. 血液系统
　　　a. 慢性淋巴细胞白血病(幼淋变异型)
　　　b. 慢性髓系细胞白血病
　　　c. 真性红细胞增多症
　　　d. 毛细胞白血病
　　　e. 重链病
　　　f. 肝脾淋巴瘤
　　　g. 急性白血病(淋巴细胞 / 髓系)
　　　h. 霍奇金淋巴瘤
　　2. 非血液系统
　　　a. 转移癌(罕见)
　　　b. 神经母细胞瘤
　　　c. Wilms 瘤
　　　d. 平滑肌肉瘤
　　　e. 纤维肉瘤
　　　f. 恶性纤维组织细胞瘤
　　　g. Kaposi 肉瘤
　　　h. 血管肉瘤
　　　i. 淋巴管肉瘤
　　　j. 血管内皮细胞肉瘤
Ⅴ. 医源性
　A. 应用 G-CSF
　B. 应用 EPO

表 55-2 巨脾病因

Ⅰ. 骨髓增殖性疾病
　A. 原发性骨髓纤维化
　B. 慢性髓系白血病
Ⅱ. 淋巴瘤
　A. 毛细胞白血病
　B. 慢性淋巴细胞白血病(幼淋变异型)
Ⅲ. 感染
　A. 疟疾
　B. 利什曼病(黑热病)
Ⅳ. 髓外造血
　A. 重度地中海贫血
Ⅴ. 浸润
　A. Gaucher 病

可有以下 3 种表现:①盆腔内无症状肿块;②伴或不伴有胃肠道症状的间歇性腹痛;③因脾扭转而发生急腹症,较少见。影像学检查也同样可得出脾下垂的诊断[31]。脾下垂可同时伴有脾功能亢进或脾功能减退的体征,进展缓慢时常被错误地初诊为盆腔或下腹部肿瘤。

■ 实验室检查特征

脾功能亢进比较典型的特征是脾大、血细胞减少及排除其他原因所致的血细胞减少(如出血引起的贫血)。血细胞形态多正常,然而可见少许球形红细胞,可能是因红细胞反复缓慢通过扩张的红髓时发生代谢性变化所致。过去曾用一些实验,如肾上腺素动员试验,区别血细胞扣留和无效造血,但是肾上腺素也释放边缘池的白细胞和血小板,所以很难解释试验结果[32]。

血小板减少是肝硬化和门静脉高压患者常见发现。在一项回顾性研究中,64% 非酒精性肝硬化患者有血小板减少[33]。其他研究也发现约 1/3 肝硬化患者出现严重血小板减少或中

性粒细胞减少[34,35]。失代偿肝病和饮酒史为脾功能亢进的独立危险因素[36]，但为什么有些患者出现严重血细胞减少尚不清楚，尽管在某些情况下叶酸缺乏是一个致病因素。慢性肝病患者出现血小板减少或中性粒细胞减少时死亡率增加[37]。

某些情况下，当脾脏含有诊断所需要的组织时，如脾淋巴瘤，可用超声引导做细针头脾脏活检。然而细针头穿刺活检极少作为确诊手段，但能明确脾脏淋巴细胞单克隆性，有助于进一步诊断评估。经验丰富的医生在影像引导下进行细针脾脏穿刺细胞学及活检是相对安全的检查手段[38]。

巨脾患者血制品，特别是血小板输注效果往往大打折扣[39]。

■ 治疗、病程与预后

全脾切除术

腹部创伤和部分脾破裂为急诊脾切除的指征。脾脏巨大或梗死致左上腹持续性疼痛或不适亦可行脾脏切除术。脾脏切除术已用于治疗功能上严重的血细胞减少[39]。在这些情况下，病例报道患者术后数天至数周内血细胞计数迅速恢复正常水平；然而唯一评估血细胞减少缓解的对照试验结果显示病情没有改善[6]。绝大多数肝硬化患者行原位肝移植后可纠正血细胞减少[40]。

遗传性球形红细胞增多症、免疫性血小板减少性紫癜和免疫性溶血性贫血为最常见的脾脏切除术适应证。在免疫性血细胞减少症，脾脏切除术通过改善血细胞生存和减少自身抗体产生而发挥作用。有报道重型地中海贫血患者脾脏切除术后贫血显著改善。在这些病例，脾切除可改善输血效果。有些镰状细胞贫血患儿，如果在自体脾脏切除致脾脏失活前，反复出现血细胞扣留危象伴腹痛，脾脏切除术可有效[41]。

巨脾（>1500g）患者，特别在原发性骨髓纤维化，脾脏切除术相关的发病率及死亡率高于免疫性血小板减少症的脾切除[42]。可能的术后并发症包括侧支血管广泛性粘连、肝静脉或门静脉栓塞、胰尾损伤、手术部位感染及膈肌下脓肿等。

有手术指征的血液病患者接受经验丰富的外科医生实施的腹腔镜脾脏切除术，腹部创伤与疼痛较少、住院时间较短及腹部伤疤较小[43]。某些血液系统疾患如免疫性血小板减少性紫癜选择开腹脾脏切除的优势在于较易找到副脾。

脾脏部分切除术

已经对脾脏部分切除术进行了探索，因为它可将脾脏切除术后由于完全失去脾脏保护性滤过功能而即刻发生血小板增多及严重败血症的风险降至最低[44]。然而，术后血小板增多严重程度随时间推移而逐渐降低。通过结扎部分脾动脉或动脉内输注明胶海绵颗粒栓塞动脉可以减少脾脏体积[45-48]。上述操作可诱导大块脾梗死并减少活跃脾组织。可经皮或经血管内进行脾动脉栓塞，但必须密切观察病人数天至数周，以监测脾梗死腹腔内破裂的征兆。动脉栓塞的长期疗效令人鼓舞[46-48]。部分脾动脉栓塞治疗复发性血小板减少症儿童，可使约70%患儿血小板水平暂时改善[49]。

脾区照射

脾区照射较少用于治疗脾大。本治疗可致严重血细胞减少，尤其是血小板减少（异位效应）。对脾脏切除术为绝对禁忌证，而又很可能因减小巨大脾脏而减轻症状的患者，可行脾区照射[50]。

肝移植

肝功能衰竭使血小板生成素合成及分泌受损，肝移植可以纠正这一缺陷[51,52]。然而，如果肝移植后脾大持续存在，则血小板减少也可能得不到纠正。

血小板生长因子

血小板生成素克隆后[53,54]，又研发并测试了数种血小板生成素类似药物。一项Ⅱ期临床试验结果显示，非肽类血小板生成素类似药物 eltrombopag（商品名 Promacta——译者注）可使丙肝病毒相关性肝硬化引起的血小板减少症患者的血小板水平升高[55]。

第一代促血小板生成药物如重组人血小板生成素和聚乙二醇重组人巨核细胞生长因子（PEGrHuMGDF）因部分患者血小板减少症加重，已不再用于血小板减少症患者。正常受试者体内可产生抗 PEGrHuMGDF 的自身抗体，后者交叉反应并中和内源性血细胞生成素，而致血小板减少症[56,57]。

红细胞生成素与粒细胞集落刺激因子

没有什么数据支持红细胞生成因子或粒细胞生长因子用于治疗脾大和血细胞减少患者。血清促红细胞生成素水平不成比例下降的肝硬化患者可能得益于外源性红细胞生成素治疗，但这可加重脾大。两项研究报道因宗教信仰拒绝输血的患者，在肝移植之前以及之后应用红细胞生成素可促进骨髓红系造血[58,59]。报道显示，晚期肝硬化时不用血制品亦可成功进行肝移植。

有报道应用 G-CSF 后中性粒细胞计数升高。一项报道肝硬化和白细胞减少的患者皮下注射 G-CSF 7 天后，中性粒细胞绝对值均数由 $(1.3 \pm 0.2) \times 10^9$/L 增至 $(4.1 \pm 0.2) \times 10^9$/L[19]。然而，此疗法的临床益处不明确。

脾功能减退

■ 定义

脾功能减退是指由于损害脾脏功能的疾病，或者因为脾脏发育不全、萎缩（如镰状细胞贫血的自发脾梗死），或脾脏切除术等引起脾组织缺失所致的脾脏功能降低。脾脏功能低下时体积可正常。在某些情况下，吞噬物过多可损害脾脏巨噬细胞依赖性功能。脾脏滤过功能受损可致轻度血小板增多症。功能性或解剖上脾脏缺如，特别是婴幼儿手术切除脾脏后，增加严重细菌感染的风险。表 55-3 列出了脾功能减退的相关疾病。

■ 临床特征

正常新生儿和老年人常有脾功能受损的表现[60]，包括出现 Howell-Jolly 小体和红细胞“虫蚀”现象（见下文“实验室特征”）。然而，功能性脾功能减退的临床意义尚不明确[61-63]。

镰状细胞贫血与外科手术脾脏切除为脾功能减退最常见原因。在镰状细胞贫血中，脾大及血流循环紊乱的年轻儿童，

表 55-3 脾功能减退相关疾病

其他	血管炎
外科脾脏切除	肾小球性肾炎
脾区照射	桥本甲状腺炎
镰形血红蛋白病	结节病
先天性无脾症	血液病及肿瘤
脾动 / 静脉栓塞	移植物抗宿主病
正常婴儿	慢性淋巴细胞白血病
胃肠道与肝脏疾病	非霍奇金淋巴瘤
乳糜泻	霍奇金淋巴瘤
疱疹样皮炎	淀粉样变性
炎症性肠病	进展期乳腺癌
肝硬化	血管肉瘤
自身免疫性疾病	败血症 / 感染性疾病
系统性红斑狼疮	疟疾
类风湿关节炎	播散性脑膜炎球菌血症

其脾功能减退可为功能性的；而在年龄较大的儿童及成人患者，其脾功能减退可由于反复梗死破坏了脾脏组织结构后引起脾脏萎缩所致。尽管出现脾大往往提示脾功能亢进，但脾脏大小并非衡量其功能的可靠指标。脾脏被囊肿、肿瘤性病变及淀粉样组织完全取代就是功能减退性脾大的例子[64]。镰状血红蛋白病患儿以及个别疟疾患者，出现急性扣留危象时，细胞碎片可阻塞红髓并导致脾功能减退[65,66]。

先天无脾症可见于内脏倒位的婴儿及其他先天发育异常[38]。自身免疫性疾病如肾小球性肾炎[67]、系统性红斑狼疮[68,69]、类风湿关节炎[70]患者偶有功能性脾功能减退的实验室和临床表现（荚膜菌所致的严重感染）。脾功能减退还见于慢性移植物抗宿主病[71,72]、结节病[73]、酒精性肝硬化[74,75]、肝淀粉样变性[76,77]、乳糜样腹泻[78,79]及炎症性肠病[80,81]，其病理机制不明。

肿瘤细胞脾脏浸润，如在淋巴瘤及白血病，一般不造成脾功能亢进或减退。脾区照射[82]或血管阻塞[83]也可导致功能性脾功能减退。

■ 重度败血症

去除脾脏有效过滤床使脾脏功能缺失可导致危及生命的感染，脾脏巨噬细胞就是在过滤床中杀灭调理过的病原体。典型病原微生物为含荚膜的细菌，如肺炎链球菌、脑膜炎奈瑟菌或流感嗜血杆菌。这些微生物在体内不受限制的增殖可导致致命性脓毒血症[84-86]。婴儿全身免疫系统尚未发育成熟，不足以抵抗病原微生物侵袭，其风险最高，然而，各年龄段患者均存在严重感染的风险。因此，如果可能，儿童脾脏切除术应尽可能推迟至 5 周岁以后。脓毒血症的风险随脾脏切除术的原因而不同。因免疫性疾病切脾的患儿风险很高，如 Wiskott-Aldrich 综合征。地中海贫血患儿的感染风险高于遗传性球形红细胞增多症患儿，脾外伤后切脾风险最低。脾脏切除术前，接种肺炎球菌和流感嗜血杆菌疫苗，以及预防性青霉素治疗可降低脓毒血症的风险[87]。

脾脏是单核 - 吞噬细胞系统的主要组成部分，白髓内含有大量淋巴组织，脾功能减退或脾脏切除术后也能减少自身抗体的产生，可能对自身免疫性疾病有益。

■ 实验室特征

脾功能减退或丧失多伴轻至中度白细胞及血小板计数增加。血涂片中常可见 Howell-Jolly 小体、靶形红细胞、帕彭海默小体和棘形红细胞（参见第 29 章），而在湿血涂片上可见到虫蚀状红细胞为其最具有特异性发现[88]。无脾症时几乎总能见到反映红细胞表面积增加的靶形红细胞[89]，但仅 1/1000~1/100 红细胞发生靶形改变。脾功能减退的敏感指标为红细胞表面出现虫蚀或凹陷[90]。这些虫蚀由膜下空泡构成，只能直接在干涉 - 相差显微镜下观察湿片才能见到[88]。红细胞内形成含有血红蛋白的囊泡是循环中红细胞衰老过程中的正常现象。这一过程在红细胞寿命后半期加剧，当这些囊泡被脾脏清除（点蚀），则导致平均红细胞血红蛋白水平降低。在无脾症患者中，这些囊泡增多、增大，形成干涉 - 相差显微镜下明显可见的空泡[88]。这是脾功能减退最为特异性的发现，其次为循环红细胞中出现 DNA 包涵体（Howell-Jolly 小体；图 55-1）。

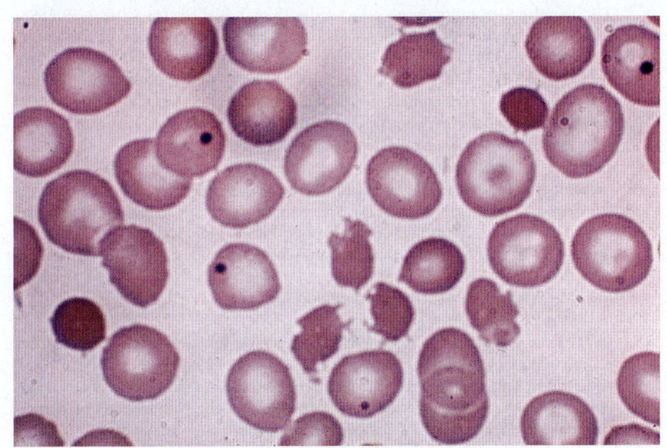

图 55-1 脾切除患者血涂片显示 Howell-Jolly 小体。还可见棘形红细胞和个别靶形红细胞。这些均为脾脏切除术后特征性红细胞形态学改变。

氧化性药物即使在正常人也可产生 Heinz 小体，但脾脏能够有效清除这些红细胞内含物以及 Pappenheimer 小体（参见第 29 章）。脾脏切除术后，在离体活体染色血涂片可见 Heinz 小体。除溶血性贫血患者有核红细胞显著增加外，脾脏切除术后血涂片上有核红细胞极少见。网织红细胞计数仍在正常值范围内，红细胞寿命没有改变，因为其他器官担负起清除衰老红细胞的功能。

^{99m}锝硫化明胶颗粒用于脾区扫描，为测定脾脏清除血流中颗粒性物质能力的可靠手段[91]。

■ 治疗、病程及预后

在脾脏切除术前，建议以前未预防接种者接种流感嗜血杆菌、脑膜炎奈瑟菌和肺炎链球菌疫苗[92]。预防性接种显著降低了，但没有完全消除严重感染的风险[87,93-95]。尽管在遵循本指导原则和细菌耐药性方面存在一些问题，根据已发表的指导原则，建议无脾症患者预防性口服青霉素或大环内酯药物[96,97]。医师应忠告所有无脾症患者，任何发热（>38℃）均应立即看急诊。无脾脏患者发热应行血液和尿液培养，并随后给予抗生素

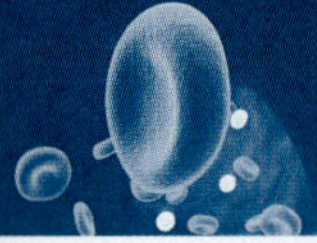

治疗。患者应携带一张书写有无脾症信息的卡片或警示性医疗手镯,以提醒医护人员严重感染的风险[96,97]。牙科手术,特别是拔牙,若患者未口服预防性抗生素,应提前给予广谱抗生素,如阿莫西林。患者应被告知外出旅行风险,包括疟疾感染或动物叮咬的危险,如治疗不及时往往危及生命[96,97]。

翻译:施 均

校对:郑以州,刘建湘

参考文献

1. Crosby WH: The spleen, in *Blood, Pure and Eloquent*, edited by MM Wintrobe, p 96. McGraw-Hill, New York, 1980.
2. Chauffard AME: Des hepatites d'origine splenique. *Semin Med* 19:177, 1899.
3. Sutherland GA, Burghard FF: The treatment of splenic anaemia by splenectomy. *Lancet* 2:1819, 1910.
4. Kaznelson P: Verschwinden der hamorrhagischen Diathesis bei einen falle von "Essentieller Thrombopenia." *Wien Klin Wochenschr* 29:1451, 1916.
5. Crosby WH: Hypersplenism. *Annu Rev Med* 13:127, 1962.
6. Mutchnick MG, Lerner E, Conn HO: Effect of portacaval anastomosis on hypersplenism. *Dig Dis Sci* 25:929, 1980.
7. Jabbour N, Zajko A, Orons P, et al: Does transjugular intrahepatic portosystemic shunt (TIPS) resolve thrombocytopenia associated with cirrhosis? *Dig Dis Sci* 43:2459, 1998.
8. Roberts CW, Shutter JR, Korsmeyer SJ: Hox11 controls the genesis of the spleen. *Nature* 368:747, 1994.
9. Dear TN, Colledge WH, Carlton MB, et al: The Hox11 gene is essential for cell survival during spleen development. *Development* 121:2909, 1995.
10. Roberts CW, Sonder AM, Lumsden A, et al: Developmental expression of HOV11 and specification of splenic cell fate. *Am J Pathol* 146:1089, 1995.
11. Steininger B, Barth P, Herbst B, et al: The species-specific structure of microanatomical compartments in the human spleen. *Immunology* 92:307, 1997.
12. Bourdessoule D, Gaulard P, Mason DY: Preferential localization of human lymphocytes bearing −/− T cell receptors to the red pulp of the spleen. *J Clin Pathol* 43:461, 1990.
13. Kraus MD: Splenic histology and histopathology: An update. *Semin Diagn Pathol* 20:84, 2003.
14. Rosse WF: The spleen as a filter [editorial]. *N Engl J Med* 317:704, 1987.
15. Bowdler AJ: Splenomegaly and hypersplenism. *Clin Haematol* 12:467, 1983.
16. Areas Elenas N, Ewald R, Crosby WH: The reservoir function of the spleen and its relation to postsplenectomy anemia of the dog. *Blood* 24:299, 1964.
17. Wadenvik H, Kutti J: The spleen and pooling of blood cells. *Eur J Haematol* 41:1, 1988.
18. Aster RH: Pooling of platelets in the spleen: Role in the pathogenesis of "hypersplenic thrombocytopenia." *J Clin Invest* 45:645, 1966.
19. Gurakar A, Fagiuoli S, Gavaler JS, et al: The use of granulocyte-macrophage colony-stimulating factor to enhance hematologic parameters of patients with cirrhosis and hypersplenism. *J Hepatol* 21:582, 1994.
20. Karpatkin S: The spleen and thrombocytopenia. *Clin Haematol* 12:591, 1983.
21. Zwiebel WJ, Mountford RA, Halliwell MJ, Wells PN: Splanchnic blood flow in patients with cirrhosis and portal hypertension: Investigation with duplex Doppler US. *Radiology* 194:807, 1995.
22. Brubaker LH, Johnson CA: Correlation of splenomegaly and abnormal neutrophil pooling (margination). *J Lab Clin Med* 92:508, 1978.
23. Siciliano M, Tomasello D, Milani A, et al: Reduced serum levels of immunoreactive erythropoietin in patients with cirrhosis and chronic anemia. *Hepatology* 22:1132, 1995.
24. Vasilopoulos S, Hally R, Caro J, et al: Erythropoietin response to post-liver transplantation anemia. *Liver Transpl* 6:349, 2000.
25. Hess CE, Ayers CR, Sandusky WR, et al: Mechanism of dilutional anemia in massive splenomegaly. *Blood* 47:629, 1976.
26. Zhang B, Lewis SM: Splenic hematocrit and the splenic plasma pool. *Br J Haematol* 66:97, 1987.
27. Jandl JH: The anemia of liver disease: Observations on its mechanism. *J Clin Invest* 34:390, 1955.
28. Christensen BE: Quantitative determination of splenic red cell blood destruction in patients with splenomegaly. *Scand J Haematol* 14:295, 1975.
29. McIntyre OR, Ebaugh FA: Palpable spleens in college freshmen. *Ann Intern Med* 66:301, 1967.
30. Sty JR, Wells RG: Imaging the spleen, in *Disorders of the Spleen: Pathophysiology and Management*, edited by C Pochedly, RH Sills, AD Schwartz, p 355. Marcel Dekker, New York, 1989.
31. Buehner M, Baker MS: The wandering spleen. *Surg Gynecol Obstet* 175:373, 1992.
32. Joyce RA, Boggs DR, Hasiba U, Srodes CH: Marginal neutrophil in the pool size in normal subjects as measured by epinephrine infusion. *J Lab Clin Med* 88:614, 1976.
33. Alvarez OA, Lopera GA, Patel V, et al: Improvement of thrombocytopenia due to hypersplenism after transjugular intrahepatic portosystemic shunt placement in cirrhotic patients. *Am J Gastroenterol* 91:134, 1996.
34. Peck-Radosavljevic M: Hypersplenism. *Eur J Gastroenterol Hepatol* 13:317, 2001.
35. Bashour FN, Teran JC, Mullen KD: Prevalence of peripheral blood cytopenias (hypersplenism) in patients with nonalcoholic chronic liver disease. *Am J Gastroenterol* 95:2936, 2000.
36. Liangpunsakul S, Ulmer BJ, Chalasani N: Predictors and implications of severe hypersplenism in patients with cirrhosis. *Am J Med Sci* 326:111, 2003.
37. Qamar A, Grace N, Groszmann R, et al: Incidence, prevalence and clinical significance of abnormal hematological indices in compensated cirrhosis. *Clin Gastroenterol Hepatol* 7:689, 2009.
38. Civardi G, Vallisa D, Berte R, et al: Ultrasound guided fine needle biopsy of the spleen: High clinical efficacy and low risk in a multicenter Italian study. *Am J Hematol* 67:93, 2001.
39. Pochedly C, Sills RH, Schwartz A: *Disorders of the Spleen: Pathophysiology and Management*. Marcel Dekker, New York, 1989.
40. Yanaga K, Tzakis A, Shimade M, Campbell W, et al: Reversal of hypersplenism following orthotopic liver transplantation *Ann Surg* 210:180, 1989.
41. Al-Salem AH, Qaisaruddin S, Nasserallah Z, et al: Splenectomy in patients with sickle-cell disease. *Am J Surg* 172:254, 1996.
42. Mohren M, Markman I, Dworschak U, et al: Thromboembolic complications after splenectomy for hematologic diseases. *Am J Hematol* 76:143, 2004.
43. Caprotti R, Porta G, Franciosi C, et al: Laparoscopic splenectomy for hematological disorders. *Int Surg* 83:303, 1998.
44. Bar-Moor JA: Partial splenectomy in Gaucher's disease. *J Pediatr Surg* 28:686, 1993.
45. Banani SA: Partial dearterialization of the spleen in thalassemia major. *J Pediatr Surg* 33:449, 1998.
46. Stanley P, Shen TC: Partial embolization of the spleen in patients with thalassemia. *J Vasc Interv Radiol* 6:137, 1995.
47. Palsson B, Hallen M, Forsberg AM, Alwmark A: Partial splenic embolization: Long-term outcome. *Langenbecks Arch Surg* 387:421, 2003.
48. Petersons A, Volrats O, Bernsteins A: The first experience with nonoperative treatment of hypersplenism in children with portal hypertension. *Eur J Pediatr Surg* 12:299, 2002.
49. Watanabe Y, Todani T, Noda T: Changes in splenic volume after partial splenic embolization in children. *J Pediatr Surg* 31:241, 1996.
50. Paulino AC, Reddy AC: Splenic irradiation in the palliation of patients with lymphoproliferative and myeloproliferative disorders. *Am J Hosp Palliat Care* 13:32, 1996.
51. Peck-Radosavljevic M, Wichlas M, Zacherl J, et al: Thrombopoietin induces rapid resolution of thrombocytopenia after orthotopic liver transplantation through increased platelet production. *Blood* 95:795, 2000.
52 Rios R, Sangro B, Herrero I, et al: The role of thrombopoietin in the thrombocytopenia of patients with liver cirrhosis. *Am J Gastroenterol* 100:1311, 2005.
53. Lok S, Kaushansky K, Holly RD, et al: Cloning and expression of murine thrombopoietin cDNA and stimulation of platelet production *in vivo*. *Nature* 369:565, 1994.
54. de Sauvage FJ, Hass PE, Spencer SD, et al: Stimulation of megakaryocytopoiesis and thrombopoiesis by the c-Mpl ligand. *Nature* 369:533, 1994.
55. McHutchinson JG, Dusheiko G, Shiffman ML, et al: Eltrombopag in patients with cirrosis associated with hepatitis C. *N Engl J Med* 357:2227, 2007.
56. Li J, Yang C, Xia Y, et al: Thrombocytopenia caused by the development of antibodies to thrombopoietin. *Blood* 98:3241, 2001.
57. Basser RL, O'Flaherty E, Green M, et al: Development of pancytopenia with neutralizing antibodies to thrombopoietin after multicycle chemotherapy supported by megakaryocyte growth and development factor. *Blood* 99:2599, 2002.
58. Ramos H, Todo S, Kang Y, et al: Liver transplantation without the use of blood products. *Arch Surg* 129:528, 1994.
59. Snook NJ, O'Beirne HA, Enright S, et al: Use of recombinant human erythropoietin to facilitate liver transplantation in a Jehovah's Witness. *Br J Anaesth* 76:740,1996.
60. Freedman RM, Johnston D, Mahoney MJ, et al: Development of splenic reticuloendothelial function in neonates. *J Pediatr* 96:466, 1980.
61. Padmanabhan J, Risemberg HM, Rome RD: Howell-Jolly bodies in the peripheral blood of full-term and premature neonates. *Johns Hopkins Med J* 132:146, 1973.
62. Markus HS, Toghill PJ: Impaired splenic function in elderly people. *Age Ageing* 20:287, 1991.
63. Ravaglia G, Forti P, Biagi F, et al: Splenic function in old age. *Gerontology* 44:91, 1998.
64. Steinberg MH, Gatling RR, Tavassoli M: Evidence of hyposplenism in the presence of splenomegaly. *Scand J Haematol* 31:437, 1983.
65. Looareesuwan S, Ho M, Wallanagoon Y, et al: Dynamic alteration in splenic function during acute falciparum malaria. *N Engl J Med* 317: 675, 1987.
66. Emond AM, Callis R, Darvill D, et al: Acute splenic sequestration in homozygous sickle cell disease: Natural history and management. *J Pediatr* 107:201, 1985.
67. Lawrence SE, Pussell BA, Charlesworth JA: Splenic function in primary glomerulonephritis. *Adv Exp Med Biol* 641:1, 1982.
68. Webster J, Williams BD, Smith AP, et al: Systemic lupus erythematosus presenting as pneumococcal septicemia and septic arthritis. *Ann Rheum Dis* 49:181, 1990.
69. Liote F, Angle J, Gilmore N, Osterland CK: Asplenism and systemic lupus erythematosus. *Clin Rheumatol* 14:220, 1995.
70. Jarolim DR: Asplenia and rheumatoid arthritis [letter]. *Ann Intern Med* 97:61, 1982.
71. Kalhs P, Panzer S, Kletter K, et al: Functional asplenia after bone marrow transplantation. *Ann Intern Med* 109:461, 1988.
72. Cuthbert RJ, Iqbal A, Gates A, et al: Functional hyposplenism following allogeneic bone marrow transplantation. *J Clin Pathol* 48:257, 1995.
73. Stone RW, McDaniel WR, Armstrong EM, et al: Acquired functional asplenia in sarcoidosis. *J Natl Med Assoc* 77:930, 1985.
74. Muller AF, Toghill PJ: Splenic function in alcoholic liver disease. *Gut* 33:1386, 1992.
75. Muller AF, Toghill PJ: Functional hyposplenism in alcoholic liver disease: A toxic effect of alcohol? *Gut* 35:679, 1994.
76. Gertz MA, Kyle RA: Hepatic amyloidosis (primary [AL], immunoglobulin light chain): The natural history in 80 patients. *Am J Med* 85:73, 1988.
77. Powsner RA, Simms RW, Chudnovsky A, et al: Scintigraphic functional hyposplenism in amyloidosis. *J Nucl Med* 39:221, 1998.
78. Robinson PJ, Bullen AW, Hall R, et al: Splenic size and functions in adult coeliac disease. *Br J Radiol* 53:532, 1980.
79. O'Grady JG, Stevens FM, Harding B, et al: Hyposplenism and gluten sensitive enteropathy. *Gastroenterology* 87:1316, 1984.

80. Palmer KR, Sherriff SB, Holdsworth CD, et al: Further experience of hyposplenism in inflammatory bowel disease. *Q J Med* 50:461, 1981.
81. Muller AF, Toghill PJ: Hyposplenism in gastrointestinal disease. *Gut* 36:165, 1995.
82. Dailey MO, Coleman CN, Kaplan HS: Radiation-induced splenic atrophy in patients with Hodgkin disease and non-Hodgkin lymphoma. *N Engl J Med* 302:215, 1990.
83. Spencer RP, Sziklas JJ, Turner JW: Functional obstruction of splenic blood vessel in adults: A radiocolloid study. *Int J Nucl Med Biol* 9:208, 1982.
84. Torres J, Bisno AL: Hyposplenism and pneumococcemia. *Am J Med* 55:851, 1973.
85. Cavenagh JD, Joseph AE, Dilly S, Bevan DH: Splenic sepsis in sickle cell disease. *Br J Haematol* 86:187, 1994.
86. Gopal V, Bisno AL: Fulminant pneumococcal infections in "normal" asplenic hosts. *Arch Intern Med* 137:1526, 1977.
87. Konradsen HB, Henrichsen J: Pneumococcal infections in splenectomized children are preventable. *Acta Paediatr Scand* 80:423, 1991.
88. Corazza GR, Ginaldi L, Zoli G, et al: Howell-Jolly body counting as a measure of splenic function: A reassessment. *Clin Lab Haematol* 12:269, 1990.
89. Holroyde CP, Oski FA, Gardner FH: The "pocked" erythrocytes. *N Engl J Med* 281:516, 1969.
90. Reinhart WH, Chien S: Red cell vacuoles: Their size and distribution under normal conditions and after splenectomy. *Am J Hematol* 27:265, 1988.
91. Rutland MD: Correlation of splenic function with the splenic uptake rate of Tc-colloids. *Nucl Med Commun* 13:843, 1992.
92. Kobel DE, Friedl A, Cerny T, et al: Pneumococcal vaccine in patients with absent or dysfunctional spleen. *Mayo Clin Proc* 75:749, 2000.
93. Ward KM, Celebi JT, Gmyrek R, Grossman ME: Acute infectious purpura fulminans associated with asplenism or hyposplenism. *J Am Acad Dermatol* 47:493, 2002.
94. Sumaraju V, Smith LG, Smith SM: Infectious complications in asplenic hosts. *Infect Dis Clin North Am* 15:551, 2001.
95. Castagnola E, Fioredda F: Prevention of life-threatening infections due to encapsulated bacteria in children with hyposplenia or asplenia: A brief review of current recommendations for practical purposes. *Eur J Haematol* 71:319, 2003.
96. Guidelines for the prevention and treatment of infection in patients with an absent or dysfunctional spleen. *BMJ* 312:430, 1996.
97. Davies JM, Barnes R, Milligan D: Update of guidelines for the prevention and treatment of infection in patients with an absent or dysfunctional spleen. *Clin Med* 2:440, 2002.

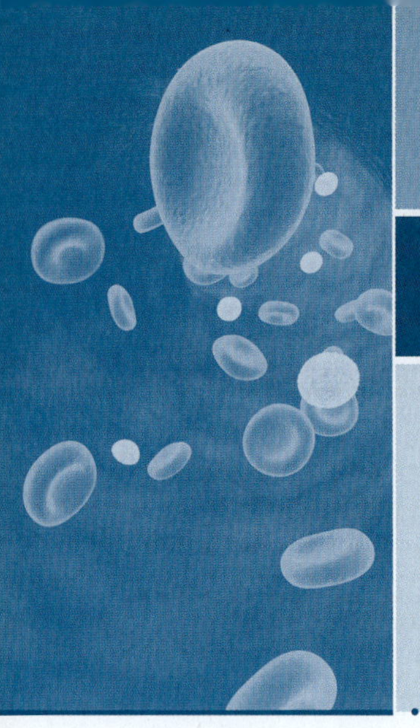

第56章

原发性和继发性红细胞增多症

Josef T. Prchal

摘 要

红细胞增多症以红细胞容量增加为特征。原发性红细胞增多症是由于获得性或遗传性基因突变使造血干细胞或红系造血祖细胞改变，导致红细胞累积所致。最常见的原发性红细胞增多症、真性红细胞增多症(polycythemia rubra vera)，是一种克隆性疾病，将在第86章讨论，但其他遗传性红细胞增多症，如von Hippel-Lindau(VHL)基因或促红细胞生成素受体(EPOR)基因突变则在本章讨论。继发性红细胞增多症为促红细胞生成素水平升高引起的与之相应或者不相应的红细胞量增多所致，可以是获得性或遗传性的。尽管原发性和继发性红细胞增多症临床表现非常相似，但区别它们对准确诊断和正确治疗非常重要。

例如，多种继发性红细胞增多状态为机体对组织缺氧的适当的生理性代偿反应，不应采取放血治疗。尚无确切证据支持放血疗法有利于先天性或获得性的原发性或继发性红细胞增多症；然而，患者偶尔会出现高黏滞血症的症状，等容量降低血细胞比容可缓解症状。依那普利(enalapril)可用于控制肾移植术后红细胞增多症，而切除分泌促红细胞生成素的肿瘤可纠正与其相关的红细胞增多症。

本章使用的简写和缩略词：AR，人雄激素受体基因(human androgen-receptor gene)；2,3-BPG，2,3-二磷酸甘油酸(2,3-bisphosphoglycerate)；COPD，慢性阻塞性肺病(chronic obstructive pulmonary disease)；EPOR，促红细胞生成素受体(蛋白)[erythropoietin receptor(protein)]；EPOR，促红细胞生成素受体(基因)[erythropoietin receptor(gene)]；HIF-1，缺氧诱导因子(hypoxia-inducible factor)；JAK，Janus型酪氨酸激酶(Janus-type tyrosine kinase)；PAI-1，纤溶酶原激活物抑制剂(plasminogen activator inhibitor)；PFCP，原发性家族性和先天性红细胞增多症(primary familial and congenital polycythemia)；PHD2，脯氨酸羟化酶2(proline hydroxylase 2)；STAT，信号转导子及转录激活子(signal transducer and activator of transcription)；VEGF，血管内皮生长因子(vascular endothelial growth factor)；VHL，希佩尔-林道综合征(von Hippel-Lindau syndrome)。

定义和历史

红细胞增多症(*polycythemia*)这个词是指血液量增加，传统上一直用来表示红细胞量增加的状况。红细胞增多(erythrocytosis)也是一直用来表示红细胞量增高的另一术语。尽管红细胞增多(erythrocytosis)的这一用法得到很多认同，但目前在命名上尚无一致意见。很多临床医生将红细胞增多症(*polycythemia*)与红细胞增多(erythrocytosis)互换使用。然而，在某些情况下，仍然使用历史悠久的一些词汇，如肾移植后红细胞增多症用erythrocytosis。红细胞增多症分类列于第33章表33-2。

■ 原发性红细胞增多症

真性红细胞增多症(参见第86章)和原发性家族先天性红细胞增多症(PFCP)为红系造血祖细胞对促红细胞生成素超敏感的原发性红细胞增多性疾患[1-3]。这是由于红系造血祖细胞内在的体细胞突变(真性红细胞增多症)或生殖系突变(PFCP)导致对EPO反应过强。某些先天性红细胞增多症，如阐述明了的Chuvash红细胞增多症，红系造血祖细胞对EPO超敏感，而且尽管红细胞容量增加，其EPO水平仍正常甚或增高[4,5]。因此，这些罕见的遗传性红细胞增多症兼具原发性和继发性红细胞增多症的特征[6]。

■ 继发性红细胞增多症

继发性红细胞增多症(secondary polycythemia)这一词，或者继发性红细胞增多(secondary erythrocytosis)更为恰当，是指只有红细胞数量与容积增加的状况。尽管继发性红细胞增多(secondary erythrocytosis)对这组疾病的描述性更强，但继发性红细胞增多症(secondary polycythemia)是历史沿用的名称，可与继发性红细胞增多(secondary erythrocytosis)互换使用。继发性红细胞增多症(secondary polycythemia)用以描述因生理性介质如EPO刺激红细胞生成增加而引起红细胞量增加为特征的一组疾患。继发性红细胞增多症可再分为两亚类：对组织缺氧反应正常的代偿性红细胞增多症（如高原性红细胞增多症和血红蛋白氧亲和力增强）和非代偿性红细胞增多症，后者源于EPO 分泌性肿瘤，或 EPO、其他红系造血刺激因子刺激红系造血（如肾移植后红细胞增多）[6]。

在发表于 1878 年的一篇关于大气压力的重要专著中，Paul Bert 阐述了在高海拔观察到的生理性损害是因为空气氧含量下降引起的[7]。在此几年前，他的朋友兼导师 Dennis Jourdanet 曾观察到墨西哥高原地区居民血液中红细胞数量增加[8]，Paul Bert 认识到这种红细胞数量的增加可以缓解大气缺氧的效应。然而 Bert 和 Jourdant 均没有认识到两者间的因果关系。直到 1890 年，当 Viault[9] 从位于海平面的秘鲁利马旅行到海拔 4579m 的 Morococha 后，观察到其自身红细胞迅速增加，才认识到高原性红细胞增多为机体对缺氧的代偿性适应[10]。大约在同一时期，人们还观察到很多发绀患者也有红细胞增多。如肺功能衰竭和动脉血氧饱和度下降的原发性肺动脉高压患者（Ayerza 综合征）[11]、伴发绀先天性心脏病或右向左分流先天性心脏畸形患儿均发现有红细胞计数增高[12]。1956 年，Burwell 及其同事[13] 对 Pickwickian 综合征的经典描述，使大家首先认识到机械性或神经性低通气是导致发绀和红细胞增多的原因之一。吸烟引起的碳氧血红蛋白尿症相关性红细胞增多症导致低氧血症，以及伴氧亲和力增高的遗传性异常血红蛋白引起的组织缺氧相关的红细胞增多症只在最近才被认识到[14]。1966 年，Charache 及其同事[14] 描述了 Chesapeake 血红蛋白病，首次注意到氧亲和力增高的异常血红蛋白相关性红细胞增多症代表组织对缺氧的代偿性反应。

除了代偿性或非代偿性继发性红细胞增多症外，相对红细胞增多的原因通常都是已知的，即应用利尿剂，大量出汗引起脱水等。然而，也有某些轻度红细胞增多患者其病因与临床意义均未明。这些患者红细胞总量并未增加，其红细胞增多仅源于血浆容量减少。因此，此病并非真正意义上的红细胞增多症，故称之为表观性（apparent）、假性（spurious）或相对性红细胞增多症（relative polycythemia）。1905 年，Gaisbock 报道几例高血压患者伴红细胞数量增加及多血症，但无脾大，将其命名为高血压性红细胞增多症（polycythemia hypertonica），有时亦称为 Gaisbock 综合征[15]。1952 年，Lawrence 和 Berlin 通过直接测定红细胞增多症患者血容量鉴定到红细胞容量正常但血浆容量降低的红细胞增多症亚组。虽然这组患者中有些有高血压，但令研究者印象更为深刻的是患者的紧张与焦虑行为，故称之为应激性红细胞增多症（stress polycythemia）[16]。

流行病学

■ 原发性红细胞增多症

原发家族先天性红细胞增多症

这种常染色体显性遗传性疾病（简称为 PFCP）较少见。然而，因为很多受累个体开始被误诊为真性红细胞增多症，所以患者数量比大家一般认为的要多。如果这样估计，其发病率与高氧亲和力血红蛋白突变所致的先天性红细胞增多症相近，而较 2,3- 双磷酸甘油酸脱氢酶（2,3-BPG）缺乏症更常见[17]。

■ 继发性红细胞增多症

非代偿性组织 EPO 分泌增多

不同类型继发性红细胞增多症的发病率与引起该病的原因相关，如患者的地理位置或出现引起红细胞增多的肿瘤等。约 1%~3% 嗜铬细胞瘤 / 副神经节瘤有红细胞增多[18]。极个别先天性红细胞增多患者会出现嗜铬细胞瘤或副神经节瘤[19]。在绝经期前妇女中，子宫肌瘤很常见，估计达 20%~40%，但其中只有 0.02%~0.5% 患者出现红细胞增多[20]。红细胞增多症散发病例见于心房黏液瘤[21]、肝脏错构瘤[22] 和肝脏灶性增生[23]。红细胞增多和非代偿性 EPO 分泌异常见于约 15% 小脑血管瘤患者[24,25]。

肾移植后红细胞增多

本综合征定义为血细胞比容持续超过 51%，相对常见，异体肾移植后发生率约为 5%~10%[26,27]。肾移植后红细胞增多症常发生于移植后 8~24 个月内，尽管移植肾功能一直良好，约 25% 患者两年内可自发缓解[28]。本病发生的高危因素为移植前未接受 EPO 治疗、吸烟史、糖尿病、肾动脉狭窄、血清铁蛋白水平低及移植前 EPO 水平正常或较高。肾移植后红细胞增多较常见于无移植物排斥反应者。

Chuvash 红细胞增多症

20 世纪 60 年代初，一位俄罗斯血液学家 Lydia A. Polyakova 报道了 Chuvash 人群（伏尔加河中部流域—亚裔俄罗斯隔离部落）的红细胞增多症[29]，到 1974 年，共计发现了来自 81 个家系的 103 例患者[29]。此后，报道了更多病例；数以百计的儿童和成人患此病，表明 Chuvash 红细胞增多症（CP）是世界上唯一已知的地方性先天性红细胞增多症[30]。除了 Chuvash 人之外，还发现其他不同种族和人种亦有散发 CP 病例[31,32]，有报道意大利的 Ischia 岛 CP 发病率高[33]。

病因和病理

■ 原发性红细胞增多症

原发家族先天性红细胞增多症

不同于真性红细胞增多症，PFCP 是由生殖系而不是体细胞基因突变引起的。PFCP 为先天性，呈常染色体显性遗传[3]，散发病例较少见。类似于真性红细胞增多症（参见第 86 章），PFCP 原发缺陷也在红系造血祖细胞，并且其 EPO 水平低。

迄今已发现 12 种与 PFCP 相关的 EPO 受体（EPOR）基因突变（表 56-1）。12 种突变中有 9 种导致 EPOR 细胞质 C 末端截断，这类突变是唯一被证实与 PFCP 相关的突变。这种截断性突变导致 EPOR 负性调节结构域丢失（参见第 31 章和第 33 章）。还报道了 EPOR 的 3 个错义突变，但这些突变与 PFCP 或其他疾病表型没有相关（表 56-1）。

EPO 介导的红系造血激活包括几个步骤（参见第 31 章）。首先，EPO 通过诱导其受体二聚体构象改变使之激活。这些改变引发一系列红系特异性级联反应。起始信号是通过构象

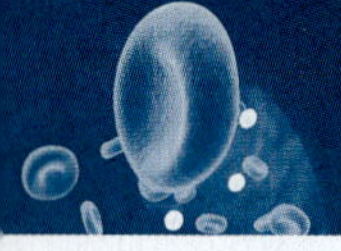

表 56-1　促红细胞生成素受体基因突变总结

突变类型	突变	结构缺陷	PFCP 相关	参考文献
缺失(7bp)	Del5985-5991	移码突变 >Ter 截断	是	136,163
复制(8bp)	5986-5975	移码突变 >Ter 截断	是	193
无义突变	G6002	Trp 439>Ter 截断	是	194
无义突变	5986C → T	Gln 435>Ter 截断	是	195
无义突变	5964C → G	Tyr 426>Ter 截断	是	135
无义突变	5881C → T	Glu 399>Ter 截断	是	196
无义突变	5959G → T	Glu 425>Ter 截断	是	197
插入(G)	5974insG	移码突变 >Ter 截断	是	198
插入(T)	5967insT	移码突变 >Ter 截断	是	199
替换	6148C → T	Pro 488>Ser	否	163,200
替换	6146A → G	Asn 487>Ser	否	201
替换	2706A → T	不明确	否	197

Ter:终止密码子。

改变诱导的 Janus 酪氨酸激酶(JAK)2 激活及其对一个转录因子,信号转导和转录激活因子(STAT)5,的磷酸化和激活启动的,STAT5 调节红系特异性基因。这一"开"的信号通过造血磷酸化酶(亦称为 SHP1)对 EPOR 去磷酸化产生负调节,即"关"的信号。EPOR 截断型突变导致负调控结构域,造血细胞磷酸酶结合位点,丢失,结果引发 EPOR 功能获得性突变(图 56-1)。

■ 继发性红细胞增多症

真性红细胞增多症(参见第 86 章讨论)发病主要源于活化的中性粒细胞显著增加以及可能的血小板 - 内皮细胞间病理性相互作用,而在继发性红细胞增多症,病症可能与血液黏滞性增高有关[34]。然而,血黏度对氧运输的影响经常被过分简化,如只过分强调血细胞比容可能导致错误的治疗干预。血容量正常时,血黏度随血细胞比容增加呈对数线性增高,血细胞比容超过 50% 时血黏度增长尤其明显。绝对性红细胞增多症其血容量并不处于正常状态,而是伴有血容量增加,而这又使血管床扩大并降低外周阻力(参见第 33 章)。因此,高血容量可促进氧运输,最佳氧运输出现在比正常血容量状态血细胞比容值高时。所以,尽管伴有血黏度增加,血细胞比容增加可有益于代偿性继发性红细胞增多症患者。然而,高血黏度加重心脏负担,致绝大多数组织血流减慢,并可诱发心脑血管损害。

图 56-1　左图:EPO 与一正常 EPOR 结合,导致蛋白激酶(JAK)与 EPOR 相互作用。这一相互作用引发 EPOR 磷酸化并启动信号级联反应,最终促使红系祖细胞增殖分化。该过程可自我调节。激活的信号转导分子,造血细胞磷酸酶与 EPOR 的 C 端的负调控结构域结合。这一相互作用使 EPOR 去磷酸化,关闭信号级联反应,并终止红系祖细胞增殖。右图:EPOR 基因发生功能获得性突变的患者,其受体 C 末端负调控结构域丢失。EPO 与其受体结合后诱导 EPOR 二聚体构象改变,激活信号传导通路,但是因 EPOR 二聚体缺乏造血细胞磷酸酶结合的结构域,EPOR 处于持续激活状态,导致红系无节制增殖,红细胞量增高。JAK,Janus 型酪氨酸激酶;STAT-5,信号转导及转录激活因子 -5;HCP,造血细胞磷酸酶。

代偿性红细胞增多症

高海拔红细胞增多症　生活于高海拔地区的人的适应性调节机制包括一系列降低大气与线粒体之间氧梯度差的步骤(图 56-2)[35]。最初的大气和肺泡空气间的氧梯度可通过增加呼吸频率与通气量降低。因为生理无效腔和水蒸气气压是恒定的,适应了高海拔的个体并不会过度通气,氧分压仅从海平面的 60torr 降至位于海拔 4540m 的 Morococha 的 40torr[35]。氧分压可进一步降低,在珠穆朗玛峰顶,过度通气可致氧分压梯度降至 10torr。氧解离曲线右移,代表血红蛋白氧亲和力降低,有利于短期高海拔适应[36],但对长期适应而言,其作用可能就言过其实了[37]。突然来到高原未适应者,因过度通气碱中毒使氧离曲线左移,表示血红蛋白对氧的亲和力增高,进一步加剧组织缺氧。而碱中毒和缺氧可促进红细胞合成 2,3- 二磷酸甘油酸(2,3-BPG),使氧离曲线回归正常或甚至右移(参见第 48 章)。已慢慢适应高原者,其血液 pH 轻度增高,当考虑到这一点时,氧离曲线移近正常位置[38]。氧离曲线右移是否有益于高原地区居民仍存疑问[39]。高海拔与血红蛋白浓度反应间有关系,最好的例子是对安第斯山脉高原居民与美国欧洲人的研究;生活于海拔 5500m 的安第斯山脉高原居民血红蛋白浓度较居住在海拔 4355m 的居民高 10%。此外,安第斯山脉高原土著居民血红蛋白水平随年龄[40]和体重[41]增加而逐渐增高。

Quechua 人和 Ayamara 印地安人为生活于安第斯高原土著居民的一支,其红细胞增多症很普

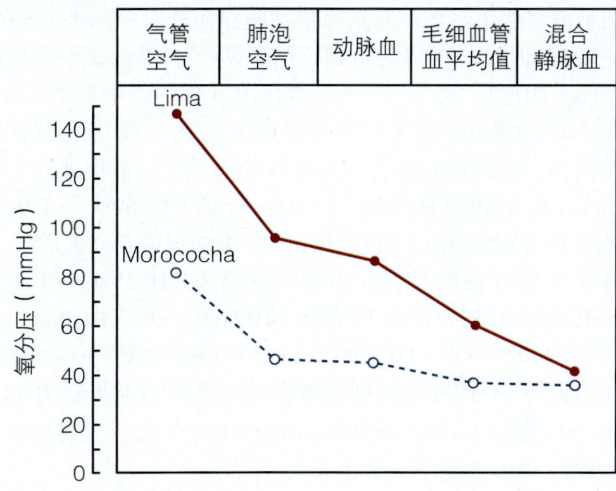

图 56-2 生活于海平面(Lima)和秘鲁海拔 4540m 的 Morococha 地区个体的大气至组织间氧分压梯度。

遍,某些患者发生慢性高山病并出现相关的全身性症状和肺动脉高压[40,42]。这种红细胞高度增高亦称为 Monge 病或慢性高山病[42,43],亦见于生活在中国西藏的汉族人[44]以及生活在高海拔的白种人[45]。

一般认为高海拔地区居民发生的红细胞增多症是对缺氧的一种普遍性、均一性的适应性反应,在所有正常个体也会发生。然而,实际上 EPO 水平的个体差异很大,因而对慢性缺氧的红细胞反应性增高亦各异[40],提示其中有些因素可能是由遗传决定的。高海拔相同的缺氧程度诱导的 EPO 生成差异颇大[46-48]。已经形成了三种不同的高海拔适应机制。在同一海拔高度,安第斯高原居民比西藏居民的血氧饱和度高[46]。西藏居民平均静息通气量和低氧通气反应高于安第斯 Ayamara 人,而其平均血红蛋白浓度低于安第斯人。有人提出,西藏人呼出的气体中一氧化氮水平高,可舒张血管并增加组织血流,所以,没有必要代偿性增加红细胞量[49-51]。与安第斯人"经典"模式(动脉低氧血症伴红细胞增高症)和西藏人模式(动脉低氧血症伴正常静脉血红蛋白浓度)都不同,在埃塞俄比亚的高原居民中,出现了另一个成功的高原适应模式。尽管埃塞俄比亚高原地区居民平均血红蛋白浓度正常(男性及女性分别为 159g/L 和 150g/L),但让人难以理解的是他们的血氧饱和度竟然高达令人难以置信的 95.3%,虽然是处于低氧环境[46]。与秘鲁高原居民不同,他们脑循环血量增加但对缺氧不敏感[52]。安第斯"经典"模式(动脉血氧饱和度降低,红细胞增多)、西藏模式(动脉血氧饱和度降低,血红蛋白水平正常)和埃塞俄比亚模式(血红蛋白浓度、动脉血氧饱和度与海平面居民相同)。所以,尽管高原环境的氧分压低,埃塞俄比亚高原居民的静脉血红蛋白浓度和动脉血氧饱和度仍然能够维持在海平面居民范围内[53]。这种个体差异性可能源于缺氧感应和缺氧反应通路的遗传差异(参见第 31 章和第 33 章);具体机制有待进一步研究[41,46,48,54]。西藏人和埃塞俄比亚人高原地区居住史远长于 Quechua 人和 Ayamara 印地安人(以及移居至西藏的汉族人和移居高原的白种人),提示红细胞量的过度增高是一种有害代偿,西藏人通过进化出一种比引起 Monge 病更有效且低危害的代偿机制,避免了有害代偿。

对秘鲁塞罗德帕斯科地区(Cerro de Pasco,海拔 4280m)矿工社区居民高原显著红细胞增多症(平均血细胞比容:76%;范围:66%~91%)的研究使对高原红细胞增多症病因学的理解更加复杂化。约半数血细胞比容超过 75% 者血清钴浓度达中毒水平[55],提示其他红细胞生成促进因素,如钴[56],能增强低氧诱导的 EPO 分泌,导致严重红细胞增多症(参见第 31 章)。然而,大多数高原居民并没有钴及其他重金属接触史,亦无可检测水平的钴及其他重金属[57]。

心肺疾病 右向左分流的先心病、肺内分流或通气障碍如在慢性阻塞性肺病(COPD)患者,观察到与高海拔地区居民相当的动脉血氧分压降低程度。右向左分流患者出现的红细胞增多与具有相似血氧去饱和程度的高海拔地区居民相当[58],但许多伴严重发绀的 COPD 患者并无红细胞增多。这被认为是由于肺部感染和炎症所致的慢性炎症性贫血和血浆容量增加;然而,目前尚不清楚为何有些肺部疾病及先天性心脏病患者发生红细胞增多症,而其他患者却没有。以肺血管阻力增加及血液右向左分流为特征的艾森门格综合征(Eisenmenger syndrome)常伴有红细胞增多症[59]。

睡眠呼吸暂停综合征 在匹克威克综合征(肺换气不良综合征)[60],现在更多被称为睡眠呼吸暂停综合征(sleep apnea syndrome,SAS),红细胞增多症的特征为伴有过度肥胖和嗜睡。严重时,睡眠呼吸暂停综合征[61]可引起动脉血氧分压降低、高碳酸血症、嗜睡及继发性红细胞增多症[62]。尽管没有太多证据[63],但普遍认为继发性红细胞增多症为长时间睡眠呼吸暂停的并发症,据报道可见于 5%~10% 的夜间性呼吸暂停和呼吸不足者[64]。然而,一项包含 263 例患者(男性 189 例,女性 74 例)的研究显示,严重睡眠呼吸暂停患者血细胞比容较之轻、中度睡眠呼吸暂停或无呼吸暂停的正常对照者显著增高($P<0.01$)。然而仅 1 例患者的血细胞比容达到临床红细胞增多症的范围[65]。

吸烟导致的红细胞增多 重度吸烟可致无输送氧能力的碳氧血红蛋白形成[66],同时亦导致其余正常血红蛋白的氧亲和力增高。碳氧血红蛋白增高与每日吸香烟或雪茄的数量呈正相关(表 56-2)。这导致组织缺氧、EPO 生成及刺激红细胞生成[67]。此外,吸烟还可降低血浆容量[68],红细胞量的增多或者

表 56-2 罹患红细胞增多症吸烟者血氧含量

个体	Hgb(g/L)	COHb(g/L)	Hgb-COHb(g/L)	亲和力校正	校正后 Hgb(g/L)
健康不吸烟男性	160(140~180)	1.6(0.8~2.5)	158(140~180)	0	160(140~180)
Hgb 浓度增高的吸烟男性	200(170~230)	20(10~30)	180(160~210)	15(5~20)	165(150~190)

注:吸烟男性包括连续 10 例有血细胞比容增高但无真性红细胞增多症证据。血液中能够与氧结合的血红蛋白为 Hgb-COHb。COHb 还能使其余血红蛋白与氧的结合更紧,不易将氧释放至组织。这一效应经计算校正后表示为"亲和力校正"。校正后血红蛋白表示无过量一氧化碳时机体的血红蛋白浓度。所以,由于吸烟诱导的碳氧血红蛋白,本组吸烟者血红蛋白浓度平均增加了 35g/L [从 165g/L(最后一列)升至 200g/L(第一列)]。

血容量的减少使血细胞比容增高。慢性一氧化碳中毒为轻度红细胞增多症的一个重要原因,但一般并未引起重视[69]。碳氧血红蛋白增高与城市交通密度相关,也就是说,交通警察的碳氧血红蛋白水平升高。虽然汽车排放的尾气不太可能引起可检测到的红细胞增多症,但它也是一氧化碳的一个重要来源。

突变性(高亲和力)血红蛋白继发性红细胞增多症 血红蛋白某些氨基酸替代后可致血红蛋白氧亲和力增强,引发组织缺氧及代偿性红细胞增多(参见第 48 章)。影响血红蛋白 $\alpha_1\beta_2$- 珠蛋白链相互接触的突变影响分子内部正常旋转,降低血红蛋白脱氧率。C 末端和倒数第二位氨基酸突变亦阻碍分子内部运动,致血红蛋白处于高氧亲和力状态。血红蛋白中央腔内面的氨基酸突变使该腔与 2,3-BPG 的结合不稳定,并导致氧亲和力增高[66]。最后,血红素袋部位的突变可干扰脱氧;然而,绝大多数累及血红素袋氨基酸的突变使血红蛋白不稳定,并引起溶血性贫血和发绀。这些疾病呈常染色显性遗传。包括这类血红蛋白变异型的最新信息请访问美国国立医学图书馆网站(www.ncbi.nlm.nih.gov/entrez/dispomim.cgi?id=141900 及 www.ncbi.nlm.nih.gov/entrez/dispomim.cgi?id=141850)。

继发于红细胞酶缺乏的红细胞增多症 红细胞糖酵解早期阶段的酶缺乏有时可致 2,3-BPG 水平显著降低(参见第 46 章)。这可导致血红蛋白氧亲和力增加,在某些情况下还引起红细胞增多症[6,70]。双磷酸甘油变位酶缺乏尤其可能引发红细胞增多症[71]。细胞色素 b_5 还原酶(高铁血红蛋白还原酶)缺乏所致的高铁血红蛋白血症偶可引发轻度红细胞增多症[6,70] 参见第 49 章)。

化学物质诱导的组织缺氧 多种化学物质被怀疑可致组织中毒性缺氧及继发性红细胞增多症,但可预测引起红细胞增多的唯一化学物质是钴[56]。服用钴可通过增高缺氧诱导因子(HIF)-1 使 EPO 生成增加(参见下述及第 31 章)[72]。

非代偿性红细胞增多症:缺氧感应的先天性异常

Chuvash 红细胞增多症 Chuvash 红细胞增多症(CP)是唯一已知的地方性先天性红细胞增多症,Chuvash 红细胞增多症是由于氧感应途径异常所致。此病引起血栓及出血性血管并发症,常导致早期死亡;60 岁以上幸存者少见[29,73]。CP 呈常染色体隐性遗传,受累患者有正常血气,正常计算 P_{50}(正常血红蛋白氧亲和力),正常至增高的 EPO 水平,没有促红细胞生成素基因及 *EPOR* 基因位点的遗传连锁,亦无异常血红蛋白的证据[73]。对具有多位 CP 患者的 5 个家系研究中,发现受累个体有 von Hippel-Lindau(VHL)基因纯合子突变(598C → T)。此突变干扰 pVHL(VHL 蛋白)与 HIF-1α 和 HIF-2α 的相互作用,降低泛素介导的 HIF-1α 和 HIF-2α 降解速度(参见第 31 章)。结果 HIF-1 和 HIF-2 异二聚体增多并致靶基因表达增高,包括 EPO、血管内皮生长因子(VEGF)、纤溶酶原激活抑制因子(PAI-1)等[4,5]。图 56-3 描述了该突变对氧感应的影响。循环促红细胞生成素在 Chuvash 红细胞增多症中的作用是无可争议的,然而,一定有其他因素与 Chuvash 红细胞增多症的 VHL 突变相关,引起红细胞增多症的表型,因为 Chuvash 红细胞增多症患者的红系造血祖细胞在体外对外源性 EPO 刺激超敏感,但这一现象的机制仍然不明[4,5]。尽管在不缺氧时 HIF-1α、HIF-2α 及 VEGF 表达增高,但 CP 患者并无肿瘤形成倾向。对 33 例 CP 患者的影像学研究发现 45% 患者存在脑缺血损伤,但无 VHL 综合征特征性的肿瘤[74]。据报道意大利的 Ischia 岛本病患病率高[33]。Chuvash 的 VHL598C→T 突变亦见于美国和欧洲白人,以及旁遮普 / 孟加拉国亚洲人后裔[75]。部分先天性红细胞增多症患者被证明为 VHL598C→T 与其他 VHL 突变的复合杂合子,包括 VHL562C→G,VHL598C→T 与 VHL574C→T,VHL598C→T 与 VHL388C→G 等(表 56-3)。此外,一位罹患红细胞增多症的克罗地亚男孩为 VHL 571C→G 纯合子,此为首例除 VHL598C→T 之外引起红细胞增多症的 VHL 生殖系纯合子突变[32,76-81]。

少数先天性红细胞增多症患者似乎仅有一个 VHL 等位基因突变,使这一显而易见的病理生理机制复杂化。在一乌克兰家系中,父亲与两个红细胞增多症的小孩均为 VHL376G → T (D126Y)突变杂合子,但具有相同突变的父亲却没有红细胞增多[82]。一例英国患者为 VHL598C → T 突变杂合子[83],然而不能排除另一反式位置的 VHL 等位基因缺失或者无效突变的遗传。随后报道了 2 例红细胞增多症 VHL 突变杂合子患者,VHL 等位基因无效突变基本被排除[76,77],其红细胞增多症表型的分子机制有待进一步阐明。

为了弄明白 VHL598C → T 替换突变是否发生在一个单一祖先(founder effect,首建效应——译者注),抑或是由于重复发生的突变事件,对来自 Chuvash 族、东南亚、白种人、西裔及非洲裔美国人的 101 例具有 VHL598C → T 突变者和 447 例正常无关个体,进行覆盖 VHL 基因的 340kb 片段的 8 个有高度信息含量的单核苷酸多态性标志进行单倍体分析[30]。正常对照组(具有野生型 VHL598C 等位基因)和有 Chuvash 红细胞增多症 VHL598T 的个体组 VHL 位点多态性具有很强的连锁不平衡性。这些研究表明,在绝大部分个体 VHL598C → T 突变起源于 12 000~51 000 年前的同一祖先。但土耳其一具有 VHL598C → T 突变的红细胞增多症家系例外,该家系

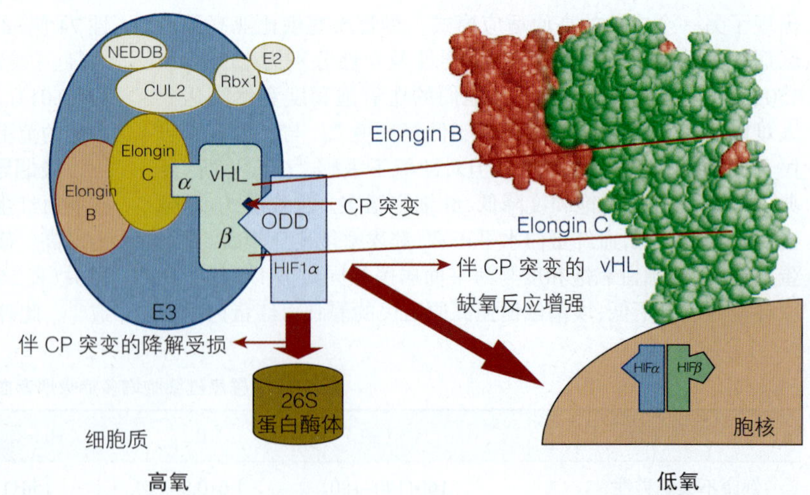

图 56-3 转录延伸因子 B、C 和蛋白 Rbx1、Cul2、E2、NEDD8 相互作用增强 VHL 功能。突变 VHL 蛋白与 HIF-1α 的相互作用。Chuvash VHL 突变导致其与 HIF-1α 的相互作用受损,引起 26S 蛋白酶体降解障碍和缺氧感应增强。Elongin B,转录延伸因子 B;Elongin C,转录延伸因子 C。

表 56-3　与先天性红细胞增多症相关的 VHL 基因突变

VHL 基因型	种　族	参考文献	临床特点
235C→T/586C→G	白种人	76	
598C→T/598C→T	Chuvash 人，丹麦人，美国（白人），孟加拉人，巴基斯坦人，俄罗斯人，土耳其人	76，77，80，81，202	常见血栓并发症
598C→T/574C→T	美国（白人）	80	
598C→T/562C→G	美国（白人）	80	
598C→T/388G→C	美国（白人）	81	
571C→G/571C→G	克罗地亚人	80	
311G→T/ 野生型	德国人（？）	77	
376G→T/ 野生型	乌克兰人	81	VHL 综合征？
598C→T/ 野生型	英国人，德国人	77	
523A→G/ 野生型	葡萄牙人	76	A-T 患者

A-T，共济失调性毛细血管扩张症

VHL598C→T 突变为独立发生[77]。

纯合子 Chuvash 红细胞增多症因血栓并发症，绝大多数为静脉血栓，其生存期下降[74]，所以承受负的选择压力。某些地区该突变的高频率可能是随机因素所致（“漂移”），但亦可能 VHL598C→T 突变的传播为杂合子生存优势所致。这一生存优势可能与铁代谢、红系造血、胎儿发育、能量代谢的细微改善有关[84]，或者可能是某种其他未知效应所致。缺氧反应轻度增强的可能保护作用是提高机体抗细菌感染能力，因为有报道缺氧介导的应答为中性粒细胞杀菌作用所必需[85]。

经典 VHL 综合征　VHL 综合征为常染色体显性遗传性异常，影响 HIF-1α 的翻译后调控[86-88]。该综合征特征为好发肾细胞癌、视网膜血管网状细胞瘤、小脑和脊髓血管网状细胞瘤、胰腺囊肿和嗜铬细胞瘤。这些肿瘤是由于除生殖系突变之外又出现体细胞突变，即杂合性丢失。红细胞增多症并非 VHL 综合征的一部分，然而，中枢神经系统血管网状细胞瘤以及较少见的嗜铬细胞瘤和肾癌一直与红细胞增多症相关[88]。其他 VHL 综合征患者也可出现获得性红细胞增多症[74,88]。VHL 基因编码 213 个氨基酸，已发现超过 130 个生殖系突变与经典 VHL 综合征相关，几乎所有这些突变位于 Chuvash 红细胞增多症中突变的 200 位密码子的 5′ 端[89]。图 56-4 图示 Chuvash 红细胞增多症突变的效应以及其他先前发现的 VHL 基因突变。

其他先天性缺氧感应异常

脯氨酸羟化酶缺乏　有报道一脯氨酸羟化酶结构域蛋白 2（PHD2）突变（950C→G）家系的杂合子表现为轻度或临界性红细胞增多症[90]。此后，又报道了另外 4 例不明原因的红细胞增多症患者，为不同 PHD2 突变杂合子携带者（2 例移码突变，606delG 和 840-841insA，两者均位于 1 号外显子；2 例无义突变，1112G→A 和 1129C→T，位于 3 号外显子）[91,92]。其中 1 例发生严重血栓（矢状窦血栓）。2 例该突变杂合子均有轻度或临界性红细胞增多症，作者称之为红细胞增多（erythrocytosis）。报道中未检测红系造血祖细胞 EPO 超敏感性。由于该家系小，不能排除非红系造血原因引起红细胞增多的可能性，但这一工作进一步支持这种观念，即参与 HIF 信号传导的因子异常可导致红细胞增多症。

HIF-2α 获得性功能突变　文献报道一家系，其红细胞增多症家族成员为 HIF-2α Gly537Trp 突变杂合子携带者，该突变的效应是稳定 HIF-2α 蛋白[70,93]。随后，同一研究小组报道了另外 4 例红细胞增多症患者 HIF-2α 基因存在 Met535Val 或 Gly537Arg 突变杂合子[94]。这些患者发病年龄轻，EPO 水平增高。这些结果说明脯氨酸羟化酶、HIF-2α、VHL 轴在人 EPO 调控以及缺氧感应异常所致的家族性红细胞增多症的发病机制中发挥重要作用。这一突变的发现者总结道，HIF-2α 在 EPO 水平调控中可能发挥核心作用[93]。虽然已知 HIF-2 为调节肝脏

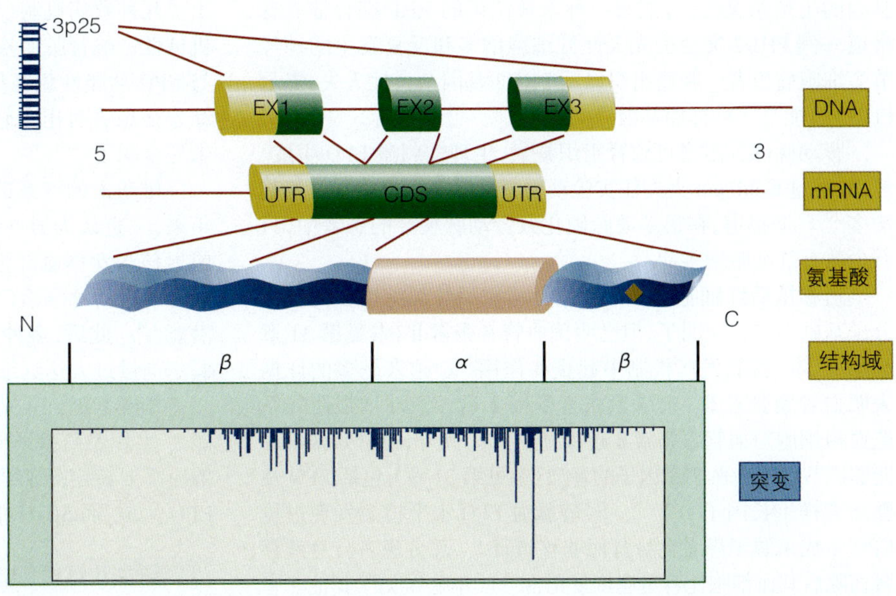

图 56-4　VHL 基因结构和突变。图示 VHL 基因 3 个外显子（EX）编码 UTR（mRNA 非翻译区）和编码序列（CDS）。VHL 结构域显示为 βαβ。已报道的 VHL 基因突变相对数量用竖线表示。CP 突变位置以菱形图标表示。

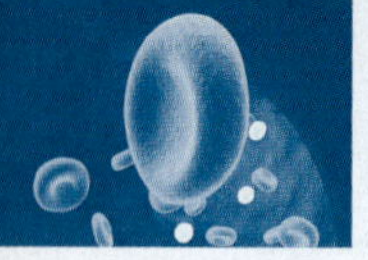

EPO 合成的转录因子,但肾脏是 EPO 合成的主要部位,HIF-1α 的发现是因为它与肾脏 EPO 基因 3′ 端缺氧反应元件结合[95]。与此不同,肝脏 EPO 基因是通过上游核苷酸序列调控[96],而且只有 10%~20% 的促红细胞生成素是由肝脏合成[97]。对上述表型的另一种可能解释是主要由于肝脏自主产生的促红细胞生成素(可能因肾脏 EPO 生成受抑制)。这一结论也得到实验证据的支持[98]。

不明原因先天性红细胞增多症伴 EPO 水平增高或不适当性正常

大部分伴 EPO 水平增高或不适当性正常的先天性红细胞增多症患者无 VHL、PHD2 和 HIF-2α 基因突变,不存在血红蛋白病,2,3-BPG 缺乏,这些患者红细胞增多症的分子基础尚不清楚。然而,一些这类家系呈显性遗传[99],其他家系呈隐性遗传,而有些为散发。尚不清楚为何具有相同突变的一些家系其表型却不同。与缺氧非依赖性 HIF 调控以及氧依赖性基因调节途径相关的基因病变,是 EPO 水平正常或增高却没有 VHL 或脯氨酸羟化酶突变的红细胞增多症患者突变筛选的主要候选者。

肾性红细胞增多症和肾移植后红细胞增多

在相当数量的孤立性肾囊肿、多囊肾和肾积水患者观察到绝对性红细胞增多[100]。这些患者中绝大多数囊内液、血清或尿液中均检测出有 EPO[101]。多囊肾患者血细胞比容较正常人轻度增高,但比在尿毒症患者所预期见到的绝对要高。在一些长期透析治疗的患者,肾脏发生囊性变。这种获得性肾脏囊性病偶可伴显著红细胞增多[82]。在有嗜铬细胞瘤 / 神经节旁细胞瘤和红细胞增多的患者,发现血清及尿液 EPO 水平高于正常,红细胞增多最可能是由于肿瘤分泌过量 EPO 引起的。肿瘤细胞中出现的促红细胞生成素 mRNA 支持这一假设[102]。红细胞增多症亦偶见于 Wilms 瘤[103]和神经节旁细胞瘤[104]。然而,很多此类患者可能合并有 VHL 基因的体细胞突变和另一等位基因的生殖系突变,可能为一种未被认识的 VHL 综合征。有报道一例 PHD2 突变的先天性红细胞增多和反复发生的神经节旁细胞瘤患者。肿瘤组织显示 PHD2 基因杂合性丢失,提示 PHD2 可能是一种抑癌基因[19]。

肾动脉部分阻塞可致肾组织缺氧,生理性刺激 EPO 生成。然而,通过 Goldblatt 夹夹住实验动物肾动脉却很难诱导红细胞增多[105]。据报道,在很多动脉硬化致肾动脉狭窄的患者中,只有少数有红细胞增多症[106]。

肾移植后红细胞增多 虽然肾移植后红细胞增多的全部分子基础尚未完全明了,但已明确血管紧张素Ⅱ(参见第 31 章和第 33 章)在其发病机制中起重要作用[83]。越来越多的证据表明血管紧张素Ⅱ - 血管紧张素受体Ⅰ途径活性增强使红系造血祖细胞对血管紧张素Ⅱ超敏感[107,108]。此外,血管紧张素Ⅱ能够调节红系造血刺激因子的释放(参见第 31 章),包括 EPO 及胰岛素样生长因子 -1[109,110]。肾静脉血 EPO 水平检测发现过量 EPO 生成来源于患者自身肾而非移植肾[111],部分患者自身残存肾切除后其血细胞比容迅速恢复正常[112]。本病罕见于其他非肾实体器官异体移植。血管紧张素转化酶基因敲除小鼠发生贫血,亦证实血管紧张素Ⅱ在促进红系造血中的作用[113]。在 20 世纪 90 年代血管紧张素转化酶抑制剂越来越多地用于减轻蛋白尿之前,肾移植后头两年内红细胞增多发生率约为 8%~10%。

结缔组织肿瘤相关的红细胞增多症

红细胞增多症偶见于大的子宫肌瘤患者[20]。瘤体常巨大,肿瘤切除后其血液学异常一般也"治愈"。有人提出肿瘤影响肺通气,但研究过的少数病例动脉血气分析正常,不支持此观点。另一可能机制为巨大腹部肿块机械性压迫影响肾脏血液供应,导致肾脏缺氧和 EPO 生成。文献报道子宫肌瘤和 1 例皮肤平滑肌瘤患者发现平滑肌细胞异常分泌 EPO[20,114]。心房黏液瘤[21]、肝错构瘤[22]和肝细胞灶性增生引起的极少数红细胞增多症病例也有记载[23]。

脑肿瘤

详尽研究发现红细胞增多和小脑血管瘤患者动脉血氧分压正常。从患者囊液和基质细胞检测到 EPO,以及从 1 例患者肿瘤细胞发现 EPO mRNA,可推测肿瘤可直接导致红细胞增多症[115]。尽管并未在这些患者中寻找 VHL 基因突变,但因为小脑血管瘤是 VHL 综合征的一个固有特征,很可能这些肿瘤为 VHL 综合征表现之一。

肝癌

1958 年,McFadzean 及其同事报道中国香港几乎 10% 的肝癌患者出现红细胞增多[116]。此后,这一相关性成为诊断肝脏疾病的一个重要临床线索[117]。红细胞增多的原因可能是癌细胞异常生成 EPO[118]。正常肝细胞以及在较小程度上的非实质肝细胞可持续产生少量促红细胞生成素,也对缺氧产生反应生成促红细胞生成素。

内分泌疾病

已有报道红细胞增多亦见于嗜铬细胞瘤[119]、产生醛固酮的腺瘤[120]、Bartter 综合征[121]和卵巢皮样囊肿[122]。上述患者血清 EPO 水平增高,肿瘤切除后其 EPO 水平恢复正常。已经提出了几种致病机制(参见第 31 章和第 38 章),包括血容量降低;机械性影响肾脏血液供应;高血压性肾实质损伤;醛固酮、肾素与 EPO 功能性相互作用;以及肿瘤异常分泌 EPO 等。Cushing 综合征患者可出现轻度红细胞增多症;然而,其病理生理基础未完全明了。

雄激素的红系造血促进效应具有重要的实用意义[123]。多年来,一直认为男性红细胞数较高是由于雄激素,因为青春期前男孩与女孩血红蛋白水平相同。直至乳腺癌女性患者服用药理剂量的睾酮治疗后,人们才充分认识到雄激素促红系造血潜能[124]。此后,多种雄激素制剂被用于治疗难治性贫血,甚至偶尔剂量过大达红细胞增多症水平(图 56-5)。

雄激素的红系造血促进活性可能基于其刺激 EPO 分泌的能力[125]以及直接诱导骨髓造血干细胞分化的能力[123]。这两种效应需要特定分子结构。5α-H 构象的雄激素刺激肾脏和肾外 EPO 生成,而 5β-H 构象则促进干细胞分化[125]。

新生儿红细胞增多症

新生儿红细胞增多症是一种对宫内缺氧正常和含 HbF 红细胞的高氧亲和的生理反应(参见第 6 章)。然而,红细胞可过度增高甚至出现临床症状,特别是在糖尿病母亲的婴儿或脐带

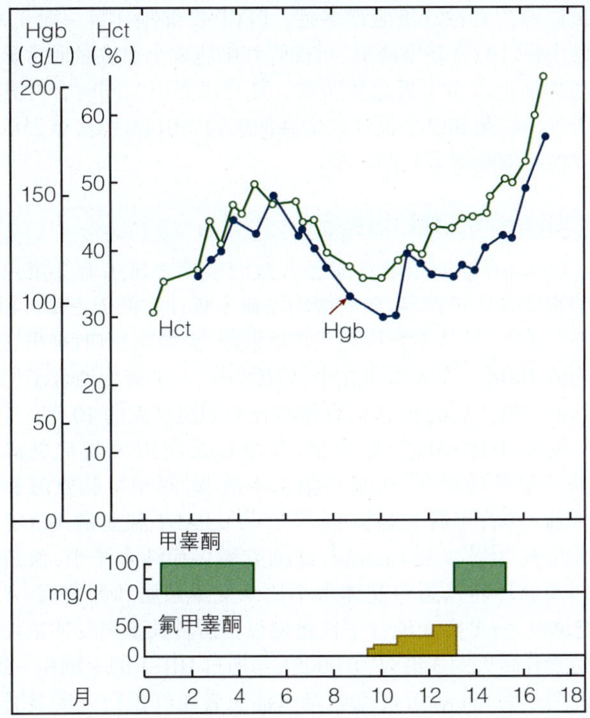

图 56-5　一例骨髓纤维化患者对睾酮衍生物的红系细胞生成反应。

结扎延迟导致胎盘血进入婴儿循环而致血容量增加[126]。因为很难在新生儿识别高黏滞性症状，如果出生时血细胞比容超过65%，很多儿科医生实施部分换血疗法[127]。

表观（相对性）红细胞增多症

部分学者认为表观红细胞增多症为红细胞绝对数轻度增加而血容量代偿性降低所致；其他学者则提出是因为血容量原发性降低且与高血压、肥胖和应激相关。当红细胞容量正常时，亦可称之为假性红细胞增多症。其临床意义也有争议。一些学者认为高血细胞比容及与其相关的高血黏度是心脑并发症的一个危险因素，而其他学者认为此仅是机体可耐受的轻微异常。因为表观红细胞增多症不是一种明确的表述，所以在此使用这一名称[128]。

临床上与表观红细胞增多症相关的主要是肥胖、高血压及吸烟。在肥胖患者发现红细胞容量正常可能是假性的，因为如果红细胞容量用瘦体重来表示，一些患者的红细胞量就会明显增高。在高血压患者，红细胞生成明显增多或者血浆容量减低尚没有明确的解释。睡眠呼吸暂停（常见于充血性心力衰竭）、心房利钠因子的过量生成、肾上腺功能增强、醛固酮分泌减少和缺氧性血管收缩等都被认为是引起表观红细胞增多的因素[129-131]，但尚缺乏深入研究。长期应用利尿剂治疗高血压为另一更可能的原因[131]。

临床特征

■ 原发家族性和先天性红细胞增多症

虽然 PFCP 不常见，但经常被误诊[17]。与真性红细胞增多症不同，PFCP 患者无脾大，无中性粒细胞、嗜碱性粒细胞和血小板增多，亦无 JAK2 突变。除非接触烷化剂或放射性磷（很多患者曾经接触过这些物质），一般不会进展为急性白血病或骨髓增生异常综合征[132]。一般认为该病为良性，是由于在所有表达 EPOR 的组织中促红细胞生成素信号传导持续增强，易并发严重心血管疾患[133]。在 PFCP 家族受累成员中观察到心血管疾病发病率增高[134]。血红蛋白 >200g/L（男性）或 >180g/L（女性）的患者可出现重度红细胞增多。常有头痛。高血压，冠心病和中风的发生亦有报道，但似乎与血细胞比容增加没有明确的相关性，因为经积极放血治疗后血细胞比容正常的患者亦发生上述并发症[135]；然而，这些并不是该疾病固有特征性[136]。

■ Chuvash 红细胞增多症

本病为一隐性红细胞增多症，呈地方性流行，见于 Chuvashia 人（俄罗斯联邦自治共和国），以血红蛋白水平增高达（22.6 ± 1.4）g/L 为特征[73]。部分患者出现头痛、乏力等症状，以及杵状指、血栓和消化性溃疡等体征。Chuvash 红细胞增多症患者常有血栓形成史、相对性低血压（亦见于杂合子）及静脉曲张[4,73,74]。迄今尚未发现血栓形成与血细胞比容增高及放血治疗史之间有显著相关性[74]。对 1977 年诊断的 96 例患者（65 对夫妇及年龄、性别和出生地相同的 79 例未受累社区居民）的配对实验研究发现 VHL598C → T 突变纯合子与红细胞增多、静脉曲张、血压较低、血清 VEGF 和 PAI-1 水平增高，及与脑血管疾病和动静脉血栓形成相关的早期死亡等相关[74]。

Chuvash 红细胞增多症以 VHL 基因生殖系突变为特征，可推测这一突变的纯合子可能发生某些与经典 VHL 综合征相关性肿瘤类似的血管肿瘤。并未发现经典 VHL 综合征的典型肿瘤，如脊髓小脑血管网状细胞瘤、肾癌和嗜铬细胞瘤 / 副神经节瘤，说明 HIF-1α 和 VEGF 表达增高尚不足以导致肿瘤形成。CP 患者良性椎体血管瘤（一种不同于血管网状细胞瘤的独特疾病）发生率明显高于对照组（55% vs. 21%）。对 33 例 CP 患者的影像学研究发现 45% 的患者有脑缺血损伤[74]。受累患者发生肺动脉高压的风险显著增高[137-139]。

■ 其他缺氧感应的先天性异常

由于该病罕见且只在最近才被发现，可靠的临床资料匮乏。然而，这类疾病，从其缺氧感应的全面失调来看，也应该有红细胞以外的表现。1 例 HIF-2α 基因功能获得性突变患者，其红系造血祖细胞对 EPO 超敏感，提示此类疾病与 CP 相似，兼具原发性和继发性红细胞增多症的特征。

■ 继发性获得性红细胞增多症

个体间高原耐受能力差异颇大，大多数正常个体在海拔 2130m 以下无明显不适感；超过此高度，特别是迅速上升，通常会出现一些脑缺氧的表现。头痛、失眠、心悸最为常见，亦可出现乏力、恶心、呕吐和大脑反应迟钝。更严重的表现包括肺水肿和脑水肿，可导致死亡。陈 - 施呼吸常见，尤其在睡眠中。这些症状便组成了急性高山病的综合征[140]。

绛红色发绀和生理性肺气肿是部分生活于高原地区居民的两大特征。在球结膜、黏膜和皮肤易见静脉和毛细血管充血，这赋予西藏夏尔巴人在冰雪上赤脚行走和睡眠的奇特能力[141]。高原地区无症状性视网膜出血比较常见，但在海拔 3000m 或

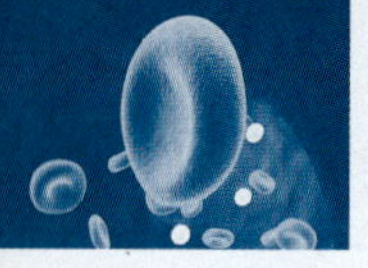

以下者少见[142]。尽管持续性红细胞增多引起红细胞破坏和胆红素生成速率增高，但脾大及黄疸少见。据称安第斯山地病患者生育能力降低[42,45]，但并不尽然。高海拔的西藏原居民高氧亲和力血红蛋白表现为两种截然不同基因型。高血氧饱和度基因型妇女的子女生存几率更大[143]。这一发现提示，高原缺氧借助高血氧饱和度基因型西藏妇女的婴儿更高的生存优势这一机制，对血红蛋白氧饱和度位点进行自然选择[53,143-146]。

吸烟相关性红细胞增多症一般无症状，但血栓并发症发生率增高；然而，这可能是因为吸烟本身而非红细胞增多症所致。

对 Eisenmenger 综合征[59]和其他发绀性心脏病[147]患者的大型研究不提倡对无症状性血细胞比容增高患者进行常规放血治疗；事实上，在这些研究中并未观察到血栓并发症。动物实验结果亦支持这些意见；持续过表达 EPO 的极度红细胞增多症（血细胞比容 85%）转基因小鼠并未发生预期的血栓并发症[148]。成年发绀性先天性心脏病患者存在脑血管意外风险。这一风险在出现高血压、房颤、放血治疗史和小红细胞增多症时增高，后者的显著性最强（$P<0.005$）。这些结果的发现者建议，对成年发绀性先天性心脏病患者，对放血治疗应该持更加保守的策略，而应采取更加积极的策略治疗小红细胞增多症[149]。

在对美国退伍军人管理署稳定期 COPD 门诊病例（n=683）的一项前瞻性研究中，红细胞增多症发生率低，且与贫血不同，与不良预后无相关性[150]。

肾性红细胞增多症和肾移植后红细胞增多

肾病和肾移植后红细胞增多可非常严重，红细胞计数可高达 8.0×10^{12}/L，且可伴有高血压和充血性心力衰竭[151]。在血细胞比容水平较高时（常超过 60%），血栓并发症可使临床病程复杂化[27,28,152]；然而，与肾衰竭相关或引起肾衰的并存疾病亦是血栓形成的易感因素，对红细胞增多相关的血栓形成风险还没有进行严格的多因素统计分析。

肿瘤

肿瘤性疾病继发的红细胞增多一般较轻微[115]，主要临床表现为肿瘤本身的。甚至曾经遇到血细胞比容中度升高达 64% 者，仍然没有红细胞增多引起的症状[23]。切除分泌 EPO 的肿瘤即可治愈继发性红细胞增多症[81]。

新生儿红细胞增多症

在 55 例新生儿红细胞增多症中，85% 具有本病的症状和体征，包括"喂养困难"（21.8%）、多血症（20.0%）、嗜睡（14.5%）、发绀（14.5%）、呼吸窘迫（9.1%）、颤抖（7.3%）和肌张力减退（7.3%）。其他发现包括低血糖症（40.0%）与高胆红素血症（21.8%）。在一项近 1000 例新生儿的较大病例研究中，6 例有颅内出血[126]。

实验室特征

■ 原发性家族性和先天性红细胞增多症

PFCP 实验室检查特征包括：①红细胞量增加，但无白细胞及血小板计数增加；②血红蛋白氧离曲线正常；③一致性血清 EPO 水平降低；④体外红系造血祖细胞对 EPO 超敏[5]。PFCP 常被误诊为真性红细胞增多症。PFCP 白细胞计数一般正常，而血小板计数常轻度降低，可能因红细胞或全血容量通常显著升高稀释正常血小板总数所致。部分患者因为同时合并其他可引起白细胞和血小板计数增高的疾病而引起注意，被误认为是真性红细胞增多症的表型。

Chuvash 红细胞增多症

Chuvash 红细胞增多症患者血液学检查显示血红蛋白和血细胞比容比正常高，而白细胞及血小板计数低于正常。EPO 水平可正常（但从不会接近正常值低限）至增高，有时高出正常平均值 10 倍。在大型研究中，VHL598C → T 突变纯合子患者血红蛋白校正后的血清 EPO 浓度比对照组高大约 10 倍[4,5,74]。

受累个体 CD4 计数较低，促炎症反应因子与抗炎症反应因子水平均增高，血浆巯基水平改变，同型半胱氨酸和谷胱甘肽增高，半胱氨酸降低[137,153,154]。PAI-1 和血清 VEGF 水平亦增高[4,73,74]。在 Chuvash 红细胞增多症纯合子中，血清铁蛋白及循环转铁蛋白受体水平比未受累亲属和配偶高[4,5,74]。VHL598C → T 突变纯合子铁蛋白校正后转铁蛋白受体浓度比未受累者高大约 3 倍（$P<0.0005$），与通过 HIF-1 的上调相一致。这说明尽管 Chuvash 红细胞增多症患者血红蛋白浓度显著增高且需接受放血治疗，但 VHL598C → T 突变纯合子储存铁水平与正常人相当。

Chuvash 红细胞增多症是最近才被认识的疾病，所以，我们期待在缺氧感应增强相关的实验室检查方面有更多发现。

缺氧感应增强引起的其他先天性红细胞增多症

目前，临床资料较少，不能对缺氧感应增强引起的其他先天性红细胞增多症作可靠的描述。然而一些受累个体意外地出现低正常水平的 EPO。

■ 继发性红细胞增多症

在继发性红细胞增多症中，其特征仅为血液中红细胞数量增加。可出现白细胞计数增高及脾大，这是基础疾病的特征，如慢性阻塞性肺病合并肺源性心脏病中的肺感染，或者像在安第斯高原居民中的安第斯山地病以及遗传性了高亲和力不稳定血红蛋白的患者（参见第 33 章和第 48 章）。在适当性红细胞增多症患者，通常可发现基础疾病。绝大多数患者可发现动脉血氧分压降低。但一些肥胖患者，就像查尔斯·狄更斯（Charles Dickens）名著《匹克威克外传》中 Wardle 先生广为人知的男孩 Joe，总是处于半睡眠状态，而当动脉穿刺或肺通气检查时就会醒过来，他们因焦虑害怕而过度通气将使所有动脉血氧张力异常均消失。而一旦患者返回卧榻，即重新进入睡眠状态，呈现为特征性的睡眠性发绀。在非代偿性红细胞增多症，实验室检查将是基础疾病的表现。

鉴别诊断

请参见第 33 章和图 56-6。

真性红细胞增多症与其他类型红细胞增多症的鉴别诊断可能极具挑战性。如果患者具有经典的 WHO 定义的最新诊断标准[155]和 JAK2 突变，则真性红细胞增多症的诊断便可直接了当；但通常真性红细胞增多症或其他类型红细胞增多症患者

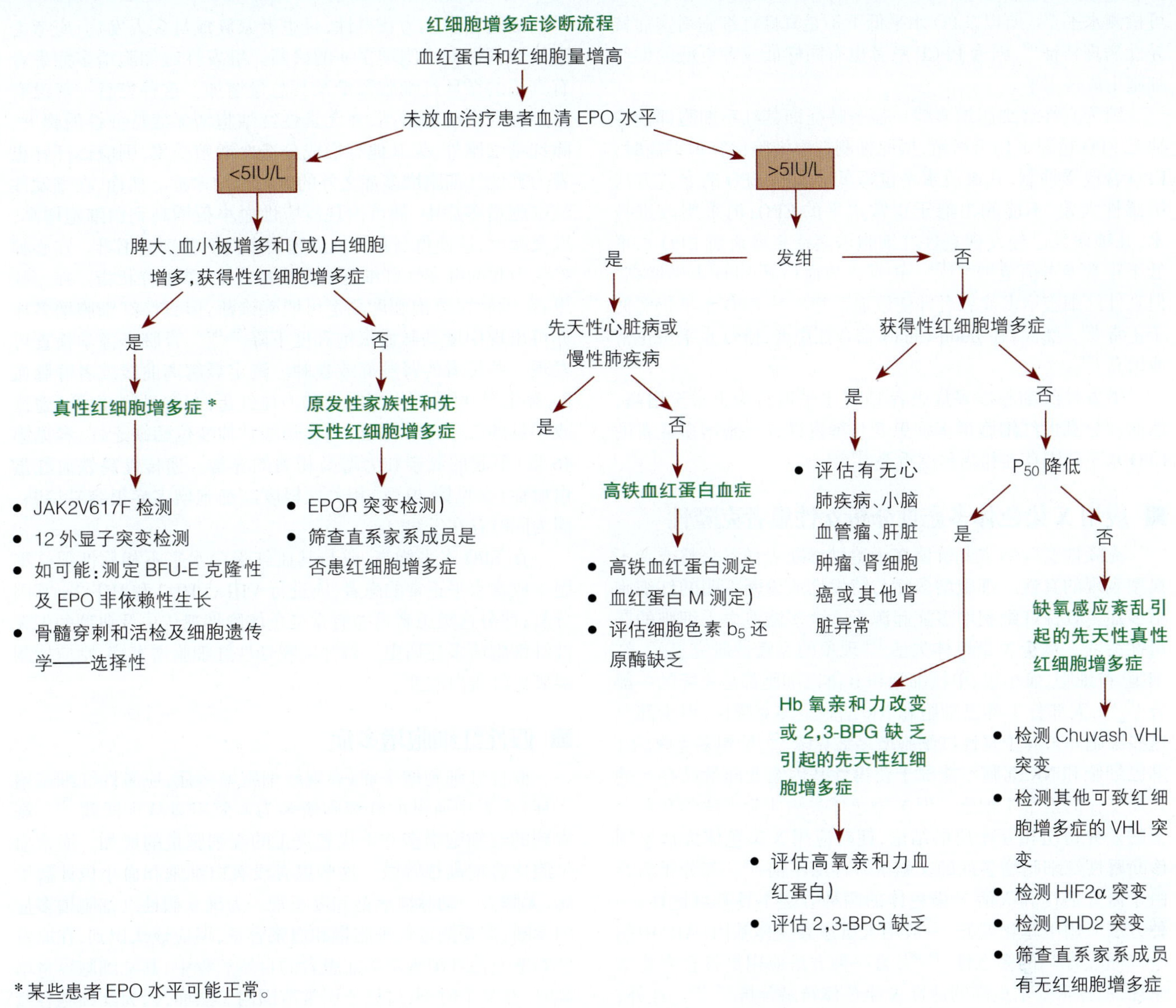

图 56-6　基于 EPO 水平的红细胞增多症诊断流程图。BFU-E,红细胞爆裂型集落生成单位。

就诊时的表型并不完整。有助于鉴别诊断的部分临床和实验室特征列于表 33-2 和图 56-6。

■ 红细胞总量测定

红细胞总量测定对鉴别表观(假性)红细胞增多与真性红细胞增多状态具有重要意义。但红细胞总量测定费用昂贵,经验不足者操作常不准确[156]。通常需要鉴别真性红细胞症和继发性红细胞增多症,但因为红细胞总量在两者均增加,所以该实验无助于两者的鉴别。理想情况下应分别测定红细胞容量和血浆容量。但测定血浆容量所必需的 ^{131}I 标记的白蛋白常难以获得。幸好在大多数情况下,无需测定红细胞容量即可确定真性红细胞增多症和其他红细胞增多性疾病的诊断。

■ 红系集落培养

红系造血祖细胞体外培养可研究其对 EPO 的敏感性[157]。这适用于真性红细胞增多症和不加 EPO 即可生长的红系祖细胞,称为"内源性红系集落"(EEC)。检测骨髓或外周血培养内源性红系集落为真性红细胞增多症最具特异性的实验[31,158,159]。在一项研究中,所有真性红细胞增多症患者均有内源性红系集落,而继发性和其他原因导致的红细胞增多症患者则一个也没有内源性红系集落形成[160]。有时在 PFCP 及 CP 患者也观察到极少数内源性红系集落形成;此外,一例 HIF-2α 突变的患者亦有内源性红系集落形成[161],但不同于真性红细胞增多症,EPO 或 EPOR 阻断抗体预处理可消除上述患者内源性红系集落形成[162,163]。

对经验丰富的医生而言,内源性红系集落形成为诊断真性红细胞增多症特异且敏感的手段,可用于诊断临床表现不典型的真性红细胞增多症,如 Budd-Chiari 综合征(Budd-Chiari syndrome)[164-167]、单纯性血小板增多[168]。然而,该实验缺乏标准化,费用高且操作烦琐,且技术操作不同,使不同实验室之间的结果可比性差。

■ EPO 水平

我们遇到的所有 PFCP 患者 EPO 水平均低于正常,或低于可检测水平[79]。所以，EPO 水平低下不是真性红细胞增多症特异性病理特征[17]，因为 PFCP 患者也有同样低或者更低的促红细胞生成素水平。

因为真性红细胞增多症一显著特征即其红系细胞即使在缺乏 EPO 情况下仍可增殖，据此推测在血细胞比容水平高时，EPO 合成受抑制，其血清水平也降低。检测 EPO 的老式方法敏感性太差，不能测出低于正常水平的 EPO；但采用改进技术，几项研究已经发现真性红细胞增多症患者血清 EPO 水平低于正常参考值范围[169-171]。正常人放血后其 EPO 水平增高，但真性红细胞增多症患者即使放血治疗后其 EPO 水平仍然低于正常[169]。然而，在 Budd-Chiari 综合征患者，EPO 水平可正常或增高[172]。

继发性红细胞增多症患者 EPO 水平通常为正常至增高，然而部分真性红细胞增多症患者与继发性红细胞增多症者的 EPO 水平范围存在相当程度重叠[170,173]。

■ 应用 X 染色体多态性分析女性患者克隆性

克隆性实验的主要价值在于鉴别诊断表型不完整或者不典型表现的真性红细胞增多症与特发性或诊断不明的红细胞增多症。真性红细胞增多症起源于一个多能造血干细胞的获得性突变。基于 X 染色体失活[174]现象的克隆性研究显示，红细胞、粒细胞、血小板、单核细胞和 B 淋巴细胞都是克隆的一部分[175,176]，大部分 T 淋巴细胞和 NK 细胞呈多克隆性，但少部分这些细胞亦来源于真性红细胞增多症克隆[177]，推测多克隆的 T 淋巴细胞和 NK 细胞可能源于获得性基因突变前就已存在的长期生存的正常 T 细胞。但 X 染色体失活实验方法学和概念上的差异得出相互矛盾的结论，使对应用 X 染色体失活鉴别诊断真性红细胞增多症的文献解释停滞不前[178]。部分矛盾是由于区分活性和灭活 X 染色体的两种方法不具有可比性；一种方法应用甲基化差异，一般用人雄激素受体基因（AR）中的 CAG 重复序列的多态性[179,180]，另一种方法应用更符合生物学原理，但技术要求更高的活性 X 染色体转录分析[179,181]。此外，正常情况下，X 染色体等位基因的转录存在较大范围的偏颇表达[182]，常被误认为是克隆性；而潜在的克隆性髓系造血细胞未与同一起源的多克隆对照细胞相比较[31]。在大约 100 例女性 PV 患者中，网织红细胞、血小板和粒细胞总是呈克隆性，只有几例患者例外，她们经 α- 干扰素治疗后恢复多克隆造血[31]。虽然先前有文献报道应用 AR 多态性检测 X 染色体灭活的克隆性分析不适用于老年女性[183-185]，但没有得到活化 X 染色体定量转录分析研究的证实[186]。

■ 其他红细胞增多症

临床病史对红细胞增多症鉴别诊断至关重要。如果可能，区分获得性或先天性、散发性或家族性红细胞增多症将简化诊断流程。所以，常染色体显性遗传性红细胞增多症可能为 EPOR 基因获得性功能突变、PHD2 突变或高亲和力血红蛋白所致。隐性遗传性红细胞增多症则可由 VHL 基因突变所致。虽然极个别真性红细胞增多症患者可有其他家族成员受累，但真性红细胞增多症几乎总是一种后天获得性疾病。许多家族性红细胞增多症源于某些尚未发现的遗传性变异。

EPO 水平低的常染色体显性遗传性红细胞增多症患者应进行 EPOR 序列分析。此可明确部分 PFCP 患者基因缺陷；如果红细胞增多症为获得性，且患者家族成员多人发病，应考虑家族性真性红细胞增多症的诊断。继发性红细胞增多症患者有真正的循环红细胞数量及其总量增加。这种患者一般没有血小板与白细胞增高，亦无真性红细胞增多症特征性的脾大。除红系细胞外，无其他有形成分造血增殖受累，则应该怀疑患者为真性红细胞增多症之外的红细胞增多症。然而，在继发性红细胞增多症中，偶可出现反应性血小板增高和白细胞增高，以及脾大，这使得与真性红细胞增多症的鉴别更困难。在心肺疾病引起的继发性红细胞增多症患者中，常见杵状指。在一些患者，动脉血氧饱和度测定可明确诊断，但真性红细胞增多症亦可出现中度动脉血氧饱和度下降[58,187]。肾脏影像学检查可发现一些患者的肾肿瘤或囊肿。测定氧解离曲线或者静脉血 P_{50} 测定[188]可检测由于高亲和力血红蛋白（参见第 48 章）遗传或罕见的 2,3-BPG 缺乏，如在磷酸甘油变位酶缺乏症（参见第 46 章）引起的氧亲和力增高相关的异常。遗传性高铁血红蛋白血症（参见第 49 章）相关性轻度红细胞增多症很容易诊断，因为同时存在发绀。

在 EPO 水平增高，或与其血红蛋白水平不相称性促红细胞生成素水平正常的患者，应进行 VHL、PHD2 和 HIF-2α 基因分析；部分这类患者可能有常染色体隐性遗传史及典型的先天性红细胞增多症病史。若怀疑吸烟性红细胞增多症，则应检测碳氧血红蛋白浓度。

■ 假性红细胞增多症

假性红细胞增多症（表观红细胞增多症，应激性红细胞增多症）患者中所见的红细胞增多为血浆容量减少所致[128]。观察到的红细胞增多并不代表真正的红细胞量的增加。通常血细胞比容增高很轻微。这些患者没有白细胞和血小板计数增高，无脾大。动脉血氧饱和度正常。为确立假性红细胞增多症的诊断，需要测定红细胞量和血浆容量，但应该认识到，在原发性和继发性红细胞增多症患者的自然病程中，其红细胞容量增高时，在某个时刻，可处于正常范围内。然而，因为红细胞容量测定误差率较大，建议同时测定红细胞容量和血浆容量。

治疗

■ 真性红细胞增多症之外的红细胞增多症

用抑制肾素 - 血管紧张素系统的药物治疗肾移植后红细胞增多，已经基本上不再需要进行放血治疗。在应用如血管紧张素转化酶抑制剂、依那普利（enalapril）或者血管紧张Ⅱ受体 1 型阻滞剂、氯沙坦（losartan）[83]开始治疗 6 个月后，血红蛋白和血细胞比容水平下降效果达最大。部分患者特别敏感甚至出现重度贫血。

高原性红细胞增多症患者常伴有肺动脉高压、蛋白尿和高血压。一项前瞻性随机实验报道依那普利降低了患者的血红蛋白浓度，减轻蛋白尿并有效控制了高血压[189]。

当红细胞增多是继发于肾肿瘤或囊肿、嗜铬细胞瘤、平滑肌瘤或脑瘤继发性红细胞增多症，切除肿瘤通常使红细胞增多消失。

目前尚无特殊手段治疗 EPO 受体、VHL、PHD2 和 HIF-2α 基因突变所致的红细胞增多症患者。

临床上常常经验性放血治疗继发性红细胞增多症，将其血细胞比容降至正常或接近正常[190,191]，但放血治疗时需考虑到患者的具体情况[59,147]。合适的水平以患者无明显症状为宜。虽然细胞毒性药物亦可用于此目的，但除非确实必要，则放血治疗仍是优先考虑的治疗措施，因为在真性红细胞增多症中使用的药物有白血病转化风险。大多数情况下，笔者倾向于不用治疗，除非有特定治疗，如在 EPO 分泌性肿瘤或肾移植后红细胞增多症等。放血治疗只用于红细胞量增高引起症状的患者，而且只有当症状对放血疗法有及时反应时，才可谨慎继续使用放血治疗。

病程和预后

■ Chuvash 红细胞增多症

在一项对 1977 年前诊断的 96 例 Chuvash 红细胞增多症患者(65 例配偶和 79 例年龄、性别和出生地相同的社区居民)的研究中，Chuvash 红细胞增多症患者的 65 岁估计生存率为 $\leq$31%，而配偶和社区居民为 $\geq$67%($P<0.002$)[74]。

■ 其他红细胞增多症

继发性红细胞增多症的临床病程主要取决于基础疾病。据报道，继发于 EPOR 基因突变的 PFCP 患者发生冠心病和中风[135]，但并非见于所有研究报道病例[136]。然而，继发于 EPO 受体、VHL、PHD2 或 HIF-2α 基因突变的 PFCP，以及珠蛋白突变和(或)红细胞酶缺乏所致的红细胞增多症，由于病例数太少，不能作出有意义的预后评估；然而，EPO 受体基因功能获得性突变的效应目前正在该病的动物模型中进行评估[192]。

翻译：施 均

校对：郑以州，刘建湘

参考文献

1. Juvonen E, Ikkala E, Fyhrquist F, et al: Autosomal dominant erythrocytosis caused by increased sensitivity to erythropoietin. *Blood* 78:3066, 1991.
2. Perrine GM, Prchal JT, Prchal JF: Study of a polycythemic family. *Blood* 50:134, 1977.
3. Prchal JT, Crist WM, Goldwasser E, et al: Autosomal dominant polycythemia. *Blood* 66:1208, 1985.
4. Ang SO, Chen H, Gordeuk VR, et al: Endemic polycythemia in Russia: Mutation in the VHL gene. *Blood Cells Mol Dis* 28:57, 2002.
5. Ang SO, Chen H, Hirota K, et al: Disruption of oxygen homeostasis underlies congenital Chuvash polycythemia. *Nat Genet* 32:614, 2002.
6. Prchal JT, Gregg XT: Erythropoiesis—Genetic abnormalities, in *Erythropoietins and Erythropoiesis*, 2nd ed, edited by M Graham, MA Foote, SG Elliott, p 61. Birkhäuer-Verlag AG, Basel, Switzerland, 2009.
7. Bert P: *La Pression Barometrique*. Bailliere, Paris, 1878.
8. Jourdanet D: *De l'Anemie des Altitudes et de l'Anemie en General dans ses Rapports Avec la Pression l'Atmorphere*. Bailliere, Paris, 1863.
9. Viault F: Sur l'augmentation considerable du nombre des globules rouges dans le sang chez les habitants des hauts plateaux de l'Amerique du Sud. *CR Acad Sci* 111:917, 1890.
10. Erslev AJ: Blood and mountains, in *Blood, Pure and Eloquent*, edited by MM Wintrobe, p 257. McGraw-Hill, New York, 1980.
11. Leopold SS: The etiology of pulmonary arteriosclerosis (Ayerza's syndrome). *Am J Med* 219:152, 1950.
12. Abbott ME: *Atlas of Congenital Heart Disease*. American Heart Association, New York, 1936.
13. Burwell CS, Robin, ED Whaley, RD, Bickelman, AG: Extreme obesity associated with alveolar hypoventilation: A pickwickian syndrome. *Am J Med* 21:811, 1956.
14. Charache S, Weatherall DJ, Clegg JB: Polycythemia associated with a hemoglobinopathy. *J Clin Invest* 45:813, 1966.
15. Fairbanks VF, Klee GG, Wiseman GA, et al: Measurement of blood volume and red cell mass: Re-examination of ^{51}Cr and ^{125}I methods. *Blood Cells Mol Dis* 22:169, 1996.
16. Lawrence JH, Berlin NI: Relative polycythemia—The polycythemia of stress. *Yale J Biol Med* 24:498, 1952.
17. Prchal JT: Classification and molecular biology of polycythemias (erythrocytoses) and thrombocytosis. *Hematol Oncol Clin North Am* 17:1151, 2003.
18. Thorling EB: Paraneoplastic erythrocytosis and inappropriate erythropoietin production. A review. *Scand J Haematol* 17:1, 1972.
19. Ladroue C, Carcenac R, Leporrier M, et al: PHD2 mutation and congenital erythrocytosis with paraganglioma. *N Engl J Med* 359:2685, 2008.
20. LevGur M, Levie MD: The myomatous erythrocytosis syndrome: A review. *Obstet Gynecol* 86:1026, 1995.
21. Levinson JP, Kincaid OW: Myxoma of the right atrium associated with polycythemia. Report of successful excision. *N Engl J Med* 264:1187, 1961.
22. Josephs BN, Robbins G, Levine A: Polycythemia secondary to hamartoma of the liver. *JAMA* 179:867, 1961.
23. Sandler A, Rivlin L, Filler R, et al: Polycythemia secondary to focal nodular hyperplasia. *J Pediatr Surg* 32:1386, 1997.
24. Constans JP, Meder F, Maiuri F, et al: Posterior fossa hemangioblastomas. *Surg Neurol* 25:269, 1986.
25. Sharma RR, Cast IP, O'Brien C: Supratentorial haemangioblastoma not associated with von Hippel-Lindau complex or polycythaemia: Case report and literature review. *Br J Neurosurg* 9:81, 1995.
26. Dagher FJ, Ramos E, Erslev AJ, et al: Are the native kidneys responsible for erythrocytosis in renal allorecipients? *Transplantation* 28:496, 1979.
27. Kessler M, Hestin D, Mayeux D, et al: Factors predisposing to post-renal transplant erythrocytosis. A prospective matched-pair control study. *Clin Nephrol* 45:83, 1996.
28. Gaston RS, Julian BA, Curtis JJ: Posttransplant erythrocytosis: An enigma revisited. *Am J Kidney Dis* 24:1, 1994.
29. Polyakova LA: Familial erythrocytosis among inhabitants of the Chuvash ASSR. *Probl Gematol Pereliv Krovi* 10:30, 1974.
30. Liu E, Percy MJ, Amos CI, et al: The worldwide distribution of the VHL 598C→T mutation indicates a single founding event. *Blood* 103:1937, 2004.
31. Liu E, Jelinek J, Pastore YD, et al: Discrimination of polycythemias and thrombocytoses by novel, simple, accurate clonality assays and comparison with PRV-1 expression and BFU-E response to erythropoietin. *Blood* 101:3294, 2003.
32. Percy MJ, Beard ME, Carter C, et al: Erythrocytosis and the Chuvash von Hippel-Lindau mutation. *Br J Haematol* 123:371, 2003.
33. Perrotta S, Nobili B, Ferraro M, et al: von Hippel-Lindau-dependent polycythemia is endemic on the island of Ischia: Identification of a novel cluster. *Blood* 107:514, 2006.
34. Chetty KG, Light RW, Stansbury DW, et al: Exercise performance of polycythemic chronic obstructive pulmonary disease patients. Effect of phlebotomies. *Chest* 98:1073, 1990.
35. Hurtado A: Acclimatization of high altitudes, in *Physiological Effects of High Altitude*, edited by WH Weihe, p 1. Macmillan, New York, 1964.
36. Moore LG, Brewer GJ: Beneficial effect of rightward hemoglobin-oxygen dissociation curve shift for short-term high-altitude adaptation. *J Lab Clin Med* 98:145, 1981.
37. Finch CA, Lenfant C: Oxygen transport in man. *N Engl J Med* 286:407, 1972.
38. Winslow RM, Monge CC, Statham NJ, et al: Variability of oxygen affinity of blood: Human subjects native to high altitude. *J Appl Physiol* 51:1411, 1981.
39. Eaton JW, Skelton TD, Berger E: Survival at extreme altitude: Protective effect of increased hemoglobin-oxygen affinity. *Science* 183:743, 1974.
40. Leon-Velarde F, Gamboa A, Chuquiza JA, et al: Hematological parameters in high altitude residents living at 4,355, 4,660, and 5,500 meters above sea level. *High Alt Med Biol* 1:97, 2000.
41. Mejia OM, Prchal JT, Leon-Velarde F, et al: Genetic association analysis of chronic mountain sickness in an Andean high-altitude population. *Haematologica* 90:13, 2005.
42. Monge CC: Life in the Andes and chronic mountain sickness. *Science* 95:79, 1942.
43. Maignan M, Rivera-Ch M, Privat C, et al: Pulmonary pressure and cardiac function in chronic mountain sickness patients. *Chest* 135:499, 2009.
44. Wu TY, Ding SQ, Liu JL, et al: Who should not go high: Chronic disease and work at altitude during construction of the Qinghai-Tibet railroad. *High Alt Med Biol* 8:88, 2007.
45. Winslow RM, Monge CC: *Hypoxia, Polycythemia and Chronic Mountain Sickness*. Johns Hopkins University Press, Baltimore, MD, 1987.
46. Beall CM: Two routes to functional adaptation: Tibetan and Andean high-altitude natives. *Proc Natl Acad Sci U S A* 104 Suppl 1:8655, 2007.
47. Winslow RM, Chapman KW, Gibson CC, et al: Different hematologic responses to hypoxia in Sherpas and Quechua Indians. *J Appl Physiol* 66:1561, 1989.
48. Zhou ZN, Zhuang JG, Wu XF, et al: Tibetans retained innate ability resistance to acute hypoxia after long period of residing at sea level. *J Physiol Sci* 58:167, 2008.
49. Beall CM, Laskowski D, Strohl KP, et al: Pulmonary nitric oxide in mountain dwellers. *Nature* 414:411, 2001.
50. Erzurum SC, Ghosh S, Janocha AJ, et al: Higher blood flow and circulating NO products offset high-altitude hypoxia among Tibetans. *Proc Natl Acad Sci U S A* 104:17593, 2007.
51. Schwab M, Jayet PY, Stuber T, et al: Pulmonary-artery pressure and exhaled nitric oxide in Bolivian and Caucasian high altitude dwellers. *High Alt Med Biol* 9:295, 2008.
52. Claydon VE, Gulli G, Slessarev M, et al: Cerebrovascular responses to hypoxia and hypocapnia in Ethiopian high altitude dwellers. *Stroke* 39:336, 2008.
53. Beall CM: High-altitude adaptations. *Lancet* 362 Suppl:s14, 2003.
54. Jedlickova K, Stockton DW, Chen H, et al: Search for genetic determinants of individual variability of the erythropoietin response to high altitude. *Blood Cells Mol Dis* 31:175, 2003.
55. Jefferson JA, Escudero E, Hurtado ME, et al: Excessive erythrocytosis, chronic mountain sickness, and serum cobalt levels. *Lancet* 359:407, 2002.
56. Goldwasser E, Jacobson LO, Fried W, et al: Mechanism of the erythropoietic effect of cobalt. *Science* 125:1085, 1957.
57. Bernardi L, Roach RC, Keyl C, et al: Ventilation, autonomic function, sleep and erythropoietin. Chronic mountain sickness of Andean natives. *Adv Exp Med Biol* 543:161, 2003.

58. Murray JF: Classification of polycythemic disorders. With comments on the diagnostic value of arterial blood oxygen analysis. *Ann Intern Med* 64:892, 1966.
59. Vongpatanasin W, Brickner ME, Hillis LD, et al: The Eisenmenger syndrome in adults. *Ann Intern Med* 128:745, 1998.
60. Kuhl W: History of clinical research on the sleep apnea syndrome. The early days of polysomnography. *Respiration* 64 Suppl 1:5, 1997.
61. Block AJ, Boysen PG, Wynne JW, et al: Sleep apnea, hypopnea and oxygen desaturation in normal subjects. A strong male predominance. *N Engl J Med* 300:513, 1979.
62. Moore-Gillon JC, Treacher DF, Gaminara EJ, et al: Intermittent hypoxia in patients with unexplained polycythaemia. *Br Med J (Clin Res Ed)* 293:588, 1986.
63. Hoffstein V, Mateika S: Differences in abdominal and neck circumferences in patients with and without obstructive sleep apnoea. *Eur Respir J* 5:377, 1992.
64. Carlson JT, Hedner J, Fagerberg B, et al: Secondary polycythaemia associated with nocturnal apnoea—A relationship not mediated by erythropoietin? *J Intern Med* 231:381, 1992.
65. Choi JB, Loredo JS, Norman D, et al: Does obstructive sleep apnea increase hematocrit? *Sleep Breath* 10:155, 2006.
66. Agarwal N, Nagel RL, Prchal JT: Dyshemoglobinemias, in *Disorders of Hemoglobin: Genetics, Pathophysiology, and Clinical Management*, 2nd ed, edited by MH Steinberg, p 607. Cambridge University Press, Cambridge, UK, 2009.
67. Smith JR, Landaw SA: Smokers' polycythemia. *N Engl J Med* 298:6, 1978.
68. Stonesifer LD: How carbon monoxide reduces plasma volume. *N Engl J Med* 299:311, 1978.
69. Aitchison R, Russell N: Smoking—A major cause of polycythaemia. *J R Soc Med* 81:89, 1988.
70. Agarwal N, Gordeuk RV, Prchal JT: Genetic mechanisms underlying regulation of hemoglobin mass. *Adv Exp Med Biol* 618:195, 2007.
71. Galacteros F, Rosa R, Prehu MO, et al: [Diphosphoglyceromutase deficiency: New cases associated with erythrocytosis]. *Nouv Rev Fr Hematol* 26:69, 1984.
72. Xia M, Huang R, Sun Y, et al: Identification of chemical compounds that induce HIF-1 alpha activity. *Toxicol Sci* 112:153, 2009
73. Sergeyeva A, Gordeuk VR, Tokarev YN, et al: Congenital polycythemia in Chuvashia. *Blood* 89:2148, 1997.
74. Gordeuk VR, Sergueeva AI, Miasnikova GY, et al: Congenital disorder of oxygen sensing: Association of the homozygous Chuvash polycythemia VHL mutation with thrombosis and vascular abnormalities but not tumors. *Blood* 103:3924, 2004.
75. Percy MJ, McMullin MF, Jowitt SN, et al: Chuvash-type congenital polycythemia in 4 families of Asian and Western European ancestry. *Blood* 102:1097, 2003.
76. Bento MC, Chang KT, Guan Y, et al: Congenital polycythemia with homozygous and heterozygous mutations of von Hippel-Lindau gene: Five new Caucasian patients. *Haematologica* 90:128, 2005.
77. Cario H, Schwarz K, Jorch N, et al: Mutations in the von Hippel-Lindau (VHL) tumor suppressor gene and VHL-haplotype analysis in patients with presumable congenital erythrocytosis. *Haematologica* 90:19, 2005.
78. Collins TS, Arcasoy MO: Iron overload due to X-linked sideroblastic anemia in an African American man. *Am J Med* 116:501, 2004.
79. Gordeuk VR, Stockton DW, Prchal JT: Congenital polycythemias/erythrocytoses. *Haematologica* 90:109, 2005.
80. Pastore Y, Jedlickova K, Guan Y, et al: Mutations of von Hippel-Lindau tumor-suppressor gene and congenital polycythemia. *Am J Hum Genet* 73:412, 2003.
81. Pastore YD, Jelinek J, Ang S, et al: Mutations in the VHL gene in sporadic apparently congenital polycythemia. *Blood* 101:1591, 2003.
82. Navarro J, Aguilera A, Liano F, et al: Phlebotomy for polycythemia associated with acquired cystic renal disease in a patient on hemodialysis. *Nephron* 62:110, 1992.
83. Mrug M, Julian BA, Prchal JT: Angiotensin II receptor type 1 expression in erythroid progenitors: Implications for the pathogenesis of postrenal transplant erythrocytosis. *Semin Nephrol* 24:120, 2004.
84. Semenza GL: HIF-1 and mechanisms of hypoxia sensing. *Curr Opin Cell Biol* 13:167, 2001.
85. Cramer T, Yamanishi Y, Clausen BE, et al: HIF-1alpha is essential for myeloid cell-mediated inflammation. *Cell* 112:645, 2003.
86. Friedrich CA: von Hippel-Lindau syndrome. A pleomorphic condition. *Cancer* 86:2478, 1999.
87. Haase VH, Glickman JN, Socolovsky M, et al: Vascular tumors in livers with targeted inactivation of the von Hippel-Lindau tumor suppressor. *Proc Natl Acad Sci U S A* 98:1583, 2001.
88. Krieg M, Marti HH, Plate KH: Coexpression of erythropoietin and vascular endothelial growth factor in nervous system tumors associated with von Hippel-Lindau tumor suppressor gene loss of function. *Blood* 92:3388, 1998.
89. Richards FM: Molecular pathology of von HippelLindau disease and the VHL tumour suppressor gene. *Expert Rev Mol Med* 2001:1, 2001.
90. Percy MJ, Zhao Q, Flores A, et al: A family with erythrocytosis establishes a role for prolyl hydroxylase domain protein 2 in oxygen homeostasis. *Proc Natl Acad Sci U S A* 103:654, 2006.
91. Al-Sheikh M, Moradkhani K, Lopez M, et al: Disturbance in the HIF-1alpha pathway associated with erythrocytosis: Further evidences brought by frameshift and nonsense mutations in the prolyl hydroxylase domain protein 2 (PHD2) gene. *Blood Cells Mol Dis* 40:160, 2008.
92. Percy MJ, Furlow PW, Beer PA, et al: A novel erythrocytosis-associated PHD2 mutation suggests the location of a HIF binding groove. *Blood* 110:2193, 2007.
93. Percy MJ, Furlow PW, Lucas GS, et al: A gain-of-function mutation in the HIF2A gene in familial erythrocytosis. *N Engl J Med* 358:162, 2008.
94. Percy MJ, Beer PA, Campbell G, et al: Novel exon 12 mutations in the HIF2A gene associated with erythrocytosis. *Blood* 111:5400, 2008.
95. Hirota K, Semenza GL: Regulation of angiogenesis by hypoxia-inducible factor 1. *Crit Rev Oncol Hematol* 59:15, 2006.
96. Semenza GL, Koury ST, Nejfelt MK, et al: Cell-type-specific and hypoxia-inducible expression of the human erythropoietin gene in transgenic mice. *Proc Natl Acad Sci U S A* 88:8725, 1991.
97. Prchal JT, Gordeuk VR: The HIF2A gene in familial erythrocytosis. *N Engl J Med* 358:1966; author reply 1966, 2008.
98. Boutin AT, Weidemann A, Fu Z, et al: Epidermal sensing of oxygen is essential for systemic hypoxic response. *Cell* 133:223, 2008.
99. Maran J, Jedlickova K, Stockton D, Prchal JT: Finding the novel molecular defect in a family with high erythropoietin autosomal dominant polycythemia. *Blood* 102:162b, 2003.
100. Bailey RR, Shand BI, Walker RJ: Reversible erythrocytosis in a patient with a hydronephrotic horseshoe kidney. *Nephron* 70:104, 1995.
101. Hammond D, Winnick S: Paraneoplastic erythrocytosis and ectopic erythropoietins. *Ann N Y Acad Sci* 230:219, 1974.
102. Da Silva JL, Lacombe C, Bruneval P, et al: Tumor cells are the site of erythropoietin synthesis in human renal cancers associated with polycythemia. *Blood* 75:577, 1990.
103. Lal A, Rice A, al Mahr M, et al: Wilms tumor associated with polycythemia: Case report and review of the literature. *J Pediatr Hematol Oncol* 19:263, 1997.
104. Grignon DJ, Eble JN: Papillary and metanephric adenomas of the kidney. *Semin Diagn Pathol* 15:41, 1998.
105. Fisher JW, Samuels AI: Relationship between renal blood flow and erythropoietin production in dogs. *Proc Soc Exp Biol Med* 125:482, 1967.
106. Beebe HG, Chesebro K, Merchant F, et al: Results of renal artery balloon angioplasty limit its indications. *J Vasc Surg* 8:300, 1988.
107. Danovitch GM, Jamgotchian NJ, Eggena PH, et al: Angiotensin-converting enzyme inhibition in the treatment of renal transplant erythrocytosis. Clinical experience and observation of mechanism. *Transplantation* 60:132, 1995.
108. Mrug M, Stopka T, Julian BA, et al: Angiotensin II stimulates proliferation of normal early erythroid progenitors. *J Clin Invest* 100:2310, 1997.
109. Glicklich D, Burris L, Urban A, et al: Angiotensin-converting enzyme inhibition induces apoptosis in erythroid precursors and affects insulin-like growth factor-1 in posttransplantation erythrocytosis. *J Am Soc Nephrol* 12:1958, 2001.
110. Gossmann J, Burkhardt R, Harder S, et al: Angiotensin II infusion increases plasma erythropoietin levels via an angiotensin II type 1 receptor-dependent pathway. *Kidney Int* 60:83, 2001.
111. Thevenod F, Radtke HW, Grutzmacher P, et al: Deficient feedback regulation of erythropoiesis in kidney transplant patients with polycythemia. *Kidney Int* 24:227, 1983.
112. Friman S, Nyberg G, Blohme I: Erythrocytosis after renal transplantation; treatment by removal of the native kidneys. *Nephrol Dial Transplant* 5:969, 1990.
113. Cole J, Ertoy D, Lin H, et al: Lack of angiotensin II-facilitated erythropoiesis causes anemia in angiotensin-converting enzyme-deficient mice. *J Clin Invest* 106:1391, 2000.
114. Venencie PY, Puissant A, Boffa GA, et al: Multiple cutaneous leiomyomata and erythrocytosis with demonstration of erythropoietic activity in the cutaneous leiomyomata. *Br J Dermatol* 107:483, 1982.
115. Trimble M, Caro J, Talalla A, et al: Secondary erythrocytosis due to a cerebellar hemangioblastoma: Demonstration of erythropoietin mRNA in the tumor. *Blood* 78:599, 1991.
116. McFadzean AJS, Todd D, Tsang, KC: Polycythemia in primary carcinoma of the liver. *Blood* 13:427, 1958.
117. Davidson CS: Hepatocellular carcinoma and erythrocytosis. *Semin Hematol* 13:115, 1976.
118. Muta H, Funakoshi A, Baba T, et al: Gene expression of erythropoietin in hepatocellular carcinoma. *Intern Med* 33:427, 1994.
119. Shulkin BL, Shapiro B, Sisson JC: Pheochromocytoma, polycythemia, and venous thrombosis. *Am J Med* 83:773, 1987.
120. Mann DL, Gallagher NI, Donati RM: Erythrocytosis and primary aldosteronism. *Ann Intern Med* 66:335, 1967.
121. Erkelens DW, Statius van Eps LW: Bartter's syndrome and erythrocytosis. *Am J Med* 55:711, 1973.
122. Ghio R, Haupt E, Ratti M, et al: Erythrocytosis associated with a dermoid cyst of the ovary and erythropoietic activity of the tumour fluid. *Scand J Haematol* 27:70, 1981.
123. Shahani S, Braga-Basaria M, Maggio M, et al: Androgens and erythropoiesis: A review. *J Endocrinol Invest* 32:704, 2009.
124. Gardner FH, Nathan DG, Piomelli S, et al: The erythrocythaemic effects of androgen. *Br J Haematol* 14:611, 1968.
125. Besa EC: Hematologic effects of androgens revisited: An alternative therapy in various hematologic conditions. *Semin Hematol* 31:134, 1994.
126. Wiswell TE, Cornish JD, Northam RS: Neonatal polycythemia: Frequency of clinical manifestations and other associated findings. *Pediatrics* 78:26, 1986.
127. Black VD, Lubchenco LO, Koops BL, et al: Neonatal hyperviscosity: Randomized study of effect of partial plasma exchange transfusion on long-term outcome. *Pediatrics* 75:1048, 1985.
128. Pearson TC: Apparent polycythaemia. *Blood Rev* 5:205, 1991.
129. Chrysant SG, Frohlich ED, Adamopoulos PN, et al: Pathophysiologic significance of "stress" or relative polycythemia in essential hypertension. *Am J Cardiol* 37:1069, 1976.
130. Isbister JP: The contracted plasma volume syndromes (relative polycythaemias) and their haemorheological significance. *Baillieres Clin Haematol* 1:665, 1987.
131. Leth A: Changes in plasma and extracellular fluid volumes in patients with essential hypertension during long-term treatment with hydrochlorothiazide. *Circulation* 42:479, 1970.
132. Prchal JT: Personal communication and direct experience with about 100 affected subjects. 2009.
133. Queisser W, Heim ME, Schmitz JM, et al: [Idiopathic familial erythrocytosis. Report on a family with autosomal dominant inheritance]. *Dtsch Med Wochenschr* 113:851, 1988.
134. Prchal JT, Semenza GL, Prchal J, et al: Familial polycythemia. *Science* 268:1831, 1995.

135. Kralovics R, Sokol L, Prchal JT: Absence of polycythemia in a child with a unique erythropoietin receptor mutation in a family with autosomal dominant primary polycythemia. *J Clin Invest* 102:124, 1998.
136. Arcasoy MO, Degar BA, Harris KW, et al: Familial erythrocytosis associated with a short deletion in the erythropoietin receptor gene. *Blood* 89:4628, 1997.
137. Bushuev VI, Miasnikova GY, Sergueeva AI, et al: Endothelin-1, vascular endothelial growth factor and systolic pulmonary artery pressure in patients with Chuvash polycythemia. *Haematologica* 91:744, 2006.
138. Gladwin MT: Polycythemia, HIF-1alpha and pulmonary hypertension in Chuvash. *Haematologica* 91:722, 2006.
139. Smith TG, Brooks JT, Balanos GM, et al: Mutation of von Hippel-Lindau tumour suppressor and human cardiopulmonary physiology. *PLoS Med* 3:e290, 2006.
140. Zafren K, Honigman B: High-altitude medicine. *Emerg Med Clin North Am* 15:191, 1997.
141. Bishop BC: Wintering in the high Himalayas. *Natl Geogr Mag* 122:503, 1962.
142. Botella de Maglia J, Martinez-Costa R: [High altitude retinal hemorrhages in the expeditions to 8,000 meter peaks. A study of 10 cases]. *Med Clin (Barc)* 110:457, 1998.
143. Beall CM, Song K, Elston RC, et al: Higher offspring survival among Tibetan women with high oxygen saturation genotypes residing at 4,000 m. *Proc Natl Acad Sci U S A* 101:14300, 2004.
144. Beall CM: Oxygen saturation increases during childhood and decreases during adulthood among high altitude native Tibetans residing at 3,800–4,200m. *High Alt Med Biol* 1:25, 2000.
145. Beall CM: Tibetan and Andean contrasts in adaptation to high-altitude hypoxia. *Adv Exp Med Biol* 475:63, 2000.
146. Beall CM, Decker MJ, Brittenham GM, et al: An Ethiopian pattern of human adaptation to high-altitude hypoxia. *Proc Natl Acad Sci U S A* 99:17215, 2002.
147. Thorne SA: Management of polycythaemia in adults with cyanotic congenital heart disease. *Heart* 79:315, 1998.
148. Shibata J, Hasegawa J, Siemens HJ, et al: Hemostasis and coagulation at a hematocrit level of 0.85: Functional consequences of erythrocytosis. *Blood* 101:4416, 2003.
149. Ammash N, Warnes CA: Cerebrovascular events in adult patients with cyanotic congenital heart disease. *J Am Coll Cardiol* 28:768, 1996.
150. Cote C, Zilberberg MD, Mody SH, et al: Haemoglobin level and its clinical impact in a cohort of patients with COPD. *Eur Respir J* 29:923, 2007.
151. Stefenelli T, Silberbauer K, Ulrich W, et al: Cardial decompensation caused by hypertension and polyglobulia associated with multiple renal oncocytomas. *Clin Nephrol* 23:307, 1985.
152. Lezaic V, Biljanovic-Paunovic L, Pavlovic-Kentera V, et al: Erythropoiesis after kidney transplantation: The role of erythropoietin, burst promoting activity and early erythroid progenitor cells. *Eur J Med Res* 6:27, 2001.
153. Niu X, Miasnikova GY, Sergueeva AI, et al: Altered cytokine profiles in patients with Chuvash polycythemia. *Am J Hematol* 84:74, 2009.
154. Sergueeva AI, Miasnikova GY, Okhotin DJ, et al: Elevated homocysteine, glutathione and cysteinylglycine concentrations in patients homozygous for the Chuvash polycythemia VHL mutation. *Haematologica* 93:279, 2008.
155. Tefferi A, Thiele J, Vardiman JW: The 2008 World Health Organization classification system for myeloproliferative neoplasms: Order out of chaos. *Cancer* 115:3842, 2009.
156. Beutler E: Polycythemia. *Med Grand Rounds* 3:142, 1984.
157. Prchal JF, Axelrad AA: Bone-marrow responses in polycythemia vera [letter]. *N Engl J Med* 290:1382, 1974.
158. Kralovics R, Buser AS, Teo SS, et al: Comparison of molecular markers in a cohort of patients with chronic myeloproliferative disorders. *Blood* 102:1869, 2003.
159. Weinberg RS: *In vitro* erythropoiesis in polycythemia vera and other myeloproliferative disorders. *Semin Hematol* 34:64, 1997.
160. Shih LY, Lee CT, See LC, et al: *In vitro* culture growth of erythroid progenitors and serum erythropoietin assay in the differential diagnosis of polycythaemia. *Eur J Clin Invest* 28:569, 1998.
161. Prchal JT: Personal communication. 2009.
162. Fisher MJ, Prchal JF, Prchal JT, et al: Anti-erythropoietin (EPO) receptor monoclonal antibodies distinguish EPO-dependent and EPO-independent erythroid progenitors in polycythemia vera. *Blood* 84:1982, 1994.
163. Kralovics R, Indrak K, Stopka T, et al: Two new EPO receptor mutations: Truncated EPO receptors are most frequently associated with primary familial and congenital polycythemias. *Blood* 90:2057, 1997.
164. Acharya J, Westwood NB, Sawyer BM, et al: Identification of latent myeloproliferative disease in patients with Budd-Chiari syndrome using X-chromosome inactivation patterns and in vitro erythroid colony formation. *Eur J Haematol* 55:315, 1995.
165. De Stefano V, Teofili L, Leone G, et al: Spontaneous erythroid colony formation as the clue to an underlying myeloproliferative disorder in patients with Budd-Chiari syndrome or portal vein thrombosis. *Semin Thromb Hemost* 23:411, 1997.
166. Pagliuca A, Mufti GJ, Janossa-Tahernia M, et al: *In vitro* colony culture and chromosomal studies in hepatic and portal vein thrombosis—Possible evidence of an occult myeloproliferative state. *Q J Med* 76:981, 1990.
167. Valla D, Casadevall N, Lacombe C, et al: Primary myeloproliferative disorder and hepatic vein thrombosis. A prospective study of erythroid colony formation *in vitro* in 20 patients with Budd-Chiari syndrome. *Ann Intern Med* 103:329, 1985.
168. Shih LY, Lee CT: Identification of masked polycythemia vera from patients with idiopathic marked thrombocytosis by endogenous erythroid colony assay. *Blood* 83:744, 1994.
169. Birgegard G, Wide L: Serum erythropoietin in the diagnosis of polycythaemia and after phlebotomy treatment. *Br J Haematol* 81:603, 1992.
170. Messinezy M, Westwood NB, El-Hemaidi I, et al: Serum erythropoietin values in erythrocytoses and in primary thrombocythaemia. *Br J Haematol* 117:47, 2002.
171. Mossuz P, Girodon F, Donnard M, et al: Diagnostic value of serum erythropoietin level in patients with absolute erythrocytosis. *Haematologica* 89:1194, 2004.
172. Thurmes PJ, Steensma DP: Elevated serum erythropoietin levels in patients with Budd-Chiari syndrome secondary to polycythemia vera: Clinical implications for the role of JAK2 mutation analysis. *Eur J Haematol* 77:57, 2006.
173. Remacha AF, Montserrat I, Santamaria A, et al: Serum erythropoietin in the diagnosis of polycythemia vera. A follow-up study. *Haematologica* 82:406, 1997.
174. Beutler E, Yeh M, Fairbanks VF: The normal human female as a mosaic of X-chromosome activity: Studies using the gene for C-6-PD-deficiency as a marker. *Proc Natl Acad Sci U S A* 48:9, 1962.
175. Adamson JW, Fialkow PJ, Murphy S, et al: Polycythemia vera: Stem-cell and probable clonal origin of the disease. *N Engl J Med* 295:913, 1976.
176. Prchal JT: Pathogenetic mechanisms of polycythemia vera and congenital polycythemic disorders. *Semin Hematol* 38:10, 2001.
177. Kralovics R, Guan Y, Prchal JT: Acquired uniparental disomy of chromosome 9p is a frequent stem cell defect in polycythemia vera. *Exp Hematol* 30:229, 2002.
178. Chen GL, Prchal JT: X-linked clonality testing: Interpretation and limitations. *Blood* 110:1411, 2007.
179. Curnutte JT, Hopkins PJ, Kuhl W, et al: Studying X inactivation. *Lancet* 339:749, 1992.
180. Allen RC, Zoghbi HY, Moseley AB, et al: Methylation of HpaII and HhaI sites near the polymorphic CAG repeat in the human androgen-receptor gene correlates with X chromosome inactivation. *Am J Hum Genet* 51:1229, 1992.
181. Prchal JT, Guan YL, Prchal JF, et al: Transcriptional analysis of the active X-chromosome in normal and clonal hematopoiesis. *Blood* 81:269, 1993.
182. Prchal JT, Prchal JF, Belickova M, et al: Clonal stability of blood cell lineages indicated by X-chromosomal transcriptional polymorphism. *J Exp Med* 183:561, 1996.
183. Busque L, Mio R, Mattioli J, et al: Nonrandom X-inactivation patterns in normal females: Lyonization ratios vary with age. *Blood* 88:59, 1996.
184. Champion KM, Gilbert JG, Asimakopoulos FA, et al: Clonal haemopoiesis in normal elderly women: Implications for the myeloproliferative disorders and myelodysplastic syndromes. *Br J Haematol* 97:920, 1997.
185. Gale RE, Fielding AK, Harrison CN, et al: Acquired skewing of X-chromosome inactivation patterns in myeloid cells of the elderly suggests stochastic clonal loss with age. *Br J Haematol* 98:512, 1997.
186. Swierczek SI, Agarwal N, Nussenzveig RH, et al: Hematopoiesis is not clonal in healthy elderly women. *Blood* 112:3186, 2008.
187. Lertzman M, Frome BM, Israels LG, et al: Hypoxia in polycythemia vera. *Ann Intern Med* 60:409, 1964.
188. Lichtman MA, Murphy MS, Adamson JW: Detection of mutant hemoglobins with altered affinity for oxygen. A simplified technique. *Ann Intern Med* 84:517, 1976.
189. Plata R, Cornejo A, Arratia C, et al: Angiotensin-converting-enzyme inhibition therapy in altitude polycythaemia: A prospective randomised trial. *Lancet* 359:663, 2002.
190. Manglani MV, DeGroff CG, Dukes PP, et al: Congenital erythrocytosis with elevated erythropoietin level: An incorrectly set "erythrostat"? *J Pediatr Hematol Oncol* 20:560, 1998.
191. Piccirillo G, Fimognari FL, Valdivia JL, et al: Effects of phlebotomy on a patient with secondary polycythemia and angina pectoris. *Int J Cardiol* 44:175, 1994.
192. Divoky V, Prchal JT: Mouse surviving solely on human erythropoietin receptor (EPOR): Model of human EPOR-linked disease. *Blood* 99:3873, 2002.
193. Watowich SS, Xie X, Klingmuller U, et al: Erythropoietin receptor mutations associated with familial erythrocytosis cause hypersensitivity to erythropoietin in the heterozygous state. *Blood* 94:2530, 1999.
194. de la Chapelle A, Traskelin AL, Juvonen E: Truncated erythropoietin receptor causes dominantly inherited benign human erythrocytosis. *Proc Natl Acad Sci U S A* 90:4495, 1993.
195. Furukawa T, Narita M, Sakaue M, et al: Primary familial polycythaemia associated with a novel point mutation in the erythropoietin receptor. *Br J Haematol* 99:222, 1997.
196. Arcasoy MO, Harris KW, Forget BG: A human erythropoietin receptor gene mutant causing familial erythrocytosis is associated with deregulation of the rates of Jak2 and Stat5 inactivation. *Exp Hematol* 27:63, 1999.
197. Kralovics R, Prchal JT: Genetic heterogeneity of primary familial and congenital polycythemia. *Am J Hematol* 68:115, 2001.
198. Sokol L, Luhovy M, Guan Y, et al: Primary familial polycythemia: A frameshift mutation in the erythropoietin receptor gene and increased sensitivity of erythroid progenitors to erythropoietin. *Blood* 86:15, 1995.
199. Kralovics R, Sokol L, Broxson EH Jr, et al: The erythropoietin receptor gene is not linked with the polycythemia phenotype in a family with autosomal dominant primary polycythemia. *Proc Assoc Am Physicians* 109:580, 1997.
200. Sokol L, Prchal JF, D'Andrea A, et al: Mutation in the negative regulatory element of the erythropoietin receptor gene in a case of sporadic primary polycythemia. *Exp Hematol* 22:447, 1994.
201. Le Couedic JP, Mitjavila MT, Villeval JL, et al: Missense mutation of the erythropoietin receptor is a rare event in human erythroid malignancies. *Blood* 87:1502, 1996.
202. Hultberg B, Sjoblad S, Ockerman PA: Properties of five acid hydrolases in human skin fibroblast cultures. Possible use in the diagnosis of inborn lysosomal diseases. *Acta Paediatr Scand* 62:474, 1973.

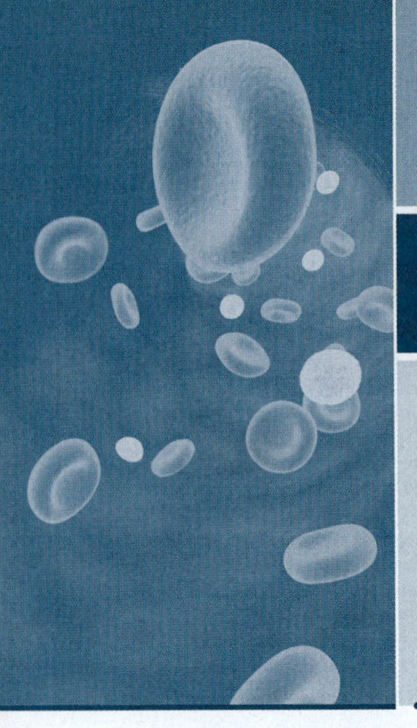

第57章

卟　啉　病

John D. Phillips, Karl E. Anderson

摘　要

卟啉病是由于血红素生物合成途径中酶缺陷导致反应过程中间代谢产物过量生成与蓄积，并引发神经系统症状和（或）光照性皮肤症状一起的疾患。在所有卟啉病中已发现多种遗传性突变。然而，迟发性皮肤型卟啉病（porphyria cutanea tarda，PCT）通常并没有遗传性突变，而是源于血红素生物合成途径中的第5种酶在肝脏的原发性获得性缺乏。

根据合成途径中间代谢产物初始过量蓄积的主要部位，可将卟啉病分为肝细胞性和红细胞生成性卟啉病。红细胞性卟啉病以儿童期发病及临床过程相对稳定为特征。肝细胞性卟啉病几乎均发生于成人，由于药物、激素和营养因素等对肝脏内血红素合成途径的多重影响，其病情轻重不一。

卟啉病亦可分为急性和皮肤性。4型急性卟啉病与神经系统表现相关，常呈急性发作。δ-氨基酮戊酸脱氢酶卟啉病（δ-aminolevulinate dehydratase porphyria，ADP）是一种常染色体隐性遗传病，是由血色素合成途径中第二个酶缺乏所致，为最少见的一种卟啉病。ADP归属于肝细胞性卟啉病，但也具有红细胞性卟啉病的特征。其他三种急性卟啉病，即急性间歇性卟啉病（acute intermittent porphyria，AIP）、遗传性粪卟啉病（hereditary coproporphyria，HCP）和混合型卟啉病（variegate porphyria，VP），为常染色体显性遗传的肝细胞性卟啉病，分别为血红素生物合成途径中第三、第六和第七个酶缺乏所致。HCP和VP亦属于皮肤性卟啉病，因为可出现光照性皮肤损害，尤以VP患者为甚。AIP为最常见的急性卟啉病，在所有卟啉病中发病率排第二。卟啉病临床表现呈高度多样性，大多数遗传了这些酶缺乏的个体在其一生或大部分时间均处于潜伏状态。促进肝脏血红素合成的因素，包括某些药物、一些类固醇激素及其代谢物、限制饮食热量和碳水化合物摄入等均可诱导发病。急性卟啉病的治疗包括服用葡萄糖以及静脉输注高铁血红素抑制肝脏血红素生物合成途径限速酶δ-氨基酮戊酸合成酶（δ-aminolevulinic acid synthase）。

皮肤性卟啉病主要表现为疱性皮肤病灶；或在红细胞

本章使用的简写和缩略词：ADP，δ-氨基酮戊酸脱氢酶缺乏卟啉病（δ-aminolevulinate dehydratase deficiency porphyria）；AIP，急性间歇性卟啉病（acute intermittent porphyria）；ALA，δ-氨基酮戊酸（δ-aminolevulinic acid）；ALAD，δ-氨基酮戊酸脱水酶（δ-aminolevulinic acid dehydratase）；ALAS，δ-氨基酮戊酸合成酶（δ-aminolevulinic acid synthase）；ALAS1，δ-氨基酮戊酸合成酶，看家型（δ-aminolevulinic acid synthase，housekeeping form）；ALAS2，δ-氨基酮戊酸合成酶，红细胞特异型（δ-aminolevulinic acid synthase，erythroid specific form）；CEP，先天性红细胞生成性卟啉病（congenital erythropoietic porphyria）；CPO，粪卟啉原氧化酶（coproporphyrinogen oxidase）；CPRE，粪卟啉原氧化酶基因启动子调节元件（coproporphyrinogen oxidase gene promoter regulatory element）；CRIM，交叉反应免疫物（cross-reactive immunologic material）；CYP，细胞色素P450（cytochrome P450）；EC，酶委托（enzyme commission）；EPP，红细胞生成性原卟啉病（erythropoietic protoporphyria）；FECH，亚铁螯合酶（ferrochelatase）；HCP，遗传性粪卟啉病（hereditary coproporphyria）；HEP，肝-红细胞生成性原卟啉病（hepatoerythropoietic porphyria）；HFE，血色病基因（hemochromatosis gene）；HMB，羟基甲基化胆色烷（hydroxymethylbilane）；PBG，卟啉胆色素原（porphobilinogen）；PBGD，卟啉胆色素原脱氨酶（porphobilinogen deaminase）；PCT，迟发性皮肤卟啉病（porphyria cutanea tarda）；PGC-1α，过氧化物酶体增殖激活辅因子1α（peroxisome proliferator-activated cofactor 1α）；PPO，原卟啉原氧化酶（protoporphyrinogen oxidase）；PXR，孕烷X受体（pregnane X receptor）；SCS-βA，ATP特异性琥珀酰辅酶A合成酶β亚单位（β subunit of ATP specific succinyl coenzyme A synthetase）；UROD，尿卟啉原脱羧酶（uroporphyrinogen decarboxylase）；VP，混合型卟啉病（variegate porphyria）；XLSA，X连锁铁粒幼细胞贫血（X-linked sideroblastic anemia）。

生成性原卟啉病(erythropoietic protoporphyria,EEP)中,亦可表现为急性非疱性光过敏。PCT、HCP 和 VP 患者疱性皮肤表现相同。先天性红细胞生成性卟啉病(congenital erythropoietic porphyria,CEP)疱样皮肤损害更严重,常伴手指、脚趾残缺和颜面毁损。CEP 为血红素生物合成途径中第 4 个酶严重缺乏所致,呈常染色体隐性遗传。溶血性贫血常见,严重病例需依赖输血,甚或表现为宫内胎儿水肿。儿童早期造血干细胞移植为患者最有效的治疗手段。

EPP 为儿童最常见的卟啉病,在所有卟啉病中发病率居第三位,为血红素生物合成途径中最后一个酶缺乏所致。大多数家系呈常染色体显性遗传,自父母一方遗传一个严重的亚铁螯合酶基因突变。然而,这一遗传方式不同一般,因为还需要从父母一方遗传另一个低表达的正常等位基因,但这一低表达的正常等位基因本身并不致病。少数家系呈常染色体隐性遗传,同时遗传了两个突变的致病基因。在 EPP 中可出现含原卟啉的胆结石。一种不太常见的但可危及生命的并发症是原卟啉性肝病,是由于原卟啉的胆汁淤滞效应所致,可能需要进行肝移植。序贯骨髓移植可预防移植肝脏出现复发性肝病。

PCT 为一种铁相关性肝细胞性卟啉病,多于中晚年起病。在 PCT,当存在铁时,肝脏尿卟啉原脱羧酶(uroporphyrinogen decarboxylase,UROD)水平降至大约正常的 20%。铁并不直接抑制 UROD。多种易感因素,包括酗酒、吸烟、服用雌激素、丙型肝炎和 HIV 等可促进 UROD 抑制物的产生。在 PCT 中,常见血色病基因(hemochromatosis gene,HFE)突变,可导致过量铁吸收。少部分患者为杂合子 UROD 突变,又称为家族性 PCT。卤代多芳香烃化合物可在实验动物,也可偶尔在人,诱发 PCT。PCT 对反复放血治疗反应良好,可减轻肝脏铁负荷;低剂量羟氯喹或氯喹可通过动员 PCT 肝脏内积累的卟啉而产生良好疗效。肝红细胞生成性卟啉病(hepatoerythropoietic porphyria)为家族性 PCT 的纯合子形式,通常于儿童期起病,病情严重,临床表现与 CEP 类似。

定义和历史

卟啉病为血红素生物合成途径中特定酶活性异常,导致该途径中间产物生成过量并蓄积所致的一组代谢性疾病,多为遗传性。临床表现为神经系统和(或)光敏性皮肤损害症状。蓄积的中间代谢产物包括卟啉与其前体物质 δ- 氨基酮戊酸(ALA)、卟胆原(PBG)及其衍生物,经尿和粪排泄。这些物质在血浆、红细胞、尿和粪的分布在每种卟啉病中都有特征性,也是进行筛选实验和更全面生物化学特性检测的基础。

根据卟啉类中间代谢产物蓄积的主要部位,将其分为肝细胞性和红细胞生成性卟啉病。红细胞生成性卟啉病包括先天性红细胞生成型卟啉病(CEP)和红细胞生成型原卟啉病(EEP),前者罕见,后者发病率居卟啉病第三位,是最常见的儿童卟啉病。肝细胞性卟啉病包括急性卟啉病和迟发性皮肤型卟啉病(porphyria cutanea tarda,PCT),前者可出现神经系统症状急性发作,后者为最常见类型卟啉病,可引起阳光照射部位慢性疱样皮损。急性卟啉病包括 ALA 脱水酶缺乏型卟啉病、急性间歇性卟啉病(acute intermittent porphyria,AIP)、遗传性粪卟啉病(hereditary coproporphyria,HCP)和混合型卟啉病(variegate porphyria,VP)。VP 和 HCP(较少见)可引起与 PCT 相同的皮肤损害。

血红素生物合成途径中 8 种酶中的每一个都与一种卟啉病相关(表 57-1 和图 57-1)。累及红细胞 ALA 合成酶(ALAS2)

表 57-1 人类卟啉病:各种人类卟啉病中受突变影响的特定酶类、遗传方式、分类及其临床特征主要类型

卟啉病 *	累及的酶	已知突变	遗传方式	分类	主要临床特征
红细胞生成型原卟啉病(EPP)——变异型	红系特异性 δ- 氨基酮戊酸合成酶(ALAS2)	2(功能获得性突变)	性连锁隐性	红细胞生成性	非疱性光过敏
δ- 氨基酮戊酸脱氢酶卟啉病(ADP)	ALA 脱水酶(ALAD)	11	常染色体隐性	肝脏型 †	脑脊髓交感神经系统
急性间歇性卟啉病(AIP)	PBG 脱氨酶(PBGD)	273	常染色体显性	肝脏型	脑脊髓交感神经系统
先天性红细胞生成型卟啉病(CEP)	尿卟啉原Ⅲ合成酶(UROS)	36	常染色体隐性	红细胞生成性	脑脊髓交感神经系统
迟发性皮肤型卟啉病(PCT)	尿卟啉原脱羧酶(UROD)	70(包括 HEP)	常染色体显性 ‡	肝脏型	疱性光过敏
肝脏 - 红细胞生成型卟啉病(HEP)	UROD	—	常染色体隐性	肝脏型 †	疱性光过敏
遗传性粪卟啉病(HCP)	粪卟啉原氧化酶(CPO)	42	常染色体显性	肝脏型	脑脊髓交感神经系统;疱性光过敏(少见)
混合型卟啉病(VP)	原卟啉原氧化酶(PPO)	130	常染色体显性	肝脏型	脑脊髓交感神经系统;疱性光过敏(常见)
EPP- 经典型	亚铁螯合酶(FECH)	90	常染色体显性	红细胞生成性	疱性光过敏

* 卟啉病按血红素生物合成途径中累及酶顺序排列。

† 这些卟啉病兼具红细胞生成性卟啉病特征,包括红细胞内锌原卟啉增加。

‡ PCT 中 UROD 抑制绝大多数为获得性,但该酶的遗传性缺乏为家族性疾病(2 型)的易感因素。

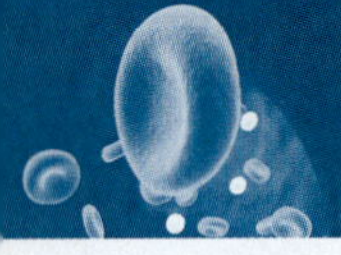

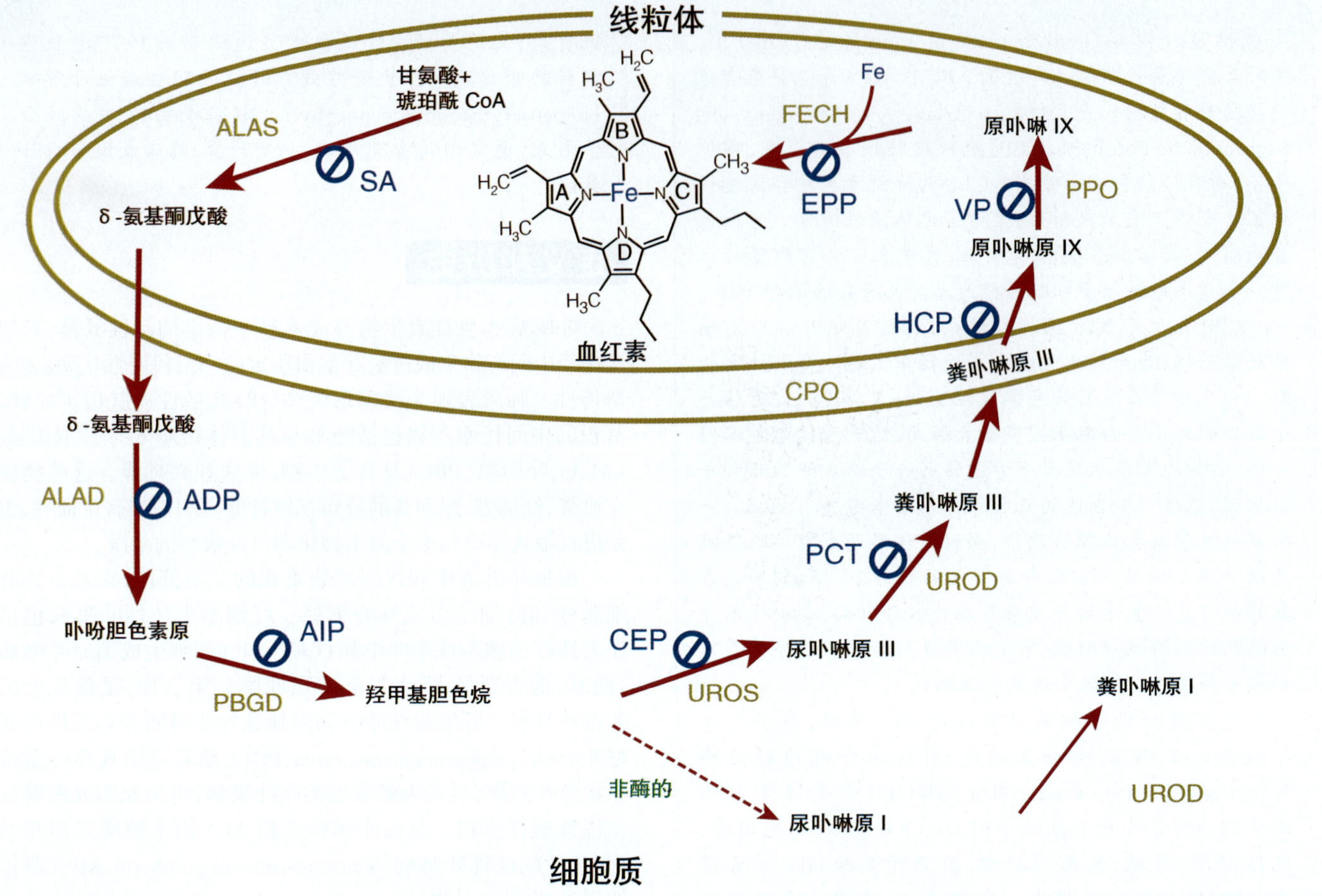

图 57-1 血红素生物合成途径中各种酶与中间代谢产物，以及与每种酶（用 ⊘ 标示）缺乏相对应的卟啉病类型。红系特异性 ALA 合成酶功能获得性突变未标示。缩略词：ADP，ALA 脱氢酶缺乏卟啉病；AIP，急性间歇性卟啉病；ALA，δ-氨基酮戊酸；ALAD，δ-氨基酮戊酸脱水酶；ALAS，δ-氨基酮戊酸合成酶；CEP，先天性红细胞生成性卟啉病；CPO，粪原卟啉原氧化酶；EPP，红细胞生成性原卟啉病；HCP，遗传性粪卟啉病；PBG，卟胆原；PBGD，卟胆原脱氨酶；PCT，迟发性皮肤卟啉病；PPO，原卟啉原氧化酶；UROD，尿原卟啉原脱羧酶；UROS，尿卟啉原Ⅲ合成酶；VP，混合型卟啉病。

表 57-2 人类卟啉病*生化特征，包括主要卟啉类及其前体增高

卟啉病	红细胞	血浆	尿	粪
ADP*	锌原卟啉	ALA†	ALA，粪卟啉Ⅲ	†
AIP	PBGD 活性降低（大多数患者）†	ALA，PBG†（约 620nm）‡	ALA，PBG，尿卟啉	†
CEP	尿卟啉Ⅰ，粪卟啉Ⅰ	尿卟啉Ⅰ，粪卟啉Ⅰ（约 620nm）‡	尿卟啉Ⅰ，粪卟啉Ⅰ	粪卟啉Ⅰ
PCT 与 HEP	锌原卟啉（HEP）	尿卟啉，七羧基卟啉（约 620nm）‡	尿卟啉，七羧基卟啉	七羧基卟啉，粪卟啉异构体
HCP	†	§（约 620nm）‡	ALA，PBG，粪卟啉Ⅲ	粪卟啉Ⅲ
VP	†	原卟啉（约 628nm）‡	ALA，PBG，粪卟啉Ⅲ	粪卟啉Ⅲ，原卟啉
EPP	游离原卟啉	原卟啉¶（约 628nm）‡	**	原卟啉†

* 缩略语见表 57-1。
† 卟啉水平正常或轻度增高。
‡ 中性 pH 时稀释血浆的荧光发射峰值。
§ 血浆卟啉水平多正常，但出现疱性皮损时升高。
¶ 经典型 EPP 中锌原卟啉占总量的≤5%，但变异型 EPP 为 15%~50%。
** 尿液卟啉（特别是粪卟啉）只在伴有肝病时升高。

的突变与 X 连锁铁粒幼细胞贫血相关（参见第 58 章）。ALAS2 功能获得性突变还与一种变异型 EPP 相关。表 57-2 总结了卟啉病的主要临床和实验室特征。

Schultz 于 1874 年报道的 1 例 CEP 为卟啉病首次见诸文献。该患者为一 33 岁男性，出生后 3 个月即出现光过敏、贫血、脾大、尿液因含血卟啉样色素而呈酒红色、尸检骨骼呈棕色[1,2]。1898 年 T. McCall Anderson 报道两兄弟（年龄 23 岁和 26 岁）很可能患有 CEP[3]，皮肤出现牛痘样水疱，尿液呈红色，瘙痒，阳光照射部位皮肤出现疱样皮损，以夏季为甚，并致广泛瘢痕形成与耳鼻残缺（图 57-2）。用当时的方法发现患者尿液中

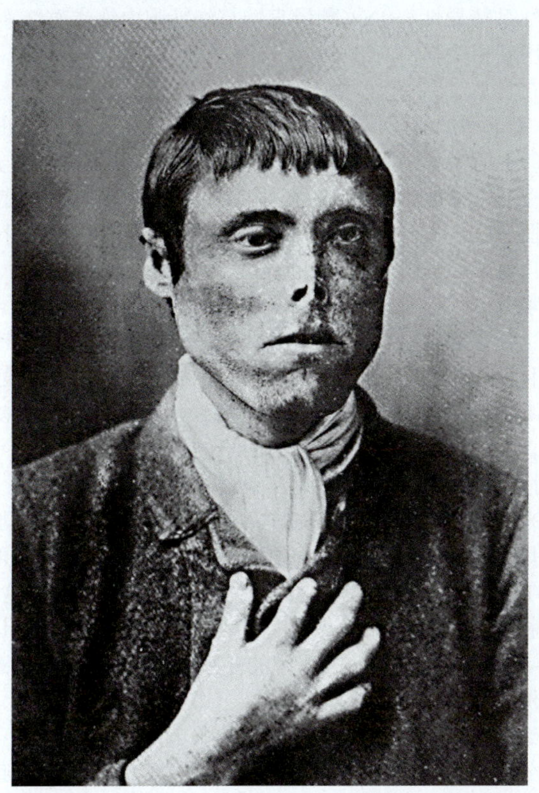

图 57-2 一例患 CEP 的 23 岁苏格兰渔民，由于反复阳光照射致颜面、耳和手指等瘢痕和残缺。该病例报道于 1898 年，3 岁发病，尿液中含有大量卟啉而呈红色，皮肤呈现牛痘样水疱，每年夏初季节加重。其 26 岁哥哥患有类似症状。

含有一种血卟啉相关性物质[4]。1899 年，Stokvis 首次报道 1 例老年女性急性卟啉病患者，尿呈深红色，后来在服用巴比妥类药物双乙磺丙烷（sulphonal）后死亡[5]。

1911 年，Hans Günther 发表了一篇关于卟啉病的专著[6]，将卟啉病分为四大类：①与药物服用无关的急性卟啉病；②舒砜那（sulphonal）或曲砜那（trional）诱发的卟啉病；③先天性血卟啉病；④慢性血卟啉病。前两类对应于急性卟啉病，其发病有时与服用某些药物有关，第 2 类相当于 CEP 和肝红细胞生成性卟啉病（HEP），第 4 类相当于 PCT。1923 年，Archibald Garrod 提出用先天性代谢异常的名称来表示一些遗传性代谢疾病，包括卟啉病[7]。

1931 年，Sachs 发现急性卟啉病患者尿液中含有一种不同于尿胆素原且欧利希染色阳性的色素原[8]。1937 年，Waldenström 注意到，该色素原排泄是 AIP 家系中的一种常染色体显性遗传特征，并于 1939 年鉴定到该色素原为 PBG[9,10]。1954 年，Schmid、Schwartz 和 Watson 提议将卟啉病分为红细胞生成型和肝细胞型[11]。1957 年[12,13]土耳其东部六氯苯（hexachlorobenzene）导致的 PCT 流行为应用六氯苯和其他卤代多环芳烃建立该疾病动物模型提供了依据[14-17]。1970 年，Strand 及同事们首次报道了 AIP 中的酶缺乏[18]；1971 年，Bonkovsky 及同事们首次报道应用高铁血红素治疗卟啉病[19]。过去 30 年中，血红素生物合成途径中各种酶的氨基酸组成、基因组和互补 DNA（cDNA）序列及晶体结构均已阐明。该途径中已经报道了至少 4 种红细胞特异性和管家基因的转录本；在特定组织，特别是骨髓和肝脏，对血红素生物合成调控机制的理解亦取得进展。已报道了每种人类卟啉病的多种基因突变，并应用了一些特异性治疗。

病因和病理

■ 血红素

作为所有细胞必不可少的成分，血红素（铁原卟啉Ⅸ，图 57-3）是许多血红素蛋白如血红蛋白、肌红蛋白、呼吸性细胞色素、细胞色素 P450（CYPs）、过氧化氢酶、过氧化物酶、色氨酸吡咯酶以及一氧化氮合成酶等的重要辅基。约 85% 的血红素于骨髓内合成，以满足血红蛋白合成的需要，其余主要在肝脏合成[20]。肝脏合成的血红素大部分是为了满足 CYPs 的需求，后者主要存在于内质网，在此快速转换并氧化多种化学物质，包括药物、环境中的致癌物、内源性激素、维生素、脂肪酸和前列腺素等[21]。

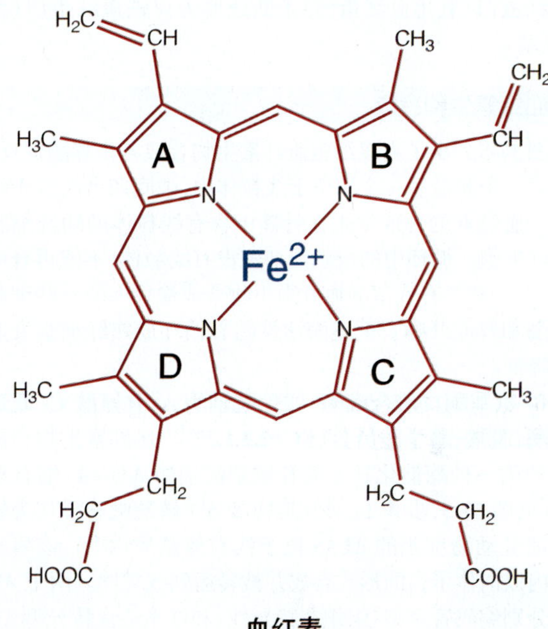

图 57-3 血红素结构。依据汉斯·费舍尔系统命名法，吡咯环用 A 至 D 表示。

血红素这一名称可更特异地指亚铁原卟啉Ⅸ，在体外很容易被氧化为高铁血红素即高铁原卟啉Ⅸ。高铁血红素有一个残余正电荷，多以卤化物形式被分离出来，最常见的是以氯化高铁血红素的形式。在碱性溶液中，羟基取代卤化基团形成羟高铁血红素（图 57-4）。血红素可进一步与含氮碱基形成六配位复合物血色素或血色素原；如吡啶血色素原可用于定性和定量分析血红素和血红素蛋白。临床上，高铁血红素也是静脉内注射治疗急性卟啉病的血红素制剂的通称，如冻干羟高铁血红素和精氨酸血红素。

血红素亚铁原子（Fe^{2+}）有 6 个电子对，其中 4 个与卟啉大环上的吡咯氮原子结合，剩余两个未结合的电子对分别位于卟啉环平面的上方和下方。在血红蛋白分子中，其中一个电子对与血红蛋白珠蛋白肽链上组氨酸残基配对；另一个电子对在脱

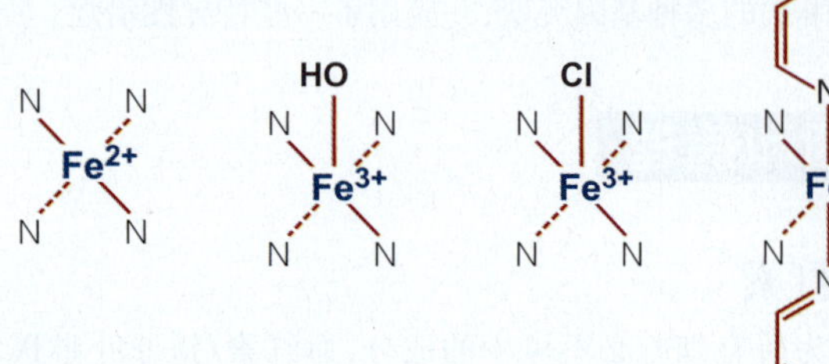

图 57-4　铁原卟啉Ⅸ的各种形式。卟啉大环仅用吡咯氮原子表示。

氧血红蛋白中被周围的非极性氨基酸残基保护以避免被氧化，并可结合氧分子将其从肺运输至其他组织。血红蛋白中的铁必须以亚铁状态才能可逆性结合氧。烟酰胺腺嘌呤二核苷酸-细胞色素 b_5 还原酶-细胞色素 b_5 系统可将红细胞内生成的高铁血红蛋白(氧化血红蛋白)不断还原为亚铁血红蛋白(参见第 49 章)。

血红素生物合成

图 57-5 列出了真核细胞血红素生物合成各步骤酶促反应，其中第一个和最后三个酶位于线粒体内，中间四个酶位于细胞质中。血红素的合成发生在骨髓中含有线粒体的幼红细胞和网织红细胞。循环中的成熟红细胞没有线粒体，不能再合成血红素，但仍然含有残留的血红素生物合成途径中的一些细胞质中的酶和锌原卟啉。上述酶活性随着循环成熟红细胞衰老而逐渐降低。

δ-氨基酮戊酸合成酶［琥珀酰辅酶 A：甘氨酸 C-琥珀酰转移酶，脱羧；酶学委员会(EC) 2.3.1.37］　血红素生物合成途径中的第一种酶催化甘氨酸和琥珀酰辅酶 A(CoA)缩合形成 ALA(见图 57-5，步骤 1)，该反应需要 5′-磷酸吡哆醛作为辅因子。哺乳动物细胞的 ALAS 位于线粒体基质内[22]。该酶于细胞质内以前体蛋白的形式合成并被转运到线粒体。两个 ALAS 基因分别编码管家型(组织非特异性)和红系造血特异型 ALAS(分别为 ALAS1 和 ALAS2)[23,24]。人类 ALAS1 与 ALAS2 基因位点分别位于 3p.21 及 Xp11.2[24]。人 ALAS2 基因编码由 587 个氨基酸组成的前体蛋白，分子量 64 600。ALAS1 与 ALAS2 基因序列约有 60% 相似。在两者的氨基末端区域没有发现同源性，但在非组织特异型的 197 位氨基酸之后的序列同源性高(约 73%)[25]。人类的 2 个 ALAS 基因似乎是由一编码酶原始催化部位的共同祖先基因通过复制进化而来。随后，DNA 序列发生改变，产生基因特异性调控区，多在氨基端发挥作用[26]。

人 ALAS2 基因启动子含有数个红系特异性顺式作用元件，包括一个 GATA-1 和一个 NF-E2 结合位点[26,27]。GATA-1 和 NF-E2 都是红系转录因子，亦可结合其他 DNA 位点，如人 β-珠蛋白、叶胆原脱氨酶(PBGD)和尿卟啉原合成酶(UROS)基因的启动子[28]。因此，ALAS2 基因表达受红系造血转录因子如 GATA-1 的调控，亦与其他血红蛋白合成相关基因表达相协调。此外，ALAS2 信使 RNA(mRNA)5′端未翻译区含有一铁反应元件[27]，与编码铁蛋白和转铁蛋白受体的 mRNAs 类似(参见第 42 章)[29]。凝胶阻留法分析显示这一铁反应元件具有功能活性，表明红系特异性 mRNA 翻译直接与红细胞内铁或血红素的生物利用度相关联[30]。

在肝脏，多种化学物质可诱导 ALAS1 合成，包括使肝脏 CYPs 需求增加的药物和类固醇。ALAS1 基因和某些肝脏 CYP 基因的上游增强子元素可对诱导化学物质产生反应，并与孕甾烷 X 受体(PXR)相互作用[31]。即使低浓度高铁血红素亦可抑制肝脏 ALAS1 合成[32]，这也是用高铁血红素治疗急性卟啉病产生疗效的原理。较高浓度血红素可诱导血红素氧化酶，促进血红素分解代谢[33]。因此，肝脏血红素的可利用度通过合成与降解达到平衡，其合成主要是由 ALAS1 控制，而降解则由血红素氧化酶调控，上述两种酶均受细胞内不同血红素浓度的调控。ALAS1 基因还受过氧化物酶增殖激活辅因子 1α(PGC-1α)上调，PGC-1α 为核受体和转录因子的一种共活化物[34]。PGC-1α 对 ALAS1 基因的转录调控是通过 NRF-1(核调节因子 1)和 FOXO-1［一叉头(forkhead)家族成员］与 ALAS1 启动子相互作用介导的[36]，上调 ALAS1 表达[35]。当葡萄糖水平低时，PGC-1α 的转录上调[37,38]，并增强 ALAS1 表达水平，这可诱导有相应遗传性酶缺乏患者急性卟啉病的急性发作。因此，PGC-1α 上调可解释饥饿诱导的卟啉病急性发作以及服糖治疗的价值[39,40]。

红系造血细胞内血红素合成的调节不同于肝脏[41]。红系细胞分化过程中，当血红素合成增加时，ALAS2 表达亦随之增强，高铁血红素治疗通常使 ALAS2 表达上调[42,43]。这与高铁血红素在肝脏下调 ALAS1 表达水平形成了对比。人 ATP 特异性琥珀酰辅酶 A 合成酶 β 亚基(SCS-βA)与人 ALAS2 而非 ALAS1 结合，促进幼红细胞内血红素合成[44]。

超过 20 种 ALAS2 基因突变与 X-连锁铁粒幼细胞贫血相关(参见第 58 章)；很多突变位于含有 5′-磷酸吡哆醛结合位点(K391)的 9 号外显子。至少在 1 例吡哆醛耐药的 X-连锁铁粒幼细胞贫血患者发现一突变(D190V)[45]，使 ALAS2 不能与 SCS-βA 相互作用，目前尚未发现其他 ALAS2 突变具此特点。成熟的 D190V 突变蛋白，而非其前体蛋白，修饰发生异常，此说明 ALAS2 与 SCS-βA 间正常相互作用对线粒体内 ALAS2 的功能是必不可少的[44]。在 EPP 变异型患者中已发现了 ALAS2 基因功能获得性突变[46]。

δ-氨基酮戊酸脱水酶(PBG 合成酶；δ-氨基酮戊酸水解酶；EC 4.2.1.24)　ALA 脱水酶(ALAD)位于细胞质，催化两分子 ALA 缩合形成单吡咯 PBG，并去掉两分子水(见图 57-5，步骤 2)。ALAD 以同源八聚体形式发挥其功能，其生物学活性需要完整的巯基基团和锌。巯基试剂[47]和铅通过取代锌而抑制该酶活性[48]。铅中毒时(参见第 51 章)，红细胞 ALAD 活性明显受抑，尿 ALA 和粪卟啉排泄量增加，红细胞锌原卟啉增高，神经系统症状与急性卟啉病相似[49]。4,6 二氧代庚酸(琥珀酰丙酮)是 ALAD 的底物类似物及强力抑制剂[50,51]，也是Ⅰ型遗传性高酪氨酸血症中酶缺乏的副产物。该病患者尿液和血液中含有琥珀酰丙酮，ALA 含量亦可增高，临床症状与急性卟啉病类似[52,53]。

人 ALAD mRNA 有 990bp 的开放阅读框架，编码一分子量 36 274 的蛋白[54,55]。已知酶活性所必需的序列为编码活性中心赖氨酸残基，以及富含半胱氨酸与组氨酸的锌结合位点区域[54]。人 ALAD 基因位于 9 号染色体 9p34[56]。

应用 ^{14}C-ALA 的研究显示，在两个作为酶底物的 ALA 分

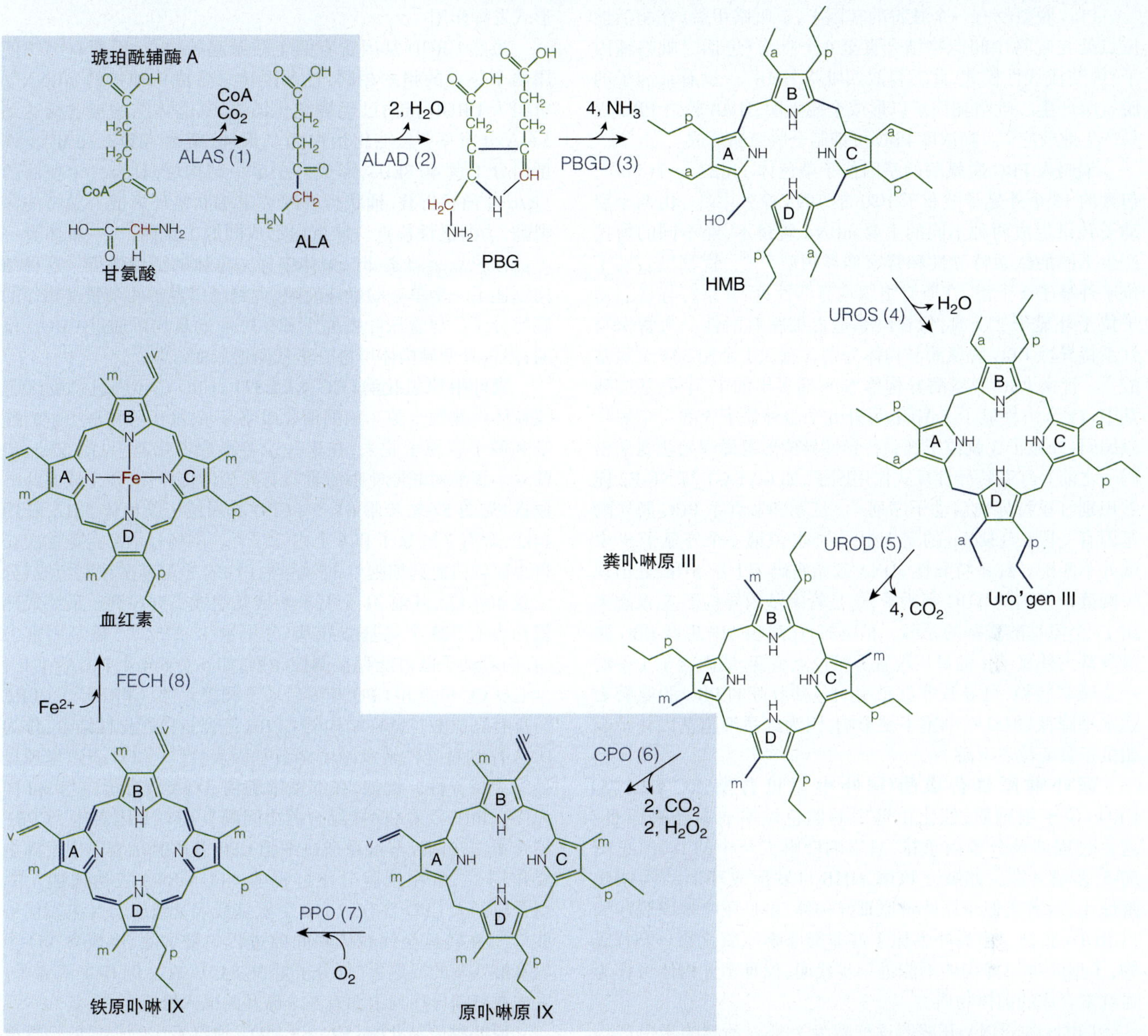

图 57-5 血红素生物合成途径。图示 8 种酶及其底物和中间产物的亚细胞定位；在淡蓝色阴影部分中的酶位于线粒体内，其他酶位于细胞质中。酶促反应底物位置变化用蓝色粗线标示。ALA，δ-氨基酮戊酸；Copro'gen，粪卟啉原；HMB，羟甲基胆色烷；PBG，卟胆原；Proto，原卟啉；Proto'gen，原卟啉原；Uro'gen，尿卟啉原；a，$—CH_2COOH$；p，$—CH_2—CH_2—COOH$；m，$—CH_3$；v，$—CH=CH_2$；碳基团以红色标示，碳原子来自甘氨酸的 α-碳；*，反转后吡咯环中甘氨酸的 α-碳原子定位。步骤 1，ALA 合成酶；步骤 2，ALA 脱水酶；步骤 3，PBG 脱氨酶；步骤 4，尿卟啉原Ⅲ同合酶；步骤 5，尿卟啉原脱羧酶；步骤 6，粪卟啉原氧化酶；步骤 7，原卟啉原氧化酶；步骤 8，亚铁螯合酶。

子中，提供丙酸侧链的 ALA 分子首先与酶结合[38]，酵母 ALAD 三级结构已经被解析到 2.3-Å 分辨率，揭示每个亚基呈一磷酸丙糖异构酶桶状折叠，N 末端为 39 个氨基酸残基组成的臂。成对的单体 N 末端臂互相缠绕形成紧凑的二聚体，这些二聚体相互结合成一 422 个对称性八聚体[57]。八个活性位点均位于八聚体表面，含有两个赖氨酸残基（210 和 263）。Lys263 残基形成 Schiff 碱基与酶底物结合。两个赖氨酸侧链邻近 2 个锌结合位点，其中一锌结合位点由三个半胱氨酸残基组成，另一锌结合位点包含 Cys234 和 His142。

尽管无组织特异性 ALAD 同工酶，ALAD mRNA 有两种剪接变异体，一管家型（1A）和红系特异型（1B）[56]。人和小鼠外显子 1B 上游启动子区含有 GATA-1 结合位点，提供了这些转录本显著的组织特异性调控[58]。

人 ALAD 酶具有多态性，两个常见等位基因以 3 种组合模式出现（1-1，1-2，2-2）[55]。等位基因 2 的序列与等位基因 1 的区别仅在于编码区 177 位核苷酸的 G→C 转换，导致赖氨酸被更具负电性的天冬酰胺所取代[59]。ALAD 主要以同源八聚体形式存在。ALAD 卟啉病相关性突变有利于形成活性较低的六聚体[60-62]。

PBG 脱氨酶［羟甲基胆色烷合成酶；PBG 解氨酶（聚合），EC 4.3.1.8］ 血红素生物合成途径中的第三个酶催化 4 分子 PBG 脱氨聚合形成线性四吡咯羟甲基胆色烷［HMB；（见图 57-5，步骤 3）］[63]。PBG 脱氨酶曾经被命名为尿卟啉原Ⅰ合成酶，实验室中该酶活性常于 HMB 转化为尿卟啉Ⅰ后进行测定。

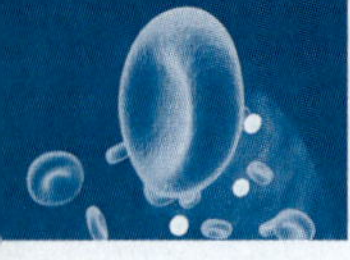

PBG脱氨酶有一个独特的辅因子,二吡咯甲烷,在酶活性位点处与吡咯中间产物结合直至6个吡咯(包括二吡咯辅因子)组装成线性模式,此后释放四吡咯HMB[64]。没有辅因子的脱氨酶产生二吡咯辅因子以形成全脱氨酶,HMB较之PBG更易产生此效应[65]。高浓度PBG可抑制全脱氨酶形成。

编码人PBG脱氨酶的基因位于染色体11q23→11qter[66],包含的15个外显子散布于10kb的DNA序列中[67]。由两个启动子转录生成两种不同的主要mRNA转录本,经不同的剪接产生不同的红系特异性和管家型异构型[68,69]。管家型启动子位于外显子1上游,在所有组织均有活性;而红系特异性启动子位于外显子2上游,仅在红系造血细胞有活性。人管家与红系特异性PBG脱氨酶异构体分别含有361个和344个氨基酸[70]。管家PBG脱氨酶异构体N末端多出的17个氨基酸残基中,11个由外显子1编码,另外6个由外显子3的一个短片段编码,外显子3就位于红系特异性异构形翻译起始蛋氨酸密码子之前。红系特异性反式作用因子,如GATA-1与NF-E2能够识别红系特异性启动子序列[71]。红系和非红系PBG脱氨酶基因有一段长1320bp的完全相同序列,但第一个外显子5′末端处不匹配。红系特异性cDNA起始密码子上游51bp处出现一阅读框架内的AUG密码子,这是管家基因异构形N末端多出17个氨基酸残基的原因。相应的,在某些AIP患者PBG脱氨酶基因外显子1的最后位置剪接位点突变,或内含子1中的一个碱基转换,可导致非红系组织包括肝脏的PBG脱氨酶表达水平降低,但红系细胞不受影响,因为红系细胞基因转录起始位于突变位点下游[72]。

尿卟啉原Ⅲ合成酶(尿卟啉原Ⅲ合酶;EC 4.2.1.75) UROS位于细胞质,催化由羟甲基胆色烷形成尿卟啉原Ⅲ。这一过程涉及分子内重排,只影响卟啉大环中的D环(见图57-5,步骤4)[63]。如缺乏该酶,HMB自发形成环形结构尿卟啉原Ⅰ,后者类似于尿卟啉原Ⅲ异构体,也是尿卟啉原脱羧酶(UROD)底物。但粪卟啉原Ⅰ并非粪卟啉原氧化酶(CPO)底物,Ⅰ型卟啉原异构体不能进一步代谢,仅Ⅲ型异构体可作为血红素合成的前体物质。

UROS的cDNA开放阅读框架为798bp,预测的蛋白产物含263个氨基酸残基,分子量28 607[24]。肝细胞和红细胞内UROS氨基酸组成相同,无组织特异性。

基于所比较种属的数量及差异度,不同种属间UROS蛋白的同源性不足10%。然而,人和嗜热菌尿卟啉原Ⅲ合成酶的晶体结构已经解析,且非常接近[73,74]。该结构支持这样一种催化机制,即通过调整A环和D环位置形成螺旋内酰胺中间产物,以致形成尿卟啉原Ⅰ的非催化部位不能闭合[74]。

尿卟啉原脱羧酶(EC 4.1.1.37) UROD位于细胞质,催化尿卟啉原羧甲基侧链上的4个羧基基团依次脱落(见图57-5,步骤5),生成粪卟啉原。4个连续的脱羧反应产生7-、6-、5-和4-羧基卟啉原。在PCT患者和肝UROD活性受抑的动物模型中,上述中间产物增高,其肝脏、血浆、尿和粪中相应的氧化卟啉原类可被检测出来。应用卤化多环芳烃如四氯苯、二噁英、多氯联苯及其他能够激活Ah受体的化合物处理实验动物[76],实验动物肝脏产生一种UROD酶活性抑制剂,一种部分氧化的底物分子[75],据报道这也是人PCT患者UROD酶活性受抑机制[75]。人UROD基因定位于染色体1p34[78],包含10个外显子,分布于3kb长序列上,编码一分子量42kDa的蛋白多肽,以同二聚体形式发挥作用[77]。

虽然UROD基因含有两个转录起始位点,但所有组织使用两个位点的频率相同,且基因转录生成一独特的mRNA[79]。重组人UROD蛋白已经被纯化结晶,其晶体结构被解析达到1.6-Å分辨率[80]。纯化蛋白为二聚体,解离常数0.1μM[81]。该蛋白分子量40.8kDa,形成一个单一结构域,具有一个扭曲的$(\beta/\alpha)_8$桶状折叠,桶状折叠的C末端肽链环形成一独特的深裂隙,为酶活性位点。该蛋白形成同源二聚体,每一单体有一个活性位点裂隙紧邻二聚体中另一单体的活性位点。这种结构创造了一个单一的延伸裂隙,大到足以容纳两个紧密相邻的底物分子。尽管尿卟啉原Ⅰ和尿卟啉原Ⅲ均可通过UROD代谢,但仅Ⅲ型异构体可进一步代谢形成血红素[82]。

粪卟啉原氧化酶(EC 4.1.1.37) CPO位于哺乳动物细胞线粒体内侧膜空隙。该酶催化吡咯环A和B丙酸基团中的羧基和两个氢原子脱去,在这些位置形成乙烯基(见图57-5,步骤6)。该酶对粪原卟啉原Ⅲ具有异构体特异性,并生成原卟啉原Ⅸ(见图57-5,步骤6)。人CPO基因位于染色体3q12,长约14kb,含有7外显子和6个内含子[83]。该酶cDNA克隆首次获自小鼠红白血病细胞[84]。推测蛋白由354个氨基酸残基组成(分子量40 647),其前31个氨基酸残基组成引导序列。最终成熟蛋白含有323个氨基酸残基(分子量37 225)[84]。该基因富含GC的启动子区可能存在调控序列,如6个Spl、4个GATA-1、1个CACCC位点和CPO基因启动子调控元件(CPRE)[85]。CPRE与具有亮氨酸拉链样结构的CPRE结合蛋白特异性结合,作为DNA序列特异性转录因子调节基因表达[85]。CPO表达呈现显著组织特异性。例如,在红系细胞内,DNA结合蛋白与Spl样元件,CPRE及GATA-1结合后协同调节CPO基因表达。CPRE结合蛋白在调控非红系造血细胞CPO基因基础表达中发挥主要作用[86]。红系细胞分化过程中,CPO mRNA表达增加[87,88]。新合成的人CPO含有一110个氨基酸残基组成的N末端信号肽[87,88],在转运至线粒体膜间隙过程中被切除,生成含354个氨基酸残基的成熟蛋白(分子量36 842)。在1例HCP患者中,发现在其前导序列中部有5个碱基的插入性突变[89]。

原卟啉原氧化酶(EC 1.3.3.4) 血红素生物合成的倒数第二步是原卟啉原Ⅸ的氧化,去掉6个氢原子,形成原卟啉Ⅸ。这一反应是由线粒体内的原卟啉原Ⅸ氧化酶(PPO)介导的(见图57-5,步骤7)。人PPO基因cDNA已被克隆[90]。该基因定位于染色体1q22[91],每半倍体基因组中只有一个拷贝。PPO由477个氨基酸组成,分子量50 800。推测出来的蛋白质整个序列与枯草芽胞杆菌的HEMY基因编码的PPO序列呈高度同源性。PPO晶体结构分析显示该酶为一同源二聚体[92]。转运入线粒体所需要的氨基酸序列已明了[93,94]。红系分化成熟过程中,PPO基因外显子1中的两个GATA-1结合位点上调其基因表达水平至4倍左右[95]。

亚铁螯合酶(正铁血红素铁裂解酶;EC 4.99.1.1) 血红素生物合成的最后一步为将铁离子插入原卟啉Ⅸ中。这一反应是由线粒体亚铁螯合酶(FECH)催化(见图57-5,步骤8)。亚铁螯合酶利用原卟啉Ⅸ而非其还原形式作为酶底物,但需要还原形式的亚铁离子[96]。编码人亚铁螯合酶的基因定位于染色体18q[97,98]。由于在mRNA中有两个多聚腺苷酸化位点可选择,形成了两种亚铁螯合酶mRNA,分别长约2.5kb和1.6kb。人亚铁螯合酶基因至少长约45kb,总共含有11个外显子[97]。一个转录主要起始位点位于翻译起始密码子 ATG 上游 89bp 处的一个腺嘌呤。启动子区域含有数个转录因子如 Spl、NF-E2 和 GATA-1 结合位点，但无典型的 TATA 或 CAAT 序列。在所有已经检测过的组织中，转录本都相同。

枯草芽胞杆菌亚铁螯合酶 1.6-Å 分辨率的晶体结构业已阐明[99]。随后，人亚铁螯合酶的结构与底物结合定位均已明确。该酶活性形式为同源二聚体，位于线粒体膜内侧。该酶催化机制尚不清楚，人亚铁螯合酶中的 $^2Fe\text{-}^2S$ 簇的功能亦未明了。铅可抑制亚铁螯合酶活性，铅 - 亚铁螯合酶复合物的结构也已确定，表明 pi 螺旋结构在催化过程中起关键作用[100]。亚铁螯合酶有一结构上保守的核心区域，该区域在细菌、植物和哺乳动物中都相同。

肝脏和红细胞内血红素合成调控

因为骨髓和肝脏是血红素需求最大的器官，所以血红素合成的组织特异性研究大多是在红细胞和肝细胞内进行的。肝细胞内血红素合成速度主要受 ALAS1 活性调控。而 ALAS1 的合成反过来又受血红素的反馈调控，血红素在转录、翻译水平和转运至线粒体过程中调节 ALAS1。多种化学物质、药物和激素增加肝脏 CYPs 合成，导致血红素需要量增加，诱导 ALAS1。此外，ALAS1 基因含有上游增强子元件，能够对诱导性化学物质作出反应，并与 PXR 相互作用。因此，外源化合物和糖皮质激素可直接诱导 ALAS1 和 CYPs[31]。能够诱导肝脏血红素氧化酶、加速肝脏血红素破坏或抑制血红素合成的化学物质均可诱导肝脏 ALAS1。

能够诱导肝细胞 ALAS1 的药物并不能诱导红细胞 ALAS2[101]。于转录和翻译水平，ALAS2 合成一般不受高铁血红素影响，后者也经常上调 ALAS2 表达[30,42,102]。经高铁血红素处理的体外培养骨髓造血细胞红系集落形成单位增加[103]，而高铁血红素处理的肝细胞 ALAS1 和 CYPs 合成受抑。两种 ALAS 异构体间的另一不同之处在于 SCS-βA 可与 ALAS2 而非 ALAS1 结合[44]，说明这些异构体在线粒体转运具有组织特异性差异。

红细胞生成性卟啉病

人类存在两种主要的红细胞生成性卟啉病。CEP 为最少见卟啉病之一，由于该病历史悠久，以及许多病例有特征性的暴露部位如脸和手指的严重光敏性损害而广为人知(见图 57-2)。EPP 为第三种常见卟啉病，且为儿童中最常见类型，但直至 1965 年才被详细报道。大部分红细胞生成性卟啉病患者不同于肝细胞性卟啉病的临床特征，包括儿童起病、临床症状和卟啉水平长期稳定、疾病严重程度主要由基因型决定，而不受诸如药物和糖皮质激素等影响肝脏血红素合成途径因素的影响。在 ALAD 缺乏性卟啉病(ADP)和纯合子形式的肝细胞性卟啉病，如 HEP(家族性 PCT 的纯合子形式)、AIP、HCP 和 VP 等，红细胞血红素途径也可能受到重要影响，因为红细胞锌原卟啉显著增加。

■ 先天性红细胞生成型卟啉病

定义和历史

CEP 为 UROS 缺乏(见图 57-5，步骤 4)所致的常染色体隐性遗传性卟啉病，又被称为 Günther 病。该病导致 I 型卟啉，特别是尿卟啉 I 和粪卟啉 I 蓄积和排泌增加(见表 57-1，图 57-1)。CEP 的特征性临床表现包括儿童早期即明显的慢性、严重光过敏和溶血性贫血。不典型表现包括类似于 PCT 的轻症患者、成人起病且与骨髓增殖性疾病相关[104]。早期的 CEP 病例报道见于 1874 年和 1898 年[3]，至 1997 年约有 130 例见诸报道[105]。但其中部分病例可能为 HEP，二者临床表现极为相似。最著名的病例可能为 Mathias Petry，他从 1915 年开始与研究卟啉的化学家 Hans Fisher 共同工作，为早期的卟啉化学研究提供样本，享年 34 岁[106]。

病理生理

分子水平上，CEP 中的尿卟啉原Ⅲ合成酶缺乏呈高度异质性，截至目前共报道了 36 种 UROS 基因突变和一种 GATA-1 基因突变[107,108]。UROS 突变包括缺失、插入、重排、剪接异常、错义突变和无义突变等。其中 23 种为错义突变，分布于全基因序列中。12 种单碱基替换中，4 种(T228M，G225S，A66V，A104V)为热点突变，发生于 CpG 二核苷酸[109]。4 号外显子倒数第二位核苷酸改变，除导致 E81D 突变外，还在大约 85% 的该等位基因转录本产生外显子跳过(exon skipping)[110]。除 V82E 突变外，所有 CEP 错义突变均发生于小鼠和人保守氨基酸残基。

通过原核生物表达突变 cDNA，比较研究了 CEP 中 UROS 基因突变的基因型 - 表型关系。在大肠杆菌表达突变酶的平均酶活性为正常 DNA 表达酶活性的 0~36%。大多数突变体 cDNA 表达的多肽没有酶活性。但与正常对照相比，V82F、E81D、A66V、A104V 和 V99A 分别有 36%、30%、15%、8% 和 6% 的酶活性。A66V 和 V82F 为热动力力学不稳定的突变体[109,110]。C73R 的同源等位性(homoallelism)为最常见的突变，见于 5 例患者，临床表型最严重，如胎儿宫内水肿和出生后输血依赖。

临床表现的病理机制

氧化状态的卟啉呈红色、发荧光且对光敏感，而卟啉前体与还原性卟啉原为无色且非荧光。CEP 中大多数骨髓幼红细胞由于卟啉蓄积而呈显著荧光特性，特别是细胞核[111]。卟啉过量产生和排泄源于骨髓红系无效造血。循环血液中红细胞内卟啉浓度也增高，光照射皮肤毛细血管可导致溶血，引起细胞损伤、血管内溶血或被脾脏摄取。脾大在 CEP 患者非常常见，被认为是继发于溶血过程。骨髓产生过多的卟啉或溶血释放的卟啉通过血浆转运至皮肤，导致光敏性损害。

临床特征

绝大多数患儿出生后即有严重的光敏性皮损。该病亦可能因宫内胎儿水肿而更早识别。CEP 患儿伴高胆红素血症者于诊断未明确情况下如接受光疗，可致严重的皮肤灼伤和瘢痕形成。出牙时明显可见卟啉使牙齿染成棕色(红牙症)。CEP 患者皮损类似于 PCT，但常更严重，反映 CEP 的卟啉水平更高。部分患者相对轻微，光敏性皮损严重程度与 PCT 相似。晚期发病者多与骨髓增殖性疾病相关，有体细胞突变和表现 UROS 缺乏的红细胞克隆性扩增[104]。

表皮下大疱性损伤为其特征性病变，可进展为硬皮性毁蚀，愈合后形成高色素或低色素沉着瘢痕。多毛症亦常见，有时严重，可出现秃头。颜面部特征和手指部位皮肤因反复水疱、感染和结痂而变形。手指可因瘢痕及皮肤皱缩而缩短和变细。特征性的红牙症，即牙齿染成棕色，在长波紫外线照射下发出红色荧光，是由于宫内乳牙和恒牙发育过程中卟啉沉积所致。卟啉亦沉积于骨骼。骨髓组织膨胀而影响骨骼，导致病理性骨折、腰椎压缩、身材矮小、溶骨性和硬骨性病变。因避免阳光照射导致的维生素 D 缺乏症加重骨骼病变。

贫血较严重的患者甚至依赖输血。贫血得不到纠正可刺激骨髓红系造血，这反过来又刺激骨髓异常生成的红细胞中卟啉的生成。红细胞呈多色素性、大小不等、异形性及嗜碱性点彩，网织红细胞及有核红细胞增多[108]。

诊断

如有同胞罹患 CEP，即使出生前也可怀疑 CEP。然而，患者多无明确家族史。如果出现胎儿水肿，则应怀疑 CEP，因为该病可在宫内诊断和治疗。羊水因含大量卟啉而呈深棕色。患儿出生后尿布染为粉红至深棕色，且于长波紫外线下呈红色荧光，常可确立 CEP 诊断。阳光照射部位出现严重皮肤囊泡及大疱，伴瘢痕形成。

尿液卟啉排泄量显著增多，常可高达 50~100mg/d（正常值：可达约 0.3mg/d），以尿卟啉Ⅰ和粪卟啉Ⅰ增多为主，其Ⅲ型异构体及卟啉 5-、6- 及 7- 羧酸盐卟啉水平亦升高。粪便卟啉含量亦升高，以粪卟啉Ⅰ升高为主。血浆总卟啉水平亦升高，各种卟啉升高的形式与尿液类似。红细胞卟啉明显增高，以尿卟啉Ⅰ和粪卟啉Ⅰ增多为主，但也有以原卟啉Ⅸ增多为主者，尤其在轻型患者。

必须通过生化检测以鉴别 CEP 与其他原因所致疱性皮损。HEP 可于儿童早期出现光敏性损害。轻型 CEP 病例易误诊为 PCT。

所有病例的诊断均需通过 DNA 检测证实，DNA 检测几乎可检出所有患者的致病突变。这对后续妊娠的遗传咨询及产前诊断极为重要。曾发现一例 CEP 患者存在 GATA-1 突变，说明血红素生物合成途径之外的基因缺陷偶可致 CEP[108]。

治疗

为避免瘢痕及颜面部与手指变形，应建议患者注意避光、防止皮肤损伤及感染。局部外用阻断长波紫外线（紫外线 A）的防晒剂、口服 β 胡萝卜素有一定疗效[112]，但多数患者疗效甚微。部分重度贫血患者必须进行红细胞输注[113]。输血以维持血细胞比容在 35% 以上，结合祛铁剂治疗避免铁过载，对某些患者有益[114]。也可考虑用羟基脲以减少红细胞生成及卟啉生成[115]。脾切除术仅有短期疗效。有报道一例患者口服活性炭获满意疗效[116]，另有一例患者用维生素 C 联合 α 生育酚改善了贫血[105]。曾有报道一例 CEP 患者成功受孕并产下健康婴儿，因接触母体卟啉，该患儿出现红牙症[117]。

若有合适供者，造血干细胞移植为首选治疗，尤其是年轻患者[118]。移植成功后，其临床表现显著改善，卟啉水平下降明显，即使并不能完全恢复正常。应用反转录病毒与慢病毒载体结合 CEP 患者来源的造血干细胞的基因治疗仍然处于探索阶段[119,120]。

■ 红细胞生成性原卟啉病

定义及历史

绝大多数 EPP 患者是由于亚铁螯合酶（FECH）活性部分缺乏所致（见图 57-5，步骤 8），导致其底物原卟啉蓄积于骨髓。本病的一个生物化学变异型为 ALAS2 功能获得性突变所致（ALAS，见图 57-1）[46]。EPP 特征性表现为儿童早期非疱性皮肤光敏损害。EPP 为儿童最常见卟啉病，居成人卟啉病第三位。据报道其患病率为（5~15）/1 000 000[121-123]。原卟啉性肝病为其潜在的致命性并发症，估计发生在不到 5% 的患者。

病理生理学

在大部分家系，EPP 呈常染色体显性遗传，外显率各异，患者自父母一方继承重度亚铁螯合酶突变。现已发现超过 75 种以上突变，包括无义、错义、剪接位点突变、无义突变、缺失、插入及重排等，其中剪接突变最为常见。通过基因工程技术构建具有外显子 3~11 的单个外显子跳过的重组人亚铁螯合酶，在大肠杆菌表达时，缺乏明显酶活性，且几乎所有此类变异型均不含（^{2}Fe-^{2}S）簇[124]。

EPP 患者 FECH 活性仅为正常人的 30% 或更低，而不是常染色体显性遗传性疾患预期的 50%。后来发现 EPP 患者来自另一亲本的正常野生型等位基因存在一低表达（亚效等位基因）内含子多态性（—23C → T 转换）[125-127]。这一多态性有利于利用正常剪接位点上游 63bp 处一隐性剪接受体位。这种异常剪接的 mRNA 含有提早终止密码子，通过无义突变介导的衰变机制而降解[127]。其结果为野生型 FECH 的 mRNA 水平维持在较低的稳定状态。亚效等位基因与功能缺失性突变等位基因的反式共遗传见于 98% 法国 EPP 患者[128]，南非患者的共遗传频率近似[122]。IVS 3-48C 亚效等位基因常见于白人，本身并无表型。其频率在不同人群变化很大，且与观察到的 EPP 患病率不同相关[121-123]。

在新发现的家系中，应考虑其他可能的遗传机制。已经报道几个家系呈常染色体隐性遗传，自父母双方各继承一个 FECH 突变。有趣的是，常染色体隐性遗传 EPP 患者有时出现季节性手掌皮肤角化病。出现这种原因不明的情况的一些患者还有其他特征，包括神经系统症状、红细胞原卟啉升高不及预期及无肝功能异常等[129]。

不能找到 FECH 突变的变异型 EPP 家系的遗传方式提示为性连锁遗传，这导致发现了 ALAS2 功能获得性突变（ALAS2 为血红素合成途径中唯一定位于 X 染色体的酶）[46]。这首次证明，血红素合成途径的第一个酶，ALAS 突变可引起一种卟啉病。

有克隆性血液系统疾病和一个 FECH 等位基因缺失的造血细胞克隆扩张的患者，EPP 可发生于生命后期[130,131]。例如，一例骨髓增殖性疾病患者，因 *FECH* 缺失和 IVS 3-48C/T 多态性的红系造血细胞克隆性扩增，后进展为重症 EPP，并死于 EPP 诱导的肝病[132]。

临床表现发病机制

目前认为 EPP 患者过多原卟啉主要来源于骨髓网织红细胞[133-135]。循环红细胞中过量原卟啉主要以游离原卟啉形式存在于少部分较年轻的红细胞中，没有与锌结合，与其他红细胞原卟啉含量增高的情况不同。与结合锌的原卟啉相比，游离原卟啉随红细胞老化而下降的速度要快得多[133,135]。照射后红细胞释放游离原卟啉，但不释放锌原卟啉，这可解释为什么红细胞锌原卟啉增高相关的铅中毒及铁缺乏与光敏损害无相关性[136]。血浆中过多的原卟啉被肝细胞摄取，通过胆汁及粪便排泄，并可进行肠肝循环。在本病中，肝细胞亦可产生少量额外的原卟啉。

卟啉经光激发后产生自由基和单态氧[137]，在 EPP 可致脂质过氧化[138]和膜蛋白交联[139]。EPP 患者皮肤经照射后激活补体并诱导多形核白细胞趋化聚集，造成皮肤组织损伤病变[140]。皮肤组织病理学无特异性，但可包括乳头真皮毛细血管壁增厚，周围有无定形透明样物质沉着、免疫球蛋白、补体及高碘酸 - 希夫反应阳性黏多糖[141]。基底膜异常较其他类型卟啉病为轻[142]。

原卟啉肝病为 EPP 致命性并发症，在 EPP 患者中发生率不足 5%，因肝脏中过量原卟啉诱发胆汁淤积所致。本并发症开始可表现为慢性肝功能异常，随后快速进展为血浆及红细胞原卟啉水平升高和肝功能损害恶化并出现光敏损害的恶性循环。有时，引起肝脏功能异常的另一因素如病毒或酒精性肝炎也可诱发肝病。原卟啉可致胆汁淤滞，并能在肝细胞内形成晶体结构，损害线粒体功能，减少胆汁生成和流动[143,144]。累积于肝细胞、库普弗细胞和胆小管中的原卟啉呈棕色，偏光显微镜下呈双折射的马耳他十字外观[145]。在因本综合征进行肝脏移植的患者的离体肝脏的 DNA 微阵列研究中，发现参与损伤修复、有机阴离子转运及氧化应激的一些基因表达发生了显著变化[146]。

临床表现

几乎所有患者在儿童早期即出现光敏损害，但直至患儿暴露在日光后出现哭闹、皮肤肿胀和红斑时方引起父母注意。EPP 为儿童最常见卟啉病。

EPP 皮肤光敏损害呈急性非疱性，与其他皮肤性卟啉病的慢性疱性病变表现明显不同。32 例 EPP 临床症状列于表 57-3。春夏季节皮损常加重，累及光暴露部位，尤其是脸部和手部。典型表现为光照 1 小时内皮肤出现刺痛及烧灼感，随之出现红斑和水肿——被描述为日光性荨麻疹，有时被描述为出血点，偶尔被说成紫癜。伴上述症状既往史者亦可无客观皮肤体征。人工光照亦可诱发皮损光敏损害[147]。长期慢性皮损可包括皮肤呈皮革样角化过度，以手背及手指关节处为甚，轻度瘢痕形成及指甲剥离（甲松离症）。大疱、皮肤枯脆、多毛症、色素沉着过多、严重瘢痕、颜面部毁容与手指残缺少见。

表 57-3　32 例 EPP 患者常见临床特征[146]

症状及体征	发生率（%）
灼伤	97
水肿	94
瘙痒	88
红斑	69
瘢痕	19
囊疱	3
贫血	27
胆石症	12
肝功能异常	4

轻度贫血见于 20%~50% EPP 患者，但其机制不明。有时可见小细胞低色素性贫血及网织红细胞增多[133,148,149]，但没有证据表明有红系生成障碍及铁代谢异常[150-151]，无或极轻度溶血。发现部分患者骨髓内幼红细胞铁蓄积并出现环形铁粒幼红细胞[152]。虽然患者转铁蛋白饱和度降低提示铁缺乏，但其血清铁蛋白及可溶性转铁蛋白受体多正常[153]。因为铁缺乏对机体有害，并进一步限制了血红素合成，促进原卟啉堆积，故需对 EPP 患者铁代谢状态进行详细评估，应该注意，当血清铁蛋白处于正常范围低限时，特别是在女性患者，可能提示储存铁匮乏。

肝卟啉病中的重要诱发因素在 EPP 中似乎并不起重要作用。尽管需要更多长期随访研究，如果不出现肝功能异常，EPP 患者卟啉水平及其临床症状可长期保持稳定。同时存在铁缺乏或者其他骨髓疾患可致原卟啉水平进一步升高并加重光敏损害。据报道妊娠可降低红细胞内原卟啉水平及增强光照耐受性[154]。

没有并发症的 EPP 患者无脑脊髓交感神经系统症状。合并重度原卟啉肝病患者可有类似急性卟啉病的严重运动神经病[155]。伴手掌皮肤角化病的常染色体隐性遗传 EPP 患者亦常合并不明原因神经系统症状[129]。

含大量原卟啉胆结石常见，常于很小年龄即需行胆囊切除术[156]。EPP 肝功能及肝内原卟啉含量多正常。然而，EPP 最致命的并发症原卟啉性肝病见于 1%~5% 患者。该并发症源于肝脏过量原卟啉的胆汁淤滞效应。它有时成为 EPP 患者就诊时的主要特征，可呈慢性或因肝功能衰竭迅速死亡[157]。应避免贸然手术治疗可疑的胆道梗阻[144]。EPP 患者，特别是合并肝病者，行肝移植或者其他手术时，手术室灯光照射可致严重光敏损害，引起广泛皮肤、腹膜灼伤及循环红细胞光敏性破坏[158]。

诊断

疼痛性、非疱性光敏损害提示该病诊断。患者红细胞内原卟啉可显著升高，但不具特异性，因为红细胞锌原卟啉增高主要见于其他疾病如纯合子卟啉病（除绝大多数 CEP 之外）、铁缺乏症、铅中毒、慢性病性贫血[159]、溶血性疾患[160]及其他多种红细胞疾病等。EPP 中的一个独特发现为红细胞原卟啉升高以游离原卟啉为主，而非锌原卟啉。这是因为 FECH 可利用铁以外的金属催化形成锌原卟啉，而多数 EPP 患者缺乏该酶活性。因 ALAS2 功能获得性突变的变异型患者并不缺乏 FECH，故其红细胞锌原卟啉及游离原卟啉含量均升高，但仍以后者为主。

因此，EPP 诊断需要证实红细胞内游离原卟啉升高，这可通过应用乙醇萃取法或高效液相色谱分析法测定。不同实验室使用的名称不同，容易混淆。例如，检测以前被称为“游离红细胞原卟啉”的试验（尤其在铅中毒筛查中）实际上测定的是锌原卟啉。

EPP 患者血浆卟啉浓度几乎总是至少轻度增高，但常低于其他皮肤卟啉病，轻症患者可正常。除非严格避免自然光或荧光照射样本，否则 EPP 血浆卟啉在样本处理过程中极易曝光降解[161]。鉴于此，测量红细胞而不是血浆卟啉应该是 EPP 的主要筛选试验。

大部分患者粪中卟啉增高且以原卟啉为主。尿液卟啉正常，但出现肝病后可引起尿液中粪卟啉升高，与其他类型肝病相似。

治疗

避免日光照射很重要，通常需要改变生活方式及工作环境。外用可吸收紫外线A的防晒剂和含氧化锌或二氧化钛的防晒霜具有一定疗效。口服β胡萝卜素可能清除活化的氧自由基[162]，是研究最多的EPP治疗手段[163]。治疗后1~3个月后可出现保护性效果，但结果差异大。β胡萝卜素推荐剂量120~180mg/d或更高，以达到血清浓度6000~8000μg/L[147]。口服半胱氨酸也可清除活性氧，增加EPP患者光耐受性[164]。其他增加皮肤色素沉着和清除活性氧的治疗已有综述[163]，包括二羟基丙酮/指甲花醌、维生素C及增加黑色素的窄波紫外线β光疗法[165]。新型防晒剂"Afamelanotide"为α-黑色素细胞刺激激素类似物，可增加皮肤黑色素，目前正临床试用于治疗EPP[166]。

建议至少每年监测一次肝功能，监测血清铁蛋白以避免铁缺乏，避免严格热量限制，避免应用损害肝排泄功能的药物及激素[167,168]。因光照受限，推荐补充维生素D。

原卟啉肝病很难处理。该病可能自发缓解，特别是由于可逆性病因引起的肝脏功能异常，如病毒性肝炎或酒精性肝炎[142,169]。考来烯胺[144,170,171]、熊去氧胆酸[172]、维生素E、红细胞输注[173]、血浆置换及静脉输注氯化高铁血红素可应用于肝移植前或自发性病情改善前[174]。尽管原卟啉肝病于肝移植后可能复发[175]，但肝移植成功率与其他肝病类似。部分原卟啉肝病患者于输血[176]或肝移植后[155,177]发生急性运动神经病，有时为可逆性[178]。

骨髓移植可在人EPP和小鼠原卟啉病模型取得缓解[179,180]。序贯行肝移植和骨髓移植可纠正骨髓过量产生原卟啉并防止肝病复发[181]。在小鼠模型的研究令人鼓舞，也提示基因治疗人类EPP的应用前景[182,183]。

■ 急性卟啉病

急性卟啉病有4种类型，由不同的酶缺乏所致，特征性表现为间歇性神经症状，成年期常出现急性恶化发作。类似症状亦见于铅中毒、遗传性高酪氨酸血症Ⅰ型及双重酶缺乏性卟啉病。

ALA脱水酶卟啉病

定义及历史　δ-氨基乙酰丙酸脱水酶（缺乏）卟啉病（ADP）为一常染色体隐性遗传性疾病，由ALA脱水酶活性严重缺乏所致（见表57-1及图57-1）。ADP为最罕见类型卟啉病，目前仅有6例患者于分子水平得以确诊[57,182-186]。

病理生理学　5例患者的分子缺陷为两个ALA脱水酶基因不同突变的复合杂合子（见图57-2，步骤2）[60,184]。其中4例（3例在德国，1例在美国）为男性，青少年时期发病，另1例来自瑞典的患者婴儿阶段即出现严重症状[185]。第6例为比利时男性患者，63岁发病，其同一等位基因上有两处遗传的碱基转换，故为ALA脱水酶缺乏杂合子[186,187]。患者还患有真性红细胞增多症，其红细胞ALAD活性不足正常的1%，而淋巴细胞ALAD活性在正常的20%以上。很明显，杂合性ALAD缺乏在该患者没有出现临床表现，而直至携带ALAD突变的红系细胞克隆扩增后才出现症状[187]。

所以，ADP于分子水平呈现高度异质性，在6例患者共发现11个突变等位基因[60]。此外，在进行新生儿遗传性高酪氨酸血症筛查测定ALAD时，发现1例健康瑞典女孩存在另一ALAD突变，酶活性明显降低（为正常的12%）[188]。在另1例美国男性急性卟啉病患者发现同样突变，该患者还有CPO突变，其卟啉前体和卟啉类型也不同寻常，反映双重酶缺陷[189]。因此，杂合子ALAD缺乏患者罕见情况下可并发另一酶缺陷，或因骨髓疾病导致ALAD突变等位基因克隆扩张亦可引发卟啉病。

人ALAD由8个相同的寡聚体组成，每一寡聚体含2个锌结合位点。铅至少可与其中之一位点结合而破坏酶活性。部分ADP突变影响其与锌的结合，或有利于形成低活性六聚体酶，而不是正常活性的八聚体。故ADP亦被描述为构象病[62]。

ADP被分类为一种肝卟啉病，因为临床表现与其他急性卟啉病极为相似。然而，过量ALA生成的部位迄今尚未明确，肝移植对上述瑞典早发重症女婴无效[190]。红细胞中锌原卟啉显著升高也提示过量ALA可能部分来自红细胞。ADP患者尿液中过量的粪卟啉Ⅲ可能来源于ALA过量合成部位之外的另一组织中ALA代谢成卟啉原。给予正常受试者负荷剂量ALA确实可致明显粪卟啉尿症[191]。与其他急性卟啉病相似，本病神经系统症状发病机制尚不明确。

临床表现　4例青少年男性患者间断性症状与其他急性卟啉病相似，临床表现为腹痛、呕吐、指端疼痛及运动神经病等，但疾病加重的诱因并不明确[60,192]。2例德国患者急性发作起病，随访20年期间没有再发作[193]。第3例德国患者[194]和1例美国患者[60]则反复发作，一直维持高铁血红素输注。瑞典婴儿神经症状较严重，包括发育停滞，肝移植后死亡[195]。63岁的男性比利时患者出现急性多发性运动神经病伴骨髓增殖性疾病[104,186,196]。

诊断　ADP生化诊断包括证实患者红细胞ALAD活性显著缺乏，尿液ALA与粪卟啉Ⅲ，以及红细胞锌原卟啉水平显著升高，尿液PBG正常或仅轻度升高。患者双亲红细胞ALAD活性均约为正常的50%。该病需与铅中毒鉴别，后者血铅水平升高，体外给予还原型谷胱甘肽或二硫苏糖醇后ALAD活性可恢复正常[184,197]。尽管生化检测可强烈提示本病的诊断，但确诊需DNA检测证实。

Ⅰ型遗传性高酪氨酸血症患者也可有ALAD抑制和ALA排泄增多[52]。在这些患者中，遗传性延胡索酰乙酰乙酸水解酶缺乏，导致琥珀酰丙酮（4,6-dioxoheptanoic acid）蓄积，后者结构与ALA类似并为强力ALAD抑制剂。在加入患者尿液后，通过检测正常血液ALAD活性，证实患者尿液有琥珀酰丙酮，则可诊断Ⅰ型遗传性高酪氨酸血症。ALA脱水酶蛋白在该病并不下降[198]。

治疗　因病例少，临床治疗经验有限。4例男性患者对高铁血红素反应良好，但对葡萄糖没有反应或疗效不明显。其中2例长期预防性应用高铁血红素有效。葡萄糖对本病患者无治疗作用。瑞典婴儿对葡萄糖或高铁血红素治疗均无反应，肝移植后其病情亦无明显改善[190]。移植对轻症患者是否有效尚不清楚。比利时的迟发患者有周围神经病但无急性发作，应用高铁血红素产生了生化反应，但临床症状无缓解[196]。

急性间歇性卟啉病(AIP)

定义和历史 AIP 呈常染色体显性遗传，由 PBG 脱氨酶部分缺乏所致(见表 57-1 及图 57-1)。症状常呈急性发作，起病即出现神经系统症状。在绝大多数国家，AIP 为最常见的急性卟啉病，位居所有卟啉病第 2 位。绝大多数(可能超过 90%)遗传了该酶缺乏的患者终身无症状，但青春期后发作风险增高。1889 年，Stokvis 报道了首例急性卟啉病[5]，他注意到该病症状与一种巴比妥类相关的药物双乙磺丙烷有关。

欧洲[199]和芬兰[200]AIP 发病率分别为(1~2)/10 万和 2.4/10 万。在 AIP 已发现 300 个 PBGD 突变。很多 PBGD 突变仅见于单一或少数家系[201,202]。所有种族均有此病，由于首建效应，在某些国家可呈族群发病。瑞典北部因首建突变传播，其患病率高达 1/1500[203]。PBG 脱氨酶活性低下的发生率，包括 AIP 基因隐匿携带者，在芬兰普通人群中高达 1/500[204]。根据 DAN 检测结果，估算法国人 AIP 相关基因最低发病率为 1/1675[205]。

病理生理学 PBG 脱氨酶又称为 HMB 合成酶。因 HMB 为该酶的产物，尿卟啉原Ⅰ合成酶一词现已弃用。PBGD 基因突变分型部分依据是否存在交叉反应免疫物质(CRIM)，说明出现无活性酶蛋白。Ⅰ型突变为 CRIM 阴性，杂合子患者酶活性及其蛋白含量下降至约为正常水平的 50%；Ⅱ型突变仅非红细胞组织中 PBGD 活性降低。这些“变异型 AIP”，占 AIP 总数不到 5%，其红细胞 PBGD 酶活性正常而肝组织酶活性降低，如前面所解释的，是因为形成红细胞特异性酶的基因转录起始位于突变位点下游；Ⅲ型突变为 CRIM 阳性，导致酶活性减低伴蛋白结构异常[206]。Ⅲ a 型突变与 CRIM 中度升高相关[207]，而Ⅲ b 型 CRIM 显著升高[208]。可以理解的是这些突变类型与临床表现型的差异之间的相关性还没有令人信服的证据，因为 AIP 中残存的约 50% 的正常酶活性主要是正常 PBGD 等位基因的产物。

临床表现发病机制 PBGD 部分缺失不足以导致 AIP 患者出现临床表现，大部分遗传了该酶缺乏的个体终身不发病，卟啉前体代谢产物排泌量亦正常。肝脏合成的血红素主要用于 CYP 酶类，肝脏中该酶类含量丰富，较其他组织细胞内血红素蛋白更新更快。因此，许多药物和激素是 ALAS 诱导剂，因为它们是 CYP 酶类的诱导剂，增加血红素合成的需求[209]。

在 AIP 中，部分酶缺乏明显损害血红素合成，亦足以削弱调节性血红素池对限速酶 ALAS1 的反馈调节，特别是当血红素合成受刺激时。此外，ALAS 和 CYP 基因共享上游增强子元件，该元件受化学物质诱导并可与 PXR 相互作用[31]。因此，当应用可诱导 ALAS1 和 CYPs 的药物或激素时，50% 正常 PBGD 活性则不能满足需要。

目前较为一致观点认为在 AIP 患者病情加剧和缓解期，其肝细胞中 PBGD 活性与红细胞一样，保持稳定在大约正常活性的 50%。一项早期报道提示急性发作时肝细胞中酶活性显著低于正常水平 50%[18]，但缺乏进一步的证据。有学者认为疾病一旦发作，过量的 PBG 会干扰该酶的联吡咯甲烷辅因子的组装。

下面提出了几种解释急性卟啉病神经功能失调的可能机制：①血红素合成途径中间产物或其衍生产物具有神经毒性。该假说最受欢迎，然而证据尚不确切；②神经系统组织 PBG 脱氨酶缺乏导致血红素合成受限和重要血红素蛋白形成障碍。但神经系统血红素和血红素蛋白调控机制研究颇为困难，目前尚缺乏直接证据支持该假说；③ AIP 发作时肝内血红素合成障碍可导致肝脏色氨酸吡咯酶活性下降，可使血浆及大脑中色氨酸水平升高，进而促进神经递质 5- 羟色胺合成增多；④血红素蛋白酶一氧化氮合酶缺乏，一氧化氮产生减少，导致血管痉挛，引起 AIP 的大脑表现[210,211]及肠道血流量减少[212]。

ALA 增高见于几种其他疾病，也伴相似神经系统症状，包括所有 4 种类型急性卟啉病、铅中毒及遗传性高酪氨酸血症Ⅰ型，说明这种卟啉前体或其衍生物对神经系统有作用。ALA 很容易进入细胞内，并转化为具有神经毒性的卟啉类[213]。ALA 在结构上与神经递质 γ- 氨基丁酸类似，并可与其受体相互作用[214,215]。然而，给予负荷剂量的 ALA 并未显示明显毒副作用[216]。

PBGD 基因敲除小鼠出现运动障碍及共济失调[217,218]。这些小鼠肝脏 CYPs 诱导受损，可被血红素纠正[219]。但即使患鼠血浆及尿 ALA 水平正常或轻度升高时也可出现运动神经病，提示血红素缺乏在卟啉性神经病中发挥主要作用[220]。

重症 AIP 患者肝移植后临床症状改善，卟啉前体物质排泌恢复正常，表明肝脏在急性卟啉病神经病变过程中发挥了不可或缺的作用[221]。

诱发因素 多种内源性与外源性因素可诱发某些杂合子患者急性发作。这些因素为叠加性的，其他未知的遗传性因素亦可能为本病发作的诱因。某些个体即使避免已知的诱发因素，仍易反复发作。多种诱发因素诱导肝脏 ALAS1，与 CYPs 活性诱导密切相关，导致 ALA 及其中间代谢产物过量生成。此时，PBGD 活性部分缺乏便成为限速步骤。

药物及其他外源性化学物质 对 AIP 及其他急性卟啉病有害的大多数药物都是已知的肝脏 CYPs 诱导剂。这些药物可促进血红素的从头合成，解除对肝脏 ALAS1 的抑制效应，亦可能直接诱导这一限速酶[31]。表 57-4 列举了一些已知的有害

表 57-4 部分已知在急性卟啉病安全或不安全的药物

不安全		安全
乙醇	甲乙哌酮	对乙酰氨基酚
巴比妥类 *	甲氧氯普胺 *	阿司匹林
卡马西平 *	苯妥英 *	阿托品
卡立普多	去氧苯比妥 *	溴化物
氯硝西泮(大剂量)	天然及合成的黄体酮 *	西咪替丁
达那唑 *	吡嗪酰胺 *	促红细胞生成素 *†
双氯芬酸 * 及可能其他非甾体抗炎药	吡唑酮(氨基比林、安替比林)	加巴喷丁
麦角碱	利福平 *	糖皮质激素
雌激素 *‡	琥珀酰亚胺(乙琥胺、甲琥胺)	胰岛素
乙氯维诺 *	磺胺类抗生素 *	麻醉性镇痛药
格鲁米特 *	丙戊酸 *	青霉素及其衍生物
灰黄霉素 *		吩噻嗪类
美芬妥英		雷尼替丁 *†
甲丙氨酯 *(及甲戊氨酯 *、泰巴氨酯 *)		链霉素
		氨己烯酸

NSAIDs，非甾体类抗炎药。

* 美国这些药品说明书中将卟啉病列为其禁忌证、警告、慎用或有毒副作用。

† 美国药品说明书中，卟啉病被列为慎用，但其他资料则认为该药对卟啉病安全。

‡ 雌激素对迟发性皮肤卟啉病不安全，但可慎用于急性卟啉病。

注：未列于该表的药物，使用前如需获知更多信息，可访问美国卟啉病基金会(www.porphyriafoundation.com)及欧洲卟啉病倡导会(www.porphyria-europe.com)网站。

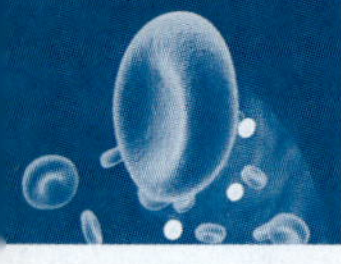

和无害药物。临床上许多药物的安全性仍不明确甚或未知。更多有关药物的安全性信息的数据库请访问美国卟啉病基金会(www.porphyriafoundation.com)及欧洲卟啉病倡导会(www.porphyria-europe.com)网站。乙醇及其他醇类均为 ALAS 及一些 CYPs 的诱导剂[222,223]。已知吸烟使人 CYPs 升高,可能由于吸烟产生的多环芳烃所致,并与 AIP 症状发作频度增加相关[224]。

内分泌因素 患者于青春期前极少发病,且女性患者临床症状更为常见,提示激素因素在 AIP 发病中起重要作用。虽然认为雌激素对 AIP 有害,但有些女性患者月经前周期性发作很可能大多是黄体酮所引起。黄体酮、某些睾酮代谢产物及人工黄体酮均为 ALAS1 强力诱导剂。因此,应避免服用促孕药。尚不明确糖尿病是否可诱导卟啉病发作,但观察到糖尿病患者发作频度下降,卟啉前体水平降低,可能与循环葡萄糖水平高有关[225]。

妊娠 AIP 患者通常可很好耐受妊娠[210],妊娠期间发作通常是由于服用有害药物或限制热量摄取。甲氧氯普胺为 AIP 患者禁用药,当用于治疗妊娠剧吐症时,可使疾病发作加重[226,227]。部分妇女即使避免有害诱发因素,在妊娠过程中仍然发作 AIP,其原因不明。

营养 限制热量和碳水化合物摄入可加重急性卟啉病。这可出现在减肥、疾病及手术期间。在这些情况下,PGC-1α 上调可诱导 ALAS1,使 ALA 与 PBG 增高,诱发急性卟啉病症状,补充碳水化合物可逆转这些效应[34,228]。饥饿也可诱导肝血红素氧化酶,致肝脏血红素耗竭,并诱导 ALAS1[229]。

应激 各种形式生理或心理应激可加重急性卟啉病,然而其机制未明。疾病、发热、感染、酗酒及手术可减少食物摄入,诱导肝脏 ALAS1 及血红素氧化酶。心理应激亦可导致食物摄入下降和其他代谢效应。

临床特征 青春期前基本见不到症状,好发于 30~40 多岁女性。急性发作可危及生命,但如诊治及时,极少致命。少数患者因反复发作加之病程迁延,可致残疾。神经系统症状最为突出,长远来看其肝脏和肾脏损害亦应重视。在极罕见的纯合子患者,儿童早期便可出现严重的神经症状,急性发作并不明显[230-232]。

症状和体征无特异性且高度多样化。腹痛为最常见症状,见于 85%~95% 病例[199,233,234]。常疼痛剧烈、持续性且定位不明确,亦可出现绞痛,常伴有恶心、呕吐、便秘和肠梗阻引起的腹胀。胸痛及四肢疼痛亦常见。心动过速为最常见的体征,急性发作者发生率高达 80%[233],常伴高血压、出汗、震颤和交感神经过度兴奋和儿茶酚胺产生过量的其他症状。没有或极少见腹部压痛、发热或白细胞增多等,因为炎症反应并不明显。肠鸣音常减弱,但伴腹泻时可增强。尿液多为黑色(因为含 PBG 的降解产物卟吩胆色素)或红色(因为含卟啉,包括 PBG 非酶促反应形成的尿卟啉)。膀胱功能障碍者可引起排尿开始困难或尿痛。急性精神症状包括失眠、焦虑、烦躁不安、神志不清、妄想和幻觉等。

长期严重发作者可出现周围运动神经病引起的轻瘫,有时可于疾病早期出现,甚或初始发病的表现[235,236]。卟啉性神经病变主要累及运动神经,由于轴突退行性变性,随后可发生脱髓鞘[237]。肌无力通常始于上肢近端肌肉,所以直到很晚期才能被发现。轻瘫通常呈对称性,但亦可不对称或仅累及局部。有时可出现明显肌震颤、阵挛及反射亢进。可出现感觉丧失,尤多见于四肢远端。亦有报道脑神经受损和皮质性失明。

运动神经病变可进展成呼吸肌及延髓麻痹甚至可致死亡,特别是如果诊治延误及持续使用有害药品。呼吸骤停及心律失常也可致死[237,238]。如治疗及时,大部分发作可在数天甚至数小时内得以控制。严重发作所致晚期神经病变亦存在完全逆转可能性,甚至在 1~2 年内继续获得改善[239]。

严重发作时常出现低钠血症,有时可能源于下丘脑受累所致抗利尿激素分泌异常引起的综合征。然而,低钠血症患者可伴有血容量减少[240],表明此时抗利尿激素分泌增加为正常生理反应[238]。例如,胃肠道丢失过多、摄入不足或肾排钠过多亦可致低钠血症[238,241,242]。在有些患者,肾小管排钠增加和肾功能受损可能是由于 ALA 肾毒性效应所致[241]。其他电解质异常包括低镁血症和高钙血症[243]。癫痫发作可继发于低钠血症或代表急性卟啉病的神经效应。

慢性精神症状,如抑郁症,很难归咎于 AIP。反复发作的一些患者可出现慢性疼痛伴抑郁症,且自杀风险增加。AIP 患者亦好发慢性动脉压增高和肾功能不全[210,244,245],后者可进展恶化并需行肾移植[246,247]。

在 AIP 中,常见血清转氨酶常轻度异常[248]。AIP 可出现更严重肝脏疾病,且肝癌风险显著增加(60~70 倍),这与特定 *PBGD* 突变无相关性[249-257]。在迄今已经报道的大多数并发肝癌的急性卟啉病患者中,血清 α- 胎儿蛋白未见增高,未受累肝脏亦无硬化。部分 AIP 患者甲状腺素结合球蛋白水平增高,使血清甲状腺素水平也增高,偶见卟啉病与甲亢同时出现[258]。本病低密度脂蛋白胆固醇水平升高比以前观察到的明显减少[259]。

诊断 急性卟啉病多隐匿起病,常无明确家族史,临床医师初诊时需予以高度注意。对不明原因的腹痛或伴其他典型症状者,如无其他更常见原因可解释,应考虑急性卟啉病,并通过兼具高度敏感性与特异性的快速尿 PBG 检测予以明确或排除本病。应用检测试剂盒可快速测定尿 PBG[260],尿 PBG 显著升高可确定患者为急性间歇性卟啉病(AIP)、遗传性粪卟啉病(HCP)或混合性卟啉病(VP)。大家一致认可的建议是所有主要医疗中心应该能够进行一次性排尿样本的快速尿 PBG 检测,因为收集 24 小时尿液标本和依赖外部实验室筛查可能极大延误诊断和治疗。尿液标本应该保留以便随后进行 PBG、ALA 和总卟啉水平定量检测。如果尿 PBG 显著升高,在高铁血红素治疗前应该获取血浆、红细胞和粪标本。这样可对 AIP、HCP 及 VP 作出快速初步诊断,并可随后对这些疾病作出生化鉴别,并对 ADP 作出诊断。对肾衰竭患者,血清 PBG 检测可在专业实验室进行[40]。图 57-6 列出了怀疑急性卟啉病时的诊断流程示意图。

AIP 急性发作期 PBG 排泌量约 50~200mg/d(正常范围:0~4mg/d)。ALA 排泌量约为 PBG 的一半(以 mg/d 表示)。ALA 和 PBG 在发作间期,特别是 AIP,可长期维持于高水平。而在 HCP 和 VP 急性发作时,ALA 和 PBG 升高没有那么明显,且通常下降速度更快。

卟啉病急性发作诊断主要依据临床表现而非特异性 ALA 或 PBG 水平。急性发作期 ALA 或 PBG 水平高于基值,但在急性发作期之间基值水平波动颇大,难以确定基值水平。静脉输注高铁血红素可使 ALA 及 PBG 水平一过性快速下降。

在 AIP 中尿液卟啉增高,以尿卟啉为主,使尿液呈红色(ALA 和 PBG 为无色)。PBG 经尿液排泄前无需酶催化便可转

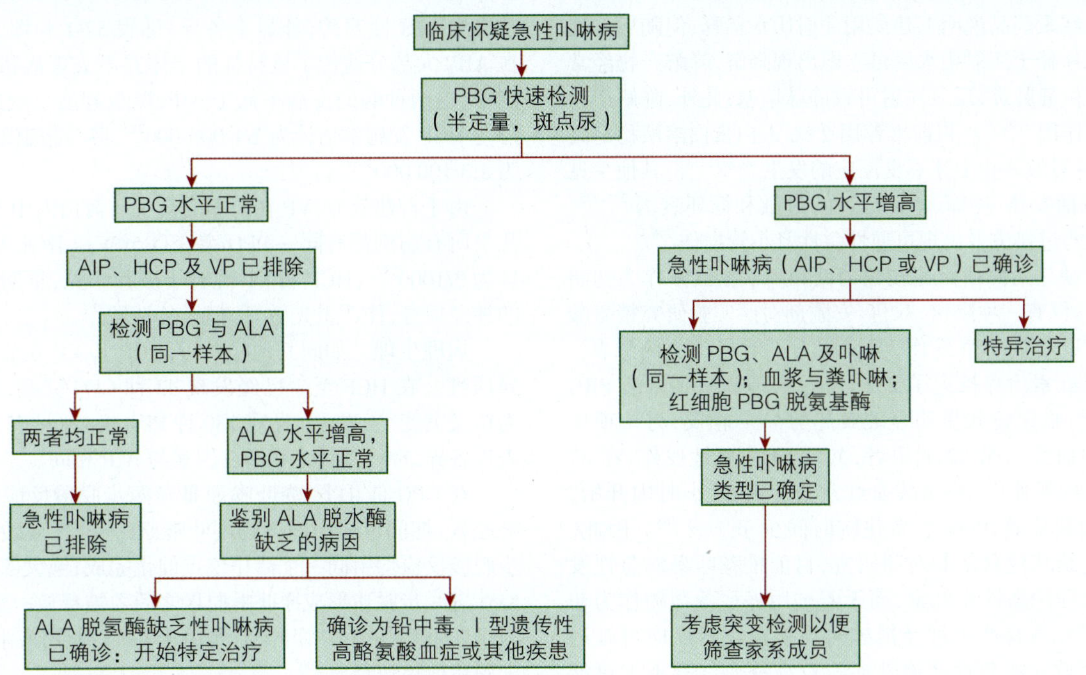

图 57-6 同时出现提示急性卟啉病症状的患者实验室评估流程示意图，该图显示如何通过生化检测确立或排除诊断，以及何时启动特异性治疗。此流程不适用于近期曾接受高铁血红素治疗或已经从以往疑似卟啉病症状恢复的患者。与急性间歇性卟啉病（AIP）相比，遗传性粪卟啉病（HCP）和混合型卟啉病（VP）患者 δ- 氨基酮戊酸（ALA）和卟胆原（PBG）水平升高幅度相对较小，且恢复期下降更快。突变检测可验证诊断，并极有助于检测出亲属中隐匿的卟啉病。

化为尿卟啉。然而有证据显示，在本病中，卟啉以Ⅲ型为主，可能由转运至肝脏之外的其他组织的 ALA 经酶促反应形成[213,261]。在 AIP 中，粪和血浆总卟啉正常或轻度增高，红细胞内锌原卟啉浓度可非特异性增高。

大多数（70%~80%）AIP 患者红细胞 PBGD 活性约为正常一半。但并不能通过该酶活性测定确立或排除诊断。如前所述，某些 PBGD 突变仅致非红系组织酶缺乏。且正常人和 AIP 间该酶活性变化范围颇大，存在重叠，红细胞 PBGD 活性与其年龄高度相关[160]，当同时伴有溶血性贫血或肝病的 AIP 患者血液中较年轻红细胞比例增高时，酶活性可升高至正常范围[262,263]。该酶活性检测亦不能区分疾病潜伏期与活动期。基于上述原因，而且该酶活性测定也不能检测其他急性卟啉病，因此检测红细胞内 PBGD 活性对发病患者的初诊没有用处。然而，PBGD 活性检测有助于进一步印证 AIP 的诊断，并可用于筛查无症状的家庭成员。

一旦用生化方法确立 AIP 诊断，鉴定引起该病的 PBGD 突变也是非常有用的。这可进一步印证诊断，最重要的是可通过 DNA 检测准确识别其他基因携带者。通过检测羊水细胞母亲或者父亲的突变，或 PBGD 活性，可在胎儿发现 PBGD 缺乏。然而，通常不做产前诊断，因绝大部分 PBGD 突变杂合子携带者预后良好。

治疗 部分反复轻度发作患者治疗反应迅速且良好，可于门诊进行，其他急性发作者通常宜住院治疗。住院有利于治疗严重症状，静脉输液，监测呼吸、电解质和营养状态。生命体征受损者有必要入重症监护病房。如果可能，应该及时停用有害药物。疼痛、恶心、呕吐一般较严重，需要给予麻醉镇痛药、氯丙嗪或另一种吩噻嗪类药物或昂丹司琼。焦虑、失眠可予小剂量短效地西泮，该药可能较安全[40]。β- 肾上腺能阻滞剂可用于控制心动过速和高血压，但对血容量低或者初期心力衰竭患者有害[264]。癫痫的治疗可纠正可能存在的低钠血症。几乎所有抗惊厥药均可加剧急性卟啉病。氯硝西泮副作用可能较苯妥英钠、巴比妥类、丙戊酸为小[265,266]。溴化物、加巴喷丁和氨己烯酸可安全应用。

补充碳水化合物 葡萄糖及其他碳水化合物可抑制肝脏 ALAS1，减少卟啉前体排泌，但疗效不及高铁血红素。对疼痛较轻且不伴轻瘫、低钠血症等严重症状者可通过补充碳水化合物治疗[40]。如耐受可口服多聚葡萄糖溶液。葡萄糖静脉输注推荐剂量为 300~500g，通常为 10% 注射液。然而，大量游离水的稀释效应可增加低钠血症的风险。不能进食及鼻饲患者，可能需要全胃肠外营养。

静注高铁血红素 与葡萄糖相比，高铁血红素降低 ALA 和 PBG 水平的能力强得多。尽管迄今现行卟啉病急性发作治疗手段均缺乏临床对照研究，但大家认可的是高铁血红素治疗卟啉病急性发作疗效优于其他现有的治疗措施[40,267,268]。在美国，高铁血红素为冻干羟高铁血红素制剂（Panhematin，Lundbeck，Deerfield，IL），也是第一个根据罕见病药品法批准的药物。欧洲和南非应用的精氨酸血红素（Normosang，Orphan Europe，巴黎，法国）为高铁血红素和精氨酸的稳定制剂[268,269]。羟高铁血红素、白蛋白血红素、精氨酸血红素等高铁血红素制剂注入人体后，与循环中血红素结合蛋白和白蛋白结合，后被肝细胞摄取，随之进入和重建血红素调节池，抑制肝脏 ALAS1 合成，显著降低卟啉前体排泌。急性发作期标准治疗方案为 3~4mg/（kg·d），连续 4 天；如在此期间没有观察到疗效，可延长用药时间。妊娠期间亦可安全应用此药[40,268,269]。

高铁血红素药品说明书建议用注射用水稀释，但随后发现高铁血红素稀释于注射用水后可立即出现降解，降解产物经常引发注射部位静脉炎，反复注射可致静脉堵塞；此外，降解产物具短暂抗凝作用[270,271]。目前推荐用25%人白蛋白溶液稳定高铁血红素，可有效防止上述不良反应的发生[40,272,273]。其他少见的副作用包括发热、疼痛、不适、溶血、过敏和循环衰竭[274,275]。曾有一例用药过量患者出现可逆性急性肾小管损伤[276]。

目前仍缺乏对照研究比较葡萄糖和高铁血红素作为初始治疗的疗效，仅有一项随机、双盲、安慰剂对照实验研究精氨酸血红素治疗卟啉病急性发作，但说服力不够（仅12例患者）。虽然高铁血红素治疗推迟了2天才应用，但观察到尿液PBG仍显著降低，临床症状呈明显缓解趋势[277]。相反，另一项更大的非对照研究入组22例患者，共计51次急性发作，在37次（73%）急性发作中，精氨酸血红素治疗在24小时内开始，所有患者均获疗效，90%患者住院时间少于7天[268]。因此，基于该研究及其他众多非对照研究，目前推荐卟啉病急性发作时宜尽快静注高铁血红素，而无需试用静注葡萄糖作为初始治疗[40,268]。当有严重神经损害时高铁血红素反应可延迟或仅部分疗效。亚急性及慢性症状对高铁血红素不太可能产生反应。

肝移植　几例反复发作致残的AIP患者肝移植疗效显著[221]。肝移植可作为病情严重患者的一个治疗选择。

其他治疗　基于少数患者的非对照观察结果，推荐西咪替丁用于治疗急性卟啉病[278,279]。西咪替丁可抑制肝脏CYPs，可预防被这些酶活化的试剂如烯丙基异丙基乙酰胺等诱导的实验性卟啉病[280]。但这些机制与人遗传性卟啉病并无直接关联。因此，不推荐西咪替丁作为高铁血红素的替代药物。

急性发作的预防　必须避免各种诱因，特别是反复发作者。咨询营养师有助于制订合理均衡的饮食结构，避免饮食失当，并注意提高膳食中碳水化合物比例（占总热量的60%~70%）。尚无证据表明进一步增加碳水化合物的摄入可进一步预防发作。如果有铁缺乏，应该予以纠正。肥胖患者希望减肥者应该循序渐进且待病情稳定时进行。

促性腺激素释放激素类似物可预防月经周期中黄体期内的反复发作[281-283]，但对与月经周期不完全相关的发作患者疗效欠佳。如果治疗数月后获疗效，可给予小剂量雌二醇，最好是经皮下给药，或加用二磷酸盐化合物预防骨质丢失及其他副作用，或改为小剂量口服避孕药。每周1次或者2次高铁血红素可预防部分患者频繁、非周期性发作[284]。

长期监测　急性卟啉病患者有发生肾功能损害及肝细胞癌的风险。应该监测肾功能，控制高血压，避免应用肾毒性药物。目前建议，年龄超过50岁的急性卟啉病患者，特别是ALA及PBG持续升高者，每年至少进行一次超声或其他影像学检查以检测早期肝细胞癌[40]。

遗传性粪卟啉病和混合性卟啉病

定义　遗传性粪卟啉病（HCP）和混合性卟啉病（VP）为两种密切相关性肝卟啉病，由粪卟啉原氧化酶（CPO）和原卟啉原氧化酶（PPO）缺乏所致，这两种酶分别为血色素生物合成途径中第6种、第7种酶。这些患者就诊时出现脑脊髓与交感神经系统症状，类似于AIP；或伴有与PCT相同的疱性皮肤损害。VP皮肤表现较之HCP更为常见。上述两种酶缺陷均呈常染色体显性遗传，外显率各异（见表57-1和图57-1）。就像在AIP，大部分遗传了该特征的个体并不表现症状。在大部分国家，这两种病的发病率低于AIP，严重程度一般亦不及AIP。丹麦HCP发病率估计为2/1 000 000[285]，芬兰报道的VP发病率为1.3/100 000[286]。

由于首建效应，VP在南非的荷兰后裔白人中尤其多见，且几乎所有病例都有同一PPO突变（R59W）。南非VP发生率估计为3/1000[287]。HCP和VP纯合子极其罕见，早期即出现严重的神经损害，伴严重光敏[288]，但无急性发作。

病理生理　如同其他卟啉病，HCP和VP在分子水平呈现异质性。在HCP至少已经发现43种CPO突变，其中大部分为错义突变[289]；在VP发现130种PPO突变（见表57-1）。临床表现各异，神经系统症状诱发因素与AIP相同。

在CPO催化下，粪卟啉原Ⅲ经两步脱羧反应转化为原卟啉原Ⅸ，期间形成中间产物副卟啉原，一种三羧酸卟啉原。两步脱羧反应均由同一个活化位点催化完成，绝大部分副卟啉原要在进一步脱羧形成原卟啉原Ⅸ之后才被释放。然而，一种称为副卟啉病的HCP变异型，是由于CPO突变使副卟啉原于酶未脱羧前提前释放[290]。

临床特征　脑脊髓与交感神经系统症状与其他急性卟啉病相同。虽然HCP和VP严重程度通常不及AIP，但其发作时亦可危及生命。VP疱性皮肤损害较之HCP更为常见。发作诱因与AIP相同，包括药物、激素和饮食因素等。口服避孕药可加重VP皮肤表现。类似于AIP，慢性高血压、肾损害和肝细胞癌风险亦升高。

诊断　急性发作期尿液PBG升高，通常也是这些急性卟啉病的诊断基础。但其PBG升高幅度较之AIP为低，持续时间更短。尿液及粪中粪卟啉Ⅲ水平显著增高，而在AIP中，粪便卟啉正常或仅轻度升高。在HCP中，粪中卟啉几乎均为粪卟啉Ⅲ，而在VP中，粪卟啉Ⅲ和原卟啉增高程度大致相当。粪中粪卟啉Ⅲ：Ⅰ比率为诊断HCP的敏感指标，甚至于HCP的无症状期亦有诊断价值[291]。VP血浆卟啉浓度常升高，而HCP很少有升高者，除非有皮肤表现，AIP患者正常或只有轻度升高。pH中性条件下观察到血浆卟啉荧光峰值为诊断VP极具特异性标志，被认为是代表与血浆蛋白共价结合的原卟啉[292]。VP荧光峰值大约在626nm处，EPP约在634nm，其他卟啉病约在620nm。这种荧光检测法对发现无症状VP比检测粪卟啉含量更有效[293]，也有助于快速区分VP和PCT。HCP和VP中的红细胞PBG脱氨酶活性正常，而在AIP常缺乏。CPO和PPO检测法尚未普及。一旦找到累及家系的突变，DNA分析鉴定无症状携带者最可靠。

副卟啉病是HCP的变异型，源于CPO结构变异的纯合子缺陷，导致副卟啉原提前从酶上释放。该变异型可通过尿液和粪中卟啉以副卟啉为主得以鉴定。新生儿溶血性贫血为该病特征性表现[294]。在HCP和VP纯合子中，卟啉前体及卟啉水平增高更严重，红细胞内锌原卟啉亦显著增加。

治疗　识别和避免诱因至关重要。急性发作治疗同AIP。目前尚缺乏满意手段治疗其光毒性。虽然HCP及VP疱性皮损表现与PCT相似，但放血疗法、小剂量氯喹和羟氯喹均无效。因而避免日光照射以及穿戴防护服最为重要。年龄超过50岁患者，特别是卟啉前体或卟啉持续升高者，建议每年行影像学筛查肝细胞癌。

迟发性皮肤型卟啉病和肝性红细胞生成型卟啉病

定义 PCT 为肝脏 UROD 活性缺乏所致。临床表现为中年或者晚年发病，双手背侧和其他暴露部位皮肤出现慢性疱样皮肤病变。这一铁相关性疾病是最常见的卟啉病类型，也是最易治疗的一类（见表 57-1 和图 57-1）。在诸多易感因子参与下，酶缺乏特异性发生于肝脏，其中大部分易感因子被认为可诱导产生 UROD 抑制物。根据是否存在杂合子 UROD 突变以及其他未知遗传因素，该病共分为 3 型。家族性 PCT（2 型）患者为 UROD 突变杂合子，为常染色体显性遗传特征，外显率低。HEP 为家族性 PCT（2 型）纯合子（或复合杂合子），常于儿童时期起病，临床表现与 CEP 相似。罕见情况下，肝细胞癌可分泌卟啉，类似 PCT；然而，这些病例没有酶缺陷[295]。

PCT 需与其他存在相似疱性皮肤病变的卟啉病及假性卟啉病（亦称为假性 PCT）相鉴别。目前对假性 PCT 知之甚少，其病变特征与 PCT 极相似，但血浆卟啉升高不明显。潜在的致光敏药物，如非甾体类抗炎药，有时可诱发该病。

病理生理 UROD 先后催化尿卟啉原（含有 8 个羧基侧链）脱羧生成粪卟啉原（含 4 个羧基）。当肝脏 UROD 严重受抑后，该反应底物、中间产物及终末产物以氧化卟啉的形式累积于肝脏（主要为尿卟啉和七羧基卟啉），后出现于血浆和尿液。皮肤中卟啉经长波紫外线激活并生成活性氧，导致光敏损害。

所有 PCT 患者肝脏 UROD 活性均降至正常 20% 以下。1 型、2 型和 3 型 PCT 并无本质性差异，临床上亦难以相互区分。1 型，或“散发性”PCT 无家族史，亦无 UROD 突变。约 80%PCT 属 1 型。2 型，或“家族性”PCT 约占 20%，为 UROD 突变杂合子；但因该特征外显率低，家族中其他成员通常不发病。3 型家系罕见，常有多位家族成员患 PCT，但无 UROD 突变；推测家系成员有其他的遗传或环境易感因素。

虽然肝脏 UROD 活性必须降至大约正常 20% 以下时 PCT 方出现临床表现，当通过免疫化学方法检测酶蛋白的含量时，仍维持在其遗传学决定的水平上，在 2 型 PCT 约为正常人 50%[296,297]。UROD 等位基因突变杂合子小鼠对刺激卟啉生成的物质较之野生型鼠敏感得多[298]。在有卟啉病表型的杂合子小鼠，肝脏 UROD 蛋白为正常的一半，但其酶催化活性仅为正常的 20%，提示存在肝脏 UROD 抑制物[298,299]。

虽然铁不直接抑制 UROD 活性，但已有充分证据显示 PCT 为一铁相关性疾病，几乎所有患者均有肝铁质沉着。这可解释为什么导致肠道铁吸收增加的 *HFE*（血色病基因）突变会诱导出现 PCT（参见第 42 章）。遗传了 UROD 突变的个体出生后酶活性约为正常人 50%，UROD 抑制物作用下其酶活性更易降至正常水平 20% 以下。目前铁与其他已知或者可疑的易感因素如饮酒、吸烟、雌激素、丙型肝炎、HIV、肝脂肪变性以及其他的可疑因素促进 PCT 发作的机制知之甚少，但这些因素可能部分通过增高肝细胞氧化应激起作用。在一些患者中，抗坏血酸[300-302]以及其他抗氧化物质[303]缺乏可能也起作用。吸烟可通过诱导肝脏 CYPs 起作用，包括 CYP1A2；CYP1A2 在诱发啮齿动物模型尿卟啉症中起必不可少的作用，并可产生一种 UROD 抑制物，已经明确该抑制物为甲烯基尿卟啉原。该物质为尿卟啉原部分氧化的产物[304,305]，存在于 UROD 突变杂合子和 *HFE* 突变（C282Y）纯合子小鼠肝脏，这些小鼠可自发出现尿卟啉症[75]。在 PCT 中，使肝脏 UROD 活性降低的其他可能机制，如 UROD 活性位点氨基酸残基的氧化损伤，并未得到认可，但亦未能排除[306]。

家族性 PCT（2 型）为 UROD 突变杂合子，其酶活性及免疫反应性在所有组织均下降至正常 50% 左右。在 2 型 PCT 及 HEP 已经发现至少 70 种不同 UROD 基因突变（见表 57-1）。绝大部分为错义突变，每一突变仅见于单一或少数几个家系。完全丧失酶活性的 UROD 突变纯合子出生后早期死亡。所以，在 HEP 患者，至少其中一个突变 UROD 等位基因必须至少保留部分催化活性。对 UROD 晶体结构的了解，可对特定突变进行定位并预测其对酶结构和功能的影响。在真核细胞的表达研究提示某些突变可以组织特异性方式影响酶蛋白的稳定性[307]。

临床表现的发病机制 PCT 的一个显著特征为大量卟啉蓄积于肝脏。因此，在长波紫外线照射下新鲜肝组织显示出强烈的红色荧光。显微镜下可见溶酶体中双折射、针尖样包涵体，以及线粒体中亚晶状包涵体。常见可染铁增加。其他非特异性肝脏发现可能部分为该病本身所致，然而也很难区分其他相关因素的影响，如酒精、丙型肝炎等。肝脏组织病理学改变包括肝细胞坏死、炎症、铁增多及脂肪增高。几乎所有患者均存在轻度肝功能试验异常，特别是血清转氨酶和 γ- 谷氨酰基转移酶，但肝硬化少见。本病患者肝细胞癌风险增高，特别是病程长、肝硬化或有其他危险因素如丙型肝炎或酒精性肝病等的患者[308-310]。

过量的卟啉自肝脏经血浆转移至皮肤。皮肤病理组织改变包括表皮下起疱、PAS 染色阳性物质沉积于血管周围以及纤细状纤维物质沉积于真皮上层和真皮表皮交界处。IgG、其他免疫球蛋白和补体沉积于真皮血管周围和真皮表皮交界处。基底膜透明板开裂导致形成含液体大疱[311]。上述病理改变亦见于其他皮肤卟啉病和假性卟啉病，对 PCT 没有诊断意义。在 PCT 患者还观察到体内及体外照射均可激活血清补体系统[312]，这被认为是由于产生活性氧所致。

易感因素 PCT 是一种高度异质性疾病，各个患者可能受多种易感因素影响[313]。因为 UROD 突变杂合子仅为一种易感因素，其本身不足以使肝脏酶活性下降到致病的程度，所以，在家族性以及散发型 PCT 中，多种因素都有重要作用。下面将要讨论的环境、感染和遗传因素都是已知的或可疑的起重要作用的因素，但这些因素都不一定总是出现。这些因素的出现频率表明 PCT 患者以及健康个体在地理分布上存在相当大的变异。

乙醇 长期以来，一直认为 PCT 与过量饮酒相关。乙醇及其代谢产物可诱导 ALAS1 和 CYP2E1，生成活性氧，导致氧化损害，引起线粒体损伤、消耗还原型谷胱甘肽和其他抗氧化物质，促进内毒素生成、激活库普弗细胞及促进铁吸收。

吸烟和细胞色素 P450 酶 吸烟作为 PCT 危险因素的研究较少，在 PCT 中常与饮酒并存[313]。吸烟可增加肝细胞的氧化应激，诱导 CYP1A2，后者于啮齿动物模型尿卟啉病发病中起关键作用。PCT 患者肝脏 CYP 水平升高[314]，但目前尚不清楚何种 CYP 在人类 PCT 的发病机制中发挥重要作用。一项对咖啡因代谢的研究发现，即使分别分析吸烟者和非吸烟者，也没有找到 PCT 患者体内 CYP1A2 活性增高的证据[315]。然而，却发现一个更易诱导的 CYP1A2 多态性在 PCT 患者比正常人更多见[316]。

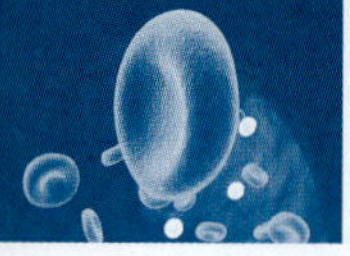

雌激素 女性 PCT 患者常有雌激素服用史[313,317,318]，既往部分前列腺癌男性患者服用雌激素后发生本病[317]。服用雌激素的雌兔或男性较之未服用者更易发生化学诱导性尿卟啉病[319]。体内实验研究发现雌激素可产生活性氧，但确切机制未明[306,320]。

丙型肝炎 据报道不同国家 PCT 患者丙型肝炎发病率为 21%~92% 不等，远高于健康人群，也显示其分布的地理差异性相当大。丙型肝炎与脂肪过多、一定量的铁蓄积、线粒体功能异常及肝细胞氧化应激相关，可促进 PCT 的发病。在丙型肝炎中，铁调素（hepcidin）失调可促进铁蓄积[321,322]。

人类免疫缺陷病毒 与 HIV 相关的 PCT 的不如 HCV 相关的常见[323]。偶见 HIV 感染最初表现为 PCT，其机制未明。

铁和 HFE 突变 绝大多数 PCT 患者存在轻到中度铁负荷过载，而铁缺乏具有保护作用。铁的重要性也在实验动物模型得到证实，如服用六氯苯和其他卤代多聚芳香烃的啮齿动物[306]。敲除一个 UROD 等位基因[UROD(+/–)]和两个 HFE 等位基因[FHE(–/–)]的小鼠无需给予外源性化学物质也发生尿卟啉病[298]。*HFE* 基因 C282Y 突变为白种人发生血色病的主要原因，在散发性和家族性 PCT 中发生率均增加，约 10%~20%PCT 患者为 C282Y 纯合子（见第 42 章）[324]。南部欧洲 C282Y 发生率较低，而 H63D 突变引起的 PCT 更常见[325]。铁负荷过载可提供 UROD 抑制物生成所需要的氧化环境，使 UROD 活性受抑制。在血色病患者中，肝铁调素表达下降，而与铁负荷过载水平相当的非 PCT 患者相比，PCT 患者的铁调素表达进一步下降，提示该激素的表达下降在 PCT 患者肝脏铁质沉着中发挥重要作用[326]。

抗氧化剂 在部分 PCT 患者观察到血浆抗坏血酸和类胡萝卜素水平大幅降低[301-303]。啮齿类动物抗坏血酸缺乏使发生尿卟啉病的易感性增高，除服用大量铁剂的动物外，抗坏血酸亦可减少尿卟啉蓄积[300]。

多卤化芳香烃 20 世纪 50 年代，土耳其东部食物短缺，人们食用抗真菌药六氯苯处理过的小麦种子后导致 PCT 大规模暴发[13]。接触其他化学物质如四氧二苯二氧杂环己二烯（TCDD，二噁英）亦曾引发 PCT 小规模暴发和个别病例发病[327]。临床实践中很少见到接触这些化学物质的 PCT 患者。后来发现这些化学物质可引起肝脏 UROD 缺乏，以及与试验动物 PCT 相似的生化特征，随后大量研究进一步增加了人们对此类获得性酶缺乏的了解[306,328]。

临床特征 患者常于 40~60 岁期间发病，男性较多见。家族性 PCT（2 型）或 C282Y/C282Y *HFE* 基因型患者发病年龄可更早[329]。充满液体的小囊泡最常见于患者双手背侧（图 57-7A）。皮肤脆性增加，轻微受伤后即可出现水疱。前臂、面部、双耳、颈部、腿部和足部亦可出现皮肤病变。大疱常破裂、结痂，愈合缓慢，易感染。小囊泡形成之前或之后可出现粟粒疹。女性患者面部特别容易发生多毛症和色素沉着过多（图 57-7B）。受累部位皮肤极度变厚被称为假性硬皮病，与系统性硬皮病相似。

VP 及 HCP 患者大疱性皮肤损害与 PCT 相同。CEP 及 HEP 患者皮肤损害亦类似于 PCT，但常严重得多且可致残。PCT 患者常出现轻到中度红细胞增多，原因不明。吸烟所致的慢性肺疾病可能为其原因之一。

加重急性卟啉病的药物在 PCT 中只偶尔报道有作用[330]。PCT 可与其他易引起铁负荷过载的疾病一并出现，如骨髓纤维化[331,332]、终末期肾病[333]、糖尿病[310]、皮肤和系统性红斑狼疮。与终末期肾病同时发生的 PCT 通常更为严重，有时出现严重肢体残缺。这些患者尿液没有卟啉排泄，导致血浆卟啉浓度比一般 PCT 患者高得多，且这些卟啉很难透析[333]。该病偶见于孕妇，可能与雌激素作用有关。

HEP 临床表现常与 CEP 相似，婴儿或儿童时期出现大疱性皮肤损害、多毛症、瘢痕形成和红色尿液。有时硬皮病样皮肤损害显著。该病过量卟啉主要来自肝脏。也报道过少数轻症病例[334]。

诊断 通过发现尿液或血浆中卟啉显著增高，且主要以尿卟啉和 7- 羧基卟啉增高为主，可确立 PCT 诊断。6- 羧基和 5- 羧基卟啉以及粪卟啉亦增高。PBG 水平正常，尿液 ALA 正常或轻度增高。粪中卟啉组成复杂，包括 7- 羧基卟啉和异粪卟啉。后者在 UROD 缺乏时过量生成，因为 5- 羧基卟啉原为 CPO 底物，UROD 缺乏致脱氢异粪卟啉原形成，后者经胆汁排泄，通过

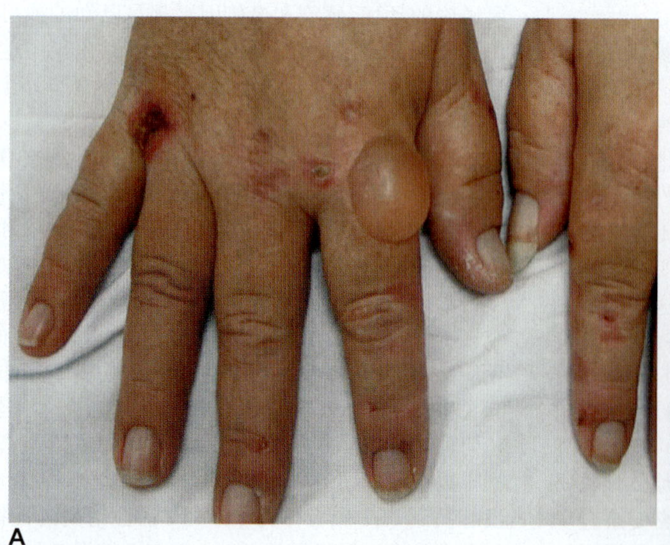

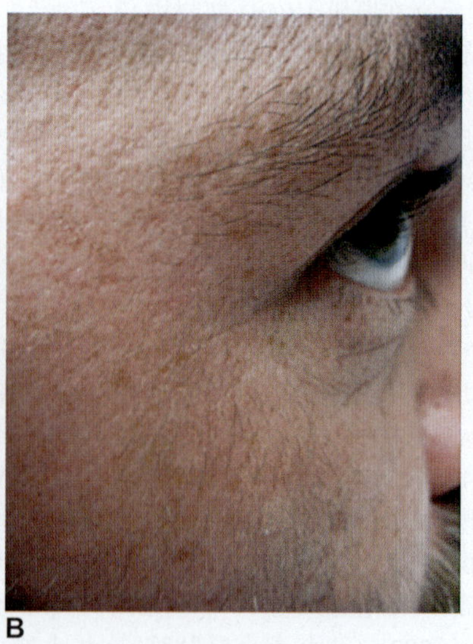

图 57-7 迟发性皮肤型卟啉病皮肤表现包括大疱，常见于双手和手指背侧，破溃并结痂（A）；颜面多毛症，面颊上部最明显（B）。

肠道细菌的氧化作用下形成异粪卟啉[335]。

检测血浆卟啉水平以及中性 pH 条件下荧光发射峰值对筛查伴大疱性皮肤病变的患者特别有用。在峰值 620nm 处荧光显著增强最常是由于 PCT 引起，并可排除 VP 及假性卟啉病，这是临床上与 PCT 类似的最常见的两种情况[336]。血浆卟啉水平检测对诊断合并晚期肾病的 PCT 患者是必不可少的；肾衰患者的参考值范围较正常人高[337]。

在 CEP 及 HEP 中，红细胞卟啉显著增高，但在 PCT 中正常或仅轻度增高。个别有大疱性损害的 HCP 患者尿和粪中(尤其是粪中)以粪卟啉Ⅲ增高为主。红细胞 UROD 活性为正常一半，或更好的方法是通过 DNA 分析鉴定 UROD 突变可确立家族性 PCT(2 型)的诊断。HEP 患者红细胞 UROD 活性约为正常的 5%~30%，DNA 分析可发现 UROD 突变分别遗传自双亲。

HEP 的生化特点与 PCT 类似，主要蓄积和分泌尿卟啉、7-羧基卟啉和异粪卟啉。然而与 PCT 不同之处在于 HEP 患者红细胞锌原卟啉显著增高。至少一个基因型与 5- 羧基卟啉大量分泌相关[334]。

治疗 散发性和家族性 PCT 均对特异性治疗反应极好，因此应该在诊断明确后开始治疗。有时在血浆卟啉筛查结果与 PCT 相符，且排除 VP 及假性卟啉病(参见上述“诊断”)后也可考虑开始治疗。应详细询问和测试患者已知的所有易感因素，包括饮酒、吸烟、雌激素、丙型肝炎、HIV、*HFE* 突变和遗传性 UROD 缺乏(红细胞 UROD 活性或更有价值的 UROD 突变)，因为出现这些易感因素影响治疗。治疗前应该检测血清铁蛋白。建议患者戒酒、戒烟及停止服用雌激素。确保摄入足够的抗坏血酸和其他营养素，但该维生素不宜作为主要治疗措施。

去除一个或多个易感因素后病情即可改善，但如不进行放血疗法或小剂量服用羟氯喹则疗效不确定或缓慢[338]。在大多数诊疗中心，反复放血是优选疗法。在 1961 年由 Ippen 率先提出的这一疗法的依据是为减轻患者常见的轻到中度增高的血红蛋白，刺激红细胞生成，同时促使过量的血色素代谢中间产物分流进入血红蛋白合成[339]。然而，PCT 患者体内蓄积的氧化卟啉不能重返血色素生物合成途径转化为血红素。现在已经弄清楚放血疗法是通过减少体内贮存铁和肝铁含量而发挥作用。铁螯合剂如去铁胺的祛铁治疗效果不及放血疗法，但在有放血禁忌证的患者可试用[340]。

一般每 2 周放血一次，每次放血约 450ml。在一组研究中，平均需 5.4 次放血可获缓解，但合并血色病及血清铁蛋白水平显著升高患者需要更多放血次数才能获得缓解。应随访检测血红蛋白或血细胞比容作为安全目标，以防止症状性贫血。通常血红蛋白不应该低于 100~110g/L，但需参考患者血红蛋白的基线水平、年龄和一般临床状况。治疗目标是控制血清铁蛋白于 15ng/ml 左右，该水平接近正常值下限，与组织缺铁相关，但一般不致贫血。过量祛铁可致贫血而无益。亦可根据血浆(或血清)卟啉水平指导治疗，较反复检测尿液卟啉更方便，其下降较血清铁蛋白慢。经过数周放血治疗后，血浆卟啉水平自治疗初期的 100~250μg/L 降至正常值上限(约 10μg/L)[341,342]。治疗结束后新发皮损常减少，但在血浆卟啉降至正常后仍可出现一些新发皮肤损害。严重硬皮病样改变和肝功能异常亦可获改善。

获得缓解后一般无需继续放血治疗。然而，也可出现复发，特别是又恢复酗酒者，可再次给予一个疗程的放血治疗。对 C282Y/C282Y 或 C282Y/H63D*HFE* 基因型患者，应按照血色病治疗原则处理。复发 PCT 患者得益于继续放血治疗以维持血浆铁蛋白水平低于约 50ng/ml，然而这方面已发表的经验不多。建议监测卟啉水平，如果卟啉水平开始上升，即可及时恢复放血治疗。宜反复进行肝影像学检查和 α- 甲胎蛋白测定以筛查肝细胞癌。缓解后，如有必要，可恢复经皮给予女性患者雌激素，其诱导 PCT 复发风险小[315]。

如果铁负荷不是很严重，且存在放血禁忌证或耐受不良，应用小剂量羟氯喹或氯喹治疗也有效[306,343-348]。然而，一些诊疗中心也将其作为 PCT 优选治疗措施，因其服药方便且费用较低廉。这些 4- 氨基喹啉类抗疟药似乎并不清除肝脏铁蓄积，其治疗 PCT 疗效的机制尚未完全明了。这些药物的完全治疗剂量可加重 PCT 光过敏，诱发发热、不适及恶心，尿液和血浆卟啉水平显著增加，血清转氨酶和其他肝功能指标升高，血清铁蛋白水平升高。这一反应甚至可促使原先未被识别的 PCT 出现临床症状[349]。尽管出现上述副作用后可获得完全缓解[350]，但至少在血浆或尿液卟啉达到正常之前，应给予小剂量治疗方案(羟氯喹 100mg 或氯喹 125mg——一粒标准药丸的一半，每周 2 次)以避免这些副作用的发生[343,346,347]。然而，有些患者可能反应不佳，后来需增加剂量或行放血治疗[350]。存在低风险视网膜病[351]，羟氯喹的风险更低。尚缺乏 PCT 治疗方案的前瞻性对比研究。一项回顾性研究发现小剂量氯喹对 *HFE* 基因 C282Y 突变纯合子患者无效，提示肝脏铁负荷过量的程度可影响对该治疗的反应[352]。

这些 4- 氨基喹啉类药对其他卟啉病无效，不能动员肝脏和其他组织中所有类型的卟啉[353]。氯喹可与多种卟啉形成复合物而促进动员肝脏卟啉[354,355]，但这似乎不能解释其治疗 PCT 的疗效。这些药物可与过量卟啉共定位于线粒体和其他胞内细胞器中，通过细胞一过性损伤过程促使卟啉释放。有证据提示，肝脏铁动员可能至关重要[347,356,357]，但治疗期间血清铁蛋白水平并无明显改变。

合并丙型肝炎感染的患者经丙型肝炎治疗后，PCT 亦可改善。但对于大多数病例而言，有几个理由应先治疗 PCT 而后治疗丙型肝炎。首先，PCT 临床症状更为明显，其治疗更快更有效。其次，有证据表明，铁负荷降低后治疗丙型肝炎更有效。最后，干扰素和利巴韦林通常引起贫血，导致无法进行放血治疗 PCT。在应用利巴韦林和干扰素治疗期间可选择羟氯喹，但即使小剂量使用羟氯喹，如果肝功能试验一开始便恶化，也应该引起重视。PCT 缓解后，为避免在丙型肝炎治疗期间 PCT 复发，可考虑继续给予小剂量羟氯喹，但这一疗法尚缺乏临床实践经验。有报道 PCT 患者常对 C 型肝炎治疗措施耐药[358,359]，相反，亦有治疗成功的报道，需前瞻性研究予以明确。

合并终末期肾病的 PCT 治疗更困难，通常因为贫血不能进行放血治疗。促红细胞生成素可纠正贫血、动员铁，在很多情况下可支持放血治疗[333,360,361]。高通量血液透析可去除血浆中卟啉而产生一定疗效[362]。PCT 并非肾移植禁忌证，肾移植后有可能获得缓解，部分原因是恢复了内源性促红细胞生成素的生成[363]。终末期肾病患者血浆卟啉水平常特别高，手术前应予以充分评估，因为存在手术室灯光照射灼伤患者皮肤和腹膜的风险。

如同在 CEP、HEP 的处理强调避免日光照射。在一例红

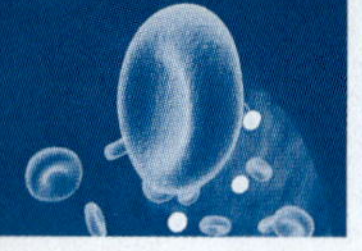

系造血异常相关的重症病例，口服活性炭有效[116]。放血疗法对HEP患者疗效甚微或无效。来自本病患者的细胞株经反转录病毒介导的基因转移可纠正其卟啉病，提示基因治疗将来有望应用于该病[364]。

翻译：施 均

校对：郑以州，刘建湘

参考文献

1. Moore MR, McColl KE: *Disorders of Porphyrin Metabolism*. Plenum, New York, 1987.
2. Schultz JH: Ein fall von pemphigus, kompliziert durch lepra visceralis. Thesis for medical degree. Greifswald University, Greifswald, 1874.
3. Anderson TM: Hydroa aestivale in two brothers, complicated with the presence of haematoporphyrin in the urine. *Br J Dermatol* 10:1, 1898.
4. Harris DF: Haematoporphyrinuria and its relations to the source of urobilin. *J Anat Physiol* 31:383, 1897.
5. Stokvis BJ: Over Twee Zeldsame Kleuerstoffen in Urine van Zicken. *Ned Tijdschr Geneeskd* 13:409, 1889.
6. Günther H: Die haematoporphyrie. *Dtsch Arch Klin Med* 105:89, 1911.
7. Garrod AE: *Inborn Errors of Metabolism*. Hodder & Stoughton, London, 1923.
8. Sachs P: Ein fall von akuter porphyrie mit hochgradiger muskelatrophied. *Klin Wochenschr* 10:1123, 1931.
9. Waldenström J: Studien über Porphyrie. *Acta Med Scand Suppl* 82:1, 1937.
10. Waldenström J, Vahlquist BC: Studien uber die entstehung der roten harnpigmente (uroporphyrin und porphobilin) bein der akuten porphyrie aus iher farblosen vorstufe (porphobilinogen). *Hoppe Seylers Z Physiol Chem* 260:189, 1939.
11. Schmid R, Schwartz S, Watson CJ: Porphyrin content of bone marrow and liver in the various forms of porphyria. *Arch Intern Med* 93:167, 1954.
12. Cam C, Nigogosyan G: Acquired toxic porphyria cutanea tarda due to hexachlorobenzene. *JAMA* 183:90, 1963.
13. Schmid R: Cutaneous porphyria in Turkey. *N Engl J Med* 263:397, 1960.
14. Ockner RK, Schmid R: Acquired porphyria in man and rat due to hexachlorobenzene intoxication. *Nature* 189:499, 1961.
15. Rimington C, Ziegler G: Experimental porphyria in rats induced by chlorinated benzenes. *Biochem Pharmacol* 12:1387, 1963.
16. Schmid R: Hepatotoxic drugs causing porphyria in man and animals. *S Afr J Lab Clin Med* 14:212, 1963.
17. Schmid R: Acquired porphyria. *JAMA* 183:133, 1963.
18. Strand LJ, Felsher BF, Redeker AG, Marver HS: Heme biosynthesis in intermittent acute porphyria: Decreased hepatic conversion of porphobilinogen to porphyrins and increased delta-aminolevulinic acid synthetase activity. *Proc Natl Acad Sci U S A* 67:1315, 1970.
19. Bonkowsky HL, Tschudy DP, Collins A, et al: Repression of the overproduction of porphyrin precursors in acute intermittent porphyria by intravenous infusions of hematin. *Proc Natl Acad Sci U S A* 68:2725, 1971.
20. Granick S, Sassa S: δ-Aminolevulinic acid synthase and the control of heme and chlorophyll synthesis, in *Metabolic Regulation*, edited by HJ Vogel, p 77. Academic Press, New York, 1971.
21. Sassa S, Kappas A: Genetic, metabolic and biochemical aspects of the porphyrias. *Adv Hum Genet* 11:121, 1981.
22. McKay R, Druyan R, Getz GS, Rabinowitz M: Intramitochondrial localization of delta-aminolaevulate synthetase and ferrochelatase in rat liver. *Biochem J* 114:455, 1969.
23. Riddle RD, Yamamoto M, Engel JD: Expression of delta-aminolevulinate synthase in avian cells: Separate genes encode erythroid-specific and nonspecific isozymes. *Proc Natl Acad Sci U S A* 86:792, 1989.
24. Tsai SF, Bishop DF, Desnick RJ: Human uroporphyrinogen III synthase: Molecular cloning, nucleotide sequence, and expression of a full-length cDNA. *Proc Natl Acad Sci U S A* 85:7049, 1988.
25. Bishop DF: Two different genes encode delta-aminolevulinate synthase in humans: Nucleotide sequences of cDNAs for the housekeeping and erythroid genes. *Nucleic Acids Res* 18:7187, 1990.
26. Cox TC, Bawden MJ, Martin A, May BK: Human erythroid 5-aminolevulinate synthase: Promoter analysis and identification of an iron-responsive element in the mRNA. *EMBO J* 10:1891, 1991.
27. Aziz N, Munro HN: Iron regulates ferritin mRNA translation through a segment of its 5′ untranslated region. *Proc Natl Acad Sci U S A* 84:8478, 1987.
28. Lowry JA, Mackay JP: GATA-1: One protein, many partners. *Int J Biochem Cell Biol* 38:6, 2006.
29. Casey JL, Di Jeso B, Rao K, et al: The promoter region of the human transferrin receptor gene. *Ann N Y Acad Sci* 526:54, 1988.
30. Melefors O, Goossen B, Johansson HE, et al: Translational control of 5-aminolevulinate synthase mRNA by iron-responsive elements in erythroid cells. *J Biol Chem* 268:5974, 1993.
31. Podvinec M, Handschin C, Looser R, Meyer UA: Identification of the xenosensors regulating human 5-aminolevulinate synthase. *Proc Natl Acad Sci U S A* 101:9127, 2004.
32. Elferink CJ, Srivastava G, Maguire DJ, et al: A unique gene for 5-aminolevulinate synthase in chickens. Evidence for expression of an identical messenger RNA in hepatic and erythroid tissues. *J Biol Chem* 262:3988, 1987.
33. Kitchin KT: Regulation of rat hepatic delta-aminolevulinic acid synthetase and heme oxygenase activities: Evidence for control by heme and against mediation by prosthetic iron. *Int J Biochem* 15:479, 1983.
34. Handschin C, Lin J, Rhee J, et al: Nutritional regulation of hepatic heme biosynthesis and porphyria through PGC-1alpha. *Cell* 122:505, 2005.
35. Wu Z, Puigserver P, Andersson U, et al: Mechanisms controlling mitochondrial biogenesis and respiration through the thermogenic coactivator PGC-1. *Cell* 98:115, 1999.
36. Virbasius JV, Scarpulla RC: Activation of the human mitochondrial transcription factor A gene by nuclear respiratory factors: A potential regulatory link between nuclear and mitochondrial gene expression in organelle biogenesis. *Proc Natl Acad Sci U S A* 91:1309, 1994.
37. Scassa ME, Guberman AS, Ceruti JM, Canepa ET: Hepatic nuclear factor 3 and nuclear factor 1 regulate 5-aminolevulinate synthase gene expression and are involved in insulin repression. *J Biol Chem* 279:28082, 2004.
38. Scassa ME, Guberman AS, Varone CL, Canepa ET: Phosphatidylinositol 3-kinase and Ras/mitogen-activated protein kinase signaling pathways are required for the regulation of 5-aminolevulinate synthase gene expression by insulin. *Exp Cell Res* 271:201, 2001.
39. Phillips JD, Kushner JP: Fast track to the porphyrias. *Nat Med* 11:1049, 2005.
40. Anderson KE, Bloomer JR, Bonkovsky HL, et al: Recommendations for the diagnosis and treatment of the acute porphyrias. *Ann Intern Med* 142:439, 2005.
41. Sassa S: Heme stimulation of cellular growth and differentiation. *Semin Hematol* 25:312, 1988.
42. Dandekar T, Stripecke R, Gray NK, et al: Identification of a novel iron-responsive element in murine and human erythroid delta-aminolevulinic acid synthase mRNA. *EMBO J* 10:1903, 1991.
43. Fujita H, Yamamoto M, Yamagami T, et al: Erythroleukemia differentiation. Distinctive responses of the erythroid-specific and the nonspecific delta-aminolevulinate synthase mRNA. *J Biol Chem* 266:17494, 1991.
44. Furuyama K, Sassa S: Interaction between succinyl CoA synthetase and the heme-biosynthetic enzyme ALAS-E is disrupted in sideroblastic anemia. *J Clin Invest* 105:757, 2000.
45. Furuyama K, Fujita H, Nagai T, et al: Pyridoxine refractory X-linked sideroblastic anemia caused by a point mutation in the erythroid 5-aminolevulinate synthase gene. *Blood* 90:822, 1997.
46. Whatley SD, Ducamp S, Gouya L, et al: C-terminal deletions in the ALAS2 gene lead to gain of function and cause X-linked dominant protoporphyria without anemia or iron overload. *Am J Hum Genet* 83:408, 2008.
47. Sassa S: Delta-aminolevulinic acid dehydratase assay *Enzyme* 28:133, 1982.
48. Tsukamoto I, Yoshinaga T, Sano S: The role of zinc with special reference to the essential thiol groups in delta-aminolevulinic acid dehydratase of bovine liver. *Biochim Biophys Acta* 570:167, 1979.
49. Granick JL, Sassa S, Kappas A: Some biochemical and clinical aspects of lead intoxication. *Adv Clin Chem* 20:287, 1978.
50. Sassa S, Kappas A: Hereditary tyrosinemia and the heme biosynthetic pathway. Profound inhibition of delta-aminolevulinic acid dehydratase activity by succinylacetone. *J Clin Invest* 71:625, 1983.
51. Tschudy DP, Hess RA, Frykholm BC: Inhibition of delta-aminolevulinic acid dehydrase by 4,6-dioxoheptanoic acid. *J Biol Chem* 256:9915, 1981.
52. Lindblad B, Lindstedt S, Steen G: On the enzymic defects in hereditary tyrosinemia. *Proc Natl Acad Sci U S A* 74:4641, 1977.
53. Wetmur JG, Bishop DF, Ostasiewicz L, Desnick RJ: Molecular cloning of a cDNA for human delta-aminolevulinate dehydratase. *Gene* 43:123, 1986.
54. Bishop TR, Cohen PJ, Boyer SH, et al: Isolation of a rat liver delta-aminolevulinate dehydrase (ALAD) cDNA clone: Evidence for unequal ALAD gene dosage among inbred mouse strains. *Proc Natl Acad Sci U S A* 83:5568, 1986.
55. Wetmur JG, Bishop DF, Cantelmo C, Desnick RJ: Human delta-aminolevulinate dehydratase: Nucleotide sequence of a full-length cDNA clone. *Proc Natl Acad Sci U S A* 83:7703, 1986.
56. Potluri VR, Astrin KH, Wetmur JG, et al: Human delta-aminolevulinate dehydratase: Chromosomal localization to 9q34 by *in situ* hybridization. *Hum Genet* 76:236, 1987.
57. Erskine PT, Senior N, Awan S, et al: X-ray structure of 5-aminolaevulinate dehydratase, a hybrid aldolase. *Nat Struct Biol* 4:1025, 1997.
58. Bishop TR, Miller MW, Beall J, et al: Genetic regulation of delta-aminolevulinate dehydratase during erythropoiesis. *Nucleic Acids Res* 24:2511, 1996.
59. Wetmur JG, Kaya AH, Plewinska M, Desnick RJ: Molecular characterization of the human delta-aminolevulinate dehydratase 2 (ALAD2) allele: Implications for molecular screening of individuals for genetic susceptibility to lead poisoning. *Am J Hum Genet* 49:757, 1991.
60. Akagi R, Kato N, Inoue R, et al: δ-Aminolevulinate dehydratase (ALAD) porphyria: The first case in North America with two novel ALAD mutations. *Mol Genet Metab* 87:329, 2006.
61. Inoue R, Akagi R: Co-synthesis of human delta-aminolevulinate dehydratase (ALAD) mutants with the wild-type enzyme in cell-free system—Critical importance of conformation on enzyme activity. *J Clin Biochem Nutr* 43:143, 2008.
62. Jaffe EK, Stith L: ALAD porphyria is a conformational disease. *Am J Hum Genet* 80:329, 2007.
63. Battersby AR, Fookes CJ, Matcham GW, McDonald E: Biosynthesis of the pigments of life: Formation of the macrocycle. *Nature* 285:17, 1980.
64. Jordan PM: The biosynthesis of 5-aminolevulinic acid and its transformation into coproporphyrinogen in animals and bacteria, in *Biosynthesis of Heme and Chlorophylls*, edited by HA Dailey, p 55. McGraw-Hill, New York, 1990.
65. Awan SJ, Siligardi G, Shoolingin-Jordan PM, Warren MJ: Reconstitution of the holoenzyme form of Escherichia coli porphobilinogen deaminase from apoenzyme with porphobilinogen and preuroporphyrinogen: A study using circular dichroism spectroscopy. *Biochemistry (Mosc)* 36:9273, 1997.
66. Wang AL, Arredondo-Vega FX, Giampietro PF, et al: Regional gene assignment of human porphobilinogen deaminase and esterase A4 to chromosome 11q23 leads to

11qter. *Proc Natl Acad Sci U S A* 78:5734, 1981.
67. Chretien S, Dubart A, Beaupain D, et al: Alternative transcription and splicing of the human porphobilinogen deaminase gene result either in tissue-specific or in house-keeping expression. *Proc Natl Acad Sci U S A* 85:6, 1988.
68. Grandchamp B, Beaumont C, de Verneuil H, et al: Genetic expression of porphobilinogen deaminase and UROD during the erythroid differentiation of mouse erythroleukemic cells, in *Porphyrins and Porphyrias,* edited by Y Nordmann, p 35. John Libbey, London, 1986.
69. Grandchamp B, De Verneuil H, Beaumont C, et al: Tissue specific expression of porphobilinogen deaminase. Two isoenzymes from a single gene. *Eur J Biochem* 162:105, 1987.
70. Raich N, Romeo PH, Dubart A, et al: Molecular cloning and complete primary sequence of human erythrocyte porphobilinogen deaminase. *Nucleic Acids Res* 14:5955, 1986.
71. Mignotte V, Eleouet JF, Raich N, Romeo PH: *Cis-* and *trans*-acting elements involved in the regulation of the erythroid promoter of the human porphobilinogen deaminase gene. *Proc Natl Acad Sci U S A* 86:6548, 1989.
72. Grandchamp B, Picat C, De Rooij FWM, et al: Molecular analysis of acute intermittent porphyria in a Finnish family with normal erythrocyte porphobilinogen deaminase. *Eur J Clin Invest* 19:415, 1989.
73. Mathews MA, Schubert HL, Whitby FG, et al: Crystal structure of human uroporphyrinogen III synthase. *EMBO J* 20:5832, 2001.
74. Schubert HL, Phillips JD, Heroux A, Hill CP: Structure and mechanistic implications of a uroporphyrinogen III synthase-product complex. *Biochemistry (Mosc)* 47:8648, 2008.
75. Phillips JD, Bergonia HA, Reilly CA, et al: A porphomethene inhibitor of uroporphyrinogen decarboxylase causes porphyria cutanea tarda. *Proc Natl Acad Sci U S A* 104:5079, 2007.
76. Smith AG, Clothier B, Robinson S, et al: Interaction between iron metabolism and 2,3,7,8-tetrachlorodibenzo-p-dioxin in mice with variants of the Ahr gene: A hepatic oxidative mechanism. *Mol Pharmacol* 53:52, 1998.
77. Romana M, Dubart A, Beaupain D, et al: Structure of the gene for human uroporphyrinogen decarboxylase. *Nucleic Acids Res* 15:7343, 1987.
78. de Verneuil H, Grandchamp B, Foubert C, et al: Assignment of the gene for uroporphyrinogen decarboxylase to human chromosome 1 by somatic cell hybridization and specific enzyme immunoassay. *Hum Genet* 66:202, 1984.
79. Romeo PH, Raich N, Dubart A, et al: Molecular cloning and nucleotide sequence of a complete human uroporphyrinogen decarboxylase cDNA. *J Biol Chem* 261:9825, 1986.
80. Whitby FG, Phillips JD, Kushner JP, Hill CP: Crystal structure of human uroporphyrinogen decarboxylase. *EMBO J* 17:2463, 1998.
81. Phillips JD, Whitby FG, Kushner JP, Hill CP: Characterization and crystallization of human uroporphyrinogen decarboxylase. *Protein Sci* 6:1343, 1997.
82. Phillips JD, Whitby FG, Kushner JP, Hill CP: Structural basis for tetrapyrrole coordination by uroporphyrinogen decarboxylase. *EMBO J* 22:6225, 2003.
83. Cacheux V, Martasek P, Fougerousse F, et al: Localization of the human coproporphyrinogen oxidase gene to chromosome band 3q12. *Hum Genet* 94:557, 1994.
84. Kohno H, Furukawa T, Yoshinaga T, et al: Coproporphyrinogen oxidase. Purification, molecular cloning, and induction of mRNA during erythroid differentiation. *J Biol Chem* 268:21359, 1993.
85. Takahashi S, Furuyama K, Kobayashi A, et al: Cloning of a coproporphyrinogen oxidase promoter regulatory element binding protein. *Biochem Biophys Res Commun* 273:596, 2000.
86. Takahashi S, Taketani S, Akasaka JE, et al: Differential regulation of coproporphyrinogen oxidase gene between erythroid and nonerythroid cells *Blood* 92:3436, 1998.
87. Conder LH, Woodard SI, Dailey HA: Multiple mechanisms for the regulation of haem synthesis during erythroid cell differentiation. Possible role for coproporphyrinogen oxidase. *Biochem J* 275(Pt 2):321, 1991.
88. Taketani S, Yoshinaga T, Furukawa T, et al: Induction of terminal enzymes for heme biosynthesis during differentiation of mouse erythroleukemia cells. *Eur J Biochem* 230:760, 1995.
89. Lamoril J, Deybach JC, Puy H, et al: Three novel mutations in the coproporphyrinogen oxidase gene. *Hum Mutat* 9:78, 1997.
90. Nishimura K, Taketani S, Inokuchi H: Cloning of a human cDNA for protoporphyrinogen oxidase by complementation *in vivo* of a hemG mutant of *Escherichia coli. J Biol Chem* 270:8076, 1995.
91. Taketani S, Inazawa J, Abe T, et al: The human protoporphyrinogen oxidase gene (PPOX): Organization and location to chromosome 1. *Genomics* 29:698, 1995.
92. Koch M, Breithaupt C, Kiefersauer R, et al: Crystal structure of protoporphyrinogen IX oxidase: A key enzyme in haem and chlorophyll biosynthesis. *EMBO J* 23:1720, 2004.
93. Morgan RR, Errington R, Elder GH: Identification of sequences required for the import of human protoporphyrinogen oxidase to mitochondria. *Biochem J* 377:281, 2004.
94. von und zu Fraunberg M, Nyroen T, Kauppinen R: Mitochondrial targeting of normal and mutant protoporphyrinogen oxidase. *J Biol Chem* 278:13376, 2003.
95. de Vooght KM, van Wijk R, van Solinge WW: GATA-1 binding sites in exon 1 direct erythroid-specific transcription of PPOX. *Gene* 409:83, 2008.
96. Porra RJ, Jones OT: Studies on ferrochelatase. 1. Assay and properties of ferrochelatase from a pig-liver mitochondrial extract. *Biochem J* 87:181, 1963.
97. Taketani S, Inazawa J, Nakahashi Y, et al: Structure of the human ferrochelatase gene. Exon/intron gene organization and location of the gene to chromosome 18. *Eur J Biochem* 205:217, 1992.
98. Whitcombe DM, Carter NP, Albertson DG, et al: Assignment of the human ferrochelatase gene (FECH) and a locus for protoporphyria to chromosome 18q22. *Genomics* 11:1152, 1991.
99. Medlock A, Swartz L, Dailey TA, et al: Substrate interactions with human ferrochelatase. *Proc Natl Acad Sci U S A* 104:1789, 2007.
100. Medlock AE, Dailey TA, Ross TA, et al: A pi-helix switch selective for porphyrin deprotonation and product release in human ferrochelatase. *J Mol Biol* 373:1006, 2007.
101. Wada O, Sassa S, Takaku F, et al: Different responses of the hepatic and erythropoietic delta-aminolevulinic acid synthetase of mice. *Biochim Biophys Acta* 148:585, 1967.
102. Ross J, Sautner D: Induction of globin mRNA accumulation by hemin in cultured erythroleukemic cells *Cell* 8:513, 1976.
103. Sassa S, Nagai T: The role of heme in gene expression. *Int J Hematol* 63:167, 1996.
104. Sassa S, Akagi R, Nishitani C, et al: Late-onset porphyrias: What are they? *Cell Mol Biol (Noisy-le-grand)* 48:97, 2002.
105. Fritsch C, Bolsen K, Ruzicka T, Goerz G: Congenital erythropoietic porphyria. *J Am Acad Dermatol* 36:594, 1997.
106. Günther H: in *Handbuch der Krankheiten der Blutes und der Blutbildenden Organe,* edited by A Schittenhelm. Springer-Verlag, Berlin, volume 2, 1925.
107. Ged C, Moreau-Gaudry F, Richard E, et al: Congenital erythropoietic porphyria: Mutation update and correlations between genotype and phenotype. *Cell Mol Biol (Noisy-le-grand)* 55:53, 2009.
108. Phillips JD, Steensma DP, Pulsipher MA, et al: Congenital erythropoietic porphyria due to a mutation in GATA1: The first *trans*-acting mutation causative for a human porphyria. *Blood* 109:2618, 2007.
109. Desnick RJ, Glass IA, Xu W, et al: Molecular genetics of congenital erythropoietic porphyria. *Semin Liver Dis* 18:77, 1998.
110. Shady AA, Colby BR, Cunha LF, et al: Congenital erythropoietic porphyria: Identification and expression of eight novel mutations in the uroporphyrinogen III synthase gene. *Br J Haematol* 117:980, 2002.
111. Watson CJ, Perman V, Spurrell FA, et al: Some studies of the comparative biology of human and bovine porphyria erythropoietica. *Trans Assoc Am Physicians* 71:196, 1958.
112. Seip M, Thune PO, Eriksen L: Treatment of photosensitivity in congenital erythropoietic porphyria (CEP) with beta-carotene. *Acta Derm Venereol* 54:239, 1974.
113. Haining RG, Cowger ML, Labbe RF, Finch CA: Congenital erythropoietic porphyria. II. The effects of induced polycythemia. *Blood* 36:297, 1970.
114. Piomelli S, Poh-Fitzpatrick MB, Seaman C, et al: Complete suppression of the symptoms of congenital erythropoietic porphyria by long-term treatment with high-level transfusions. *N Engl J Med* 314:1029, 1986.
115. Guarini L, Piomelli S, Poh-Fitzpatrick MB: Hydroxyurea in congenital erythropoietic porphyria [letter]. *N Engl J Med* 330:1091, 1994.
116. Pimstone NR, Gandhi SN, Mukerji SK: Therapeutic efficacy of oral charcoal in congenital erythropoietic porphyria. *N Engl J Med* 316:390, 1987.
117. Hallai N, Anstey A, Mendelsohn S, et al: Pregnancy in a patient with congenital erythropoietic porphyria. *N Engl J Med* 357:622, 2007.
118. Dupuis-Girod S, Akkari V, Ged C, et al: Successful match-unrelated donor bone marrow transplantation for congenital erythropoietic porphyria (Günther disease). *Eur J Pediatr* 164:104, 2005.
119. Geronimi F, Richard E, Lamrissi-Garcia I, et al: Lentivirus-mediated gene transfer of uroporphyrinogen III synthase fully corrects the porphyric phenotype in human cells. *J Mol Med* 81:310, 2003.
120. Kauppinen R, Glass IA, Aizencang G, et al: Congenital erythropoietic porphyria: Prolonged high-level expression and correction of the heme biosynthetic defect by retroviral-mediated gene transfer into porphyric and erythroid cells. *Mol Genet Metab* 65:10, 1998.
121. Marko PB, Miljkovic J, Gorenjak M, et al: Erythropoietic protoporphyria patients in Slovenia. *Acta Dermatovenerol Alp Panonica Adriat* 16:99, 2007.
122. Parker M, Corrigall AV, Hift RJ, Meissner PN: Molecular characterization of erythropoietic protoporphyria in South Africa. *Br J Dermatol* 159:182, 2008.
123. Holme SA, Anstey AV, Finlay AY, et al: Erythropoietic protoporphyria in the UK: Clinical features and effect on quality of life. *Br J Dermatol* 155:574, 2006.
124. Nakahashi Y, Fujita H, Taketani S, et al: The molecular defect of ferrochelatase in a patient with erythropoietic protoporphyria. *Proc Natl Acad Sci U S A* 89:281, 1992.
125. Gouya L, Deybach JC, Lamoril J, et al: Modulation of the phenotype in dominant erythropoietic protoporphyria by a low expression of the normal ferrochelatase allele. *Am J Hum Genet* 58:292, 1996.
126. Gouya L, Puy H, Lamoril J, et al: Inheritance in erythropoietic protoporphyria: A common wild-type ferrochelatase allelic variant with low expression accounts for clinical manifestation *Blood* 93:2105, 1999.
127. Gouya L, Puy H, Robreau AM, et al: The penetrance of dominant erythropoietic protoporphyria is modulated by expression of wildtype FECH. *Nat Genet* 30:27, 2002.
128. Gouya L, Martin-Schmitt C, Robreau AM, et al: Contribution of a common single-nucleotide polymorphism to the genetic predisposition for erythropoietic protoporphyria. *Am J Hum Genet* 78:2, 2006.
129. Holme SA, Whatley SD, Roberts AG, et al: Seasonal palmar keratoderma in erythropoietic protoporphyria indicates autosomal recessive inheritance. *J Invest Dermatol* 129:599, 2009.
130. Aplin C, Whatley SD, Thompson P, et al: Late-onset erythropoietic porphyria caused by a chromosome 18q deletion in erythroid cells. *J Invest Dermatol* 117:1647, 2001.
131. Shirota T, Yamamoto H, Hayashi S, et al: Myelodysplastic syndrome terminating in erythropoietic protoporphyria after 15 years of aplastic anemia. *Int J Hematol* 72:44, 2000.
132. Goodwin RG, Kell WJ, Laidler P, et al: Photosensitivity and acute liver injury in myeloproliferative disorder secondary to late-onset protoporphyria caused by deletion of a ferrochelatase gene in hematopoietic cells. *Blood* 107:60, 2006.
133. Bottomley SS, Tanaka M, Everett MA: Diminished erythroid ferrochelatase activity in protoporphyria. *J Lab Clin Med* 86:126, 1975.
134. Clark KGA, Nicholson DC: Erythrocyte protoporphyrin and iron uptake in erythropoietic protoporphyria. *Clin Sci* 41:363, 1971.
135. Piomelli S, Lamola AA, Poh-Fitzpatrick MF, et al: Erythropoietic protoporphyria and lead intoxication: The molecular basis for difference in cutaneous photosensitivity. I. Different rates of disappearance of protoporphyrin from the erythrocytes, both

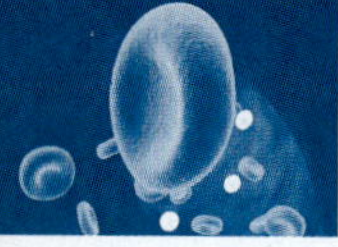

in vivo and *in vitro*. *J Clin Invest* 56:1519, 1975.

136. Sandberg S, Brun A, Hovding G, et al: Effect of zinc on protoporphyrin induced photohaemolysis. *Scand J Clin Lab Invest* 40:185, 1980.
137. Spikes JD: Porphyrins and related compounds as photodynamic sensitizers. *Ann N Y Acad Sci* 244:496, 1975.
138. Goldstein BD, Harber LC: Erythropoietic protoporphyria: Lipid peroxidation and red cell membrane damage associated with photohemolysis. *J Clin Invest* 51:892, 1972.
139. Schothorst AA, van Steveninck J, Went LN, Suurmond D: Photodynamic damage of the erythrocyte membrane caused by protoporphyrin in protoporphyria and in normal red blood cells. *Clin Chim Acta* 39:161, 1972.
140. Lim HW, Poh-Fitzpatrick MB, Gigli I: Activation of the complement system in patients with porphyrias after irradiation *in vivo*. *J Clin Invest* 74:1961, 1984.
141. Ryan EA: Histochemistry of the skin in erythropoietic protoporphyria. *Br J Dermatol* 78:501, 1966.
142. Poh-Fitzpatrick MB: The erythropoietic porphyrias. *Dermatol Clin* 4:291, 1986.
143. Berenson MM, Kimura R, Samowitz W, Bjorkman D: Protoporphyrin overload in unrestrained rats: Biochemical and histopathologic characterization of a new model of protoporphyric hepatopathy. *Int J Exp Pathol* 73:665, 1992.
144. Bloomer JR: The liver in protoporphyria. *Hepatology* 8:402, 1988.
145. Bloomer JR, Enriquez R: Evidence that hepatic crystalline deposits in a patient with protoporphyria are composed of protoporphyrin. *Gastroenterology* 82:569, 1982.
146. Bloomer J, Wang Y, Singhal A, Risheg H: Molecular studies of liver disease in erythropoietic protoporphyria. *J Clin Gastroenterol* 39:S167, 2005.
147. Mathews-Roth MM: Systemic photoprotection. *Dermatol Clin* 4:335, 1986.
148. DeLeo VA, Poh-Fitzpatrick M, Mathews-Roth M, Harber LC: Erythropoietic protoporphyria. 10 years experience. *Am J Med* 60:8, 1976.
149. Suurmond D: Some aspects of erythropoietic protoporphyria in the Netherlands. *Dermatologica* 138:303, 1969.
150. Risheg H, Chen FP, Bloomer JR: Genotypic determinants of phenotype in North American patients with erythropoietic protoporphyria. *Mol Genet Metab* 80:196, 2003.
151. Turnbull A, Baker H, Vernon-Roberts B, Magnus IA: Iron metabolism in porphyria cutanea tarda and in erythropoietic protoporphyria. *Q J Med* 42:341, 1973.
152. Rademakers LHPM, Koningsberger JC, Sorber CWJ, et al: Accumulation of iron in erythroblasts of patients with erythropoietic protoporphyria. *Eur J Clin Invest* 23:130, 1993.
153. Delaby C, Lyoumi S, Ducamp S, et al: Excessive erythrocyte PPIX influences the hematologic status and iron metabolism in patients with dominant erythropoietic protoporphyria. *Cell Mol Biol (Noisy-le-grand)* 55:45, 2009.
154. Poh-Fitzpatrick MB: Human protoporphyria: Reduced cutaneous photosensitivity and lower erythrocyte porphyrin levels during pregnancy. *J Am Acad Dermatol* 36:40, 1997.
155. Rank JM, Carithers R, Bloomer J: Evidence for neurological dysfunction in end-stage protoporphyric liver disease. *Hepatology* 18:1404, 1993.
156. Doss MO, Frank M: Hepatobiliary implications and complications in protoporphyria, a 20-year study. *Clin Biochem* 22:223, 1989.
157. Singer JA, Plaut AG, Kaplan MM: Hepatic failure and death from erythropoietic protoporphyria. *Gastroenterology* 74:588, 1978.
158. Key NS, Rank JM, Freese D, et al: Hemolytic anemia in protoporphyria: Possible precipitating role of liver failure and photic stress. *Am J Hematol* 39:202, 1992.
159. Hastka J, Lasserre JJ, Schwarzbeck A, et al: Zinc protoporphyrin in anemia of chronic disorders. *Blood* 81:1200, 1993.
160. Anderson KE, Sassa S, Peterson CM, Kappas A: Increased erythrocyte uroporphyrinogen-I-synthetase, δ-aminolevulinic acid dehydratase and protoporphyrin in hemolytic anemias. *Am J Med* 63:359, 1977.
161. Poh-Fitzpatrick MB, DeLeo VA: Rates of plasma porphyrin disappearance in fluorescent vs. red incandescent light exposure. *J Invest Dermatol* 69:510, 1977.
162. Mathews-Roth MM, Pathak MA, Fitzpatrick TB, et al: Beta carotene therapy for erythropoietic protoporphyria and other photosensitivity diseases. *Arch Dermatol* 113:1229, 1977.
163. Minder EI, Schneider-Yin X, Steurer J, Bachmann LM: A systematic review of treatment options for dermal photosensitivity in erythropoietic protoporphyria. *Cell Mol Biol (Noisy-le-grand)* 55:84, 2009.
164. Mathews-Roth MM, Rosner B: Long-term treatment of erythropoietic protoporphyria with cysteine. *Photodermatol Photoimmunol Photomed* 18:307, 2002.
165. Warren LJ, George S: Erythropoietic protoporphyria treated with narrow-band (TL-01) UVB phototherapy. *Australas J Dermatol* 39:179, 1998.
166. Harms J, Lautenschlager S, Minder CE, Minder EI: An alpha-melanocyte-stimulating hormone analogue in erythropoietic protoporphyria. *N Engl J Med* 360:306, 2009.
167. Gordeuk VR, Brittenham GM, Hawkins CW, et al: Iron therapy for hepatic dysfunction in erythropoietic protoporphyria. *Ann Intern Med* 105:27, 1986.
168. Mercurio MG, Prince G, Weber FL, et al: Terminal hepatic failure in erythropoietic protoporphyria. *J Am Acad Dermatol* 29:829, 1993.
169. Bonkovsky HL, Schned AR: Fatal liver failure in protoporphyria: Synergism between ethanol excess and the genetic defect *Gastroenterology* 90:191, 1986.
170. Bloomer JR: Pathogenesis and therapy of liver disease in protoporphyria. *Yale J Biol Med* 52:39, 1979.
171. Kniffen JC: Protoporphyrin removal in intrahepatic porphyrastasis. *Gastroenterology* 58:1027, 1970.
172. Gross U, Frank M, Doss MO: Hepatic complications of erythropoietic protoporphyria. *Photodermatol Photoimmunol Photomed* 14:52, 1998.
173. Bechtel MA, Bertolone SJ, Hodge SJ: Transfusion therapy in a patient with erythropoietic protoporphyria. *Arch Dermatol* 117:99, 1981.
174. Van Wijk HJ, Van Hattum J, Delafaille HB, et al: Blood exchange and transfusion therapy for acute cholestasis in protoporphyria. *Dig Dis Sci* 33:1621, 1988.
175. McGuire BM, Bonkovsky HL, Carithers RL Jr, et al: Liver transplantation for erythropoietic protoporphyria liver disease. *Liver Transpl* 11:1590, 2005.
176. Todd DJ, Callender ME, Mayne EE, et al: Erythropoietic protoporphyria, transfusion therapy and liver disease. *Br J Dermatol* 127:534, 1992.
177. Nordmann Y: Erythropoietic protoporphyria and hepatic complications. *J Hepatol* 16:4, 1992.
178. Muley SA, Midani HA, Rank JM, et al: Neuropathy in erythropoietic protoporphyrias *Neurology* 51:262, 1998.
179. Poh-Fitzpatrick MB, Wang X, Anderson KE, et al: Erythropoietic protoporphyria: Altered phenotype after bone marrow transplantation for myelogenous leukemia in a patient heteroallelic for ferrochelatase gene mutations. *J Am Acad Dermatol* 46:861, 2002.
180. Fontanellas A, Mazurier F, Landry M, et al: Reversion of hepatobiliary alterations by bone marrow transplantation in a murine model of erythropoietic protoporphyria. *Hepatology* 32:73, 2000.
181. Rand EB, Bunin N, Cochran W, et al: Sequential liver and bone marrow transplantation for treatment of erythropoietic protoporphyria. *Pediatrics* 118:e1896, 2006.
182. Pawliuk R, Tighe R, Wise RJ, et al: Prevention of murine erythropoietic protoporphyria-associated skin photosensitivity and liver disease by dermal and hepatic ferrochelatase. *J Invest Dermatol* 124:256, 2005.
183. Richard E, Robert E, Cario-Andre M, et al: Hematopoietic stem cell gene therapy of murine protoporphyria by methylguanine-DNA-methyltransferase-mediated in vivo drug selection. *Gene Ther* 11:1638, 2004.
184. Sassa S: ALAD porphyria. *Semin Liver Dis* 18:95, 1998.
185. Plewinska M, Thunell S, Holmberg L, et al: Delta-Aminolevulinate dehydratase deficient porphyria: Identification of the molecular lesions in a severely affected homozygote. *Am J Hum Genet* 49:167, 1991.
186. Hassoun A, Verstraeten L, Mercelis R, Martin JJ: Biochemical diagnosis of an hereditary aminolaevulinate dehydratase deficiency in a 63-year-old man. *J Clin Chem Clin Biochem* 27:781, 1989.
187. Akagi R, Nishitani C, Harigae H, et al: Molecular analysis of delta-aminolevulinate dehydratase deficiency in a patient with an unusual late-onset porphyria. *Blood* 96:3618, 2000.
188. Akagi R, Yasui Y, Harper P, Sassa S: A novel mutation of delta-aminolaevulinate dehydratase in a healthy child with 12% erythrocyte enzyme activity. *Br J Haematol* 106:931, 1999.
189. Akagi R, Inoue R, Muranaka S, et al: Dual gene defects involving δ-aminolaevulinate dehydratase and coproporphyrinogen oxidase in a porphyria patient. *Br J Haematol* 132:237, 2006.
190. Thunell S, Henrichson A, Floderus Y, et al: Liver transplantation in a boy with acute porphyria due to aminolaevulinate dehydratase deficiency. *Eur J Clin Chem Clin Biochem* 30:599, 1992.
191. Shimizu Y, Ida S, Naruto H, Urata G: Excretion of porphyrins in urine and bile after the administration of delta-aminolevulinic acid. *J Lab Clin Med* 92:795, 1978.
192. Doss M, von Tiepermann R, Schneider J, Schmid H: New type of hepatic porphyria with porphobilinogen synthase defect and intermittent acute clinical manifestation. *Klin Wochenschr* 57:1123, 1979.
193. Gross U, Sassa S, Jacob K, et al: 5-Aminolevulinic acid dehydratase deficiency porphyria: A twenty-year clinical and biochemical follow-up. *Clin Chem* 44:1892, 1998.
194. Doss MO, Stauch T, Gross U, et al: The third case of Doss porphyria (delta-aminolevulinic acid dehydratase deficiency) in Germany. *J Inherit Metab Dis* 27:529, 2004.
195. Thunell S, Holmberg L, Lundgren J: Aminolaevulinate dehydratase porphyria in infancy. A clinical and biochemical study. *J Clin Chem Clin Biochem* 25:5, 1987.
196. Mercelis R, Hassoun A, Verstraeten L, et al: Porphyric neuropathy and hereditary δ-aminolevulinic acid dehydratase deficiency in an adult. *J Neurol Sci* 95:39, 1990.
197. Fujita H, Sato K, Sano S: Increase in the amount of erythrocyte delta-aminolevulinic acid dehydratase in workers with moderate lead exposure. *Int Arch Occup Environ Health* 50:287, 1982.
198. Sassa S, Fujita H, Kappas A: Succinylacetone and delta-aminolevulinic acid dehydratase in hereditary tyrosinemia: Immunochemical study of the enzyme *Pediatrics* 86:84, 1990.
199. Goldberg A, Moore MR, McColl KEL, Brodie MJ: Porphyrin metabolism and the porphyrias, in *Oxford Textbook of Medicine*, edited by DA Ledingham, DA Warrell, DJ Wetherall, p 9136. Oxford University Press, Oxford, 1987.
200. Mustajoki P, Koskelo P: Hereditary hepatic porphyrias in Finland. *Acta Med Scand* 200:171, 1976.
201. Kauppinen R, von und zu Fraunberg M: Molecular and biochemical studies of acute intermittent porphyria in 196 patients and their families. *Clin Chem* 48:1891, 2002.
202. Grandchamp B: Acute intermittent porphyria. *Semin Liver Dis* 18:17, 1998.
203. Wetterberg L: *A Neuropsychiatric and Genetical Investigation of Acute Intermittent Porphyria*. Scandinavian University Books, Stockholm, 1967.
204. Mustajoki P, Kauppinen R, Lannfelt L, et al: Frequency of low erythrocyte porphobilinogen deaminase activity in Finland. *J Intern Med* 231:389, 1992.
205. Nordmann Y, Puy H, Da Silva V, et al: Acute intermittent porphyria: Prevalence of mutations in the porphobilinogen deaminase gene in blood donors in France. *J Intern Med* 242:213, 1997.
206. Grandchamp B, Picat C, de Rooij F, et al: A point mutation G→A in exon 12 of the porphobilinogen deaminase gene results in exon skipping and is responsible for acute intermittent porphyria. *Nucleic Acids Res* 17:6637, 1989.
207. Desnick RJ, Ostasiewicz LT, Tishler PA, Mustajoki P: Acute intermittent porphyria: Characterization of a novel mutation in the structural gene for porphobilinogen deaminase. Demonstration of noncatalytic enzyme intermediates stabilized by bound substrate. *J Clin Invest* 76:865, 1985.
208. Wilson JH, De Rooy FW, Te Velde K: Acute intermittent porphyria in The Netherlands. Heterogeneity of the enzyme porphobilinogen deaminase. *Neth J Med* 29:393, 1986.
209. Anderson KE, Freddara U, Kappas A: Induction of hepatic cytochrome P-450 by natural steroids: Relationships to the induction of δ-aminolevulinate synthase and porphyrin accumulation in the avian embryo. *Arch Biochem Biophys* 217:597, 1982.

210. Kauppinen R: Prognosis of acute porphyrias and molecular genetics of acute intermittent porphyria in Finland [thesis]. University of Helsinki, Helsinki, Finland, 1992.
211. Sze G: Cortical brain lesions in acute intermittent porphyria. *Ann Intern Med* 125:422, 1996.
212. Lithner F: Could attacks of abdominal pain in cases of acute intermittent porphyria be due to intestinal angina? *J Intern Med* 247:407, 2000.
213. Anderson KE, Drummond GS, Freddara U, et al: Porphyrogenic effects and induction of heme oxygenase in vivo by δ-aminolevulinic acid. *Biochim Biophys Acta* 676:289, 1981.
214. Brennan MJW, Cantrill RC: δ-Aminolaevulinic acid is a potent agonist for GABA autoreceptors *Nature* 280:514, 1979.
215. Müller WE, Snyder SH: δ-Aminolevulinic acid: Influences on synaptic GABA receptor binding may explain CNS symptoms of porphyria. *Ann Neurol* 2:340, 1977.
216. Mustajoki P, Timonen K, Gorchein A, et al: Sustained high plasma 5-aminolaevulinic acid concentration in a volunteer: No porphyric symptoms. *Eur J Clin Invest* 22:407, 1992.
217. Lindberg RL, Porcher C, Grandchamp B, et al: Porphobilinogen deaminase deficiency in mice causes a neuropathy resembling that of human hepatic porphyria. *Nat Genet* 12:195, 1996.
218. Meyer UA, Schuurmans MM, Lindberg RLP: Acute porphyrias: Pathogenesis of neurological manifestations. *Semin Liver Dis* 18:43, 1998.
219. Jover R, Hoffmann F, Scheffler-Koch V, Lindberg RL: Limited heme synthesis in porphobilinogen deaminase-deficient mice impairs transcriptional activation of specific cytochrome P450 genes by phenobarbital. *Eur J Biochem* 267:7128, 2000.
220. Lindberg RL, Martini R, Baumgartner M, et al: Motor neuropathy in porphobilinogen deaminase-deficient mice imitates the peripheral neuropathy of human acute porphyria. *J Clin Invest* 103:1127, 1999.
221. Soonawalla ZF, Orug T, Badminton MN, et al: Liver transplantation as a cure for acute intermittent porphyria. *Lancet* 363:705, 2004.
222. Louis CA, Sinclair JF, Wood SG, et al: Synergistic induction of cytochrome-P450 by ethanol and isopentanol in cultures of chick embryo and rat hepatocytes. *Toxicol Appl Pharmacol* 118:169, 1993.
223. Thunell S, Floderus Y, Henrichson A, et al: Alcoholic beverages in acute porphyria. *J Stud Alcohol* 53:272, 1992.
224. Lip GYH, McColl KEL, Goldberg A, Moore MR: Smoking and recurrent attacks of acute intermittent porphyria. *BMJ* 302:507, 1991.
225. Andersson C, Bylesjo I, Lithner F: Effects of diabetes mellitus on patients with acute intermittent porphyria. *J Intern Med* 245:193, 1999.
226. Milo R, Neuman M, Klein C, Caspi E, Arlazoroff A: Acute intermittent porphyria in pregnancy. *Obstet Gynecol* 73:450, 1989.
227. Shenhav S, Gemer O, Sassoon E, Segal S: Acute intermittent porphyria precipitated by hyperemesis and metoclopramide treatment in pregnancy. *Acta Obstet Gynecol Scand* 76:484, 1997.
228. Welland FH, Hellman ES, Gaddis EM, et al: Factors affecting the excretion of porphyrin precursors by patients with acute intermittent porphyria. I. The effect of diet. *Metabolism* 13:232, 1964.
229. Thaler MM, Dawber NH: Stimulation of bilirubin formation in liver of newborn rats by fasting and glucagon. *Gastroenterology* 72:312, 1977.
230. Beukeveld GJJ, Wolthers BG, Nordmann Y, et al: A retrospective study of a patient with homozygous form of acute intermittent porphyria. *J Inherit Metab Dis* 13:673, 1990.
231. Picat C, Delfau MH, De Rooij FWM, et al: Identification of the mutations in the parents of a patient with a putative compound heterozygosity for acute intermittent porphyria. *J Inherit Metab Dis* 13:684, 1990.
232. Solis C, Martinez-Bermejo A, Naidich TP, et al: Acute intermittent porphyria: Studies of the severe homozygous dominant disease provides insights into the neurologic attacks in acute porphyrias. *Arch Neurol* 61:1764, 2004.
233. Stein JA, Tschudy DP: Acute intermittent porphyria. A clinical and biochemical study of 46 patients. *Medicine (Baltimore)* 49:1, 1970.
234. Waldenstrom J: The porphyrias as inborn errors of metabolism. *Am J Med* 22:758, 1957.
235. Barohn RJ, Sanchez JE, Anderson KE: Acute peripheral neuropathy due to hereditary coproporphyria. *Muscle Nerve* 17:793, 1994.
236. Greenspan GH, Block AJ: Respiratory insufficiency associated with acute intermittent porphyria. *South Med J* 74:954, 1981.
237. Ridley A: Porphyric neuropathy, in *Peripheral Neuropathy,* edited by PJ Dyck, PK Thomas, EH Lambert, R Bunge, p 1704. WB Saunders, Philadelphia, 1984.
238. Stein JA, Curl FD, Valsamis M, Tschudy DP: Abnormal iron and water metabolism in acute intermittent porphyria with new morphologic findings. *Am J Med* 53:784, 1972.
239. Goldberg A: Acute intermittent porphyria. A study of 50 cases. *Q J Med* 28:183, 1959.
240. Bloomer JR, Berk PD, Bonkowsky HL, et al: Blood volume and bilirubin production in acute intermittent porphyria. *N Engl J Med* 284:17, 1971.
241. Eales L, Dowdle EB, Sweeney GD: The electrolyte disorder of the acute porphyric attack and the possible role of delta-aminolaevulic acid [special issue]. *S Afr J Lab Clin Med* 17:89, 1971.
242. Tschudy DP, Lamon JM: Porphyrin metabolism and the porphyrias, in *Duncan's Diseases of Metabolism,* 8th ed, edited by PK Bondy, LE Rosenberg, p 939. WB Saunders, Philadelphia, 1980.
243. Tschudy DP, Valsamis M, Magnussen CR: Acute intermittent porphyria: Clinical and selected research aspects. *Ann Intern Med* 83:851, 1975.
244. Andersson C, Wikberg A, Stegmayr B, Lithner F: Renal symptomatology in patients with acute intermittent porphyria. A population-based study. *J Intern Med* 248:319, 2000.
245. Church SE, McColl KE, Moore MR, Youngs GR: Hypertension and renal impairment as complications of acute porphyria. *Nephrol Dial Transplant* 7:986, 1992.
246. Barone GW, Gurley BJ, Anderson KE, et al: The tolerability of newer immunosuppressive medications in a patient with acute intermittent porphyria. *J Clin Pharmacol* 41:113, 2001.
247. Nunez DJ, Williams PF, Herrick AL, et al: Renal transplantation for chronic renal failure in acute porphyria. *Nephrol Dial Transplant* 2:271, 1987.
248. Ostrowski J, Kostrzewska E, Michalak T, et al: Abnormalities in liver function and morphology and impaired aminopyrine metabolism in hereditary hepatic porphyrias. *Gastroenterology* 85:1131, 1983.
249. Andant C, Puy H, Bogard C, et al: Hepatocellular carcinoma in patients with acute hepatic porphyria: Frequency of occurrence and related factors. *J Hepatol* 32:933, 2000.
250. Andant C, Puy H, Faivre J, Deybach JC: Acute hepatic porphyrias and primary liver cancer [letter]. *N Engl J Med* 338:1853, 1998.
251. Andersson C, Bjersing L, Lithner F: The epidemiology of hepatocellular carcinoma in patients with acute intermittent porphyria. *J Intern Med* 240:195, 1996.
252. Bengtsson NO, Hardell L: Porphyrias, porphyrins and hepatocellular cancer. *Br J Cancer* 54:115, 1986.
253. Gubler JG, Bargetzi MJ, Meyer UA: Primary liver carcinoma in two sisters with acute intermittent porphyria. *Am J Med* 89:540, 1990.
254. Hardell L, Bengtsson NO, Jonsson U, et al: Aetiological aspects on primary liver cancer with special regard to alcohol, organic solvents and acute intermittent porphyria—An epidemiological investigation. *Br J Cancer* 50:389, 1984.
255. Kauppinen R, Mustajoki P: Acute hepatic porphyria and hepatocellular carcinoma. *Br J Cancer* 57:117, 1987.
256. Linet MS, Gridley G, Nyren O, et al: Primary liver cancer, other malignancies, and mortality risks following porphyria: A cohort study in Denmark and Sweden. *Am J Epidemiol* 149:1010, 1999.
257. Lithner F, Wetterberg L: Hepatocellular carcinoma in patients with acute intermittent porphyria. *Acta Med Scand* 215:271, 1984.
258. Hollander CS, Scott RL, Tschudy DP, et al: Increased protein bound iodine and thyroxine binding globulin in acute intermittent porphyria. *N Engl J Med* 277:995, 1967.
259. Mustajoki P, Nikkila EA: Serum lipoproteins in asymptomatic acute porphyria: No evidence for hyperbetalipoproteinemia. *Metabolism* 33:266, 1984.
260. Deacon AC, Peters TJ: Identification of acute porphyria: Evaluation of a commercial screening test for urinary porphobilinogen. *Ann Clin Biochem* 35:726, 1998.
261. Minder EI: Coproporphyrin isomers in acute-intermittent porphyria. *Scand J Clin Lab Invest* 53:87, 1993.
262. Blum M, Koehl C, Abecassis J: Variations in erythrocyte uroporphyrinogen I synthetase activity in nonporphyrias. *Clin Chim Acta* 87:119, 1978.
263. Kostrzewska E, Gregor A: Increased activity of porphobilinogen deaminase in erythrocytes during attacks of acute intermittent porphyria. *Ann Clin Res* 18:195, 1986.
264. Bonkowsky HL, Tschudy DP: Hazard of propranolol in treatment of acute porphyria [letter]. *Br Med J* 4:47, 1974.
265. Bonkowsky HL, Sinclair PR, Emery S, Sinclair JF: Seizure management in acute hepatic porphyria: Risks of valproate and clonazepam. *Neurology* 30:588, 1980.
266. Larson AW, Wasserstrom WR, Felsher BF, Shih JC: Posttraumatic epilepsy and acute intermittent porphyria: Effects of phenytoin, carbamazepine, and clonazepam. *Neurology* 28:824, 1978.
267. Harper P, Wahlin S: Treatment options in acute porphyria, porphyria cutanea tarda, and erythropoietic protoporphyria. *Curr Treat Options Gastroenterol* 10:444, 2007.
268. Mustajoki P, Nordmann Y: Early administration of heme arginate for acute porphyric attacks. *Arch Intern Med* 153:2004, 1993.
269. Tenhunen R, Mustajoki P: Acute porphyria: Treatment with heme. *Semin Liver Dis* 18:53, 1998.
270. Green D, Reynolds N, Klein J, et al: The inactivation of hemostatic factors by hematin. *J Lab Clin Med* 102:361, 1983.
271. Jones RL: Hematin-derived anticoagulant. Generation *in vitro* and *in vivo*. *J Exp Med* 163:724, 1986.
272. Bonkovsky HL, Healey JF, Lourie AN, Gerron GG: Intravenous heme-albumin in acute intermittent porphyria: Evidence for repletion of hepatic hemoproteins and regulatory heme pools. *Am J Gastroenterol* 86:1050, 1991.
273. Anderson KE, Bonkovsky HL, Bloomer JR, Shedlofsky SI: Reconstitution of hematin for intravenous infusion. *Ann Intern Med* 144:537, 2006.
274. Daimon M, Susa S, Igarashi M, et al: Administration of heme arginate, but not hematin, caused anaphylactic shock. *Am J Med* 110:240, 2001.
275. Khanderia U: Circulatory collapse associated with hemin therapy for acute intermittent porphyria. *Clin Pharm* 5:690, 1986.
276. Jeelani Dhar G, Bossenmaier I, Cardinal R, et al: Transitory renal failure following rapid administration of a relatively large amount of hematin in a patient with acute intermittent porphyria in clinical remission. *Acta Med Scand* 203:437, 1978.
277. Herrick AL, McColl KEL, Moore MR, et al: Controlled trial of haem arginate in acute hepatic porphyria. *Lancet* 1:1295, 1989.
278. Cherem JH, Malagon J, Nellen H: Cimetidine and acute intermittent porphyria. *Ann Intern Med* 143:694, 2005.
279. Horie Y, Tanaka K, Okano J, et al: Cimetidine in the treatment of porphyria cutanea tarda. *Intern Med* 35:717, 1996.
280. Marcus DL, Nadel H, Lew G, Freedman ML: Cimetidine suppresses chemically induced experimental hepatic porphyria. *Am J Med Sci* 300:214, 1990.
281. Anderson KE, Spitz IM, Bardin CW, Kappas A: A GnRH analogue prevents cyclical attacks of porphyria. *Arch Intern Med* 150:1469, 1990.
282. De Block CE, Leeuw IH, Gaal LF: Premenstrual attacks of acute intermittent porphyria: Hormonal and metabolic aspects—A case report. *Eur J Endocrinol* 141:50, 1999.
283. Yamamori I, Asai M, Tanaka F, et al: Prevention of premenstrual exacerbation of hereditary coproporphyria by gonadotropin-releasing hormone analogue. *Intern Med* 38:365, 1999.
284. Anderson KE, Egger NG, Goeger DE: Heme arginate for prevention of acute porphyric attacks [abstract]. *Acta Haematol* 98(Suppl 1):120, 1997.
285. With TK: Hereditary coproporphyria and variegate porphyria in Denmark. *Dan Med Bull* 30:106, 1983.
286. Mustajoki P: Variegate porphyria. Twelve years' experience in Finland. *Q J Med*

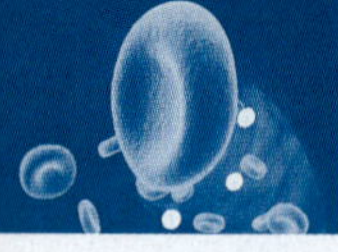

49:191, 1980.

287. Eales L, Day RS, Blekkenhorst GH: The clinical and biochemical features of variegate porphyria: An analysis of 300 cases studied at Groote Schuur Hospital, Cape Town. *Int J Biochem* 12:837, 1980.

288. Grandchamp B, Phung N, Nordmann Y: Homozygous case of hereditary coproporphyria. *Lancet* 2:1348, 1977.

289. To-Figueras J, Badenas C, Enriquez MT, et al: Biochemical and genetic characterization of four cases of hereditary coproporphyria in Spain. *Mol Genet Metab* 85:160, 2005.

290. Nordmann Y, Grandchamp B, De Verneuil H, et al: Harderoporphyria: A variant hereditary coproporphyria. *J Clin Invest* 72:1139, 1983.

291. Blake D, McManus J, Cronin V, Ratnaike S: Fecal coproporphyrin isomers in hereditary coproporphyria. *Clin Chem* 38:96, 1992.

292. Longas MO, Poh-Fitzpatrick MB: A tightly bound protein-porphyrin complex isolated from the plasma of a patient with variegate porphyria. *Clin Chim Acta* 118:219, 1982.

293. Hift RJ, Davidson BP, van der Hooft C, et al: Plasma fluorescence scanning and fecal porphyrin analysis for the diagnosis of variegate porphyria: Precise determination of sensitivity and specificity with detection of protoporphyrinogen oxidase mutations as a reference standard. *Clin Chem* 50:915, 2004.

294. Lamoril J, Puy H, Gouya L, et al: Neonatal hemolytic anemia due to inherited harderoporphyria: Clinical characteristics and molecular basis *Blood* 91:1453, 1998.

295. Tio TH, Leijnse B, Jarrett A, Rimington C: Acquired porphyria from a liver tumor. *Clin Sci Mol Med* 16:517, 1959.

296. Elder GH, Urquhart AJ, de Salamanca RE, et al: Immunoreactive uroporphyrinogen decarboxylase in the liver in porphyria cutanea tarda. *Lancet* 2:229, 1985.

297. Moran MJ, Fontanellas A, Brudieux E, et al: Hepatic uroporphyrinogen decarboxylase activity in porphyria cutanea tarda patients: The influence of virus C infection. *Hepatology* 27:584, 1998.

298. Phillips JD, Jackson LK, Bunting M, et al: A mouse model of familial porphyria cutanea tarda. *Proc Natl Acad Sci U S A* 98:259, 2001.

299. Elder GH, Lee GB, Tovey JA: Decreased activity of hepatic uroporphyrinogen decarboxylase in sporadic porphyria cutanea tarda. *N Engl J Med* 299:274, 1978.

300. Gorman N, Zaharia A, Trask HS, et al: Effect of iron and ascorbate on uroporphyria in ascorbate-requiring mice as a model for porphyria cutanea tarda. *Hepatology* 45:187, 2007.

301. Percy VA, Naidoo D, Joubert SM, Pegoraro RJ: Ascorbate status of patients with porphyria cutanea tarda symptomatica and its effect on porphyrin metabolism. *S Afr J Med Sci* 40:185, 1975.

302. Sinclair PR, Gorman G, Shedlofsky SI, et al: Ascorbic acid deficiency in porphyria cutanea tarda. *J Lab Clin Med* 130:197, 1997.

303. Rocchi E, Casalgrandi G, Masini A, et al: Circulating pro- and antioxidant factors in iron and porphyrin metabolism disorders. *Ital J Gastroenterol Hepatol* 31:861, 1999.

304. Sinclair PR, Gorman N, Walton HS, et al: CYP1A2 is essential in murine uroporphyria caused by hexachlorobenzene and iron. *Toxicol Appl Pharmacol* 162:60, 2000.

305. Smith AG, Clothier B, Carthew P, et al: Protection of the Cyp1A2(−/−) null mouse against uroporphyria and hepatic injury following exposure to 2,3,7,8-tetrachlorodibenzo-*p*-dioxin. *Toxicol Appl Pharmacol* 173:89, 2001.

306. Elder GH: Porphyria cutanea tarda and related disorders, in *Porphyrin Handbook, Part II*, edited by KM Kadish, K Smith, R Guilard, p 67. Academic Press, San Diego, 2003.

307. Phillips JD, Parker TL, Schubert HL, et al: Functional consequences of naturally occurring mutations in human uroporphyrinogen decarboxylase. *Blood* 98:3179, 2001.

308. Cassiman D, Vannoote J, Roelandts R, et al: Porphyria cutanea tarda and liver disease. A retrospective analysis of 17 cases from a single centre and review of the literature. *Acta Gastroenterol Belg* 71:237, 2008.

309. Gisbert JP, Garcia-Buey L, Alonso A, et al: Hepatocellular carcinoma risk in patients with porphyria cutanea tarda. *Eur J Gastroenterol Hepatol* 16:689, 2004.

310. Rossmann-Ringdahl I, Olsson R: Porphyria cutanea tarda in a Swedish population: Risk factors and complications. *Acta Derm Venereol* 85:337, 2005.

311. Dabski C, Beutner EH: Studies of laminin and type IV collagen in blisters of porphyria cutanea tarda and drug-induced pseudoporphyria. *J Am Acad Dermatol* 25:28, 1991.

312. Pigatto PD, Polenghi MM, Altomare GF, et al: Complement cleavage products in the phototoxic reaction of porphyria cutanea tarda. *Br J Dermatol* 114:567, 1986.

313. Egger NG, Goeger DE, Payne DA, et al: Porphyria cutanea tarda: Multiplicity of risk factors including HFE mutations, hepatitis C, and inherited uroporphyrinogen decarboxylase deficiency. *Dig Dis Sci* 47:419, 2002.

314. Blekkenhorst GH, Eales L, Pimstone NR: Activation of uroporphyrinogen decarboxylase by ferrous iron in porphyria cutanea tarda. *S Afr Med J* 56:918, 1979.

315. Bulaj ZJ, Franklin MR, Phillips JD, et al: Transdermal estrogen replacement therapy in postmenopausal women previously treated for porphyria cutanea tarda. *J Lab Clin Med* 136:482, 2000.

316. Christiansen L, Bygum A, Jensen A, et al: Association between CYP1A2 polymorphism and susceptibility to porphyria cutanea tarda. *Hum Genet* 107:612, 2000.

317. Grossman ME, Bickers DR, Poh-Fitzpatrick MB, et al: Porphyria cutanea tarda. Clinical features and laboratory findings in 40 patients. *Am J Med* 67:277, 1979.

318. Sixel-Dietrich F, Doss M: Hereditary uroporphyrinogen-decarboxylase deficiency predisposing porphyria cutanea tarda (chronic hepatic porphyria) in females after oral contraceptive medication. *Arch Dermatol Res* 278:13, 1985.

319. Legault N, Sabik H, Cooper SF, Charbonneau M: Effect of estradiol on the induction of porphyria by hexachlorobenzene in the rat. *Biochem Pharmacol* 54:19, 1997.

320. Liehr JG: Vitamin C reduces the incidence and severity of renal tumors induced by estradiol or diethylstilbestrol. *Am J Clin Nutr* 54:S1256, 1991.

321. Fujita N, Sugimoto R, Motonishi S, et al: Patients with chronic hepatitis C achieving a sustained virological response to peginterferon and ribavirin therapy recover from impaired hepcidin secretion. *J Hepatol* 49:702, 2008.

322. Nishina S, Hino K, Korenaga M, et al: Hepatitis C virus-induced reactive oxygen species raise hepatic iron level in mice by reducing hepcidin transcription. *Gastroenterology* 134:226, 2008.

323. Wissel PS, Sordillo P, Anderson KE, et al: Porphyria cutanea tarda associated with the acquired immune deficiency syndrome. *Am J Hematol* 25:107, 1987.

324. Roberts AG, Whatley SD, Nicklin S, et al: The frequency of hemochromatosis-associated alleles is increased in British patients with sporadic porphyria cutanea tarda. *Hepatology* 25:159, 1997.

325. Dereure O, Aguilar-Martinez P, Bessis D, et al: HFE mutations and transferrin receptor polymorphism analysis in porphyria cutanea tarda: A prospective study of 36 cases from southern France. *Br J Dermatol* 144:533, 2001.

326. Ajioka RS, Phillips JD, Weiss RB, et al: Down-regulation of hepcidin in porphyria cutanea tarda. *Blood* 112:4723, 2008.

327. Calvert GM, Sweeney MH, Fingerhut MA, et al: Evaluation of porphyria cutanea tarda in U.S. workers exposed to 2,3,7,8-tetrachlorodibenzo-p-dioxin. *Am J Ind Med* 25:559, 1994.

328. Smith A: Porphyria caused by chlorinated AH receptor ligands and associated mechanisms of liver injury and cancer, in *Porphyrin Handbook, Part II*, edited by KM Kadish, K Smith, R Guilard, p 169. Academic Press, San Diego, 2003.

329. Brady JJ, Jackson HA, Roberts AG, et al: Co-inheritance of mutations in the uroporphyrinogen decarboxylase and hemochromatosis genes accelerates the onset of porphyria cutanea tarda. *J Invest Dermatol* 115:868, 2000.

330. Barzilay D, Orion E, Brenner S: Porphyria cutanea tarda triggered by a combination of three predisposing factors. *Dermatology* 203:195, 2001.

331. Au WY, Tam SC, Ho KM, et al: Hypertrichosis due to porphyria cutanea tarda associated with blastic transformation of myelofibrosis. *Br J Dermatol* 141:932, 1999.

332. Lee SC, Yun SJ, Lee JB, et al: A case of porphyria cutanea tarda in association with idiopathic myelofibrosis and CREST syndrome. *Br J Dermatol* 144:182, 2001.

333. Anderson KE, Goeger DE, Carson RW, et al: Erythropoietin for the treatment of porphyria cutanea tarda in a patient on long-term hemodialysis. *N Engl J Med* 322:315, 1990.

334. Armstrong DK, Sharpe PC, Chambers CR, et al: Hepatoerythropoietic porphyria: A missense mutation in the UROD gene is associated with mild disease and an unusual porphyrin excretion pattern. *Br J Dermatol* 151:920, 2004.

335. Elder GH: The metabolism of porphyrins of the isocoproporphyrin series. *Enzyme* 17:61, 1974.

336. Poh-Fitzpatrick MB, Lamola AA: Direct spectrophotometry of diluted erythrocytes and plasma: A rapid diagnostic method in primary and secondary porphyrinemias. *J Lab Clin Med* 87:362, 1976.

337. Poh-Fitzpatrick MB, Sosin AE, Bemis J: Porphyrin levels in plasma and erythrocytes of chronic hemodialysis patients. *J Am Acad Dermatol* 7:100, 1982.

338. Topi GC, Amantea A, Griso D: Recovery from porphyria cutanea tarda with no specific therapy other than avoidance of hepatic toxins. *Br J Dermatol* 3:75, 1984.

339. Ippen H: Treatment of porphyria cutanea tarda by phlebotomy. *Semin Hematol* 14:253, 1977.

340. Rocchi E, Cassanelli M, Ventura E: High weekly intravenous doses of desferrioxamine in porphyria cutanea tarda. *Br J Dermatol* 117:393, 1987.

341. Ratnaike S, Blake D, Campbell D, et al: Plasma ferritin levels as a guide to the treatment of porphyria cutanea tarda by venesection. *Australas J Dermatol* 29:3, 1988.

342. Rocchi E, Gibertini P, Cassanelli M, et al: Serum ferritin in the assessment of liver iron overload and iron removal therapy in porphyria cutanea tarda. *J Lab Clin Med* 107:36, 1986.

343. Ashton RE, Hawk JLM, Magnus IA: Low-dose oral chloroquine in the treatment of porphyria cutanea tarda. *Br J Dermatol* 3:609, 1984.

344. Bruce AJ, Ahmed I: Childhood-onset porphyria cutanea tarda: Successful therapy with low-dose hydroxychloroquine (Plaquenil). *J Am Acad Dermatol* 38:810, 1998.

345. Freesemann A, Frank M, Sieg I, Doss MO: Treatment of porphyria cutanea tarda by the effect of chloroquine on the liver. *Skin Pharmacol* 8:156, 1995.

346. Kordac V, Semradova M: Treatment of porphyria cutanea tarda with chloroquine. *Br J Dermatol* 90:95, 1974.

347. Taljaard JJF, Shanley BC, Stewart-Wynne EG, et al: Studies on low dose chloroquine therapy and the action of chloroquine in symptomatic porphyria. *Br J Dermatol* 87:261, 1972.

348. Timonen K, Niemi KM, Mustajoki P: Skin morphology in porphyria cutanea tarda does not improve despite clinical remission. *Clin Exp Dermatol* 16:355, 1991.

349. Thornsvard MAJCT, Guider BA, Kimball DB: An unusual reaction to chloroquine-primaquine. *JAMA* 235:1719, 1976.

350. Sweeney GD, Jones KG: Porphyria cutanea tarda: Clinical and laboratory features. *Can Med Assoc J* 120:803, 1979.

351. Malkinson FD, Levitt L: Hydroxychloroquine treatment of porphyria cutanea tarda. *Arch Dermatol* 116:1147, 1980.

352. Stolzel U, Kostler E, Schuppan D, et al: Hemochromatosis (HFE) gene mutations and response to chloroquine in porphyria cutanea tarda. *Arch Dermatol* 139:309, 2003.

353. Egger NG, Goeger DE, Anderson KE: Effects of chloroquine in hematoporphyrin-treated animals. *Chem Biol Interact* 102:69, 1996.

354. Cohen SN, Phifer KO, Yielding KL: Complex formation between chloroquine and ferrihaemic acid *in vitro*, and its effect on the antimalarial action of chloroquine. *Nature* 202:805, 1964.

355. Scholnick PL, Epstein J, Marver HS: The molecular basis of the action of chloroquine in porphyria cutanea tarda. *J Invest Dermatol* 61:226, 1973.

356. Chlumska A, Chlumsky J, Malina L: Liver changes in porphyria cutanea tarda patients treated with chloroquine. *Br J Dermatol* 102:261, 1980.

357. Vizethum W, Dahlmann D, Bolsen K, Goerz G: Influence of chloroquine (Resochin) on hexachlorobenzene (HCB) induced porphyria of the rat. *Arch Dermatol Res* 264:125, 1979.

358. Fernandez I, Castellano G, de Salamanca RE, et al: Porphyria cutanea tarda as a predictor of poor response to interferon alfa therapy in chronic hepatitis C. *Scand J Gastroenterol* 38:314, 2003.

359. Rossini A, Contessi GB, Leali C, et al: Efficacy of iron depletion and antiviral therapy in patients with porphyria cutanea tarda (PCT) and hepatitis C virus (HCV) chronic

infection [abstract]. *Hepatology* 40(Suppl 1):320A, 2004.

360. Shieh S, Cohen JL, Lim HW: Management of porphyria cutanea tarda in the setting of chronic renal failure: A case report and review. *J Am Acad Dermatol* 42:645, 2000.
361. Yaqoob M, Smyth J, Ahmad R, et al: Haemodialysis-related porphyria cutanea tarda and treatment by recombinant human erythropoietin. *Nephron* 60:428, 1992.
362. Carson RW, Dunnigan EJ, DuBose TDJ, et al: Removal of plasma porphyrins with high-flux hemodialysis in porphyria cutanea tarda associated with end-stage renal disease. *J Am Soc Nephrol* 2:1445, 1992.
363. Stevens BR, Fleischer AB, Piering F, Crosby DL: Porphyria cutanea tarda in the setting of renal failure: Response to renal transplantation. *Arch Dermatol* 129:337, 1993.
364. Fontanellas A, Mazurier F, Moreau-Gaudry F, et al: Correction of uroporphyrinogen decarboxylase deficiency (hepatoerythropoietic porphyria) in Epstein-Barr virus-transformed B-cell lines by retrovirus-mediated gene transfer: Fluorescence-based selection of transduced cells. *Blood* 94:465, 1999.

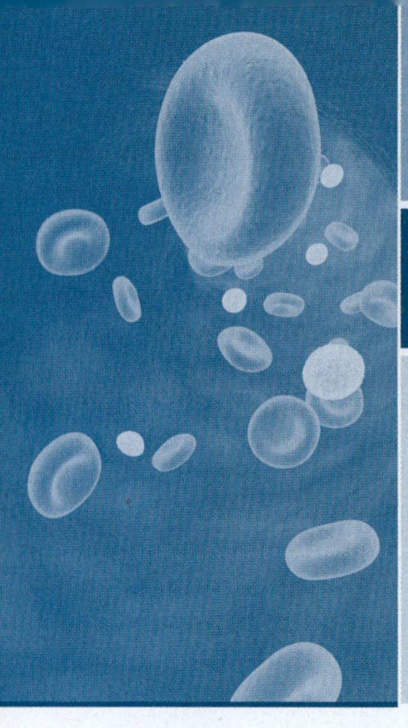

第58章

遗传性和获得性铁粒幼细胞性贫血

Prem Ponka, Josef T. Prchal

摘 要

铁粒幼细胞性贫血是以骨髓出现环形铁粒幼红细胞为特征。这些细胞是线粒体累积了大量铁的异常红系造血前体细胞。已经发现受累的红细胞有各种卟啉代谢异常。遗传性铁粒幼细胞贫血多为X染色体性联遗传，是由于5-氨基酮戊酸合成酶基因突变引起。偶尔也可见常染色体遗传或线粒体遗传形式。获得性铁粒幼细胞贫血可由于服用药物、饮酒和铅、锌等中毒所致。现认为越来越多的由于铜缺乏引起的铁粒幼细胞巨细胞贫血伴不同程度的血小板和白细胞减少患者，为一种独特类型的获得性铁粒幼细胞贫血；补充铜后血液学异常可恢复正常。环形铁粒幼细胞亦是骨髓增生异常状态的特征之一，这将在第88章讨论。药理剂量的吡哆醇对某些获得性铁粒幼细胞贫血有效。铁过载在铁粒幼细胞贫血中较常见，轻症患者可通过放血治疗，重症患者可用铁螯合剂治疗（参见第42章）。

定义和历史

铁粒幼细胞贫血是一组异质性疾病，其共同特征为骨髓中出现大量环形铁粒幼细胞、红系无效造血、组织铁增高和外周血出现不同比例低色素性红细胞。铁粒幼细胞贫血可为遗传性或获得性（表58-1）。

本章使用的简写和缩略词：ALA，δ-氨基乙酰丙酸（5-aminolevulinic acid）；ALAS2，δ-氨基乙酰丙酸合成酶2基因（gene encoding ALA synthase 2）；ATP，腺苷三磷酸（adenosine triphosphate）；Fe-S，铁硫簇（iron-sulfur cluster）；GLRX5，谷氧还蛋白5（glutaredoxin 5）；MLASA，线粒体肌病和铁粒幼细胞贫血（mitochondrial myopathy and sideroblastic anemia）；PUS1，假尿嘧啶核苷合成酶1基因（pseudouridine synthase 1 gene）；STEAP 3，前列腺3铁还原酶的6次跨膜上皮抗原（six-transmembrane epithelial antigen of prostate 3-ferric reductase）；tRNA，线粒体转运RNA（mitochondrial transfer RNA）；XLSA/A，X染色体连锁的铁粒幼细胞贫血伴共济失调（X-linked sideroblastic anemia associated with ataxia）。

表58-1 铁粒幼细胞贫血分类

Ⅰ. 获得性
- A. 原发性铁粒幼细胞贫血（骨髓增生异常综合征；参见第88章）
  1. 线粒体细胞色素氧化酶亚基1[54,55]
- B. 继发性铁粒幼细胞贫血
  1. 异烟肼[22,115,116,118]
  2. 吡嗪酰胺[21,116]
  3. 环丝氨酸[21,116]
  4. 氯霉素[21]
  5. 乙醇[21,39]
  6. 铅[23-26]
  7. 慢性肿瘤与炎症性疾病（参见第88章）
  8. 锌[123,124]

Ⅱ. 遗传性
- A. X染色体连锁遗传
  1. *ALAS2* 缺乏[34]
  2. 铁粒幼细胞贫血伴共济失调：线粒体ATP结合盒（*ABCB7*）突变[48-53,93]
- B. 常染色体遗传
  1. 线粒体肌病伴铁粒幼细胞贫血（*PSU1* 突变）[57,107,108]
- C. 线粒体遗传
  1. Pearson骨髓-胰腺综合征[15-19]

获得性铁粒幼细胞贫血可为肿瘤性疾病，也就是说，该病是一种克隆性疾病，可进展为急性白血病。第88章将讨论克隆性白血病前期疾病。铁粒幼细胞贫血亦可由于使用某些药物、接触有毒物质或者与肿瘤性或炎症性疾病同时出现。遗传性铁粒幼细胞贫血包括X连锁、常染色体和线粒体遗传三种类型。偶见有明显家族性发病的铁粒幼细胞性贫血患者后出现骨髓增生异常综合征[1,2]，但这属个别例外，铁粒幼细胞贫血为一独特疾病，不与其他疾病共存或相互转化。

尽管早在1947年有报道各种类型贫血患者有核红细胞核周分布的铁颗粒[3,4]，但直到Björkman[5]、Dacie等[6]、Heilmeyer等[7,8]、Bernard等[9]和Mollin[10]的研究报道发表，铁粒幼细胞贫血的概念作为通用名称才被广泛认可。在报道了原发性成人型难治性铁粒幼细胞贫血后[5,6]，又发现了与其形态学和红细胞动力学改变相近似的遗传性（性连锁）低色素性贫血。Cooley[11]报道一例伴卵形红细胞增多症贫血患者，该患者不久即被证实罹患一种遗传性连锁疾患[12]，即现在我们知道是由于氨基乙酰丙酸（ALA）合成酶突变引起的[13]。还报道了常染色体遗传病例[14]，而在一种线粒体 DNA 突变相关性疾病，即 Pearson 骨髓 - 胰腺综合征，也发现显著骨髓铁幼粒细胞性改变（见第 35 章）[15-19]。随后发现多种疾病[20]、抗结核药物治疗[21,22]及铅中毒等[23-26]都可以起类似的异常。某些病例对大剂量吡哆醇有效，被称为“吡哆醇反应性贫血”[10,27-29]。这些“继发性”获得性疾病也被归类为铁粒幼细胞贫血。

流行病学

各型遗传性铁粒幼细胞贫血均非常罕见，尚无特别的种族特异性好发倾向。药物诱导的铁粒幼细胞贫血散发病例见于使用表 58-1 列举的药物者。

病因学与发病机制

■ 形态学特征：铁粒幼细胞

铁粒幼细胞是指含有非血红素铁颗粒聚集的幼红细胞，在光学显微镜下呈普鲁士蓝阳性的一个或者多个铁颗粒[30]。第 29 章详细讨论了正常或异常状态下这些细胞的形态学特征。在正常个体，30%~50% 的骨髓幼红细胞含有这种铁颗粒，在电子显微镜下观察，这些铁颗粒既不在线粒体内，也不在其他细胞质细胞器内[31]。与正常铁颗粒在细胞质中的定位不同，铁粒幼细胞贫血中的病理性铁粒幼细胞的大量铁颗粒呈灰尘样、斑块样微粒沉积于线粒体嵴之间（参见第 29 章图 29-10）[32]。铁过载的线粒体扭曲变形肿胀，线粒体嵴模糊不清，线粒体本身也很难辨认。人类有核红细胞线粒体主要分布于细胞核周[23]，当线粒体铁过载时，形成独特的“环形”普鲁士蓝染色阳性的铁粒幼细胞（图 58-1）。已有文献总结了各种疾病中病理性铁粒幼细胞的形态学特征[33]。

■ 病理生理

大多数铁粒幼细胞贫血的发病机制并未完全明了[34,35]。遗传性与获得性铁粒幼细胞贫血线粒体内铁异常累积的基本机制是否相同亦不明确。然而，就目前对本病认识而言，一同讨论遗传性与获得性铁粒幼细胞贫血可能更为合适。本病病理生理可从两方面讨论：相关生物化学异常及其贫血本身的发病机制。

生物化学异常与遗传学

寻找铁粒幼细胞贫血生物化学异常的重点一直集中在线粒体内血红素合成的缺陷，以及吡哆醇代谢的可能异常上。

血红素合成缺陷　自从 Garby 及其同事[36]早期研究开始，血红素生物合成缺陷在铁粒幼细胞贫血中的可能作用一直占主导地位，Garby 推测可能存在上述缺陷，并证实游离红细胞原卟啉水平降低，而粪卟啉水平升高。随后又报道了卟啉前体水平及其血红素掺入率的各种异常[37-42]。然而，研究结果并不总是一致，因为游离红细胞原卟啉水平通常增高[43,44]，而非降低。在 Pearson 综合征患者发现线粒体基因组突变，进一步支持线粒体在铁粒幼细胞贫血发病中的作用[15-19]。

已有研究报道在遗传性与获得性铁粒幼细胞贫血患者均存在骨髓红细胞 ALA 合成酶（ALAS）缺乏[45-47]。在 DNA 水平鉴定到红系特异性 ALA 合成酶（ALAS2）的 X- 连锁基因缺陷使我们明确了 X- 连锁遗传的病例是由于该酶功能缺失型突变所致[34]。遗传性铁粒幼细胞贫血伴共济失调性脊髓小脑退行性病变是一种完全有别于其他类型铁粒幼细胞贫血的 X- 连锁综合征[48-51]。已经鉴定到一种 X- 连锁的腺苷三磷酸（ATP）结合盒缺陷可能是这种罕见疾病的致病原因[48,52,53]。

已经报道两例铁粒幼细胞贫血患者存在线粒体细胞色素氧化酶亚单位 1 异质性点突变[54-56]。

有报道个别遗传性铁粒幼细胞贫血病例呈常染色体遗传[57,58]。在其他极罕见的铁粒幼细胞贫血病例还发现尿卟啉

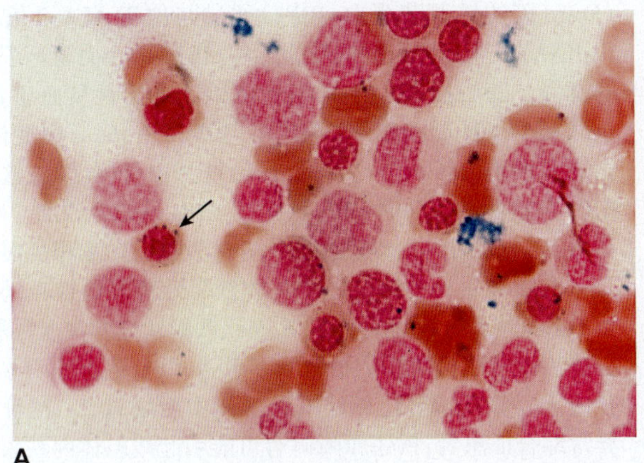

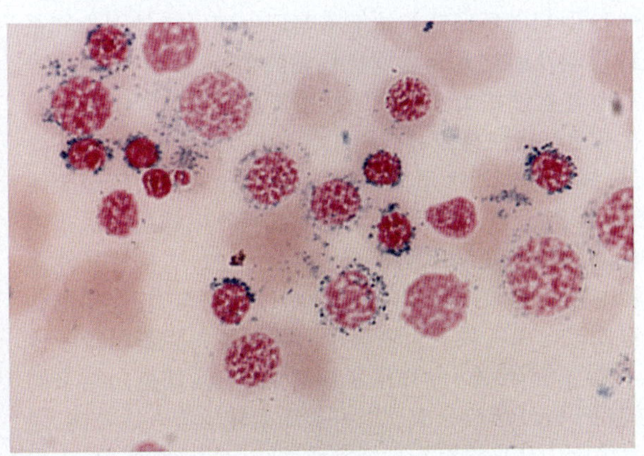

图 58-1　骨髓涂片。A. 正常骨髓涂片普鲁士蓝染色。注意有几个幼红细胞没有明显的铁颗粒（蓝染）。箭头所指幼红细胞带有几个非常细小的细胞质蓝染颗粒。在正常骨髓中的大多数幼红细胞内很难看到铁颗粒，因为这些铁颗粒通常在光学显微镜的分辨率以下。B. 铁粒幼细胞贫血。注意幼红细胞内普鲁士蓝颗粒明显增多，多数位于细胞核周围。这些是典型的环形铁粒幼红细胞，从定义上来说，是红系前体细胞的病理变化。在某些情况下，细胞质铁颗粒增大增多亦是一种病理变化。

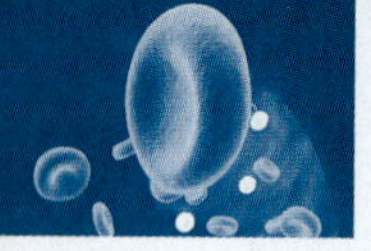

原脱羧酶[59,60]和亚铁螯合酶[37,42,61-63]缺乏，这两个酶也是血红素生物合成所必需的（参见第57章），但线粒体铁过载对酶活性的抑制效应也可引起血红素合成酶缺陷[42]。有学者认为粪卟啉原氧化酶缺陷参与了铁粒幼红细胞的形成[36]，但直接酶活性测定未能证实上述推测[64]。铁粒幼细胞贫血患者普遍有尿卟啉原Ⅰ合成酶水平增高[40]。酒精为继发性铁粒幼细胞贫血的常见病因，可在几个步骤抑制血红素的合成[39]。然而，在很多情况下，没能发现原卟啉合成途径的异常[65]。

吡哆醇代谢　动物缺乏吡哆醇可发生铁粒幼细胞贫血[32]，支持吡哆醇在铁粒幼细胞贫血中的作用。降低血液磷酸吡哆醛水平及中幼红细胞ALAS活性的药物可诱发铁粒幼细胞贫血[22,37,41]。此外，某些铁粒幼细胞贫血虽然不是由于吡哆醇缺乏所致，却对药理剂量吡哆醇有反应[47,66-68]。磷酸吡哆醛是原卟啉合成起始反应所必需的辅酶，即甘氨酸和琥珀酰辅酶A缩合为ALA，该反应由ALAS合成酶介导（参见第57章）。此外，磷酸吡哆醛亦是丝氨酸转化为甘氨酸的酶促转化过程中的重要因子（参见第41章）。这一反应产生一种形成胸腺嘧啶核苷酸所必需的叶酸辅酶，为DNA合成中的重要步骤。作为辅酶活性形式，吡哆醛5′-磷酸必需酶促反应从吡哆醇合成。其生物合成缺陷为某些铁粒幼细胞贫血的可能病因[27,69]，但直接测定吡哆醛激酶活性未能证实此缺陷的存在[70]。在血红素生物合成缺陷或吡哆醇代谢异常方面，还有其他异常很难作出合理解释。在一例明显由抗体介导的红细胞生成障碍患者也发现有铁粒幼细胞贫血[71]。有报道多种不同酶的活性比例出现显著性改变[72,73]。红细胞膜抗原模式发生改变，通常表现为i抗原增加和A_1抗原丢失（参见第137章）[74]。在某些增生性骨髓但不伴有环形铁粒幼细胞的遗传性和获得性难治性贫血患者也有类似发现[73]。这种恶病质也可有特征性红系无效造血，除没有环形铁粒幼细胞外，有时难以与铁粒幼细胞贫血相鉴别[75]。

环形铁粒幼细胞形成的病理机制　线粒体内铁沉积为一较少见病理性改变，仅出现在铁粒幼细胞贫血患者的有核红细胞，在更小程度上，也见于Friedreich共济失调症患者的心肌细胞[76,77]。据我们所知，在原发性与继发性铁过载的患者都没有发现线粒体内铁累积。ALAS2缺陷以及卟啉生物合成抑制剂（见表58-1）引起的环形铁粒幼细胞病理生理可能是因为红系细胞内铁代谢及血红素合成调控机制的独特性[78]。这些差异可解释非血红素铁积聚于铁粒幼细胞贫血患者红系细胞线粒体内。在有血红蛋白合成的有核红细胞内，即使原卟啉Ⅸ的合成受抑制，线粒体也积极地摄入铁，使铁特异地靶向转运至线粒体（参见第57章）[79-82]。相反，非红系细胞则以铁蛋白形式储存超过代谢所需的铁[83]。因此，在红系细胞内，红系特异性调控机制参与铁转运入线粒体内，但这些过程的本质，包括据认为可向亚铁螯合酶提供二价铁离子的线粒体内膜蛋白线粒体铁蛋白1（参见第42章）的作用所知甚少[84]。转铁蛋白结合的铁被高效用于血红蛋白合成[78,82]，并被靶向转运进入线粒体，因为在红系细胞中从来没有发现细胞质铁转运的中间产物，于是提出了下面有关在发育中的红细胞内铁转运的假说（图58-2）。该模型假设内涵体内转铁蛋白释放的铁进行蛋白-蛋白直接传递，直到到达亚铁螯合酶，Fe^{2+}才在线粒体内被掺入原卟啉Ⅸ[85]。因为铁在蛋白之间转运可通过内涵体与线粒体的直接相互作用来介导，所以，这一转运过程绕过了细胞质[78,86]。支持这一模型的实验结果发现：①通过转铁蛋白-转铁蛋白受体途径转运到线粒体的铁并不能被细胞质铁螯合剂所利用[87,88]；②红细胞内含有转铁蛋白的内涵体靠近并接触线粒体；③铁转运到线粒体需要内涵体的移动[87]。这些研究还发现细胞质内没有与转铁蛋白结合的铁用于血红素生物合成的效率很低，而且内涵体-线粒体相互作用增加可螯合线粒体铁[87]。

红系细胞与非红系细胞的一个重要区别是存在一种反馈机制，即"非定向"的血红素可抑制从转铁蛋白获取铁[89-92]。尽管尚未明确血红素是抑制转铁蛋白内吞[89,90]还是抑制转铁蛋白的铁释放[92]，没有血红素这一负反馈调控因素，是线粒体铁累积的重要原因。此外，还有报道红系细胞线粒体内积聚的非血红素铁，除非渗入血红素，否则不能被释放出线粒体[82]。这提示只有当铁以适当化学形式存在时，在此为插入至原卟啉Ⅸ的铁，线粒体才能将其释放。这些认识为我们理解ALAS2缺陷，以及卟啉生物合成抑制剂（见表58-1）引起的铁粒幼细胞贫血患者中幼红细胞线粒体铁累积的病理机制提供了一个框架。

已经报道几个家族中一种独特类型的X连锁铁粒幼细胞贫血伴共济失调（XLSA/A），可能有位于染色体区域Xq13的突变[50]。与ALAS2-连锁型疾病不同，XLSA/A综合征有红细胞原卟啉Ⅸ水平升高。有报道显示ALSA/A源于*ABCB7*基因突变[48]，并得到后续报道的证实[52,93]。现认为ABCB7蛋白将线粒体铁硫（Fe-S）簇转运至细胞质（参见第42章）[76,94,95]。然而，（Fe-S）簇转运出线粒体受阻是怎样阻碍血红素合成的尚未明了，但在XLSA/A发现红细胞锌-原卟啉Ⅸ蓄积[48,50,52]。此外，有（E433K）ABCB7突变的小鼠红细胞，其锌-原卟啉Ⅸ/血红素比例增高[96]。由于锌-原卟啉Ⅸ合成需铁螯合酶，ABCB7基因突变不能干扰该酶活性，所以，ABCB7蛋白功能丧失可能降低由原卟啉Ⅸ组装成血红素所需要的Fe^{2+}（还原铁，铁螯合酶的生理性底物）的可利用度。在X连锁铁粒幼细胞贫血中，如同在ALAS2相关性铁粒幼细胞贫血，血红素水平降低可能也是环形铁粒幼细胞形成的病理机制。

另一类型遗传性低色素性贫血见于*shiraz*（*sir*）斑马鱼突变体[97]。这些突变体有*GLRX5*基因编码的谷胱甘肽氧还蛋白缺乏，后者为（Fe-S）簇组装所必需。上述研究证实，缺失铁硫（Fe-S）簇的铁调节蛋白（IRP1）通过与位于ALAS2信使RNA（mRNA）5′非翻译区的铁反应元件（IRE）结合而阻断了ALAS2的翻译。随后报道了一例GLRX5缺乏的男性贫血患者，伴铁过载和少量环形铁粒幼细胞[98]。与斑马鱼*shiraz*突变体相似，该患者细胞内转铁蛋白降低，而转铁蛋白受体增高；这是由于IRP1与这两种蛋白的mRNAs中的IREs的结合增加。然而，斑马鱼*shiraz*突变体的幼红细胞内并未发现有铁累积的线粒体。

骨髓增生异常综合征相关的获得性特发性铁粒幼细胞贫血的病理生理与上面讨论的X连锁铁粒幼细胞贫血截然不同。在难治性贫血伴铁粒幼细胞增多患者，没有证据表明原卟啉Ⅸ合成水平降低，相反，原卟啉Ⅸ含量中度增高[44]。在骨髓增生异常综合征患者，铁还原障碍有可能引起线粒体内铁累积。现已发现铁还原酶STEAP 3参与内涵体内Fe^{3+}还原为Fe^{2+}（见图58-2）[99]。根据铁在细胞器之间直接转运的模型，可推测铁从内涵体转运至亚铁螯合酶途径中仅有一个还原步骤。然而，亚铁离子高效插入原卟啉Ⅸ可能仍然需要线粒体内的还原性环境，这是由不间断的呼吸链提供的。铁粒幼细胞贫血伴Pearson骨

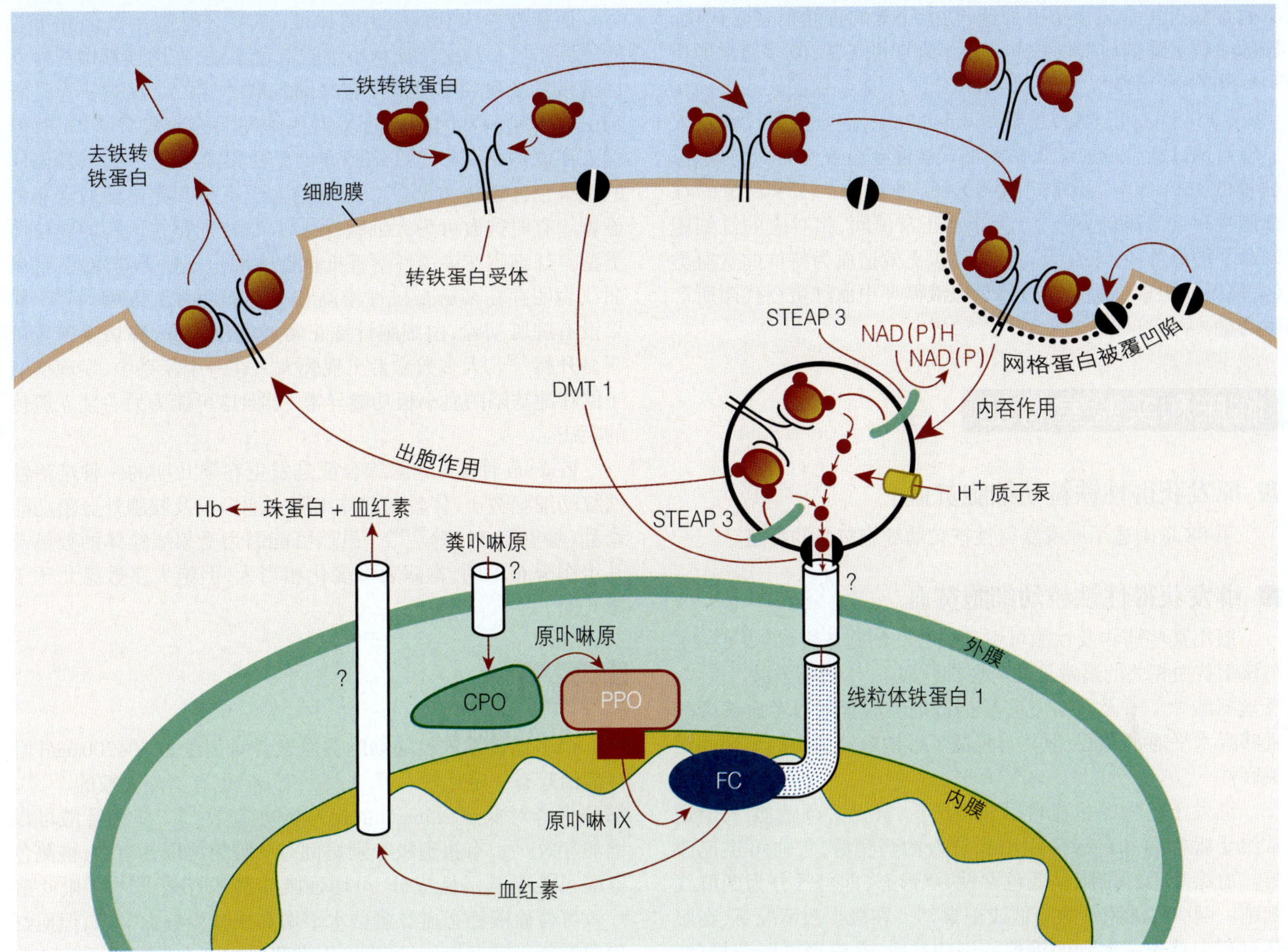

图 58-2 从转铁蛋白摄取铁并转运至血红蛋白(Hb)分子的示意图。细胞含 2 个铁离子的转铁蛋白与膜上转铁蛋白受体结合，通过受体介导的内吞作用进入内涵体。通过降低 pH(约 pH 5.5)，铁从转铁蛋白释放出来，被 STEAP 3 还原，随后铁通过内涵体膜被 DMT1 转运。在红系细胞内，超过 90% 的铁离子必须进入线粒体，位于线粒体内膜内小叶上的亚铁螯合酶(FC)将 Fe^{2+} 插入原卟啉Ⅸ。粪卟啉原(Copro'gen)转运入线粒体的机制尚不完全清楚。血红素从线粒体转运至珠蛋白肽链的机制及其调控亦不明了。然而，曾提出有一种载体蛋白，血红素结合蛋白 1(基因：HEBP1)参与此过程。STEAP 3，前列腺 3 铁还原酶的 6 次跨膜上皮抗原；DMT1，二甲基色胺 1；FC，亚铁螯合酶；HEBP1，血红素结合蛋白 1；CPO，粪卟啉原氧化酶；PPO，原卟啉原氧化酶。

髓 - 胰腺综合征[100]是由于线粒体电子转运相关的基因缺失所引起的[101]，这一事实与以上假说相符。确实有报道至少部分骨髓增生异常综合征相关的铁粒幼细胞贫血患者为线粒体 DNA 编码的细胞色素氧化酶基因获得性突变引起[54,55,102-104]。然而，在一项严格的研究中，在 10 例骨髓增生异常综合征相关的铁粒幼细胞贫血患者并未发现细胞色素氧化酶突变[105]。另有报道提供的一些证据表明，*ABCB7*(参见上述有关 XLSA/A 的讨论)可能是难治性贫血伴环形铁粒幼细胞增多症的候选致病基因[106]。

Pearson 骨髓 - 胰腺综合征与线粒体肌病性铁粒幼细胞贫血(MLASA)存在某些相似和不同之处[57,107,108]。二者都有线粒体电子转运链的缺陷，可能产生一种阻碍还原性铁被亚铁螯合酶利用的环境。两种疾病均为遗传性，但 Pearson 骨髓 - 胰腺综合征为线粒体 DNA 大片段缺失所致，而 MLASA 为细胞核编码的基因，假尿嘧啶核苷合成酶 1(*PUS1*)基因错义突变纯合子所引起。有研究提出线粒体转运 RNAs 的假尿嘧啶核苷化缺乏是 MLASA 的病因[107]。

线粒体铁蛋白为铁蛋白的一种异构体，具有只仅限于线粒体表达的亚铁氧化酶活性(参见第 42 章)。这种铁蛋白由一无内含子的细胞核基因编码，其同源多聚体可包裹储存铁[109-111]。尽管该蛋白功能及其表达调节尚未明了，但已证实诱导线粒体铁蛋白可使铁从细胞质铁蛋白转运至线粒体铁蛋白[112]。除睾丸组织外，线粒体铁蛋白在其他所有组织的表达水平极低[109,111]。虽然正常幼红细胞不表达线粒体铁蛋白，但 ALAS2 缺陷引起的，以及骨髓增生异常综合征相关的铁粒幼细胞贫血患者的环形铁粒幼细胞却表达线粒体铁蛋白[113]。在这两种疾病中，铁均大量被扣留于线粒体铁蛋白内[113]。在遗传性及获得性铁粒幼细胞贫血患者的幼红细胞中，线粒体铁蛋白诱导的机制尚需进一步研究。参与红系造血的病理机制尚不清楚。在 XLSA/A 患者的环形铁粒幼细胞中，还没有研究线粒体铁蛋白是否也募集铁。

贫血的机制[114]

决定贫血的最重要因素为无效红细胞生成；红细胞破坏速

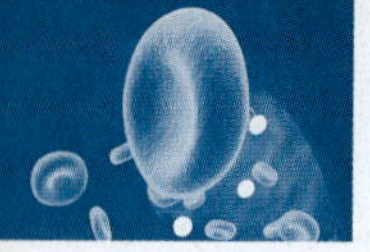

率通常接近正常或仅中度加速，功能正常的骨髓很容易代偿。静脉注射示踪剂放射性铁的清除半衰期可正常，但多通常加快(25~50分钟，正常均值在90~100分钟)。血浆铁周转率常加快(每天15~59mg/L全血，正常约0.3~0.7mg)，但是放射性铁掺入血红素及以新合成血红蛋白的形式运输至血液均受抑制(示踪剂量的15%~30%，正常70%~90%)。通过^{51}Cr技术测定的红细胞生存半衰期波动于15天半至正常值间，相对应的红细胞寿命平均值约40~120天。与其他以无效造血为特征的贫血类似，每天粪胆素排泄量超过每天血液循环中血红蛋白代谢所产生的量。

临床和实验室特征

原发获得性铁粒幼细胞贫血

第88章阐述了原发获得性铁粒幼细胞贫血的特点。

继发获得性铁粒幼细胞贫血

服用某些药物及饮酒可引起铁粒幼细胞贫血(见表58-1)。与该型贫血相关的最常见的药物有异烟肼[115]、吡嗪酰胺[21,22,116]、环丝氨酸[21,22,116]及所有吡哆醇拮抗剂。尽管酗酒者血浆磷酸吡哆醛水平通常降低，但其与骨髓环形铁粒幼细胞的出现并无关联性[117]。

继发于药物的贫血可以非常严重，甚至必须输血[22]，但通常给予吡哆醇和(或)停用引起贫血的药物后，贫血可迅速改善。血涂片上红细胞呈低色素性，双形态，即可区分为两群红细胞。网织红细胞计数降低或正常[118]。在极少数情况下，在服药过程中首先观察到的铁粒幼细胞贫血，在停用可疑药物后，其病情已经发生进展。在此情况下，该患者可能罹患骨髓增生异常性疾病。

铜缺乏

1974年，Dunlop及同事们报道了2例大范围肠道手术并接受长期胃肠外静脉输入营养液所致的铜缺乏患者，其中1例患者还有中性粒细胞减少[119]。2002年，Gregg及同事们报道了1例女性患者，在胃十二指肠分流术(Billroth Ⅱ式术)数年后发生进行性大细胞性贫血，血小板减少与白细胞减少伴骨髓大量环形铁粒幼细胞，类似于难治性贫血伴环形铁粒幼细胞。该患者还有视神经炎和其他神经系统异常[120]。铜剂治疗后其血液学异常完全消散，但神经系统异常仍存在。此后报道了大量类似病例，有些有神经系统异常，有些没有[121,122]。在锌诱导的铜缺乏中亦可见类似血液学变化[123,124]。

遗传性铁粒幼细胞贫血

遗传性铁粒幼细胞贫血非常少见。据报道，X连锁变异型病例明显比常染色体遗传的多[125]。该病呈异质性。在以下提及的遗传性铁过载贫血病例中，部分患者骨髓存在的铁粒幼细胞或该病的遗传性，为假设性的；并未在每例报道中明确记载。

贫血通常在出生后的头几个月[126]或头几年[36,38]较明显；甚至也可发生在产前[102]。然而，也有患者在80~90多岁时才出现明显小细胞性贫血，其小细胞性、吡哆醇反应性贫血明显与遗传的*ALAS2*基因突变有关[127,128]。

面色苍白为其最突出的体征，亦可出现脾大[46]，但并不总能见到[36,126]。贫血特征为小细胞低色素性，在性连锁型贫血女性携带者观察到明显双形态红细胞群[12,126,129]。这被认为是影响引起本病的基因位点的X染色体失活的证据[38,126,129,130]，但引人注意的是双形态红细胞亦见于受累的男性[12,36]，以及该病的常染色体遗传类型[131]。红细胞大小不等和异形性通常非常显著。有时贫血可为大细胞性[2,131,132]，特别是在该病的线粒体类型。红细胞在渗透性溶解抵抗性方面呈现显著异质性：平坦曲线表明存在溶解抵抗性增高和减低的两种红细胞[36,133]。如果没有脾脏切除，白细胞计数正常或轻度降低，脾切除患者可明显升高[134]。大多数患者出现脾大。在一个家系中，发现类似于储存池缺陷的血小板功能异常[135]，但这可能为另一独立遗传的疾病。

Pearson骨髓-胰腺综合征是发生在婴儿期的一种难治性铁粒幼细胞贫血，伴骨髓前体细胞空泡形成及胰腺外分泌功能紊乱(参见第35章)[56,136]。虽然可能因为受累线粒体的数量及其组织分布不同，本病表型变化相当大，但绝大多数患儿死于婴儿期。

治疗

很多遗传性铁粒幼细胞贫血患者对剂量为50~200mg/d吡哆醇治疗有一定疗效[12,126,129,134,137-139]，但也有治疗失败的[8,36,43]。部分患者对低至2.5mg/d的吡哆醇亦有效[134]。应用叶酸可以增加疗效[126]。有报道极个别病例对肝脏粗提取物有效，推测色氨酸可能是其活性成分，可增强吡哆醇的疗效[140,141]。吡哆醇疗效可使血液稳态血红蛋白水平增高或减少输血需求，但血红蛋白恢复正常者少见，且当停用吡哆醇后贫血易复发。

本病常伴铁过载且可为患者死亡的原因(参见第42章)[42]。当同时遗传遗传性血色病突变时，可加剧铁负荷过载[142]。如果贫血不太严重或可通过吡哆醇部分纠正，可用放血疗法以减轻铁负荷[143,144]。否则建议使用铁螯合剂治疗以减轻机体铁负荷量(参见第42章)。

清髓性[145]或非清髓性[146]骨髓移植已经用于治疗极少数遗传性铁粒幼细胞贫血患者。

翻译：施 均

校对：郑以州，刘建湘

参考文献

1. Kardos G, Veerman AJ, de Waal FC, et al: Familial sideroblastic anemia with emergence of monosomy 5 and myelodysplastic syndrome. *Med Pediatr Oncol* 26:54, 1996.
2. Tuckfield A, Ratnaike S, Hussein S, et al: A novel form of hereditary sideroblastic anaemia with macrocytosis. *Br J Haematol* 97:279, 1997.
3. Dacie JV, Doniach I: The basophilic property of the iron-containing granules in siderocytes. *J Pathol Bacteriol* 59:684, 1947.
4. McFadzean AJS, Davis LJ: Iron-staining erythrocyte inclusions with special reference to acquired haemolytic anaemia. *Glasgow Med J* 28: 237, 1947.
5. Bjorkman SE: Chronic refractory anemia with sideroblastic bone marrow; a study of four cases. *Blood* 11:250, 1956.
6. Dacie JV, Smith MD, White JC, et al: Refractory normoblastic anaemia: A clinical and haematological study of seven cases. *Br J Haematol* 5:56, 1959.
7. Heilmeyer L, Emmrich J, Hennemann HH, et al: [Chronic hypochromic anemia in two siblings based on iron metabolism disorders (anemia hypochromica sideroachrestica hereditaria).]. *Folia Haematol (Frankf)* 2:61, 1958.
8. Heilmeyer L, Keiderling W, Bilger R, et al: [Chronic refractory anemia with sideroblastic bone marrow (Anemia refractoria sideroblastica)]. *Folia Haematol (Frankf)* 2:49, 1958.
9. Bernard J, Lortholary P, Levy JP, et al: [Primary sideroblastic normochromic anemia]. *Nouv Rev Fr Hematol* 71:723, 1963.

10. Mollin DL: Sideroblasts and sideroblastic anaemia. *Br J Haematol* 11:41, 1965.
11. Cooley TB: A severe type of hereditary anemia with elliptocytosis. Interesting sequence of splenectomy. *Am J Med Sci* 209:561, 1945.
12. Rundles R: Hereditary (sex-linked) anemia. *Am J Med Sci* 211:641, 1946.
13. Cotter PD, Rucknagel DL, Bishop DF: X-linked sideroblastic anemia: Identification of the mutation in the erythroid-specific delta-aminolevulinate synthase gene (ALAS2) in the original family described by Cooley. *Blood* 84:3915, 1994.
14. Kasturi J, Basha HM, Smeda SH, et al: Hereditary sideroblastic anaemia in 4 siblings of a Libyan family—Autosomal inheritance. *Acta Haematol* 68:321, 1982.
15. Cormier V, Rotig A, Quartino AR, et al: Widespread multi-tissue deletions of the mitochondrial genome in the Pearson marrow-pancreas syndrome. *J Pediatr* 117:599, 1990.
16. Danse PW, Jakobs C, Rotig A, et al: [Pearson's syndrome: A multi-system disorder based on a mt-DNA deletion]. *Tijdschr Kindergeneeskd* 59:196, 1991.
17. Gurgey A, Rotig A, Gumruk F, et al: Pearson's marrow-pancreas syndrome in 2 Turkish children. *Acta Haematol* 87:206, 1992.
18. McShane MA, Hammans SR, Sweeney M, et al: Pearson syndrome and mitochondrial encephalomyopathy in a patient with a deletion of mtDNA. *Am J Hum Genet* 48:39, 1991.
19. Rotig A, Cormier V, Blanche S, et al: Pearson's marrow-pancreas syndrome. A multisystem mitochondrial disorder in infancy. *J Clin Invest* 86:1601, 1990.
20. Macgibbon BH, Mollin DL: Sideroblastic anaemia in man: Observations on seventy cases. *Br J Haematol* 11:59, 1965.
21. Hines JD, Grasso JA: The sideroblastic anemias. *Semin Hematol* 7:86, 1970.
22. Verwilghen R, Reybrouck G, Callens L, et al: Antituberculous drugs and sideroblastic anaemia. *Br J Haematol* 11:92, 1965.
23. Bessis MC, Jensen WN: Sideroblastic anaemia, mitochondria and erythroblastic iron. *Br J Haematol* 11:49, 1965.
24. Griggs RC: Lead poisoning: Hematologic aspects. *Prog Hematol* 4:117, 1964.
25. Jensen WN, Moreno G: [The ribosomes and basophilic granulations of erythrocytes in lead poisoning]. *C R Hebd Seances Acad Sci* 258:3596, 1964.
26. Jensen WN, Moreno GD, Bessis MC: An electron microscopic description of basophilic stippling in red cells. *Blood* 25:933, 1965.
27. Gehrmann G: Pyridoxine-responsive anaemias. *Br J Haematol* 11:86, 1965.
28. Harris JW, Whittington RM, Weisman R Jr, et al: Pyridoxine responsive anemia in the human adult. *Proc Soc Exp Biol Med* 91:427, 1956.
29. Horrigan DL, Harris JW: Pyridoxine-responsive anemias in man. *Vitam Horm* 26:549, 1968.
30. Cartwright GE, Deiss A: Sideroblasts, siderocytes, and sideroblastic anemia. *N Engl J Med* 292:185, 1975.
31. Bessis MC: *Living Blood Cells and Their Ultrastructure*. Springer-Verlag, New York, 1973.
32. Hammond E, Deiss A, Carnes WH, et al: Ultrastructural characteristics of siderocytes in swine. *Lab Invest* 21:292, 1969.
33. Koc S, Harris JW: Sideroblastic anemias: Variations on imprecision in diagnostic criteria, proposal for an extended classification of sideroblastic anemias. *Am J Hematol* 57:1, 1998.
34. Fleming MD: The genetics of inherited sideroblastic anemias. *Semin Hematol* 39:270, 2002.
35. Furuyama K, Sassa S: Multiple mechanisms for hereditary sideroblastic anemia. *Cell Mol Biol (Noisy-le-grand)* 48:5, 2002.
36. Garby L, Sjolin S, Vahlquist B: Chronic refractory hypochromic anaemia with disturbed haem-metabolism. *Br J Haematol* 3:55, 1957.
37. Konopka L, Hoffbrand AV: Haem synthesis in sideroblastic anaemia. *Br J Haematol* 42:73, 1979.
38. Lee GR, MacDiarmid WD, Cartwright GE, et al: Hereditary, X-linked, sideroachrestic anemia. The isolation of two erythrocyte populations differing in Xga blood type and porphyrin content. *Blood* 32:59, 1968.
39. McColl KE, Thompson GG, Moore MR, et al: Acute ethanol ingestion and haem biosynthesis in healthy subjects. *Eur J Clin Invest* 10:107, 1980.
40. Pasanen AV, Vuopio P, Borgstrom GH, et al: Haem biosynthesis in refractory sideroblastic anaemia associated with the preleukaemic syndrome. *Scand J Haematol* 27:35, 1981.
41. Tanaka M, Bottomley SS: Bone marrow delta-aminolevulinic acid synthetase activity in experimental sideroblastic anemia. *J Lab Clin Med* 84:92, 1974.
42. Vogler WR, Mingioli ES: Porphyrin synthesis and heme synthetase activity in pyridoxine-responsive anemia. *Blood* 32:979, 1968.
43. Heilmeyer L: *Disturbances in Heme Synthesis*. Charles C. Thomas, Springfield, IL, 1966.
44. Kushner JP, Lee GR, Wintrobe MM, et al: Idiopathic refractory sideroblastic anemia: Clinical and laboratory investigation of 17 patients and review of the literature. *Medicine (Baltimore)* 50:139, 1971.
45. Aoki Y, Urata G, Wada O, et al: Measurement of delta-aminolevulinic acid synthetase activity in human erythroblasts. *J Clin Invest* 53:1326, 1974.
46. Buchanan GR, Bottomley SS, Nitschke R: Bone marrow delta-aminolaevulinate synthase deficiency in a female with congenital sideroblastic anemia. *Blood* 55:109, 1980.
47. Cotter PD, Baumann M, Bishop DF: Enzymatic defect in "X-linked" sideroblastic anemia: Molecular evidence for erythroid delta-aminolevulinate synthase deficiency. *Proc Natl Acad Sci U S A* 89:4028, 1992.
48. Allikmets R, Raskind WH, Hutchinson A, et al: Mutation of a putative mitochondrial iron transporter gene (ABC7) in X-linked sideroblastic anemia and ataxia (XLSA/A). *Hum Mol Genet* 8:743, 1999.
49. Hellier KD, Hatchwell E, Duncombe AS, et al: X-linked sideroblastic anaemia with ataxia: Another mitochondrial disease? *J Neurol Neurosurg Psychiatry* 70:65, 2001.
50. Pagon RA, Bird TD, Detter JC, et al: Hereditary sideroblastic anaemia and ataxia: An X linked recessive disorder. *J Med Genet* 22:267, 1985.
51. Raskind WH, Wijsman E, Pagon RA, et al: X-linked sideroblastic anemia and ataxia: Linkage to phosphoglycerate kinase at Xq13. *Am J Hum Genet* 48:335, 1991.
52. Maguire A, Hellier K, Hammans S, et al: X-linked cerebellar ataxia and sideroblastic anaemia associated with a missense mutation in the ABC7 gene predicting V411L. *Br J Haematol* 115:910, 2001.
53. Shimada Y, Okuno S, Kawai A, et al: Cloning and chromosomal mapping of a novel ABC transporter gene (hABC7), a candidate for X-linked sideroblastic anemia with spinocerebellar ataxia. *J Hum Genet* 43:115, 1998.
54. Broker S, Meunier B, Rich P, et al: MtDNA mutations associated with sideroblastic anaemia cause a defect of mitochondrial cytochrome c oxidase. *Eur J Biochem* 258:132, 1998.
55. Gattermann N, Retzlaff S, Wang YL, et al: Heteroplasmic point mutations of mitochondrial DNA affecting subunit I of cytochrome c oxidase in two patients with acquired idiopathic sideroblastic anemia. *Blood* 90:4961, 1997.
56. Seneca S, De Meirleir L, De Schepper J, et al: Pearson marrow pancreas syndrome: A molecular study and clinical management. *Clin Genet* 51:338, 1997.
57. Casas K, Bykhovskaya Y, Mengesha E, et al: Gene responsible for mitochondrial myopathy and sideroblastic anemia (MSA) maps to chromosome 12q24.33. *Am J Med Genet* 127A:44, 2004.
58. Jardine PE, Cotter PD, Johnson SA, et al: Pyridoxine-refractory congenital sideroblastic anaemia with evidence for autosomal inheritance: Exclusion of linkage to ALAS2 at Xp11.21 by polymorphism analysis. *J Med Genet* 31:213, 1994.
59. Goodman JR, Hall SG: Accumulation of iron in mitochondria of erythroblasts. *Br J Haematol* 13:335, 1967.
60. Kushner J P BA: Decreased activity of hepatic uroporphyrinogen decarboxylase (Urodecarb) in porphyria cutanea tarda (PCT). *Clin Res* 22:1974.
61. Chauhan MS, Dakshinamurti K: Fluorometric assay of B6 vitamers in biological material. *Clin Chim Acta* 109:159, 1981.
62. Lee GR, Cartwright GE, Wintrobe MM: The response of free erythrocyte protoporphyrin to pyridoxine therapy in a patient with sideroachrestic (sideroblastic) anemia. *Blood* 27:557, 1966.
63. Pasanen AV, Salmi M, Vuopio P, et al: Heme biosynthesis in sideroblastic anemia. *Int J Biochem* 12:969, 1980.
64. Pasanen AV, Eklof M, Tenhunen R: Coproporphyrinogen oxidase activity and porphyrin concentrations in peripheral red blood cells in hereditary sideroblastic anaemia. *Scand J Haematol* 34:235, 1985.
65. Vavra JD, Poff SA: Heme and porphyrin synthesis in sideroblastic anemia. *J Lab Clin Med* 69:904, 1967.
66. Barton JR, Shaver DC, Sibai BM: Successive pregnancies complicated by idiopathic sideroblastic anemia. *Am J Obstet Gynecol* 166:576, 1992.
67. Pignon JM, Breton-Gorius J, Bachir D, Rochant H. Congenital sideroblastic anemia without clinical iron overload. A case report. *Nouv Rev Fr Hematol* 32:281, 1990.
68. Murakami R, Takumi T, Gouji J, et al: Sideroblastic anemia showing unique response to pyridoxine. *Am J Pediatr Hematol Oncol* 13:345, 1991.
69. Mason DY, Emerson PM: Primary acquired sideroblastic anaemia: Response to treatment with pyridoxal-5-phosphate. *Br Med J* 1:389, 1973.
70. Chillar RK, Johnson CS, Beutler E: Erythrocyte pyridoxine kinase levels in patients with sideroblastic anemia. *N Engl J Med* 295:881, 1976.
71. Ritchey AK, Hoffman R, Dainiak N, et al: Antibody-mediated acquired sideroblastic anemia: Response to cytotoxic therapy. *Blood* 54:734, 1979.
72. Nishibe H, Yamagata K, Goto H: A case of sideroblastic anaemia associated with marked elevation of erythrocytic arginase activity. *Scand J Haematol* 15:17, 1975.
73. Valentine WN, Konrad PN, Paglia DE: Dyserythropoiesis, refractory anemia, and "preleukemia": Metabolic features of the erythrocytes. *Blood* 41:857, 1973.
74. Rochant H DB, Bouguerra M, Hoi T-H: Hypothesis: Refractory anemias, preleukemic conditions, and fetal erythropoiesis. *Blood* 39:792, 1972.
75. Geschke W, Beutler E: Refractory sideroblastic and nonsideroblastic anemia: A review of 27 cases. *West J Med* 127:85, 1977.
76. Napier I, Ponka P, Richardson DR: Iron trafficking in the mitochondrion: Novel pathways revealed by disease. *Blood* 105:1867, 2005.
77. Pandolfo M: Frataxin deficiency and mitochondrial dysfunction. *Mitochondrion* 2:87, 2002.
78. Ponka P: Tissue-specific regulation of iron metabolism and heme synthesis: Distinct control mechanisms in erythroid cells. *Blood* 89:1, 1997.
79. Adams ML, Ostapiuk I, Grasso JA: The effects of inhibition of heme synthesis on the intracellular localization of iron in rat reticulocytes. *Biochim Biophys Acta* 1012:243, 1989.
80. Borova J, Ponka P, Neuwirt J: Study of intracellular iron distribution in rabbit reticulocytes with normal and inhibited heme synthesis. *Biochim Biophys Acta* 320:143, 1973.
81. Ponka P, Wilczynska A, Schulman HM: Iron utilization in rabbit reticulocytes. A study using succinylacetone as an inhibitor or heme synthesis. *Biochim Biophys Acta* 720:96, 1982.
82. Richardson DR, Ponka P, Vyoral D: Distribution of iron in reticulocytes after inhibition of heme synthesis with succinylacetone: Examination of the intermediates involved in iron metabolism. *Blood* 87:3477, 1996.
83. Harrison PM, Arosio P: The ferritins: Molecular properties, iron storage function and cellular regulation. *Biochim Biophys Acta* 1275:161, 1996.
84. Shaw GC, Cope JJ, Li L, et al: Mitoferrin is essential for erythroid iron assimilation. *Nature* 440:96, 2006.
85. Ajioka RS, Phillips JD, Kushner JP: Biosynthesis of heme in mammals. *Biochim Biophys Acta* 1763:723, 2006.
86. Ponka P, Sheftel AD, Zhang AS: Iron targeting to mitochondria in erythroid cells. *Biochem Soc Trans* 30:735, 2002.
87. Sheftel AD, Zhang AS, Brown C, et al: Direct interorganellar transfer of iron from endosome to mitochondrion. *Blood* 110:125, 2007.
88. Zhang AS, Sheftel AD, Ponka P: Intracellular kinetics of iron in reticulocytes: Evidence for endosome involvement in iron targeting to mitochondria. *Blood* 105:368, 2005.
89. Cox TM, O'Donnell MW, Aisen P, et al: Hemin inhibits internalization of transferrin

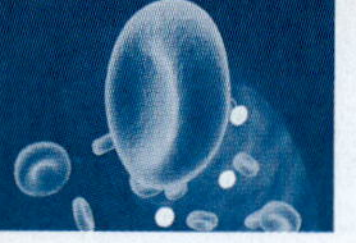

by reticulocytes and promotes phosphorylation of the membrane transferrin receptor. *Proc Natl Acad Sci U S A* 82:5170, 1985.

90. Iacopetta B, Morgan E: Heme inhibits transferrin endocytosis in immature erythroid cells. *Biochim Biophys Acta* 805:211, 1984.
91. Ponka P, Neuwirt J: Regulation of iron entry into reticulocytes. I. Feedback inhibitory effect of heme on iron entry into reticulocytes and on heme synthesis. *Blood* 33:690, 1969.
92. Ponka P, Schulman HM, Martinez-Medellin J: Haem inhibits iron uptake subsequent to endocytosis of transferrin in reticulocytes. *Biochem J* 251:105, 1988.
93. Bekri S, Kispal G, Lange H, et al: Human ABC7 transporter: Gene structure and mutation causing X-linked sideroblastic anemia with ataxia with disruption of cytosolic iron-sulfur protein maturation. *Blood* 96:3256, 2000.
94. Csere P, Lill R, Kispal G: Identification of a human mitochondrial ABC transporter, the functional orthologue of yeast Atm1p. *FEBS Lett* 441:266, 1998.
95. Lill R, Muhlenhoff U: Iron-sulfur protein biogenesis in eukaryotes: Components and mechanisms. *Annu Rev Cell Dev Biol* 22:457, 2006.
96. Pondarre C, Campagna DR, Antiochos B, et al: Abcb7, the gene responsible for X-linked sideroblastic anemia with ataxia, is essential for hematopoiesis. *Blood* 109:3567, 2007.
97. Wingert RA, Galloway JL, Barut B, et al: Deficiency of glutaredoxin 5 reveals Fe-S clusters are required for vertebrate haem synthesis. *Nature* 436:1035, 2005.
98. Camaschella C, Campanella A, De Falco L, et al: The human counterpart of zebrafish shiraz shows sideroblastic-like microcytic anemia and iron overload. *Blood* 110:1353, 2007.
99. Ohgami RS, Campagna DR, Greer EL, et al: Identification of a ferrireductase required for efficient transferrin-dependent iron uptake in erythroid cells. *Nat Genet* 37:1264, 2005.
100. Pearson HA, Lobel JS, Kocoshis SA, et al: A new syndrome of refractory sideroblastic anemia with vacuolization of marrow precursors and exocrine pancreatic dysfunction. *J Pediatr* 95:976, 1979.
101. Fontenay M, Cathelin S, Amiot M, et al: Mitochondria in hematopoiesis and hematological diseases. *Oncogene* 25:4757, 2006.
102. Andersen K, Kaad PH: Congenital sideroblastic anaemia with intrauterine symptoms and early lethal outcome. *Acta Paediatr* 81:652, 1992.
103. Gattermann N: From sideroblastic anemia to the role of mitochondrial DNA mutations in myelodysplastic syndromes. *Leuk Res* 24:141, 2000.
104. Inoue S, Yokota M, Nakada K, et al: Pathogenic mitochondrial DNA-induced respiration defects in hematopoietic cells result in anemia by suppressing erythroid differentiation. *FEBS Lett* 581:1910, 2007.
105. Shin MG, Kajigaya S, Levin BC, et al: Mitochondrial DNA mutations in patients with myelodysplastic syndromes. *Blood* 101:3118, 2003.
106. Boultwood J, Pellagatti A, Nikpour M, et al: The role of the iron transporter ABCB7 in refractory anemia with ring sideroblasts. *PLoS ONE* 3:e1970, 2008.
107. Bykhovskaya Y, Casas K, Mengesha E, et al: Missense mutation in pseudouridine synthase 1 (PUS1) causes mitochondrial myopathy and sideroblastic anemia (MLASA). *Am J Hum Genet* 74:1303, 2004.
108. Casas KA, Fischel-Ghodsian N: Mitochondrial myopathy and sideroblastic anemia. *Am J Med Genet* 125A:201, 2004.
109. Drysdale J, Arosio P, Invernizzi R, et al: Mitochondrial ferritin: A new player in iron metabolism. *Blood Cells Mol Dis* 29:376, 2002.
110. Levi S, Arosio P: Mitochondrial ferritin. *Int J Biochem Cell Biol* 36:1887, 2004.
111. Levi S, Corsi B, Bosisio M, et al: A human mitochondrial ferritin encoded by an intronless gene. *J Biol Chem* 276:24437, 2001.
112. Nie G, Sheftel AD, Kim SF, et al: Overexpression of mitochondrial ferritin causes cytosolic iron depletion and changes cellular iron homeostasis. *Blood* 105:2161, 2005.
113. Cazzola M, Invernizzi R, Bergamaschi G, et al: Mitochondrial ferritin expression in erythroid cells from patients with sideroblastic anemia. *Blood* 101:1996, 2003.
114. Singh AK, Shinton NK, Williams JD: Ferrokinetic abnormalities and their significance in patients with sideroblastic anaemia. *Br J Haematol* 18:67, 1970.
115. Sharp RA, Lowe JG, Johnston RN: Anti-tuberculous drugs and sideroblastic anaemia. *Br J Clin Pract* 44:706, 1990.
116. Harriss EB, Macgibbon BH, Mollin DL: Experimental sideroblastic anaemia. *Br J Haematol* 11:99, 1965.
117. Pierce HI, McGuffin RG, Hillman RS: Clinical studies in alcoholic sideroblastosis. *Arch Intern Med* 136:283, 1976.
118. McCurdy PR, Donohoe RF: Pyridoxine-responsive anemia conditioned by isonicotinic acid hydrazide. *Blood* 27:352, 1966.
119. Dunlap WM, James GW 3rd, Hume DM: Anemia and neutropenia caused by copper deficiency. *Ann Intern Med* 80:470, 1974.
120. Gregg XT, Reddy V, Prchal JT: Copper deficiency masquerading as myelodysplastic syndrome. *Blood* 100:1493, 2002.
121. Fong T, Vij R, Vijayan A, et al: Copper deficiency: An important consideration in the differential diagnosis of myelodysplastic syndrome. *Haematologica* 92:1429, 2007.
122. Kumar N, Elliott MA, Hoyer JD, et al: "Myelodysplasia," myeloneuropathy, and copper deficiency. *Mayo Clin Proc* 80:943, 2005.
123. Broun ER, Greist A, Tricot G, et al: Excessive zinc ingestion. A reversible cause of sideroblastic anemia and bone marrow depression. *JAMA* 264:1441, 1990.
124. Patterson WP, Winkelmann M, Perry MC: Zinc-induced copper deficiency: Megamineral sideroblastic anemia. *Ann Intern Med* 103:385, 1985.
125. Nusbaum NJ: Concise review: Genetic bases for sideroblastic anemia. *Am J Hematol* 37:41, 1991.
126. Weatherall DJ, Pembrey ME, Hall EG, et al: Familial sideroblastic anaemia: Problem of Xg and X chromosome inactivation. *Lancet* 2:744, 1970.
127. Cotter PD, May A, Fitzsimons EJ, et al: Late-onset X-linked sideroblastic anemia. Missense mutations in the erythroid delta-aminolevulinate synthase (ALAS2) gene in two pyridoxine-responsive patients initially diagnosed with acquired refractory anemia and ringed sideroblasts. *J Clin Invest* 96:2090, 1995.
128. Furuyama K, Harigae H, Kinoshita C, et al: Late-onset X-linked sideroblastic anemia following hemodialysis. *Blood* 101:4623, 2003.
129. Prasad AS, Tranchida L, Konno ET, et al: Hereditary sideroblastic anemia and glucose-6-phosphate dehydrogenase deficiency in a Negro family. *J Clin Invest* 47:1415, 1968.
130. Beutler E: The distribution of gene products among populations of cells in heterozygous humans. *Cold Spring Harb Symp Quant Biol* 29:1964.
131. van Waveren Hogervorst GD, van Roermund HP, Snijders PJ: Hereditary sideroblastic anaemia and autosomal inheritance of erythrocyte dimorphism in a Dutch family. *Eur J Haematol* 38:405, 1987.
132. Fitzsimons EJ, May A: The molecular basis of the sideroblastic anemias. *Curr Opin Hematol* 3:167, 1996.
133. Seip M, Gjessing LR, Lie SO: Congenital sideroblastic anaemia in a girl. *Scand J Haematol* 8:505, 1971.
134. Horrigan DL, Harris JW: Pyridoxine-responsive anemia: Analysis of 62 Cases. *Adv Intern Med* 12:103, 1964.
135. Soslau G, Brodsky I: Hereditary sideroblastic anemia with associated platelet abnormalities. *Am J Hematol* 32:298, 1989.
136. Smith OP, Hann IM, Woodward CE, et al: Pearson's marrow/pancreas syndrome: Haematological features associated with deletion and duplication of mitochondrial DNA. *Br J Haematol* 90:469, 1995.
137. Bishop RC, Bethell FH: Hereditary hypochromic anemia with transfusion hemosiderosis treated with pyridoxine: Report of a case. *N Engl J Med* 261:486, 1959.
138. Harris JW, Horrigan DL: Pyridoxine-responsive anemia—Prototype and variations on the theme. *Vitam Horm* 22:721, 1964.
139. Vogler WR, Mingioli ES: Heme synthesis in pyridoxine-responsive anemia. *N Engl J Med* 273:347, 1965.
140. Albahary C, Boiron M: [Primary refractory anemia with medullary and hepatic hypersiderosis of blood in a woman]. *Acta Med Scand* 163:429, 1959.
141. Horrigan DL: Pyridoxine-responsive anemia: Influence of tryptophan on pyridoxine responsiveness. *Blood* 42:187, 1973.
142. Yaouanq J, Grosbois B, Jouanolle AM, et al: Haemochromatosis Cys282Tyr mutation in pyridoxine-responsive sideroblastic anaemia. *Lancet* 349:1475, 1997.
143. French TJ, Jacobs P: Sideroblastic anaemia associated with iron overload treated by repeated phlebotomy. *S Afr Med J* 50:594, 1976.
144. Weintraub LR, Conrad ME, Crosby WH: Iron-loading anemia. Treatment with repeated phlebotomies and pyridoxine. *N Engl J Med* 275:169, 1966.
145. Urban C, Binder B, Hauer C, et al: Congenital sideroblastic anemia successfully treated by allogeneic bone marrow transplantation. *Bone Marrow Transplant* 10:373, 1992.
146. Medeiros BC, Kolhouse JF, Cagnoni PJ, et al: Nonmyeloablative allogeneic hematopoietic stem cell transplantation for congenital sideroblastic anemia. *Bone Marrow Transplant* 31:1053, 2003.

7

第七部分

中性粒细胞、嗜酸性粒细胞、嗜碱性粒细胞和肥大细胞

威廉姆斯血液学

Williams Hematology

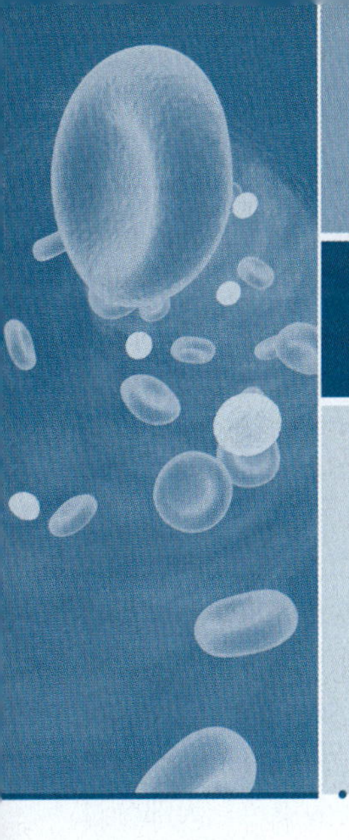

第59章

中性粒细胞、嗜酸性粒细胞、嗜碱性粒细胞的形态学

C. Wayne Smith

摘 要

骨髓中前体细胞发育的早期，中性粒细胞、嗜酸性粒细胞和嗜碱性粒细胞的前体细胞可合成蛋白并将之储存在细胞质颗粒中。初级或嗜天青颗粒的合成标志着原粒细胞发育成早幼粒细胞，从一个几乎无颗粒、在粒细胞前体中最早能被光镜识别的原始细胞，发育成为富含嗜天青颗粒的早幼粒细胞。紧接着出现次级或特异性颗粒的合成及储存。特异性颗粒的出现标志着早幼粒细胞发育为中性、嗜酸性或嗜碱性中幼粒细胞。然后，细胞继续成熟为分叶核的无丝分裂细胞，有能力进行变形运动，吞噬及杀灭微生物。成熟粒细胞也可改变细胞质及表面结构以黏附及穿透小静脉的血管壁。成熟粒细胞从骨髓进入血液，在血液中短暂循环后进入组织完成它们的主要任务——宿主防御。

对普通成年人来说，粒细胞生活在三种环境中：骨髓、血液及组织。骨髓是造血干细胞分化为粒细胞前体以及增殖和最终成熟的地方（图 59-1）。前体细胞可发生大约 5 次分裂，其增殖只出现在最初三个阶段（原始细胞、早幼粒细胞、中幼粒细胞）。中幼粒细胞阶段以后，细胞失去了有丝分裂能力，进入巨大的骨髓储存池，在那里它们被释放入血，循环数小时后进入组织。

本章使用的简写和缩略词：C3A，血清补体片段 3a(serum complement fragment 3a)；C5a，血清补体片段 5a(serum complement fragment 5a)；ECP，嗜酸性粒细胞阳离子蛋白 (eosinophil cationic protein)；EDN，嗜酸性粒细胞衍生神经毒素 (eosinophil-derived neurotoxin)；EPO，嗜酸性粒细胞过氧化物酶 (eosinophil peroxidase)；Ig，免疫球蛋白 (immunoglobulin)；IL，白细胞介素 (interleukin)；MBP，主要碱性蛋白 (major basic protein)；PMN，多形核中性粒细胞 (polymorphonuclear neutrophil)。

中性粒细胞

■光镜及电镜下的表现

原粒细胞

原粒细胞是未成熟细胞，细胞核大呈椭圆形，核仁大，颗粒少或无。作为粒细胞从集落形成细胞演变过程中最早在形态上可被识别为前体细胞，原粒细胞拥有大的细胞核及多个核仁（图 59-2）。核仁是核糖体蛋白及核糖体 RNA 装配的场所，这是早期正在成熟细胞的主要特征。稀少的细胞质含有过氧化物反应产物，出现在粗面内质网及高尔基体池中，有时候出现在早期正在发育的嗜天青颗粒中。致密的过氧化物反应产物作为嗜天青颗粒的标志在人类骨髓或血细胞中可被电镜或光镜观察到[1-4]。

早幼粒细胞

在早幼粒细胞阶段，嗜天青或初级颗粒、过氧化物酶阳性大颗粒经多色性染色如 Wright 染色，会具有异染性（紫红色）（见图 59-2）。图 59-3 显示了早幼粒细胞产生并累积了大量过氧化物酶阳性颗粒。大部分颗粒呈球形，直径为 500nm，但也可见椭圆形、晶体状的颗粒，小颗粒间通过丝状结构连接[5]。和其他分泌细胞一样，过氧化物酶也广泛存在于早幼粒细胞的分泌装置中，比如粗面内质网、高尔基体、某些小泡及所有正在发育的颗粒[2]。

中性中幼粒细胞

在中幼粒细胞成熟的阶段，过氧化物酶阴性的特异性或次级颗粒开始形成（见图 59-2）。在早幼粒细胞阶段的末期，过氧化物酶从粗面内质网及高尔基体中突然消失，并且停止产生嗜天青颗粒。中幼粒细胞阶段开始产生过氧化物酶阴性的特异性颗粒[2]。

图 59-4 显示了在这个阶段过氧化物酶阳性的物质只有嗜天青颗粒。特异性颗粒在高尔基复合体中形成。颗粒在大小及形态上发生改变，但仍是典型的圆形（大约 200nm）或者杆状（130nm × 1000nm）。图 59-5 显示了通过免疫金属颗粒标记细

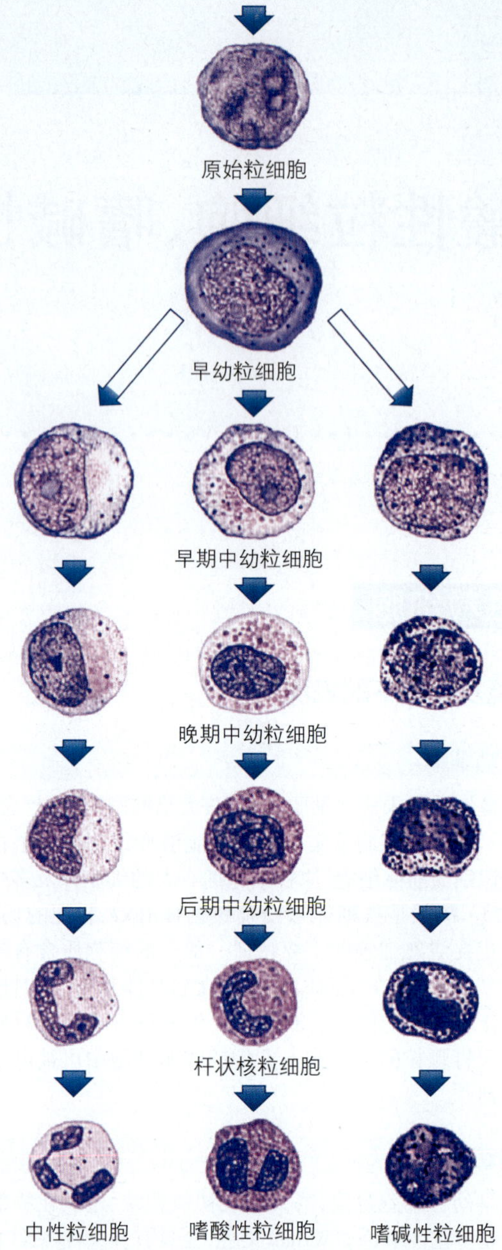

图 59-1 骨髓粒细胞成熟的不同阶段示意图(具体见正文)。在骨髓中每 100 个有核细胞中,0.5% 为原粒细胞,5% 早幼粒细胞,12% 中性中幼粒细胞,23% 中性晚幼粒细胞及杆状细胞,30% 成熟中性粒细胞,构成了正常人骨髓中 65% 的各种发育阶段的中性粒细胞。尽管嗜酸性和嗜碱性粒细胞很少,但同样的成熟模式也适用于这些细胞。在正常人骨髓中大约有 2.0% 的嗜酸性粒细胞及 0.1% 的嗜碱性粒细胞(见第 3 章)。

胞来显示特异性的颗粒标志乳铁蛋白的存在。在正常情况下,这阶段大约发生 3 次细胞分裂。当然如果有额外的集落刺激因子增加时,在原始粒细胞和中幼粒细胞发育阶段之间也可发生更多次数的细胞分裂。有丝分裂可以被观察到(图 59-6),而且嗜天青及特异性颗粒这两种类型的颗粒几乎被等量分配给子代细胞。

晚幼粒细胞、杆状核及成熟中性粒细胞

晚幼粒细胞及杆状核中性粒细胞为非增殖性细胞,处于成熟中性粒细胞的前一发育阶段(见图 59-2)。成熟的分叶核中性粒细胞包含初级的过氧化物酶阳性颗粒及特异性的过氧化物酶阴性颗粒,数量为 1∶2。循环中的中性粒细胞核是分叶状的,一般有 2~4 个相互连接的分叶。成熟过程中的最后阶段由非分裂的细胞组成,这些细胞可通过细胞核的形态、混合颗粒数量、小高尔基体区域以及糖原颗粒的累积量加以辨别。电子显微镜下一个中性粒细胞平均有 200~300 个颗粒,大约 1/3 是过氧化物酶阳性的(图 59-7)。

在成熟中性粒细胞中,Wright 染色的血片通过光镜观察到的紫色颗粒为嗜天青颗粒,这些颗粒的染色会随着细胞的成熟而变化(图 59-8)。在成熟中性粒细胞中,多色染色(如 Wright 染色)后的嗜天青颗粒在光镜下不明显。因此,通过血涂片辨别嗜天青颗粒的最可信的方法是过氧化物酶染色。大部分过氧化物酶阴性的特异性颗粒(大约 200nm)的大小受限于光学显微镜的分辨率。在中幼粒细胞阶段及之后,单个颗粒已无法分辨,是因粒细胞细胞质背景呈粉红色所致。

在中幼粒细胞阶段,过氧化物酶阴性颗粒比过氧化物酶阳性颗粒多,原因是在早幼粒细胞阶段之后,过氧化物酶颗粒产生停止,每个细胞过氧化物酶阳性颗粒的数量通过有丝分裂而减少,但在中幼粒细胞阶段,过氧化物阴性颗粒继续产生[1]。

核分叶的目的还不清楚。使用染色体特异性探针荧光标记后进行原位杂交,结果可见染色体随意的分布在核叶之间[6]。在女性中,一些成熟的中性粒细胞细胞核中可见鼓槌体或棒节状的突起。这些突起包括未激活的 X 染色体。通过荧光标记的原位杂交,X 染色体特异性核酸探针证实了 X 染色体在白细胞核酸的鼓槌体结构中的位置[7]。

嗜酸性粒细胞

骨髓及血涂片的嗜酸性粒细胞在光镜下的表现

最早可在形态上被鉴别的嗜酸性粒细胞是晚期原粒细胞或者早期早幼粒细胞(见图 59-1)。此细胞直径约 15μm,核大,有核仁,在极度嗜碱性的细胞质中有少量蓝色或嗜天青颗粒。在嗜酸性早幼粒细胞及中幼粒细胞后期主要含有嗜酸性颗粒。定向分化的嗜酸性祖细胞能表达高水平的 IL-5 受体,但髓过氧化物酶阴性[8]。完全成熟的嗜酸性粒细胞拥有 2 个分叶核(见图 59-8),细胞质充满了大的嗜酸性颗粒。颗粒的边缘可被过氧化物酶及苏丹黑染色。与中性粒细胞相比,多个分叶核的嗜酸性粒细胞是很少见的。在血涂片的准备过程中,嗜酸性粒细胞易受机械性损伤。

电镜及细胞化学

嗜酸性早幼粒细胞及中幼粒细胞阶段所有粗面内质网池的过氧化物酶染色阳性,包括过渡性成分和核周池;位于高尔基复合体外周的光滑小囊泡簇;所有的高尔基复合体池;及所有的未成熟和已成熟的特异性颗粒[4,9]。成熟的颗粒除位于中心的晶体外,完全被过氧化物酶所占据。

在细胞发育的后期,颗粒形成停止后,嗜酸性粒细胞几乎不再含有与分泌颗粒合成及包装有关的细胞器。内质网也很少或者几乎不存在。高尔基复合体变得很小,难以看清。成熟

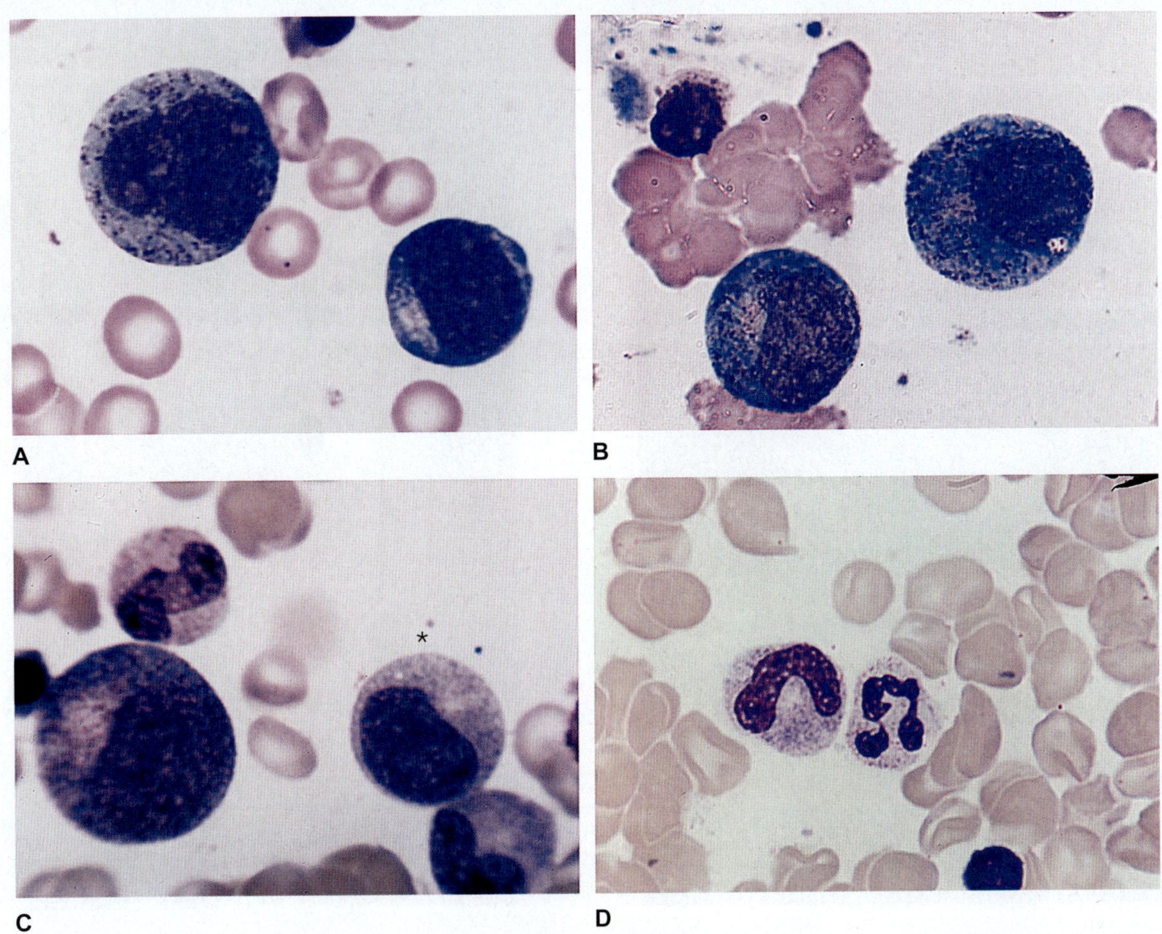

图 59-2　骨髓涂片。A. 原粒细胞是右下角较小的细胞，它是粒系中最先可被识别的前体细胞，核浆比例大。观察原粒细胞，可见核仁及无颗粒的细胞质。早幼粒细胞在图片的左上角，它是骨髓中最大的粒细胞前体，卵圆形核，细胞质常比原粒细胞多，细胞质中及核上方充满了嗜天青（初级）颗粒。B. 两个非常早期的中性中幼粒细胞。可见核仁，细胞质中也充满了嗜天青颗粒，与早幼粒细胞在外形上十分相似。区分点在于高尔基体区域可见明显褐色染色，表示中性颗粒开始合成。C. 左侧的大细胞是早期中性中幼粒细胞，在细胞核门处，可见更多从高尔基体区域开始向外扩展的中性颗粒，但它仍有一些早幼粒细胞的特征。星号下方的细胞是一个晚期中性中幼粒细胞。细胞变小，核内染色质浓缩。核仁不明显，细胞质几乎充满了中性颗粒。中性中幼粒细胞下方是一个中性晚幼粒细胞，肾形细胞核，细胞质内充满了中性颗粒。在早期中幼粒细胞的左上方是一个杆状中性粒细胞。细胞核呈腊肠形，每个长度上的直径基本相同。D. 杆状中性粒细胞（左）及分叶核中性粒细胞（右）。中性颗粒因其太小无法在光镜下观察，并且受细胞质特征性褐色染色的干扰。

嗜酸性细胞的细胞质主要含有颗粒及糖原。大部分颗粒为含晶体的特异性颗粒，晶体居于颗粒中央。中幼粒细胞阶段以后，在内质网或高尔基体中运用任何酶反应都很难检测到过氧化物酶。然而，过氧化物酶可出现在颗粒的基质中[1,9]。

■ 颗粒

内容物

和中性粒细胞相比，嗜酸性粒细胞包含不同颗粒化的细胞器：初级颗粒、晶状颗粒、小颗粒、分泌性小囊泡[10]。晶状颗粒（图 59-9）是最大的颗粒，直径为 0.5~0.8μm，包含许多颗粒蛋白。在这些颗粒中的蛋白为高度碱性蛋白，晶状颗粒的核心大部分是主要碱性蛋白（major basic proteins，MBP）[11,12]。颗粒基质蛋白包括嗜酸性粒细胞过氧化物酶（EPO）、嗜酸性粒细胞阳离子蛋白（ECP）、嗜酸性粒细胞来源的神经毒素（EDN）。初级颗粒包括 Charcot-Leyden 结晶。Charcot-Leyden 结晶为双锥体状的结晶，可在体液中被观察到，与嗜酸性细胞的炎症反应有关。Charcot-Leyden 结晶通过溶血磷脂酶反应产生总量的 7%~10% 的嗜酸性细胞蛋白[13,14]。嗜酸性细胞蛋白的超微结构定位于无晶体的大颗粒中，从而支持在成熟细胞中存在不同初级颗粒的观点[4,14,15]。MBP 由两个同系物组成，是一种大量存在的颗粒状蛋白，平均每个细胞含有 5~10pg。成熟的嗜酸性细胞不再表达此蛋白，因此所有的 MBP 都是在发育过程中储存起来的。EPO 是一种富含血红素的蛋白（每个细胞约含有 15pg）[16]。EPO 催化卤化物和过氧化氢反应形成具有杀菌作用的氢卤酸[17,18]。ECP 是一种具有杀菌作用的蛋白，存在两种异构体（ECP-1 及 ECP-2），对蠕虫有杀伤作用。EDN 和 ECP 高度同源，EDN 也大量存在，大约每个细胞含有 10pg。其他以颗粒形式储存的蛋白包括一些在炎症中有潜在重要作用的酶，包括酸性磷酸酶、胶原酶、基质金属蛋白酶、组胺酶、过氧化氢酶及磷脂酶 D[19-22]。第 62 章讨论了这些颗粒状蛋白的功能。此外，成熟的嗜酸性粒细胞保留了合成各种蛋白的能力，包括细胞因

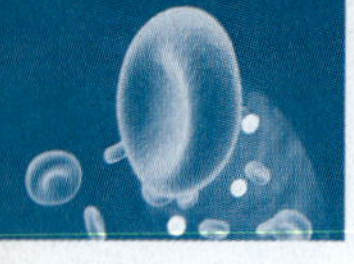

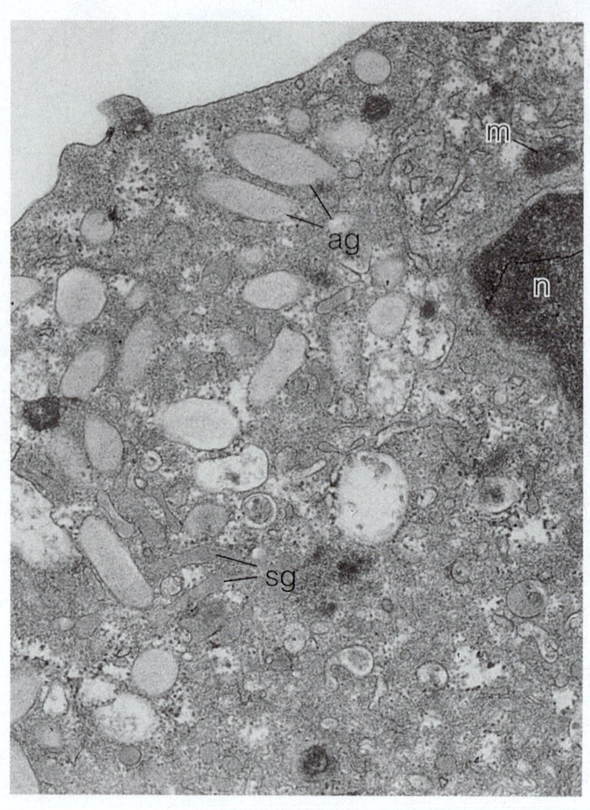

图 59-3 正常人骨髓中性早幼粒细胞过氧化物酶染色的电镜图像。中性早幼粒细胞是中性粒细胞系中最大的细胞。它有一相当大的、轻微锯齿状的细胞核，有核仁（nu），明显的高尔基体区域（G），细胞质中充满了各种形状和大小的致密的过氧化物酶阳性（p+）嗜天青颗粒。可见过氧化物酶反应的产物较疏松地分布于包括所有的分泌细胞器中——内质网（er）、核周池（pn）及高尔基体池（G）。在细胞质基质及线粒体中无明显反应产物（×8000）。（原文图与图解不符，译者作了调整——译者注）

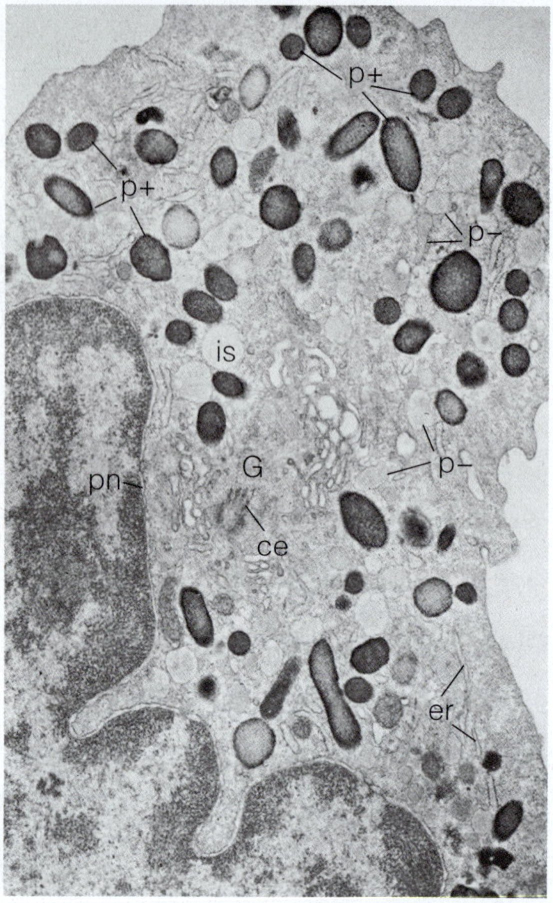

图 59-4 中性中幼粒细胞过氧化物酶反应。在此期，细胞比早幼粒细胞小，细胞核锯齿状更加明显，细胞质含有两种不同类型的颗粒：①大的，过氧化物酶阳性嗜天青大颗粒（p+）；和②稍小的，过氧化物酶阴性特异性颗粒（p–）。相比高尔基体区域（G）的成熟颗粒，许多未成熟的特异性颗粒更大，较疏松，外形更加不规则。注意过氧化物酶反应的产物只在嗜天青颗粒中出现，而不出现在粗面内质网（er）、核周池（pn）或者高尔基体池（G）。这一发现与中幼粒细胞阶段嗜天青颗粒产生停止，只产生过氧化物酶阴性的特异性颗粒的事实一致（×20 000）。ce：中心粒。（原文图与图解不符，译者作了调整——译者注）

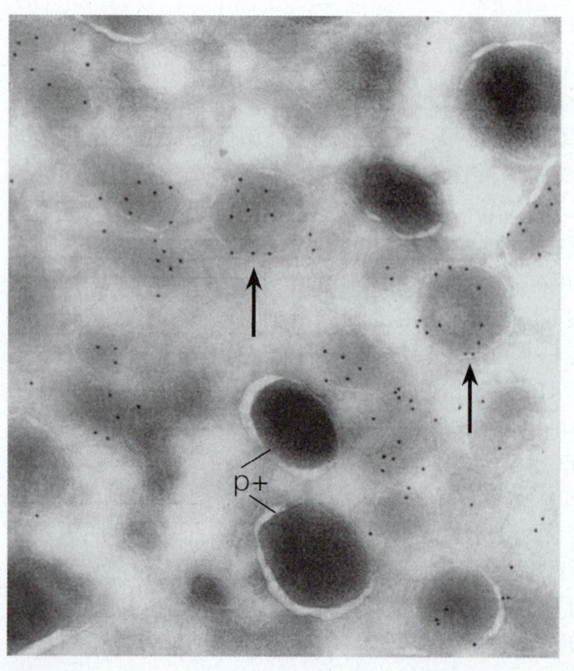

图 59-5 细胞质部分过氧化物酶染色阳性标记嗜天青颗粒，然后用金颗粒免疫标记检测乳铁蛋白。过氧化物酶阳性（p+）的嗜天青颗粒包含了致密的反应产物，然而颜色较浅的特异性颗粒为过氧化物酶阴性。许多过氧化物酶阴性的颗粒（箭头）在基质中可见金颗粒标记（×70 000）。（原文图与图解不符，译者作了调整——译者注）

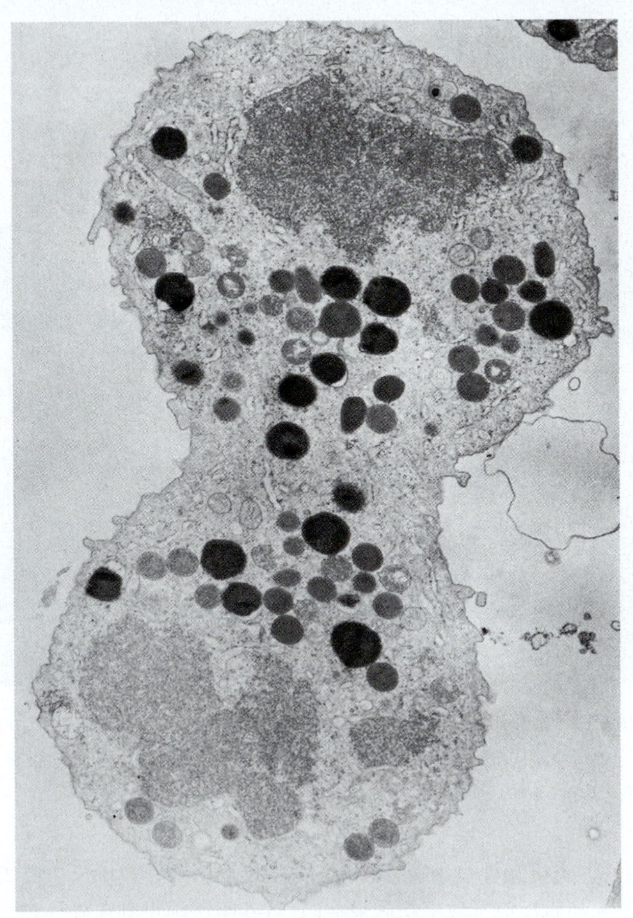

图 59-6 兔骨髓有丝分裂晚期的中幼粒细胞。图上的中幼粒细胞位于分裂末期。注意到颗粒相对平均分配给子代细胞（×15 000）。（原文图与图解不符，译者作了调整——译者注）

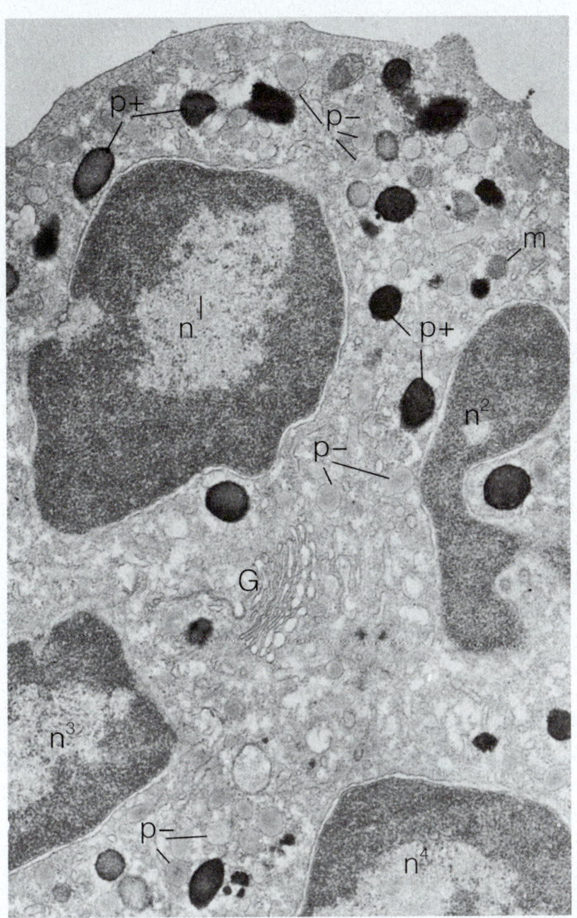

图 59-7 正常人骨髓的成熟中性粒细胞的过氧化物酶反应。细胞质中充满了两种基本类型的颗粒：①较小而色浅的过氧化物酶阴性的颗粒（p−）及②大而致密的过氧化物酶阳性颗粒（p+）。细胞核浓缩分叶（n^1~n^4），高尔基区（G）小，并且不形成颗粒，内质网及线粒体（m）稀少（×21 000）。（原文图与图解不符，译者作了调整——译者注）

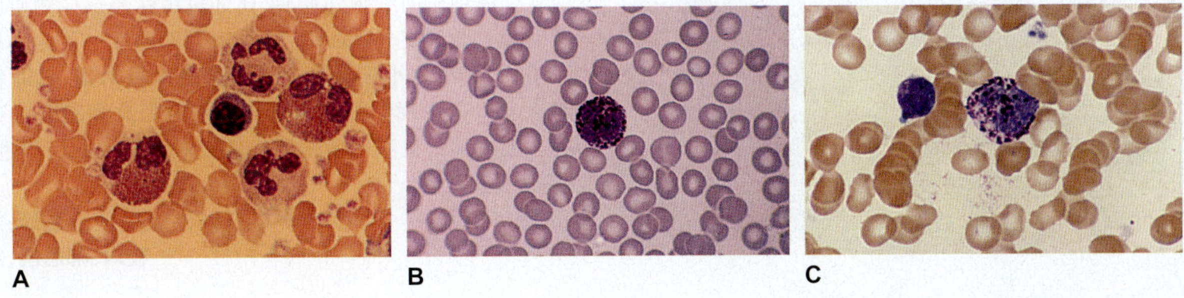

图 59-8 血涂片的粒细胞图像。A. 有两个中性粒细胞，两个双叶核嗜酸性粒细胞及一个小淋巴细胞。B 和 C. 为嗜碱性粒细胞，可见异染的致密细胞质颗粒。

子及趋化因子[23,24]、黏附分子[25-28]、细胞因子受体、补体成分、脂肪介质及免疫球蛋白[29-34]。

■ 嗜碱性粒细胞及肥大细胞

嗜碱性粒细胞（见图 59-8）及肥大细胞（见第 63 章）都来源于骨髓中的祖细胞。肥大细胞的未成熟前体存在于骨髓，最终在组织中分化。嗜碱性粒细胞在进入循环前先在骨髓中成熟[35-38]。两种细胞的颗粒染色都呈异质性，但可通过电镜加以区别（图 59-10 及图 59-11）。仅借助于光镜不使用细胞特异性抗体要辨别组织中的嗜碱性粒细胞是很困难的[39]。嗜碱性粒细胞及肥大细胞表达 Fc 受体 1。嗜碱性粒细胞及肥大细胞能够吞噬致敏的红细胞，但比起其他粒细胞，它们的吞噬能力要弱很多。它们缺乏足够数量的抗菌酶及溶酶体酶。嗜碱性粒细胞在血液中只占很少数量（总体白细胞数的 0.5%），当机体

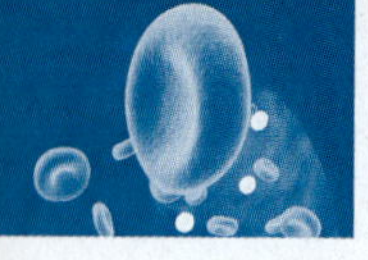

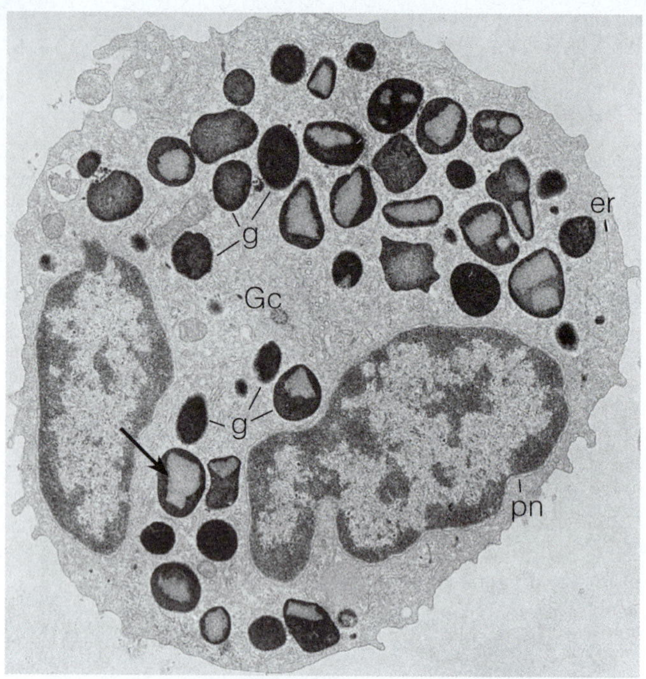

图 59-9　人成熟嗜酸性细胞的过氧化物酶反应。反应产物只存在于颗粒中(g)。粗面内质网(er),包括核周池(pn)及高尔基体池(Gc)都不含反应产物。大多数颗粒(箭头)含有独特的晶状物质(×8000)。

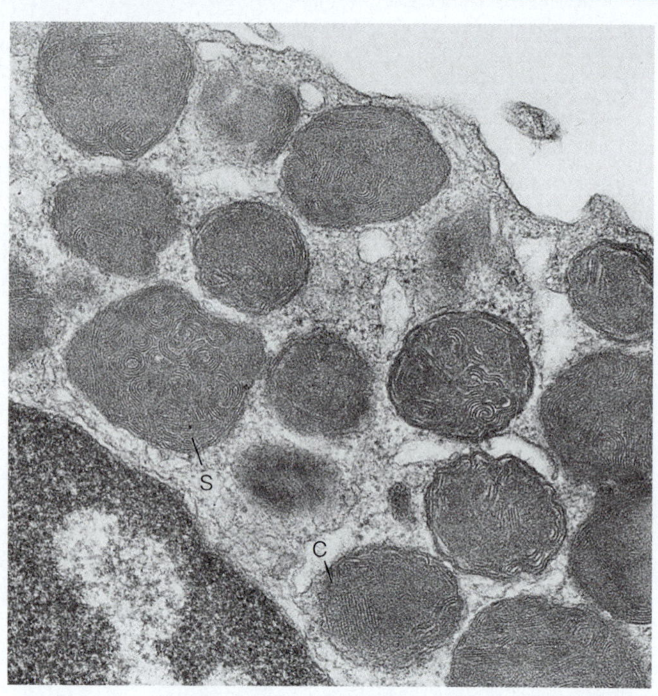

图 59-11　人骨髓中一个肥大细胞的一部分。在结构形态良好时,可注意到颗粒内充满涡卷样(s)及晶体状(c)结构,与人嗜碱性粒细胞颗粒(见图 59-10)有明显不同(×50 000)。

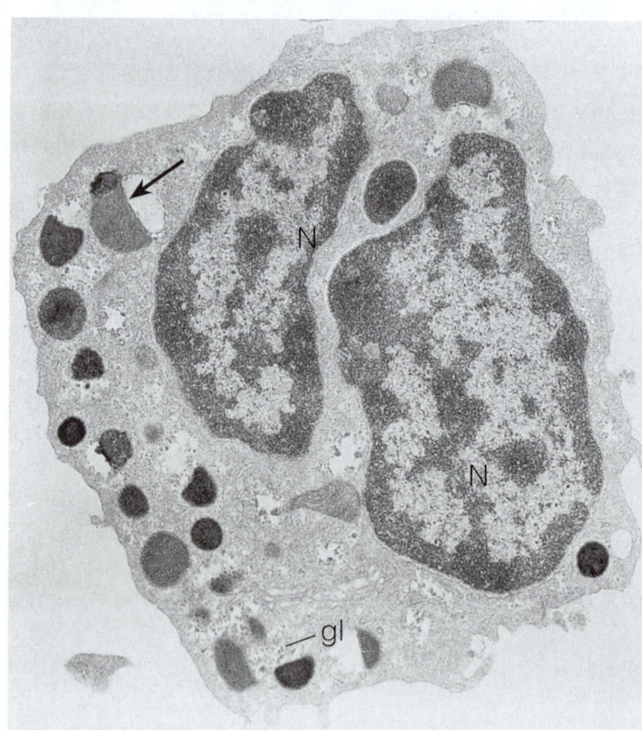

图 59-10　人血液中成熟嗜碱性粒细胞的过氧化物酶染色。可见异常大的细胞核,散在糖原颗粒(gl)。人嗜碱性粒细胞含过氧化物酶,在此类型标本制备中,可以通过反应产物的密度来说明。人嗜碱性粒细胞常呈球形,很难固定,表面常有斑点(箭头)(×17 000)。

对蛋白、接触性过敏原,或者皮肤异基因移植导致排斥等原因发生超敏反应导致组织内炎症时,可在组织内见到嗜碱性粒细胞,它们是 IL-4 和 IL-13 的丰富来源[35,36,40]。

在全身结缔组织中,肥大细胞是"常住居民"。肥大细胞的颗粒包含各种物质,包括一些预先形成的生物活性物质,比如组胺,可导致血管的通透性增加;引起过敏反应的嗜酸性化学趋化因子以及可产生抗凝血酶活性的肝素。这可以说明这些异染颗粒的特性[41-44]。过敏毒素(C3a,C5a)或者过敏原和质膜上 IgE 受体的相互作用可刺激颗粒内容物及数种新合成物质向细胞外释放,比如过敏性慢反应物质白三烯可引起人类细支气管收缩,增加血管的通透性及血小板刺激因子的释放;血小板活化因子可使血小板聚集,随后释放血清毒素。这一现象被称为 IgE 介导的肥大细胞的脱颗粒作用。肥大细胞也参与多种伴有新生血管形成的疾病过程(见第 63 章)。

翻译:姚　烨
校对:郝思国,周光飚

参考文献

1. Bainton DF Farquhar MG: Origin of granules in polymorphonuclear leukocytes. Two types derived from opposite faces of the Golgi complex in developing granulocytes. *J Cell Biol* 28:277, 1966.
2. Bainton DF, Ullyot JL, Farquhar MG: The development of neutrophilic polymorphonuclear leukocytes in human bone marrow. *J Exp Med* 134:907, 1971.
3. Bainton DF: Distinct granule populations in human neutrophils and lysosomal organelles identified by immuno-electron microscopy. *J Immunol Methods* 232:153, 1999.
4. Bainton DF, Farquhar MG: Segregation and packaging of granule enzymes in eosinophilic leukocytes. *J Cell Biol* 45:54, 1970.
5. Pryzwansky KB, Breton-Gorius J: Identification of a subpopulation of primary granules in human neutrophils based upon maturation and distribution. Study by transmission electron microscopy cytochemistry and high voltage electron microscopy of whole cell preparations. *Lab Invest* 53:664, 1985.

6. Aquiles, Sanchez J, Karni RJ, Wangh LJ: Fluorescent *in situ* hybridization (FISH) analysis of the relationship between chromosome location and nuclear morphology in human neutrophils. *Chromosoma* 106:168, 1997.
7. Hochstenbach PF, Scheres JM, Hustinx TW, et al: Demonstration of X chromatin in drumstick-like nuclear appendages of leukocytes by in situ hybridization on blood smears. *Histochemistry* 84:383, 1986.
8. Mori Y, Iwasaki H, Kohno K, et al: Identification of the human eosinophil lineage-committed progenitor: Revision of phenotypic definition of the human common myeloid progenitor. *J Exp Med* 206:183, 2009.
9. Bainton DF: Developmental biology of neutrophils and eosinophils, in *Inflammation: Basic Principles and Clinical Correlates*, 2nd ed, edited by JI Gallin, R Goldstein, R Snyderman, p 13. Raven Press, New York, 1992.
10. Hogan SP, Rosenberg HF, Moqbel R, et al: Eosinophils: Biological properties and role in health and disease. *Clin Exp Allergy* 38:709, 2008.
11. Gleich GJ, Loegering DA, Maldonado JE: Identification of a major basic protein in guinea pig eosinophil granules. *J Exp Med* 137:1459, 1973.
12. Melo RC, Spencer LA, Perez SA, et al: Vesicle-mediated secretion of human eosinophil granule-derived major basic protein. *Lab Invest* 89:769, 2009.
13. Calafat J, Janssen H, Knol EF, et al: Ultrastructural localization of Charcot-Leyden crystal protein in human eosinophils and basophils. *Eur J Haematol* 58:56, 1997.
14. Holtsberg FW, Ozgur LE, Garsetti DE, et al: Presence in human eosinophils of a lysophospholipase similar to that found in the pancreas. *Biochem J* 309:141, 1995.
15. Dvorak AM, Letourneau L, Login GR, et al: Ultrastructural localization of the Charcot-Leyden crystal protein (lysophospholipase) to a distinct crystalloid-free granule population in mature human eosinophils. *Blood* 72:150, 1988.
16. Popken-Harris P, Checkel J, Loegering D, et al: Regulation and processing of a precursor form of eosinophil granule major basic protein (ProMBP) in differentiating eosinophils. *Blood* 92:623, 1998.
17. Ten RM, Pease LR, McKean DJ, et al: Molecular cloning of the human eosinophil peroxidase. Evidence for the existence of a peroxidase multigene family. *J Exp Med* 169:1757, 1989.
18. Weiss SJ, Test ST, Eckmann CM, et al: Brominating oxidants generated by human eosinophils. *Science* 234:200, 1986.
19. Human Eosinophils: Biological and Clinical Aspects, edited by Gianni Marone. *Chemical Immunology* Vol.76, 2000. Karger AG, Basel, Switzerland. p 1–56.
20. Ohno I, Ohtani H, Nitta Y, et al: Eosinophils as a source of matrix metalloproteinase-9 in asthmatic airway inflammation. *Am J Respir Cell Mol Biol* 16:212, 1997.
21. Gauthier MC, Racine C, Ferland C, et al: Expression of membrane type-4 matrix metalloproteinase (metalloproteinase-17) by human eosinophils. *Int J Biochem Cell Biol* 35:1667, 2003.
22. Wiehler S, Cuvelier SL, Chakrabarti S, et al: P38 MAP kinase regulates rapid matrix metalloproteinase-9 release from eosinophils. *Biochem Biophys Res Commun* 315:463, 2004.
23. Lacy P, Moqbel, R: Eosinophil cytokines. *Chem Immunol* 76:134, 2000.
24. Moqbel R, Lacy P: Eosinophil cytokines, in *Inflammatory Mechanisms in Asthma*, edited by WW Busse, ST Holgate, p 227. Marcel Dekker, New York, 1998.
25. Georas SN, McIntyre BW, Ebisawa M, et al: Expression of a functional laminin receptor (alpha 6 beta 1, very late activation antigen-6) on human eosinophils. *Blood* 82:2872, 1993.
26. Grayson MH, Van der Vieren M, Sterbinsky SA, et al: $\alpha d\beta 2$ integrin is expressed on human eosinophils and functions as an alternative ligand for vascular cell adhesion molecule 1 (VCAM-1). *J Exp Med* 188:2187, 1998.
27. Tachimoto H, Bochner BS: The surface phenotype of human eosinophils. *Chem Immunol* 76:45, 2000.
28. Bochner BS, Busse WW: Allergy and asthma. *J Allergy Clin Immunol* 115:953, 2005.
29. Phillips RM, Stubbs VE, Henson MR, et al: Variations in eosinophil chemokine responses: An investigation of CCR1 and CCR3 function, expression in atopy, and identification of a functional CCR1 promoter. *J Immunol* 170:6190, 2003.
30. Elsner J, Dulkys Y, Gupta S, et al: Differential pattern of CCR1 internalization in human eosinophils: Prolonged internalization by CCL5 in contrast to CCL3. *Allergy* 60:1386, 2005.
31. Ponath PD, Qin S, Post TW, et al: Molecular cloning and characterization of a human eotaxin receptor expressed selectively on eosinophils. *J Exp Med* 183:2437, 1996.
32. Lee JH, Chang HS, Kim JH, et al: Genetic effect of CCR3 and IL5RA gene polymorphisms on eosinophilia in asthmatic patients. *J Allergy Clin Immunol* 120:1110, 2007.
33. Takatsu K, Kouro T, Nagai Y: Interleukin 5 in the link between the innate and acquired immune response. *Adv Immunol* 101:191, 2009.
34. DiScipio RG, Schraufstatter IU: The role of the complement anaphylatoxins in the recruitment of eosinophils. *Int Immunopharmacol* 7:1909, 2007.
35. Sullivan BM, Locksley RM: Basophils: A nonredundant contributor to host immunity. *Immunity* 30:12, 2009.
36. Gurish MF, Boyce JA: Mast cells: Ontogeny, homing, and recruitment of a unique innate effector cell. *J Allergy Clin Immunol* 117:1285, 2006.
37. Arinobu Y, Iwasaki H, Gurish MF, et al: Developmental checkpoints of the basophil/mast cell lineages in adult murine hematopoiesis. *Proc Natl Acad Sci U S A* 102:18105, 2005.
38. Arinobu Y, Iwasaki H, Akashi K: Origin of basophils and mast cells. *Allergol Int* 58:21, 2009.
39. Falcone FH, Haas H, Gibbs BF: The human basophil: A new appreciation of its role in immune responses. *Blood* 96:4028, 2000.
40. Gessner A, Mohrs K, Mohrs M: Mast cells, basophils, and eosinophils acquire constitutive IL-4 and IL-13 transcripts during lineage differentiation that are sufficient for rapid cytokine production. *J Immunol* 174:1063, 2005.
41. Dvorak AM: Cell biology of the basophil. *Int Rev Cytol* 180:87, 1998.
42. Wedemeyer J, Tsai M, Galli SJ: Roles of mast cells and basophils in innate and acquired immunity. *Curr Opin Immunol* 12:624, 2000.
43. Marone G, Galli SJ, Kitamura Y: Probing the roles of mast cells and basophils in natural and acquired immunity, physiology and disease. *Trends Immunol* 23:425, 2002.
44. Dvorak AM: Histamine content and secretion in basophils and mast cells. *Prog Histochem Cytochem* 33:III, 1998.

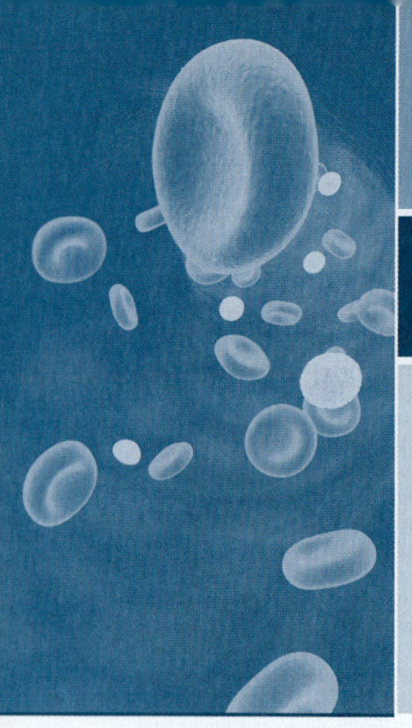

第60章

中性粒细胞的组成

C. Wayne Smith

摘　要

中性粒细胞是已分化的、寿命相对较短的细胞。它具有相当多的表面受体，可对炎症和吞噬性刺激作出应答。中性粒细胞的一个显著特征是胞内有四类不同的细胞质颗粒，这些颗粒含有大量在炎症、组织修复、抗微生物感染过程中发挥作用的活性因子。血液中的中性粒细胞并非终末期细胞，依据环境中刺激因素如细胞因子和趋化因子的差异，这些细胞的表型和生存期可发生改变。基因表达谱分析显示，中性粒细胞是一种转录活化的细胞，能对环境刺激作出反应，并在基因表达方面发生一系列早期和晚期的复杂改变。

本章使用的简写和缩略词：ADP，腺苷二磷酸（adenosine diphosphate）；AML1-3，多系造血转录因子（transcription factor for various hematologic lineages）；AMP，腺苷一磷酸（adenosine monophosphate）；ATP，腺苷三磷酸（adenosine triphosphate）；BPI，杀菌/渗透性增加蛋白（bactericidal/permeability-increasing protein）；C5a，补体成分C5的趋化片段（chemotactic fragment of complement component C5）；CAP37，分子量为37的阳离子蛋白（cationic protein of molecular weight 37）；CCR，C-C趋化因子受体（C-C chemokine receptor）；C/EBPε，基因表达调节蛋白（regulating factor of gene expression）；CR3，补体受体3，也称为CD11b/CD18，Mac-1或整合素$\alpha_m\beta_2$（complement receptor 3，also called CD11b/CD18，Mac-1，or integrin $\alpha_m\beta_2$）；CR4，补体受体4，也称为CD11c/CD18或整合素$\alpha_x\beta_2$（complement receptor 4，also called CD11c/CD18 or integrin $\alpha_x\beta_2$）；CXC，趋化因子IL-8（chemokine IL-8）；FcαR，IgA的Fc区受体Ⅰ（receptor Ⅰ for the Fc region of IgA）；FcεRⅠ，IgE Fc区受体Ⅰ（receptor Ⅰ for the Fc region of IgE）；FcγRⅠ，IgG的Fc区受体Ⅰ（receptor Ⅰ for the Fc region of IgG）；FcγRⅡA，IgG的Fc区受体ⅡA（receptor ⅡA for the Fc region of IgG）；FcγRⅢB，IgG的Fc区受体ⅢB（receptor ⅢB for the Fc region of IgG）；GATA-1，系特异性转录因子（lineage-specific transcription factor）；G-CSF，粒细胞集落刺激因子（granulocyte colony-stimulating factor）；GM-CSF，粒细胞-单细胞集落刺激因子（granulocyte-monocyte colony-stimulating factor）；hCAP，人阳离子肽（human cationic peptide）；HNP，人类嗜中性肽（human neutrophil peptide）；ICAM，细胞间黏附分子（intercellular adhesion molecule）；Ig，免疫球蛋白（immunoglobulin）；IL，白细胞介素（interleukin）；IL-1RA，白细胞介素-1受体拮抗剂（interleukin-1 receptor antagonist）；JAK2，Janus-相关激酶2（Janus-associated kinase 2）；LFA-1，淋巴细胞功能抗原-1，也称为CD11a/CD18或整合素$\alpha_1\beta_2$（lymphocyte function antigen-1，also called CD11a/CD18 or integrin $\alpha_1\beta_2$）；LPS，脂多糖（lipopolysaccharide）；LTB_4，白三烯B_4（leukotriene B_4）；MMP-8，金属蛋白酶-8，也称为胶原酶（metalloproteinase-8，also called collagenase）；MMP-9，金属蛋白酶-9，也称为明胶酶B（metalloproteinase-9，also called gelatinase B）；NAD，烟酰胺腺嘌呤二核苷酸（nicotinamide adenine dinucleotide）；NADH，还原型烟酰胺腺嘌呤二核苷酸（reduced form of nicotinamide adenine dinucleotide）；NADP，磷酸化烟酰胺腺嘌呤二核苷酸（nicotinamide adenine dinucleotide phosphate）；NADPH，氧化型磷酸化烟酰胺腺嘌呤二核苷酸（reduced form of nicotinamide adenine dinucleotide phosphate）；NFκB1/p50，转录因子（transcription factor）；PAF，血小板活化因子（platelet activating factor）；PSGL，P-选择素糖蛋白配体（P-selectin glycoprotein ligand）；PU.1，系特异性转录因子（lineage-specific transcription factor）；SNAP，可溶性NSF附着蛋白[soluble NSF（N-ethylmaleimide-sensitive factor）-attachment protein]；TGF，转化生长因子（transforming growth factor）；TNF，肿瘤坏死因子（tumor necrosis factor）；uPAR，尿激酶纤溶酶原激活剂受体（urokinase-plasminogen activator receptor）；VAMP，囊泡相关膜蛋白（vesicle-associated membrane protein）；VEGF，血管内皮生长因子（vascular endothelial growth factor）。

循环中的中性粒细胞并不像早期观念所认为的是终末分化、不具有转录活性、寿命短的细胞。对中性粒细胞组成的认识应该包括：①急性刺激下释放到细胞外的预包装组分（即中性粒细胞的经典特性）；②在各种生理和病理情况下发生的具有功能意义的表型变化。此外，在信号通路显著激活生理和病理功能的背景下，最能体现我们对中性粒细胞组分的认识。

中性颗粒

中性粒细胞的主要特征是细胞质内富含颗粒，而目前我们对这些颗粒仅有部分了解。通过细胞组分分离和超微结构研究揭示了成熟中性粒细胞四类颗粒亚群的许多成分。表 60-1 列出了其中的一些组分并对受体、酶、膜组分和抗微生物蛋白等多种功能蛋白在颗粒中的分布进行了描述。在这些颗粒内蓄积的膜蛋白和可溶性蛋白，可整合到细胞膜上或释放出去，借此协助中性粒细胞行使各种重要的功能，如细胞黏附、迁移、吞噬和杀死微生物等。将这些蛋白分隔在不同颗粒亚群，使得在中性粒细胞生命过程中不同时间和地点起重要作用但又不能共存于同一区室的成分预先得以储积。

中性颗粒的多样性似乎与其在髓系成熟过程中生物合成的时间有关。一种假说认为不同的颗粒亚群的形成是由于细胞成熟过程中各种颗粒蛋白合成窗口的时间不同[1]，而不是各个颗粒亚群的特异分选（参见第 66 章）。调控各种颗粒蛋白基因表达的转录因子控制了这些颗粒蛋白的生物合成。已发现一些与颗粒蛋白合成时间相关的转录因子，包括谱系特异性转录因子 GATA-1、谱系特异性转录因子 PU.1、多谱系造血转录因子（AML1-3）和基因表达调节因子 C/EBPε[1-3]。由于在一种罕见的“特异性颗粒缺失”综合征[4-6]患者中发现 C/EBPε 突变，使人们认识到 C/EBPε 的重要性。该患者对细菌感染的敏感

表 60-1　嗜中性颗粒[1,9-50]

颗粒	膜标志物	NADPH 氧化酶	受体	抗微生物蛋白	酶	其他因子
初级颗粒（嗜苯胺蓝颗粒）	CD63			BPI 蛋白	弹性蛋白酶	酸性黏多糖
	CD68			防御素（HNP1-4）	组织蛋白酶 G	α_1-抗胰蛋白酶
	Ⅴ型 H^+ ATP 酶			CAP37	蛋白水解酶 3	
				髓过氧化物酶	α-甘露糖苷酶	
				溶菌酶	β-葡萄糖醛酸苷酶	
					β-甘油磷酸酶	
					唾液酸酶	
					N-乙酰-β-葡萄糖苷酶	
二级颗粒（特异性颗粒）	CD15	gp91phox	甲酰肽受体	乳铁蛋白	白明胶酶（MMP-9）	β_2-微球蛋白
	CD66	p22phox	CR3（CD11b/CD18）	溶菌酶	组胺酶	维生素 B_{12} 结合蛋白
	CD67	Rap1A	纤维连接蛋白受体	hCAP-18	唾液酸酶	纤溶酶原活化因子
	CD11b/CD18	Rap2	G-蛋白 α-亚单位		胶原酶（MMP-8）	NGAL（脂钙蛋白
			层粘连蛋白受体		肝素酶	
			血小板反应素受体			
			TNF 受体			
			uPAR			
			VAMP-2			
			玻璃粘连蛋白受体			
三级颗粒	CD11b/CD18	gp91phox	甲酰肽受体	溶菌酶	白明胶酶（MMP-9）	β_2-微球蛋白
	Ⅴ型 H^+ ATP 酶	p22phox	CR3（CD11b/CD18）		乙酰转移酶	抑瘤素 M
		Rap1A	uPAR		二酰基甘油脱乙酰酶	
			VAMP-2			
分泌泡	CD11b/CD18	gp91phox	甲酰肽受体	CAP37	蛋白水解酶 3	血浆蛋白（如白蛋白）
	CD10	p22phox	CR1（CD35）			衰变加速因子
	CD13	Rap1A	CR3（CD11b/CD18）			
	CD45		CR4（CD11c/CD18）			
	CD35		C1q 受体			
	CD14		FcγRⅢB（CD16）			
			uPAR			

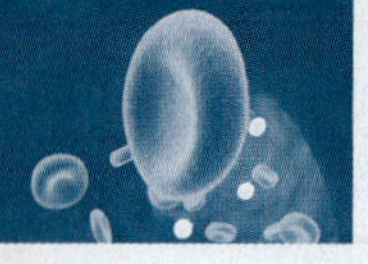

性增加。这些患者来源的中性粒细胞中，尽管初级颗粒的构成是正常的（如髓过氧化物酶、β- 葡糖苷酸酶），但总的细胞内容物和释放的二级和三级颗粒标志物减少（如乳铁蛋白、B_{12} 结合蛋白和溶酶体）。

中性粒细胞在受到刺激后，其颗粒成分通过一种称为胞吐的过程从膜包绕的颗粒释放到吞噬体内或转运到细胞表面[7]。刺激细胞膜表面受体所产生的级联信号引起细胞内 Ca^{2+} 升高，脂质重塑和蛋白激酶活化，最终使得颗粒与吞噬体或细胞表面膜融合。此过程迅速高效，一些在神经元发现的相关锚着蛋白家族成员也参与了此过程［如泡相关膜蛋白（VAMP）-2、突触融合蛋白 -4 和可溶性 NSF］[8]。

各颗粒亚群具有显著不同的胞吐敏感性，依次为分泌泡、三级颗粒、次级颗粒和初级颗粒。初级颗粒对胞吐最不敏感。这种敏感性差异的意义还不完全清楚，但在某些方面显然是由于颗粒膜和颗粒成分的功能不同。例如，分泌泡和三级颗粒含有受体，如 CD11b/CD18（黏附分子，Mac1）、甲酰肽受体（趋化性受体）、FcγⅢ B（Fc 受体）、明胶酶（金属蛋白酶，MMP-9）等，它们能增强中性粒细胞与胞外的相互作用。初级颗粒含有杀微生物蛋白和酸性水解酶，吞噬溶酶体的酸性环境为这些酶创造了最佳的 pH 条件。

■ 颗粒中的活性因子

中性粒细胞中的抗微生物活性因子特别丰富。其中一些（如髓过氧化物酶）通过与还原性 NAPDH 偶联发挥作用，而另外一些（如防御素）无需氧化爆发就可发挥功能。其他还包括蛋白水解酶、表面调理素受体和黏附分子等。第 59 章和第 66 章对这些因子进行了更详细的讨论。表 60-1~ 表 60-5 对中性粒细胞内及其表面的因子进行了归类并列出了成熟中性粒细胞中的主要因子。

表 60-2　中性粒细胞调理素受体[51-62]

受体	特征	配体
FcγRⅠ（CD64）	72kDa，跨膜，受 IFN-γ 诱导	IgG_1，高亲和性
FcγRⅡ A（CD32）	40kDa，跨膜，组成性表达，A 异构体与 CR3 相关联	IgG_3 > IgG_1，低亲和力，结合多聚 IgG
FcγRⅢ B（CD16）	50kDa，GPI 交联，组成性表达，与 CR3 相关联	IgG_1，低亲和力，结合多聚 IgG
FcαR（CD89）	60kDa，跨膜，组成性表达	IgA，多聚的（如 sIgA）
CR1（CD35）	160~250kDa，跨膜，组成性表达	C3b，C4b
CR3（CD11b/CD18）	160/90kDa，跨膜，异源二聚体，在颗粒储存池里	iC3b
CR4（CD11c/CD18）	145/90kDa，跨膜，异源二聚体	iC3b

GPI：糖基化磷脂酰肌醇；IFN：干扰素；sIgA：分泌型免疫球蛋白 A。其他缩写参见本章开头部分。

表 60-3　中性粒细胞黏附分子[56,63-72]

中性粒细胞受体	分类	配体
L- 选择素（CD62L）	选择素家族	PSGL-1，E- 选择素
PSGL-1（CD162）	黏蛋白家族	E- 选择素，P- 选择素
sLe^x 糖蛋白	各种糖蛋白	E- 选择素
LFA-1（CD11a/CD18）	$\alpha_1\beta_2$- 整合素	ICAM-1，ICAM-3
Mac-1（CD11b/CD18）	$\alpha_M\beta_2$- 整合素	ICAM-1，GPⅠbα，X 因子，纤维蛋白原，iC3b
CR4（CD11c/CD18）	$\alpha_x\beta_1$- 整合素	纤维蛋白原，iC3b
VLA-2（CD49b/CD29）	$\alpha_2\beta_1$- 整合素	胶原，层粘连蛋白
VLA-3（CD49c/CD29）	$\alpha_3\beta_1$- 整合素	胶原，层粘连蛋白，纤维连接蛋白，黏蛋白
VLA-4（CD49d/CD29）	$\alpha_4\beta_1$- 整合素	VCAM-1，纤维连接蛋白
VLA-5（CD49e/CD29）	$\alpha_5\beta_1$- 整合素	纤维连接蛋白
VLA-6（CD49f/CD29）	$\alpha_6\beta_1$- 整合素	层粘连蛋白
VLA-9	$\alpha_9\beta_1$- 整合素	VCAM-1，黏蛋白
$\alpha_V\beta_3$（CD51/CD61）	β_3- 整合素	玻璃粘连蛋白

GPⅠbα：糖蛋白 Ibα；sLe^x：路易斯寡糖 X；VCAM-1：血管细胞黏附分子 -1；VLA：极晚期抗原；其他缩写参见本章开头部分。

From receptor to actin assembly. *Crit Rev Oral Biol Med* 13:220, 2002.

74. Paclet MH, Davis C, Kotsonis P, et al: *N*-Formyl peptide receptor subtypes in human neutrophils activate L-plastin phosphorylation through different signal transduction intermediates. *Biochem J* 377:469, 2004.
75. Bae YS, Yi HJ, Lee HY, et al: Differential activation of formyl peptide receptor-like 1 by peptide ligands. *J Immunol* 171:6807, 2003.
76. Bae YS, Park JC, He R, et al: Differential signaling of formyl peptide receptor-like 1 by Trp-Lys-Tyr-Met-Val-Met-CONH2 or lipoxin A4 in human neutrophils. *Mol Pharmacol* 64:721, 2003.
77. Wetsel RA: Structure, function and cellular expression of complement anaphylatoxin receptors. *Curr Opin Immunol* 7:48, 1995.
78. Cheng SS, Kunkel SL: The evolving role of the neutrophil in chemokine networks. *Chem Immunol Allergy* 83:81, 2003.
79. Ishii I, Izumi T, Tsukamoto H, et al: Alanine exchanges of polar amino acids in the transmembrane domains of a platelet-activating factor receptor generate both constitutively active and inactive mutants. *J Biol Chem* 272:7846, 1997.
80. Tager AM, Luster AD: BLT1 and BLT2: The leukotriene B(4) receptors. *Prostaglandins Leukot Essent Fatty Acids* 69:123, 2003.
81. Foxman EF, Kunkel EJ, Butcher EC: Integrating conflicting chemotactic signals. The role of memory in leukocyte navigation. *J Cell Biol* 147:577, 1999.
82. Endres G, Hegert L: Mineralzusammensetzung der bluplättchen und weissen blukörperchen. *Z Biol* 88:451, 1929.
83. Williams NR, Rajput-Williams J, West JA, et al: Plasma, granulocyte and mononuclear cell copper and zinc in patients with diabetes mellitus. *Analyst* 120:887, 1995.
84. Prasad AS, Mantzoros CS, Beck FW, et al: Zinc status and serum testosterone levels of healthy adults. *Nutrition* 12:344, 1996.
85. Loun B, Astles R, Copeland KR, et al: Intracellular magnesium content of mononuclear blood cells and granulocytes isolated from leukemic, infected, and granulocyte colony-stimulating factor-treated patients. *Clin Chem* 41:1768, 1995.
86. Rukgauer M, Zeyfang A, Uhland K, et al: Isolation of corpuscular components of whole blood for the determination of selenium in blood cells. *J Trace Elem Med Biol* 9:130, 1995.
87. Scott RB: Glycogen in human peripheral blood leukocytes. I. Characteristics of the synthesis and turnover of glycogen *in vitro*. *J Clin Invest* 47:344, 1968.
88. Scott RB, Still WJ: Glycogen in human peripheral blood leukocytes. II. The macromolecular state of leukocyte glycogen. *J Clin Invest* 47:353, 1968.
89. Esman V: The glycogen content of WBC from diabetic and nondiabetic subjects. *Scand J Clin Lab Invest* 13:134, 1961.
90. Rauch HC, Loomis ME, Johnson ME, et al: *In vitro* suppression of polymorphonuclear leukocyte and lymphocyte glycolysis by cortisol. *Endocrinology* 68:375, 1961.
91. Martin SP, McKinney GR, Green R, et al: The influence of glucose, fructose, and insulin on the metabolism of leukocytes of healthy and diabetic subjects. *J Clin Invest* 32:1171, 1953.
92. Gottfried EL: Lipids of human leukocytes: Relation to cell type. *J Lipid Res* 8:321, 1967.
93. Gottfried EL: Lipid patterns of leukocytes in health and disease. *Semin Hematol* 9:241, 1972.
94. Boyd EM: The lipid content of the white blood cells in normal young women. *J Biol Chem* 101:623, 1933.
95. Boyd EM, Stephens DJ: A comparison of lipid composition with differential count of the white blood cells. *Proc Soc Exp Biol Med* 33:558, 1936.
96. Kidson C: Relation of leucocyte lipid metabolism to cell age: Studies in infective leucocytosis. *Br J Exp Pathol* 42:597, 1961.
97. Nishizuka Y: Studies and perspectives of protein kinase C. *Science* 233:305, 1986.
98. Berridge MJ, Irvine RF: Inositol trisphosphate, a novel second messenger in cellular signal transduction. *Nature* 312:315, 1984.
99. Symington FW, Murray WA, Bearman SI, et al: Intracellular localization of lactosylceramide, the major human neutrophil glycosphingolipid. *J Biol Chem* 262:11356, 1987.
100. Thornalley PJ, Bellavite P: Modification of the glyoxalase system during the functional activation of human neutrophils. *Biochim Biophys Acta* 931:120, 1987.
101. McMenamy RH, Lund CC, Neville GJ, et al: Studies of unbound amino acid distributions in plasma, erythrocytes, leukocytes and urine of normal human subjects. *J Clin Invest* 39:1675, 1960.
102. Beutler E, Kuhl W. 1991. (Unpublished work)
103. Silber R, Gabrio BW, Huennekens FM: Studies on normal and leukemic leukocytes. III. Pyridine nucleotides. *J Clin Invest* 41:230, 1962.
104. Noyes BE, Mevarech M, Stein R, et al: Detection and partial sequence analysis of gastrin mRNA by using an oligodeoxynucleotide probe. *Proc Natl Acad Sci U S A* 76:1770, 1979.
105. Lohr GW, Waller HD: Zellstoffwechsel und zellaterung. *Klin Wochenschr* 37:833, 1959.
106. Willoughby HW, Waisman HA: Nucleic acid precursors and nucleotides in normal and leukemic blood. I. comparison of formic acid chromatograms. *Cancer Res* 17:942, 1957.
107. Silber R, Unger KW, Ellman L: RNA metabolism in normal and leukaemic leucocytes: Further studies on RNA synthesis. *Br J Haematol* 14:261, 1968.
108. Tryfiates GP, Laszlo J: Human leukemic polyribosomes. *Proc Soc Exp Biol Med* 124:1125, 1967.
109. Garcia AM, Iorio R: Studies on DNA in leukocytes and related cells of mammals. V. The fast green-histone and the Feulgen-DNA content of rat leukocytes. *Acta Cytol* 12:46, 1968.
110. Swendseid ME, Bethell FH, Bird OD: The concentration of folic acid in leukocytes; observations on normal subjects and persons with leukemia. *Cancer Res* 11:864, 1951.
111. Smits G, Florijn E: The aneurinpyrophosphate content of red and white blood corpuscles in the rat and in man, in various states of aneurin provision and in disease. *Biochim Biophys Acta* 3:44, 1949.
112. Boxer GE, Pruss MP, Goodhart RS: Pyridoxal-5-phosphoric acid in whole blood and isolated leukocytes of man and animals. *J Nutr* 63:623, 1957.
113. Barkhan P, Howard AN: Distribution of ascorbic acid in normal and leukaemic human blood. *Biochem J* 70:163, 1958.
114. Hoffbrand AV, Newcombe BF: Leucocyte folate in vitamin B12 and folate deficiency and in leukaemia. *Br J Haematol* 13:954, 1967.
115. Beck WS, Valentine WN: The aerobic carbohydrate metabolism of leukocytes in health and leukemia. I. Glycolysis and respiration. *Cancer Res* 12:818, 1952.
116. Beck WS: A kinetic analysis of the glycolytic rate and certain glycolytic enzymes in normal and leucemic leucocytes. *J Biol Chem* 216:333, 1955.
117. Borregaard N, Herlin T: Energy metabolism of human neutrophils during phagocytosis. *J Clin Invest* 70:550, 1982.
118. Beutler E, West C. 1993. (Unpublished work)
119. Fauth U, Schlechtriemen T, Heinrichs W, et al: The measurement of enzyme activities in the resting human polymorphonuclear leukocyte—Critical estimate of a method. *Eur J Clin Chem Clin Biochem* 31:5, 1993.
120. Lane TA, Beutler E, West C, et al: Glycolytic enzymes of stored granulocytes. *Transfusion* 24:153, 1984.
121. McKinney GR, Martin SP, Rundles RW, et al: Respiratory and glycolytic activities of human leukocytes *in vitro*. *J Appl Physiol* 5:335, 1953.
122. Stjernholm RL, Burns CP, Hohnadel JH: Carbohydrate metabolism by leukocytes. *Enzyme* 13:7, 1972.
123. Sbarra AJ, Karnovsky ML: The biochemical basis of phagocytosis. I. Metabolic changes during the ingestion of particles by polymorphonuclear leukocytes. *J Biol Chem* 234:1355, 1959.
124. Beck WS: Occurrence and control of the phosphogluconate oxidation pathway in normal and leukemic leukocytes. *J Biol Chem* 232:271, 1958.
125. Stjernholm RL, Manak RC: Carbohydrate metabolism in leukocytes. XIV. Regulation of pentose cycle activity and glycogen metabolism during phagocytosis. *J Reticuloendothel Soc* 8:550, 1970.
126. Wood HG, Katz J, Landau BR: Estimation of pathways of carbohydrate metabolism. *Biochem Z* 338:809, 1963.
127. Borregaard N, Juhl H: Activation of the glycogenolytic cascade in human polymorphonuclear leucocytes by different phagocytic stimuli. *Eur J Clin Invest* 11:257, 1981.
128. Wachstein M: The distribution of histochemically demonstrable glycogen in human blood and bone marrow cells. *Blood* 4:54, 1949.
129. Cassatella MA: Neutrophil-derived proteins: Selling cytokines by the pound. *Adv Immunol* 73:369, 1999.
130. Scapini P, Lapinet-Vera JA, Gasperini S, et al: The neutrophil as a cellular source of chemokines. *Immunol Rev* 177:195, 2000.
131. Boneberg EM, Hartung T: Molecular aspects of anti-inflammatory action of G-CSF. *Inflamm Res* 51:119, 2002.
132. Cloutier A, McDonald PP: Transcription factor activation in human neutrophils. *Chem Immunol Allergy* 83:1, 2003.
133. Gonzalez AL, El Bjeirami W, West JL, et al: Transendothelial migration enhances integrin-dependent human neutrophil chemokinesis. *J Leukoc Biol* 81:686, 2007.
134. Girard D: Phenotypic and functional change of neutrophils activated by cytokines utilizing the common cytokine receptor gamma chain. *Chem Immunol Allergy* 83:64, 2003.
135. Tsukahara Y, Lian Z, Zhang X, et al: Gene expression in human neutrophils during activation and priming by bacterial lipopolysaccharide. *J Cell Biochem* 89:848, 2003.
136. Malcolm KC, Arndt PG, Manos EJ, et al: Microarray analysis of lipopolysaccharide-treated human neutrophils. *Am J Physiol Lung Cell Mol Physiol* 284:L663, 2003.
137. Theilgaard-Monch K, Knudsen S, Follin P, et al: The transcriptional activation program of human neutrophils in skin lesions supports their important role in wound healing. *J Immunol* 172:7684, 2004.
138. Kobayashi SD, Voyich JM, Braughton KR, et al: Gene expression profiling provides insight into the pathophysiology of chronic granulomatous disease. *J Immunol* 172:636, 2004.
139. Kobayashi SD, Voyich JM, Braughton KR, et al: Down-regulation of proinflammatory capacity during apoptosis in human polymorphonuclear leukocytes. *J Immunol* 170:3357, 2003.

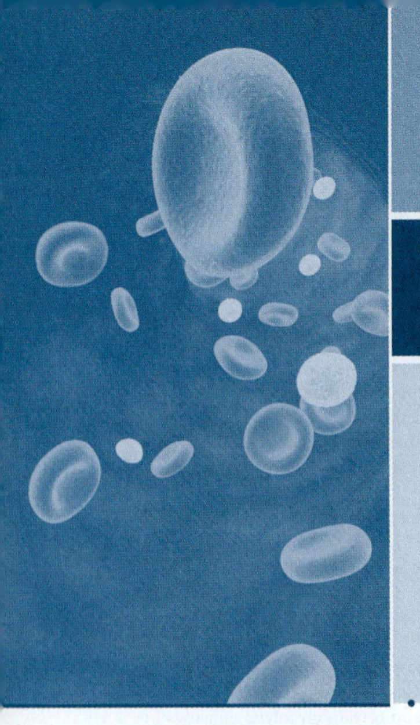

第61章

中性粒细胞的产生、分布及转归

C. Wayne Smith

摘　要

血液中中性粒细胞的正常稳态主要由以下因素共同维持：骨髓中中性粒细胞的生成、中性粒细胞在边缘池及游离循环池的分布以及中性粒细胞从血液进入组织中的速率。中性粒细胞在骨髓中的产生受三种关键的糖蛋白激素(或称细胞因子)调节，它们是：白细胞介素-3、粒细胞-单核细胞集落刺激因子以及粒细胞集落刺激因子。其中后两种细胞因子已有重组产品供应，在临床上可用于缓解某些原因引起的中性粒细胞减少症。中性粒细胞与内皮细胞的相互作用主要由选择素、有糖结合位点并可支持切应力依赖性血管内皮滚动的糖蛋白、中性粒细胞上与内皮细胞配体结合的整合素来介导，使中性粒细胞牢固地黏附于内皮细胞并迁移到其他组织。血液中的中性粒细胞寿命很短，半衰期大约7小时。机体存在炎症时，亟需中性粒细胞持续生成以维持外周血中性粒细胞的正常数量，中性粒细胞的半衰期可进一步缩短。中性粒细胞减少的发病机制在动力学上比贫血或血小板减少更加难以分析，这是由于其牵涉至少4个隔室：骨髓储存池、循环池、边缘池以及组织池，其中组织池尤其难以分析。机体状态不稳定如发生急性炎症时，细胞更新速率显著增高，并且在四个基本池中的分布失调，检测结果将变得更加复杂。

本章使用的简写和缩略词：β_2-integrin，β_2整合素(是介导细胞和周围组织黏附的受体家族中的一员)(a member of family of receptors that mediate attachment between a cell and the tissues surrounding it)；C5a，补体成分C5的具有趋化活性的片段(chemotactic fragment of complement component C5)；CD，分化抗原(one of the cluster of differentiation antigens)；CNP，循环中性粒细胞池(circulating neutrophil pool)；CSF，集落刺激因子(colony-stimulating factor)；$DF^{32}P$，放射性二异丙基氟磷酸盐(diisopropyl fluorophosphate)；G-CSF，粒细胞集落刺激因子(granulocyte colony-stimulating factor)；GM-CSF，粒细胞-单核细胞集落刺激因子(granulocyte-monocyte colony-stimulating factor)；IL，白细胞介素(interleukin)；L-selectin，L-选择素(是选择素家族中的一员，属白细胞黏附分子)(a member of selectin family of proteins，which are leukocyte cell adhesion molecules)；MB，原始粒细胞(myeloblasts)；MNP，边缘中性粒细胞池(marginal neutrophil pool)；Mr，相对分子质量(relative molecular mass)；NTR，中性粒细胞的周转率(neutrophil turnover rate)；PMN，多形核中性粒细胞(polymorphonuclear neutrophils)；$T_{1/2}$，半衰期(half-time)；TBNP，全血中性粒细胞池(total blood neutrophil pool)；TNF-α，肿瘤坏死因子-α(necrosis factor-α)。

定义与历史

中性粒细胞来源于骨髓，由祖细胞和前体细胞通过细胞增殖、成熟而产生。它们由多能干细胞通过一连串分化过程[1,2]，逐步形成定向前体细胞或集落形成单位，后者包括产生中性粒细胞的粒细胞-单核细胞集落形成单位和粒细胞集落形成单位[3,4]。早期前体细胞用显微镜镜检无法分辨，但可以通过骨髓培养进行鉴定(参见第4章及第16章)。显微镜下最早可识别的中性粒细胞前体细胞是原始粒细胞。之后，原始粒细胞发育分化的一般次序是：原始粒细胞→早幼粒细胞→中幼粒细胞→晚幼粒细胞→杆状粒细胞→分叶粒细胞(参见第59章)。粒细胞通常是指中性粒细胞，但是严格意义上还包括嗜酸性与嗜碱性粒细胞。尽管由前体细胞发育成嗜酸性粒细胞(参见第62章)或嗜碱性粒细胞(参见第63章)的方式与中性粒细胞发育模式相似，但是嗜中性粒细胞、嗜酸性粒细胞或嗜碱性粒细胞发育分化方向可能在祖细胞早期阶段就已确定。

正常人中性粒细胞生成速率是$(0.85\sim1.6)\times10^9$细胞/(kg·d)。成熟的中性粒细胞在进入血液循环前储存于骨髓。它们随机离开血液循环，半衰期约7小时。然后这些细胞进入组织，在这些细胞死亡或者通过黏膜表面进入胃肠道之前，它们可发挥功能1~2天。

促中性粒细胞生成系统拥有很强的细胞生成能力，并被精细调节在稳定状态，且能在炎症应激反应时产生大量中性粒细胞。本章概述了当前对中性粒细胞产生、分布及存活的最新认识。关于详细数据和方法，请参考关于中性粒细胞发生学与动力学的原始文献和综述[5-17]。

中性粒细胞生成的调节

虽然初始的定向分化在细胞上表现为谱系特异性血细胞生成素受体的表达，但是决定干细胞是进行自我更新或者分化却可能在部分程度上是个随机事件[1,18]。另一方面，基质元件(又被称为造血微环境)能够通过从多能干细胞池释放短程信号来调节多能干细胞的定向分化(参见 4 章)。虽然许多调节造血干细胞(参见第 16 章)机制的细节仍待阐明，但是造血细胞因子与其受体相互结合、并作用于定向粒系祖细胞及其成熟后代细胞的机制已经被阐释得比较清楚[19-24]。

体液调节因子

参与粒细胞生成的体液调节因子已经通过体外培养系统确认[20,21]。促血细胞生成素(细胞因子)最初被发现具有刺激骨髓祖细胞集落形成的能力，因此被称为**集落刺激因子**(CSF)[25]。目前发现了至少 4 种人类集落刺激因子与中性粒细胞的产生有关：粒细胞 - 单核细胞集落刺激因子(GM-CSF)，是一种相对分子量 22 000 的糖蛋白，能够刺激中性粒细胞、单核细胞和嗜酸性粒细胞的产生；粒细胞集落刺激因子(G-CSF)，相对分子量为 20 000，仅刺激中性粒细胞产生；白细胞介素 -3(IL-3)，或称为 multi-CSF，相对分子量也是 20 000，在造血早期发挥作用，影响多能干细胞；以及干细胞因子(亦被称为 C-KIT 配体或 Steel 因子，分子量 28 000)，与 IL-3 和(或)GM-CSF 共同作用，刺激早期造血祖细胞增殖。G-CSF 和 GM-CSF 除了对中性粒细胞前体细胞发挥作用，还可直接作用于中性粒细胞，增强其功能。这些细胞因子共同参与调节中性粒细胞的产生、存活以及功能[21,22,26-28]。成熟的中性粒细胞缺乏 IL-3 受体，因此不受 IL-3 影响。但 IL-3 受体在成熟嗜酸性粒细胞和单核细胞中表达。IL-3 产生于激活的 T 淋巴细胞，因此被认为在细胞介导的免疫应答中具有重要的生理意义。GM-CSF 同样产生于激活的淋巴细胞。与 G-CSF 相似，单核 - 吞噬细胞、内皮细胞或间质细胞在某些细胞因子(包括 IL-1、肿瘤坏死因子)和细菌产物(如内毒素)的刺激下，同样能够产生 GM-CSF[29-31]。而干细胞因子则由多种细胞分泌，包括骨髓基质细胞[32,33]，并对多种组织的发育产生影响[32,34]。

关于生物合成(重组)人 G-CSF 和 GM-CSF 外源给药后的体内活性已有很多文献报道[22,27,35-37]。G-CSF 给药后可快速诱导中性粒细胞增多，而 GM-CSF 则可诱导中性粒细胞、嗜酸性粒细胞和单核细胞增多。由于 GM-CSF 在正常血浆中不易检测，因此其作为刺激中性粒细胞产生的长效调节因子的角色仍不能确定。GM-CSF 基因敲除的小鼠通常表现为具有正常的造血功能，但是巨噬细胞表现异常、肺泡蛋白沉积和抵抗微生物侵袭能力降低[38-41]。当给动物注射 G-CSF 抗体后可产生严重的中性粒细胞减少症，提示 G-CSF 可能是中性粒细胞发生的关键调节因子[42]。G-CSF 敲除小鼠亦表现出严重的中性粒细胞减少[43]。由于中性粒细胞产生紊乱(如细胞毒药物作用)而引起的中性粒细胞减少患者，其循环血清中的 G-CSF 浓度多会增高[44]。

中性粒细胞动力学

研究中性粒细胞动力学的方法可归纳如下：①通过耗竭和破坏中性粒细胞来测定细胞动员的多少和速率以及中性粒细胞代偿性生成的能力；②应用放射性示踪技术研究中性粒细胞的分布、产生速率和存活时间；③根据骨髓粒细胞的有丝分裂指数来评测增殖活性和细胞分裂周期；④利用炎症损伤诱导模型研究细胞进入组织的动力学。其中，放射性示踪一度是最流行的方法。

中性粒细胞的生成和动力学常是通过描述中性粒细胞在许多相互关联的隔室间的运动来分析的。这些隔室可以划分为主要的三类：骨髓、血液和组织(图 61-1)。

■ 骨髓

骨髓中性粒细胞可分成有丝分裂(或增殖室)(见图 61-1)和成熟储存室。原始粒细胞、早幼粒细胞和中幼粒细胞具有自我复制能力，组成有丝分裂室。由于早期祖细胞数量少，形态学无法鉴别，在动力学研究中常被忽略。晚幼粒细胞、杆状及成熟中性粒细胞均不能自我复制，组成成熟储备室。

在增殖池，从原粒细胞到中幼粒细胞阶段细胞分裂的次数估计为 4~5 次[45]。放射性二异丙基氟磷酸盐(DF^{32}P)的放射性检测数据提示中幼粒细胞阶段存在 3 次分裂，但是在每一步细胞分裂的次数可能不是恒定的。中性粒细胞数量大幅增加可

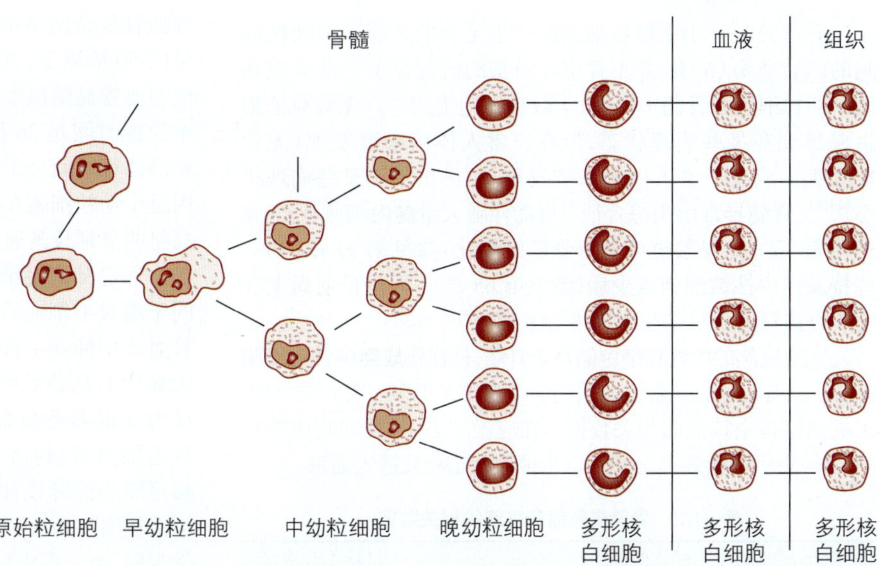

图 61-1　中性粒细胞前体细胞成熟示意图。最早可识别的中性粒细胞前体细胞是原始粒细胞。原始粒细胞通过分裂与成熟变为早幼粒细胞并进一步变为中幼粒细胞，此阶段后细胞失去有丝分裂能力。前体细胞增殖与分布最主要的隔室显示于图表上方：骨髓、血液和组织。骨髓前体细胞隔室由增殖隔室(原始粒细胞至中幼粒细胞)和成熟储备隔室(晚幼粒细胞)组成，发育成为成熟多形核中性粒细胞(PMN)。正常情况下，细胞不从组织隔室进入血液或骨髓。

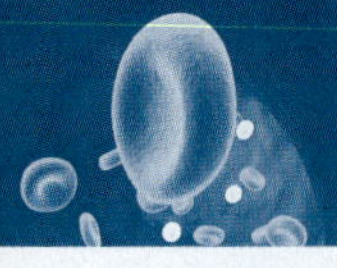

能发生在中幼粒细胞水平，因为中幼粒细胞池的大小至少是早幼粒细胞池的4倍。由于检测人类骨髓内中性粒细胞动力学存在困难，目前仍得不到有丝分裂室精确的动力学模型。

表61-1列出了骨髓中性粒细胞隔室大小的估值及各个隔室内细胞所处的周期阶段和迁移时间。目前已精确测量出有丝分裂后池大小为$(5.59\pm0.9)\times10^9$细胞/kg，有丝分裂池（早幼粒细胞和中幼粒细胞）为$(2.11\pm0.36)\times10^9$细胞/kg。根据这些研究结果可以计算出正常骨髓中性粒细胞的产生量为0.85×10^9细胞/(kg·d)。^{3}H标记胸腺嘧啶放射自显影的研究结果进一步证实了成熟储存室中晚幼粒细胞逐步有序发展为成熟中性粒细胞的观点。这些研究同时提示细胞离开成熟储存室进入血液遵循的一种“先进先出”模式。多个标记技术实验显示中幼粒细胞至血液的转移时间为5~7天[12,46]。曾有应用DF^{32}P的研究结果提示该时间为8~14天[9,45]。然而在感染状态下，中幼粒细胞至血液的转移时间可能缩短至48小时[47]。

表61-1　骨髓中性粒细胞动力学

	有丝分裂分数（有丝分裂指数）	处于DNA合成期（S期）的分数	迁移时程（小时）	总细胞数量（$\times10^9$/kg）
有丝分裂隔室				
原粒细胞	0.025	0.85	23	0.14
早幼粒细胞	0.015	0.65	26~78	0.51
中幼粒细胞	0.011	0.33	17~126	1.95
成熟储备隔室				
晚幼粒细胞			8~108	2.7
杆状核细胞			12~96	3.6
多形核中性粒细胞			0~120	2.5

有丝分裂室中中性粒细胞的产生是否恰好等于中性粒细胞的周转速率（NTR）并不肯定。对狗的研究显示一些未成熟的中性粒细胞在骨髓中死亡（无效粒细胞生成）[48]。无效粒细胞生成出现在某些病理状态，但在正常人体仍未被发现（无效粒细胞生成在正常人体仍未被发现，但可出现于某些病理状态）[14,49]。骨髓异常增生综合征[50]可能伴随大量髓内细胞死亡（参见第88章），此现象也可见于骨髓纤维化（参见第91章）和一些特发性中性粒细胞减少症（参见第65章）。但是目前尚无合适的方法对无效粒细胞生成进行定量分析。

完全成熟的中性粒细胞储存于骨髓，被称作**成熟中性粒细胞储备**。储备细胞比正常血液循环中细胞要多得多。表61-2列出了成熟储备室特征的相关数据。在应激状态下，粒细胞成熟时间可能缩短，可能跳过分裂而以未成熟状态释放进入血液。

表61-2　骨髓成熟储备隔室的相关数据

大小（细胞数$\times10^9$/kg）	迁移时间（天）	测定技术	参考文献
6.5~13	4~8	(^{3}H)胸腺嘧啶，DF^{32}P体外	5
3~23	8~14	DF^{32}P体内和体外	45
5.6	6.6	^{59}Fe与中性粒细胞-红系比值	14

血液

全血中性粒细胞池（TBNP）由存在于血管空间的全部中性粒细胞组成。这些中性粒细胞中的一部分游离于循环中（循环池），其余沿小血管内皮滚动或在肺泡毛细血管暂时滞留（边缘池）[51,52]。这两个池中的细胞是可自由交换的。当DF^{32}P标记的中性粒细胞注射到正常受试者体内，大约半数处在循环池中，其余的进入边缘池[5-7]。在运动、肾上腺素注射或应激条件下中性粒细胞由边缘池进入循环池，但最终中性粒细胞离开血液进入组织。一旦中性粒细胞进入组织，它们通常不返回血液，这种流动是单向性的。

中性粒细胞清除速率

DF^{32}P标记的中性粒细胞从循环中消失的半衰期（$T_{1/2}$）是6.7小时[7,53,54]。超过半数Pelger-Huët细胞进入正常个体后消失时间为6~8小时的发现同样支持上述结果[55]。但是^{51}Cr标记中性粒细胞的实验数据却显示其半衰期相当长[56]。血液中的中性粒细胞以指数级消失提示细胞以随机的方式离开血液。因此，从骨髓新释放的中性粒细胞与在循环中存在数小时的中性粒细胞具有同样的机会离开血液。中性粒细胞也能通过程序性死亡清除，然后被巨噬细胞系统吞噬[47,57-59]。

Atherton和Born多年前通过对血管的直接观察，首次报道白细胞可以沿着内皮细胞滚动。尽管这一现象已经被很多实验室在不同种动物中确认，但其对中性粒细胞边缘池的具体作用还不确定。

边缘池

在对肺血管床的研究中获得了关于边缘池更有说服力的证据。肺血管床的一个显著特征是短毛细血管片段构成的复杂相互交联网络，从小动脉至小静脉通路跨越数层肺泡壁（通常多于8层）并通常包含50个以上的毛细血管片段[60-64]。在毛细血管复杂网络中的中性粒细胞约为大血管内中性粒细胞数量的50倍以上，并拥有更多的淋巴细胞和单核细胞[65]。动物模型血管显微摄影发现，中性粒细胞运输通过这一网络需要的中位数时间是26秒，平均时间是6.1秒[66,67]。与之相比，红细胞的通行时间介于1.4~4.2秒之间。通行时间增加的最主要原因是中性粒细胞在血管网络中停留。另外，中性粒细胞浓度增高将明显延长其通过血管床的时间。

通过肺泡毛细血管网络进入肺的中性粒细胞募集过程不同于通过毛细血管后微静脉进入炎症部位的募集过程。大血管血流中捕获中性粒细胞所必需的束缚机制在肺泡毛细血管床显然不是必不可少的。球形中性粒细胞的直径（6~8μm）明显大于很多毛细血管的直径（2~15μm），中性粒细胞在通过这些毛细血管（约占50%）时需要改变形状[67-70]。从微小动脉转移至微小静脉往往需要穿越50条以上的毛细血管，因此多数中性粒细胞必须发生变形。对肺泡毛细血管床的细胞进行形态学观察，也发现中性粒细胞可由球形发生明显的形态变化[67,68]。用于描述血流、血细胞比容、压力梯度和中性粒细胞毛细血管转运变形作用的计算模型提示，在正常情况下毛细血管床结构和中性粒细胞变形是非常重要的。因此，大量肺血管床中包含相当数量的中性粒细胞，这些细胞在受到肾上腺素或运动等刺激时能被动员进入体循环。

在炎症反应过程中，血流阻滞与渗透发生在管腔狭窄的脉管中。这些脉管十分狭窄，即使是发生物理碰触也足以阻断中性粒细胞的流动[63,67,71,72]。中性粒细胞受体结合介质如趋化因子（C5a 等）可诱导细胞对变形的瞬时抵抗[73-78]。由于中性粒细胞必须变形才能通过毛细血管床，因此由炎症介质激活的白细胞将进一步影响中性粒细胞在肺泡壁的集中[60,71]。在中性粒细胞滞留肺泡毛细血管的起始过程中，L- 选择素和 β_2 整合素均不是必需的，从反方面也说明力学因素发挥了作用[71,79,80]。与之相反，选择素或者 β_2 整合素对炎症部位中性粒细胞在毛细血管后微静脉定位是必需的。

中性粒细胞滞留于肺泡毛细血管床之后发生的反应显然受到黏附分子的影响。例如静脉注射趋化因子（如 IL-8 或 C5a）单一系统性地激活中性粒细胞，可引起中性粒细胞快速减少（<1 分钟）并伴有肺泡毛细血管内大量中性粒细胞滞留。这一事件不依赖于 L- 选择素或 β_2 整合素，但是在毛细血管床滞留时间受这些黏附分子影响[71,80]。黏附可能是白细胞黏附分子和内皮细胞黏附分子之间的相互作用。阻断黏附（如应用阻断性单克隆抗体）可导致中性粒细胞从肺中释放[71,79,81-83]。介质引起的中性粒细胞变形能力减弱与 β_2 整合素上调相关（如两者均在 IL-8 作用下约 1 分钟内出现）。以上均大大增加了中性粒细胞被截留并黏附到毛细血管床血管壁的能力。肝脏也会发生类似的现象，物理性捕获导致中性粒细胞滞留，而肝损伤严重依赖于通过 β_2 整合素的白细胞黏附[84]。

中性粒细胞周转速率

假定血液中中性粒细胞的损耗是随机的，NTR 可以通过 $T_{1/2}$ 和 TBNP 进行计算：$NTR=0.693\times TBNP/T_{1/2}$。稳定状态下，NTR 代表有效中性粒细胞的产生速率。表 61-3 列举了与血液中性粒细胞相关的定义与计算。表 61-4 列举了正常人血液中性粒细胞动力学数据。数据显示：正常状态下，中性粒细胞的产生速度十分惊人，特别在炎症反应时，速率还可能成倍增加。

表 61-3 血液中中性粒细胞动力学相关定义以及计算方法

循环中性粒细胞池（CNP）= 血液中性粒细胞浓度 × 血容量

全血中性粒细胞池（TBNP）= 循环系统所有中性粒细胞的总量

边缘中性粒细胞池（MNP）= 全血中性粒细胞池 – 循环中性粒细胞池（MNP=TBNP–CNP）

血液清除半衰期（$T_{1/2}$）= 循环系统中被标记的中性粒细胞消失一半所需的时间

中性粒细胞流动速率（NTR）$=0.693\times TBNP/T_{1/2}$

表 61-4 人体血液中中性粒细胞动力学数据

池	平均池容 $\times10^7$kg	95% CI
全血中性粒细胞池	70	14~160
循环中性粒细胞池	31	11~46
边缘中性粒细胞池	39	0~85
	平均值	95% CI
血液清除半衰期	6.7h	4~10h
中性粒细胞反转率	63×10^7kg/d	$(50\sim340)\times10^7$kg

糖皮质激素与肾上腺素的作用

糖皮质激素通过增加中性粒细胞从骨髓的流入量和降低从循环的流出量，从而增加 TBNP。给予药理剂量糖皮质激素 5 小时后，由于促使中性粒细胞从骨髓释放、从边缘池迁移至循环池以及中性粒细胞的半衰期延长至约 10 小时等因素，中性粒细胞的数量增高约 4000/μl[85-87]。泼尼松（prednisone）则降低了中性粒细胞在皮肤炎症诱导部位的积聚同时也增加了中性粒细胞的半衰期[70]。隔日单剂量泼尼松给药后，中性粒细胞数量和动力学在给药 24 小时后和停药后恢复正常[88]。内毒素能引起中性粒细胞迅速减少，主要是由于细胞边缘化和滞留，之后 2~4 小时内，由于细胞从骨髓释放，数量回升。另外，中性粒细胞的反应强弱与骨髓储备功能相关[89-92]。在给予肾上腺素后，白细胞峰值出现在 5~10 分钟，很少超过 20 分钟。这一结果也进一步反映了细胞从边缘池向循环池的迁移。

■ 中性粒细胞迁移进入组织

在炎症部位，中性粒细胞从血液迁移进入组织，涉及在毛细血管后微静脉处的剪切应力条件下，从固定（滚动黏附）至内皮细胞开始的一系列按顺序发生的黏附步骤[93]。这种模型已经在多种血管床[94]以及在体外应用单层内皮细胞平行板流动室进行研究[93]。这一模型的圈合现象依赖于选择素家族的黏附分子（内皮细胞 E- 选择素和 P- 选择素、中性粒细胞的 L- 选择素和两种细胞均表达的选择素配体）。这些黏附分子对有效起始级联放大黏附步骤并最终导致中性粒细胞稳固黏附至内皮细胞是必需的。由于未受刺激的中性粒细胞不黏附于内皮细胞，证明级联步骤对中性粒细胞从血液向组织的迁移是必需的[93,95]。在稳固黏附和细胞运动过程中所必需的整合素，需要接受刺激有效提高亲和力，以支持这些功能。

■ 中性粒细胞的寿命

中性粒细胞迁移进入组织后，寿命明显延长（24~48 小时）[96]。组织中的中性粒细胞是通过程序性细胞死亡（凋亡）及巨噬细胞的吞噬作用来清除的。中性粒细胞凋亡的基本速率可以在炎症细胞因子和趋化因子作用下发生改变。例如，肿瘤坏死因子 -α（TNF-α）加速细胞凋亡，而内毒素、G-CSF、GM-CSF、IL-15 和 IL-3 抑制凋亡速率。在特定炎症部位这些作用是如何平衡的还未阐明，但是中性粒细胞在组织中发挥功能的时间似乎受控于凋亡的速率。凋亡的中性粒细胞在应对外部刺激时失去了释放颗粒酶的能力，并且细胞表面蛋白发生显著的变化（如 CD16、CD43、CD62L 明显降低）。尽管失去反应性可能导致了炎症消退，有证据显示在吞噬凋亡的中性粒细胞后巨噬细胞也发生变化。巨噬细胞对微生物发生吞噬作用时受到刺激，促炎症细胞因子（如 IL-1β）和趋化因子（如 IL-8）的产生会增多。与之相反，吞噬凋亡的中性粒细胞非但没有促进分泌炎症因子，反而可能刺激释放抑制炎症反应的因子（如转化生长因子 -β 和前列腺素 E_2）。巨噬细胞识别凋亡的中性粒细胞可能有巨噬细胞表面玻璃体结合蛋白 $\alpha_V\beta_3$ 以及凝血酶致敏蛋白受体 CD36 的参与。此外，中性粒细胞表面磷脂酰丝氨酸残基亦参与此过程。

如第 60 章所指出，中性粒细胞能够在迁移进入组织时根据组织和细胞因子 / 趋化因子的环境因素而产生表型变化。

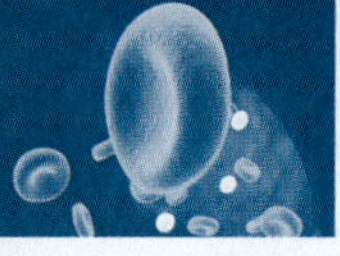
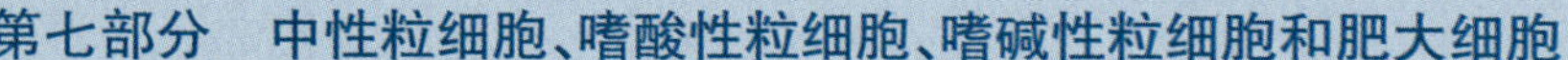

由于我们对中性粒细胞生理学的认识尚浅，目前尚不清楚这种现象对组织中中性粒细胞的寿命会产生何种程度的影响。

中性粒细胞储备充足性的评估

■ 白细胞计数与骨髓细胞构成

白细胞及中性粒细胞绝对计数是评价中性粒细胞产生水平的应用最广泛的方法。尽管这些方法没有提供中性粒细胞生成或者破坏的定量信息、骨髓储备状态或者是否出现细胞分布异常，但是在评价细胞毒性化学治疗的效果时很有帮助。

与其他测量方法相比，通过骨髓涂片的形态学观察、凝块涂片或组织活检方法测定中性粒细胞的产生量，有样本误差和相对动力学相关性不佳等局限[63]。例如，形态学可能发现骨髓“成熟停滞”，即早幼粒细胞或中幼粒细胞阶段以后中性粒细胞生成减少的现象，然而并不能鉴别是由于前体细胞成熟缺陷还是分裂后细胞从骨髓快速迁移所引起。同样，单纯用形态学方法很难区分是由于无效中性粒细胞生成抑或是由于外周中性粒细胞破坏引起的中性粒细胞的减少。但是，尽管存在这些限制，当中性粒细胞绝对计数法与骨髓细胞构成法联合应用时，它们在多数临床背景下都能够提供有益的指导。如果绝对中性粒细胞计数少于 1.0×10^9/L 并且多次骨髓涂片和(或)活检均提示细胞减少，那么诊断患者骨髓中性粒细胞产生障碍基本不会有错。中性粒细胞计数很低会易受细菌和某些真菌(如念珠菌和曲霉菌)的感染。中性粒细胞计数下降至 0.5×10^9/L 以下时，这些感染会变得十分严重。但是，骨髓细胞增生活跃以及中性粒细胞计数超过 1.0×10^9/L 并不意味着骨髓造血正常。尽管如此，当骨髓细胞成分与中性粒细胞绝对计数共同分析，仍是临床评价中性粒细胞生成状态最有价值的指标。

■ 功能评估

一些能够增加循环中中性粒细胞的因子，包括糖皮质激素、内毒素和还原尿睾酮，曾被用于评估中性粒细胞的储备。但是这些因子已经被重组人 G-CSF 取代。G-CSF 是一种无毒性的细胞因子，当其应用治疗剂量(5~8μg/kg)时，可通过刺激中性粒细胞生成和加速中性粒细胞从骨髓储备池释放(参见第 16 章)而增加血液中中性粒细胞的数量。中性粒细胞的增加，是分裂室中细胞分裂次数成 3 倍的增加以及由中幼粒细胞成熟为中性粒细胞的时间由 4~5 天缩短到少于 1 天的结果[97,98]。因此，作为治疗作用的副产物，G-CSF 的应用直接检测了受试者中性粒细胞的产生能力。G-CSF 的这种作用使以往大多数用于评价中性粒细胞隔室的方法被弃用。

G-CSF 并不能用于测定中性粒细胞在边缘池及循环池的分布。在某些罕见情况需要这方面的信息时，肾上腺素刺激可以用来评估这种分布。在进行这一检测时，可将 0.1mg 肾上腺素于 5 分钟内缓慢静脉输入，并分别于输注前及输注结束后 1 分钟、3 分钟、5 分钟取血进行白细胞计数。通常肾上腺素输注后，中性粒细胞增加大约 50%[99]。

翻译：周光飚
校对：张　琳

参考文献

1. Kondo M, Wagers AJ, Manz MG, et al: Biology of hematopoietic stem cells and progenitors: Implications for clinical application. *Annu Rev Immunol* 21:759, 2003.
2. Spangrude GJ: When is a stem cell really a stem cell? *Bone Marrow Transplant* 32 Suppl 1:S7, 2003.
3. Smaaland R, Sothern RB, Laerum OD, et al: Rhythms in human bone marrow and blood cells. *Chronobiol Int* 19:101, 2002.
4. Metcalf D: Hematopoietic stem cells: Old and new. *Biomed Pharmacother* 55:75, 2001.
5. Athens JW: Neutrophilic granulocyte kinetics and granulopoiesis, in *Regulation of Hematopoiesis*, edited by AS Gordon, p 1143. Appleton-Century-Crofts, New York, 1961.
6. Athens JW, Raab SO, Haab OP, et al: Leukokinetic studies. III. The distribution of granulocytes in the blood of normal subjects. *J Clin Invest* 40:159, 1961.
7. Athens JW, Haab OP, Raab SO, et al: Leukokinetic studies. IV. The total blood, circulating and marginal granulocyte pools and the granulocyte turnover rate in normal subjects. *J Clin Invest* 40:989, 1961.
8. Boggs DR: The kinetics of neutrophilic leukocytes in health and in disease. *Semin Hematol* 4:359, 1967.
9. Cartwright GE, Athens JW, Boggs DR, et al: The kinetics of granulopoiesis in normal man. *Ser Haematol* 1:1, 1965.
10. Cronkite EP: Kinetics of granulocytopoiesis. *Clin Haematol* 8:351, 1979.
11. Cronkite EP, Fliedner TM: Granulocytopoiesis. *N Engl J Med* 270:1347, 1964.
12. Vincent PC: The measurement of granulocyte kinetics. *Br J Haematol* 36:1, 1977.
13. Donohue DM, Gabrio BW, Finch CA: Quantitative measurement of hematopoietic cells of the marrow. *J Clin Invest* 37:1564, 1958.
14. Dancey JT, Deubelbeiss KA, Harker LA, et al: Neutrophil kinetics in man. *J Clin Invest* 58:705, 1976.
15. Friedman AD: Transcriptional regulation of granulocyte and monocyte development. *Oncogene* 21:3377, 2002.
16. Simon HU: Neutrophil apoptosis pathways and their modifications in inflammation. *Immunol Rev* 193:101, 2003.
17. Kuijpers TW: Clinical symptoms and neutropenia: The balance of neutrophil development, functional activity, and cell death. *Eur J Pediatr* 161(Suppl 1):S75, 2002.
18. Ogawa M: Changing phenotypes of hematopoietic stem cells. *Exp Hematol* 30:3, 2002.
19. Friedman AD: Transcriptional regulation of myelopoiesis. *Int J Hematol* 75:466, 2002.
20. Eash KJ, Means JM, White DW, et al: CXCR4 is a key regulator of neutrophil release from the bone marrow under basal and stress granulopoiesis conditions. *Blood* 113:4711, 2009.
21. Skokowa J, Welte K: LEF-1 is a decisive transcription factor in neutrophil granulopoiesis. *Ann N Y Acad Sci* 1106:143, 2007.
22. Fievez L, Desmet C, Henry E, et al: STAT5 is an ambivalent regulator of neutrophil homeostasis. *PLoS ONE* 2:e727, 2007.
23. Velu CS, Baktula AM, Grimes HL: Gfi1 regulates miR-21 and miR-196b to control myelopoiesis. *Blood* 113:4720, 2009.
24. Ai J, Druhan LJ, Loveland MJ, et al: G-CSFR ubiquitination critically regulates myeloid cell survival and proliferation. *PLoS ONE* 3:e3422, 2008.
25. Barreda DR, Hanington PC, Belosevic M: Regulation of myeloid development and function by colony stimulating factors. *Dev Comp Immunol* 28:509, 2004.
26. Panopoulos AD, Watowich SS: Granulocyte colony-stimulating factor: Molecular mechanisms of action during steady state and “emergency” hematopoiesis. *Cytokine* 42:277, 2008.
27. von Vietinghoff S, Ley K: Homeostatic regulation of blood neutrophil counts. *J Immunol* 181:5183, 2008.
28. Touw IP, van de Geijn GJ: Granulocyte colony-stimulating factor and its receptor in normal myeloid cell development, leukemia and related blood cell disorders. *Front Biosci* 12:800, 2007.
29. McGettrick AF, O'Neill LA: Toll-like receptors: Key activators of leucocytes and regulator of haematopoiesis. *Br J Haematol* 139:185, 2007.
30. Zucali JR, Dinarello CA, Oblon DJ, et al: Interleukin 1 stimulates fibroblasts to produce granulocyte-macrophage colony-stimulating activity and prostaglandin E_2. *J Clin Invest* 77:1857, 1986.
31. Metcalf D, Nicola NA, Mifsud S, et al: Receptor clearance obscures the magnitude of granulocyte-macrophage colony-stimulating factor responses in mice to endotoxin or local infections. *Blood* 93:1579, 1999.
32. Akin C, Metcalfe DD: The biology of Kit in disease and the application of pharmacogenetics. *J Allergy Clin Immunol* 114:13, 2004.
33. Heissig B, Werb Z, Rafii S, et al: Role of c-kit/Kit ligand signaling in regulating vasculogenesis. *Thromb Haemost* 90:570, 2003.
34. Wehrle-Haller B: The role of Kit-ligand in melanocyte development and epidermal homeostasis. *Pigment Cell Res* 16:287, 2003.
35. Lalami Y, Paesmans M, Aoun M, et al: A prospective randomised evaluation of G-CSF or G-CSF plus oral antibiotics in chemotherapy-treated patients at high risk of developing febrile neutropenia. *Support Care Cancer* 12:725, 2004.
36. De Waele M, Renmans W, Asosingh K, et al: Growth factor receptor profile of CD34 cells in normal bone marrow, cord blood and mobilized peripheral blood. *Eur J Haematol* 72:193, 2004.
37. Crawford J: Neutrophil growth factors. *Curr Hematol Rep* 1:95, 2002.
38. LeVine AM, Reed JA, Kurak KE, et al: GM-CSF-deficient mice are susceptible to pulmonary group B streptococcal infection. *J Clin Invest* 103:563, 1999.
39. Dranoff G, Crawford AD, Sadelain M, et al: Involvement of granulocyte-macrophage

colony-stimulating factor in pulmonary homeostasis. *Science* 264:713, 1994.
40. Stanley E, Lieschke GJ, Grail D, et al: Granulocyte/macrophage colony-stimulating factor-deficient mice show no major perturbation of hematopoiesis but develop a characteristic pulmonary pathology. *Proc Natl Acad Sci U S A* 91:5592, 1994.
41. Huffman JA, Hull WM, Dranoff G, et al: Pulmonary epithelial cell expression of GM-CSF corrects the alveolar proteinosis in GM-CSF–deficient mice. *J Clin Invest* 97:649, 1996.
42. Hammond WP, Csiba E, Canin A, et al: Chronic neutropenia. A new canine model induced by human granulocyte colony-stimulating factor. *J Clin Invest* 87:704, 1991.
43. Lieschke GJ, Grail D, Hodgson G, et al: Mice lacking granulocyte colony-stimulating factor have chronic neutropenia, granulocyte and macrophage progenitor cell deficiency, and impaired neutrophil mobilization. *Blood* 84:1737, 1994.
44. Mempel K, Pietsch T, Menzel T, et al: Increased serum levels of granulocyte colony-stimulating factor in patients with severe congenital neutropenia. *Blood* 77:1919, 1991.
45. Warner HR, Athens JW: An analysis of granulocyte kinetics in blood and bone marrow. *Ann N Y Acad Sci* 113:523, 1964.
46. Dresch C, Faille A, Bauchet J, et al: Granulopoiesis: Comparison of different methods for studying maturation time and bone marrow storage. *Nouv Rev Fr Hematol* 13:5, 1973.
47. Fliedner TM, Cronkite EP, Robertson JS: Granulocytopoiesis. I. Senescence and random loss of neutrophilic granulocytes in human beings. *Blood* 24:402, 1964.
48. Patt HM, Maloney MA: Kinetics of neutrophil balance, in *The Kinetics of Cellular Proliferation*, edited by F Stohlman, p 201. Grune and Stratton, New York, 1959.
49. Cronkite EP: Enigmas underlying the study of hemopoietic cell proliferation. *Fed Proc* 23:649, 1964.
50. Koeffler HP, Golde DW: Human preleukemia. *Ann Intern Med* 93:347, 1980.
51. Doerschuk CM: Mechanisms of leukocyte sequestration in inflamed lungs. *Microcirculation* 8:71, 2001.
52. Schwab AJ, Salamand A, Merhi Y, et al: Kinetic analysis of pulmonary neutrophil retention *in vivo* using the multiple-indicator-dilution technique. *J Appl Physiol* 95:279, 2003.
53. Mauer AM, Athens JW, Ashenbrucker H, et al: Leukokinetic studies: II. A method for labeling granulocytes in vitro with radioactive diisopropylfluorophosphate (DFP32). *J Clin Invest* 39:1481, 1960.
54. Bishop CR, Rothstein G, Ashenbrucker HE, et al: Leukokinetic studies. XIV. Blood neutrophil kinetics in chronic, steady-state neutropenia. *J Clin Invest* 50:1678, 1971.
55. Rosse WF, Gurney CW: The Pelger-Huet anomaly in three families and its use in determining the disappearance of transfused neutrophils from the peripheral blood. *Blood* 14:170, 1959.
56. Dresch C, Najean Y, Bauchet J: Kinetic studies of 51Cr and DF32P labelled granulocytes. *Br J Haematol* 29:67, 1975.
57. Luo HR, Loison F: Constitutive neutrophil apoptosis: Mechanisms and regulation. *Am J Hematol* 83:288, 2008.
58. Edwards SW, Moulding DA, Derouet M, et al: Regulation of neutrophil apoptosis, in *The Neutrophil: An Emerging Regulator of Inflammatory and Immune Response*, edited by MA Cassatella, p 204. Karger, Verona, Italy, 2003.
59. Fadeel B, Kagan VE: Apoptosis and macrophage clearance of neutrophils: Regulation by reactive oxygen species. *Redox Rep* 8:143, 2003.
60. Hogg JC: Neutrophil kinetics and lung injury. *Physiol Rev* 67:1249, 1987.
61. Staub NC, Schultz EL: Pulmonary capillary length in dogs, cat and rabbit. *Respir Physiol* 5:371, 1968.
62. Ambrus CM, Ambrus JL, Johnson GC, et al: Role of the lungs in regulation of the white blood cell level. *Am J Physiol* 178:33, 1954.
63. Doerschuk CM, Allard MF, Martin BA, et al: Marginated pool of neutrophils in rabbit lungs. *J Appl Physiol* 63:1806, 1987.
64. Lien DC, Wagner WW Jr, Capen RL, et al: Physiological neutrophil sequestration in the lung: Visual evidence for localization in capillaries. *J Appl Physiol* 62:1236, 1987.
65. Doerschuk CM, Downey GP, Doherty DE, et al: Leukocyte and platelet margination within microvasculature of rabbit lungs. *J Appl Physiol* 68:1956, 1990.
66. Presson RG Jr, Graham JA, Hanger CC, et al: Distribution of pulmonary capillary red blood cell transit times. *J Appl Physiol* 79:382, 1995.
67. Gebb SA, Graham JA, Hanger CC, et al: Sites of leukocyte sequestration in the pulmonary microcirculation. *J Appl Physiol* 79:493, 1995.
68. Doerschuk CM, Beyers N, Coxson HO, et al: Comparison of neutrophil and capillary diameters and their relation to neutrophil sequestration in the lung. *J Appl Physiol* 74:3040, 1993.
69. Martin BA, Wright JL, Thommasen H, et al: Effect of pulmonary blood flow on the exchange between the circulating and marginating pool of polymorphonuclear leukocytes in dog lungs. *J Clin Invest* 69:1277, 1982.
70. Hogg JC, McLean T, Martin BA, et al: Erythrocyte transit and neutrophil concentration in the dog lung. *J Appl Physiol* 65:1217, 1988.
71. Doerschuk CM: The role of CD18-mediated adhesion in neutrophil sequestration induced by infusion of activated plasma in rabbits. *Am J Respir Cell Mol Biol* 7:140, 1992.
72. Downey GP, Worthen GS, Henson PM, et al: Neutrophil sequestration and migration in localized pulmonary inflammation. Capillary localization and migration across the interalveolar septum. *Am Rev Respir Dis* 147:168, 1993.
73. Brown GM, Brown DM, Donaldson K, et al: Neutrophil sequestration in rat lungs. *Thorax* 50:661, 1995.
74. Buttrum SM, Drost EM, MacNee W, et al: Rheological response of neutrophils to different types of stimulation. *J Appl Physiol* 77:1801, 1994.
75. Downey GP, Doherty DE, Schwab B III, et al: Retention of leukocytes in capillaries: Role of cell size and deformability. *J Appl Physiol* 69:1767, 1990.
76. Downey GP, Worthen GS: Neutrophil retention in model capillaries: Deformability, geometry, and hydrodynamic forces. *J Appl Physiol* 65:1861, 1988.
77. Erzurum SC, Downey GP, Doherty DE, et al: Mechanisms of lipopolysaccharide-induced neutrophil retention. Relative contributions of adhesive and cellular mechanical properties. *J Immunol* 149:154, 1992.
78. Worthen GS, Schwab III B, Elson EL, et al: Mechanics of stimulated neutrophils: Cell stiffening induces retention of capillaries. *Science* 245:183, 1989.
79. Doyle NA, Bhagwan SD, Meek BB, et al: Neutrophil margination, sequestration, and emigration in the lungs of L-selectin–deficient mice. *J Clin Invest* 99:526, 1997.
80. Kubo H, Doyle NA, Graham L, et al: L- and P-selectin and CD11/CD18 in intracapillary neutrophil sequestration in rabbit lungs. *Am J Respir Crit Care Med* 159:267, 1999.
81. Doerschuk CM, Mizgerd JP, Kubo H, et al: Adhesion molecules and cellular biomechanical changes in acute lung injury: Giles F. Filley Lecture. *Chest* 116:37S, 1999.
82. Doerschuk CM, Quinlan WM, Doyle NA, et al: The role of P-selectin and ICAM-1 in acute lung injury as determined using blocking antibodies and mutant mice. *J Immunol* 157:4609, 1996.
83. Gamble JR, Skinner MP, Berndt MC, et al: Prevention of activated neutrophil adhesion to endothelium by soluble adhesion protein GMP140. *Science* 249:414, 1990.
84. Jaeschke H, Farhood A, Fisher MA, et al: Sequestration of neutrophils in the hepatic vasculature during endotoxemia is independent of β_2 integrins and intercellular adhesion molecule-1. *Shock* 6:351, 1996.
85. Bishop CR, Athens JW, Boggs DR, et al: Leukokinetic studies. 13. A non–steady-state kinetic evaluation of the mechanism of cortisone-induced granulocytosis. *J Clin Invest* 47:249, 1968.
86. Dale DC, Fauci AS, Guerry D, IV, et al: Comparison of agents producing a neutrophilic leukocytosis in man. Hydrocortisone, prednisone, endotoxin, and etiocholanolone. *J Clin Invest* 56:808, 1975.
87. Stausz I, Barcsak J, Kekes E, et al: Prednisone-induced acute changes in circulating neutrophil granulocytes: I. In cases of normal granulocyte reserves. *Haematologia (Budap)* 1:319, 1993.
88. Dale DC, Fauci AS, Wolff SM: Alternate-day prednisone. Leukocyte kinetics and susceptibility to infections. *N Engl J Med* 291:1154, 1974.
89. Craddock CG Jr, Perry S, Ventzke LE, et al: Evaluation of marrow granulocytic reserves in normal and disease states. *Blood* 15:840, 1960.
90. Marsh JC, Perry S: The granulocyte response to endotoxin in patients with hematologic disorders. *Blood* 23:581, 1964.
91. DeConti RC, Kaplan SR, Calabresi P: Endotoxin stimulation in patients with lymphoma: Correlation with the myelosuppressive effects of alkylating agents. *Blood* 39:602, 1972.
92. Korbitz BC, Toren FA, Davis HL Jr, et al: The Piromen test: A useful assay of bone marrow granulocyte reserves. *Curr Ther Res Clin Exp* 11:491, 1969.
93. Ley K, Laudanna C, Cybulsky MI, et al: Getting to the site of inflammation: The leukocyte adhesion cascade updated. *Nat Rev Immunol* 7:678, 2007.
94. Zarbock A, Ley K: Neutrophil adhesion and activation under flow. *Microcirculation* 16:31, 2009.
95. von Hundelshausen P, Koenen RR, Weber C: Platelet-mediated enhancement of leukocyte adhesion. *Microcirculation* 16:84, 2009.
96. Haslett C: Granulocyte apoptosis and its role in the resolution and control of lung inflammation. *Am J Respir Crit Care* 160:S5, 1999.
97. Buescher ES, Gallin JI: Leukocyte transfusions in chronic granulomatous disease: Persistence of transfused leukocytes in sputum. *N Engl J Med* 307:800, 1982.
98. Lord BI, Gurney H, Chang J, et al: Haemopoietic cell kinetics in humans treated with rGM-CSF. *Int J Cancer* 50:26, 1992.
99. Buchanan MR, Crowley CA, Rosin RE, et al: Studies on the interaction between GP-180 deficient neutrophils and vascular endothelium. *Blood* 60:160, 1982.

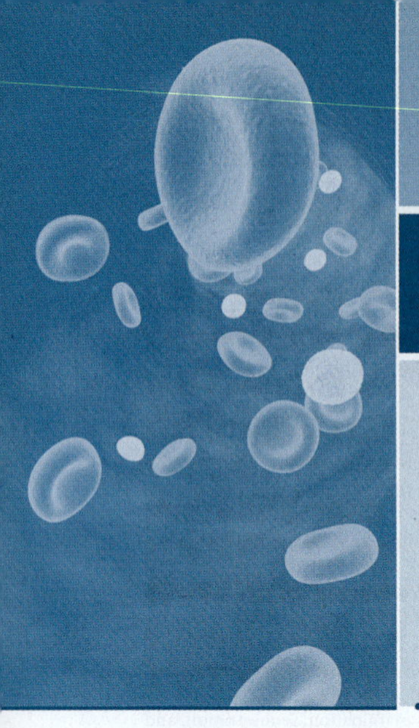

第62章

嗜酸性粒细胞及其异常

Andrew J. Waedlaw

摘 要

近十年来，对嗜酸性粒细胞的研究受到极大关注，主要因为其在哮喘病中的潜在作用。嗜酸性粒细胞具有针对蠕虫性寄生虫感染的保护作用，但不适当的活化也会造成组织损伤。尽管嗜酸性粒细胞发挥这两种作用的证据都是间接的，但人们已经接受嗜酸性粒细胞同时具备这两种功能的概念。嗜酸性粒细胞的产生和功能受到白细胞介素5(IL-5)的影响。嗜酸性粒细胞增多主要与具有促进T辅助细胞2(Th2)介导的免疫反应和B淋巴细胞功能的疾病有关，包括蠕虫性寄生虫感染和外源性哮喘。但嗜酸性粒细胞增多同样见于与Th2活化没有明显关联的疾病，如内源性哮喘、高嗜酸性粒细胞综合征(HES)和炎症性肠病。由此可见，IL-5和其他嗜酸性粒细胞介质可以在不同类型的炎症反应中产生。

与其他白细胞一样，嗜酸性粒细胞可以产生炎症介质。嗜酸性粒细胞特异性颗粒蛋白对很多哺乳动物细胞和寄生虫幼虫具有毒性。与肥大细胞一样，嗜酸性粒细胞可以产生硫醚酞白三烯及其他脂类介质，如血小板活化因子(PAF)。嗜酸性粒细胞产生的细胞因子增加了它的功能，例如通过产生转化生长因子(TGF)-α帮助伤口愈合。TGF-β的合成也许能够解释嗜酸性粒细胞所具有的与纤维活化相关的特性，如心内膜纤维化、HES的临床表现和纤维化肺泡炎。

很多研究试图揭示嗜酸性粒细胞在组织聚集的分子基础。嗜酸性粒细胞选择性聚积是一系列协调和整体性事件的结果，涉及它们在骨髓中产生、释放、黏附至内皮、选择性趋化，以及在组织中存活。这些步骤直接或间接地被IL-4、IL-5和IL-13所调控。

研究发现部分HES患者会出现克隆性异常增生，可能是因为结构性活化的酪氨酸激酶(FIP1L1-PDGFR α)所致，或者是T淋巴细胞增殖性疾病导致的一种反应性嗜酸性粒细胞增多，这些发现为这类疾病提供了全新且有效的治疗方法，同时也提供了控制嗜酸性粒细胞产生的全新视角。关于嗜酸性粒细胞是否导致组织损伤，还是作为无关的旁观者，或者起帮助缓解病变的作用的争论长期存在。新近有数据显示，应用抗IL-5单克隆抗体后嗜酸性粒细胞减少可使嗜酸性粒细胞性气道疾病和HES患者获益。

本章使用的简写和缩略词：ABPA，过敏性支气管肺曲霉菌病(allergic bronchopulmonary aspergillosis)；CCR，趋化因子受体(chemokine receptor)；CEL，慢性嗜酸性粒细胞白血病(chronic eosinophilic Leukemia)；CMPD，慢性骨髓增殖性疾病(chronic myeloproliferative disease)；ECF-A，过敏性嗜酸性粒细胞趋化因子(eosinophil chemotactic factor of anaphylaxis)；ECP，嗜酸性粒细胞阳离子蛋白(eosinophil cationic protein)；EDN，嗜酸性粒细胞衍生神经毒素(eosinophil derived Neurotoxin)；EPO，嗜酸性粒细胞过氧化物酶(eosinophil peroxidase)；GM-CSF，粒细胞-单核细胞集落刺激因子(granulocyte-monocyte colony-stimulating growth factor)；HES，高嗜酸性粒细胞综合征(hypereosinophilic syndrome)；HLA，人类白细胞抗原(human leukocyte antigen)；ICAM，细胞间黏附分子(intercellular adhesion molecule)；IL，白细胞介素(interleukin)；LAMP，溶酶体相关膜蛋白(lysosome-associated membrane protein)；LIMP，溶酶体内在膜蛋白(lysosome integral membrane protein)；mAb，单克隆抗体(monoclonal antibody)；MBP，主要碱性蛋白(major basic protein)；PAF，血小板活化因子(platelet-activating factor)；PSGL，P-选择素糖蛋白配体(P-selectin glycoprotein ligand)；SNARE，可溶性N-乙基顺丁烯二酰亚胺敏感因子吸附蛋白受体复合物(soluble *N*-ethylmaleimidesensitive factor attachment protein receptor complex)；TGF，转化生长因子(transforming growth factor)；TRAIL，肿瘤坏死因子-相关凋亡诱导配体(tumor necrosis factor-related apoptosis-inducing ligand)；T_{reg}：T调节细胞(T-regulatory cell)；VCAM，血管细胞黏附分子(vascular cell adhesion molecule)；VLA，极晚期抗原(very-late antigen)。

嗜酸性粒细胞形态学和受体系统

嗜酸性粒细胞是源自骨髓的不可再分化粒细胞，呈球形，直径约 8μm[1]。在体外，粒细胞 - 单核细胞集落刺激因子（GM-CSF）、IL-3、IL-5 均可刺激嗜酸性粒细胞集落生长；在体内 IL-5 是重要的促嗜酸性粒细胞生长因子。电子显微镜可以显示成熟嗜酸性粒细胞的微观形态（图 62-1）[2,3]。区别嗜酸性粒细胞与其他白细胞的一些特征包括双叶核，相对较大的具有电子致密核心的嗜酸性特异性颗粒，稀疏的线粒体（大约每个细胞 20 个）和内质网，以及细胞质内管状囊泡样结构或者分泌泡形成的致密网络，其中含有被认为与过氧化物合成有关的白蛋白和细胞色素 b_{558}。嗜酸性粒细胞同样含有几种脂质小体及初级颗粒和小颗粒，前者是类花生酸合成的主要部位。小颗粒主要出现在组织中的嗜酸性粒细胞中，含有芳香基硫酸酯酶 B、酸性磷酸酶和过氧化氢酶。它们可能来源于特异性颗粒且作为溶酶体区室，尤其是作为特异性颗粒表达溶酶体相关膜蛋白 1 和 2（LAMP1/2）以及溶酶体整合膜蛋白 1（LIMP-1；CD63）[4]。嗜酸性粒细胞也包含多层小体，其中含有 TGF-α。脐血来源的嗜酸性粒细胞前体细胞（嗜酸性中幼粒细胞）在特异性颗粒（致密内容物）出现时可首先从形态学上被鉴别出，而通过免疫组化或者信使 RNA（mRNA）表达可以在早幼粒阶段检测出夏科 - 莱登结晶蛋白和碱性颗粒蛋白表达，此时这些物质位于内质网、高尔基体和大且圆的非致密颗粒中，后者多数最终发育为特异性颗粒。透射电镜可以通过观察细胞中脂质小体、初级和小颗粒、分泌泡和内质网的增加将活化的嗜酸性粒细胞与血中静息嗜酸性粒细胞区别开来。此时细胞质可能出现夏科 - 莱登蛋白结晶。活化细胞通常比静息细胞密度偏低，免疫磁珠筛选法较密度梯度法更常用于纯化嗜酸性粒细胞，密度减少通常不作为细胞活化的标志[5]。尽管可以通过与特异性颗粒融合形成的吞噬溶酶体摄取调理后的酵母多糖，但嗜酸性粒细胞被认为吞噬性相对较弱。嗜酸性粒细胞也可以在较大的调理后的表面例如葡聚糖凝胶珠或者寄生虫幼虫表面脱颗粒，这个过程即所谓“落空的吞噬”。

体外活化和组织浸润的嗜酸性粒细胞超微结构揭示了脱颗粒的三种可能机制：坏死或者细胞溶解性脱颗粒、胞吐作用或者“经典脱颗粒”以及序贯脱颗粒[6]。细胞溶解性脱颗粒与嗜酸性粒细胞细胞质膜完整性丧失有关，最终导致游离的膜固定化颗粒簇的释放（称为 Cfegs），该现象在嗜酸性粒细胞性炎症很常见，尤其可以作为病情严重的标志，例如致死性哮喘发作时通过免疫组化可以在组织中检出大量碱性蛋白，相反完整的嗜酸性粒细胞则相对少见[7]。这种脱颗粒也是一些程度较轻的疾病的特点，例如过敏性鼻炎[8,9]，与体外 Fc 介导的脱颗粒过程一样[10]。胞吐作用或者经典脱颗粒发生在肥大细胞和嗜碱性粒细胞与免疫球蛋白（Ig）E 受体交联之后。它诠释了颗粒向细胞膜迁移并与之融合及颗粒内容物被释出的过程。这个过程可见于肠道的嗜酸性粒细胞，但不见于气道黏膜的嗜酸性粒细胞。序贯性脱颗粒见于脐血来源的嗜酸性粒细胞[11]。这个术语描述的现象是，通过与位于细胞质内含有颗粒蛋白的小囊泡结构合并的方式清空或者部分清空颗粒，这些囊泡可以转运至细胞表面将颗粒蛋白释放[12]。这些现象常见于哮喘或者其他过敏性疾病的组织嗜酸性粒细胞中。

许多研究使用一种卵清蛋白刺激后肺嗜酸性粒细胞增多和气道反应性增高的小鼠模型。这种模型一个有趣且显著的特点是肺部嗜酸性粒细胞没有细胞溶解性或者序贯性脱颗粒表现[13]。这种小鼠肺免疫染色显示所有碱性蛋白均位于未受损的嗜酸性粒细胞，而支气管肺泡灌洗液中不含有游离的主要碱性蛋白（MBP）[14,15]。这点与人类疾病中细胞和游离碱性蛋白可以轻易在组织和支气管肺泡灌洗液中同时检出不同。嗜酸性粒细胞过氧化物（EPO）或者主要碱性蛋白基因敲除小鼠与野生型小鼠一样具有同样表现[16]。一些脱颗粒现象只在腔内可以见到[17]。已经有两种基因修改方法可以完全去除小鼠的嗜酸性粒细胞，一种是将一个嗜酸性粒细胞毒性基因(PHIL)插入谱系，一种是敲除位于 GATA-1 启动子的高亲和性绑定位点[18,19]。这种 GATA-1 启动子敲除小鼠仍然可以发生气道高反应性和黏液分泌，但是不会出现气道重塑，而这与其在哮喘中的作用相符。相反，插入 PHIL 基因的小鼠在受到气道刺激后不出现气道高反应性和黏液过度分泌。这种差异还没有被合理解释，但是有两个研究都指出嗜酸性粒细胞在这个过程中起重要作用。凋亡的嗜酸性粒细胞具有小且皱缩的核以及凝聚的染色质，但是细胞膜没有破损[20]。它们在体外衰老细胞群和气道管腔物质中很容易被鉴别，例如痰中，但在组织中相对难以识别。这导

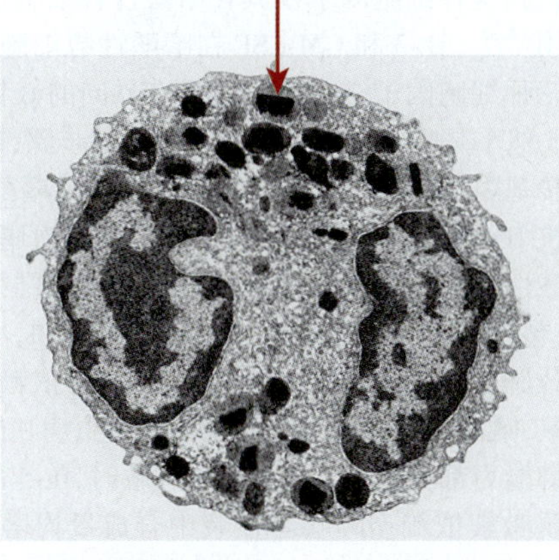

图 62-1　一个嗜酸性粒细胞的透射电镜（×10 000）显示特征性双叶核以及含有电子致密核心的特异性颗粒。细胞主要内容物已经列出。CLC，夏科 - 莱登结晶；ECP，嗜酸性粒细胞阳离子蛋白；EDN，嗜酸性粒细胞源神经毒素；EPO，嗜酸性粒细胞过氧化物酶；GF，生长因子；GM-CSF，粒细胞 - 单核集落刺激因子；HETE，羟基二十碳四烯酸；LT，白三烯；MBP，主要碱性蛋白；PAF，血小板活化因子；PDGF，血小板衍生生长因子；PG，前列腺素；PSGL，血小板选择素糖蛋白配体；TBX，血栓素；TGF-β，转化生长因子 -β；VEGF，血管内皮生长因子。

致一些研究者认为，气道中的多数嗜酸性粒细胞，至少在哮喘和过敏性鼻炎中，是进入管腔后脱落而不是在组织中凋亡的[6]。

与所有颗粒型白细胞一样，嗜酸性粒细胞表达大量膜受体以便与细胞外环境相互作用（表 62-1 和表 62-2）。这包括移动、活化、生长以及介质释放所需要的各种受体。大多数受体同样可以见于其他粒细胞，但其中一些在表达和功能上具有一定特异性。组织嗜酸性粒细胞一个重要特性就是它们表达一种与外周血嗜酸性粒细胞不同的受体模式，这是一种更为活化的表型。其中包括 CD69、细胞黏附分子（ICAM）-1 和 FcγR1、HLA-DR、Mac-1 等过度表达。嗜酸性粒细胞在体外与细胞因子（如 IL-5）培养或在向内皮移行的过程中，受体表达会发生改变[21]。利用免疫磁珠筛选法纯化嗜酸性粒细胞，可以发现与中性粒细胞的重要区别是中性粒细胞有 CD16 表达。下面将讨论的另外一个重要区别是嗜酸性粒细胞表达极晚期抗原（VLA）-4，而中性粒细胞表达不明显。Siglec 8 是仅表达于嗜酸性粒细胞、肥大细胞和嗜碱性粒细胞的受体[22-24]。Siglec 是免疫球蛋白超家族中的唾液酸识别动物外源凝集素。嗜酸性粒细胞与单核细胞和部分树突细胞一样也表达 Siglec 10[25]。相反，中性粒细胞表达 Siglec 9[26]。Siglec 8 在嗜酸性粒细胞上的功能仍然不清楚，但是可能与触发凋亡有关[27,28]。嗜酸性粒细胞同时表达 CD48 和它的配体 CD244（2B4），两者均为免疫球蛋白超家族成员。与 CD48 结合可以导致嗜酸性粒细胞脱颗粒[29]。嗜酸性粒细胞也表达一些抑制性受体，其功能仍然不明[30]。

表 62-1 嗜酸性粒细胞黏附性受体

受 体	配 体	
	内皮	基质蛋白
整联蛋白		
$\alpha_4\beta_1$（VLA-4）	血管细胞黏附分子 VCAM-1	纤维连接蛋白
$\alpha_4\beta_6$		层粘连蛋白
$\alpha_4\beta_7$	MAdCAM-1	纤维连接蛋白
$\alpha_L\beta_2$（LFA-1）	ICAM-1~3	
$\alpha_M\beta_2$（Mac-1）	ICAM-1	
$\alpha_X\beta_2$（P150,95）		
$\alpha_d\beta_2$	VCAM-1（ICAM-3？）	
选择素和配体		
PSGL-1	P- 选择素（E- 选择素）	
L- 选择素	Gly-CAM-1，CD34，足细胞标志蛋白	
其他		
CD44		透明质酸盐
ICAM-3		
PECAM	PECAM	

ICAM，细胞间黏附分子；MAdCAM，黏膜地址素细胞黏附分子；PECAM，血小板 - 内皮细胞黏附分子；PSGL-1，血小板选择素糖蛋白 1；VCAM，血管细胞黏附分子。

表 62-2 一些重要的嗜酸性粒细胞受体

免疫球蛋白受体：FcγRⅡ（CD32）；FcαR
介质受体：CCR3*；CCR1；PAF-R；LTC_4/D4/E4-R；LTB_4-R；C5aR；C3aR；IL-5R*；IL-3R；IL-4R；IL-13R；CRTh2
细胞因子刺激诱导的受体：FcγRⅢ（CD16）；FcγRⅠ；CD69；HLA-DR；ICAM-1；CD25；CD4
良好表达的各种受体：CD9；CD45；CR1；CD154（CD40 配体）；CD95（Fas）；Siglec 8*

CCR，趋化因子受体；HLA，人类白细胞抗原；ICAM，细胞间黏附分子；IL，白细胞介素；LT，白三烯；PAF，血小板活化因子。

* 嗜酸性粒细胞相对选择性表达。

嗜酸性粒细胞的产生

嗜酸性粒细胞是不能进行再分化的终末期细胞，与其他白细胞一样来源于骨髓造血干细胞。它与嗜碱性粒细胞具有共同的中期前体细胞。GATA-1 是嗜酸性粒细胞发育非常重要的转录因子，敲除 GATA-1 高亲和性绑定位点将导致嗜酸性粒细胞系的特异性缺失[31]。FIP1L1-PDGFRα 受体突变可以导致骨髓增殖性疾病如高嗜酸细胞综合征（HES）和慢性嗜酸性粒细胞白血病，它主要通过 cEBP-α、GATA-2 和 GATA-1 发挥作用，提示这些转录因子对于嗜酸性粒细胞发育同样重要[32]。嗜酸性粒细胞迁移入血，在进入组织前它在循环中的半衰期大约是 18 小时。嗜酸性粒细胞是主要定居于组织的细胞，有关嗜酸性粒细胞动力学的研究很少，将健康和疾病状况中嗜酸性粒细胞的变化进行比较的研究更少，据估计组织嗜酸性粒细胞数大约是循环中的 100 倍[33]。正常成人骨髓中大约 3% 是嗜酸性粒细胞，其中 1/3 是成熟的，2/3 是嗜酸性粒细胞前体细胞。

认识到嗜酸性粒细胞通常也依赖于 T 细胞已有多年。对 T 细胞来源上清液特性的认识导致对 IL-5 特性的深入了解，并意识到这种细胞因子及其在嗜酸性粒细胞发育过程中的关键作用[34,35]。IL-3 和 GM-CSF 在嗜酸性粒细胞发育中也很重要。这三种细胞因子结合的受体具有共同的 β 链和不同的 α 链。IL-5 似乎是嗜酸性粒细胞发育的限速步骤，外源性或者通过小鼠转基因操作给予 IL-5 均可导致显著的嗜酸性粒细胞增多[36]，而抗 IL-5 抗体可以显著减少哮喘病人血嗜酸性粒细胞数[37]。嗜酸性粒细胞增多作为 IL-5 合成增加的结果是一些疾病的特点，包括寄生虫感染和过敏性疾病。例如，小鼠美洲钩虫感染所致肺嗜酸性粒细胞增多症具有 IL-5 依赖性[38]，在 IL-5 缺失小鼠，嗜酸性粒细胞增多和宿主对丝虫病和旋毛（线）虫感染的防御能力都受到显著影响[39]。哮喘时，IL-5 mRNA 在气道和糖皮质激素依赖型哮喘者血浆中合成量均增高[40,41]。但是 IL-5 基因敲除小鼠仍然具有基线水平的嗜酸性粒细胞，可以在副黏液病毒感染后出现肺嗜酸性粒细胞增多，显示 IL-5 之外的细胞因子也可导致嗜酸性粒细胞晚期分化[42]。在如特异性哮喘和蠕虫感染的 IgE 介导的疾病中，外周血和组织嗜酸性粒细胞增多是由于抗原依赖性活化 T 辅助细胞（Th）2 导致 IL-5 产生，然后增加嗜酸性粒细胞生成和组织嗜酸性粒细胞聚集的模式已被承认。Th1 和 Th2 细胞的调控可能与致敏作用时的细胞因子环境有关，一般通过 IL-4 转录控制来调节，或者是通过致敏作用通路和抗原呈递路径调节[43,44]。抗原的特性也很重要。许多过敏原已经被纯化和解构。尽管多数是蛋白酶，但没有通用的结构特性可以确定地解释其过敏原性，这可以影响它们的免疫原性[45]。个体 HLA 单倍型可以对特定抗原发生反应的现象也已经被证实。一定程度的限制性已经被揭示，特别是很多简单过敏原，例如在对豚草属过敏原 Amb a Ⅴ遗传性过敏症个体中 DR2.2 过度表达。然而，由于过敏原数量庞大，因此还没有确定的模式。虽然 HLA 单倍型可以影响对个别过敏原的反应，但是似乎不能为 Th2 型反应模式提供统一解释。

许多嗜酸性粒细胞疾病包括肺嗜酸性粒细胞增多症与特异反应性和 IgE 产生无关，因此不能完全符合 Th2 驱动嗜酸性粒细胞的模式。尽管内源性哮喘通常被认为与产生 IL-5 的 T 细胞有关，但是相关证据有限。一种非 IgE 相关嗜酸性粒细胞疾病的模式是，那些嗜酸性粒细胞性食管炎是由不具有特异性 IgE 的特定食物过敏原导致[46]。其中一些患者对可疑食物过敏原贴片试验阳性，这增加了Ⅳ型细胞介导免疫的 Th2 型模式的可能，但是这种推测有待证实。

T 调节细胞（T_{reg}）对于控制包括 Th2 细胞活化在内不适度免疫反应方面的作用越来越受到关注[47]，T_{reg} 细胞首先因为介导一些免疫耐受而被识别，然后被发现在抑制免疫介导的小鼠炎症性肠病中发挥重要作用。三种 T_{reg} 细胞已经被识别：需要直接接触发挥其免疫抑制作用的 $CD4^+CD25^+$ 细胞；产生 TGF-β 的 T_{reg} 细胞；产生 IL-10 的 T_{reg} 细胞[48-50]。目前一种观点认为过敏性疾病与自身免疫性疾病同步增加并不是 Th1 向 Th2 转换的结果，而是诱导 T_{reg} 细胞反应失败的结果，这可以导致 Th1 和 Th2 免疫性同时增强[51-53]。产生 IL-10 的 T_{reg} 细胞在肺嗜酸性粒细胞增多症中尤其令人感兴趣，因为有证据显示，扩增生成抗原特异性 IL-10 的 T_{reg} 细胞的免疫治疗对这类患者有效[54]。此外，T_{reg} 细胞可以抑制卵清蛋白致小鼠肺嗜酸性粒细胞增多症发生[55,56]。

嗜酸性粒细胞异质性

由于密度相对较大，正常个体外周血嗜酸性粒细胞可以通过密度梯度离心法从其他白细胞中分离出来。多年以来，这是纯化嗜酸性粒细胞标准方法的基础。现在则很大程度上被免疫磁珠阴性选择法取代，因为中性粒细胞表达低亲和力的（FcγR Ⅲ，CD16）IgG 受体，而嗜酸性粒细胞则否。这种技术在提高纯度和产量方面具有优势，因此使低计数个体中嗜酸性粒细胞纯化成为可能[57]。一些高嗜酸性粒细胞计数个体中提取的嗜酸性粒细胞密度低于正常个体，尽管与正常个体提取的嗜酸性粒细胞数一样但低密度嗜酸性粒细胞有空泡形成且含有较小颗粒[58]。这种异质性的机制不明，可能与嗜酸性粒细胞活化有关，但是支持这种假设的证据相互矛盾[5]。

嗜酸性粒细胞迁徙、组织聚集以及凋亡

除了肠道，正常情况下其他组织中很少发现嗜酸性粒细胞存在。在组织中发现嗜酸性粒细胞增多是一些疾病病理学的显著特性。这种正常的嗜酸性粒细胞肠道归巢现象由肠道本身表达的嗜酸细胞活化趋化因子和选择性在肠道表达的与黏附素细胞黏附分子（MAdCAM）-1 结合的整联蛋白 $\alpha_4\beta_7$ 介导[59]。尽管嗜酸性粒细胞增多症可以伴有炎症反应，例如在特发性肺纤维化的支气管肺泡灌洗液中可以见到嗜酸性粒细胞和中性粒细胞增多，但也经常可以不伴有其他白细胞显著增多。这样就提出了其特异性组织聚集机制的问题。嗜酸性粒细胞选择性聚集是一系列黏附、化学趋化性、细胞周期不同时期生长和生存定向信号协同作用的结果。这些事件通常受到 Th2 细胞释放的多种介质控制，特别是细胞因子 IL-4、IL-5、IL-13，也可能包括 IL-9、IL-25。IL-25 通过媒介细胞产生 IL-5 和 IL-13 依赖性效应而发挥作用[60]。

嗜酸性粒细胞迁徙已得到广泛研究[61-63]，此处作简要综述。与嗜酸性粒细胞分化中起的作用一样，IL-5 在嗜酸性粒细胞从骨髓释放过程中同样起重要作用。尤其是在如嗜酸细胞活化趋化因子的特异性化学趋化物中作为初始启动因素[64]。豚鼠嗜酸性粒细胞从骨髓释放受到阻断性抗 CD18 抗体的抑制，但是可使阻断抗 VLA-4 抗体的 IL-5 依赖性释放增强[65]。关于此现象的一个解释是，与其他系细胞一样，VLA4 和血管细胞黏附分子（VCAM）-1 使嗜酸性粒细胞前体细胞绑定在骨髓基质细胞。但嗜酸性粒细胞这种现象还没被确认。嗜酸细胞活化趋化因子减弱嗜酸性粒细胞对 VCAM-1 黏附性的同时，增强了对 CD18 配体小牛血清白蛋白的黏附，这个现象可能是嗜酸性粒细胞从骨髓释放的一种机制[66]。过敏原刺激后小鼠局部炎症反应可以导致全身效应的现象已被描述，其骨髓中产生 IL-5 的细胞（包括 T 细胞和非 T 细胞）均增多[67,68]。

组织中白细胞聚集是一个被高度调节的过程，既要达到对有害侵袭有效反应的目的，又不能引发不适度的炎症反应。白细胞从循环进入组织的一个必须步骤是在高切变率通过毛细血管内皮时被内皮系统捕获。介导嗜酸性粒细胞捕获的一个关键受体是血小板选择素，其内皮表面低水平表达受到 IL-4 和 IL-13 选择性诱导。与中性粒细胞相比，嗜酸性粒细胞表达更高水平的血小板选择素糖蛋白配体 -1（PSGL-1），它是血小板选择素的基本受体，可以导致血小板选择素活性增加，特别是 Th2 细胞因子诱导的低水平表达时[69]。PSGL-1 表达增加导致嗜酸性粒细胞聚集，可见于过敏性疾病时[70]。IL-4 和 IL-13 也能诱导低水平 VCAM-1 表达，通过 VLA-4 绑定嗜酸性粒细胞，即使在低切变率时也可捕获流动的嗜酸性粒细胞。VLA-4/VCAM-1 和 PSGL-1/ 血小板选择素的协同作用是嗜酸性粒细胞选择性迁徙重要的内皮控制位点[71]。嗜酸性粒细胞被捕获后就沿着血管内皮表面滚动直到被活化，即 CD18 整联蛋白与 ICAM-1 和 ICAM-2 结合后非选择性地启动迁徙过程，此阶段 VLA-4/VCAM-1 也能发挥选择性压力作用。由表达于内皮表面化学引诱物介导的活化步骤是另外一个嗜酸性粒细胞选择的重点，通过外源性增加例如嗜酸性粒细胞活化趋化因子之类化学趋化物后的效果可以看出，但是所涉及的内源性化学趋化物的特性及其在嗜酸性粒细胞炎症部位选择性表达程度仍然有待进一步明确[72]。

嗜酸性粒细胞通过内皮后将由基底膜进入组织，与其他嗜酸性粒细胞化学趋化物一样，细胞因子在此过程中发挥关键作用（表 62-3）。许多嗜酸性粒细胞活化细胞因子与细胞因子受体（CCR）-3 结合，敲除其编码基因将导致小鼠哮喘模型中嗜酸性粒细胞向肺迁徙能力严重受损。一个研究显示，CCR3 基因敲除小鼠的嗜酸性粒细胞仍然能够通过内皮迁徙，提示 CCR3 与如嗜酸细胞活化趋化因子的细胞因子结合不是嗜酸性粒细胞活化所必需的步骤。但是在这个模型中，嗜酸性粒细胞不能通过基底膜可能是因为缺乏趋化信号，或者是不能消化细胞外

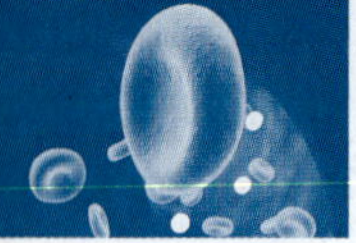
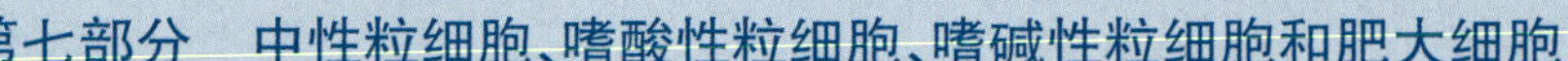

表 62-3　嗜酸性粒细胞趋化因子受体及其配体

受体	趋化因子
CCR1*	CCL3(MIP-1a);CCL5(RANTES)
CCR3	CCL11(Eotaxin1);CCL24(Eotaxin 2);CCL26(Eotaxin 3);CCL7,8,13(MCP2-4);CCL5
CXCR1 和 2	CXCL8(IL-8†)

CC,趋化因子;IL,白细胞介素;MCP,单核细胞趋化蛋白;MIP,巨噬细胞抑制蛋白;R,受体;RANTES,活化、正常 T 细胞表达和分泌的调节。

*仅在部分供者嗜酸性粒细胞表达。

†仅趋化在体内已经活化或者细胞因子处理过的嗜酸性粒细胞(可能通过中性粒细胞间接作用)。

基质[73]。三种特异性嗜酸性粒细胞细胞因子,即嗜酸细胞活化趋化因子 -1~3,在小鼠嗜酸性粒细胞迁移进入肺脏过程中的作用有重叠[74]。

凋亡是细胞以一种被巨噬细胞有效清除而不诱发炎症反应的方式经历细胞衰老的机制。形态学研究证实嗜酸性粒细胞凋亡是组织中一种与众不同的现象,多数嗜酸性粒细胞既通过细胞溶解死亡,也可迁徙进入管腔最终凋亡[6,75]。在 Th2 介导的炎症中,嗜酸性粒细胞生长因子合成增加,组织中凋亡减速与细胞外基质向嗜酸性粒细胞传送的生存信号相一致,这是正常内稳态的一部分[76,77]。应用抗 IL-5 可以有效抑制血和痰中嗜酸性粒细胞数量而对组织中嗜酸性粒细胞影响甚微,这个研究支持组织中嗜酸性粒细胞生存延长是选择性聚集机制之一的观点[78]。糖皮质激素通过未知机制直接增加嗜酸性粒细胞凋亡率,而对中性粒细胞则是延长生存[79]。这似乎意味着皮质激素在缓解例如单纯性肺嗜酸性粒细胞增多症一类嗜酸性粒细胞性炎症时具有的戏剧性疗效是这种作用的结果。然而,糖皮质激素仅在高浓度时诱导嗜酸性粒细胞凋亡,这种效果仅仅轻度高于自然凋亡速率。因此,该现象更像是通过抑制嗜酸性粒细胞生长因子来实现,例如 IL-5、IL-3 和 GM-CSF 的产生,这些因子一方面是嗜酸性粒细胞对基质信号的自分泌反应,一方面是炎症过程的一部分[80]。肿瘤坏死因子(TNF)相关凋亡诱导配体是与 TNF 有关的另外一种生存调节因子,在过敏原刺激后可以延长嗜酸性粒细胞体外和体内生存时间[81]。

生长因子介导嗜酸性粒细胞生存的生化机制同时依赖于蛋白质合成和磷酸化过程。IL-5 对嗜酸性粒细胞生存的影响基于 RAS-RAF-MEK 和 JAK2-STAT1-STAT-5 途径的激活,及与 IL5-Rα 链结合的 LYN 激酶[82]。P38 和 PI3 激酶的作用则不甚清楚。渥曼青霉素可以阻断 PI3 激酶,尽管可以抑制 IL-5 对黏附纤维蛋白原的增强作用,但是对嗜酸性粒细胞凋亡没有影响。嗜酸性粒细胞可以表达大量凋亡前体蛋白 BAX 和抗凋亡的 BCL-Xl,但只表达很少的 BAD 和 BCL-2[83]。与其他细胞类型一样,自发和 FAS 诱导的嗜酸性粒细胞凋亡均与 BAX 迁徙进入线粒体有关[84,85]。这导致线粒体膜电位丧失,细胞色素 C 释放和下游胱门蛋白酶活化。这些事件均受 IL-5 抑制,显示 IL-5 通过阻断 BAX 移位而发生作用。即使在缺乏细胞因子的情况下,抑制 BAX 活化也可以阻止嗜酸性粒细胞凋亡。使用地塞米松治疗嗜酸性粒细胞疾病也会导致线粒体通透性丧失[86]。GM-CSF 活化的 Erk1/2 在 Thr167 位导致 BAX 磷酸化,后者容易与脯氨酰异构酶 Pin1 相互作用。一旦与 Pin1 的相互作用被阻断,BAX 将活化、移位进入线粒体并导致细胞凋亡。所以,嗜酸性粒细胞生长因子通过促进 Pin1-BAX 相互作用来发挥其抗凋亡效应[87]。

嗜酸性粒细胞组织聚集另外的可能机制是嗜酸性粒细胞前体细胞原位分化作用。外周血嗜酸性粒细胞前体可以通过 IL-5Rα$^+$和 CD34$^+$来鉴别,在过敏原刺激和过敏性疾病中其数目增多。这些细胞也可以在哮喘患者气道中被发现[88]。

于嗜酸性粒细胞迁徙动力学而言,与内皮细胞相互作用一样重要的是进入组织的嗜酸性粒细胞归宿的相关控制因素。这有三种可能的结局:嗜酸性粒细胞可以保持在组织中,与基质蛋白、其他白细胞和环境细胞相互作用,例如支气管黏膜中的上皮细胞、气道平滑肌、黏膜腺体和神经组织;嗜酸性粒细胞也可以进入消化道或者气道等空腔,类似凋亡过程;或者通过淋巴系统重新回到血液循环中。尽管已经发现嗜酸性粒细胞可以出现在淋巴结内并被推测与抗原呈递有关,但是关于嗜酸性粒细胞可以再循环的证据还很有限[89]。嗜酸性粒细胞迁徙进入消化道和气道空腔之前在组织内停留时间的长短仍然不甚清楚,因为没有关于嗜酸性粒细胞进入空腔迁徙动力学的实质性研究。抗 IL-5 可以完全抑制嗜酸性粒细胞迁徙入空腔,这提示经过上皮的迁徙依赖 IL-5。然而,IL-5 仅仅抑制组织中最多 50% 的嗜酸性粒细胞,表明还有其他因素起作用[78]。在一个小鼠哮喘模型中,嗜酸性粒细胞迁徙进入空腔的现象在基质金属蛋白酶 MMP-2 基因敲除小鼠中消失,导致这些动物窒息[90]。由此可见,IL-5 以 MMP-2 依赖方式在促进嗜酸性粒细胞消化上皮基底膜过程中可能非常重要[91]。与中性粒细胞衰老一样,当组织嗜酸性粒细胞衰老时,它们开始改变其受体表型,以减弱在组织中停留的能力而加快迁徙进入空腔[92]。嗜酸性粒细胞在组织中停留和生存的控制因素似乎与化学趋化物、黏附以及生存信号整合有关,这些是与基质蛋白和环境细胞相互作用后释放的。通过对用胶原凝胶构建的关于嗜酸性粒细胞在组织中迁徙的模型的研究发现了不同于标准博伊登室的模式,虽然随机但是对生长因子而不是化学趋化物具有更大的迁徙反应[93]。这些发现提示进入空腔的迁徙需要生长因子和化学趋化物共同刺激。

嗜酸性粒细胞疾病的动物模型

多种动物模型已经广泛用于分析嗜酸性粒细胞进入肺脏的分子基础以及由此所致病理学改变,特别是卵清蛋白刺激后导致选择性和显著肺嗜酸细胞增多的小鼠模型。转基因、基因敲除和基于抗体调控技术的综合使用是分析嗜酸性粒细胞迁徙生物学的有力武器,但必须慎重看待这些研究发现与人类疾病之间的相关性。总的来说,这些研究支持一个概念,即嗜酸性粒细胞迁徙是在 IL-5 提供嗜酸性粒细胞循环池的基础上启动嗜酸性粒细胞趋化响应性、延长嗜酸性粒细胞生存期等一系列相互交织和限制步骤作用的结果,这个过程需要 IL-4 和 IL-13 控制内皮组织黏附的相关过程和增加嗜酸性粒细胞化学趋化物释放,特别是来自气道内间充质细胞的 CCR3 结合细胞因子[94,95]。然而,另有一些关于免疫应答的研究质疑这种说法,特别是先天免疫性与其他炎症介质在嗜酸性粒细胞迁徙过程中作用相同的现象[96-98]。

嗜酸性粒细胞功能

■ 杀灭寄生虫的作用

嗜酸性粒细胞主要通过其介质发挥作用(见图 62-1)。其中既有新合成的,例如白三烯和其他脂类介质,也有已经合成并贮存在细胞质内不同颗粒中,在受到脱颗粒刺激之后释放的介质。嗜酸性粒细胞在生物合成方面偏惰性,尽管有新蛋白合成,但是这些蛋白介质大多数只是被贮存。嗜酸性粒细胞可以吞噬颗粒,它与寄生虫幼虫间的相互作用是嗜酸性粒细胞功能的一个模板。在这种情况下,嗜酸性粒细胞与寄生虫紧紧黏附并在其表面释放颗粒内容物,这个过程称为“落空的吞噬”。这种嗜酸性粒细胞作为宿主防御中效应子的功能是从对碱性颗粒蛋白的观察中发现的,特别是对寄生虫幼虫具有高毒性且扩大至包括促炎症反应在内的作用。它在支气管上皮组织显示毒性并由此导致上皮细胞脱落的现象已被公认为严重哮喘的特点。细菌性败血症导致嗜酸性粒细胞减少提示在宿主对细菌性入侵进行防御时嗜酸性粒细胞不作为主要角色出现。但嗜酸性粒细胞可以释放具有抗菌活性的线粒体 DNA[99]。嗜酸性粒细胞同样可以释放大量的细胞因子和化学因子,与其他细胞相比,这些因子产量较低,而且它们在嗜酸性粒细胞功能中的重要性尚不清楚[100]。

■ 免疫调节中的作用

已经发现嗜酸性粒细胞有向 T 细胞提呈抗原的能力,越来越多的证据显示嗜酸性粒细胞具有免疫调节作用[89,101,102]。

■ 介质释放

嗜酸性粒细胞可以释放一系列脂类介质,虽然每个细胞释放量比肥大细胞和嗜碱性粒细胞大约少 10 倍[103],但却是硫醚酞白三烯相对稀少的来源之一。这种作用与中性粒细胞形成鲜明的对比,后者产生大量白三烯(LT)B_4 而 LTC_4 很少。人类嗜酸性粒细胞产生硫醚酞白三烯发生于受到调理后的酵母聚糖和被 IgE 包被的串珠刺激后。嗜酸性粒细胞可以通过 15-脂肪氧合酶产生大量 15- 羟二十碳四烯酸。嗜酸性粒细胞也可以在受到离子钙或者被 IgG 包被的串珠刺激后产生血小板活化因子[104]。嗜酸性粒细胞可以产生环氧化酶途径介质,包括前列腺素 E_1 和 E_2 以及血栓素 B_2。嗜酸性粒细胞形成类花生酸的主要部位是脂质体,其中包含大量花生四烯酸和类花生酸合成所需的酶,包括 5- 脂氧化酶、LTC_4 合成酶以及环氧合酶[105]。嗜酸性粒细胞释放大量 TGF-β 和 TGF-α,它们在导致气道重建的肺脏结构改变中的重要作用令人关注。有证据表明嗜酸性粒细胞释放的 TGF-β 促进纤维肌细胞增生,而抗 IL-5 可以减少网状上皮下膜内的黏蛋白量[106,107]。该膜的增厚与嗜酸性粒细胞性气道炎症紧密相关,而与气道高反应性或者气道阻塞无关[108]。

■ 嗜酸性粒细胞颗粒释放

嗜酸性粒细胞一个特异且重要的特征是包含于其特异性颗粒中的大量碱性物质。有 MBP、嗜酸性粒细胞阳离子蛋白、EPO 和嗜酸性粒细胞衍生神经毒素。MBP 具有 13.8kDa 的分子量和 10.9 的等电点,它的 17 个精氨酸残基使其呈碱性。最初它作为一个酸性前蛋白合成并储藏在嗜酸性粒细胞颗粒中[109],只有在被释放且转变为最终形式后才具有毒性。纯化的 MBP 对曼氏血吸虫幼虫有毒性,嗜酸性粒细胞附着到 IgG 包被的幼虫导致 MBP 释放到幼虫体壁上,使其丧失生长能力[110]。MBP 在浓度低至 10μg/ml 时仍然显示对豚鼠和人类呼吸道上皮细胞具有毒性,与对大鼠和人类肺泡上皮一样[111]。MBP 对上皮细胞的作用机制似乎是通过对腺苷三磷酸酶活性的抑制来介导的。MBP 和 EPO 是血小板活化的强烈激动剂,同样也是肥大细胞、嗜碱性粒细胞和中性粒细胞活化的激动剂[112]。MBP 的作用机制似乎与其疏水性和较强电荷有关。嗜碱性粒细胞同样含有 MBP,但含量大约只有嗜酸性粒细胞的 2%。

嗜酸性粒细胞过氧化物酶是一种含血色素蛋白,先作为单一蛋白合成,然后被切割为 14kDa 和 58kDa 两个亚单位[113],其分子上 68% 的氨基酸序列与人类中性粒细胞髓过氧化物酶以及其他过氧化物酶相同,它对寄生虫、呼吸道上皮组织和肺泡上皮具有毒性,可以单独发挥作用,也可以与 H_2O_2 或者卤化物结合协同发挥更强的作用,在体内常见的离子是溴化物。嗜酸性粒细胞阳离子蛋白(ECP)是一种富精氨酸蛋白质,其互补 DNA 序列编码 27 个氨基酸的前导序列和分子量约为 15.6kDa 的 133 个氨基酸的成熟多肽。ECP 氨基酸序列与嗜酸性粒细胞源神经毒素(EDN)有 66% 的同源性,与人类胰液核糖核酸酶有 31% 同源,但是与 EDN 相比,其核糖核酸酶活性较低[114]。ECP 对蠕虫、单个心肌细胞以及豚鼠气道上皮具有毒性。ECP 可抑制淋巴细胞体外增殖。当注入实验动物脑脊液时,ECP 和 EDN 可以产生同样的神经毒性(Gordon 现象,即不全麻痹现象)。ECP 可能通过改变胶体渗透压的方式损伤细胞,因为它可以在细胞和人工膜上诱导非离子选择性小孔[115]。

EDN 也叫做 EPX,是一种 16kDa 具有显著核糖核酸酶活性的糖基化蛋白。DNA 互补序列编码被称为人尿核糖核酸酶的 134 个氨基酸的成熟多肽,与 ECP 一样,它也是核糖核酸酶多基因家族的一员[116]。EDN 的表达不限于嗜酸性粒细胞,在单核细胞和中性粒细胞中也能发现,也可由肝脏分泌。它对寄生虫或者哺乳动物细胞没有毒性,除了核糖核酸酶活性外,其唯一的已知作用是神经毒性(图 62-2)。

嗜酸性粒细胞一个重要组成成分是夏科 - 莱登蛋白,这是一种溶血磷脂酶。它占所有嗜酸性粒细胞蛋白质的 10%,在嗜碱性粒细胞中大量存在。它被认为具有溶血磷脂酶活性,实际上并非如此。它是半乳凝素家族(半乳凝素 10)的一员[117],其确切功能尚不清楚。

在血吸虫感染后小鼠肉芽肿中的嗜酸性粒细胞内已经发现存在血管活性肠肽,这些嗜酸性粒细胞含有较多以颗粒形式储存的酶,这些酶在嗜酸性粒细胞功能中的作用也不清楚,它们包括酸性磷酸酶、胶原酶、芳(香)基硫酸酯酶 B、组胺酶、磷脂酶 D、过氧化氢酶、非特异性脂酶、维生素 B_{12} 结合蛋白以及氨基葡聚糖等。无论是受到如调理后酵母聚糖的颗粒刺激还是诸如白三烯和豆蔻酸 - 佛波醇 - 乙酸酯等可溶性介质刺激,嗜酸性粒细胞均可以呼吸式爆发释放超氧负离子和 H_2O_2。嗜酸性粒细胞在等效刺激后的化学发光作用两倍于中性粒细胞。

■ 嗜酸性粒细胞分泌和活化

富含嗜酸性粒细胞的炎症反应一个显著特点是有高浓度

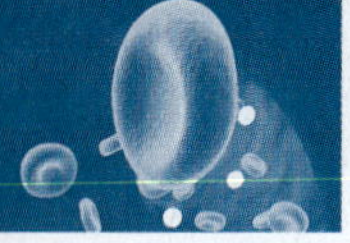

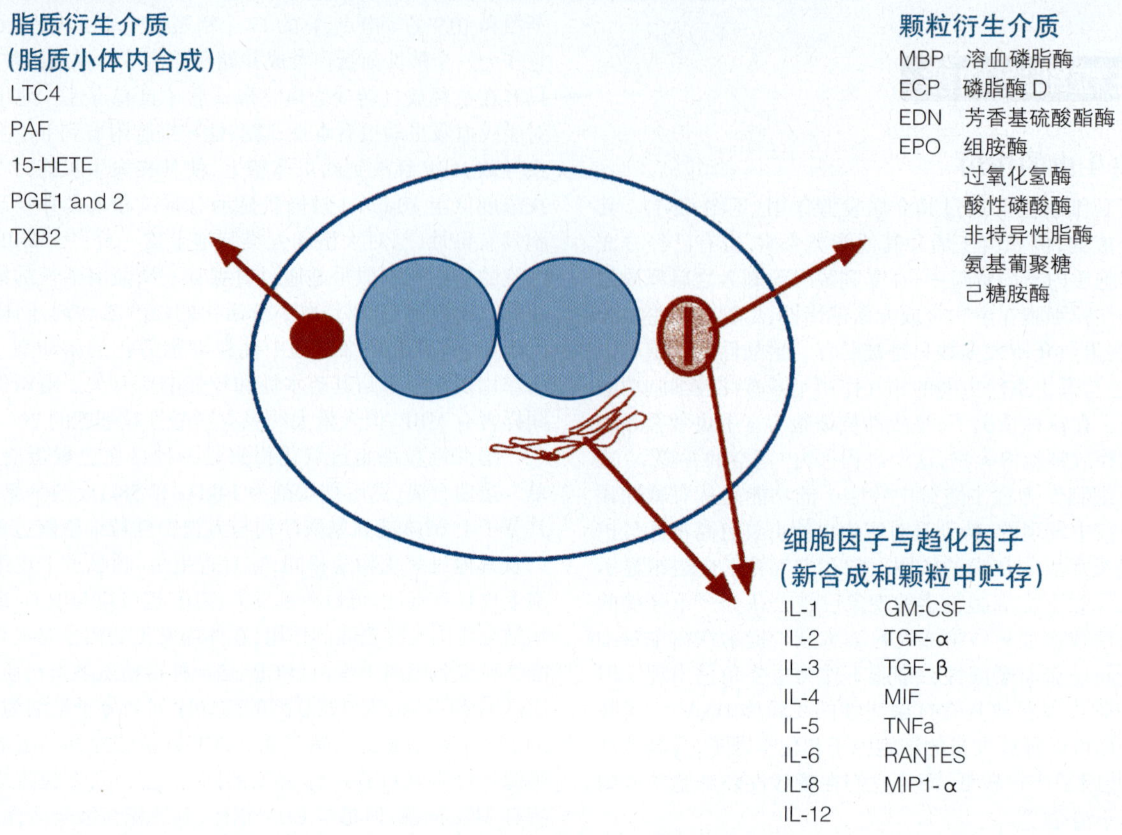

图 62-2　嗜酸性粒细胞衍生介质的代表。ECP，嗜酸性粒细胞阳离子蛋白；EDN，嗜酸性粒细胞源神经毒素；EPO，嗜酸性粒细胞过氧化物酶；GM-CSF，粒细胞-单核集落刺激因子；HETE，羟基二十碳四烯酸；LTC，白三烯 C；MBP，主要碱性蛋白；MIF，巨噬细胞抑制因子；MIP，巨噬细胞抑制蛋白；PAF，血小板活化因子；PGE，前列腺素 E；TGF，转化生长因子；TNF，肿瘤坏死因子；TBX，血栓素。

颗粒蛋白，通常出现在完整嗜酸性粒细胞相对较少的情况下。介质分泌可以被免疫球蛋白 Fc 受体结合所触发，特别是嗜酸性粒细胞已经被如血小板活化因子和 IL-5 等可溶性介质激活后[118]。嗜酸性粒细胞表达 IgG、IgA 和 IgD 受体。嗜酸性粒细胞也可以结合 IgE，并且承担许多 IgE 依赖性功能，包括杀死受特异性 IgE 调理后的血吸虫。与此有关的受体并不清楚，但是目前积累的证据提示嗜酸性粒细胞既不表达低亲和力 FcεRⅡ也不表达高亲和力 FcεRⅠ型 IgE 受体，尽管它们表达高水平胞内 FcεRⅠ的 α 链[119]。

三种 IgG 受体已经被描述：高亲和力受体 FcγRⅠ(CD64)和两种低亲和力受体 FcγRⅡ(CDw32)、FcγRⅢ(CD16)。CD16 既以跨膜形式也以磷脂酰肌醇锚形式表达，分别由两个不同的基因转录。只有 FcγRⅡ在嗜酸性粒细胞是固定表达的，嗜酸性粒细胞的大量功能通过此受体介导，包括血吸虫杀灭、吞噬作用、颗粒蛋白分泌以及产生新形式的膜衍生脂类介质如血小板活化因子和 LTC。嗜酸性粒细胞在体外经过干扰素-γ刺激 2 天之后可表达 CD16、CD64 及 CD32[120]。嗜酸性粒细胞脱颗粒的最强刺激可能是与 IgA 受体结合，尤其是当细胞被生长因子处理过以后[121]。与嗜酸性粒细胞偏向将介质分泌到较大的表面一致，如果嗜酸性粒细胞通过整联蛋白 $\alpha_M\beta_2$ 黏附于蛋白包被的表面，会增强其 Fc 介导的脱颗粒作用[122]。

嗜酸性粒细胞在非免疫血清中杀灭调理后的血吸虫被假设通过补体受体、CR1 和 CR3 介导。嗜酸性粒细胞与血清包被串珠共同孵育后可以导致 15%ECP 释放。同样，调理后酵母多糖与嗜酸性粒细胞共同作用可以导致过氧化氢产生和吞噬酵母多糖。在高度活化的嗜酸性粒细胞或者嗜酸性粒细胞与细胞松弛素 B 结合时血小板活化因子、LTB 和 5-氧二十碳四烯酸等可溶性介质可以导致颗粒蛋白和脂类介质直接分泌，抑制微管合成(见图 62-2)。嗜酸性粒细胞通过单个颗粒与细胞质膜融合的胞吐作用释放颗粒成分，这个过程需要三磷酸鸟苷结合蛋白参与并受到细胞内钙浓度调节[123]。与其他分泌细胞一样，嗜酸性粒细胞脱颗粒受到 SNAP(可溶性 N-己基顺丁烯二酰亚胺敏感因子吸附蛋白)受体复合物(SNARE)蛋白的控制，该物质引导颗粒到达细胞表面。在颗粒上表达的囊状 SNARE 可与细胞质膜上表达的目标 SNARE 结合。SNARE 蛋白囊泡相关膜蛋白 2 和 7 在嗜酸性粒细胞分泌中似乎特别重要[124]。

疾病中的嗜酸性粒细胞

■ 外周血嗜酸性粒细胞计数

外周血中嗜酸性粒细胞计数可以通过改良 Neubauer 计数板"湿计"，血涂片分类或者流式细胞仪自动计数完成[125]。采用嗜酸性粒细胞过氧化物酶检测的自动化计数是最准确的方法，其次是计数板法。涂片计数最不准确，因为嗜酸性粒细胞有向涂片边缘聚集的趋势。通常嗜酸性粒细胞湿性染色法包括丙酮嗜伊红、四溴四氯荧光素钠以及最初用来作为嗜碱性粒细胞染色的 Kimura 染色[126]。许多染色，包括 May-Grünwald-Giemsa、Romanowsky 染色、铬变素 2R 以及比布里希猩红染色都可以在血涂片、细胞离心涂片和组织里分辨出嗜酸性粒细胞。

嗜酸性粒细胞计数应该主要计算其绝对数而不是占白细胞的比例，因为后者过于依赖白细胞总数。尽管美国健康医学生外周血嗜酸性粒细胞计数范围是(0.015~0.65) × 10^9/L[127]，但正常嗜酸性粒细胞计数通常被认为低于 0.4 × 10^9/L。新生儿嗜酸性粒细胞计数较高。嗜酸性粒细胞计数随着年龄、每日不同时间、锻炼状态以及环境刺激尤其是过敏原暴露而变化。外周血嗜酸性粒细胞计数显现昼夜变化，早上最低而晚上最高。这种现象可以导致超过 40% 的数值波动，可能与皮质激素水平昼夜变化规律成反比，早上皮质激素水平最高。健康人中控制嗜酸性粒细胞数目的因素还不甚清楚，嗜酸性粒细胞生长因子浓度似乎很重要，但其他因素包括遗传控制因素[128]也起作用。嗜酸性粒细胞正常计数值波动可以高达 40 倍，在嗜酸性粒细胞增多症常见的人群，例如寄生虫流行区，血嗜酸性粒细胞水平可以根据感染程度而显著波动。这种波动与 IgE 水平波动相当。不同种族嗜酸性粒细胞数没有差异。

住院患者中嗜酸性粒细胞水平低于 0.01 × 10^9/L 者仅占 0.1%，实际上所有嗜酸性粒细胞减少的患者几乎都可以归因于使用糖皮质激素、肾上腺素或者急性感染。相反，β 阻滞剂可以抑制肾上腺素诱导的嗜酸性粒细胞减少，导致嗜酸性粒细胞计数升高。

已经有数个血和骨髓嗜酸性粒细胞缺乏的个案报告[129]。数个嗜酸性粒细胞缺乏患者被报道具有过敏性症状[130]。有一例发生于药物介导的粒细胞缺乏症[131]，另一例出现嗜酸性粒细胞克隆形成的血清抑制物[132]。嗜酸性粒细胞过氧化物酶缺陷症是一种罕见疾病，可以在采用 EPO 检测的自动计数法中被发现。EPO 缺陷症不会出现任何有害的临床后果[133]。

■ 嗜酸性粒细胞增多的原因

嗜酸性粒细胞增多伴随不同的疾病，临床上嗜酸性粒细胞计数增高总是容易被关注而且会引导医生去寻找嗜酸性粒细胞计数增高的原因，尽管有时会找不到[134]。嗜酸性粒细胞增多的原因可以根据其升高程度和发作频率分类(表 62-4)。嗜酸性粒细胞数目增高程度的分类是人为决定的，轻度增高为

表 62-4　嗜酸性粒细胞增多症的原因

疾病	发病率	嗜酸性粒细胞增多程度	评　述
感染			
寄生虫	常见，世界性	中至重度	
细菌性	罕见		通常导致嗜酸性粒细胞减少，尽管血清 ECP 水平可能增高，提示嗜酸性粒细胞进入组织
分枝杆菌	罕见		通常继发于药物治疗
侵袭性真菌	罕见		除常见过敏反应外，并且球孢子菌病中高达 88% 的患者出现嗜酸性粒细胞增多
立克次体感染	罕见		
真菌	罕见		隐球菌被报告是 CSF 嗜酸性粒细胞增多的原因
病毒感染	罕见		偶有不同病毒所致嗜酸性粒细胞增多的病例报道，包括疱疹病毒和 HIV 感染
过敏性疾病			
过敏性鼻炎	常见，世界性	轻度	
过敏性皮炎	常见，尤其儿童	轻度	
荨麻疹 / 血管性水肿	常见	不定	嗜酸性粒细胞增多甚至仅见于皮肤而血中计数正常
哮喘	常见	轻度	内源性哮喘、鼻息肉和阿司匹林不耐受综合征具有更高的嗜酸性粒细胞计数
药物反应			
多种药物	少见	轻至重度	抗生素、NSAIDS 以及抗精神病药物最常见，计数在停药后通常恢复正常
肿瘤			
急性嗜酸性粒细胞白血病(见第 89 章)	罕见	重度	
急性髓性白细胞伴骨髓嗜酸性粒细胞增多(见第 89 章)	少见		通常伴有 16 号染色体异常
慢性嗜酸性粒细胞白血病(见第 90 章)	罕见	重度	参见 HES 正文
慢性髓细胞白血病(见第 90 章)	少见	中至重度	嗜酸性粒细胞增高在慢性髓细胞白血病不常见
淋巴瘤(见第 106 章)	少见	中度	通常组织中嗜酸性粒细胞显著增多而血嗜酸性粒细胞计数中度升高，霍奇金淋巴瘤最常见，产生 IL-5 和其他嗜酸性粒细胞因子的 T 细胞淋巴瘤
朗格汉斯细胞组织细胞增多症(见第 72 章)	少见	轻度	通常嗜酸性粒细胞在肉芽肿组织中显著增多而非血中
实体瘤	少见	轻至重度	许多不同肿瘤均有报道

续表

疾病	发病率	嗜酸性粒细胞增多程度	评述
肌肉关节疾病			
类风湿关节炎	少见	轻至重度	偶有报道，多数继发于治疗
嗜酸性粒细胞筋膜炎（见第88章）	罕见	重度	
胃肠道疾病			
嗜酸性粒细胞胃肠炎	罕见	轻至中度	与许多GI病一样，通常组织中嗜酸性粒细胞显著增多而血中仅轻度或者不增多
嗜酸性粒细胞食管炎	认识增加中	轻度	组织中嗜酸性粒细胞显著增多而血中仅轻度
乳糜泻	少见	无	组织中嗜酸性粒细胞增多
炎症性肠病			嗜酸性粒细胞增多可见于克罗恩病和溃疡性结肠炎组织活检中，但血中不常见
过敏性胃肠炎	少见	轻至重度	幼儿
呼吸道（哮喘见过敏性疾病）			
Churg-Strauss综合征	罕见	中至重度	嗜酸性粒细胞血管炎和哮喘综合征
肺嗜酸性粒细胞增多症包括嗜酸性粒细胞肺炎	少见	轻至重度	嗜酸性粒细胞增多和肺浸润综合征，除了通常不明原因的ABPA之外
支气管扩张；囊性纤维化病	常见	轻度	通常伴有哮喘和ABPA
皮肤病变（过敏性皮炎见过敏性疾病）			
大疱性类天疱疮	少见	中度	
嗜酸性粒细胞蜂窝组织炎	少见	中至重度	高嗜酸性粒细胞计数可与细菌性鉴别
多种原因			
IL-2治疗	罕见	中至重度	肾癌或者黑色素瘤治疗时
高嗜酸性粒细胞综合征	少见	重度	
心内膜纤维化	少见	重度	继发于任何原因的嗜酸性粒细胞计数增高
高IgE综合征	少见	中至重度	
嗜酸性粒细胞增多-肌痛综合征和毒油综合征	罕见	重度	两种类似的疾病，一种由西班牙被污染的食用油引起，另一种系一批被污染的色氨酸所致

ABPA，过敏性支气管肺曲菌病；CSF，脑脊液；GI，胃肠道；HES，高嗜酸性粒细胞综合征；NSAID，非甾体类抗炎药。

低于1.0×10^9/L，中度升高为$(1.0\sim5.0)\times10^9$/L，重度增高则超过5.0×10^9/L。全球范围内最常见的导致嗜酸性粒细胞增多的原因是蠕虫感染，它可以导致非常高的嗜酸性粒细胞计数。工业化国家嗜酸性粒细胞增多最常见的原因是遗传性过敏性疾病、季节性和持续性鼻炎、遗传性过敏性皮炎以及哮喘。过敏性疾病通常只导致嗜酸性粒细胞计数轻度增高。哮喘尤其是外源性重症发作患者中重度嗜酸性粒细胞增多提示Churg-Strauss综合征、过敏性支气管肺曲霉菌病或者嗜酸性粒细胞性肺炎并发症的可能[135]。器官特异性疾病例如嗜酸性粒细胞增多性蜂窝织炎和嗜酸性粒细胞性食管炎也要考虑，尽管有人认为这是HES临床表现中的一部分。药物过敏一般不是直接导致嗜酸性粒细胞增多的原因。还有一些少见原因如Addison病可导致嗜酸性粒细胞计数增高（嗜酸性粒细胞增多一般不明显）。

■ 嗜酸性粒细胞的作用

多年来嗜酸性粒细胞被认为可以减轻炎症反应，在20世纪80年代和90年代则被认为在某些情况下可以导致组织损伤。抗IL-5抗体和酪氨酸激酶抑制剂可以抑制嗜酸性粒细胞的产生，提示在嗜酸性粒细胞性炎症反应与靶器官损害之间存在复杂的相互作用[136]。嗜酸性粒细胞通过释放细胞因子如TGF-α在一些特定环境例如伤口愈合和乳腺发育中发挥内平衡作用[137,138]。有证据显示嗜酸性粒细胞可以延缓实体肿瘤进展速度，可能是通过细胞毒作用于肿瘤细胞[139]，但有些研究认为其对肿瘤生长可能有促进作用[140]。嗜酸性粒细胞在特定情况下可以造成严重组织损伤。多种原因如药物反应、寄生虫感染、慢性嗜酸性粒细胞白血病以及其他形式的HES所致的慢性高嗜酸性粒细胞计数与心内膜纤维化有关[141]。70年代中期关于嗜酸性粒细胞可以杀死寄生虫的发现导致这样的假说：嗜酸性粒细胞的主要作用是抵御寄生虫感染，至今这一观点仍有争议[142,143]。从HES中发现的永久性组织损伤到哮喘和肺嗜酸性粒细胞增多中部分可逆性组织损伤以及伤口愈合过程中的修复特性证明嗜酸性粒细胞在一系列不同的病理过程和修复过程中起作用。决定嗜酸性粒细胞发挥不同作用的因素仍不清楚。

■ 嗜酸性粒细胞与哮喘

气道炎症与哮喘间关系复杂。特别是嗜酸性粒细胞气道炎症的严重性与症状的严重性、气道高反应性以及一秒钟用力呼气量异常之间没有密切关系[144,145]。大量研究通过检查支气管内皮组织活检、痰以及支气管肺泡灌洗液中嗜酸性粒细胞增高程度了解其与气道反应性之间的关系，结果显示它们之间仅呈弱相关。例如，超过 200 例门诊诊断的哮喘病人（从轻度至重度）的痰中嗜酸性粒细胞增高程度与遗传性哮喘的患者气道反应性有非常弱的相关性，在所有非遗传性哮喘患者中则没有相关性[146]。一种解释是白细胞例如 T 细胞和嗜酸性粒细胞活化程度比细胞数量更重要，嗜酸性粒细胞数通常与气管灌洗液中嗜酸性粒细胞特异性介质浓度相关。在一个吸入皮质激素治疗的研究中，痰嗜酸性粒细胞数目的变化与过敏原刺激后气道高反应性之间显然相关[147,148]。即使个别患者嗜酸性粒细胞炎症与哮喘严重性之间存在良好相关性，仍需要考虑不同患者间气道炎症敏感性的变异较大。通过簇丛分析检测哮喘异质性的研究证实，导致哮喘症状和生理学异常的气道功能不良的表现型与导致严重发作的嗜酸性粒细胞为主的炎症类型间具有潜在的分离性[149]。这种分离性在一项关于抗 IL-5 单克隆抗体（mAb；美泊利单抗，mepolizumab）的临床研究中得到进一步证实，该抗体可以显著减少血和痰中嗜酸性粒细胞数目，但是对中度哮喘患者气道高反应性或者肺功能均没有影响，对过敏原刺激引起的迟发反应也没有影响[37]。由于观察到抗 IL-5 抗体仅部分减少组织中嗜酸性粒细胞数量，因此用该研究和其他使用抗 IL-5 抗体的研究来解释这种分离现象还是很复杂的[78]。在过敏原刺激后的动物模型中也同样发现气道反应性和嗜酸性粒细胞增多之间的分离现象。例如抗 VLA-4 的 mAb 可以阻断卵清蛋白诱导的气道高反应性，但是不能阻断气溶胶刺激小鼠后引起的气道嗜酸性粒细胞增多[150]。在嗜酸性粒细胞性支气管炎中，患者存在嗜酸性粒细胞性气道炎症，但是没有哮喘证据（没有气道高反应性或者气流阻力的改变），哮喘表现与气道平滑肌中肥大细胞数量相关，而组织中增加的嗜酸性粒细胞数量在哮喘型和嗜酸性粒细胞型支气管炎之间没有差别[108]。在因哮喘死亡患者的支气管内和周边可以发现大量嗜酸性粒细胞和单核细胞，并且支气管组织中含有大量 MBP[7]。哮喘死亡的病理是哮喘恶化的极端末期病理表现。越来越多的证据表明气道嗜酸性粒细胞增多与哮喘恶化风险紧密相关。在一项以减少气道慢性嗜酸性粒细胞增多为治疗目标的研究中显示，治疗组中病情恶化的患者数比标准组低[151]。有来自两个使用美泊利单抗研究的确凿证据证实嗜酸性粒细胞与气道疾病重症发作相关。在哮喘伴嗜酸性粒细胞性气道炎症的患者采用美泊利单抗治疗最少 1 年的研究中，一个研究的初步结果显示痰的嗜酸性粒细胞数减少，另一个研究的结果是糖皮质激素使用剂量降低。两者均显示美泊利单抗治疗有效且与减少嗜酸性粒细胞作用相关[152,153]。

■ 嗜酸性粒细胞与皮肤

许多皮肤疾病与嗜酸性粒细胞浸润有关[154]。正常皮肤仅含有少量嗜酸性粒细胞，皮肤如果出现嗜酸性粒细胞往往是病理现象。嗜酸性粒细胞皮肤浸润最常见的原因是过敏性皮炎，与哮喘一样，其发病原因和机制存在争议[155]。皮肤是 HES 最常累及的器官之一，瘙痒是最常见症状，溃疡也时有发生[156]。

■ 嗜酸性粒细胞与胃肠道

嗜酸性粒细胞可以在正常胃肠道出现，这是嗜酸性粒细胞活化趋化因子和黏附素细胞黏附分子 -1（MAdCAM-1）组成型表达的结果，后者是嗜酸性粒细胞表达的整联蛋白 $\alpha_4\beta_7$ 的受体[59]。一些疾病与胃肠道嗜酸性粒细胞增多有关，如嗜酸性粒细胞性食管炎、嗜酸性粒细胞性胃肠炎、炎症性肠病等[157]。嗜酸性粒细胞性食管炎是一种在儿童和成人都逐渐获得公认的疾病，与食物过敏有关，通常缺乏特异性 IgE[158,159]，有数例采用抗 IL-5 抗体治疗成功的报道，提示嗜酸性粒细胞在该病中起了促炎症反应的作用[160]。

■ 嗜酸性粒细胞与寄生虫疾病

嗜酸性粒细胞在寄生虫疾病中的作用复杂，至今仍不完全为人所知[143]。表 62-5 总结了导致嗜酸性粒细胞增多最常见的蠕虫感染性疾病[161]。嗜酸性粒细胞可以杀死许多调理过的寄生虫，包括旋毛形线虫新生幼虫、巴西日圆线虫幼虫、大鼠肠道寄生虫、肝片吸虫幼虫以及曼氏血吸虫幼虫等。在体内，寄生虫幼虫被特异性 IgG 和 IgE 抗体以及补体活化产物例如 C3bi 等调理，这些物质均可以促使嗜酸性粒细胞黏附和活化。研究发现死亡的埃及血吸虫幼虫和其他寄生虫在皮肤中受到嗜酸性粒细胞及其颗粒产物的包绕。成虫不论在体内还是体外都显示出对嗜酸性粒细胞介导损害的抵抗。虽然有详尽证据显示嗜酸性粒细胞参与宿主对寄生虫的防御，但是关于其作用仍然有争议。除血吸虫病外，嗜酸性粒细胞增多程度与宿主抵抗寄生虫感染或者再次感染之间没有显著相关性[162]。已经进行了一系列在蠕虫感染的动物模型中采用 IL-5 基因敲除、IL-5 转基因和抗 IL-5 抗体等技术去除组织中增多的嗜酸性粒细胞的研究，这些研究提示嗜酸性粒细胞可能在类圆线虫属和丝虫属感染中具有保护作用，而在血吸虫、钩虫和鞭虫感染中则无。例如，采用中和性抗 IL-5 单克隆抗体治疗受到巴西诺卡菌或者曼氏血吸虫感染的小鼠可以消除嗜酸性粒细胞增多，但是不改变疾病进程[163]。相反，在扩散盒中加入嗜酸性粒细胞可以杀死类类圆线虫幼虫[164]。因其产生 Th2 型抗蠕虫抗原反应，嗜酸性粒细胞在寄生虫病中的作用机制被认为与在过敏性疾病中相似。这种效应导致嗜酸性粒细胞生长因子产量增加，尤其是 IL-5[165]。

■ 高嗜酸性粒细胞综合征

高嗜酸性粒细胞综合征

定义与历史　HES 是一组少见且潜在致命的疾病。1968 年[166]由 Hardy 和 Anderson 首先描述，并定义为嗜酸性粒细胞数超过 $1.5 \times 10^9/L$ 持续 6 个月以上，不能用其他疾病解释且没有器官损害的证据[167]。HES 主要累及皮肤、心脏、肺和神经系统[168,169]。HES 定义和分类不能令人满意，例如 Churg-Strauss 综合征、嗜酸性粒细胞性肺炎、嗜酸性粒细胞胃肠炎以及其他特异性疾病均被武断地排除在外。现在正在尝试形成一个更加完善的分类系统，但需要获得这些疾病新的特异性病因学数据[170]。

WHO 认为所有髓性增殖性 HES 变异型均是肿瘤（克隆）性疾病（白血病）。没有确定基因型异常者被命名为慢性嗜酸性粒细胞白血病（CEL）- 非特指（NOS），而具有特定基因突变的例如 FIP1L1-PDGFRα 者则归入独立的新分类中[171]。作出这样的分类一定程度上是因为涉及酪氨酸激酶易位的病例可以

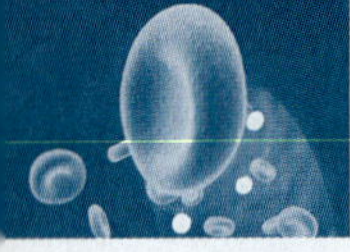

表 62-5　嗜酸性粒细胞增多症的蠕虫原因

寄生虫(疾病)	评　述
线虫类	
蛔虫(蛔虫病)	蛔虫病可以导致儿童高嗜酸性粒细胞计数。幼虫从肠道向肺迁徙并在此形成 Loeffler 综合征，是肺嗜酸性粒细胞增多症的一种形式
犬弓蛔虫(弓蛔虫病)	传染性虫卵出现在小狗和怀孕的母狗粪便中。幼虫存在于例如小鸡的宿主。嗜酸性粒细胞增多主要见于 9 岁以下儿童。可以迁徙入眼而致盲。血清学证据提示在工业化国家感染少见
罗阿丝虫(丝虫病，罗阿丝虫病)；班氏吴策线虫(丝虫病，象皮肿)；马来丝虫(丝虫病，象皮肿)；回旋钩尾丝虫(丝虫病，盘尾丝虫病)	通常总是导致显著性嗜酸性粒细胞增多，尤其是罗阿丝虫感染。丝虫病是热带肺嗜酸性粒细胞增多症的原因，系成虫迁徙入肺所致，象皮肿系淋巴系统受累所致(班氏吴策线虫和马来丝虫)，还有盘尾丝虫病(回旋钩尾丝虫)。治疗可能导致所谓 Mazzotti 反应的全身反应，可能是大量嗜酸性粒细胞脱颗粒的结果
十二指肠钩虫病(钩虫病，旧世界钩虫)和美洲钩虫(新世界钩虫)；	钩虫感染，十二指肠钩虫和美洲钩虫。从热带国家返回后嗜酸性粒细胞增多症患者最常见的原因之一。嗜酸性粒细胞计数超过 $2 \times 10^9/L$
粪类圆线虫(类圆线虫病)	
旋毛虫(旋毛虫病)	亚临床感染可以持续超过 20 年。粪便检查常为阴性。曾经到过热带的外出务工人员嗜酸性粒细胞增多的常见原因。如果没有考虑到旋毛虫感染，这些患者可能会按照高嗜酸性粒细胞综合征或者实验性接受糖皮质激素治疗，这样可能导致疾病播散。旋毛虫病是由于食用含有旋毛虫包囊的肉类所致。许多嗜酸性粒细胞显著增多见于感染早期，此时幼虫由血迁徙进入横纹肌。被报道的致死性病例中，仅 20% 发现嗜酸性粒细胞增多
其他	其他可以引起嗜酸性粒细胞增多的线虫包括鞭虫(鞭虫病)、菲律宾毛细线虫(毛细线虫病)以及棘颚口线虫(腭口线虫病)。蠕虫、蛲虫(蛲虫病)偶尔会侵及组织导致嗜酸性粒细胞增多
吸虫	
曼氏血吸虫；埃及血吸虫；日本血吸虫(血吸虫病，裂体吸虫属)	在世界上 2 亿感染者中，任一种血吸虫感染，例如曼氏血吸虫、埃及血吸虫、日本血吸虫，可能是中至重度嗜酸性粒细胞增多最常见的原因。感染几乎总是伴有嗜酸性粒细胞增多
肝吸虫	肝吸虫成虫定居在胆管，伴有异常肝功能检查和嗜酸性粒细胞增多
绦虫	
棘球绦虫	嗜酸性粒细胞增多见于 25%~50% 的棘球蚴病患者

接受酪氨酸激酶抑制剂治疗。

流行病学　HES 是一种不常见的疾病，估计患病率(这方面数据有限)为 1∶50 000。该病零星散发，似乎没有显著地域性或者受环境影响。髓性增殖性疾病在男性明显高发，原因未明。

鉴别诊断　外周血嗜酸性粒细胞显著增多是一种少见现象，仅见于一些有限的疾病(见表 62-4 和表 62-5)。

病因学和发病机制　通过使用抗 IL-5 和酪氨酸激酶抑制剂伊马替尼治疗这种疾病的发现，提出了 HES 发病机制和治疗的新观点。HES 由一群具有异质性的疾病组成：小部分患者是 T 淋巴细胞增殖性疾病，因淋巴细胞过度表达 IL-5 导致反应性嗜酸性粒细胞增多；多数患者因为造血干祖细胞突变导致慢性嗜酸性粒细胞白血病，这些病例具有酪氨酸激酶结构性活化的特性。这些发现提示 HES 具有两种变异型：髓性和淋巴性[172]。

髓性变异型是一种骨髓增殖性疾病。临床可以见到血和骨髓中嗜酸性粒细胞明显增多；部分患者可见幼稚细胞，骨髓和血中出现原始细胞；血清维生素 B_{12}、纤维蛋白溶酶以及碱性磷酸酶水平增高；染色体异常，贫血和血小板减少以及脾大。心脏和神经系统受累是 HES 预后不良指标，是 HES 患者的主要症状。小部分患者可以发展为急性髓细胞白血病。确定嗜酸性粒细胞克隆性比较困难，除非发现导致生长因子相关酪氨酸激酶结构性活化的肿瘤融合基因。例如 4q12 中间碱基缺失所产生的融合蛋白，包括 FIP1L1-PDGFRα 融合基因产物，具有结构性激活酪氨酸激酶活性。在 15 例特发性 HES 患者中有 8 例出现这种肿瘤基因，而且均对酪氨酸激酶抑制剂伊马替尼治疗有效[173]。这种突变使 Ba/F3 细胞系变成 IL-3 依赖。在来源于一例慢性嗜酸性粒细胞白血病患者的 EOL-1 细胞系中也发现这一突变[174]。该突变的存在及伊马替尼治疗获得的良好疗效已经被其他研究证实，现在已被公认为髓性 HES(慢性嗜酸性粒细胞白血病)中最常见的一种克隆性异常[175]。伊马替尼对其他不伴有这种突变的典型特发性 HES 患者也有效。一系列少见的其他酪氨酸激酶突变也已经被发现，并且用伊马替尼治疗有效[173,176]，包括通常与真性红细胞增多症有关的 JAK2 V617F 点突变[177]，PDGFRα 或者 PDGFRβ 基因的其他成员，以及位于染色体 8p11 可以导致多数患者进展至具有侵袭性白血病和淋巴瘤的 FGFR1 基因重排[171,175]。细胞遗传学分析可以鉴别不包括 FIP1L1-PDGFRα 融合基因的几种突变。血清纤维蛋白溶酶是这种 HES 的理想标志。因为纤维蛋白溶酶具有肥大细胞特异性，提示肥大细胞同样受到影响(见第 63 章)[178]。但是，这不同于全身性肥大细胞增多症[178]。

淋巴性变异型 HES 通常比髓性变异型具有更良性的病程，并且前者常见于女性。淋巴性变异型 HES 患者对糖皮质激素治疗反应良好且不会出现髓性变异型的心脏纤维化和其他严重并发症。这种差异可能源于在髓性变异型中嗜酸性粒细胞增多是肿瘤性克隆的一部分。淋巴性变异型通常与嗜酸性粒细胞生长因子过度表达有关，通常是由异常 T 淋巴细胞产生的 IL-5。所以，与髓性变异型不同，淋巴性变异型 HES 的嗜

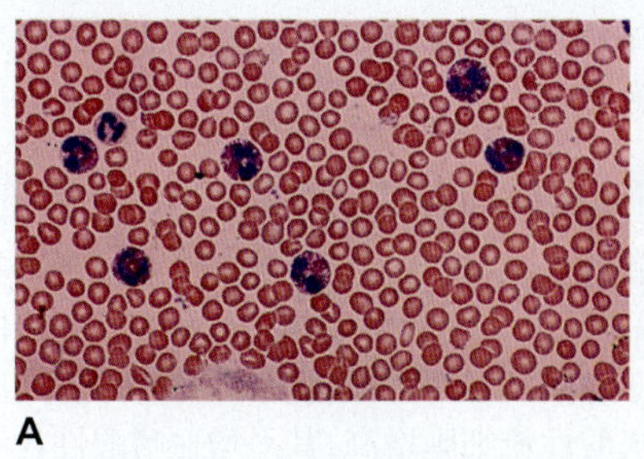
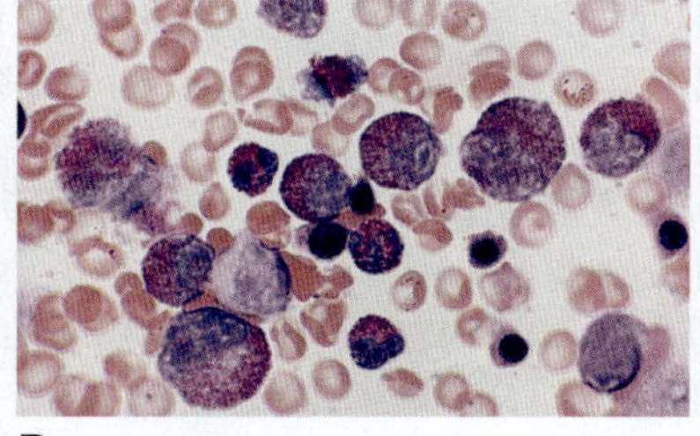
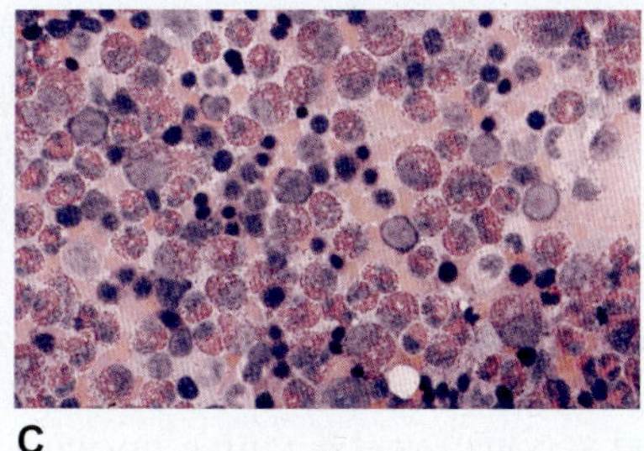

A　B　C

图 62-3　慢性嗜酸性粒细胞白血病。A. 血涂片。显著嗜酸性粒细胞增多。低倍镜下可见 6 个嗜酸性粒细胞和一个分叶核中性粒细胞。B. 骨髓涂片。嗜酸性粒细胞显著增多。分叶核嗜酸性粒细胞和嗜酸性中幼粒细胞。5 个嗜酸性幼红细胞也出现在该视野。一个偶然出现的中幼粒细胞也很明显。C. 骨髓切片。早期和晚期嗜酸性中幼粒细胞为主的粒细胞形成；分叶核嗜酸性粒细胞和幼红细胞明显。可见部分中性粒细胞前体细胞。

酸性粒细胞增多是反应性的。研究发现一系列 T 淋巴细胞增殖性疾病与 HES 有关，最常见的是 $CD3^-CD4^+CD5^+$ T 细胞亚群增殖[179-183]。在许多病例中，发现这些克隆增加了嗜酸性粒细胞相关细胞因子的分泌，例如 IL-5、IL-4 和 IL-3。在许多病例中已经证实有表型异常的 T 细胞克隆性增生，并且一些病例发展成恶性肿瘤。这种 HES 变异型将在第 106 章进一步讨论。

临床特征　除了显著和持续性血和骨髓嗜酸性粒细胞增高作为标志之外，HES 临床表现各不相同[172,183,184]。这是一种慢性疾病，可以出现在任何年龄段，30~40 岁高发，儿童期偶见。它可以从相对无症状发展到侵袭性，未经治疗可以于数年内死亡。髓性增殖性变异型 HES 严重并发症更常见。HES 可以表现出非特异性症状，如全身不适、消瘦、疼痛、多汗等，也可以出现累及肺、皮肤、心脏或者神经系统的器官特异性表现。心脏并发症在慢性髓性增殖性变异型 HES 中常见，特别是心内膜纤维化可以导致限制性心肌病和左心功能衰竭，二尖瓣和三尖瓣关闭不全也可发生。大小血管内血栓、栓塞在严重病例中也很常见，其中一些源自心内膜血凝块。血栓形成可导致一些中枢神经系统表现。呼吸道症状常见：咳嗽、少痰及呼吸困难，气道阻塞对支气管扩张剂治疗反应有限，通常缺乏气道高反应性症状，喘鸣不是突出症状，包括肺泡浸润和小结节的肺浸润均可以出现。皮肤症状特别常见，包括瘙痒，有时候会出现丘疹性红斑和荨麻疹。

一种被称为 Gleich 综合征的 HES 变异型患者可以出现反复发作的血管性水肿，嗜酸性粒细胞增多性蜂窝织炎也是其特征之一[185]。除血栓性中枢神经系统表现之外，HES 也可以出现意识错乱、失忆和共济失调。周围神经系统病变患者可以出现多发性神经炎、感觉运动性神经病变、多灶性神经病变以及神经根病。与 Churg-Strauss 综合征（见下述"嗜酸性粒细胞增多症、血管炎和哮喘"）鉴别可能比较困难。Churg-Strauss 综合征患者可以出现黏膜溃疡，累及泌尿系统，但是严重并发症并不常见。

实验室特征　特征性的实验室发现是血和骨髓嗜酸性粒细胞增多。血嗜酸性粒细胞超过 $1.5 \times 10^9/L$。形态上嗜酸性粒细胞主要表现为成熟的分叶核，也可以出现三叶核或者非正常形态的嗜酸性粒细胞；可能会有少量嗜酸性中幼粒细胞；部分细胞可能脱颗粒；细胞可比正常嗜酸性粒细胞大或小；空泡也可能出现。这些形态学异常与良性嗜酸性粒细胞增多并无太多不同。轻度贫血和血小板减少可以在诊断时出现。偶尔也可能出现中性粒细胞增多。骨髓显著被嗜酸性中幼粒细胞和嗜酸性粒细胞浸润，与外周血嗜酸性粒细胞水平相当（图 62-3），原始细胞增多不常见，一旦出现常提示病情迅速进展。与其他组织活检一样，骨髓中可以见到夏科 - 莱登晶体。肥大细胞也可以出现。通过银染可发现Ⅲ型胶原（嗜银性，网硬蛋白）纤维增生。

骨髓细胞遗传学检查可能发现几种涉及 5 号染色体的易位，t（1；5）（q21；q33）、t（5；12）（q31-33；q24）以及偶尔发现的其他易位亚型，通常涉及 5 号染色体 31~33 区带的 PDGFR 基因。

诊断路径　首先必须排除反应性嗜酸性粒细胞增多（见下述"鉴别诊断"）。有文章提出了 HES 患者诊断图解[183]。这些诊断路径注重确定是否存在髓性克隆或者异常 T 细胞克隆增生的证据。检查包括：全血细胞计数及血涂片检查；血清免疫球蛋白、血清维生素 B_{12} 以及血清纤维蛋白溶酶检测；骨髓穿刺涂片和活检以及细胞遗传学检测；淋巴细胞免疫分型；有条件时测定 IL-5 水平、T 细胞受体基因重排以及反转录 PCR 或者原位免疫荧光杂交法分析 FIP1L1-PDGFRα 融合基因是否存在；胸部 X 线、肺活量、生化检测、肌钙蛋白、皮质醇水平、超声心动图以及心脏和腹部超声；神经系统检查，例如受累神经肌肉区域的神经传导和肌电图；根据器官损害的主要部位，可能需要更细致的特殊检查，例如心脏磁共振、胸部 CT、肺功能检测以及胃肠道内镜检查等；粪便寄生虫检查在慢性嗜酸性粒细胞增多患者中不够敏感，血清学检查敏感但是只能检测常见蠕虫感染，例如类圆线虫属、血吸虫以及丝虫病，所以在流行区域对于临床高度怀疑者使用广谱驱虫药经验性治疗有时是合理的。

鉴别诊断　列在表 62-4 中导致反应性嗜酸性粒细胞增多的原因需要通过相应的检查进行排除。一旦这些原因被排除，鉴别诊断包括定位于染色体 5q31-q33[186] 的一种少见的家族性嗜酸性粒细胞增多症、急性嗜酸性粒细胞白血病、恶性肿瘤继发的嗜酸性粒细胞增多、Churg-Strauss 综合征以及慢性嗜酸性粒细胞肺炎等。终末期器官损害的证据在急性嗜酸性粒细胞白血病中不常见（见第 89 章）。一些患者也可以表现出嗜酸性粒细胞增多而不伴有任何器官损害证据，即良性嗜酸性粒细胞增多症。

治疗　HES 的低发病率意味着只有很少的临床试验，多数药物治疗 HES 只基于既往或者其他相关疾病的治疗经验。伊马替尼治疗部分髓性增殖性变异型 HES 患者以及抗 IL-5 治疗 T 细胞驱动的嗜酸性粒细胞增多症患者的成功为 HES 患者提供了新的希望[187]。糖皮质激素是 HES 的主要治疗药物，对很

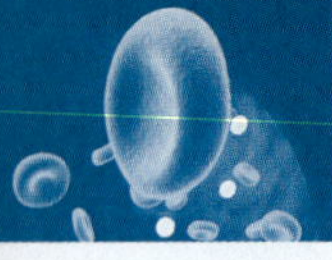

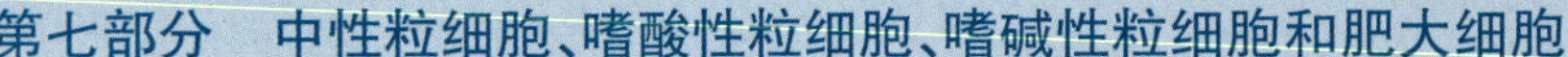

多患者尤其是非髓性增殖性患者，不论是控制嗜酸性粒细胞计数还是靶器官损害均有疗效，但长期使用有副作用。在髓性增殖性HES患者中糖皮质激素一般不能完全控制嗜酸性粒细胞计数，但可以改善器官损害。对于糖皮质激素治疗效果不佳者，羟基脲是降低嗜酸性粒细胞数的有效药物。其他细胞毒药物，例如长春新碱和环磷酰胺一般很少使用。干扰素-α治疗对部分患者有效，尤其在老年患者，但价格昂贵且副作用明显[188]。伊马替尼治疗可以使存在FIP1L1-PDGFRα融合基因的患者获得缓解。有一项试验指出，对于具有髓性增殖性特征而缺乏FIP1L1-PDGFRα融合基因患者，偶有患者对伊马替尼治疗有效[189,190]。如果是伊马替尼治疗有效的酪氨酸激酶突变导致的嗜酸性粒细胞增多，伊马替尼400mg/d的疗效迅速，3周内可以使嗜酸性粒细胞恢复正常水平。与伊马替尼用于慢性粒细胞白血病一样，部分患者可能出现耐药[191]。一例出现耐药者对二代酪氨酸激酶抑制剂有效[192]（酪氨酸激酶抑制剂的使用详情见第90章）。伊马替尼治疗在部分患者可导致急性左心功能衰竭，因此治疗期间建议监测心脏肌钙蛋白[193]。HES的另一种方法治疗是使用抗IL-5单克隆抗体，这种治疗在部分患者有效，甚至在血清IL-5浓度不高的患者也有效[160,194]。在一项针对FIP1L1-PDGFRα融合基因阴性且泼尼松龙剂量需求超过20mg/d的HES患者使用美泊利单抗（一种IL-5的人源化单克隆抗体）治疗的双盲、安慰剂对照临床研究中发现，治疗组中美泊利单抗使84%的患者泼尼松龙剂量降至10mg/d（病例数是对照组的两倍），而且不增加HES活动性。

病程与预后　1973年报道的一系列HES患者3年生存率为12%，心功能衰竭是致病和致死的主要原因。后来的一个报道中，5年生存率改善至80%[195]。上述新治疗方法的运用将会进一步改善HES的预后。

毒油综合征

1981年，西班牙报告了20 000多例以发热、咳嗽、气短、白细胞增多、中性粒细胞增多和嗜酸性粒细胞数目超过$0.75 \times 10^9/L$综合征为表现的患者[196]。嗜酸性粒细胞数仅在肺部症状开始后偶然升高超过正常水平。受累组织中可以见到嗜酸性粒细胞脱颗粒现象[197]。通过胸部放射检查可以发现肺浸润证据，低氧血症常见。这组患者中有1500例死亡。约半数患者进入类似于嗜酸性粒细胞增多-肌痛综合征样慢性过程，以肌痛、嗜酸性粒细胞增多、周围神经炎、硬皮病样皮肤病变、脱发以及干燥综合征等为表现。其他患者从急、慢性症状和体征中缓解，但是部分遗留神经、肌肉和皮肤损害。组织病理学证实存在内皮细胞增殖、血管周围单个核细胞浸润（血管炎）、神经周围炎性浸润等。糖皮质激素治疗可以减轻肺部症状。这种疾病被认为是对一种无标识食用油的反应，这是一种号称纯橄榄油的苯胺变性的菜子油。

反应性高嗜酸性粒细胞综合征与肿瘤

已有报道显著嗜酸性粒细胞增多与多种淋巴系统肿瘤或实体瘤有关，特别是霍奇金淋巴瘤[198]。这些病例中，嗜酸性粒细胞增多被认为是IL-5增高和肿瘤细胞产生的其他细胞因子或者趋化因子所导致，嗜酸性粒细胞TNF-α家族受体的表达提示它们可能会影响肿瘤生长。嗜酸性粒细胞增多可能先于肿瘤的临床诊断出现，但通常同时发现。在一些患者中，成功治疗肿瘤可以缓解嗜酸性粒细胞增多。血管淋巴样增生症也可伴嗜酸性粒细胞增多[199]。

嗜酸性粒细胞增多、血管炎与哮喘

一组相互关联的疾病，包括多发性结节性多动脉炎和过敏性肉芽肿病（Churg-Strauss血管炎），均表现为显著嗜酸性粒细胞增多[200]。在关于哮喘和坏死性血管炎的一个综述中，所有患者均存在贫血和嗜酸性粒细胞增高，其平均血嗜酸性粒细胞计数超过$8 \times 10^9/L$[201]。大约90%的患者获得缓解；大约10%的患者死于血管炎[202]。一些病例报道认为与白三烯拮抗物有关，但仍然存在争议[203,204]。在哮喘伴严重嗜酸性粒细胞增多的患者，出现多器官症状（皮肤、神经系统、肾脏、关节、肺、心脏、胃肠道）时需要考虑这些疾病。

嗜酸性粒细胞性筋膜炎

该病可以发生于任何年龄和两性发病率无差异，以手臂、前臂、大腿、小腿、手和足的僵硬、疼痛和肿胀为特点，各部位发生率依上述顺序递减。可以出现不适、发热、虚弱及消瘦等症状[205]。多数患者嗜酸性粒细胞超过$1 \times 10^9/L$，但是可以间歇出现。受累区域活检是诊断所必需的，活检病理可以发现筋膜炎症、水肿、增厚以及纤维化。滑膜组织也可以出现类似改变。再生障碍性贫血、恶性贫血、单系血细胞减少以及急性白血病可以与嗜酸性粒细胞性筋膜炎有关。

嗜酸性粒细胞尿与脑脊液嗜酸性粒细胞增多

尿中排出嗜酸性粒细胞可见于几种肾脏炎性疾病，最常见于尿道感染或急性间质性肾炎[206]。在尿沉渣中鉴别嗜酸性粒细胞Hansel染色优于瑞氏染色。脑脊液嗜酸性粒细胞增多可见于感染、分流以及累及脑膜的过敏反应[207]。

翻译：段明辉
校对：周光飚

参考文献

1. Hogan, SP, Rosenberg HF, Moqbel R, et al: Eosinophils: Biological properties and role in health and disease. *Clin Exp Allergy* 38:709, 2008.
2. Egesten A, Calafat J, Janssen H, et al: Granules of human eosinophilic leucocytes and their mobilization. *Clin Exp Allergy* 31:1173, 2001.
3. Dvorak AM, Weller PF: Ultrastructural analysis of human eosinophils. *Chem Immunol* 76:1, 2000.
4. Persson T, Calafat J, Janssen H, et al: Specific granules of human eosinophils have lysosomal characteristics: Presence of lysosome-associated membrane proteins and acidification upon cellular activation. *Biochem Biophys Res Commun* 291:844, 2002.
5. Wardlaw A: Eosinophil density: What does it mean? *Clin Exp Allergy* 25:1145, 1995.
6. Erjefalt JS, Persson CG: New aspects of degranulation and fates of airway mucosal eosinophils. *Am J Respir Crit Care Med* 161:2074, 2000.
7. Filley WV, Holley KE, Kephart GM, Gleich GJ: Identification by immunofluorescence of eosinophil granule major basic protein in lung tissues of patients with bronchial asthma. *Lancet* 2:11, 1982.
8. Erjefalt JS, Greiff L, Andersson M, et al: Degranulation patterns of eosinophil granulocytes as determinants of eosinophil driven disease. *Thorax* 56:341, 2001.
9. Erjefalt JS, Greiff L, Andersson M, et al: Allergen-induced eosinophil cytolysis is a primary mechanism for granule protein release in human upper airways. *Am J Respir Crit Care Med* 160:304, 1999.
10. Weiler CR, Kita H, Hukee M, Gleich GJ: Eosinophil viability during immunoglobulin-induced degranulation. *J Leukoc Biol* 60:493, 1996.
11. Dvorak AM, Furitsu T, Letourneau L, et al: Mature eosinophils stimulated to develop in human cord blood mononuclear cell cultures supplemented with recombinant human interleukin-5. Part I. Piecemeal degranulation of specific granules and distribution of Charcot-Leyden crystal protein. *Am J Pathol* 138:69, 1991.
12. Duffy SM, Lawley WJ, Kaur D, et al: Inhibition of human mast cell proliferation and survival by tamoxifen in association with ion channel modulation. *J Allergy Clin Immunol* 112:965, 2003.

13. Malm-Erjefalt M, Persson CG, Erjefalt JS: Degranulation status of airway tissue eosinophils in mouse models of allergic airway inflammation. *Am J Respir Cell Mol Biol* 24:352, 2001.
14. Denzler KL, Borchers MT, Crosby JR, et al: Extensive eosinophil degranulation and peroxidase-mediated oxidation of airway proteins do not occur in a mouse ovalbumin-challenge model of pulmonary inflammation. *J Immunol* 167:1672, 2001.
15. Stelts D, Egan RW, Falcone A, et al. Eosinophils retain their granule major basic protein in a murine model of allergic pulmonary inflammation. *Am J Respir Cell Mol Biol* 18:463, 1998.
16. Denzler KL, Farmer SC, Crosby JR, et al: Eosinophil major basic protein-1, does not contribute to allergen-induced airway pathologies in mouse models of asthma. *J Immunol* 165:5509, 2000.
17. Clark K, Simson L, Newcombe N, et al: Eosinophil degranulation in the allergic lung of mice primarily occurs in the airway lumen. *J Leukoc Biol* 75:1001, 2004.
18. Humbles AA, Lloyd CM, McMillan SJ, et al: A critical role for eosinophils in allergic airways remodeling. *Science* 305:1776, 2004.
19. Lee JJ, Dimina D, Macias MP, et al: Defining a link with asthma in mice congenitally deficient in eosinophils. *Science* 305:1773, 2004.
20. Dvorak AM: Images in clinical medicine. An apoptotic eosinophil. *N Engl J Med* 340:437, 1999.
21. Yamamoto H, Sedgwick JB, Vrtis RF, Busse WW: The effect of transendothelial migration on eosinophil function. *Am J Respir Cell Mol Biol* 23:379, 2000.
22. Floyd H, Ni J, Cornish AL, et al: Siglec-8. A novel eosinophil-specific member of the immunoglobulin superfamily. *J Biol Chem* 275(2):861, 2000.
23. Kikly KK, Bochner BS, Freeman SD, et al: Identification of SAF-2, a novel siglec expressed on eosinophils, mast cells, and basophils. *J Allergy Clin Immunol* 105:1093, 2000.
24. Aizawa H, Plitt J, Bochner BS: Human eosinophils express two Siglec-8, splice variants. *J Allergy Clin Immunol* 109:176, 2002.
25. Munday J, Kerr S, Ni J, et al: Identification, characterization and leucocyte expression of Siglec-10, a novel human sialic acid-binding receptor. *Biochem J* 355:489, 2001.
26. Swystun VA, Gordon JR, Davis EB, et al: Mast cell tryptase release and asthmatic responses to allergen increase with regular use of salbutamol. *J Allergy Clin Immunol* 106:57, 2000.
27. Bochner BS: Siglec-8, on human eosinophils and mast cells, and Siglec-F on murine eosinophils, are functionally related inhibitory receptors. *Clin Exp Allergy* 39:317, 2009.
28. Nutku E, Aizawa H, Hudson SA, Bochner BS: Ligation of Siglec-8: A selective mechanism for induction of human eosinophil apoptosis. *Blood* 101:5014, 2003.
29. Munitz A, Bachelet I, Finkelman FD, et al: CD48, is critically involved in allergic eosinophilic airway inflammation. *Am J Respir Crit Care Med* 175:911, 2007.
30. Munitz A, Levi-Schaffer F: Inhibitory receptors on eosinophils: A direct hit to a possible Achilles heel? *J Allergy Clin Immunol* 119:1382, 2007.
31. Yu C, Cantor AB, Yang H, et al: Targeted deletion of a high-affinity GATA-binding site in the GATA-1, promoter leads to selective loss of the eosinophil lineage *in vivo*. *J Exp Med* 195:1387, 2002.
32. Fukushima K, Matsumura I, Ezoe S, et al: FIP1L1-PDGFRalpha imposes eosinophil lineage commitment on hematopoietic stem/progenitor cells. *J Biol Chem* 284:7719, 2009.
33. Spry CJF: The natural history of eosinophils, in *The Immunopharmacology of Eosinophils*, edited by H Smith, RM Cook, p 1. Academic Press, London, 1993.
34. Sanderson CJ: Interleukin-5, eosinophils, and disease. *Blood* 79:3101, 1992.
35. Takatsu K, Kouro T, Nagai T: Interleukin 5, in the link between the innate and acquired immune response. *Adv Immunol* 101:191, 2009.
36. van Rensen EL, Stirling RG, Scheerens J, et al: Evidence for systemic rather than pulmonary effects of interleukin-5, administration in asthma. *Thorax* 56:935, 2001.
37. Leckie MJ, ten Brinke A, Khan J, et al: Effects of an interleukin-5, blocking monoclonal antibody on eosinophils, airway hyper-responsiveness, and the late asthmatic response. *Lancet* 356:2144, 2000.
38. Culley FJ, Brown A, Girod N, et al: Innate and cognate mechanisms of pulmonary eosinophilia in helminth infection. *Eur J Immunol* 32:1376, 2002.
39. Martin C, Al-Qaoud KM, Ungeheuer MN, et al: IL-5, is essential for vaccine-induced protection and for resolution of primary infection in murine filariasis. *Med Microbiol Immunol* 189:67, 2000.
40. Humbert M, Corrigan CJ, Kimmitt P, et al: Relationship between IL-4, and IL-5, mRNA expression and disease severity in atopic asthma. *Am J Respir Crit Care Med* 156:704, 1997.
41. Alexander AG, Barkans J, Moqbel R, et al: Serum interleukin 5, concentrations in atopic and non-atopic patients with glucocorticoid-dependent chronic severe asthma. *Thorax* 49:1231, 1994.
42. Domachowske JB, Bonville CA, Easton AJ, Rosenberg HF: Pulmonary eosinophilia in mice devoid of interleukin-5. *J Leukoc Biol* 71:966, 2002.
43. Finotto S, Neurath MF, Glickman JN, et al: Development of spontaneous airway changes consistent with human asthma in mice lacking T-bet. *Science* 295:336, 2002.
44. Neurath MF, Finotto S, Glimcher LH: The role of Th1/Th2, polarization in mucosal immunity. *Nat Med* 8:567, 2002.
45. Hewitt CR, Horton H, Jones RM, Pritchard DI: Heterogeneous proteolytic specificity and activity of the house dust mite proteinase allergen Der p I. *Clin Exp Allergy* 27:201, 1997.
46. Rothenberg ME, Mishra A, Collins MH, Putnam PE: Pathogenesis and clinical features of eosinophilic esophagitis. *J Allergy Clin Immunol* 108:891, 2001.
47. Ozdemir C, Akdis M, Akdis CA: T regulatory cells and their counterparts: Masters of immune regulation. *Clin Exp Allergy* 39:626, 2009.
48. McHugh RS, Shevach EM: The role of suppressor T cells in regulation of immune responses. *J Allergy Clin Immunol* 110:693, 2002.
49. Levings MK, Sangregorio R, Sartirana C, et al: Human CD25(+)CD4(+) T suppressor cell clones produce transforming growth factor beta, but not interleukin 10, and are distinct from type 1, T regulatory cells. *J Exp Med* 196:1335, 2002.
50. Curotto de Lafaille MA, Lafaille JJ: CD4(+) regulatory T cells in autoimmunity and allergy. *Curr Opin Immunol* 14:771, 2002.
51. Yazdanbakhsh M, Kremsner PG, van Ree R: Allergy, parasites, and the hygiene hypothesis. *Science* 296:490, 2002.
52. Wills-Karp M, Santeliz J, Karp CL: The germless theory of allergic disease: Revisiting the hygiene hypothesis. *Nat Rev Immunol* 1:69, 2001.
53. Umetsu DT, Akbari O, Dekruyff RH: Regulatory T cells control the development of allergic disease and asthma. *J Allergy Clin Immunol* 112:480, 2003.
54. Akdis CA, Blaser K: Mechanisms of interleukin-10-mediated immune suppression. *Immunology* 103:131, 2001.
55. Zuany-Amorim C, Sawicka E, Manlius C, et al: Suppression of airway eosinophilia by killed Mycobacterium vaccae-induced allergen-specific regulatory T-cells. *Nat Med* 8:625, 2002.
56. Suto A, Nakajima H, Kagami SI, et al: Role of CD4(+) CD25(+) regulatory T cells in T helper 2, cell-mediated allergic inflammation in the airways. *Am J Respir Crit Care Med* 164:680, 2001.
57. Hansel TT, De Vries IJ, Iff T, et al: An improved immunomagnetic procedure for the isolation of highly purified human blood eosinophils. *J Immunol Methods* 145:105, 1991.
58. Caulfield JP, Hein A, Rothenberg ME, et al: A morphometric study of normodense and hypodense human eosinophils that are derived in vivo and in vitro. *Am J Pathol* 137:27, 1990.
59. Mishra A, Hogan SP, Brandt EB, et al: Enterocyte expression of the eotaxin and interleukin-5, transgenes induces compartmentalized dysregulation of eosinophil trafficking. *J Biol Chem* 277:4406, 2002.
60. Hurst SD, Muchamuel T, Gorman DM, et al: New IL-17, family members promote Th1, or Th2, responses in the lung: *In vivo* function of the novel cytokine IL-25. *J Immunol* 169:443, 2002.
61. Bochner BS: Road signs guiding leukocytes along the inflammation superhighway. *J Allergy Clin Immunol* 106:817, 2000.
62. Wardlaw AJ: Molecular basis for selective eosinophil trafficking in asthma: A multistep paradigm. *J Allergy Clin Immunol* 104:917, 1999.
63. Rothenberg ME: Eosinophilia. *N Engl J Med* 338:1592, 1998.
64. Palframan RT, Collins PD, Williams TJ, Rankin SM: Eotaxin induces a rapid release of eosinophils and their progenitors from the bone marrow. *Blood* 91:2240, 1998.
65. Palframan RT, Collins PD, Severs NJ, et al: Mechanisms of acute eosinophil mobilization from the bone marrow stimulated by interleukin 5: The role of specific adhesion molecules and phosphatidylinositol 3-kinase. *J Exp Med* 188:1621, 1998.
66. Tachimoto H, Burdick MM, Hudson SA, et al: CCR3-active chemokines promote rapid detachment of eosinophils from VCAM-1, *in vitro*. *J Immunol* 165:2748, 2000.
67. Tomaki M, Zhao LL, Lundahl J, et al: Eosinophilopoiesis in a murine model of allergic airway eosinophilia: Involvement of bone marrow IL-5, and IL-5, receptor alpha. *J Immunol* 165:4040, 2000.
68. Inman MD: Bone marrow events in animal models of allergic inflammation and hyperresponsiveness. *J Allergy Clin Immunol* 106:S235, 2000.
69. Edwards BS, Curry MS, Tsuji H, et al: Expression of P-selectin at low site density promotes selective attachment of eosinophils over neutrophils. *J Immunol* 165:404, 2000.
70. Dang B, Wiehler S, Patel KD: Increased PSGL-1, expression on granulocytes from allergic-asthmatic subjects results in enhanced leukocyte recruitment under flow conditions. *J Leukoc Biol* 72:702, 2002.
71. Woltmann G, McNulty CA, Dewson G, et al: Interleukin-13, induces PSGL-1/P-selectin-dependent adhesion of eosinophils, but not neutrophils, to human umbilical vein endothelial cells under flow. *Blood* 95:3146, 2000.
72. Kitayama J, Mackay CR, Ponath PD, Springer TA: The C-C chemokine receptor CCR3, participates in stimulation of eosinophil arrest on inflammatory endothelium in shear flow. *J Clin Invest* 101:2017, 1998.
73. Humbles AA, Lu B, Friend DS, et al: The murine CCR3, receptor regulates both the role of eosinophils and mast cells in allergen-induced airway inflammation and hyperresponsiveness. *Proc Natl Acad Sci U S A* 99:1479, 2002.
74. Pope SM, Zimmermann N, Stringer KF, et al: The eotaxin chemokines and CCR3, are fundamental regulators of allergen-induced pulmonary eosinophilia. *J Immunol* 175:5341, 2005.
75. Woolley KL, Gibson PG, Carty K, et al: Eosinophil apoptosis and the resolution of airway inflammation in asthma. *Am J Respir Crit Care Med* 154:237, 1996.
76. Simon HU, Yousefi S, Schranz C, et al: Direct demonstration of delayed eosinophil apoptosis as a mechanism causing tissue eosinophilia. *J Immunol* 158:3902, 1997.
77. Anwar AR, Moqbel R, Walsh GM, et al: Adhesion to fibronectin prolongs eosinophil survival. *J Exp Med* 177:839, 1993.
78. Flood-Page PT, Menzies-Gow AN, Kay AB, Robinson DS: Eosinophil's role remains uncertain as anti-interleukin-5, only partially depletes numbers in asthmatic airway. *Am J Respir Crit Care Med* 167:199, 2003.
79. Meagher LC, Cousin JM, Seckl JR, Haslett C: Opposing effects of glucocorticoids on the rate of apoptosis in neutrophilic and eosinophilic granulocytes. *J Immunol* 156:4422, 1996.
80. Walsh GM, Wardlaw AJ: Dexamethasone inhibits prolonged survival and autocrine granulocyte-macrophage colony-stimulating factor production by human eosinophils cultured on laminin or tissue fibronectin. *J Allergy Clin Immunol* 100:208, 1997.
81. Robertson NM, Zangrilli JG, Steplewski A, et al: Differential expression of TRAIL and TRAIL receptors in allergic asthmatics following segmental antigen challenge: Evidence for a role of TRAIL in eosinophil survival. *J Immunol* 169:5986, 2002.
82. Adachi T, Alam R: The mechanism of IL-5, signal transduction. *Am J Physiol* 275:C623, 1998.
83. Dewson G, Walsh GM, Wardlaw AJ: Expression of Bcl-2, and its homologues in human eosinophils. Modulation by interleukin-5. *Am J Respir Cell Mol Biol* 20:720, 1999.
84. Dewson G, Cohen GM, Wardlaw AJ: Interleukin-5, inhibits translocation of Bax to the mitochondria, cytochrome c release, and activation of caspases in human eosinophils. *Blood* 98:2239, 2001.

85. Letuve S, Druilhe A, Grandsaigne M, et al: Involvement of caspases and of mitochondria in Fas ligation-induced eosinophil apoptosis: Modulation by interleukin-5, and interferon-gamma. *J Leukoc Biol* 70:767, 2001.
86. Letuve S, Druilhe A, Grandsaigne M, et al: Critical role of mitochondria, but not caspases, during glucocorticosteroid-induced human eosinophil apoptosis. *Am J Respir Cell Mol Biol* 26:565, 2002.
87. Shen ZJ, Esnault S, Schinzel A, et al: The peptidyl-prolyl isomerase Pin1, facilitates cytokine-induced survival of eosinophils by suppressing Bax activation. *Nat Immunol* 10:257, 2009.
88. Robinson DS, Damia R, Zeibecoglou K, et al: CD34(+)/interleukin-5Ralpha messenger RNA+ cells in the bronchial mucosa in asthma: Potential airway eosinophil progenitors. *Am J Respir Cell Mol Biol* 20:9, 1999.
89. Shi HZ, Humbles A, Gerard C, et al: Lymph node trafficking and antigen presentation by endobronchial eosinophils. *J Clin Invest* 105:945, 2000.
90. Corry DB, Rishi K, Kanellis J, et al: Decreased allergic lung inflammatory cell egression and increased susceptibility to asphyxiation in MMP2-deficiency. *Nat Immunol* 3:347, 2002.
91. Okada S, Kita H, George TJ, et al: Transmigration of eosinophils through basement membrane components in vitro: Synergistic effects of platelet-activating factor and eosinophil-active cytokines. *Am J Respir Cell Mol Biol* 16:455, 1997.
92. Martin C, Burdon PC, Bridger G, et al: Chemokines acting via CXCR2, and CXCR4, control the release of neutrophils from the bone marrow and their return following senescence. *Immunity* 19:583, 2003.
93. Muessel MJ, Scott KS, Friedl P, et al: CCL11, and GM-CSF differentially use the Rho GTPase pathway to regulate motility of human eosinophils in a three-dimensional microenvironment. *J Immunol* 180:8354, 2008.
94. Foster PS, Mould AW, Yang M, et al: Elemental signals regulating eosinophil accumulation in the lung. *Immunol Rev* 179:173, 2001.
95. Rosenberg HF, Phipps S, Foster PS: Eosinophil trafficking in allergy and asthma. *J Allergy Clin Immunol* 119:1303, 2007.
96. Gwinn WM, Damsker JM, Falahati R, et al: Novel approach to inhibit asthma-mediated lung inflammation using anti-CD147, intervention. *J Immunol* 177: 4870, 2006.
97. Uller L, Mathiesen JM, Alenmyr L, et al: Antagonism of the prostaglandin D2, receptor CRTH2, attenuates asthma pathology in mouse eosinophilic airway inflammation. *Respir Res* 8:16, 2007.
98. Sturm EM, Schratl P, Schuligoi R, et al: Prostaglandin E2, inhibits eosinophil trafficking through E-prostanoid 2, receptors. *J Immunol* 181:7273, 2008.
99. Yousefi S, Gold JA, Andina N, et al: Catapult-like release of mitochondrial DNA by eosinophils contributes to antibacterial defense. *Nat Med* 14:949, 2008.
100. Lacy P, Moqbel R: Eosinophil cytokines. *Chem Immunol* 76:134, 2000.
101. Akuthota P, Wang HB, Spencer LA, Weller PF: Immunoregulatory roles of eosinophils: A new look at a familiar cell. *Clin Exp Allergy* 38:1254, 2008.
102. Jacobsen EA, Ochkur SI, Pero RS, et al: Allergic pulmonary inflammation in mice is dependent on eosinophil-induced recruitment of effector T cells. *J Exp Med* 205:699, 2008.
103. Bandeira-Melo C, Weller PF: Eosinophils and cysteinyl leukotrienes. *Prostaglandins Leukot Essent Fatty Acids* 69:135, 2003.
104. Cromwell O, Wardlaw AJ, Champion A, et al: IgG-dependent generation of platelet-activating factor by normal and low density human eosinophils. *J Immunol* 145:3862, 1990.
105. Bozza PT, Yu W, Penrose JF, Morgan ES, et al: Eosinophil lipid bodies: Specific, inducible intracellular sites for enhanced eicosanoid formation. *J Exp Med* 186:909, 1997.
106. Flood-Page P, Menzies-Gow A, Phipps S, et al: Anti-IL-5, treatment reduces deposition of ECM proteins in the bronchial subepithelial basement membrane of mild atopic asthmatics. *J Clin Invest* 112:1029, 2003.
107. Phipps S, Ying S, Wangoo A, Ong YE, et al: The relationship between allergen-induced tissue eosinophilia and markers of repair and remodeling in human atopic skin. *J Immunol* 169:4604, 2002.
108. Brightling CE, Bradding P, Symon FA, et al: Mast-cell infiltration of airway smooth muscle in asthma. *N Engl J Med* 346:1699, 2002.
109. Barker RL, Gleich GJ, Pease LR: Acidic precursor revealed in human eosinophil granule major basic protein cDNA. *J Exp Med* 168:1493, 1988.
110. Butterworth AE, Sturrock RF, Houba V, et al: Eosinophils as mediators of antibody-dependent damage to schistosomula. *Nature* 256:727, 1975.
111. Gleich GJ: Mechanisms of eosinophil-associated inflammation. *J Allergy Clin Immunol* 105:651, 2000.
112. Rohrbach MS, Wheatley CL, Slifman NR, Gleich GJ: Activation of platelets by eosinophil granule proteins. *J Exp Med* 172:1271, 1990.
113. Ten RM, Pease LR, McKean DJ, et al: Molecular cloning of the human eosinophil peroxidase. Evidence for the existence of a peroxidase multigene family. *J Exp Med* 169:1757, 1989.
114. Rosenberg HF, Ackerman SJ, Tenen DG: Human eosinophil cationic protein. Molecular cloning of a cytotoxin and helminthotoxin with ribonuclease activity. *J Exp Med* 170:163, 1989.
115. Young JD, Peterson CG, Venge P, Cohn ZA: Mechanism of membrane damage mediated by human eosinophil cationic protein. *Nature* 321:613, 1986.
116. Rosenberg HF, Tenen DG, Ackerman SJ: Molecular cloning of the human eosinophil-derived neurotoxin: A member of the ribonuclease gene family. *Proc Natl Acad Sci U S A* 86:4460, 1989.
117. Ackerman SJ, Liu L, Kwatia MA, et al: Charcot-Leyden crystal protein (galectin-10) is not a dual function galectin with lysophospholipase activity but binds a lysophospholipase inhibitor in a novel structural fashion. *J Biol Chem* 277:14859, 2002.
118. Kita H, Weiler DA, Abu-Ghazaleh R, et al: Release of granule proteins from eosinophils cultured with IL-5. *J Immunol* 149:629, 1992.
119. Seminario MC, Saini SS, MacGlashan DW Jr, Bochner BS: Intracellular expression and release of Fc epsilon RI alpha by human eosinophils. *J Immunol* 162:6893, 1999.
120. Hartnell A, Kay AB, Wardlaw AJ: IFN-gamma induces expression of Fc gamma RIII (CD16) on human eosinophils. *J Immunol* 148:1471, 1992.
121. Abu-Ghazaleh RI, Fujisawa T, Mestecky J, et al: IgA-induced eosinophil degranulation. *J Immunol* 142:2393, 1989.
122. Kaneko M, Horie S, Kato M, et al: A crucial role for beta 2, integrin in the activation of eosinophils stimulated by IgG. *J Immunol* 155:2631, 1995.
123. Nusse O, Lindau M, Cromwell O, et al: Intracellular application of guanosine-5-O-(3-thiotriphosphate) induces exocytotic granule fusion in guinea pig eosinophils. *J Exp Med* 171:775, 1990.
124. Moqbel R, Coughlin JJ: Differential secretion of cytokines. *Sci STKE* 338:26, 2006.
125. Lavigne S, Bosse M, Boulet LP, Laviolette M: Identification and analysis of eosinophils by flow cytometry using the depolarized side scatter-saponin method. *Cytometry* 29:197, 1997.
126. Kimura I, Moritani Y, Tanizaki Y: Basophils in bronchial asthma with reference to reagin-type allergy. *Clin Allergy* 3:195, 1973.
127. Krause JR, Boggs DR: Search for eosinopenia in hospitalized patients with normal blood leukocyte concentration. *Am J Hematol* 24:55, 1987.
128. Gudbjartsson DF, Bjornsdottir US, Halapi E, et al: Sequence variants affecting eosinophil numbers associate with asthma and myocardial infarction. *Nat Genet* 41:342, 2009.
129. Juhlin L, Michaelsson G: A new syndrome characterized by absence of eosinophils and basophils. *Lancet* 1:1233, 1977.
130. Juhlin L, Venge P: Total absence of eosinophils in a patient with chronic urticaria and vitiligo. *Eur J Haematol* 40:368, 1988.
131. Telerman A, Amson RB, Delforge A, et al: A case of chronic aneosinocytosis. *Am J Hematol* 12:187, 1982.
132. Nakahata T, Spicer SS, Leary AG, et al: Circulating eosinophil colony-forming cells in pure eosinophil aplasia. *Ann Intern Med* 101:321, 1984.
133. Joshua H, Zucker A, Presentey B: Peroxidase and phospholipid deficiency in eosinophilic granulocytes among Arabs of the Nazareth district. *Isr J Med Sci* 12:71, 1976.
134. Sade K, Mysels A, Levo Y, Kivity S: Eosinophilia: A study of 100, hospitalized patients. *Eur J Intern Med* 18:196, 2007.
135. Wechsler ME: Pulmonary eosinophilic syndromes. *Immunol Allergy Clin North Am* 27:477, 2007.
136. Bochner BS: Verdict in the case of therapies versus eosinophils: The jury is still out. *J Allergy Clin Immunol* 113:3, quiz 10, 2004.
137. Todd R, Donoff BR, Chiang T, et al: The eosinophil as a cellular source of transforming growth factor alpha in healing cutaneous wounds. *Am J Pathol* 138:1307, 1991.
138. Gouon-Evans V, Rothenberg ME, Pollard JW: Postnatal mammary gland development requires macrophages and eosinophils. *Development* 127:2269, 2000.
139. Munitz A, Levi-Schaffer F: Eosinophils: "New" roles for "old" cells. *Allergy* 59:268, 2004.
140. Wong DT, Bowen SM, Elovic A, et al: Eosinophil ablation and tumor development. *Oral Oncol* 35:496, 1999.
141. Weller PF: The idiopathic hypereosinophilic syndrome. *Arch Dermatol* 132:583, 1996.
142. Fabre V, Beiting DP, Bliss SK, et al: Eosinophil deficiency compromises parasite survival in chronic nematode infection. *J Immunol* 182:1577, 2009.
143. Klion AD, Nutman TB: The role of eosinophils in host defense against helminth parasites. *J Allergy Clin Immunol* 113:30, 2004.
144. Chapman ID, Foster A, Morley J: The relationship between inflammation and hyperreactivity of the airways in asthma. *Clin Exp Allergy* 23:168, 1993.
145. Wardlaw AJ, Brightling C, Green R, et al: Eosinophils in asthma and other allergic diseases. *Br Med Bull* 56:985, 2000.
146. Green RH, Brightling CE, Woltmann G, et al: Analysis of induced sputum in adults with asthma: Identification of subgroup with isolated sputum neutrophilia and poor response to inhaled corticosteroids. *Thorax* 57:875, 2002.
147. Pin I, Freitag AP, O'Byrne PM, et al: Changes in the cellular profile of induced sputum after allergen-induced asthmatic responses. *Am Rev Respir Dis* 145:1265, 1992.
148. Pavord ID, Brightling CE, Woltmann G, Wardlaw AJ: Non-eosinophilic corticosteroid unresponsive asthma [letter]. *Lancet* 353:2213, 1999.
149. Haldar P, Pavord ID, Shaw DE, et al: Cluster analysis and clinical asthma phenotypes. *Am J Respir Crit Care Med* 178:218, 2008.
150. Henderson WR Jr, Chi EY, Albert RK, et al: Blockade of CD49d (alpha4, integrin) on intrapulmonary but not circulating leukocytes inhibits airway inflammation and hyperresponsiveness in a mouse model of asthma. *J Clin Invest* 100:3083, 1997.
151. Green RH, Brightling CE, McKenna S, et al: Asthma exacerbations and sputum eosinophil counts: A randomized controlled trial. *Lancet* 360:1715, 2002.
152. Nair P, Pizzichini MM, Kjarsgaard M, et al: Mepolizumab for prednisone-dependent asthma with sputum eosinophilia. *N Engl J Med* 360:985, 2009.
153. Haldar P, Brightling CE, Hargadon B, et al: Mepolizumab (anti-IL 5) and exacerbation frequency in refractory eosinophilic asthma. *N Engl J Med* 360:973, 2009.
154. Leiferman KM, Gleich GJ: Hypereosinophilic syndrome: Case presentation and update. *J Allergy Clin Immunol* 113:50, 2004.
155. Simon D, Braathen LR, Simon HU: Eosinophils and atopic dermatitis. *Allergy* 59:561, 2004.
156. Leiferman KM, Gleich GJ, Peters MS: Dermatologic manifestations of the hypereosinophilic syndromes. *Immunol Allergy Clin North Am* 27:415, 2007.
157. Rothenberg ME: Eosinophilic gastrointestinal disorders (EGID). *J Allergy Clin Immunol* 113:11, quiz 29, 2004.
158. Straumann A, Spichtin HP, Grize L, et al: Natural history of primary eosinophilic esophagitis: A follow-up of 30 adult patients for up to 11.5 years. *Gastroenterology* 125:1660, 2003.
159. Putnam PE, Rothenberg MD: Eosinophilic esophagitis: Concepts, controversies, and evidence. *Curr Gastroenterol Rep* 11:220, 2009.

160. Garrett JK, Jameson SC, Thomson B, et al: Anti-interleukin-5, (mepolizumab) therapy for hypereosinophilic syndromes. *J Allergy Clin Immunol* 113:115, 2004.
161. Chitkara RK, Krishna G: Parasitic pulmonary eosinophilia. *Semin Respir Crit Care Med* 27:171, 2006.
162. Hagan P, Wilkins HA, Blumenthal UJ, et al: Eosinophilia and resistance to Schistosoma haematobium in man. *Parasite Immunol* 7:625, 1985.
163. Sher A, Coffman RL, Hieny S, Cheever AW: Ablation of eosinophil and IgE responses with anti-IL-5, or anti-IL-4, antibodies fails to affect immunity against Schistosoma mansoni in the mouse. *J Immunol* 145:3911, 1990.
164. Herbert DR, Lee JJ, Lee NA, et al: Role of IL-5, in innate and adaptive immunity to larval Strongyloides stercoralis in mice. *J Immunol* 165:4544, 2000.
165. Limaye AP, Abrams JS, Silver JE, et al: Regulation of parasite-induced eosinophilia: Selectively increased interleukin 5, production in helminth-infected patients. *J Exp Med* 172:399, 1990.
166. Hardy WR, Anderson RE: The hypereosinophilic syndromes. *Ann Intern Med* 68:1220, 1968.
167. Chusid MJ, Dale DC, West BC, Wolff SM: The hypereosinophilic syndrome: Analysis of fourteen cases with review of the literature. *Medicine (Baltimore)* 54:1, 1975.
168. Weller PF, Bubley GJ: The idiopathic hypereosinophilic syndrome. *Blood* 83:2759, 1994.
169. Fauci AS, Harley JB, Roberts WC, et al: The idiopathic hypereosinophilic syndrome. Clinical, pathophysiologic, and therapeutic considerations. *Ann Intern Med* 97:78, 1982.
170. Simon D, Simon HU: Eosinophilic disorders. *J Allergy Clin Immunol* 119:1291, 2007.
171. Vardiman JW, Thiele J, Arber DA, et al: The 2008, revision of the WHO classification of myeloid neoplasms and acute leukemia: Rationale and important changes. *Blood* 114:937, 2009.
172. Sheikh J, Weller PF: Advances in diagnosis and treatment of eosinophilia. *Curr Opin Hematol* 16:3, 2009.
173. Cools J, DeAngelo DJ, Gotlib J, et al: A tyrosine kinase created by fusion of the PDGFRA and FIP1L1, genes as a therapeutic target of imatinib in idiopathic hypereosinophilic syndrome. *N Engl J Med* 348:1201, 2003.
174. Griffin JH, Leung J, Bruner RJ, et al: Discovery of a fusion kinase in EOL-1, cells and idiopathic hypereosinophilic syndrome. *Proc Natl Acad Sci U S A* 100:7830, 2003.
175. Fletcher S, Bain B: Diagnosis and treatment of hypereosinophilic syndromes. *Curr Opin Hematol* 14:37, 2007.
176. Musto P, Perla G, Minervini MM, et al: Imatinib-mesylate for all patients with hypereosinophilic syndrome? *Leuk Res* 28:773, 2004.
177. Helbig G, Stella-Holowiecka B, Majewski M, et al: Interferon alpha induces a good molecular response in a patient with chronic eosinophilic leukemia (CEL) carrying the JAK2V617F point mutation. *Haematologica* 92:e118, 2007.
178. Klion AD, Noel P, Akin C, et al: Elevated serum tryptase levels identify a subset of patients with a myeloproliferative variant of idiopathic hypereosinophilic syndrome associated with tissue fibrosis, poor prognosis, and imatinib responsiveness. *Blood* 101:4660, 2003.
179. Roufosse F, Cogan E, Goldman M: Lymphocytic variant hypereosinophilic syndromes. *Immunol Allergy Clin North Am* 27:389, 2007.
180. Cogan E, Schandene L, Crusiaux A, et al: Brief report: Clonal proliferation of type 2, helper T cells in a man with the hypereosinophilic syndrome. *N Engl J Med* 330:535, 1994.
181. Simon HU, Plotz SG, Dummer R, Blaser K: Abnormal clones of T cells producing interleukin-5, in idiopathic eosinophilia. *N Engl J Med* 341:1112, 1999.
182. Roufosse F, Schandene L, Sibille C, et al: Clonal Th2, lymphocytes in patients with the idiopathic hypereosinophilic syndrome. *Br J Haematol* 109:540, 2000.
183. Roufosse F, Cogan E, Goldman M: Recent advances in pathogenesis and management of hypereosinophilic syndromes. *Allergy* 59:673, 2004.
184. Spry CJF: The idiopathic hypereosinophilic syndrome, in *Eosinophils, Biological and Clinical Aspects*, edited by S Makino, T Fukuda, p 403. CRC Press, Boca Raton, FL, 1991.
185. Davis RF, Dusanjh P, Majid A, et al: Eosinophilic cellulitis as a presenting feature of chronic eosinophilic leukaemia, secondary to a deletion on chromosome 4q12, creating the FIP1L1-PDGFRA fusion gene. *Br J Dermatol* 155:1087, 2006.
186. Klion AD, Law MA, Riemenschneider W, et al: Familial eosinophilia: A benign disorder? *Blood* 103:4050, 2004.
187. Gleich GJ, Leiferman KM: The hypereosinophilic syndromes: Current concepts and treatments. *Br J Haematol* 145:271, 2009.
188. Butterfield JH, Gleich GJ: Response of six patients with idiopathic hypereosinophilic syndrome to interferon alfa. *J Allergy Clin Immunol* 94:1318, 1994.
189. Metzgeroth G, Walz C, Erben P, et al: Safety and efficacy of imatinib in chronic eosinophilic leukaemia and hypereosinophilic syndrome: A phase-II study. *Br J Haematol* 143:707, 2008.
190. Jain N, Cortes J, Quintás-Cardama A, et al: Imatinib has limited therapeutic activity for hypereosinophilic syndrome patients with unknown or negative PDGFRalpha mutation status. *Leuk Res* 33:837, 2009.
191. Salemi S, Yousefi S, Simon D, et al: A novel FIP1L1-PDGFRA mutant destabilizing the inactive conformation of the kinase domain in chronic eosinophilic leukemia/hypereosinophilic syndrome. *Allergy* 64:913, 2009.
192. Cools J, Stover EH, Boulton CL, et al: PKC412, overcomes resistance to imatinib in a murine model of FIP1L1-PDGFRalpha-induced myeloproliferative disease. *Cancer Cell* 3:459, 2003.
193. Pitini V, Arrigo C, Azzarello D, et al: Serum concentration of cardiac troponin T in patients with hypereosinophilic syndrome treated with imatinib is predictive of adverse outcomes. *Blood* 102:3456, 2003.
194. Klion AD, Law MA, Noel P, et al: Safety and efficacy of the monoclonal anti-interleukin-5, antibody SCH55700, in the treatment of patients with hypereosinophilic syndrome. *Blood* 103:2939, 2004.
195. Gotlib J, Cools J, Malone JM 3rd, et al: The FIP1L1-PDGFRalpha fusion tyrosine kinase in hypereosinophilic syndrome and chronic eosinophilic leukemia: Implications for diagnosis, classification, and management. *Blood* 103:2879, 2004.
196. Posada de la Paz M, Philen RM, Borda AI: Toxic oil syndrome: The perspective after 20 years. *Epidemiol Rev* 23:231, 2001.
197. Ten RM, Kephart GM, Posada M, et al: Participation of eosinophils in the toxic oil syndrome. *Clin Exp Immunol* 82:313, 1990.
198. Di Biagio E, Sanchez-Borges M, Desenne JJ, et al: Eosinophilia in Hodgkin disease: A role for interleukin 5. *Int Arch Allergy Immunol* 110:244, 1996.
199. Hallam LA, Mackinlay GA, Wright AM: Angiolymphoid hyperplasia with eosinophilia: Possible aetiological role for immunization. *J Clin Pathol* 42:944, 1989.
200. Hellmich B, Ehlers S, Csernok E, Gross WL: Update on the pathogenesis of Churg-Strauss syndrome. *Clin Exp Rheumatol* 21:S69, 2003.
201. Guillevin L, Guittard T, Bletry O, et al: Systemic necrotizing angiitis with asthma: Causes and precipitating factors in 43 cases. *Lung* 165:165, 1987.
202. Guillevin L, Cohen P, Gayraud M, et al: Churg-Strauss syndrome. Clinical study and long-term follow-up of 96 patients. *Medicine (Baltimore)* 78:26, 1999.
203. Nathani N, Little MA, Kunst H, et al: Churg-Strauss syndrome and leukotriene antagonist use: A respiratory perspective. *Thorax* 63:883, 2008.
204. Guilpain P, Viallard JF, Lagarde P, et al: Churg-Strauss syndrome in two patients receiving montelukast. *Rheumatology (Oxford)* 41:535, 2002.
205. Lakhanpal S, Ginsburg WW, Michet CJ, Doyle JA, Moore SB: Eosinophilic fasciitis: Clinical spectrum and therapeutic response in 52 cases. *Semin Arthritis Rheum* 17:221, 1988.
206. Corwin HL, Bray RA, Haber MH: The detection and interpretation of urinary eosinophils. *Arch Pathol Lab Med* 113:1256, 1989.
207. Hughes PA, Magnet AD, Fishbain JT: Eosinophilic meningitis: A case series report and review of the literature. *Mil Med* 168:817, 2003.

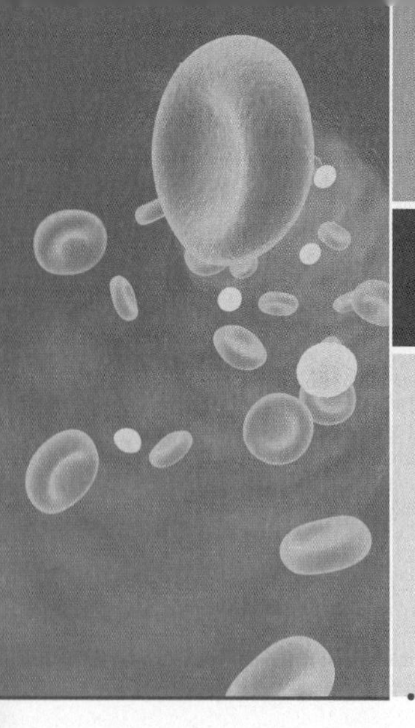

第63章

嗜碱性粒细胞和肥大细胞及其异常

Stephen J. Galli, Dean D. Metcalfe, Daniel A. Arber, Ann M. Dvorak

摘　要

虽然具有相同的生化和功能特点，嗜碱性粒细胞和肥大细胞并不完全一样。在人类，嗜碱性粒细胞是三种粒细胞中数量最少的一种，通常小于白细胞的0.5%。嗜碱性粒细胞以成熟细胞状态在血液中循环，并在组织中得到补充，特别是发生免疫或炎症反应的场所，但它们一般不在组织中停留。相反，肥大细胞通常来自早期细胞，缺乏许多成熟细胞的特征，并在组织中完成其成熟过程。成熟的肥大细胞能长时间在组织中逗留。肥大细胞在血管、神经和暴露于外界环境下的表皮下结缔组织（如皮肤、胃肠道、泌尿生殖道和呼吸系统）附近特别丰富。在寄生虫感染的部位或某些慢性过敏性疾病，或其他某些病理状态时，组织肥大细胞数量可增加，这主要是通过局部炎症的募集、局部血液中祖细胞的分化成熟以及逗留在局部的肥大细胞的增殖所致。

肥大细胞和嗜碱性粒细胞的表面表达对免疫球蛋白IgE高亲和受体FcεRⅠ。两者能通过FcεRⅠ的激活而释放活性介质，譬如，当细胞结合的IgE识别了二价或多价的过敏原时。因此，肥大细胞和嗜碱性粒细胞一直被认为是哮喘、枯草热和其他过敏性疾病中重要的效应细胞。一般认为，细胞质内颗粒相关性介质，包括组胺、一些蛋白酶以及他们的脂质介质（如前列腺素D_2和白三烯C_4），都是细胞活化后产生的。是这些活性介质和它们释放的细胞生长因子以及趋化因子，引发这些疾病许多特征性的症状和体征。不过许多证据显示，肥大细胞和嗜碱性粒细胞也能诱导与IgE相关的宿主防御反应，尤其是那些直接抵抗寄生虫的防御反应。在大鼠，肥大细胞也能诱导宿主针对某些细菌感染的先天性免疫防御反应，以及被认为无IgE参与的某些T细胞相关性免疫性疾病，包括一些自身免疫性疾病。肥大细胞和嗜碱性粒细胞也可通过释放细胞因子和其他机制发挥免疫调节作用。

尽管许多系统性疾病已被认为与嗜碱性粒细胞数量变化相关，许多病理过程与组织肥大细胞数量相关，但具有先天性嗜碱性粒细胞缺陷的患者非常罕见（如果存在的话）。至今没有先天性组织肥大细胞缺陷患者的报道。相反，肿瘤的发生却能影响这两种细胞。嗜碱性粒细胞增多可见于骨髓增生性疾病和一些髓细胞白血病中。事实上，所有的慢性粒细胞性白血病患者都有嗜碱性粒细胞增多，有时达白细胞的20%~90%。而与慢性和急性髓细胞白血病相关的嗜碱性粒细胞本身就是恶性克隆的一部分。嗜碱性粒细胞白血病的治疗中可并发休克，这是由于急性细胞溶解释放大量的组胺和其他介质所导致的。

肥大细胞增生／肿瘤疾患包括孤立性肥大细胞瘤，其发病机制尚不清楚，该类疾病包括肥大细胞增多症，表现为皮肤和（或）其他器官中肥大细胞数量显著增高以及肥大细胞白血病。惰性系统性肥大细胞增多症是肥大细胞增多症中最常见的一种，虽然其他器官也可能累及，但其典型的表现为皮肤荨麻疹和色素沉着。惰性肥大细胞增生症患者预后较好，并能长期生存。与克隆性、非肥大细胞系疾病相关的系统性肥大细胞增多症的预后取决于相关疾病的病程。由于组织肥大细胞数量的快速增加会引起一些并发症，所以进展型系统性肥大细胞增多症患者的预后相对较差。肥大细胞白血病患者，在诊断时常表现为外周血液中存在大量的幼稚肥大细胞，预后差，呈暴发

本章使用的简写和缩略词：AML，急性髓细胞白血病（acute myeloid leukemia）；ASM，侵袭性系统性肥大细胞增生症（aggressive systemic mastocytosis）；CML，慢性粒细胞白血病（chronic myelogenous leukemia）；gp120，糖蛋白120（glycoprotein 120）；H&E，苏木素伊红（hematoxylin and eosin）；IL，白细胞介素（interleukin）；MCL，肥大细胞白血病（mast cell leukemia）；MCP，肥大细胞定向前体细胞（mast cell-committed progenitor）；PUVA，补骨脂素紫外线A（psoralen ultraviolet A）；SCF，干细胞因子（stem cell factor）；SCT，干细胞移植（stem cell transplantation）；SM-AHNMD，非肥大细胞克隆性血液病相关的系统性肥大细胞增生症（systemic mastocytosis with associated clonal hematologic non-mast-cell-lineage disease）；TLR，toll样受体（toll-like receptolltor）；TNF，肿瘤坏死因子（tumor necrosis factor）；UP，色素性荨麻疹（urticaria pigmentosa）。

性和快速致命的病程。绝大多数成年患者有获得功能性 KIT 突变，其编码主要的肥大细胞生长因子干细胞因子的受体（KIT 配体和肥大细胞生长因子）。据报道，一些儿童患者也具有存在于大多数成人患者中的 Asp816Val 获得功能性 KIT 突变。一些儿童患者具有显性失活的 KIT 突变，而其他患者则没有 KIT 突变。

嗜碱性粒细胞和肥大细胞的特征

■ 嗜碱性粒细胞

尽管在生化和功能上有某些惊人相似之处，但哺乳类动物嗜碱性粒细胞和肥大细胞不是完全相同的（图 63-1）[1-5]。在 19 世纪后期，Paul Ehrlich 通过描述这两种细胞的组化染色的特点指出了两者的区别。许多证据提示，嗜碱性粒细胞与其他粒细胞和单核细胞有共同的祖细胞[1-5]。嗜碱性粒细胞的寿命短暂[6]，甚至在迁移到组织后仍然维持粒细胞的特点（图 63-1C）[7]。

嗜碱性粒细胞是人类血液中最少的粒细胞，占总白细胞数的 0.5%~0.6%，大约占骨髓有核细胞的 0.3%[8,9]。虽然嗜碱性粒细胞显著的异染胞质颗粒在血液或骨髓片的 Wright-Giemsa 染色中很容易鉴别，但其准确的认定仍需绝对计数法（见图 63-1B）[9,10]。只有当嗜碱性粒细胞比例显著升高或计数上千白细胞时，血片分类才能得到有价值的结果。

白介素（IL）-3 在体外能促进人类嗜碱性粒细胞的产生和存活[4,11]，在体内能诱生嗜碱性粒细胞[12]。在 IL-3 $^{-/-}$ 大鼠中发现，IL-3 并不是骨髓或血液中正常数量嗜碱性粒细胞发育所必需的，但对于与某些 T 辅助（Th）2 细胞相关性免疫反应有关的骨髓和血液嗜碱性粒细胞来说是重要的[13,14]。嗜碱性粒细胞也表达一些其他细胞因子的受体（表 63-1）[15-17]。嗜碱性粒细胞表达 IL-3 和许多其他细胞因子的受体，包括 IL-33，能调节嗜碱性粒细胞功能，例如通过直接诱导介质释放和（或）增强细胞释放介质以应对 IgE 依赖性的刺激反应[4,12,17-19]。

■ 肥大细胞

肥大细胞通常逗留在结缔组织中，特别是在上皮表面下和血管周围，在一些物种中则存在于一些囊腔中[1-3,5,20,21]。肥大细胞来自于造血祖细胞[20,22,23]。除骨髓中数量极少的肥大细胞群外[8]（见图 63-1A），大多数肥大细胞在组织中完成其成熟过程[1-3,20-23]。与嗜碱性粒细胞不同，肥大细胞寿命较长。在一些炎症或修复反应中，部分肥大细胞能在局部组织中增殖[1-3,20,21]。来自啮齿动物大鼠、灵长类动物和人类的研究提示，干细胞因子（SCF）在肥大细胞发育的许多环节发挥非常重要的调控作用，SCF 是 KIT 受体酪氨酸激酶的配体[13,21,22,24,25]。SCF 以膜性和可溶性两种形式存在，两者都具有生物学活性[21,26]。除了促进肥大细胞的迁移、存活、增殖和成熟外，SCF 还能直接促进肥大细胞介质的释放[25,27-29]，甚至在较低的浓度时能增强 IgE 和抗原刺激引起的肥大细胞介质的释放[27,28]。影响 KIT 的一些病变常参与肥大细胞增多症的发病的发生（参见下文"影响肥大细胞的疾病"）。另外，在许多慢性炎症和其他病理反应中，成纤维细胞和其他细胞产生 SCF 的异常也可引起肥大细胞数量的改变[21,24,30]。

■ 肥大细胞和嗜碱性粒细胞的异质性

据报道，在包括人类的一些哺乳类动物中，来自不同解剖部位甚至在同一器官或部位的肥大细胞在形态学、生理学和（或）功能特征上会有所差异[1,3,5,20,21,31-33]。这种现象称之为肥大细胞的异质性，这可能导致了不同表型的肥大细胞在健康或疾病时具有不同的功能，并对药物的敏感性有所不同。至少有四种机制可能与肥大细胞的表型多样性相关：①促进肥大细胞系列分化的因素；②影响肥大细胞分化和成熟的因素（单一或多条途径）；③调控肥大细胞功能的因素；④影响局部外源性物质含量的因素，这些外源性物质不是来自肥大细胞，而是被肥大细胞摄取和储存在颗粒中的局部外源性物质。在这四种机制中，除了第一点外都已获得实验证实[33]。嗜碱性粒细胞也可有表型特征的一些改变，如对类胰蛋白酶、胃促胰酶和碳氧肽酶 A 的免疫反应性[15]，或表面结构的表达水平，包括 HLA-DR、CD32（FcγR Ⅱ）以及细胞因子的受体[34]。嗜碱性粒细胞介质

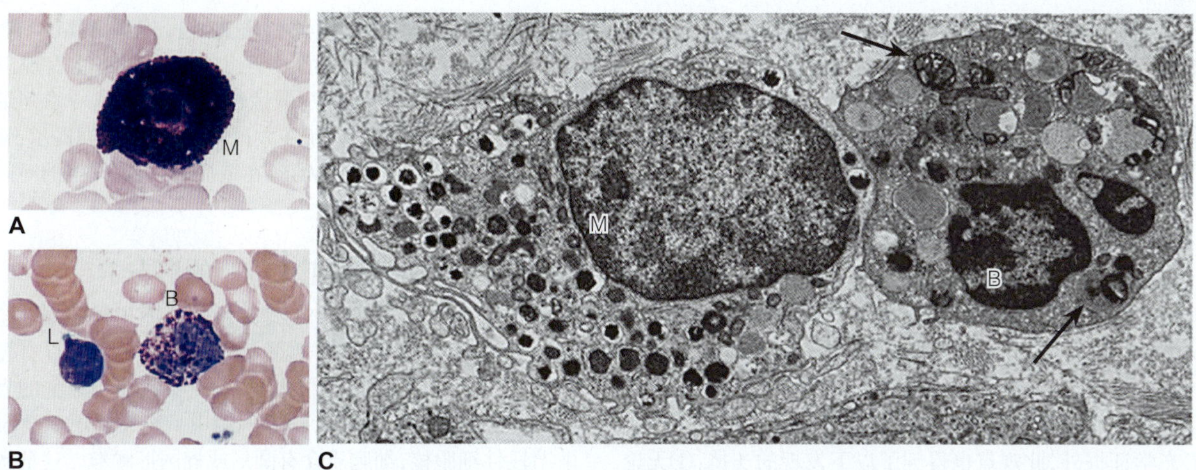

图 63-1　A. 骨髓穿刺图片 Wright-Giemsa 染色下的肥大细胞。B. 正常供者外周血图片 Wright-Giemsa 染色下的肥大细胞和淋巴细胞。C. 透射电镜下的肥大细胞（*M*），嗜碱性粒细胞（*B*）取自克隆病患者回肠黏膜下层。肥大细胞是拥有较多胞质膜表面和细胞质颗粒，其细胞质颗粒较嗜碱性粒细胞小而多，本图显示嗜碱性粒细胞有两个核叶。

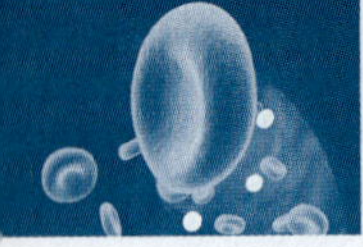

表 63-1　人类肥大细胞和嗜碱性粒细胞的自然史、主要介质以及表面膜结构[16,17]

特征	嗜碱性粒细胞	肥大细胞
自然史		
祖细胞来源	骨髓	骨髓
成熟部位	骨髓	结缔组织(部分在骨髓)
循环中成熟细胞	有(通常 < 1% 白细胞)	无
成熟细胞能从循环中在富集在组织	有(在免疫和炎症反应时)	无
结缔组织中成熟细胞	无(显微镜下没有检测到)	有
形态上成熟细胞的增殖能力	无报道	有(仅限于某些条件下)
生命周期	几天(和其他粒细胞一样)	几周到几个月(根据不同的动物的研究)
主要生长因子	IL-3	SCF
介质		
储存在细胞质颗粒中的主要介质	组胺,硫酸软骨素,类胰蛋白酶*,糜蛋白酶*,羧肽酶 A*,具有产生缓激肽活性的中性蛋白酶,β 葡萄糖苷酸酶,弹力蛋白酶,cathepsin G 样酶,主要碱性蛋白,夏科 - 莱登结晶蛋白	组胺,肝素*,硫酸软骨素*,糜蛋白酶*,类胰蛋白酶*,cathepsin G*,羧肽酶,主要碱性蛋白,酸水解酶,过氧化物酶,磷脂酶
具有一定活性的主要脂蛋白介质	白三烯 C_4	白三烯 B_4,前列腺素 D_2,白三烯 C_4,血小板活化因子
具有一定活性的细胞因子	IL-4,IL-13,GM-CSF,VEGF-A,瘦素	TNF,TGF-β,IFN-α,VEGF-A~VEGF-D,IL-6,IL-11,IL-13,IL-16,IL-18,GM-CSF,NGF,PDGF(鼠和人能分泌更多,见下文)
趋化因子	IL-8(CXCL-8),MIP-1α(CCL3),嗜酸细胞趋化因子(CCL-11),MIP-5(CCL15)	IL-8(CXCL-8),I-309(CCL-1),MCP-1(CCL2),MIP-1α(CCL3),MIP-1β(CCL-4),MCP-3(CCL-7),RANTES(CCL-5),嗜酸细胞趋化因子(CCL-11)
表面结构		
Ig 受体	FcεR Ⅰ,FcγR Ⅱ(CDw32)	FcεR Ⅰ,FcγR Ⅰ(在 IFN-α 处理后),FcγR Ⅱ
细胞因子或生长因子的受体	白细胞介素的受体,如,IL-1,IL-2(CD25),IL-3~IL-6 以及 IL-8;趋化因子(CCR1、CCR2、CCR3、CCR5;CXCR1、CXCR2、CXCR4);干扰素;SCF(嗜碱性粒细胞表达不同数量的 SCF 受体,Kit)	SCF(Kit 的配体),IFN-α,IL-4,IL-5,IL-6,IL-9;趋化因子(CCR1、CCR3、CCR4、CCR5、CCR7;CXCR1~CXCR4、CXCR6);血小板生成素受体(CD110),GM-CSF,NGF
toll 样受体	TLR-2、TLR-4(但缺乏 CD14)	TLR-1~TLR-7 和 TLR-9

IFN,干扰素;Ig,免疫球蛋白;IL,白细胞介素;GM-CSF,粒细胞 - 巨噬细胞集落生长因子;MCP,单核细胞趋化蛋白;MIP,巨噬细胞炎性蛋白;NGF,神经生长因子;PDGF,血小板衍化生长因子;RANTES,激活调节正常 T 细胞表达和分泌;SCF,干细胞因子;TNF,肿瘤坏死因子;TGF,转化生长因子;TLR,toll 样受体;VEGF,血管内皮细胞生长因子。

*这些介质在嗜碱性粒细胞和肥大细胞并不是一成不变的,譬如,在不同的个体和组织;和(或)某些炎性病变[15]。

注:在体外或体内,嗜碱性粒细胞和肥大细胞表达的这些趋化因子、细胞因子以及趋化因子受体,他们的表面结构也是有变化的。

的内容和(或)细胞表面表型的这些改变可能反映了不同对象中个体差异和(或)疾病过程影响或免疫治疗的结果[34]。

■ 嗜碱性粒细胞和肥大细胞之间的关系

成熟嗜碱性粒细胞和肥大细胞在形态学、自然史、组织分布、介质产生、细胞表型、生长因子需求以及对药物的反应等方面存在差异(见图 63-1 和表 63-1)[1-5],但两者确实存在一些惊人的相似之处。这些相似之处结合来自啮齿动物的证据提示:组织肥大细胞来自循环中的骨髓祖细胞[20,22],这些证据使一些研究者认为,嗜碱性粒细胞代表着肥大细胞的循环祖细胞。但是,近来的研究强烈支持一种观点,即成熟嗜碱性粒细胞代表着终末分化的粒细胞而不是循环肥大细胞的祖细胞。除了下面讨论的形态学证据外,此观点也得到了以下发现的支持:①无论在哪种物种都没有证据提示循环中成熟的嗜碱性粒细胞能进行有丝分裂或分化为肥大细胞;②来自于那些影响嗜碱性粒细胞数量或形态学的遗传性或获得性疾病患者的极少数报道提示:这些疾病累及嗜酸性粒细胞,但并不影响肥大细胞[35-37];③形态上可辨认的人类组织肥大细胞能表现出有丝分裂活性[38],提示与循环嗜碱性粒细胞相似,这一系列细胞能进行非周期依赖性复制;④在大鼠中,最近的证据提示:骨髓中肥大细胞定向前体细胞(MCP)在造血的发育、发生的时间要早于粒细胞 - 巨噬细胞系列[23]。

■ 嗜碱性粒细胞和肥大细胞的形态学

常规组织固定方法和处理过程并不适于对嗜碱性粒细胞和肥大细胞的识别。最佳视觉识别需准备适当的具有超微结构的 1μm 切片[1,2]。超微结构下,人类嗜碱性粒细胞的直径是 5~7μm,细胞核为节段性,一些病例中呈核染色质显著凝固的非节段性细胞核,细胞质含有圆形或椭圆形颗粒。这些颗粒被一层膜围绕,含有致密颗粒和不太致密基质的亚结构,在一些颗粒中,有膜螺环和 Charcot-Leyden 结晶(见图 63-1C)[1,2]。这是一种二级、少量、非均一地分布在细胞核附近的小颗粒[39]。

人类成熟的嗜碱性粒细胞细胞质还含有糖原颗粒、线粒体、自由核糖体和膜束缚小囊，很少有脂肪体存在，其他细胞器也不明显。

在组织中，典型的肥大细胞是圆形或长形的，通常核不分叶，核染色质浓集，富含染色质颗粒。肥大细胞的颗粒看上去比嗜碱性粒细胞的更小、更多，而且更加多变，这些颗粒单独或融合成轴状、颗粒状或晶体状[1,2]。与嗜碱性粒细胞表面有不规则圆形突起不同，肥大细胞表面分布着细小的伪足。另外，肥大细胞内有更多的细胞质丝，而胞质糖原沉积较嗜碱性粒细胞少。人类肥大细胞胞质内含有丰富的脂质体。

图 63-1C 显示的是在人的回肓部黏膜下层同一组织中嗜碱性粒细胞及其邻近的肥大细胞的电镜图像。

生物化学及其在 IgE 相关免疫反应中的作用

■ 介质

嗜碱性粒细胞和肥大细胞的细胞质颗粒含有蛋白聚糖，由硫酸糖胺聚糖共价结合于蛋白核心[40]。在适当的条件下，这些物质易被碱性染料着色（见图 63-1A 和 B）。在人类和鼠，不同的肥大细胞内含有不同的肝素和硫酸软骨素组成的混合体[20,33,40]。尽管正常人嗜碱性粒细胞内的硫酸糖胺聚糖的特点还不清楚，但是两项 5 例髓系白血病患者外周血白细胞（含 10%~75% 嗜碱性粒细胞）合成硫酸糖胺聚糖的研究提示，这些细胞可以只产生硫酸软骨素或者硫酸软骨素（50%~84%）[41]与肝素（8%~43%）的混合体[42]。正常荷兰猪的嗜碱性粒细胞主要合成硫酸软骨素（85%），其次为硫酸肝素而不是肝素[43]。尽管嗜碱性粒细胞和肥大细胞内蛋白聚糖类物质的生物学活性尚未明确，在鼠类，肥大细胞细胞质颗粒的合成需要肝素[44,45]。人类的嗜碱性粒细胞和肥大细胞都可合成和储存组胺[1,40]。嗜碱性粒细胞是人类外周血绝大多数（不是全部）组胺的来源[46]。尽管巨噬细胞[47]、中性粒细胞[48]、血小板[49]以及嗜碱性粒细胞[46]可以合成组胺，但在鼠类，肥大细胞是除了胃腺和部分中枢神经的正常组织所有组胺的主要来源[50]。

除了蛋白聚糖和组胺，嗜碱性粒细胞和肥大细胞还产生许多其他能够影响炎症反应过程的物质（见表 63-1）[1,3-5,40,51-59]。这些物质是提前合成、与颗粒相关的（如组胺、中性蛋白酶、蛋白聚糖）或者是在细胞活化时产生的（如前列腺素 D_2、白三烯类、其他的花生四烯酸代谢产物以及血小板活化因子）。给鼠或人的肥大细胞适当的刺激，可以释放肿瘤坏死因子（TNF）[3,5,60,61]、许多其他的细胞因子、化学因子以及生长因子，从而发挥炎症、免疫、造血、组织重建等效应以及参与其他生物学过程[52-55,57,59,62,63]。相反，嗜碱性粒细胞产生的细胞因子相对有限，主要包括 IL-4、IL-13、血管内皮生长因子（VEGF）-A[62]、一些趋化因子[19]、在小鼠至少还包括 IL-6、TNT 及胸腺基质淋巴生成素（TSLP）[5,63-69]。

■ 在急性反应中的作用

嗜碱性粒细胞和肥大细胞有特异性的、高亲和性的膜受体，可以结合 IgE 的 Fc 段[70-74]。结合到嗜碱性粒细胞或肥大细胞表面的 IgE 抗体被二价或多价抗原桥联，从而激发了脱颗粒过敏反应[5,70-74]。在这一过程中最关键的信号来自 IgE 受体（FcεRⅠ）在膜表面的桥联[70]。形态学上过敏性脱颗粒包括质膜与释放颗粒的胞膜融合，导致快速的非细胞溶解的颗粒内容物的释放，如组胺及其他预先合成的介质[1,2]。已有文献对过敏性脱颗粒所涉及的生化反应，对这反应的正负调控以及对这些反应的药理调节等理念进行了综述[70-74]。

目前认为，嗜碱性粒细胞和肥大细胞突发大量地释放活性介质可以激发急性过敏反应的许多临床表现，例如支气管哮喘（包括致命性哮喘，主要是嗜碱性粒细胞[75]）、荨麻疹、过敏性鼻炎以及对食物、药物、昆虫叮咬及其他抗原的过敏[1,3,40,55,56,59,66,68,69]。其他多种刺激物，包括特定的补体片段（过敏毒素类）、中性粒细胞溶酶体蛋白、许多碱性肽段或肽类激素、昆虫成分、两栖动物的毒液、放射性对照溶液、寒冷、钙离子载体、某些药物如麻醉剂和肌肉松弛剂等，均可以使嗜碱性粒细胞和肥大细胞不依赖 IgE 快速释放生物介质[1,5,40,55,56,59]。这些成分引起的临床反应与速发型超敏反应非常相似。某些制剂，如蛋白 Fv，这是一种存在于正常肝脏的涎蛋白，在病毒性肝炎的患者可释放入肠道。HIV 糖蛋白 210（gp210）可以和 IgE 的 V_H3 区域相互作用，在体外可使嗜碱性粒细胞和肥大细胞释放组胺、IL-4、IL-3[76]。这些被称为内源性超敏原的蛋白 Fv 或 gp210 在宿主防御反应中发挥重要作用，但在病毒感染的病理生理中的作用尚未明了[76,77]。嗜碱性粒细胞通过 FcεRⅠ或其他机制的激活可上调 CD63、CD69、CD203C 的表达，应用这些研究发现来监测体内嗜碱性粒细胞活化的临床价值正在进一步研究中[17,78]。

■ 在迟发反应中的作用

除了在典型的急性速发型超敏反应中的作用，嗜碱性粒细胞和肥大细胞在迟发变态反应中也发挥作用。迟发变态反应发生在初发 IgE 相关反应数小时后的抗原刺激时，表现为症状（如皮肤水肿）和体征（支气管收缩）的复现[55,56,79]。许多慢性过敏疾病，如过敏性哮喘，已被广泛认为是募集于迟发变态反应部位的白细胞作用的反映[55,56,79]。在肥大细胞基因敲入小鼠（已经选择性地修复肥大细胞缺陷的小鼠）的研究中发现，在 IgE 依赖的皮肤迟发反应中，肥大细胞在血管通透性变化以及白细胞浸润中发挥重要的作用[80,81]，TNF 也发挥了重要的作用[80]。肥大细胞（或 TNF）参与迟发反应的程度如何目前尚未明了。在人类，这些迟发反应是否依赖 IgE 或 T 细胞（有些 IgE 依赖的迟发反应，肥大细胞并未参与[82]）目前尚不清楚[5,55,56,61,79,82,83]。然而，在这些反应中被募集和参与反应的淋巴细胞、嗜碱性粒细胞、嗜酸性粒细胞及其他白细胞很可能释放细胞因子和其他介质，从而进一步调控反应的发生和结束的过程[5,55,56,79]。

■ 在过敏性疾病相关的慢性变化中作用

对肥大细胞敲入小鼠（见下文“其他功能和肥大细胞敲入小鼠”）的研究提示，正如在累及肺过敏性炎症的小鼠模型中见到的一样，肥大细胞在慢性哮喘的许多特征中起了重要作用。这些特征包括对诸如醋甲胆碱这样的免疫非特异性支气管收缩激动剂产生气道高反应性[56,84-87]；气道和肺间质出现炎症细胞浸润，这些炎症细胞包括嗜酸性粒细胞、中性粒细胞和 T 细胞[56,85-88]；肺胶原沉积的增加和气道平滑肌的增生[86]和(或)

肥大以及大气道产生黏液的杯状细胞的增加[86]。因此，小鼠模型的研究提示，肥大细胞及其产物能促进人类长期哮喘许多病理和病理生理变化的发生。对哮喘病人病理活检的分析提示，在哮喘发作中，气道平滑肌层肥大细胞数量的增加在驱使肥大细胞及其产物接近靶细胞即气管平滑肌细胞中发挥非常重要的作用[16,88]。小鼠模型的研究还显示即使缺乏肥大细胞和T细胞，嗜碱性粒细胞同样也能促进IgE依赖的慢性炎性反应的发生[68,81]。

■ IgE依赖的FcεRⅠ表达上调及FcεRⅠ功能

很显然，当血浆中IgE水平增加(如过敏性疾病或寄生虫感染)，肥大细胞和嗜碱性粒细胞表面的FcεRⅠ表达也增加[89,90]。与表达FcεRⅠ水平低的细胞相比，这些细胞可以结合更多的IgE，并能释放对低浓度抗原发生反应的介质，并能产生更多的脂质介质和细胞因子[89-92]。因此，在IgE高水平的个体内，嗜碱性粒细胞和肥大细胞可能表达更强的IgE依赖和(或)免疫调节的功能[55,71]。用某些单克隆IgE抗体处理小鼠肥大细胞，即使没有针对IgE特异性抗原的刺激，也会提高细胞的生存。在某些情况下，会诱导细胞释放三类生物介质(预先合成的、脂类和细胞因子)[93-95]。在体外没有已知抗原的情况下，IgE也可以提高肥大细胞的存活和诱导其释放细胞因子和趋化因子[96]。尽管促发上述反应的机制尚未明朗，但几种IgE抗体可以在没有已知抗原的情况下诱导FcεRⅠ的聚合[71,95]。在一些情况下，这种作用反映了IgE结合抗原至少有两种明显不同形式，一种是与已知抗原结合，一种与未知抗原结合，这种未知抗原在结构和化学上与已知抗原是完全不同的[97]。这些研究结果的临床应用价值尚待进一步确定。不过，有些研究发现对高剂量IgE可能有一些生物学作用并提出临床应用的可能性。譬如，能提高肥大细胞的生存，促进其释放生物活性介质，这些作用对于那些过敏性疾病的患者，甚至在无抗原的刺激下也可发生。

■ 在无IgE参与的T细胞依赖的免疫反应中的作用

在人类和实验动物许多T细胞依赖的免疫反应中，发现受累组织中有肥大细胞的活化和(或)嗜碱性粒细胞的浸润[1,55,59,66-69,98]。

同时，在肥大细胞敲入小鼠的研究中发现，肥大细胞能诱导T细胞相关病变的小鼠模型，这些T细胞相关的病变没有涉及IgE，包括实验性自身免疫性脑脊髓炎(多发性硬化动物模型)[99,100]以及抗体依赖的损伤性关节炎(类风湿关节炎动物模型)[101]。在这些情况下，肥大细胞功能可部分地反映这些细胞是通过IgG_1抗体识别自身抗原而被激活。因为小鼠肥大细胞可通过FcγRⅢ受体的聚合(结合至含有IgG_1抗体的免疫复合物上)以及通过IgE结合至FcγRⅠ而活化[102-104]。

几个研究组的研究发现，在一些接触性高敏反应或延缓迟发的高敏反应的模型中，肥大细胞缺失的小鼠表现为T细胞免疫的降低[105,106]。然而，在一些类似的实验模型中，肥大细胞缺失小鼠的免疫反应并未受影响[107]。在特定的模型中超敏反应是否需要肥大细胞参与，取决于半抗原的种类、剂量以及应用半抗原的载体[108,109]。抗原致敏和刺激的条件包括有无应用人工佐剂等可能也会影响肺内肥大细胞诱导T细胞免疫反应的程度[84-87]。在某些情况下，肥大细胞能够提高针对过敏原所引起的获得性免疫反应[57,58,108,110-112]。有人推测，当已受抗原致敏的细胞引发免疫反应时，这一功能是通过表达作用(如增强树突状细胞的迁移)来实现，不同于后期再次暴露于抗原的效应细胞的功能，后者是在细胞再次受到其敏感抗原的刺激时诱发的。在小鼠，肥大细胞也可以限制严重超敏反应的程度和持续时间，包括漆酚、含有毒常春藤和橡树的半抗原；肥大细胞主要是通过产生抗炎的IL-10而发挥抗炎作用[113]。

嗜碱性粒细胞和肥大细胞的生物学功能

■ 在宿主防御中的作用

嗜碱性粒细胞和肥大细胞可能在宿主防御某些寄生虫感染中发挥关键作用。肥大细胞或嗜碱性粒细胞成为这些反应的主要效应细胞与许多因素有关，例如寄生虫的种属、宿主的种属以及感染的部位。因此，在豚鼠，嗜碱性粒细胞发挥抵御美洲花蜱幼体感染皮肤的作用[98,114]；而在小鼠，IgE依赖性免疫抵御长角血蜱皮肤感染的作用则依赖肥大细胞[115]。这些研究结果支持嗜碱性粒细胞和肥大细胞在防御寄生虫和其他病原感染时作为效应细胞形式发挥相似或互补的功能这一观点。有关小鼠[57,58,66-69,108,110-112]和豚鼠[116]的研究证明了嗜碱性粒细胞[66-69]和肥大细胞[57,58,108,110-112]尚具备在不同环境下发挥正性和负性调节(有时是肥大细胞[57]，也可能是嗜碱性粒细胞[116])免疫反应的功能。但肥大细胞和嗜碱性粒细胞是否在人类有相似的免疫调节作用目前尚不清楚。

对肥大细胞敲入小鼠[117-119](见下文"其他功能和肥大细胞敲入小鼠")或缺乏TNF[120]、某些肥大细胞相关蛋白酶[121,122]的小鼠模型的研究表明，肥大细胞参与宿主防御实验性细菌感染的"天然免疫"。根据不同的研究模型，肥大细胞在这些"天然免疫"小鼠模型中的保护作用部分来源于补体依赖性[123]、toll样受体(TLR)4依赖性[124]、内皮素-1依赖性[125]或神经降压素依赖性[126]肥大细胞活化，从而诱导肥大细胞释放介质，反过来又可以促进局部中性粒细胞的募集或活化，从而增强对细菌的清除。有关小鼠的研究表明，肥大细胞可以吞噬细菌[127]，小鼠和人类肥大细胞能产生抗菌肽(人类抗菌肽LL-37)[128]。然而，肥大细胞也可能会通过其他机制促进细菌感染小鼠的存活，例如蛋白酶依赖性的内皮素-1[125,129]，神经降压素[126]的降解，也许在感染过程中尚可产生其他内源性肽，促进疾病相关的病理过程。另一方面，有些肥大细胞在小鼠感染细菌时发挥作用，如肥大细胞可利用二肽基肽酶Ⅰ降解IL-6，或者发挥肥大细胞IL-15依赖的转录下调肥大细胞蛋白酶-2[130]，产生可能有害的后果。因此，肥大细胞在天然免疫反应中有着复杂的作用，某些作用可以促进宿主防御和生存，而其他作用可能会增强相关病理反应。

肥大细胞和嗜碱性粒细胞也参与了某些病毒感染。肥大细胞的前体细胞[131-133]和嗜碱性粒细胞[134]可被嗜活化T细胞和巨噬细胞的HIV株感染。尽管成熟肥大细胞似乎可以抵抗这种病毒感染，由感染病毒的前体细胞分化成熟而来的肥大细胞在潜伏感染时在受到TLR2、TLR4或TLR9[132,133]配体刺激时，或通过IgE依赖[133]机制表现出增强病毒复制的能力。至少一种HIV来源的蛋白gp120通过与细胞表面的IgE结合和桥联可诱导肥大细胞或嗜碱性粒细胞介质的释放(组胺、嗜碱性粒细胞的 IL-4 和 IL-13)[76]。许多 HIV 感染的患者出现 IgE 水平的升高，而使他们的过敏性疾病的症状和体征加重[76]。不过，是否嗜碱性粒细胞、肥大细胞或其前体细胞的 HIV 感染，或这些细胞受到抗原或 gp120 诱导的 IgE 依赖性刺激的活化，在 HIV 患者疾病进展中发挥重要作用尚待进一步确定。肥大细胞或嗜碱性粒细胞产生的许多潜在产物对机体可能有影响，这些影响可能增强(或抑制)宿主对多种病毒的反应，或者参与感染相关的病理过程[135]。此外，将体外获得的人肥大细胞暴露于登革热病毒和病毒特异性抗体可以诱导细胞释放趋化因子。然而，在病毒感染时肥大细胞多大程度上促进宿主防御或病理过程目前尚不清楚。

■ 其他功能和肥大细胞敲入小鼠

在许多免疫和病理反应过程中以及对寄生虫的免疫反应中机体可以产生一些因子，从而诱导嗜碱性粒细胞的浸润、肥大细胞的增殖和(或)嗜碱性粒细胞或肥大细胞脱颗粒[1,13,20,33,55-57,66,68,69,98,119]。因此推测，嗜碱性粒细胞和肥大细胞在许多生物反应中可能发挥关键作用。另一方面，在多数这些生物反应中嗜碱性粒细胞和肥大细胞的确切功能尚不明朗。对豚鼠[114,116]和小鼠[66-69]的嗜碱性粒细胞的功能研究中使用了可以清除此类细胞的抗体，此种办法也已用于清除小鼠的肥大细胞[136]；但使用的抗体也可能影响其他类型的细胞。在小鼠，无肥大细胞的突变小鼠(但可能同时还有其他异常)以及同源小鼠可以用于阐明和量化肥大细胞在许多不同的生物反应中的作用[20,50,55,57,58,119,137]。一个特别有用的方法是，将体外培养的 WBB6F$_1$-*Kit*$^{+/+}$ 或 C57BL/6-*Kit*$^{+/+}$(或来源于造血祖细胞或胚胎干细胞具有自发或靶向突变影响肥大细胞发育或功能的肥大细胞)小鼠骨髓的肥大细胞移植至 WBB6F$_1$-*Kit*$^{W/W-v}$ 或 C57BL/6-*Kit*$^{W-sh/W-sh}$ 小鼠(由于 *W/KIT* 基因座或上游突变而导致肥大细胞缺乏)的皮肤、腹腔或其他组织[55,57,58,119,125,137,138]。经过足够的时间使得植入的肥大细胞获得与其解剖位置相适应的表型特征，就可以比较发生于 WBB6F$_1$-*Kit*$^{W/W-v}$ 或 C57BL/6-*Kit*$^{W-sh/W-sh}$ 小鼠某些肥大细胞缺陷已经被选择性修复的部位(局部或全身的)和相应(对照)肥大细胞缺陷部位的生物反应的特征。

使用这种肥大细胞敲入小鼠的研究证明，肥大细胞在皮肤[80]、胃肠道[139]和呼吸系统[140]IgE 依赖性急性或迟发反应中起着关键的作用。它们还可以增强对外来[102]或自身抗原[99,101]的 IgE 非依赖性的免疫反应，显著增强对某些细菌感染[119]或对蛇毒液、蜂蜜[129,141]的天然免疫力，促进动脉粥样硬化[142]模型中的病理过程，还在其他一些非特异性免疫的急性炎症反应中发挥作用[3,55]。从肥大细胞相关介质被特异性清除[122,143,144]或改变而使肥大细胞失去功能的小鼠模型[129]的研究中，可获得有关小鼠肥大细胞功能的依据。来自 C57BL/6-*Kit*$^{W-sh/W-sh}$ 与带有影响肿瘤发生的突变小鼠杂交的实验结果提示肥大细胞可促进也可抑制肿瘤的发生或发展，但这种研究方法不能排除 *Kit*$^{W-sh/W-sh}$ 小鼠表型异常的潜在作用，而不一定是缘于肥大细胞的缺陷[58]。但是，目前尚未发现肥大细胞缺陷的人类患者。此外，罕见的嗜碱性粒细胞缺陷患者的一些临床发现尚难以得到解释。一个重度嗜碱性粒细胞减少的患者出现了持续而严重的疥疮感染[35]，这个发现也许可以认为与嗜碱性粒细胞在人类具有抵抗寄生虫的作用相一致[35]。不过，这个患者尚有嗜酸性粒细胞减少，IgA 缺乏症以及其他多种临床问题。第二个嗜碱性粒细胞缺陷患者有反复的细菌和病毒感染史[37]。然而，这个病人也伴有嗜酸性粒细胞缺乏，低丙种免疫球蛋白血症，抑制性 T 细胞体外功能异常和胸腺瘤[37]。

血液嗜碱性粒细胞计数

正常血液嗜碱性粒细胞计数难以准确界定，但一些研究将(0.014~0.020)×10^9/L 和(0.080~0.090)×10^9/L 视为正常范围[8-10,51,145]。血液嗜碱性粒细胞计数因年龄[146]、性别[146](其中一个研究[146]发现，但另一研究发现[9]并非如此)以及季节不同而有差异[147]。

■ 嗜碱性粒细胞减少症

即使是正常人[8-10,51,145]，外周血嗜碱性粒细胞数量可以非常低，因此判断嗜碱性粒细胞数量减少是否反映异常的病理过程显得十分困难。尽管如此，仍有多种循环中嗜碱性粒细胞数量减少疾病的报道(表 63-2)。嗜碱性粒细胞数量减少被认为与荨麻疹和过敏性反应有关[148,149]，但新近的发现究竟在多大程度上证明是循环中异染性脱颗粒细胞数量的减少，而非真正的嗜碱性粒细胞减少还不能确定。嗜碱性粒细胞数量减少可能与嗜酸性粒细胞减少伴随发生。这种情况常与肾上腺糖皮

表 63-2　伴有嗜碱性粒细胞计数改变的临床疾病

Ⅰ. 数量减少(嗜碱性粒细胞减少症)
- A. 遗传性嗜碱性粒细胞缺乏(非常少见)
- B. 糖皮质激素水平升高
- C. 甲状腺功能亢进或甲状腺激素治疗
- D. 排卵
- E. 超敏反应
  1. 荨麻疹
  2. 过敏反应
  3. 药物引起的反应
- F. 白细胞增多(伴随不同疾病)

Ⅱ. 数量增多(嗜碱性粒细胞增多症)
- A. 过敏或炎症
  1. 溃疡性结肠炎
  2. 药品、食品、吸入性过敏反应
  3. 红皮症，荨麻疹
  4. 青少年类风湿关节炎
- B. 内分泌
  1. 糖尿病
  2. 雌激素服用
  3. 甲状腺功能减退症(黏液性水肿)
- C. 感染
  1. 水痘
  2. 流感
  3. 天花
  4. 结核
- D. 缺铁
- E. 暴露于电离辐射
- F. 肿瘤
  1. “嗜碱性粒细胞白血病”(见正文)
- G. 骨髓增殖性肿瘤(尤其是慢性粒细胞性白血病，真性红细胞增多症，原发性骨髓纤维化，原发性血小板增多症)
- H. 癌症

质激素分泌增加相关[51,145,150,151]。嗜碱性粒细胞数量可减少，有时可能会非常显著，如在伴有白细胞增多的感染、炎症状态、免疫反应、肿瘤以及出血的时候[150]。嗜碱性粒细胞数量在甲状腺功能亢进或服用甲状腺激素后也会减少。相反，在黏液性水肿或甲状腺切除后嗜碱性粒细胞数量可能会增加[51,150]。排卵期血液中嗜碱性粒细胞水平会迅速下降，可以下降达50%[152]。也有报道少数患者甚至嗜碱性粒细胞完全缺如[35,37]。

在一个家庭的四个成员中发现受常染色体显性遗传影响，绝大部分嗜酸性粒细胞和嗜碱性粒细胞出现形态学异常[36]，而其他白细胞或肥大细胞并未发现异常。在健康人嗜碱性粒细胞内可出现类似 May-Hegglin 异常的细胞质包涵体和结晶。

嗜碱性粒细胞增加

表 63-2 列举了嗜碱性粒细胞数量增加相关的一些疾病。

炎症和免疫反应

嗜碱性粒细胞增多通常出现于慢性 IgE 相关的超敏反应性疾病。这些疾病患者常有 IgE 水平的升高。尽管血清 IgE 水平和嗜碱性粒细胞的数目无直接相关性[153]，IgE 水平增高与嗜碱性粒细胞和肥大细胞表面 FcεRⅠ表达增加相关[89,90,154]。而且，嗜碱性粒细胞可以被募集至 IgE 相关以及其他免疫反应的组织部位[1,5,66,68,69,98]。溃疡性结肠炎[155]和青少年类风湿关节炎[156]患者嗜碱性粒细胞数量增加，而许多可以引起白细胞升高的炎症常伴有嗜碱性粒细胞减少。受到电离辐射的个体则嗜碱性粒细胞增多[157]。

克隆性髓系疾病

骨髓增殖性肿瘤　许多真性红细胞增多症（见第 86 章）、原发性骨髓纤维化（见第 91 章）和原发性血小板增多症（见第 91 章）患者的嗜碱性粒细胞的数量会轻度升高。嗜碱性粒细胞绝对计数的轻度升高可能是骨髓增殖性肿瘤一个非常有用的早期征象。几乎所有慢性粒细胞白血病（chronic myelogenous leukemia，CML）患者的碱性粒细胞绝对计数均升高[158-160]。部分患者的嗜碱性粒细胞可占外周血白细胞的 20%~90%（见第 90 章）。CML 出现极度增多的嗜碱性粒细胞是预后不良的一个标志，而且可能预示 CML 进入加速期[161]。骨髓增殖性肿瘤患者的嗜碱性粒细胞起源于恶性克隆，CML 患者的嗜碱性粒细胞可出现 Ph 染色体[162]，以及 22 号染色体断裂点丛集区的基因重排。CML 的嗜碱性粒细胞出现许多超微结构和生物化学的异常[163,164]。在某些病例，这些异常使得嗜碱性粒细胞和肥大细胞之间的典型区别变得模糊[165-168]。少数嗜碱性粒细胞性 CML 病人由于嗜碱性粒细胞释放相关的组胺，使得患者出现潮红及瘙痒，甚至发生低血压[169,170]。还因伴有过度胃酸和胃蛋白酶的分泌而发生严重的胃和十二指肠溃疡[171,172]。Ph 的急性嗜碱性粒细胞白血病可能是 CML 的一个临床表现[173]。

嗜碱性粒细胞白血病　确定一些病例是嗜碱性粒细胞白血病还是髓系白血病伴有嗜碱性粒细胞增多的理论基础还不明朗。因此，我们将这些临床表现称为白血病伴有嗜碱性粒细胞增多。表 63-3 列出了伴有嗜碱性粒细胞增多的白血病类型。除了 CML 慢性期或 CML 加速期嗜碱性粒细胞极度增多外，初诊的急性嗜碱性粒细胞白血病极其罕见[174-180]。因此 WHO 将急性嗜碱性粒细胞白血病的分类列于急性髓细胞白血病（acute myelogenous leukemias，AMLs）[181]，但是对于这一疾病描述甚少，没有发现重现性的细胞遗传学或分子遗传学的异常[179,180,182]。部分病例只有通过电镜才能得以确认，但是电镜检查在白血病的诊断和分类中并非常规使用。有研究认为检测到原始细胞具有 CD123⁺、CD203c±、CD117⁻免疫表型有助于急性嗜碱性粒细胞白血病的诊断[183]。

表 63-3　伴有嗜碱性粒细胞增多的白血病

慢性粒细胞白血病伴有极度嗜碱性粒细胞增多[162,169-172]
慢性粒细胞白血病急变，包括急性嗜碱性粒细胞白血病变[169,179]
急性髓细胞白血病伴有 t(9；22)，t(6；9)，t(3；6) 或 12p 异常和骨髓嗜碱性粒细胞增多[179,184-185,189-191]
急性早幼粒细胞白血病伴有嗜碱性粒细胞成熟[192-194]（见正文）
"急性嗜碱性粒细胞白血病"[173-183]

其他类型伴有嗜碱性粒细胞增多的急性髓细胞白血病远较急性嗜碱性粒细胞白血病常见。这些急性白血病常有 t(9；22)，t(6；9)，t(3；6)，或 12p 的染色体异常[184-187]。伴有 t(9；22) AMLs 与 CML 急变具有相似的临床特征，而且鉴别原发伴 t(9；22) 的 AML 与 CML 急变比较困难[188]。伴有 t(6；9) 的 AML 通常伴有红系增生和病态造血，FLT3 突变几率较高，预后较差[189-191]。

伴有嗜碱性粒细胞异常的急性早幼粒细胞白血病较少见[192-194]，但是该白血病中所谓的高嗜碱性微小颗粒变异型指的是细胞质嗜碱性而非出现嗜碱性的颗粒，后者在该白血病中不多见。同样，伴有 inv(16) 或 t(16；16) 的 AML 表现为细胞含有巨大嗜碱性颗粒[195]，但含有这些颗粒的细胞通常被认为是异常的嗜酸性粒细胞，而非嗜碱性粒细胞[196]。

尽管急性嗜碱性粒细胞白血病的临床和病理特征与急性髓细胞白血病的特征很相似，但有些患者偶尔会有因细胞脱颗粒或嗜碱性粒细胞死亡导致介质（主要是组胺）的释放而引起相应的临床症状[51,169,170,176,197]。诱导治疗方案也与其他类型的 AML 相似，但处理因急性细胞溶解导致大量组胺和其他介质释放所引起的休克可能比较复杂。

第 89 章将详述急性白血病伴有嗜碱性粒细胞增多症。

影响肥大细胞的疾病

正常肥大细胞的水平

健康人血液中的肥大细胞不能通过常规的检测技术来测定。然而，猴子经长期使用大量的 KIT 配体 SCF[24]治疗后，可以在外周血中观察到肥大细胞；在系统性肥大细胞增多症的一些患者血液中也可以观察到肥大细胞[198]。组织中肥大细胞的增加可能是由于前体细胞进入组织增多以及组织中残留肥大细胞的增殖所致[20,199]。人肥大细胞可以按其中性蛋白酶 MC_T 的含量进行分类，因为颗粒含有胰蛋白酶而检测不到糜蛋白酶和 MC_{TC}，其分泌的颗粒则同时含有这两种酶[32]。前种肥大细胞通常在肺和胃肠道黏膜组织中富含，而后者主要分布于真皮和黏膜下组织[200-202]。也有报道存在表达糜蛋白酶很少或者几乎不表达胰蛋白酶（MC_C）的肥大细胞类型[203]。

■ 继发性肥大细胞数量的变化

尽管长期糖皮质激素治疗(尤其是局部的皮肤治疗)可以引起肥大细胞数量的减少[204],但迄今未见任何临床疾病以组织肥大细胞减少为基本特征的报道。对少数患者的研究表明,称为 MC_T 肥大细胞的肥大细胞群主要分布在胃肠道黏膜中,在伴有先天性或获得性(HIV 诱导)免疫缺陷时其数量可显著减少[205]。人肥大细胞祖细胞可以在体外感染所谓嗜艾滋病病毒的单核细胞或巨噬细胞株,在体内可形成一个长期存活的可诱导的持续性 HIV 库[131,132,134]。HIV 感染者胃肠道肥大细胞数量的减少是否与肥大细胞受 HIV 感染有关还需进一步明确。

许多疾病在疾病累及或邻近的组织中见到少量到数倍的肥大细胞数量增多(表 63-4)。反复发生过敏性反应的组织部位常有肥大细胞数量的增多,甚至可以上升达正常水平的 4 倍[200,206]。在类风湿关节炎、银屑病关节炎、硬皮病以及系统性红斑狼疮的病变部位可见肥大细胞数量的轻度增加[200,206-208]。也有报道骨质疏松[209]患者肥大细胞数量增多,但肥大细胞的这种数目增加在多大程度上能反映其他类型细胞的减少和骨髓基质的减少尚不清楚。慢性肝病和肾病患者骨髓中肥大细胞数目也可增加[210]。也有报道感染性疾病患者肥大细胞增多,尤其是在如粪类圆线虫等寄生虫感染的部位,肥大细胞可增加 4 倍以上[211]。在这些患者中,当感染控制后,肥大细胞数目能够恢复到正常水平。最后,肥大细胞在肿瘤生长的淋巴结引流区域[210,212]、干细胞相关疾病、淋巴增殖性疾病包括淋巴瘤累及的骨髓、慢性粒细胞白血病等患者中肥大细胞能够增加好几倍[210,213-215]。

表 63-4 伴有继发性肥大细胞数量改变的临床情况

Ⅰ. 数量减少
- A. 长期使用糖皮质激素治疗
- B. 原发性或获得性免疫缺陷性疾病(特定肥大细胞群[205])

Ⅱ. 数量增多
- A. IgE 相关疾病
  1. 过敏性鼻炎
  2. 哮喘
  3. 荨麻疹
- B. 结缔组织疾病
  1. 类风湿关节炎
  2. 银屑病关节炎
  3. 硬皮病
  4. 系统性红斑狼疮
- C. 感染性疾病
  1. 结核
  2. 梅毒
  3. 寄生虫疾病
- D. 肿瘤性疾病
  1. 淋巴细胞增殖性疾病 *(淋巴浆细胞性淋巴瘤 / 华氏巨球蛋白血症,淋巴瘤,慢性淋巴细胞白血病)
  2. 造血干细胞疾病 *(急性或慢性髓细胞白血病,骨髓增生异常综合征,特发性难治性铁粒幼细胞性贫血)
- E. 淋巴结引流区肿瘤生长
- F. 骨质疏松症 *
- G. 慢性肝病 *
- H. 慢性肾病 *

* 可包括骨髓中肥大细胞数目的增多。

肥大细胞疾病:肥大细胞增多和肿瘤

■ 定义及历史

肥大细胞增多症是指一类伴有皮肤与内脏器官中肥大细胞数目显著增多的系统性疾病。第一例原发性肥大细胞疾病可能由 Unna 于 1887 年报道[216],Unna 发现色素性荨麻疹(UP)[217,218]患者的皮肤损害中存在大量肥大细胞。然而,直至 1949 年 Ellis 才认识到这种系统性疾病的本质[219]。除了被称为肥大细胞增多症的系统性疾病外,局限性肥大细胞皮下聚集,包括婴儿和儿童的肥大细胞痣和肥大细胞瘤,以及年龄稍大儿童的多发结节均有可能发生[220,221]。孤立性肥大细胞瘤常在年龄小于 6 个月前发病,通常自发逐渐消退,也有罕见患者演变为色素性荨麻疹[221]。上述疾病的病理发生机制尚不清楚,因此,本章后续内容将重点阐述肥大细胞增多症。

肥大细胞增多症的临床特征及预后在不同病人中存在异质性(参照"病程和预后")。已经建立的肥大细胞增多症分类的共识,可用来解决此问题并且可作为预后和治疗的指南(表 63-5)[222]。占绝大多数肥大细胞增多症的惰性肥大细胞增多症患者有正常的生存期。系统性肥大细胞增多症伴有克隆性、非肥大细胞系的造血系统疾病(SM-AHNMD)患者的预后取决于其伴发的造血系统疾病。侵袭性系统性肥大细胞增多症(ASM)患者通常只有 3~5 年生存期。肥大细胞白血病往往是短期致命。

表 63-5 世界卫生组织对系统性肥大细胞增多症的分类

- 皮肤肥大细胞增多症(CM)
  - 皮肤色素性荨麻疹 / 斑丘疹样皮肤肥大细胞增多症(UP/MPCM)
  - 弥漫性皮肤肥大细胞增多症(DCM)
  - 皮肤孤立性肥大细胞瘤
- 惰性系统性肥大细胞增多症(ISM)
- 系统性肥大细胞增生症伴有克隆性、非肥大细胞系造血系统疾病(SM-AHNMD)
- 侵袭性系统性肥大细胞增多症(ASM)
- 肥大细胞白血病(MCL)
- 肥大细胞肉瘤(MCS)
- 皮肤外肥大细胞肿瘤

■ 病因及发病机制

已有研究报道在肥大细胞增多症患者中存在编码 SCF 受体的 *KIT* 基因激活突变。多个证据提示该突变和肥大细胞增多症发病相关。最常见的突变体为 Asp816Val,这种突变导致非配体依赖性 *KIT* 受体激活[223],该突变首先是在一个来自肥大细胞白血病患者的长期培养的细胞系中被检出[224]。随后此种突变在伴造血系统疾病的肥大细胞增多症患者外周血单个核细胞、1 例侵袭性肥大细胞增多症患者病变组织的体细胞突变中和 1 例惰性色素性荨麻疹患者[225]以及 1 例患肥大细胞增多症的 11 月龄婴儿皮肤组织中(而非骨髓和外周血)均被检测到[226]。

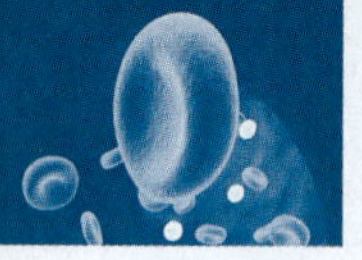

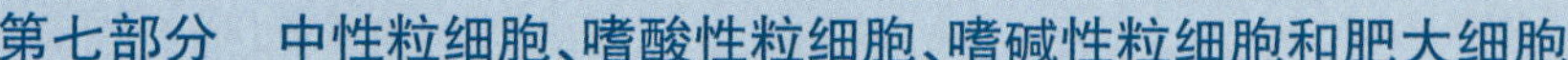

这些发现结果提示，此种突变起源于肥大细胞祖细胞并伴随着克隆的扩增。这种突变首先在肥大细胞增多症患者的皮损中检测到。病变严重的患者伴有大量的克隆扩增，还可在循环中的细胞中检测出此突变。目前研究认为，在几乎所有成人肥大细胞增多症患者中存在Asp816Val突变，或相似816激活突变导致天门冬氨酸被苯丙氨酸或酪氨酸取代，在这些患者中，上述突变最易在系统性荨麻疹患者的皮损中检测到[227]。816位氨基酸突变（缬氨酸、酪氨酸或苯丙氨酸取代天门冬氨酸）在一部分儿童患者中亦检测到，然而其他一些儿童患者，存在*KIT*显性失活突变，这种突变可能累及一个盐桥结构域的第839位谷氨酸被赖氨酸取代[227]。

各种*KIT*突变累及的范围、受累细胞的解剖学分布，在何种程度上可以用来预测肥大细胞增多症患者的预后和疾病严重程度，尚需进一步研究证实。值得注意的是，一些儿童肥大细胞增多症患者缺乏任何*KIT*突变[227]。此外，人类肥大细胞增多症患者中是否存在其他形式的*KIT*功能获得性突变尚需深入探索。例如，在肥大细胞增多症患者中检测到一种新的*KIT*跨膜结构域突变（Phe522Cys）[228]。另外，在1例伴肥大细胞和嗜碱性粒细胞增多的患者标本中检测到*PRKG2-PDGFRB*融合基因[229]。上述伴*PRKG2-PDGFRB*融合基因的病例被WHO新的分类划分到伴*PGFGRB*重排的髓系肿瘤中，而非归类到肥大细胞增多症的变异亚型中。在胃肠道间质肿瘤[230]中及一个生殖细胞突变[231]家系中也检测到*KIT*突变。

■ 临床表现

系统性肥大细胞增多症最常累及的器官为皮肤、淋巴结、肝脏、脾脏、骨髓及胃肠道。

皮肤

皮肤肥大细胞增多症的最常见损害为皮肤色素性荨麻疹（UP）/斑丘疹样皮肤肥大细胞增多症改变。UP典型皮肤损害表现为小的、黄色或棕红色斑疹或轻微高出皮面的丘疹（图63-2），局部皮肤搔抓后出现荨麻疹，表现为Darier征[220,232]。手掌、脚掌、面部及头皮通常无累及。在许多病例中，UP常在2岁前发病，青春期逐渐消退。成人UP，皮肤外累及较常见[59,198,232,233]。然而，有些病人，尤其是SM-AHNMD、ASM或MCL完全缺乏皮肤损害。这些病例中，必须对其他累及器官进行活检来确诊。皮肤弥漫性肥大细胞增多症是一种特殊类型的肥大细胞增多症[221,233]。该类疾病患者皮肤常表现为棕黄色并增厚。年轻儿童伴有皮肤病变的患者可以表现为出血性大疱性疹[221]。一些成人患者表现为明显的皮肤损害部位血管形成，称之为持久性发疹性斑状毛细血管扩张症[221]。

淋巴结

有一个病例系列报道，系统性肥大细胞增多症患者初诊时有26%存在外周淋巴结病，19%存在中心淋巴结病[234]。SM-AHNMD或ASM患者淋巴结病最为显著。肥大细胞浸润可见于淋巴结副皮质区、滤泡、髓索和淋巴窦。其他病理表现包括嗜酸性粒细胞浸润、副皮质区小血管增生伴随肥大细胞浸润和髓外造血。苏木素伊红（HE）染色切片，肥大细胞浸润淋巴结皮质周围浸润性分布，类似于T细胞淋巴瘤在副皮质区的分布，有时可观察到肥大细胞清晰的细胞质，以及相伴的血管增生和嗜酸性粒细胞增多[234]。另外，当肥大细胞取代了淋巴滤泡时，病理表现类似于滤泡过度增生或滤泡性淋巴瘤[234]。肥大细胞侵犯的淋巴结组织有时能够观察到纤维化。

肝脏

肥大细胞增多症患者肝脏常有肥大细胞浸润。这些患者中很多人存在相关肝脏病变，但严重肝脏疾病较少见。严重肝病常见于SM-AHNMD或ASM患者。在一项对41例患者的研究中发现，61%患者存在一定程度的肝脏损害[235]。约半数患者血清标本检测发现碱性磷酸酶、转氨酶、5′核苷酸酶及γ-谷氨酰转移酶增高。肝大，肝脏中肥大细胞明显浸润及肝组织纤维化与碱性磷酸酶增高呈正相关，此现象在侵袭性疾病患者中更常见，这些患者中部分人还表现为腹水，门脉高压。68%患者存在门脉纤维化，与肝脏细胞炎症反应及肥大细胞浸润呈正相关。4例患者中观察到静脉病变及相关静脉闭塞性疾病，上述4例患者均存在相关的血液学异常。

脾脏

约半数系统性肥大细胞增多症患者确诊时发现脾脏受累[234,236]。肥大细胞主要分布于小梁旁，其次是滤泡旁区，滤泡和弥漫性浸润。也常见到小梁和包膜纤维化及嗜酸性粒细胞浸润，大多数患者发生髓外造血。HE染色切片中，肥大细胞浸

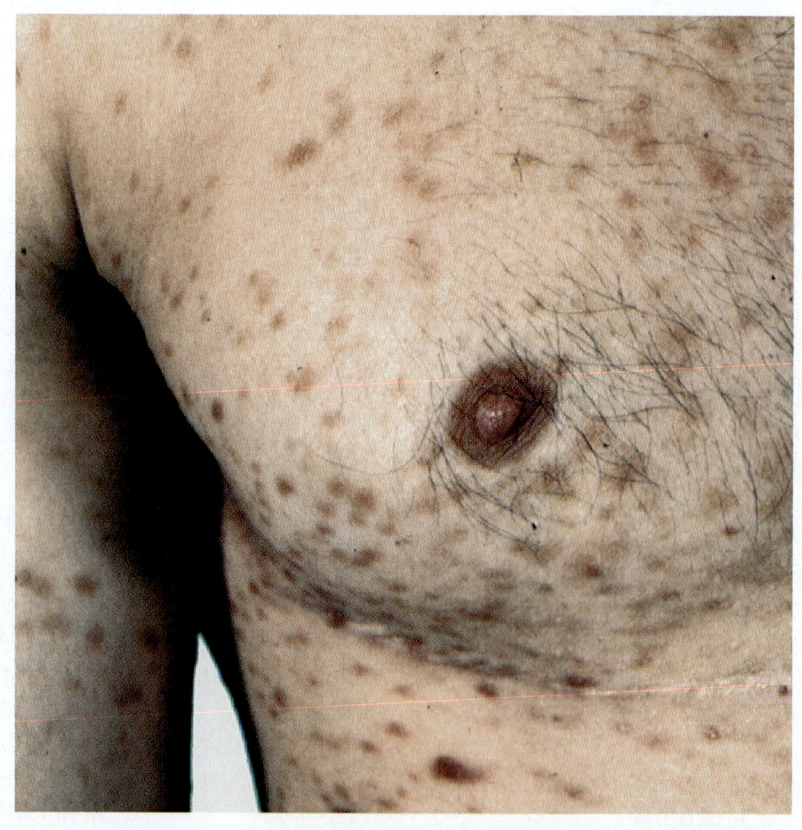

图63-2　1例成人惰性系统性肥大细胞增生症的色素性荨麻疹。表现为多发色素沉着性丘疹，如果加压局部皮肤，个别病变表现为荨麻疹，皮肤隆起，瘙痒，红斑形成。

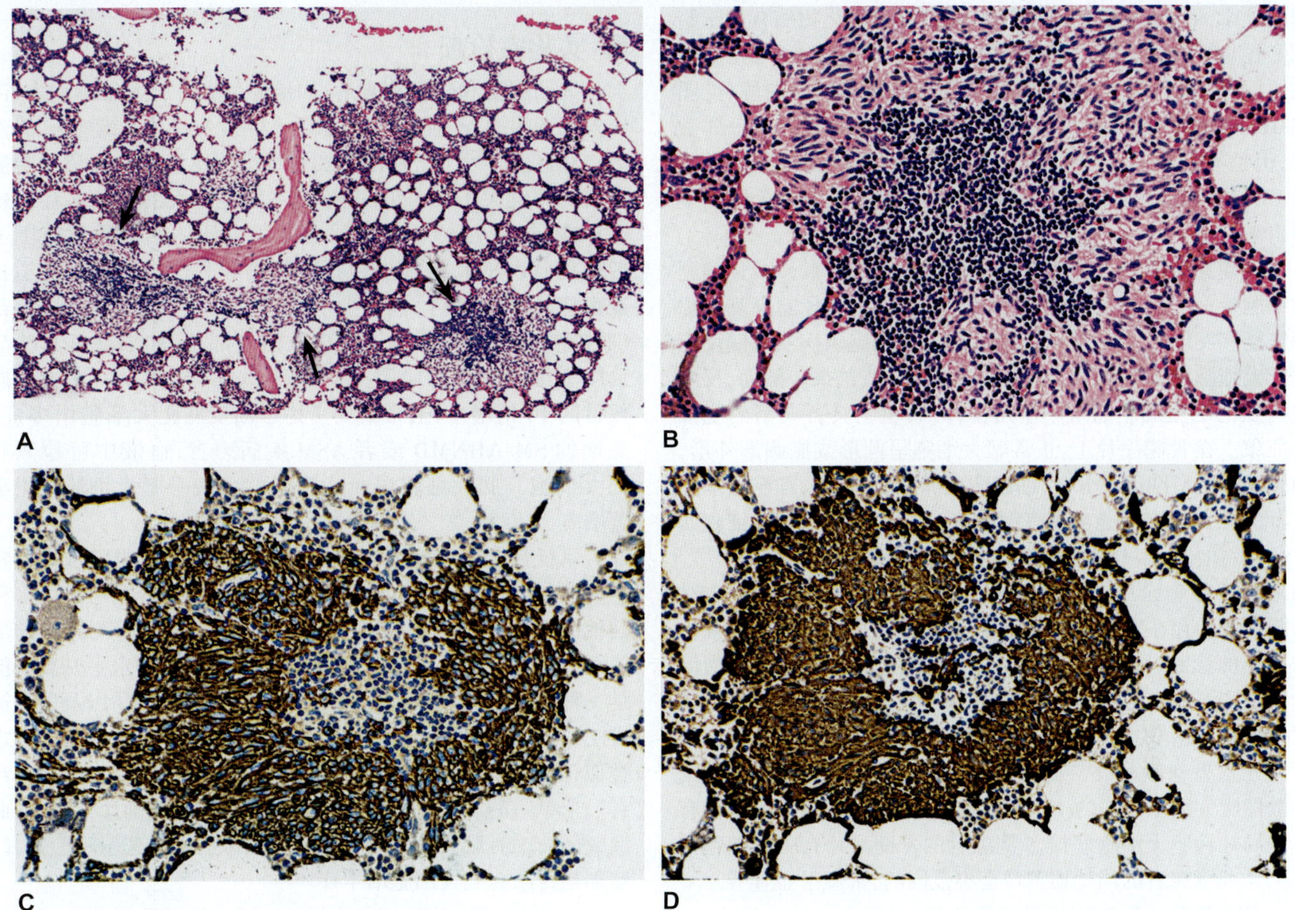

图 63-3　骨髓切片。1 例成人惰性系统性肥大细胞增生症骨髓活检显示肥大细胞局灶性积聚特性，其中一些肥大细胞呈纺锤体形，混合有嗜酸性粒细胞和许多小淋巴细胞；标本的不同区域用 HE 染色（A，B；分别为 ×40 倍和 ×200 倍），或者人 CD117 抗体免疫组化（C；×200 倍）和类胰蛋白酶（D；×200 倍）。图 A 中，含有肥大细胞的区域用箭头指示。

润所致病变损害类似于 T 细胞淋巴瘤、滤泡增生、滤泡性淋巴瘤、Kaposi 肉瘤、骨髓增殖性肿瘤、毛细胞白血病及肉芽肿的病理表现。脾大也可见于无肥大细胞浸润的患者[237]。脾脏重量超过 700g 通常见于分类预后不佳的肥大细胞增多症患者中。

骨髓

逾 90% 成人系统性肥大细胞增多症患者骨髓中存在局灶性肥大细胞病变[236,238-241]，典型表现有纤维化背景下纺锤体样肥大细胞浸润病灶（图 63-3），有时可见相关的嗜酸性粒细胞和 T、B 淋巴细胞。这种局灶性肥大细胞病变组成了系统性肥大细胞增多症的主要诊断标准（表 63-6）。网硬蛋白染色增加，马森三色染剂染色可能发现胶原沉积。在肥大细胞广泛浸润的标本中，骨小梁可能出现中度至明显增厚。如果骨髓穿刺涂片检查中肥大细胞比例超过有核细胞比例的 20%，应当考虑肥大细胞增多症的侵袭性变异型，例如 MCL。典型的 MCL，肥大细胞占外周血白细胞比例的 10% 或以上[222]。

HE 染色切片上，肥大细胞典型表现为纺锤体形或椭圆形核（见图 63-3A、B），高倍镜检查下可以观察到细胞质中细微的嗜酸性颗粒（见图 63-3B）。双叶核肥大细胞能够在这些病灶中观察到，这种双叶核肥大细胞的出现和预后不良相关[236]。肥大细胞氯乙酸酯酶和氨己酸酯酶染色阳性，处理得当的标本，肥大细胞类胰蛋白酶可以通过免疫组化的方法检测到（见图 63-3D）。上述提及的病理检查是显示肥大细胞的方法。肥大细胞与许多石蜡切片标记分子有免疫活性反应[242,243]。虽然肥大细胞不表达 B 或 T 淋巴细胞特异性抗原，但它们表达 CD43 和 CD68 抗原，这有可能会和组织细胞、T 淋巴细胞甚至原始细胞发生混淆。然而，除了表达 CD2 抗原而不表达其他 T 淋巴

表 63-6　系统性肥大细胞增多症的诊断标准

主要诊断标准

骨髓和（或）其他非皮肤器官切片中见多灶性密集的肥大细胞浸润（≥ 15 个肥大细胞 / 聚集区）。

次要诊断标准

a. 在骨髓活检切片或其他非皮肤器官中，> 25% 浸润的肥大细胞为梭形细胞样或具有不典型形态；或骨髓穿刺涂片所有肥大细胞中 > 25% 的为幼稚或不典型肥大细胞。

b. 可检测到骨髓、血液或其他非皮肤器官的 *KIT* 基因密码子 816 的点突变。

c. 骨髓、血液或其他非皮肤器官的肥大细胞共表达 CD117 同 CD2 和（或）CD25。

d. 血浆总类胰蛋白酶浓度持续 > 20ng/ml（若有相关的髓系疾病，此标准无效）。

系统性肥大细胞增多症的诊断可基于 1 个主要依据和 1 个次要依据，或 3 个次要依据。

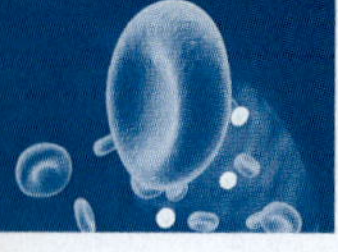

细胞抗原，更加特异的组织细胞抗原及髓过氧化物酶有助于鉴别上述几种细胞类型。石蜡组织切片上，肥大细胞更加特异的抗原标志为CD117（见图63-3C）和肥大细胞类胰蛋白酶（见图63-3D）。CD117膜染色强阳性和肥大细胞类胰蛋白酶一样敏感，但特异性稍差。髓系原始细胞的一个亚群细胞膜也强表达CD117，但这些细胞能够借助于髓过氧化物酶染色阳性鉴别出来。

骨髓穿刺涂片或骨髓凝块切片单独不能用来诊断骨髓肥大细胞疾病。虽然系统性肥大细胞增多症患者骨髓穿刺涂片检查能够发现肥大细胞增多，但在无肥大细胞疾病或骨髓反应性肥大细胞增多患者中也能发现类似的检查结果。然而，反应性病变的肥大细胞通常不呈纺锤体形，也不具备典型的脱颗粒征象。在骨髓涂片上，正常肥大细胞呈圆形或椭圆形外形，细胞核居中呈圆形不分叶，细胞质充满颗粒。肥大细胞增多症患者的肥大细胞可能出现表型畸变，如纺锤体样外形，细胞质突起，少颗粒。多分叶核和（或）核偏位常常能够观察到[222,244]。如果骨髓穿刺涂片中观察到的所有的肥大细胞中，至少25%的肥大细胞存在异常形态，那么可以考虑支持系统性肥大细胞增多症的诊断（次要标准）[222,244]。肥大细胞异常表型也能借助骨髓细胞流式细胞学分析来检测。肥大细胞增多症的患者，其肥大细胞表达CD2、CD5（次要标准）以及CD33[244]。

儿童患者似乎很少发生骨髓浸润，一项研究中，有皮肤或播散性肥大细胞疾病的17个儿童患者，其中10例骨髓活检有小的局灶性肥大细胞病损，5例患者的骨髓涂片有肥大细胞增多[240]。儿童患者的局灶损害均是小范围的，常位于血管旁。

系统性肥大细胞疾病侵犯骨髓后，疾病进展是多样性的。一段时间后，许多惰性肥大细胞疾病的成年患者似乎骨髓侵犯情况稳定，甚或骨髓侵犯有减轻[59,236]。相反，在疾病侵袭性更强的患者中更容易看到局灶性肥大细胞损害的进行性增加。

■ 临床表现

尽管在发病机制上每个患者是不同的，但是对于特定的分类为肥大细胞增多症（参照表63-5）的所有患者，通常表现相似的临床特征。疾病的表现大多数是由组织中肥大细胞释放的介质引起的局灶和全身性的结果，也可以看到局灶中肥大细胞聚集后对正常结构的破坏作用。

临床表现方面，肥大细胞增多症患者的主诉可能是含糊的以及非持异性的全身症状，例如疲乏、虚弱、脸红、肌肉骨骼疼痛。一些病人会有发热或者体重减轻[198,233]。有一部分患者可能表现反复发作的不能解释的低血压[245]。然而，多数肥大细胞增多症伴有血液学异常的患者，在检查有无血液学疾病的过程中依靠骨髓活检从而被诊断[233,236]。侵袭性肥大细胞疾病的患者常常表现为不能解释的淋巴结肿大、脾大和（或）肝大。

胃肠道疾病和相关症状常常与系统性肥大细胞增多症相关，可以是其临床表现，或者是疾病进展时的表现[233,246]。症状包括恶心、呕吐、腹痛和腹泻。系统性肥大疾病患者中的50%有消化性溃疡，至少部分原因是由于血组胺水平升高促进了胃酸分泌所致[246]。随着疾病进展，患者可以出现轻度吸收不良[246]。

如果诊断疾病时患者已经有晚期的多系统受累，初次评估病情时可以有淋巴结肿大、肝大、脾大等表现[198,233]。由于系统性肥大细胞疾病可以伴有骨质疏松症，会发生病理性骨折[247]。

■ 实验室检查

询问病史和体格检查后，如果怀疑患有肥大细胞增多症，成人患者的检查评估包括皮肤的大体检查和显微镜检查，骨髓活检和穿刺[198,222,233]，血清总类胰蛋白酶检测[248]。血清总类胰蛋白酶持续大于20ng/ml是诊断系统性肥大细胞增多症的次要标准（参见表63-6）。根据需要用来评估疾病受累范围或者疼痛状况的其他检查包括骨扫描和骨骼摄片。消化道检查也应该予以进行，包括上消化道以及小肠摄片检查、腹部CT扫描以及内镜检查。在皮肤活检部位，如果缺乏其他导致肥大细胞增高的原因，例如慢性炎症等，如果有肥大细胞数目的10倍增多，通常就要考虑诊断皮肤肥大细胞增多症。晚期的SM-AHNMD或者ASM疾病患者，血液中可检测到肥大细胞。肥大细胞白血病患者的血液中肥大细胞数量显著增高[210,233,236,249-251]。

系统性肥大细胞增多症患者的血浆或尿液组胺水平通常升高[252]，但是仅有组胺或者组胺代谢物水平的升高可能由多种其他因素引起，包括过敏性疾病。而且，实验室检测组胺的准确性，是由所使用的检测方法决定的。尿液组胺水平升高可能是一种假象，可能由以下因素导致：细菌污染，药物以及尿中被排泌的药物代谢物，或者饮食中富含组胺或组胺前体物。与之类似，过敏性疾病的患者血清类胰蛋白质可能升高。因此，没有一个单一的实验室检查能对肥大细胞增多症确诊，往往是血液或尿液中有肥大细胞的介质使得临床医生做进一步检查，以鉴别是否患有肥大细胞增生症。

■ 鉴别诊断

系统性肥大细胞增多症的鉴别诊断包括变态反应疾病、遗传性或获得性血管神经性水肿、特发性潮红、荨麻疹或者过敏反应；类癌肿瘤，特发性毛细血管渗漏综合征。当主要表现为阵发性高血压时，应该要考虑嗜铬细胞瘤。有明显的无法解释的胃十二指肠溃疡时需要排除卓-艾胃泌素瘤综合征。所有溃疡性疾病的患者需考虑幽门螺杆菌感染，甚至是被诊断患有肥大细胞增多症的患者亦要考虑。

一些疾病与系统性肥大细胞增多症有重叠的血液学表现，这些异常表现包括类胰蛋白酶阳性的急性髓细胞白血病，慢性髓细胞白血病伴有类胰蛋白酶阳性细胞积聚，原发性骨髓纤维化伴有肥大细胞积聚，急性或慢性嗜碱性粒细胞白血病。

成人系统性肥大细胞增多症尤其与体细胞中*KIT*基因突变相关，是KIT基因中密码子816的突变（Asp816Val最多见）。密码子816功能获得性突变是诊断肥大细胞增多症的一个次要标准，在骨髓来源的肥大细胞中分选出这种KIT突变是最敏感的方法（参见表63-6）。

■ 治疗

目前没有治愈肥大细胞增多症的方法[253]，而且没有证据显示针对症状的治疗可以明显改变疾病的进程[253]。

避免诱发因素

处理措施包括指导病人避免可能触发症状的因素（推测可能直接或间接刺激肥大细胞介质产生的因素）。触发症状的因素包括温度的极端变化、体力消耗或一些少数病例中的酒精摄入、非甾体类抗炎药或者麻醉镇痛药的使用[233,253]。

肾上腺素和抗 H_1 或抗 H_2 组胺药

过敏反应可能发生于昆虫叮咬后甚至在没有变态反应表现的情况下发生[245]。可将装有肾上腺素的注射器给予有发生过敏反应风险的患者。建议有过敏反应史的肥大细胞疾病患者随身携带装有肾上腺素的注射器，教患者使用方法，如有必要应该教给患者自我治疗方法。这类患者也可得益于同时预防性使用抗 H_1 和抗 H_2 组胺药。肥大细胞疾病患者可能对碘化造影物质有严重反应，所以应该预先给予抗 H_1、抗 H_2 组胺药物和泼尼松。无镇静作用的抗 H_1 组胺药能够减轻皮肤高反应性和瘙痒症[233,253-255]。作用更强的 H_1 受体阻滞剂，例如羟嗪和多塞平[256]可能对于更加严重的病例有效。保持皮肤湿润可以减轻瘙痒症。抗 H_2 组胺药包括雷尼替丁和法莫替丁用来治疗与肥大细胞增多症相关的胃炎、消化道溃疡疾病[233,253,255]。根据症状控制情况或者胃酸分泌的水平选择抗 H_2 组胺药的用量。质子泵抑制剂（奥美拉唑）可以有效地治疗胃酸分泌过多[233,253,255]。

■ 其他药物治疗

色甘酸钠

口服色甘酸钠可以有效治疗胃肠道痉挛和腹泻[222,254,257]。对于儿童和婴儿皮肤肥大细胞疾病，该药物也有治疗效果[258]。口服色甘酸钠也可以减轻例如头痛等其他症状。

酮替芬

有报道酮替芬可以有效缓解皮肤性肥大细胞增多症的皮肤瘙痒和风团形成[259]，可以改善骨质疏松[260]。相反，在一项儿科研究发现酮替芬与羟嗪相比并无更加有效的治疗效果[261]。另一项临床试验有类似的结果，与氯苯那敏相比氮䓬斯汀的有效性仅轻度增高[262]。有报道二磷酸盐对于治疗肥大细胞增生症相关的骨质减少有效[263]。

非甾体类抗炎制剂

非甾体类抗炎制剂治疗一些主要表现为复发性潮红、晕厥或同时有两种症状的患者有效[253]。然而这些药物可能会加重溃疡疾病。有阿司匹林过敏史的患者不应给予非甾体类抗炎药，除非先给予他们脱敏治疗。

糖皮质激素或者甲氧沙林

皮肤的损伤给予糖皮质激素[264]或者甲氧沙林结合紫外线 A（PUVA）[265,266]治疗，主要可以减轻皮肤瘙痒，或者为了皮肤美容。没有证据显示这种治疗方法可以改变系统性肥大细胞增多症的疾病进展。停止 PUVA 治疗后 3~6 个月疾病复发是常见的。暴露于自然光照后，患者皮肤损害的程度可以减轻。重复使用或者广泛使用糖皮质激素可能导致皮肤萎缩或者肾上腺皮质功能抑制[264]。

在晚期患者，全身性糖皮质激素治疗用以减轻明显的吸收不良和腹水[267]。成人患者口服泼尼松（40~60mg/d）2~3 周后通常可以减轻症状。初始治疗病情好转后，通常激素药物减量为隔天给药。但是随着时间的推移，腹水往往再次出现。有报道这种患者可行门 - 腔静脉分流术[267]。

疾病更加晚期的肥大细胞增多症的患者，可采取直接降低肥大细胞负荷的治疗。在这些治疗方法中，没有一个可以治愈疾病。文献报道使用最多的是干扰素 -α（IFN-α）[255,268]，它可能通过抑制造血前体细胞的增殖起作用。研究中通常将 IFN-α 和糖皮质激素联合使用，但是报道的疗效不一，其中有的试验结果为肥大细胞骨髓浸润和类胰蛋白酶水平没有变化，而有些则为轻度减少。许多患者确实有症状改善。也有报道腹水的消退和骨中矿物质沉积的增加。IFN-α 的使用通常受限于其副作用，例如发热，疲乏和血细胞减少。对于惰性系统性肥大细胞疾病的患者，不常规推荐使用 IFN-α，除非患者同时有严重的骨质疏松。

克拉屈滨

克拉屈滨（2- 氯脱氧腺苷），一种核苷类似物，有报道在一个系统性肥大细胞增多症的患者使用后产生明显的临床和组织病理学反应[269]。这种药物产生细胞毒性作用时并不需要细胞处于增殖周期，对于增长缓慢的肿瘤也有效。这种药物具有骨髓抑制和免疫抑制作用，因此并不推荐用于惰性肥大细胞疾病的患者[253]。

造血干细胞移植

目前，对于预后不良的晚期肥大细胞增多症患者，正在研究异基因造血干细胞移植（SCT）作为其一种治疗选择。SCT 已经被用于治疗血液系统疾病伴有肥大细胞增多症，但是接受治疗的病例较少[270-272]。尽管有报道 SCT 治疗后，相关的血液系统疾病有较好的疗效，但是仅有一项试验报道肥大细胞疾病得到完全缓解，这项研究运用非 T 细胞清除的外周血 SCT 治疗一位伴有骨髓增殖性肿瘤患者。异基因 SCT 用于治疗肥大细胞增多症的价值可能在于供体骨髓的免疫治疗作用[272]，而不是清髓性预处理方案。重要的是，在 3 个晚期肥大细胞增多症的患者中应用非清髓性造血干细胞移植方案，虽然产生了移植物抗肥大细胞反应，但是对肥大细胞增多症的疾病进展并没产生治疗效果[273]。在移植之前降低细胞的治疗，也许会更有效。

酪氨酸激酶抑制剂

酪氨酸激酶的小分子量抑制剂的获得，使得 *KIT* 基因突变的酪氨酸激酶成为肥大细胞增多症中一个治疗靶点。甲磺酸伊马替尼（格列卫）是目前唯一可获得的此类药物，它对于 ABL1、KIT 和 PDGFR 酪氨酸激酶有特异性抑制作用[274-276]。虽然伊马替尼对于野生型 KIT 以及包含有 KIT 近膜区类似于胃肠间质肿瘤中发现的激活突变有抑制作用，但是对于在系统性肥大细胞增多症中最常见具有密码子 816 突变的 KIT 并不产生抑制作用[277,278]。这一发现是由于具有密码子 816 突变的 KIT 发生了构象上的变化，从而干扰了药物和受体的 ATP 结合区域的结合。与上述的实验结果一致，伊马替尼在体外对于具有野生型 KIT 的肥大细胞具有明显的细胞毒性作用。从肥大细胞增多症患者骨髓中分离出的具有 KIT 816 突变的肥大细胞对于伊马替尼治疗呈现耐药[279]。这些研究提示，对于具有密码子 816 突变的患者，甲磺酸伊马替尼难以成为一个有效的治疗药物。然而，对于没有密码子 816 突变的肥大细胞增多症的少数患者，伊马替尼似乎有一定治疗作用。例如，一个少见的系统性肥大细胞增多症患者伴有影响受体跨膜区域的 KIT 突变（Phe522Cys），给予伊马替尼后显示出治疗反应。所以，肥大细胞增多症患者在进行伊马替尼治疗前，对肥大细胞增多的标本必须进行突变情况的仔细分析。其他酪氨酸激酶抑制剂用于降低有密码子 816 突变的 KIT 活性的临床试验正在进行中[273,280,281]。

一些具有慢性嗜酸性粒细胞白血病（克隆性高嗜酸细胞综合征）变异型以及 FIPIL1-PDGFRA 融合的患者表现血清类胰蛋白酶增高、骨髓肥大细胞数量增多，其中的部分患者肥大细胞表现为不典型性和纺锤形、组织纤维化，这些患者和其他具有 FIPIL1-PDGFRA 融合基因的患者一样对于甲磺酸伊马替尼治疗有效[282,283]。具有上述表现的病例目前归类于新的 WHO 分类中髓系和淋巴系统肿瘤伴有嗜酸性粒细胞增多和 PDGFRA、PDGFRB 或者 FGFR1 异常的一类疾病（参见第 90 章）。虽然这些患者有接近于符合系统性肥大细胞增多症的实验室检查结果，但是，他们的临床特征与功能获得性 *KIT* 基因突变相关的肥大细胞增多症的检查结果是有区别的。例如，系统性肥大细胞增多症患者典型的症状和体征是和肥大细胞的组织浸润和组胺的分泌释放有关，而且多数患者的骨髓肥大细胞共同表达 CD2 和 CD25[283]。相反，嗜酸性粒细胞增多和血浆类胰蛋白酶增高患者的典型表现是发生终末器官损害伴嗜酸性粒细胞的组织浸润，包括心内膜纤维化和黏膜溃疡（参见第 62 章）。这些组织中典型特征是没有肥大细胞数量的增多，而是在部分患者中呈现嗜酸性颗粒的沉积。他们的骨髓肥大细胞不表达 CD2[283]。在这部分嗜酸性细胞增高患者中，有关肥大细胞的检查结果（包括血浆类胰蛋白酶增高）究竟是嗜酸性粒细胞增多引起的，还是 FIPIL1-PDGFRA 融合基因对于肥大细胞的内在作用，仍然还未明确。

脾脏切除

严重的侵袭性肥大细胞增多症患者行脾脏切除术可以改善血细胞减少的程度[284]。与历史病例对照，脾脏切除使存活期平均延长了 12 个月。行脾脏切除的患者似乎能更好地耐受化学治疗。对于惰性肥大细胞疾病，脾脏切除没有治疗价值[284]。

病程和预后

肥大细胞疾病的成年患者的预后与病种相关。表现为 UP 和惰性系统性肥大细胞增多症（ISM）的患者中大部分有一个慢性持续性的病程，对于症状性的药物治疗有效。可达到正常的预期生存期。上述患者中的极少部分进展为更加严重的类型，一些患者可能在数年后皮损的严重程度减轻，但是他们的骨髓检查没有变化[285]。然而，血清乳酸脱氢酶水平升高、发病时年龄较大、SM-AHNMD 类型的患者、有明显血液学异常（例如骨髓增殖性疾病或者骨髓增生异常疾病，或更少见的显性白血病）是不良预后和短生存期的预后因素[236]。SM-AHNMD 类型患者的预后与血液学异常的发展情况相关。对于 ASM 类型的患者预后判断需谨慎，因为肥大细胞的迅速大量增生会出现并发症。此类患者的生存期通常为 3~5 年。肥大细胞白血病患者的生存期也很短[250]。

肥大细胞白血病

ISM 或者 SM-AHNMD 类型的患者中的一小部分进展为肥大细胞白血病[249-251,286]，但是肥大细胞白血病也可以是肥大细胞疾病的最初临床表现[222,287-289]。肥大细胞白血病患者可以有发热、厌食、体重减轻、疲乏、严重的腹部痉挛、呕吐、腹泻、潮红、低血压、皮肤瘙痒或者骨痛。也往往可以出现消化性溃疡和胃肠道出血、肝大、脾大、淋巴结肿大。贫血持续存在，几乎总有血小板数减少。白细胞总数（10~150）× 10^9/L，肥大细胞占白细胞数的 10%~90%。骨髓活检往往显示肥大细胞明显增多，有时候占到骨髓细胞的 90%，尽管白血病性肥大细胞往往颗粒减少或者是无颗粒。白血病性肥大细胞可以被苏丹黑和阿尔新蓝染色。氯醋酸酯酶和酸性磷酸酶染色阳性，过氧化物酶和 α 萘酚酯酶反应阴性[250,287]。

肥大细胞肉瘤

肥大细胞肉瘤是极其罕见的肿瘤，表现为在不同的皮肤和黏膜部位的结节[210,222]。

翻译：郝思国
校对：周光飚

参考文献

1. Galli SJ, Dvorak AM, Dvorak HF: Basophils and mast cells: Morphologic insights into their biology, secretory patterns, and function. *Prog Allergy* 34:1, 1984.
2. Dvorak AM: *Basophil and Mast Cell Degranulation and Recovery*. Plenum, New York, 1991. *Blood Cell Biochemistry*, vol 4.
3. Galli SJ: New concepts about the mast cell. *N Engl J Med* 328:257, 1993.
4. Valent P: Immunophenotypic characterization of human basophils and mast cells. *Chem Immunol* 61:34, 1995.
5. Metz M, Brockow K, Metcalfe DD, et al: Mast cells, basophils and mastocytosis, in *Clinical Immunology: Principles and Practice*, edited by RR Rich, TA Fleisher, WT Shearer, HW Schroeder III, AJ Frew, CM Weyand, p 345. Mosby Elsevier, London, 2008.
6. Murakami I, Ogawa M, Amo H, et al: Studies on kinetics of human leucocytes in vivo with ^{3}H-thymidine autoradiography. II. Eosinophils and basophils. *Nippon Ketsueki Gakkai Zasshi* 32:384, 1969.
7. Dvorak AM, Monahan RA, Osage JE, et al: Crohn's disease: Transmission electron microscopic studies. II. Immunologic inflammatory response. Alterations of mast cells, basophils, eosinophils, and the microvasculature. *Hum Pathol* 11:606, 1980.
8. Juhlin L: Basophil leukocyte differential in blood and bone marrow. *Acta Haematol* 29:89, 1963.
9. Ducrest S, Meier F, Tschopp C, et al: Flow cytometric analysis of basophil counts in human blood and inaccuracy of hematology analyzers. *Allergy* 60:1446, 2005.
10. Gilbert HS, Ornstein L: Basophil counting with a new staining method using Alcian blue. *Blood* 46:279, 1975.
11. Ishizaka T, Dvorak AM, Conrad DH, et al: Morphologic and immunologic characterization of human basophils developed in cultures of cord blood mononuclear cells. *J Immunol* 134:532, 1985.
12. Ganser A, Lindemann A, Seipelt G, et al: Effects of recombinant human interleukin-3 in patients with normal hematopoiesis and in patients with bone marrow failure. *Blood* 76:666, 1990.
13. Lantz CS, Boesiger J, Song CH, et al: Role for interleukin-3 in mast-cell and basophil development and in immunity to parasites. *Nature* 392:90, 1998.
14. Lantz CS, Min B, Tsai M, et al: IL-3 is required for increases in blood basophils in nematode infection in mice and can enhance IgE-dependent IL-4 production by basophils *in vitro*. *Lab Invest* 88:1134, 2008.
15. Li L, Li Y, Reddel SW, et al: Identification of basophilic cells that express mast cell granule proteases in the peripheral blood of asthma, allergy, and drug-reactive patients. *J Immunol* 161:5079, 1998.
16. Scott K, Bradding P: Human mast cell chemokines receptors: Implications for mast cell tissue localization in asthma. *Clin Exp Allergy* 35:693, 2005.
17. Yamaguchi M, Koketsu R, Suzukawa M, et al: Human basophils and cytokines/chemokines. *Allergol Int* 58:1, 2009.
18. Miura K, Saini SS, Gauvreau G, et al: Differences in functional consequences and signal transduction induced by IL-3, IL-5, and nerve growth factor in human basophils. *J Immunol* 167:2282, 2001.
19. Gilmartin L, Tarleton CA, Schuyler M, et al: A comparison of inflammatory mediators released by basophils of asthmatic and control subjects in response to high-affinity IgE receptor aggregation. *Int Arch Allergy Immunol* 145:182, 2008.
20. Kitamura Y: Heterogeneity of mast cells and phenotypic change between subpopulations. *Annu Rev Immunol* 7:59, 1989.
21. Galli SJ, Zsebo KM, Geissler EN: The kit ligand, stem cell factor. *Adv Immunol* 55:1, 1994.
22. Rodewald HR, Dessing M, Dvorak AM, et al: Identification of a committed precursor for the mast cell lineage. *Science* 271:818, 1996.
23. Chen CC, Grimbaldeston MA, Tsai M, et al: Identification of mast cell progenitors in

adult mice. *Proc Natl Acad Sci U S A* 102:11408, 2005.
24. Galli SJ, Iemura A, Garlick DS, et al: Reversible expansion of primate mast cell populations *in vivo* by stem cell factor. *J Clin Invest* 91:148, 1993.
25. Costa JJ, Demetri GD, Harrist TJ, et al: Recombinant human stem cell factor (kit ligand) promotes human mast cell and melanocyte hyperplasia and functional activation *in vivo*. *J Exp Med* 183:2681, 1996.
26. Smith MA, Court EL, Smith JG: Stem cell factor: Laboratory and clinical aspects. *Blood Rev* 15:191, 2001.
27. Bischoff SC, Dahinden CA: C-kit ligand: A unique potentiator of mediator release by human lung mast cells. *J Exp Med* 175:237, 1992.
28. Columbo M, Horowitz EM, Botana LM, et al: The human recombinant c-kit receptor ligand, rhSCF, induces mediator release from human cutaneous mast cells and enhances IgE-dependent mediator release from both skin mast cells and peripheral blood basophils. *J Immunol* 149:599, 1992.
29. Wershil BK, Tsai M, Geissler EN, et al: The rat c-kit ligand, stem cell factor, induces c-kit receptor-dependent mouse mast cell activation *in vivo*. Evidence that signaling through the c-kit receptor can induce expression of cellular function. *J Exp Med* 175:245, 1992.
30. Finotto S, Mekori YA, Metcalfe DD: Glucocorticoids decrease tissue mast cell number by reducing the production of the c-kit ligand, stem cell factor, by resident cells: *In vitro* and *in vivo* evidence in murine systems. *J Clin Invest* 99:1721, 1997.
31. Enerback L: Mast cell heterogeneity: The evolution of the concept of a specific mucosal mast cell, in *Mast Cell Differentiation and Heterogeneity*, edited by AD Befus, J Bienenstock, JA Denburg, p 1. Raven, New York, 1986.
32. Irani AA, Schechter NM, Craig SS, et al: Two types of human mast cells that have distinct neutral protease compositions. *Proc Natl Acad Sci U S A* 83:4464, 1986.
33. Galli SJ: New insights into "the riddle of the mast cells": Microenvironmental regulation of mast cell development and phenotypic heterogeneity. *Lab Invest* 62:5, 1990.
34. Siegmund R, Vogelsang H, Machnik A, et al: Surface membrane antigen alteration on blood basophils in patients with Hymenoptera venom allergy under immunotherapy. *J Allergy Clin Immunol* 106:1190, 2000.
35. Juhlin L, Michaelsson G: A new syndrome characterised by absence of eosinophils and basophils. *Lancet* 1:1233, 1977.
36. Tracey R, Smith H: An inherited anomaly of human eosinophils and basophils. *Blood Cells* 4:291, 1978.
37. Mitchell EB, Platts-Mills TA, Pereira RS, et al: Basophil and eosinophil deficiency in a patient with hypogammaglobulinemia associated with thymoma. *Birth Defects Orig Artic Ser* 19:331, 1983.
38. Dvorak AM, Mihm MC Jr, Dvorak HF: Morphology of delayed-type hypersensitivity reactions in man. II. Ultrastructural alterations affecting the microvasculature and the tissue mast cells. *Lab Invest* 34:179, 1976.
39. Hastie R: A study of the ultrastructure of human basophil leukocytes. *Lab Invest* 31:223, 1974.
40. Schwartz LB, Austen KF: Structure and function of the chemical mediators of mast cells. *Prog Allergy* 34:271, 1984.
41. Metcalfe DD, Bland CE, Wasserman SI: Biochemical and functional characterization of proteoglycans isolated from basophils of patients with chronic myelogenous leukemia. *J Immunol* 132:1943, 1984.
42. Rothenberg ME, Caulfield JP, Austen KF, et al: Biochemical and morphological characterization of basophilic leukocytes from two patients with myelogenous leukemia. *J Immunol* 138:2616, 1987.
43. Orenstein NS, Galli SJ, Dvorak AM, et al: Sulfated glycosaminoglycans of guinea pig basophilic leukocytes. *J Immunol* 121:586, 1978.
44. Forsberg E, Pejler G, Ringvall M, et al: Abnormal mast cells in mice deficient in a heparin-synthesizing enzyme. *Nature* 400:773, 1999.
45. Humphries DE, Wong GW, Friend DS, et al: Heparin is essential for the storage of specific granule proteases in mast cells. *Nature* 400:769, 1999.
46. Porter JF, Mitchell RG: Distribution of histamine in human blood. *Physiol Rev* 52:361, 1972.
47. Oh C, Suzuki S, Nakashima I, et al: Histamine synthesis by non-mast cells through mitogen-dependent induction of histidine decarboxylase. *Immunology* 65:143, 1988.
48. Xu X, Zhang D, Zhang H, et al: Neutrophil histamine contributes to inflammation in mycoplasma pneumonia. *J Exp Med* 203:2907, 2006.
49. Saxena SP, Brandes LJ, Becker AB, et al: Histamine is an intracellular messenger mediating platelet aggregation. *Science* 243:1596, 1989.
50. Galli SJ, Kitamura Y: Genetically mast-cell-deficient *W/W^v^* and *Sl/Sl^d^* mice. Their value for the analysis of the roles of mast cells in biologic responses in vivo. *Am J Pathol* 127:191, 1987.
51. Parwaresch M: *The Human Blood Basophil*. Springer-Verlag, New York, 1976.
52. Nakajima T, Inagaki N, Tanaka H, et al: Marked increase in CC chemokine gene expression in both human and mouse mast cell transcriptomes following Fcepsilon receptor I cross-linking: An interspecies comparison. *Blood* 100:3861, 2002.
53. Sayama K, Diehn M, Matsuda K, et al: Transcriptional response of human mast cells stimulated via the Fc(epsilon)RI and identification of mast cells as a source of IL-11. *BMC Immunol* 3:5, 2002.
54. Okumura S, Kashiwakura J, Tomita H, et al: Identification of specific gene expression profiles in human mast cells mediated by Toll-like receptor 4 and FcepsilonRI. *Blood* 102:2547, 2003.
55. Galli SJ, Kalesnikoff J, Grimbaldeston MA, et al: Mast cells as "tunable" effector and immunoregulatory cells: Recent advances. *Annu Rev Immunol* 23:749, 2005.
56. Galli SJ, Tsai M, Piliponsky AM: The development of allergic inflammation. *Nature* 454:445, 2008.
57. Galli SJ, Grimbaldeston M, Tsai M: Immunomodulatory mast cells: Negative, as well as positive, regulators of immunity. *Nat Rev Immunol* 8:478, 2008.
58. Kalesnikoff J, Galli SJ: New developments in mast cell biology. *Nat Immunol* 9:1215, 2008.
59. Metcalfe DD: Mast cells and mastocytosis. *Blood* 112:946, 2008.
60. Gordon JR, Galli SJ: Mast cells as a source of both preformed and immunologically inducible TNF-alpha/cachectin. *Nature* 346:274, 1990.
61. Walsh LJ, Trinchieri G, Waldorf HA, et al: Human dermal mast cells contain and release tumor necrosis factor alpha, which induces endothelial leukocyte adhesion molecule 1. *Proc Natl Acad Sci U S A* 88:4220, 1991.
62. de Paulis A, Prevete N, Fiorentino I, et al: Expression and functions of the vascular endothelial growth factors and their receptors in human basophils. *J Immunol* 177:7322, 2006.
63. Liu SM, Xavier R, Good KL, et al: Immune cell transcriptome datasets reveal novel leukocyte subset-specific genes and genes associated with allergic processes. *J Allergy Clin Immunol* 118:496, 2006.
64. Brunner T, Heusser CH, Dahinden CA: Human peripheral blood basophils primed by interleukin 3 (IL-3) produce IL-4 in response to immunoglobulin E receptor stimulation. *J Exp Med* 177:605, 1993.
65. Li H, Sim TC, Alam R: IL-13 released by and localized in human basophils. *J Immunol* 156:4833, 1996.
66. Min B: Basophils: What they "can do" versus what they "actually do." *Nat Immunol* 9:1333, 2008.
67. Sokol CL, Barton GM, Farr AG, et al: A mechanism for the initiation of allergen-induced T-helper type 2 responses. *Nat Immunol* 9:310, 2008.
68. Karasuyama H, Mukai K, Tsujimura Y, et al: Newly discovered roles for basophils: A neglected minority gains new respect. *Nat Rev Immunol* 9:9, 2009.
69. Sullivan BM, Locksley RM: Basophils: A nonredundant contributor to host immunity. *Immunity* 30:12, 2009.
70. Beaven MA, Metzger H: Signal transduction by Fc receptors: The Fc epsilon RI case. *Immunol Today* 14:222, 1993.
71. Kawakami T, Galli SJ: Regulation of mast-cell and basophil function and survival by IgE. *Nat Rev Immunol* 2:773, 2002.
72. Gilfillan AM, Tkaczyk C: Integrated signalling pathways for mast-cell activation. *Nat Rev Immunol* 6:218, 2006.
73. Rivera J, Gilfillan AM: Molecular regulation of mast cell activation. *J Allergy Clin Immunol* 117:1214, 2006.
74. Kraft S, Kinet JP: New developments in FcepsilonRI regulation, function and inhibition. *Nat Rev Immunol* 7:365, 2007.
75. Koshino T, Teshima S, Fukushima N, et al: Identification of basophils by immunohistochemistry in the airways of post-mortem cases of fatal asthma. *Clin Exp Allergy* 23:919, 1993.
76. Marone G, Florio G, Petraroli A, et al: Role of human FcepsilonRI+ cells in HIV-1 infection. *Immunol Rev* 179:128, 2001.
77. Marone G, Galli SJ, Kitamura Y: Probing the roles of mast cells and basophils in natural and acquired immunity, physiology and disease. *Trends Immunol* 23:425, 2002.
78. Boumiza R, Monneret G, Forissier MF, et al: Marked improvement of the basophil activation test by detecting CD203c instead of CD63. *Clin Exp Allergy* 33:259, 2003.
79. Kay AB: Allergy and allergic diseases. First of two parts. *N Engl J Med* 344:30, 2001.
80. Wershil BK, Wang ZS, Gordon JR, et al: Recruitment of neutrophils during IgE-dependent cutaneous late phase reactions in the mouse is mast cell-dependent. Partial inhibition of the reaction with antiserum against tumor necrosis factor-alpha. *J Clin Invest* 87:446, 1991.
81. Mukai K, Matsuoka K, Taya C, et al: Basophils play a critical role in the development of IgE-mediated chronic allergic inflammation independently of T cells and mast cells. *Immunity* 23:191, 2005.
82. Ong YE, Menzies-Gow A, Barkans J, et al: Anti-IgE (omalizumab) inhibits late-phase reactions and inflammatory cells after repeat skin allergen challenge. *J Allergy Clin Immunol* 116:558, 2005.
83. Conner E, Bochner BS, Brummet M, et al: The effect of etanercept on the human cutaneous allergic response. *J Allergy Clin Immunol* 121:258, 2008.
84. Kobayashi T, Miura T, Haba T, et al: An essential role of mast cells in the development of airway hyperresponsiveness in a murine asthma model. *J Immunol* 164:3855, 2000.
85. Williams CM, Galli SJ: Mast cells can amplify airway reactivity and features of chronic inflammation in an asthma model in mice. *J Exp Med* 192:455, 2000.
86. Yu M, Tsai M, Tam SY, et al: Mast cells can promote the development of multiple features of chronic asthma in mice. *J Clin Invest* 116:1633, 2006.
87. Nakae S, Ho LH, Yu M, et al: Mast cell-derived TNF contributes to airway hyperreactivity, inflammation, and T_H2 cytokine production in an asthma model in mice. *J Allergy Clin Immunol* 120:48, 2007.
88. Brightling CE, Bradding P, Symon FA, et al: Mast-cell infiltration of airway smooth muscle in asthma. *N Engl J Med* 346:1699, 2002.
89. MacGlashan DW Jr, Bochner BS, Adelman DC, et al: Down-regulation of Fc(epsilon)RI expression on human basophils during in vivo treatment of atopic patients with anti-IgE antibody. *J Immunol* 158:1438, 1997.
90. Yamaguchi M, Lantz CS, Oettgen HC, et al: IgE enhances mouse mast cell Fc(epsilon)RI expression in vitro and in vivo: Evidence for a novel amplification mechanism in IgE-dependent reactions. *J Exp Med* 185:663, 1997.
91. Boesiger J, Tsai M, Maurer M, et al: Mast cells can secrete vascular permeability factor/vascular endothelial cell growth factor and exhibit enhanced release after immunoglobulin E-dependent upregulation of Fc epsilon receptor I expression. *J Exp Med* 188:1135, 1998.
92. Yamaguchi M, Sayama K, Yano K, et al: IgE enhances Fc epsilon receptor I expression and IgE-dependent release of histamine and lipid mediators from human umbilical cord blood-derived mast cells: Synergistic effect of IL-4 and IgE on human mast cell Fc epsilon receptor I expression and mediator release. *J Immunol* 162:5455, 1999.
93. Asai K, Kitaura J, Kawakami Y, et al: Regulation of mast cell survival by IgE. *Immunity* 14:791, 2001.
94. Kalesnikoff J, Huber M, Lam V, et al: Monomeric IgE stimulates signaling pathways in mast cells that lead to cytokine production and cell survival. *Immunity* 14:801,

2001.

95. Kitaura J, Song J, Tsai M, et al: Evidence that IgE molecules mediate a spectrum of effects on mast cell survival and activation via aggregation of the FcepsilonRI. *Proc Natl Acad Sci U S A* 100:12911, 2003.
96. Matsuda K, Piliponsky AM, Iikura M, et al: Monomeric IgE enhances human mast cell chemokine production: IL-4 augments and dexamethasone suppresses the response. *J Allergy Clin Immunol* 116:1357, 2005.
97. James LC, Roversi P, Tawfik DS: Antibody multispecificity mediated by conformational diversity. *Science* 299:1362, 2003.
98. Galli SJ, Askenase PW: Cutaneous basophil hypersensitivity, in *The Reticuloendothelial System: A Comprehensive Treatise,* edited by P Abramoff, SM Phillips, NR Escobar, p 321. Plenum, New York, 1986.
99. Secor VH, Secor WE, Gutekunst CA, et al: Mast cells are essential for early onset and severe disease in a murine model of multiple sclerosis. *J Exp Med* 191:813, 2000.
100. Sayed BA, Christy A, Quirion MR, et al: The master switch: The role of mast cells in autoimmunity and tolerance. *Annu Rev Immunol* 26:705, 2008.
101. Lee DM, Friend DS, Gurish MF, et al: Mast cells: A cellular link between autoantibodies and inflammatory arthritis. *Science* 297:1689, 2002.
102. Miyajima I, Dombrowicz D, Martin TR, et al: Systemic anaphylaxis in the mouse can be mediated largely through IgG1 and FcgammaRIII. Assessment of the cardiopulmonary changes, mast cell degranulation, and death associated with active or IgE- or IgG1-dependent passive anaphylaxis. *J Clin Invest* 99:901, 1997.
103. Strait RT, Morris SC, Yang M, et al: Pathways of anaphylaxis in the mouse. *J Allergy Clin Immunol* 109:658, 2002.
104. Pedotti R, De Voss JJ, Steinman L, et al: Involvement of both "allergic" and "autoimmune" mechanisms in EAE, MS and other autoimmune diseases. *Trends Immunol* 24:479, 2003.
105. Askenase PW, Van Loveren H, Kraeuter-Kops S, et al: Defective elicitation of delayed-type hypersensitivity in *W/W^v* and *Sl/Sl^d* mast cell-deficient mice. *J Immunol* 131:2687, 1983.
106. Biedermann T, Kneilling M, Mailhammer R, et al: Mast cells control neutrophil recruitment during T cell-mediated delayed-type hypersensitivity reactions through tumor necrosis factor and macrophage inflammatory protein 2. *J Exp Med* 192:1441, 2000.
107. Galli SJ, Hammel I: Unequivocal delayed hypersensitivity in mast cell-deficient and beige mice. *Science* 226:710, 1984.
108. Bryce PJ, Miller ML, Miyajima I, et al: Immune sensitization in the skin is enhanced by antigen-independent effects of IgE. *Immunity* 20:381, 2004.
109. Norman MU, Hwang J, Hulliger S, et al: Mast cells regulate the magnitude and the cytokine microenvironment of the contact hypersensitivity response. *Am J Pathol* 172:1638, 2008.
110. Galli SJ, Nakae S, Tsai M: Mast cells in the development of adaptive immune responses. *Nat Immunol* 6:135, 2005.
111. Jawdat DM, Rowden G, Marshall JS: Mast cells have a pivotal role in TNF-independent lymph node hypertrophy and the mobilization of Langerhans cells in response to bacterial peptidoglycan. *J Immunol* 177:1755, 2006.
112. McLachlan JB, Shelburne CP, Hart JP, et al: Mast cell activators: A new class of highly effective vaccine adjuvants. *Nat Med* 14:536, 2008.
113. Grimbaldeston MA, Nakae S, Kalesnikoff J, et al: Mast cell-derived interleukin 10 limits skin pathology in contact dermatitis and chronic irradiation with ultraviolet B. *Nat Immunol* 8:1095, 2007.
114. Brown SJ, Galli SJ, Gleich GJ, et al: Ablation of immunity to *Amblyomma americanum* by anti-basophil serum: Cooperation between basophils and eosinophils in expression of immunity to ectoparasites (ticks) in guinea pigs. *J Immunol* 129:790, 1982.
115. Matsuda H, Watanabe N, Kiso Y, et al: Necessity of IgE antibodies and mast cells for manifestation of resistance against larval *Haemaphysalis longicornis* ticks in mice. *J Immunol* 144:259, 1990.
116. Galli SJ, Colvin RB, Verderber E, et al: Preparation of a rabbit anti-guinea pig basophil serum: *In vitro* and *in vivo* characterization. *J Immunol* 121:1157, 1978.
117. Echtenacher B, Mannel DN, Hultner L: Critical protective role of mast cells in a model of acute septic peritonitis. *Nature* 381:75, 1996.
118. Malaviya R, Ikeda T, Ross E, et al: Mast cell modulation of neutrophil influx and bacterial clearance at sites of infection through TNF-alpha. *Nature* 381:77, 1996.
119. Galli SJ, Chatterjea D, Tsai M: Roles of mast cells and basophils in innate immunity, in *The Innate Immune Response to Infection,* edited by SHE Kauffmann, R Medzhitov, S Gordon, p 111. ASM Press, Berlin, 2004.
120. Maurer M, Echtenacher B, Hultner L, et al: The c-kit ligand, stem cell factor, can enhance innate immunity through effects on mast cells. *J Exp Med* 188:2343, 1998.
121. Mallen-St Clair J, Pham CT, Villalta SA, et al: Mast cell dipeptidyl peptidase I mediates survival from sepsis. *J Clin Invest* 113:628, 2004.
122. Thakurdas SM, Melicoff E, Sansores-Garcia L, et al: The mast cell-restricted tryptase mMCP-6 has a critical immunoprotective role in bacterial infections. *J Biol Chem* 282:20809, 2007.
123. Prodeus AP, Zhou X, Maurer M, et al: Impaired mast cell-dependent natural immunity in complement C3-deficient mice. *Nature* 390:172, 1997.
124. Supajatura V, Ushio H, Nakao A, et al: Differential responses of mast cell Toll-like receptors 2 and 4 in allergy and innate immunity. *J Clin Invest* 109:1351, 2002.
125. Maurer M, Wedemeyer J, Metz M, et al: Mast cells promote homeostasis by limiting endothelin-1-induced toxicity. *Nature* 432:512, 2004.
126. Piliponsky AM, Chen CC, Nishimura T, et al: Neurotensin increases mortality and mast cells reduce neurotensin levels in a mouse model of sepsis. *Nat Med* 14:392, 2008.
127. Malaviya R, Twesten NJ, Ross EA, et al: Mast cells process bacterial Ags through a phagocytic route for class I MHC presentation to T cells. *J Immunol* 156:1490, 1996.
128. Di Nardo A, Vitiello A, Gallo RL: Cutting edge: Mast cell antimicrobial activity is mediated by expression of cathelicidin antimicrobial peptide. *J Immunol* 170:2274, 2003.
129. Schneider LA, Schlenner SM, Feyerabend TB, et al: Molecular mechanism of mast cell mediated innate defense against endothelin and snake venom sarafotoxin. *J Exp Med* 204:2629, 2007.
130. Orinska Z, Maurer M, Mirghomizadeh F, et al: IL-15 constrains mast cell-dependent antibacterial defenses by suppressing chymase activities. *Nat Med* 13:927, 2007.
131. Bannert N, Farzan M, Friend DS, et al: Human mast cell progenitors can be infected by macrophage tropic human immunodeficiency virus type 1 and retain virus with maturation *in vitro*. *J Virol* 75:10808, 2001.
132. Sundstrom JB, Little DM, Villinger F, et al: Signaling through toll-like receptors triggers HIV-1 replication in latently infected mast cells. *J Immunol* 172:4391, 2004.
133. Sundstrom JB, Ellis JE, Hair GA, et al: Human tissue mast cells are an inducible reservoir of persistent HIV infection. *Blood* 109:5293, 2007.
134. Li Y, Li L, Wadley R, et al: Mast cells/basophils in the peripheral blood of allergic individuals who are HIV-1 susceptible due to their surface expression of CD4 and the chemokine receptors CCR3, CCR5, and CXCR4. *Blood* 97:3484, 2001.
135. King CA, Anderson R, Marshall JS: Dengue virus selectively induces human mast cell chemokine production. *J Virol* 76:8408, 2002.
136. Brandt EB, Strait RT, Hershko D, et al: Mast cells are required for experimental oral allergen-induced diarrhea. *J Clin Invest* 112:1666, 2003.
137. Nakano T, Sonoda T, Hayashi C, et al: Fate of bone marrow-derived cultured mast cells after intracutaneous, intraperitoneal, and intravenous transfer into genetically mast cell-deficient *W/W^v* mice. Evidence that cultured mast cells can give rise to both connective tissue type and mucosal mast cells. *J Exp Med* 162:1025, 1985.
138. Nigrovic PA, Gray DH, Jones T, et al: Genetic inversion in mast cell-deficient W^{sh} mice interrupts *corin* and manifests as hematopoietic and cardiac aberrancy. *Am J Pathol* 173:1693, 2008.
139. Wershil BK, Furuta GT, Wang ZS, et al: Mast cell-dependent neutrophil and mononuclear cell recruitment in immunoglobulin E-induced gastric reactions in mice. *Gastroenterology* 110:1482, 1996.
140. Martin TR, Takeishi T, Katz HR, et al: Mast cell activation enhances airway responsiveness to methacholine in the mouse. *J Clin Invest* 91:1176, 1993.
141. Metz M, Piliponsky AM, Chen CC, et al: Mast cells can enhance resistance to snake and honeybee venoms. *Science* 313:526, 2006.
142. Sun J, Sukhova GK, Wolters PJ, et al: Mast cells promote atherosclerosis by releasing proinflammatory cytokines. *Nat Med* 13:719, 2007.
143. Knight PA, Wright SH, Lawrence CE, et al: Delayed expulsion of the nematode *Trichinella spiralis* in mice lacking the mucosal mast cell-specific granule chymase, mouse mast cell protease-1. *J Exp Med* 192:1849, 2000.
144. Tchougounova E, Pejler G, Abrink M: The chymase, mouse mast cell protease 4, constitutes the major chymotrypsin-like activity in peritoneum and ear tissue. A role for mouse mast cell protease 4 in thrombin regulation and fibronectin turnover. *J Exp Med* 198:423, 2003.
145. Shelley WB, Parnes HM: The absolute basophil count. *JAMA* 192:368, 1965.
146. Thonnard-Neumann E: Studies of basophils, variations with age and sex. *Acta Haematol* 30:221, 1963.
147. Chavance M, Herbeth B, Kauffmann F: Seasonal patterns of circulating basophils. *Int Arch Allergy Appl Immunol* 86:462, 1988.
148. Shelley WB, Juhlin L: New test for detecting anaphylactic sensitivity: Basophil reaction. *Nature* 191:1056, 1961.
149. Grattan CE, Dawn G, Gibbs S, et al: Blood basophil numbers in chronic ordinary urticaria and healthy controls: Diurnal variation, influence of loratadine and prednisolone and relationship to disease activity. *Clin Exp Allergy* 33:337, 2003.
150. Juhlin L: Basophil and eosinophil leukocytes in various internal disorders. *Acta Med Scand* 174:249, 1963.
151. Juhlin L: The effect of corticotrophin and corticosteroids on the basophil and eosinophil granulocytes. *Acta Haematol* 29:157, 1963.
152. Mettler L, Shirwani D: Direct basophil count for timing ovulation. *Fertil Steril* 25:718, 1974.
153. Malveaux FJ, Conroy MC, Adkinson NF Jr, et al: IgE receptors on human basophils. Relationship to serum IgE concentration. *J Clin Invest* 62:176, 1978.
154. Lantz CS, Yamaguchi M, Oettgen HC, et al: IgE regulates mouse basophil Fc epsilon RI expression in vivo. *J Immunol* 158:2517, 1997.
155. Juhlin L: Basophil leukocytes in ulcerative colitis. *Acta Med Scand* 173:351, 1963.
156. Athreya BH, Moser G, Raghavan TE: Increased circulating basophils in juvenile rheumatoid arthritis. A preliminary report. *Am J Dis Child* 129:935, 1975.
157. Fredericks RE, Moloney WC: The basophilic granulocyte. *Blood* 14:571, 1959.
158. Spiers AS, Bain BJ, Turner JE: The peripheral blood in chronic granulocytic leukaemia. Study of 50 untreated Philadelphia-positive cases. *Scand J Haematol* 18:25, 1977.
159. Kamada N, Uchino H: Chronologic sequence in appearance of clinical and laboratory findings characteristic of chronic myelocytic leukemia. *Blood* 51:843, 1978.
160. Drewinko B, Bollinger P, Brailas C, et al: Flow cytochemical patterns of white blood cells in human haematopoietic malignancies. II. Chronic leukaemias. *Br J Haematol* 67:157, 1987.
161. Denburg JA, Browman G: Prognostic implications of basophil differentiation in chronic myeloid leukemia. *Am J Hematol* 27:110, 1988.
162. Goh KO, Anderson FW: Cytogenetic studies in basophilic chronic myelocytic leukemia. *Arch Pathol Lab Med* 103:288, 1979.
163. Denburg JA, Wilson WE, Goodacre R, et al: Chronic myeloid leukaemia: Evidence for basophil differentiation and histamine synthesis from cultured peripheral blood cells. *Br J Haematol* 45:13, 1980.
164. Parkin JL, McKenna RW, Brunning RD: Philadelphia chromosome-positive blastic leukaemia: Ultrastructural and ultracytochemical evidence of basophil and mast cell differentiation. *Br J Haematol* 52:663, 1982.
165. Zucker-Franklin D: Ultrastructural evidence for the common origin of human mast

cells and basophils. *Blood* 56:534, 1980.
166. Soler J, O'Brien M, de Castro JT, et al: Blast crisis of chronic granulocytic leukemia with mast cell and basophilic precursors. *Am J Clin Pathol* 83:254, 1985.
167. Weil SC, Hrisinko MA: A hybrid eosinophilic-basophilic granulocyte in chronic granulocytic leukemia. *Am J Clin Pathol* 87:66, 1987.
168. Gabriel LC, Escribano LM, Marie JP, et al: Peroxidase activity in circulating mast cells in blast crisis of chronic granulocytic leukemia. Comparative studies with basophils and cutaneous mast cells. *Am J Clin Pathol* 86:212, 1986.
169. Youman JD, Taddeini L, Cooper T: Histamine excess symptoms in basophilic chronic granulocytic leukemia. *Arch Intern Med* 131:560, 1973.
170. Rosenthal S, Schwartz JH, Canellos GP: Basophilic chronic granulocytic leukaemia with hyperhistaminaemia. *Br J Haematol* 36:367, 1977.
171. Valimaki M, Vuopio P, Salaspuro M: Plasma histamine and serum pepsinogen I concentrations in chronic myelogenous leukaemia. *Acta Med Scand* 217:89, 1985.
172. Anderson W, Helman CA, Hirschowitz BI: Basophilic leukemia and the hypersecretion of gastric acid and pepsin. *Gastroenterology* 95:195, 1988.
173. Xue YQ, Guo Y, Lu DR, et al: A case of basophilic leukemia bearing simultaneous translocations t(8;21) and t(9;22). *Cancer Genet Cytogenet* 51:215, 1991.
174. Cecio A, Dini E, Quattrin N: [Initial electron microscopy studies in 2 cases of acute basophilic leukemia]. *Boll Soc Ital Biol Sper* 46:459, 1970.
175. Dvorak AM, Dickersin GR, Connell A, et al: Degranulation mechanisms in human leukemic basophils. *Clin Immunol Immunopathol* 5:235, 1976.
176. Quattrin N: Follow-up of sixty two cases of acute basophilic leukemia. *Biomedicine* 28:72, 1978.
177. Wick MR, Li CY, Pierre RV: Acute nonlymphocytic leukemia with basophilic differentiation. *Blood* 60:38, 1982.
178. Lertprasertsuke N, Tsutsumi Y: An unusual form of chronic myeloproliferative disorder. Aleukemic basophilic leukemia. *Acta Pathol Jpn* 41:73, 1991.
179. Peterson LC, Parkin JL, Arthur DC, et al: Acute basophilic leukemia. A clinical, morphologic, and cytogenetic study of eight cases. *Am J Clin Pathol* 96:160, 1991.
180. Shvidel L, Shaft D, Stark B, et al: Acute basophilic leukaemia: Eight unsuspected new cases diagnosed by electron microscopy. *Br J Haematol* 120:774, 2003.
181. Arber DA, Brunning RD, Orazi A, et al: Acute myeloid leukaemia, not otherwise specified, in *WHO Classification of Tumours of Haematopoietic and Lymphoid Tissues,* edited by SH Swerdlow, E Campo, NL Harris, ES Jaffe, SA Pileri, H Stein, J Thiele, JW Vardiman, p 130. IARC Press, Lyon, 2008.
182. Staal-Viliare A, Latger-Cannard V, Rault JP, et al: A case of de novo acute basophilic leukaemia: Diagnostic criteria and review of the literature. *Ann Biol Clin (Paris)* 64:361, 2006.
183. Staal-Viliare A, Latger-Cannard V, Didion J, et al: CD203c /CD117-, an useful phenotype profile for acute basophilic leukaemia diagnosis in cases of undifferentiated blasts. *Leuk Lymphoma* 48:439, 2007.
184. Pearson MG, Vardiman JW, Le Beau MM, et al: Increased numbers of marrow basophils may be associated with a t(6;9) in ANLL. *Am J Hematol* 18:393, 1985.
185. Horsman DE, Kalousek DK: Acute myelomonocytic leukemia (AML-M4) and translocation t(6;9)(p23);q34): Two additional patients with prominent myelodysplasia. *Am J Hematol* 26:77, 1987.
186. Matsuura Y, Sato N, Kimura F, et al: An increase in basophils in a case of acute myelomonocytic leukaemia associated with marrow eosinophilia and inversion of chromosome 16. *Eur J Haematol* 39:457, 1987.
187. Hoyle CF, Sherrington P, Hayhoe FG: Translocation (3;6)(q21;p21) in acute myeloid leukemia with abnormal thrombopoiesis and basophilia. *Cancer Genet Cytogenet* 30:261, 1988.
188. Soupir CP, Vergilio JA, Dal Cin P, et al: Philadelphia chromosome-positive acute myeloid leukemia: A rare aggressive leukemia with clinicopathologic features distinct from chronic myeloid leukemia in myeloid blast crisis. *Am J Clin Pathol* 127:642, 2007.
189. Alsabeh R, Brynes RK, Slovak ML, et al: Acute myeloid leukemia with t(6;9) (p23;q34): Association with myelodysplasia, basophilia, and initial CD34 negative immunophenotype. *Am J Clin Pathol* 107:430, 1997.
190. Slovak ML, Gundacker H, Bloomfield CD, et al: A retrospective study of 69 patients with t(6;9)(p23;q34) AML emphasizes the need for a prospective, multicenter initiative for rare "poor prognosis" myeloid malignancies. *Leukemia* 20:1295, 2006.
191. Oyarzo MP, Lin P, Glassman A, et al: Acute myeloid leukemia with t(6;9)(p23;q34) is associated with dysplasia and a high frequency of flt3 gene mutations. *Am J Clin Pathol* 122:348, 2004.
192. Moir DJ, Pearson J, Buckle VJ: Acute promyelocytic transformation in a case of acute myelomonocytic leukemia. *Cancer Genet Cytogenet* 12:359, 1984.
193. Umeda M, Nojima Z, Yamaguchi R, et al: [Two cases of acute promyelocytic leukemia with marked basophilia—A variant type of APL with the capability of differentiating into basophils]. *Rinsho Ketsueki* 28:2004, 1987.
194. Gotoh H, Murakami S, Oku N, et al: Translocations t(15;17) and t(9;14)(q34;q22) in a case of acute promyelocytic leukemia with increased number of basophils. *Cancer Genet Cytogenet* 36:103, 1988.
195. McKenna RW, Parkin J, Bloomfield CD, et al: Acute promyelocytic leukaemia: A study of 39 cases with identification of a hyperbasophilic microgranular variant. *Br J Haematol* 50:201, 1982.
196. Le Beau MM, Larson RA, Bitter MA, et al: Association of an inversion of chromosome 16 with abnormal marrow eosinophils in acute myelomonocytic leukemia. A unique cytogenetic-clinicopathological association. *N Engl J Med* 309:630, 1983.
197. Lewis RA, Goetzl EJ, Wasserman SI, et al: The release of four mediators of immediate hypersensitivity from human leukemic basophils. *J Immunol* 114:87, 1975.
198. Travis WD, Li CY, Bergstralh EJ, et al: Systemic mast cell disease. Analysis of 58 cases and literature review. *Medicine (Baltimore)* 67:345, 1988.
199. Tsai M, Shih LS, Newlands GF, et al: The rat c-kit ligand, stem cell factor, induces the development of connective tissue-type and mucosal mast cells in vivo. Analysis by anatomical distribution, histochemistry, and protease phenotype. *J Exp Med* 174:125, 1991.
200. Irani AA, Garriga MM, Metcalfe DD, et al: Mast cells in cutaneous mastocytosis: Accumulation of the MCTC type. *Clin Exp Allergy* 20:53, 1990.
201. Schwartz LB, Metcalfe DD, Miller JS, et al: Tryptase levels as an indicator of mast-cell activation in systemic anaphylaxis and mastocytosis. *N Engl J Med* 316:1622, 1987.
202. Weidner N, Horan RF, Austen KF: Mast-cell phenotype in indolent forms of mastocytosis. Ultrastructural features, fluorescence detection of avidin binding, and immunofluorescent determination of chymase, tryptase, and carboxypeptidase. *Am J Pathol* 140:847, 1992.
203. Weidner N, Austen KF: Heterogeneity of mast cells at multiple body sites. Fluorescent determination of avidin binding and immunofluorescent determination of chymase, tryptase, and carboxypeptidase content. *Pathol Res Pract* 189:156, 1993.
204. Lavker RM, Schechter NM: Cutaneous mast cell depletion results from topical corticosteroid usage. *J Immunol* 135:2368, 1985.
205. Irani AM, Craig SS, DeBlois G, et al: Deficiency of the tryptase-positive, chymase-negative mast cell type in gastrointestinal mucosa of patients with defective T lymphocyte function. *J Immunol* 138:4381, 1987.
206. Garriga MM, Friedman MM, Metcalfe DD: A survey of the number and distribution of mast cells in the skin of patients with mast cell disorders. *J Allergy Clin Immunol* 82:425, 1988.
207. Malone DG, Irani AM, Schwartz LB, et al: Mast cell numbers and histamine levels in synovial fluids from patients with diverse arthritides. *Arthritis Rheum* 29:956, 1986.
208. Malone DG, Wilder RL, Saavedra-Delgado AM, et al: Mast cell numbers in rheumatoid synovial tissues. Correlations with quantitative measures of lymphocytic infiltration and modulation by antiinflammatory therapy. *Arthritis Rheum* 30:130, 1987.
209. Frame B, Nixon RK: Bone-marrow mast cells in osteoporosis of aging. *N Engl J Med* 279:626, 1968.
210. Lennert K, Parwaresch MR: Mast cells and mast cell neoplasia: A review. *Histopathology* 3:349, 1979.
211. Barrett KE, Neva FA, Gam AA, et al: The immune response to nematode parasites: Modulation of mast cell numbers and function during *Strongyloides stercoralis* infections in nonhuman primates. *Am J Trop Med Hyg* 38:574, 1988.
212. Bowers HM Jr, Mahapatro RC, Kennedy JW: Numbers of mast cells in the axillary lymph nodes of breast cancer patients. *Cancer* 43:568, 1979.
213. Yoo D, Lessin LS, Jensen WN: Bone-marrow mast cells in lymphoproliferative disorders. *Ann Intern Med* 88:753, 1978.
214. Yoo D, Lessin LS: Bone marrow mast cell content in preleukemic syndrome. *Am J Med* 73:539, 1982.
215. Fohlmeister I, Reber T, Fischer R: Bone marrow mast cell reaction in preleukaemic myelodysplasia and in aplastic anaemia. *Virchows Arch A Pathol Anat Histopathol* 405:503, 1985.
216. Unna P: Beitrage zur anatomic und pathogenese der urticaria simplex und pigmentosa. *Mscch Prakt Dermatol Suppl Dermatol Stud* 3:9, 1887.
217. Nettleship E, Tay W: Rare forms of urticaria. *Br Med J* 2:323, 1869.
218. Sangster A: An anomalous mottled rash, accompanied by pruritus, factious urticaria and pigmentation, "urticaria pigmentosa (?)." *Trans Clin Soc Lond* 11:161, 1878.
219. Ellis JM: Urticaria pigmentosa: A report of a case with autopsy. *Arch Pathol (Chic)* 48:426, 1949.
220. Fine J: Mastocytosis. *Int J Dermatol* 19:117, 1980.
221. Soter NA: Mastocytosis and the skin. *Hematol Oncol Clin North Am* 14:537, 2000.
222. Horny HP, Metcalfe DD, Bennett JM, et al: Mastocytosis, in *WHO Classification of Tumours of Haematopoietic and Lymphoid Tissues,* edited by SH Swerdlow, E Campo, NL Harris, ES Jaffe, SA Pileri, H Stein, J Thiele, JW Vardiman, p 54. IARC Press, Lyon, 2008.
223. Furitsu T, Tsujimura T, Tono T, et al: Identification of mutations in the coding sequence of the proto-oncogene c-kit in a human mast cell leukemia cell line causing ligand-independent activation of c-kit product. *J Clin Invest* 92:1736, 1993.
224. Nagata H, Worobec AS, Oh CK, et al: Identification of a point mutation in the catalytic domain of the protooncogene c-kit in peripheral blood mononuclear cells of patients who have mastocytosis with an associated hematologic disorder. *Proc Natl Acad Sci U S A* 92:10560, 1995.
225. Longley BJ, Tyrrell L, Lu SZ, et al: Somatic c-KIT activating mutation in urticaria pigmentosa and aggressive mastocytosis: Establishment of clonality in a human mast cell neoplasm. *Nat Genet* 12:312, 1996.
226. Nagata H, Okada T, Worobec AS, et al: C-kit mutation in a population of patients with mastocytosis. *Int Arch Allergy Immunol* 113:184, 1997.
227. Longley BJ Jr, Metcalfe DD, Tharp M, et al: Activating and dominant inactivating c-KIT catalytic domain mutations in distinct clinical forms of human mastocytosis. *Proc Natl Acad Sci U S A* 96:1609, 1999.
228. Akin C, Fumo G, Yavuz AS, et al: A novel form of mastocytosis associated with a transmembrane c-kit mutation and response to imatinib. *Blood* 103:3222, 2004.
229. Lahortiga I, Akin C, Cools J, et al: Activity of imatinib in systemic mastocytosis with chronic basophilic leukemia and a PRKG2-PDGFRB fusion. *Haematologica* 93:49, 2008.
230. Hirota S, Isozaki K, Moriyama Y, et al: Gain-of-function mutations of c-kit in human gastrointestinal stromal tumors. *Science* 279:577, 1998.
231. Nishida T, Hirota S, Taniguchi M, et al: Familial gastrointestinal stromal tumours with germline mutation of the KIT gene. *Nat Genet* 19:323, 1998.
232. Czarnetzki BM, Behrendt H: Urticaria pigmentosa: Clinical picture and response to oral disodium cromoglycate. *Br J Dermatol* 105:563, 1981.
233. Hartmann K, Metcalfe DD: Pediatric mastocytosis. *Hematol Oncol Clin North Am* 14:625, 2000.
234. Travis WD, Li CY: Pathology of the lymph node and spleen in systemic mast cell disease. *Mod Pathol* 1:4, 1988.
235. Mican JM, Di Bisceglie AM, Fong TL, et al: Hepatic involvement in mastocytosis:

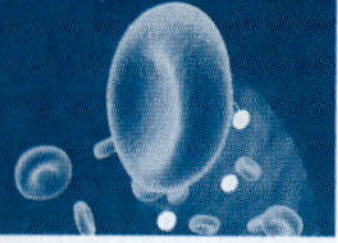

Clinicopathologic correlations in 41 cases. *Hepatology* 22:1163, 1995.

236. Lawrence JB, Friedman BS, Travis WD, et al: Hematologic manifestations of systemic mast cell disease: A prospective study of laboratory and morphologic features and their relation to prognosis. *Am J Med* 91:612, 1991.
237. Horny HP, Ruck MT, Kaiserling E: Spleen findings in generalized mastocytosis. A clinicopathologic study. *Cancer* 70:459, 1992.
238. Horny HP, Parwaresch MR, Lennert K: Bone marrow findings in systemic mastocytosis. *Hum Pathol* 16:808, 1985.
239. Ridell B, Olafsson JH, Roupe G, et al: The bone marrow in urticaria pigmentosa and systemic mastocytosis. Cell composition and mast cell density in relation to urinary excretion of tele-methylimidazoleacetic acid. *Arch Dermatol* 122:422, 1986.
240. Kettelhut BV, Parker RI, Travis WD, et al: Hematopathology of the bone marrow in pediatric cutaneous mastocytosis. A study of 17 patients. *Am J Clin Pathol* 91:558, 1989.
241. Parker RI: Hematologic aspects of systemic mastocytosis. *Hematol Oncol Clin North Am* 14:557, 2000.
242. Natkunam Y, Rouse RV: Utility of paraffin section immunohistochemistry for C-KIT (CD117) in the differential diagnosis of systemic mast cell disease involving the bone marrow. *Am J Surg Pathol* 24:81, 2000.
243. Yang F, Tran TA, Carlson JA, et al: Paraffin section immunophenotype of cutaneous and extracutaneous mast cell disease: Comparison to other hematopoietic neoplasms. *Am J Surg Pathol* 24:703, 2000.
244. Valent P, Akin C, Escribano L, et al: Standards and standardization in mastocytosis: Consensus statements on diagnostics, treatment recommendations and response criteria. *Eur J Clin Invest* 37:435, 2007.
245. Brockow K, Jofer C, Behrendt H, et al: Anaphylaxis in patients with mastocytosis: A study on history, clinical features and risk factors in 120 patients. *Allergy* 63:226, 2008.
246. Cherner JA, Jensen RT, Dubois A, et al: Gastrointestinal dysfunction in systemic mastocytosis. A prospective study. *Gastroenterology* 95:657, 1988.
247. Rafii M, Firooznia H, Golimbu C, Balthazar E: Pathologic fracture in systemic mastocytosis. Radiographic spectrum and review of the literature. *Clin Orthop Relat Res* 260, 1983.
248. Akin C, Soto D, Brittain E, et al: Tryptase haplotype in mastocytosis: Relationship to disease variant and diagnostic utility of total tryptase levels. *Clin Immunol* 123:268, 2007.
249. Joachim G: Über mastzellenleukamie. *Dtsch Arch Klin Med* 87:437, 1906.
250. Travis WD, Li CY, Hoagland HC, et al: Mast cell leukemia: Report of a case and review of the literature. *Mayo Clin Proc* 61:957, 1986.
251. Torrey E, Simpson K, Wilbur S, et al: Malignant mastocytosis with circulating mast cells. *Am J Hematol* 34:283, 1990.
252. Friedman BS, Steinberg SC, Meggs WJ, et al: Analysis of plasma histamine levels in patients with mast cell disorders. *Am J Med* 87:649, 1989.
253. Wilson TM, Metcalfe DD, Robyn J: Treatment of systemic mastocytosis. *Immunol Allergy Clin North Am* 26:549, 2006.
254. Frieri M, Alling DW, Metcalfe DD: Comparison of the therapeutic efficacy of cromolyn sodium with that of combined chlorpheniramine and cimetidine in systemic mastocytosis. Results of a double-blind clinical trial. *Am J Med* 78:9, 1985.
255. Robyn J, Metcalfe DD: Systemic mastocytosis. *Adv Immunol* 89:169, 2006.
256. Sullivan TJ: Pharmacologic modulation of the whealing response to histamine in human skin: Identification of doxepin as a potent *in vivo* inhibitor. *J Allergy Clin Immunol* 69:260, 1982.
257. Soter NA, Austen KF, Wasserman SI: Oral disodium cromoglycate in the treatment of systemic mastocytosis. *N Engl J Med* 301:465, 1979.
258. Welch EA, Alper JC, Bogaars H, et al: Treatment of bullous mastocytosis with disodium cromoglycate. *J Am Acad Dermatol* 9:349, 1983.
259. Czarnetzki BM: A double-blind cross-over study of the effect of ketotifen in urticaria pigmentosa. *Dermatologica* 166:44, 1983.
260. Graves L 3rd, Stechschulte DJ, Morris DC, et al: Inhibition of mediator release in systemic mastocytosis is associated with reversal of bone changes. *J Bone Miner Res* 5:1113, 1990.
261. Kettelhut BV, Berkebile C, Bradley D, et al: A double-blind, placebo-controlled, crossover trial of ketotifen versus hydroxyzine in the treatment of pediatric mastocytosis. *J Allergy Clin Immunol* 83:866, 1989.
262. Friedman BS, Santiago ML, Berkebile C, et al: Comparison of azelastine and chlorpheniramine in the treatment of mastocytosis. *J Allergy Clin Immunol* 92:520, 1993.
263. Cundy T, Beneton MN, Darby AJ, et al: Osteopenia in systemic mastocytosis: Natural history and responses to treatment with inhibitors of bone resorption. *Bone* 8:149, 1987.
264. Barton J, Lavker RM, Schechter NM, et al: Treatment of urticaria pigmentosa with corticosteroids. *Arch Dermatol* 121:1516, 1985.
265. Kolde G, Frosch PJ, Czarnetzki BM: Response of cutaneous mast cells to PUVA in patients with urticaria pigmentosa: Histomorphometric, ultrastructural, and biochemical investigations. *J Invest Dermatol* 83:175, 1984.
266. Czarnetzki BM, Rosenbach T, Kolde G, et al: Phototherapy of urticaria pigmentosa: Clinical response and changes of cutaneous reactivity, histamine and chemotactic leukotrienes. *Arch Dermatol Res* 277:105, 1985.
267. Reisberg IR, Oyakawa S: Mastocytosis with malabsorption, myelofibrosis, and massive ascites. *Am J Gastroenterol* 82:54, 1987.
268. Kluin-Nelemans HC, Jansen JH, Breukelman H, et al: Response to interferon alfa-2b in a patient with systemic mastocytosis. *N Engl J Med* 326:619, 1992.
269. Tefferi A, Li CY, Butterfield JH, et al: Treatment of systemic mast-cell disease with cladribine. *N Engl J Med* 344:307, 2001.
270. Ronnov-Jessen AD, Nielsen PL: [Mastocytosis]. *Ugeskr Laeger* 153:3131, 1991.
271. Fodinger M, Fritsch G, Winkler K, et al: Origin of human mast cells: Development from transplanted hematopoietic stem cells after allogeneic bone marrow transplantation. *Blood* 84:2954, 1994.
272. Przepiorka D, Giralt S, Khouri I, et al: Allogeneic marrow transplantation for myeloproliferative disorders other than chronic myelogenous leukemia: Review of forty cases. *Am J Hematol* 57:24, 1998.
273. Nakamura R, Chakrabarti S, Akin C, et al: A pilot study of nonmyeloablative allogeneic hematopoietic stem cell transplant for advanced systemic mastocytosis. *Bone Marrow Transplant* 37:353, 2006.
274. Buchdunger E, Cioffi CL, Law N, et al: Abl protein-tyrosine kinase inhibitor STI571 inhibits *in vitro* signal transduction mediated by c-kit and platelet-derived growth factor receptors. *J Pharmacol Exp Ther* 295:139, 2000.
275. Buchdunger E, Zimmermann J, Mett H, et al: Inhibition of the Abl protein-tyrosine kinase *in vitro* and *in vivo* by a 2-phenylaminopyrimidine derivative. *Cancer Res* 56:100, 1996.
276. Druker BJ, Tamura S, Buchdunger E, et al: Effects of a selective inhibitor of the Abl tyrosine kinase on the growth of Bcr-Abl positive cells. *Nat Med* 2:561, 1996.
277. Ma Y, Zeng S, Metcalfe DD, et al: The c-KIT mutation causing human mastocytosis is resistant to STI571 and other KIT kinase inhibitors; kinases with enzymatic site mutations show different inhibitor sensitivity profiles than wild-type kinases and those with regulatory-type mutations. *Blood* 99:1741, 2002.
278. Zermati Y, De Sepulveda P, Feger F, et al: Effect of tyrosine kinase inhibitor STI571 on the kinase activity of wild-type and various mutated c-kit receptors found in mast cell neoplasms. *Oncogene* 22:660, 2003.
279. Akin C, Brockow K, D'Ambrosio C, et al: Effects of tyrosine kinase inhibitor STI571 on human mast cells bearing wild-type or mutated c-kit. *Exp Hematol* 31:686, 2003.
280. Gotlib J, Berube C, Growney JD, et al: Activity of the tyrosine kinase inhibitor PKC412 in a patient with mast cell leukemia with the D816V KIT mutation. *Blood* 106:2865, 2005.
281. Valent P, Akin C, Sperr WR, et al: Mastocytosis: Pathology, genetics, and current options for therapy. *Leuk Lymphoma* 46:35, 2005.
282. Klion AD, Noel P, Akin C, et al: Elevated serum tryptase levels identify a subset of patients with a myeloproliferative variant of idiopathic hypereosinophilic syndrome associated with tissue fibrosis, poor prognosis, and imatinib responsiveness. *Blood* 101:4660, 2003.
283. Maric I, Robyn J, Metcalfe DD, et al: KIT D816V-associated systemic mastocytosis with eosinophilia and FIP1L1/PDGFRA-associated chronic eosinophilic leukemia are distinct entities. *J Allergy Clin Immunol* 120:680, 2007.
284. Friedman B, Darling G, Norton J, et al: Splenectomy in the management of systemic mast cell disease. *Surgery* 107:94, 1990.
285. Brockow K, Scott LM, Worobec AS, et al: Regression of urticaria pigmentosa in adult patients with systemic mastocytosis: Correlation with clinical patterns of disease. *Arch Dermatol* 138:785, 2002.
286. Lennert K, Koster E, Martin H: Über die mastzellen-leukaemie. *Acta Haematol* 16:255, 1956.
287. Coser P, Quaglino D, De Pasquale A, et al: Cytobiological and clinical aspects of tissue mast cell leukaemia. *Br J Haematol* 45:5, 1980.
288. Dalton R, Chan L, Batten E, et al: Mast cell leukaemia: Evidence for bone marrow origin of the pathological clone. *Br J Haematol* 64:397, 1986.
289. Valentini CG, Rondoni M, Pogliani EM, et al: Mast cell leukemia: A report of ten cases. *Ann Hematol* 87:505, 2008.

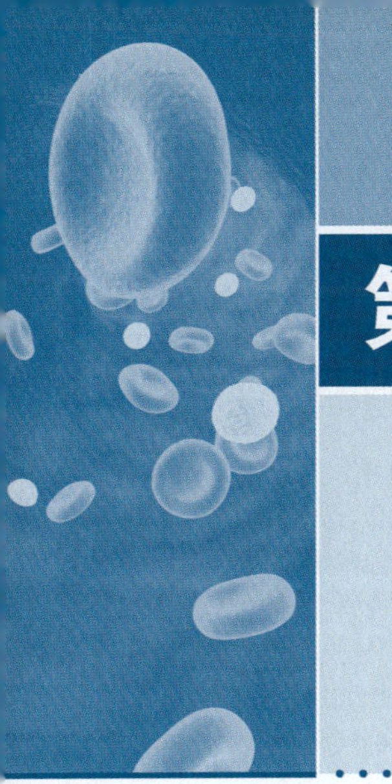

第64章

中性粒细胞异常的分类和临床表现

Marshall A. Lichtman

摘要

中性粒细胞疾病可以分为中性粒细胞减少(即中性粒细胞减少症)、增多(即中性粒细胞增多症)以及功能异常。中性粒细胞减少易导致严重的感染,而中性粒细胞增多往往是炎症或肿瘤的一种临床表现,不过中性粒细胞增多本身并不会产生任何后果。中性粒细胞质量异常则会因为细胞迁移至炎症部位的能力缺陷或杀灭微生物的能力缺陷,而导致感染。中性粒细胞减少可能源于遗传性疾病,这种患者在儿童时期就有明显症状表现(比如严重先天性中性粒细胞减少症 Kostmann 综合征),但更多的是获得性的。中性粒细胞减少最常见的原因是药物的毒性作用,也有些中性粒细胞减少的病例没有明显的诱因。中性粒细胞减少对机体的影响是由引起中性粒细胞减少的机制、血液中性粒细胞数减少的严重程度、减少的速度和持续时间共同决定的。中性粒细胞也被认为可以介导血管或组织的损伤。表 64-1 根据中性粒细胞数量和质量紊乱提供了一个详细的分类。

分类

表 64-1 列出了原发性中性粒细胞数量或功能缺陷相关的疾病。而中性粒细胞减少或者增多也可能作为影响多种血细胞疾病的部分临床表现,例如骨髓浸润性疾病、多能骨髓细胞的疾病,或者血循环中多种血细胞的消耗。这些疾病并没有包含在这个分类里,但将在本文的其他部分中提到。在这一分类和本章中,我们关注那些中性粒细胞是唯一或主要受累细胞的疾病。

目前很难用病理生理学方法对中性粒细胞疾病进行分类,主要是由于技术手段所限。目前对中性粒细胞疾病分类的病理生理学方法主要是考察:①由于骨髓前体细胞发育不良或大量凋亡引起的生成减少;②中性粒细胞破坏加速,而研究这两方面机制的技术比研究红细胞或血小板的技术更为困难和复杂。这主要是因为血液中中性粒细胞的浓度本身就很低,在中性粒细胞减少状态下,应用放射标记技术研究自体中性粒细胞动力学就更加困难。血液中中性粒细胞存在于两个隔室(聚集在血管床边缘的细胞、在血液中循环并可被白细胞计数检测的中性粒细胞,见第 65 章),循环中中性粒细胞的随机消失,中性粒细胞循环时间短,缺乏能够检测组织中性粒细胞隔室容量的实用技术,和中性粒细胞由于细胞凋亡或从组织中排泌消失引起的中性粒细胞减少,都使得多隔室动力学分析变得更为困难。另外,中性粒细胞减少并不常见,很少有实验室有能力或者准备好必要的实验去研究这些零星病例发生的机制。因此,探讨中性粒细胞减少的病理生理学的努力获得的成功比研究红细胞或血小板的少许多。所以,中性粒细胞减少症的分类部分是病理生理性的,部分只是描述性的(见表 64-1)。这个分类尽管不完善,但是仍然为中性粒细胞疾病的病因研究及机制探索提供了一个很好的交流平台。

这个分类大部分是很确切的,除了以下两个方面外。第一,发生于儿童期的(先天性或遗传性)综合征被分类于中性粒细胞生成减少,它们本应属于慢性发育不全导致中性粒细胞减少或慢性特发性中性粒细胞减少;他们特有的病情以及发病机制需要在与之相关的突变确定之后才能进一步划分。皮尔森综合征[1,2]、范科尼综合征[3,4]和先天性角化不良[5,6]等综合征由于存在累及全血细胞系列的抑制,而未纳入本章节讨论的范围(见第 34 章)。

第二,需要阐述的方面是慢性特发性中性粒细胞减少。这个分组包括:①骨髓细胞正常但是由于粒细胞减少,细胞生成时代偿性增加不足的病例;②由于骨髓中性粒细胞和晚期前体细胞凋亡导致的明显无效的中性粒细胞大量增生的病例。与增生不良性粒细胞减少患者骨髓中粒系前体细胞显著减少或缺如不同,特发性中性粒细胞减少症患者的骨髓中存在一定的前体细胞,但是有效粒细胞生成的程度较低。多种突变已经被认为是遗传性或散发的中性粒细胞减少综合征的原因。例如,

本章使用的简写和缩略词:CD,分化簇(cluster of differentiation);G-CSF,粒细胞集落刺激因子(granulocyte colony-stimulating factor);HLA-DR,人白细胞抗原 D 相关抗原(human leukocyte antigen-D related);Ig,免疫球蛋白(immunoglobulin);WHIM,疣、低丙球蛋白血症、感染、先天性骨髓粒细胞缺乏症(warts,hypogammaglobulinemia,infection,myelokathexis)。

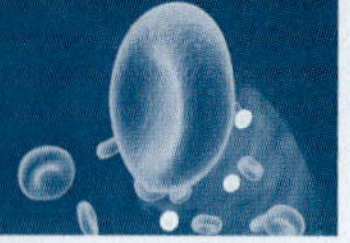

表 64-1 中性粒细胞疾病分类

Ⅰ. 中性粒细胞数量异常
- A. 中性粒细胞减少症
  - 1. 中性粒细胞生成减少
    - a. 先天性严重中性粒细胞减少症(Kostmann 综合征及相关疾病)[7,8]
    - b. 网状细胞发育不全(先天性白细胞减少)[9,10]
    - c. 中性粒细胞减少及胰腺外分泌功能障碍(Shwachman-Diamond 综合征)[11]
    - d. 中性粒细胞减少症及免疫球蛋白异常综合征(如高 IgM 综合征)[12-14]
    - e. 中性粒细胞减少症(软骨毛发发育不全)[15,16]及细胞免疫紊乱
    - f. 智力迟钝,畸形,中性粒细胞减少症(Cohen 综合征)[17,18]
    - g. X 染色体连锁的心肌病及中性粒细胞减少症(Barth 综合征)[19,20]
    - h. 先天性骨髓粒细胞缺乏症[21,22]
    - i. 疣,低丙种球蛋白血症感染,先天性骨髓粒细胞缺乏症(WHIM)综合征[23,24]
    - j. 新生儿中性粒细胞减少症和母亲高血压[25,26]
    - k. Griscelli 综合征[27]
    - l. 糖原累积症 1b[28]
    - m. Hermansky-Pudlak 综合征 2[29,30]
    - n. Wiskott-Aldrich 综合征[31]
    - o. 慢性发育不全性中性粒细胞减少症
      - (1) 药物诱导[32-35]
      - (2) 周期性[36,37]
      - (3) 支链氨基酸血症[38]
    - p. 急性发育不全性中性粒细胞减少症
      - (1) 药物诱导[32,39,40]
      - (2) 感染[41]
    - q. 慢性特发性中性粒细胞减少
      - (1) 良性
        - (a) 家族性[42]
        - (b) 偶发性[43]
      - (2) 有症状的[44-46]
  - 2. 中性粒细胞破坏增加
    - a. 同种免疫中性粒细胞减少症[47-49]
    - b. 自身免疫中性粒细胞减少症[50-52]
      - (1) 先天性[52]
      - (2) 药物诱导[52,53]
      - (3) Felty 综合征[54-56]
      - (4) 系统性红斑狼疮[57,58]
      - (5) 其他自身免疫疾病[59-64]
      - (6) 补体激活的中性粒细胞减少[65]
      - (7) 纯白细胞发育不全[64,66-68]
  - 3. 中性粒细胞分布不均
    - a. 假性中性粒细胞减少症[69-71]
- B. 中性粒细胞增多
  - 1. 中性粒细胞生成增多
    - a. 遗传性中性粒细胞增多症[72]
    - b. 13 或 18 三体[73]
    - c. 慢性特发性中性粒细胞增多[74]
      - (1) 无脾[75]
    - d. 中性粒细胞增多或中性粒细胞类白血病反应增多症
      - (1) 炎症[76,77]
      - (2) 感染[76,77]
      - (3) 急性溶血或出血[76]
      - (4) 癌症,包括分泌粒细胞集落刺激因子(G-CSF)的肿瘤[76,77,79-82]
      - (5) 药物(如糖皮质激素,锂,粒细胞 - 单核细胞集落刺激因子,肿瘤坏死因子 - α)[76,83-87]
      - (6) 乙二醇中毒[76]
      - (7) 运动[88,89]
    - e. Sweet 综合征[90,91]
    - f. 吸烟[92,93]
    - g. 心肺旁路[94]
  - 2. 降低中性粒细胞从循环中流出
    - a. 药物(如糖皮质激素)[95]
  - 3. 中性粒细胞分布异常
    - a. 假性中性粒细胞增多症[96]

Ⅱ. 中性粒细胞功能紊乱
- A. 中性粒细胞黏附功能缺陷
  - 1. 白细胞黏附缺陷[97,98]
  - 2. 药物诱导[99]
- B. 运动或趋化缺陷
  - 1. 肌动蛋白聚合异常[100-103]
  - 2. 新生中性粒细胞[104]
  - 3. 用白细胞介素 -2[105]
  - 4. 心肺旁路[94]
- C. 杀灭微生物能力缺陷
  - 1. 慢性肉芽肿疾病[106,107]
  - 2. RAC-2 缺陷[108,109]
  - 3. 髓过氧化物酶缺乏[110,111]
  - 4. 高免疫球蛋白 E(Job)综合征[112,113]
  - 5. 葡萄糖 -6- 磷酸脱氢酶缺乏[114,115]
  - 6. 大面积烧伤[116,117]
  - 7. 糖原累积症 Ⅰ b[118,119]
  - 8. 乙醇中毒[120,121]
  - 9. 慢性肾脏疾病[122]
  - 10. 糖尿病[123]
- D. 细胞核或细胞器结构异常
  - 1. 遗传性大多核白细胞[124]
  - 2. 遗传性分叶过多[125]
  - 3. 特定颗粒缺乏[126-128]
  - 4. Pelger-Huët 异常[129,130]
  - 5. Alder-Relly 异常[131]
  - 6. May-Hegglin 异常[132-134]
  - 7. Chédiak-Higashi 病[135,136]

Ⅲ. 中性粒细胞诱导的血管或组织损伤[137-139]
- A. 肺疾病[140-145]
- B. 输液相关肺损伤[146]
- C. 肾脏疾病[147,148]
- D. 动脉闭塞[149,150]
- E. 静脉闭塞[151]
- F. 心肌梗死[152-156]
- G. 心室功能损伤[153-157]
- H. 卒中[158]
- I. 肿瘤形成[159-161]

中性粒细胞弹性蛋白 2(ELA2)是一种丝氨酸蛋白酶,其突变可导致严重的先天性中性粒细胞减少(Kostmann 综合征)和周期性中性粒细胞减少症。有证据表明,这些突变可使 BCL-2 家族抗凋亡蛋白下调、促凋亡的 FAS 受体上调或通过其他凋亡增强途径,最终导致骨髓中性粒细胞系前体细胞凋亡(详见第 65 章)。

中性粒细胞质量异常影响了他们进入循环系统、离开循环系统、进入炎性渗出部位、吞噬或杀死微生物的能力。第 66 章有详细描述。

临床表现

中性粒细胞数量减少或者功能异常所产生的临床表现主要是由于感染引起的。例如再生障碍性贫血、毛细胞白血病或细胞毒性药物治疗可导致粒细胞和单核细胞的缺乏,从而导致患者易发生多种病原体的感染。尽管白血病患者粒系前体细胞密度的增加可导致与微循环中白细胞淤滞相关的临床表现,但是正常中性粒细胞的数量增加常常无临床症状(见第 85 章)。此外,中性粒细胞也会对血管或组织产生不良影响,具体内容见表 64-1。

中性粒细胞减少症

欧洲人群中性粒细胞计数的低限是 1.8×10^9/L,而此数值在非洲人群是 1.4×10^9/L[162-165]。另有一小部分非洲人(约 5%)中性粒细胞计数介于(1.0~1.4)$\times 10^9$/L 之间,但不伴有相关的异常表现,这一发现可能同样表现为"种族性粒细胞减少症"。

中性粒细胞的过度边缘化并不能解释这些发现[164]。中性粒细胞减少在也门犹太人非常显著，这是另一个中性粒细胞计数非常低但“正常”的种族[166]，此外亦有报道此现象存在于西非、非洲裔的加勒比海地区居民、埃塞俄比亚和一些阿拉伯人群[164,165]。非洲裔人群与欧洲人不同，即使吸烟或使用糖皮质激素，其中性粒细胞仍然不会增加。美国的墨西哥裔中性粒细胞计数有轻微的上升[164]。当中性粒细胞降到 1.0×10^9/L 时通常对免疫系统正常的机体产生轻微威胁。如果中性粒细胞进一步降低，进入组织中的粒细胞速度下降，感染的风险可能增加。而那些由严重骨髓细胞产生异常导致慢性中性粒细胞减少的病人其中性粒细胞计数少至 0.5×10^9/L，反复感染的风险就会增加[167]。

目前，感染的频率和类型与中性粒细胞数量的关系还不明确。中性粒细胞减少的原因、并发的单核细胞或者淋巴细胞减少、酗酒或应用糖皮质激素、医院内感染，还有其他因素都会导致感染的可能。

中性粒细胞减少病人（排除其他方式的免疫力低下）常感染革兰阳性球菌，多在浅表部位，如皮肤、口咽、肛门或阴道。但是，这些部位也可以被革兰阴性微生物、病毒或条件性致病菌感染。

中性粒细胞计数降低可能突然发生，也可能缓慢发生（见第 65 章）。药物诱发的中性粒细胞减少的显著特点是其快速发生。快速发生的中性粒细胞减少症可能严重，并引发临床症状。如果中性粒细胞的计数接近于零（中性粒细胞缺乏），可能由于败血症导致高热、寒战、坏死、痛性口腔溃疡和器官衰竭[157-159]。疾病进展时，头痛、昏迷和皮疹亦可出现。在抗生素应用前的时代，持续性粒细胞缺乏症有接近百分之百的致死率。即使应用广谱抗生素，严重、持续的中性粒细胞减少或缺乏症仍然是致死率极高的疾病。

严重的中性粒细胞减少症病人化脓也会减少[168]。正因如此，患者物理或影像检查鲜有发现，会误导临床医生并且延误对感染部位的判断。例如，粒细胞缺乏患者肺炎的特征就是缺乏肺实变，渗出、水肿、发热和区域性淋巴结肿大很少见。虽然中性粒细胞极度减少，但发热、局部疼痛、触痛和红斑者常见[169]。

中性粒细胞减少的机制和细胞缺乏的严重程度影响了临床表现。慢性特发性中性粒细胞减少症（良性）具有明显正常的骨髓粒细胞生成，而且即使中性粒细胞持续减少，有时甚至数量减少至零，也没有症状[43]。可能这是由于尽管血细胞池细胞数量不多，但是中性粒细胞从骨髓输送至组织这一过程足以预防感染。由于单核细胞是有效的吞噬细胞，所以单核细胞数量正常也有利于机体抵抗感染。

儿童慢性特发性中性粒细胞减少症常伴随脓皮病和中耳炎。前者常由金黄色葡萄球菌、大肠杆菌和假单胞菌引起，而后者常由肺炎双球菌或者铜绿假单胞菌感染所致。不明原因的慢性牙龈炎可能是慢性中性粒细胞减少症的临床表现。除此之外，肺炎、肺脓肿、口腔炎、肝脓肿或其他部位的感染也可能发生。

慢性周期性中性粒细胞减少症的特点为外周血中性粒细胞数呈周期性波动变化，最低点的间隔周期约为 3 周[36]。在中性粒细胞减少期间，患者常伴有全身乏力，发热，颊、唇或舌溃疡，颈部淋巴结肿大。疖、痈、蜂窝织炎、淋巴管炎、慢性牙龈炎，腋下或腹股沟脓肿也有可能发生。尽管重症感染可能致命，但危及生命的并发症并不多见。这种周期性波动还涉及其他血液细胞，但是中性粒细胞减少在功能上仍是至关重要的（见第 65 章）。

一些中性粒细胞减少的患者，其发病原因是由于大部分中性粒细胞存在于边缘池而非循环池。其全血中性粒细胞池是正常的，感染并非源于这种中性粒细胞的非典型分布。这一改变曾被称为**假性粒细胞减少症**[69-71]。

■ 中性粒细胞增多症

事实上任何原因的炎症，特别是细菌和真菌引发的炎症以及癌症（尤其是转移癌）都可能伴随中性粒细胞计数的增多。某些药物也能引起中性粒细胞增多症，例如糖皮质激素，造血生长因子和四环素类药物米诺环素，此现象亦见于乙二醇中毒时（见表 64-1）。急性溶血或急性出血也可能导致中性粒细胞增多症。产生粒细胞集落刺激因子的癌症也是引起中性粒细胞增多一个值得注意的原因。多种癌症和中性粒细胞增多相关，在很多情况下产生非常高浓度的粒细胞集落刺激因子（G-CSF）。这此情况下，中性粒细胞计数常常超过 100×10^9/L。中性粒细胞增多若超过 50×10^9/L 已经被定义为“类白血病反应”，这种情况下意味着潜在的炎症、感染或肿瘤。类白血病与稀有类型的慢性髓细胞白血病或慢性中性粒细胞白血病相类似。典型的类白血病反应具有以下几个特征：①主要由成熟中性粒细胞组成，中性杆状核粒细胞和中幼粒细胞比例低；②粒细胞中白细胞碱性磷酸酶活性增强；③骨髓中成熟的和正常形态的粒细胞增加；④骨髓细胞遗传学正常；⑤在已经进行研究的女性中具有多克隆衍生的细胞（人雄激素受体失活分析）；⑥粒细胞流式分析表明分化抗原决定簇 CD13 和 CD15 阳性，缺乏人白细胞抗原 D 相关抗原（HLA-DR）和 CD34 的表达。

中性粒细胞异常

中性粒细胞在炎症部位具有趋向性、黏附内皮、血细胞渗出和破坏致病菌的功能。其中任何一种功能的缺失都会诱发感染（见第 66 章）。黏附分子、胞内收缩（动力）蛋白、颗粒合成或内含物或胞内酶的缺损均可能引起中性粒细胞运动、吞噬或杀伤能力的缺失[170]。这些缺损可能是先天性遗传也可能是后天获得性的。例如慢性肉芽肿病[106,107]和 Chédiak-Higashi 综合征[135,136]就是先天性遗传缺陷。而后天获得性的疾病是细胞染色体之外的，包括由于糖尿病、酗酒或糖皮质激素过量导致的细胞运动、趋化性和吞噬功能缺损。后天获得性疾病的本质通常是由于单一的造血（骨髓来源）紊乱，例如急性髓细胞白血病（见第 85 章）。

发生慢性肉芽肿性疾病时，细菌清除功能缺陷，导致金黄色葡萄球菌、克雷伯菌、大肠杆菌和其他过氧化氢酶阳性菌感染。发生化脓性淋巴结炎、肺炎、皮炎、肝脓肿、骨髓炎、口腔炎，且这些慢性肉芽肿性疾病以发生部位命名，致死率很高。这些慢性肉芽肿性疾病，功能性紊乱可能非常严重。轻微的功能性紊乱使机体对感染易感，这些感染并不经常发生，通常对抗生素敏感。严重的功能性紊乱导致化脓性损伤，是因为中性粒细胞进入炎症病灶的能力未受影响，而中性粒细胞缺乏症与非化脓性损伤相关。

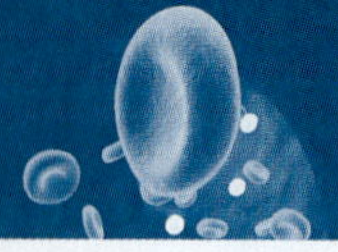
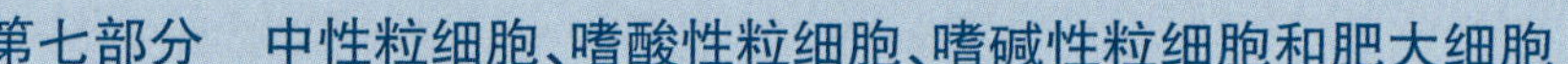

中性粒细胞增多症

中性粒细胞过多并不会导致特异的临床表现。尽管如此，活体显微镜下发现中性粒细胞过多还是可以短暂的阻塞毛细血管，减少局部血流，导致缺血的发生。冠脉微循环再灌注障碍的部分原因就在于心肌毛细血管中的中性粒细胞阻塞，但是这些效应也可以发生于中性粒细胞数量正常时。中性粒细胞计数升高是镰刀状细胞病的特征之一，也会影响预后，增加血管闭塞事件发生的可能性[171]。对于缺血性血管疾病的患者，中性粒细胞计数的升高和急性血栓发生及慢性动脉粥样硬化的严重程度相关[172]。

中性粒细胞引起的血管或组织损伤

中性粒细胞产物可能导致炎性皮肤病变、小肠、滑膜、肾小球、支气管和肺间质疾病(见表 64-1)。糖尿病视网膜病变的部分病因是由于中性粒细胞过度黏附在视网膜毛细血管上所致。这些产物可能在心肌梗死组织损伤中作为介质。中性粒细胞产生的高活性氧可能作为致突变物增加肿瘤风险。这个反应可以解释一些病变机制，例如，伴有慢性溃疡性结肠炎的肠癌、独立于吸烟的影响肺癌的发生与白细胞数量升高之间的关系。氧化剂，尤其是中性粒细胞释放的次氯酸和氯胺，半衰期极短并且通过灭活一些组织液中的蛋白酶抑制剂，导致一些蛋白酶特别是弹性蛋白酶、胶原酶、明胶酶活性增高，从而引起组织受损。血栓形成也是由白细胞产物所引起。

翻译：程 昕

校对：陈晓勤

参考文献

1. Pearson HA, Lobel JS, Kocoshis SA, et al: A new syndrome of refractory sideroblastic anemia with vacuolization of marrow precursors and exocrine pancreatic dysfunction. *J Pediatr* 95:976, 1979.
2. Jacobs LJ, Jongbloed RJ, Wijburg FA, et al: Pearson syndrome and the role of deletion dimers and duplications in the mtDNA. *J Inherit Metab Dis* 27:47, 2004.
3. Bagby GC Jr: Genetic basis of Fanconi anemia. *Curr Opin Hematol* 10:68, 2003.
4. Taniguchi T, D'Andrea AD: Molecular pathogenesis of Fanconi anemia: Recent progress. *Blood* 107:4223, 2006.
5. Srinavin C, Trowbridge A: Dyskeratosis congenita: Clinical features and genetic aspects. *J Med Genet* 12:339, 1975.
6. Walne AJ, Dokal I: Dyskeratosis Congenita: A historical perspective. *Mech Ageing Dev* 129:48, 2008.
7. Ward AC, Dale DC: Genetic and molecular diagnosis of severe congenital neutropenia. *Curr Opin Hematol* 16:9, 2009.
8. Ishikawa N, Okada S, Miki M, et al: Neurodevelopmental abnormalities associated with severe congenital neutropenia due to the R86X mutation in the HAX1 gene. *J Med Genet* 45:802, 2008.
9. Levinsky RJ, Tiedman K: Successful bone-marrow transplantation for reticular dysgenesis. *Lancet* 1:671, 1983.
10. Calhoun DA, Christensen RD: Recent advances in the pathogenesis and treatment of nonimmune neutropenias in the neonate. *Curr Opin Hematol* 5:37, 1998.
11. Shimamura A: Shwachman-Diamond syndrome. *Semin Hematol* 43:178, 2006.
12. Lonsdale D, Doedhar SD, Mercer RD: Familial granulocytopenia associated with immunoglobulin abnormality. *J Pediatr* 71:760, 1967.
13. Kozlowski C, Evans DIK: Neutropenia associated with X-linked agammaglobulinemia. *J Clin Pathol* 44:388, 1991.
14. Lougaris V, Badolato R, Ferrari S, Plebani A: Hyper immunoglobulin M syndrome due to CD40 deficiency: Clinical, molecular, and immunological features. *Immunol Rev* 203:48, 2005.
15. Lux SE, Johnston RB Jr, August CS, et al: Chronic neutropenia and abnormal cellular immunity in cartilage-hair hypoplasia. *N Engl J Med* 282:231, 1970.
16. Trojak JE, Polmar SH, Winkelstein JA: Immunologic studies of cartilage-hair hypoplasia in the Amish. *Johns Hopkins Med J* 148:157, 1981.
17. Olivieri O, Lombardi S, Russo C, Corrocher R: Increased neutrophil adhesive capability in Cohen syndrome, an autosomal recessive disorder associated with granulocytopenia. *Haematologica* 83:778, 1998.
18. Kolehmainen J, Black GC, Saarinen A, et al: Cohen syndrome is caused by mutations in a novel gene, COH1, encoding a transmembrane protein with a presumed role in vesicle-mediated sorting and intracellular protein transport. *Am J Hum Genet* 72:1359, 2003.
19. Barth PG, Scholte HR, Berden JA, et al: An X-linked mitochondrial disease affecting cardiac muscle, skeletal muscle and neutrophil leukocytes. *J Neurol Sci* 62:327, 1983.
20. Yen TY, Hwu WL, Chien YH, et al: Acute metabolic decompensation and sudden death in Barth syndrome: Report of a family and a literature review. *Eur J Pediatr* 167:941, 2008.
21. Bassan R, Viero P, Minetti B, et al: Myelokathexis: A rare form of chronic benign neutropenia. *Br J Haematol* 58:115, 1984.
22. Wetzler M, Talpaz M, Kellagher MJ, et al: Myelokathexis. *JAMA* 267:2179, 1992.
23. Gulino AV: WHIM syndrome: A genetic disorder of leukocyte trafficking. *Curr Opin Allergy Clin Immunol* 3:443, 2003.
24. Balabanian K, Levoye A, Klemm L, et al: Leukocyte analysis from WHIM syndrome patients reveals a pivotal role for GRK3 in CXCR4 signaling. *J Clin Invest* 118:1074, 2008.
25. Koenig JM, Christensen RD: Incidence, neutrophil kinetics and natural history of neonatal neutropenia associated with maternal hypertension. *N Engl J Med* 321:557, 1989.
26. Tsao PN, Teng RJ, Tang JR, Yau KI: Granulocyte colony-stimulating factor in the cord blood of premature neonates born to mothers with pregnancy-induced hypertension. *J Pediatr* 135:56, 1999.
27. Menasche G, Fischer A, de Saint Basile G: Griscelli syndrome types 1 and 2. *Am J Hum Genet* 71:1237, 2002.
28. Kuijpers TW, Maianski NA, Tool AT, et al: Apoptotic neutrophils in the circulation of patients with glycogen storage disease type 1b (GSD1b). *Blood* 101:5021, 2003.
29. Shotelersuk V, Dell'Angelica EC, Hartnell L, et al: A new variant of Hermansky-Pudlak syndrome due to mutations in a gene responsible for vesicle formation. *Am J Med* 108:423, 2000.
30. Huizing M, Scher CD, Strovel E, et al: Nonsense mutations in ADTB3A cause complete deficiency of the beta3A subunit of adaptor complex-3 and severe Hermansky-Pudlak syndrome type 2. *Pediatr Res* 51:150, 2002.
31. Devriendt K, Kim AS, Mathijs G, et al: Constitutively activating mutation in WASP causes X-linked severe congenital neutropenia. *Nat Genet* 27:313, 2001..
32. Vial T, Gallant C, Choqu-Kastylevsky G, Descotes J: Treatment of drug-induced agranulocytosis with haematopoietic growth factors: A review of the clinical experience. *BioDrugs* 11:185, 1999.
33. Andersohn F, Konzen C, Garbe E: Systematic review: Agranulocytosis induced by nonchemotherapy drugs. *Ann Intern Med*146:657, 2007.
34. Crawford J, Dale DC, Kuderer NM, et al: Risk and timing of neutropenic events in adult cancer patients receiving chemotherapy: The results of a prospective nationwide study of oncology practice. *J Natl Compr Canc Netw* 6:109, 2008.
35. Flanagan RJ, Dunk L: Haematological toxicity of drugs used in psychiatry. *Hum Psychopharmacol* 23(Suppl 1):27, 2008.
36. Dale DC, Hammond WP: Cyclic neutropenia: A clinical review. *Blood Rev* 2:178, 1988.
37. Horwitz MS, Duan Z, Korkmaz B, et al: Neutrophil elastase in cyclic and severe congenital neutropenia. *Blood* 109:1817, 2007.
38. Hutchinson R, Bunnell K, Thorne J: Suppression of granulopoietic progenitor cell proliferation by metabolites of the branched-chain amino acids. *J Pediatr* 106:62, 1985.
39. Andrès E, Maloisel F: Idiosyncratic drug-induced agranulocytosis or acute neutropenia. *Curr Opin Hematol* 15:15, 2008.
40. Andrès E, Federici L, Weitten T, et al: Recognition and management of drug-induced blood cytopenias: The example of drug-induced acute neutropenia and agranulocytosis. *Expert Opin Drug Saf* 7:481, 2008.
41. Chuang VW, Wong TY, Leung YH, et al: Review of dengue fever cases in Hong Kong during 1998 to 2005. *Hong Kong Med J* 14:170, 2008.
42. Cutting HO, Lange JE: Familial-benign chronic neutropenia. *Ann Intern Med* 61:876, 1964.
43. Kyle RA: Natural history of chronic idiopathic neutropenia. *N Engl J Med* 302:908, 1970.
44. Yilmaz D, Ritchey AK: Severe neutropenia in children: A single institutional experience. *J Pediatr Hematol Oncol* 29:513, 2007.
45. Vlacha V, Feketea G: The clinical significance of non-malignant neutropenia in hospitalized children. *Ann Hematol* 86:865, 2007.
46. Wlodarski MW, Nearman Z, Jiang Y, et al: Clonal predominance of CD8(+) T cells in patients with unexplained neutropenia. *Exp Hematol* 36:293, 2008.
47. Maheshwari A, Christensen RD, Calhoun DA: Immune neutropenia in the neonate. *Adv Pediatr* 49:317, 2002.
48. Williams BA, Fung YL: Alloimmune neonatal neutropenia: can we afford the consequences of a missed diagnosis? *J Paediatr Child Health* 42:59, 2006.
49. Bux J: Human neutrophil alloantigens. *Vox Sang* 94:277, 2008.
50. Marmont AM: The autoimmune myelopathies. *Semin Hematol* 28:269, 1991.
51. Bux J, Behrens G, Jaeger G, Welte K: Diagnosis and clinical course of autoimmune neutropenia in infancy: Analysis of 240 cases. *Blood* 91:181, 1998.
52. Capsoni F, Sarzi-Puttini P, Zanella A: Primary and secondary autoimmune neutropenia. *Arthritis Res Ther* 7:208, 2005.
53. Winkelstein A, Kiss JE: Immunohematologic disorders. *JAMA* 278:1982, 1997.
54. Bowman SJ: Hematological manifestations of rheumatoid arthritis. *Scand J Rheumatol* 31:251, 2002.
55. Burks EJ, Loughran TP Jr: Pathogenesis of neutropenia in large granular lymphocyte leukemia and Felty syndrome. *Blood Rev* 20:245, 2006.
56. Prochorec-Sobieszek M, Rymkiewicz G, Makuch-asica H, et al: Characteristics of T-cell large granular lymphocyte proliferations associated with neutropenia and inflammatory arthropathy. *Arthritis Res Ther* 10:R55, 2008.
57. Beyan E, Beyan C, Turan M: Hematological presentation in systemic lupus erythematosus and its relationship with disease activity. *Hematology* 12:257, 2007.
58. Chen M, Zhao MH, Zhang Y, Wang H: Antineutrophil autoantibodies and their tar-

get antigens in systemic lupus erythematosus. *Lupus* 13:584, 2004.
59. Mathieson PW, O'Neill JH, Durrant STS, et al: Antibody-mediated pure neutrophil aplasia, recurrent myasthenia gravis and previous thymoma. *Q J Med* 74:57, 1990.
60. Brito-Zerón P, Soria N, Muñoz in S, et al: Prevalence and clinical relevance of autoimmune neutropenia in patients with primary Sjögren's syndrome. *Semin Arthritis Rheum* 38:389, 2009.
61. Cuadrado A, Aresti S, Cortés MA, et al: Autoimmune hepatitis and agranulocytosis. *Dig Liver Dis* 41:e14, 2009.
62. Stevens C, Peppercorn MA, Grand RJ: Crohn's disease associated with autoimmune neutropenia. *J Clin Gastroenterol* 13:328, 1991.
63. Ogershok PR, Hogan MB, Welch JE, et al: Spectrum of illness in pediatric common variable immunodeficiency. *Ann Allergy Asthma Immunol* 97:653, 2006.
64. Tamura H, Okamoto M, Yamashita T, et al: Pure white cell aplasia: report of the first case associated with primary biliary cirrhosis. *Int J Hematol* 85:97, 2007.
65. Zachee P, Daeleans R, Pollaris P, et al: Neutrophil adhesion molecules in chronic hemodialysis patients. *Nephron* 68:192, 1994.
66. Levitt LJ, Ries CA, Greenberg PL: Pure white-cell aplasia. Antibody-mediated autoimmune inhibition of granulopoiesis. *N Engl J Med* 308:1141, 1983.
67. Chakupurakal G, Murrin RJ, Neilson JR: Prolonged remission of pure white cell aplasia (PWCA), in a patient with CLL, induced by rituximab and maintained by continuous oral cyclosporin. *Eur J Haematol* 79:271, 2007.
68. Marmont AM, Dominietto A, Gualandi F, et al: Pure white cell aplasia (PWCA) relapsing after allogeneic BMT and successfully treated with nine DLIs. *Biol Blood Marrow Transplant* 12:987, 2006.
69. Joyce RA, Boggs DR, Hasiba U, Srodes CH: Marginal neutrophil pool size in normal subjects and neutropenic patients as measured by epinephrine infusion. *J Lab Clin Med* 88:614, 1976.
70. Carr ME, Whitehead J, Carlson P, et al: Case report: immunoglobulin M-mediated, temperature-dependent neutrophil agglutination as a cause of pseudoneutropenia. *Am J Med Sci* 311:92,1996.
71. Esposito D, Chouinard G, Hardy P, Corruble E: Successful initiation of clozapine treatment despite morning pseudoneutropenia. *Int J Neuropsychopharmacol* 9:489, 2006.
72. Herring WB, Smith LG, Walker RI, Herion JC: Hereditary neutrophilia. *Am J Med* 56:729, 1974.
73. Wiedmeier SE, Henry E, Christensen RD: Hematological abnormalities during the first week of life among neonates with trisomy 18 and trisomy 13: Data from a multi-hospital healthcare system. *Am J Med Genet A* 146:312, 2008.
74. Ward HN, Reinhard EH: Chronic idiopathic leukocytosis. *Ann Intern Med* 75:193, 1971.
75. Joyce RA, O'Donnell J, Sanghvi J, Westerman MP: Asplenia and abnormal neutrophil kinetics in chronic idiopathic neutrophilia. *Am J Med* 69:633, 1980.
76. Sakka V, Tsiodras S, Giamarellos-Bourboulis EJ, Giamarellou H: An update on the etiology and diagnostic evaluation of a leukemoid reaction. *Eur J Intern Med* 17:394, 2006.
77. Reding MT, Hibbs JR, Morrison VA, et al: Diagnosis and outcome of 100 consecutive patients with extreme granulocytic leukocytosis. *Am J Med* 104:12, 1998.
78. Marsh JC, Boggs DR, Cartwright GE, Wintrobe MM: Neutrophil kinetics in acute infection. *J Clin Invest* 46:1943, 1967.
79. Jardin F, Vasse M, Debled M, et al: Intense paraneoplastic neutrophilic leukemoid reaction related to a G-CSF-secreting lung sarcoma. *Am J Hematol* 80:243, 2005.
80. Nara T, Hayakawa A, Ikeuchi A, et al: Granulocyte colony-stimulating factor-producing cutaneous angiosarcoma with leukaemoid reaction arising on a burn scar. *Br J Dermatol* 149:1273, 2003.
81. Sato T, Omura M, Saito J, et al: Neutrophilia associated with anaplastic carcinoma of the thyroid. *Thyroid* 10:1113, 2000.
82. Sevastos N, Theodossiades G, Malaktari S, Archimandritis AJ: Persistent neutrophilia as a preceding symptom of pheochromocytoma. *J Clin Endocrinol Metab* 90:2472, 2005.
83. Bishop CR: Leukokinetic studies: XIII. A non-steady state kinetic evaluation of the mechanism of cortisone-induced granulocytosis. *J Clin Invest* 47:249, 1968.
84. Crockard AD, Boylan MT, Droogan AG, et al: Methylprednisolone-induced neutrophil leukocytosis-down-modulation of neutrophil L-selectin and Mac-1 expression and induction of colony-stimulating factor. *Int J Clin Lab Res* 28:110, 1998.
85. Murphy DL, Goodwin FK, Bunney WE: Leukocytosis during lithium treatment. *Am J Psychiatry* 127:135, 1971.
86. Salloum E, Stoessel KM, Cooper DL: Hyperleukocytosis and retinal hemorrhages after chemotherapy and filgrastim administration for peripheral blood progenitor cell mobilization. *Bone Marrow Transplant* 21:835, 1998.
87. de Oliveira JP, Levy A, Morel P, Guibal F: Severe neutrophilia induced by infliximab for psoriasis. *Br J Dermatol* 158:200, 2008.
88. Kratz A, Lewandrowski KB, Siegel AJ: Effect of marathon running on hematologic and biochemical laboratory parameters, including cardiac markers. *Am J Clin Pathol* 118:856, 2002.
89. Laing SJ, Jackson AR, Walters R, et al: Human blood neutrophil responses to prolonged exercise with and without a thermal clamp. *J Appl Physiol* 104:20, 2008.
90. Cohen PR: Sweet's syndrome—A comprehensive review of an acute febrile neutrophilic dermatosis. *Orphanet J Rare Dis* 2:34, 2007.
91. Ratzinger G, Burgdorf W, Zelger BG, Zelger B: Acute febrile neutrophilic dermatosis: A histopathologic study of 31 cases with review of literature. *Am J Dermatopathol* 29:125, 2007.
92. Petitti DB, Kipp H: The leukocyte count: Association with intensity of smoking and persistence of effect after quitting. *Am J Epidemiol* 123:89, 1986.
93. Iho S, Tanaka Y, Takauji R, et al: Nicotine induces human neutrophils to produce IL-8 through the generation of peroxynitrate and subsequent activation of NF-kappaB. *J Leukoc Biol* 74:942, 2003.
94. Fung YL, Silliman CC, Minchinton RM, et al: Cardiopulmonary bypass induces enduring alterations to host neutrophil physiology: A single-centre longitudinal observational study. *Shock* 30:642, 2008 .
95. Bishop CR, Athens JW, Boggs DR, et al: Leukokinetic studies XIII. A non-steady-state kinetic evaluation of the mechanism of cortisone-induced granulocytosis. *J Clin Invest* 47:249, 1968.
96. Athens JW, Haab OP, Raab SO, et al: Leukokinetic studies: IV. The total blood, circulating and marginal granulocyte pools and the granulocyte turnover rate in normal subjects. *J Clin Invest* 40:989, 1961.
97. Kuijpers TW, Van Lier RA, Hamann D, et al: Leukocyte adhesion deficiency type 1 (LAD-1)/variant. A novel immunodeficiency syndrome characterized by dysfunctional beta2 integrins. *J Clin Invest* 100:1725, 1997.
98. Etzioni A, Tonetti M: Leukocyte adhesion deficiency II—From A to almost Z. *Immunol Rev* 178:138, 2000.
99. MacGregor RR, Spagnulo PJ, Lentnek AL: Inhibition of granulocyte adherence by ethanol, prednisone, and aspirin, measured with an assay system. *N Engl J Med* 291:642, 1974.
100. Boxer LA, Hedley-White ET, Stossel TP: Neutrophil actin dysfunction and abnormal neutrophil behavior. *N Engl J Med* 291:1043, 1974.
101. Coates TD, Torkildson JC, Torres M, et al: An inherited defect of neutrophil motility and microfilamentous cytoskeleton associated with abnormalities in 47-Kd and 89-Kd proteins. *Blood* 78:1338, 1991.
102. Nunoi H, Yamazaki T, Kanegasaki S: Neutrophil cytoskeletal disease. *Int J Hematol* 74:119, 2001.
103. Hill HR, Augustine NH, Jaffe HS: Human recombinant interferon gamma enhances neonatal PMN activation and movement increases free intracellular calcium. *J Exp Med* 173:767, 1991.
104. Al-Hertani W, Yan SR, Byers DM, Bortolussi R: Human newborn polymorphonuclear neutrophils exhibit decreased levels of MyD88 and attenuated p38 phosphorylation in response to lipopolysaccharide. *Clin Invest Med* 30:E44, 2007.
105. Klempner MS, Noring R, Meir JW, Atkins MB: An acquired chemo-tactic defect in neutrophils from patients receiving interleukin-2 immunotherapy. *N Engl J Med* 322:959, 1990.
106. Kannengiesser C, Gérard B, El Benna J, et al: Molecular epidemiology of chronic granulomatous disease in a series of 80 kindreds: Identification of 31 novel mutations. *Hum Mutat* 29:E132, 2008.
107. Stasia MJ, Li XJ: Genetics and immunopathology of chronic granulomatous disease. *Semin Immunopathol* 30:209, 2008.
108. Gu Y, Williams DA: RAC2 GTPase deficiency and myeloid cell dysfunction in human and mouse. *J Pediatr Hematol Oncol* 24:791, 2002.
109. Williams DA, Tao W, Yang F, et al: Dominant negative mutation of the hematopoietic-specific Rho GTPase, Rac2, is associated with a human phagocyte immunodeficiency. *Blood* 96:1646, 2000.
110. Nauseef WM. Diagnostic assays for myeloperoxidase deficiency. *Methods Mol Biol* 412:525, 2007.
111. Goedken M, McCormick S, Leidal KG, et al: Impact of two novel mutations on the structure and function of human myeloperoxidase. *J Biol Chem* 282:27994, 2007.
112. Minegishi Y, Karasuyama H: Hyperimmunoglobulin E syndrome and tyrosine kinase 2 deficiency. *Curr Opin Allergy Clin Immunol* 7:506, 2007.
113. Holland SM, DeLeo FR, Elloumi HZ, et al: STAT3 mutations in the hyper-IgE syndrome. *N Engl J Med* 357:1608, 2007.
114. Cooper MR, DeChatelet LR, McCall CE, et al: Complete deficiency of leukocyte glucose-6-phosphate dehydrogenase with defective bactericidal activity. *J Clin Invest* 51:769, 1972.
115. Vives Corrons JL, Feliu E, Pujades MA, et al: Severe-glucose-6-phosphate dehydrogenase (G6PD) deficiency associated with chronic hemolytic anemia, granulocyte dysfunction, and increased susceptibility to infections: description of a new molecular variant (G6PD Barcelona). *Blood* 59:428, 1982.
116. Arturson G: Neutrophil granulocyte functions in severely burned patients. *Burns Incl Therm Inj* 11:309, 1985.
117. Ahmed S el-D, el-Shahat AS, Saad SO: Assessment of certain neutrophil receptors, opsonophagocytosis and soluble intercellular adhesion molecule-1 (ICAM-1) following thermal injury. *Burns* 25:395, 1999.
118. Lesma E, Riva E, Giovannini M, et al: Amelioration of neutrophil membrane function underlies granulocyte-colony stimulating factor action in glycogen storage disease 1b. *Int J Immunopathol Pharmacol* 18:297, 2005.
119. Kim SY, Jun HS, Mead PA, et al: Neutrophil stress and apoptosis underlie myeloid dysfunction in glycogen storage disease type Ib. *Blood* 111:5704, 2008.
120. Tamura DY, Moore EE, Patrick DA, et al: Clinically relevant concentrations of ethanol attenuate primed neutrophil bacteriocidal activity. *J Trauma* 44:320, 1998.
121. Breitmeier D, Becker N, Weilbach C, et al: Ethanol-induced malfunction of neutrophils respiratory burst on patients suffering from alcohol dependence. *Alcohol Clin Exp Res* 2008.
122. Porter CJ, Burden RP, Morgan AG, et al: Impaired bacterial killing and hydrogen peroxide production by polymorphonuclear neutrophils in end-stage renal failure. *Nephron* 77:479, 1997.
123. Hopps E, Camera A, Caimi G: Polimorphonuclear leukocytes and diabetes mellitus. *Minerva Med* 99:197, 2008.
124. Davidson WM, Milner RDG, Lawlor SD: Giant neutrophil leukocytes: An inherited anomaly. *Br J Haematol* 6:339, 1960.
125. Undritz VE: Eine neue Sippe mit Erblich—Konstitutioneller Hochsegmentierung der Neutrophilenkerne. *Schweiz Med Wochenschr* 94:1365, 1964.
126. Uzel G, Holland SM: White blood cell defects: Molecular discoveries and clinical management. *Curr Allergy Asthma Rep* 2:385, 2002.
127. Lekstrom-Himes, J. A., Dorman, S. E., Kopar, et al: Neutrophil-specific granule deficiency results from a novel mutation with loss of function of the transcription factor CCAAT/enhancer binding protein. *J Exp Med* 189:1847, 1999.
128. Gombart AF, Koeffler HP: Neutrophil specific granule deficiency and mutations in the gene encoding transcription factor C/EBP (epsilon). *Curr Opin Hematol* 9:36, 2002.

129. Hoffmann K, Dreger CK, Olins AL, et al: Mutations in the gene encoding the lamin B receptor produce an altered nuclear morphology in granulocytes (Pelger-Hüet anomaly). *Nat Genet* 31:410, 2002.
130. Worman HJ, Bonne G: "Laminopathies": A wide spectrum of human diseases. *Exp Cell Res* 313:2121, 2007.
131. Brunning RD: Morphologic alterations in nucleated blood and marrow cells in genetic disorders. *Hum Pathol* 1:99, 1970.
132. Oski FA, Naiman JL, Allen DM, Diamond LK: Leukocytic inclusions—Döhle bodies-associated with platelet abnormality (the May-Hegglin anomaly): Report of a family and review of the literature. *Blood* 20:657, 1962.
133. Pecci A, Panza E, Pujol-Moix N, et al: Position of nonmuscle myosin heavy chain IIA (NMMHC-IIA) mutations predicts the natural history of MYH9-related disease. *Hum Mutat* 29:409, 2008.
134. Seri M, Pecci A, Di Bari F, et al: MYH9-related disease: May-Hegglin anomaly, Sebastian syndrome, Fechtner syndrome, and Epstein syndrome are not distinct entities but represent a variable expression of a single illness. *Medicine (Baltimore)* 82:203, 2003.
135. Westbroek W, Adams D, Huizing M, et al: Cellular defects in Chediak-Higashi syndrome correlate with the molecular genotype and clinical phenotype. *J Invest Dermatol* 127:2674, 2007.
136. Lazarchick J, McRae B: Chediak-Higashi syndrome. *Blood* 105:4162, 2005.
137. Schmid-Schönbein GN: Leukocyte kinetics in the microcirculation. *Biorheology* 24:139, 1987.
138. Smedly LA, Tonnesen MG, Sandhaus RA, et al: Neutrophil-mediated injury to endothelial cells: Enhancement by endotoxin and essential role of neutrophil elastase. *J Clin Invest* 77:1233, 1986.
139. Weiss SJ: Tissue destruction by neutrophils. *N Engl J Med* 320:365, 1989.
140. Swank DW, Moore SB: Roles of the neutrophil and other mediators in adult respiratory distress syndrome. *Mayo Clin Proc* 64:1118, 1989.
141. MacNee W, Wiggs B, Balzberg AS, Hogg JC: The effect of cigarette smoking on neutrophil kinetics in human lungs. *N Engl J Med* 321:924, 1989.
142. Martin TR, Pistorese BP, Hudson LD, Maunder RJ: The function of lung and blood neutrophils in patients with the adult respiratory distress syndrome. Implication for the pathogenesis of lung infections. *Am Rev Respir Dis* 144:254, 1991.
143. Godek JE: Adverse effects of neutrophils on the lung. *Am J Med* 92(Suppl 6A):27S, 1992.
144. Palmgren MS, deShazo RO, Cater RM, et al: Mechanisms of neutrophil damage to human alveolar extracellular matrix: The role of serine and metalloproteases. *J Allergy Clin Immunol* 89:905, 1992.
145. Weiss ST, Segal MR, Sparrow D, Wager C: Relation of FEV1 and peripheral blood leukocyte count to total mortality. *Am J Epidemiol* 142:493, 1995.
146. Fung YL, Goodison KA, Wong JK, Minchinton RM: Investigating transfusion-related acute lung injury (TRALI). *Intern Med J* 33:286, 2003.
147. Boventre JV, Colvin RB: Adhesion molecules in renal disease. *Curr Opin Nephrol Hypertens* 5:254, 1996.
148. Kitching AR, Holdsworth SR, Hickey MJ: Targeting leukocytes in immune glomerular diseases. *Curr Med Chem* 15:448, 2008.
149. Chibber R, Ben-Mahmud BM, Chibber S, Kohner EM: Leukocytes in diabetic retinopathy. *Curr Diabetes Rev* 3:3, 2007.
150. Fadlon E, Vordermeier S, Pearson TC, et al: Blood polymorphonuclear leukocytes from the majority of sickle cell patients in the crisis phase of the disease show adhesion to vascular endothelium and increased expression of CD64. *Blood* 91:266, 1998.
151. Schaub RG, Yamashita A, Simmons CA, et al: Leukocyte-mediated large vein injury and thrombosis: Pharmacologic intervention with lipoxygenase inhibitors, in *Leukocyte Emigration and Its Sequelae*, edited by HZ Morat, p 62. Karger, Basel, 1987.
152. Ranjadayalan K, Umachandran V, Daviews SW, et al: Thrombolytic treatment in acute myocardial infarction: Neutrophil activation, peripheral leucocyte responses, and myocardial injury. *Br Heart J* 66:10, 1991.
153. Welbourn CRB, Goldman G, Paterson IS, et al: Pathophysiology of ischaemia reperfusion injury: Central role of the neutrophil. *Br J Surg* 78:651, 1991.
154. Kassirer M, Zeltser D, Gluzman B, et al: The appearance of L-selectin (low) polymorphonuclear leukocytes in the circulating pool of peripheral blood during myocardial infarction correlates with neutrophilia and the size of the infarct. *Clin Cardiol* 22:721, 1999.
155. Takahashi T, Hiasa Y, Ohara Y, et al: Relationship of admission neutrophil count to microvascular injury, left ventricular dilation, and long-term outcome in patients treated with primary angioplasty for acute myocardial infarction. *Circ J* 72:867, 2008.
156. Takahashi T, Hiasa Y, Ohara Y, et al: Relation between neutrophil counts on admission, microvascular injury, and left ventricular functional recovery in patients with an anterior wall first acute myocardial infarction treated with primary coronary angioplasty. *Am J Cardiol* 100:35, 2007.
157. Kyne L, Hausdorff JM, Knight E, et al: Neutrophilia and congestive heart failure after acute myocardial infarction. *Am Heart J* 139:32, 2000.
158. Buck BH, Liebeskind DS, Saver JL, et al: Early neutrophilia is associated with volume of ischemic tissue in acute stroke. *Stroke* 39:355, 2008.
159. Trush MA, Seed JL, Kensler TW: Oxidant-dependent metabolic activation of polycyclic aromatic hydrocarbons by phorbol ester-stimulated human polymorphonuclear leukocytes: Possible link between inflammation and cancer. *Proc Natl Acad Sci U S A* 82:5194, 1985.
160. Weitzman SA, Weitburg AB, Clark EP, Stossel TP: Phagocytes as carcinogens: Malignant transformation produced by human neutrophil. *Science* 227:1231, 1985.
161. Phillips AN, Neaton JD, Cook DG, et al: The leukocyte count and risk of lung cancer. *Cancer* 69:680, 1992.
162. Reed WW, Diehl LF: Leukopenia, neutropenia, and reduced hemoglobin levels in healthy American Blacks. *Arch Intern Med* 151:501, 1991.
163. Beutler E, West C: Hematologic differences between African-Americans and whites: The roles of iron deficiency and alpha-thalassemia on hemoglobin levels and mean corpuscular volume. *Blood* 106:740, 2005.
164. Hsieh MM, Everhart JE, Byrd-Holt DD, et al: Prevalence of neutropenia in the U.S. population: Age, sex, smoking status, and ethnic differences. *Ann Intern Med* 146:486, 2007.
165. Grann VR, Bowman N, Joseph C, et al: Neutropenia in six ethnic groups from the Caribbean and the U.S. *Cancer* 113:854, 2008.
166. Berliner S, Shapira I, Toker S, et al: Benign hereditary leukopenia-neutropenia does not result from lack of low grade inflammation. A new look in the era of microinflammation. *Blood Cells Mol Dis* 34:135, 2005.
167. Bodey GP, Buckley M, Sathe YS: Quantitative relationships between circulating leukocytes and infection in patients with acute leukemia. *Ann Intern Med* 64:328, 1966.
168. Dale DC, Wolff SM: Skin window studies of the acute inflammatory responses of neutropenic patients. *Blood* 38:138, 1971.
169. Sickles EA, Green WH, Wiernick PH: Clinical presentation of infection in granulocytopenic patients. *Arch Intern Med* 135:715, 1975.
170. Dinauer MC: Disorders of neutrophil function: An overview. *Methods Mol Biol* 412:489, 2007.
171. Wun T: The role of inflammation and leukocytes in the pathogenesis of sickle cell disease. *Hematology* 5:403, 2001.
172. Coller B: Leukocytosis and ischemic vascular disease morbidity and mortality. Is it time to intervene? *Atheroscler Thromb Vasc Biol* 25:658, 2005.

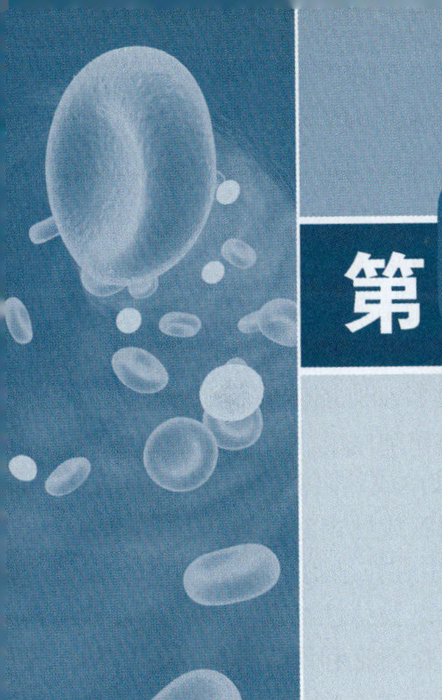

第65章

中性粒细胞减少与中性粒细胞增多

David C. Dale

摘 要

中性粒细胞减少是指血液中性粒细胞绝对计数低于正常人群均值两个标准差以上。中性粒细胞减少可以是先天遗传的，亦可以是后天获得的。通常因骨髓中性粒细胞前体细胞的生成减少所致。中性粒细胞减少亦可因中性粒细胞由血循环中的循环池进入边缘池这一交换所致。较为少见的原因还有中性粒细胞破坏加速或中性粒细胞自血循环进入组织增加。中性粒细胞减少可伴有贫血、血小板减少或二者兼有，分别称为两系减少或全血细胞减少。当中性粒细胞减少为仅有或主要的异常表现时，称之为“选择性”或“孤立性”中性粒细胞减少，如慢性特发性中性粒细胞减少或药物诱发的中性粒细胞减少。某些疾病中，数种细胞系均受到轻微影响，但中性粒细胞减少最为严重，如 Felty 综合征。中性粒细胞减少还可能指示存在隐含的全身性疾病，如早期维生素 B_{12} 缺乏。中性粒细胞减少，尤其是重度中性粒细胞减少（中性粒细胞计数 $<0.5\times10^9/L$），可致细菌或真菌感染的易感性增加，以及影响炎症的消散。粒细胞集落刺激因子有助于增加血液中性粒细胞计数，用于治疗多种类型的中性粒细胞减少。中性粒细胞增多是指中性粒细胞绝对计数高于正常人群均值两个标准差以上。中性粒细胞能促进炎症反应以及感染的消退。因此炎症与感染性疾病是中性粒细胞增多最常见的病因。细菌感染通常导致中性粒细胞增加，而病毒感染时中性粒细胞不增加或仅轻度增加。实体肿瘤偶致中性粒细胞显著增高。当中性粒细胞计数极度增高时，可称为类白血病反应。罕见的慢性粒细胞白血病中性粒细胞变异型与慢性中性粒细胞白血病亦可致中性粒细胞显著增高。中性粒细胞去边缘池化或大骨髓池快速释放中性粒细胞可暂时增加血液中性粒细胞计数。而持续增加则需要中性粒细胞生成增加。

本章使用的简写和缩略词：ANA，抗核抗体（antinuclear antibody）；G-CSF，粒细胞集落刺激因子（granulocyte colony-stimulating factor）；GM-CSF，粒细胞-巨噬细胞集落刺激因子（granulocytemacrophage colony-stimulating factor）；Ig，免疫球蛋白（immunoglobulin）；IL，白细胞介素（interleukin）；SDF-1，基质细胞衍生因子-1（stromal cell-derived factor-1）。

中性粒细胞减少

中性粒细胞减少是指血液中性粒细胞绝对计数（每微升白细胞总数 × 中性粒细胞百分比）低于人群正常均值两个标准差以上。**白细胞减少**是指血液白细胞总数减少，而**粒细胞减少**是指血液粒细胞（中性粒细胞、嗜酸性粒细胞与嗜碱性粒细胞）数目减少，有时不严密地将二者用作中性粒细胞减少的同义词。**粒细胞缺乏**字面意义是指血液粒细胞完全缺乏，但这一名称通常用于表示重度中性粒细胞减少，即中性粒细胞计数低于 $0.5\times10^9/L$。

血液中性粒细胞浓度受年龄、活动、遗传与环境因素影响（见第 2 章）。对于 1 个月至 10 岁大的儿童，中性粒细胞减少定义为血液中性粒细胞计数低于 $1.5\times10^9/L$。而对大于 10 岁者，中性粒细胞减少是指中性粒细胞计数低于 $1.8\times10^9/L$ 左右（见第 6 章有关新生儿水平的描述）。健康老年人其血液中性粒细胞计数与年轻人相同（见第 8 章）。某些种族与民族族群，如非洲人、非洲裔美国人以及也门犹太人，其中性粒细胞计数均值低于亚裔或欧洲裔（见第 2 章表 2-2）。此类均值的差异并不大，对健康无影响[1,2]。

重度中性粒细胞减少为感染的易发因素。常为皮肤、鼻咽部正常可见的微生物，以及部分肠道菌群。感染的危险度与中性粒细胞减少的严重度呈负相关（见第 22 章）。中性粒细胞计数为 $(1.0\sim1.8)\times10^9/L$ 者几无感染风险。一般而言，中性粒细胞计数为 $(0.5\sim1.0)\times10^9/L$ 者除存在其他合并因素外仅有轻度的感染风险。中性粒细胞计数低于 $0.5\times10^9/L$ 者感染的风险极大，但感染发生频率的差异亦非常大，取决于中性粒细胞减少的原因以及持续时间。急性重度中性粒细胞减少（如发生于数小时或数日内）与慢性重度中性粒细胞减少（通常经数月或数年）相比，往往感染的风险更大。影响早期造血前体细胞的生成障碍引起的中性粒细胞减少（如再生障碍性贫血、重度先天性中性粒细胞减少），其感染的易患性高于骨髓富含中性粒细胞前体

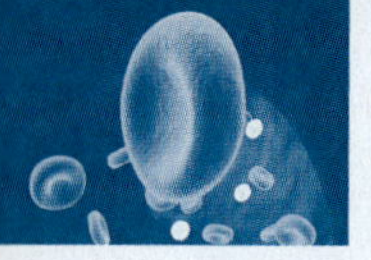

细胞以及因血液破坏加速所致的中性粒细胞减少（如类风湿关节炎、Felty 综合征、自身免疫性中性粒细胞减少）。肿瘤化疗所致的重度中性粒细胞减少患者，即使细胞计数相似，中性粒细胞处于下降期的患者其感染的风险高于中性粒细胞处于上升期者。伴有单核细胞减少、淋巴细胞减少或低丙球蛋白血症的中性粒细胞减少较孤立的中性粒细胞减少更严重。其他因素，如皮肤与黏膜的完整性、组织血供以及患者的营养状况等，亦影响感染的危险度。

病理生理机制

一般机制

中性粒细胞减少的发生是由于：①中性粒细胞生成减少；②中性粒细胞无效生成（晚期前体细胞过度凋亡所致）；③循环中性粒细胞的清除或利用加速；④细胞自循环池交换至边缘池；或⑤上述机制联合（图 65-1）。部分细胞生成障碍因造血祖

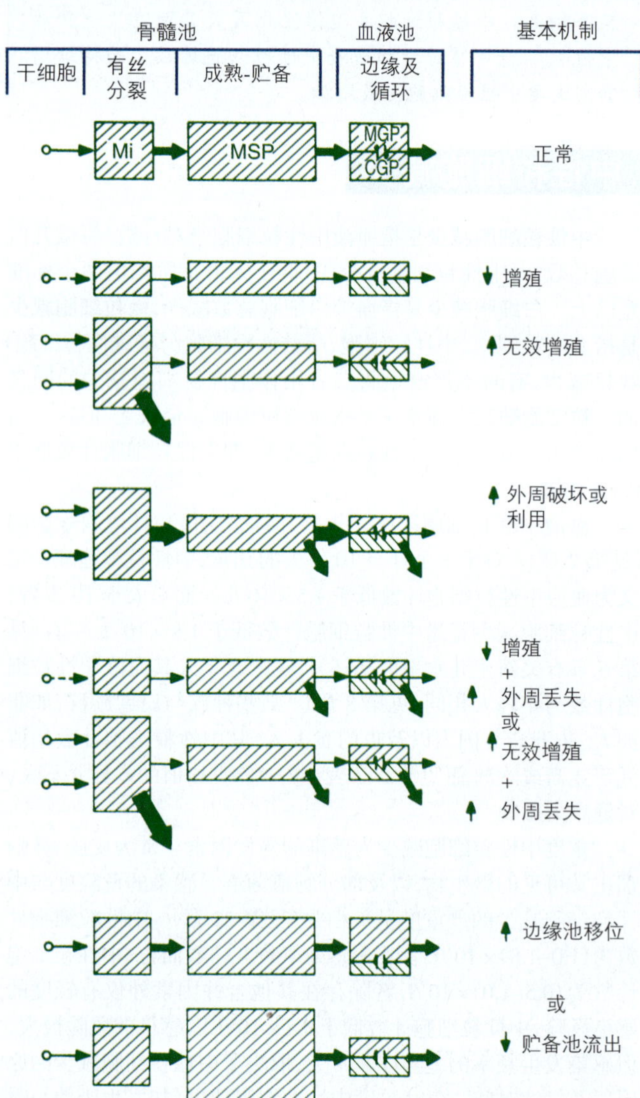

图 65-1　中性粒细胞增多的机制图解。每个池的大小用画有交叉影线的区域代表。箭头大小表示细胞流经每个腔室的流速。GCP，粒细胞（中性粒细胞）循环池；MGP，粒细胞（中性粒细胞）边缘池；Mi，有丝分裂；MSP，成熟（骨髓贮备）池。

细胞的内在异常所致（见第 85 章）。其他障碍则由外在因素所致，包括骨髓环境的变化，如肿瘤浸润、纤维化或放射（见第 44 章）。由于骨髓中性粒细胞前体细胞增殖活性高而血液中性粒细胞半衰期短，因此具有骨髓毒性的化疗药物通常可致中性粒细胞减少。造血稳态下，早期中性粒细胞前体细胞相对丰富而晚期成熟细胞缺乏时发生的中性粒细胞减少即为中性粒细胞无效生成。这种情况过去常称之为“成熟阻滞”，但现在多用骨髓晚期前体细胞凋亡性丢失的细胞成熟内在性缺陷或因外周组织需求增大致快速释放分叶核中性粒细胞来解释。

自身免疫性中性粒细胞减少以及急性细菌感染时伴有中性粒细胞利用加速。当出现中性粒细胞利用加速而生成障碍时，通常发生急性重度中性粒细胞减少。例如酒精中毒患者发生肺炎球菌肺炎时会出现中性粒细胞快速而持续性降低。乙醇抑制骨髓，而感染则消耗可利用的中性粒细胞储备。肿瘤患者经骨髓毒性药物化疗后，发生感染时血液中性粒细胞的快速下降亦反映了相似的机制，即需求增加而供给受限。特殊药物诱导的中性粒细胞减少，因血液及骨髓细胞同时受损而致细胞计数迅速下降。血液中性粒细胞自循环池转移至边缘池，即着边作用增加［如注射内毒素后、血液接触透析膜后或静脉应用粒细胞集落刺激因子（G-CSF）或粒细胞 - 巨噬细胞集落刺激因子（GM-CSF）后］可致急性中性粒细胞减少，通常为瞬时事件。边缘池细胞重新进入循环池，以及骨髓大储备库中的中性粒细胞进入血液可使血液中性粒细胞的供给快速恢复。

中性粒细胞减少的细胞及分子机制

由于分子遗传学与细胞生物学的发展，对中性粒细胞减少的细胞及分子机制的认识得到很快提高。对于许多遗传性的中性粒细胞减少，目前已知引起此类疾病的遗传突变，并已确定其突变的蛋白产物。部分突变以及获得性缺陷可缩短前体细胞的生存期，即加速凋亡。此种形式的细胞丢失目前认为是数种疾病“成熟阻滞”的机制。凋亡增加引起的中性粒细胞减少包括维生素 B_{12} 缺乏 [3]、克隆性血细胞减少（骨髓增生异常综合征）[4]、先天性骨髓粒细胞缺乏症 [5]、先天周期性中性粒细胞减少症 [6,7] 以及 Shwachman-Diamond 综合征 [8]。外源性因素如其他细胞产生的抗中性粒细胞抗体以及毒性细胞因子亦可致血液与骨髓中性粒细胞耗尽 [9,10]。某些引起中性粒细胞减少的疾病还扰乱中性粒细胞功能，如糖原贮积病 1b[11]、Chédiak-Higashi 综合征 [12] 以及 HIV 感染 [13]。这些情况下出现的感染易感性与联合缺陷有关。

中性粒细胞减少的原因

中性粒细胞减少的原因从生理学上可分为生成、分布或更新异常。这种分类并非适用于所有情况，但为我们认识这些不同的疾病提供了一个框架。

生成障碍

用于肿瘤化疗以及用作免疫抑制剂的细胞毒药物通常减少细胞生成而导致中性粒细胞减少（见第 20 章）。在美国，此类药物可能是目前中性粒细胞减少的最常见病因。数种影响造血干细胞的疾病，如急性白血病（见第 89 章与第 93 章）、骨髓增生异常综合征（见第 88 章），以及再生障碍性贫血（见第 34 章），其共同特征即为生成障碍而致中性粒细胞减少。一些生

成障碍较少见的病因，自早期前体细胞疾病至可能涉及成熟缺陷（无效生成）的疾病，简单描述如下。

先天性疾病 **Kostmann 综合征与相关疾病** 1956 年，Kostmann 描述了发生于瑞典北部一个大家庭的常染色体隐性遗传病，即先天性中性粒细胞减少（粒细胞缺乏症）[14]。具有相似表型的散发病例及常染色体显性遗传的家族性先天性中性粒细胞减少亦有报道[15,16]。重度先天性中性粒细胞减少患者，耳炎、齿龈炎、肺炎、肠炎、腹膜炎以及菌血症的症状与体征通常于出生后第一个月开始出现。诊断时，中性粒细胞计数通常低于 0.2×10^9/L[17]。单核细胞增多、轻度贫血、血小板增多及脾大经常发生。骨髓象特征为可见早期中性粒细胞前体细胞（原粒细胞、早幼粒细胞），但几乎没有中幼粒细胞或成熟中性粒细胞。骨髓嗜酸性粒细胞增多常见。体外骨髓培养研究显示对不同生长因子的反应均差，且骨髓内粒细胞 - 单核细胞祖细胞集落数目减少[18]。通常血液淋巴细胞数目正常，免疫球蛋白水平正常或增高，而淋巴细胞功能完整。

大多数散发或常染色体显性遗传的重度先天性中性粒细胞减少患者具有中性粒细胞弹性蛋白酶基因（亦称 *ELA-2*）的杂合子突变。其产物为一种正常情况下位于中性粒细胞主要颗粒中的蛋白酶[15,19]。许多突变发生在外显子 2~5，为此类疾病的病因[20-22]。在最初的 Kostmann 家系，以及部分其他有常染色体隐性遗传病的家系，中性粒细胞减少由 *HAX-1* 基因突变所致[23]。HAX-1 是一种线粒体蛋白，其突变导致髓细胞凋亡加速，以及神经系统异常。葡萄糖 -6- 磷酸酶催化亚单位 3 基因（*G6PC3*）突变亦可使中性粒细胞前体细胞凋亡而致重度中性粒细胞减少，同时伴有先天性心脏与泌尿生殖系统异常[24]。

重度先天性中性粒细胞减少患者亦可发生 G-CSF 受体基因突变[25]；然而，多数此类受体突变导致受体的细胞质域远端部分截断，与对 G-CSF 敏感性的改变相关。G-CSF 受体突变与 *RAS* 突变不是中性粒细胞减少的主要原因，而是演变为骨髓增生异常综合征或急性髓系白血病的部分原因。亦有例外，一例患者具有 G-CSF 受体胞外区的突变，但对 G-CSF 与糖皮质激素治疗有反应，经数年观察后未发生白血病[26]。

G-CSF 治疗重度先天性中性粒细胞减少的所有已知亚型均非常有效，能增加中性粒细胞计数，减少反复发热与感染[27]。约 5% 的患者对 G-CSF 无反应。输血为已知仅有的另一种能改善此类患者临床病程的治疗方法[28]。未治患者与 G-CSF 治疗患者均有进展为急性髓系白血病的风险。该风险随 G-CSF 治疗时间而增加，尤其对于治疗反应差的患者[29,30]。

先天性免疫缺陷病 中性粒细胞减少是先天性免疫缺陷病的一个特征，也是其易患感染的致病因素（见第 82 章）。基于骨髓组织学检查，此类疾病的中性粒细胞减少多因生成障碍所致。X 连锁无丙种球蛋白血症由于 B 细胞发育缺陷及细胞质（Bruton）酪氨酸激酶（*BTK*）突变，约 25% 的患者存在重度中性粒细胞减少[31]。普通变异型免疫缺陷病患儿常发生与血小板减少及溶血性贫血相关的中性粒细胞减少[31]。因编码 CD40 配体基因突变所致的 X 连锁高 IgM 综合征患者，约一半可发生中性粒细胞减少[32]。重度联合免疫缺陷病患者并不总伴有中性粒细胞减少。患者的中性粒细胞减少亦随时间而变化。罕见免疫缺陷状态下，如网状组织发育不全时中性粒细胞减少尤为显著[31]。腺苷脱氨酶缺乏、T^-B^+、T^-B^-、Wiskott-Aldrich 综合征以及 Omenn 综合征则较少发生中性粒细胞减少[31,33]。部分 Wiskott-Aldrich 综合征患者亦可于自身免疫基础上发生中性粒细胞减少[34]。生长因子非依赖蛋白 -1 基因（*GFI 1*）突变亦可致中性粒细胞减少[35]。

G-CSF 治疗此类免疫缺陷综合征相关的中性粒细胞减少患者，多数有效。

软骨 - 毛发发育不全综合征 为罕见的常染色体隐性遗传疾病，特征为短肢侏儒、指（趾）过长、毛发纤细、中性粒细胞减少、淋巴细胞减少及反复感染[31]。基因位点位于 9p13，影响一种编码核糖核酸内切酶的基因。中性粒细胞减少程度不一，计数范围（0.1~2.0）$\times 10^9$/L。可伴随因有丝分裂周期 G_0 期向 G_1 期转换异常引起的 T 细胞增殖缺陷。患者经常发生呼吸道细菌与病毒感染。造血干细胞移植可纠正中性粒细胞减少及免疫缺陷[36,37]。

Shwachman-Diamond 综合征 为一种常染色体隐性遗传疾病，表现为身材矮小、胰腺外分泌缺陷以及新生儿早期开始出现伴中性粒细胞减少的骨髓衰竭[41]。可有严重的血小板减少与贫血（见第 34 章）。染色体突变位点位于 7q11，影响 *SBDS* 基因[38]。突变导致增殖缺陷及早期髓系祖细胞凋亡增加[39]。成熟中性粒细胞亦可发生趋化缺陷[40]。患者有营养不良，但改善患者营养状况并不能纠正中性粒细胞减少。应用 G-CSF 治疗可增加血液中性粒细胞水平，而造血干细胞移植则能纠正血液学异常[41]。若不行移植，则进展为骨髓增生异常综合征与急性髓系白血病的风险达 20% 或更高[41]。

Diamond-Blackfan 综合征 是一种遗传性增生不良性贫血，中性粒细胞减少为其罕见的并发症[42]。该病其他特征包括头颅与上肢的先天性异常。现已确定两个基因位点，19q13.2 与 8p23[43,44]。中性粒细胞减少严重程度的不同可能反映了该病患者的遗传异质性（见第 35 章）。

Griscelli 综合征 为罕见的常染色体隐性遗传疾病，以色素减少及不同程度的细胞免疫缺陷为特征。该综合征包括 3 型。中性粒细胞减少是该病 2 型的特征，而非 1 型或 3 型。2 型 Griscelli 综合征，中性粒细胞减少相对轻微，且与全血细胞减少相关。此类血液学异常是由影响 *RAB27α* 基因位于 15q21 的突变所致[45]。*RAB27α* 基因产物为一种鸟苷三磷酸酶（GTPase）。突变亦导致颗粒蛋白的异常释放及血液吞噬作用[46]。与 Chédiak-Higashi 综合征（见第 66 章）一样，2 型 Griscelli 综合征患者可进展为淋巴细胞与巨噬细胞活化失控的急性期，导致患者迅速死亡[47]。造血干细胞移植可纠正血液学异常。有报道该病可演变为骨髓增生异常综合征[48]。

Chédiak-Higashi 综合征 为罕见的常染色体隐性遗传疾病，特征为部分眼皮肤白化病、多种细胞内（包括粒细胞、单核细胞及淋巴细胞）含巨大颗粒、中性粒细胞减少与反复感染（见第 66 章）。目前认为该综合征是由染色体 1q43 突变影响 *LYST* 基因所致[49]。*LYST* 基因产物调节溶酶体运输。Chédiak-Higashi 综合征患者，其中性粒细胞减少通常为轻度的，而易患感染则为中性粒细胞减少以及吞噬细胞吞噬微生物的活性缺陷所致[50]。

先天性骨髓粒细胞缺乏症、WHIM 与相关综合征 先天性骨髓粒细胞缺乏症是一种罕见的常染色体显性遗传疾病或散发疾病，患者有重度中性粒细胞减少及淋巴细胞减少，白细胞总数常低于 1.0×10^9/L[51]。WHIM 综合征，以疣、低丙球蛋白血症、感染及先天性骨髓粒细胞缺乏为特征，目前认为是由编码

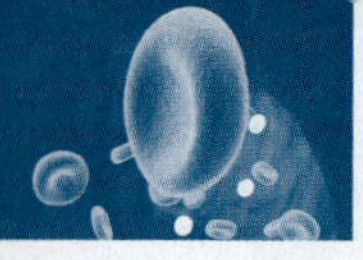

基质细胞衍生因子-1(SDF-1)受体的基因，即*CXCR-4*发生突变所致[52,53]。配体-受体对SDF-1/CXCR-4在调节各型细胞(包括造血干细胞)自骨髓运输至血液及组织中起重要作用。此类综合征，骨髓通常富含前体细胞及发育中的中性粒细胞。骨髓与血液中性粒细胞核分叶过多，同时伴核固缩与细胞质空泡。此类形态学变化以及一些分子学研究提示，因凋亡加速而致骨髓与血液细胞丢失。该病对G-CSF与GM-CSF反应良好，但同样会演变为骨髓增生异常综合征。曾报道一例先天性骨髓粒细胞缺乏样变异型骨髓增生异常综合征[54]。

Cohen综合征　Cohen综合征是中性粒细胞减少的另一种罕见病因。智力迟钝、出生后头小畸形、面部畸形、色素性视网膜病、近视以及间歇性中性粒细胞减少为其特征性表现。不同起源的Cohen综合征患者均有*COH1*基因突变[55]。目前研究提示*COH1*在囊泡介导的分选以及各型细胞间的蛋白转运中起作用。

懒惰白细胞综合征　20世纪70年代，以懒惰白细胞综合征描述一种疾病，其骨髓可见中性粒细胞积聚。这些中性粒细胞形态正常。但其自骨髓至血液的趋化作用缺陷，导致中性粒细胞减少[56]。该病的基因或分子机制尚不明。

糖原贮积病　为常染色体隐性遗传疾病，以低血糖、肝脾大、癫痫发作及婴儿发育障碍为特征。仅糖原贮积病1b型与中性粒细胞减少相关[57]。糖原贮积病1b型基因缺陷位于染色体11q23，导致细胞内葡萄糖转运蛋白缺陷[58]。尽管血液中性粒细胞严重减少，但骨髓表现为正常。受应激时中性粒细胞氧化猝发作用降低，趋化作用受损[59]。应用G-CSF可有效纠正中性粒细胞减少以及改善相关炎症性肠病，但与疾病进展为急性髓系白血病相关[60]。

周期性中性粒细胞减少　周期性中性粒细胞减少为常染色体显性遗传疾病或散发疾病，特征为规律性反复发作重度中性粒细胞减少，通常每21天发作一次[61]。有时可观察到其他白细胞、网织红细胞与血小板的规律性波动。目前认为周期性中性粒细胞减少由位于19q3的中性粒细胞弹性蛋白酶基因(*ELA-2*)突变所致。*ELA-2*基因突变多位于外显子4与5[62]。通常于出生后第一年内诊断该病，尤其是有家族史时[63]。中性粒细胞减少期持续3~6日，且常伴发热、乏力、食欲缺乏、口腔溃疡及子宫颈淋巴结肿大。有报道少数成人获得性周期性中性粒细胞减少患者，部分具有相关的大颗粒淋巴细胞克隆性增殖(见第96章)[64]。

仅凭连续差别白细胞计数，每周至少2次或3次且持续至少6周，即可诊断周期性中性粒细胞减少。基因测序可有助于确诊[65]。多数患儿可存活至成年，青春期后症状往往较轻。有报道数例发生致命性梭菌属菌血症，因此未治患者每个中性粒细胞减少期均需仔细观察。G-CSF治疗非常有效[66]。G-CSF并不消除周期性，但可充分缩短中性粒细胞减少期而预防症状及感染。

其他遗传性中性粒细胞减少　许多先天性疾病的中性粒细胞减少，源于叶酸、钴胺素及转钴胺素蛋白ⅡA等基因缺陷，导致两种需钴胺素酶即甲基丙二酰辅酶A变位酶与蛋氨酸合成酶功能异常。此类疾病均可因无效造血而导致中性粒细胞减少、贫血及血小板减少(见第41章)[67,68]。

目前数种疾病仅有描述性名称，可能为中性粒细胞减少的基因决定型。通常称此类疾病为家族性(良性)中性粒细胞减少，可能为常染色体显性遗传疾病[69-71]。部分儿童慢性良性中性粒细胞减少(通常无家族史)病例可能代表新的突变，而慢性特发性中性粒细胞减少的成人患者可能为儿童期病例但逃脱了早期检测。在能获取更好的信息之前，此类疾病可能最宜称为"特发性中性粒细胞减少"。

获得性疾病　高血压母亲新生儿的中性粒细胞减少　高血压母亲常分娩伴低中性粒细胞计数的低体重婴儿，其原因为生成减少[71]。中性粒细胞减少通常为重度，感染风险高，出生后的最初几周内尤为显著。中性粒细胞减少通常于数周内可缓解。G-CSF能增加此型新生儿中性粒细胞减少患者的中性粒细胞计数，但临床疗效尚有待证实[72]。

营养缺乏引起的中性粒细胞减少　中性粒细胞减少是由维生素B_{12}或叶酸缺乏所致巨幼细胞性贫血的一种早期且持续的表现。发生时通常伴有大细胞性贫血及轻度血小板减少(见第41章)。胃切除术后全肠外营养患者及营养不良儿童的铜缺乏可致中性粒细胞减少[73-75]，而伴骨髓前体细胞增生异常的两系或三系血细胞减少可以骨髓增生异常综合征为假象。

免疫抑制中性粒细胞生成所致的中性粒细胞减少　单纯白细胞再生障碍为一种罕见的获得性疾病，可致严重的选择性中性粒细胞减少。骨髓缺乏或几近缺乏中性粒细胞及其前体细胞[76]。布洛芬、氯磺丙脲、锌过量以及多种感染与炎症性疾病为该综合征的可能病因。鉴别诊断包括再生障碍性贫血、骨髓增生异常综合征、毛细胞白血病与中性粒细胞减少相关性大颗粒淋巴细胞综合征。抗胸腺细胞球蛋白、糖皮质激素及环孢素等免疫抑制治疗已应用于一些病例。

成人慢性特发性中性粒细胞减少　为一种独特的综合征，主要影响18~35岁的年轻成年女性；女性与男性患病率比例约8∶1[69,77]。病史(无发热、齿龈炎、口疮或其他感染事件)及既往血细胞计数提示多数病例为获得性疾病。红细胞、网织红细胞与血小板计数通常正常。可出现轻度白细胞减少与淋巴细胞减少，脾脏正常或仅有轻度肿大。患者无染色体异常或其他骨髓增生异常综合征的依据[78,79]。骨髓检查显示一系列异常，自正常细胞结构至选择性中性粒细胞系列增生减低。大量骨髓研究表明，多数患者其骨髓不成熟细胞对比成熟细胞的比例增高，提示成熟进程中存在细胞丢失，即无效粒细胞生成[80]。抗中性粒细胞抗体、自身抗体包括抗核抗体或抗线粒体抗体均为阴性[81]。成人慢性特发性中性粒细胞减少由Fas配体或干扰素-γ介导的中性粒细胞及其前体细胞凋亡加速所致[82]。疾病机制为细胞外凋亡通路的活化，与系统性红斑狼疮患者的发病机制相似[83]。

多数患者可依据血液中性粒细胞水平、骨髓检查以及既往发热与感染病史预测其临床进程。一般而言，患者血液与骨髓中性粒细胞水平越低，其出现的临床问题越多。然而，长期观察显示，部分患者尽管长期血液中性粒细胞水平极低，但几乎没有感染。该病通常不会演变为急性白血病或再生障碍性贫血。G-CSF能增加多数患者的中性粒细胞，治疗反复发热与感染患者有效[27,84]。

影响中性粒细胞利用与更新的疾病

免疫性中性粒细胞减少的机制

免疫疾病主要改变血液中性粒细胞的分布且加速中性粒

细胞更新。抗中性粒细胞抗体可致输血反应、新生儿同种免疫性中性粒细胞减少以及自身免疫性中性粒细胞减少。抗原-抗体复合物、自身抗体及细胞因子介导的细胞损伤是导致系统性红斑狼疮与 Felty 综合征患者中性粒细胞减少的可能病因。中性粒细胞减少与循环大颗粒淋巴细胞数目的增加相关，证实了细胞与体液免疫机制可致中性粒细胞减少（见第 96 章）。

中性粒细胞表达与其他组织相同的表面抗原，包括 i-I 抗原与 HLA 抗原。中性粒细胞还具有一些特异性抗原，包括 NA-1、NA-2（目前认为是 FcγR Ⅲ或 CD16 的同种型）、NB-1、NC-1 与 9a[85-87]。应用单克隆抗体可确定中性粒细胞及其前体细胞上有许多其他抗原。与中性粒细胞减少关系最明确的自身抗体为 NA-1 与 NA-2[88]。

一些试验可用于检测抗中性粒细胞抗体，包括凝集与微量凝集反应、细胞毒试验、直接与间接免疫荧光检查、直接与间接抗球蛋白检测以及葡萄球菌 A 蛋白与细胞表面免疫球蛋白结合的相关试验[88]。凝集试验是最古老的检测方法，基于免疫球蛋白包裹细胞的聚集倾向。免疫荧光检查则应用荧光标记的抗人 γ 球蛋白。此类检查采用荧光活化细胞分选后可用于定量研究。免疫荧光检查与葡萄球菌 A 蛋白结合试验亦适用于检测单个细胞结合的免疫球蛋白，包括骨髓细胞。直接方法用于检测患者中性粒细胞抗体。间接方法用于检测患者抗正常细胞群的血浆或血清。应用多聚甲醛有益于暴露抗原以及保护中性粒细胞用于多项检测。适宜的对照为正确解释此类试验结果的基础。通过实验室研究已完成了对凋亡及细胞因子介导细胞损伤的检测。

免疫介导中性粒细胞减少的原因

同种免疫新生儿中性粒细胞减少　许多原因可致新生儿中性粒细胞减少[89]。部分病例是由于母亲的免疫球蛋白 IgG 抗体透过胎盘与婴儿中性粒细胞特异性抗原结合所致，这些抗原通常为遗传自婴儿父亲的 FcγR Ⅲ b（HNA1 或 CD16b）同种型[90,91]。亦可能涉及其他抗原，如 NB1 糖蛋白（NB1 或 CD177）、HNA-3a（5b）、HLA 抗原及未知抗原[88]。总体而言，该病新生儿发病率约为 1/2000。中性粒细胞减少通常持续 2~4 个月直至被动获得的抗体消失。

新生儿免疫性中性粒细胞减少可严重亦可相对较轻。往往直至出现细菌感染时方发现，否则误认为健康婴儿。血液学表现通常包括重度中性粒细胞减少、淋巴细胞正常或升高以及单核细胞、红细胞与血小板正常。骨髓细胞数正常或增多，而成熟中性粒细胞数目减少。新生儿同种免疫性中性粒细胞减少可能与新生儿脓毒症相混淆，因后者亦可致重度中性粒细胞减少。诊断同种免疫性中性粒细胞减少通常应用中性粒细胞凝集反应或免疫荧光检查。应采取保守治疗，仅需要时方应用抗生素。几乎无需行血浆置换以减低抗体滴度或输注患儿母亲的中性粒细胞。

自身免疫性中性粒细胞减少　中性粒细胞自身抗体可缩短中性粒细胞生存期及损害中性粒细胞生成。然而，从临床角度而言，往往很难鉴别自身免疫性中性粒细胞减少与慢性特发性中性粒细胞减少[92]。诊断为自身免疫性中性粒细胞减少的患者常有一项或多项抗中性粒细胞抗体检测阳性。患者的细胞减少为选择性的，其他血细胞计数正常或接近正常。骨髓形态、集落形成细胞、其他检查包括抗核抗体检测均正常。一般而言，治疗应保守并观察。静脉应用 γ 球蛋白可短暂增加中性粒细胞，但治疗价格昂贵且疗效相对较弱。糖皮质激素的治疗反应难以预测。每日或隔日应用 G-CSF 有效，但应专用于反复感染的患者。儿童较成人更易自发缓解[93,94]。

系统性红斑狼疮　约 50% 的系统性红斑狼疮患者其白细胞总数为 $(2\sim5)\times10^9/L$，而中性粒细胞低于 $1.8\times10^9/L$[95-98]。轻度中性粒细胞减少常伴单核细胞减少与淋巴细胞减少、贫血、血小板减少及轻度脾大。骨髓细胞数与细胞成熟度通常正常。中性粒细胞表面 IgG 数量增加，且细胞内免疫复合物增加[97]。Fas 与肿瘤坏死因子相关凋亡诱导配体（TRAIL）介导自身免疫性疾病的许多临床特征，包括系统性红斑狼疮患者中性粒细胞的凋亡。糖皮质激素、G-CSF 及 GM-CSF 可增加多数狼疮患者的中性粒细胞，包括正接受免疫抑制治疗的患者，但此类患者的轻度中性粒细胞减少通常无需治疗[97]。

类风湿关节炎、Sjögren 综合征与 Felty 综合征　白细胞减少并不常见于类风湿关节炎，大型系列患者的研究表明其发生率低于 3%[99]。约 1% 的类风湿关节炎患者出现 Felty 综合征的额外表现（脾大、类风湿关节畸形与白细胞减少）。通常，这些患者有活动性、畸形关节炎，且类风湿因子滴度极高。中性粒细胞减少可为中度或重度，偶见患者缺乏循环中性粒细胞。骨髓一般正常或细胞增多，但偶尔细胞减少。粒细胞生成的显著特征通常为前体细胞充足但无杆状或分叶核中性粒细胞。很显然脾脏大小与中性粒细胞计数之间无确切相关性。

Felty 综合征患者细菌感染的发生率低，直至中性粒细胞计数低于 $0.2\times10^9/L$ 才可能发生感染，提示中性粒细胞尚能生成，但其血流动力学发生改变。动力学改变可能因循环与细胞内高水平免疫复合物以及中性粒细胞表面高水平 IgG 所致。Fas 介导的凋亡可致细胞损伤，为骨髓与血液细胞丢失的另一机制[100]。

约 30% 的 Sjögren 综合征患者发生中度白细胞减少。白细胞总数通常为 $(2\sim5)\times10^9/L$，且分类计数正常[101,102]。罕见重度中性粒细胞减少与反复细菌感染相关。

治疗此类自身免疫性疾病的中性粒细胞减少有诸多选择，包括甲氨蝶呤、糖皮质激素、G-CSF、GM-CSF、脾切除以及生物制剂如利妥昔单抗与 IL-6 受体单克隆抗体 tocilizumab[103,104]。这些治疗的效果难以预测[105,106]。许多专家更喜欢每周应用一次甲氨蝶呤，因其易于给药、高效且低毒[107]。G-CSF 或 GM-CSF 可增加中性粒细胞，但亦可能会加剧关节疼痛[108]。联合应用这些药物是另一种很好的选择。约 2/3 脾切除患者切脾后细胞计数迅速增加，但对切脾有反应者近 2/3 会复发[109]。一部分 Felty 综合征患者，其血液中有高浓度的具有未成熟自然杀伤细胞表型特征的大颗粒淋巴细胞[110]。这些患者对直接增高中性粒细胞水平的治疗反应差，但可能会对甲氨蝶呤联合 G-CSF 治疗有反应。除中性粒细胞减少外，其他因素亦使这些患者易患感染，包括单核细胞减少、低补体血症、循环免疫复合物以及应用糖皮质激素或细胞毒药物治疗。一般而言，纠正中性粒细胞减少的治疗应专用于有明确感染的患者。

脾大相关性中性粒细胞减少的其他原因　1942 年，Wiseman 与 Doan[105] 描述了一种他们称之为“原发性脾源性中性粒细胞减少”的疾病。自此以后，已认识到许多疾病亦可引起此型中性粒细胞减少或假性中性粒细胞减少。与脾大及中性粒细胞减少相关的疾病包括结节病、淋巴瘤、结核病、疟疾、

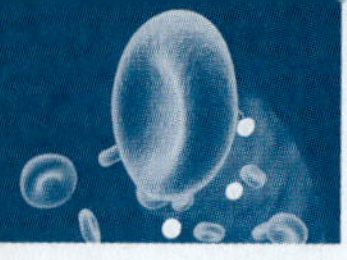

黑热病与戈谢病。通常亦存在血小板减少与贫血。炎症性疾病患者与红斑狼疮和 Felty 综合征患者具有相似的免疫机制。流动缓慢的血液流经脾脏充血的红髓时中性粒细胞被捕获可能为其他患者的主要病因。多数情况下，这些患者的中性粒细胞减少并不严重，不足以产生临床后果。几乎无需通过切脾以提高中性粒细胞计数。

■ 药物引起的中性粒细胞减少

特殊药物反应引起中性粒细胞减少的预期年发生率为(3~12)/1 000 000[111-113]。1922 年，Schultz[114] 报道了 6 例严重咽痛及衰竭伴血液中性粒细胞缺乏的患者迅速发生脓毒血症而致死亡。几年后，认为此综合征与煤焦油衍生药物氨基比林相关[106]。在过去的 50 年中，已发现许多其他药物可致该综合征。

特殊药物引起的中性粒细胞减少主要有两种类型[115,116]。一型为药物干扰蛋白合成或细胞复制所致的剂量相关毒性。该作用通常为非选择性的。它可累及多能造血干细胞与其他器官的高增殖细胞，如胃肠道上皮细胞。具有该型反应的原型药包括吩噻嗪类、抗甲状腺药、氯霉素与氯氮平[117]。经自由基与药物代谢产物介导可对骨髓细胞产生相似效应。接受多种药物治疗以及用药后因代谢缓慢或肾脏清除功能受损导致药物血浆浓度增高的患者更易发生此类反应[118]。

第二型药物引起的中性粒细胞减少可能与剂量无关。从根本上认为这是一种过敏反应或免疫反应，类似于药物引起的皮肤反应及药物激发的由抗体介导的红细胞破坏。许多药物可引发此型中性粒细胞减少[111,112]。女性较男性更易受影响。老年患者较年轻患者更易受影响。有过敏史包括对其他药物过敏的患者较无过敏史者更易受影响。中性粒细胞减少可发生于任一时间，但更易发生于再次应用曾经接触过的药物进行治疗的相对早期阶段。

对于药物所致中性粒细胞减少的基础认识较为有限，部分是因为病例发生的不可预测性、涉及大量药物以及缺乏好的动物研究模型。临床研究提示，中性粒细胞的恢复速度可由发生中性粒细胞减少时骨髓增生低下的程度进行粗略预测。骨髓中性粒细胞稀少但前体细胞正常（早幼粒细胞与中幼粒细胞）的患者，停药约 4~7 天后血液中性粒细胞重新出现。血液单核细胞计数增加往往预示骨髓恢复，继而出现明显的中性粒细胞增多"超量"。当早期前体细胞严重耗尽时，可能需要更长时间方能恢复。

药物引起的中性粒细胞减少患者，其症状通常表现为发热、肌痛与咽痛，但一般无皮疹或其他部位过敏的依据。血液检查显示中性粒细胞缺乏。可有淋巴细胞轻度减少，但其他细胞计数往往正常。高度警惕性与详细的临床病史对于确定引起中性粒细胞减少的药物非常关键。鉴别诊断包括急性病毒感染，尤其是传染性单核细胞增多症、传染性肝炎，以及急性细菌性脓毒血症。如果同时存在其他血液学异常，需考虑急性白血病与再生障碍性贫血。治疗通常为支持治疗，包括发热患者应用广谱抗生素。造血生长因子可能有益，但其疗效尚未经随机研究证实[113]。

表 65-1 列举了一些经常引起中性粒细胞减少的药物。随着新药的加快引入，出现问题时应向制造商、药物信息中心或毒物控制中心咨询以了解该药是否会导致中性粒细胞减少。

表 65-1 与特异性中性粒细胞减少有关的常用药物分类

镇痛和消炎药	抗疟药
吲哚美辛 *	阿莫地喹
金盐（氯金化钠）	氯喹
喷他佐辛	氨苯砜
对氨基苯酚衍生物 *	乙胺嘧啶
对乙酰氨基酚	奎宁
非那西丁	抗甲状腺药物 *
吡唑啉酮衍生物 *	卡比马唑
氨基比林	甲巯咪唑
安乃近	丙硫氧嘧啶
羟布宗	心血管药物
保泰松	甲巯丙脯酸
抗生素	丙吡胺
头孢菌素类	肼屈嗪
氯霉素 *	甲基多巴
克林霉素	普鲁卡因
庆大霉素	普萘洛尔
异烟肼	奎尼丁
对氨基水杨酸	妥卡尼
青霉素及半合成青霉素 *	利尿剂
利福平	乙酰唑胺
链霉素	氯噻酮
磺胺 *	氯噻嗪
四环素类	依他尼酸
甲氧苄啶 - 磺胺甲噁唑	氢氯噻嗪
万古霉素	降血糖药
抗惊厥药	氯磺丙脲
卡马西平	甲苯磺丁脲
美芬妥英	安眠及镇静药
苯妥英	氯氮䓬和其他苯二氮䓬类
抗抑郁药	甲丙氨酯
阿米替林	吩噻嗪类 *
阿莫沙平	氯丙嗪
地昔帕明	吩噻嗪
多塞平	其他药物
丙米嗪	别嘌醇
抗组胺药：H_2 受体阻滞剂	氯氮平
西咪替丁	左旋咪唑
雷尼替丁	青霉胺
	噻氯匹定

* 流行病学研究中经常报道的引起中性粒细胞减少的药物。

注：确定特异性药物在引发中性粒细胞减少中所起作用取决于：①患者中的发生率；②事件发生时间与药物应用的相关性；③不存在其他解释；④无意或故意再次应用药物（再次诱发）引起类似反应。需要可能引起中性粒细胞减少药物的补充资料或希望阅读有关原始参考文献的读者可参考文献 111~113。

■ 感染性疾病所致的中性粒细胞减少

中性粒细胞减少可由急性或慢性细菌、病毒、寄生虫或立克次体感染引起。多种机制参与发病。某些病毒感染，如传染性单核细胞增多症、传染性肝炎、川崎病及 HIV 感染可致造血前体细胞感染而引起严重或长期的中性粒细胞减少与全血细胞减少。其他病原体，如立克次体与巴尔通体可感染内皮细胞。作为广义血管炎进程的一部分，这些病原体可致全血细胞减少、中性粒细胞减少、血小板减少及贫血。登革热、麻疹及其他病毒感染时，可发生中性粒细胞对改变的内皮细胞的黏附增加。重度革兰阴性细菌感染时伴发中性粒细胞减少，原因可能为其黏附至内皮增加以及感染部位的利用增加。部分慢性感染可致脾大，如结核病、布鲁菌病、伤寒、疟疾与黑热病，可能因脾脏滞留与骨髓抑制而引起中性粒细胞减少。

■ 中性粒细胞减少患者的临床处理

通常，急性重度中性粒细胞减少患者表现为发热、咽痛、皮下或黏膜炎症。新发呼吸道或腹部症状应高度怀疑为临床急症。应即刻观察，包括详细的病史采集，尤其需注意药物史。体格检查应仔细注意口咽、鼻窦、胸、腹及骨骼压痛，以及淋巴结与脾脏大小。即刻查血细胞计数与微生物培养，予静脉补液、抗生素及其他支持治疗可能能拯救生命。此时，除非患者近期曾应用抗生素治疗，发热与感染通常为对多种广谱抗生素敏感的表面细菌所致。应获取全血细胞计数以及考虑行骨髓检查，尤其当急性中性粒细胞减少的病因不明时。骨髓可表现为纤维化，选择性或非选择性骨髓前体细胞增生不良、原始细胞过多或不典型细胞。掌握这些信息后即开始支持治疗，继而可考虑进一步行诊断性检查。

慢性中性粒细胞减少通常于常规体检或反复发热与感染患者行检查过程中偶尔发现。患者无发热或一般情况相对较好时，确定中性粒细胞减少是慢性的或是周期性的，以及血细胞计数均值是有益的。其他重要的血液学与免疫学数据包括单核细胞、淋巴细胞、嗜酸性粒细胞与血小板的绝对计数；血细胞比容或血红蛋白检测；以及免疫球蛋白水平。高丙种球蛋白血症患者通常有慢性反复发作的炎症；低丙种球蛋白血症及中性粒细胞减少患者通常易患反复感染。血液与骨髓形态学检查可确定儿童良性中性粒细胞减少的部分原因，如 Chédiak-Higashi 综合征与先天性骨髓粒细胞缺乏症。骨髓检查在排除白血病与骨髓增生异常综合征以及评估骨髓缺陷的严重程度方面最有帮助。

检测慢性中性粒细胞减少患者的抗核抗体（ANA）与类风湿因子滴度及自身免疫性疾病的其他血清学检查可能会有帮助。通常在此类疾病明显而严重时方出现中性粒细胞减少，但偶有患者仅表现为隐性脾大、高 ANA 与类风湿因子滴度以及一些其他症状。检查血液与骨髓中大颗粒淋巴细胞可能有助于诊断。感染与营养因素引起的慢性中性粒细胞减少罕见且通常在患者评估期明显。成人中，鉴别慢性特发性中性粒细胞减少与骨髓增生异常综合征可能最为困难。其他细胞系异常（如贫血伴异形红细胞、红细胞大小不均、嗜碱性点彩红细胞，以及血小板减少与假性 Pelger-Huët 细胞）、骨髓原始细胞比例低、异形粒细胞与红系前体细胞、克隆性染色体异常提示骨髓增生异常综合征，尤其是老年患者。中性粒细胞减少的机制及骨髓与血流动力学研究、体外骨髓培养、骨髓粒细胞贮备的检测以及骨髓增殖活性的间接测定可能有助于明确中性粒细胞减少的机制，但并未广泛应用。

中性粒细胞增多

中性粒细胞增多是指血液中性粒细胞绝对计数增加，较正常人群均值高两个标准差以上。对于 1 个月以上的儿童和各年龄段成人而言，该水平即为杆状与成熟中性粒细胞共计约 7.5×10^9/L（见第 2 章）。出生时平均中性粒细胞计数为 12×10^9/L，且计数可高达 26×10^9/L，均视作正常范围（见第 6 章）。

几种术语可用作中性粒细胞增多的同义词，包括**嗜中性白细胞增多**，**多形核白细胞增多**及**粒细胞增多**。之所以应用**白细胞增多**这个术语是因为中性粒细胞数目增高是白细胞总数升高的最常见原因。粒细胞增多的特异性比中性粒细胞增多差，因为粒细胞包括嗜酸性粒细胞、嗜碱性粒细胞以及中性粒细胞。中性粒细胞极度增多通常称为**类白血病反应**，因为极端高值的白细胞数可能提示白血病。这一过度增多反应可能为分叶核中性粒细胞所致，或者可能与杆状核中性粒细胞，晚幼粒细胞及少量中幼粒细胞有关。

正常人群的中性粒细胞计数遵循昼夜变化模式，其计数峰值出现在傍晚。中性粒细胞计数亦会于餐后、直立姿势时及情绪刺激后轻度升高。通常这些变化并不足以引起中性粒细胞增多[119]。

■ 中性粒细胞增多的机制

正常情况下，中性粒细胞按一定顺序从骨髓经血液进入组织而后被利用[120]。轻度中性粒细胞增多可由以下几种机制所致：细胞生成增加、细胞自骨髓加速释放入血液、细胞在循环中从边缘池转移至循环池、细胞从血液进入组织减少或上述机制共同作用。这些事件所需的时间差异很大。边缘池与循环池之间的迁移仅需数分钟。中性粒细胞自骨髓释放入血液需数小时。即使在强烈刺激下，中性粒细胞生成增加亦可能至少需数天（图 65-2）。持续的中度至显著中性粒细胞增多，其原因本质上都是中性粒细胞生成增加。

急性中性粒细胞增多

假性中性粒细胞增多（去边缘池化） 剧烈运动以及急性的身体、情绪压力能在数分钟内增加血液中性粒细胞数目[121]。此反应可通过注射增加心率与心脏排出量的肾上腺素及其他儿茶酚胺类物质来模拟[122]。它是由细胞自边缘池转移至循环池所致；因此常被称为**去边缘池化**。在人类，该反应部分依赖于脾脏中性粒细胞的释放[123]，但中性粒细胞在其他血管床尤其是肺毛细血管的重新分布更为重要。该机制可能为中性粒细胞计数成倍增高的原因。但中性粒细胞增加更多时则不能仅归因于这一种机制。去边缘池化时淋巴细胞、单核细胞与中性粒细胞均升高，这有助于鉴别此型中性粒细胞增多与感染、长期压力或应用糖皮质激素所致的反应性中性粒细胞增多。上述情况下，尽管中性粒细胞计数升高，但淋巴细胞与单核细胞计数通常受到抑制。

骨髓贮备池变化 急性中性粒细胞增多亦可由中性粒细胞自骨髓贮备池即**骨髓中性粒细胞贮备**释放所致[124]。炎症与感染反应时该机制导致急性中性粒细胞增多。骨髓贮备池主要由分叶、杆状中性粒细胞组成。除非特别情况，晚幼粒细胞并不释放至血液中。有丝分裂期后的骨髓中性粒细胞池其体积约为血液中性粒细胞池的 10 倍，且约一半细胞为杆状与分叶核中性粒细胞[120]。中性粒细胞生成障碍性疾病、慢性炎症性疾病、恶性肿瘤以及肿瘤化疗，其贮备池的体积减小且生成中

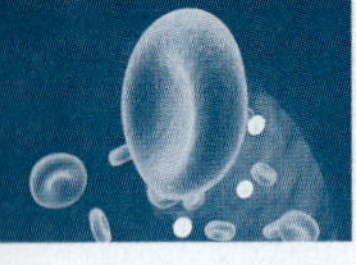

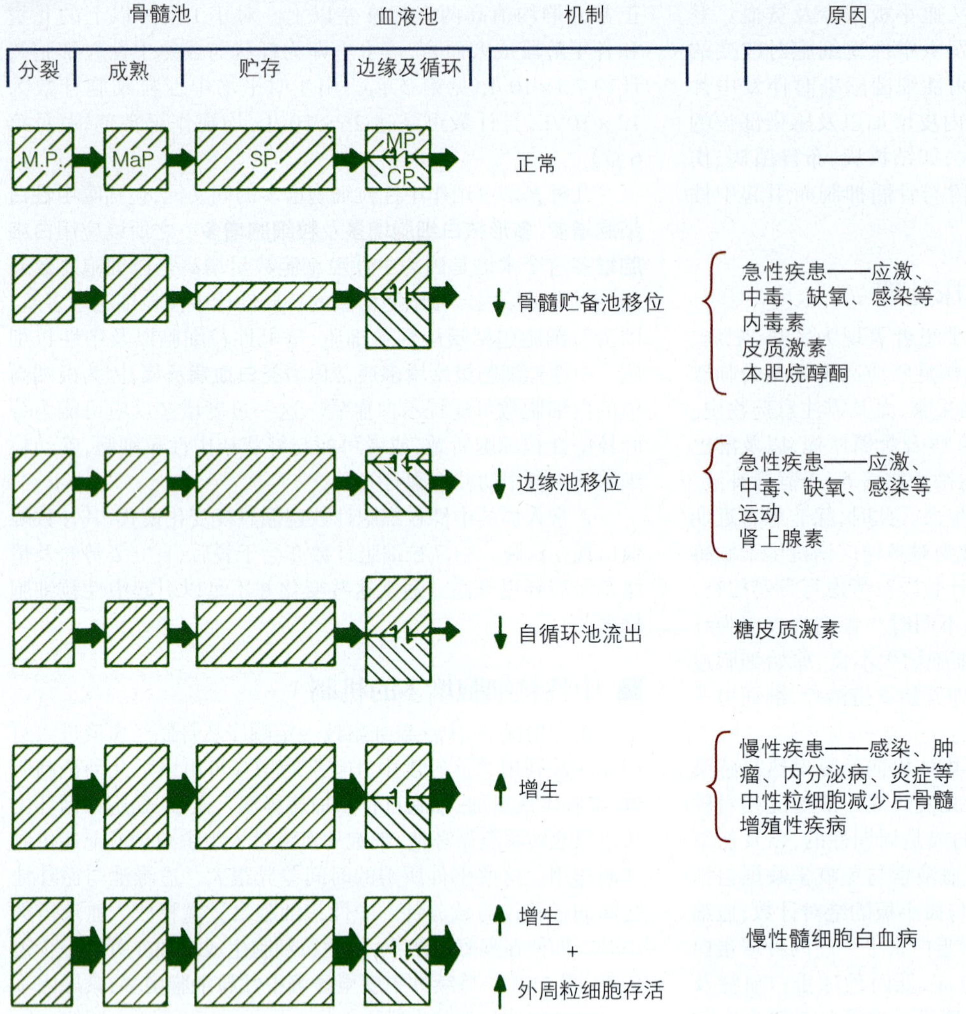

图 65-2 中性粒细胞增多的机制图解。箭头大小表示细胞流经每个腔室的流速。CP，中性粒细胞循环池；MaP，成熟（有丝分裂后）池；M.P.，有丝分裂池；MP，中性粒细胞边缘池；SP，贮备池（骨髓贮备）。

典型的中性粒细胞 CD11a/CD18 缺乏性膜缺陷的患者可用这一机制解释[128]。其中性粒细胞通常不能正常黏附于毛细血管内皮，但细胞生成及骨髓释放明显正常。由于这些患者发生感染时不能动员中性粒细胞至炎症部位，因此可观察到中性粒细胞极度增多（见第 66 章）。每次给予一定剂量糖皮质激素可产生类似反应，中性粒细胞在血液中积聚，至少短暂性地致中性粒细胞增多[129]。感染恢复患者，因其"组织需求"中性粒细胞减少，中性粒细胞持续增多可能源自同样的机制。在慢性髓细胞白血病，血液中长于正常半寿期的中性粒细胞积聚是中性粒细胞极度增多的部分原因[130]。

中性粒细胞增多相关疾病

炎症与应激所致的中性粒细胞增多

表 65-2 列举了急性与慢性中性粒细胞增多的分类与原因。急性中性粒细胞增多的最常见原因可能是运动、情绪应激或任何其他能增加内源性肾上腺素、去甲肾上腺素或皮质醇水平的情况。孕妇可发生急性中性粒细胞增多，且分娩时尤为显著。急性中性粒细胞增多亦可发生于全身麻醉或硬膜外麻醉、各型手术以及其他急性事件如癫痫发作、胃肠道出血、蛛网膜下腔出血或其他内出血。

许多急性细菌性感染可发生中性粒细胞增多。而病毒、真菌与寄生虫所致感染则较少发生。对于微生物与感染宿主之间复杂的相互作用，其许多方面尚未完全了解。大多数革兰阳性菌感染患者，如肺炎球菌肺炎、金黄色葡萄球菌脓肿或链球菌咽炎，可有中性粒细胞增多。而革兰阴性菌所致的感染，尤其是引起菌血症或感染性休克者，可致中性粒细胞减少或中性粒细胞极度增多[131]。活化补体成分、G-CSF、肿瘤坏死因子、白细胞介素（IL）-1、IL-6 与 IL-8 循环水平升高可致该反应。起病隐匿且引起脾大的细菌感染如伤寒及布鲁菌病，除早期或播散期外，不会出现中性粒细胞增多。粟粒型肺结核是类白血病反应的一个重要原因。病毒性感染时，中性粒细胞增多很少见。一般而言，中性粒细胞增多见于因感染病原体产生毒素引发大量组织损伤的感染性疾病。对宿主组织的损伤亦为烫伤、电击、心肌梗死、肺栓塞、镰状细胞危象和系统性血管炎的中性粒细胞增多的可能机制。

许多慢性非感染性因素可致中性粒细胞增多。最常见

性粒细胞的能力受损。当血液接触异物表面如血液透析膜时，激活补体系统，引起短暂的中性粒细胞减少，随后由于骨髓中性粒细胞释放而致中性粒细胞增多。集落刺激因子（G-CSF 与 GM-CSF）通过动员骨髓贮备细胞及刺激中性粒细胞生成而致急性与慢性中性粒细胞增多[125,126]。

慢性中性粒细胞增多

中性粒细胞前体细胞于长期刺激下增殖后致慢性中性粒细胞增多。通过反复给予一定剂量的内毒素、糖皮质激素或集落刺激因子可进行实验研究。尽管发生慢性粒细胞增多的详细发病机制与介质尚未完全明了，但该反应的总体图解目前已被广泛接受（见图 65-2）。细胞分裂受刺激后有丝分裂前体细胞池内细胞生成增多，即早幼粒细胞与中幼粒细胞分裂。随后，有丝分裂期后池的体积增加。这些变化导致骨髓粒 / 红细胞比例增加。在人体慢性感染时，中性粒细胞数生成率增加数倍。在真性红细胞增多症、慢性髓细胞白血病、非血液系统恶性肿瘤[127]及应用外源性造血生长因子如 G-CSF[125,126]引起类白血病反应时，其中性粒细胞生成率增加更为显著，至少 1 周达最高峰。

血管外渗出减少所致的中性粒细胞增多并不常见。一种

表 65-2 中性粒细胞增多的主要原因

急性中性粒细胞增多	慢性中性粒细胞增多
物理刺激	感染
寒冷、热、运动、痉挛、疼痛、分娩、麻醉、手术	导致急性中性粒细胞增多的持续感染
情感刺激	炎症
恐惧、愤怒、过度紧张、抑郁	大多数急性炎症反应，如结肠炎、皮炎、药物过敏反应、痛风、肝炎、肌炎、肾炎、胰腺炎、牙周炎、风湿热、风湿性关节炎、血管炎、甲状腺炎、Sweet 综合征
感染	肿瘤
许多局部和全身急性细菌、真菌、立克次体、螺旋体及一些病毒感染	胃、支气管、乳腺、肾、肝、胰腺、子宫及鳞状细胞癌；在霍奇金淋巴瘤、淋巴瘤、脑肿瘤、黑色素瘤及多发性骨髓瘤中罕见
炎症或组织坏死	药物、激素和毒素
烧伤、电休克、创伤、梗死、痛风、血管炎、抗原 - 抗体复合物、补体激活	持续接触能引起急性中性粒细胞增多的物质如锂；对其他药物的反应罕见
药物、激素和毒素	代谢和内分泌疾病
集落刺激因子、肾上腺素、表雄酮、内毒素、糖皮质激素、吸烟、疫苗、毒液	子痫、甲状腺危象、促肾上腺皮质激素分泌过多
	血液病
	粒细胞缺乏症或巨幼细胞贫血治疗后恢复、慢性溶血或出血、无脾、骨髓增殖性疾病、慢性特发性白细胞增多
	遗传及先天性疾病
	唐氏综合征，先天性

的原因可能是吸烟[132,133]。吸烟者中性粒细胞数的增加与其吸烟量成正比。每天吸两包烟的吸烟者其中性粒细胞计数是正常水平的平均两倍。慢性炎症性疾病，包括皮炎、支气管炎、类风湿关节炎、骨髓炎、溃疡性结肠炎及痛风，可致持续性中性粒细胞增多。Sweet 综合征是一种少见皮肤病，表现为皮肤中性粒细胞极度积聚与持续性中性粒细胞增多[134]。

癌症或心脏病相关的中性粒细胞增多

中性粒细胞增多与许多非血液系统恶性肿瘤有关，如肺癌及胃肠道恶性肿瘤，尤其是当肿瘤转移至肝脏与肺脏时[127,135]。某些情况下，肿瘤细胞产生集落刺激因子，可能通过直接刺激骨髓而致中性粒细胞增多。肿瘤坏死与重叠感染是其他可能的机制。脑肿瘤、黑色素瘤、前列腺癌与淋巴细胞恶性肿瘤，其中性粒细胞增多不常见。

中性粒细胞增多是许多疾病发生及严重度的一个标志。中性粒细胞增多与吸烟无关冠心病的高发病率及严重程度有关[136,137]。同样，白细胞计数升高与吸烟无关的癌症高死亡率有关。肿瘤、蛛网膜下腔出血及其他重度炎症性疾病的患者，其中性粒细胞增多预示预后不良。

中性粒细胞增多作为血液病的一种表现

除外包括慢性中性粒细胞白血病与中性粒细胞性慢性髓细胞白血病的骨髓增殖性疾病（见第 90 章），几种少见血液病亦可能与中性粒细胞增多有关。大多数此类疾病的发病机制尚未明确。唐氏综合征患者，可发生类似慢性髓细胞白血病的短暂新生儿类白血病反应[138]。此型中性粒细胞增多可能与 21 号染色体三体引起调节中性粒细胞生成的缺陷有关，但确切机制尚不明。有报道无家族史的特发性中性粒细胞性白细胞增多，以及有常染色体显性遗传模式的遗传性中性粒细胞增多的类似疾病[139,140]，但非常罕见。仔细的临床检查与随访几乎总能揭示其中性粒细胞增多的原因。

药物相关性中性粒细胞增多

许多药物可致中性粒细胞减少，但除外众所周知的肾上腺素、其他儿茶酚胺类及糖皮质激素，药物所致的中性粒细胞增多并不常见。锂盐可致持续的中性粒细胞增多[141]。停药后其计数恢复正常。药物可升高集落刺激因子水平。雷尼替丁与奎尼丁引起中性粒细胞增多的病例已有报道，但这种反应非常少见。

■ 中性粒细胞增多患者的临床处理

发现中性粒细胞增多，杆状中性粒细胞以及成熟细胞中存在毒性颗粒时，大多数情况下与明显进行中的炎症性疾病相关。发现中性粒细胞增多常有助于阑尾炎、胆囊炎或细菌性咽炎的诊断。当中性粒细胞增多的原因不明显，尤其是伴随发热或其他炎症体征时，应考虑一些细微感染如结核或骨髓炎。此外，应寻找吸烟史以及慢性焦虑状态或隐匿恶性肿瘤的依据。如果中性粒细胞增多伴有中幼粒细胞和早幼粒细胞、嗜碱性粒细胞增多以及原因不明的脾大，应考虑骨髓增殖性疾病的诊断（如慢性髓细胞白血病、特发性骨髓纤维化或真性红细胞增多症）。对于中性粒细胞中度增多的患者 [中性粒细胞为 $(15\sim25)\times10^9/L$]，检测白细胞碱性磷酸酶活性可能是一项有用的筛查试验。通常，任何原因引起的炎症及正在接受糖皮质激素治疗的患者，其活性值升高。慢性髓细胞白血病其活性值低，而其他骨髓增殖性疾病则活性值变化较大。良性中性粒细胞性增多和慢性髓细胞白血病，其血清维生素 B_{12} 水平及 B_{12} 结合蛋白升高。对于原因不明的中性粒细胞增多，检测细胞遗传学改变及 *BCR* 基因重排（见第 90 章）与 *JAK2* 基因突变（见第 91 章）具有重要的诊断价值。慢性髓细胞白血病及伴有中性粒细胞显著增多的其他慢性骨髓增殖性疾病的诊断在第 90 章进行讨论。

流行病学研究显示吸烟副作用、肥胖、冠状动脉疾病、脑血管疾病及恶性肿瘤与中性粒细胞增多相关[142-146]。在骨髓增生性疾病，中性粒细胞增多是血栓性事件的预测因素[147-149]。对于镰状细胞病患者，中性粒细胞增多与并发症的增加及病情的严重程度相关[150,151]。应用羟基脲治疗可降低这些患者血液中性粒细胞数量并预防部分并发症。在某些炎症性疾病，增加血液中性粒细胞的糖皮质激素以及降低血液中性粒细胞的免疫抑制治疗可用于减轻炎症，因为这两类药物均能降低中性粒细胞和其他白细胞趋化至炎症组织。例如，糖皮质激素通常抑制Sweet综合征的皮肤炎症。多数临床情况下，通常无需采取治疗以降低中性粒细胞计数。

翻译：王　婷

校对：周光飚

参考文献

1. Haddy TB, Rana SR, Castro O: Benign ethnic neutropenia: What is a normal absolute neutrophil count? *J Lab Clin Med* 133:15, 1999.
2. Denic S, Showqi S, Klein C, et al: Prevalence, phenotype and inheritance of benign neutropenia in Arabs. *BMC Blood Disord* 9:3, 2009.
3. Koury MJ, Price JO, Hicks GG: Apoptosis in megaloblastic anemia occurs during DNA synthesis by a p53-independent, nucleoside-reversible mechanism. *Blood* 96:3249, 2000.
4. Kerbauy DB, Deeg HJ: Apoptosis and antiapoptotic mechanisms in the progression of myelodysplastic syndrome. *Exp Hematol* 35:1739, 2007.
5. Kawai T, Malech HL: WHIM syndrome: Congenital immune deficiency disease. *Curr Opin Hematol* 16:20, 2009.
6. Aprikyan AA, Liles WC, Rodger E, et al: Impaired survival of bone marrow hematopoietic progenitor cells in cyclic neutropenia. *Blood* 97:147, 2001.
7. Ward AC, Dale DC: Genetic and molecular diagnosis of severe congenital neutropenia. *Curr Opin Hematol* 16:9, 2009.
8. Watanabe K, Ambekar C, Wang H, et al: SBDS-deficiency results in specific hypersensitivity to Fas stimulation and accumulation of Fas at the plasma membrane. *Apoptosis* 14:77, 2009.
9. Bux J: Molecular nature of antigens implicated in immune neutropenias. *Int J Hematol* 76:399, 2002.
10. Palmblad J, Papdaki HA: Chronic idiopathic neutropenias and severe congenital neutropenia. *Curr Opin Hematol* 15:8, 2008.
11. Melis D, Fulceri R, Parenti G, et al: Genotype/phenotype correlation in glycogen storage disease type 1b: A multicentre study and review of the literature. *Eur J Pediatr* 164:501, 2005.
12. Kaplan J, De Domenico I, Ward DM: Chediak-Higashi syndrome. *Curr Opin Hematol* 15:22, 2008.
13. Kaul D, Coffey MJ, Phare SM, Kazanjian PH: Capacity of neutrophils and monocytes from human immunodeficiency virus-infected patients and healthy controls to inhibit growth of *Mycobacterium bovis*. *J Lab Clin Med* 141:330, 2003.
14. Kostmann R: Infantile genetic agranulocytosis; agranulocytosis infantilis hereditaria. *Acta Paediatr* 45:1, 1956.
15. Dale DC, Link DC: The many causes of severe congenital neutropenia. *N Engl J Med* 360:3, 2009.
16. Bellanne-Chantelot C, Clauin S, Leblanc T, et al: Mutations in the ELA2 gene correlate with more severe expression of neutropenia: A study of 81 patients from the French Neutropenia Register. *Blood* 103:4119, 2004.
17. Welte K, Zeidler C, Dale DC: Severe congenital neutropenia. *Semin Hematol* 43:189, 2006.
18. Konishi N, Kobayashi M, Miyagawa S: Defective proliferation of primitive myeloid progenitor cells in patients with severe congenital neutropenia. *Blood* 94:4077, 1999.
19. Zeidler C, Germeshausen M, Klein C: Clinical implications of ELA2-, HAX1- and G-CSF-receptor (CSF3R) mutations in severe congenital neutropenia. *Br J Haematol* 144:459, 2009.
20. Dale DC, Person RE, Bolyard AA, et al: Mutations in the gene encoding neutrophil elastase in congenital and cyclic neutropenia. *Blood* 96:2317, 2000.
21. Ancliff PJ: Congenital neutropenia. *Blood Rev* 17:209, 2003.
22. Köllner I, Sodeik B, Schreek S, et al: Mutations in neutrophil elastase causing congenital neutropenia lead to cytoplasmic protein accumulation and induction of the unfolded protein response. *Blood* 108:493, 2006.
23. Klein C, Grudzien M, Appaswamy G, et al: HAX1 deficiency causes autosomal recessive severe congenital neutropenia (Kostmann disease). *Nat Genet* 39:86,2007.
24. Boztug K, Appaswamy G, Ashikov A, et al: A syndrome with congenital neutropenia and mutations in G6PC3. *N Engl J Med* 360:32, 2009.
25. Germeshausen M, Skokowa J, Balimaier M, et al: G-CSF receptor mutations in patients with congenital neutropenia. *Curr Opin Hematol* 15:332, 2008.
26. Dror Y, Ward AC, Touw IP, Freedman MH: Combined corticosteroid/granulocyte colony-stimulating factor (G-CSF) therapy in the treatment of severe congenital neutropenia unresponsive to G-CSF: Activated glucocorticoid receptors synergize with G-CSF signals. *Exp Hematol* 28:1381, 2000.
27. Dale DC, Bolyard AA, Schwinzer BG, et al: The Severe Chronic Neutropenia International Registry: 10-Year Follow-up Report. *Support Cancer Ther* 3:220, 2006.
28. Choi SW, Boxer LA, Pulsipher MA, et al: Stem cell transplantation in patients with severe congenital neutropenia with evidence of leukemic transformation. *Bone Marrow Transplant* 35:473, 2005.
29. Rosenberg PS, Alter BP, Bolyard AA, et al: The incidence of leukemia and mortality from sepsis in patients with severe congenital neutropenia receiving long-term G-CSF therapy. *Blood* 107:4628, 2006.
30. Rosenburg PS, Alter BP, Link DC, et al: Neutrophil elastase mutations and risk of leukaemia in severe congenital neutropenia. *Br J Haematol* 140:210, 2008.
31. Cham B, Bonilla MA, Winkelstein J: Neutropenia associated with primary immunodeficiency syndromes. *Semin Hematol* 39:107, 2002.
32. Rezael N, Aghamohammadi A, Ramyar A, et al: Severe congenital neutropenia or hyper-IgM syndrome? A novel mutation of CD40 ligand in a patient with severe neutropenia. *Int Arch Allergy Immunol* 147:255, 2008.
33. Ochs HD, Filipovich AH, Veys P, et al: Wiskott-Aldrich syndrome: Diagnosis, clinical and laboratory manifestations, and treatment. *Biol Blood Marrow Transplant* 15(Suppl 1):84, 2008.
34. Dupuis-Girod S, Medioni J, Haddad E, et al: Autoimmunity in Wiskott-Aldrich syndrome: Risk factors, clinical features, and outcome in a single-center cohort of 55 patients. *Pediatrics* 111:e622, 2003.
35. Horman SR, Velu CS, Chaubey A, et al: Gfi1 integrates progenitor versus granulocytic transcriptional programming. *Blood* 113:5466, 2009.
36. Berthet F, Siegrist CA, Ozsahin H, et al: Bone marrow transplantation in cartilage-hair hypoplasia: Correction of the immunodeficiency but not of the chondrodysplasia. *Eur J Pediatr* 155:286, 1996.
37. Ammann RA, Duppenthaler A, Bux J, et al: Granulocyte colony-stimulating factor-responsive chronic neutropenia in cartilage-hair hypoplasia. *J Pediatr Hematol Oncol* 26:379, 2004.
38. Boocock GR, Morrison JA, Popovic M, et al: Mutations in SBDS are associated with Shwachman-Diamond syndrome. *Nat Genet* 33:97, 2003.
39. Dror Y, Freedman MH: Shwachman-Diamond syndrome marrow cells show abnormally increased apoptosis mediated through the Fas pathway. *Blood* 97:3011, 2001.
40. Orelio C, Kujpers TW: Shwachman-Diamond syndrome neutrophils have altered chemoattractant-induced F-actin polymerization and polarization characteristics. *Haematologica* 94:409, 2009.
41. Shimamura A: Shwachman-Diamond syndrome. *Semin Hematol* 43:178, 2006.
42. Willig TN, Gazda H, Sieff CA: Diamond-Blackfan anemia. *Curr Opin Hematol* 7:85, 2000.
43. Orfali KA, Ohene-Abuakwa Y, Ball SE: Diamond Blackfan anaemia in the UK: Clinical and genetic heterogeneity. *Br J Haematol* 125:243, 2004.
44. Campagnoli MF, Garelli E, Quarello P, et al: Molecular basis of Diamond-Blackfan anemia: New findings from the Italian registry and a review of the literature. *Haematologica* 89:480, 2004.
45. Griscelli C, Durandy A, Guy-Grand D, et al: A syndrome associating partial albinism and immunodeficiency. *Am J Med* 65:691, 1978.
46. Menasche G, Pastural E, Feldmann J, et al: Mutations in RAB27A cause Griscelli syndrome associated with haemophagocytic syndrome. *Nat Genet* 25:173, 2000.
47. Sanal O, Ersoy F, Tezcan I, et al: Griscelli disease: Genotype-phenotype correlation in an array of clinical heterogeneity. *J Clin Immunol* 22:237, 2002.
48. Baumeister FA, Stachel D, Schuster F, et al: Accelerated phase in partial albinism with immunodeficiency (Griscelli syndrome): Genetics and stem cell transplantation in a 2-month-old girl. *Eur J Pediatr* 159:74, 2000.
49. Barbosa MD, Nguyen QA, Tchernev VT, et al: Identification of the homologous beige and Chediak-Higashi syndrome genes. *Nature* 382:262, 1996.
50. Introne W, Boissy RE, Gahl WA: Clinical, molecular, and cell biological aspects of Chediak-Higashi syndrome. *Mol Genet Metab* 68:283, 1999.
51. Kawai T, Malech HL: WHIM syndrome: Congenital immune deficiency disease. *Curr Opin Hematol* 16:20, 2009.
52. Gorlin RJ, Gelb B, Diaz GA, et al: WHIM syndrome, an autosomal dominant disorder: Clinical, hematological, and molecular studies. *Am J Med Genet* 91:368, 2000.
53. Hernandez PA, Gorlin RJ, Lukens JN, et al: Mutations in the chemokine receptor gene CXCR4 are associated with WHIM syndrome, a combined immunodeficiency disease. *Nat Genet* 34:70, 2003.
54. Rassam SM, Roderick P, al-Hakim I, Hoffrand AV: A myelokathexis-like variant of myelodysplasia. *Eur J Haematol* 42:99, 1989.
55. Seifert W, Holder-Espinasse M, Kühnisch J, et al: Expanded mutational spectrum in Cohen syndrome, tissue expression, and transcript variants of COH1. *Hum Mutat* 30:E404, 2009.
56. Patrone F, Dallegri F, Rebora A, Sacchetti C: Lazy leukocyte syndrome. *Blut* 39:265, 1979.
57. Kannourakis G: Glycogen storage disease. *Semin Hematol* 39:103, 2002.
58. Annabi B, Hiraiwa H, Mansfield BC, et al: The gene for glycogen-storage disease type 1b maps to chromosome 11q23. *Am J Hum Genet* 62:400, 1998.
59. Visser G, Rake JP, Fernandes J, et al: Neutropenia, neutrophil dysfunction, and inflammatory bowel disease in glycogen storage disease type Ib: Results of the European Study on Glycogen Storage Disease type I. *J Pediatr* 13:187, 2000.
60. Schroeder T, Hildebrandt B, Mayatepek E, et al: A patient with glycogen storage disease type Ib presenting with acute myeloid leukemia (AML) bearing monosomy 7 and translocation t(3;8)(q26;q24) after 14 years of treatment with granulocyte colony-stimulating factor (G-CSF): A case report. *J Med Case Reports* 2:319, 2008.
61. Dale DC, Bolyard AA, Aprikyan A: Cyclic neutropenia. *Semin Hematol* 39:89, 2002.
62. Horwitz M, Benson KF, Person RE, et al: Mutations in ELA2, encoding neutrophil elastase, define a 21-day biological clock in cyclic haematopoiesis. *Nat Genet* 23:433, 1999.
63. Palmer SE, Stephens K, Dale DC: Genetics, phenotype, and natural history of autosomal dominant cyclic hematopoiesis. *Am J Med Genet* 66:413, 1996.
64. Dale DC, Hammond WP IV: Cyclic neutropenia: A clinical review. *Blood Rev* 2:178, 1998.
65. Dale DC: ELA2-related neutropenia, in *GeneReviews: Genetic Disease Online*

Reviews at GeneTests-GeneClinics [database online]. Copyright, University of Washington, Seattle. Available at www.geneclinics.org. Last accessed June 5, 2009.
66. Hammond WP IV, Price TH, Souza LM, Dale DC: Treatment of cyclic neutropenia with granulocyte colony-stimulating factor. *N Engl J Med* 320:1306, 1989.
67. Fowler B: Genetic defects of folate and cobalamin metabolism. *Eur J Pediatr* 157:S60, 1998.
68. Monagle PT, Tauro GP: Long-term follow up of patients with transcobalamin II deficiency. *Arch Dis Child* 72:237, 1995.
69. Dale DC, Guerry D 4th, Wewerka JR, et al: Chronic neutropenia. *Medicine (Baltimore)* 58:128, 1979.
70. Juul SE, Haynes JW, McPherson RJ: Evaluation of neutropenia and neutrophilia in hospitalized preterm infants. *J Perinatol* 24:150, 2004.
71. James RM, Kinsey SE: The investigation and management of chronic neutropenia in children. *Arch Dis Child* 91:852, 2006.
72. Juul SE, Christensen RD: Effect of recombinant granulocyte colony-stimulating factor on blood neutrophil concentrations among patients with "idiopathic neonatal neutropenia": A randomized, placebo-controlled trial. *J Perinatol* 23:493, 2003.
73. Percival SS: Neutropenia caused by copper deficiency: Possible mechanisms of action. *Nutr Rev* 53:59, 1999.
74. Olivares M, Uauy R: Copper as an essential nutrient. *Am J Clin Nutr* 63:791S 1996.
75. Gregg XT, Reddy V, Prchal JT: Copper deficiency masquerading as myelodysplastic syndrome. *Blood* 100:1493, 2002.
76. Levitt LJ: Chlorpropamide-induced pure white cell aplasia. *Blood* 69:394, 1987.
77. Kyle RA: Natural history of chronic idiopathic neutropenia. *N Engl J Med* 302:908, 1980.
78. Palmblad JE, von dem Borne AE: Idiopathic, immune, infectious, and idiosyncratic neutropenias. *Semin Hematol* 39:113, 2002.
79. Papadaki HA, Palmblad J, Eliopoulos GD: Non-immune chronic idiopathic neutropenia of adult: An overview. *Eur J Haematol* 67:35, 2001.
80. Price TH, Lee MY, Dale DC, Finch CA: Neutrophil kinetics in chronic neutropenia. *Blood* 54:581, 1979.
81. Logue GL, Shastri KA, Laughlin M, et al: Idiopathic neutropenia: Antineutrophil antibodies and clinical correlations. *Am J Med* 90:211, 1991.
82. Palmblad J, Papadaki HA: Chronic idiopathic neutropenias and severe congenital neutropenia. *Curr Opin Hematol* 15:8, 2008.
83. Matsuyama W, Yamamoto M, Higashimoto I, et al: TNF-related apoptosis-inducing ligand is involved in neutropenia of systemic lupus erythematosus. *Blood* 104:184, 2004.
84. Dale DC, Bonilla MA, Davis MW, et al: A randomized controlled phase III trial of recombinant human granulocyte colony-stimulating factor (filgrastim) for treatment of severe chronic neutropenia. *Blood* 81:2496, 1993.
85. Lalezari P, Radel E: Neutrophil-specific antigens: Immunology and clinical significance. *Semin Hematol* 11:281, 1974.
86. Bux J: Molecular nature of antigens implicated in immune neutropenias. *Int J Hematol* 76(Suppl 1):399, 2002.
87. Stroncek D: Neutrophil alloantigens. *Transfus Med Rev* 16:67, 2002.
88. Bux J: Human neutrophil alloantigens. *Vox Sang* 94:277, 2008.
89. Maheshwari A, Christensen RD, Calhoun DA: Immune neutropenia in the neonate. *Adv Pediatr* 49:317, 2002.
90. Puig N, de Haas M, Kleijer M, et al: Isoimmune neonatal neutropenia caused by Fc gamma RIIIb antibodies in a Spanish child. *Transfusion* 35:683, 1995.
91. Maslanka K, Guz K, Uhrynowska M, Zupanska B: Isoimmune neonatal neutropenia due to anti-Fc(gamma) RIIIb antibody in a mother with an Fc(gamma) RIIIb deficiency. *Transfus Med* 11:111, 2001.
92. Maheshwari A, Christensen RD, Calhoun DA: Immune-mediated neutropenia in the neonate. *Acta Paediatr Suppl* 91:98, 2002.
93. Taniuchi S, Masuda M, Hasui M, et al: Differential diagnosis and clinical course of autoimmune neutropenia in infancy: Comparison with congenital neutropenia. *Acta Paediatr* 91:1179, 2002.
94. Smith MA, Smith JG: Clinical experience with the use of rhG-CSF in secondary autoimmune neutropenia. *Clin Lab Haematol* 24:93, 2002.
95. Nossent JC, Swaak AJ: Prevalence and significance of haematological abnormalities in patients with systemic lupus erythematosus. *Q J Med* 80:605, 1991.
96. Bowman SJ: Hematological manifestations of rheumatoid arthritis. *Scand J Rheumatol* 31:251, 2002.
97. Starkebaum G: Chronic neutropenia associated with autoimmune disease. *Semin Hematol* 39:121, 2002.
98. Martinez-Baños D, Crispin JC, Lazo-Langner A, Sánchez-Guerror J: Moderate and severe neutropenia in patients with systemic lupus erythematosus. *Rheumatology* 45:994, 2006.
99. Campion G, Maddison PJ, Goulding N, et al: The Felty syndrome: A case-matched study of clinical manifestations and outcome, serologic features, and immunogenetic associations. *Medicine (Baltimore)* 69:69, 1990.
100. Liu JH, Wei S, Lamy T, Epling-Burnette PK, et al: Chronic neutropenia mediated by fas ligand. *Blood* 95:3219, 2000.
101. Starkebaum G, Dancey JT, Arend WP: Chronic neutropenia: Possible association with Sjogren's syndrome. *J Rheumatol* 8:679, 1981.
102. Coppo P, Sibilia J, Maloisel F, et al: Primary Sjögren's syndrome associated agranulocytosis: A benign disorder? *Ann Rheum Dis* 62:476, 2003.
103. Chandra PA, Margulis Y, Schiff C: Rituximab is useful in the treatment of Felty's syndrome. *Am J Ther* 15:321, 2008.
104. Patel AM, Moreland LW: Tocilizumab versus methotrexate in moderate to severe rheumatoid arthritis. *Curr Rheumatol Rep* 11:313, 2009.
105. Wiseman BK, Doan CA: A newly recognized granulopenic syndrome caused by excessive splenic leukolysis and successfully treated by splenectomy. *Ann Intern Med* 16:1097, 1942.
106. Kracke RR: Relation of drug therapy to neutropenic states. *JAMA* 111:1255, 1938.
107. Wassenberg S, Herborn G, Rau R: Methotrexate treatment in Felty's syndrome. *Br J Rheumatol* 37:908, 1998.
108. Hellmich B, Schnabel A, Gross WL: Treatment of severe neutropenia due to Felty's syndrome or systemic lupus erythematosus with granulocyte colony-stimulating factor. *Semin Arthritis Rheum* 29:82, 1999.
109. Rashba EJ, Rowe JM, Packman CH: Treatment of the neutropenia of Felty syndrome. *Blood Rev* 10:177, 1996.
110. Bowman SJ, Geddes GC, Corrigall V, et al: Large granular lymphocyte expansions in Felty's syndrome have an unusual phenotype of activated CD45RA+ cells. *Br J Rheumatol* 35:1252, 1996.
111. van Staa TP, Boulton F, Cooper C, et al: Neutropenia and agranulocytosis in England and Wales: Incidence and risk factors. *Am J Hematol* 72:248, 2003.
112. Andres E, Noel E, Kurtz JE, et al: Life-threatening idiosyncratic drug-induced agranulocytosis in elderly patients. *Drugs Aging* 21:427, 2004.
113. Andrès E, Maloisel F: Idiosyncratic drug-induced agranulocytosis or acute neutropenia. *Curr Opin Hematol* 15:15, 2008.
114. Schulz W: Ueber digenartige Halserkrankungen. *Dtsch Med Wochenschr* 48:1495, 1922.
115. Uetreicht JP: Reactive metabolites and agranulocytosis. *Eur J Haematol Suppl* 60:33, 1996.
116. Claas FH: Immune mechanisms leading to drug-induced blood dyscrasias. *Eur J Haematol Suppl* 60:64, 1996.
117. Carey PJ: Drug-induced myelosuppression: Diagnosis and management. *Drug Saf* 26:691, 2003.
118. Mauri MC, Rudelli R, Bravin S, et al: Clozapine metabolism rate as a possible index of drug induced granulocytopenia. *Psychopharmacology (Berl)* 35:459, 1998.
119. Garrey WE, Bryan WR: Variations in white blood cell counts. *Physiol Rev* 15:597, 1935.
120. Dancey JT, Deubelbeiss KA, Harker LA, Finch CA: Neutrophil kinetics in man. *J Clin Invest* 58:705, 1976.
121. Quindry JC, Stone WL, King J, Broeder CE: The effects of acute exercise on neutrophils and plasma oxidative stress. *Med Sci Sports Exerc* 35:1139, 2003.
122. Benschop RJ, Rodriquez-Feuerhahn M, Schedlowski M: Catecholamine-induced leukocytosis: Early observations, current research, and future directions. *Brain Behav Immun* 10:77, 1996.
123. Toft P, Helbo-Hansen HS, Tonnesen E, et al: Redistribution of granulocytes during adrenaline infusion and following administration of cortisol in healthy volunteers. *Acta Anaesthesiol Scand* 38:254, 1994.
124. Dale DC, Fauci, AS, Gerry D IV, Wolff SM: Comparison of agents producing neutrophilic leukocytosis in man. *J Clin Invest* 56:808, 1975.
125. Price TH, Chatta GS, Dale DC: The effect of recombinant granulocyte-colony stimulating factor on neutrophil kinetics in normal young and elderly humans. *Blood* 88:335, 1996.
126. Dale DC, Liles WC, Llewellyn C, Price TH: The effects of granulocyte macrophage colony stimulating factor (GM-CSF) on neutrophil kinetics and function in normal human volunteers. *Am J Hematol* 57:7, 1998.
127. Reding MT, Hibbs JR, Morrison VA, et al: Diagnosis and outcome of 100 consecutive patients with extreme granulocytic leukocytosis. *Am J Med* 104:12, 1998.
128. Etzioni A, Tonetti M: Leukocyte adhesion deficiency II—From A to almost Z. *Immunol Rev* 178:138, 2000.
129. Bishop CR, Athens JW, Boggs DR, et al: Leukokinetic studies: XIII. A non-steady state kinetic evaluation of the mechanism of cortisone-induced granulocytosis. *J Clin Invest* 47:249, 1968.
130. Cartwright GE, Athens JW, Haab OP, et al: Blood granulocyte kinetics in conditions associated with granulocytosis. *Ann N Y Acad Sci* 11:963, 1964.
131. Alves-Filho JC, de Freitas A, Spiller F, et al: The role of neutrophils in severe sepsis. *Shock* 30 Suppl 1:3, 2008.
132. Parry H, Cohen S, Schlarb JE, et al: Smoking, alcohol consumption, and leukocyte counts. *Am J Clin Pathol* 107:64, 1997.
133. Miki K, Miki M, Nakamura Y, et al: Early-phase neutrophilia in cigarette smoke-induced acute eosinophilic pneumonia. *Intern Med* 42:839, 2003.
134. Weenig RH, Bruce AJ, McEvoy MT, et al: Neutrophilic dermatosis of the hands: Four new cases and review of the literature. *Int J Dermatol* 43:95, 2004.
135. Shoenfeld Y, Tal A, Berliner S, Pinkhas J: Leukocytosis in nonhematological malignancies—A possible tumor-associated marker. *J Cancer Res Clin Oncol* 111:54, 1986.
136. Zalokar JB, Richard JL, Claude JR: Leukocyte count, smoking, and myocardial infarction. *N Engl J Med* 304:465, 1981.
137. Kirtane AJ, Bui A, Murphy SA, et al: Association of peripheral neutrophilia with adverse angiographic outcomes in ST-elevation myocardial infarction. *Am J Cardiol* 93:532, 2004.
138. Al-Kasim F, Doyle JJ, Massey GV, et al: Incidence and treatment of potentially lethal diseases in transient leukemia of Down syndrome: Pediatric Oncology Group Study. *J Pediatr Hematol Oncol* 24:9, 2002.
139. Ward HN, Reinhard EH: Chronic idiopathic leukocytosis. *Ann Intern Med* 75:193, 1971.
140. Herring WB, Smith LB, Walker R, Herion JC: Hereditary neutrophilia. *Am J Med* 56:729, 1974.
141. Focosi D, Azzarà A, Kast RE, et al: Lithium and hematology: Established and proposed uses. *J Leukoc Biol* 85:20, 2009.
142. Herishanu Y, Rogowski O, Polliack A, Marilus R: Leukocytosis in obese individuals: Possible link in patients with unexplained persistent neutrophilia. *Eur J Haematol* 76:516, 2006.
143. Loimaala A, Rontu R, Vuori I, et al: Blood leukocyte count is a risk factor for intima-media thickening and subclinical carotid atherosclerosis in middle-aged men. *Atherosclerosis* 188:363, 2006.
144. Prasad A, Stone GW, Stuckey TD, et al: Relation between leucocyte count, myonecrosis, myocardial perfusion, and outcomes following primary angioplasty. *Am J Cardiol* 99:1067, 2007.

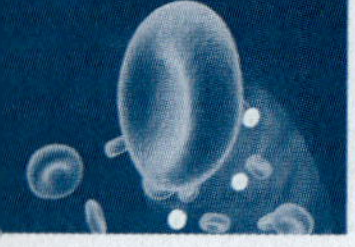

145. Kruk M, Przyuski J, Kaliczuk L, et al: Hemoglobin, leukocytosis and clinical outcomes of ST-elevation myocardial infarction treated with primary angioplasty: ANIN Myocardial Infarction Registry. *Circ J* 73:323, 2009.

146. Brown DW, Ford ES, Giles WH, et al: Associations between white blood cell count and risk for cerebrovascular disease mortality: NHANES II Mortality Study, 1976–1992. *Ann Epidemiol* 14:425, 2004.

147. Landolfi R, Di Gennaro L, Barbui T, et al: European Collaboration on Low-Dose Aspirin in Polycythemia Vera (ECLAP). Leukocytosis as a major thrombotic risk factor in patients with polycythemia vera. *Blood* 109:2446, 2007.

148. Caramazza D, Caracciolo C, Barone R, et al: Correlation between leukocytosis and thrombosis in Philadelphia-negative chronic myeloproliferative neoplasms. *Ann Hematol* 2009.

149. Marchetti M, Falanga A: Leukocytosis, JAK2V617F mutation, and hemostasis in myeloproliferative disorders. *Pathophysiol Haemost Thromb* 36:148, 2009.

150. Quinn CT, Lee NJ, Shull EP, et al: Prediction of adverse outcomes in children with sickle cell anemia: A study of the Dallas Newborn Cohort. *Blood* 111:544, 2008.

151. Litos M, Sarris I, Bewley S, et al: White blood cell count as a predictor of the severity of sickle cell disease during pregnancy. *Eur J Obstet Gynecol Reprod Biol* 133:169, 2007.

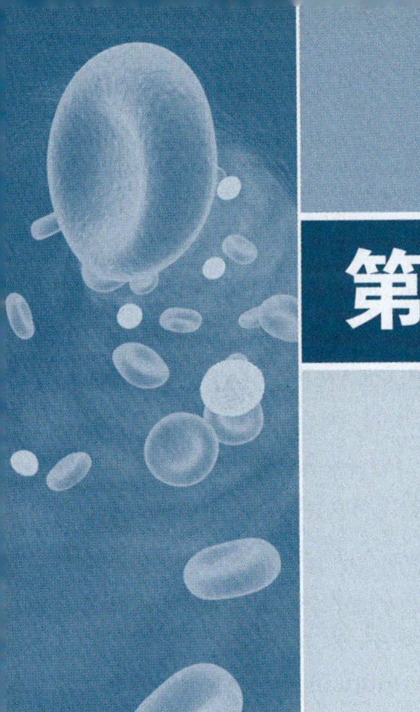

第66章

中性粒细胞功能异常

Niels Borregaard, Laurence A. Boxer

摘 要

中性粒细胞是一种血液循环中的静态细胞，主要在循环系统外受微生物入侵的组织中起到吞噬及杀菌作用。中性粒细胞的功能通常包括趋化、吞噬和杀灭细菌。虽然在概念上大相迥异，但是这些功能之间实际上相互关联并且在很大程度上依赖于相同的细胞内信号转导机制，导致细胞内局部的 Ca^{2+} 浓度增加，细胞骨架组装改变，烟酰胺腺嘌呤二核苷酸磷酸(NADPH)氧化酶从胞质及胞膜整合亚基聚集，以及颗粒与吞噬体或中性粒细胞质膜融合。当上述正常功能受损时便会出现中性粒细胞性的临床疾病。中性粒细胞功能异常患者的临床表现可与抗体、补体或 toll 样受体异常性疾病相似。一般来说当患者至少出现一个下列临床特征时，需要评估其是否患有吞噬细胞疾病：①短期内出现两次或两次以上的全身性细菌感染；②反复的、严重的呼吸道感染，诸如肺炎、鼻窦炎、中耳炎或淋巴结炎；③少见部位的感染(肝或脑脓肿)；④少见病原体的感染(如曲霉菌肺炎、播散性念珠菌病或是黏质沙雷菌、诺卡菌、洋葱伯克霍尔德杆菌)。

本章使用的简写和缩略词：ADP，腺苷二磷酸(adenosine diphosphate)；ARF，ADP 核糖基化因子(ADP-ribosylation factor)；ASC，含有半胱天冬酶募集域的凋亡相关斑点样蛋白(apoptosis-associated speck-like protein with a caspase recruitment domain)；ATP，腺苷三磷酸(adenosine triphosphate)；ATPase，ATP 酶(adenosine triphosphatase)；BPI，细菌渗透性增加蛋白(bacterial permeability-increasing protein)；cAMP，环腺苷一磷酸(cyclic adenosine monophosphate)；cANCA，胞质型抗中性粒细胞胞质抗体(cytoplasmic antineutrophil cytoplasmic antibody)；CARD，天冬氨酸特异性半胱氨酸蛋白酶募集域(caspase recruitment domain)；c/EBP，CCAAT 增强子结合蛋白(CCAAT/enhancer binding protein)；CGD，慢性肉芽肿病(chronic granulomatous disease)；CHS，Chédiak-Higashi 综合征(Chédiak-Higashi syndrome)；DAG，二酰甘油(diacylglycerol)；FAD，黄素辅基(flavin prosthetic group)；FMF，家族性地中海热(familial Mediterranean fever)；fMLP，甲酰甲硫氨酰-亮氨酰-苯丙氨酸(formyl-methionyl-leucylphenylalanine)；G-6-PD，葡萄糖-6-磷酸脱氢酶(glucose-6-phosphate dehydrogenase)；GDP，葡萄糖二磷酸(glucose diphosphate)；GPI，糖基磷脂酰肌醇(glycosylphosphatidylinositol)；GTP，鸟苷三磷酸(guanosine triphosphate)；GTPase，鸟苷三磷酸酶(guanosine triphosphatase)；H_2O_2，过氧化氢(hydrogen peroxide)；HBP，肝素结合蛋白(heparin binding protein)；HETE，羟基花生四烯酸(hydroxyeicosatetraenoic acid)；HLA，人白细胞抗原(human leukocyte antigen)；HNP，人中性粒细胞肽，同义词为防御素(human neutrophil peptide)；ICAM，胞间黏附分子(intercellular adhesion molecule)；IFN，干扰素(interferon)；Ig，免疫球蛋白(immunoglobulin)；IL，白介素(interleukin)；IP3，肌醇三磷酸(inositol triphosphate)；ITAM，基于免疫受体酪氨酸的活化基序(immunoreceptor tyrosine-based activation motif)；LAD，白细胞黏附缺陷(leukocyte adhesion deficiency)；LFA-1，白细胞功能相关抗原 1(leukocyte function-associated antigen-1)；LPS，脂多糖(lipopolysaccharide)；LSP-1，淋巴细胞特异蛋白 1(lymphocyte-specific protein-1)；LTB_4，白三烯 B_4(leukotriene B_4)；Mal/TIRAP，含 MyD88 接头样/toll/白介素-1 受体域的接头蛋白(MyD88-adaptor-like/toll/interleukin-1 receptor domain containing adaptor protein)；MAPK，微管相关蛋白激酶(microtubule-associated protein kinase)；MBL，甘露糖结合蛋白(mannose-binding lectin)；MMP，基质金属蛋白酶(matrix metalloproteinase)；MPO，髓过氧化物酶(myeloperoxidase)；MyD88，髓系分化因子 88(myeloid differentiation factor 88)；NADPH，烟酰胺腺嘌呤二核苷酸磷酸(还原型)[nicotinamide adenine dinucleotide phosphate(reduced form)]；NBT，氮蓝四唑(nitroblue tetrazolium)；NEM，N-乙基马来酰亚胺(*N*-ethyl maleimide)；NET，中性粒细胞胞外陷阱(neutrophil extracellular trap)；NF-κB，核因子 κB(nuclear factor-κB)；NGAL，中性粒

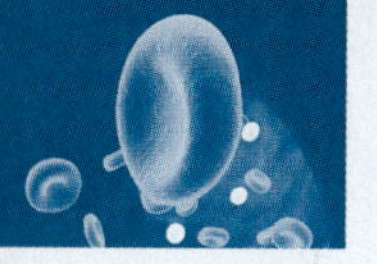

细胞明胶酶相关载脂蛋白(neutrophil gelatinase-associated lipocalin);NK,自然杀伤细胞(natural killer);NSF,N-乙基顺丁烯二酰亚胺敏感性融合蛋白(*N*-ethylmaleimide-sensitive fusion protein);PA,磷脂酸(phosphatidic acid);PAF,血小板活化因子(platelet-activating factor);PCR,聚合酶链反应(polymerase chain reaction);PECAM,血小板-内皮细胞黏附分子(platelet endothelial adhesion molecule);phox,吞噬细胞氧化酶(phagocyte oxidase);PI3K,磷脂酰肌醇-3-激酶(phosphatidylinositol 3′-kinase);PIP_1,磷脂酰肌醇-4-磷酸(phosphatidylinositol-4-monophosphate);PIP_2,磷酯酰肌醇-4,5-二磷酸(phosphatidylinositol-4,5-bisphosphate);PKC,蛋白激酶C(protein kinase C);PLC,磷脂酶C(phospholipase C);PLD,磷脂酶D(phospholipase D);PSGL,P-选择素配体(P-selectin ligand);SGD,特殊颗粒缺陷(specific granule deficiency);SH3,Src同源区3(Src homology 3);sLe^x,黏液酰Lewis X(sialyl Lewis X);SNAP,可溶性NSF黏附蛋白(soluble NSF attachment protein);SNARE,SNAP受体(SNAP receptor);TIR,toll/白介素1受体(toll/interleukin-1 receptor);TLR,toll样受体(toll-like receptors);TNF,肿瘤坏死因子(tumor necrosis factor);TRAM,TRIF相关接头分子(TRIF-related adaptor molecule);TRAPS,肿瘤坏死因子受体相关的周期性综合征(tumor necrosis factor receptor-associated periodic syndrome);TRIF,含TIR域接头诱导的干扰素β(TIR domain-containing adaptor inducing interferon-β);VAMP-2,小泡相关膜蛋白2(vesicle-associated membrane protein-2)。

中性粒细胞的结构与功能

■ 趋化和运动

中性粒细胞与阿米巴变形虫运动之间的相似性很早就被注意到[1]。只需细胞内外有1%以上的差异,中性粒细胞就可以对趋化物的空间浓度梯度作出反应[2]。但是这种趋化反应是否具有时间感受效应仍存在争议[3]。即使中性粒细胞这样"均一"的细胞群体也存在程度各异的趋化反应[4]。在向一个趋化源运动的过程中,中性粒细胞发生特征性的不对称变形(图66-1)。在细胞前方出现一个伪足,称作层形足板(lamellipodium)。伪足先行,紧跟着的是含有细胞核和胞质颗粒的细胞体。在移动细胞的后方是一个旋钮式的尾巴。中性粒细胞运动时层形足板呈起伏或者"波纹"状运动,速度最快可达50μm/min。在运动过程中膜脂也随之流动[5],并可观察到细胞内Ca^{2+}离子浓度沿细胞膜边缘升高[6]。当细胞感受到某个趋化因子的浓度梯度时,非常薄的层形足板即刻形成。当细胞运动时,层形足板后的细胞质向前流动,几乎使伪足消失。此时,一些胞质颗粒开始接近细胞边缘并释放出其内容物以对趋化剂作出应答。然后伪足继续延伸,周而复始。以肌动蛋白丝为主的皮质物质的流动被认为是趋化运动以及其他细胞运动的主要方式[7]。这也可能是细胞黏度变化的主要原因。

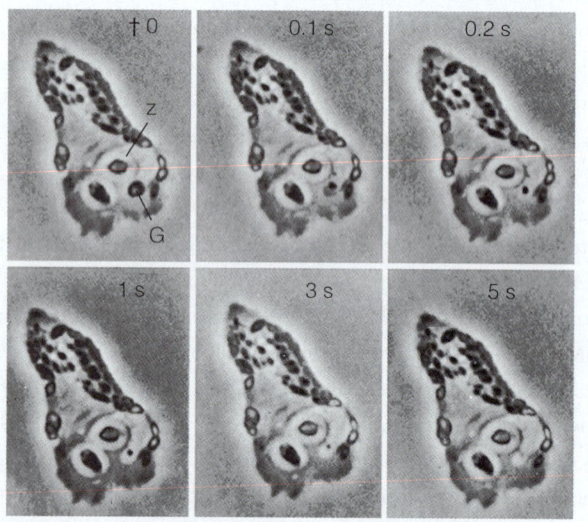

图66-1 电影显微镜下观察到的鸡中性粒细胞摄取酵母多糖粒子后的颗粒溶解。注意胞质颗粒(G)溶解2个酵母多糖微粒(Z)中的一个。颗粒的致密体在间隔5秒的图像中消失(原始放大倍数 ×1200)。

■ 摄取

当中性粒细胞接触到粒子时,伪足随之变形并环绕该粒子,其延伸末端相互融合,并将粒子包绕在吞噬体内[1]。摄取阶段可以说是从识别开始到伪足末端融合结束。在吞噬体包裹微粒之后,胞质颗粒被迅速释放到吞噬体内,如图66-1所示。随着细胞运动,吞噬作用引起Ca^{2+}离子释放到活性细胞膜的邻近区域[6]。最终可吞噬的粒子数目取决于可利用的质膜多少[7]。运动并非摄取的前提条件,如果中性粒细胞与一个不分泌趋化物质的微粒接触,在接触的瞬间可形成伪足并包裹该粒子。微粒被摄取后逐渐移向细胞内部,并在细胞移动时与胞核和胞质颗粒一起在细胞内滚动。有少数被吞噬的粒子可被排出细胞[8]。

层形足板的形成对中性粒细胞的运动来说是至关重要的。在此过程中细胞内胞质被挤压向层形足板的方向,这种挤压可能是细胞后部的外周胞质的作用所致。摄取过程同样也需要层形足板。当层形足板解离时,细胞内容物与细胞膜接触时可能会发生颗粒释放。细胞膜融合是下述情况的共有特征,包括:①摄取(伪足融合);②脱颗粒(颗粒与吞噬小体融合);以及可能有③运动(一些颗粒可能与质膜融合)。不论中性粒细胞是悬浮在液体培养基内还是依附在表面上,伪足都会形成。但是当细胞固定在介质表面上时只能平移,属于爬行而非游动。这样的"黏附作用"也是摄取过程的一个阶段[7]。中性粒细胞胞膜与其所摄取的粒子紧密贴附,这种作用可能是为了提供伪足包绕粒子所需的摩擦力。因此,伪足形成、细胞膜融合以及细胞膜黏附都是与中性粒细胞功能应答相关的特性。

■ 黏附

中性粒细胞的两大功能是免疫监测和原位清除微生物或细胞碎片。这些功能需要细胞从血液循环中的非黏附状态迅速转变成一种在必要时可以让细胞迁移到组织内的黏附状态。

中性粒细胞最开始出现在炎症病灶相邻的内皮位点。损伤组织释放的炎症介质诱导内皮细胞上出现的新的黏附分子,从而导致局部的中性粒细胞外渗。在毛细血管后微静脉或是在肺毛细血管内,原本缓慢的血流受炎症部位的血管扩张影响进一步减慢速度,引发一种短暂松弛的黏附力,被称为"牵引",最终使得中性粒细胞沿着内皮滚动[9]。在牵引过程中,中性粒细胞对内皮表面趋化因子为主的配体发生应答,然后在细胞内通过信号传导来重新组织分配中性粒细胞膜表面暴露的黏附分子,这些黏附分子反过来又可引起细胞的持续性黏附和扩展。(参见第 17 章)。

■ 中性粒细胞微绒毛及其动力学

循环中的中性粒细胞具有直径为 0.3μm 的微绒毛[10]。膜突蛋白(moesin)、埃兹蛋白(ezrin)以及 p205 根蛋白(radixin)都是与中性粒细胞质膜相关的肌动蛋白结合蛋白,它们可能负责组织微绒毛在细胞表面的分布[11]。这些肌动蛋白结合蛋白将微绒毛上的主要黏附蛋白例如 L- 选择素和 P- 选择素配体 1(PSGL-1)牵引到微绒毛的尖端[12]。L- 选择素是一种突出于微绒毛尖端的丝状糖基化蛋白。它包括一段很短的跨膜片段和胞内部分,其中后者可以激活促分裂原活化蛋白激酶(MAPK)通路[13]。L- 选择素与在血小板和内皮 Weibel-Palade 小体上表达的 P- 选择素以及内皮细胞表达的 E- 选择素一样,都可以与包括黏液酰 Lewis X(sLe^x)等在内的唾液酸岩藻糖寡糖形成强弱不等的结合,而白细胞以及炎症内皮细胞的多种特异性糖脂及糖蛋白都含有唾液酸岩藻糖寡糖[14]。P- 选择素位于 Weibel-Palade 小体的膜上并且在炎症时迁移到内皮细胞的管腔面。在内皮细胞表面表达之后,P- 选择素与其主要配体即循环中性粒细胞上的 PSGL-1 接触。与 L- 选择素一样,PSGL-1 也位于中性粒细胞微绒毛尖端。它是一种大量 O- 糖基化的蛋白,包含有一个很短的跨膜片段和胞内域,PSGL-1 可以通过牵引的肌动蛋白结合蛋白将信号传导到微绒毛尖端及 Syk 蛋白激酶,从而启动细胞活化[15]。

■ 滚动与牵引

在受到凝血酶、组胺或者氧自由基的刺激之后,P- 选择素被迅速地动员到内皮细胞表面,并与中性粒细胞的 PSGL-1 相互作用,从而启动中性粒细胞滚动[14]。在白介素 -1(IL-1)、肿瘤坏死因子 -α(TNF-α)或脂多糖(LPS)等刺激 1~2 小时后,内皮细胞新表达的 E- 选择素也参与了滚动。E- 选择素相对应的受体包括 PSGL-1 和同样位于中性粒细胞微绒毛上的 E 选择素配体 1[16]。虽然 P- 选择素和 L- 选择素能依次参与白细胞的滚动,但 L- 选择素还介入了炎症微血管上的中性粒细胞停留延迟。L- 选择素是中性粒细胞上的固有组分,当中性粒细胞被激活后,通过受体寡聚作用可以快速并短暂地增加 L- 选择素的结合能力。到目前为止在炎症内皮上只确认了一种可诱导型 L- 选择素反受体。除了可以与内皮配体结合外,中性粒细胞 PSGL-1 还是 L- 选择素相对应的受体,从而可以让先前黏附的中性粒细胞将其他中性粒细胞募集到炎症内皮部位(参见第 17 章)[9,14]。

■ 中性粒细胞的黏附与扩展

图 66-2 描述了体内急性炎症反应时中性粒细胞活化及黏附力增强的一系列分子和生物物理事件。炎症内皮产生经蛋白多糖固定于内皮细胞管腔面上的趋化物,例如血小板活化因子(PAF)、白三烯 B_4(LTB_4)及其他各种趋化物[17]。在这些趋化物中,IL-8 特异地吸引中性粒细胞。IL-8 是由内皮细胞在 IL-1 或 LPS 刺激下合成,并被储存在 Weibel-Palade 小体内,组胺或者凝血酶可刺激 IL-8 的释放[18]。另外,IL-8 还可被内皮细胞内化,通过小泡胞内将其从内皮细胞非管腔面转运到管腔面的微绒毛尖端[19]。PAF 和 IL-8 等信号分子与白细胞表面受体的结合可以以旁分泌方式激活白细胞,并改变 $β_2$ 整合素(CD11/CD18)的结合力或亲和性,使这些 $β_2$ 整合素从分泌小泡内整合到中性粒细胞质膜上[9,14,20]。$β_2$ 整合素可以被内皮细胞上相应的配体识别,这些配体包括细胞间黏附分子(ICAM)家族的成员,例如 ICAM-1 和 ICAM-2 等,细胞因子例如 TNF 和 IL-1 可诱导 ICAM 糖蛋白。中性粒细胞暴露于 C5a、N 甲酰细菌肽、IL-8 和 LTB_4 等多种刺激物之后,可以增强 $β_2$ 整合素与 ICAM 之间的相对亲和力。$β_2$ 整合素的亲和力还可以通过其 α 链和 β 链的胞质尾端与细胞骨架的相互作用以及其后的"从外到内的信号转导"来调节[14]。中性粒细胞可整合整合素和其他由炎症因子或趋化因子同时传递的信号,激活细胞内级联反应,最终导致细胞扩展(图 66-2)。

■ 跨内皮迁移

中性粒细胞的迁移主要发生在内皮细胞交界处。P- 选择素主要集中在内皮的边缘,这可能有助于中性粒细胞的黏附。中性粒细胞的溢出需要内皮细胞之间黏附交界处的中断。受 IL-8 激活后,中性粒细胞在流动状态下受 P- 选择素的牵引速度减慢,其中的确切分子机制还有待明确[14]。此外,$β_2$ 整合素介导的紧密黏附也进行了调节以保证可能涉及 RhoA 激酶对细胞骨架依赖性扩展调控成功的细胞迁移[21]。在白细胞的表面迁移开始启动之后,内皮连接处发生一系列的分子相互作用。血小板内皮黏附分子 -1(PECAM-1)分布于紧密排列的内皮细胞交界处并参与了中性粒细胞的迁移。中性粒细胞表面同样也有 PECAM-1 的表达,因此有人建议 PECAM-1/PECAM-1 同体相互作用形成的"拉链"模型部分介导了中性粒细胞向组织内的迁移[9,14]。随后,中性粒细胞在组织中的运动朝向具有最大趋化物梯度的局部区域,并进一步受到受体脱敏与次级远端激动剂吸引作用的调节。最后,靶向趋化剂例如甲酰甲硫氨酰亮氨酰苯丙氨酸(fMLP)和 C5a 占据优势,并取代了细胞来源的调节性趋化剂如 LTB_4 和 IL-8[22]。这使得内皮趋化物募集到的中性粒细胞离开内皮细胞上的激动源,并向组织内的微生物最终目标移动。中性粒细胞在细胞外基质中的迁移需要 $β_2$ 和 $β_1$ 整合素的相互合作协调[17]。在中性粒细胞的迁移过程中在细胞前方不断地形成新的黏附接触,同时伴随细胞后方脱离黏附底物。

CD11b/CD18 整合素(MAC-1)以顺式方式与 FcγRⅢB(CD16)、LPS 受体 CD14 以及尿激酶纤溶酶原激活物受体(uPAR;CD87)等糖基化磷脂酰肌醇(GPI)锚定的膜蛋白相互作用。整合素是介导经 GPI 连接的受体所转导的信号的传感器[23]。比如,FcγRⅢB 与 CD11b/CD18 的相互结合促进了抗体依赖性吞噬作用,而在存在 LPS 和 LPS 结合蛋白的情况下,CD14 与 CD11b/CD18 的相互结合产生了促炎症因子,uPAR 与 CD11b/CD18 的相互作用可以募集并激活尿激酶类纤溶酶原激

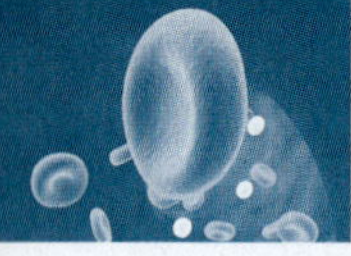

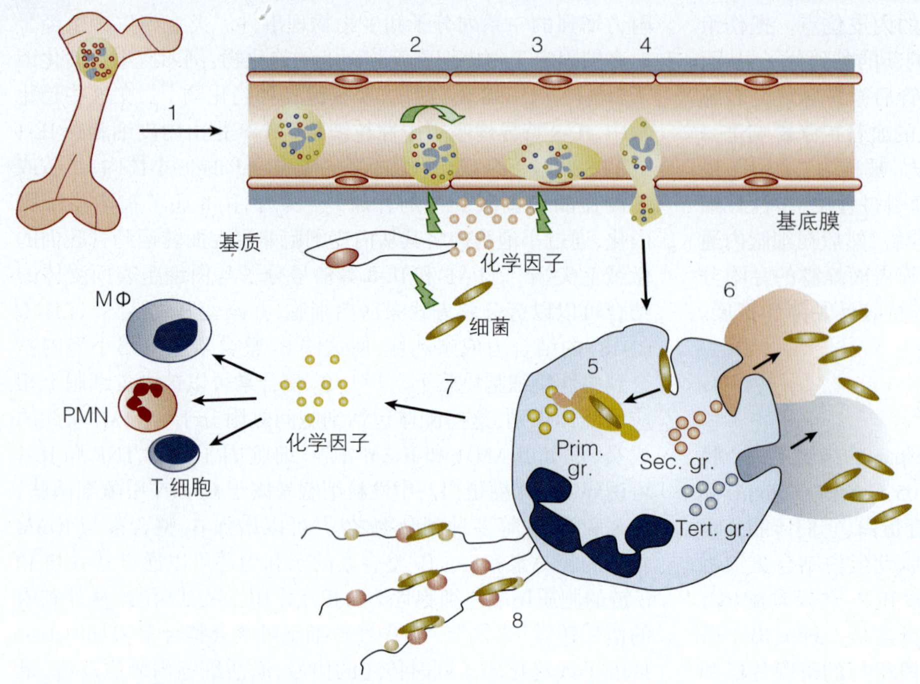

图 66-2　中性粒细胞介导的炎症应答。①成熟中性粒细胞从骨髓迁出进入循环。②最初的牵引和滚动主要由中性粒细胞和内皮细胞上同时存在的选择素及其配体介导的。细菌侵入刺激组织的巨噬细胞分泌炎症细胞因子 IL-1 和 TNF，它们反过来激活内皮细胞表达 E 选择素和 P- 选择素以及 IL-8。E 选择素和 P- 选择素是中性粒细胞 P- 选择素糖蛋白配体 1 的相对应的受体。③活化的内皮细胞表达细胞间黏附分子（ICAM）-1 和 ICAM-2，它们作为中性粒细胞 β_2 整合素的配体。β_2 整合素和选择素联合介导了白细胞的紧密黏附及滞留。与表面受体结合的旁分泌的信号传导分子或化学引诱剂局部活化中性粒细胞对于由内到外的 β_2 整合素信号转导是至关重要的，最终使得它们能黏附于内皮上的 ICAM 配体。④中性粒细胞跨血管基底膜的侵袭伴有蛋白酶和反应性氧化中间物的释放，使得细胞外基质受到局部破坏从而允许中性粒细胞能够迁移到组织。⑤、⑥摄取微生物进入吞噬泡，伴随着颗粒脱落进入吞噬泡（嗜天青颗粒和特殊颗粒）以及细胞外（特殊颗粒和明胶酶颗粒）。⑦中性粒细胞渗出和吞噬作用过程中启动了转录活性的爆发，导致生成趋化因子如 IL-8、单核细胞趋化蛋白（MCP）-1、巨噬细胞炎性蛋白（MIP）-1α 和 IL-1β 从而能够从免疫系统募集到更多的细胞[27]。⑧通过染色质挤出和带阳离子的杀菌颗粒蛋白形成中性粒细胞胞外陷阱[222]。Mϕ：巨噬细胞；PMN：多核中性粒细胞。

活物而协调中性粒细胞的迁移[17]。

■ 其他中性粒细胞表面蛋白

中性粒细胞表面分布的一些蛋白有着正常的管家功能，如 Na^+/K^+ 腺苷三磷酸酶（ATPase）。而其他一些蛋白则提供一些特殊功能，如 L- 选择素、PSGL-1 和整合素。由于细胞内小泡膜和颗粒与细胞质膜的整合使得中性粒细胞的表面是高度动态的。通过测量电容的增长发现这一整合过程极大地增加了细胞的总表面积[24]。在细胞渗出时，许多分泌小泡中的膜结合受体在小泡与质膜融合时整合到膜表面，这增强了中性粒细胞对内皮细胞或是血管外组织传递的信号的反应能力。

toll 样受体（TLRs）是Ⅰ型跨膜信号受体，它与微生物的特征性特殊结构相互作用，并产生引发趋化因子释放的信号。人类白细胞表达除 TLR3 外的所有 10 种 TLRs。它们能识别不同的病原体相关的分子模式，并共享一段保守的富含亮氨酸的细胞外域和胞质域。toll 样受体通常在二聚体化后转导信号，并募集四种胞内接头蛋白中的其中一个与 TLR 的 TIR（toll/ 白介素 -1 受体）域结合。这四种接头蛋白包括 MyD88（myeloid differentiation factor 88，髓系分化因子 88）、Mal/TIRAP（包含 MyD88 接头样 / toll- 白介素 -1 受体域的接头蛋白）、TRAM（TRIF-related adaptor molecule，TRIF 相关的接头分子）以及 TRIF（TIR domain-containing adaptor inducing interferon-β，诱导干扰素 -β 的含 TIR 域的接头蛋白）。TLR 蛋白中的 TLR5、7、8 和 9 只利用 MyD88，TLR2 却需要 Mal 和 MyD88 两种接头蛋白，而 TLR4 可以通过 Mal 和 MyD88 或者 TRAM 和 TRIF 来将信号传递给核因子 -κB（NF-κB）或干扰素调节因子（IRF）-3[25,26]。

多种化学因子受体都与中性粒细胞有关联。它们一般都是 G 蛋白偶联受体。中性粒细胞上的其他 G 蛋白偶联受体包括腺苷二磷酸（ADP）和腺苷三磷酸（ATP）的嘌呤受体、PAF 受体 C5a 和 fMLP 受体。不属于 G 蛋白偶联受体家族的受体包括 IL-1、IL-10 和 TNF-α 等受体、粒细胞集落刺激因子（G-CSF）和粒细胞 - 巨噬细胞集落刺激因子（GM-CSF）等生长因子受体。这两种生长因子受体对髓系发育都至关重要，同时对增强成熟中性粒细胞的功能和基因转录有着重要作用。中性粒细胞外渗到组织内可引起转录活性的迅速增强，从而下调促凋亡基因和上调编码抗凋亡蛋白的基因转录活性，增加编码趋化因子和可募集巨噬细胞、T 细胞和更多中性粒细胞的细胞因子的基因转录，以及减弱编码趋化因子受体的基因转录[27]。

■ 细胞吞噬的膜表面成分

中性粒细胞表达免疫球蛋白（immunoglobulin，Ig）A 的 Fcα 受体（CD89）和 IgG 受体 FcγRⅡA（CD32）和 FcγRⅢ（CD16）。中性粒细胞还表达补体成分的受体，包括 CD1qR、CR1（CD35）、CR3（CD11/18）和 CR4。按结合能力由强到弱的顺序 CR1 可与 CD3b、C4b 和 C3bi 相结合。CR3 可识别 C3bi（一种 C3b 的蛋白水解片段）。尤其重要的是，Fcγ 受体和 GPI 蛋白偶联受体似乎都分布在脂筏上。脂筏是一种重要但又易变的结构，它通过促进膜蛋白相互作用而有助于与吞噬功能相关的信号转导。最初脂筏的概念与细胞微囊联系在一起。微囊是在内皮细胞上发现的一种结构，在跨内皮细胞运输中发挥着重要作用。微囊的特征是高胆固醇和结构蛋白即微囊蛋白的存在。之后，在中性粒细胞中也发现有脂筏，但这些细胞并没有微囊蛋白[28]。脂筏可被认为是可以吸引许多疏水蛋白的表面膜的片状区域，这些疏水蛋白包括酪氨酸激酶以及磷酸酶等信号分子。一些正常状态下不与脂筏结合的膜蛋白受体，例如 Fcγ 和 GPI 偶联受体，可通过与其配体结合后改变构型而与脂筏联系在一起。

■ 分泌小泡

分泌小泡是一种小的细胞内囊泡，它是在研究中性粒细胞对纳摩尔浓度的 fMLP 及其他趋化刺激因子作出应答并上调其一系列表面分子的结构基础时被发现的。最初是用"潜在的"碱性磷酸酶来识别这些分泌小泡[29]。其他细胞中也有一类通过固有分泌途径从内质网和高尔基体转运货物的小泡，有时也被称为分泌小泡，中性粒细胞的分泌小泡不应与它们混淆。中性粒细胞的分泌小泡是一种有特殊内吞作用的小泡，它们是在中性粒细胞骨髓内成熟的最后阶段形成的。它们含有看上去似乎没有任何选择性的胞质蛋白。白蛋白是分泌小泡的标记物，可以通过它来识别像胞质颗粒一样分散在整个中性粒细胞胞质中的分泌小泡。分泌小泡中的胞质蛋白不会发生降解，因此它们不会与溶酶体结构发生融合[30]。分泌小泡像传统的中性粒细胞颗粒一样发挥作用需要被特殊信号动员[31]。分泌小泡的重要性并非在于所载的货物（胞质蛋白），而是它们的膜可以在受刺激之后与中性粒细胞的质膜完全融合[30,32-35]。分泌小泡含有绝大多数的中性粒细胞趋化受体和 GPI 偶联受体、toll 样受体以及其中一种在早期作用的下游效应物即磷脂酶 D[36]。它们使质膜富集了黏附及信号转导作用的受体，从而使中性粒细胞从一种对趋化因子或可吞噬物质等刺激应答较差的循环静止状态转变为可与内皮建立坚固接触的高反应性细胞。分泌小泡的动员可以被将选择素或 PSGL1 牵拉到内皮上的信号引发，并且在中性粒细胞外溢时完全化[14,35]。

潜在碱性磷酸酶（latent alkaline phosphatase）是第一个被确认的分泌小泡的标记物。除了慢性髓系白血病（CML）外，其他慢性骨髓增生性疾病中都有较高的潜在碱性磷酸酶。但是，慢性骨髓增生性疾病患者的中性粒细胞中的分泌小泡的内容物与正常中性粒细胞中的相同[37-39]。分泌小泡的最佳标记物是 CD35。因为与碱性磷酸酶不同的是，CD35 在未受刺激的中性粒细胞中既不存在于质膜上，也不存在于胞质颗粒内（相对于 $\alpha_M\beta_2$）[20,34,40]。目前还不清楚分泌小泡是否含有脂筏，但是绝大多数 GPI 偶联蛋白都与脂筏相关[41]，并且正如上面提及的，GPI 偶联蛋白都集中在中性粒细胞的分泌小泡内。

■ 颗粒

中性粒细胞颗粒的命名

中性粒细胞以其颗粒而闻名。当 Paul Ehrlich 在组织化学中引入苯胺染色并发现不同亚群的白细胞后，中性粒细胞颗粒被分为摄取天青染料的颗粒（嗜天青颗粒）和其他的特殊颗粒[42,43]。当引入过氧化物酶反应之后，发现嗜天青颗粒因为含有主要的髓细胞蛋白即髓过氧化物酶（myeloperoxidase，MPO）而表现为过氧化物酶阳性，因此其他特殊颗粒被命名为过氧化物酶阴性颗粒[44,45]。由于嗜天青颗粒在早幼粒细胞阶段率先形成，而特殊颗粒则在稍后阶段的中幼粒细胞中形成，因此它们又分别被命名为初级颗粒和次级颗粒。在兔中性粒细胞的研究中发现了存在于亚细胞结构中的第三组颗粒亚群，称为三级颗粒[46]。使用同样的技术在人中性粒细胞中也发现了含有明胶酶的三级颗粒亚群[47]。直到发现中性粒细胞明胶酶（基质金属酶 MMP-9）可能与中性粒细胞明胶酶相关性脂质转运蛋白（NGAL）形成复合体后，其超微结构才被确定[48,49]。

颗粒最初被视为一个个小包裹，在吞噬过程中，它们与吞噬泡融合，向摄取的微生物释放出其内含的杀菌物质。但是，随后发现颗粒的重要性并不仅仅在其可被释放入吞噬泡或细胞外的内容物，还在于它们的膜。因为这些膜都含有随着颗粒动员可被整合到吞噬泡膜或表面胞膜上的蛋白[50,51]。如果按颗粒所含的基质蛋白和膜蛋白分类，那么中性粒细胞中的颗粒亚群数目会高得离谱。自然界还允许中性粒细胞对特定的任务反应进行微调。根据推理，具有不同颗粒亚群的原因有两个：其一是确保分开不能共存的蛋白质，比如将对蛋白酶敏感的蛋白与蛋白酶分开；其二是将某一时刻需要使用的蛋白质与另一时刻才需要使用的蛋白质分开。

中性粒细胞颗粒的异质性

在过氧化物酶阳性的颗粒中，按是否富含防御素可区分出不同亚群[52,53]。从功能上来说，对不同过氧化物酶阳性颗粒亚群细胞胞吐的调控并无差异[54]。其他组分包括丝氨酸蛋白酶弹性蛋白酶（serine proteases elastase）、组织蛋白酶 G（cathepsin G）和蛋白酶 3（proteinase 3）以及失活的丝氨酸蛋白酶天青素（或 CAP 37）、抗菌蛋白 BPI、溶菌酶和 α- 防御素，这些都是颗粒的主要成分[50]。防御素又称为人中性粒细胞肽（HNPs）。嗜天青颗粒的膜含有 CD63（granulophysin）和 CD67，但它们在中性粒细胞功能中的作用目前尚不清楚[55,56]。多种过氧化物酶颗粒中的蛋白都有一个特性，即其 N 末端和 C 末端都已被蛋白水解处理后生成了有活性的成熟形式，并储存在颗粒基质内。这个过程一般在反式高尔基体中发生。N 末端水解由组织蛋白酶 C（cathepsin C）介导，而组织蛋白酶 C 的缺乏会引起 Papillon-Lefèvre 综合征[57-60]。

过氧化物酶阴性颗粒可以按两种标记蛋白即乳铁蛋白和明胶酶的分布不同分成 3 个亚群：含乳铁蛋白但不含明胶酶的颗粒（占过氧化物酶阴性颗粒的 15%）、同时含有两种蛋白的颗粒（占 60%）以及富含明胶酶但缺乏或含有少量乳铁蛋白的颗粒（占 25%）[61]。后者又被称为明胶酶颗粒或三级颗粒，而含有乳铁蛋白的被称为特殊颗粒或次级颗粒。特殊颗粒还可以被进一步分成含 CRISP3 颗粒和无 CRISP3 颗粒[62]。蛋白酶阴性颗粒的一大特征是其基质中的蛋白都未经蛋白水解处理。蛋白酶阴性颗粒中的基质金属蛋白水解酶都以原型储存[63]，例如主要的杀菌蛋白 hCAP18[64,65]。不同蛋白酶阴性颗粒亚群的膜蛋白成分并没有太多区别。所有颗粒膜都含有作为烟酰胺腺嘌呤二核苷酸磷酸（NADPH）氧化酶组分的黄细胞色素 $p47^{phox}$/$gp91^{phox}$ 复合体，此外也都含有主要的 β_2 整合素 $\alpha_M\beta_2$。以上这些成分还与分泌小泡膜共享[20,66,67]。只有明胶酶颗粒才有二价离子转运蛋白 Nramp1[68]，而膜基质金属蛋白酶和白细胞溶素（MMP-25）则存在于明胶酶颗粒和分泌小泡中[69]。然而，不同亚群的颗粒在胞吐时有着明显不同倾向。在中性粒细胞受刺激之后，明胶酶颗粒比含乳铁蛋白和明胶酶的颗粒胞吐得更多，而后者又比含乳铁蛋白但缺乏明胶酶的颗粒更易动员。反过来，含乳铁蛋白但缺乏明胶酶的颗粒又比过氧化物酶阳性的颗粒更易被动员[31,35,48,61,70]。这种具有不同的内含物和不同的胞吐触发阈点的颗粒亚群组织结构能让中性粒细胞可以在杀菌肽和丝氨酸蛋白酶发挥作用以前动员使细胞跨越基底膜和组织所需的基质金属蛋白酶以及整合素，但同时，这也给有效地

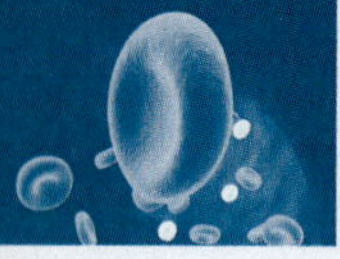

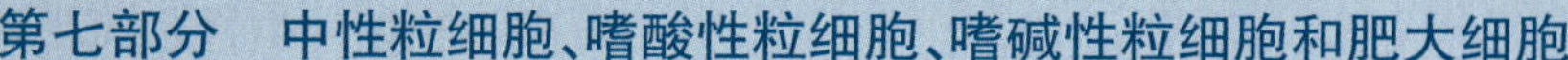

协调组织生物合成器以确保颗粒在特定的触发机制下被正确的颗粒蛋白锁定并胞吐施加了很大的压力。

生物合成时间的靶向

通过生物合成时机可以简单地解释中性粒细胞颗粒的极端异质性以及其对胞吐作用的个体化调控。颗粒蛋白是在骨髓中原粒细胞发育为杆状核粒细胞与分叶核粒细胞的过程中合成的[44,45,71]。每种颗粒蛋白的生物合成窗口通过不同组合随细胞分化与成熟而变化的转录因子进行高度个体化地调控[72,73]。如果所有颗粒蛋白在合成中都锁定相应的颗粒，那么由于生物合成谱的改变，新合成颗粒的成分将会随着细胞成熟而发生改变。总之，从宏观上看骨髓中中性粒细胞前体细胞在成熟过程中的转录活性变化验证了颗粒定位与转录活性之间的关联性[74]。这个简单的机制虽然较好地解释了颗粒及其内容物的异质性[75]，但仍无法解释不同亚群的胞吐速率之间的差异。通过控制细胞成熟时与颗粒膜融合所必需的蛋白的生物合成时间[76,77]，也许有可能调节胞吐速率。实际上 v-SNARE、小泡相关膜蛋白(vesicle-associated membrane protein，VAMP)-2在明胶酶颗粒上的密度远比特殊颗粒上的密度高，而且在分泌小泡上表达程度最高[78,79]，这可能与活化后中性粒细胞释放出不同的颗粒亚群的难易程度有关。

在固有胞吐途径与调节性胞吐途径之间的分选

虽然时间分选可以解释中性粒细胞颗粒的异质性，但它仍不能解释为何中性粒细胞将新合成的蛋白分配至颗粒而不是立刻(经固有途径)分泌。并非所有的颗粒蛋白都被同等有效地分配到颗粒内。在生物合成中，溶菌酶就很少被颗粒保留[80]，这也解释了为何胞质内有着高浓度的溶菌酶[81]。而 MPO 可以被有效地保留在颗粒中，这使得胞质内的 MPO 浓度非常低。α- 防御素是一个有趣的特例。它们全分布于嗜天青颗粒内，但它们生物合成的时间窗却与乳铁蛋白非常接近[80,73]，并且防御素与乳铁蛋白都受转录因子 C/EBPε(CCAAT/ 增强子结合蛋白 ε)的调控，这一转录因子对合成特殊颗粒蛋白是不可或缺的[82,83]。但是，中幼粒细胞根本不能将防御素分选至颗粒，这就解释了为什么尽管细胞在合成其他特殊颗粒蛋白时也非常活跃地合成了防御素，但是所形成的特殊颗粒仍缺乏防御素[72,73,80]。只有在早幼粒细胞后期合成的防御素才能进入细胞颗粒，而在中幼粒细胞阶段生物合成的防御素则被直接分泌到细胞外[80]。靶向于颗粒的防御素被加工处理成成熟的防御素，而分泌到细胞外的防御素仍是未经处理的。由于对防御素的加工需要去除一个带中和电荷的前片段，由此推测颗粒对防御素或其他颗粒蛋白的分选可能是依据它们能否与在颗粒基质中与带负电荷的蛋白多糖相互作用的能力来实现[84,85]。丝甘蛋白聚糖(serglycin)是位于早幼粒细胞的高尔基体和未成熟颗粒中的一种胞内蛋白多糖，在细胞成熟后可消失[86]。丝甘蛋白聚糖对于肥大细胞颗粒中不同蛋白的严格分布非常重要[87]。被靶向阻断了丝甘蛋白聚糖基因的小鼠体内的中性粒细胞形态正常，并含有除弹性蛋白酶外的正常水平的颗粒蛋白[88]。CD63 被证明参与了弹性蛋白酶向嗜天青颗粒的分选[89]，但这可能是间接通过丝甘蛋白聚糖进行的。丝甘蛋白聚糖的 N 末端的分选域对于丝甘蛋白聚糖进入肥大细胞颗粒非常重要[90]。目前还没有任何机制可以完全解释中性粒细胞蛋白如何分配到颗粒的机制。也许缺乏有效的分选颗粒途径并不能被简单地视为无效，这可能是一种确保胞质中具有一定水平抗菌蛋白例如溶菌酶的方法，并使得骨髓中的粒细胞成为一个主要的分泌器官[81]。

中性粒细胞颗粒蛋白的表达调控

对髓系造血的研究发现其中蛋白生物合成与信使核糖核酸(messenger ribonucleic acid，mRNA)水平之间有着完全的一致性，因此中性粒细胞颗粒蛋白的生物合成调控是在转录水平而非翻译水平(图 66-3)[71-73]。目前为止还无法确定调控颗粒蛋白合成的所有的转录因子。因为转录因子可以作用在髓系细胞生成的多个阶段，因而基因敲除研究也很难鉴定出某个转录因子的所有作用。敲除转录因子 PU.1 基因的小鼠无法形

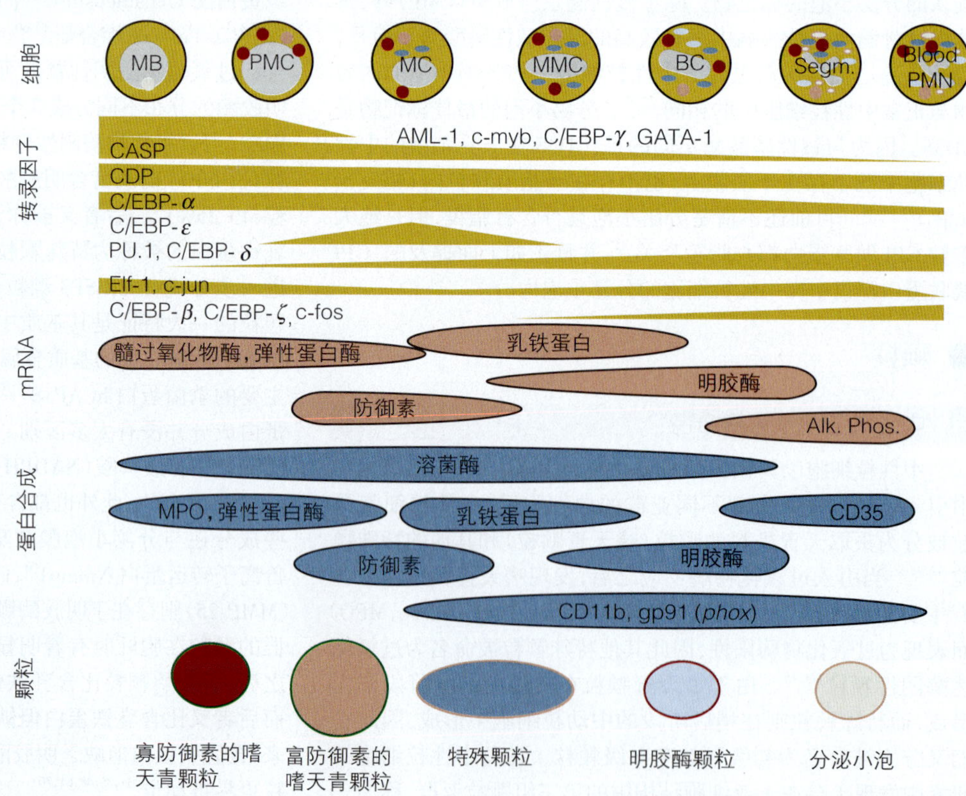

图 66-3 在髓细胞生成过程中颗粒亚群的形成及颗粒蛋白的转录调节。转录因子的出现和消失之间的差异调节了颗粒蛋白基因转录并翻译成相关颗粒特定蛋白的个体化窗口，从而解释了中性粒细胞颗粒的异质性。

成原粒细胞阶段之后的髓系前体细胞，说明 PU.1 对于髓系造血是必需的[91,92]，但也不能排除 PU.1 是否仍能在发育后期调控颗粒蛋白的转录[93-96]。图 66-3 列举了体内骨髓中正常髓细胞成熟时的重要髓系转录因子。首先原粒细胞和早幼粒细胞都大量表达 RUNX1（AML-1）、c-myb、CASP、C/EBPα、C/EBPγ、GATA-1 和 Elf-1 等的基因产物，其中的一些基因产物也是表达嗜天青颗粒蛋白表达所必需的。随后细胞进入中幼粒细胞阶段并伴有 c-myb、AML-1、GATA-1 和 Elf-1 等基因产物的表达下调。在此之前还出现 C/EBPε 短暂上调以启动过氧化物酶阴性颗粒蛋白的表达[72]。C/EBPε$^{-/-}$ 小鼠或者罕见的 C/EBPε 基因突变的患者都缺乏特殊颗粒，这一观察结果与上述理论一致[82,83,97,98]。PU.1、C/EBPβ 以及 C/EBPδ 也在早幼粒细胞与中幼粒细胞的过渡期开始出现，但与 C/EBPε 不同的是，这些因子的水平随着细胞发育成熟为中性粒细胞不断增加。ELF-1 在晚幼粒细胞阶段重新出现，随后 C/EBP-ξ、c-jun 和 c-fos 等在杆状核细胞阶段开始表达并且随着细胞成熟水平增加[72]。骨髓中髓系特异性 microRNA-223 的表达在中性粒细胞成熟的过程中也随着增加，甚至一度被释放到外周循环中。转录因子 *Mef2c* 是 miR-223 的靶蛋白之一。缺乏 miR-223 的小鼠会增加粒细胞的生成，并且受佛波醇肉豆蔻酸乙酸酯（PMA）刺激之后成熟中性粒细胞的呼吸爆炸得到了增强，这说明 miR-223 是粒细胞生成与中性粒细胞活化的负性调节因素[99]。

■ 单个颗粒蛋白的功能及其在氧化和非氧化性杀菌中的作用

表 66-1 列出了中性粒细胞颗粒的物理 - 化学及功能特性。

髓过氧化物酶（MPO）蛋白是嗜天青颗粒的标志物。它的前体是一个 90kDa 的蛋白。其内部通过一个二硫键连接着在进入颗粒过程中经蛋白水解生成的分别为 57kDa 和 13.5kDa 的两个亚基。MPO 进行氧化还原反应所需的亚铁血红素基团与 90kDa 亚基相连[100]。这似乎是下一步加工处理的先决条件[101]。MPO 与 NADPH 氧化酶生成的 H_2O_2 发生反应并增强这一氧化剂的潜在毒性。通过对氯化物、酪氨酸和亚硝酸盐的氧化作用，H_2O_2-MPO 反应体系诱导生成次氯酸（hypochlorous acid，HOCl）等其他氯化物、酪氨酸自由基和活性氮中间体，所有这些都可攻击微生物的表膜[102,103]。

在炎症时 MPO 也出现在内皮细胞上并灭活 NO[104]。除自身活性外，MPO 的另一个特征是具有核周型抗中性粒细胞胞质抗体（pANCA）特征的抗 MPO 自身抗体。这种抗体常见于血管炎，特别是那些主要累及肾脏的血管炎[105,106]。

细菌通透性增加蛋白（BPI）是一种与胞质的 LPS 结合蛋白有着高度同源性的 55kDa 蛋白。它由两个很大程度对称的子域组成，其中一个子域可与 LPS 结合，另一个具有抗革兰阴性菌的抗菌活性。LPS 结合蛋白通常为 CD14 提供内毒素并引发其促炎症效应，但是 BPI 不需要 CD14 就能与 LPS 结合，并且中和 LPS 的效应[107]。转基因实验中高水平的 BIP 表达可以增强对内毒素的抵抗[108]。

防御素是具有广谱抗菌活性的阳离子小肽[109]。它们都有一个特征性的含有三对二硫键的序列[52,110,111]。根据这个序列哺乳动物的防御素可分成 α 防御素、β 防御素及环形的 θ 防御素[112]。人中性粒细胞只含有 α 防御素，并且只存在于嗜天青颗粒内。它们是目前为止嗜天青颗粒中发现的最主要的蛋白，但仅仅在早幼粒细胞阶段晚期形成的颗粒亚群中才有表达[53,73,80]。从嗜天青颗粒中已经分离出 3 种防御素，分别是 HNP1~3[52]。

嗜天青颗粒的丝氨酸蛋白酶主要包括 3 种：弹性蛋白酶、组织蛋白酶 G 和蛋白酶 -3。Azurocidin 又称 CAP37 或肝素结合蛋白（HBP）是第四种没有酶活性的丝氨酸蛋白酶[113-117]。弹性蛋白酶和组织蛋白酶 G 都具有直接的不依赖于酶活性的抗菌活性。蛋白酶 3 的表达造成了韦格纳肉芽肿（Wegener granulomatosis）中针对其本身的自身抗体，称为 cANCA（胞质型抗中性粒细胞胞质抗体）[118]。蛋白酶 3 也通过 NB1 抗原介导结合于循环的中性粒细胞表面，其结合程度的个体差异很大，蛋白酶 3 在单个个体的一生中是相对稳定的[119,120]。所分泌的蛋白酶 3 前体曾被推测有可能抑制正常的髓系造血并在其中发挥调控作用[121]。到目前为止，唯一被确定的蛋白酶 3 底物是特殊颗粒 hCAP18 中的 cathelicidin。蛋白酶 3 通过去除 cathelicidin 激活 hCAP18，并释放出 C 末端 LL37 肽的抗菌活性[65]。

嗜天青颗粒的膜包含 CD63（granulophysin）。CD63 在活化的中性粒细胞中与 β_2 整合素一起参与了跨膜信号转导[55,56,122]。此外，CD68 抗原与早老素（presenilin）似乎只分布于嗜天青颗粒膜[73,123]，而所有的颗粒膜上都有红细胞基质蛋白（stromatin）[125]。嗜天青颗粒、明胶酶颗粒与分泌小泡都含有空泡型 H^+-ATP 酶[126]。当中性粒细胞被激活并发挥吞噬作用时，这些膜蛋白就会转移到吞噬泡或者质膜上。

过氧化物酶阴性颗粒蛋白

见表 66-1。

乳铁蛋白是特殊颗粒中的主要蛋白[127]。它是一种 78kDa 的铁螯合剂，它属于转铁蛋白家族，对铁有很强的结合力，其结合特性与铁蛋白相似[128,129]。乳铁蛋白的抗菌活性不仅仅依赖于其螯合铁的能力，它的蛋白水解片段（其中一部分称为 lactoferricin）也可直接杀菌[130,131]。

NGAL 或载铁蛋白（siderocalin）是一种 25kDa 的 N- 糖基化蛋白，属于载脂蛋白（lipocalin）家族的一员[49]。载脂蛋白是一种转运蛋白，它通过标准的载脂蛋白袋与通常为亲脂的小物质结合[132]。一些 NGAL 与某些特殊颗粒亚群中的明胶酶（MMP-9）结合[133]，但绝大多数在特殊颗粒中表现为单体或同型二聚体形式。NGAL 虽然阻碍了基质金属蛋白酶的活化与稳定性[134]，但其主要功能是与铁载体（siderophores）结合。NGAL 与肠螯素（enterochelin）/ 肠菌素（enterobactin）有着很高的结合力，并通过螯合铁载体 - 铁复合物阻断大肠埃希菌（*Escherichia coli*）的生长[135]。这一抗菌防御手段并非中性粒细胞特有的，在炎症反应中 IL-1 也可介导各种内皮细胞产生 NGAL[136]。

Nramp1 是一种阳离子转运蛋白，最初被认为是巨噬细胞内抵御分枝杆菌感染的重要因子。它位于特殊颗粒与明胶酶颗粒的膜上[68,137]。

溶菌酶是一种 14kDa 的阳离子抗菌肽[138]。与其生物合成一致的是，所有颗粒亚群都有溶菌酶但以特殊颗粒内浓度最高[73,81]。溶菌酶分解细菌细胞壁的肽聚糖多聚体（peptidoglycan polymers），并且对非致病性的革兰阳性菌枯草芽胞杆菌

表 66-1　中性粒细胞颗粒的物理 - 化学和功能特性

颗粒蛋白	位置	物理 - 化学特性	功　能
髓过氧化物酶	嗜天青颗粒（AG）	血红素蛋白，由经内部二硫键连接的 57kDa 亚基和 13.5kDa 亚基组成的 90kDa 前体蛋白，在运送到颗粒的过程中经蛋白水解产生	MPO- 卤化物 -H_2O_2 系统产生次氯酸（HOCl）、其他氯化物、酪氨酸自由基以及活性氮介质，这些产物都可以攻击微生物的表面膜
细菌通透性增加蛋白（BPI）	AG	55kDa 蛋白，与血浆的 LPS 结合蛋白高度同源	BPI 有两个基本对称的亚结构域，其中一个结合 LPS，另一个具有抗革兰阴性微生物的杀菌活性
防御素：3 种 α 防御素 HNP 1~3	AG	7kDa 前体蛋白经蛋白水解为成熟的 3kDa 防御素，它们都有一个特征性的 3 二硫键基序：1-6，2-4，3-5	防御素是小的、两性的、穿孔的、抗菌的阳离子肽，有广谱抗菌活性
嗜天青颗粒的丝氨酸蛋白酶：弹性蛋白酶、组织蛋白酶 G 和蛋白酶 3；天青素 [CAP37 或肝素结合蛋白（HBP）] 是失活性酶	AG	28kDa 前体蛋白，在运输到嗜天青颗粒的过程中被加工成活化蛋白酶	丝氨酸蛋白酶，但弹性蛋白酶和组织蛋白酶 G 都有不依赖于它们酶活性的直接抗菌活性；蛋白酶 3 从 hCAP18 释放抗菌肽 LL37；HBP 是单核细胞的趋化因子；HBP 可以打开内皮细胞的紧密连接
溶菌酶	AG 约 30%；特殊颗粒（SG）约 50%；明胶酶颗粒（CG）约 20%	14kDa 带阳离子的抗菌肽；不同于许多中性粒细胞颗粒蛋白，溶菌酶不能被有效地锚定于颗粒内，大量的溶菌酶在胞质中自由循环，反映了正常髓系造血活性	溶菌酶裂解细菌细胞壁的肽聚糖多聚体，对非致病性的革兰阳性菌枯草芽胞杆菌有杀菌活性；极高血清浓度的溶菌酶是粒单核细胞白血病的特征
乳铁蛋白	SG	78kDa 的铁螯合剂；转铁蛋白家族成员，对铁有高亲和力，并有类似铁蛋白的铁结合特性	乳铁蛋白的抗菌活性不仅仅依赖于其螯合铁的能力。蛋白水解片段例如 lactoferricin 也能够直接杀菌
中性粒明胶酶相关载脂蛋白（NGAL）或 siderochelin	SG	25kDa，载脂蛋白家族的 N 糖基化成员	NGAL 是第一个被发现的结合铁载体的真核生物蛋白；NGAL 与肠菌素有高亲和力，通过螯合铁载体 - 铁复合物阻碍大肠杆菌生长
hCAP18	SG	18kDa；抗菌肽家族的唯一人类蛋白成员	以完整形式存储和释放；结合内毒素；C 末端抗菌肽；经蛋白酶 3 释放 LL-37；活性主要针对革兰阳性细菌；是 T 细胞、单核细胞和中性粒细胞的趋化因子，并且有促血管生成特性
中性粒细胞胶原酶	SG	75kDa 基质金属蛋白酶 8（MMP-8）；与其他 MMPs 类似，MMP-8 以失活形式储存，必须经 N 末端修剪去除抑制肽	抗Ⅰ型、Ⅱ型、Ⅲ型胶原活性
明胶酶	CG	92kDa 基质金属蛋白酶 9（MMP-9）；以失活形式储存	抗Ⅳ型胶原活性
白细胞溶素，分布在静息中性粒细胞中	SG 约 10%，CG 约 40%；分泌小泡（SV）约 30%；质膜（PM）约 20%	白细胞溶素是一种经 GPI 锚定的 56kDa 的膜结合基质金属蛋白酶（MT6-MMP/MMP-25）	抗纤连蛋白、硫酸软骨蛋白多糖和硫酸皮肤素蛋白多糖活性
细胞色素 b_{558}（$gp91^{phox}$，$p22^{phox}$）	SG 约 60%；CG 约 25%；SV 约 15%	异二聚体的黄素血红蛋白；91kDa 的糖基化亚基（结合血红素 - 黄素）；22kDa 蛋白亚基，可以结合血红素	与 $p47^{phox}$、$p67^{phox}$、$p40^{phox}$ 和细胞色素 b_{558} 一起组成了吞噬细胞中生成过氧化物的 NADPH 氧化酶
CD11b/CD18（Mac-1、Mo1、CR3、$\alpha_M\beta_2$）	SG 约 60%；CG 约 25%；SV 约 15%	中性粒细胞中最主要的 β_2 整合素；CD11B=α_M，是一种 170kDa 糖蛋白；CD18=β_2，是一种 95kDa 糖蛋白	多功能的整合素，可作为黏附受体，可与免疫球蛋白家族 ICAM-1 的成员、纤连蛋白、胶原蛋白结合；对于介导与血管内皮细胞的紧密黏附起重要作用；可做为 C3bi 包裹的粒子的吞噬作用受体
正五聚蛋白 -3	SG	47kDa 亚基的五聚体	结合补体 C1q，选择性微生物
Ficolin-1	CG	32kDa 亚基的多聚体	结合微生物的乙酰碳水化合物；激活甘露糖结合凝集素相关的丝氨酸蛋白酶
精氨酸酶 1	CG	37kDa 糖蛋白	降解精氨酸；NO 合成酶的底物

(*Bacillus subtilis*)也有杀菌活性[139]。溶菌酶还与 LPS 结合[140]，在鼠感染性休克模型中减少 LPS 引发的细胞因子生成并降低其死亡率[141]。与许多中性粒细胞的颗粒蛋白不同，溶菌酶不能被有效地引入颗粒内以至于大量的溶菌酶在胞质中循环，这反映了正常的颗粒生成能力[80,81]。活化的巨噬细胞也分泌溶菌酶[142]。此外血清溶菌酶水平异常升高亦是伴有大量单核细胞的白血病的特征之一[143]。

hCAP18[64] 又称为 LL37[144] 或 CAMP，是人类拥有的唯一的 cathelicidins 抗菌肽家族成员。cathelicidins 通常存在于哺乳动物的中性粒细胞过氧化物酶阴性颗粒内[145]。hCAP18 是中性粒细胞特殊颗粒中的主要蛋白，与乳铁蛋白的摩尔浓度相当[146]。在胞质中也有很高浓度的与脂蛋白结合的 hCAP18[147]。cathelicidins 是一种促抗菌肽类，它们共同拥有高度保守的 14kDa 的 N 末端区域又名 cathelin。但是，不同的 cathelicidins 之间 C 末端区域差异很大。这个区域必须经过蛋白水解与 cathelin 分离后才具有抗菌活性。在绝大多数物种中这个过程是由弹性蛋白酶完成的。而在人类中性粒细胞中则是由嗜天青颗粒中的蛋白酶 3 完成的。C 末端肽被释放后被称为 LL37[65,144]。像其他几种中性粒细胞蛋白一样，hCAP18 也可由其他组织中的细胞特别是内皮细胞生成[65,148-150]。它在睾丸里固有表达并存在于精液中。hCAP18 的活化蛋白酶是胃分解蛋白酶，这是一种在低 pH 条件才有活性的前列腺蛋白酶，可以将 hCAP18 分割成与 LL37 有着相同的抗菌谱的 ALL38[151]。Cathelin 片段解离后自身也具有一部分蛋白酶抑制活性[152]。LL37 可通过甲酰基肽受体样 -1（formyl peptide receptor-like-1）刺激中性粒细胞、单核细胞和 T 细胞的趋化[153]。此外，hCAP18/LL37 还有促血管生成（angiogenic）[154] 和中和内毒素的特性[155]。

在中性粒细胞中已经发现了 3 种基质金属蛋白酶(MMPs)：特殊颗粒中的中性粒细胞胶原酶（neutrophil collagenase，MMP-8，75kDa）[156]、主要位于明胶酶颗粒内的明胶酶(gelatinase，MMP-9，92kDa)[157,48] 以及分散在静态中性粒细胞内的特殊颗粒（约 10%）、明胶酶颗粒（约 40%）、分泌小泡（约 30%）和质膜（约 20%）中的白细胞溶素（leukolysin，MT6-MMP/MMP-25，56kDa）[69,158]。MMPs 以无活性的原型形式储存，在胞吐作用后经蛋白水解活化。MMPs 通常能够降解细胞外基质的主要结构成分包括胶原蛋白（collagens）、纤维连结蛋白（fibronectin）、蛋白聚糖（proteoglycans）和层粘连蛋白（laminin），而且是中性粒细胞溢出与迁移过程中降解血管基底膜与间质结构最为重要的物质。

CRISP-3 是位于过氧化物酶阴性颗粒中的一种新的富含半胱氨酸的蛋白。它位于同时含乳铁蛋白和明胶酶的颗粒亚群内。CRISP-3 的功能目前为止还未被阐明[62]。

在特殊颗粒和明胶酶颗粒中分别发现有一种模式识别分子：正五聚蛋白 3（pentraxin 3）和 ficolin-1。正五聚蛋白 3 是长正五聚蛋白（long pentraxins）家族成员，在中幼粒细胞和晚幼粒细胞中合成并储存在中性粒细胞的特殊颗粒内。正五聚蛋白 3 与补体成分 C1q 结合并介导经典的补体途径活化。此外，正五聚蛋白 3 可以结合革兰阴性菌特别是肠杆菌类（*Enterobacteriaceae*）的肺炎克雷伯杆菌（*Klebsiella pneumoniae*）外膜蛋白 A（KpOmpA）与烟曲霉（*Aspergillus fumigatus*）分生孢子（conidia）。通过小鼠模型的研究发现，正五聚蛋白 3 在中性粒细胞摄取并杀死烟曲霉分生孢子中发挥了主要作用[159,160]。

Ficolin-1 位于明胶酶颗粒内。Ficolin-1 可以结合革兰阳性菌上的乙酰碳水化合物结构(acetylated carbohydrate structures)，募集甘露糖结合凝集素相关的丝氨酸蛋白酶(mannose-binding lectin-associated serine proteases，MASPs）并激活凝集素补体级联[161]。

精氨酸酶 -1 是明胶酶颗粒的组分[162]，它通过去除可诱导型一氧化二氮合成酶（inducible nitrous oxide synthase）的关键底物精氨酸来参与 T 细胞活性的调控。上述反应的产物脯氨酸（proline）是胶原合成的基础。因此，中性粒细胞产生的精氨酸酶 -1 可能有助于伤口愈合[163]。

不同的过氧化物酶阴性颗粒亚群共享的过氧化物酶阴性颗粒膜蛋白可以通过它们的基质蛋白区分为特殊颗粒与嗜天青颗粒。但 Nramp1 和 MMP-25 是两个例外，它们都存在于并主要分布在明胶酶颗粒与分泌小泡的膜上[68,69]。由 $gp91^{phox}$ 和 $p22^{phox}$ 组成的细胞色素 b_{558} 构成了 NADPH 氧化酶的膜成分，同时也是过氧化物酶阴性颗粒的主要膜蛋白[51,164]。它与中性粒细胞的主要 β_2 整合素 CD11b/CD18 一起大部分分布于特殊颗粒，少部分分布于明胶酶颗粒和分泌小泡。需要记住的是，由于分泌小泡是快速动员性，尽管只有 15% 的细胞色素 b_{558} 和 CD11b 位于分泌小泡，但是这是中性粒细胞游出期间被转位到质膜的主要部分[35,20]。特殊颗粒膜上的 CD66 抗原可以作为细菌的受体（半乳凝集素受体）并产生激活 NADPH 氧化酶的信号[165,166]。

■ 中性粒细胞的刺激 - 应答偶联

中性粒细胞的刺激 - 应答偶联多年来一直都是研究热点。这些研究成果成功地阐明了细胞活化缺陷的潜在病因。中性粒细胞脱颗粒和氧化代谢的研究也揭示了其他多种重要分泌细胞共享的信号转导机制，因此大大扩展了此项工作的相关性。随后的这一章中描述我们目前对于活化过程的认识，并在图 66-4 有详细的图解。

G 蛋白 βγ 亚基可以活化磷脂酰肌醇激酶 -γ（phosphatidyl inositol kinase-γ，PI3-Kγ），后者可以将 $PtdInsP_2$ 磷酸化为磷脂酰肌醇三磷酸酯（$PtdInsP_3$）。$PtdInsP_3$ 可以进一步触发蛋白激酶的活化，例如募集并激活蛋白激酶 B/AKt 和 PKCδ 和 ζ。PI3-K 的下游信号传导一般经由具有血小板 - 白细胞 C 激酶底物（pleckstrin）同源（PH）域的分子介导，这个域的作用为多聚磷酸化磷酸肌醇（polyphosphorylated phosphoinositides）的结合域。

整合素或 FC- 受体与其配体的结合可以活化以 *Syk* 为主的蛋白酪氨酸激酶（proteins tyrosine kinases，PTK）。反过来，*Syk* 可以进一步激活 PI3-K 以及位于 Fc 受体胞质域上的基于免疫受体酪氨酸的活化基序（ITAMs）。$PtdInsP_3$ 可以激活鸟嘌呤核苷酸交换因子（guanine-nucleotide-exchange factor，GEF）VAV。后者可进一步激活 Rac 或 CDC42 等鸟苷三磷酸酶（guanosine triphosphatases，GTPase）。其中，Rac-2 参与了 NADPH 活化，而 Rac-1 参与了趋化与脱颗粒。生长因子受体（growth factor receptors，GFRs）通过蛋白酪氨酸激酶（Janus kinases，JAKs）参与了信号转导。JAKs 与酪氨酸激酶结合并使之磷酸化，然后磷酸化的酪氨酸激酶激活转录因子 STAT，并进一步激活 SOS

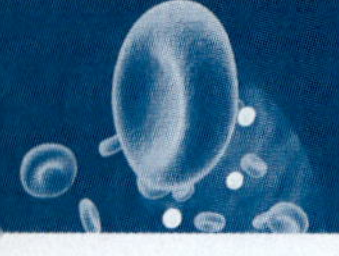

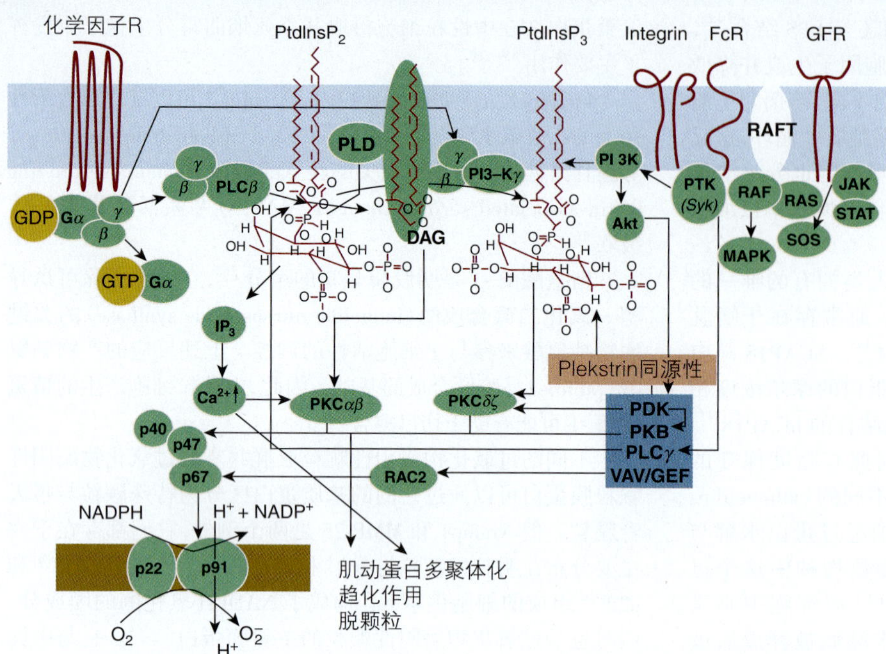

图 66-4　中性粒细胞的信号转导。G 蛋白偶联受体是一种七次跨膜受体，与异三聚体的鸟苷三磷酸（GTP）结合蛋白（G）偶联。激动剂与受体结合促使 G 蛋白 Gα 亚基上的鸟苷二磷酸（GDP）被替换为鸟苷三磷酸（GTP）。随后，α 亚基与 βg 二聚体分离。两个亚基都可以调节多种效应物例如磷脂酶 Cβ（PLCβ）的活性。PLCβ 裂解内源性脂质即磷脂酰肌醇二磷酸盐（$PtdInsP_2$），生成二酰甘油（DAG）和肌醇三磷酸（IP_3）。已知 IP_3 能够释放出被限制在胞内存储池中的钙，导致胞内游离钙（Ca^{2+}）升高。从胞外空间流入的 Ca^{2+} 进一步增加了胞内 Ca^{2+} 浓度。伴随 Ca^{2+} 的是 DAG 的升高，它能够激活蛋白激酶同工酶 α 和 β（PKCαβ），使得它们被转移到膜位点。PKC 能够通过将磷脂酰胆碱转化为磷脂（PA）酸而激活磷脂酶 D（PLD）。PA 的升高能够动员胞质蛋白 p47，$p67^{phox}$ 和 $p40^{phox}$ 与膜结合蛋白 $gp91^{phox}$ 和 $p22^{phox}$ 结合，继而在 NADPH 的参与下将 O_2 还原为 O_2^-。

蛋白（son of sevenless）介导的信号通路。

受体的激活常常造成它们移动到可溶性磷脂区域（RAFT）的去离子剂中并进一步强化信号转导。这对于在激活后通过 RAF、RAS 和促分裂原活化蛋白激酶（mitogen-activated protein kinase，MAPK）通路来启动吞噬体的形成的 FcR 来说尤其重要。

■ 受体配体的相互作用

甲酰肽受体

各种微粒或可溶性刺激物都可诱发中性粒细胞反应。炎症过程中产生的经过调理的微粒（opsonized particles）、免疫复合物、化学因子和趋化因子都通过结合特异的细胞表面受体来激活中性粒细胞。在中性粒细胞趋化因子受体中，N- 甲酰肽受体是被研究得最为清楚的。N- 甲酰肽是细菌 N- 甲酰肽产物的合成类似物。它可以诱导各种中性粒细胞反应并被广泛用作激活刺激物。在中性粒细胞表面已经确认的这些趋化肽的特殊受体为 N- 甲酰 - 甲硫氨酰 - 亮氨酰 - 苯丙氨酸（*N*-formyl-methionyl-leucyl-phenylalanine，fMet-Leu-Phe）[167]，并且甲酰肽及其受体的结合与它们诱导趋化和脱颗粒的能力紧密相关[168]。经克隆并测序发现甲酰肽受体属于以 G 蛋白偶联受体为代表的七次跨膜域蛋白家族[169]。该受体以多种形式存在，并与鸟嘌呤核苷酸结合蛋白（G 蛋白）及细胞骨架物理相连（参见参考文献 170 的综述）。甲酰肽受体是一种高度糖基化的蛋白，分子量约为 50~70kDa。它分布于明胶酶颗粒和分泌小泡的膜上并在刺激之后可以被动员到细胞表面[171]。

C5a 受体

补体系统的激活产生 C5a。C5a 是 C5 的衍生物，属于趋化蛋白中作用最强的一种。C5a 可以诱导中性粒细胞趋化、脱颗粒和过氧化物生成[172]。C5a 应答需要通过与细胞表面上特殊受体的相互作用[173]。该受体是一种位于质膜上的多肽，其表观分子量约为 40~48kDa[174]。结合试验发现每个细胞上约有 50 000~113 000 个解离常数（Kd）为 2×10^{-9} M 的受体位点。已被分离并克隆的 C5a 受体属于七次跨膜型 G 蛋白偶联受体（seven membrane-spanning class of G-protein-coupled receptors）家族[175]。

C3 受体

中性粒细胞还表达补体源性趋化因子 C3b 和 C3bi 的受体。C3b 和 C3bi 受体（又分别称为 CR1 和 CR3）在静态中性粒细胞上分布很少，但在一些刺激物激活后由于分泌小泡（CR1 与 CR3）、明胶酶颗粒及特殊颗粒（CR3）与质膜的整合其数目会显著增加[20,40]。C3b 受体（CR1）是一种分子量为 205kDa 的糖蛋白，主要分布于分泌小泡内[40,34]。

整合素

CD11/CD18 整合素同样在细胞信号转导中发挥着重要作用。中性粒细胞与表面或与其他细胞的黏附可以使之活化或“预激”，以便能对其他刺激作出更强的应答。例如氧化爆发（oxidative burst）在悬浮和表面黏附的中性粒细胞中的表现就非常不同[176]。抗 CD11b 的单克隆抗体还可影响趋化物反应中的 H_2O_2 生成，但抗 CD11a 单克隆抗体对此无影响[177]。

Fc 受体

中性粒细胞拥有三种不同的免疫球蛋白受体。未受刺激的细胞表达 FcγRⅡA 和 FcγRⅢ，又分别称作 CD32 和 CD16。这两种受体的功能中最重要的是 FcγRⅢ对免疫复合物的清除[178]。FcγRⅢ通过 GPI 与膜相连[178]。这一连接相对较不稳定，所以膜上 FcγRⅢ的数量实际上反映了胞内储存物的脱落与动员之间的平衡。FcγRⅡA 是一种跨膜的常规蛋白（conventional protein）[179]。经 FcγRⅢ触发的信号转导通路能够与甲酰肽受体或 CR3 激活的信号传导通路，甚至彼此之间互相交流共享。实验证实 CD11b 与 FcγRⅢB 之间存在直接的物理连接，对其中一个受体的加帽作用会导致另一个受体的绝大部分也被加帽。CD11b 还可与跨膜的 FcγR Ⅱ相互作用，从而改变彼此传导的信号[180]。

含 SH2 域的酪氨酸激酶（*Syk*）在 FcγR Ⅱ A 介导的吞噬过程中发挥着重要的作用[181]。FcγR Ⅱ A 和 FcγR Ⅰ/γ（干扰素 -γ 刺激的髓细胞上的受体）都含有一段被称作免疫受体酪氨酸活化基序（ITAM）的胞质内氨基酸序列。该序列对于这两种 Fc 受体交联时的吞噬应答相当重要。Src 家族蛋白酪氨酸激酶与 ITAM 的结合导致 Src 家族蛋白酪氨酸激酶的激活以及 ITAM 酪氨酸的磷酸化，进一步引起磷脂酰肌醇 3- 激酶和 *Syk* 结合。*Syk* 激活后可以磷酸化包括邻近的 ITAMs 的多种底物。*Syk* 可以从胞质池（cytosolic pool）募集到。依赖于 ITAM 的肌动蛋白组装的激活，这可以反映出受 *Syk* 影响的信号转导的关键作用。包括 Src 激酶的其他的酪氨酸激酶，尤其是 Lyn 有助于吞噬体的形成[182]。活化的微丝一旦形成，就会增强磷脂酶 D（PLD）生成吞噬作用所必需的磷脂酸（PA）的活性[183,184]。

其他受体

其他三种重要的 G 蛋白偶联受体包括 PAF、IL-8 和 LTB_4 受体。其中 PAF 和 IL-8 受体已经被复制成功[185,186]。这些受体的胞内存储及信号转导机制与其他 G 蛋白偶联受体（如 fMLP）所使用的方式非常相似[185]。IL-8 有两个相关受体，这两个受体的信号转导通路略有差异[187]。

toll 样受体

TLR 通常结合病原体相关分子模式（pathogen-associated molecular patterns）即病原体“相对”独特的彼此之间共享的结构，例如革兰阴性细菌中的脂多糖。如前所述，与配体结合后 TLR 发生二聚体化并被诱导激活。TLR 可以形成同源或异源二聚体。TLR2 可识别与 TLR1 或 TLR6 结合的脂蛋白和脂肽。TLR4 可结合 LPS。CD14 是一种 LPS 结合蛋白，但它本身不能传递信号，而是将 LPS 呈送给 TLR4[188]。TLR5 结合鞭毛蛋白。TLR3（不存在于中性粒细胞中）可识别双链 RNA。TLR7/8 结合病毒的单链 RNA[189]，TLR9 结合 DNA 上未被甲基化的 GpC 区域[190]，而 TLR11 结合原生动物的肌动蛋白抑制蛋白样蛋白（profilin-like proteins）[191]。TLR10 并不存在。

G 蛋白

fMet-Leu-Phe、C5a、LTB_4 和 PAF 等趋化刺激素的受体都通过鸟嘌呤核苷酸结合蛋白与细胞应答相偶联。这种鸟嘌呤核苷酸结合蛋白类似于腺苷酸环化酶系统的抑制蛋白 Gi。鸟嘌呤核苷酸对受体亲和力的调节实验已经验证了 G 蛋白与这些受体之间的关系[192]。这些受体介导的刺激还可以激活位于中性粒细胞质膜上的高亲和力鸟苷三磷酸酶（GTPase）[193]，所产生的酶活性可能参与终止鸟嘌呤核苷酸结合蛋白的活化。此外，受体与 G 蛋白之间的直接连接也已被检测到[169]。

在理解 G 蛋白是如何参与刺激 - 应答偶联通路的研究中，百日咳毒素（pertussis toxin）的应用是相当有用的。百日咳毒素 ADP 可以使腺苷酸环化酶系统的 Gi 中的 α 亚基和中性粒细胞质膜上的一种分子量为 40~41kDa 蛋白核糖基化[194]。最初的研究证实了百日咳毒素催化 ADP 核糖基化膜蛋白的能力与其对表面受体触发的细胞应答的影响能力之间有很强的关联性。对中性粒细胞中一种鸟嘌呤核苷酸结合蛋白的进一步研究显示该蛋白无论在结构还是在免疫化学上均与以前报道的鸟嘌呤核苷酸结合蛋白有所不同[195]。百日咳毒素不仅可以消除中性粒细胞应答，稳定的鸟嘌呤核苷酸也可直接激活被透化的中性粒细胞[196]。在其他细胞中，异三聚体化的 G 蛋白也可能对脱颗粒起到了强抑制作用[197]。尽管百日咳毒素在未受刺激的细胞中可以阻断 fMet-Leu-Phe 诱导的分泌，但它并不能阻断佛波醇肉豆蔻酸乙酸酯（PMA）、Ca^{2+} 和鸟嘌呤核苷酸在被透化的细胞中引起的脱颗粒反应，从而说明存在第二种 G 蛋白参与远距离分泌调节[196]。其中的可能候选者是中性粒细胞中的分子量为 20~30kDa 的小 G 蛋白家族。在此家族中的一些蛋白例如 RhoA 和 ADP 核糖基化因子（ADP-ribosylation factor）-1 可能参与了小泡运输并且随着中性粒细胞激活可以从胞质转移到颗粒[198]。

磷脂代谢与酪氨酸激酶活化

信号转导的下一步可以归因于受体激活的 G 蛋白相互作用或 FcγR Ⅱ A 和酪氨酸激酶与磷脂酶之间的相互作用[199,200]。例如在趋化刺激素刺激之后膜相关的磷酸肌醇特异性磷脂酶的激活。更具体地说，磷脂酶 C 将磷酯酰肌醇 -4，5- 二磷酸（PIP_2）和磷脂酰肌醇 -4- 单磷酸（PIP_1）水解成有争议性的第二信使产物肌醇 1，4，5- 三磷酸（IP_3）和 1，2- 二酰甘油（DAG）[201]。在可通透的中性粒细胞中，IP_3 与特异的胞内受体相互作用，刺激 Ca^{2+} 的释放并同时开放质膜上的 Ca^{2+} 通道，造成胞内 Ca^{2+} 浓度升高[202]。Rac、Rho 和 Cdc42 家族的小鸟苷三磷酸（GTP）结合蛋白的激活后与磷脂酶协同作用可调节肌动蛋白依赖性的膜边缘波动、伪足形成以及张力丝引起的细胞黏附与运动，这些对于中性粒细胞功能都是相当重要的[203,204]。

即使在磷脂酶 C 代谢缺乏的情况下，胞内 DAG 和 Ca^{2+} 的浓度随着吞噬作用也有显著升高[205]。Ca^{2+} 是颗粒吞噬体融合所必需的，而 DAG 则与微粒摄取及脱颗粒相关[206]。两者都可经 PLD 活化后水解磷脂酰胆碱（phosphatidylcholine）产生 PA 和胆碱。PLD 的激活是通过 Rho 和（或）ARF 介导的[198]，随后通过磷脂酸磷酸水解酶催化 PA 的脱磷酸作用而产生二酰甘油（diacylglycerol）。源自磷脂酰胆碱的 DAG 的标志是具有 1-O- 烷基连接。在 PLD 作用于磷脂酰胆碱产生 PA 的过程中，PA 可作为一种 Ca^{2+} 离子载体，由此启动促融合活性[207]。因此，在吞噬作用过程中产生的卵磷脂酸可能有助于中性粒细胞颗粒与新形成吞噬体的融合。

在吞噬作用中，DAG 的另一个下游目标是激活蛋白激酶 C（PKC），特别是中性粒细胞中不依赖 Ca^{2+} 的 PKC 同工酶 PKCδ[183]。在吞噬作用中有四种 PKC 同工酶都可被转位到质膜，PKCδ 是其中的一种。在吞噬过程中，PKCδ 从细胞液中转位到质膜。在 PKCδ 质膜转位的同时促进了 RAF-1 的转位。当这两种关键成分都发生了转位之后，促分裂原活化激酶（mitogen-activated kinase，MEK）被活化并继而激活促分裂原活化蛋白（MAP）激酶 /ERK2，以及其后的肌球蛋白轻链激酶[200]。在肌球蛋白被磷酸化后，肌动蛋白细胞骨架开

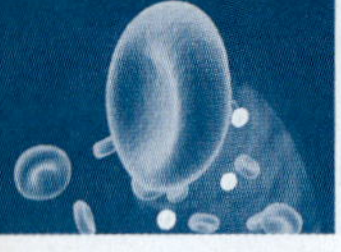

始重组并引发吞噬作用。在PLD活化的同时，中性粒细胞质膜中的中性鞘磷脂酶被活化产生了神经酰胺（ceramide），它的产生可能通过抑制PLD而削弱细胞活性[205]。伴随着Fc受体的参与以及中性粒细胞中*Syk*的活化，磷脂酰肌醇-3-激酶（PI3K）也被激活。抑制PI3K活性可阻断吞噬作用[183]。

花生四烯酸代谢　除了作为有争议性的第二信使产物参与刺激-应答偶联通路外，许多脂质代谢产物也被活化的中性粒细胞释放出来，并且反过来通过与受体的相互作用来调控其他中性粒细胞的功能。磷脂酶A_2（phospholipase A_2）存在于中性粒细胞的颗粒、质膜[208]以及细胞液中[209]，在中性粒细胞受刺激时被活化，并生成主要终末产物之一的花生四烯酸。花生四烯酸不仅可以被受刺激的中性粒细胞释放，它还可以调节磷脂酶A_2（PLA_2）的活性并成为这些细胞的刺激因子[210]。花生四烯酸及其他长链脂肪酸还能够增强细胞对其他刺激素的敏感性[211]。

花生四烯酸还可经脂氧合酶（lipoxygenase）途径代谢生成羟基花生四烯酸（HETEs），包括5-HETE、12-HETE和5，12-diHETE[212]。已经证实这些化合物也可诱导中性粒细胞产生一些应答[213]。受刺激的中性粒细胞也可经脂氧合酶途径产生diHETE LTB_4。LTB_4及其他白三烯也可以被多种刺激素诱导释放[214]。一部分LTB_4受体已经被纯化，其活化是趋化及黏附的潜在刺激因素[215]。

另一种活化中性粒细胞生成的潜在炎症介质是1-*O*-烷基2-酰基-sn-甘油基-3-磷酰基胆碱即PAF[14]。PAF不仅仅产生于中性粒细胞及活化内皮细胞，它也可诱导细胞脱颗粒、聚集以及产生过氧化物[17]。炎性内皮也可产生PAF，PAF将中性粒细胞固定于内皮细胞的管腔表面，从而促进中性粒细胞上的整合素受体与内皮细胞ICAM配体之间的相互作用。

脱颗粒与膜融合

在细胞受刺激之后，信号转导级联首先激活G蛋白，然后引起胞内Ca^{2+}浓度升高、脂质重塑以及蛋白激酶活化。这些事件在细胞分泌时达到高峰。而最终会导致迅速而高效的颗粒膜与吞噬小体或者质膜的融合。

融合蛋白　在过去的20多年里，可溶性N-乙基马来酰亚胺敏感因子黏附蛋白受体（soluble *N*-ethylmaleimide-sensitive factor attachment protein receptor，SNARE）假说成为生物膜融合的通用模式[77,216]。这一理论的核心是N-乙基马来酰亚胺敏感性蛋白（称作NEM-敏感融合蛋白或*NSF*）和相关膜上的几种SNAREs。小泡或颗粒上的SNAREs称作v-SNAREs，而目标质膜上的则称为t-SNAREs。由于融合蛋白群以及它们的相互作用出现在几乎所有的物种和组织中，SNARE假说已经被证实具有很高的预测价值。最初颗粒与它们将要融合的膜的对接可能是由Rab-GTPase介导的。当实现对接之后，SNAREs被募集到两侧膜上，借助与SNARE结合蛋白例如sSec1/Munc18相互作用以及局部升高的Ca^{2+}来介导实际的融合。融合复合物的解体通过NSF以ATP依赖性方式介导[217]。t-SNARE VAMP-2（小泡相关膜蛋白2）位于人静息中性粒细胞的特殊颗粒、明胶酶颗粒和分泌小泡的膜上[78,79]，免疫电子显微镜发现t-SNARE突触融合蛋白（syntaxin）4与质膜相连。Munc18-3可以与突触融合蛋白4相互作用并调节次级颗粒与明胶酶颗粒的融合。VAMP-7与嗜天青颗粒的融合相关，Munc18-2可以与突触融合蛋白3相互作用并调节嗜天青颗粒的融合[218,219]。

中性粒细胞胞外陷阱

Zychlinsky和同事们证明以往所认为的脓实际上是一种高度杀菌的结构，它由多条染色质以及其所附着的杀菌性中性粒细胞颗粒蛋白组成[220,221]。这些中性粒细胞胞外陷阱（neutrophil extracellular traps，NETs）是中性粒细胞经由一个名为*netosis*的过程挤压出的，它是中性粒细胞三种死亡程序即凋亡、坏死和netosis中的一种。仅当中性粒细胞产生呼吸爆炸后才会发生netosis[222]。因此受刺激的中性粒细胞中NADPH氧化酶发挥着两个作用，即产生杀死微生物所需的活性氧，以及当完整中性粒细胞终止其功能后诱导杀菌NETs的形成。这反过来意味着有NADPH氧化酶装配缺陷的患者（慢性肉芽肿病患者）既缺乏生成杀菌性活性氧的能力，也无法形成NETs。

中性粒细胞功能疾病

■ 分类

中性粒细胞功能障碍可归因于：①缺乏调理微生物所需的抗体或补体成分，从而无法进行提供趋化信号的相互作用；②细胞质和颗粒运动的异常所致的趋化应答反应异常，或造成参与影响细胞调控运动能力的质膜异常；③杀菌能力的缺陷。对此有兴趣的读者可参考这些综合征的详细综述[223-226]。

■ 抗体及补体缺陷或模式受体识别受损引起的信号机制异常

由于免疫球蛋白和补体蛋白协同作用生成了用于包裹微生物并刺激趋化因子生成的调理素，因此其中任意一个缺陷都会损伤中性粒细胞的功能。C3异常是最严重的功能障碍，因为这一蛋白是产生调理素和趋化因子的核心物质（参见第17章）[226-228]。调理素中由C3裂解后生成的C3b可包裹细菌。调理作用总的来说是指用血清蛋白包裹住病原体，使之被摄取的可能性更大。即使在缺乏抗体或者经典补体成分C1、C2和C4的情况下，C3仍能被活化，因此，这些除C3以外的分子的功能障碍只会引起程度较轻微的临床表现。C3缺陷是一种常染色体隐性遗传病。其纯合子中无法检测到血清C3水平，因此患者会反复出现严重的发热性感染。杂合子的血清C3水平是正常人的一半并不伴有临床表现。

引起严重发热性感染的C3蛋白酶功能缺陷也可见于C3b灭活剂缺陷患者。C3b灭活剂是一种补体旁路的蛋白抑制剂。此通路失控性活化会导致C3和因子B的过度分解代谢[229]。Properidin缺陷同样会导致C3的功能障碍[230]。Properidin是一种补体旁路中的血清蛋白，它参与酶复合物C3bBb的稳定。这一蛋白是一种多聚体糖蛋白，亚基相对分子量为56 000，该基因已经被克隆[231]。缺乏properidin会引起严重的、常常是致命性的发热性感染，通常与脑膜炎球菌相关。

大约5%的人群血清甘露糖结合凝集素（MBL）水平较低[232]，该血清凝集素是由肝脏分泌的，能结合细菌、真菌和一些病毒表面上的甘露糖。MBL是构成先天免疫系统的胶原凝集素-可溶性效应器蛋白之一。MBL与病原体表面结合后可通过激活补体级联而发挥调理素作用。临床表现为反复不明原因的感染、慢性腹泻和中耳炎的新生儿中曾被报道有 MBL 缺陷[232]。其他研究还发现 MBL 缺陷的个体对一些特殊病原体的易感性增加，包括人免疫缺陷病毒、恶性疟原虫、小隐孢子虫以及奈瑟球菌[233]。大部分 MBL 缺陷都是由该基因外显子 1 上三个相对常见的点突变造成的，该突变导致 MBL 不能激活补体[234]。此外，MBL 蛋白还可以通过复杂的剂量依赖性作用来影响细胞因子的产量从而在一定程度上调控疾病的严重程度。

包括中性粒细胞在内的吞噬细胞表达大量的细胞表面蛋白，这些蛋白在吞噬细胞中发挥极其重要的生物学作用。微生物模式识别受体是先天性免疫的重要组分，它们识别并检测病原体相关的分子模式，最终引起中性粒细胞和其他吞噬细胞的活化。哺乳动物 TLR 家族组成了一类重要的模式识别受体，它们能识别广谱的微生物病原体及病原体相关产物。已经有报道表明单核 - 吞噬细胞上至少能找到 12 种不同的 TLRs[235]。中性粒细胞同时表达 TLR2 和 TLR4，能够分别识别肽聚糖和内毒素，而 TLR8 可以识别 RNA 配体[236]。TLRs 通过接头蛋白 MyD88 进行信号转导。人类的 MyD88 缺陷会引起反复革兰阳性菌和革兰阴性菌的感染，由此间接说明了 MyD88 缺陷时单核细胞和中性粒细胞在宿主防御中的作用[237]。

由于大量趋化物都是在炎症过程中产生的，所以很难确定某个单一特定组分的相对重要性。此外，趋化因子和调理素在中性粒细胞和单核 - 吞噬细胞的活性中都发挥作用。因此，目前还不能确定这些物质缺陷引起的临床后果是否针对于某一种吞噬细胞。抗体或补体缺陷综合征患者主要易受荚膜病原体的感染，例如流感嗜血杆菌、肺炎球菌、链球菌和脑膜炎球菌[238]。此外，脾切除后的个体由于缺少了一个富含单核 - 吞噬细胞的器官，对于同种微生物也会有较小的局限性感染风险。中性粒细胞缺乏状态通常与荚膜病原体的感染无关。荚膜微生物的抗体包裹有利于它们被单核 - 吞噬细胞摄取，但这对于中性粒细胞的摄取并不那么重要。

■ 胞质运动缺陷引起的细胞应答异常

脱颗粒异常

Chédiak-Higashi 综合征　定义与历史　这一罕见的常染色体隐性遗传病最初被认为属于中性粒细胞、单核细胞和淋巴细胞含有巨大胞质颗粒性疾病[239]。Chédiak-Higashi 综合征（CHS）目前被认为是一种以胞质颗粒融合增加为特征的泛化性细胞功能失调性疾病[240]。病理性的黑色素体聚集可导致毛发、皮肤和眼底处的色素稀释，同时还会出现视神经和听觉神经的交叉功能减退（表 66-2）[241]。该综合征患者从婴儿期开始就出现易感染倾向，最常见于皮肤和呼吸系统，其原因可部分归咎于中性粒细胞趋化、脱颗粒以及杀菌活性的缺陷[239]。中性粒细胞中的巨大颗粒干扰了其穿越内皮细胞间狭窄通道的能力。该病的其他特征还包括中性粒细胞减少症[241]、血小板病[242]、自然杀伤细胞异常[239,243]和周围神经病变[244]。小鼠、水貂、毛、大鼠、牛以及虎鲸中均有类似的遗传综合征的报道[244]。

表 66-2　中性粒细胞功能性疾病

疾病	病因	受损的功能	临床后果
脱颗粒异常：			
Chédiak-Higashi 综合征	常染色体隐性遗传，溶酶体颗粒合并障碍；病变基因是 CHSI/LYST，编码一种在理论上调节颗粒融合的蛋白	中性粒细胞的趋化作用、脱颗粒和杀菌活性减弱；血小板贮池缺陷；NK 功能受损，黑色素小体无法分散	中性粒细胞减少；反复化脓性感染，易出现嗜血细胞综合征的表现之一的明显的肝脾大
特殊颗粒缺乏	常染色体隐性遗传；突变或是 Gfi-1 或 C/EBPε 表达减低导致的调节特殊颗粒形成的髓系转录因子的功能缺失	趋化和杀菌活性受损；双叶核中性粒细胞；防御素、明胶酶、胶原酶、维生素 B_{12} 结合蛋白和乳铁蛋白	反复深部脓肿
黏附异常：			
白细胞黏附缺陷 I	常染色体隐性遗传；缺乏白细胞膜上的 CD11/CD18 表面黏附糖蛋白（β_2 整合素），最常见的原因是无法表达 CD18 mRNA	C3bi 与中性粒细胞结合力下降，与 ICAM-1 和 ICAM-2 黏附受损	中性粒细胞增多；反复细菌感染伴随无法形成脓肿
白细胞黏附缺陷 II	常染色体隐性遗传；GDP- 岩藻糖转运蛋白突变引起的选择素和其他乙二醇共轭物的配体岩藻糖基化功能缺失	与表达 ELAM 的活化的内皮黏附减弱	中性粒细胞增多；反复细菌感染但没有脓肿
白细胞黏附缺陷 III（LAD-1 变异综合征）	常染色体隐性遗传；受损的整合素功能，由编码造血细胞 kindlin-3 的 FERMT3 突变引起；kindlin-3 结合 β 整合素，继而转导整合素活化	中性粒细胞黏附和血小板活化受损	反复感染、中性粒细胞减少、出血倾向
细胞运动疾病：			
运动反应增强；FMF	常染色体隐性遗传；病变基因 FMF 基因位于 16 号染色体，编码“pyrin”蛋白；pyrin 调控半胱氨酸天冬氨酸蛋白酶 1 及 IL-1β 分泌；突变的 pyrin 可能导致对内毒素高敏感性，产生过量 IL-1β 及单核细胞凋亡受损	感染部位有中性粒细胞在炎症位点的过量蓄积，这可能是过量表达 IL-1β 的结果	反复发热、胸膜炎、关节炎以及淀粉样变性

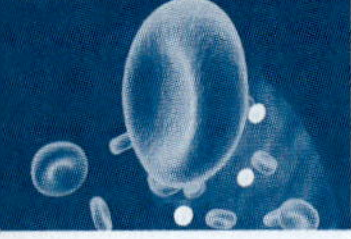

续表

疾病	病因	受损的功能	临床后果
运动反应抑制：			
趋化信号产生缺陷	IgG 缺乏；遗传或获得性缺陷导致的 C3 和备解素缺乏；新生儿好发的甘露糖结合蛋白缺乏	缺乏血清趋化作用和调理素活性	反复化脓性感染
中性粒细胞内在缺陷，如白细胞黏附缺陷，Chédiak-Higashi 综合征，特殊颗粒缺乏，中性粒细胞肌动蛋白功能障碍，新生儿中性粒细胞；直接抑制中性粒细胞运动如药物	新生儿中性粒细胞有 β_2 整合素表达能力的下降，出现 β_2 整合素功能的损害；乙醇、糖皮质激素、环腺苷一磷酸	趋化功能减低；运动和摄取受损；黏附受损	易于出现化脓性感染，是频繁感染的可能原因；内皮释放的环腺苷一磷酸刺激所产生的肾上腺素可造成中性粒细胞增多
免疫复合物	与类风湿关节炎、系统性红斑狼疮和其他炎症病变患者的中性粒细胞上的 Fc 受体结合	趋化作用受损	反复化脓性感染
高免疫球蛋白 E 综合征	常染色体显性遗传；病变基因是 Stat 3	间断性趋化作用受损，细胞因子产生的调控受损	反复皮肤及鼻窦 - 肺部感染，湿疹，黏膜皮肤念珠菌病，嗜酸性粒细胞增多，乳牙残留，极小的创伤可造成骨折以及特征性面部表现
高免疫球蛋白 E 综合征	常染色体隐性遗传；可能不止一个基因造成	高 IgE 水平，淋巴细胞对葡萄球菌抗原的活化受损	反复肺炎不伴有肺脓肿；酶、疖、黏膜皮肤念珠菌病、神经症状、嗜酸性粒细胞增多
杀菌活性：			
慢性肉芽肿病	X 连锁和常染色体隐性；无法在吞噬细胞膜上的 $p22^{phox}$ 中表达有功能的 $gp91^{phox}$（常染色体隐性）$p47^{phox}$ 或 $p67^{phox}$ 失表达造成了其他常染色体隐性形式的 CGD	无法激活中性粒细胞呼吸爆炸，使得无法杀死过氧化氢酶阳性菌	过氧化氢酶阳性菌造成的反复化脓性感染
G-6-PD 缺乏	不到正常 G-6-PD 活性的 5%	无法活化 NADPH 依赖的氧化酶及溶血性贫血	过氧化氢酶阳性微生物感染
髓过氧化物酶缺乏	常染色体隐性遗传；错义突变引起的对被修饰的前体蛋白加工障碍	髓过氧化物酶增强无法增强 H_2O_2 依赖的抗菌活性	无
Rac-2 缺乏	常染色体显性遗传；突变蛋白对 Rac-2 介导的功能的显性负性抑制	膜受体介导的 O_2 产生和趋化作用失效	中性粒细胞增多，反复细菌感染
谷胱甘肽还原酶和谷胱甘肽合成酶缺乏	常染色体隐性遗传；无法清除 H_2O_2 的毒性	过量形成 H_2O_2	最弱的反复化脓性感染

AMP，腺苷单磷酸；C，补体；CD，簇命名；CGD，慢性肉芽肿病；G-6-PD，葡萄糖 -6- 磷酸脱氢酶；GDP，鸟苷二磷酸；ELAM，内皮细胞白细胞黏附分子；FMF，家族性地中海热；ICAM，细胞间黏附分子；Ig，免疫球蛋白；IL，白介素；LAD，白细胞黏附缺陷；NADPH，烟酰胺腺嘌呤二核苷酸磷酸；NK，自然杀伤。

尽管 CHS 是由 Moises Chédiak 和 Ototaka Higashi 的名字组成，但是这一疾病最早是在 1943 年由一位古巴的儿科医生 Béguez César 描述的[245]。该病最初描述的临床特征是中性粒细胞减少和白细胞中的异常颗粒。1948 年，Steinbrinck 对第 2 例患者作了更深入的描述[246]。1952 年，Chédiak 报道了该疾病的血液学特征[247]。1953 年 Higashi 强调指出患者中性粒细胞中巨大的含过氧化物酶的颗粒[248]。除了易感染倾向外，患者还常常在出生后数月到几年后出现致命性的淋巴组织细胞浸润，这一阶段常被称作加速期[249]。

流行病学 到 2008 年，全球共有 300 多例报道，主要集中在美国、日本、北欧和拉丁美洲[244]。非洲裔患者也有报道。

病因与发病机制 CHS 是多种组织中由于颗粒形态发生的基本缺陷导致形成异常大颗粒引起的[240,250]。肝、脾中的施万细胞、粒细胞和巨噬细胞，以及胰腺、胃黏膜、肾脏、肾上腺和垂体中的特殊细胞里都可见到巨大颗粒[244]。巨大黑色素体形成并阻碍黑色素的均匀分布可导致毛发、皮肤、虹膜和眼底部位的色素稀释。虽然巨大溶酶体是该疾病的主要形态学特征，但只有依赖于溶酶体分泌的细胞才会出现病理缺陷。在髓细胞生成的早期阶段，一些正常大小的嗜天青颗粒合并产生巨大颗粒，继而形成较少量的水解酶成分例如蛋白酶、弹性蛋白酶和组织蛋白酶 G 的巨大次级溶酶体[239]。许多髓系前体细胞在骨髓内死亡，导致中度的中性粒细胞减少，通常的白细胞数目约为 2.5×10^9/L 以及中性粒细胞绝对计数为 $(0.5\sim2.0)\times10^9$/L[249]。骨髓形态学检查显示增生正常或者活跃。尽管具有正常的微粒摄取与活性氧代谢，但是这些中性粒细胞杀死微生物的速度相对缓慢。这一延迟反映出稀释数量的水解酶从巨大颗粒到吞噬体的缓慢而且不稳定的运输，从而使宿主容易受到细菌感染[250,251]。在这一综合征中，单核细胞有着与中性粒细胞相同的功能紊乱[239]，而与此相似的是，缺乏穿孔素的自然杀伤(NK)细胞因为出现严重的细胞毒活性受损而无法杀死多种靶向目标[252]。

CHS 血细胞膜比正常血细胞膜有更好的流动性[239,253]，膜结构的变更可能会导致膜活化调节的缺陷，并促进中性粒细胞嗜天青颗粒的相互融合。可以想象的是，膜流动性的改变可以通过减少 Mac-1(CD11b/CD18)的表达来影响细胞功能。膜流动性的改变还可以造成本病中存在的细胞内环腺苷酸水平升高并表现为趋化应答减弱[239]。

CHS 中的突变基因是位于染色体 1q 上的 *CHS1*(又名 *LYST*)，其长度显示它编码一个超过 400kDa 的蛋白质[254]。在发育早期，颗粒的生物合成是正常的，NK 细胞的穿孔素和髓细胞的颗粒酶都被正常地合成并运送到颗粒内。然而，颗粒一旦形成即融合形成巨大的细胞器[255]。几项研究建议 CHS 细胞中发现的巨大溶酶体可能是溶酶体的生物合成阶段膜融合异常造成的，这可以发生在溶酶体的生物合成阶段。因此有人假设 CHS1 蛋白与溶酶体上的黏附蛋白(v-SNAREs)相互作用，当后者突变时会使这一相互作用变得非常紊乱，最终产生无法控制的溶酶体融合[256]。

临床表现 典型 CHS 患者有着特征性的白皮肤和银发。常常主诉光过敏和畏光。其他的眼部发现包括水平或旋转性眼球震颤。常常伴有黏膜、皮肤和呼吸道感染。对于革兰阳性菌、革兰阴性菌以及真菌均易感，最常见的病原体是金黄色葡萄球菌[223]。患者 NK 细胞功能减弱可能也是易感染的原因。CHS 的神经系统症状和体征是多种多样的，包括周围和脑神经病变、自主神经功能失调、乏力和感觉缺陷。此外，共济失调也是常见症状之一。

CHS 患者可出现出血时间延长，但其血小板计数正常，这是由于腺苷二磷酸和 5- 羟色胺储存池缺陷相关的血小板聚集功能损害所引起的[242]。电镜显示患者血小板中 α 颗粒的数量正常，但血小板致密体的数量减少[244]。

CHS 加速期的特点是肝、脾、骨髓以及中枢神经系统中的淋巴细胞增殖。加速期可发生在任何年龄，目前被认为是一种先天性的嗜血细胞性淋巴组织细胞增多症(HLH)[257]。患者通常表现为肝脾大和非细菌性败血症性高热。在此阶段，患者的全血细胞减少加重，开始出现出血，并且更容易感染。加速期的开始可能与这些患者无法遏制并控制会导致 HLH 的 EB 病毒(EBV)感染有关(参见第 72 章)。组织内的淋巴细胞浸润会造成细胞因子过度产生、大量组织坏死和脏器功能衰竭，这使得患者更容易出现反复细菌和病毒感染、发热以及器官衰竭，最终导致死亡[257]。尸检可发现淋巴组织细胞广泛浸润肝脏、脾脏和淋巴结，但按组织病理标准属于非肿瘤性肿瘤[257]。

实验室检查 目前唯一能够确诊 CHS 的实验室检查是颗粒细胞的形态学检查。特异的形态学表现是中性粒细胞中的巨大过氧化物酶阳性颗粒[248]。患者毛发发体的显微镜检查可发现大的带有斑点的色素块，而不像正常的毛发一样具有弥漫地分布于整个毛发发体的完全分离的黑色素[244]。慢性髓性白血病和急性髓性白血病有时也可出现类似的巨大颗粒[244]。CHS 的分子诊断目前还很困难而且没有商品化。CHS 杂合子表现完全正常，无法通过临床上或生化进行区分。

鉴别诊断 当病人出现局部白化病、严重出血以及反复感染时应考虑到 CHS 的诊断。CHS 必须与格里塞利综合征(GS)和赫曼斯基 - 普德拉克综合征(HPS)相鉴别。

GS 是由 RAB27A 基因突变引起一种罕见疾病，其表现为皮肤和眼部的局部白化病、多种细胞与体液免疫缺陷、各种神经系统表现以及终末的加速期。GS 患者的中性粒细胞中没有巨大颗粒，但在他们的毛发发体中有巨大的色素块[244]。HPS 可表现为眼和皮肤白化病、血小板功能异常引起的出血倾向以及多个器官的蜡样脂褐质沉积(参见第 121 章)。与 CHS 不同的是，HPS 患者的细胞缺少巨大颗粒，且不容易出现反复感染[244]。

治疗、疗程及预后 大剂量抗坏血酸(婴儿 200mg/d，成人 2g/d)可以改善一部分稳定期患者的临床状况[239]。尽管对于抗坏血酸的疗效仍有争论，但考虑到维生素类药物的安全性[244]，所有的患者都应当使用该药物。CHS 患者在治疗上存在两难，特别是当进入加速期之后。预防性的应用抗生素并不能预防感染。唯一能够预防加速期的治愈性治疗手段是进行人白细胞抗原(HLA)相合供者或是 D 位点相合的无关供者的骨髓移植[258]。骨髓移植可以重构正常的造血功能和免疫功能，并且能在患者进入加速期前纠正自然杀伤细胞缺陷[258]。另一方面，如果患者正处于加速期，那么 HLA 相合的无关供者造血干细胞移植的预后不会很好[258]。眼白化病和皮肤白化病都无法在移植后得到纠正，同样移植也无法阻止进行性神经病变的出现[259]。

特殊颗粒缺陷 特殊颗粒缺陷(SGD)目前已有 5 例报道，男女患者均有，为常染色体隐性遗传病(见表 66-2)[239]。除了特殊颗粒缺失外，患者中性粒细胞均为双叶核。患者可反复出现主要累及皮肤和肺的感染。最常见的病原体是金黄色葡萄球菌和铜绿假单胞菌，此外白色念珠菌也有报道。特殊颗粒缺陷患者的中性粒细胞缺少三级颗粒中的明胶裂解活性，缺少特殊颗粒中的维生素 B_{12} 结合蛋白、乳铁蛋白和胶原酶，以及缺少初级颗粒中的防御素[260-262]。这一疾病还累及嗜酸性粒细胞，表现为缺乏特征性的嗜酸性粒细胞颗粒蛋白、主要碱性蛋白、嗜酸性粒细胞阳离子蛋白和嗜酸性粒细胞衍生神经毒素(参见第 62 章)[263]。因此，这一疾病并非像其名字所提示的那样仅局限于特殊颗粒，而是影响所有吞噬性颗粒的缺陷。这些患者的中性粒细胞可能由于缺少通常位于三级颗粒和特殊颗粒中的白细胞黏附分子的胞内池从而在趋化作用方面具有缺陷；或者由于缺少颗粒成分、乳铁蛋白和防御素而在杀菌活性方面也有轻微缺陷[260,264]。有两位患者特发性地出现髓系转录因子 C/EBPε 的功能缺失继发粒细胞的颗粒蛋白合成受损[265,82]。在另一例 SGD 患者中，伴随着 C/EBPε 基因的杂合突变，转录因子中的独立生长因子 -1(Gfi-1)的表达显著下降[266]。有人认为这些异常相加阻碍了特殊颗粒的表达，最终导致 SGD 表型。SGD 的缺陷局限于血细胞，因为在一名 SGD 患者中，其异常性的中性粒细胞乳铁蛋白伴随有正常的鼻乳铁蛋白分泌[261]。当患者的血涂片中出现缺乏特殊颗粒但含有嗜天青颗粒的中性粒细胞时常常提示为 SGD[239]。严重缺乏乳铁蛋白或维生素 B_{12} 结合蛋白有助于这一诊断。烧伤患者或骨髓增生异常患者也可出现获得性 SGD[239,267]。SGD 的治疗主要是对症治疗。例如，急性感染时给予胃肠外抗生素，顽固感染时给予外科引流等。在给予积极治疗后，患者可以存活到成年。

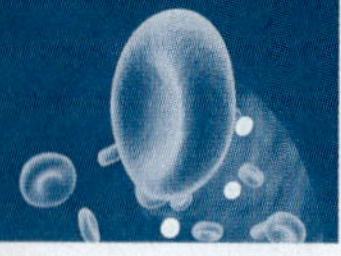

黏附异常

白细胞黏附缺陷　定义与历史　Ⅰ型白细胞黏附缺陷症（leukocyte adhesion deficiency type Ⅰ，LAD-1）是一种罕见的常染色体隐性遗传的白细胞功能疾病（见表 66-2）。全球共有100 多例报道。该病的临床特点是明显的外周血中性粒细胞增多症但伴有反复软组织感染、伤口延迟愈合以及严重的脓肿形成功能受损[268]。该病患者常有与结构和功能相关的白细胞表面糖蛋白即 CD11/CD18 复合物家族（又称为白细胞黏附蛋白 β_2 整合素家族；表 66-3）的表达缺失或下降。这些蛋白包括 LFA-1（CD11a/CD18）、Mo-1 或 Mac-1（CD11b/CD18）、p150，95（CD11c/CD18）和 p160，95（CD11d/CD18）[268]。CD11 亚基是嵌合型膜糖蛋白，每个亚基只跨膜一次。它们彼此之间的同源性约为 40%，说明它们来源于一个共同的原始基因（primordial gene）[268]。编码 α 亚基的三种特异性基因都位于 16 号染色体的同一簇上，而编码 β 亚基的基因则位于 21 号染色体上[269]。

1979 年首个关于此病的临床总结共报道了 6 名儿童及两个家族，共同的临床特点包括脐带脱落延迟以及脐带脱落处的愈合延迟，尽管有中性粒细胞增多但仍反复出现感染，非感染期的中性粒细胞持续升高以及中性粒细胞趋化作用受损[270]。Crowley 及其同事最早提出了 LAD-1 的分子基础，他们发现一名患者的中性粒细胞缺乏高分子量的膜糖蛋白[271]，并且推测这种膜蛋白缺乏损害了中性粒细胞的功能应答。1982 年，Arnaout 和同事们评估了另一名患者，并且确认该患者的中性粒细胞缺失了一种分子量为 150kDa 的膜糖蛋白[272]。他们发现，无临床表现的先证者父母及兄弟姐妹都有着中等量的糖蛋白，这提示存在着杂合子携带者状态。随后这一疾病被命名为白细胞黏附缺陷症。1984 年 Dana 和同事们鉴定出糖蛋白 150 是某种具有双亚基的，作为一种血浆补体成分受体的糖蛋白的其中一个[273]。随后，其他研究人员陆续发现了另两种相关的白细胞膜糖蛋白也存在缺陷。研究发现这三种糖蛋白都是异源二聚体，每一种糖蛋白都拥有一个共享亚基和另一个特异性亚基[274]。Springer 和同事们证实，三种 CD11/CD18 复合物中糖蛋白的共享亚基缺陷会导致所有三种异源二聚体的表达都缺失[275]。造成复合物中三种糖蛋白共享亚基表达缺陷的基因突变会导致整个复合物的缺失。这一发现提供了该细胞缺陷的分子机制。1985 年，Anderson 和同事们把细胞内 CD11/CD18 缺陷程度与疾病的严重程度的相关性联系在一起，从而为糖蛋白缺陷与临床表现之间的直接关系奠定了基础[274]。

病因和发病机制　这些分子每个都含有一个 α 亚基和一个 β 亚基通过非共价连接形成的 αβ 结构。他们都有相同的 β 亚基以及特异性的 α 亚基。不同的 α 亚基具有不同的等电点、分子量和细胞分布（见表 66-3）[274]。通过分子克隆各种不同的亚基已经推论出 CD11/CD18 的结构[274]。X 线晶体结构与磁共振研究也揭示了通过激活信号使 α 亚基和 β 亚基的胞质尾部相互分离，进而使每种整合素靠近质膜的头部片段发生折刀样弯曲，从而转换成一种完全伸展的高亲和力结构[276]。这些研究确定了 CD11/CD18 是一个参与细胞 - 细胞间与细胞 - 基质间黏附（整合素）的基因大家族成员。通过它们之间高度同源的 β 亚基，对数个亚族的整合素进行了分类和描述。α 亚基彼此之间也有同源性，但与 β 亚基相比其同源性较低。在每个亚族中，通常几个 α 亚基共享一个 β 亚基。某些 α 亚基常常共享超过一个 β 亚基，因而改变了它们对不同配体的特异性[274]。分子缺陷涉及所有 3 个 CD11 整合素亚家族成员。在对 LAD-1 患者的分子水平上的研究中发现存在 β 亚基（CD18）的缺失、减少或结构异常[274]。已经发现不同类型的突变局限于位于染色体 21q22.3 的基因上[274]。许多患者都具有会造成导致 CD18 的主要涉及氨基酸 111~361 之间的单个氨基酸取代的点突变[274]。该肽段在所有 β 亚基中都是高度保守的，似乎主要在与 α 亚基相互作用中起到重要作用。一部分患者是两种不同等位基因突变的复合杂合子，而其他患者则是单个等位基因突变的纯合子。在两个家系中还发现信使 RNA 的剪切异常也会导致 CD18 的保守胞外域中氨基酸的缺失或插入。也有报道显示，CD18 编码序列中小片段缺失导致的阅读框破坏

表 66-3　白细胞黏附缺陷 1 和 2 的生物和临床特点

	遗传缺陷	白细胞功能异常	临床特点	诊断方法
LAD-1	影响 β_2 整合素 CD18 表达的分子突变	中性粒细胞；黏附扩散，同型聚集，趋化受体 CR3 活性：影响吞噬的 C3bi 结合，呼吸爆炸，对 C3bi 包裹微粒的脱颗粒反应 * 单核细胞；黏附，CR3 活性 淋巴细胞；细胞毒作用 T 淋巴细胞活性；NK 细胞毒活性；胚胎细胞生成	常染色体隐性遗传；脐带脱落延迟；中性粒细胞增多；中性粒细胞迁移到组织的功能缺陷；反复细菌感染；伤口愈合不良	流式细胞仪检测 CD11b/CD18（Mac-1）的表达
LAD-2（CDG-Iic）	影响 GDP- 岩藻糖转运蛋白 1 功能的突变导致选择素配体 α1，3 位置的糖基化表达缺陷，包括 sLe^x 和其他需要岩藻糖基化的岩藻糖蛋白	中性粒细胞；sLe^x 介导的内皮滚动；中性粒细胞增多症 †	常染色体隐性遗传；反复细菌感染，牙周炎；生长发育迟缓；孟买红细胞表现型	流式细胞仪检测白细胞 sLe^x（CD15）

* 这些功能异常和临床特点是缺乏 CD11b/CD18 的结果，CD11b/CD18 包括 4 条不同 α 链的标记 CD11a、CD11b、CD11c 和 CD11d 以及共同的分子量为 95kDa 的 β_2 链 CD18。

† 这些功能异常和临床特点是白细胞缺乏 sLe^x 表达的结果。

或核苷酸替换导致的终止信号提前出现。CD18 基因的突变破坏了 αβ 亚基连接，使得无法发生功能活化 αβ 分子的成熟、细胞内转运和所有的细胞表面组装[274]。大约半数患者表达低水平的 CD11/CD18 细胞表面分子及轻微的临床症状，其余的患者则完全缺乏这些蛋白表达，导致这些患者的中性粒细胞和单核细胞在体外实验中的黏附及黏附依赖性功能严重受损，这些功能包括细胞迁移、吞噬作用和补体依赖或抗体依赖性细胞毒性[274,275]。

除了需要细胞表面表达 CD11/CD18 外，这些分子在白细胞活化过程中还必须经过转录后修饰[277]。有报道两种引起 $β_2$ 基因的表达受损和功能不全的复合杂合子突变也会导致变异型 LAD-1[278,279]。每例患者的 $β_2$ 整合素水平大约是对照的 60%，这足以实现正常的黏附功能[274]。转染研究发现每例患者都有一个不支持 $β_2$ 异源二聚体表面表达的突变，从而可以解释白细胞膜上 $β_2$ 异源二聚体的表达水平下降；以及第二个造成膜表面表达的不能结合配体的异二聚体的等位基因突变。$β_2$ 的 I 样域对于配体识别至关重要，其功能构象的改变也可以造成黏附缺陷[9,277]。

大部分中性粒细胞的 Mac-1 糖蛋白都存储在细胞内的中性粒细胞特殊颗粒和明胶酶颗粒的膜上以及分泌小泡内[20,280]。在暴露于脱颗粒刺激素之后，中性粒细胞表面上的 Mac-1 分子数量可以增加 5~10 倍，这与颗粒与质膜的融合相吻合[280]。而此类患者的中性粒细胞却因为 β 亚基的合成缺陷同时影响了膜上以及颗粒池中的 Mac-1 而无法扩增其表面的黏附糖蛋白[281]。与 Mac-1 和 p150,95 有所不同的是，白细胞功能相关抗原 1（LFA-1）主要位于中性粒细胞质膜上。因此，中性粒细胞脱颗粒并不能提高细胞表面的 LFA-1 水平。

CD11/CD18 缺陷的淋巴细胞能够通过淋巴细胞上表达的极晚期抗原 4（VLA-4）整合素（又名：整合素 $α_4β_1$）受体黏附于内皮表面上，该受体与内皮细胞上的血管细胞黏附分子 1（VCAM-1）相结合[282]，这种残存的黏附能力可以解释为什么临床上很少有与淋巴细胞功能异常有关的症状。这些患者并不容易患病毒感染，尽管有 3 名患者曾有一次或一次以上的无菌性脑膜炎[274]。

由于 LAD-1 患者的中性粒细胞无法同表面紧密黏附或者从小静脉进行跨内皮迁移，因此它们无法转移到肺外和腹膜外的炎症位点[283-285]。LAD-1 缺陷的中性粒细胞无法跨内皮转移是因为 $β_2$ 整合素与炎症内皮细胞上表达的细胞间黏附分子 1 和 2（CD54 和 ICAM-2）的结合[268,286]。LAD-1 中性粒细胞可能通过一个由不需要功能性整合素的中心管道作用介导的运动过程在肺内堆积[287]。在特定的体外的所谓"烟囱作用"的情况下，趋化作用仍可以在阻断 CD11/CD18 后发生。中性粒细胞虽然可以在炎性肺的炎症部位通过不依赖 CD11/CD18 的过程聚集，但无法识别经调理性补体片段 C3bi（一种经 C3b 灭活剂裂解 C3b 所形成的稳定调理素）包裹的微生物[268,288]。LAD-1 中性粒细胞中的正常情况下经 C3bi 结合触发的其他功能例如脱颗粒和氧化代谢也被显著削弱或受损[268]。同样，同为磷脂酰肌醇连接蛋白的尿激酶纤溶酶原激活物受体和 FcγR Ⅲ受体的功能也有缺陷，因为这些受体都经 CD11/CD18 实现信号传导[180,289]。单核细胞功能同样受损。患者的单核细胞有着较差的需要 CD11/CD18 复合物促进的纤维蛋白原结合能力[268,290]，导致这些细胞无法有效地参与伤口愈合。因此，中性粒细胞功能受损可引起该疾病的临床表现即反复感染倾向。在爱尔兰长毛猎犬和霍斯坦牛中也已经发现了类似的遗传综合征[274]。通过基因靶向突变技术还生成了只表达 2%~6%$β_2$ 的 CD11/CD18 缺失小鼠[283,291]。

临床特点 临床症状最严重患者的活化白细胞只表达不到正常数量 0.3% 的 $β_2$ 整合素，而那些轻型患者则可以表达正常数量 2%~7% 的 $β_2$ 整合素分子[268]。重型患者患有反复和慢性乃至坏疽性的软组织（皮下组织或黏膜）感染，病原体通常是细菌或真菌如金黄色葡萄球菌、假单胞菌和其他革兰阴性肠杆菌或念珠菌。中等程度表型的患者的感染较轻，也较为少见。患者的易感染倾向和伤口愈合异常与中性粒细胞和单核细胞浸润到血管外炎症部位的能力被削弱或延迟相关。所有存活过婴儿期的患者都存在严重的、进行性的、弥漫性牙周炎。也已经发现存在无异常临床表现的 LAD 杂合携带者。他们受过刺激的中性粒细胞表达约 50% 正常数量的 Mac-1α 亚基和共享的 β 亚基[268]。当外周血中性粒细胞增多的婴儿出现感染部位中性粒细胞不足并且有脐带延迟脱落病史的时候，应考虑到 LAD-1。

实验室检查 利用直接抗 CD11b 的单克隆抗体，通过流式细胞仪测量受刺激的与未受刺激的中性粒细胞表面上的 CD11b 是作出诊断最方便的方法（图 66-5）。对中性粒细胞和单核细胞的黏附、聚集、趋化、C3bi 介导的吞噬作用以及细胞毒性等进行评估发现的显著异常，通常与分子缺陷直接相关。患者有正常的迟发型过敏反应（delayed-type hypersensitivity），并且绝大多数患者的特异性抗体合成也是正常的。淋巴细胞产生特异性抗体的能力解释了水痘或呼吸道病毒感染的自限性过程。然而，一些患者的 T 淋巴细胞依赖性抗体反应会受到影响，例如需反复接种破伤风类毒素疫苗，白喉类毒素疫苗以及脊髓灰质炎病毒疫苗。

LAD-1 患者的血中性粒细胞计数通常为 $(15\sim60) \times 10^9/L$。然而在感染期，他们的中性粒细胞计数常常超过 $100 \times 10^9/L$，有时甚至高达 $160 \times 10^9/L$。患者骨髓检查的特点是粒细胞增生活跃，这可能与过量表达 IL-17 和粒细胞集落刺激因子有关[281]。尽管患者的血细胞计数升高，在其炎症皮片窗和炎症组织活检中却缺少中性粒细胞。

鉴别诊断 文献报道了一组伴有中性粒细胞增多、反复细菌感染以及无法形成脓肿的病例，包括 4 名阿拉伯人、2 名土耳其人、1 名巴基斯坦人和 1 名巴西人[9,292,293]。这些患者同时还伴有孟买血型（H 血型整合素缺乏）、严重精神发育迟缓、面部外观异常、小头畸形、脑皮质萎缩、癫痫、肌张力低下和身材矮小（见表 66-2）。功能上，这些中性粒细胞都无法黏附 E-选择素或细胞因子活化的内皮细胞，并表现出体内趋化功能异常以及无法在毛细血管后微静脉滚动。这些患者现在被归为 2 型 LAD（LAD-2），或先天性 11c 型糖基化障碍症（CDG-11c）[294]。与 LAD-1 有所不同的是，这些患者的自然杀伤细胞活性正常。LAD-2 患者的中性粒细胞表达正常水平的 CD18 整合素，但在碳水化合物结构（黏液酰 Lewis X）上有缺陷，致使细胞无法在表达 E- 选择素的活化内皮细胞上滚动（见表 66-3）。因此，具有 LAD-2 表型患者的中性粒细胞无法为下一步被激活而牵系于炎性小静脉（参见第 17 章）。LAD-2 可以通过先天性的选择素和糖轭合物的配体的岩藻糖基化障碍来解释。三种选择素都以不同的亲和力结合唾液酰寡糖和岩藻糖基寡糖，包括中

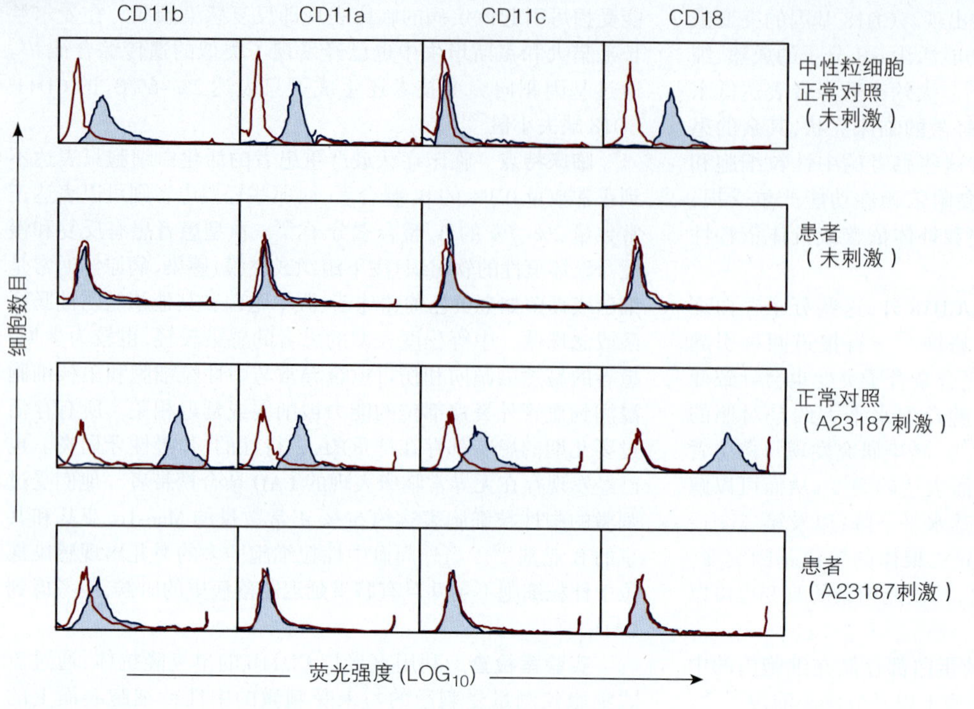

图 66-5　通过间接免疫荧光流式细胞分析特异诊断 CD11/CD18 糖蛋白缺乏。对疑诊为 CD11/CD18 糖蛋白缺乏的患儿以及其他异常个体的血中性粒细胞进行免疫荧光染色，以测定 CD11b、CD11a、CD11c 和 CD18 表位的表达（交叉阴影线直方图），将其与同型阴性对照抗体的免疫荧光染色背景（空心直方图）相比较。中性粒细胞或经 Ficoll-Hypaque 密度梯度离心纯化后立即染色（未刺激），或在 37℃下（98.6°F）暴露于钙离子载体 A23187（1mM）15 分钟（A23187 刺激）。在正常中性粒细胞中，与未受刺激细胞相比较，A23187 刺激引起 CD11b 和 CD18 表位染色（表面 MO1 表达）的显著升高。A23187 刺激还导致患者细胞的 CD11b 表位染色低度升高（A23187 刺激后 CD11b 交叉阴影线直方图与背景染色有区别），提示这一患者有“中度”的异常（能够表达少量但可测到的 CD11/CD18 糖蛋白）。流式细胞计数分析使用了带对数放大器的 Coulter Electronics EPICS F C 流式细胞仪。

性粒细胞和活化内皮细胞上的多种特异性糖脂和糖蛋白中都含有的 sLe^x[9]。LAD-2 患者的中性粒细胞缺乏 sLe^x，导致中性粒细胞在内皮细胞上滚动的功能受损。这些中性粒细胞同样也缺乏其他岩藻糖基决定子，包括 H、Lewis 和分泌者血型抗原（secretor blood group antigens），这提示存在着广泛的岩藻糖基化缺陷。这种缺陷是从胞质向高尔基体囊腔内转运鸟苷二磷酸岩藻糖的功能异常导致的[292]。已经发现一种位于高尔基体中的人鸟苷二磷酸岩藻糖转运蛋白（GFTP）缺陷继发于该转运蛋白编码基因的独特突变[9]。当源自 LAD-2 患者的成纤维细胞和淋巴母细胞在毫摩尔浓度的岩藻糖环境中体外培养时，其细胞表面的岩藻糖基化可以获得恢复。基于此观察，对两名土耳其患者给予口服 L- 岩藻糖可以使得其中性粒细胞计数、粒细胞上 E- 选择素和 P- 选择素配体功能都恢复正常，并且发热和感染等症状也得到改善[9]。与土耳其患者有所不同的是，两名阿拉伯患者在此有争议的鸟苷二磷酸岩藻糖转运蛋白的编码基因上有着不同的突变，因而对口服岩藻糖无反应[293]。一名巴西 LAD-2 患者，最初同土耳其患者一样从口服岩藻糖中受益，然而随着粒细胞上表达黏液酰 Lewis X 之后，这名患者出现了自身免疫性中性粒细胞减少[295]。依靠流式细胞计数分析 CD15s（sLe^x）的表达可以诊断 LAD-3。

Ⅲ型白细胞黏附缺陷（LAD-3），又称为 LAD-1 变异综合征，主要有以下两个临床特点：中度 LAD-1 样综合征和重度格兰茨曼样出血倾向（参见第 121 章）。有报道显示，四名患者的遗传方式似乎都是常染色体隐性遗传，其临床表现与胞内信号转导引起的白细胞和血小板整合素的功能缺陷有关[296]。这一疾病在幼年早期发病，临床表现包括无法在炎症感染部位形成脓肿以及严重的出血倾向。患者的中性粒细胞表现出黏附和趋化功能障碍，并且无法被非调理性酵母多糖触发发生呼吸爆炸。LAD-3 的分子机制是 FERMT3 基因突变，FERMT3 编码造血细胞上的 kindlin-3。kindlin-3 与 β 整合素尾部区域结合并成为整合素活化的重要组分[297]。骨髓移植可以治愈此病。

在一名 Rac2 GTP 酶突变的患者中还发现了另一种引起中性粒细胞增多和无法形成脓肿的罕见病因，具体将在下文讨论。该患者的中性粒细胞同时存在黏附和趋化功能缺陷（见表 66-2）。

治疗、疗程及预后　LAD-1 的治疗主要是支持治疗[268,274]。有反复感染病史的患者可以接受甲氧苄啶 - 磺胺甲噁唑的预防性治疗。HLA 相合同胞或父母的骨髓移植可以植入并恢复中性粒细胞功能，目前仍然是重型患者的治疗选择[298]。

通过向 LAD-1 患者的 CD34$^+$ 外周血干细胞中转导含 CD18 的逆转录病毒并在生长因子诱导下分化为中性粒细胞，可以使得中性粒细胞恢复表达 CD11/CD18，这也表明 LAD-1 是由 CD18 基因缺陷所引起的，从而为体细胞基因治疗提供了基础，这种治疗已经在狗模型中获得成功[299,300]。中性粒细胞不仅能表达整合素，并且当这些细胞在 CD11/CD18 的配体刺激后的黏附和呼吸爆炸等功能应答方面都能得到改善。这些结果显示了在体外将 CD18 基因转移到 LAD-1 的 CD34$^+$ 细胞内再将其回输可能是 LAD 的一种治疗手段。

感染性并发症的严重程度与 β_2 整合素的缺陷程度相平行。有重度缺陷的患者多在婴儿期死亡，少数幸存婴儿仍然有严重的致命性全身感染的危险。中度缺陷的患者很少发生致死性感染，他们的生存期相对较长[281]。在已知两个 CD18 等位基因突变的家族中可以建立 LAD-1 的产前诊断[301]，也可以通过分析绒毛膜绒毛 DNA 进行产前诊断。此外，在孕 20 周可以经由流式细胞分析胎儿血中性粒细胞上 Mac-1 的表达进行产前诊断。

中性粒细胞肌动蛋白功能不全

与 LAD 患者一样，由于中性粒细胞趋化作用和吞噬应答的缺陷使得这些患者从出生起即有反复的化脓性感染（见表 66-2）。在正常人中性粒细胞分离出的肌动蛋白可完全聚合的条件下，从患者的血液和中性粒细胞中分离出的肌动蛋白却无法聚合[302]。对于先证者家族的后续研究发现其父母和一个姐妹都存在着部分的肌动蛋白功能障碍[303]。父母中有一人被诊断为 LAD 杂合子，而另一个则不是。进一步的研究发现 LAD 通常与肌动蛋白丝组装缺陷无关[304,305]。先证者肌动蛋白聚合缺陷的基础目前尚不清楚，但该吞噬细胞疾病与 LAD 有所不同。

一个 2 个月大的反复重症细菌感染婴儿已经被证实存在着肌动蛋白聚合缺陷并伴有趋化和吞噬应答受损[306]。该患者中性粒细胞上的 CD11b 表达增加，这使得其临床问题与 LAD-1 有所不同。中性粒细胞的形态学表现有稀少的细丝状膜突出物，伴膜下的细胞骨架异常。随后，一种 47kDa 的蛋白被纯化出来并能在体外抑制肌动蛋白聚合[307]。进一步的生化实验发现该患者中性粒细胞有着显著的肌动蛋白聚合缺陷，并且严重缺乏一种 89kDa 蛋白伴随该 47kDa 蛋白的水平升高。这种 47kDa 蛋白被命名为 LSP-1（淋巴细胞特异蛋白），是正常中性粒细胞中的一种肌动蛋白结合蛋白。LSP-1 的过度表达会导致肌动蛋白在细胞内聚集成束，从而引起细胞骨架异常和运动缺陷[308]。患者父母的中性粒细胞也表现出肌动蛋白聚合的部分缺陷伴随有中等水平的 LSP-1 和 89kDa 蛋白。这些观察表明被称作 NAD47/89 的中性粒细胞肌动蛋白功能不全是一种常染色体隐性遗传病。由于肌动蛋白功能不全是致命性的，治疗上需要通过从一个正常供者进行骨髓移植来恢复正常中性粒细胞功能。两名患儿均尝试了骨髓移植。第一个患儿骨髓移植没有成功，而在过度表达 47kDa 蛋白的肌动蛋白功能不全患者中，骨髓移植获得了成功[306,309]。

■ 中性粒细胞运动性疾病

家族性地中海热

定义和历史 家族性地中海热（FMF）是一种常染色体隐性遗传病，主要影响地中海盆地人群。这种疾病的临床特点是急性自限性的发热，常伴有胸膜炎、腹膜炎、关节炎、心包炎、睾丸鞘膜炎以及丹毒样皮肤病（见表 66-2）。最早关于该病的描述出现在 1908 年，报道了一名有发作性腹痛和发热的犹太女孩[310]。随后有更多的病例被发现[311]，但几乎半个世纪后这一疾病才被确认为家族性地中海热[312]。

流行病学 全球有 10 000 多例 FMF 患者，主要是西班牙裔犹太人、阿拉伯人、土耳其人、意大利和亚美尼亚人[310]。其他人群中也可发生该病，但较少见。易感基因的出现频率差异很大，它在亚美尼亚人中出现频率非常高（含该基因的人群与没有该基因的人群比为 1∶7），在西班牙裔犹太人中是 1∶5~1∶16，而在德系犹太人中则较低（1∶135）。

病因和发病机制 FMF 的病理学特点包括累及腹膜、胸膜、滑膜等浆膜组织的非特异性急性炎症反应。受累组织以中性粒细胞浸润为主。躯体和精神应激、月经和高脂肪饮食都会触发疾病发作[313]。

FMF 的致病基因位于 16 号染色体上。它编码一个 781 个氨基酸的蛋白，称为 *pyrin* 或 *marenostrin*[314,315]。该基因（MEFV）主要在中性粒细胞、嗜酸性粒细胞、单核细胞、树突状细胞和滑液及腹膜的成纤维细胞中表达，干扰素 -γ 和肿瘤坏死因子以及髓系分化本身都可以上调其表达[316]。50 种 MEFV 基因突变几乎都是错义突变，绝大多数突变都集中在外显子 2 和外显子 10 上[317]。在 FMF 中发现存在着奠基者效应，即两种最常见的突变 V726A 和 M694V 都是来自于 2500 年前生活在中东地区的共同祖先[314]。

虽然 pyrin 的确切功能目前还不清楚，但有人认为 pyrin 四个结构域中的 PYRIN 结构域与许多参与凋亡和炎症反应的蛋白同源，并且也同一个六螺旋束（six-helix-bundle）死亡结构域超家族的成员类似，该超家族包含了死亡结构域（death domains）和被称作 caspase 募集结构域（caspase recruitment domains，CARDs）的死亡效应物结构域（death effector domains）[318]。pyrin 结构域容许经 PYRIN-PYRIN 接触结合的大分子复合物的相互作用。通过这一相互作用人们发现了 pyrin 能够特异地与另一种称为含 CARD 的凋亡相关斑样蛋白（apoptosis-associated speck-like protein with a CARD，ASC）的 PYRIN 结构域蛋白相互作用的能力[319]。除了氨基末端的 pyrin 结构域，ASC 有一个 C 末端的 CARD 结构域能够与半胱氨酸天门冬酶前体 1（白介素 -1β 转换酶）的 CARD 结合，从而使得半胱氨酸天门冬酶前体 1 自活化[318]。活化的半胱天冬酶 1 继而将白介素 -1β 前体（prointerleukin-1β）分解为白介素 -1β，反过来，白介素 -1β 被分泌后与 IL-1 受体相互作用从而介导炎症反应。有人提出 pyrin 可能通过抑制 ASC 诱导的白介素 1 加工过程而起到抗炎分子的作用，而在 FMF 中这一作用可能存在缺陷在 pyrin 基因敲除小鼠的腹膜巨噬细胞中观察到白介素 1 加工过程增强、对脂多糖敏感性增高和凋亡受损的现象支持这一假说。然而，在 FMF 中为何浆膜组织是炎症的主要靶点仍是一个谜团。是否可能是巨噬细胞的异常功能将中性粒细胞募集到了浆膜组织？

临床特点 FMF 的发热发作可从婴儿期开始，90% 患者的首次发病都在 20 岁以前。甚至在同一患者中，其症状发作的持续时间和频率的差异也可能很大[313]。急性发作常常持续 24~48 小时，每月发作 1~2 次。在某些患者中，复发的频率可达到每周多次，也有可能少到一年只有一次。每个周期的症状可能持续达一周的时间。有些患者可在自发缓解数年后再次频繁发作。FMF 引起的腹膜炎表现可与急腹症相似，因而可以造成与急腹症难以鉴别。约 25%~80% 的患者会出现胸膜炎性疼痛发作。胸膜炎症状有时可先发于腹痛，有些患者可只出现胸膜炎发作而没有腹部症状。偶有复发性心包炎的临床报道。FMF 腹膜炎的病程和其他浆膜炎发作类似，但是它往往出现在该疾病的晚期。轻度关节痛是发热的一个共同特点，可出现单关节炎或寡关节炎。关节炎通常累及大关节，尤其是膝关节，积液也很普遍。约三分之一的患者可有短暂的丹毒样皮损，多出现在下肢、踝或足背。这种皮损的边界清楚，有疼痛和红肿，通常在 24~48 小时内消退。

约有 25% 患者可出现肾脏淀粉样变性，其中淀粉样蛋白源自一种名为血清淀粉样 A 的正常血清蛋白（AA 型淀粉样变性，参见第 110 章）。几乎所有此类淀粉样变性患者都会在数年时间内进展为肾衰竭，这也是造成 FMF 患者死亡的主要并发症。研究发现血清淀粉样 A 蛋白基因多态性增加了肾淀粉样变性的易感性，而编码Ⅰ类主要组织相容性复合体 α 链的基因多态性则影响疾病的严重程度[312]。

实验室检查 FMF 的实验室检查结果都是非特异性的，包括发热期间的炎症介质增加，例如淀粉样蛋白 A、纤维蛋白原

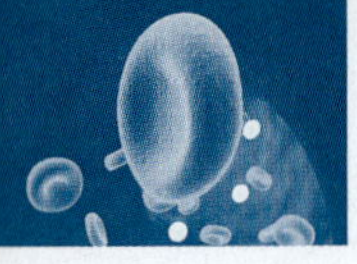

和C反应蛋白[312]。FMF的患者出现蛋白尿(尿蛋白大于0.5g/24h)可能提示淀粉样变性。

FMF基因的克隆使得现在能够进行可靠的诊断性试验。通过应用一系列聚合酶链反应(PCR)引物,就有可能确定造成该疾病的突变。在易感人群中,5种奠基者突变占了典型患病人群中FMF携带者染色体异常的74%[320]。在某些人群中,FMF突变的携带率可能高达1∶3,说明该疾病常常被漏诊。引起人类疾病的一些氨基酸改变在灵长类动物中常常是其野生型状态[321]。

鉴别诊断 1982年首次发现了一个肿瘤坏死因子受体相关周期性综合征(TRAPS)的爱尔兰大家系[322]。患病的家族成员出现反复发热、局限性肌痛以及痛性红斑。这一疾病与FMF的鉴别点在于糖皮质激素治疗有效。此外,它还是一种常染色体显性遗传病。患者的症状发作通常持续至少1~2天,但持续超过1周时间也常见。游走性的单一肌群的局限性疼痛和肌紧张是该综合征的最突出特点。该病可能的临床表现还包括腹部绞痛、腹泻或便秘、恶心伴或不伴有呕吐。痛性结膜炎、眶周水肿或两者同时出现也都是其常见症状。此外,还有继发于无菌性胸膜炎的胸痛[312]。发热期间,无痛性皮损可出现在躯干或四肢并迁移到远端。已发现的55kDa的Ⅰ型TNF细胞膜受体基因的错义突变是诊断所必需的。TRAPS患者对口服大剂量糖皮质激素(>20mg)有很明显的反应。然而随着使用次数增多,会逐渐失效并需要依赖于更大剂量的糖皮质激素。每周两次皮下注射标准剂量的p75∶Fc融合蛋白即依那西普可以降低发热的频率、持续时间和严重程度。因而,与糖皮质激素相比,依那西普是一种更安全和有效的控制病情的治疗药物。

治疗、疗程及预后 秋水仙碱治疗FMF有效,并能预防淀粉样变性的发生[313]。对于绝大多数患者来说,预防性服用秋水仙碱(口服0.6mg,每天2~3次)能够预防或大大减少FMF的急性发作。部分患者在发作开始时即间断服用秋水仙碱可以终止发作(口服0.6mg/h,持续4小时,继而每2小时口服1次共4次,然后每12小时口服1次持续2天)。总之,能从间断口服秋水仙碱中获益的患者也是那些在发热和典型的急性症状之前会有明显前驱症状的患者。

自从认识到秋水仙碱是这一疾病的有效治疗手段之后,FMF患者的预后极好。绝大多数患者几乎没有任何症状。然而,如果出现了淀粉样变性,随之而来的可能是肾病综合征或尿毒症。除非患者接受肾移植,否则多数患者最终都会死于肾衰竭。

其他中性粒细胞运动性疾病

中性粒细胞从血液循环定向迁移到炎症部位是趋化作用的结果,并可导致渗出物的蓄积。正常趋化作用的发生需要一系列复杂事件的配合。必须生成足够量的趋化因子以形成趋化梯度。中性粒细胞必须拥有趋化剂的受体以及对趋化梯度方向的识别机制。在很多临床过程中都已经观察到中性粒细胞的趋化功能受抑(见表66-2)。这些趋化功能受抑可以分为:①趋化信号生成缺陷;②中性粒细胞的内在缺陷;③中性粒细胞对趋化因子运动应答的直接抑制因素。

患有趋化性疾病的老年患者可能会感染各种微生物,包括真菌和革兰阳性或革兰阴性细菌。金黄色葡萄球菌是最常见的感染细菌。感染部位通常包括皮肤、牙龈黏膜和局部淋巴结。呼吸道感染常见,但败血症罕见。炎症症状和体征通常延迟出现或不明显。虽然细胞在博伊登小室(Boyden chambers)或其他趋化检测法中移动缓慢,但是它们确实可以在炎症部位蓄积到足够多的数量以形成脓液。但是,通常要结合其他吞噬检测法才可以检测出具有严重趋化功能缺陷的中性粒细胞患者。

有遗传性补体因子C3、C5或properidin缺失的患者可表现为细菌感染增多,这是因为他们无法形成趋化肽C5a[324]。由于伴有不正常的调理作用和摄取率,趋化缺陷在C3缺失中到底扮演了何种重要的角色尚不清楚。趋化性疾病常常伴随着其他中性粒细胞功能受损。比如,1b型糖原贮积病[325]和舒-戴综合征(Shwachman-Diamond syndrome)[326]都是通常伴有中性粒细胞绝对计数小于0.5×10^9/L的趋化性疾病。通过用粒细胞集落刺激因子使得中性粒细胞数目恢复正常后,尽管其趋化功能缺陷仍然持续存在,患者也不再发生反复细菌感染。因此,在体外观察到的趋化功能缺陷并不总是与体内对细菌感染的抵抗力下降相平行。

通过用新生儿中性粒细胞在体外对各种趋化因子的应答进行试验证明新生儿防御受损的机制主要包括中性粒细胞的黏附和趋化作用异常[284]。新生儿中性粒细胞的运动受损部分是因为中性粒细胞激活后动员β_2整合素的能力下降[327]。此外,新生儿中性粒细胞可能有β_2整合素功能的质量缺陷,这会造成出生后1个月内中性粒细胞跨膜迁移功能受损。

损害中性粒细胞运动的药物和外来物

虽然许多药物都会影响到中性粒细胞的功能,但其中很少能在临床实践中影响到中性粒细胞的体内活动。乙醇是一种磷脂酶D的抑制剂,在人体血液内达到一定浓度后可以抑制中性粒细胞的迁移和摄取[328]。糖皮质激素,特别是在大剂量和持续应用下,会抑制中性粒细胞的迁移、摄取和脱颗粒[329]。但隔日应用糖皮质激素并不会影响中性粒细胞的运动[330]。肾上腺素对中性粒细胞黏附也没有直接影响,但当内皮细胞暴露于肾上腺素后释放出的环腺苷一磷酸(cAMP)会抑制中性粒细胞的黏附[331]。同样,应用肾上腺素后升高的cAMP也会影响中性粒细胞黏附,造成中性粒细胞着边能力(margination)下降以及显著的中性粒细胞增多症。在类风湿关节炎或其他自身免疫疾病的患者带有的免疫复合物也可以通过结合中性粒细胞Fc受体来抑制中性粒细胞的运动。

高免疫球蛋白E综合征

定义和历史 高免疫球蛋白E综合征(HIES)是一种常染色体显性遗传病,其临床特点是显著升高的血清IgE水平,慢性皮炎以及反复的重症细菌感染[332]。这些患者皮肤感染的特点是感染灶周围不会形成红斑,因此形成了所谓的"冷脓肿"。该病患者的中性粒细胞和单核细胞也可以表现为多种多样,有时是严重的外源性趋化功能缺陷(见表66-2)[333]。

1966年首次在两名患有"冷脓肿"和关节过度伸展的红发白人女性中报道了此综合征,当时被称为"Job综合征"[332]。随后,Buckley等发现了免疫球蛋白E水平与感染易感性之间存在相关性[334]。

流行病学 目前已经报道了200多例[334,335]。HIES患者的种族背景多种多样,但是似乎没有特定于某个人群的迹象。

病因和发病机制 男性和女性以及后代成员都会发病,表明该病是一种不完全性外显的常染色体显性遗传病[332]。STAT

3 突变造成了绝大多数的常染色体显性型 HIES。所有的突变都是错义突变或框内缺失,形成全长的突变体 STAT 3 蛋白,该突变蛋白起到了显性负面作用。STAT 3 是一种主要参与包括伤口愈合时的血管生成、免疫和肿瘤在内等通路的信号转导蛋白。

HIES 免疫缺陷的机制尚不清楚。从有限病例的几个报道中对是否存在趋化功能缺陷以及是否存在 Th1/Th2 细胞因子失衡也都有着争议。

临床特点 HIES 最早可以在出生后的第一天即发病[334]。该综合征的临床特点是慢性湿疹样皮疹,其中典型皮疹为瘙痒性丘疹。皮损通常累及颜面和四肢伸侧,其边界清楚,周围缺少红斑。到了 5 岁时,所有患者都会有反复皮肤脓肿形成和反复肺炎、伴慢性中耳炎和鼻窦炎的病史。患者还可出现化脓性关节炎、蜂窝织炎或骨髓炎。主要病原体通常是金黄色葡萄球菌。其他常见的病原体包括白色念珠菌、流感嗜血杆菌和肺炎球菌。其他临床特点包括粗大的五官特征,包括突出的额头、眼睛深陷、宽鼻梁、宽而多肉的鼻尖、轻度面部凸颌、不对称以及偏侧肥大[332]。脊柱侧弯、关节过度伸展和乳牙延迟脱落的发生率也很高[332]。偶尔出现原因不明的骨质疏松,常常会并发反复骨折。此外,霍奇金淋巴瘤和非霍奇金淋巴瘤的患病风险也都增加。

实验室检查 所有的患者都有血和痰液中嗜酸性粒细胞增多[332]。患者血清 IgE 水平是正常上限的 3~80 倍。血清 IgE 常常升高超过 2000IU/ml,并且通常自出生起就升高。到达成年后,尽管存在 STAT 3 缺陷伴发的异常症状,IgE 水平却随着时间而逐渐下降。通常患者的 IgG、IgA 和 IgM 浓度都正常,IgD 水平可能会升高。患者有异常低的记忆性抗体应答(anamnestic antibody response),以及较弱的针对新抗原的抗体和细胞介导的应答。有时患者的中性粒细胞和单核细胞也会有显著的趋化功能缺陷。

鉴别诊断 常染色体隐性遗传型 HIES(AR-HIES)是另一种的疾病,其特点是 IgE 配体升高、反复皮肤和黏膜的病毒感染,但缺乏 STAT 3 缺陷中的结缔组织和骨骼病变[332]。

AR-HIES 患者也可出现致死性的革兰阳性细菌和革兰阴性细菌脓毒症。AR-HIES 患者比 STAT 3 缺陷患者有着更多的症状性神经病变。还可以发生自身免疫性溶血性贫血,但其中性粒细胞的趋化功能是正常的。引起 AR-HIES 的基因突变目前还不清楚。治疗上仍然为支持治疗。

治疗、疗程及预后 目前还没有可治愈的方法,治疗决策主要取决于临床病变。预防性服用甲氧苄啶 - 磺胺甲噁唑可有效减少金黄色葡萄球菌感染[332]。在急性细菌感染的患者中,应根据革兰染色和细菌培养决定抗生素疗法的种类和疗程。对于严重感染的肺囊肿或其他脓肿来说,切开引流是必不可少的。局部的湿疹性皮炎可应用糖皮质激素来减轻炎症反应以及抗组胺药来减轻瘙痒。静脉应用免疫球蛋白能减少部分患者的感染次数。骨科医师需警惕患者出现脊柱侧弯、骨折和关节退行性变。乳牙留滞需要口腔科医师的协助。

如果能够在生命早期识别出高免疫球蛋白 E 综合征并且持续给予患者慢性抗葡萄球菌的抗生素治疗,其预后较好。许多患者可生长发育成熟,说明该综合征是可以长期生存的。相反地,如果诊断被延误,患者因感染而发展为肺大疱,就可能出现继发真菌感染并导致死亡[332]。

■ 杀菌活性缺陷

慢性肉芽肿病

定义与历史 慢性肉芽肿病(CGD)是一种影响中性粒细胞和单核细胞功能的遗传性疾病。这些吞噬细胞能够摄取但无法杀死过氧化氢酶阳性的微生物,因为它们无法产生抗微生物的氧代谢产物(见表 66-2)。该病是由于多个编码 NADPH 氧化酶组分的基因中的某个基因突变造成的[336]。

1957 年,两组儿科大夫在治疗 6 例男童时同时报道了一种临床疾患,其临床特点是慢性化脓性淋巴结炎和反复发热,最终引起儿童过早死亡[337,338]。同时,三组研究结果也提供了有助于理解 CGD 患者中吞噬细胞功能障碍机制的信息。首先发现吞噬细胞摄取微粒后出现耗氧量的显著升高,而这与线粒体的氧代谢无关[339]。然后有人发现吞噬过程伴有细胞内大量过氧化氢的形成。继而有报道将吞噬细胞匀浆和吡啶核苷酸一起孵育时会消耗氧气[341]。这些观察表明,在吞噬期间吞噬细胞中有一种或多种氧化酶被活化,从而将氧分子转化为过氧化氢。随后确立了 CGD 患者的吞噬细胞能够摄取但无法杀死过氧化氢酶阳性的微生物[341]。前期实验发现有一种中性粒细胞氧化酶介导了耗氧量的升高。在此基础上,人们发现 CGD 患者的中性粒细胞缺乏一种吡啶依赖性氧化酶,使得它们在吞噬粒子时不能还原氮蓝四唑(NBT)染料[342]。总之,这些研究选择性地为进一步阐明 CGD 的生化和遗传缺陷奠定了基础。

流行病学 根据美国国立过敏与传染疾病登记中心(National Institutes of Allergy and Infectious Disease Registry)的数据,在美国 CGD 的发病率是 1/200 000 出生人口[343]。该登记中心的数据显示 86% 的患者为男性,14% 为女性;80% 为白人,11% 是黑人,而 3% 是亚洲裔或混血患者。在该登记中心中能确定其遗传方式的 340 名患者中,70% 都是 X 连锁隐性遗传。

病因和发病机制 多项实验室检查都可用来对 CGD 进行分类并有助于理解其发病机制(表 66-4)。CGD 的诊断依赖于病史和呼吸爆炸缺陷的表现。多个方法都可以检测反应性氧化物的生成。NBT 法依靠超氧化物阴离子在细胞内将 NBT 还原为显微镜下可见的蓝色甲臜沉淀物[336]。更敏感的方法则依赖于氧化剂与特异的化学发光物及荧光探针的反应。CGD 患者的症状和严重程度表现各异,这取决于缺陷亚基类型和遗传突变的本质。

NADPH 氧化酶功能 吞噬细胞吞噬微生物时可伴有爆发性氧消耗,这对于杀灭和消化微生物都是非常重要的。呼吸爆炸并不伴有线粒体呼吸,而是伴有称为 NADPH 氧化酶的独特的电子传递链。在刺激之前,该氧化酶的组分被物理性地分隔在两个主要的细胞亚区(图 66-6)。NADPH 氧化酶的膜结合部分含有一个异二聚体的细胞色素 b_{558},后者是由一个被称为 $gp91^{phox}$(吞噬细胞氧化酶的 91kDa 糖基化蛋白)的巨大的、高度糖基化的 91kDa 亚基和一个称为 $p22^{phox}$ 的 22kDa 蛋白[336,344]组成的。80%~90% 的细胞色素 b_{558} 都位于中性粒细胞的特殊颗粒、明胶酶颗粒以及分泌小泡内,当中性粒细胞被活化后被转位到质膜[280,345]。低分子量的 GTP 结合蛋白 Rap1A 与细胞色素 b_{558} 紧密结合并能够增强 NADPH 氧化酶的功能。当 Rap1A 磷酸化后就会与细胞色素分离开来[346]。细胞色素 b 的重链含有血红素、黄素腺嘌呤二核苷酸(FAD)基

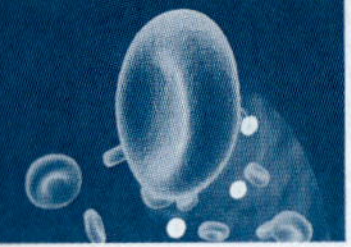
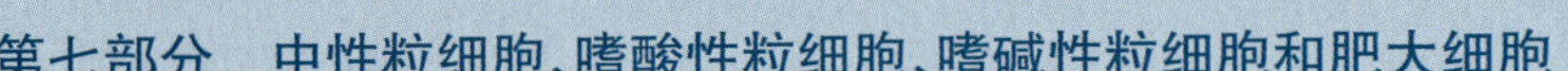

表 66-4 慢性肉芽肿病的诊断分类

影响组分	遗传方式	亚型	膜结合细胞色素 b_{558}*	胞质 $p47^{phox}$*	胞质 $p67^{phox}$*
$gp91^{phox}$	X	$X91^0$	测不到	正常	正常
		$X91^+$	数量正常，但无功能	正常	正常
		$X91^-$	$gp91^{phox}$ 缺陷，功能差或仅在小部分吞噬细胞中表达	正常	正常
$p22^{phox}$	A	$A22^0$	测不到	正常	正常
		$A22^+$	数量正常，但无功能	正常	正常
$p47^{phox}$	A	$A47^0$	数量正常	测不到	正常
$p67^{phox}$		$A67^0$	正常	正常	测不到

* 光谱分析或免疫印迹法测定。在这些命名中，第一个字母代表了遗传方式［X 连锁或常染色体隐性(A)］。数字代表遗传上受累的 phox 成分。上标表示由光谱分析或免疫印迹法测定的受累成分蛋白水平是否为测不到(0)、下降(-)或正常(+)。

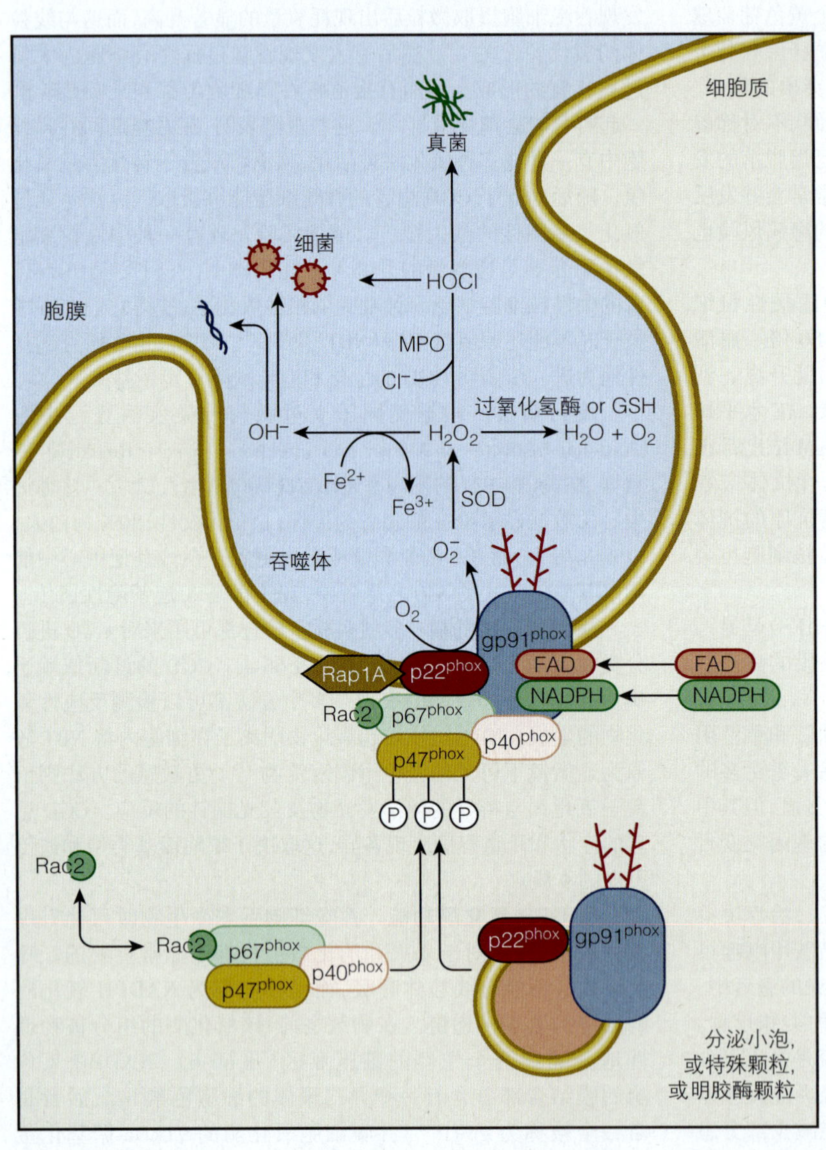

图 66-6 中性粒细胞产生超氧阴离子的可能机制。NADPH 氧化酶将氧分子被还原为超氧化物(O_2^-)。这一氧化酶由以下蛋白组成：① 47kDa 的胞质蛋白(p47)；② 67kDa 的胞质蛋白(p67)；③ 40kDa 的胞质蛋白(p40)；④低分子量胞质 G 蛋白，Rac2；⑤膜结合细胞色素 b_{558}。细胞色素 b 包括 22kDa 蛋白亚基和 91kDa 糖蛋白亚基，两者都含有血红素。gp91 亚基是 FAD 依赖的黄素蛋白，它包含 NADPH 结合位点，最终将电子传送到分子氧，形成 O_2^-。⑥ Rap1A，能够增强 NADPH 氧化酶的功能。胞质成分能够转位到膜上，可以改变细胞色素 b 的三级结构，允许电子从 NADPH 流向 O_2。当中性粒细胞被激活之后，p47 亚基被磷酸化。$p40^{phox}$ 成分可稳定 $p67^{phox}$ 的活化前复合物。不稳定的超氧阴离子(O_2^-)可自发或通过超氧化物歧化酶转化为过氧化氢(H_2O_2)。在髓过氧化物酶的存在下，H_2O_2 被转化为次氯酸。H_2O_2 和 O_2^- 都能转化成羟自由基(OH^-)。过氧化氢还能被过氧化氢酶或谷胱甘肽(GSH)还原为 H_2O 和 O_2，GSH 是磷酸己糖旁路的产物。这些活性氧负责杀死微生物。NADPH 复合物的正常氧化功能需要每一个组分都有完整的功能。

团和 NADPH 的结合位点[347-350]。细胞色素 b_{558} 的三维结构表明这个肽的羧基末端部分含有黄素和 NADPH 的结合序列[351]。$gp91^{phox}$ 的氨基末端部分含有血红素基团、氨基连接的糖基化位点和质子传导通道[352]。该分子的氨基端是疏水性的，并含有用于协调血红素结合的组氨酸[353]。$p22^{phox}$ 同样含有血红素的结合位点[347]。$gp91^{phox}$ 在膜上的稳定性以及氧化酶活性都必须依赖于 $p22^{phox}$ 肽的合成[336]。$p22^{phox}$ 还含有一个富含脯氨酸的区域，该区域具有共同的蛋白 - 蛋白相互作用，从而能够为 $p47^{phox}$ 提供结合位点[354]。对这一氧化酶系统的功能起到重要作用的其他三种蛋白都位于静息吞噬细胞的胞质内。在刺激之后，$p47^{phox}$ 发生转位。磷酸化的 $p47^{phox}$ 与氧化酶的其他两种胞质成分，$p67^{phox}$ 和低分子量的鸟苷三磷酸 Rac-2，一起转移到细胞膜。它们在细胞膜上与跨膜细胞色素 b_{558} 的胞质结构域相互作用，生成活化的氧化酶[354,355]。p47*phox* 和 p67*phox* 都含有 SH3（Src 同源区 3）结构域，SH3 可以参与分子内及分子间的与 p47*phox* 的共有的富含脯氨酸区域的结合[355]。当 p47*phox* 带阳离子的 C 末端区域上的丝氨酸被磷酸化后，这种分子间的相互作用就会被阻断，使得 SH3 区域能够与 p22*phox* 结合。另一个与 p47*phox* 同源的胞质成分是 p40*phox*，它在氧化酶组装前和组装期间都能与 p67*phox* 相互作用[356]。p40*phox* 组分对激活前的 p47*phox* 和 p67*phox* 的胞质复合物起到稳定作用，此外还可能保护 p67*phox* 不被降解。它与磷脂酰肌醇的结合增强了中性粒细胞活化后过氧化物的生成[357]。基于细胞色素 b_{558} 的氧化还原特性，有人提出在呼吸爆炸过程中细胞色素可以将电子从 NADPH 转运到 O_2。

NADPH	黄素	血红素	O_2
→	→	→	→ O_2^-
- 330mV	- 256mV	- 245mV	- 160mV

跨膜的细胞色素 b_{558} 允许 NADPH 在胞质表面被氧化，同时使质膜外表面或吞噬体膜内表面上的氧被还原形成 O_2^-[358]。

无细胞的氧化酶活化系统使得人们可以将酶系统分离成各个组分，并分别研究每个组分的功能[359-365]。胞质和膜蛋白都是氧化酶活化所必需的，而所有 CGD 患者都有细胞色素 b 或胞质成分 p47*phox* 或 p67*phox* 的缺陷[336]。在无细胞系统中，氧化酶活化所需要的膜和胞质的相互作用阐明了 CGD 的遗传异质性[336]，如表 66-4 所示。即使在添加正常胞质的情况下，源自 XO CGD 患者（X 连锁，细胞色素 b 阴性）和 AO CGD 患者（常染色体隐性遗传，细胞色素 b 阴性）的中性粒细胞膜成分也不支持氧化酶活化，这也同这些患者具有正常的胞质功能相一致[366]。这两种类型 CGD 中的膜缺陷都是缺乏细胞色素 b 的结果。而在 A⁺ CGD 中（常染色体隐性遗传，细胞色素 b 阳性），其膜组分是正常的，但胞质却有着严重缺陷。

影响细胞色素 b 的遗传变更　这是最常见的类型，占 CGD 患者的 70%。它是由位于染色体 Xp21.1 上称为 CYBB 的 gp91*phox* 基因突变引起的[336,367]。这些突变引起了这种疾病的 X 连锁性。在一些因为大段间隙性缺失引起的 X 连锁 CGD 的患者中，还可存在会引起其他 X 连锁疾病例如色素性视网膜炎、杜氏肌营养不良、麦克劳德溶血性贫血和鸟氨酸氨甲酰基转移酶缺乏症[343,368-370]。对 gp91 的编码基因和一个 X 连锁 CGD 的大家族进行突变分析发现了许多不同的基因缺陷，包括破坏阅读框的点突变、倒位、缺失或插入，以及产生提前终止密码子的无义突变[367]。也发现了一些剪接位点的缺陷。在这种情况下，点突变引起剪接 mRNA 时产生了部分或完全的外显子跳跃，从而导致 gp91*phox*mRNA 的短缺失[371]。这一异常是 X 连锁性 CGD 的常见原因。在其余患者中，点突变会产生提前终止密码子或引起氨基酸置换，从而严重破坏蛋白的稳定性或功能，导致绝大多数 X 连锁 CGD 患者的吞噬细胞中完全缺乏可测到的细胞色素 b_{558} 蛋白[372]。在某些情况下，患者存在低水平但有功能的细胞色素 b，而在一些患者中可有正常水平但功能异常的细胞色素 b_{558}[372]。在后一种情况下，有一系列的缺陷发生在已知功能的区域例如 NADPH 或黄素结合共同区域[373]。大约 10%~15% 的 X 连锁 CGD 源自新的胚胎细胞突变[374]。

同样的突变检测法还发现 5%CGD 患者存在染色体 16q24 上称为 CYBA 的 p22*phox* 基因异常[336,373,375]。在这一常染色体疾病中，p22*phox* 基因的突变引起了缺失、移码和（或）错义突变。有 p22*phox* 基因缺陷的患者不表达其他胞质组分多肽。在一名患者中，p22*phox* 肽与具有正常血红素谱的正常量的细胞色素 b 相结合，但无法发生 p47*phox* 膜转移或者活化氧化酶。这是因为突变影响了一个介导与 p47*phox* 的一个 SH3 结构域结合的富含脯氨酸区域。在 gp91*phox* 缺陷患者中，存在 p22*phox*mRNA，但它不能被翻译，这与任意一个细胞色素亚基多肽必须依赖于其他亚基的稳定表达的观点相一致[336]。

影响胞质蛋白的遗传变更　另有两种蛋白对于 NADPH 氧化酶系统的功能是至关重要的。缺乏它们也会导致 CGD 综合征[376]。这两种蛋白的分子量分别为 47kDa 和 67kDa，分布于静息细胞的胞质内。位于染色体 7q11 上的称为 NCF1 的 p47*phox* 基因缺陷是造成绝大多数常染色体隐性遗传型 CGD 的原因，而称为 NCF2 的编码 p67*phox* 基因的遗传缺陷也是造成少数常染色体隐性遗传型 CGD 的原因[336]。p47*phox* 和 p67*phox* 在调

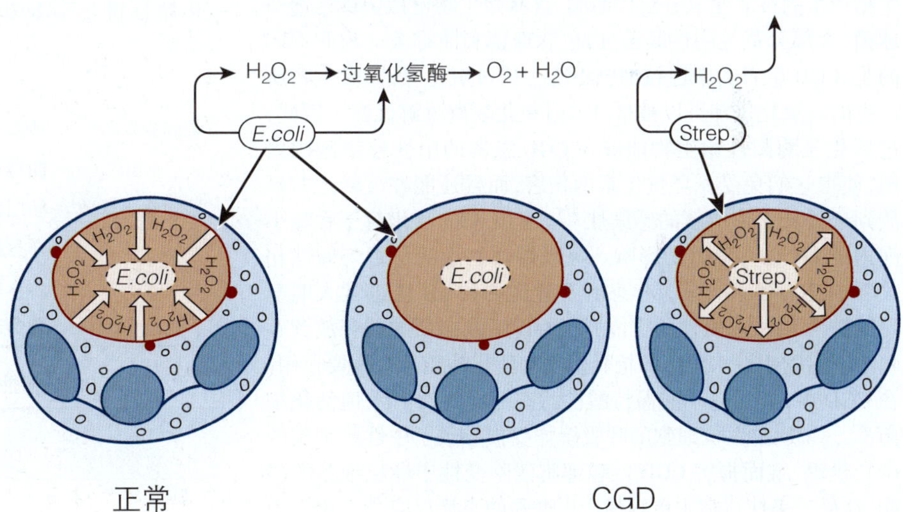

图 66-7　慢性肉芽肿病的发病机制。如图显示了 CGD 中性粒细胞的代谢缺陷造成宿主易于感染的方式。正常中性粒细胞在包含所摄取的大肠杆菌的吞噬体中累积过氧化氢。髓过氧化物酶通过脱颗粒被运到吞噬体内，图中以圆点表示。在此背景下，过氧化氢作为髓过氧化物酶的底物将卤化物氧化为次氯酸和氯胺，从而杀死微生物。许多需氧微生物，包括绝大多数革兰阴性肠菌、金黄色葡萄球菌、白色念珠菌和曲霉菌，含有一种过氧化氢代谢酶即过氧化氢酶。正常中性粒细胞产生的过氧化氢量足以超出过氧化氢酶催化代谢的能力。当大肠杆菌等微生物进入 CGD 患者的中性粒细胞后，由于这些细胞无法产生过氧化氢从而使微生物无法暴露于其中，而微生物自己的过氧化氢酶已经消灭了它们自己产生的过氧化氢。当 CGD 中性粒细胞摄取链球菌或肺炎球菌时，这些微生物产生足够多的过氧化氢，从而导致杀菌效应。另一方面，如中图所示，过氧化氢酶阳性微生物如大肠杆菌，能够在 CGD 中性粒细胞的吞噬体内存活。

节呼吸爆炸性氧化酶中的功能是参与细胞色素 b_{558} 电子传递功能的激活。对 $p47^{phox}$ 缺陷型 CGD 患者进行突变分析发现了一种特殊的模式：超过 90% 的突变等位基因在其外显子 2 的起始部位都有鸟嘌呤 - 胸腺嘧啶二核苷酸缺失，从而导致了移码和提前终止读码 [373,377]。所产生的截断性蛋白也是不稳定的以至于无法被免疫方法检测。绝大多数患者似乎都是这种突变的纯合子，而且彼此之间没有血缘关系。正常人 $p47^{phox}$ 基因所在的 7 号染色体区域具有高度的进化复制，因为该复制区域的正常基因组中存在一个假基因与现有的正常 $p47^{phox}$ 基因高度同源。这一假基因也含有相同的与大多数 $p47^{phox}$ CGD 病例相关的 GT 缺失。这意味着在这个区域中正常基因与假基因通过重组使得正常基因转变成部分假基因序列可能是造成这一特异突变在不同的种族人群中有着很高相关率的原因，实际情况也是如此 [378]。

第二种罕见形式的 CGD 是由编码 $p67^{phox}$ 胞质成分的基因突变造成的 [372]。$p67^{phox}$ 基因位于 1 号染色体长臂上，全长 37kb，含有 16 个外显子。$p67^{phox}$ 缺陷型 CGD 中的突变包括错义突变和影响 mRNA 加工的剪切连接突变，从而导致生成了免疫方法无法检测到的 $p67^{phox}$ 蛋白 [373]。

感染倾向　如上所示，细胞色素 b_{558} 或参与细胞色素活化的胞质因子的基因突变都与 CGD 表现型相关。图 66-7 概括地描绘了 CGD 患者中性粒细胞的代谢缺陷如何使得宿主易于感染。正常中性粒细胞在含有所摄取微生物的吞噬体内蓄积过氧化氢以及其他氧代谢产物。通过脱颗粒将 MPO 传递给吞噬体后，过氧化氢作为髓过氧化物酶的底物将卤化物氧化为次氯酸和氯胺，从而杀死微生物。正常中性粒细胞产生过氧化氢的量足以超出过氧化氢酶的能力，过氧化氢酶是由许多需氧微生物产生的过氧化氢分解代谢酶，这些微生物包括金黄色葡萄球菌、大部分革兰阴性肠菌、白色念珠菌和曲霉菌。与此不同的是，CGD 患者的中性粒细胞不能生成过氧化氢，而微生物所产生的过氧化氢却可以被自身的过氧化氢酶分解代谢。因此，过氧化氢酶阳性微生物能够在 CGD 患者的中性粒细胞内繁殖，使得它们免受循环抗生素的伤害，而且还能够被转运并释放到远处从而形成新的感染灶 [376]。氧化酶的活化对于吞噬小泡内的 pH 也有显著的影响。呼吸爆炸的激活是否与碱性相关目前还有争议，但 CGD 患者吞噬泡内的 pH 比正常人明显更偏酸性 [379,380]。碱性相可能对于吞噬后从胞质颗粒释放到吞噬小泡内的中性水解酶的抗微生物和消化功能都有重要作用。在 CGD 中，其吞噬小泡保持酸性状态因此无法有效地消化细菌 [381]。CGD 中性粒细胞的呼吸爆炸受损导致了中性粒细胞的凋亡延迟，继而损害 CGD 巨噬细胞清除变性中性粒细胞的功能，这反过来使得宿主更容易产生增强的炎症反应 [382]。由于内在的 IL-4 的生成缺陷，CGD 巨噬细胞无法清除 CGD 中性粒细胞，这是因为 CGD 中性粒细胞上缺乏磷脂酰丝氨酸的暴露，而这正是导致 CGD 巨噬细胞磷脂酰丝氨酸膜受体参与及其后的巨噬细胞激活所必需的 [382]。在患者的苏木精 - 伊红染色的组织切片中，巨噬细胞可能最终含有一种反映摄取物异常累积的金色颗粒，同时这也是 CGD 另一个名字弥漫性肉芽肿的由来 [383]。另一方面，当 CGD 患者的中性粒细胞摄取肺炎球菌或链球菌时，这些微生物产生足够多的过氧化氢，可以达到杀菌效果。

临床表现　尽管患者的临床表现多种多样，有一些临床特征可以提示 CGD 的诊断 [336]。任何一个反复出现淋巴结炎的患者都应该考虑 CGD 的可能。此外，有细菌性肝脓肿、多部位或手和足小骨骨髓炎，有反复感染的家族史，或有少见的过氧化物酶阳性菌感染的患者都应进行 CGD 的临床评估。表 66-5 列出了 CGD 患者临床上最常见的感染，表 66-6 引用了它们的患病率。

表 66-5　从慢性肉芽肿病患者中分离到的常见病原体 [336]

感染类型	微生物	X 连锁隐性遗传(%)	常染色体隐性遗传(%)
肺炎	曲霉菌	41	29
	葡萄球菌	11	13
	洋葱伯克霍尔德杆菌	7	11
	诺卡菌	6	13
	沙雷菌	4	5
脓肿			
皮下	葡萄球菌	28	21
	沙雷菌	19	9
	曲霉菌	7	0
肝	葡萄球菌	52	52
	沙雷菌	6	4
	念珠菌	12	0
肺	曲霉菌	27	18
直肠周围	葡萄球菌	9	15
脑	曲霉菌	75	25
化脓性淋巴结炎	葡萄球菌	29	12
	沙雷菌	9	15
	念珠菌	7	4
骨髓炎	沙雷菌	32	12
	曲霉菌	25	18
菌血症 / 真菌血症	沙门菌	20	13
	洋葱伯克霍尔德杆菌	13	0
	念珠菌	9	25
	葡萄球菌	11	0

表 66-6　慢性肉芽肿病患者并发感染的患病率 [336]

感染类型	X 连锁隐性遗传(%)	常染色体隐性遗传(%)
肺炎	80	77
脓肿（所有）	68	70
皮下	43	42
肝	26	33
肺	16	14
脑	3	5
直肠旁	17	7
化脓性淋巴结炎	59	32
骨髓炎	27	21
菌血症 / 真菌血症	21	10
蜂窝织炎	7	5

在各种感染中，只有直肠周围脓肿、化脓性淋巴结炎、菌血症 / 真菌血症的患病率在 X 连锁隐性遗传和常染色体隐性遗传型 CGD 患者之间有着明显差异[343]。上述病变都在 X 连锁型 CGD 中更常见，约是常染色体遗传型 CGD 的两倍。

首发的临床症状和体征可以在婴儿期早期到青年期间出现。虽然绝大多数 CGD 患者(76%)在 5 岁前都得到诊断，但仍约有 10% 的患者直到 10~20 岁时才被诊断，少数病例甚至在 20 岁后才得到诊断[343]。从最初报道的 1957~1976 年，CGD 患者感染的微生物谱发生了很大的变化。最初葡萄球菌引起的感染最多见，后来克雷伯菌和大肠杆菌成为最常见的病原体。但是目前曲霉菌是导致肺炎的最常见的病原体，也是导致患者死亡的主要原因[336]。健康婴儿或 CGD 婴儿在出生后的最初几个月内就可出现侵袭性曲霉菌感染。虽然曲霉菌是 CGD 中最常见的真菌感染，念珠菌和其他几种真菌菌株也可在该病中造成侵袭性感染。洋葱伯克霍尔德杆菌是 CGD 患者的另一个主要死因。黏质沙雷菌是 CGD 患者第三位的常见感染。感染的特点是微脓肿和肉芽肿形成。出现色素组织细胞有助于诊断。患者还可以出现慢性感染造成的并发症，例如慢性病贫血、淋巴结肿大、肝脾大、慢性脓性皮炎、限制性肺病、牙龈炎、肾盂积水和胃肠道狭窄[343]。CGD 患者也是结肠炎、脉络膜视网膜炎和盘状红斑的高危患者[343]。

一些 X 连锁遗传型患者的母亲可以出现一种类似于系统性红斑狼疮的疾病[343]。X 连锁和常染色体隐性遗传型 CGD 患者也都可以出现类似疾病[384]。这可能是因为这些母亲和患者的细胞无法有效地清除免疫复合物，这也是 CGD 细胞在体外试验中的一个重要特点[385]。甘露糖结合凝集素和 FcγR ⅡA 等位基因的变异体尤其是它们的组合与 CGD 患者发生风湿性疾病有关[386]。

实验室检查　测量对可溶性及微粒性刺激素应答所生成的超氧化物或过氧化氢是检测呼吸爆炸缺陷的最好方法[387]。目前已采用流式细胞仪通过二氢罗丹明 -123 荧光来测定[388]。由于氧化后的荧光增强，二氢罗丹明 -123 荧光能够检测到氧化剂的产生[388]。在大多数病例中使用任意一种刺激素都测不到过氧化物或过氧化氢的产生。然而，在变异型 CGD 中，能以对照组 0.5%~10% 的速度产生过氧化物[389]。

另一种测定呼吸爆炸的方法是 NBT 实验。这一方法是通过显微镜检查单个细胞在刺激之后将 NBT 还原为紫色甲臜晶体的能力。大多数 CGD 通常都没有还原 NBT 的能力。然而在一些变异型中，很多细胞也可以含有一些甲臜，这说明绝大多数中性粒细胞的呼吸爆炸都极度减少。该方法还能够检测出约 5%~10% 的细胞是 NBT 阴性的 X 连锁型 GCD 的携带者[390]。

分子缺陷可以用更先进复杂的方法进行鉴定。用分光光度法可以从去离子剂破坏的中性粒细胞提取物中测定出细胞色素 b 含量[390]。采用无细胞氧化酶系统检测患者膜和胞质的活性以及利用免疫印迹法(immunoblotting)测定细胞色素 b 亚基和胞质氧化酶组分可以区分出 X 连锁型 CGD 和常染色体隐性遗传型 CGD。一旦确诊为 CGD 后，就能进行基因型的检测。如果一个男性患者的母亲和姐妹中存在同时有氧化反应阳性和阴性中性粒细胞的嵌合群，那么就高度提示这个患者是 X 连锁型 CGD。即使女性亲属缺乏嵌合模式也不能除外 X 连锁遗传的可能性，因为这一缺陷可自发产生。通过分析经胎儿镜获得的脐带血标本中的中性粒细胞氧化产物及 DNA 可实现 CGD 的产前诊断[391]。此外，也可对羊水细胞和绒毛膜绒毛组织进行 DNA 分析。对于有遗传资料的家族而言，限制性片段长度多态性能够成功地诊断 gp91*phox* 和 p67*phox* 缺陷[392]。在其他家族中，如果一个家族的特定突变是已知的话，那么就可以用 PCR 技术分析胎儿的 DNA。

鉴别诊断　CGD 患者的白细胞含有正常的葡萄糖 -6- 磷酸脱氢酶(G-6-PD)活性。然而，少数 CGD 患者的中性粒细胞可以缺少或几乎完全缺乏 G-6-PD 活性[393,394]。这些患者的红细胞也缺乏这种酶，因而患有慢性溶血。在严重中性粒细胞 G-6-PD 缺陷的病例中，随着呼吸爆炸氧化酶主要底物即胞内 NADPH 的耗竭，呼吸爆炸功能也随之进行性减弱。CGD 和 G-6-PD 缺陷能够通过后者伴发的溶血性贫血相互鉴别，此外 CGD 中红细胞的 G-6-PD 活性正常，而 G-6-PD 缺陷中其活性则明显下降[372]。

多个研究都发现了小 GTP 酶 Rac-2 在人中性粒细胞的 NADPH 活性以及肌动蛋白细胞骨架中扮演了至关重要的作用[343]。例如，一个幼儿在 5 周大时出现直肠周围脓肿，随后出现脐周围皮肤和筋膜的坏死，而他的手术伤口也无法正常愈合。此患儿的中性粒细胞有着多个成分的功能缺陷，例如不能与黏液酰 Lewis X 配体黏附、不能趋化、在趋化肽的刺激下不能释放出初级嗜天青颗粒以及在同样的刺激下无法发生呼吸爆炸[395,396]。分子研究发现，其中一个 Rac-2 等位基因的第 57 位氨基酸发生了门冬酰胺取代天冬氨酸的突变[395,396]。突变的 Rac-2 不能结合 GTP，它表现出显性负性作用，抑制并损害了 Rac-2 介导的呼吸爆炸活化[396]。幸运的是，这个患儿成功地从 HLA 完全相符的哥哥那里接受了骨髓移植。

治疗、疗程及预后　由于骨髓移植是目前唯一被公认可治愈 CGD 的手段，因此积极的支持治疗和使用重组干扰素仍然是治疗的基础[336]。一旦怀疑有感染，就应尽快行病原体培养，因为不典型微生物是常见病原体，并且它们能在体外较好生长。大部分的脓肿为了诊疗目的需要外科引流处理，同时也常常需要延长抗生素的疗程。如果出现了发热，建议进行一些有助于明确发热病因的检查。由于肺炎、骨髓炎和肝脓肿的发病率较高，这些检查应该包括胸部和骨骼的 X 线片、肝脏 CT 扫描[343]。一旦发现有感染征象，就应得到及时的治疗。通过早期干预，保守的药物治疗可以减少很多损伤。例如，局部热敷和口服抗葡萄球菌抗生素可以缩小增大的淋巴结。获得微生物病原的诊断特别重要，细针穿刺对此可能会有所帮助。总之，对于致病菌进行抗生素治疗是必要的，如果有化脓性肿块则应该引流。当有时不能明确造成发热和器官衰竭的原因时就必须经验性使用广谱静脉用抗生素。常常需要长疗程使用抗生素，直到红细胞沉降率恢复正常。曲霉菌感染需要应用两性霉素 B 治疗，而对于难治病例可以给予粒细胞输注[336]。对于胃窦梗阻和尿路梗阻的患者，糖皮质激素也可能有效。避免抽吸大麻和吸入含有大量真菌孢子的腐败植物材料如护根和干草等可以降低曲霉菌感染的风险[397]。长期预防性口服甲氧苄啶 - 磺胺甲噁唑 [5mg/(kg·d)的甲氧苄啶] 是治疗 CGD 患者的公认方法[336]。这可以保护患者免受金黄色葡萄球菌感染，同时也不增加真菌感染的发生率，从而能够延长患者的无感染生存期。预防性应用伊曲康唑可以减少真菌感染的发生[398,399]。

干扰素 -γ(IFN-γ)，50μg/m^2，每周 3 次，能够减少严重细菌

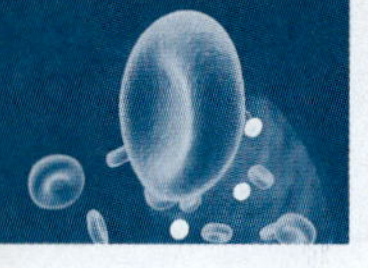

感染和真菌感染的发生次数[398,400]。干扰素-γ在体外对中性粒细胞功能的增强与提高完全缺乏产生过氧化物能力的患者的中性粒细胞呼吸爆炸活性并不相关。另一方面，它的应用使得中性粒细胞增加了高亲和力Fcγ受体1的表达，也使得单核细胞增加了FcγRⅠ、FcγR Ⅱ、FcγR Ⅲ、CD11/CD18和HLA-DR的表达[401]。干扰素-γ对CGD患者的保护作用可能包括提高微生物的清除能力，因为这增强了中性粒细胞对调理过的金黄色葡萄球菌的吞噬活性。X连锁型CGD患者中有极少数患者能够产生一些过氧化物，干扰素-γ使得粒细胞增加了细胞色素b的表达，从而能正常地产生过氧化物[402]。目前由于预防性治疗措施的应用，CGD患者的死亡率已经降至每100例随访患者中每年死亡2人[336]。

CGD患者中能够产生5%~10%正常功能性NADPH的患者比完全缺乏任一NADPH氧化酶活性的患者有着更轻微的表现型以及更好的临床预后[403,404]。同样，X连锁型CGD的女性携带者虽然只含有3%~5%的氧化酶正常的中性粒细胞，但她们却很少出现严重感染等CGD临床表现[405]。因此，通过基因治疗CGD即使只能获得低水平或部分酶活性纠正也可能带来临床获益。为支持这一理论，科学家们通过基因靶向技术建立了X连锁及$p47^{phox}$缺陷的CGD小鼠模型[406,407]。对$gp91^{phox}$和$p47^{phox}$缺陷的CGD小鼠模型研究表明，经过放疗预处理和骨髓干细胞移植后，在体外应用逆转录病毒介导的靶向于骨髓祖细胞的基因治疗能够在体内纠正血中性粒细胞的氧化物生成缺陷[408,409]。即使氧化酶纠正的中性粒细胞只占循环中性粒细胞的不到10%，也能够保护宿主免受感染。这些振奋人心的结果表明，可以采用体细胞基因疗法纠正GCD患者中的吞噬细胞氧化酶功能缺陷。在基因治疗$p47^{phox}$缺陷CGD患者的Ⅰ期临床试验中，5名成年患者接受了在体外经携带$p47^{phox}$正常编码的逆转录病毒转导的自体血干细胞静脉输注[410]。虽然在干细胞输注前没有给予预处理，几个月后在患者的血液中检测到了功能已获得纠正了的中性粒细胞[300]。在另一项研究中，体外基因治疗X连锁型CGD在2名成年患者中获得了长期高水平的临床有效纠正[411]。非清髓性的白消安预处理可以提高基因治疗的纠正能力。对于基因治疗的长期稳定性和安全性仍需谨慎。比如，有研究显示基因植入会使得患者更容易发生急性髓系白血病。

髓过氧化物酶缺陷

源自中性粒细胞和单核细胞颗粒，但不包括嗜酸性粒细胞颗粒的MPO酶的功能及免疫化学上的缺乏是一种常染色体隐性遗传病，患病率约为1∶2000[412]。MPO是一种在吞噬体中催化生成次氯酸的酶，其缺乏会导致中性粒细胞吞噬微生物后的早期杀菌能力缺陷(见表66-2)。但是，各种微生物在被摄取后约1小时可观察到正常的杀菌活性[412]。因此，MPO缺陷的中性粒细胞采用了一种不依赖于MPO的机制来杀死细菌，这一过程比MPO-过氧化氢-卤化物系统更为缓慢，但最终还是能有效地杀灭细菌。MPO缺陷的中性粒细胞比正常中性粒细胞蓄积了更多的过氧化氢，过高的过氧化氢浓度可以增强相关中性粒细胞的杀菌活性。相对于延缓的杀菌活性，MPO缺陷的中性粒细胞缺乏杀灭念珠菌的活性[412]。在一些糖尿病和MPO缺陷的患者中，最显著的临床特点就是严重的白色念珠菌感染。因为这是一种常见的吞噬细胞疾病，值得注意的是，绝大部分此病患者并不容易发生化脓性感染，也不需要特殊治疗。

人类MPO的互补DNA已经被成功克隆，其基因结构包括启动子和调控元件也都得到了详细描述[412]。这一基因位于17号染色体长臂上，包含12个外显子和11个内含子。它的表达与编码其他溶酶体蛋白的基因一起收到精细的协调调控。人中性粒细胞弹性蛋白酶基因的表达和髓过氧化物酶基因的表达十分相似，它在原始粒细胞阶段表达很低，在早幼粒细胞阶段达到高峰，最终在中幼粒细胞阶段降回到低水平。MPO是一种对称的分子，它包含4条肽，每一半都由一条重链和一条轻链的异二聚体构成[412]。每一个重链-轻链异二聚体最初都是一个单肽，在翻译后加工时被裂解，生成构成成熟分子的一半的重链和轻链。该分子的两部分通过一个二硫键连接，连接位点是重链亚基的残基C319。

该基因的主要翻译产物是一条80kDa的单链肽，它在一些门冬酰胺残基上经过共翻译糖基化，继而对这些寡糖进行了一系列修饰。髓过氧化物酶载体蛋白(apopromyeloperoxidase)在内质网内停留时间较长，它在此与多种被称为分子伴侣的内质网定居蛋白可逆性结合[412]。在血红素植入之后，有酶活性的髓过氧化物酶前体发生前体区的蛋白水解。随后，在前溶酶体内，单肽被分割成为重链和轻链亚基，并保持彼此之间的相互连接。在嗜天青溶酶体内的终末分选中，分子的两部分二聚体化形成成熟MPO。

大多数MPO缺陷患者都有MPO基因的错义突变，从而导致569位精氨酸被色氨酸取代[412]。这一突变所产生的前体物能够与分子伴侣结合，但不能结合血红素，从而导致未活化的髓过氧化物酶载体蛋白处理阶段的成熟受阻。其他杂合体患者，即一个等位基因出现共有突变而另一等位基因正常，也会产生部分缺陷[413]。到目前为止，已经报道了4种引起遗传性MPO缺陷的基因型，每一种都是错义突变。例如，在基因型Y173C中，其错义突变导致173位密码子的酪氨酸被半胱氨酸残基取代，造成突变的前体与分子伴侣钙联接蛋白长时间连接，使其被保留在内质网，最终在蛋白酶体内被降解[412]。因此，内质网的质量控制系统从生物合成途径回收了异常折叠的MPO前体并产生了MPO缺陷的生化表型。在另一位患者中，错义突变生成了能够结合血红素的完整MPO分子，但其却无法经蛋白水解过程生成成熟分子。

获得性疾病与MPO缺陷相关，例如铅中毒、蜡样脂褐质沉积症、骨髓增生异常综合征和急性髓系白血病[414]。半数未经治疗的急性髓系白血病患者和20%的慢性髓系白血病患者也可以有MPO缺陷[414]。

谷胱甘肽还原酶和谷胱甘肽合成酶缺陷

中性粒细胞含有一些能够灭活有潜在破坏性的还原性氧副产物的酶。超氧阴离子的处理是由超氧化物歧化酶完成的，它是一种能够将超氧化物转化为过氧化氢的可溶性酶。过氧化氢酶和谷胱甘肽过氧化物酶——谷胱甘肽还原酶系统可以去除过氧化氢的毒性，即将过氧化氢转化为水和氧气[415]。除可溶性酶以外，细胞内维生素E可作为一种抗氧化剂，预防过氧化氢对活化中性粒细胞表面的损害[415]。谷胱甘肽还原酶[416]和谷胱甘肽合成酶[415]严重缺陷的个案报道都与中性粒细胞杀菌活性受损相关(见表66-2)。这两种酶缺陷在氧化性应激的情况下都可伴有溶血(参见第46章)。谷胱甘肽合成酶缺陷还与

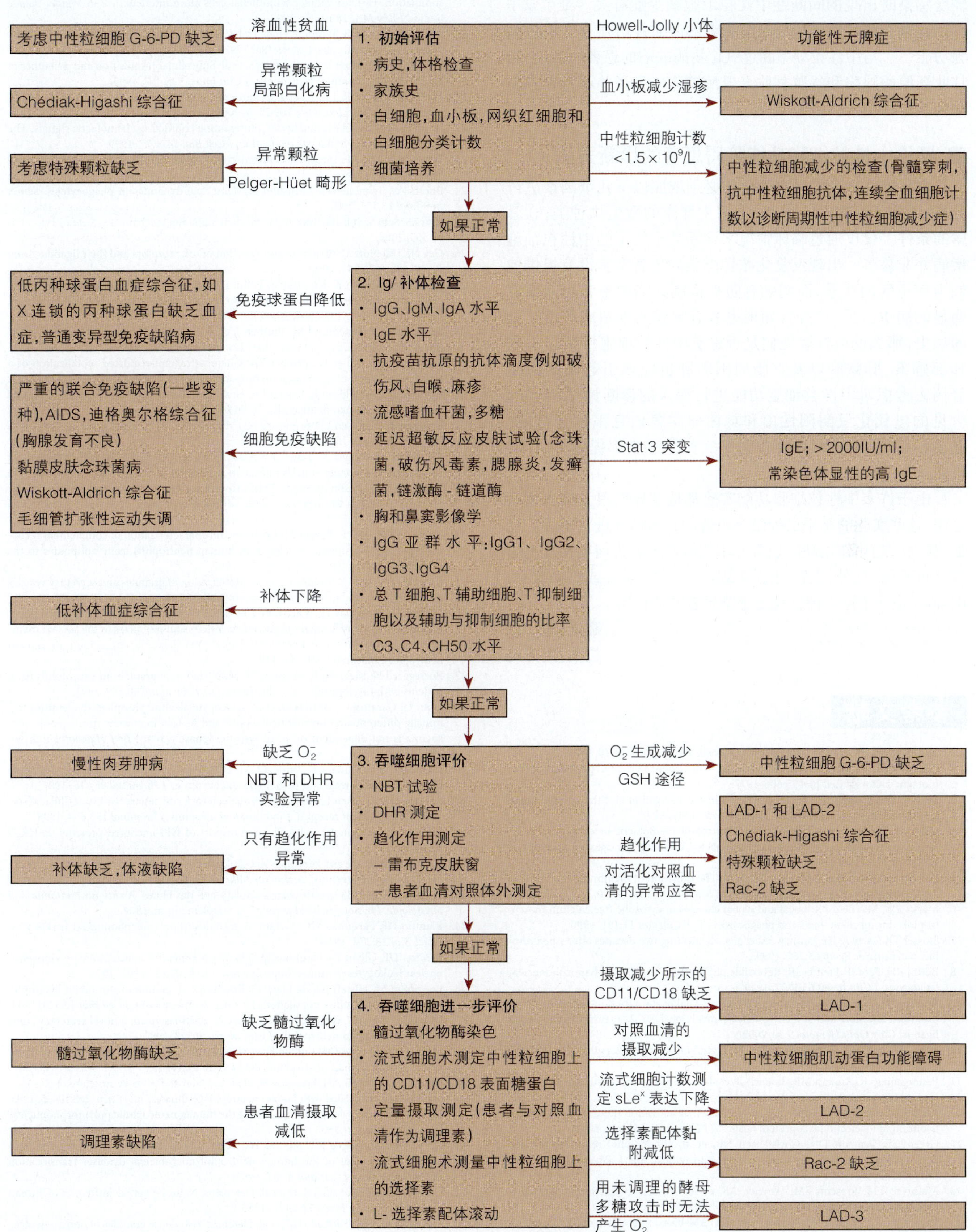

图 66-8 诊治反复感染患者的流程图。缩写：DHR，延迟超敏反应；G-6-PD，葡萄糖-6-磷酸脱氢酶；GSH，谷胱甘肽；Ig，免疫球蛋白；LAD，白细胞黏附缺陷；NBT，氮蓝四唑。

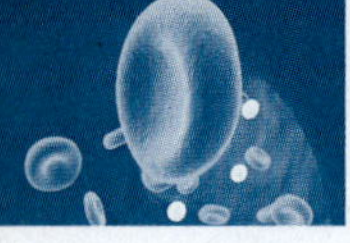

轻度感染时出现的间断性中性粒细胞减少症有关。维生素 E 可以改善谷胱甘肽合成酶缺陷患者的溶血并增强其中性粒细胞功能[417]。与中性粒细胞髓过氧化物酶缺陷的患者一样，谷胱甘肽还原酶缺陷和谷胱甘肽合成酶缺陷的患者并不特别容易受到细菌感染。

■ 疑诊中性粒细胞功能障碍患者的诊断方法

对化脓性感染的易感性增加必须依照以下几个因素进行分析：①宿主防御的充分性；②宿主暴露的微生物种类；③暴露的条件。仅仅通过临床情况来诊断某个特定的中性粒细胞疾病并非易事。出现反复化脓性感染的患者常常没有提供他们为何患病的线索，而明确有防御机制缺陷的患者可能没有明显的病史。另一方面，如果患者有频繁的细菌或严重感染的病史，那么就应怀疑他们是否患有中性粒细胞疾病。反复肺部感染、肝脓肿以及直肠周围脓肿也应该引起临床医生警惕去考虑对中性粒细胞功能进行深入的诊断评估。例如，少见的过氧化氢酶阳性菌和真菌如洋葱伯克霍尔德杆菌、黏质沙雷菌、诺卡菌和曲霉菌等病原体感染都提示 CGD 的可能。

由于许多中性粒细胞功能实验都是变异性很大的生物测定法，这些实验的结果必须结合患者的临床情况进行解读。比如，孤立的趋化作用缺陷通常并不能解释患者为何容易反复出现严重感染。此外，生物测定的变异性常常被炎症或感染放大。图 66-8 是一个用来评估反复感染患者的流程图。

翻译：李　剑

校对：周光飚

参考文献

1. Mudd S, McCutcheon S, Lucke B: Phagocytosis. *Physiol Rev* 14:210, 1934.
2. Zigmond SH: Ability of polymorphonuclear leukocytes to orient in gradients of chemotactic factors. *J Cell Biol* 75:606, 1977.
3. Foxman EF, Campbell JJ, Butcher EC: Multistep navigation and the combinatorial control of leukocyte chemotaxis. *J Cell Biol* 139:1349, 1997.
4. Quitt M, Torres M, McGuire W, et al: Neutrophil chemotactic heterogeneity to N-formyl-methionyl-leucyl-phenylalanine detected by the under-agarose assay. *J Lab Clin Med* 115:159, 1990.
5. Lee J, Gustafsson M, Magnusson KE, et al: The direction of membrane lipid flow in locomoting polymorphonuclear leukocytes. *Science* 247:1229, 1990.
6. Marks PW, Maxfield FR: Local and global changes in cytosolic free calcium in neutrophils during chemotaxis and phagocytosis. *Cell Calcium* 11:181, 1990.
7. Stossel TP, Hartwig JH, Janmey PA, et al: Cell crawling two decades after Abercrombie. *Biochem Soc Symp* 65:267, 1999.
8. Berlin RD, Fera JP, Pfeiffer JR: Reversible phagocytosis in rabbit polymorphonuclear leukocytes. *J Clin Invest* 63:1137, 1979.
9. Bunting M, Harris ES, McIntyre TM, et al: Leukocyte adhesion deficiency syndromes: Adhesion and tethering defects involving beta 2 integrins and selectin ligands. *Curr Opin Hematol* 9:30, 2002.
10. Shao JY, TingBeall HP, Hochmuth RM: Static and dynamic lengths of neutrophil microvilli. *Proc Natl Acad Sci U S A* 95:6797, 1998.
11. Pestonjamasp K, Amieva MR, Strassel CP, et al: Moesin, ezrin, and p205 are actin-binding proteins associated with neutrophil plasma membranes. *Mol Biol Cell* 6:247, 1995.
12. Bruehl RE, Moore KL, Lorant DE, et al: Leukocyte activation induces surface redistribution of P-selectin glycoprotein ligand-1. *J Leukoc Biol* 61:489, 1997.
13. Green CE, Pearson DN, Christensen NB, et al: Topographic requirements and dynamics of signaling via L-selectin on neutrophils. *Am J Physiol Cell Physiol* 284:C705, 2003.
14. McIntyre TM, Prescott SM, Weyrich AS, et al: Cell-cell interactions: Leukocyte-endothelial interactions. *Curr Opin Hematol* 10:150, 2003.
15. Urzainqui A, Serrador JM, Viedma F, et al: ITAM-based interaction of ERM proteins with Syk mediates signaling by the leukocyte adhesion receptor PSGL-1. *Immunity* 17:401, 2002.
16. Steegmaier M, Borges E, Berger J, et al: The E-selectin-ligand ESL-1 is located in the Golgi as well as on microvilli on the cell surface. *J Cell Sci* 110:687, 1997.
17. Witko-Sarsat V, Rieu P, Descamps-Latscha B, et al: Neutrophils: Molecules, functions and pathophysiological aspects. *Lab Invest* 80:617, 2000.
18. Wolff B, Burns AR, Middleton J, et al: Endothelial cell "memory" of inflammatory stimulation: Human venular endothelial cells store interleukin 8 in Weibel-Palade bodies. *J Exp Med* 188:1757, 1998.
19. Middleton J, Neil S, Wintle J, et al: Transcytosis and surface presentation of IL-8 by venular endothelial cells. *Cell* 91:385, 1997.
20. Sengeløv H, Kjeldsen L, Diamond MS, et al: Subcellular localization and dynamics of Mac-1 ($\alpha_m\beta_2$) in human neutrophils. *J Clin Invest* 92:1467, 1993.
21. Liu L, Schwartz BR, Lin N, et al: Requirement for RhoA kinase activation in leukocyte de-adhesion. *J Immunol* 169:2330, 2002.
22. Foxman EF, Kunkel EJ, Butcher EC: Integrating conflicting chemotactic signals. The role of memory in leukocyte navigation. *J Cell Biol* 147:577, 1999.
23. Petty HR, Todd RF: Integrins as promiscuous signal transduction devices. *Immunol Today* 17:209, 1996.
24. Booth JW, Trimble WS, Grinstein S: Membrane dynamics in phagocytosis. *Semin Immunol* 13:357, 2001.
25. Akira S, Sato S: Toll-like receptors and their signaling mechanisms. *Scand J Infect Dis* 35:555, 2003.
26. Gay NJ, Gangloff M: Structure and function of toll receptors and their ligands. *Annu Rev Biochem* 76:141, 2007.
27. Theilgaard-Monch K, Knudsen S, Follin P, et al: The transcriptional activation program of human neutrophils in skin lesions supports their important role in wound healing. *J Immunol* 172:7684, 2004.
28. Sengeløv H, Voldstedlund M, Vinthen J, et al: Human neutrophils are devoid of the integral membrane protein caveolin. *J Leukoc Biol* 63:563, 1998.
29. Borregaard N, Miller L, Springer TA: Chemoattractant-regulated mobilization of a novel intracellular compartment in human neutrophils. *Science* 237:1204, 1987.
30. Borregaard N, Kjeldsen L, Rygaard K, et al: Stimulus-dependent secretion of plasma proteins from human neutrophils. *J Clin Invest* 90:86, 1992.
31. Sengeløv H, Kjeldsen L, Borregaard N: Control of exocytosis in early neutrophil activation. *J Immunol* 150:1535, 1993.
32. Chaudhuri S, Kumar A, Berger M: Association of ARF and Rabs with complement receptor type-1 storage vesicles in human neutrophils. *J Leukoc Biol* 70:669, 2001.
33. Dahlgren C, Karlsson A, Sendo F: Neutrophil secretory vesicles are the intracellular reservoir for GPI- 80, a protein with adhesion-regulating potential. *J Leukoc Biol* 69:57, 2001.
34. Kumar A, Wetzler E, Berger M: Isolation and characterization of complement receptor type 1 (CR1) storage vesicles from human neutrophils using antibodies to the cytoplasmic tail of CR1. *Blood* 89:4555, 1997.
35. Sengeløv H, Follin P, Kjeldsen L, et al: Mobilization of granules and secretory vesicles during in vivo exudation of human neutrophils. *J Immunol* 154:4157, 1995.
36. Morgan CP, Sengelov H, Whatmore J, et al: ADP-ribosylation-factor-regulated phospholipase D activity localizes to secretory vesicles and mobilizes to the plasma membrane following N-formylmethionyl-leucyl-phenylalanine stimulation of human neutrophils. *Biochem J* 325:581, 1997.
37. Borregaard N, Kjeldsen L, Sengeløv H: Mobilization of granules in neutrophils from patients with myeloproliferative disorders. *Eur J Haematol* 50:189, 1993.
38. Dotti G, Garattini E, Borleri G, et al: Leucocyte alkaline phosphatase identifies terminally differentiated normal neutrophils and its lack in chronic myelogenous leukaemia is not dependent on p210 tyrosine kinase activity. *Br J Haematol* 105:163, 1999.
39. Rambaldi A, Masuhara K, Borleri GM, et al: Flow cytometry of leucocyte alkaline phosphatase in normal and pathologic leucocytes. *Br J Haematol* 96:815, 1997.
40. Sengeløv H, Kjeldsen L, Kroeze W, et al: Secretory vesicles are the intracellular reservoir of complement receptor 1 in human neutrophils. *J Immunol* 153:804, 1994.
41. Muniz M, Riezman H: Intracellular transport of GPI-anchored proteins. *EMBO J* 19:10, 2000.
42. Ehrlich P: Beiträge zur kenntniss der anilinfärbunden and ihrer verwendung in der mikroskopizchen technik. *Archiv für Mikrosk Anatomie* 13:263, 1878.
43. Ehrlich P: Über die specifischen granulationen des blutes. *Archiv für anatomie und physiologie, Physiologische abteilung* 571 Supplementum, 1879.
44. Bainton DF, Farquhar MG: Origin of granules in polymorphonuclear leukocytes. *J Cell Biol* 28:277, 1966.
45. Bainton DF, Ullyot JL, Farquhar M: The development of neutrophilic polymorphonuclear leukocytes in human bone marrow. *J Exp Med* 143:907, 1971.
46. Baggiolini M, Hirsch JG, de Duve C: Resolution of granules from rabbit heterophil leukocytes into distinct populations by zonal sedimentation. *J Cell Biol* 40:529, 1969.
47. Dewald B, Bretz U, Baggiolini M: Release of gelatinase from a novel secretory compartment of human neutrophils. *J Clin Invest* 70:518, 1982.
48. Kjeldsen L, Sengeløv H, Lollike K, et al: Isolation and characterization of gelatinase granules from human neutrophils. *Blood* 83:1640, 1994.
49. Kjeldsen L, Johnsen AH, Sengeløv H, et al: Isolation and primary structure of NGAL, a novel protein associated with human neutrophil gelatinase. *J Biol Chem* 268:10425, 1993.
50. Borregaard N, Cowland JB: Granules of the human neutrophilic polymorphonuclear leukocyte. *Blood* 89:3503, 1997.
51. Borregaard N, Heiple JM, Simons ER, et al: Subcellular localization of the b-cytochrome component of the human neutrophil microbicidal oxidase: Translocation during activation. *J Cell Biol* 97:52, 1983.
52. Ganz T, Selsted M, Szklarek D, et al: Defensins. Natural peptide antibiotics of human neutrophils. *J Clin Invest* 76:1427, 1985.
53. Rice WG, Ganz T, Kinkade JM, et al: Defensin-rich dense granules of human neutrophils. *Blood* 70:757, 1987.
54. Faurschou M, Sorensen OE, Johnsen AH, et al: Defensin-rich granules of human neutrophils: Characterization of secretory properties. *Biochim Biophys Acta* 1591:29, 2002.
55. Cham BP, Gerrard JM, Bainton DF: Granulophysin is located in the membrane of azurophilic granules in human neutrophils and mobilizes to the plasma membrane following cell stimulation. *Am J Pathol* 144:1369, 1994.

56. Skubitz KM, Campbell KD, Iida J, et al: CD63 associates with tyrosine kinase activity and CD11/CD18, and transmits an activation signal in neutrophils. *J Immunol* 157:3617, 1996.
57. de Haar SF, Jansen DC, Schoenmaker T, et al: Loss-of-function mutations in cathepsin C in two families with Papillon-Lefèvre syndrome are associated with deficiency of serine proteinases in PMNs. *Hum Mutat* 23:524, 2004.
58. Andersson E, Hellman L, Gullberg U, et al: The role of the propeptide for processing and sorting of human myeloperoxidase. *J Biol Chem* 273:4747, 1998.
59. Bulow E, Gullberg U, Olsson I: Structural requirements for intracellular processing and sorting of bactericidal/permeability-increasing protein (BPI): Comparison with lipopolysaccharide-binding protein. *J Leukoc Biol* 68:669, 2000.
60. Gullberg U, Bengtsson N, Bulow E, et al: Processing and targeting of granule proteins in human neutrophils. *J Immunol Method* 232:201, 1999.
61. Kjeldsen L, Bainton DF, Sengeløv H, et al: Structural and functional heterogeneity among peroxidase-negative granules in human neutrophils: Identification of a distinct gelatinase containing granule subset by combined immunocytochemistry and subcellular fractionation. *Blood* 82:3183, 1993.
62. Udby L, Calafat J, Sorensen OE, et al: Identification of human cysteine-rich secretory protein 3 (CRISP-3) as a matrix protein in a subset of peroxidase-negative granules of neutrophils and in the granules of eosinophils. *J Leukoc Biol* 72:462, 2002.
63. Kjeldsen L, Bjerrum OW, Hovgaard D, et al: Human neutrophil gelatinase: A marker for circulating blood neutrophils. Purification and quantitation by enzyme linked immunosorbent assay. *Eur J Haematol* 49:180, 1992.
64. Cowland JB, Johnsen AH, Borregaard N: HCAP-18, a cathelin/bactenecin-like protein of human neutrophil specific granules. *FEBS Lett* 368:173, 1995.
65. Sorensen OE, Follin P, Johnsen AH, et al: Human cathelicidin, hCAP-18, is processed to the antimicrobial peptide LL-37 by extracellular cleavage with proteinase 3. *Blood* 97:3951, 2001.
66. Borregaard N, Kjeldsen L, Sengeløv H, et al: Changes in the subcellular localization and surface expression of L-selectin, alkaline phosphatase, and Mac-1 in human neutrophils during stimulation with inflammatory mediators. *J Leukoc Biol* 56:80, 1994.
67. Borregaard N, Lollike K, Kjeldsen L, et al: Human neutrophil granules and secretory vesicles. *Eur J Haematol* 51:187, 1993.
68. Canonne-Hergaux F, Calafat J, Richer E, et al: Expression and subcellular localization of NRAMP1 in human neutrophil granules. *Blood* 100:268, 2002.
69. Kang T, Yi J, Guo A, et al: Subcellular distribution and cytokine- and chemokine-regulated secretion of leukolysin/MT6-MMP/MMP-25 in neutrophils. *J Biol Chem* 276:21960, 2001.
70. Kjeldsen L, Bjerrum OW, Askaa J, et al: Subcellular localization and release of human neutrophil gelatinase, confirming the existence of separate gelatinase-containing granules. *Biochem J* 287:603, 1992.
71. Borregaard N, Sehested M, Nielsen BS, et al: Biosynthesis of granule proteins in normal human bone marrow cells. Gelatinase is a marker of terminal neutrophil differentiation. *Blood* 85:812, 1995.
72. Bjerregaard MD, Jurlander J, Klausen P, et al: The *in vivo* profile of transcription factors during neutrophil differentiation in human bone marrow. *Blood* 101:4322, 2003.
73. Cowland JB, Borregaard N: The individual regulation of granule protein mRNA levels during neutrophil maturation explains the heterogeneity of neutrophil granules. *J Leukoc Biol* 66:989, 1999.
74. Theilgaard-Monch K, Jacobsen LC, Borup R, et al: The transcriptional program of terminal granulocytic differentiation. *Blood* 105:1785, 2005.
75. Le Cabec V, Cowland JB, Calafat J, et al: Targeting of proteins to granule subsets determined by timing not by sorting: The specific granule protein NGAL is localized to azurophil granules when expressed in HL-60 cells. *Proc Natl Acad Sci U S A* 93:6454, 1996.
76. Goda Y: SNAREs and regulated vesicle exocytosis. *Proc Natl Acad Sci U S A* 94:769, 1997.
77. Rothman JE: *Molecular and Cellular Mechanisms of Neurotransmitter Release*, edited by L Stjärne, P Greengard, S Grillner, T Hökfelt, D Ottoson, p 81. Raven Press, New York, 1994.
78. Brumell JH, Volchuk A, Sengelov H, et al: Subcellular distribution of docking/fusion proteins in neutrophils, secretory cells with multiple exocytic compartments. *J Immunol* 155:5750, 1995.
79. Mollinedo F, Martin-Martin B, Calafat J, et al: Role of vesicle-associated membrane protein-2, through q-soluble N-ethylmaleimide-sensitive factor attachment protein receptor/r-soluble N-ethylmaleimide-sensitive factor attachment protein receptor interaction, in the exocytosis of specific and tertiary granules of human neutrophils. *J Immunol* 170:1034, 2003.
80. Arnljots K, Sorensen O, Lollike K, et al: Timing targeting and sorting of azurophil granule proteins in human myeloid cells. *Leukemia* 12:1789, 1998.
81. Lollike K, Kjeldsen L, Sengeløv H, et al: Lysozyme in human neutrophils and plasma. A parameter of myelopoietic activity. *Leukemia* 9:159, 1995.
82. Gombart AF, Shiohara M, Kwok SH, et al: Neutrophil-specific granule deficiency: Homozygous recessive inheritance of a frameshift mutation in the gene encoding transcription factor CCAAT/enhancer binding protein-epsilon. *Blood* 97:2561, 2001.
83. Verbeek W, Wachter M, LekstromHimes J, et al: C/EBP epsilon −/− mice: Increased rate of myeloid proliferation and apoptosis. *Leukemia* 15:103, 2001.
84. Liu L, Ganz T: The pro region of human neutrophil defensin contains a motif that is essential for normal subcellular sorting. *Blood* 85:1095, 1995.
85. Lemansky P, Gerecitano-Schmidek M, Das RC, et al: Targeting myeloperoxidase to azurophilic granules in HL-60 cells. *J Leukoc Biol* 74:542, 2003.
86. Niemann CU, Cowland JB, Klausen P, et al: Localization of serglycin in human neutrophil granulocytes and their precursors. *J Leukoc Biol* 76:406, 2004.
87. Abrink M, Grujic M, Pejler G: Serglycin is essential for maturation of mast cell secretory granule. *J Biol Chem* 279:40897, 2004.
88. Niemann CU, Abrink M, Pejler G, et al: Neutrophil elastase depends on serglycin proteoglycan for localization in granules. *Blood* 109:4478, 2007.
89. Kallquist L, Hansson M, Persson AM, et al: The tetraspanin CD63 is involved in granule targeting of neutrophil elastase. *Blood* 112:3444, 2008.
90. Braga T, Ringvall M, Tveit H, et al: Reduction with dithiothreitol causes serglycin-specific defects in secretory granule integrity of bone marrow derived mast cells. *Mol Immunol* 46:422, 2009.
91. Anderson KL, Smith KA, Conners K, et al: Myeloid development is selectively disrupted in PU.1 null mice. *Blood* 91:3702, 1998.
92. Fisher RC, Lovelock JD, Scott EW: A critical role for PU.1 in homing and long-term engraftment by hematopoietic stem cells in the bone marrow. *Blood* 94:1283, 1999.
93. Eklund EA, Jalava A, Kakar R: PU.1, interferon regulatory factor 1, and interferon consensus sequence-binding protein cooperate to increase gp91(phox) expression. *J Biol Chem* 273:13957, 1998.
94. Gombart AF, Kwok SH, Anderson KL, et al: Regulation of neutrophil and eosinophil secondary granule gene expression by transcription factors C/EBP epsilon and PU.1. *Blood* 101:3265, 2003.
95. Oelgeschlager M, Nuchprayoon I, Luscher B, et al: C/EBP, c-Myb, and PU.1 cooperate to regulate the neutrophil elastase promoter. *Mol Cell Biol* 16:4717, 1996.
96. Simon MC, Olson M, Scott E, et al: Terminal myeloid gene expression and differentiation requires the transcription factor PU.1. *Curr Top Microbiol Immunol* 211:113, 1996.
97. Yamanaka R, Barlow C, Lekstrom-Himes J, et al: Impaired granulopoiesis, myelodysplasia, and early lethality in CCAAT/enhancer binding protein epsilon-deficient mice. *Proc Natl Acad Sci U S A* 94:13187, 1997.
98. Morosetti R, Park DJ, Chumakov AM, et al: A novel, myeloid transcription factor, C/EBP epsilon, is upregulated during granulocytic, but not monocytic, differentiation. *Blood* 90:2591, 1997.
99. Johnnidis JB, Harris MH, Wheeler RT, et al: Regulation of progenitor cell proliferation and granulocyte function by microRNA-223. *Nature* 451:1125, 2008.
100. Arnljots K, Olsson I: Myeloperoxidase precursors incorporate heme. *J Biol Chem* 262:10430, 1987.
101. Nauseef WM, McCormick S, Yi H: Roles of heme insertion and the mannose-6-phosphate receptor in processing of the human myeloid lysosomal enzyme, myeloperoxidase. *Blood* 80:2622, 1992.
102. Klebanoff SJ: Myeloperoxidase. *Proc Assoc Am Physicians* 111:383, 1999.
103. Klebanoff SJ, Nathan CF: Nitrite production by stimulated human polymorphonuclear leukocytes supplemented with azide and catalase. *Biochem Biophys Res Commun* 197:192, 1993.
104. Eiserich JP, Baldus S, Brennan ML, et al: Myeloperoxidase, a leukocyte-derived vascular NO oxidase. *Science* 296:2391, 2002.
105. Savige J, Davies D, Falk RJ, et al: Antineutrophil cytoplasmic antibodies and associated diseases: A review of the clinical and laboratory features. *Kidney Int* 57:846, 2000.
106. Tervaert JW, Goldschmeding R, Elema JD, et al: Association of autoantibodies to myeloperoxidase with different forms of vasculitis. *Arthritis Rheum* 33:1264, 1990.
107. Levy O, Elsbach P: Bactericidal/permeability-increasing protein in host defense and its efficacy in the treatment of bacterial sepsis. *Curr Infect Dis Rep* 3:407, 2001.
108. Alexander S, Bramson J, Foley R, et al: Protection from endotoxemia by adenoviral-mediated gene transfer of human bactericidal/permeability-increasing protein. *Blood* 2003.
109. Ganz T: Defensins: Antimicrobial peptides of innate immunity. *Nat Rev Immunol* 3:710, 2003.
110. Selsted ME, Harwig SSL, Ganz T, et al: Primary structures of three human neutrophil defensins. *J Clin Invest* 76:1436, 1985.
111. Selsted ME, Tang Y-Q, Morris WL, et al: Purification, primary structures, and antibacterial activities of β-defensins, a new family of antimicrobial peptides from bovine neutrophils. *J Biol Chem* 268:6641, 1993.
112. Tang YQ, Yuan J, Ösapay G, et al: A cyclic antimicrobial peptide produced in primate leukocytes by the ligation of two truncated α-defensins. *Science* 286:498, 1999.
113. Almeida RP, Vanet A, Witkosarsat V, et al: Azurocidin, a natural antibiotic from human neutrophils: Expression, antimicrobial activity, and secretion. *Protein Expr Purif* 7:355, 1996.
114. Campanelli D, Detmers PA, Nathan CF, et al: Azurocidin and a homologous serine protease from neutrophils. Differential antimicrobial and proteolytic properties. *J Clin Invest* 85:904, 1990.
115. Flodgaard H, Østergaard E, Bayne S, et al: Covalent structure of two novel neutrophile leucocyte-derived proteins of porcine and human origin. Neutrophile elastase homologues with strong monocyte and fibroblast chemotactic activities. *Eur J Biochem* 197:535, 1991.
116. Gautam N, Olofsson AM, Herwald H, et al: Heparin-binding protein (HBP/CAP37): A missing link in neutrophil-evoked alteration of vascular permeability. *Nat Med* 7:1123, 2001.
117. Tapper H, Karlsson A, Morgelin M, et al: Secretion of heparin-binding protein from human neutrophils is determined by its localization in azurophilic granules and secretory vesicles. *Blood* 99:1785, 2002.
118. Goldschmeding R, Tervaert JW, Dolman KM, et al: ANCA: A class of vasculitis-associated autoantibodies against myeloid granule proteins: Clinical and laboratory aspects and possible pathogenetic implications. *Adv Exp Med Biol* 297:129, 1991.
119. von VS, Tunnemann G, Eulenberg C, et al: NB1 mediates surface expression of the ANCA antigen proteinase 3 on human neutrophils. *Blood* 109:4487, 2007.
120. von VS, Eulenberg C, Wellner M, et al: Neutrophil surface presentation of the anti-neutrophil cytoplasmic antibody-antigen proteinase 3 depends on N-terminal processing. *Clin Exp Immunol* 152:508, 2008.
121. Skold S, Rosberg B, Gullberg U, et al: A secreted proform of neutrophil proteinase 3 regulates the proliferation of granulopoietic progenitor cells. *Blood* 93:849, 1999.
122. Skubitz KM, Campbell KD, Skubitz APN: CD63 associates with CD11/CD18 in large

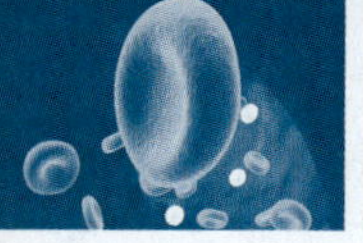

detergent- resistant complexes after translocation to the cell surface in human neutrophils. *FEBS Lett* 469:52, 2000.

123. Saito N, Pulford KAF, Breton-Gorius J, et al: Ultrastructural localization of the CD68 macrophage-associated antigen in human blood neutrophils and monocytes. *Am J Pathol* 139:1053, 1991.

124. Mirinics ZK, Calafat J, Udby L, et al: Identification of the presenilins in hematopoietic cells with localization of presenilin 1 to neutrophil and platelet granules. *Blood Cells Mol Dis* 28:28, 2002.

125. Feuk-Lagerstedt E, Samuelsson M, Mosgoeller W, et al: The presence of stomatin in detergent-insoluble domains of neutrophil granule membranes. *J Leukoc Biol* 72:970, 2002.

126. Nanda A, Brumell JH, Nordstrom T, et al: Activation of proton pumping in human neutrophils occurs by exocytosis of vesicles bearing vacuolar-type H+-ATPases. *J Biol Chem* 271:15963, 1996.

127. Masson PL, Heremans JF, Schonne E: Lactoferrin, an iron-binding protein in neutrophilic leukocytes. *J Exp Med* 130:643, 1969.

128. Baveye S, Elass E, Mazurier J, et al: Lactoferrin: A multifunctional glycoprotein involved in the modulation of the inflammatory process. *Clin Chem Lab Med* 37:281, 1999.

129. Farnaud S, Evans RW: Lactoferrin-a multifunctional protein with antimicrobial properties. *Mol Immunol* 40:395, 2003.

130. Aguilera O, Ostolaza H, Quiros LM, et al: Permeabilizing action of an antimicrobial lactoferricin-derived peptide on bacterial and artificial membranes. *FEBS Lett* 462:273, 1999.

131. Nibbering PH, Ravensbergen E, Welling MM, et al: Human lactoferrin and peptides derived from its N terminus are highly effective against infections with antibiotic-resistant bacteria. *Infec Immun* 69:1469, 2001.

132. Flower DR: The lipocalin protein family: Structure and function. *Biochem J* 318:1, 1996.

133. Kjeldsen L, Bainton DF, Sengeløv H, et al: Identification of neutrophil gelatinase-associated lipocalin as a novel matrix protein of specific granules in human neutrophils. *Blood* 83:799, 1994.

134. Yan L, Borregaard N, Kjeldsen L, et al: The high molecular weight urinary matrix metalloproteinase (MMP) activity is a complex of gelatinase B/MMP-9 and neutrophil gelatinase-associated lipocalin (NGAL). Modulation of MMP-9 activity by NGAL. *J Biol Chem* 276:37258, 2001.

135. Goetz DH, Holmes MA, Borregaard N, et al: The neutrophil lipocalin NGAL is a bacteriostatic agent that interferes with siderophore-mediated iron acquisition. *Mol Cell* 10:1033, 2002.

136. Cowland JB, Sorensen OE, Sehested M, et al: Neutrophil gelatinase-associated lipocalin is up-regulated in human epithelial cells by IL-1beta, but not by TNF-alpha. *J Immunol* 171:6630, 2003.

137. Cellier M, Govoni G, Vidal S, et al: Human natural resistance-associated macrophage protein: CDNA cloning, chromosomal mapping, genomic organization, and tissue-specific expression. *J Exp Med* 180:1741, 1994.

138. Fleming A: On a remarkable bacteriolytic element found in tissues and excretions. *Proc Roy Soc* 93:306, 1922.

139. Selsted ME, Martinez RJ: Lysozyme: Primary bactericidin in human plasma serum active against Bacillus subtilis. *Infect Immun* 20:782, 1978.

140. Tanida N, Onho N, Adachi Y, et al: Binding of lysozyme to synthetic monosaccharide lipid A analogue, GLA60. *Biol Pharm Bull* 16:288, 1993.

141. Takada K, Ohno N, Yadomae T: Binding of lysozyme to lipopolysaccharide suppresses tumor necrosis factor production in vivo. *Infect Immun* 62:1171, 1994.

142. Keshav S, Chung P, Milon G, et al: Lysozyme is an inducible marker of macrophage activation in murine tissues as demonstrated by in situ hybridization. *J Exp Med* 174:1049, 1991.

143. Sexton C, Buss D, Powell B, et al: Usefulness and limitations of serum and urine lysozyme levels in the classification of acute myeloid leukemia: An analysis of 208 cases. *Leuk Res* 20:467, 1996.

144. Gudmundsson GH, Agerberth B, Odeberg J, et al: The human gene FALL39 and processing of the cathelin precursor to the antibacterial peptide LL-37 in granulocytes. *Eur J Biochem* 238:325, 1996.

145. Zanetti M: Cathelicidins, multifunctional peptides of the innate immunity. *J Leukoc Biol* 75:39, 2004.

146. Sorensen O, Arnljots K, Cowland JB, et al: The human antibacterial cathelicidin, hCAP-18, is synthesized in myelocytes and metamyelocytes and localized to specific granules in neutrophils. *Blood* 90:2796, 1997.

147. Sorensen O, Bratt T, Johnsen AH, et al: The human antibacterial cathelicidin, hCAP-18, is bound to lipoproteins in plasma. *J Biol Chem* 274:22445, 1999.

148. Frohm-Nilsson M., Sandstedt B, Sorensen O, et al: The human cationic antimicrobial protein (hCAP18), a peptide antibiotic, is widely expressed in human squamous epithelia and colocalizes with interleukin-6. *Infect Immun* 67:2561, 1999.

149. Heilborn JD, Nilsson MF, Kratz G, et al: The cathelicidin anti-microbial peptide LL-37 is involved in re-epithelialization of human skin wounds and is lacking in chronic ulcer epithelium. *J Invest Dermatol* 120:379, 2003.

150. Sorensen OE, Cowland JB, Theilgaard-Monch K, et al: Wound healing and expression of antimicrobial peptides/polypeptides in human keratinocytes, a consequence of common growth factors. *J Immunol* 170:5583, 2003.

151. Sorensen OE, Gram L, Johnsen AH, et al: Processing of seminal plasma hCAP-18 to ALL-38 by gastricsin: A novel mechanism of generating antimicrobial peptides in vagina. *J Biol Chem* 278:28540, 2003.

152. Zaiou M, Nizet V, Gallo RL: Antimicrobial and protease inhibitory functions of the human cathelicidin (hCAP18/LL-37) prosequence. *J Invest Dermatol* 120:810, 2003.

153. Yang D, Chen Q, Schmidt AP, et al: LL-37, the neutrophil granule- and epithelial cell-derived cathelicidin, utilizes formyl peptide receptor-like 1 (FPRL1) as a receptor to chemoattract human peripheral blood neutrophils, monocytes, and T cells. *J Exp Med* 192:1069, 2000.

154. Koczulla R, von Degenfeld G, Kupatt C, et al: An angiogenic role for the human peptide antibiotic LL-37/hCAP-18. *J Clin Invest* 111:1665, 2003.

155. Scott MG, Davidson DJ, Gold MR, et al: The human antimicrobial peptide LL-37 is a multifunctional modulator of innate immune responses. *J Immunol* 169:3883, 2002.

156. Murphy G, Reynolds JJ, Bretz U, et al: Collagenase is a component of the specific granules of human neutrophil leucocytes. *Biochem J* 162:195, 1977.

157. Murphy G, Bretz U, Baggiolini M, et al: The latent collagenase and gelatinase of human polymorphonuclear neutrophil leucocytes. *Biochem J* 192:517, 1980.

158. Pei D: Leukolysin/MMP25/MT6-MMP: A novel matrix metalloproteinase specifically expressed in the leukocyte lineage. *Cell Res* 9:291, 1999.

159. Jaillon S, Peri G, Delneste Y, et al: The humoral pattern recognition receptor PTX3 is stored in neutrophil granules and localizes in extracellular traps. *J Exp Med* 204:793, 2007.

160. Mantovani A, Garlanda C, Doni A, et al: Pentraxins in innate immunity: From C-reactive protein to the long pentraxin PTX3. *J Clin Immunol* 28:1, 2008.

161. Aoyagi Y, Adderson EE, Rubens CE, et al: L-Ficolin/mannose-binding lectin-associated serine protease complexes bind to group B streptococci primarily through N-acetylneuraminic acid of capsular polysaccharide and activate the complement pathway. *Infect Immun* 76:179, 2008.

162. Jacobsen LC, Theilgaard-Monch K, Christensen EI, et al: Arginase 1 is expressed in myelocytes/metamyelocytes and localized in gelatinase granules of human neutrophils. *Blood* 109:3084, 2007.

163. Munder M, Schneider H, Luckner C, et al: Suppression of T-cell functions by human granulocyte arginase. *Blood* 108:1627, 2006.

164. Ginsel LA, Onderwater JJM, Fransen JAM, et al: Localization of the low-M_r subunit of cytochrome b_{558} in human blood phagocytes by immunoelectron microscopy. *Blood* 76:2105, 1990.

165. Feuk-Lagerstedt E, Jordan ET, Leffler H, et al: Identification of CD66a and CD66b as the major galectin-3 receptor candidates in human neutrophils. *J Immunol* 163:5592, 1999.

166. Karlsson A, Follin P, Leffler H, et al: Galectin-3 activates the NADPH-oxidase in exudated but not peripheral blood neutrophils. *Blood* 91:3430, 1998.

167. Williams LT, Snyderman R, Pike MC, et al: Specific receptor sites for chemotactic peptides on human polymorphonuclear leukocytes. *Proc Natl Acad Sci U S A* 74:1204, 1977.

168. Schiffmann E, Aswanikumar S, Venkatasubramanian K, et al: Some characteristics of the neutrophil receptor for chemotactic peptides. *FEBS Lett* 117:1, 1980.

169. Boulay F, Tardif M, Brouchon L, et al: The human N-formylpeptide receptor. Characterization of two cDNA isolates and evidence for a new subfamily of G-protein-coupled receptors. *Biochemistry* 29:11123, 1990.

170. Prossnitz ER, Ye RD: The N-formyl peptide receptor: A model for the study of chemoattractant receptor structure and function. *Pharmacol Ther* 74:73, 1997.

171. Sengeløv H, Boulay F, Kjeldsen L, et al: Subcellular localization and translocation of the receptor for N-formyl-methionyl-leucyl-phenylalanine in human neutrophils. *Biochem J* 299:473, 1994.

172. Hugli TE: Structure and function of the anaphylatoxins. *Springer Semin Immunopathol* 7:193, 1984.

173. Chenoweth DE, Hugli TE: Demonstration of specific C5a receptor on intact human polymorphonuclear leukocytes. *Proc Natl Acad Sci U S A* 75:3943, 1978.

174. Rollins TE, Springer MS: Identification of the polymorphonuclear leukocyte C5a receptor. *J Biol Chem* 260:7157, 1985.

175. Boulay F, Mery L, Tardif M, et al: Expression cloning of a receptor for C5a anaphylatoxin on differentiated HL-60 cells. *Biochemistry* 30:2993, 1991.

176. Nathan CF: Neutrophil activation on biological surfaces. Massive secretion of hydrogen peroxide in response to products of macrophages and lymphocytes. *J Clin Invest* 80:1550, 1987.

177. Shappell SB, Toman C, Anderson DC, et al: Mac-1 (CD11b/CD18) mediates adherence-dependent hydrogen peroxide production by human and canine neutrophils. *J Immunol* 144:2702, 1990.

178. Kew RR, Grimaldi CM, Furie MB, et al: Human neutrophil Fc gamma RIIIB and formyl peptide receptors are functionally linked during formyl-methionyl-leucyl-phenylalanine-induced chemotaxis. *J Immunol* 149:989, 1992.

179. Leeuwenberg JF, Van De Winkel JG, Jeunhomme TM, et al: Functional polymorphism of IgG FcRII (CD32) on human neutrophils. *Immunology* 71:301, 1990.

180. Sehgal G, Zhang K, Todd RF, III, et al: Lectin-like inhibition of immune complex receptor-mediated stimulation of neutrophils. Effects on cytosolic calcium release and superoxide production. *J Immunol* 150:4571, 1993.

181. Indik ZK, Park JG, Hunter S, et al: The molecular dissection of Fc gamma receptor mediated phagocytosis. *Blood* 86:4389, 1995.

182. Strzelecka-Kiliszek A, Kwiatkowska K, Sobota A: Lyn and Syk kinases are sequentially engaged in phagocytosis mediated by Fc gamma R. *J Immunol* 169:6787, 2002.

183. Raeder EM, Mansfield PJ, Hinkovska-Galcheva V, et al: Syk activation initiates downstream signaling events during human polymorphonuclear leukocyte phagocytosis. *J Immunol* 163:6785, 1999.

184. Kusner DJ, Barton JA, Wen KK, et al: Regulation of phospholipase D activity by actin. Actin exerts bidirectional modulation of Mammalian phospholipase D activity in a polymerization-dependent, isoform-specific manner. *J Biol Chem* 277:50683, 2002.

185. Didsbury JR, Uhing RJ, Tomhave E, et al: Receptor class desensitization of leukocyte chemoattractant receptors. *Proc Natl Acad Sci U S A* 88:11564, 1991.

186. Nakamura M, Honda Z, Izumi T, et al: Molecular cloning and expression of platelet-activating factor receptor from human leukocytes. *J Biol Chem* 266:20400, 1991.

187. Jones SA, Wolf M, Qin SX, et al: Different functions for the interleukin 8 receptors (IL- 8R) of human neutrophil leukocytes: NADPH oxidase and phospholipase D are activated through IL-8R1 but not IL- 8R2. *Proc Natl Acad Sci U S A* 93:6682, 1996.

188. Jin MS, Lee JO: Structures of the toll-like receptor family and its ligand complexes. *Immunity* 29:182, 2008.

189. Diebold SS: Recognition of viral single-stranded RNA by toll-like receptors. *Adv Drug Deliv Rev* 60:813, 2008.
190. Kindrachuk J, Potter J, Wilson HL, et al: Activation and regulation of toll-like receptor 9: CpGs and beyond. *Mini Rev Med Chem* 8:590, 2008.
191. West AP, Koblansky AA, Ghosh S: Recognition and signaling by toll-like receptors. *Annu Rev Cell Dev Biol* 22:409, 2006.
192. Sklar LA, Bokoch GM, Button D, et al: Regulation of ligand-receptor dynamics by guanine nucleotides. Real-time analysis of interconverting states for the neutrophil formyl peptide receptor. *J Biol Chem* 262:135, 1987.
193. Pelz C, Matsumoto T, Molski TF, et al: Characterization of the membrane-associated GTPase activity: Effects of chemotactic factors and toxins. *J Cell Biochem* 39:197, 1989.
194. Bokoch GM, Bickford K, Bohl BP: Subcellular localization and quantitation of the major neutrophil pertussis toxin substrate, G_n. *J Cell Biol* 106:1927, 1988.
195. Kanaho Y, Kanoh H, Nozawa Y: Activation of phospholipase D in rabbit neutrophils by fMet-Leu-Phe is mediated by a pertussis toxin-sensitive GTP-binding protein that may be distinct from a phospholipase C-regulating protein. *FEBS Lett* 279:249, 1991.
196. Barrowman MM, Cockcroft S, Gomperts BD: Two roles for guanine nucleotides in the stimulus-secretion sequence of neutrophils. *Nature* 319:504, 1986.
197. Ohnishi H, Ernst SA, Yule DI, et al: Heterotrimeric G-protein Gq/11 localized on pancreatic zymogen granules is involved in calcium-regulated amylase secretion. *J Biol Chem* 272:16056, 1997.
198. Mansfield PJ, Carey SS, Hinkovska-Galcheva V, et al: Ceramide inhibition of phospholipase D and its relationship to RhoA and ARF1 translocation in GTP gamma S-stimulated polymorphonuclear leukocytes. *Blood* 103:2363, 2004.
199. Dusi S, Donini M, Dellabianca V, et al: Tyrosine phosphorylation of phospholipase C-gamma 2 is involved in the activation of phosphoinositide hydrolysis by Fc receptors in human neutrophils. *Biochem Biophys Res Commun* 201:1100, 1994.
200. Mansfield PJ, Shayman JA, Boxer LA: Regulation of polymorphonuclear leukocyte phagocytosis by myosin light chain kinase after activation of mitogen-activated protein kinase. *Blood* 95:2407, 2000.
201. Cockcroft S, Baldwin JM, Allan D: The Ca2+-activated polyphosphoinositide phosphodiesterase of human and rabbit neutrophil membranes. *Biochem J* 221:477, 1984.
202. Favre CJ, Lew DP, Krause KH: Rapid heparin-sensitive Ca2+ release following Ca(2+)-ATPase inhibition in intact HL-60 granulocytes. Evidence for Ins(1,4,5)P3-dependent Ca2+ cycling across the membrane of Ca2+ stores. *Biochem J* 302 (Pt 1):155, 1994.
203. Cox D, Chang P, Zhang Q, et al: Requirements for both Rac1 and Cdc42 in membrane ruffling and phagocytosis in leukocytes. *J Exp Med* 186:1487, 1997.
204. Roberts AW, Kim C, Zhen L, et al: Deficiency of the hematopoietic cell-specific Rho family GTPase Rac2 is characterized by abnormalities in neutrophil function and host defense. *Immunity* 10:183, 1999.
205. Mansfield PJ, Hinkovska-Galcheva V, Carey SS, et al: Regulation of polymorphonuclear leukocyte degranulation and oxidant production by ceramide through inhibition of phospholipase D. *Blood* 99:1434, 2002.
206. Blackwood RA, Smolen JE, Transue A, et al: Phospholipase D activity facilitates Ca2+-induced aggregation and fusion of complex liposomes. *Am J Physiol* 272:C1279, 1997.
207. English D, Cui Y, Siddiqui RA: Messenger functions of phosphatidic acid. *Chem Phys Lipids* 80:117, 1996.
208. Diez E, Balsinde J, Mollinedo F: Subcellular distribution of fatty acids, phospholipids and phospholipase A2 in human neutrophils. *Biochim Biophys Acta* 1047:83, 1990.
209. Pessach I, Leto TL, Malech HL, et al: Essential requirement of cytosolic phospholipase A(2) for stimulation of NADPH oxidase-associated diaphorase activity in granulocyte-like cells. *J Biol Chem* 276:33495, 2001.
210. Naccache PH, Showell HJ, Becker EL, et al: Arachidonic acid induced degranulation of rabbit peritoneal neutrophils. *Biochem Biophys Res Commun* 87:292, 1979.
211. Hardy SJ, Robinson BS, Ferrante A, et al: Polyenoic very-long-chain fatty acids mobilize intracellular calcium from a thapsigargin-insensitive pool in human neutrophils. The relationship between Ca2+ mobilization and superoxide production induced by long- and very-long-chain fatty acids. *Biochem J* 311(Pt 2):689, 1995.
212. Borgeat P, Hamberg M, Samuelsson B: Transformation of arachidonic acid and homo-gamma-linolenic acid by rabbit polymorphonuclear leukocytes. Monohydroxy acids from novel lipoxygenases. *J Biol Chem* 251:7816, 1976.
213. Naccache PH, Sha'afi RI, Borgeat P, et al: Mono- and dihydroxyeicosatetraenoic acids alter calcium homeostasis in rabbit neutrophils. *J Clin Invest* 67:1584, 1981.
214. Palmer RM, Salmon JA: Release of leukotriene B4 from human neutrophils and its relationship to degranulation induced by N-formyl-methionyl-leucyl-phenylalanine, serum-treated zymosan and the ionophore A23187. *Immunology* 50:65, 1983.
215. Palmblad J, Malmsten CL, Uden AM, et al: Leukotriene B4 is a potent and stereospecific stimulator of neutrophil chemotaxis and adherence. *Blood* 58:658, 1981.
216. Rothman JE: Mechanisms of intracellular protein transport. *Nature* 372:55, 1994.
217. Wickner W, Schekman R: Membrane fusion. *Nat Struct Mol Biol* 15:658, 2008.
218. Brochetta C, Vita F, Tiwari N, et al: Involvement of Munc18 isoforms in the regulation of granule exocytosis in neutrophils. *Biochim Biophys Acta* 1783:1781, 2008.
219. Logan MR, Lacy P, Odemuyiwa SO, et al: A critical role for vesicle-associated membrane protein-7 in exocytosis from human eosinophils and neutrophils. *Allergy* 61:777, 2006.
220. Brinkmann V, Reichard U, Goosmann C, et al: Neutrophil extracellular traps kill bacteria. *Science* 303:1532, 2004.
221. Brinkmann V, Zychlinsky A: Beneficial suicide: Why neutrophils die to make NETs. *Nat Rev Microbiol* 5:577, 2007.
222. Fuchs TA, Abed U, Goosmann C, et al: Novel cell death program leads to neutrophil extracellular traps. *J Cell Biol* 176:231, 2007.
223. Lekstrom-Himes JA, Gallin JI: Immunodeficiency diseases caused by defects in phagocytes. *N Engl J Med* 343:1703, 2000.
224. Dinauer MC: Disorders of neutrophil function: An overview. *Methods Mol Biol* 412:489, 2007.
225. Dale DC, Boxer L, Liles WC: The phagocytes: Neutrophils and monocytes. *Blood* 112:935, 2008.
226. Mollnes TE, Jokiranta TS, Truedsson L, et al: Complement analysis in the 21st century. *Mol Immunol* 44:3838, 2007.
227. Botto M, Fong KY, So AK, et al: Molecular basis of hereditary C3 deficiency. *J Clin Invest* 86:1158, 1990.
228. Frank MM: Complement deficiencies. *Pediatr Clin North Am* 47:1339, 2000.
229. Alper CA, Abramson N, Johnston RB Jr, et al: Studies *in vivo* and *in vitro* on an abnormality in the metabolism of C3 in a patient with increased susceptibility to infection. *J Clin Invest* 49:1975, 1970.
230. Densen P, Weiler JM, Griffiss JM, et al: Familial properdin deficiency and fatal meningococcemia. Correction of the bactericidal defect by vaccination. *N Engl J Med* 316:922, 1987.
231. Nolan KF, Schwaeble W, Kaluz S, et al: Molecular cloning of the cDNA coding for properdin, a positive regulator of the alternative pathway of human complement. *Eur J Immunol* 21:771, 1991.
232. Super M, Thiel S, Lu J, et al: Association of low levels of mannan-binding protein with a common defect of opsonisation. *Lancet* 2:1236, 1989.
233. Jack DL, Klein NJ, Turner MW: Mannose-binding lectin: Targeting the microbial world for complement attack and opsonophagocytosis. *Immunol Rev* 180:86, 2001.
234. Turner MW: The role of mannose-binding lectin in health and disease. *Mol Immunol* 40:423, 2003.
235. Trinchieri G, Sher A: Cooperation of toll-like receptor signals in innate immune defence. *Nat Rev Immunol* 7:179, 2007.
236. Sabroe I, Prince LR, Jones EC, et al: Selective roles for toll-like receptor (TLR)2 and TLR4 in the regulation of neutrophil activation and life span. *J Immunol* 170:5268, 2003.
237. von Bernuth H, Picard C, Jin Z, et al: Pyogenic bacterial infections in humans with MyD88 deficiency. *Science* 321:691, 2008.
238. Buckley RH: Immunodeficiency diseases. *JAMA* 268:2797, 1992.
239. Boxer LA, Smolen JE: Neutrophil granule constituents and their release in health and disease. *Hematol Oncol Clin North Am* 2:101, 1988.
240. Ward DM, Shiflett SL, Kaplan J: Chédiak-Higashi syndrome: A clinical and molecular view of a rare lysosomal storage disorder. *Curr Mol Med* 2:469, 2002.
241. Creel D, Boxer LA, Fauci AS: Visual and auditory anomalies in Chédiak-Higashi syndrome. *Electroencephalogr Clin Neurophysiol* 55:252, 1983.
242. Boxer GJ, Holmsen H, Robkin L, et al: Abnormal platelet function in Chédiak-Higashi syndrome. *Br J Haematol* 35:521, 1977.
243. Abo T, Roder JC, Abo W, et al: Natural killer (HNK-1+) cells in Chédiak-Higashi patients are present in normal numbers but are abnormal in function and morphology. *J Clin Invest* 70:193, 1982.
244. Introne W, Boissy RE, Gahl WA: Clinical, molecular, and cell biological aspects of Chédiak-Higashi syndrome. *Mol Genet Metab* 68:283, 1999.
245. Beguez-Cesar A: Neutropeneia cronica maligna familiar con granulaciounes atipicas de los leucocitos. *Boletin de la Sociedad Cubana Pediatr* 15:900, 1943.
246. Steinbrinck W: Über ene neue granulations anomalie der leukocyten. *Dtsch Arch Klin Med* 193:577, 1948.
247. Chediak MM: New leukocyte anomaly of constitutional and familial character. *Rev Hematol* 7:362, 1952.
248. Higashi O: Congenital gigantism of peroxidase granules; the first case ever reported of qualitative abnormity of peroxidase. *Tohoku J Exp Med* 59:315, 1954.
249. Blume RS, Bennett JM, Yankee RA, et al: Defective granulocyte regulation in the Chédiak-Higashi syndrome. *N Engl J Med* 279:1009, 1968.
250. White JG, Clawson CC: The Chédiak-Higashi syndrome; the nature of the giant neutrophil granules and their interactions with cytoplasm and foreign particulates. *Am J Pathol* 98:151, 1980.
251. Andrews T, Sullivan KE: Infections in patients with inherited defects in phagocytic function. *Clin Microbiol Rev* 16:597, 2003.
252. Trambas CM, Griffiths GM: Delivering the kiss of death. *Nat Immunol* 4:399, 2003.
253. Ingraham LM, Burns CP, Boxer LA, et al: Fluidity properties and liquid composition of erythrocyte membranes in Chédiak-Higashi syndrome. *J Cell Biol* 89:510, 1981.
254. Barbosa MD, Barrat FJ, Tchernev VT, et al: Identification of mutations in two major mRNA isoforms of the Chédiak-Higashi syndrome gene in human and mouse. *Hum Mol Genet* 6:1091, 1997.
255. Stinchcombe JC, Page LJ, Griffiths GM: Secretory lysosome biogenesis in cytotoxic T lymphocytes from normal and Chédiak-Higashi syndrome patients. *Traffic* 1:435, 2000.
256. Tchernev VT, Mansfield TA, Giot L, et al: The Chédiak-Higashi protein interacts with SNARE complex and signal transduction proteins. *Mol Med* 8:56, 2002.
257. Filipovich AH: Hemophagocytic lymphohistiocytosis and related disorders. *Curr Opin Allergy Clin Immunol* 6:410, 2006.
258. Eapen M, DeLaat CA, Baker KS, et al: Hematopoietic cell transplantation for Chédiak-Higashi syndrome. *Bone Marrow Transplant* 39:411, 2007.
259. Tardieu M, Lacroix C, Neven B, et al: Progressive neurologic dysfunctions 20 years after allogeneic bone marrow transplantation for Chédiak-Higashi syndrome. *Blood* 106:40, 2005.
260. Ganz T, Metcalf JA, Gallin JI, et al: Microbicidal/cytotoxic proteins of neutrophils are deficient in two disorders: Chédiak-Higashi syndrome and "specific" granule deficiency. *J Clin Invest* 82:552, 1988.
261. Lomax KJ, Gallin JI, Rotrosen D, et al: Selective defect in myeloid cell lactoferrin gene expression in neutrophil specific granule deficiency. *J Clin Invest* 83:514, 1989.
262. Johnston JJ, Boxer LA, Berliner N: Correlation of messenger RNA levels with protein defects in specific granule deficiency. *Blood* 80:2088, 1992.
263. Rosenberg HF, Gallin JI: Neutrophil-specific granule deficiency includes eosinophils. *Blood* 82:268, 1993.
264. Gallin JI, Fletcher MP, Seligmann BE, et al: Human neutrophil-specific granule defi-

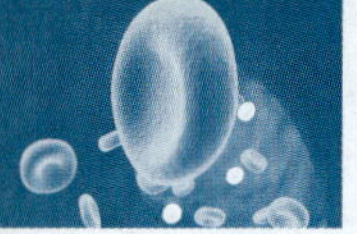

ciency: A model to assess the role of neutrophil-specific granules in the evolution of the inflammatory response. *Blood* 59:1317, 1982.
265. Lekstrom-Himes JA, Dorman SE, Kopar P, et al: Neutrophil-specific granule deficiency results from a novel mutation with loss of function of the transcription factor CCAAT enhancer binding protein epsilon. *J Exp Med* 189:1847, 1999.
266. Khanna-Gupta A, Sun H, Zibello T, et al: Growth factor independence-1 (Gfi-1) plays a role in mediating specific granule deficiency (SGD) in a patient lacking a gene-inactivating mutation in the C/EBPepsilon gene. *Blood* 109:4181, 2007.
267. Kuriyama K, Tomonaga M, Matsuo T, et al: Diagnostic significance of detecting pseudo-Pelger-Huet anomalies and micro-megakaryocytes in myelodysplastic syndrome. *Br J Haematol* 63:665, 1986.
268. Arnaout MA: Leukocyte adhesion molecules deficiency: Its structural basis, pathophysiology and implications for modulating the inflammatory response. *Immunol Rev* 114:145, 1990.
269. Corbi AL, Larson RS, Kishimoto TK, et al: Chromosomal location of the genes encoding the leukocyte adhesion receptors LFA-1, Mac-1 and p150,95. Identification of a gene cluster involved in cell adhesion. *J Exp Med* 167:1597, 1988.
270. Hayward AR, Harvey BA, Leonard J, et al: Delayed separation of the umbilical cord, widespread infections, and defective neutrophil mobility. *Lancet* 1:1099, 1979.
271. Crowley CA, Curnutte JT, Rosin RE, et al: An inherited abnormality of neutrophil adhesion. Its genetic transmission and its association with a missing protein. *N Engl J Med* 302:1163, 1980.
272. Arnaout MA, Pitt J, Cohen HJ, et al: Deficiency of a granulocyte-membrane glycoprotein (gp150) in a boy with recurrent bacterial infections. *N Engl J Med* 306:693, 1982.
273. Dana N, Todd RF, III, Pitt P, et al: Deficiency of a surface membrane glycoprotein (Mo1) in man. *J Clin Invest* 73:153, 1984.
274. Anderson DC, Smith CW: Leukocyte adhesion deficiencies, in *The Metabolic and Molecular Basis of Inherited Disease*, 8th ed, edited by C Scriver, A Beaudet, W Sly, D Valle, B Childs, K Kinzler, B Vogelstein, p 4829. McGraw-Hill, New York, 2001.
275. Springer TA, Thompson WS, Miller LJ, et al: Inherited deficiency of the Mac-1, LFA-1, p150,95 glycoprotein family and its molecular basis. *J Exp Med* 160:1901, 1984.
276. Wagner DD, Frenette PS: The vessel wall and its interactions. *Blood* 111:5271, 2008.
277. Larson RS, Springer TA: Structure and function of leukocyte integrins. *Immunol Rev* 114:181, 1990.
278. Hogg N, Stewart MP, Scarth SL, et al: A novel leukocyte adhesion deficiency caused by expressed but nonfunctional beta2 integrins Mac-1 and LFA-1. *J Clin Invest* 103:97, 1999.
279. Mathew EC, Shaw JM, Bonilla FA, et al: A novel point mutation in CD18 causing the expression of dysfunctional CD11/CD18 leucocyte integrins in a patient with leucocyte adhesion deficiency (LAD). *Clin Exp Immunol* 121:133, 2000.
280. Petrequin PR, Todd RF, III, Devall LJ, et al: Association between gelatinase release and increased plasma membrane expression of the Mo1 glycoprotein. *Blood* 69:605, 1987.
281. Anderson DC, Springer TA: Leukocyte adhesion deficiency: An inherited defect in the Mac-1, LFA-1, and p150,95 glycoproteins. *Annu Rev Med* 38:175, 1987.
282. Schwartz BR, Wayner EA, Carlos TM, et al: Identification of surface proteins mediating adherence of CD11/CD18-deficient lymphoblastoid cells to cultured human endothelium. *J Clin Invest* 85:2019, 1990.
283. Mizgerd JP, Kubo H, Kutkoski GJ, et al: Neutrophil emigration in the skin, lungs, and peritoneum: Different requirements for CD11/CD18 revealed by CD18-deficient mice. *J Exp Med* 186:1357, 1997.
284. Anderson DC, Rothlein R, Marlin SD, et al: Impaired transendothelial migration by neonatal neutrophils: Abnormalities of Mac-1 (CD11b/CD18)-dependent adherence reactions. *Blood* 76:2613, 1990.
285. Mulligan MS, Varani J, Dame MK, et al: Role of endothelial-leukocyte adhesion molecule 1 (ELAM-1) in neutrophil-mediated lung injury in rats. *J Clin Invest* 88:1396, 1991.
286. Wertheimer SJ, Myers CL, Wallace RW, et al: Intercellular adhesion molecule-1 gene expression in human endothelial cells. Differential regulation by tumor necrosis factor-alpha and phorbol myristate acetate. *J Biol Chem* 267:12030, 1992.
287. Malawista SE, de Boisfleury CA, Boxer LA: Random locomotion and chemotaxis of human blood polymorphonuclear leukocytes from a patient with leukocyte adhesion deficiency-1: Normal displacement in close quarters via chimneying. *Cell Motil Cytoskeleton* 46:183, 2000.
288. Arnaout MA: Structure and function of the leukocyte adhesion molecules CD11/CD18. *Blood* 75:1037, 1990.
289. Cao D, Mizukami IF, Garni-Wagner BA, et al: Human urokinase-type plasminogen activator primes neutrophils for superoxide anion release. Possible roles of complement receptor type 3 and calcium. *J Immunol* 154:1817, 1995.
290. Altieri DC, Bader R, Mannucci PM, et al: Oligospecificity of the cellular adhesion receptor Mac-1 encompasses an inducible recognition specificity for fibrinogen. *J Cell Biol* 107:1893, 1988.
291. Wilson RW, Ballantyne CM, Smith CW, et al: Gene targeting yields a CD18-mutant mouse for study of inflammation. *J Immunol* 151:1571, 1993.
292. Yakubenia S, Wild MK: Leukocyte adhesion deficiency II. Advances and open questions. *FEBS J* 273:4390, 2006.
become congenital disorders of glycosylation: An updated nomenclature for CDG. First International Workshop on CDGS. *Glycoconj J* 16:669, 1999.
295. Hidalgo A, Ma S, Peired AJ, et al: Insights into leukocyte adhesion deficiency type 2 from a novel mutation in the GDP-fucose transporter gene. *Blood* 101:1705, 2003.
296. Kuijpers TW, van Bruggen R, Kamerbeek N, et al: Natural history and early diagnosis of LAD-1/variant syndrome. *Blood* 109:3529, 2007.
297. Kuijpers TW, van de Vijver E, Weterman MA, et al: LAD-1/variant syndrome is caused by mutations in FERMT3. *Blood* 113:4740, 2009.
298. Fischer A, Lisowska-Grospierre B, Anderson DC, et al: Leukocyte adhesion deficiency: Molecular basis and functional consequences. *Immunodefic Rev* 1:39, 1988.
299. Bauer TR Jr, Hickstein DD: Gene therapy for leukocyte adhesion deficiency. *Curr Opin Mol Ther* 2:383, 2000.
300. Malech HL, Hickstein DD: Genetics, biology and clinical management of myeloid cell primary immune deficiencies: Chronic granulomatous disease and leukocyte adhesion deficiency. *Curr Opin Hematol* 14:29, 2007.
301. Kral V, Bartunkova J, Svorc K, et al: [The first case of leukocyte integrin deficiency syndrome in the Czech Republic and successful prenatal diagnosis in the affected family]. *Cas Lek Cesk* 135:154, 1996.
302. Boxer LA, Hedley-Whyte ET, Stossel TP: Neutrophil actin dysfunction and abnormal neutrophil behavior. *N Engl J Med* 291:1093, 1974.
303. Southwick FS, Dabiri GA, Stosse TP: Neutrophil actin dysfunction is a genetic disorder associated with partial impairment of neutrophil actin assembly in three family members. *J Clin Invest* 82:1525, 1988.
304. Malech HL, Gallin JI: Current concepts: Immunology neutrophils in human diseases. *N Engl J Med* 317:687, 1987.
305. Southwick FS, Howard TH, Holbrook T, et al: The relationship between CR3 deficiency and neutrophil actin assembly. *Blood* 73:1973, 1989.
306. Coates TD, Torkildson JC, Torres M, et al: An inherited defect of neutrophil motility and microfilamentous cytoskeleton associated with abnormalities in 47-Kd and 89-Kd proteins. *Blood* 78:1338, 1991.
307. Howard T, Li Y, Torres M, et al: The 47-kD protein increased in neutrophil actin dysfunction with 47-and 89-kD protein abnormalities is lymphocyte-specific protein. *Blood* 83:231, 1994.
308. Howard TH, Hartwig J, Cunningham C: Lymphocyte-specific protein 1 expression in eukaryotic cells reproduces the morphologic and motile abnormality of NAD 47/89 neutrophils. *Blood* 91:4786, 1998.
309. Camitta BM, Quesenberry PJ, Parkman R, et al: Bone marrow transplantation for an infant with neutrophil dysfunction. *Exp Hematol* 5:109, 1977.
310. Samuels J, Aksentijevich I, Torosyan Y, et al: Familial Mediterranean fever at the millennium. Clinical spectrum, ancient mutations, and a survey of 100 American referrals to the National Institutes of Health. *Medicine (Baltimore)* 77:268, 1998.
311. Siegal S: Benign paroxysmal peritonitis. *Ann Intern Med* 23:1, 1945.
312. Drenth JP, van der Meer JW: Hereditary periodic fever. *N Engl J Med* 345:1748, 2001.
313. Ben Chetrit E, Levy M: Familial Mediterranean fever. *Lancet* 351:659, 1998.
314. Ancient missense mutations in a new member of the RoRet gene family are likely to cause familial Mediterranean fever. The International FMF Consortium. *Cell* 90:797, 1997.
315. A candidate gene for familial Mediterranean fever. The French FMF Consortium. *Nat Genet* 17:25, 1997.
316. Centola M, Wood G, Frucht DM, et al: The gene for familial Mediterranean fever, MEFV, is expressed in early leukocyte development and is regulated in response to inflammatory mediators. *Blood* 95:3223, 2000.
317. Ryan JG, Kastner DL: Fevers, genes, and innate immunity. *Curr Top Microbiol Immunol* 321:169, 2008.
318. Hull KM, Shoham N, Chae JJ, et al: The expanding spectrum of systemic autoinflammatory disorders and their rheumatic manifestations. *Curr Opin Rheumatol* 15:61, 2003.
319. Richards N, Schaner P, Diaz A, et al: Interaction between pyrin and the apoptotic speck protein (ASC) modulates ASC-induced apoptosis. *J Biol Chem* 276:39320, 2001.
320. Touitou I: The spectrum of Familial Mediterranean Fever (FMF) mutations. *Eur J Hum Genet* 9:473, 2001.
321. Schaner P, Richards N, Wadhwa A, et al: Episodic evolution of pyrin in primates: Human mutations recapitulate ancestral amino acid states. *Nat Genet* 27:318, 2001.
322. Williamson LM, Hull D, Mehta R, et al: Familial Hibernian fever. *Q J Med* 51:469, 1982.
323. Lakshman R, Finn A: Neutrophil disorders and their management. *J Clin Pathol* 54:7, 2001.
324. Perlmutter DH, Colten HR: Molecular basis of complement deficiencies. *Immunodefic Rev* 1:105, 1989.
325. Kannourakis G: Glycogen storage disease. *Semin Hematol* 39:103, 2002.
326. Smith OP: Shwachman-Diamond syndrome. *Semin Hematol* 39:95, 2002.
327. Jones DH, Schmalstieg FC, Dempsey K, et al: Subcellular distribution and mobilization of MAC-1 (CD11b/CD18) in neonatal neutrophils. *Blood* 75:488, 1990.
328. Brayton RG, Stokes PE, Schwartz MS, et al: Effect of alcohol and various diseases on leukocyte mobilization, phagocytosis and intracellular bacterial killing. *N Engl J Med* 282:123, 1970.
329. Oseas RS, Allen J, Yang HH, et al: Mechanism of dexamethasone inhibition of chemotactic factor induced granulocyte aggregation. *Blood* 59:265, 1982.
330. Dale DC, Fauci AS, Wolff SM: Alternate-day prednisone. Leukocyte kinetics and susceptibility to infections. *N Engl J Med* 291:1154, 1974.
331. Boxer LA, Allen JM, Baehner RL: Diminished polymorphonuclear leukocyte adherence. Function dependent on release of cyclic AMP by endothelial cells after stimulation of beta-receptors by epinephrine. *J Clin Invest* 66:268, 1980.
332. Freeman AF, Holland SM: The hyper-IgE syndromes. *Immunol Allergy Clin North Am* 28:277, 2008.
333. Engelich G, Wright DG, Hartshorn KL: Acquired disorders of phagocyte function complicating medical and surgical illnesses. *Clin Infect Dis* 33:2040, 2001.
334. Buckley RH: The hyper-IgE syndrome. *Clin Rev Allergy Immunol* 20:139, 2001.
335. Grimbacher B, Holland SM, Gallin JI, et al: Hyper-IgE syndrome with recurrent infections—An autosomal dominant multisystem disorder. *N Engl J Med* 340:692, 1999.
336. Segal BH, Leto TL, Gallin JI, et al: Genetic, biochemical, and clinical features of chronic granulomatous disease. *Medicine (Baltimore)* 79:170, 2000.
337. Berendes H, Bridges RA, Good RA: A fatal granulomatosus of childhood: The clinical study of a new syndrome. *Minn Med* 40:309, 1957.
338. Landing BH, Shirkey HS: A syndrome of recurrent infection and infiltration of vis-

cera by pigmented lipid histiocytes. *Pediatrics* 20:431, 1957.

339. Sbarra AJ, Karnovsky ML: The biochemical basis of phagocytosis. I. Metabolic changes during the ingestion of particles by polymorphonuclear leukocytes. *J Biol Chem* 234:1355, 1959.
340. Iyer GY, Quastel JH: Biochemical aspects of phagocytosis. *Nature* 192:535, 1961.
341. Iyer GY, Quastel JH: NADPH and NADH oxidation by guinea pig polymorphonuclear leucocytes. *Can J Biochem Physiol* 41:427, 1963.
342. Baehner RL, Nathan DG: Quantitative nitroblue tetrazolium test in chronic granulomatous disease. *N Engl J Med* 278:971, 1968.
343. Winkelstein JA, Marino MC, Johnston RB Jr, et al: Chronic granulomatous disease. Report on a national registry of 368 patients. *Medicine (Baltimore)* 79:155, 2000.
344. Parkos CA, Allen RA, Cochrane CG, et al: Purified cytochrome b from human granulocyte plasma membrane is comprised of two polypeptides with relative molecular weights of 91,000 and 22,000. *J Clin Invest* 80:732, 1987.
345. Sengelov H, Follin P, Kjeldsen L, et al: Mobilization of granules and secretory vesicles during in vivo exudation of human neutrophils. *J Immunol* 154:4157, 1995.
346. Abo A, Pick E: Purification and characterization of a third cytosolic component of the superoxide-generating NADPH oxidase of macrophages. *J Biol Chem* 266:23577, 1991.
347. Quinn MT, Mullen ML, Jesaitis AJ: Human neutrophil cytochrome b contains multiple hemes. Evidence for heme associated with both subunits. *J Biol Chem* 267:7303, 1992.
348. Rotrosen D, Yeung CL, Leto TL, et al: Cytochrome b_{558}: The flavin-binding component of the phagocyte NADPH oxidase. *Science* 256:1459, 1992.
349. Segal AW, West I, Wientjes F, et al: Cytochrome b-245 is a flavocytochrome containing FAD and the NADPH-binding site of the microbicidal oxidase of phagocytes. *Biochem J* 284:781, 1992.
350. Sumimoto H, Sakamoto N, Nozaki M, et al: Cytochrome b558, a component of the phagocyte NADPH oxidase, is a flavoprotein. *Biochem Biophys Res Commun* 186:1368, 1992.
351. Zhen L, Yu L, Dinauer MC: Probing the role of the carboxyl terminus of the gp91phox subunit of neutrophil flavocytochrome b558 using site-directed mutagenesis. *J Biol Chem* 273:6575, 1998.
352. Henderson LM, Thomas S, Banting G, et al: The arachidonate-activatable, NADPH oxidase-associated H+ channel is contained within the multi-membrane-spanning N- terminal region of gp91-phox. *Biochem J* 325:701, 1997.
353. Shatwell KP, Dancis A, Cross AR, et al: The FRE1 ferric reductase of Saccharomyces cerevisiae is a cytochrome b similar to that of NADPH oxidase. *J Biol Chem* 271:14240, 1996.
354. Deleo FR, Quinn MT: Assembly of the phagocyte NADPH oxidase: Molecular interaction of oxidase proteins. *J Leukoc Biol* 60:677, 1996.
355. Segal AW: The NADPH oxidase and chronic granulomatous disease. *Mol Med Today* 2:129, 1996.
356. Wientjes FB, Hsuan JJ, Totty NF, et al: $P40^{phox}$, a third cytosolic component of the activation complex of the NADPH oxidase to contain SRC homology 3 domains. *Biochem J* 296:557, 1993.
357. Chen J, He R, Minshall RD, et al: Characterization of a mutation in the Phox homology domain of the NADPH oxidase component p40phox identifies a mechanism for negative regulation of superoxide production. *J Biol Chem* 282:30273, 2007.
358. Cross AR, Jones OT: Enzymic mechanisms of superoxide production. *Biochim Biophys Acta* 1057:281, 1991.
359. Abo A, Boyhan A, West I, et al: Reconstitution of neutrophil NADPH oxidase activity in the cell-free system by four components: p67-phox, p47-phox, p21rac1, and cytochrome b-245. *J Biol Chem* 267:16767, 1992.
360. Clark RA, Volpp BD, Leidal KG, et al: Two cytosolic components of the human neutrophil respiratory burst oxidase translocate to the plasma membrane during cell activation. *J Clin Invest* 85:714, 1990.
361. Heyworth PG, Curnutte JT, Nauseef WM, et al: Neutrophil nicotinamide adenine dinucleotide phosphate oxidase assembly. Translocation of p47-phox and p67-phox requires interaction between p47-phox and cytochrome b_{558}. *J Clin Invest* 87:352, 1991.
362. Knaus UG, Morris S, Dong HJ, et al: Regulation of human leukocyte p21-activated kinases through g protein-coupled receptors. *Science* 269:221, 1995.
363. Bromberg Y, Pick E: Unsaturated fatty acids stimulate NADPH-dependent superoxide production by cell-free system derived from macrophages. *Cell Immunol* 88:213, 1984.
364. Curnutte JT: Activation of human neutrophil nicotinamide adenine dinucleotide phosphate, reduced (triphosphopyridine nucleotide, reduced) oxidase by arachidonic acid in a cell-free system. *J Clin Invest* 75:1740, 1985.
365. McPhail LC, Shirley PS, Clayton CC, et al: Activation of the respiratory burst enzyme from human neutrophils in a cell-free system. Evidence for a soluble cofactor. *J Clin Invest* 75:1735, 1985.
366. Curnutte JT: Molecular basis of the autosomal recessive forms of chronic granulomatous disease. *Immunodefic Rev* 3:149, 1992.
367. Heyworth PG, Curnutte JT, Rae J, et al: Hematologically important mutations: X-linked chronic granulomatous disease (second update). *Blood Cells Mol Dis* 27:16, 2001.
368. Francke U, Ochs HD, de Martinville B, et al: Minor Xp21 chromosome deletion in a male associated with expression of Duchenne muscular dystrophy, chronic granulomatous disease, retinitis pigmentosa, and McLeod syndrome. *Am J Hum Genet* 37:250, 1985.
369. Royer-Pokora B, Kunkel LM, Monaco AP, et al: Cloning the gene for an inherited human disorder-chronic granulomatous disease-on the basis of its chromosomal location. *Nature* 322:32, 1986.
370. Frey D, Mächler M, Seger R, et al: Gene deletion in a patient with chronic granulomatous disease and McLeod syndrome: Fine mapping of the Xk gene locus. *Blood* 71:252, 1988.
371. de Boer M, Bolscher BG, Dinauer MC, et al: Splice site mutations are a common cause of X-linked chronic granulomatous disease. *Blood* 80:1553, 1992.
372. Curnutte JT, Orkin S, Dinauer MC: Genetic disorders of phagocyte function, in *The Molecular Basis of Blood Diseases*, 2nd ed, edited by G Stammatoyannopoulos, p 493. Saunders, Philadelphia, 1994.
373. Roos D, Deboer M, Kuribayashi F, et al: Mutations in the x-linked and autosomal recessive forms of chronic granulomatous disease. *Blood* 87:1663, 1996.
374. Rae J, Newburger PE, Dinauer MC, et al: X-Linked chronic granulomatous disease: Mutations in the CYBB gene encoding the gp91-phox component of respiratory-burst oxidase. *Am J Hum Genet* 62:1320, 1998.
375. Dinauer MC, Pierce EA, Bruns GAP, et al: Human neutrophil cytochrome b light chain (p22-phox). Gene structure, chromosomal location, and mutations in cytochrome-negative autosomal recessive chronic granulomatous disease. *J Clin Invest* 86:1729, 1990.
376. Segal AW: Biochemistry and molecular biology of chronic granulomatous disease. *J Inherit Metab Dis* 15:683, 1992.
377. Casimir CM, Bu-Ghanim HN, Rodaway AR, et al: Autosomal recessive chronic granulomatous disease caused by deletion at a dinucleotide repeat. *Proc Natl Acad Sci U S A* 88:2753, 1991.
378. Roos D: X-CGDbase: A database of X-CGD-causing mutations. *Immunol Today* 17:517, 1996.
379. Jankowski A, Scott CC, Grinstein S: Determinants of the phagosomal pH in neutrophils. *J Biol Chem* 277:6059, 2002.
380. Segal AW: How neutrophils kill microbes. *Annu Rev Immunol* 23:197, 2005.
381. Reeves EP, Lu H, Jacobs HL, et al: Killing activity of neutrophils is mediated through activation of proteases by K+ flux. *Nature* 416:291, 2002.
382. Fernandez-Boyanapalli RF, Frasch SC, McPhillips K, et al: Impaired apoptotic cell clearance in CGD due to altered macrophage programming is reversed by phosphatidylserine-dependent production of IL-4. *Blood* 2009.
383. Johnston RB Jr, Baehner RL: Chronic granulomatous disease: Correlation between pathogenesis and clinical findings. *Pediatrics* 48:730, 1971.
384. Johnston RB Jr: Clinical aspects of chronic granulomatous disease. *Curr Opin Hematol* 8:17, 2001.
385. Petty HR, Francis JW, Boxer LA: Deficiency in immune complex uptake by chronic granulomatous disease neutrophils. *J Cell Sci* 90:425, 1988.
386. Foster CB, Lehrnbecher T, Mol F, et al: Host defense molecule polymorphisms influence the risk for immune-mediated complications in chronic granulomatous disease. *J Clin Invest* 102:2146, 1998.
387. Wolach B, Scharf Y, Gavrieli R, et al: Unusual late presentation of X-linked chronic granulomatous disease in an adult female with a somatic mosaic for a novel mutation in CYBB. *Blood* 105:61, 2005.
388. Crockard AD, Thompson JM, Boyd NA, et al: Diagnosis and carrier detection of chronic granulomatous disease in five families by flow cytometry. *Int Arch Allergy Immunol* 114:144, 1997.
389. Newburger PE, Luscinskas FW, Ryan T, et al: Variant chronic granulomatous disease: Modulation of the neutrophil defect by severe infection. *Blood* 68:914, 1986.
390. Curnutte JT: Chronic granulomatous disease: The solving of clinical riddle at the molecular level. *Clin Immunol Immunopathol* 67:S2, 1993.
391. Newburger PE, Cohen HJ, Rothchild SB, et al: Prenatal diagnosis of chronic granulomatous disease. *N Engl J Med* 300:178, 1979.
392. Pelham A, O'Reilly MA, Malcolm S, et al: RFLP and deletion analysis for X-linked chronic granulomatous disease using the cDNA probe: Potential for improved prenatal diagnosis and carrier determination. *Blood* 76:820, 1990.
393. Cooper MR, DeChatelet LR, McCall CE, et al: Complete deficiency of leukocyte glucose-6-phosphate dehydrogenase with defective bactericidal activity. *J Clin Invest* 51:769, 1972.
394. Vives Corrons JL, Feliu E, Pujades MA, et al: Severe-glucose-6-phosphate dehydrogenase (G6PD) deficiency associated with chronic hemolytic anemia, granulocyte dysfunction, and increased susceptibility to infections: Description of a new molecular variant (G6PD Barcelona). *Blood* 59:428, 1982.
395. Ambruso DR, Knall C, Abell AN, et al: Human neutrophil immunodeficiency syndrome is associated with an inhibitory Rac2 mutation. *Proc Natl Acad Sci U S A* 97:4654, 2000.
396. Williams DA, Tao W, Yang FC, et al: Dominant negative mutation of the hematopoietic-specific Rho GTPase, Rac2, is associated with a human phagocyte immunodeficiency. *Blood* 96:1646, 2000.
397. Chusid MJ, Gelfand JA, Nutter C, et al: Letter: Pulmonary aspergillosis, inhalation of contaminated marijuana smoke, chronic granulomatous disease. *Ann Intern Med* 82:682, 1975.
398. Seger RA: Modern management of chronic granulomatous disease. *Br J Haematol* 140:255, 2008.
399. Gallin JI, Alling DW, Malech HL, et al: Itraconazole to prevent fungal infections in chronic granulomatous disease. *N Engl J Med* 348:2416, 2003.
400. A controlled trial of interferon gamma to prevent infection in chronic granulomatous disease. The International Chronic Granulomatous Disease Cooperative Study Group. *N Engl J Med* 324:509, 1991.
401. Schiff DE, Rae J, Martin TR, et al: Increased phagocyte Fc gammaRI expression and improved Fc gamma-receptor-mediated phagocytosis after in vivo recombinant human interferon-gamma treatment of normal human subjects. *Blood* 90:3187, 1997.
402. Woodman RC, Erickson RW, Rae J, et al: Prolonged recombinant interferon-gamma therapy in chronic granulomatous disease: Evidence against enhanced neutrophil oxidase activity. *Blood* 79:1558, 1992.
403. Seger RA, Tiefenauer L, Matsunaga T, et al: Chronic granulomatous disease due to granulocytes with abnormal NADPH oxidase activity and deficient cytochrome-b. *Blood* 61:423, 1983.

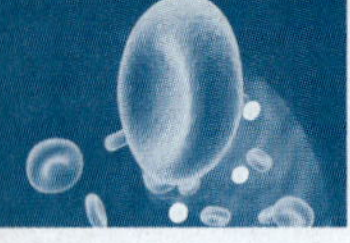

404. Styrt B, Klempner MS: Late-presenting variant of chronic granulomatous disease. *Pediatr Infect Dis* 3:556, 1984.
405. Malech HL, Bauer TR, Hickstein DD: Prospects for gene therapy of neutrophil defects. *Semin Hematol* 34:355, 1997.
406. Pollock JD, Williams DA, Gifford MAC, et al: Mouse model of x-linked chronic granulomatous disease, an inherited defect in phagocyte superoxide production. *Nat Genet* 9:202, 1995.
407. Jackson SH, Gallin JI, Holland SM: The p47(phox) mouse knock-out model of chronic granulomatous disease. *J Exp Med* 182:751, 1995.
408. Mardiney M, III, Jackson SH, Spratt SK, et al: Enhanced host defense after gene transfer in the murine p47phox-deficient model of chronic granulomatous disease. *Blood* 89:2268, 1997.
409. Bjorgvinsdottir H, Ding CJ, Pech N, et al: Retroviral-mediated gene transfer of gp91(phox) into bone marrow cells rescues defect in host defense against Aspergillus fumigatus in murine X-linked chronic granulomatous disease. *Blood* 89:41, 1997.
410. Malech HL, Maples PB, Whiting-Theobald N, et al: Prolonged production of NADPH oxidase-corrected granulocytes after gene therapy of chronic granulomatous disease. *Proc Natl Acad Sci U S A* 94:12133, 1997.
411. Ott MG, Schmidt M, Schwarzwaelder K, et al: Correction of X-linked chronic granulomatous disease by gene therapy, augmented by insertional activation of MDS1-EVI1, PRDM16 or SETBP1. *Nat Med* 12:401, 2006.
412. Hansson M, Olsson I, Nauseef WM: Biosynthesis, processing, and sorting of human myeloperoxidase. *Arch Biochem Biophys* 445:214, 2006.
413. Nauseef WM: Insights into myeloperoxidase biosynthesis from its inherited deficiency. *J Mol Med* 76:661, 1998.
414. Nauseef WM: Myeloperoxidase deficiency. *Hematol Pathol* 4:165, 1990.
415. Boxer, L. A.: The role of antioxidants in modulating neutrophil functional responses, in *Advances in Experimental Medicine*, edited by A Bendich, M Philip, P Tengedy, p 19. Plenum Press, New York, 1990.
416. Roos D, Weening RS, Voetman AA, et al: Protection of phagocytic leukocytes by endogenous glutathione: Studies in a family with glutathione reductase deficiency. *Blood* 53:851, 1979.
417. Boxer LA, Oliver JM, Spielberg SP, et al: Protection of granulocytes by vitamin E in glutathione synthetase deficiency. *N Engl J Med* 301:901, 1979.

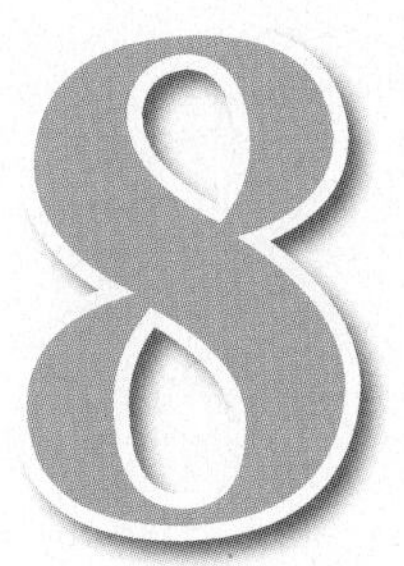

第八部分

单核细胞和巨噬细胞

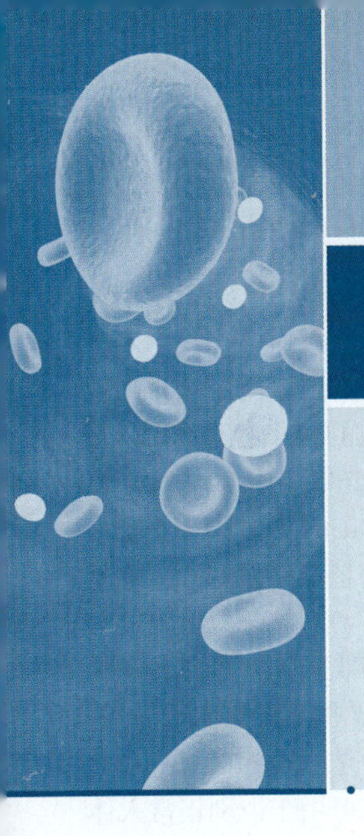

第67章

单核细胞和巨噬细胞的形态学

Steven D. Douglas, Florin Tuluc

摘 要

扫描电镜下的单核细胞多为球形，可见皱褶和突起。在透射电镜扫描后重建的图像中，单核细胞的核为肾形，内有小的核仁。胞质内线粒体、微管和微丝丰富。靠近中心粒的高尔基体发达。在细胞表面和靠近细胞表面处有大量明显的微绒毛和微囊泡。胞质内有散在的类似溶酶体的颗粒。这些颗粒与中性粒细胞的初级颗粒相似，但与中性粒细胞不同的是，单核细胞的颗粒内含有酯酶，并可被氟化物所抑制。当单核细胞进入组织后，就分化成巨噬细胞，细胞的体积和胞质颗粒的数量都明显增加。巨噬细胞的形态各异，取决于其定居的组织类型（如肺、肝、脾、脑）。巨噬细胞的典型特征是有明显的溶酶体：电子密度高，依附于细胞膜，并可以与吞噬体融合形成次级溶酶体。次级溶酶体含有降解到不同阶段的细胞碎片和非细胞物质。单核细胞表面的受体种类很多，包括免疫球蛋白的Fc片段、补体蛋白、细胞因子、趋化因子、脂蛋白和其他物质的受体都在细胞表面表达。巨噬细胞在形态、生化和功能方面各不相同，主要取决于从单核细胞转化时的环境。包括淋巴结的树突状细胞、结缔组织中的组织细胞、骨中的破骨细胞、肝脏的Kupffer细胞、中枢神经系统中的小胶质细胞和质膜表面的巨噬细胞等，这些差异明显的细胞可以满足局部组织对单核-吞噬细胞系统的需要，在炎症和宿主防御外来颗粒中发挥作用。

本章使用的简写和缩略词：CR1，补体受体1（complement receptor 1）；CR3，补体受体3（complement receptor 3）；CSF，集落刺激因子（colony-stimulating factor）；FcR，Fc受体（Fc receptor）；GM-CSF，粒细胞-单核细胞集落刺激因子（granulocyte-monocyte colony-stimulating factor）；HIV，人类免疫缺陷病毒（human immunodeficiency virus）；HLA，人类白细胞抗原（human leukocyte antigen）；IgG，免疫球蛋白G（immunoglobulin G）；IL-4，白介素-4（interleukin-4）；IMP，膜内颗粒（intramembrane particle）；LPS，脂多糖（lipopolysaccharide）；M-CSF，巨噬细胞集落刺激因子（macrophage colony-stimulating factor）；MHC主要组织相容性复合物（major histocompatibility complex）；TLR，toll样受体（toll-like receptor）。

单核-吞噬细胞系统

对哺乳动物吞噬细胞的现代研究始于19世纪的Metchnikoff。在对动物吞噬细胞的个体发生、动力学和功能的研究基础上建立了单核-吞噬细胞系统的概念：由血中的单核细胞、游离的或定居于组织中的巨噬细胞组成的系统[1,2]。尽管现在已不再使用**“网状内皮系统”**的名词[3]，血管内皮、网状细胞和淋巴生发中心的树突状细胞通常不被包括在单核-吞噬细胞系统中，这些细胞是单核-吞噬细胞系统的补充部分，单核-吞噬细胞在体外可以分化成树突状细胞[4]。单核细胞和巨噬细胞构成了以前认为是“网状内皮系统”的功能系统。组织内的巨噬细胞具有很多相同的功能，例如吞噬和杀灭微生物的能力，在体外黏附于玻璃或塑料表面的能力等。动力学研究表明，巨噬细胞由单核细胞转化而来，而单核细胞起源于造血干细胞（参见第16章）。

外周血中的单核细胞沿血管壁分布，可以黏附到血管内皮细胞表面，并可分化成巨大的可游走的细胞。在炎症和趋化因子刺激后，单核细胞可以穿过血管壁进入炎症部位，转化成巨噬细胞后具有很强的吞噬活性，并释放水解酶。游离的巨噬细胞也可出现在哺乳动物的唾液腺、肺泡间隙、胸膜、腹膜和关节滑液中。游走活性稍低的、固定在组织中的巨噬细胞可以出现在不同组织和质膜腔内（表67-1）。单个核的吞噬细胞的功能包括吞饮和消化微生物、特殊颗粒或组织碎片，分泌趋化因子和炎症反应调节因子，参与免疫反应中抗原和淋巴细胞的相互作用，细胞毒活性（如杀伤某些肿瘤细胞），以及特定组织内巨噬细胞的特殊功能。

随着成年人血液中单核细胞的分离技术的发展，我们发现单核细胞是一群体积不同、异质性很强的细胞。通过黏附到玻璃介质或明胶包被的培养瓶培养或离心淘洗法，可以得到大量纯化的单核细胞[1,2]。直径12~15μm的单核细胞（在干血膜上测量），即所谓“规则的单核细胞”，在某种程度上，细胞越小，活

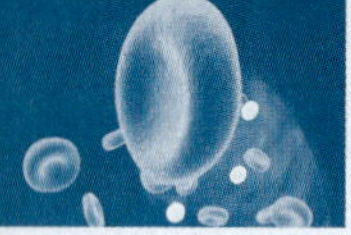

表 67-1 单核 - 吞噬细胞的分布[7,69,70]

骨髓	组织
原始单核细胞	肝（Kupffer 细胞）
幼稚单核细胞	肺（肺泡巨噬细胞）
单核细胞	结缔组织（组织细胞）
巨噬细胞	脾（红髓巨噬细胞）
外周血	淋巴结
单核细胞	胸腺
体腔	骨（破骨细胞）
胸腔巨噬细胞	滑膜（A 型细胞）
腹腔巨噬细胞	黏膜相关淋巴组织
炎症组织	胃肠道
上皮样细胞	泌尿生殖道
渗出液巨噬细胞	内分泌器官
多核巨细胞	中枢神经系统（小神经胶质细胞）
	皮肤（组织细胞 / 树突状细胞）

动性越小，细胞越成熟就更容易被识别。这种规则的细胞通常被认为是不成熟的小单核细胞，但其功能尚不清楚。

单核细胞不断从血液中进入外周组织，小鼠血液中的单核细胞的半寿期约为 1 天[5]。不分裂的单核细胞可以在体外被诱导分化成树突状细胞。不过，这一过程需要与外源性细胞因子一起孵育 7~10 天[通常是白介素 -4（IL-4）和粒细胞 - 单核细胞集落刺激因子（GM-CSF）][6]。如果有细胞外基质和内皮细胞存在时，单核细胞沿两条独立的途径进行分化：转化为树突状细胞或巨噬细胞。单核细胞穿过基底层的内皮细胞进入体腔方向并分化成树突状细胞。相反，停留在基底层基质中的单核细胞分化成为巨噬细胞。

单核前体细胞的形态学

原始单核细胞和幼稚单核细胞是单核细胞的前体细胞，观察外周血或骨髓涂片，可以看到这些细胞的核染色质细致，有核仁。原始单核细胞在骨髓内很少见，在光镜下很难与原始髓细胞区别。幼稚单核细胞直径大约 12~18μm（干血膜测量值），有着特征性的、折叠凹陷的、不规则的核，核染色质浓聚，胞质内有大量微丝。

在动物试验中，骨髓细胞中只有很少部分细胞具有吞噬功能，可以合成 DNA，黏附于玻璃表面，并含有非特异性酯酶[7]。这些细胞曾被认为是幼稚单核细胞，并被认为是原始单核细胞和血液中单核细胞的中间类型[7]。细胞化学研究可用于识别正常人体骨髓内的幼稚单核细胞。这些细胞的细胞核折叠凹陷，不规则，胞质中有成束的或散在的微丝。这些形态学特征都有助于区分幼稚单核细胞和早幼粒细胞[8,9]。过氧化物酶广泛存在于所有分泌性细胞器的囊泡中，包括粗面内质网、高尔基体、相关囊泡及所有成熟和不成熟颗粒。酸性磷酸酶和芳基硫酸酯酶的细胞化学反应产物也广泛存在于幼稚单核细胞的分泌性细胞器中。

单核细胞形态

■ 光镜

单核细胞的形态可以通过光镜和相差显微镜[10]、透射电镜扫描、冷冻裂隙和冰冻蚀刻[11]等方法来观察。

在染色的血涂片中，单核细胞的直径约 12~15μm（图 67-1）。单核细胞的核约占整个细胞的一半，常偏于一侧。核多

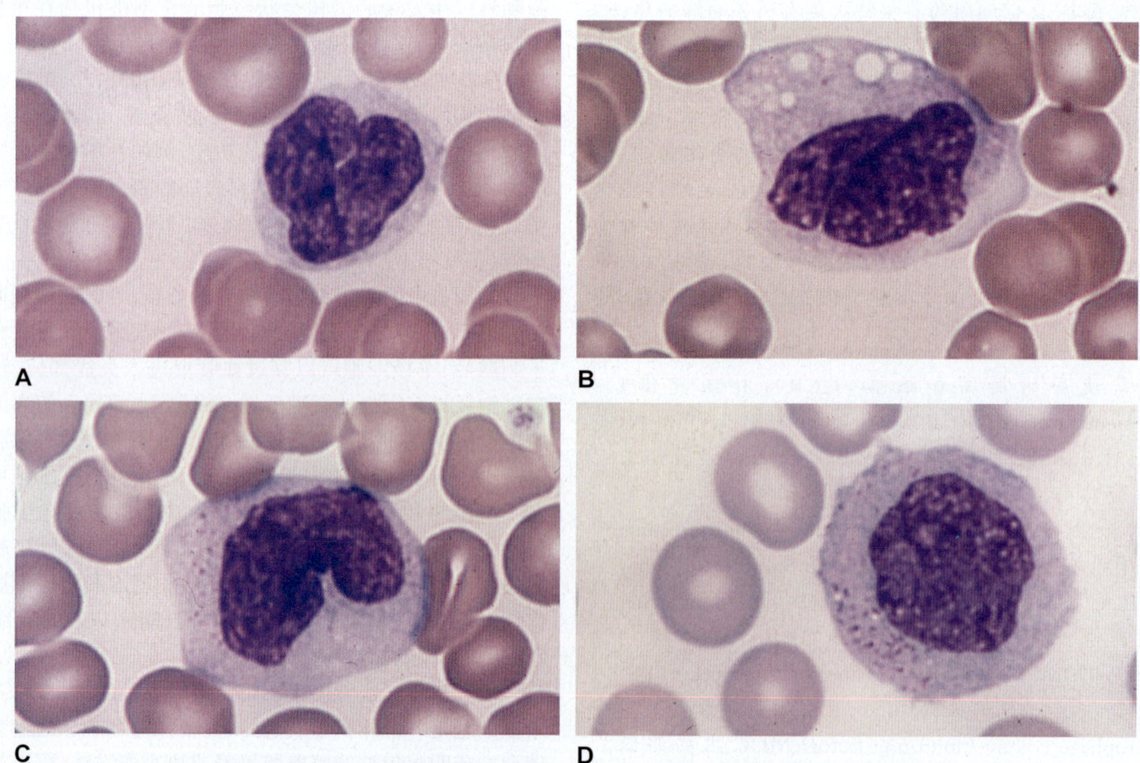

图 67-1 血涂片。本图显示四例正常单核细胞，核形状不同。A. 本例的核扭曲折叠，核质比高于平均水平。B. 核扭曲折叠，核质比较低。EDTA 抗凝血涂片，单核细胞上常可见散在空泡。C. 典型的肾形核。D. 圆形核，单核细胞胞质内的嗜天青颗粒明显。

为肾形，也可为圆形或不规则形。核染色质呈特殊的网状，小的染色质由细丝连接在一起。染色质聚集在核膜的内侧。胞质较丰富，瑞氏染色呈灰蓝色，含有数量不等的细小粉紫色颗粒，如果颗粒较多，胞质就呈粉红色。胞质内囊泡明显，内含有数量不等的嗜天青颗粒。

■ 相差显微镜

在相差显微镜下，在云雾状的背景中，单核细胞的核染色质形态非常独特。胞质呈明亮的灰色。线粒体细小，有时环绕核周形成小的玫瑰花结。数量不等的胞质颗粒有明显的折光性，在光镜下常看不清，就像胞质内的灰尘。单核细胞含有几种不同的囊泡。中心体分布在肾形核的凹陷处，核的波状移动与其他白细胞类似，这些都是单核细胞的特征。单核细胞的运动与巨噬细胞胞质的波浪状运动形式相同。单核细胞在移动时多呈三角形，一角朝后，其余两角朝前。外周血中的单核细胞可以在玻璃表面黏附和延展[12]。在有抗原抗体复合物、二价金属离子和蛋白溶解酶存在时，胞质的延展性增强[12,13]。单核细胞的延展形式提示细胞核和颗粒分布在中央，丰富的透明质胞质分布在细胞周边，指状边缘呈波浪状运动。在相差显微镜下，很难区分小单核细胞与大淋巴细胞。

在相差显微镜下，单核细胞的明显特征是折叠的细胞膜在细胞表面和边缘形成明显的折光皱褶。部分细胞的胞质边缘致密增厚，在增厚的边缘形成微突起。

■ 扫描电镜

单核细胞表面有明显的皱褶和小的囊样突起[14,15]。单核细胞膜表面大量的皱褶在功能上有重要意义。单核细胞既能移动又可以吞噬，这些功能的发挥都需要与微粒或细胞表面接触。通过形成皱褶或微纤毛可以减少细胞表面的曲率半径，当细胞表面的负电荷基团接近或接触带负电荷的基底层或细胞时，排斥力可以减轻。而且，细胞膜面积的增大也为移动和吞噬提供足够面积的膜。

■ 透射电镜

单核细胞核有一到两个小核仁，周围包绕着核仁相关染色质（图 67-2）[16]。胞质内含有相对较少的内质网和数量不等的核糖体及多聚核糖体。线粒体小而细长，数量很多。高尔基体发育良好，位于核凹陷处的中心体附近。在这一区域还可以看到

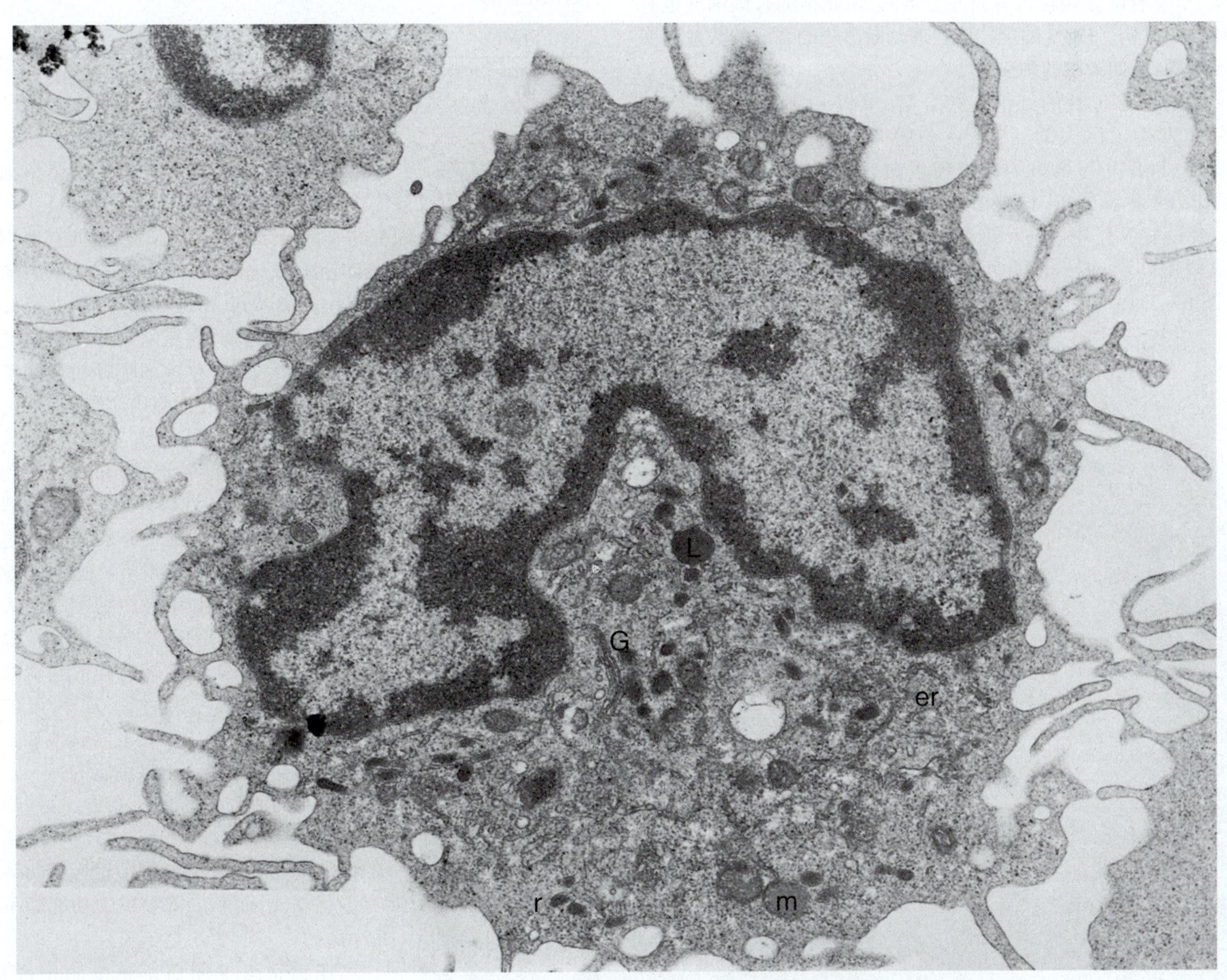

图 67-2　单核细胞的透射电镜图像。核肾形，核染色质分散。高尔基体靠近核周。高尔基体内可见电子密度高的小颗粒。可见少量粗面内质网核多聚核糖体，细胞周边多见。线粒体聚集在高尔基体区；在细胞周边也散在可见。溶酶体很小，膜内有电子密度高的颗粒。细胞边缘不规则，有大量的微突起（×24 000）。

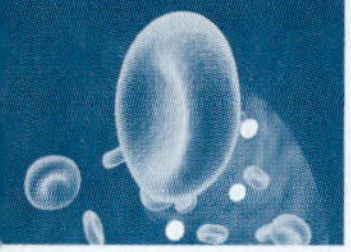

中心粒和丝状的中心粒微卫星体。微管很多，在核周区还可见成束的微纤维。在培养后的巨噬细胞中，微丝聚集在胞膜下，靠近黏附于基底层或吞噬颗粒的地方[17]。细胞表面有大量的微绒毛和微胞饮囊泡。胞质内的颗粒聚集成小的囊泡，直径约0.05~0.2μm。这些同源囊泡密度较大，由少量膜包裹。与其他白细胞的溶酶体颗粒相似，这些颗粒经高尔基体融合包装后，就含有核糖体产生的酶[7,8,18]。这些胞质颗粒含有酸性磷酸酶和芳（香）基硫酸酯酶，形成了初级溶酶体。通过内饮作用，溶酶体与吞噬体融合形成次级溶酶体。部分单核细胞过氧化物酶染色阳性，而部分细胞阴性[7,8]。

■ 冰冻裂隙显微镜

在这项技术中，细胞悬浮后冰冻，放入高度真空容器中，用钝刀敲击，在冰冻样本上制造出断裂面。这项技术的应用起源于一项重要发现：当细胞经历断裂时，断裂面沿胞膜内面扩展，将脂双层结构分开形成两层。在断裂后的样本表面喷铂金，在透射电镜下观察就有一定的电子密度。通过冰冻裂隙技术发现，目前所有类型的细胞在脂双层膜内剖面下都有膜内颗粒（IMPS），并各有独特的拓扑构象特征。对红细胞的研究已经证实，至少有部分颗粒含有膜嵌合蛋白，因此推测有核细胞也有相同的结构。IMPS 的定位依生理刺激影响的系统的数量而明显不同，例如激素的刺激。

与抗原包被的红细胞结合后，单核 - 吞噬细胞的 IMPs 分布发生了巨大的变化[11]。一些非吞噬性细胞表面的 Fc 受体（FcR）[11]与聚集的免疫球蛋白（Ig）G 接触后，也出现了 IMPs 的重新分布，这些 IMPs 位置的改变就反映了 IgG 与 FcR 的相互作用。在冰冻裂隙电镜图像中，单核细胞有横跨核膜胞间层的核孔，并可见看见胞质溶酶体和线粒体的形状（图 67-3）。

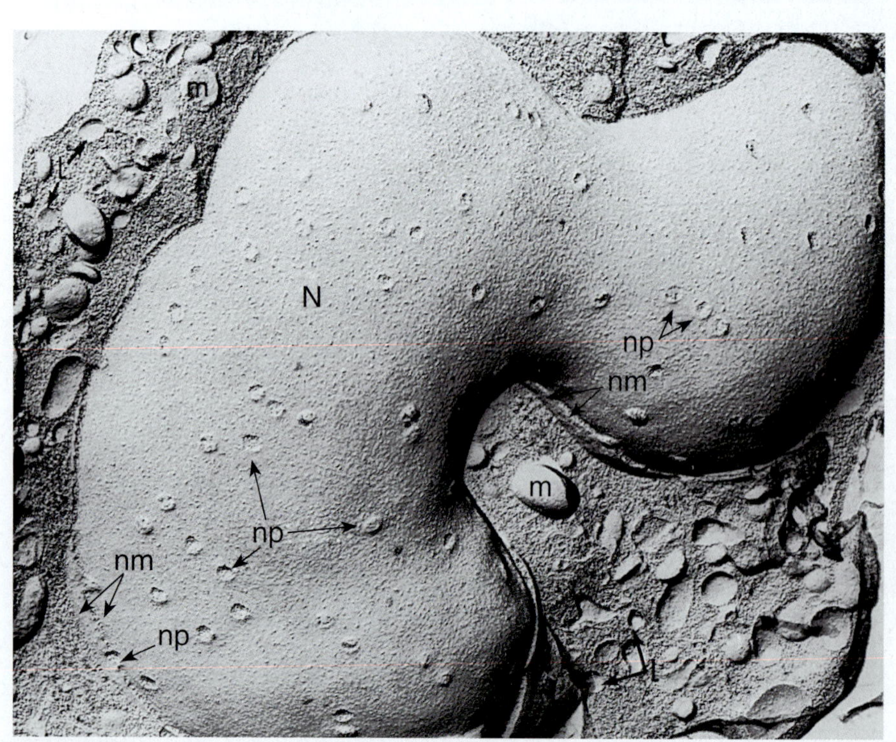

图 67-3　单核细胞的冰冻蚀刻图像。图中可见大的细胞核（N），核孔（np）较多，在核膜（nm）的某些区域双层膜断裂明显。胞质内可见线粒体膜的嵴状表面和溶酶体颗粒。

单核细胞的组织化学

单核细胞、中性粒细胞和淋巴细胞所含的水解酶种类比较见表 67-2。单核细胞也有弱的过碘酸 -Schiff 反应阳性（染黏多糖）和苏丹黑染色阳性（染脂类）。

表 67-2　白细胞酶的细胞化学反应[20-21]

化学成分	单核细胞	中性粒细胞	淋巴细胞
酸性磷酸酶	++	+	+
β- 葡萄糖醛酸酶	++	+	0~+
硫酸酯酶	+	+	0
N- 乙酰氨基葡萄糖苷酶	++	++	0
溶菌酶*	++	++	0
萘酰胺酶	++	+	0~+
α- 醋酸酯酶†	++	0~+	0
氯乙酸 AS-D 萘酚脂酶	0~+	++	0
过氧化物酶	+	++	0
碱性磷酸酶	0	0~+	0

* 由单核 - 吞噬细胞产生的溶酶体多数可分泌出去，保留在细胞内的很少。

† 在某些情况下，人类 T 淋巴细胞也产生 α- 萘酚脂酶和醋酸酯酶。

非特性酯酶[19-21]通常被作为单核细胞的标志酶。单核细胞的酯酶活性可以被氟化钠抑制，而粒细胞的酯酶则相反。早幼粒细胞和中幼粒细胞的非特异性酯酶反应阳性，因此在鉴别单核细胞和早期中幼粒细胞时，氟化钠抑制试验是必需的。单核细胞的颗粒虽然大小不一（0.3~0.6μm），但按照常规电镜标准还是不能分群（大鼠除外）[22]。通过电镜细胞化学染色，单核细胞颗粒群的鉴别分类依赖于酶的细胞内定位[8]。人骨髓中的原始单核细胞和外周血中的单核细胞含有两群功能各不相同的颗粒[8,9]。有一群颗粒含有酸性磷酸酶和芳基硫酸酯酶，人类细胞中的这群颗粒还含有过氧化物酶，而兔的细胞没有。这些颗粒形成初级溶酶体，与中性粒细胞的嗜天青颗粒相同。单核细胞的嗜天青颗粒群对过氧化物酶、酸性磷酸酶和芳基硫酸酯酶的反应并不一致[23,24]。另外，可以通过细胞化学来鉴别形态上与其他细胞器相同的初级颗粒。单核细胞的另一颗粒群含有的成分尚不清楚，但是，这些颗粒都不含碱性磷酸酶[23]，与中性粒细胞的特殊颗粒没有严格的同源性。溶酶体有消化功能，而第二群颗粒的功能尚不清楚。

在正常人外周血单核细胞中，约10% 的颗粒在染色后显示为酸性的碳水化合物或“酸性黏液物质”[25]。在白血病单核细胞和正常中性粒细胞的颗粒中也可以见到这些物质，功能尚不清楚。

单核 / 巨噬细胞的成熟与分化

多项研究已经证实[26-28]，单核细胞可以在体外转化成为巨噬细胞和多核巨细胞。巨噬细胞来源于单核细胞或与细胞因子共培养之后的造血前体细胞，细胞因子包括粒细胞 - 巨噬细胞集落刺激因子（GM-CSF）或巨噬细胞集落刺激因子（M-CSF）[29]。

通过纯化和体外培养转化为巨噬细胞、内皮细胞和巨细胞后，单核细胞的超微结构发生了改变[16]。当单核细胞转化成巨噬细胞后，细胞体积增大，溶酶体所含的内容物和水解酶的数量都增加了（例如磷酸酶、酯酶、β- 葡萄糖醛酸酶、溶菌酶、芳基硫酸酯酶）。同时，线粒体的体积和数量都增大，能量代谢相应增多，乳酸产生增多。包装溶酶体的高尔基体的体积和囊泡的复杂程度也增加了（见图 67-2）。一些刺激（例如豆蔻酸 - 佛波醇 - 乙酸酯）可以诱导单核细胞转化成为多核巨细胞[30]。

巨噬细胞的形态学

巨噬细胞的主要特征是细胞体积巨大，胞质颗粒增多，细胞体积不同，形状各异，胞质内透明囊泡的数量增加。

■ 游走性

如果单核细胞对感染产生了有效反应，就具有移动聚集到炎症和感染部位的能力。单核细胞可以随机游走和定向游走。在没有吸引物质存在时，随机游走的方向不定。定向游走是趋化的结果，指单核细胞移动到与可溶性因子或刺激发生反应的部位，这些反应要通过吞噬细胞表面的不同受体来完成[31]。已有大量方法用于研究巨噬细胞在体内[32]和体外[33]的游走。

■ 光镜和相差显微镜

把成人外周血单核细胞进行纯化和体外培养后，就能观察到这些细胞发育为成熟的巨噬细胞。

肺泡、腹膜腔、胸膜腔以及炎症渗出液中的巨噬细胞都是经过活体刺激转化后的过成熟细胞。转化过程中杀菌能力增强[1,2]，因为溶酶体的数量和所含的酸性水解酶数量都有所增加。

不同部位和功能的巨噬细胞在形态上也有所差异。定居在脾脏的巨噬细胞（窦岸细胞）与异常红细胞的滞留和有效清除有关，并与红细胞被吞噬和胞质内铁蛋白的聚集有关（参见第 5 章）。骨髓中的巨噬细胞，即幼红细胞岛的“看护细胞”，在吞噬红细胞和铁的储存转运中起着相似的作用（参见第 4 章和第 29 章）。肝窦内的巨噬细胞（Kupffer 细胞）也可以吞噬红细胞和其他细胞碎片，是铁储存的重要部位。肺泡内、胃肠道黏膜固有层中和胸、腹腔液中的巨噬细胞在形态上有特殊表现：具有吞噬微生物、细菌以及细胞性或非细胞性碎片的功能，还表现出定居器官的特异性。

瑞氏或苏木素伊红染色的涂片中，巨噬细胞的直径多为 25~50μm（图 67-4）。核偏于一侧，肾形或多个核融合，有 1~2

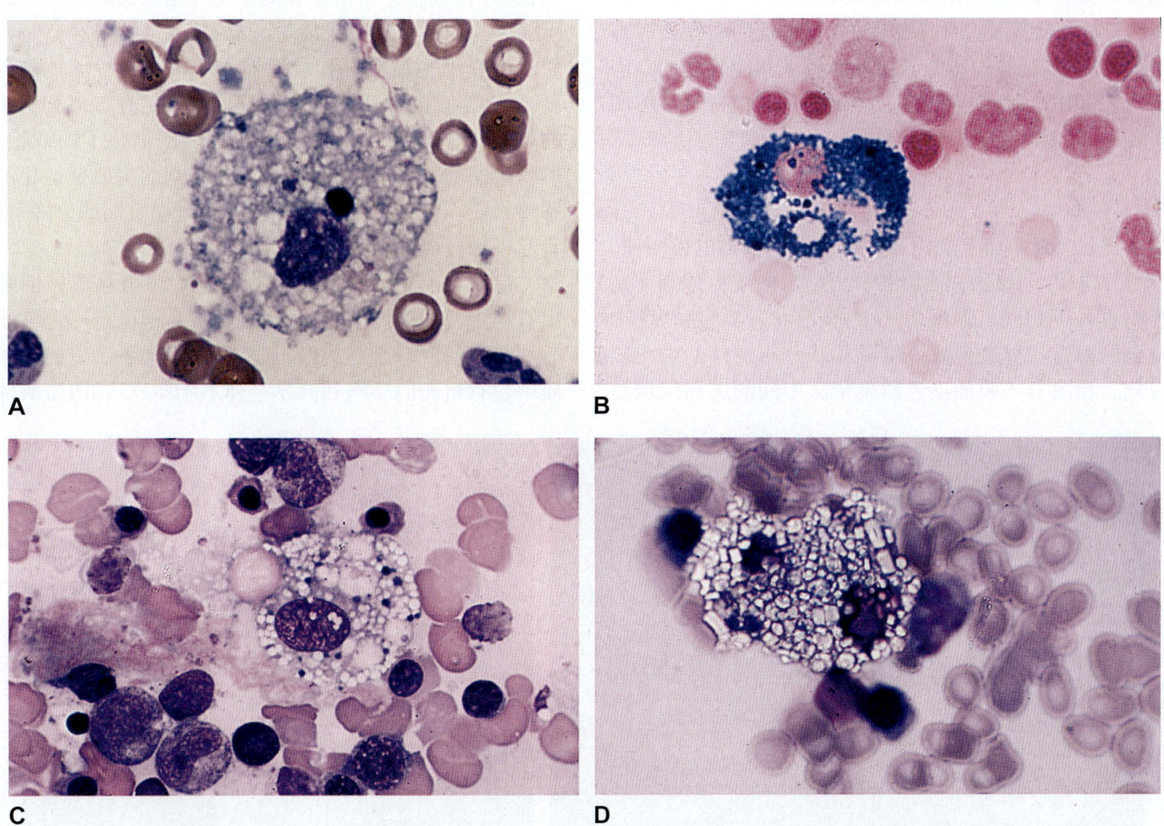

图 67-4　骨髓涂片。巨噬细胞。这些细胞有特征性的圆形核，有时位于中心，有时偏于一侧，胞质的延展性很好。A. 激活的巨噬细胞，胞质空泡丰富，残留有消化后的细胞碎片。B. 巨噬细胞普鲁士蓝染色，胞质内的铁颗粒。C. 吞噬了红细胞的巨噬细胞。注意：灰色的红细胞是经过溶血的破坏红细胞（血红蛋白部分脱失）。胞质内丰富的空泡是红细胞降解的场所。D. 胱氨酸病患者的巨噬细胞，胞质内充满了胱氨酸结晶。

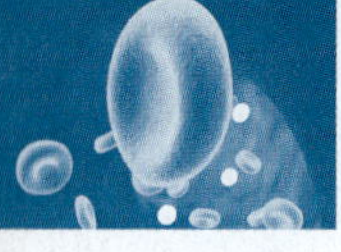

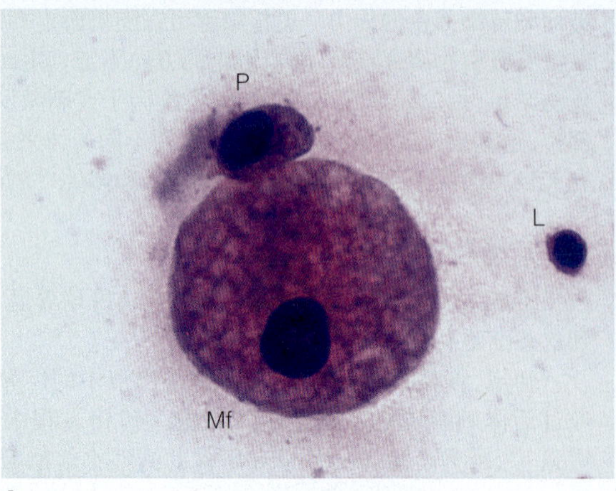

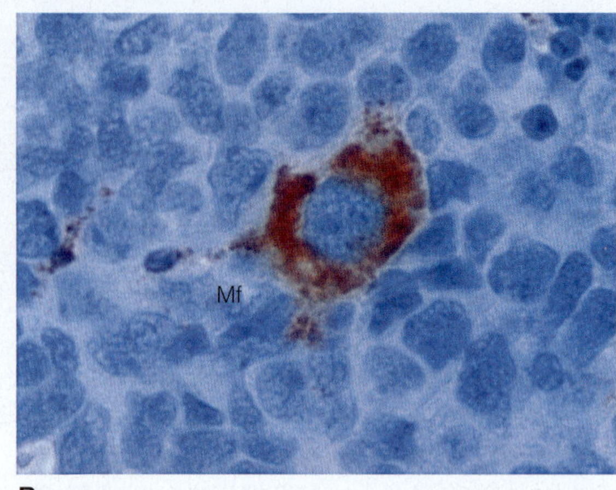

A　B

图 67-5　巨噬细胞(Mf)的图像。A. 苏木素伊红染色的细胞涂片(×400),巨噬细胞、浆细胞(P)和淋巴细胞(L)。B. 淋巴结的巨噬细胞标志抗体CD68 免疫组化染色(×400)。大量蓝色核的淋巴细胞包围着褐色胞质的巨噬细胞。

个明显的核仁,核染色质疏松分散,呈线状,在核中央和核膜内侧聚集成块(图 67-5A)。在瑞氏染色中,核周浅染区(高尔基体)明显。胞质内有紫红色的细小颗粒和粗大的嗜天青颗粒。胞质边缘参差不齐。胞质内囊泡主要分布在边缘,提示这些细胞的胞饮作用活跃。细胞表面抗原 CD68,又称为巨涎蛋白,是常用的巨噬细胞标志。图 67-5B 显示了淋巴结内巨噬细胞的免疫组化特点。巨噬细胞的胞质 CD68 染色阳性,而周围的淋巴细胞阴性。

在相差显微镜下,活的巨噬细胞很大,具有在玻璃表面黏附和延展的特性。细胞器集中于细胞的中央,透明质胞质像雾一样的分布在周边,胞膜边缘皱褶明显。囊泡和能收缩的空泡在细胞的周边和中央都可以见到。含有中心体和高尔基体的核周浅染区特别活跃,呈波浪状运动。

■ 电镜

图67-6显示了巨噬细胞黏附于玻璃表面的扫描电镜图像。巨噬细胞的分化程度、核的成熟度各异,核糖体、线粒体和溶酶体的内容物也各不相同。薄层切片中,核形状各异,从马蹄形到多核融合的都有。异染色质呈细颗粒状分布在核的中央以及核膜内侧。在附着于膜的染色质聚集区中间的透明区域是核孔的位置,在冰冻裂隙电镜图像中巨噬细胞和单核细胞的核孔相当多(见图 67-3)。在外围胞质中可见多聚核糖体和少量的滑面及粗面内质网。发育良好的高尔基体位于核周浅染区。高尔基体通常是多中心的,内含多个囊泡,部分含致密内容物的囊泡是初级溶酶体(图 67-7)。能够进行内饮作用的细胞有比较固定的特征:细胞表面有大量的微绒毛,形成刷样边缘。这种表面适应的发育程度与细胞的吞噬活性及胞饮能力有关。

吞噬和代谢能力不同的细胞,所含有的线粒体的数量和体积也不同。线粒体常聚集在高尔基体附近,在细胞外侧很少见,可能是为内饮过程提供能量。

巨噬细胞最常见和最特异的超微结构特征是含有电子密度高的膜包裹溶酶体,这种溶酶体多数是吞噬体和次级溶酶体的融合体。在次级溶酶体中,可以看到消化了的细胞、各个降解阶段的细菌和非细胞物质,容易识别的主要是退化的线粒体和核物质。次级溶酶体也含有吞噬过程后期部分降解的物质,看起来像板层脂质体。

巨噬细胞的微管和微丝很发达。可以从单核细胞中分离出肌动蛋白样蛋白和肌球蛋白样蛋白,这也是一大特征。

静息的巨噬细胞边缘不整,伪足伸向各个方向。核周的胞质中含有粗面内质网和高尔基体。脂肪球、初级溶酶体和线粒

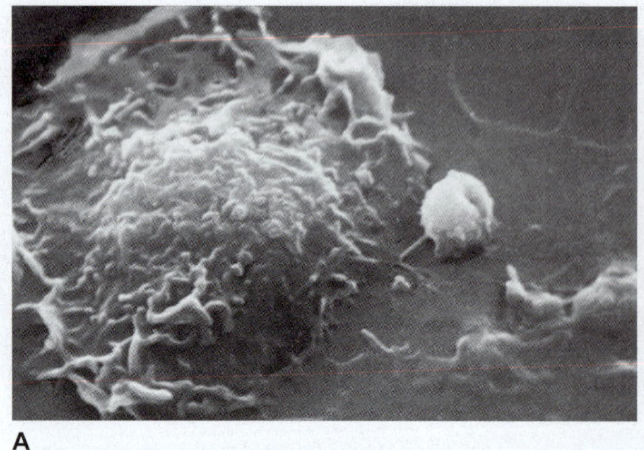

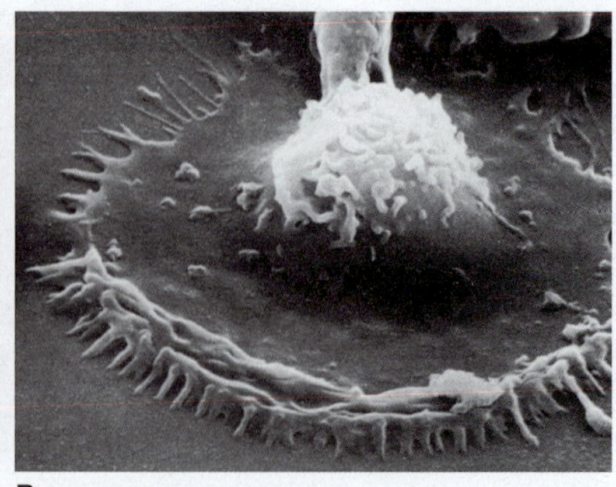

A　B

图 67-6　扫描电镜图像,在小牛血清(BSA)包被(A)或免疫复合物(BSA-抗 BSA)包被(B)的培养皿中培养的巨噬细胞。巨噬细胞的膜向四周伸展突起,有大量的微小黏附点附着于免疫复合物包被的平皿表面。

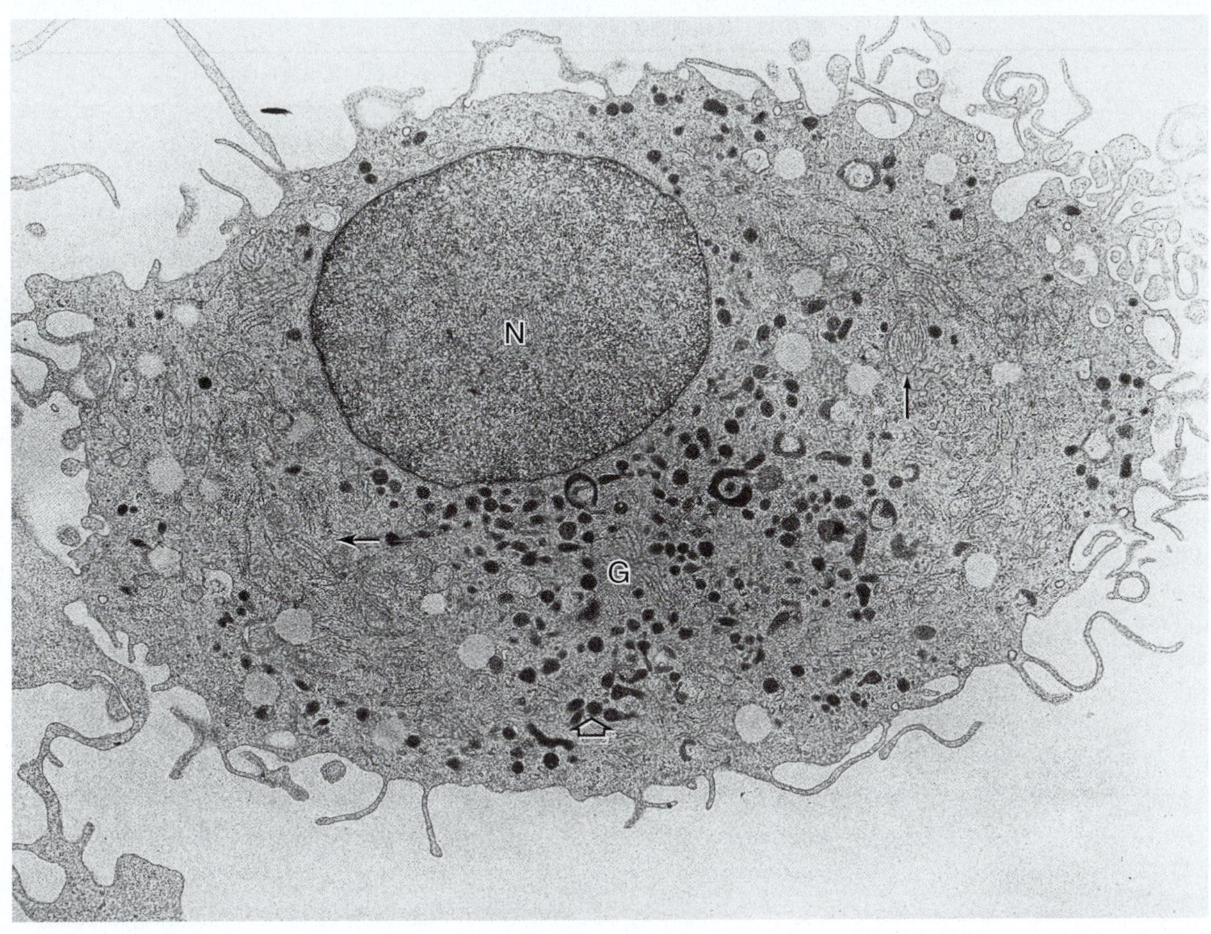

图 67-7　电镜图像，体外培养 9 天后的单核细胞来源的巨噬细胞。G，高尔基区；N，核。右侧箭头指的是内质网，左侧箭头指的是线粒体，空箭头指的是溶酶体（×7600）。

体很明显。激活的单核 / 巨噬细胞能够游走，伸出的伪足朝前方游动[34]。

单核 / 巨噬细胞表面受体

单核 / 巨噬细胞表面有许多受体，可以结合特异的单克隆抗体。这些受体（表 67-3）包括单核 / 巨噬细胞的起源、生长、分化[35]、激活、识别、移动和功能的标志。

■ 多肽和小分子物质受体

Fc 受体

单核细胞、巨噬细胞、粒细胞和血小板表面都表达 IgG 的 FcRs。FcRs 可以分为三种类型：FcRⅠ、FcRⅡ和 FcR Ⅲ[36,37]。这些受体在不同细胞上的表达谱是不同的。第一类 IgG 受体 FcR Ⅰ（CD64）在单核细胞、巨噬细胞和激活了的中性粒细胞上表达。这一受体可以通过 Fc 片段结合 IgG 单体。激活的单核细胞和巨噬细胞表面的 FcRⅠ表达增强。CD64 的作用是介导 IgG- 抗原复合物的胞饮作用，并将抗原呈递到 T 细胞，触发细胞因子和氧自由基中间产物的释放，在粒细胞介导的、抗体依赖的细胞毒作用中发挥作用。第二类 IgG 受体 FcRⅡ（CD32）是一种广泛分布于多种细胞上的受体，包括单核细胞、血小板、中性粒细胞、B 细胞、部分 T 细胞和部分血管内皮细胞。这种受体可以结合包括 IgG 单体在内的 IgG 复合物。这种 FcR 在与 B 细胞的抗原受体（即表面 Ig）结合后，可以调节 B 细胞的功能。它也可以在体外诱导髓样细胞释放介质和诱导 Ig 包被的颗粒的吞饮作用。当然，这种 FcR 也可以参与抗原呈递。第三种 IgG 受体 FcR Ⅲ（CD16）在中性粒细胞、自然杀伤细胞和组织巨噬细胞表面表达[38]。这种受体可以与免疫复合物中的 Ig 以及结合于细胞膜表面的 Ig 结合，主要负责抗体依赖的细胞毒作用。这三种 FcRs 都可与人类 IgG 亚型 IgG_1 和 IgG_3 特异结合（参见第 77 章）。巨噬细胞表面的 FcR 与免疫复合物的结合可以激活细胞：吞噬增加，产生过氧化物，释放前列腺素和白三烯。

补体受体

补体系统激活后，导致大量可结合于单核 - 吞噬细胞表面特殊受体的配体的释放。已经发现了四种可与补体 C3 片段结合的受体[39]。补体受体 1（CR1 或 CD35）可与单核细胞和巨噬细胞表面的 C3bi 二聚体结合。补体受体 3（CR3 或 CD11b）可与补体片段 C3b 结合。CR3 是一种异源性糖蛋白二聚体，由两种多肽以非共价方式结合。α 多肽链的相对分子量为 185 000，β 链的相对分子量为 95 000。这种受体和白细胞抗原淋巴细胞功能相关抗原（CD11a）以及 α-X 整合素链（CD11c）构成了异源性二聚体家族，并与相同的 β 链（CD18）连接[40]。这些多肽群称为白细胞整合素（$β_2$）亚族[41]。这些异源二聚体与细胞 -

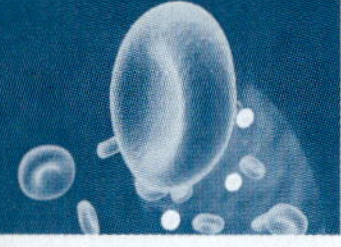
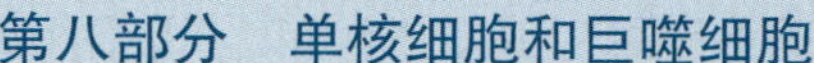

表 67-3　单核细胞和巨噬细胞表面的受体[71-77]

Fc 受体	转铁蛋白和乳铁蛋白受体
IgG_{2a}、IgG_{2b}/IgG_1、IgG_3、IgA、IgE	脂蛋白脂质受体
补体受体	阴离子低密度脂蛋白
C3b、C3bi、C5a、C1q	PGE_2、LTB_4、LTC_4、PAG
LPS 受体	载脂蛋白 B 和 E(乳糜粒残余物,VLDL)
CD14	促凝剂和抗凝剂的受体
细胞因子受体	纤维蛋白原 / 纤维蛋白
MIF,MAF,LIF,CF,MFF,TNF-α,IL-1,IL-2,IL-3,IL-4,IL-10,IL-18,INF-α,INF-β,	凝血因子Ⅶ
INF-γ,GM-CSF,M-CSF/CSF-1	α_1- 抗凝血酶
趋化因子受体	肝素
CCR1,CCR2A,CCR2B,CCR3,CXCR4,CCR5	整合素(CD11b,CD18)
巨噬细胞生长因子受体	纤黏蛋白受体
M-CSF,GM-CSF	层粘连蛋白受体
肽和小分子物质受体	甘露糖,岩藻糖,半乳糖残基
神经激肽 -1	α_2- 巨球蛋白 - 蛋白酶复合物受体
H_1,H_2,5-HT	toll 样受体
1,2,5- 羟基维生素 D_3	TLR2,TLR4,TLR5,TLR9
N- 甲酰基化多肽	其他
内啡肽 / 脑啡肽	胆碱受体激动剂
P 物质	α_1- 肾上腺素受体激动剂
速激肽 -1	β_2- 肾上腺素受体激动剂
精氨酸加压素	
激素受体	
胰岛素	
糖皮质激素	
血管紧张素	

C,补体;GM,粒细胞巨噬细胞;H_1,组胺;5-HT,5- 羟色胺;Ig,免疫球蛋白;IL,白介素;INF,干扰素;LIF,白细胞游走抑制因子;LT,白三烯;MAF,巨噬细胞激活因子;MFF,巨噬细胞融合因子;MIF,巨噬细胞抑制因子;PAG,血小板激活因子;PG,前列腺素;TNF,肿瘤坏死因子;VLDL,低密度脂蛋白。

细胞之间的相互作用有关,包括白细胞游走进入组织、与调理素化的颗粒及血浆蛋白结合、黏附于不同底物等。它们也调控细胞间的黏附。清除整合素 β_2 亚单位会导致白细胞无法黏附[42]。

toll 样受体

在哺乳动物巨噬细胞上发现的 toll 样受体(TLRs)是一种模式识别受体,可以识别来源于微生物的结构固有分子,包括内毒素[脂多糖(LPS)]和病毒的核酸。目前认为,toll 样受体与微生物感染后免疫系统改变有关。例如,TLR4 是识别 LPS 的复合物的一部分。TLRs 对病原的识别可以通过信号传导途径激活天然免疫系统,激发炎症反应,产生细胞因子[43]。

■ 单核 / 巨噬细胞表面抗原

Ⅱ类人白细胞抗原(HLA- Ⅱ)受体

单核细胞和巨噬细胞在抗原呈递细胞中起着重要作用。它们携带有主要组织相容性基因复合物的Ⅱ类糖蛋白:人类白细胞抗原(HLA)-DR、HLA-DP 和 HLA-DQ。不同组织中的巨噬细胞上的主要组织相容性复合物(MHC)Ⅱ类抗原的表达明显不同。脾脏巨噬细胞中 HLA-DR 阳性率很高(50%),而腹膜腔的巨噬细胞只有少量阳性(10%~20%)[44]。肺泡巨噬细胞的Ⅰa 阳性率只有 5%[45]。淋巴细胞因子,主要指干扰素 -γ,可以诱导巨噬细胞的 MHC Ⅱ类抗原[46]表达增加,而前列腺素 E、甲胎蛋白和糖皮质激素[47]会下调巨噬细胞 HLA-DR 抗原的表达。

CD11

CD11 是包括三种表面黏附糖蛋白的家族:CD11a、CD11b 和 CD11c。这三种蛋白的 α 亚单位不同,而 β 亚单位相同,形成三种表面糖蛋白异源性二聚体,β 亚单位又称为 CD18。几种 α 亚单位在等电点、分子量和细胞分布上都不相同(参见第 15 章)[48]。所有白细胞都表达 CD11a,而 CD11b 和 CD11c 主要在单核和巨噬细胞、少部分 B 细胞和大部分多形核白细胞上表达。CD11b 在新鲜的人单核细胞和巨噬细胞上的表达超过 95%,但在体外细胞上的表达降低很快。CD11b 的特异性抗体,例如 OKM1 或 Mo1,可以阻断这种补体受体与 CD3bi 的结合[49]。相应地,这些抗体能强力抑制补体受体介导的红细胞 -IgM 抗体 - 补体复合物玫瑰花结的形成。

CD14,CD16 和 CD68

CD14 分子是单核细胞系中的最特异的表面抗原。这个由 356 个氨基酸组成的多肽可以通过与磷酸肌醇结合而锚连于细胞膜上[50]。CD14 在单核细胞上的表达很强,而在粒细胞和大多数组织巨噬细胞上的表达很弱,在部分非髓系细胞表面也有表达(例如肝细胞和部分上皮细胞)。CD14 在功能上是内毒素(LPS)的受体。LPS 与血浆蛋白(LPS 结合蛋白)结合后更容易与 CD14 结合。共同受体 MD2 和 TLR4 也参与此过程。当 LPS 与单核细胞或中性粒细胞上表达的 CD14/MD-2/TLR4 结合后,细胞被激活,释放包括肿瘤坏死因子在内的细胞因子,上调包括黏附分子在内的细胞表面分子的表达。在体外,可溶性 CD14 与 LPS 结合后的复合物可以刺激不表达 CD14 的细胞分泌细胞因子并共同调控黏附分子[51]。

人血液中的部分单核细胞表达低水平的 CD14 分子和高水平的 Fcγ 受体Ⅲ(FcγR Ⅲ)CD16[52-54]。这些 $CD14^+CD16^+$ 的单核细胞主要聚集在肺泡,而外周血的巨噬细胞上不表达这些抗原。在正常人的单核细胞中,$CD14^+CD16^+$ 单核细胞约占 5%~10%,而在病理条件下,例如败血症、感染和肿瘤,这一比例明显升高。$CD16^+$ 单核细胞可产生大量前炎症性细胞因子,并在体内呈递给树突状前体细胞,这是因为 $CD16^+$ 单核细胞可以首先分化成为树突状细胞[55,56]。目前还不清楚 $CD16^+$ 单核细胞游走进入组织的机制[57]。

CD68 抗原是单核细胞和巨噬细胞的特异性标志。在常规组织切片中,抗 CD68 的抗体被用做标记巨噬细胞和其他单核-吞噬细胞系列的标志抗原,并被用于鉴别淋巴系、组织细胞系和髓单核细胞系分化的系列染色[58]。

CD4

T 淋巴细胞表达几种表面受体。表面抗原 CD4 几乎只在 T 辅助淋巴细胞表达(参见第 78 章)。CD4 和其对应的信使核糖核酸(mRNA)都在单核细胞、巨噬细胞和单核细胞样的细胞系 U-937 上表达[59]。虽然外周血中单核细胞的 CD4 表达率很低,但在血液中的 CD4 阳性细胞的比例从少于 5% 到 90% 不等。已经发现了几种与 CD4 抗原决定簇相互作用的单克隆抗体[60]。CD4 分子与 T 辅助淋巴细胞(T_4)的功能和抗原刺激后的 T 细胞增殖有关,但在单核细胞和巨噬细胞上的功能尚不清楚。CD4 阳性单核 / 巨噬细胞的功能很重要,单核细胞表面表达的 CD4 分子可以作为 HIV-1 型病毒(HIV-1)的受体。HIV-1 把 CD4 受体作为感染单核 / 巨噬细胞的进入途径[61]。

■ 趋化因子受体

趋化因子通过与靶细胞表面的趋化因子受体结合而产生作用,而趋化因子受体属于 G- 蛋白偶联家族,有七个跨膜功能区。人单核 / 巨噬细胞表达几种趋化因子受体(参见表 67-3)。趋化因子受体 CCR5 与 HIV 感染单核 / 巨噬细胞有关[62-66]。CCR5 是单核 / 巨噬细胞感染 HIV- 嗜巨噬细胞株的主要协同受体。CCR5 基因中 A32 核酸的缺失对 HIV 感染有很强的保护作用[67,68]。

翻译:石红霞
校对:黄晓军

参考文献

1. van Furth R: *Mononuclear Phagocytes: Characteristics, Physiology and Function*. Martinus Nijhoff, Dordrecht, 1985.
2. Lewis CE, McGee JO'D: *The Macrophage*. Oxford University Press, New York, 1992.
3. Aschoff L: Das reticulo-endotheliale System. *Ergeb Inn Med Kinderheilkd* 26:1, 1924.
4. Randolph GJ, Beaulieu S, Lebecque S, et al: Differentiation of monocytes into dendritic cells in a model of transendothelial trafficking. *Science* 282:480, 1998.
5. van Furth R, Cohn ZA: The origin and kinetics of mononuclear phagocytes. *J Exp Med* 128:415, 1968.
6. Sallusto F, Lanzavecchia A: Efficient presentation of soluble antigen by cultured human dendritic cells is maintained by granulocyte/macrophage colony-stimulating factor plus interleukin 4 and downregulated by tumor necrosis factor-α. *J Exp Med* 179:1109, 1994.
7. van Furth R: Phagocytic cells: Development and distribution of mono-nuclear phagocytes in normal steady state and inflammation, in *Inflammation: Basic Principles and Clinical Correlates*, 2nd ed, edited by JI Gallin, R Snyderman, p 325. Raven, New York, 1992.
8. Nichols BA, Bainton DF, Farquahr MG: Differentiation of monocytes: Origin, nature and fate of their azurophil granules. *J Cell Biol* 50:498, 1971.
9. Nichols BA, Bainton DF: Differentiation of human monocytes in bone marrow and blood: Sequential formation of two granule populations. *Lab Invest* 29:27, 1973.
10. Ploem JS: Reflection contrast microscopy as a tool in investigations of the attachment of living cells to a glass surface, in *Mononuclear Phagocytes in Immunity, Infection, and Pathology*, edited by R van Furth, p 405. Blackwell, Oxford, 1975.
11. Douglas SD: Alterations in intramembrane particle distribution during interaction of erythrocyte-bound ligands with immunoprotein receptors. *J Immunol* 120:151, 1978.
12. Rabinovitch M, DeStefano MJ: Macrophage spreading in vitro: I. Inducers of spreading. *Exp Cell Res* 77:323, 1973.
13. Douglas SD: Human monocyte spreading *in vitro*: Inducers and effects on Fc and C3 receptors. *Cell Immunol* 21:344, 1976.
14. Ackerman SK, Douglas SD: Purification of human monocytes on microexudate-coated surfaces. *J Immunol* 120:1372, 1978.
15. Zuckerman SH, Ackerman SK, Douglas SD: Long-term peripheral blood monocyte cultures: Establishment and morphology of primary human monocyte-macrophage cell culture. *Immunology* 38:401, 1979.
16. Sutton JS, Weiss L: Transformation of monocytes in tissue culture into macrophages, epithelioid cells and multinucleated giant cells. *J Cell Biol* 29:303, 1966.
17. Reaven EP, Axline SG: Subplasmalemmal microfilaments and micro-tubules in resting and phagocytizing cultivated macrophages. *J Cell Biol* 29:303, 1966.
18. Cohn ZA, Benson B: The differentiation of mononuclear phagocytes: Morphology, cytochemistry, and biochemistry. *J Exp Med* 121:153, 1965.
19. Wachstein M, Wolf G: The histochemical demonstration of esterase activity in human blood and bone marrow smears. *J Histochem Cytochem* 6:457, 1958.
20. Braunsteiner H, Schmalzl F: Cytochemistry of monocytes and macrophages, in *Mononuclear Phagocytes*, edited by R van Furth, p 62. Blackwell, Oxford, 1970.
21. Li CY, Lam KW, Yam LT: Esterases in human leukocytes. *J Histochem Cytochem* 21:1, 1973.
22. van der Rhee HJ, de Winter CPM, Daems WT: Fine structure and peroxidative activity of rat blood monocytes. *Cell Tissue Res* 185:1, 1977.
23. Bodel PT, Nichols BA, Bainton DF: Appearance of peroxidase reactivity within the rough ER of blood monocytes after surface adherence. *J Exp Med* 145:264, 1977.
24. Nichols BA, Bainton DF: Ultrastructure and cytochemistry of mono-nuclear phagocytes, in *Mononuclear Phagocytes in Immunity, Infection and Pathology*, edited by R van Furth, p 17. Blackwell, Oxford, 1975.
25. Parmley RT, Spicer SS, O'Dell RF: Ultrastructural identification of acid complex carbohydrate in cytoplasmic granules of normal and leukemic human monocytes. *Br J Haematol* 39:33, 1978.
26. Lewis MR, Lewis WH: Transformation of mononuclear blood-cells into macrophages, epithelioid cells, and giant cells in hanging-drop blood-cultures from lower vertebrates. Carnegie Institute of Washington, Pub 96. *Contrib Embryol* 18:95, 1926.
27. Maximow AA: The macrophages or histiocytes, in *Special Cytology: The Form and Functions of the Cell in Health and Disease*, vol II, 2nd ed, edited by EV Cowdry, p 711. Hoeber-Harper, New York, 1932.
28. Ebert RH, Florey HW: The extravascular development of the monocyte observed in vitro. *Br J Exp Pathol* 20:341, 1939.
29. Unanue ER: Macrophages, antigen-presenting cells, and the phenomena of antigen handling and presentation, in *Fundamental Immunology* 3rd ed, edited by WE Paul, p 111. Raven Press, New York, 1993.
30. Hassan NF, Kamani N, Messaros M, Douglas SD: Induction of multi-nucleated giant cell formation from human blood-derived monocytes by phorbol myristate acetate in *in vitro* culture. *J Immunol* 143:2179, 1989.
31. Snyderman R, Pike MC: Structure and function of monocytes and macrophages, in *Arthritis and Allied Conditions*, edited by DJ McCarty, p 306. Lea & Febiger, Philadelphia, 1989.
32. Rebuck JW, Crowley JH: A method of studying leukocytic functions *in vivo*. *Ann N Y Acad Sci* 59:757, 1955.
33. Boyden S: The chemotactic effect of mixtures of antibody and antigen on polymorphonuclear leukocytes. *J Exp Med* 115:453, 1962.
34. Fawcett DW, Raviola E: *Bloom and Fawcett: A Textbook of Histology*. Chapman and Hall, New York, 1994.
35. Russell SW, Gordon S: *Macrophage Biology and Activation*. Springer-Verlag, New York, 1992.
36. Metzger H: *Fc Receptors and the Action of Antibodies*. American Society for Microbiology, Washington, DC, 1990.
37. Anderson CL, Guyre PM, Whitin JC, et al: Monoclonal antibodies to Fc receptors for IgG on human mononuclear phagocytes. *J Biol Chem* 261:12856, 1986.
38. Looney RJ, Abraham GN, Anderson CL: Human monocytes and U-937 cells bear two distinct Fc receptors for IgG. *J Immunol* 136:1641, 1986.
39. Wright SD, Griffin FM Jr: Activation of phagocytic cells' C3 receptors for phagocytosis. *J Leukoc Biol* 38:327, 1985.
40. Kishimoto TK, Hollander N, Roberts TM, et al: Heterogenous mutations in the β subunit common to the LFA-1, Mac-1, and p150,95 glycoproteins cause leukocyte adhesion deficiency. *Cell* 50:193, 1987.
41. Hynes RO: Integrins: A family of cell surface receptors. *Cell* 48:549, 1987.
42. Etzioni A, Doerschuk CM, Harlan JM: Of man and mouse: Leukocyte and endothelial adhesion molecule deficiencies. *Blood* 94:3281, 1999.
43. Athman R, Philpott D: Innate immunity via Toll-like receptors and Nod proteins. *Curr Opin Microbiol* 7:25, 2004.
44. Cowing C, Schwartz BD, Dickler HB: Macrophage Ia antigens: I. Macrophage popu-

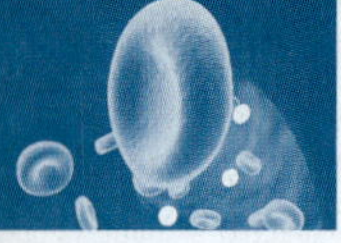

lations differ in their expression on Ia antigens. *J Immunol* 120:378, 1978.

45. Unanue ER, Allen PM: The basis for the immunoregulatory role of macrophages and other accessory cells. *Science* 236:551, 1987.
46. Belle ID: Functional significance of the regulation of macrophage Ia expression. *Eur J Immunol* 14:138, 1984.
47. Snider DD, Ulnae ER: Corticosteroids inhibit murine macrophages, Ia expression and interleukin-1 production. *J Immunol* 129:1803, 1982.
48. Sanchez-Madrid F, Nagy JA, Robbins E, et al: A human leukocyte differentiation antigen family with distinct alpha subunits and a common beta subunit: The lymphocyte-function associated antigen (LFA-1). The C3bi complement receptor (OKM1/Mac) and the p150,95 molecule. *J Exp Med* 158:1785, 1983.
49. Beller DI, Springer TA, Schreiber RD: Anti-Mac-1 selectively inhibits the mouse and human type three complement receptor. *J Exp Med* 156:1000, 1982.
50. Kazazi F, Mathijs J-M, Foley P, Cunningham AL: Variations in CD4 expression by human monocytes and macrophages and their relationship to infection with the human immunodeficiency virus. *J Gen Virol* 70:2661, 1989.
51. Yu B, Hailman E, Wright SD: Lipopolysaccharide binding protein and soluble CD14 catalyze exchange of phospholipid. *J Clin Invest* 99:315, 1997.
52. Passlick B, Flieger D, Ziegler-Heitbrock HW: Identification and characterization of a novel monocyte subpopulation in human peripheral blood. *Blood* 74:2527, 1989.
53. Ziegler-Heitbrock HW, Fingerle G, Strobel M, et al: The novel subset of CD14+/CD16+ monocytes exhibits features of tissue macrophages. *Eur J Immunol* 23:2053, 1993.
54. Ziegler-Heitbrock HW: Heterogeneity of human blood monocytes: The CD14+CD16+ subpopulation. *Immunol Today* 17:424, 1996.
55. Grage-Griebenow E, Flad HD, Ernst M: Heterogeneity of human peripheral blood monocyte subsets. *J Leukoc Biol* 69:11, 2001.
56. Randolph GJ, Sanchez-Schmitz G, Liebman RM, Schakel K: The CD16+ (Fc RIII+) subset of human monocytes preferentially becomes migratory dendritic cells in a model tissue setting. *J Exp Med* 196:517, 2002.
57. Ancuta P, Rao R, Moses A, et al: Fractalkine preferentially mediates arrest and migration of CD16+ monocytes. *J Exp Med* 197:1701, 2003.
58. Collman R, Godfrey B, Cutilli J, et al: Macrophage-tropic strains of human immunodeficiency virus type 1 utilize the CD4 receptor. *J Virol* 64:4468, 1990.
59. Haziot A, Chen S, Ferrero E, et al: The monocyte differentiation antigen, CD14, is anchored to the cell membrane by a phosphatidylinositol linkage. *J Immunol* 141:547, 1988.
60. Schneider EM, Lorenz I, Kogler G, Wernet P: Modulation of monocyte function by CD14-specific antibodies in vitro, in *Leukocyte Typing*, vol IV, edited by W Knapp, B Dörken, WR Gilks, E.P. Rieber, R.E. Schmidt, H. Stein, A.E.G. Kr. von dem Borne, p 794. Oxford University Press, New York, 1989.
61. Warnke RA, Pulford KAF, Pallensen G, et al: Diagnosis of myelomonocytic and macrophage neoplasms in routinely processed tissue biopsies with monoclonal antibody KP1. *Am J Pathol* 135:1089, 1989.
62. Alkhatib G, Combadiere C, Broder CC, et al: CC CKR5: A RANTES, MIP-1alpha, MIP-1beta receptor as a fusion cofactor for macrophage-tropic HIV-1. *Science* 272:1955, 1996.
63. Hill CM, Littman DR: Natural resistance to HIV. *Nature* 382:668, 1996.
64. Deng HK, Liu F, Ellmeier W, et al: Identification of a major co-receptor for primary isolates of HIV. *Nature* 381:661, 1996.
65. Huang Y: The role of a mutant CCR5 allele in HIV transmission and disease progression. *Nat Med* 2:1240, 1996.
66. Dragic T, Litwin V, Allaway GP, et al: HIV entry into CD4 cells is mediated by the chemokine receptor CC-CKR-5. *Nature* 381:667, 1996.
67. Samson M, Libert F, Doranz BJ, et al: Resistance to HIV infection in Caucasian individuals bearing mutant alleles of the CCR-5 chemokine receptor gene. *Nature* 382:722, 1996.
68. Liu R, Paxton WA, Choe S, et al: Homozygous defect in HIV-1 co-receptor accounts for resistance of some multiply-exposed individuals to HIV-1 infection. *Cell* 86:367, 1996.
69. Gordon S, Fraser I, Nath D, et al: Macrophages in tissues and *in vitro*. *Curr Opin Immunol* 4:25, 1992.
70. Lasser AP: The mononuclear phagocyte system: A review. *Hum Pathol* 14:1080, 1983.
71. Fogelman AM, van Lenten BJ, Warden C, et al: Macrophage lipoprotein receptors. *J Cell Sci* 9(Suppl):135, 1988.
72. Adams DO, Hamilton TA: Phagocytic cells. Cytotoxic activities of macrophages, in *Inflammation. Basic Principles and Clinical Correlates*, 2nd ed, edited by JI Galin, IM Goldstein, R Snyderman, p 471. Raven Press, New York, 1992.
73. Werb Z, Goldstein IM: Phagocytic cells: Chemotactic and effector functions of macrophages and granulocytes, in *Basic and Clinical Immunology*, 7th ed, edited by DP Stites, AI Terr, p 96. Appleton and Lange, Norwalk, 1991、
74. Papadimitriou JM, Ashman RB: Macrophages: Current views on their differentiation, structure and function. *Ultrastruct Pathol* 13:343, 1989.
75. Gordon S, Perry H, Rabinowitz S, et al: Plasma membrane receptors of the mononuclear phagocyte system. *J Cell Sci* 9(Suppl):1, 1988.
76. Law SKA: C3 receptors on macrophages. *J Cell Sci* 9(Suppl):67, 1988.
77. Hume DA, Ross IL, Himes SR, et al: The mononuclear phagocyte system revisited. *J Leukoc Biol* 72:621, 2002.

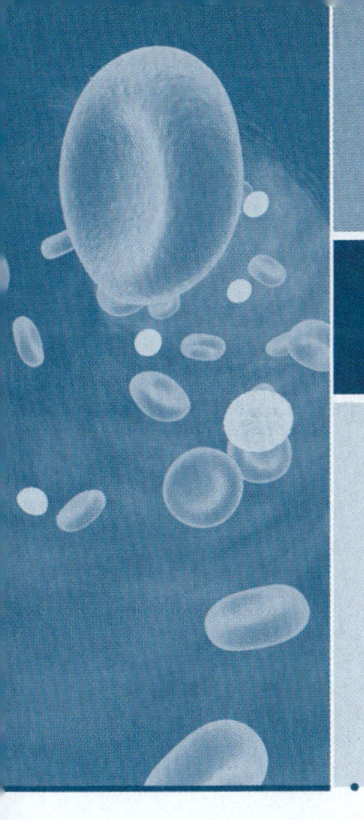

第68章

单核细胞和巨噬细胞的生化和功能

Annette Plüddemann, Siamon Gordon

摘 要

从 Elie Metchnikoff 观察到脊椎动物和高级生物的巨噬细胞能够吞噬、消化、破坏微生物和细胞的现象后，科学家们就对巨噬细胞的清除废物和宿主防御功能产生了极大兴趣。在 20 世纪 60 年代，Cohn 及同事引入了现代细胞生物学方法来为我们描述表面受体、胞饮作用和溶酶体降解的知识，并强调了膜的流动和分泌[1]。当发现树突状细胞(DCs)是特异的抗原呈递细胞(APCs)时，这些先驱者的研究达到了顶峰[2-3]。在这之后，单克隆抗体[4]的发展，细胞表面蛋白和细胞因子的分子克隆化，基因芯片和基因组，这些技术的发展为分析巨噬细胞的功能提供了敏感而特异的方法。现在的研究已经不再局限于巨噬细胞的细胞毒作用和抗菌活性，而扩展到更广的领域，例如巨噬细胞在体内的营养、自我平衡方面的功能。单核细胞和巨噬细胞群之间的异质性已经成为一个重要议题，就如第 69 章将讨论的，这些异质性也与它们的生长和分化有密切关系[5]。本章重点讨论与单核细胞和巨噬细胞多重功能相关的分子和细胞特性，部分内容与 DC 和破骨细胞的特殊功能重叠。包括第 69 章在内，部分参考文献选自近期发表的文章[6-8]。

单核细胞

本部分主要描述单核细胞的功能，包括与分化后的子代巨噬细胞相同的功能，也包括与血管内功能有关的表面分子的特性。单核细胞可以直接发挥免疫调节功能，也可以从前体细胞分化为树突状细胞后发挥免疫调节功能。单核细胞对趋化因子等激活信号产生反应，通过趋化因子受体，发生黏附和游走，并穿过血管壁[9]。在败血症和目前尚未研究透彻的与血管内凝血和血小板激活有关的相应生理病理改变中，单核细胞都直接

本章使用的简写和缩略词：Ag，抗原(antigen)；APC，抗原呈递细胞(antigen-presenting cell)；CD，分化簇/群(cluster of differentiation)；CR，补体受体(complement Receptor)；DC，树突状细胞(dendritic cell)；EGF，表皮生长因子(epidermal growth factor)；EGF-TM7，表皮生长因子-7个跨膜区(epidermal growth factor-seven transmembrane)；EMR2，含黏蛋白样受体区域和激素样受体区域的表皮生长因子样受体2(epidermal growth factor-like module containing mucin-like hormone receptor-like 2)；ER，内质网(endoplasmic reticulum)；FcR，Fc 受体(Fc receptor)；GPCR，G 蛋白偶联受体(G-protein-coupled receptor)；IBD，炎症性肠病(inflammatory bowel disease)；ICE，白介素-1 转换酶(interleukin 1-converting enzyme)；IFN，干扰素(interferon)；IFN-αR，IFN-α 受体(IFN-αReceptor)；IFN-γR，IFN-γ 受体(IFN-γReceptor)；Ig，免疫球蛋白(immunoglobulin)；IL，白介素(interleukin)；IPAF，ICE-蛋白激酶激活因子(ICE-protease activating factor)；IRAK，白介素受体相关激酶(interleukin receptor-associated Kinase)；IRF，IFN 调节因子(IFN regulatory factor)；JAK，Janus 激酶(Janus kinase)；LFA，淋巴细胞功能相关抗原(lymphocyte functionassociated Antigen)；LPS，脂多糖(lipopolysaccharide)；MARCO，胶原样巨噬细胞受体(macrophage receptor with collagenous structure)；MPO，髓过氧化物酶(myeloperoxidase)；MR，甘露糖受体(mannose receptor)；NACHT，NAIP、CⅡTA、HET-E 和 TP-1 的结构域(domain present in NAIP, CⅡTA, HET-E, and TP-1)；NAIP，神经元凋亡抑制因子(neuronal apoptosis inhibitor protein)；NALP，NACHT 富亮氨酸重复蛋白(NACHT leucine-rich repeat protein)；NF，核因子(nuclear factor)；NLR，NOD 样受体(NOD-like receptor)；NOD，核苷酸结合寡聚化结构区(nucleotide-binding oligomerization Domain)；PI，磷脂酰肌醇(phosphatidylinositol)；PIP_3，3,4,5-磷酸-磷脂酰肌醇(phosphatidylinositol 3,4,5 phosphate)；PI3K，磷脂酰肌醇 3 激酶(phosphatidylinositol 3 kinase)；PS，磷脂酰丝氨酸(phosphatidylserine)；SH2，Src 同源区 2(Src homology 2 domain)；SR，清道夫受体(scavenger receptor)；STAT，转录信号传导子和激活子(signal transducers and activator of transcription)；TAP，抗原加工转运体(transporter for antigen processing)；TLR，toll 样受体(toll-like receptor)；WASP，Wiskott-Aldrich 综合征蛋白(Wiskott-Aldrich syndrome protein)。

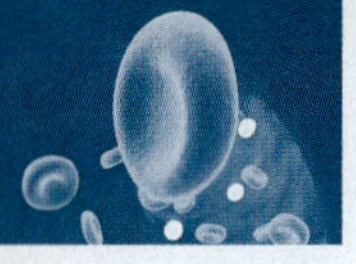

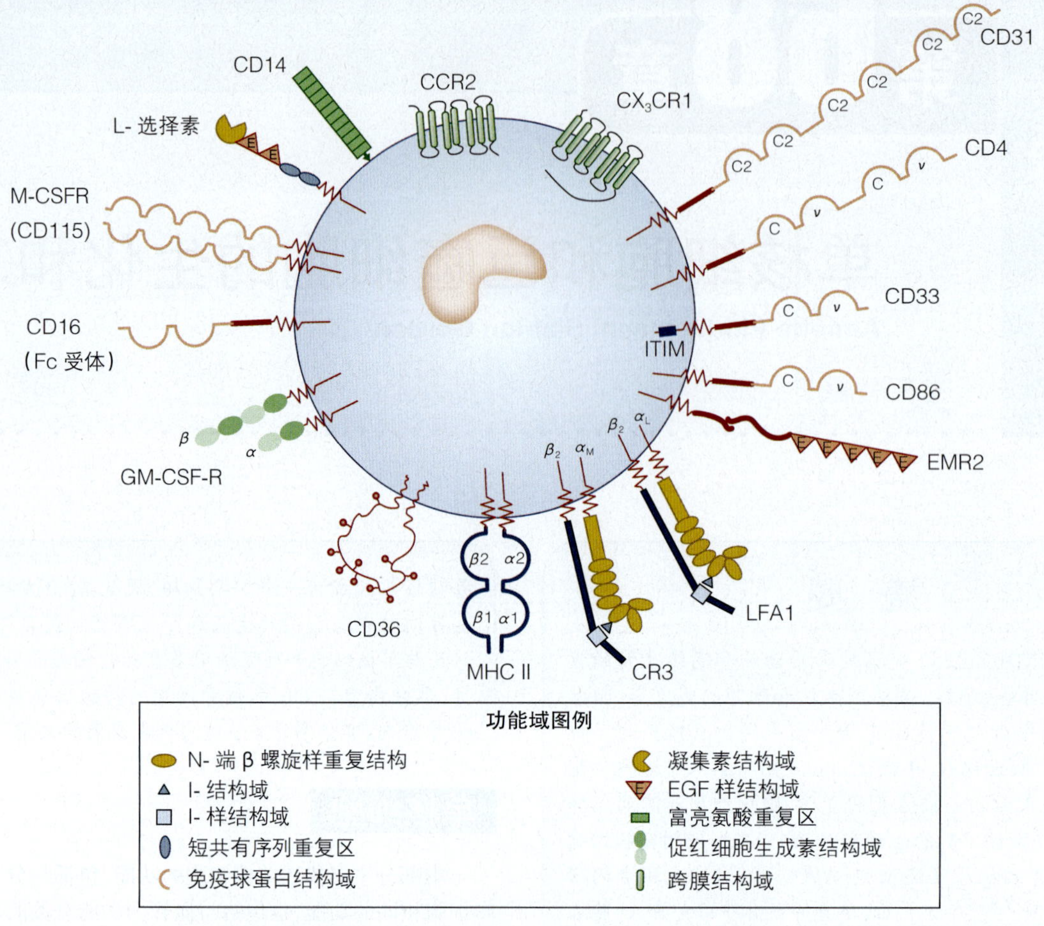

图 68-1　单核细胞上不同结构功能的受体和表面抗原分子结构示意图。

发挥了作用。在黏附于血管内皮细胞之后，单核细胞主要表现出吞噬能力。与分化了的巨噬细胞相比，单核细胞对病毒感染比较耐受。血液中单核细胞在病原扩散中的特洛伊木马功能的证据并不充分，它们具有选择性黏附到被脂质和血小板激活的内皮细胞上的特性，而这些被激活的血管内皮是动脉粥样硬化的温床，这一结果由 Ross 等人在灵长类的活体试验中证实[10]。虽然代谢性刺激、微生物或环境刺激是诱导单核细胞激活所必需的，但单核细胞一旦被激活，就会表现出比组织中巨噬细胞更强的细胞毒活性和抗菌功能。

图 68-1 简要展示了与单核细胞功能有关的部分表面受体，包括趋化因子的识别、黏附和免疫调节分子。下面将阐述与微生物识别和固有免疫（例如 CD14）[11]、吞噬（Fc 受体、补体受体）、分泌和杀伤机制有关的受体，也包括细胞因子的产生与反应。单核细胞内颗粒含有髓过氧化物酶（MPO）和溶菌酶，对中性粒细胞内的这几种酶的研究更多。

■ 单核细胞的黏附与游走

单核细胞和巨噬细胞在血液细胞中比较特殊，它们可以移动、迁移、变形伸长，能够在组织中定居终老，而新鲜细胞又能源源不断的补充进来。虽然没有中性粒细胞的移动能力，在体外研究它们的生理活性也更困难，但单核细胞和巨噬细胞仍然表现出了系列所共有的、而又与 DC 不同的特性：游走性更强，黏附性略差，能够捕获抗原并呈递给未致敏的和致敏的淋巴细胞[12]。单核细胞和巨噬细胞也与成纤维细胞有相同的受体，并都有细胞骨架作用。除了可以对内皮和血管外信号发生反应穿出血管外，单核细胞和它们的子代细胞具有定向能力和特殊的黏附结构，比破骨细胞在骨表面的密封作用更明显，可以在局部分泌更强的代谢产物。

黏附被定义为单核细胞分化后发生的事件，主要影响细胞的聚集、细胞膜、胞质和核转录机制，对蛋白质组的翻译后修饰调节也有影响。单核细胞表达几种不同的整合素，参与外部信号和内部信号的传导[13]。比较重要的是 β_2 整合素异源二聚体，它在髓系细胞限制表达，而 β_1 和 β_3 在间充质细胞和其他细胞上都有表达。β_2 整合素、淋巴细胞功能相关抗原（LFA)-1（CD11a/CD18）、补体 C3 受体（CR3，CD11b/CD18）和 CD11c/CD18，在单核 / 巨噬细胞黏附的研究中都具有很高价值。已经生产出相关的抑制性和刺激性单克隆抗体，少见的先天性代谢疾病，例如白细胞黏附缺陷综合征，是由于共有的 β_2 链缺如，导致髓系细胞不能聚集到炎症刺激的部位。

已经对中性粒细胞的著名的翻滚序列图（由 L- 选择素介导）、更稳定的黏附性（由 β_2 整合素介导）以及穿越血管壁的机制进行了深入的研究，发现中性粒细胞与单核细胞在趋化因子作用后进入组织的机制上相似，这些将在第 69 章中阐述。目前仍不甚清楚单核细胞如何特异的、连续的迁移进入不同组织（骨髓、血液、组织）。循环中的单核细胞是否已经为进入特殊组织（如中枢神经系统 CNS）做好准备还是细胞是随机进入组织中，这仍然是一个未解的问题。fractalkine 受体（即 CX3CR1）基因捕获后的示踪研究为解决这一基础问题提供了新的思路[14]。

单核细胞与趋化有关的移动调控机制还不很清楚[15]。在有氧和低氧条件下的线粒体如何提供能量和发挥作用还需要进一步的研究。DC 的线粒体很发达，在对病毒感染和胞质内刺激产生固有耐受的机制中发挥更多作用。已经发现了几种 G 蛋白偶联受体（GPCRs），包括各种专有的、共享的、甚至多余的趋化因子受体、β 肾上腺素受体和其他与定向游走的调节和其他细胞功能有关的受体（表 68-1）[16,17]。最近又发现了一个新的 GPCR 家族，有强大的细胞外功能区，包括髓系限制性表皮生长因子 7 次跨膜结构域（EGF-TM7）亚家族，含有多个 EGF 重复序列。EMR2（含黏蛋白样激素受体单位的表皮生长因子样受体 2）和 CD97 在结构上与抗原标志 F4/80 的相关性将在第 69 章中讨论，与单核细胞其他重要功能有关[17]。这些受体的配体包括补体调节分子（CD55、与阵发性睡眠性血红蛋白尿症有关）和硫酸软骨素 B（一种基质成分）。在败血症休克时，髓细胞上 EMR2 的表达上调，在中性粒细胞上与配体结合后可以激发一系列的细胞反应。

已经在人类和小鼠的细胞（主要是中性粒细胞）中进行了磷酸肌醇的代谢、二酰甘油的产生、钙内流和磷酸化 / 去磷酸化作用对肌动蛋白聚集的调节研究[15]。巨噬细胞研究中有价值的遗传模式包括 src 激酶敲除动物和 Wiskott-Aldrich 综合征患者。鸟苷酸三磷酸酶（GTP 酶；rac，rho，cdc42）与髓细胞的几种功能有关，包括细胞延展和膜皱缩。巨噬细胞特殊的黏附结构需要更深入的研究，包括局部黏附、足突形成（特别是破骨细胞的突起）和可能参与紧密连接的结构；有报道发现骨髓基质中的巨噬细胞有半连接子。CR3 在单核细胞和巨噬细胞的黏附到人工血清包被的底物（例如含细菌的塑料和玻璃[18]）时发挥作用，这一过程依赖二价阳离子的存在。清道夫受体[19]和巨噬细胞含胶原样结构的受体（MARCO；参见下文的"非调理吞噬作用，非 TLR 受体"），可以介导二价阳离子依赖的黏附，主要指在体外黏附到血清包被的组织培养塑料上。但是，巨噬细胞黏附到外源性物质上的行为非常明显、甚至是独特的，而且能抵抗蛋白酶的作用，这一过程的机制还是不清楚。在图像研究技术提高后，联合基因调控研究，将进一步揭示体内单核 / 巨噬细胞黏附和游走的调节。

■ 单核细胞和巨噬细胞与血小板、凝血及纤溶瀑布样反应的相互作用

本节的主题并未受到应有的重视。单核细胞和巨噬细胞沿肝脏和脾脏的窦腔线状分布，可以识别激活的血小板，与之结合后进行清除和破坏。此外，单核细胞可以产生有效的促凝物质，例如在败血症休克时产生组织因子。在损伤和炎症发生之后，单核 / 巨噬细胞就分泌尿激酶，与内皮细胞来源的组织纤溶酶原激活剂[20]一起激活纤溶酶。巨噬细胞尿激酶的产生受到吞噬和其他刺激的调节，这种酶激活后可以与蛋白酶 - 抗蛋白酶复合物结合，启动纤溶，在损伤的修复中起重要作用。

单核细胞产生的脂类组织因子的特性和来源并不十分清楚。单核细胞还可以产生脂质代谢混合产物，包括不稳定前列腺素、白三烯和血栓素，这些物质是由花生四烯酸衍生的前体物质和磷脂酶及环氧化酶成熟酶相合作用而产生的。应用脂质组学来区分这些物质，研究它们在炎症的抑制和解除方面的作用，前景非常看好[21]。

■ 识别与清除：概述

肝脏、骨髓、肺内和其他非造血组织中的巨噬细胞在识别、吞噬和胞饮外来颗粒和微生物以及修饰宿主固有成分时起着重要作用。在观察巨噬细胞吞噬凋亡细胞的过程中发现，通过产生转化生长因子 -β，清除过程可以减轻甚至抑制炎症反应[22]。造血细胞的产生与细胞凋亡和破坏相互平衡，而微生物和其他毒素可以加快细胞的破坏。巨噬细胞启动急性和慢性炎症反应，并贯穿于炎症的始终，这是因为巨噬细胞接触损伤性颗粒后产生了生物合成和分泌反应。巨噬细胞摄取颗粒并形成空泡后，膜包裹的内容物进一步浓缩，为消化和抗原成熟与呈递作好了准备，从活跃的内吞细胞分化为抗原呈递细胞后（APCs），DCs 就具有了这些特性[23]。另外，对胞质识别系统的关注也大大增加，这一系统可能用于保护细胞免受各种干扰和溶解性物质的破坏[24-26]。自吞噬过程涉及膜连接和胞质内细胞器的损伤，由于与感染、肿瘤和炎症综合征的致病机制有关而备受关注[27]。

表 68-1　单核细胞和巨噬细胞上有意义的 GPCR[16,17,116]

趋化	黏附 / 细胞 - 细胞连接	炎症的激活与分解	替代激活	存活
趋化因子受体	EGF-TM7 受体	BAI-1（脑特异性血管生长抑制因子 1）	嘌呤受体 GPR86，GPR105，P2Y8，P2Y11 和 P2Y12	磷酸鞘苷脂受体 -1
C5a 受体	磷酸鞘苷脂受体 -1	甲酰肽受体	趋化因子受体	
白三烯 B_4 受体	CX_3-CR1	趋化因子受体		
甲酰肽受体		C5a 受体		
血小板激活因子受体		EMR2		
EMR2		蛋白酶激活受体		
神经肽 Y 受体		血小板激活因子受体		
		白三烯 B_4 受体		
		神经激肽受体		
		神经肽 Y 受体		
		血管活性肠肽受体		
		前列腺素受体		
		炎症消散素（resolvin）		

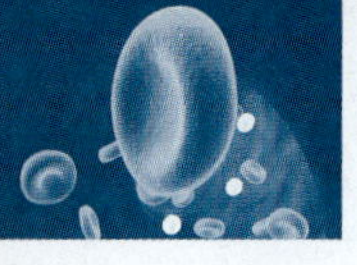

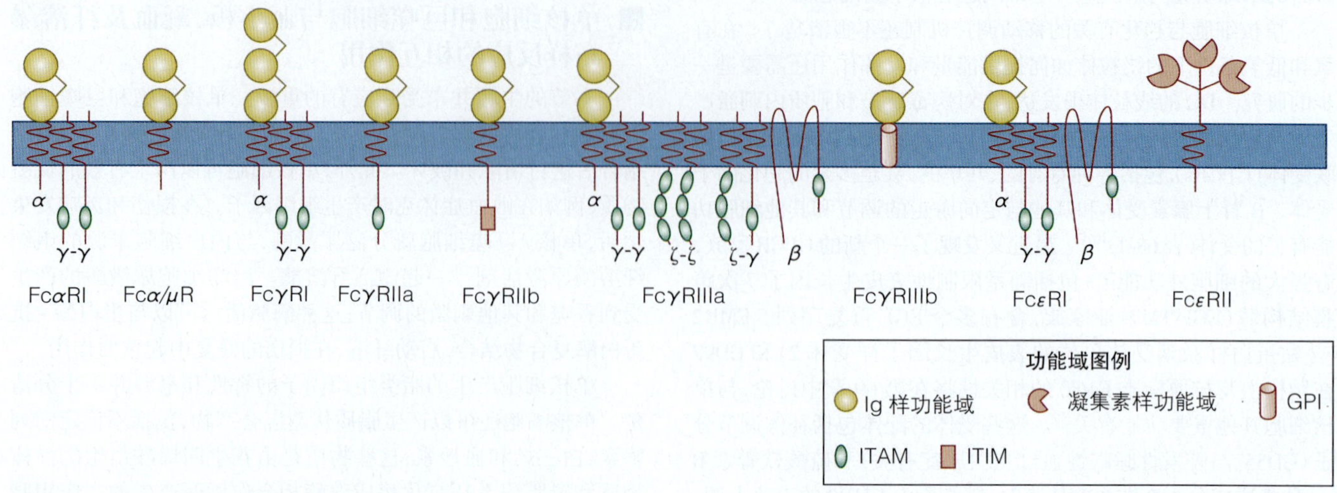

图 68-2　人 Fc 受体。髓细胞不同程度地表达经典 Fc 受体，可以启动一系列细胞反应，包括吞噬、抗体依赖的细胞介导的细胞毒、抗原呈递、呼吸爆发和释放炎症介质。免疫球蛋白（Ig）亚群与细胞内功能区连接，通过膜螺旋多肽把信号传给胞质内的免疫受体酪氨酸激活基序（ITAM）或免疫受体酪氨酸抑制基序（ITIM）。激活和抑制受体通常在细胞表面共表达，在功能上相呼应，并决定细胞反应的程度。

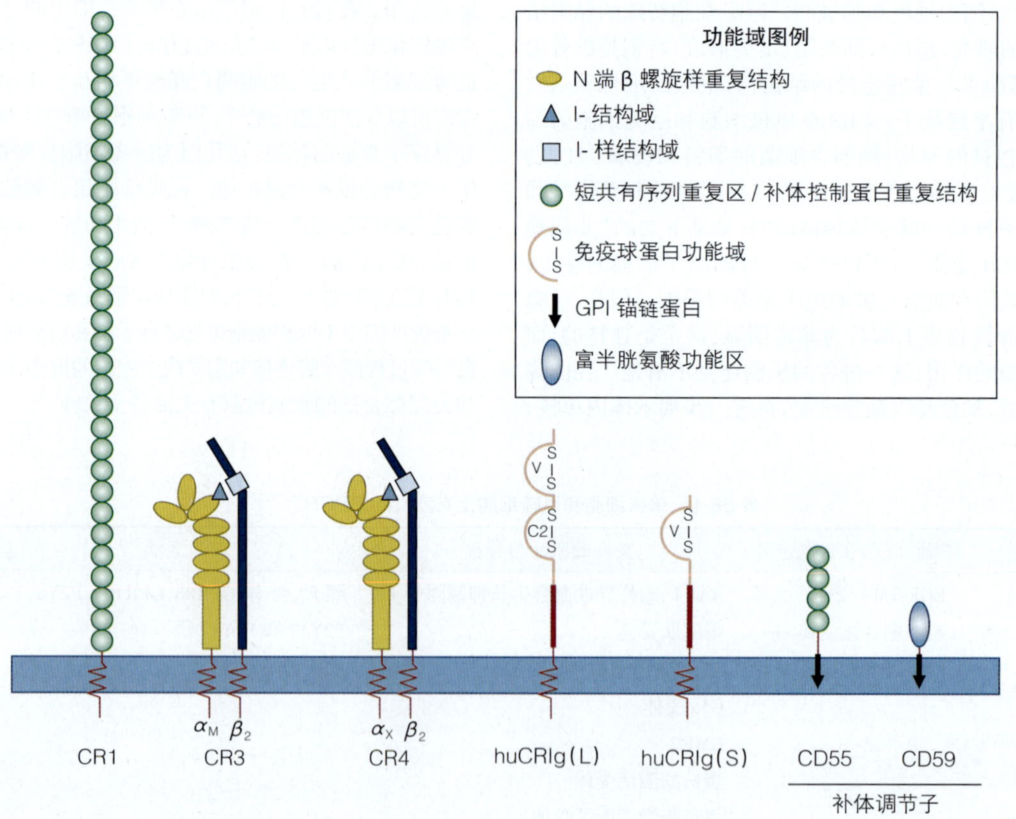

图 68-3　巨噬细胞表达的补体受体和膜调节子。CR1 在有核细胞上广泛表达，主要作用是降低激活了的补体。CR3（CD11b/CD18）是一种 C3bi 包裹颗粒的吞噬受体，CR4（CD11c/CD18）是 β_2 整合素，与 LFA-1（CD11a/CD18）一起介导髓细胞黏附到内皮和细胞外基质，并介导游走。huCRIg（L 和 S）是一种新发现的 Kupffer 细胞上的补体结合受体，可以介导调理素化的细菌被摄取。CD55 和 CD59 是糖基化磷脂酰肌醇（GPI）锚连的补体激活受体。

■ 与摄取相关的受体：胞饮和吞噬

巨噬细胞擅长吞噬（液相的和受体介导的），是专门吞噬各种类型颗粒的吞噬细胞，这些颗粒可以是有机物质（细胞、微生物），也可以是无机的外源物质[28]。DCs 在成熟转化为 APCs 后就丧失了摄取能力，但可以诱导免疫耐受，不成熟的 DCs 表现出巨噬细胞胞饮功能增高：胞膜折叠形成空泡，捕获外源物质进行抗原的交叉呈递[23]。将胞膜摄取性受体简单地分为调理素受体、非调理素性 toll 样受体（TLRs）和非 NLR 依赖的受体。非 NLR 依赖受体包括清道夫受体[29-31]和凝集素样碳水化合物识别分子受体家族[4,32]。如果配体复合物被呈递到微生物和破坏的宿主细胞表面，或在摄取后的囊泡系统内产生了这些配体分子，这些受体就可以相互合作了。

调理素受体

典型的调理素可以促进颗粒的摄取，包括抗体、免疫球蛋白（Ig）G 和抗原复合物、补体，可以通过经典路径激活（抗体依赖的 IgM 或 IgG），或直接通过凝集素 - 碳水化合物 - 刺激替代途径而被识别。Fc 和补体受体在结构、表达和功能（激活或抑制巨噬细胞反应）[33,34]上都不相同，参见图 68-2 和图 68-3。其他调理素包括纤黏蛋白和乳脂球蛋白[35]。通过表达不同类型的调理素受体，单核细胞、巨噬细胞和 DC 发挥作用的范围很广，包括先天和后天免疫、抗原清除和破坏[36]、自身免疫、炎症和感染性疾病的致病机制等。基因多态性导致 FcRs 的表达和功能各不相同，从而影响了机体的稳态与疾病。虽然对宿主的保护作用明显，但微生物也还能侵入机体，破坏这些受体而存活下来[37]。调理素受体在清除造血细胞中发挥重要作用，例如在清除抗体包被的血小板时可以造成血小板减少；在抗体治疗中也有重要作用，例如帮助植入。基因工程为我们提供了新的抗体作为治疗药物，可以减少不需要的反应，例如细胞激活。在组织损伤和修复过程中，启动或避免补体激活需要控制重要的效应途径。

非调理素受体：toll 样受体

图 68-4 简要展示了这些受体的不同结构和信号传导途

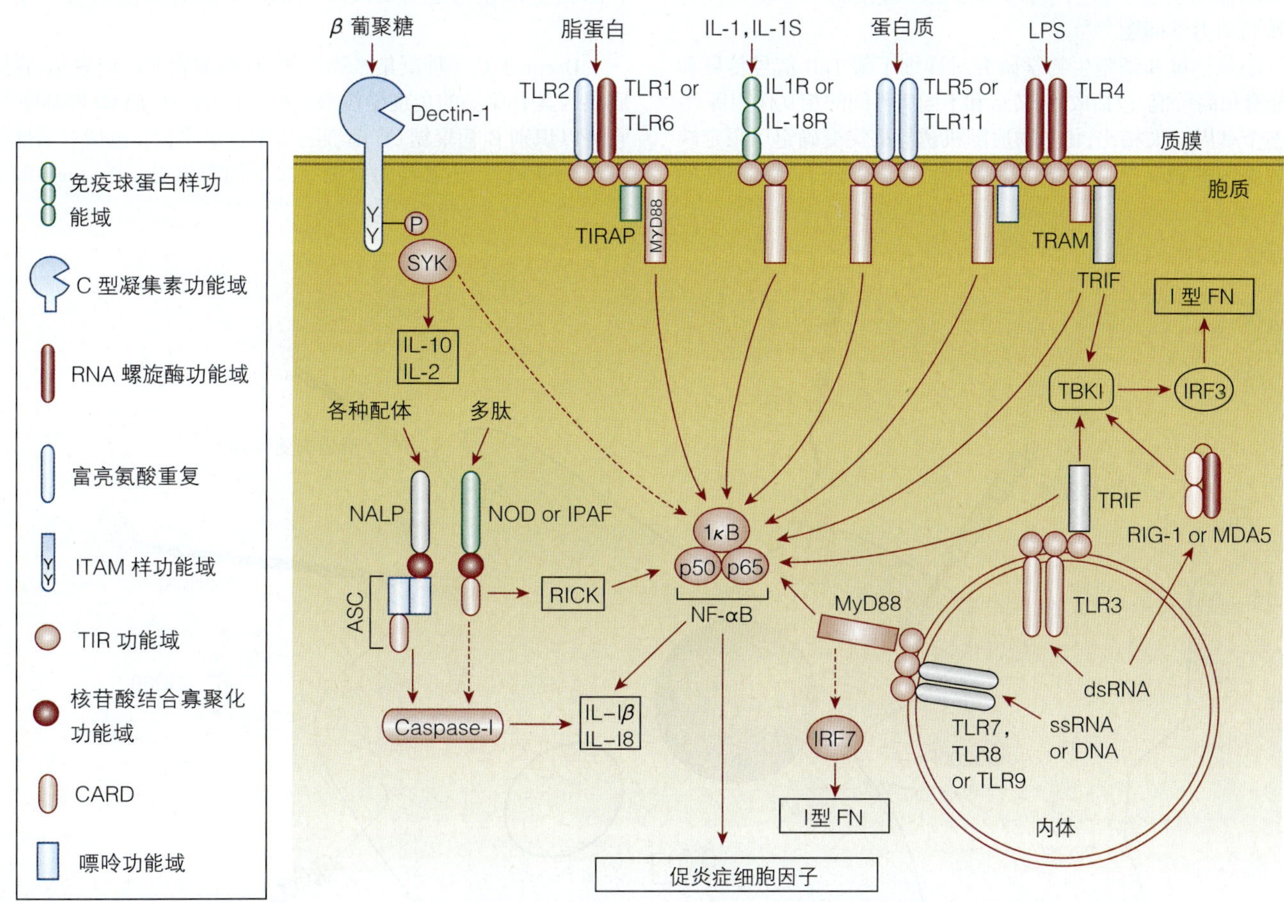

图 68-4 主要的 toll 样受体（TLR）信号传导途径和结合子分子[45]。这一补体受体介导的途径多元而复杂。例如，TLR 信号传导不仅与核因子 -κB（NF-κB）激活有关，还与丝裂霉素激活的蛋白激酶、磷脂酰肌醇 3- 激酶和几种其他的途径有关，这些途径明显影响 TLR 激活后的总生物学反应。Dectin-1（一种 β- 葡聚糖受体）被证实是一种可以进行多种信号传导的细胞表面模式识别受体。ASC，凋亡相关的斑片样蛋白，含有 caspase 激活域和募集域；CARD，caspase 激活域和募集域；ds，双链；IFN，干扰素；IκB，NF-κB 的抑制因子；IL，白介素；IPAF，白介素 1β 转换酶蛋白酶激活因子；IRF，干扰素调节因子；LPS，脂多糖；MDA5，黑色素瘤分化相关基因 5；MyD88，髓样分化主要反应基因 88；NACHT，NAIP、CⅡTA、HET-E 和 TP-1 上的功能区；NALP，NACHT 富亮氨酸重复和含 pyrin 功能域的蛋白；NOD，寡核苷酸结合功能域；RICK，受体作用丝氨酸 / 苏氨酸激酶；RIG-Ⅰ，维甲酸诱导基因 -Ⅰ；ss，单链；TBK1，TANK 结合激酶 1；TIRAP，含 toll/IL-1R（TIR）功能域的结合子蛋白；TRAM，TRIF- 相关的结合子分子；TRIF，诱导产生 IFN-β、含 TIR 功能域的结合子蛋白；SYK，脾脏酪氨酸激酶。细节见正文。

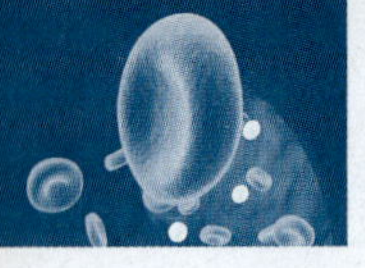

径。TLR的发现引发了对先天免疫、炎症和APC的免疫增强作用的研究[38-40]。已经研究清楚了受体的结构、表达的差异、微生物和内源性配体以及信号传导途径，关于调控受体的研究结果为调控人类TLR信号传导途径提供了基础。先天性疾病的发现，例如白介素受体相关激酶(IRAK)-4缺陷[41]、toll白介素受体适配蛋白(TIRAP)在恶性疟疾感染中[42]的功能，已经发现这些受体在人类疾病中所起的作用。出现了几个新的概念。早前的研究中发现了脂多糖(LPS)的识别、多蛋白复合物CD14、LPS结合蛋白和MD2的信号传导、独特适配子途径[MyD88(髓系分化因子)、TIRAP/MAL(适配子样MyD88)、TRIF(TIR含功能区的适配子诱导的干扰素-β)和TRAM(TRIF-相关适配子分子)]，TLR配体的识别和感知过程就很清楚了。还弄清了TLR4的三级结构[43]。TLRs不仅在髓细胞和其他细胞的细胞膜上表达，在囊泡上也有表达，特别是TLRs，它还参与病毒核酸的识别。核因子(NF)κB与干扰素(IFN)的相互作用、分裂原活化蛋白激酶(MAP)激酶途径也都已经明确了[44]。TLRs已经被证实可与其他识别受体协同作用[45]，例如dectin-1。关于TLR在非转录活动中的信号传导中的作用引起了较大争议，例如在巨噬细胞中吞噬体发育成熟的动力学问题[46,47]。

敲除小鼠和细胞生物学研究对详细了解TLR信号传导和功能有很高价值，包括成熟、转运和不同组件间的相互作用等[38]。与整个基因缺失相比，化学物质随机诱导的突变确定了限定缺失的基因的意义[48]。人类TLR基因和其伴侣分子的多态性的价值将是今后的研究重点[49]。

非调理素性、非TLR受体

对凝集素和清道夫受体的研究落后于上文中提到的受体，但根基却很牢固，着重研究受体的表达和配体，主要在小鼠炎症和感染模型中进行[29,50,51]。这些受体在巨噬细胞和DCs上广泛表达，而单核细胞和中性粒细胞上的表达有所不同。它们都参与了微生物和宿主配体的识别和摄取，但激活宿主防御功能的能力并不相同。这些受体系统的功能见图68-5和表68-2。甘露糖受体主要与胞饮有关，在细胞内的位置非常明显[52,53]。甘露糖受体是一种多聚凝集素，在清除甘露糖端溶酶体水解酶、中性粒细胞颗粒糖蛋白(如MPO)、激素(例如甲状腺球蛋白)和外分泌产物(如淀粉酶)时具有双重功能。在捕获甘露糖端糖蛋白并转运到脾脏(边缘带嗜金属巨噬细胞)和淋巴结(包膜下窦腔内的巨噬细胞)的靶点时，这些受体发挥了作用。靶向运输的结果要么是不引起任何反应，要么是在TLR刺激联合作用下诱导发生免疫反应[54]。与其他几种非调理素受体相同，在小鼠体内进行的研究显示，甘露糖受体在宿主防御或致病机制中具有双重甚至相反的功能。

Dectin-1是一种凝集素样受体，在髓细胞上广泛表达，在胞质尾区具有单一的免疫受体酪氨酸活化基序(ITAM)样基序[55]。它可以识别β葡聚糖(真菌细胞壁中含量丰富)，包括双活性的酵母聚糖颗粒，还参与对真菌感染的固有耐受。Dectin-1激活

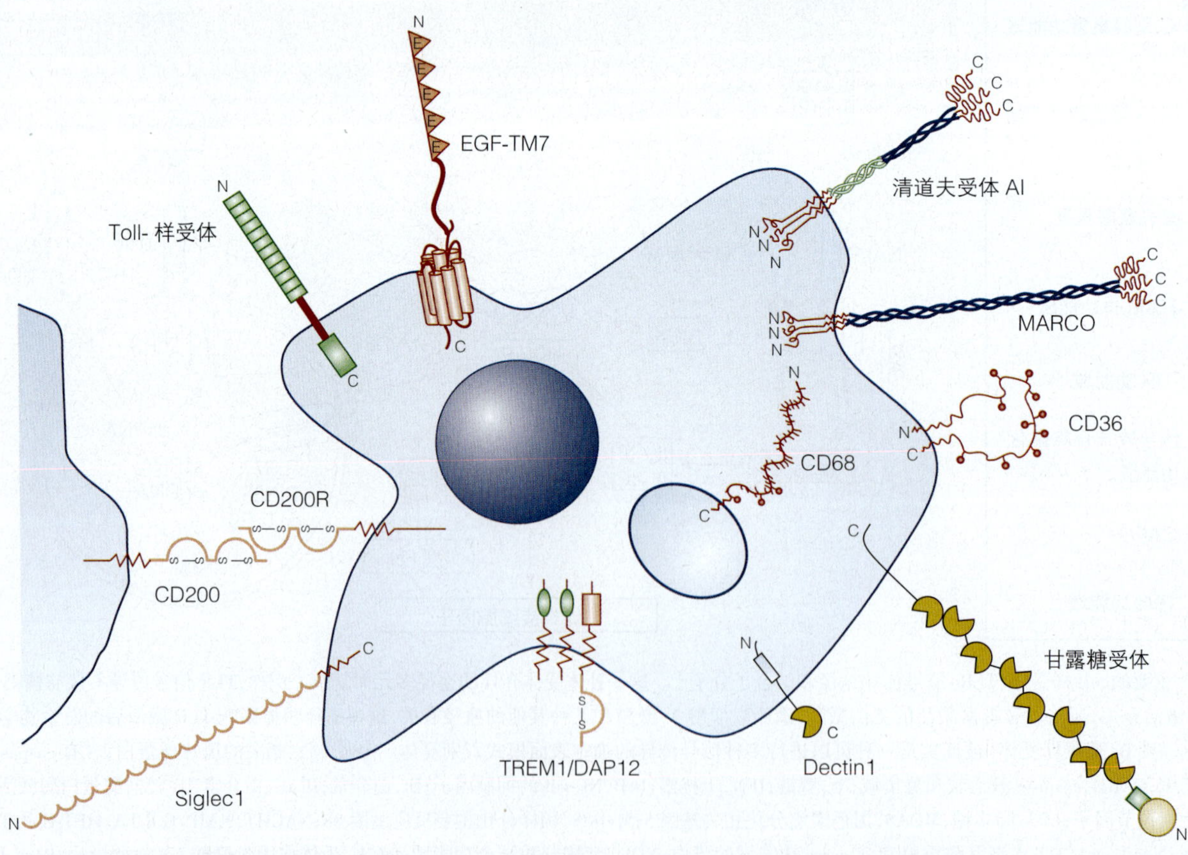

图68-5　巨噬细胞非调理素性调节性受体。细节见正文。EGF-TM7，表皮生长因子7次跨膜域；MARCO，带胶原样结构的巨噬细胞受体；Siglec，唾液酸结合免疫球蛋白样凝集素。

表 68-2 部分非调理素、非 toll 样受体的配体[30,32,53,55]

分类	受体	微生物配体	内源性配体	功能
清道夫受体	SR-AⅠ/Ⅱ	革兰$^{+/-}$杆菌 脂磷壁酸 脂质 A 奈瑟菌属的表面蛋白	凋亡细胞 修饰后的低密度脂蛋白和高密度脂蛋白(LDL,HDL,载脂蛋白 A1,载脂蛋白 E) AGE 修饰蛋白 β- 淀粉样物质	吞噬 胞饮 泡沫细胞形成 黏附
	MARCO	革兰$^{+/-}$杆菌 海藻糖霉菌酸酯 奈瑟菌属的表面蛋白	边缘带 B 淋巴细胞 子宫珠蛋白相关蛋白	黏附 吞噬 固有激活
	CD36	来自革兰$^{+}$杆菌的二酰基脂多肽 恶性疟疾寄生的红细胞	凋亡细胞(具有血小板反应素和玻连蛋白受体) 高密度脂蛋白(HDL) 杆体外节	摄取、脂质交换、黏附
凝集素	Dectin-1	β- 葡聚糖	T 淋巴细胞(非糖类)	吞噬真菌和免疫调节
	DC-SIGN	病毒(如 HIV-1,登革热)的甘露糖/岩藻糖多糖化合物	ICAM 2/3 T 淋巴细胞	黏附 胞饮
	甘露糖受体 C 型凝集素功能域 富半胱氨酸功能域 纤连蛋白Ⅱ型功能域	细菌、病毒、真菌、寄生虫的甘露糖/岩藻糖多糖化合物	溶酶体水解酶 甲状腺球蛋白 核糖核苷酸酶 B 淀粉酶 脾脏边缘区和淋巴结包膜下淋巴窦内的硫酸多糖 胶原	胞饮 黏附 抗原靶向 黏附

AGE,晚期糖基化终末产物;DC-SIGN,树突状细胞特异的细胞间黏附负责 -3 结合非整合素分子;ICAM,细胞间黏附分子;MARCO,带胶原样结构的巨噬细胞受体,清道夫受体。

syk 和胱天蛋白酶募集域蛋白(CARD)9 并调节几种效应器途径,例如肿瘤坏死因子(TNF)α、白三烯的产生和 Th17 细胞的激活,巨噬细胞和 DCs 反应并不一致。Dectin-1 协同 TLR2/6 对酵母聚糖发生反应,巨噬细胞表达的其他凝集素包括唾液酸识别分子 Siglec-1(唾液酸黏附素)[56],Siglec-1 是一种泛 Ig 超家族跨膜蛋白,参与细胞 - 细胞间的相互作用(参见第 69 章在造血系统中的可能作用)。

SRs 是结构上不相关的几种受体的家族,多数有多聚阴离子配体,在几种微生物、凋亡细胞和修饰过的宿主脂蛋白上表达[30]。SR-AⅠ/Ⅱ和 MARCO(A 族 SR)是胶原样跨膜受体,可以介导胞饮、吞噬和细胞黏附。SR-AⅠ/Ⅱ可以被 CSF-1 和 MARCO 通过与 TLR 和 MyD88 依赖的微生物配体结合而上调,触发固有免疫的激活[57]。一些天然的 SR-A 的配体能够被鉴别出来,包括载脂蛋白 A1(C. Neyen 和 S. Gordon,已接受)和奈瑟球菌外表面蛋白[58],还有之前描述的脂质 A、脂磷壁酸和修饰过的(乙酰化)低密度脂蛋白等。最初人们对 SRs 的兴趣主要在于它在动脉粥样硬化中的作用,现在的关注点集中在细菌感染时的固有免疫功能。

B 族 SRs,例如 CD36 和 SR-BI,参与分枝杆菌的识别,并参与脂质的摄取和交换[59-61]。CD36 与血小板反应蛋白一起在凋亡细胞的摄取中[35]起作用,并参与巨噬细胞的融合。在巨噬细胞和其他细胞上表达的 SRs 在清除中的作用相似。

■ 凋亡细胞的识别

巨噬细胞可以吞噬大量自然死亡的细胞、造血细胞和其他细胞,通过涉及多种非调理素受体的复杂机制完成吞噬[22,35]。补体可能也在其中发挥作用。图 68-6 显示了可能参与的受体和配体。除已经讨论过的 SRs 外,SRs 还包括调理素受体,例如五聚蛋白 3(pentraxin 3)[62]、乳脂球蛋白和玻连蛋白的受体等。磷脂酰丝氨酸(PS)在凋亡细胞的外侧面表达,负责对凋亡细胞的识别,但其作用可能更复杂,因为看起来健康的细胞的表面也可以表达 PS 片段,而 PS 的识别在 CD36 依赖的巨噬细胞相互融合上起作用[63]。识别并摄取坏死细胞的机制和巨噬细胞脱去有核红细胞核的机制尚不清楚。

■ 胞饮和吞噬

除上述配体,巨噬细胞还表达胞饮生长因子、细胞因子、多肽和脂质的受体。巨噬细胞表达功能性叶酸受体,可以在激活时被诱导产生,并被用于定向结合药物或作为巨噬细胞的原位示踪标志[64]。血红蛋白 - 结合珠蛋白复合物可以被 CD163 内化,CD163 是一种糖皮质激素调节受体,有明显的 SR- 半胱氨酸胞

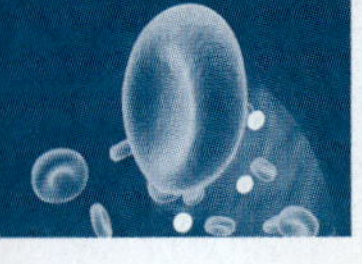

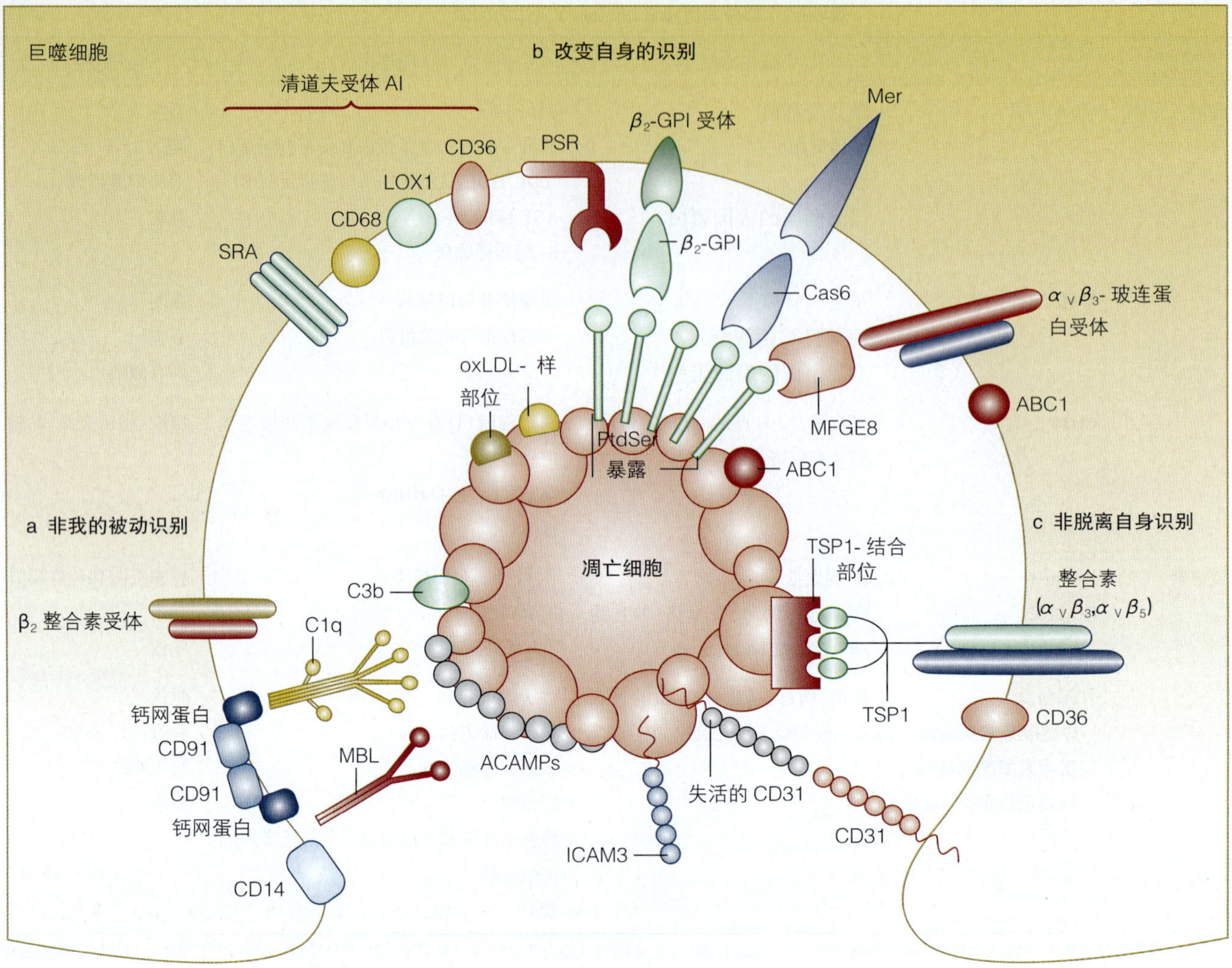

图 68-6 吞噬凋亡细胞的吞噬性受体[35]。巨噬细胞和不成熟的髓系树突状细胞是凋亡细胞清除中的主要免疫细胞。表达多种相似的受体，可以直接或通过可溶性调理素蛋白与配体结合，例如通过甘露糖结合的凝集素（MBLs）与配体结合。磷脂酰丝氨酸（PS）在凋亡细胞外表面暴露后，就能远距离搜寻这种配体的受体。在组织中的巨噬细胞上发现了一种新的受体（TIM4 和 TIM1 相关）可与 PS 特异结合。其他巨噬细胞利用 MFGE8（一种由巨噬细胞分泌的乳脂球蛋白）作为调理素。如何鉴别非自身和改变了的自身可能与不同巨噬细胞受体的协同作用有关。巨噬细胞吞噬凋亡细胞后引发抗炎症反应（例如释放转化生长因子 -β 和前列腺素 E_2），同时也参与 DCs 的抗原交叉呈递。

外功能区结构[65]。

图 68-7~ 图 68-9 展示了胞饮和吞噬的细胞生物学特点。除细胞大小和最终参与细胞骨架形成外，胞饮和吞噬在很多方面是相同的：囊泡 / 吞噬体的形成后，pH 降低，启动消化；与高尔基体产生的分泌性囊泡融合，成熟形成次级溶酶体 / 吞噬溶酶体后 pH 更低，消化能力更强[66-71]。除了与细胞内囊泡选择性融合外，膜流动、循环和融合也更广泛。还观察到巨噬细胞与其他免疫细胞进行囊泡交换[72]。小的 GTP 酶在控制膜交换中发挥重要作用[73]。过去有人推测表层膜的基底部分在结构上参与胞饮的内化过程，而膜蛋白的内化或选择性内化也曾是关注点之一。引导诱发适应性免疫功能的途径还需要进一步研究[74]。

20 世纪 70 年代的试验利用调理素受体来研究抗体包被的红细胞的摄取机制[75]。这项工作提出了局部节段性结合 FcR 的拉链假说，巨噬细胞的伪足围绕颗粒作圆周运动，然后在顶端靠近、融合并消化。随后的几项研究证实了磷脂酰肌醇 -3- 激酶（PI3K）和磷脂酰肌醇在启动融合和后续的肌动蛋白细胞骨架和细胞膜偶联上起了作用[76]。通过浮选，可以有效分离含乳胶颗粒的吞噬体。蛋白组分析[77]证实了吞噬体的蛋白构成，并描绘出吞噬体膜的功能结构（图 68-10）。也有人提出了内质网对不成熟吞噬体形成起作用的不同观点[78]。

这些观察结果为大量研究不同微生物和囊泡系统间相互作用奠定了基础，这对病原存活下来并造成细胞内感染非常重要（图 68-11）[6]。微生物可以通过抑制酸化和融合（分枝杆菌）[25,79]、次级溶酶体的扩增（李斯特菌）[80]或通过融合将基因组转移到胞质中（利什曼原虫）[81]，也可以自由进入胞质（李斯特菌）；其他微生物可以诱导相似的活动，例如布氏杆菌在进入内质网后又可以出来，军团菌可以用不常见的组合方式与吞噬体膜结合而进入巨噬细胞[82]。非病原微生物或致病原通过调理素受体或在 IFN-γ 激活后经历不同过程，造成杀伤和破坏。

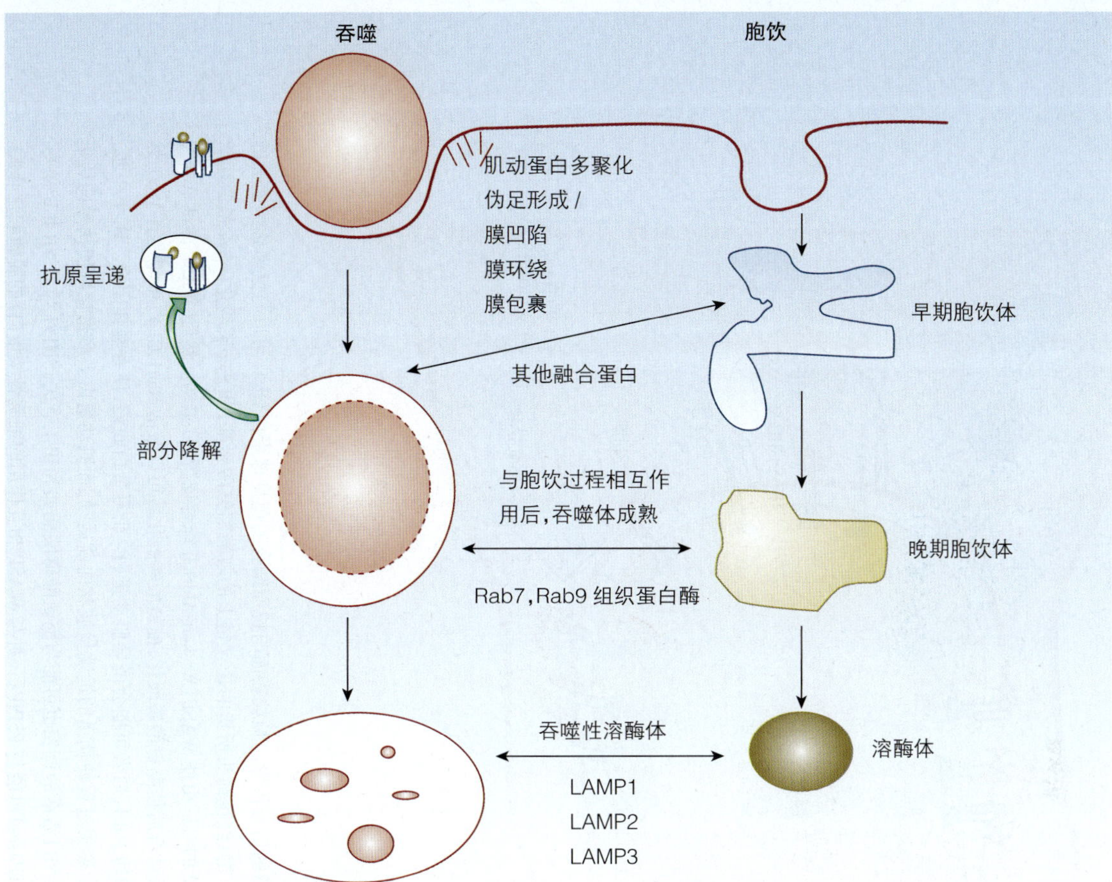

图 68-7　吞噬和胞饮过程。颗粒参与肌动蛋白依赖的程序化成熟过程，并与膜融合有关，在几个阶段都与胞饮过程有交叉。胞质内的微小鸟苷酸三磷酸酶（rabs）在细胞器特异的相互作用中发挥关键作用。包裹着要呈递的抗原的膜与细胞膜相互循环。持续酸化和溶酶体水解酶的释放导致残基降解。囊泡膜表达标志蛋白，如 LAMP1；巨噬细胞抗原 CD68 与晚期胞饮体和溶酶体有关。

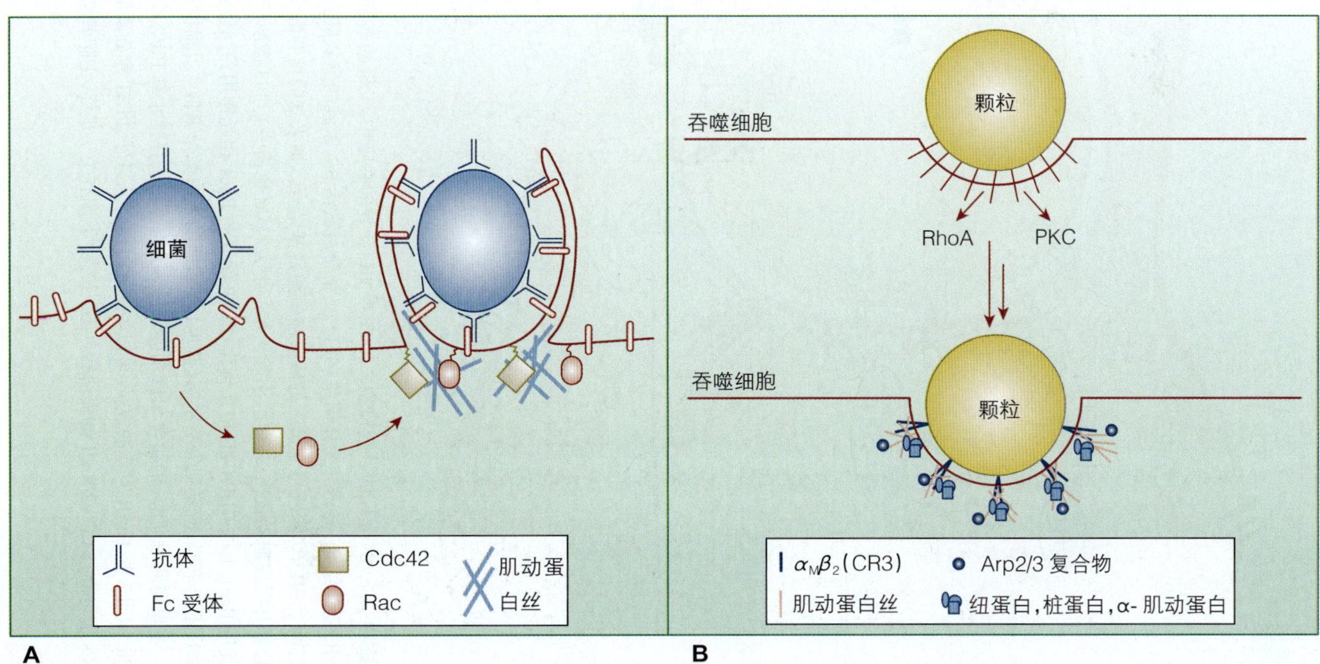

图 68-8　吞噬。A. Fc 受体介导的吞噬。与细菌结合的免疫球蛋白 G 可以激活巨噬细胞表面的 Fc 受体，激活后涉及 Rac、Cdc42 和下游激酶的信号传导，可以触发肌动蛋白重排，使包绕细菌的膜突起和包裹吞噬体[110]。B. CR3- 介导的吞噬。补体受体 3 型（CR3）在细胞表面补体调理素化的颗粒上与 C3bi 分子结合。结合后可以诱导蛋白激酶 C 和 RhoA 的活化，后两者都是 CR3 介导的吞噬所必需的。结合后导致肌动蛋白微丝的聚集和细胞骨架蛋白的重排，包括纽蛋白、桩蛋白和 α- 肌动蛋白。RhoA 介导的肌动蛋白聚集可能依赖于 Arp2/3 复合物的成核作用的激活。

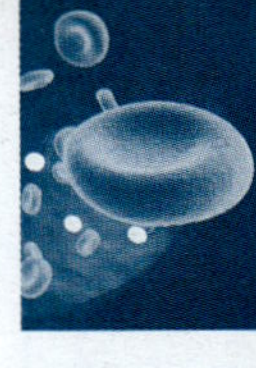

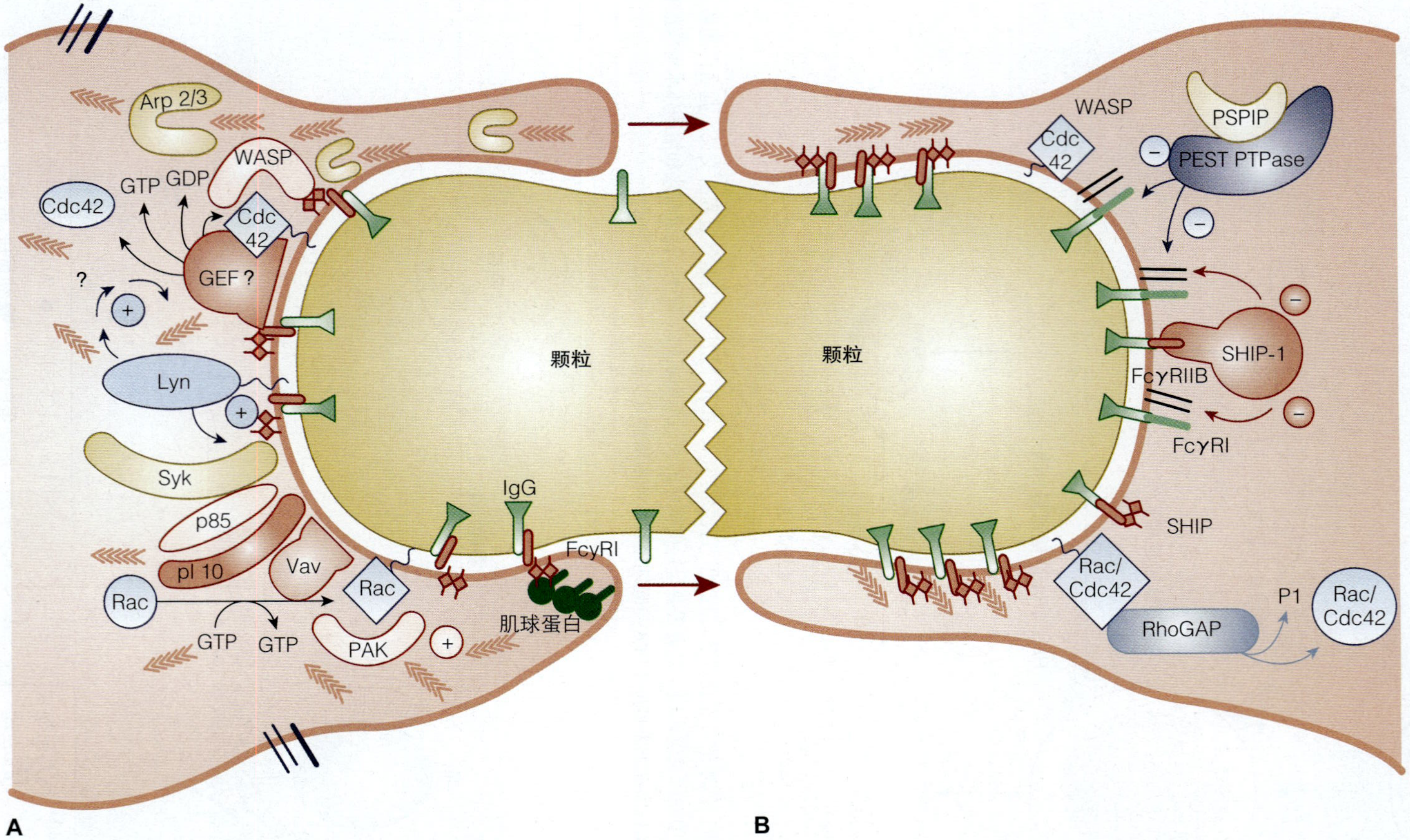

A　**B**

图 68-9　FcγR- 介导的吞噬模型。A. 在 FcγR- 介导的吞噬中，三磷酸鸟苷 Rho 的上游和下游的信号传导。颗粒表面与抗原结合的免疫球蛋白（Ig）G 可以与巨噬细胞表面的 FcγRⅠ受体结合，并诱导受体聚集（红色）。结合后激活 Src 家族的酪氨酸激酶。Lyn 可以使 γ 链（红色箭头所指的是 γ 链上的磷酸酪氨酸残基）和 Syk 磷酸化。Syk 被激活后通过两个 SH2 功能域与 γ 链上的磷酸酪氨酸残基结合。被未知的鸟苷酸交换因子（GEF）激活的 Cdc 由使 WASP（Wiskott-Aldrich 综合征蛋白）重构。然后，WASP 激活 Arp2/3 复合物并触发肌动蛋白多聚化，引起伪足产生突起（红色箭头）。PI3 激酶产物（PIP3）与酪氨酸结合后使酪氨酸磷酸化，酪氨酸磷酸化后可以激活 Rac1 GEF（可能还有 Vav），然后促进 Rac1 上的 GDP/GTP 相互转化。GTP 偶联的 Rac1 相互作用，并激活丝氨酸 / 色氨酸激酶 Pak1，后者可能会诱导肌动蛋白 - 肌凝蛋白收缩，使吞噬体闭合。B. 下一步，FcγRⅠ迅速下调，恢复到失活状态（蓝色），导致肌动蛋白微丝离散[67]。根据这种模型，肌动蛋白聚集过程使伪足的远端呈波状向前运动，而肌动蛋白去多聚化则使伪足向后运动。多聚磷脂酰肌醇，例如含 SH2 功能域的 SHIP，可以选择性水解 PIP_3，并产生下调作用。FcγRⅠ激活的调控也可能与酪氨酸磷酸酶如 SHP-1 有关，SHP-1 与 FcγR Ⅱ b 有关，而 FcγR Ⅱ b 是 FcγR 家族的成员，可以与 FcγRⅠ结合。另外，PEST 家族磷酸酪氨酸磷酸酶（PTPases）可能与 PSPIP（一种与 WASP 相互作用的细胞骨架蛋白）的脱磷酸化有关。GAPs 也可能与 Cdc42/Rac1 的失活后（GDP 状态）下调有关。最终，细胞骨架蛋白从吞噬体的消化部位释放到胞质中（图中未显示）。

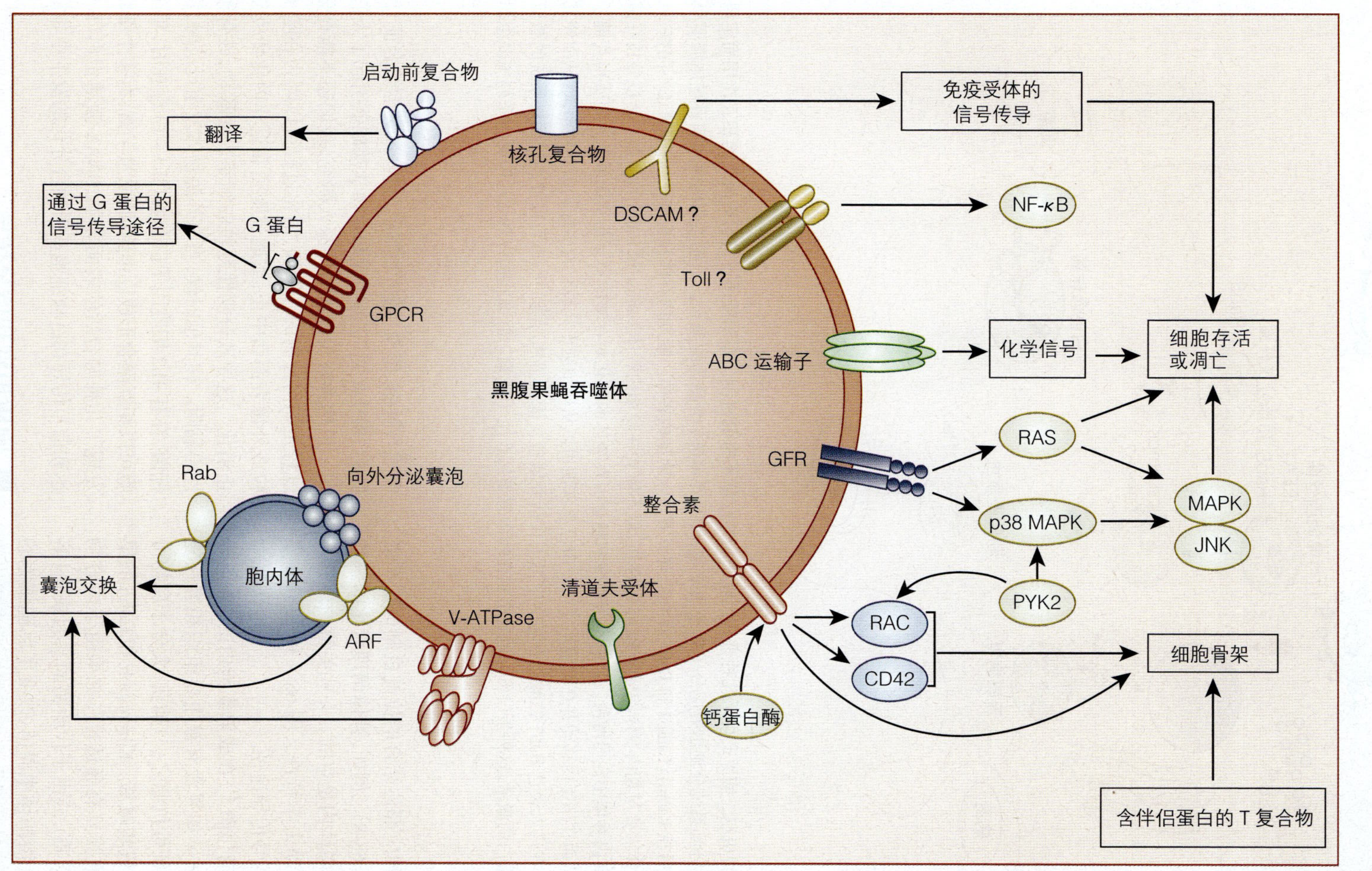

图 68-10　吞噬体是多功能细胞器[111]。通过蛋白组分析发现了超过 600 种的与黑腹果蝇吞噬体有关的蛋白。通过这些蛋白的生物信息学分析，发现了大量的蛋白 - 蛋白相互作用和与细胞器有关的大分子复合物。这些大分子复合物包括囊泡腺苷三磷酸（V-ATPase）、exocyst 和含伴侣蛋白的 T 复合物。另外，与吞噬体有关的多信号传导途径元件的出现也提示这些元件是信号转导的一个点。这些似乎是吞噬体膜上跨膜蛋白的下游途径，跨膜蛋白包括 G 蛋白偶联受体（GPCRs）、清道夫受体、整合素、toll 受体和生长因子受体（GFRs）。ABC，ATP- 结合卡座；ARF，腺苷二磷酸（ADP）- 核糖基化因子；DSCAM，Down 综合征细胞黏附分子；MAPK，丝裂原激活的蛋白激酶；NF-κB，核因子 -κB；PYK2，蛋白酪氨酸激酶 2。

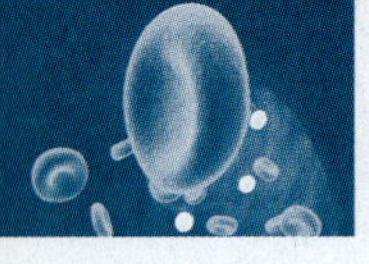

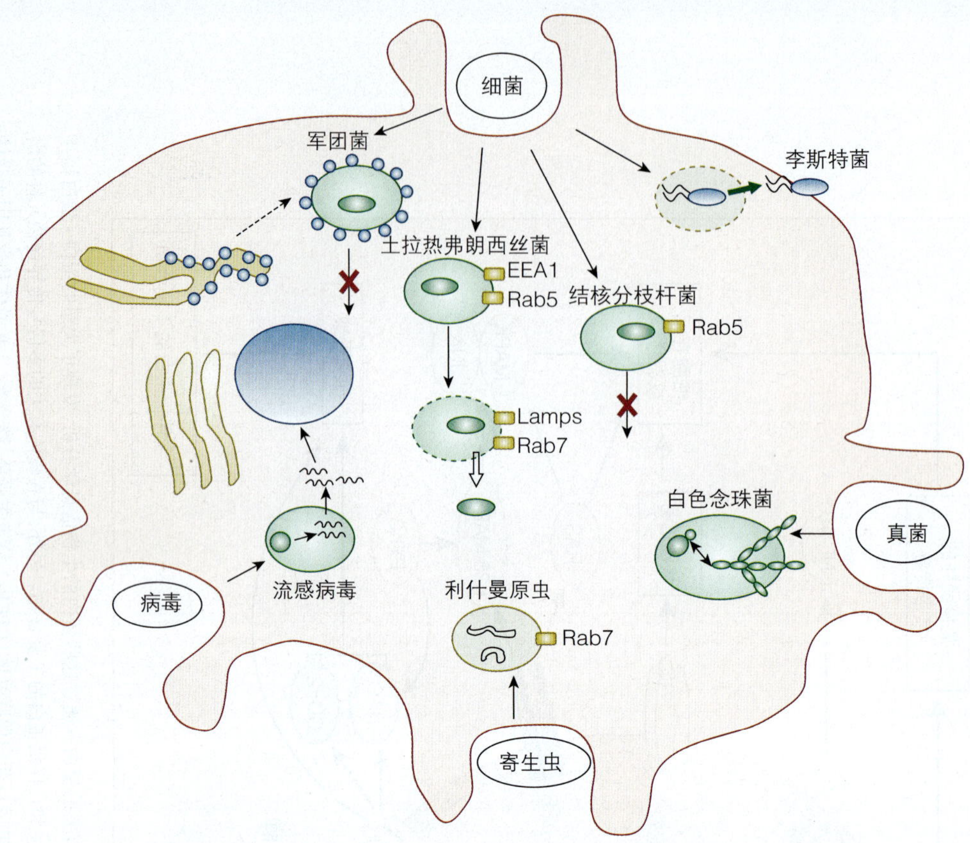

图 68-11　病原躲避吞噬的独特机制。病原产生了几种进入巨噬细胞并存活下来的机制。军团菌通过与粗面内质网相互作用而定居在核糖体附着的囊泡中。军团菌通过Ⅳ型分泌系统分泌出效应分子释放入细胞，抑制吞噬体/溶酶体的融合。土拉热弗朗西丝菌吞噬体需要早期内吞体标志 EEA1 和 Rab5 完成成熟，然后在 Lamp1、Lamp2 和 Rab7 存在的调节下进入晚期内吞体。晚期内吞体没有酸化，吞噬膜还不完整，可以将细菌释放入胞质。结核分枝杆菌吞噬体需要早期内吞体的标准 Rab5 的存在，但不需要在晚期内吞体 Lamps 和 Rab7 的存在。结核分枝杆菌也可以产生阻断溶酶体融合的分子，在早期内吞体中定居增殖。李斯特菌单核细胞基因吞噬体的酸化对吞噬体膜穿孔和细菌进入胞质很关键。李斯特菌可以触发肌动蛋白多聚化机制，从而在细胞内移动并在细胞间穿梭。白色念珠菌可以从单细胞形式转化为多细胞菌丝样形式，从而使其逃离巨噬细胞。墨西哥利什曼原虫吞噬体在进入表达 Rab7 的酸化吞噬体中可以存活并增殖。像流感病毒类的病毒可以抑制抗病毒系统的激活并进入细胞核，例如抑制干扰素调节功能蛋白的激活，这种蛋白可以诱导细胞在病毒感染后产生干扰素。巨细胞病毒则通过抑制一系列主要组织相容性复合物抗原呈递途径而存活下来。

颗粒表面配体与膜的相应部位结合的拉链机制似乎不能完全解释消化的形成（见图 68-8）。例如，补体调理素化的颗粒似乎可以沉入胞质，其他吞噬体内是空的。一些关键的观察方法[70]使我们发现了吞噬的动力学特性。图 68-8 和图 68-9 显示了部分控制细胞骨架的信号传导途径。

巨噬细胞富有溶酶体消化酶[23]，在成熟囊泡内的 pH 下降到 6.5 以下后消化酶被激活。如果没有被主要组织相容性复合物分子（DCs 所呈递的特征性抗原之一）捕获，大分子底物可以被降解为氨基酸、糖类或核酸碱基。Ehrenreich 和 Cohn 的早期研究[1]认为溶酶体的囊泡膜具有通透性。如果由于内容物的特性（如蔗糖）、超负荷（脂质），或由于代谢酶的基因缺陷（溶酶体贮积病），这些内容物在溶酶体中滞留，改变了巨噬细胞的基因表达和分泌性输出，因此导致慢性炎症或修饰后炎症代谢产物的出现，例如动脉粥样硬化、泡沫细胞形成和 Gaucher 病。图 68-12A 展示了红细胞的摄取、血红素的分解和 Fe^{2+} 的储存[83]。图 68-12B 展示了 DCs 的吞噬如何诱导外源性抗原的成熟与交叉呈递[84]。通过比较（图 68-12C），自吞噬体是胞膜包裹破坏了的细胞器和胞质，在消化囊泡中浓缩，与异噬相同[82]。由于吞噬明显与肿瘤、感染（结核和军团菌病）及炎症综合征（例如炎症性肠病 IBD）有关，它的生化和生物学基础就引起了人们的兴趣。

虽然吞噬机制还需要深入研究，我们还不能充分理解内化过程是如何控制的。例如，消化过程可以因为吞噬了过大的颗粒或外源表面而中止，或通过胞膜靠近非内化免疫复合物而停止消化。这导致分泌性颗粒向细胞表面移动，破骨细胞的记忆性再黏附。在其他时候，当与外源物体发生反应时，特别是分枝杆菌，在有 Th2 细胞因子白介素（IL）-4/13 存在时，单个的巨噬细胞可以相互融合形成巨细胞：胞质量丰富，有多个细胞核。已经发现了几种融合后的表面分子，DNAX 激活蛋白（DAP）12 的表达和信号传导在巨噬细胞基因融合分化的发生中非常重要[85]。

■ 胞质识别和信号传导

多蛋白炎症体复合物的识别[25]刺激人们对胞质蛋白识别外源核酸、尿酸诱导的损伤和微生物壁的破坏（例如胞壁酰二肽）产生兴趣。果蝇细胞的表面受体也能识别更复杂的葡聚糖肽结构。相关文献使我们对炎症体功能与健康和疾病相关知识的迅速增长[24,26,86,87]。图 68-13 显示了部分带有寡聚核苷酸

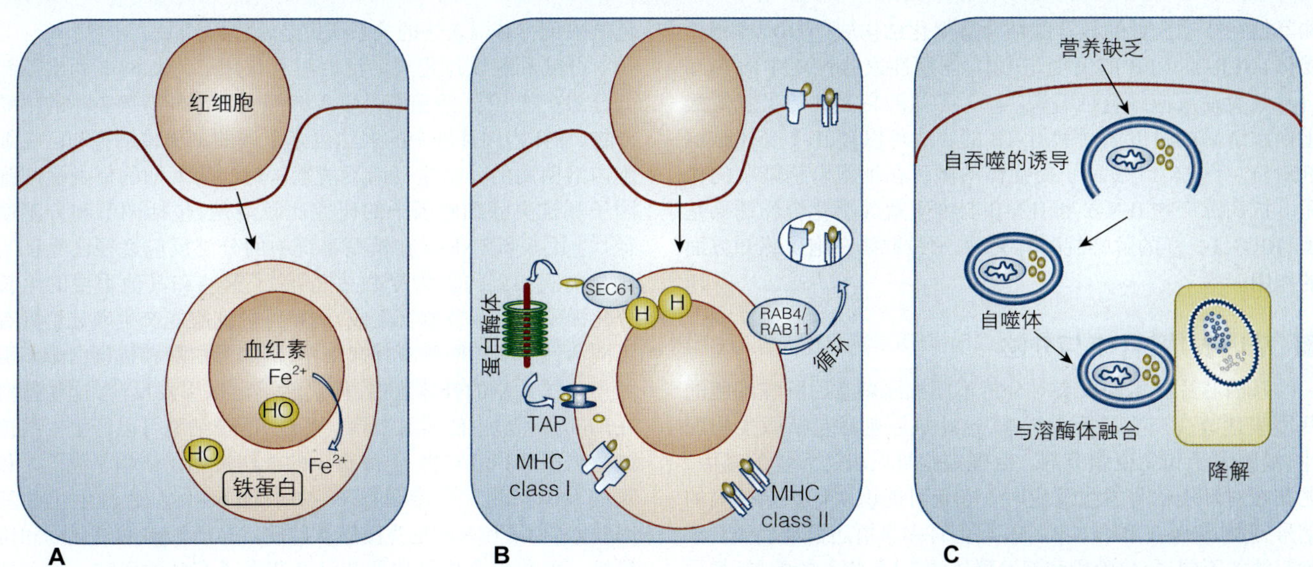

图 68-12　A. 巨噬细胞在铁代谢中起重要作用，通过吞噬成熟红细胞把铁吸收入细胞内，把铁再释放入血（通过铁蛋白）再利用。红细胞上铁与血红素的分离需要血红素氧化酶（HO）的作用，这种酶在内质网（ER）上表达。还不清楚血红素氧化酶是如何从内质网转移到吞噬体腔内。B. 主要由吞噬体上表达Ⅱ类主要组织相容性复合物（MHC）分子负责呈递细胞内的病原。部分病原抗原的呈递也与 MHC Ⅰ类分子有关。目前的模式是吞噬体腔内水解酶产生的抗原利用 SEC 转移到胞质中。在蛋白酶体内成熟后，抗原通过带有 MHC Ⅰ类或Ⅱ类分子的抗原成熟复合物（TAP）转运蛋白进入吞噬体腔内。从吞噬体腔转运到细胞表面需要膜循环机制的存在，与鸟苷三磷酸酶化的 Rab4 和 Rab11 有关。C. 自吞噬应用膜运输途径，在真核细胞中捕捉胞质内双层膜囊泡或自噬体内包裹的成分，并转移到溶酶体中。虽然饥饿存活的机制并不十分清楚，现在认为自吞噬是与细胞内一系列微生物进行斗争的防御机制。

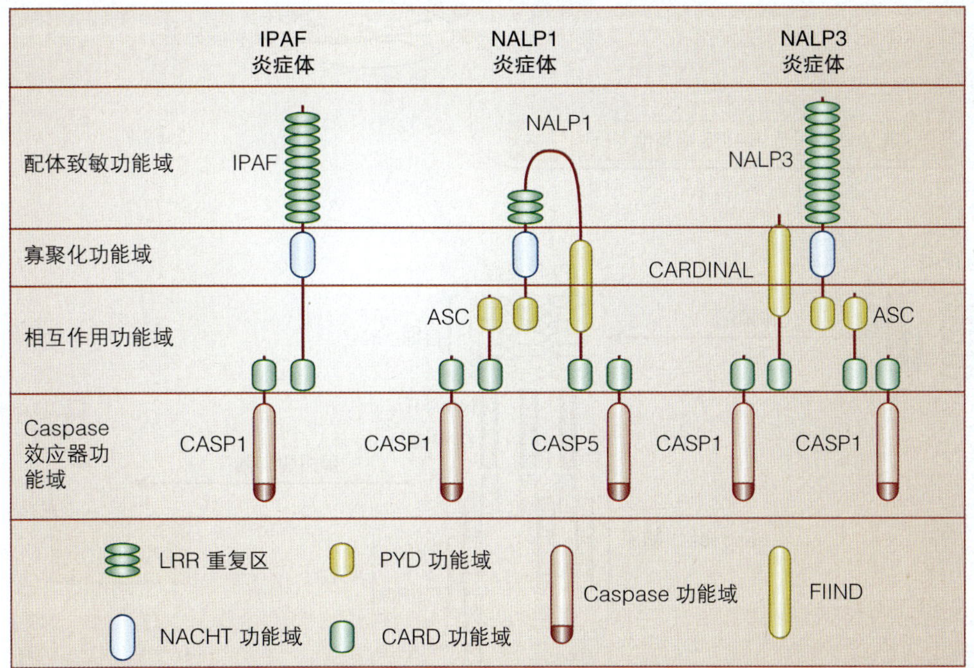

图 68-13　核苷酸结合域和寡聚化功能域（NOD）- 富半胱氨酸重复区（LRR）和炎症体的结构[86]。NOD 样受体（NLRs）有三个结构性功能域：C 端的 LRR、NACHT 功能域和 N 端的嘌呤功能域（PYD）、CARD 或杆状病毒凋亡抑制蛋白重复域（BIR）。LRR 被认为是配体致敏的启动子，与病原相关分子模式（PAMPs）的相互作用有关，与 toll 样受体（TLRs）相同。NACHT 区负责 NLRs 的寡聚化合激活。NLR 的 PYD 或 CARD 区与下游的适配子[例如含 CARD 的凋亡相关斑片样蛋白（ASC）]或效应器（例如 caspase-1）相连。BIR 区能抑制 caspase。在 NACHT 富半胱氨酸重复区蛋白（NALP）和 NALP1 炎症体激活期间，NALP3 或 NALP1 通过 PYD-PYD 同型相互作用激活 ASC。然后 ASC 的 CARD 区域 caspase-1 的 CARD 区相互作用，介导 caspase-1 的激活。需要注意的是，NALP1 也可以通过它的 C 端 CARD 区直接激活 caspase-5。相反，NALP3 不能同时激活 caspase-5，但 NALP3 可以通过核因子 -κB 激活的配体的 CARD 抑制子（CARDINAL）上的 CARD 功能域间接激活 caspase-1。有趣的是，白介素 -1β- 转换酶（ICE）- 蛋白酶激活因子（IPAF）在致敏 PAMPs 时，在 N 端有 CARD 功能域，可以直接激活 caspase-1 而不需要 ASC 的结合（IPAF 炎症体）。

和其他特征功能域的核苷酸结合寡聚化结构域(NOD)样相关受体(NLRs)。NLR 的突变与 IBD、周期性家族性地中海热和自身超炎症反应综合征有关[88]。天冬氨酸特异性的半胱氨酸蛋白水解酶的过度激活和 IL-1β 的释放可以被 IL-1 受体拮抗剂对抗。图 68-14 展示了炎症体的激活在细胞内感染中的作用。抗病毒产物 IFN-α 和 IFN-β 与维生素 A 类化合物诱导基因(RIG)-Ⅰ一样的解螺旋酶有关,提示线粒体在胞质感知方面的作用。

■ 基因表达、合成与分泌

基因芯片技术的发展对分析不同抗原刺激后巨噬细胞的基因表达改变产生了巨大影响,这些抗原刺激包括微生物配体、细胞因子和免疫调节剂。巨噬细胞可以表达大量的基因,尤其在对环境信号发生反应时。它还可能能识别特殊拮抗剂的信号,例如 IFN-α 和 IFN-β、IL-4,但许多事情还很难解释。细胞起源的不同、分化阶段和起源群体的不同、物种的差异,都导致试验结果难以比较。蛋白合成和修饰的定量 mRNA 分析也比较困难,虽然蛋白组分析已经有了坚实的基础。巨噬细胞染色质浓聚与基因表达的关系研究还刚刚开始。

分泌和胞饮过程有广泛的相互作用[89]。表 68-3 列出了部分分泌产物[7,90]。溶菌酶是髓单核细胞在体外持续表达的主要产物,在体内肉芽肿中的表达也是上调的。单核细胞和巨噬细胞内溶菌酶的分泌途径尚不清楚。对广为人知的促炎症细胞因子和抗炎症细胞因子的研究比较清楚,包括调节和分泌途径[90]。IL-6 和 TNF-α 在模型系统中的分泌反应途径已经证实比之前观察到的更为复杂[91-93]。除了这些和其他重要的生长分化因子可以调节血管生成,例如巨噬细胞能产生和分泌具有不同活性的酶和原酶及其抑制物,例如蛋白酶和抗蛋白酶。虽然产生了大量的补体蛋白,但仍然不足以引发反应,这些蛋白在局部微环境中能明显浓聚。另外,巨噬细胞可以产生一些抗微生物多肽和溶解物,但最重要的杀伤机制仍依赖于氧[94,95]和氮的代谢产物[80,96],参见图 68-15 和图 68-16。通过生化和基因技术,小鼠和人的尼克酰胺腺嘌呤二核苷酸磷酸氧化酶和诱导性一氧化氮合成酶的调节已经获得了充分的研究。除了抗微生物活性外,氮的代谢产物在信号传导途径中发挥作用[97]。IFN-α 和 IFN-β 在巨噬细胞抗病毒活性中发挥作用[98],还可能

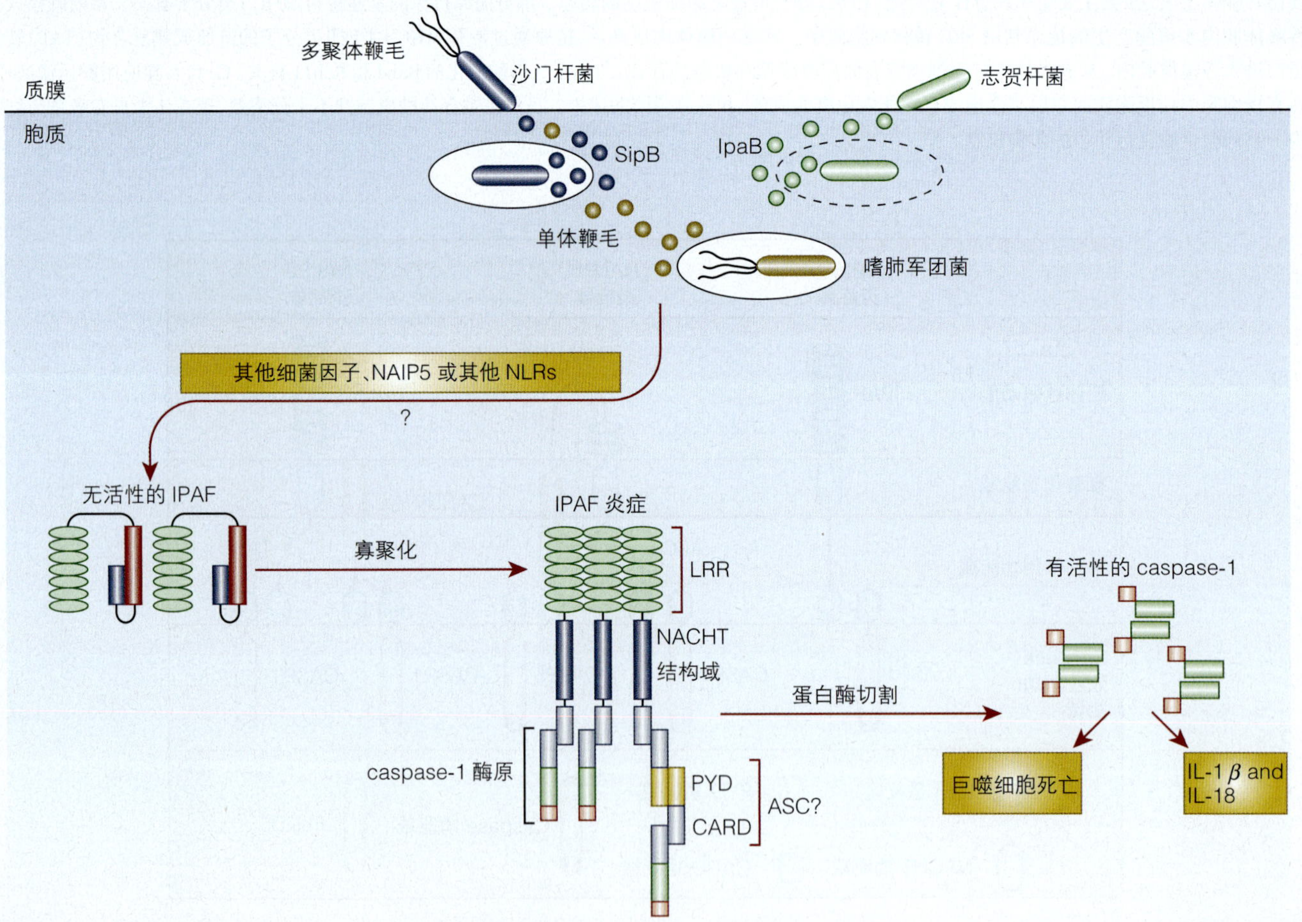

图 68-14　敲除研究证实,Ipaf(白介素 1β- 转换酶蛋白酶激活因子)在鼠伤寒沙门菌、Shigella flexneri 和军团菌激活的 caspase-1 中起着关键作用,可以诱导白介素(IL)-1β 和 IL-18 的释放,造成巨噬细胞的死亡。鼠伤寒沙门菌的细胞内致敏似乎是由接触鞭毛蛋白单体所诱发的,而鞭毛蛋白是由 IPAF 调控的细菌Ⅲ型分泌系统分泌的。Ⅲ型分泌系统蛋白 IpaB 与 S. flexneri 的致敏有关。细胞内军团菌的致敏似乎是由Ⅳ型分泌系统分泌的鞭毛蛋白单体所诱发的,而Ⅳ型分泌系统是 NAIP5(神经元凋亡抑制蛋白 5)调控的,NAIP5 与 IPAF 结合后诱导 caspase-1 激活并限制这些病原菌在巨噬细胞内的增殖。虽然还没有发现可以感知胞质内土拉热弗朗西丝菌的特异性 NLR(核苷酸结合寡聚化功能域样受体)蛋白,结合子 ASC(含 CARD 的凋亡相关斑点样蛋白)分子似乎在与土拉热弗朗西丝菌的相互作用中起重要作用。CARD,caspase 激活和结合域;LRR,富半胱氨酸重复区;NACHT,表达在 NAIP、CⅡTA、HET-E 和 TP-1 上的功能域;PYD,嘌呤功能域。

表 68-3　巨噬细胞分泌的部分产物

蛋白	产物	解释
酶	溶菌酶	分散产物
	尿激酶 - 凝血酶原激活物	由炎症调节
	胶原酶	由炎症调节
	弹性酶	由炎症调节
	金属蛋白酶	也是抑制物
	补体	所有补体和调节因子
	精氨酸	替代激活
	血管紧张素转换酶	诱导糖皮质激素，肉芽肿
	壳三糖酶	Gaucher 病，溶酶体贮积病
抑制物	酸性水解酶	所有种类（主要在细胞内）
	TIMP	
趋化因子	许多 C-C，C-X-C，CX_3C，例如 MCP，Rantes，IL-8	启动急性和慢性的髓细胞和淋巴细胞的聚集
细胞因子	IL-1β，TNF-α	促进和拮抗炎症
	IL-6，IL-10，IL-12，IL-17，IL-18，IL-23	也是拮抗剂，例如 IL-1Ra
	Ⅰ型 IFN	自分泌和旁分泌扩增
载脂蛋白	载脂蛋白 E	起源于骨髓，在适应性转移到局部后发挥作用
生长 / 分化因子	TGF-β	也包括其他家族成员（活化素），影响髓系生长和分化
	M-CSF	
	GM-CSF	
	FGF	纤维化
	PDGF	修复
	VEGF	血管新生
调理素	纤连蛋白，五聚蛋白（PTX3）	巨噬细胞表面非特征性受体
可溶性受体	甘露糖受体	可溶性甘露糖受体
阳离子多肽	防御素	亚群和种属差异
脂类	促凝物质	启动凝血
	花生四烯酸代谢产物	促炎症介质和抗炎症介质
	前列腺素	
	白三烯	
	血栓素	
	炎症消散素	
代谢产物	氧自由基（活性氧中间产物）	
	氮自由基	
	血红素降解产物（胆色素）	
	铁，B_{12} 结合蛋白	
	维生素 D 代谢产物	

FGF，纤维母细胞生长因子；GM-CSF，粒细胞 - 巨噬细胞集落刺激因子；IFN，干扰素；IL，白介素；MCP，单核细胞趋化蛋白；M-CSF，巨噬细胞集落刺激因子；PDGF，血小板衍生的生长因子；RANTES，激活调节的，正常 T 细胞表达，可能有分泌功能；TGF，转化生长因子；TIMP，金属蛋白酶的组织抑制物；TNF，肿瘤坏死因子；VEGF，血管内皮生长因子。

在细胞对抗细菌上发挥作用[99]。这些细胞因子也能明显影响免疫和炎症途径，对肿瘤免疫编辑[100]和自身免疫[101]也有影响。

巨噬细胞可以产生 IFN-γ，例如在特殊调节下，体外多数细胞因子都从其他细胞中产生。IFN-γ 主要影响巨噬细胞的功能，包括生物合成的起始、在细胞介导的免疫细胞毒和炎症的功能性反应（图 68-17）[102,103]。表 68-4 总结了激活和灭活巨噬细胞的表面标志和功能，具体描述见第 69 章[104]。细胞内 GTP 酶参与 IFN-γ 对细胞的激活并与 IBD 有关，例如，在耐受感染的小鼠[105]。与此相似，Th2 细胞因子 IL-4/13 可以诱导巨噬细胞表型发生特征性改变，这与替代的激活途径有关。替代激活的巨噬细胞在细胞生物学上的修饰非常广泛（见图 68-16）[106]。在小鼠中，例如精氨酸、Fizz-1 和 Ym1（壳素酶样蛋白）等标志在替代激活中都是有用的标志，但分析人类细胞时，需要更多新的标志。巨噬细胞也表达一些抑制蛋白，例如细胞

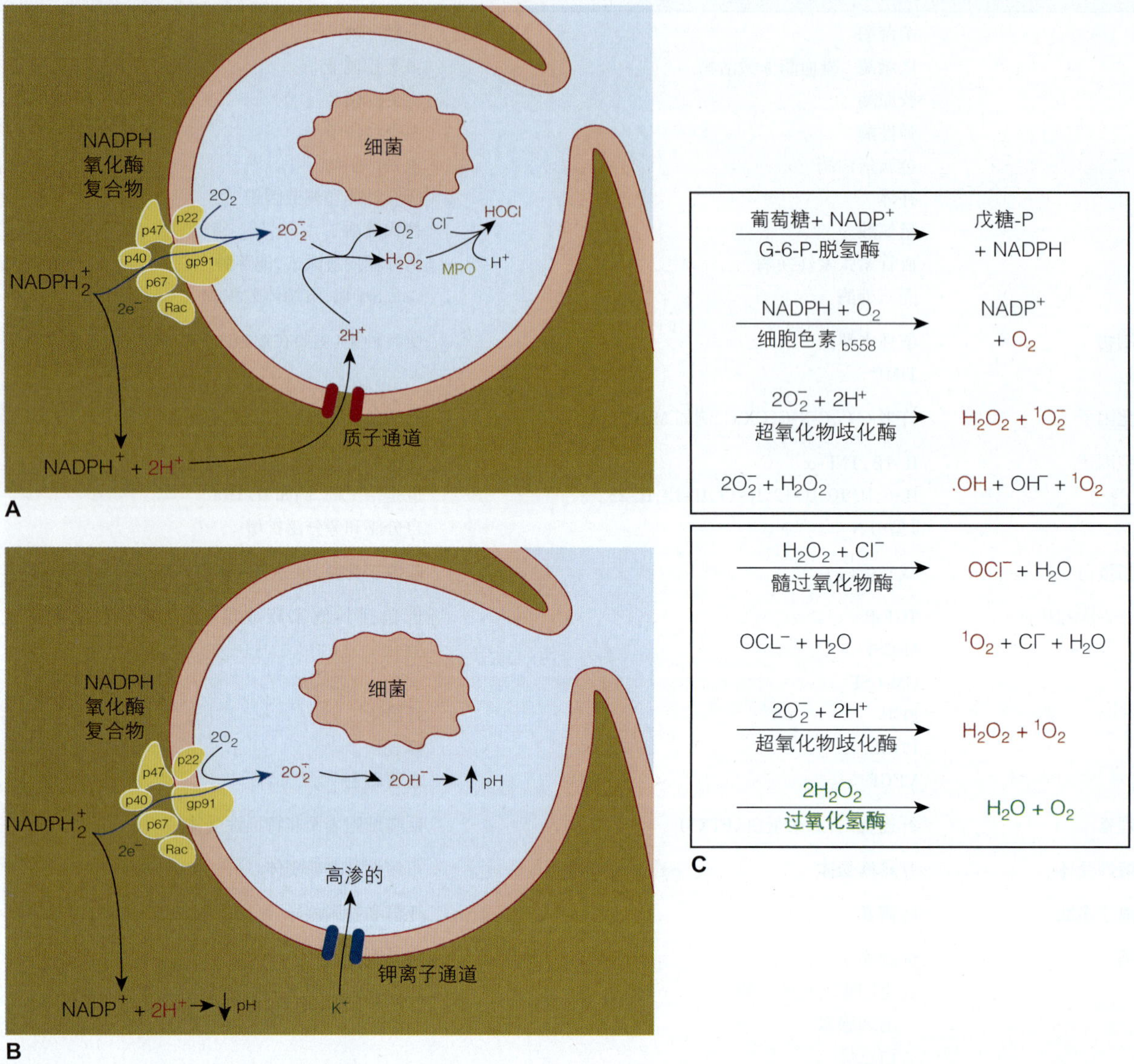

A

B

C

$$\text{葡萄糖} + NADP^+ \xrightarrow{\text{G-6-P-脱氢酶}} \text{戊糖-P} + NADPH$$

$$NADPH + O_2 \xrightarrow{\text{细胞色素}_{b558}} NADP^+ + O_2$$

$$2O_2^- + 2H^+ \xrightarrow{\text{超氧化物歧化酶}} H_2O_2 + {}^1O_2^-$$

$$2O_2^- + H_2O_2 \quad .OH + OH^- + {}^1O_2$$

$$H_2O_2 + Cl^- \xrightarrow{\text{髓过氧化物酶}} OCl^- + H_2O$$

$$OCL^- + H_2O \quad {}^1O_2 + Cl^- + H_2O$$

$$2O_2^- + 2H^+ \xrightarrow{\text{超氧化物歧化酶}} H_2O_2 + {}^1O_2$$

$$2H_2O_2 \xrightarrow{\text{过氧化氢酶}} H_2O + O_2$$

图 68-15　当细菌被吞噬后，就触发了吞噬细胞的呼吸爆发。在巨噬细胞和中性粒细胞吞噬细菌期间，吞噬体的膜呈夹子状，微生物在细胞外液的狭小空间内被吞噬入细胞内，此处讨论的机制是以中性粒细胞的研究为基础，还存在争议[112]。从胞质中尼克酰胺腺嘌呤二核苷酸磷酸(NADPH)脱下来的电子通过 gp91phox 元件(包括 flavin 腺嘌呤二核苷酸和两个血红素)被转移到膜外，在膜外把细胞外的(或吞噬体内的)O_2 转化为 O_2^-。留在细胞内的质子通过电压开闭的质子通道(红色)转移到细胞外。显示了部分 O_2 代谢产物氧自由基。O_2 在自发或超氧化物歧化酶作用下产生过氧化氢(H_2O_2)，H_2O_2 在髓过氧化物酶(MPO)再转化为 HOCl(次氯酸或看家死亡基因)。A. 呼吸爆发传统观点：质子通道电荷补充。质子和电子等电荷匹配，膜内外电压、细胞内 pH(phi)或细胞外 pH(pho)就不会有改变，离子强度也不会发生小的变化。由于质子通道是独立的分子，开闭不依赖于 NADPH 氧化酶，理想的 1∶1 配比是被动的。在完整的中性粒细胞和嗜酸性细胞中，呼吸爆发时发生的大量去极化是导致质子通道开启的最重要的因素，虽然细胞内外的 pH 同时发生变化也可以导致质子通道开启。去极化的事实证实了质子外流是在电子外流之后发生的。B. 如果整个电荷补充的任何部分是由 K^+ 外流介导的，那么 phi 会降低，pho(或吞噬体 pH)将升高，吞噬体内容物的渗透压也会升高。在这个模型中，吞噬体内容物 pH 和渗透压的升高对激活杀伤细菌的蛋白水解酶是非常关键的，与无活性的 ROS 不同[113]。C. 呼吸爆发反应。在吞噬期间，葡萄糖经磷酸戊糖途径分解，形成 NADPH。细胞色素 B 作为特殊颗粒的一部分，结合并激活胞膜上的 NADPH 氧化酶。激活的 NADPH 氧化酶可以氧化 NADPH，产生超氧负离子。部分超氧负离子在超氧化物歧化酶作用下转化为 H_2O_2 和氧原子。另外，超氧负离子可以与 H_2O_2 反应形成羟自由基和更多的氧分子。这些反应最终产生了毒性氧化合物超氧负离子(O_2^-)、H_2O_2、氧分子(1 O_2)和羟自由基(OH^-)。当嗜天青颗粒与吞噬体融合时，髓过氧化物酶就进入吞噬体中。髓过氧化物酶催化 H_2O_2 和卤素离子(通常是 Cl^-)结合产生高毒性的次氯酸。部分次氯酸可以自发降低为单个氧分子。这些反应最终产生了毒性的次氯酸(OCl^-)和单个氧分子(1 O_2)。

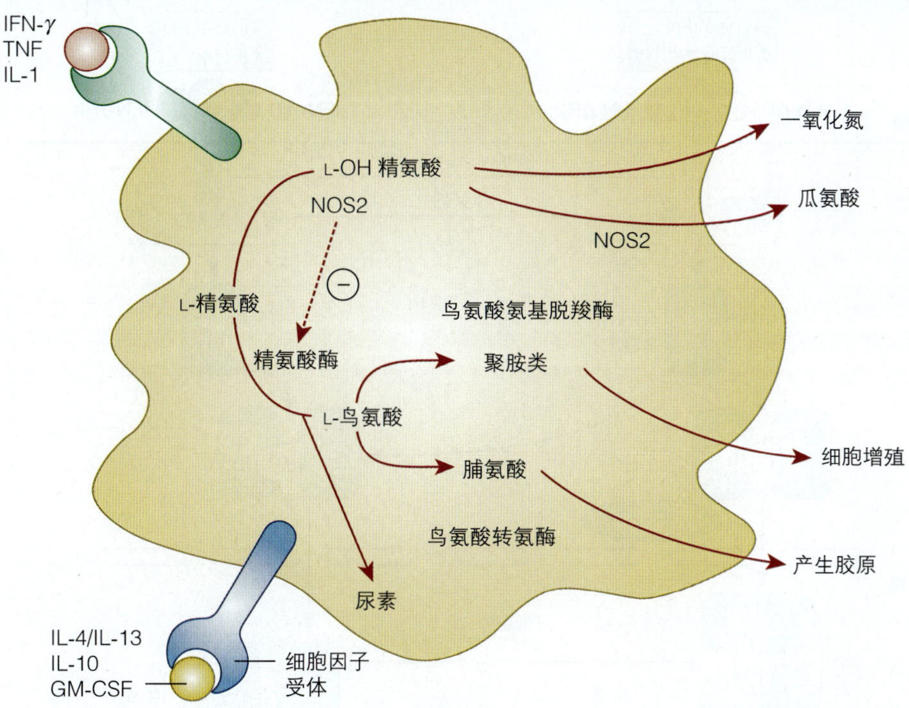

图 68-16　巨噬细胞功能中氮代谢的作用。干扰素 -γ(IFN-γ)促进一氧化氮合成酶 2(NOS2)产生一氧化氮，并抑制精氨酸酶[114]。白介素 -4(IL-4)和 IL-13 促进精氨酸依赖的 L- 鸟氨酸的形成，最终成纤维细胞增殖，产生胶原。GM-CSF，粒细胞 - 巨噬细胞集落刺激因子；TNF，肿瘤坏死因子。

表 68-4　巨噬细胞表型的免疫调节

刺激	分类	标志物	功能
微生物(细菌)	固有激活	MARCO 的诱导	促进吞噬
		共刺激分子	抗原呈递
		CD200	抑制(CD200R)
IFN-γ	经典激活	MHC Ⅱ诱导	细胞介导的免疫 / 延迟类型超敏性
		增强固有标志	
		-TNF-α	促进炎症
		-iNOS 诱导	抗微生物(NO)信号传导
		-NADPH，呼吸爆发	宿主防御，炎症
		LGP47 诱导	与吞噬体 / 宿主细胞内病原体杀灭有关
		MR 的下调	未知
		FcR 表达调节	
		组成蛋白酶体	抗原呈递
IL-4/IL-13	替代激活	促进 MR	胞饮
		诱导精氨酸酶	体液免疫
		诱导 YM1，FIZZ1(小鼠)	TH2 反应，过敏，抗寄生虫
		诱导 CCL17(MDC)和 CCL22(TARC)	免疫，修复 / 纤维化
		融合，形成巨细胞	
	上调	CD23(FcR ε)	
免疫复合物	调整激活	选择性下调 IL-12，诱导 IL-10	
IL-10	失活	MHC Ⅱ下调	
TGF-β	失活	NO 和 ROI 下调	
糖皮质激素	失活	诱导 CD163，下调单核细胞聚集，诱导 ACE，诱导 Stabilin	抗炎
			血红蛋白 / 结合珠蛋白复合物的稳态清除

IFN，干扰素；IL，白介素；iNOS，诱导型一氧化氮合成酶；MARCO，带胶原样结构的巨噬细胞受体；MDC，巨噬细胞衍生的趋化因子；MHC，主要组织相容性抗原；MR，甘露糖受体；NADPH，尼克酰胺腺嘌呤二磷酸核苷酸；NO，一氧化氮；ROI，氧自由基介质；TARC，胸腺和激活调节的趋化因子；TGF，转化生长因子；TNF，肿瘤坏死因子

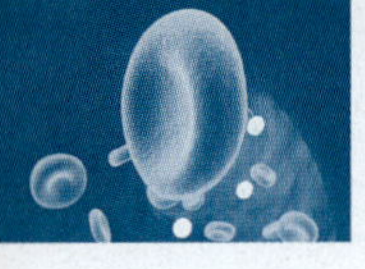

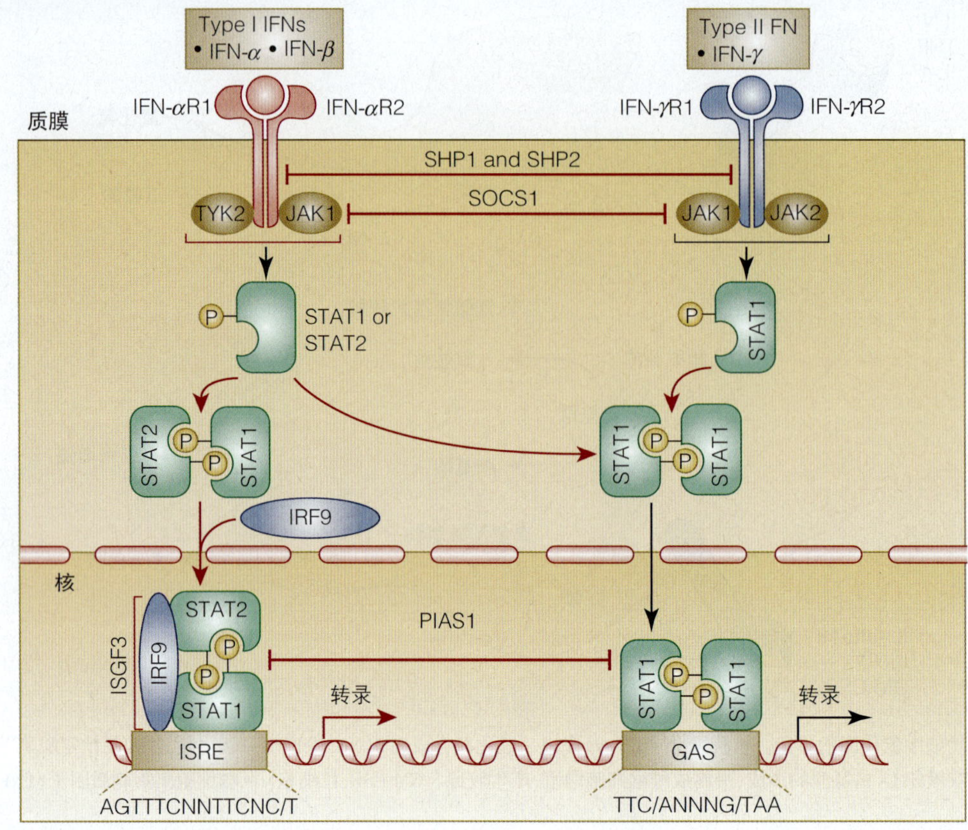

图 68-17　Ⅰ型和Ⅱ型干扰素（IFN）的信号传导途径[100]。Ⅰ型 IFN（IFN-α 和 IFN-β）与含有 IFN-αR1 和 IFN-αR2 亚单位的受体结合，而这两种亚单位分别在结构上与酪氨酸激酶 2（TYK2）和 Janus 激酶（JAK）1 有联系。Ⅰ型 IFN 诱导的 JAK-STAT（信号传导子和转录激活子）信号传导与 IFN-γ 诱导的 JAK-STAT 信号传导相似（见下图）。激活的 TYK2 和 JAK1 可以将 STAT1 或 STAT2 磷酸化。Ⅰ型 IFN 诱导的信号传导接着可诱导 STAT1 同源二聚体的形成以及 STAT1 和 STAT2 异源二聚体的形成。STAT1 和 STAT2 与胞质内的转录因子——IFN 调节因子结合，形成三聚体，即 IFN 刺激性基因因子 3（ISGF3）。进入核内时，ISGF3 与 IFN 刺激性反应元件（ISREs）结合。目的基因小鼠的研究已经证实，JAK1、STAT1、STAT2 和 IRF9 都需要通过Ⅰ型 IFN 受体进行信号传导。TYK2 是优化Ⅰ型 IFN 诱导的信号传导所必需的。IFN-γ 的信号传导：IFN-γ 诱导 IFN-γ 受体（IFN-γR）亚单位 IFN-γR1 和 IFN-γR2 重组，激活 JAK1 和 JAK2，这两种 Janus 激酶在结构上与两种受体亚单位相连。JAK 使 IFN-γR1 的关键酪氨酸残基磷酸化，形成 STAT1 结合位点，然后酪氨酸磷酸化受体结合 STAT1，在丝氨酸磷酸化后，STAT1 与 SRC 功能区的磷酸酪氨酸相互作用形成同源二聚体 2（SH2）。STAT1 同源二聚体进入核内，在 IFN-γ 激活位点（GASs）与促进子结合，诱导基因转录并与共激活子结合，例如 CBP［环腺嘌呤单磷酸反应元件结合蛋白（CREB）］、p300 和微染色体维持缺陷 5（minichromosome maintenance-deficient 5，MCM5）。IFN-γ 介导的信号传导受几种机制控制：通过 IFN-γR1、JAK1 和 STAT1 去磷酸化；通过 JAKs 抑制；通过 JAKs 蛋白酶体降解；通过 STAT1 抑制。

因子信号传导家族的抑制物，抑制细胞因子的产生，包括 IL-10[90] 和转化生长因子 β。脂代谢产物，主要是花生四烯酸和其他脂质前体的衍生物，为炎症和免疫调节产物提供了另外的来源[21,107]。在慢性感染和试验肿瘤中单核细胞和巨噬细胞的功能受抑还需要进一步的研究，包括小鼠和人的新的表型标志物的发展。

■ 细胞间相互作用

在细胞因子和其他可溶性传入和传出反应因子以外，巨噬细胞还能直接与其他巨噬细胞和其他细胞类型相互作用，包括活细胞和损伤细胞。相互作用是对等的、受调控的，最终导致体内处于稳态或发生疾病、造成急性或持续性损伤或者慢性炎症。降解不充分的产物在溶酶体中贮积，导致相应代谢产物持续产生，而大量的急性反应产物对系统循环、内分泌和神经系统及代谢途径产生深远的影响。小范围的相互作用包括炎症肉芽肿内的巨细胞的形成，通过表面分子 CD200/CD200R（见图 68-5）和 SIRPα/CD47 接触依赖的免疫调节[108]。细胞与基质和其他表面的相互作用可以调节适应性免疫反应的诱导和抑制，其他功能也类似。足够的氧在巨噬细胞与其他细胞相互作用中起着重要作用，参与生理或病理过程，包括炎症的诱导、修复和恶变（图 68-18）。

■ 与造血功能和疾病有关

除了在宿主防御（先天性和获得性免疫）、炎症和修复中发挥重要作用外，巨噬细胞还对造血和造血细胞及其产物的更新产生影响。巨噬细胞可以诱导摄取叶酸，感知氧含量并作出反应，促进血管生长，调节造血微环境的整合。但在疾病产生方面也起着重要作用。巨噬细胞表面表达和分泌的 TNF-α、其他促炎症细胞因子、酶和代谢产物，可以影响血管损伤，增加微血管的通透性，使慢性炎症对局部和全身造成影响。在这方面，抗 TNF-α 治疗在某些炎症情况下就有一定的价值，并用于肿瘤的治疗。在间质内和其他部位定居的巨噬细胞群为骨髓或

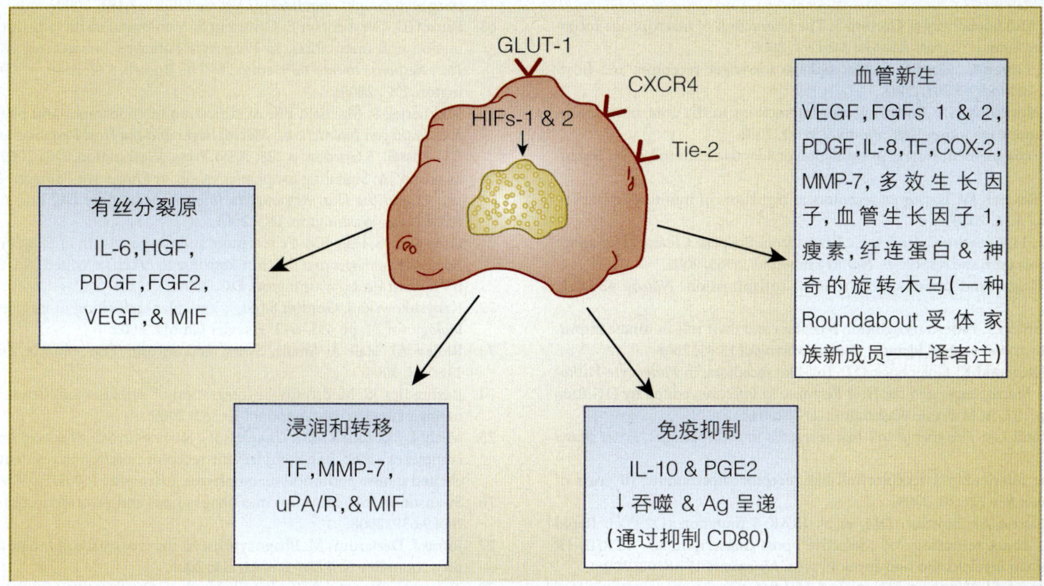

图 68-18 低氧诱导巨噬细胞表型发生明显改变[115]。在低氧环境中，巨噬细胞上调低氧诱导的转录因子（HIF）-1 和 HIF-2，进入核内诱导更大范围靶向基因的表达。在缺氧时，几种重要的细胞表面受体上调，包括葡萄糖受体 GLUT-1（增加细胞对葡萄糖的摄取，并使细胞转入无氧糖酵解，在缺氧时产生 ATP）、趋化因子间质细胞衍生因子 -1（SDF-1）受体 CXCR4 以及血管生成素受体 Tie-2。低氧也刺激促肿瘤细胞因子、酶和受体广泛表达，在肿瘤中协同发挥它们已知的功能。因子或肿瘤相关巨噬细胞功能的下调如箭头所示。Ag，抗原；COX，环氧化酶；FGF，纤维母细胞生长因子；HGF，肝细胞生长因子；MIF，巨噬细胞迁移抑制因子；MMP，基质金属酶；PDGF，血小板衍生的生长因子；PGE_2，前列腺素 E_2；TF，组织因子；uPA/R，尿激酶型纤溶酶原激活剂受体；VEGF，血管内皮生长因子。

其他部位的急性和持续性感染提供了温床，也为造血系统肿瘤提供了局部支撑，例如多发性骨髓瘤[109]。巨噬细胞可以作用于部分重要的治疗靶细胞，而不会过度增加感染的易感性。在对巨噬细胞在造血组织环境中的功能进行详细分析的基础上，其功能的发挥还需要其他靶向分子。对巨噬细胞的生理功能和在不同疾病中的作用的深入认识，将为血液病的致病机制和治疗提供新思路。

翻译：石红霞

校对：黄晓军

参考文献

1. Steinman RM, Moberg CL: Zanvil Alexander Cohn 1926–1993. *J Exp Med* 179:1, 1994.
2. Steinman RM, Kaplan G, Witmer MD, Cohn ZA: Identification of a novel cell type in peripheral lymphoid organs of mice. V. Purification of spleen dendritic cells, new surface markers, and maintenance *in vitro*. *J Exp Med* 149:1, 1979.
3. Steinman RM, Witmer MD, Nussenzweig MC, et al: Dendritic cells of the mouse: identification and characterization. *J Invest Dermatol* 75:14, 1980.
4. Taylor PR, Martinez-Pomares L, Stacey M, et al: Macrophage receptors and immune recognition. *Annu Rev Immunol* 23:901, 2005.
5. Gordon S, Taylor PR: Monocyte and macrophage heterogeneity. *Nat Rev Immunol* 5:953, 2005.
6. Russell DG, Gordon S (eds): *Phagocyte-Pathogen Interactions: Macrophages and the Host Response to Infection*. ASM Press, Washington, DC, 2009.
7. Gordon S: Mononuclear phagocytes in rheumatic diseases, in *Kelley's Textbook of Rheumatology*, edited by GS Firestein, RC Budd, ED Harris, IB McInnes, S Ruddy, JS Sergent, p 135–154. WB Saunders, Philadelphia, 2008.
8. Gordon S: Macrophages and the immune response, in *Fundamental Immunology*, 6th ed, edited by W Paul, p 481. Lippincott Williams and Wilkins, Philadelphia, 2008.
9. Williams TJ, Rankin SM: Chemokines and phagocyte trafficking, in *Phagocyte-Pathogen Interactions: Macrophages and the Host Response to Infection*, edited by DG Russell, S Gordon, p 93. ASM Press, Washington, DC, 2009.
10. Ross R: Atherosclerosis—An inflammatory disease. *N Engl J Med* 340:115, 1999.
11. Janeway CA Jr, Medzhitov R: Innate immune recognition. *Annu Rev Immunol* 20:197, 2002.
12. Jiang A, Bloom O, Ono S, et al: Disruption of E-cadherin-mediated adhesion induces a functionally distinct pathway of dendritic cell maturation. *Immunity* 27:610, 2007.
13. Hazenbos WLW, Brown EJ: Integrins on phagocytes, in *Phagocyte-Pathogen Interactions: Macrophages and the Host Response to Infection*, edited by DG Russell, S Gordon, p 137. ASM Press, Washington, DC, 2009.
14. Auffray C, Sieweke MH, Geissmann F: Blood monocytes: Development, heterogeneity, and relationship with dendritic cells. *Annu Rev Immunol* 27:669, 2009.
15. Wheeler A, Ridley AJ: Leukocyte chemotaxis, in *Phagocyte-Pathogen Interactions: Macrophages and the Host Response to Infection*, edited by DG Russell, S Gordon, p 183. ASM Press, Washington, DC, 2009.
16. Lattin JE, Schroder K, Su AI, et al: Expression analysis of G Protein-Coupled Receptors in mouse macrophages. *Immunome Res* 4:5, 2008.
17. Yona S, Lin HH, Siu WO, et al: Adhesion-GPCRs: Emerging roles for novel receptors. *Trends Biochem Sci* 33:491, 2008.
18. Rosen H, Gordon S: The role of the type 3 complement receptor in the induced recruitment of myelomonocytic cells to inflammatory sites in the mouse. *Am J Respir Cell Mol Biol* 3:3, 1990.
19. Fraser I, Hughes D, Gordon S: Divalent cation-independent macrophage adhesion inhibited by monoclonal antibody to murine scavenger receptor. *Nature* 364:343, 1993.
20. Gordon S, Unkeless JC, Cohn ZA: Induction of macrophage plasminogen activator by endotoxin stimulation and phagocytosis: Evidence for a two-stage process. *J Exp Med* 140:995, 1974.
21. Serhan CN, Aliberti J: Novel anti-inflammatory and proresolution lipid mediators in induction and modulation of phagocyte function, in *Phagocyte-Pathogen Interactions: Macrophages and the Host Response to Infection*, edited by DG Russell, S Gordon, p 267. ASM Press, Washington, DC, 2009.
22. Henson PM, Bratton DL: Recognition and removal of apoptotic cells, in *Phagocyte-Pathogen Interactions: Macrophages and the Host Response to Infection*, edited by DG Russell, S Gordon, p 341. ASM Press, Washington, DC, 2009.
23. Delamarre L, Pack M, Chang H, et al: Differential lysosomal proteolysis in antigen-presenting cells determines antigen fate. *Science* 307:1630, 2005.
24. Mariathasan S, Monack DM: Inflammasome adaptors and sensors: Intracellular regulators of infection and inflammation. *Nat Rev Immunol* 7:31, 2007.
25. Martinon F, Burns K, Tschopp J: The inflammasome: A molecular platform triggering activation of inflammatory caspases and processing of proIL-beta. *Mol Cell* 10:417, 2002.
26. Martinon F, Mayor A, Tschopp J: The inflammasomes: Guardians of the body. *Annu Rev Immunol* 27:229, 2009.
27. Deretic V: Autophagy: A fundamental cytoplasmic sanitation process operational in all cell types including macrophages, in *Phagocyte-Pathogen Interactions: Macrophages and the Host Response to Infection*, edited by DG Russell, S Gordon, p 419. ASM Press, Washington, DC, 2009.
28. Rabinovitch M: Professional and non-professional phagocytes: An introduction. *Trends Cell Biol* 5:85, 1995.
29. Plüddemann A, Hoe JC, Makepeace K, et al: The macrophage scavenger receptor a is host-protective in experimental meningococcal septicaemia. *PLoS Pathog* 5:e1000297,

2009.
30. Plüddemann A, Mukhopadhyay S, Gordon S: The interaction of macrophage receptors with bacterial ligands. *Expert Rev Mol Med* 8:1, 2006.
31. Plüddemann A, Neyen C, Gordon S: Macrophage scavenger receptors and host-derived ligands. *Methods* 43:207, 2007.
32. van Kooyk Y, Rabinovich GA: Protein-glycan interactions in the control of innate and adaptive immune responses. *Nat Immunol* 9:593, 2008.
33. Carroll MC: The complement system in regulation of adaptive immunity. *Nat Immunol* 5:981, 2004.
34. Nimmerjahn F, Ravetch JV: Fcgamma receptors as regulators of immune responses. *Nat Rev Immunol* 8:34, 2008.
35. Savill J, Dransfield I, Gregory C, Haslett C: A blast from the past: Clearance of apoptotic cells regulates immune responses. *Nat Rev Immunol* 2:965, 2002.
36. Medzhitov R: Origin and physiological roles of inflammation. *Nature* 454:428, 2008.
37. Areschoug T, Gordon S: Pattern recognition receptors and their role in innate immunity: focus on microbial protein ligands. *Contrib Microbiol* 15:45, 2008.
38. Gazzinelli RT, Fitzgerald K, Golenbock DT: Toll-like receptors, in *Phagocyte-Pathogen Interactions: Macrophages and the Host Response to Infection*, edited by DG Russell, S Gordon, p 107. ASM Press, Washington, DC, 2009.
39. McCoy CE, O'Neill LA: The role of toll-like receptors in macrophages. *Front Biosci* 13:62, 2008.
40. O'Neill LA: The interleukin-1 receptor/toll-like receptor superfamily: 10 years of progress. *Immunol Rev* 226:10, 2008.
41. Davidson DJ, Currie AJ, Bowdish DM, et al: IRAK-4 mutation (Q293X): Rapid detection and characterization of defective post-transcriptional TLR/IL-1R responses in human myeloid and non-myeloid cells. *J Immunol* 177:8202, 2006.
42. Khor CC, Chapman SJ, Vannberg FO, et al: A Mal functional variant is associated with protection against invasive pneumococcal disease, bacteremia, malaria and tuberculosis. *Nat Genet* 39:523, 2007.
43. Park BS, Song DH, Kim HM, et al: The structural basis of lipopolysaccharide recognition by the TLR4-MD-2 complex. *Nature* 458:1191, 2009.
44. Kagan JC, Su T, Horng T, et al: TRAM couples endocytosis of toll-like receptor 4 to the induction of interferon-beta. *Nat Immunol* 9:361, 2008.
45. Trinchieri G, Sher A: Cooperation of toll-like receptor signals in innate immune defence. *Nat Rev Immunol* 7:179, 2007.
46. Blander JM, Medzhitov R: Regulation of phagosome maturation by signals from toll-like receptors. *Science* 304:1014, 2004.
47. Blander JM, Medzhitov R: On regulation of phagosome maturation and antigen presentation. *Nat Immunol* 7:1029, 2006.
48. Beutler BA: TLRs and innate immunity. *Blood* 113:1399, 2009.
49. Awomoyi AA, Rallabhandi P, Pollin TI, et al: Association of TLR4 polymorphisms with symptomatic respiratory syncytial virus infection in high-risk infants and young children. *J Immunol* 179:3171, 2007.
50. Rosas M, Liddiard K, Kimberg M, et al: The induction of inflammation by dectin-1 *in vivo* is dependent on myeloid cell programming and the progression of phagocytosis. *J Immunol* 181:3549, 2008.
51. Taylor PR, Tsoni SV, Willment JA, et al: Dectin-1 is required for beta-glucan recognition and control of fungal infection. *Nat Immunol* 8:31, 2007.
52. Taylor PR, Gordon S, Martinez-Pomares L: The mannose receptor: Linking homeostasis and immunity through sugar recognition. *Trends Immunol* 26:104, 2005.
53. Gazi U, Martinez-Pomares L: Influence of the mannose receptor in host immune responses. *Immunobiology* 2009.
54. McKenzie EJ, Taylor PR, Stillion RJ, et al: Mannose receptor expression and function define a new population of murine dendritic cells. *J Immunol* 178:4975, 2007.
55. Brown GD: Dectin-1: A signalling non-TLR pattern-recognition receptor. *Nat Rev Immunol* 6:33, 2006.
56. Crocker PR, Paulson JC, Varki A: Siglecs and their roles in the immune system. *Nat Rev Immunol* 7:255, 2007.
57. Mukhopadhyay S, Gordon S: The role of scavenger receptors in pathogen recognition and innate immunity. *Immunobiology* 209:39, 2004.
58. Peiser L, Makepeace K, Plüddemann A, et al: Identification of *Neisseria meningitidis* nonlipopolysaccharide ligands for class A macrophage scavenger receptor by using a novel assay. *Infect Immun* 74:5191, 2006.
59. Hoebe K, Georgel P, Rutschmann S, et al: CD36 is a sensor of diacylglycerides. *Nature* 433:523, 2005.
60. Krieger M: Charting the fate of the "good cholesterol": Identification and characterization of the high-density lipoprotein receptor SR-BI. *Annu Rev Biochem* 68:523, 1999.
61. Means TK, Mylonakis E, Tampakakis E, et al: Evolutionarily conserved recognition and innate immunity to fungal pathogens by the scavenger receptors SCARF1 and CD36. *J Exp Med* 206:637, 2009.
62. Mantovani A, Bottazzi B, Doni A, Salvatori G: Phagocytes are a source of the fluid-phase pattern recognition receptor PTX3: Interplay between cellular and humoral innate immunity, in *Phagocyte-Pathogen Interactions: Macrophages and the Host Response to Infection*, edited by DG Russell, S Gordon, p 171. ASM Press, Washington, DC, 2009.
63. Helming L, Winter J, Gordon S: The scavenger receptor CD36 plays a role in cytokine-induced macrophage fusion. *J Cell Sci* 122:453, 2009.
64. Xia W, Hilgenbrink AR, Matteson EL, et al: A functional folate receptor is induced during macrophage activation and can be used to target drugs to activated macrophages. *Blood* 113:438, 2009.
65. Kristiansen M, Graversen JH, Jacobsen C, et al: Identification of the haemoglobin scavenger receptor. *Nature* 409:198, 2001.
66. Allen LA, Aderem A: Mechanisms of phagocytosis. *Curr Opin Immunol* 8:36, 1996.
67. Chimini G, Chavrier P: Function of Rho family proteins in actin dynamics during phagocytosis and engulfment. *Nat Cell Biol* 2: E191, 2000.
68. Fairn GD, Gershenzon E, Grinstein S: Membrane trafficking during phagosome formation and maturation, in *Phagocyte-Pathogen Interactions: Macrophages and the Host Response to Infection*, edited by DG Russell, S Gordon, p 209. ASM Press, Washington, DC, 2009.
69. Mukherjee S, Maxfield FR: Acidification of endosomes and phagosomes, in *Phagocyte-Pathogen Interactions: Macrophages and the Host Response to Infection*, edited by DG Russell, S Gordon, p 225. ASM Press, Washington, DC, 2009.
70. Swanson JA: Signaling for phagocytosis, in *Phagocyte-Pathogen Interactions: Macrophages and the Host Response to Infection*, edited by DG Russell, S Gordon, p 195. ASM Press, Washington, DC, 2009.
71. Greenberg S, Dale BM: Fc receptors and phagocytosis, in *Phagocyte-Pathogen Interactions: Macrophages and the Host Response to Infection*, edited by DG Russell, S Gordon, p 71. ASM Press, Washington, DC, 2009.
72. Kzhyshkowska J, Gordon S (eds): Vesicular trafficking in immune cells, in *Immunobiology* vol 24, pp 493–642. Elsevier GmbH, 2009.
73. Ridley AJ, Hall A: Snails, Swiss, and serum: The solution for Rac 'n' Rho. *Cell* 116:S23, 2004.
74. Bezbradica JS, Medzhitov R: Integration of cytokine and heterologous receptor signaling pathways. *Nat Immunol* 10:333, 2009.
75. Michl J, Pieczonka MM, Unkeless JC, Silverstein SC: Effects of immobilized immune complexes on Fc- and complement-receptor function in resident and thioglycollate-elicited mouse peritoneal macrophages. *J Exp Med* 150:607, 1979.
76. Swanson JA: Shaping cups into phagosomes and macropinosomes. *Nat Rev Mol Cell Biol* 9:639, 2008.
77. Jutras I, Desjardins M: Phagocytosis: At the crossroads of innate and adaptive immunity. *Annu Rev Cell Dev Biol* 21:511, 2005.
78. Touret N, Paroutis P, Terebiznik M, et al: Quantitative and dynamic assessment of the contribution of the ER to phagosome formation. *Cell* 123:157, 2005.
79. Rohde K, Yates RM, Purdy GE, Russell DG: Mycobacterium tuberculosis and the environment within the phagosome. *Immunol Rev* 219:37, 2007.
80. Bogdan C: Mechanisms and consequences of persistence of intracellular pathogens: Leishmaniasis as an example. *Cell Microbiol* 10:1221, 2008.
81. Portnoy DA, Auerbuch V, Glomski IJ: The cell biology of *Listeria* monocytogenes infection: The intersection of bacterial pathogenesis and cell-mediated immunity. *J Cell Biol* 158:409, 2002.
82. Swanson MS: Autophagy: Eating for good health. *J Immunol* 177:4945, 2006.
83. Ganz T: Iron in innate immunity: Starve the invaders. *Curr Opin Immunol* 21:63, 2009.
84. Giodini A, Rahner C, Cresswell P: Receptor-mediated phagocytosis elicits cross-presentation in nonprofessional antigen-presenting cells. *Proc Natl Acad Sci U S A* 106:3324, 2009.
85. Helming L, Tomasello E, Kyriakides TR, et al: Essential role of DAP12 signaling in macrophage programming into a fusion-competent state. *Sci Signal* 1:ra11, 2008.
86. Sidiropoulos PI, Goulielmos G, Voloudakis GK, et al: Inflammasomes and rheumatic diseases: Evolving concepts. *Ann Rheum Dis* 67:1382, 2008.
87. Ye Z, Ting JP: NLR, the nucleotide-binding domain leucine-rich repeat containing gene family. *Curr Opin Immunol* 20:3, 2008.
88. Ryan JG, Kastner DL: Fevers, genes, and innate immunity. *Curr Top Microbiol Immunol* 321:169, 2008.
89. Kzhyshkowska J, Krusell L: Cross-talk between endocytic clearance and secretion in macrophages. *Immunobiology* 241:576, 2009.
90. Kaiser F, O'Garra A: Cytokines and macrophages and dendritic cells: key modulators of immune response, in *Phagocyte-Pathogen Interactions: Macrophages and the Host Response to Infection*, edited by DG Russell, S Gordon, p 281. ASM Press, Washington, DC, 2009.
91. Lieu ZZ, Lock JG, Hammond LA, et al: A *trans*-Golgi network golgin is required for the regulated secretion of TNF in activated macrophages *in vivo*. *Proc Natl Acad Sci U S A* 105:3351, 2008.
92. Shurety W, Merino-Trigo A, Brown D, et al: Localization and post-Golgi trafficking of tumor necrosis factor-alpha in macrophages. *J Interferon Cytokine Res* 20:427, 2000.
93. Stow JL, Ching Low P, Offenhauser C, Sangermani D: Cytokine secretion in macrophages and other cells: Pathways and mediators. *Immunobiology* 214:601, 2009.
94. Kuijpers TW, van den Berg TK, Roos D: Neutrophils forever. . . in *Phagocyte-Pathogen Interactions: Macrophages and the Host Response to Infection*, edited by DG Russell, S Gordon, p 3. ASM Press, Washington, DC, 2009.
95. McPhail LC: SH3-dependent assembly of the phagocyte NADPH oxidase. *J Exp Med* 180:2011, 1994.
96. Bogdan C: Regulation and antimicrobial function of inducible nitric oxide synthase in phagocytes, in *Phagocyte-Pathogen Interactions: Macrophages and the Host Response to Infection*, edited by DG Russell, S Gordon, p 367. ASM Press, Washington, DC, 2009.
97. O'Shea JJ, Murray PJ: Cytokine signaling modules in inflammatory responses. *Immunity* 28:477, 2008.
98. Garcia-Sastre A, Biron CA: Type 1 interferons and the virus-host relationship: A lesson in detente. *Science* 312:879, 2006.
99. Bogdan C, Mattner J, Schleicher U: The role of type I interferons in non-viral infections. *Immunol Rev* 202:33, 2004.
100. Dunn GP, Koebel CM, Schreiber RD: Interferons, immunity and cancer immunoediting. *Nat Rev Immunol* 6:836, 2006.
101. Sharif MN, Tassiulas I, Hu Y, et al: IFN-alpha priming results in a gain of proinflammatory function by IL-10: Implications for systemic lupus erythematosus pathogenesis. *J Immunol* 172:6476, 2004.
102. Herrero C, Hu X, Li WP, et al: Reprogramming of IL-10 activity and signaling by IFN-gamma. *J Immunol* 171:5034, 2003.
103. Vinh DC, Holland SM: Macrophage classical activation, in *Phagocyte-Pathogen*

Interactions: Macrophages and the Host Response to Infection, edited by DG Russell, S Gordon, p 301. ASM Press, Washington, DC, 2009.
104. Martinez FO, Helming L, Gordon S: Alternative activation of macrophages: An immunologic functional perspective. *Annu Rev Immunol* 27:451, 2009.
105. Henry SC, Daniell XG, Burroughs AR, et al: Balance of Irgm protein activities determines IFN-gamma-induced host defense. *J Leukoc Biol* 85:877, 2009.
106. Varin A, Gordon S: Alternative activation of macrophages: Immune function and cellular biology. *Immunobiology* 214:630, 2009.
107. Lin DA, Boyce JA: Lysophospholipids as mediators of immunity. *Adv Immunol* 89:141, 2006.
108. Barclay AN, Wright GJ, Brooke G, Brown MH: CD200 and membrane protein interactions in the control of myeloid cells. *Trends Immunol* 23:285, 2002.
109. Balkwill F: Tumour necrosis factor and cancer. *Nat Rev Cancer* 9:361, 2009.
110. Conner SD, Schmid SL: Regulated portals of entry into the cell. *Nature* 422:37, 2003.
111. Stuart LM, Ezekowitz RA: Phagocytosis and comparative innate immunity: Learning on the fly. *Nat Rev Immunol* 8:131, 2008.
112. Cross AR, Segal AW: The NADPH oxidase of professional phagocytes—Prototype of the NOX electron transport chain systems. *Biochim Biophys Acta* 1657:1, 2004.
113. DeCoursey TE: During the respiratory burst, do phagocytes need proton channels or potassium channels, or both? *Sci STKE* 2004:pe21, 2004.
114. Gordon S: Alternative activation of macrophages. *Nat Rev Immunol* 3:23, 2003.
115. Lewis CE, Hughes R: Inflammation and breast cancer. Microenvironmental factors regulating macrophage function in breast tumours: Hypoxia and angiopoietin-2. *Breast Cancer Res* 9:209, 2007.
116. Lattin J, Zidar DA, Schroder K, et al: G-protein-coupled receptor expression, function, and signaling in macrophages. *J Leukoc Biol* 82:16, 2007.

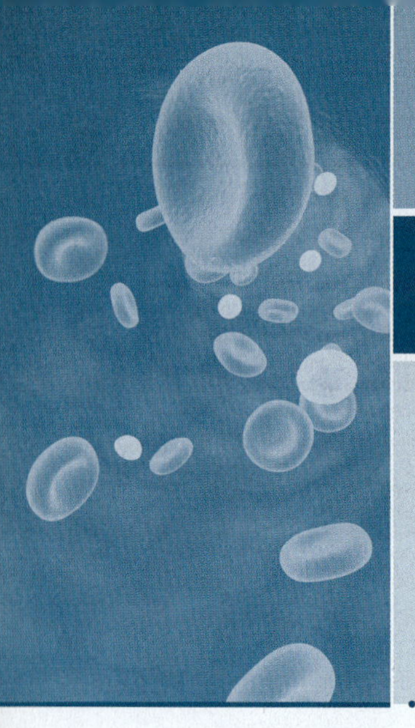

第69章

单核细胞和巨噬细胞的产生、分布和归宿

Siamon Gordon, Annette Plüddemann

摘 要

单核细胞和巨噬细胞在血液学起重要作用，既是造血系统的组成部分，也是基质和组织微环境的组成之一，发挥营养和清除的功能。它们所构成的广泛的细胞系统遍布体内，通过多种生物合成或分泌反应，与宿主细胞以及外来侵入者发生反应，保持动态生理平衡。它们以特殊的游走形式或固定的吞噬细胞出现在循环中或血管外组织中，直接或者通过具有生物活性的产物参与多种造血系统疾病。由于这一细胞广泛的异质性和可塑性，它们的本质并没有被血液学家充分认识。本章主要涉及单核细胞的起源、生命周期和功能，并根据现阶段对其特性的了解，介绍其与造血及造血系统疾病的关系。介绍了单核细胞和巨噬细胞与树突状细胞的关系，以及单核细胞来源的细胞在T淋巴细胞激活中特殊的免疫作用。同时，巨噬细胞和树突状细胞是主要的抗原呈递细胞，在淋巴造血器官内外，参与了宿主防御、天然和过继免疫、炎症以及非感染性疾病的进程。

本章使用的简写和缩略词：CR，补体受体（complement receptor）；DC，树突状细胞（dendritic cell）；DC-SIGN，树突状细胞特异性细胞间黏附分子3-结合非整合素分子（dendritic cell-specific intercellular adhesion molecule-3-grabbing nonintegrin）；EMR，含表皮生长因子的黏蛋白样激素受体（epidermal growth factor module-containing mucin-like hormone receptor）；FACS，荧光激活细胞分选（fluorescence-activated cell sorting）；FcR，Fc 受 体（Fc receptor）；GM-CSF，粒细胞-单核细胞集落刺激因子（granulocyte-macrophage colony-stimulating factor）；IFN-γ，干扰素-γ（interferon-γ）；IL，白细胞介素（interleukin）；LPS，脂多糖（lipopolysaccharide）；MARCO，巨噬细胞受体伴胶原结构（macrophage receptor with a collagenous structure）；M-CSF，巨噬细胞集落刺激因子（macrophage colony stimulating factor）；M-CSFR，巨噬细胞群集落刺激因子受体（macrophage colony-stimulating factor receptor）；MR，甘露糖受体（mannose receptor）；Sn，唾液酸黏附素（sialoadhesin）；SR-A，清道夫受体A（scavenger receptor A）；TGF，转化生长因子（transforming growth factor）；TLR，toll样受体(toll-like receptor)；TNF-α，肿瘤坏死因子-α(tumor necrosis factor-α)。

研究巨噬细胞的方法

有关巨噬细胞家族及与其密切相关的细胞的历史和命名已被广泛回顾[1]。我们将涉及全部单核-吞噬细胞系统（MPS），详细介绍巨噬细胞在不同组织中的异质性。关于其形态学以及对临床的作用可参见第68章。本章将涉及单核细胞和巨噬细胞的细胞学和分子学的总体特性，以及在血液系统中的详细特点。很多对进一步研究有用的文章及综述可参见第68章及本章的引用文献[2-6]。近期一组关于这一话题的录音讲座可见Henry Stewart讲座[7]。

现阶段的认识主要基于以下方法：存在久已的碳或卡红活体染色；原位基因表达分析和免疫细胞化学（抗原标记）；细胞的分离和特征鉴定（荧光激活细胞分选技术，FACS）；以及从胎肝、骨髓和脾脏获取细胞进行体外培养（半固体培养基的克隆生长、加或者不加生长因子及细胞因子的液体培养）。由未刺激的或者注射刺激性物质，如硫代硫酸盐肉汤或者聚丙烯酰胺珠的小鼠获取腹膜巨噬细胞的方法是行之有效的[8,9]。含地塞米松的复合基质混合培养可以获得具有不同特性的巨噬细胞，这些细胞较之传统培养方法可能更接近体内的表型。采用供者骨髓来重建受照小鼠的标准方法也可用于重建组织中对放射敏感的巨噬细胞。而输注成熟巨噬细胞的方法并不令人满意[10]。成熟巨噬细胞的清除可采用标记性物质作为体内巨噬细胞探针的传统方法进行研究。氯磷酸盐的脂质体也被证实可用于清除体内吞噬细胞亚群[11]。

在完整的活体动物中对巨噬细胞进行原位分析的方法正在重新兴起。遗传学/RNA干扰技术，更多时候与巨噬细胞特异性/限制性启动子联合，被用于敲除巨噬细胞基因或信使RNA，或者用荧光物质（如绿荧光蛋白）来标记细胞。采用CX3受体转基因[12]或者应用髓性特异性溶酶体-Cre进行目标切除[13]，在追踪细胞起源和分布上具有相当的价值。不同种属白喉菌素的敏感性也被证实有效[14]。随机化学性诱变（random chemical mutagenesis）技术在证实现有知识的过程中以及发现影响巨噬细胞功能的新目标基因时非常有效[15,16]。更广泛的实验模型（如果蝇和斑马鱼）有助于在物种间比较巨噬细胞迁移和体内的细胞吞噬作用[17-19]。MicroRNA 表达[20]和功能分析尚处于起始阶段，但有望在健康或疾病基因的表达中产生重要发现。联合改进后的影像学方法（如荧光、磁共振成像、双光子显微技术），用于体内巨噬细胞和树突状细胞动态行为的观察，已获得了新的发现[21]。在体外研究中，在利用胚胎干细胞分化成巨噬细胞和树突状细胞的过程中有了新进展，使得在人类基因中诱导突变成为可能，可以作为研究人类出生缺陷和相应的遗传性疾病中天然产生的物质的补充[22,23]。

然而，如何解释和利用这些分析方法仍存在巨大的问题。尽管可以在组织中或体外跟踪单个被标记的细胞，但是如何分辨、分离混杂在其中的巨噬细胞群以及了解其特征的方法仍然有限。从实体器官中，如脑或者肝脏和肠道，分离细胞的方法是人为进行的，而巨噬细胞脱离了原有的天然组织环境而发生改变。许多通过转基因而进行的遗传调控是存在漏洞且不一致的，鉴于巨噬细胞的异质性，这一结果并不出乎意料。尽管对细胞自血液进入组织这一过程进行标识变得更为容易，但是，如何显示局部细胞群体的缓慢转变过程并不容易，易造成误差。总之，在活体宿主获得有关细胞标志和功能的可靠信息仍然困难。

最后，在人体内进行活体实验显然是困难的。例如，导致皮肤水疱，可以获取炎症部位的体液和细胞[24]。然而，单核细胞较中性粒细胞数量低，限制了利用体外铟标记细胞在体内进行细胞转移的研究。无论如何，临床综合征可以提供丰富的资源，人类疾病的自然历史，提供了在人体完整器官中关于单核细胞和巨噬细胞分布、转归和功能的新信息。

巨噬细胞发育

如 Metchnikoff 在他关于无脊椎动物的先驱研究中所述[25]，巨噬细胞和阿米巴样吞噬细胞，由古老的多细胞生物体进化而来，是负责天然免疫和组织重塑的主要白细胞，这一结论也在同时期的黑腹果蝇研究中得以证实[19]。在哺乳动物中，关于巨噬细胞个体发育的知识多数来源于小鼠的研究。对巨噬细胞发育的了解，除了起源于血管中肾点后，最为清楚的阶段是胚胎发育中期的卵黄囊阶段，然后进入胎肝、脾脏，在分娩前后进入骨髓[26]。胎肝造血期的惊人特点是巨噬细胞决定红细胞生成，这一时期大约自小鼠发育的第 12 天开始，此后巨噬细胞第一次与有核红细胞密切相关，造血集落形成在第 14 天达到高峰。基质巨噬细胞在成人造血中的作用将在下文阐述并进一步讨论（见“单核细胞和巨噬细胞的生长、分化和转化”）。

巨噬细胞通过表面黏附分子介导对原红细胞的作用[27,28]，包括一种特性尚不明确的二价阳离子依赖的受体和唾液酸结合分子——唾液酸黏附素（Siglec 1）[29]。基质巨噬细胞对造血集落的潜在营养功能尚不清楚，同样巨噬细胞在铁和亚铁血红素代谢中的作用也不详。巨噬细胞可以通过多种途径与其他细胞反应，但是在红细胞生成的最后阶段，会发生一种特殊的吞噬过程以去除固缩的红细胞核。巨噬细胞如何识别膜包被的红细胞核并不清楚，同样，在发育中摄取凋亡细胞的机制也不明确。由前体细胞产生粒细胞同样涉及巨噬细胞 - 髓细胞集落和类似的黏附受体。一旦在分娩前后胎肝失去造血功能，肝脏中的巨噬细胞会继承原有 Kupffer 细胞的特点。在动物和人类中均发现基质巨噬细胞与集落细胞岛内的血细胞发育相关，这一造血特点终生可见[30]。在胎儿时期，单核细胞和巨噬细胞分布于发育中脉管系统，产生阿米巴样吞噬细胞参与组织重塑，例如数字雕刻（sculpting of digits）[31]和中枢神经系统的生长[32]。血液单核细胞可转化为体内各种组织中定居的巨噬细胞，在胎儿阶段这些细胞的增殖能力高于以后阶段；参与到这一构建分布过程中的黏附分子、趋化信号和受体尚不清楚，但是不依赖于 β_2 整合素 CD11b/CD18，后者在成人炎症反应所致的髓性单核细胞的聚集过程发挥重要作用[33,34]。发育过程中出现巨噬细胞的现象与损伤后纤维瘢痕的形成有关[31]。总之，巨噬细胞在发育中，不论是血细胞生成还是血管外组织，均担负重要作用，更多有待于对其胎儿时期的特性进行了解，不仅限于人类。

■ 单核细胞和巨噬细胞的生长、分化和转归

图 69-1 显示了成人单核细胞分化的概况[35]。从多能干细胞（前体集落形成单位，脾 CFU-S）、前体细胞（集落形成单位培养 CFU-C）起源的单核细胞，以及系别限制性生长因子的作用，如巨噬细胞集落刺激因子（M-CSF）和粒细胞 - 巨噬细胞集落刺激因子（GM-CSF），已被广泛研究，但是新发现仍然不断涌现。单核细胞和其他造血细胞拥有共同的前体细胞，且与粒细胞关系密切。单核细胞前体细胞是成人组织巨噬细胞的来源，也是髓样树突状细胞和破骨细胞的来源。它们与 B 淋巴细胞和浆细胞样 DC 的关系尚不清楚，浆细胞样 DC 可以表达一系列髓系和淋巴细胞标志。单核 / 巨噬细胞分化的过程涉及相当广泛的内容，包括特异性生长因子及其受体，自然生长的相关认识和转录因子的作用[36]。图 69-2 阐述了转录因子（特别是 PU.1）的抑制与激活之间的平衡如何调控巨噬细胞集落刺激因子受体（M-CSFR）的编码基因的形成和表达，M-CSFR 是一个典型的巨噬细胞特异性基因[37-39]。在髓系白血病生成的过程中，可以发生生长分化路径中的遗传学和细胞学异常，但是很少导致单核细胞白血病。

生长因子

M-CSF 和 GM-CSF 是参与单核细胞和巨噬细胞分化的主要生长因子。其他因子如白介素 -3 和白介素 -4 并非本系别所特有，也不会导致如此突出的增殖。M-CSF 促进巨噬细胞的生存、生长和分化，通过特异性受体 MCSF-R 发挥作用，MCSF-R 也被称作 c-fms，是一个癌基因，作为系别特异性标志（CD115）广泛用于流式细胞分析和转基因技术[40,41]。M-CSF 的生物学特点已在文献[42]中阐述，其在巨噬细胞和破骨细胞发育中的作用见图 69-3。天然突变鼠，op/op，具有 M-CSF 缺失和骨硬化症，导致单核细胞及某些组织巨噬细胞群的显著或部分缺失，但是 DC 细胞数量并未受影响[43]。由于 M-CSF 在生殖系统具有重要的作用，op/op 鼠的生殖功能受损，但是与 PU.1 缺失不同，op/op 鼠可以存活。子宫上皮是 M-CSF 的丰富来源，诱导单核细胞 - 巨噬细胞的聚集、生长和分化，上调清道夫受体的表达，细胞黏附，以及修饰后的低密度脂蛋白和其他多聚阴离子相关配体的内吞作用。M-CSF 是血浆中与糖蛋白相连的可溶性结构，参与动脉粥样硬化形成，和肿瘤依赖的单核细胞 / 巨噬细胞聚

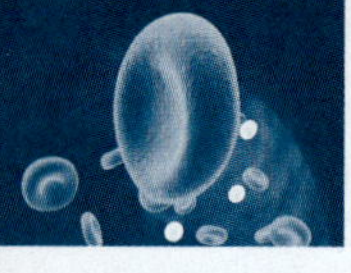

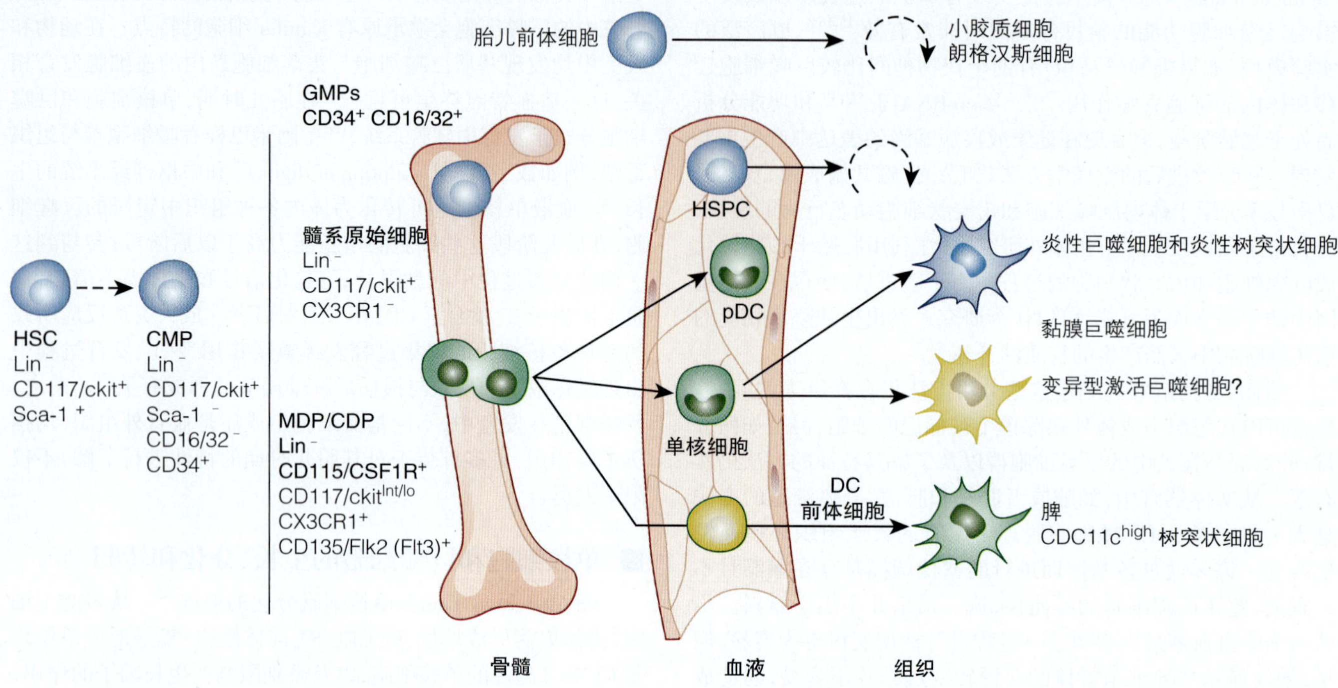

图 69-1 巨噬细胞/树突状细胞(DC)祖细胞的分化,巨噬细胞起源和 DC 亚群。CDP,普通 DC 前体细胞;CMP,普通髓系祖细胞;GMP,粒细胞/巨噬细胞祖细胞;HSC,造血干细胞;HSPCs,造血干/祖细胞;MDP,巨噬细胞/DC 祖细胞;pDC,浆细胞样树突状细胞。细节见文献 35 原文 Auffray C,Sieweke MH,Geissmann F[35]。

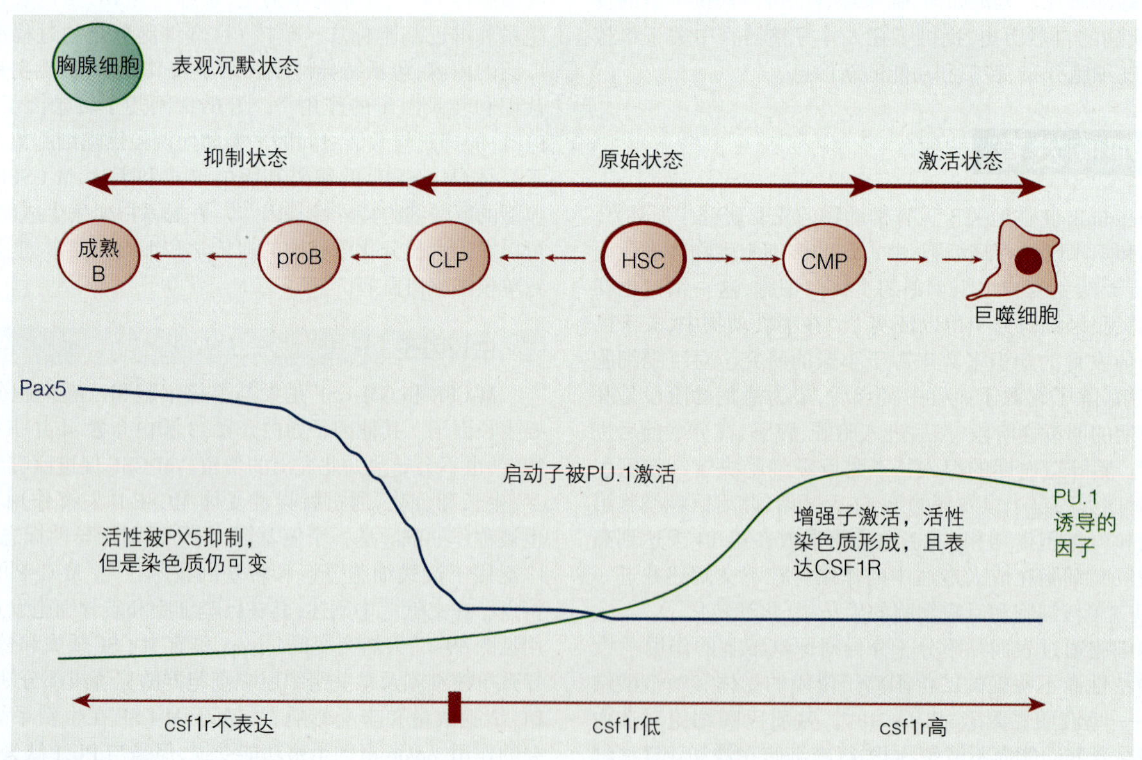

图 69-2 抑制性和活化性转录因子的平衡调节 M-CSFR 活性染色质的表达和形成。PU.1 转录因子和巨噬细胞集落刺激因子受体(M-CSFR)均是髓系造血和巨噬细胞分化的核心。PU.1 对髓系正确造血的关键。这两个基因的表达均在造血发育中启动,但是其组织特异性表达受到不同调控。M-CSFR 是巨噬细胞发育的关键,其表达依赖于 PU.1 的表达。B 细胞特异性转录因子 Pax5 对 B 细胞特异性基因表达程序以及抑制系别不利基因的表达都至关重要。proB,B 祖细胞;CLP,共同淋系祖细胞;HSC,造血干细胞;CMP,共同髓系祖细胞。

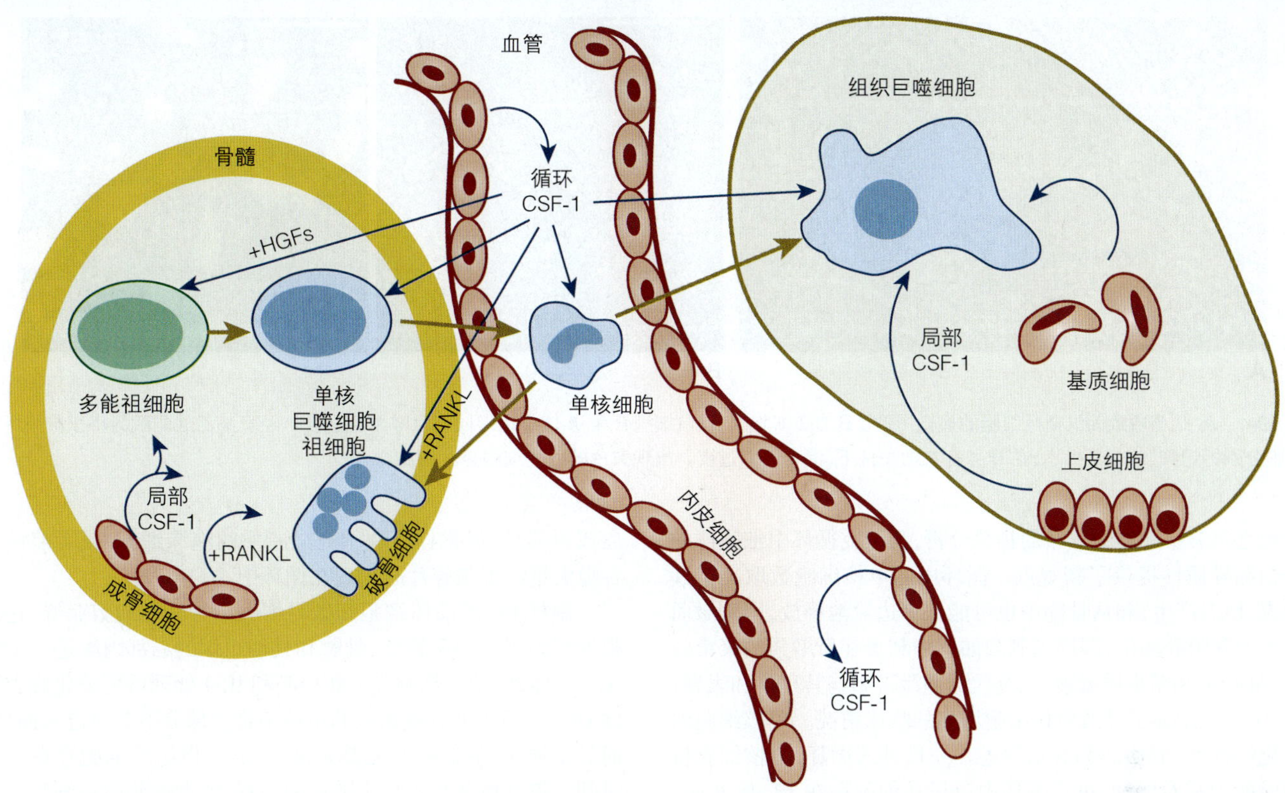

图 69-3 巨噬细胞集落刺激因子(M-CSF)对巨噬细胞和破骨细胞发育的调控。血管内皮细胞产生的循环 M-CSF 与局部生成的 M-CSF 共同调控单个核吞噬细胞和破骨细胞的生存、增殖和分化。细胞因子协同造血生长因子(HGFs)促进多能祖细胞向单个核祖细胞分化,并与核因子 κB 配体的受体激活剂(RANKL)共同促进单个核吞噬细胞转化为破骨细胞。棕色箭头指示细胞分化步骤,蓝色箭头指示细胞因子调控[42]。

集。M-CSF 导致的细胞扩增速度依赖于靶细胞的分化程度,当前体细胞转变为成熟的单核细胞和巨噬细胞后,增殖功能明显下降。黏附刺激和炎症可以增强对生长因子的效应,导致外周的巨噬细胞增殖,如肉芽肿。

GM-CSF 可以导致更广泛的粒系细胞的增殖。GM-CSF 由包括巨噬细胞在内的多种细胞生成,特别是在炎症刺激(如脂多糖)后,与 M-CSF 相比,可以提高单核细胞和各种形态的巨噬细胞的产量。GM-CSF 是体外髓样 DC 分化所必需的,在细胞培养中,常单独或联合细胞因子(如 IL-4)、转化生长因子(TGF)-β 使用,从小鼠骨髓或人单核细胞获取 DC[44,45]。在小鼠 GM-CSF 缺失,或者在人类,突变所致的其特异性受体链功能缺失,均可导致肺泡蛋白沉积症,这与肺表面活性蛋白代谢缺陷有关[46]。

单核细胞存活、分化和转归:概况

一旦具备成熟细胞的特征,单核细胞和巨噬细胞可以表现出相当可观的异质性和表型的可塑性。通常增殖能力有限,生存时间可以从小于 1 天到数月不等,取决于其存在的微环境、感染和其他刺激。尽管进入终末分化,巨噬细胞仍保留非常活跃的信使 RNA 和蛋白合成功能,以及复杂且独特的基因表达,这有赖于天然的或者获得性的免疫刺激以及细胞间相互作用。与中性粒细胞相比,组织巨噬细胞具有很强的抗凋亡能力,但是当感染发生时会发生改变。其活性细胞膜发生翻转,细胞内吞作用使其易受到毒性物质的损伤,使得它们自身成为存活巨噬细胞的清除对象。致命性损伤和感染也可导致自吞噬,被认为是炎症和感染性疾病的重要组成部分。

巨噬细胞促使同型细胞融合的突出能力可产生巨型细胞。这是破骨细胞分化的特征,依赖于 M-CSF 和肿瘤坏死因子家族的成员,核因子 κB 的受体活化因子(RANK)的配体,后者作用于单核细胞的前体细胞产生代谢细胞来吸收旧骨和重塑骨骼。局部黏附以及胞膜的皱褶与局部的破骨细胞释放 H^+ 和水解酶有关。试图摄取不可降解或难以降解的异体物质,而形成"异物巨细胞"的过程具有鲜明的特点;巨噬细胞来源的巨细胞也是肉芽肿性疾病的特征,如结核(朗汉斯巨细胞,图 69-4A)和寄生虫感染(如血吸虫病)。在体外,分枝杆菌和某些不详的宿主脂质可以导致巨细胞形成。发生融合的机制涉及细胞分化以形成融合表型,以及表面糖蛋白与被选择的底层相互作用;Th2 细胞因子,如 IL-4 和 IL-13,与受体链和信号通路相作用促进巨噬细胞融合(图 69-4B)[47-50]。近期的研究涉及在融合过程中的一系列胞质蛋白。与破骨细胞不同,多核巨细胞的功能仍不清楚。它们的寿命和存活力各异;DNA 合成是感染相关的高转化肉芽肿的特征之一,但是可以导致细胞分裂失败和细胞死亡。这些巨噬细胞来源的巨细胞与病毒感染所致的合胞体有区别,特别是副黏液病毒和逆转录病毒如人类免疫缺陷病毒。

■ 单核细胞异质性

单核细胞被定义为在循环中出现的具有经典的形态特征的分化细胞群(参见第 68 章),包括可以产生髓样 DC 和破骨细胞的低分化前体细胞。由于可从人血中容易获取,并有敏感的方法在体外分析他们的表型(如 FACS、微阵列、免疫法和细胞化学),人类单核细胞更容易研究;而在小鼠,关于前体细胞 -

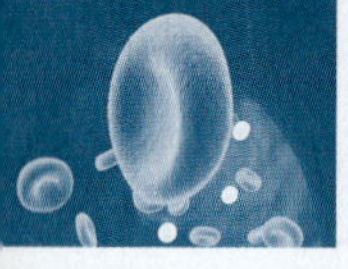

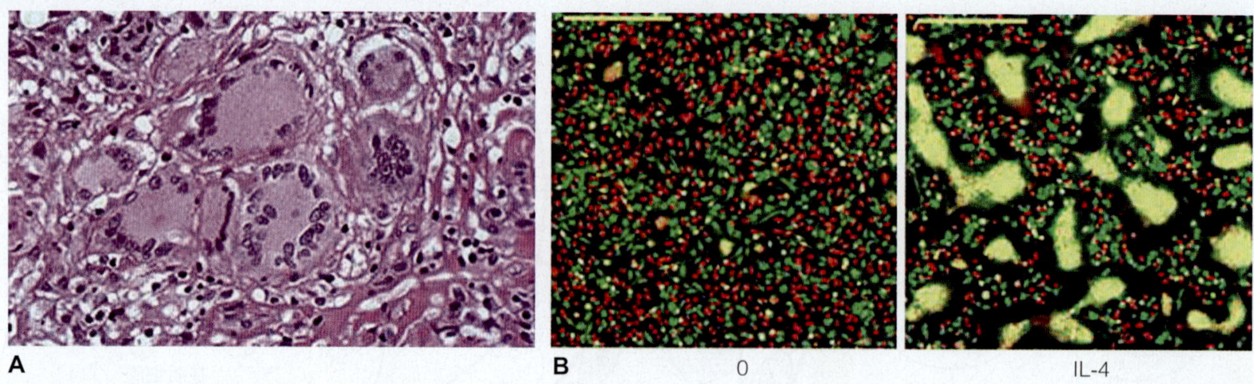

图 69-4　A. 结核所致朗汉斯巨细胞的显微图像。B.Th2 细胞因子、白细胞介素 -4 体外诱导同型巨噬细胞融合。经巯基乙酸刺激的小鼠腹膜巨噬细胞分别标记红、绿荧光标志，在 IL-4 存在的条件下，混合培养过夜。出现黄色的巨噬细胞显示细胞融合[48]。

产物之间关系和组织分布的相关分析，为研究循环中细胞群的转归和异质性提供了新观点。循环中的单核细胞数取决于其构成、稳态产生，和从骨髓中也可能从脾边缘池释放，因刺激而导致的黏附和渗出，因周围刺激如感染和炎症所增强的聚集效应。M-CSF 和糖皮质激素，以及代谢刺激可影响其程度和表型；第 71 章也阐述了导致单核细胞增多的临床情况。单核细胞的生化特性及功能在第 68 章阐述。一旦进入循环，单核细胞抗辐射能力相对增加，可在循环中以运动细胞存在 12~48 小时，同时具有吞噬颗粒的功能，短暂或稳定黏附在动脉以及微血管内皮以调节其吞噬能力。依靠与血管壁的相互作用和局部分化，单核细胞可以利用 CD11a 沿血管内壁运动，这一行为有赖 β_2 整合素[35]。单核细胞进入组织变为巨噬细胞，或者以髓样 DC 再次重返循环池[51]。紧邻内皮细胞的成熟巨噬细胞也可分离或再循环，如粥样斑块中充满脂质的泡沫细胞，或者疟疾时吞噬大量红细胞碎片时出现在循环中。

髓样 DC 的前体细胞和破骨细胞作为一类细胞亚群，它们根据细胞因子和血管壁、骨髓和其他组织的局部因素进一步分化。在体外，单核细胞经 GM-CSF 和 IL-4 处理后可分化成为髓样 DC[45]。分化为巨噬细胞的单核细胞大部分不会再进入循环，而是定居于局部组织，尤其是淋巴结中，以组织细胞存在一定时间。离开血液是否是个随机的过程，或者这些前体细胞是否会特异性地到达相应组织，都尚不明了。

单核细胞群表型的异质性正成为研究者的兴趣焦点，这应该感谢研究这些相关表面抗原 / 受体如 CD14、CD16（人类）和 Ly6C（小鼠）的方法的可行性，以及分析趋化因子 / 受体表达的方法，尤其是 CX3CR 和 CCR2[52]。图 69-5 展示了从基因调控小

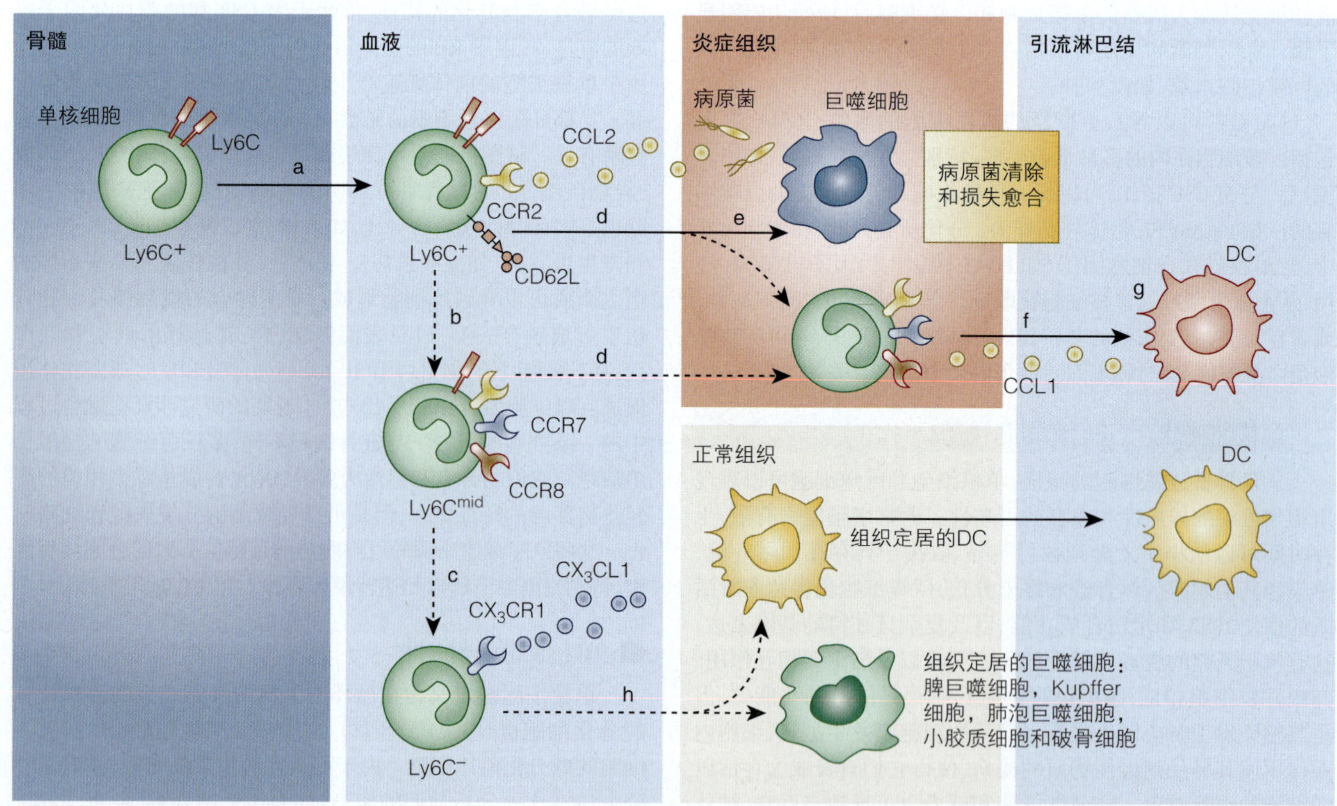

图 69-5　显示单核细胞的异质性，在血液中以及分化为组织中定居的和炎症性的巨噬细胞和树突状细胞各亚群[52]。

表 69-1　小鼠和人类血液中不同单核细胞亚群的标志[52]

抗原	人 CD14^{hi} CD16−	人 CD14+ CD16+	小鼠 CCR2+ CX_3CR1^{low}	小鼠 CCR2− CX_3CR1^{hi}
趋化因子受体				
CCR1	+	−	ND	ND
CCR2	+	−	+	−
CCR4	+	−	ND	ND
CCR5	−	+	ND	ND
CCR7	+	−	ND	ND
CXCR1	+	−	ND	ND
CXCR2	+	−	ND	ND
CXCR4	+	++	ND	ND
CX_3CR1	+	++	+	++
其他受体				
CD4	+	+	ND	ND
CD11a	ND	ND	+	++
CD11b	++	++	++	++
CD11c	++	+++	−	+
CD14	+++	+	ND	ND
CD31	+++	+++	++	+
CD32	+++	+	ND	ND
CD33	+++	+	ND	ND
CD43	ND	ND	−	+
CD49b	ND	ND	+	−
CD62L	++	−	+	−
CD86	+	++	ND	ND
CD115	++	++	++	++
CD116	++	++	++	++
F4/80	ND	ND	+	+
Ly6C	ND	ND	+	−
7/4	ND	ND	+	−
MHC class Ⅱ	+	++	−	−

鼠获得的亚群和组织细胞，表 69-1 比较了小鼠和人单核细胞不同亚群表达的标记。转变为炎症组织中巨噬细胞和 DC 的单核细胞前体细胞亚群较为明确，而转化为组织定居细胞的亚群较不确定，后者的转化更为缓慢。目前的研究主旨在于阐明所聚集的其他细胞亚群的起源，例如在动脉粥样硬化、正常中枢神经系统、肿瘤中，以及在代谢、创伤或者退行性损伤反应。从概念上说，这些表面上不同的亚群的稳定性如何？他们是否能代表这一连续的表型系列的一部分？这些问题尚不清楚，由此引出这些细胞是调控中的各亚群，而不是真正意义上不可逆转的分化。对新鲜分离的单核细胞进行分群和微矩阵分析，可以为这一问题提供进一步的信息，提供新的标志和诊断信息。从体内环境中分离出来，或者在体外人为条件下，可以显著改变这些研究中单核细胞的表型和功能。影像学或者原位分析或可为研究单个细胞的命运转归提供可能。

成人定居在组织中巨噬细胞群：总则

在谈及那些因局部感染或者无菌性炎症（如代谢性的）刺激所聚集的单核细胞来源的巨噬细胞前，首先描述没有明显炎症反应时就已经定居在全身组织器官中的巨噬细胞群更为重要。这些聚集而来的巨噬细胞的特性已经明确并在第 68 章中描述，但是这些定居的，尤其是在不同的器官中的巨噬细胞的功能仍然显得神秘，在此简单介绍，详细内容参见第 68 章。

分化抗原如 F4/80，鼠 CD68 和人 CD68 的应用，使得在小鼠组织中区分定居的巨噬细胞群成为可能[53]，并可以在物种间比较它们的解剖学关系（表 69-2）。F4/80（EMR1），表皮生长因子 -7 跨膜胞质膜分子（EGF-TM7）家族的成员之一，在巨噬细胞广泛表达，且几乎为其所特有（图 69-6A~C）[54,55]。与 G- 蛋白结合的趋化因子受体在结构上相连，但是具有较表皮生长因子的功能区更大的细胞外延伸，被认为参与细胞外结构的黏附。在人类，这一家族成员更广泛的表达在髓细胞上；包含表皮生长因子的黏蛋白样激素受体 2（EMR2）是一个非常有用的人类巨噬细胞的组织标志，尽管在中性粒细胞和未成熟的 DC 上也有表达（图 69-6A）。在野生型和 F4/80 敲除鼠中进行的研究显示 F4/80 抗原参与外周耐受[56]。CD68 是一个泛巨噬细胞内涵

表 69-2　单核 - 吞噬细胞和相关细胞的标志

细胞类型	抗原标志	其他特性
单核细胞 / 巨噬细胞	F4/80（鼠）	调理素的吞噬作用
	EMR2（人）	分泌溶菌酶
	CD68	大量酸性水解酶
	CR3（CD11b）	
	唾液酸黏附素（Siglec-1）	
	清道夫受体（SR-A，MARCO）	
	甘露糖受体	
	M-CSF 受体	
髓样树突状细胞	MHC Ⅱ	激活纯真 CD4
	共刺激分子	T 淋巴细胞
	CD11c	
	$CD8\alpha^{+/-}$	
	DEC205	
	DC-SIGN	
	DC-LAMP	
浆样树突状细胞	CD123	Ⅰ类干扰素产物
	B220	Flt-3 配体促进体外生长
	凝集素样受体（Siglec-H）	
破骨细胞	CD68	液泡 H^+ ATP 酶
	TRAP	蛋白酶 K
	降钙素受体	对活体骨骼发生反应
	$\alpha_V\beta_3$	

ATPase，腺苷三磷酸酶；DC，树突状细胞；DC-LAMP，树突状细胞溶酶体相关膜蛋白；DC-SIGN，树突状细胞特异性细胞间黏附分子 3- 结合非整合素分子；EMR，含表皮生长因子的黏蛋白样激素受体；MARCO，巨噬细胞受体伴胶原结构（macrophage receptor with a collagenous structure）；M-CSF，巨噬细胞集落刺激因子；MHC，主要组织相容性复合体；TRAP，抗酒石酸酸性粒氨酸酶。

注：因细胞定位、成熟程度和激活状态不同，所表达的标志不同。某些标志也可表达在其他髓细胞上，如多形核白细胞和特定的内皮细胞。

受体抗原的结构和功能已在第 68 章描述。

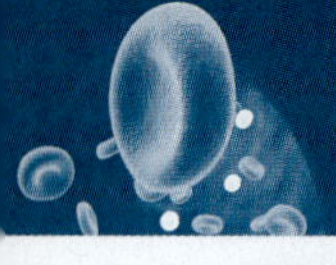

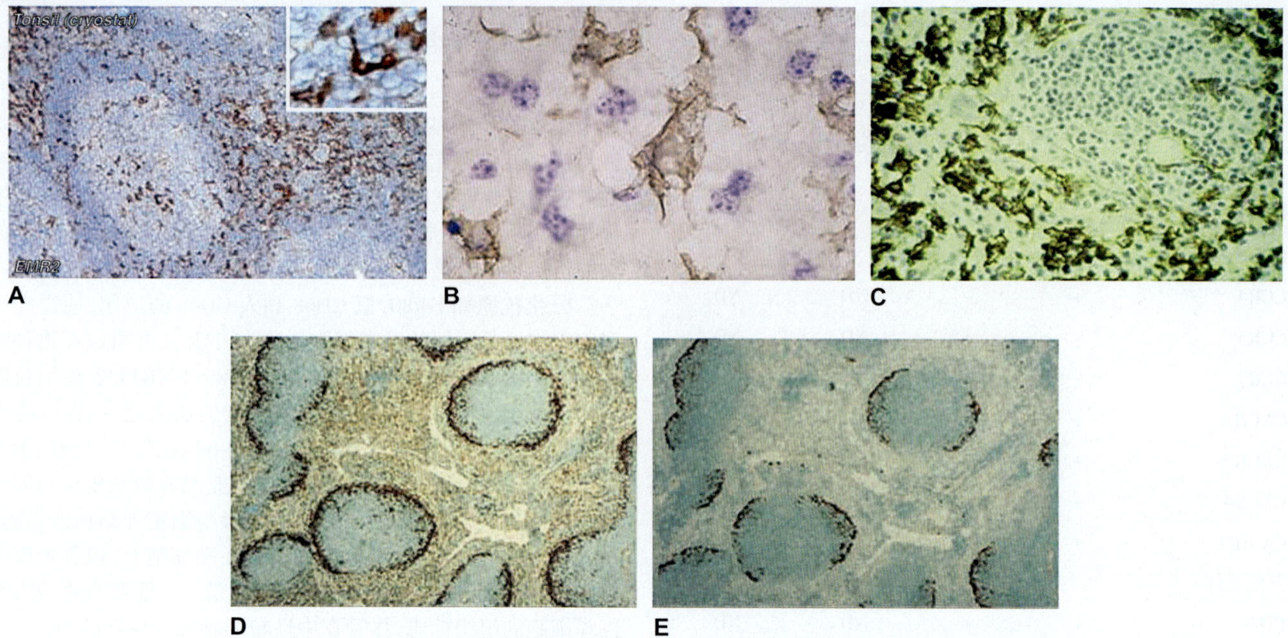

图 69-6 人(A)和小鼠(B~E)淋巴造血组织中巨噬细胞的免疫细胞化学表现。A. 扁桃体 EMR2 阳性巨噬细胞散在分布于整个滤泡和滤泡间区域。B. 肝脏 Kupffer 细胞为 F4/80⁺,有别于肝窦内皮细胞和肝细胞。C~E. 脾。C. 红髓巨噬细胞表达 F4/80,有别于边缘区细胞。T 细胞区的巨噬细胞,除小动脉周围以外的,为 F4/80⁻。D. 边缘区嗜金属的巨噬细胞强表达唾液酸黏附素(Siglec1);红髓巨噬细胞为弱表达。E. 边缘区嗜金属的巨噬细胞的一种亚群,可以与鼠抗兔 - 人 Fc 富含半胱氨酸区的融合蛋白探针相结合[86]。

体 / 溶酶体抗原,受细胞吞噬和炎症的调控[57]。用来进行免疫化学和流式细胞检测的其他巨噬细胞抗原标志包括 Siglec1(图 69-6D)、唾液酸结合的植物凝集素、β_2 整合蛋白 CD11b/CD18(Mac1,CR3)和 CD11c,表达在 DC 细胞和特定的巨噬细胞,特别是肺泡巨噬细胞上[58]。受体抗原标志包括清道夫受体(SR)-A[59],是一种被发现在肝窦内皮细胞广泛表达的巨噬细胞受体,而 MARCO(巨噬细胞受体伴胶原结构),一种相关的胶原 SR,其表达受限[60]。其他标志包括植物凝集素如巨噬细胞甘露糖 / 海藻糖受体(MR,图 69-6E)[61]。CD163,血红素 - 结合珠蛋白复合物受体,受糖皮质激素和 IL-10 的诱导[62]。其他补体受体(CRs)和 Fc 受体(FcRs)已在第 68 章描述。

F4/80 抗原的固定非常稳定,且主要表达在细胞膜上,因而可以精确确定小鼠巨噬细胞的细胞间关系[63],从而构建一幅巨噬细胞在血管外组织中的迁移图。F4/80⁺ 巨噬细胞自身可在局部变为内皮,或者分布于血管周围。在大部分组织间隙可以发现它们,并与单一或更复杂的内皮相关,它们可以穿过内皮,进入浆膜腔(如腹膜、胸膜、心包)和肺泡中。尽管相对固定于组织中(组织细胞),且较 DC 细胞黏附性强,但是巨噬细胞可被炎症刺激趋化,往往最终聚集于其引流的淋巴结,这里是巨噬细胞的坟墓。

总而言之,定居于组织的巨噬细胞广泛分布于各器官系统,对内源性和外源性刺激发生反应;它们非常活跃的吞噬各种颗粒和可溶性配体,不仅在门户部位监视防范,而且清除受损和死亡的细胞,调控相邻活细胞的功能。在考虑到他们具有细胞毒和抗微生物作用而保护宿主时,这些细胞的自我平衡功能和营养功能常常被忽视。巨噬细胞在血液淋巴器官和其他组织中,与血液相关的特性已经详细讨论过了。DC 细胞的组织分布和异质性也在其他章节描述[64-66]。

■ 造血器官

骨髓

成熟巨噬细胞,与成纤维间充质细胞、破骨细胞和内皮细胞一样,也是造血基质的重要组成部分,这一事实常常被忽略[67],它们除了自身的分化外还共同参与造血(图 69-7~ 图 69-9)。造血细胞岛的基质巨噬细胞与红系和其他粒细胞的发育有关,如同在胎肝中,通过非细胞吞噬的细胞 - 细胞间黏附受体,如唾液酸黏附素和二价阳离子依赖的受体[28]发挥作用。由于细胞非常脆弱且集落容易被破坏,因此在分离过程中需特别注意。基质巨噬细胞的潜在营养功能并不清楚,但是包括在表面表达和分泌生长因子和细胞因子。基质巨噬细胞具有活跃地胞吞作用,按需清除红细胞核和凋亡的造血细胞,迅速降解并再利用铁和其他的营养物质。基质巨噬细胞也通过释放分泌物质,如 IL-1 与一些低分化的造血前体细胞相互作用,或者通过 IL-6 与淋巴细胞群,也包括浆细胞发生作用。它们是感染源的目标,如分枝杆菌、慢病毒和逆转录病毒,也在许多慢性感染中作为储存载体,但是杀伤力降低,并传递到其他定居的巨噬细胞群。

许多单核细胞和巨噬细胞共存于骨髓中,基质巨噬细胞网聚集在造血细胞岛,发育的单核细胞,以及破骨细胞和单独的巨噬细胞分布于骨骼表面[68]。在贮积性疾病,如戈谢病和含铁血黄素沉积症时,人骨髓中的成熟巨噬细胞有大量内涵物质。嗜血现象,在某些病人是穿孔素缺失的结果,可见于遗传性疾病和病毒感染后,是骨髓中巨噬细胞过度的病理性活化的突出特点[69,70]。在基质中和其他定居组织的巨噬细胞通过巨噬细胞 FcR 和 CRs 摄取趋化的血小板是血小板减少症的重要特征。

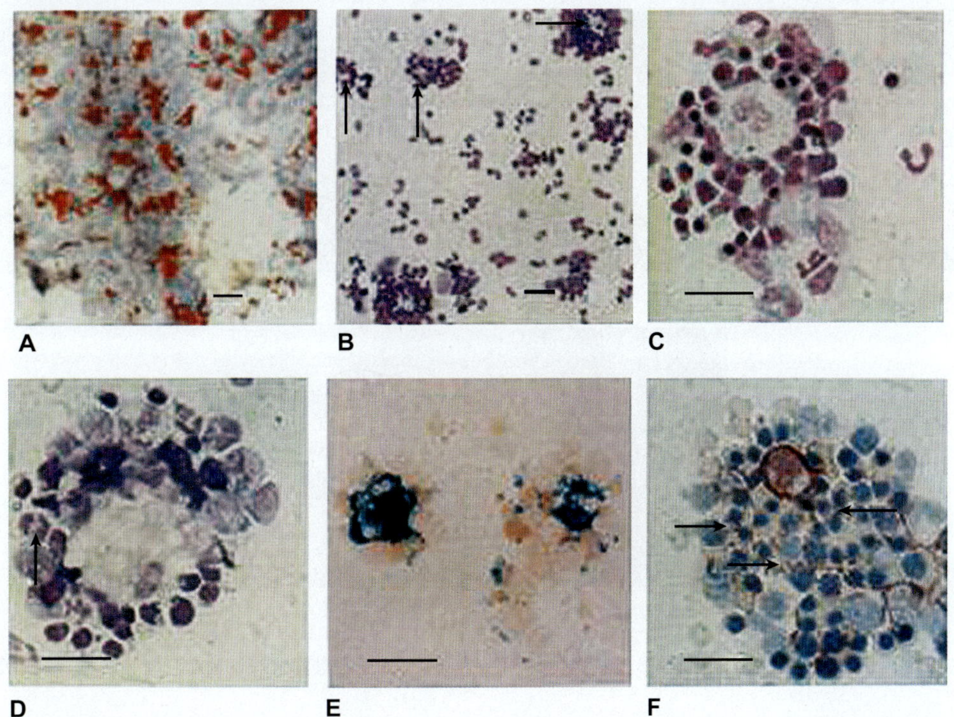

图 69-7 A. 人骨髓基质巨噬细胞与造血岛 / 簇内的造血细胞发育相关。骨髓抗巨噬细胞单克隆抗体 Y1/82A 的免疫细胞化学染色显示，分支状基质巨噬细胞均一分布于骨髓间质内[碱性磷酸酶 - 抗碱性磷酸酶桥联酶染色（APAAP）；苏木精复染]。B. 去除红细胞和其他单个细胞的骨髓细胞富含细胞簇，主要为围绕中心基质巨噬细胞的红细胞簇（箭头；Giemsa 染色）。C. 围绕中心基质巨噬细胞的红细胞簇和中晚期原始细胞（Giemsa 染色）。D. 围绕中心基质巨噬细胞粒细胞和红细胞的混合细胞簇。可见分裂细胞（箭头）（Giemsa 染色）。E. 从一份病理骨髓标本中分离的红细胞簇，显示含铁血黄素深染的基质巨噬细胞，细胞突起延伸至附着的原红细胞（佩尔铁氰化钾染色，中性红复染）。F. 分离的红细胞簇，Y1/82A 抗体免疫细胞化学染色。基质巨噬细胞胞体和原红细胞间的细胞突起均可显示（APAAP 染色；苏木精复染）[87]。短线 =50μm。

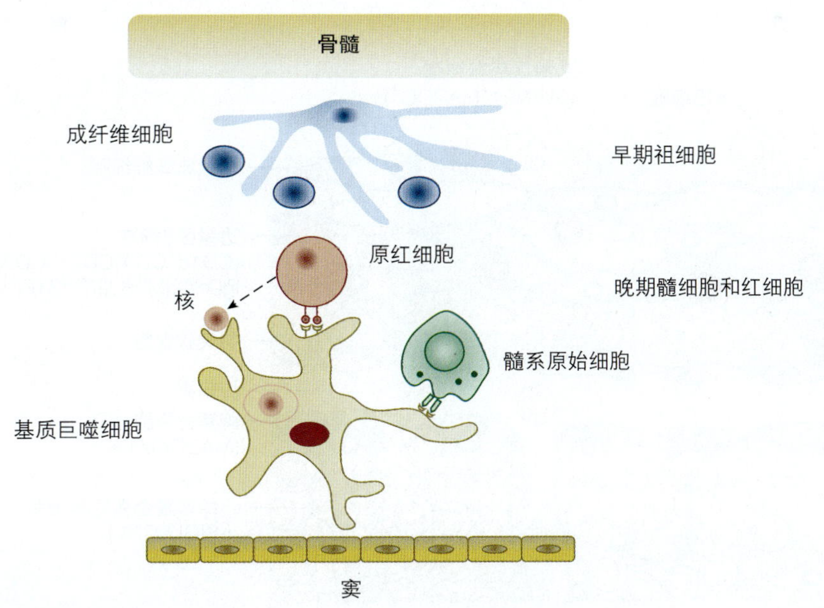

图 69-8 骨髓中基质巨噬细胞与造血细胞发育的晚期阶段有关。发育中的髓系原始细胞和原红细胞通过非吞噬受体（唾液酸黏附素和二价阳离子依赖的受体）与巨噬细胞选择性黏附，此阶段红细胞核随即被吞噬。

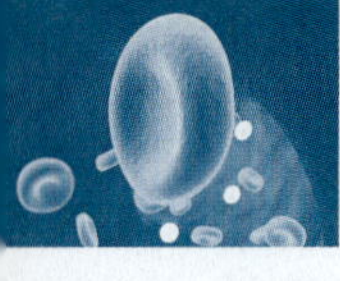

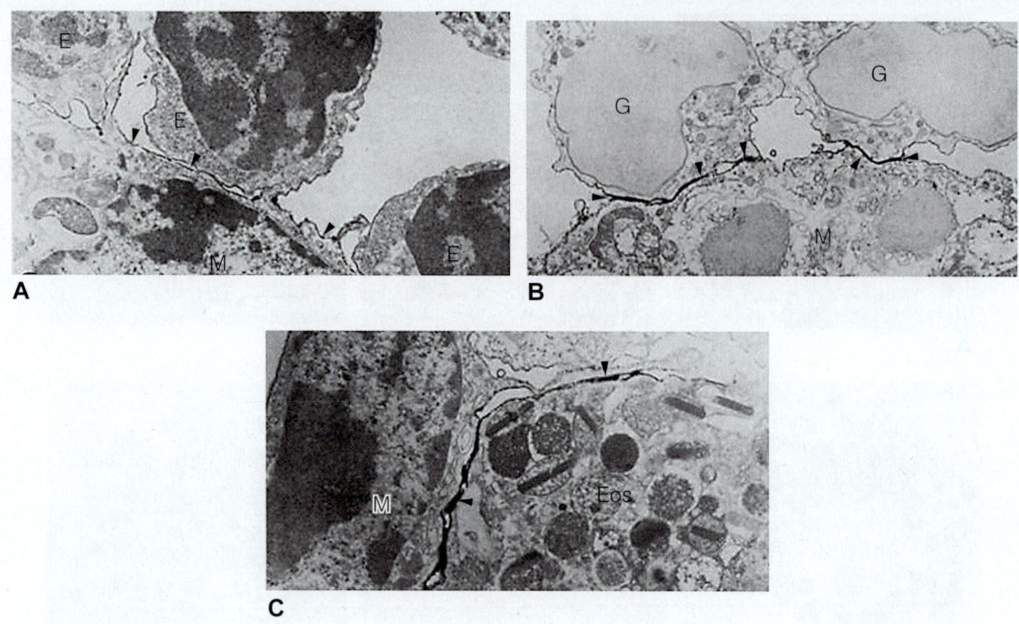

图 69-9　当基质巨噬细胞周围黏附的细胞为粒细胞(B)和嗜酸性粒细胞(C)时，唾液酸黏附素(Siglec-1)(箭头所指)呈簇状分布，而为原红细胞时则呈弥散分布(A)[88]。

脾脏

从巨噬细胞的角度看，脾是人体内最为复杂的器官(图 69-10)[71,72]。我们现有的主要知识来源于小鼠，而且我们也知道存在相当大的种属差异[73]，同样也存在于小鼠脾脏的造血过程。根据标志或者基因敲除实验来获得小鼠中的各细胞亚群包括：①在红髓、白髓和边缘区的巨噬细胞，且为 M-CSF 依赖[43]；②异质的、嗜金属的、吞噬作用更强的巨噬细胞位于边缘区外带。特征性的表型标志可以用于识别小鼠脾脏的巨噬细胞(见图 69-6C~E)。F4/80 抗原和 MR 限制性的表达于红髓中的成熟巨噬细胞，而 CD68 是所有巨噬细胞和 DC 细胞的标志，尽管主要在细胞内表达的 CD68 对 DC 不太重要。小鼠嗜金属巨噬细胞的很多标志已经详细了解，包括唾液酸黏附素(Sn)，一个特性尚不十分明了的蛋白，可被 MOMA-A 单克隆抗体识别，以及

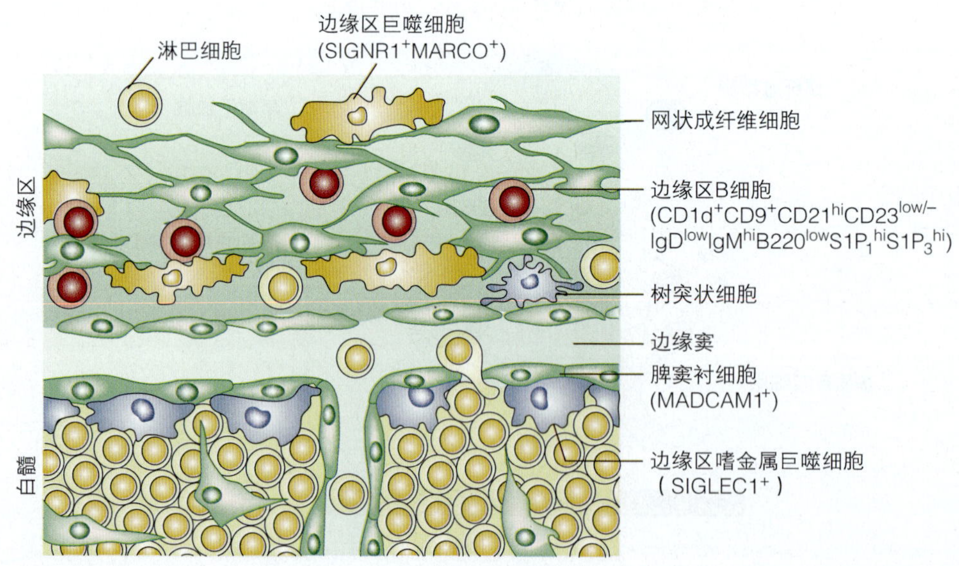

图 69-10　小鼠脾脏边缘区微解剖图。网状成纤维细胞框架构成边缘区的基础，并与红髓的成纤维细胞以及边缘窦的窦细胞相连。在此细胞框架中，最为独特的是边缘区巨噬细胞，可以共表达 MARCO 和 SIGNR1(一种鼠 DC-SIGN 的同源体)。在边缘区中另一类重要细胞类型是边缘区 B 细胞。除这两类定居细胞外，许多淋巴细胞、树突状细胞以及粒细胞也可短暂出现，这是由于血管流经边缘区进入红髓。淋巴细胞和树突状细胞穿过窦 - 衬细胞层自边缘区进入白髓，这层细胞形成边缘区和白髓间的屏障，表达黏膜血管选址素细胞黏附分子 1(MADCAM1)。在这层窦 - 衬细胞之下直接相邻的是一圈唾液酸结合免疫球蛋白样凝集素 1(SIGLEC1)⁺ 巨噬细胞，这群细胞被称为边缘区嗜金属巨噬细胞。$S1P_1$，磷酸神经鞘氨醇 1 受体 1；$S1P_3$，磷酸神经鞘氨醇 1 受体 3[72]。

MR 富含半胱氨酸区 -Fc 蛋白的配体(见图 69-6E)。脾边缘区巨噬细胞群的发育[74],与对荚膜菌的抗多聚糖反应平行。脾边缘区巨噬细胞的功能包括清除老化的红细胞和中性粒细胞(红髓),捕获循环中的抗原和病原(边缘区),产生干扰素,介导继发的获得性免疫反应,调节造血以及铁储存。脾边缘区外带的巨噬细胞的标志包括 MARCO 和 SIGNR1,是鼠 DC-SIGN 的同源体。脾脏也是单核细胞储存和快速释放的区域,单核细胞参与损伤修复和在炎症中发挥调节作用[74a]。

淋巴结

淋巴结巨噬细胞也具有异质性,包括独特的唾液酸黏附素包膜细胞,与边缘区嗜金属性巨噬细胞相应的标志表达,以及在生发滤泡和脾门的 F4/80$^+$ 巨噬细胞。与脾 T 细胞区相同,在 T 淋巴细胞富集区域的巨噬细胞为 F4/80 阴性或弱阳性,但是表达 CD68。一般认为抗原通过流入的淋巴细胞进入淋巴结,两项光子试验证实了病毒以及其他抗原和免疫复合物被巨噬细胞捕获后转送至 B 淋巴细胞的过程[75]。相比于 DC,它们在被动免疫反应中的作用不清楚。巨噬细胞可染色小体来自生发中心中被清除的凋亡 B 细胞,与在脾脏一致。

胸腺

在胸腺选择和耐受中巨噬细胞可能发挥的作用被忽略了。胸腺巨噬细胞存在于皮质和髓质中,主要发挥清除凋亡淋巴细胞的作用。另外它们还出现在集簇中与活淋巴细胞相互作用[6]。而且 CD68 是巨噬细胞群在发育中的胸腺内或吞噬凋亡胸腺细胞的功能增强时的突出标志,例如,糖皮质激素治疗后或放射后。

Peyer 斑(集合淋巴小结)

巨噬细胞位于顶部和黏膜细胞下方,与 DC 共同存在,与淋巴细胞相连,在这里表达 CD68 和低水平的 F4/80。

非淋巴造血器官

总体上,胃肠道聚集了体内最大量的 F4/80$^+$ 巨噬细胞,分布于整个消化道。小肠本质上无菌,大量定居在固有层的 F4/80$^+$ 巨噬细胞表达独特的表型,使相邻细胞产生 TGF-β[67,76-78]。肝脏内有大量 F4/80$^+$ 窦状隙 Kupffer 细胞,与窦状隙内皮细胞存在许多共性(FcR,MR,SR-A),但是后者缺少 F4/80。皮肤有 F4/80$^+$、表皮 Langerhans 细胞和 F4/80$^+$ 真皮巨噬细胞,可以迁移至引流淋巴结,并分化为抗原呈递树突状细胞[79,80]。在肺内,存在独特的 F4/80$^-$ 或者弱表达的肺泡巨噬细胞以及 F4/80$^+$ 间质巨噬细胞。肺泡巨噬细胞为 CD11c$^+$,并表达以及一些非调理素的吞噬受体(MR,SR-A)和 FcR,但缺少 CR3。由于在气道中暴露于刺激物、摄取碳和灰尘颗粒,以及黏膜分泌物,这些细胞包含有颗粒碎片,烟草残留和大量溶酶体。

中枢神经系统内广泛分布着 F4/80$^+$CR3$^+$ 小神经胶质细胞网,这些细胞是单核细胞在发育过程中,清除凋亡神经元时衍变而来的[32]。它们在神经纤维中分化成为特殊的富膜的分支形式,在成人阶段持续存在。虽然功能尚不清楚,但参与维持神经递质的内平衡和代谢。此外,还有血管周围的 F4/80$^+$ 巨噬细胞(同样为 MR$^+$SR-A$^+$)以及在脑膜腔和脉络丛中的其他 F4/80$^+$ 细胞群。在内分泌、外分泌、生殖和尿道中,存在细胞吞噬(如卵巢、睾丸)和激素代谢(如肾上腺、甲状腺)的场所也有巨噬细胞群存在[76]。进一步的详细内容见其他章节[6]。

炎症反应中单核细胞的聚集

刺激可导致的单核细胞聚集,伴或者不伴粒细胞和(或)淋巴细胞,对这一现象及其发生机制已经有了较构成性聚集更为清晰的了解。细菌感染导致了粒单核细胞聚集增强,在中性粒细胞发生一系列变化后,暂时释放并穿透微血管内皮,这一过程受 L- 选择蛋白的调控,由趋化刺激启动,通过 G 蛋白组趋化因子受体激活(图 69-11)。β_2 整合素 CD11a/CD18 和 CD11b/CD18 介导更稳定的黏附。这些发生在血细胞渗出并与 CD31 相互作用之后。对参与血管外迁移的受体知之甚少,但可能包括 fractalkine 受体(同样作用于血管内),β_1 和 β_2 整合素,CD44 和 EMR2。L- 选择蛋白和 β_2 整合素在人类吞噬细胞对炎症刺激所致的聚集反应中发挥重要作用,在人类出生缺陷、小鼠基因实验和抗体阻断实验中得以证实。普通 β_2 整合素链(CD18)的作用和白细胞黏附缺陷综合征的界定为进一步研究 CD11/CD18 提供了重要模板[81,82]。细胞信号在迁移黏附过程中和细胞骨架重组中的动态变化已在第 68 章详细阐述。

单核细胞聚集而不伴其他粒细胞,是病毒感染和变异性炎症的特征,后者见于代谢性疾病,动脉粥样硬化,贮积障碍,自身免疫和肿瘤。不同的细胞因子受体和细胞黏附分子导致更为特定的单核细胞聚集,尽管有些是共享的。单核细胞亚群表型的异质性以其胞膜分子表达量的不同为特征,导致对不同的刺激有不同的细胞亚群的聚集。一旦在组织中,这些细胞亚群的命运也因局部微环境不同有显著差异,新聚集的单核细胞因组织特异性因子而发生反应。在神经组织中即可见到这样惊人的例子,单核细胞可以经过数天后分化为多突起的激活的小神经胶质细胞,与局部原有的再激活小神经胶质细胞相似[32]。这样,仅通过标志分析是很难区分新聚集的和原有的定居细胞。通过体内荧光成像直接观察或许可以更清晰地区分前体和产物关系。在其他器官中也有类似情况,例如,肺、肝脏、肠道,甚至皮肤,静态观察可能发生误导。不论局部组织的环境如何,聚集细胞同样具有共性,包括表达 CD11b/CD18 和单核细胞黏附分子、代谢标志,如能够发生呼吸爆发和增强的增殖潜能以及高细胞转化率。这些单核细胞特征随着巨噬细胞进一步分化而消失,对髓过氧化物酶而言,在脱颗粒后不能再更新。

■ 巨噬细胞在组织中的异质性:免疫调节

组织中巨噬细胞的特征使得人们认识到其反应的多样化,如对微生物成分以及淋巴细胞或其他免疫和非免疫细胞的细胞因子产物的反应。黏附于细胞外结构、代谢物、血管及激素变化都影响巨噬细胞的表型。这种诱导的表型,多变的刺激可以选择性活化或去活化巨噬细胞基因和蛋白表达,调节其功能。图 69-12 阐述了一些激素特异性的表型,第 68 章详尽描述天然识别机制和功能性反应。

为便于区分,广泛认 4 为根据活化特性不同分为天然的、经典的和变异性的活化以及去活化。活化的概念有着漫长而混乱的历史,主要基于有限的分析模型,腹膜巨噬细胞在体内和体外的代表性研究,以及巨噬细胞样细胞系的研究。微阵列技术、蛋白质组以及系统生物学的优势带来了大量细节信息。这使得单核细胞和巨噬细胞与微生物、微生物产物以及 Th1/

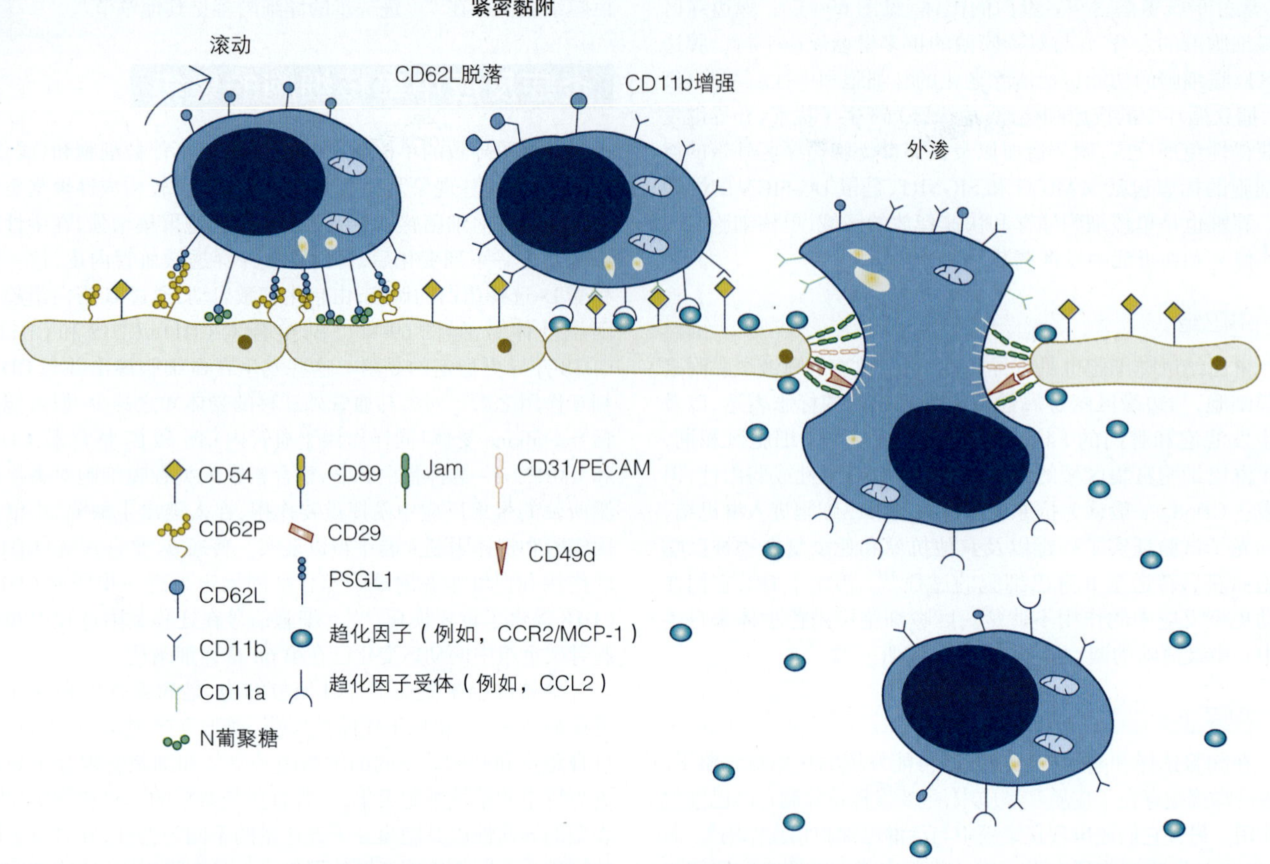

图 69-11 聚集炎症刺激使各阶段单核细胞黏附于内皮和血细胞渗出。尽管存在单核细胞特异性趋化因子、受体和黏附配体，但是这一模型主要还是基于中性粒细胞聚集，并具有一些共性，特别是在构成性的和非感染性、代谢性炎症中。

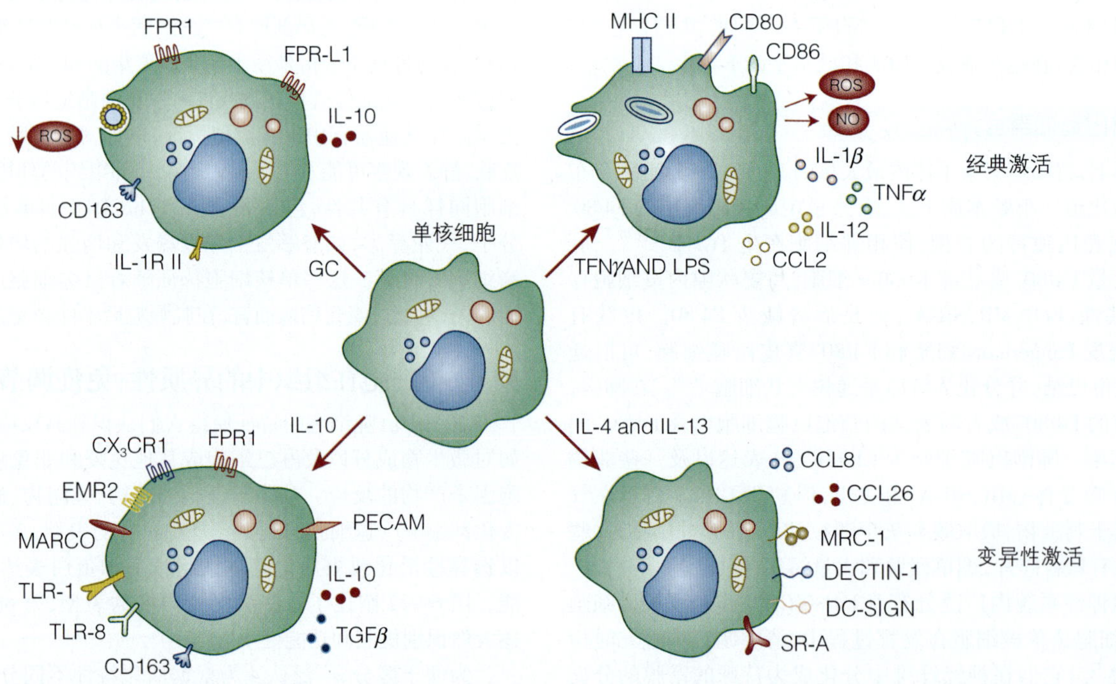

图 69-12 细胞因子、微生物成分和糖皮质激素对巨噬细胞表型的免疫调节。CCL，趋化因子；CR，完全受体；DCSIGN，树突状细胞特异性细胞间黏附分子 3- 结合非整合素分子；EMR，含表皮生长因子的黏蛋白样激素受体；FPR1，甲酰化肽受体 1；FPRL-1，甲酰化肽类受体 1；GC，糖皮质激素；IL，白细胞介素；INF-γ，干扰素 -γ；LPS，脂多糖；MARCO，伴胶原结构的巨噬细胞受体；MRC-1，C 型甘露糖受体 1；NO，氧化氮；PECAM，血小板内皮细胞黏附分子 1；ROS，活性氧；SR-A，清道夫受体 A；TLR，toll 样受体；TNF-α，肿瘤坏死因子 -α。有关微生物产物对表型的天然调节作用的详细内容参见第 68 章[54]。

Th2 淋巴细胞之间的相互作用得以系统化，然而，当主体更换为 CD4 T 淋巴细胞时，在生长中异质性持续复杂，包括 Th17、$FoxP_3^+$ 和其他调节 T 细胞。详细信息参见第 68 章。

■ 天然激活

关于天然激活的讨论被定义为微生物的直接刺激，完整的细菌或组成成分，如通过 toll 样受体（TLR）感受器来激活 LPS，而不需要主要的 Th1/Th2 细胞因子。例如，乙醇杀伤的脑膜炎奈瑟菌，一种潜在的免疫调节佐剂，可以刺激巨噬细胞表达两类有用的标志：MARCO 和 CD200。表达 MARCO，A 级清道夫受体，是巨噬细胞（和 DC）非常特异的标志，随发育阶段调控边缘区外带巨噬细胞表达，但是在大多数巨噬细胞群可被 TLR 和髓系分化因子 88 依赖的细菌刺激所诱导。这是一种吞噬和黏附受体，在天然激活后，可以提供相应增强的摄取奈瑟菌和其他细菌的能力。CD200，一种免疫球蛋白（Ig）超家族成员，在多种细胞广泛表达，在不表达于定居的巨噬细胞，与 CD200 R 组成免疫调节受体组的部分，同样在天然激活后被诱导在巨噬细胞表达（S.Mukhopadhyay 未发表资料）。

如第 68 章所述，植物凝集素如 Dectin-1，与 TLR 通路协同，可以通过真菌细胞壁的 β 葡聚糖控制巨噬细胞的天然激活[83]。而病毒、寄生虫和其他病原相关刺激所导致的 TLR- 非依赖的天然激活尚需进一步研究。

■ 细胞因子所致的启动和激活：经典型和变异性激活

干扰素 -γ 主要由自然杀伤细胞和激活的 Th1 $CD4^+$ 和 $CD8^+$ 细胞毒淋巴细胞产生，可以引发巨噬细胞一系列生物合成和效应反应，这被称为经典激活，这是由于在细胞介导的免疫、炎症、宿主防御（特别是对抗细胞内病原）中，它对于增强巨噬细胞功能的作用已被很好阐述。效应功能的全面激活，如呼吸爆发和氧化氮产物的生成，是在接触局部刺激、LPS 或其他 TLR 配体后，通过特异性干扰素 -γ 受体，依赖于细胞因子启动，包括 2 段式机制。尽管经典型激活是宿主防御所必需，包括防御机会性病原体，如在一些获得性免疫缺陷病患者中所发现的一样，它同样会造成组织损伤，进而导致炎症性肠病、结核和类风湿关节炎，虽然其他免疫病理因素如免疫复合物也同样参与其中。有关经典型激活的生化和细胞学已在第 68 章描述。

Th2 细胞因子 IL-4 和 IL-13 是通过普通受体链和独特性受体来激活的，可导致巨噬细胞出现特征性的基因表达改变，被称为变异型激活[84,85]。这些启动的巨噬细胞可以进一步对局部的、依赖 TLR 的吞噬性刺激发生反应，分泌高水平的前炎症因子，效仿巨噬细胞的经典型激活（A. Varin 和 S.Gordon，未发表）。其他激活与过敏和寄生虫感染相关，参与体液免疫，控制 Th1 依赖的炎症反应和宿主对细胞外病原如蠕虫的防御。也可以启动修复，如过度则导致纤维化。其他形式的激活已在免疫复合物所致的巨噬细胞活化中描述，是通过 FcR。值得重视的是，在人和小鼠中，经 IL-4/13 预处理后，巨噬细胞所发生的相关标志变化存在着种属差异（F. Martinez-Estrada，L.Helming 和 S. Gordon，未发表）。

IL-10 是巨噬细胞主要的去活化细胞因子，由巨噬细胞自身、Th2 淋巴细胞和其他细胞生成。通过其自身受体发挥作用，与干扰素 -γ 的作用相反，可以增强 IL-4 的效应。其他巨噬细胞激活抗炎症调节剂包括糖皮质激素和前列腺素 E_2。尽管不十分清楚，巨噬细胞的总体基因和蛋白表达谱也受到细胞外物质、激素和其他免疫调节剂的显著影响，因此炎症的变异形式与出现在富脂环境、肿瘤和代谢性疾病中的巨噬细胞相关。最后，细胞间相互作用和细胞内调节网络也对巨噬细胞功能存在显著影响，这已在第 68 章阐述。

迄今为止，这些概念主要由体外和实验模型以及基因调控小鼠得到，因此在人类中证实是非常重要的。特定组织微环境对局部定居的巨噬细胞和聚集的巨噬细胞特性的影响，常难以在原位分析。影像和直接证据，结合恰当的标志，更容易在模型生物体内进行，但需要在人体求证。人类天然的出生缺陷为研究提供了丰富的资源。造血系统为研究循环中的单核细胞和组织中如骨髓中的巨噬细胞提供了有利的途径，但是进一步的进展将依赖于对巨噬细胞在健康和疾病状态下，其造血和细胞病理功能全方位的认识。

翻译：王峰蓉
校对：黄晓军

参考文献

1. Gordon S: The macrophage: Past, present and future. *Eur J Immunol* 37(Suppl 1):S9, 2007.
2. Akira S: Innate recognition: Receptors and signaling [special issue]. *Immunol Rev* 227:1, 2009.
3. Gordon S, Trinchieri G: Innate resistance and inflammation. *Curr Opin Immunol* 21:1, 2009.
4. Russell DG, Gordon S (eds): *Phagocyte-Pathogen interactions: Macrophages and the Host Response to Infection*. ASM Press, Washington, DC, 2009.
5. Van Furth R: *Mononuclear Phagocytes: Biology of Monocytes and Macrophages*. Kluwer Academic, Dordrecht, The Netherlands, 1992.
6. Gordon S: Macrophages and the immune response in *Fundamental Immunology*, 6th ed, edited by W Paul, p 481. Lippincott Williams and Wilkins, Philadelphia, 2008.
7. Talks HS: Innate immunity: Host recognition and response in health and disease. *Henry Stewart Talks* [online seminar]. Available at: www.hstalks.com/main/browse_talks.php?father_id=437&c=252, 2009.
8. Martinez-Pomares L, Gordon S: Murine macrophages: A technical approach. *Methods Mol Biol* 415:255, 2008.
9. Davies JQ, Gordon S: Isolation and culture of murine macrophages. *Methods Mol Biol* 290:91, 2005.
10. Rosen H, Gordon S: Adoptive transfer of fluorescence-labeled cells shows that resident peritoneal macrophages are able to migrate into specialized lymphoid organs and inflammatory sites in the mouse. *Eur J Immunol* 20:1251, 1990.
11. van Rooijen N: Liposomes for targeting of antigens and drugs: Immunoadjuvant activity and liposome-mediated depletion of macrophages. *J Drug Target* 16:529, 2008.
12. Jung S, Aliberti J, Graemmel P, et al: Analysis of fractalkine receptor CX(3)CR1 function by targeted deletion and green fluorescent protein reporter gene insertion. *Mol Cell Biol* 20:4106, 2000.
13. Herbert DR, Holscher C, Mohrs M, et al: Alternative macrophage activation is essential for survival during schistosomiasis and downmodulates T helper 1 responses and immunopathology. *Immunity* 20:623, 2004.
14. Lang RA, Bishop JM: Macrophages are required for cell death and tissue remodeling in the developing mouse eye. *Cell* 74:453, 1993.
15. Beutler B, Casanova JL: New frontiers in immunology. Workshop on the road ahead: Future directions in fundamental and clinical immunology. *EMBO Rep* 6:620, 2005.
16. Georgel P, Du X, Hoebe K, Beutler B: ENU mutagenesis in mice. *Methods Mol Biol* 415:1, 2008.
17. Davis JM, Ramakrishnan L: The zebrafish as a model of host-pathogen interactions, in *Phagocyte-Pathogen Interactions: Macrophages and the Host Response to Infection*, edited by DG Russell, S Gordon, p 523. ASM Press, Washington, DC, 2009.
18. Herbomel P, Levraud JP: Imaging early macrophage differentiation, migration, and behaviors in live zebrafish embryos. *Methods Mol Med* 105:199, 2005.
19. Lemaitre B, Hoffmann J: The host defense of *Drosophila melanogaster*. *Annu Rev Immunol* 25:697, 2007.
20. Frankel LB, Christoffersen NR, Jacobsen A, et al: Programmed cell death 4 (PDCD4) is an important functional target of the microRNA miR-21 in breast cancer cells. *J Biol Chem* 283:1026, 2008.
21. Egen JG, Rothfuchs AG, Feng CG, et al: Macrophage and T cell dynamics during the development and disintegration of mycobacterial granulomas. *Immunity* 28:271, 2008.
22. Fairchild PJ, Nolan KF, Waldmann H: Genetic modification of dendritic cells through the directed differentiation of embryonic stem cells. *Methods Mol Biol* 380:59, 2007.
23. Karlsson KR, Cowley S, Martinez FO, et al: Homogeneous monocytes and macrophages from human embryonic stem cells following coculture-free differentiation in M-CSF and IL-3. *Exp Hematol* 36:1167, 2008.

24. Day RM, Harbord M, Forbes A, Segal AW: Cantharidin blisters: A technique for investigating leukocyte trafficking and cytokine production at sites of inflammation in humans. *J Immunol Methods* 257:213, 2001.
25. Gordon S: Elie Metchnikoff: Father of natural immunity. *Eur J Immunol* 38:3257, 2008.
26. Crocker PR, Morris L, Gordon S: Novel cell surface adhesion receptors involved in interactions between stromal macrophages and haematopoietic cells. *J Cell Sci Suppl* 9:185, 1988.
27. Fabriek BO, Polfliet MM, Vloet RP, et al: The macrophage CD163 surface glycoprotein is an erythroblast adhesion receptor. *Blood* 109:5223, 2007.
28. Morris L, Crocker PR, Gordon S: Murine fetal liver macrophages bind developing erythroblasts by a divalent cation-dependent hemagglutinin. *J Cell Biol* 106:649, 1988.
29. Crocker PR, Gordon S: Mouse macrophage hemagglutinin (sheep erythrocyte receptor) with specificity for sialylated glycoconjugates characterized by a monoclonal antibody. *J Exp Med* 169:1333, 1989.
30. Bessis M, Mize C, Prenant M: Erythropoiesis: Comparison of *in vivo* and *in vitro* amplification. *Blood Cells* 4:155, 1978.
31. Redd MJ, Cooper L, Wood W, et al: Wound healing and inflammation: Embryos reveal the way to perfect repair. *Philos Trans R Soc Lond B Biol Sci* 359:777, 2004.
32. Perry VH, Andersson PB, Gordon S: Macrophages and inflammation in the central nervous system. *Trends Neurosci* 16:268, 1993.
33. Hughes DA, Gordon S: Expression and function of the type 3 complement receptor in tissues of the developing mouse. *J Immunol* 160:4543, 1998.
34. Rosen H, Gordon S: Monoclonal antibody to the murine type 3 complement receptor inhibits adhesion of myelomonocytic cells *in vitro* and inflammatory cell recruitment *in vivo*. *J Exp Med* 166:1685, 1987.
35. Auffray C, Sieweke MH, Geissmann F: Blood monocytes: Development, heterogeneity, and relationship with dendritic cells. *Annu Rev Immunol* 27:669, 2009.
36. Glass CK, Ogawa S: Combinatorial roles of nuclear receptors in inflammation and immunity. *Nat Rev Immunol* 6:44, 2006.
37. Bonifer C, Hoogenkamp M, Krysinska H, Tagoh H: How transcription factors program chromatin—Lessons from studies of the regulation of myeloid-specific genes. *Semin Immunol* 20:257, 2008.
38. Bonifer C, Hume DA: The transcriptional regulation of the colony-stimulating factor 1 receptor (csf1r) gene during hematopoiesis. *Front Biosci* 13:549, 2008.
39. Feng R, Desbordes SC, Xie H, et al: PU.1 and C/EBPalpha/beta convert fibroblasts into macrophage-like cells. *Proc Natl Acad Sci U S A* 105:6057, 2008.
40. Hume DA: Macrophages as APC and the dendritic cell myth. *J Immunol* 181:5829, 2008.
41. Yu W, Chen J, Xiong Y, et al: CSF-1 receptor structure/function in MacCsf1r–/– macrophages: Regulation of proliferation, differentiation, and morphology. *J Leukoc Biol* 84:852, 2008.
42. Pixley FJ, Stanley ER: CSF-1 regulation of the wandering macrophage: Complexity in action. *Trends Cell Biol* 14:628, 2004.
43. Witmer-Pack MD, Hughes DA, Schuler G, et al: Identification of macrophages and dendritic cells in the osteopetrotic (op/op) mouse. *J Cell Sci* 104(Pt 4):1021, 1993.
44. Inaba K, Swiggard WJ, Steinman RM, et al: Isolation of dendritic cells. *Curr Protoc Immunol* Chapter 3:Unit 3.7, 2001.
45. Sallusto F, Lanzavecchia A: Efficient presentation of soluble antigen by cultured human dendritic cells is maintained by granulocyte/macrophage colony-stimulating factor plus interleukin 4 and downregulated by tumor necrosis factor alpha. *J Exp Med* 179:1109, 1994.
46. Dranoff G, Mulligan RC: Activities of granulocyte-macrophage colony-stimulating factor revealed by gene transfer and gene knockout studies. *Stem Cells* 12 (Suppl 1):173, 1994.
47. Helming L, Gordon S: The molecular basis of macrophage fusion. *Immunobiology* 212:785, 2007.
48. Helming L, Gordon S: Macrophage fusion induced by IL-4 alternative activation is a multistage process involving multiple target molecules. *Eur J Immunol* 37:33, 2007.
49. Helming L, Tomasello E, Kyriakides TR, et al: Essential role of DAP12 signaling in macrophage programming into a fusion-competent state. *Sci Signal* 1:Ra11, 2008.
50. Helming L, Winter J, Gordon S: The scavenger receptor CD36 plays a role in cytokine-induced macrophage fusion. *J Cell Sci* 122:453, 2009.
51. Randolph GJ, Beaulieu S, Lebecque S, et al: Differentiation of monocytes into dendritic cells in a model of transendothelial trafficking. *Science* 282:480, 1998.
52. Gordon S, Taylor PR: Monocyte and macrophage heterogeneity. *Nat Rev Immunol* 5:953, 2005.
53. Taylor PR, Martinez-Pomares L, Stacey M, et al: Macrophage receptors and immune recognition. *Annu Rev Immunol* 23:901, 2005.
54. Yona S, Gordon S: Inflammation: Glucocorticoids turn the monocyte switch. *Immunol Cell Biol* 85:81, 2007.
55. Yona S, Lin HH, Siu WO, et al: Adhesion-GPCRs: Emerging roles for novel receptors. *Trends Biochem Sci* 33:491, 2008.
56. Lin HH, Faunce DE, Stacey M, et al: The macrophage F4/80 receptor is required for the induction of antigen-specific efferent regulatory T cells in peripheral tolerance. *J Exp Med* 201:1615, 2005.
57. da Silva RP, Gordon S: Phagocytosis stimulates alternative glycosylation of macrosialin (mouse CD68), a macrophage-specific endosomal protein. *Biochem J* 338(Pt 3):687, 1999.
58. Holt PG, Oliver J, Bilyk N, et al: Downregulation of the antigen presenting cell function(s) of pulmonary dendritic cells in vivo by resident alveolar macrophages. *J Exp Med* 177:397, 1993.
59. Fraser I, Hughes D, Gordon S: Divalent cation-independent macrophage adhesion inhibited by monoclonal antibody to murine scavenger receptor. *Nature* 364:343, 1993.
60. van der Laan LJ, Kangas M, Dopp EA, et al: Macrophage scavenger receptor MARCO: In vitro and in vivo regulation and involvement in the anti-bacterial host defense. *Immunol Lett* 57:203, 1997.
61. Taylor PR, Gordon S, Martinez-Pomares L: The mannose receptor: Linking homeostasis and immunity through sugar recognition. *Trends Immunol* 26:104, 2005.
62. Kristiansen M, Graversen JH, Jacobsen C, et al: Identification of the haemoglobin scavenger receptor. *Nature* 409:198, 2001.
63. Hume DA, Perry VH, Gordon S: Immunohistochemical localization of a macrophage-specific antigen in developing mouse retina: Phagocytosis of dying neurons and differentiation of microglial cells to form a regular array in the plexiform layers. *J Cell Biol* 97:253, 1983.
64. Merad M, Ginhoux F, Collin M: Origin, homeostasis and function of Langerhans cells and other langerin-expressing dendritic cells. *Nat Rev Immunol* 8:935, 2008.
65. Merad M, Manz MG: Dendritic cell homeostasis. *Blood* 113:3418, 2009.
66. Naik SH: Demystifying the development of dendritic cell subtypes, a little. *Immunol Cell Biol* 86:439, 2008.
67. Hume DA, Robinson AP, MacPherson GG, Gordon S: The mononuclear phagocyte system of the mouse defined by immunohistochemical localization of antigen F4/80. Relationship between macrophages, Langerhans cells, reticular cells, and dendritic cells in lymphoid and hematopoietic organs. *J Exp Med* 158:1522, 1983.
68. Hume DA, Loutit JF, Gordon S: The mononuclear phagocyte system of the mouse defined by immunohistochemical localization of antigen F4/80: Macrophages of bone and associated connective tissue. *J Cell Sci* 66:189, 1984.
69. Chu T, Jaffe R: The normal Langerhans cell and the LCH cell. *Br J Cancer Suppl* 23:S4, 1994.
70. Favara BE, Jaffe R, Egeler RM: Macrophage activation and hemophagocytic syndrome in Langerhans cell histiocytosis: Report of 30 cases. *Pediatr Dev Pathol* 5:130, 2002.
71. Martinez-Pomares L, Kosco-Vilbois M, Darley E, et al: Fc chimeric protein containing the cysteine-rich domain of the murine mannose receptor binds to macrophages from splenic marginal zone and lymph node subcapsular sinus and to germinal centers. *J Exp Med* 184:1927, 1996.
72. Mebius RE, Kraal G: Structure and function of the spleen. *Nat Rev Immunol* 5:606, 2005.
73. Martinez-Pomares L, Hanitsch LG, Stillion R, et al: Expression of mannose receptor and ligands for its cysteine-rich domain in venous sinuses of human spleen. *Lab Invest* 85:1238, 2005.
74. Morris L, Crocker PR, Hill M, Gordon S: Developmental regulation of sialoadhesin (sheep erythrocyte receptor), a macrophage-cell interaction molecule expressed in lymphohemopoietic tissues. *Dev Immunol* 2:7, 1992.
74a. Swirski, FK, Nahrendorf M, Etzrodt M, et al: Identification of splenic reservoir monocytes and their deployment to inflammatory sites. *Science* 325:612, 2009.
75. Martinez-Pomares L, Gordon S: Antigen presentation the macrophage way. *Cell* 131:641, 2007.
76. Hume DA, Halpin D, Charlton H, Gordon S: The mononuclear phagocyte system of the mouse defined by immunohistochemical localization of antigen F4/80: Macrophages of endocrine organs. *Proc Natl Acad Sci U S A* 81:4174, 1984.
77. Smythies LE, Maheshwari A, Clements R, et al: Mucosal IL-8 and TGF-beta recruit blood monocytes: Evidence for cross-talk between the lamina propria stroma and myeloid cells. *J Leukoc Biol* 80:492, 2006.
78. Smythies LE, Sellers M, Clements RH, et al: Human intestinal macrophages display profound inflammatory anergy despite avid phagocytic and bacteriocidal activity. *J Clin Invest* 115:66, 2005.
79. Haniffa M, Ginhoux F, Wang XN, et al: Differential rates of replacement of human dermal dendritic cells and macrophages during hematopoietic stem cell transplantation. *J Exp Med* 206:371, 2009.
80. McKenzie EJ, Taylor PR, Stillion RJ, et al: Mannose receptor expression and function define a new population of murine dendritic cells. *J Immunol* 178:4975, 2007.
81. Arnaout MA: Leukocyte adhesion molecules deficiency: Its structural basis, pathophysiology and implications for modulating the inflammatory response. *Immunol Rev* 114:145, 1990.
82. Luo BH, Carman CV, Springer TA: Structural basis of integrin regulation and signaling. *Annu Rev Immunol* 25:619, 2007.
83. Brown GD: Dectin-1: A signalling non-TLR pattern-recognition receptor. *Nat Rev Immunol* 6:33, 2006.
84. Gordon S: Alternative activation of macrophages. *Nat Rev Immunol* 3:23, 2003.
85. Martinez FO, Helming L, Gordon S: Alternative activation of macrophages: An immunologic functional perspective. *Annu Rev Immunol* 27:451, 2009.
86. Taylor PR, Zamze S, Stillion RJ, et al: Development of a specific system for targeting protein to metallophilic macrophages. *Proc Natl Acad Sci U S A* 101:1963, 2004.
87. Lee SH, Crocker PR, Westaby S, et al: Isolation and immunocytochemical characterization of human bone marrow stromal macrophages in hemopoietic clusters. *J Exp Med* 168:1193, 1988.
88. Crocker PR, Werb Z, Gordon S, Bainton DF: Ultrastructural localization of a macrophage-restricted sialic acid binding hemagglutinin, SER, in macrophage-hematopoietic cell clusters. *Blood* 76:1131, 1990.

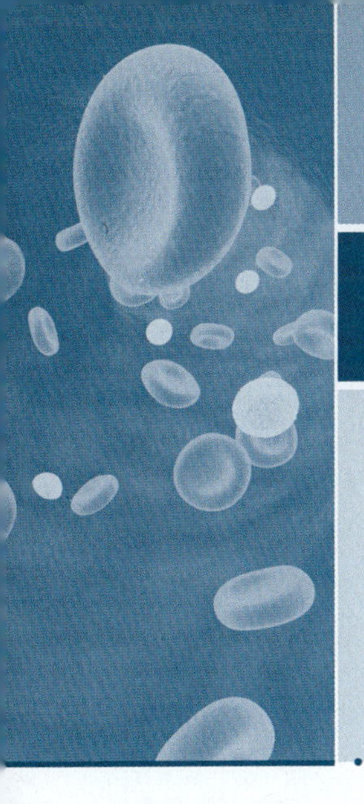

第70章

单核细胞和巨噬细胞异常的分类和临床表现

Marshall A. Lichtman

摘　要

仅导致单核细胞、巨噬细胞或者树突状细胞异常的疾病并不常见，一般被认为是病理性组织细胞增多症。这些疾病可以是遗传性的，如家族性嗜血细胞性淋巴组织细胞增多症；可以是炎症性的，如感染性嗜血细胞淋巴组织细胞综合征；或者是克隆性的，如朗汉斯巨细胞组织增生症。可以是巨噬细胞内酶的遗传性缺乏所致，致使某些大分子过量储存，如戈谢病(Gaucher 病)。单核细胞是前炎症和炎症细胞因子的关键来源，当不正常激活时，可以导致淋巴组织细胞性嗜血细胞综合征，表型为发热、血管内凝血或者器官损伤。许多造血细胞肿瘤可以出现单核细胞比例明显增多。特发性(克隆性)单核细胞增多症是一种少见的骨髓增生异常综合征。部分髓细胞白血病病例可以分化产生肿瘤性单核细胞，包括急性原单核细胞或单核细胞白血病、慢性粒单核细胞白血病和幼年性粒单核细胞白血病。两种获得性疾病，毛细胞白血病和再生障碍性贫血，可以导致严重的血液单核细胞减少(同时有其他血细胞减少)。影响白细胞的遗传性疾病，如慢性粒细胞肉芽肿病和 Chédiak-Higashi 综合征，也可以损伤单核细胞功能。单核细胞功能异常可见于许多严重疾病，如败血症，创伤和肿瘤。单核细胞也与许多疾病相关，如 Crohn 病和类风湿关节炎，主要由于它是肿瘤坏死因子的主要来源。单核细胞在其他复杂的、获得性疾病中扮演重要角色，如血栓和动脉粥样硬化的形成。表 70-1 对单核细胞、巨噬细胞和树突状细胞的量和质的异常进行了分类。

本章使用的简写和缩略词：CD，分化抗原簇(cluster of Differentiation)；GM-CSF，粒细胞 - 巨噬细胞集落刺激因子(granulocyte-macrophage colony-stimulating factor)；HLA，人类白细胞抗原(human leukocyte antigen)；HLA-DR，人类白细胞抗原 -D 相关(human leukocyte antigen-D related)；IL，白细胞介素(interleukin)；TNF，肿瘤坏死因子(tumor necrosis factor)。

分类

单核细胞异常的分类很困难，是由于很少有单独累及单核细胞或巨噬细胞的疾病。但是，单核细胞减少症、单核细胞增多症、组织细胞增多症或单核细胞质量异常可能是一个重要的诊断特点或者导致患者功能异常的原因。

“组织细胞”和“巨噬细胞”是同义的。当讨论单核 - 吞噬细胞系统时，常使用后者，该系统包括骨髓、血液和组织单核细胞和巨噬细胞池的总称，以前称为网状内皮系统。在疾病分类学中，术语“组织细胞”和“组织细胞增多症”继续用于主要累及血液单核细胞来源的细胞的相关疾病，即巨噬细胞和单核细胞来源的树突状细胞。

医师在评估血细胞分类计数时，在得出血液单核细胞含量异常的结果之前，应考虑单核细胞绝对计数而不是细胞百分比(参见第 71 章)。

表 70-1 列举了涉及血液学的单核细胞和巨噬细胞异常的分类。

■ 单核细胞减少

表 70-1 列举了众多单核细胞减少症的重要病因。伴有重度单核细胞减少的疾病中两个突出例子是再生障碍性贫血和毛细胞白血病。全血细胞减少也常见于这两种情况，但是单核细胞产物的缺乏加重了严重感染的易感性。在毛细胞白血病，重度单核细胞减少常见，因此是诊断该病的重要线索。

■ 单核细胞增多症和组织细胞增多症

表 70-1 列举了引起单核细胞增多症的众多原因。单核细胞增多症常常是炎症或肿瘤性疾患的常见表现。某些造血系统肿瘤，尤其是急性单核细胞白血病和慢性粒单核细胞白血病，单核细胞在血和骨髓中占主要比例是其主要临床表现。偶尔，慢性单核细胞增多症可在急性髓细胞白血病发生前出现，表现为少见的骨髓增生异常综合征。由于急性白血病的免疫表型和基因表型的广泛应用，急性髓细胞白血病的树突状细胞变异也已发现。这些髓样树突状细胞的精确来源尚不清楚(即粒细胞性或单核细胞性)。在单核细胞白血病的一些病例，恶性克隆不包括红系和血小板的前体细胞。这些病例不太可能

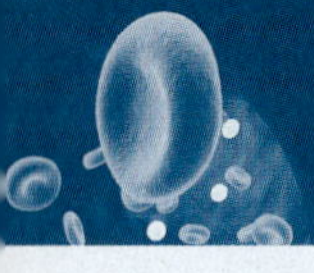

表 70-1　单核细胞和巨噬细胞疾病

Ⅰ. 单核细胞减少症
　A. 再生障碍性贫血[1]
　B. 毛细胞白血病[2]
　C. 糖皮质激素治疗[3,4]
Ⅱ. 单核细胞增多症
　A. 良性
　　(1) 反应性单核细胞增多症[5]
　　(2) 运动所致[5a]
　B. 克隆性单核细胞增多症
　　惰性
　　(1) 慢性特发性单核细胞增多症[6]
　　(2) 寡原始细胞髓细胞白血病(骨髓增生异常)[7]
　　进展性
　　(1) 急性单核细胞白血病[8-10]
　　(2) 树突状细胞白血病[11-13]
　　(3) 祖细胞单核细胞白血病[14]
　　(4) 慢性粒单核细胞白血病[15,16]
　　(5) 青少年粒单核细胞白血病[17]
Ⅲ. 巨噬细胞缺乏症
　A. 骨硬化症(孤立性破骨细胞缺乏)[18,19]
Ⅳ. 炎症性组织细胞增多症(参见第 72 章)
　A. 原发性嗜血细胞性淋巴组织细胞增生症[20-22]
　　(1) 家族性
　　(2) 散发性
　B. 伴有嗜血细胞性淋巴组织细胞增生的其他遗传性综合征：Chédiak-Higashi，X- 链锁淋巴细胞增生症，Gracelli[23]
　C. 感染性嗜血细胞性淋巴组织细胞增生症[22,24]
　D. 肿瘤相关嗜血细胞性淋巴组织细胞增生症[25,26]
　E. 药物相关嗜血细胞性淋巴组织细胞增生症
　F. 疾病相关嗜血细胞性淋巴组织细胞增生症[23,26,27]
　G. 青少年类风湿关节炎[23]
　H. 窦性组织细胞增生伴巨大淋巴结病[28,29]
Ⅴ. 贮积性组织细胞增多症(参见第 73 章)
　A. Gaucher 病[30]
　B. Niemann-Pick 病[31]
　C. 神经节苷脂沉积症[32]
　D. 海蓝组织细胞增多症[33]
Ⅵ. 克隆性(肿瘤性)组织细胞增多症(参见第 72 章)
　A. 朗格汉斯细胞增多症[34,35]
　　(1) 局部的
　　(2) 系统性的
　B. 组织细胞和树突状细胞肿瘤或肉瘤[36]
　　(1) 组织细胞肉瘤
　　(2) 朗格汉斯细胞肉瘤
　　(3) 指突状树突状细胞肉瘤
　　(4) 滤泡性树突状细胞肉瘤
Ⅶ. 单核细胞和巨噬细胞功能异常[37-39]
　A. α_1- 蛋白酶抑制物缺乏症[40,41]
　B. Chédiak-Higashi 综合征[42]
　C. 慢性肉芽肿病[43,44]
　D. 慢性淋巴细胞白血病[45,46]
　E. 弥漫性皮肤黏膜念珠菌病[47,48]
　F. 糖皮质激素治疗[49,50]
　G. 川崎病[51,52]
　H. 软斑症[53]
　I. 分枝杆菌综合征[54-56]
　J. 麻风[57]
　K. 创伤后[58,59]
　L. 败血症休克所致[60-63]
　M. 病危者[64]
　N. 实体瘤[65,66]
　O. 吸烟[67,68]
　P. 吸食大麻或可卡因吸入[68,69]
　Q. Whipple 病[70,71]
　R. 人类 IL-10 缺乏；EB 病 IL-10 样基因产物(vIL-10)[72,73]
Ⅷ. 动脉粥样硬化形成[74-78]
Ⅸ. 血栓形成[78-81]
Ⅹ. 肥胖[82]

源自多能造血干细胞的突变。被称为祖细胞单核细胞白血病和其他组织细胞或树突状细胞肿瘤支持这一观点，即祖细胞也可以发生恶性转变，局限于单核 - 吞噬细胞系统内(参见第 85 章和第 89 章)。

一些少见类型的组织细胞增多症是严重的系统性疾病，可被误认为恶性疾病。但是，在这些病例中，单核细胞或巨噬细胞的细胞病理学改变并未显示发生恶性转化，且非单克隆。家族性和散发性嗜血细胞淋巴组织细胞增生症，感染导致的嗜血细胞综合征，窦性组织细胞增生伴巨大淋巴结病即为此类疾病(参见第 72 章)。EB 病毒感染所致的感染性嗜血细胞性组织细胞增多症可能是一种混合情况，这是由于病毒感染的淋巴细胞可以发生单克隆性或者寡克隆性增生。部分青少年类风湿关节炎，也被称为“巨噬细胞 - 活化综合征”，可以见到明显激活的巨噬细胞及其所致的细胞因子加工、器官病理性变化，与其他类型的嗜血细胞综合征密切相关(参见第 72 章)。儿童风湿科专科医生把青少年类风湿关节炎患者的嗜血细胞综合征称作“巨噬细胞激活综合征”，但是临床上更像其他获得性嗜血细胞性淋巴组织细胞增多综合征。现阶段认为，在这些嗜血细胞综合征中，自然杀伤细胞和细胞毒 T 细胞遗传性或获得性的功能缺失，从而对免疫反应产生调控，最终消失，这是产生一系列病理性改变的原因，包括细胞因子风暴、发热、血管内凝血、器官功能损伤和严重嗜血细胞增多症。组织细胞(或者树突状细胞)肿瘤虽然罕见，但可以根据巨噬细胞标志和免疫表型标志分为几类(参见第 72 章)。

单核细胞质量方面的疾病

巨噬细胞遗传性异常可致其功能障碍(见表 70-1)。在这些情况下，通常其他白细胞也同样存在异常，如慢性肉芽肿病，即为氧依赖性杀菌功能缺陷所致。Chédiak-Higashi 病，细胞内颗粒膜异常导致巨噬细胞功能异常（参见第 66 章）。儿童中吲哚美辛敏感的单核细胞杀伤功能缺陷与非典型分枝杆菌疾病易感有关。同样，遗传性或酶缺乏也能导致未降解的大分子在巨噬细胞中积聚，引起各种类型的贮存性疾病。一个经典的例子即 Gaucher 病，是一种由于葡萄糖脑苷酯酶缺乏所导致的疾病，吞噬了大量底物的巨噬细胞导致组织损伤。重组葡萄糖脑苷酯酶，可以通过细胞吞噬作用进入巨噬细胞溶酶体，可以减轻这一疾病（参见第 73 章）。

获得性单核细胞功能的异常可见于多种疾病和情况下（见表 70-1 中“Ⅶ. 单核细胞和巨噬细胞功能异常”）。严重创伤、败血症、其他严重疾病患者和转移癌患者也可发生单核细胞功能障碍。严重创伤、重症疾病或转移癌时，单核细胞生成 IL-12 减少，转化为树突状细胞也受损。

某些因子，如 IL-10，损伤单核细胞功能。EB 病毒 CBRF1 基因编码的病毒来源的 IL-10 样分子同样可能在病毒感染中发挥致病作用，抑制或者部分抑制单核细胞功能。吸烟和吸食大麻可以损伤肺泡巨噬细胞功能。在许多疾病，包括慢性淋巴细胞白血病、川崎病、Whipple 病和软斑症，特异性单核细胞功能异常是这些疾病免疫功能损伤的重要原因。

单核细胞疾病的临床表现

■ 单核细胞减少症或单核细胞功能异常

孤立的单核细胞减少症未曾报道，理论上，如果合成 M-CSF 或其受体的基因出现突变也可能出现这一临床综合征。因而必须推测一下这种临床状态（无单核细胞症）可能的表现。中性粒细胞、内皮细胞和其他类型的细胞能替代部分单核细胞功能。单核细胞有抗菌、抗病毒、抗真菌和抗寄生虫功能。它们是有效的吞噬细胞，参与摄取和灭活微生物，如分枝杆菌、李斯特菌、布鲁杆菌、锥虫和其他可引起组织粒细胞肉芽肿的微生物。因而它们的缺乏或功能异常易导致这些微生物感染。巨噬细胞可作为人类免疫缺陷病毒的贮存场所，也是大脑和神经组织中病毒所在的主要部位。

巨噬细胞的一个特殊亚型——破骨细胞的缺乏，可导致骨硬化症，这是一种骨代谢的失衡，造成骨质堆积。正常情况下破骨细胞在调控骨质吸收和重建中起着重要作用，促使骨吸收。因此，单核细胞衍生细胞参与骨质疏松和其他代谢性骨病的发生，此时平衡倾向于骨骼吸收。双磷酸盐可以抑制破骨细胞功能，减少骨吸收和抑制甲羟基戊酸通路产生双牻牛基二磷酸，后者可阻止单核细胞向破骨细胞转化。因此，将单核细胞作为治疗靶点可以减轻一些病例的临床损害，如预防和减轻绝经后骨质疏松、肿瘤所致骨溶解和 Paget 病，以及其他疾病。

巨噬细胞及其衍生细胞，单核细胞来源的树突状细胞，可加工和呈递抗原，在免疫调节中起重要作用。在一些复杂系统，如抗体合成系统中，巨噬细胞异常可导致体液免疫缺陷。活化的单核细胞可分泌 50 多种化学介质或（和）单核因子，在细胞免疫和炎症中发挥至关重要的作用。事实上，它们也是重要的内分泌（激素生成）器官。炎症反应中缺乏单核细胞，不能合成或者不正常合成某些单核因子如 IL-1、α_1- 蛋白酶抑制物、前列腺素、白三烯、纤溶酶原激活物、弹性蛋白酶、肿瘤坏死因子，IL-6、IL-12 和其他细胞因子可能引发疾病表现。由于单核细胞是炎症性细胞因子的重要来源，因此单核细胞缺乏或损伤可能潜在影响多种功能或系统（参见第 68 章）。反之，单核细胞活化失控，可导致负性细胞因子合成。肿瘤坏死因子是此过程的核心。单核细胞是肿瘤坏死因子的主要来源，后者是促发炎症的关键细胞因子，启动 IL-1、IL-6 和其他因子的合成。单核细胞产生的 TNF 也是导致肉芽肿形成的首要原因。通过抗体中和或者受体拮抗剂使 TNF 灭活已用于治疗，并在成人和青少年类风湿关节炎、银屑病、银屑病性关节炎以及 Crohn 病中发挥疗效。这种治疗的副作用证实了 TNF 的一些作用，如抑制细胞内病原的关键作用，应用 TNF 灭活剂导致微生物感染，如结核分枝杆菌；如在单核细胞中具有调控脱髓鞘的作用，应用抗 TNF 抗体治疗的患者可能加重多发性硬化。治疗性应用 GM-CSF 同样可以激活单核细胞来合成细胞因子，这一过程被放大用于肿瘤疫苗治疗。

应用糖皮质激素可以导致单核细胞减少症，以及进入炎症部位的单核细胞数减少。这可以解释应用糖皮质激素的患者容易发生感染的原因，单核细胞在其中发挥保护作用，如真菌、分枝杆菌和其他机会性致病微生物。单核细胞功能异常，无法杀伤吞噬的微生物，可见于慢性肉芽肿病（参见第 66 章），也可见于造血干细胞疾病，如急性髓细胞白血病的单核细胞亚型。

■ 单核细胞增多症的组织反应

良性单核细胞增多症并无特异性临床表型。伴有单核细胞增多的各型髓细胞白血病均易出现组织浸润，特别是皮肤、牙龈、淋巴结、脑膜和肛管。单核细胞计数越多，以及白血病性单核细胞的比例越高，越容易出现组织浸润。在部分病例中，白血病性单核细胞的组织浸润可出现相应症状：肺损伤、喉头梗阻、颅内血管破裂及其他。促凝物质的释放导致的血管内凝血也可见于伴有高比例单核细胞的髓细胞白血病。急性单核细胞白血病白细胞计数明显增多时可发生高白细胞综合征。

■ 组织细胞增多症的反应

嗜血细胞性淋巴组织细胞增多症通常指组织中激活的巨噬细胞（也被称作组织细胞）的积聚。细胞吞噬作用增强，可吞噬红细胞，有时吞噬白细胞、血小板、骨髓中的原红细胞或者其他组织中的细胞，这是炎症性组织细胞增多症的重要特征（参见第 72 章）。由于细胞形态学可能导致误诊，因此组织细胞增多症的诊断需要特异性细胞标志的确认。组织细胞增多症可为炎症性的（多克隆）或肿瘤性的（单克隆）。由于组织巨噬细胞可以具有高度特异性的表型并局限于不同组织中，组织细胞增多症根据是否表达这些细胞标志被进一步分类（如朗格汉斯细胞，指突状树突状细胞；参见第 72 章）。

■ 血栓形成

单核细胞与动脉粥样斑块形成[74-78]及凝血[78-81]之间的复杂关系在其他章节中介绍（参见第 117 章和第 135 章）。单核细胞作为组织因子和炎症性细胞因子的储存者，也是造成粥样硬化形成之前的炎症损伤的关键因素，因此在这两个病理过程中发挥中心作用。

血液中的树突状细胞

树突状细胞和巨噬细胞是抗原呈递细胞家族的一员，在实验室中可由共同的前体细胞生成。被称"单核细胞来源的树突状细胞"可以很容易地在实验中由相应的细胞因子诱导产生。实际上，GM-CSF可以作为肿瘤疫苗的佐剂，部分源于这一细胞因子具有激活单核细胞的功能，可在体内孵育转化为树突状细胞（抗原呈递作用）（参见第24章和第25章）。树突状细胞可根据表型分为两个主要类型，髓样和淋巴细胞性（浆样）树突状细胞。单核细胞来源的树突状细胞很可能是髓样类型的一个亚群。体内树突状细胞的特殊类型的演化仍不甚清楚（参见第18章和第19章）。

流式细胞仪利用分化抗原簇（CD）标志和抗树突状细胞表面抗体，来区分正常人和疾病状态下血液中髓样树突状细胞（HLA-DR$^+$，CD11c$^+$，CD123$^-$）和淋巴细胞-浆样树突状细胞（HLA-DR$^+$，CD11c$^-$，CD123$^+$，CD303$^+$）[83,84]。血液中树突状细胞的数量和分布（髓样/浆样的比例）变化的分析尚处于早期阶段，特异性的诊断可能即将实现。作为抗原呈递的首要细胞，在免疫反应中具有中心地位，其在血液中的数量或功能可能会在以下情况下发生非特异性改变，如许多系统性或局部炎症、感染和肿瘤。浆样树突状细胞数可能随年龄增大而减少，进一步损害老年患者的免疫反应（参见第8章）[85]。毛细胞白血病患者可出现树突状细胞数量的显著下降[2]，在慢性淋巴细胞白血病可出现功能障碍[45,46]。

翻译：王峰荣
校对：黄晓军

参考文献

1. Twomey JJ, Douglas CC, Sharkey O Jr: The monocytopenia of aplastic anemia. *Blood* 41:187, 1973.
2. Bourguin-Plonquet A, Rouard H, Roudot-Thoraval F: Severe decrease in peripheral blood dendritic cells in hairy cell leukaemia. *Br J Haematol* 116:595, 2002.
3. Fauci AS, Dale DC: The effect of in vivo hydrocortisone on subpopulations of human lymphocytes. *J Clin Invest* 53:240, 1974.
4. Viegas LR, Hoijman E, Beato M, Pecci A: Mechanisms involved in tissue-specific apoptosis regulated by glucocorticoids. *J Steroid Biochem Mol Biol* 109:273, 2008.
5. Maldonado GE, Hanlon DG: Monocytosis. *Mayo Clin Proc* 40:248, 1965.

5a. Lippi G, Banfi G, Montagnana M, et al: Acute variation of leucocytes counts following a half-marathon run. *Int J Lab Hematol* 2009.

6. Jaworkowsky LI, Solovey DY, Rhausova LY, Udris OY: Monocytosis as a sign of subsequent leukemia in patients with cytopenias (preleukemia). *Folia Haematol Int Mag Klin Morphol Blutforsch* 110:395, 1983.
7. Rigolin GM, Cuneo A, Roberti MG, et al: Myelodysplastic syndrome with monocytic component: hematologic and cytologic characterization. *Haematologica* 82:25, 1997.
8. Haferlach T, Schoch C, Schnittger S, et al: Distinct genetic patterns can be identified in acute monoblastic leukaemia (FAB AML M5a and M5b): A study of 124 patients. *Br J Haematol* 118:426, 2002.
9. Villeneuve P, Kim DT, Xu W, Brandwein J, Chang H: The morphological subcategories of acute monocytic leukemia (M5a and M5b) share similar immunophenotypic and cytogenetic features and clinical outcomes. *Leuk Res* 32:269, 2008.
10. de Fonseca LM, Brunetti IL, Campa A, et al: Assessment of monocytic component in acute myelomonocytic and monocytic/monoblastic leukemias by a chemoluminescence assay. *Hematol J* 4:26, 2003.
11. Ferran M, Gallardo F, Ferrer AM, et al: Acute myeloid dendritic cell leukaemia with specific cutaneous involvement: A diagnostic challenge. *Br J Dermatol* 158:1129, 2008.
12. Santiago-Schwartz F, Coppock DL, Hindenberg AA, Kern J: Identification of a malignant counterpart of the monocytic-dendritic cell progenitor in an acute myeloid leukemia. *Blood* 84:3054, 1994.
13. Srivastava HI, Srivistava A, Srivastava MD: Phenotype, genotype and cytokine production in acute leukemia involving progenitors of dendritic Langerhans' cell. *Leuk Res* 18:499, 1994.
14. Ferraris AM, Broccia G, Meloni T, et al: Clonal origin of cells restricted to monocytic differentiation in acute nonlymphocytic leukemia. *Blood* 64:817, 1984.
15. Beran M: Chronic myelomonocytic leukemia. *Cancer Treat Res* 142:107, 2008.
16. Onida F, Kantarjian HM, Smith TL, et al: Prognostic scoring factors and scoring systems in chronic myelomonocytic leukemia: A retrospective analysis of 213 patients. *Blood* 99:840, 2002.
17. Kratz CP, Niemeyer CM: Juvenile myelomonocytic leukemia. *Hematology* 1:100, 2005.
18. Del Fattore A, Cappariello A, Teti A. Genetics, pathogenesis and complications of osteopetrosis. *Bone* 42:19, 2008.
19. Helfrich MH: Osteoclast diseases. *Microsc Res Tech* 61:514, 2003.
20. Aricò M, Janka G, Fischer A, et al, for the FHL Study Group of the Histiocyte Society: hemophagocytic lymphohistiocytosis. Report of 122 children from the international registry. *Leukemia* 10:197, 1996.
21. Janka GE: Familial and acquired hemophagocytic lymphohistiocytosis. *Eur J Pediatr* 166:95, 2007.
22. Filipovich AH: Hemophagocytic lymphohistiocytosis and related disorders. *Curr Opin Allergy Clin Immunol* 6:410, 2006.
23. Rouphael NG, Talati NJ, Vaughan C, et al: Infections associated with haemophagocytic syndrome. *Lancet Infect Dis* 7:814, 2007.
24. Grom AA: Macrophage activation syndrome and reactive hemophagocytic lymphohistiocytosis: the same entities? *Curr Opin Rheumatol* 15:587, 2003.
25. Larroche C, Mouthon L: Pathogenesis of hemophagocytic syndrome (HPS). *Autoimmun Rev* 3:69, 2004.
26. Janka GE: Hemophagocytic syndromes. *Blood Rev* 21:245, 2007.
27. Imashuku S: Clinical features and treatment strategies of Epstein-Barr virus-associated hemophagocytic lymphohistiocytosis. *Crit Rev Oncol Hematol* 44:259, 2002.
28. Foucar E, Rosai J, Dorfman RF: Sinus histiocytosis with massive lymphadenopathy. *Cancer* 54:1834, 1984.
29. Pauli M, Bergamashi G, Tonon L, et al: Evidence of a polyclonal nature of the cell infiltrate in sinus histiocytosis with massive lymphadenopathy (Rosai-Dorfman disease). *Br J Haematol* 91:415, 1995.
30. Beutler E: Gaucher disease: Multiple lessons from a single gene disorder. *Acta Paediatr Suppl* 95:103, 2006.
31. Schuchman EH: The pathogenesis and treatment of acid sphingomyelinase-deficient Niemann-Pick disease. *J Inherit Metab Dis* 30:654, 2007.
32. Brunetti-Pierri N, Scaglia F: GM(1) gangliosidosis: Review of clinical, molecular, and therapeutic aspects. *Mol Genet Metab* 94:391, 2008.
33. Hirayama Y, Kohada K, Andoh M, et al: Syndrome of the sea-blue histiocyte. *Intern Med* 35:419, 1996.
34. Chang KL, Snyder DS: Langerhans cell histiocytosis. *Cancer Treat Res* 142:383, 2008.
35. Bechan GI, Egeler RM, Arceci RJ: Biology of Langerhans cells and Langerhans cell histiocytosis. *Int Rev Cytol* 254:1, 2006.
36. Jaffe ES, Harris NL, Stein H, Vardiman JW: Tumors of haematopoietic and lymphoid tissues, chapter 10. Histiocytic and dendritic cell neoplasms, in *World Health Organization Classification of Tumors,* pp 273–289. IARC Press, Lyon, 2001.
37. Lopez-Berestein G, Klostergaard J (eds): *Mononuclear Phagocytes in Cell Biology*, pp 1–239. CRC Press, Boca Raton, FL, 1993.
38. Cline MJ: Histiocytes and histiocytosis. *Blood* 84:2840, 1994.
39. Asherson GL, Zembala M: Monocyte abnormalities in disease, in *Human Monocytes*, edited by M Zembala, GL Asherson, pp 395–415. Academic Press, London, 1989.
40. Abboud RT, Vimalanathan S: Pathogenesis of COPD. Part I. The role of protease-antiprotease imbalance in emphysema. *Int J Tuberc Lung Dis* 12:361, 2008.
41. Aldonyte R, Jansson L, Piitulainen E, Janciauskiene S: Circulating monocytes from healthy individuals and COPD patients. *Respir Res* 4:11, 2003.
42. Kaplan J, De Domenico I, Ward DM: Chediak-Higashi syndrome. *Curr Opin Hematol* 15:22, 2008.
43. Davis WC, Huber H, Douglas SD, Fudenberg HH: A defect in circulating mononuclear phagocytes in chronic granulomatous disease of childhood. *J Immunol* 101:1093, 1968.
44. Stasia MJ, Li XJ: Genetics and immunopathology of chronic granulomatous disease. *Semin Immunopathol* 30:209, 2008.
45. Orsini E, Guarini A, Chiaretti S, et al: The circulating dendritic cell compartment in patients with chronic lymphocytic leukemia is severely defective and unable to stimulate an effective T cell response. *Cancer Res* 63:4497, 2003.
46. Mami NB, Mohty M, Aurran-Schleinitz T, et al: Blood dendritic cells in patients with chronic lymphocytic leukaemia. *Immunobiology* 213:493, 2008.
47. Snyderman R, Altman LC, Frankel A, Blaese RM: Defective mononuclear leukocyte chemotaxis. *Ann Intern Med* 78:509, 1973.
48. Komiyama A, Ichikawa M, Kanda H, et al: Defective interleukin 1 production in a familial monocyte disorder with a combined abnormality of mobility and phagocytosis-killing. *Clin Exp Immunol* 73:500, 1988.
49. Bhavsar PK, Sukkar MB, Khorasani N, et al: Glucocorticoid suppression of CX3CL1 (fractalkine) by reduced gene promoter recruitment of NF-kappaB. *FASEB J* 22:1807, 2008.
50. Ehrchen J, Steinmüller L, Barczyk K, et al: Glucocorticoids induce differentiation of a specifically activated, anti-inflammatory subtype of human monocytes. *Blood* 109:1265, 2007.
51. Nomura I, Abe J, Noma S, et al: Adrenomedullin is highly expressed in blood monocytes associated with acute Kawasaki disease: A microarray gene expression study. *Pediatr Res* 57:49, 2005.
52. Matsubara T, Ichiyama T, Furukawa S: Immunological profile of peripheral blood lymphocytes and monocytes/macrophages in Kawasaki disease. *Clin Exp Immunol* 141:381, 2005.
53. Van Crevel R, Curfs J, van der Ven AJ et al: Functional and morphological monocyte abnormalities in a patient with malakoplakia. *Am J Med* 105:74, 1998.
54. Ridgeway D, Wolff LJ, Wall M, Bouzy MS, et al: Indomethacin-sensitive monocyte

killing defect in a child with disseminated atypical mycobacterial disease. *J Clin Immunol* 11:357, 1991.

55. Onwubalili JK: Defective monocyte chemotactic responsiveness in patients with active tuberculosis. *Immunol Lett* 16:39, 1987.
56. Welin A, Winberg ME, Abdalla H, et al: Incorporation of *Mycobacterium tuberculosis* lipoarabinomannan into macrophage membrane rafts is a prerequisite for the phagosomal maturation block. *Infect Immun* 76:2882, 2008.
57. Murray RA, Siddiqui MR, Mendillo M, Krahenbuhl J, Kaplan G. *Mycobacterium leprae* inhibits dendritic cell activation and maturation. *J Immunol* 178:338, 2007.
58. Spolarics Z,Siddiqi M, Siege4l JH, et al: Depressed interleukin-12-producing activity by monocytes correlates with adverse clinical course and a shift toward Th2-type lymphocyte pattern in severely injured male trauma patients. *Crit Care Med* 31:1722, 2003.
59. De AK, Laudanski K, Miller-Graziano CL: Failure of monocytes of trauma patients to convert to immature dendritic cells is related to preferential macrophage-colony-stimulating factor-driven macrophage differentiation. *J Immunol* 170:6355, 2003.
60. Venet F, Tissot S, Debard AL, et al: Decreased monocyte human leukocyte antigen-DR expression after severe burn injury: Correlation with severity and secondary septic shock. *Crit Care Med* 35:1910, 2007.
61. Pachot A, Cazalis MA, Venet F, et al: Decreased expression of the fractalkine receptor CX3CR1 on circulating monocytes as new feature of sepsis-induced immunosuppression. *J Immunol* 180:6421, 2008.
62. Tsujimoto H, Ono S, Efron PA, et al: Role of Toll-like receptors in the development of sepsis. *Shock* 29:315, 2008.
63. Albaiceta GM, Pedreira PR, García-Prieto E, Taboada F: Therapeutic implications of immunoparalysis in critically ill patients. *Inflamm Allergy Drug Targets* 6:191, 2007.
64. Sica A, Schioppa T, Mantovani A, Allavena P: Tumour-associated macrophages are a distinct M2 polarised population promoting tumour progression: Potential targets of anti-cancer therapy. *Eur J Cancer* 42:717, 2006.
65. Allavena P, Sica A, Solinas G, et al: The inflammatory micro-environment in tumor progression: The role of tumor-associated macrophages. *Crit Rev Oncol Hematol* 66:1, 2008.
66. Ryder MI, Saghizadeh M, Ding Y, et al: Effects of tobacco smoke on secretion of interleukin 1-beta,tumor necrosis factor-alpha, and transforming growth-beta from peripheral blood mononuclear cells. *Oral Microbiol Immunol* 17:331, 2002.
67. Chen H, Cowan MJ, Hasday JD, et al: Tobacco smoking inhibits expression of proinflammatory cytokines and activation of IL-1R-associated kinase, p38, and NF-kappaB in alveolar macrophages stimulated with TLR2 and TLR4 agonists. *J Immunol* 179:6097, 2007.
68. Shay AH, Choi R, Whittaker K, et al: Impairment of antimicrobial activity and nitric acid production by alveolar macrophages from smokers of marijuana and cocaine. *J Infect Dis* 187:700, 2003.
69. Klein TW, Cabral GA: Cannabinoid-induced immune suppression and modulation of antigen-presenting cells. *J Neuroimmune Pharmacol* 1:50, 2006.
70. Marth T, Neurath M, Cuccherini BA, Strober W: Defects of monocyte interleukin 12 production an humoral immunity in Whipple's disease. *Gastroenterology* 113:442, 1997.
71. Desnues B, Ihrig M, Raoult D, Mege JL: Whipple's disease: A macrophage disease. *Clin Vaccine Immunol* 13:170, 2006.
72. Moore KW, de Waal Maleyt R, Coffman RL, O'Garra A: Interleukin-10 and the interleukin 10 receptor. *Annu Rev Immunol* 19:683, 2001.
73. Dobrovolskaia MA, Vogel SN: Toll receptors, CD14, and macrophage activation and deactivation by LPS. *Microbes Infect* 4:903, 2002.
74. Tousoulis D, Davies G, Stefanadis C, et al: Inflammatory and thrombotic mechanisms in coronary atherosclerosis. *Heart* 89:993, 2003.
75. Oliveira RT, Mamoni RL, Souza JR, et al: Differential expression of cytokines, chemokines and chemokine receptors in patients with coronary artery disease. *Int J Cardiol* 24:17, 2009.
76. Murphy AJ, Woollard KJ, Hoang A, et al: High-density lipoprotein reduces the human monocyte inflammatory response. *Arterioscler Thromb Vasc Biol* 28:2071, 2008.
77. Jawie J: New insights into immunological aspects of atherosclerosis. *Pol Arch Med Wewn* 118:127, 2008.
78. Brambilla M, Camera M, Colnago D, et al: Tissue factor in patients with acute coronary syndromes: Expression in platelets, leukocytes, and platelet-leukocyte aggregates. *Arterioscler Thromb Vasc Biol* 28:947, 2008.
79. Martin J, Collot-Teixeira S, McGregor L, McGregor JL: The dialogue between endothelial cells and monocytes/macrophages in vascular syndromes. *Curr Pharm Des* 13:1751, 2007.
80. Napoleone E, di Santo A, Peri G, et al: The long pentraxin PTX3 up-regulates tissue factor in activated monocytes: Another link between inflammation and clotting activation. *J Leukoc Biol* 76:203, 2004.
81. Key NS: Platelet tissue factor: How did it get there and is it important? *Semin Hematol* 45(Suppl 1):S16, 2008.
82. Weisberg SP, McCann D, Desai M, et al: Obesity is associated with macrophage accumulation in adipose tissue. *J Clin Invest* 112:1796, 2003.
83. Giannelli S, Taddeo A, Presicce P, et al: A six-color flow cytometric assay for the analysis of peripheral blood dendritic cells. *Cytometry B Clin Cytom* 74:349, 2008.
84. Koga Y, Matsuzaki A, Suminoe A, et al: Expression of cytokine-associated genes in dendritic cells (DCs): Comparison between adult peripheral blood- and umbilical cord blood-derived DCs by cDNA microarray. *Immunol Lett* 116:55, 2008.
85. Pérez-Cabezas B, Naranjo-Gómez M, Fernández MA, et al: Reduced numbers of plasmacytoid dendritic cells in aged blood donors. *Exp Gerontol* 42:1033, 2007.

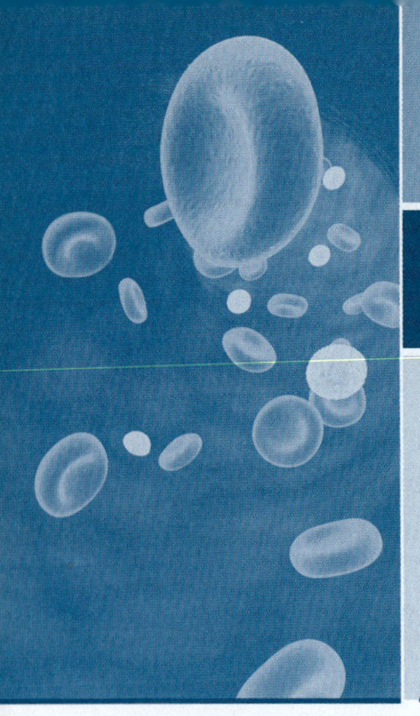

第71章

单核细胞增多症与单核细胞减少症

Marshall A. Lichtman

摘 要

血液单核细胞在骨髓和组织间迁移并在组织内转变(成熟)为巨噬细胞。在组织中,单核细胞转变为具有组织特异性表型的细胞(如肝脏中的Kuffer细胞,脑的小胶质细胞,骨骼中的破骨细胞)。实际上单核细胞参与了所有炎症性和免疫性疾病,在许多条件下,单核细胞数量可增多,包括自身免疫性疾病、胃肠道疾病、结节病和一些病毒与细菌性感染。单核细胞增多症,即血液中单核细胞绝对数 > 0.8×10^9/L,可见于某些癌症患者和某些无关状态如脾切除后、炎症性肠病和某些慢性感染(如细菌性心内膜炎、结核和布鲁菌病)。血液中单核细胞数量在同样诊断患者中的不一致性和不可预见性,是由单核细胞相对小的血池、巨大组织池的衰减效应、相对长的寿命所决定的,同时相关的细胞因子网络中众多的影响因子以及其复杂性也影响其反应。此外,或许也受到局部组织内有丝分裂扩增巨噬细胞能力的影响。血液中单核细胞数量显著增高可见于造血系统恶性肿瘤,尤其是克隆性单核细胞增多(MDS),以及单核细胞或粒单核细胞白血病。抑郁、心肌梗死、分娩、热损伤以及马拉松参赛者也与单核细胞增多症密切相关。表71-1中全面列举了引起单核细胞增多症的原因。单核细胞减少症很少作为孤立表现出现。常见于再生障碍性贫血或毛细胞白血病全血细胞减少的组成部分。尽管其他血细胞减少症也可伴有单核细胞减少症,但后者与感染显著相关,而在毛细胞白血病由于其出现的一致性,有助于疾病的诊断。

本章使用的简写和缩略词:CD,分化族(cluster of differentiation);G-CSF,粒细胞集落刺激因子(granulocyte colony-stimulating factor);GM-CSF,粒细胞-单核细胞集落刺激因子(granulocyte-monocyte colony-stimulating factor);IL,白细胞介素(interleukin);LPS,脂多糖(lipopolysaccharide);M-CSF,单核细胞/巨噬细胞集落刺激因子(monocyte/macrophage colony-stimulating factor);MDS,骨髓增生异常综合征(myelodysplastic syndrome)。

血液单核细胞是一类从骨髓向组织迁移的过渡细胞[1],主要包括两群细胞:一群数量较少代表较不成熟阶段,具有较高浮力密度,体积较小,缺乏Fc受体,有很强的杀肿瘤细胞活性;另一群数量较多,代表较成熟阶段,具有较低浮力密度、体积较大,表达Fc受体,具有较强的过氧化物酶活性,分泌大量白细胞介素-1(IL-1),可以呈递抗原,介导更有效的抗体依赖的细胞杀伤效应。数量较多的这群细胞大约占血液单核细胞的90%,强表达CD14(脂多糖受体),不表达CD16(FcγR-Ⅲ),即$CD14^{++}CD16^-$亚群,而另外10%的单核细胞具有弱表达CD14和强表达CD16,即$CD14^+CD16^{++}$亚群[2]。后者包含树突状细胞的前体[3]。这两群细胞可以根据CD64(FcγR-Ⅰ)的表达情况进一步分群[4](参见第68章和第69章)。

在组织内,单核细胞在局部微环境因素影响下可转变成巨噬细胞。单核细胞在急性与慢性炎症反应(包括肉芽肿性炎症)、免疫性反应(包括参与迟发性超敏反应)、组织修复与重建、动脉粥样硬化及血栓形成、肿瘤和同种移植物反应中发挥重要作用。由于单核细胞在各种病理生理反应中的关键作用,不同条件下血液单核细胞数量可适度升高。此外,当局部组织对巨噬细胞数量的需求显著增加时,可以通过组织内巨噬细胞的局部增殖来实现,而并不表示单核细胞通过血液由骨髓向组织迁移的增加,也没有血液中单核细胞数量的增加[5]。这一现象仅提示存在巨噬细胞局部增殖的迹象,但并不肯定。偶尔,T细胞克隆仅释放巨噬细胞/单核细胞集落刺激因子(M-CSF),而含有M-CSF的培养基仅刺激巨噬细胞克隆生长,这一现象提示巨噬细胞增殖存在局部调控的假说[6]。

正常血液单核细胞含量

在出生后的前2周,血液单核细胞绝对计数平均约为1×10^9/L(参见第6章)。随后单核细胞数逐渐降低至成人水平,平均约为0.4×10^9/L,占血液中白细胞的1%~9%(平均4%)(参见第2章)。成人单核细胞绝对数超过0.8×10^9/L,称为单核细胞增多症。男性单核细胞数稍高于女性[7]。血液单核细胞增加与血液单核细胞池增加和单核细胞转化率直接相关[8]。血液单核细胞数循环周期为5天[9]。老年人$CD14^{++}CD16^-$与$CD14^+CD16^+$比值较年轻人显著降低[10]。

单核细胞增多症的相关疾病

表 71-1 列举了与单核细胞增多症相关的疾病。总体上，在所报道的单核细胞增多症中，血液系统疾病占 50% 以上，胶原血管性疾病约占 10%，恶性疾病约占 8%[11]。

■ 血液系统疾病

大约 25% 的骨髓增生异常的患者伴有单核细胞计数增多[12-17]。偶尔，骨髓增生异常患者的单核细胞绝对计数可以高达 30×10^9/L。慢性单核细胞增多可能是髓性克隆性疾病的首要表现，在发展为急性髓细胞白血病数年前出现。在急性单核细胞白血病[18,19]或粒单核细胞白血病[20]患者，幼稚单核细胞和单核细胞比例增高。曾有报道急性髓细胞白血病出现组织细胞(巨噬细胞)[21]或者树突状细胞表型[22-24]。根据疾病定义，慢性粒单核细胞白血病患者血液中单核细胞增多，在部分患者中可以非常显著[25-27]。部分幼年型粒单核细胞白血病患者也可以出现单核细胞比例增高[28]。部分急性单核细胞白血病病例中单核细胞不成熟，具有原始或者幼稚单核细胞特征，但是在多数病例中，仅通过光学显微镜无法与正常单核细胞区分。一些自动分析仪根据 α- 萘酚醋酸酯酶反应来识别白细胞中的单核细胞比例。由于白血病性单核细胞的酶活性降低，因此这些仪器检测的白血病性单核细胞计数可能低于实际，特别是慢性粒单核细胞白血病[25]。Ph 阳性慢性粒细胞白血病(CML)的一种少见变异型，表达 BCR-ABL p190，大约 50% 的病例可以见到单核细胞显著增多[29,30]。

单核细胞增多症可出现于若干中性粒细胞减少状态：周期性中性粒细胞减少症[31]、儿童期慢性粒细胞减少症[32]、家族性良性慢性中性粒细胞减少[33]症、婴儿遗传性粒细胞缺乏症[34,35]以及慢性发育不良性中性粒细胞减少症[36]。在周期性中性粒细胞减少症，单核细胞数波动常与中性粒细胞的变化周期相反，单核细胞增多的高峰，常超过 2.0×10^9/L，出现在中性粒细胞减少的末期。在整个周期中单核细胞计数常持续高于 0.5×10^9/L。在上文提及的其他类型中性粒细胞减少症中，单核细胞增多也常见于中性粒细胞减少阶段。有报道，药物所致的急性粒细胞缺乏症可出现单核细胞暂时性增多[37-39]。单核细胞增多特征性地出现于粒细胞缺乏的恢复期，这一现象可能预示着粒细胞的恢复[37,40,41]。但是部分学者对这一发现的正确性持怀

表 71-1　单核细胞增多症相关疾病

Ⅰ. 血液系统疾病
- A. 髓性肿瘤
  1. 骨髓增生异常状态[12-17]
  2. 急性单核细胞白血病[18,19]
  3. 急性粒单核细胞白血病[20]
  4. 伴组织细胞特征的急性单核细胞白血病[21]
  5. 急性髓细胞树突状细胞白血病[22-24]
  6. 慢性粒单核细胞白血病[25-27]
  7. 幼年型粒单核细胞白血病[28]
  8. 慢性粒细胞白血病(m-BCR 阳性类型)[29,30]
  9. 真性红细胞增多症[11]
- B. 慢性中性粒细胞减少症[31-36]
- C. 药物所致中性粒细胞减少症[37-39]
- D. 粒细胞缺乏恢复期[40,41]
- E. 淋巴细胞肿瘤
  1. 淋巴瘤[43]
  2. 霍奇金淋巴瘤[44,45]
  3. 骨髓瘤[46,47]
  4. 巨球蛋白血症[48]
  5. T 细胞淋巴瘤[49]
- F. 药物所致假性淋巴瘤[50]
- G. 免疫性溶血性贫血[11]
- H. 特发性血小板减少性紫癜[11]
- I. 脾切除[51,52]

Ⅱ. 炎症性和免疫性疾病
- A. 结缔组织病
  1. 类风湿关节炎[53]
  2. 系统性红斑狼疮[54]
  3. 颞动脉炎[11]
  4. 肌炎[11]
  5. 结节性动脉炎[11]
  6. 结节病[55,56]
- B. 感染
  1. 分枝杆菌感染[57-60]
  2. 亚急性细菌性心内膜炎[61-63]
  3. 布鲁菌病[64]
  4. 登革出血热[65]
  5. 急性细菌性感染消退期[66]
  6. 梅毒[67,68]
  7. 巨细胞病毒感染[69]
  8. 水痘 - 带状疱疹病毒[70]

Ⅲ. 胃肠道疾病
- A. 酒精性肝病[71]
- B. 炎症性肠病[72]
- C. 口炎性腹泻[11]

Ⅳ. 非造血系统恶性疾病[73-76]

Ⅴ. 外源性细胞因子应用[77-83]

Ⅵ. 心肌梗死[84-87]

Ⅶ. 心脏旁路移植手术[88]

Ⅷ. 其他
- A. 四氯乙烯中毒[89]
- B. 分娩[90,91]
- C. 应用糖皮质激素[92-94]
- D. 抑郁[95-97]
- E. 热损伤[98,99]
- F. 马拉松参赛者[100,101]
- G. 前脑无裂畸形[102]
- H. 川崎病[103]
- I. Wiskott-Aldrich 综合征[104]

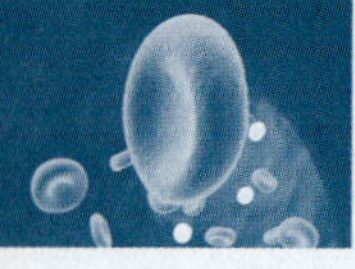

疑态度[42]。

单核细胞增多可见于淋巴瘤患者，并随病情恶化而增高[43]。大约25%的霍奇金淋巴瘤患者可以出现单核细胞增多，但与病情进展无关[43,44]。相反，一本关于造血指标的专著中提及，仅有4%的霍奇金淋巴瘤患者在诊断时存在单核细胞绝对数的增多[45]。据报道，骨髓瘤可出现具有统计学意义的血液单核细胞比例显著增高，且与λ轻链单克隆免疫球蛋白的出现相关[46,47]。罕见病例报道，分泌M-CSF的淋巴样肿瘤与单核细胞增多症相关[48,49]。药物，如卡马西平、苯妥英、苯巴比妥及丙戊酸所致的假性淋巴瘤综合征也与单核细胞增多相关[50]。

■ 脾切除术

单核细胞增多是脾切除术后常见表现[51,52]。

■ 炎症性和免疫性疾病

结缔组织病，包括类风湿关节炎[53]、系统性红斑狼疮、颞动脉炎、肌炎和结节性动脉炎，尽管单核细胞增多症在这些疾病并不常见，但可与之相关[11]。例如，在系统性红斑狼疮，白细胞数的常见变化是中性粒细胞减少和淋巴细胞减少，但是10%的患者可以出现轻度的单核细胞增多[54]。结节病患者可见血液单核细胞增多[55]，而且与循环中T淋巴细胞减少负相关[56]。

感染性疾病不是单核细胞增多的常见病因。在一项关于单核细胞增多症病因的广泛性回顾性分析中，仅发现少数感染病例，包括扁桃体炎、牙科感染、复发性肝脓肿、念珠菌病和一例结核性腹膜炎[11]。结核病曾一度是单核细胞增多的主要病因，这是由于单核细胞在肉芽肿（结核结节）形成中发挥作用。单核细胞数量以及单核细胞与淋巴细胞比例均与结核病的病期和是否活动无关[57-59]。分枝杆菌感染，常见于艾滋病患者，与单核细胞增多症也相关[60]。

15%~20%的亚急性心内膜炎患者可有单核细胞增多[61,62]，但与疾病中出现的血液巨噬细胞无关[63]。

通过系统检查发现，过去认为与单核细胞增多症相关的许多感染性疾病并非如此。这些疾病包括立克次体病、利什曼病、伤寒、疟疾、播散性念珠菌病、布鲁菌病[64]和登革出血热[65]。

单核细胞增多症可见于急性感染性疾病的消退期[66]，以及新生儿期、一期和二期梅毒[67,68]。某些病毒，特别是巨细胞病毒和水痘-带状疱疹病毒，可致血液中单核细胞增多[69,70]。

■ 胃肠道疾病

口炎性腹泻、溃疡性结肠炎、局限性肠炎及酒精性肝病与单核细胞增多症相关[11,71,72]。

■ 非造血系统恶性疾病

60%非造血系统恶性疾病患者可表现为单核细胞增多，而与是否存在肿瘤转移无关[73]。在恶性肿瘤患者中也发现，单核细胞增多与T淋巴细胞减少成反比[74]。关于转移性结肠癌和软组织肉瘤的造血指标的报道，重点强调了癌症患者合并单核细胞增多症的比例[75,76]。因此，不明原因的单核细胞持续增高，应考虑恶性肿瘤的可能。

■ 外源性细胞因子的应用

应用粒细胞-巨噬细胞集落刺激因子（GM-CSF）[77]、白细胞介素10[78]或粒细胞集落刺激因子（G-CSF）[79,80]可造成血液中单核细胞轻度增多。M-CSF[81,82]的应用可致血液单核细胞数稳定增多。剂量为每天40~120mg/kg时，第8天时可达峰值，约为基线的3~4倍。给患者或正常志愿者应用人巨噬细胞炎症蛋白-1α，在短暂的单核细胞减少后会出现单核细胞增多，且与应用剂量相关[83]。

■ 心肌梗死

发生心肌梗死后可出现单核细胞增多，于第3天达峰值。血清肌酸激酶活性与单核细胞计数相关，这提示梗塞范围与单核细胞增多相关[84]。心肌梗死后，持续性单核细胞增多症往往与泵衰竭相关[85-87]。心肺旁路移植手术后，单核细胞增多症是常见表现[88]。此时，单核细胞表面的CD14［脂多糖(LPS)受体］表达显著下降，而血浆中可溶性CD14增多，这一变化与单核细胞的活化相关。

■ 其他情况

其他与单核细胞增多症相关的疾病包括四氯乙烯中毒[89]。分娩时也常见单核细胞增多[90,91]。在给予健康志愿者[92,93]和骨髓增生异常综合征患者[94]中等或大剂量治疗量的糖皮质激素时，也可见单核细胞增多。抑郁症患者可见到中性粒细胞和单核细胞同时增多[95-97]。抑郁症和焦虑症患者的单核细胞增多常伴有血浆β-内啡肽水平升高和单核细胞功能降低（低吞噬功能）[97]。热损伤可伴有单核细胞增多[98,99]。马拉松参赛者出现单核细胞增多症，常伴有多种细胞因子的血浆水平升高，包括M-CSF[100,101]。单核细胞增多症还可见于其他罕见疾病，如前脑无裂畸形[102]、川崎病[103]和Wiskott-Aldrich综合征[104]。

疾病状态下血液单核细胞亚群计数

单核细胞计数在正常范围，而各分化亚群差异（$CD14^{++}CD16^{-}$比$CD14^{+}CD16^{+}$）可见于老年人和一些疾病状态，如败血症、艾滋病、过敏性疾病、皮炎、血液透析以及动脉粥样硬化[4,10,88,105]。通常情况下，临床实验室并不检测单核细胞亚群的差异，因此迄今为止，这一现象尚缺乏诊断意义。

单核细胞减少症的相关疾病

尽管单核细胞减少症可见于任何伴有全血细胞减少的造血干细胞疾病（如髓细胞白血病），但是在再生障碍性贫血可有显著的、持久的单核细胞减少[106]。单核细胞减少也是毛细胞白血病的固有表现，是诊断该病的有益线索，同时也预示着感染，感染是导致毛细胞白血病患者死亡的重要原因[107]。少部分慢性淋巴细胞白血病患者可出现单核细胞减少症，这部分患者可有较高的感染发生率，特别是病毒感染[108]。严重的热损伤可引起单核细胞减少症[109]。周期性中性粒细胞减少症也可间断出现显著的单核细胞减少[110]。罕有患者出现严重的中性粒细胞减少合并单核细胞减少症[111]。暂时性单核细胞减少症是血液透析的特征之一，但是单核细胞计数通常在透析结束后的数小时内恢复正常[105]。

与此前在“炎症性和免疫性疾病”中所提到的单核细胞增多症相反，大量自动化血细胞计数显示，单核细胞绝对计数降低常见于类风湿关节炎[112]、系统性红斑狼疮[113]以及人类免疫缺陷病毒感染的患者[114]。人们推测这一矛盾现象可能与测定结果时的疾病分期和活动与否相关。

应用糖皮质激素后约 6 小时，在志愿者[115,116]或患者中[92,120]可以见到短暂的单核细胞减少。应用干扰素 -α 和肿瘤坏死因子 -α[117]，以及放疗后[118]均可引起单核细胞减少症。

血液树突状细胞计数

血液中树突状细胞（DC）由两种表型的亚群组成，髓样 DC（$HLA\text{-}Dr^+CD11c^+CD123^+$）和淋巴样 / 浆细胞样 DC（$HLA\text{-}Dr^+CD11c^-CD123^+$）。血液中树突状细胞总数可采用流式细胞仪测定[119-121]。树突状细胞约占血细胞的 0.6%（范围 0.15%~1.3%），计数为 $14 \times 10^6/L$［范围 $(3\sim30) \times 10^6/L$］。其中淋巴样 / 浆细胞样 DC 约占 1/3，另外 2/3 为髓样 DC[121-123]。血液中树突状细胞计数在老年人降低[124]，在外科应激时增多（也包括其他应激反应）[123]，与血浆皮质醇水平相关。血液中树突状细胞数的变化常与单核细胞总数的变化无关。

翻译：王峰荣

校对：黄晓军

参考文献

1. Turpin JA, Lopez-Bernstein G: Differentiation, maturation, and activation of monocytes and macrophages: Functional activity is controlled by a continuum of activation, in *Mononuclear Phagocytes in Cell Biology*, edited by G Lopez-Berestein, J Klostergaard, p 71. CRC Press, Boca Raton, FL, 1993.
2. Zeigler-Heitbrock HW: Heterogeneity of human blood monocytes: The CD14+ CD16+ subpopulation. *Immunol Today* 17:424, 1996.
3. Thomas R, Lipsky PE: Human peripheral blood dendritic cell subsets. Isolation and characterization of precursor and mature antigen-presenting cells. *J Immunol* 153:4016, 1994.
4. Grage-Griebenow E, Flad H-D, Ernst M: Heterogeneity of peripheral blood monocyte subsets. *J Leukoc Biol* 69:11, 2001.
5. Hume DA, Ross IL, Himes SR, et al: The mononuclear phagocyte system revisited. *J Leukoc Biol* 72:621, 2001.
6. Griffin JD, Meuer SC, Schlossman SF, Reinherz EL: T-cell regulation of myelopoiesis: Analysis at a clonal level. *J Immunol* 133:1863, 1984.
7. Munan L, Kelly A: Age-dependent changes in blood monocyte populations in man. *Clin Exp Immunol* 35:161, 1979.
8. Meuret G, Hoffman G: Monocyte kinetic studies in normal and disease states. *Br J Haematol* 24:275, 1973.
9. Meuret G, Bremer C, Bammert J, Ewen J: Oscillation of blood monocyte counts in healthy individuals. *Cell Tissue Kinet* 7:223, 1974.
10. Sadeghi HM, Schnelle JF, Thoma JK, et al: Phenotypic and functional characteristics of circulating monocytes of elderly persons. *Exp Gerontol* 34:959, 1999.
11. Maldonado JE, Hanlon DG: Monocytosis: A current appraisal. *Mayo Clin Proc* 40:248, 1965.
12. Rigolin GM, Cuneo A, Roberti MG, et al: Myelodysplastic syndromes with monocytic component: Hematologic and cytogenetic characterization. *Haematologia (Budap)* 82:25, 1997.
13. Cunningham I, MacCallum SJ, Nicholls MD, et al: The myelodysplastic syndromes: An analysis of prognostic factors in 226 cases from a single institution. *Br J Haematol* 90:602, 1995.
14. Castaldi G, Rigolin GM: The monocytic component in myelodysplastic syndromes. *Cancer Treat Res* 108:81, 2001.
15. Jaworkowsky LI, Solovey DY, Rhausova LY, Udris OY: Monocytosis as a sign of subsequent leukemia in patients with cytopenias (preleukemia). *Folia Haematol Int Mag Klin Morphol Blutforsch* 110:395, 1983.
16. Ruggiero G, Sica M, Luciano L, et al: A case of myelodysplastic syndrome associated with CD14(+)CD56(+) monocytosis, expansion of NK lymphocytes and defect of HLA-E expression. *Leuk Res* 33:181, 2009.
17. Cunha BA, Hamid N, Krol V, Eisenstein L: Fever of unknown origin due to preleukemia/myelodysplastic syndrome: the diagnostic importance of monocytosis with elevated serum ferritin levels. *Heart Lung* 35:277, 2006.
18. Haferlach T, Schoch C, Schnittger S, et al: Distinct genetic patterns can be identified in acute monoblastic leukaemia (FAB AML M5a and M5b): A study of 124 patients. *Br J Haematol* 118:426, 2002.
19. Villeneuve P, Kim DT, Xu W, Brandwein J, Chang H: The morphological subcategories of acute monocytic leukemia (M5a and M5b) share similar immunophenotypic and cytogenetic features and clinical outcomes. *Leuk Res* 32:269, 2008.
20. Sun X, Zhang W, Ramdas L, et al: Comparative analysis of genes regulated in acute myelomonocytic leukemia with and without inv(16)(p13q22) using microarray techniques, real-time PCR, immunohistochemistry, and flow cytometry immunophenotyping. *Mod Pathol* 20:811, 2007.
21. Laurencet FM, Chapius B, Roux-Lombard P, et al: Malignant histiocytosis in the leukaemic stage: A new entity (M5c-AML) in the FAB classification? *Leukemia* 8:502, 1994.
22. Ferran M, Gallardo F, Ferrer AM, et al: Acute myeloid dendritic cell leukaemia with specific cutaneous involvement: A diagnostic challenge. *Br J Dermatol* 158:1129, 2008.
23. Santiago-Schwartz F, Coppock DL, Hindenberg AA, Kern J: Identification of a malignant counterpart of the monocytic-dendritic cell progenitor in an acute myeloid leukemia. *Blood* 84:3054, 1994.
24. Lichtman MA, Segel GB: Uncommon phenotypes of acute myelogenous leukemia: Basophilic, mast cell, eosinophilic, and myeloid dendritic cell subtypes: A review. *Blood Cells Mol Dis* 35:370, 2005.
25. Frew ME, Donaldson K: Monocyte analysis in chronic myelomonocytic leukaemia. *Br J Biomed Sci* 54:244, 1997.
26. Onida F, Kantarjian HM, Smith TL, et al: Prognostic scoring factors and scoring systems in chronic myelomonocytic leukemia: A retrospective analysis of 213 patients. *Blood* 99:840, 2002.
27. Xu Y, McKenna RW, Karandikar NJ, et al: Flow cytometric analysis of monocytes as a tool for distinguishing chronic myelomonocytic leukemia from reactive monocytosis. *Am J Clin Pathol* 124:799, 2005.
28. Kratz CP, Niemeyer CM: Juvenile myelomonocytic leukemia. *Hematology* 1:100, 2005.
29. Ohsaka A, Shiina S, Kobayashi M, et al: Philadelphia chromosome-positive chronic myeloid leukemia expressing p190(BCR-ABL). *Intern Med* 41:1092, 2002.
30. Hur M, Song HM, Kang SH, et al: Lymphoid predominance and the absence of basophilia and splenomegaly are frequent in m-bcr-positive chronic myelogenous leukemia. *Ann Hematol* 81:219, 2002.
31. Wright D, Dale DC, Fauci AS, Wolff SM: Human cyclic neutropenia: Clinical review and long-term follow-up of patients. *Medicine (Baltimore)* 60:1, 1981.
32. Zuelzer WW, Bajoghli M: Chronic granulocytopenia in childhood. *Blood* 23:359, 1964.
33. Cutting HO, Lang JE: Familial benign chronic neutropenia. *Ann Intern Med* 61:876, 1964.
34. Krill CE, Mauer AM: Congenital agranulocytosis. *J Pediatr* 68:361, 1966.
35. Lang JE, Cutting HO: Infantile genetic agranulocytosis. *Pediatrics* 35:596, 1965.
36. Spaet TH, Dameshek W: Chronic hypoplastic neutropenia. *Am J Med* 13:35, 1952.
37. Robinson RL, Burk MS, Raman S: Fever, delirium, autonomic instability, and monocytosis associated with olanzapine. *J Postgrad Med* 49:96, 2003.
38. Graf M, Tarlov A: Agranulocytosis with monohistiocytosis associated with ampicillin therapy. *Ann Intern Med* 69:91, 1968.
39. Thöne J, Kessler E: Monocytosis subsequent to ziprasidone treatment: A possible side effect. *Prim Care Companion J Clin Psychiatry* 9:465, 2007.
40. Reznikoff P: The etiologic importance of fatigue and the prognostic significance of monocytosis in neutropenia (agranulocytosis). *Am J Clin Pathol* 6:205, 1936.
41. Rosenthal N, Abel HA: The significance of the monocytes in agranulocytosis (leukopenic infectious agranulocytosis). *Am J Clin Pathol* 6:205, 1936.
42. Pretty HM, Gosselin G, Colprian G, Long LA: Agranulocytosis: A report of 30 cases. *Can Med Assoc* J 93:1058, 1965.
43. Rosenberg SA, Diamond HD, Jaslowitz B, Craver LF: Lymphosarcoma: A review of 1269 cases. *Medicine (Baltimore)* 40: 31, 1961.
44. Ultmann JE: Clinical features and diagnosis of Hodgkin's disease. *Cancer* 9:297, 1966.
45. Kaplan HS: *Hodgkin's Disease*, 2nd ed, Table 4.1, pp 127–128. Harvard University Press, Cambridge, MA, 1980.
46. Sewell RL: Lymphocyte abnormalities in myeloma. *Br J Haematol* 36:545, 1977.
47. Blom J, Nielsen H, Larsen SO, et al: A study of certain functional parameters of monocytes from patients with multiple myeloma: Comparison with monocytes from healthy individuals. *Scand J Haematol* 33:425, 1984.
48. Nakajima H, Mori S, Takeuchi T, et al: Monocytosis and high serum macrophage colony-stimulating factor in Waldenström's macroglobulinemia. *Blood* 86:2863, 1995.
49. Tokioka T, Shimamoto Y, Motoyoshi K, Yamaguchi M: Clinical significance of monocytosis and human monocytic colony stimulating factor in patients with adult T-Cell leukaemia/lymphoma. *Haematologia (Budap)* 26:1, 1994.
50. Choi TS, Doh KS, Kim SH, et al: Clinicopathological and genotypic aspects of anticonvulsant-induced pseudolymphoma syndrome. *Br J Dermatol* 148:730, 2003.
51. Durig M, Landmann RMA, Harder F: Lymphocyte subsets in human peripheral blood after splenectomy and autotransplantation of splenic tissue. *J Lab Clin Med* 104:110, 1984.
52. Lanng Nielson J, Romer FK, Ellegaard J: Serum angiotensin-converting enzyme and blood monocytes in splenectomized individuals. *Acta Haematol* 67:132, 1982.
53. Buchan GS, Palmer DG, Gibbins BL: The response of human peripheral blood mononuclear phagocytes to rheumatoid arthritis. *J Leukoc Biol* 37:221, 1985.
54. Budman DR, Steinberg AD: Hematologic aspects of systemic lupus erythematosus. Current concepts. *Ann Intern Med* 86:220, 1977.
55. Goodwin JS, DeHaratius R, Israel H, et al: Suppressor cell function in sarcoidosis. *Ann Intern Med* 90:169, 1979.
56. Daniele RP, Dauber JH, Rossman MD: Immunologic abnormalities in sarcoidosis. *Ann Intern Med* 92:406, 1980.
57. Stobie W, England NJ, McMenemy WH: The interpretation of haemograms in pulmonary tuberculosis. *Am Rev Tuberc* 46:1, 1942.
58. Flinn JW: A study of the differential blood count in 1000 cases of active pulmonary

tuberculosis. *Ann Intern Med* 2:622, 1929.
59. Singh KJ, Ahluwalia G, Sharma SK, et al: Significance of haematological reactions in patients with tuberculosis. *J Assoc Physicians India* 49:788, 2001.
60. Smith MB, Schnadig VJ, Boyars MC, Woods GL: Clinical and pathological features of Mycobacterium fortuitum infections: An emerging pathogen in patients with AIDS. Am *J Clin Pathol* 116:225, 2001.
61. Daland GA, Gottlieb L, Wallerstein RO, et al: Hematologic observations in bacterial endocarditis. *J Lab Clin Med* 48:827, 1956.
62. Myhre EB, Braconier JH, Sjögren U: Automated cytochemical differential leukocyte count in patients hospitalized with acute bacterial infections. *Scand J Infect Dis* 17:201, 1985.
63. Hill RW, Bayrd ED: Phagocytic reticuloendothelial cells in subacute bacterial endocarditis with negative cultures. *Ann Intern Med* 52:310, 1960.
64. Tsolia M, Drakonaki S, Messaritaki A et al: Clinical features, complications and treatment outcome of childhood brucellosis in central Greece. *J Infect* 44:257, 2002.
65. Khan E, Siddiqui J, Shakoor S, et al: Dengue outbreak in Karachi, Pakistan, 2006: Experience at a tertiary care center. *Trans R Soc Trop Med Hyg* 101:1114, 2007.
66. Hickling RA: The monocytes in pneumonia: A clinical and hematologic study. *Arch Intern Med* 40:594, 1927.
67. Rosahn PD, Pearce L: The blood cytology in untreated and treated syphilis. *Am J Med Sci* 187:88, 1934.
68. Karyalcin G, Khanijou A, Kim KY, et al: Monocytosis in congenital syphilis. *Am J Dis Child* 131:782, 1977.
69. Klemola E: Cytomegalovirus infection in previously healthy adults. *Ann Intern Med* 79:267, 1973.
70. Tsukahara T, Yogushi A, Horiuchi Y: Significance of monocytosis in varicella herpes zoster. *J Dermatol* 19:94, 1992.
71. McKeever UM, O'Mahoney C, Lawlor E, et al: Monocytosis: A feature of alcoholic liver disease. *Lancet* 2:1492, 1983.
72. Mees AS, Berney J, Jewell DP: Monocytes in inflammatory bowel disease: Absolute monocyte counts. *J Clin Pathol* 33:917, 1980.
73. Barrett O Jr: Monocytosis in malignant disease. *Ann Intern Med* 73:991, 1970.
74. Wood GW, Neff JE, Stephens R: Relationship between monocytosis and T-lymphocyte function in human cancer. *J Natl Cancer Inst* 63:587, 1979.
75. Melichar B, Touskova M, Vesely P: Effect of irinotecan on the phenotype of peripheral blood leukocyte populations in patients with metastatic colorectal cancer. *Hepatogastroenterology* 49:967, 2002.
76. Ruka W, Rutkowski p, Kaminska J, et al: Alterations of routine blood tests in adult patients with soft tissue sarcomas: Relationships to cytokine serum levels and prognostic significance. *Ann Oncol* 12: 1423, 2001.
77. Schmitz LL, McClure JS, Litz CE, et al: Morphologic and quantitative changes in blood and marrow cells following growth factor therapy *Am J Clin Pathol* 101:67, 1994.
78. Chernoff AE, Granowitz EV, Shapiro L, et al: A randomized controlled trial of IL -10 in humans. *J Immunol* 154:5492, 1995.
79. Ranaghan L, Drake M, Humphreys MW, Morris TC: Leukaemoid monocytosis in M4 AML following chemotherapy: G-CSF. *Clin Lab Haematol* 20:49, 1998.
80. Liu CZ, Persad R, Inghirami G, et al: Transient atypical monocytosis mimic acute myelomonocytic leukemia in post-chemotherapy patients receiving G-CSF: Report of two cases. *Clin Lab Haematol* 26:359, 2004.
81. Weiner LM, Li W, Holmes M, et al: Phase I trial of recombinant macrophage colony-stimulating factor and recombinant gamma-interferon: Toxicity, monocytosis, and clinical effects. *Cancer Res* 54:4084, 1994.
82. Minasian LM, Yao TJ, Steffens TA, et al: A phase I study of anti-GD3 ganglioside monoclonal antibody R24 and recombinant human macrophage-colony stimulating factor in patients with metastatic melanoma. *Cancer* 75:2251, 1995.
83. Marshall E, Howell AH, Powles R, et al: Clinical effects of human macrophage inflammatory protein-1 alpha MIP-1 alpha (LD78) administration in humans. *Eur J Cancer* 34:1023, 1998.
84. Meisel SR, Panzner H, Schecter M, et al: Peripheral monocytosis following myocardial infarction. *Cardiology* 90:52, 1998.
85. Maekawa y, Anzai t, Yoshikawa T, et al: Prognostic significance of peripheral monocytosis after reperfusion acute myocardial infarction: Possible role for left ventricular remodeling. *J Am Coll Cardiol* 16:241, 2002.
86. Gibson WJ, Gibson CM: The association of impaired myocardial perfusion and monocytosis with late recovery of left ventricular function following primary percutaneous coronary intervention. *Eur Heart J* 27:2487, 2006.
87. Hong YJ, Jeong MH, Ahn Y, et al: Relationship between peripheral monocytosis and nonrecovery of left ventricular function in patients with left ventricular dysfunction complicated with acute myocardial infarction. *Circ J* 71:1219, 2007.
88. Fingerle-Rowson G, Auers J, Kreuzer E, et al: Down-regulation of surface monocyte lipopolysaccharide-receptor CD14 in patients on cardiopulmonary bypass undergoing aorta-coronary bypass operation. *J Thorac Cardiovasc Surg* 115:1172, 1998.
89. Minot GR, Smith LW: The blood in tetrachloroethane poisoning. *Arch Intern Med* 28:687, 1921.
90. Siegal I, Gleichner N: Peripheral white blood cells alterations in early labor. *Diagn Gynecol Obstet* 3:123, 1981.
91. Buchan GS, Gibbins BL, Griffin JFT: The influence of parturition on peripheral blood mononuclear phagocyte subpopulation in pregnant women. *J Leukoc Biol* 37:231, 1985.
92. Rinehard JJ, Sagone AL, Balcerzak SP, et al: Effects of corticosteroid therapy on human monocyte function. *N Engl J Med* 292:236, 1975.
93. Shoenfeld Y, Gurewich Y, Gallant LA, et al: Prednisone-induced leukocytosis. *Am J Med* 71:773, 1981.
94. Morales M, Wilkes J, Lowder JN: Monocytic leukemoid reaction, glucocorticoid therapy, and myelodysplastic syndrome. *Cleve Clin J Med* 6:571, 1990.
95. Maes M, VanDerPlanken M, Stevens WJ, et al: Leukocytosis, monocytosis and neutrophilia: Hallmarks of severe depression. *J Psychiatr Res* 26:125, 1992.
96. Maes M, Lambrechts J, Suy E, et al: Absolute number and percentage of circulating natural killer, non-MHC-restricted T cytotoxic, and phagocytic cells in unipolar depression. *Neuropsychobiology* 29:157, 1994.
97. Castilla-Cortazar I, Castilla A, Gurpegui M: Opioid peptides and immunodysfunction in a patient with major depression and anxiety disorders. *J Physiol Biochem* 54:203, 1998.
98. Santangelo S, Gamelli RL, Shankar R: Myeloid commitment shifts toward monocytopoiesis after thermal injury and sepsis. *Ann Surg* 233:97, 2001.
99. Lovell R, Madden L, McNaughton LR, Carroll S: Effects of active and passive hyperthermia on heat shock protein 70 (HSP70). *Amino Acids* 34:203, 2008.
100. Kratz A, Lewandrowski KB, Siegel AJ, et al: Effect of marathon running on hematologic and biochemical laboratory parameters, including cardiac markers. *Am J Clin Pathol* 118:856, 2002.
101. Suzuki K, Nakaji S, Yamadi M, et al: Impact of a competitive marathon race on systemic cytokine and neutrophil responses. *Med Sci Sports Exerc* 35:348, 2003.
102. Jubinsky PT, Shanske AL, Pixley FJ, et al: A syndrome of holoprosencephaly, recurrent infections, and monocytosis. *Am J Med Genet A* 140:2742, 2006.
103. Kuo HC, Wang CL, Liang CD, et al: Persistent monocytosis after intravenous immunoglobulin therapy correlated with the development of coronary artery lesions in patients with Kawasaki disease. *J Microbiol Immunol Infect* 40:395, 2007.
104. Watanabe N, Yoshimi A, Kamachi Y, et al: Wiskott-Aldrich syndrome is an important differential diagnosis in male infants with juvenile myelomonocytic leukemia like features. *J Pediatr Hematol Oncol* 29:836, 2007.
105. Nockher WA, Wiemer J, Scherberich JE: Hemodialysis monocytopenia: Differential sequestration kinetics of CD14+CD16+ and CD14++ blood monocyte subsets. *Clin Exp Immunol* 123:49, 2001.
106. Twormey JJ, Douglas CC, Sharkey O Jr: The monocytopenia of aplastic anemia. *Blood* 41:187, 1973.
107. den Ottolander GJ, van der Burgh FJ, Lopes Cardozo P, et al: The Hemalog D automated differential counter in the diagnosis of hairy cell leukemia. *Leuk Res* 7:309, 1983.
108. DeRossi G, Mauro FR, Ialongo P, et al: Monocytopenia and infections in chronic lymphocytic leukemia (CLL). *Eur J Haemat* 46(2):119, 1991.
109. Peterson V, Hensbrough J, Buerk C, et al: Regulation of granulopoiesis following severe thermal injury. *J Trauma* 23:19, 1983.
110. Adams WH, Liu YK: Periodic neutropenia and monocytopenia. *Am J Hematol* 13:73, 1982.
111. Marinone G, Roncoli B, Marinone MG Jr: Pure white cell aplasia. *Semin Hematol* 28:298, 1991.
112. Isenberg DA, Martin P, Hajirousou V, et al: Haematological reassessment of rheumatoid arthritis using an automated method. *Br J Rheumatol* 25:152, 1986.
113. Isenberg DA, Patterson KG, Todd-Pokropek A, et al: Haematological aspects of systemic lupus erythematosus: A reappraisal using automated methods. *Acta Haematol* 67:242, 1982.
114. Treacy M, Lai L, Costello C, et al: Peripheral blood and bone marrow abnormalities in patients with HIV related disease. *Br J Haematol* 65:289, 1987.
115. Steer JH, Vuong Q, Joyce DA: Suppression of human monocyte tumor necrosis factor-alpha release by glucocorticoid therapy: Relationship to systemic monocytopenia and cortisol suppression. *Br J Clin Pharmacol* 43:383, 1997.
116. Fauci AS, Dale DC: Monocytopenia after prednisone. *N Engl J Med* 292:928, 1975.
117. Aulitzky WE, Tilg H, Vogel W, et al: Acute hematologic effects of interferon alpha, interferon gamma, tumor necrosis factor alpha and interleukin 2. *Ann Hematol* 62:25, 1991.
118. Rotman M, Ansley H, Rogow L, et al: Monocytosis: A new observation during radiotherapy. *Int J Radiat Oncol Biol Phys* 2:117, 1977.
119. Fearnley DB, Whyte LF, Carnoutsis SA, et al: The monitoring of human blood dendritic cell numbers. *Blood* 93:728, 1999.
120. Szabolcs P, Park K-D, Reese M, et al: Absolute values of dendritic cell subsets in bone marrow, cord blood, and peripheral blood enumerated by a novel method. *Stem Cells* 21:269, 2003.
121. Giannelli S, Taddeo A, Presicce P, et al: A six-color flow cytometric assay for the analysis of peripheral blood dendritic cells. *Cytometry B Clin Cytom* 74:349, 2008.
122. Koga Y, Matsuzaki A, Suminoe A, et al: Expression of cytokine-associated genes in dendritic cells (DCs): Comparison between adult peripheral blood- and umbilical cord blood-derived DCs by cDNA microarray. *Immunol Lett* 116:55, 2008.
123. Ho CSK, López JA, Vuckovic S, et al: Surgical and physical stress increases circulatory blood dendritic cell counts independently of monocyte counts. *Blood* 98:140, 2001.
124. Pérez-Cabezas B, Naranjo-Gómez M, Fernández MA, et al: Reduced numbers of plasmacytoid dendritic cells in aged blood donors. *Exp Gerontol* 42:1033, 2007.

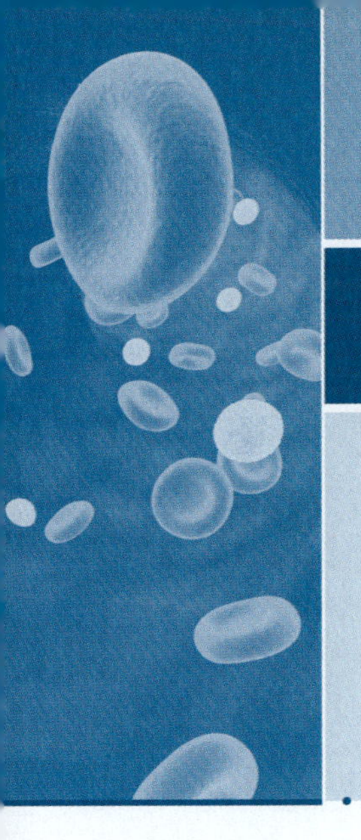

第72章

炎症性和恶性组织细胞增生症

Kenneth L. McClain, Carl E. Allen

摘 要

组织细胞(巨噬细胞)疾病可依据细胞最终成熟度分为四类:朗格汉斯细胞组织细胞增生症(LCH)、恶性组织细胞或树突状细胞肉瘤、幼年性黄色肉芽肿/Erdheim-Chester病、嗜血细胞淋巴组织细胞增生症/Rosai-Dorfman病。巨噬细胞引起的脂质贮积病详见第73章。这四类疾病的鉴别是依据临床表现和细胞表面标记的特异性染色。LCH可在出生时或成年发病,表现为皮疹、骨痛、耳道流液、口腔溃疡、齿龈炎、肺功能不全、慢性腹泻、尿崩症、骨髓衰减和肝衰竭。组织细胞学会对儿童LCH进行了临床试验治疗,使其预后得到改善。成人LCH的治疗主要来自个案经验并借鉴儿童治疗经验。对于复发、伴有慢性内分泌或中枢神经系统异常的LCH病人,疗效仍欠佳。由于对细胞表面标记的研究的进展使恶性组织细胞增生症的诊断标准得以明确,此病的治疗方法和预后差异较大。Erdheim-Chester病和幼年性黄色肉芽肿均起源于同一种细胞的异常,但治疗方法不同。Erdheim-Chester病几乎均发生在成人,而幼年性黄色肉芽肿主要累及儿童。Rosai-Dorfman病人主要表现为颈部淋巴结肿块,也可累及其他部位。Rosai-Dorfman病、Erdheim-Chester病和幼年性黄色肉芽肿的治疗方法有多种,但尚未开展特异性药物治疗的临床试验。嗜血细胞淋巴组织细胞增生症发病时有感染、肝炎、脑炎、自身免疫病等表现,化疗联合免疫治疗或造血干细胞移植可以使55%的病人治愈。

本章使用的简写和缩略词:ALL,急性淋巴细胞白血病(acute lymphoblastic Leukemia);ATG,抗胸腺细胞球蛋白(antithymocyte globulin);CD,分化抗原(cluster designation);CT,计算机断层成像(computed tomography);DAL,德国儿童白血病治疗和研究协会(Deutsche Arbeitsgemeinschaft für Leukaemieforschung und therapie in Kindersalter);DC,树突状细胞(dendritic cell);DI,尿崩症(diabetes insipidus);ECD,Erdheim-Chester病(Erdheim-Chester disease);HLH,嗜血细胞淋巴组织细胞增生症(hemophagocytic lymphohistiocytosis);HUMARA,人雄激素抗原受体分析(human androgen antigen receptor assay);HX,组织细胞增生症X(histiocytosis X);JLCHSG,日本朗格汉斯细胞组织细胞研究组(Japan Langerhans Cell Histiocytosis Study Group);JXG,幼年性黄色肉芽肿(juvenile xanthogranuloma);IL-1,白介素-1(interleukin 1);LC,朗格汉斯细胞(Langerhans cell);LCH,朗格汉斯细胞组织细胞增生症(Langerhans cell histiocytosis);M-CSF,巨噬细胞克隆刺激因子(macrophage colony-stimulating factor);M/M,巨噬细胞/单核细胞(macrophage/Monocyte);MRI,磁共振成像(magnetic resonance imaging);NF,神经纤维组织增生症(neurofibromatosis);PET,正电子发射显像(positron emission tomography);RDD,Rosai-Dorfman病(Rosai-Dorfman disease);TGF-β:转化生长因子-β(transforming growth factor-beta)。

组织细胞增生症的分类

本书的第67~69章已对单核-巨噬细胞系统(单核-吞噬细胞系统)的各种细胞进行了详细阐述。对于“组织细胞”和“组织细胞增生症”的定义因时代而异。在19世纪,组织细胞是指存在于特定组织的细胞,和后来的“巨噬细胞”是同义词,而讨论的疾病是巨噬细胞或相关细胞疾病[比如单核细胞来源的树突状细胞(DC);详见第19章],但是病理学家和临床医生目前仍习惯上称之为组织细胞增生症。组织细胞增生症包括不同疾病,其鉴别要点有:①临床表现;②组织病理学;③免疫学方法鉴定细胞的表面抗原;④细胞遗传学或基因特征(表72-1)。

根据细胞来源的不同,组织细胞疾病分为:①DC相关的;②单核-巨噬细胞相关的;③巨噬细胞肿瘤或DC肿瘤[1,2](表72-2)。

DC疾病包括朗格汉斯细胞组织细胞增生症(LCH),疾病起源于皮肤表皮和真皮交界处、肺、淋巴结、脾、骨髓等部位朗格汉斯细胞(LCs),LCs是免疫系统中最活跃的抗原呈递细胞[1],抗CD207(anti-langerin,抗朗格汉斯细胞特异性C型凝集素)可以使LCs特异性染色,是鉴定langerin蛋白的特异性方法,langerin

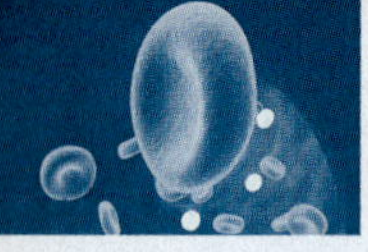

表 72-1　组织细胞疾病的细胞表面表位的抗体和显微镜下特征的鉴别 [3,3a]

临床表现	朗格汉斯细胞组织细胞增生症	恶性组织细胞增生症	Erdheim-Chester 病 / 幼年性黄色肉芽肿	嗜血细胞淋巴组织细胞增生症	Rosai-Dorfman 病
	朗格汉斯细胞	指突状树突状细胞	真皮树突状细胞	单核细胞 - 巨噬细胞	窦性组织细胞
HLH-DR	++	+	–	+	+
CD1a	++	–	–	–	–
CD14	–	–	++	++	++
CD68	+/–	+/–	++	++	++
CD163	–	–	–	++	++
CD207（Langerin）	+++	+	–	–	–
XIII a 因子	–	–	++	–	–
Fascin	–	++	++	+/–	+
Birbeck 颗粒	+	–	–	–	–
嗜血细胞增多症	+/–	–	–	+/–	–
内伸运动					+

表 72-2　组织细胞疾病的分类 *[2]

1. 生物学行为不同、缺乏细胞学异形性的疾病
   a. 树突状细胞相关的
      朗格汉斯细胞组织细胞增生症
      幼年性黄色肉芽肿
      Erdheim-Chester 病
   b. 单核 - 吞噬细胞相关的
      嗜血细胞淋巴组织细胞增生症
         家族性和（或）特定的功能性基因突变
      继发性嗜血细胞综合征
         感染相关性
         肿瘤相关性
         自身免疫相关性
         其他
      伴块状淋巴结病的窦性组织细胞增生症（Rosai-Dorfman 病）
      巨噬细胞表型的孤立性组织细胞肉瘤
2. 肿瘤
   树突状细胞相关性
   组织细胞肉瘤
   单核 - 巨噬细胞相关性
   白血病：急性单核细胞白血病、急性粒 - 单核细胞白血病、慢性粒 - 单核细胞白血病

* 根据是否存在肿瘤性细胞形态学改变、特异性克隆性染色体异常、临床表现、组织细胞疾病分为非肿瘤性和肿瘤性。尽管有些非肿瘤性组织细胞病没有肿瘤性细胞形态学改变、特异性克隆性染色体异常，临床可以表现为快速进展和死亡。在"生物行为不同的疾病"中包括来源于树突状细胞和巨噬细胞的两类疾病。

蛋白和电镜下见到的 Birbeck 颗粒有关 [3,3a]。Birbeck 颗粒是 LCH 的 LCs 中的网球拍样的内含物，其功能不清楚，可能是参与细胞内吞或外吐的细胞器。抗 CD207 和（或）抗 CD1a 染色对于诊断 LCH 是必须的。其他抗原如 S100 或 HLA-DR（人类白细胞抗原 -D 相关的）并非 LC 特异性抗原。其他 DC 疾病可来源于真皮间隙的树突状细胞，这类细胞抗 CD68、fascin 和 XIII a 因子抗体染色阳性，见于 Erdheim-Chester 病（ECD）和幼年性黄色肉芽肿（JXG），这些疾病中的 DCs 细胞不表达 CD1a 和 CD207。巨噬细胞在巨噬细胞克隆刺激因子（M-CSF）作用下产生 $CD163^-$ 阳性细胞，巨噬细胞和真皮树突状细胞具有相同的抗原决定簇，并且来源于同一个前体细胞。

单核细胞 - 巨噬细胞疾病包括嗜血细胞淋巴组织细胞增生症（HLH），HLH 与前面提到的 LCH 疾病不同，而巨噬细胞活化综合征均可以见于 HLH 和 LCH。巨噬细胞疾病还包括 Rosai-Dorfman 病（RDD），该病又称为伴有块状淋巴结病的窦性组织细胞增生症，在巨噬细胞胞质中见到吞入的淋巴细胞（内吞活动）具有诊断价值。

恶性组织性增生症已经成为一个特定的诊断，但是必须排除间变性大细胞淋巴瘤和其他淋巴瘤（根据其特异性免疫表型）。因起源的 DC 不同，恶性组织性增生症有不同的亚型。除了角膜和大脑外，其他器官中 DCs 的作用是摄取和呈递抗原（类似 LCs）。当 DCs 接触抗原并迁徙到淋巴结中，其细胞形态发生变化，呈"面纱细胞"或不典型细胞。指突状 DC 位于淋巴结和脾脏的 T 细胞区，具有复杂的指突状突起，具有和 LCs 相似的表面标记，但是缺乏 Birbeck 颗粒（LCs 细胞特异性）。滤泡状 DCs 位于淋巴结的生发中心（B 细胞区），具有特异性免疫表型：$CD21^+$、$CD35^+$、$CD1a^-$、$S100^{+/-}$。

朗格汉斯细胞组织细胞增生症

■ 定义和历史

1868 年 Paul Langerhans 利用胶体金染色发现皮肤中存在一种具有多个树枝状突起的细胞，称之为树突状细胞，认为是神经系统的一部分 [4]。1973 年 Christian Nezelof 及其同事利用电镜观察组织细胞增生症 X 的活检样本 [5]，发现致病细胞中存在五层的颗粒，这种颗粒和真皮 - 表皮交界处 LCs 中的颗粒一样。现在人们已经知道树突状细胞是免疫系统的前哨，负责接触和摄取抗原、迁徙到淋巴结、把抗原呈递给 T 细胞。目前鉴

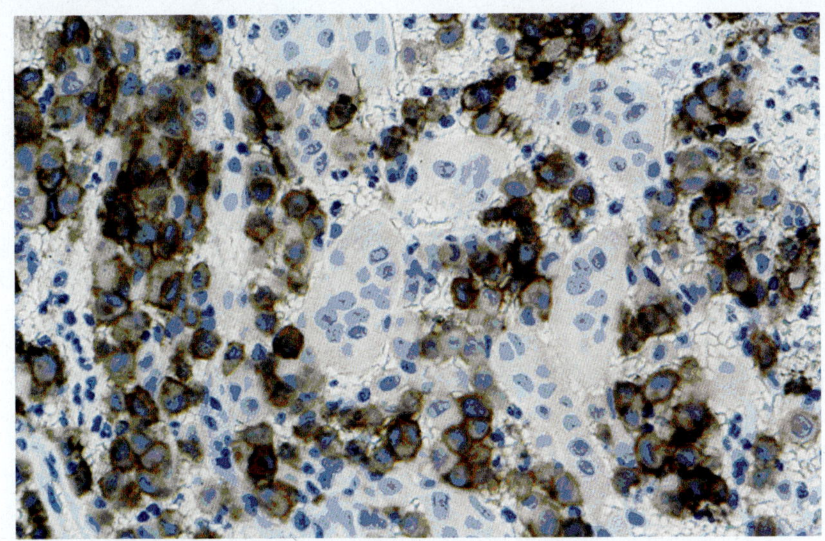

图 72-1　朗格汉斯细胞组织细胞增生症病人的病变骨活检标本。朗格汉斯细胞的胞质和细胞膜 CD207 染色阳性（免疫过氧化物酶 HE 复染）。

定该类细胞是通过 CD207 抗体（图 72-1）染色，CD207 抗原被称为 langerin，是 Birbeck 颗粒中的蛋白成分，Birbeck 颗粒只能通过电镜才能观察到[3,3a]。另外，发现抗 CD1a 染色阳性细胞的存在也提示 LCH 的诊断。

LCH 是由免疫表型和功能均不成熟的圆形 LCs 的增殖引起，同时伴有嗜酸性粒细胞、巨噬细胞、淋巴细胞、多核巨细胞的增多。LCH 中的 LCs 具有克隆性增殖的特点，因此 LCH 被视为肿瘤，但病变处常伴有明显的非克隆性炎症细胞[6]。有时 LCH 的组织病理学反应类似霍奇金淋巴瘤，霍奇金淋巴瘤的病灶可见体积相对小的克隆性（肿瘤性）细胞群（Reed-Sternberg 细胞），同时由于细胞因子活化导致反应性细胞增多（如淋巴细胞、嗜酸细胞、巨噬细胞），使得病灶部位细胞具有多样性。化疗药物可针对 LCH 的肿瘤细胞和活化的免疫细胞，使其预后得到改善。

LCH 是目前得到认可的疾病名称，已替代“组织细胞增生症 X、嗜酸细胞肉芽肿、Abt-Letterer-Siwe 病、Hand-Schüller-Christian 病、弥漫性网状内皮细胞增生症”等名称。这种命名的改变基于上述疾病中均存在病理性 LC 细胞[5,7,8]。

■ 流行病学

LCH 在 15 岁以下儿童中的发病率为（2~10）/1 000 000[9]。法国的调查显示在 15 岁以下儿童中 LCH 的发病率为（4~6）/1 000 000[10]。男女比例接近 1∶1，中位发病年龄为 30 个月（从出生到 90 岁均可发病），有报道同卵双生的双胞胎早期均发生 LCH。也有个案报道在一个家庭中非双胞胎的同胞和多个病例的发生[11]。但是在多数 LCH 病例中没有发现有力的遗传学证据。父母接触溶剂及围产期感染和 LCH 发生的相关性证据较弱，未达到统计学差异。流感后 LCH 的发病率没有增加[12]。有报道患甲状腺疾病的家庭成员中发病率有所增加[13]。

■ 病因和发病机制

细胞和细胞因子

LCH 的病因不明。研究未能证实病毒是其病因[14,15]。正常情况下，活化的 LC 细胞呈递抗原给初始 T 淋巴细胞，而 LCH 中的 LC 细胞不能有效地诱发初级 T 淋巴细胞应答[16]。利用 DC 标记（CD80、CD86、Ⅱ类抗原）抗体染色，显示 LCH 中的异常细胞表型类似不成熟 DC 细胞，呈递抗原能力弱并且增殖慢[17]。转化生长因子 β（TGF-β）和白细胞介素（IL）-10 可能阻止 LCH 中 LC 细胞的成熟[17]，而调节性 T 细胞发生扩增[18]。$CD4^+CD25^{high}FoxP_3^{high}$ 细胞占 T 细胞的 20%，似乎和 LCH 病灶中的 LC 细胞接触。这群调节性 T 细胞在 LCH 病人外周血中数量超过对照组，当病人处于缓解时该类细胞比例恢复到正常水平。

染色体分析

研究证实 LCH 具有克隆性，研究方法包括：X 染色体上编码人类雄激素受体（HUMARA）的甲基化特异性限制酶位点的多形性以及另外三个位点的多形性[19,20]。对单个或多个系统受累的病灶进行活检，均证实存在单克隆 LCs 细胞的增殖。而成人肺部 LCH 的 LCs 不是单克隆的[21]。LCH 的细胞遗传学异常鲜有报道。应用比较基因组杂交方法，三个研究组报道了在可能的肿瘤抑制基因位点发生杂合性缺失，但是均未进行测序来证实。一项研究采用芯片比较基因组杂交方法，没有在 CD207 阳性细胞中发现任何突变[22-24]。

基因表达芯片分析

激光显微切割方法可以纯化冷冻活检标本中 LCs 或纯化皮肤中的正常 LCs[25]。病人标本和对照标本中 LCs 的细胞因子和生长因子基因表达相比，二者在肿瘤坏死因子家族基因和一些白介素基因的 RNA 表达方面非常相似，而 LCH 病人的 LCs 表达高水平的 M-CSF、TGF-β 受体、IL-1α。也可以在体外利用 $CD34^+$ 细胞产生 LCs，然后通过系列分析基因表达文库来鉴定高表达基因[26]，通过该方法筛选出一些高表达基因，如 FSCN1、GSN、MMP12、CCL22、CD1a、CD207。

血浆标记物

LCH 病人血浆类 FMS 酪氨酸激酶 3 配体（FLT-3）和 M-CSF 水平明显升高，这些血浆标记物水平和外周血不成熟树突状细胞及病情具有很好的相关性，治疗有效时这些血浆标记物水平也下降[27]。在另外一项研究中未能证实 LCH 病人外周血髓样树突状细胞比例更高[18]。LCH 活动期血浆护骨素的水平也升高，护骨素是免疫系统和骨代谢的另外一个调控因子[28,29]。该研究显示多系统受累的 LCH 病人的血浆护骨素水平最高，随着治疗有效而下降，这和血浆中 FLT-3 和 M-CSF 的变化相似。

■ 临床特征

LCH 常表现为皮疹、骨痛。全身症状有发热、消瘦、腹泻、水肿、呼吸困难、烦渴、多尿。

在诊断 LCH 时，根据受累的器官分为“高危”和“低危”。高危器官包括肝脏、脾脏、肺脏、骨髓。低危器官包括皮肤、骨骼、淋巴结、脑垂体。病人可以表现为单个部位或器官病变（单部位或单系统），也可表现为多部位或多器官（多系统）病变。LCH 病人的治疗选择是根据高危还是低危器官受累、是单个部

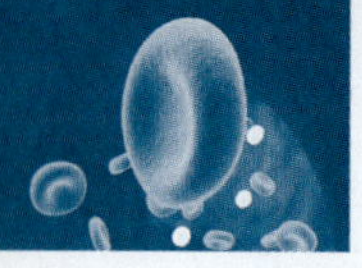

位还是多系统受累。病变可以表现为皮肤、骨骼、淋巴结、脑垂体多个器官的联合受累，但此时仍然被认为是低危。

单个部位病变

这种情况下，受累部位有皮肤、口腔黏膜、骨骼、淋巴结、脑垂体、胸腺。

皮肤　LCH 的皮肤表现类似头皮脂溢性皮炎，容易误当作婴儿的胎腻延迟褪去。病变部位可以在皮肤皱褶处或弥漫分布（图 72-2），最常累及的皮肤皱褶处是腹股沟、肛周、耳后、颈部、腋下、女性乳房的下部皱褶。婴幼儿可以出现全身任何部位的棕色 - 浅紫色丘疹（Hashimoto-Pritzker 病）[30]。该病变类似Ⅳ -S 期神经母细胞瘤，具有自限性，在一岁以内常有病变自发消失现象。但是需要密切随访，观察是否发生系统性病变，有时在最初皮肤病变出现后出现系统性病变[31,32]。一项研究发现，在 1069 例病人中新生儿 LCH 有 61 例，接近 60% 病人具有多系统病变，72% 病人具有高危器官受累[33]。高危器官受累的新生儿 LCH 的预后比幼儿和儿童要差。治疗 12 周时的疗效比年龄对预后的影响更大。

儿童和成人　儿童和成人可以出现头皮、腹股沟、腹部、背部、胸部等部位红色丘疹，类似皮肤念珠菌病的弥漫性皮疹。头皮的类脂溢性表现容易被误认为严重的头皮屑。耳后皮肤、头皮、生殖器皮肤、肛周部位的溃疡性病变常误诊为细菌、真菌感染。

口腔黏膜　可以表现为牙龈增生，软腭或硬腭、颊黏膜、舌头、口唇部位溃疡，口腔黏膜病变可以早于 LCH 其他部位病变[34]。

骨　儿童 LCH 最常受累部位是头颅溶骨性破坏，可以无症状或有骨痛表现[35]。病变可以累及任何部位的骨骼，最常累及的是颅骨、股骨、肋骨、椎骨、肱骨。脊柱病变最常累及颈椎，常伴有其他骨骼破坏。眼眶部位的 LCH 病变可引起的眼球突出，这非常类似眼部横纹肌肉瘤、神经母细胞瘤、良性脂肪瘤的表现。有时颅骨溶骨性破坏的同时伴有肿块压迫硬脊膜。颌面骨或颅后窝前部和中部骨骼（比如颞骨、蝶骨、筛骨、颧骨）伴有颅内肿瘤构成了“中枢神经系统 - 危险”组，这类病人发生尿崩症和其他中枢神经系统疾病的风险增加 3 倍（见下文“中枢神经系统”）。

图 72-2　朗格汉斯组织细胞增多症。显示一例婴儿的弥漫性皮肤病变，皮肤呈鳞片状，可见融合的红皮病性皮疹。

淋巴结和胸腺　颈部淋巴结最常受累，受累淋巴结质地软或硬，伴有淋巴水肿。胸腺肿大或纵隔受累时类似淋巴瘤或感染，有时可以引起类似哮喘症状，这时需要对结节或肿块进行组织学检查和微生物培养。

脑垂体　脑神经垂体受累可导致中枢性尿崩症（DI，见下文“内分泌系统”），脑垂体前叶受累常导致生长和性成熟停止。

多系统疾病

多系统 LCH 的病变可以累及肝脾、肺、骨髓（高危部位）或骨骼、皮肤、淋巴结、内分泌系统、胃肠道系统（低危部位）、中枢神经系统（中危部位，依受累程度而定）。

肝脏和脾脏　肝脏和脾脏被认为是高危器官。肝大的同时可伴有肝功能异常，表现为低白蛋白血症、腹水、高胆红素血症、凝血因子缺乏。肝脏受累时，行 CT 或 MRI 检查可发现门静脉或胆道区出现低回声或低信号[36]。LCH 累及肝脏最严重的并发症是胆汁淤积和硬化性胆管炎[37]。

儿童发生肝脏 LCH 的中位年龄为 23 个月，表现为肝大，也可伴有脾大、碱性磷酸酶升高、转氨酶和谷氨酰转肽酶升高。肝脏活检见不到 LCs，考虑与淋巴细胞产生细胞因子后引起的胆管损害有关。75% 患硬化性胆管炎的儿童对化疗无效，需要进行肝脏移植[37]。巨脾可引起血细胞减少和呼吸受限，切脾治疗并不常规推荐，只在化疗不能快速起效时才被迫行脾切除。切脾只能暂时改善血象，因为肿大的肝脏和单核 - 吞噬细胞系统激活可导致血细胞扣留和破坏。

肺脏　肺脏是一个高危器官，但是儿童肺脏受累的发生率低于成人，成人肺部受累的原因中吸烟是一个关键因素[38]。胸片表现为非特异性间质性浸润。需要靠高分辨 CT 来观察 LCH 囊状和结节状病变所致的肺组织破坏。自发性气胸可以是 LCH 肺部病变的最早表现，最后可发生肺组织的广泛纤维化和破坏，导致严重的肺功能不全。一项研究报道了儿童病人的结果，只有低危器官受累者的 5 年存活率高于肺部和低危器官同时受累者，分别为 94% 和 83%[39]。弥散功能下降可以导致肺动脉高压[40]。对于年龄偏小、病变弥漫的儿童，通过治疗可以阻止肺组织破坏，同时正常修复机制也可以恢复部分肺功能。

骨髓　骨髓累及的病人多数是年龄偏小的儿童，伴有弥漫性病变，累及肝脏、脾脏、淋巴结、皮肤，有血小板或中性粒细胞的明显减少[41]。也可以表现为轻度血细胞减少，利用免疫组化或流式细胞术可以证实 LCH 累及骨髓[42]。骨髓嗜血细胞增多者视为高危 LCH 病人[43]。细胞因子促进 LCH 发生的同时，也可能引起巨噬细胞活化，因此有时难以确定疾病是原发于 HLH 还是 LCH。当出现骨骼受累或者 LCH 典型的皮疹时常提示 LCH 的诊断。

内分泌系统　尿崩症是 LCH 最常见的内分泌表现。有些病人最初仅表现为原发性尿崩症，大约 50% 病人在诊断尿崩症后一年内出现具有 LCH 诊断价值的其他病变[44]。10 年脑垂体受累的发生率为 24%[45]，在接受化疗的病人中，脑垂体受累的发生率并未下降(见下文“中枢神经系统”)。但是有一篇研究报道了长春新碱和泼尼松治疗 6 个月，CNS- 危险的病人的尿崩症发生率从 40% 下降到 20%[46]。从诊断 LCH 起到发生尿崩症的平均时间为一年，而到出现生长激素缺乏的时间是 5 年后。

诊断时有多系统病变和颅面累及(特别是耳、眼、口部位)的病人，在病程中发生尿崩症的风险增加(相对风险 4.6)[47]。当疾病长时间处于进展或恶化状态，发生尿崩症的风险也增加，这类病人在诊断后 15 年尿崩症的发生率为 20%。56% 的尿崩症病人在发生尿崩症 10 年内会出现垂体前叶激素缺乏(生长激素、甲状腺激素、性腺刺激激素)[45]，经过多药联合化疗的病人有 10% 发生尿崩症，而在治疗强度较弱的病人中发生尿崩症的比例高达 50%[51,52]。

胃肠道系统 少数病人出现腹泻、便血、肛瘘、吸收不良表现[48,49]。诊断 LCH 的胃肠道病变比较困难，因为病灶呈片状分布，常常需要借助内镜进行多次活检才能诊断。

中枢神经系统 **尿崩症** 尿崩症(既是 LCH 的内分泌表现也是中枢神经系统表现)可以出现在疾病早期或晚期。神经垂体损伤导致尿崩症，是 LCH 中枢神经系统损伤的最常见的早期表现[50]。LCH 病人中大约 4% 初期表现为尿崩症。在 LCH 诊断之前或病程中有 15%~20% 病人出现尿崩症。一项系列研究报道显示，尿崩症的比例在 LCH 诊断前、诊断时、诊断后分别为 2%、4%、12%。脑垂体活检基本不做，除非脑垂体颈大于 6.5mm 或者下丘脑肿块时才进行活检。LCH 的诊断通常是根据皮肤、骨骼、淋巴结活检结果以及上述脑垂体异常。

其他慢性中枢神经系统疾病表现 LCH 病人可以出现脉络丛、灰质 / 白质的肿块[53]。这些病灶包含 $CD1a^+$ 朗格汉斯细胞和 $CD8^+$ 淋巴细胞[54]。

另外一种慢性中枢神经系统病变是神经退行性变，发生率为 1%~4%，表现为构音困难、共济失调、辨距不良、行为异常[52]，这被称为“LCH 中枢神经系统神经退行性综合征”。MRI 的 T2 加权像显示小脑的核仁和白质为高信号，在 T1 加权像中显示基本神经中枢存在高度损伤，也可见脑萎缩(图 72-3)[53]。影像学异常可以在症状出现前几年或同时出现。有研究对至少有两次 MRI 检查结果的 83 例 LCH 病人进行了分析，主要评价颅面部病变、尿崩症、内分泌缺陷、神经心理症状，发现 57% 病人在诊断后 34 个月(中位时间)出现神经退行性变的影像学异常，在这些病人中，有 25% 病人在 LCH 诊断后的 3~15 年出现神经缺损的临床表现[55]。

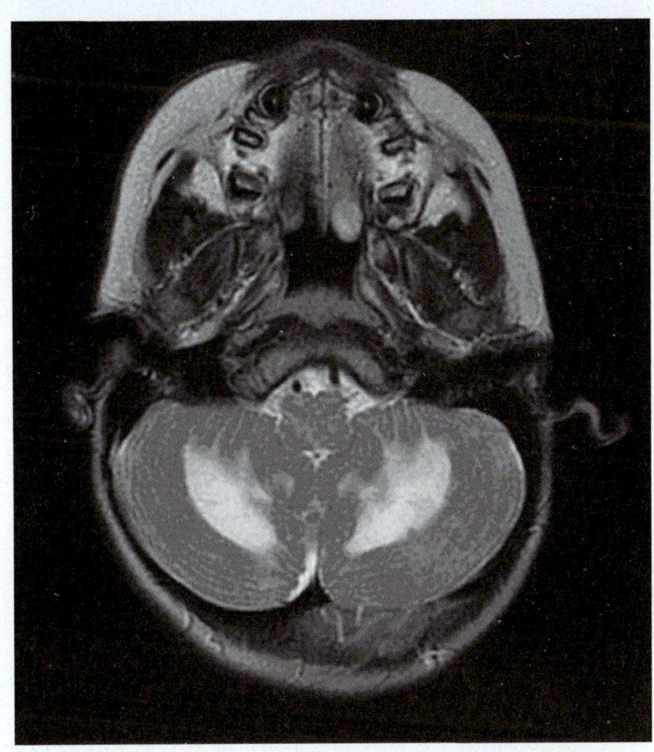

图 72-3 朗格汉斯细胞组织增多症和中枢神经系统神经退行性综合征的放射性表现。一例朗格汉斯细胞组织增多症病人的脑部 MRI，T2 加权像显示小脑白质的高信号变化。

■ 实验室特征

LCH 的诊断依据是在受累器官中证实 LC 细胞的存在，这通过组织活检标本进行 CD1a 或 CD207 染色来完成[1]。高危病人骨髓受累时表现为贫血和血小板减少[41,42]。有时血沉增快和血小板增多可能和 LCH 疾病进展相关[56]。肝脏受累时，可以出现低白蛋白血症、转氨酶升高、胆红素升高。肠道受累时可出现低白蛋白血症。普通平片、CT、MRI、骨扫描、PET 检查可发现溶骨性破坏。PET 检查具有很大优势，可以显示普通平片和骨扫描不能发现的病灶，另外，PET 在治疗 6~12 周评价疗效时特别有价值[57]。

■ 鉴别诊断

LCH 的许多皮肤表现类似真菌性皮疹、头皮脂溢性皮疹或胎腻、先天性病毒感染或神经母细胞瘤、接触性皮炎、银屑病。如果病人出现生殖器病变，需要考虑是否存在性传播性疾病或其他感染。口腔病变类似其他溃疡性病变、牙龈感染、龋齿。耳道流出白色或绿色液体类似外耳炎表现。溶骨性破坏常被视为肿瘤存在的依据，比如神经母细胞瘤、横纹肌肉瘤、Ewing 肉瘤。LCH 引起的椎体破坏类似结核、外伤、骨髓炎。LCH 肺部受累表现为间质性改变，最初看起来像病毒感染。胸腺或纵隔淋巴结肿大可以导致呼吸困难和哮喘样喘息。LCH 病人有淋巴结肿大，和其他疾病如淋巴瘤、其他组织细胞病、感染、免疫相关性疾病引起淋巴结肿大类似。LCH 病人肝脾大的鉴别同样也存在类似情况。LCH 病人出现慢性腹泻时，最初常认为是肠道感染或炎症。单独尿崩症伴有垂体肿大提示生殖细胞瘤或垂体炎。当其他容易混淆的疾病在治疗无效时需要高度怀疑 LCH 的诊断。

偶尔在不同的肿瘤病灶中可以出现 LC 细胞，这可能是机体免疫系统对疾病的反应所致[58-61]，比如，重症肌无力病人可以有胸腺 LCH[62]。

■ 治疗

儿童和成人 LCH 的最佳治疗方案来源于组织细胞学会(www.histiocytesociety.org)或类似的国际联盟开展的临床试验。NCI 网页和美国组织细胞协会(1-856-589-6606)也是很好的资源。只表现为皮肤 LCH、单独骨骼病变(非中枢神经系统危险组病人)或单独尿崩症的病人未纳入这些临床试验中，但在本章中也进行探讨。

只有皮肤受累

这种情况下病人可以不予治疗，处于观察状态。也可以局部应用糖皮质激素（根据作者经验局部应用糖皮质激素很少有效）[32]、每周口服甲氨蝶呤（20mg/m^2）×6个月[63]或口服沙利度胺（每晚50~200mg）[64]。对于口服药物治疗无效的皮肤LCH病人，皮肤病变处局部涂抹卡莫司汀有效，但是皮肤病变范围大时疗效不佳[65]。也有报道用补骨脂素和长波紫外线照射治疗[66]。根据皮肤病变的严重程度和范围来选择治疗方法。

病变仅累及头颅骨的前面、顶骨、枕骨或其他骨骼的单独破坏

这种情况需要作病灶刮除术或联合注射甲泼尼龙[67]。

颅骨病变为乳突、颞骨、眶骨（中枢神经系统-危险病变）

治疗这类病人的主要目的是减少尿崩症的发生风险[68]，治疗方案包括长春碱联合泼尼松（疗程6个月，长春碱6mg/m^2，每周1次，共7周，如果疗效好继续每3周1次；泼尼松40mg/m^2，每天1次，共4周，随后的两周减量，之后和长春碱一起每3周用5天，每天40mg/m^2）[69]。

一项研究报道了病变累及眶骨或乳突的LCH病人，只接受外科手术治疗的病人中无一例发生尿崩症[70]，而那些很少或根本没有接受化疗的病人中发生尿崩症的比例为20%~50%，比接受治疗者高10%。现有的证据支持在乳突、颞骨、眶骨病变的LCH病人中，应用化疗可以预防尿崩症的发生[52,68]。

多个骨破坏或皮肤、淋巴结、脑垂体多个累及（伴/不伴骨破坏）

对于伴有CNS风险病变的病人应选用长春碱和泼尼松的联合治疗。单药（比如泼尼松）短程（<6个月）治疗不充分使复发率增加。研究表明两药联合治疗的复发率为18%，而单用外科手术或单药治疗组为50%~80%[47,71,72]。

脾脏、肝脏、骨髓、肺（包括/不包括皮肤、骨骼、淋巴结、脑垂体）

根据LCH-Ⅰ、LCH-Ⅱ和DAL-HX-83研究结果，高危器官（脾、肝、骨髓、肺）累及的LCH病人的标准疗程为6个月（LCH-Ⅰ和LCH-Ⅱ）至1年（DAL-HX-83和LCH-Ⅲ）[51,69]。LCH-Ⅱ研究是一项随机试验，比较长春碱/泼尼松/6-MP方案和长春碱/依托泊苷/泼尼松/6-MP方案的疗效[73]。两种方案在6周疗效、5年生存率、复发率、长期结局无差异，因此组织细胞协会在以后的临床试验中摒弃了依托泊苷。然而，从与历史数据对照的角度来看，依托泊苷可以减少高危器官累及病人的死亡率。通过LCH-Ⅰ到LCH-Ⅱ临床试验的比较，可以看出增加治疗强度可以提高早期反应率、减少死亡率，尽管仍存在歧义。DAL治疗方案也采用了类似的思路，只是治疗的第一周增加依托泊苷剂量、维持治疗中加用了MTX（500mg/m^2，每3周静脉用1次）。另外一个更强的方案是日本的JLSG-96方案，对疗效好的病人采用阿糖胞苷、长春新碱、泼尼松龙、MTX的方案，对疗效差的病人采用柔红霉素、环磷酰胺、长春新碱、泼尼松龙的方案[74]。两种治疗方案的疗程均是7.5个月。表72-3比较了上述4项临床试验的疗效。

表72-3　不同方案治疗高危朗格汉斯细胞组织细胞增多症病人的疗效比较

	所用方案			
	DAL-HX	LCH-Ⅰ	LCH-Ⅱ	JLSG-96
病例数	63	143	193	59
诊断时中位年龄（岁）	0.9	1.5	1	0.9
治疗时间（月）	12	6	6	7.5
有效率（%总体病人）	79	53	63*，71†	76
再恶化（%占有效病人）	30	50	47	45
3年生存率（%）	94	93	88	97

DAL，Deutsche Arbeitsgemeinschaft für Leukaemieforschung und therapie in Kindersalter：德国儿童白血病治疗和研究协会；LCH-Ⅰ和LCH-Ⅱ：组织细胞协会，朗格汉斯细胞组织细胞增多症治疗方案Ⅰ和Ⅱ；JLCHSG，日本朗格汉斯细胞组织细胞增多症研究组。

*A组（长春碱，泼尼松）。

†B组（长春碱，泼尼松，依托泊苷）。

椎体和股骨病变有骨折风险

椎体或股骨颈病变容易发生骨折，对这类病人可以单独进行放疗[75,76]。当颈椎不稳定或者出现神经症状，需要进行支架或椎体融合治疗[77]。对于未累及CNS-危险区域的颅骨病变也可以考虑放疗。

中枢神经系统

文献报道了13例肿块型LCH病人经过克拉屈滨治疗有效，病变表现为下丘脑-垂体轴增大、脑实质肿块、脑膜受累等[78-80]，克拉屈滨剂量是5~13mg/m^2，治疗次数不同[80]。

临床症状的CNS神经退行性综合征的病人，可以选择地塞米松、克拉屈滨、全反式维甲酸和静脉注射丙球的联合治疗[81,82]。全反式维甲酸的剂量是每天45mg/m^2，用6周，随后每月用2周，持续1年[82]。静脉丙球400mg/m^2，每月1次。化疗包括口服泼尼松±静脉MTX和6-MP，持续1年[81]。在MRI病灶显像稳定并且神经症状无加重的情况下，临床疗效难以评价。有一项研究评价了应用静脉阿糖胞苷±长春新碱治疗8例病人，其中5例病人神经症状减轻、MRI影像学改善[82a]。

复发、难治、进展期儿童朗格汉斯细胞组织细胞增多症的治疗

复发的“低危”器官累及　尽管有一些方案用于治疗复发病人，但是尚无最佳方案。对于长春碱和泼尼松治疗停用6个月之后复发的病人，用长春碱（每周一次）和泼尼松（周天一次）进行再“诱导”治疗6周可能有效，如果疾病无活动或活动证据很少，改为口服MTX（每周一次）和MP（每晚），每3周为一个周期。组织细胞学会正在讨论这个治疗策略。如前所述，克拉屈滨是治疗复发性骨病的一个有效药物[83,83a]。另外一个方案是长春新碱和阿糖胞苷联合治疗[84]。

沙利度胺治疗LCH的一个Ⅱ期临床试验（10例低危病人、6例高危病人）显示，在一线治疗失败并且接受至少一个二线方案的10例低危病人中，4例获得完全缓解、3例获得部分缓解，但是沙利度胺的剂量限制性毒性影响了其疗效充分发挥[64]。

复发性高危器官累及 目前组织细胞协会正在开展难治性高危器官累及(肝脾或骨髓)LCH 的临床试验，类似急性髓细胞白血病的强化治疗方案，包括克拉屈滨和阿糖胞苷，该方案的临床应用有望促进总体存活率的提高[85]，因该方案强度较大，需要临床医生能够处理感染和代谢方面的并发症。治疗起效时间可能延长。对于多个高危器官累及并且化疗耐药的病人，可以选用干细胞移植。减低预处理剂量移植方案能够治愈该病，并且毒副作用相对小[86-88]。

对于多系统累及的 LCH 病人，经过标准治疗 6 周出现疾病进展或治疗 12 周时未达到部分缓解时，需要更换新的治疗方案。DAL 研究结果显示这些儿童的生存率仅为 10%[69]。LCH-Ⅱ研究结果显示经过长春碱/泼尼松治疗 6 周疗效差的病人生存率为 27%[73]。对于治疗 6 周疗程差的病人给予长春碱、泼尼松、依托泊苷方案治疗后生存几率为 52%。克拉屈滨和喷司他丁(pentostatin)已被用作 LCH 病人的挽救性治疗[83a]。这些药物对于骨骼、皮肤、淋巴结受累病人更为有效，而对于肝、骨髓、脾、肺受累者只有 1/3 病人有效。另外一项研究证实对于多次复发或高危病人，持续输注克拉屈滨 3 天[83]，10 例病人中有 7 例病人不再需要其他治疗。

不再认为是有效的治疗方法

过去曾用环孢素或[89]干扰素 -α[90]局部治疗 LCH，但是现在认为这种治疗方法无效。外科手术不是适应证，比如对于下颌骨病变进行外科手术会扼杀恒牙发育的可能性。化疗可以治愈骨或皮肤病变，因此，腹股沟或会阴部皮肤病变不需要外科切除或放疗。

■ 病程和预后

低危 LCH 病人接受长春碱和泼尼松治疗后根治几率为 99%，如果疗程只有 6 个月的时间或仅用两种药物治疗，复发率则达到 46%[51,74,91]。初次治疗后病人可以复发 2~4 次，几乎 100% 病人最终会治愈，治愈需要多次治疗[91]。表 72-3 总结了高危病人的预后。高危病人接受 6~12 周治疗未获得充分的疗效者，长期生存几率为 35%，如果不使用克拉屈滨和阿糖胞苷的挽救性方案[85]，多数病人最终死于 LCH。克拉屈滨和阿糖胞苷的挽救性方案非常强，导致血象下降明显和感染风险增大，但是多数病人能够成功耐受该方案，并且病情得到很好的控制，有利于进行造血干细胞移植。对于这些需要挽救性治疗的 LCH 病人而言，减低预处理剂量移植可使生存率达到 80%[88]。尽管文献报道了其他治疗方法比如帕米膦酸盐、环孢素、干扰素 -α，这些均未成为标准治疗[92]。

治疗的后遗症或远期副作用 低危器官(皮肤、骨、淋巴结、脑垂体)受累的儿童出现后遗症的几率为 24%[93]。有尿崩症的患儿有发生脑垂体功能低下的风险，应该密切观察生长和发育情况。一项回顾性研究对 141 例 LCH 和尿崩症病人进行分析，发现 43% 病人出现生长激素缺乏[94-96]。LCH 和尿崩症儿童中，5 年和 10 年出现生长激素缺乏的风险分别为 35% 和 54%。接受生长激素替代治疗的 LCH 儿童和未接受者相比，复发率没有增加[94]。

多系统累及的病人出现远期副作用的几率为 71%[93-96]。接受治疗的 LCH 病人出现听力丧失的比例为 13%[96]。有报道在脊柱病变的 LCH 病人中，发生颈椎压缩性骨折引起的神经症状。在一些长期存活的有 CNS 危险颅骨病变病人中，可以出现认知缺陷和 MRI 异常[97]。有些病人发生小脑功能和行为明显异常，有些病人出现脑干功能和短时记忆的细微缺陷[98]。

因脊柱、股骨、胫骨、肱骨损害引起矫形问题的发生率为 20%，包括椎体破坏或脊柱不稳导致的脊柱侧弯、颜面部或肢体的不对称。

弥漫性肺疾病可导致肺功能下降、感染风险增高、运动耐受性下降。这些病人应当进行肺功能检查如一氧化碳弥散功能和肺残留量/总肺容量比率[40]。

肝脏疾病可以导致硬化性胆管炎，化疗的疗效只有 25%，因此有肝脏移植指征[37]。

有些病人的牙科问题突出表现为牙齿脱落，常常是过度积极的牙外科手术所致[93]。

激发于 LCH 或治疗引起的骨髓衰竭较为罕见，发生肿瘤的风险增加。LCH 病人发生继发性肿瘤的风险增加[99]。治疗可以继发白血病(常为急性髓细胞白血病)和淋巴瘤。有少数病人可以是 LCH 和肿瘤同时发生，有些病人是先发生肿瘤后出现 LCH。已经报道了 3 例同时发生急性 T 淋巴细胞白血病(T-ALL)和进展性 LCH 病人，T-ALL 和 LCH 拥有相同的克隆性标记[100,101]，2 例病人具有相同 TCR 重排[100]，文章作者认为淋巴细胞具有向朗格汉斯细胞发育的可塑性。1 例 T-ALL 后发生 LCH 的病人，其 LC 细胞和 ALL 细胞具有相同的 TCR 重排和 *NOTCH1* 基因[101]。

也有文章报道了 LCH 同时伴有神经视网膜母细胞瘤、脑瘤、肝癌、尤文(Ewing)肉瘤等肿瘤[99]。

■ 成人朗格汉斯细胞组织细胞增多症

发病率

成人 LCH 的发病率估计为(1~2)/1 000 000 人[102]。发表的大宗样本研究的数据常来自转诊中心并且该病易被漏诊，因此该病的真正发病率难以明确。德国的一项调查研究显示成人 LCH 中女性占 66%，中位年龄 43.5 岁[103]。

成人朗格汉斯细胞组织细胞增多症的临床表现

成人 LCH 病人在诊断明确和开始治疗之前的数月可能就出现症状和体征。除了成人肺部 LCH 和吸烟密切相关外，成人 LCH 和儿童 LCH 的临床表现相似，有(依据发生频率的多少)呼吸困难、呼吸急促、烦渴多饮、多尿、骨痛、淋巴结病、消瘦、发热、肿大、牙龈增生、共济失调、记忆差。体征表现为皮疹、头皮结节、骨破坏局部的软组织水肿、淋巴结病、牙龈增生、肝脾大。单独发生尿崩症的病人需要密切随访，观察是否出现 LCH 特征性症状和体征。尿崩症病人中 80% 病人累及其他器官：骨(68%)、皮肤(57%)、肺(39%)、淋巴结(18%)[104]。

许多病人出现棕色或红色的皮疹，或者针头到硬币大小的皮肤结痂。头皮处的皮疹和脂溢性皮炎相似。腹股沟区、生殖器、肛周的皮肤处可出现溃疡，并且抗细菌或真菌治疗后不能愈合。口腔可以表现为牙龈肿胀或颊黏膜、上颚、舌体的溃疡。

成人发生骨累及的发生率和儿童不同，下颌骨累及的发生率分别为 30% 和 7%，颅骨累及的发生率分别为 21% 和 40%[35,103]。成人 LCH 累及椎体的发生率为 13%，骨盆为 13%、四肢骨 17%、肋骨 6%，这些和儿童的发生率相似[102]。

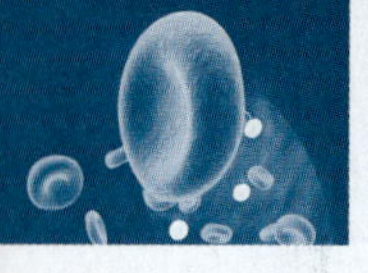

吸烟者肺部 LCH 的发生率略高于不吸烟者，男女比例可能一样[38,105]。肺部 LCH 表现为咳嗽、呼吸困难、胸痛，有肺部累及的病人中大约 20% 无任何症状[106,107]。发生胸痛提示出现自发性气胸。和其他肺疾病中的 LCs 不同，成人 LCH 肺病变处的 LCs 是成熟的树突状细胞，表达高水平的 CD80 和 CD86[108]。成人肺部 LCH 是一个反应性增殖过程，而儿童则是一个克隆性增殖过程[108]。

肺部 LCH 最常见的肺功能异常是一氧化碳弥散能力下降，发生率大约为 80%[109,110]。高分辨 CT 能够发现肺特征性囊状和结节表现，尽管肺部 CT 上有典型表现，确诊还是依赖肺活检[111]。高分辨 CT 上发现囊状异常也无法预测是否有疾病进展[112]。

成人肺 LCH 可以同时存在多系统疾病，包括骨(18%)、皮肤(13%)和尿崩症(5%)。

成人 LCH 的治疗

成人 LCH 的治疗和儿童相似，也用长春碱和泼尼松治疗，但是长春碱(每周 1 次，共 6 周)的神经毒副作用较为明显，糖皮质激素的耐受性也比儿童差。我们认为应用阿糖胞苷或克拉屈滨是一个更佳的方法。不宜进行拔牙或切除下颌骨手术治疗。全身化疗可以使骨损害减轻，受累的牙齿和下颌骨能够再生。沙利度胺和口服甲氨蝶呤治疗成人皮肤病变者非常有效[63,64]。LCH 研究显示，患儿接受 6 个月的长春碱和泼尼松联合治疗比单药治疗或放疗(多处骨破坏)能够明显减少复发率[47]。也有个案报道用帕米双磷酸盐成功治疗多处溶骨性病变所致严重骨痛[113,114]。另外一个报道是用抗炎药物和曲磷胺(trofosfamide，环磷酰胺类似物)成功治疗 2 例标准化疗方案耐药的病人[115]。

临床研究中成年病人的治疗选择

到目前为止没有关于成人 LCH 的临床试验报道。

LCH-A1 试验已于 2008 年启动，应用长春碱、泼尼松、6-MP 治疗成人 LCH。早期毒性数据显示许多病人出现长春碱引起的严重神经毒性。对于这种“一线治疗”方案无效病人，克拉屈滨对于皮肤、骨、淋巴结、肺部、中枢神经系统病变病人有效[33,116,117]。

LCH-A1 试验在治疗伴有肺部疾病和吸烟的成人 LCH 时的注意事项　目前对于糖皮质激素有关治疗成人 LCH 的疗效意见不一致，过去有关肺部病变的 LCH 的系列报道中没有对戒烟进行控制，在继续吸烟的成人 LCH 中，多数病人发生疾病逐步进展，停止吸烟后该疾病可以好转或加重[118]。在 LCH-A1 试验中，首次对病人进行了戒烟规定并给予观察。如果戒烟不成功就应用糖皮质激素。由研究者来决定激素治疗 6 个月后发生疾病进展者的治疗方案，常包括长春碱、巯嘌呤、2- 氯脱氧腺苷。

对于 LCH 出现广泛性肺破坏病人需要进行肺移植[119]。多中心研究显示肺移植后 10 年存活率为 54%，其中 20% 病人出现 LCH 复发但是不影响存活，对这些病人需要更长时间观察。

恶性组织细胞病

定义和历史

Scott 和 Robb-Smith 早在 1939 年对这类恶性组织细胞增多症进行了描述，他们报道了一些进展快速的致死性疾病，表现为黄疸、淋巴结肿大、贫血、白细胞减少、肝脾大，称之为“组织细胞髓样网状细胞增多症”[120]。根据当时形态学认识标准，他们认为这种恶性细胞来源于组织细胞。免疫组化技术鉴定这些细胞是淋巴细胞或组织细胞。疾病被定为“大细胞网状细胞增多”，这是根据细胞形态而非在免疫系统中的地位而定。后来，Rappaport 提出恶性组织增多症的名词[121]，因为他认为根据形态学特征能够证实组织细胞就是恶性细胞。对于鉴定恶性 LC 组织细胞肿瘤仍有相当多的争议，因为文献报道的“组织细胞淋巴瘤或恶性组织细胞增多症”病人中大多数属于大细胞淋巴瘤类型[122,123]。当排除掉间变性大细胞淋巴瘤或 T 细胞 /B 细胞大细胞淋巴瘤后，剩余的恶性组织细胞肿瘤数量较少。Favara 及其同事认为这种疾病应当称为组织细胞或巨噬细胞相关肉瘤[2]。另外一种累及单核细胞肿瘤是具有单核细胞表型的急性髓细胞白血病，在本书的其他章节(第 89 章、第 100 章)介绍单核细胞白血病和大细胞淋巴瘤的临床表现、生物学及治疗。

组织细胞最特异的标记是 M-CSF 受体、溶菌酶、Ki-M8、$S100^+$ 大细胞、Ki-M4、组织蛋白酶 D 和 E、$CD21^-$、$CD35^-$[2]。若树突状细胞 / 组织细胞增殖达到肿瘤的标准(克隆性细胞遗传学异常、非二倍体 DNA、恶性组织细胞形态、单克隆)并且临床进展快，应诊断为组织细胞肉瘤。

一个国际专家组对 61 例组织细胞和树突状细胞肿瘤病人进行回顾性分析[124]，发现 27% 病人应当诊断为组织细胞肉瘤(表型为 $CD68^+$、溶菌酶$^+$、$CD1a^-$、$S100^{-/+}$、$CD21^-$、$CD35^-$)，38% 的病人(24 例)诊断为 LC 肿瘤(表型为 $CD68^+$、溶菌酶$^{-/+}$、$CD1a^+$、$S100^+$、$CD21/35^-$)，7% 的病人(4 例)诊断为指突状树突状细胞肉瘤(表型为 $CD68^{+/-}$、溶菌酶$^-$、$CD1a^-$、$S100^{-/+}$、$CD21/35^-$)，21% 病人(13 例)诊断为滤泡树突状细胞肿瘤(表型为 $CD68^{+/-}$、$lysozyme^-$、$CD1a^-$、$S100^{-/+}$、$CD21/35^+$)，4 例病人无法分类。

流行病学

恶性树突状细胞 / 组织细胞肿瘤可以在每个年龄段发病，中位发病年龄为 33 岁[124]。男性比女性稍多，多数病人为组织细胞肉瘤和 LC 肿瘤。一项对 2000 多例淋巴瘤的回顾性分析发现 8 例病人(4/1000)诊断为组织细胞肉瘤[125]。

临床特征

病变范围广泛者全身症状有发热、头痛、不适、消瘦、呼吸困难、出汗[124-126]，大约 25% 病人有骨髓侵犯。

树突状细胞或朗格汉斯细胞肉瘤

病人可以出现发热、疼痛、消瘦等全身症状，常有红斑性结节或皮疹，也可以累及骨、淋巴结、肺部、肝脏、脑[127,128]。对一些滤泡淋巴瘤发生组织细胞 - 树突状细胞肉瘤病人的研究中发现，存在 B 细胞淋巴瘤向髓系肉瘤的克隆性进展过程[129]。

结外组织细胞肉瘤

该病男女比例为 1∶1，中位发病年龄 55 岁[130]。肿瘤可以出现在肢体软组织、胃肠道、窦腔、肺部、局部淋巴结。胃肠道肿块常有疼痛，四肢肿瘤常表现为无痛性肿块。症状或体征可以出现在诊断之前的 1 个月至 2 年。诊断时多数肿瘤属于Ⅰ期或Ⅱ期。

表 72-4 治疗结果：组织细胞和树突状细胞肉瘤

研究	病例数 *	疾病分期	化疗	放疗(R) 外科(S)	化疗有效	生存期
Lauritzen 等[124]	8	Ⅰ~Ⅲ	多药		2	6.5 个月
Kamel 等[125]	11	Ⅰ~Ⅱ	多药		5	0.5~36 个月
Pileri 等[123]	9	Ⅰ/Ⅳ	多药	2R，2S	3	NA
Hornick 等[129]	14	Ⅰ/Ⅱ	CHOP	4R，5S	5/6	21 个月至 10 年

CHOP，环磷酰胺、多柔比星、长春新碱、泼尼松；NA，未获得。

* 有完整随访信息的病例数。

指突状树突状细胞肉瘤

该病在儿童表现为结外肿瘤，成人主要累及淋巴结[131]。一项研究中 4 例患儿累及胸壁、椎体、淋巴结、骨髓、骨盆[131]。2004 年报道了 7 例儿童和 26 例成年病人，其中 17 例出现结外受累表现，多数是肠道或纵隔肿瘤受累。1/3 病人的肿瘤进展迅速[132,133]。

滤泡树突状细胞肿瘤

该病男女比例为 1∶1，中位发病年龄 47 岁（14~77 岁）[132]。淋巴结或结外部位均可受累。最常累及的淋巴结是颈部、腋窝、锁骨上，纵隔、肠系膜淋巴结也可累及。肿瘤常生长缓慢并且无痛。局部侵犯常见，但是除了肺转移外其他部位转移很少发生。

■ 实验室检查

病变广泛的病人可以出现全血细胞减少，但是有时病人也出现继发性反应性白细胞增多。常有骨髓嗜血细胞增多、乳酸脱氢酶升高、血沉加快。

■ 鉴别诊断

该类肿瘤容易和霍奇金淋巴瘤、间变大细胞淋巴瘤、大细胞淋巴瘤（T 细胞或 B 细胞来源）混淆，因此活检标本应当进行全面的免疫表型鉴定。树突状细胞肿瘤不表达 T 细胞或 B 细胞标记、无免疫球蛋白或 T 细胞受体（TCR）基因重排[124,132,134]。恶性纤维组织细胞瘤、纤维肉瘤、平滑肌肉瘤、横纹肌肉瘤、黑色素瘤、炎性假瘤的表现类似指突状树突状细胞肉瘤。尽管树突状细胞肉瘤和组织细胞淋巴瘤有相似的表现，但是其特异性免疫表型有利于鉴别诊断。胸腺瘤、脑膜瘤、恶性纤维组织细胞瘤和滤泡树突状细胞肉瘤非常相似，但是免疫表型为 $CD21^-CD35^-$。

■ 治疗、病程、预后

树突状细胞肉瘤和 LC 肉瘤的疗效通常不佳[129]。但是也有应用沙利度胺[135]或美司钠、多柔比星、异环磷酰胺和达卡巴嗪治疗获得长期缓解的病例报道[136]。有时手术切除局部肿瘤并进行放疗即可达到良好的疗效（表 72-4）。

如果指突状树突状细胞肉瘤病变局限，可以单独通过手术或联合放疗成功治疗[131]。Ⅲ/Ⅳ期肿瘤常对多种化疗药物（环磷酰胺、多柔比星、长春新碱、泼尼松 ± 放线菌素 D）治疗无效。

■ 恶性纤维组织细胞瘤和骨巨大细胞肿瘤

基因谱研究发现这类肿瘤不是来源于组织细胞，而是来源于分化差的纤维肉瘤、肌肉瘤、纤维黏液瘤、脂肪瘤[137-139]。治疗和骨肉瘤相似[140-142]。

嗜血细胞淋巴组织细胞增多症（HLH）

■ 定义和历史

在 1952 年，Farquhar 和 Claireux 首次描述了发生在同胞身上的这种疾病[143]。尽管报道的许多病例采用不同的病名，Henter 和 Elinder 对不同临床表现提出了一个逻辑归纳[144]。HLH 是一个进展快、致死性综合征，是由于淋巴细胞和巨噬细胞持续异常活化所致。疾病名词反映了特征性（并非诊断性）病理学变化：骨髓、淋巴结、脾脏、肝脏活检标本中可见巨噬细胞吞噬各种血细胞（图 72-4）。HLH 也被称为常染色体隐性遗

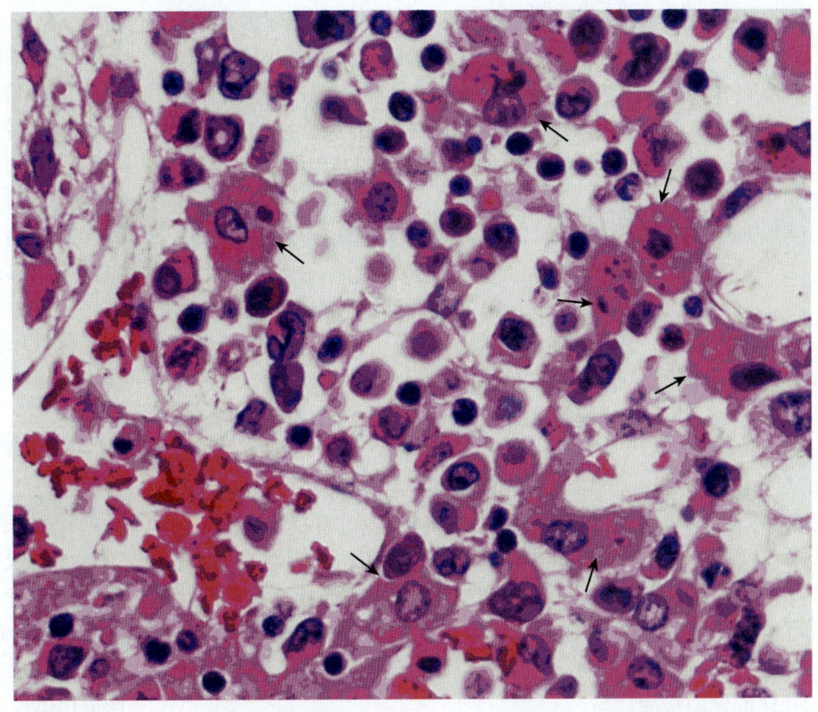

图 72-4 巨噬细胞所致嗜血细胞增多症。对 1 例 HLH 病人的骨髓穿刺标本进行 Wright-Giemsa 染色，证实巨噬细胞（箭头）吞噬多种类型细胞所致的嗜血细胞增多症。

传性家族性嗜血细胞淋巴组织细胞增多症、家族性嗜红细胞性淋巴组织细胞增多症、病毒相关性嗜血细胞综合征、感染相关的嗜血细胞增多症。“原发性”HLH是特指具有明确的基因突变或家族史的幼童HLH。年长儿童或无明确的基因突变儿童HLH常被诊断为“继发性”或“获得性”HLH，推测病因是感染或其他刺激而非遗传易感性。相同的突变可以在原发性或继发性HLH中出现，目前没有一种快速、确定性基因检测方法来鉴别原发性或继发性HLH，并且二者的表现和预后相同，因此在紧急情况下必须快速诊断HLH并积极治疗，而鉴别原发性或继发性对临床治疗无益。

■ 流行病学

在瑞典HLH的每年发病率估计为1.2/1 000 000儿童，或者1/50 000新生儿，男女发病率相同[144]。在Baylor医学院一项2年的观察中，HLH占住院病人的1/3000[145]。

■ 病因和病理

研究显示HLH病人存在NK细胞和细胞毒T细胞的功能缺陷，导致T细胞和巨噬细胞过度活化，产生前炎性因子如干扰素-γ、肿瘤坏死因子-α、IL-6、IL-10、IL-12、可溶性IL-2受体-α（sCD25）[146,147]。活化的T细胞和巨噬细胞产生大量细胞因子血症，可导致多脏器功能衰竭和快速死亡。

穿孔素表达

通过基因定位方法证实，穿孔素是HLH的一个候选致病基因，HLH病人的NK细胞和细胞毒T淋巴细胞低表达穿孔素[148]。在PRF1基因敲除小鼠中可以复制出一些HLH的特征[149]。NK细胞和细胞毒T细胞在靶细胞的激活下分泌穿孔素，穿孔素导致靶细胞膜形成小孔，使粒酶进入靶细胞内并诱发凋亡[150]。

引起HLH的其他缺陷

在一些HLH病人中也存在其他编码蛋白的基因突变，包括粒酶B、MUNC13-4、突触融合蛋白11，介导NK细胞和细胞毒T细胞引起的靶细胞杀伤[151]。在Griscelli综合征病人中发现编码rab27a（控制溶解颗粒分泌的蛋白）的基因突变[152]。

HLH相关性免疫缺陷

对于溶酶体运输缺陷相关的其他免疫缺陷（比如Chédiak-Higashi综合征、Hermansky-Pudlak综合征Ⅱ型）病人而言，HLH的发生率高[151]。HLH常和EB病毒感染相关，是X-性联淋巴增殖性疾病最常见的致命并发症[153]。

■ 临床特征

HLH最早的症状和体征是一些非常常见的表现（比如不明原因发热或败血症）[154]。感染、自身免疫病、肝炎、多脏器衰竭、脑炎、肿瘤等的诊断并不能排除HLH的诊断。该病的重要线索是急性起病、无法解释的发热、皮疹、神经症状。有免疫缺陷病史者应当想到HLH的可能。近亲结婚、反复自发性流产、同胞中有HLH病者（或有症状但没被诊断）应当尽快行针对HLH的全面检测。

一项研究报道了HLH早期最明显的表现有发热（91%）、肝大（90%）、脾大（84%）、神经症状（47%）、皮疹（43%）、淋巴结肿大（42%）[155]。另外一项研究发现75%的HLH病人有类似脑炎的中枢神经系统症状[156]。HLH病人可以发生肝衰竭，表现为胆红素明显升高、全血细胞减少、凝血异常、低钠血症和肾衰竭、肺衰竭（胸片显示间质性浸润，类似急性呼吸窘迫综合征。

诊断标准

从第一个由组织细胞协会发起的前瞻性国际治疗方案HLH-94到其他观察和研究积累的经验，形成了目前组织细胞协会治疗方案HLH-2004，其中包括诊断指南（表72-5）[156]。*PRF1*基因（编码穿孔素）突变[157]、*UNC13D*（编码MUNC13-4）[158]或*syntaxin 11*基因[159]阳性具有诊断价值。如果能够进行PCR检测，在紧急情况下作基因突变对快速诊断有帮助。如果没有基因突变，HLH的诊断至少满足8条标准中的5条（表72-5）。

表72-5　HLH的诊断标准*

HLH的诊断需要符合以下指标中至少5条：
发热
脾大
血常规至少两系减少：
血红蛋白 < 90g/L
血小板 < 100×10^9/L
中性粒细胞 < 1×10^9/L
高甘油三酯血症和（或）低纤维蛋白原血症：
禁食后甘油三酯 > 3mmol/L（> 265mg/dl）
纤维蛋白原 < 1.5g/L
骨髓或脾脏或淋巴结发现嗜血细胞增多。
NK细胞活性低或缺乏（特殊实验性检查）
铁蛋白 > 500μg/L
可溶性CD25（可溶性IL-2受体）> 2400U/ml

*以上8条临床和实验室标准中符合5条可以诊断HLH。

嗜血细胞增多有时被误认为是诊断HLH的必备条件并具有确诊价值。其实在大约1/3病人的活检标本中没有嗜血细胞增多现象[160]。HLH的表现随病期而不同，在HLH的早期，细胞因子刺激产生嗜血细胞增多，但是疾病进一步发展到骨髓增生低下时，几乎没有巨噬细胞来引起嗜血细胞增多，这时进行多次骨髓穿刺、淋巴结或肝脏活检可能有帮助。如果发现嗜血细胞增多高度提示HLH，但不是诊断HLH的必要和充要条件。有中枢神经系统异常的病人应当进行脑脊液检查，脑脊液中细胞数增多和蛋白增高支持HLH累及中枢神经系统。淋巴结中淋巴细胞克隆性增殖容易和淋巴瘤浸润混淆[161]。

■ 实验室特征

铁蛋白

尽管没有一项指标足以诊断HLH，但是如果出现血清铁蛋白明显升高，并且同时满足其他4条标准则具有强烈的提示诊断价值。铁蛋白浓度需要大于500μg/L，因为多数感染性疾病的患儿中铁蛋白浓度都低于500μg/L，风湿性疾病的患儿罕有铁蛋白浓度大于500μg/L者。一项回顾性研究分析了铁蛋白浓度大于500μg/L并持续2年以上的病人，显示铁蛋白浓度大于500μg/L在HLH中的敏感度为100%[145]。然而，把阈值定在该浓度水平时和其他疾病有部分重叠。铁蛋白浓度大于 10 000μg/L 对 HLH 的敏感度为 90%、特异性为 96%，并且和败血症、感染、肝衰竭的重叠较小。

对既往健康的病人出现持续发热、肝脾大、两系或三系减少时应当作以下检查：当对病人进行评价时，系列检测铁蛋白、全血细胞分析、凝血、肝功能非常重要。血清铁蛋白、谷丙转氨酶/谷草转氨酶、乳酸脱氢酶、胆红素、凝血、纤维蛋白原、甘油三酯。进行骨髓穿刺、活检和腰穿脑脊液检查是必须的。如果满足 4 条以上诊断标准，应当检测 NK 细胞功能、T 细胞和 NK 细胞中穿孔素的表达、sCD25 浓度[162]。因为铁蛋白的快速升高具有强烈提示 HLH 诊断的价值，所以在随后的时间每天检测铁蛋白有帮助。如果第一次骨髓穿刺没发现嗜血细胞增多而又高度怀疑 HLH 时，有必要重复骨穿或肝脏/淋巴结穿刺。同时也应当考虑到其他情况如败血症、病毒感染、自身免疫病和肿瘤合并 HLH。

■ 鉴别诊断

需要鉴别的疾病包括：不明原因的发热、中毒感染、败血症、多脏器衰竭、肝炎、贫血和血小板减少、自身免疫病比如 Kawasaki 病、红斑狼疮、类风湿关节炎，这些疾病的表现和 HLH 的诊断标准有一定重叠。如果病情危重、上述疾病诊断依据不足的情况下，应当考虑 HLH 的诊断。确定存在免疫缺陷比如 X- 连锁淋巴细胞增殖性疾病（见第 84 章）、Griscelli 综合征（见第 65 章）、Chédiak-Higashi 综合征（见第 66 章）时应当考虑存在 HLH 的可能。EB 病毒、巨细胞病毒、其他疱疹病毒感染是引起 HLH 的最常见的病毒感染。许多细菌、真菌、原虫感染也可以导致 HLH。

■ 治疗

在免疫调节剂用于临床治疗之前，HLH 的存活率不到 10%[155]。有些个案和系列报道了治疗成功的经验，采用的治疗策略包括强的免疫抑制、鬼臼毒素衍生物、免疫抑制和依托泊苷的联合。在此基础上启动了一项前瞻性治疗方案，诱导治疗采用地塞米松联合依托泊苷，然后给予持续环孢素和定期地塞米松 + 依托泊苷治疗[156,163-165]。有中枢神经系统症状或脑脊液淋巴细胞增多或白细胞增多的病人，也可以鞘内注射甲氨蝶呤。对于难治性、复发、家族性 HLH 病人可以进行造血干细胞移植。HLH-94 方案的 3 年总体存活率是 55%[165]。有些医生愿意先用地塞米松和环孢素然后加用依托泊苷，但是如果病情恶化应该及时应用依托泊苷。

第二个方案是在第一个方案的基础上稍作修改，在诱导开始时应用环孢素、有中枢神经系统病变者鞘内注射加用糖皮质激素、进行造血干细胞移植病人的预处理方案中加用依托泊苷、非血缘造血干细胞移植病人去除 T 细胞[166]。该方案适用于符合 HLH 诊断标准的病人，并且排除系统性婴幼儿类风湿关节炎或系统性红斑狼疮伴有巨噬细胞活化综合征（见下文"巨噬细胞活化综合征"）。对于 HIV- 相关性 HLH 同时接受免疫抑制的病人治疗可以调整。该方案也提出特殊情况下的治疗调整，比如出现骨髓毒性、肾毒性、肝毒性、神经毒性时。如果病人有高血压或肝功能衰竭或肾衰竭，当血环孢素浓度超过 200ng/ml 时需要密切观察[167]。这时可以发生癫痫、脑病、影像学显示可逆性后部脑白质病变综合征（PRES）。病人可能需多次输注红细胞、血小板、新鲜冰冻血浆。有必要给予复方磺胺甲噁唑片预防卡氏肺囊虫感染和氟康唑预防真菌感染。初诊 HLH 病人需要做 HLA 配型和供者查询，以备进行造血干细胞移植。

有一项研究报道了应用抗胸腺细胞球蛋白（ATG）作为一线治疗 38 例家族性 HLH[168]，这些病人最初都准备进行造血干细胞移植，但是最终进行了移植的 19 例病人中有 16 例得到治愈。对于既往应用依托泊苷、地塞米松、环孢素或在治疗过程中复发的病人，应用 ATG 无效。

对于所有家族性 HLH、基因缺陷、中枢神经系统病变、治疗中或停止治疗后复发病人，造血干细胞移植是必要的，HLA 相合的同胞或非血缘造血干细胞移植（传统或减低预处理方案）的生存率为 45%~60%[169-171]。

巨噬细胞活化综合征

该综合征是指婴幼儿类风湿关节炎或系统性红斑狼疮病人中出现 HLH 的症状和体征[172]。和典型的 HLH 相似，巨噬细胞活化的特征是巨噬细胞和 T 细胞增殖，病人表现为持续发热、紫癜、肝脾大、精神状态变化、血细胞减少、凝血异常、低纤维蛋白原血症。实验室检查可有 NK 细胞功能缺陷、穿孔素表达水平下降，这和 LHL 相似。但是和 HLH 不同的是，巨噬细胞活化综合征应用环孢素联合糖皮质激素就能获得良好疗效，而不需要联合依托泊苷[173]。如果环孢素联合糖皮质激素治疗 2 天病情无好转，推荐按照 HLH-2004 方案治疗。

■ 病程和预后

HLH 病人的病情常较危重，并且需要接受免疫抑制治疗和化疗，因此需要在有化疗和免疫抑制治疗经验的中心进行治疗。只有在出现致命性呼吸系统累及时才进行脾切除。有些病人最初对依托泊苷、地塞米松、环孢素治疗有效，但后来疾病恶化，出现血清铁蛋白升高、凝血功能恶化、需要呼吸、血压或肾脏支持。因为依托泊苷是诱导巨噬细胞凋亡的唯一药物，即使治疗中出现中性粒细胞减少仍需持续应用依托泊苷。研究证实应用利妥昔单抗（rituximab）[174] 治疗活化的 EB 病毒感染或应用抗肿瘤坏死因子 -α 如英利昔单抗或依那西普治疗有效[175-177]。

窦性组织细胞增多症伴块状淋巴结肿大（ROSAI-DORFMAN 病）

■ 定义和历史

Rosai 和 Dorfman 认为该病是组织细胞的非恶性增殖所致，是一种具有独特组织病理学特征的疾病，是块状淋巴结肿大疾病鉴别诊断中的一种疾病[178]。尽管该病在部分病人具有自限性，但是出现呼吸道梗阻或眼窝或脑肿瘤需要治疗[179]。

■ 流行病学

Rosai-Dorfman 病可以在全世界任何区域发生，病人为儿童和青年人（平均年龄 20.6 岁）。我们对该病的知识多数来自 Rosai 和 Dorfman 医生的研究结果，他们对登记的 423 例病人进行了分析，这些病例没有性别、种族、社会经济偏见，发现非

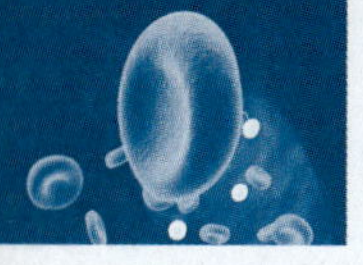

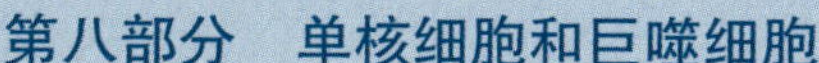

洲和欧洲后裔发病率相似，但是亚洲后裔发病率稍低。男性和非洲后裔更常出现消化系统疾病[180]。发生颅内疾病者的平均年龄为37.5岁[181]。在这些病人中风湿性疾病和溶血性贫血的发生率明显增加[182]。

■ 病因和发病机制

尽管研究报道了该病和多种疱疹病毒感染的相关性，这最多也只能说明淋巴细胞或巨噬细胞中检测到这些病毒，而这些病毒并不一定致病。有研究报道了具有重要价值的组织病理学表现“巨噬细胞对淋巴细胞的内吞”[183]，这些作者推测巨噬细胞活化因子能够刺激巨噬细胞内吞淋巴细胞。在病灶部位的细胞是多克隆性[184]。

■ 临床特征

87%病人出现双侧颈部淋巴结无痛性肿大，有些病人出现发热、盗汗、不适、消瘦。少数病人有多个关节痛、类风湿关节炎、肾小球肾炎、哮喘、糖尿病。16%病人出现无痛性斑丘疹、红色或浅蓝色或黄瘤性皮疹。皮下结节可见于全身各处。另外16%病人有鼻腔和鼻窦受累，产生气道受阻、鼻出血、鼻中隔偏曲、块状病变侵犯鼻窦。10%病人有眼睑或眼眶肿块伴突出。和LCH病人不同，少数(10%)Rosai-Dorfman病人出现边界不规则的溶骨性破坏，也可以出现骨硬化。双侧腮腺和下颌下腺肿大也是该病的一个体征。不到10%病人出现中枢神经系统、颅内、硬膜外、硬膜上的肿块，病灶可以是单发或多发，导致头痛、神经痛、晕厥。1%~3%的病人可以累及其他器官，比如肾脏、泌尿生殖道、肺、喉部、肝脏、扁桃体、乳腺、胃肠道、心脏。多达43%的病人可出现淋巴结和结外器官累及，比如皮肤、软组织、呼吸道、骨、眼、眶后组织[185]。

■ 实验室检查

病人可以表现为溶血性贫血或慢性病性贫血、血沉快、多克隆免疫球蛋白血症。肝酶升高和其他实验室异常取决于器官受累的情况[186]。肝脏病变包括纤维化。组织细胞增殖伴有大的圆形或卵圆形泡状核和明显的核仁，导致淋巴结窦增大。分裂象极少见到。胞质灰白色或嗜酸性，有些细胞胞质呈泡沫状。最具有诊断价值的在巨噬细胞内看到完整的淋巴细胞(淋巴吞噬细胞增多或内吞，一个小细胞进入到一个大细胞中)，淋巴细胞在空泡内而不被降解。在组织细胞周围有许多浆细胞。致病性巨噬细胞浸润到淋巴结窦，吞噬淋巴细胞、浆细胞和红细胞[179]。组织细胞组化S100阳性、CD1a阴性，而LCs细胞这两个标记均阳性。巨噬细胞表达CD68、CD14、CD15、溶菌酶、转铁蛋白受体、IL-2受体和CD163[179]。

■ 鉴别诊断

该病应当和能够引起淋巴结病变的其他疾病鉴别，包括感染、淋巴瘤、白血病、Gaucher病、黑色素瘤和其他肿瘤，通过淋巴结活检来进行鉴别。巨块型颈部淋巴结肿大和自身免疫性淋巴增殖性综合征非常相似[187]。炎性假瘤和Rosai-Dorfman病可以出现在同一病人身上，提示组织学的连续性[188]。

临床医生应当清楚以下情况，许多反应性淋巴结的窦内含有巨噬细胞(组织细胞)时病理科医生会报告“窦性组织细胞或窦性组织细胞增多症”，这不是Rosai-Dorfman病的诊断依据，因为没有在组织细胞的胞质内见到淋巴细胞。

■ 治疗

许多病人具有自限性而不需要治疗。对于有症状的淋巴结肿大病人可能要进行外科手术治疗。多脏器受累或衰竭、伴有免疫功能异常病人的预后差，是治疗适应证[189]。有些病人接受糖皮质激素和化疗获得很好疗效。有些病例报道应用地塞米松、MTX、6-MP、克拉屈滨、长春瑞滨联合MTX治疗，病情可得到改善或治愈[190-193]。

■ 病程和预后

多数病人的肿大淋巴结在经过数月或数年后会慢慢缩小。重要脏器受累病人的疗效有差异，目前尚无相关的临床试验，因此治疗主要是依据个案报道的经验。

Erdheim-Chester病

■ 定义和历史

1930年，William Chester和Jakob Erdheim医师报道了两例“脂质肉芽肿”病例[194]。Jaffe首次提出Erdheim-Chester病(ECD)的名词[195]。ECD病的特征和黄色肉芽肿有相似之处，二者在临床和放射影像学表现有区别。组织细胞内脂质沉积，胞质呈泡沫或嗜酸性，这种组织细胞浸润骨骼和不同器官，使成纤维细胞增生而导致重要脏器功能衰竭。组织细胞CD68$^+$、ⅩⅢa$^+$、CD1a$^-$、S100$^-$、缺乏Birbeck颗粒。Touton巨细胞较为常见。

■ 流行病学/病因

该病主要发生于成人，平均年龄53岁(范围7~84岁)[196]。病因不明。一项研究发现，3例ECD活检标本中的细胞是单克隆性而2例是多克隆性[197-199]。骨桥蛋白水平在诊断时升高，在泼尼松治疗后下降[200]。对于骨桥蛋白在ECD的确切作用尚不清楚，它是一种非产胶原的细胞外基质蛋白，其功能多样，可以影响细胞的黏附、迁徙等。ECD的免疫组化：表达CCL2(单核趋化蛋白1)、CCL4［巨噬细胞炎性蛋白-1β(MIP1β)］、CCL5［RANTES(调控活化、正常T细胞表达、分泌)］、CCL20(MIP-3α)、CCL19(MIP-3β)以及它们的受体如CCR1、CCR2、CCR3、CCR5、CCR6、CCR7[201]。有报道干扰素-γ诱导蛋白、IL-6、RANKL(核因子κB配体的受体激活子)水平升高，IL-6和RANKL对骨重塑非常重要。对37例ECD病人活检标本进行血小板生长因子受体-β染色，发现其中32例为阳性。

■ 临床特征

许多病人有发热、虚弱、消瘦。特征性表现是长骨对称性骨硬化伴有不同器官的浸润和包裹性包块。病人可出现骨痛，特别是下肢骨痛。第二个常见症状是尿崩症。有些病人出现小脑症状和局部神经病变[202]。也可表现为无痛性双眼突出，50%病人有骨外病变，常累及淋巴结、肝脏、脾脏、中轴骨，LCH和RDD病也常累及这些部位。1/3病人出现腹膜后和肾脏受累，导致腹痛、排尿困难、肾盂积水。20%病人累及肺部引起呼吸困难。皮肤表现为黄瘤，开始为红色-褐色丘疹，和播散性黄瘤相似。病变在主动脉及其分支(包括冠状动脉)的周围覆盖可以影响心脏功能。也可累及心内膜、心肌或心包,导致心包积液,有心包压塞的危险[203,204]。

实验室检查

实验室检查没有特异性发现,在大约 1/5 病人中出现血沉加快、影像学发现双侧股骨、胫骨、腓骨的干骺端和骨干有片状骨硬化。大约 1/3 病人有溶骨性破坏。胸部 CT 显示弥漫性肺间质浸润、胸膜和小叶间隔增宽[204]。病变可以覆盖肾旁前部和后部的脂肪,肾周浸润的结果导致经典的"毛状肾"外观,部分病人的腹部 CT 上可见主动脉周围的包绕物。

鉴别诊断

LCH、RDD、幼年性黄色肉芽肿、弥散性黄瘤的组织学有区别,但是根据临床表现也能对这些疾病进行区分,有些临床表现也能见于结节病、淀粉样变性、Paget 病、Ormond 病(特发性腹膜后纤维化)、Whipple 病。ECD 的组织学表现有时容易和 Gaucher 病、Niemann-Pick 病、黏多糖贮积病、软化病相混淆[205]。

治疗

一项对 37 例病人的回顾性研究发现,应用糖皮质激素(通常每天 1mg/kg)治疗后 20% 病人的眼球突出减轻或一般症状好转[196],糖皮质激素治疗后 6 例有效、4 例短暂有效、8 例无效。接受不同化疗药物和糖皮质激素治疗的 8 例病人中有 4 例病情改善。放疗对眼眶肿块无效但是能暂时缓解骨痛,有 3 例病人接受干扰素 -α 治疗后获得长期疗效[206],表现为乏力减轻、骨影像学改善、1 例病人的尿崩症几乎完全好转,治疗时间持续数月到数年。另外一篇文章报道了干扰素 -α 治疗获得良好疗效[198]。有一项研究应用干扰素 -α 治疗 8 例病人,4 例无效,4 例经过几个月的治疗病情好转[207]。这一研究组后来报道了应用伊马替尼治疗 6 例病人[208],2 例病人治疗后病情稳定,1 例最初有效后来恶化。

病程和预后

接近 60% 的 ECD 病人死于本病,36% 的病人在 6 个月内死亡。中位生存期小于 3 年。主要死因有心力衰竭、呼吸衰竭、肾衰竭。

幼年性黄色肉芽肿(JXG)

定义和历史

JXG 是一种组织细胞疾病,表现为头、颈、躯干等部位的多个皮肤结节,主要见于儿童,也可见于成人[209]。病变细胞来源皮肤树突状细胞。少数病人可有全身受累。Rudolf Virchow 于 1871 年首次描述了一例"皮肤黄瘤"儿童[210],另外,Adamson 和 McDonagh 分别在 1905 年和 1912 年也报道了 JXG 病例[211,212]。

流行病学

孤立性病变的儿童中位发病年龄为2岁,男女比例为1.5∶1。多发性病变的儿童中位发病年龄为 5 个月,男女比例为 12∶1。目前没有 JXG 的群体研究,因此准确的发病率尚不清楚。Kiel 儿童肿瘤登记处的一项 36 年随访资料显示,24 600 个儿童中 JXG 患儿 129 例(0.52%),LCH 患儿 800 例(3.25%)[213]。

病因和发病机制

JXG 的病因不明。有报道 JXG 和神经纤维瘤 1 型和 2 型同时发生,或者以上三种疾病和幼年型慢性髓细胞白血病同时发生的病人[214-216],以上病例和其他报道引起大家思考,是否 JXG 合并神经纤维瘤的病人发生白血病的风险会明显增加?但是没有强的证据支持二者具有相关性[217,218]。

临床特征

多数病人的年龄小于 2 岁,表现为孤立性皮肤结节,发生部位有头颈部或躯干[209,213]。病变部位和周围皮肤的颜色通常是一样的,但也可为红色或黄色。偶有结节发生在皮下脂肪、深部软组织、骨骼肌。很少发生器官累及,器官累及包括软组织、中枢神经系统、骨、肺、肝、脾、前列腺、肠道、肾脏、淋巴结、骨髓、心脏[209,213,219]。只有这些器官受累时才出现全身症状和体征。

实验室检查

活检标本进行免疫组化染色对于 JXG 和其他组织细胞病鉴别非常必要。JXG 的经典染色是巨噬细胞标记比如 CD68 或 Ki-M1P、抗因子ⅩⅢa、vimentin、CD4。S100 和抗 CD1a 多数情况下为阴性。有三种特殊组织学类型:早期 JXG、经典 JXG、转化型 JXG[213]。早期 JXG 的特点是小到中等大小的单核组织细胞薄片状浸润,胞质中脂肪数量较少、没有 Touton 样巨细胞存在,细胞分裂较其他类型相对多些,但是没有细胞形态的异型性。经典 JXG 的特征是泡沫状组织细胞中含有丰富空泡、可见 Touton 巨细胞(脂质丰富的多个核组织细胞伴有中心浓集的少量胞质)。

转化型 JXG 的特征是出现大量的纺锤体形状的细胞,类似良性纤维组织细胞瘤中的泡沫状组织细胞,同时也存在少量的巨大细胞[213]。活检标本中也有淋巴细胞、嗜酸性粒细胞,偶有 Charcot-Leyden 结晶。

骨髓累及时可以出现血小板减少。肝脏受累可出现肝酶升高、低白蛋白血症、血沉加快。脑垂体受累可导致尿崩症。有报道出现高钙血症者。

鉴别诊断

最易和 JXG 混淆的疾病是 LCH[213]。其他疾病包括纤维组织细胞病变非特指型、网状组织细胞瘤、血管内皮瘤、良性幼年黑色素瘤、恶性纤维组织细胞瘤、横纹肌肉瘤或其他肿瘤。

治疗

单个病灶或病灶少的病人不需治疗。有时因为美容的需要也可选择手术切除。有全身症状的病人治疗包括化疗和放疗[219,220]。长春碱和糖皮质激素的总体疗效好。有报道应用克拉屈滨成功治疗一例对长春碱耐药的中枢神经系统 JXG 患儿[221]。

病程和预后

只有皮肤和软组织受累的病人能够全部存活,其中多数病人的病灶后来自动消失。腹膜后大肿块、肝脏、骨髓、中枢神经

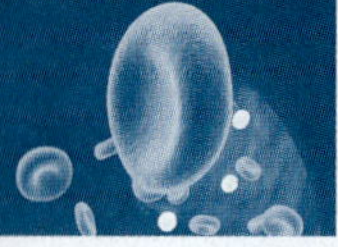

系统受累的病人经过化疗后常常存活。一项研究报道 17 例多系统受累的 JXG 病人接受多药化疗，只有 2 例病人死亡[220]。

翻译：主鸿鹄

校对：黄晓军

参考文献

1. Jaffe R: The diagnostic histopathology of Langerhans cell histiocytosis, in *Histiocytic Disorders of Children and Adults. Basic Science Clinical Features, and Therapy*, edited by S Weitzman, RM Egeler, p 14. Cambridge University Press, Cambridge, UK, 2005.
2. Favara BE, Feller AC, Pauli M, et al: Contemporary classification of histiocytic disorders. The WHO Committee on Histiocytic/Reticulum Cell Proliferations. Reclassification Working Group of the Histiocyte Society. *Med Pediatr Oncol* 29:157, 1997.
3. Chikwava K, Jaffe R: Langerin (CD207) staining in normal pediatric tissues, reactive lymph nodes, and childhood histiocytic disorders. *Pediatr Dev Pathol* 7:607, 2004.

3a. Lau SK, Chu PG, Weiss LM: Immunohistochemical expression of Langerin in Langerhans cell histiocytosis and non-Langerhans cell histiocytic disorders. *Am J Surg Pathol* 32:615, 2008.

4. Langerhans P: Ueber die nerven der menschlichen Haut. *Virchows Arch A* 325, 1868.
5. Nezelof C, Basset F, Rousseau MF: Histiocytosis X histogenetic arguments for a Langerhans cell origin. *Biomedicine* 18:365, 1973.
6. Laman JD, Leenen PJ, Annels NE, et al: Langerhans-cell histiocytosis "insight into DC biology." *Trends Immunol* 24:190, 2003.
7. Coppes-Zantinga A, Egeler RM: The Langerhans cell histiocytosis X files revealed. *Br J Haematol* 116:3, 2002.
8. Arceci R: Langerhans cell histiocytosis in children and adults: Pathogenesis, clinical manifestations, and treatment. *Hematology Am Soc Hematol Educ Program* 297, 2002.
9. Carstensen H, Ornvold K: The epidemiology of LCH in children in Denmark, 1975–89. *Med Pediatr Oncol* 21:387, 1993.
10. Guyot-Goubin A, Donadieu J, Barkaoui M, et al: Descriptive epidemiology of childhood Langerhans cell histiocytosis in France, 2000–2004. *Pediatr Blood Cancer* 51:71, 2008.
11. Arico M, Nichols K, Whitlock JA, et al: Familial clustering of Langerhans cell histiocytosis. *Br J Haematol* 107:883, 1999.
12. Nicholson HS, Egeler RM, Nesbit ME: The epidemiology of Langerhans cell histiocytosis. *Hematol Oncol Clin North Am* 12:379, 1998.
13. Bhatia S, Nesbit ME Jr, Egeler RM, et al: Epidemiologic study of Langerhans cell histiocytosis in children. *J Pediatr* 130:774, 1997.
14. McClain K, Jin H, Gresik V, Favara B: Langerhans cell histiocytosis: Lack of a viral etiology. *Am J Hematol* 47:16, 1994.
15. Jeziorski E, Senechal B, Molina TJ, et al: Herpes-virus infection in patients with Langerhans cell histiocytosis: A case-controlled sero-epidemiological study, and in situ analysis. *PLoS One* 3:e3262, 2008.
16. Yu RC, Morris JF, Pritchard J, Chu TC: Defective alloantigen-presenting capacity of "Langerhans cell histiocytosis cells." *Arch Dis Child* 67:1370, 1992.
17. Geissmann F, Lepelletier Y, Fraitag S, et al: Differentiation of Langerhans cells in Langerhans cell histiocytosis. *Blood* 97:1241, 2001.
18. Senechal B, Elain G, Jeziorski E, et al: Expansion of regulatory T cells in patients with Langerhans cell histiocytosis. *PLoS Med* 4:e253, 2007.
19. Willman CL, Busque L, Griffith BB, et al: Langerhans'-cell histiocytosis (histiocytosis X)—a clonal proliferative disease. *N Engl J Med* 331:154, 1994.
20. Yu RC, Chu C, Buluwela L, Chu AC: Clonal proliferation of Langerhans cells in Langerhans cell histiocytosis. *Lancet* 343:767, 1994.
21. Yousem SA, Colby TV, Chen YY, et al: Pulmonary Langerhans' cell histiocytosis: Molecular analysis of clonality. *Am J Surg Pathol* 25:630, 2001.
22. Chikwava KR, Hunt JL, Mantha GS, et al: Analysis of loss of heterozygosity in single-system and multisystem Langerhans' cell histiocytosis. *Pediatr Dev Pathol* 10:18, 2007.
23. da Costa CE, Szuhai K, van Eijk R, et al: No genomic aberrations in Langerhans cell histiocytosis as assessed by diverse molecular technologies. *Genes Chromosomes Cancer* 48:239, 2009.
24. Murakami I, Gogusev J, Fournet JC, et al: Detection of molecular cytogenetic aberrations in Langerhans cell histiocytosis of bone. *Hum Pathol* 33:555, 2002.
25. McClain KL, Cai YH, Hicks J, et al: Expression profiling using human tissues in combination with RNA amplification and microarray analysis: Assessment of Langerhans cell histiocytosis. *Amino Acids* 28:279, 2005.
26. Rus R, Kluiver J, Viser L: Gene expression analysis of dendritic/Langerhans cells and Langerhans cell histiocytosis. *J Pathol* 209:474, 2006.
27. Rolland A, Guyon L, Gill M, et al: Increased blood myeloid dendritic cells and dendritic cell-poietins in Langerhans cell histiocytosis. *J Immunol* 174:3067, 2005.
28. Ishii R, Morimoto A, Ikushima S, et al: High serum values of soluble CD154, IL-2 receptor, RANKL and osteoprotegerin in Langerhans cell histiocytosis. *Pediatr Blood Cancer* 47:194, 2006.
29. Rosso DA, Karis J, Braier JL, et al: B. Elevated serum levels of the decoy receptor osteoprotegerin in children with Langerhans cell histiocytosis. *Pediatr Res* 59:281, 2006.
30. Munn S, Chu AC: Langerhans cell histiocytosis of the skin. *Hematol Oncol Clin North Am* 12:269, 1998.
31. Stein SL, Paller AS, Haut PR, Mancini AJ: Langerhans cell histiocytosis presenting in the neonatal period: A retrospective case series. *Arch Pediatr Adolesc Med* 155:778, 2001.
32. Lau L, Krafchik B, Trebo MM, Weitzman S: Cutaneous Langerhans cell histiocytosis in children under one year. *Pediatr Blood Cancer* 46:66, 2006.
33. Minkov M, Prosch H, Steiner M, et al: Langerhans cell histiocytosis in neonates. *Pediatr Blood Cancer* 45:802, 2005.
34. Hicks J, Flaitz CM: Langerhans cell histiocytosis: Current insights in a molecular age with emphasis on clinical oral and maxillofacial pathology practice. *Oral Surg Oral Med Oral Pathol Oral Radiol Endod* 100(2 Suppl):S42, 2005.
35. Slater JM, Swarm OJ: Eosinophilic granuloma of bone. *Med Pediatr Oncol* 8:151, 1980.
36. Wong A, Ortiz-Neira CL, Reslan WA, et al: Liver involvement in Langerhans cell histiocytosis. *Pediatr Radiol* 36:1105, 2006.
37. Braier J, Ciocca M, Latella A, et al: Cholestasis, sclerosing cholangitis, and liver transplantation in Langerhans cell histiocytosis. *Med Pediatr Oncol* 38:178, 2002.
38. Vassallo R, Ryu JH, Colby TV, et al: Pulmonary Langerhans' cell histiocytosis. *N Engl J Med* 342:1969, 2000.
39. Braier J, Latella A, Balancini B, et al: Outcome in children with pulmonary Langerhans cell histiocytosis. *Pediatr Blood Cancer* 43:765, 2004.
40. Bernstrand C, Cederlund K, Henter JI: Pulmonary function testing and pulmonary Langerhans cell histiocytosis. *Pediatr Blood Cancer* 49:323, 2007.
41. McClain K, Ramsay NK, Robison L, et al: Bone marrow involvement in histiocytosis X. *Med Pediatr Oncol* 11:167, 1983.
42. Minkov M, Potschger U, Grois N, et al: Bone marrow assessment in Langerhans cell histiocytosis. *Pediatr Blood Cancer* 49:694, 2007.
43. Favara BE, Jaffe R, Egeler RM: Macrophage activation and hemophagocytic syndrome in Langerhans cell histiocytosis: Report of 30 cases. *Pediatr Dev Pathol* 5:130, 2002.
44. Prosch H, Grois N, Prayer D, et al: Central diabetes insipidus as presenting symptom of Langerhans cell histiocytosis. *Pediatr Blood Cancer* 43:594, 2004.
45. Donadieu J, Rolon MA, Thomas C, et al: Endocrine involvement in pediatric-onset Langerhans' cell histiocytosis: A population-based study. *J Pediatr* 144:344, 2004.
46. Grois N, Potschger U, Prosch H, et al: Risk factors for diabetes insipidus in Langerhans cell histiocytosis. *Pediatr Blood Cancer* 46:228, 2006.
47. Titgemeyer C, Grois N, Minkov M, et al: Pattern and course of single-system disease in Langerhans cell histiocytosis data from the DAL-HX 83- and 90-study. *Med Pediatr Oncol* 37:108, 2001.
48. Hait E, Liang M, Degar B, et al: Gastrointestinal tract involvement in Langerhans cell histiocytosis: Case report and literature review. *Pediatrics* 118:e1593, 2006.
49. Geissmann F, Thomas C, Emile JF, et al: Digestive tract involvement in Langerhans cell histiocytosis. The French Langerhans Cell Histiocytosis Study Group. *J Pediatr* 129:836, 1996.
50. Grois N, Prayer D, Prosch H, et al: Course and clinical impact of magnetic resonance imaging findings in diabetes insipidus associated with Langerhans cell histiocytosis. *Pediatr Blood Cancer* 43:59, 2004.
51. Gadner H, Heitger A, Grois N, et al: Treatment strategy for disseminated Langerhans cell histiocytosis. DAL HX-83 Study Group. *Med Pediatr Oncol* 23:72, 1994.
52. Grois NG, Favara BE, Mostbeck GH, et al: Central nervous system disease in Langerhans cell histiocytosis. *Hematol Oncol Clin North Am* 12:287, 1998.
53. Prayer D, Grois N, Prosch H, et al: MR imaging presentation of intracranial disease associated with Langerhans cell histiocytosis. *AJNR Am J Neuroradiol* 25:880, 2004.
54. Grois N, Prayer D, Prosch H, et al: Neuropathology of CNS disease in Langerhans cell histiocytosis. *Brain* 128:829, 2005.
55. Wnorowski M, Prosch H, Prayer D, et al: Pattern and course of neurodegeneration in Langerhans cell histiocytosis. *J Pediatr* 153:127, 2008.
56. Calming U, Henter JI: Elevated erythrocyte sedimentation rate and thrombocytosis as possible indicators of active disease in Langerhans' cell histiocytosis. *Acta Paediatr* 87:1085, 1998.
57. Phillips M, Allen C, Gerson P, McClain K: Comparison of FDG-PET scans to conventional radiography and bone scans in management of Langerhans cell histiocytosis. *Pediatr Blood Cancer* 52:97, 2009.
58. Burns BF, Colby TV, Dorfman RF: Langerhans' cell granulomatosis (histiocytosis X) associated with malignant lymphomas. *Am J Surg Pathol* 7:529, 1983.
59. Almanaseer IY, Kosova L, Pellettiere EV: Composite lymphoma with immunoblastic features and Langerhans' cell granulomatosis (histiocytosis X). *Am J Clin Pathol* 85:111, 1986.
60. Egeler RM, Neglia JP, Arico M, et al: The relation of Langerhans cell histiocytosis to acute leukemia, lymphomas, and other solid tumors. The LCH-Malignancy Study Group of the Histiocyte Society. *Hematol Oncol Clin North Am* 12:369, 1998.
61. Bonetti F, Knowles DM, Chilosi M, et al: A distinctive cutaneous malignant neoplasm expressing the Langerhans cell phenotype. Synchronous occurrence with B-chronic lymphocytic leukemia. *Cancer* 55:2417, 1985.
62. Bramwell NH, Burns BF: Histiocytosis X of the thymus in association with myasthenia gravis. *Am J Clin Pathol* 86:224, 1986.
63. Steen AE, Steen KH, Bauer R, Bieber T: Successful treatment of cutaneous Langerhans cell histiocytosis with low-dose methotrexate. *Br J Dermatol* 145:137, 2001.
64. McClain K, Kozinetz C: A phase II trial using thalidomide for Langerhans cell histiocytosis. *Pediatr Blood Cancer* 48:44, 2007.
65. Hoeger PH, Nanduri VR, Harper JI, et al: Long term follow up of topical mustine treatment for cutaneous Langerhans cell histiocytosis. *Arch Dis Child* 82:483, 2000.
66. Kwon OS, Cho KH, Song KY: Primary cutaneous Langerhans cell histiocytosis treated with photochemotherapy. *J Dermatol* 24:54, 1997.
67. Nauert C, Zornoza J, Ayala A, et al: Eosinophilic granuloma of bone: Diagnosis and management. *Skeletal Radiol* 10:227, 1983.
68. Grois N, Potschger U, Prosch H, et al: Risk factors for diabetes insipidus in Langerhans cell histiocytosis. *Pediatr Blood Cancer* 46:228, 2006.
69. Gadner H, Grois N, Arico M, et al: A randomized trial of treatment for multisystem Langerhans' cell histiocytosis. *J Pediatr* 138:728, 2001.
70. Woo KI, Harris GJ: Eosinophilic granuloma of the orbit: Understanding the paradox of aggressive destruction responsive to minimal intervention. *Ophthal Plast Reconstr Surg* 19:429, 2003.
71. McCullough C: Eosinophilic granuloma of bone. *Acta Orthop Scand* 51:389, 1980.

72. Raney RB Jr, D'Angio GJ: Langerhans' cell histiocytosis (histiocytosis X): Experience at the Children's Hospital of Philadelphia, 1970–1984. *Med Pediatr Oncol* 17:20, 1989.
73. Gadner H, Grois N, Potschger U, et al: Improved outcome in multisystem Langerhans cell histiocytosis is associated with therapy intensification. *Blood* 111:2556, 2008.
74. Morimoto A, Ikushima S, Kinugawa N, et al: Improved outcome in the treatment of pediatric multifocal Langerhans cell histiocytosis: Results from the Japan Langerhans Cell Histiocytosis Study Group-96 protocol study. *Cancer* 107:613, 2006.
75. Nesbit ME, Kieffer S, D'Angio GJ: Reconstitution of vertebral height in histiocytosis X: A long-term follow-up. *J Bone Joint Surg Am* 51:1360, 1969.
76. Womer RB, Raney RB Jr, D'Angio GJ: Healing rates of treated and untreated bone lesions in histiocytosis X. *Pediatrics* 76:286, 1985.
77. Mammano S, Candiotto S, Balsano M: Cast and brace treatment of eosinophilic granuloma of the spine: Long-term follow-up. *J Pediatr Orthop* 17:821, 1997.
78. Buchler T, Cervinek L, Belohlavek O, et al: Langerhans cell histiocytosis with central nervous system involvement: Follow-up by FDG-PET during treatment with cladribine. *Pediatr Blood Cancer* 44:286, 2005.
79. Watts J, Files B: Langerhans cell histiocytosis: Central nervous system involvement treated successfully with 2-chlorodeoxyadenosine. *Pediatr Hematol Oncol* 18:199, 2001.
80. Dhall G, Finlay JL, Dunkel IJ, et al: Analysis of outcome for patients with mass lesions of the central nervous system due to Langerhans cell histiocytosis treated with 2-chlorodeoxyadenosine. *Pediatr Blood Cancer* 50:72, 2008.
81. Imashuku S, Ishida S, Koike K, et al: Cerebellar ataxia in pediatric patients with Langerhans cell histiocytosis. *J Pediatr Hematol Oncol* 26:735, 2004.
82. Idbaih A, Donadieu J, Barthez MA, et al: Retinoic acid therapy in "degenerative-like" neuro-Langerhans cell histiocytosis: A prospective pilot study. *Pediatr Blood Cancer* 43:55, 2004.
82a. Allen CE, Flores R, Rauch R, et al. Neurodegenerative central nervous system Langerhans cell histiocytosis and coincident hydrocephalus: Treated with vincristine cytosine arabinoside treatment. *Pediatr Blood Cancer* 2009 Nov 11. [Epub ahead of print].
83. Stine KC, Saylors RL, Saccente S, et al: Efficacy of continuous infusion 2-CDA (cladribine) in pediatric patients with Langerhans cell histiocytosis. *Pediatr Blood Cancer* 43:81, 2004.
83a. Weitzman S, Braier J, Donadieu J, et al: 2′-Chlorodeoxyadenosine (2-CdA) as salvage therapy for Langerhans cell histiocytosis (LCH), Results of the LCH-S-98 protocol of the histiocyte society. *Pediatr Blood Cancer* 53:1271, 2009.
84. Egeler RM, de Kraker J, Voute PA: Cytosine-arabinoside, vincristine, and prednisolone in the treatment of children with disseminated Langerhans cell histiocytosis with organ dysfunction: Experience at a single institution. *Med Pediatr Oncol* 21:265, 1993.
85. Bernard F, Thomas C, Bertrand Y, et al: Multi-centre pilot study of 2-chlorodeoxyadenosine and cytosine arabinoside combined chemotherapy in refractory Langerhans cell histiocytosis with haematological dysfunction. *Eur J Cancer* 41:2682, 2005.
86. Akkari V, Donadieu J, Piguet C, et al: Hematopoietic stem cell transplantation in patients with severe Langerhans cell histiocytosis and hematological dysfunction: Experience of the French Langerhans Cell Study Group. *Bone Marrow Transplant* 31:1097, 2003.
87. Nagarajan R, Neglia J, Ramsay N, Baker KS: Successful treatment of refractory Langerhans cell histiocytosis with unrelated cord blood transplantation. *J Pediatr Hematol Oncol* 23:629, 2001.
88. Cooper N, Rao K, Goulden N, et al: The use of reduced-intensity stem cell transplantation in haemophagocytic lymphohistiocytosis and Langerhans cell histiocytosis. *Bone Marrow Transplant* 42 Suppl 2:S47, 2008.
89. Minkov M, Grois N, Broadbent V, et al: Cyclosporine A therapy for multisystem Langerhans cell histiocytosis. *Med Pediatr Oncol* 33:482, 1999.
90. Lukina EA, Kuznetsov VP, Beliaev DL, et al: [The treatment of histiocytosis X (Langerhans-cell histiocytosis) with alpha-interferon preparations]. *Ter Arkh* 65:67, 1993.
91. Minkov M, Steiner M, Potschger U, et al: Reactivations in multisystem Langerhans cell histiocytosis: Data of the international LCH registry. *J Pediatr* 153:700, 705, 2008.
92. Allen CE, McClain KL: Langerhans cell histiocytosis: A review of past, current and future therapies. *Drugs Today (Barc)* 43:627, 2007.
93. Haupt R, Nanduri V, Calevo MG, et al: Permanent consequences in Langerhans cell histiocytosis patients: A pilot study from the Histiocyte Society-Late Effects Study Group. *Pediatr Blood Cancer* 42:438, 2004.
94. Donadieu J, Rolon MA, Pion I, et al: Incidence of growth hormone deficiency in pediatric-onset Langerhans cell histiocytosis: Efficacy and safety of growth hormone treatment. *J Clin Endocrinol Metab* 89:604, 2004.
95. Komp DM: Long-term sequelae of histiocytosis X. *Am J Pediatr Hematol Oncol* 3:163, 1981.
96. Willis B, Ablin A, Weinberg V, et al: Disease course and late sequelae of Langerhans' cell histiocytosis: 25-year experience at the University of California, San Francisco. *J Clin Oncol* 14:2073, 1996.
97. Nanduri VR, Lillywhite L, Chapman C, et al: Cognitive outcome of long-term survivors of multisystem Langerhans cell histiocytosis: A single-institution, cross-sectional study. *J Clin Oncol* 21:2961, 2003.
98. Mittheisz E, Seidl R, Prayer D, et al: Central nervous system-related permanent consequences in patients with Langerhans cell histiocytosis. *Pediatr Blood Cancer* 48:50, 2007.
99. Egeler RM, Neglia JP, Puccetti DM, et al: Association of Langerhans cell histiocytosis with malignant neoplasms. *Cancer* 71:865, 1993.
100. Feldman AL, Berthold F, Arceci RJ, et al: Clonal relationship between precursor T-lymphoblastic leukaemia/lymphoma and Langerhans-cell histiocytosis. *Lancet Oncol* 6:435, 2005.
101. Rodig SJ, Payne EG, Degar BA, et al: Aggressive Langerhans cell histiocytosis following T-ALL: Clonally related neoplasms with persistent expression of constitutively active NOTCH1. *Am J Hematol* 83:116, 2008.
102. Baumgartner I, von Hochstetter A, Baumert B, et al: Langerhans'-cell histiocytosis in adults. *Med Pediatr Oncol* 28:9, 1997.
103. Gotz G, Fichter J: Langerhans' cell histiocytosis in 58 adults. *Eur J Med Res* 9:510, 2004.
104. Kaltsas GA, Powles TB, Evanson J, et al: Hypothalamo-pituitary abnormalities in adult patients with Langerhans cell histiocytosis: Clinical, endocrinological, and radiological features and response to treatment. *J Clin Endocrinol Metab* 85:1370, 2000.
105. Schonfeld N, Frank W, Wenig S, et al: Clinical and radiologic features, lung function and therapeutic results in pulmonary histiocytosis X. *Respiration* 60:38, 1993.
106 Travis WD, Borok Z, Roum JH, et al: Pulmonary Langerhans cell granulomatosis (histiocytosis X). A clinicopathologic study of 48 cases. *Am J Surg Pathol* 17:971, 1993.
107. Tazi A, Moreau J, Bergeron A, et al: Evidence that Langerhans cells in adult pulmonary Langerhans cell histiocytosis are mature dendritic cells: Importance of the cytokine microenvironment. *J Immunol* 163:3511, 1999.
108. Yousem SA, Colby TV, Chen YY, et al: Pulmonary Langerhans' cell histiocytosis: Molecular analysis of clonality. *Am J Surg Pathol* 25:630, 2001.
109. Delobbe A, Durieu J, Duhamel A, Wallaert B: Determinants of survival in pulmonary Langerhans' cell granulomatosis (histiocytosis X). Groupe d'Etude en Pathologie Interstitielle de la Societe de Pathologie Thoracique du Nord. *Eur Respir J* 9:2002, 1996.
110. Crausman RS, Jennings CA, Tuder RM, et al: Pulmonary histiocytosis X: Pulmonary function and exercise pathophysiology. *Am J Respir Crit Care Med* 153:426, 1996.
111. Diette GB, Scatarige JC, Haponik EF, et al: Do high-resolution CT findings of usual interstitial pneumonitis obviate lung biopsy? Views of pulmonologists. *Respiration* 72:134, 2005.
112. Soler P, Bergeron A, Kambouchner M, et al: Is high-resolution computed tomography a reliable tool to predict the histopathological activity of pulmonary Langerhans cell histiocytosis? *Am J Respir Crit Care Med* 162:264, 2000.
113. Farran RP, Zaretski E, Egeler RM: Treatment of Langerhans cell histiocytosis with pamidronate. *J Pediatr Hematol Oncol* 23:54, 2001.
114. Brown RE: Bisphosphonates as antialveolar macrophage therapy in pulmonary Langerhans cell histiocytosis? *Med Pediatr Oncol* 36:641, 2001.
115. Reichle A, Vogt T, Kunz-Schughart L, et al: Anti-inflammatory and angiostatic therapy in chemorefractory multisystem Langerhans' cell histiocytosis of adults. *Br J Haematol* 128:730, 2005.
116. Saven A, Foon KA, Piro LD: 2-Chlorodeoxyadenosine-induced complete remissions in Langerhans-cell histiocytosis. *Ann Intern Med* 121:430, 1994.
117. Pardanani A, Phyliky RL, Li CY, Tefferi A: 2-Chlorodeoxyadenosine therapy for disseminated Langerhans cell histiocytosis. *Mayo Clin Proc* 78:301, 2003.
118. Mogulkoc N, Veral A, Bishop PW, et al: Pulmonary Langerhans' cell histiocytosis: Radiologic resolution following smoking cessation. *Chest* 115:1452, 1999.
119. Dauriat G, Mal H, Thabut G, et al: Lung transplantation for pulmonary Langerhans' cell histiocytosis: A multicenter analysis. *Transplantation* 81:746, 2006.
120. Scott R, Robb-Smith AHT: Histiocytic Medullary Reticulosis. *Lancet* ii:194, 1939.
121. Tumors of the hematopoietic system. *Atlas of Tumor Pathology* Section III, Fascicle 8. By Henry Rappaport, MD, Armed Forces Institute of Pathology, Washington, DC, 1966. pp 49–63.
122. Wilson MS, Weiss LM, Gatter KC, et al: Malignant histiocytosis. A reassessment of cases previously reported in 1975 based on paraffin section immunophenotyping studies. *Cancer* 66:530, 1990.
123. Fonseca R, Tefferi A, Strickler JG: Follicular dendritic cell sarcoma mimicking diffuse large cell lymphoma: A case report. *Am J Hematol* 55:148, 1997.
124. Pileri SA, Grogan TM, Harris NL, et al: Tumours of histiocytes and accessory dendritic cells: An immunohistochemical approach to classification from the International Lymphoma Study Group based on 61 cases. *Histopathology* 41:1, 2002.
125. Lauritzen AF, Delsol G, Hansen NE, et al: Histiocytic sarcomas and monoblastic leukemias. A clinical, histologic, and immunophenotypical study. *Am J Clin Pathol* 102:45, 1994.
126. Kamel OW, Gocke CD, Kell DL, et al: True histiocytic lymphoma: A study of 12 cases based on current definition. *Leuk Lymphoma* 18:81, 1995.
127. Newman B, Hu W, Nigro K, Gilliam AC: Aggressive histiocytic disorders that can involve the skin. *J Am Acad Dermatol* 56:302, 2007.
128. Julg BD, Weidner S, Mayr D: Pulmonary manifestation of a Langerhans cell sarcoma: Case report and review of the literature. *Virchows Arch* 448:369, 2006.
129. Feldman AL, Arber DA, Pittaluga S, et al: Clonally related follicular lymphomas and histiocytic/dendritic cell sarcomas: Evidence for transdifferentiation of the follicular lymphoma clone. *Blood* 111:5433, 2008.
130. Hornick JL, Jaffe ES, Fletcher CD: Extranodal histiocytic sarcoma: Clinicopathologic analysis of 14 cases of a rare epithelioid malignancy. *Am J Surg Pathol* 28:1133, 2004.
131. Pillay K, Solomon R, Daubenton JD, Sinclair-Smith CC: Interdigitating dendritic cell sarcoma: A report of four paediatric cases and review of the literature. *Histopathology* 44:283, 2004.
132. Kairouz S, Hashash J, Kabbara W, et al: Dendritic cell neoplasms: An overview. *Am J Hematol* 82:924, 2007.
133. Porter DW, Gupte GL, Brown RM, et al: Histiocytic sarcoma with interdigitating dendritic cell differentiation. *J Pediatr Hematol Oncol* 26:827, 2004.
134. Soriano AO, Thompson MA, Admirand JH, et al: Follicular dendritic cell sarcoma: A report of 14 cases and a review of the literature. *Am J Hematol* 82:725, 2007.
135. Abidi MH, Tove I, Ibrahim RB, et al: Thalidomide for the treatment of histiocytic sarcoma after hematopoietic stem cell transplant. *Am J Hematol* 82:932, 2007.
136. Uchida K, Kobayashi S, Inukai T, et al: Langerhans cell sarcoma emanating from the upper arm skin: Successful treatment by MAID regimen. *J Orthop Sci* 13:89, 2008.
137. Nakayama R, Nemoto T, Takahashi H, et al: Gene expression analysis of soft tissue sarcomas: Characterization and reclassification of malignant fibrous histiocytoma. *Mod Pathol* 20:749, 2007.
138. Lee Y, John M, Edwards S: Molecular classification of synovial sarcomas, leiomyosarcomas and malignant fibrous histiocytomas by gene expression profiling. *Br J Cancer* 88:510, 2003.

139. Gazziola C, Cordani N, Wasserman B, et al: Malignant fibrous histiocytoma: A proposed cellular origin and identification of its characterizing gene transcripts. *Int J Oncol* 23:343, 2003.
140. Picci P, Bacci G, Ferrari S, Mercuri M: Neoadjuvant chemotherapy in malignant fibrous histiocytoma of bone and in osteosarcoma located in the extremities: Analogies and differences between the two tumors. *Ann Oncol* 8:1107, 1997.
141. Bramwell VH, Steward WP, Nooij M, et al: Neoadjuvant chemotherapy with doxorubicin and cisplatin in malignant fibrous histiocytoma of bone: A European Osteosarcoma Intergroup study. *J Clin Oncol* 17:3260, 1999.
142. Daw NC, Billups CA, Pappo AS, et al: Malignant fibrous histiocytoma and other fibrohistiocytic tumors in pediatric patients: The St. Jude Children's Research Hospital experience. *Cancer* 97:2839, 2003.
143. Farquhar JW, Claireaux AE: Familial haemophagocytic reticulosis. *Arch Dis Child* 27:519, 1952.
144. Henter JI, Elinder G, Soder O, Ost A: Incidence in Sweden and clinical features of familial hemophagocytic lymphohistiocytosis. *Acta Paediatr Scand* 80:428, 1991.
145. Allen CE, Yu X, Kozinetz CA, McClain KL: Highly elevated ferritin levels and the diagnosis of hemophagocytic lymphohistiocytosis. *Pediatr Blood Cancer* 50:1227, 2008.
146. Henter JI, Elinder G, Soder O, et al: Hypercytokinemia in familial hemophagocytic lymphohistiocytosis. *Blood* 78:2918, 1991.
147. Imashuku S, Hibi S, Sako M, et al: Heterogeneity of immune markers in hemophagocytic lymphohistiocytosis: Comparative study of 9 familial and 14 familial inheritance-unproved cases. *J Pediatr Hematol Oncol* 20:207, 1998.
148. Stepp SE, Dufourcq-Lagelouse R, Le DF, et al: Perforin gene defects in familial hemophagocytic lymphohistiocytosis. *Science* 286:1957, 1999.
149. Jordan MB, Hildeman D, Kappler J, Marrack P: An animal model of hemophagocytic lymphohistiocytosis (HLH): CD8+ T cells and interferon gamma are essential for the disorder. *Blood* 104:735, 2004.
150. Stepp SE, Mathew PA, Bennett M, et al: Perforin: More than just an effector molecule. *Immunol Today* 21:254, 2000.
151. Filipovich AH: Hemophagocytic lymphohistiocytosis and related disorders. *Curr Opin Allergy Clin Immunol* 6:410, 2006.
152. Menasche G, Pastural E, Feldmann J, et al: Mutations in RAB27A cause Griscelli syndrome associated with haemophagocytic syndrome. *Nat Genet* 25:173, 2000.
153. Arico M, Imashuku S, Clementi R, et al: Hemophagocytic lymphohistiocytosis due to germ line mutations in SH2D1A, the X-linked lymphoproliferative disease gene. *Blood* 97:1131, 2001.
154. Palazzi DL, McClain KL, Kaplan SL: Hemophagocytic syndrome in children: An important diagnostic consideration in fever of unknown origin. *Clin Infect Dis* 36:306, 2003.
155. Janka GE: Familial hemophagocytic lymphohistiocytosis. *Eur J Pediatr* 140:221, 1983.
156. Horne A, Trottestam H, Aricò M, et al: Frequency and spectrum of central nervous system involvement in 193 children with haemophagocytic lymphohistiocytosis. *Br J Haematol* 140:327, 2008.
157. Molleran Lee S, Villanueva J, Sumegi J, et al: Characterisation of diverse PRF1 mutations leading to decreased natural killer cell activity in North American families with haemophagocytic lymphohistiocytosis. *J Med Genet* 137, 2004.
158. Ueda I, Ishii E, Morimoto A, et al: Correlation between phenotypic heterogeneity and gene mutational characteristics in familial hemophagocytic lymphohistiocytosis (FHL). *Pediatr Blood Cancer* 46:482, 2006.
159. Bryceson YT, Rudd E, Zheng C, et al: Defective cytotoxic lymphocyte degranulation in syntaxin-11 deficient familial hemophagocytic lymphohistiocytosis 4 (FHL4) patients. *Blood* 110:1906, 2007.
160. Gupta A, Weitzman S, Abdelhaleem M: The role of hemophagocytosis in bone marrow aspirates in the diagnosis of hemophagocytic lymphohistiocytosis. *Pediatr Blood Cancer* 50:192, 2008.
161. Nagano M, Kimura N, Ishii E, et al: Clonal expansion of alphabeta-T lymphocytes with inverted Jbeta1 bias in familial hemophagocytic lymphohistiocytosis. *Blood* 94:2374, 1999.
162. Kogawa K, Lee SM, Villanueva J, et al: Perforin expression in cytotoxic lymphocytes from patients with hemophagocytic lymphohistiocytosis and their family members. *Blood* 99:61, 2002.
163. Ambruso DR, Hays T, Zwartjes WJ, et al: Successful treatment of lymphohistiocytic reticulosis with phagocytosis with epipodophyllotoxin VP 16–213. *Cancer* 45:2516, 1980.
164. Fischer A, Virelizier JL, Renzana-Seisdedos F, et al: Treatment of four patients with erythrophagocytic lymphohistiocytosis by a combination of epipodophyllotoxin, steroids, intrathecal methotrexate, and cranial irradiation. *Pediatrics* 76:263, 1985.
165. Henter JI, Samuelsson-Horne A, Arico M, et al: Treatment of hemophagocytic lymphohistiocytosis with HLH-94 immunochemotherapy and bone marrow transplantation. *Blood* 100:2367, 2002.
166. Henter JI, Horne A, Arico M, et al: HLH-2004: Diagnostic and therapeutic guidelines for hemophagocytic lymphohistiocytosis. *Pediatr Blood Cancer* 48:124, 2007.
167. Thompson PA, Allen CE, Horton T, et al: Severe neurologic side effects in patients being treated for hemophagocytic lymphohistiocytosis. *Pediatr Blood Cancer* 52:621, 2009.
168. Mahlaoui N, Ouachee-Chardin M, de Saint BG, et al: Immunotherapy of familial hemophagocytic lymphohistiocytosis with antithymocyte globulins: A single-center retrospective report of 38 patients. *Pediatrics* 120:e622, 2007.
169. Baker KS, Filipovich AH, Gross TG, et al: Unrelated donor hematopoietic cell transplantation for hemophagocytic lymphohistiocytosis. *Bone Marrow Transplant* 42:175, 2008.
170. Baker KS, DeLaat CA, Steinbuch M, et al: Successful correction of hemophagocytic lymphohistiocytosis with related or unrelated bone marrow transplantation. *Blood* 89:3857, 1997.
171. Cooper N, Rao K, Gilmour K, et al: Stem cell transplantation with reduced-intensity conditioning for hemophagocytic lymphohistiocytosis. *Blood* 107:1233, 2006.
172. Villanueva J, Lee S, Giannini EH, et al: Natural killer cell dysfunction is a distinguishing feature of systemic onset juvenile rheumatoid arthritis and macrophage activation syndrome. *Arthritis Res Ther* 7:R30, 2005.
173. Mouy R, Stephan JL, Pillet P, et al: Efficacy of cyclosporine A in the treatment of macrophage activation syndrome in juvenile arthritis: Report of five cases. *J Pediatr* 129:750, 1996.
174. Balamuth NJ, Nichols KE, Paessler M, Teachey DT: Use of rituximab in conjunction with immunosuppressive chemotherapy as a novel therapy for Epstein-Barr virus-associated hemophagocytic lymphohistiocytosis. *J Pediatr Hematol Oncol* 29:569, 2007.
175. Mischler M, Fleming GM, Shanley TP, et al: Epstein-Barr virus-induced hemophagocytic lymphohistiocytosis and X-linked lymphoproliferative disease: A mimicker of sepsis in the pediatric intensive care unit. *Pediatrics* 119:e1212, 2007.
176. Henzan T, Nagafuji K, Tsukamoto H, et al: Success with infliximab in treating refractory hemophagocytic lymphohistiocytosis. *Am J Hematol* 81:59, 2006.
177. Makay B, Yilmaz S, Turkyilmaz Z, et al: Etanercept for therapy-resistant macrophage activation syndrome. *Pediatr Blood Cancer* 50:419, 2008.
178. Rosai J, Dorfman RF: Sinus histiocytosis with massive lymphadenopathy. A newly recognized benign clinicopathological entity. *Arch Pathol* 87:63, 1969.
179. McClain, KL, Natkunam *Y*, Swerdlow *SH*: Atypical Cellular Disorders: an update. Hematology (Amer Soc Hematol Education Book), p283, 2004. An update.
180. Lauwers GY, Perez-Atayde A, Dorfman RF, Rosai J: The digestive system manifestations of Rosai-Dorfman disease (sinus histiocytosis with massive lymphadenopathy): Review of 11 cases. *Hum Pathol* 31:380, 2000.
181. Deodhare SS, Ang LC, Bilbao JM: Isolated intracranial involvement in Rosai-Dorfman disease: A report of two cases and review of the literature. *Arch Pathol Lab Med* 122:161, 1998.
182. Grabczynska SA, Toh CT, Francis N, et al: Rosai-Dorfman disease complicated by autoimmune haemolytic anaemia: Case report and review of a multisystem disease with cutaneous infiltrates. *Br J Dermatol* 145:323, 2001.
183. Jadus MR, Sekhon S, Barton BE, Wepsic HT: Macrophage colony stimulatory factor-activated bone marrow macrophages suppress lymphocytic responses through phagocytosis: A tentative in vitro model of Rosai-Dorfman disease. *J Leukoc Biol* 57:936, 1995.
184. Paulli M, Bergamaschi G, Tonon L, et al: Evidence for a polyclonal nature of the cell infiltrate in sinus histiocytosis with massive lymphadenopathy (Rosai-Dorfman disease). *Br J Haematol* 91:415, 1995.
185. Foucar E, Rosai J, Dorfman R: Sinus histiocytosis with massive lymphadenopathy (Rosai-Dorfman disease): Review of the entity. *Semin Diagn Pathol* 7:19, 1990.
186. Chow CP, Ho HK, Chan GC, et al: Congenital Rosai-Dorfman disease presenting with anemia, thrombocytopenia, and hepatomegaly. *Pediatr Blood Cancer* 52:415, 2009.
187. Sneller MC, Wang J, Dale JK, et al: Clinical, immunologic, and genetic features of an autoimmune lymphoproliferative syndrome associated with abnormal lymphocyte apoptosis. *Blood* 89:1341, 1997.
188. Govender D, Chetty R: Inflammatory pseudotumour and Rosai-Dorfman disease of soft tissue: A histological continuum? *J Clin Pathol* 50:79, 1997.
189. Pulsoni A, Anghel G, Falcucci P, et al. Treatment of sinus histiocytosis with massive lymphadenopathy (Rosai-Dorfman disease): Report of a case and literature review. *Am J Hematol* 69:67, 2002.
190. Horneff G, Jurgens H, Hort W, et al: Sinus histiocytosis with massive lymphadenopathy (Rosai-Dorfman disease): Response to methotrexate and mercaptopurine. *Med Pediatr Oncol* 27:187, 1996.
191. Stine KC, Westfall C: Sinus histiocytosis with massive lymphadenopathy (SHML) prednisone resistant but dexamethasone sensitive. *Pediatr Blood Cancer* 44:92, 2005.
192. Rodriguez-Galindo C, Helton KJ, Sanchez ND, et al: Extranodal Rosai-Dorfman disease in children. *J Pediatr Hematol Oncol* 26:19, 2004.
193. Perry R, Penk J, Kapoor N, Shah A: Vinorelbine and methotrexate for the treatment of Rosai-Dorfman Disease in children. *Pediatr Blood Cancer* 45:84–85, 2005.
194. Chester W: Uber lipoidgranulomatose [Over lipoid granulomatosis]. *Virchows Arch Pathol Anat Physiol* 279:561, 1930.
195. Jaffe HS: *Metabolic, Degenerative, and Inflammatory Diseases of Bones and Joints*. Lea and Febiger, Philadelphia, 1972.
196. Veyssier-Belot C, Cacoub P, Caparros-Lefebvre D, et al: Erdheim-Chester disease. Clinical and radiologic characteristics of 59 cases. *Medicine (Baltimore)* 75:157, 1996.
197. Al-Quran S, Reith J, Bradley J, Rimsza L: Erdheim-Chester disease: Case report, PCR-based analysis of clonality, and review of literature. *Mod Pathol* 15:666, 2002.
198. Loddenkemper K, Hoyer B, Loddenkemper C, et al: A case of Erdheim-Chester disease initially mistaken for Ormond's disease. *Nat Clin Pract Rheumatol* 4:50, 2008.
199. Chetritt J, Paradis V, Dargere D, et al: Chester-Erdheim disease: A neoplastic disorder. *Hum Pathol* 30:1093, 1999.
200. Taguchi T, Iwasaki Y, Asaba K, et al: Erdheim-Chester disease: Report of a case with PCR-based analysis of the expression of osteopontin and survivin in Xanthogranulomas following glucocorticoid treatment. *Endocr J* 55:217, 2008.
201. Stoppacciaro A, Ferrarini M, Salmaggi C, et al: Immunohistochemical evidence of a cytokine and chemokine network in three patients with Erdheim-Chester disease: Implications for pathogenesis. *Arthritis Rheum* 54:4018, 2006.
202. Caparros-Lefebvre D, Pruvo JP, et al: Neuroradiologic aspects of Chester-Erdheim disease. *AJNR Am J Neuroradiol* 16:735, 1995.
203. Dion E, Graef C, Haroche J, et al: Imaging of thoracoabdominal involvement in Erdheim-Chester disease. *AJR Am J Roentgenol* 183:1253, 2004.
204. Gupta A, Kelly B, McGuigan JE: Erdheim-Chester disease with prominent pericardial involvement: Clinical, radiologic, and histologic findings. *Am J Med Sci* 324:96, 2002.
205. Caputo R, Marzano AV, Passoni E, Berti E: Unusual variants of non-Langerhans cell histiocytoses. *J Am Acad Dermatol* 57:1031, 2007.
206. Braiteh F, Boxrud C, Esmaeli B, Kurzrock R: Successful treatment of Erdheim-Chester disease, a non-Langerhans-cell histiocytosis, with interferon-alpha. *Blood* 106:2992, 2005.
207. Haroche J, Amoura Z, Trad SG, et al: Variability in the efficacy of interferon-alpha in

Erdheim-Chester disease by patient and site of involvement: Results in eight patients. *Arthritis Rheum* 54:3330, 2006.
208. Haroche J, Amoura Z, Charlotte F, et al: Imatinib mesylate for platelet-derived growth factor receptor-beta-positive Erdheim-Chester histiocytosis. *Blood* 111:5413, 2008.
209. Dehner LP: Juvenile xanthogranulomas in the first two decades of life: A clinicopathologic study of 174 cases with cutaneous and extracutaneous manifestations. *Am J Surg Pathol* 27:579, 2003.
210. Helwig EB, Hackney VC: Juvenile xanthogranuloma (nevoxanthoendothelioma). *Am J Pathol* 625, 1954.
211. Adamson HG: Society intelligence: The Dermatological Society of London. *Br J Dermatol* 17:222, 1905.
212. McDonagh JER: A contribution to our knowledge of the naevoxantho-endotheliomata. *Br J Dermatol* 24:85, 1912.
213. Janssen D, Harms D: Juvenile xanthogranuloma in childhood and adolescence: A clinicopathologic study of 129 patients from the Kiel pediatric tumor registry. *Am J Surg Pathol* 29:21, 2005.
214. Tan HH, Tay YK: Juvenile xanthogranuloma and neurofibromatosis 1. *Dermatology* 197:43, 1998.
215. Iyengar V, Golumb CA, Schachner L: Neurilemmomatosis, NF2, and juvenile xanthogranuloma. *J Am Acad Dermatol* 5 pt 2:831, 1998.
216. van Leeuwen RL, Berretty PJ, Knots E, Tan-Go I: Triad of juvenile xanthogranuloma, von Recklinghausen's neurofibromatosis and trisomy 21 in a young girl. *Clin Exp Dermatol* 21:248, 1996.
217. Zvulunov A, Barak Y, Metzker A: Juvenile xanthogranuloma, neurofibromatosis, and juvenile chronic myelogenous leukemia. World statistical analysis. *Arch Dermatol* 131:904, 1995.
218. Gutmann DH, Gurney JG, Shannon KM: Juvenile xanthogranuloma, neurofibromatosis 1, and juvenile chronic myeloid leukemia. *Arch Dermatol* 132:1390, 1996.
219. Freyer DR, Kennedy R, Bostrom BC, et al: Juvenile xanthogranuloma: Forms of systemic disease and their clinical implications. *J Pediatr* 129:227, 1996.
220. Stover DG, Alapati S, Regueira O, et al: Treatment of juvenile xanthogranuloma. *Pediatr Blood Cancer* 51:130, 2008.
221. Rajendra B, Duncan A, Parslew R, Pizer BL: Successful treatment of central nervous system juvenile xanthogranulomatosis with cladribine. *Pediatr Blood Cancer* 52:413, 2009.

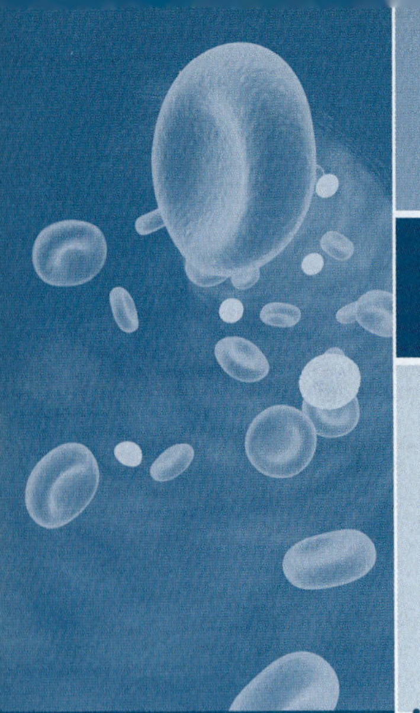

第73章

脂质贮积病

Ari Zimran, Deborah Elstein

摘 要

Gaucher 病和 Niemann-Pick 病是血液科医生最可能遇到的两类脂质贮积病，因为它们均可出现肝脾大和血细胞减少。

Gaucher 病是最常见的常染色体隐性遗传性脂质贮积病，德裔犹太人中发病率最高，致病基因的检出率大约为 1/850 新生儿。糖苷脂酶缺陷导致葡糖脑苷脂在单核 - 巨噬细胞系统中贮积。1 型 Gaucher 病人没有原发性神经症状，2 型和 3 型病人可有中枢神经系统受累表现。Gaucher 病的诊断需要证实糖苷脂酶缺陷或糖苷脂酶基因突变，临床表现有肝脾大、血小板减少、贫血、骨质疏松症伴有病理性骨折和骨坏死，偶有肺浸润。许多病人特别是纯合子 N370S(1226C → G)，可能是仍保留部分糖苷脂酶活性而不发生神经病变，临床表现轻微，不需要特殊治疗。1 型 Gaucher 病发生肿瘤和帕金森病的几率可能增加。对于症状和体征更加严重的病人给予伊米苷酶替代治疗。也可以通过减少糖苷脂酶底物来治疗，但是有一定的副作用。

Niemann-Pick 病是常染色体隐性遗传性异质性疾病，A 型和 B 型是由于鞘糖脂酶缺陷所致，而 C 型是 NPC1 或 NPC2 基因突变导致胆固醇和鞘糖脂贮积所致，NPC1 或 NPC2 基因参与了胆固醇的转运。A 型 Niemann-Pick 病是一种婴幼儿致死性疾病，表现为进行性神经病变。B 型 Niemann-Pick 病的发病相对晚，没有神经受累表现，但许多病人有肝脾大。C 型 Niemann-Pick 病表现为神经症状和肝脾大，也可以存活到成年。这些病人的骨髓中可见典型的泡沫细胞(胞质中有小的脂肪滴)和海蓝组织细胞。欧洲在 2008 年批准了用美格鲁特(miglustat)治疗 C 型 Niemann-Pick 病。

本章使用的简写和缩略词：cDNA，互补 DNA (complementary DNA)；ERT，酶替代治疗(enzyme replacement therapy)；HSGP，水平性核上性凝视麻痹(horizontal supranuclear gaze palsy)；MRI，磁共振显像(magnetic resonance imaging)；SRT，底物减少治疗(substrate reduction therapy)。

定义

糖脂贮积病是一类异质性疾病，因缺乏水解糖苷键的溶酶体酶导致脂肪在一个或多个组织中贮积。图 73-1 显示鞘糖脂的催化途径，并列出了不同的酶缺陷导致的疾病。每种疾病的脂质类型和组织分布具有特征性。本章主要介绍 Gaucher 病，该病是由于葡糖脑苷脂贮积引起，是最常见的溶酶体贮积病，最具有血液病特征。第二常见的溶酶体贮积病是 Niemann-Pick 病，有些血液病特征，是由于鞘糖脂和(或)胆固醇贮积引起。血液学异常不明显的(除了肝脾大外)其他溶酶体病本章不予介绍。

Gaucher 病

■ 历史

Gaucher 病最早是由 Philippe Gaucher 在 1882 年进行了描述，当时他认为脾脏中特殊的大细胞是原发性肿瘤的证据[1]。Gaucher 病这个名称最早在 1905 年出现，当时认识到该病是常染色体隐性遗传[2]。在 1934 年发现贮积的物质是葡糖脑苷脂[3]，在 1965 年发现该病的主要缺陷是葡糖脑苷脂酶不能降解葡糖脑苷脂[4,5]。在 1985 年通过纯化葡糖脑苷脂酶的基础上克隆出葡糖脑苷脂酶基因[6,7]，阐明了它的结构，发现了许多致病性基因突变[8]。在 1991 年开始了酶替代治疗(ERT)[9]，在 2002 年开始了葡糖脑苷脂酶底物减少治疗(SRT)。

■ 流行病学

Gaucher 病是一个常染色体隐性遗传性疾病。尽管所有种族均可发病，但是最常见于德裔犹太人，携带者的发生率为 1/17，预期发病率为 1/850 个新生儿[10]。两种不同类型的 Gaucher 病分别在瑞典北部的 Norrbottnia[11] 和以色列 Jenin 市巴勒斯坦地区相对常见[12]。在普通人群该病的发病率估计为 1：50 000~1：100 000[13]。

德裔犹太人中 Gaucher 基因突变的发生率高并存在其他溶酶体病，提示在基础效应(founder effect)上存在选择优势。德裔犹太人表现为对结核病抵抗力更强[14]、智商更高[15]、生育能力强[16]，这种选择优势尚未被证实。动物实验表明选择优势体现在血清葡糖脑苷脂水平升高，具有抗炎和免疫调节作用[17]。

■ 病因和发病机制

酶学基础

在生长、发育、衰老的过程中，部分或全部细胞会被更新，细胞内复合物的处理需要持续的酶降解。这种降解主要发生在次级溶酶体，次级溶酶体是由初级溶酶体融合而成，这些初级溶酶体中含有摄取物的吞噬空泡。

Gaucher 病是遗传性溶酶体酶缺陷疾病，使降解糖脂的葡糖脑苷脂酶活性缺陷，导致葡糖脑苷脂在巨噬细胞内贮积（见图 73-1），因为葡糖脑苷脂的贮积使得巨噬细胞体积变大，这些细胞就是“Gaucher 细胞”。溶酶体功能异常导致代谢异常，引起细胞代谢失去平衡。这些变化可以解释在慢性脂质贮积过程中许多细胞因子和其他生物标记水平升高现象。

在极少见的情况下，严重的 Gaucher 病和皂角蛋白 C（saposin C）缺陷有关，皂角蛋白 C 是热稳定性葡糖脑苷脂酶的辅因子[18,19]。

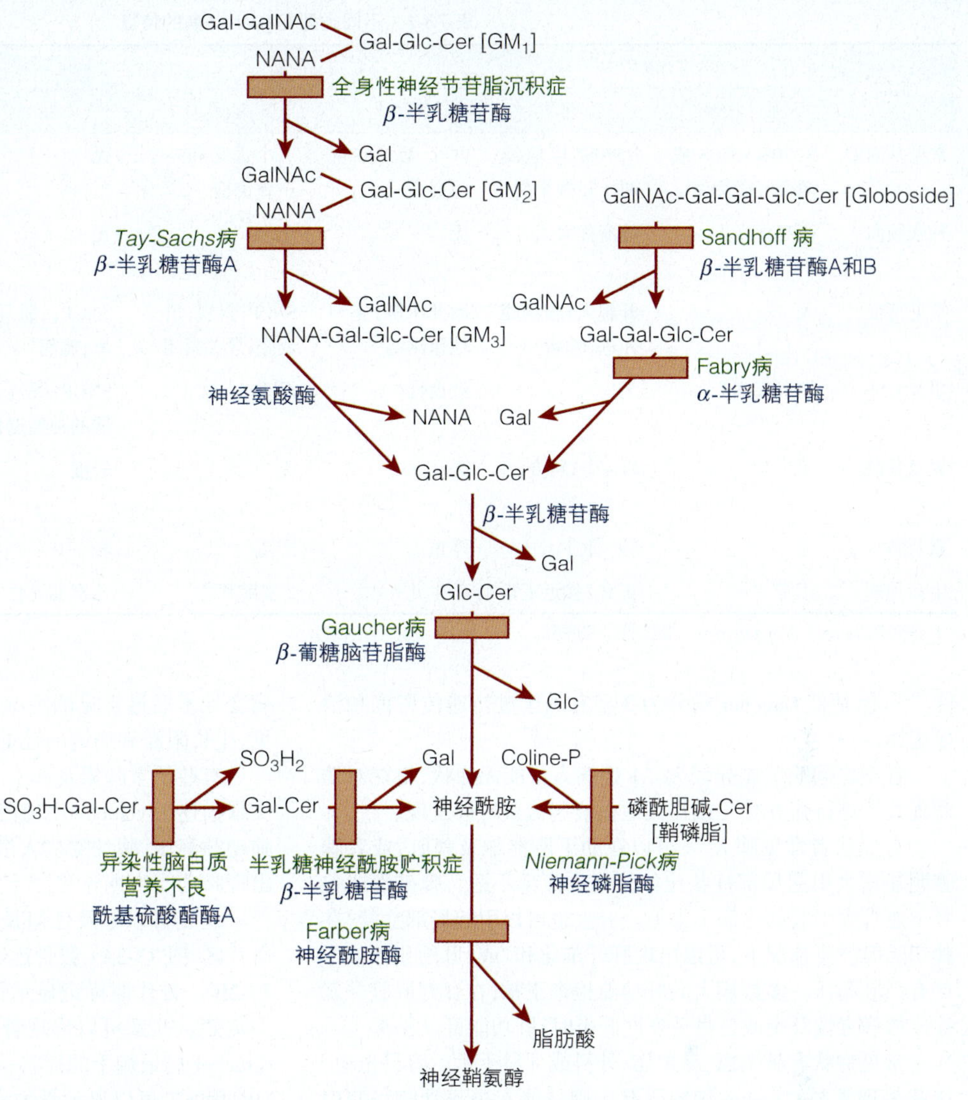

图 73-1　部分糖脂贮积病中选择性糖鞘脂类催化途径。实心方格显示先天性酶缺陷导致的途径阻断，导致相应的代谢底物贮积。疾病名称标在图中相应的缺陷酶上面。

■ Gaucher 病的遗传学基础

葡糖脑苷脂酶基因定位在染色体 1q21 上，已经发现一个假基因，它和葡糖脑苷脂酶基因具有 96% 的同源性，功能基因的下游大约 16kb 长。已经发现能够引起 Gaucher 病的 300 多种基因突变[8]，多数是点突变、错义突变、无义突变、移码突变、剪切位点突变，也有插入、缺失、重组突变。有些突变是功能基因和它的假基因发生重组所致[8]。2008 年发表了所有突变的更新数据[20]。

在德裔犹太人中，主要突变出现在互补 DNA（cDNA）的 1226 位置上，导致 Asn370Ser 替代（第 370 位的门冬酰胺被丝氨酸替代），该突变在德裔犹太病人中大约占了 75%，在非犹太病人中的发生率大约为 30%。Asn370Ser 纯合子病人病情相对较轻，因保留部分葡糖脑苷脂酶活性而对发生神经元性病变具有“保护”作用。第二个最常见的突变是 84GG，在 cDNA 核酸的 84 位置上插入一个鸟嘌呤，这种突变几乎仅见于德裔犹太人，该突变产生一个无效等位基因，比 Asn370Ser 突变病人的表型更加严重。5~6 种常见突变在犹太人中占 97% 左右，而在非犹太人中不到 75%[8,21-23]。尽管仍受有争议，在产前 / 围产期德裔犹太人中进行常见突变筛查已很普遍[24,25]。

Norrbottnian 人常见突变是 Leu444Pro，多数病人发生神经元性 Gaucher 病，多见于亚洲人和阿拉伯人。出现进行性心瓣膜钙化类型的病人都是 1342（D409H）纯合子[12]。

尽管特定的突变和临床过程有一定的相关性，但是基因型和表型的相关性不佳。通过结晶成像方法认识了葡糖脑苷脂酶的三维结构，与依据蛋白的突变位点预测疾病严重性相比[26]，该方法并没有进一步提高对疾病严重性的预测。

有些基因突变导致葡糖苷酶发生错误折叠，引起该酶在内质网内过早被降解[27,28]。通过对内质网中错误折叠的突变酶引起的蛋白毒性进行研究，形成分子伴侣的治疗性调控，这些分子伴侣可以稳定突变的葡糖脑苷脂酶、允许其从内质网到高尔基体最终到溶酶体的运送。

■ 临床特征

临床上 Gaucher 病分为三型，1 型 Gaucher 病缺乏神经病变特征，而 2 型和 3 型有神经病变特征[29]。表 73-1 总结了重要的临床、遗传学、人口学特征。尽管有人认为存在表型的连续

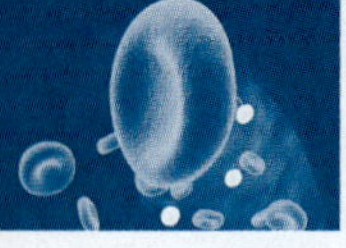
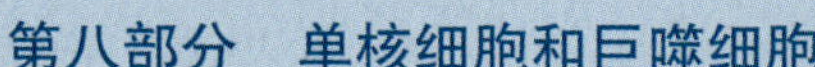

表 73-1 不同类型 Gaucher 病的特征

亚型	Type 1		Type 2		Type 3		
	无症状性	有症状	新生儿	婴幼儿	3a	3b	3c
常见基因型	N370S/N370S 或两个轻微突变	N370S/其他或两个轻微突变	两个无义或重组突变	一个无义和一个严重突变	无	L444P/L444P	D409H/D409H
种族倾向	德裔犹太人	德裔犹太人	无	无	无	Norbottnians；亚洲人；阿拉伯人	巴勒斯坦人；日本人
常见特征	无	肝脾大；脾功能亢进；骨痛	胎儿水肿；先天性鱼鳞病	SNGP；斜视；角弓反张；牙关紧闭	SNGP；肌阵挛；癫痫	SNGP；肝脾大；生长停滞	SNGP；心瓣膜钙化
累及 CNS	帕金森病？	无	致命性	严重	SNGP；缓慢进展的神经退化	SNGP；渐进性认知退化	SNGP；端头畸形
累及骨骼	无	轻 - 中（可变）	无	无	轻度	中 - 重；脊柱后凸（驼背）	很少
累及肺	无	轻 - 重	严重	严重	轻 - 中	中 - 重	很少
生命预期	正常	正常 / 接近正常	新生儿死亡	2 岁前死亡	儿童期死亡	中年死亡	青壮年死亡

SNGP，supranuclear gaze palsy：核上性凝视麻痹。

性[30,31]，但是把 Gaucher 病分为 3 型有利于进行遗传咨询和治疗选择。

各型之间病情差异较大。1 型病人可能无症状，常在对德裔犹太人进行筛查时[24]或在其他血液病检查时被发现。

有症状者常见脾大[32]，可以在肋下刚能触及脾脏，或者脾脏明显增大引起局部症状比如早饱或腹部不适。脾破裂或包膜下血管瘤引起的疼痛不常见。肝大也可以引起局部症状，在脾切除等严重情况下，可以出现肝纤维化和（或）肝硬化伴或不伴有门脉高压。多数病人的肝功能检查正常，在合并肝脏并发症比如病毒性肝炎或自身免疫性肝炎时，肝功能可以异常[32]。

常见症状有鼻出血、易擦伤、外科或牙科手术后容易出血，这些表现常与 Gaucher 细胞引起的脾功能亢进或骨髓浸润引起的血小板减少有关，有时也与血小板功能异常和凝血因子活性减少有关[33-35]。

另一个常见症状是乏力，但并不一定与贫血有关。血红蛋白下降主要由脾功能亢进引起，贫血的其他因素包括铁缺乏、维生素 B_{12} 缺乏、自身免疫性溶血[36,37]。

感染几率增加并不常见，但是在脾切除、病情严重、中性粒细胞趋化缺陷病人中感染几率增加[38,39]。细菌性骨髓炎是骨病变处术后最常见的医源性并发症。儿童的生长阻滞比较常见，生长阻滞和病情的轻重无关[40]。

有些严重肺累及病人可出现严重肺疾病伴发绀和杵状指，文献描述了 Gaucher 细胞引起的肺浸润[41,42]。许多病人有轻度肺动脉高压，脾切除病人最易发生严重的肺动脉高压[43]。可以出现肺功能检查异常，大约 2/3 病人有弥漫功能下降[44]。

病变可以累及任何长骨[45]。可见骨质脱钙和梗塞引起的斑片区（图 73-2A）、股骨远端增宽（“锥形瓶”异常）非常常见（图 73-2B）。骨代谢标记显示骨吸收显著[46]，导致骨破坏的机制尚不清楚。儿童可以出现骨龄延迟和出牙延缓[47]。骨痛可能是 Gaucher 病最棘手的症状。骨痛和骨的病理过程有关，放射线、MRI 和 CT 可以显示骨的病变，有时表现一过性剧烈骨痛伴有局部或全身急性炎症表现（图 73-2D）。股骨头无菌性坏死和椎体压缩特别常见（图 73-2C，E），是最为严重的并发症[29,48]。

妇科和产科问题也比较常见，这也是女性病人容易得到诊断的原因。常见月经初潮延迟或月经过多，有报道习惯性流产的风险增加[49]。对于男性和女性的生育并不影响。

除了脾脏、肝脏、骨、肺等脏器外，其他器官也可受累。眼角膜巩膜缘可见由 Gaucher 细胞组成的褐色物质，形成睑裂黄

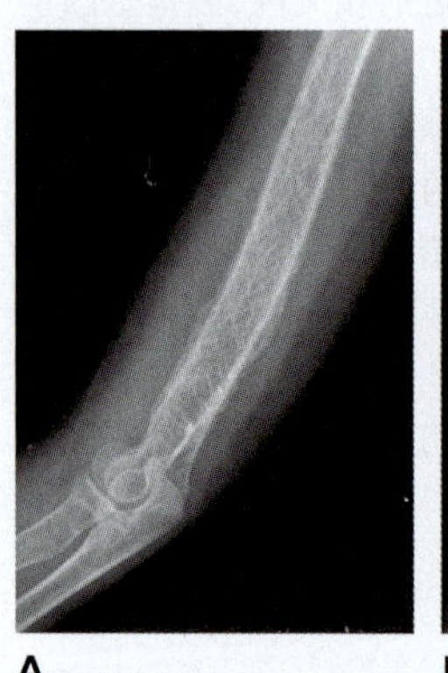
A

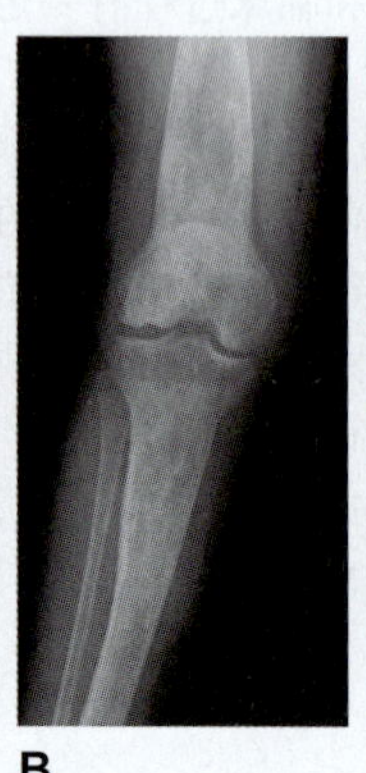
B

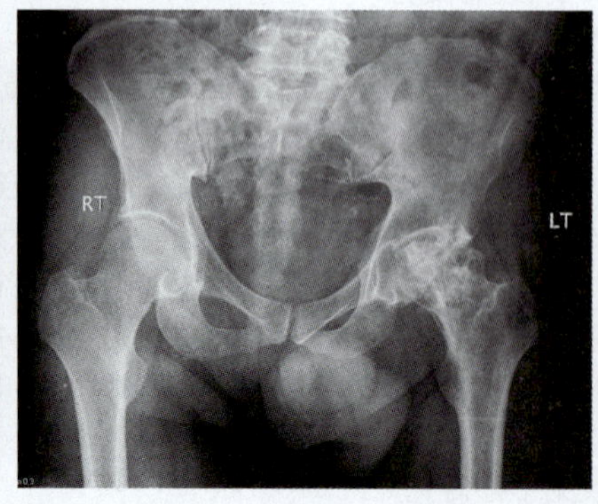

C

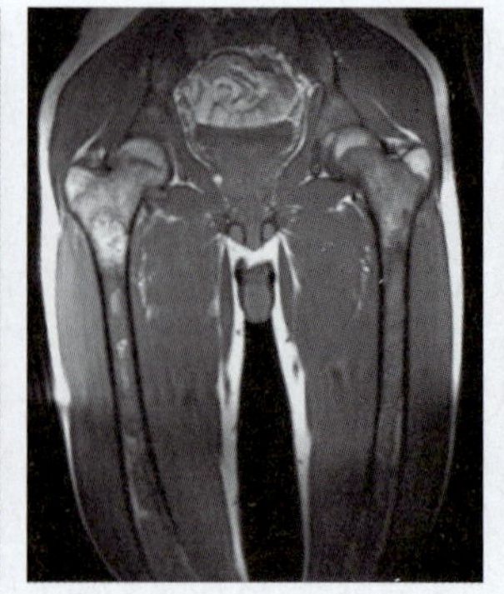
D

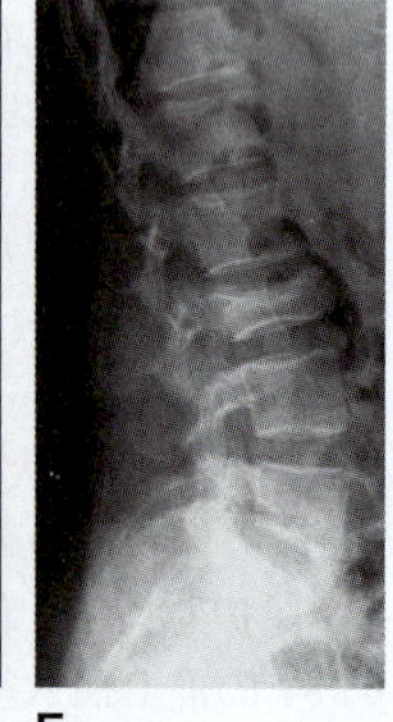
E

图 73-2 Gaucher 相关的骨骼病变，包括：A. 肱骨呈锯齿或鲱鱼骨形状。B. 股骨近端的锥形瓶畸形。C. 髋骨骨坏死的平片。D. 右大腿骨危象 2 周后骨盆和大腿的 MRI。在股骨上端小转子水平可见水肿。双侧股骨可见慢性骨髓病变信号。E. 椎体压缩。

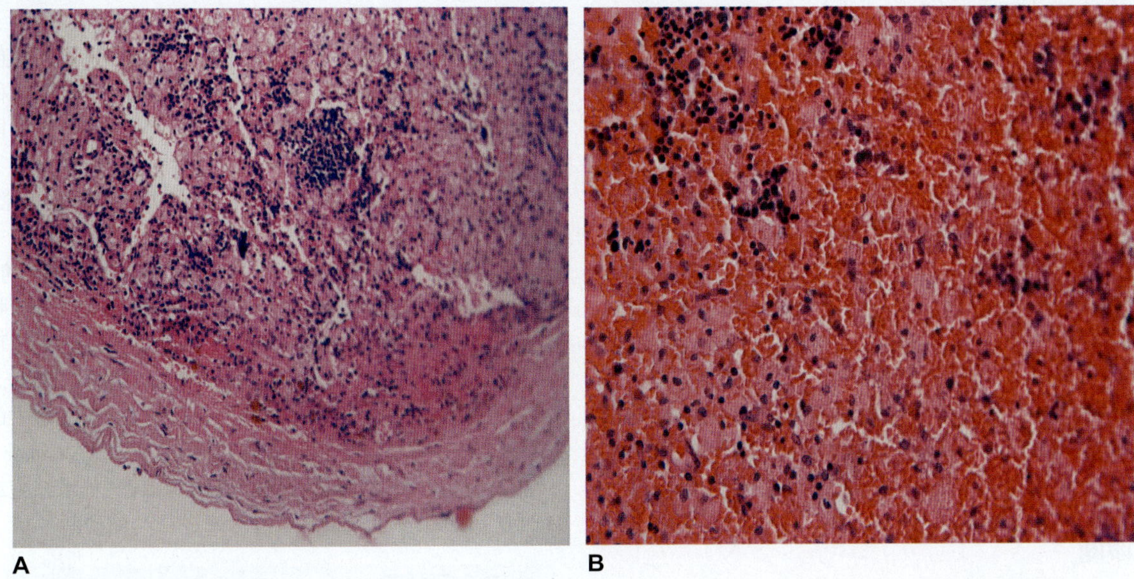

图 73-3　A. “Gaucher 瘤”的组织切片显示出血性物质，可见由纤维囊包裹的有核红细胞。B. 高倍镜下组织切片显示有核红细胞和许多 Gaucher 细胞。

斑和翼状胬肉[50]。眼部少见的表现有眼葡萄膜炎和视网膜前白斑[51]。肾脏问题较为罕见，文献中有肾脏病变的个案报道，许多病人似乎存在良性肾脏高滤过[52]。

神经症状是 2 型和 3 型 Gaucher 病的特征，最突出和特征性表现是眼球运动障碍。2 型病人可以出现颈部肌肉张力增加表现为角弓反张、延髓症状、肢体强直、癫痫、手足舞蹈症。3 型病人表现为进行性神经异常比如肌阵挛和痴呆[53]。3b 型病人表现为进行性内脏和骨骼受累，神经病变多数表现为水平性核上凝视麻痹（HSGP）[53]。3c 型病人表现为 HSGP、轻微内脏受累、进行性心瓣膜和大动脉钙化[12,54-56]。

1 型病人可有神经异常如外周神经病[57-58]，病人和杂合子携带者中帕金森病发生率增高[59-62]。与对照相比，纯合子突变者发生帕金森病的风险增加 13.6 倍，而良性突变者发生帕金森病的风险增加 2.2 倍[63]。一项荟萃分析也证实葡糖脑苷脂酶基因突变和帕金森病的发生具有较强相关性[62]。

和一般人群相比，Gaucher 病人中发生肿瘤特别是淋巴增殖性疾病的比例更高，包括骨髓瘤、慢性淋巴细胞白血病、淋巴瘤、霍奇金淋巴瘤、原发性单克隆丙种球蛋白病[64-66]。推测其原因可能是 IL-6 水平增加所致[67]。一项研究显示，欧洲非犹太 Gaucher 病人中肝癌和恶性淋巴瘤的发生率增高[68]。

Gaucher 细胞在实质器官如肝、脾、淋巴结、骨髓中贮积可以发生“假瘤”或“Gaucher 瘤”（图 73-3）[69-72]。

■ 实验室特征

血细胞计数

Gaucher 病人的血细胞计数可以正常，也可以因脾功能亢进出现细胞减少。常表现为正细胞、正色素性贫血，血红蛋白很少低于 80g/L。贫血病人的网织红细胞计数轻度增加，白细胞可以减少到 1.0×10^9/L 以下，白细胞常轻度减少。血细胞分类正常，但是脾切除病人的淋巴细胞明显增多。白细胞趋化缺陷容易导致细菌感染，通过酶替代治疗后白细胞趋化缺陷可以纠正[38,39]。血小板减少常比贫血更加明显[32]。对于未行脾脏切除并且血小板正常病人，出现贫血可能不是 Gaucher 病所致，需要寻找其他原因。病情轻微病人中血小板也可以明显减少。在脾切除病人常表现为贫血而血小板正常，白细胞和血小板计数常高于正常值。脾切除病人可以见到红细胞大小明显不等、异红细胞增多、靶形红细胞、有核红细胞和 Howell-Jolly 小体。在骨危象发生时可见白细胞增多、血小板增多、血沉升高。可见到其他炎症标记异常：纤维蛋白原水平升高、C 反应蛋白升高、红细胞的黏附和聚集功能增加[73,74]。

其他血液学指标

巨噬细胞活化[34]或肝脏受累时可以引起凝血因子异常。脂质在血小板上贮积，可导致化验时出现 Ⅸ 因子缺陷的假象[75]。Ⅺ因子缺陷在德裔犹太病人中较为常见，因为Ⅺ因子缺陷在该种族人群中发生率高[76]。

血小板黏附或聚集功能缺陷可以导致出血倾向[33]，在外科手术或牙科手术和劳动时需要检查血小板功能[77,78]。

生化和免疫

常规生化检查可能全部正常，在合并严重疾病、脾切除、并发症（乙型肝炎、丙型肝炎、自身免疫病）情况下可以出现肝功能异常。胆石症的发生率增加[79-80]，可以发现胆石存在。肾功能检查通常正常[52]。

许多病人有多克隆丙种球蛋白血症。在 Gaucher 病人中单克隆丙种球蛋白血症的发生率为 1%~20%，特别是老年病人中发生率高，同时骨髓瘤的发生率增加[66-68]。有报道自身抗体水平增加[81]，可能提示合并自身免疫病如桥本甲状腺炎、类风湿关节炎、溶血性贫血。

生化指标异常被认为是 Gaucher 病的重要检测指标。以前曾用其他指标如血清磷酸酶、血管紧张素转换酶、血清铁蛋白、其他裂解酶如 β- 半乳糖苷酶、β- 葡糖醛酸酶。在其他和葡糖脑苷脂贮积相关性好的生化指标中，最常用的是壳三糖苷酶[82]，该酶在健康受试者中检测不到（其生理功能不清楚），而在 Gaucher 病人中升高，常高达几千倍。壳三糖苷酶监测非常

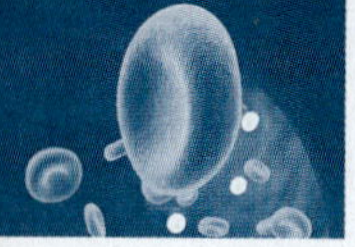

有用，对于初诊病人可以评价病情是否稳定或恶化，对于治疗后病人可以判断疗效。壳三糖苷酶水平的变化比本身绝对值的多数更有意义。大约6%的病人中检测不到壳三糖苷酶，这时可以检测CCL18［趋化因子(C-C基序)配体18］，CCL18主要是由Gaucher细胞产生[83]。

因为出血或慢性炎症可以引起血清铁水平下降。有报道显示病人存在维生素B_{12}和维生素D缺乏[84,85]。

Gaucher 细胞

Gaucher细胞主要见于骨髓、脾脏、肝脏(图73-4)，细胞较小，常见异常核，伴有特征性卷曲状或条纹状胞质。细胞质可被PAS染色。电子显微镜可见胞质含有纺锤状或棒状膜包裹内涵小体，直径在0.6~4μm，包括许多小的微管，直径为130~750Å，主要是由扭曲折叠的染色阴性物质组成[86]。

■ 鉴别诊断

诊断

出现临床特征和长期脾大情况时要考虑Gaucher病的诊断，对于儿童出现急性或慢性骨痛、脾大、血小板减少、频繁鼻出血、生长停滞或者任何年龄病人出现大关节处非外伤性缺血性坏死情况下，也要考虑Gaucher病的诊断。

该病确诊的金标准是白细胞、培养的成纤维细胞[64]、产前诊断时的羊水细胞中葡糖脑苷脂酶活性下降[87,88]。检测葡糖脑苷脂酶时也要同时作突变分析，有助于判断预后，同时也可以检测家族携带者。PCR方法可以快速检测常见的5~7个突变，特别是在德裔犹太人中进行第一次筛查时较为常用，但是强烈推荐全基因组测序来进行分子诊断[8]。

只有当需要排除其他血液病时才进行骨髓穿刺[89]。Gaucher细胞常较少，需要在低倍镜下观察全片来寻找。在光学显微镜下，和典型Gaucher细胞容易混淆的细胞也可见于慢性髓细胞白血病、霍奇金病、骨髓瘤和AIDS。这些病人对于葡糖脑苷脂催化能力并不下降，但是进入到巨噬细胞中的糖苷脂量超过其对葡糖脑苷脂的水解能力，形成“假Gaucher细胞”。

可用羊水细胞检测葡糖脑苷脂酶活性、羊水细胞或绒毛膜细胞的DNA进行已知突变检测来进行产前诊断[87]。

杂合子检测

Gaucher病杂合子病人的骨髓中没有Gaucher细胞，也不具有Gaucher病的特征。葡糖脑苷脂酶活性减少到正常值50%左右可以证实存在携带者状态。然而，有时杂合子的酶活性和正常值有重叠，这时只有通过突变检测才能诊断杂合子状态。

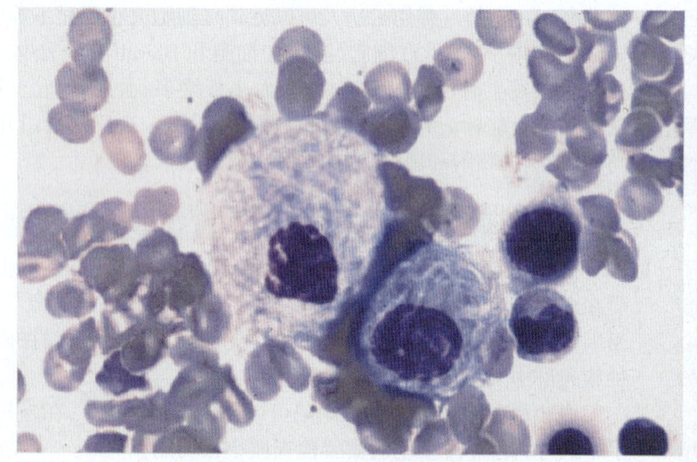

A

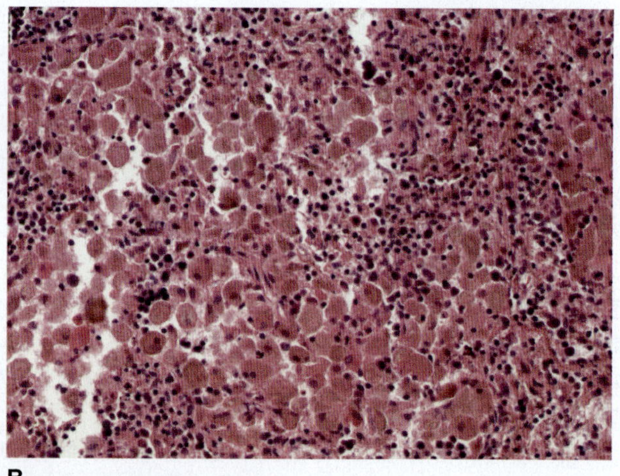

B

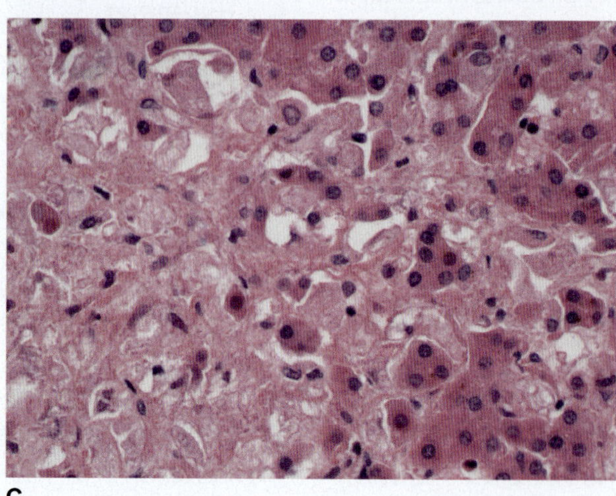

C

图73-4　A. Gaucher病人骨髓中的“Gaucher细胞”。B. Gaucher脾脏组织显微镜下可见红髓中Gaucher细胞浸润。C. Gaucher细胞浸润肝脏(淡粉红色细胞)。

■ 治疗

对症治疗

脾大的症状和体征(比如全血细胞减少、早饱、腹部不适、儿童生长阻滞)可以通过脾切除来解决。由于酶替代治疗非常有效,脾切除应当作为最后选择,另外脾切除也可以导致肝脏和骨骼并发症发生、增加感染风险。部分脾切除的疗效尚未得到证实[90]。

骨骼病变可致骨折或骨坏死(见图 73-2D),这时需要整形外科。关节置换通常是安全的,可以恢复好的关节功能和生活质量。关节置换的成功有赖于术前评价出血倾向、预防性抗生素(特别是脾切除病人)和术后早期活动[91]。

应当纠正铁、维生素 B_{12} 和维生素 D 的缺乏,接受双磷酸盐治疗的骨质疏松病人应当补充钙[92]。对于骨髓衰竭病人出现贫血时可以给予促红素治疗[93]。

酶替代治疗(ERT)

自从 20 世纪 70 年代中期就开始尝试酶替代治疗,但是没有成功。直到把糖从提取物中去除、暴露内部甘露糖残基后才获成功。通过甘露糖受体把酶送到巨噬细胞[9]。阿糖脑苷酶(Ceredase)是第一个终止甘露糖的胎盘来源酶,在 1991 年获得批准。1994 年推出重组形式的伊米苷酶(Cerezyme)[94],2009 年批准了两个酶提取物,一个具有良好的天然酶序列,另外一个是从植物提取,目前已经完成三期临床试验[95,96]。

酶替代治疗的疗效非常满意[9,94,97-100]。酶替代治疗(15~60U/kg,每周 2 次)6 个月内常见脾脏和肝脏体积缩小、血红蛋白和血小板计数增加。巨脾病人的血小板恢复需要的时间较长,两年内可以明显升高。即使给予的酶剂量、疾病的主要特征和指标水平不同,多数病人经过相同方案治疗后均能获得病情稳定。

骨骼病变的改善较慢并且疗效难以预测,因此最好是在发生不可逆并发症之前给予酶替代治疗,一旦发生骨坏死和溶骨性破坏,再用酶替代治疗无效。许多显像方法特别是 MRI 用来评价骨骼状态。定量化学移位成像是反映骨髓变化的最敏感方法,并且能够反映酶替代治疗后的变化(图 73-5)[101],但是这种检测方法开展的单位极少。

酶替代治疗有时可以改善肺部病变。因为酶是大分子,不能通过血脑屏障,因此不能改善神经病变[102,103]。伊米苷酶安全性好,副作用少并且常常是短暂的[104]。超敏反应很少发生(根据包装盒说明书中发生率为 6.5%),罕见过敏反应的病例。但是出现这种情况的多数病人可以继续治疗,可用或不用糖皮质激素和抗组胺药物。治疗 2 年发生中和性抗体的病人最高达 15%。另外一个副作用是体重增加。酶替代治疗的安全性很好,许多病人在家进行治疗[105]。许多女病人甚至在妊娠期和哺乳期可以继续接受伊米苷酶治疗[106]。伊米苷酶的两个最大缺点是终生静脉治疗、费用高昂。指南和(或)专家意见推荐酶替代治疗时剂量相对高[107-110]。对多数有症状病人,酶替代剂量大于每月 30U/kg 的情况下无需调整剂量,对于无症状的 1 型病人不鼓励进行酶替代治疗[111]。

减少底物治疗

在巨噬细胞内贮积的葡糖脑苷脂含量反映了合成和降解的平衡。在 20 世纪 70 年代认为,减少神经酰胺和葡萄糖形成葡糖脑苷脂对控制疾病有益[112]。在一系列葡糖脑苷脂合成酶抑制剂中,只有美格鲁特(miglustat,N- 丁酰脱氧野尻霉素,Zavesca)被欧洲药物管理局或美国 FDA 批准用于不适合或不具备酶替代治疗适应证的病人,这是因为和酶替代治疗相比,美格鲁特疗效稍差并且安全性不如酶替代治疗好。抑制葡糖脑苷脂合成被看作是“减少底物治疗”[113]。美格鲁特的开始剂量为 100mg,每日 3 次口服,可以有效地使 Gaucher 病人肝脾大缩小[114]。美格鲁特的疗效是剂量依赖性,低剂量(每日 3 次,每次 50mg)治疗的疗效稍逊,同时副作用发生率并不减少[115]。美格鲁特也被试用于以前接受伊米苷酶治疗病人的维持治疗[115]。美格鲁特口服治疗非常方便,但也存在不容忽视的副作用比如外周神经病、震颤、记忆力下降。一个神经酰胺类似物正进行临床试验,和美格鲁特不同的是该药不能通过血脑屏障。

分子伴侣治疗

治疗溶酶体贮积病的新方法是“分子伴侣治疗”。该治疗方法是基于体外实验的基础上,实验发现有些葡糖脑苷脂酶可以发生折叠错误,形成的突变体在从内质网运输到溶酶体之前发生破坏[116,117]。应用一个可逆抑制剂有希望稳定突变的酶,使它运输到溶酶体时不失去活性。在写该章节时有两个分子(isofagomine 和 ambroxol)正进行临床试验。

器官移植

因为巨噬细胞来源于造血干细胞,异基因骨髓移植有希望治愈 Gaucher 病[118]。尽管对骨髓移植抱有希望,但是移植短期高风险使病人望而生畏,影响了病人来源。有效的酶替代治疗又进一步限制了骨髓移植的应用。少数肝衰竭病人已经进行了肝移植治疗。

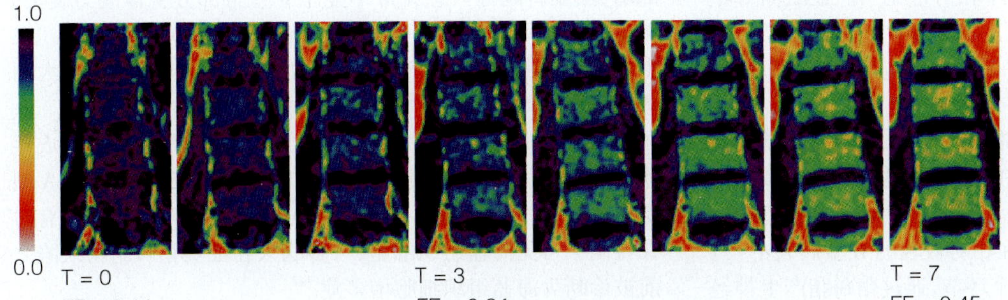

图 73-5 应用定量化学移位显像对一例成年 1 型 Gaucher 病人进行彩色脂肪比例检测。经过特殊治疗每年脂肪比例增加(1994 年平均值为 0.11;2001 年平均值为 0.45)。

■ 病程和预后

发病年龄、临床表现的严重性、进展程度和基因型部分相关。具有 N370S 突变的纯合子病人发病年龄相对晚、临床表现相对轻、病情相对稳定。相反,N370S 和一个“严重”突变(N370S/84GG 或 N370S/L444P)的杂合子病人常在儿童期发病,不经治疗病情逐渐恶化,常出现骨骼并发症[91,119-121]。L444P 突

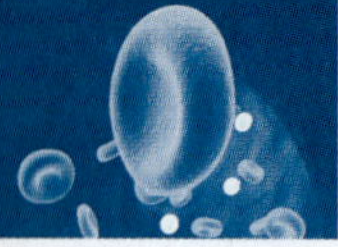

变的纯合子病人发生3型Gaucher病，出现神经系统症状和体征。

尽管病人的基因型是预后的基础，但是相同基因型病人可以表现出差异性。酶替代治疗改变了该病的自然病程，使得多数病人可以正常生长和发育，即使那些具有“严重”基因型的病人也是如此。尽管接受酶替代治疗，有些病人仍会出现骨骼并发症，有时也并发骨髓瘤和帕金森病[120]。

在酶替代治疗问世前，严重的1型和3型病人早年就死于肝病、出血或败血症。酶替代治疗问世后主要死因是肿瘤、心血管疾病、脑血管疾病[122]。2型病人死因常常是神经并发症，多在4岁内死亡，也存在一个致命性新生儿变异类型。完全缺乏葡糖脑苷脂酶的病人可能无法生存，尽管德裔犹太人中84GG发生率高，但是没有看到84GG纯合子的病人，也支持上述观点。

NIEMANN-PICK 病

■ 历史和分类

在1914年，柏林儿科医生Niemann报告了一例类似不典型Gaucher病的婴儿，发病早、进展快并且在18个月死亡[123]。1927年Pick把这类起病快、进行性神经退行性变的婴儿疾病划分为一个单独疾病类型[124]。第一例被诊断的成人患者有明显的肝脾大，但是无神经受累。该病贮积的磷脂是鞘磷脂。在1966年，在一例Niemann-Pick病人中证实存在鞘磷脂酶活性缺陷[125]。Niemann-Pick病不是单一疾病，它包括鞘磷脂贮积的一组疾病。A型和B型是该病的经典类型，分别代表婴儿发病的神经病变类型和晚期发病的非神经病变类型[126]。C型是Niemann-Pick病的最常见类型，是胆固醇转运障碍所致的神经病变性疾病，常在儿童早期发病[127]。C型疾病中鞘磷脂酶基因正常，但是可以发生NPC1或NPC2基因突变，这两个基因翻译的蛋白和胆固醇转运步骤密切相关。D型曾一度特指发生在加拿大新斯科舍省（Nova Scotia）的病人，但是这些病人也存在NPC1基因突变，这个类型已不再应用。

■ 流行病学

A型和B型Niemann-Pick病是酸性鞘磷脂酶缺陷所致，所有种族均可发病。在德裔犹太病人中A型疾病的发生率高，携带率大约为1∶90[129]。德裔犹太病人中三种基因突变占了90%。B型常见于Mahgreb地区和阿拉伯半岛[130]，在土耳其病人中三种基因突变占了75%，在阿拉伯病人中两种基因突变占了85%。C型在加拿大的Nova Scotia省[128]、美国Upper Rio Grande Valley的西班牙人群[131]、西欧人群中相对常见[132]。在欧洲C型Niemann-Pick病的发病率估计为1∶(120 000~150 000)[133]。

■ 病因和发病机制

A型和B型是常染色体隐性遗传性疾病，鞘磷脂酶基因突变导致其功能丧失[134]。鞘磷脂酶的功能是裂解神经酰胺和磷酰胆碱之间的连接键（见图73-1）。无义突变似乎引起更加严重的A型疾病，而错义突变发生在相对较轻的B型病人中[134]。鞘磷脂酶被认为是凋亡途径的一个环节，通过鞘磷脂产生神经酰胺[135]，但是目前尚未证实疾病严重性和该途径的相关性。

C型疾病也是一个常染色体隐性遗传性疾病，是由于NPC1[136,137]或NPC2[137]中任一基因突变所致。编码这些基因的蛋白功能尚不清楚，但推测和细胞内胆固醇的转运有关[137,138]。NPC1基因编码一个多次跨膜蛋白，该蛋白局限于晚期内涵体。NPC2是可溶性蛋白。NPC1突变占了95%的病例[138]。只有少数NPC2突变病人出现新生儿严重肝脏和肺部受累、进行性神经受累（4岁时死亡）。有一种青少年病人类型，其基因型和表型具有很好的相关性[139]。NPC1缺陷和Ⅲ-P13K/beclin-1复合物诱导的自噬有关[140]。该病存在天然的鼠动物模型[141]。

■ 病理和临床表现

各种类型Niemann-Pick病的组织病理学特征是可见泡沫状组织细胞（图73-6），这些细胞主要见于淋巴组织，也可见于全身其他部位。泡沫细胞主要含有鞘磷脂和胆固醇，在C型疾病胆固醇的贮积最明显。

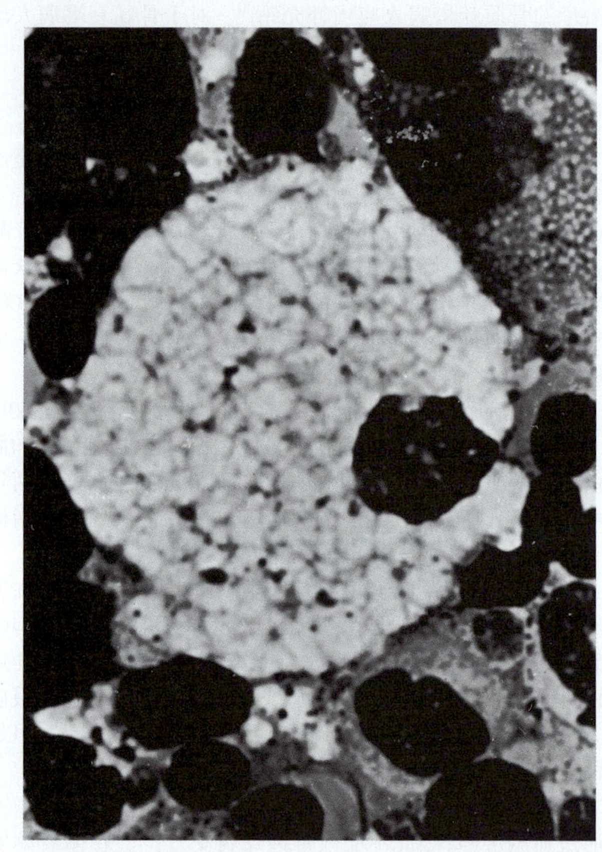

图73-6 一例Niemann-Pick病人骨髓中典型的泡沫细胞。

A型主要在婴儿发病，出生后几个月内出现体重增加、腹部增大、发育延迟。患儿常不能坐立并且部分身体能力丧失，可以出现失明和耳聋。有些患儿表现为不明原因的黄疸。在出生后第二年患儿仍旧躺卧在床、四肢无力、腹部因肝脾大而增大、轻度淋巴结肿大，常有小的黄瘤。可以出现骨病变。

B型疾病常在10岁内发病，有肝脾大，但是可能直到成年才被发现，通常没有神经系统症状，肺部浸润较为常见，和A型疾病的不同之处是缺乏樱桃红的皮疹和存活时间更长。有时在骨髓中可见海蓝组织细胞，许多病人在证实鞘磷脂酶缺陷之前被诊断为海蓝组织细胞增多症[142]。

C型病人常有新生儿黄疸、早期发育正常但后来延迟、痴呆、运动失调、发育困难、张力异常、癫痫、特殊的神经认知能力缺陷[143]。常见肝脾大[126]。C型疾病可见于任何年龄阶段，也有

70 多岁发病者[143]。但是对该病的"经典"描述是婴幼儿肌张力障碍性类脂沉积、新生儿黄疸和肝脾大。在婴幼儿肝脾大可以是该病的唯一表现，发病晚的病人可以出现多种表现，但是精神异常最为突出[143]。

■ 实验室检查和鉴别诊断

血红蛋白可以正常或有轻度贫血。大约 75% 的淋巴细胞中包含 1~9 个直径 2μm 的空泡，电镜证实这些空泡是充满脂质的溶酶体[144]。骨髓可见典型的泡沫细胞，直径为 20~100μm，小空泡在胞质中散在分布（见图 73-6），泡沫细胞 PAS 染色较淡。没有染色的细胞在相差显微镜观察下可以清楚见到 Niemann-Pick 泡沫细胞胞质中的空泡，这和 Gaucher 细胞不同。在脾脏和骨髓中可见海蓝组织细胞[135,141]。

A 型和 B 型 Niemann-Pick 病和其他疾病的鉴别之处在于，证实脂质为鞘磷脂或者在白细胞 / 培养的成纤维细胞中证实存在鞘磷脂酶缺陷[145,146]。A 型病人白细胞 / 培养的成纤维细胞的鞘磷脂酶活性小于正常的 5%。B 型病人白细胞 / 培养的成纤维细胞的鞘磷脂酶活性是正常的 2%~10%。针对鞘磷脂酶的单特异性抗体可用于 A 型和 B 型的鉴别。通过对培养的成纤维细胞的鞘磷脂酶活性检测可以发现杂合子[146]。

在 C 型疾病，只有见到泡沫细胞才提示诊断[147]。

■ 治疗

Niemann-Pick 病尚无有效治疗方法。低脂饮食对于 C 型病人未显示出明确的益处。出现脾功能亢进前其他临床表现常导致死亡，故脾切除很少有机会采用。肝移植可以纠正 A 型疾病的肝脏病变，但是长期益处甚微[148]。与此相似，骨髓移植也不能减轻 B 型病人的神经恶化[149]，也不能改变 C 型病人的病程[150]。也有研究者尝试对基因敲除的 B 型疾病小鼠模型进行体细胞基因治疗[151]，能有效减轻内脏病变，但是对神经症状无效。

底物减少治疗试用于 1 例 C 型病人[152]，美格鲁特可以减少鞘糖脂，尽管对胆固醇代谢无效，但可以使异常脂肪转运得到纠正[153]，提示鞘糖脂贮积是 C 型疾病的一个基本病变事件。

最近开展了一项开放性临床试验，纳入病人为 C 型婴幼儿和成年病人，美格鲁特剂量为每次 200mg，每天 3 次，试验治疗时间从 12 个月扩增到 66 个月，有些儿童显示病情改善或稳定[153]。

■ 病程和预后

A 型 Niemann-Pick 病人的预后极差，基本上在 3 岁之前死亡。B 型病人可以存活到儿童期和成年。C 型病人常在十几岁死亡，有些病情较轻的病人的寿命可以正常。欧洲药物管理局批准美格鲁特上市后为 C 型患儿和成人的预后带来新的希望。

翻译：主鸿鹄
校对：黄晓军

参考文献

1. Gaucher PCE: *De L'epithelioma Primitif de la Rate, Hypertrophie Idiopathique del la Rate San Leucemie*. University of Paris, Paris, 1882.
2. Brill N, Mandelbaum F, Libman E: Primary splenomegaly-Gaucher type. Report on one of four cases occurring in a single generation in a family. *Am J Med Sci* 129:491, 1905.
3. Aghion H: *La maladie de Gaucher dans l'enfance* [PhD thesis]. Paris, 1934.
4. Brady RO, Kanfer JN, Shapiro D: Metabolism of glucocerebrosides: II. Evidence of an enzymatic deficiency in Gaucher's disease. *Biochem Biophys Res Commun* 18:221, 1965.
5. Patrick AD: Short communications: A deficiency of glucocerebrosidase in Gaucher's disease. *Biochem J* 97:17C, 1965.
6. Sorge J, West C, Westwood B, Beutler ED: Molecular cloning and nucleotide sequence of human glucocerebrosidase cDNA. *Proc Natl Acad Sci U S A* 82:7289, 1985.
7. Horowitz M, Wilder S, Horowitz Z, et al: The human glucocerebrosidase gene and pseudogene: Structure and evolution. *Genomics* 4:87, 1989.
8. Hruska KS, LaMarca ME, Sidransky E: Gaucher disease: Molecular biology and genotype-phenotype correlations, in *Gaucher Disease*, edited by AH Futerman, A Zimran, p 13. CRC Press, Boca Raton, FL, 2007.
9. Barton NW, Brady RO, Dambrosia JM, et al: Replacement therapy for inherited enzyme deficiency—Macrophage-targeted glucocerebrosidase for Gaucher's disease. *N Engl J Med* 324:1464, 1991.
10. Beutler E, Nguyen NJ, Henneberger MW, et al: Gaucher disease: Gene frequencies in the Ashkenazi Jewish population. *Am J Hum Genet* 52:85, 1993.
11. Svennerholm L, Erikson A, Groth CG, et al: Norrbottnian type of Gaucher disease—Clinical, biochemical and molecular biology aspects: Successful treatment with bone marrow transplantation. *Dev Neurosci* 13:345, 1991.
12. Abrahamov A, Elstein D, Gross-Tsur V, et al: Gaucher's disease variant characterized by progressive calcification of heart valves and unique genotype. *Lancet* 346:1000, 1995.
13. Meikle PJ, Fuller M, Hopwood JJ: Gaucher Disease: Epidemiology and screening policy, in *Gaucher Disease*, edited by AH Futerman, A Zimran, p 321. CRC Press, Boca Raton, FL, 2007.
14. Kannai R, Elstein D, Weiler-Razell D, Zimran A: The selective advantage of Gaucher's disease: TB or not TB? *Isr Med Assoc J* 30:911, 1994.
15. Cochran G, Hardy J, Harpending H: Natural history of Ashkenazi intelligence. *J Biosoc Sci* 38:659, 2006.
16. Sprecher-Levy H, Orr-Urtreger A, Lonai P, Horowitz M: Murine prosaposin: Expression in the reproductive system of a gene implicated in human genetic diseases. *Cell Mol Biol* 39:287, 1993.
17. Zimran A, Ilan Y, Elstein D: Enzyme replacement therapy for mild patients with Gaucher disease. *Am J Hematol* 84:202, 2009.
18. Schnabel D, Schröder M, Sandhoff K: Mutation in the sphingolipid activator protein 2 in a patient with a variant of Gaucher disease. *FEBS Lett* 284:57, 1991.
19. Tylki-Szymaska A, Czartoryska B, Vanier MT, et al: Non-neuronopathic Gaucher disease due to saposin C deficiency. *Clin Genet* 72:538, 2007.
20. Hruska KS, LaMarca ME, Scott CR, Sidransky E: Gaucher disease: Mutations and polymorphism spectrum in the glucocerebrosidase gene (GBA). *Hum Mutat* 29:567, 2008.
21. Beutler E, Gelbart T, Kuhl W, et al: Mutations in Jewish patients with Gaucher disease. *Blood* 79:1662, 1992.
22. Beutler E, Gelbart T: Gaucher disease mutations in non-Jewish patients. *Br J Haematol* 85:401, 1993.
23. Horowitz M, Pasmanik-Chor M, Borochowitz Z, et al: Prevalence of glucocerebrosidase mutations in the Israeli Ashkenazi Jewish population. *Hum Mutat* 12:240, 1998.
24. Zuckerman S, Lahad A, Shmueli A, et al: Carrier screening for Gaucher disease: Lessons for low-penetrance, treatable diseases. *JAMA* 298:1281, 2007.
25. Beutler E: Carrier screening for Gaucher disease: More harm than good? *JAMA* 298:1329, 2007.
26. Dvir H, Harel M, McCarthy AA, et al: X-ray structure of human acid-beta-glucosidase, the defective enzyme in Gaucher disease. *EMBO Rep* 4:704, 2003.
27. Sawkar AR, Adamski-Werner SL, Cheng WC, et al: Gaucher disease-associated glucocerebrosidases show mutation-dependent chemical chaperoning profiles. *Chem Biol* 12:1235, 2005.
28. Ron I, Horowitz M: ER retention and degradation as the molecular basis underlying Gaucher disease heterogeneity. *Hum Mol Genet* 15:2387, 2005.
29. Beutler E, Grabowski G: Gaucher disease, in *The Metabolic and Molecular Bases of Inherited Disease*, edited by CR Scriver, AL Beaudet, WS Sly, D Valle, p 3635. McGraw-Hill, New York, 2001.
30. Sidransky E: Gaucher disease: Complexity in a "simple" disorder. *Mol Genet Metab* 83:6, 2004.
31. Chérin P, Sedel F, Mignot C, Schupbach M, et al: Neurological manifestations of type 1 Gaucher's disease: Is a revision of disease classification needed? *Rev Neurol (Paris)* 162:1076, 2006.
32. Elstein D, Abrahamov A, Hadas-Halpern I, Zimran A: Gaucher's disease. *Lancet* 358:324, 2001.
33. Gillis S, Hyam E, Abrahamov A, et al: Platelet function abnormalities in Gaucher disease patients. *Am J Hematol* 61:103, 1999.
34. Hollak CE, Levi M, Berends F, et al: Coagulation abnormalities in type 1 Gaucher disease are due to low-grade activation and can be partly restored by enzyme supplementation therapy. *Br J Haematol* 96:470, 1997.
35. Aerts JM, Hollak CE: Plasma and metabolic abnormalities in Gaucher's disease. *Baillieres Clin Haematol* 10:691, 1997
36. Zimran A, Altarescu G, Rudensky B, et al: Survey of hematological aspects of Gaucher disease. *Hematology* 10:151, 2005.
37. Hughes D, Cappellini MD, Berger M, et al: Recommendations for the management of the haematological and onco-haematological aspects of Gaucher disease. *Br J Haematol* 138:676, 2007.
38. Aker M, Zimran A, Abrahamov A, et al: Abnormal neutrophil chemotaxis in Gaucher disease. *Br J Haematol* 83:187, 1993.
39. Zimran A, Abrahamov A, Aker M, et al: Correction of neutrophil chemotaxis defect in patients with Gaucher disease by low-dose enzyme replacement therapy. *Am J Hematol* 43:69, 1993.

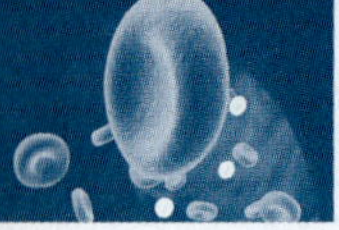

40. Zevin S, Abrahamov A, Hadas-Halpern I, et al: Adult-type Gaucher disease in children: Genetics, clinical features and enzyme replacement therapy. *Q J Med* 86:565, 1993.
41. Lee RE: The pathology of Gaucher disease, in *Gaucher Disease: A Century of Delineation and Research*, edited by RJ Desnick, S Gatt, GA Grabowski, p 177. Alan R. Liss, New York, 1982.
42. Amir G, Ron N: Pulmonary pathology in Gaucher's disease. *Hum Pathol* 30:666, 1999.
43. Mistry PK, Sirrs S, Chan A, et al: Pulmonary hypertension in type I Gaucher's disease: Genetic and epigenetic determinants of phenotype and response to therapy. *Mol Genet Metab* 77:91, 2002.
44. Kerem E, Elstein D, Abrahamov A, et al: Pulmonary function abnormalities in type I Gaucher disease. *Eur Respir J* 9:340, 1996.
45. Elstein D, Itzchaki M, Mankin HJ: Skeletal involvement in Gaucher's disease. *Baillieres Clin Haematol* 10:793, 1997.
46. Ciana G, Martini C, Leopaldi A, et al: Bone marker alterations in patients with type 1 Gaucher disease. *Calcif Tissue Int* 72:185, 2003.
47. Carter LC, Fischman SL, Mann J, et al: The nature and extent of jaw involvement in Gaucher disease: Observations in a series of 28 patients. *Oral Surg Oral Med Oral Pathol Oral Radiol Endod* 85:233, 1999.
48. Itzchaki M, Lebel E, Dweck A et al: Orthopedic considerations in Gaucher disease since the advent of enzyme replacement therapy. *Acta Orthop Scand* 75:641, 2004.
49. Granovsky-Grisaru S, Aboulafia Y, Diamant YZ, et al: Gynecologic and obstetric aspects of Gaucher's disease: A survey of 53 patients. *Am J Obstet Gynecol* 172:1284, 1995.
50. Petrohelos M, Tricoulis D, Kotsiras I, et al: Ocular manifestations of Gaucher's disease. *Am J Ophthalmol* 80:1006, 1975.
51. Wollstein G, Elstein D, Zimran A: Ocular findings in adult patients with type I Gaucher disease. *Haema, J Hellen Soc Hematol* 6:217, 2003.
52. Becker-Cohen R, Elstein D, Abrahamov A, et al: A comprehensive assessment of renal function in patients with Gaucher disease. *Am J Kidney Dis* 46:837, 2005.
53. Brady RO, Barton NW, Grabowski GA: The role of neurogenetics in Gaucher disease. *Arch Neurol* 50:1212, 1993.
54. Uyama E, Takahashi K, Owada M, et al: Hydrocephalus, corneal opacities, deafness, valvular heart disease, deformed toes and leptomeningeal fibrous thickening in adult siblings: A new syndrome associated with beta-glucocerebrosidase deficiency and a mosaic population of storage cells. *Acta Neurol Scand* 86:407, 1992.
55. Chabas A, Cormand B, Grinberg D, et al: Unusual expression of Gaucher's disease: Cardiovascular calcifications in three sibs homozygous for the D409H mutation. *J Med Genet* 32:740, 1995.
56. Mistry PK: Genotype/phenotype correlations in Gaucher's disease. *Lancet* 346:982, 1995.
57. Pastores GM, Barnett NL, Bathan P, et al: A neurological symptom survey of patients with type I Gaucher disease. *J Inherit Metab Dis* 26:641, 2003.
58. Biegstraaten M, van Schaik IN, Aerts JM, Hollak CE: "Non-neuronopathic" Gaucher disease reconsidered. Prevalence of neurological manifestations in a Dutch cohort of type I Gaucher disease patients and a systematic review of the literature. *J Inherit Metab Dis* 31:337, 2008.
59. Neudorfer O, Giladi N, Elstein D, et al: Occurrence of Parkinson's syndrome in type I Gaucher disease. *Q J Med* 89:691, 1996.
60. Tayebi N, Callahan M, Madike V, et al: Gaucher disease and parkinsonism: A phenotypic and genotypic characterization. *Mol Genet Metab* 73:313, 2001.
61. Aharon-Peretz J, Rosenbaum H, Gershoni-Baruch R: Mutations in the glucocerebrosidase gene and Parkinson's disease in Ashkenazi Jews. *N Engl J Med* 351:1972, 2004.
62. Sidransky E, Nalls MA, Aasly JO, et al: Multicenter analysis of glucocerebrosidase mutations in Parkinson's disease. *N Engl J Med* 361:1651, 2009.
63. Gan-Or Z, Giladi N, Rozovski U, et al: Genotype-phenotype correlations between GBA mutations and Parkinson disease risk and onset. *Neurology* 70:2277, 2008.
64. Zimran A, Liphshitz I, Barchana M, et al: Incidence of malignancies among patients with type I Gaucher disease from a single referral clinic. *Blood Cells Mol Dis* 34:197, 2005.
65. Rosenbloom BE, Weinreb NJ, Zimran A, et al: Gaucher disease and cancer incidence: A study from the Gaucher registry. *Blood* 105:4569, 2005.
66. de Fost M, Out TA, de Wilde FA, et al: Immunoglobulin and free light chain abnormalities in Gaucher disease type I: Data from an adult cohort of 63 patients and review of the literature. *Ann Hematol* 87:439, 2008.
67. Allen MJ, Myer BJ, Khokher AM, et al: Pro-inflammatory cytokines and the pathogenesis of Gaucher's disease: Increased release of interleukin-6 and interleukin-10. *Q J Med* 90:19, 1997.
68. de Fost M, Vom Dahl S, Weverling GJ, et al: Increased incidence of cancer in adult Gaucher disease in Western Europe. *Blood Cells Mol Dis* 36:53, 2006.
69. Barone R, Pavone V, Nigro F, et al: Extraordinary bone involvement in a Gaucher disease type I patient. *Br J Haematol* 108:838, 2000.
70. Poll, LW: Type I Gaucher disease: Extraosseous extension of skeletal disease. *Skeletal Radiol* 29, 15, 2000.
71. Kaloterakis A, Cholongitas E, Pantelis E, et al: Type I Gaucher disease with severe skeletal destruction, extraosseous extension and monoclonal gammopathy. *Am J Hematol* 77:377, 2004.
72. Burrow TA, Cohen MB, Bokulic R, et al: Gaucher disease: Progressive mesenteric and mediastinal lymphadenopathy despite enzyme therapy. *J Pediatr* 150:202, 2007.
73. Zimran A, Bashkin A, Elstein D, et al: Rheological determinants in patients with Gaucher disease and internal inflammation. *Am J Hematol* 75:190, 2004.
74. Rogowski O, Shapira I, Zimran A, et al: Automated system to detect low-grade underlying inflammatory profile: Gaucher disease as a model. *Blood Cells Mol Dis* 34:26, 2005.
75. Boklan BF, Sawitsky A: Factor IX deficiency in Gaucher disease. An *in vitro* phenomenon. *Arch Intern Med* 136:489, 1976.
76. Berrebi A, Malnick SDH, Vorst EJ, et al: High incidence of Factor XI deficiency in Gaucher's disease. *Am J Hematol* 40:153, 1992.
77. Zimran A, Altarescu G, Rudensky B, et al: Survey of hematological aspects of Gaucher disease. *Hematology* 10:151, 2005.
78. Hughes D, Cappellini MD, Berger M, et al: Recommendations for the management of the haematological and onco-haematological aspects of Gaucher disease. *Br J Haematol* 138:676, 2007.
79. Rosenbaum H, Sidransky E: Cholelithiasis in patients with Gaucher disease. *Blood Cells Mol Dis* 28:21, 2002.
80. Ben Harosh-Katz M, Patlas M, Hadas-Halpern I, et al: Increased prevalence of cholelithiasis in Gaucher disease: Association with splenectomy but not with gilbert syndrome. *J Clin Gastroenterol* 38:586, 2004.
81. Shoenfeld Y, Beresovski A, Zharhary D, et al: Natural autoantibodies in sera of patients with Gaucher's disease. *J Clin Immunol* 15:363, 1995.
82. Hollak CE, van Weely S, van Oers MH, Aerts JM: Marked elevation of plasma chitotriosidase activity. A novel hallmark of Gaucher disease. *J Clin Invest* 93:1288, 1994.
83. Boot RG, Verhoek M, de Fost M: Marked elevation of the chemokine CCL18/PARC in Gaucher disease: A novel surrogate marker for assessing therapeutic intervention. *Blood* 103:33, 2004.
84. Gielchinsky Y, Elstein D, Green R: High prevalence of low serum vitamin B_{12} in a multi-ethnic Israeli population. *Br J Haematol* 115:707, 2001.
85. Mikosch P, Reed M, Stettner H, et al: Patients with Gaucher disease living in England show a high prevalence of vitamin D insufficiency with correlation to osteodensitometry. *Mol Genet Metab* 96:113, 2009.
86. Naito M, Takahashi K, Hojo H: An ultrastructural and experimental study on the development of tubular structures in the lysosomes of Gaucher cells. *Lab Invest* 58:590, 1988.
87. Beutler E, Kuhl W: The diagnosis of the adult type of Gaucher's disease and its carrier state by demonstration of deficiency of beta-glucosidase activity in peripheral blood leukocytes. *J Lab Clin Med* 76:747, 1970.
88. Rudensky B, Paz E, Altarescu G, Raveh D et al: Fluorescent flow cytometric assay: A new diagnostic tool for measuring beta-glucocerebrosidase activity in Gaucher disease. *Blood Cells Mol Dis* 30:97, 2003.
89. Beutler E, Saven A: Misuse of marrow examination in the diagnosis of Gaucher disease. *Blood* 76:646, 1990.
90. Zimran A, Elstein D, Schiffmann R, et al: Outcome of partial splenectomy for type I Gaucher disease. *J Pediatr* 126:596, 1995.
91. Itzchaki M, Lebel E, Dweck A, et al: Orthopedic considerations in Gaucher disease since the advent of enzyme replacement therapy. *Acta Orthop Scand* 75:641, 2004.
92. Wenstrup RJ, Bailey L, Grabowski GA, et al: Gaucher disease: Alendronate disodium improves bone mineral density in adults receiving enzyme therapy. *Blood* 104:1253, 2004.
93. Rodgers GP, Lessin LS: Recombinant erythropoietin improves the anemia associated with Gaucher's disease. *Blood* 73:2228, 1989.
94. Grabowski GA, Barton NW, Pastores G, et al: Enzyme therapy in type 1 Gaucher disease: Comparative efficacy of mannose-terminated glucocerebrosidase from natural and recombinant sources. *Ann Intern Med* 122:33, 1995.
95. Zimran A, Loveday K, Fratazzi C, Elstein D: A pharmacokinetic analysis of a novel enzyme replacement therapy with gene-activated human glucocerebrosidase (GA-GCB) in patients with type 1 Gaucher disease. *Blood Cells Mol Dis* 39:115, 2007.
96. Aviezer D, Brill-Almon E, Shaaltiel Y et al: A plant-derived recombinant human glucocerebrosidase enzyme—A preclinical and phase I investigation. *PLoS ONE* 4e:4792, 2009.
97. Weinreb NJ, Charrow J, Andersson HC, et al: Effectiveness of enzyme replacement therapy in 1028 patients with type 1 Gaucher disease after 2 to 5 years of treatment: A report from the Gaucher Registry. *Am J Med* 113:112, 2002.
98. Brady RO: Enzyme replacement for lysosomal diseases. *Annu Rev Med* 57:283, 2006.
99. Zimran A, Bembi B, Pastores G: Enzyme replacement therapy for type I Gaucher disease, in *Gaucher Disease*, edited by AH Futerman, A Zimran, p 341. CRC Press, Boca Raton, FL, 2007.
100. Grabowski GA, Kacena K, Cole JA, et al: Dose-response relationships for enzyme replacement therapy with imiglucerase/alglucerase in patients with Gaucher disease type 1. *Genet Med* 11:92, 2009.
101. Maas M, Hollak CE, Akkerman EM, et al: Quantification of skeletal involvement in adults with type I Gaucher's disease: Fat fraction measured by Dixon quantitative chemical shift imaging as a valid parameter. *Am J Roentgenol* 179:961, 2002.
102. Altarescu G, Hill S, Wiggs E, et al: The efficacy of enzyme replacement therapy in patients with chronic neuronopathic Gaucher's disease. *J Pediatr* 138:539, 2001.
103. Zimran A, Elstein D: No justification for very high-dose enzyme therapy for patients with type III Gaucher disease. *J Inherit Metab Dis* 30:843, 2007.
104. Starzyk K, Richards S, Yee J, et al: The long-term international safety experience of imiglucerase therapy for Gaucher disease. *Mol Genet Metab* 90:157, 2007.
105. Zimran A, Hollak CEM, Abrahamov A, et al: Home treatment with intravenous enzyme replacement therapy for Gaucher disease: An international collaborative study of 33 patients. *Blood* 82:1107, 1993.
106. Elstein D, Granovsky-Grisaru S, Rabinowitz R et al: Use of enzyme replacement therapy for Gaucher disease during pregnancy. *Am J Obstet Gynecol* 177:1509, 1997.
107. Pastores GM, Weinreb NJ, Aerts H, et al: Therapeutic goals in the treatment of Gaucher disease. *Semin Hematol* 41:4, 2004.
108. Weinreb NJ, Aggio MC, Andersson HC et al: International Collaborative Gaucher Group (ICGG). Gaucher disease type 1: Revised recommendations on evaluations and monitoring for adult patients. *Semin Hematol* 41:15, 2004.
109. Beutler E: Consensus recommendations. *Br J Haematol* 138:673, 2006.
110. Sidransky E, Pastores GM, Mori M: Dosing enzyme replacement therapy for Gaucher disease: Older, but are we wiser? *Genet Med* 11:90, 2009.
111. Zimran A, Ilan Y, Elstein D: Enzyme replacement therapy for mild patients with Gaucher disease. *Am J Hematol* 84:202, 2009.
112. Radin NS: Chemical models and chemotherapy in the sphingolipidoses, in *Current Trends in Sphingolipidoses and Allied Disorders*, edited by BW Volk, L Schneck, p 453. Plenum Press, New York, 1976.
113. Cox T, Lachmann R, Hollak C, et al: Novel oral treatment of Gaucher's disease with

N-butyldeoxynojirimycin (OGT 918) to decrease substrate biosynthesis. *Lancet* 355:1481, 2000.

114. Heitner R, Elstein D, Aerts J, et al: Low-dose *N*-butyldeoxynojirimycin (OGT 918) for type I Gaucher disease. *Blood Cells Mol Dis* 28:127, 2003.
115. Elstein D, Dweck A, Attias D, et al: Oral maintenance clinical trial with miglustat for type I Gaucher disease: Switch from or combination with intravenous enzyme replacement. *Blood* 110:2296, 2007.
116. Fan JQ: A contradictory treatment for lysosomal storage disorders: Inhibitors enhance mutant enzyme activity. *Trends Pharmacol Sci* 24:355, 2003.
117. Ron I, Horowitz M: ER retention and degradation as the molecular basis underlying Gaucher disease heterogeneity. *Mol Genet Metab* 93:426, 2008.
118. Peters C, Krivit W: Hematopoetic stem cell transplantation, stem cells and gene therapy, in *Gaucher Disease*, edited by AH Futerman, A Zimran, p 423. CRC Press, Boca Raton, FL, 2007.
119. Zimran A, Kay AC, Gelbart T, et al: Gaucher disease: Clinical, laboratory, radiologic and genetic features of 53 patients. *Medicine (Baltimore)* 71:337, 1992.
120. Mistry P, Zimran A: Type I Gaucher disease—Clinical features, in *Gaucher Disease*, edited by AH Futerman, A Zimran, p 155. CRC Press, Boca Raton, FL, 2007.
121. Taddei TH, Kacena KA, Yang M, et al: The underrecognized progressive nature of N370S Gaucher disease and assessment of cancer risk in 403 patients. *Am J Hematol* 84:208, 2009.
122. Weinreb NJ, Deegan P, Kacena KA, et al: Life expectancy in Gaucher disease type 1. *Am J Hematol* 83:896, 2008.
123. Niemann A: Ein unbekanntes Krankheitsbild. *Jahrbuch Kinderheilkunde* 79:1, 1914.
124. Pick L: Uber die lipoidzellige Splenhepatomegalie Typus Niemann-Pick als Stoffwechselerkrankung. *Med Klin* 23:1483, 1927.
125. Brady RO, Kanfer JN, Mock MB, et al: The metabolism of sphingomyelin II. Evidence of an enzymatic deficiency in Niemann-Pick disease. *Proc Natl Acad Sci U S A* 55:366, 1966.
126. Schuchman EH, Desnick RJ: Niemann-Pick disease types A and B: Acid sphingomyelinase deficiencies, in *The Metabolic and Molecular Bases of Inherited Disease*, edited by CR Scriver, AL Beaudet, WS Sly, D Valle, p 2601. McGraw-Hill, New York, 1995.
127. Pentchev PG, Vanier MT, Suzuki K, et al: Niemann-Pick disease type C: A cellular cholesterol lipidosis, in *The Metabolic and Molecular Bases of Inherited Disease*, edited by CR Scriver, AL Beaudet, WS Sly, D Valle, p 2625. McGraw-Hill, New York, 1995.
128. Greer WL, Riddell DC, Murty S, et al: Linkage disequilibrium mapping of the Nova Scotia variant of Niemann-Pick disease. *Clin Genet* 55:248, 1999.
129. Schuchman EH, Miranda SR: Niemann-Pick disease: Mutation update, genotype/phenotype correlations, and prospects for genetic testing. *Genet Test* 1:13,1997.
130. Simonaro CM, Desnick RJ, McGovern MM, et al: The demographics and distribution of type B Niemann-Pick disease: Novel mutations lead to new genotype/phenotype correlations. *Am J Hum Genet* 71:1413, 2002.
131. Wenger DA, Barth G, Githens JH: Nine cases of sphingomyelin lipidosis, a new variant in Spanish-American children. Juvenile variant of Niemann-Pick Disease with foamy and sea-blue histiocytes. *Am J Dis Child* 131:955, 1977.
132. Millat G, Marçais C, Rafi MA, et al: Niemann-Pick C1 disease: The I1061T substitution is a frequent mutant allele in patients of Western European descent and correlates with a classic juvenile phenotype. *Am J Hum Genet* 65:1321, 1999.
133. Patterson MC, Vanier MT, Suzuki K, et al: Niemann-Pick disease type C: A lipid trafficking disorder, in *The Metabolic and Molecular Bases of Inherited Disease*, 8th ed, edited by CR Scriver, AL Beaudet, WS Sly, Valle D, Childs B, Kinzler KW, Vogelstein B, p 3611. McGraw-Hill, New York, 2001.
134. Takahashi T, Suchi M, Desnick RJ, et al: Identification and expression of five mutations in the human acid sphingomyelinase gene causing types A and B Niemann-Pick disease. Molecular evidence for genetic heterogeneity in the neuronopathic and non-neuronopathic forms. *J Biol Chem* 267:12552, 1992.
135. De Maria R, Rippo MR, Schuchman EH, et al: Acidic sphingomyelinase (ASM) is necessary for fas-induced GD3 ganglioside accumulation and efficient apoptosis of lymphoid cells. *J Exp Med* 187:897, 1998.
136. Carstea ED, Morris JA, Coleman KG, et al: Niemann-Pick C1 disease gene: Homology to mediators of cholesterol homeostasis. *Science* 277:228, 1997.
137. Park WD, O'Brien JF, Lundquist PA, et al: Identification of 58 novel mutations in Niemann-Pick disease type C: Correlation with biochemical phenotype and importance of PTC1-like domains in NPC1. *Hum Mutat* 22:313, 2003.
138. Millat G, Chikh K, Naureckiene S, et al: Niemann-Pick disease type C: Spectrum of HE1 mutations and genotype/phenotype correlations in the NPC2 group. *Am J Hum Genet* 69:1013, 2001.
139. Verot L, Chikh K, Freydière E, et al: Niemann-Pick C disease: Functional characterization of three NPC2 mutations and clinical and molecular update on patients with NPC2. *Clin Genet* 71:320, 2007.
140. Pacheco CD, Kunkel R, Lieberman AP: Autophagy in Niemann-Pick C disease is dependent upon Beclin-1 and responsive to lipid trafficking defects. *Hum Mol Genet* 16:1495, 2007.
141. Loftus SK, Morris JA, Carstea ED, et al: Murine model of Niemann-Pick C disease: Mutation in a cholesterol homeostasis gene. *Science* 277:232, 1997.
142. Golde DW, Schneider EL, Bainton EL, et al: Pathogenesis of one variant of sea-blue histiocytosis. *Lab Invest* 33:371, 1975.
143. Patterson MC: A riddle wrapped in a mystery: Understanding Niemann-Pick disease, type C. *Neurologist* 9:301, 2003.
144. Lazarus SS, Vethamany VG, Schneck L, et al: Fine structure and histochemistry of peripheral blood cells in Niemann-Pick disease. *Lab Invest* 17:155, 1967.
145. Brady RO: Sphingomyelin lipidoses: Niemann-Pick disease, in *The Metabolic Basis of Inherited Disease*, edited by JB Stanbury, JB Wyngaarden, DS Fredrickson, JL Goldstein, MS Brown, p 831. McGraw-Hill, New York, 1983.
146. Gal AE, Brady RO, Hibberg SR, et al: A practical chromogenic procedure for the detection of homozygotes and heterozygous carriers of Niemann-Pick disease. *N Engl J Med* 293:632, 1975.
147. Vanier MT. Prenatal diagnosis of Niemann-Pick diseases types A, B and C. *Prenat Diagn* 22:630, 2002.
148. Daloze P, Delvin EE, Glorieux FH, et al: Replacement therapy for inherited enzyme deficiency: Liver orthotopic transplantation in Niemann-Pick disease type A. *Am J Med Genet* 1:229, 1977.
149. Victor S, Coulter JB, Besley GT, et al: Niemann-Pick disease: Sixteen-year follow-up of allogeneic bone marrow transplantation in a type B variant. *J Inherit Metab Dis* 26:775, 2003.
150. Hsu YS, Hwu WL, Huang SF, et al: Niemann-Pick disease type C (a cellular cholesterol lipidosis) treated by bone marrow transplantation. *Bone Marrow Transplant* 24:103, 1999.
151. Miranda SR, Erlich S, Friedrich VL Jr, et al: Hematopoietic stem cell gene therapy leads to marked visceral organ improvements and a delayed onset of neurological abnormalities in the acid sphingomyelinase deficient mouse model of Niemann-Pick disease. *Gene Ther* 7:1768, 2000.
152. Lachmann RH, te Vruchte D, Lloyd-Evans E, et al. Treatment with miglustat reverses the lipid-trafficking defect in Niemann-Pick disease type C. *Neurobiol Dis* 16:654, 2004.
153. Wraith E, Vecchio D, Jacklin E, et al: Disease stability in patients with Niemann-Pick type C treated with miglustat [abstract]. Fifth annual World Symposium, San Diego, CA, 2009.

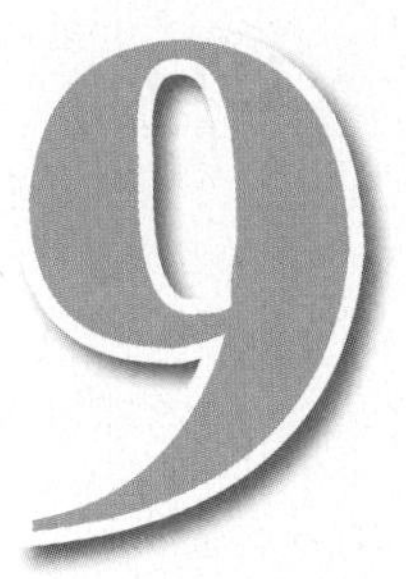

第九部分

淋巴细胞和浆细胞

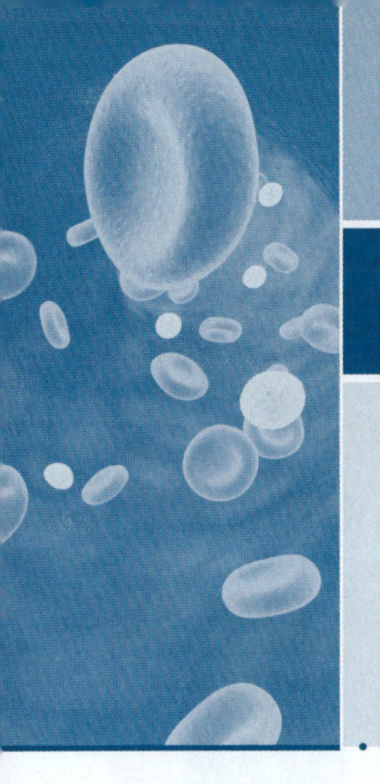

第74章

淋巴细胞和浆细胞的形态学

H. Elizabeth Broome

摘　要

淋巴细胞为一异质性的细胞群体，根据其典型的形态学特征可与其他白细胞相区别。血液T淋巴细胞和B淋巴细胞不能根据光学显微镜和电子显微镜检查区分开。NK细胞一般较大，胞质中散在分布着较大的颗粒。B细胞与抗原或者某些B细胞丝裂原结合后可活化并成熟为浆细胞。淋巴细胞的很多亚群在形态学上很相似，但却有着不同的抗原表达谱。这些具有不同表面抗原表达谱的亚群代表了淋巴细胞的不同功能亚类、成熟阶段和激活阶段。本章讲述淋巴细胞和浆细胞光学显微镜及透射电子显微镜下的特点及标示各淋巴细胞亚群的主要表面抗原。

定义和历史

淋巴细胞和浆细胞分别在1774年和1875年被首次描述[1]。在之后的75年里，随着组织学及光学显微镜技术的改进，人们对淋巴器官和淋巴细胞的定位有了进一步的了解[2-6]。到20世纪中叶，人们意识到免疫系统至少有两种组成成分：一种主导体液免疫，一种主导细胞免疫，从而产生了淋巴细胞分群的早期概念。与此同时，人们发现鸟类的胸腺和法氏囊分别是后来所知道的T（胸腺起源）和B（囊起源）淋巴细胞的起源组织。人类的骨髓相当于鸟类的法氏囊，B细胞的B因此恰好也可作为人的骨髓（bone marrow）。这个发现，结合有关遗传性胸腺缺如导致细胞免疫的缺失但仍保留体液免疫，和抗体生成缺陷的儿童仍保留细胞免疫的描述，最终形成了目前的认知：原本形态学上归于同一淋巴细胞池的细胞有着不同的分工。后来出现的针对众多表面抗原的单克隆抗体及流式细胞分析术、体外功能分析方法、区分B细胞及T细胞的分子技术和使用近交系小鼠的实验，使我们对免疫反应及其异常的了解达到了目前水准。

本章使用的简写和缩略词：CD，分化簇（clusters of Differentiation）；Ig，免疫球蛋白（immunoglobulin）；MHC，主要组织相容性复合物（major histocompatibility complex）；NK，天然杀伤细胞（natural killer）；TFH，滤泡辅助T细胞（follicular helper T-cells）；Treg，T调节细胞（T-regulatory cell）。

根据抗原表达谱，流式细胞分析分离鉴定了众多淋巴细胞亚群。这些免疫表型和体外及体内检测到的功能密切相关。已经确定了三种主要的血淋巴细胞功能亚群：T淋巴细胞、B淋巴细胞和自然杀伤（NK）细胞。骨髓和胸腺中可见形态类似于淋巴细胞但缺乏功能的前体细胞，它们尚未分化成熟为各种淋巴细胞亚群。浆细胞是B细胞分化的终末阶段，它产生免疫球蛋白，大多数定居在骨髓、淋巴结及其他淋巴组织中（见第5章）。

正常血液淋巴细胞的显微镜及组织化学检查

光学显微镜

据有关血及组织的经典研究，平铺在玻璃片上，淋巴细胞为直径6~15μm的圆形或卵圆形[3]。某些研究还根据细胞大小将淋巴细胞广义地分为两种类别：直径为6~9μm的小淋巴细胞和直径为9~15μm的大淋巴细胞。急性病毒性疾病患者血循环中可见大的、“反应性”淋巴细胞数目增加。其他疾病，像百日咳和自身免疫性紊乱，会引起血中小淋巴细胞或具有浆细胞形态的淋巴细胞数目增加（见第80章）。正常成年人循环血中的小淋巴细胞平均绝对数为2.5×10^9/L（见第2章）[7]。儿童的淋巴细胞数会比较高，直到8~10岁左右才逐渐降至成人水平（见第6章）[8]。

正常血液中大多数淋巴细胞是小淋巴细胞，其核为卵圆形或肾形，将这些细胞涂片风干后，可以通过Romanowsky多色染色（例如Giemsa或Wright）将细胞核染成紫色，核内有致密折叠的染色质，占据约90%的细胞面积（图74-1A和B）。一个薄的胞质环可染成淡蓝色。细胞涂片用Wright染色时很少能观察到核仁，但是如果经过甩片制备或抗凝收集管中长期存放后，某些染色剂可显示这些细胞的核仁。

根据形态特征，在正常血液中占少数、具有较大颗粒的一群淋巴细胞被定义为大颗粒淋巴细胞（LGLs）[10]。这些LGLs较其他淋巴细胞稍微大些，有较多淡蓝染色或清晰的胞质。LGL的胞质含有许多粗糙的粉红色颗粒，一般每个细胞有5~15个，

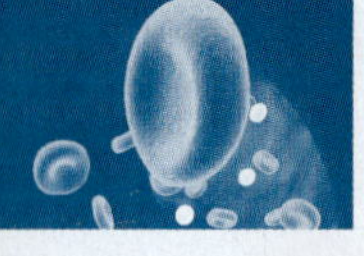

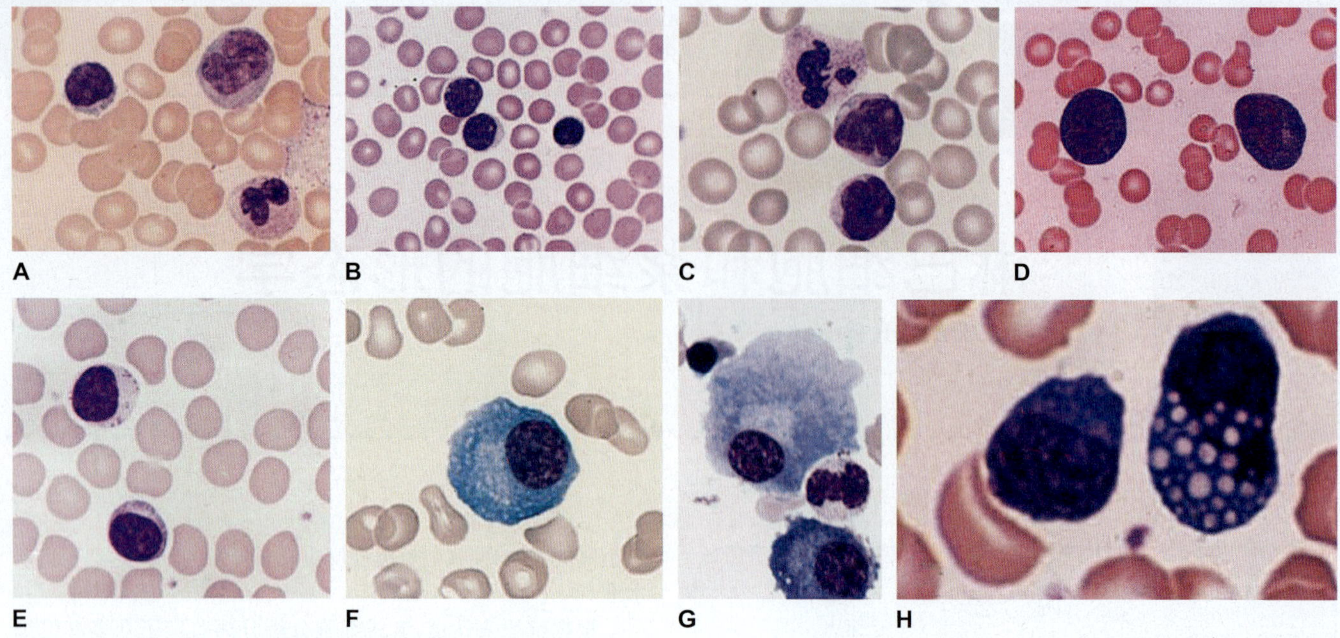

图 74-1　Wright-Giemsa 染色的细胞涂片示：(A) 正常小淋巴细胞、单核细胞和嗜中性分叶核白细胞；(B) 一个正常的小淋巴细胞和两个中等大小的淋巴细胞；(C) 中性粒细胞和两个具有百日咳杆菌感染后形态学特征的淋巴细胞（小细胞、分叶核和少许胞质）；(D) 反应性淋巴细胞；(E) 大颗粒淋巴细胞和小淋巴细胞。Wright-Giemsa 染色的骨髓涂片示：(F) 正常浆细胞；(G) 两个正常的浆细胞，一个有核的红细胞和一个中性粒细胞；(H) 两个浆细胞，其中一个含有很多 Russell 小体。

偶尔也见清晰的空泡。LGLs 通常在正常成人血淋巴细胞中占 5% 左右，但可高至 10%~15%（图 74-1E）[10]。血中的 LGLs 由 NK 细胞和 $CD8^+$ T 淋巴细胞的一个亚群组成，而这两群细胞无法从形态上区分开。

■ 相差显微镜

通过相差显微镜和干涉相差显微镜可研究淋巴细胞的运动。呈"手柄镜"外观的淋巴细胞缓慢移动，并不发生胞质的伸展。不过，在细胞移动过程中环状胞质区域变得致密，该区域含有很多亚细胞器，包括高尔基体。

■ 透射电子显微镜和细胞化学

在透射电镜直接观察下，血淋巴细胞的球形直径约为 5μm[11]。胞核中有大量呈高电子密度、固缩状的异染色质，这是非增殖期细胞的特点。从剖面看，核仁为圆形，直径约 0.5~1.4μm，由同中心分布的三种不同结构单元组成。它们分别为中央区或无颗粒区、中间纤维区域和包括核仁内染色质的颗粒区。淋巴细胞的核膜上有核孔和核周隙。

淋巴细胞胞质内的亚细胞器具有真核细胞的特点。某些亚细胞器如高尔基体发育不良。胞质中含游离核糖体，偶尔见核糖体聚集成簇和丝状粗面内质网（图 74-2）。中心粒、线粒体、微管（直径大约为 0.25μm）和微丝（直径大约为 0.07μm）出现在邻近细胞膜的胞质区。胞质里也有溶酶体，直径大约为 0.4μm，电子无法穿透。它包含典型的溶酶体酶（例如酸性磷酸酶、β- 葡糖醛酸酶和酸性核糖核酸酶）[12]。淋巴细胞的胞膜可被胶体铁染色，阳性提示胞膜唾液酸的存在。淋巴细胞胞膜和包被糖蛋白也可通过其他电子致密标志物显示，如磷钨酸、胶质镧和钌红。

当染色酸性磷酸酶、酸性和中性非特异脂酶、葡糖醛酸酶、N- 乙酰 -β- 糖苷酶时，大多数 T 细胞会在局部出现"斑点"状图形[13]。染色酸性水解酶时，LGL 呈现一弥散的颗粒反应图形[14]。B 淋巴细胞或缺乏脂酶和酸性磷酸酶，或呈现分散的隐约可见的颗粒状染色。

■ 扫描电子显微镜

扫描电子显微镜可提供三维信息[15]。然而，扫描电子显微镜的分辨率仅可达约 0.1μm，远不如透射电子显微镜，后者的分辨率一般为 0.002~0.0039μm。通过清洗、银网搜集和戊二醛固定后正常血淋巴细胞为球形，带有数量不等的粗短或手指样微绒毛（图 74-3）[16]。相反，单核细胞明显较大，有很少的微绒毛，呈现皱形胞膜和嵴形轮廓（见第 67 章）。

淋巴细胞的微绒毛包含平行排列的束状的肌动蛋白微丝，处于不断地组装和去组装的过程中[17]。在细胞外渗过程中，淋巴细胞微绒毛的作用之一可能为将参与此过程的表面受体分类隔离。参与外渗起始滚动阶段的两个受体 L- 选择素和 $\alpha_4\beta_7$ 整合素[18] 会分布到微绒毛的尖端。相反，介导稳定黏附和渗出的 β_2 整合素则定位于非突出的细胞表面区域。这种表面受体的空间分隔可能导致在外渗过程中黏附功能的暂时隔离。如果淋巴细胞表达的嵌合 L- 选择素不再定位于微绒毛上，则不能在 L- 选择素配体上发生滚动，这支持了该假说[19]。

与活化相关的形态学变化

淋巴细胞的激活伴随着一系列复杂的形态学及生物化学事件。B 淋巴细胞和 T 淋巴细胞的激活使处于静止期的小淋巴细胞转化为增殖性的大淋巴细胞。后者有丰富、高嗜碱性胞质，不规则固缩或模糊不清的染色质及圆形或轻微不规则的核轮廓（见图 74-1D）。这些细胞的核仁有可能在光镜下清晰可见，

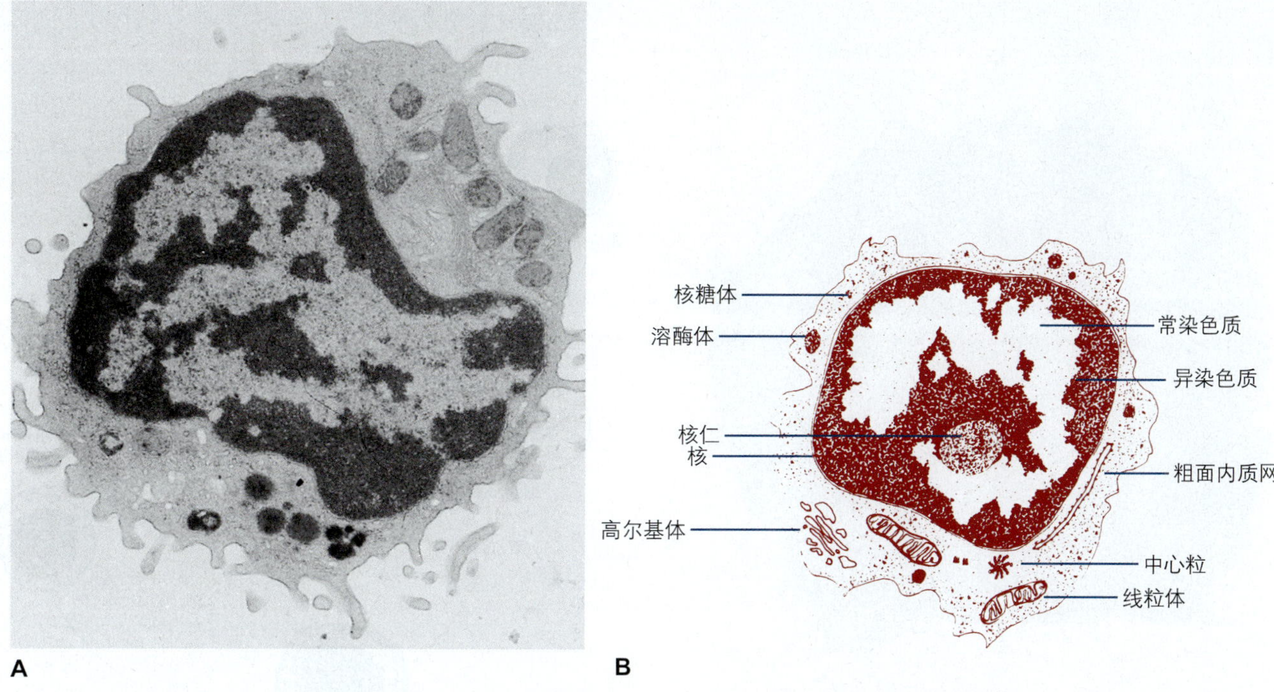

图 74-2　A. 透射电子显微镜下的正常人的血淋巴细胞（×12 000）。B. 正常人血淋巴细胞的代表性图示，附有亚细胞器说明。

但通常它们是不显著的。百日咳菌感染可导致血中一种特殊激活形态的淋巴细胞增多，这些淋巴细胞较小，具有少量的胞质和含成熟染色质的分叶核（见图 74-1C；见第 81 章）。

激活的淋巴细胞增殖成熟为效应淋巴细胞和记忆细胞。效应细胞包括辅助 T 细胞、细胞毒性 T 细胞和浆细胞（见图 74-1F 和 G，图 74-4 和图 74-5）。在体外，植物凝集素、细菌产物、多聚物和酶可激活淋巴细胞并导致有丝分裂。这些因子称为有丝分裂原。有些有丝分裂原是特异性刺激 B 淋巴细胞或 T 淋巴细胞的，有些则刺激两种细胞[20]。

经有丝分裂原刺激约 4 小时后，淋巴细胞出现核仁增大和颗粒区颗粒的数量和密度增加。随即，纤维区增大和核仁内染色质增加。核仁的染色质变得更容易被电子透过或松散。在外加植物凝集素后的 48~72 小时之间，胞质体积增加。另外，胞质中的核糖体簇和粗面内质网也见增加。溶酶体和有着更多组分、较大的高尔基体数量在被激活的细胞中也增加了[21]。

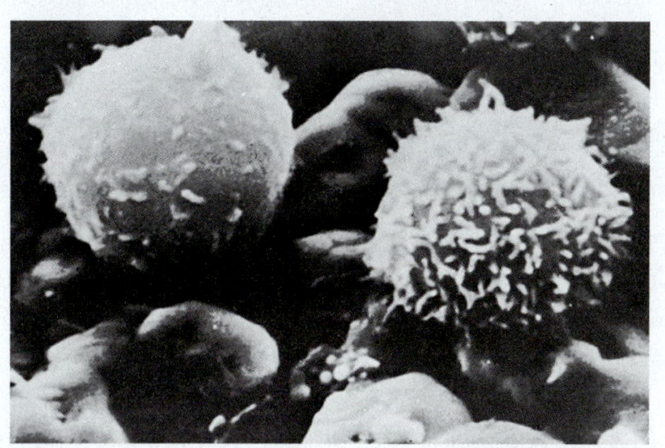

图 74-3　通过 Ficoll-Hypaque 方法分离的正常血淋巴细胞在扫描电子显微镜下的形态。细胞表面有不同数量的微绒毛（×500）。

在某些环境下（例如用美洲商陆有丝分裂原刺激培养中的人淋巴细胞 7~10 天），一些 B 细胞获得了发育良好的高尔基体并获得浆细胞样特征[22]。在抗原刺激过的淋巴结内、体内移植排斥和在一些体外系统中包括混合淋巴细胞培养，也可观察到类似的浆细胞样细胞形成。不同的病理学家将在淋巴结中被刺激

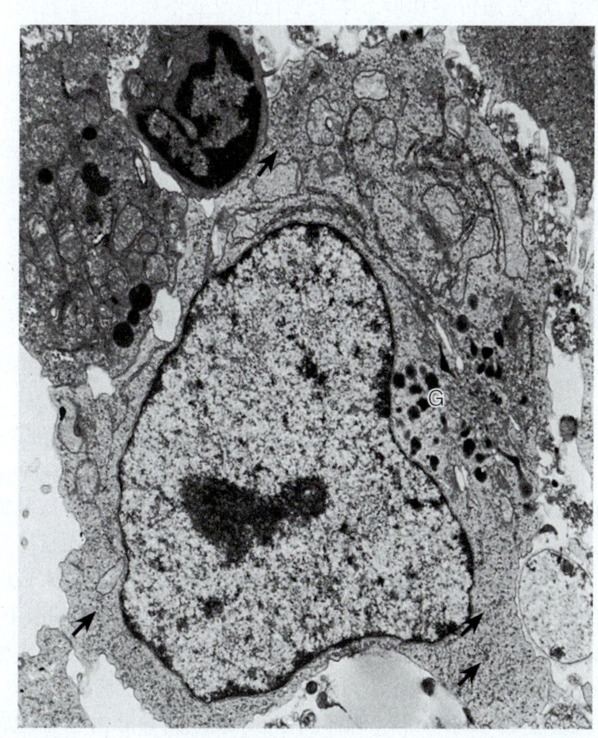

图 74-4　与植物凝集素[21]共培养 3 天后，正常人淋巴细胞的透射电子显微镜检查。转化细胞有一个巨大的高尔基体区（G）和许多核糖体的聚集（箭头所指）。核为常染色质型（×7500）。

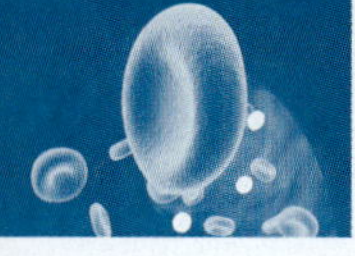

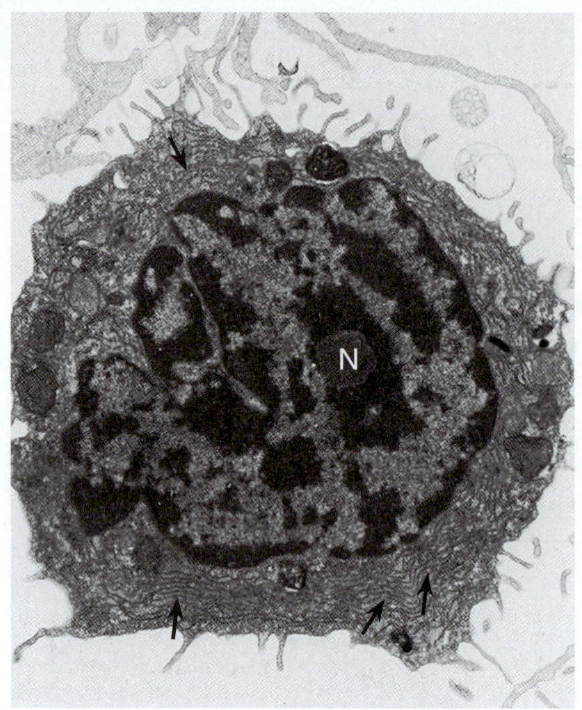

图 74-5　经过美洲商陆丝裂原培养 7 天后，慢性淋巴细胞性白血病病人的浆细胞样细胞在透射电子显微镜下的形态。细胞核（N）和粗面内质网（箭头所指）很明显（×9000）。

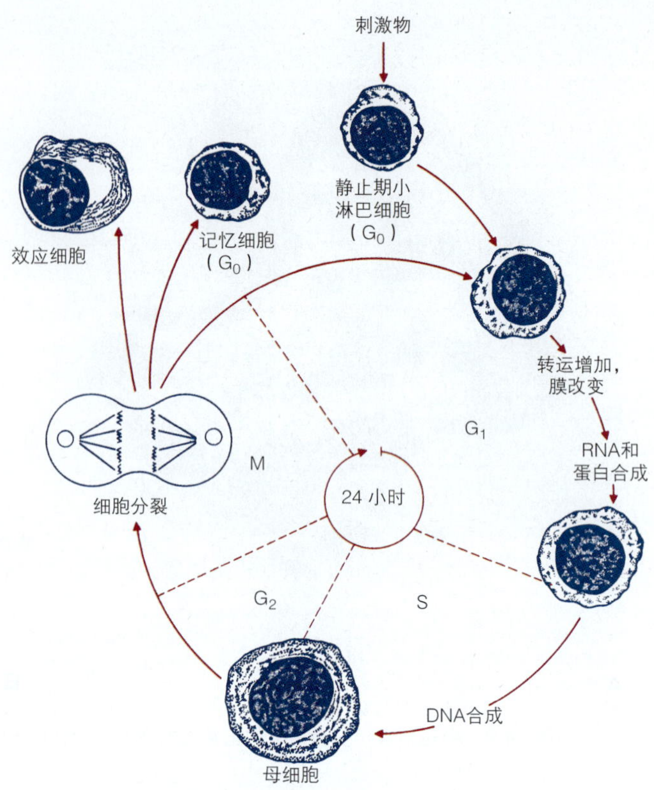

图 74-6　淋巴细胞活化图示各细胞周期阶段（G_0、G_1、S 和 M）与细胞代谢及细胞功能改变之间的关系。经历细胞周期的淋巴细胞可在 G_0 期变成效应细胞或记忆细胞。

的淋巴细胞分别定义为淋巴母细胞、免疫母细胞、生发中心母细胞或大淋巴细胞。这些细胞定义的形态学标准部分重叠。

经抗原或有丝分裂原刺激后，淋巴细胞进入细胞周期。图 74-6 总结了细胞周期的各个阶段和伴随的遗传学和形态学的改变。这些遗传学和形态学上平行的改变本质上与细胞周期的进展相关。正经历细胞周期的淋巴细胞的命运和功能可分为两条路径。一些淋巴细胞经历几次有丝分裂循环后，重新回到 G_0 期，从形态学上无法与原来的未活化细胞相区别。之后其中一些变成了记忆细胞，对刺激抗原产生记忆，当再次接受同一抗原时可以更快速的发生反应。否则，它们将分化成终末的效应细胞如浆细胞或细胞毒性 T 细胞。

浆细胞的显微镜检查及组织化学

■ 形态学研究

小 B 淋巴细胞在合适的环境中经过激活演化为浆细胞。后者特征是具有丰富的胞质和分泌型的免疫球蛋白。完全成熟的浆细胞不表达表面免疫球蛋白。每个浆细胞具有与其前体 B 淋巴细胞相同的克隆性免疫球蛋白 VDJ 重排基因（见第 77 章）。淋巴细胞从静止期经过浆母细胞阶段再分化至未成熟浆细胞要历经数次有丝分裂。未成熟浆细胞在抗原的刺激下，在淋巴结的髓索中可进行连续的有丝分裂[23]。细胞移植实验表明这些转化的细胞以后可成熟为产成抗体的浆细胞[24]。

经 7~10 天培养，美洲商陆有丝分裂原诱导 B 淋巴细胞转化为浆细胞[25]。这些浆细胞里少见直径约 2~3μm 的大电子致密内含物（Russell 小体）（见图 74-1H，图 74-7）[26]。Russell 小体为内质网内的胞质免疫球蛋白（Ig），有时在染色过程中会溶解。

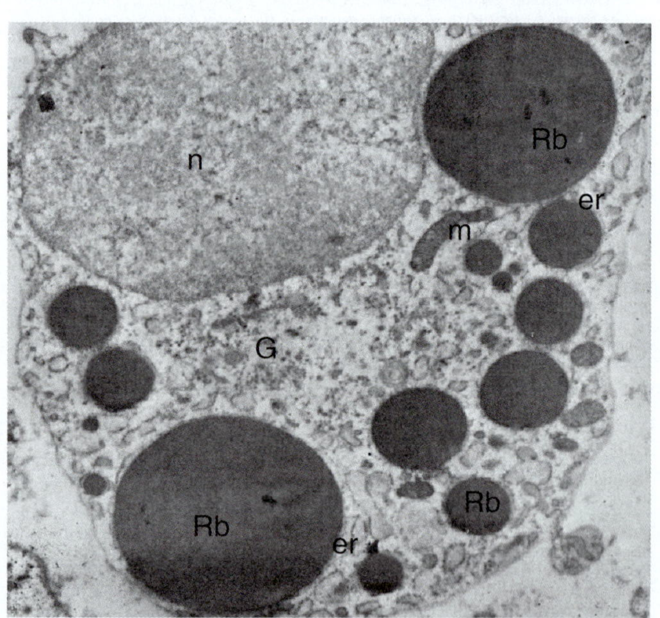

图 74-7　骨髓瘤病人骨髓中浆细胞胞质中的电子致密物质[Russell bodies（Rbs）]（×12 600，reduced）。核旁区为大的高尔基体区（G）。Russell 小体大小不一，被单层膜的粗面内质网（er）包绕。一个线粒体（m）邻近高尔基体。一个 Russell 小体使核（n）有点轻微的内陷。

它们通常出现在病理状态下，但也可出现在正常淋巴结或骨髓的浆细胞中。

■ 光学显微镜、组织化学和电子显微镜

成熟浆细胞经过多色染色后呈现特征性的嗜碱性胞质和偏心胞核。细胞核的极性分布缘于存在一巨大的副核区，此为高尔基复合体。在载玻片上铺开的典型成熟浆细胞为直径 9~20μm 的圆形或卵圆形。细胞的平均直径为 14μm，而核的平均直径为 8.5μm（见图 74-1F 和 G）[27]。细胞核中异染色质呈粗糙状，在石蜡切片上有时以车轮轴状分布（车轮型核）。正常浆细胞偶见两个或更多的胞核。浆细胞的细胞化学特点包括呈阳性染色的 β- 葡糖醛酸酶和线粒体酶标志物。过氧化物酶和非特异性脂酶的染色为阴性[28]。

某些病人的浆细胞呈现独特的组织化学特性。在骨髓瘤和巨球蛋白血症中，浆细胞的大小和形态会发生明显的变化（见第 109 章）。在浆细胞增殖病（dyscrasia）的骨髓中有两个或三个核的浆细胞较为常见。过碘酸 - 希夫染色可显示克隆浆细胞的胞质或核中的包涵体[29]。在某些情况下，浆细胞中的淀粉样包涵体可通过电子显微镜检测到[30]。在血色病和含铁血黄素沉着症中，用电子显微镜可检测出浆细胞中含有含铁血黄素[31]。

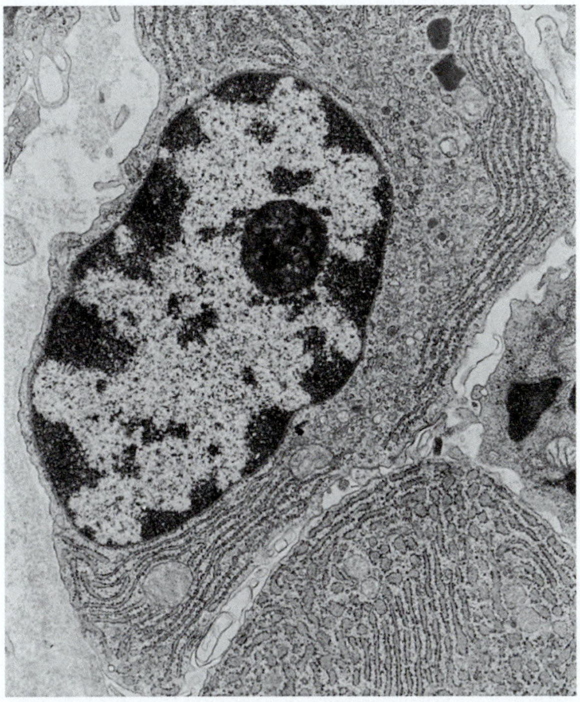

在电子显微镜下，可见浆细胞被很多核糖体附着的粗糙内质网所填充。用光镜观察时，可见一大的环形高尔基区形成了一个副核晕。细胞核里有致密的异染色质。高尔基体区包括片层、囊泡和一些颗粒。线粒体分布在内质网的片层之间（图 74-8）[32]。

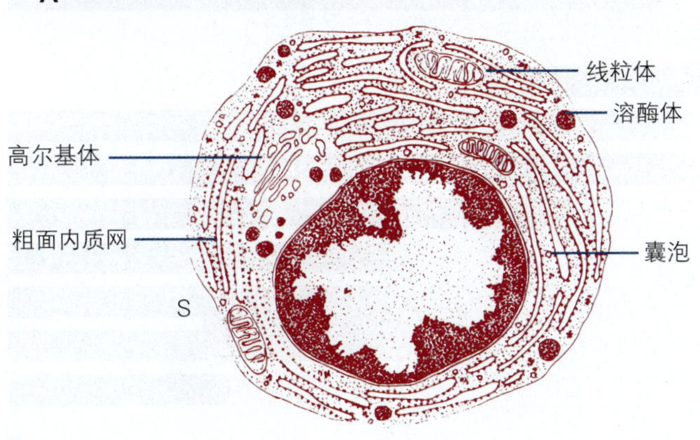

图 74-8　A. 正常人的淋巴结中成熟浆细胞在透射电子显微镜下的形态（×9000）。B. 正常浆细胞及亚细胞器代表性图示。

人淋巴细胞的抗原

■ B 淋巴细胞抗原

图 74-9 总结了 B 淋巴细胞系包括定向 B 祖细胞和前 B 细胞的抗原表达。第 75 章讨论了这些细胞和其代表的各成熟阶段。图 74-9 也列出了在 B 细胞活化时，出现表达或表达增强的抗原。第 15 章（见表 15-1）讨论了列在图 74-9 里的每个分化抗原（CD）的生理学、结构和分布。

在经常使用的 B 细胞相关抗原中，仅有几个是特异性地表达在 B 细胞系的细胞上（见第 15 章）。在这些抗原中，只有 CD20、CD22 和 Pax5 在其他细胞中未被发现。Pax5 是一种转录因子和 B 细胞发育的"主调控者"[33,34]。它表达在 B 细胞前体及 B 细胞成熟的各阶段，直到发育至浆细胞时才丢失。单克隆性表面 Ig 的存在可作为诊断克隆性恶性 B 细胞的证据。CD20 是利妥昔单抗的治疗靶分子，后者为一在治疗 B 细胞肿瘤中经常用到的单克隆抗体。CD19 除了在滤泡树突状细胞上可有微弱表达外，只局限表达在 B 细胞上。CD19 表达在 B 细胞成熟的各个阶段，包括定向的 B 祖细胞和大多数正常浆细胞。因此，它是最为确定泛 B 细胞抗原。除了 CD 抗原和 Ig 外，B 细胞还表达三个主要组织相容性（MHC）Ⅱ类抗原：DR、DP 和 DQ。这些抗原为重链和轻链组成的异二聚体，由人白细胞抗原（HLA）复合物中的 D 区基因编码（见第 138 章）。MHC Ⅰ类抗原表达在所有有核细胞上。

B1 B 细胞和 $CD5^+$ B 细胞

B1 B 细胞的激活要求不同的条件，它们表达高水平的 CD44 和白介素 -5 受体 α（IL-5Rα）。可能是由于存在持续活化的核信号转导和转录因子 3（STAT3），对 IgM 交联这样的刺激物，它们的增殖反应要比其他的 B 细胞快很多[35]。许多 B1 细胞（但不是全部）表达 CD5，这些细胞被定义为 $CD5^+$ B 细胞[36]。CD5 为一种 67kDa 的跨膜糖蛋白，在 T 细胞上表达更强（见第 15 章）。B1 B 细胞不表达 T 细胞的其他标志物，但表达所有其他泛 B 细胞表面抗原。很多因子都可调节 CD5 在 B 细胞上的表达[37]。B1 B 细胞存在于脐血[38]、成人血、胸膜、腹膜和全部的主要次级淋巴器官；它们在骨髓中罕见[39]。很明显，这些细胞丰富了可自发产生多反应性自身抗体的细胞[40-42]。

浆细胞抗原

很多 B 细胞分化抗原在成熟浆细胞上并不表达，包括 CD20、Pax5、表面 Ig 和 HLA Ⅱ类抗原（见图 74-9）。在 B 系细胞中，浆细胞特征性地表达 CD138 并高表达 CD38[43]。克隆性浆细胞肿瘤一般呈现异常的抗原表达谱，借此可将它们与正常浆细胞区别出来。这些异常表达的抗原包括 CD20、CD28、CD56

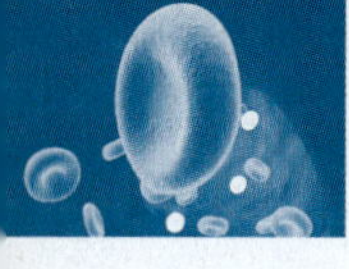

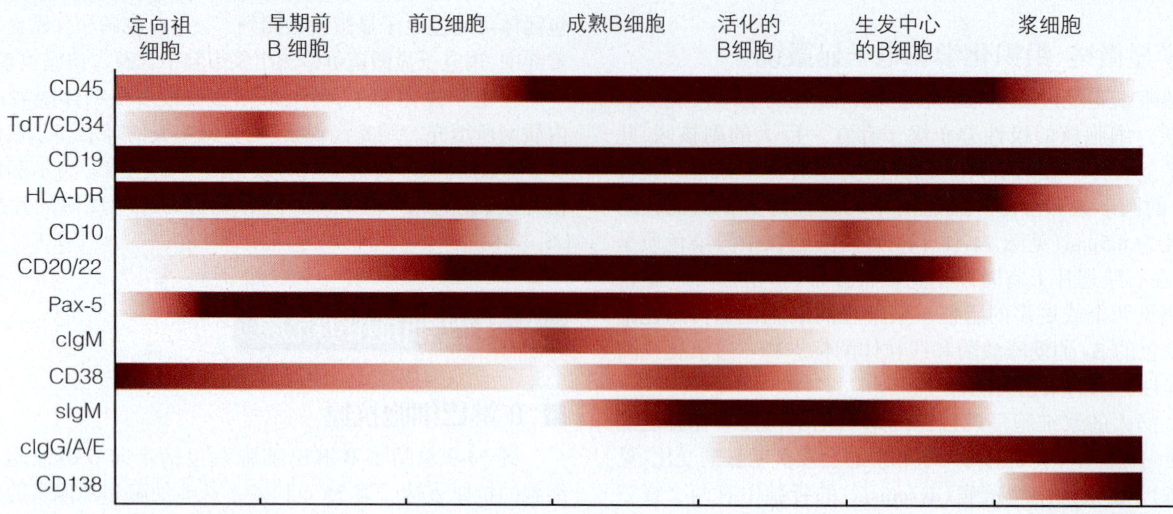

图 74-9　临床上用到的、在B淋巴细胞成熟过程中表达的抗原。在B淋巴细胞成熟的各个阶段表达的抗原的强度由图中条带的密度梯度显示。c，细胞质的；s，表面的。

和 CD117。克隆性浆细胞一般异常地不表达 CD19 和 CD27[44]。

T 淋巴细胞和 NK 细胞的抗原

图 74-10 和表 74-1 总结了 T 淋巴细胞和 NK 细胞系上的抗原表达。所有的淋巴祖细胞都是在骨髓中产生的，但 T 淋巴细胞在它们自己特殊的器官——胸腺中成熟（见第 5 章）。第 75 章讨论了这些细胞和其代表的成熟阶段。

胸腺细胞

胸腺促进抗原特异性 T 淋巴细胞的发育，并去除自身反应性 T 淋巴细胞。胸腺细胞成熟一般分为三个阶段：双阴（DN）、双阳（DP）和单阳（SP）阶段。这些阶段相应地定位在胸腺中的不同解剖部位，最不成熟的 DN 阶段定位于胞膜下区域，而最成熟的 SP 阶段定位于髓区（见第 5 章）。最不成熟的 T 淋巴细胞定居于胸腺胞膜下，表达 CD2、CD5 和 CD7。这些抗原在各个阶段的 T 淋巴细胞都有表达。胞膜"双阴性"淋巴细胞还表达 CD1a、胞质 CD3 和末端脱氧核苷酸转移酶。大多数胸腺细胞分布在皮质区内，处于"双阳性"阶段。这些细胞正在经历"阳性选择"过程。一旦胸腺细胞存活并被"教化"，它们将在髓质区成熟到单阳阶段。在 T 淋巴母细胞白血病/淋巴瘤中可找到与这些在胸腺中不成熟 T 细胞发育各个阶段对应的细胞表型。

成熟的 T 淋巴细胞

血液中大多数的正常淋巴细胞为成熟小 T 淋巴细胞。T 淋巴细胞通过 T 细胞受体识别与 MHC 结合的抗原。来自 T 细胞受体的信号传递涉及包括 CD3 在内的诸多膜蛋白。CD3 为一种表达在早期胸腺细胞和成熟 T 细胞上的三亚基复合体[45]，它与 T 细胞抗原受体紧密连接（见第 78 章）。T 淋巴细胞表面的 T 细胞受体多数为 α/β 型，少数为 γ/δ 型。

CD4 和 CD8 淋巴细胞亚群

成熟的 T 细胞表达 CD4 或者 CD8，但不同时表达两者。CD4 属于膜 Ig 超基因家族成员，为一单链跨膜的糖蛋白[46]。CD8 为 34kDa 的双链跨膜糖蛋白[47]。多数 T 细胞表达 CD8 的 α 和 β 亚基。抗原激活 T 细胞时，CD4 和 CD8 发挥辅受体的作用。CD4 识别 MHC Ⅱ类抗原，而 CD8 识别 MHC Ⅰ类抗原（见第 78 章）。CD4 与 CCR5（趋化因子受体 5）和 CXCR4（趋化因子相关受体 4）一样，都是人免疫缺陷病毒的辅受体[9]（见第 83 章）。经过适当的刺激后，大多数 $CD8^+$ T 细胞可成为细胞毒性 T 细胞。

$CD4^+$ T 细胞的一些亚群有辅助细胞毒性 T 细胞和 B 细胞活化及成熟的功能。其他 CD4 亚群具有调节功能，包括可以诱导免疫耐受的 T 调节细胞（Treg）和在生发中心中促进 B 细胞发育成熟的滤泡 T 辅助细胞。Treg 细胞和滤泡 T 辅助细胞有独特的表型。Treg 细胞表达 CD25（IL-2 受体 α 链）和转录因子 Foxp3。滤泡辅助 T 细胞——TFH 细胞表达 CD10 和 CD57。存

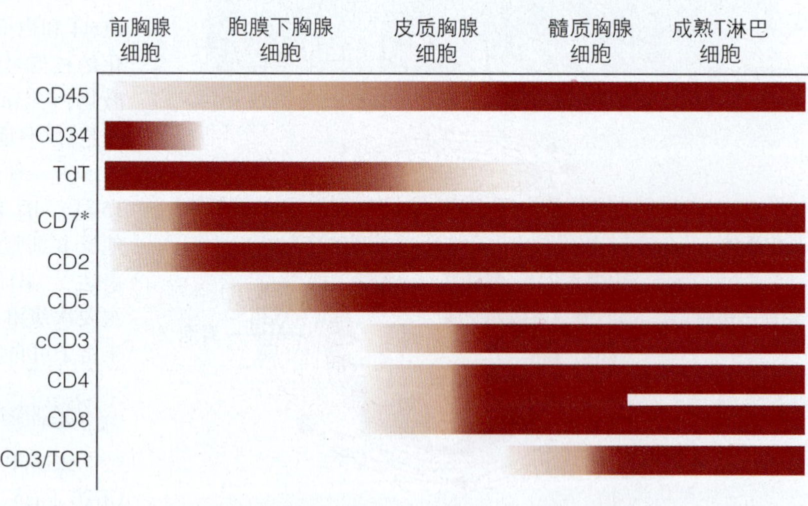

图 74-10　临床上用到的、在 T 淋巴细胞成熟过程中表达的抗原。在 T 淋巴细胞成熟的各个阶段表达的抗原的强度由图中条带的密度梯度显示。

表 74-1　NK 细胞和 T 淋巴细胞成熟亚群

NK 或 T 细胞亚群	抗原
$CD4^+$ 辅助 T 细胞	CD2、CD3、CD4、CD5、CD7 和 TCR α/β 亚群表达 CD10，[49]CD25，[53]CD57，[54] 和 Foxp3[55]
$CD8^+$ 细胞毒性 T 细胞	CD2、CD3、CD5、CD7、CD8 和 TCR α/β 亚群表达 CD16，[56]CD56，CD57，细胞溶解酶[57]
NK 细胞	CD2、CD7、杀伤细胞免疫球蛋白样受体（KIRs）（多种） 不表达 CD3 和 TCR（α/β 或 γ/δ） 亚群部分表达 CD16 和高表达 CD56 或者表达高强度 CD16 及中等强度的 CD56 细胞溶解酶
γ/δT 细胞	CD2、CD3、CD7 和 TCRγ/δ 通常不表达 CD4 亚群表达 CD5、CD8 和细胞溶解酶

TCR，T 细胞受体

在与这两个亚群相对应的恶性 T 细胞群体。成人 T 细胞白血病 / 淋巴瘤细胞既表达 CD25 也表达 Foxp3，与显著的免疫抑制相关[48]。血管免疫母细胞 T 细胞淋巴瘤中可见典型的、表达 CD10 和 CD57 的 T 细胞克隆，很像 TFH 细胞。这类淋巴瘤伴发多克隆丙种球蛋白血症及 B 细胞和 $CD21^+$ 滤泡树突状细胞的扩增[49]。

自然杀伤细胞

NK 细胞是一种不受 MHC 限制、对各种靶细胞产生自然细胞毒性作用的效应细胞（见第 79 章）。多数 NK 细胞呈 LGL 的形态（见图 74-1E）[50]。然而，不是所有的 NK 细胞都具有 LGL 的形态，也不是所有的 LGL 细胞都是 NK 细胞，很多 LGL 细胞为细胞毒性 T 淋巴细胞。细胞毒性 T 淋巴细胞和 NK 细胞共有许多免疫组化或流式细胞术可检测到的颗粒内容物。颗粒内容物包括 RNA 结合蛋白 TIA-1 和几种具有丝氨酸蛋白酶活性的颗粒酶。

尽管形态学相对一致，NK 细胞实际上包含几类不同表型的亚群。人 NK 细胞特征性地表达 CD16（FcγRⅢ）和 CD56，但不表达 T 细胞受体（α/β 或 γ/δ）、CD3 或 CD4[51]。大约 30%~50% 的 NK 细胞表达 CD8。流式细胞分析显示 NK 细胞上由 β 同型二聚体组成 CD8 表达较弱。CD16（FcγRⅢ）是一 IgG 的低亲和力受体，而 IgG 可特异地结合细胞表面的抗原，从而介导抗体依赖的细胞毒性作用。CD16 在所有 NK 细胞、中性粒细胞和组织巨噬细胞上都有表达。CD56 是一种神经细胞黏附分子，在大多数 NK 细胞上有低水平的表达[52]。这一 200kDa 的蛋白质分子在 NK 细胞激活后会呈现较高的表达水平。

翻译：王文芳
校对：诸　江

参考文献

1. Hewson W, Johnson J: No.72, Pauls Church Yard London, 1774, in *Lymphatics, Lymph, and Lymphomyeloid Complex*, edited by JF Yoffey, FC Courtice, p 3. Harvard University Press, Cambridge, MA, 1970.
2. Everett NB, Caffrey RW, Rieke WO: Recirculation of lymphocytes. *Ann N Y Acad Sci* 113:887, 1964.
3. Ford WI, Gowans JL: The traffic of lymphocytes. *Semin Hematol* 6:67, 1969.
4. Nossal GJ, Makela O: Elaboration of antibodies by single cells. *Annu Rev Microbiol* 16:53, 1962.
5. Miller RG: Physical separation of lymphocytes and lymphocyte structure and function, in *Immunology Series*, edited by JJ Marchalonis, p 205. Marcel Dekker, New York, 1977.
6. Ackerman GA: Structual studies of the lymphocyte and lymphocyte development, in *Regulation of Hematopoiesis*, edited by AS Gordon, p 1297. Appleton Century Crofts, New York, 1970.
7. Bain BJ: *Blood Cells, A Practical Guide*. Blackwell Science, London, 1995.
8. Cranendonk E, van Gennip AH, Abeling NG, et al: Reference values for automated cytochemical differential count of leukocytes in children 0–16 years old: Comparison with manually obtained counts from Wright-stained smears. *J Clin Chem Clin Biochem* 23:663, 1985.
9. Dalgleish AG, Beverley PC, Clapham PR, et al: The CD4 (T4) antigen is an essential component of the receptor for the AIDS retrovirus. *Nature* 312:763, 1984.
10. Timonen T, Ortaldo JR, Herberman RB: Characteristics of human large granular lymphocytes and relationship to natural killer and K cells. *J Exp Med* 153:569, 1981.
11. Tanaka T, Goodman JR: *Electron Microscopy of Human Blood Cells*. Harper & Row, New York, 1972.
12. Brittinger G, Hirschhorn R, Douglas SD, Weissmann G: Studies on lysosomes. XI. Characterization of a hydrolase-rich fraction from human lymphocytes. *J Cell Biol* 37:394, 1968.
13. Basso G, Cocito MG, Semenzato G, et al: Cytochemical study of thymocytes and T lymphocytes. *Br J Haematol* 44:577, 1980.
14. Landay A, Clement LT, Grossi CE: Phenotypically and functionally distinct subpopulations of human lymphocytes with T cell markers also exhibit different cytochemical patterns of staining for lysosomal enzymes. *Blood* 63:1067, 1984.
15. Hayes TL: Scanning electron microscope techniques in biology, in *Advanced Techniques in Biological Electron Microscopy*, edited by JK Koehler, p 153. Springer, New York, 1973.
16. Polliack A, Lampen N, Clarkson BD, et al: Identification of human B and T lymphocytes by scanning electron microscopy. *J Exp Med* 138:607, 1973.
17. Majstoravich S, Zhang J, Nicholson-Dykstra S, et al: Lymphocyte microvilli are dynamic, actin-dependent structures that do not require Wiskott-Aldrich syndrome protein (WASP) for their morphology. *Blood* 104:1396, 2004.
18. Berlin C, Bargatze RF, Campbell JJ, et al: Alpha 4 integrins mediate lymphocyte attachment and rolling under physiologic flow. *Cell* 80:413, 1995.
19. von Andrian UH, Hasslen SR, Nelson RD, et al: A central role for microvillous receptor presentation in leukocyte adhesion under flow. *Cell* 82:989, 1995.
20. Handwerger BS, Douglas SD: The cell biology of blastogenesis, in *Handbook of Inflammation*, edited by G Weissman, p 609. Elsevier, North Holland, 1980.
21. Douglas SD, Cohnen G, Brittinger G: Ultrastructural comparison between phytomitogen transformed normal and chronic lymphocytic leukemia lymphocytes. *J Ultrastruct Res* 44:11, 1973.
22. Douglas SD, Fudenberg HH: *In vitro* development of plasma cells from lymphocytes following pokeweed mitogen stimulation: A fine structural study. *Exp Cell Res* 54:277, 1969.
23. Sainte-Marie G: Study on Plasmocytopoiesis. I. Description of plasmocytes and of their mitoses in the mediastinal lymph nodes of ten-week-old rats. *Am J Anat* 114:207, 1964.
24. Sainte-Marie G, Coons AH: Studies on antibody production X. Mode of formation of plasmocytes in cell transfer experiments. *J Exp Med* 119:743, 1964.
25. Parkhouse RME, Janossy G, Greaves MF: Selective stimulation of IgM synthesis in mouse B lymphocytes by pokeweed mitogen. *Nat New Biol* 235:21, 1972.
26. Welsh RA: Electron microscopic localization of Russell bodies in the human plasma cell. *Blood* 16:1307, 1960.
27. Sacchetti C: Plasma cells of the bone marrow in normal and pathological states; quantitative, cytometric and auxological research. *Haematologica* 35:13, 1951.
28. Suzuki A, Shibata A, Onodera S, et al: Histochemical study on plasma cells. *Tohoku J Exp Med* 97:1, 1969.
29. Quaglino D, Torelli U, Sauli S, Mauri C: Cytochemical and autoradiographic investigations on normal and myelomatous plasma cells. *Acta Haematol* 38:79, 1967.
30. Franklin EC, Zucker-Franklin D: Current concepts of amyloid. *Adv Immunol* 15:249, 1972.
31. Lerner RG, Parker JW: Dysglobulinemia and iron in plasma cells. Ferrokinetics and electron microscopy. *Arch Intern Med* 121:284, 1968.
32. Bessis MC: Ultrastructure of lymphoid and plasma cells in relation to globulin and antibody formation. *Lab Invest* 10:1040, 1961.
33. Adams B, Dorfler P, Aguzzi A, et al: Pax-5 encodes the transcription factor BSAP and is expressed in B lymphocytes, the developing CNS, and adult testis. *Genes Dev* 6:1589, 1992.
34. Urbanek P, Wang ZQ, Fetka I, et al: Complete block of early B cell differentiation and altered patterning of the posterior midbrain in mice lacking Pax5/BSAP. *Cell* 79:901, 1994.
35. Karras JG, Wang Z, Huo L, et al: Signal transducer and activator of transcription-3 (STAT3) is constitutively activated in normal, self-renewing B-1 cells but only inducibly expressed in conventional B lymphocytes. *J Exp Med* 185:1035, 1997.
36. Kipps TJ: The CD5 B cell. *Adv Immunol* 47:117, 1989.
37. Defrance T, Vanbervliet B, Durand I, Banchereau J: Human interleukin 4 down-regulates the surface expression of CD5 on normal and leukemic B cells. *Eur J Immunol* 19:293, 1989.
38. Durandy A, Thuillier L, Forveille M, Fischer A: Phenotypic and functional characteristics of human newborns' B lymphocytes. *J Immunol* 144:60, 1990.
39. Caligaris-Cappio F, Gobbi M, Bofill M, Janossy G: Infrequent normal B lymphocytes express features of B-chronic lymphocytic leukemia. *J Exp Med* 155:623, 1982.
40. Casali P, Prabhakar BS, Notkins AL: Characterization of multireactive autoantibodies and identification of Leu-1+ B lymphocytes as cells making antibodies binding multiple self and exogenous molecules. *Int Rev Immunol* 3:17, 1988.
41. Hayakawa K, Hardy RR, Honda M, et al: Ly-1 B cells: Functionally distinct lymphocytes that secrete IgM autoantibodies. *Proc Natl Acad Sci U S A* 81:2494, 1984.
42. Sthoeger ZM, Wakai M, Tse DB, et al: Production of autoantibodies by CD5-express-

ing B lymphocytes from patients with chronic lymphocytic leukemia. *J Exp Med* 169:255, 1989.
43. Anderson KC, Park EK, Bates MP, et al: Antigens on human plasma cells identified by monoclonal antibodies. *J Immunol* 130:1132, 1983.
44. Rawstron AC, Orfao A, Beksac M, et al: Report of the European Myeloma Network on multiparametric flow cytometry in multiple myeloma and related disorders. *Haematologica* 93:431, 2008.
45. Keegan AD, Paul WE: Multichain immune recognition receptors: Similarities in structure and signaling pathways. *Immunol Today* 13:63, 1992.
46. Maddon PJ, Littman DR, Godfrey M, et al: The isolation and nucleotide sequence of a cDNA encoding the T cell surface protein T4: A new member of the immunoglobulin gene family. *Cell* 42:93, 1985.
47. Snow PM, Terhorst C: The T8 antigen is a multimeric complex of two distinct subunits on human thymocytes but consists of homomultimeric forms on peripheral blood T lymphocytes. *J Biol Chem* 258:14675, 1983.
48. Roncador G, Garcia JF, Maestre L, et al: FOXP3, a selective marker for a subset of adult T-cell leukaemia/lymphoma. *Leukemia* 19:2247, 2005.
49. Grogg KL, Attygalle AD, Macon WR, et al: Expression of CXCL13, a chemokine highly upregulated in germinal center T-helper cells, distinguishes angioimmunoblastic T-cell lymphoma from peripheral T-cell lymphoma, unspecified. *Mod Pathol* 19:1101, 2006.
50. Timonen T, Saksela E: Isolation of human NK cells by density gradient centrifugation. *J Immunol Methods* 36:285, 1980.
51. Hercend T, Griffin JD, Bensussan A, et al: Generation of monoclonal antibodies to a human natural killer clone. Characterization of two natural killer-associated antigens, NKH1A and NKH2, expressed on subsets of large granular lymphocytes. *J Clin Invest* 75:932, 1985.
52. Lanier LL, Le AM, Phillips JH, et al: Subpopulations of human natural killer cells defined by expression of the Leu-7 (HNK-1) and Leu-11 (NK-15) antigens. *J Immunol* 131:1789, 1983.
53. Sakaguchi S, Sajaguchi N, Asano M, et al: Immunologic self-tolerance maintained by activated T cells expressing IL-2 receptor alpha-chains (CD25). Breakdown of a single mechanism of self-tolerance causes various autoimmune diseases. *J Immunol* 131:1789, 1983.
54. Maeda T, Yamada H, Nagamine R, et al: Involvement of CD4+, CD57+, T cells in the disease activity of rheumatoid arthritis. *Arthritis Rheum* 46:379, 2002.
55. Fontenot JD, Gavin MA, Rudensky AY: Foxp3 programs the development and function of CD4+CD25+ regulatory T cells. *Nat Immunol* 4:330, 2003.
56. Bjorkstrom NK, Gonzalez VD, Malmberg KJ, et al: Elevated numbers of Fc gamma RIIIA+ (CD16+) effector CD8 T cells with NK cell-like function in chronic hepatitis C virus infection. *J Immunol* 181:4219, 2008.
57. Chattopadhyay PK, Betts MR, Price DA, et al: The cytolytic enzymes granzyme A, granzyme B, and perforin: Expression patterns, cell distribution, and their relationship to cell maturity and bright CD57 expression. *J Leukoc Biol* 85:88, 2009.
58. Cooper MA, Fehniger TA, Caliguri MA: The biology of human natural killer-cell subsets. *Trends Immunol* 22:633, 2001.

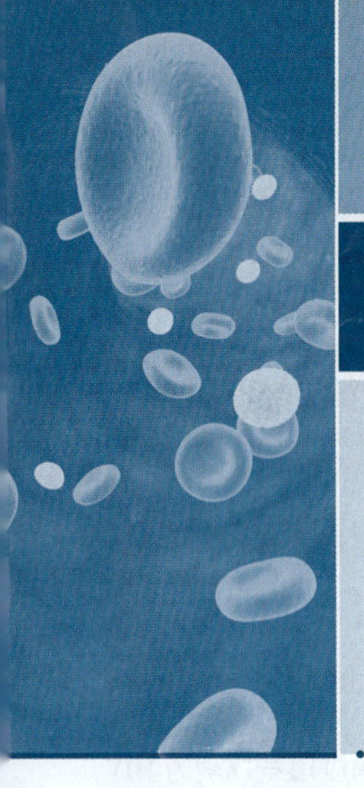

第83章

获得性免疫缺陷综合征的血液学表现

Erin Gourley Reid

摘　要

基于对获得性免疫缺陷综合征（AIDS）免疫发病机制的深入认识和临床治疗水平的提高，在当今高效抗逆转录病毒治疗（HAART）时代，人类免疫缺陷病毒（HIV）感染者能够存活更长时间。HIV实际上可以影响人体任何器官，包括骨髓和血液。尽管HIV相关的血液学异常是多样而严重的，但许多血液学异常可以通过HAART达到预防、减轻或纠正的目的。血液学表现包括HIV对造血组织的直接影响、免疫功能紊乱、继发感染并发症、治疗药物及相关肿瘤。HAART的广泛应用显著降低了新的AIDS定义的疾病和AIDS相关死亡率。HIV相关恶性肿瘤包括淋巴瘤、Kaposi肉瘤、宫颈癌等。通过涉及肿瘤发生各个环节新治疗策略的效果，这些肿瘤疾病的发病机制大部分已经阐明。

定义和历史

获得性免疫缺陷综合征（AIDS）的定义最初依据其特有的临床症状和体征[1]。随着对病毒致病机制认识的不断深入，美国疾病预防和控制中心（CDC）也不断对AIDS的定义进行修正。有血清学HIV感染证据且有特异临床病症者称为"临床AIDS"，而外周血 $CD4^+$ 淋巴细胞计数小于200/μl或者外周血 $CD4^+$ 细胞占总淋巴细胞比例小于14%的HIV感染者称为"免疫性AIDS"[2-4]。在血清学和免疫学检测难以开展的资源贫乏国家，世界卫生组织（WHO）对AIDS的诊断采用另外的疾病定义系统（表83-1）[5,6]。

在2007年，联合国估计世界范围内大约有3千万~5千万存活的HIV感染者[5]。绝大多数感染的原因为异性接触，但同性接触和药物注射为美国及其他西方国家HIV感染者感染的主要模式；尽管当今母婴之间垂直传播感染比例在资源贫乏地区仍持续上升，但在发展中国家处于下降状态。

本章使用的简写和缩略词：ABVD，多柔比星、博来霉素、长春花碱、达卡巴嗪（Adriamycin，bleomycin，vinblastine，dacarbazine）；AIDS，获得性免疫缺陷综合征（acquired immunodeficiency syndrome）；ANC，中性粒细胞计数绝对值（absolute neutrophil count）；AZT，齐多夫定（zidovudine）；BEACOPP，博来霉素、依托泊苷、多柔比星、环磷酰胺、长春新碱、甲基苄肼、强的松（bleomycin，etoposide，doxorubicin，cyclophosphamide，vincristine，procarbazine，prednisone）；CDC，疾病预防和控制中心（Centers for Disease Control and Prevention）；CI，可信区间（confidence interval）；CNS，中枢神经系统（central nervous system）；EBV，EB病毒（Epstein-Barr virus）；ELISA，酶联免疫吸附试验（enzyme-linked immunosorbent assay）；G-CSF，粒细胞集落刺激因子（granulocyte colony-stimulating factor）；GM-CSF，粒细胞-巨噬细胞集落刺激因子（granulocyte-macrophage colony-stimulating factor）；GP，糖蛋白（glycoprotein）；HAART，高效抗逆转录病毒治疗（highly active antiretroviral therapy）；HHV，人类疱疹病毒（human herpesvirus）；HIV，人类免疫缺陷病毒（human immunodeficiency virus）；HL，霍奇金淋巴瘤（Hodgkin lymphoma）；IFN，干扰素（interferon）；Ig，免疫球蛋白（immunoglobulin）；IL，白介素（interleukin）；ITP，免疫性血小板减少性紫癜（immune thrombocytopenic purpura）；IV，静脉注射（intravenous）；IVIg，静脉注射γ球蛋白（intravenous γ-globulin）；KS，Kaposi肉瘤（Kaposi sarcoma）；LASA，线性模拟评分（linear analogue scale）；m-BACOD，甲氨蝶呤、博来霉素、多柔比星、环磷酰胺、长春新碱、地塞米松（methotrexate，bleomycin，Adriamycin（doxorubicin），cyclophosphamide，Oncovin（vincristine）dexamethasone）；NCI，国家癌症研究所（National Cancer Institute）；NK，自然杀伤细胞（natural killer）；OR，优势比（odds ratio）；PCR，聚合酶链反应（polymerase chain reaction）；PET，正电子发射断层扫描（positron emission tomography）；PHAT，原发HIV相关血小板减少（primary HIV-associated thrombocytopenia）；QOL，生活质量（quality of life）；SIR，标准化发生率（standardized incidence ratio）；TNF，肿瘤坏死因子（tumor necrosis factor）；WHO，世界卫生组织（World Health Organization）；WIHS，女性HIV研究协作机构（Women's Interagency HIV Study）。

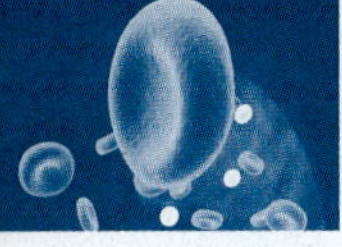

表 83-1　美国 AIDS 定义标准

临床 AIDS-HIV 免疫缺陷综合征存在以下情况
机会性感染
淋巴瘤(非霍奇金淋巴瘤)
Kaposi 肉瘤
宫颈癌
消耗综合征
AIDS 痴呆综合征
反复发作细菌性肺炎(≥2 次 / 年)
分枝杆菌感染
免疫性 AIDS
$CD4^+$ 细胞计数 <200/μl
$CD4^+$ 细胞占淋巴细胞比例 <14%

病原学和发病机制

■ 人类免疫缺陷病毒 1

HIV-1 为逆转录病毒亚家族灵长类慢病毒中的一员[6,7]，RNA 病毒通过将它们的 RNA 基因组转录成 DNA 整合到感染细胞的基因组中，从而诱导慢性细胞内感染。这些慢病毒感染具有长临床潜伏期及疾病相关症状逐渐出现的特点[8-10]。

人类免疫缺陷病毒的传播

HIV 可以通过与 HIV 感染性伙伴的性接触、血液污染针头注射药物、暴露于感染血液或血液制品、围产期感染母亲至婴儿等途径传播。

性传播的一般机制　从 HIV 感染男性的精液[11]和无细胞精液[12]中已分离出 HIV-1 病毒。初次感染后 2~4 周即可检测到 HIV-1 病毒[13]。精液中病毒负荷增加的相关因素包括更晚期的症状性 HIV 感染者、血液中 HIV RNA 高水平、CD4 细胞计数低于 200/μl、精液中白细胞增多。已有报道在人工授精过程中接触感染的精液引起 HIV 感染[14]。

从 HIV 感染女性的子宫颈和阴道分泌物中已分离出 HIV[15,16]。在子宫颈活检标本中可检测到 HIV 感染的内皮细胞和巨噬细胞[17]。影响女性生殖道分泌物中 HIV 水平的因素包括 HIV 疾病阶段、经期状态、激素参数、共存阴道感染、年龄、血浆中 HIV-1 RNA 水平，以及抗病毒治疗[18]。女性之间的 HIV 传播已有报道[19,20]，但似乎不常见。

不管有无生殖道溃疡存在，其他性传播疾病存在的情况下均可促进 HIV 的传播[21]，而且可以直接从生殖道溃疡中分离出 HIV[22]。预防和治疗其他性传播疾病可以降低 HIV 的传播[23]。

药物注射途径传播　在药物注射途径传播中，共用注射针头和注射器是病毒传播的重要方式[24]。可卡因、脱氧麻黄碱或其他类似的非注射类药物的应用会增加 HIV 感染危险性[25]，其原因为在应用这些药物时会采用增加传播危险的性行为方式。

感染血液制品传播途径　接受 1U 感染血液后，感染 HIV 的危险性接近 90%[26]。输注多个单位不同供血者来源的血液制品能传播 HIV，这可能为最初接受许多单位血液作为凝血因子替代治疗的血友病患者中 HIV 感染流行的原因。自从 1985 年 3 月开始对所有血液进行筛选检查和其后对凝血因子浓缩物经常规加热或可溶性清洁剂处理，大大降低了新的输血相关 HIV 感染。凝血因子浓缩物中 HIV 正确灭活的指南已经出版[27,28]。目前接受 1U HIV 抗体检测阴性的血液，HIV 感染的几率为 1/493 000[29]。

母婴传播　HIV 从母亲传播给胎儿的危险性在世界各地不同，从欧洲的约 15%，至美国的 15%~30%，甚至非洲的 40%~50%[30-32]。HIV 传播可以发生于宫内[33,34]、分娩时[35,36]或者产后通过感染母亲的乳汁传播[37,38]。几个因素预示围产期传播危险性增大。在母亲方面，更晚期 HIV 感染疾病[39,40]、血浆中高 HIV-1 病毒负荷[41,42]、吸烟[43]、注射药物应用[44]等均为 HIV 传播的高危因素；分娩过程中羊膜早破(>4 小时)[45,46]、存在绒毛膜羊膜炎[44]和产道分娩(相对于选择性剖宫产)[47,48]，均会增加 HIV 传播的危险性。在胎儿方面，母乳喂养、早产和低胎龄为 HIV 传播的高危因素[45-49]。美国 CDC 已经制定针对 HIV-1 感染孕妇最佳处理的正式推荐方法[50]。这些推荐方法在资源丰富和资源贫乏地区是不同的。在美国，在孕期即开始应用抗逆转录病毒药物，直至分娩，随后对胎儿应用 6 周，显著降低了病毒传播率；齐多夫定单药可使传播率从近 25% 降至 8%，若采用更有效的 HAART 治疗，传播率更低[51]。随着进一步采用选择性剖宫产和避免母乳喂养，HIV 传播率已降至约 2%[47]。短程齐多夫定或奈韦拉平(非核苷类逆转录酶抑制剂)的有效性已经被证明，更适合于在资源贫乏地区应用[52,53]。胎儿在子宫内暴露于抗病毒药物的长期毒性目前仍不清楚，但这些药物在围产期的应用使美国围产期 HIV 感染的胎儿比例降低，1996 年与 1992 年相比下降 43%[54]。

■ 人类免疫缺陷病毒感染发病机制

HIV 感染导致人体免疫调节异常和免疫缺陷。HIV 感染导致的体内外细胞免疫反应缺陷包括体外可溶性抗原刺激淋巴细胞增殖能力降低[55]、免疫球蛋白(Ig)合成时辅助反应降低[56]、延迟超敏反应损害[1,2]、干扰素(IFN)-γ 产生减少[57]和病毒感染细胞的 T 细胞介导的细胞毒性降低[58]。

$CD4^+$ T 细胞消耗

HIV-1 直接对 $CD4^+$ 细胞的细胞毒效应导致 $CD4^+$ T 淋巴细胞进行性减少。表达病毒 gp120 蛋白的感染细胞与非感染 $CD4^+$ T 淋巴细胞融合形成合胞体多核巨大细胞为 HIV-1 感染导致 $CD4^+$ 细胞消耗的机制之一[59]。一些病毒系形成合胞体倾向似乎与侵袭性临床病程相关[58,59]。实验资料提示从亲巨噬细胞型(非合胞体的)到亲 T 淋巴细胞型(合胞体的)，HIV-1 表型转换可能是 HIV 诱导的免疫耗竭加速的关键[60]。

对 HIV 感染淋巴细胞的宿主免疫反应通过抗体介导和细胞毒 T 细胞介导机制，可能加剧 $CD4^+$ 淋巴细胞的耗竭[61,62]。非感染淋巴细胞可能由于其表面的 CD4 蛋白与游离 gp120 蛋白结合而成为“旁观者”效应靶遭到破坏。

免疫刺激因子如白细胞介素 -2(IL-2)产生缺陷[63-65]，或者 T 淋巴细胞增殖抑制因子如转移生长因子 β 过度表达[66]，对 $CD4^+$ 淋巴细胞的进行性耗竭也发挥一定的作用。HIV 的高水平复制和增殖导致细胞膜损伤也可能为 HIV 淋巴细胞毒的一种机制。

联合抗病毒治疗可以显著抑制病毒复制，导致血液和组织中病毒负荷降低[67,68]。有效地病毒抑制可导致明显而持久的免疫重建，以 CD4⁺ 淋巴细胞数增加、机会性感染降低和生存期延长为特征[69,70]。然而，免疫系统的显著缺陷持续存在，完全免疫重建尚未达到[71,72]。

B 细胞免疫缺陷

HIV 感染可引起体液免疫方面许多缺陷。B 淋巴细胞显著多克隆性激活，从而导致多克隆高丙种球蛋白血症在 HIV 感染时常见[73,74]；而 B 细胞自发生增殖在进展期 HIV 感染患者中常见[75]。与此相反，AIDS 患者抗原特异性 B 细胞增殖降低和抗体产生减少[76]，这可能是由于辅助 T 淋巴细胞活性丧失。

HIV 感染时 B 淋巴细胞免疫调节异常与自身免疫性贫血显著增多和 B 细胞淋巴瘤危险性增加相关[74]。除抗人球蛋白实验阳性率增加外，也产生抗中性粒细胞[78,79]、淋巴细胞[80]和血小板[81-83]抗体。

免疫辅助细胞和自然杀伤细胞缺陷

单核细胞、巨噬细胞和淋巴结滤泡树突细胞表达 CD4 抗原而被 HIV 感染[84,85]。单核细胞和巨噬细胞可对抗 HIV 诱导的细胞毒活性，从而成为 HIV 表达的慢性储存细胞[84]。尽管已有 HIV 感染的单核细胞在趋化性方面存在功能异常的报道[86]，但大多数研究没有证明存在一致性缺陷[87-88]。在早期无症状 HIV 感染时，滤泡树突细胞似乎在 HIV 清除方面发挥重要作用，但是随着感染时间推移，这些细胞进行性耗竭的情况出现，导致病毒血症增加。进展期 HIV 感染患者滤泡树突细胞的耗竭导致抗原呈递功能缺陷。

HIV 感染者血液中自然杀伤细胞（NK）活性降低[88,89]。NK 细胞活性降低与辅助 T 淋巴巴细胞耗竭协同，导致清除病毒感染细胞能力缺陷。尽管 NK 细胞在数量上是正常的[88,89]，但由于 NK 细胞激活信号缺失使 NK 细胞功能缺陷，外源性 IL-2 可以提高 NK 淋巴细胞功能[90]。

人类免疫缺陷病毒感染诊断

HIV 感染初步诊断筛选依赖于采用酶联免疫吸附检测（ELISA）抗体的方法，然而由于阳性 ELISA 结果可能并非 HIV-1 感染特异的，因此对于所有阳性 ELISA 筛选试验结果都要通过 HIV-1 抗原免疫印迹证实（图 83-1）。

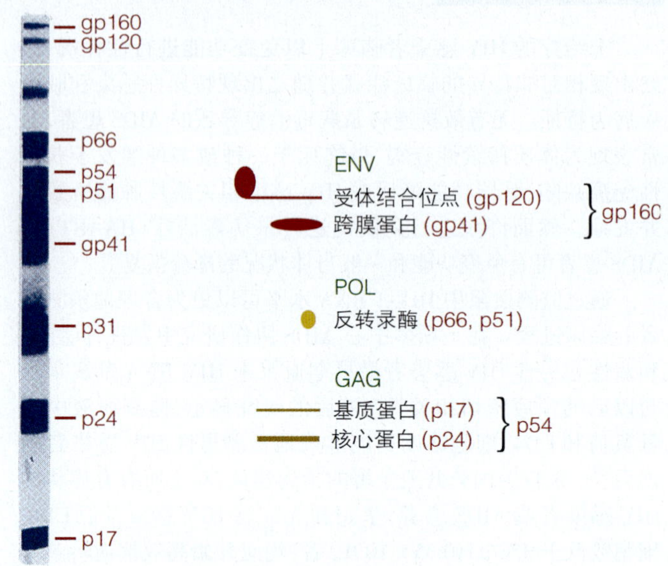

图 83-1　Western 印迹分析获得性免疫缺陷综合征患者血清中抗人类免疫缺陷病毒蛋白抗体。

采用 ELISA 和免疫印迹技术，从初始感染到首次检测到 HIV 抗体的中位时间大约 2~4 周。95% 以上感染者会在 5.8 个月内出现血清阳性（图 83-2）[91]，感染 6 个月后没有出现可检测抗体的情况非常罕见[92-94]。

血清或血浆中出现 HIV RNA 或 p24 抗原后几个星期就会发生血清转为阳性[95]。最初 p24 抗原升高与初次感染后短时间内发生的病毒血症暴发有关[96]。尽管有以上研究结果，献血

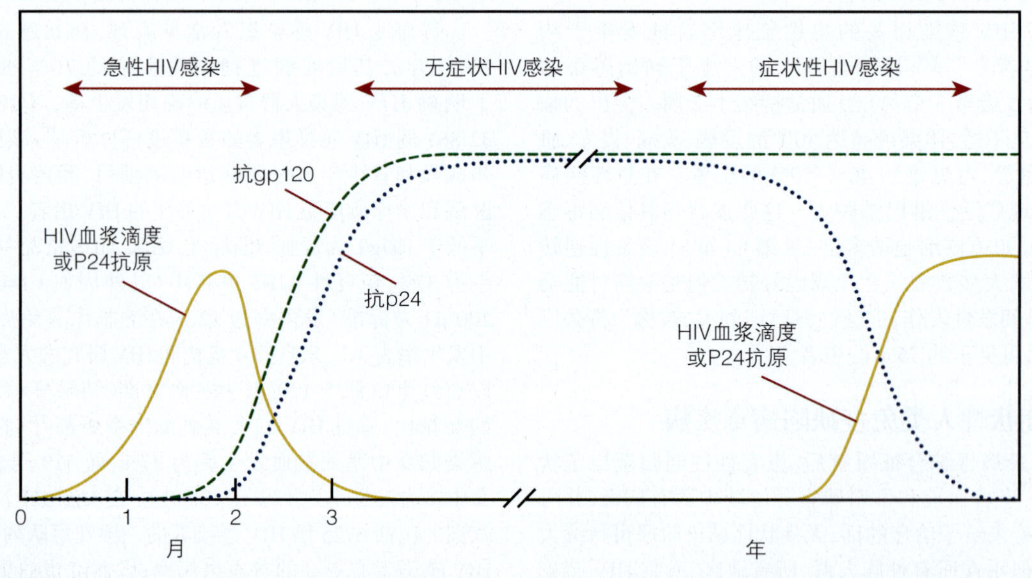

图 83-2　人类免疫缺陷病毒（HIV）感染病毒学、血清学和临床进程。HIV 感染后 2~5 个月可首先检出抗 HIV 抗体。

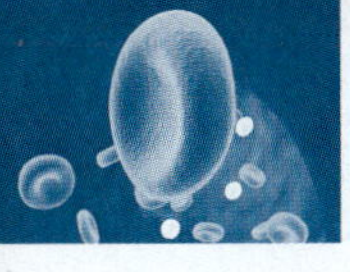

者血液 p24 抗原筛选似乎并不优于常规的 ELISA 和免疫印迹技术[97]。

采用聚合酶链反应(PCR)检测方法可能在初次感染后数天或 1 周内检测到 HIV,但由于高达 9% 的假阳性结果,PCR 检测方法不能作为一种 HIV 感染筛选方法。

病程和预后

未治疗的 HIV 感染者临床上以免疫功能进行性耗竭、最终出现相对非特异的临床症状并随之出现特异性感染和肿瘤疾病为特征。无有效抗逆转录病毒治疗导致的 AIDS 患者,通常表现为体质持续性衰竭、最终死于一种或多种继发于获得性免疫缺陷、脏器功能障碍或 HIV 感染相关恶性肿瘤所致的并发症。然而许多进行高效抗逆转录病毒治疗(HAART)的 AIDS 患者可有免疫功能和一般身体状况的部分恢复。

通过监测血浆中 HIV-1 RNA 水平可以更为合理地预测患者的临床进程。在一项多中心 AIDS 协作研究中发现,同性恋和双性恋男性 HIV 感染者最早期血浆中 HIV RNA 基线水平与以后的预后密切相关[98]。随后的研究显示,监测血液中病毒负荷和 $CD4^+$ 细胞浓度更能准确地预测男性 HIV 感染者的预后[99]。来自美国公共卫生署的指南建议,对于所有有症状的 HIV 感染者或 AIDS 患者、孕妇和无症状 HIV 感染者但 $CD4^+$ 细胞数低于 350/μl(0.35×10^9/L)者,均应开始高效抗逆转录病毒治疗(HAART)[100]。

除外应用病毒负荷监测,有效抗 HIV 感染药物的出现显著改善了 HIV 感染的自然病程[70,100]。1997~1998 年的资料与 1994 年的资料相比较显示,联合 HAART 治疗使新的机会性感染发生率降低 73%、AIDS 相关死亡率降低 49%[70]。HAART 治疗显著降低了巨细胞病毒疾病、不典型分枝杆菌感染和其他严重机会性感染率[103],并且已经证明可使免疫功能改善[104]。经过 HAART 成功治疗的患者,目前有可能停止对卡氏肺孢子虫感染的常规预防[105]。HIV 感染患者这些结果的显著改善已经持续存在一段时间[106]。

急性逆转录病毒综合征

一种初始 HIV 感染相关的急性临床综合征发生于约 50%~90% 的患者[96,107,108],该综合征大约发生于初始感染的 1~3 周(范围为 5 天至 3 个月),且通常持续 1~2 周。突出的临床症状包括疲乏不适、体温可高达 40℃的发热、头痛、畏光、肌痛、麻疹样红斑等,可见于约 40%~50% 的患者。在急性疾病的后期可以出现广泛性淋巴结肿大。这些症状与其他病毒感染性疾病相似,如单核细胞增多症(见第 84 章)。该急性逆转录病毒综合征的大多数症状在几周内好转。但是头痛可能会持续存在,并呈间歇性发作;广泛性淋巴结肿大,被称为持久广泛性淋巴结病,可见于约 75% 的患者[96,108]。

早期无症状性人类免疫缺陷病毒疾病

急性逆转录病毒综合征缓解后,患者往往回归至稳定状态。在此期间,患者血液和生殖器官分泌液中含有病毒,并可转播给他人。若未给予治疗的话,无症状性感染阶段可持续大约 10 年,而且似乎在所有种族人群、所有地区、所有 HIV 感染危险组中持续时间无差别,且不同性别间也相似[109-112]。已有报道作为 HIV 共受体(例如 CCR4⊿32 去除)的趋化因子受体的某些基因具有多态性,且预示较好的预后和较长的无 AIDS 生存期[113]。

进展期症状性人类免疫缺陷病毒疾病

随着感染后时间的推移,若无治疗的话,更多显著的疾病症状将会出现,包括更严重的乏力、发热、体重减轻、盗汗和最终出现机会性感染、神经系统症状和(或)AIDS 相关的肿瘤(见表 83-1)。

疾病进展的实验室特征

随着 HIV 感染从最初的急性感染期至随后的无症状期,多种实验检测方法可以用来预测疾病进一步进展情况[98,99,114]。血浆 HIV RNA 定量(病毒负荷)和外周血 $CD4^+$ 淋巴细胞计数为最常用的指标。$CD4^+$ 淋巴细胞计数在急性逆转录病毒感染期下降,随后在早期无症状感染期稳定,甚至可能相对正常。在缺乏抗逆转录病毒治疗的情况下,尽管 $CD4^+$ 细胞数减少速度在不同患者中存在较大的差别,但总体大约以每年 40~80/μl 的速度减少[115,116]。

最初采用逆转录 PCR 或分枝 DNA 方法检测血浆病毒负荷可以提供重要的预后信息,并为何时开始抗逆转录病毒治疗提供依据[98,99]。系列检测血浆 HIV 病毒负荷可以有效评估抗逆转录病毒治疗的疗效。病毒负荷的变化常常预示 $CD4^+$ 淋巴细胞数量的显著变化[69,99]。

已经确认几个疾病进展相关的非特异性标记,如 β_2 微球蛋白[117] 和新蝶呤[118] 等,它们在评估感染进展至 AIDS 可能性方面具有独立的预后价值。然而,这些替代性标记已被更为特异的分子检测定量血浆 HIV 负荷方法所替代。

血液学异常

人类免疫缺陷病毒感染相关贫血

贫血发生率

贫血为 HIV 感染患者常见表现,初始感染时发生率约 10%~20%,其后疾病进程中发生率约 70%~80%[119-121]。为了明确 HIV 感染人群贫血的确切发生率,对 1990~1996 年间 32 867 例 HIV 感染患者的资料进行分析[121],该项研究称为多州成人和青少年 HIV 疾病谱监测项目,涵盖美国 9 个城市的医院和诊疗所接受 HIV 医学关注的 HIV 患者。以血红蛋白水平低于 100g/L 为贫血诊断标准,临床 AIDS 患者中 1 年贫血发生率为 37%;免疫性 AIDS 患者中(以外周血 $CD4^+$ 细胞数低于 200/μl 为标准)发生率为 12%;在非临床非免疫性 AIDS 患者中发生率为 3%。来自妇女机构间 HIV 研究的大宗病例研究中,以血红蛋白低于 120g/L 为贫血标准,结果显示与未感染 HIV 妇女相比,感染 HIV 妇女贫血发生率更高[122];在 2056 例 HIV 感染妇女中基线贫血发生率为 37%,而 519 例非 HIV 感染妇女中贫血发生率为 17%($P<0.001$)。在 HARRT 治疗时代,来自欧洲的包括 6725 例 HIV 感染者的一项观察队列研究同样显示 HIV 感染者有更高的贫血患病率;以血红蛋白男性 80~140g/L 或女性 80~120g/L 为轻度贫血标准,则患病率为 58.2%;重度贫

血患病率为 1.4%（血红蛋白低于 80g/L）[123]。以上资料证实，不论是在 HARRT 前时代还是 HARRT 治疗时代，HIV 感染者都具有高贫血发生率；进一步结果显示，HIV 感染者贫血的频率和严重程度似乎与如下 HIV 相关因素有关：$CD4^+$ 细胞数低于 200/μl（0.2×10^9/L）、高血浆 HIV-1 RNA 水平和临床 AIDS 确认病史[122,123]。

贫血原因

贫血的许多原因可见于 HIV 感染患者（表 83-2）。

表 83-2　人类免疫缺陷病毒感染贫血原因和机制

贫血机制	贫血原因
红细胞生成减少	肿瘤侵犯骨髓
	淋巴瘤
	Kaposi 肉瘤
	其他
	感染
	不典型分枝杆菌（胞内鸟分枝杆菌、鸟分枝杆菌复合体）
	结核分枝杆菌
	巨细胞病毒
	细小病毒 B19
	真菌感染
	药物
	HIV 感染
	红系爆式集落形成单位生长异常
	慢性病性贫血
	促红素生成减少和反应减弱
	继发于慢性失血的缺铁性贫血
无效生成	叶酸缺乏
	维生素 B_{12} 缺乏
红细胞破坏增加	Coombs 阳性溶血性贫血
	噬血细胞综合征
	血栓性血小板减少性紫癜
	弥散性血管内凝血
	治疗性药物和毒品
	磺胺类药物、氨苯砜
	葡萄糖 -6- 磷酸脱氢酶缺乏中的氧化剂类药物
	亚硝酸盐类成瘾药

红细胞生成减少所致贫血　红细胞生成减少可能由于炎症因子或病毒本身抑制粒红巨噬细胞 $CD34^+$ 克隆形成单位[119,120]。另外，研究证实红细胞生成素在 HIV 感染贫血患者中生成减少，类似于慢性感染或炎症等疾病中红细胞生成素生成受抑[124]。骨髓被肿瘤浸润，如淋巴瘤[125]，或诸如鸟分枝杆菌复合体的感染可导致红细胞生成下降。鸟分枝杆菌复合体也可能与细胞因子诱导的骨髓抑制有关。各种感染或肿瘤的胃肠道累及可能会导致慢性失血，直至缺铁性贫血。HIV 感染患者中低增生性贫血的另一个重要原因是多种药物的应用，其中许多药物可导致红细胞生成受抑。第一个获准上市的抗逆转录病毒药物齐多夫定常常会导致巨大红细胞（平均红细胞体积 >100fl）形成，该现象可以作为判定齐多夫定应用的客观指标[126]。值得注意的是，在症状明显且接受 600mg/d 齐多夫定治疗的 AIDS 患者中，输血依赖性贫血（血红蛋白 <85g/L）的发生率约 30%；然而在接受同样剂量齐多夫定治疗的无症状 HIV 患者中，输血依赖性贫血发生率仅 1%[127]。

骨髓细小病毒 B19 感染引起原红细胞特异性感染为 HIV 感染患者贫血的另一原因[128,129]。尽管细小病毒 B19 感染导致累及三系的骨髓功能衰竭已有报道，但更多见的为纯红再障。细小病毒感染通常在儿童期获得，导致“第 5 病”，一种儿童最常见的皮疹。暴露于细小病毒会引起抗体反应，随之抵抗其他病毒的感染。大约 85% 的成人存在以前细小病毒感染的血清学证据，然而在 HIV 感染患者中血清学阳性率仅为 64%。这些差别的原因可能为对新感染的无效免疫反应或丢失以前的血清学阳性。可以通过骨髓检查对细小病毒 B19 感染作出诊断，骨髓检查显示块状嗜碱性染色体巨大红细胞，且有清晰的胞质空泡（见第 35 章图 35-1）；可以采用病毒序列特异性 DNA 探针荧光原位杂交对诊断进行确认。细小病毒 B19 诱导的纯红再障治疗后可能复发，复发后必须再治疗[128,129]。

红细胞破坏增加所致贫血　红细胞破坏增加可见于葡萄糖 -6- 磷酸脱氢酶缺乏者 HIV 感染且应用氧化剂类药物、HIV 感染者合并弥散性血管内凝血或血栓性血小板减少性紫癜[130]。外周血片中见到破碎红细胞和血小板减少可见于 HIV 感染者合并后两种情况（见第 29 章图 29-31）。HIV 相关噬血细胞综合征已有报道[131,132]。HIV 感染者红细胞破坏的另一原因为自身抗体的产生，导致直接抗球蛋白（Coombs）试验阳性和红细胞寿命缩短（见第 53 章）。有趣的是，尽管临床症状明显的溶血发生率低，但 HIV 感染者直接抗球蛋白试验阳性率达 18%~77%[133]。有报道 HIV 感染者中抗 i 抗体和抗 U 抗原抗体的阳性率分别为 64% 和 32%[133-135]。直接抗球蛋白试验阳性率高也可见于其他原因的高丙种球蛋白血症情况，提示 HIV 患者直接抗球蛋白试验阳性可能继发于 HIV 感染时多克隆性高丙种球蛋白血症[136]。

红细胞无效生成所致贫血［维生素 B_{12} 和（或）叶酸缺乏］　叶酸在空肠吸收，其作用为负责 DNA 合成中所需一碳基团转移。叶酸缺乏导致巨幼细胞性贫血，外周血中出现大的卵形红细胞、多分叶粒细胞和三系减少，即贫血、中性粒细胞减少和血小板减少（见第 41 章图 41-12 和图 41-13）。由于体内叶酸储存量相对较少，食物中叶酸缺乏持续最少 2~4 个月就可导致叶酸缺乏性贫血。因此，HIV 感染者在生病状态不能适宜进食且存在空肠基础疾病时，可能不能吸收足够量的叶酸。巨幼细胞性贫血的典型改变可以通过骨髓检查发现，而血清和红细胞叶酸水平降低。

无效红细胞生成、全血细胞减少、非结合胆红素升高、网织红细胞计数减少可见于维生素 B_{12} 缺乏（见第 41 章）。维生素 B_{12} 吸收首先需要胃壁细胞产生的内因子，随后维生素 B_{12} 和内因子复合物在回肠吸收。因此，维生素 B_{12} 吸收障碍可见于各种胃部疾病，通过产生 H^+-K^+-ATP 泵或内因子（恶性贫血）抗体，或各种小肠和回肠疾病（感染或克罗恩病）影响维生素 B_{12} 的吸收。尽管维生素 B_{12} 缺乏仅仅因饮食问题几乎不可能，但 HIV 感染者似乎更易于出现维生素 B_{12} 吸收障碍，推测 HIV 感染者小肠可能存在多种感染和其他疾病。维生素 B_{12} 的负平衡可见于约 1/3 的 AIDS 患者，其绝大多数具有明确的维生素吸收障碍[137]。血清维生素 B_{12} 水平降低即可

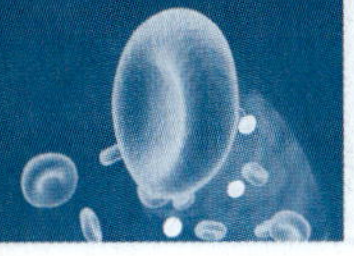

周 3 次]24 周或未给予 G-CSF 两组[180]，而对照组中发生重度中性粒细胞减少者接受同上 G-CSF 治疗。结果 G-CSF 治疗可显著预防重度中性粒细胞减少的发生和降低细菌感染的发生率，且不依赖于 CD4$^+$ 细胞数、以前机会性感染次数和齐多夫定的应用。因此，意向性分析显示重度中性粒细胞减少的发生率在治疗组为 1.7%，对照组为 22%；而细菌感染发生率治疗组与对照组相比降低 31%(2.93/1000 患者 - 天 vs. 4.25/1000 患者 - 天)。更重要的是，G-CSF 治疗患者重度感染发生率降低 54%，因细菌感染住院时间减少 45%。两组间治疗副作用和血浆中 HIV RNA 水平无差别。最常见的副作用为发热、腹泻、乏力、恶心、头痛、贫血、腹痛、呕吐和肌痛。因此，患者发生中度中性粒细胞减少时给予 G-CSF 似乎比等待患者发生重度中性粒细胞减少再治疗要有利。然而，HAART 应用在治疗轻度和中度中性粒细胞减少同样有效。

早期推荐 G-CSF 的剂量为 5μg/(kg·d) 皮下注射。然而，证据显示较低剂量的 G-CSF 在 HIV 感染患者中也可能有效。因此，通常 1μg/(kg·d) 为起始剂量，直至中性粒细胞数升至理想水平(>1.0 × 10^9/L)，随后确定一个最适剂量维持预期疗效，通常仅需每周 1~2 次。

因此，应用 G-CSF 和 GM-CSF 改善 HIV 感染者中性粒细胞减少是安全有效的。尽管给予 G-CSF 和 GM-CSF 没有提高生存率[181]，但这些药物的应用有利于安全应用其他药物和潜在降低细菌感染发生率和住院天数[172,180,181]。

■ 血小板减少

血小板减少在 HIV 感染病程中相对常见，发生率大约为 40%，而且在约 10% 的患者中为感染的首发症状和体征[182,183]。作为回顾性成人和青少年疾病谱调查研究[183]的一部分，对 30 214 名 HIV 感染者进行调查以期评价 HIV 感染者血小板减少(<500 × 10^9/L)1 年的发病率。结果显示，1 年以上血小板减少发病率在临床 AIDS 中为 8.7%，免疫性 AIDS(CD4$^+$ 细胞 <200/μl) 中为 3.1%，非临床非免疫性 AIDS 中为 1.7%。血小板减少的发生与下列因素有关：①临床或免疫性 AIDS 病史；②注射药物史；③贫血或淋巴瘤病史；④非洲裔美国人。控制多种因素(AIDS、CD4$^+$ 细胞数、贫血、中性粒细胞减少、抗病毒治疗、预防卡氏肺孢子虫病)后，血小板减少与生存期缩短显著相关(危险比 1.7；95%CI 1.8~1.8)[183]。

WISH 研究显示，血小板减少为 HIV 感染妇女全因死亡率和 AIDS 相关死亡率的重要预测因素。伴有血小板计数低于 50 × 10^9/L 的 HIV 感染妇女与正常血小板者相比，任何原因引起死亡的危险性增加 5 倍[危险比(HR)5.10；95%CI 2.71~5.98]，AIDS 相关死亡增加约 3 倍(HR 3.36；95%CI 1.44~7.83)[184]。

除 HIV 病毒相关血小板减少，HIV 感染者具有继发血小板减少的高危性，由于其他感染危险性增加、恶性肿瘤、共存乙肝或肝硬化所致脾功能亢进、包括常导致骨髓抑制药物的感染预防方案等会继发血小板减少。

人类免疫缺陷病毒相关血小板减少的机制

原发 HIV 相关血小板减少 正如以前描述的 HIV 相关免疫性血小板减少性紫癜(ITP)越来越多的称为"原发 HIV 相关血小板减少"(PHAT)，以期有别于原发 ITP。PHAT 是 HIV 感染者血小板减少最常见的原因。相对于原发的 ITP，PHAT 具有高脾肿大率、典型非严重型血小板减少和 20% 的自发缓解率[77]。血小板减少的原因是多方面的，包括血小板破坏增加和血小板生成减少两个方面[80]。

血小板破坏增加 正如原发 ITP，PHAT 患者由于脾脏巨噬细胞吞噬破坏，导致血小板破坏增加[185]。然而，在 PHAT 中血小板抗体产生的几个机制常常同时在一个患者中出现。在 PHAT 患者中，同时抗糖蛋白(GP)Ⅱb 和 GP Ⅲa 的血小板特异性抗体出现提示类似于原发 ITP 的机制。已经证明，抗血小板 GPⅡb-Ⅲa 抗体与 HIV GP160/120 可发生交叉反应[187]。因此，HIV GP160/120 与血小板 GPⅡb-Ⅲa 之间分子相似性在一些 PHAT 病例血小板免疫破坏中发挥作用。从患者血浆中以自身抗体和血小板碎片复合物形式分离出抗 GP Ⅲa 特异性肽段序列的自身抗体。这些抗体具有独特性，通过氧化酶产生活性氧的激活，引起补体非依赖的血小板破坏[194]。

抗体诱导血小板破坏的另一个机制为抗 HIV 免疫复合物结合血小板 Fc 受体，因此为随后的巨噬细胞结合和吞噬提供"游离"Fc 段[186]。

血小板生成减少 已在 PHAT 患者中对血小板产生和破坏动力学进行研究，并与正常对照和原发 ITP 患者相比较[185]。PHAT 患者平均血小板寿命显著缩短，缩短范围与接受齐多夫定治疗和未治疗患者相同。血小板计数正常的 HIV 感染患者平均血小板寿命也明显缩短。除血小板破坏增加外，在未治疗 PHAT 患者中平均血小板生成也显著降低；那些接受齐多夫定治疗的患者血小板生成增加，即使无血小板减少的 HIV 感染患者，齐多夫定治疗后也会出现血小板生成增加现象。血小板破坏中度增加的 PHAT 患者也存在显著血小板生成减少；血小板生成减少也会存在于血小板计数正常的 HIV 感染者[185]。

人类免疫缺陷病毒感染巨核细胞 HIV 感染患者血小板生成减少的原因可能为 HIV 直接感染巨核细胞所致。人巨核细胞携带能结合 HIV-1 的 CD4$^+$ 受体[188]，而 HIV-1 能被人巨核细胞吞入胞内[189]。HIV-1 共受体 CXCR4 表达于巨核祖细胞、巨核细胞和血小板上[190]。应用 ^{35}S 标记的 HIV riboprobe 原位荧光杂交技术，在 10 例 PHAT 患者中检测到 5 例患者巨核细胞内存在 HIV 转录本，提示这些患者的巨核细胞已被 HIV 感染[191]。应用原位荧光杂交技术，在所有 10 例患者中检测到病毒 RNA 表达。已注意到在 HIV 感染巨核细胞中存在特异超微结构破坏，巨核细胞表面膜出芽和空泡形成[192]。给予齐多夫定治疗后，血小板生成显著增加[193]与血小板生成减少的主要机制为 HIV 直接感染巨核细胞假说相一致。

原发人类免疫缺陷病毒相关血小板减少的治疗

正如 ITP 一样，PHAT 的诊断为临床诊断，需要排除继发性血小板减少和停止潜在骨髓抑制药物和中草药制剂。PHAT 开始治疗前需要考虑的几个问题同 ITP 一样，包括影响出血风险的一些合并症和血小板减少的程度。

齐多夫定 瑞士 HIV 研究小组最早证明齐多夫定治疗 PHAT 有效[193]。血小板计数范围在(20~100) × 10^9/L 的 10 例血清学阳性患者，给予齐多夫定 2g/d 2 周后，减为 1g/d 持续 6 周；随后给予 8 周的安慰剂。所有 10 例患者齐多夫定治疗后血小板计数均上升，平均上升 54.6 × 10^9/L[范围：(53~107.8) × 10^9/L]。相对而言，接受安慰剂的患者没有 1 例血小板计数升高。

起效时间大约为用药后 8 天，完全起效需 30 天。该研究结果随后为其他研究所证实[195,196]。

通过比较 35 例患者 500mg/d 和 36 例患者 1000mg/d 对 PHAT 齐多夫定治疗的最适剂量进行研究[197]。两组患者中绝大多数为注射药物应用者，平均血小板计数(约 23×10^9/L) 和平均淋巴细胞计数($CD4^+$ 细胞约 400/μl) 相当。低剂量组有效率为 57%，完全缓解率为 11%；而高剂量组有效率为 72%，完全缓解率为 39%；6 个月时，两组间血小板计数仍有显著差别，低剂量组平均血小板计数为 56×10^9/L，高剂量组为 98.2×10^9/L。显而易见，对 PHAT 患者高剂量齐多夫定治疗更为有效[197]。

原发性 HIV 相关血小板减少高效抗逆转录病毒治疗 HAART 治疗 PHAT 有效。在一个包括 37 例 PHAT 患者的报告中，有效应用 HAART 治疗 3 个月后，血小板计数显著上升，而且与基线血小板计数多少和同时应用齐多夫定无关[198]。一个包括 15 例 PHAT 患者应用 HAART 治疗 6 个月后的结果与以上结果相似，11 例(37%)患者血小板计数上升至 50×10^9/L 或以上，8 例(53%)患者血小板计数上升至 100×10^9/L 或以上[199]。与这些研究结果一样，WIHS 的研究资料证明应用 HAART 治疗与血小板减少恢复(血小板计数 $>150 \times 10^9$/L)密切相关[184]。与未接受抗病毒治疗血小板减少的妇女相比，接受不含 AZT 的 HAART 方案治疗的妇女几乎两倍可能提高血细胞计数[优势比(OR) 1.84；95%CI 1.31~2.59；$P<0.001$]，而接受含 AZT 的 HAART 方案治疗的妇女更大可能纠正血小板减少(OR 2.85；95%CI 1.96~4.15；$P<0.0001$)[184]。因此，应用 HAART 为 PHAT 患者治疗的重要方法，对于这些患者应成为首选治疗。有效的 HAART 治疗可能显著降低 HIV 病毒负荷，如此可以减轻 HIV 对巨核细胞、血小板产生和血小板破坏的影响。

干扰素-α 一个有 15 例 PHAT 患者的前瞻、随机、双盲、对照试验观察 IFN-α 3 000 000IU 皮下注射，每周 3 次治疗 PHAT 的疗效[200]，结果 66% 的患者有效，血小板平均上升 60×10^9/L。平均起效时间为 3 周。当 IFN 治疗停止时，血小板计数 3 个月内回落至基线水平，说明 IFN-α 维持治疗的必要性。研究发现 IFN-α 可延长血小板的生存期，而不能增加血小板生成[201]。

大剂量丙种球蛋白 静脉丙种球蛋白 1000~2000mg/kg 可有效用于儿童和成人原发 ITP 的治疗，可使大多数患者于用药后 24~72 小时血小板计数显著上升[202]。22 例 PHAT 患者依据治疗反应，在 2~5 天时间内给予静脉丙种球蛋白 1~2g/kg[203]。平均血小板计数治疗前为 22×10^9/L，治疗 2~5 天内上升至均数 182×10^9/L [范围:(10~404) $\times 10^9$/L]。仅有 2 例患者无效，而有 77% 的患者血小板升高至 100×10^9/L 以上，86% 的患者升高至 50×10^9/L 以上。然而，当静脉丙种球蛋白停止应用后，仅有 25% 的患者保持升高的血小板计数，而其余患者需要每 21 天重复应用丙种球蛋白。应用静脉丙种球蛋白的主要不利之处为价格昂贵。因此，静脉丙种球蛋白保留至急性出血患者或需要立即升高血小板计数时才应用，例如创伤性检查前。

抗 Rh 免疫球蛋白 非脾切除 Rh 阳性 PHAT 患者应用抗 Rh 抗体是另一种潜在治疗方法[204]。用抗 Rh(D)治疗有效的条件包括患者有 Rh^+ 红细胞、基线血红蛋白水平足以允许因溶血所致 10~20g/L 的降低、存在红细胞优先被吞噬的场所——脾脏。14 例 PHAT 患者用 25mg/kg 抗体静脉注射 30 分钟以上，连续 2 天，结果 9/11(83%)的 Rh 阳性患者有效，血小板计数达到 50×10^9/L 以上，起效中位时间为 4 天(范围:3~12 天)，中位有效持续时间为 13 天(范围:0~37 天)[205]。每 2~4 周静脉应用 13~25mg/kg 抗体作为维持治疗，可使 70% 的患者长期有效(>6 个月)。亚临床型溶血可见于所有患者，血红蛋白降低 0.4~2.2g。这些结果已被确认，而肌内注射抗 D 免疫球蛋白作为静脉途径应用成功诱导治疗后的维持治疗也进行研究观察[204]。患者自行管理的抗 Rh 免疫球蛋白肌内注射每周 6~13mg/kg。诱导治疗后，83% 的患者血小板计数高于 50×10^9/L，疗效可在 85% 的患者中长期维持。因此，抗 Rh 免疫球蛋白可以安全有效地用于 PHAT 患者的治疗是显而易见的，为 PHAT 的治疗提供了一种费用仅为静脉丙种球蛋白一半的治疗方法[204,205]。

脾切除 脾切除已成功地用于治疗糖皮质激素耐药的原发 ITP。在 AIDS 流行早期，几个轶事病例报告描述脾切除后 AIDS 快速进展，从而脾切除被彻底废除。已经报道 185 例 PHAT 患者脾切除的长期经验[206]。脾切除最终于 PHAT 诊断后平均 13 个月在 68 例类似患者中实施。脾切除前平均血小板计数为 18×10^9/L，而脾切除后上升至 223×10^9/L；有效率为 92%，完全缓解率为 85%；82% 的患者维持升高的血小板计数 6 个月以上。AIDS 患者生存时间或进展率在 68 例脾切除患者和 117 例未脾切除者之间无差别，提示脾切除与 HIV 的快速进展无关。另一个研究得出类似结论[207]，然而 5.8% 的患者出现感染暴发，包括 2 例肺炎链球菌脑膜炎、1 例流感嗜血杆菌败血症[206]。因此，脾切除前应该给予预防性疫苗接种，而 HIV 感染者获得对肺炎链球菌和流感嗜血杆菌的适宜抗体对此类外科手术更为安全。

糖皮质激素 糖皮质激素仍然为原发 ITP 的首选治疗，剂量为 1mg/(kg·d)，有效率 80%~90%。相似结果已在 HIV 相关疾病中证实。然而，大剂量糖皮质激素的免疫抑制作用使该治疗方法在 HIV 感染者中处于次要地位。此外，在 HIV 和人类疱疹病毒双重感染患者中应用糖皮质激素后存在暴发性 Kaposi 肉瘤发生的潜在可能，进一步影响了对于该方法治疗的热情。

■ 血栓性疾病

静脉血栓形成

在 HIV 感染患者中，静脉血栓栓塞疾病的发生率有升高趋势[208-215]。在由美国 CDC 资助的多州成人和青少年 HIV 疾病谱监测项目中，42 935 名 HIV 感染者血栓形成发生率为 2.6/1000 人年[212]。免疫性 AIDS 患者(1.8/1000 人年)或无症状性 HIV 感染者(1.3/1000 人年)血栓形成发生率低于临床 AIDS 患者(6.2/1000 人年)。血栓形成风险显著相关因素包括年龄 45 岁或以上、巨细胞病毒视网膜炎或其他感染、AIDS 导致的其他机会性感染、住院治疗、应用甲地孕酮和茚地那韦药物等[212]。应用其他抗病毒药物、性别、种族、注射药物史等与血栓形成风险增加无相关性。

然而，一项直接比较 HIV 感染者和 HIV 阴性对照者静脉血栓栓塞危险性的研究结果显示，总的来说血栓疾病发病率在两组之间无统计学显著差异(HIV 感染者 2.8% vs. HIV 阴性对照者 1.8%)[214]。但在年龄小于 50 岁的患者中，血栓疾病的发生率有显著差异(HIV 感染者 3.31% vs. HIV 阴性对照者 0.53%，

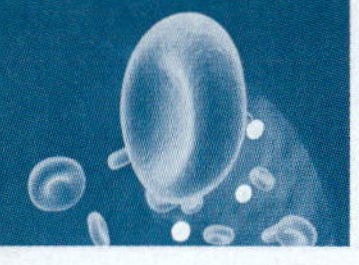

$P<0.0001$)。

为明确HIV感染患者静脉血栓形成发生率，并与无HIV感染者相比较和确定联合抗逆转录病毒治疗是否改变血栓疾病的发生率，一个回顾性分析研究了包括37 535例既往HIV感染者和37 535例年龄、种族、地点匹配对照组的医学资料[215]。在HAART治疗前时代，与HIV阴性对照组相比，HIV感染与血栓栓塞发生率升高39%［标准发生率比(SIR)1.39；95%CI 1.26~1.52］和1996年后发生率升高33%(SIR 1.33；95%CI 1.24~1.43)相关。血栓危险性增加与诊断恶性肿瘤、HIV相关机会性感染，或中心静脉置管无关。此外，血栓形成与各组中患者死亡率增加显著相关。因此，静脉血栓疾病在HIV感染的情况下发生率增加，而不依赖于许多更为常见的已知危险因素。

已知HIV感染可导致促炎性因子，如肿瘤坏死因子(TNF)-α、IL-1、IL-6水平升高，而这些因子通过升高凝血因子Ⅷ水平和降低蛋白S水平而导致促凝状态发生[216-218]。同样这些因子下调纤溶必须有几种蛋白的表达[219]。几个研究提示进展性HIV感染与高凝状态有关。为此，一个对94例HIV感染女性和50例HIV阴性对照的比较研究证明，HIV疾病进展阶段与VIII因子活性进行性升高、蛋白S水平进行性降低有明确关系。其他一些研究报道HIV感染者存在凝血蛋白异常，例如蛋白S[221-226]、蛋白C[226,227]及抗凝血酶Ⅱ获得性缺陷[228]和高滴度抗心磷脂抗体[229]。因此，尽管HIV感染时导致血栓栓塞发生的机制未完全阐明，但进行性促炎性因子环境可能至关重要。

血栓性血小板减少性紫癜

血栓性血小板减少性紫癜与进展期HIV疾病相关。HIV结果调查协作/美国(CHORUS)组观察显示，在HAART前时代6022例HIV感染者血栓性微血管病的发病率为0.3%。血栓性血小板减少性紫癜的相关因素包括高HIV病毒负荷、低$CD4^+$细胞数、AIDS高诊断率、复合鸟分枝杆菌和丙型肝炎感染。在HAART治疗时代，血栓性血小板减少性紫癜的发生率降低[220]。

人类免疫缺陷病毒相关恶性肿瘤

40%以上HIV感染者则会最终诊断患有肿瘤[230]。在HAART治疗时代，恶性肿瘤占HIV感染者死亡的20%[231]。而且，肿瘤疾病谱似乎要比最初想象的更广[230]。在HIV感染人群中，目前认为AIDS确切相关的三种肿瘤为：①KS，与起始于1981年的流行相关；②中度恶性或高度恶性B细胞淋巴瘤，在1985年被列入AIDS相关肿瘤；③宫颈癌，在1993年1月1日称为AIDS相关疾病。尽管霍奇金淋巴瘤(HL)没有定义为AIDS相关肿瘤，但队列研究资料一致显示在HIV感染者中HL的发病危险性增加。

■ 获得性免疫缺陷综合征相关淋巴瘤

流行病学

AIDS患者发生淋巴瘤的危险性几乎为一般人群的100倍以上[232-234]。淋巴瘤发生率随着HIV感染生存期的延长而升高，而在长期极度免疫缺陷患者中发生率可达到20%[235,236]。一项综合美国某些州AIDS和癌症登记处的研究结果显示，与无AIDS人群相比，AIDS患者诊断3年内发生淋巴瘤的相对危险性增加165倍[237]；同样的研究还证明，发生高度恶性弥漫性免疫母细胞肿瘤的危险性增加625倍，发生Burkitt淋巴瘤的危险性增加261倍，发生中度恶性淋巴瘤的危险性增加113倍，发生低度恶性淋巴瘤的危险性增加14倍。

自从HAART方法广泛应用以来，淋巴瘤作为第一个明确的AIDS相关肿瘤，其发病率呈上升趋势[238-241]。一项欧洲前瞻性观察性多中心研究观察7300多例患者，AIDS相关淋巴瘤从1994年的少于4%上升至1998年的仅18%[239]。类似的淋巴瘤发病趋势已在美国和澳大利亚AIDS人群中发现[210,241]。

尽管HAART的应用导致KS的发病率显著下降，但来自评价HAART对淋巴瘤发病率影响研究的结果与此不一致。瑞士HIV队列研究和多中心AIDS队列研究(MACS)显示，在HAART时代前和HAART时代之间，淋巴瘤发病率没有降低[242,243]；但是关于HIV和AIDS的国际协作组和EuroSIDA研究证明，在HAART时代，淋巴瘤发病率显著降低[244,245]。然而，这些研究将研究人群分为两个不同的时间段，用于主要观察HAART的影响，而没有考虑HAART对个体患者的实际影响。

一项法国研究的资料提示在一个研究样本中当HAART治疗有效时淋巴瘤发病率将下降。来自法国医院数据库关于HIV的资料显示，系统性AIDS相关淋巴瘤的发病率从HAART前时代(定义为1993~1994年)的86/1000人年降至HAART时代(定义为1997~1998年)的42.9/1000人年[246]。在HAART前时代和HAART时代，低$CD4^+$细胞数患者均更有可能发生淋巴瘤。尽管如此，在类似$CD4^+$细胞数患者群中，法国的研究显示AIDS相关淋巴瘤的发病率在两个时期没有变化[246]。尽管有相似$CD4^+$细胞数的患者在两个时期淋巴瘤的危险性没有变化，但伴有低$CD4^+$细胞数(<200/μl)的患者比例从HAART前时代的49.5%降至HAART时代的24.5%，因此在HAART时代处于AIDS相关淋巴瘤发生危险的总人群比例降低。法国研究中观察到的淋巴瘤发生率降低源于低$CD4^+$细胞数患者比例总的下降。综合分析，这些资料提示在一个群体中AIDS相关淋巴瘤的发生率依赖于HAART治疗改善免疫状态方面的有效性。如果HAART治疗不能普遍使用，或HAART对于提高$CD4^+$细胞数或降低HIV RNA水平无效，那么该人群淋巴瘤的发生率不会下降。

病因和发病机制

HIV感染时淋巴瘤的发生机制没有完全阐明。一个因素为自身免疫抑制，其与某些遗传性免疫缺陷疾病[247]、自身免疫性疾病[248]，或如器官移植情况下长期应用免疫抑制药物[249,250]等患者淋巴瘤发生率增加相关。这些情况下发生的淋巴瘤在病理类型、发病时高结外发生率和相对较差的预后等方面与AIDS淋巴瘤相似。

HIV感染与大量免疫异常有关(图83-3)。这些免疫异常包括$CD4^+$细胞功能缺陷和数量减少[66,73,251]及抗原、丝裂原或包括EB病毒[252]及HIV本身[72,253]对B淋巴细胞的慢性抗原刺激。不断发生的B细胞扩增和激活导致淋巴组织中反应性B细胞增生(持久的广泛性淋巴结肿大)[65,73,88,251]和血清中多克隆高丙种球蛋白血症[74]。在免疫缺陷存在的情况下，多克隆B

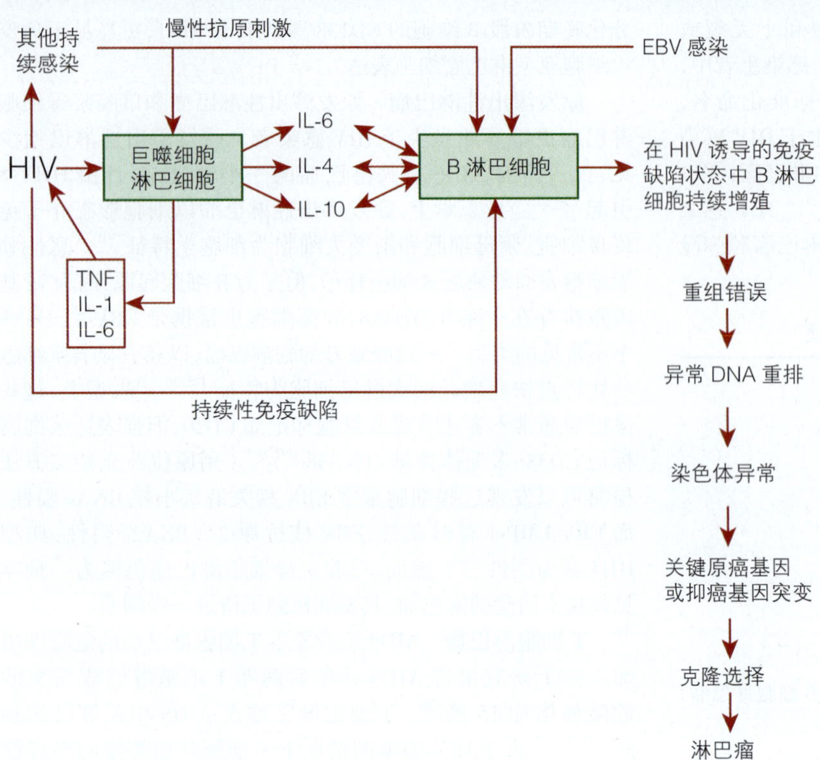

图 83-3　导致人类免疫缺陷病患者发生淋巴瘤顺序事件示意图。EBV，EB 病毒；IL，白介素；TNF，肿瘤坏死因子。

细胞增殖过程中基因错误获得后，淋巴瘤可能发生。这些发现已在灵长类动物模型中证实，而且高度恶性淋巴瘤发生于注射猴类免疫缺陷病毒后 5~15 周，与重症免疫缺陷发生的时间一致[254]。

细胞因子网络　细胞因子和细胞表面受体表达异常在 HIV 疾病慢性 B 细胞增殖中发挥作用。B 细胞增殖和成熟可能为几个细胞因子所诱导，如 IL-4、IL-6、IL-10 和 TNF-α 等[255]。伴有高丙种球蛋白血症的 HIV 感染者 B 细胞固有表达 TNF-α 和 IL-6[256]。已经注意到，在骨髓瘤、慢性淋巴细胞白血病、HIV-阳性和阴性免疫母细胞和大细胞淋巴瘤中存在高水平 IL-6 基因表达，而与 EBV 状态无关[259]。IL-6 在 B 细胞肿瘤发病机制中发挥一定的作用，不仅见于 AIDS 相关淋巴瘤，而且可见于多种类型 B 细胞肿瘤；而且后期发生大细胞淋巴瘤的症状性 HIV 感染患者血清中可检测到高水平 IL-6[236]。

IL-10 在 AIDS 相关淋巴瘤发生中发挥一定作用。已经发现来自 AIDS 相关 Burkitt 淋巴瘤患者 EBV 阳性 B 细胞系固有表达 IL-10[260]，而且发现 IL-10 有 B 细胞系细胞自分泌生长因子作用[261]。在一项纵向队列研究中发现涉及炎症、肿瘤细胞生长及转移的可溶性 CD44 在 HIV 相关淋巴瘤发生之前水平升高[257]。HIV 可能诱导这些细胞因子和细胞表面受体的异常表达，因此刺激病理性 B 细胞增殖和分化，从而引起致瘤性转化。

EB 病毒　EBV 至少与部分 AIDS 相关淋巴瘤的发病机制有关，发病机制可能与对 EBV 感染细胞的免疫监视功能损害有关[252]。在 35% 伴有反应性淋巴结肿大患者受累淋巴结中发现 EBV DNA，随着时间的推移，发现这些患者淋巴瘤发生率增加[263]。

原发中枢大细胞或免疫母细胞淋巴瘤患者通常有隐匿性 EBV 感染[264]。EBV 相关隐匿小核 RNAs 实际上在所有患者中均可检出，EBV 隐匿膜蛋白可在 45% 的患者中检出[264]。隐匿膜蛋白具有转化和致瘤特性[265]。

大约 50% 的系统性 AIDS 相关淋巴瘤病例可检出肿瘤细胞核内 EBV DNA[266,267]。免疫母细胞淋巴瘤和小部分弥漫性大 B 细胞淋巴瘤最常见 EBV 阳性[268]。在所有检测患者中发现克隆性 EBV 感染的证据，提示 EBV 整合发生在克隆性 B 细胞扩增之前[269]。在逐渐发生 EBV 阳性淋巴瘤的 HIV 阳性患者中，EBV 特异 CD4 和 CD8 阳性 T 细胞的减少较进展为非 EBV 相关 AIDS 和进展缓慢患者更为突出[258]。这些发现仅仅提示 EBV 在这些淋巴瘤发病机制中发挥一定作用。

异常 DNA 重排　在由 HIV、EBV 和（或）其他抗原诱导的 AIDS 相关 B 细胞刺激过程中，免疫球蛋白基因重排中基因“错误”和（或）发生表达，导致涉及免疫球蛋白重链或轻链基因的染色体异位。因此，在 AIDS 相关 Burkitt 淋巴瘤中，已有关于特异性染色体异位的报道，包括 t(8;14)、t(8;22) 和 t(8;2)[270-272]。

c-myc　涉及 8 号染色体的异位可导致 *MYC* 癌基因的调节异常。正如在不同类型 Burkitt 淋巴瘤或世界上不同地理区域中描述的那样，依赖于 8 号和 14 号、2 号或 22 号染色体特异断裂位点不同，*MYC* 调节异常机制不同[273,274]。然而，*MYC* 基因调节异常并不是见于所有 AIDS 相关淋巴瘤。在一个系列研究中，*MYC* 基因激活可在 100% 小无裂细胞淋巴瘤中检测到[269]，但仅在少数大细胞或免疫母细胞淋巴瘤中测出[275]。此外，导致 *MYC* 基因调节异常的机制多种多样[269,276,277]。因此，在肿瘤性 B 细胞系，HIV 感染本身可导致 *MYC* 转录上调[278]，而 HIV 也可能直接影响 *MYC* 基因表达[277]。不管机制如何，*MYC* 基因调节异常在体外可促进人类 B 细胞转化，在携带 Ig-MYC 嵌合体的转基因动物体内可发生 B 细胞淋巴瘤[279,280]。

BCL-6 调节异常和其他基因异常　AIDS 相关弥漫性大 B 细胞淋巴瘤，主要分子改变为涉及 BCL-6 的基因突变[281,282]。尽管涉及 *BCL* 基因的明显基因重排或染色体异位不常见，但在多达 60% 的病例中可以检测到 *BCL-6* 基因 5' 区域突变[281-283]。这些突变为细胞来源于生发中心细胞的标记，提示 AIDS 弥漫性大 B 细胞淋巴瘤与生发中心 B 细胞相关[284]。

除外这些基因异常，其他一些分子畸变，如 p53 突变或缺失已引起注意，并可见于多达 60% 的 AIDS 相关小无裂细胞淋巴瘤[275,285]。另外，在一些 AIDS 相关 Burkitt 淋巴瘤病例中，RAS 突变已有报道[275]。

不同分子机制为不同类型淋巴瘤的原因[284]。小无裂细胞淋巴瘤最常见 *MYC* 突变、p53 突变，偶见 RAS 突变。弥漫性大 B 细胞淋巴瘤与 *BCL-6* 基因突变相关，而免疫母细胞和大细胞淋巴瘤似乎主要由 EBV 所致。

病理学

80%~90% 的 AIDS 相关淋巴瘤是中度或高度恶性 B 细

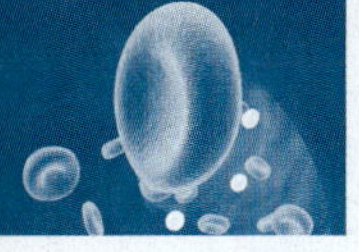

胞肿瘤[285-289]，包括免疫母细胞或大B细胞类型和小无裂或Burkitt淋巴瘤；与此形成鲜明对比的是，在非HIV感染患者中，预期仅有10%~15%为高度恶性淋巴瘤[290]。为标准化命名，WHO将AIDS相关淋巴瘤分为三类：①特异发生于HIV感染者的淋巴瘤；②也可发生于其他免疫缺陷状态的淋巴瘤；③也可发生于免疫功能正常患者的淋巴瘤（表83-3）[291]。HIV感染者淋巴瘤中最常见的两种组织学亚型为Burkitt淋巴瘤和弥漫性大B细胞淋巴瘤。

表83-3 HIV相关淋巴瘤分类：WHO分类

也可发生于免疫功能正常患者的淋巴瘤
Burkitt淋巴瘤
经典型
伴有浆样细胞分化
非经典型
弥漫性大B细胞淋巴瘤
中心母细胞型
免疫母细胞型
黏膜相关淋巴组织（MALT）淋巴瘤的结外边缘区B细胞淋巴瘤（罕见）
外周T细胞淋巴瘤（罕见）
经典型霍奇金淋巴瘤
较为特异发生于HIV阳性患者的淋巴瘤
原发渗出性淋巴瘤
口腔浆母细胞淋巴瘤
发生于其他免疫缺陷状态的淋巴瘤
多形性B细胞淋巴瘤

Burkitt淋巴瘤 HIV相关Burkitt淋巴瘤组织学可能相似于普通人群经典型Burkitt淋巴瘤组织学，或者更常见的组织学具有非典型Burkitt淋巴瘤组织学特点[292-295]。经典型Burkitt淋巴瘤组织学以成片的中等大小、核呈规则圆形或卵圆形或轻微不规则形的淋巴细胞为特征。"星空"现象为吞噬细胞碎片的组织细胞，特征性存在于Burkitt淋巴瘤组织中（见第98章图98-28和第104章图104-1）。肿瘤细胞具有极高的有丝分裂比例，Ki67积分接近100%。非典型Burkitt淋巴瘤细胞在细胞形态和大小上更为多变，细胞核也更为多形性[295]。在一些病例，瘤细胞具有浆细胞样表现，以有丰富胞质和偏位的细胞核为特征。在WHO分类中，这种类型的Burkitt淋巴瘤称为浆细胞样分化的Burkitt淋巴瘤，为HIV患者独有的类型[296]。

弥漫性大B细胞淋巴瘤 在WHO分类中，AIDS相关弥漫性大B细胞淋巴瘤分为中心母细胞和免疫母细胞亚型。中心母细胞亚型具有大细胞淋巴瘤特征，与无HIV普通人群中所见特征相似(见第100章)。免疫母细胞亚型(约20%的病例)更具HIV感染相关淋巴瘤的特点，以有一个突出的核仁和胞质具有浆细胞样特点的大细胞为特征。与中心母细胞亚型相比，免疫母细胞亚型淋巴瘤更易侵犯结外部位，尤其是中枢神经系统（CNS）；而且与EBV感染更为密切，90%的免疫母细胞亚型淋巴瘤中可以发现EBV编码的LMP蛋白，而中心母细胞亚型仅有30%[268,297,298]。此外，BCL-6扩增与中心母细胞淋巴瘤相关，但通常与免疫母细胞淋巴瘤无关；而正常表达于B细胞分化晚期阶段B细胞的CD138/多配体聚糖-1，更易见于免疫母细胞亚型淋巴瘤细胞表达。

原发渗出性淋巴瘤 原发渗出性淋巴瘤和口腔浆母细胞淋巴瘤更特异地发生于HIV感染者。原发渗出性淋巴瘤少见，仅占所有AIDS相关淋巴瘤的一小部分，而且由HHV-8引起[299-301]。形态学上，原发渗出性淋巴瘤以细胞形态介于免疫母细胞、浆母细胞和渐变大细胞为细胞学特征[301]。恶性肿瘤细胞表面常缺乏B细胞标记，但是为B细胞起源，因为Ig基因重排存在。除外HHV-8，肿瘤细胞也常携带EBV[301]。另一个不常见的类型——口腔浆母细胞淋巴瘤，以具有显著浆细胞分化特点快速增长的大淋巴细胞为特征[302,303]。表型上，这些淋巴瘤通常不表达常规B细胞标记如CD20，但强表达浆细胞标记CD38/多配体聚糖-1/VS38c[302,303]。用原位荧光杂交方法检测可以发现这些细胞常常EBV相关潜伏小核RNAs阳性，而EBV LMP-1有时阳性，EBV核抗原2（EBNA2）阴性；典型HHV-8为阴性[304]。然而，口腔浆母细胞淋巴瘤仍然为一种罕见而且不清楚的淋巴瘤，其发病机制仍待进一步阐明。

T细胞淋巴瘤 AIDS患者发生T细胞淋巴瘤的危险性增加。一个研究报告AIDS诊断后两年T细胞淋巴瘤发生的危险性增加15倍[235]。T细胞淋巴瘤占AIDS相关淋巴瘤约3%[235,305]。关于HIV感染的情况下T细胞肿瘤类型的多样性已有报道[306-308]。然而，大多数病例为外周T细胞淋巴瘤，见于45%的病例，或渐变性大细胞淋巴瘤，在小系列病例报道中占27%[305]。形态学上，与普通人群的外周T细胞淋巴瘤相似（见第98章图98-30和图98-31）。

低度恶性B细胞淋巴瘤 HIV感染者发生低度恶性B细胞淋巴瘤偶有报道[285,289,309]，像相对年轻人患有骨髓瘤或孤立性浆细胞瘤一样[310]。有无HIV感染时，低度恶性淋巴瘤的自然病程相似[309,311]。

临床特征

B症状，例如发热、盗汗、体重减轻，在诊断时见于约80%~90%的AIDS相关淋巴瘤患者[312,313]；而结外侵犯见于61%~90%的极晚期患者[285-289,310,313]。该点与非HIV相关淋巴瘤不同，其以结外部位累及者占约40%[314]。

实际上，任何解剖部位均可累及[312]。初期结外部位累及最常见的为中枢神经系统（17%~42%）、胃肠道（4%~28%）、骨髓（21%~33%）、肝脏（9%~26%）[285-289,312]。

分期评估应包括胸部、腹部、盆腔的计算机断层扫描、^{67}镓扫描[315]，或者PET-CT检查、骨髓抽吸和活检，以及临床提示的其他检查。即便缺乏特异性症状和体征时，腰椎穿刺检查应常规进行，因为大约20%的患者有软脑膜淋巴瘤侵犯[316]。鞘内注射甲氨蝶呤和阿糖胞苷常用来预防孤立性CNS复发[316]。

原发中枢神经系统淋巴瘤 大约75%的中枢淋巴瘤患者为HIV极度晚期，中位$CD4^+$细胞计数低于50/μl和有AIDS病史[231,313,317-319]。初期症状和体征各种各样，但大多数患者可出现癫痫发作、头痛和(或)局灶性神经功能障碍等表现。然而，轻微行为改变可能为仅有表现[317]。

放射影像学扫描显示相对大的病灶（2~4cm），通常数量较少（1~3个）。环状强化可以出现[318,319]，但缺乏特异性影像学特征。PET-CT检查有利于中枢淋巴瘤与弓形体病的鉴别[320]。另外，铊单光子发射电子计算机断层扫描有利于中枢淋巴瘤的诊

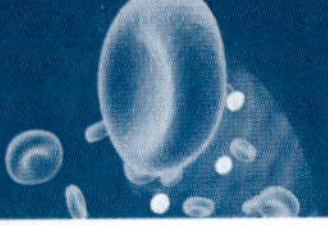

99. Mellors JW, Munoz A, Giorgi J, et al: Plasma viral load and CD4+ lymphocytes as prognostic markers of HIV-1 infection. *Ann Intern Med* 126:946, 1997.
100. Department of Health and Human Services: *Guidelines for the Use of Antiretroviral Agents of HIV-1-Infected Adults and Adolescents*. Available at: www.aidsinfo.nih.gov. Last accessed August 15, 2009.
101. Buskin SE, Sullivan PS: Anemia and its treatment and outcomes in persons infected with human immunodeficiency virus. *Transfusion* 44:826, 2004.
102. Centers for Disease Control and Prevention: Guidelines for the use of antiretroviral agents in HIV-infected adults and adolescents. *MMWR Morb Mortal Wkly Rep* 48:1-22, 1999.
103. Tural C, Romeu J, Sirera G, et al: Long lasting remission of cytomegalovirus retinitis without maintenance therapy in human immunodeficiency virus infected patients. *J Infect Dis* 177:1080, 1998.
104. Li TS, Tubiana R, Katlama C, et al: Long-lasting recovery in CD4 T cell function and viral load reduction after highly active antiretroviral therapy in advanced HIV-1 disease. *Lancet* 351:1682, 1998.
105. Furrer H, Egger M, Opravil M, et al: Discontinuation of primary prophylaxis against *Pneumocystis carinii* pneumonia in HIV-1 infected adults treated with combination antiretroviral therapy. *N Engl J Med* 340:1301, 1999.
106. Mocroft A, Ledergerber B, Katlama C, et al: Decline in the AIDS and death rates in the EuroSIDA study: An observational study. *Lancet* 362:22, 2003.
107. Cooper DA, Maclean P, Finlayson R, et al: Acute AIDS retrovirus infection. *Lancet* 1:537, 1985.
108. Fox R, Eldred LJ, Fuchs EJ, et al: Clinical manifestations of acute infection with human immunodeficiency virus in a cohort of gay men. *AIDS* 1:35, 1987.
109. Lemp GF, Payne SF, Rutherford GW, et al: Projections of AIDS morbidity and mortality in San Francisco. *JAMA* 263:1497, 1990.
110. Moss AR, Bacchetti P: Editorial review: Natural history of HIV infection. *AIDS* 3:55, 1989.
111. Schoenbaum EE, Hartel D, Friedland G: HIV infection and intravenous drug use. *Curr Opin Infect Dis* 3:80, 1990.
112. Volberding P: Clinical spectrum of HIV disease, in *AIDS: Etiology, Diagnosis, Treatment and Prevention*, 3rd ed, edited by VT DeVita Jr, S Hellman, SA Rosenberg, p 123. Lippincott, Philadelphia, 1992.
113. Samson M, Libert F, Doranz BJ: Resistance to HIV-1 infection in Caucasian individuals bearing mutant alleles of the CCR-5 chemokine receptor gene. *Nature* 382:722, 1996.
114. Phillips AN: Studies of prognostic markers in HIV infection: Implications for pathogenesis. *AIDS* 6:1391, 1992.
115. Munoz A, Carey V, Saah AJ, et al: Predictors of decline in CD4 lymphocytes in a cohort of homosexual men infected with human immunodeficiency virus. *J Acquir Immune Defic Syndr* 1:396, 1988.
116. Malone JL, Simms TE, Gray GC, et al: Sources of variability in repeated T-helper lymphocyte counts from human immunodeficiency virus type 1 infected patients: Total lymphocyte count fluctuations and diurnal cycle are important. *J Acquir Immune Defic Syndr* 3:144, 1990.
117. Anderson RE, Lang W, Shiboski S, et al: Use of beta 2 microglobulin level and CD4 lymphocyte count to predict development of acquired immunodeficiency syndrome in persons with human immunodeficiency virus infection. *Arch Intern Med* 150:73, 1990.
118. Melmed RN, Taylor JMG, Detels R, et al: Serum neopterin changes in HIV infected subjects: Indicator of significant pathology, CD4 T cell changes, and the development of AIDS. *J Acquir Immune Defic Syndr* 2:70, 1989.
119. Mitsuyasu R: Clinical uses of hematopoietic growth hormones in HIV-related illnesses. *AIDS Clin Rev* 189, 1993-1994.
120. Zon LI, Arkin C, Groopman JE: Hematologic manifestations of the human immunodeficiency virus (HIV). *Semin Hematol* 25:208, 1988.
121. Sullivan PS, Hanson DL, Chu SY, et al: Epidemiology of anemia in human immunodeficiency virus infected persons: Results from the Multistate Adult and Adolescent Spectrum of HIV Disease Surveillance Project. *Blood* 91:301, 1998.
122. Levine AM, Berhane K, Masri-Lavine L: Prevalence and correlates of anemia in a large cohort of HIV-infected women: Women's Interagency HIV Study. *J Acquir Immune Defic Syndr* 26:28, 2001.
123. Mocroft A, Kirk O, Barton SE, et al: Anaemia is an independent predictive marker for clinical prognosis in HIV infected patients from across Europe. *AIDS* 13:943, 1999.
124. Spivak JL, Barnes DC, Fuchs E, Quinn TC: Serum immunoreactive erythropoietin in HIV infected patients. *JAMA* 261:310, 1989.
125. Seneviratne LS, Tulpule A, Mummaneni M, et al: Clinical, immunological, and pathologic correlates of bone marrow involvement in 253 patients with AIDS-related lymphoma. *Blood* 92:244A, 1998.
126. Walker RE, Parker RI, Kovacs JA, et al: Anemia and erythropoiesis in patients with the acquired immunodeficiency syndrome (AIDS) and Kaposi sarcoma treated with zidovudine. *Ann Intern Med* 108:372, 1988.
127. Richman DD, Fischl MA, Grieco MH, et al: The toxicity of azidothymidine (AZT) in the treatment of patients with AIDS and AIDS-related complex: A double-blind, placebo-controlled trial. *N Engl J Med* 317:192, 1987.
128. Anderson LJ: Human parvoviruses. *J Infect Dis* 161:603, 1990.
129. Frickhofen N, Abkowitz JL, Safford M, et al: Persistent B19 parvovirus infection in patients infected with human immunodeficiency virus type 1 (HIV-1): A treatable cause of anemia in AIDS. *Ann Intern Med* 113:926, 1990.
130. Rarick MU, Espina B, Mocharnuk R, et al: Thrombotic thrombocytopenic purpura in patients with human immunodeficiency virus infection: A report of three cases and review of the literature. *Am J Hematol* 40:103, 1992.
131. Sasadeusz J, Buchanan M, Speed B: Reactive haemophagocytic syndrome in human immunodeficiency virus infection. *J Infect* 20:65, 1990.
132. Sproat LO, Pantanowitz L, Lu CM, et al: Human immunodeficiency virus-associated hemophagocytosis with iron-deficiency anemia and massive splenomegaly. *Clin Infect Dis* 37:170, 2003.
133. Telen MJ, Roberts KB, Bartlett JA: HIV associated autoimmune hemolytic anemia: Report of a case and review of the literature. *AIDS* 3:933, 1990.
134. McGinniss MH, Macher AM, Rook AH, Alter HJ: Red cell autoantibodies in patients with acquired immune deficiency syndrome. *Transfusion* 26:405, 1986.
135. Gupta S, Licorish K: The Coombs' test and the acquired immunodeficiency syndrome. *Ann Intern Med* 100:462, 1984.
136. Toy PTCY, Reid ME, Burns M: Positive direct antiglobulin test associated with hyperglobulinemia in AIDS. *Am J Hematol* 19:145, 1985.
137. Harriman GR, Smith PD, Horne MK, et al: Vitamin B_{12} malabsorption in patients with acquired immunodeficiency syndrome. *Arch Intern Med* 149:2039, 1989.
138. Herbert V, Fong W, Gulle V, Stopler T: Low holotranscobalamin II is the earliest serum marker for subnormal vitamin B_{12} (cobalamin) absorption in patients with AIDS. *Am J Hematol* 34:132, 1990.
139. Sullivan PS, Hanson DL, Chu SY, et al: Epidemiology of anemia in human immunodeficiency virus infected persons: Results from the Multistate Adult and Adolescent Spectrum of HIV Disease Surveillance Project. *Blood* 91:301, 1998.
140. Moore RD, Keruly JC, Chaisson RE: Anemia and survival in HIV infection. *J Acquir Immune Defic Syndr* 19:29, 1998.
141. Mocroft A, Kirk O, Barton SE, et al: Anaemia is an independent predictive marker for clinical prognosis in HIV infected patients from across Europe. *AIDS* 13:943, 1999.
142. Berhane K, Karim R, Cohen MH: Impact of highly active antiretroviral therapy on anemia and relationship between anemia and survival in a large cohort of HIV-infected women: Women's Interagency HIV Study. *J Acquir Immune Defic Syndr* 37:1245, 2004.
143. Lundgren JD, Mocroft A, Gatell JM, et al: A clinically prognostic scoring system for patients receiving highly active antiretroviral therapy: Results from the EuroSIDA Study. *J Infect Dis* 185:178, 2002.
144. Saag MS, Bowers P, Leitz GJ, et al: Once-weekly epoetin alfa improves quality of life and increases hemoglobin in anemic HIV+ patients. *AIDS Res Hum Retroviruses* 20:1037, 2004.
145. Grossman HA, Goon B, Bowers P, et al: Once-weekly epoetin alfa dosing is as effective as three times-weekly dosing in increasing hemoglobin levels and is associated with improved quality of life in anemic HIV-infected patients. *J Acquir Immune Defic Syndr* 34:368, 2003.
146. Moore RD, Forney D: Anemia in HIV-infected patients receiving highly active antiretroviral therapy. *J Acquir Immune Defic Syndr* 29:54, 2002.
147. Isgro A, Mezzaroma I, Aiuti A, et al: Recovery of hematopoietic activity in bone marrow from human immunodeficiency virus type 1 infected patients during highly active antiretroviral therapy. *AIDS Res Hum Retroviruses* 16:1471, 2000.
148. Huang SS, Barbour JD, Deeks SG, et al: Reversal of human immunodeficiency virus type 1 associated hematosuppression by effective anti-retroviral therapy. *Clin Infect Dis* 30:504, 2000.
149. Spivak JL, Barnes DC, Fuchs E, et al: Serum immunoreactive erythropoietin in HIV-infected patients. *JAMA* 261:3104, 1989.
150. Moore RD: Human immunodeficiency virus infection, anemia, and survival. *Clin Infect Dis* 29:44, 1999.
151. Sipsas NV, Kokori SI, Ionnidis JPA, et al: Circulating autoantibodies to erythropoietin are associated with human immunodeficiency virus type 1 related anemia. *J Infect Dis* 180:2044, 1999.
152. Henry DH, Beall GN, Benson CA, et al: Recombinant human erythropoietin in the treatment of anemia associated with human immunodeficiency virus (HIV) infection and zidovudine therapy: Overview of four clinical trials. *Ann Intern Med* 117:739, 1992.
153. Demetri G, Wade J, Cella D, et al: Epoetin alfa improves quality of life in cancer patients receiving cytotoxic treatment independent of disease response: Prospective clinical trial results. *Blood* 90:175a, 1997.
154. Miles SA: The use of hematopoietic growth factors in HIV infection and AIDS-related malignancies. *Cancer Invest* 9:229, 1991.
155. Abrams DI, Steinhart C, Frascino R: Epoetin alfa therapy for anemia in HIV infected patients: Impact on quality of life. *Int J STD AIDS* 11:659, 2000.
156. Bennett CL, Luminari S, Nissenson AR, et al: Pure red-cell aplasia and epoetin therapy. *N Engl J Med* 351:1403, 2004.
157. Levine AM, Karim R, MackW et al: Neutropenia in human immunodeficiency virus infection: Data from the women's interagency HIV study. *Arch Intern Med* 116:405, 2006.
158. Murphy M, Metcalfe P, Waters A: Incidence and mechanism of neutropenia and thrombocytopenia in patients with human immunodeficiency virus infection. *Br J Haematol* 66:337, 1987.
159. Bagnara GP, Zauli G, Giovannini M, et al: Early loss of circulating hemopoietic progenitors in HIV-1 infected subjects. *Exp Hematol* 18:426, 1990.
160. Leiderman I, Greenberg M, Adelsberg B, et al: A glycoprotein inhibitor of in vitro granulopoiesis associated with AIDS. *Blood* 70:1267, 1987.
161. Klaassen RJ, Mulder JW, Vlekke AB, et al: Autoantibodies against peripheral blood cells appear early in HIV infection and their prevalence increases with disease progression. *Clin Exp Immunol* 81:11, 1990.
162. Mauss S, Steinmetz HT, Willers R, et al: Induction of granulocyte colony-stimulating factor by acute febrile infection but not by neutropenia in HIV seropositive individuals. *J Acquir Immune Defic Syndr* 14:430, 1997.
163. Karcher DS, Frost AR: The bone marrow in human immunodeficiency virus (HIV)-related disease. Morphology and clinical correlation. *Am J Clin Pathol* 95:63, 1991.
164. Elis M, Gupta S, Galant S, et al: Impaired neutrophil function in patients with AIDS or AIDS-related complex: A comprehensive evaluation. *J Infect Dis* 158:1268, 1988.
165. Bodey GP, Buckley M, Sathe US, et al: Qualitative relationships between circulating leukocytes and infection in patients with acute leukemia. *Ann Intern Med* 64:328, 1966.

断,中位 T1 吸收指数 1.5 以上和病灶大小在 2.5cm 以上为原发 CNS 淋巴瘤的独立预测指标[321]。

病理学上,几乎所有的原发 CNS 淋巴瘤为弥漫性大 B 细胞淋巴瘤或免疫母细胞淋巴瘤,而且通常与 EBV 感染相关[322]。因此,用聚合酶链反应方法在脑脊液中检出 EBV DNA(EB 核抗原)可作为原发中枢神经系统淋巴瘤的一个诊断指标。有研究报告该方法的敏感性为 80%,特异性为 100%[323]。

原发 CNS 淋巴瘤的最佳治疗方法有待明确。头颅照射完全缓解率仅有 50%,中位生存期仅 2 个月或 3 个月。尽管照射治疗没有延长中位生存时间,但使大约 75% 的患者在 QOL 方面改善[306]。应用 HAART 治疗可以显著延长这些患者的生存期[324]。美国国立癌症研究所 AIDS 恶性肿瘤组发起的一个小的先期研究证明包含大剂量更昔洛韦、齐多夫定和 IL-2 抗病毒治疗的有效性。1/4 例完全缓解,但由于病例增加缓慢,该试验早期终止[335]。在一个先期研究中证明鞘内注射甲氨蝶呤治疗中枢 CNS 淋巴瘤有效,7/15 的患者获得完全缓解[336]。

T 细胞淋巴瘤 系统性 B 症状,包括发热、盗汗和(或)不能解释的体重减轻,在 T 细胞淋巴瘤中极为常见;一个研究报告 B 症状可见于 82% 的患者[305]。像 B 细胞淋巴瘤一样,T 细胞淋巴瘤起病时多处于进展期,Ⅳ期患者高达 90%[305]。与 HIV 患者侵袭性 B 细胞淋巴瘤相比,T 细胞淋巴瘤更易侵犯皮肤和骨髓[305]。

原发渗出性淋巴瘤 原发渗出性淋巴瘤在 HIV 阴性和 HIV 阳性患者中均有报道,但以后者更为常见。原发渗出性淋巴瘤在一例心脏移植患者中诊断,而该患者移植的心脏后来发现被 HHV-8 感染[325]。患者渗出可发生于胸腔、心包或腹腔。尽管该类淋巴瘤患者有肿块病灶的报道,且最常见部位为胃肠道,但大多数患者没有肿块病灶。最佳治疗方法不清楚。联合化疗的结果通常较差,中位生存期约 2 个月[326]。用 HAART 治疗免疫重建在控制这种情况时可能发挥重要作用[327-329]。姑息性治疗方法包括引流渗出液和受累区域治疗性放疗。

获得性免疫缺陷综合征相关淋巴瘤预后因素

为免疫功能正常者中度恶性淋巴瘤预后评估建立的年龄调整的国际预后指数(IPI)也可用于 AIDS 相关淋巴瘤的预后评估[313]。特异为 HIV 相关淋巴瘤设计的预后指数研究发现 IPI 危险分组和 CD4$^+$ 细胞数为仅有的两个死亡预测因素。依据产生的四个危险分层,1 年生存率分别为 82%、47%、20% 和 15%。尽管 Burkitt 淋巴瘤病史以前没有显示为重要的预后因素,但一个回顾性研究对在 HAART 时代 AIDS 相关淋巴瘤预后因素进行评估,研究包括 363 例系统性 AIDS 相关淋巴瘤患者,并接受标准化疗,化疗方案为如含环磷酰胺、多柔比星、长春新碱和泼尼松(CHOP)的方案或含米托蒽醌、博来霉素、多柔比星、环磷酰胺、长春新碱和地塞米松(m-BACOD)的方案等,发现 Burkitt 淋巴瘤病史为影响生存率的独立不良预后因素[331]。

基因表达谱和免疫表型将免疫功能正常者的弥漫性大 B 细胞淋巴瘤分为预后不同的类别:生发中心 B 细胞型和生发中心后或激活 B 细胞型。当免疫化学表达模式应用于 AIDS 相关淋巴瘤研究时,预后结果相似。对无病生存率用 Cox 回归分析发现,低 IPI 和生发中心后类型为影响无病生存率的独立预后因素;生发中心后类型与生发中心型相比,相对危险性增加 35 倍[332]。

系统性淋巴瘤有脑膜侵犯者生存率降低[333]。

治疗

标准剂量对低剂量化疗 在 AIDS 流行初期,剂量非常大的方案就开始用于 AIDS 相关淋巴瘤的治疗,但取得的缓解率较低,而且引起严重感染并发症发生率增高,并导致 28%~78% 的患者死亡[318,319,334,335]。这些观察促使设计低剂量调整的 m-BACOD 方案用于 AIDS 相关淋巴瘤治疗[316]。为探明低剂量化疗的疗效,美国 AIDS 临床实验小组比较标准剂量 m-BACOD 方案和 GM-CSF 支持与低剂量 m-BACOD 方案而无 GM-CSF 支持治疗 198 例 HIV 感染者侵袭性淋巴瘤的疗效[336],结果治疗有效率(标准剂量组 52% vs. 减低剂量组 41%)和中位生存时间(标准剂量组 6.8 个月 vs. 减低剂量组 7.7 个月)在两组间无差别。然而,减低剂量组化疗方案相关毒性显著降低。因此,在 HAART 时代,该实验提示低剂量与标准剂量 m-BACOD 方案相比,治疗 AIDS 相关淋巴瘤更有优越性[336]。

自从这些早期的努力在治疗 AIDS 相关淋巴瘤上取得显著进步,现在多数 AIDS 相关淋巴瘤的生存率与无 HIV 感染淋巴瘤患者相当[333,337]。除 HARRT 作用外,AIDS 相关淋巴瘤预后改善可归因于新治疗方法的实施,例如持续输注方案的应用和大剂量化疗联合外周血干细胞输注治疗复发或难治患者方案的实施以及更好的支持治疗。然而,几个矛盾的问题,例如 HAART 与联合化疗的最适开始治疗时机和利妥昔单抗(美罗华)在其中的价值等,仍需进一步明确。

持续输注剂量调整的 EPOCH 方案 美国国立癌症研究所(NCI)的研究者报告剂量调整的 EPOCH 方案(依托泊苷、泼尼松、长春新碱、环磷酰胺和多柔比星)(表 83-4)用于治疗 39 例新诊断的 AIDS 相关淋巴瘤患者。EPOCH 方案由 96 小时持续输注依托泊苷、长春新碱、多柔比星和一个剂量环磷酰胺组成,并根据患者 CD4$^+$ 细胞数和中性粒细胞最低值调整药物剂量[333],并包括口服泼尼松。在化疗药物应用期间,停止 HAART 治疗以防药物相互作用,在化疗结束后再开始 HAART 治疗。总的完全缓解率为 74%。CD4$^+$ 细胞数大于 100/μl 的患者,完全缓解率为 87%,56 个月时总生存率为 87%。然而,CD4$^+$ 细胞数低于 100/μl 的患者疗效差,完全缓解率 56%,56 个月时总生存率仅 16%。

表 83-4 免疫缺陷综合征相关淋巴瘤治疗中剂量调整的 EPOCH 方案

药物	剂量	时间(天)
依托泊苷	50mg/(m^2·d)	1~4
长春新碱	0.4mg/(m^2·d)	1~4
多柔比星	10mg/(m^2·d)	1~4
泼尼松	60mg/(m^2·d)	1~5
环磷酰胺		
CD4$^+$ 细胞 <100/μl	187mg/m^2	5
CD4$^+$ 细胞 >100/μl	375mg/m^2	

利妥昔单抗的作用 利妥昔单抗(美罗华)在 AIDS 相关淋巴瘤治疗中的作用已进行研究。由美国国家癌症研究所(NCI)AIDS 恶性肿瘤协作组主持的一个随机Ⅲ期临床试验比较标准剂量 CHOP 和 CHOP 联合利妥昔单抗(R-CHOP)方案的

166. Moore RD, Keruly J, Chaisson RE, et al: Neutropenia and bacterial infection in acquired immunodeficiency syndrome. *Arch Intern Med* 155:1965, 1995.
167. Jacobson MA, Cohen PT, Liu RC, et al: Risk of hospitalization for serious bacterial infection associated with neutropenia severity in patients with HIV [abstract 231]. 11th International Conference on AIDS, Vancouver, Canada, 1996.
168. Meynard J-L, Guiguet M, Arsac S, et al: Frequency and risk factors of infectious complications in neutropenic patients infected with HIV. *AIDS* 11:995, 1997.
169. Moore DAJ, Benepal T, Portsmouth S, et al: Etiology and natural history of neutropenia in human immunodeficiency virus disease: A prospective study. *Clin Infect Dis* 32:469, 2001.
170. Sloand EM, Maciejewski J, Kumar P, et al: Protease inhibitors stimulate hematopoiesis and decrease apoptosis and ICE expression in CD34+ cells. *Blood* 96:2735, 2000.
171. Groopman JE, Feder D: Hematopoietic growth factors in AIDS. *Semin Oncol* 19:408, 1992.
172. Groopman JE, Mitsuyasu RT, DeLeo MJ, et al: Effect of recombinant human granulocyte-macrophage colony stimulating factor on myelopoiesis in the acquired immunodeficiency syndrome. *N Engl J Med* 317:593, 1987.
173. Lieschke GJ, Burgess AW: Granulocyte colony-stimulating factor and granulocyte-macrophage colony-stimulating factor (1). *N Engl J Med* 327:28, 1992.
174. Lieschke GJ, Burgess AW: Granulocyte colony-stimulating factor and granulocyte-macrophage colony-stimulating factor (2). *N Engl J Med* 327:99, 1992.
175. Avalos BR, Parker JM, Ware DA, et al: Dissociation of the Jak kinase pathway from G-CSF receptor signaling in neutrophils. *Exp Hematol* 25:160, 1997.
176. Kaplan LD, Kahn JO, Crowe S, et al: Clinical and virologic effects of recombinant human granulocyte-macrophage colony-stimulating factor in patients receiving chemotherapy for human immunodeficiency virus-associated non-Hodgkin's lymphoma: Results of a randomized trial. *J Clin Oncol* 9:929, 1991.
177. Kedzierska K, Maerz A, Warby T, et al: Granulocyte-macrophage colony-stimulating factor inhibits HIV-1 replication in monocyte-derived macrophages. *AIDS* 14:1739, 2000.
178. Barbaro G, Di Lorenzo G, Grisorio B, et al: Effect of recombinant human granulocyte-macrophage colony-stimulating factor on HIV-related leukopenia: A randomized, controlled clinical study. *AIDS* 11:1453, 1997.
179. Brites C, Gilbert MJ, Pedral-Sampaio D, et al: A randomized, placebo-controlled trial of granulocyte-macrophage colony-stimulating factor and nucleoside analogue therapy in AIDS. *J Infect Dis* 182:1531, 2000.
180. Kuritzkes DR, Parenti D, Ward DJ, et al: Filgrastim prevents severe neutropenia and reduces infective morbidity in patients with advanced HIV infection: Results of a randomized, multicenter, controlled trial. GCSF 930101 Study Group *AIDS* 12:65, 1998.
181. Keiser P, Higgs E, Scanton J: Neutropenia is associated with bacteremia in patients with HIV. *Am J Med Sci* 312:118, 1996.
182. Pechere M, Samii K, Hirschel B: HIV related thrombocytopenia. *N Engl J Med* 328:1785, 1993.
183. Sullivan PS, Hanson DL, Chu SY, et al: Surveillance for thrombocytopenia in persons infected with HIV: Results from the multistate Adult and Adolescent Spectrum of Disease Project. *J Acquir Immune Defic Syndr* 14:374, 1997.
184. Pearce CL, Wendy JM, Levine AM, et al: *Thrombocytopenia Is a Strong Predictor of All-Cause and AIDS-Specific Mortality in Women with HIV: The Women's Interagency HIV Study.* 46th Annual Meeting of the American Society of Hematology, San Diego, California, 2004.
185. Ballem PJ, Belzberg A, Devine DV, et al: Kinetic studies of the mechanism of thrombocytopenia in patients with human immunodeficiency virus infection. *N Engl J Med* 327:1779, 1992.
186. Walsh CM, Nardi MA, Karpatkin S: On the mechanism of thrombocytopenic purpura in sexually active homosexual men. *N Engl J Med* 311:635, 1984.
187. Bettaieb A, Fromont P, Louache F, et al: Presence of cross-reactive antibody between human immunodeficiency virus (HIV) and platelet glycoproteins in HIV related immune thrombocytopenic purpura. *Blood* 80:162, 1992.
188. Kouri Y, Borkowsky W, Nardi M, et al: Human megakaryocytes have a CD4+ molecule capable of binding human immunodeficiency virus-1. *Blood* 81:2664, 1993.
189. Zucker-Franklin D, Seremetis S, Heng ZY: Internalization of human immunodeficiency virus type I and other retroviruses by megakaryocytes and platelets. *Blood* 75:1920, 1990.
190. Wang J-F, Liu Z-Y, Groopman JE: The alpha-chemokine receptor CXCR4 is expressed on the megakaryocytic lineage from progenitor to platelets, and modulates migration and adhesion. *Blood* 92:756, 1998.
191. Zucker-Franklin D, Cao Y: Megakaryocytes of human immunodeficiency virus-infected individuals express viral RNA. *Proc Natl Acad Sci U S A* 86:5595, 1989.
192. Zucker-Franklin D, Termin CS, Cooper MC: Structural changes in the megakaryocytes of patients infected with the human immunodeficiency virus (HIV-1). *Am J Pathol* 134:1295, 1989.
193. Swiss Group for Clinical Studies on AIDS: Zidovudine for the treatment of thrombocytopenia associated with HIV: A prospective study. *Ann Intern Med* 109:718, 1988.
194. Nardi M, Feinmark SJ, Hu L, et al: Complement-independent Ab-induced peroxide lysis of platelets requires 12-lipoxygenase and a platelet NADPH oxidase pathway. *J Clin Invest* 113:973, 2004.
195. Oksenhendler E, Bierling P, Farcet JP, et al: Response to therapy in 37 patients with HIV related thrombocytopenic purpura. *Br J Haematol* 66:49, 1987.
196. Oksenhendler E, Bierling P, Ferchal F, et al: Zidovudine for thrombocytopenic purpura related to human immunodeficiency virus (HIV) infection. *Ann Intern Med* 110:365, 1989.
197. Landonio G, Cinque P, Nosari A, et al: Comparison of two dose regimens of zidovudine in an open, randomized, multicenter study for severe HIV related thrombocytopenia. *AIDS* 7:209, 1993.
198. Caso JAA, Mingo CS, Tena JG: Effect of highly active antiretroviral therapy on thrombocytopenia in patients with HIV infection. *N Engl J Med* 16:1239, 1999.
199. Carbonara S, Fiorentino G, Serio G, et al: Response of severe HIV-associated thrombocytopenia to highly active antiretroviral therapy including protease inhibitors. *J Infect* 42:251, 2001.
200. Marroni M, Gresele P, Landonio G, et al: Interferon-a is effective in the treatment of HIV-1 related, severe, zidovudine-resistant thrombocytopenia: A prospective, placebo-controlled, double-blind trial. *Ann Intern Med* 121:423, 1994.
201. Vianelli N, Catani L, Gugliotta L, et al: Recombinant alpha-interferon 2b in the treatment of HIV related thrombocytopenia. *AIDS* 7:823, 1993.
202. Imbach P, D'Apuzzo V, Hirt A, et al: High dose intravenous gammaglobulin for idiopathic thrombocytopenic purpura in childhood. *Lancet* 1:1228, 1981.
203. Bussel JB, Saimi JS: Isolated thrombocytopenia in patients infected with HIV: Treatment with intravenous gammaglobulin. *Am J Hematol* 28:79, 1998.
204. Gringeri A, Cattaneo M, Santagostino E, Mannucci PM: Intramuscular anti-D immunoglobulins for home treatment of chronic immune thrombocytopenic purpura. *Br J Haematol* 80:337, 1992.
205. Oksenhendler E, Bierling P, Brossard Y, et al: Anti-Rh immunoglobulin therapy for human immunodeficiency virus-related immune thrombocytopenic purpura. *Blood* 71:1499, 1988.
206. Oksenhendler E, Bierling P, Chevret S, et al: Splenectomy is safe and effective in human immunodeficiency virus related immune thrombocytopenia. *Blood* 82:29, 1993.
207. Kemeny MM, Cooke V, Melester TS, et al: Splenectomy in patients with AIDS and AIDS-related complex. *AIDS* 7:1063, 1993.
208. Becker DM, Saunders TJ, Wispelwey B, Schain DC: Case report: Venous thromboembolism in AIDS. *Am J Med Sci* 303:395, 1992.
209. Roberts SP, Haefs TMP: Central retinal vein occlusion in a middle aged adult with HIV infection. *Optom Vis Sci* 210:108, 1992.
210. Tanimowo M: Deep vein thrombosis as a manifestation of acquired immunodeficiency syndrome? A case report. *Cent Afr J Med* 42:327, 1996.
211. Narayanan TS, Narawane NM, Phadke AY, et al: Multiple abdominal venous thrombosis in HIV seropositive patient. *Indian J Gastroenterol* 17:105, 1998.
212. Sullivan PS, Dworkin MS, Jones JL, et al: Epidemiology of thrombosis in HIV-infected individuals. *AIDS* 14:321, 2000.
213. Jacobson MC, Dezube BJ, Aboulafia DM: Thrombotic complications in patients infected with HIV in the era of highly active antiretroviral therapy: A case series. *Clin Infect Dis* 39:1214, 2004.
214. Copur AS, Smith PR, Gomez V, et al: HIV infection is a risk factor for venous thromboembolism. *AIDS Patient Care STDS* 16:205, 2002.
215. Fultz SL, McGinnis KA, Skanderson M, et al: Association of venous thromboembolism with human immunodeficiency virus and mortality in veterans. *Am J Med* 116:420, 2004.
216. Birx DL, Redfield RR, Tencer K, et al: Induction of interleukin 6 during human immunodeficiency virus infection. *Blood* 76:2303, 1990.
217. Emilie D, Peuchmaur M, Maillot MC, et al: Production of interleukins in HIV-1 replicating lymph nodes. *J Clin Invest* 86:148, 1990.
218. Hack EC: Tissue factor pathway of coagulation in sepsis. *Crit Care Med* 28 (Suppl):25S, 2000.
219. Nawroth PP, Handley DA, Esmon CT, Stern DM: Interleukin 1 induces endothelial cell pro-coagulant while suppressing cell-surface anti coagulant activity. *Proc Natl Acad Sci U S A* 83:3460, 1986.
220. Becker S, Fusco G, Fusco J, et al: HIV-associated thrombotic microangiopathy in the era of highly active antiretroviral therapy; an observational study. *Clin Infect Dis* 39:S5:S267:2004.
221. Iranzo A, Domingo P, Cadafalch J, Sambeat MA: Intracranial venous and dural sinus thrombosis due to protein S deficiency in a patient with AIDS. *J Neurol Neurosurg Psychiatry* 64:688, 1998.
222. Bissuel F, Berruyer M, Causse X, et al: Acquired Protein S deficiency: Correlation with advanced disease in HIV 1 infected patients. *J Acquir Immune Defic Syndr* 5:484, 1992.
223. Pulik M, Lebret-Lerolle D: Acquired protein S deficiency in HIV infections. *Ann Med Interne (Paris)* 143:57, 1992.
224. Stahl CP, Wideman CS, Spira TJ, et al: Protein S deficiency in men with long term human immunodeficiency virus infection. *Blood* 81:1801, 1993.
225. Sorice M, Griggi T, Acieri P, et al: Protein S and HIV infection. The role of anticardiolipin and anti-protein S antibodies. *Thromb Res* 73:165, 1992.
226. Erbe M, Rickerts V, Bauersachs RM, et al: Acquired protein C and protein S deficiency in HIV-infected patients. *Clin Appl Thromb Hemost* 9:325, 2003.
227. Feffer SE, Fox FL, Orsen MM, et al: Thrombotic tendencies and correlation with clinical status in patients infected with HIV. *South Med J* 88:1126, 1995.
228. Toulon P, Lamine M, Ledjev I, et al: Heparin cofactor II deficiency in patients infected with the human immunodeficiency virus. *Thromb Haemost* 70:730, 1993.
229. Bloom EJ, Abrams DI, Rodgers G, et al: Lupus anticoagulant in the Acquired Immunodeficiency Syndrome. *JAMA* 256:491, 1986.
230. Peters BS, Beck EJ, Coleman DG, et al: Changing disease patterns in patients with AIDS in a referral center in the United Kingdom: The changing face of AIDS. *BMJ* 302:203, 1991.
231. Krentz HB, Kliewer G, Gill MJ: Changing mortality rates and casues of death for HIV-infected individuals living in Southern Alberta, Canada from 1984 to 2003. *HIV Med* 6:99, 2005.
232. Gail MH, Pluda JM, Rabkin CS, et al: Projections of the incidence of non-Hodgkin's lymphoma related to acquired immunodeficiency syndrome. *J Natl Cancer Inst* 83:695, 1991.
233. Rabkin CS, Biggar RJ, Horm JW: Increasing incidence of cancers associated with the human immunodeficiency virus epidemic. *Int J Cancer* 47:692, 1991.
234. Beral V, Peterman T, Berkelman R, Jaffe H: AIDS-associated non-Hodgkin lymphoma. *Lancet* 337:805, 1991.
235. Biggar RJ, Rabkin CS: The epidemiology of acquired immunodeficiency syndrome-related lymphomas. *Curr Opin Oncol* 4:883, 1992.

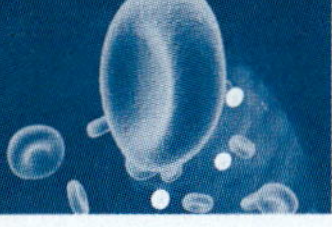

236. Pluda JM, Vanzon D, Tosato G, et al: Factors which predict for the development of non-Hodgkin's lymphoma in patients with HIV infection receiving antiretroviral therapy. *Blood* 78:285a, 1991.
237. Cote TR, Biggar RJ, Rosenberg PS, et al: Non-Hodgkin's lymphoma among people with AIDS: Incidence, presentation, and public health burden. AIDS/Cancer Study Group. *Int J Cancer* 73:645, 1997.
238. Franceschi S, Dal Maso L, La Vecchia C: Advances in the epidemiology of HIV-associated non-Hodgkin's lymphoma and other lymphoid neoplasms. *Int J Cancer* 83:481, 1999.
239. Mocroft A, Katlama C, Johnson AM, et al: AIDS across Europe 1994–98: The EuroSIDA study. *Lancet* 356:291, 2000.
240. Rabkin CS, Testa MA, Huang J, et al: Kaposi's sarcoma and non-Hodgkin's lymphoma incidence trends in AIDS Clinical Trial Group study participants. *J Acquir Immune Defic Syndr* 21(Suppl 1):S31, 1999.
241. Dore GJ, Li Y, McDonald A, et al: Impact of highly active antiretroviral therapy on individual AIDS-defining illness incidence and survival in Australia. *J Acquir Immune Defic Syndr* 4:388, 2002.
242. Ledergerber B, Telenti A, Egger M, et al: Risk of HIV-related Kaposi's sarcoma and non-Hodgkin's lymphoma with potent antiretroviral therapy: Prospective cohort study. *BMJ* 319:23, 1999.
243. Jacobson LP: Impact of highly effective anti-retroviral therapy on the incidence of malignancies among HIV infected individuals [abstract S5]. *J Acquir Immune Defic Syndr* 17:A39, 1998.
244. International Collaboration on HIV and Cancer: Highly active antiretroviral therapy and incidence of cancer in human immunodeficiency virus-infected adults. *J Natl Cancer Inst* 92:1823, 2000.
245. Kirk O, Pedersen C, Cozzi-Lepri A, et al: Non-Hodgkin lymphoma in HIV-infected patients in the era of highly active antiretroviral therapy. *Blood* 98:3406, 2001.
246. Besson C, Goubar A, Gabarre J, et al: Changes in AIDS-related lymphoma since the era of highly active antiretroviral therapy. *Blood* 98:2339, 2001.
247. Purtilo DT: Opportunistic non-Hodgkin's lymphoma in X-linked recessive immunodeficiency and lymphoproliferative syndromes. *Semin Oncol* 4:335, 1977.
248. Levine AM, Taylor CR, Schneider DR, et al: Immunoblastic sarcoma of T cell versus B cell origin: I. Clinical features. *Blood* 58:52, 1981.
249. Penn I: Tumors of the immunocompromised patient. *Annu Rev Med* 39:63, 1988.
250. Swinnen LJ, Costanzo-Nordin MR, Fisher SG, et al: Increased incidence of lymphoproliferative disorder after immunosuppression with the monoclonal antibody OKT3 in cardiac transplant recipients. *N Engl J Med* 323:1723, 1990.
251. Pantaleo G, Graziosi C, Fauci AS: Mechanisms of disease: The immunopathogenesis of human immunodeficiency virus infection. *N Engl J Med* 328:327, 1993.
252. Birx DI, Redfield RR, Tosato G: Defective regulation of Epstein-Barr virus infection in patients with acquired immunodeficiency syndrome (AIDS) or AIDS-related disorders. *N Engl J Med* 314:874, 1986.
253. Shear GM, Salahuddin SZ, Markham PD, et al: Prospective study of cytotoxic T lymphocyte responses to influenza virus and antibodies to human T lymphotropic virus-III in homosexual men: Selective loss of influenza-specific human leukocyte antigen-restricted cytotoxic lymphocyte response to human T lymphotropic virus-III positive individuals with symptoms of acquired immunodeficiency syndrome. *J Clin Invest* 76:1699, 1985.
254. Feichtinger H, Rutkonen P, Parravicini C, et al: Malignant lymphomas in *Cynomolgus* monkeys infected with simian immunodeficiency virus. *Am J Pathol* 137:1311, 1990.
255. Jelinek DF, Lipsky PE: Enhancement of human B cell proliferation and differentiation by tumor necrosis factor-alpha and interleukin 1. *J Immunol* 139:2970, 1987.
256. Fauci A, Schnittman SM, Poli G, et al: Immunopathogenetic mechanisms in human immunodeficiency virus (HIV) infection. *Ann Intern Med* 114:678, 1991.
257. Breen EC, Epeldegui M, Boscardin WJ, et al: Elevated levels of soluble CD44 precede the development of AIDS-associated non-Hodgkin's B-cell lymphoma. *AIDS* 19:1711, 2005.
258. Piriou E, van Dort NM, Nanlohy NM, et al: Loss of EBNA1-specific memory CD4 and CD8 T cells in HIV-infected patients progressing to AIDS-related non-Hodgkin lymphoma. *Blood* 106:3166, 2005.
259. Emillie D, Coumbaras J, Raphael M, et al: IL-6 production in high grade B lymphomas: Correlation with presence of malignant immunoblasts in AIDS and in HIV-seronegative patients. *Blood* 80:498, 1992.
260. Benjamin D, Knobloch TJ, Abrams J, Dayton MA: Human B cell IL-10: B cell lines derived from patients with AIDS and Burkitt's lymphoma constitutively secrete large quantities of IL-10.*Blood* 78:384a, 1991.
261. Masood R, Bond M, Scadden D, et al: Interleukin-10: An autocrine B cell growth for human B-cell lymphomas and their progenitors. *Blood* 80:115a, 1992.
262. Poli G, Fauci AS: The effect of cytokines and pharmacologic agents on chronic HIV infection. *AIDS Res Hum Retroviruses* 8:191, 1992.
263. Shibata D, Weiss LM, Nathwani BN, et al: Epstein-Barr virus in benign lymph node biopsies from individuals infected with the human immunodeficiency virus is associated with concurrent or subsequent development of non-Hodgkin's lymphoma. *Blood* 77:1527, 1991.
264. MacMahon EME, Glass JD, Hayward SD, et al: Epstein-Barr virus in AIDS-related primary central nervous system lymphoma. *Lancet* 338:969, 1991.
265. Wang D, Liebowitz D, Kieff E: An EBV membrane protein expressed in immortalized lymphocytes transforms established rodent cells. *Cell* 43:831, 1985.
266. Subar M, Neri A, Inghirami G, et al: Frequent c-myc oncogene activation and infrequent presence of Epstein-Barr virus genome in AIDS-associated lymphoma. *Blood* 72:667, 1988.
267. Shibata D, Weiss LM, Hernandez AM, et al: Epstein-Barr virus–associated non-Hodgkin's lymphoma in patients infected with the human immunodeficiency virus. *Blood* 81:2102, 1993.
268. Hamilton-Dutoit SJ, Raphael M, Audouin M, et al: In situ demonstration of Epstein-Barr virus small RNAs (EBER 1) in AIDS related lymphomas: Correlation with tumor morphology and primary site. *Blood* 82:619, 1993.
269. Neri A, Barriga F, Inghirami G, et al: Epstein-Barr virus infection precedes clonal expansion in Burkitt's and acquired immunodeficiency associated lymphoma. *Blood* 77:1092, 1991.
270. Chaganti RSK, Jhanwar SC, Koziner B, et al: Specific translocations characterize Burkitt's-like lymphoma of homosexual men with the acquired immunodeficiency syndrome. *Blood* 61:1269, 1983.
271. Peterson JM, Tubbs RR, Savage RA, et al: Small noncleaved B cell Burkitt-like lymphoma with chromosome t(8;14) translocation and Epstein-Barr virus nuclear associated antigen in a homosexual man with acquired immunodeficiency syndrome. *Am J Med* 78:141, 1985.
272. Rechavi G, Ben-Bassat M, Berkowicz U, et al: Molecular analysis of Burkitt's leukemia in two hemophilic brothers with AIDS. *Blood* 70:1713, 1987.
273. Pelicci PG, Knowles DM, McGrath IT, Dalla-Favera R: Chromosomal breakpoints and structural alterations of the c-myc locus differ in endemic and sporadic forms of Burkitt lymphoma. *Proc Natl Acad Sci U S A* 83:2984, 1986.
274. Shiramizu B, Barriga F, Neequaye J, et al: Patterns of chromosomal breakpoint locations in Burkitt's lymphoma: Relevance to geography and Epstein-Barr virus association. *Blood* 77:1516, 1991.
275. Ballerini P, Gaidano G, Gong JZ, et al: Molecular pathogenesis of HIV-associated lymphomas. *AIDS Res Hum Retroviruses* 8:731, 1992.
276. Pelicci PG, Knowles DM II, Arlin ZA, et al: Multiple monoclonal B cell expansions and c-myc oncogene rearrangements in acquired immune deficiency syndrome-related lymphoproliferative disorders: Implications for lymphomagenesis. *J Exp Med* 164:2049, 1986.
277. Pauza CD, Galindo J, Richman DD: Human immunodeficiency virus infection of monoblastoid cells: Cellular differentiation determines the pattern of virus replication. *J Virol* 62:3558, 1988.
278. Laurence J, Astrin SM: Human immunodeficiency virus induction of malignant transformation in human B lymphocytes. *Proc Natl Acad Sci U S A* 88:7635, 1991.
279. Lombardi L, Newcomb EW, Dalla-Favera R: Pathogenesis of Burkitt lymphoma: Expression of an activated c-myc oncogene causes the tumorigenic conversion of EBV infected human B lymphoblasts. *Cell* 46:161, 1987.
280. Adams JM, Harris AW, Pinkert CA, et al: The c-myc oncogene driven by immunoglobulin enhancers induces lymphoid malignancy in transgenic mice. *Nature* 318:553, 1985.
281. Gaidano G, Lo Coco F, Ye BH, et al: Rearrangements of the BCL-6 gene in AIDS associated non-Hodgkin's lymphoma: Association with diffuse large cell subtype. *Blood* 84:397, 1994.
282. Gaidano G, Carbone A, Pastore C, et al: Frequent mutations of the 5′ noncoding region of the BCL-6 gene in acquired immunodeficiency syndrome-related non-Hodgkin's lymphomas. *Blood* 89:3755, 1997.
283. Gaidano G, Dalla-Favera R: Biologic aspects of human immunodeficiency virus-related lymphoma. *Curr Opin Oncol* 4:900, 1992.
284. Gaidano G, Carbone A, Dalla-Favera R: Pathogenesis of AIDS-related lymphomas: Molecular and histogenetic heterogeneity. *Am J Pathol* 152:623, 1998.
285. Ziegler JL, Beckstead JA, Volberding PA, et al: Non-Hodgkin's lymphoma in 90 homosexual men: Relation to generalized lymphadenopathy and the acquired immunodeficiency syndrome. *N Engl J Med* 311:565, 1984.
286. Kaplan LD, Abrams DI, Feigal E, et al: AIDS-associated non-Hodgkin's lymphoma in San Francisco. *JAMA* 261:719, 1989.
287. Knowles DM, Chamulak GA, Subar M, et al: Lymphoid neoplasia associated with the acquired immunodeficiency syndrome (AIDS): The New York University experience with 105 cases during 1981 through 1986. *Ann Intern Med* 108:744, 1988.
288. Lowenthal DA, Straus DJ, Campbell SW, et al: AIDS-related lymphoid neoplasia: The Memorial Hospital experience. *Cancer* 61:2325, 1988.
289. Ioachim HL, Dorsett B, Cronin W, et al: Acquired immunodeficiency syndrome associated lymphomas: Clinical, pathological, immunologic, and viral characteristics of 111 cases. *Hum Pathol* 22:659, 1991.
290. Lukes RJ, Parker JW, Taylor CR, et al: Immunologic approach to non-Hodgkin's lymphomas and related leukemias: Analysis of the results of multiparameter studies of 425 cases. *Semin Hematol* 15:322, 1978.
291. Jaffe ES, Harris NL, Stein H, Vardinan JW: *World Health Organization Classification of Tumors. Pathology & Genetics. Tumours of Haematopoietic and Lymphoma Tissues,* p 260. IARC Press, Lyon, France, 2001.
292. Bellas C, Santon A, Manzanal A, et al: Pathological, immunological, and molecular features of Hodgkin's disease associated with HIV infection. Comparison with ordinary Hodgkin's disease. *Am J Surg Pathol* 12:1520, 1996
293. Raphael M, Gentilhomme O, Tulliez M, et al: Histopathologic features of high-grade non-Hodgkin's lymphomas in acquired immunodeficiency syndrome. The French Study Group of Pathology for Human Immunodeficiency Virus-Associated Tumors. *Arch Pathol Lab Med* 115:15, 1991.
294. Carbone A, Gloghini A, Gaidano G, et al: AIDS-related Burkitt's lymphoma. Morphologic and immunophenotypic study of biopsy specimens. *Am J Clin Pathol* 103:561, 1995.
295. Delecluse HJ, Raphael M, Magaud JP, et al: Variable morphology of human immunodeficiency virus-associated lymphomas with c-myc rearrangements. The French Study Group of Pathology for Human Immunodeficiency Virus-Associated Tumors I. *Blood* 82:552, 1993.
296. Davi F, Delecluse HJ, Guiet P, et al: Burkitt-like lymphomas in AIDS patients: Characterization within a series of 103 human immunodeficiency virus-associated non-Hodgkin's lymphomas. Burkitt's Lymphoma Study Group. *J Clin Oncol* 12:3788, 1998.
297. Ambinder RF: Epstein-Barr virus associated lymphoproliferations in the AIDS setting. *Eur J Cancer* 10:1209, 2001.
298. Carbone A, Gaidano G, Gloghini, et al: BCL-6 protein expression in AIDS-related non-Hodgkin's lymphomas: Inverse relationship with Epstein-Barr virus-encoded latent membrane protein-1 expression. *Am J Pathol* 1:155, 1997.

299. Nador RG, Cesarman E, Chadburn A, et al: Primary effusion lymphomas: A distinct clinicopathologic entity associated with the Kaposi's sarcoma-associated herpes virus. *Blood* 88:645, 1996.
300. Chang Y, Cesarman E, Pessin MS, et al: Identification of herpesviruslike DNA sequences in AIDS associated Kaposi's sarcoma. *Science* 266:1865, 1994.
301. Cesarman E, Chang Y, Moore PS, et al: Kaposi's sarcoma associated herpesvirus like DNA sequences in AIDS-related body cavity based lymphomas. *N Engl J Med* 332:1186, 1995.
302. Flaitz CM, Nichols CM, Walling DM, et al: Plasmablastic lymphoma: An HIV-associated entity with primary oral manifestations. *Oral Oncol* 38:96, 2002.
303. Delecluse HJ, Anagnostopoulos I, Dallenbach F, et al: Plasmablastic lymphomas of the oral cavity: A new entity associated with the human immunodeficiency virus infection. *Blood* 89:1413, 1997.
304. Gaidano G, Cerri M, Capello D, et al: Molecular histogenesis of plasmablastic lymphoma of the oral cavity. *Br J Haematol* 119:622, 2002.
305. Arzoo KK, Bu X, Espina BM, et al: T-Cell lymphoma in HIV-infected patients. *J Acquir Immune Defic Syndr* 36:1020, 2004.
306. Jhala DN, Medeiros LJ, Lopez-Terrada D, et al: Neutrophil-rich anaplastic large cell lymphoma of T-cell lineage. A report of two cases arising in HIV-positive patients. *Am J Clin Pathol* 114:478, 2000.
307. Gonzalez-Clemente JM, Ribera JM, Campo E, et al: Ki-1+ anaplastic large-cell lymphoma of T-cell origin in an HIV-infected patient. *AIDS* 5:751 1991.
308. Arber DA, Chang KL, Weiss LM: Peripheral T-cell lymphoma with Touton like tumor giant cells associated with HIV infection: Report of two cases. *Am J Surg Pathol* 23:519, 1999.
309. Levine AM, Burkes RL, Walker M, et al: Development of B cell lymphoma in two monogamous homosexual men. *Arch Intern Med* 145:479, 1985.
310. Dezube BJ, Aboulafia DM, Pantanowitz L: Plasma cell disorders in HIV-infected patients: From benign gammopathy to multiple myeloma. *AIDS Read* 14:372, 2004.
311. Horning SJ, Rosenberg SA: The natural history of initially untreated low grade non-Hodgkin's lymphomas. *N Engl J Med* 311:1471, 1984.
312. Levine AM: Acquired immunodeficiency syndrome-related lymphoma [review]. *Blood* 80:8, 1992.
313. Lim ST, Karim R, Tulpule A, et al: Prognostic factors in HIV-related diffuse large-cell lymphoma: Before versus after highly active antiretroviral therapy. *J Clin Oncol* 23:8477, 2005.
314. Jones SE, Fuks Z, Bellm M, et al: Non-Hodgkin's lymphoma: IV. Clinicopathologic correlation of 405 cases. *Cancer* 31:806, 1973.
315. Podzamczer D, Ricat I, Bolao F, et al: Gallium-67 scan for distinguishing follicular hyperplasia from other AIDS associated diseases in lymph nodes. *AIDS* 4:683, 1990.
316. Levine AM, Wernz JC, Kaplan L, et al: Low dose chemotherapy with central nervous system prophylaxis and azidothymidine maintenance in AIDS-related lymphoma: A prospective multi-institutional trial. *JAMA* 266:84, 1991.
317. Gill PS, Levine AM, Meyer PR, et al: Primary central nervous system lymphoma in homosexual men: Clinical, immunologic, and pathologic features. *Am J Med* 78:742, 1985.
318. Gill PS, Graham RA, Boswell W, et al: A comparison of imaging, clinical, and pathologic aspects of space occupying lesions within the brain in patients with acquired immunodeficiency syndrome. *Am J Physiol Imaging* 1:134, 1986.
319. Ciricillo SF, Rosenblum ML: Use of CT and MR imaging to distinguish intracranial lesions and to define the need for biopsy in AIDS patients. *J Neurosurg* 73:720, 1990.
320. Hoffman JM, Waskin HA, Schifter T, et al: PDG-PET in differentiating lymphoma from nonmalignant central nervous system lesions in patients with AIDS. *J Nucl Med* 34:567, 1993.
321. Alcaide FG, Lomena F, Cruceta A, et al: Predictive value of thallium-201 SPECT in the diagnosis of primary central nervous system lymphoma in AIDS patients [abstract 22291]. 12th World AIDS Conference, Geneva, Switzerland, 1998.
322. MacMahon EME, Glass JD, Hayward SDC, et al: Epstein-Barr virus in AIDS related primary central nervous system lymphoma. *Lancet* 338:969, 1991.
323. Cingolani A, De Luca A, Larocca LM, et al: Minimally invasive diagnosis of acquired immunodeficiency syndrome-related primary central nervous system lymphoma. *J Natl Cancer Inst* 5:364, 1998.
324. Ribera JM, Navarro JT, Oriol A, et al: Prognostic impact of highly active antiretroviral therapy in HIV-related Hodgkin's disease. *AIDS* 27:1973, 2002.
325. Jones D, Ballestas ME, Kaye KM, et al: Primary effusion lymphoma and Kaposi's sarcoma in a cardiac transplant recipient. *N Engl J Med* 339:444, 1998.
326. Simonelli C, Spina M, Cinelli R, et al: Clinical features and outcome of primary effusion lymphoma in HIV-infected patients: A single-institution study. *J Clin Oncol* 21:3948, 2003.
327. Oksenhendler E, Clauvel JP, Jouveshomme S, et al: Complete remission of a primary effusion lymphoma with antiretroviral therapy. *Am J Hematol* 57:266, 1998.
328. Hocqueloux L, Agbalika F, Oksenhendler E: Long-term remission of an AIDS-related primary effusion lymphoma with antiviral therapy. *AIDS* 15:280, 2001.
329. Spina M, Gaidano G, Carbone A: Highly active antiretroviral therapy in human herpesvirus-8-related body-cavity-based lymphoma. *AIDS* 12:955, 1998.
330. Bower M, Gazzard B, Mandalia S, et al: A prognostic index for systemic AIDS-related non-Hodgkin lymphoma treated in the era of highly active antiretroviral therapy. *Ann Intern Med* 143:265, 2005.
331. Lim ST, Espina B, Tulpule A, et al: AIDS related small non-cleaved (Burkitt or atypical burkitt) lymphoma versus diffuse large cell lymphoma in the pre- and post-HAART eras: Significant differences in survival. 46th Annual Meeting of the American Society of Hematology, San Diego, California, December 6, 2004.
332. Hoffmann C, Tiemann M, Schrader C, et al: AIDS-related B-cell lymphoma (ARL): Correlation of prognosis with differentiation profiles assessed by immunophenotyping. *Blood* 106:1762, 2005.
333. Little RF, Pittaluga S, Grant N, et al: Highly effective treatment of acquired immunodeficiency syndrome-related lymphoma with dose-adjusted EPOCH: Impact of antiretroviral therapy suspension and tumor biology. *Blood* 101:4653, 2003.
334. Dugan M, Subar M, Odajnyk C, et al: Intensive multiagent chemotherapy for AIDS related diffuse large cell lymphoma. *Blood* 68:124a, 1986.
335. Odajnyk C, Subar M, Dugan M, et al: Clinical features and correlates with immunopathology and molecular biology of a large group of patients with AIDS associated small non-cleaved lymphoma (SNCL). *Blood* 68:1331a, 1986.
336. Kaplan LD, Straus DH, Testa MA, et al: Low dose compared with standard dose m-BACOD chemotherapy for non-Hodgkin's lymphoma associated with human immunodeficiency virus infection. *N Engl J Med* 336:1641, 1997.
337. Levine AM, Tulpule A, Espina B, et al: Liposome-encapsulated doxorubicin in combination with standard agents (cyclophosphamide, vincristine, prednisone) in patients with newly diagnosed AIDS-related non-Hodgkin's lymphoma: Results of therapy and correlates of response. *J Clin Oncol* 22:2662, 2004.
338. Ratner L, Lee J, Tang S, et al: Chemotherapy for human immunodeficiency virus-associated non-Hodgkin's lymphoma in combination with highly active antiretroviral therapy. *J Clin Oncol* 19:2171, 2001.
339. Hoffmann C, Wolf E, Fatkenheuer G, et al: Response to highly active antiretroviral therapy strongly predicts outcome in patients with AIDS-related lymphoma *AIDS* 10:1521, 2003.
340. Antinori A, Cingolani A, Alba L, et al: Better response to chemotherapy and prolonged survival in AIDS-related lymphomas responding to highly active antiretroviral therapy. *AIDS* 15:1483, 2001.
341. Kaplan LD, Lee JY, Ambinder RF, et al: Rituximab does not improve clinical outcome in a randomized phase 3 trial of CHOP with or without rituximab in patients with HIV-associated non-Hodgkin lymphoma: AIDS-Malignancies Consortium Trial 010. *Blood* 106:1538, 2005.
342. Vlahov D, Graham N, Hoover D: Prognostic indicators for AIDS and infectious disease death in HIV-infected injection drug users: Plasma viral load and CD4+ cell count. *JAMA* 279:35,1998.
343. Spina M, Jaeger U, Sparano JA, et al: Rituximab plus infusional cyclophosphamide, doxorubicin, and etoposide in HIV-associated non-Hodgkin lymphoma: Pooled results from 3 phase 2 trials. *Blood* 105:1891, 2005.
344. Levine AM, Lee J, Kaplan L, et al: Efficacy and toxicity of concurrent rituximab plus infusional EPOCH in HIV associated lymphoma: AIDS Malignancy Consortium Trial 034 [abstract 8527]. *Proceedings of American Society of Clinical Oncology (ASCO)* 26:460S, 2008.
345. Dunleavy, K, et al: The case for rituximab in AIDS-related lymphoma. *Blood* 107:3014, 2006.
346. Tirelli U, Errante D, Spina M, et al: Second-line chemotherapy in human immunodeficiency virus-related non-Hodgkin's lymphoma: Evidence of activity of a combination of etoposide, mitoxantrone, and prednimustine in relapsed patients. *Cancer* 77:2127, 1996.
347. Spina M, Vaccher E, Juzbasic S, et al: Human immunodeficiency virus-related non-Hodgkin lymphoma: Activity of infusional cyclophosphamide, doxorubicin, and etoposide as second-line chemotherapy in 40 patients. *Cancer* 92:200, 2001.
348. Bi J, Espina BM, Tulpule A, et al: High-dose cytosine-arabinoside and cisplatin regimens as salvage therapy for refractory or relapsed AIDS-related non-Hodgkin's lymphoma. *J Acquir Immune Defic Syndr* 28:416,2001.
349. Krishnan A, Molina A, Zaia J, et al: Durable remissions with autologous stem cell transplantation for high risk HIV-associated lymphomas. *Blood* 105:874, 2004.
350. Re A, Cattaneo C, Michieli M, et al: High-dose therapy and autologous peripheral-blood stem-cell transplantation as salvage treatment for HIV-associated lymphoma in patients receiving highly active antiretroviral therapy. *J Clin Oncol* 23:4423, 2003.
351. Biggar RJ, Jaffe ES, Goedert JJ, et al: Hodgkin lymphoma and immunodeficiency in persons with HIV/AIDS. *Blood* 108:3786, 2006.
352. Engels EA, Pfeiffer RM, Goedert JJ, et al: Trends in cancer risk among people with AIDS in the United States 1980–2002. *AIDS* 20:1645, 2006.
353. Glaser SL, Clarke CA, Gulley ML, et al: Population-based patterns of human immunodeficiency virus-related Hodgkin lymphoma in the Greater San Francisco Bay Area, 1988–1998. *Cancer* 98:300, 2003.
354. Spina M, Vaccher E, Nasti G, Tirelli U: Human immunodeficiency virus-associated Hodgkin's disease. *Semin Oncol* 27:480, 2000.
355. Ames ED, Conjalka MS, Goldberg AF, et al: Hodgkin's disease and AIDS. Twenty-three new cases and a review of the literature. *Hematol Oncol Clin North Am* 5:343, 1991.
356. Re A, Casari S, Cattaneo C, et al: Hodgkin disease developing in patients infected by human immunodeficiency virus results in clinical features and a prognosis similar to those in patients with human immunodeficiency virus-related non-Hodgkin lymphoma. *Cancer* 92:2739, 2001.
357. Bellas C, Santon A, Manzanal A, et al: Pathological, immunological, and molecular features of Hodgkin's disease associated with HIV infection. Comparison with ordinary Hodgkin's disease. *Am J Surg Pathol* 20:1520, 1996.
358. Cooley TP: Non-AIDS-defining cancer in HIV-infected people. *Hematol Oncol Clin North Am* 17:889, 2003.
359. Levine AM, Li P, Cheung T, et al: Chemotherapy consisting of doxorubicin, bleomycin, vinblastine, and dacarbazine with granulocyte-colony-stimulating factor in HIV-infected patients with newly diagnosed Hodgkin's disease: A prospective, multi-institutional AIDS clinical trials group study (ACTG 149). *J Acquir Immune Defic Syndr* 24:444, 2000.
360. Andrieu JM, Roithmann S, Tourani JM, et al: Hodgkin's disease during HIV1 infection: The French registry experience. French Registry of HIV-associated tumors. *Ann Oncol* 4:635, 1993.
361. Goedert JJ, Cote TR, Virgo P, et al: Spectrum of AIDS-associated malignant disorders. *Lancet* 351:1833, 1998.
362. Frisch M, Biggar RJ, Engels EA, et al: Association of cancer with AIDS-related immunosuppression in adults. *JAMA* 285:1736, 2001.
363. Grulich AE, Li Y, McDonald A, et al: Rates of non-AIDS-defining cancers in people with HIV infection before and after AIDS diagnosis. *AIDS* 16:1155, 2002.

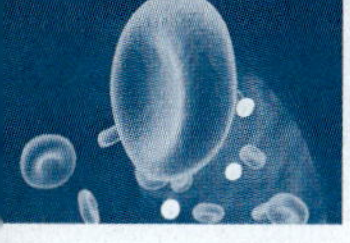

364. Rubio R: Hodgkin's disease associated with human immunodeficiency virus infection. A clinical study of 46 cases. Cooperative Study Group of Malignancies Associated with HIV Infection of Madrid. *Cancer* 73:2400, 1994.
365. Monfardini S, Tirelli U, Vaccher E, et al: Hodgkin's disease in 63 intravenous drug users infected with human immunodeficiency virus. Gruppo Italiano Cooperativo AIDS & Tumori (GICAT). *Ann Oncol* 2(Suppl 2):201, 1991.
366. Tirelli U, Errante D, Vaccher E, et al: Hodgkin's disease in 92 patients with HIV infection: The Italian experience. GICAT (Italian Cooperative Group on AIDS & Tumors). *Ann Oncol* 3(Suppl 4):69, 1992.
367. Ohshima K, Tutiya T, Yamaguchi T, et al: Infiltration of Th1 and Th2 lymphocytes around Hodgkin and Reed-Sternberg (H&RS) cells in Hodgkin disease: Relation with expression of CXC and CC chemokines on H&RS cells. *Int J Cancer* 98:567, 2002.
368. Skinnider BF, Mak TW: The role of cytokines in classical Hodgkin lymphoma. *Blood* 99:4283, 2002.
369. Berenguer J, Miralles P, Ribera JM, et al: Characteristics and outcome of AIDS-related Hodgkin lymphoma before and after the introduction of highly active antiretroviral therapy. *J Acquir Immune Defic Syndr* 47:422, 2008.
370. Dolcetti R, Boiocchi M, Gloghini A, et al: Pathogenetic and histogenetic features of HIV-associated Hodgkin's disease. *Eur J Cancer* 37:1276, 2001.
371. Glaser SL, Lin RJ, Stewart SL, et al: Epstein-Barr virus-associated Hodgkin's disease: Epidemiologic characteristics in international data. *Int J Cancer* 70:375, 1997.
372. Herbst H, Steinbrecher E, Niedobitek G, et al: Distribution and phenotype of Epstein-Barr virus-harboring cells in Hodgkin's disease. *Blood* 80:484, 1992.
373. Levine AM: Hodgkin's disease in the setting of human immunodeficiency virus infection. *J Natl Cancer Inst Monogr* 23:37, 1998.
374. Errante D, Gabarre J, Ridolfo AL, et al: Hodgkin's disease in 35 patients with HIV infection: An experience with epirubicin, bleomycin, vinblastine and prednisone chemotherapy in combination with antiretroviral therapy and primary use of G-CSF. *Ann Oncol* 10:189, 1999.
375. Spina M, Gabarre J, Rossi G, et al: Stanford V regimen and concomitant HAART in 59 patients with Hodgkin disease and HIV infection. *Blood* 100:1984, 2002.
376. Gerard L, Galicier L, Boulanger E, et al: Improved survival in HIV-related Hodgkin's lymphoma since the introduction of highly active anti-retroviral therapy. *AIDS* 17:81, 2003.
377. Hoffmann C, Chow KU, Wolf E, et al: Strong impact of highly active antiretroviral therapy on survival in patients with human immunodeficiency virus-associated Hodgkin's disease. *Br J Haematol* 125:455, 2004.
378. Hartmann P, Rehwald U, Salzberger B, et al: BEACOPP therapeutic regimen for patients with Hodgkin's disease and HIV infection. *Ann Oncol* 14:1562, 2003.
379. Martin JN, Ganem DE, Osmond DH, et al: Sexual transmission and the natural history of human herpesvirus 8 infection. *N Engl J Med* 338:948, 1998.
380. Casper C: The aetiology and management of Castleman disease at 50 years: Translating pathophysiology to patient care. *Br J Haematol* 129:3, 2005.
381. Oksenhendler E, Carcelain G, Aoki Y, et al: High levels of human herpesvirus 8 viral load, human interleukin-6, interleukin-10, and C reactive protein correlate with exacerbation of multicentric Castleman disease in HIV-infected patients. *Blood* 96:2069, 2000.
382. Oksenhendler E, Boulanger E, Galicier L, et al: High incidence of Kaposi sarcoma-associated herpesvirus-related non-Hodgkin lymphoma in patients with HIV infection and multicentric Castleman disease. *Blood* 99:2331, 2002.
383. Marcelin A, Aaron L, Mateus C, et al: Rituximab therapy for HIV-associated Castleman disease. *Blood* 102:2786, 2003.
384. Abe Y, Matsubara D, Gatanaga H,et al: Distinct expression of Kaposi's sarcoma-associated herpesvirus-encoded proteins in Kaposi's sarcoma and multicentric Castleman's disease. *Pathol Int* 56:617, 2006.
385. Aboulafia DM, Ratner L, Miles SA, et al. Antiviral and immunomodulatory treatment for an AIDS-related primary central nervous system lymphoma: AIDS Malignancies Consortium Pilot Study 019. *Clin Lymphoma Myeloma* 6:399, 2006.
386. Jacomet C, Girard P, Lebrette M, et al: Intravenous methotrexate fro primary central nervous system non-Hodgkin's lymphoma in AIDS. *AIDS* 11:1725, 1997.

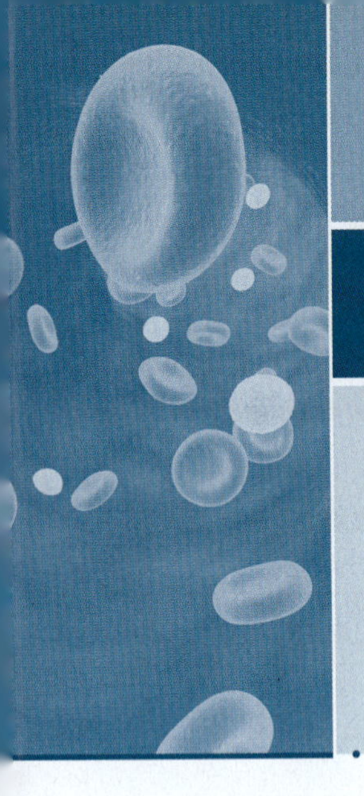

第84章

单核细胞增多综合征

Robert F. Betts

摘 要

单核细胞增多综合征的主要临床特征是发热和外周血中出现反应性淋巴细胞。引起单核细胞增多症的两个最常见原因分别是EB病毒(EBV)和巨细胞病毒(CMV)感染。EBV和CMV引起的单核细胞增多症的临床表现与机体对病毒感染反应的强烈程度有关。患者感染后如无宿主反应即产生针对病毒的抗体,无或仅有轻微的临床表现。EBV和CMV引起的单核细胞增多症在临床上有许多相似之处,两者在出现单核细胞增多以前都以发热作为前驱症状,两种病毒感染后均可引起发热、脾大、红色皮疹,此时即为单核细胞增多期。该病在大部分患者为自限性疾病,尽管需要数周时间痊愈,尤其是在老年患者。在两种病毒感染后,外周血淋巴细胞比例均超过50%,其中至少10%为反应性淋巴细胞,但在临床和实验检查方面也有些差异。严重的咽炎、多个区域的淋巴结肿痛见于EBV感染或一些尚不明确的病因,而CMV感染者症状就不那么严重。大部分EBV引起的单核细胞增多症好发于青少年,而CMV引起的疾病常见于30~60岁的成人,初次感染了CMV而无症状的成人较感染EBV的多得多。EBV可导致产生嗜异性抗体,除别的外,对羊和马红细胞有亲和活性,但这在CMV不会发生。导致淋巴细胞增多与反应性淋巴细胞产生的机制在两类患者也不同,EBV感染的是B淋巴细胞,且可最终导致恶性血液肿瘤,而CMV时感染的是巨噬细胞,这可能解释其在移植后的重要作用。在两种病毒感染后,T淋巴细胞均是反应性细胞。其他病原体,如刚地弓形虫、I型人类免疫缺陷病毒以及许多其他的病毒,都可以引起单核细胞增多症样综合征伴外周血中出现反应性淋巴细胞。

本章使用的简写和缩略词:CMV,巨细胞病毒(cytomegalovirus);EA,早期抗原(early antigen); EBNA,EB病毒核抗原(Epstein-Barr nuclear antigen); EBV, EB病毒(Epstein-Barr virus); HIV,人类免疫缺陷病毒(human immunodeficiency virus); NK,自然杀伤细胞(natural killer); PCR,聚合酶链反应(polymerase chain reaction);PTLD,移植后淋巴增殖性疾病(posttransplantation lymphoproliferative disease);VCA,病毒衣壳抗原(virus capsid antigen)。

概念与历史

1885年Pfeiffer[1]报道的"Drusenfieber病"(腺性发热)是首个临床描述的类似单核细胞增多症的综合征。1920年,Sprunt和Evans[2]将急性起病、自限性单个核白细胞增多伴发热的综合征命名为传染性单核细胞增多症。1932年,Paul和Bunnell[3]发现来自单核细胞增多症患者的血清可以凝集羊或马的红细胞,这种反应被称为嗜异性抗体试验。Paul对这种与反应的抗原(即所谓的Forssmann抗原)之间无遗传学联系的嗜异性抗体感兴趣。因此,他研究了与羊红细胞反应的人血清,无意中发现滴度最高的血清是来自一位刚刚痊愈的传染性单核细胞增多症患者。Davidson研究发现,传染性单核细胞增多症患者的嗜异性抗体经豚鼠肾脏细胞吸附后,不再与羊或马红细胞产生反应。豚鼠肾脏细胞吸附血清使这一试验对诊断EB病毒感染非常特异[4]。1964年,Epstein、Ashong和Barr报道由一位非洲伯杰特淋巴瘤患者的细胞内分离到一种病毒,后来,人们以其中的两位研究者的名字来命名这种病毒(Epstein-Barr病毒,即EB病毒)。EB病毒作为传染性单核细胞增多症的病因,是在Gertrude和Werner Henle[5]的实验室中意外发现的,他们实验室中的一位技术员原先血清EB病毒抗体是阴性的,而当她自传染性单核细胞增多症痊愈后作为对照复查时发现血清中含有针对EB病毒的抗体。此后在大学生中进行的大规模的血清流行病学研究证实了EB病毒与传染性单核细胞增多症之间的联系[6-9]。

Hoagland[10]在对美国西点军校学生的研究中确定了单核细胞增多症的许多临床特征和潜伏期。他的研究确认经口腔传播是病毒传染的主要途径,这使得单核细胞增多症被称作"接吻病"。他同时注意到军校生大概在假期返校后6周发病[11]。

虽然,EB病毒是传染性单核细胞增多症的最为常见的病因,其他病原体也可引起发热伴外周血淋巴细胞增多的综合征,与EB病毒引起的单核细胞增多症在某些方面类似。

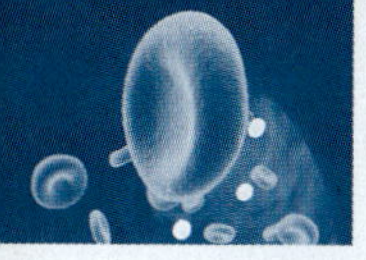

病因与发病机制

传染性单核细胞增多综合征通常由疱疹病毒家族中的两个成员之一引起，即EB病毒(EBV)或巨细胞病毒(CMV)。偶尔Ⅰ型人类免疫缺陷病毒(HIV)或刚地弓形虫也可引起发热伴淋巴细胞增多的疾病。其他病毒也可导致外周血中单核细胞增多的现象，但较少见(表84-1)。在早期的发热持续3~7天后，实验室检查异常包括外周血淋巴细胞比例大于50%，反应性淋巴细胞的比例常大于10%。肝功能的异常以胆汁淤积较肝细胞的改变更为明显，因此碱性磷酸酶升高明显而转氨酶仅轻度升高。EB病毒感染后胆红素升高在年轻人少见，而在老年人则较常见，与老年人感染CMV病毒后的发生率相似。罕见严重的黄疸。表84-2列出了EB病毒和CMV病毒引起的单核细胞增多症的其他并发症。

表84-1　单核细胞增多综合征相关的病原体

EB病毒	甲型肝炎病毒
CMV病毒	腺病毒
HIV病毒	刚地弓形虫
人类疱疹病毒-6	巴尔通体
变异肺炎病毒	流产布鲁菌
风疹病毒	

表84-2　EBV和CMV相关的单核细胞增多症的并发症

	EBV	CMV
溶血性贫血	++	+
血小板减少症	+	+
再生障碍性贫血	+	-
脾脏破裂	+	-
黄疸(>25岁)	++	++
吉兰-巴雷综合征	+	++
脑炎*	++	+/-
肺炎*	+/-	+
心肌炎*	+	-
B细胞淋巴瘤	+	-
丙种球蛋白缺乏症	+	-

++，常见；+，少见；+/-，极少见；-，未见。

*可单独出现而不伴单核细胞增多综合征。

各种病原体导致的单核细胞增多症的特征

EBV与CMV引起的单核细胞增多症具有不同的流行病学、临床表现和细胞病理学特征。当CMV引起的单核细胞增多症发生在1~5岁的婴幼儿时，常有咽炎和淋巴结肿大[12]，其发生率与感染EBV的年轻成人相似，如表84-3。EBV感染最常见于15~25岁年龄段的人，而CMV在年长的成人更多见，多为50岁以上者。12~25岁间的患者EBV与CMV感染后临床表现的差异最大，少数年长者感染EBV后，其临床表现与CMV感染十分相似。最后，EBV感染的靶细胞是B淋巴细胞，而CMV感染的靶细胞是巨噬细胞。两者增多的单核细胞均是反应性T淋巴细胞。巨噬细胞感染CMV是移植后发病的主要机制，尤其是移植后肺炎。表84-3比较了年轻人和老年人EBV感染和CMV感染后的临床表现。这些也会在接下来的章节详细描述。

表84-3　年龄对EBV和CMV相关单核细胞增多症的症状与体征的影响(占患者的百分比，%)

症状与体征	EBV(14~35岁)	EBV(40~72岁)	CMV(30~70岁)
发热	95	94	85
咽炎	95	46	15
淋巴结肿大	98	49	24
脾肿大	65	33	3
肝肿大	23	42	N/A
黄疸	8	27	24

EB病毒相关的单核细胞增多症

病毒学与发病机制

EBV是一种属于γ疱疹病毒亚家族的DNA病毒。据估计世界人口的90%感染了这种病毒，最初，EB病毒插入到B细胞中，随后即终生寄生在宿主。它主要感染存活时间长的记忆B细胞，而非初始B细胞[13,14]。感染后的早期，病毒持续不断地进入口腔分泌物，出现不同严重程度的疾病。随后病毒转入潜伏状态，但可被周期性激活[15]。

越来越多的证据表明，宿主的遗传因素在预测初次感染EB病毒后的疾病严重程度和持续时间方面是很重要的。干扰素-γ+874T/A及白介素10-592C/A多态性联合作用是重要的遗传因素[16]。干扰素-γ+874TT者(干扰素分泌多)高热、疲劳、肌肉酸痛(疾病更重)的发生率显著高于干扰素-γ+874A及白介素10-592多态性者。其他宿主反应的因素，如细胞因子多态性也可影响宿主对感染的反应[17,18]。但EBV引起的单核细胞增多症发生在12~25岁的患者时，有些个体初次感染时不出现强烈的细胞反应。因此，如对血清学阴性的个体进行前瞻性随访，当以产生针对EBV的IgM抗体作为诊断方法时，他们较其他年龄组的患者出现发热、咽炎、淋巴细胞增多和肝脏酶升高的比例低[19]。

在那些EBV感染几天至一周内出现典型综合征的患者，T淋巴细胞识别受感染的B上的病毒复制抗原为外来物，产生强烈的多克隆细胞毒T细胞反应。估计$CD8^+$ T细胞约占每天增殖细胞总量的50%，换算为细胞的倍增时间为1.5天，这一速度超过正常情况下的100倍[20]。T细胞表面标志淋巴细胞激活分子信号(signaling lymphocytes activation molecule，SLAM)相关蛋白(SLAM-associated protein，SAP)在T细胞表面的CD244和CD150(SLAM)作用下激活细胞[21]。在健康个体，感染的过程及症状、体征于数天至数周后消失。

流行病学

疾病的传染需要密切接触。发病呈明显的季节性，夏季发

HIV 病毒初次感染

HIV 病毒初次感染时，发生一种急性综合征[119-123]，其中出现 HIV 相关的单核细胞增多症的发生率并不确定，但其特征性差异对于本章的讨论显得更为重要（表 84-6）。发热常常是突然发生的，随后出现咽痛、淋巴结肿大、扁桃体增生、疼痛的口腔溃疡、结膜炎和皮疹，也可出现恶心、呕吐和腹泻。血片中可以见到白细胞减少、血小板减少、中性杆状核细胞比例增高以及比例较少的反应性淋巴细胞。虽然淋巴细胞绝对数增多并不常见，这一综合征还是被称为 HIV 相关的单核细胞增多症。少数情况下，患者也可产生嗜异性抗体。在一组 563 例嗜异性抗体阳性的患者中，回顾性检测其 HIV-1 RNA 和 p24 抗原，约 1% 有 HIV-1 初次感染的证据[121]。在另一项研究中，132 例患者无一阳性[122]。无论是为了患者的健康还是公众健康，均需识别这种急性逆转录病毒（HIV）感染综合征。在这种情况下，产生抗 HIV 抗体前，应采用 PCR 检测血中 HIV 病毒量以作出 HIV 感染的诊断。通常，病毒负荷很高（大于 50 000 病毒颗粒 /ml 血液）。早期治疗可以减少 HIV-1 并发症的发生率（见第 83 章）。急性 HIV-1 感染具有很强的传染性，医生的干预可以防止进一步传播。

表 84-6 原发性 HIV 感染中的临床发现

临床发现	频率（%）	临床发现	频率（%）
发热	79	脾脏肿大	5
咽炎	48	肝脏肿大	<1
口腔溃疡	29	反应性淋巴细胞	不常见
淋巴结肿大	44		

其他与单核细胞增多综合征有关的病原体

人类疱疹病毒 -6 与异形肺炎病毒偶尔可引起类似单核细胞增多的改变（见表 84-1）[124-125]，甲型肝炎和风疹病毒感染可引起典型的淋巴细胞改变。咽炎并不是感染弓形虫患者的显著特征，淋巴细胞仅轻度增多，即使肝脏增大时肝功能也正常。通常弓形虫病出现颈后淋巴结肿大，在美国，主要的感染途径是接触猫粪中的虫卵。在其他国家，摄入未煮熟的肉，特别是羊肉，是感染途径之一，检测弓形虫的 IgM 免疫荧光抗体试验是诊断该病的有用方法。

猫抓病、棒状杆菌白喉咽炎、布鲁菌感染及淋巴瘤可以误诊为单核细胞增多症；其他一些至今未明的病原体也可引起典型的单核细胞增多综合征，因为对少数单核细胞增多症的病例的实验室研究不提示几种病原中的一种。

鉴别诊断

在年龄很小的儿童，EBV 和 CMV 感染的表现类似许多发热性疾病[12]，与其他病毒性疾病的主要区别在于这种儿童出现肝功能异常。确立诊断的重要性在于此后即可防止传染给可能对其没有免疫力的怀孕的母亲，从而可避免严重的先天性 CMV 感染[104]。在 CMV 时这种可能性更高，因为只有 20% 的年轻妇女在生育年龄前感染过。在稍大一点的十几岁的少年，EBV 和 CMV 均可引起单核细胞增多症样的疾病，但 EBV 更为常见。出现渗出性咽炎在鉴别诊断中有重要作用。在 15~25 岁的青年出现发热伴淋巴结肿大时，应寻找 EBV 和 HIV 感染的证据，但也存在 CMV 感染的可能性[103]。同时感染 HIV 和 EBV 虽不常见，但也可发生。在 HIV 患者的外周血淋巴细胞也可见单核细胞增多症样改变，但不常见。渗出性咽炎提示 EBV 感染而非 HIV，而口腔溃疡则提示 HIV 感染，少数情况下，初次感染 HIV 时可产生嗜异性抗体[121,122]。

β 溶血性链球菌、腺病毒或溶血性隐秘杆菌也可引起渗出性咽炎。

在三十几岁或四十几岁的成人，引起单核细胞增多症的原因，CMV 较 EBV 可能性更大，一个简单的原因是这个年龄的人大多已经感染过 EBV。没有渗出性咽炎则应考虑 CMV，虽然部分初次感染 EBV 者也可无此症状，但在此年龄段应考虑 HIV。感染 CMV 或 HIV 的患者可表现为血中性粒细胞增多，伴杆状核中性粒细胞比例增加。皮疹或无菌性脑膜炎在 HIV 感染患者较 CMV 感染者多见。在中年患者，初次感染 CMV 的可能性更大，在年轻时没有感染 EBV 的少数人可出现与这一年龄段的人初次感染 CMV 时类似的临床表现[30-32]。

治疗与病程

对于大部分初次感染 CMV 或 EBV 的患者，主要是支持治疗。水杨酸盐或其他解热镇痛药可用于控制发热、头痛和咽痛。脾脏破裂可出现在诊断后的最初几周。因此，应避免有身体接触的体育运动直至脾脏恢复至正常大小。极大部分人情况改善，大部分症状消失。约一半的患者到 60 天时，其 EBV 相关性单核细胞增多症康复后仍感疲劳，少数可持续到 6 个月时。在患 CMV 相关性单核细胞增多症后也可出现持续的严重疲劳。

在 EBV 相关性单核细胞增多症，特殊的情况下可考虑抗病毒治疗或糖皮质激素治疗。核苷类似物阿昔洛韦通过抑制病毒 DNA 聚合酶阻断 EBV 的复制，可阻止病毒从口咽部脱落[126,127]。但阿昔洛韦对单核细胞增多症的病程的影响即使有也很小，可能是因为疾病进展到这个阶段是因为免疫病理的原因而不是病毒的增殖。抗病毒治疗在慢性侵袭性 EBV 感染和移植后 EBV 感染时可能有效，糖皮质激素被用于特殊并发症的处置；但难以确定其特殊的优势，因为糖皮质激素常在临床病程的晚期才开始使用，那时针对感染的免疫反应使病情改善，而这种改善常被认为是治疗带来的。一个有对照的临床试验表明糖皮质激素的疗效微乎其微，30 天时治疗组的情况还不如安慰剂对照组好[128]。但是，当扁桃体肿大至中线可能导致呼吸道阻塞时有应用糖皮质激素的指征，在 EBV 感染的患者将要发生呼吸道阻塞时，可给予泼尼松 40~60mg/d，用 7~10 天，一旦起效后快速减量。有时可能需要行急诊扁桃体切除术或腺样体切除术[129]。重症免疫性溶血性贫血（见第 53 章）、严重的有症状的免疫性血小板减少症（见第 119 章）[130-132]、神经系统并发症、胰腺炎和心肌炎时也应用相同的治疗方案。

也有应用相同剂量的糖皮质激素治疗 CMV 相关的单核细胞增多症的血液系统或神经系统并发症。应用更昔洛韦每天

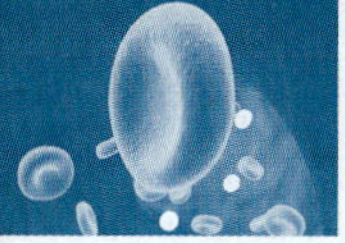

5mg/kg，静脉给药持续 14 天治疗单核细胞增多症偶有取得很好疗效的。但因更昔洛韦对精子生成有潜在的长期毒性（无精症）或影响女性怀孕，因此该药极少应用。有建议对 HIV 原发疾病使用抗病毒治疗，但当疾病看似自限性时，大部分医生给予治疗，已经开始的治疗也在几周后被终止。

应用阿昔洛韦治疗由 EBV 复制导致高病毒滴度引起的表现，如 AIDS 的口腔毛状白斑，可使舌损害很快痊愈[131]，但对其他由宿主反应引起的表现不一定有效，对治疗病毒携带状态似乎也无效[132]。

妊娠合并单核细胞增多症

EBV 和 CMV 感染

当 EBV 相关的单核细胞增多症发生在妊娠时，可以出现与妊娠合并 CMV 初次感染时类似的严重先天性畸形（见表 84-4）[133,134]，小脑畸形、智力障碍、白内障、肝脾肿大以及流产或新生儿夭折均有报道。对 CMV 有免疫力不一定能预防先天性感染，各社会阶层中 2% 出生后存活的新生儿在出生后发生感染，表现为病毒尿症，但大部分新生儿出生时无症状，有些逐步出现单侧或双侧耳聋。在精液中发现高滴度的 CMV 病毒，以及病毒感染与受孕可同时发生，可解释为什么对病毒有免疫力不能预防感染。如在受孕过程中发生 CMV 初次感染，可出现类似上述 EBV 引起的严重畸形[104]。妊娠过程中 EBV 初次感染可应用泛昔洛韦或伐昔洛韦行抗病毒治疗，但治疗的人数太少难以得出结论。有研究应用更昔洛韦治疗 CMV 初次感染，但有充分的证据表明经宫颈或母乳喂养获得的感染不引发有症状的疾病或听力丧失。

HIV 感染

极少发现在妊娠过程中发生 HIV 初次感染者，因为在感染的早期不产生 HIV 抗体，而抗体的筛查只在围产期的首次就诊时进行。当在妊娠过程中怀疑初次感染时，应检测病毒滴度。如为阳性，即应对孕妇行抗病毒治疗以防止 HIV 传染给胎儿或新生儿[135]。

弓形虫感染

刚地弓形虫可在妊娠过程中发生初次感染，导致先天性畸形。虽然没有对照临床试验，给孕妇乙胺嘧啶加磺胺类药物或螺旋霉素可以清除胎儿和胎盘中的寄生虫[136-137]。

翻译：杨建民

校对：王健民

参考文献

1. Pfeiffer E: Drüsenfieber. *Jahrbuch für Kinderheilkunde* 23:257, 1885.
2. Sprunt TP, Evans FA: Mononucleosis in reaction to acute infections ("infectious mononucleosis"). *Johns Hopkins Bull* 31:410, 1920.
3. Paul JR, Bunnell WW: The presence of heterophile antibodies in infectious mononucleosis. *Am J Med Sci* 183:91, 1932.
4. Davidson I, Walker PH: The nature of the heterophile antibodies in infectious mononucleosis. *Am J Clin Pathol* 5:455, 1935.
5. Henle G, Henle W, Diehl V: Relation of Burkitt's tumor associated herpes type virus to infectious mononucleosis. *Proc Natl Acad Sci U S A* 59:94, 1968.
6. Niederman JC, McCollum RW, Henle G, et al: Infectious mononucleosis: Clinical manifestations in relation to EB virus antibodies. *JAMA* 203:205, 1968.
7. Evans AS, Niederman JC, McCollum RW: Seroepidemiologic studies of infectious mononucleosis with EB virus. *N Engl J Med* 279:1121, 1968.
8. Sawyer RN, Evans AS, Niederman JC, et al: Prospective studies of a group of Yale University freshman: I. Occurrence of infectious mononucleosis. *J Infect Dis* 123:263 1971.
9. University Health Physicians, PHLS Laboratories: A joint investigation of infectious mononucleosis and it relationship to EB virus antibody. *Br Med J* 4:643 1971.
10. Hoagland RJ: The clinical manifestations of infectious mononucleosis: A report of 200 cases. *Am J Med Sci* 240:55, 1960.
11. Hoagland RJ: The incubation period of infectious mononucleosis. *Am J Public Health* 54:1699, 1964.
12. Lajo A, Borque C, Del Castillo F, Martin-Ancel A: Mononucleosis caused by Epstein-Barr virus and cytomegalovirus in children: A comparative study of 124 cases. *Pediatr Infect Dis J* 13(1):56, 1994.
13. Macsween KF, Crawford DH: Epstein-Barr virus-recent advances. *Lancet Infect Dis* 3:131, 2003.
14. Hochberg D, Souza T, Catalina M, et al: Acute infection with Epstein-Barr virus targets and overwhelms peripheral memory B-cell compartment with resting, latently infected cells. *J Virol* 78:5194, 2004.
15. Yao QY, Rickinson AB, Epstein MA: A re-examination of the Epstein-Barr virus carrier state in healthy seropositive individuals. *Int J Cancer* 35:35, 1985.
16. McAuley KA, Higgins CD, Macsween KF, et al: HLA class I polymorphisms are associated with development of infectious mononucleosis upon primary EBV infection. *J Clin Invest* 117(10):3042, 2007.
17. Vollmer-Conner U, Piraino B, Cameron B, et al: Cytokine polymorphisms have a synergistic effect on the acute sickness response to infection. *Clin Infect Dis* 47:1418, 2008.
18. Scherrenburg J, Piriou ER, Nantohy NM, Baarle D: Detailed analysis of Epstein-Barr virus specific CD4+ and CD8+ T cell response during infectious mononucleosis. *Clin Exp Immunol* 153(2):231, 2008.
19. Grotto I, Mimouni D, Huerta M, et al: Clinical and laboratory presentation of EBV positive infectious mononucleosis in young adults. *Epidemiol Infect* 131:683, 2003.
20. Macallan DC, Wallace DL, Irvine AJ, et al: Rapid turnover of T cells in acute infectious mononucleosis. *Eur J Immunol* 33:2655, 2003.
21. Williams H, Macsween K, McAulay K, et al: Analysis of immune activation and clinical events in acute infectious mononucleosis. *J Infect Dis* 190:63, 2004.
22. KusuHara K, Takabayashi A, Ueda k, et al: Breast milk is not a significant source of early Epstein-Barr virus or human herpes 6 infection in infants: A sero-epidemiologic study in 2 endemic areas of human T-cell lymphotropic virus type 1 in Japan. *Microbiol Immunol* 41(4):309, 1997.
23. Sixbey JW, Shirley P, Chesney PJ, et al: Detection of a second widespread strain of Epstein-Barr virus. *Lancet* 2:76, 1989.
24. Yao QY, Croom-Carter DSG, Tierney RJ, et al: Epidemiology of infection with Epstein-Barr virus types 1 and 2: Lessons from the study of a T cell immunocompromised hemophiliac cohort. *J Virol* 72:4352, 1998.
25. Pichler R, Berg J, Hengstschlager A, et al: Recurrent infectious mononucleosis caused by Epstein-Barr virus with persistent splenomegaly. *Mil Med* 166:733, 2001.
26. Sumaya CV, Ench Y: Epstein-Barr virus infectious mononucleosis in children: I. Clinical and general laboratory findings. *Pediatrics* 75:1003, 1985.
27. Sumaya CV, Ench Y: Epstein-Barr virus infectious mononucleosis in children: II. Heterophil antibody and viral specific responses. *Pediatrics* 75:1011, 1985.
28. Fleisher G, Henle W, Henle G, et al: Primary infection with Epstein-Barr virus in infants in the United States: Clinical and serologic observations. *J Infect Dis* 139:553 1979.
29. Hickey SM, Strasburger VC: What every pediatrician should know about infectious mononucleosis in adolescents. *Pediatr Clin North Am* 44:1541, 1997.
30. Axelrod P, Finestone AJ: Infectious mononucleosis in older adults. *Am Fam Physician* 42:1599, 1990.
31. Hurwitz CA, Henle W, Henle G, et al: Infectious mononucleosis in patients aged 40 to 72 years: Report of 27 cases, including 3 without heterophile-antibody responses. *Medicine (Baltimore)* 62:256, 1983.
32. Schmader KE, van der Horst CM, Klotman ME: Epstein-Barr virus and the elderly host. *Rev Infect Dis* 11:64, 1989.
33. Karajannis MA, Hummel M, Anagnostopoulos I, Stein H: Strict lymphotropism of Epstein-Barr virus during acute infectious mononucleosis in non-immunocompromised individuals. *Blood* 89:2856, 1997.
34. Yefenof E, Bakacs T, Einhorn L, et al: Epstein-Barr virus (EBV) receptors, complement receptors and EBV infectibility of different lymphocyte fractions of human peripheral blood: I. Complement receptor distribution and complement binding by separated lymphocyte subpopulations. *Cell Immunol* 35:34, 1978.
35. Thorley-Lawson DA: Immunological responses to Epstein-Barr virus infection and the pathogenesis of EBV-induced disease. *Biochim Biophys Acta* 948:263, 1988.
36. Drebber U, Kasper HU, Krupacz J, et al: The role of Epstein-Barr virus in acute and chronic hepatitis. *J Hepatol* 44:879, 2006.
37. Renn CN, Straff W, Dorfmuller A, et al: Amoxicillin-induced exanthema in young adults with infectious mononucleosis: Demonstration of drug-specific lymphocyte reactivity. *Br J Dermatol* 147:1166, 2002.
38. Haverkos HW, Amsel Z, Drotman DP: Adverse virus-drug interactions. *Rev Infect Dis* 13:697, 1991.
39. Levitskaya J, Coram M, Levitsky V, et al: Inhibition of antigen processing by the internal repeat region of the Epstein-Barr virus nuclear antigen-1 *Nature* 375:685, 1995.
40. Linderholm M, Boman J, Juto P, Linde A: Comparative evaluation of nine kits for rapid diagnosis of infectious mononucleosis and Epstein-Barr virus-specific serology. *J Clin Microbiol* 32:259, 1994.
41. Rea TD, Ashley TL, Russo JE, Buchwald DS: A systematic study of Epstein-Barr virus serologic assays following acute infection. *Am J Clin Pathol* 117:156, 2002.
42. Pitetti RD, Laus S, Wadowsky RM: Clinical evaluation of a quantitative realtime polymerase chain reaction assay for diagnosis of primary Epstein-Barr virus infec-

tion in children. *Pediatr Infect Dis J* 22:736, 2003.
43. Hudnall SD, Patel JU, Schwab H, Martinez J: Comparative immunophenotypic features of EBV-positive and EBV-negative atypical lymphocytosis. *Cytometry* 55B:22, 2003.
44. Matsukawa Y, Okano M, Ishikawa N, Imasi S: Severe thrombocytopenic purpura associated with primary Epstein-Barr virus infection. *J Infect* 29:107, 1994.
45. Whitelaw F, Brook MG, Kennedy N, Weir WR: Haemolytic anemia complicating Epstein-Barr virus infection. *Br J Clin Pract* 49:212, 1995.
46. Lazarus KH, Baehner RL: Aplastic anemia complicating infectious mononucleosis: A case report and review of the literature. *Pediatrics* 67:907, 1981.
47. Auvin S, Dalle JH, Ganga-Zandzou PS, Ythier H: Is agranulocytosis following infectious mononucleosis caused by autoimmunity? *Pediatr Hematol Oncol* 20:611, 2003.
48. Tanaka M, Kamijo T, Koike T, et al: Specific autoantibodies to platelet glycoprotein in Epstein-Barr virus-associated immune thrombocytopenia. *Int J Hematol* 78:168, 2003.
49. Evans AS: Infectious mononucleosis and related syndromes. *Am J Med Sci* 276:325, 1978.
50. Jones JF: A perspective on Epstein-Barr virus diseases. *Adv Pediatr* 36:307, 1989.
51. Bhaskaran J, Harkness DR: Hereditary spherocytosis unmasked by infectious mononucleosis with autoimmune hemolytic anemia. *J Fla Med Assoc* 67:483, 1980.
52. Taylor JJ: Haemolysis in infectious mononucleosis: Inapparent congenital spherocytosis. *Br Med J* 4:525, 1973.
53. Asgari MM, Begos DG: Spontaneous splenic rupture in infectious mononucleosis: A review. *Yale J Biol Med* 70:175, 1997.
54. Kinderknecht JJ: Infectious mononucleosis and the spleen. *Curr Sports Med Rep* 1:116, 2002.
55. Fujimoto H, Asaoka K, Imaaizumi T, et al: Epstein-Barr virus infections of the central nervous system. *Intern Med* 42:33, 2003.
56. Connelly KP, DeWitt LD: Neurologic complications of infectious mononucleosis. *Pediatr Neurol* 10:181, 1994.
57. Jacobs BC, Rothbarth PH, van der Meché FG, et al: The spectrum of antecedent infections in Guillain-Barré syndrome. *Neurology* 51:1110, 1998.
58. Hughes RA, Hadden RD, Gregson NA, Smith KJ: Pathogenesis of Guillain-Barré syndrome. *J Neuroimmunol* 100:74, 1999.
59. Ang CW, Jacobs BC, Laman JD: The Guillain-Barré syndrome: a true case of molecular mimicry. *Trends Immunol* 25:61, 2004.
60. Cameron B, Galbraith S, Zhang Y, et al: Gene expression correlates of post fatigue syndrome after infectious mononucleosis *J Infect Dis* 196:56, 2007.
61. Lerner AM, Benqaj SM, Deeter RG, Fitzgerald JT: Valacyclovir treatment in Epstein-Barr virus subset chronic fatigue syndrome—36 month follow up. *In Vivo* 21(5):707, 2007.
62. White PD: What causes prolonged fatigue after infectious mononucleosis—And does it tell us anything about chronic fatigue syndrome? *J Infect Dis* 196:4, 2007.
63. Thacker EL, Mirzaei F, Ascherio A: Infectious mononucleosis and risk for multiple sclerosis: A meta-analysis. *Ann Neurol* 59(3):499, 2006.
64. Zaadstra BM, Chorus AM, van Buuren S, et al: Selective association of multiple sclerosis with infectious mononucleosis. *Mult Scler* 14(3):307, 2008.
65. James JA, Neas BR Moser KL, et al: Systemic lupus in adults is associated with previous Epstein-Barr virus exposure. *Arthritis Rheum* 44(5):1122, 2001.
66. Harley JB, Harley IT, Guthridge JM, James JA: The curiously suspicious: a role of Epstein-Barr virus in lupus. *Lupus* 15(11):768, 2006.
67. Lunemann JD, Frey O, Eidner T, et al: Increased frequency of EBV-specific effector memory CD8+ T cells correlates with higher viral load in rheumatoid arthritis. *J Immunol* 181(2):991, 2008.
68. Kimura H, Morishima T, Kanegane H, et al: Prognostic factors for chronic active Epstein-Barr virus infection. *J Infect Dis* 187:527, 2003.
69. Buchwald DS, Rea TD, Katon WJ, et al: Acute infectious mononucleosis: Characteristics of patients who report failure to recover. *Am J Med* 109:531, 2000.
70. Okano M: Overview and problematic standpoints of severe chronic active Epstein-Barr virus infection syndrome. *Crit Rev Oncol Hematol* 44:273, 2002.
71. Ohga S, Monura A, Takada H, Hara T: Immunological aspects of Epstein-Barr virus infection. *Crit Rev Oncol Hematol* 44:203, 2002.
72. Suzuki K, Ohshima K, Karube K, et al: Clinicopathological states of Epstein-Barr virus-associated T/NK cell proliferative disorders (severe chronic active EBV infection) of children and young adults. *Int J Oncol* 24:1165, 2004.
73. Chen CJ, Huang YC, Jaing TH, et al: Hemophagocytic syndrome: A review of 18 pediatric cases. *J Microbiol Immunol Infect* 37:157, 2004.
74. Imashuku S, Kuriyama K, Sakai R, et al: Treatment of Epstein-Barr virus-associated hemophagocytic lymphohistiocytosis (EBV-HLH) in young adults: A report from HLH study center. *Med Pediatr Oncol* 41:103, 2003.
75. Imashuku S, Teramura T, Tauchi H, et al: Longitudinal follow-up of patients with Epstein-Barr virus-associated hemophagocytic lymphohistiocytosis. *Haematologica* 89:183, 2004.
76. Pagano JS: Epstein-Barr virus: The first human tumor virus and its role in cancer. *Proc Assoc Am Physicians* 111:573, 1999.
77. Endo R, Kikuta H, Ebihara T, et al: Possible involvement in oncogenesis of a single base mutation in internal ribosome entry site of Epstein-Barr nuclear antigen 1 mRNA. *J Med Virol* 72:630, 2004.
78. Flavell KJ, Murray PG: Hodgkin disease and Epstein-Barr virus. *Mol Pathol* 53:262, 2000.
79. Hjalgrim H, Askling J, Rostgaard K, et al: Characteristics of Hodgkin's lymphoma after infectious mononucleosis. *N Engl J Med* 349:1324, 2003.
80. Jarrett RF: Risk factors for Hodgkin lymphoma by EBV status and significance of detection of EBV genomes in serum of patients with EBV-associated Hodgkin's lymphoma. *Leuk Lymphoma* 44(Suppl 3):S27, 2003.
81. Jarrett RF, Stark GL, White J, et al: Impact of tumor Epstein-Barr virus status on presenting features and outcome in age-defined subgroups of patients with classic Hodgkin lymphoma: A population-based study. *Blood* 106(7):2444, 2005.
82. Zangwill SD, Hsu DT, Kichuk MR, et al: Incidence and outcome of Epstein-Barr virus infection and lymphoproliferative disease in pediatric heart transplant recipients. *J Heart Lung Transplant* 17:1161, 1998.
83. Gao SZ, Chapparro SV, Perlroth M, et al: Post-transplant lymphoproliferative disease in heart and heart-lung transplant recipients: 30-year experience at Stanford University. *J Heart Lung Transplant* 22:505, 2003.
84. Malouf MA, Chajed PN, Hopkins P, et al: Anti-viral prophylaxis reduces the incidence of lymphoproliferative disease in lung transplant recipients. *J Heart Lung Transplant* 21:547, 2002.
85. MacGinnitie AJ, Geha R: X-linked lymphoproliferative disease: Genetic lesions and clinical consequences. *Curr Allergy Asthma Rep* 2:361, 2002.
86. Cohen JI: Benign and malignant Epstein-Barr virus-associated B-cell lymphoproliferative diseases. *Semin Hematol* 40:116, 2003.
87. Yachie A, Kanegane H, Kasahara Y: Epstein-Barr virus associated T-/natural killer cell lymphoproliferative diseases. *Semin Hematol* 40:124, 2003.
88. Kawa K, Okamura T, Yasui M, et al: Allogeneic hematopoietic stem cell transplantation for Epstein-Barr virus-associated T/NK-cell lymphoproliferative disease. *Crit Rev Oncol Hematol* 44:251, 2002.
89. Cheng WM, Chan KH, Chen HL, et al: Assessing the risk of nasopharyngeal cancer on the basis of EBV antibody spectrum. *Int J Cancer* 97:489, 2002.
90. Moss DJ, Khanna R, Bharadwaj M: Will a vaccine to nasopharyngeal carcinoma retain orphan status? *Dev Biol* 110:67, 2002.
91. McClain K, Leach CT, Jenson HB, et al: Association of Epstein-Barr virus with leiomyosarcomas in young people with AIDS. *N Engl J Med* 332:12, 1995.
92. Lee ES, Locker J, Nalesnik M, et al: The association of Epstein-Barr virus with smooth muscle tumors occurring after organ transplantation. *N Engl J Med* 332:19, 1995.
93. Oda K, Koda K, Takiguchi N, et al: Detection of Epstein-Barr virus in gastric carcinoma cells and surrounding lymphocytes. *Gastric Cancer* 6:173, 2003.
94. Kuppers R: B cells under influence: Transformation of B cells by Epstein-Barr virus. *Nat Rev Immunol* 3:801, 2003.
95. Murry PG, Young LS: Epstein-Barr virus infection: Basis of malignancy and potential for therapy. *Expert Rev Mol Med* 15:2001, 2001.
96. Greenspan JS, Greenspan D, Lennette ET: Replication of Epstein-Barr virus within epithelial cells of hairy oral leukoplakia an AIDS associated lesion. *N Engl J Med* 332:19, 1986.
97. Bharadwaj M, Moss DJ: Epstein-Barr virus vaccine: A cytotoxic T-cell-based approach. *Expert Rev Vaccines* 1:467, 2002.
98. Sokal EM, Hoppenbrouwers K, Vandermeulen C, et al: Recombinant gp350 vaccine for infectious mononucleosis: A phase 2, randomized, double-blind, placebo controlled trial to evaluate the safety, immunogenicity, and efficacy of Epstein-Barr virus vaccine in healthy young adults. *J Infect Dis* 196(12):1749, 2007.
99. Davis JE, Moss DJ: Treatment options for post-transplant lymphoproliferative disorders and other Epstein-Barr virus associated malignancies. *Tissue Antigens* 63:285, 2004.
100. Farrell CJ, Lee JM, Shin EC, et al: Inhibition of Epstein-Barr virus-induced growth proliferation by nuclear antigen EBNA-2 peptide. *Proc Natl Acad Sci U S A* 101:4625, 2004.
101. Weller TH, Hanshaw JB: Virologic and clinical observations in cytomegalic inclusion disease. *N Engl J Med* 266:1233, 1962.
102. Hanshaw JB, Betts RF, Simon G, Boynton RC: Acquired cytomegalovirus infection. *N Engl J Med* 272:602, 1965.
103. Klemola E, Von Essen R, Henle G, et al: Infectious mononucleosis like disease with negative heterophile agglutination test. Clinical features in relation to Epstein-Barr virus and cytomegalovirus antibodies. *J Infect Dis* 121:608, 1970.
104. Stagno S, Pass RF, Dworsky ME, et al: Congenital cytomegalovirus infection: The relative importance of primary or recurrent maternal infection. *N Engl J Med* 306:945, 1982.
105. Hallee TJ, Evans AS, Niederman JC, et al: Infectious mononucleosis at the United States Military Academy. A prospective study of a single class over 4 years. *Yale J Biol Med* 47:182, 1974.
106. Yeager AS: Transfusion-acquired cytomegalovirus infection in newborn infants. *Am J Dis Child* 128:478, 1974.
107. Betts RF, Freeman RB, Douglas RG Jr, et al: Transmission of cytomegalovirus with renal allograft. *Kidney Int* 8:385, 1975.
108. Ho M, Suwansirkul S, Dowling JN, et al. The transplanted kidney as a source of cytomegalovirus infection. *N Engl J Med* 293:1109, 1975.
109. Wreghitt TG, Teare O, Sule O, et al: Cytomegalovirus infection in immunocompetent patients. *Clin Infect Dis* 37:1603, 2003.
110. Rodriguez-Bano J, Muniain MA, Borobio MV, et al: Cytomegalovirus mononucleosis as a cause of prolonged fever and prominent weight loss in immunocompetent adults. *Clin Microbiol Infect* 10:468, 2004.
111. Alberola J, Tarnarit A, Iguai R, et al: Early neutralizing and glycoprotein B (gB) specific antibody responses to human cytomegalovirus (HCMV) in immunocompetent individuals with distinct clinical presentations of primary HCMV infection. *J Clin Virol* 16(2):113, 2000.
112. Scalzo AA, Corbett AJ, Rawlinson WD, et al: The interplay between host and viral factors in shaping the outcome of cytomegalovirus infection. *Immunol Cell Biol* 85(1):46, 2007.
113. Smith MS, Bentz GL, Alexander JS, Yurochko AD: Human cytomegalovirus induces monocyte differentiation and migration as a strategy for dissemination and persistence. *J Virol* 78:4444, 2004.
114. Ang CW, Jacobs BC, Brandenburg AH, et al: Cross-reactive antibodies against GM2 and CMV-infected fibroblasts in Guillain-Barré syndrome. *Neurology* 54:1453, 200.

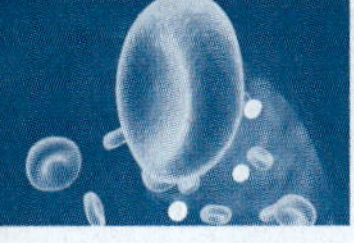

115. Betts RF, Freeman RB, Douglas RG Jr, Talley TE: Clinical manifestations of renal allograft derived primary cytomegalovirus infection. *Am J Dis Child* 131:759, 1977.
116. Meyers JD, Spencer HC Jr, Watts JC, et al: Cytomegalovirus pneumonia after human marrow transplantation. *Ann Intern Med* 82:181, 1975.
117. Schooley RT, Hirsch MS, Colvin RB, et al: Association of Herpesvirus infections with T-lymphocyte subset alterations, glomerulopathy, and opportunistic infections after renal transplantation. *N Engl J Med* 308:307, 1983.
118. George MJ, Snydman DR, Werner BG, et al: The independent role of cytomegalovirus for invasive fungal disease in orthotopic liver transplant recipients: The Boston Center for Liver Transplantation CMV IgG-Study Group: Cytogam, MedImmune Inc., Gaithersburg, Md. *Am J Med* 103:106, 1997.
119. Tindall B, Cooper DA, Donovan B, Penny R: Primary human immunodeficiency infection. Clinical and serologic aspects. *Infect Dis Clin North Am* 2:329, 1988.
120. Vanhems P, Allard R, Cooper DA, et al: Acute human immunodeficiency virus type 1 disease as a mononucleosis-like illness: Is the diagnosis too restrictive? *Clin Infect Dis* 24:965, 1997.
121. Rosenberg ES, Caliendo AM, Walker BD: Acute HIV among patients tested for mononucleosis [letter]. *N Engl J Med* 340:969, 1999.
122. Walensky RP, Rosenberg ES, Ferraro MJ, et al: Investigation of primary human immunodeficiency virus infection in patients who test positive for heterophile antibody. *Clin Infect Dis* 33:570, 2001.
123. Dalmau J, Puertas MC, Azuara M, et al: Contribution of Immunologic and virological factors to the extremely severe primary HIV type 1 infection. *Clin Infect Dis* 48:229, 2009.
124. Steeper TA, Horwitz CA, Ablashi DV, et al: The spectrum of clinical and laboratory findings resulting from human herpesvirus-6 (HHV-6) in patients with mononucleosis-like illness not resulting from Epstein-Barr virus or cytomegalovirus. *Am J Clin Pathol* 93:776, 1990.
125. Li IW, To Kk, Tang BS, et al: Human metapneumovirus infection in a human immunocompetent adult presenting as mononucleosis-like illness. *J Infect* 56(5):389, 2008.
126. Andersson J, Britton S, Ernberg I, et al: Effect of acyclovir on infectious mononucleosis: A double-blinded, placebo-controlled study. *J Infect Dis* 153:283, 1986.
127. Torre D, Tambini R: Acyclovir for treatment of infectious mononucleosis: A meta-analysis. *Scand J Infect Dis* 31:543, 1999.
128. Collins M, Fleisher G, Kreisberg J, Fager S: Role of steroids in the treatment of infectious mononucleosis in the ambulatory college student. *J Am Coll Health* 33:101, 1984.
129. Chan SC, Dawes PJ: The management of severe infectious mononucleosis tonsillitis and upper airway obstruction. *J Laryngol Otol* 115:973; 2001.
130. Peter J, Ray GG: Infectious mononucleosis. *Pediatr Rev* 19:276, 1998.
131. Walling DM, Flaitz CM, Nichols CM, et al: Persistent productive Epstein-Barr virus replication in normal epithelial cells *in vivo*. *J Infect Dis* 184:1499, 2001.
132. Yao QY, Ogan P, Rowe M, et al: Epstein-Barr virus-infected B cells persist in the circulation of acyclovir-treated virus carriers. *Int J Cancer* 43:67, 1989.
133. Goldberg GN, Fulginiti VA, Ray CG, et al: *In utero* Epstein-Barr virus (infectious mononucleosis) infection. *JAMA* 246:1579, 1981.
134. Avgil M, Ornoy A: Herpes simplex virus and Epstein-Barr virus infections in pregnancy: Consequences of neonatal or intrauterine infection. *Reprod Toxicol* 21(4):436, 2006.
135. Connor EM, Sperling RS, Gelber R, et al: Reduction of maternal-infant transmission of human immunodeficiency virus type 1 with zidovudine treatment. Pediatrics AIDS Clinical Trials Group Protocol 076 Study Group. *N Engl J Med* 331:1173, 1994.
136. Cengir SD, Ortac F, Soylemez F: Treatment and results of chronic toxoplasmosis. Analysis of 33 cases. *Gynecol Obstet Invest* 33:105, 1992.
137. Stray-Pedersen B: Treatment of toxoplasmosis in the pregnant mother and newborn child. *Scand J Infect Dis* 84:23, 1992.

10

第十部分

髓系肿瘤性疾病

威廉姆斯血液学

Williams Hematology

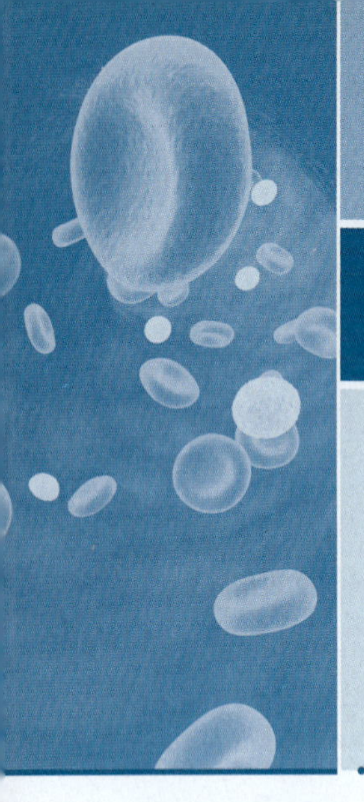

第85章

克隆性髓细胞疾病的分类和临床表现

Marshall A. Lichtman

摘 要

克隆性髓细胞疾病是起源于有获得性突变的骨髓多能干细胞或者非常早期的前体细胞。细胞遗传学检测有时可发现明显的染色体改变导致原发突变。染色体易位、倒位和缺失可引起:①融合基因,其编码的融合蛋白具肿瘤源性;②编码控制细胞生长、程序性细胞死亡或其他调节途径的关键分子的基因表达过高或过低。染色体复制,如三倍体,也导致细胞行为失调。在某些无细胞遗传学异常的情况下,基因和miRNA(微小核糖核酸)表达谱也可识别可能导致白血病的基因突变。如果对疾病不进行治疗,那么不同的突变可能会导致不同的表型,轻者表现为血细胞水平微小变化,细胞功能影响不明显,对寿命影响也很少,重者则可在数天内发生严重的全血细胞减少甚至死亡。造血干细胞克隆性扩增来自体细胞突变(致肿瘤性的)的多能干细胞,这些细胞可分化和成熟为血细胞各个系列,但伴有不同程度的功能缺陷。特定的综合征可能会改变血细胞水平、结构和功能,对特定的血细胞系列的影响程度不一,可微小至严重。对任何一个系列的影响方式是无法预测的,甚至在同一种类型的疾病。因此患者中所产生的表型是变化多端的。在真性红细胞增多症或者血小板增多症中,前体细胞成熟后的细胞外形和功能接近正常,但在血液中的水平是过高的。而且常见有相互重叠的特征,例如血小板增多是真性红细胞增多症、原发性血小板增多症、原发性骨髓纤维化,或者慢性髓细胞白血病的一个特征。克隆性贫血可伴不明显或者非常严重的中性粒细胞减少或者血小板减少或者有时候血小板增多。这些反映了突变多能干细胞分化能力的不可预知的表现,其遗传学机制大多未明。仅在少数情况下细胞遗传学改变和表型之间有紧密联系,尽管这些相关性是不完全的,例如,慢性髓细胞白血病染色体易位t(9;22)(q34;q11)(BCR-ABL,p210)和急性早幼粒细胞白血病t(15;17)(q22;q21)(PML-RARα)。然而,大部分患者可通过经典的诊断方法进行归类(表85-1)。克隆性髓细胞疾病的一个重要特征是克隆性扩增的细胞对正常(多克隆性)干细胞有潜在的可逆性的抑制作用。这种共存和竞争形成了急性髓细胞白血病强烈化疗后缓解-复发模式的基础,解释了很多慢性髓细胞白血病患者在酪氨酸激酶抑制剂治疗后重现多克隆性的正常造血。

本章使用的简写和缩略词:ALL,急性淋巴细胞白血病(acute lymphocytic leukemia);AML,急性髓细胞白血病(acute myelogenous leukemia);CD,分化抗原决定簇(cluster of differentiation);CML,慢性粒细胞白血病(chronic myelogenous leukemia);FGFR,成纤维细胞生长因子受体(fibroblast growth factor receptor);FLT-3,FMS样酪氨酸激酶3(FMS-like tyrosine kinase 3);G-banding,Giemsa分带(Giemsa banding);GPI,糖基化磷脂酰肌醇(glycosylphosphatidylinisotol);JAK2,Janus激酶2(Janus kinase 2);miRNA,微小核糖核酸(microribonucleic acid);^{32}P,磷-32(phosphorus-32);PDGFR,血小板衍生的生长因子受体(platelet-derived growth factor receptor);PNH,阵发性睡眠性血红蛋白尿(paroxysmal nocturnal hemoglobinuria);PO_2,氧分压(pressure of oxygen);t,易位(translocation);WHO,世界卫生组织(World Health Organization)。

大量克隆性(肿瘤性)综合征或者疾病是由于多能造血祖细胞的体细胞突变所致(表85-1)。这种突变细胞行为类似于干细胞,可自我复制和产生不同造血系列细胞。近60年来,已有大量证据表明存在有髓系白血病干细胞。人们将人类白血病细胞移植至免疫缺陷小鼠[1,2],然后分离细胞并进行表型分析,实验结果支持了这一观点[3]。尽管大部分关注点集中于急性髓细胞白血病(AML)和慢性髓细胞白血病(CML)的白血病干细胞,但非常有可能在每一种克隆性髓细胞疾病都有相似的细胞起作用(启动和维持)。

应用实验肿瘤发生学的经典命名法,根据肿瘤的恶性程度,分化和成熟能力丧失的程度与疾病进展速度,虽然有点人为,但有可能对克隆性髓细胞疾病进行分类。"偏差"这词是相对于正常细胞分化和成熟潜能,以及细胞群体平衡调节(细胞产生和死亡速度)的能力。这个命名法是与发病原理相关的对克隆性造血系统疾病进行诊断分类。

表 85-1 肿瘤性(克隆性)髓细胞异常

Ⅰ. 微小偏差的肿瘤(骨髓中无明显白血病原始细胞)
- A. 成熟细胞生成明显过少
  - 1. 克隆性(难治性)铁粒幼贫血(见第 88 章)[a]
  - 2. 克隆性(难治性)非铁粒幼贫血(见第 88 章)[a]
  - 3. 克隆性二系或三系细胞减少(见第 88 章)
  - 4. 阵发性睡眠性血红蛋白尿(见第 40 章)
- B. 成熟细胞生成明显过多
  - 1. 真性红细胞增多症(见第 86 章)[b]
  - 2. 原发性血小板增多症(见第 87 章)[b]

Ⅱ. 中度偏差的肿瘤(骨髓中通常有少量白血病原始细胞)
- A. 慢性髓细胞白血病(见第 90 章)
  - 1. Ph 染色体阳性,*BCR* 重排阳性(约 90%)
  - 2. Ph 染色体阴性,*BCR* 重排阳性(约 6%)
  - 3. Ph 染色体阴性,*BCR* 重排阴性(约 4%)
- B. 原发性骨髓纤维化(慢性巨核细胞白血病)(见第 91 章)
- C. 慢性嗜酸性粒细胞白血病(见第 62 章和第 90 章)
  - 1. *PDGFR* 重排阳性
  - 2. *FGFR1* 重排阳性
- D. 慢性中性粒细胞白血病(见第 90 章)
- E. 慢性嗜碱性粒细胞白血病(见第 90 章)
- F. 全身性肥大细胞增多症(慢性肥大细胞白血病)(见第63章)
  - 1. KIT^{D816V} 突变阳性(约 90%)
  - 2. KIT^{V560G} 突变阳性(少量)

Ⅲ. 中度严重偏差的肿瘤(骨髓中有中等量白血病原始细胞)
- A. 低原始髓细胞白血病(难治性贫血伴过多原始细胞)(见第 88 章)
- B. 亚急性粒单核细胞白血病(见第 90 章)
  - 1. *PDGFR* 重排阳性(少见)
- C. 青少年粒单核细胞白血病(见第 90 章)

Ⅳ. 重度偏差的肿瘤(骨髓和血液中常见白血病原始或早期祖细胞)
- A. 急性髓细胞白血病各种亚型(第 89 章)
  - 1. 原始粒细胞性(粒系)
  - 2. 粒单细胞性(粒单原始细胞性)
  - 3. 早幼粒细胞性
  - 4. 红细胞性
  - 5. 单核细胞性
  - 6. 巨核细胞性
  - 7. 嗜酸性粒细胞性[c]
  - 8. 嗜碱性粒细胞性[d]
  - 9. 肥大细胞性[e]
  - 10. 组织细胞或树突状细胞性[f]
- B. 急性髓细胞白血病的高频基因亚型[t(8;21),inv16,t(16;16),t(15;17),或(11q23)][g]
- C. 髓细胞肉瘤
- D. 急性双表型(髓细胞和淋巴细胞标记)白血病[h]
- E. 从以前克隆性髓细胞疾病演变的伴有淋巴细胞标志的急性白血病

[a] WHO 包括"骨髓增生异常综合征"四种异常,分类在第 88 章中讨论。
[b] WHO 包括"骨髓增殖性疾病"三种异常,分类在第 86 章、第 87 章、第 90 章中讨论。
[c] 急性嗜酸性粒细胞白血病是罕见的。大部分病例是亚急性或者慢性并且包含在嗜酸性粒细胞增多症内(见第 62 章、第 89 章、第 90 章)。
[d] 罕见急性嗜碱性粒细胞白血病是 Ph 阴性急性髓细胞白血病的变异体。大部分病例具有 Ph 染色体并且从慢性髓细胞白血病演变而来(见第63 章、第89 章、第90 章)。
[e] 见第 63 章。
[f] 见第 72 章。
[g] 尽管具有所列亚型的表型但 WHO 定义这些亚型是独立的类型。
[h] 抗髓细胞和抗淋巴细胞单克隆抗体标记的约 10% 的急性髓细胞白血病病例可能具有双表型(单个细胞中具有髓系和淋系标记)(见第 89 章)。

微小偏差的克隆性髓细胞疾病

表 85-1 中所列该类肿瘤细胞保持了较高程度的分化和成熟能力,即使不治疗或仅用最小剂量的细胞毒药物治疗,病人的中位生存期仍可达几十年[4]。使用词语"微小偏差"不应该是指无死亡率、无生存期缩短和其他后果。这个词语是指相对于 AML,后者的分化、成熟和细胞增殖与细胞死亡的调控明显障碍,这些病人如不治疗,预期生存期仅数天至数周。

■ 前体细胞显著凋亡

克隆性(难治)贫血和二系、三系细胞减少是该类疾病的特点。骨髓晚期前体细胞过度凋亡(指无有效造血)导致细胞减少是克隆性造血多能干细胞疾病中该类亚型的一个主要特征。常见伴随的特点是血细胞严重畸形[5]。这些细胞形态学异常是特异性的,克隆性贫血,二系细胞减少或者全血细胞减少,包括血细胞及其前体细胞体积异常(巨红细胞症和小红细胞症)、形状改变(异形红细胞症)和细胞核或细胞器结构异常(颗粒减少或颗粒增多,细胞核分叶减少)等(见第 88 章)。血细胞的成熟异常导致了细胞形态学、生物化学和功能的改变。常见特点为无效的红细胞生成,晚期原红细胞在完全成熟前即在髓内凋亡。即使在骨髓内也可发生无效粒系生成和血小板生成,导致中性粒细胞减少和血小板减少。

骨髓中病态的铁粒幼细胞少于 15% 或多于 15% 的克隆性贫血无明显的临床差别。因此,非铁粒幼细胞与铁粒幼细胞性

病理生理

Omenn 综合征的病理生理与免疫耐受的缺失有关。一种涉及自身抗原呈递和自身反应性胸腺细胞阴性选择的转录因子 AIRE(自身免疫调节因子)在胸腺的表达下降[102]。调节性 T 细胞的生成以及在淋巴细胞减少环境下 T 淋巴细胞的自稳增殖均受到影响,在该病的病理生理机制中发挥关键作用[103]。

实验室特征

实验室检查常见白细胞增多并伴有嗜酸性粒细胞增多、免疫球蛋白水平降低,但血清 IgE 往往增高。循环 T 细胞数量变化较大,但均有特征性的活化/记忆($CD45R0^+$)表型。T 细胞亚群的分布和构成受到限制,CD4 和 CD8 亚群分布发生偏移,倾向于 Th2 亚群,IL-4 和 IL-5 生成增加。在体外,淋巴细胞对抗原无反应;对丝裂原的反应不一致,但通常是下降的[104]。循环 B 细胞和 NK 细胞数量变化也较大,取决于基因缺陷的种类。有报道 RAG 缺陷的 Omenn 综合征患者缺乏恒定型自然杀伤性 T 细胞[105]。

鉴别诊断

鉴别诊断包括有母体来源 T 细胞植入的 SCID、完全非典型 DiGeorge 综合征以及 CHARGE 综合征[106,107]。CHARGE 是一个缩写,包括眼组织缺损、心脏缺陷、内鼻孔闭锁、发育迟滞、泌尿生殖系统异常以及耳部异常和耳聋。现在已不再用这些特征来诊断这个复杂的疾病。如果不止一种先天异常非随机的同时出现而不能用偶然现象来解释,就应考虑该综合征。CHARGE 综合征患儿很少会同时具备所有这些特征。大部分患者 8 号染色体上的 *CHD7* 基因发生突变。具有 NEMO 缺陷的男性婴儿也可表现为类似 Omenn 综合征的严重皮肤表现。

治疗

异基因造血干细胞移植是唯一可能根治该病的方法。患者需要积极的营养支持,纠正低蛋白血症,并通过抗生素、抗真菌药物以及免疫球蛋白替代治疗防治感染。应用糖皮质激素或环孢素进行免疫抑制有利于控制 T 细胞介导的组织损伤。

■ ZAP-70 缺陷

定义

70kDa 的 zeta 相关蛋白(ZAP-70)在 TCR 连接后被磷酸化的 CD3ζ 链募集,参与细胞内信号转导。*ZAP-70* 突变导致一种少见的 SCID 类型,无法进行胸腺内 $CD8^+$ 淋巴细胞的阳性选择,但是 $CD4^+$ T 细胞发育不受影响[101,108,109]。

临床及实验室特征

患者具有 SCID 的临床特征,表现为早期发生且严重的感染。但是淋巴结可触及,胸部 X 线检查能看到胸腺影。ZAP-70 缺陷患者的循环 $CD8^+$ T 细胞数量严重下降,但是淋巴细胞绝对计数正常甚至会增高。体外对丝裂原的反应明显下降,提示 $CD4^+$ 淋巴细胞功能缺陷。部分患者有严重的低丙种球蛋白血症,但是另一些患者可见到对免疫原的正常抗体反应。

鉴别诊断

鉴别诊断包括 MHC Ⅰ类分子缺陷和 CD8α 缺陷,两者均表现为 $CD8^+$ 淋巴细胞严重减少。CD8α 缺陷患者有独特的 $CD3^+TCR\alpha\beta^+CD4^-CD8^-$ 细胞群,具有正常的增殖反应,尽管有报道感染可致迟发死亡,但患者通常可以存活至成年[110,111]。

治疗

ZAP-70 缺陷唯一的根治方法为异基因造血干细胞移植。

■ MHC Ⅰ类分子缺陷

定义

MHC Ⅰ类分子缺陷的特征为所有细胞表面 MHC Ⅰ类分子表达均减少。该病为常染色体隐性遗传,可能由 *TAP1*[112]、*TAP2*[113] 或 *Tapasin*[114] 基因缺陷所致。这些缺陷影响了肽类抗原的细胞内转运、与 MHC Ⅰ类分子的结合以及复合体在细胞表面的表达。

临床及实验室特征

MHCⅠ类分子缺陷的临床表现包括儿童期反复发作的呼吸道感染、慢性炎症性肺疾病和皮肤损害,TAP1 和 TAP2 缺陷类似于韦格纳肉芽肿病[115,116]。慢性肺部疾病是主要的死亡原因。肾小球肾炎和带状疱疹仅在 Tapasin 缺陷患者中有报道[114]。

由于 $CD8^+$ 淋巴细胞在胸腺的阳性选择依赖 MHC Ⅰ类分子的识别,所以患者循环 $CD8^+$ T 细胞数量减少。尽管 $TCR\gamma\delta^+$ T 细胞比例增高,但在体外 T 细胞功能正常,这可以与 $CD8^+$ 细胞严重减少的 ZAP-70 缺陷患者相鉴别。

治疗

类似用于囊性纤维化病的一些预防措施可能是有益的。治疗肉芽肿病变主要是应用局部抗菌剂,免疫抑制剂可能会加重症状,应避免使用。

■ MHCⅡ类分子缺陷

定义

MHCⅡ类分子缺陷定义为缺乏 MHCⅡ类分子表达,是常染色体隐性遗传疾病。北非裔人群中的患病率较高。MHCⅡ类分子缺陷由通过与 MHCⅡ类基因近端启动子结合控制 MHCⅡ类抗原表达的转录因子突变所致。目前已知的有四种基因缺陷,包括 *CIITA*、*RFXANK*、*RFX5* 以及 *RFXAP* 基因突变[117]。

临床及实验室特征

患者在出生后早期对细菌、病毒和机会感染的易感性增加。常见继发于隐孢子虫或 CMV 感染的严重肺部感染、慢性腹泻、硬化性胆管炎。症状较轻并能存活到成年的病例也有报道[118,119]。

循环 $CD4^+$ T 细胞显著减少,反映出胸腺阳性选择受损。

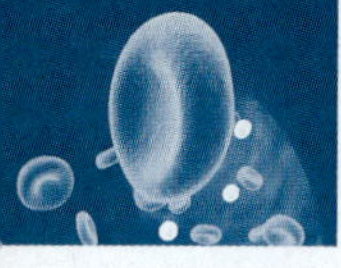

缺乏迟发型超敏反应，但是存在体外对丝裂原的增殖反应。常见低丙种球蛋白血症，对免疫原的抗体反应较差[118]。明确诊断主要通过证实单核细胞、B淋巴细胞和体外激活的T细胞不表达MHCⅡ类分子。大部分患者细胞表面MHC Ⅰ类分子表达亦下降。鉴别诊断包括HIV感染和原发性CD4淋巴细胞减少，但是二者均有MHCⅡ类分子表达。

治疗及病程

MHCⅡ类分子缺陷预后较差。如果不经治疗，大部分患者在婴儿期或儿童期死亡。呼吸道感染为主要死亡原因。硬化性胆管炎患者可见肝衰竭。需要营养支持、抗生素预防和免疫球蛋白替代治疗，但是对长期预后影响不大。部分病例可通过异基因造血干细胞移植得以改善，但是即便进行HLA相合同胞供体移植，总体疗效并不令人满意[77]。移植物抗宿主病较常见，尤其是之前有病毒感染的患者[120]。

Coronin 1A缺陷

Coronin 1A是一种肌动蛋白调节因子，主要表达于造血细胞，作用是调控胸腺细胞输出以及初始T细胞向二级淋巴器官迁移。曾报道一例患者CORO1A两个等位基因均发生突变，在出生后13个月发病，患有严重的疫苗相关性水痘和反复发作的呼吸道感染。免疫学表现为T淋巴细胞减少，而B细胞和NK细胞数量正常。体外对丝裂原的增殖反应轻度下降。血清免疫球蛋白水平降低，但可以检测到，对抗原的抗体应答消失。异基因造血干细胞移植可治疗该病[121]。

信号传导及转录活化因子(STAT)5b缺陷

STAT5b可被激素（例如生长激素）和细胞因子（包括IL-2）激活并促进免疫及非免疫基因的转录。STAT5b缺陷是少见的常染色体隐性遗传病，表现为对生长激素不敏感并伴有不同程度的免疫缺陷[122,123]。患者出生时身高正常，但发育为身材矮小症。生长激素水平正常或增高，但胰岛素生长因子水平降低。对生长激素替代治疗无反应。免疫缺陷主要表现为肺部感染（包括*P. jiroveci*肺炎）、肺纤维化，以及对严重病毒感染（出血性水痘、带状疱疹、疱疹性角膜炎）易感性增加。自身免疫表现亦有报道。需要立即控制感染以预防并发支气管扩张。如果有肺纤维化的证据，应用糖皮质激素可能有效。

钙离子通道缺陷

在淋巴细胞和非免疫细胞的活化过程中，钙的流动非常关键。ORAI1和STIM1这两个分子介导钙离子流入通道的功能。ORAI1是一个广泛表达的蛋白，构成细胞表面钙释放激活通道的孔形成亚单位。STIM1能感知内质网内的钙离子浓度，并激活钙释放激活通道。*ORAI1*和*STIM1*基因突变都可以导致常染色体隐性遗传的免疫缺陷，临床表现类似SCID，还有一些特征性表现，包括非进展性肌病、外胚层发育不良、肝脾肿大、溶血性贫血和血小板减少[124,125]。尽管T细胞发育不受影响，但在体外T细胞对丝裂原、佛波酯和伊屋诺霉素的增殖反应显著下降，并且T细胞活化后不出现进入细胞的钙离子流。尽管有高丙种球蛋白血症，但缺少特异性抗体应答。异基因造血干细胞移植已应用于部分患者以纠正该缺陷[125]。

胸腺发育缺陷

DiGeorge综合征(22q11.2缺失综合征)

定义

DiGeorge综合征是胚胎发育早期位于第三、第四咽弓的头神经嵴细胞迁移和分化异常导致的一种发育障碍[126]。16号染色体有缺失的单倍剂量不足的转基因小鼠会出现主动脉弓畸形。人类染色体22q11.2与小鼠的16号染色体有同源性，包含*Tpx1*基因，该基因编码一个具有T-box DNA结合域的转录因子。在一些具有DiGeorge综合征典型特征的患者可观察到*TBX1*突变，但是在临床表现不典型的患者中也有该突变[127]。但是，还有相当一部分(10%~45%)DiGeorge综合征患者没有染色体22q11.2缺失，约2%的患者有染色体10p的小片段缺失。

临床和实验室特征

DiGeorge综合征患者临床表现变化较大。DiGeorge综合征的表现包括先天性心脏病三联征、甲状旁腺功能减退引起的低钙血症，以及胸腺发育不良造成的免疫缺陷。大部分患者有轻到中度的免疫缺陷，涉及T细胞成熟及功能，T细胞数量在出生后的前几个月通常少于1500/μl。少数DiGeorge综合征患者因完全缺乏T细胞而类似于SCID。部分T细胞严重缺陷的患者会有一些非典型表现，包括明显的红色斑疹及淋巴结病，并可能出现具有自我攻击性的寡克隆T细胞，类似于Omenn综合征患者[128]。与其他的细胞免疫缺陷一样，DiGeorge综合征发生类风湿关节炎、甲状腺炎等自身免疫性疾病的几率增高，T细胞严重缺陷的患者还可能会出现B细胞淋巴瘤。22q11.2缺失患者有50%~80%会并发心脏缺陷，50%~60%可能出现低钙血症。1/3的DiGeorge综合征患者有腭咽闭锁不全，导致喂养困难和语言迟滞；10%的患者有唇腭裂。由于年龄较小，许多患者会出现社会、行为及精神方面的问题。怀疑DiGeorge综合征的婴儿应通过荧光原位杂交检测22q11.2缺失。但DiGeorge综合征也可发生于没有22q11.2缺失的患者。

治疗

心血管异常需立即处理，低钙血症应给予适当治疗。根据免疫缺陷的程度予以抗生素、静脉免疫球蛋白等，如果T细胞功能完全缺失，需要进行免疫重建。无关供体胸腺部分切除后获得的胸腺组织清除T细胞后移植给患者可恢复T细胞免疫[129]。胸腺功能完全缺陷的患者接受相合供体异基因造血干细胞移植能成功重建正常的免疫系统并至少维持20年以上[130]。

先天性秃发及胸腺缺失

有报道在两姐妹中发现转录因子FOXN1纯合子无义突变导致胸腺缺失，患者具有SCID表型、先天性秃发、指(趾)甲营养不良和严重的神经管缺陷[131]。FOXN1与裸鼠/严重联合免疫缺陷表型有关。

表现为自身免疫病的原发性免疫缺陷病

单基因缺陷会增加自身免疫性疾病的易感性，该发现强化了免疫失调与自身免疫之间存在联系的观点。这类疾病包括三个综合征：① X 连锁免疫失调、多内分泌腺病和肠病综合征（IPEX）；②自身免疫性多内分泌腺病、念珠菌病和外胚层发育不良综合征（APECED）；③自身免疫性淋巴细胞增生综合征（ALPS）。

■ IPEX 综合征

临床表现

IPEX 综合征的主要表现包括继发于自身免疫性肠病的早发腹泻，以及胰岛素依赖性 1 型糖尿病、甲状腺炎、肾上腺素缺乏等多发性内分泌腺病。自身免疫性溶血性贫血、血小板减少、中性粒细胞减少是常见的并发症。湿疹是最常见的皮肤病理表现，但是红斑、银屑病性皮炎以及全身毛发脱失也有报道。淋巴结病和肝脾肿大较少见[132]。可见小肠绒毛消失，肠黏膜、胰腺、甲状腺、肺和肝脏淋巴细胞浸润。免疫异常包括血清 IgA 和 IgE 水平升高，以及 $CD4^+CD25^+FOXP3^+$ 调节 T 细胞缺乏。IPEX 由定位于 X 染色体着丝粒区的 *FOXP3* 基因突变所致[133]。

转录因子 FOXP3 是 IL-2、IL-4 的转录阻遏物，IFN-γ 则通过干扰细胞因子调节剂 NAFT（活化的 T 细胞核因子）来启动转录[134]。

治疗

环孢素、他克莫司、西罗莫司及糖皮质激素等免疫抑制剂可暂时减轻症状。异基因造血干细胞可治愈该病[135]。

CD25 突变会导致 IL-2 受体 α 链（CD25）完全缺失，形成类似 IPEX 的表型。除了具有 IPEX 特征性的自身免疫表现以外，CD25 缺陷患者由于 IL-2R 信号缺陷会并发机会感染[136,137]。由于有类似 SCID 的特征，1 例患者成功接受了同胞相合供体造血干细胞移植[136]。

■ 自身免疫性多内分泌腺病、念珠菌病和外胚层发育不良综合征

APECED 是一种罕见的常染色体隐性遗传病，也称为自身免疫性多腺体综合征。在芬兰人、伊朗人和萨丁尼亚人等特定人群中发生率较高。大部分 APECED 患者有慢性皮肤黏膜念珠菌病及内分泌病，主要涉及甲状旁腺、肾上腺，而甲状腺和胰腺相对少见。该综合征常合并外胚层表现，例如牙釉质和指甲发育不良[138]。APECED 由 *AIRE* 基因突变所致。*AIRE* 基因只表达于有 MHCⅡ类分子和共刺激分子 CD80 的髓样胸腺上皮细胞。这些细胞具有很强的能力，可以“杂乱的”表达机体几乎所有器官来源的组织限制性抗原[139]。这些器官特异性蛋白的表达有助于自身反应性 T 细胞的阴性选择以及免疫调节性 $FOXP3^+$ T 细胞的产生。*AIRE* 基因缺失会使胸腺内组织限制性抗原表达下降，导致自身反应性 T 细胞克隆逃逸至外周[140]。

■ 自身免疫性淋巴细胞增生综合征（ALPS）

定义、临床特征及发病机制

ALPS 由淋巴细胞凋亡缺陷引起，引起非肿瘤性的淋巴结病、肝脾肿大和自身免疫性疾病，常见 Coombs 阳性自身免疫性贫血、血小板减少和中性粒细胞减少。美国 NIH 一项 79 例患者的研究发现，淋巴瘤的发生率约 9%，包括霍奇金淋巴瘤和非霍奇金淋巴瘤[141]。淋巴结和脾脏明显增生，其中的 T 细胞大部分为 $TCR\alpha\beta^+CD4^-CD8^-$ 细胞。ALPS 患者的外周血也可见到该现象，双阴性 T 细胞约占 5%~20%（范围 1%~68%）[141]。大部分细胞表达 MHCⅡ类分子，并分泌高水平的 IL-4、IL-5 和 IL-10。

Fas 介导的凋亡途径在下调抗原诱导的免疫反应和清除自身反应性淋巴细胞的过程中发挥重要作用。ALPS 患者“程序性细胞死亡”所需的基因发生突变。最常见的是编码 T 细胞表面分子 Fas 的 *CD95* 或 *TNFRSF6* 基因缺陷（Ⅰa 型 ALPS）。部分患者可在双阴性 T 细胞中检测到 Fas 的体细胞突变（Ⅰm 型 ALPS）。少数家系还发现影响 Fas 配体（CD95L、TNFSF6）的突变（Ⅰb 型 ALPS）。约 3% 的 ALPS 患者 *caspase 10* 或 *caspase 8* 发生突变（Ⅱ型 ALPS）。10%~20% 的患者具有 ALPS 表现型但没有 *Fas*、*FasL* 或 *caspases* 突变，被归为Ⅲ型 ALPS。由于三个 Fas 分子形成三聚体复合物，与 FasL 三聚体相互作用，大部分 ALPS 家系为外显率不同的常染色体显性遗传（*caspases* 突变为常染色体隐性遗传）。

治疗

免疫抑制剂治疗自身免疫症状的疗效不确定。脾切除仅推荐用于巨脾或脾破裂的患者，术后需终生予以抗生素预防。ALPS 患者长期预后较差。

其他定义明确的免疫缺陷综合征

■ Wiskott-Aldrich 综合征

定义

Wiskott-Aldrich 综合征（WAS）是一种罕见的 X 连锁疾病，特征为血小板减少、血小板体积减小、湿疹、反复感染、免疫缺陷，自身免疫性疾病和恶性肿瘤的发病率较高（见第 121 章）。典型的 WAS 表型通常是由编码 WAS 蛋白（WASP）的基因无效突变所致。WASP 是造血细胞肌动蛋白聚合的关键调节因子，有明确的结构域，涉及细胞质信号传导、细胞移动和免疫突触形成。X 连锁血小板减少（XLT）是较轻的类型，通常具有一种导致突变蛋白表达的突变基因。XLT 患者一般没有湿疹或者湿疹较轻，感染、自身免疫或肿瘤等其他问题也相对较少[142]。WASP 的鸟嘌呤核苷三磷酸酶结合域的氨基酸置换干扰了分子内自动抑制机制，导致肌动蛋白聚合受损，引起 X 连锁中性粒细胞减少[143]。

临床及实验室特征

根据定义，WAS 和 XLT 患者有先天性血小板减少［范围在 $(20\sim60)\times10^9/L$］和血小板体积减小，但是巨核细胞数量正

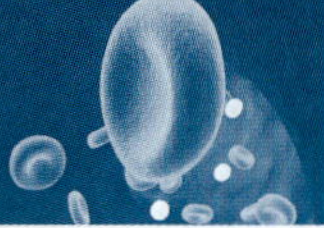

Pt 2):642, 2001.
175. Klein C, Wenning GK, Quinn NP, Marsden CD: Ataxia without telangiectasia masquerading as benign hereditary chorea. *Mov Disord* 11:217, 1996.
176. Stewart GS, Maser RS, Stankovic T, et al: The DNA double-strand break repair gene hMRE11 is mutated in individuals with an ataxia-telangiectasia-like disorder. *Cell* 99:577, 1999.
177. Weemaes CM, Smeets DF, van der Burgt CJ: Nijmegen Breakage syndrome: A progress report. *Int J Radiat Biol* 66(6 Suppl):S185, 1994.
178. Huizing M, Helip-Wooley A, Westbroek W, et al: Disorders of lysosome-related organelle biogenesis: Clinical and molecular genetics. *Annu Rev Genomics Hum Genet* 9:359, 2008.
179. Filipovich AH: Hemophagocytic lymphohistiocytosis and other hemophagocytic disorders. *Immunol Allergy Clin North Am* 28:293, 2008.
180. Stepp SE, Dufourcq-Lagelouse R, Le Deist F, et al: Perforin gene defects in familial hemophagocytic lymphohistiocytosis. *Science* 286:1957, 1999.
181. Feldmann J, Callebaut I, Raposo G, et al: Munc13-4 is essential for cytolytic granules fusion and is mutated in a form of familial hemophagocytic lymphohistiocytosis (FHL3). *Cell* 115:461, 2003.
182. zur Stadt U, Schmidt S, Kasper B, et al: Linkage of familial hemophagocytic lymphohistiocytosis (FHL) type-4 to chromosome 6q24 and identification of mutations in syntaxin 11. *Hum Mol Genet* 14:827, 2005.
183. Janka GE: Hemophagocytic syndromes. *Blood Rev* 21:245, 2007.
184. Ueda I, Kurokawa Y, Koike K, et al: Late-onset cases of familial hemophagocytic lymphohistiocytosis with missense perforin gene mutations. *Am J Hematol* 82:427, 2007.
185. Trizzino A, zur Stadt U, Ueda I, et al: Genotype-phenotype study of familial haemophagocytic lymphohistiocytosis due to perforin mutations. *J Med Genet* 45:15, 2008.
186. Rudd E, Bryceson YT, Zheng C, et al: Spectrum, and clinical and functional implications of UNC13D mutations in familial haemophagocytic lymphohistiocytosis. *J Med Genet* 45:134, 2008.
187. Horne A, Trottestam H, Arico M, et al: Frequency and spectrum of central nervous system involvement in 193 children with haemophagocytic lymphohistiocytosis. *Br J Haematol* 140:327, 2008.
188. Henter JI, Horne A, Arico M, et al: HLH-2004: Diagnostic and therapeutic guidelines for hemophagocytic lymphohistiocytosis. *Pediatr Blood Cancer* 48:124, 2007.
189. Marcenaro S, Gallo F, Martini S, et al: Analysis of natural killer-cell function in familial hemophagocytic lymphohistiocytosis (FHL): Defective CD107a surface expression heralds Munc13-4 defect and discriminates between genetic subtypes of the disease. *Blood* 108:2316, 2006.
190. Mahlaoui N, Ouachee-Chardin M, de Saint Basile G, et al: Immunotherapy of familial hemophagocytic lymphohistiocytosis with antithymocyte globulins: A single-center retrospective report of 38 patients. *Pediatrics* 120:e622, 2007.
191. Ouachee-Chardin M, Elie C, de Saint Basile G, et al: Hematopoietic stem cell transplantation in hemophagocytic lymphohistiocytosis: A single-center report of 48 patients. *Pediatrics* 117:e743, 2006.
192. Purtilo DT, Constantian HM, DeGirolami E: Letter: Epsilon-aminocaproic acid in haematuria. *Lancet* 1:755, 1975.
193. Coffey AJ, Brooksbank RA, Brandau O, et al: Host response to EBV infection in X-linked lymphoproliferative disease results from mutations in an SH2-domain encoding gene. *Nat Genet* 20:129, 1998.
194. Sayos J, Wu C, Morra M, et al: The X-linked lymphoproliferative-disease gene product SAP regulates signals induced through the co-receptor SLAM. *Nature* 395:462, 1998.
195. Calpe S, Wang N, Romero X, et al: The SLAM and SAP gene families control innate and adaptive immune responses. *Adv Immunol* 97:177, 2008.
196. Parolini S, Bottino C, Falco M, et al: X-linked lymphoproliferative disease. 2B4 molecules displaying inhibitory rather than activating function are responsible for the inability of natural killer cells to kill Epstein-Barr virus-infected cells. *J Exp Med* 192:337, 2000.
197. Bottino C, Falco M, Parolini S, et al: NTB-A [correction of GNTB-A], a novel SH2D1A-associated surface molecule contributing to the inability of natural killer cells to kill Epstein-Barr virus-infected B cells in X-linked lymphoproliferative disease. *J Exp Med* 194:235, 2001.
198. Dupre L, Andolfi G, Tangye SG, et al: SAP controls the cytolytic activity of CD8+ T cells against EBV-infected cells. *Blood* 105:4383, 2005.
199. Qi H, Cannons JL, Klauschen F, et al: SAP-controlled T-B cell interactions underlie germinal centre formation. *Nature* 455:764, 2008.
200. Pasquier B, Yin L, Fondaneche MC, et al: Defective NKT cell development in mice and humans lacking the adapter SAP, the X-linked lymphoproliferative syndrome gene product. *J Exp Med* 201:695, 2005.
201. Rigaud S, Fondaneche MC, Lambert N, et al: XIAP deficiency in humans causes an X-linked lymphoproliferative syndrome. *Nature* 444:110, 2006.
202. Sumegi J, Huang D, Lanyi A, et al: Correlation of mutations of the SH2D1A gene and Epstein-Barr virus infection with clinical phenotype and outcome in X-linked lymphoproliferative disease. *Blood* 96:3118, 2000.
203. Tabata Y, Villanueva J, Lee SM, et al: Rapid detection of intracellular SH2D1A protein in cytotoxic lymphocytes from patients with X-linked lymphoproliferative disease and their family members. *Blood* 105:3066, 2005.
204. Seemayer TA, Gross TG, Egeler RM, et al: X-linked lymphoproliferative disease: Twenty-five years after the discovery. *Pediatr Res* 38:471, 1994.
205. Lankester AC, Visser LF, Hartwig NG, et al: Allogeneic stem cell transplantation in X-linked lymphoproliferative disease: Two cases in one family and review of the literature. *Bone Marrow Transplant* 36:99, 2005.
206. Milone MC, Tsai DE, Hodinka RL, et al: Treatment of primary Epstein-Barr virus infection in patients with X-linked lymphoproliferative disease using B-cell-directed therapy. *Blood* 105:994, 2005.
207. Mischler M, Fleming GM, Shanley TP, et al: Epstein-Barr virus-induced hemophagocytic lymphohistiocytosis and X-linked lymphoproliferative disease: A mimicker of sepsis in the pediatric intensive care unit. *Pediatrics* 119(5):e1212, 2007.
208. Migliorati R, Castaldo A, Russo S, et al: Treatment of EBV-induced lymphoproliferative disorder with epipodophyllotoxin VP16-213. *Acta Paediatr* 83:1322, 1994.
209. Kaplan J, De Domenico I, Ward DM: Chédiak-Higashi syndrome. *Curr Opin Hematol* 15:22, 2008.
210. Nagle DL, Karim MA, Woolf EA, et al: Identification and mutation analysis of the complete gene for Chédiak-Higashi syndrome. *Nat Genet* 14:307, 1996.
211. Eapen M, DeLaat CA, Baker KS, et al: Hematopoietic cell transplantation for Chédiak-Higashi syndrome. *Bone Marrow Transplant* 39:411, 2007.
212. Tardieu M, Lacroix C, Neven B, et al: Progressive neurologic dysfunctions 20 years after allogeneic bone marrow transplantation for Chédiak-Higashi syndrome. *Blood* 106:40, 2005.
213. Menasche G, Pastural E, Feldmann J, et al: Mutations in RAB27A cause Griscelli syndrome associated with haemophagocytic syndrome. *Nat Genet* 25:173, 2000.
214. Badolato R, Parolini S: Novel insights from adaptor protein 3 complex deficiency. *J Allergy Clin Immunol* 120:735, 2007.
215. Dell'Angelica EC, Shotelersuk V, Aguilar RC, et al: Altered trafficking of lysosomal proteins in Hermansky-Pudlak syndrome due to mutations in the beta 3A subunit of the AP-3 adaptor. *Mol Cell* 3:11, 1999.
216. Fontana S, Parolini S, Vermi W, et al: Innate immunity defects in Hermansky-Pudlak type 2 syndrome. *Blood* 107:4857, 2006.
217. Enders A, Zieger B, Schwarz K, et al: Lethal hemophagocytic lymphohistiocytosis in Hermansky-Pudlak syndrome type II. *Blood* 108:81, 2006.
218. Casrouge A, Zhang SY, Eidenschenk C, et al: Herpes simplex virus encephalitis in human UNC-93B deficiency. *Science* 314:308, 2006.
219. Zhang SY, Jouanguy E, Ugolini S, et al: TLR3 deficiency in patients with herpes simplex encephalitis. *Science* 317:1522, 2007.
220. Dupuis S, Jouanguy E, Al-Hajjar S, Fieschi C, et al: Impaired response to interferon-alpha/beta and lethal viral disease in human STAT1 deficiency. *Nat Genet* 33:388, 2003.
221. Picard C, Puel A, Bonnet M, et al: Pyogenic bacterial infections in humans with IRAK-4 deficiency. *Science* 299:2076, 2003.
222. von Bernuth H, Picard C, Jin Z, et al: Pyogenic bacterial infections in humans with MyD88 deficiency. *Science* 321:691, 2008.
223. Ku CL, von Bernuth H, Picard C, et al: Selective predisposition to bacterial infections in IRAK-4-deficient children: IRAK-4-dependent TLRs are otherwise redundant in protective immunity. *J Exp Med* 204:2407, 2007.
224. Day N, Tangsinmankong N, Ochs H, et al: Interleukin receptor-associated kinase (IRAK-4) deficiency associated with bacterial infections and failure to sustain antibody responses. *J Pediatr* 144:524, 2004.
225. von Bernuth H, Ku CL, Rodriguez-Gallego C, et al: A fast procedure for the detection of defects in Toll-like receptor signaling. *Pediatrics* 118:2498, 2006.
225a. Glocker E-O, Hennings A, Mohammad N, et al: A homozygous CARD9 mutation in a family with susceptibility to fungal infections. *N Engl J Med* 361:1727, 2009.
226. Al-Muhsen S, Casanova JL: The genetic heterogeneity of mendelian susceptibility to mycobacterial diseases. *J Allergy Clin Immunol* 122:1043, 2008.
227. Altare F, Lammas D, Revy P, et al: Inherited interleukin 12 deficiency in a child with bacille Calmette-Guerin and Salmonella enteritidis disseminated infection. *J Clin Invest* 102:2035, 1998.
228. Altare F, Durandy A, Lammas D, et al: Impairment of mycobacterial immunity in human interleukin-12 receptor deficiency. *Science* 280:1432, 1998.
229. Jouanguy E, Lamhamedi-Cherradi S, Lammas D, et al: A human IFNGR1 small deletion hotspot associated with dominant susceptibility to mycobacterial infection. *Nat Genet* 21:370, 1999.
230. Dorman SE, Picard C, Lammas D, et al: Clinical features of dominant and recessive interferon gamma receptor 1 deficiencies. *Lancet* 364:2113, 2004.
231. Roesler J, Horwitz ME, Picard C, et al: Hematopoietic stem cell transplantation for complete IFN-gamma receptor 1 deficiency: A multi-institutional survey. *J Pediatr* 145:806, 2004.
232. Rottman M, Soudais C, Vogt G, et al: IFN-gamma mediates the rejection of haematopoietic stem cells in IFN-gammaR1-deficient hosts. *PLoS Med* 5:e26, 2008.
233. Dupuis S, Dargemont C, Fieschi C, et al: Impairment of mycobacterial but not viral immunity by a germline human STAT1 mutation. *Science* 293:300, 2001.
234. Sullivan KE, Winkelstein JA: Genetically determined deficiencies of the complement system, in *Primary Immunodeficiency Diseases, A Molecular and Genetic Approach*, 2nd ed, edited by HD Ochs, CIE Smith, JM Puck, p 589. Oxford University Press, New York, 2007.

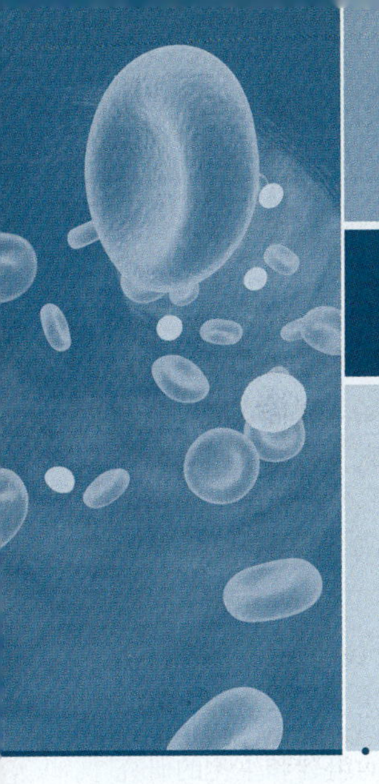

第75章

淋巴细胞和浆细胞的组成及生物化学

Thomas J. Kipps

摘　要

成熟的淋巴细胞可被划分为几种不同的功能性类型及亚型。主要的淋巴细胞类型为T细胞、B细胞以及自然杀伤(NK)细胞。T细胞衍生于胸腺(见第5章和第76章),主要在细胞介导的细胞毒性反应及迟发型超敏反应中(见第78章)发挥作用。T细胞还能够产生调节免疫应答的细胞因子和辅助B细胞活化。B淋巴细胞能够浓聚并呈递抗原至T淋巴细胞,且为免疫球蛋白分泌型浆细胞的前体细胞(见第77章)。NK细胞主要负责天然免疫反应,针对感染性病原体及移植抗原表达有所改变的转化细胞(见第79章)。这一章节将描述分离淋巴细胞的方法及讨论它们的物理和生化特性。

淋巴细胞的分离

淋巴细胞密度

淋巴细胞可通过密度梯度离心法从血液当中分离。大多数情况下,这种分离基于由一种碳水化合物的聚合物(Ficoll)和一种高密度的含碘化合物甲泛影钠的混合物构成的分级梯度[1]。该方法利用淋巴细胞密度相对较低的特性(1.07g/ml),将其从红细胞(密度1.09~1.10g/ml)、粒细胞(密度1.08~1.09g/ml)和单核细胞(密度1.08g/ml)当中分离出来。

Ficoll液的密度调节至1.077g/ml时分离人的淋巴细胞较为理想。在400g离心30分钟之前,可将全血平铺于Ficoll-甲泛影钠分层液液垫之上。密度较大的红细胞和粒细胞将会沉在管底,单核细胞会进入Ficoll液垫。淋巴细胞可从Ficoll-甲泛影钠分层液与上层的血浆之间的夹层中采集,而血浆含有更低密度的血小板(密度1.04~1.06g/ml)。这一夹层中除含有淋巴细胞外,还有部分的单核细胞,而后者可通过将细胞置于培养瓶中而去除(淋巴细胞不会黏附于塑料)。

本章使用的简写和缩略词:ADAM,一个解整合素和金属蛋白酶(a disintegrin and a metalloprotease);ATP,腺苷三磷酸(adenosine 5'-triphosphate);Btk,Bruton酪氨酸激酶(Bruton tyrosine kinase);DHEA,脱氢表雄酮(dehydroepiandrosterone);DNA-PK,DNA依赖的蛋白激酶(DNA-dependent protein kinase);DSBR,双链断裂修复(double-strand break repair);lck,白细胞酪氨酸激酶(leukocyte tyrosine kinase);NK,自然杀伤细胞(natural killer);RAG,重组激活基因(recombination-activating gene);S1P,单磷酸鞘氨醇(sphingosine 1-phosphate);TdT,末端脱氧核苷转移酶(terminal deoxynucleotidyl transferase);ZAP-70,zeta相关的70kDa蛋白(zeta associated protein of 70 kDa)。

淋巴细胞表面抗原

一般来说,淋巴细胞的各亚群之间很难从形态学上分辨。大部分处于静息状态的淋巴细胞均呈现为高密度核、少胞质的小圆细胞(见第74章)。但是这种表面上的同质性具有欺骗性,因为这些细胞包含了许多功能不尽相同的亚群。

这些亚类可通过细胞表面蛋白的差异性表达而区分,每一种蛋白可被特异性的单克隆抗体所识别(见第15章)。通过不同的抗体识别的细胞表面分子的生化特征分析,多种淋巴细胞表面抗原已被鉴定。

通常,为鉴定一种淋巴细胞的功能亚群,需要监测其细胞表面两种或更多蛋白质的共同表达。同一种细胞表面蛋白常表达于不止一种的细胞亚类上。譬如,辅助T细胞和细胞毒性T细胞均可表达CD3,它是一种与T细胞抗原受体相关的蛋白(见第78章)。CD3和CD4的共表达有助于区分成熟的辅助T细胞与细胞毒性T细胞,因为后者共表达CD3和CD8;这种共表达还有助于与其他细胞如树突状细胞区分,因为后者虽然表达CD4,但不表达CD3(见第78章)。还有一种可调节其他T细胞活化的T细胞亚群,它在维持对自身抗原的外周耐受中发挥着不可或缺的作用(有时被称为"T_{reg}细胞")。其特征为共表达CD3、CD4和CD25(白介素-2的低亲和性受体),以及转录因子FoxP3[2]。对于这些及其他亚群的淋巴细胞,多个胞膜或胞质的特征性分子表达谱而非某一种特定标志物的表达,才能够帮助区分彼此(见第15章)。

荧光探针同样能够用于识别抗原特异性的淋巴细胞[3]。每个克隆的B淋巴细胞都表达能够识别某一特定抗原的免疫球蛋白(见第77章)。估计特异针对某一抗原的B淋巴细胞的频

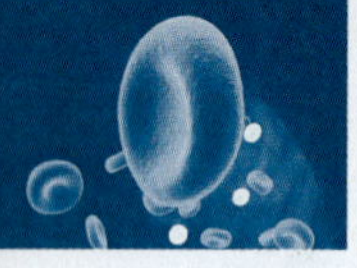

率约在 1/100 000~1/1 000 000 之间，甚至更低。富含结合某一特异抗原的 B 淋巴细胞的群体可用与探针偶联的特异性抗原染色，使得可通过流式细胞术予以识别和分离该抗原特异的 B 淋巴细胞[4]。或者，以流式为基础的技术还可用于监测与抗原接触并活化的特异性 B 细胞[5]。然而，T 淋巴细胞识别的肽段抗原一般处于被主要组织相容性复合物分子包绕的形式（见第 78 章）。这使得识别和分离抗原特异性的 T 细胞需要更为复杂的探针多聚体复合物，后者由特异性抗原肽段与相关的主要组织相容性复合物分子组成[3]。

流式细胞术

流式细胞仪是一种高效的界定这些淋巴亚群的工具。其基于荧光的原理，即通过释放吸收自一不同波长的激发光的能量而产生光的发射。对于需要测定的细胞膜表面蛋白，可在其特异性单抗上连接某种荧光物，被称为荧光染料，其在一定波长的激发光的刺激下，能够发射出具有特定光谱的荧光[6]。当标记有荧光抗体的细胞通过液流柱，并被某一特定波长的激光束所照射时，流式细胞仪就能够检测到该细胞的存在。当每个细胞通过激光束时，激光会被弥散，并激发细胞表面连接的任何染料分子产生荧光。敏感的光电倍增管可以分别检测到被散射的光以及荧光信号，从而得知每个细胞的颗粒性，以及与之结合的特定荧光染料的量。这就是将淋巴细胞各亚群彼此区分的最常用的方法。

流式细胞术同样能够用于分选表达特定抗原的淋巴细胞。这需要荧光激活细胞分选仪。应用分选仪，可将细胞通过激光时的荧光信号反馈回电脑。后者反过来触发一次充电，该充电通过喷嘴传至液柱。在精确的时间点，液柱将断离形成含所需要细胞的液滴[7]。这些液滴上带有正电荷或负电荷，使得在通过相对的电极板时偏离主液滴流的方向。这样，两个不同的细胞亚群彼此之间可互相分离，还可以与未被分选的、未偏离的细胞液滴分开。

除此之外，流式细胞术还可用于监测淋巴细胞的分裂[8]，和（或）识别产生特异性细胞因子的[3]或是表达特异性胞内蛋白或酶的淋巴细胞亚群[9]。通过应用特异性针对某种特定磷酸化蛋白的单抗，流式细胞术还能够检测在受抗原刺激时以及一个或多个表面受体分子交联时，淋巴细胞内的生化事件[10,11]。这些新技术的出现使得我们能够更好地理解不同的淋巴亚群在对抗原免疫应答中如何对各种微环境的信号作出反应（见第 78 章）。

其他分离技术

还有一种有效的分离方法是将淋巴细胞暴露于包被有特异性单抗的顺磁珠中[12,13]，该单抗识别某一种表面分子，其在所需及不需要的细胞群体之间差异性表达。盛有细胞的试管被置于强磁场内，从而吸附与磁珠黏附的细胞。附有磁珠的细胞会被保留下来，而并不带有该种特异性表面分子的细胞则会被洗脱。这种被洗脱的、不带有表面分子的细胞可视为是通过阴性选择的方式所分离的。磁珠结合的细胞则能通过添加与磁珠包被抗体反应的特异性抗体收集和释放，这些抗体可以替换与磁珠包被抗体结合的细胞。这些被释放的细胞可视为是通过阳性选择而分离的。

淋巴细胞亚群还可通过将细胞与培养皿相结合而进行分离，后者包被有针对选择性的表面抗原的抗体或是选择性的表面蛋白[14]，这个技术被称为盘选（panning）。或者，结合了被补体固定的特异性抗体的细胞可被补体溶解[15]，缺乏靶向表面抗原表达的细胞则会被存留下来。这些技术可在使用荧光激活细胞分选仪分选之前，用于富集某一所选择的细胞亚群，或去除不需要的细胞亚群。

淋巴细胞的组成

可惜的是，几乎没有什么对淋巴细胞的组分和生化的研究采用了纯化的淋巴细胞亚群。因为在正常成人的血液中，成熟的辅助 T 细胞占了淋巴细胞的绝大部分，很多已报告的生化参数主要与这一亚群的细胞相关。

■ 离子和水含量

血液中静息状态下的淋巴细胞的平均细胞容积为 200μm^3，含有 71% ± 1.2% 重量的水分[16]。在一个淋巴细胞中所有的阳离子的含量约为 35fmol，其中 22~28fmol 为钾离子，(7.9 ± 3.2) fmol 为钠离子[17]。淋巴细胞的细胞膜上共有电压控制以及钙激活的钾通道，以调节细胞容积。这些通道的药理学抑制可以阻断 T 细胞的活化。静息状态下的淋巴细胞的钙离子含量估计为 580~800pmol/10^6 细胞[18]，细胞质中的游离钙浓度则比较低（约为 0.1μmol），但在细胞激活后会成倍上升[19]。

■ 淋巴细胞膜

淋巴细胞的细胞膜由重量相等的蛋白和糖鞘脂类以及占重量 6% 的碳水化合物组成[20]。胆固醇和磷脂的摩尔比值约为 0.5[21,22]。磷酸卵磷脂是淋巴细胞膜的最主要磷脂，但其他如磷脂酰乙醇胺、磷脂酰肌醇、磷脂酰丝氨酸和鞘磷脂也同样存在。膜上约有一半的脂肪酸是饱和脂肪酸。膜上的蛋白质常是糖基化的。

淋巴细胞的糖鞘脂类和蛋白受体常以糖脂蛋白微区的形式组合在一起，被称为脂筏[23,24]。这些脂筏可聚集蛋白受体、辅受体以及附属分子，它们一起参与淋巴细胞信号转导、细胞支架重组和（或）膜流动[25]。因此，淋巴细胞的膜表面分子不是随机分布的。

细胞外膜相关酶（胞外酶）

暴露于淋巴细胞膜外表面的几种酶被称作胞外酶（表 75-1）。一般说来，淋巴细胞表面的酶分子与其他分子如淋巴细胞黏附相关的分子相比较，数目相对较少（见第 15 章）。这也许反映了这些分子具有催化活性，较黏附事件相关的分子有着更高的特异性功能活性，而黏附事件需要在更大的表面区域进行多重的相互作用。如此，可能存在远较比现在所认知的更多的酶，只是因为它们表达量过低而未被常规的、应用单抗和流式细胞学的方法所检测。

表 75-1 淋巴细胞表达的胞外酶

表面分子	酶活性	功 能	参考文献
CD10	中性肽链内切酶，EC 3.4.24.11	金属蛋白酶，或许在胰高血糖素 - 类肽 -1 的代谢稳态中起作用	33
CD13	氨肽酶 N，EC 3.4.11.2	氨基肽酶，涉及修剪同主要组织相容复合物Ⅱ分子结合的肽类，以及裂解巨噬细胞炎症蛋白(MIP)-1 趋化因子去改变靶细胞特异性。同时可作为冠状病毒的受体	102
CD26	二肽基肽酶Ⅳ，EC 3.4.14.5	丝氨酸肽酶，或许与 T 细胞信号转导及 T 细胞活化相关	34
CD38	ADP- 核糖环化酶，EC 3.4.14.5	胞外酶，具有 NAD 甘油水解酶、ADP 核糖环化酶以及环 ADP 核糖水解酶活性	31
CD39	胞外(Ca^{2+}，Mg^{2+})- 腺苷三磷酸双磷酸酶(胞外 - 腺苷三磷酸酶)	胞外酶，具有 ADP 酶及 ATP 酶活性，在调节血小板聚集中发挥作用	103
CD73	胞外 -5′ - 核苷酸酶	胞外 -5′ - 核苷酸酶，或许在 T 细胞信号转导中发挥作用	26
CD143	肽基 - 二肽水解酶(血管紧张素转换酶)	二肽水解酶，与血管活性肽血管紧张素Ⅱ以及缓激肽的代谢相关	104
CD156a	ADAM8 金属蛋白酶	基质金属蛋白酶，或许在白细胞渗出中起作用	35
CD156b	ADAM17 金属蛋白酶	金属蛋白酶，裂解膜联肿瘤坏死因子以及转化生长因子 -α 以释放可溶性细胞因子	36
CD157	ADP 核糖环化酶及环 ADP 核糖水解酶	ADP 核糖环化酶及环 ADP 核糖水解酶，或许与淋巴细胞发育相关，与 CD38 相似，该酶或许与 NAD 的代谢相关	105
CD224	γ- 谷氨酰基转肽酶，EC 2.3.2.2	γ- 谷氨酰基循环中的 γ- 谷氨酰基转肽酶，与谷胱甘肽的分解及新合成相关	106

ADAM，一种解整合素及金属蛋白酶；ADP，腺苷 -5′ - 二磷酸；ADPase，腺苷 -5′ - 二磷酸酶；ATPase，腺苷 -5′ - 三磷酸酶；NAD，烟酰胺腺嘌呤二核苷酸。

有些表面酶与核苷酸代谢相关(见表 75-1)。如 CD73 是一种胞外 5′ - 核苷酸酶，具有催化嘌呤、嘧啶核糖核苷、脱氧核糖核苷单磷酸的去磷酸化而生成能被转运系统摄取的相应核苷的作用[26]。这种胞外 5′ - 核苷酸酶通过甘油磷脂酰肌醇的锚定作用结合于胞膜上(见第 15 章)。另外，淋巴细胞还表达 CD26[27]，这种膜蛋白与腺苷脱氨酶相关联，而腺苷脱氨酶水平在细胞活化后会显著增加[28]。接受刺激后的细胞会释放腺苷脱氨酶，这也解释了在艾滋病感染早期和其他免疫活性疾病当中，腺苷脱氨酶的血浆水平为何会升高[29]。

与核苷酸代谢相关的胞外酶可能调节炎症部位的淋巴细胞和粒细胞的功能。活化的 T 淋巴细胞可释放 5′ - 腺苷三磷酸(ATP)，后者相应地能结合于胞膜上特异性的 ATP 受体[30]。另外，CD38 能够催化环腺苷 5′ - 二磷酸核糖的一过性生成，一种新的第二信使。其通过一受体介导的、从 Ryanodine 敏感的胞内存储中的钙释放，直接参与钙平衡的调节控制[31]。随即钙动员的增加以及磷脂的分解可能引起细胞的活化或是死亡，依何种靶细胞而定。随后，ATP 的脱磷酸作用会产生腺苷，它能够与粒细胞、单核细胞和淋巴细胞膜上的 A2 受体相互作用[32]。A2 受体的激活可提高 3′，5′ - 环磷酸腺苷的水平，从而抵消 ATP 的细胞活化作用。腺苷的脱氨基化将使得该循环重新开始。

有数个表面抗原的胞外基团具有蛋白水解酶的活性。譬如，CD10(或 CALLA)具有中性肽内切酶的活性[33]，CD26 有着二肽基肽酶Ⅳ的活性[34]。这些酶可能在调节淋巴细胞与其他细胞以及和胞外基质的结合中起着作用。另外，抑制 CD26 的催化活性可引发许多细胞效应，包括酪氨酸磷酸化的诱导和 p38 丝裂原活化的蛋白激酶的激活，以及 DNA 合成的抑制和多种细胞因子产生的减少。所以，这些胞外酶在淋巴细胞的活化中起着重要的作用。

一些膜联的蛋白酶有一个解整合素和金属蛋白酶基团，被称为 ADAM(一个解整合素和金属蛋白酶)[35]。这种蛋白家族成员之一就是肿瘤坏死因子 -α 转化酶，又称为 ADAM17(CD156b)[36]。这些酶能够裂解其他的膜表面分子，如肿瘤坏死因子，从而释放出可溶性的活性细胞因子。另外，这些酶可能还在调节处于胞膜附近的细胞因子或其他细胞表面分子的活性中起着重要作用。

胞内膜相关酶

虽然只有少部分限于淋巴细胞中表达，其胞质区具有激酶或磷酸酶活性的跨膜蛋白在生物学上普遍存在。然而，很多跨膜蛋白的胞质区可直接与限于或优先表达于淋巴细胞或淋巴细胞亚类的酶相互作用(见第 76 章和第 77 章)。譬如，B 淋巴细胞选择性表达 Bruton 酪氨酸激酶(Btk)，一种在表面免疫球蛋白受体信号转导中起着关键作用的酪氨酸激酶[37]。此外，造成这些激酶的功能紊乱的突变会损伤 B 细胞的发育，导致 B 细胞功能的失调或是免疫缺陷[38]。另一方面，T 细胞的发育及功能极大程度地依赖于胞质中与受体相关的酪氨酸激酶，如 70kDa 的 zeta 相关蛋白(ZAP-70)、白细胞酪氨酸激酶(lck)或是 fyn。ZAP-70 与 T 细胞抗原受体的 ζ 链(CD247)相互作用[39]，而第二种酶 lck 和 fyn(为 Src 家族的酪氨酸激酶)可与多种辅助分子的胞质区相互作用，后者包括 CD2、CD4、CD8、CD44、CD50 和(或)CD137[40]。在免疫识别之后和(或)内在的细胞间免疫相互作用中，通过这些相互作用，这些受体蛋白酪氨酸激酶在信号转导中起着重要作用。

此外，淋巴细胞还具有一类重要的胞内分子，统称为衔接蛋白，它们没有内在酶活性[41]。在抗原 - 受体连接后，这些衔接蛋白可作为支架促进激酶与其他信号分子的聚集。在 B 细胞中表达的一种重要的衔接蛋白为 B 细胞连接蛋白(BLNK；见第 77 章)[42]。另一方面，T 细胞使用不同的衔接蛋白，被称为 T 细胞活化连接蛋白(LAT)[43]。通过招募其他胞质蛋白质，这些分子将近端的、由表面受体所启动的生化事件与远端的信号通路相沟通(见第 77 章和第 78 章)。

胞质结构

■ 细胞质基质

在淋巴细胞的质膜之下为一充分发育的细胞质基质(cytomatrix),含有数种不同的结构和机械性蛋白质,包括微管蛋白、肌动蛋白、肌球蛋白、原肌球蛋白、α-辅肌动蛋白、丝蛋白以及一种膜收缩蛋白(spectrin)样的分子,它们对于在细胞间内在的相互作用中免疫性突触(immunological synapse)的形成非常重要[44]。这些蛋白质都被组装于典型的微丝、微管以及中间丝内。淋巴细胞被抗原或有丝分裂原激活后,细胞膜组分与细胞骨架的交互作用发生改变,使得抗原加工、免疫球蛋白分泌或是细胞介导的细胞毒性反应得以进行[45]。

■ 亚细胞器

在很大程度上,血液中长寿命的T淋巴细胞的组成及代谢反映了它们处于静息状态。这些T细胞有一高的核质比、较少的核糖体及线粒体以及稀薄的内质网。糖原的贮存是匮乏的。这些静息的小淋巴细胞的DNA含量为每个细胞8pg,与其他二倍体细胞相当。然而,平均每个细胞的RNA含量约为2.5pg,使得RNA/DNA的比值接近于0.32[46]。这一比值较大多数其他人体细胞的比值低,这是由于大多数淋巴细胞中核糖体RNA的含量较少造成的。

然而,与大多数淋巴细胞相反,浆细胞有一高的RNA/DNA比值。浆细胞是B细胞的分化终末产物,专为合成、装配以及分泌免疫球蛋白。相应地,这些细胞有着发育完好的粗面内质网及高尔基体,缺乏很多在大多数淋巴细胞都存在的表面受体。成熟的浆细胞或许已经终末分化,有着较低的DNA合成及较高的RNA含量,对应于浆细胞高水平地合成免疫球蛋白的能力。

溶酶体

血液淋巴细胞中的少量溶酶体含有数种不同的酸性水解酶,包括酸性磷酸酯酶、β-葡糖苷酸酶、β-半乳糖苷酶、β-己糖胺酶、α-阿拉伯糖苷酶、α-半乳糖苷酶、α-甘露糖苷酶、α-葡萄糖苷酶以及β-葡萄糖苷酶[47-49]。一般来说,酸性水解酶的活性在T细胞中较在非T细胞中更高。在组织化学方法中以α-萘基醋酸盐作为底物时,溶酶体的酸性酯酶在成熟T淋巴细胞中可产生特征性的斑点[50]。分泌型的溶酶体是一种特殊的亚细胞器,兼具传统溶酶体的分解代谢功能以及诱导后的分泌功能[51]。这种分泌型溶酶体的一个实例为T细胞及自然杀伤(NK)细胞中的特化的细胞质颗粒,负责这些细胞的细胞毒作用。

细胞质颗粒

与其他淋巴细胞不同,细胞毒性T细胞以及NK细胞含有大量的细胞质颗粒。这些颗粒包括一"形成孔"的蛋白水解酶,被称为穿孔素,以及一系列具有特异性促凋亡活性的丝氨酸蛋白水解酶,被称为粒酶[52]。为了防止可能的由颗粒内容物造成的自溶现象,细胞毒性淋巴细胞具有丝氨酸-蛋白水解酶抑制因子,被称为丝氨酸蛋白酶抑制剂[53]。作为额外的防护,静息状态下的淋巴细胞的粒酶以未活化的酶原形式储存。

细胞毒淋巴细胞基本依赖于穿孔素/粒酶系统杀伤其靶细胞[54]。在与靶细胞紧密接触后,细胞毒淋巴细胞可通过一种被称作二肽基肽酶Ⅰ的溶酶体半胱氨酸蛋白酶将粒酶转换为活化形式[55]。接着穿孔素在膜上打孔,使得激活的粒酶以及其他的颗粒内容物借其进入到胞质,而后细胞核被攻击和摧毁[52]。体外实验发现粒酶入核不依赖于ATP,不能被不可水解的三磷酸鸟核苷酸类似物所抑制,与传统的信号依赖的蛋白入核不同,涉及与核结合。穿孔素依赖的粒酶入核发生在核的凋亡事件之前,如DNA断裂以及核膜的分解(见第12章)。

淋巴细胞代谢

■ 脂肪酸及脂类合成

正常淋巴细胞由醋酸盐合成磷脂类。这些细胞具有磷脂酶A1、A2、C和D以及肌醇磷酸盐代谢循环的酶[56,57]。

与单核细胞不同,小淋巴细胞或许并不合成前列腺素及白三烯类。然而,小淋巴细胞或许具有前列腺素受体。巨噬细胞合成的前列腺素会抑制淋巴细胞的功能,或许可部分解释慢性炎症状态下,譬如在霍奇金淋巴瘤及全身性真菌感染中受损的免疫反应[58]。一些前列腺素的天然脂肪酸前体,如γ-亚麻酸,会抑制免疫功能,或许对自身免疫疾病的治疗有效[59]。不过,部分前列腺素也可促进免疫球蛋白类型转换及特定细胞因子或细胞因子受体的合成[60]。

■ 糖类代谢

静息的血液淋巴细胞只有很少或没有胰岛素受体,虽然其在激活后会出现。葡萄糖代谢率被葡萄糖易化扩散进入细胞的速率所限制。淋巴细胞含有参与糖酵解途径及三羧酸循环的所有酶。虽然静息的淋巴细胞在体外只消耗很少的氧分,其线粒体却具有典型的、偶联的电子传递链。

静息淋巴细胞需要能量维持其离子环境,替换降解的蛋白及脂类,以及用于活跃的迁移[61]。存活期较长的淋巴细胞通过血管间隙进入组织间质,以及通过淋巴引流系统回到再循环的过程需要直接的细胞运动,且消耗数目可观的ATP。在用非致死性的药物浓度处理后——它们特异性抑制线粒体呼吸功能但并不抑制糖酵解,淋巴细胞的再循环变得缓慢。这说明淋巴细胞迁移所需的能量大部分来源于氧化磷酸化反应。

在静息淋巴细胞中,戊糖磷酸途径的酶只占能量生产的一小部分[62]。与在其他细胞中一样,该途径为淋巴细胞提供嘌呤和嘧啶合成必需的磷酸化戊糖衍生物,以及以咽酰胺腺嘌呤二核苷酸磷酸形式提供还原能量来源。

■ 蛋白质合成及氨基酸代谢

人类血液淋巴细胞活跃地将放射性氨基酸掺入蛋白质中。蛋白质的合成对于存活是必需的。通过放线菌酮或嘌呤霉素抑制蛋白质合成,会造成淋巴细胞的快速死亡。

在胸腺的淋巴细胞中,合成两种非必需氨基酸——L-半胱氨酸及L-天冬酰氨的代谢途径并不完备,在血液中的T淋巴细胞中或许也是这样[63]。在NK细胞及T细胞白血病中对L-天冬氨酸的一种类似的需求可解释这些肿瘤对门冬酰胺酶的敏感性[64]。

核酸合成及修复

核苷酸代谢

在血液淋巴细胞中，介导嘌呤及嘧啶从头合成的早期步骤的酶活性很低，与这些不分裂细胞所需的少量核苷酸相符。这些淋巴细胞同样有着很低的核苷酸还原酶的活性，以及相伴随的脱氧核糖核酸的低合成率。相反，嘌呤及嘧啶的内转换酶很容易检测到；而黄嘌呤氧化酶及鸟氨酸脱氨酶是例外，它们在淋巴细胞中并不存在。当在胞质中存在预先合成的嘌呤及嘧啶时，淋巴细胞能够对其加以利用。然而，具有嘌呤再利用酶——次黄嘌呤鸟嘌呤磷酸核糖转移酶的遗传缺陷（Lesch-Nyhan 综合征）的患者以及具有腺嘌呤磷酸核糖转移酶遗传缺陷的患者具有正常数目的淋巴细胞以及接近正常的免疫功能。因此，嘌呤再利用途径（salvage pathways）对于淋巴细胞的生存并非是绝对必需的。

与嘌呤代谢相关的两种酶——腺苷脱氨酶及嘌呤核苷磷酸化酶的遗传缺陷，与淋巴系统的发育及功能的某一特殊损伤相关[65]。这些酶的主要功能是分解代谢具有潜在毒性的核苷：脱氧腺苷及脱氧鸟苷。在腺苷脱氨酶及嘌呤核苷磷酸化酶缺乏的患者当中，脱氧腺苷及脱氧鸟苷的磷酸衍生物或许会在淋巴细胞中蓄积。与其他类型的细胞相比，淋巴细胞具有高水平的脱氧胞苷激酶，嘌呤类脱氧核糖核苷是该酶的替代底物。淋巴细胞同时有着较低水平的胞质脱氧核苷酸。

DNA 修复

除了几个可在其他类型细胞中发现的双链断裂修复（DSBR）酶外，T 淋巴细胞和 B 淋巴细胞均表达了免疫球蛋白（Ig）及 T 细胞受体（TCR）基因重排所需的、淋巴细胞特异性酶类（见第 77 章和第 78 章）。特别是，由重组活化基因 -1（RAG-1）及由重组活化基因 -2（RAG-2）所编码的两种特殊蛋白形成了一个四聚体的复合物，在 Ig 及 TCR 基因重排中起着重要的作用[66]。当与 Rag-2 蛋白形成复合物时，Rag-1 蛋白以类似于限制性内切酶的方式作用于 DNA 序列上（见第 77 章和第 78 章）。Rag-1 蛋白可在位于一七聚体识别序列和 Ig 或是 TCR 的编码片段之间的一段 DNA 的一条链上造成缺口，它们被带至一起以发生重排。这将释放出 3′ OH 端，后者将攻击另一条链，形成共价的发卡环，从而完成双链 DNA 的断裂[67]。另一方面，Rag-2 蛋白似乎能够帮助 Rag-1/Rag-2 四聚体结合于其他蛋白，后者包括在淋巴细胞发育的特殊阶段“打开”受体基因座位的蛋白。Rag-1/Rag-2 四聚体还能够将受控于 Rag-1 的基因片段结合在一起，最终结合形成编码成熟 Ig 或是 TCR 的重排基因（见第 77 章和第 78 章）。具有这些酶的遗传缺陷的小鼠显示了这些基因在淋巴细胞发育中的重要性。这些动物模型都不能成功产生 Ig 或 TCR 蛋白，因此缺乏成熟的 B 淋巴细胞及 T 淋巴细胞。

在 Ig 或 TCR 基因重排的过程中，其他酶也参与介导了 DSBP 的非同源末端的连接过程。Ku70 及 Ku80 是两种 DNA 末端结合蛋白，能够结合于双链 DNA 的断裂点，并且招募 DNA- 依赖蛋白激酶（DNA-PK）的催化亚基。DNA-PK 是一种双链 DNA 修复酶，其磷酸化作用能够活化另一个被称为 Artemis 的内切核酸酶[68,69]。Artemis 打开由 Rag-1 活性形成的发夹结构[70]，使得双链断裂点得以由 DNA 连接酶Ⅳ进行修复[71]，而 DNA 连接酶Ⅳ需与 X 射线修补互补缺陷修复中国仓鼠细胞 4（XRCC4）的人蛋白一起发挥作用[72]。有着重度联合免疫缺陷症的小鼠（SCID）被发现在 DNA-PK 上有缺陷[73]，会妨碍其在 Ig 或是 TCR 基因重排过程中对 DNA 链断裂的修复功能。因此，这些动物都不能产生成熟的 T 细胞或 B 细胞。与此类似，Artemis 中的灭活性突变同样会损伤重排 Ig 及 TCR 基因的能力，导致 T 细胞和 B 细胞发育受损及 SCID[68]。在 Aremis 或是 RAG-1 及 RAG-2 中的部分缺陷可造成一泄漏性（leaky）严重复合免疫缺陷综合征，即 Omenn 综合征，以肿大的淋巴组织及胸腺、反复发作的病毒性或真菌性肺炎、慢性腹泻和发育停滞为特征[74]。

另一个淋巴系统特异性酶是末端脱氧核苷酸转移酶（TdT）。TdT 在 Rag 蛋白的下游发挥作用，在 DSBR 完成前将非模板核苷酸加入基因片段之间的结合点[75]。TdT 主要在编码 Ig 或 TCR 的抗原结合区的基因片段上发挥作用。该酶的活性能够增加所生成 Ig 或 TCR 的多样性，从而扩大我们的抗原受体库（见第 77 章和第 78 章）。与此类似，活化诱导的嘧啶脱氨酶在 Ig 类别重组转换及 Ig 体细胞突变中起着重要作用[76]。后一个过程在 Ig 分子抗原结合区段的氨基酸序列编码区中引入了变化，因此在增加抗原 Ig 库的多样性上起着重要作用（见第 77 章）[77]。

激素及维生素

淋巴细胞具有数种生物活性肽的受体，包括促肾上腺皮质激素、促肾上腺皮质激素释放激素、降钙素、降钙素基因相关肽、褪黑激素、内啡肽、脑啡肽、抗利尿激素、氧化毒素、促甲状腺激素、速激肽、铃蟾肽、催乳素、生长激素、泌乳素、生长抑素、血管活性肠肽、鞘氨醇 -1- 催乳素（S1P）以及趋化因子[78-84]。不同的神经肽能够传递正性或负性的激活信号至淋巴细胞[81]，帮助介导中枢神经系统与免疫系统之间的交流。趋化因子负责淋巴细胞转运及通过淋巴组织，帮助淋巴组织构建由相互作用的细胞组成的功能性亚区[82-85]。另一方面，淋巴细胞的 S1P 受体涉及协调 T 细胞及 B 细胞从淋巴器官的外出[83]。

淋巴细胞的活化与增殖需要细胞代谢率的提高，这导致对 DNA 与蛋白合成的辅助因子的需求增加。譬如，增殖性的淋巴细胞大多会增加生物素的摄取，或许是为生物素依赖性羧化酶提供足够的辅酶[86]。同样的，淋巴细胞中肽类激素的受体密度大多在细胞激活后显著增加。另外，维生素 A 及维生素 D 在大范围内涉及免疫功能的调节，例如淋巴细胞的活化与增殖、辅助 T 细胞的分化、组织特异性淋巴细胞的运输、特异性抗体同种型的产生以及免疫应答的调控[87,88]。

糖皮质激素也是强有力的免疫抑制剂。其作用似乎部分是由于其能够调节膜联蛋白 A_1（也被称为脂皮质蛋白Ⅰ）的表达及功能[89]，并能够抑制 TCR 的信号转导及细胞因子如白介素 -2 的释放[90,91]。在生理浓度下，糖皮质激素能够通过与成熟淋巴细胞上的高亲和力糖皮质激素受体的相互作用而直接增强免疫功能[92]。在药理学浓度下，糖皮质激素具有一不依赖于细胞分裂的、独特的淋巴细胞破坏作用。淋巴细胞暴露于高浓度的糖皮质激素下会出现核酸内切酶的激活以及 DNA 的断裂[90,93]。在各正常淋巴细胞亚群中，胸腺中的不成熟 T 淋巴细

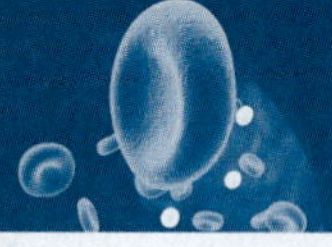

胞对此最为敏感。

淋巴细胞或许也有雄激素及雌激素的受体。雄激素能够调节细胞因子的产生与免疫功能[94,95]，并且能够间接地加速胸腺细胞的凋亡[96]。去势治疗会减少调节性 CD4$^+$CD25$^+$ T 细胞的百分率，并且能够减少有丝分裂原诱导的干扰素-γ 在 CD8$^+$ T 细胞中的表达[97]。另一方面，雌激素会影响成熟 CD4$^+$ T 细胞产生的致炎细胞因子[98]。许多自身免疫性疾病的发生率在女性中均较在男性中更高。雄激素的治疗或许对某些罹患系统性红斑狼疮的女性有效，但也时常导致不易接受的男性化的副作用。

天然的肾上腺糖皮质激素脱氢表雄酮（DHEA）在老年啮齿类动物中可刺激淋巴细胞的功能，部分地通过逆转衰老相关的活化的 C 激酶受体的减少[99]。DHEA 的血浆水平随着衰老而减低[100]。DHEA 的补充是否能够增强老年人免疫应答尚不明确[101]。

翻译：樊 星

校对：诸 江

参考文献

1. Bøyum A: Isolation of mononuclear cells and granulocytes from human blood. Isolation of mononuclear cells by one centrifugation, and of granulocytes by combining centrifugation and sedimentation at 1 g. *Scand J Clin Lab Invest Suppl* 97:77, 1968.
2. Sakaguchi S, Yamaguchi T, Nomura T, Ono M: Regulatory T cells and immune tolerance. *Cell* 133:775, 2008.
3. Thiel A, Scheffold A, Radbruch A: Antigen-specific cytometry—New tools arrived! *Clin Immunol* 111:155, 2004.
4. Kodituwakku AP, Jessup C, Zola H, Roberton DM: Isolation of antigen-specific B cells. *Immunol Cell Biol* 81:163, 2003.
5. Kinoshita K, Ozawa T, Tajiri K, et al: Identification of antigen-specific B cells by concurrent monitoring of intracellular Ca(2+) mobilization and antigen binding with microwell array chip system equipped with a CCD imager. *Cytometry A* 75:682, 2009.
6. Wood B: 9-color and 10-color flow cytometry in the clinical laboratory. *Arch Pathol Lab Med* 130:680, 2006.
7. Orfao A, Ruiz-Arguelles A: General concepts about cell sorting techniques. *Clin Biochem* 29:5, 1996.
8. Lyons AB: Analysing cell division *in vivo* and *in vitro* using flow cytometric measurement of CFSE dye dilution. *J Immunol Methods* 243:147, 2000.
9. Francis C, Connelly MC: Rapid single-step method for flow cytometric detection of surface and intracellular antigens using whole blood. *Cytometry* 25:58, 1996.
10. Krutzik PO, Irish JM, Nolan GP, Perez OD: Analysis of protein phosphorylation and cellular signaling events by flow cytometry: Techniques and clinical applications. *Clin Immunol* 110:206, 2004.
11. Krutzik PO, Crane JM, Clutter MR, Nolan GP: High-content single-cell drug screening with phosphospecific flow cytometry. *Nat Chem Biol* 4:132, 2008.
12. Thiel A, Scheffold A, Radbruch A: Immunomagnetic cell sorting—Pushing the limits. *Immunotechnology* 4:89, 1998.
13. Thornton AM: Fractionation of T and B cells using magnetic beads. *Curr Protoc Immunol* Chapter 3:Unit 3.5A, 2003.
14. Sekine K, Revzin A, Tompkins RG, Toner M: Panning of multiple subsets of leukocytes on antibody-decorated poly(ethylene) glycol-coated glass slides. *J Immunol Methods* 313:96, 2006.
15. Kanof ME: Purification of T cell subpopulations. *Curr Protoc Immunol* Chapter 7:Unit 7.3, 2001.
16. Segel GB, Cokelet GR, Lichtman MA: The measurement of lymphocyte volume: Importance of reference particle deformability and counting solution tonicity. *Blood* 57:894, 1981.
17. Segel GB, Simon W, Lichtman MA: Regulation of sodium and potassium transport in phytohemagglutinin-stimulated human blood lymphocytes. *J Clin Invest* 64:834, 1979.
18. Lichtman AH, Segel GB, Lichtman MA: An ultrasensitive method for the measurement of human leukocyte calcium: Lymphocytes. *Clin Chim Acta* 97:107, 1979.
19. Komada H, Nakabayashi H, Nakano H, et al: Measurement of the cytosolic free calcium ion concentration of individual lymphocytes by microfluorometry using quin 2 or fura-2. *Cell Struct Funct* 14:141, 1989.
20. Crumpton MJ, Snary D: Preparation and properties of lymphocyte plasma membrane. *Contemp Top Mol Immunol* 3:27, 1974.
21. Goppelt M, Eichhorn R, Krebs G, Resch K: Lipid composition of functional domains of the lymphocyte plasma membrane. *Biochim Biophys Acta* 854:184, 1986.
22. Johnson SM, Robinson R: The composition and fluidity of normal and leukaemic or lymphomatous lymphocyte plasma membranes in mouse and man. *Biochim Biophys Acta* 558:282, 1979.
23. Jury EC, Flores-Borja F, Kabouridis PS: Lipid rafts in T cell signalling and disease. *Semin Cell Dev Biol* 18:608, 2007.
24. Gupta N, DeFranco AL: Lipid rafts and B cell signaling. *Semin Cell Dev Biol* 18:616, 2007.
25. Landry A, Xavier R: Isolation and analysis of lipid rafts in cell-cell interactions. *Methods Mol Biol* 341:251, 2006.
26. Colgan SP, Eltzschig HK, Eckle T, Thompson LF: Physiological roles for ecto-5′-nucleotidase (CD73). *Purinergic Signal* 2:351, 2006.
27. Havre PA, Abe M, Urasaki Y, et al: The role of CD26/dipeptidyl peptidase IV in cancer. *Front Biosci* 13:1634, 2008.
28. Kameoka J, Tanaka T, Nojima Y, et al: Direct association of adenosine deaminase with a T cell activation antigen, CD26. *Science* 261:466, 1993.
29. Ohtsuki T, Tsuda H, Morimoto C: Good or evil: CD26 and HIV infection. *J Dermatol Sci* 22:152, 2000.
30. Swennen EL, Coolen EJ, Arts IC, et al: Time-dependent effects of ATP and its degradation products on inflammatory markers in human blood *ex vivo*. *Immunobiology* 213:389, 2008.
31. Partida-Sanchez S, Rivero-Nava L, Shi G, Lund FE: CD38: An ecto-enzyme at the crossroads of innate and adaptive immune responses. *Adv Exp Med Biol* 590:171, 2007.
32. Kumar V, Sharma A: Adenosine: An endogenous modulator of innate immune system with therapeutic potential. *Eur J Pharmacol* 616:7, 2009.
33. Plamboeck A, Holst JJ, Carr RD, Deacon CF: Neutral endopeptidase 24.11 and dipeptidyl peptidase IV are both involved in regulating the metabolic stability of glucagon-like peptide-1 *in vivo*. *Adv Exp Med Biol* 524:303, 2003.
34. Ohnuma K, Takahashi N, Yamochi T, et al: Role of CD26/dipeptidyl peptidase IV in human T cell activation and function. *Front Biosci* 13:2299, 2008.
35. Yamamoto S, Higuchi Y, Yoshiyama K, et al: ADAM family proteins in the immune system. *Immunol Today* 20:278, 1999.
36. Black RA: Tumor necrosis factor-alpha converting enzyme. *Int J Biochem Cell Biol* 34:1, 2002.
37. Lindvall JM, Blomberg KE, Valiaho J, et al: Bruton's tyrosine kinase: Cell biology, sequence conservation, mutation spectrum, siRNA modifications, and expression profiling. *Immunol Rev* 203:200, 2005.
38. Kurosaki T, Hikida M: Tyrosine kinases and their substrates in B lymphocytes. *Immunol Rev* 228:132, 2009.
39. Au-Yeung BB, Deindl S, Hsu LY, et al: The structure, regulation, and function of ZAP-70. *Immunol Rev* 228:41, 2009.
40. Salmond RJ, Filby A, Qureshi I, et al: T-cell receptor proximal signaling via the Src-family kinases, Lck and Fyn, influences T-cell activation, differentiation, and tolerance. *Immunol Rev* 228:9, 2009.
41. Leo A, Schraven B: Adapters in lymphocyte signalling. *Curr Opin Immunol* 13:307, 2001.
42. Tsukada S, Baba Y, Watanabe D: Btk and BLNK in B cell development. *Adv Immunol* 77:123, 2001.
43. Aguado E, Martinez-Florensa M, Aparicio P: Activation of T lymphocytes and the role of the adapter LAT. *Transpl Immunol* 17:23, 2006.
44. Rey M, Sanchez-Madrid F, Valenzuela-Fernandez A: The role of actomyosin and the microtubular network in both the immunological synapse and T cell activation. *Front Biosci* 12:437, 2007.
45. Miletic AV, Swat M, Fujikawa K, Swat W: Cytoskeletal remodeling in lymphocyte activation. *Curr Opin Immunol* 15:261, 2003.
46. Glen AC: Measurement of DNA and RNA in human peripheral blood lymphocytes. *Clin Chem* 13:299, 1967.
47. Beaumelle BD, Gibson A, Hopkins CR: Isolation and preliminary characterization of the major membrane boundaries of the endocytic pathway in lymphocytes. *J Cell Biol* 111:1811, 1990.
48. Casey TM, Meade JL, Hewitt EW: Organelle proteomics: Identification of the exocytic machinery associated with the natural killer cell secretory lysosome. *Mol Cell Proteomics* 6:767, 2007.
49. Qu P, Du H, Wilkes DS, Yan C: Critical roles of lysosomal acid lipase in T cell development and function. *Am J Pathol* 174:944, 2009.
50. Kulenkampff J, Janossy G, Greaves MF: Acid esterase in human lymphoid cells and leukaemic blasts: A marker for T lymphocytes. *Br J Haematol* 36:231, 1977.
51. Lettau M, Schmidt H, Kabelitz D, Janssen O: Secretory lysosomes and their cargo in T and NK cells. *Immunol Lett* 108:10, 2007.
52. Chavez-Galan L, Arenas-Del Angel MC, Zenteno E, et al: Cell death mechanisms induced by cytotoxic lymphocytes. *Cell Mol Immunol* 6:15, 2009.
53. Bots M, Medema JP: Serpins in T cell immunity. *J Leukoc Biol* 84:1238, 2008.
54. Trapani JA, Smyth MJ: Functional significance of the perforin/granzyme cell death pathway. *Nat Rev Immunol* 2:735, 2002.
55. Pham CT, Ley TJ: Dipeptidyl peptidase I is required for the processing and activation of granzymes A and B *in vivo*. *Proc Natl Acad Sci U S A* 96:8627, 1999.
56. Bonvini E, DeBell KE, Veri MC, et al: On the mechanism coupling phospholipase Cgamma1 to the B- and T-cell antigen receptors. *Adv Enzyme Regul* 43:245, 2003.
57. Wakelam MJ, Harnett MM: Phospholipase A2 (EC 3.1.1.4) and D (EC 3.1.4.4) signalling in lymphocytes. *Proc Nutr Soc* 57:551, 1998.
58. Brassard P, Larbi A, Grenier A, et al: Modulation of T-cell signalling by non-esterified fatty acids. *Prostaglandins Leukot Essent Fatty Acids* 77:337, 2007.
59. Calder PC, Yaqoob P, Thies F, et al: Fatty acids and lymphocyte functions. *Br J Nutr* 87 Suppl 1:S31, 2002.
60. Fedyk ER, Harris SG, Padilla J, Phipps RP: Prostaglandin receptors of the EP2 and EP4 subtypes regulate B lymphocyte activation and differentiation to IgE-secreting cells. *Adv Exp Med Biol* 433:153, 1997.
61. Freitas AA, Bognacki J: The role of locomotion in lymphocyte migration. *Immunology* 36:247, 1979.
62. Hedeskov CJ: Early effects of phytohaemagglutinin on glucose metabolism of normal human lymphocytes. *Biochem J* 110:373, 1968.

63. Kamatani N, Carson DA: Differential cyst(e)ine requirements in human T and B lymphoblastoid cell lines. *Int Arch Allergy Appl Immunol* 68:84, 1982.
64. Ando M, Sugimoto K, Kitoh T, et al: Selective apoptosis of natural killer-cell tumours by L-asparaginase. *Br J Haematol* 130:860, 2005.
65. Carson DA, Carrera CJ: Immunodeficiency secondary to adenosine deaminase deficiency and purine nucleoside phosphorylation deficiency. *Semin Hematol* 27:260, 1990.
66. Jones JM, Simkus C: The roles of the RAG1 and RAG2 "non-core" regions in V(D)J recombination and lymphocyte development. *Arch Immunol Ther Exp (Warsz)* 57:105, 2009.
67. Schatz DG, Spanopoulou E: Biochemistry of V(D)J recombination. *Curr Top Microbiol Immunol* 290:49, 2005.
68. Le Deist F, Poinsignon C, Moshous D, et al: Artemis sheds new light on V(D)J recombination. *Immunol Rev* 200:142, 2004.
69. Meek K, Gupta S, Ramsden DA, Lees-Miller SP: The DNA-dependent protein kinase: The director at the end. *Immunol Rev* 200:132, 2004.
70. Jolly CJ, Cook AJ, Manis JP: Fixing DNA breaks during class switch recombination. *J Exp Med* 205:509, 2008.
71. Han L, Yu K: Altered kinetics of nonhomologous end joining and class switch recombination in ligase IV—Deficient B cells. *J Exp Med* 205:2745, 2008.
72. Yan CT, Boboila C, Souza EK, et al: IgH class switching and translocations use a robust non-classical end-joining pathway. *Nature* 449:478, 2007.
73. Taccioli GE, Amatucci AG, Beamish HJ, et al: Targeted disruption of the catalytic subunit of the DNA-PK gene in mice confers severe combined immunodeficiency and radiosensitivity. *Immunity* 9:355, 1998.
74. Villa A, Notarangelo LD, Roifman CM: Omenn syndrome: Inflammation in leaky severe combined immunodeficiency. *J Allergy Clin Immunol* 122:1082, 2008.
75. Benedict CL, Gilfillan S, Thai TH, Kearney JF: Terminal deoxynucleotidyl transferase and repertoire development. *Immunol Rev* 175:150, 2000.
76. Chaudhuri J, Basu U, Zarrin A, et al: Evolution of the immunoglobulin heavy chain class switch recombination mechanism. *Adv Immunol* 94:157, 2007.
77. Teng G, Papavasiliou FN: Immunoglobulin somatic hypermutation. *Annu Rev Genet* 41:107, 2007.
78. Cyster JG: Chemokines, sphingosine-1-phosphate, and cell migration in secondary lymphoid organs. *Annu Rev Immunol* 23:127, 2005.
79. Carreno PC, Sacedon R, Jimenez E, et al: Prolactin affects both survival and differentiation of T-cell progenitors. *J Neuroimmunol* 160:135, 2005.
80. Franco R, Pacheco R, Lluis C, et al: The emergence of neurotransmitters as immune modulators. *Trends Immunol* 28:400, 2007.
81. Levite M: Neurotransmitters activate T-cells and elicit crucial functions via neurotransmitter receptors. *Curr Opin Pharmacol* 8:460, 2008.
82. Acosta-Rodriguez EV, Merino MC, Montes CL, et al: Cytokines and chemokines shaping the B-cell compartment. *Cytokine Growth Factor Rev* 18:73, 2007.
83. Bono MR, Elgueta R, Sauma D, et al: The essential role of chemokines in the selective regulation of lymphocyte homing. *Cytokine Growth Factor Rev* 18:33, 2007.
84. Viola A, Molon B, Contento RL: Chemokines: Coded messages for T-cell missions. *Front Biosci* 13:6341, 2008.
85. Allen CD, Okada T, Cyster JG: Germinal-center organization and cellular dynamics. *Immunity* 27:190, 2007.
86. Zempleni J, Mock DM: Utilization of biotin in proliferating human lymphocytes. *J Nutr* 130:335S, 2000.
87. Moro JR, Iwata M, and von Andriano UH: Vitamin effects on the immune system: Vitamins A and D take centre stage. *Nat Rev Immunol* 8:685, 2008.
88. Ross AC, Chen Q, Ma Y: Augmentation of antibody responses by retinoic acid and costimulatory molecules. *Semin Immunol* 21:42, 2009.
89. Perretti M, D'Acquisto F: Annexin A1 and glucocorticoids as effectors of the resolution of inflammation. *Nat Rev Immunol* 9:62, 2009.
90. Herold MJ, McPherson KG, Reichardt HM: Glucocorticoids in T cell apoptosis and function. *Cell Mol Life Sci* 63:60, 2006.
91. Lowenberg M, Stahn C, Hommes DW, Buttgereit F: Novel insights into mechanisms of glucocorticoid action and the development of new glucocorticoid receptor ligands. *Steroids* 73:1025, 2008.
92. Liberman AC, Druker J, Garcia FA, et al: Intracellular molecular signaling. Basis for specificity to glucocorticoid anti-inflammatory actions. *Ann N Y Acad Sci* 1153:6, 2009.
93. Thompson EB: Stepping stones in the path of glucocorticoid-driven apoptosis of lymphoid cells. *Acta Biochim Biophys Sin (Shanghai)* 40:595, 2008.
94. Liva SM, Voskuhl RR: Testosterone acts directly on CD4+ T lymphocytes to increase IL-10 production. *J Immunol* 167:2060, 2001.
95. Wunderlich F, Benten WP, Lieberherr M, et al: Testosterone signaling in T cells and macrophages. *Steroids* 67:535, 2002.
96. Dulos GJ, Bagchus WM: Androgens indirectly accelerate thymocyte apoptosis. *Int Immunopharmacol* 1:321, 2001.
97. Page ST, Plymate SR, Bremner WJ, et al: Effect of medical castration on CD4+ CD25+ T cells, CD8+ T cell IFN-gamma expression, and NK cells: A physiological role for testosterone and/or its metabolites. *Am J Physiol Endocrinol Metab* 290:E856, 2006.
98. Pernis AB: Estrogen and CD4+ T cells. *Curr Opin Rheumatol* 19:414, 2007.
99. Corsini E, Lucchi L, Meroni M, et al: *In vivo* dehydroepiandrosterone restores age-associated defects in the protein kinase C signal transduction pathway and related functional responses. *J Immunol* 168:1753, 2002.
100. Sitzmann BD, Urbanski HF, Ottinger MA: Aging in male primates: Reproductive decline, effects of calorie restriction and future research potential. *Age (Dordr)* 30:157, 2008.
101. Genazzani AD, Lanzoni C, Genazzani AR: Might DHEA be considered a beneficial replacement therapy in the elderly? *Drugs Aging* 24:173, 2007.
102. Tani K, Ogushi F, Huang L, et al: CD13/aminopeptidase N, a novel chemoattractant for T lymphocytes in pulmonary sarcoidosis. *Am J Respir Crit Care Med* 161:1636, 2000.
103. Schulte am Esch J 2nd, Sevigny J, Kaczmarek E, et al: Structural elements and limited proteolysis of CD39 influence ATP diphosphohydrolase activity. *Biochemistry* 38:2248, 1999.
104. Bauvois B: Transmembrane proteases in cell growth and invasion: New contributors to angiogenesis? *Oncogene* 23:317, 2004.
105. Ortolan E, Vacca P, Capobianco A, et al: CD157, the Janus of CD38 but with a unique personality. *Cell Biochem Funct* 20:309, 2002.
106. Stark AA, Porat N, Volohonsky G, et al: The role of gamma-glutamyl transpeptidase in the biosynthesis of glutathione. *Biofactors* 17:139, 2003.

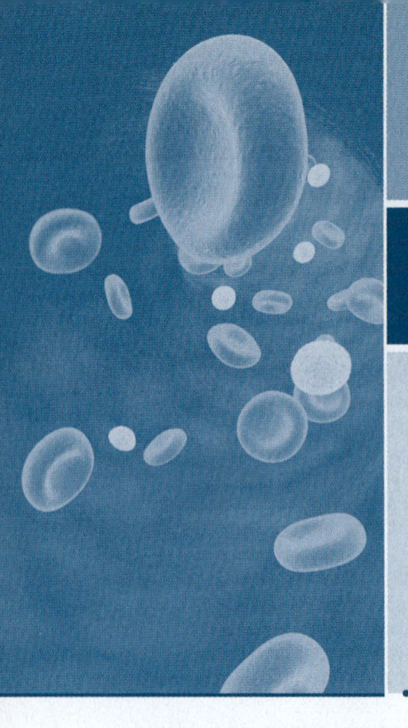

第76章

淋巴细胞的生成

Gay M. Crooks

摘　要

淋巴细胞的生成指的是在造血细胞分化过程中，免疫系统的细胞组分(即T细胞、B细胞、自然杀伤细胞及某些树突状细胞)产生的过程。这个过程起始于造血干细胞，接着经历祖细胞阶段进入下游一系列的不同谱系的分化途径，最终形成了免疫系统显著的多样性和适应性。尽管关于淋巴细胞分化和功能的较终末事件已经被详细说明(参见第77章、第78章和第79章)，但是对于造血干细胞定向分化为淋系的早期事件并不充分了解，仍有所争议。尽管很大程度上是通过小鼠实验建立了对淋系定向分化的概念性框架，但已有的实验体系能够帮助理解这些事件在人体是如何被控制的。本章总结了对于淋巴细胞个体发育及控制其分化的认识，并且对该领域存留的一些争议进行了讨论。

出生前的淋巴细胞生成

血液形成的部位随着胚胎和胎儿的发育发生一序贯性的改变，首先出现在胚胎外的卵黄囊。不久，造血发生于胚胎本身，最初是主动脉旁脏壁层(PAS)和主动脉-性腺-中肾(AGM)区域，接着转移到胎肝、脾脏，最后到胎儿的骨髓(参见第6章)。伴随每次解剖部位的改变，造血谱系愈加复杂，渐与成体造血相似(图76-1)。

本章使用的简写和缩略词：B，骨髓来源(bone marrow derived)；BCR，B细胞受体(B-cell receptor)；CLP，共同淋系祖细胞(common lymphoid progenitor)；E，妊娠的天数(days of gestation)；EBF，早期B细胞因子(early B-cell factor)；HSC，造血干细胞(hematopoietic stem cell)；Ig，免疫球蛋白(immunoglobulin)；IL，白介素(interleukin)；LMPP，淋系-多潜能定向祖细胞(lymphoid-multipotential primed progenitor)；LSK，lin^{neg}sca-1+c-kit+ (lin^{neg}sca-1+c-kit+)；NK，自然杀伤细胞(natural killer)；SCID，重度联合免疫缺陷(severe combined immunodeficiency)。

当定义每个发育阶段的造血功能时，区别特定部位来源的干细胞或祖细胞的谱系“潜能”(即从某一个部位来源的幼稚细胞在体外产生特定细胞谱系的能力)与其自发和生理性产生的细胞谱系是很重要的。在胚胎发育时，淋系的出现晚于髓系和红系。尽管胚胎外和胚胎本身都能产生髓系、红系和自然杀伤细胞(NK)，B淋巴细胞和T淋巴细胞却只能由胚胎中所谓的定向造血干细胞(HSCs)生成[1]。

■ 大鼠的造血发育

大多数关于胚胎和胎儿造血的研究都是在小鼠模型中实施的。虽然每个发育阶段的时限已被仔细的确定，但这项工作长久以来是产生争议之源——胚胎中的造血究竟是始于从胚外卵黄囊移居的前体细胞，还是根本不依赖卵黄囊[2-6]。该争论的意义在于理解不同造血阶段的谱系如何产生，从而追踪哺乳动物胚胎中产生淋巴细胞的祖先。每个造血位点的活跃期都与其他位点相重叠，这成为某一特定谱系在何种器官产生难于确定的原因之一(见图76-1)。另外，血液循环一旦建立，很难排除在某个部位发现的干细胞和祖细胞不是由其他部位迁移而来的可能性。

在血液循环建立前，小鼠第一波造血起始于妊娠7.5天(E7.5)的胚外卵黄囊组织[7,8]。这一最初的造血阶段被称为原始造血，主要产生红细胞和巨噬细胞，淋巴细胞此刻是检测不到的[8]。可产生所有淋巴造血谱系的定向HSCs，首次出现在E8.5~9天的PAS/AGM区[3,8]。高水平的、多谱系的重建能力(定向HSC造血的特征)出现在小鼠E10.5天的AGM区。然而，尽管AGM区的细胞经培养能够产生各种系列，包括B淋巴细胞和T淋巴细胞；但在造血活动到达胎肝之前，胎儿的淋巴细胞不能自然的产生[8]。E11天时，淋系特异的早期事件之一——Rag-1的表达可见于小鼠胎肝中[8]。E 11天前后，T细胞的分化开始于干祖细胞在胸腺中的定植[9,10]，这些干祖细胞由AGM区、胎肝及后期胎儿的骨髓处迁移而来。

■ 人的造血发育

早在胚胎发育的第18天，即可在人类卵黄囊中鉴定出造血细胞；如同小鼠，此时的造血细胞几乎都由红细胞、较少的单核和巨噬细胞组成[11](见图76-1)。尽管在卵黄囊没有发现淋巴细胞，但卵黄囊前体细胞的确有产生NK细胞的潜能；也

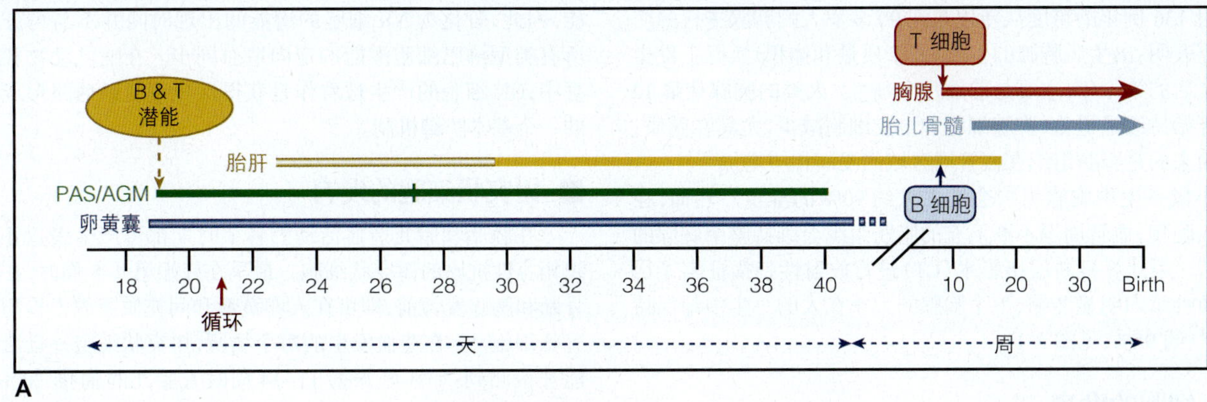

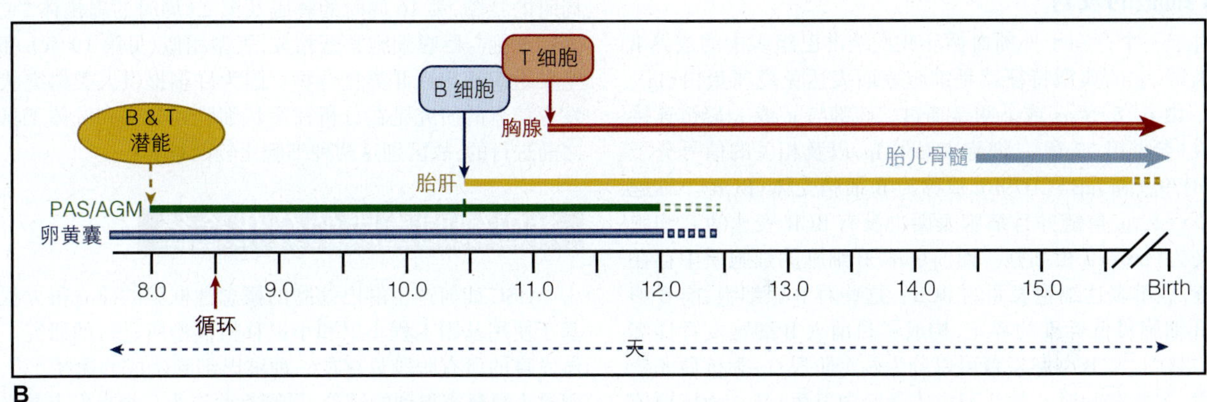

图 76-1　出生前淋系造血发生的时限。图中所示的时间轴标示人(A)和小鼠(B)胚胎和胎儿时期每个造血位点的活动。**实线**标示那些有长期重建、多谱系分化能力的造血干细胞(HSCs)出现的组织。**框线**指的是仅有较分化造血细胞出现的位点(也就是说,HSCs 不存在),例如,出现髓系和红系细胞的卵黄囊,出现胸腺细胞的胸腺。"B 细胞和 T 细胞潜能"(椭圆形圈)代表主动脉旁胚外中胚层(PAS)出现的祖细胞在体外培养中能够产生 T、B 淋巴细胞。B 细胞和 T 细胞分别在体内的胎肝和胸腺中首次被检测到,时间点用矩形指示。本图未显示其他的造血位点,比如网膜、胎盘和脾脏。在这些位点中,人淋巴细胞潜能发生的确切时间尚不清楚。AGM:主动脉 - 性腺 - 中肾区。

就是说,从卵黄囊分离的祖细胞在特定条件下培养后可能产生 NK 细胞[11,12]。但同样的卵黄囊祖细胞,即使将其置于允许 HSC 定向分化为淋系的培养条件下,也不具有向 B 细胞或 T 细胞分化的潜能[12]。

如同在小鼠,定向造血首先发生于胚脏壁(splanchnopleure)的 AGM 区,即 AGM 区是人类胚胎中最早被检测到具有淋系和髓系全能分化潜能的 $CD34^+$ 细胞的部位[12,13]。人 AGM 区在妊娠第 27 天开始发育,此时人的 HSCs 以 2 个或 3 个细胞成簇状方式生成,由主动脉前中央区(preumbilical)的腹侧壁的内皮细胞产生。这些细胞的克隆增殖能力极强,数目上迅速增加到几千个并沿着动脉壁进一步扩散。然而,造血活动仅短暂的存在于 AGM 区,到妊娠第 40 天就全部消失了[11]。尽管从 AGM 区分离的细胞经过培养能够产生淋巴细胞[11,12],该区的 HSC 在原位却不能产生成熟细胞;它们的作用是迁移并定植到胎肝来完成下一波的造血活动。

虽然早在妊娠第 23 天就能在人胎肝中首次检测到血细胞,这一时间的细胞主要是与肝血窦相关的红系和髓系细胞。这些红细胞由表达胚胎血红蛋白(球蛋白 ζ 链和 ε 链)的巨幼红细胞组成;在这一早期阶段的胎肝中并未观察到 $CD34^+$ 细胞的存在。胎肝造血活动的第一阶段很可能是继发于卵黄囊中较成熟细胞的定植。到妊娠第 30 天,$CD34^+$ 细胞出现在胎肝中[14],第 32 天时,这些细胞获得在体外保持长期造血的活性[14]。在定向造血较后阶段出现在胎肝中的红细胞,由能够产生胎儿血红蛋白(球蛋白 α 链和 γ 链)的无核巨红细胞组成。胎肝的定向造血极有可能源于从 AGM 区迁移并定植于此的 HSCs。在正常的发育进程中,就像在卵黄囊和 AGM 一样,胎肝中的造血活动是一过性的,到妊娠第 20 周就消失了[1]。

最后一波造血发生在胎儿骨髓,大约开始于妊娠第 11 周。首先出现在骨髓中的细胞是 $CD15^+$ 髓系细胞和血型糖蛋白 A^+ 的红细胞。在成骨细胞形成以前,造血活动再次与髓血窦的内皮细胞相关[15]。最终,$CD34^+$ 细胞出现在胎儿骨髓中,像真正的 HSC 一样能够产生 B 系、T 系、NK 系、髓系及红系细胞[1]。HSC 已经找到了它们最终的龛,终生保持自我更新和淋巴造血功能,自此永久地定居在骨髓。

■ 胸腺发育

妊娠 4 周左右,人类胸腺微环境开始发育,接着经历了 3 个阶段[16]。第一个阶段发生在妊娠 4~8 周期间,以第 3、4 咽囊[17]产生的胸腺上皮的出现及胸腺上皮细胞的扩增为标志。第二个阶段是指妊娠 9~15 周,以包膜下、皮质和髓质区的发育为特征[16]。大约第 9 周,胎肝来源的祖细胞开始在胸腺定植并产生淋巴细胞[17]。早在第 10 周,就可以监测到对丝裂原植物凝集素具有反应能力的胸腺细胞[18],妊娠第 13~16 周期间可以观察到同种异体反应性的、表型成熟的 T 细胞[19]。

第 3 阶段始于妊娠第 16 周,直到出生后 1~2 年,以胸腺内显著的 T 细胞成熟为特征(参见第 5 章、第 77 章)。

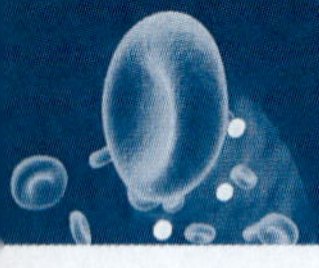

对136例年龄跨度从新生儿到90多岁人的胸腺进行的广泛研究表明：出生后胸腺的生长（基于质量和体积）实际上发生在出生后的第一年，主要是前面几个月[20]。人类的胸腺从第12个月开始持续地退化，胸腺细胞和上皮细胞减少，尤其在髓质；伴随而来的是脂肪组织在血管周区域的浸润相应增加[20]。

小鼠一生中胸腺组织会失去大约90%的湿重。然而，在健康人晚年，血管周围不断填充的脂肪组织会维持整个胸腺的大小[20]。用计算机断层摄影术（CT）进行放射性扫描证实了尽管实质性组织明显萎缩，整个胸腺的大小在人的一生中却保持一致[21]（约95%；见图8-1）。

■ B细胞的发育

对于一个存在于外周血循环或次级淋巴组织中的成熟B细胞来讲，它的典型特征就是细胞表面表达免疫球蛋白（Ig）。这些Ig由μ、δ、γ、α或ε重链通过二硫键与κ或λ轻链连接而组成（参见第77章）。细胞表面的Ig，以及相关的信号分子Igα（CD79a）和Igβ（CD79b），被称为B细胞受体（BCR）。细胞质内不存在μ重链并且细胞表面也没有BCR表达的B细胞被定义为（pro-）B祖细胞。而前（pre-)B细胞的细胞质中存在μ重链，但不表达细胞表面的BCR。这些对B祖细胞、前B细胞及B细胞最低标准的界定，构成了目前人B细胞发育详细模型的基础[22]。B细胞发育可以分为两个阶段：一为抗原非依赖阶段，主要在胎肝及胎儿和成体骨髓中发生；其二为抗原依赖阶段，主要发生在次级淋巴组织，比如脾脏和淋巴结。

大约妊娠第8周时，人类胎儿的第一批B细胞在胎肝中被检测到[17]，为表达胞质IgM⁺的前B细胞；到10~12周，在胎肝[23]和网膜[24]可见表面IgM⁺的B细胞。等到第17周时，B细胞和产生IgM的场所就转移到胎儿骨髓和脾脏了[25,26]（参见第5章、第6章和第77章）。从第二个3个月（trimester）结束贯穿至整个成体生命周期，骨髓成为B细胞发育的唯一场所[27]。作为骨髓全部有核淋巴造血细胞库的一部分，早期B系细胞所占比例在胎儿中高于成体骨髓。然而，它们中的B祖细胞、前B细胞及幼稚B细胞（immature B）所占的比例及有丝分裂的活性则相对稳定[28]。

在小鼠B细胞发育中，已描述过两种不同功能和免疫表型的B细胞——B1和B2[23]。成年小鼠的大多数B细胞是B2细胞，其具有与T细胞相互作用和进行免疫球蛋白重链重排的能力，为获得性免疫系统的组成成分。B1细胞占成体小鼠淋巴细胞约5%的比例，但免疫球蛋白库多样性远较B2细胞少，对糖类抗原或其他非T细胞依赖的免疫原刺激显示出应答反应，组成了固有（innate）免疫系统的一部分。小鼠B1细胞以表达CD11b为标志，在脾脏、小肠、胸膜腔和腹膜腔等诸多部位均可发现[29,30]。根据CD5的表达，B1细胞可以进一步被分为B1a细胞（自发分泌免疫球蛋白）和B1b（经诱导分泌免疫球蛋白）。目前，并没有确切的证据表明在人体发育过程中也存在类似的B1和B2细胞亚类[23]。

■ 自然杀伤细胞的发育

最早在妊娠的第9~10周即可在人胎肝中监测到有功能的NK细胞[18]，但是在体外，来源于造血发育各阶段的祖细胞，即使从卵黄囊来的细胞，也可经诱导分化产生NK细胞[1,11,12]。由于不同时期的（包括原始造血）各种祖细胞都有NK细胞的潜能，因此，分化为NK细胞的潜能的出现时间并不与可分化为所有类型淋巴细胞潜能的定向造血同步。在哺乳动物胚胎发育中，NK细胞的产生被看作是获得性免疫复杂通路形成之前的一个基本防御机制。

■ 树突状细胞的发育

在胚胎和胎儿造血活动的各个时期都可产生表达Ⅱ类组织相容性抗原的树突状细胞。最早在妊娠第4~8周时，在胎儿骨髓和胸腺发育前，即可在人卵黄囊和间充质组织中检测到树突状细胞[31]。在造血发生的每个场所，树突状细胞一旦活化就能被检测到：如在妊娠第11~14周时人胎儿的胸腺，第14~17周时的骨髓，第16周时的脾脏及第23周时的扁桃体[31,32]。树突状细胞与巨噬细胞紧密相关，表型相似（见第19章），都表达主要组织相容性Ⅱ类复合物。因为许多提供人类树突状细胞发育信息的研究是在分析树突状细胞的分子和抗体工具出现之前进行的，故区别这两种细胞比较困难。

淋巴细胞生成的分化途径

HSC如何产生淋巴细胞的概念性框架的建立很大程度上基于使用基因工程小鼠和小鼠移植模型所进行的研究。在个体发育的所有阶段只存在一种淋巴细胞生成的途径[33,34]，这个通过小鼠研究得到的结论，尽管将此作为一个出发点是必需和可行的，若是推及人类或者其他物种淋巴细胞生成时，需要三思而后行。另外，那些用于检测分化潜能的体内外实验，其内在的局限性会影响到分离群体之间谱系关系的结论[35]。

几十年间，我们对于造血发生的理解是基于一个等级框架。在这个示意图里，所有的分化途径都来自于同一个多潜能的HSC，接着经过标记定向分化的不同分叉点，即各谱系的祖细胞阶段（见第16章）。在经典的范例中，最早的、由HSC作出的分化“决定”是进入两者选其一的途径：通过一个称为共同淋系祖细胞（CLP）或者通过一个共同髓系祖细胞（CMP）的阶段，后者具有分化为髓系和红系巨核系的全潜能[36]（图76-2）。随着分化阶段的依次进行，细胞表面一系列特异的抗原和转录因子开始上调。因此CLP被定义为一种能产生所有淋巴系列（B、T和NK），却不能产生髓系、红系或者巨核系的单个细胞。远在符合CLP标准的细胞被分离鉴定之前，学术界长期以来就笃信存在分化途径上相互排斥的双祖细胞的概念：第一种分化途径局限于髓系和红-巨核系，而第二种则定向于淋系[37-39]。相对而言，30多年以前，通过体外应用所谓粒细胞、红细胞和巨核细胞集落形成单位的实验已证实存在形成髓系、红系及巨核系的单克隆细胞[40]，后来，在小鼠[41]和人类[42]使用表面分子达到分离这群细胞的预期目的。T淋巴细胞和B淋巴细胞之间存在诸多的联系。例如，两者存在于共同的解剖位点（脾脏、淋巴结；见第5章），在调节T细胞受体和B细胞免疫球蛋白重排的分子机制方面相类似（见第77章和第78章），同一小鼠单基因突变引起重度B淋巴细胞和T淋巴细胞缺陷（见第82章），因此淋巴细胞的系列之间被认为是密切相关的[43]。

流式细胞仪［又称荧光激活的细胞分选（FACS）］的出现，使得分离稀少的造血细胞群体成为可能，并且可以开展后续的体外培养和体内重建研究（见第15章和第16章）。应用流式细胞仪及联合多种细胞表面分子标记的方法，已经可以从人体

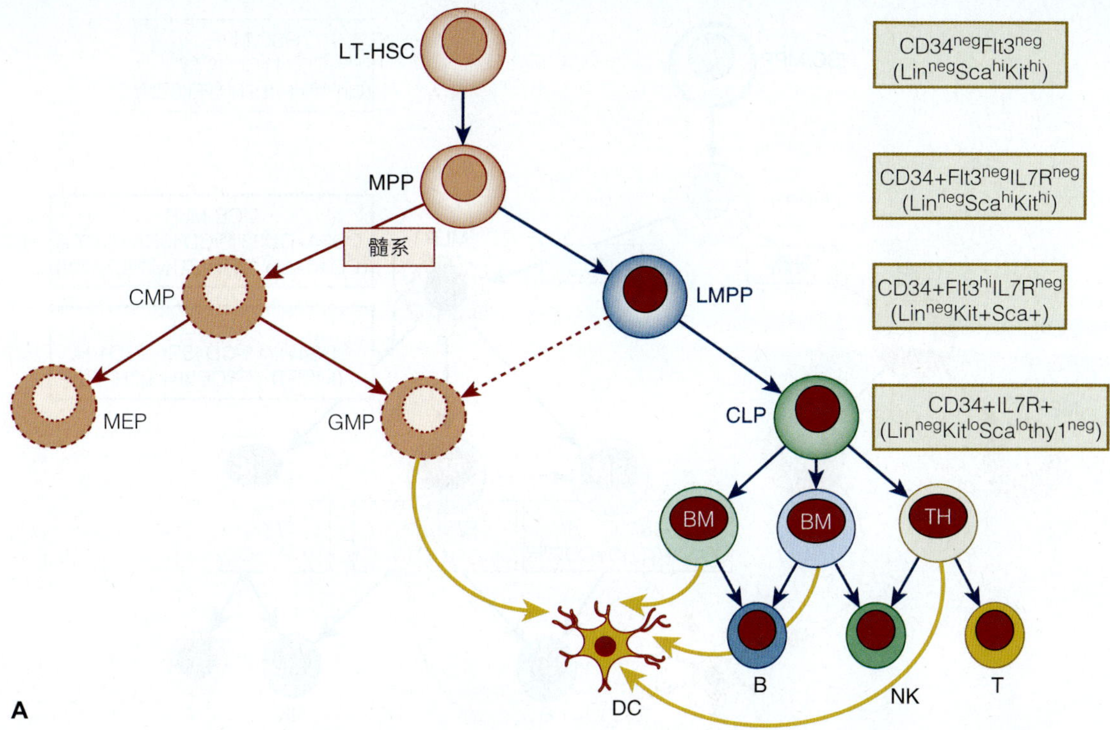

图 76-2　出生后小鼠和人淋巴细胞的产生途径。右侧方框所示为分离各群体所用的主要免疫表型。主要免疫表型下面括号中是与各个群体相关的其他表面分子。髓系祖细胞用红色虚线表示。此图还显示在老鼠和人，所有可分离的淋系和髓系祖细胞都能产生树突状细胞。A. 小鼠淋系祖细胞途径。多谱系潜能的细胞群体包含长期造血干细胞（LT-HSCs）和多潜能祖细胞（MPPs）。淋系定向起始于淋系原始多潜能祖细胞（LMPPs），其具有分化为全部淋系（T 细胞、B 细胞、NK 细胞发育的潜能）和有限髓系（主要是单核细胞）的潜能。至共同淋系祖细胞（CLP），所有髓系分化潜能已丢失，但具有了全部淋系分化潜能。BM：骨髓；CMP：共同髓系祖细胞；DC：树突状细胞；GMP：粒 - 单细胞祖细胞；MEP：巨核 - 红细胞祖细胞；NK：自然杀伤细胞；TH：胸腺细胞。出生后小鼠和人淋巴细胞的产生途径。右侧方框所示为分离各群体所用的主要免疫表型。主要免疫表型下面括号中是与各个群体相关的其他表面分子。髓系祖细胞用红色虚线表示。此图还显示在老鼠和人，所有可分离的淋系和髓系祖细胞都能产生树突状细胞。

组织中分离出原始多淋系分化潜能的祖细胞，它们几乎或者完全没有髓系和红系的克隆性潜能[44-47]。然而，谱系之间的关系很可能不像曾经认为的那么僵硬地维持着。小鼠实验表明在造血发生更早期的阶段，红系和巨核系就能够分开；淋系（也就是 T、B 和 NK）和髓系（至少是单核细胞）能够由所谓的淋巴髓系定向祖细胞（LMPP）这一共同途径而产生[48]。在稳态造血过程中，仍不清楚两者中哪一种谱系分化途径与生理行为最为相关。但是，很可能同时存在不止一种途径，也许在发育的不同阶段、造血发生的不同位点、不同的途径交替起主导作用。

■ 小鼠淋巴祖细胞

1997 年，研究者从小鼠骨髓细胞中分离出了不具有髓系和红 - 巨核系分化潜能的祖细胞，当把它们移植到辐照后的受体中，却可以迅速恢复 T 细胞、B 细胞和 NK 细胞系列[45]。体内外克隆实验显示所有淋系细胞都来源于一个共同的祖细胞，继而证明了长期猜测存在的 CLP，并且支持淋巴细胞形成的经典模型。该研究成功分离此细胞部分基于白介素（IL）-7 受体 α（IL-7Rα）的表达[45]。该 IL-7Rα^{+}CLP 不表达与造血完全分化相关的表面分子（它们被称为“谱系阴性”或者“Lin^{neg}”细胞）。HSC 相关的细胞表面分子（Scal-1，Thy-1，c-kit）的表达在 CLP 中有所下调，成为它们比多能 HSCs 更加分化的一个证据[45]。故 Lin^{neg}IL-7R^{+}Thy-1^{neg}Sca-1^{lo}c-kit^{lo} 被定义为小鼠 CLP 的全部免疫表型，这与小鼠 HSC 细胞免疫表型之间形成反差，后者存在于 Lin^{neg}IL-7R^{neg}Thy-1^{lo}Sca-1^{hi}c-kit^{hi} 细胞群体中[45]。

小鼠骨髓方面的工作促使我们重新探讨淋系分化途径何时与髓系和红系的分化途径分离（见图 76-2）。主要依据 FLT3 受体的表达，在小鼠骨髓中确定了一群细胞。现在已表明其具有全部淋系和部分髓系分化潜能，但不具备向红 - 巨核系分化的潜能[48,49]。由于参与红 - 巨核系分化的基因是下调的，而淋系相关的基因是上调的，这些 lin^{neg}Sca-1^{+}c-kit^{+}CD34^{+}FLT3^{hi}（又称 LSK CD34^{+}FLT3^{hi}）细胞被认为是淋巴定向的[50]。尽管它们在体外能够产生单核细胞和粒细胞，但它们的分化潜能已极大地偏向产生淋系细胞。实际上，将 LSK CD34^{+}FLT3^{hi} 细胞移植到辐照后的受体中能迅速重建 B 淋巴细胞和 T 淋巴细胞。然而，不像多潜能的 LSK CD34^{+}FLT3^{neg} 细胞，LSK CD34^{+}FLT3^{hi} 细胞在体内只能进行非常有限的髓系重建。LSK CD34^{+}FLT3^{hi} 细胞在移植后不能重建粒细胞，在体内仅能产生单核细胞[48]。于是它们被定义为 LMPPs[48,50]。

在确定谱系潜能时，一个使人困惑的因素是髓系和淋系祖细胞群都有分化产生树突状细胞的能力，并且从祖细胞分化为树突状细胞过程中都存在“单核细胞”中间阶段（见第 19 章）[51-54]。因为不论谱系出身如何，作为树突状细胞前体细胞的单核细胞和巨噬细胞均表达许多与髓系相同的细胞表面分子，若仅凭产生单核细胞的能力来判断是否具有“髓系”分化潜能

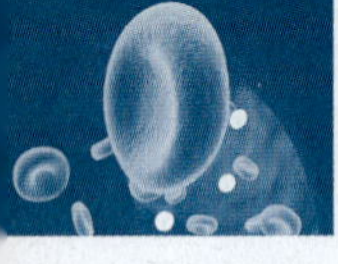

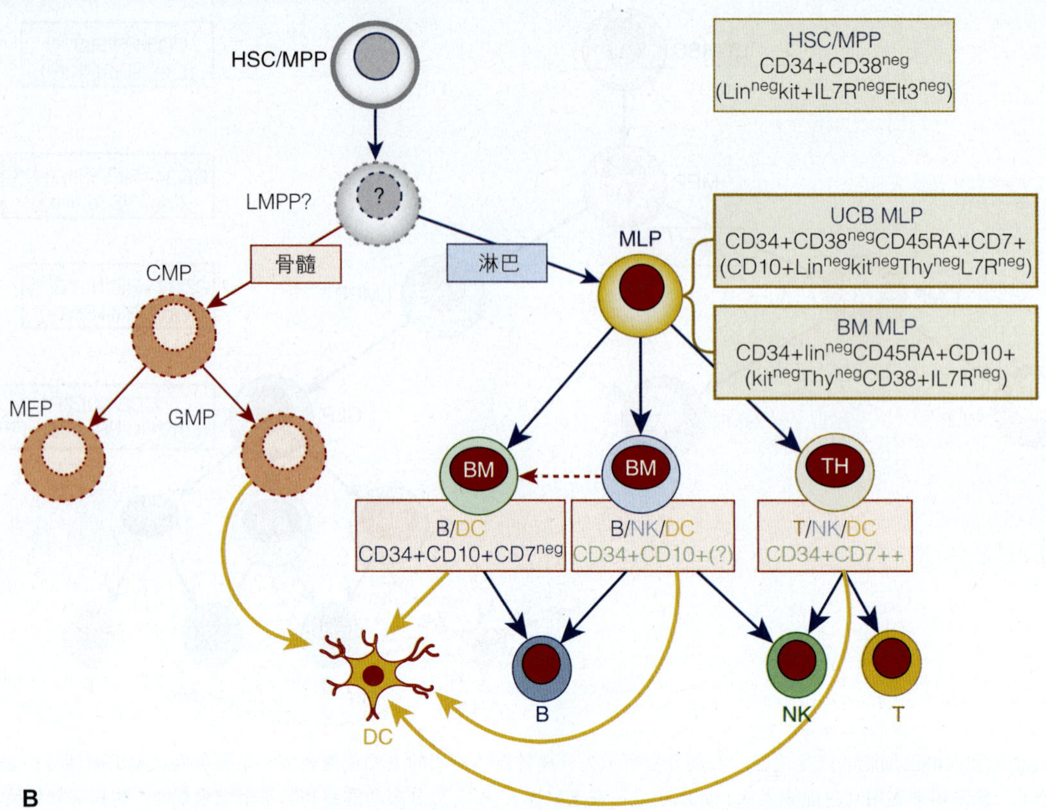

图 76-2(续)　B. 人淋巴祖细胞产生的途径。使用**多淋系祖细胞**(MLP)的名称,而不是 CLP,是因为实验系统尚未能最终证明单个人源祖细胞具有分化为 T 细胞、B 细胞、NK 细胞的全部潜能。然而,克隆实验已经证实单个祖细胞具有向 B 系和树突状细胞分化的能力,人脐带血和骨髓来源的祖细胞可以向 B 细胞、NK 细胞和树突状细胞分化。尽管 $CD34^+CD10^+$ 细胞群体具有向 B 细胞、NK 细胞和树突状细胞分化潜能,但 B 细胞、NK 细胞和树突状细胞的确切表型还不知晓。因为不明确 B 细胞、树突状细胞与 B 细胞、NK 细胞和树突状祖细胞之间的关系,故用虚线示意。在人胸腺中发现的单个祖细胞已经通过克隆实验证明其具有向 T 细胞、NK 细胞和树突状细胞分化的潜能。没有标出更原始的 $CD34^+lin^-CD7^-$ 的胸腺祖细胞,该群细胞具有淋系和髓系分化潜能,很可能代表了定植于人胸腺的一群 MPP。还未鉴定出等同于小鼠 LMPP 的人类细胞。BM:骨髓;CMP:共同髓系祖细胞;DC:树突状细胞;GMP:粒 - 单核细胞祖细胞;MEP:巨核 - 红细胞祖细胞;NK:自然杀伤细胞;TH:胸腺细胞。

则有失偏颇。表达 FLT3 的髓系和淋系祖细胞均能够产生树突状细胞,该过程依赖于 FLT3 配体[51]。然而,尽管小鼠骨髓中鉴定到的 $FLT3^+$LMPPs 细胞仅在体外产生粒细胞,也提示这群祖细胞仍保留部分髓系分化的潜能。

■ 人淋巴祖细胞

细胞表面分子 CD34 在人类的 HSCs 以及其他许多类型的祖细胞,包括那些仅限于淋巴细胞发育的造血祖细胞上表达(见第 15 章和第 16 章)[55,56]。CD34 与其他表面分子例如 CD10[44,57]、CD7[46,47,58,59] 及 CD45RA 的组合已经被用来鉴定人的多淋系祖细胞[44,58]。与小鼠的 CLP 相似,除了前面提到的一些表面分子会发生表达上调外,某些 HSC 细胞表面分子像 c-kit 和 Thy-1 会随淋系定向分化而表达下调[33]。

如同在小鼠中的研究,不可能用单一标记分子去分离和界定人的淋巴祖细胞[56]。例如,虽然可以凭借 CD7 的表达来确定脐带血 $CD34^+CD38^-$ 细胞中一个不具备向髓系和红系分化潜能的亚群为多淋系祖细胞[46,47],但脐带血中 $CD34^+CD38^+CD7^+$ 细胞则具备向全谱系(淋系、髓系和红系)分化的潜能。当把从人类研究中鉴定的祖细胞群体与小鼠实验中描述的群体进行比较时,需要特别注意,在细胞表面标记分子间存在的物种差异性[33]。譬如,IL-7Rα 的表达可用来界定小鼠的 CLP[45],但是人脐带血中的 $CD34^+CD38^-CD7^+$ 多淋系祖细胞不表达 IL-7Rα[46],并且人脐带血中的 $CD34^+CD38^+$IL-7Rα$^+$ 细胞同时具有向髓系和淋系分化的潜能。造血细胞在个体发育不同阶段的取材也会在祖细胞的免疫表型和功能方面引入意想不到的变数[33]。现在实施的大多数小鼠实验采用的是成体骨髓,然而大多数有关人的研究则采用脐带血,后者是一种更易获得的细胞来源,其所含的祖细胞的增殖能力比骨髓更强[60]。依然以 $CD34^+CD38^-CD7^+$ 多淋系祖细胞为例,尽管这个免疫表型能够用于鉴定脐带血中的多淋系祖细胞[46],同样的分子标志在骨髓中却不能使用,因为 $CD34^+CD38^-$ 骨髓细胞不表达 CD7。与小鼠 LMPP 等同的人细胞群体还未被描述,但是树突状细胞潜能存在于所有人原始的、淋系定向的祖细胞中[44,46,58,61]。事实上,CD33 抗原通常被认为是髓系的一个标记分子,表达在 $CD34^+lin^-CD45RA^+CD10^+$ 骨髓 CLP 细胞来源的树突状细胞表面[44]。

■ 胸腺祖细胞

长期以来认为,骨髓中淋系定向分化早于胸腺定植和 T 细胞发育的过程。然而,尽管骨髓中清楚地存在着定向于淋系的祖细胞,对于从骨髓迁移和定植到胸腺并启动胸腺细胞形成的主导细胞类型仍存有争议。如上所述,数群来自骨髓的淋系定向的祖细胞和 LMPPs 能够在体外和体内分别产生 T 细胞。然而，对胸腺进行的详细研究揭示该器官中存在不仅具有向淋系分化，也具有向髓系和红系分化潜能的原始祖细胞。在小鼠胸腺中鉴定的这群稀少的细胞被认为是早期胸腺祖细胞[62]，其在人的胸腺中呈现 $CD34^+lin^-CD1a^-CD7^-$ 的表型[63,64]。这群细胞的谱系分化潜能、细胞表面标志分子及基因表达谱都与 HSCs 相类似，强烈地提示 HSCs 或者至少是多潜能的祖细胞，不用在骨髓中先经历一个定向分化为淋系的阶段，而能够直接定植在胸腺。就它们对于正常胸腺细胞形成的贡献而言，这其中的哪一种祖细胞亚群起主导作用，目前仍没有定论[65]。

■ 功能性确定淋巴祖细胞方面的挑战

精确的定义某种免疫表型的祖细胞的谱系分化潜能需要进行克隆分析。尽管用于分析髓 - 红 - 巨核祖细胞的克隆形成实验已经存在了 30 多年[40]，但相对而言，最近才有能力将 HSCs 沿淋系的分化途径分为不同的阶段，特别是有关人的研究[35]。当观察到某些小鼠基质细胞系能够支持人原始 HSCs 向 B 细胞、NK 细胞和树突状细胞分化后[66-68]，才开始进行人淋系分化的体外实验。T 细胞的分化系统更为复杂，需要在体外重塑一个类似胸腺的独特环境。起先只有通过培养胎儿胸腺器官的方法才有可能实现。在所谓的悬滴培养法系统中，大量的人源祖细胞被种植到整个胸腺[69]。借助一种表达 Notch 配体 -delta 样配体 1 的小鼠单层基质细胞系（“OP9-DL1 基质”），已经建立了另一个更为有效的体外系统用来研究小鼠与人的 T 细胞分化[70]。然而，由于 T 细胞体外培养系统中没有一个能同时支持 B 细胞发育，在克隆水平证明存在具有 T 细胞和 B 细胞双分化潜能的祖细胞，仍存在技术性困难。小鼠单个 HSC 进行体内移植能够在克隆水平证实多谱系分化潜能，但很难将该技术应用到研究不具有自我更新能力的祖细胞。由于异种移植模型的植入效率低，尤其借其进行人源细胞体内实验充满挑战性[33,35]。

如上所述，在试图鉴定淋系造血中各阶段的祖细胞时，一个可能引起混淆的地方是何种祖细胞具有髓系分化潜能，即产生单核细胞的能力。单核细胞被定义为一类无特异形态学特征的细胞，表达 CD33、CD11b、CD14 等细胞表面抗原（见第 67 章）。单核细胞可以由具有克隆形成能力的髓红系（CMPs）和粒单系祖细胞产生。它们进一步分化为巨噬细胞或树突状细胞[53,53,71]。可是，树突状细胞也可以由淋系定向的祖细胞包括 CLPs[44,46,51,53,58,59]、B 淋巴系祖细胞[61] 和胸腺 T/NK 祖细胞[51,53,72,73] 等稳定地产生（见第 19 章）。故像对树突状细胞那样，重新定义单核细胞为可来自髓系和淋系的非定向分化途径更为贴切。以往的工作已很好地描述了树突状细胞分化的不忠实性，及用标记分子来追溯树突状细胞谱系来源时的不可靠性[53,74,75]。尽管曾经一度认为细胞表面标记分子可以区分淋系或髓系来源的树突状细胞，但目前在小鼠和人的研究中，研究人员已经意识到这些标记分子与树突状细胞的培养条件、而非它们的前体细胞谱系更为相关[51,53,54,74,75]。

淋巴细胞生成过程中的调节

■ 淋巴细胞生成中的细胞因子

参与调节淋巴细胞发育、分化和功能的细胞因子种类繁多，在这里很难对此进行全面地描述。然而，要特别提及细胞因子受体的共同伽马（γ_c）链家族，这类在淋巴形成方面具有重要生物学意义的分子与原发性免疫缺陷疾病的临床相关。γ_c 亚基是参与组成六个不同细胞因子受体的一个信号分子组分，即：IL-2[76]、IL-4[77,78]、IL-7[79,80]、IL-9[81]、IL-15[82] 和 IL-21[83]，它们均在不同时期通过不同途径参与淋巴细胞形成[43,84,85]。这 6 个依赖 γ_c 的受体均特异性地激活 JAK3，JAK3 通过与 γ_c 相互作用进而介导信号转导[86]。除了 γ_c 亚基之外，每个受体还包含一个 α 亚基，并据其与配体特异性地结合。IL-2R 和 IL-15R 还享有一个共同的 β 亚基[43]。

γ_c 亚基的无义突变会导致人和小鼠的重度联合免疫缺陷（SCID）综合征。但是，受累谱系的不同提示对细胞因子依赖性方面存在重要的种属差异性[43]。其中最重要的差异是在人和小鼠 B 细胞发育过程中对 IL-7 信号的依赖性。成体小鼠的 B 细胞发育过程中绝对需要 IL-7 及其受体的相互作用及 IL-7 受体 γ_c 亚基及 JAK3 酪氨酸激酶参与的下游信号通路[87]。相比之下，IL-7 对于人 B 细胞的发育并非必需。X 染色体遗传的、伴随细胞因子受体 γ_c 亚基突变的 SCID 病人表现为严重的胸腺萎缩和 NK 细胞缺失，但 B 细胞数目正常或略升高[43]。有 JAK3[88,89] 或 IL-7 受体[90] 突变的 SCID 患者，血液中 B 细胞数目也是正常的。虽然 B 细胞数目是正常的，但 γ_c 缺失的 SCID 患者有 B 细胞功能的异常和低球蛋白血症，推测部分原因为 IL-4 在 B 细胞功能形成中的作用及在抗体产生中与 T 细胞相互作用的缺失。所有这些结果提示 IL-7 对于人 B 细胞数量上的正常发育并非必需。

NK 细胞缺失见于 γ_c 或 JAK3 缺失的 SCID 患者，但在 IL-7Rα 缺失的患者中正常[56,90,91]。NK 细胞缺失还见于 IL-15[92]、IL-15Rα[93] 或 IL-2Rβ（IL-2R 和 IL-15R 共有的一个亚基）缺失的小鼠[94]，显示了 IL-15 而非 IL-17 对于 NK 细胞发育是不可或缺的。在人类中，尽管还没有关于 IL-15 及其受体无义突变的描述，但已经有报道称，在家族性 NK 细胞缺陷中对 IL-15 和 IL-2 的反应低于正常[95]。

在 IL-7Rα 缺失的患者中，B 细胞和 NK 细胞的生成说明人淋巴细胞的起始定向和共同淋系祖细胞的生长都不需要 IL-7。人脐带血中的 $CD34^+CD38^-CD7^+$ 多淋系祖细胞并不表达 IL-7Rα，这一发现进一步支持此观点[46]。与 B 细胞和 NK 细胞形成鲜明对比，人和小鼠的 T 细胞发育则绝对依赖 IL-7[84]。在两个物种中，IL-7 信号通路的任何组分，也就是 γ_c、IL-7Rα 或 JAK3 的突变会完全阻断 T 细胞的发育[43]。相对而言，虽然 IL-2 在成熟 T 细胞的增殖和功能方面也是一个重要的细胞因子，却非胸腺细胞形成所必需。IL-2[96]、IL-2Rα 或 IL-2Rβ[97] 的突变会导致 T 细胞功能异常，但 T 细胞并无缺失。

■ 淋巴细胞生成过程中的转录水平调节

经不可逆的、等级性分化途径最终形成多种多样的功能特异的成熟淋巴细胞系列，该过程接受成组基因的调节，后者的表达或被抑制以一种复杂而又精细的方式进行。如同在细胞因子调控机制的研究，我们对何种转录因子控制各分化阶段的理解得益于对分离的祖细胞和前体细胞进行的基因表达分析及对小鼠和人遗传突变所导致功能性后果的筛查。本章节综述的焦点在于：在生成淋系祖细胞的最初定向抉择中起调节作用的基因；对各个谱系分化后期的调节作用则在第 77 章、第 78 章和第 79 章分别进行讨论。

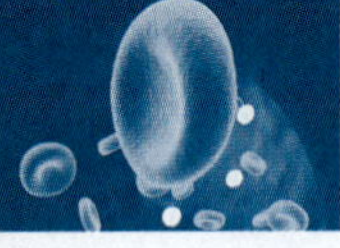

参与造血分化的各组基因之间复杂的相互作用就好比一个多维的网络，一些转录因子间的动态平衡组成了它的“调节空间”[98]。对已明确的祖细胞群体进行多基因表达分析发现：在造血早期各阶段的不同水平的多向性免除了可将任何独特的基因表达模式与它们相关联[98-100]。伴随分化的进行，每个谱系更为特异的“基因指纹”才得以形成。

淋巴细胞早期定向的调节

Ikaros

虽然没有哪一个单个基因被指定为淋系特异的主调控者，但在淋巴细胞形成的早期阶段存在数个必需的转录因子。小鼠敲除实验表明在胎儿期淋巴细胞生成的过程中，编码DNA结合锌指蛋白的Ikaros基因家族是不可或缺的[101,102]。不过在出生后，Ikaros基因的作用却更为复杂和缺乏特异性。成体$Ikaros^{null}$小鼠完全缺失B细胞；虽然可产生T细胞，但它们的分化却是异常的[103]。一项小鼠实验提示Ikaros在淋髓系相对于髓红系的最初定向抉择方面并非必需的，并且不仅在淋系分化，在髓红系分化途径中的命运抉择也受该基因的影响[104]。因为两个关键的淋系细胞因子受体FLT3和IL-7Rα的表达依赖于Ikaros，并且这些标记分子分别用来分离小鼠的LMPP和CLP，现在仍没有彻底明白该基因在哪个确切的淋巴祖细胞阶段发挥作用[104]。除了淋巴祖细胞之外，该基因的亚型也表达在小鼠[104-108]和人[108,109]的HSCs及髓系细胞。虽然在某些情形下Ikaros以一种转录因子的典型方式发挥作用，它也会通过调节染色质的形成来影响基因的表达[110]。

PU. 1

转录因子PU.1对于B细胞和T细胞的正常发育是必需的，并且它的作用是高度剂量依赖的。PU.1处于高水平时，调节髓系的关键基因上调，并且巨噬细胞分化诱导优先于淋系分化[111]。但是低水平表达PU.1对于淋巴细胞的生成是必要的[112,113]。完全缺失PU.1的小鼠出现B细胞缺失和异常的胎儿胸腺细胞形成。然而在B细胞阶段特异敲除PU.1的小鼠实验表明，超越前B阶段的B细胞分化不需要PU.1参与[114]。很可能在小鼠淋巴细胞形成中，PU.1的决定性作用在于它上调了IL-7受体的表达。如上所述，IL-7是一个在小鼠B淋巴细胞和T淋巴细胞生成过程中的关键细胞因子[112]。

E2A

通过差异性剪切，E2A编码两个碱性螺旋-环-螺旋蛋白：E12和E47[115]。小鼠研究提示E2A对于多潜能祖细胞向淋系定向是必需的，并且E2A蛋白会为一系列与淋系相关的基因表达作好准备[116]。在LMPP和CLP发育过程中，对E2A表达的依赖呈剂量相关性[116]。E2A的缺失会严重降低B系和T系的定向，但Ikaros和PU.1的表达是正常的[116-118]。E2A会通过上调早期B细胞因子（EBF）[119]部分地影响B淋巴细胞的生成，通过上调T细胞关键特异因子Notch1的表达和功能来影响T淋巴细胞的生成[120]。

B细胞定向的调节

正常B细胞分化需要Ikaros、PU.1、E2A、EBF和Pax5等转录因子。功能性的敲除其中任何一个基因都会导致B细胞发育的严重异常。然而在造血系统中，这些基因中只有EBF和Pax5是B细胞特异的。

Pax5

Pax5特异地表达在已定向的B系祖细胞中，对B系基因CD19和CD79a表达至关重要[113]。$Pax5^{-/-}$小鼠被阻断在前B细胞阶段，但仍表达很多早期B细胞相关的基因[121]。在B淋巴细胞生成过程中，PU.1、E2A和EBF的作用早于Pax5。强制性表达Pax5并不能弥补在$EBF^{-/-}$或$PU.1^{-/-}$小鼠中所见B细胞的缺陷[113]。

EBF

编码一个螺旋-环-螺旋锌指结构蛋白，诱导B淋巴细胞而不是髓系细胞的发育。此效应部分通过对抗编码髓系蛋白的基因表达，例如C/EBRα、Id2和PU.1[122]，并且在某种程度上诱导Pax5的表达[113]。EBF和E2A共同在早期B细胞形成中发挥作用[116]。$EBF^{-/-}$小鼠淋系祖细胞群不具备生成B细胞的能力，但保留了产生T细胞、NK细胞和髓系细胞的能力[122]。在多潜能（淋系-髓系）祖细胞中过表达EBF可以促进B细胞的产生，却要以牺牲髓系分化为代价。Pax5过表达不能纠正$EBF^{-/-}$小鼠的B细胞缺失[113]，说明EBF在早期B细胞命运抉择时发挥着不依赖于Pax5的关键作用。

T细胞定向的调节

GATA-3

GATA-3是T细胞发育的关键转录因子，在分化的各个阶段都是不可或缺的。但是，除了T细胞之外，GATA-3也表达在未定向的HSCs、CLPs，甚至是非造血细胞。它的作用复杂并呈高度剂量依赖性[123,124]。

Notch

骨髓来源的多潜能祖细胞一经抵达胸腺，会迅速定向于T细胞和NK细胞分化途径。诱导T细胞定向的最重要的环境信号是被胸腺上皮细胞呈递的Notch配体-delta样配体1（DLL1）和配体4（DLL4）[123]。其中任何一个配体与表达在胸腺前体细胞表面的Notch受体相结合则会激活胞内Notch，一系列转录程序将开启，使得在牺牲B细胞发育的代价下朝向T细胞分化[123]。在小鼠，Notch参与了T细胞的分化和增殖，包括β选择等过程[125]。然而，尽管Notch通路在小鼠的T细胞形成过程中是必需的，它并不足以激活其他所有的T细胞基因[126]。造血祖细胞对于Notch通路的反应能力以及向T系的分化依赖于正向和负向调节因子之间的平衡，至少需要联合4个其他转录因子：PU.1、Ikaros、Runx家族因子和E2A才能启动T细胞的发育[116,123]。另外，白血病-淋巴瘤相关因子必须下调才允许Notch信号通路去诱导T细胞命运[127]。Notch通路也在胸腺细胞分化后期起重要的作用[123]。

Notch通路的作用已经在小鼠中被广泛研究。但Notch调节的确切阶段和过程在小鼠和人之间似乎不尽相同。例如，在人T细胞发育的体外研究中发现，早期胸腺细胞增殖需要Notch，但β选择和T细胞受体αβ分化并不需要它的参与[128,129]。在获得本章节中描述的如此之多的信息之后，将小鼠研究中获得的详细的机制框架谨慎地转化应用于有关人淋巴细胞生成的研究是摆在科研工作前方最大的挑战。

翻译：郭　宁

校对：诸　江

参考文献

1. Tavian M, Peault B: Embryonic development of the human hematopoietic system. *Int J Dev Biol* 49:243, 2005.
2. Ueno H, Weissman IL: Stem cells: Blood lines from embryo to adult. *Nature* 446:996, 2007.
3. Medvinsky A, Dzierzak E: Definitive hematopoiesis is autonomously initiated by the AGM region. *Cell* 86:897, 1996.
4. Yoder MC, Hiatt K, Mukherjee P: *In vivo* repopulating hematopoietic stem cells are present in the murine yolk sac at day 9.0 postcoitus. *Proc Natl Acad Sci U S A* 94:6776, 1997.
5. Yoder MC, Hiatt K, Dutt P, et al: Characterization of definitive lymphohematopoietic stem cells in the day 9 murine yolk sac. *Immunity* 7:335, 1997.
6. Yoder MC, Hiatt K: Engraftment of embryonic hematopoietic cells in conditioned newborn recipients. *Blood* 89:2176, 1997.
7. Palis J, Yoder MC: Yolk-sac hematopoiesis: The first blood cells of mouse and man. *Exp Hematol* 29:927, 2001.
8. Yokota T: Tracing the first waves of lymphopoiesis in mice. *Development* 133:2041, 2006.
9. Auerbach R: Experimental analysis of the origin of cell types in the development of the mouse thymus. *Dev Biol* 3:336, 1961.
10. Owen JJ, Ritter MA: Tissue interaction in the development of thymus lymphocytes. *J Exp Med* 129:431, 1969.
11. Oberlin E, Tavian M, Blazsek I, Péault B: Blood-forming potential of vascular endothelium in the human embryo. *Development* 129:4147, 2002.
12. Tavian M, Robin C, Coulombel L, Péault B: The human embryo, but not its yolk sac, generates lympho-myeloid stem cells: Mapping multipotent hematopoietic cell fate in intraembryonic mesoderm. *Immunity* 15:487, 2001.
13. Tavian M, Coulombel L, Luton D, et al: Aorta-associated CD34+ hematopoietic cells in the early human embryo. *Blood* 87:67, 1996.
14. Tavian M, Hallais MF, Peault B: Emergence of intraembryonic hematopoietic precursors in the pre-liver human embryo. *Development* 126:793, 1999.
15. Charbord P, Tavian M, Humeau L, Péault B: Early ontogeny of the human marrow from long bones: An immunohistochemical study of hematopoiesis and its microenvironment. *Blood* 87:4109, 1996.
16. Haynes BF: The human thymic microenvironment. *Adv Immunol* 36:87, 1984.
17. Hayward AR: Development of lymphocyte responses and interactions in the human fetus and newborn. *Immunol Rev* 57:39, 1981.
18. Toivanen P, Uksila J, Leino A: Development of mitogen responding T cells and natural killer cells in the human fetus. *Immunol Rev* 57:89, 1981.
19. Renda MC, Fecarotta E, Dieli F, et al: Evidence of alloreactive T lymphocytes in fetal liver: Implications for fetal hematopoietic stem cell transplantation. *Bone Marrow Transplant* 25:135, 2000.
20. Steinmann GG: Changes in the human thymus during aging. *Curr Top Pathol* 75:43, 1986.
21. Moore AV, Korobkin M, Olanow W, et al: Age-related changes in the thymus gland: CT-pathologic correlation. *AJR Am J Roentgenol* 141:241, 1983.
22. LeBien TW: Fates of human B-cell precursors. *Blood* 96:9, 2000.
23. Dorshkind K, Montecino-Rodriguez E: Fetal B-cell lymphopoiesis and the emergence of B-1-cell potential. *Nat Rev Immunol* 7:213, 2007.
24. Solvason N, Kearney JF: The human fetal omentum: A site of B cell generation. *J Exp Med* 175:397, 1992.
25. Hofman FM, Danilovs J, Husmann L, Taylor CR: Ontogeny of B cell markers in the human fetal liver. *J Immunol* 133:1197, 1984.
26. Gathings WE, Lawton AR, Cooper MD: Immunofluorescent studies of the development of pre-B cells, B lymphocytes and immunoglobulin isotype diversity in humans. *Eur J Immunol* 7:804, 1977.
27. Nunez C, Nishimoto N, Gartland GL, et al: B cells are generated throughout life in humans. *J Immunol* 156:866, 1996.
28. Rossi MI, Yokota T, Medina KL, et al: B lymphopoiesis is active throughout human life, but there are developmental age-related changes. *Blood* 101:576, 2003.
29. Kroese FG, Ammerlaan WA, Deenen GJ: Location and function of B-cell lineages. *Ann N Y Acad Sci* 651:44, 1992.
30. Kantor AB, Herzenberg LA: Origin of murine B cell lineages. *Annu Rev Immunol* 11:501, 1993.
31. Janossy G, Bofill M, Poulter LW, et al: Separate ontogeny of two macrophage-like accessory cell populations in the human fetus. *J Immunol* 136:4354, 1986.
32. Hofman FM, Danilovs JA, Taylor CR: HLA-DR (Ia)-positive dendritic-like cells in human fetal nonlymphoid tissues. *Transplantation* 37:590, 1984.
33. Payne KJ, Crooks GM: Immune-cell lineage commitment: Translation from mice to humans. *Immunity* 26:674, 2007.
34. Kincade PW, Owen JJ, Igarashi H, et al: Nature or nurture? Steady-state lymphocyte formation in adults does not recapitulate ontogeny. *Immunol Rev* 187:116, 2002.
35. Payne KJ, Crooks GM: Human hematopoietic lineage commitment. *Immunol Rev* 187:48, 2002.
36. Reya T, Morrison SJ, Clarke MF, Weissman IL: Stem cells, cancer, and cancer stem cells. *Nature* 414:105, 2001.
37. Hakoda M, Hirai Y, Shimba H, et al: Cloning of phenotypically different human lymphocytes originating from a single stem cell. *J Exp Med* 169:1265, 1989.
38. Gore SD, Kastan MB, Civin CI: Normal human bone marrow precursors that express terminal deoxynucleotidyl transferase include T-cell precursors and possible lymphoid stem cells. *Blood* 77:1681, 1991.
39. Terstappen LW, Huang S, Picker LJ: Flow cytometric assessment of human T-cell differentiation in thymus and bone marrow. *Blood* 79:666, 1992.
40. Johnson GR, Metcalf D: Pure and mixed erythroid colony formation in vitro stimulated by spleen conditioned medium with no detectable erythropoietin. *Proc Natl Acad Sci U S A* 74:3879, 1977.
41. Akashi K, Traver D, Miyamoto T, Weissman IL: A clonogenic common myeloid progenitor that gives rise to all myeloid lineages. *Nature* 404:193, 2000.
42. Manz MG, Miyamoto T, Akashi K, Weissman IL: Prospective isolation of human clonogenic common myeloid progenitors. *Proc Natl Acad Sci U S A* 99:11872, 2002.
43. Leonard WJ: Cytokines and immunodeficiency diseases. *Nat Rev Immunol* 1:200, 2001.
44. Galy A, Travis M, Cen D, Chen B: Human T, B, natural killer, and dendritic cells arise from a common bone marrow progenitor cell subset. *Immunity* 3:459, 1995.
45. Kondo M, Weissman IL, Akashi K: Identification of clonogenic common lymphoid progenitors in mouse bone marrow. *Cell* 91:661, 1997.
46. Hao QL, Zhu J, Price MA, et al: Identification of a novel, human multilymphoid progenitor in cord blood. *Blood* 97:3683, 2001.
47. Hoebeke I, De Smedt M, Stolz F, et al: T-, B- and NK-lymphoid, but not myeloid cells arise from human CD34(+)CD38(−)CD7(+) common lymphoid progenitors expressing lymphoid-specific genes. *Leukemia* 21:311, 2007.
48. Adolfsson J, Månsson R, Buza-Vidas N, et al: Identification of Flt3+ lympho-myeloid stem cells lacking erythro-megakaryocytic potential a revised road map for adult blood lineage commitment. *Cell* 121:295, 2005.
49. Yang L, Bryder D, Adolfsson J, et al: Identification of Lin(−)Sca1(+)kit(+)CD34(+)Flt3-short-term hematopoietic stem cells capable of rapidly reconstituting and rescuing myeloablated transplant recipients. *Blood* 105:2717, 2005.
50. Luc S, Buza-Vidas N, Jacobsen SE: Biological and molecular evidence for existence of lymphoid-primed multipotent progenitors. *Ann N Y Acad Sci* 1106:89, 2007.
51. Wu L, Liu YJ: Development of dendritic-cell lineages. *Immunity* 26:741, 2007.
52. Wu L, Vandenabeele S, Georgopoulos K: Derivation of dendritic cells from myeloid and lymphoid precursors. *Int Rev Immunol* 20:117, 2001.
53. Manz MG, Traver D, Miyamoto T, et al: Dendritic cell potentials of early lymphoid and myeloid progenitors. *Blood* 97:3333, 2001.
54. Chapuis F, Rosenzwajg M, Yagello M, et al: Differentiation of human dendritic cells from monocytes *in vitro*. *Eur J Immunol* 27:431, 1997.
55. Civin CI, Gore SD: Antigenic analysis of hematopoiesis: A review. *J Hematother* 2:137, 1993.
56. Blom B, Spits H: Development of human lymphoid cells. *Annu Rev Immunol* 24:287, 2006.
57. Six EM, Bonhomme D, Monteiro M, et al: A human postnatal lymphoid progenitor capable of circulating and seeding the thymus. *J Exp Med* 204:3085, 2007.
58. Canque B, Camus S, Dalloul A, et al: Characterization of dendritic cell differentiation pathways from cord blood CD34(+)CD7(+)CD45RA(+) hematopoietic progenitor cells. *Blood* 96:3748, 2000.
59. Storms RW, Goodell MA, Fisher A, et al: Hoechst dye efflux reveals a novel CD7(+)CD34(−) lymphoid progenitor in human umbilical cord blood. *Blood* 96:2125, 2000.
60. Hao QL, Shah AJ, Thiemann FT, et al: A functional comparison of CD34+ CD38− cells in cord blood and bone marrow. *Blood* 86:3745, 1995.
61. Bjorck P, Kincade PW: CD19+ pro-B cells can give rise to dendritic cells *in vitro*. *J Immunol* 161:5795, 1998.
62. Allman D, Sambandam A, Kim S, et al: Thymopoiesis independent of common lymphoid progenitors. *Nat Immunol* 4:168, 2003.
63. Hao QL, George AA, Zhu J, et al: Human intrathymic lineage commitment is marked by differential CD7 expression: Identification of CD7− lympho-myeloid thymic progenitors. *Blood* 111:1318, 2008.
64. Weerkamp F, Baert MR, Brugman MH, et al: Human thymus contains multipotent progenitors with T/B lymphoid, myeloid, and erythroid lineage potential. *Blood* 107:3131, 2006.
65. Bhandoola A, Sambandam A, Allman D, et al: Early T lineage progenitors: New insights, but old questions remain. *J Immunol* 171:5653, 2003.
66. Rawlings DJ, Quan S, Hao QL, et al: Differentiation of human CD34+CD38− cord blood stem cells into B cell progenitors *in vitro*. *Exp Hematol* 25:66, 1997.
67. Berardi AC, Meffre E, Pflumio F, et al: Individual CD34+CD38lowCD19−CD10− progenitor cells from human cord blood generate B lymphocytes and granulocytes. *Blood* 89:3554, 1997.
68. Miller JS, McCullar V, Punzel M, et al: Single adult human CD34(+)/Lin−/CD38(−) progenitors give rise to natural killer cells, B-lineage cells, dendritic cells, and myeloid cells. *Blood* 93:96, 1999.
69. Plum J, De Smedt M, Verhasselt B, et al: Human T lymphopoiesis. *In vitro* and *in vivo* study models. *Ann N Y Acad Sci* 917:724, 2000.
70. Awong G, Herer E, Surh CD, et al: Characterization *in vitro* and engraftment potential *in vivo* of human progenitor T cells generated from hematopoietic stem cells. *Blood* 114:972, 2009.
71. Schreurs MW, Eggert AA, de Boer AJ, et al: Generation and functional characterization of mouse monocyte-derived dendritic cells. *Eur J Immunol* 29:2835, 1999.
72. Wu L, Li CL, Shortman K: Thymic dendritic cell precursors: Relationship to the T lymphocyte lineage and phenotype of the dendritic cell progeny. *J Exp Med* 184:903, 1996.
73. Ardavin C, Wu L, Li CL, Shortman K: Thymic dendritic cells and T cells develop simultaneously in the thymus from a common precursor population. *Nature* 362:761, 1993.

74. Ishikawa F, Niiro H, Iino T, et al: The developmental program of human dendritic cells is operated independently of conventional myeloid and lymphoid pathways. *Blood* 110: 3591, 2007.
75. Traver D, Akashi K, Manz M, et al: Development of CD8alpha-positive dendritic cells from a common myeloid progenitor. *Science* 290:2152, 2000.
76. Noguchi M, Yi H, Rosenblatt HM, et al: Interleukin-2 receptor gamma chain mutation results in X-linked severe combined immunodeficiency in humans. *Cell* 73:147, 1993.
77. Kondo M, Takeshita T, Ishii N, et al: Sharing of the interleukin-2 (IL-2) receptor gamma chain between receptors for IL-2 and IL-4. *Science* 262:1874, 1993.
78. Russell SM, Keegan AD, Harada N, et al: Interleukin-2 receptor gamma chain: A functional component of the interleukin-4 receptor. *Science* 262:1880, 1993.
79. Noguchi M, Nakamura Y, Russell SM, et al: Interleukin-2 receptor gamma chain: A functional component of the interleukin-7 receptor. *Science* 262:1877, 1993.
80. Kondo M, Takeshita T, Higuchi M, et al: Functional participation of the IL-2 receptor gamma chain in IL-7 receptor complexes. *Science* 263:1453, 1994.
81. Kimura Y, Takeshita T, Kondo M, et al: Sharing of the IL-2 receptor gamma chain with the functional IL-9 receptor complex. *Int Immunol* 7:115, 1995.
82. Giri JG, Ahdieh M, Eisenman J, et al: Utilization of the beta and gamma chains of the IL-2 receptor by the novel cytokine IL-15. *EMBO J* 13:2822, 1994.
83. Asao H, Okuyama C, Kumaki S, et al: Cutting edge: The common gamma-chain is an indispensable subunit of the IL-21 receptor complex. *J Immunol* 167:1, 2001.
84. Kang J, Der SD: Cytokine functions in the formative stages of a lymphocyte's life. *Curr Opin Immunol* 16:180, 2004.
85. Di Santo JP, Kuhn R, Muller W: Common cytokine receptor gamma chain (gamma c)-dependent cytokines: Understanding in vivo functions by gene targeting. *Immunol Rev* 148:19, 1995.
86. Russell SM, Johnston JA, Noguchi M, et al: Interaction of IL-2R beta and gamma c chains with Jak1 and Jak3: Implications for XSCID and XCID. *Science* 266:1042, 1994.
87. Candeias S, Muegge K, Durum SK: IL-7 receptor and VDJ recombination: Trophic versus mechanistic actions. *Immunity* 6:501, 1997.
88. Macchi P, Villa A, Giliani S, et al: Mutations of Jak-3 gene in patients with autosomal severe combined immune deficiency (SCID). *Nature* 377:65, 1995.
89. Russell SM, Tayebi N, Nakajima H, et al: Mutation of Jak3 in a patient with SCID: Essential role of Jak3 in lymphoid development. *Science* 270:797, 1995.
90. Puel A, Ziegler SF, Buckley RH, Leonard WJ: Defective IL7R expression in T(−) B(+)NK(+) severe combined immunodeficiency. *Nat Genet* 20:394, 1998.
91. Giliani S, Mori L, de Saint Basile G, et al: Interleukin-7 receptor alpha (IL-7Ralpha) deficiency: Cellular and molecular bases. Analysis of clinical, immunological, and molecular features in 16 novel patients. *Immunol Rev* 203:110, 2005.
92. Kennedy MK, Glaccum M, Brown SN, et al: Reversible defects in natural killer and memory CD8 T cell lineages in interleukin 15-deficient mice. *J Exp Med* 191:771, 2000.
93. Lodolce JP, Boone DL, Chai S, et al: IL-15 receptor maintains lymphoid homeostasis by supporting lymphocyte homing and proliferation. *Immunity* 9:669, 1998.
94. Suzuki H, Kündig TM, Furlonger C, et al: Deregulated T cell activation and autoimmunity in mice lacking interleukin-2 receptor beta. *Science* 268:1472, 1995.
95. Eidenschenk C, Jouanguy E, Alcaïs A, et al: Familial NK cell deficiency associated with impaired IL-2- and IL-15-dependent survival of lymphocytes. *J Immunol* 177:8835, 2006.
96. Weinberg K, Parkman R: Severe combined immunodeficiency due to a specific defect in the production of interleukin-2. *N Engl J Med* 322:1718, 1990.
97. Gilmour KC, Fujii H, Cranston T, et al: Defective expression of the interleukin-2/interleukin-15 receptor beta subunit leads to a natural killer cell-deficient form of severe combined immunodeficiency. *Blood* 98:877, 2001.
98. Warren LA, Rothenberg EV: Regulatory coding of lymphoid lineage choice by hematopoietic transcription factors. *Curr Opin Immunol* 15:166, 2003.
99. Akashi K, He X, Chen J, et al: Transcriptional accessibility for genes of multiple tissues and hematopoietic lineages is hierarchically controlled during early hematopoiesis. *Blood* 101:383, 2003.
100. Miyamoto T, Iwasaki H, Reizis B, et al: Myeloid or lymphoid promiscuity as a critical step in hematopoietic lineage commitment. *Dev Cell* 3:137, 2002.
101. Georgopoulos K, Bigby M, Wang JH, et al: The Ikaros gene is required for the development of all lymphoid lineages. *Cell* 79:143, 1994.
102. Wang JH, Nichogiannopoulou A, Wu L, et al: Selective defects in the development of the fetal and adult lymphoid system in mice with an Ikaros null mutation. *Immunity* 5:537, 1996.
103. Georgopoulos K, Winandy S, Avitahl N: The role of the Ikaros gene in lymphocyte development and homeostasis. *Annu Rev Immunol* 15:155, 1997.
104. Yoshida T, Ng SY, Zuniga-Pflucker JC, Georgopoulos K: Early hematopoietic lineage restrictions directed by Ikaros. *Nat Immunol* 7:382, 2006.
105. Nichogiannopoulou A, Trevisan M, Neben S, et al: Defects in hemopoietic stem cell activity in Ikaros mutant mice. *J Exp Med* 190:1201, 1999.
106. Wu L, Nichogiannopoulou A, Shortman K, Georgopoulos K: Cell-autonomous defects in dendritic cell populations of Ikaros mutant mice point to a developmental relationship with the lymphoid lineage. *Immunity* 7:483, 1997.
107. Klug CA, Morrison SJ, Masek M, et al: Hematopoietic stem cells and lymphoid progenitors express different Ikaros isoforms, and Ikaros is localized to heterochromatin in immature lymphocytes. *Proc Natl Acad Sci U S A* 95:657, 1998.
108. Payne KJ, Huang G, Sahakian E, et al: Ikaros isoform x is selectively expressed in myeloid differentiation. *J Immunol* 170:3091, 2003.
109. Payne KJ, Nicolas JH, Zhu JY, et al: Cutting edge: Predominant expression of a novel Ikaros isoform in normal human hemopoiesis. *J Immunol* 167:1867, 2001.
110. Cobb BS, Smale ST: Ikaros-family proteins: In search of molecular functions during lymphocyte development. *Curr Top Microbiol Immunol* 290:29, 2005.
111. DeKoter RP, Walsh JC, Singh H: PU.1 regulates both cytokine-dependent proliferation and differentiation of granulocyte/macrophage progenitors. *EMBO J* 17:4456, 1998.
112. DeKoter RP, Lee HJ, Singh H: PU.1 regulates expression of the interleukin-7 receptor in lymphoid progenitors. *Immunity* 16:297, 2002.
113. Medina KL, Ponqubala JM, Reddy KL, et al: Assembling a gene regulatory network for specification of the B cell fate. *Dev Cell* 7:607, 2004.
114. Polli M, Dakic A, Light A, et al: The development of functional B lymphocytes in conditional PU.1 knock-out mice. *Blood* 106:2083, 2005.
115. Murre C: Helix-loop-helix proteins and lymphocyte development. *Nat Immunol* 6:1079, 2005.
116. Dias S, Månsson R, Gurbuxani S, et al: E2A proteins promote development of lymphoid-primed multipotent progenitors. *Immunity* 29:217, 2008.
117. Bain G, Engel I, Robanus Maandag EC, et al: E2A deficiency leads to abnormalities in alphabeta T-cell development and to rapid development of T-cell lymphomas. *Mol Cell Biol* 17: 4782, 1997.
118. Bain G, Robanus Maandag EC, te Riele HP, et al: Both E12 and E47 allow commitment to the B cell lineage. *Immunity* 6:145, 1997.
119. Kee BL, Murre C: Induction of early B cell factor (EBF) and multiple B lineage genes by the basic helix-loop-helix transcription factor E12. *J Exp Med* 188:699, 1998.
120. Ikawa T, Kawamoto H, Goldrath AW, Murre C: E proteins and Notch signaling cooperate to promote T cell lineage specification and commitment. *J Exp Med* 203:1329, 2006.
121. Nutt SL, Heavey B, Rolink AG, Busslinger M: Commitment to the B-lymphoid lineage depends on the transcription factor Pax5. *Nature* 401:556, 1999.
122. Pongubala JM, Northrup DL, Lancki DW, et al: Transcription factor EBF restricts alternative lineage options and promotes B cell fate commitment independently of Pax5. *Nat Immunol* 9:203, 2008.
123. Rothenberg EV, Moore JE, Yui MA: Launching the T-cell-lineage developmental programme. *Nat Rev Immunol* 8:9, 2008.
124. Taghon T, Yui MA, Rothenberg EV: Mast cell lineage diversion of T lineage precursors by the essential T cell transcription factor GATA-3. *Nat Immunol* 8:845, 2007.
125. Maillard I, Tu L, Sambandam A, et al: The requirement for Notch signaling at the beta-selection checkpoint *in vivo* is absolute and independent of the pre-T cell receptor. *J Exp Med* 203:2239, 2006.
126. Taghon TN, David ES, Zúñiga-Pflücker JC, Rothenberg EV: Delayed, asynchronous, and reversible T-lineage specification induced by Notch/Delta signaling. *Genes Dev* 19:965, 2005.
127. Maeda T, Merghoub T, Hobbs RM, et al: Regulation of B versus T lymphoid lineage fate decision by the proto-oncogene LRF. *Science* 316:860, 2007.
128. Taghon T, Van de Walle I, De Smet G, et al: Notch signaling is required for proliferation but not for differentiation at a well-defined beta-selection checkpoint during human T-cell development. *Blood* 113:3254, 2009.
129. Van de Walle I, De Smet G, De Smedt M, et al: An early decrease in Notch activation is required for human TCR-alphabeta lineage differentiation at the expense of TCR-gammadelta T cells. *Blood* 113:2988, 2009.

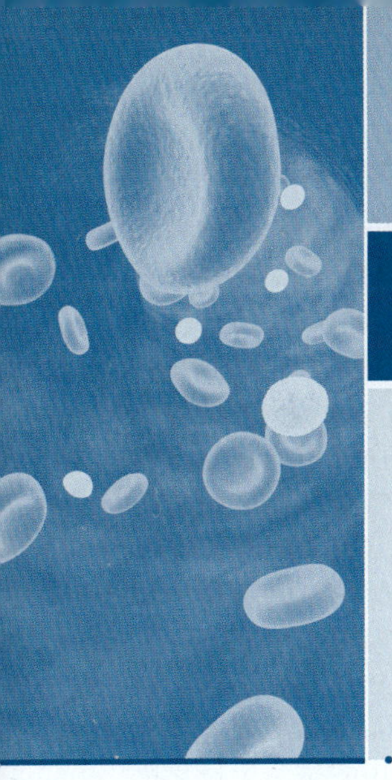

第77章

B淋巴细胞和浆细胞在免疫球蛋白产生中的作用

Thomas J. Kipps

摘 要

我们针对侵袭性病原体的免疫防御在很大程度上基于免疫球蛋白分子巨大的多样性。免疫球蛋白是由B淋巴细胞和浆细胞产生的糖蛋白。因为免疫球蛋白分子的主要功能是与抗原结合，所以这些分子被归类为受体。一个个体可以合成1千万至1亿种不同的免疫球蛋白分子，每一种都具有特定的抗原结合特异性。这种在所谓的“体液免疫系统”中的巨大多样性，使得人类可以生产针对多种物质甚至包括在天然环境中不存在的合成分子的特异性抗体。尽管存在特异性抗体的多样性，但抗体和抗原结合后触发的生物学上重要的效应机制则相对有限，比如说补体激活和免疫复合物黏附到白细胞上的受体。最终结果是外来物质被清除和降解。本章节描述免疫球蛋白的结构，简介B细胞产生如此巨大多样性、具有明确效应物功能分子的机制。

本章使用的简写和缩写：ADCC，抗体依赖细胞介导的细胞毒性作用(antibodydependent cellular cytotoxicity)；AID，诱导活化的脱氨基酶(activation-induced deaminase)；BACH2，碱性亮氨酸拉链转录因子2(basic leucine zipper transcription factor 2)；BCL-6，B细胞慢性淋巴细胞白血病/淋巴瘤6(B-cell chronic lymphocytic leukemia/lymphoma 6)；BiP，免疫球蛋白结合蛋白(immunoglobulin-binding protein)；Blimp-1，B淋巴细胞诱导的成熟蛋白-1(B-lymphocyteinduced maturation protein-1)；BLNK，B细胞连接蛋白(B-cell linker protein)；Btk，布鲁顿酪氨酸激酶(Bruton tyrosine kinase)；C，恒定(constant)；CDR，互补决定区(complementarity determining region)；CRI，交叉反应独特型(cross-reactive idiotype)；CSR，类别转换重组(class switch recombination)；D，多样性(diversity)；DLBCL，弥漫大B细胞型淋巴瘤(diffuse large B-cell lymphoma)；DNA-PK，DNA蛋白激酶(DNA protein kinase)；E2F1，E2F转录因子1(E2F transcription factor 1)；EBF1，早期B细胞因子1(early B-cell factor 1)；FR，框架区(framework region)；H，重(heavy)；HMG，高迁移率族蛋白(high-mobility group protein)；Ig，免疫球蛋白(immunoglobulin)；IL，白介素(interleukin)；IRF4，干扰素调节因子4(interferon regulatory factor 4)；ITAM，免疫受体酪氨酸基于的活化结构域(immunoreceptor tyrosine-based activation motif;)；κ，免疫球蛋白kappa轻链(immunoglobulin kappa light chain)；Kde，κ缺失元件(kappa-deleting element;)；λ，免疫球蛋白lambda轻链(immunoglobulin lambda light chain)；L，轻(light)；MITF，小眼畸形相关转录因子(microphthalmia-associated transcription factor)；mRNA，信使RNA(messenger RNA)；MYBL1和MYBL2，*v-myb*成髓细胞瘤病毒致癌基因同源物类1和2(v-myb myeloblastosis viral oncogene homolog 1 and 2)；NHEJ，非同源DNA末端连接(nonhomologous DNA end-joining)；PAX5，配对盒基因5(paired box gene 5)；PLC，磷脂酶C(phospholipase C)；P-核苷酸，回文核苷酸(palindromic nucleotide)；POU2AF1，Pou同源域Ⅱ类相关因子1(Pou domain，class 2，associating factor 1)；POU2F2，Pou同源域Ⅱ类因子2(Pou domain，class 2，factor 2)；PRDM1，正调控基团Ⅰ结合蛋白1(positive regulatory domain 1-binding factor-1)；RAG，重组激活基因(recombination-activating gene)；RSS，重组信号序列(recombination signal sequences)；SCID，严重联合免疫缺陷(severe combined immunodeficiency)；SHP-1，含Src同源2基团的蛋白酪氨酸磷酸酶-1(Src homology 2 domain-containing protein tyrosine phosphatase-1)；TCFE2A，转录因子E2a(transcription factor E2a)；UNG，尿嘧啶-DNA转葡糖基酶(uracil-DNA glycosylase)；V，可变区基因(variable-region gene)；VDJ，由免疫球蛋白重链V基因、D基因和J基因片段重排产生的外显子(exon created by a rearranged immunoglobulin heavy-chain variable-region gene，diversity gene segment，and joining gene segment)；XBA1，X盒结合蛋白1(X-box binding protein-1)。

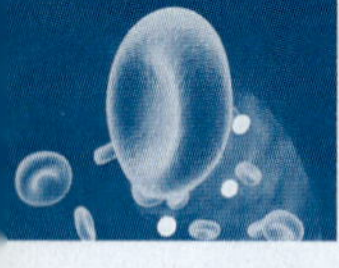

免疫球蛋白的结构和功能

基本结构

自然产生的免疫球蛋白分子由一或几个基本单位构成，后者又由2条相同的重链(H)和2条相同的轻链(L)组成(图77-1)。4条肽链通过二硫键和非共价键形成一对称的Y型结构。重链和轻链内的二硫键使肽链折叠成紧密的球形结构即所谓的功能基团(domain)。每个基团包含约110~120个氨基酸残基[1]，形成一共有的、被称为β折叠片层的蛋白质空间结构，通过一保守的二硫键保持其稳定性(图77-1)。轻链含有2个基团，而重链则拥有4~5个基团。在不同的免疫球蛋白分子之间，轻链和重链的N端基团由于其一级结构高度多变，被称为可变区(V)[2]；而羧基端基团因其一级结构在同一类或亚类免疫球蛋白分子恒定，故称为恒定区(C)。在轻链和重链中可变区的氨基酸相互作用形成与抗原结合的部位，每个四链的免疫球蛋白分子基本单位具有2个相同的结合位点。轻链和重链的恒定区维持免疫球蛋白分子的稳定。重链的恒定区也介导各类免疫球蛋白分子特异的效应物功能(表77-1)。

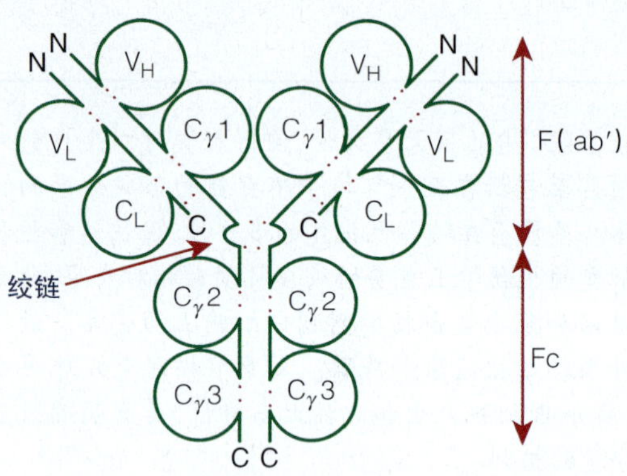

图77-1 一个免疫球蛋白(Ig)G分子的模型。在各IgG基团的内部，可见被相应标注的轻链基团V_L和C_L、重链基团V_H、$C_γ1$(或C_H1)、$C_γ2$(或C_H2)和$C_γ3$(或C_H3)。红色点状线代表链内和链间的二硫键。每条肽链中的氨基端(N)和羧基端(C)及绞链域被标示。用胃蛋白酶消化后，免疫球蛋白分子在绞链域C端断裂产生Fc和F(ab')$_2$片段(在图右侧被标示)。由于F(ab')$_2$片段在绞链域中由二硫键连接，所以它是二价的。与此不同，木瓜蛋白酶的消化作用降解Fc段和产生了单价的Fab片段，因为木瓜蛋白酶的切割点位于绞链域二硫键的N端。

轻链

免疫球蛋白分子轻链的分子量约23kDa。根据在单一恒定区内多个氨基酸位点的不同，轻链被分为κ和λ两种类型[2]。λ链又可再分为不同亚型。正常成人血浆中κ链与λ链之比约为2:1。免疫球蛋白轻链恒定区没有已知的效应物功能。它的作用可能主要有助于一个完整免疫球蛋白分子的正确装配和释放。抗体轻链恒定区在合成后不久则和新生的免疫球蛋白重链结合(见图77-1)，将后者从免疫球蛋白结合蛋白(Bip)解脱。BiP是一种热休克蛋白。在缺乏抗体轻链的情况下，其与新合成重链的第一个恒定区结合，进而将重链多肽扣押在细胞的内质网中[3]。

重链

免疫球蛋白重链的分子量可为50~70kDa不等，主要取决于恒定区的数目和长度。5种主要类别/同种型(isotype)的重链——γ、α、μ、δ和ε——决定了免疫球蛋白的类别：IgG、IgA、IgM、IgD和IgE。每一同种型的单一免疫球蛋白分子可能具有κ轻链或λ轻链，但不能两者兼得。表77-1和表77-2总结了各种人类免疫球蛋白的物理和功能特性。

IgG

正常成人血浆中约80%的免疫球蛋白为IgG。IgG分子由150kDa免疫球蛋白四链基本结构和约3%碳水化合物组成。

表77-1 人类免疫球蛋白的物理特性

	IgG	IgA	IgM	IgD	IgE
重链类型	γ	α	μ	δ	ε
重链亚类	$γ_1$，$γ_2$，$γ_3$，$γ_4$	$α_1$，$α_2$	—	—	—
重链基团数目	4	4	5	4	5
分泌型	单体	单体，二聚体	五聚体	单体	单体
分子量(Da)	150 000	160 000(单体型) 400 000(分泌型)	900 000	184 000	188 000
抗原结合价	2	2(单体型) 4(分泌型)	10	2	2
血清浓度(mg/ml)	8~16	1.4~4.0	0.5~2.0	0~0.4	17~450ng/ml
占总免疫球蛋白百分比	80	13	6	1	0.002
电泳迁移率	γ	快γ到β	慢γ	快γ	快γ
碳水化合物百分比	3	8	12	13	12

表 77-2　人类免疫球蛋白的生物特性

	IgG	IgA	IgM	IgD	IgE
血管内占全身百分比	45	42	76	75	51
每日血管内池中被代谢百分比	6.7	25	18	37	89
正常合成率[mg/(kg·d)]	33	24	6.7	0.4	0.02
血清半衰期(天)	21	5.8	10	2.8	2.3
穿过胎盘	是	否	否	否	否
与肥大细胞和嗜碱性粒细胞的亲和性	否	否	否	否	是
与巨噬细胞和其他吞噬细胞的结合	是	否	否	否	是
与葡萄球菌蛋白 A 的反应性	是	否	否	否	否
抗体介导的细胞毒作用	是	否	否	否	否
补体固定					
经典途径	是	否	是	否	否
替代途径	否	是	否	否	否

表 77-3　主要 IgG 亚类的特性

	IgG_1	IgG_2	IgG_3	IgG_4
重链亚类	γ_1	γ_2	γ_3	γ_4
血清浓度(mg/ml)	9	3	1	0.5
所占总 IgG 的百分比	67	22	7	4
血清半衰期	21	20	7	21
补体固定				
经典途径	++	+/−	+++	−
替代途径	−	−	−	−
结合 FcR Ⅰ(CD64)	++++	+/−	++	+
结合 FcR Ⅱ(CD32)	+++	+/−	+	+
结合 FcR Ⅲ(CD16)	+	−	+	−
抗体依赖细胞介导的细胞毒作用	+	−	+	−
异质性皮肤致敏	+	−	+	+

在接近 Y 型免疫球蛋白分子二臂的连接处，两条重链相互作用形成一灵活的“绞链”区(见图 77-1)。裸露在恒定区球形基团之间，铰链区易被木瓜蛋白酶和胃蛋白酶水解。图 77-1 显示了水解部位。木瓜蛋白酶将 IgG 分子裂解为 3 个片段。单一的 Fc 段包含两条重链的 C 端区域；两个完全相同的 F(ab) 段包含整条轻链和重链的 N 端。IgG 分子能有效地渗透到血管外区域和透过胎盘屏障，给新生儿提供被动免疫。

IgG 是抗原触发的二次免疫应答产生的主要抗体。各亚类半衰期值变化很大，但总体来说，循环 IgG 的平均半衰期为 21 天(表 77-3)。IgG 主要分为四种亚类，被命名为 IgG_1、IgG_2、IgG_3 和 IgG_4。每种亚类都有一个特殊的重链恒定区，其介导不同的效应物功能(表 77-3)[4]。IgG_1 和 IgG_3 蛋白可通过经典途径激活补体，而 IgG_2 分子与补体结合力较弱，IgG_4 则不能结合。骨髓瘤 IgG_3 蛋白可自发聚集产生高黏血症。IgG_1 含量最高，占血浆总 IgG 的 65%。

对于病原体上的抗原来说，与之结合的 IgG 可以：①标记病原体被吞噬细胞吞噬和破坏，即所谓的调理作用；②激活补体；③指示抗体介导的细胞毒作用(ADCC)。聚集的 IgG 或抗原抗体复合物能与 Fc 特异受体[FcR Ⅰ(CD64)、FcR Ⅱ(CD32)和 FcR Ⅲ(CD16)]结合。在各 IgG 亚类中，IgG_1 与 FcR Ⅰ(CD64)和 FcR Ⅱ(CD32)的结合最好，亲和性[解离常数(Kd)]分别是 10nmol 和 50mmol(见表 77-3)。IgG_1 和 IgG_3 同样很好地与 FcR Ⅲ(CD16)结合，其 Kd 值为 2μmol(见表 77-3)。这是自然杀伤(NK)细胞(或称为 K 细胞)表达的 Fc 受体，其可介导 ADCC。IgG_2 和 IgG_4 亚类的蛋白与 FcR Ⅰ(CD64)或 FcR Ⅱ(CD32)的结合力弱，且与 FcR Ⅲ(CD16)不能结合(见表 77-3)。IgG_1 是最有效介导 ADCC 的 IgG 亚类。因此，大多数治疗性单克隆抗体都属 IgG_1 亚类，它们能被进一步修饰以增加介导 ADCC 的能力[5]。

IgA

虽然 IgA 每日产生量超过其他任何一种免疫球蛋白同种型的生成量，接近抗体产生量的 60%~70%，但其仅约占血浆免疫球蛋白总量的 13%(见表 77-1)[6]。IgA 在血浆中相对较低的含量缘于大量 IgA 被分泌到胃肠道中。据估计，一个体重 70kg 的正常成人每日分泌 2g IgA[6]。IgA 也以单体、二聚体或含 8% 碳水化合物的高聚合体形式在血浆中循环。它主要分为两个亚类，被命名为 IgA_1 和 IgA_2。含量最多的亚类为 IgA_1，约占血浆总 IgA 的 85%。两个循环 IgA 亚类的半衰期约为 6 天。

IgA 主要参与黏膜免疫[7]。黏膜固有层的浆细胞分泌通过一 J(joining)链连接的 IgA 二聚体。被分泌的 IgA 可以和一个“poly-Ig 受体”结合，后者是一表达在黏膜细胞基底膜侧的膜内糖蛋白。随着与 Ig 的结合，黏膜上皮细胞介导 IgA-poly-Ig 受体复合物的吞饮和在其囊泡中的转运，后者被排放到上皮细胞肠腔表面。在这里，poly-Ig 受体通过蛋白水解作用被裂解，释放胞外基团，而后者仍以一 70kDa 的分泌蛋白的形式与分泌的 IgA 结合，从而在肠腔内保护分泌的 IgA 分子免于蛋白酶的水解作用。这种被修饰的 IgA 形式——由一个 IgA 二聚体与 J 链及分泌蛋白结合而成，是存在于唾液、泪液、初乳和胃肠、呼吸及泌尿道分泌的液体中的主要抗体类型[6-8]。

IgA 可以指导带有 IgA 的 Fc 受体(FcαR)的细胞的多种效应功能。FcαR Ⅰ是主要的髓系 IgA 受体，负责 IgA 介导的多种效应物反应，比如呼吸爆发、脱颗粒作用和粒细胞、单核细胞或巨噬细胞的吞噬作用。另一种与分泌蛋白特异结合的 IgA 受体可诱发嗜酸性粒细胞的强大效应反应[9]。另一方面，IgA 抗体不通过胎盘、不通过经典途径固定补体及有效地和细胞表面结合。它们主要的功能是防止外源性物质黏附在黏膜表面及进入血液循环。

IgA_1 糖基化缺陷可导致最常见类型的肾小球性肾炎——Berger 病或 IgA 肾病。这是一种自身免疫紊乱，其中 IgA_1 铰链区的 O 联多糖半乳糖基化缺陷导致新的抗原决定簇形成，从而被抗多糖 IgG 或 IgA_1 抗体识别[10]。循环中的一些已形成的免疫复合物逃离了正常的清除机制，沉积在肾小球系膜区引起肾小球损伤[11]。另一种和肾小球 IgA 沉积有关的肾炎是 Henoch-

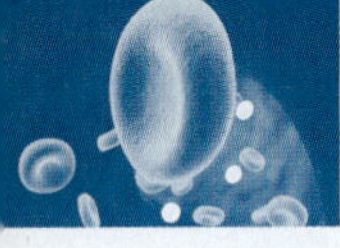

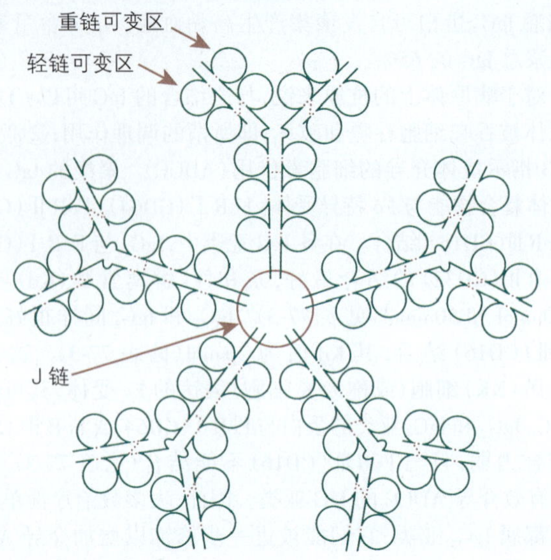

图 77-2　一个 IgM 五聚体的结构模式。IgM 含 10 个抗原结合位点，每个位点都由一个重链可变区(H 链 V 区)和一个轻链可变区(L 链 V 区)组成。5 个二价的 IgM 分子通过单个 J 链连接在一起。红色虚线代表链内和链间的二硫键。

Schönlein 紫癜，它最常表现为儿童和青年人的一种特征性瘙痒性皮疹、关节炎和腹痛(参见第 123 章)。

IgM

在正常成人体内，约 6% 的血浆免疫球蛋白总量属于 IgM 家族(见表 77-1 和表 77-2)。IgM 分子因其巨大的分子量而被常规地称作巨球蛋白(macroglobulin)。血液循环中的 IgM 分子包含 12% 碳水化合物，由五个相同的免疫球蛋白单体通过二硫键和 J 链相连而成(图 77-2)[12]。IgM 为初级免疫反应中的主要球蛋白类型。IgM 巨球蛋白一般不能渗透到血管外区域或透过胎盘。与单体 IgG 抗体相比，五聚体的 IgM 抗体能更有效地固定补体。红细胞表面的单个 IgM 分子就能启动补体介导的溶血反应。IgM 发生分解非常迅速，在血浆中的半衰期仅 6 天。只拥有两个重链和两个轻链的单体型 IgM 是表达在 B 细胞表面的主要免疫球蛋白(图 77-3)。

IgD

IgD 是一痕迹量的血清蛋白，不足血浆免疫球蛋白总量的 1%。如同 IgM、IgD 表达在大多数外周 B 细胞上。IgD 分子具有基本的四链恒定区，而且含有 11% 的碳水化合物(见表 77-1 和表 77-2)。IgD 对蛋白水解性降解作用敏感。它们不能有效地渗透到血管外间隙或穿过胎盘屏障，也不能通过经典途径固定补体。更确切地说，IgD 的主要功能是作为 B 细胞膜表面抗原受体，促进 B 细胞进入抗原驱动的特异性反应[13]。

IgE

虽然通过对 ε 初级转录本的差异性剪切可产生 4 种人类 IgE 同工型(isoform)[14]，但每种同工型似乎拥有相似的功能。IgE 被称为过敏性(reaginic)抗体，以强调它与速发型超敏反应的相关性。IgE 通常仅占约 0.004% 的总血浆免疫球蛋白(见表 77-1 和表 77-2)。在人体受到寄生虫侵袭和一些患遗传性过敏症的儿童，血浆 IgE 水平会上升至正常值的 5~20 倍。IgE 分子由一个四链基本单位和 12% 的碳水化合物组成。单体 IgE 可通过 Fc 段结合到嗜碱性粒细胞和肥大细胞膜表面的高亲和性受体上。当与组织肥大细胞结合时，IgE 的半衰期较其在血浆中明显延长，而后者仅约 2 天(见表 77-2)。抗原介导的细胞上 IgE 的交联诱导血管活性胺、脂源性炎症介质、蛋白酶、蛋白多糖和细胞因子(如肿瘤坏死因子 -α——恶病质因子、干扰素 -γ、粒细胞 - 单核集落形成刺激因子、IL-1、IL-3、IL-4、IL-5 和 IL-6 等)的释放。这些物质作用于邻近的细胞，调节细胞外基质连接组织的新陈代谢。脂质介质和生物胺可以诱导产生超敏反应的急性期病理过程，如血管渗漏、血管扩张和支气管收缩。另一方面，释放的细胞因子则负责快速超敏反应的后期阶段。超敏反应的生理功能尚不明确。换言之，速发型超敏反应可能代表了一局部生理性过程的病理性、系统性放大。这一局部生理性过程通常参与针对侵入病原体的炎性反应。

表面免疫球蛋白

任何一种免疫球蛋白同种型(isotypes)都可潜在地成为 B 细胞膜抗原受体[15]。但是，大多数 B 细胞表达表面 IgM，附带或不附带 IgD。每个表达在膜表面的免疫球蛋白单体与二硫键连接的异二聚体糖蛋白以非共价形成复合物，后者与表面免疫球蛋白一起形成 B 细胞抗原受体复合物(见图 77-3)。就膜表面 IgM 而言，每个异二聚体由 CD79a(一个 33kDa 的 IgM α 链)

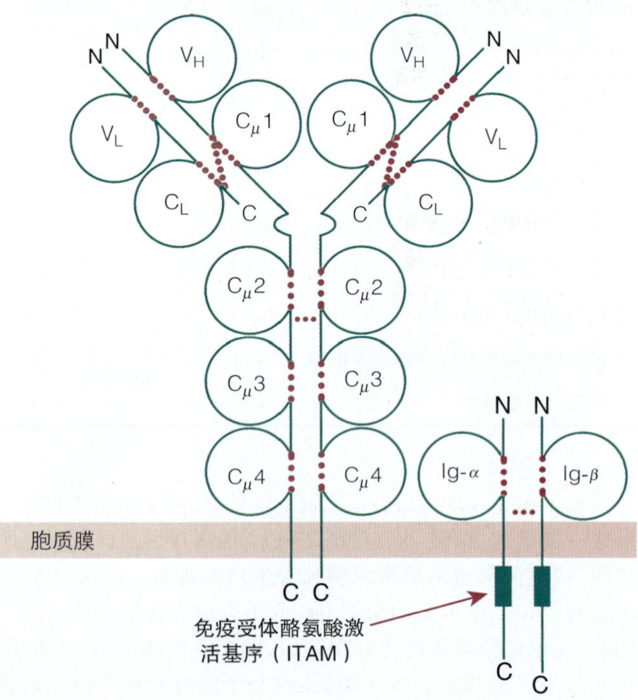

图 77-3　膜型 IgM 及与之结合的辅助蛋白 Ig-α(CD79a)和 Ig-β(CD79b)的简约结构图。轻链基因 V_L、C_L 和重链基团 V_H、$C_\mu 1$(或 $C_H 1$)、$C_\mu 2$(或 $C_H 2$)、$C_\mu 3$(或 $C_H 3$)和 $C_\mu 4$(或 $C_H 4$)在各自的免疫球蛋白基团内被分别标记。Ig-α(CD79a)和 Ig-β(CD79b)的胞质基团各有一个免疫受体酪氨酸激活基序(ITAM)——在图中用一绿色矩形表示。这些 ITAMs 在抗原与表面免疫球蛋白连接所启动的信号转导事件中发挥着关键的作用。红色的点状线代表链内和链间的二硫键。

与 CD79b(一个 37kDa 的 Igβ 链)组成(见第 15 章)。CD79a 与免疫球蛋白分子的跨膜基团和 CH4 基团相互作用,介导在对抗原反应中的 B 细胞受体的成簇和信号转导(见图 77-3)[16]。CD79a 链为位于 19q13.2 的人类 mb-1 基因(也命名为 *CD79a*)的产物,而 CD79b 为位于 17q23 的 *CD79b* 的产物(见第 15 章)。B 细胞缺乏 CD79a 或 CD79b 就不能表达表面免疫球蛋白。不仅在将拼装的免疫球蛋白转运到细胞表面,而且在抗原交联表面免疫球蛋白受体之后的信号转导中,CD79a/CD79b 均是必需的。CD79a 遗传缺陷的患者存在免疫缺陷,与经典 X 染色体连锁的无丙种球蛋白血症的免疫缺陷难以区分[17]。CD79a 和 CD79b 的胞质尾区都含有免疫受体酪氨酸激活序列(ITAMs)。免疫系统的数种信号分子的胞质基团均有这样的结构,包括 T 细胞受体复合物的胞质基团(见第 78 章)。

在其表面免疫球蛋白受体与抗原结合(ligation)后,B 细胞可被活化。抗原通常被呈递在树突状细胞和巨噬细胞表面[18-21]。这种结合可使呈微簇状的免疫球蛋白受体进一步聚合成为免疫突触(immunological synapse)。免疫突触可募集 Src 酪氨酸激酶家族成员(例如 Lyn、Blk 和 Fyn),后者可使 CD79a 和 CD79b 内 ITAMs 的酪氨酸残基磷酸化。依次,磷酸化的 ITAM 与胞质内信号分子结合;其中最重要的是 $p72^{Syk}$,一种分子量为 72kDa 的酪氨酸激酶。通过被募集到活化的免疫球蛋白受体复合物,$p72^{Syk}$ 自身通过磷酸化而被激活,使其可磷酸化胞质接头蛋白 BLNK(B-cell 连接蛋白,也被称为 SLP-65、BASH 或 BCA)[22]。BLNK 作为一基座子(docking site)可募集数个重要信号分子,包括 Bruton 酪氨酸激酶(Btk)、Vav-1、Vav-2 和磷酸酶 Cγ(PLCγ)[23]。$p72^{Syk}$ 和 Btk 对 PLCγ 的二次磷酸化和激活作用使得 PLCγ 可将多磷脂酰肌醇水解为肌醇 1,4,5- 三磷酸和二酰甘油。后者进而分别增加胞内 Ca^{2+} 浓度、激活蛋白激酶 C 和 Ras。这些激活事件在 B 细胞信号转导和发育中的重要性被 Btk 遗传缺陷患者所印证,这些患者具有 B 细胞发育障碍及 X 连锁无丙种球蛋白血症(见第 82 章)[24]。

为了缓解信号传导的意外启动,信号转导过程接受负性调控。免疫球蛋白受体信号的质量和数量通过数个跨膜蛋白来调节,这些蛋白与免疫球蛋白 -CD79a/CD79b 受体复合物偶联。这些偶联蛋白可为辅激活性的(如 CD19)或抑制性的(如 CD22 和 CD72;见第 15 章)[25,26]。与 CD79a 和 CD79b 截然不同,CD22 和 CD72 拥有含“酪氨酸抑制基序”的胞内基团。当免疫受体酪氨酸抑制基序被 Lyn 激酶磷酸化后,这些基团募集“含 Src 同源 2(SH2)基团的酪氨酸磷酸酶蛋白 -1”(SHP-1),也被称为酪氨酸磷酸酶蛋白 1c[27,28]。被结合的 SHP-1 可以从磷酸化(和已活化)的酪氨酸激酶中除去磷酸基团,将这些激酶恢复到非活化状态,从而不再触发 B 细胞活化。SHP-1 在限制 B 细胞活化的重要性已在缺乏该酶的突变小鼠中证实[29]。与正常小鼠相比,它们的 B 淋巴细胞可被低得多的抗原水平所刺激。因为这种情况,突变小鼠具有过度的 B 细胞增殖、自身免疫性疾病和早亡。

免疫球蛋白的遗传学

■ 免疫球蛋白基因复合体

免疫球蛋白的基因由 3 个不相连的基因复合体遗传:一个编码各类重链,一个编码 κ 轻链,以及一个编码 λ 轻链。免疫球蛋白重链基因复合体位于 14 号染色体长臂 q32 带。该复合体由 39 个功能性重链可变区基因(V_H 基因)、超过 120 个无功能的 V_H 假基因、25 个功能性多样性(D)片段、6 个有功能的 J_H 微小基因和编码每条同种型免疫球蛋白重链恒定区的外显子组成(图 77-4)[30]。κ 轻链基因复合体位于 2 号染色体短臂 p12 带中。复合体包含约 40 个功能性 κ 链可变区基因($V_κ$ 基因)、超过 30 个无功能的 $V_κ$ 假基因、5 个 $J_κ$ 基因片段、1 个恒定区($C_κ$)外显子以及 1 个 κ 缺失片段(kappa-deleting element,Kde)(图 77-5)[31]。在最接近 $J_κ$ 基因片段的所谓 p 区中,许多 Vκ 基因与 Jκ 片段呈反向排列,因此在免疫球蛋白基因重排时需要此区的 $V_κ$ 外显子发生倒转(图 77-5)。λ 轻链基因复合体位于 22 号染色体长臂的 q11.2 带,离着丝粒有 600 万碱基之远[32]。这个基因复合体包含 41 个功能性 λ 轻链可变区基因($V_λ$ 基因)、超过 30 个 $V_λ$ 假基因和 4 个功能性 λ 恒定区基因($C_λ1$, $C_λ2$, $C_λ3$, $C_λ7$)以及 3 个 λ 恒定区假基因($C_λ4$, $C_λ5$, $C_λ6$),每一个都和一个 $J_λ$ 相连(图 77-5)[33]。重链基因复合体的恒定区基因在 14 号染色体上接近 V 区片段;然而 2 个轻链的恒定区片段恰好处于 V 区基因的反向,近端粒侧。

每一个免疫球蛋白胚系 V 基因、D 基因和 J 基因片段的旁侧均存在识别序列(recognition sequence)。识别序列对于指导位点特异性重排是必要的(图 77-6)。这类序列由一个高度保守的回文七聚体(heptamer)[5′ CACAGTG3′]、一个不保守的 12bp 或 23bp 的间隔区和一个保守的九聚体(nonamer)[5′ ACAAAAACC3′]组成[34]。通常只在旁侧存在含不同间隔区的识别序列的片段之间发生连接。每个识别序列由一对呈对称状的七聚体、一富含 A/T 的九聚体[35,36]及一具有保守长度的间隔区[12bp 或 (23 ± 1) bp]组成。此种序列被称为“12/23 连接规则”。七聚体(CACAGTG)和九聚体(ACAAAAACC)的基本序列对重排最为有利,但在基本序列上相当程度上的变异也被观察到和被允许。每个间隔区的序列有所不同,但其长度保守,对应于 DNA 双螺旋的一圈或两圈。每个间隔区得以将七聚体和九聚体的序列带到 DNA 双螺旋的同一侧,以便于与 Rag-1/Rag-2 蛋白复合物结合,后者催化重排(图 77-6)。相似的识别序列也侧翼在通过重排形成 T 细胞抗原受体的片段一侧(见第 78 章)。因为某一特定类型的所有片段(如 $V_κ$ 基因)均被一种信号序列所侧翼,且所有与之连接的片段(如 $J_κ$ 片段)则为另一种信号序列所侧翼,所以 12/23 规则确保连接只发生在具有生物学结果的事件。这种“七聚体 - 间隔区 - 九聚体”序列,常被称作重组信号序列(recombination signal sequences,RSS),是淋巴细胞特异的、由重组激活基因 RAG1 和 RAG2[35] 编码的酶的靶点。

B 细胞发育过程中免疫球蛋白基因的重排与表达

■ 免疫球蛋白基因重排

在 B 细胞个体发育中,免疫球蛋白基因重排通常首先发生在重链基因复合体中(图 77-7A)。一个或多个 D_H 片段重排后与一单一的 J_H 片段并联,形成一 DJ_H 复合体,后者可与 39 个

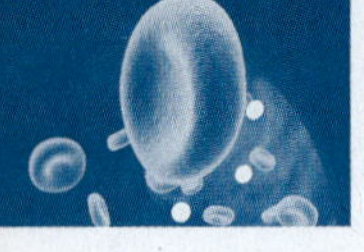

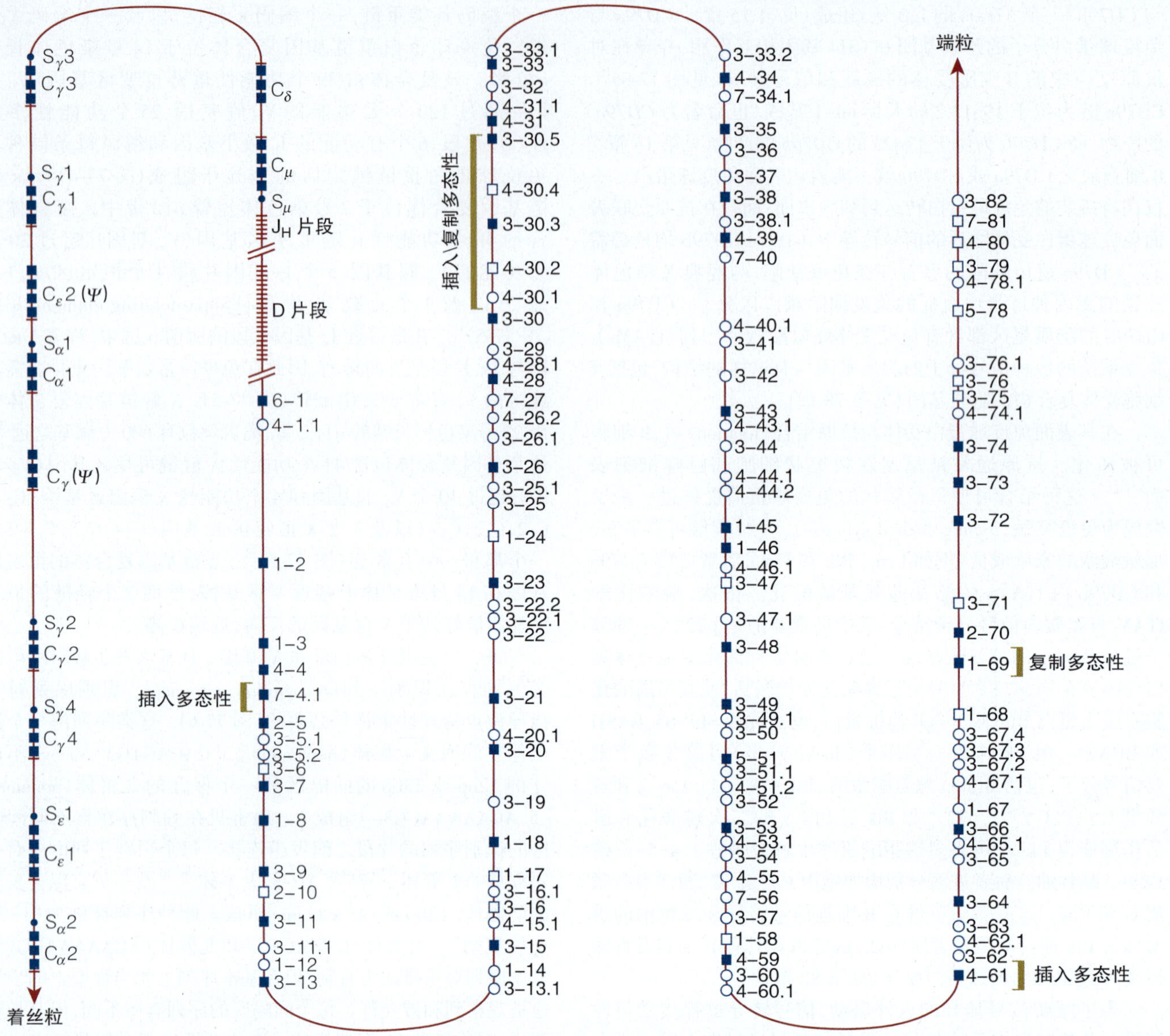

图 77-4　位于染色体 14q32 的人类重链免疫球蛋白基因复合物。编码重链恒定区的外显子由蓝色方格表示，相关内含子转换区(S)用划线表示。这些外显子的名称被标记在图标的右面。重链同种型标记旁的“Ψ”代表这个基因是假基因。J_H 片段和 D 片段用划线标出。每个 V_H 基因座位被标记在图标的右边。按约定，编码每一 V_H 基因的位点以一数字代替，对应于 V_H 基因的亚组，其后为连字符和一表示其距重链 D 片段远近的先后次序的数字。已识别的多态性插入和(或)复制用括号标出。蓝色的方块代表已知的功能性 V_H 基因位点；空心圆代表 V_H 假基因；空心方格代表似乎有功能但很少被发现编码功能性重链基因重排，事实上也许是假基因。连接图标的线顶端的箭头表示朝向着丝粒或端粒的方向。

功能性 V_H 基因中的一个继续发生重排。随后，基因重排发生于轻链基因座位(图 77-7B)。40 个功能性 $V_κ$ 基因中的一个可以和 5 个 $J_κ$ 片段中的任一个重排。如果这些基因重排不能产生功能性 $V_κJ_κ$ 外显子，Kde 可以重排至 $V_κJ_κ$ 外显子位点或其下游，从而删除 κ 轻链的恒定区外显子。在 κ 轻链的重排之后，41 个功能性 $V_λ$ 外显子之一可与 4 个功能性 $J_λC_λ$ 外显子中的任何一个重排，产生一个可编码 λ 轻链的基因(图 77-7C)[33]。

体细胞 V 区基因重组涉及在 RSS 处引入双链 DNA 断裂点、将断端并置、通过一个所谓“非同源 DNA 末端结合(nonhomologous DNA end-joining，NHEJ)”过程重新连接。最常见的重组模式涉及在同一染色体上两个基因片段之间隔 DNA 的环突和删除。七聚体序列的末端以一种精确的头对头的构象形成环状 DNA 的一个信号连接点，环状 DNA 在细胞分裂时将从基因组中丢失。然而，当 RSS 沿着染色体上同向排列时，片段重组以一种倒位(inversion)的方式发生；在这种情况下，间隔 DNA 将被保留。

第一步断裂需要一个特殊的异二聚体内切酶复合物，它由 Rag-1 和 Rag-2 组成(参见第 75 章和图 77-6)。Rag-1 和 Rag-2 由 11 号染色体短臂(11p13-p12)上的邻近基因编码。当它们通过基因转染的方法导入成纤维细胞后，可催化未重排免疫球蛋白基因发生 V(D)J 重排，所以被发现。Rag-1 在序列上与细菌拓扑异构酶相似，后者可催化 DNA 断裂和重连。Rag-1 和 Rag-2 通常只共同表达于正在进行受体基因重排的、处于发育中的淋巴细胞。RAG 基因敲除小鼠不能进行免疫球蛋

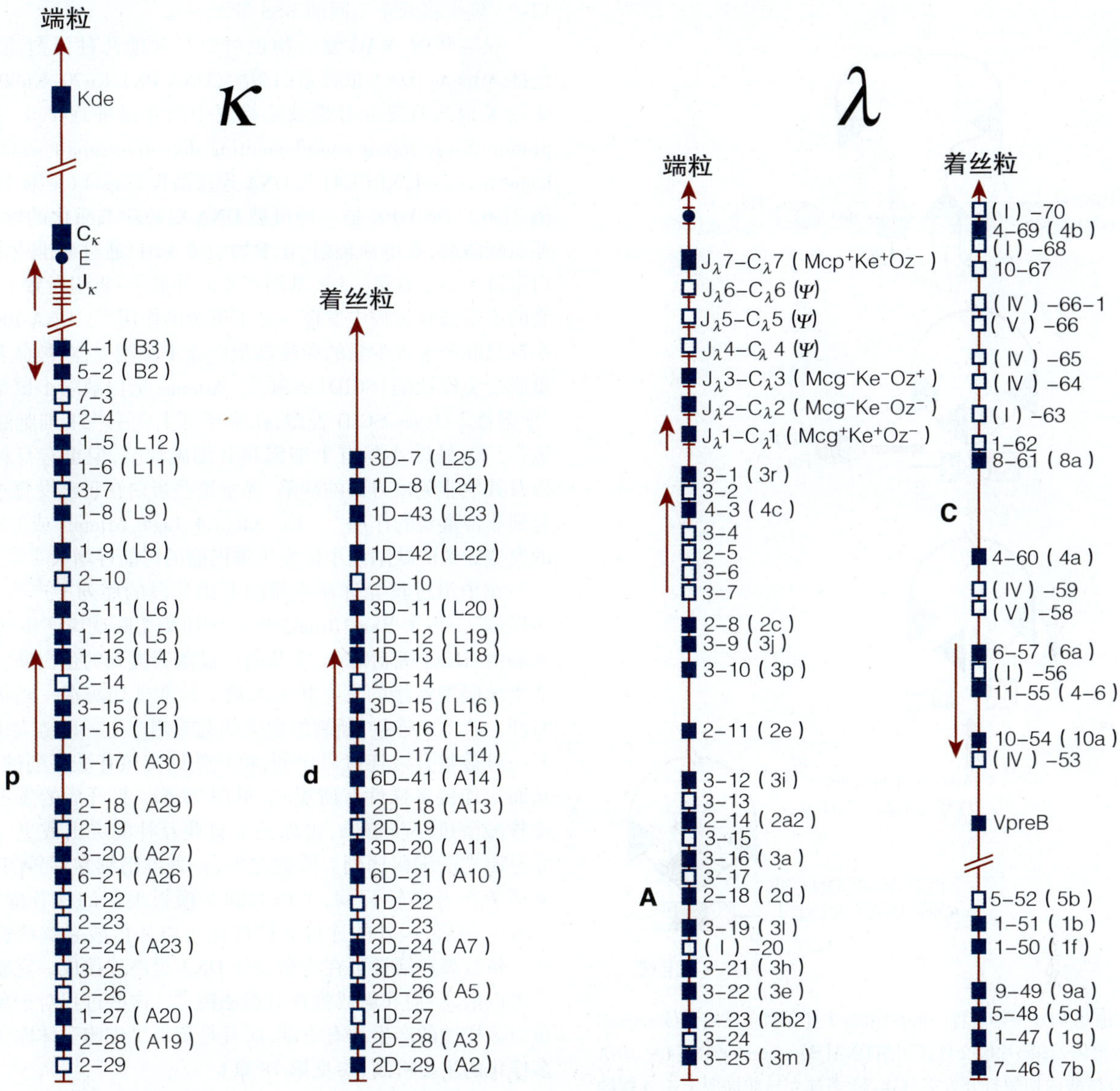

图 77-5　免疫球蛋白轻链基因复合体。(左)κ 轻链基因复合体位于染色体 2p11-12。蓝色方格代表 Kde 基因或 C_κ 恒定区外显子(标示在图标的右侧)。κ 轻链增强子(E)位于 C_κ 恒定区外显子和 J_κ 片段之间。J_κ 片段以划线表示。V_κ 基因成簇分布在 J_κ 和 C_κ 外显子着丝粒端侧的两个区域,每个区域横跨约 500kb。约 800kb 将其两者分开。靠近 J_κ 和 C_κ 片段的区域被命名为 p,包含 40 个 V_κ 基因。远端区域为被命名为 d,包含 36 个基因片段。可编码功能性 κ 轻链 V_κ 基因用蓝色方格表示,标示在图标的右侧。30/76V_κ 基因是假基因(空心方格)。d 区明显地通过复制一大部分 p 区而形成的。结果 33 对 V_κ 基因具有 95%~100% 核苷酸序列的同源性,占了 κ 轻链复合体中 76 个 V_κ 基因的 66 个。V_κ 基因可被进一步分为 4 组:A、B、L 和 O。3 组(A、L、O)为复制品,在靠近 J_κ 的 p 区和远离 J_κ 的 d 区均可找到。包含 B2 和 B3 V_κ 基因的 B 组只能在靠近 J_κ 的 p 区找到。根据核苷酸同源性,每个 V_κ 可归类为三个主亚群(Ⅰ~Ⅲ)及数个小亚群(Ⅳ~Ⅶ)中之一。V_κ 1 是最大的亚群,有 21 个功能性基因(蓝色方格)。接下来大的亚群为有 11 个功能性基因的 $V_\kappa 2$ 和 7 个功能性基因的 $V_\kappa 3$。$V_\kappa 6$ 有 3 个,$V_\kappa 4$ 和 $V_\kappa 5$ 各有 1 个功能性基因。$V_\kappa 7$ 亚群只有一个无功能的假基因(空心方格)。红色箭头代表 V 基因在复合体中的转录方向。最后,将所有标记串起来的线顶端的箭头代表朝向着丝粒或端粒的方向。(右)λ 轻链基因复合体位于染色体 22q11.2。蓝色方格代表功能性基因;空心方格代表假基因。成对的 $J_\lambda C_\lambda$ 外显子的标示位于图标的右侧。蓝色方格也表示靠近 λ 恒定区着丝粒侧的 30 个功能性 V_λ 基因。这些 V_λ 基因可分为 10 个亚群,每个亚群由核苷酸序列超过 75% 同源性的 V_λ 基因组成。每个 V_λ 基因右侧的标示中的第一个数字代表所属亚群,其后紧跟的是连字符和 V 基因距恒定区外显子远近的相对排列顺序。注意 V_λ 基因已被定位在距 J_λ 和 C_λ 基因 860kb 范围的 3 组中,在图中它们被双划线所分隔。最靠近 $J_\lambda C_\lambda$ 外显子的一组被命名为 A 组,包含 18 个功能性 V_λ 基因(大多数属于 $V_\lambda 2$ 和 $V_\lambda 3$ 亚群)。接下来是拥有 15 个属于 $V_\lambda 1$、$V_\lambda 5$、$V_\lambda 7$ 或 $V_\lambda 9$ 亚群功能性 V_λ 基因的 B 组。第三组 C 组,其中包含来自 $V_\lambda 4$、$V_\lambda 6$、$V_\lambda 8$、$V_\lambda 10$ 和 $V_\lambda 11$ 亚群以及编码 VpreB 外显子的功能性 V_λ 基因。某些个体会携带一个插入性功能性 V_λ 基因,5-39(5a),被标记为多态性插入。红色箭头代表 V 基因在复合体中的转录方向。

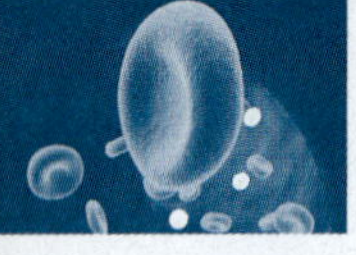

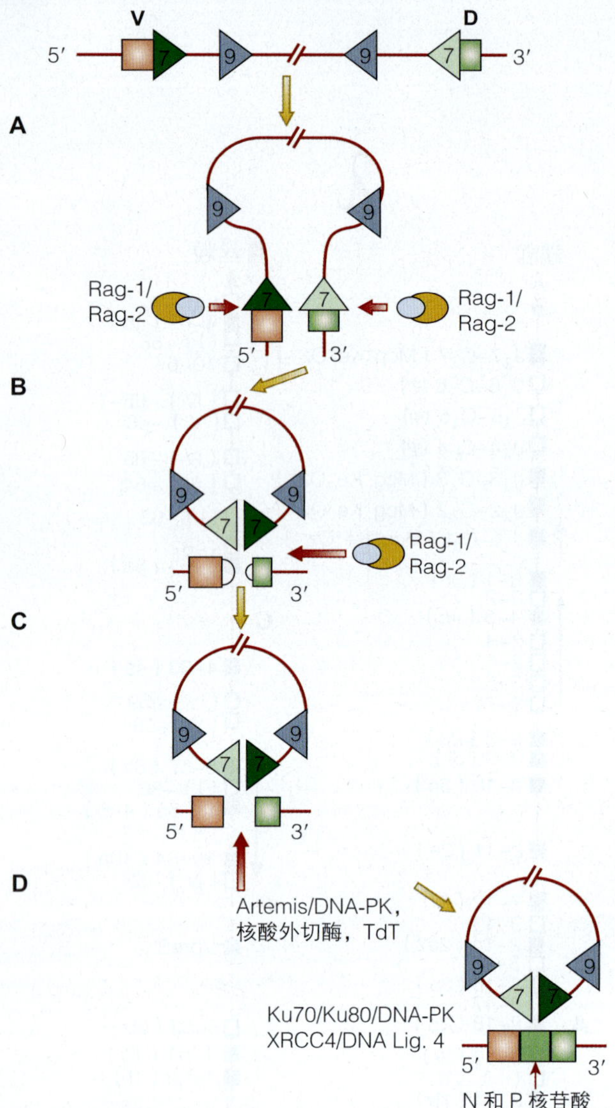

图 77-6 描述 VDJ 重排过程。Rag-1/Rag-2 复合物介导接合（synapsis）（A）和在七聚体 / 编码片段交界区切割 DNA（B）。Artemis/DNA-PK（DNA 蛋白激酶）核酸内切酶打开发夹（C）。断端被介导非同源末端连接的蛋白质（即 Ku70、Ku80、DNA-PK、XRCC4 和 Lig4 的复合物）修复（D）。

白或 T 细胞受体基因重排，因而不能产生成熟的 B 淋巴细胞或 T 淋巴细胞[37]。那些削弱、但不会完全去除人类的 Rag-1 或 Rag-2 功能的突变可导致一种联合免疫缺陷病，被称为 Omenn 综合征[38]。

Rag-1/Rag-2 内切酶复合物可识别 12 碱基间隔或 23 碱基间隔的 RSS，然后导入双链 DNA 断裂点（见图 77-6）。在引入这些断裂点后，Rag-1/Rag-2 复合物仍与 DNA 结合（参见第 75 章）[39]。那些影响到 Rag 蛋白与断端结合和维持其在一稳定的切割后复合物的能力的突变将导致双链断端的错误修复，从而增加产生致癌性染色体异常的风险[40,41]。几种蛋白涉及双链断端的加工和并置，包括高迁移率族蛋白 1（high-mobility group protein-1，HMG1）和高迁移率族蛋白 2（high-mobility group protein-2，HMG2）。HMG1 和 HMG2 为广谱性、大量表达的核蛋白，它们以序列非特异性的方式绑定 DNA，并使之弯曲，从而在参与 DNA 修复和转录的核蛋白复合物的聚集中发挥重要作用[42]。HMG1 能够帮助 DNA 弯曲，使一个双链断端 -Rag 复合物中的组分去结合和切割另一个 RSS 处的 DNA，如此依照 12~23 规则将两个不同的 RSS 带至一起[43]。

双链断端 -RAG 复合物也可以与其他几种蛋白质结合，包括 Artemis、DNA 依赖蛋白激酶（DNA-PK）、Ku70、Ku80、人类蛋白 X 射线修复互补性缺陷修复中国仓鼠细胞 4（the human protein X-ray repair complementing defective repair in Chinese hamster cells 4，XRCC4）和 DNA 连接酶Ⅳ（Lig4）（见第 75 章和图 77-6）。DNA-PK 是一种可被 DNA 双链断端活化的丝氨酸 - 苏氨酸激酶，在电离辐射、化学物质或 VDJ（通过重排免疫球蛋白重链 V 区、D 区、J 区基因产生的外显子）重组所致 DNA 断裂的正常修复过程中发挥一必不可少的作用[44]。DNA-PK 缺陷小鼠只能产生极少量的免疫球蛋白或 T 细胞受体，被命名为严重联合免疫缺陷（SCID）小鼠[45]。Artemis 蛋白缺陷小鼠呈现一“泄漏性”（leaky）SCID 表型，在晚年可生成一些 T 细胞和 B 细胞[46]。Ku 缺陷小鼠有 T 细胞和 B 细胞缺陷，但也有身材矮小以及其他非免疫方面的缺陷，提示这些蛋白在正常发育过程中起到非常重要的作用[47]。Ku、XRCC4、Lig4、Artemis 或 DNA-PK 的突变导致的缺陷使小鼠发生淋巴瘤的可能性增大[48,49]。

在重组过程允许在重排的基因片段的序列上产生“连接多样性”。每个 Rag-1/Rag-2 核酸内切酶切断反应产生的 DNA 末端由 NHEJ 机制融合，涉及前一段落所提到的蛋白质。那些产生编码性连接的发夹状末端被一核酸外切酶在一随机位点断开。若形成连接，断裂的发夹的远端侧产生一单链突出。后者一旦被整合入连接后序列，将致使回文核苷酸序列的加入，从而对连接多样性有所贡献（见图 77-6）。打开后的发夹端可被核酸酶进一步修饰，去除一个自我互补的突出或进一步切除至原先的编码序列。除此之外，一种淋巴细胞特异酶，即末端脱氧核苷酸转移酶，可以添加非模板编码的核苷酸（见图 77-6）。最后，额外的连接多样性还可以从核酸裂解活性中产生。核酸裂解活性可在将断裂的 DNA 最终连接成一完整的重组体以前，将潜在编码性核苷酸去除[50]。这些过程对于免疫球蛋白多样性的产生均有贡献，而且是负责 T 细胞受体库体细胞多样化的主要机制（参见第 78 章）。

即使细胞有两套不同的免疫球蛋白基因复合物，并似乎已进行完全独立的免疫球蛋白基因重排，但在正常情况下，一个 B 淋巴细胞或浆细胞只合成一种轻链和重链。体液免疫应答的特异性依赖于抗原选择独特的 B 细胞克隆，每个克隆表达一套无异质性免疫球蛋白受体。这种限制是通过限定某一特定 B 细胞只功能性重排和表达一个重链等位基因和一个轻链等位基因来完成的。这种现象称为等位排斥（allelic exclusion）。偶尔肿瘤性 B 细胞群体缺乏等位排斥，而表达两个免疫球蛋白等位基因，但是等位排斥现象通常在大多数 B 细胞肿瘤中可被观察到[51]。

■ 替代性 λ 轻链

只经过 D 和 J_H 重排的前体 B 细胞（Precursor B）被称为祖 B 细胞或“pro-B 细胞”。而前 B 细胞（pre-B）一词是留给那些已经完成免疫球蛋白重链基因重排并拥有功能性 VDJ 复合物的前体 B 细胞。无论是 pro-B 或是 pre-B 细胞，它们都有呈胚系构象的免疫球蛋白轻链基因座位。

尽管如此，pre-B 细胞联合表达一些 μ 链和“替代性”λ 轻

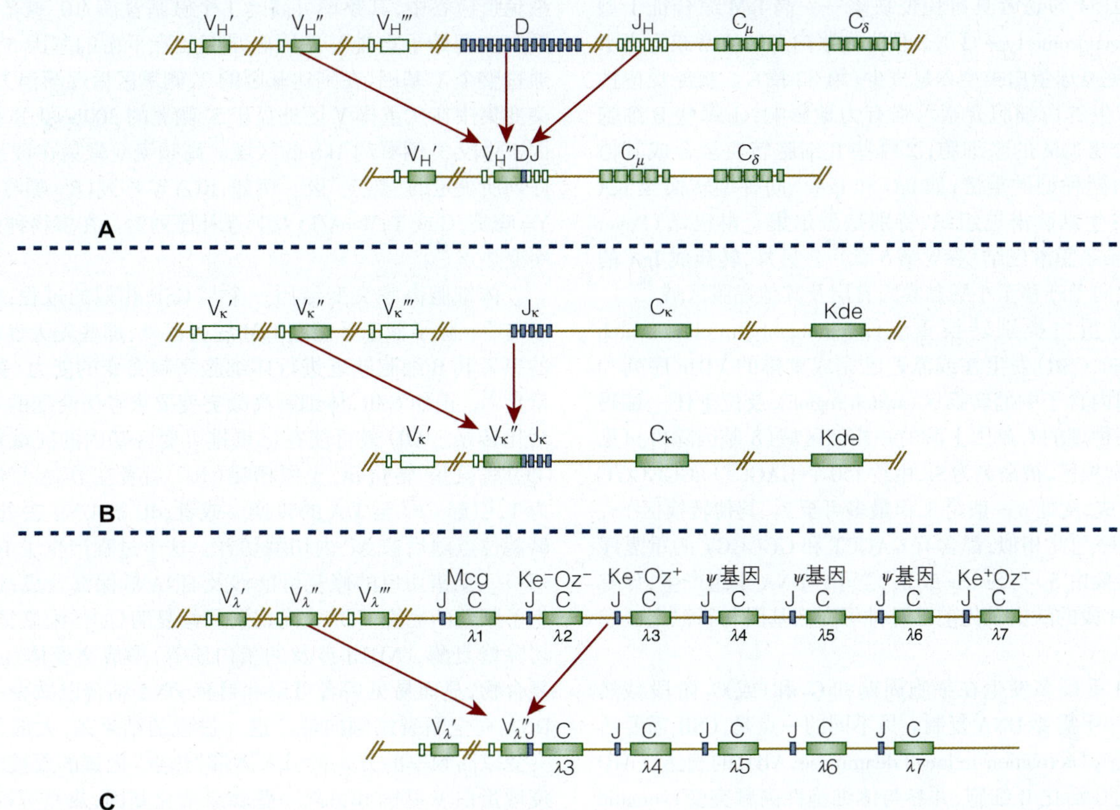

图 77-7 免疫球蛋白基因复合物与重排。金色的双斜划线代表相邻基因(矩形框表示,与实际长度不符)之间的一段很长的 DNA 距离。在(A)、(B)和(C)中的上图分别展示了免疫球蛋白重链、κ 轻链和 λ 轻链胚系 DNA 的构象。假设的免疫球蛋白重链 V 区基因(V_H'、V_H''、V_H'''),κ 轻链基因(V_κ'、V_κ''、V_κ'''),以及 λ 轻链基因(V_λ'、V_λ''、V_λ''')标在每个免疫球蛋白基因复合物的左边。D 表示抗体重链位点的多样性基因片段。J_H、J_κ 和 J_λ 分别代表抗体重链、κ 轻链和 λ 轻链的 J 基因片段。C_μ 和 C_δ 分别代表 μ 重链和 δ 重链的恒定区外显子。每个图的下部代表一可能的免疫球蛋白基因重排,其中重链由 VDJ 组成,一个 κ 轻链和 λ 轻链由 VκJκ 或 $V_\lambda J_\lambda$ 组成。在(C)中,列出了代表性 λ 非等位基因标记——Mcg、Ke^-Oz^-、Ke^-Oz^+ 和 Ke^+Oz^-,它们分别标在 $C_\lambda1$、$C_\lambda2$、$C_\lambda3$ 和 $C_\lambda7$ 之上。如图所示,$C_\lambda4$、$C_\lambda5$ 和 $C_\lambda6$ 是假基因(ψ 基因),它们不编码蛋白质。

链。λ_5 是其中的一种蛋白质,与已知的 C_λ 轻链基团相似。另一种蛋白质被称为 *VpreB*,是因为它类似于一个 V 基团并带有一额外的 N- 末端蛋白序列。这两种蛋白质的编码基因位于 22 号染色体。λ_5 基因坐落于一个 λ 样位点,靠近真正 λ 轻链座位的端粒侧。*VpreB* 基因位于免疫球蛋白 V_λ 基因簇内(见图 77-5),可由发生在一些白血病和淋巴瘤中染色体易位断裂点确定。*VpreB* 和 λ_5 一起与 μ 重链配对。而后,在 λ_5 和 μ_H 链上的第一个 C_H1 结构域之间一个 S-S 共价键连接使得 *VpreB* 和 $\lambda_5\mu$ 重链形成一原始的免疫球蛋白受体;后者与 CD79a 和 CD79b 可表达在处于发育中的 pre-B 细胞膜表面。特异性识别 λ_5 或 *VpreB* 的单克隆抗体可与 pre-B 细胞结合,也可与 B 系急性淋巴细胞白血病反应[52]。

pre-B 细胞受体复合物的表达十分短暂,λ_5 一旦形成其产生即停止。然而,这个蛋白质在正常 B 细胞发育中起着重要作用。正常小鼠中 pre-B 细胞受体的出现恰逢 Rag-2 蛋白因磷酸化而失活,以及 Rag-1 和 Rag-2 信使 RNA(mRNA)的降解,提示这个受体在抑制进一步的免疫球蛋白基因重排中发挥着作用。无论如何,pre-B 细胞受体的表达和细胞的活化与增殖密切相关,导致产生小的、静息的 pre-B 子代细胞,后者再次表达 Rag-1 和 Rag-2。这种情况导致随后的轻链基因重排。如此,pre-B 细胞受体的表达似乎标示一个完整的 μ 重链基因已形成,在该位点的进一步重排应被抑制,下一阶段发育得以进行。因此,替代轻链在正常 B 细胞发育中发挥着重要作用。这一观点被转基因小鼠的研究进一步证实。在那些功能性 λ_5 缺失的转基因小鼠中,骨髓 B 细胞的发育停滞在 pre-B 阶段,因而显著地降低了血液和淋巴组织中功能性成熟 B 淋巴细胞的数量[53]。与此类似,22 号染色体上携带 λ_5 双等位基因的失活性突变的人罹患无丙种球蛋白血症,以及显著减少的 B 细胞[54]。

■ 重链类别转换

在分化过程中,通过与 VDJ 重排相似的所谓类别转换(class switch)的重排过程,单个 B 淋巴细胞可以合成由不同恒定区片段与同一个 V 区相连的重链[55]。当 pre-B 细胞发育为成熟 B 细胞时,完整的 IgM 单体及随之具有相同抗原结合特异性的 IgD 分子被插入胞质膜中。IgM 和 IgD 恒定区基因在胚系 DNA 中紧密连锁(见图 77-4),并可能被一起转录。转录本的差异性剪切允许两种免疫球蛋白重链同时生成自一种 mRNA 分子。因此在 B 细胞成熟时,IgD 的表达很少涉及 C_μ 的缺失。

从 IgM 转换成 IgG、IgA 或 IgE 需要那些编码未来免疫球蛋白同种型的下游恒定区外显子的活跃转录。这个过程需要 B 淋巴细胞与抗原或有丝分裂的相互作用,及 CD40 与表达在激活的 T 细胞表面的 CD40 配体(CD154)的连接。先天缺乏

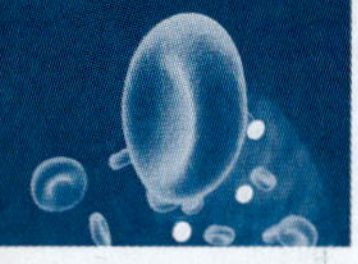

CD40 或 CD154 的患者具有免疫缺陷——高 IgM 综合征Ⅰ型(hyper-IgM syndrome typeⅠ),表现为血浆内 IgM 正常或至高水平,但其他免疫球蛋白类型含量极少(第 82 章)[56]。抗原反应性 T 细胞所产生的白细胞介素可强有力地影响:①哪些 B 细胞可分化至分泌 IgM 的浆细胞;②哪些 B 细胞转换至合成其他免疫球蛋白同种型的重链,如 IgG 和 IgA。同种型转换至 IgA 最有效地发生黏膜淋巴组织,特别是派尔集合淋巴结(Peyer patches)和肠系膜淋巴结(参见第 5 章)[57]。另外,转换成 IgA 的浆母细胞倾向于迁移至小肠黏膜固有层及其他黏膜区域[58]。

免疫球蛋白类别转换重组(immunoglobulin class switch recombination,CSR)发生在或靠近已完成重排的 VDJ_H 序列和 μ 基因之间内含子中的转换区(switch region),及位于任一编码其他重链同种型的 C 基因上游的一相似区域(δ 基因除外)(见图 77-4)。μ 转换区,被命名为 $S_μ$,由约 150 个$(GAGCT)_n(GGGGGT)$重复顺序组成,此处 n 一般是 3,但最多可至 7。其他转换区($S_γ$、$S_δ$、$S_ε$)的顺序与此相似,都含有 GAGCT 和 GGGGGT 的重复序列。重链转换由 $S_μ$ 与 $S_γ$、$S_δ$ 或 $S_ε$ 之间的 DNA 重组产生,伴有间隔 DNA 片段的缺失及先前已重排可变区基因与新恒定区基因的并置。

与 VDJ 重排多发生在细胞周期的 G_0 和(或)G_1 阶段截然不同,CSR 似乎需要 DNA 复制。另不同的一点是,CSR 需要活化诱导脱氨酶(activation-induced deaminase,AID)的表达。AID 是一种表达在活化 B 细胞,并参与体细胞性高频突变(somatic hypermutation,SHM)的酶[59]。先天缺乏 AID 的患者发生Ⅱ型高 IgM 综合征(hyper-IgM syndrome typeⅡ),表现为血浆内 IgM 水平相对较高,和难以测到其他免疫球蛋白同种型水平[60]。AID 表达于外周淋巴组织的生发中心,生发中心也是抗原应答 B 细胞发生 CSR 的场所。AID 最可能将 S 区(S-region)DNA 中邻近定位的胞嘧啶(dC)脱氨基,将 dC 转化为尿嘧啶(dU),然后尿嘧啶 -DNA 转葡糖基酶(uracil-DNA glycosylase,UNG)将后者去除。UNG 的重要性在于,临床发现它的缺失可导致一种常染色体隐性遗传疾病,其临床表现与先天性 AID 缺陷患者的高 IgM 免疫缺陷综合征相似(参见第 82 章)[61]。UNG 产生的脱碱基位点被 AP 内切酶断开,在 DNA 上产生相邻的交错切口,最后导致 DNA 双链断裂[62]。DNA 断端的末端加工、修复和连接明显地涉及介导 VDJ 重组的 NHEJ 样机制和蛋白质。因为 CSR 发生在 V 区外显子和编码第一恒定区基团外显子之间的内含子中,所以这个过程不会在编码新生免疫球蛋白重链的 V 区或恒定区中引入突变。

■ 抗体多样性的产生机制

若干机制对免疫球蛋白多肽可变区多样性的产生有所贡献。这些机制是:①胚系 DNA 中多个不同 V、J、D 基因片段的存在;②这些 DNA 片段在产生完整的可变区外显子时的随机组合;③连接性多样性;④产生可结合抗原的、完整免疫球蛋白单体的重链和轻链多肽组合;以及⑤重排 DNA 片段本身的体细胞突变。最后一种机制通过被称作体细胞高频突变(somatic hypermutation,SHM)的过程实现。

不是在所有 B 细胞内体细胞高频突变都非常活跃,其也不能仅仅通过有丝分裂原引起的 B 细胞活化而触发。无论如何,在 B 细胞分化的不同阶段,已表达的免疫球蛋白 V 基因可能获得新的突变;在数次细胞分裂中,特别是在对抗原的二次体液免疫应答中,其频率可高达 1 个碱基置换 /10^3 碱基 / 代。高频突变起始于重排 V 基因转录起始点下游的基因 5′ 端,连续通过整个 V 基因,在到达基因的 3′ 侧翼区后逐渐消失。如此,突变集中在从重排 V 区外显子 5′ 侧翼的 300bp 到重排微小基因 J 片段 3′ 侧翼约 1kb 的区域。高频突变聚集在被初级 DNA 序列所决定的"热点"区。例如,RGYW 序列(R= 嘌呤,A 或 G;Y= 嘧啶,C 或 T;W=A/T)及其互补序列为一在多物种中保守的突变热点[63]。

体细胞高频突变经历一个与 CSR 相似的过程,需要 AID 参与[64]。除了罹患Ⅱ型高 IgM 综合征外,那些先天性缺乏 AID 的患者其 B 细胞缺乏进行体细胞高频突变的能力(参见第 82 章)[60,65]。正如 CSR,体细胞高频突变要求经历突变的基因处于活化转录。AID 最可能在已重排可变区基因的区域对胞嘧啶(dC)脱氨基,转化 dC 至尿嘧啶(dU),后者在 DNA 复制后转化为 T,引起 C/G 至 T/A 的转换。或者,dU 被 UNG 去处,导致脱碱基位点随后被 AP 内切酶切开。这个过程产生了 DNA 交错切口。交错切口的修复可能涉及 DNA 低保真合成,这样就产生了频繁的突变。DNA 内切酶和修复酶(如错配修复酶、碱基切除修复酶、NHEJ 涉及的蛋白质等)形成突变体(*mutasome*)复合物,显而易见后者可以和目标 DNA 结合以减少引起双链 DNA 完全断裂的倾向性。这一过程的结果是,大部分置换性突变以高频率的方式被引入携带"热点"区域的及被表达的免疫球蛋白 V 基因和另外一些转录活化基因;热点可视为 AID、UNG 和突变体复合物的底物[63]。针对那些编码抗原结合亲和力已有改善的免疫球蛋白可变区的突变 V 基因的 B 细胞及其子代的进一步选择(抗原通常被保留在滤泡树突状细胞上)[66],使得在针对抗原的免疫反应中所表达的抗体的亲和性成熟(affinity maturation)过程得以进行。这种选择增强了编码互补决定区(complementarity-determining region,CDR)的 DNA 片段中非保守性碱基置换的频率。CDR 为负责结合抗原的接触位点[64]。

免疫球蛋白的可变区结构

■ 免疫球蛋白的可变区亚组

尽管存在大量不同的免疫球蛋白 V 区,但是每个抗体多肽可被归属于数量相对较少的 V 区亚组之一[2]。大量不同的单克隆免疫球蛋白氨基酸序列的对比显示,在不同的抗体重链或轻链可变区之间存在四个多样性有限的片段。这些片段被称为免疫球蛋白可变区骨架(FRs;见图 77-7)。基于前三个骨架的初级结构,每个免疫球蛋白多肽可归类于数量相对较少的可变区亚组之一。此外,每亚组具有特征性的骨架序列,从而与其他可变区亚组区别开来。

与期望相符,免疫球蛋白亚组可定义抗体 V 基因高度相关的家族,即可变区氨基酸序列的同源性可延伸至核酸序列水平[67-69]。那些编码属于某一个指定亚组的氨基酸序列的免疫球蛋白的可变区基因克隆之间通常享有大于 80% 的核酸序列同源性。人类重链可变区被分为 7 个亚组,而 κ 轻链和 λ 轻链被分别分为 6 个亚组和 11 个亚组。

免疫球蛋白可变区晶体学数据显示重链或轻链的第一和第三 FRs 中的氨基酸在分子外表面形成 β 键。这些区域在接触溶剂的抗体表面形成相对紧凑的结构,它们不与经典的抗体的抗原结合位点相邻。因此,那些在不同可变区亚组之间明显的氨基酸差异易于被抗亚组的抗体识别[70]。

■ 免疫球蛋白的独特型

抗亚组抗体必须与抗独特型抗体相区别。在轻链和重链的 FR 之间存在三个极端超变异的片段[2]。第三个超变区是通过介导轻链 V 基因与其 J 片段连接或是抗体重链 V_H 基因与体细胞产生的 DJ_H 连接的重组过程而产生。第一和第二超变区的多样性部分反映了在不同抗体 V 基因中胚系 DNA 编码的差异,这种差异即使在同一亚组的 V 基因之间也显而易见[2,30]。在免疫应答过程中,V 基因重排之后的体细胞高频突变对增加这些区域中氨基酸序列显著的多样性也起到了很重要的作用。两条链中的超变区折叠在一起形成抗原结合位点[1,42]。因此,每个超变的区域被称为一个 CDR(见图 77-7)。

在二次免疫应答中,广泛的氨基酸替换可发生在 CDR 中。相反地,在 FR 中氨基酸替代突变发生的频率比预计的(若核酸替换随机发生)要少。因此,那些决定了整个 V 区亚组特征的序列可能对 SHM 相对抵抗。另一方面,CDR 可以形成具有独一无二特异性的决定簇,它对于被抗独特型抗体识别的表位的形成有所贡献。

尽管免疫球蛋白 V 基因在表达的多样性及遗传多态性上具有巨大的潜能,由不相关个体的肿瘤性或正常 B 细胞产生的抗体却拥有共同的独特性决定簇[71]。这些共同的独特型,被称为交叉反应型独特型(cross-reactive idiotypes,CRIs),最初在 IgM 自身抗体上被鉴定。但是,CRI 也在其他没有自身反应性的抗体中发现。分子学研究表明几种 CRI 代表了保守免疫球蛋白 V 区(极少或未经历过体细胞性突变)在血清中的标志物。

免疫球蛋白的同种异型

■ 重链同种异型

人类免疫球蛋白在结构上具有可遗传的差异,称为同种异型。这些遗传标记物通常是通过凝集性血清而被测到,凝集性血清在经输血或妊娠而被自然免疫的个体中产生。这些抗体可识别在 γ、α 和 κ 链的恒定区一些微小的氨基酸序列的变异[72,73]。在 μ 链或 δ 链上没有发现明确的同种异型差异。在 ε 链上,一个针对 IgE 的单克隆抗体确定了一种除亚洲或美拉尼西亚(Melanesia)少数个体之外所有种族共有的同种异型。

α 链同种异型,也称为 Am 同种异型,存在于 IgA_2 亚类的重链[73]。γ 链同种异型位于 IgG_1、IgG_2 和 IgG_3 亚类,被分别命名为 G1m、G2m 和 G3m。超过 24 个 Gm 同种异型已被通过血清学方法鉴定。所有重链恒定区基因位于 14 号染色体,因此,重链同种异型标志的不同组合以常染色体共显性遗传方式、以同一单倍体单位而遗传。不同的等位基因性标记物的分布频率在不同族群中也不尽相同[74]。

特别的免疫球蛋白的同种异型与对感染性疾病的易感性或抵抗及与特殊疫苗相关的免疫应答密切相关[75,76]。这可能反映了特定多态性免疫球蛋白可变区的基因和编码特定同种异型的恒定区基因之间的连锁不平衡。同样地,经人源化 IgG_1 单克隆抗体治疗的患者可能产生针对治疗性抗体恒定区的 Gm1 决定簇的同种异型抗体[77]。

■ 轻链同种异型

κ 轻链同种异型被称为 Km 同种异型(以前被称为 inv)。至少存在三种主要的 Km 同种异型,分别被命名为 Km(1)、Km(1,2)和 Km(3),可通过血清学或分子技术识别[75]。已经注意到当供体和受体 κ 轻链的同种异型之间存在差异时,经过同种异体造血干细胞移植的 B 细胞恶性肿瘤患者可获得较好的生存机会,大概缘于启动移植物抗白血病效应能力的增强[78]。

7 个 Jλ-Cλ 基因片段存在于上游 Vλ 基因的端粒侧,但其中只有四个是功能性,即 Jλ1-Cλ1、Jλ2-Cλ2、Jλ3-Cλ3 和 Jλ7-Cλ7(见图 77-5)。这些片段分别编码四种已鉴定的同种异型 λ 轻链,根据其与 λ 本 - 周蛋白抗血清 Oz、Kern、Mcg 和 Mcp 的反应性,分别被命名为 $Mcg^+Ke^+Oz^-$,$Mcg^-Ke^-Oz^-$,$Mcg^-Ke^-Oz^+$ 和 $Mcp^+Ke^+Oz^-$[79]。这些同种异型反映了 λ 轻链恒定区次要的、非等位基因性氨基酸差异[80]。λ 轻链的第五个同种异型,即 $Mcg^-Ke^+Oz^-$,与 $Mcg^-Ke^-Oz^-$ 高度同源,可能来自一个功能多态性 Cλ2 片段的多态性基因扩增[80]。

免疫球蛋白的合成与分泌

■ 免疫球蛋白的合成

成人体内总 IgG 含量约 75g,每天约合成 2.2g。大多数免疫球蛋白是由成熟浆细胞产生的,它们具有丰富的粗面内质网、发育良好的高尔基体和免疫球蛋白基因高水平的转录。轻链和重链最后的 mRNA 衍生于一大的核内 RNA 转录本的加工。在浆细胞中,编码轻链和重链多肽的已重排和剪接的 mRNA 分子在不同核糖体复合物上翻译。

完整的免疫球蛋白分子的折叠和组装发生于内质网(ER),后者含有一大堆氧化还原催化剂和指导新生蛋白折叠的伴侣分子[81]。首先,约 18~30 个氨基酸残基长度的氨基端前导肽被切除,而后完整轻、重链被释放入 ER 滤泡。在该处,重链多肽通过其 C_H1 基团与 BiP(一种热休克伴侣分子蛋白)相互作用,它能够使重链多肽正确折叠并防止其转运入高尔基体。新生的免疫球蛋白轻链可取代 BiP,然后自发地通过二硫键与重链组合形成稳定的免疫球蛋白半分子[82]。这个过程还需要由 ER 中氧化还原催化剂提供的氧化还原环境。正是这一需求阻碍了在原核无细胞表达系统(prokaryotic cell-free expression system)中合成免疫球蛋白[83]。二硫键连接两个完全相同的半分子产生一个基本的四链免疫球蛋白单体,随后被转运至高尔基体被糖基化。

糖基转移酶可将一个确定序列的糖组分加到已组装的免疫球蛋白单体上,从而形成侧链状寡聚糖,后者由 N- 乙酰氨基葡萄糖、甘露糖、半乳糖、果糖和唾液酸组成。寡聚糖与免疫球蛋白重链在多个位点以共价键相连。碳水化合物有利于抗体分子跨越细胞膜以及出细胞,同时也增加了分泌蛋白的溶解度[84]。特殊的糖基化作用也可以改善治疗性单克隆抗体的临床疗效[85]。

五个 IgM 单体通过二硫键和单个 J 链多肽结合起来形成五聚体巨球蛋白。通常聚合作用稍先于或与 IgM 分泌同时发生。相似地,IgA 分子在从浆细胞分泌之前通过 J 链形成二聚

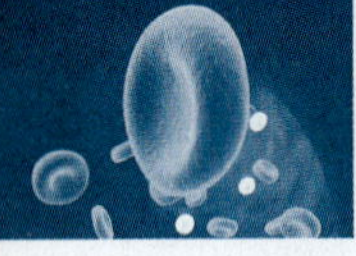

体和多聚体。

免疫球蛋白合成的调控

浆细胞的产生

正常成人体内具有一些“预存在”的B细胞，它们可产生几乎能与任何外来抗原结合的免疫球蛋白。这些B细胞可被募集到针对抗原的免疫应答中。在滤泡辅助性T细胞(T-follicular helper cells，T_{FH}；参见第78章)的帮助下，一个与抗原结合的B淋巴细胞克隆可转变为分泌抗体的浆细胞[86]。

转录因子调节B细胞分化至分泌抗体的浆细胞。在浆细胞分化中的一个重要因子为B淋巴细胞诱导成熟蛋白1(B-lymphocyte-induced maturation protein-1，Blimp-1)[87]，或称为正调控区1结合因子1(positive regulatory domain 1-binding factor-1，PRDM1)，该名称缘于起初发现其可与人类干扰素-β启动子的正调控区Ⅰ结合[88]。Blimp-1是一个含锌指结构的转录因子，被在人类染色体6q21上的PRDM1所编码。Blimp-1抑制阻碍浆细胞分化的转录因子的基因如MYC、B细胞CLL/淋巴瘤6(B-cell CLL/lymphoma 6，Bcl-6)、配对盒基因5(paired box gene 5，PAX5)、小眼畸形相关转录因子(microphthalmia-associated transcription factor，MITF)和碱性亮氨酸拉链转录因子2(basic leucine zipper transcription factor 2，BACH2)的表达[87]。另一方面，Blimp-1直接或间接地诱导对浆细胞分化和(或)免疫球蛋白分泌起重要作用的转录因子或蛋白的表达，如X盒结合蛋白1(X-box binding protein-1，XBP1)、E2F转录因子1(transcription factor 1，2F1)v-myb成髓细胞瘤病毒致癌基因同源物类1和2(v-myb myeloblastosis viral oncogene homolog 1 and 2，MYBL1/MYBL2)、早期B细胞因子1(early B-cell factor 1，EBF1)、Pou同源域类2因子2或相关因子1(POU2F2/POU2AF1)以及转录因子E2a(TCFE2A)。Blimp-1抑制和激活多种不同转录因子的能力可以解释它在协调B细胞形态和功能上巨大转变的能力，这种转变与浆细胞分化、免疫球蛋白高水平分泌有关。在B细胞系列条件性PRDM1缺陷的小鼠模型证明了Blimp-1在浆细胞发育中的重要性[89]。虽然这种小鼠拥有正常数量的B细胞，以及对T细胞依赖性抗原应答时产生生发中心，但是它们不能产生浆细胞或分泌正常水平的免疫球蛋白来应答T细胞依赖性或非依赖性抗原。此外，其他研究还发现浆细胞在骨髓的长期生存和血浆中抗原特异免疫球蛋白的长期表达依赖于Blimp-1[90]。

一些弥漫大B细胞淋巴瘤(diffuse large B-cell lymphomas，DLBCL)在PRDM1位点有缺失或失活性突变，提示这个基因可能充当了一种肿瘤抑制物[91]。尽管如此，在其他淋巴细胞或髓细胞白血病和骨髓瘤细胞并没有发现PRDM1位点的突变，及一些DLBCL表达高水平Blimp-1，这看上去不像是Blimp-1本身抑制了肿瘤的形成[92]。另外，表达Blimp-1的DLBCL病例缺乏可观察到的浆细胞特征，而且实际上显示更恶性的行为[93]。因此，B细胞表达Blimp-1似乎对于浆细胞分化是必要的、但并不充分。

Blimp-1在B细胞中的表达主要在*PRDM1*的转录水平调控，它需要干扰素调节因子4(*interferon regulatory factor 4*，IRF4)的激活[87]。B细胞条件性*IRF4*缺陷的转基因小鼠不能产生分泌免疫球蛋白的浆细胞[94]。那些活化toll样受体4(TLR4)或toll样受体9(TLR9)的物质，相应地如脂多糖或CpG寡核苷酸，也可以激活Blimp-1的表达[87,95]。除某些特殊情况外，缺少这些toll样受体的小鼠不能有效地启动抗体反应[96,97]。一些细胞因子，如IL-2、IL-5、IL-6、IL-10和IL-21，在适当的环境中也能够诱导Blimp-1表达。的确，这些细胞因子对于B细胞分化和(或)生存有着正向或负向的影响，这取决于其他信号的存在或缺失。比如说，当在接受T细胞辅助信号如CD40的连接时，IL-21主要可以诱导记忆B细胞或先前通过其B细胞受体(即表面免疫球蛋白)已激活的B细胞表达Blimp-1和分化为浆细胞[98,99]。反之，在没有这些T细胞辅助信号的情况下，IL-21诱导已通过表面免疫球蛋白受体的连接而激活的B细胞凋亡[99]。

记忆B细胞

随着T细胞依赖的免疫应答，表达对抗原高亲和力免疫球蛋白的B细胞也可以分化为记忆B细胞[100]。记忆B细胞与浆细胞在形态和功能上均有所不同。与浆细胞相反，记忆B细胞不分泌免疫球蛋白，然而表达能与抗原的结合表面免疫球蛋白，以及在第二次被抗原刺激时快速分化为能够分泌免疫球蛋白的浆细胞。

人的记忆B细胞的显著特征为表达CD27和CD148(参见第15章)[101]。记忆B细胞也有增强表达的免疫共同刺激分子CD80和CD86[102]，特别是在免疫激活之后，这增强了它们诱导T辅助细胞共同免疫性激活的能力(参见第78章)。此外，记忆B细胞高水平表达抗凋亡基因*Bcl-2*和*Bcl-x_L*[103]，这种特性有助于它们的长期生存。最后，记忆B细胞不表达抑制记忆B细胞发生的*Bcl-6*[104]。因为*Bcl-6*也抑制*PRDM1*的表达，所以缺乏*Bcl-6*使记忆B细胞对那些诱导表达Blimp-1的因子刺激特别敏感[94]，从而增强了表达可结合抗原的免疫球蛋白的记忆B细胞在二次免疫应答时快速分化至浆细胞的能力[105]。

翻译：刘 钊

校对：诸 江

参考文献

1. Perkins SJ, Ashton AW, Boehm MK, Chamberlain D: Molecular structures from low angle X-ray and neutron scattering studies. *Int J Biol Macromol* 22:1, 1998.
2. Kabat EA, National Institutes of Health, and Columbia University: *Sequences of Proteins of Immunological Interest*. US Dept of Health and Human Services, Public Health Service, National Institutes of Health, Bethesda, MD, 1991.
3. Lee YK, Brewer JW, Hellman R, Hendershot LM: BiP and immunoglobulin light chain cooperate to control the folding of heavy chain and ensure the fidelity of immunoglobulin assembly. *Mol Biol Cell* 10:2209, 1999.
4. Jefferis R, Lund J, Goodall M: Recognition sites on human IgG for Fc gamma receptors: The role of glycosylation. *Immunol Lett* 44:111, 1995.
5. Niwa R, Natsume A, Uehara A, et al: IgG subclass-independent improvement of antibody-dependent cellular cytotoxicity by fucose removal from Asn297-linked oligosaccharides. *J Immunol Methods* 306:151, 2005.
6. Macpherson AJ, McCoy KD, Johansen FE, Brandtzaeg P: The immune geography of IgA induction and function. *Mucosal Immunol* 1:11, 2008.
7. Cerutti A, Rescigno M: The biology of intestinal immunoglobulin A responses. *Immunity* 28:740, 2008.
8. Brandtzaeg P: Do salivary antibodies reliably reflect both mucosal and systemic immunity? *Ann N Y Acad Sci* 1098:288, 2007.
9. Wines BD, Hogarth PM: IgA receptors in health and disease. *Tissue Antigens* 68:103, 2006.
10. Novak J, Julian BA, Tomana M, Mestecky J: IgA glycosylation and IgA immune complexes in the pathogenesis of IgA nephropathy. *Semin Nephrol* 28:78, 2008.
11. Sanders JT, Wyatt RJ: IgA nephropathy and Henoch-Schönlein purpura nephritis. *Curr Opin Pediatr* 20:163, 2008.
12. Niles MJ, Matsuuchi L, Koshland ME: Polymer IgM assembly and secretion in lymphoid and nonlymphoid cell lines: Evidence that J chain is required for pentamer IgM synthesis. *Proc Natl Acad Sci U S A* 92:2884, 1995.
13. Preud'homme JL, Petit I, Barra A, et al: Structural and functional properties of membrane and secreted IgD. *Mol Immunol* 37:871, 2000.
14. Lyczak JB, Zhang K, Saxon A, Morrison SL: Expression of novel secreted isoforms of human immunoglobulin E proteins. *J Biol Chem* 271:3428, 1996.
15. Brezski RJ, Monroe JG: B-cell receptor. *Adv Exp Med Biol* 640:12, 2008.
16. Tolar P, Hanna J, Krueger PD, Pierce SK: The constant region of the membrane

immunoglobulin mediates B cell-receptor clustering and signaling in response to membrane antigens. *Immunity* 30:44, 2009.

17. Wang Y, Kanegane H, Sanal O, et al: Novel Igalpha (CD79a) gene mutation in a Turkish patient with B cell-deficient agammaglobulinemia. *Am J Med Genet* 108:333, 2002.
18. Carrasco YR, Batista FD: B cell recognition of membrane-bound antigen: An exquisite way of sensing ligands. *Curr Opin Immunol* 18:286, 2006.
19. Qi H, Egen JG, Huang AY, Germain RN: Extrafollicular activation of lymph node B cells by antigen-bearing dendritic cells. *Science* 312:1672, 2006.
20. Phan TG, Grigorova I, Okada T, Cyster JG: Subcapsular encounter and complement-dependent transport of immune complexes by lymph node B cells. *Nat Immunol* 8:992, 2007.
21. Junt T, Moseman EA, Iannacone M, et al: Subcapsular sinus macrophages in lymph nodes clear lymph-borne viruses and present them to antiviral B cells. *Nature* 450:110, 2007.
22. Wu JN, Koretzky GA: The SLP-76 family of adapter proteins. *Semin Immunol* 16:379, 2004.
23. Weber M, Treanor B, Depoil D, et al: Phospholipase C-gamma2 and Vav cooperate within signaling microclusters to propagate B cell spreading in response to membrane-bound antigen. *J Exp Med* 205:853, 2008.
24. Fruman DA, Satterthwaite AB, Witte ON: Xid-like phenotypes: A B cell signalosome takes shape. *Immunity* 13:1, 2000.
25. Batista FD, Arana E, Barral P, et al: The role of integrins and coreceptors in refining thresholds for B-cell responses. *Immunol Rev* 218:197, 2007.
26. Depoil D, Weber M, Treanor B, et al: Early events of B cell activation by antigen. *Sci Signal* 2:pt1, 2009.
27. Baba T, Fusaki N, Aoyama A, et al: Dual regulation of BCR-mediated growth inhibition signaling by CD72. *Eur J Immunol* 35:1634, 2005.
28. Zhu C, Sato M, Yanagisawa T, et al: Novel binding site for Src homology 2-containing protein-tyrosine phosphatase-1 in CD22 activated by B lymphocyte stimulation with antigen. *J Biol Chem* 283:1653, 2008.
29. Shultz LD, Rajan TV, Greiner DL: Severe defects in immunity and hematopoiesis caused by SHP-1 protein-tyrosine-phosphatase deficiency. *Trends Biotechnol* 15:302, 1997.
30. Matsuda F, Ishii K, Bourvagnet P, et al: The complete nucleotide sequence of the human immunoglobulin heavy chain variable region locus. *J Exp Med* 188:2151, 1998.
31. Kawasaki K, Minoshima S, Nakato E, et al: Evolutionary dynamics of the human immunoglobulin kappa locus and the germline repertoire of the Vkappa genes. *Eur J Immunol* 31:1017, 2001.
32. Dunham I, Shimizu N, Roe BA, et al: The DNA sequence of human chromosome 22. *Nature* 402:489, 1999.
33. Pallares N, Frippiat JP, Giudicelli V, Lefranc MP: The human immunoglobulin lambda variable (IGLV) genes and joining (IGLJ) segments. *Exp Clin Immunogenet* 15:8, 1998.
34. Bassing CH, Alt FW, Hughes MM, et al: Recombination signal sequences restrict chromosomal V(D)J recombination beyond the 12/23 rule. *Nature* 405:583, 2000.
35. Gellert M: Recent advances in understanding V(D)J recombination. *Adv Immunol* 64:39, 1997.
36. Steen SB, Gomelsky L, Speidel SL, Roth DB: Initiation of V(D)J recombination in vivo: Role of recombination signal sequences in formation of single and paired double-strand breaks. *EMBO J* 16:2656, 1997.
37. Shinkai Y, Rathbun G, Lam KP, et al: RAG-2-deficient mice lack mature lymphocytes owing to inability to initiate V(D)J rearrangement. *Cell* 68:855, 1992.
38. Villa A, Notarangelo LD, Roifman CM: Omenn syndrome: Inflammation in leaky severe combined immunodeficiency. *J Allergy Clin Immunol* 122:1082, 2008.
39. Jones JM, Simkus C: The roles of the RAG1 and RAG2 "non-core" regions in V(D)J recombination and lymphocyte development. *Arch Immunol Ther Exp (Warsz)* 57:105, 2009.
40. Huye LE, Purugganan MM, Jiang MM, Roth DB: Mutational analysis of all conserved basic amino acids in RAG-1 reveals catalytic, step arrest, and joining-deficient mutants in the V(D)J recombinase. *Mol Cell Biol* 22:3460, 2002.
41. Tsai CL, Drejer AH, Schatz DG: Evidence of a critical architectural function for the RAG proteins in end processing, protection, and joining in V(D)J recombination. *Genes Dev* 16:1934, 2002.
42. Thomas JO, Travers AA: HMG1 and 2, and related "architectural" DNA-binding proteins. *Trends Biochem Sci* 26:167, 2001.
43. Schatz DG, Spanopoulou E: Biochemistry of V(D)J recombination. *Curr Top Microbiol Immunol* 290:49, 2005.
44. Meek K, Gupta S, Ramsden DA, Lees-Miller SP: The DNA-dependent protein kinase: The director at the end. *Immunol Rev* 200:132, 2004.
45. Khanna KK, Jackson SP: DNA double-strand breaks: Signaling, repair and the cancer connection. *Nat Genet* 27:247, 2001.
46. Le Deist F, Poinsignon C, Moshous D, et al: Artemis sheds new light on V(D)J recombination. *Immunol Rev* 200:142, 2004.
47. Gu Y, Sekiguchi J, Gao Y, et al: Defective embryonic neurogenesis in Ku-deficient but not DNA-dependent protein kinase catalytic subunit-deficient mice. *Proc Natl Acad Sci U S A* 97:2668, 2000.
48. Surucu B, Bozulic L, Hynx D, et al: *In vivo* analysis of protein kinase B (PKB)/Akt regulation in DNA-PKcs-null mice reveals a role for PKB/Akt in DNA damage response and tumorigenesis. *J Biol Chem* 283:30025, 2008.
49. Roth DB: Amplifying mechanisms of lymphomagenesis. *Mol Cell* 10:1, 2002.
50. Grawunder U, West RB, Lieber MR: Antigen receptor gene rearrangement. *Curr Opin Immunol* 10:172, 1998.
51. Rassenti LZ, Kipps TJ: Lack of allelic exclusion in B cell chronic lymphocytic leukemia. *J Exp Med* 185:1435, 1997.
52. Tsuganezawa K, Kiyokawa N, Matsuo Y, et al: Flow cytometric diagnosis of the cell lineage and developmental stage of acute lymphoblastic leukemia by novel monoclonal antibodies specific to human pre-B-cell receptor. *Blood* 92:4317, 1998.
53. Corcos D, Dunda O, Butor C, et al: Pre-B-cell development in the absence of lambda 5 in transgenic mice expressing a heavy-chain disease protein. *Curr Biol* 5:1140, 1995.
54. Minegishi Y, Coustan-Smith E, Wang YH, et al: Mutations in the human lambda5/14.1 gene result in B cell deficiency and agammaglobulinemia. *J Exp Med* 187:71, 1998.
55. Stavnezer J, Guikema JE, Schrader CE: Mechanism and regulation of class switch recombination. *Annu Rev Immunol* 26:261, 2008.
56. Ferrari S, Plebani A: Cross-talk between CD40 and CD40L: Lessons from primary immune deficiencies. *Curr Opin Allergy Clin Immunol* 2:489, 2002.
57. Cerutti A: The regulation of IgA class switching. *Nat Rev Immunol* 8:421, 2008.
58. Mora JR, von Andrian UH: Differentiation and homing of IgA-secreting cells. *Mucosal Immunol* 1:96, 2008.
59. Dudley DD, Chaudhuri J, Bassing CH, Alt FW: Mechanism and control of V(D)J recombination versus class switch recombination: Similarities and differences. *Adv Immunol* 86:43, 2005.
60. Revy P, Muto T, Levy Y, et al: Activation-induced cytidine deaminase (AID) deficiency causes the autosomal recessive form of the Hyper-IgM syndrome (HIGM2). *Cell* 102:565, 2000.
61. Imai K, Slupphaug G, Lee WI, et al: Human uracil-DNA glycosylase deficiency associated with profoundly impaired immunoglobulin class-switch recombination. *Nat Immunol* 4:1023, 2003.
62. Chen X, Kinoshita K, Honjo T: Variable deletion and duplication at recombination junction ends: Implication for staggered double-strand cleavage in class-switch recombination. *Proc Natl Acad Sci U S A* 98:13860, 2001.
63. Storb U, Shen HM, Michael N, Kim N: Somatic hypermutation of immunoglobulin and non-immunoglobulin genes. *Philos Trans R Soc Lond B Biol Sci* 356:13, 2001.
64. Di Noia JM, Neuberger MS: Molecular mechanisms of antibody somatic hypermutation. *Annu Rev Biochem* 76:1, 2007.
65. Muramatsu M, Kinoshita K, Fagarasan S, et al: Class switch recombination and hypermutation require activation-induced cytidine deaminase (AID), a potential RNA editing enzyme. *Cell* 102:553, 2000.
66. Allen CD, Cyster JG: Follicular dendritic cell networks of primary follicles and germinal centers: Phenotype and function. *Semin Immunol* 20:14, 2008.
67. Cook GP, Tomlinson IM: The human immunoglobulin VH repertoire. *Immunol Today* 16:237, 1995.
68. Kipps TJ: Human B cell biology. *Int Rev Immunol* 15:243, 1997.
69. Frippiat JP, Williams SC, Tomlinson IM, et al: Organization of the human immunoglobulin lambda light-chain locus on chromosome 22q11.2. *Hum Mol Genet* 4:983, 1995.
70. Jefferis R: Nomenclature of V-region markers. *Immunol Today* 16:207, 1995.
71. Kipps TJ, Carson DA: Autoantibodies in chronic lymphocytic leukemia and related systemic autoimmune diseases. *Blood* 81:2475, 1993.
72. Williams RC Jr, Malone CC, Solomon A: Conformational dependency of human IgG heavy chain-associated Gm allotypes. *Mol Immunol* 30:341, 1993.
73. Schanfield MS, van Loghem E: Human immunoglobulin allotypes, in *Handbook of Experimental Immunology*, edited by LA Herzenberg, C Blackwell, LA Herzenberg, DM Weir, p 1. Blackwell Scientific, Oxford, 1986.
74. Schanfield MS, Ferrell RE, Hossaini AA, et al: Immunoglobulin allotypes in Southwest Asia: Populations at the crossroads. *Am J Hum Biol* 20:671, 2008.
75. Pandey JP: Immunoglobulin GM and KM allotypes and vaccine immunity. *Vaccine* 19:613, 2000.
76. Muratori P, Sutherland SE, Muratori L, et al: Immunoglobulin GM and KM allotypes and prevalence of anti-LKM1 autoantibodies in patients with hepatitis C virus infection. *J Virol* 80:5097, 2006.
77. Magdelaine-Beuzelin C, Vermeire S, Goodall M, et al: IgG1 heavy chain-coding gene polymorphism (G1m allotypes) and development of antibodies-to-infliximab. *Pharmacogenet Genomics* 19:383, 2009.
78. Etto TL, Stewart LA, Muirhead J, et al: Kappa immunoglobulin light chain polymorphisms and survival after allogeneic transplantation for B-cell malignancies: A potential graft-vs-leukaemia target. *Tissue Antigens* 69:56, 2007.
79. Niewold TA, Murphy CL, Weiss DT, Solomon A: Characterization of a light chain product of the human JC lambda 7 gene complex. *J Immunol* 157:4474, 1996.
80. van der Burg M, Barendregt BH, van Gastel-Mol EJ, et al: Unraveling of the polymorphic C lambda 2-C lambda 3 amplification and the Ke+Oz− polymorphism in the human Ig lambda locus. *J Immunol* 169:271, 2002.
81. Shimizu Y, Hendershot LM: Organization of the functions and components of the endoplasmic reticulum. *Adv Exp Med Biol* 594:37, 2007.
82. Reddy PS, Corley RB: The contribution of ER quality control to the biologic functions of secretory IgM. *Immunol Today* 20:582, 1999.
83. Frey S, Haslbeck M, Hainzl O, Buchner J: Synthesis and characterization of a functional intact IgG in a prokaryotic cell-free expression system. *Biol Chem* 389:37, 2008.
84. Rudd PM, Elliott T, Cresswell P, et al: Glycosylation and the immune system. *Science* 291:2370, 2001.
85. Jefferis R: Glycosylation as a strategy to improve antibody-based therapeutics. *Nat Rev Drug Discov* 8:226, 2009.
86. Johnston RJ, Poholek AC, Ditoro D, et al: Bcl6 and Blimp-1 are reciprocal and antagonistic regulators of T follicular helper cell differentiation. *Science* 325:1006, 2009.
87. Martins G, Calame K: Regulation and functions of Blimp-1 in T and B lymphocytes. *Annu Rev Immunol* 26:133, 2008.
88. Keller AD, Maniatis T: Identification and characterization of a novel repressor of beta-interferon gene expression. *Genes Dev* 5:868, 1991.
89. Shapiro-Shelef M, Lin KI, McHeyzer-Williams LJ, et al: Blimp-1 is required for the formation of immunoglobulin secreting plasma cells and pre-plasma memory B cells. *Immunity* 19:607, 2003.
90. Shapiro-Shelef M, Lin KI, Savitsky D, et al: Blimp-1 is required for maintenance of long-lived plasma cells in the bone marrow. *J Exp Med* 202:1471, 2005.
91. Tam W, Gomez M, Chadburn A, et al: Mutational analysis of PRDM1 indicates a

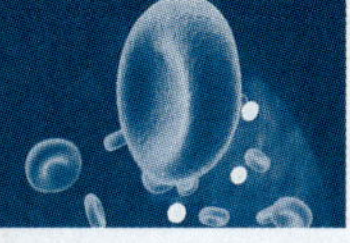

tumor-suppressor role in diffuse large B-cell lymphomas. *Blood* 107:4090, 2006.

92. Garcia JF, Roncador G, Garcia JF, et al: PRDM1/BLIMP-1 expression in multiple B- and T-cell lymphoma. *Haematologica* 91:467, 2006.
93. Pasqualucci L, Compagno M, Houldsworth J, et al: Inactivation of the PRDM1/BLIMP1 gene in diffuse large B cell lymphoma. *J Exp Med* 203:311, 2006.
94. Klein U, Casola S, Cattoretti G, et al: Transcription factor IRF4 controls plasma cell differentiation and class-switch recombination. *Nat Immunol* 7:773, 2006.
95. Lin KI, Kao YY, Kuo HK, et al: Reishi polysaccharides induce immunoglobulin production through the TLR4/TLR2-mediated induction of transcription factor Blimp-1. *J Biol Chem* 281:24111, 2006.
96. Pasare C, Medzhitov R: Control of B-cell responses by toll-like receptors. *Nature* 438:364, 2005.
97. Nemazee D, Gavin A, Hoebe K, Beutler B: Immunology: Toll-like receptors and antibody responses. *Nature* 441:E4; discussion E4, 2006.
98. Ettinger R, Sims GP, Fairhurst AM, et al: IL-21 induces differentiation of human naive and memory B cells into antibody-secreting plasma cells. *J Immunol* 175:7867, 2005.
99. Konforte D, Simard N, Paige CJ: IL-21: An executor of B cell fate. *J Immunol* 182:1781, 2009.
100. Tarlinton D: B-cell memory: Are subsets necessary? *Nat Rev Immunol* 6:785, 2006.
101. Tangye SG, Liu YJ, Aversa G, et al: Identification of functional human splenic memory B cells by expression of CD148 and CD27. *J Exp Med* 188:1691, 1998.
102. Liu YJ, Barthelemy C, de Bouteiller O, et al: Memory B cells from human tonsils colonize mucosal epithelium and directly present antigen to T cells by rapid up-regulation of B7-1 and B7-2. *Immunity* 2:239, 1995.
103. Klein U, Tu Y, Stolovitzky GA, et al: Transcriptional analysis of the B cell germinal center reaction. *Proc Natl Acad Sci U S A* 100:2639, 2003.
104. Kuo TC, Shaffer AL, Haddad J Jr, et al: Repression of BCL-6 is required for the formation of human memory B cells *in vitro*. *J Exp Med* 204:819, 2007.
105. Good KL, Avery DT, Tangye SG: Resting human memory B cells are intrinsically programmed for enhanced survival and responsiveness to diverse stimuli compared to naive B cells. *J Immunol* 182:890, 2009.

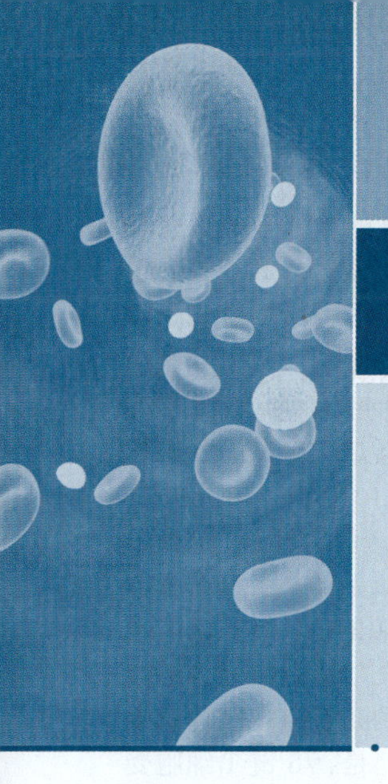

第78章

T 淋巴细胞的功能:T 细胞抗原受体

Thomas J. Kipps

摘 要

所有 T 细胞均可表达抗原受体,这种受体由两条具有多态性的多肽链构成,此类多肽链总是与一系列恒定蛋白相互作用,后者被称为 CD3γ、CD3δ、CD3ε 和 CD247。这些恒定蛋白对于 T 细胞受体在细胞表面的表达和信号转导是必不可少的。在多数 T 细胞表面,构成 T 细胞受体的两条多肽链被称为 α 链和 β 链;而小部分 T 细胞的受体由不同的多肽链构成,即 γ 链和 δ 链。T 细胞受体的多肽链所具有的多样性可与人们预计的免疫球蛋白分子的多样性相比拟。然而,与免疫球蛋白不同,T 细胞受体识别的是小的抗原片段,通常是多肽,这些片段位于存在于另一细胞膜表面的主要组织相容复合物的特定多肽结合槽内。因此,T 细胞的免疫识别一般需要 T 细胞和另一个细胞,即抗原呈递细胞之间的相互识别作用。T 细胞对抗原的反应取决于 T 细胞受体与配体结合后所产生信号的强度。此外,与此同时发生的其他 T 细胞受体与抗原呈递细胞膜表面的辅助分子的结合,还可影响该信号。正因如此,T 细胞识别抗原后可产生不同反应,从免疫激活和 T 细胞增殖,到特异性 T 细胞耐受和(或)程序性细胞死亡。

T 淋巴细胞抗原受体

■ T 细胞受体异二聚体

T 细胞抗原受体的受体蛋白在结构上与免疫球蛋白分子相关[1]。大部分 T 细胞上的抗原受体由两条多肽链构成,即 α 链和 β 链,它们通过二硫键互相联系且与一系列被称为不变 CD3 蛋白的不变蛋白相关联(见第 15 章)。遵循等位基因排斥的原则,T 细胞受体呈克隆性分布,每个 T 细胞仅表达一条单一的 α 链和一条单一的 β 链。每条链具有一段疏水性的含 18~29 个氨基酸的前导序列以及一个含有 102~119 个氨基酸的氨基端结构域,称为可变区。此命名反映了这些结构域的初

本章使用的简写和缩略词:AP-1,活化蛋白 -1(activation protein-1);APC,抗原呈递细胞(antigen-presenting cell);CTLA-4,细胞毒性 T 淋巴细胞抗原 4(cytotoxic T-lymphocyte antigen 4);ERK,细胞外受体激活的激酶(extracellular receptor-activated kinase);FoxP3,叉头盒 P3(forkhead box P3);ICAMs,细胞间黏附分子(intercellular adhesion molecules);IFN-γ,干扰素 -γ(interferon gamma);IL,白细胞介素(interleukin);IPEX 综合征,免疫失调、多内分泌病、肠病、X 连锁综合征(immune dysregulation, polyendocrinopathy, enteropathy, X−linked syndrome);ITAMs,免疫受体酪氨酸为基础的活化基序(immunoreceptor tyrosine−based activation motifs);ITIMs,免疫受体酪氨酸为基础的抑制基序(immunoreceptor tyrosine-based inhibitory motifs);iT_{reg},诱导的调节 T 细胞(induced regulatory T cell);JNK,c-Jun N- 端激酶(c-Jun N-terminal kinase);LAT,T 细胞激活连接子(linker of activation of T cells);LFA,淋巴细胞功能相关的(lymphocytefunction-associated);MAP,丝裂原激活的蛋白(mitogen-activated protein);MHC,主要组织相容性复合物(major histocompatibility complex);NFAT,活化 T 细胞的核因子(nuclear factor of activated T cells);nT_{reg},自然调节 T 细胞(natural regulatory T cell);PKC,蛋白激酶 C(protein kinase C);PLC-γ1,磷脂酶 C-1γ(phospholipase C-1 gamma);RORγt,维甲酸相关的孤儿受体 γ 胸腺同工型(retinoic acid related orphan receptor γthymus isoform;);SAP,应激活化的激酶(stress-activated kinase);SH2 domain,Src 同源 2 结构域(Src homology 2 domain);SH3 domain,Src 同源 3 结构域(Src homology 3 domain);STAT,信号转导和转录激活因子(signal transducer and activator of transcription);Tfh cell,滤泡辅助 T 细胞(follicular helper T cell);TGF-β,转化生长因子 -β(transforming growth factor beta);Th17,产生白细胞介素 -17 家族细胞因子的 $CD4^+$T 细胞亚群(CD4+T-cell subset that produces cytokines of the interleukin-17 family);T_{reg},$CD4^+CD25^+$ 调节 T 细胞(CD4+CD25+ regulatory T cells);V-like,可变区样(variable region-like);VLA,非常晚期激活(very-late activation);ZAP-70,70kDa 的 zeta(ζ)相关蛋白(zeta-associated protein of 70 kDa)。

级结构在不同T细胞受体多肽链之间的可变性。每条多肽链具有一个含有87~113个氨基酸的羧基端区域片段，因该区域在同一类型的多肽链中保持不变，所以也称为恒定区。作为膜表面受体，每条肽链亦具有一段小的连接肽，一个20~24个氨基酸的跨膜区，和一个位于羧基端的5~12个氨基酸残基的小胞质区，将多肽锚定在细胞膜上。

与免疫球蛋白的结构域相似，可变区和恒定区均含有半胱氨酸残基，其位置与位于中心的含有63~69个氨基酸的二硫环相符。序列比对表明，在免疫球蛋白中具有高度保守性的一些氨基酸，包括那些参与结构域之间相互作用的氨基酸，在T细胞受体肽链中同样具有保守性。T细胞受体所折叠成的三级结构与免疫球蛋白分子轻链和重链的三级结构十分类似。T细胞受体在结构上的这种相似性，使得编码这些受体蛋白的基因被无可非议地归入所谓的免疫球蛋白超基因家族之中。

αβ异二聚体

90%以上的成熟T细胞表达αβ异二聚体，使其成为T细胞受体的主要类型。除去多糖侧链，每条α或β多肽链分别仅有27kDa或32kDa。然而，在被翻译成蛋白质后数分钟内，两条链均发生糖基化并装配成异二聚体，由一条酸性的39~46kDa的α糖蛋白和一条更为碱性的40~44kDa的β糖蛋白通过两条肽链恒定区之间的二硫键连接形成（图78-1）。

γδ异二聚体

10%以下的血液T细胞和胸腺细胞专门表达一种不同的T细胞受体异二聚体，由两种糖蛋白构成，称为γ链和δ链[2]。表达γδ链的T细胞的发育和表达αβ链的T细胞似乎完全不同[3]。事实上，带有γδ链受体的T细胞显然构成了一个独特的细胞系，在某些微生物，如单核细胞增多性李斯特菌感染时可发生相对扩增[4,5]。在次级淋巴组织中（见第5章），只有约1%~5%的CD3阳性T细胞表达γδ链受体。然而，在上皮组织中，多数T细胞均表达γδ链受体，尤其是在小鼠的表皮和小肠中。

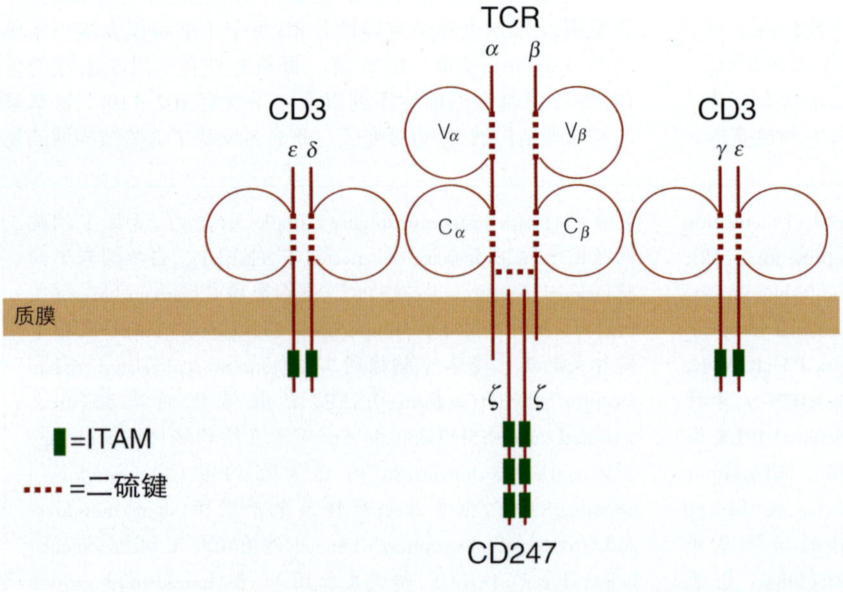

γ链的氨基酸序列与T细胞受体β链更为相似，而δ链的氨基酸序列与α链更相似。与αβ异二聚体和免疫球蛋白类似，γδ异二聚体呈克隆性分布。与同源的αβ异二聚体类似，γδ异二聚体亦与CD3复合物相关，在与特定的配体结合时，似可刺激T细胞活化。综上所述，这两条肽链在结构和大小上的特征均与αβ异二聚体相类似。但是，γδ链T细胞受体的可变区三级结构与免疫球蛋白可变区的相似度比其与αβ链T细胞受体可变区的相似度更高。

T细胞受体异二聚体的遗传学

与免疫球蛋白基因类似，T细胞受体的每条链均由分散的遗传元件所编码，并在发育时发生重组（图78-2；见第77章）。对T细胞受体基因重组的分析可将克隆性T淋巴细胞增殖性疾病和非肿瘤性多克隆T细胞增殖的患者区分开来[6]。对于克隆性T细胞受体基因重组的分子学分析可用于对克隆性T细胞异常患者的微小残留病变进行检测[7]。

β链复合物具有两个密切连锁的基因，位于7号染色体长臂q35带，每个基因均可编码β链恒定区。每个恒定区基因均与一簇功能性J_β基因片段和一个单独的D_β片段相关。编码β链可变区的功能基因是由约50个可变区基因片段中任一基因与2个D_β区中任一基因和13个J_β区中的任一基因发生重组而构建成的。α链复合物位于14号染色体长臂q11.2带，从而与免疫球蛋白重链复合物相关。α链基因复合物包括1个恒定区基因和至少50个不同的可变区基因片段。编码α链可变区的功能基因来自于任一可变区基因片段和许多J_α基因中的一个相邻位置发生重组，一般涉及间隔DNA的缺失。

γ和δ链基因的构成与α和β链基因相似，除了某些显著的差异以外。首先，编码δ链基因的基因复合物整个位于α链基因复合物内，在V_α和J_α基因片段之间。随后，α链基因的任何重组均可灭活编码δ链的基因。其次，与T细胞受体α或β基因位点相比，V基因片段在γ和δ基因复合物中更少。例如，位于7号染色体短臂p15的γ基因复合物只有12个V基因片段，2个其实相同的J_γ片段和两个恒定区基因片段。此外，在δ基因复合物中，仅有约4个V_δ基因片段，3个D_δ基因片段，3个J_δ基因片段和一个恒定区基因。因此，在γ和δ链中的可变性主要见于在γδ链T细胞受体重组过程中形成的结合区域。该区域编码的氨基酸序列构成了T细胞受体结

图78-1　αβ链T细胞受体（TCR）复合物图示。αβ链TCR的两条链示于标题TCR的下面，分别标注为α和β。每条链的可变域（V）和恒定域（C）示于环形区域内，此环形区域代表每条链的免疫球蛋白样结构域。由CD3ε和CD3δ或者CD3γ和CD3ε组成的异二聚体分别图示于αβ链TCR两条链的左侧和右侧，每个异二聚体均示于CD3标题之下，并分别标注为ε和δ或γ和ε。ζ链（CD247）同源二聚体示于αβ链TCR的两条链中间。虚线代表肽链内和肽链间的二硫键桥，如左下角图例中所示。图中显示了每条肽链均跨越的细胞膜。盒状标志代表位于CD3多肽链和ζ链胞质区的免疫受体酪氨酸为基础的活化基序（ITAMs）。

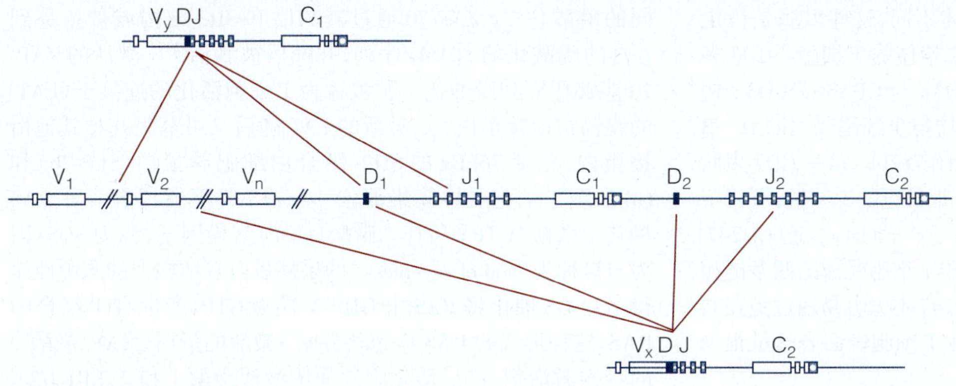

图 78-2　T 细胞受体（TCR）β 链重组的可能机制。图中间是 TCR-β 链胚系编码基因。图上面是 C1 和可变区（V）、高变区（D）和连接区（J）形成的重组基因，图下面是 C2 和可变区（V），高变区（D）和连接区（J）形成的重组基因。

合部位的中心。

■ T 细胞受体异二聚体识别的抗原

尽管与 Ig 在结构上高度相似，它们识别抗原的方式却有重要的差别。Ig 可以直接识别抗原，而 T 细胞受体一般只能识别与另一细胞表面的 MHC 分子结合的多肽抗原[8]。

MHC（主要组织相容复合物）分为两类。MHC Ⅰ类分子主要识别胞内合成或者降解形成的肽段。人类主要组织相容复合物 HLA-A、HLA-B、HLA-C 是 MHC Ⅰ类分子。MHC Ⅱ类分子，如 HLA-D 抗原 DP、DQ、DR，一般结合外源性蛋白经胞内囊泡降解后的肽段。MHC Ⅰ类分子识别的抗原肽一般长度为 8~10 个氨基酸。通过抗原肽氨基和羧基末端的自由原子与 MHC Ⅰ类分子的多肽结合槽相互作用稳定这种结合。另一方面，MHC Ⅱ类分子结合的抗原肽一般为 13 个氨基酸或者更长。这是因为 MHC Ⅱ和 MHC Ⅰ分子不同，MHC Ⅱ类分子不与抗原肽两端结合。

此外，在 MHC Ⅱ和 MHC Ⅰ分子中，都有一个离散的多肽结合部位，位于 MHC 分子两个 α 螺旋之间的裂缝处。空间因素、氢键、抗原肽和特定 MHC 分子之间的疏水作用使抗原分子结合在该裂缝口袋里，形成由 MHC 和抗原肽的氨基酸残基组成的三级结构。T 细胞抗原受体识别的正是这种三级结构。

每个 MHC 分子由多个基因编码，而每个编码基因又有多个等位基因，因此具有高度多态性。在单个染色体上见到的特定的 MHC 等位基因的组合称为 MHC 单倍体型。母亲和父亲的单倍体型均同时表达。MHC 分子多态性主要表现在位于裂缝口袋表面的接触多肽抗原的氨基酸，使每一等位基因编码的分子结合不同多肽的不同组合。结构分析表明 T 细胞受体可以识别结合的多肽和自身或同种异体 MHC 分子口袋周围与多肽结合的氨基酸残基[9,10]。

每一 MHC 等位基因编码一种 MHC 分子，可结合具有不同基序的有限的一套多肽。另外，同一 MHC 分子的不同等位基因可结合具有不同基序的肽段。这种多态性与 MHC 分子的双等位基因表达，以及在任何给定 MHC 单倍体型中 MHC 的简并性，一道保证多种不同抗原肽可被呈递给 T 细胞识别。事实上，因为 T 细胞识别的是三级结构，而三级结构在很大程度上是由特定的 MHC 决定的，因此 T 细胞识别抗原具有 MHC 限制性。

一些 T 细胞不能识别与特定 MHC 分子结合的抗原肽。该类 T 细胞可以识别由 MHC Ⅰ类样的分子呈递的非肽抗原，这类分子是由 MHC 区域以外的基因编码的。其中一类分子为 CD1，也是第一个被定义的抗原分化簇。CD1 分子可呈递非肽抗原给 T 细胞[11,12]。例如，在感染有分枝杆菌的细胞中，CD1 分子可以结合和呈递分枝杆菌膜复合物，如脂蛋白和脂多糖。T 细胞识别这些抗原有助于机体应对结核杆菌感染。

结构研究表明，γδT 细胞受体的三级结构与 αβT 细胞受体不同[2]。表达 γδ 受体的 T 细胞（称为 γδT 细胞）明显不能识别与经典的 MHC Ⅰ结合的多肽[13]。一些 γδT 细胞可以识别某些 MHC ⅠB 基因的产物，或者一些不具有多态性的标准 MHC Ⅰ变异体（参见第 138 章）。其他 γδT 细胞可以和免疫球蛋白一样直接识别抗原。最后，γδT 细胞还可以识别 CD1 分子呈递的抗原决定簇[14]。因为在多种感染和自身免疫疾病中发现 γδT 细胞增多，推测 γδT 细胞发挥免疫调节作用，可能与表达更传统的 αβT 细胞受体的 T 细胞的功能有互补作用[15]。

■ T 细胞受体多样性的产生

T 细胞受体多样性的产生是通过几种机制实现的，其中一些与产生免疫球蛋白分子多样性的机制相同（见第 77 章）。不同 V、D、J 片段的联结产生一个完整的 V 基因，这些遗传元素重组过程中出现的没有被纠正的错误，不同基因复合体编码的两条链随机配对产生的组合多样性等都增加了 T 细胞抗原受体库的多样性[16]。然而，T 细胞与 B 细胞在怎样增加受体多样性方面有重要差别，这是由于 B 细胞能够产生体细胞超突变（见第 77 章）。该过程需要表达激活诱导的脱氨基酶和其他酶，这些酶主要是由位于次级淋巴组织中的生发中心的 B 细胞在对抗原的免疫反应过程中表达的（见第 5 章和第 77 章）。

T 细胞受体不能进行体细胞突变可能与 T 细胞在指导宿主免疫防御中的中心作用有关。在分化过程中，未成熟的表达 αβ 的 T 细胞前体细胞经过胸腺时，“被教育”能够通过 MHC 的细胞表面蛋白识别自己和非己（见第 5 章和第 76 章）。因为 αβT 细胞受体的配体是被蛋白质呈递的“被加工过”的抗原，如果 T 细胞受体的可变区基因被允许与遗传的生殖系多样库有很大的不同，则有可能失去与 MHC 分子的密切相互作用。此外，表达的 T 细胞受体可变区基因的体细胞突变，可导致由自身 -MHC 分子呈递的加工过的自身抗原组成型激活 T 细胞。这种情况将导致对自身免疫和自身抗原耐受的瓦解。

T 细胞受体复合物的恒定链

■ T 细胞受体复合物的组成

与 T 细胞受体两条多肽链的细胞表面表达密切相关并为其所需要的是多肽的 CD3 复合物和 CD247，被称为 T 细胞受

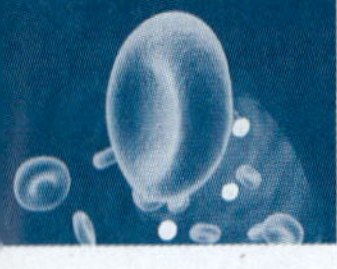

体的 ζ 链[17]。与 T 细胞受体异二聚体不同，这些多肽是恒定的，见于所有表达 α：β 和 γ：δ 异二聚体的 T 细胞。CD3 多肽被表示为 CD3γ、CD3δ、CD3ε。CD3ε 与 CD3δ 或 CD3γ 构成异二聚体，每一种类型的异二聚体均与 T 细胞表面的 α：β（或 γ：δ）受体异二聚体紧密结合（见图 78-1）。每一 CD3 多肽链的疏水跨膜区的中央部分都有一个带负电的氨基酸，可稳定 CD3 复合物和 T 细胞受体的两条链。另一方面，ζ 链（CD247）形成二硫化物样的同源二聚体，主要和 T 细胞受体的两条链相连，和 CD3 复合物连接微弱，因此，CD247 不太容易通过免疫共沉淀被抗 CD3 抗体沉淀下来。ζ 链在 T 细胞表面表达量很少（见图 78-1）。

■ T 细胞受体复合物的分子学特点

编码 CD3γ、CD3δ 或 CD3ε 的基因位于 11 号染色体长臂 q23 位点。CD3γ 有一 16kDa 的多肽链骨架，经大量糖基化，最终分子量为 25~28kDa。CD3δ 和 CD3ε 分子量都是 20kDa。CD3δ 是一种含有 30% 碳水化合物的糖蛋白。而 CD3ε 没有被糖基化。CD3δ 和 CD3γ 在核苷酸序列和蛋白质序列上都有高度同源性。根据核酸序列预测，CD3δ 和 CD3γ 包含典型的信号肽、79~89 位氨基酸的亲水胞外结构域、27 个氨基酸的疏水跨膜区和 44~55 个氨基酸的亲水胞内结构域。CD3ε 有类似的结构，包括 22 个残基的信号肽，104 个氨基酸的胞外结构域，跨膜结构域和相对较长的 81 个氨基酸的胞内结构域。每个 CD3 多肽在其细胞外结构域中都有一个免疫球蛋白样结构域，有一链内二硫键（见图 78-1），表明这些多肽是免疫球蛋白超家族成员。然而，不同于 T 细胞受体的 αβ 或 γδ 链，CD3 蛋白的细胞外结构域没有可变性，表明这些分子不参与抗原识别的特异性。

ζ 链与其他 3 个 CD3 链在序列和结构上没有同源性。其编码基因位于 1 号染色体上，分子量为 16kDa，是一种没有糖基化的蛋白质。ζ 链有一个 6~9 个氨基酸的很短的胞外结构域，21 个氨基酸的跨膜结构域，以及 113 个氨基酸的长的胞内结构域。

所有 CD3 多肽的胞质结构域和 ζ 链都含有被称为免疫受体酪氨酸基础上的激活基序（ITAMs）。每一 ITAM 含有 2 拷贝的酪氨酸 -X-X- 亮氨酸序列，中间被 6~8 个氨基酸残基分隔开，其中 X 代表非指定的氨基酸。每一 CD3 多肽的胞质结构域都含有一个 ITAM，而每一 ζ 链含有 3 个 ITAMs（见图 78-1）。这些序列使得 CD3 蛋白在 T 细胞受体联结后可与胞质蛋白酪氨酸激酶相连，因此，可将信号传至 T 细胞内部。CD3ε 和 CD3ζ 的胞质结构域在这方面尤其显得重要。

■ 通过 T 细胞受体复合物的信号传导

CD3 多肽和 ζ 链负责将信号从 T 细胞受体异二聚体传导至胞内蛋白[18]。与特定配体结合后，T 细胞受体 αβ（或 γδ）异二聚体发生空间构型变化，引起 ζ 链和每一 CD3 多肽的 ITAMs 磷酸化（见图 78-1）。当 ITAMs 中的酪氨酸残基被磷酸化后，可作为衔接蛋白或酪氨酸激酶的对接部位，例如 70kDa 的 ζ 链相关蛋白（ZAP-70），该蛋白含有一对 Src 同源 2 结构域（SH2）和一个 Src 同源 3 结构域（SH3）。在 T 细胞受体结合后，有 Src 家族蛋白酪氨酸激酶（例如 Lck）的招募和激活，这些激酶随后又对 T 细胞受体复合物中的辅助分子的 ITAMs 进行不同的磷酸化[19]。ZAP-70 通过其 SH2 和 SH3 结构域被招募到 ζ 链的磷酸化的 ITAMs 序列，并随后被激活[20]。激活的 ZAP-70 能够招募和磷酸化一种被称为 T 细胞活化的连接子（LAT）的膜锚定衔接蛋白[21]。激活的 LAT 随后又可募集几种其他衔接蛋白，包括 76kDa 的 SH2- 结合白细胞磷蛋白（SLP-76）和 Grb2，至 T 细胞受体簇集部位[22]。Grb2 又能够招募一种 RAS 鸟苷三磷酸（GTP）/ 鸟苷二磷酸（GDP）互换因子，称为 SOS（因为与被称为“son of sevenless”的果蝇蛋白有结构上的同源性而得名），SOS 催化将 RAS 上 GDP 交换为 GTP，产生 GTP 结合的 RAS，这种形式的 RAS 作为丝裂原 - 激活的蛋白（MAP）激酶[23]的变构激活剂，最后活化胞外受体激活激酶 1 和 2（ERK1/2）。激活的 ERK 磷酸化 Elk，Elk 又刺激 Fos 的转录，Fos 是激活蛋白 1（AP-1）的一个组成成分，而 AP-1 又是白细胞介素 IL-2 及其他重要的 T 细胞蛋白质表达所需的转录因子复合物的一个必要组成成分。

在激活 ERK 同时，被 T 细胞受体复合物招募并被磷酸化的衔接蛋白还可以招募和激活另一种 GTP/GDP 交换蛋白，Vav，该蛋白又作用于一种 21kDa 的鸟苷酸结合蛋白 Rac。新产生的 GTP 结合形式的 Rac 激活另一种 MAP 激酶，称为 p38，并启动并行的酶促级联反应，导致另一种 MAP 激酶 c-Jun N 末端激酶（JNK）的激活，该激酶也称为应激活化激酶（SAP）。激活的 JNK 磷酸化 c-Jun。c-Jun 是 IL-2 表达所需的转录因子 AP-1 的第二个组成部分。Rac 的 GTP 结合形式还诱导细胞骨架重组，从而促使 T 细胞受体复合物、辅助分子和其他辅助蛋白在 T 细胞和抗原呈递细胞接触位点的聚集。

被招募到 T 细胞受体复合物的活化的衔接蛋白还可诱导钙信号传导和激活 PKC 及 PIP3[24]。被 ZAP-70 磷酸化的 LAT 能够直接结合磷脂酶 $C\gamma_1$（PLC-γ_1），PLC-γ_1 也被 ZAP-70 磷酸化而激活。激活的 PLC-γ_1 介导膜磷脂磷脂酰肌醇 4，5- 二磷酸水解，产生肌醇 1，4，5- 三磷酸和二酰甘油，分别引起胞质游离钙的快速增高和 PKC 的 θ 异构体激活。胞质游离钙与一种普遍存在的钙依赖性调节蛋白——钙调蛋白结合。钙 - 钙调蛋白复合物激活胞质磷酸酶，钙调磷酸酶，该酶又催化切除活化 T 细胞核因子（NFAT）上的抑制性磷酸基，这一抑制性磷酸基使 NFAT 蛋白留在胞质。活化的钙调磷酸酶将 NFAT1 和 NFAT2 的磷酸基团切除使这些转录因子转移入核，在核内，这些转录因子增强几种活化诱导的基因转录，包括 IL-2、IL-4 和肿瘤坏死因子基因。这条 T 细胞激活通路的重要性通过免疫抑制药物环孢素（cyclosporine）和 FK-506 的强烈免疫抑制活性得以体现，它们分别能与亲环素和 FK-506 结合蛋白结合形成复合物，抑制钙调磷酸酶的磷酸酶活性。

CD4 和 CD8

■ CD4 和 CD8 结构

CD4 和 CD8 是糖蛋白，具有与其他免疫球蛋白超家族受体分子类似的结构特征。CD8 以 CD8α 和 CD8β 异源二聚体或者 CD8α/CD8α 同源二聚体形式表达。每条链都包含一个免疫球蛋白样结构域，通过一段具有可伸展构象的多肽片段与膜相连。编码该链的基因位于 2 号染色体短臂 p12 带，与免疫球蛋白 κ 链位点紧密连锁。CD8 氨基末端结构域蛋白序列与

κ 链可变区有 >28% 同源性。因此,这些结构域被称为可变区样(V-like)结构域。在 V- 样结构域后面是一个富含脯氨酸、苏氨酸、丝氨酸的短区域,类似于免疫球蛋白的铰链区。该区域还包含 O- 糖基化位点。紧接在这段铰链区的是一个疏水跨膜区。CD8 分子有一个 25 个氨基酸构成的胞质尾巴,由高度碱性的氨基酸残基组成。V- 样结构域内的 2 个半胱氨酸形成一个二硫键,稳定免疫球蛋白样折叠。在 V- 样结构域,铰链区、跨膜区和胞质结构域中还各有一个半胱氨酸残基。这些半胱氨酸在两个 CD8 分子间形成链间二硫键,稳定 T 细胞表面表达的 CD8α/CD8β 异源二聚体或者 CD8α/CD8α 同源二聚体。细胞表面 CD8α/CD8β 异源二聚体的几何构象与免疫球蛋白的重链和轻链配对形成的异二聚体相似。

另一方面,CD4 以单体形式表达在一亚群外周 T 细胞,单核 - 吞噬细胞和一些血液来源的树突状细胞表面。CD4 为 55kDa 的单体糖蛋白,编码基因位于 12 号染色体短臂上。该蛋白包含 5 个胞外结构域,一段疏水跨膜氨基酸残基和 38 个氨基酸组成的高度碱性的胞质尾。与 CD8 类似,CD4 分子氨基末端有一个和免疫球蛋白轻链可变区高度同源的片段。然而,在该免疫球蛋白样结构域之后是 270 个氨基酸组成的一个结构域,与免疫球蛋白超家族其他蛋白不同。

CD4 和 CD8 分子胞质区在脊椎动物中高度保守,表明这些区域是这些分子的功能必不可少的。CD4 胞质区含 5 个丝氨酸和苏氨酸,在 T 细胞被佛波酯或者接触抗原激活后,其中一个或者多个丝氨酸 / 苏氨酸被 PKC 磷酸化。磷酸化后,CD4 糖蛋白在 T 细胞活化的同时进入胞内。与此类似,CD8 蛋白也含有一个高电荷和高度保守的胞质结构域,可能参与跨膜信号传导。由此可见,实际上 CD4 和 CD8 可能是接触特异抗原后触发 T 细胞活化和(或)功能所需要的 T 细胞受体复合物的内在功能组成部分。

■ CD4 和 CD8 的功能

CD4 和 CD8 通过与 MHC 糖蛋白相互作用促进 T 细胞识别抗原[25]。此外,在抗原识别过程中,CD4 和 CD8 分子在细胞膜上与 T 细胞抗原受体的成分结合。因为这些原因,这些分子被认为是 T 细胞抗原受体的辅受体(coreceptors)。

CD8 分子与 HLA Ⅰ分子(HLA A、B 或 C)[26] 不具有多态性的 α_3 功能域结合,而 CD4 分子和 HLA Ⅱ类分子(HLA D 区编码分子:DP、DQ 和 DR)不具有多态性的功能域 β_2 结合[27]。CD4 或 CD8 使 T 细胞的 CD3/T 细胞受体复合物与抗原呈递细胞(APC)或靶细胞表达的 MHC 糖蛋白之间的黏附作用增强 100 倍以上。这些分子明显可以将 APC 或靶细胞的 MHC 分子集中到 T 细胞表面,以特异识别位于 MHC 糖蛋白内部的“加工”过的抗原。CD4 和 CD8 在其 MHC 结合特异性上不同,表达 CD4 或 CD8 的 T 细胞一般分别识别 MHC Ⅱ类和 MHC Ⅰ类分子呈递的抗原[28]。这种选择性在没有 CD4 或 CD8 表达的基因敲除小鼠研究中得到验证。缺乏 CD4 或者 CD8 的小鼠分别不能发育形成Ⅱ类限制和Ⅰ类限制性 T 细胞,表明这些辅受体在胸腺 T 细胞的成熟中发挥必不可少的作用。在裸淋巴细胞综合征患者观察到类似缺陷,该类患者在产生 MHC Ⅱ分子上有遗传缺陷,导致先天性免疫缺陷[29]。尽管该类病人的 B 细胞和 T 细胞数量正常,但其 $CD4^+$ T 细胞数量显著减少,是引起广泛免疫缺陷的原因之一。

除了作为辅受体外,CD4 或 CD8 分子还可以通过直接或者与 CD3/T 细胞受体复合物一起传导信号来增强抗原反应性[30]。这种信号传递功能是通过与 SRC 家族酪氨酸激酶 Lck 的相互作用介导的。Lck 非共价结合到 CD4 和(或)CD8 分子的胞质尾部。当 T 细胞识别由适当的 MHC 抗原呈递的多肽抗原时,CD4 或 CD8 与 MHC 分子的相互作用使 Lck 靠近 T 细胞受体复合物。Lck 然后使 CD3 多肽和 ζ 链的 ITAM 酪氨酸残基磷酸化,进而启动 T 细胞活化所需要的受体信号传导。

另外,CD4 也是人类免疫缺陷病毒(HIV)的辅受体分子[31,32]。病毒与 CD4 以及趋化因子受体 CCR5 结合促进病毒进入在抗原驱动的免疫反应中被特异刺激的那些 T 细胞中。CD4 糖蛋白的特异单克隆抗体能阻断 HIV 感染。此外,基因工程生产的可溶性 CD4 蛋白可与 T 细胞表面的 CD4 竞争结合 HIV。最后,在感染 HIV 的患者中,病程进展与血液中表达 CD4 的 T 细胞的耗竭相关。

T 细胞亚群

■ 胸腺细胞前体细胞

CD4 和 CD8 表达在几乎所有 T 细胞前体细胞上。只有部分胸腺细胞既不表达 CD4 也不表达 CD8。这些细胞被认为是来源于骨髓的,绝大多数既表达 CD4 又表达 CD8 的胸腺细胞的前体细胞。更成熟的胸腺细胞和所有外周 T 细胞要么表达 CD4,要么表达 CD8,但不会表达两种(见第 76 章)。

■ 辅助性和抑制性(溶细胞性)T 细胞

CD4 或 CD8 相互排斥性表达确定了两大主要的血液 T 细胞亚群。表达 CD8 的血液 T 细胞曾经被称为抑制性 T 细胞。这些细胞通常占外周 T 细胞群的 25%~35%。CD8 T 细胞,可能称为溶细胞性 T 淋巴细胞更加合适,因为这些细胞的一个主要功能是溶解带有特异表面抗原的靶细胞。单独表达 CD4 表面抗原的血液 T 细胞称为辅助性 T 细胞。这些细胞通常占血液 T 细胞的 65%。一般来说,辅助 T 细胞在被 APCs 表面表达的 MHC 分子呈递的外来抗原激活时产生淋巴因子。

■ $CD4^+$ T 细胞亚群

Th1 和 Th2 细胞

成熟的 $CD4^+$ T 细胞可被分成至少两个亚群:Th1 和 Th2。每个细胞亚群在激活时都可产生一系列独特的细胞因子[33]。Th1 细胞是干扰素 -γ(IFN-γ)的主要辅助性 T 细胞来源,也是激活巨噬细胞,诱发延迟型过敏反应和清除胞内病原体的主要 T 细胞。而另一方面,Th2 细胞是 IL-4 的主要辅助 T 细胞来源,并在免疫球蛋白 E(IgE)的生成、嗜酸性粒细胞的产生及抵御寄生虫感染的免疫防御等方面发挥重要作用。

区别这些 $CD4^+$ T 细胞亚群最有效的是通过这些细胞产生的细胞因子,而不是通过其表达的表面抗原或细胞因子受体。除了 IFN-γ 外,Th1 也可以产生淋巴毒素 β 和 IL-2,而 Th2 细胞除产生 IL-4 之外,还产生 IL-5、IL-13 和 IL-25。人类 Th1 细胞主要表达 CD26、膜型 IFN-γ、趋化因子受体 CCR5(CD195)和 CXCR3(CD183),以及 IL-12 受体(IL-12R 或 CD212)[34]。此

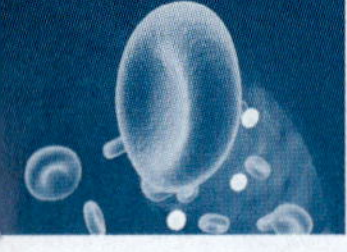

外,Th1 细胞可以表达较高水平的淋巴细胞激活基因 3(LAG-3 或 CD223),该蛋白是一种 MHCⅡ类抗原的配体,在结构上和 CD4 相关[35]。另一方面,Th2 细胞选择性表达 CD62L、IL-4 受体的 α 链(IL-4Rα)、IL-33 受体的 α 链(IL-33Rα)、CD30、趋化因子受体 CCR3(CD193)、CCR4(CD194)、CCR8(CDw198),以及在一定程度上表达 CXCR4(CD184)[34,36,37]。这些细胞因子和趋化因子受体的不同表达水平及与内皮选择素的不同结合能力,很可能是这些辅助 T 细胞对细胞因子的反应及其组织特异性迁移不同的原因(见表 15-1,第 15 章)[38]。

每一亚群细胞产生的细胞因子还可刺激同一细胞亚群更多 T 细胞分化。例如,Th1 细胞产生的 IFN-γ 和 IL-12 促进 Th1 进一步分化并抑制 Th2 细胞分增殖。在未接触抗原的 $CD4^+$ T 细胞中,Th1 细胞因子 IFN-γ 诱导或激活信号转导因子和转录激活子(STAT)4、STAT1、T-box 转录因子 T-bet,这些是在 Th1 细胞分化过程中有重要作用的转录因子[39-41]。另一方面,Th2 细胞的原型细胞因子 IL-4 分别激活或促进表达 STAT6、STAT5 和 GATA3,这些转录因子在 Th2 细胞发育过程中起重要作用(图 78-3)[42,43]。另外一种 Th2 细胞因子,IL-10,抑制 Th1 细胞活化,因此抑制 Th1 型细胞因子表达。因为这些自我放大和互相排斥的反馈环路,一旦免疫反应沿 Th1 或 Th2 通路发展,就会越来越极化,特别是当出现慢性感染或长时间接触环境抗原的顽固刺激时。

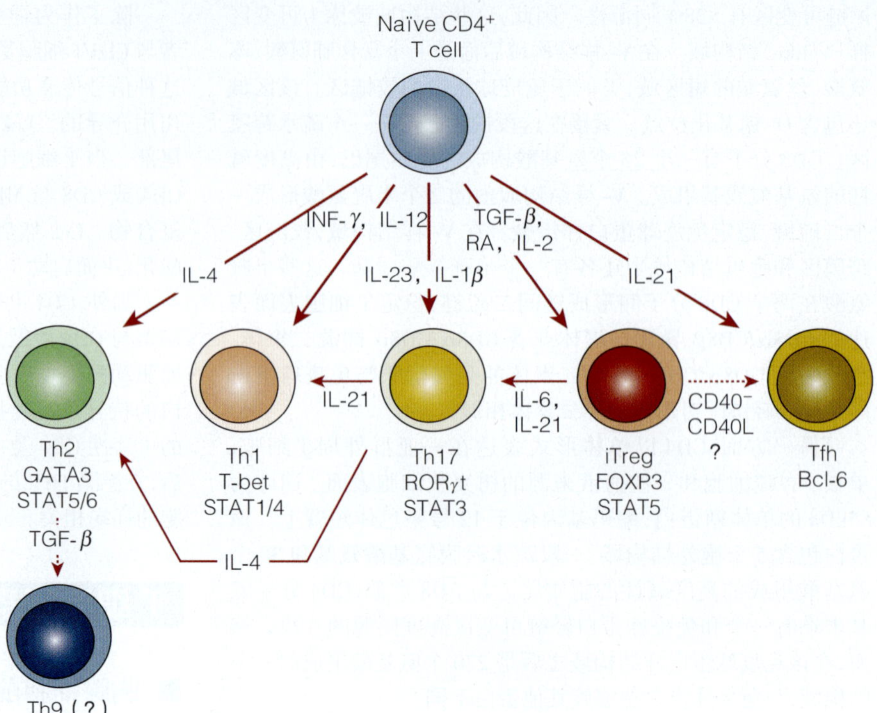

图 78-3 $CD4^+$ T 细胞亚群的分化。在免疫反应过程中,未激活的 $CD4^+$ T 细胞(图顶部)能分化成几种不同 $CD4^+$ T 细胞中的任何一种,如图示在每一分化细胞类型下面。在每一 T 细胞亚群的名称下面列出了该亚群分化和维持所需的转录因子(如果已知)。IL-4 对 Th2 细胞(绿色)的发育非常关键,可活化和(或)诱导 STAT5、STAT6 和 GATA3。这些是 Th2 细胞分化中非常重要的转录因子。另一方面,干扰素-γ 和 IL-12 通过激活 / 诱导转录因子 STAT1、STAT4 和 T-bet 促进 Th1 细胞(亮红色)发育。白细胞介素(IL)-23 与 IL-1β 或转化生长因子 β(TGF-β)能诱导血液 $CD4^+$ T 细胞表达转录因子 STAT3 和 RORγt(维甲酸相关的孤儿受体 γ 胸腺同等型)促进 Th17 细胞分化(淡黄色)[74]。而 TGF-β、维 A 酸(RA)和 IL-2 诱导这些细胞表达转录因子 FoxP3 和 STAT5,这些转录因子是 iT_{reg}(诱导的调节 T 细胞)细胞(红色)分化必需的[126]。最后,IL-21 促进未激活的 $CD4^+$T 细胞分化成滤泡辅助 T 细胞[Tfh(金色)]。这些分化的 T 细胞亚群有一定可塑性[127]。如有 IL-6 组合可诱导 iT_{reg} 细胞分化成 Th17 细胞,而通过 $CD40^-CD40^-$ 配体(CD40L 或 CD154)刺激 B 细胞可分化成 Tfh 细胞,以虚线水平箭头表示。同样,IL-21 可诱导 Th17 细胞分化成 Th1 细胞,而 IL-4 可诱导其分化成 Th2 细胞。Th9 细胞(深蓝色)构成一个潜在的 $CD4^+$ T 细胞亚群,其特征是可分泌 IL-9。这些细胞显然是在 TGF-β 存在下由 Th2 细胞分化而成的。

这两种 T 细胞亚群每种都有不同功能[44]。每个亚群都能作用于单核细胞来源的树突状细胞产生不同的趋化因子[45],从而影响对抗原的免疫反应的特性。Th1 细胞的主要功能是激活巨噬细胞杀死病原微生物,并诱导 B 细胞产生 IgG 亚类抗体,IgG 可有效调理胞外病原体,使其被吞噬细胞吞噬。另外,Th1 细胞是参与延迟型过敏反应的主要辅助 T 细胞。Th1 细胞产生的细胞因子刺激巨噬细胞 Fc 受体表达,刺激吞噬和抗原呈递,增强巨噬细胞杀死细胞内病原体的能力。另一方面,Th2 细胞通过激活未被激活的抗原特异性 B 细胞产生 IgM 抗体并随后刺激产生免疫球蛋白转换类型,包括 IgA、IgE、中和(或)调理的 IgG 亚型(见第 77 章)。除刺激 IgE 抗体产生之外,Th2 产生的细胞因子还可诱导肥大细胞和嗜酸性粒细胞的分化。虽然这些作用导致产生过敏[46,47],但这些反应在寄生虫感染中具有保护作用[48,49]。研究表明,寄生虫感染,例如曼氏血吸虫,伴有嗜酸性粒细胞增高和 IgE 升高,这是在对寄生虫卵的免疫反应中的 Th2 细胞诱导引起的[50,51]。此外,因为 Th2 细胞表达 B 细胞刺激 / 生长因子 IL-4,所以,TH2 细胞似乎比 Th1 细胞更适合诱导 B 细胞对抗原的反应。

胞外抗原易刺激生成 Th2 细胞,而大量聚集在巨噬细胞囊泡中的病原体易刺激 Th1 细胞分化[52]。$CD4^+$ T 细胞在初期激活过程中分泌微量的 IL-4。如果高浓度抗原不能诱导炎症和产生 IL-12,则局部 IL-4 浓度随时间而增高,诱导 Th2 细胞分化。因此,Th2 细胞通常在针对寄生虫感染或者非炎症性环境过敏原的反应中产生[53]。另一方面,病原体引起炎症和(或)与辅助细胞和巨噬细胞上的 toll 样受体结合,则促进 IFN-γ 和 IL-12 的产生,刺激免疫反应沿 Th1 通路进行[41]。Th1 细胞限制的免疫反应已在麻风病患者中观察到,该类患者有针对分枝杆菌的细胞免疫反应;在包柔螺旋体(莱姆病)或耶尔森鼠疫杆菌感染引起的关节炎患者中也观察到了该现象[54]。

$CD4^+CD25^+$ 调节性 T 细胞

有另一类 $CD4^+$ T 细胞亚群,其作用是抑制免疫反应,而不是提供通常与 $CD4^+$ T 细胞相关的辅助功能。这些细胞表达 CD3、CD4 和 CD25(低亲和力 IL-2 受体,见第 15 章),在维持特异性免疫耐受中发挥重要作用[55,56]。这些细胞一般称为 T_{reg} 细胞，是 CD4⁺CD25⁺ 调节性 T 细胞的简写[57]。T_{reg} 细胞组成性表达细胞毒 T 淋巴细胞抗原 4（CTLA-4 或 CD152），这是免疫共刺激分子 CD80 和 CD86 的抑制性受体，通常情况下只在免疫活化后的其他类型 T 细胞表达（见"T 细胞辅助分子"部分）[56]。最后，T_{regs} 表达转录因子 FoxP3，它通过改变广泛的 T_{reg} 细胞特异性基因谱稳定这类 T 细胞的表型和抑制功能[58,59]。在免疫失调、多内分泌病、肠病、X 连锁综合征（IPEX 综合征）患者中发现有编码 FoxP3 基因的失活突变，导致无法产生 T_{reg} 细胞；FoxP3 编码基因位于 X 染色体长臂的 p11.23（见第 82 章）[60]。这些患者通常有自身免疫性皮肤病，如大疱性痤疮或脱发和自身免疫性内分泌疾病；这种自身免疫性内分泌疾病与自身免疫性多内分泌腺念珠菌病综合征（APECED 综合征）患者类似，APECED 综合征是胸腺中负责产生 T 细胞耐受的自身免疫调节基因（AIRE）的遗传缺陷引起的（见第 5 章和第 82 章）。IPEX 综合征表明，T_{reg} 细胞在维持自身抗原耐受和防止环境抗原引起的逃跑免疫反应转变成交叉自身免疫反应中有重要作用[61,62]。

T_{reg} 细胞通过几种不同机制特异性抑制免疫反应[56]。激活时，T_{reg} 细胞能够：①产生抗炎症细胞因子（如 IL-10，TGF-β 或者 IL-35）[63]；②降低白介素 2 的可利用性；③杀死其他免疫效应细胞；④调节 APC 和其他免疫效应细胞的活化状态和（或）功能[55]；以及（或）⑤释放抑制因子，如半乳凝素 -1（一种 β- 半乳糖苷结合蛋白，可以结合和抑制很多糖蛋白功能，包括 CD7、CD45、CD43，见第 15 章）[64] 和纤维蛋白原样蛋白 2（FGL2；纤维蛋白原家族成员之一，可刺激树突状细胞上的抑制性 IgG Fc 受体 FcγRⅡB）[65]。这些抑制功能需要 T_{reg} 细胞表达的 T 细胞受体的活化，使其抑制作用指向特定靶抗原。然而，一旦被激活，这些细胞可以介导对其他免疫效应细胞的"旁观者"抑制作用，包括其他类型的 CD4⁺ T 细胞和 CD8⁺ T 细胞。

T_{reg} 细胞可以进一步分成两个亚型，"自然 T_{reg}"（nT_{reg}）和"诱导 T_{reg}"（iT_{reg}）[66]。nT_{reg} 细胞［有时也被称为"胸腺 T_{reg}"（tT_{reg}）］，是由 CD4⁺CD8⁻ T 细胞经历了胸腺中自身抗原的阳性和阴性选择而分化形成的（见第 5 章）[67]。这些细胞被认为在维持对自身抗原的免疫耐受中发挥作用。另一方面，iT_{reg} 细胞是在诱导口腔免疫耐受的肠系膜淋巴结[68]，或者在慢性炎症[69]、肿瘤[70]、未排斥的异体移植物[71] 部位分化形成的。因此，iT_{regs} 被认为在针对环境抗原的免疫耐受中发挥重要作用，如某些食物或共生微生物、肿瘤细胞、炎症组织的"改变"了的自身抗原。尽管没有太多特征可以将 nT_{reg} 细胞与 iT_{reg} 区分开[66]，任何一个细胞亚群的产生都需要诱导和维持 FoxP3 和 STAT5 的表达[72]，在合适的环境下，刺激 CD4⁺ T 细胞的 T 细胞受体以及细胞因子转化生长因子（TGF）-β 和 IL-2 以及（或）维甲酸均可以诱导 FoxP3 和 STAT5 的表达（见图 78-3）[73]。

Th17 T 细胞

未刺激的 CD4⁺ T 细胞也可以分化成另一种辅助性细胞，该细胞在应对某些胞外的病原体和真菌的免疫反应中发挥重要作用[74]。这些细胞产生 IL-17（有时被称为 IL-17A）和一种密切相关的细胞因子 IL-17F，可形成有生物活性的同二聚体或者异二聚体。因此，这些 T 细胞被称为 Th17 细胞[74]。参与 CD4⁺ T 细胞分化形成 Th17 细胞的细胞因子主要是 IL-23 和 IL-1β[75]，然而，未受刺激的脐带血 CD4⁺ T 细胞分化成 Th17 细胞明显还需要其他细胞因子参与［如 IL-21，TGF-β 和（或）IL-23］[74]。前列腺素，尤其是前列腺素 E_2，能够与 IL-23 和 IL-1β 协同作用，驱动 CD4⁺ T 细胞分化成 Th17 细胞[76]。这些细胞因子和蛋白因子可诱导激活和（或）表达不同于 Th1、Th2 细胞使用的转录因子，包括维甲酸相关孤儿受体 γ（RORγt）和 STAT3（见图 78-3）[77,78]，这些转录因子又可诱导 Th17 细胞特征性的 IL-17 和 IL-17F 表达[79,80]。Th17 还表达高水平的 IL-23R、CCR6、CXCR4、CD161 和多种 CD49 整合素，但不表达 CCR2、CCR5 或 CCR7[81,82]。与 Th1 或 Th2 细胞不同，Th17 细胞不产生 IFN-γ 或 IL-4，这两者都可以抑制 Th17 的表达[83]。

Th17 细胞在炎症、抵抗肠道细菌、胞外病原体和真菌感染中发挥作用。在肠道固有层中有大量 Th17 细胞，共生细菌在此刺激并诱导 Th17 细胞，使这些细胞在维护上皮的完整性和清除细胞外病原体方面发挥作用。Th17 细胞是在特异免疫刺激反应中产生 IL-17 的主要细胞。IL-17 是一种促炎性细胞因子，对多个靶细胞有多重效应，增强抗原呈递、抗体产生、巨噬细胞激活、细胞渗出和中性粒细胞迁移[84]。除了 IL-17 和 IL-17F 外，Th17 细胞还产生其他促炎症因子，包括趋化因子［例如 CXCL8（IL-8）和 CCL20］、细胞因子（例如 IL-6、肿瘤坏死因子 -α、IL-21、IL-22）、生长因子（例如粒细胞集落刺激因子和粒细胞 - 巨噬细胞集落刺激因子）、急性期蛋白（例如 C 反应蛋白）、抗菌多肽和黏蛋白[72,85]。Th17 抵御某些微生物的重要性在一种罕见的称为常染色体显性超 IgE 综合征的原发性免疫缺陷病中得到体现。该病是由 Th17 细胞分化所需的 STAT3 基因失活突变引起的（见第 82 章）[72]。这类患者缺乏 Th17 细胞，并且对不同种类的葡萄球菌或念珠菌感染的易感性增高[86,87]。此外，使用抗生素引起 Th17 细胞诱导所必需的肠道共生菌丢失，也可导致肠道 Th17 细胞缺乏。在长期使用广谱抗生素治疗的患者中，观察到白色念珠菌或梭状芽胞杆菌的胃肠道感染发病率增高，可能部分是由于肠道相关的 Th17 细胞丢失引起的[88]。

由于能够以抗原特异的方式增强炎症反应，Th17 细胞也与自身免疫性疾病的发生和传播有关。Th17 细胞最开始就是作为某些自身免疫性疾病动物模型的发病机制所需要的 T 细胞亚群被发现的，如实验性自身免疫性脑脊髓炎或胶原诱导的关节炎[89]。随后研究表明，Th17 细胞在人类炎症性疾病中发挥类似作用，如克罗恩病（Crohn disease）或银屑病[81,90]。与 IL-23 在 Th17 细胞发育过程中的主要作用一致[75]，编码 IL-23 受体的基因的多态性影响对这类自体免疫疾病的易感性[91,92]。

Tfh 细胞

滤泡辅助 T 细胞（Tfh 细胞）构成 CD4⁺ T 细胞的另外一个亚群，Tfh 调节次级淋巴滤泡生发中心的抗原特异性 B 细胞免疫的形成[93]。Tfh 细胞表达 CXCR5 趋化因子受体，使这类细胞归巢到淋巴滤泡中富含 CXCL13⁻ 的 B 细胞区，在此，Tfh 与抗原特异性 B 细胞发生同源细胞之间相互作用。这种相互作用在 B 细胞分化成为浆细胞或对抗原刺激反应中的记忆 B 细胞中发挥重要作用。此外，Tfh 细胞表达 CD154，ICOS（称为"可诱导的共刺激因子"，因为其表达在活化的 T 细胞上）和 SAP，使这些细胞与接触过抗原的 B 细胞形成稳定的接触，并能够产生细胞因子，如 IL-4、IFN-γ、IL-10 和（或）IL-21，这些因子有助于调节 B 淋巴细胞的分化命运（见第 77 章）。Tfh 的形成明显需要 IL-21 和转录因子 Bcl-6（见图 78-3）[94]。

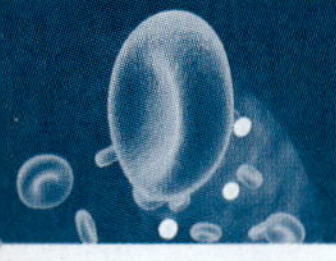

■ 记忆 T 细胞

在对抗原的一次成功的免疫反应发生后，抗原特异性 T 淋巴细胞可分化形成记忆 T 细胞[94,95]。这些细胞再次遇到相同抗原刺激时，在其活化和产生淋巴因子能力的提高方面要求没有原来那么严谨[96]。另外，这些细胞在缺乏某些共刺激因子时，可对抗原产生一种反应障碍，使这些细胞变得“无能”(anergic)[97]。无论哪种情况，未受刺激的和记忆性 $CD4^+$ 或者 $CD8^+$ T 淋巴细胞在表面表型、抗原回忆反应、循环速度和迁移等方面有明显差别[98]。这些细胞亚群可利用针对不同 CD45 同等体的单抗区分开[99,100]。

CD45，也被称为白细胞共同抗原或 T200，由一个家族膜糖蛋白组成，分子量 180~220kDa，在所有白细胞中均表达。该家族每一成员由位于 1 号染色体上的单个复杂基因编码，含 34 个外显子。外显子 3~7 在 RNA 转录水平可通过不同剪接方式产生几种不同的信使 RNA 和蛋白质。推断出这些蛋白质产物的氨基酸序列含有 391~522 个氨基酸构成的胞外结构域，一个跨膜区和一个高度保守的 705 个氨基酸的胞质结构域。这个大的胞质结构域有内源性酪氨酸磷酸酶活性，在调节多种酪氨酸激酶参与的激活信号通路中发挥重要作用，例如通过 T 细胞抗原受体的信号转导途径涉及的酪氨酸激酶[101]。

CD45 多肽骨架的不同糖基化进一步增加了该蛋白家族成员的异质性。在淋巴细胞的个体发育和活化过程中，不同的 CD45 同等型有不同的表达形式。现已开发出了单克隆抗体，能够识别表达在生理上不同的淋巴细胞亚群的该家族的各个成员(见第 15 章)。表达在这些不同细胞亚群上的 CD45 同等型被称为 CD45R。

未受刺激的 $CD4^+$ T 细胞表达一种 CD45R，称为 CD45RA，而记忆 $CD4^+$ T 细胞和 $CD8^+$ T 细胞表达另一种同等型 CD45R，称为 CD45RO。这些同等型可分别被单抗 2H4 和 UCHL1 识别[102]。对另一种 CD45 同等型(CD45RB)表达水平的评估也有助于区分记忆 T 细胞。例如，在 $CD4^+$ 记忆 T 细胞亚群中，表型由 $CD45RB^{bright}$ 转化为 $CD45RB^{dim}$ 时，辅助活性增高[103]。另外，相对于未受刺激的 T 细胞，记忆 T 细胞还表达较低水平的 L-选择素(CD62L)和较高水平的 CD29 和 CD44[104](见第 15 章)。然而，现在还不确定具有“未受刺激”表型的 $CD4^+$ T 细胞(即 $CD4^+CD45RA^+CD29^{low}CD44^{low}$)分化为具有“记忆”表型的 $CD4^+$ T 细胞(即 $CD4^+CD45RO^+CD29^{high}CD44^{high}$)的过程是否是不可逆的[102]，以及是否所有的 Th1 和 Th2 型 $CD4^+$ T 都能够发生这些表型改变[105]。

记忆 T 细胞也表达较高水平的某些黏附分子，如整合素和 CD44，这些分子有助于归巢和迁移到炎症部位和次级淋巴组织中。一些记忆 T 细胞偏好于迁移到淋巴结，在再次遇到抗原的反应中可被迅速激活。其他的记忆 T 细胞随血液循环或停留在黏膜或真皮组织中，可分别被招募到远处或局部炎症部位。

T 细胞辅助分子

■ 免疫调节分子

CD28

CD28 是一个在大多数静止 T 细胞和浆细胞上表达的二硫键连接的 44kDa 同源二聚体(见第 15 章)。成熟的胸腺细胞比未成熟细胞的 CD28 表达水平高。在外周 T 细胞中，90% 以上的 $CD4^+$ T 细胞和大约 50%$CD8^+$ T 细胞表达 CD28。一般来说，T 细胞激活可诱导 CD28 表达增高，但是 CD28 与配体结合导致表达一过性降低[106]。

CD28 是免疫球蛋白超家族的另一成员，是 CD80 和 CD86 的重要受体。CD28 利用一个高度保守的基序(MYPPPY)与 CD80 和 CD86 结合；该基序位于一个与免疫球蛋白的第 3 个互补决定区类似的环攀结构内。CD28 与 CD80 结合的亲和力相对较低(Kd=4μM)并迅速解离(K_{off}=1.6/s)[107]。它和 CD86 的结合更弱[108]。

CD28 是主要的共刺激分子之一，在 T 细胞的激活非常重要[109,110]。CD28 通过稳定和延长 T 细胞与 APC 细胞接触，可增强 T 细胞受体复合物的信号传导。更重要的是，CD28 被 CD80 或 CD86 或抗 CD28 抗体结合，可激活不同的信号转导通路，与 T 细胞受体结合诱导的信号一起激活 T 细胞并促进 T 细胞增殖[111]。共同结合 CD28 后，Src 激酶 Lck 和 Fyn 可使 CD28 细胞质结构域中的 ITAM 内的一个酪氨酸磷酸化，使 CD28 通过其 SH2 结构域结合并激活磷脂酰肌醇 3- 激酶[24]。CD28 信号传导还可促进 Ras 上的 GTP/GDP 交换，导致激活 MAP 激酶通路，激活 Akt 激酶、衔接蛋白 Vav 和相关的 Rac 通路。这些信号增强 IL-2 的转录并增强 IL-2 转录本的稳定性，从而刺激 T 细胞增殖[112]。尽管 CD28 缺失小鼠可以启动有效的 T 细胞反应，但其 T 细胞依赖的抗体反应有缺陷，说明 CD28 对 T 细胞、B 细胞相互作用和对抗原有效产生抗体反应是必不可少的。

需要同一细胞既呈递特异抗原，又提供共刺激信号，对防止针对自身组织的有害自身免疫反应具有非常重要的作用[113]。T 细胞反应的启动需要 T 细胞受体和 CD28 同时结合。这就限制了 T 细胞反应只发生在既表达自身 MHC 背景下的多肽抗原，又表达 CD28 配体，即 CD80 和 CD86 的 APC 细胞。这一点是非常重要的，因为在胸腺中不是所有的自身多肽都被呈递，所以不是所有的自身反应性 T 细胞都能够被清除(见第 5 章)。这对表达胸腺中从未表达过的蛋白的特殊组织尤其如此。如果不是同时需要联结 T 细胞受体和 CD28，那么识别这些特殊组织的 MHC 表达的自身多肽的 T 细胞就可能被激活，导致这些特殊组织的自身免疫性排斥。相反，在没有 CD28 联结时的 T 细胞受体联结则导致一种无反应性状态，此时，表达那种受体的 T 细胞对激活失去反应性[114]。无反应性 T 细胞在其抗原受体联结后不能产生 IL-2，防止了这些 T 细胞在接触抗原时的增殖和分化成效应细胞。这是在胸腺中未表达的自身抗原产生外周免疫耐受的重要基础(见第 5 章和第 76 章)。

CTLA-4(CD152)

CTLA-4(CD152)是 CD80 和 CD86 的另一种受体。它是一个二硫键连接的 50kDa 的同源二聚体，与 CD28 有 30% 的同源性。该受体的编码基因位于 2 号染色体长臂 2q33-q34 位点，与 CD28 编码基因紧密连锁。然而，与 CD28 的组成性表达不同，除了 T_{reg} 细胞外的 T 细胞只在被激活时才表达 CD152。CD152 的表达在激活大约 24 小时后达到最大，然后在 72 小时减退，但总是比 CD28 的表达低大约 30~50 倍。CD28 的连接对诱导 CD152 特别有效。

CD152 利用与 CD28 一样的高度保守的基序(MYPPPY)

结合 CD80 和 CD86。与 CD28 类似，该基序也位于一个与免疫球蛋白分子的第 3 个互补决定区类似的环攀结构中。然而，CD152 与 CD80 和 CD86 的结合能力大约是 CD28 的 20 倍，Kd 分别是 0.4μM 和 2.2μM[107,108]。

与 CD28 不同，CD152 的连接对 T 细胞活化是传递抑制信号[111]。CD152 胞质结构域没有 ITAM，而是含有一个"免疫受体酪氨酸抑制基序"（ITIM）。CD152 连接诱导 ITIM 的酪氨酸磷酸化，这又可招募酪氨酸磷酸酶 SHP-2，使 T 细胞受体复合物的 ζ 链（CD247）磷酸化的 ITAM 失活。遗传上缺乏 CD152 的小鼠不能存活，其特征为大量淋巴细胞增殖，说明 CD152 对不受调节的 T 细胞活化具有重要刹车作用[56]。此外，阻断 CD152 与 CD80 和 CD86 相互作用的抗 CD152 单抗，在体内和体外可增强 T 细胞反应，这促使人们在疫苗研究和积极免疫治疗的临床试验中评估这些单克隆抗体作为免疫增强剂的作用。

CD28 受体家族的其他成员

基于同源克隆的策略已经发现了与 CD28/CTLA-4 或其配体 CD80 结构相关的其他蛋白。这些蛋白质分别归为 CD28 和 CD80（B7）家族。所有这些蛋白都是免疫球蛋白超家族成员。CD28 家族的其他两个成员是 ICOS（CD278）和 PDCD1（CD279）（为"程序性细胞死亡 -1"缩写，因为这种分子最初被认为是调节 T 细胞程序性死亡的）[115]。CD278 主要见于激活的 T 细胞上，而 CD279 则可表达在激活的 T 细胞、B 细胞和一些髓系细胞上。CD278 和 CD279 可分别结合 ICOS- 配体（ICOS-L 或 CD275）和 PD- 配体，PD-L1（CD274）或 PD-L2（CD273）。CD275、CD274 和 CD273 属于表面分子的 CD80（B7）家族，可以在 B 细胞、抗原呈递细胞（APC）和其他组织中被诱导或表达。CD278 的主要功能是作为表达 CD275[116] 的细胞的共刺激分子，而 CD279 对激活的 T 细胞起负性调节作用[117,118]。与 CD152 类似，CD279 胞质尾部有一 ITIM 基序，在磷酸化时，可以招募酪氨酸磷酸酶 SHP-2。从这一点来说，CD279 所发挥的作用与 CD152 的类似，当表达在有 CD273 和 CD274 的细胞上时，对细胞活化起刹车作用[119]（见第 15 章）。

T 细胞黏附分子

■ 定义

除了 CD3/T 细胞受体分子、CD4 或 CD8 外，T 细胞有效识别抗原还需要几种其他表面蛋白[120]。这些蛋白中有些可被称为黏附分子，因为这些分子促进 T 细胞黏附于其适当的 APC 细胞或靶细胞上（图 78-4）[121]。通过促进细胞黏附，这些辅助分子可使 T 细胞抗原受体复合物与其他细胞的 MHC 糖蛋白更好地相互作用，从而更有效地进行 T 细胞抗原识别和激活。因为这组辅助分子的每一成员对 APC 或靶细胞表达的表面分子有不同的亲和力，因此，这些辅助分子的差异化表达规定了某一给定 T 细胞可以与之发生最佳相互作用的抗原特异性和（或）细胞类型的差异。因此，外周 T 细胞这些辅助分子的差异化表达定义了生理上不同的 T 细胞亚群。

■ 淋巴细胞功能相关的糖蛋白

淋巴功能相关（LFA）分子是一类主要的糖蛋白家族，促进细胞 - 细胞有效黏附[122,123]。这些分子最初是通过能够阻断 T 细胞功能的单抗发现的，如细胞毒性 T 细胞介导的靶细胞杀伤。从这些早期实验，发现了三种主要表面分子，并命名为 LFA-1、LFA-2（CD2）和 LFA-3（CD58）。根据国际惯例，LFA-2 将被命名为 CD2，LFA-3 为 CD58。

LFA-1 属于三个相关糖蛋白的一个家族：LFA-1、MAC-1（CD11b/CD18）和 gp150，95（CD11c/CD18）。这些蛋白也被称为"整合素"，因为推测它们协调细胞与其他类型细胞或者胞外蛋白的结合。每一蛋白都有一个不同的 α 亚基与共同的 95kDa 的糖蛋白 β_2 亚基非共价键结合，称为 CD18。因为它们有共同的 β_2 亚基，这些分子又被称为 β_2 整合素。LFA-1 的 α 亚基是一个 180kDa 的糖蛋白，又被称为 CD11a（见第 15 章）。和 β_2 亚基偶联构成完整的 180kDa 的分子，该分子表达在所有三分

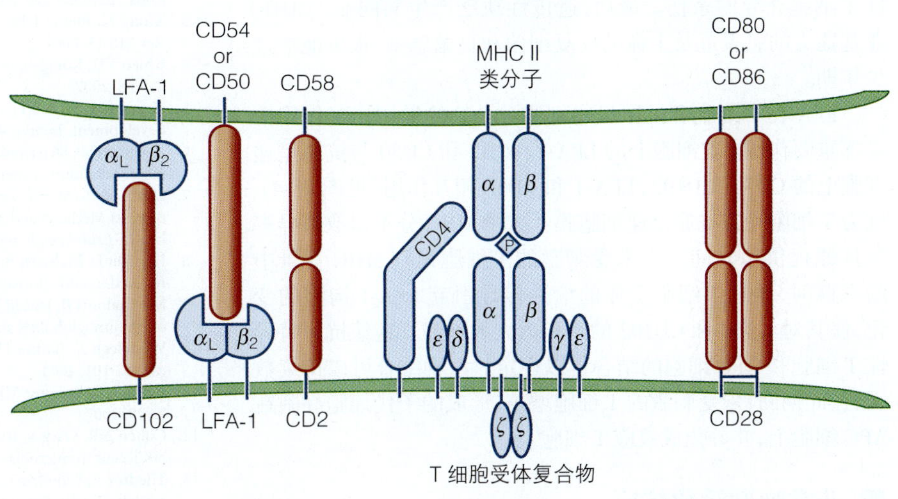

图 78-4　T 细胞与抗原呈递细胞相互作用示意图。绿色粗线条表示相互作用细胞的质膜。抗原呈递细胞的分子，即淋巴细胞功能相关抗原（LFA-1），细胞间黏附分子（ICAM）-1 或 ICAM-3，LFA-3、Ⅱ类主要组织相容复合物（MHC）和 CD80 或 CD86，显示在图顶部，而 T 细胞抗原、ICAM-2、LFA-1、CD2、CD4、T 细胞受体（TCR）复合物和 CD28，在图的底部。连接指状图标的细线表示二硫键。TCR 复合物由 αβ 异二聚体通过非共价键与 δ、ε、γ 和 CD3 的 ζ 链相连，如图示。该复合物能够识别 APC 的 MHC Ⅱ类分子的 α 链和 β 链包裹的多肽抗原（由标记 P 的菱形表示）。这一相互作用的结合力通过 T 细胞表面的 CD4 得以加强；CD4 与 MHC Ⅱ类分子上不具有多态性的决定簇相互作用。T 细胞和抗原呈递细胞之间的相互作用步骤列在图的底部。T 细胞分子 ICAM-2（CD102）、LFA-1（CD11a/CD18）和 CD2 分别与抗原呈递细胞上的 LFA1、ICAM-1（CD54）或 ICAM-3（CD50）和 LFA-3（CD58）结合。这些分子为 T 细胞和抗原呈递细胞之间提供了更好的黏附，使 TCR 复合物有时间找到具有特异多肽抗原的 MHC 分子（抗原识别）。如果抗原呈递细胞表达 CD80 或 CD86，那么将出现 CD28 的同时结合（共刺激），导致反应性 T 细胞的激活。

之一以上的骨髓细胞、所有T细胞、B细胞和自然杀伤细胞上。MAC-1的α亚基是一个170kDa的糖蛋白，命名为CD11b。MAC-1表达在自然杀伤细胞、单核细胞、巨噬细胞和粒细胞，以及小亚群的T细胞和B细胞上。p150,95的α亚基命名为CD11c，是一个150kDa的糖蛋白，在T淋巴细胞中不表达。

LFA-1糖蛋白家族由重要的黏附分子分子组成[122]。共享的β_2亚基(CD18)，与血小板黏附受体糖蛋白Ⅱb/Ⅲa(CD41/CD61)的β_3亚基(CD61)和被称为非常晚期活化抗原(VLA)的相关黏附蛋白家族的β_1亚基(CD29)具有广泛的序列同源性。这些受体中有很多在细胞-细胞相互作用中发挥功能，并在含精氨酸-甘氨酸-天冬氨酸序列的部位识别其配体。此外，α亚基提供了某些选择性。LFA-1，因为其α亚基，与被称为细胞间黏附分子(ICAMs)的细胞表面配体结合得最好，即ICAM-1(CD54)、ICAM-2(CD102)、ICAM-3(CD50)(见第15章)。CD54和CD102表达在内皮细胞和抗原呈递细胞上。在淋巴细胞上，LFA-1与这些分子结合可使淋巴细胞通过血管壁迁移。CD50只表达在白细胞上，包括T细胞，并且在T细胞与抗原呈递细胞上表达的LFA-1的黏附中发挥重要作用(见图78-4)。

LFA糖蛋白对于宿主免疫和T细胞正常功能是必需的。LFA-1特异的单克隆抗体能够抑制T细胞导向对靶细胞的细胞裂解作用。此外，几种$CD8^+$或者$CD4^+$溶细胞性T细胞克隆表达MAC-1(CD11b/CD18)。CD11b的抗体可以抑制这些T细胞克隆与它们的特异性靶细胞之间的结合，从而阻断细胞毒性T细胞介导的杀伤。最后，遗传性缺乏产生共同β_2(CD18)亚基能力的患者危及生命的反复细菌和真菌感染，很少能活过少年期。

LFA在T细胞和抗原呈递细胞(APC)的最初相互作用中发挥重要作用。T细胞上的LFA-1、CD2和CD50与抗原呈递细胞上的CD54、CD102、LFA-1和CD58相互作用(见图78-4)。这为T细胞筛查抗原呈递细胞膜上大量MHC分子提取特异多肽抗原提供了时间。当未受刺激的T细胞识别MHC背景中的多肽时，通过T细胞受体的信号传导引起LFA-1构型的变化，使其对CD54和CD102的亲和力大大增强。这使抗原特异性T细胞和APC细胞的结合得以稳定。这种结合可以持续数天，在此期间，未受刺激的T细胞增殖，形成的子代细胞黏附在APC细胞上，并分化成效应T细胞。

非常晚期活化抗原

VLA分子属于β_1整合素，每一分子有共同的β_1单位(CD29)，与6个不同α链(α_1~α_6)中的一个配对，其中α链被命名为CD49a-f。CD49a、CD49b、CD49c、CD49d、CD49e和CD49f与CD29配对形成的分子分别称为VLA-1、VLA-2、VLA-3、VLA-4、VLA-5、VLA-6。这些分子之所以被称为“非常晚期活化抗原”VLA，是因为首次发现的VLA分子，即VLA-1和VLA-2，是在T细胞在体外被反复刺激后数周才在T细胞上被首次发现的。然而，某些VLA分子，尤其是VLA-4，也在某些T细胞中组成性表达，并且在其他细胞上被迅速诱导表达。VLA-4在促进表达该分子的细胞通过与血管细胞黏附分子-1(VCAM-1，又称为CD106，见第15章)结合连接至内皮细胞上发挥重要作用。多种促炎症因子可上调CD106表达。CD106的表达上调可使VLA-4在促进T细胞归巢到炎症部位的内皮细胞中发挥重要作用。

CD2

CD2是一种分子量约为50kDa的糖蛋白，见于所有T淋巴细胞、大颗粒淋巴细胞和胸腺细胞[124]。CD2通过与CD58结合促进细胞间黏附。CD58是一种分子量为55~70kDa的表面糖蛋白，表达在红细胞、白细胞及大多数器官的内皮、上皮和结缔组织细胞表面(见图78-4，见第15章)。与CD2结合的单抗可抑制多种T淋巴细胞功能，包括对凝集素、异体抗原和可溶性抗原的抗原特异性T淋巴细胞增殖反应。抗CD2抗体抑制细胞毒T淋巴细胞介导的杀伤，这是通过与T细胞结合而不是与不表达CD2的靶细胞结合实现的。另一方面，抗CD58的抗体通过与靶细胞上的CD58结合阻断CD2与CD58的相互作用来抑制细胞毒性T淋巴细胞介导的杀伤。某些CD2单抗可激活T淋巴细胞，这明显不依赖CD3/T细胞受体复合物[125]。因此，除了作为CD58的受体外，CD2还在引起对抗原的T细胞激活反应的跨膜信号传导中发挥作用。

翻译：聂瑞敏

校对：糜坚青

参考文献

1. Garcia KC, Teyton L, Wilson IA: Structural basis of T cell recognition. *Annu Rev Immunol* 17:369, 1999.
2. O'Brien RL, Roark CL, Jin N, et al: Gammadelta T-cell receptors: Functional correlations. *Immunol Rev* 215:77, 2007.
3. Xiong N, Raulet DH: Development and selection of gammadelta T cells. *Immunol Rev* 215:15, 2007.
4. Chien YH, Konigshofer Y: Antigen recognition by gammadelta T cells. *Immunol Rev* 215:46, 2007.
5. Hayes SM, Love PE: A retrospective on the requirements for gammadelta T-cell development. *Immunol Rev* 215:8, 2007.
6. Rockman SP: Determination of clonality in patients who present with diagnostic dilemmas: A laboratory experience and review of the literature. *Leukemia* 11:852, 1997.
7. Dibenedetto SP, Lo Nigro L, Di Cataldo A, Schilirò G: Detection of minimal residual disease: Methods and relationship to outcome in T-lineage acute lymphoblastic leukemia. *Leuk Lymphoma* 32:65, 1998.
8. Housset D, Malissen B: What do TCR-pMHC crystal structures teach us about MHC restriction and alloreactivity? *Trends Immunol* 24:429, 2003.
9. Marchalonis JJ, Jensen I, Schluter SF: Structural, antigenic and evolutionary analyses of immunoglobulins and T cell receptors. *J Mol Recognit* 15:260, 2002.
10. Whitelegg A, Barber LD: The structural basis of T-cell allorecognition. *Tissue Antigens* 63:101, 2004.
11. Barral DC, Brenner MB: CD1 antigen presentation: How it works. *Nat Rev Immunol* 7:929, 2007.
12. Cohen NR, Garg S, Brenner MB: Antigen presentation by CD1 lipids, T cells, and NKT cells in microbial immunity. *Adv Immunol* 102:1, 2009.
13. Thedrez A, Sabourin C, Gertner J, et al: Self/non-self discrimination by human gammadelta T cells: Simple solutions for a complex issue? *Immunol Rev* 215:123, 2007.
14. Cui Y, Cui L, He W: Unraveling the mystery of gammadelta T cell recognizing lipid A. *Cell Mol Immunol* 2:359, 2005.
15. Nanno M, Shiohara T, Yamamoto H, et al: Gammadelta T cells: Firefighters or fire boosters in the front lines of inflammatory responses. *Immunol Rev* 215:103, 2007.
16. Theofilopoulos AN, Baccalà R, González-Quintial R, et al: T-cell repertoires in health and disease. *Ann N Y Acad Sci* 756:53, 1995.
17. Call ME, Wucherpfennig KW: Molecular mechanisms for the assembly of the T cell receptor-CD3 complex. *Mol Immunol* 40:1295, 2004.
18. Peterson EJ, Koretzky GA: Signal transduction in T lymphocytes. *Clin Exp Rheumatol* 17:107, 1999.
19. Guirado M, de Aos I, Orta T, et al: Phosphorylation of the N-terminal and C-terminal CD3-epsilon-ITAM tyrosines is differentially regulated in T cells. *Biochem Biophys Res Commun* 291:574, 2002.
20. Qian D, Weiss A: T cell antigen receptor signal transduction. *Curr Opin Cell Biol* 9:205, 1997.
21. Sommers CL, Samelson LE, Love PE: LAT: A T lymphocyte adapter protein that couples the antigen receptor to downstream signaling pathways. *Bioessays* 26:61, 2004.
22. Saito T, Yamasaki S: Negative feedback of T cell activation through inhibitory adapters and costimulatory receptors. *Immunol Rev* 192:143, 2003.
23. Gudkov AV, Zelnick CR, Kazarov AR, et al: Isolation of genetic suppressor elements, inducing resistance to topoisomerase II-interactive cytotoxic drugs, from human topoisomerase II cDNA. *Proc Natl Acad Sci U S A* 90:3231, 1993.

24. Kane LP, Weiss A: The PI-3 kinase/Akt pathway and T cell activation: Pleiotropic pathways downstream of PIP3. *Immunol Rev* 192:7, 2003.
25. Zamoyska R: CD4 and CD8: Modulators of T-cell receptor recognition of antigen and of immune responses? *Curr Opin Immunol* 10:82, 1998.
26. Gao GF, Jakobsen BK: Molecular interactions of coreceptor CD8 and MHC class I: The molecular basis for functional coordination with the T-cell receptor. *Immunol Today* 21:630, 2000.
27. Reinherz EL, Tan K, Tang L, et al: The crystal structure of a T cell receptor in complex with peptide and MHC class II. *Science* 286:1913, 1999.
28. Janeway CAJ: The co-receptor function of CD4. *Semin Immunol* 3:153, 1991.
29. Reith W, Mach B: The bare lymphocyte syndrome and the regulation of MHC expression. *Annu Rev Immunol* 19:331, 2001.
30. Miceli MC, Parnes JR: Role of CD4 and CD8 in T cell activation and differentiation. *Adv Immunol* 53:59, 1993.
31. Virelizier JL: Blocking HIV co-receptors by chemokines. *Dev Biol Stand* 97:105, 1999.
32. Berger EA, Murphy PM, Farber JM: Chemokine receptors as HIV-1 coreceptors: Roles in viral entry, tropism, and disease. *Annu Rev Immunol* 17:657, 1999.
33. Abbas AK, Murphy KM, Sher A: Functional diversity of helper T lymphocytes. *Nature* 383:787, 1996.
34. Annunziato F, Galli G, Cosmi L, et al: Molecules associated with human Th1 or Th2 cells. *Eur Cytokine Netw* 9:12, 1998.
35. Huard B, Mastrangeli R, Prigent P, et al: Characterization of the major histocompatibility complex class II binding site on LAG-3 protein. *Proc Natl Acad Sci U S A* 94:5744, 1997.
36. Zingoni A, Soto H, Hedrick JA, et al: The chemokine receptor CCR8 is preferentially expressed in Th2 but not Th1 cells. *J Immunol* 161:547, 1998.
37. Kim CH, Broxmeyer HE: Chemokines: Signal lamps for trafficking of T and B cells for development and effector function. *J Leukoc Biol* 65:6, 1999.
38. O'Garra A, McEvoy LM, Zlotnik A: T-cell subsets: Chemokine receptors guide the way. *Curr Biol* 8:R646–649, 1998.
39. Fields PE, Kim ST, Flavell RA: Cutting edge: Changes in histone acetylation at the IL-4 and IFN-gamma loci accompany Th1/Th2 differentiation. *J Immunol* 169:647, 2002.
40. Nishikomori R, Usui T, Wu CY, et al: Activated STAT4 has an essential role in Th1 differentiation and proliferation that is independent of its role in the maintenance of IL-12R beta 2 chain expression and signaling. *J Immunol* 169:4388, 2002.
41. O'Garra A, Robinson D: Development and function of T helper 1 cells. *Adv Immunol* 83:133, 2004.
42. Rao A, Avni O: Molecular aspects of T-cell differentiation. *Br Med Bull* 56:969, 2000.
43. Zhou M, Ouyang W: The function role of GATA-3 in Th1 and Th2 differentiation. *Immunol Res* 28:25, 2003.
44. Lucey DR: Evolution of the type-1 (Th1)-type-2 (Th2) cytokine paradigm. *Infect Dis Clin North Am* 13:1, v, 1999.
45. Lebre MC, Burwell T, Vieira PL, et al: Differential expression of inflammatory chemokines by Th1- and Th2-cell promoting dendritic cells: A role for different mature dendritic cell populations in attracting appropriate effector cells to peripheral sites of inflammation. *Immunol Cell Biol* 83:525, 2005.
46. Del Prete G: Human Th1 and Th2 lymphocytes: Their role in the pathophysiology of atopy. *Allergy* 47:450, 1992.
47. van Reijsen FC, Bruijnzeel-Koomen CA, Kalthoff FS, et al: Skin-derived aeroallergen-specific T-cell clones of Th2 phenotype in patients with atopic dermatitis. *J Allergy Clin Immunol* 90:184, 1992.
48. Sher A, Coffman RL: Regulation of immunity to parasites by T cells and T cell-derived cytokines. *Annu Rev Immunol* 10:385, 1992.
49. King CL, Nutman TB: Biological role of helper T-cell subsets in helminth infections. *Chem Immunol* 54:136, 1992.
50. Vella AT, Pearce EJ: CD4+ Th2 response induced by Schistosoma mansoni eggs develops rapidly, through an early, transient, Th0-like stage. *J Immunol* 148:2283, 1992.
51. Contigli C, Silva-Teixeira DN, Del Prete G, et al: Phenotype and cytokine profile of Schistosoma mansoni specific T cell lines and clones derived from schistosomiasis patients with distinct clinical forms. *Clin Immunol* 91:338, 1999.
52. Constant SL, Bottomly K: Induction of Th1 and Th2 CD4+ T cell responses: The alternative approaches. *Annu Rev Immunol* 15:297, 1997.
53. Stetson DB, Voehringer D, Grogan JL, et al: Th2 cells: Orchestrating barrier immunity. *Adv Immunol* 83:163, 2004.
54. Lahesmaa R, Yssel H, Batsford S, et al: *Yersinia enterocolitica* activates a T helper type 1-like T cell subset in reactive arthritis. *J Immunol* 148:3079, 1992.
55. Shevach EM: Mechanisms of foxp3+ T regulatory cell-mediated suppression. *Immunity* 30:636, 2009.
56. Bour-Jordan H, Bluestone JA: Regulating the regulators: Costimulatory signals control the homeostasis and function of regulatory T cells. *Immunol Rev* 229:41, 2009.
57. Walker LS: CD4+ CD25+ Treg: Divide and rule? *Immunology* 111:129, 2004.
58. Gavin MA, Rasmussen JP, Fontenot JD, et al: Foxp3-dependent programme of regulatory T-cell differentiation. *Nature* 445:771, 2007.
59. Zheng Y, Josefowicz SZ, Kas A, et al: Genome-wide analysis of Foxp3 target genes in developing and mature regulatory T cells. *Nature* 445:936, 2007.
60. Ochs HD, Gambineri E, Torgerson TR: IPEX, FOXP3 and regulatory T-cells: A model for autoimmunity. *Immunol Res* 38:112, 2007.
61. Curotto de Lafaille MA, Lafaille JJ: CD4(+) regulatory T cells in autoimmunity and allergy. *Curr Opin Immunol* 14:771, 2002.
62. Stassen M, Schmitt E, Jonuleit H: Human CD(4+)CD(25+) regulatory T cells and infectious tolerance. *Transplantation* 77:S23–25, 2004.
63. Collison LW, Workman CJ, Kuo TT, et al: The inhibitory cytokine IL-35 contributes to regulatory T-cell function. *Nature* 450:566, 2007.
64. Garin MI, Chu CC, Golshayan D, et al: Galectin-1: A key effector of regulation mediated by CD4+CD25+ T cells. *Blood* 109:2058, 2007.
65. Shevach EM, Stephens GL: The GITR-GITRL interaction: Co-stimulation or contra-suppression of regulatory activity? *Nat Rev Immunol* 6:613, 2006.
66. Curotto de Lafaille MA, Lafaille JJ: Natural and adaptive foxp3+ regulatory T cells: More of the same or a division of labor? *Immunity* 30:626, 2009.
67. Mathis D, Benoist C: Aire. *Annu Rev Immunol* 27:287, 2009.
68. Coombes JL, Siddiqui KR, Arancibia-Carçamo CV, et al: A functionally specialized population of mucosal CD103+ DCs induces Foxp3+ regulatory T cells via a TGF-beta and retinoic acid-dependent mechanism. *J Exp Med* 204:1757, 2007.
69. Curotto de Lafaille MA, Kutchukhidze N, Shen S, et al: Adaptive Foxp3+ regulatory T cell-dependent and -independent control of allergic inflammation. *Immunity* 29:114, 2008.
70. Liu VC, Wong LY, Jang T, et al: Tumor evasion of the immune system by converting CD4+CD25- T cells into CD4+CD25+ T regulatory cells: Role of tumor-derived TGF-beta. *J Immunol* 178:2883, 2007.
71. Cobbold SP, Castejon R, Adams E, et al: Induction of foxP3+ regulatory T cells in the periphery of T cell receptor transgenic mice tolerized to transplants. *J Immunol* 172:6003, 2004.
72. Ochs HD, Oukka M, Torgerson TR: TH17 cells and regulatory T cells in primary immunodeficiency diseases. *J Allergy Clin Immunol* 123:977; quiz 984, 2009.
73. Liu Y, Zhang P, Li J, et al: A critical function for TGF-beta signaling in the development of natural CD4+CD25+Foxp3+ regulatory T cells. *Nat Immunol* 9:632, 2008.
74. Korn T, Bettelli E, Oukka M, Kuchroo VK: IL-17 and Th17 Cells. *Annu Rev Immunol* 27:485, 2009.
75. McGeachy MJ, Chen Y, Tato CM, et al: The interleukin 23 receptor is essential for the terminal differentiation of interleukin 17-producing effector T helper cells *in vivo*. *Nat Immunol* 10:314, 2009.
76. Boniface K, Bak-Jensen KS, Li Y, et al: Prostaglandin E2 regulates Th17 cell differentiation and function through cyclic AMP and EP2/EP4 receptor signaling. *J Exp Med* 206:535, 2009.
77. Ivanov, II, McKenzie BS, Zhou L, et al: The orphan nuclear receptor RORgammat directs the differentiation program of proinflammatory IL-17+ T helper cells. *Cell* 126:1121, 2006.
78. Laurence A, O'Shea JJ: T(H)-17 differentiation: Of mice and men. *Nat Immunol* 8:903, 2007.
79. Bettelli E, Carrier Y, Gao W, et al: Reciprocal developmental pathways for the generation of pathogenic effector TH17 and regulatory T cells. *Nature* 441:235, 2006.
80. Mangan PR, Harrington LE, O'Quinn DB, et al: Transforming growth factor-beta induces development of the T(H)17 lineage. *Nature* 441:231, 2006.
81. Annunziato F, Cosmi L, Santarlasci V, et al: Phenotypic and functional features of human Th17 cells. *J Exp Med* 204:1849, 2007.
82. Kryczek I, Banerjee M, Cheng P, et al: Phenotype, distribution, generation, and functional and clinical relevance of Th17 cells in the human tumor environments. *Blood* 114:1141, 2009.
83. Harrington LE, Hatton RD, Mangan PR, et al: Interleukin 17-producing CD4+ effector T cells develop via a lineage distinct from the T helper type 1 and 2 lineages. *Nat Immunol* 6:1123, 2005.
84. Iwakura Y, Nakae S, Saijo S, Ishigame H: The roles of IL-17A in inflammatory immune responses and host defense against pathogens. *Immunol Rev* 226:57, 2008.
85. Gaffen SL: An overview of IL-17 function and signaling. *Cytokine* 43:402, 2008.
86. Milner JD, Brenchley JM, Laurence A, et al: Impaired T(H)17 cell differentiation in subjects with autosomal dominant hyper-IgE syndrome. *Nature* 452:773, 2008.
87. Ma CS, Chew GY, Simpson N, et al: Deficiency of Th17 cells in hyper IgE syndrome due to mutations in STAT3. *J Exp Med* 205:1551, 2008.
88. DuPont HL, Garey K, Caeiro JP, Jiang ZD: New advances in Clostridium difficile infection: Changing epidemiology, diagnosis, treatment and control. *Curr Opin Infect Dis* 21:500, 2008.
89. Langrish CL, Chen Y, Blumenschein WM, et al: IL-23 drives a pathogenic T cell population that induces autoimmune inflammation. *J Exp Med* 201:233, 2005.
90. Wilson NJ, Boniface K, Chan JR, et al: Development, cytokine profile and function of human interleukin 17-producing helper T cells. *Nat Immunol* 8:950, 2007.
91. Duerr RH, Taylor KD, Brant SR, et al: A genome-wide association study identifies IL23R as an inflammatory bowel disease gene. *Science* 314:1461, 2006.
92. Smith RL, Warren RB, Griffiths CE, Worthington J: Genetic susceptibility to psoriasis: An emerging picture. *Genome Med* 1:72, 2009.
93. Fazilleau N, Mark L, McHeyzer-Williams LJ, McHeyzer-Williams MG: Follicular helper T cells: Lineage and location. *Immunity* 30:324, 2009.
94. Sallusto F, Lanzavecchia A: Heterogeneity of CD4(+) memory T cells: Functional modules for tailored immunity. *Eur J Immunol* 39:2076, 2009.
95. Tanchot C, Rocha B: The organization of mature T-cell pools. *Immunol Today* 19:575, 1998.
96. Carter LL, Zhang X, Dubey C, et al: Regulation of T cell subsets from naive to memory. *J Immunother* 21:181, 1998.
97. Jenkins MK, Miller RA: Memory and anergy: Challenges to traditional models of T lymphocyte differentiation. *FASEB J* 6:2428, 1992.
98. McHeyzer-Williams MG, Altman JD, Davis MM: Enumeration and characterization of memory cells in the TH compartment. *Immunol Rev* 150:5, 1996.
99. Plebanski M, Saunders M, Burtles SS, et al: Primary and secondary human in vitro T-cell responses to soluble antigens are mediated by subsets bearing different CD45 isoforms. *Immunology* 75:86, 1992.
100. Mason D: Subsets of CD4+ T cells defined by their expression of different isoforms of the leucocyte-common antigen, CD45. *Biochem Soc Trans* 20:188, 1992.
101. Koretzky GA: Role of the CD45 tyrosine phosphatase in signal transduction in the immune system. *FASEB J* 7:420, 1993.
102. Beverley P: Immunological memory in T cells. *Curr Opin Immunol* 3:355, 1991.
103. Tortorella C, Schulze-Koops H, Thomas R, et al: Expression of CD45RB and CD27 identifies subsets of CD4+ memory T cells with different capacities to induce B cell differentiation. *J Immunol* 155:149, 1995.

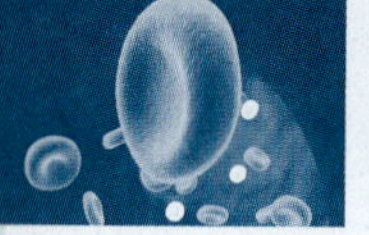

104. Sprent J, Tough DF, Sun S: Factors controlling the turnover of T memory cells. *Immunol Rev* 156:79, 1997.
105. Lee WT, Vitetta ES: Changes in expression of CD45R during the development of Th1 and Th2 cell lines. *Eur J Immunol* 22:1455, 1992.
106. Lenschow DJ, Walunas TL, Bluestone JA: CD28/B7 system of T cell costimulation. *Annu Rev Immunol* 14:233, 1996.
107. van der Merwe PA, Bodian DL, Daenke S, et al: CD80 (B7-1) binds both CD28 and CTLA-4 with a low affinity and very fast kinetics. *J Exp Med* 185:393, 1997.
108. Greene JL, Leytze GM, Emswiler J, et al: Covalent dimerization of CD28/CTLA-4 and oligomerization of CD80/CD86 regulate T cell costimulatory interactions. *J Biol Chem* 271:26762, 1996.
109. Yokosuka T, Saito T: Dynamic regulation of T-cell costimulation through TCR-CD28 microclusters. *Immunol Rev* 229:27, 2009.
110. Sharpe AH: Mechanisms of costimulation. *Immunol Rev* 229:5, 2009.
111. Rudd CE, Taylor A, Schneider H: CD28 and CTLA-4 coreceptor expression and signal transduction. *Immunol Rev* 229:12, 2009.
112. Powell JD, Ragheb JA, Kitagawa-Sakakida S, Schwartz RH: Molecular regulation of interleukin-2 expression by CD28 co-stimulation and anergy. *Immunol Rev* 165:287, 1998.
113. Malvey EN, Telander DG, Vanasek TL, Mueller DL: The role of clonal anergy in the avoidance of autoimmunity: Inactivation of autocrine growth without loss of effector function. *Immunol Rev* 165:301, 1998.
114. Appleman LJ, Boussiotis VA: T cell anergy and costimulation. *Immunol Rev* 192:161, 2003.
115. Dong C, Nurieva RI, Prasad DV: Immune regulation by novel costimulatory molecules. *Immunol Res* 28:39, 2003.
116. Yong PF, Salzer U, Grimbacher B: The role of costimulation in antibody deficiencies: ICOS and common variable immunodeficiency. *Immunol Rev* 229:101, 2009.
117. Riley JL: PD-1 signaling in primary T cells. *Immunol Rev* 229:114, 2009.
118. Kaufmann DE, Walker BD: PD-1 and CTLA-4 inhibitory cosignaling pathways in HIV infection and the potential for therapeutic intervention. *J Immunol* 182:5891, 2009.
119. Keir ME, Butte MJ, Freeman GJ, Sharpe AH: PD-1 and its ligands in tolerance and immunity. *Annu Rev Immunol* 26:677, 2008.
120. van Seventer GA, Semnani RT, Palmer EM, et al: Integrins and T helper cell activation [see comments]. *Transplant Proc* 30:4270, 1998.
121. Wang J, Springer TA: Structural specializations of immunoglobulin superfamily members for adhesion to integrins and viruses. *Immunol Rev* 163:197, 1998.
122. Springer TA: Traffic signals for lymphocyte recirculation and leukocyte emigration: The multistep paradigm. *Cell* 76:301, 1994.
123. de Fougerolles A, Springer TA: Ideas crystallized on immunoglobulin superfamily-integrin interactions. *Chem Biol* 2:639, 1995.
124. Davis SJ, Ikemizu S, Wild MK, van der Merwe PA: CD2 and the nature of protein interactions mediating cell-cell recognition. *Immunol Rev* 163:217, 1998.
125. Holter W, Schwarz M, Cerwenka A, Knapp W: The role of CD2 as a regulator of human T-cell cytokine production. *Immunol Rev* 153:107, 1996.
126. Campbell DJ, Ziegler SF: FOXP3 modifies the phenotypic and functional properties of regulatory T cells. *Nat Rev Immunol* 7:305, 2007.
127. Zhou L, Chong MM, Littman DR: Plasticity of CD4+ T cell lineage differentiation. *Immunity* 30:646, 2009.

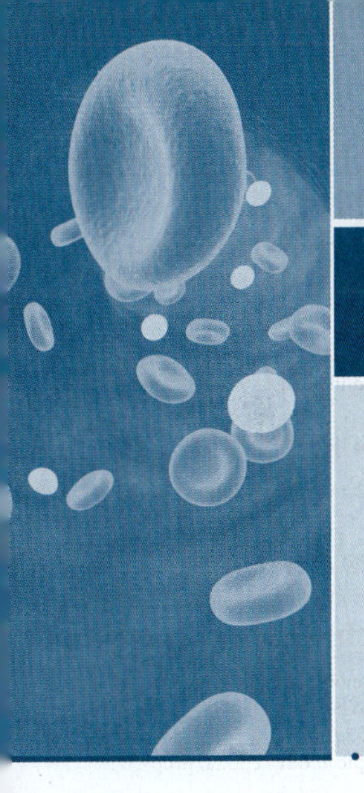

第79章

自然杀伤细胞的功能

Giorgio Trinchieri, Lewis L. Lanier

摘 要

自然杀伤细胞(NK 细胞)具有突出的大颗粒淋巴细胞的形态特征,代表淋巴细胞谱系的第三类细胞群,能够持续介导病理性靶细胞的细胞毒作用并能分泌细胞因子。NK 细胞参与针对细胞内病原体和恶性肿瘤的先天免疫,调节适应性免疫和血细胞生成。NK 细胞的活性由具有相反作用的抑制性受体和激活性受体调节。慢性或急性的 NK 细胞恶性增殖非常少见,但代表一类明确界定的临床疾病。

NK 细胞的识别和定义

■ 定义

NK 细胞首先是在人和实验动物的血液和其他淋巴器官中发现的,它们能够杀伤多种细胞,包括肿瘤衍生的细胞株、病毒感染的细胞,在有些情况下,在没有特意或者已知预先致敏时也能杀伤正常细胞[1,2]。NK 细胞被定义为具有突出大颗粒淋巴细胞(LGLs)形态的细胞毒性细胞,它具有以下特点:①既没有 T 细胞抗原受体(TCR)链编码基因重排,也不表达细胞表面 CD3 抗原复合物或任何 TCR 链;②大部分人 NK 细胞表面表达抗原 CD16(FcγRⅢA)、CD335(NKp46)和 CD56(NCAM)(见第 15 章表 15-1),大部分小鼠 NK 细胞表达 NK1.1(NKR-P1C)、NKp46(Ly94)和 DX5(VLA-2/CD49d)抗原;大鼠 NK 细胞表达 NKR-P1 抗原;③即使靶细胞上没有表达Ⅰ类和Ⅱ类组织相容性复合物(MHC)抗原,也能够介导细胞溶解反应。NK 细胞对靶细胞的识别与细胞毒性 T 细胞(CTLs)明显不同,CTLs 识别与 MHCⅠ类分子结合的特异性抗原肽。NK 细胞介导的细胞毒作用通常不需要 MHC 的参与,这点与 CTL 介导的细胞毒作用受 MHC 限制不同。然而,靶细胞上出现 MHCⅠ类分子能够影响 NK 细胞的识别功能,在有些情况下可以抑制 NK 细胞对表达 MHCⅠ类分子细胞的应答。某些表达 αβ 或 γδTCR 的 T 淋巴细胞尤其在激活时展现与 NK 细胞相似的 TCR 非依赖性细胞溶解活性。在展现 NK 细胞样细胞毒性或不需要 MHC 的细胞毒作用的 T 淋巴细胞中,NK T 细胞是其中一个亚群,在小鼠中表达 NK1.1,而且其 αβTCR 的多样性有限。大多数 NKT 细胞识别非经典 MHC 类分子 CD1d 呈递的糖脂,受刺激时能够快速产生大量的干扰素(IFN)-γ、粒细胞 - 巨噬细胞集落刺激因子(GM-CSF)、白介素(IL)4 和 IL-13[3]。

本章使用的简写和缩略词:CTL,细胞毒 T 淋巴细胞(cytotoxic T lymphocyte);GM-CSF,粒细胞 - 巨噬细胞集落刺激因子(granulocyte-macrophage colony-stimulating factor);HLA,人类白细胞抗原(human leukocyte antigen);IFN,干扰素(interferon);Ig,免疫球蛋白(immunoglobulin);IL,白细胞介素(interleukin);ITAM,免疫受体酪氨酸为基础的激活基序(immunoreceptor tyrosine-based activation motif);ITIM,免疫受体酪氨酸为基础的抑制基序(immunoreceptor tyrosine-based inhibitory motif);KIR,杀伤细胞免疫球蛋白样受体(killer cell immunoglobulin-like receptor);LCMV,淋巴细胞脉络丛脑膜炎病毒(lymphocytic choriomeningitis virus);LGL,大颗粒淋巴细胞(large granular lymphocyte);M-CSF,巨噬细胞集落刺激因子(macrophage colony-stimulating factor);MHC,主要组织相容性复合物(major histocompatibility complex);NK,自然杀伤细胞(natural killer);NKG2,杀伤细胞卵磷脂样受体家族(killer cell lectin-like receptor family);R,受体(receptor);Syk,脾脏酪氨酸激酶(spleen tyrosine kinase);TCR,T 细胞抗原受体(T-cell antigen receptor);TNF,肿瘤坏死因子(tumor necrosis factor);YIMN,含酪氨酸的基序(tyrosine-containing motif)。

■ 形态

人 LGLs 是一类中等或大的淋巴细胞,具有圆形或锯齿形的细胞核,凝缩染色质以及通常明显可见的核仁(见第 96 章图 96-1)。细浆丰富且含多种细胞器。圆形膜质颗粒(初级溶酶体)是这类细胞的特征,直径 50~800nm,含有一个电子致密核心(内部),外包一不太透明层(外部)。除了溶酶体酶类之外,颗粒中还含有对细胞毒性淋巴细胞功能具有重要作用的磷脂类、蛋白聚糖和蛋白质,例如丝氨酸酯酶(颗粒酶)、孔形成蛋白(穿孔素)[4]。虽然很多 NK 细胞具有典型的 LGLs 细胞形态,但是相当一部分 NK 细胞不能与其他淋巴细胞区分,甚至不含颗粒[5]。

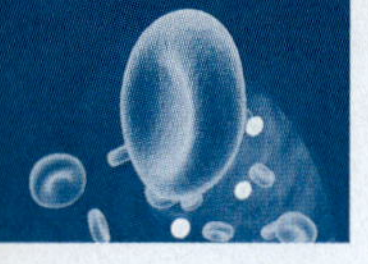

■ 起源和组织分布

NK 细胞起源于骨髓中的共同淋巴祖细胞，这种祖细胞生成 T 细胞、B 细胞和 NK 细胞，以及部分树突状细胞[6]。大部分 NK 细胞寿命相对较短，通过计算，NK 细胞的寿命为数天到数周[7]，虽然在小鼠研究中发现一些 NK 细胞在接触病毒后能存活数月[8]。细胞因子 IL-15 与辅助细胞上的 IL-15Rα 结合，以及与 NK 前体细胞上其受体链 CD122（IL-2Rβ）和 CD132（共同的 γ 链）结合，对于 NK 细胞的分化和扩增具有非常重要的作用[9,10]。虽然在胸腺中可见到 NK 细胞，尤其是在胎儿发育过程中，但 NK 细胞的分化并不需要胸腺的存在。还发现了一条 NK 细胞分化的新途径，NK 细胞能够在胸腺中由表达 CD127（IL-7Rα）抗原的 NK 前体细胞分化而来[6]。最近证据表明，在人类，二级淋巴组织可能也是 NK 细胞的发育场所[9]。感染或其他刺激引起的 NK 细胞数目增多和组织分布的变化，主要是由于骨髓产生的 NK 细胞增多，以及可能不成熟或成熟的外周 NK 细胞增殖导致的[11,12]。

成熟的 NK 细胞存在于血液中，大约占淋巴细胞的 5%~10%（但个体差异很大）[13]。大部分血液 NK 细胞表达低水平 CD56，高水平的 CD16，细胞毒活性高，并能产生细胞因子。少数 NK 细胞高表达 CD56，不表达 CD16，细胞毒活性低[9]。NK 细胞存在于脾脏的红髓中，在其他淋巴组织中也可见很少数的 NK 细胞[2]。在淋巴结中也发现有 NK 细胞[14]。这些 NK 细胞的抗原表型与血液中大多数 NK 细胞不同，而与 CD56 高表达的亚群相似[14]。在骨髓中，成熟 NK 细胞所占比例不到 1%，说明骨髓中没有预先形成的 NK 细胞池。在肝脏（隐窝细胞）、肺和肠道黏膜中也能发现少量的 NK 细胞[15,16]。例如，被干扰素、病毒或细菌感染激活时，NK 细胞可聚集在正常情况下很少有 NK 细胞的器官中，尤其是肝脏、骨髓和淋巴结；在这些器官中，NK 细胞可产生大量的促炎症因子和免疫调节细胞因子[12]。具有活化的 $CD56^{bright}$CD16-NK 细胞（蜕膜粒细胞）特征的细胞，细胞毒活性低，能够产生细胞因子、趋化因子和促血管生长因子，它们代表人妊娠早期蜕膜中出现的主要细胞类型[17]。这些细胞在蜕膜中的生理意义还不清楚，但是它们具有组织重塑能力，在促进胚胎植入，促进胎盘和胚胎的生长，在整个经期中监测黏膜的完整性，控制妊娠期间滋养层的侵入，以及调节母体免疫反应对抗胚胎抗原等过程中发挥作用[17]。

NK 细胞功能的机制

■ 细胞介导的细胞毒作用

NK 细胞介导的细胞毒性依赖于与靶细胞的结合，以及随后的溶解机制的激活，通常涉及颗粒的分泌，包括具有溶解能力的分子，如孔形成蛋白穿孔素（perforin）和颗粒酶（granzymes）[4]。在有些情况下，细胞毒性也可由细胞表面分子的相互作用介导，例如 NK 细胞上的 FAS 配体、膜肿瘤坏死因子（TNF）-α 或肿瘤坏死因子相关凋亡诱导配体（TRAIL 或 CD253）与靶细胞表面的死亡诱导受体的相互作用。靶细胞的裂解是由于细胞膜通透性的改变和诱导细胞凋亡导致的[4]。

NK 细胞与可能的靶细胞最初的相互作用需要细胞 - 细胞间接触，通常涉及 NK 细胞表面的 CD11a/CD18（LFA-1）与靶细胞表面的细胞间黏附因子（ICAM、CD54、CD102、CD5、CD242、ICAM-5）相互作用。已发现 NK 细胞上的几种表面分子，当受刺激时，可激活细胞毒性机制并诱导细胞因子分泌（图 79-1）[18]。其中一个表面分子是免疫球蛋白（Ig）G 的 Fc 段的低亲和力受体（FcγⅢA、CD16），它在大部分人类 NK 细胞上表达，与信号转导分子 CD247（CD3ζ）或 FcεRⅠγ 链结合。当 CD16 被靶细胞表面结合的 IgG 交联时，可触发抗体依赖的细胞介导的细胞毒作用[19]。在没有抗体存在时，NK 细胞介导的细胞毒性不需要 CD16[18]。在"自然杀伤"情况下，这一过程可通过利用几种不同的受体来完成，这取决于潜在的靶细胞表面是否存在一种相关配体。CD314（NKG2D）是表达在所有 NK 细胞表面的一种受体，与 NK 细胞识别转化的和病毒感染的细胞有关[20]。这一受体识别 MHC Ⅰ类分子相关糖蛋白家族（包括 MICA、MICB、ULBP1、ULBP2、ULBP3、ULBP4、RAET1E-1），这类分子在健康细胞表面不表达或低表达，但是在转化的和病毒感染的细胞中被诱导或表达上调[21]。

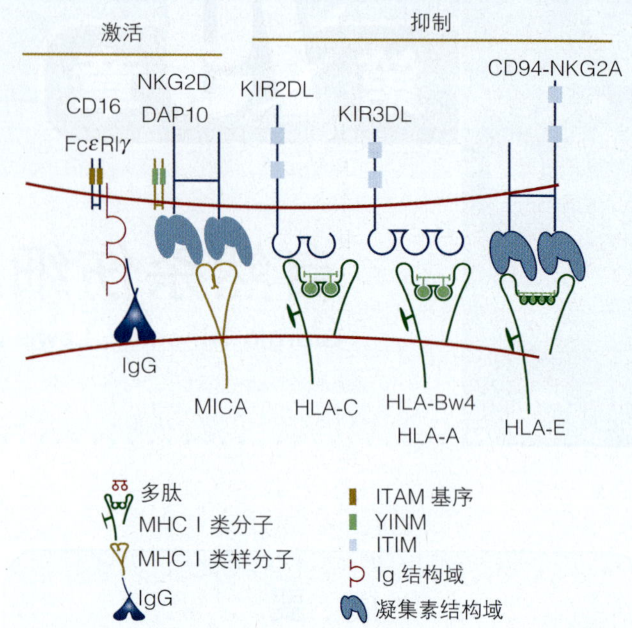

图 79-1　调控 NK 细胞应答的某些抑制性和激活性受体示意图。

某些肿瘤分泌可溶性的 CD314（NKG2D）配体，作为逃避 NK 细胞攻击的伪装[22]。某些病毒，如巨细胞病毒，有一些机制可防止受感染的细胞表达 CD314 配体[23]，可能就是为了逃避 NK 细胞介导的免疫作用。NK 细胞表达许多其他与肿瘤识别有关的激活性受体，包括 CD226（DNAM-1）[24] 和"天然细胞毒性"受体 CD337（NKp30）、CD336（NKp44）和 CD335（NKp46）[25]。这些"天然细胞毒性"受体的配体还没有找到。

根据观察到的结果，即 NK 细胞优先杀伤 MHC Ⅰ类分子缺失的肿瘤细胞，因此 NK 细胞可检测和清除 MHC Ⅰ类分子缺失的自体细胞[26]。NK 细胞可由激活性受体启动的正信号和 NK 细胞上的 MHC Ⅰ类分子的抑制性受体与潜在靶细胞上的自身 MHC Ⅰ类分子之间的相互作用传导的负信号调节。对缺失 MHC Ⅰ类分子表达的细胞的免疫监视机制是非常有利的，因为在没有Ⅰ类分子时，这类非正常细胞能够逃避 CTL 的清除作用。许多病毒能够抑制 MHC Ⅰ类蛋白的合成和转运，很可能就是为了逃避被 CTL 细胞识别[27]。另外，已有文献记载肿瘤细胞经常不表达 MHC Ⅰ类分子[28]。然而，当接受到足够强的激活信号时，NK 细胞仍然能够杀伤表达 MHC Ⅰ类分子的细胞。

在人类，已经发现了 MHC Ⅰ类分子 NK 细胞受体的两个家族。杀伤细胞免疫球蛋白样受体（KIRs；CD158）由人类染色体 19q13.4 上大约 15 个基因编码（见第 15 章表 15-1）[29]。*KIR* 基因具有多态性，似乎进化很快，并通过基因复制和基因转换产生多样性。一些 KIR（CD158）结合人白细胞抗原（HLA）-C 配体，而另外一些 KIRs 识别某些 HLA-B 或 HLA-A 的等位基因。另一类 NK 细胞的 MHC Ⅰ类分子受体是异二聚体糖蛋白，由一个 CD94 亚单位与杀伤细胞凝集素样受体家族（CD159a）通过二硫键结合形成[29]。编码 CD94（KLRD1）和 CD159a（KLRC1；NKG2A）的基因位于人染色体 12p12-p13，属于 C 型凝集素超家族成员。CD94-CD159a（NKG2A）受体结合非经典的 MHC Ⅰ类分子 HLA-E，这种情况并不常见，因为位于 HLA-E 结合槽的多肽来自于 HLA-A、HLA-B、HLA-C、HLA-G 蛋白的引导序列[30]。当 HLA-A、HLA-B、HLA-C 或 HLA-G 的合成受阻，很可能是由于病毒感染或宿主细胞转化造成，HLA-E 不能被转运到细胞表面呈递给 CD94-CD159a（NKG2A）受体。

不同种类的 KIR（CD158）和 CD94-CD159a（NKG2A）受体表达在 NK 细胞群内重叠的细胞亚群中，某些记忆 T 细胞，通常为 $CD8^+$ T 细胞也表达这类受体，还有一小类 $CD4^+$ T 细胞亚群也表达 KIR（CD158）。F1 代小鼠排斥亲本骨髓移植物，这是因为 F1 受者中存在缺乏针对移植亲本细胞的抑制性受体的 NK 细胞亚群[31]。抑制性 KIR（CD158）和 CD94-CD159a（NKG2A）受体的胞质结构域中含有一个免疫受体酪氨酸为基础的抑制基序（ITIM）序列，可与胞质非受体 6 型酪氨酸磷酸酶（SHP-1）结合，导致 NK 细胞毒性和细胞因子的分泌受抑制[29]。因此，表达 KIR（CD158）和 CD94-CD159a（NKG2A）受体的 NK 细胞和 T 细胞的功能行为是通过多种激活性受体传导的正信号与 MHC Ⅰ类分子的抑制性受体提供的负信号（导致磷酸酶的募集）之间的平衡来调节的。尽管 NK 细胞抑制性受体的表达具有多样性和多态性，大多数 NK 细胞至少表达一种识别自身 MHC 分子的抑制性受体，因此没有自身反应性。这种情况的实现至少部分是因为在 NK 细胞发育成功能上完全成熟并可能扩增（NK 细胞"许可"）的过程中，需要抑制性受体与其配体的相互作用[32]。在个体中存在的这一小群缺乏自体 MHC Ⅰ类分子抑制性受体的 NK 细胞似乎是没有免疫反应性的，因此防止了自身免疫。

有些 KIR（CD158）和 CD94-CD159a（NKG2A）家族受体没有 ITIM 序列，可激活而不是抑制 NK 细胞和 T 细胞反应（见第 15 章）[29]。这些受体与同二聚体衔接蛋白 DAP12 非共价键结合[33]。与 CD247（CD3ζ）和 FcεRⅠ-γ 亚基一样，DAP12 的胞质结构域含有一个免疫受体酪氨酸为基础的抑制基序（ITIM）。受体与配体结合时，DAP12 的酪氨酸被磷酸化，招募胞质酪氨酸激酶 ZAP70 和 Syk（脾脏酪氨酸激酶），并诱导细胞活化[33]。NK 细胞 MHC Ⅰ类分子的激活性受体的生理功能还未确定，但这类受体可能在同种异基因骨髓移植中引起一些后果。在小鼠中，Ly49 家族［与人 KIR（CD158）功能相对应］中的一种激活性受体识别巨细胞病毒编码的 m157 病毒糖蛋白，并且能够保护小鼠避免该病原体[34,35]。这一发现提示，人类的某些激活型 KIRs（CD158）也可识别病原体。

虽然血液中静息的 NK 细胞也有细胞毒性，在体内和体外受到 IFN-α/β、IL-2、IL-1、IL-15、IL-18 等细胞因子刺激后，其活性显著增强[36-38]。静息的 NK 细胞组成型表达中等亲和力的 IL-2 受体，IL-2 诱导大多数 NK 细胞进入细胞周期[39]。

■ 细胞因子的产生

NK 细胞的很多生理功能至少部分是通过其分泌的细胞因子介导的。NK 细胞能够大量产生 IFN-γ 和 GM-CSF。NK 细胞还能生成 TNF-α、巨噬细胞集落刺激因子（M-CSF）、IL-3、IL-5、IL-8、IL-10、IL-13 和其他细胞因子和趋化因子。受细胞因子刺激，如 IL-2、IL-12、IL-18、TNF-α、IL-1 等[2,37,40,41]以及被激活型受体触发，如与免疫复合物相互作用的 CD16 等，单独作用或经常协同作用，可诱导 NK 细胞产生细胞因子[2,42,43]。

NK 细胞的生理功能

■ 对微生物天然抵抗

因其能够对外部刺激作出应答而不需预先致敏，因此 NK 细胞能对感染性微生物以及在某些情况下对肿瘤细胞的出现作出快速反应。与巨噬细胞一样，NK 细胞是天然抵抗力的效应细胞，代表抵抗感染的第一道防线（图 79-2）。

NK 细胞参与抵抗某些病毒感染的能力在实验动物中也有明确记载，在少数具有 NK 细胞选择性缺失的患者发生反复病毒感染也强烈提示 NK 细胞的功能[44]。NK 细胞选择性杀伤病毒感染的细胞，其机制至少部分依赖于 IFN-α 的生成，它是一种激活 NK 细胞活性的强力刺激剂[45,46]。在体内，病毒感染和 IFN-α 的产生通常伴随感染部位和全身 NK 细胞的大量增殖和活化[12]。NK 细胞对病毒感染的应答在感染后 2~3 天达到顶峰，随后是抗原特异性 T 辅助细胞和 CTL 反应，在感染后 7~9 天达到顶峰[12]。早期 NK 细胞应答诱导某些病毒效价的显著降低，包括小鼠巨细胞病毒[47,48]。某些具有抗性的小鼠品系的 NK 细胞能够通过与 DAP12 连接的激活性受体 Ly49H 特异识别小鼠巨细胞病毒的 m157 蛋白，杀伤病毒感染的细胞，并分泌 IFN-γ[35,48,49]。其他病毒，如淋巴细胞脉络丛脑膜炎病毒（LCMV），对 NK 细胞的抗病毒作用有抵抗力。由具有抵抗力的病毒诱导的 NK 细胞活化可能具有致病作用[47]。虽然天然免疫不像适应性免疫一样有免疫记忆，有研究证实，$Ly49^+$NK 细胞在受到小鼠巨细胞病毒感染反应性扩增后数月，仍能够维持高数量和高活化状态，并能够对接下来的感染作出快速应答，类似于免疫记忆[8]。类似地，在 Ly49C/I^+ 肝脏 NK 细胞有个亚型中也显示有半抗原特异性记忆，这些 NK 细胞能够介导接触性过敏反应[50]。

通过对微生物本身或对被感染的吞噬细胞产生的某些因子，如 IL-12 和 TNF-α，产生应答，NK 细胞可产生高水平的吞噬细胞活化细胞因子 IFN-γ 和 GM-CSF，增强吞噬细胞对微生物的反应，尤其是胞内病毒和寄生虫[51,52]。

NK 细胞能够杀伤体外转化的或肿瘤衍生的细胞株，这种现象被用来支持以下理论，即在免疫监视中，NK 细胞而不是 T 细胞能够识别和杀伤新产生的恶性肿瘤细胞[53,54]。在实验动物中也很清楚地显示，NK 细胞能够在体内破坏肿瘤细胞，尤其对清除循环中的肿瘤细胞特别有效，并且可防止肿瘤转

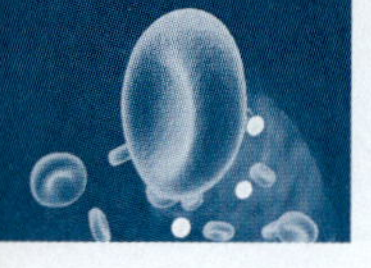

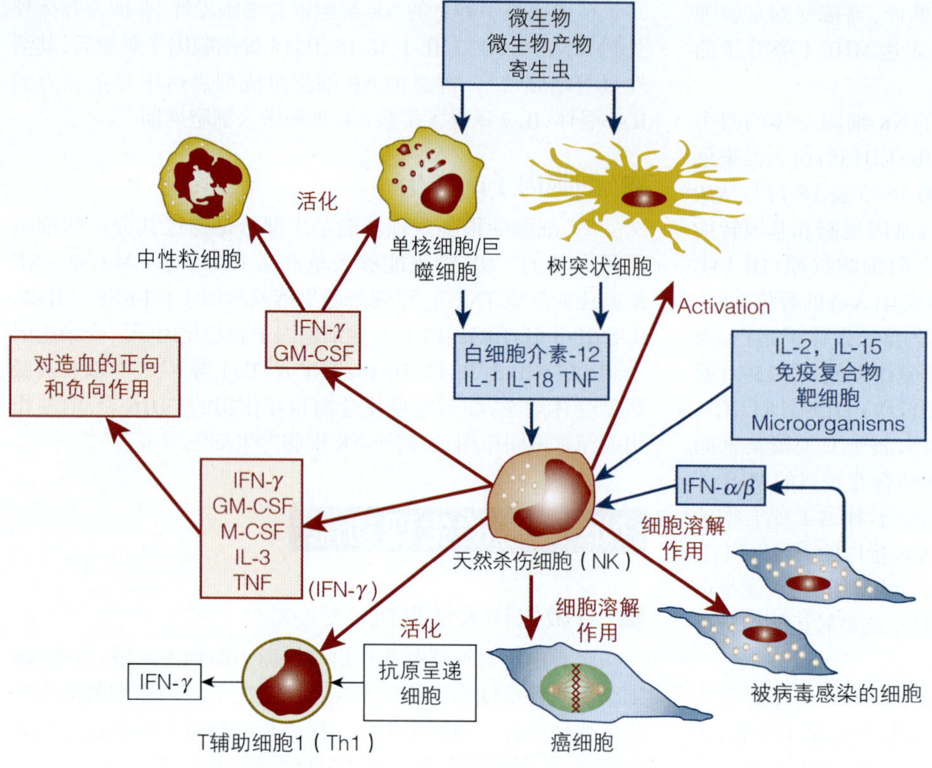

图 79-2 作为天然免疫效应细胞的 NK 细胞的功能与调节通路示意图。除了介导细胞毒作用外，NK 细胞还通过释放几种细胞因子发挥生理功能，这些细胞因子可影响其他细胞类型的功能，包括造血祖细胞等。NK 细胞的活性也受到细胞因子的调节。细胞因子 IFN-α/β、IL-2、IL-15 和 IL-12 能够增强 NK 细胞介导的细胞毒性。IL-2、IL-12、IL-15、IL-18、TNF 和 IL-1 能够诱导 NK 细胞产生淋巴因子。IL-2 和 IL-12 诱导 NK 细胞增殖。绿色箭头表示激活 NK 细胞的情况，而红色箭头表示 NK 细胞的天然免疫、促炎症和免疫调节功能。

移，有些证据还提示，NK 细胞在抵抗自发产生的肿瘤方面也发挥有效作用[55]。NK 细胞上表达的一种激活性受体（NKG2D；CD314）能够识别在正常细胞表达不好，但在肿瘤细胞和病毒感染细胞表达上调的一些配体[56]，这可能在机体对肿瘤的免疫监视中发挥作用[57]。NK 细胞介导的对肿瘤细胞的免疫排斥可促进肿瘤抗原呈递给 T 细胞，并诱导抗原特异的抗肿瘤免疫反应[58,59]。肿瘤病人的 NK 细胞毒活性通常是降低的。几项研究提示，NK 细胞活性的增强与较长的生存期和肿瘤转移前的间隔较长相关[60]。

■ 适应性免疫的调节

NK 细胞通过在免疫应答早期与病原体或抗原相互作用，对 B 细胞和 T 细胞以及抗原呈递细胞的功能有刺激或抑制效应[2]。在体内和体外都有证据显示，NK 细胞对 B 细胞的应答有增强效应，这些研究证实，在没有 T 细胞的情况下，NK 细胞部分通过分泌 IFN-γ 支持抗原特异性的 B 细胞应答[61,62]。在某些感染中，NK 细胞可能是 $CD4^+$ 和 $CD8^+$ T 细胞诱导最佳反应所必需的[63,64]。受到微生物或者 IL-12 和 IL-18 等细胞因子刺激的 NK 细胞产生大量的 IFN-γ 和其他促进Ⅰ型辅助 T 细胞发育的细胞因子[65]。反过来，NK 细胞与抗原呈递树突状细胞的交互作用对于调节对病原体的天然免疫和下游的适应性免疫应答非常重要[66,67]。

■ 造血的调节

对动物的实验观察，在病人的临床发现和体外分析均提供了强有力的证据，表明 NK 细胞参与了造血的调节[68]。在辐射过的 F1 代小鼠[69]对亲代骨髓移植的排斥反应中，NK 细胞的效应作用，以及 NK 细胞在感染了 LCMV[70]的小鼠的红细胞生成和吞噬细胞生成中的抑制作用，都说明在体内被激活的 NK 细胞能够影响同种异体和同源的造血祖细胞。因为 NK 细胞能够杀伤恶性造血细胞，有人提出 NK 细胞在同种异体骨髓移植中的移植物抗白血病反应中起重要作用，但在移植物抗宿主病中的作用，如果有的话，也不大[71]。在单倍体相同或者错配的造血细胞移植中，供者的 NK 细胞上出现不识别受者血细胞和恶性细胞上的抑制性配体的 KIR，可避免白血病复发[72]。还观察到移植物抗宿主病的发病率降低，这也被认为是由于受者抗原呈递细胞被供者 NK 细胞清除所致[72]。

耗竭体内 NK 细胞对多种细胞系产生不同影响。正常小鼠清除 NK 细胞后，吞噬细胞生成增加，而红细胞生成和巨核细胞生成减少[73,74]。与这些结果一致的是，在接受骨髓抑制辐射的小鼠清除 NK 细胞，则使吞噬细胞生成的恢复更快，红细胞和巨核细胞生成恢复较慢[75]。NK 细胞对人类造血的调节作用的临床证据则来自以下观察，即在急性和慢性单克隆 NK 细胞增多症以及可能在其他临床疾病引起的获得性再生障碍性贫血的某些病例中，NK 细胞是抑制血细胞生成的效应细胞[68]。体外研究也显示，NK 细胞对造血祖细胞的集落形成主要起抑制作用[76,77]。然而，NK 细胞增强巨核细胞集落的形成，在一些实验条件下也增强红细胞和粒细胞 - 巨噬细胞集落的形成[78,79]。NK 细胞的效应主要是通过分泌体液因子介导的[72]。NK 细胞组成型或在激活时产生几种淋巴因子，其中有些对造血大多有抑制作用，如 TNF 和 IFN-γ，有些则对造血具有刺激作用，如 GM-CSF、M-CSF 和 IL-3[40,78]。

NK 细胞数量和功能的病理性改变

在病理情况下，NK 细胞数量和功能通常会下降，包括癌症和 AIDS[2,80]。NK 细胞数量和功能的下降，通过降低肿瘤病人对肿瘤生长和转移，或者降低 AIDS 病人防御机会性感染的天然抵抗力，而参与疾病的病理过程。契 - 东综合征（Chédiak-Higashi syndrome）[81]是一种罕见的常染色体隐性遗传病，有细胞功能失调，包括细胞质颗粒融合和中性粒细胞溶酶体脱粒缺陷，并观察到 NK 细胞具有低反应性（见第 66 章）。在这些患者中，NK 细胞数量正常，但是 NK 细胞胞质中出现单个巨大的颗粒，介导细胞毒性的能力严重下降[81]。

NK 细胞急性恶性增殖罕见；在亚洲人比在白种人更多，通常与 EB 病毒的感染有关[82]。结外 NK 细胞淋巴瘤发生在鼻咽区和非鼻区，大多影响结外组织，以 NK 细胞（$CD2^+$，$CD3^-$，$CD56^+$，$CD16^-$，$CD57^-$）白血病或淋巴瘤的形式出现[83]。该病主要发生在 50 几岁的男性，临床病程通常极端侵袭性。侵袭性 NK 细胞白血病是一种影响年轻成人的严重疾病，其特征是在全身血液和骨髓中都出现恶性 NK 细胞[83]。母细胞性 NK 细胞淋巴瘤以皮肤趋向性的 $CD4^+CD56^+$ 细胞为特征，现在已经认识到该病为类浆细胞树突状细胞而非 NK 细胞的异常增殖[83]。一种 LGLs 慢性单克隆增殖性疾病的临床病程相对惰性，也较为常见（参见第 96 章）[84]。大多数病人的骨髓有淋巴细胞浸润。常见严重的中性粒细胞减少症和贫血。高达一半的病人有相关疾病，最常见的是类风湿关节炎，肝炎或癌症等[84]。虽然所有这些病人的细胞都具有 LGL 的形态特征，但大约 2/3 的病人代表 $CD8^+$ T 细胞的单克隆扩增，只有不到 1/3 的病人具有典型的 $CD3^-$、$CD56^+$、$CD57^+$ 表型和基因型，少数病人为 $CD16^+$ NK 细胞[84]。

翻译：刘静静

校对：糜坚青

参考文献

1. Takasugi M, Mickey MR, Terasaki PI: Reactivity of lymphocytes from normal persons on cultured tumor cells. *Cancer Res* 33:2898, 1973.
2. Trinchieri G: Biology of natural killer cells. *Adv Immunol* 47:187, 1989.
3. Tupin E, Kinjo Y, Kronenberg M: The unique role of natural killer T cells in the response to microorganisms. *Nat Rev Microbiol* 5:405, 2007.
4. Young JDE, Cohn ZA: Cellular and humoral mechanisms of cytotoxicity: Structural and functional analogies. *Adv Immunol* 41:269, 1987.
5. Ortaldo JR, Winkler-Pickett R, Kopp W, et al: Relationship of large and small CD3– CD56+ lymphocytes mediating NK-associated activities. *J Leukoc Biol* 52:287, 1992.
6. Di Santo JP, Vosshenrich CA: Bone marrow versus thymic pathways of natural killer cell development. *Immunol Rev* 214:35, 2006.
7. Miller SC: Production and renewal of murine killer cells in the spleen and bone marrow. *J Immunol* 129:2282, 1982.
8. Sun JC, Beilke JN, Lanier LL: Adaptive immune features of natural killer cells. *Nature* 457:557, 2009.
9. Freud AG, Caligiuri MA: Human natural killer cell development. *Immunol Rev* 214:56, 2006.
10. Liu CC, Perussia B, Young JD: The emerging role of IL-15 in NK-cell development. *Immunol Today* 21:113, 2000.
11. Lian RH, Kumar V: Murine natural killer cell progenitors and their requirements for development. *Semin Immunol* 14:453, 2002.
12. Biron CA, Nguyen KB, Pien CG, et al: Natural killer cells in antiviral defense: Function and regulation by innate cytokines. *Annu Rev Immunol* 17:189, 1999.
13. Perussia B, Acuto O, Terhorst C, et al: Human natural killer cells analyzed by B73.1, a monoclonal antibody blocking FcR functions. II. Studies of B73.1 antibody-antigen interaction on the lymphocyte membrane. *J Immunol* 130:2142, 1983.
14. Fehniger TA, Cooper MA, Nuovo GJ, et al: CD56bright natural killer cells are present in human lymph nodes and are activated by T cell-derived IL-2: A potential new link between adaptive and innate immunity. *Blood* 101:3052, 2003.
15. Bouwens L, Wisse E: Pit cells in the liver. *Liver* 12:3, 1992.
16. Weissler JC, Nicod LP, et al: Natural killer cell function in human lung is compartmentalized. *Am Rev Respir Dis* 135:941, 1987.
17. Kitaya K: Accumulation of uterine CD16(–) natural killer (NK) cells: Friends, foes, or Jekyll-and-Hyde relationship for the conceptus? *Immunol Invest* 37:467, 2008.
18. Lanier LL: On guard—Activating NK cell receptors. *Nat Immunol* 2:23, 2001.
19. Sulica A, Morel P, Metes D, et al: Ig-binding receptors on human NK cells as effector and regulatory surface molecules. *Int Rev Immunol* 20:371, 2001.
20. Bauer S, Groh V, Wu J, et al: Activation of NK cells and T cells by NKG2D, a receptor for stress-inducible MICA. *Science* 285:727, 1999.
21. Cerwenka A, Lanier LL: NKG2D ligands: Unconventional MHC class I-like molecules exploited by viruses and cancer. *Tissue Antigens* 61:335, 2003.
22. Groh V, Wu J, Yee C, Spies T: Tumour-derived soluble MIC ligands impair expression of NKG2D and T-cell activation. *Nature* 419:734, 2002.
23. Cosman D, Mullberg J, Sutherland CL, et al: ULBPs, novel MHC class I-related molecules, bind to CMV glycoprotein UL16 and stimulate NK cytotoxicity through the NKG2D receptor. *Immunity* 14:123, 2001.
24. Shibuya A, Campbell D, Hannum C, et al: DNAM-1, a novel adhesion molecule involved in the cytolytic function of T lymphocytes. *Immunity* 4:573, 1996.
25. Moretta A, Bottino C, Vitale M, et al: Activating receptors and coreceptors involved in human natural killer cell-mediated cytolysis. *Annu Rev Immunol* 19:197, 2001.
26. Karre K, Ljunggren HG, Piontek G, Kiessling R: Selective rejection of H-2-deficient lymphoma variants suggests alternative immune defence strategy. *Nature* 319:675, 1986.
27. Ploegh HL: Viral strategies of immune evasion. *Science* 280:248, 1998.
28. Garcia-Lora A, Algarra I, Garrido F: MHC class I antigens, immune surveillance, and tumor immune escape. *J Cell Physiol* 195:346, 2003.
29. Long EO: Regulation of immune responses through inhibitory receptors. *Annu Rev Immunol* 17:875, 1999.
30. Braud VM, Allan DS, O'Callaghan CA, et al: HLA-E binds to natural killer cell receptors CD94/NKG2A, B and C. *Nature* 391:795, 1998.
31. Yu YY, George T, Dorfman JR, et al: The role of Ly49A and 5E6(Ly49C) molecules in hybrid resistance mediated by murine natural killer cells against normal T cell blasts. *Immunity* 4:67, 1996.
32. Kim S, Poursine-Laurent J, Truscott SM, et al: Licensing of natural killer cells by host major histocompatibility complex class I molecules. *Nature* 436:709, 2005.
33. Lanier LL, Corliss BC, Wu J, et al: Immunoreceptor DAP12 bearing a tyrosine-based activation motif is involved in activating NK cells. *Nature* 391:703, 1998.
34. Brown MG, Dokun AO, Heusel JW, et al: Vital involvement of a natural killer cell activation receptor in resistance to viral infection. *Science* 292:934, 2001.
35. Arase H, Mocarski ES, Campbell AE, et al: Direct recognition of cytomegalovirus by activating and inhibitory NK cell receptors. *Science* 296:1323, 2002.
36. Trinchieri G, Santoli D: Antiviral activity induced by culturing lymphocytes with tumor-derived or virus-transformed cells. Enhancement of human natural killer cell activity by interferon and antagonistic inhibition of susceptibility of target cells to lysis. *J Exp Med* 147:1314, 1978.
37. Trinchieri G, Matsumoto-Kobayashi M, Clark SC, et al: Response of resting human peripheral blood natural killer cells to interleukin-2. *J Exp Med* 160:1147, 1984.
38. Kobayashi M, Fitz L, Ryan M, et al: Identification and purification of Natural Killer cell stimulatory factor (NKSF), a cytokine with multiple biologic effects on human lymphocytes. *J Exp Med* 170:827, 1989.
39. London L, Perussia B, Trinchieri G: Induction of proliferation in vitro of resting human natural killer cells: IL-2 induces into cell cycle most peripheral blood NK cells, but only a minor subset of low density T cells. *J Immunol* 137:3845, 1986.
40. Cuturi MC, Anegon I, Sherman F, et al: Production of hematopoietic colony-stimulating factors by human natural killer cells. *J Exp Med* 169:569, 1989.
41. Peritt D, Robertson S, Gri G, et al: Differentiation of human NK cells into NK1 and NK2 subsets. *J Immunol* 161:5821, 1998.
42. Anegon I, Cuturi MC, Trinchieri G, Perussia B: Interaction of Fcg receptor (CD16) with ligands induces transcription of IL-2 receptor (CD25) and lymphokine genes and expression of their products in human natural killer cells. *J Exp Med* 167:452, 1988.
43. Chan SH, Perussia B, Gupta JW, et al: Induction of interferon gamma production by natural killer cell stimulatory factor: Characterization of the responder cells and synergy with other inducers. *J Exp Med* 173:869, 1991.
44. Biron CA, Byron KS, Sullivan JL: Severe herpesvirus infections in an adolescent without natural killer cells. *N Engl J Med* 320:1731, 1989.
45. Santoli D, Trinchieri G, Koproswki H: Cell-mediated cytotoxicity in humans against virus-infected target cells. II. Interferon induction and activation of natural killer cells. *J Immunol* 121:532, 1978.
46. Bandyopadhyay S, Perussia B, Trinchieri G, et al: Requirement for HLA-DR positive accessory cells in natural killing of cytomegalovirus-infected fibroblasts. *J Exp Med* 164:180, 1986.
47. Welsh RM: Regulation of virus infections by natural killer cells. A review. *Nat Immun Cell Growth Regul* 5:169, 1986.
48. Arase H, Lanier LL: Virus-driven evolution of natural killer cell receptors. *Microbes Infect* 4:1505, 2002.
49. Smith HR, Heusel JW, Mehta IK, et al: Recognition of a virus-encoded ligand by a natural killer cell activation receptor. *Proc Natl Acad Sci U S A* 99:8826, 2002.
50. O'Leary JG, Goodarzi M, Drayton DL, von Andrian UH: T cell- and B cell-independent adaptive immunity mediated by natural killer cells. *Nat Immunol* 7:507, 2006.
51. Bancroft GJ, Schreiber RD, Bosma GC, et al: A T cell-independent mechanism of macrophage activation by interferon-gamma. *J Immunol* 139:1104, 1987.
52. Gazzinelli RT, Hieny S, Wynn TA, et al: Interleukin 12 is required for the T-lymphocyte-independent induction of interferon gamma by an intracellular parasite and induces resistance in T-cell-deficient hosts [see comments]. *Proc Natl Acad Sci U S A* 90:6115, 1993.
53. Bloom ET: Density gradient fractionation of effector cells in human natural cell-mediated cytotoxicity. *Cell Immunol* 61:231, 1981.
54. Bloom BR: Natural killers to rescue immune surveillance? *Nature* 300:214, 1982.
55. Smyth MJ, Hayakawa Y, Takeda K, Yagita H: New aspects of natural-killer-cell surveillance and therapy of cancer. *Nat Rev Cancer* 2:850, 2002.
56. Diefenbach A, Raulet DH: The innate immune response to tumors and its role in the induction of T-cell immunity. *Immunol Rev* 188:9, 2002.
57. Guerra N, Tan YX, Joncker NT, et al: NKG2D-deficient mice are defective in tumor surveillance in models of spontaneous malignancy. *Immunity* 28:571, 2008.
58. Kelly JM, Darcy PK, Markby JL, et al: Induction of tumor-specific T cell memory by NK cell-mediated tumor rejection. *Nat Immunol* 3:83, 2002.
59. Mocikat R, Braumuller H, Gumy A, et al: Natural killer cells activated by MHC class I (low) targets prime dendritic cells to induce protective CD8 T cell responses. *Immunity* 19:561, 2003.
60. Brittenden J, Heys SD, Ross J, Eremin O: Natural killer cells and cancer. *Cancer* 77:1226, 1996.
61. Mond JJ, Brunswick M: A role for IFN-gamma and NK cells in immune response to T cell-regulated antigens types 1 and 2. *Immunol Rev* 99:105, 1987.
62. Yuan D, Wilder J, Dang T, et al: Activation of B lymphocytes by NK cells. *Int Immunol* 4:1373, 1992.
63. Goldszmid RS, Bafica A, Jankovic D, et al: TAP-1 indirectly regulates CD4+ T cell

priming in *Toxoplasma gondii* infection by controlling NK cell IFN-gamma production. *J Exp Med* 204:2591, 2007.
64. Scharton TM, Scott P: Natural killer cells are a source of interferon gamma that drives differentiation of CD4+ T cell subsets and induces early resistance to Leishmania major of mice. *J Exp Med* 178:567, 1993.
65. Trinchieri G: Interleukin-12 and the regulation of innate resistance and adaptive immunity. *Nat Rev Immunol* 3:133, 2003.
66. Gerosa F, Gobbi A, Zorzi P, et al: The reciprocal interaction of NK cells with plasmacytoid or myeloid dendritic cells profoundly affects innate resistance functions. *J Immunol* 174:727, 2005.
67. Moretta A: Natural killer cells and dendritic cells: Rendezvous in abused tissues. *Nat Rev Immunol* 2:957, 2002.
68. Trinchieri G: Natural killer cells in hematopoiesis, in *The Natural Immune System: Natural Killer Cells*, edited by CE Lewis, p 41. Oxford University Press, Oxford, UK, 1992.
69. Cudkowicz G, Hochman PS: Do natural killer cells engage in regulated reaction against self to ensure homeostasis? *Immunol Rev* 44:13, 1979.
70. Randrup-Thomsen A, Pisa P, Bro-Jørgensen K, Kiessling R: Mechanisms of lymphocytic choriomeningitis virus-induced hemopoietic dysfunction. *J Virol* 59:428, 1986.
71. Jiang YZ, Barrett AJ, Goldman JM, Mavroudis DA: Association of natural killer cell immune recovery with a graft-versus-leukemia effect independent of graft-versus-host disease following allogeneic bone marrow transplantation. *Ann Hematol* 74:1, 1997.
72. Velardi A, Ruggeri L, Alessandro, Moretta, Moretta L: NK cells: A lesson from mismatched hematopoietic transplantation. *Trends Immunol* 23:438, 2002.
73. Hansson M, Petersson M, Koo GC, et al: *In vivo* function of natural killer cells as regulators of myeloid precursor cells in the spleen. *Eur J Immunol* 18:485, 1988.
74. Pantel K, Nakeff A: Differential effect of natural killer cells on modulating CFU-Meg and BFU-E proliferation *in situ*. *Exp Hematol* 17:1017, 1989.
75. Pantel K, Boertman J, Nakeff A: Inhibition of hematopoietic recovery from radiation-induced myelosuppression by natural killer cells. *Radiat Res* 122:168, 1990.
76. Hansson M, Beran M, Andersson B, Kiessling R: Inhibition of *in vitro* granulopoiesis by autologous and allogeneic human NK cells. *J Immunol* 129:126, 1982.
77. Degliantoni G, Murphy M, Kobayashi M, et al: Natural killer (NK) cell-derived hematopoietic colony-inhibiting activity and NK cytotoxic factor. Relationship with tumor necrosis factor and synergism with immune interferon. *J Exp Med* 162:1512, 1985.
78. Murphy WJ, Keller JR, Harrision CL, et al: Interleukin-2-activated natural killer cells can support hematopoiesis *in vitro* and promote marrow engraftment *in vivo*. *Blood* 80:670, 1992.
79. Gewirtz AM, Xu WY, Mangan KF: Role of natural killer cells, in comparison with T lymphocytes and monocytes, in the regulation of normal human megakaryocytopoiesis in vitro. *J Immunol* 139:2915, 1987.
80. Chehimi J, Starr SE, Frank I, et al: Natural killer (NK) cell stimulatory factor increases the cytotoxic activity of NK cells from both healthy donors and human immunodeficiency virus-infected patients. *J Exp Med* 175:789, 1992.
81. Haliotis T, Roder J, Klein M, et al: Chédiak-Higashi gene in humans. I. Impairment of natural-killer function. *J Exp Med* 151:1039, 1980.
82. Kanavaros P, Lescs MC, Briere J, et al: Nasal T-cell lymphoma: A clinicopathologic entity associated with peculiar phenotype and with Epstein-Barr virus. *Blood* 81:2688, 1993.
83. Liang X, Graham DK: Natural killer cell neoplasms. *Cancer* 112:1425, 2008.
84. Reynolds CW, Foon KA: T gamma-lymphoproliferative disease and related disorders in humans and experimental animals: A review of the clinical, cellular and functional characteristics. *Blood* 64:1146, 1984.

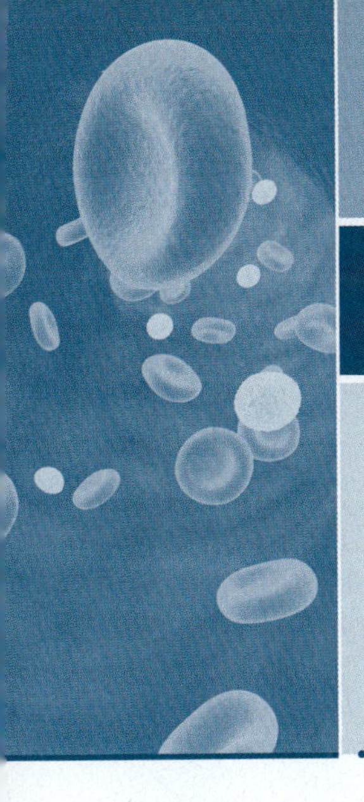

第80章

淋巴细胞和浆细胞疾病的分类及临床表现

Thomas J. Kipps

摘 要

本章将简单介绍淋巴细胞和浆细胞疾病的主要类型，这类疾病主要分为三种。第一种是由淋巴细胞内在缺陷所引起。第二种是由淋巴细胞以外的因素所导致。第三种是由恶性或恶变前的淋巴细胞所造成的，根据世界卫生组织关于淋巴组织肿瘤的分类，这部分内容将在第92章中介绍。这三种类型在临床表现上也许并不容易鉴别，但是这样的分类可以提供一个框架，用于评估那些已知的或可疑的淋巴细胞疾病的患者。本章简单介绍这一框架，并为本书其他对各个疾病做了更详细论述的章提供路线图。

分类

淋巴细胞和浆细胞功能失调可以分为三个主要类型。第一种类型是由淋巴细胞内在的缺陷所引起的疾病，导致骨髓来源的（B细胞）和胸腺来源的（T细胞）的功能异常，从而损害体液和细胞免疫，或者影响自然杀伤（NK）细胞的功能（表80-1）。这些功能失调主要是由淋巴细胞代谢（参见第75章、第76章、第77章和第82章）和（或）受体-配体表达（参见第14章和第82章）的先天异常而引起的。表80-1把这些疾病统称为“原发性疾病”。第二种类型是由淋巴细胞以外的因素引起的免疫功能失调。这种情况通常是由病毒或细胞内病原体的感染所造成的（参见第81章、第83章和第84章），但也可能由药物或非淋巴细胞的系统性疾病造成。表80-1把这些功能失调统称为“获得性疾病”。第三种类型疾病是由恶性或即将恶变的淋巴细胞所造成的（参见第92章）。

本章使用的简写和缩略词：AIRE基因，自身免疫调节基因（autoimmune regulator gene）；APECED综合征，自身免疫性多腺体、念珠菌病和外胚层营养不良综合征（autoimmune polyglandular, candidiasis, and ectodermal dystrophy syndrome）；Ig，免疫球蛋白（immunoglobulin）；IPEX综合征，免疫失调、多发性内分泌腺病、肠病、X连锁综合征（immune dysregulation, polyendocrinopathy, enteropathy, X-linked syndrome）；NK，自然杀伤细胞（natural killer）；Th，辅助T细胞（T helper）；T_{regs}，$CD4^+$调节性T细胞（CD4+ regulatory T cells）；WHIM综合征，疣、低丙种球蛋白血症、感染、先天性骨髓粒细胞缺乏综合征（warts, hypogammaglobulinemia, infections, myelokathexis syndrome）。

多种原因可以造成在临床表现上很难区分不同类型的淋巴细胞和浆细胞疾病。淋巴细胞功能失调可有多种临床表现，并不仅仅局限于免疫系统。而不同的疾病也可有相似的临床表现，任何一种疾病都可以与许多不同的临床病理表现相关联。

但在某些情况下，淋巴细胞功能失调的分类受到疾病的临床表现的影响。例如，由B淋巴细胞不恰当的分泌自身抗体可引起自身免疫性溶血疾病（参见第53章）和自身免疫性血小板减少（参见第119章）。假定血细胞表面覆有自身抗体是正常的，然而我们把由自身抗体引起的溶血性贫血归类为获得性溶血性贫血，是因为从这方面来讲它比较显而易见，更容易被理解。由淋巴细胞总体的紊乱引起抗红细胞抗体的异常状态，在这里这类疾病并未被考虑在内。

很多疾病，尤其是感染（例如淋巴结结核）、炎症状态（例如类风湿关节炎）、自身免疫性疾病（系统性红斑狼疮）、癌症的转移，均可引起淋巴结或脾脏的继发改变。这些紊乱也可能与抗体的异常生成有关，例如狼疮抗凝物所引起的反应（参见第132章）。这些疾病在此也不进行讨论，因为其原发疾病并非是淋巴细胞本身的紊乱。

临床表现

B淋巴细胞功能紊乱

免疫球蛋白缺乏

B淋巴细胞功能紊乱的临床表现包括B淋巴细胞缺乏、功能异常、恶变。可表现为某种免疫球蛋白或多种甚至全部正常免疫球蛋白显著减少（全丙种球蛋白低下血症；见第77章）。由于吞噬过程中调理微生物的能力缺乏，导致抗体合成或分泌能力的缺失，均会损伤病原体的清除功能，从而引起免疫缺陷症（参见第82章）。

表 80-1　淋巴细胞和浆细胞疾病的分类

Ⅰ. 原发性疾病
 A. B 淋巴细胞缺乏或功能异常（参见第 82 章）[5]
  1. 丙种球蛋白缺乏血症
   a. 获得性丙种球蛋白缺乏血症 [6]
   b. 与骨髓瘤或慢性淋巴细胞白血病相关的（参见第 94 章和第 104 章）[7]
   c. 与腹腔疾病相关的 [8]
   d. X 染色体伴性遗传布鲁顿无丙种球蛋白血症 [9]
  2. 选择性无丙种球蛋白缺乏血症（参见第 82 章）
   a. IgM 缺乏
    （1）Bloom 综合征 [10]
    （2）局限性的 [11]
    （3）Wiskott-Aldrich 综合征 [12]
   b. 选择性 IgG 缺乏（参见第 82 章）
   c. IgA 缺乏 [13]
    （1）无症状性的
    （2）脂肪泻性的 [14]
   d. IgA 和 IgM 缺乏 [15]
  3. IgA 增高 [16,17]
  4. IgD 增高 [16,18,19]
  5. IgE 增高（参见第 82 章）[20]
  6. HIV 感染相关的 IgE 增高 [21]
  7. IgM 增高的免疫缺陷（参见第 82 章）
  8. X 染色体伴性遗传淋巴组织增生性疾病 [22,23]
 B. T 淋巴细胞缺乏或功能疾病（参见第 82 章）[24]
  1. 软骨 - 毛发发育不全（参见第 82 章）[25,26]
  2. 淋巴细胞功能性抗原 -1 缺乏 [27]
  3. 胸腺发育不全（DiGeorge 综合征）[28]
  4. 胸腺增生异常（Nezelof 综合征）[29]
  5. 胸腺发育低下 [30]
  6. Wiskott-Aldrich 综合征（参见第 82 章和第 121 章）[31]
  7. ZAP-70 缺乏（参见第 82 章）[32,33]
  8. 嘌呤核苷磷酸化物酶缺乏（参见第 82 章）
  9. 白介素 -7 受体缺乏（参见第 82 章）
  10. 主要组织相容性复合体 I 缺乏（参见第 82 章）
  11. 冠蛋白 -1A 缺乏（参见第 82 章）
  12. FoxP3 突变引起的 IPEX 综合征造成的 CD4⁺ 的调节性 T 细胞缺乏（见第 78 章和第 82 章）
  13. 因自身免疫调节基因（AIRE）突变引起的 APECED 综合征（见第 5 章、第 78 章和第 82 章）
  14. 自身免疫性淋巴组织增生综合征（见第 82 章）
  15. ORAI1 或 STIM1 突变引起的钙通道缺乏（见第 82 章）[34]
 C. 联合性 T 细胞和 B 细胞缺乏或功能异常（参见第 82 章）
  1. 共济失调 - 毛细血管扩张症 [35]
  2. 联合性免疫缺陷综合征（参见第 82 章）
   a. 腺苷脱氨酶缺乏 [36,37]
   b. 胸腺淋巴组织发育不全 [38]
  3. 主要组织相容性复合体Ⅱ缺乏——无淋巴细胞（参见第 82 章）[39,40]
  4. IgG 和 IgA 缺乏合并细胞免疫减弱（Ⅰ型异常丙种球蛋白血症）[41]
  5. 胸腺瘤相关的免疫缺陷 [42]
  6. 吡哆醇缺乏 [43]
  7. 网状系统发育不全（先天性白细胞减少）[44]
  8. Omenn 综合征（参见第 82 章）[45,46]
  9. 因 CXCR4 基因突变引起的 WHIM 综合征（参见第 82 章）
  10. Nijmegen 断裂综合征（参见第 82 章）
 D. 自然杀伤细胞（参见第 79 章和第 96 章）
  1. 慢性自然杀伤淋巴细胞增多症 [1,47-51]
Ⅱ. 获得性功能紊乱
 A. 获得性免疫缺陷综合征（参见第 83 章）
 B. 反应性淋巴细胞或浆细胞增多症（参见第 81 章）[52]
  1. Bordetella 菌百日咳淋巴细胞增多症（参见第 81 章）[53]
  2. 巨细胞病毒单核细胞增多症（参见第 84 章）[54]
  3. 药物性淋巴细胞增多症 [55]
  4. EB 病毒单核细胞增多症（参见第 84 章）
  5. 炎症性（继发性）骨髓浆细胞增多症
  6. 大颗粒淋巴细胞增多症（参见第 96 章）[56,57]
  7. 其他病毒性单核细胞增多症（见第 84 章）[52,58]
  8. 多克隆性淋巴细胞增多症（参见第 81 章）[59,60]
  9. 血清病 [61,62]
  10. T 淋巴细胞增多症合并胸腺瘤（参见第 81 章）
  11. 鼠弓形虫单核细胞增多症（参见第 84 章）
  12. 病毒感染性淋巴细胞增多症（参见第 81 章）
 C. 系统性疾病相关的 T 淋巴细胞功能异常或缺失
  1. 慢性 B 淋巴细胞白血病（参见第 94 章）
  2. 霍奇金淋巴瘤（参见第 99 章）
  3. 麻风病 [63,64]
  4. 红斑狼疮 [65]
  5. Sjögren 综合征（干燥综合征）[66]
  6. 结节病 [67,68]

免疫球蛋白生成异常

某克隆 B 细胞过度生成 Ig 会引起特定的单克隆丙种球蛋白病（参见第 108 章）。这种情况可缘于这一克隆的 B 细胞本身的缺陷或因慢性抗原刺激造成某个 B 细胞克隆的过度扩增。单克隆丙种球蛋白疾病可能是发展为 B 细胞恶性疾病的先兆，如浆细胞骨髓瘤（参见第 109 章）或 Waldenstrom 巨球蛋白血症（参见第 111 章）。异常 Ig 分子或 Ig 片段可与慢性感染有关，最终发展为 Ig 重链病（参见第 112 章）。Ig 或 Ig 片段的沉积可产生淀粉样变（参见第 110 章）。Ig 对于自身抗原的反应，例如红细胞膜表面抗原（参见第 53 章），可造成系统性自身免疫疾病。

■ T 淋巴细胞功能紊乱

免疫调节功能受损

T 淋巴细胞缺乏或生成过度引起的临床表现取决于所涉及的 T 淋巴细胞的亚群。比如说，迟发性超敏反应通常由 $CD4^+$ 的 T 辅助细胞介导，更确切地说是 Th1 细胞（参见第 78 章）。这类 T 细胞缺乏或功能紊乱会减弱对分枝杆菌、李斯特菌、布鲁杆菌、真菌或其他细胞内病原体的细胞免疫反应和相关的炎性肉芽肿的形成。另一方面，$CD4^+$ Th2 细胞更合适于介导 B 细胞对抗原的应答和引导对寄生虫的免疫反应（参见第 78 章）。$CD4^+$ 的调节性 T 细胞的缺乏会引起自身免疫性疾病，然而，Th17 细胞的缺乏或减少会削弱对条件致病菌感染的抵抗力（参见第 78 章）。感染人类免疫缺陷病毒的患者（艾滋病）在获得性免疫缺陷中占很大比例，感染这种病毒的患者体内 $CD4^+$ 细胞明显减少。

在同种异体骨髓移植中，T 淋巴细胞介导了移植物抗宿主反应（参见第 21 章）。急性反应可引起严重的皮炎、胃肠炎和肝炎。慢性的抗宿主反应可引起一组结缔组织病，例如硬皮病、眼球干燥症、口干燥症和肺功能不全。另外，也可能出现嗜酸性粒细胞增多症、高 γ 球蛋白血症、自身抗体的形成和浆细胞增多症。常见病原体或条件致病菌的感染是急、慢性移植物抗宿主的常见并发症。另外，在其他虽然不多的情况中，我们也可以看到类似的定性反应，如由 EB 病毒感染引起的单核细胞增多症（参见第 84 章）。

■ 自然杀伤细胞功能紊乱

慢性 NK 淋巴细胞增多症

慢性自然杀伤（NK）淋巴细胞增多症是一种罕见的增殖性疾病，通过其惰性性质可与 NK 细胞白血病和淋巴瘤相鉴别[1]。典型表现为中性粒细胞减少、贫血、血管炎综合征、不明原因的发热、全身症状和自身免疫性疾病，包括类风湿关节炎、干燥综合征和（或）风湿性多肌痛，通常伴有皮肤损害[2]。有研究试图用 X 连锁基因分析来证明上述的情况是一种克隆性疾病，但目前还未得到一致认同（参见第 79 章）。

综合以上情况以及把这些 NK 细胞数量缓慢扩增，可提示 NK 细胞在自身免疫中起作用。与这个观点相符的是，在动物实验中，NK 细胞和（或）类似 NK 的 T 细胞的缺乏是 1 型糖尿病的一个致病因素[3]。此外，NK 细胞在异基因造血干细胞移植后，调解干细胞植入和移植物抗白血病反应中也起一定作用[4]。

翻译：严泽荧

校对：糜坚青

参考文献

1. Morice WG, Leibson PJ, Tefferi A: Natural killer cells and the syndrome of chronic natural killer cell lymphocytosis. *Leuk Lymphoma* 41:277, 2001.
2. Fujita Y, Fujii T, Takeda N, et al: Successful treatment of primary Sjögren's syndrome with chronic natural killer lymphocytosis by high-dose prednisolone and indomethacin farnesil. *Intern Med* 46:251, 2007.
3. Rodacki M, Milech A, de Oliveira JE: NK cells and type 1 diabetes. *Clin Dev Immunol* 13:101, 2006.
4. Moretta A, Locatelli F, Moretta L: Human NK cells: From HLA class I-specific killer Ig-like receptors to the therapy of acute leukemias. *Immunol Rev* 224:58, 2008.
5. Conley ME, Dobbs AK, Farmer DM, et al: Primary B cell immunodeficiencies: Comparisons and contrasts. *Annu Rev Immunol* 27:199, 2009.
6. Ballow M: Primary immunodeficiency disorders: Antibody deficiency. *J Allergy Clin Immunol* 109:581, 2002.
7. Kyrtsonis MC, Mouzaki A, Maniatis A: Mechanisms of polyclonal hypogammaglobulinaemia in multiple myeloma (MM). *Med Oncol* 16:73, 1999.
8. Halfdanarson TR, Litzow MR, Murray JA: Hematologic manifestations of celiac disease. *Blood* 109:412, 2007.
9. Schiff C, Lemmers B, Deville A, et al: Autosomal primary immunodeficiencies affecting human bone marrow B-cell differentiation. *Immunol Rev* 178:91, 2000.
10. Amor-Gueret M: Bloom syndrome, genomic instability and cancer: The SOS-like hypothesis. *Cancer Lett* 236:1, 2006.
11. Callard RE, Smith SH, Matthews DJ: Regulation of human B cell growth and differentiation: Lessons from the primary immunodeficiencies. *Chem Immunol* 67:114, 1997.
12. Notarangelo LD, Notarangelo LD, Ochs HD: WASP and the phenotypic range associated with deficiency. *Curr Opin Allergy Clin Immunol* 5:485, 2005.
13. Latiff AH, Kerr MA: The clinical significance of immunoglobulin A deficiency. *Ann Clin Biochem* 44:131, 2007.
14. Ojuawo A, St Louis D, Lindley KJ, Milla PJ: Non-infective colitis in infancy: Evidence in favour of minor immunodeficiency in its pathogenesis. *Arch Dis Child* 76:345, 1997.
15. Schroeder HW Jr, Schroeder HW 3rd, Sheikh SM: The complex genetics of common variable immunodeficiency. *J Investig Med* 52:90, 2004.
16. Klasen IS, Goertz JH, van de Wiel GA, et al: Hyper-immunoglobulin A in the hyperimmunoglobulinemia D syndrome. *Clin Diagn Lab Immunol* 8:58, 2001.
17. Bermejo JF, Carbone J, Rodriguez JJ, et al: Macroamylasaemia, IgA hypergammaglobulinaemia and autoimmunity in a patient with Down syndrome and coeliac disease. *Scand J Gastroenterol* 38:445, 2003.
18. Yoshimura K, Wakiguchi H: Hyperimmunoglobulinemia D syndrome successfully treated with a corticosteroid. *Pediatr Int* 44:326, 2002.
19. Simon A, Mariman EC, van der Meer JW, Drenth JP: A founder effect in the hyperimmunoglobulinemia D and periodic fever syndrome. *Am J Med* 114:148, 2003.
20. Paulson ML, Freeman AF, Holland SM: Hyper IgE syndrome: An update on clinical aspects and the role of signal transducer and activator of transcription 3. *Curr Opin Allergy Clin Immunol* 8:527, 2008.
21. Burastero SE, Paolucci C, Breda D, et al: Immunological basis for IgE hyper-production in enfuvirtide-treated HIV-positive patients. *J Clin Immunol* 26:168, 2006.
22. Engel P, Eck MJ, Terhorst C: The SAP and SLAM families in immune responses and X-linked lymphoproliferative disease. *Nat Rev Immunol* 3:813, 2003.
23. Gilmour KC, Gaspar HB: Pathogenesis and diagnosis of X-linked lymphoproliferative disease. *Expert Rev Mol Diagn* 3:549, 2003.
24. Elder ME: T-cell immunodeficiencies. *Pediatr Clin North Am* 47:1253, 2000.
25. Notarangelo LD, Roifman CM, Giliani S: Cartilage-hair hypoplasia: Molecular basis and heterogeneity of the immunological phenotype. *Curr Opin Allergy Clin Immunol* 8:534, 2008.
26. Maida Y, Yasukawa M, Furuuchi M, et al: An RNA-dependent RNA polymerase formed by TERT and the RMRP RNA. *Nature* 461:230-5, 2009.
27. Smith A, Stanley P, Jones K, et al: The role of the integrin LFA-1 in T-lymphocyte migration. *Immunol Rev* 218:135, 2007.
28. McLean-Tooke A, Spickett GP, Gennery AR: Immunodeficiency and autoimmunity in 22q11.2 deletion syndrome. *Scand J Immunol* 66:1, 2007.
29. Nezelof C: Thymic pathology in primary and secondary immunodeficiencies. *Histopathology* 21:499, 1992.
30. Sullivan KE, McDonald-McGinn D, Zackai EH: CD4(+) CD25(+) T-cell production in healthy humans and in patients with thymic hypoplasia. *Clin Diagn Lab Immunol* 9:1129, 2002.
31. Bosticardo M, Marangoni F, Aiuti A, et al: Recent advances in understanding the pathophysiology of Wiskott-Aldrich syndrome. *Blood* 113:6288, 2009.
32. Grunebaum E, Sharfe N, Roifman CM: Human T cell immunodeficiency: When signal transduction goes wrong. *Immunol Res* 35:117, 2006.
33. Picard C, Dogniaux S, Chemin K, et al: Hypomorphic mutation of ZAP70 in human results in a late onset immunodeficiency and no autoimmunity. *Eur J Immunol* 39:1966, 2009.
34. Feske S, Gwack Y, Prakriya M, et al: A mutation in Orai1 causes immune deficiency by abrogating CRAC channel function. *Nature* 441:179, 2006.
35. Nowak-Wegrzyn A, Crawford TO, Winkelstein JA, et al: Immunodeficiency and infections in ataxia-telangiectasia. *J Pediatr* 144:505, 2004.
36. Cassani B, Mirolo M, Cattaneo F, et al: Altered intracellular and extracellular signaling leads to impaired T-cell functions in ADA-SCID patients. *Blood* 111:4209, 2008.
37. Aiuti A, Cattaneo F, Galimberti S, et al: Gene therapy for immunodeficiency due to adenosine deaminase deficiency. *N Engl J Med* 360:447, 2009.
38. Buckley RH: Immunodeficiency diseases. *JAMA* 268:2797, 1992.
39. Reith W, Mach B: The bare lymphocyte syndrome and the regulation of MHC expression. *Annu Rev Immunol* 19:331, 2001.
40. Nekrep N, Fontes JD, Geyer M, Peterlin BM: When the lymphocyte loses its clothes. *Immunity* 18:453, 2003.
41. Sutor G, Fabel H: Sarcoidosis and common variable immunodeficiency. A case of a malignant course of sarcoidosis in conjunction with severe impairment of the cellular and humoral immune system. *Respiration* 67:204, 2000.
42. Agarwal S, and Cunningham-Rundles C: Thymoma and immunodeficiency (Good

syndrome): A report of 2 unusual cases and review of the literature. *Ann Allergy Asthma Immunol* 98:185, 2007.
43. Trakatellis A, Dimitriadou A, Trakatelli M: Pyridoxine deficiency: New approaches in immunosuppression and chemotherapy. *Postgrad Med J* 73:617, 1997.
44. Small TN, Wall DA, Kurtzberg J, et al: Association of reticular dysgenesis (thymic alymphoplasia and congenital aleukocytosis) with bilateral sensorineural deafness. *J Pediatr* 135:387, 1999.
45. Marrella V, Poliani PL, Sobacchi C, et al: Of Omenn and mice. *Trends Immunol* 29:133, 2008.
46. Poliani PL, Facchetti F, Ravanini M, et al: Early defects in human T-cell development severely affect distribution and maturation of thymic stromal cells: Possible implications for the pathophysiology of Omenn syndrome. *Blood* 114:105, 2009.
47. Vanness ER, Davis MD, Tefferi A: Cutaneous findings associated with chronic natural killer cell lymphocytosis. *Int J Dermatol* 41:852, 2002.
48. Tefferi A, Greipp PR, Leibson PJ, Thibodeau SN: Demonstration of clonality, by X-linked DNA analysis, in chronic natural killer cell lymphocytosis and successful therapy with oral cyclophosphamide. *Leukemia* 6:477, 1992.
49. Nash R, McSweeney P, Zambello R, et al: Clonal studies of CD3- lymphoproliferative disease of granular lymphocytes. *Blood* 81:2363, 1993.
50. Kukreja A, Maclaren NK: NKT cells and type-1 diabetes and the "hygiene hypothesis" to explain the rising incidence rates. *Diabetes Technol Ther* 4:323, 2002.
51. Lowdell MW: Natural killer cells in haematopoietic stem cell transplantation. *Transfus Med* 13:399, 2003.
52. Brown KA: Nonmalignant disorders of lymphocytes. *Clin Lab Sci* 10:329, 1997.
53. Agarwal RK, Sun SH, Su SB, et al: Pertussis toxin alters the innate and the adaptive immune responses in a pertussis-dependent model of autoimmunity. *J Neuroimmunol* 129:133, 2002.
54. Rodriguez-Caballero A, Garcia-Montero AC, Barcena P, et al: Expanded cells in monoclonal TCR-alphabeta+/CD4+/NKa+/CD8-/+dim T-LGL lymphocytosis recognize hCMV antigens. *Blood* 112:4609, 2008.
55. Kano Y, Shiohara T: The variable clinical picture of drug-induced hypersensitivity syndrome/drug rash with eosinophilia and systemic symptoms in relation to the eliciting drug. *Immunol Allergy Clin North Am* 29:481, 2009.
56. O'Malley DP: T-cell large granular leukemia and related proliferations. *Am J Clin Pathol* 127:850, 2007.
57. Sokol L, Loughran TP Jr: Large granular lymphocyte leukemia. *Oncologist* 11:263, 2006.
58. Greenberg MS: Herpesvirus infections. *Dent Clin North Am* 40:359, 1996.
59. Lawrie CH, Shilling R, Troussard X, et al: Expression profiling of persistent polyclonal B-cell lymphocytosis suggests constitutive expression of the AP-1 transcription complex and downregulation of Fas-apoptotic and TGFbeta signalling pathways. *Leukemia* 23:581, 2009.
60. Cornet E, Lesesve JF, Mossafa H, et al: Long-term follow-up of 111 patients with persistent polyclonal B-cell lymphocytosis with binucleated lymphocytes. *Leukemia* 23:419, 2009.
61. Erffmeyer JE: Serum sickness. *Ann Allergy* 56:105, 1986.
62. Virella G: Immune complex diseases. *Immunol Ser* 50:395, 1990.
63. Chattree V, Khanna N, Rao DN: Alterations in T cell signal transduction by M. leprae antigens is associated with downregulation of second messengers PKC, calcium, calcineurin, MAPK and various transcription factors in leprosy patients. *Mol Immunol* 44:2066, 2007.
64. Im JS, Kang TJ, Lee SB, et al: Alteration of the relative levels of iNKT cell subsets is associated with chronic mycobacterial infections. *Clin Immunol* 127:214, 2008.
65. Wenzel J, Gerdsen R, Uerlich M, et al: Lymphocytopenia in lupus erythematosus: Close in vivo association to autoantibodies targeting nuclear antigens. *Br J Dermatol* 150:994, 2004.
66. Mandl T, Bredberg A, Jacobsson LT, et al: CD4+ T-lymphocytopenia—A frequent finding in anti-SSA antibody seropositive patients with primary Sjögren's syndrome. *J Rheumatol* 31:726, 2004.
67. Morell F, Levy G, Orriols R, et al: Delayed cutaneous hypersensitivity tests and lymphopenia as activity markers in sarcoidosis. *Chest* 121:1239, 2002.
68. Gentil B, Cottin V, Girard P, Cordier JF: Ambivalence of CD4 lymphocytopenia in sarcoidosis. *Sarcoidosis Vasc Diffuse Lung Dis* 20:74, 2003.

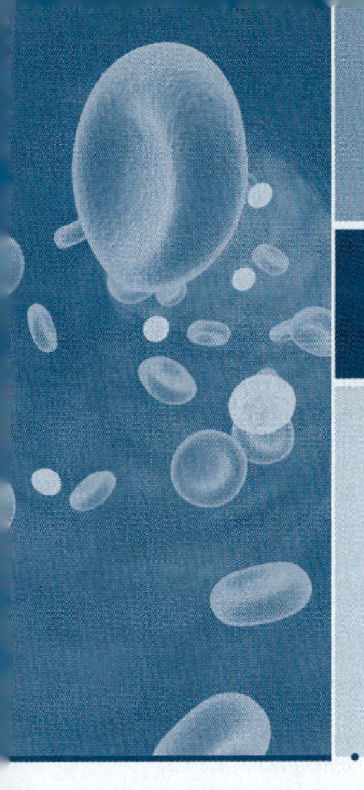

第81章

淋巴细胞增多症和淋巴细胞减少症

Thomas J. Kipps

摘　要

淋巴细胞增多症定义为淋巴细胞绝对计数超过 $4×10^9$/L，而淋巴细胞减少症定义为淋巴细胞绝对计数低于 $1.0×10^9$/L。它们的病因多种多样。淋巴细胞增多症可分类为单克隆和多克隆两类。单克隆淋巴细胞增多症一般来说反映了潜在的淋巴增殖性疾病，由于增殖的淋巴细胞群内在的缺陷，使得淋巴细胞数量增多。多克隆淋巴细胞增多症大多继发于刺激或对淋巴细胞外源性因素的反应，通常指感染和（或）炎症。相反，淋巴细胞减少症通常反映了T淋巴细胞的耗竭，这是血液中数量最多的淋巴细胞亚类。尽管还有其他原因存在，这种T细胞耗竭最常见的原因还是病毒感染，如人类免疫缺陷病毒。本章介绍与血中淋巴细胞数量异常相关的疾病。另外，本章也可作为本书其他对血中淋巴细胞绝对值异常相关疾病做了详细论述的章节的一个有用的路线图。

淋巴细胞增多症

■ 定义

淋巴细胞增多症定义为淋巴细胞绝对计数超过 $4×10^9$/L，尽管有时一些更高的阈值（如 $>5.0×10^9$/L）也会被使用。在儿童阶段，淋巴细胞绝对计数的正常值显著升高。第2章确定了淋巴细胞绝对值计数的方法及该计数在年长儿和成人的正常值范围（参见第2章表2-1和表2-2）。第6章表6-3和表6-4提供了新生儿和婴儿的淋巴细胞绝对值计数和淋巴细胞各亚群计数。

本章使用的简写和缩略词：CLL，慢性淋巴细胞白血病（chronic lymphocytic leukemia）；EBV，Epstein-Barr病毒（Epstein-Barr virus；）；HIV，人类免疫缺陷病毒（human immunodeficiency virus）；Ig，免疫球蛋白（immunoglobulin）；NK，自然杀伤细胞（natural killer）；PPBL，持续性多克隆B淋巴细胞增多症（persistent polyclonal B-cell lymphocytosis）。

淋巴细胞增多症患者的血涂片应考虑与传染性单核细胞增多症相关的反应性淋巴细胞（参见第84章）；与大颗粒淋巴细胞白血病相关的大颗粒淋巴细胞（参见第96章）；与慢性淋巴细胞白血病相关的破碎细胞（CLL，参见第94章），或与急性淋巴细胞白血病相关的幼稚细胞（参见第93章）进行鉴别。第74章提供了对正常淋巴细胞形态的描述。

在区别原发（白血病性）与继发（反应性）淋巴细胞增多症方面，细胞表面标志物的特性鉴定是非常重要的。流式细胞学技术和相关抗体试剂的新进展使得临床实验室可以通过流式细胞免疫表型区分良恶性淋巴细胞增殖性疾病（参见第15章）。对免疫球蛋白或T细胞受体基因重排的分析同样可以对单克隆B细胞或T细胞提供证据[1]。

■ 原发性淋巴细胞增多症

原发性淋巴细胞增多症定义为由于增殖的淋巴细胞内在缺陷，使得淋巴细胞绝对值升高（表81-1）。这些情况主要指的是淋巴细胞增殖异常，最常见的是继发于单克隆B淋巴细胞、T细胞、NK细胞或淋巴谱系中未能明确分型细胞的恶性增殖。

尽管继发于淋巴细胞增殖性疾病的淋巴细胞增多症患者通常淋巴细胞计数处于异常状态，并随着时间而升高，但这并不是一成不变的。大颗粒淋巴细胞白血病（参见第96章）患者只是在压力和运动的诱导下才有一过性淋巴细胞增多症[2]。

单克隆B淋巴细胞增多症

多参数流式细胞学技术和分子诊断技术的出现可以将仅有单克隆B淋巴细胞计数增多而没有其他相关临床症状和体征的患者诊断为某一综合征。在监测受治的CLL患者的病情中，高敏流式细胞学技术得以迅速发展，现凭此技术可以在60岁以上（无论是否有淋巴细胞增多症）的健康人群中检测出超过5%~12%的人群，具有单克隆或寡克隆B细胞[3,4]。

单克隆B淋巴细胞增多症[5]也许预示着CLL的进展，尤其具有CLL免疫表型的单克隆B淋巴细胞增多症的患者。这些人具有单克隆B淋巴细胞，后者符合CLL的特征免疫表型（参见第94章），但淋巴细胞数量低于 $5.0×10^9$/L，还不符合CLL的诊断标准[6]。每年大约只有1.1%具有CLL表型的单克隆B淋巴细胞增多症的患者需要治疗[3]。对于这些患者，把B淋巴细

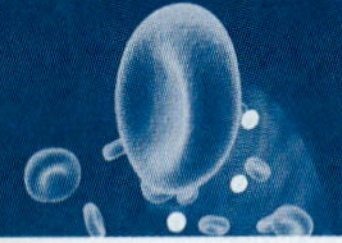
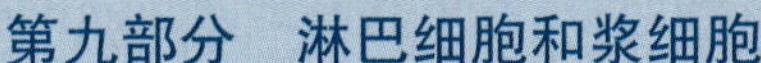

表 81-1　淋巴细胞增多症的病因

淋巴细胞增多症的病因
Ⅰ. 原发性淋巴细胞增多症
A. 淋巴细胞的恶性疾病
1. 急性淋巴细胞白血病（参见第 93 章）
2. 慢性淋巴细胞白血病及相关疾病（参见第 94 章）
3. 幼淋巴细胞白血病（参见第 94 章）
4. 毛细胞白血病[151]（参见第 95 章）
5. 成人 T 细胞白血病（参见第 94 章、第 106 章）
6. B 细胞淋巴瘤细胞白血病[152]（参见第 97 章）
7. 大颗粒淋巴细胞白血病[153]（参见第 96 章）
a. 自然杀伤细胞（NK）性白血病[154]（参见第 106 章）
b. $CD8^+$ T 细胞大颗粒淋巴细胞白血病[155-157]
c. $CD4^+$ T 细胞大颗粒淋巴细胞白血病[47,158]
d. γ/δT 细胞大颗粒淋巴细胞白血病[159]
B. 单克隆 B 淋巴细胞增多症[5]（参见第 94 章）
C. 持续性多克隆 B 淋巴细胞增多症[34,160]
Ⅱ. 反应性淋巴细胞增多症
A. 单核细胞增多症（参见第 84 章）
1. Epstein-Barr 病毒[36]
2. 巨细胞病毒[161]
3. 人类免疫缺陷病毒[162]（参见第 83 章）
4. 单纯疱疹病毒Ⅱ型
5. 风疹病毒[163]
6. 鼠弓形虫[164]
7. 腺病毒
8. 传染性肝炎病毒[165]
9. 登革热病毒[166-168]
10. 人类疱疹病毒 6 型（HHV-6）[169]
11. 人类疱疹病毒 8 型（HHV-8）[170]
12. 水痘 - 带状疱疹病毒[171]
B. 百日咳杆菌[172]
C. NK 细胞增多症[50,154]
D. 应激性淋巴细胞增多症（急性）[66,71]
1. 心血管系统障碍[65]
a. 急性心力衰竭
b. 心肌梗死
2. 葡萄球菌性中毒性休克综合征[173]
3. 药物诱导[70,79,174]
4. 大手术
5. 镰状细胞危象[175]
6. 癫痫持续状态
7. 创伤[64,65]
E. 超敏反应
1. 昆虫咬伤[75-77]
2. 药物[80,81,83,87,176]
F. 持续性淋巴细胞增多症（亚急性或慢性）
1. 肿瘤[91]
2. 吸烟[20,31,177]
3. 脾功能减退[94]
4. 慢性感染
a. 利什曼病[178]
b. 麻风病[179]
c. 类圆线虫病[54,55,180]
5. 胸腺瘤[90,181]

胞计数和总淋巴细胞计数作为持续变量来预计患者的无治疗生存率时，这两个参数几乎等价。但是作为二元变量，绝对 B 淋巴细胞计数是无治疗生存率和总生存率的更好的预后指标[7]。

持续性多克隆 B 淋巴细胞增多症

持续性多克隆 B 淋巴细胞增多症（PPBL）定义为在没有感染或其他导致淋巴细胞增多的情况下，淋巴细胞绝对计数慢性地，逐步地上升（$>4\times10^9$/L）。患者血涂片中出现含有异常双核的、多克隆的 B 细胞累积，这可能是 PPBL 最常见的表现[8,9]。在这些也常被诊断为慢性淋巴细胞白血病的患者中，他们的淋巴细胞特征性地低表达或不表达 CD5 或 CD23[10]，并且在轻链的表达和免疫球蛋白重链基因重排方面是多克隆表达的（图 81-1）[11]。

PPBL 的 B 细胞通常相对高水平表达免疫球蛋白（Ig）D 和 CD27[12]，记忆性 B 细胞也有如此表型（参见第 77 章）。根据这一表型显示，PPBL 的 B 细胞的免疫球蛋白可变区基因发生体细胞突变，这意味着对抗原的免疫应答反应中，扩增的 B 细胞都经历在生发中心成熟[13,14]。对 PPBL 患者的记忆 B 细胞所表达的免疫球蛋白可变区基因的分析并不能揭示抗原阳性选择的证据，提示了表达低亲和力的免疫球蛋白受体的 B 细胞不适当的清除，在此疾病中有重要意义[13,15]。

PPBL 的病因未明。由于患者多为 HLA-DR7 阳性的年轻或中年女性，性别和基因型可能是重要的发病机制[8]。另外，在同卵双胎[16]及同家族[17]中均有相同报道。此外，通过对 PPBL 患者一级亲属的评估，可诊断出符合所有诊断标准或血清 IgM 轻度升高的新患者[18]，这意味着遗传或基因因素是其发病机制[19]。

PPBL 患者可与各种单克隆 B 细胞恶性疾病患者有相似特征。患者可有轻微的脾肿大和血清 IgM 水平升高，这在吸烟[20]和 HLA-DR7 单体型的人群中更为显著[8]。在某些情况下，多克隆 B 细胞可侵入骨髓，易被认为是恶性疾病。[21] 进行性脾肿大的患者，其骨髓及继发淋巴组织的组织学检查提示形态特征类似于边缘区 B 细胞淋巴瘤（参见第 103 章）[22]。这类疾病可能

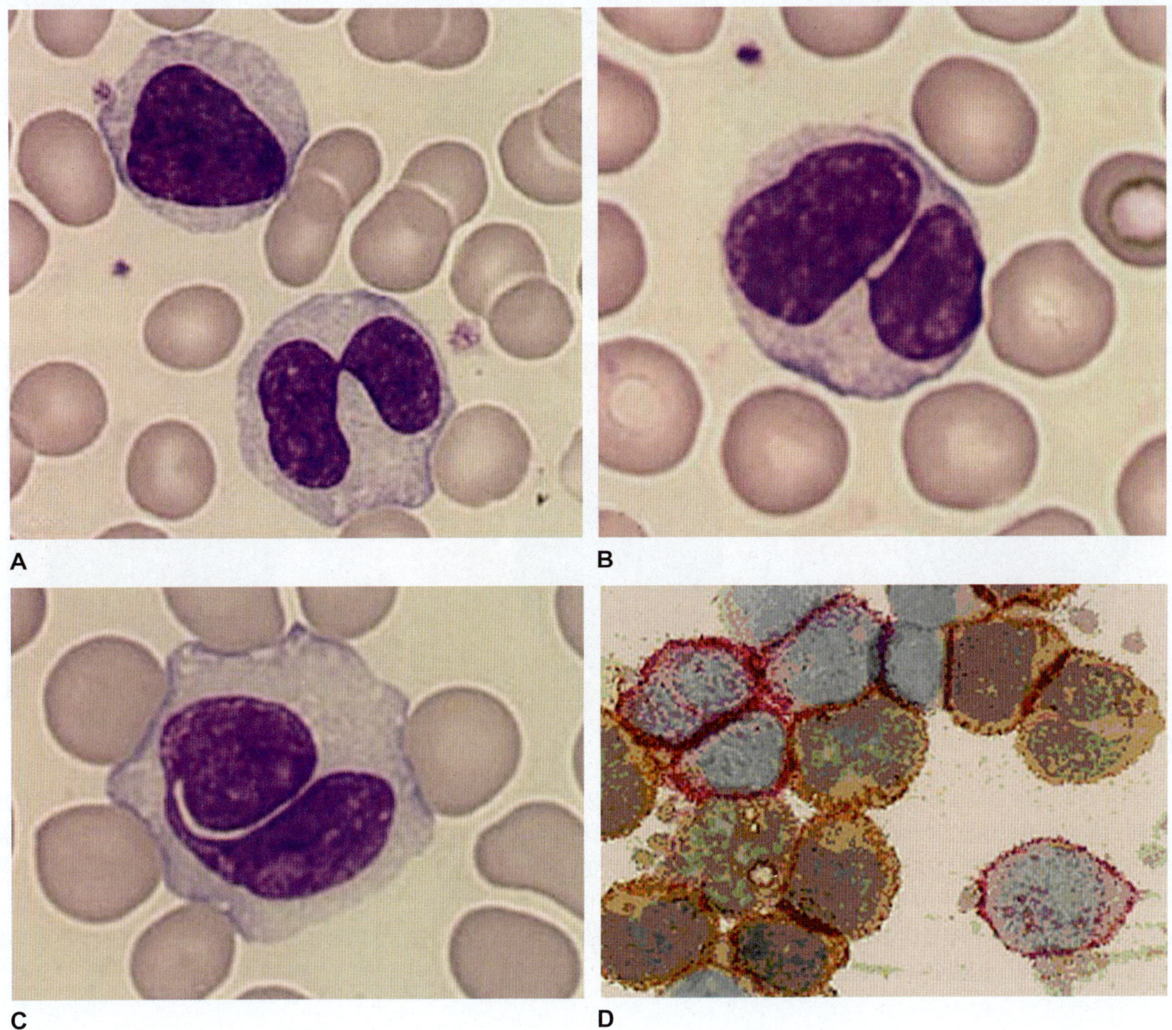

图 81-1　持续性多克隆 B 淋巴细胞增多症血涂片。A~C. 该病淋巴细胞核异常，淋巴细胞核可为二叶状或分叶状，但并不一定完全分叶，有些是单叶状的。D. 轻链分析，免疫酶法，细胞离心法细胞标本制备。过氧化物酶标记的抗 κ 免疫球蛋白轻链和碱性磷酸酶标记的抗 γ 轻链。记录淋巴细胞多克隆反应；某些细胞表面有 κ 轻链（棕色），有些细胞表面有 γ 轻链（红色）。分子水平研究并未提示免疫球蛋白基因重排。

的其他表现形式，日本首先提出毛 B 细胞淋巴增生性疾病[23]。患者可有贫血、血小板减少和脾肿大、多克隆 B 淋巴细胞增多，这些淋巴细胞与毛细胞白血病中恶性 B 细胞的形态和免疫表型相似（参见第 95 章）[24]。

尽管 PPBL 的淋巴细胞增多通常并非持续进展，多数患者的部分 B 细胞有染色体异常。这些异常包括额外的等臂染色体 +i(3q)、染色体过早浓集[9,25-27]和（或）特异性的滤泡性淋巴瘤患者恶性 B 细胞中（参见第 101 章）累及 BCL-2 和免疫球蛋白重链部位的 t(14;18) 易位[11,17,28,29]。在另一项 43 例 PPBL 的研究中，2/3 患者淋巴细胞有独立的染色体异常，如 del(6q)，+der，+8，或其他多倍体核型异常[30]。对于任何一个病人，这些染色体异常局限于 B 淋巴细胞，而与免疫球蛋白或轻链的表达无关[9]。由于 PPBL 与吸烟有关，这些细胞遗传学异常在戒烟后仍持续存在[8]。这些异常染色体的发现与 PPBL 代表肿瘤前状态这一观点一致。偶有报道此疾病中克隆性的免疫球蛋白基因重排，提示某些情况下多克隆扩增后，会随后出现一个占主导地位的克隆[8,21,31]。另外，一小部分 PPBL 患者最终发展为单克隆 B 细胞淋巴瘤或 B 细胞白血病[32-34]。

■ 继发性（反应性）淋巴细胞增多症

继发性淋巴细胞增多症定义为继发于感染、中毒、细胞因子或未知因素产生的生理性或病理生理反应[35]所导致的淋巴细胞绝对计数增高的一种情况。

传染性单核细胞增多症

反应性淋巴细胞增多症中最常见的是传染性单核细胞增多症（参见表 81-1）。继发于 EB 病毒感染的单核细胞增多症中，异形淋巴细胞多由多克隆 $CD8^+$ T 细胞、γ/δ T 细胞和被 EB 病毒感染的 B 细胞刺激产生应答的 $CD16^+CD56^+$ NK 细胞组成（参见第 84 章图 84-1）[36]。通常来说，$CD4^+$ T 细胞和 $CD19^+$ B 细胞计数并无改变。

急性感染性淋巴细胞增多症

急性感染性淋巴细胞增多症通常发生于 2~10 岁的儿童。它的特点是血淋巴细胞计数升高，多为 $(20\text{~}30)\times10^9/L$[37]，偶尔高达 $100\times10^9/L$，可被误诊为急性白血病[38]。这些淋巴细胞与

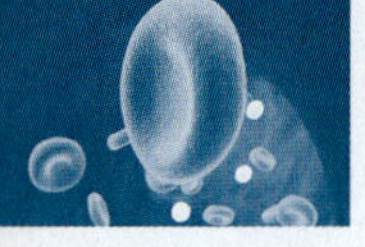

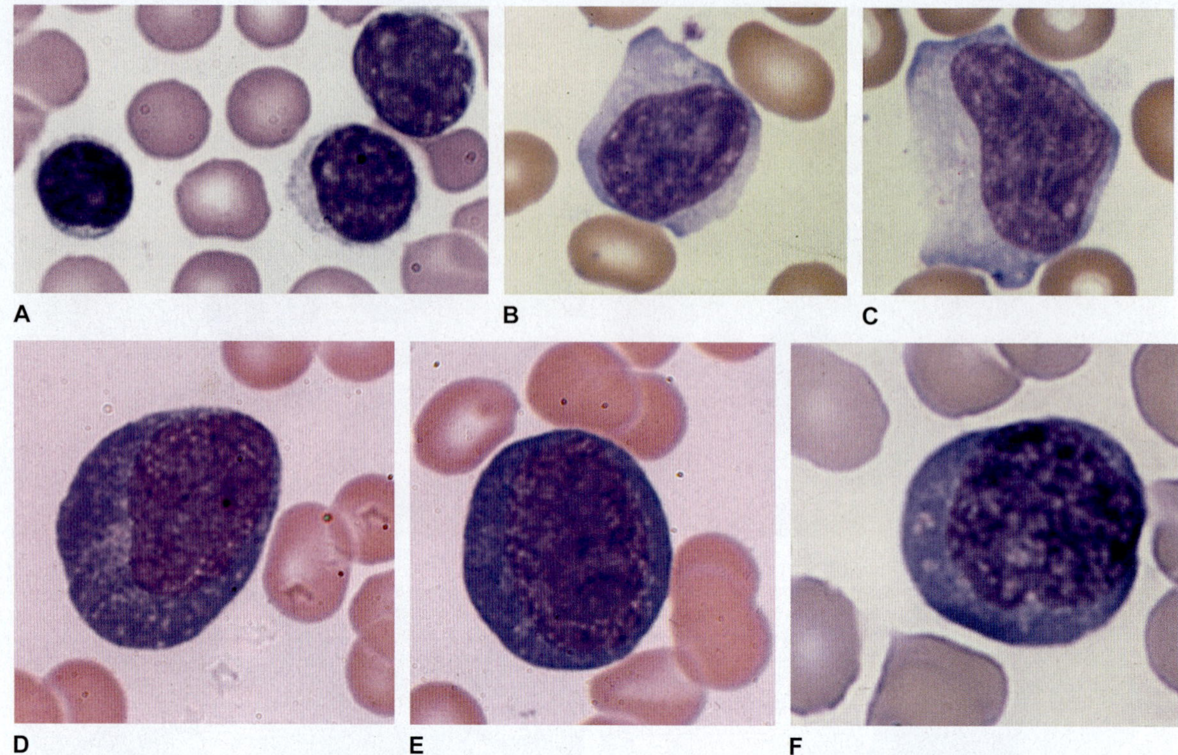

图 81-2 血涂片。A. 急性感染性淋巴细胞增多症。儿童的这类淋巴细胞由外观正常的淋巴细胞组成，其体积大小可能不尽相同。具有致密染色质和少量胞质的典型小淋巴细胞以及两个具有较低染色质密度的大淋巴细胞。B,C. 反应性淋巴细胞。大淋巴细胞的细胞质比例较大，并有嗜碱性胞质边缘，常贴近周围红细胞。有时核仁明显。这种淋巴细胞外观的变异可出现在诱导免疫应答，包括病毒感染的不同疾病。传染性单核细胞增多症、病毒性肝炎或其他情况，如登革热，反应性淋巴细胞的形态在光镜下不易区分。D~F. 浆细胞。通过浆细胞胞质染色法，观察到这类反应性淋巴细胞体积大，并有深蓝色胞质，但保留细胞核外观、细胞形态，以及中等淋巴细胞大小。与其他多数浆细胞不同，无明显核旁亮带或细胞核偏位。可在感染、药物过敏、血清病等不同状态下见到这些细胞。

正常淋巴细胞相比，除有时形态大小不同外，其他特征往往与正常淋巴细胞相似(图 81-2)。该病患者通常无症状，但也可有发热、腹痛，或腹泻，而无淋巴结增大或脾肿大，EB 病毒感染引起的传染性单核细胞增多症，其血清嗜异性抗体常为阴性。在这方面，除 EB 病毒以外的病毒感染，如巨细胞病毒，引起的传染性单核细胞增多症也是如此(参见第 84 章)[39,40]。患者的临床症状常只持续数日，然而其淋巴细胞增多却可持续数周。嗜酸性粒细胞增多症也可以存在[41]。虽然有一些患者的骨髓检查提示淋巴细胞只稍有增高，但可观察到相关淋巴细胞的明显浸润。在某些情况下，淋巴细胞增多症与柯萨奇病毒 B2 的急性感染有关[42]。

百日咳杆菌

感染 Gram 阴性菌百日咳杆菌的患者，其淋巴细胞数量可显著增加。总淋巴细胞计数范围为(8~70)×10⁹/L，平均为 30×10⁹/L，包括了所有淋巴细胞亚群[43]。有很大一部分的淋巴细胞有百日咳杆菌细胞感染后特征性的裂缝核(参见第 74 章图 74-1C)。

百日咳毒素是一种二磷酸腺嘌呤核糖酶，它通过修正哺乳动物淋巴细胞中的 Gi 蛋白，阻断趋化因子受体，从而阻碍淋巴细胞从血液到淋巴组织的迁移能力。感染百日咳杆菌的淋巴细胞增多主要是由于该细菌释放的百日咳毒素使淋巴细胞无法离开血液[44]。百日咳毒素也可刺激成熟 T 细胞从胸腺游出[45]，以及结合 T 细胞表面糖类蛋白的神经氨酸残基，从而诱导 T 细胞活化[46]。

大颗粒淋巴细胞增多症

NK 细胞、$CD8^+$ T 细胞，或更罕见的 $CD4^+$ T 细胞的扩增可导致大颗粒淋巴细胞增多症[47-49]。最常见的形式便是继发于 $CD3^-CD16^+CD56^+$ NK 细胞的淋巴细胞增多症，它被称为 NK 淋巴细胞增多症，其 NK 细胞计数通常大约在 $4\times10^9/L$，有时可超过 $15\times10^9/L$[50]。T 细胞大颗粒淋巴细胞增多症患者的淋巴细胞可进行 T 细胞受体基因的克隆重排的评估(参见第 78 章)[51]，可鉴别诊断 T 细胞大颗粒淋巴细胞白血病(参见第 96 章图 96-1)。

NK 细胞或 T 细胞的扩增是对全身感染和(或)免疫失调的过度反应。T 细胞大颗粒淋巴细胞增多症可以继发于人巨细胞病毒感染后过度的细胞免疫应答[48,52,53]。另外，有报道指出，NK 细胞淋巴细胞增多症与类圆线虫病有关[54,55]。有报道指出，在治疗费城染色体阳性的慢性粒细胞白血病所使用的激酶抑制剂 dasatinib 时，也有报道 NK 细胞淋巴细胞增多症的发病率可以增高[56]。

NK 淋巴细胞增多症多伴有反复发作的皮肤病灶，例如青斑状皮炎、荨麻疹性血管炎或混合再发的溃疡性口炎[57,58]。另有报道指出，NK 淋巴细胞增多症与包括重型再生障碍性贫血(再障)在内的各种血细胞减少有关[50,59]。大颗粒淋巴细胞增多症同样可能与类风湿关节炎有关。不过在类风湿关节炎患者中，只有不到 0.6% 有大颗粒淋巴细胞增多症，几乎都与合并非脾肿大引起的中性粒细胞减少有关。如此，可能为 Felty 综合征的一个亚型[60,61]。自身免疫纯红再障或免疫性血小板减少同样可以合并具有因多克隆 T 细胞[62]或 NK 细胞[50,59,63]增殖所致的大颗粒淋巴细胞增多症。

压力性淋巴细胞增多症

创伤、手术、急性心力衰竭、感染性休克、心肌梗死、镰状细胞危象或癫痫持续状态均可合并淋巴细胞计数增高，通常超过 $5\times10^9/L$[64-68]，这种情况在数小时内可恢复正常或低于正常水平[69]。事件发生后，继发于淋巴细胞再分布，淋巴细胞所有亚群计数均迅速升高[70,71]。一过性淋巴细胞增多症可由肾上腺素释放和(或)医源性事件所诱导[72-74]。在使用儿茶酚胺后，可以发现两个特征性的阶段：淋巴细胞快速(<30 分钟)动员以及随后的粒细胞计数升高伴淋巴细胞计数减少[73]。

超敏反应

对于昆虫叮咬，尤其是对于蚊子的迟发性超敏反应可能与大颗粒淋巴细胞增多症及淋巴结肿大有关[75-78]。个别药物反应同样可能与亚急性淋巴细胞增多症有关，通常在相关治疗后的 2~8 周产生[79-86]。一种类传染性单核细胞增多症可被柳氮磺吡啶[87](见图 81-2)所诱导[81]。

持续性淋巴细胞增多症

患者有亚急性或慢性淋巴细胞增多症，称为持续性淋巴细胞增多症，并可伴有各种各样的临床表现(见表 81-1)。

肿瘤　淋巴细胞增多症患者可能患有恶性疾病，最为特别的是，恶性胸腺瘤患者具有多克隆 T 淋巴细胞增多症，被认为是由于胸腺上皮恶性肿瘤引起的胸腺激素的异常释放所致[88-90]。急性髓细胞白血病患者可能检查出反应性淋巴细胞增多症或浆细胞增多症[91,92]，或系统性肥大细胞增多症[93]。实体瘤患者同样在化疗后产生淋巴细胞增多症[75]。

脾脏切除后淋巴细胞增多　脾脏切除术后患者可能产生多克隆淋巴细胞增多症[57,94,95]。脾切除术后观察 4~242 个月(中位 70 个月)，绝对淋巴细胞计数范围在 $(4.0\sim8.7)\times10^9/L$ 之间，并且可持续较长时间(例如 >50 个月)。

慢性感染　反应性淋巴细胞增多症与许多病毒及某些细菌感染有关，如果病程延长，可导致亚急性或慢性淋巴细胞增多症(见表 81-1)[35]。

淋巴细胞减少症

■ 定义

第 2 章讲解了测定绝对淋巴细胞计数的方法及其正常值范围。淋巴细胞减少症定义为全淋巴细胞计数低于 $1.0\times10^9/L$，但有些学者认为正常值的低限应为 $1.5\times10^9/L$。由于正常成人淋巴细胞中 80% 为 T 淋巴细胞，并且 2/3 T 淋巴细胞为 $CD4^+$ 辅助 T 淋巴细胞，因此大多数患有淋巴细胞减少症的患者，其 T 淋巴细胞总数会有所降低，尤其是 $CD4^+T$ 淋巴细胞。正常成人 T 淋巴细胞的均数为 $1.9\times10^9/L$，范围为 $(1.0\sim2.3)\times10^9/L$[96]。$CD4^+$ T 淋巴细胞计数的均值为 $1.1\times10^9/L$，范围为 $(0.72\sim14)\times10^9/L$。而其他主要 T 淋巴细胞亚群的平均值，如 $CD8^+$ T 淋巴细胞为 650/μl，范围为 380~970/μl。

表 81-2 总结了与淋巴细胞减少症有关的一些情况。关于淋巴细胞减少症机制的理论并未完全建立，但目前存在几个可能的说法。关于淋巴细胞及与淋巴细胞减少症有关疾病的深入探讨已被引用文献列出(表 81-2)。

各种不同情况下与之相关的淋巴细胞减少症的发病率各有不同，这取决于患病人群。在一项新西兰的关于明显淋巴细胞减少症($<0.6\times10^9/L$)患者的调查中，将具有重叠因素的患者分别归入几个类别[97]。将与淋巴细胞减少症有关的因素降序排列，分别为细菌或真菌败血症(250 人)、大手术(228 人)、明确由于(153 人)或可能由于(53 人)皮质激素治疗、恶性肿瘤(180 人)、化疗和(或)放疗(90 人)、近期创伤或出血(86 人)、肾移植(38 人)、异体骨髓移植(35 人)、除人类免疫缺陷病毒(HIV)(26 人)以外的“病毒感染”，或 HIV 感染(13 人)。只有一名患者怀疑是特发性 $CD4^+$ T 淋巴细胞减少症。

■ 遗传性原因

遗传性免疫缺陷病的患者可能伴有相关的淋巴细胞减少(见表 81-2 和第 82 章表 82-2)。遗传性免疫缺陷症患者的干细胞可有量或质的异常，这将产生无效的淋巴细胞(见表 81-2 引用文献部分)。另外，对于 T 细胞发展起关键作用的基因突变则无法产生成熟 T 细胞，最终导致严重的联合免疫缺陷症和淋巴细胞减少(见第 78 章)[98]。其他的免疫缺陷症，例如 Wiskott-Aldrich 综合征，因细胞骨架的缺陷过早破坏 T 细胞，引起淋巴细胞减少[99]。有研究报道，某些种族群体有原因不明的低 $CD4^+$ T 细胞计数，例如埃塞俄比亚人[100]和楚科奇土著人[101]。

■ 获得性淋巴细胞减少

获得性淋巴细胞减少症的定义为排除由遗传性疾病引起的，与血淋巴细胞缺失相关的综合征。

感染性疾病

最常见的与淋巴细胞减少有关的感染性疾病是获得性免疫缺陷综合征(参见第 83 章)。淋巴细胞减少部分是由于感染 HIV-1 或 HIV-2 的 $CD4^+$ T 细胞的破坏和(或)清除[96,102,103]。

其他病毒或细菌感染性疾病也可能与淋巴细胞减少症有关(见表 81-2)。活动性肺结核患者也有淋巴细胞减少，它可持续至适当的抗生素[104-106]和(或)重组白介素 -2[107]治疗后 2 周。由典型的冠状病毒导致的严重急性呼吸综合征患者也具有淋巴细胞减少症，并持续至疾病恢复[108-110]。其他一些常见的病毒，例如麻疹[111,112]，在急性期可有一过性淋巴细胞减少，这被认为可以导致与一种疾病病程相关的免疫缺陷，使患者获得条件致病菌的感染(见表 81-2)。

医源性

放疗、细胞毒性化疗、糖皮质激素治疗或运用抗淋巴细胞球蛋白、阿仑单抗(CAMPATH-1H)等皆可因外周血淋巴细胞破坏导致淋巴细胞减少(见表 81-2)。长期使用补骨脂素和紫外线 A 照射治疗银屑病将导致 T 淋巴细胞减少，其原因可能是通过破坏表皮血管的细胞循环[113]。糖皮质激素引起淋巴细

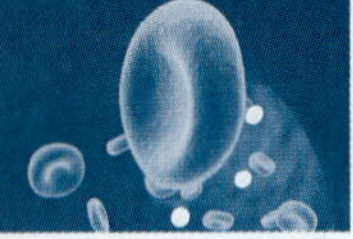
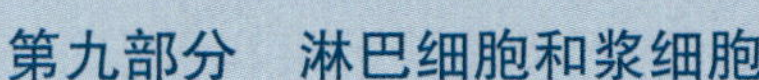

表 81-2　淋巴细胞减少症的病因

Ⅰ. 遗传性病因
- A. 先天性免疫缺陷病[182]（参见第 82 章）
  - 1. 重症联合免疫缺陷病[98]
    - a. 淋巴干细胞发育不全
    - b. 腺苷脱胺酶缺陷[183]
    - c. 组织相容性抗原缺乏[184]
    - d. $CD4^+$ 辅助性细胞缺乏[185]
    - e. 白细胞减少的胸腺淋巴组织发育不全（网状细胞发育不全）[186]
    - f. T 细胞发育基因缺陷[98]
  - 2. 免疫缺陷的常见变异[187,188]
  - 3. 共济失调毛细血管扩张[189]
  - 4. Wiskott-Aldrich 综合征[190]
  - 5. 伴有短肢侏儒症的免疫缺陷（软骨 - 毛发发育不全）[191]
  - 6. 伴胸腺瘤的免疫缺陷[192]
  - 7. 嘌呤核苷磷酸化酶缺乏[193]
  - 8. 肝脏静脉闭塞性疾病伴免疫缺陷症[194]
- B. 基因多形性引起的淋巴细胞减少[100,101]

Ⅱ. 获得性病因
- A. 再生障碍性贫血[195]（参见第 34 章）
- B. 感染性疾病
  - 1. 病毒性疾病
    - a. 获得性免疫缺陷综合征[196]（参见第 83 章）
    - b. 严重急性呼吸综合征[1,97,109,110,198-201]
    - c. 西尼罗河脑炎[202-204]
    - d. 肝炎[96]
    - e. 流感[205,206]
    - f. 单纯疱疹病毒[207]
    - g. 疱疹病毒 6 型（HHV-6）[208,209]
    - h. 疱疹病毒 8 型（HHV-8）[210,211]
    - i. 麻疹病毒[111,112]
    - j. 其他[212]
  - 2. 细菌性疾病
    - a. 结核[104-106,213]
    - b. 伤寒[214]
    - c. 肺炎[215]
    - d. 立克次体[216]
    - e. 埃里希体病[217]
    - f. 败血症[218,219]
  - 3. 寄生虫病
    - a. 疟疾急性期[220-222]
- C. 医源性
  - 1. 免疫抑制剂[223,224]
    - a. 抗淋巴细胞球蛋白[225]
    - b. 阿仑单抗（CAMPATH 1-H）[226]
    - c. 糖皮质激素[227]
  - 2. 大剂量补骨脂素加紫外线 A 治疗[113]
  - 3. Stevens-Johnson 综合征[228]
  - 4. 化疗[229]
  - 5. 机采血小板或干细胞分离术[119,120]
  - 6. 放疗[230]
  - 7. 大手术[231,232]
  - 8. 体外循环搭桥[233,234]
  - 9. 肾或骨髓移植[235]
  - 10. 胸导管引流[118]
  - 11. 血液透析[236]
  - 12. 供者淋巴细胞输注采集法[237]
- D. 全身性疾病相关
  - 1. 自身免疫性疾病[121]
    - a. 关节炎[238]
    - b. 系统性红斑狼疮[123,124,239,240]
    - c. 干燥综合征[241]
    - d. 重症肌无力[242]
    - e. 系统性脉管炎[240]
    - f. 类白塞病[243]
    - g. 皮肌炎[244]
    - h. 韦格纳肉芽肿[245]
  - 2. 霍奇金淋巴瘤[246]（参见第 99 章）
  - 3. 癌症[246]
  - 4. 原发性骨髓纤维化[247]
  - 5. 蛋白质丢失性肠病[248,249]
  - 6. 肾衰竭[250]
  - 7. 结节病[251-254]
  - 8. 烧伤[125]
  - 9. 急性重症胰腺炎[255]
  - 10. 剧烈运动[256,257]
  - 11. 硅肺病[258]
  - 12. 乳糜泻[259]
- E. 营养和饮食
  - 1. 酗酒[128]
  - 2. 锌缺乏[126,127]

Ⅲ. 特发性
- A. 特发性 $CD4^+T$ 淋巴细胞减少症[132,135,142,149,150]

胞减少的机制并不明确，除诱导细胞破坏外[115,116]，还有可能是继发于激素诱导的淋巴细胞再分布[114,115]。淋巴细胞再分布同样与术后淋巴细胞减少有关[117]。胸导管引流中，淋巴细胞从体内流失[118]。血小板或干细胞分离术可以因为无意地去除淋巴细胞而同样会降低淋巴细胞计数[119,120]。

系统性疾病相关的淋巴细胞减少症

系统性自身免疫性疾病的患者可能因继发于该疾病或治疗而患有淋巴细胞减少症[121,122]。患有系统性红斑狼疮的患者在治疗前便可有自身抗体介导的淋巴细胞减少症[123,124]。相似地，原发性干燥综合征的患者有时在治疗前也有淋巴细胞减少[122]。在某些情况下，例如失蛋白性肠病，淋巴细胞可从体内丢失。严重烧伤可因外周血 T 细胞重新分配至组织而导致 T 淋巴细胞减少[125]。

营养和饮食

锌对于正常 T 细胞的发育和功能必不可少[126,127]。锌剂治疗纠正了淋巴细胞减少症中锌的缺陷，并使淋巴细胞的功能恢复。乙醇的过度摄入和(或)慢性乙醇摄入可导致淋巴细胞增殖受损和淋巴细胞减少。当戒酒后，该状况可缓解[128]。大豆蛋白中大豆异黄酮是否与淋巴细胞减少症的发展有关仍未明确[129]。

特发性 $CD4^+$ T 淋巴细胞减少症

免疫分型和 HIV 的血清学测试已能确定在没有逆转录病毒感染的证据下，单独的 $CD4^+$ T 细胞减少综合征[130,131]。这个综合征，在 1993 年被疾病预防和控制中心命名为特发性 $CD4^+$ T 淋巴细胞减少症，被定义为在没有 HIV-1 或 HIV-2 感染的血清学或病毒学证据时 $CD4^+$ T 淋巴细胞计数少于 300/μl[132]。与 HIV 感染不同，特发性 $CD4^+$ T 淋巴细胞减少症患者 CD4 细胞的减少通常很缓慢[131]。排除先天性免疫缺陷症对疾病诊断很重要，例如常见变异型免疫缺陷病，会在以后改变 $CD4^+$ T 细胞计数(参见第 82 章)[96,133]。尽管一项研究发现该类患者 $CD4^+$ T 细胞对 T 细胞受体偶联的程序性细胞死亡异常敏感，但该病的发病机制仍未明[134]。

尽管有些 $CD4^+$ T 细胞减少症患者并无临床表现[135,136]，在已报道的病例中，半数以上都有条件致病菌感染，提示细胞免疫缺陷(例如带状疱疹复发、肺结核分枝杆菌感染、卡氏肺孢子虫肺炎、弓形虫病或隐球菌感染)[131,137-145]。WHO 将该类患者分为特发性 $CD4^+$ T 细胞减少症以及原因不明的严重 HIV 病毒阴性的免疫抑制[96]。

这种患者的确切比例不详，因为无临床感染证据的单独的 $CD4^+$ T 细胞减少的患者可能不来就医。几个关于该病老年患者的报道说明老年患者的发病率正在增加[146-148]。这种情况的 $CD4^+$ T 淋巴细胞减少症患者与感染 HIV 的患者不同，因为他们的 $CD4^+$ 细胞计数通常稳定，而其他淋巴细胞亚群可明显减少[149,150]。另外，此类患者的 $CD4^+$ T 细胞减少可有全部或部分自发性逆转[149]。

翻译：陆惠捷
校对：糜坚青

参考文献

1. Rockman SP: Determination of clonality in patients who present with diagnostic dilemmas: A laboratory experience and review of the literature. *Leukemia* 11:852, 1997.
2. de Pasquale A, Ginaldi L, di Leonardo G, et al: Exercise-induced variations of lymphocytosis in the lymphoproliferative disease of large granular lymphocytes [letter]. *Br J Haematol* 82:178, 1992.
3. Rawstron AC, Bennett FL, O'Connor SJ, et al: Monoclonal B-cell lymphocytosis and chronic lymphocytic leukemia. *N Engl J Med* 359:575, 2008.
4. Nieto WG, Almeida J, Romero A, et al: Increased frequency (12%) of circulating chronic lymphocytic leukemia-like B-cell clones in healthy subjects using a highly sensitive multicolor flow cytometry approach. *Blood* 114:33, 2009.
5. Marti G, Abbasi F, Raveche E, et al: Overview of monoclonal B-cell lymphocytosis. *Br J Haematol* 139:701, 2007.
6. Hallek M, Cheson BD, Catovsky D, et al: Guidelines for the diagnosis and treatment of chronic lymphocytic leukemia: A report from the International Workshop on Chronic Lymphocytic Leukemia updating the National Cancer Institute-Working Group 1996 guidelines. *Blood* 111:5446, 2008.
7. Shanafelt TD, Kay NE, Jenkins G, et al: B-cell count and survival: Differentiating chronic lymphocytic leukemia from monoclonal B-cell lymphocytosis based on clinical outcome. *Blood* 113:4188, 2009.
8. Troussard X, Flandrin G: Chronic B-cell lymphocytosis with binucleated lymphocytes (LWBL): A review of 38 cases. *Leuk Lymphoma* 20:275, 1996.
9. Mossafa H, Malaure H, Maynadie M, et al: Persistent polyclonal B lymphocytosis with binucleated lymphocytes: A study of 25 cases. Groupe Français d'Hématologie Cellulaire. *Br J Haematol* 104:486, 1999.
10. Schmidt-Hieber M, Burmeister T, Weimann A, et al: Combined automated cell and flow cytometric analysis enables recognition of persistent polyclonal B-cell lymphocytosis (PPBL), a study of 25 patients. *Ann Hematol* 87:829, 2008.
11. Delage R, Roy J, Jacques L, et al: Multiple bcl-2/Ig gene rearrangements in persistent polyclonal B-cell lymphocytosis. *Br J Haematol* 97:589, 1997.
12. Himmelmann A, Gautschi O, Nawrath M, et al: Persistent polyclonal B-cell lymphocytosis is an expansion of functional IgD(+)CD27(+) memory B cells. *Br J Haematol* 114:400, 2001.
13. Loembe MM, Neron S, Delage R, Darveau A: Analysis of expressed V(H) genes in persistent polyclonal B cell lymphocytosis reveals absence of selection in CD27+IgM+IgD+ memory B cells. *Eur J Immunol* 32:3678, 2002.
14. Salcedo I, Campos-Caro A, Sampalo A, et al: Persistent polyclonal B lymphocytosis: An expansion of cells showing IgVH gene mutations and phenotypic features of normal lymphocytes from the CD27+ marginal zone B-cell compartment. *Br J Haematol* 116:662, 2002.
15. Roussel M, Roue G, Sola B, et al: Dysfunction of the Fas apoptotic signaling pathway in persistent polyclonal B-cell lymphocytosis. *Haematologica* 88:239, 2003.
16. Carr R, Fishlock K, Matutes E: Persistent polyclonal B-cell lymphocytosis in identical twins. *Br J Haematol* 96:272, 1997.
17. Himmelmann A, Ruegg R, Fehr J: Familial persistent polyclonal B-cell lymphocytosis. *Leuk Lymphoma* 41:157, 2001.
18. Delage R, Jacques L, Massinga-Loembe M, et al: Persistent polyclonal B-cell lymphocytosis: Further evidence for a genetic disorder associated with B-cell abnormalities. *Br J Haematol* 114:666, 2001.
19. Wolowiec D, Nowak J, Majewski M, et al: High incidence of ancestral HLA haplotype 8.1 and monoclonal incomplete DH-JH immunoglobulin heavy chain gene rearrangement in persistent polyclonal B-cell lymphocytosis. *Ann Hematol* 87:597, 2008.
20. Delannoy A, Djian D, Wallef G, et al: Cigarette smoking and chronic polyclonal B-cell lymphocytosis. *Nouv Rev Fr Hematol* 35:141, 1993.
21. Feugier P, De March AK, Lesesve JF, et al: Intravascular bone marrow accumulation in persistent polyclonal lymphocytosis: A misleading feature for B-cell neoplasm. *Mod Pathol* 17:1087, 2004.
22. Del Giudice I, Pileri SA, Rossi M, et al: Histopathological and molecular features of persistent polyclonal B-cell lymphocytosis (PPBL) with progressive splenomegaly. *Br J Haematol* 144:726, 2009.
23. Machii T, Yamaguchi M, Inoue R, et al: Polyclonal B-cell lymphocytosis with features resembling hairy cell leukemia-Japanese variant [see comments]. *Blood* 89:2008, 1997.
24. Okamoto A, Inaba T, and Fujita N: The role of interleukin-6 in a patient with polyclonal hairy B-cell lymphoproliferative disorder: A case report. *Lab Hematol* 13:124, 2007.
25. Callet-Bauchu E, Renard N, Gazzo S, et al: Distribution of the cytogenetic abnormality +i(3)(q10) in persistent polyclonal B-cell lymphocytosis: A FICTION study in three cases. *Br J Haematol* 99:531, 1997.
26. Espinet B, Florensa L, Sole F, et al: Isochromosome +i(3)(q10) in a new case of persistent polyclonal B-cell lymphocytosis (PPBL). *Eur J Haematol* 64:344, 2000.
27. Samson T, Mossafa H, Lusina D, et al: Dicentric chromosome 3 associated with binucleated lymphocytes in atypical B-cell chronic lymphoproliferative disorder. *Leuk Lymphoma* 43:1749, 2002.
28. Granados E, Llamas P, Pinilla I, et al: Persistent polyclonal B lymphocytosis with multiple bcl-2/IgH rearrangements: A benign disorder. *Haematologica* 83:369, 1998.
29. Lancry L, Roulland S, Roue G, et al: No BCL-2 protein over expression but BCL-2/IgH rearrangements in B cells of patients with persistent polyclonal B-cell lymphocytosis. *Hematol J* 2:228, 2001.
30. Mossafa H, Tapia S, Flandrin G, Troussard X: Chromosomal instability and ATR amplification gene in patients with persistent and polyclonal B-cell lymphocytosis (PPBL). *Leuk Lymphoma* 45:1401, 2004.
31. Chan MA, Benedict SH, Carstairs KC, et al: Expansion of B lymphocytes with an unusual immunoglobulin rearrangement associated with atypical lymphocytosis and cigarette smoking. *Am J Respir Cell Mol Biol* 2:549, 1990.
32. Bassan R, Spinelli O, Rambaldi A, Barbui T: The course of monoclonal 'villous' lymphocytosis over 15 years of follow-up: Progression to SLVL or spontaneous clinical but not molecular remission. *Leukemia* 17:2243, 2003.
33. Radossi P, Dazzi F, De Franchis G, et al: Myasthenic syndrome and oligoclonal lymphocytosis: Evolution into chronic lymphocytic leukemia. *Ann Hematol* 76:45, 1998.
34. Cornet E, Lesesve JF, Mossafa H, et al: Long-term follow-up of 111 patients with persistent polyclonal B-cell lymphocytosis with binucleated lymphocytes. *Leukemia* 23:419, 2009.
35. Brown KA: Nonmalignant disorders of lymphocytes. *Clin Lab Sci* 10:329, 1997.
36. Hudnall SD, Patel J, Schwab H, and Martinez J: Comparative immunophenotypic features of EBV-positive and EBV-negative atypical lymphocytosis. *Cytometry B Clin Cytom* 55:22, 2003.
37. Horwitz MS, and Moore GT: Acute infectious lymphocytosis: An etiologic and epidemilogic study of an outbreak. *N Engl J Med* 279:399, 1968.
38. Yetgin S, Kuskonmaz B, Aytac S, Tavil B: An unusual case of reactive lymphocytosis

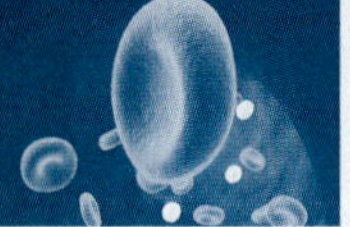

mimicking acute leukemia. *Pediatr Hematol Oncol* 24:129, 2007.

39. Kunno A, Abe M, Yamada M, Murakami K: Clinical and histological features of cytomegalovirus hepatitis in previously healthy adults. *Liver* 17:129, 1997.
40. Labalette M, Salez F, Pruvot FR, et al: CD8 lymphocytosis in primary cytomegalovirus (CMV) infection of allograft recipients: Expansion of an uncommon CD8+ CD57− subset and its progressive replacement by CD8+ CD57+ T cells. *Clin Exp Immunol* 95:465, 1994.
41. Roumier AS, Grardel N, Lai JL, et al: Hypereosinophilia with abnormal T cells, trisomy 7 and elevated TARC serum level. *Haematologica* 88:ECR24, 2003.
42. Arnez M, Cizman M, Jazbec J, Kotnik A: Acute infectious lymphocytosis caused by coxsackievirus B2. *Pediatr Infect Dis J* 15:1127, 1996.
43. Hodge G, Hodge S, Markus C, et al: A marked decrease in L-selectin expression by leucocytes in infants with Bordetella pertussis infection: Leucocytosis explained? *Respirology* 8:157, 2003.
44. Verschueren H, Dewit J, Van der Wegen A, et al: The lymphocytosis promoting action of pertussis toxin can be mimicked *in vitro*. Holotoxin but not the B subunit inhibits invasion of human T lymphoma cells through fibroblast monolayers. *J Immunol Methods* 144:231, 1991.
45. Suzuki G, Sawa H, Kobayashi Y, et al: Pertussis toxin-sensitive signal controls the trafficking of thymocytes across the corticomedullary junction in the thymus. *J Immunol* 162:5981, 1999.
46. Witvliet MH, Vogel ML, Wiertz EJ, Poolman JT: Interaction of pertussis toxin with human T lymphocytes. *Infect Immun* 60:5085, 1992.
47. Lima M, Almeida J, Dos Anjos Teixeira M, et al: TCRalphabeta+/CD4+ large granular lymphocytosis: A new clonal T-cell lymphoproliferative disorder. *Am J Pathol* 163:763, 2003.
48. van Steensel MA, van Gelder M, van Marion AM, et al: T-cell large granular lymphocytic leukaemia with an uncommon clinical and immunological phenotype. *Acta Derm Venereol* 89:172, 2009.
49. Moura J, Rodrigues J, Santos AH, et al: Chemokine receptor repertoire reflects mature T-cell lymphoproliferative disorder clinical presentation. *Blood Cells Mol Dis* 42:57, 2009.
50. Rabbani G, Phyliky R, Tefferi A: A long-term study of patients with chronic natural killer cell lymphocytosis. *Br J Haematol* 106:960, 1999.
51. O'Malley DP: T-cell large granular leukemia and related proliferations. *Am J Clin Pathol* 127:850, 2007.
52. Rossi D, Franceschetti S, Capello D, et al: Transient monoclonal expansion of CD8+/CD57+ T-cell large granular lymphocytes after primary cytomegalovirus infection. *Am J Hematol* 82:1103, 2007.
53. Crompton L, Khan N, Khanna R, et al: CD4+ T cells specific for glycoprotein B from cytomegalovirus exhibit extreme conservation of T-cell receptor usage between different individuals. *Blood* 111:2053, 2008.
54. del Giudice P: Strongyloidiasis and natural killer cell lymphocytosis. *Br J Dermatol* 142:1066, 2000.
55. Myers B, Speight EL, Huissoon AP, Davies JM: Natural killer-cell lymphocytosis and strongyloides infection. *Clin Lab Haematol* 22:237, 2000.
56. Kim DH, Kamel-Reid S, Chang H, et al: Natural killer or natural killer/T cell lineage large granular lymphocytosis associated with dasatinib therapy for Philadelphia chromosome positive leukemia. *Haematologica* 94:135, 2009.
57. Granjo E, Lima M, Fraga M, et al: Abnormal NK cell lymphocytosis detected after splenectomy: Association with repeated infections, relapsing neutropenia, and persistent polyclonal B-cell proliferation. *Int J Hematol* 75:484, 2002.
58. Vanness ER, Davis MD, Tefferi A: Cutaneous findings associated with chronic natural killer cell lymphocytosis. *Int J Dermatol* 41:852, 2002.
59. Kaito K, Otsubo H, Ogasawara Y, et al: Severe aplastic anemia associated with chronic natural killer cell lymphocytosis. *Int J Hematol* 72:463, 2000.
60. Agarwal V, Sachdev A, Lehl S, Basu S: Unusual haematological alterations in rheumatoid arthritis. *J Postgrad Med* 50:60, 2004.
61. Prochorec-Sobieszek M, Rymkiewicz G, Makuch-Lasica H, et al: Characteristics of T-cell large granular lymphocyte proliferations associated with neutropenia and inflammatory arthropathy. *Arthritis Res Ther* 10:R55, 2008.
62. Grossi A, Nozzoli C, Gheri R, et al: Pure red cell aplasia in autoimmune polyglandular syndrome with T lymphocytosis [letter]. *Haematologica* 83:1043, 1998.
63. Garcia-Suarez J, Prieto A, Reyes E, et al: Persistent lymphocytosis of natural killer cells in autoimmune thrombocytopenic purpura (ATP) patients after splenectomy [see comments]. *Br J Haematol* 89:653, 1995.
64. Pinkerton PH, McLellan BA, Quantz MC, Robinson JB: Acute lymphocytosis after trauma—early recognition of the high-risk patient? *J Trauma* 29:749, 1989.
65. Teggatz JR, Parkin J, Peterson L: Transient atypical lymphocytosis in patients with emergency medical conditions. *Arch Pathol Lab Med* 111:712, 1987.
66. Bosch JA, Berntson GG, Cacioppo JT, et al: Acute stress evokes selective mobilization of T cells that differ in chemokine receptor expression: A potential pathway linking immunologic reactivity to cardiovascular disease. *Brain Behav Immun* 17:251, 2003.
67. Mignini F, Traini E, Tomassoni D, et al: Leucocyte subset redistribution in a human model of physical stress. *Clin Exp Hypertens* 30:720, 2008.
68. Anane LH, Edwards KM, Burns VE, et al: Mobilization of gammadelta T lymphocytes in response to psychological stress, exercise, and beta-agonist infusion. *Brain Behav Immun* 23:823, 2009.
69. Thommasen HV, Boyko WJ, Montaner JS, et al: Absolute lymphocytosis associated with nonsurgical trauma. *Am J Clin Pathol* 86:480, 1986.
70. Toft P, Tonnesen E, Svendsen P, et al: The redistribution of lymphocytes during adrenaline infusion. An *in vivo* study with radiolabelled cells. *APMIS* 100:593, 1992.
71. Karandikar NJ, Hotchkiss EC, McKenna RW, Kroft SH: Transient stress lymphocytosis: An immunophenotypic characterization of the most common cause of newly identified adult lymphocytosis in a tertiary hospital. *Am J Clin Pathol* 117:819, 2002.
72. Tonnesen E, Hohndorf K, Lerbjerg G, et al: Immunological and hormonal responses to lung surgery during one-lung ventilation. *Eur J Anaesthesiol* 10:189, 1993.
73. Benschop RJ, Rodriguez-Feuerhahn M, Schedlowski M: Catecholamine-induced leukocytosis: Early observations, current research, and future directions. *Brain Behav Immun* 10:77, 1996.
74. Bergmann M, Sautner T: Immunomodulatory effects of vasoactive catecholamines. *Wien Klin Wochenschr* 114:752, 2002.
75. Chung JS, Shin HJ, Lee EY, Cho GJ: Hypersensitivity to mosquito bites associated with natural killer cell-derived large granular lymphocyte lymphocytosis: A case report in Korea. *Korean J Intern Med* 18:50, 2003.
76. Satoh M, Oyama N, Akiba H, et al: Hypersensitivity to mosquito bites with natural-killer cell lymphocytosis: The possible implication of Epstein-Barr virus reactivation. *Eur J Dermatol* 12:381, 2002.
77. Asada H, Miyagawa S, Sumikawa Y, et al: CD4+ T-lymphocyte-induced Epstein-Barr virus reactivation in a patient with severe hypersensitivity to mosquito bites and Epstein-Barr virus-infected NK cell lymphocytosis. *Arch Dermatol* 139:1601, 2003.
78. Konuma T, Uchimaru K, Sekine R, et al: Atypical hypersensitivity to mosquito bites without natural killer cell proliferative disease in an adult patient. *Int J Hematol* 82:441, 2005.
79. Enomoto M, Ochi M, Teramae K, et al: Codeine phosphate-induced hypersensitivity syndrome. *Ann Pharmacother* 38:799, 2004.
80. Sakai C, Takagi T, Oguro M, et al: Erythroderma and marked atypical lymphocytosis mimicking cutaneous T-cell lymphoma probably caused by phenobarbital. *Intern Med* 32:182, 1993.
81. Halmos B, Anastopoulos HT, Schnipper LE, Ballesteros E: Extreme lymphoplasmacytosis and hepatic failure associated with sulfasalazine hypersensitivity reaction and a concurrent EBV infection—case report and review of the literature. *Ann Hematol* 83:242, 2004.
82. Choi TS, Doh KS, Kim SH, et al: Clinicopathological and genotypic aspects of anticonvulsant-induced pseudolymphoma syndrome. *Br J Dermatol* 148:730, 2003.
83. Leslie KS, Gaffney K, Ross CN, et al: A near fatal case of the dapsone hypersensitivity syndrome in a patient with urticarial vasculitis. *Clin Exp Dermatol* 28:496, 2003.
84. Karande S, Gogtay NJ, Kanchan S, Kshirsagar NA: Anticonvulsant hypersensitivity syndrome to lamotrigine confirmed by lymphocyte stimulation *in vitro*. *Indian J Med Sci* 60:59, 2006.
85. Tsuruta D, Someda Y, Sowa J, et al: Drug hypersensitivity syndrome caused by minocycline. *J Cutan Med Surg* 10:131, 2006.
86. Kano Y, Shiohara T: The variable clinical picture of drug-induced hypersensitivity syndrome/drug rash with eosinophilia and systemic symptoms in relation to the eliciting drug. *Immunol Allergy Clin North Am* 29:481, 2009.
87. Ohtani T, Hiroi A, Sakurane M, Furukawa F: Slow acetylator genotypes as a possible risk factor for infectious mononucleosis-like syndrome induced by salazosulfapyridine. *Br J Dermatol* 148:1035, 2003.
88. Medeiros LJ, Bhagat SK, Naylor P, et al: Malignant thymoma associated with T-cell lymphocytosis. A case report with immunophenotypic and gene rearrangement analysis. *Arch Pathol Lab Med* 117:279, 1993.
89. Cranney A, Markman S, Lach B, Karsh J: Polymyositis in a patient with thymoma and T cell lymphocytosis. *J Rheumatol* 24:1413, 1997.
90. Morales M, Trujillo M, del Carmen Maeso M, Piris MA: Thymoma and progressive T-cell lymphocytosis. *Ann Oncol* 18:603, 2007.
91. Rosenthal NS, Farhi DC: Reactive plasmacytosis and lymphocytosis in acute myeloid leukemia. *Hematol Pathol* 8:43, 1994.
92. Janik-Moszant A, Barc-Czarnecka M, van der Burg M, et al: Concomitant EBV-related B-cell proliferation and juvenile myelomonocytic leukemia in a 2-year-old child. *Leuk Res* 32:181, 2008.
93. Horny HP, Lange K, Sotlar K, Valent P: Increase of bone marrow lymphocytes in systemic mastocytosis: Reactive lymphocytosis or malignant lymphoma? Immunohistochemical and molecular findings on routinely processed bone marrow biopsy specimens. *J Clin Pathol* 56:575, 2003.
94. Juneja S, Januszewicz E, Wolf M, Cooper I: Post-splenectomy lymphocytosis. *Clin Lab Haematol* 17:335, 1995.
95. Domingo P, Fuster M, Muñiz-Diaz E, et al: Spurious post-splenectomy CD4 and CD8 lymphocytosis in HIV-infected patients [letter]. *AIDS* 10:106, 1996.
96. Laurence J: T-cell subsets in health, infectious disease, and idiopathic CD4+ T lymphocytopenia. *Ann Intern Med* 119:55, 1993.
97. Castelino DJ, McNair P, Kay TW: Lymphocytopenia in a hospital population—What does it signify? [see comments]. *Aust N Z J Med*27:170, 1997.
98. Kalman L, Lindegren ML, Kobrynski L, et al: Mutations in genes required for T-cell development: IL7R, CD45, IL2RG, JAK3, RAG1, RAG2, ARTEMIS, and ADA and severe combined immunodeficiency: HuGE review. *Genet Med* 6:16, 2004.
99. Molina IJ, Kenney DM, Rosen FS, Remold-O'Donnell E: T cell lines characterize events in the pathogenesis of the Wiskott-Aldrich syndrome. *J Exp Med* 176:867, 1992.
100. Wolday D, Tsegaye A, Messele T: Low absolute CD4 counts in Ethiopians. *Ethiop Med J* 40 Suppl 1:11, 2002.
101. Gyrgolkay LA, Nikitin YP: Leukogram and white blood cells count in native people of Chukotka. *Int J Circumpolar Health* 60:534, 2001.
102. Phillips AN: CD4 lymphocyte depletion prior to the development of AIDS [editorial; comment]. *AIDS* 6:735, 1992.
103. Daniel V, Melk A, Süsal C, et al: CD4 depletion in HIV-infected haemophilia patients is associated with rapid clearance of immune complex-coated CD4+ lymphocytes. *Clin Exp Immunol* 115:477, 1999.
104. Pilheu JA, De Salvo MC, Gonzalez J, et al: CD4+ T-lymphocytopenia in severe pulmonary tuberculosis without evidence of human immunodeficiency virus infection [see comments]. *Int J Tuberc Lung Dis* 1:422, 1997.
105. Singh KJ, Ahluwalia G, Sharma SK, et al: Significance of haematological manifestations in patients with tuberculosis. *J Assoc Physicians India* 49:788, 790–784, 2001.
106. Olaniyi JA, Aken'Ova YA: Haematological profile of patients with pulmonary tuberculosis in Ibadan, Nigeria. *Afr J Med Med Sci* 32:239, 2003.

107. Trojan T, Collins R, and Khan DA: Safety and efficacy of treatment using interleukin-2 in a patient with idiopathic CD4(+) lymphopenia and *Mycobacterium avium-intracellulare*. *Clin Exp Immunol* 156:440, 2009.
108. Lin PY, Chiu CH, Wang YH, et al: *Bordetella pertussis* infection in northern Taiwan, 1997–2001. *J Microbiol Immunol Infect* 37:288, 2004.
109. Peiris JS, Lai ST, Poon LL, et al: Coronavirus as a possible cause of severe acute respiratory syndrome. *Lancet* 361:1319, 2003.
110. Yang M, Li CK, Li K, et al: Hematological findings in SARS patients and possible mechanisms (review). *Int J Mol Med* 14:311, 2004.
111. Okada H, Kobune F, Sato TA, et al: Extensive lymphopenia due to apoptosis of uninfected lymphocytes in acute measles patients. *Arch Virol* 145:905, 2000.
112. Am J: Influenza A (H5N1) in Hong Kong: An overview. *Vaccine* 20:S77, 2002.
113. Borroni G, Zaccone C, Vignati G, et al: Lymphopenia and decrease in the total number of circulating CD3+ and CD4+ T cells during "long-term" PUVA treatment for psoriasis. *Dermatologica* 183:10, 1991.
114. Bloemena E, Weinreich S, Schellekens PT: The influence of prednisolone on the recirculation of peripheral blood lymphocytes in vivo. *Clin Exp Immunol* 80:460, 1990.
115. Bloemena E, Koopmans RP, Weinreich S, et al: Pharmacodynamic modeling of lymphocytopenia and whole blood lymphocyte cultures in prednisolone-treated individuals. *Clin Immunol Immunopathol* 57:374, 1990.
116. Braat MC, Oosterhuis B, Koopmans RP, et al: Kinetic-dynamic modeling of lymphocytopenia induced by the combined action of dexamethasone and hydrocortisone in humans, after inhalation and intravenous administration of dexamethasone. *J Pharmacol Exp Ther* 262:509, 1992.
117. Hauser GJ, Chan MM, Casey WF, et al: Immune dysfunction in children after corrective surgery for congenital heart disease [see comments]. *Crit Care Med* 19:874, 1991.
118. Ueo T, Tanaka S, Tominaga Y, et al: The effect of thoracic duct drainage on lymphocyte dynamics and clinical symptoms in patients with rheumatoid arthritis. *Arthritis Rheum* 22:1405, 1979.
119. Prior CR, Coghlan PJ, Hall JM, Jacobs P: In vitro study of immunologic changes in long-term cytapheresis donors. *J Clin Apheresis* 6:69, 1991.
120. Novotny J, Kadar J, Hertenstein B, et al: Sustained decrease of peripheral lymphocytes after allogeneic blood stem cell aphereses. *Br J Haematol* 100:695, 1998.
121. Martin-Suarez I, D'Cruz D, Mansoor M, et al: Immunosuppressive treatment in severe connective tissue diseases: Effects of low dose intravenous cyclophosphamide. *Ann Rheum Dis* 56:481, 1997.
122. Mandl T, Bredberg A, Jacobsson LT, et al: CD4+ T-lymphocytopenia—A frequent finding in anti-SSA antibody seropositive patients with primary Sjögren's syndrome. *J Rheumatol* 31:726, 2004.
123. Wenzel J, Gerdsen R, Uerlich M, et al: Lymphocytopenia in lupus erythematosus: Close *in vivo* association to autoantibodies targeting nuclear antigens. *Br J Dermatol* 150:994, 2004.
124. Ng WL, Chu CM, Wu AK, et al: Lymphopenia at presentation is associated with increased risk of infections in patients with systemic lupus erythematosus. *QJM* 99:37, 2006.
125. Maldonado MD, Venturoli A, Franco A, Nunez-Roldan A: Specific changes in peripheral blood lymphocyte phenotype from burn patients. Probable origin of the thermal injury-related lymphocytopenia. *Burns* 17:188, 1991.
126. Taylor CG, Giesbrecht JA: Dietary zinc deficiency and expression of T lymphocyte signal transduction proteins. *Can J Physiol Pharmacol* 78:823, 2000.
127. Fraker PJ, King LE: Reprogramming of the immune system during zinc deficiency. *Annu Rev Nutr* 24:277, 2004.
128. Kapasi AA, Patel G, Goenka A, et al: Ethanol promotes T cell apoptosis through the mitochondrial pathway. *Immunology* 108:313, 2003.
129. Soung do Y, Patade A, Khalil DA, et al: Soy protein supplementation does not cause lymphocytopenia in postmenopausal women. *Nutr J* 5:12, 2006.
130. Walker UA, Warnatz K: Idiopathic CD4 lymphocytopenia. *Curr Opin Rheumatol* 18:389, 2006.
131. Zonios DI, Falloon J, Bennett JE, et al: Idiopathic CD4+ lymphocytopenia: Natural history and prognostic factors. *Blood* 112:287, 2008.
132. Smith DK, Neal JJ, Holmberg SD: Unexplained opportunistic infections and CD4+ T-lymphocytopenia without HIV infection. An investigation of cases in the United States. The Centers for Disease Control Idiopathic CD4+ T-lymphocytopenia Task Force [see comments]. *N Engl J Med* 328:373, 1993.
133. al-Attas RA, Rahi AH, Ahmed el FE: Common variable immunodeficiency with CD4+ T lymphocytopenia and overproduction of soluble IL-2 receptor associated with Turner's syndrome and dorsal kyphoscoliosis. *J Clin Pathol* 50:876, 1997.
134. Laurence J, Mitra D, Steiner M, et al: Apoptotic depletion of CD4+ T cells in idiopathic CD4+ T lymphocytopenia. *J Clin Invest* 97:672, 1996.
135. Spira TJ, Jones BM, Nicholson JK, et al: Idiopathic CD4+ T-lymphocytopenia—An analysis of five patients with unexplained opportunistic infections [see comments]. *N Engl J Med* 328:386, 1993.
136. Cascio G, Massobrio AM, Cascio B, Anania A: Undefined CD4 lymphocytopenia without clinical complications. A report of two cases. *Panminerva Med* 40:69, 1998.
137. Sinicco A, Maiello A, Raiteri R, et al: Pneumocystis carinii in a patient with pulmonary sarcoidosis and idiopathic CD4+ T lymphocytopenia. *Thorax* 51:446; discussion 448, 1996.
138. Kumlin U, Elmqvist LG, Granlund M, et al: CD4 lymphopenia in a patient with cryptococcal osteomyelitis. *Scand J Infect Dis* 29:205, 1997.
139. Zanelli G, Sansoni A, Ricciardi B, et al: Muscular-skeletal cryptococcosis in a patient with idiopathic CD4+ lymphopenia. *Mycopathologia* 149:137, 2001.
140. Cheung MC, Rachlis AR, Shumak SL: A cryptic cause of cryptococcal meningitis. *CMAJ* 168:451, 2003.
141. Plonquet A, Bassez G, Authier FJ, et al: Toxoplasmic myositis as a presenting manifestation of idiopathic CD4 lymphocytopenia. *Muscle Nerve* 27:761, 2003.
142. Netea MG, Brouwer AE, Hoogendoorn EH, et al: Two patients with cryptococcal meningitis and idiopathic CD4 lymphopenia: Defective cytokine production and reversal by recombinant interferon- gamma therapy. *Clin Infect Dis* 39:e83, 2004.
143. Yuanjie Z, Julin G, Fubing C, Jianghan C: Recurrent pulmonary cryptococcosis in a patient with idiopathic CD4 lymphocytopenia. *Med Mycol* 46:729, 2008.
144. Warnatz K: Review: Cryptococcosis in HIV-negative immunodeficiency. *Clin Adv Hematol Oncol* 6:448, 2008.
145. Luo L, Li T: Idiopathic CD4 lymphocytopenia and opportunistic infection—an update. *FEMS Immunol Med Microbiol* 54:283, 2008.
146. Matsuyama W, Mizoguchi A, Hamasaki T, et al: Idiopathic CD4+ T-lymphocytopenia in chronic obstructive pulmonary disease [letter]. *Intern Med* 38:71, 1999.
147. Belmin J, Ortega MN, Bruhat A, et al: CD4 lymphopenia in elderly patients [letter; comment] [see comments]. *Lancet* 347:911; discussion 912, 1996.
148. McBride M: CD4 lymphopenia in elderly patients [letter; comment]. *Lancet* 347:911; discussion 912, 1996.
149. Ho DD, Cao Y, Zhu T, et al: Idiopathic CD4+ T-lymphocytopenia—Immunodeficiency without evidence of HIV infection [see comments]. *N Engl J Med* 328:380, 1993.
150. Duncan RA, von Reyn CF, Alliegro GM, et al: Idiopathic CD4+ T-lymphocytopenia—Four patients with opportunistic infections and no evidence of HIV infection [see comments]. *N Engl J Med* 328:393, 1993.
151. Adley BP, Sun X, Shaw JM, Variakojis D: Hairy cell leukemia with marked lymphocytosis. *Arch Pathol Lab Med* 127:253, 2003.
152. Nelson BP, Variakojis D, Peterson LC: Leukemic phase of B-cell lymphomas mimicking chronic lymphocytic leukemia and variants at presentation. *Mod Pathol* 15:1111, 2002.
153. Lamy T, Loughran TP Jr: Clinical features of large granular lymphocyte leukemia. *Semin Hematol* 40:185, 2003.
154. Oshimi K: Leukemia and lymphoma of natural killer lineage cells. *Int J Hematol* 78:18, 2003.
155. Granjo E, Lima M, Correia T, et al: Cd8(+)/V beta 5.1(+) large granular lymphocyte leukemia associated with autoimmune cytopenias, rheumatoid arthritis and vascular mammary skin lesions: Successful response to 2-deoxycoformycin. *Hematol Oncol* 20:87, 2002.
156. Krishna MT, Hodges E, Lavender FL, et al: CD3+CD4–CD8+NK– large granular lymphocytosis with neutropenia and evidence for clonality and T-cell receptor gene rearrangement: Two pediatric cases. *J Pediatr Hematol Oncol* 24:495, 2002.
157. Narumi H, Kojima K, Matsuo Y, et al: T-cell large granular lymphocytic leukemia occurring after autologous peripheral blood stem cell transplantation. *Bone Marrow Transplant* 33:99, 2004.
158. Schleinitz N, Brunet C, Pascal V, et al: A CD4+ V(beta)13.6+ CD56+ large granular lymphocyte expansion with decreased expression of CD95 and an indolent clinical course. *Haematologica* 87:ECR35, 2002.
159. Vartholomatos G, Alymara V, Dova L, et al: T-cell receptor gammadelta-large granular lymphocytic leukemia associated with an aberrant phenotype and TCR-Vbeta20 clonality. *Haematologica* 89:ECR16, 2004.
160. Lawrie CH, Shilling R, Troussard X, et al: Expression profiling of persistent polyclonal B-cell lymphocytosis suggests constitutive expression of the AP-1 transcription complex and downregulation of Fas-apoptotic and TGFbeta signalling pathways. *Leukemia* 23:581, 2009.
161. Rodriguez-Caballero A, Garcia-Montero AC, Barcena P, et al: Expanded cells in monoclonal TCR-alphabeta+/CD4+/NKa+/CD8-/+dim T-LGL lymphocytosis recognize hCMV antigens. *Blood* 112:4609, 2008.
162. Basu D, Williams FM, Ahn CW, Reveille JD: Changing spectrum of the diffuse infiltrative lymphocytosis syndrome. *Arthritis Rheum* 55:466, 2006.
163. Amor B, Dougados M, Carlioz R, Menkes CJ: [Lymphocytic arthritis. 54 cases, of which 25 appear to be idiopathic]. *Rev Rhum Mal Osteoartic* 50:507, 1983.
164. Brown KA: Nonmalignant disorders of lymphocytes. *Clin Lab Sci* 10:329, 1997.
165. Carmack S, Taddei T, Robert ME, et al: Increased T-cell sinusoidal lymphocytosis in liver biopsies in patients with chronic hepatitis C and mixed cryoglobulinemia. *Am J Gastroenterol* 103:705, 2008.
166. Gawoski JM, Ooi WW: Dengue fever mimicking plasma cell leukemia. *Arch Pathol Lab Med* 127:1026, 2003.
167. Wiwanitkit V: Bleeding and other presentations in Thai patients with dengue infection. *Clin Appl Thromb Hemost* 10:397, 2004.
168. Liu CC, Huang KJ, Lin YS, et al: Transient CD4/CD8 ratio inversion and aberrant immune activation during dengue virus infection. *J Med Virol* 68:241, 2002.
169. Tsaparas YF, Brigden ML, Mathias R, et al: Proportion positive for Epstein-Barr virus, cytomegalovirus, human herpesvirus 6, Toxoplasma, and human immunodeficiency virus types 1 and 2 in heterophile-negative patients with an absolute lymphocytosis or an instrument-generated atypical lymphocyte flag. *Arch Pathol Lab Med* 124:1324, 2000.
170. Bernit E, Veit V, Zandotti C, et al: Chronic lymphadenopathies and human herpes virus type 8. *Scand J Infect Dis* 34:625, 2002.
171. Buyukavci M, Tan H, Keskin Z: Profound lymphocytosis preceding chickenpox. *Pediatr Infect Dis J* 23:693, 2004.
172. Heininger U, Klich K, Stehr K, Cherry JD: Clinical findings in Bordetella pertussis infections: Results of a prospective multicenter surveillance study. *Pediatrics* 100:E10, 1997.
173. Carulli G, Lagomarsini G, Azzara A, et al: Expansion of TcRalphabeta+CD3+CD4-CD8- (CD4/CD8 double-negative) T lymphocytes in a case of staphylococcal toxic shock syndrome. *Acta Haematol* 111:163, 2004.
174. Tiberghien P, Racadot E, Deschaseaux ML, et al: Interleukin-2-induced increase of a monoclonal B-cell lymphocytosis. A novel *in vivo* interleukin-2 effect? *Cancer* 69:2583, 1992.
175. Groom DA, Kunkel LA, Brynes RK, et al: Transient stress lymphocytosis during crisis of sickle cell anemia and emergency trauma and medical conditions. An immu-

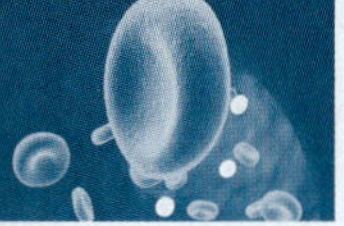

nophenotyping study [see comments]. *Arch Pathol Lab Med* 114:570, 1990.

176. Higa K, Hirata K, Dan K: Mexiletine-induced severe skin eruption, fever, eosinophilia, atypical lymphocytosis, and liver dysfunction. *Pain* 73:97, 1997.
177. Tollerud DJ, Brown LM, Blattner WA, et al: T cell subsets in healthy black smokers and nonsmokers. Evidence for ethnic group as an important response modifier. *Am Rev Respir Dis* 144:612, 1991.
178. Sever-Prebilic M, Prebilic I, Seili-Bekafigo I, et al: A case of visceral leishmaniasis in the Northern Adriatic region. *Coll Antropol* 26:545, 2002.
179. Halim NK, Ogbeide E: Haematological alterations in leprosy patients treated with dapsone. *East Afr Med J* 79:100, 2002.
180. Speight EL, Myers B, Davies JM: Stronglyoidiasis, angio-oedema and natural killer cell lymphocytosis. *Br J Dermatol* 140:1179, 1999.
181. Chen HK, Huang WT, Eng HL, et al: Ossifying thymoma clinically presenting with peripheral T-cell lymphocytosis. *Ann Thorac Surg* 88:e5–7, 2009.
182. Buckley RH: Primary cellular immunodeficiencies. *J Allergy Clin Immunol* 109:747, 2002.
183. Hartel C, Strunk T, Bucsky P, Schultz C: Failure to thrive in a 14-month-old boy with lymphopenia and eosinophilia. *Klin Padiatr* 216:24, 2004.
184. Touraine JL, Betuel H, Souillet G, Jeune M: Combined immunodeficiency disease associated with absence of cell-surface HLA-A and -B antigens. *J Pediatr* 93:47, 1978.
185. Freier S, Kerem E, Dranitzki Z, et al: Hereditary CD4+ T lymphocytopenia. *Arch Dis Child* 78:371, 1998.
186. Roper M, Parmley RT, Crist WM, et al: Severe congenital leukopenia (reticular dysgenesis). Immunologic and morphologic characterizations of leukocytes. *Am J Dis Child* 139:832, 1985.
187. Di Renzo M, Zhou Z, George I, et al: Enhanced apoptosis of T cells in common variable immunodeficiency (CVID): Role of defective CD28 co-stimulation. *Clin Exp Immunol* 120:503, 2000.
188. Sawabe T, Horiuchi T, Nakamura M, et al: Defect of lck in a patient with common variable immunodeficiency. *Int J Mol Med* 7:609, 2001.
189. Staples ER, McDermott EM, Reiman A, et al: Immunodeficiency in ataxia telangiectasia is correlated strongly with the presence of two null mutations in the ataxia telangiectasia mutated gene. *Clin Exp Immunol* 153:214, 2008.
190. Ochs HD: The Wiskott-Aldrich syndrome. *Semin Hematol* 35:332, 1998.
191. Kavadas FD, Giliani S, Gu Y, et al: Variability of clinical and laboratory features among patients with ribonuclease mitochondrial RNA processing endoribonuclease gene mutations. *J Allergy Clin Immunol* 122:1178, 2008.
192. Montella L, Masci AM, Merkabaoui G, et al: B-cell lymphopenia and hypogammaglobulinemia in thymoma patients. *Ann Hematol* 82:343, 2003.
193. Myers LA, Hershfield MS, Neale WT, et al: Purine nucleoside phosphorylase deficiency (PNP-def) presenting with lymphopenia and developmental delay: Successful correction with umbilical cord blood transplantation. *J Pediatr* 145:710, 2004.
194. Etzioni A, Benderly A, Rosenthal E, et al: Defective humoral and cellular immune functions associated with veno-occlusive disease of the liver. *J Pediatr* 110:549, 1987.
195. Zeng W, Maciejewski JP, Chen G, et al: Selective reduction of natural killer T cells in the bone marrow of aplastic anaemia. *Br J Haematol* 119:803, 2002.
196. Douek DC, Picker LJ, and Koup RA: T cell dynamics in HIV-1 infection. *Annu Rev Immunol* 21:265, 2003.
197. Lawlor E, Murray M, O'Briain DS, et al: Persistent polyclonal B lymphocytosis with Epstein-Barr virus antibodies and subsequent malignant pulmonary blastoma [see comments]. *J Clin Pathol* 44:341, 1991.
198. Panesar NS: Lymphopenia in SARS. *Lancet* 361:1985, 2003.
199. Wang JT, Chang SC: Severe acute respiratory syndrome. *Curr Opin Infect Dis* 17:143, 2004.
200. Wang JT, Sheng WH, Fang CT, et al: Clinical manifestations, laboratory findings, and treatment outcomes of SARS patients. *Emerg Infect Dis* 10:818, 2004.
201. Hui DS, Chan MC, Wu AK, Ng PC: Severe acute respiratory syndrome (SARS): Epidemiology and clinical features. *Postgrad Med J* 80:373, 2004.
202. Cunha BA, Minnaganti V, Johnson DH, Klein NC: Profound and prolonged lymphocytopenia with West Nile encephalitis. *Clin Infect Dis* 31:1116, 2000.
203. Huhn GD, Sejvar JJ, Montgomery SP, Dworkin MS: West Nile virus in the United States: An update on an emerging infectious disease. *Am Fam Physician* 68:653, 2003.
204. Cunha BA: Profound and prolonged lymphocytopenia with West Nile encephalitis. *Clin Infect Dis* 31:1116, 2004.
205. Servet-Delprat C, Vidalain PO, Valentin H, Rabourdin-Combe C: Measles virus and dendritic cell functions: How specific response cohabits with immunosuppression. *Curr Top Microbiol Immunol* 276:103, 2003.
206. Vuorinen T, Peri P, Vainionpaa R: Measles virus induces apoptosis in uninfected bystander T cells and leads to granzyme B and caspase activation in peripheral blood mononuclear cell cultures. *Eur J Clin Invest* 33:434, 2003.
207. Wollenberg A, Zoch C, Wetzel S, et al: Predisposing factors and clinical features of eczema herpeticum: A retrospective analysis of 100 cases. *J Am Acad Dermatol* 49:198, 2003.
208. Wang FZ, Linde A, Dahl H, Ljungman P: Human herpesvirus 6 infection inhibits specific lymphocyte proliferation responses and is related to lymphocytopenia after allogeneic stem cell transplantation. *Bone Marrow Transplant* 24:1201, 1999.
209. Yoshikawa T, Ihira M, Asano Y, et al: Fatal adult case of severe lymphocytopenia associated with reactivation of human herpesvirus 6. *J Med Virol* 66:82, 2002.
210. García-Silva J, Almagro M, Peña C, et al: CD4+ T-lymphocytopenia, Kaposi's sarcoma, HHV-8 infection, severe seborrheic dermatitis, and onychomycosis in a homosexual man without HIV infection [letter]. *Int J Dermatol* 38:231, 1999.
211. Mazzucchelli I, Vezzoli M, Ottini E, et al: A complex immunodeficiency. Idiopathic CD4+ T-lymphocytopenia and hypogammaglobulinemia associated with HHV8 infection, Kaposi's sarcoma and gastric cancer [letter]. *Haematologica* 84:378, 1999.
212. Kim SK, Welsh RM: Comprehensive early and lasting loss of memory CD8 T cells and functional memory during acute and persistent viral infections. *J Immunol* 172:3139, 2004.
213. Mert A, Bilir M, Tabak F, et al: Miliary tuberculosis: Clinical manifestations, diagnosis and outcome in 38 adults. *Respirology* 6:217, 2001.
214. Abdool Gaffar MS, Seedat YK, Coovadia YM, Khan Q: The white cell count in typhoid fever. *Trop Geogr Med* 44:23, 1992.
215. Kemp K, Bruunsgaard H, Skinhoj P, Klarlund Pedersen B: Pneumococcal infections in humans are associated with increased apoptosis and trafficking of type 1 cytokine-producing T cells. *Infect Immun* 70:5019, 2002.
216. Jensenius M, Fournier PE, Hellum KB, et al: Sequential changes in hematologic and biochemical parameters in African tick bite fever. *Clin Microbiol Infect* 9:678, 2003.
217. Bakken JS, Aguero-Rosenfeld ME, Tilden RL, et al: Serial measurements of hematologic counts during the active phase of human granulocytic ehrlichiosis. *Clin Infect Dis* 32:862, 2001.
218. Le Tulzo Y, Pangault C, Gacouin A, et al: Early circulating lymphocyte apoptosis in human septic shock is associated with poor outcome. *Shock* 18:487, 2002.
219. Hotchkiss RS, Tinsley KW, Swanson PE, et al: Sepsis-induced apoptosis causes progressive profound depletion of B and CD4+ T lymphocytes in humans. *J Immunol* 166:6952, 2001.
220. Auboy A, Deloron P, Migot-Nabias F: Plasma and in vitro levels of cytokines during and after a *Plasmodium falciparum* malaria attack in Gabon. *Acta Trop* 83:195, 2002.
221. Kern P, Dietrich M, Hemmer C, Wellinghausen N: Increased levels of soluble Fas ligand in serum in *Plasmodium falciparum* malaria. *Infect Immun* 68:3061, 2000.
222. Lee HK, Lim J, Kim M, et al: Immunological alterations associated with *Plasmodium vivax* malaria in South Korea. *Ann Trop Med Parasitol* 95:31, 2001.
223. Hutchinson P, Chadban SJ, Atkins RC, Holdsworth SR: Laboratory assessment of immune function in renal transplant patients. *Nephrol Dial Transplant* 18:983, 2003.
224. Bohler T, Waiser J, Schutz M, et al: FTY720 mediates apoptosis-independent lymphopenia in human renal allograft recipients: Different effects on CD62L+ and CCR5+ T lymphocytes. *Transplantation* 77:1424, 2004.
225. Schatz DA, Riley WJ, Silverstein JH, Barrett DJ: Long-term immunoregulatory effects of therapy with corticosteroids and anti-thymocyte globulin. *Immunopharmacol Immunotoxicol* 11:269, 1989.
226. Dearden C: Alemtuzumab in peripheral T-cell malignancies. *Cancer Biother Radiopharm* 19:391, 2004.
227. Buysmann S, van Diepen FN, Yong SL, et al: Mechanism of lymphocytopenia following administration of corticosteroids. *Transplant Proc* 27:871, 1995.
228. Wang L, Hong KC, Lin FC, Yang KD: Mycoplasma pneumoniae-associated Stevens-Johnson syndrome exhibits lymphopenia and redistribution of CD4+ T cells. *J Formos Med Assoc* 102:55, 2003.
229. Tolaney SM, Najita J, Winer EP, Burstein HJ: Lymphopenia associated with adjuvant anthracycline/ taxane regimens. *Clin Breast Cancer* 8:352, 2008.
230. Standish LJ, Torkelson C, Hamill FA, et al: Immune defects in breast cancer patients after radiotherapy. *J Soc Integr Oncol* 6:110, 2008.
231. Bolla G, Tuzzato G: Immunologic postoperative competence after laparoscopy versus laparotomy. *Surg Endosc* 17:1247, 2003.
232. Leung KL, Tsang KS, Ng MH, et al: Lymphocyte subsets and natural killer cell cytotoxicity after laparoscopically assisted resection of rectosigmoid carcinoma. *Surg Endosc* 17:1305, 2003.
233. Tayama E, hayashida N, Oda T: Recovery from lymphocytopenia following extracorporeal circulation: Simple indicator to assess surgical stress. *Artif Organs* 23:736, 1999.
234. Shi SS, Shi CC, Zhao ZY, et al: Effect of open heart surgery with cardiopulmonary bypass on peripheral blood lymphocyte apoptosis in children. *Pediatr Cardiol* 30:153, 2009.
235. Guichard G, Rebibou JM, Ducloux D, et al: Lymphocyte subsets in renal transplant recipients with *de novo* genitourinary malignancies. *Urol Int* 80:257, 2008.
236. Bhaskaran M, Ranjan R, Shah H, et al: Lymphopenia in dialysis patients: A preliminary study indicating a possible role of apoptosis. *Clin Nephrol* 57:221, 2002.
237. Nicolini FE, Wattel E, Michallet AS, et al: Long-term persistent lymphopenia in hematopoietic stem cell donors after donation for donor lymphocyte infusion. *Exp Hematol* 32:1033, 2004.
238. Wagner U, Kaltenhauser S, Pierer M, et al: B lymphocytopenia in rheumatoid arthritis is associated with the DRB1 shared epitope and increased acute phase response. *Arthritis Res* 4:R1, 2002.
239. Silva LM, Garcia AB, Donadi EA: Increased lymphocyte death by neglect-apoptosis is associated with lymphopenia and autoantibodies in lupus patients presenting with neuropsychiatric manifestations. *J Neurol* 249:1048, 2002.
240. Yu HH, Wang LC, Lee JH, et al: Lymphopenia is associated with neuropsychiatric manifestations and disease activity in paediatric systemic lupus erythematosus patients. *Rheumatology (Oxford)* 46:1492, 2007.
241. Wladis EJ, Kapila R, Chu DS: Idiopathic CD4+ lymphocytopenia and Sjögren syndrome. *Arch Ophthalmol* 123:1012, 2005.
242. Gerli R, Paganelli R, Cossarizza A, et al: Long-term immunologic effects of thymectomy in patients with myasthenia gravis. *J Allergy Clin Immunol* 103:865, 1999.
243. Venzor J, Hua Q, Bressler RB, et al: Behçet's-like syndrome associated with idiopathic CD4+ T-lymphocytopenia, opportunistic infections, and a large population of TCR alpha beta+ CD4− CD8− T cells. *Am J Med Sci* 313:236, 1997.
244. Viguier M, Fouere S, de la Salmoniere P, et al: Peripheral blood lymphocyte subset counts in patients with dermatomyositis: Clinical correlations and changes following therapy. *Medicine (Baltimore)* 82:82, 2003.
245. Izzedine H, Cacoub P, Launay-Vacher V, et al: Lymphopenia in Wegener's granulomatosis. A new clinical activity index? *Nephron* 92:466, 2002.
246. Ray-Coquard I, Cropet C, Van Glabbeke M, et al: Lymphopenia as a prognostic factor for overall survival in advanced carcinomas, sarcomas, and lymphomas. *Cancer Res* 69:5383, 2009.
247. Cervantes F, Hernandez-Boluda JC, Villamor N, et al: Assessment of peripheral blood lymphocyte subsets in idiopathic myelofibrosis. *Eur J Haematol* 65:104, 2000.

248. Garty BZ: Deficiency of CD4+ lymphocytes due to intestinal loss after Fontan procedure. *Eur J Pediatr* 160:58, 2001.
249. Chakrabarti S, Keeton BR, Salmon AP, Vettukattil JJ: Acquired combined immunodeficiency associated with protein losing enteropathy complicating Fontan operation. *Heart* 89:1130, 2003.
250. Meier P, Dayer E, Blanc E, Wauters JP: Early T cell activation correlates with expression of apoptosis markers in patients with end-stage renal disease. *J Am Soc Nephrol* 13:204, 2002.
251. Gupta D, Rao VM, Aggarwal AN, et al: Haematological abnormalities in patients of sarcoidosis. *Indian J Chest Dis Allied Sci* 44:233, 2002.
252. Morell F, Levy G, Orriols R, et al: Delayed cutaneous hypersensitivity tests and lymphopenia as activity markers in sarcoidosis. *Chest* 121:1239, 2002.
253. Gentil B, Cottin V, Girard P, Cordier JF: Ambivalence of CD4 lymphocytopenia in sarcoidosis. *Sarcoidosis Vasc Diffuse Lung Dis* 20:74, 2003.
254. Yanardag H, Pamuk GE, Karayel T, Demirci S: Bone marrow involvement in sarcoidosis: An analysis of 50 bone marrow samples. *Haematologia (Budap)* 32:419, 2002.
255. Takeyama Y, Takas K, Ueda T, et al: Peripheral lymphocyte reduction in severe acute pancreatitis is caused by apoptotic cell death. *J Gastrointest Surg* 4:379, 2000.
256. Mooren FC, Bloming D, Lechtermann A, et al: Lymphocyte apoptosis after exhaustive and moderate exercise. *J Appl Physiol* 93:147, 2002.
257. Steensberg A, Morrow J, Toft AD, et al: Prolonged exercise, lymphocyte apoptosis and F2-isoprostanes. *Eur J Appl Physiol* 87:38, 2002.
258. Subra JF, Renier G, Reboul P, et al: Lymphopenia in occupational pulmonary silicosis with or without autoimmune disease. *Clin Exp Immunol* 126:540, 2001.
259. Di Sabatino A, D'Alo S, Millimaggi D, et al: Apoptosis and peripheral blood lymphocyte depletion in coeliac disease. *Immunology* 103:435, 2001.

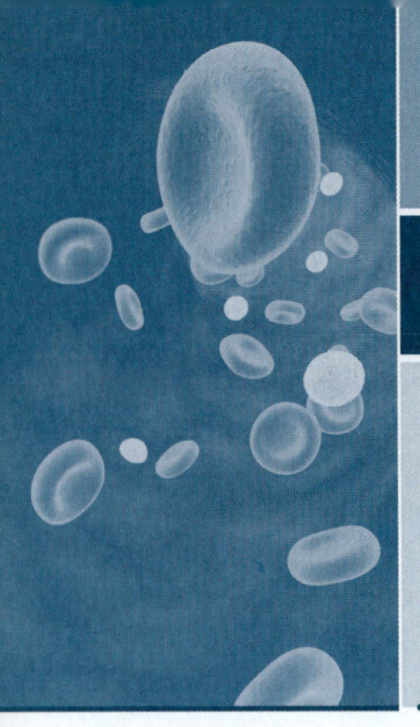

第82章

免疫缺陷性疾病

Hans D. Ochs, Luigi D.Notarangelo

摘 要

原发性免疫缺陷性疾病(PIDDs)的特征是容易感染,常伴有自身免疫病和炎症反应,并因免疫自稳功能和免疫监督功能受损,罹患恶性肿瘤的风险增高。根据免疫缺陷性质的不同,PIDD的临床表现可能不同,可有反复发作的上呼吸道或下呼吸道感染、侵袭性细菌感染、化脓性淋巴结炎、皮肤或深部脓肿,感染常由致命性或机会性病原体(全罗维肺孢子虫、巨细胞病毒、环境性分枝杆菌、隐球菌、蓝氏贾第鞭毛虫)引起,可有持续或反复发作的念珠菌病、自身免疫病及肿瘤易感等,并伴有相应免疫缺陷综合征的典型体征。

除免疫球蛋白(Ig)A缺陷外,PIDDs通常少见,患病率约为1/50 000~1/10 000。但迅速识别PIDD很重要,因为延误诊断可使不可逆并发症和死亡的风险增加。大部分PIDD遵循孟德尔遗传定律,但某些PIDD如普通可变型

本章使用的简写和缩略词:AD,常染色体显性(autosomal dominant);ADA,腺苷脱氨酶(adenosine deaminase);AD-HIES,常染色体显性高免疫球蛋白E综合征(autosomal dominant hyperimmunoglobulin E syndrome);AIRE,自身免疫调节子(autoimmune regulator);AK,腺苷酸激酶(adenylate kinase);AK2,腺苷酸激酶-2(adenylate kinase 2);ALPS,自身免疫性淋巴细胞增生综合征(autoimmune lymphoproliferative syndrome);APECED,自身免疫性多内分泌腺病、念珠菌病和外胚层发育不良综合征(autoimmune polyendocrinopathy, candidiasis, and ectodermal dystrophy);AT,共济失调毛细血管扩张症(ataxiatelangiectasia);ATLD,类共济失调毛细血管扩张症(ataxia-telangiectasia-like disorder);ATM,共济失调毛细血管扩张症突变(ataxia-telangiectasia mutated);BS,Bloom综合征(Bloom syndrome);BTK,布鲁顿酪氨酸激酶(Bruton tyrosine kinase); CD40L,CD40配体(CD40 ligand);CID,联合免疫缺陷(combined immune deficiency);CMV,巨细胞病毒(cytomegalovirus);CSR,类型转换重排(class switch recombination); CTL,细胞毒性T淋巴细胞(cytotoxic T lymphocyte);CVID,普通可变型免疫缺陷病(common variable immunodeficiency);D,多样性(diversity);FHL,家族性嗜血细胞淋巴组织细胞增多症(familial hemophagocytic lymphohistiocytosis);G-CSF,粒细胞集落刺激因子(granulocyte colony-stimulating-factor);HIES,高免疫球蛋白E综合征(hyperimmunoglobulin E syndrome);HSE,单纯疱疹病毒脑炎(herpes simplex virus encephalitis);IL,白细胞介素(interleukin);IL-7R,白介素-7受体(IL-7 receptor); IPEX,X连锁免疫失调、多内分泌腺病和肠病综合征(immune dysregulation, polyendocrinopathy, enteropathy, X-linked);IRAK,IL-1受体相关激酶(IL-1 receptor-associated kinase);J,连接(joining);JAK3,Janus相关酪氨酸激酶-3(Janus-associated tyrosine kinase 3);LIG4,DNA连接酶-4(DNA ligase IV);NBS,Nijmegen断裂综合征(Nijmegen breakage syndrome);NEMO,NF-κB必需调节子(nuclear factor-κB essential modulator);NK,自然杀伤细胞(natural killer);PNP,嘌呤核苷磷酸化酶(purine nucleoside phosphorylase);RMRP,核糖核酸酶线粒体RAN加工(ribonuclease mitochondrial RNA processing);SAP,信号淋巴细胞活化分子相关蛋白(signaling lymphocyte activation molecule-associated protein);SCID,严重联合免疫缺陷(severe combined immune deficiency);SHM,体细胞超突变(somatic hypermutation);TLR,toll样受体(toll-like receptor);UNG,尿嘧啶N-糖基化酶(uracil N-glycosylase);V,可变的(variable);WAS,Wiskott-Aldrich综合征(Wiskott-Aldrich syndrome); WASP,Wiskott-Aldrich综合征蛋白(Wiskott-Aldrich syndrome protein);WHIM,疣、低丙种球蛋白血症、感染及骨髓粒细胞缺乏(warts, hypogammaglobulinemia, infections, myelokathexis); XHIGM,X连锁高免疫球蛋白M(X-linked hyperimmunoglobulin M);XLA,X连锁无丙种球蛋白血症(X-linked agammaglobulinemia);XLP1和XLP2,X连锁淋巴细胞增生综合征1型和2型(X-linked lymphoproliferative syndrome types 1 and 2);XLT,X连锁血小板减少(X-linked thrombocytopenia);ZAP-70,70kDa的zeta相关蛋白(zeta-associated protein of 70 kDa)。

免疫缺陷病（CVID）可有多因素起因。PIDDs 多于童年发病，但某些类型可延迟至成年发病，甚至通常在成年发病，例如 CVID。

对 PIDD 的诊断是基于详细的家族史和临床病史、体检和适当的实验室检查。淋巴细胞减少是严重联合免疫缺陷征的特征性改变。中性粒细胞计数异常常见于中性粒细胞生成或功能异常的疾病，前者如先天性中性粒细胞缺乏症，后者如慢性粒细胞肉芽肿病。评估血清免疫球蛋白水平和对致敏原的抗体应答，对有反复发作性感染病史的病人十分重要。可根据这些临床表现和初步检查结果进行进一步的实验室检查。例如，严重低丙种球蛋白血症和有反复感染史的病人需要检测外周血 B 淋巴细胞（$CD19^+$ 或 $CD20^+$ 细胞），X 连锁无丙种球蛋白血症的患者 B 细胞常缺如或显著降低。另一方面，早期出现严重感染或机会感染者，特别是伴有淋巴细胞减少者，应检测淋巴细胞亚群。循环 $CD3^+$ T 淋巴细胞严重减少是严重联合免疫缺陷病的典型表现，并可伴有 B 细胞和（或）自然杀伤细胞的缺陷。深部细菌感染或持续曲菌感染者，需要检测中性粒细胞计数和功能，以分别确诊先天性中性粒细胞减少症和慢性粒细胞肉芽肿病。反复发作的侵袭性奈瑟菌属感染，提示需要监测补体水平和功能。另一方面，补体成分的缺陷也可导致红斑狼疮样的表现或自身免疫性疾病。实验室检查结果应当与相应年龄人群的正常值比较，例如，白细胞计数、淋巴细胞亚群、补体成分和免疫球蛋白水平、抗体（特别是对多糖抗原）生成等，在 0~1 岁这一阶段通常不断发生显著改变并趋于成熟。除外继发性免疫缺陷非常重要，如人类免疫缺陷病毒感染、蛋白丢失、继发于应用免疫抑制剂的免疫缺陷以及解剖和（或）功能方面的问题（如无脾症），可导致感染易发。

早期诊断 PIDD 对早期开始最佳治疗十分重要，例如，应用免疫球蛋白替代疗法治疗抗体缺陷的病人，异基因造血干细胞移植治疗联合免疫缺陷病，以及在某些情况下考虑应用基因治疗或酶替代疗法。多数 PIDD 患者需要应用抗生素预防或治疗感染。某些有显著免疫调节异常的病人可从免疫抑制剂获益。

本章主要介绍影响 T 和 B 淋巴细胞、补体系统和自然免疫力的原发性缺陷，讨论特异性免疫缺陷综合征及其病因、病理、临床表现、实验室检查、治疗和预后。第 65 章和第 66 章详细讨论中性粒细胞数量和功能异常的疾病。

显性的抗体缺陷症

■ X 连锁和常染色体隐性遗传的先天性无丙种球蛋白血症

定义和遗传特征

X 连锁无丙种球蛋白血症（XLA）是原发性的抗体缺陷，以 B 细胞发育成熟缺陷所致的严重低丙种球蛋白血症为特征[1,2]。XLA 于 1953 年首次被描述，其机制是 Bruton 酪氨酸激酶（BTK）突变，是第一个被确定发病机制的原发性免疫缺陷症。常染色体隐性遗传无丙种球蛋白血症是无丙种球蛋白血症的一种变异型，其临床表现类似于 XLA，有 B 细胞计数减少和严重的细菌感染，但 BTK 正常[2]。已经鉴定了几种相关的基因突变，包括涉及 B 细胞受体复合物重链（IGHM）、替代的轻链成分（IGLL1）、信号转导复合物前 B 细胞受体免疫球蛋白（Ig）α（CD79a）和 Igβ（CD79b），以及 B 细胞衔接分子 BLINK 的突变。

临床特征

因为 IgG 可以穿过胎盘，患有先天性 XLA 的婴儿出生时 IgG 水平正常，在生命的最初几个月通常没有症状。随着来自母体的抗体逐渐代谢消耗，患儿自生后 4~12 个月起开始反复出现感染，在一篇有 96 个 XLA 患儿的综述中，20% 在 1 周岁时出现最初的临床表现，另有约 10% 则从生后 18 个月起出现临床表现[3]。一组意大利的研究观察了 73 例证实有突变的 XLA 患者，出现症状的平均年龄是 2 岁[4]。初始症状差异很大，可轻可重（表 82-1），中耳炎、慢性鼻窦炎、肺炎、脓皮病以及腹泻是常见的临床表现。严重并发症包括败血症、脑膜炎、化脓性关节炎、骨髓炎等。在患 XLA 的幼儿中，急性感染通常合并中性粒细胞减少。化脓性细菌，如流感嗜血杆菌、肺炎链球菌和金黄色葡萄球菌是 XLA 患者感染最常见的病原菌。金罗维肺孢子虫这样的机会性感染极少见到。曾有报道在合并支原体性关节炎的 XLA 患者见到尿素分解尿素原体感染[5]。尽管 XLA 病人对病毒感染通常仍有抵抗力，但对肠病毒如埃可病毒、柯萨奇病毒、脊髓灰质炎病毒极其易感，接种减毒活疫苗后脊髓灰质炎的发病率和死亡率很高，来自母体的抗体消失后接种者尤其严重[3]。在静脉免疫球蛋白（IVIg）进入市场前，XLA 患者常发生慢性播散性埃可病毒和柯萨奇病毒感染，表现为脑膜脑炎、皮肌炎 / 筋膜炎和肝炎[6]。蓝氏贾第鞭毛虫、螺杆菌、轮状病毒所致的胃肠炎并不少见，常合并吸收不良。XLA 的儿童和成人患者可有类似于克罗恩病的慢性肠道炎症，有趣的是，有报道直肠乙状结肠癌的发生率和死亡率较高[7]。

表 82-1 原发性免疫缺陷性疾病的主要临床特征

中性粒细胞数量或功能缺陷	补体缺陷	抗体缺陷	联合免疫缺陷
严重细菌及真菌感染	荚膜病原体导致的反复或严重感染	出生 4~6 个月后反复感染	早发的呼吸道及肠道感染
皮肤或深部细菌和真菌性脓肿	反复奈瑟菌脑膜炎感染	肠道蓝氏贾第鞭毛虫感染	机会感染
罕见细菌及真菌感染	自身免疫表现（系统性红斑狼疮样）	EV 病毒脑膜脑炎	发育障碍
	不典型溶血尿毒综合征		持续的念珠菌病
	反复发作血管性水肿（C1-INH 缺陷）		红皮病

实验室特征

多数病人各类免疫球蛋白水平明显降低，循环 B 细胞数减少，不到淋巴细胞总数的 1%，扁桃体消失。由于前 B 细胞停止发育成熟，很少有 B 细胞分化为浆细胞，因而淋巴结、淋巴滤泡、生发中心和肠道黏膜活检组织中缺乏浆细胞。对微生物或疫苗的特异抗体明显减少或检测不到（表 82-2）。

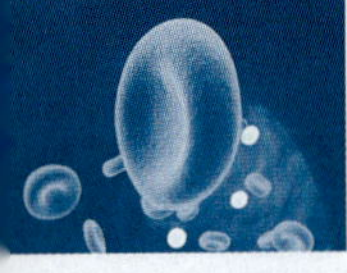

表 82-2　普通原发性免疫缺陷：实验室及临床特征 *

	淋巴细胞			细胞免疫	体液免疫					常见感染
					血清免疫球蛋白				抗体反应	
	B	T	NK		M	G	A	E		
主要抗体缺陷										
X 连锁无丙种球蛋白血症	–	+	+	+	↓	↓	↓	↓	–	细菌、蓝氏贾第鞭毛虫
常染色体隐性遗传无丙种球蛋白血症，λ5、Igα、Igβ 或 BLNK 缺陷	–	+	+	+	↓	↓	↓	↓	–	细菌
低丙种球蛋白血症(AR)ICOS、CD19、CD21、BAFF-R	–	+	+	+	↓	↓	↓	↓	–	细菌
婴幼儿短暂性低丙种球蛋白血症	+	+	+	+	N/↓	N/↓	N/↓	N/↓	+/–	细菌
选择性 IgA 缺陷	+	+	+	+	N	N	↓	N	+/–	细菌、蓝氏贾第鞭毛虫
普通可变型免疫缺陷病	+	+	+	+	N/↓	↓	↓	↓	–	细菌、蓝氏贾第鞭毛虫
IgG 亚型缺陷	+	+	+	+	N	N/↓	N/↓	N	+/–	细菌
高 IgM 综合征										
活化诱导胞嘧啶核苷脱氨酶缺陷	+	+	+	+	N/↑	↓	↓	↓	+/–	细菌
尿嘧啶 -DNA 转葡糖基酶缺陷	+	+	+	+	N/↑	↓	↓	↓	+/–	细菌
X 连锁 CD40 配体缺陷	+	+	+	+	N/↑	↓	N/↓	↓	+/–	细菌、病毒、真菌
CD40 缺陷	+	+	+	+	N/↑	↓	N/↓	↓	+/–	细菌、病毒、真菌
X 连锁 IKK-γ(NEMO)缺陷	+	+	+	+	N/↑	↓	↓	↓	+/–	细菌、病毒、真菌
严重联合免疫缺陷(SCID)	+	–	–	–	N	↓	↓	↓	–	细菌、病毒、真菌
白介素受体 γ 链缺陷(X 连锁 SCID)										
Janus 相关激酶 3(JAK3)缺陷	+	–	–	–	N	↓	↓	↓	–	细菌、病毒、真菌
IL-7 受体 α 链缺陷	+	–	–	–	N	↓	↓	↓	–	细菌、病毒、真菌
Zap-70 酪氨酸激酶缺陷	+	+/–	+	–	N	N/↓	N/↓	N/↓	+/-	细菌、病毒、真菌
腺苷脱氨酶(ADA)缺陷	–	–	–	–	↓	↓	↓	↓	–	细菌、病毒、真菌
嘌呤核苷酸磷酸化酶(PNP)缺陷	+	–	+	–	N	↓	↓	↓	+/–	细菌、病毒、真菌
重组酶活化基因(RAG 1/2)缺陷	–	–	+	–	↓	↓	↓	↓	–	细菌、病毒、真菌
Artemis 缺陷	–	–	+	–	↓	↓	↓	↓	–	细菌、病毒、真菌
网状细胞发育不全(AK2 缺陷)	–	–	–	–	↓	↓	↓	↓	–	细菌、病毒、真菌
原发性 T 细胞缺陷										
先天性胸腺发育不良(DiGeorge 综合征)	+	–	+	–	N	N	N	N	+/–	细菌、病毒、真菌
MHC Ⅱ类分子缺陷	+	+/–	+	+	N	↓	↓	↓	+/–	细菌、病毒、真菌
转运相关蛋白(TAP)-1 或 TAP-2 缺陷(MHC Ⅰ类分子缺陷)	+	+/–	+	–	N	N	N	N	+	细菌、病毒、真菌
Th1 缺陷										
IFN-γ 及 IFN-γ 受体缺陷	+	+	+	+	N	N	N	N	+	分枝杆菌、沙门菌
IL-12 及 IL-12 受体缺陷	+	+	+	+	N	N	N	N	+	分枝杆菌、沙门菌
其他定义明确的免疫缺陷综合征										
共济失调性毛细血管扩张症	+	+	+	+	N/↑	N/↓	N/↓	↓	+/–	细菌
Wiskott-Aldrich 综合征	+	+/–	+	+/–	↓	N	↑	↑	+/–	细菌

*自然杀伤淋巴细胞(NK)，T 细胞(T)，B 细胞(B)。

正常水平(+)，下降或缺失水平(–)；正常(N)、升高(↑)或下降(↓)血清免疫球蛋白。

BTK 是一种与其他胞质蛋白相互作用的胞质蛋白激酶，通过 B 细胞抗原受体传递信号，在前 B 细胞扩增和成熟 B 细胞生存中起重要作用，BTK 存在于除 T 细胞、NK 细胞和浆细胞之外的所有血细胞中。正常单核细胞和血小板中存在 BTK，有助于应用流式细胞术分析多数 BTK 水平降低或缺如的 XLA 患者的 BTK 水平，并检出女性携带者[8]。BTK 基因测序可用于确诊及产前诊断。

治疗

静脉或皮下注射 IgG 400~600mg/kg，每 4 周 1 次，对预防无丙种球蛋白血症患者的慢性感染极为有效。合并肺部病变的患者，可预防性应用抗生素。足量的 IVIg 替代治疗显著减少了肠病毒感染的发生率，但其他并发症，如克罗恩病样病变则很难预防，还在少数并未检测到病原体的 XLA 病人中观察到了进行性的神经退行性变[9]。

高免疫球蛋白 M 综合征

定义和遗传学异常

高 IgM 综合征的特征是反复发生感染，并伴有血清 IgG、IgA 和 IgE 减低，而 IgM 水平正常或增高。这是由于影响 B 细胞激活、系列转换重组（CSR）及体细胞高突变（SHM）的基因突变所致，编码 CD40 配体（CD40L）或 CD40 的基因突变干扰引起 CSR 和 SHM 的事件的启动。B 细胞内在酶、激活诱导的胞苷脱氨酶（AID）和尿嘧啶 N- 转葡糖基酶基因的突变，直接影响 CSR 和 SHM。NEMO（NF-κB 必需调节子）是一个 NF-κB 激活所必需的蛋白，其基因突变将引起无汗腺外胚层发育不良（anhydrotic ectodermal dysplasia）的临床表现，同时在男性伴有免疫缺陷，女性伴有色素增多[10]。一种新的 B 细胞内源性 CSR 缺陷与编码错配修复器 PMS2 成分的基因突变相关[11]。

CD40L 缺陷所致的 X 连锁高 IgM

临床特征　除了有反复发生的细菌感染，X 连锁高 IgM（XHIGM）患婴常伴有金罗维肺孢子虫所致的间质性肺炎，大约 50% 受累的男性会发生中性粒细胞减少症[12]。XHIGM 患者还是慢性隐球菌感染的高危人群，并伴有胆管炎和慢性肝病。亦有报道 XHIGM 病人发生类似于 XLA 患者的神经退行性变[9]。在受累患者可见生发中心发育不全和淋巴结滤泡树突状细胞严重缺失，发生肿瘤的风险增高，常见的是淋巴瘤，但也可见胆道和胃肠道肿瘤[13]，这在其他原发性免疫缺陷症患者少见。

实验室特征　循环中淋巴细胞亚群常正常，但 B 细胞以未发育细胞为主，极少是发生转换的记忆 B 细胞亚群（IgD-CD27$^+$）[14]。对有丝分裂原反应所致的淋巴细胞增殖正常，但对特异抗原的应答常减弱[15]。XHIGM 是 CD40 配体突变所致，CD40L 是表达于激活的 CD4$^+$ 淋巴细胞的膜蛋白，与组成性表达于 B 细胞、巨噬细胞和树突状细胞的 CD40 膜蛋白相互作用。CD40L/CD40 的相互作用启动导致 AID 和 UNG 的表达的信号途径，诱导 CSR 和 SHM。CD40L 突变分布于整个基因，并可出现整个蛋白的缺失或无功能[12]。一些未经 IVIG 治疗的轻型 XHIGM 病人，由于存在持续的细小病毒感染发生了慢性纯红细胞再生障碍性贫血[16]。

治疗　在婴幼儿期应当使用甲氧苄啶 - 磺胺甲噁唑预防金罗维肺孢子虫感染，应用与 XLA 患者相当剂量的静脉或皮下免疫球蛋白预防包括细小病毒 B19 在内的慢性感染。避免使用可疑污染的水以预防隐球菌感染。由于严重并发症的发生率高，远期预后差[17]，如果有良好的供体，应当考虑异基因造血干细胞移植。严重的持续中性粒细胞减少可能需要应用粒细胞集落刺激因子（G-CSF），至少短期使用。

伴有 CD40 突变的常染色体隐性遗传高 IgM

已报道几个没有亲缘关系的由 CD40 突变所致的常染色体隐性遗传高 IgM 家系，患者的临床和实验室特征与 CD40L 突变者相似。治疗和预后亦与 XHIGM 相似。

内源性 B 细胞缺陷所致的常染色体隐性遗传高 IgM 综合征

定义　AID 只在经过 CSR 和 SHM 的 B 细胞表达，并可能影响 DNA 编辑。由于症状较轻，AID 缺陷的诊断常常在出生后很久才能明确[18]。

临床特征　AID 缺陷症患者会反复发生细菌感染，常见于上呼吸道和下呼吸道，与 XHIGM 患者不同，AID 缺陷症患者远期预后极佳，接受 IVIg 预防者尤好。由于淋巴滤泡明显增生，患者常有显著的淋巴组织增生，累及扁桃腺和淋巴结。外周血 T 细胞和 B 细胞亚群的数量正常，记忆 B 细胞的比例也正常，但所有 CD27$^+$ 记忆 B 细胞不能进行独特型转换，表达 IgM 和 IgD。AID 的突变涉及整条基因，包括错义突变、无义突变和小片段缺失。

UNG 表达于正进行 CSR 的 B 细胞等增殖期细胞，随着 AID 诱导单链 DNA 上的胞苷脱氨成为尿嘧啶核苷残基，UNG 去糖基化并去除尿嘧啶残基，导致单链 DNA 断裂。修复 DNA 缺口引起 CSR 和 SHM。由于 AID 和 UNG 在功能上紧密相关，缺少 UNG 导致类似于 AID 缺乏的临床表型。迄今已报道的 3 例 UNG 缺陷患者都有频繁发生细菌感染、淋巴结肿大的病史，对 IVIg 治疗反应良好[18]。

X 连锁无汗腺外胚层发育不良伴 NEMO 突变所致的免疫缺陷症

定义　无汗腺（或少汗腺）外胚层发育不良是一种少见的综合征，部分或完全缺少汗腺，头发稀少，齿列错乱。其中一部分患者为 X 连锁遗传，伴有以血清 IgG 水平降低、不同程度的 IgM 水平增高及抗体应答降低为特征的免疫缺陷，该病由编码 NEMO 的 *IKBKG* 基因突变所致，NEMO 是 IKB 激酶的关键亚基，后者负责调节 NF-κB 二聚作用和核转移[19]。多数受累的男孩具有 *NEMO* 基因低效突变，保留部分功能，表现为细菌（肺炎链球菌、金黄色葡萄球菌）和不典型分枝杆菌感染，失功能突变在女性引起 X 连锁显性色素异常，而男性则死于胚胎期。

临床特征　一个对 72 例 *NEMO* 突变患者的回顾性研究表明，该病患者的表现型异质性很大[20]。其 *NEMO* 基因有 32 种不同的突变，70% 与外胚层发育不良相关，86% 有严重的化脓性感染，39% 有分枝杆菌感染，19% 有严重病毒感染，21% 有炎症性肠炎。本组 *NEMO* 突变患者有 1/3 夭折（平均年龄为 6.4 岁）。

治疗　应用 IVIg 治疗有效，但并不能防止严重并发症的发生，对症治疗视其并发症而定。

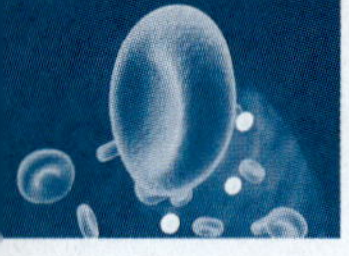

■ 普通可变型免疫缺陷病和选择性免疫球蛋白 A 缺陷

定义

普通可变型免疫缺陷病（CVID）是一种临床和分子学异质性的疾病，可于任何年龄发病，但通常见于成年。CVID 以反复发作的细菌感染、低丙种球蛋白血症、抗体应答下降为特征。加上选择性免疫球蛋白 A 缺陷，CVID 是最常见的原发性免疫缺陷症，发病率为 1/10 000。家族性遗传见于 20% 的患者，CVID 和 IgA 缺陷可见于同一家族。极少数情况下，选择性 IgA 缺陷患者可进展为 CVID。有人试图把 CVID 与 6 号染色体上的基因相关联，但这一区域并没有发现特异性基因。少部分 CVID 病人曾被从分子水平上确定具有某些直接或间接与 B 细胞分化相关的基因突变，包括 ICOS、TACI、BAFF 受体、CD19 和 CD21 等[21]。同时，某些具有 BTK、CD40L 和 *SH2D1A* 基因突变的病人曾被误诊为 CVID。

普通可变型免疫缺陷病的临床表现和治疗

多数 CVID 患者表现为反复发作的肺部感染，尤以细菌性肺炎多见[21]。如果延误诊断或治疗不当，可演变为支气管扩张和慢性肺疾患。胃肠道症状多见，可能因慢性蓝氏贾第鞭毛虫或螺杆菌感染所致，类似于慢性炎症性肠炎，小肠的淋巴组织增生常见。自身免疫性疾病多见，与类风湿关节炎、皮肌炎、硬皮病等相似。此外，CVID 病人可发生自身免疫性溶血性贫血、自身免疫性血小板减少性紫癜、自身免疫性中性粒细胞减少、恶性贫血、慢性活动性肝炎等。由于淋巴滤泡增生，淋巴结肿大和脾肿大常见。肺、脾、肝、皮肤以及其他组织的干酪性肉芽肿可见于任何年龄，可被描述为肉状瘤病。这种破坏性的肉芽肿发生的原因尚不清楚。有报道，老年 CVID 患者淋巴瘤和胃肠道恶性肿瘤的发生率较高[22]，其中 50~60 岁的女性患者发生淋巴瘤的风险增高 438 倍[23]。虽然外周血 B 淋巴细胞数量正常，也存在淋巴样皮质滤泡，CVID 患者往往有低丙种球蛋白血症，其严重程度可与性连锁无丙种球蛋白血症（XLA）相当。再次抗体应答和对新抗原的抗体应答都降低，部分 CVID 患者记忆 B 细胞数下降，特别是转换型的记忆 B 细胞明显减少。某些亚型的 CVID 患者 T 细胞明显缺陷，激活的 $CD4^+$ T 细胞表达 CD40L 减少（无 CD40L 突变）以及 CD4 : CD8 比例倒置，是其显著特征。应用 IVIg 替代治疗及预防性应用抗生素对患者有益，但常常不足以预防严重并发症。通常并不推荐异基因造血干细胞移植，但合并淋巴系统肿瘤者例外。免疫缺陷与胸腺瘤的相关性很小，后者大约见于 4% 的低丙种球蛋白血症患者[24]。

选择性 IgA 缺陷症的临床表现和治疗

选择性 IgA 缺陷症定义为 IgA 低于 5~10mg/dl，其发病率在不同的种族有很大的差异，斯堪的纳维亚人（一个芬兰的研究为 1/396）最高，亚洲人最低（日本为 1/23 000）[21]。一般认为，分泌型的 IgA 对黏膜防护最为重要，但奇怪的是多数 IgA 缺陷患者通常健康。这可能是由于其他防护机制，如非循环 IgM 或中性粒细胞起到了代偿作用。出现症状的患者不仅有 IgA 缺陷，也存在对某些抗原的抗体应答反应缺陷。IgA 缺陷可能与 IgG2 和 IgG3 缺陷及对多糖抗原的免疫应答反应较弱有关[21,25]。选择性 IgA 缺陷症患者如果出现症状，常常是反复发作的肺部感染和遗传性过敏症状，如变应性结膜炎、鼻黏膜炎、湿疹等。食物变态反应可能更常见，而 IgA 缺陷相关的哮喘则对治疗的反应不佳。胃肠道表现有慢性蓝氏贾第鞭毛虫病、吸收不良、乳糜泻、原发性胆汁性肝硬化、恶性贫血、结节性淋巴组织增生等。很多自身免疫性疾病与选择性 IgA 缺陷症相关，如类风湿关节炎、系统性红斑狼疮、甲状腺炎、重症肌无力、溃疡性结肠炎等。

很多 IgA 缺陷症患者有血清抗 IgA 抗体，可对含有 IgA 的血液制品包括含有少量 IgA 的 IVIg 制品出现反应，但能正常产生 IgG 抗体的选择性 IgA 缺陷症患者不必应用 IVIg 治疗。

选择性 IgA 缺陷症的基本缺陷是含有 IgA 的 B 淋巴细胞不能发育成熟为分泌 IgA 的浆细胞。目前没有纠正这一缺陷的针对性治疗。反复发作呼吸道感染的患者发展成慢性肺疾患的风险较高，间断或持续地给予预防性抗生素对这些病人可能有益。但是，如果 IgA 缺陷与对多糖抗原等抗原的抗体应答反应差有关，则应当给予 IVIg 替代治疗。

严重联合免疫缺陷

■ 定义及历史

1950 年 Glanzmann 和 Riniker 首次对严重联合免疫缺陷（SCID）进行了描述，患儿死于暴发性感染、难治性腹泻、鹅口疮及重度淋巴细胞减少[26]。SCID 表现型代表了一组异质性遗传病，特征为 T 淋巴细胞发育及功能严重缺陷（图 82-1）[27-29]。根据是否累及 B 细胞和（或）NK 细胞发育，SCID 可分为四种免疫表型：① $T^-B^+NK^-$ SCID（最常见类型）；② $T^-B^+NK^+$ SCID；③ $T^-B^-NK^+$ SCID；④ $T^-B^-NK^-$ SCID。"联合免疫缺陷"（CID）一词则用于定义残留有 T 细胞发育和（或）功能的病症。除非接受异基因造血干细胞移植以及少数接受了基因治疗或酶替代治疗的患者，SCID 均不可避免死亡。

■ SCID 的分子缺陷及发病机制

SCID 符合孟德尔遗传规律，总罹患率约 1 : 50 000。在西方国家，SCID 最常见的遗传方式为 X 连锁，但也有一些类型为常染色体隐性遗传。SCID 根据涉及 T 细胞发育的不同发病机制而划分为不同类型。

淋巴细胞前体凋亡增加所致 *SCID*

腺苷脱氨酶缺陷　SCID 患儿约 5%~10% 具有腺苷脱氨酶（ADA）缺陷。ADA 可将腺苷和脱氧腺苷分别转化为次黄嘌呤核苷和脱氧次黄苷[30]。ADA 缺陷时细胞内腺苷和脱氧腺苷水平增高，其磷酸化代谢产物的毒性产物引起淋巴系前体细胞凋亡，因此导致 T 淋巴细胞缺失，通常还伴有 B 细胞和 NK 细胞显著减少（$T^-B^-NK^-$ SCID）[31,32]。ADA-SCID 为常染色体隐性遗传，其临床表现超出免疫系统范畴，反映了 ADA 是一个广泛存在的"看家"酶。

嘌呤核苷磷酸化酶缺陷　嘌呤核苷磷酸化酶（PNP）参与嘌呤补救合成途径。PNP 催化次黄嘌呤核苷、鸟嘌呤核苷和脱氧鸟苷的磷酸化[30]。PNP 缺乏时体内脱氧鸟苷三磷酸酶水平增高，对淋巴系统造成影响。不成熟胸腺细胞对 PNP 缺陷尤

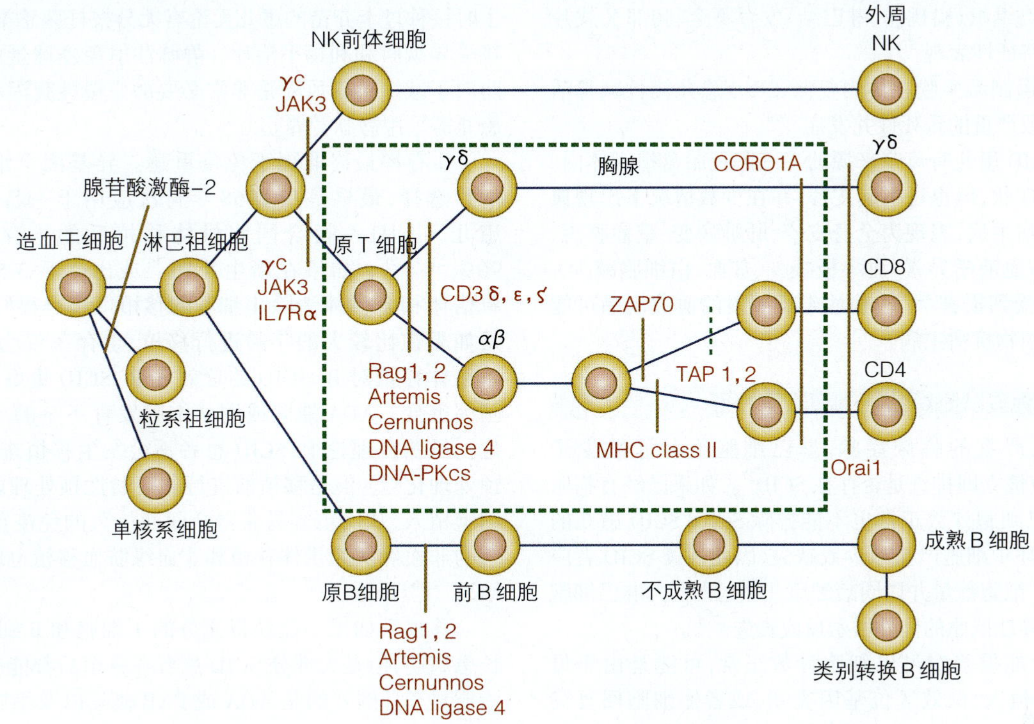

图 82-1 可引起严重联合免疫缺陷病表型的基因突变影响正常 T 细胞发育。

为敏感[33]。因此,PNP 缺陷的免疫学特征为 T 细胞数量减少,而 B 细胞和 NK 细胞通常不受影响[34]。PNP 缺陷占所有类型 SCID 的 1%~2%,为常染色体隐性遗传。

腺苷酸激酶 -2 缺陷 网状细胞发育不全是一种少见的常染色体隐性遗传 SCID,表现为淋巴细胞极度减少、粒细胞缺乏和神经性耳聋[35]。该病由于腺苷酸激酶 -2 突变导致中性粒细胞前体细胞及淋巴祖细胞凋亡[36,37]。

细胞因子介导的信号通路缺陷所致 SCID

胸腺 T 祖细胞增殖依赖于白细胞介素(IL)-7。IL-7 受体(IL-7R)由 α 链(由 *IL7R* 基因编码)和 γ 链(γc)组成,γc 由定位于 X 染色体的 *IL2RG* 基因编码,IL-2R、IL-4R、IL-9R、IL-15R 和 IL-21R 也都包含 γc[38]。细胞因子介导的信号通路通过含有 γc 的受体参与 JAK3 活化[39]。人类 IL-7 介导的信号通路缺陷影响 T 细胞发育,而 IL-15R 信号通路受损则影响 NK 细胞发育[38]。*IL2RG* 基因突变导致的 X 连锁 SCID[40] 占所有类型 SCID 的 40%,特征为 T 细胞和 NK 细胞缺乏,而 B 细胞发育正常($T^-B^+NK^-$ SCID)。但是,由于缺乏 T 细胞辅助以及 γc 功能缺失,B 细胞功能亦受到严重影响。JAK3 缺陷为常染色体隐性遗传,其表现型与 X 连锁 SCID($T^-B^+NK^-$ SCID)一致[41,42]。但是,由 α 链突变所致的常染色体隐性遗传的 IL-7R 缺陷则表现为选择性 T 细胞缺乏($T^-B^+NK^+$ SCID)[43]。

T 细胞受体介导的信号通路缺陷所致 SCID

发育中的胸腺细胞的一个显著特征就是表达前 T 细胞受体(TCR),由前 Tα 链、TCRβ 链,以及 CD3 γ、δ、ε 和 ζ 链组成。信号通过前 TCR 介导 TCRα 链重排以及成熟 TCRαβ 表达。胸腺细胞也可表达 TCR 的 γδ 链。TCR 位点重排需通过 V(D)J 重组完成,淋巴系特异性 RAG1 和 RAG2 蛋白介导了 TCR 的 V、D、J 位点的 DNA 链的切割。编码端的 DNA 双链断裂起初由发夹结构封闭,发夹结构再被 Artemis(由 *DCLRE1C* 基因编码)解除。最终,编码(及信号)元素的连接由包括 Ku70/80 异二聚体、XRCC4、DNA 连接酶Ⅳ(LIG4)、DNA 蛋白激酶催化亚基,以及 Cernunnos/XLF 在内的一系列蛋白介导。V(D)J 重组在免疫球蛋白基因重排过程中至关重要,是 B 细胞发育的关键步骤,V(D)J 重组缺陷使 T 细胞和 B 细胞发育均受到影响,引起 $T^-B^-NK^+$ SCID。RAG1 或 RAG2 缺陷占全部 SCID 病例的 3%~20%[27,44]。Artemis(*DCLRE1C*)[45]、DNA 蛋白激酶催化亚基[46]、LIG4[47,48] 及 Cernunnos/XLF[49] 缺陷较少见。由于这些广泛表达的介导 DNA 双链断裂修复的酶发生缺陷会增加细胞的放射敏感性,因而细胞学及临床表现不仅仅局限于 T 细胞和 B 细胞发育受损。LIG4 缺陷的表现型非常多变,可以是 $T^-B^-NK^+$ SCID,也可以是轻度甚至没有免疫缺陷。而 Cernunnos/XLF 缺陷的特征为严重 T 细胞减少和 B 细胞数量进行性下降。

CD3 δ、ε 或 ζ 链缺陷通过前 TCR 和 TCR 影响信号转导,导致常染色体隐性遗传的 $T^-B^+NK^+$ SCID[50-52]。相反,CD3γ 缺陷则引起 T 细胞轻度减少,临床表现变化较大[53,54]。

CD45 是一种白细胞共同表达的酪氨酸磷酸酶,通过 TCR 和 B 细胞受体影响信号转导,少数的 $T^-B^+NK^+$ SCID 患者存在 CD45 缺陷[55,56]。

严重联合免疫缺陷综合征的临床特征

尽管存在遗传异质性,但 SCID 具有一致的临床表现。间质性肺炎(经常由 *P. jiroveci*、巨细胞病毒、腺病毒、流感 3 病毒、呼吸道合胞病毒引起)、慢性腹泻、发育停滞、持续的念珠菌病是其共同特征。通常感染发生于出生后的第 1 个月,皮肤表现(斑丘疹、红皮病、脱发)也较常见,尤其是有母亲来源 T 细胞植

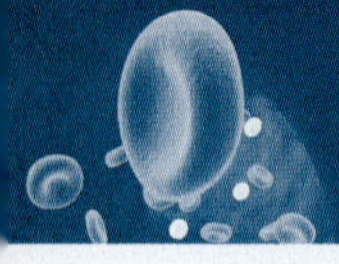

入的患儿。淋巴组织（扁桃体、淋巴结）发育不全、胸部X线片无胸腺影也是特征性表现[57,58]。

由于不能遏制微生物在体内复制，SCID患儿接种减毒活疫苗往往会导致严重的致死性并发症[59-61]。

50%的SCID患儿有母亲来源的T细胞经胎盘植入体内。大部分通常无症状，但也可引起皮疹，并在少数情况下出现典型的移植物抗宿主病，表现为全身皮疹、肝脏病变、重症腹泻、黄疸，以及严重血液学异常（血小板减少、贫血、白细胞减少），后者提示骨髓受到损害[62,63]。输注未经照射的血液制品可能引起致死性移植物抗宿主病。

严重联合免疫缺陷综合征的实验室特征

无论有无严重的临床症状，淋巴细胞绝对计数少于2.0×10^9/L就应该立即排查是否存在SCID[27]。如果已经有临床表现，即便淋巴细胞计数正常也不能排除SCID。SCID患儿的典型表现为循环T细胞严重减少或缺失，因此怀疑SCID者应测定循环$CD3^+$细胞数量并以同龄健康儿作对照[64]。淋巴细胞对丝裂原和特异性抗原的体外增殖反应丧失[27,57]。

SCID患者如果绝对淋巴细胞计数正常，可能是由于母体来源T细胞植入、低效等位基因突变，或者体细胞回复突变使部分自体T细胞能够发育[65,66]。母体来源T细胞植入和SCID残留自体T细胞的鉴定主要是检测循环T淋巴细胞表面CD45R0记忆/活化抗原的表达（而正常婴儿大部分T细胞为初始$CD45RA^+$表型）以及体外对丝裂原无反应性。

T细胞受体重排删除环（TREC）包含循环信号连接产物，是V(D)J重排的副产品，由新近迁出胸腺的细胞输出至外周血。新生儿及婴儿循环淋巴细胞的TREC水平特别高，随着年龄增长会逐渐下降。由于SCID患儿无法检测到TREC，因此PCR检测TREC水平可用于新生儿SCID筛查[67]。美国已经就此开展了两项试点研究。

尽管循环B淋巴细胞数量变化较大，但基于其遗传缺陷本质，罹患SCID婴儿的血清免疫球蛋白水平往往降低。刚出生时血清IgG水平正常，是由于经胎盘途径获得母体免疫球蛋白。SCID患者对接种的抗原无抗体应答。PNP缺陷是一个例外，通常保留了体液免疫功能。

SCID常见嗜酸性粒细胞增多和IgE水平升高，也可见到由感染或骨髓受损所致的贫血、血小板减少和中性粒细胞减少。自身免疫性溶血性贫血常见于PNP缺陷患者[34]。骨髓异常（发育异常或增生不良）可见于ADA[68]、PNP[69]、Cernunnos/XLF[70,71]和LIG4[72]缺陷。

红细胞脱氧腺苷三磷酸和脱氧三磷酸鸟苷水平的增高分别有助于ADA和PNP缺陷的诊断。

SCID的鉴别诊断包括继发性免疫缺陷（尤其是HIV[73]）、先天性风疹、CMV感染、重度营养不良、骨髓衰竭综合征，以及维生素B_{12}和叶酸缺乏[74,75]。

严重联合免疫缺陷综合征的治疗、病程及预后

SCID是一种医学急症，如果不经治疗必然会死亡。对于怀疑SCID的患儿应立即通过适当的实验室检查明确诊断，安排至特殊监护病房，采取积极的抗感染治疗。大剂量静脉注射磺胺甲噁唑-甲氧苄啶（20mg/kg），可有效治疗*P. jiroveci*肺炎。CMV或腺病毒感染应分别采用更昔洛韦或西多福韦治疗。出生时接种过卡介苗的患儿无论有无分枝杆菌感染的征象，均应接受异烟肼和利福平治疗。静脉注射免疫球蛋白和抗生素预防对于减少感染风险是非常必要的。慢性腹泻和发育停滞的患儿需采用静脉营养。

生存率最终取决于免疫重建。异基因干细胞移植作为治疗选择，最早是在1968年首次应用于一名X连锁SCID患儿[76]。HLA相合同胞供体移植后的生存率目前高达90%[27,77,78]。如果在新生儿期[79]或出生后3.5个月内采用单倍体相合供体清除T细胞的移植可获得很好的疗效[27]，但是如果在比较大的年龄进行移植，生存率仅为50%~65%[77]。单倍体移植对B^+ SCID的疗效比B^- SCID更好，但在*Artemis*基因突变、ADA缺陷或网状细胞发育不全的患者中仍无定论。虽然在理论上，SCID患者不会发生移植排斥（无须进行预处理化疗），但是移植前进行非清髓性预处理能促进供体干细胞植入，从而更容易获得全面而持久的免疫重建。HLA相合的非血缘关系供体移植和非血缘脐血移植也取得了较好的结果[78,80]。

移植后如果不能获得充分的T细胞和B细胞重建，会延长患病期，但是大部分SCID患者在移植后都能获得较高的生活质量[81]。例外的是ADA或PNP缺陷以及细胞放射敏感性增高的患者，他们在移植后仍然可能出现神经系统病变或发育问题[82-84]。

没有相合供体的ADA缺陷患者可以通过酶替代治疗迅速使毒性代谢产物正常化，实现免疫重建并显著改善临床症状[85]，尽管T细胞数量仍然很低[86]。

虽然从理论上讲基因治疗可以治愈X连锁SCID[87,88]，但是一些患者由于插入突变发生了白血病[89,90]。也有报道称基因治疗ADA缺陷有效而未发生副作用[91]。

其他联合免疫缺陷

在一些病例中，T细胞免疫明显受损但有残留的T淋巴细胞发育和功能。这种情况被称为CID，区别于T细胞发育和功能完全缺失的SCID。CID的临床特征与SCID有部分重叠，也包括自身免疫和（或）炎症表现，反映了免疫自稳失衡。CID的主要发病机制有两个：①SCID致病基因发生低效等位基因突变，使得部分T细胞发育；②遗传缺陷影响的是T细胞发育晚期或外周T细胞功能。

■ Omenn综合征

定义

Omenn综合征最先描述于1965年，特征为严重感染，伴有早发的弥漫性皮疹或全身性红皮病、脱发、嗜酸性粒细胞增多、淋巴结病、肝脾肿大、低蛋白血症伴水肿，以及呈寡克隆扩增的无反应性的活化自身T细胞浸润并破坏靶组织[92,93]。

遗传学异常

多种基因缺陷可引起该综合征。*RAG1*和*RAG2*基因的低效等位基因突变最为常见[94]，但是*DCLRE1C*（*Artemis*）[95]、*IL7R*[96]、*LIG4*[97]、*RMRP*[98]、*IL2RG*[99]、*ADA*[100]、*ZAP70*[101]突变均有报道。所有这些缺陷严重限制却并没有完全阻止T细胞的发育。

克隆性(难治性)贫血的差别无疾病分类学或临床应用的意义,但世界卫生组织(WHO)还是予以保留[6]。确实,克隆性贫血骨髓中常常伴有病态铁粒幼细胞,因此实际上都是铁粒幼细胞。白血病性原始细胞在这些综合征中是不明显的。如果骨髓中原始细胞超出正常上限 2%,就会认为低原始细胞性髓系白血病(同义词:难治性贫血伴原始细胞增多;见以下"中度严重偏差疾病")。WHO 定义骨髓中白血病原始细胞≥20% 为急性髓细胞白血病;然而,骨髓中少量原始细胞(5%~20%)被认为是难治性贫血伴有原始细胞增多(例如骨髓增生异常症)。将 5% 原始细胞作为阈值是一种历史性的错误,在 50 年前尚未有适当的支持治疗(没有血小板输注,有限的抗生素等)。那时,儿童急性淋巴细胞白血病(ALL)的过度治疗风险是非常大的,并且治疗后骨髓中不典型淋巴细胞很常见,以至于 5% 原始细胞作为人为的阈值是为了避免非必需的长期治疗诱发骨髓增生不良。在诊断时这是一个很高的阈值。其他类型肿瘤是没有用组织学或者细胞学检测的肿瘤细胞数来确定诊断的,因此使用≥20% 原始细胞作为白血病和骨髓增生异常界定的诊断基础是肿瘤诊断的不足[7]。因为骨髓穿刺(或活检)时细胞分类计数常有误差,而且仅代表骨髓中一个小的样本,因此这种误差也可由于诊断时标本采集的问题人为造成。

词语"hematopoietic dysplasia"(造血增生异常),以后简化为"myelodysplasia"(骨髓增生异常),已经分类为一组疾病,包括克隆性贫血、克隆性多系细胞减少和难治性贫血伴原始细胞增多(少量原始髓细胞白血病)。从严格的病理学术语来讲,增生不良是多克隆性的,因此是非恶性的,是一种组织中细胞的变化。而这些髓细胞异常综合征是克隆性的,常成非整倍体或假两倍体细胞的克隆,与明显的致病率和早期死亡率相关;因此,是肿瘤性的而非增生不良性的。已证实了其克隆的不稳定性,远较一般的细胞群更具演化成原始细胞增多的 AML 的倾向。"增生异常"一词是在 1970 年早期被命名的,当有显著的形态畸形和全血细胞减少时进行定义,这些综合征代表肿瘤前期(多克隆性)还是肿瘤性(克隆性)一直存在争论[8]。长期以来认为是后者,但是命名学上还没有纠正。

■ 细胞显著过度生成

真性红细胞增多症(见第 86 章)和原发性血小板增多症(见第 87 章)都是克隆性髓细胞疾病。如此命名是因为红细胞增多症中红细胞、中性粒细胞和血小板过多累积,而在血小板增多症中血小板过多累积,中性粒细胞较少程度累积[9]。在每个疾病中各系细胞都受到影响,反映了这个疾病来源于多能造血干细胞,但是对各系细胞的影响程度又是不一的。原发性血小板增多症中对红细胞生成的影响通常是轻微的。真性红细胞增多症和原发性血小板增多症均没有显示白血病性造血异常的形态学依据;骨髓中原始细胞比例未超过正常,外周血中无原始细胞。造血的分化和成熟仍然维持。这些疾病无特殊的细胞遗传学异常,但是接近 95% 的红细胞增多症和约 40% 的原发性血小板增多症患者有获得性 *JAK2* 基因突变[9]。这些患者的生存时间较年龄和性别相匹配的未患病对照预期仅稍缩短[4,10,11]。但是有两个例外,儿童真性红细胞增多症少见,其寿命缩短[12]。纯合子 *JAK2* V617F 突变的成人患者疾病更具侵袭性(见第 86 章)。

■ 中度偏差的克隆性髓细胞疾病

CML(见第 90 章)和原发性骨髓纤维化(见第 91 章)典型特征是粒细胞和血小板生成过多和红细胞生成减少。与微小偏差的克隆性髓细胞肿瘤相反,CML 和原发性骨髓纤维化的骨髓和外周血中含有少量的白血病干细胞。原发性骨髓纤维化最常见的特点是有大量异形的巨核细胞和骨髓中容易形成网状蛋白和胶原纤维化,髓外造血组织纤维化,脾肿大,血涂片每一油镜下可见泪滴状红细胞(泪细胞)。以巨核细胞异常为主并持续存在,甚至可称为慢性巨核细胞白血病[13]。这种疾病没有特殊的细胞遗传学改变,但是约 40%~50% 的患者携带 *JAK2* 基因突变(见第 87 章和第 91 章)。相反,CML 有 22 号染色体上 *BCR* 基因重排。长臂短缺的 22 号染色体命名为费城染色体,现称为 Ph 染色体。大约 90% 的 CML 患者可用 Giemsa(G)分带的细胞遗传学方法予以识别。这个突变由于 t(9;22)(q34;q11)(*BCR-ABL*)所致。用荧光原位杂交可在所有 CML 患者的细胞中检测到 *BCR-ABL* 融合基因。白细胞(粒细胞)计数持续增加、脾肿大和进展性病程是常见的特征。这两种疾病的大部分患者骨髓和外周血中原始细胞数轻度增加。CML 具有很高(接近全部)的转化为急性白血病的特征。近 15% 的原发性骨髓纤维化患者最终发生急性白血病。这些疾病的中位生存时间仅为数年,与未患病的年龄和性别相匹配的对照相比显著下降。所有 CML 患者和某些而不是全部的原发性骨髓纤维化患者在确诊时就应该开始治疗。所有疾病都可以通过干细胞移植得到治愈。CML 患者应用酪氨酸激酶抑制剂治疗中位生存时间可增加数十年(见第 90 章)[14]。

慢性嗜酸性粒细胞白血病、慢性中性粒细胞白血病、慢性嗜碱性粒细胞白血病和全身肥大细胞增生都属于此类。慢性嗜碱性粒细胞白血病是一种罕见疾病,仅有 Mayo Clinic 报道过[15]。慢性中性粒细胞白血病也很少见,但是有一个很好的描述和定义(见第 90 章)。慢性嗜酸性粒细胞白血病以前被称为高嗜酸性粒细胞综合征,有累及嗜酸性粒细胞生成的克隆性造血的证据。部分病例伴有血小板来源的生长因子受体 β(*PDGFRβ*)基因重排,独立列于表 85-1,因为它们对于酪氨酸激酶抑制剂甲磺氨酸伊马替尼具有特异性反应(见第 62 章和第 90 章)。慢性克隆性嗜酸性粒细胞增多也与 *PDGFRα* 基因重排有关,但是组织病理学上可能与全身肥大细胞增多症相一致。重排常产生 *FIP1L1-PDGFR-α* 融合基因。在嗜酸性粒细胞-肥大细胞增多症中检测这个融合基因很重要,因为这些基因产物对甲磺氨酸伊马替尼敏感。克隆性髓细胞综合征对于甲磺氨酸伊马替尼没有反应,这一类包括嗜酸性粒细胞增多症以及 8p11[为成纤维细胞生长因子受体 1(*FGFR1*)基因的酪氨酸结构域区的位点]和一些不同的伙伴染色体发生易位的疾病。全身肥大细胞增多症伴有多种类型的 *KIT* 基因突变,KIT^{V560G} 对于甲磺氨酸伊马替尼敏感,而 KIT^{D816V} 对伊马替尼不敏感,但是可能对于第二代酪氨酸激酶抑制剂有反应。*PDGFRα* 突变也可在全身肥大细胞增多症患者的细胞中发现,并且对于甲磺酸伊马替尼有反应[16]。

■ 中度严重偏差的克隆性髓细胞疾病

这些疾病进展比急性白血病慢,但比慢性白血病快[17,18],容易发展为粒细胞和单核细胞表型的白血病,包括形态学或者

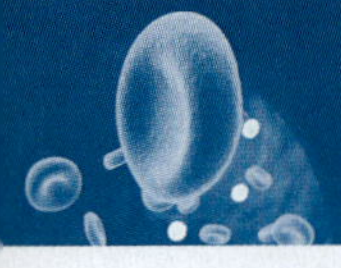

细胞化学的改变。这些疾病包括低原始细胞性髓细胞白血病(难治性贫血伴过多原始细胞)、亚急性粒单核细胞白血病和青少年粒单核细胞白血病。少见患者为非典型或者不可分类的综合征。后者指一般用经典方法不易归类的少见病例,多见于70岁以上患者。

亚急性综合征比慢性综合征的死亡率为高,生存期较短。这类疾病患者处于白血病状态,在骨髓和外周血中含有低或者中等程度的白血病原始细胞,伴有贫血,血小板减少,成熟的单核细胞多见(见第88章)。低原始髓细胞白血病中约50%的病例归类于骨髓增生异常综合征。在其他恶性肿瘤中,发现了肿瘤细胞即可以明确诊断,例如结肠肉瘤或者子宫颈肉瘤,无论肿瘤细胞是原位、侵袭性或者转移性。白血病是以肿瘤(白血病性原始细胞)细胞的百分比作为诊断阈值,而"增生不良"是与通常实际诊断方法不同的;因此,应该诊断为低原始细胞白血病而不是骨髓增生不良症伴原始细胞增多(白血病)和细胞成熟畸形。此外,慢性髓细胞"白血病"、慢性中性粒细胞"白血病"、亚急性粒单核细胞"白血病"、急性早幼粒细胞"白血病",和其他AML亚型骨髓中原始细胞也常常低于20%。因此,WHO分类系统所使用的克隆性髓细胞疾病的标准内部存在不统一性,需要通过专家来解决这个问题。

■ 重度偏差的克隆性髓细胞疾病

外周血和骨髓中细胞形态学、组织化学、免疫学和细胞遗传学特征为AML的诊断与分类提供主要依据(见第11章和第89章)。但AML的形态学分类方法和单克隆抗体反应依赖的分类方法之间的相关性是不完全一致的[19-21]。形态学、免疫细胞化学和免疫表型包括在内的方法是最好的,因为实际上所有病例都可以归类为形态学亚型。大部分实验室将免疫分型作为一个标准方法,并且结果也较容易获得。细胞遗传学的分类受到更多的限制,是由于很多病例有各种不常见的遗传学异常,使得这种诊断方法变得复杂化。曾报道AML细胞具有约900个独特的细胞遗传学异常,包括不平衡结构异常,如5号或7号染色体部分或全部丢失,数量异常,例如附加8号染色体(三体8),或者平衡的结构异常,例如8号和21号染色体,15号和17号染色体,或者11号染色体和其他很多伙伴染色体间的易位,或者其他染色体(基因)中的任何一种异常[22]。尽管细胞遗传学改变具有异质性,但已知对于评估是否进入持续缓解的概率是有益的(危险度分类)。例如,AML患者伴有t(8;21),t(16;16)或者inv16(约20%的病例)较有可能进入长期缓解。细胞遗传学异常会影响诱导缓解治疗药物的选择。值得注意的是,伴有t(15;17)的AML患者(约为所有AML病例的7%)仅用全反式维甲酸和三氧化二砷治疗就能获得最好的长期生存,甚至在许多病例可以达到治愈。因此,结合血液和骨髓的光学显微镜检查、免疫细胞化学和免疫表型进行亚型分类,以细胞遗传学或者分子诊断技术进行补充,这是目前最好的AML亚型分类方法。聚合酶链反应对于确定亚临床(微小)残留病,以及监测有明确遗传标记,例如t(8;21)或者t(15;17)患者的治疗尤其有用(见第89章和第90章)。

应用基因芯片包含数十、数百或者数千个相关基因的基因表达谱分析可进一步进行基因型分型,将AML分为不同预后组[23]。人们可以预测,基于细胞遗传学分析的结果,根据基因表达谱将AML病例分成大的不同预后的组。这个工具目前是最有用的,在分析病例时用先期已分层的一些相关变量,例如,有一研究经常规细胞遗传学方法(例如G带)检测正常核型的AML患者,根据现时的治疗方法有明显生存差异的资料,通过等级基因聚类方法分成两个不同的组[24]。应用等级基因聚类分析,还将有FMS样酪氨酸激酶3(*FLT3*)内在串联复制的AML病人进一步分成预后组[25]。基因表达谱也能发现以前未被识别的异常基因的AML患者,例如编码在细胞核和细胞质之间穿梭蛋白质的核磷蛋白1基因。AML中基因表达研究是非常重要的,因为:①识别协同或相互作用产生完全恶性肿瘤表型的基因;②提供潜在的新的治疗靶点;③帮助识别早期干细胞移植可受益的患者。同时,这些方法及其解释是复杂的,在很多临床实验室无条件进行。而且,需要基于病程期间进行基因分析的解释;基因表达谱随时间而异,因为克隆会发生演进或选择。而且,研究最好局限于克隆中的最原始多能干细胞以避免大量衍生白血病细胞的继发改变。

用来理解AML的分子病理学和明确不同预后组别的另一个分子学技术是白血病细胞微小核糖核酸(miRNA)标志[26,27]。miRNA是微小的(19~25个核苷酸)非编码RNA,可通过信使RNA调节蛋白质翻译。miRNA标志可以在白血病细胞的RNA样本中通过聚合酶链反应技术进行分析,可以在不同类型的AML病例中相比较。例如,miRNA分析可在细胞遗传学正常的AML病例进行区分,因为不同的基因表达,如核磷蛋白1基因(*NPM1*)和CCAAT/增强子结合因子α(*CEBPA*)会产生不同的预后。

特异性miRNA可调节干细胞向系列分化,提示这些分子在调节造血生成和白血病发生中的重要作用[28]。

总体来说,当前,这些方法是主要的研究手段,因为治疗学家还没有针对预后差组的特异治疗的药物方案。

克隆性髓细胞疾病中的转变

伴有微小、中度和中等严重偏差的克隆性髓细胞疾病患者都有可能进展为完全的(原始细胞增多的)AML,发生率在阵发性血红蛋白尿患者约低于1%,克隆性铁粒幼细胞性贫血患者为10%,克隆性二系或三系细胞减少患者为35%。真性红细胞增多症患者约15%进展为与原发性骨髓纤维化不能区分的综合征[29]。真性红细胞增多症患者未用磷-32(^{32}P)或者烷化剂治疗,约1%最终发生AML,而用细胞毒药物治疗的大部分患者发生AML[30]。偶有原发性血小板增多症或者原发性骨髓纤维化病例可进展为真性红细胞增多症。临床表现为原发性血小板增多症而伴有*BCR-ABL*融合基因的,可进展为CML或者CML急性变。

极少百分比的原发性血小板增多症患者以及约15%的原发性骨髓纤维化患者可进展为明显的AML。曾用放疗或化疗的真性红细胞增多症和血小板增多症可转化为AML,其发生率与所用剂量、持续时间和药物的类型有关。实际上,所有CML患者都有可能进展为急性白血病的任何亚型,包括淋巴细胞亚型,虽然有些患者在进展为急性白血病前先进入加速期,表现为低原始细胞白血病。CML加速期对治疗无明显反应,表现为贫血进展、骨骼疼痛、脾脏增大、血小板减少,以及其他一些改变(见第90章)。但是大多数患者在慢性期由于应用酪氨酸激酶抑制剂使CML慢性期进展至加速期的速度减缓。使用酪氨酸激酶抑制剂获得完全细胞遗传学或者主要或完全分子学缓解的 CML 患者进展为 AML 的比例还需今后数十年的观察。

克隆性髓细胞疾病的发病机制

在 AML，单个多能干细胞突变导致产生严重缺陷的克隆，其前体细胞不能分化成熟[31,32]，造成增殖的原始前体细胞绝对值过高，也即增殖的原始细胞总数增高。AML 是一种具有多种形态学特征的临床疾病。表型变化与大量遗传学改变一致，也与白血病多能干细胞分化成各种系列的血细胞能力有关（图 85-1）。因此，白血病前体细胞成熟的不对称和不协调可使其中一种类型细胞占优势[33]。如果治疗不成功，不同类型形态学或者细胞遗传学异常的 AML 都可快速进展（见第 89 章）。

有些重要的特殊表型与某些 AML 形态学类型相关，如组织浸润，包括中枢神经系统浸润（单核细胞白血病）、弥散性血管内溶血、纤维蛋白溶解和出血（早幼粒细胞白血病）、肝脾肿大（嗜酸性粒细胞白血病）、介质释放综合征（嗜碱性粒细胞或者肥大细胞白血病）和明显的骨髓纤维化（巨核细胞白血病）（见第 89 章）。

在 CML，单个细胞损伤所产生的一种克隆使粒细胞，常还有巨核细胞，其前体细胞大量扩增。红系仍能生成，但能力下降。与 AML 不同，CML 前体细胞成熟几乎正常，因此，在外周血占优势的白血病细胞是无丝分裂的，包括成熟的，或者部分成熟的细胞，例如中幼粒细胞和分叶核中性粒细胞、红细胞和血小板。具有正常功能的多系分化和成熟的过程可以解释 CML 慢性期较少发生严重出血和反复感染。

由于造血发生在白血病干细胞水平，大部分 AML、CML 和其他克隆性髓细胞疾病患者的红系、血小板和粒细胞生成都是白血病性的。因此，在大部分 AML 病例（见第 89 章）和所有 CML 病例（见第 90 章）的红系、巨核系和粒系前体细胞均有结构、功能的异常以及克隆性细胞遗传学改变。

细胞分化系列和成熟类型的异常决定髓系克隆性疾病的表型

克隆性髓细胞疾病的表型反映了肿瘤性干细胞分化为异常定向祖细胞的能力和祖细胞成熟为红系、粒系（中性粒细胞、嗜碱性粒细胞、肥大细胞、嗜酸性粒细胞）、单核细胞、树突状细胞和巨核细胞系的能力（图 85-3）[31,34,35]。

在正常情况下，分化表现为多能干细胞转变为多种单能祖细胞。成熟表现为单能祖细胞由前体细胞向成熟、有功能的血细胞的变化，涉及物理和化学变化，包括从红细胞爆裂型集落生成单位至前原始红细胞至红细胞；从粒细胞集落生成单位至原始粒细胞至分叶核中性粒细胞；从嗜酸性粒细胞集落生成单位至分叶核嗜酸性粒细胞；从嗜碱性粒细胞集落生成单位至成熟嗜碱性粒细胞；从肥大细胞集落生成单位至成熟肥大细胞；从单核 - 巨噬细胞集落生成单位至前单细胞至单核细胞到巨噬细胞或树突状细胞；从巨核细胞集落生成单位至二倍体原始巨核细胞至多倍体巨核细胞。基质决定了定向分化的系列以及成

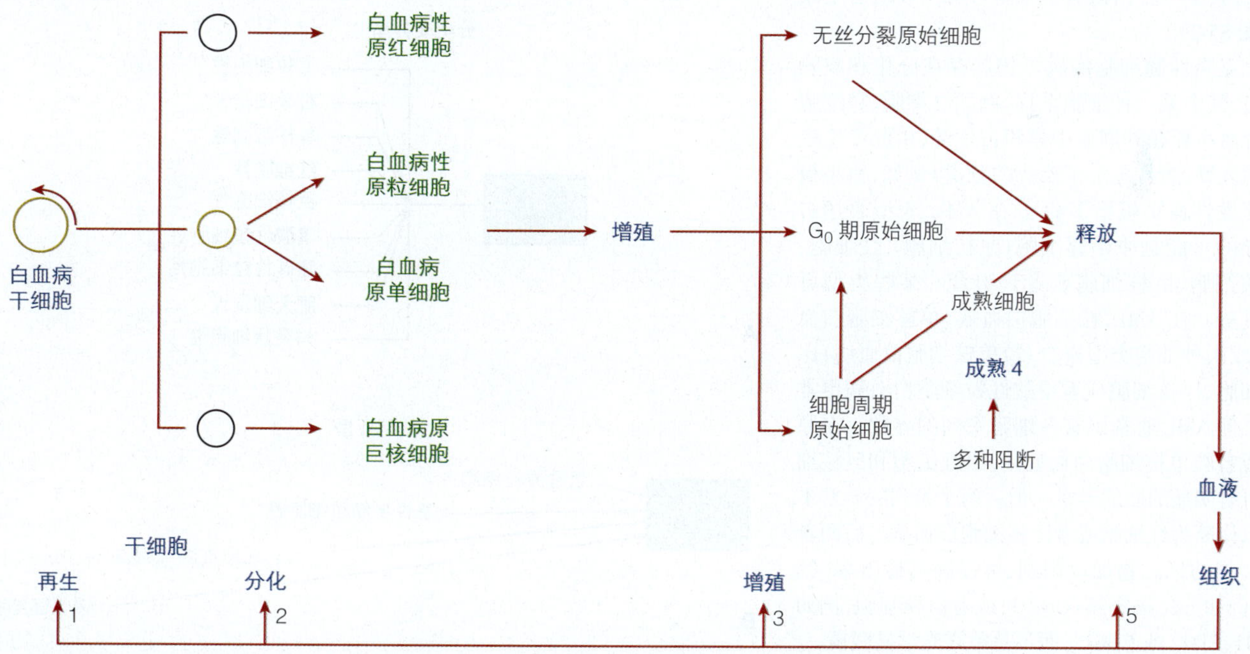

图 85-1 急性髓细胞白血病的造血。恶性过程来源于有突变的单个多能干细胞，这个细胞如图 85-2 所示可起源于第 1 或第 2 阶段的细胞。这个细胞具多系定向分化为白血病性红细胞、粒细胞和巨核细胞前体细胞。在大部分情况下，以粒细胞定向为主，原粒细胞和原单细胞或者其直接衍生的细胞优势的细胞类型。白血病性原始细胞在骨髓中累积。白血病性原始细胞可通过无丝分裂（无繁殖）进入程序性细胞死亡，也可通过延长周期停止分裂（G0 期原始细胞），但有可能再次进入有丝分裂周期，或者可发生分裂，进入不同程度的成熟，产生红细胞、分叶核中性粒细胞、单核细胞或者血小板。成熟严重障碍是 AML 的特征，而大部分 CML 患者白血病原始细胞终末分化成熟。髓系白血病定向和成熟的紊乱是可定量的，从而可能形成多种类型。至少有 5 个主要的步骤发生造血失调：①干细胞自我更新；②分化成各系造血细胞（例如红细胞、粒细胞、血小板）；③祖细胞和前体细胞的增殖（细胞增殖）和成熟；④祖细胞和前体细胞成熟；⑤成熟细胞释放至外周血。髓细胞白血病中这些控制点有缺陷。细胞过早成熟或者凋亡延迟可能是导致未成熟死亡或者细胞累积的另一个关键异常。

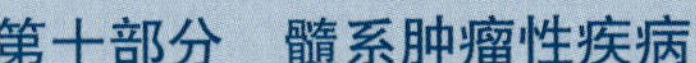
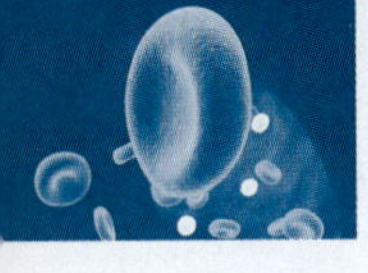

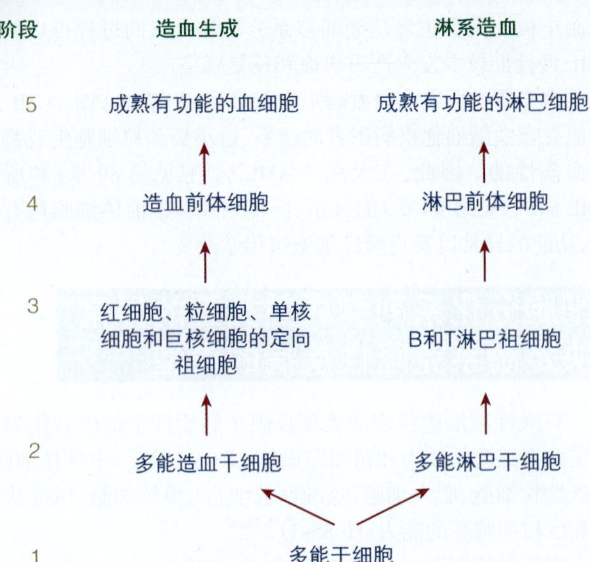

图 85-2　造血干细胞分化和成熟。功能性干细胞池在第 1 阶段，即多能干细胞。在正常人体，两个多能祖细胞池位于第 2 阶段。多能祖细胞进一步分化为单一功能的祖细胞，对特异的细胞因子敏感（第 3 阶段），定向祖细胞称为集落形成单位或集落形成细胞，因为它们在适宜生长因子的半固定培养基中能够形成集落。这些生长因子能诱导定向祖细胞增殖和成熟至第 4 阶段，然后产生具形态特征的前体细胞，例如原粒细胞和原红细胞，最终达第 5 阶段，产生成熟、具有功能的血细胞。

熟的进展阶段，可发生部分或完全成熟阻滞，导致一系列形态综合征，其中一种白血病干细胞可能主导造血生成（见图 85-2）。

克隆性髓细胞疾病可仍然存在分化和成熟能力，其中某一种细胞系列，例如红细胞、粒细胞或者血小板在外周血中累积占优势，由此产生疾病的表型，后者决定了疾病的分类（例如，血小板和原发性血小板增多症）。在 AML，表型表达占主导的可能是原始髓细胞（原粒细胞）、红细胞、单核细胞、巨核细胞或者其组合。某些类型可占优势。在 AML，粒细胞白血病、单核细胞白血病，或两种细胞类型嵌合（粒单核细胞白血病）比红细胞、巨核细胞或者嗜酸性粒细胞白血病更常见。但 AML 通常可有各细胞系列的异常。在原粒或者粒单核细胞白血病中，原红细胞和巨核细胞可有明显的质的异常。但后两个系列的异常不足以诊断为红细胞或者巨核细胞白血病。后两者有特异的标志物加以识别，可提高其检出率［红系，例如分化决定簇（CD）71；或者巨核细胞，例如 CD41、CD42 或 CD61］，而不是单靠光学显微镜。

细胞的成熟可在不同阶段被完全或者部分阻断，导致形态学异常的不同类型，如急性原始粒细胞白血病、急性早幼粒细胞白血病、急性髓细胞白血病伴成熟型和 CML。

多能造血干细胞池受损

有证据表明大部分克隆性髓细胞疾病都有多能造血干细胞池病变，这也解释了为什么累及红细胞、粒细胞和血小板生成。在 CML 患者中，突变发生在多能干细胞，而在其他综合征，B 细胞和 T 细胞累及的证据是不一的。大部分情况下 B 淋巴细胞起源于病变克隆，而 T 淋巴细胞累及的证据较不令人信服。在 CML 患者，受累的 T 淋巴细胞在进入外周血前已经历了凋亡，这也可以解释一些 CML 病例和其他克隆性髓细胞疾病中 T 淋巴细胞克隆标记缺如[36]。

因此，不同的克隆性髓细胞疾病和在不同患者中细胞突变可能发生在第 1 阶段，第 1 和第 2 阶段之间，或者第 2 阶段（见图 85-2）。

■ 祖细胞白血病

分析携带葡萄糖-6-磷酸脱氢酶同工酶 A 和 B 型杂合子的 AML 女孩和妇女病例显示女孩的 AML 克隆局限在粒单核细胞，而在妇女所有细胞系列都表达单克隆性病变。这些发现与以前用酶或者染色体标记进行的 CML 和 AML 研究是一致的[37,38]。这些发现支持了部分（年轻）患者的白血病转化可能发生在祖细胞阶段（例如粒单核细胞集落形成单位，图 85-2 第 3 阶段），产生真正的急性"粒细胞"白血病。如果祖细胞来源的髓细胞白血病在年轻患者中是常见的，那么就可能解释他们对治疗反应较好的原因。在急性单核细胞白血病[39]，t(8;21) AML[40] 和 t(15;17)AML[41] 的患者，白血病来源于一种祖细胞的肿瘤转变。CML 的急性转变也可能发生在粒单核系祖细胞（见第 90 章）。

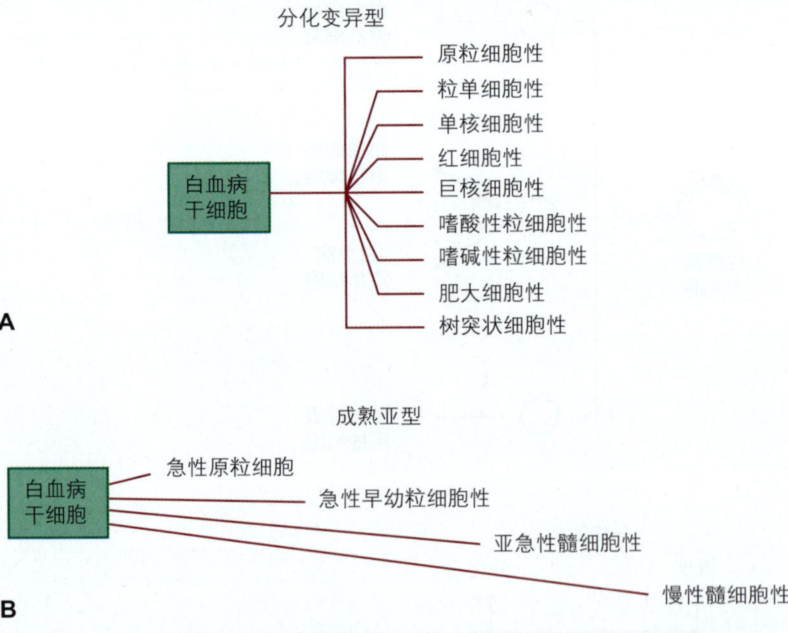

图 85-3　急性髓细胞白血病表型亚型。根据急性髓细胞白血病不同形态学表现和白血病细胞不同的成熟程度可推测每种细胞类型的前体细胞。这种表型的差异是由于白血病多能干细胞具有正常情况下向各系细胞定向的能力。A. AML 形态学亚型被认为是分化的亚型，其细胞来源于定向明显累积的细胞（例如白血病性原红细胞、白血病性单核细胞、白血病性巨核细胞）。在急性早幼粒细胞白血病和一些年轻急性白血病病例，体细胞突变可能发生在更分化的祖细胞中。B. 急性原粒细胞白血病、急性早幼粒细胞白血病、亚急性髓细胞白血病和慢性髓细胞白血病被认为是成熟异常的亚型，视发生在不同阶段的成熟阻断是否存在。

克隆性髓细胞疾病的定量

原始多能造血干细胞组分的病变是细胞池功能由正常发生明显改变，也反映了原始造血细胞基因组的变化[11]。这个质的改变说明突变的多能干细胞能表达所有或者部分正常细胞进行分化和成熟的选择。这可与正常造血细胞预期的分化（定向）和成熟功能类似，如在 CML，原发性血小板增多症和真性红细胞增多症。大部分情况与容易识别的类型一致，但是在最常见的类型发生大量的变异也是可能的。因此，有一些混合型和“中间型”的综合征，具有无效造血和各系骨髓增殖的特征。例如，严重的血小板增多，通常仅发生于原发性血小板增多症，但也可伴随 CML、原发性骨髓纤维化或者克隆性二系细胞减少症。罕见情况下，CML 伴有红细胞增多。不典型骨髓增生综合征或其他克隆性髓细胞疾病可能具有贫血、粒细胞减少和血小板增多或者贫血，粒细胞增多和血小板减少而不是全血细胞减少。红细胞、粒细胞或者血小板结构或功能的质的异常，可或多或少在特定的患者中发生。例如，在获得性 α- 地中海贫血（获得性血红蛋白 H 病）原红细胞发育有质的异常，尤其在原发性骨髓纤维化或偶然在其他克隆性髓细胞疾病患者中。在 AML，也会经常发生不常见的表型类型，例如，有的患者可以见到明显的白血病性原红细胞和单核细胞或者嗜酸性粒细胞和单核细胞。AML 患者的疾病表现有很多差异，病人之间的白血病细胞表型也不一致。这些表型的差异很少影响对治疗的选择。决定是否治疗或者使用何种药物取决于患者的疾病是否为慢性、亚急性或者为急性克隆性髓细胞疾病；取决于疾病进展的速度；取决于白血病细胞浸润的程度，取决于细胞遗传学改变；以及细胞减少的严重程度。诊断学家和治疗学家通常可识别一种克隆性髓细胞疾病的不同变异型，而且无须精确的亚型分类而根据临床表现进行处理。

克隆性和多克隆造血的相互作用

在 20 世纪中期提出应用潜在治愈髓细胞白血病的化疗可杀死“最后一个白血病细胞”，但仍有两个重要因素没有得以解释。第一个是如果白血病细胞被清除后，骨髓中残存的正常干细胞是否能进行多克隆（正常）造血。第二个是如果患者体内有 1 兆个白血病细胞，是否清除所有白血病细胞才能达到治愈。后者的推论在于疾病是否是白血病干细胞的突变所致，如果是，那么只有具复制功能的白血病细胞最终被清除。我们知道，疾病缓解是通过强化疗以抑制白血病细胞，使正常干细胞恢复多克隆造血（图 85-4）[42]。与急性髓细胞白血病（AML）相比，为什么慢性髓细胞肿瘤（如 CML）通过强化疗（酪氨酸激酶治疗前）单克隆性白血病造血是如此难以清除，甚至是短暂地清除，原因还尚不清楚。在一些 AML 病例有可能发生较长时间缓解（>3 年），晚期复发的疾病来自以前同一个克隆，提示强烈治疗后抑制了白血病细胞的生长潜能，形成了一个新的共存关系。然而，这种现象在淋系疾病比髓系疾病更为明显。

临床表现

■ 血细胞缺乏，过多或者功能异常

血细胞数量的异常是克隆性造血系统疾病的首要表现。个体血细胞类型缺乏或者过多的临床表现在红细胞（见第 33 章）、粒细胞（见第 64 章）、单核细胞（见第 70 章）和血小板疾病章节的临床表现中描述（见第 118 章）。

一些克隆性造血疾病通常表现为血细胞质的异常。红细胞形态异常，红细胞或者粒细胞酶的缺陷，中性粒细胞颗粒异

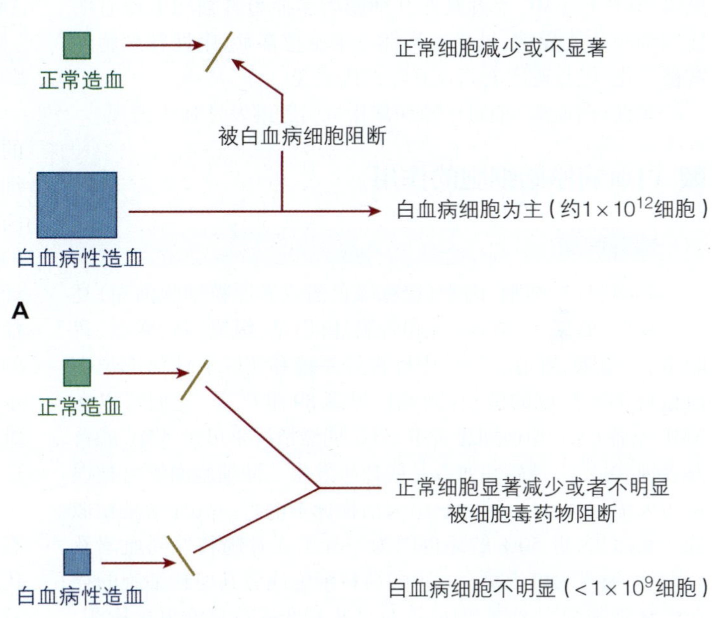

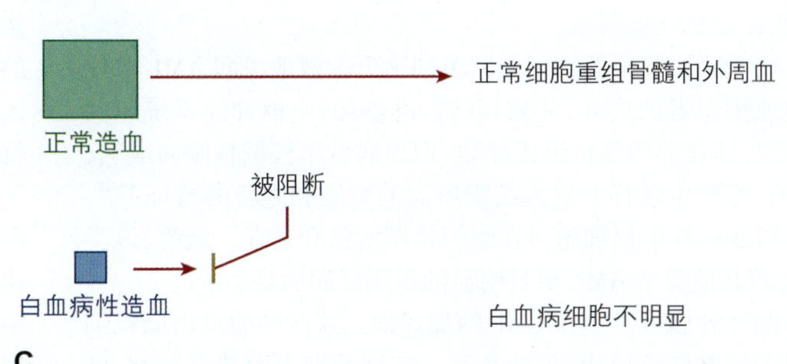

图 85-4　急性髓细胞白血病缓解 - 复发模型。A. 急性髓细胞白血病诊断或者复发时，以单克隆性白血病造血为主。正常多克隆造血干细胞功能受抑。B. 有效细胞毒药物治疗后，骨髓和外周血中白血病细胞是不明显的。细胞毒药物治疗后产生严重的全血细胞减少。白血病细胞减少可使正常多克隆造血干细胞功能恢复。C. 如果正常造血重建，疾病缓解，多克隆造血恢复后，血细胞恢复至接近正常。这个复发 - 缓解模式未见于亚急性和慢性髓细胞白血病，因为细胞毒药物治疗后无法使白血病细胞群降低到多克隆造血的恢复。仅有的例外是应用 *BCR-ABL* 抑制剂治疗，CML 中 *BCR-ABL* 阳性细胞抑制，使多克隆造血恢复。少数伴有 *PDGFR* 或某些 *KIT* 突变的髓细胞肿瘤对酪氨酸激酶抑制剂起反应也显示了这个模式。在一部分病例，可检测到 *BCR-ABL* 转录本（微小残留灶），同时有正常的、多克隆造血。

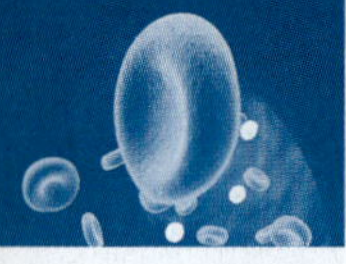

常，核畸形，中性粒细胞趋化、吞噬作用或者微生物杀伤功能异常，巨大血小板、异常血小板颗粒和血小板功能紊乱在低原始细胞性髓细胞白血病和原发性骨髓纤维化患者中都可出现。在低原始细胞性髓细胞白血病，常有严重的细胞减少。在原发性骨髓纤维化和原发性血小板增多症中，血小板功能异常可能引起出血，尤其在手术或损伤后。阵发性血红蛋白尿是活化的X染色体*PIG-A*基因体细胞突变引起的多能造血干细胞疾病，突变引起血细胞膜上高度特异性改变，葡萄糖磷酸异构酶(GPI)锚定蛋白缺陷，伴有细胞表面CD59降低，血细胞对补体溶解高度敏感。在这种典型形式，慢性溶血性贫血伴有中性粒细胞和血小板计数轻度减少，造血功能常抑制(骨髓增生低下，见第40章)。CML或者真性红细胞增多症患者临床上没有明显的细胞功能异常，虽然在真性红细胞增多症，中性粒细胞经常被活化，代谢速度增高及吞噬作用增强。

恶性(白血病)细胞增殖和累积可引起继发性临床表现。

白血病原始细胞的作用

髓外肿瘤

髓细胞(粒细胞)肉瘤(也称绿色瘤或者原粒细胞肉瘤)是指在皮肤、软组织、乳房、骨和骨膜、淋巴结、纵隔、肺、胸膜、胃肠道、生殖腺、尿道、子宫、中枢神经系统和实际上任何部位由白血病细胞形成的散在的肿瘤(见第89章)[43-45]。它们可以在AML或者CML加速期患者中出现，偶然情况下可是AML的首发表现，可先于骨髓和血数月或数年发生。髓细胞肉瘤可被误诊为大细胞淋巴瘤，因为软组织活检标本的组织病理学是相似的。在过去，近50%的病例因为一开始无骨髓和外周血累及而误诊，通常为淋巴瘤[43]。嗜酸性粒细胞或者其他粒细胞的存在可怀疑髓细胞肉瘤，但应该对这些病变进行免疫组化检测，如髓过氧化物酶、溶酶体、CD117、CD16、CD68/KP1和髓细胞其他相关的CD标记。免疫组化方法可检测到明显的四种之一的组织病理学类型：原始粒细胞、原始单核细胞、原始粒单核细胞，或者原始巨核细胞。

白血病性前单核细胞或原单细胞更弥散地浸润AML单核细胞亚型患者的皮肤、牙龈、肛管、淋巴结、中枢神经系统或其他组织，并在那些部位形成肿瘤。白血病性单核细胞倾向成熟，这是它们产生迁移和进入组织所需的胞质和胞膜的特征[46-48]，而且白血病性单核细胞可在组织长期增殖和生存。最终，该类AML较其他类型AML更具明显的组织浸润的表型。

髓外肿瘤可发生在CML的加速期。这些肿瘤可由原粒细胞或者原淋细胞组成，虽然在每一病例的细胞中都存在Ph染色体或者*BCR-ABL*融合基因，提示髓外Ph阳性的淋巴母细胞瘤是CML转化为末端脱氧核苷酸转移酶阳性的原淋巴细胞白血病的组织变异型，这种情况约占急变期患者的30%(见第90章)。

促凝物质和纤维蛋白溶解激活物的释放

微血管栓塞是AML急性早幼粒细胞亚型的特征，然而血栓可以在其他类型急性白血病中发生，尤其在单核细胞白血病[49,50]。白血病性早幼粒细胞释放组织因子和其他促凝物质，产生弥散性血管内凝血，膜转运蛋白Ⅱ使纤溶酶原转化成纤溶酶，激活纤维蛋白溶解(见第89章、第130章和第136章)。这些机制都可引起低纤维蛋白原血症和出血。凝血酶生成介导了微血管血栓形成，可发生于急性早幼粒细胞、急性单核细胞或者急性粒单核细胞白血病，无论是在细胞毒药物治疗前或后[51,52]。急性早幼粒细胞白血病患者纤维蛋白溶解活性增加进一步使凝血病变复杂化。

大血管动脉血栓形成是白血病非常少见的表现和并发症特征，但可在高白细胞症时发生，可作为急性早幼粒细胞白血病的一个表现特征[53,54]。

在一些AML患者中蛋白C抗原、功能蛋白C、游离蛋白S和抗凝血酶的血浆浓度下降。尽管在急性早幼粒细胞白血病中这些变化更加明显，但偶然也会发生在其他形态学亚型的AML。这些改变与肝脏疾病或者白细胞数量无关[55,56]。

高白细胞综合征

AML(5%~15%)和CML(10%~20%)患者表现为超乎寻常的高白细胞计数[57-61]。这些患者有一些特殊的问题，因为原始细胞在肺微循环、大脑、眼睛、耳朵和睾丸增加，以及用细胞毒药物同时杀死在血液、骨髓和组织中的大量白血病细胞引起的代谢作用。AML中细胞计数大于100×10^9/L和CML中细胞计数大于300×10^9/L通常会产生此类问题。在CML，高白细胞症可用细胞减除术逆转，用抗酪氨酸激酶治疗不会导致一个差的预后。在AML，颅内出血和肺功能障碍是最严重的表现，预示早期死亡[60,61]。有些急性早幼粒细胞白血病患者使用全反式维甲酸治疗后发生呼吸窘迫综合征，是由于肺部白细胞淤积[62]。这个综合征通常，但不总是伴有明显的中性粒细胞增多症。

血黏度与总的细胞比容相关，但通常高白细胞白血病中没有增加，是因为血细胞比容降低弥补了白细胞比容增加。这个代偿变化常出现在AML。在CML，血细胞比容和白细胞比容有非常密切的负相关关系，阻止了血黏度增加[57]。少数高白细胞CML病例最初用红细胞输注后血黏度高于正常。

高白细胞症死亡患者的病理学研究证实为白细胞性阻塞和肺、大脑或者其他部位小血管浸润。因为微循环的黏度、血浆黏度与毛细血管个体细胞的变形功能有关，白细胞在如此小的管道中引起血黏度短暂升高。如果变形较差的原始细胞进入毛细管道，微血管管道的流动降低[63]。当白细胞数量增加时，就增加了微管道中的白细胞量，此时血流速度逐渐降低，使氧气运输到组织减少，白细胞作为一种代偿功能留在微血管中的概率就增加。此外，潴留的白血病细胞本身增加了氧气的消耗速度，具有恶化微循环的作用。白细胞聚集、白细胞微血栓栓塞、白细胞毒性产物释放、内皮细胞损伤、微血管浸润造成血管损伤，血液阻滞。白血病原始细胞和内皮之间的相互黏附作用也受到影响，但有待证实。

AML和CML中原始细胞增高会产生肺、中枢神经系统、特殊感受器或者阴茎循环障碍(表85-2)。高白细胞性急性白血病患者由于颅内出血可发生突然死亡[60,61]。高白细胞血症可以通过水化、白细胞分离术和(或)细胞毒药物(通常用羟基脲)治疗(见第89章和第90章)。在CML患者中，白细胞分离术逆转了高白细胞综合征，可以在细胞毒药物治疗前减少肿瘤细胞量，以减轻细胞溶解导致的高尿酸血症、高钾血症和高磷酸血症的程度。接着或稍后再用羟基脲治疗。不幸的是，高白细胞血症的AML患者用白细胞分离术、羟基脲治疗，或者颅内放疗对其生存时间的改善是微小的[59-61]。

表 85-2　高白细胞血症的临床表现

Ⅰ. 肺循环
A. 气促、呼吸困难、发绀
B. 肺泡 - 毛细血管阻滞
C. 肺部浸润
D. 化疗后呼吸功能异常
Ⅱ. 肿瘤溶解综合征
Ⅲ. 中枢神经系统循环
A. 头晕、话语模糊、谵妄、木僵
B. 颅内出血
Ⅳ. 特殊感受器循环
A. 视觉模糊
B. 视神经乳头水肿
C. 复视
D. 耳鸣、听力受损
E. 视网膜静脉曲张、视网膜出血
Ⅴ. 睾丸循环
A. 阴茎异常勃起
Ⅵ. 假性实验室结果
A. 血氧分压(PO_2)下降、血钾增高
B. 血浆葡萄糖减低，平均血细胞体积、红细胞计数、血红蛋白和血细胞比容增加

■ 血小板增多综合征：出血和血栓

原发性血小板增多症或者伴有其他克隆性髓细胞疾病的血小板增多症可发生出血或者血栓[62-64]。动脉血管功能缺陷和静脉血栓是血小板增多症的最主要的血管病变。由于坏疽可引起外周血管缺陷和大脑血管血栓，四肢常发生表浅或深静脉血栓[65]。肠系膜、肝、门静脉、脾或者阴茎静脉血栓也可能发生。出血是血小板增多症的少见表现，可同时发生血栓。常见有胃肠道出血和皮肤出血，后者尤其发生在外伤后，但出血也可发生于其他部位(见第 87 章)。

促凝血因子，例如血小板组织因子内容物和血液中血小板中性粒细胞聚集，在原发性血小板增多症患者中比正常人群要高，并且 *JAK2* V617F 突变患者比野生型患者更高[65,66]。

真性红细胞增多症患者中近 40% 发生血栓并发症[65,67]。红细胞增多和血小板增多可相互影响并导致高凝状态，尤其在腹部静脉循环系统。内脏静脉血栓综合征与内源性红细胞集落生长有关，后者是真性红细胞增多症的特点，但是不伴有血细胞计数改变，提示是一种骨髓增殖性疾病，在自发性肝脏或者门静脉血栓形成中占较高比例[68,69]。这些患者血细胞可有 *JAK2* 基因突变，但没有明显的临床骨髓增殖的表型[70]。

大约一半阵发性血红蛋白尿患者有血栓形成，尤其是在静脉系统。腹部、肝脏和其他器官的静脉血栓形成，是自发性血红蛋白尿特征性并发症，可能由复杂的血栓形成状态所致，后者与一氧化氮耗竭、血栓前血小板微泡生成、组织因子通路抑制物功能异常或者其他因素有关[71,72]。血栓在自发性血红蛋白尿(PNH)伴有经典溶血综合征患者中较合并 PNH- 再生障碍性贫血患者更为常见(见第 40 章)。

■ 全身症状

发热、体重减轻和身体不适为 AML 的早期表现。在诊断时，近 50% 的患者有低热[73]。尽管可能有轻微感染，但在诊断 AML 时严重感染是相对少见的[74]。然而，在细胞毒药物治疗期间发热，那时中性粒细胞计数非常低，几乎总是有感染的表现。发热也是 CML 急性白血病转变的一个表现，可以在低原始细胞性髓细胞白血病患者中发生(难治性贫血伴原始细胞增多)。

近 20% 的 AML 患者体重减轻[74]。健康状态下降和极度疲劳与贫血的程度不一致，而且红细胞输注不能改善。这些现象的产生机制难以解释。

■ 代谢征象

高尿酸血症和高尿酸尿是 AML 和 CML 的常见表现。急性痛风性关节炎和高尿酸性肾病并不常见。如果治疗开始时不降低血浆中的尿酸，水化不充分，尿中尿酸饱和可引起尿酸盐沉淀(尿沙)和尿路梗阻。如果尿路病变严重，尿流消失，最后发生肾衰竭。在一些 AML 患者可能发生低钠血症，有些病人可能是不适当地抗利尿激素分泌。低钠血症也可能由于渗透性利尿，原始细胞以及肌肉消耗释放肌酐、尿酸和其他物质。高钠血症是少见的，但可见于中枢性糖尿病尿崩症病例。低钾血症在 AML[74-76] 中常见，认为是由于血浆和尿液中溶菌酶增加导致肾脏损害和随后尿钾增多。低钾血症与尿钾丢失过多有关，但是与溶菌酶尿的相关性是不完全的。在大部分病例可能有其他机制，包括渗透性利尿和输尿管功能异常。在 AML 患者，经常使用促尿钾排泄的抗生素可能加重低钾血症。高钾血症是非常少见的，但可见于肿瘤溶解综合征中。高钙血症也见于少见的 AML 病例。一些原因已经被提及，包括白血病浸润导致骨吸收增加。大部分患者维持了正常的血清无机磷酸盐。少数患者伴有高钙血症和低磷血症，有可能是由于白血病原始细胞分泌异位甲状旁腺激素所致。在一些外周血原始细胞增高和大量增殖细胞的髓细胞白血病患者，由于血浆无机磷酸盐的快速利用发生低磷血症。高磷血症是不常见的，除了肿瘤溶解综合征。约 10% 的 AML 患者显示在治疗开始时有不同程度的肿瘤溶解综合征，至少表现为肌酐基数加倍，血清磷增高(>1.6mmol/L)，尿酸增高(>416mmol/L)，或者血钾增高(>5mmol/L)[77]。低镁血症是常见的，原因是摄入不足伴有胃肠道丢失以及镁离子进入细胞内。

近 25% 的患者发生酸碱平衡紊乱[76]，大部分是呼吸性或者代谢性碱中毒。后者可能是继发性容量降低，如上消化道液体丢失和低钾血症。乳酸性酸中毒也可以在 AML 患者中见到，尽管机制不明。真正的低氧血症是由于高白细胞血症引起肺血管白细胞淤积(见以下的“假性实验室结果”)。

大部分 AML 患者中可以见到血清脂蛋白(a)升高，低密度和高密度脂蛋白浓度减低[78]。脂蛋白(a)的水平增加与白血病原始细胞百分比相关，在治疗成功后恢复正常[79]。血清泌乳素在一些 AML 患者中也会增加。白血病原始细胞可能是这种激素的一个异位来源[79]。

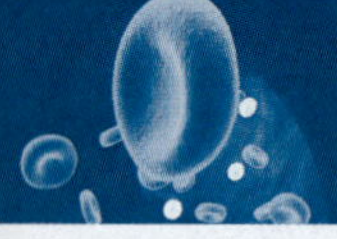

集落刺激因子-1在一系列淋系和造血细胞恶性肿瘤中升高，包括AML和CML[80]。恶性肿瘤细胞被认为是细胞因子分泌过多的来源。

假性实验室结果

血清钾水平的升高是由于骨髓增殖性疾病以及血细胞水平极度升高患者的血小板，或者少见情况下白细胞释放血钾所致。如果将这些血液收集在一个抗凝试管中，高速离心后去除血浆，测得血钾浓度是正常的。葡萄糖也会假性减低，尤其是自动分析技术不需要糖酵解抑制剂，如收集标本管中的氟化钠。高白细胞数的血液，如果在血浆分离前放置，可能会由于高白细胞而发生明显的糖代谢。假性低血糖也可以是由于红细胞利用葡萄糖引起，尤其在红细胞增多症患者。真正低葡萄糖血症仅发生在少数白血病患者中。当抗凝血液等待检测时，动脉血氧浓度也会由于体外大量白细胞引起假性降低。

特殊的器官受累

克隆性髓细胞疾病主要导致骨髓、血液和脾脏功能紊乱。尽管在所有器官中可以发现成簇细胞，但大量浸润和器官功能异常是不常见的。在AML和CML急变期，喉、中枢神经系统、心、肺、骨、关节、胃肠道、泌尿生殖道、皮肤或其他器官都会在临床发生明显浸润。

脾肿大

在AML，近1/3的病例可触及脾肿大，但是一般是轻度的。在慢性骨髓增殖性疾病，大部分病例表现为脾肿大（真性红细胞增多症约80%，CML约90%，原发性骨髓纤维化约100%）。在原发性血小板增多症，近60%的患者表现为脾肿大。容易发生无症状性脾血管栓塞、梗死，随后脾萎缩，类似于镰状细胞贫血中的表现，推测可能是原发性血小板增多症中脾肿大低频的原因。脾肿大患者，尤其在CML急性期和原发性纤维化患者可有早期饱胀感、左上腹部不适、脾脏梗死伴疼痛性脾周围炎、膈肌胸膜炎和肩部疼痛。在原发性纤维化，脾脏可以是巨大的，占据左半腹部。脾静脉血流增多以至于发生门脉高压和胃食管静脉曲张。通常也会发生肝静脉顺应性减低（见第91章）。门静脉系统分流引起出血，偶然会发生脑病。

骨髓坏死

广泛性骨髓坏死是不常见的病变，但有可能在任何克隆性髓细胞疾病中发生，尤其是AML，较少发生在原发性骨髓纤维化、CML、原发性血小板增多症和真性红细胞增多症。骨骼疼痛和发热是最常见的首发症状。贫血和血小板减少也非常多见，由于外周血中有核红细胞和中幼粒细胞增多（原始粒红细胞反应）[81,82]，在疾病早期骨髓穿刺不能获得有用的标本，但活检通常可提示细胞增生低下伴骨髓细胞结构破坏（残留细胞染色模糊），细胞坏死，骨髓凝胶变，通常也可见破碎的嗜酸性粒细胞物质。其机制认为是微血管功能异常。骨髓重建和造血组织再生常可发生。预后取决于基础疾病的功能。

翻译：王彦艳

校对：陈赛娟

参考文献

1. Dick JE, Lapidot T: Biology of normal and acute myeloid leukemia stem cells. *Int J Hematol* 82:389, 2005.
2. Jordan CT: Searching for leukemia stem cells—Not yet the end of the road. *Cancer Cell* 10:253, 2006.
3. Jordan CT, Guzman ML, Noble M: Cancer stem cells. *N Engl J Med* 355:1253, 2006.
4. Rozman CGM, Feliu E, Rubio D, et al: Life expectancy of patients with chronic nonleukemic myeloproliferative disorders. *Cancer* 67:2658, 1991.
5. Germing U, Gattermann N, Aivado M, et al: Two types of acquired idiopathic sideroblastic anaemia (AISA): A time-tested distinction. *Br J Haematol* 108:724, 2000.
6. Jaffe ES, Harris NL, Stein H, Vardiman JW: *World Health Organization Classification of Tumours: Pathology and Genetics of Tumours of Haematopoietic and Lymphoid Tissues*. IARC Press, Lyon, 2001.
7. Lichtman MA: Myelodysplasia or myeloneoplasia: Thoughts on the nosology of clonal myeloid diseases. *Blood Cells Mol Dis* 26:572, 2000.
8. Bessis M, Bernard J: Hematopoietic dysplasias (preleukemic states) *Blood Cells* 2:5, 1976.
9. Spivak JL, Silver RT: The revised World Health Organization diagnostic criteria for polycythemia vera, essential thrombocytosis, and primary myelofibrosis: An alternative proposal. *Blood* 112:231, 2008.
10. Kiladjian JJ, Gardin C, Renoux M, et al: Long-term outcomes of polycythemia vera patients treated with pipobroman as initial therapy. *Hematol J* 4:198, 2003.
11. Tefferi A, Fonesca R, Pereira DL, Hoagland HC: A long-term retrospective study of young women with essential thrombocythemia. *Mayo Clin Proc* 76:22, 2001.
12. Passamonti F, Malabarba L, Orlandi E, et al: Polycythemia in young patients: A study on the long-term risk of thrombosis, myelofibrosis and leukemia. *Haematologica* 88:13, 2003.
13. Lichtman MA: Is it chronic idiopathic myelofibrosis, myelofibrosis with myeloid metaplasia, chronic megakaryocytic-granulocytic myelosis, or chronic megakaryocytic leukemia? Further thoughts on the nosology of the clonal myeloid disorders. *Leukemia* 19:1139, 2005.
14. Simon W, Segel GB, Lichtman MA: Early allogeneic stem cell transplantation for chronic myelogenous leukemia in the imatinib era: A preliminary assessment. *Blood Cells Mol Dis* 37:116, 2006.
15. Tefferi A, Elliott MA, Pardanani A: Atypical myeloproliferative disorders: Diagnosis and management. *Mayo Clin Proc* 81:553, 2006.
16. Tefferi A, Vardiman JW: Classification and diagnosis of myeloproliferative neoplasms: the 2008 World Health Organization criteria and point-of-care diagnostic algorithms. *Leukemia* 22:14, 2008.
17. Breccia M, Cannella L, Frustaci A, et al: Chronic myelomonocytic leukemia with antecedent refractory anemia with excess blasts: further evidence for the arbitrary nature of current classification systems. *Leuk Lymphoma* 49:1292, 2008.
18. Breccia M, Latagliata R, Cannella L, et al: Analysis of prognostic factors in patients with refractory anemia with excess of blasts (RAEB) reclassified according to WHO proposal. *Leuk Res* 33:391, 2009.
19. Barnard DR, Kalousek DK, Wiersma SR, et al: Morphologic, immunologic, and cytogenetic classification of acute myeloid leukemia and myelodysplastic syndrome in childhood. *Leukemia* 10:5,1996.
20. Bene MC, Castoldi G, Knapp W, et al: Proposals for the immunological classification of acute leukemias. *Leukemia* 9:1783, 1995.
21. Jennings CD, Foon KA: Recent advances in flow cytometry: Application to the diagnosis of hematologic malignancy. *Blood* 90:2863, 1997.
22. http://cgap.nci.nih.gov/Chromosomes/Mitelman (accessed August 2008).
23. Oyan AM, Bø TH, Jonassen I, et al: Global gene expression in classification, pathogenetic understanding and identification of therapeutic targets in acute myeloid leukemia. *Curr Pharm Biotechnol* 8:344, 2007.
24. Valk PJM, Verhaak RGW, Beijen A, et al: Prognostically useful gene expression profiles in acute myeloid leukemia. *N Engl J Med* 350:1617, 2004.
25. Bullinger L, Döhner K, Kranz R, et al: An FLT3 gene-expression signature predicts clinical outcome in normal karyotype AML. *Blood* 111:4490, 2008.
26. Jongen-Lavrencic M, Sun SM, Dijkstra MK, et al: MicroRNA expression profiling in relation to the genetic heterogeneity of acute myeloid leukemia. *Blood* 111:5078, 2008.
27. Garzon R, Croce CM: MicroRNAs in normal and malignant hematopoiesis. *Curr Opin Hematol* 15:352 2008.
28. Mills K I. Gene expression profiling for the diagnosis and prognosis of acute myeloid leukemia. *Front Biosci* 13:4605, 2008.
29. Andrieux J, Demory JL, Caulier MT, et al: Karyotype abnormalities in myelofibrosis following polycythemia vera. *Cancer Genet Cytogenet* 140:118, 2003.
30. Finazzi G, Caruso V, Marchioli R, et al: Acute leukemia in polycythemia vera: An analysis of 1638 patients enrolled in a prospective observational study. *Blood* 105:2664, 2005.
31. Lichtman MA: The stem cell in the pathogenesis and treatment of myelogenous leukemia: A perspective. *Leukemia* 15:1489, 2001.
32. Gilliland DG: Molecular genetics of human leukemias: New insights into therapy. *Semin Hematol* 39:6, 2002.
33. Lichtman MA, Segel GB: Uncommon phenotypes of acute myelogenous leukemia: Basophilic, mast cell, eosinophilic, and myeloid dendritic cell subtypes: A review. *Blood Cells Mol Dis* 35:370, 2005.
34. Ploemacher RE: Characterization and biology of normal human haematopoietic stem cells. *Haematologica* 84:4(EHA-4), 1999.
35. Bonnet D, Dick J: Human acute myeloid leukemia is organized as a hierarchy that originates from a primitive hematopoietic cell. *Nat Med* 3:730, 1997.

36. Takahashi N, Maura I, Saitoh K, Miura AB: Lineage involvement of stem cells bearing the Philadelphia chromosome in chronic myeloid leukemia in the chronic phase as shown by combination of fluorescence-activated cell sorting and fluorescence in situ hybridization. *Blood* 92:4758, 1998.
37. Fialkow PJ, Singer JW, Adamson JW, et al: Acute nonlymphocytic leukemia: Expression in cells restricted to granulocytic and monocytic differentiation. *N Engl J Med* 301:1, 1979.
38. Fialkow PJ, Singer JW, Adamson JW, et al: Acute nonlymphocytic leukemia: Heterogeneity of stem cell origin. *Blood* 57:1068, 1981.
39. Ferraris AM, Broccia G, Meloni T, et al: Clonal origin of cells restricted to monocytic differentiation in acute nonlymphocytic leukemia. *Blood* 64:817, 1984.
40. Van Lom K, Hagenmaijer A, Vandekerckhove F, et al: Clonality analysis of hematopoietic cell lineages in acute myeloid leukemia and trans-location (8;21): Only myeloid cells are part of the malignant clone. *Leukemia* 11:202, 1997.
41. Grimwade D, Enver T: Acute promyelocytic leukemia: Where does it stem from? *Leukemia* 18:375, 2004.
42. Lichtman MA: Interrupting the inhibition of normal hematopoiesis in myelogenous leukemia: A hypothetical approach to therapy. *Stem Cells* 18(5):304, 2000.
43. Menasce LP, Banerjee SS, Becket E, Harris M: Extramedullary myeloid tumor (granulocytic sarcoma) is often misdiagnosed. A study of 26 cases. *Histopathology* 34:391, 1999.
44. Pileri SA, Ascani S, Cox MC, et al: Myeloid sarcoma: clinico-pathologic, phenotypic and cytogenetic analysis of 92 adult patients. *Leukemia* 21:340, 2007.
45. Tsimberidou AM, Kantarjian HM, Wen S, et al: Myeloid sarcoma is associated with superior event-free survival and overall survival compared with acute myeloid leukemia. *Cancer* 113:1370, 2008 .
46. Lichtman MA, Weed RI: Peripheral cytoplasmic characteristics of leukemia cells in monocytic leukemia: Relationship to clinical manifestations. *Blood* 40:52, 1972.
47. Peterson L, Dekner LP, Brunning RD: Extramedullary masses as presenting features of acute monoblastic leukemia. *Am J Clin Pathol* 75:140, 1981.
48. Tobelem G, Jacquillat C, Chastang C, et al: Acute monoblastic leukemia: A clinical and biologic study of 74 cases. *Blood* 55:71, 1980.
49. Weltermann A, Pabinger I, Geissler K, et al: Hypofibrinogenemia in non-M3 acute myeloid leukemia. Incidence, clinical and laboratory characteristics and prognosis. *Leukemia* 12:1182, 1998.
50. Uchiumi H, Matsushima T, Yamane A, et al: Prevalence and clinical characteristics of acute myeloid leukemia associated with disseminated intravascular coagulation. *Int J Hematol* 86:137, 2007.
51. Falanga A, Rickles FR: Pathogenesis and management of the bleeding diathesis in acute promyelocytic leukaemia. *Best Pract Res Clin Haematol* 16:463, 2003.
52. Tallman MS, Abutalib SA, Altman JK: The double hazard of thrombophilia and bleeding in acute promyelocytic leukemia. *Semin Thromb Hemost* 33:330, 2007.
53. Kalk E, Goede A, Rose P: Acute arterial thrombosis in acute promyelocytic leukaemia. *Clin Lab Haematol* 25:267, 2003.
54. Reisch N, Roehnisch T, Sadeghi M, et al: AML M1 presenting with recurrent acute large arterial vessel thromboembolism. *Leuk Res* 31:869, 2007.
55. Troy K, Essex D, Rand J, et al: Protein C and S levels in acute leukemia. *Am J Hematol* 37:159, 1991.
56. Dixit A, Kannan M, Mahapatra M, et al: Roles of protein C, protein S, and antithrombin III in acute leukemia. *Am J Hematol* 81:171, 2006.
57. Lichtman MA, Heal J, Rowe JM: Hyperleukocytic leukaemia: Rheological and clinical features and management. *Baillieres Clin Haematol* 1:725, 1987.
58. Rowe JM, Lichtman MA: Hyperleukocytosis and leukostasis: common features of childhood chronic myelogenous leukemia. *Blood* 63:1230, 1984.
59. Porcu P, Cripe LD, Ng EW, et al: Hyperleukocytic leukemias and leukostasis: A review of pathophysiology, clinical presentation and management. *Leuk Lymphoma* 39:1, 2000.
60. Marbello L, Ricci F, Nosari AM: Outcome of hyperleukocytic adult acute myeloid leukaemia: A single-center retrospective study and review of literature. *Leuk Res* 32:1221, 2008.
61. Chang MC, Chen TY, Tang JL, et al: Leukapheresis and cranial irradiation in patients with hyperleukocytic acute myeloid leukemia: No impact on early mortality and intracranial hemorrhage. *Am J Hematol* 82:976, 2007.
62. Patatanian E, Thompson DF: Retinoic acid syndrome: A review. *J Clin Pharm Ther* 33:331, 2008.
63. Östergren J, Fagrell B, Björkholm M: Hyperleukocytic effects on skin capillary circulation in patients with leukaemia. *J Intern Med* 231:19, 1992.
64. Cortelazzo S, Vicero P, Finazzi G, et al: Incidence and risk factors for thrombotic complications in a historical cohort of 100 patients with thrombocythemia. *J Clin Oncol* 8:556, 1990.
65. Falanga A, Barbui T, Rickles FR: Hypercoagulability and tissue factor gene upregulation in hematologic malignancies. *Semin Thromb Hemost* 34:204, 2008.
66. Dahabreh IJ, Zoi K, Giannouli S, et al: Is JAK2 V617F mutation more than a diagnostic index? A meta-analysis of clinical outcomes in essential thrombocythemia. *Leuk Res* 33:67, 2009.
67. Landolfi R: Bleeding and thrombosis in myeloproliferative disorders. *Curr Opin Hematol* 5:327, 1998.
68. Anger B, Haugh U, Seidler R, Heimpel H: Polycythemia vera: A clinical study of 141 patients. *Blut* 59:493, 1989.
69. Teofili L, De Stefano V, Leone G, et al: Hematologic causes of venous thrombosis in young people: High incidence of myeloproliferative disorder as underlying disease in patients with splanchnic venous thrombosis. *Thromb Haemost* 67:297, 1992.
70. Colaizzo D, Amitrano L, Tiscia GL, et al: Occurrence of the JAK2 V617F mutation in the Budd-Chiari syndrome. *Blood Coagul Fibrinolysis* 19:459, 2008.
71. Peffault de Latour R, Mary JY, Salanoubat C, et al: Paroxysmal nocturnal hemoglobinuria: natural history of disease subcategories. *Blood* 112:3099, 2008.
72. Brodsky RA: Advances in the diagnosis and therapy of paroxysmal nocturnal hemoglobinuria. *Blood Rev* 22:65, 2008.
73. Burke PJ, Braine HG, Rathbun HK, Owens AH Jr: The clinical significance of fever in acute myelocytic leukemia. *Johns Hopkins Med J* 139:1, 1976.
74. Burns CP, Armitage JO, Frey AL, et al: Analysis of the presenting features of adult acute leukemia. *Cancer* 47:2460, 1981.
75. Mir MA, Delamore JW: Metabolic disorders in acute myeloid leukaemia. *Br J Haematol* 40:79, 1978.
76. Filippatos TD, Milionis HJ, Elisaf MS: Alterations in electrolyte equilibrium in patients with acute leukemia. *Eur J Haematol* 75:449, 2005.
77. Mato AR, Riccio BE, Qin L, et al: A predictive model for the detection of tumor lysis syndrome during AML induction therapy. *Leuk Lymphoma* 47:877, 2006.
78. Niendorf A, Stang A, Beisiegel U, et al: Elevated lipoprotein (a) levels in patients with acute myeloblastic leukaemia decrease after successful chemotherapeutic treatment. *Clin Investig* 70:683, 1990.
79. Hatfill SJ, Kirby R, Hanley M, et al: Hyperprolactinemia in acute myeloid leukemia and indication of ectopic expression of human prolactin in blast cells of a patient of subtype M4. *Leuk Res* 14:57, 1990.
80. Janowska-Wieczarek A, Belch AR, Jacobs A, et al: Increased circulating colony-stimulating factor-1 in patients with preleukemia, leukemia and lymphoid malignancies. *Blood* 77:1796, 1991.
81. Janssens AM, Offner FC, Van Hove WZ: Bone marrow necrosis. *Cancer* 88:1769, 2000.
82. Paydas S, Ergin M, Baslamisli F, et al: Bone marrow necrosis: clinicopathologic analysis of 20 cases and review of the literature. *Am J Hematol* 70:300, 2002.

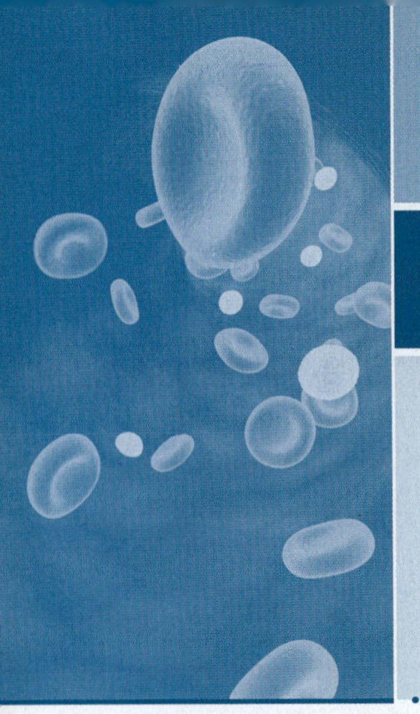

第86章

真性红细胞增多症

Josef T. Prchal, Jaroslav F. Prchal

摘　要

真性红细胞增多症（PV）是慢性骨髓增生性疾病中的一种，慢性骨髓增生性疾病也被称为骨髓增殖性肿瘤，包括了特发性血小板增多症（ET）、原发性骨髓纤维化（PMF），以及慢性髓细胞白血病（CML）。PV是一种获得性的克隆性原发性红细胞增生紊乱。原发性红细胞增多症是由于红系祖细胞内在特性异常所致，异常红系祖细胞在外部调节因子的影响下，产生非依赖性或过度增殖；血清中促红细胞生成素低下为其特征。最常见的原发性红细胞增多症即为真性红细胞增多症。PV起因于多能造血干细胞的突变，造成了功能正常的红细胞生成过多，同时可伴有程度不一的粒细胞、单核细胞和血小板的过度增生。往往伴有脾大。大多数PV患者有Janus蛋白酪氨酸激酶-2基因（*JAK2*）的体细胞突变，该突变在血液髓系细胞中可检测到。这一突变，即*JAK2* V617F，造成*JAK2*负调节区域功能的缺失，从而导致*JAK2*持续性活性增强。几乎所有的PV患者都有*JAK2* V617F突变；而ET、骨髓纤维化（MF）和少数其他血液肿瘤也与此突变相关，但突变频率较低。像其他的克隆性血液疾病一样，PV可经克隆进化演变成PMF（典型的为*JAK2* V617阳性），以及急性白血病（通常为*JAK2* V617阴性）。在几乎所有*JAK2* V617F阳性的PV患者都至少存在一些*JAK2* V617F突变的纯合子祖细胞，这些纯合子祖细胞通过有丝分裂重组获得单亲二倍体，其中大多数成为在体外用红细胞爆裂型集落生成单位（BFU-E）检测到的不依赖促红细胞生成素的红细胞集落。*JAK2* V617F突变并不是这些疾病克隆性增殖的原因，之前还有其他生殖细胞系或体细胞突变发生。动静脉血栓形成是PV致病和致死的主要因素。少部分患者发生继发性骨髓纤维化（衰竭期）和（或）不可避免地转化成致命的急性白血病。骨髓抑制治疗是一种有效的治疗方法，如羟基脲（hydroxyurea）、白消安（busulfan）、放射性磷等，可用于控制血液各系细胞增殖。骨髓抑制治疗也能降低血栓形成并发症的发生率，但却有不同程度的致白血病风险。更新、耐受性更佳的干扰素制剂，如聚乙二醇干扰素-α可达到血液学完全缓解并恢复多克隆造血。目前，正在评估JAK2激酶抑制剂对于脾肿大及其相关症状、高凝状态和控制PV克隆的靶向治疗的疗效。

本章使用的简写和缩略词：bcl-x，一种抗凋亡蛋白（an antiapoptotic protein）；BFU-E，红细胞爆裂型集落生成单位（burst-forming unit-erythroid）；EEC，内源性红系集落（endogenous erythroid colonies）；EPO，促红细胞生成素（erythropoietin）；ET，特发性血小板增多症（essential thrombocytosis）；c-MPL，血小板生成素受体（thrombopoietin receptor）；JAK2，Janus型酪氨酸激酶2（Janus-type tyrosine kinase 2）；MPDs，骨髓增生性疾病（myeloproliferative disorders）；PFCP，原发性家族性和先天性红细胞增多症（primary familial and congenital polycythemia）；PMF，原发性骨髓纤维化（primary myelofibrosis）；PV，真性红细胞增多症（polycythemia vera）；PRV-1，真性红细胞增多症受体-1（polycythemia rubra vera 1）。

定义与历史

红细胞增多症这一名称表示血液量的增加，传统上用来表示红细胞数目的增加。在真性红细胞增多症（PV）中，红细胞数目的增加往往同时伴有粒细胞及血小板的增加。第56章和表33-2中列出了红细胞增多症的分类。

PV，是唯一一种单克隆性的原发性红细胞增多症，在1892年由Vaquez[1]首次报道。1903年，Osler总结了自己的4例以及文献中的5例患者，他写道："该病以慢性发绀、红细胞增多和中度脾大为特征。主要症状有虚弱、衰竭、便秘、头痛和眩晕[2]。"1904年Türk最先报道该病中粒系前体细胞和巨核细胞的过度增殖[3]。

流行病学

Mayo Clinic的数据显示，男性与女性PV的发病率分别为2.8/10万和1.3/10万[4]，这一数据大致与瑞典的流行病学数据相符[5]；其他研究和估算显示在德国犹太人（Ashkenazi Jews）中该病发病率更高[6,7]。真正的发病率可能更高，因为许多病例可能因为没有表现出明显的临床症状而漏诊。*JAK2* V617F 的检测能发现有血栓形成或是伴发缺铁的隐匿性 PV 患者。

虽然大多数 PV 患者并没有红细胞增多症的家族史，但我们知道有该病的家族性病例出现[8-10]，且很有可能有些家族性病例没有被报道。在家族性病例当中，可能以生殖系突变的形式获得遗传倾向，或许会使得疾病发生所必需的获得性体细胞突变更易发生[9,11]。

病因与发病机制

PV 是由单个正常的多能造血干细胞癌变发展而来的，癌变提供了选择性生长优势和生存优势，使这一克隆生成的细胞抑制并取代正常多克隆造血。PV 的克隆性起源在 X 染色体多态性标志葡萄糖 -6 磷酸脱氢酶杂合子的女性[12]，以及更多现代克隆性检测中得到证实（见第 9 章）[13]。在每一个病例中，所有的造血细胞系[9,12,16]都只表达该酶的一个同工型，母系或父系 X 染色体编码的 X 染色体多态性等位基因中的一个，而非造血细胞为含有两种同工型酶的嵌合体。

PV 患者骨髓或者血液衍生的体外红细胞集落来源于具有正常促红细胞生成素敏感性的 BFU-E 前体和不依赖促红细胞生成素生长的 BFU-E，后者形成所谓的内源性红细胞集落（EEC）[14,15]，这也是 PV 的特征之一。而有正常促红细胞生成素敏感性的 BFU-E 祖细胞大多数也是 PV 克隆的一部分[16]。在疾病进展过程中，PV 患者骨髓中累积的成纤维细胞却并不是异常克隆的一部分，而是对骨髓细胞增生作出的反应，可能是对巨核细胞产生的血小板衍生的成纤维细胞生长因子作出的反应（见第 91 章）。

该病已经报道过的其他异常包括：①促血小板生成素受体水平下降[17]；②凋亡抑制因子 BCL-x 失调[18]；③红细胞前体的蛋白酪氨酸磷酸酶活性表达增高[19]；④粒细胞中 PRV-1（一种称为 polycythemia rubra vera 1 的受体）的信使 RNA（mRNA）水平升高[20]；⑤单亲二倍体造成的获得性 9p 染色体杂合性丢失[11]。最后一项帮助我们发现了位于 9p 染色体上的 *JAK2* V617F 突变[11,21]，使我们加深了对疾病发病机制的理解，提高了诊断的特异性，并导致了对骨髓增生性疾病研究的剧增（见下文“*JAK2 V617F* 突变”）。

PV 患者中并没有发生频率高的特异性核型标志。在诊断时只有不到 25% 的患者有核型异常[22-26]，但随着病程的延长，核型异常的发生率也会增高[23,27]，提示核型异常代表继发性的基因改变[28]。

■ *JAK2 V617F* 突变

几乎所有造血细胞都有 *JAK2* 表达，它对不同造血生长因子引发的增殖性细胞内信号传导是必不可少的（见第 33 章及第 56 章）。*V617F* 的突变首先于 2004 年在 PV 被发现[21]，随后，其他试验室也报道了此突变[29-31]。*V617F* 突变几乎见于所有的 PV 患者以及超过半数的 ET 和骨髓纤维化患者，也见于极少数其他骨髓增生性疾病[32,33]。在 PV（与在 ET 不同）中，至少在一些祖细胞中该突变常表现为纯合子形式[24,34]。在极少数 *JAK2 V617F* 突变为阴性的 PV 患者中，已经发现在 *JAK2* 的 12 号外显子上有其他突变[35]。

对单一家系出现几种不同 MPDs 的家族性 MPD 患者的研究表明[9,36]，*JAK2* 突变可能并不是引起疾病表型的唯一因素，甚至可能并非疾病起始因素。一些强有力的证据支持此结论。第一，在家族性 PV 中，疾病与 *JAK2* 基因位点所在的染色体 9p 之间并无明显的连锁，提示有一个独立的生殖系 PV 易感性[11]。第二，在家族性 PV 中，受累成员可为 *JAK2 V617F* 阴性或阳性[37]。第三，在 PV 中，*JAK2 V617F* 突变的获得是一种迟发性的遗传事件[38]。第四，在散发性 PV 中，只有部分克隆性 PV 细胞为 *JAK2 V617F* 突变阳性[34]。第五，虽然产生 PV 标志性 EEC 的 BFU-Es 大多是 *JAK2 V617F* 突变纯合子，但也有些是杂合子，而且还有些在 *JAK2* 位点是野生型序列[34]。第六，任何 *JAK2* 阳性的 MPDs 转化成急性白血病，常为 *JAK2 V617F* 突变阴性[32,39]。这些不同的发现强烈提示 *JAK2* 基因的体细胞突变并不是 PV 的起始和唯一致病因素。

染色体 9p 的一个基因组功能性变异型也可能与 *JAK2 V617F* 突变的致病机制有关。在 PV、ET 以及 PMF 的基因型中，有一种特异的构成性 JAK2 单倍体型与 *JAK2 V617F* 体细胞突变相关[40,41]。这种单倍体型在体外的红细胞培养实验中与 *JAK2* 转录本的升高以及红细胞的过度增殖无关[40]。在骨髓增生性疾病患者当中，*JAK2 V617F* 突变的获得是一种迟发性的遗传事件[38,41]，这是通过检测单个红细胞集落的基因组构成发现的。在不同的单倍体型中也发现有独立的 *JAK2 V617F* 突变发生，而在绝大多数 *JAK2 V617F* 阳性患者和集落中，还发现有一种特异的、构成遗传性的 *JAK2* 单倍体型（*GGCC*）与 *JAK2 V617F* 体细胞突变相关[41]。这种 *JAK2* 的 *GGCC* 单倍体型也赋予对 *JAK2* 的 12 号外显子突变型 PV 的易感性[42]。这些研究提示在 *JAK2* 突变之前存在高突变事件，且生殖系遗传事件在 MPDs 的早期发病机制中起着重要的作用。

除了 *JAK2 V617F* 突变及其他 *JAK2* 突变在 PV 和其他 MPDs 的病因中起着重要作用之外，其他基因的突变对于这些疾病的完全发病可能也有重要作用。*TET2* 是在某一亚类急性白血病的 10~11 号染色体易位（TET）位点首先发现的基因的一种同源基因。在相当大比例的 PV 以及其他 MPDs 患者的骨髓细胞中均发现了 *TET2* 基因的突变或缺失[43]。已有研究证实，*TET2* 功能缺失性的突变起源于多能造血干细胞，但却偏向髓系增殖而不是淋系增殖，且在很多患者中两个等位基因均受累。然而，在家族性 PV 患者的研究中发现，*TET2* 突变并非引起该病的起因，因为在受累的亲属中突变不同，且在某些情况下，*TET2* 突变发生在 *JAK2 V617F* 突变出现之后，而不是之前[44]。

临床特征

■ 体征和症状

PV 起病隐匿，最常见于六十余岁，但从儿童至老年均可发病[45]。就医时症状和体征包括头痛、多血症、瘙痒、血栓形成、胃肠道出血等，但很多患者是因为定期体检时发现血红蛋白水平和红细胞计数增高而被诊断。其他患者在寻找失血、缺铁性贫血，或血栓形成的原因时被发现。在诊断为红细胞增多症时，至少有 30% 的患者有症状；最常见的症状和体征按发生频率依次递减顺序为头痛、虚弱、瘙痒、眩晕和多汗[45]。

PV 一般发生在老年人群，所以，老年人的许多血管性疾病

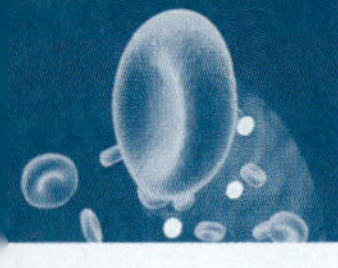

(如冠状动脉病)随着年龄的增长,发生率也增高。当并发PV时,这些疾病的发生率也增加。

血栓形成及出血

血栓形成见于大约1/3的PV患者,是PV最常见和最重要的并发症[46]。其中1/2~3/4为动脉血栓形成[47],而缺血性卒中和短暂性缺血发作是主要的动脉血栓并发症。一些研究发现,在10年的观察期中,40%~60%的患者发生过至少一次血栓,而在这一时期,血栓的年发生率大致相等[48]。在前瞻性研究中发现,血栓形成最常发生在诊断前,以及诊断后的头几年[49,50],最常见的严重并发症为脑血管意外,约占血栓事件的1/3,其他按发生频率依次为心肌梗死、深静脉血栓和肺栓塞[48]。

出血和擦伤同样也是PV的常见并发症,在一些研究当中,可在约1/4的患者当中发生[46]。虽然这些并发症大多不严重,如牙龈出血、鼻出血、易擦伤等,但也可能发生严重的胃肠道出血及其他致命的出血性并发症[28,47,51]。

肝静脉血栓形成(Budd-Chiari综合征) Budd-Chiari综合征是PV的一种极其严重的、常常致命的并发症;在一个140例患者的研究中,其发生率为10%[52],但在欧洲合作研究中则没有这么常见[47]。Budd-Chiari综合征是由于肝静脉流出道的血栓形成导致肝小动脉灌注不足而缺血,及肝细胞坏死。Budd-Chiari综合征可表现为腹水,伴或不伴右上象限腹痛、肝脾肿大和黄疸。

Budd-Chiari综合征可先于红细胞数目的升高成为PV的首发临床症状;在很多这类患者当中,在出现红细胞增多症的临床证据之前,已经报道有内源性红细胞集落形成和*JAK2 V617F*突变。PV是与Budd-Chiari综合征相关的最常见的潜在疾病。在一些研究当中,PV占了Budd-Chiari综合征这一严重病症的绝大部分,往往需要肝移植治疗[53-55]。Budd-Chiari综合征和PV之间的相关性是如此强烈,以至于许多专家建议在所有因肝静脉血栓就诊的患者当中常规筛查PV。

皮肤表现

瘙痒可在约40%的患者当中发生[56]。常在沐浴后加重,可能严重到明显地影响患者的生活质量。其原因尚不明确,有将其归咎于皮肤中肥大细胞数量增多[57]及组胺水平增高[58],而其他研究却没有发现这些相关性[59]。

少数几个患者发展成为急性发热性中性粒细胞皮肤病(Sweet综合征)[60,61]。

红斑性肢痛病 红斑性肢痛病是一种综合征,表现为四肢发热、手(脚)指(趾)疼痛、发红、手脚和手指灼烧感及出现红斑(图86-1),与血小板增多症相关,其特征是对低剂量的阿司匹林治疗有快速反应。在重症患者中,可致指(趾)的缺血性坏死,并导致截指(趾)。该综合征在PV中的发生率低于5%[47,51],并不具有PV或其他骨髓增生性疾病的特异性,在一项包括168位红斑性肢痛病患者的研究当中,PV患者不到10%[62]。该综合征常与特发性血小板增多症相关,有人提出血小板聚集造成的短暂性微血管阻塞在该综合征中发挥了作用(第123章)[63,64]。

胃肠道表现

上面已经讨论了Budd-Chiari综合征[见"肝静脉血栓形成(Budd-Chiari综合征)"]。除此之外,门静脉高压、静脉曲张、腹痛也较常见[65],常由于未被发现的脾脏或肝脏静脉血栓造成。消化道溃疡的发生率高达一般人群的4~5倍[66]。胃肠道出血可为PV的首发症状,而胃肠道出血所造成的缺铁常常掩盖了PV的红细胞增多。

心血管表现

心血管方面的症状与并发症包括心绞痛、心肌梗死以及充血性心力衰竭,这些与冠状动脉循环血栓形成倾向有关[28,47,49]。

肺动脉高压

肺动脉高压在PV中的发生率较预想的更高。其病因可能包括活化血小板释放的血小板衍生生长因子造成的平滑肌增生、巨核细胞阻塞肺循环、髓外造血,以及未被识别的复发性的血栓形成等[67,68];然而,这些病因均尚未明确。

神经系统表现

神经系统的表现,如头晕等很常见[28,47,49,51,69],而髓外造血所造成的脊髓受压也有记载[70]。

其他器官系统表现

骨髓细胞的过度增生所导致的核苷酸代谢的增加,常可造成血中尿酸浓度增高,一些患者的痛风可能加重[28]。

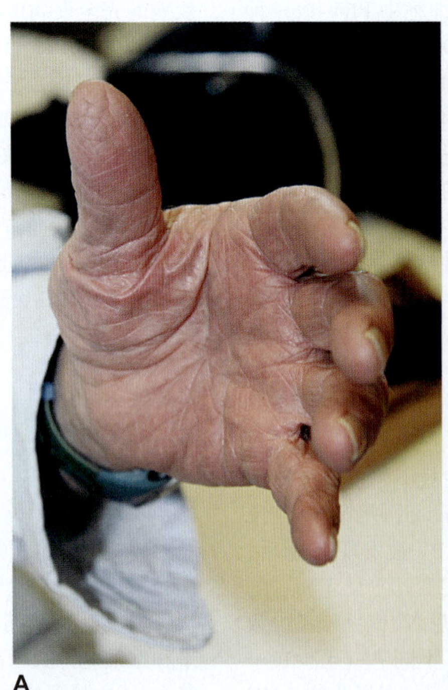

A

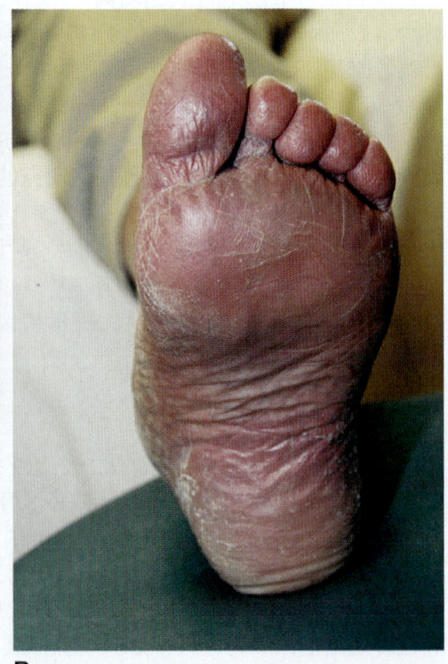

B

图86-1　一名新近诊断的82岁男性*JAK2 V617F*阳性的骨髓增生性疾病患者,其血小板和血细胞比容增高,主诉手部和手指烧灼感。A.手部与手指的红斑性肢痛病。B.该患者脚部与脚趾的红斑性肢痛病。

■ 特殊情况

外科手术

超过 75% 未经控制的 PV 患者在大手术中或是术后发生并发症，因为出血与血栓形成均很常见[71]。因此，通常建议在外科介入前将血容量控制至正常水平，这样可减少术中和术后的并发症。

妊娠

第 7 章讨论了妊娠中的 PV 并发症。

■ 真性红细胞增多症的衰竭期

PV 的衰竭期，也就是所谓的红细胞增多症后骨髓纤维化或继发性骨髓纤维化，是本病经常发生且常常是终末性的并发症[47,50,72]。其临床特征为合并非缺铁性贫血、新近出现并进展迅速的脾大（图 86-2），及骨髓纤维化（见第 91 章）等。衰竭期最早的特点是为控制红细胞数而进行放血疗法的次数减少。其他常见的特征包括血小板增多，或血小板减少，粒细胞增多且常见不成熟髓系细胞，或粒细胞减少。受累个体常有贫血、出血，以及脾大伴有早饱感、脾梗死等症状。大多数患者依赖于输血或是促红细胞生成素治疗[28,47,49,51,72]。PV 衰竭期特征

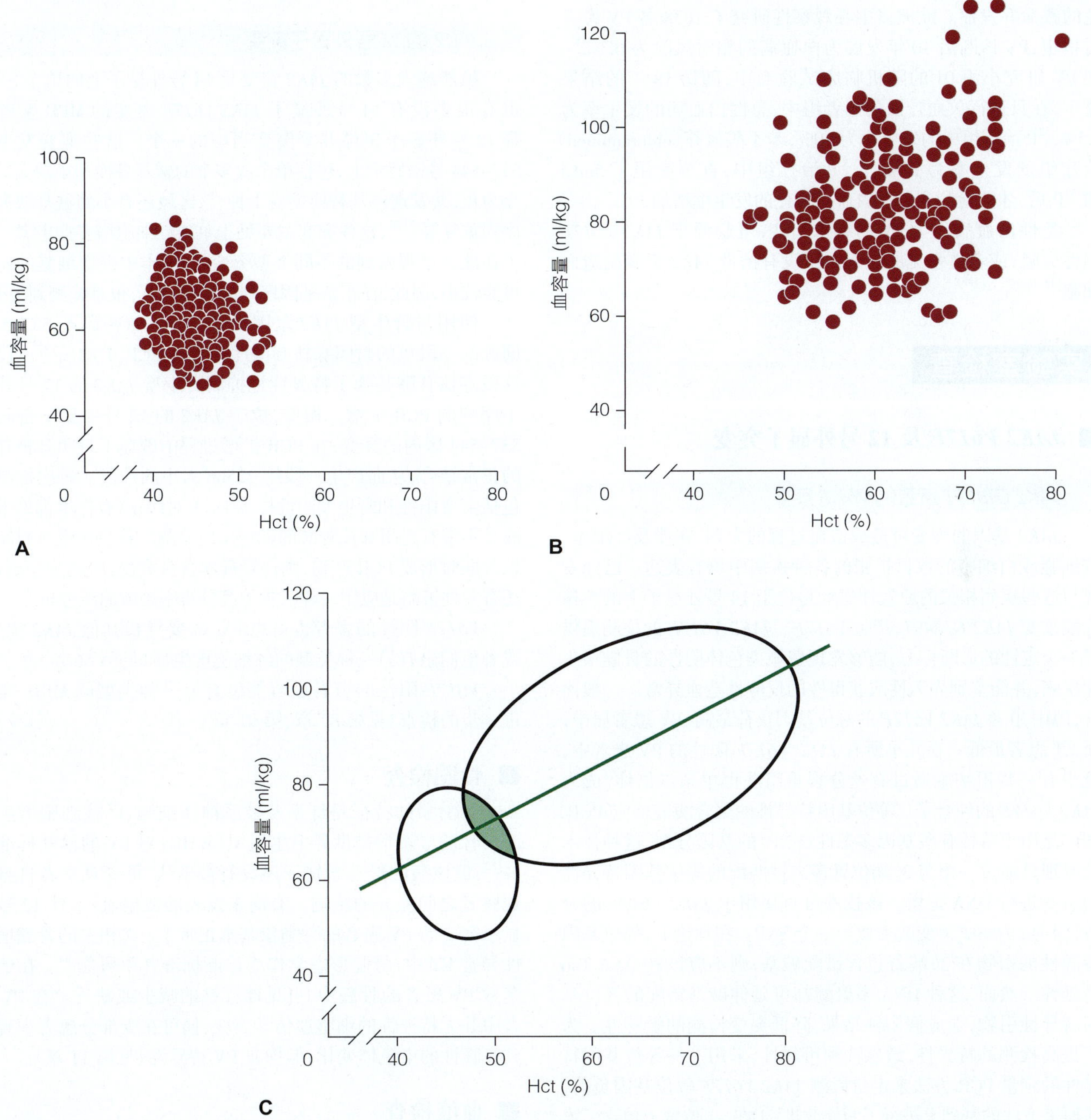

图 86-2　在 306 名正常男性，140 名正常女性，以及 157 例 PV 患者当中，根据血液学国际标准委员会的推荐，用 ^{32}P 或 ^{51}Cr 标记测定血容量（ml/kg）与静脉血血细胞比容（Hct）之间的相关性。A. 正常男性与女性的血容量与 Hct。B. PV 患者的血容量与 Hct。C. A 与 B 中两个群体的比较。左侧的椭圆包括了绝大多数正常受试者，而重叠的右侧椭圆包含了绝大多数的 PV 患者，对角线为两组合并计算的回归线。（数据来自参考文献 198~201。）

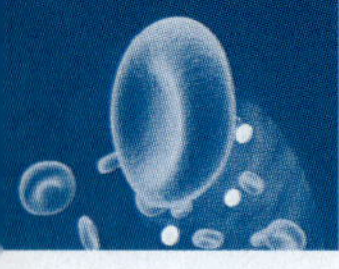

性的贫血通常是多种原因引起的。脾大可造成红细胞储积和血浆容量扩张，同时还有红细胞寿命的缩短（见第5章和第55章）。"衰竭期"的发展常与白血病转化风险的增加相关。在PV研究小组01的研究中，发生骨髓纤维化的患者急性白血病发生率为24%，而未发生骨髓纤维化的患者仅为7%[50]，尽管该研究年代已久，相对高的白血病发生率可能与当时大多数患者广泛使用烷化剂和^{32}P相关。

■ 真性红细胞增多症的白血病与骨髓增生异常转化

PV患者发展为白血病的风险增高。这与其他非克隆性红细胞增多性疾病不同，白血病转化并不是这些疾病过程的一部分。急性白血病，且往往是髓系的，几乎是PV的一个不可避免的致命并发症。欧洲多中心观察性研究了1638名PV患者后报道，PV诊断后10年发展为白血病的相对风险为6.3%[47]。在PV研究小组01的随机临床试验当中，随访18年的结果显示，在只进行放血疗法的患者组中，急性白血病的发生率为1.5%，^{32}P治疗组中的发生率为10%，苯丁酸氮芥（chlorambucil）治疗组的发生率为13%[51]。^{32}P治疗组中，直至使用了5mCi的^{32}P后，才能检测到急性白血病转化的发生率增加。

急性白血病作为PV的终末衍变，可起源于*JAK2 V617F*阳性克隆，或者更常见的是起源于没有携带*JAK2*突变的造血细胞[32,36,39]。

实验室检查

■ *JAK2 V617F*及12号外显子突变

*JAK2 G1829T*所致的*V617F*突变

*JAK2*基因的突变可造成造血过程的失调，在涉及红细胞、粒细胞或白细胞的数目扩张的各种疾病中均有表达。已经发现与这些疾病相关的原发性病灶是位于14号外显子上的单核苷酸改变*JAK2 G1849T*，产生*V617F*。*JAK2 V617F*的检测提供了一个定性的诊断标志，能够发现费城染色体阴性的骨髓增生性疾病，并能鉴别先天性或获得性的反应性造血异常。一般而言，PMF患者*JAK2 V617F*的等位基因负荷最高，PV患者居中，而ET患者最低。在几乎所有*JAK2 V617F*阳性的PV患者中，至少有一些祖细胞通过有丝分裂重组获得单亲二倍体，成为*JAK2 V617F*的纯合子。等位基因特异性的聚合酶链反应（PCR）被广泛用于单核苷酸基因多态性（SNP）的基因分型，这种技术的原理是通过一个与3′端位置多态性匹配的等位基因特异性的引物进行DNA扩增。该技术可直接用于*JAK2 V617F*的分析，因为*G1849T*突变就类似于一个SNP。在理论上，等位基因特异性的引物在3′端若包含错配碱基，则不应该被DNA Taq酶延伸。然而，这种DNA多聚酶却可延伸碱基错配的等位基因特异性引物，造成假阳性结果，降低突变检测的敏感性。为了提高检测的特异性、敏感性和可靠性，采用一种等位基因特异性的定量PCR方法来定量检测*JAK2 V617F*等位基因负荷，在原来方法的基础上进行了两处改进：①在-1位置上包含了第二次错配；②在-2位置上换成一个修饰的锁核酸（LNA）[34]。在一项研究当中，在16个不同的实验室使用不同仪器，比较了11种不同的检测技术[73]。虽然这11种技术中的5种在*JAK2 V617F*负荷量≥1%时，定量检测*JAK2 V617F*负荷量均同样可靠，但等位基因特异性定量PCR技术却能检测到0.2%的*JAK2 V617F*。

大多数的实验室用（克隆性）粒细胞分析*JAK2 V617F*等位基因负荷；非定量分析方法使用总的白细胞、全血或骨髓筛查。一部分*JAK2 V617F*检测阴性的病例在用高敏感性的定量分析后其结果呈阳性[73]。血浆被用于检测*JAK2 V617F*的DNA和mRNA突变以及杂/纯合子状态[74,75]。然而，用血浆检测到*JAK2 V617F*的DNA及mRNA是由于储存过程中粒细胞溶解，以及携带JAK2 V617F的细胞活性下降所致，是储存过程造成的人为假象[76]；所以，此法不应用于临床检测，定量*JAK2 V617F*，或分析其杂/纯合子状态。

*JAK2*的12号外显子突变

虽然绝大多数的*JAK2*突变是14号外显子上的单个SNP，也有很多没有14号外显子*JAK2 V617F*突变的MPD患者携带12号外显子3′端几个突变当中的一个。这些突变发生在537~544号密码子上，包括单个或多个的碱基替换和小缺失。迄今为止，共发现碱基替换突变十种，该区域还有小的碱基缺失及序列重复等[77-81]，这些突变主要见于单独红细胞增多症患者。除了在此区域观察到的不同类型突变外，标本中突变细胞的比例可能较小，因此，在正常基因序列的高背景下，很难检测到突变。

使用与野生型*JAK2*基因12号外显子（密码子537~544）同源的一段短的封闭寡核苷酸序列进行PCR扩增反应。设计这段寡核苷酸是为了特异性地抑制野生型*JAK2*的12号外显子序列的PCR扩增。相反，位于*JAK2*的12号外显子密码子537~544区内的突变，在PCR扩增过程中破坏了封闭寡核苷酸的正常结合，从而产生一段约225bp大小的片段。每次检测都包括突变阳性和野生型阴性样本DNA对照；所有样本都做带有或是不带有封闭寡核苷酸的配对反应检测。若只在带有封闭寡核苷酸时形成PCR产物，则怀疑样本含有突变，应送测序确认。还有一种策略是应用一种改进的高分辨率熔解曲线分析[77]。

*V617F*阴性的患者也可患PV，需要寻找其他*JAK2*突变，或者他们患有另一种类型的红细胞增生症（见第56章）。

*V617F*阳性的患者也可能患有另一种类型的MPD，需要进一步的检查（见第87章、第91章）。

■ 骨髓检查

骨髓象的特征是红系及粒系前体细胞、巨核细胞增生过高。骨髓形态学是世界卫生组织（WHO）对PV的诊断标准之一[82]，但该病的形态学特征还没有被确认，可受观察者自身或观察者之间差异的影响。有尚未发表的数据显示，伴12号外显子突变的PV患者的骨髓象基本正常[83]。在相关的骨髓增生性异常ET中，骨髓形态学作为诊断标准并不可靠[84]。在绝大多数PV患者的骨髓中，可见储存铁的减少或缺乏。在PV患者中并无特征性的细胞遗传学改变，偶可在少部分患者中观察到克隆性的染色体变化，但均非PV特异性（见第11章）。

■ 血液检查

红细胞

在未予治疗的PV患者当中，血红蛋白浓度、红细胞数目以及血细胞比容大多升高，而平均细胞容积往往正常偏低或是低于正常值；在经历过放血疗法或是胃肠道出血的患者当中，往往有与血红蛋白水平和血细胞比容增加不成比例的红细胞数目增加，造成明显的低色素症和小红细胞症。这些患者血浆铁下降，铁结合力升高，而血浆铁蛋白水平偏低。红细胞总量常与血红蛋白浓度呈正比例增加(见图 86-2)。然而，由于血浆容量的扩张，血红蛋白值也可正常[85]。一些研究中发现，与红细胞总量比较，血红蛋白浓度可假性偏低，且无任何明显原因[86,87]。红细胞大小不一、异形红细胞或是泪滴状红细胞的出现是衰竭期开始的先兆。

红细胞总量测定

PV 研究小组将红细胞总量的直接测定作为诊断参与他们研究的 PV 患者的一个必不可少的项目[48]。也有人认为，即使临床常规中也应对所有患者进行这一检测以确立诊断[48,88]。遗憾的是，进行红细胞总量测定的费用非常昂贵，需要在患者体内应用放射性核素，若操作人员经验不丰富，结果常不准确[89]。红细胞总量测定对于常需要进行的 PV 及继发性红细胞增多症的鉴别并无用处，因红细胞总数在二者当中均会升高。红细胞总量测定的最主要价值也许就是 PV 和继发性红细胞增多症与表观或者假性红细胞增多症相鉴别，因为红细胞总量的增多被同时增多的血浆容量所掩盖[86,87]。此检测也可用于将一些“隐匿性 PV”患者从特发性血小板增多症患者当中鉴别出来[85]。最好是分别检测红细胞容积和血浆容量。*JAK2* 检测的应用使得红细胞总量的检测重要性大减。

红细胞总量升高对血黏度的影响将在下文的“治疗”中讨论。

白细胞

约有 2/3 的患者出现中性粒细胞绝对数增多[45]。在血液中偶有中幼粒细胞和晚幼粒细胞的出现，而在长期患病、晚期的患者当中，会有相当不成熟的细胞出现。同样，这些异常也是疾病衰竭期开始的先兆(见第 91 章)。在未控制的患者当中，约有 2/3 的患者有嗜碱性粒细胞增多[28,51,90]。在 PV 患者当中，活化中性粒细胞的比例上升[91]，这些中性粒细胞也许在 PV 相关的血栓形成中起着重要作用。

约 70% 的 PV 患者有白细胞碱性磷酸酶水平升高[45]，但这一检测现已不常用[45]。

血小板

约有 50% 的患者在诊断时有血小板数目升高，约有 10% 的患者血小板数目大于 $1000\times10^9/L$[45]。与正常个体放血术后血小板数增加不同，PV 患者血小板水平可不受放血的影响[92]。促血小板生成素的水平并无持续异常[93]。有相当一部分的 PV 患者初始症状为不伴血红蛋白升高的血小板数目增多，有时会被误诊为特发性血小板增多症[94]。

血小板质的异常已有阐述。在体外，血小板自发性聚集加速。另一方面，在 PV、ET 以及其他 MPDs 的患者中，由肾上腺素诱导的血小板聚集实验的主波中存在着几乎具有诊断意义的特征性缺陷[95]。相反，患者血小板血栓烷 A_2 的生成水平增加[96]，血栓烷的代谢产物排泄也增加[97]，而对血栓烷 A_2 的反应却可低于正常[98]。血小板因子 -4 的水平升高[99]，而血小板寿命正常[100]或缩短[92,99]。在血小板激活因子刺激之后，纤维蛋白原的结合会减少[101]，血小板生成素受体的表达也减少[17]。然而，上述均非 PV 的特异性改变。血小板计数超过$(1000\sim1500)\times10^9/L$ 与血管性血友病因子水平进行性下降及出血风险增高相关，但与血栓形成的风险无关[102]。

在一项前瞻性研究中，血小板糖蛋白(GP)Ⅲa 的 PI^{A2} 的多态性与 PV 患者动脉血栓形成的风险增加相关[103]。而 GPⅠb 和 GPⅠa 的多态性，或者出现凝血酶原 G20210A 突变，或因子Ⅴ的 Leiden 突变等，均与血栓出血性事件无关[103]。

血浆

在某些患者当中，血清溶菌酶的水平轻微升高[104]，由于白细胞代谢加快以及维生素 B_{12} 结合蛋白增高，维生素 B_{12} 的水平往往也升高[105]。因髓系造血过度增生，常造成高尿酸血症[28]。

鉴别诊断

请参考第 33 章表 33-2，以及第 56 章图 56-6。

JAK2 V617F 突变的发现大大促进了诊断，该突变见于 95% 或更多的 PV 患者当中。

当一个患者因红细胞增多症就诊时，首要步骤就是再重复一次血细胞计数，因为血红蛋白浓度可反映一过性的血浆容量下降(假性红细胞增多症)。如果血红蛋白水平持续升高，应该考虑缺氧也是一个可能的原因。动脉血氧分压水平(SaO_2)小于 92% 提示心源性或是肺源性疾病。而在 PV 患者中，动脉血氧分压水平常常只是轻度下降[106]，对鉴别诊断没有帮助。

当缺氧被排除之后，有必要确定血红蛋白水平的升高是先天性的还是获得性的，以及其他家族成员是否也受累。根据条件是否许可和其他特定情况，应该进行下列检测帮助 PV 诊断：①*JAK2 V617F* 的突变检测(详见“*JAK2 V617F* 及 12 号外显子突变”)。②全血细胞计数。在 5% 的 *JAK2 V617F* 阴性 PV 患者中，最重要的临床诊断特征就是红细胞数目增多，白细胞数目增多(尤其是嗜碱性和嗜酸性粒细胞增多)，血小板数目增多，以及脾大。通常，在患者就诊时只能有这些临床特征当中的两三项呈现，但如果足够显著的话，也足够建立诊断(至少是初步的)。一些患者最开始只有以上临床特征的一项，最常见的为红细胞数目增加，偶尔只有血小板数目增加[94]，更为少见的是白细胞数目增加或者脾大。这些患者在诊断上更为困难。部分只有红细胞增多的患者在随访多年后也不出现 PV 的其他特征[107,108]，这些患者被特指为表现纯红细胞增多症或是特发性红细胞增多症[109]。部分 PV 患者有 *JAK2* 的 12 号外显子突变[78,81]。在 *JAK2 V617F* 阴性的患者当中：③血清促红细胞生成素(EPO)的水平往往较低(见图 56-6)，在少部分 PV 患者中促红细胞生成素水平可能正常，这些患者常表现有 Budd-Chiari 综合征、缺铁或进行过放血治疗。④如果促红细胞生成素的水平正常或升高，则应该测定 P_{50} 水平(血液中 50% 的血红蛋白呈氧饱和状态时的血氧分压)(见第 48 章、第 49 章和第 56 章)。高亲和力的血红蛋白突变(见第 48 章)或低水平的 2,3- 双磷酸甘油酸(2,3-BPG)浓度(见第 46 章)所致的红细胞增多可通过一种记录血氧平衡曲线的血氧分析仪(Hemox-Analyzer)测定 P_{50} 降低来诊断。若没有血氧分析仪，P_{50} 的值也可由新鲜抽取的静脉血气值通过 Excel 电脑软件计算得出[110]。⑤红细胞及血浆容量的测定(见红细胞总数测定)来排除由慢性血浆容量浓缩(Gaisbock综合征)所致的假性红细胞增多症(见第33章和第56章)以及因血红蛋白值正常而未被怀疑的红细胞增生症患者。⑥若没有先天性和家族性病史的证据(见第56章),可筛查*JAK2*的12号外显子突变。

鉴别PV和其他红细胞增多症有时很困难。当患者有WHO最新诊断标准中典型的主要表现时[82](表86-1),PV的诊断很容易进行,但患者就诊时常常并没有完整的表型。一些有助鉴别诊断的临床和实验室特征总结在表33-2和图56-6中。表86-1[82]中所列的目前WHO诊断标准,比以前的标准有所改进,但却未必能区分各个不同的骨髓增生性疾病[111],且尚未被临床研究所验证。而儿童PV患者则特别不适用最新的WHO诊断标准[112]。

表86-1　世界卫生组织(WHO)PV诊断标准,2008

	主要诊断标准	次要诊断标准
A1	Hgb>185g/L(男性)、Hgb>165g/L(女性),或并非由于纠正缺铁而出现持续性Hgb高于基线≥20g/L,则Hgb>170g/L(男性),或>150g/L(女性)	骨髓的三系增生
A2	出现*JAK2 V617F*或类似突变	血清EPO水平低于正常 EEC生长

EEC,内源性红系集落;EPO,促红细胞生成素;Hgb,血红蛋白。

2项主要诊断标准加1项次要诊断标准,或第1项主要诊断标准加2项次要诊断标准。

红细胞集落培养

红系祖细胞的体外检测实验可研究其对促红细胞生成素的反应。PV患者的红系BFU-E祖细胞可在不加促红细胞生成素的含血清培养基中生长[14]形成的集落被称为内源性红细胞集落(EECs)。在血液或骨髓细胞培养中检测到EECs,可能是PV最特异性的诊断试验[13,14,113,114]。在一项研究中,所有PV患者均在体外培养中形成了EECs,而所有的继发性或是其他原因所致的红细胞增多症患者均没有形成[115]。然而,极少数情况下,在原发性和家族性红细胞增多症(PFCP)以及Chuvash红细胞增多症也能观察到EECs。但与PV的EEC不同,预先用促红细胞生成素和促红细胞生成素受体阻断性抗体处理后,则没有EEC形成[116,117]。

若为有经验的人员进行操作,EEC检测实验是诊断PV的敏感与特异的方法,有助于诊断非典型症状的PV,如Budd-Chiari综合征[53,55,118,119],单独的血小板增多症,或*V617F*突变阴性患者。在*JAK2 V617F*突变时代,EEC检测试验尚未标准化且昂贵费时,主要还是应用在科研中作为诊断PV的金标准。

红系祖细胞的研究提示,被诊断有单纯红细胞增多症的患者可分成大致相等的两组,具有不依赖促红细胞生成素的BFU-E的患者和没有这种前体细胞的患者[107,115]。有可能EEC阴性的单纯红细胞增多症是一种不同的疾病,而具有EEC的患者应被认为是PV。

促红细胞生成素水平

由于PV患者红细胞的特点是能够在没有正常水平EPO时也能增殖,血细胞比容增高会使人推断EPO的生成会降低,所以血清中的EPO水平也降低。确实有一些研究证实了PV患者的血清EPO水平低于正常参考值范围[120-122]。与正常人相反,放血术后血清EPO的水平仍偏低[120]。虽然PV患者和继发性红细胞增多症患者的EPO水平范围有相当大的重叠,但继发性红细胞增多症患者EPO水平一般正常或偏高[121,123]。虽然EPO升高常可排除PV的诊断,可EPO降低却非PV的特征性表现,原发性和家族性红细胞增多症(PFCP)患者也会有血清EPO水平降低[124]。有些伴*JAK2*的12号外显子突变的PV患者血清EPO水平也可正常[35]。

女性X染色体多态性检测证实细胞克隆性

PV是一种源于多能造血干细胞获得性突变的疾病。基于X染色体失活[125]的克隆性研究显示红细胞、粒细胞、血小板、单核细胞和B淋巴细胞均是肿瘤克隆的一部分[12,13,126]。T淋巴细胞的大部分以及自然杀伤细胞是多克隆的,但其中也有一小部分是由PV克隆发展而来[11]。人们假设这是由于检测到PV克隆发生之前便已经存在的长寿正常T细胞。不幸的是,由于X染色体失活用于鉴别诊断PV在方法学以及概念上的不同,造成相互矛盾的结论,从而影响了其应用。其中的一些差异就是用于鉴别失活的和没有失活的X染色体的两种不同的方法造成的[127],其中一种是通过X染色体的甲基化差异[128],通常利用人雄激素受体基因中的CAG重复多态性[129],而另一种则是通过更具生物学意义却也对技术要求更高的对没有失活的X染色体转录本的分析[130,131](见第9章)。另外,在正常情况下出现的X染色体等位基因的大范围偏移[132],常被误解为单克隆性,而可能具有克隆性的髓系细胞并没有与相同来源的多克隆细胞对照进行比较[13]。在大约100名女性PV患者当中,除了少数患者接受了干扰素-α的治疗后转变为多克隆造血外,网织红细胞、血小板、粒细胞均为克隆性[13]。

其他用于诊断的检测试验

MPL检测

促血小板生成素是血小板生成的主要调节因子,在肝脏中产生,主要通过与其受体c-MPL的结合而受到调节。PV患者血小板及巨核细胞上的c-MPL水平下降[17]。在PV诊断中c-MPL水平检测的最主要限制因素为其操作难度与检测的非特异性[11]。

bcl-x的检测

bcl-x是一种抗凋亡基因,在PV红系祖细胞中表达增高[18],但也不是PV特异性的。

PRV-1的检测

据报道,一种被称为PRV-1的受体mRNA水平在PV的粒细胞中增高,但在粒系祖细胞中却并没有增高[20]。PRV-1在正常造血中的具体功能尚未明确,但可能在PV的病理生理中并无重要作用,因为正常人及PV祖细胞的PRV-1蛋白量并无差异。约有80%~100%的PV患者粒细胞中PRV-1的mRNA水平升高。

治疗

血管性并发症发生率的升高以及疾病向骨髓增生性疾病和急性白血病 / 骨髓增生异常的进展是致病和致死的主要原因。在一项大规模随机 PV 试验中，先前的血栓形成史、年龄、放血疗法及其频率都可使血栓形成的风险增高[49]。现一致认为高龄（>60 岁）以及早先的血栓史是 PV 患者中新发重大血管并发症的主要危险因素[133]。所以，PV 患者被分为低危组和高危组，有过往血栓形成史，包括短暂性缺血发作及年龄大于 60 岁的患者均被归为高危组。上述的危险因素对于治疗抉择有着很大的影响，高危组的患者需要应用减低细胞药物进行治疗。其他危险因素分层还包括中等危险组的患者，包括有其他心血管危险因素，如高血压的患者[134]。其他的危险因素在血栓形成的发病机制中有一定的作用，包括出现白细胞增多[135,136]以及 *JAK2 V617F* 突变等位基因负荷[137,138]，但不影响治疗抉择。当患者的血小板水平超过 $1500 \times 10^9/L$ 时，出血更常见，这被认为是由于获得性血管性血友病所致。血小板数升高并不增加血栓形成的风险[102]。

仍需要根据患者白细胞计数基线及 *JAK2 V617F* 突变等位基因负荷量对病人进行分层做前瞻性临床研究。已经制订了一些前瞻性研究必需的反应标准（表 86-2）[139]。然而，在获得这些证据之前，对于高白细胞水平和（或）高 *JAK2 V617F* 突变负荷患者的治疗抉择，仍应按照常规标准进行。

表 86-2　真性红细胞增多症临床及血液学反应的定义

完全反应：

1. 未行放血疗法时血细胞比容 <45%，以及
2. 血小板计数 $\leqslant 400 \times 10^9/L$，以及
3. 白细胞计数 $\leqslant 10 \times 10^9/L$，以及
4. 影像学上脾脏大小正常，以及
5. 无疾病相关症状

部分反应：

未达到完全反应标准的患者，未行放血疗法时血细胞比容 <45%，或其他标准有三条及以上有反应。

PV 的主流治疗方法仍是非特异性的骨髓抑制，很多医生还会辅以放血治疗。其他的措施包括药物预防血栓形成（阿司匹林）以及对症治疗。有应用前景的治疗包括耐受性更佳的聚乙二醇干扰素制剂，以及 *JAK2* 抑制剂，目前主要用于 PV 后骨髓纤维化期，正处于评估阶段。

应该分别考虑多血症期和衰竭期的治疗。

■ 多血症期

本病多血症期的治疗目标主要是为了改善症状，并通过减少血细胞降低血栓形成及出血的风险。为达到这一治疗目的，最好使用骨髓抑制剂，在某些患者当中，需要联合运用骨髓抑制剂、放血疗法、减少血小板的制剂，或者使用干扰素 -α 治疗。表 86-3 中总结了各种疗法的优缺点。

骨髓抑制

骨髓抑制能够减少血细胞数目，降低血管事件的风险，减轻临床症状，因此改善整个病情。虽然临床印象认为骨髓抑制治疗能够延长患者的长期生存，但尚未得到长期临床研究的证明。

羟基脲　羟基脲是 PV 治疗中最常用的骨髓抑制剂。羟基脲能有效地控制红细胞、白细胞以及血小板的数目，且与以前单独应用放血疗法的临床试验比较，在治疗的最初数年可降低血栓形成的风险[50]。羟基脲的骨髓抑制作用是短效的，因此需要持续治疗，而不能间断用药。而正因其短效性，应用相对安全，在停药或者降低剂量后数天内血细胞即可回升。此外，因为它不是烷化剂，引起急性白血病的可能性比其他骨髓抑制剂小。虽然有些研究认为羟基脲致急性白血病转化的风险较高，但结果并无统计学意义。分析一项包含了 1638 例 PV 患者的前瞻性观察性研究亦没有发现白血病或是骨髓增生异常转化的发生率增高（风险比 0.86；95%CI 0.26~2.88；P=0.8021）[143]。在另一项研究中，同单独应用放血疗法的患者相比，应用羟基脲的患者急性白血病的发生率轻度升高，但并不显著[140]，这一问题仍有争议的原因是，很多，如果不是所有，应用了羟基脲之后发展为白血病的患者，在病程的某个时间也接受了烷化剂的治疗。在 ET 患者中运用羟基脲治疗的经验显示，血栓的发生率与未经治疗的患者相比下降了约 30%[141]。应用羟基脲治疗成人镰状细胞贫血患者与发生白血病没有相关性的证据还不足[142]。不幸的是，尽管羟基脲安全有效，一些服用羟基脲的患者却因其副作用而停药（皮肤溃疡或胃肠道不能耐受）。

白消安　当患者病情难以控制或者对羟基脲有副作用反应时，白消安是有效的二线药物。服用白消安是一种方便、高效的治疗 PV 的方法。其所造成的骨髓抑制作用是长效的，因此可间断给药，每日 2~6mg，持续时间不超过数周；停药后数周血细胞数仍会继续下降，然后可维持在正常范围内数月甚至数年。在一个大规模研究中，白消安治疗的中位第一次缓解持续

表 86-3　真性红细胞增多症的治疗

治疗方法	优　点	缺　点
放血疗法	低风险，易实施	不能控制血小板增多及白细胞增多
羟基脲	能控制白细胞增多及血小板增多；致白血病转化风险低	需持续治疗
白消安	易于服药，缓解期长，致白血病风险或许不高	过量可致长期骨髓抑制，有致白血病风险，长期肺毒性及皮肤毒性
^{32}P	无须患者遵医嘱，能长期控制白细胞增多及血小板增多	昂贵，相对不便，致白血病风险中等
苯丁酸氮芥	易于服药，能良好控制白细胞增多及血小板增多	致白血病风险高
干扰素	致白血病风险低，对瘙痒有效	使用不便，昂贵，时常有副作用发生
阿那格雷	对血小板有选择性作用	对血小板有选择性作用

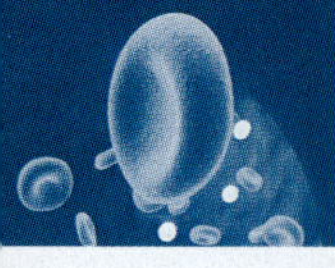

时间为4年[144]。白消安对骨髓活性的长期抑制作用是其用于PV治疗的主要优势，但同时也会带来长期全血细胞减少的危害。间歇性应用白消安的患者转化为急性白血病的发生率相对低。在进行了2~11年随访的145例患者中，只有3例发展成为急性白血病[144]。在一项包括超过1600例PV患者的多中心研究中发现，应用白消安是致使白血病转化风险增加的独立因素[143]。

放射性磷 ^{32}P的治疗是最早的有效疗法之一。已有大量研究记录了应用^{32}P治疗的长期结果[48,145]。初始用量为2~4mCi时疾病通常即可得到良好的控制。这一治疗方法现已不常用，但仍可作为老年患者和化疗后难以随访的患者的治疗选择[146,147]。

放血疗法

通常，对于没有并发症的PV患者的初始治疗即为放血疗法[28,148]。在PV患者中运用放血疗法的原理是基于一项被广泛引用的研究，该研究提示，PV患者血栓形成的风险与血细胞比容的升高成正比[149]。虽然引起PV血栓形成的机制尚未完全明确，血细胞比容却不大可能是其唯一的危险因素。在一些大规模的研究中，因长期生活在高海拔或是由艾森曼格综合征(Eisenmenger syndrome)[150]及其他发绀性心脏疾病[151]引起的红细胞增多症并没有血栓形成的显著风险，这反驳了血细胞比容增高是血栓形成的唯一因素。譬如，在100个有先天性心脏病的发绀患者总计748病例年的观测中，没有一例红细胞增多症患者发生脑动脉血栓[152]。在由促红细胞生成素的持续性过表达所造成的极端红细胞增生的转基因小鼠的研究中，也没有血栓性并发症增多[153]。另外，Chuvash红细胞增多症卒中风险的增加与那些通过放血疗法控制血细胞比容的受累患者比较并没有统计学差异。此外，在有12个国家的94个中心参与的包括1638名患者的真性红细胞增多症低剂量阿司匹林欧洲合作研究中，当血细胞比容范围在40%~50%时，并没有发现血栓性并发症的差异。

进行放血治疗时，对于平均体型的患者而言，每间隔2~4天放血450ml可将血红蛋白降至正常或是接近正常水平，当患者体重低于50kg时，放血量稍小便可。心血管功能受损的患者最好是少量多次放血治疗。

放血疗法是一种使PV患者升高的血黏度降低或恢复正常的有效方法。放血疗法能够在一些患者当中改善诸如头痛或是"压力升高感"的症状。它既不能减少白细胞和血小板的数目，又不能影响诸如瘙痒和痛风的症状。缺铁和由此造成的小红细胞症是由于反复放血疗法造成的常见后果。从长远来看，缺铁状态可帮助控制血红蛋白浓度，但也增加了乏力感。在一些患者当中这也可能增加血小板数目。血液黏度是血细胞比容的函数，不依赖于红细胞数目[154]；缺铁红细胞的变形性实际上是正常的[155]。

一项比较单独应用放血疗法和应用^{32}P或苯丁酸氮芥的随机性研究[156]表明，单独应用放血疗法的患者生存期比应用苯丁酸氮芥要好，也不比^{32}P治疗的患者差。然而，接受放血疗法的患者比接受骨髓抑制治疗的患者有更多的血栓形成发作，虽然其风险似乎只限于治疗的头3年。放血疗法这一被证实的风险增高被患者病程后期急性白血病的低发生率所平衡。令人惊讶的是，在血小板数目与血栓性并发症的发展之间并没有相关性。许多患者在他们的大部分时间或是整个病程中均能通过单独的放血疗法得到良好的控制；所以，在PV中应用骨髓抑制剂的治疗有时会受到质疑[157]。年龄小于50岁且先前没有血栓形成史的患者可能单独应用放血治疗便可[158]，但没有精确的数据可支持这一建议。

阿那格雷

在113例有血小板增多的PV患者中，阿那格雷(anagrelide)的应用在85例患者(75%)中产生了血小板的反应[159]。起始剂量是0.5mg或1mg，每天4次，大多数患者在1周内有明显反应。能达到控制血小板数目要求的平均剂量为每天2.4mg。不良反应包括头痛、心悸、腹泻以及液体潴留，有时会十分严重，需要停药[160]。英联邦随机试验显示，羟基脲在控制特发性血小板增多症患者的血小板增高、骨髓纤维化以及出血性并发症等方面的结果优于阿那格雷[24]。

瘙痒的对症治疗

红细胞增生症的很多症状可通过骨髓抑制或是放血疗法得以控制。瘙痒有时候是个例外。当疾病处于活动期时会更严重，而疾病通过骨髓抑制得以控制时，瘙痒会减轻或消失。有证据表明，*JAK2*突变能够刺激嗜碱性粒细胞中瘙痒症的兴奋剂[161]，且*JAK2 V617F*等位基因的负荷量在多因素分析中与血栓形成相关[162]。同一分析还表明动脉血栓形成和瘙痒症之间呈负相关[162]。虽然如此，在部分患者中，瘙痒症成为了几乎难以忍受的烦扰。因为沐浴常会加剧瘙痒，所以，能够给出的最好建议是少洗澡。应用补骨脂素(psoralens)和紫外线的光化学疗法可有所帮助[163]。抗组胺类药物常被应用，但通常并不是十分有效。阿司匹林[164]和赛庚啶(cyproheptadine)[90]或许有效。干扰素-α在一些患者当中有用[165-167]。使用*JAK2*抑制剂在PV后PMF的患者中能降低瘙痒的发生[168,169]。

阿司匹林

阿司匹林和双嘧达莫(dipyridamole)在PV中被用于预防血栓栓塞。在早期的试验中，每天应用300mg阿司匹林会增加出血的发生率，但对血栓形成发作却没有可检测到的影响[170]。有血管阻塞的患者建议使用低剂量阿司匹林[171]。一个对照试验显示PV患者能很好耐受低剂量阿司匹林，并足以完全抑制血小板聚集复合物血栓烷的合成，但不抑制上皮细胞保护剂前列腺环素的合成[172]。真性红细胞增多症应用低剂量阿司匹林的欧洲合作研究显示，每日应用低剂量阿司匹林能够小范围地降低动静脉血栓形成[47]。由于大多数血栓性并发症都没有得到预防，该研究认为只有少部分的血栓形成可归因于血小板，并对PV中血栓形成机制提出了疑问。这些研究显示了中性粒细胞数与血栓发生率之间的相关性。一项关于羟基脲在镰状细胞病的多因素分析研究揭示了降低血液中性粒细胞水平可有助于预防镰状细胞病的血管事件[173]。减少细胞的药物影响血小板和(或)上皮细胞的可能性仍在研究中。

干扰素

自从应用干扰素-α治疗PV以来[174]，很多其他研究也报道了干扰素在PV中的药效。虽然这些研究在设计上有很多相似点，但由于使用了各种不同制剂的干扰素(α_{2a}、α_{2b}、人类白细胞干扰素、peg-α_{2a}、peg-α_{2b})，以及使用不同标准测量反应，这些研究没有形成精确的荟萃分析。譬如说，在一些 PV 的研究中，完全反应在某些病例定义为不需放血疗法便可控制血细胞比容，而另一些研究中则定义为血小板数目恢复正常，脾大症状消失，以及疾病相关症状如瘙痒的消退。另外，在目前研究的少数患者中，应用干扰素 -α 使 *JAK2 V617F* 突变减低至无法检测[175,176]，且能将克隆性的造血转化为多克隆状态[13]。除了能够诱导血液学反应和改善疾病相关症状外，研究表明，用聚乙二醇干扰素 -α(Pegasys)治疗的一组患者显示了分子反应。使用 *JAK2 V617F* 作为分子标志，一个法国研究小组[175]在 40 名 PV 患者中对聚乙二醇干扰素 -α 的使用进行了研究，并报道在 37 名可评估的患者中，94% 发生了血液学的完全反应。经干扰素治疗的 PV 和 ET 患者约有 25% 停止治疗，其中半数在第一年停药。血液学的毒性反应包括贫血、血小板减少以及中性粒细胞减少。干扰素的其他潜在不良反应包括抑郁、情绪改变、皮肤毒性、脱发、恶心、腹泻、体重减轻、肝功能异常以及心脏和神经毒性。干扰素治疗还可引起以自身免疫形式出现的免疫异常(如甲状腺功能减退、自身免疫性溶血性贫血、多关节炎、肾小球肾炎、结缔组织病，以及无症状的抗核抗体)[177]。可以想象，干扰素诱导的自身免疫性疾病的发生反映了该药的免疫调节活性，而其抗肿瘤活性至少部分是通过其免疫调节活性介导的。通过筛查互补 DNA 表达文库分析血清肿瘤抗原，在干扰素治疗后获得缓解的慢性髓系白血病[178]及 PV 患者中，已经鉴定到了引起免疫反应的肿瘤抗原[179-181]。干扰素也是治疗妊娠 PV 患者的首选药物(见第 7 章)。

JAK2 抑制剂

目前可用的 *JAK2* 抑制剂靶向针对酶的催化部位，因此能够有效针对野生型的 *JAK2* 以及 *JAK2 V617F*；有些抑制剂还能够抑制其他的 *JAKs*，包括 *JAK3*[182]。抛开技术上的障碍，*JAK2 V617F* 阳性的骨髓增生性疾病的某些病理生理特征提示，靶向针对 *JAK2 V617F* 并不是最好的治疗策略；一些实验室的数据表明，在费城染色体阴性的 MPDs 中，该酶的突变并不是引起疾病的初始步骤[34,183]，这些疾病过程的特点是遗传不稳定导致的克隆不均一性[184]。确实，最初在人的研究提示，目前可用的 *JAK2* 抑制剂只有中等临床活性，及对该突变等位基因负荷的效果如果有的话也很小[169,185]。这种抑制剂的临床研究大都限于 *JAK2 V617F* 阳性的 PMF 患者。已经有 5 种 *JAK2* 抑制剂进入临床试验(INCB018424、TG101348、CEP-701、AZD1480 以及 XL019)。总体来说，这些 *JAK2* 抑制剂减轻了骨髓纤维化的症状。Incyte 公司的药物 INCB018424 已完成Ⅱ期临床试验，能够减轻脾大和与脾大相关的症状，以及一般症状如盗汗、瘙痒和乏力；然而，在临床，血液学以及分子反应上，还不能与甲磺酸伊马替尼治疗慢性粒细胞白血病的效果相提并论，也不能诱导该疾病达到完全或实质性缓解[168,186]。

表观遗传调节

越来越多的证据表明，基因的表观遗传调节异常是骨髓增生性疾病发病及表型多样性的可能机制，特别是 PMF 或 PV 后骨髓纤维化[187]。调节表观遗传的药物临床试验仍在进行中。这些药物的使用相当有希望[187]。

治疗策略小结

目前对没有参与临床试验的患者治疗的一般策略为：

1. 每天应用羟基脲进行骨髓抑制治疗，既作为初始治疗(1500mg，每日 1 次)，也可用于长期治疗(500~2000mg，每日 1 次)，目的是将中性粒细胞数目维持于偏低至正常水平。干扰素可用于替代羟基脲。另外，有些患者需要运用放血疗法和(或)阿那格雷，使血红蛋白及血小板维持在正常范围。
2. 对所有无大出血病史以及无胃肠道不耐受病史的患者均需要给予阿司匹林，80~100mg，每日 1 次。
3. 如需要，可加用别嘌呤醇(allopurinol)和控制瘙痒的药物。
4. 对血细胞比容超过 55% 以及接受放血治疗后症状立即改善的患者，谨慎运用放血疗法及等容量置换。高血黏度相关的症状有头痛、思想集中困难以及乏力。

■ 衰竭期

最终，有时是几年后，但常为 15 年或更多年之后，PV 患者的红细胞增多症状开始逐渐减轻，放血疗法的需求也减少甚至停止，开始出现贫血。在该病的这一"消耗"期内，骨髓纤维化开始变得更明显，脾脏也显著增大(图 86-3A)。此时需要输血或使用促红细胞生成素，而不需要放血[188]。血小板的数目可维持在高位，也可下降，甚至可降至血小板减少症的水平。血液中可出现显著的白细胞增多伴有不成熟粒细胞。到此时，该病与原发性骨髓纤维化(第 91 章)极为相似，此状况被称为 PV 后骨髓纤维化。该期的治疗很困难，要根据每个患者的具体情况，慎重选择治疗方法的组合。羟基脲与刺激红细胞生长的制剂联合应用常有帮助，在特定患者当中脾切除也应考虑。在年轻患者当中同种异体干细胞移植也应考虑；非清髓性的同种异体骨髓移植在年龄高达 65 岁患者的临床试验中也有获得成功的[188]。

脾切除

某些患者可考虑脾切除(见图 86-3B)，特别是有严重乏力、血细胞减少，以及因巨脾而产生身体不适感的患者[189]。然而，Mayo Clinic 的一个大型研究报道，疾病该期的脾切除引起的发病率和死亡率相当高[190]。

造血干细胞移植

有少部分的年轻患者进行了成功的同种异基因干细胞移植[191]。非清髓性的干细胞移植手术即使在健康的六十多岁的人中也可施行(见第 21 章)，对治疗本病很有前景[192]，目前，这也是该病该期的唯一治愈方法[188]。

病程及预后

前面讨论过的血栓性并发症是 PV 患者致病及致死的主要原因。另外，与其他红细胞增多性疾病相比，PV 进展为急性白血病的风险更高。虽然已经认识了 PV 的几个临床分期(多血症期或增殖期、稳定期、衰竭期或 PV 后骨髓纤维化期以及急性白血病期)，但这些分期是否代表疾病的连续进程仍不明确。

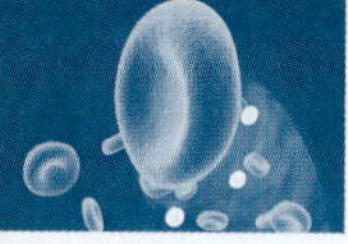

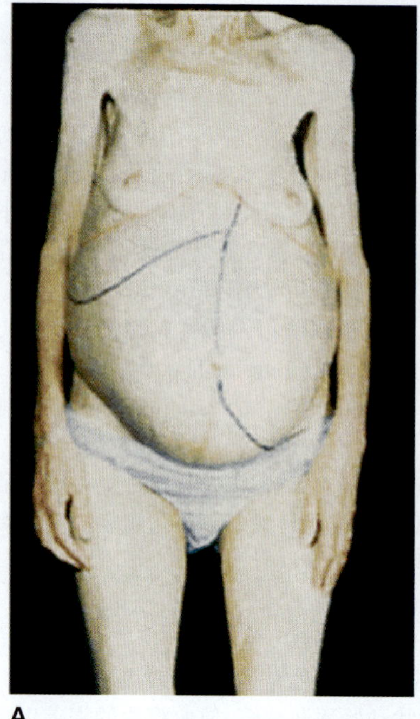

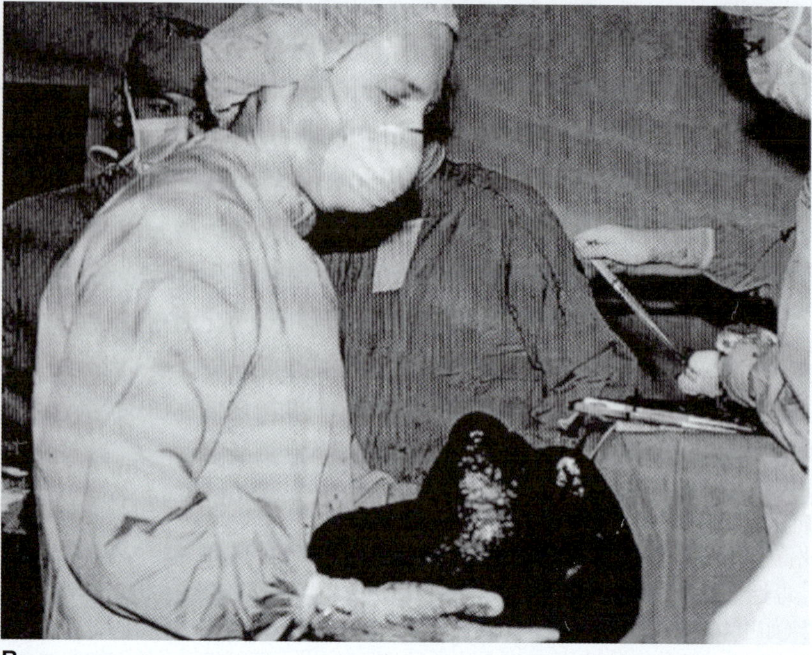

A　B

图 86-3　PV 衰竭期的患者脾脏极度增大（A）和外科手术切除的脾脏（B）。

真性红细胞增多症研究小组[48]发现，从开始治疗算起，单用放血疗法的患者中位生存期为 13.9 年，^{32}P 治疗患者的中位生存期为 11.8 年，苯丁酸氮芥治疗的患者中位生存期为 8.9 年。血栓形成是最主要的致死因素，占死亡的 31%。19% 的患者死于急性白血病，15% 的患者死于其他肿瘤，死于出血或衰竭期进展的患者各约 5%。同样，法国的一个大型研究得到的初始接受 ^{32}P 治疗的 PV 患者中位生存期为 13.5 年，只略少于年龄匹配对照组的 15.3 年[193]。其他研究也表明 PV 患者可以过一种正常或接近正常的生活达很多年[194,195]。然而，大多数研究一致认为 PV 直接导致的血栓性并发症和急性白血病转化造成死亡率增高[47]。虽然急性白血病的发生率在应用各种不同细胞毒性治疗的患者中增高，但即使在单用放血疗法治疗的患者中，急性白血病也会发生。急性髓系白血病是最常见的，急性淋巴细胞白血病[196]以及慢性中性粒细胞白血病[197]也有发生。

翻译：樊　星

校对：刘建湘

参考文献

1. Vaquez MH: Sur une forme spéciale de cyanose s'accompagnant d'hyperglobulie excessive et persistante. *CR Soc Biol* 44:384, 1892.
2. Osler W: Chronic cyanosis, with polycythemia and enlarged spleen: A new clinical entity. *Am J Med Sci* 126:187, 1903.
3. Türk W: Beitrage zur Kenntnis des Symptomenbildes Polycythamie mit Milztumor und Zyanose. *Wien Klin Wochenschr* 17:153, 1904.
4. Ania BJ, Suman VJ, Sobell JL, et al: Trends in the incidence of polycythemia vera among Olmsted County, Minnesota residents, 1935-1989. *Am J Hematol* 47:89, 1994.
5. Kutti J, Ridell B: Epidemiology of the myeloproliferative disorders: Essential thrombocythaemia, polycythaemia vera and idiopathic myelofibrosis. *Pathol Biol (Paris)* 49:164, 2001.
6. Chaiter Y, Brenner B, Aghai E, et al: High incidence of myeloproliferative disorders in Ashkenazi Jews in northern Israel. *Leuk Lymphoma* 7:251, 1992.
7. Modan B, Kallner H, Zemer D, et al: A note on the increased risk of polycythemia vera in Jews. *Blood* 37:172, 1971.
8. Bellanne-Chantelot C, Chaumarel I, Labopin M, et al: Genetic and clinical implications of the Val617Phe JAK2 mutation in 72 families with myeloproliferative disorders. *Blood* 108:346, 2006.
9. Kralovics R, Stockton DW, Prchal JT: Clonal hematopoiesis in familial polycythemia vera suggests the involvement of multiple mutational events in the early pathogenesis of the disease. *Blood* 102:3793, 2003.
10. Landgren O, Goldin LR, Kristinsson SY, et al: Increased risks of polycythemia vera, essential thrombocythemia, and myelofibrosis among 24,577 first-degree relatives of 11,039 patients with myeloproliferative neoplasms in Sweden. *Blood* 112:2199, 2008.
11. Kralovics R, Guan Y, Prchal JT: Acquired uniparental disomy of chromosome 9p is a frequent stem cell defect in polycythemia vera. *Exp Hematol* 30:229, 2002.
12. Adamson JW, Fialkow PJ, Murphy S, et al: Polycythemia vera: Stem-cell and probable clonal origin of the disease. *N Engl J Med* 295:913, 1976.
13. Liu E, Jelinek J, Pastore YD, et al: Discrimination of polycythemias and thrombocytoses by novel, simple, accurate clonality assays and comparison with PRV-1 expression and BFU-E response to erythropoietin. *Blood* 101:3294, 2003.
14. Prchal JF, Axelrad AA: Letter: Bone-marrow responses in polycythemia vera. *N Engl J Med* 290:1382, 1974.
15. Eaves CJ, Eaves AC: Erythropoietin (Ep) dose-response curves for three classes of erythroid progenitors in normal human marrow and in patients with polycythemia vera. *Blood* 52:1196, 1978.
16. Prchal JF, Adamson JW, Murphy S, et al: Polycythemia vera. The *in vitro* response of normal and abnormal stem cell lines to erythropoietin. *J Clin Invest* 61:1044, 1978.
17. Moliterno AR, Hankins WD, Spivak JL: Impaired expression of the thrombopoietin receptor by platelets from patients with polycythemia vera. *N Engl J Med* 338:572, 1998.
18. Silva M, Richard C, Benito A, et al: Expression of Bcl-x in erythroid precursors from patients with polycythemia vera. *N Engl J Med* 338:564, 1998.
19. Sui X, Krantz SB, Zhao Z: Identification of increased protein tyrosine phosphatase activity in polycythemia vera erythroid progenitor cells. *Blood* 90:651, 1997.
20. Klippel S, Strunck E, Busse CE, et al: Biochemical characterization of PRV-1, a novel hematopoietic cell surface receptor, which is overexpressed in polycythemia rubra vera. *Blood* 100:2441, 2002.
21. James C, Ugo V, Le Couedic JP, et al: A unique clonal JAK2 mutation leading to constitutive signalling causes polycythaemia vera. *Nature* 434:1144, 2005.
22. Bench AJ, Nacheva EP, Champion KM, et al: Molecular genetics and cytogenetics of myeloproliferative disorders. *Baillieres Clin Haematol* 11:819, 1998.
23. Diez-Martin JL, Graham DL, Petitt RM, et al: Chromosome studies in 104 patients with polycythemia vera. *Mayo Clin Proc* 66:287, 1991.
24. Green A, Campbell P, Buck G, et al: The Medical Research Council PT1 Trial in Essential Thrombocythemia. *Blood* 104(suppl 1):5a, 2004.
25. Najfeld V, Montella L, Scalise A, et al: Exploring polycythaemia vera with fluorescence in situ hybridization: Additional cryptic 9p is the most frequent abnormality detected. *Br J Haematol* 119:558, 2002.
26. Wurster-Hill D, Whang-Peng J, McIntyre OR, et al: Cytogenetic studies in polycythemia vera. *Semin Hematol* 13:13, 1976.
27. Swolin B, Weinfeld A, Westin J: A prospective long-term cytogenetic study in polycythemia vera in relation to treatment and clinical course. *Blood* 72:386, 1988.
28. Spivak JL: Polycythemia vera: Myths, mechanisms, and management. *Blood* 100:4272, 2002.
29. Baxter EJ, Scott LM, Campbell PJ, et al: Acquired mutation of the tyrosine kinase

JAK2 in human myeloproliferative disorders. *Lancet* 365:1054, 2005.

30. Kralovics R, Passamonti F, Buser AS, et al: A gain-of-function mutation of JAK2 in myeloproliferative disorders. *N Engl J Med* 352:1779, 2005.
31. Levine RL, Wadleigh M, Cools J, et al: Activating mutation in the tyrosine kinase JAK2 in polycythemia vera, essential thrombocythemia, and myeloid metaplasia with myelofibrosis. *Cancer Cell* 7:387, 2005.
32. Jelinek J, Oki Y, Gharibyan V, et al: JAK2 mutation 1849G>T is rare in acute leukemias but can be found in CMML, Philadelphia chromosome-negative CML, and megakaryocytic leukemia. *Blood* 106:3370, 2005.
33. Jones AV, Kreil S, Zoi K, et al: Widespread occurrence of the JAK2 V617F mutation in chronic myeloproliferative disorders. *Blood* 106:2162, 2005.
34. Nussenzveig RH, Swierczek SI, Jelinek J, et al: Polycythemia vera is not initiated by JAK2V617F mutation. *Exp Hematol* 35:32, 2007.
35. Scott LM, Tong W, Levine RL, et al: JAK2 exon 12 mutations in polycythemia vera and idiopathic erythrocytosis. *N Engl J Med* 356:459, 2007.
36. Skoda R, Prchal JT: Lessons from familial myeloproliferative disorders. *Semin Hematol* 42:266, 2005.
37. Cario H, Schwarz K, Herter JM, et al: Clinical and molecular characterisation of a prospectively collected cohort of children and adolescents with polycythemia vera. *Br J Haematol* 142:622, 2008.
38. Kralovics R, Teo SS, Buser AS, et al: Altered gene expression in myeloproliferative disorders correlates with activation of signaling by the V617F mutation of Jak2. *Blood* 106:3374, 2005.
39. Theocharides A, Boissinot M, Girodon F, et al: Leukemic blasts in transformed JAK2-V617F-positive myeloproliferative disorders are frequently negative for the JAK2-V617F mutation. *Blood* 110:375, 2007.
40. Jones AV, Chase A, Silver RT, et al: JAK2 haplotype is a major risk factor for the development of myeloproliferative neoplasms. *Nat Genet* 41:446, 2009.
41. Olcaydu D, Harutyunyan A, Jager R, et al: A common JAK2 haplotype confers susceptibility to myeloproliferative neoplasms. *Nat Genet* 41:450, 2009.
42. Olcaydu D, Skoda RC, Looser R, et al: The "GGCC" haplotype of JAK2 confers susceptibility to JAK2 exon 12 mutation-positive polycythemia vera. Leukemia 23:1924, 2009
43. Delhommeau F, Dupont S, Della Valle V, et al: Mutation in TET2 in myeloid cancers. *N Engl J Med* 360:2289, 2009.
44. Saint-Martin C, Leroy G, Delhommeau F, et al: Analysis of the ten-eleven translocation 2 (TET2) gene in familial myeloproliferative neoplasms. *Blood* 114:1628, 2009.
45. Berlin NI: Diagnosis and classification of the polycythemias. *Semin Hematol* 12:339, 1975.
46. Wehmeier A, Daum I, Jamin H, et al: Incidence and clinical risk factors for bleeding and thrombotic complications in myeloproliferative disorders. A retrospective analysis of 260 patients. *Ann Hematol* 63:101, 1991.
47. Landolfi R, Marchioli R, Kutti J, et al: Efficacy and safety of low-dose aspirin in polycythemia vera. *N Engl J Med* 350:114, 2004.
48. Berk PD, Goldberg JD, Donovan PB, et al: Therapeutic recommendations in polycythemia vera based on Polycythemia Vera Study Group protocols. *Semin Hematol* 23:132, 1986.
49. Polycythemia vera: The natural history of 1213 patients followed for 20 years. Gruppo Italiano Studio Policitemia. *Ann Intern Med* 123:656, 1995.
50. Berk P, Wasserman L, Fruchtman S: Treatment of polycythemia vera. A summary of clinical trials conducted by the Polycythemia Study Group in *Polycythemia Vera and the Myeloproliferative Disorders,* edited by L Wasserman, P Berk, N Berlin, p 166. WB Saunders, Philadelphia, 1995.
51. Spivak JL, Barosi G, Tognoni G, et al: Chronic myeloproliferative disorders. *Hematology Am Soc Hematol Educ Program* 200, 2003.
52. Anger BR, Seifried E, Scheppach J, et al: Budd-Chiari syndrome and thrombosis of other abdominal vessels in the chronic myeloproliferative diseases. *Klin Wochenschr* 67:818, 1989.
53. De Stefano V, Teofili L, Leone G, et al: Spontaneous erythroid colony formation as the clue to an underlying myeloproliferative disorder in patients with Budd-Chiari syndrome or portal vein thrombosis. *Semin Thromb Hemost* 23:411, 1997.
54. Srinivasan P, Rela M, Prachalias A, et al: Liver transplantation for Budd-Chiari syndrome. *Transplantation* 73:973, 2002.
55. Valla D, Casadevall N, Lacombe C, et al: Primary myeloproliferative disorder and hepatic vein thrombosis. A prospective study of erythroid colony formation in vitro in 20 patients with Budd-Chiari syndrome. *Ann Intern Med* 103:329, 1985.
56. Murphy S: Polycythemia vera. *Dis Mon* 38:153, 1992.
57. Jackson N, Burt D, Crocker J, et al: Skin mast cells in polycythaemia vera: Relationship to the pathogenesis and treatment of pruritus. *Br J Dermatol* 116:21, 1987.
58. Steinman HK, Kobza-Black A, Lotti TM, et al: Polycythaemia rubra vera and water-induced pruritus: Blood histamine levels and cutaneous fibrinolytic activity before and after water challenge. *Br J Dermatol* 116:329, 1987.
59. Buchanan JG, Ameratunga RV, Hawkins RC: Polycythemia vera and water-induced pruritus: Evidence against mast cell involvement. *Pathology* 26:43, 1994.
60. Cox NH, Leggat H: Sweet's syndrome associated with polycythemia rubra vera. *J Am Acad Dermatol* 23:1171, 1990.
61. Furukawa T, Takahashi M, Shimada H, et al: Polycythaemia vera with Sweet's syndrome. *Clin Lab Haematol* 11:67, 1989.
62. Davis MD, O'Fallon WM, Rogers RS 3rd, et al: Natural history of erythromelalgia: Presentation and outcome in 168 patients. *Arch Dermatol* 136:330, 2000.
63. van Genderen PJ, Lucas IS, van Strik R, et al: Erythromelalgia in essential thrombocythemia is characterized by platelet activation and endothelial cell damage but not by thrombin generation. *Thromb Haemost* 76:333, 1996.
64. van Genderen PJ, Michiels JJ: Erythromelalgia: A pathognomonic microvascular thrombotic complication in essential thrombocythemia and polycythemia vera. *Semin Thromb Hemost* 23:357, 1997.
65. Wanless IR, Peterson P, Das A, et al: Hepatic vascular disease and portal hypertension in polycythemia vera and agnogenic myeloid metaplasia: A clinicopathological study of 145 patients examined at autopsy. *Hepatology* 12:1166, 1990.
66. Tinney WS, Hall BE, Giffin HZ: Polycythemia vera and peptic ulcer. *Mayo Clin Proc* 18:24, 1943.
67. Dingli D, Utz JP, Krowka MJ, et al: Unexplained pulmonary hypertension in chronic myeloproliferative disorders. *Chest* 120:801, 2001.
68. Garcia-Manero G, Schuster SJ, Patrick H, et al: Pulmonary hypertension in patients with myelofibrosis secondary to myeloproliferative diseases. *Am J Hematol* 60:130, 1999.
69. Newton LK: Neurologic complications of polycythemia and their impact on therapy. *Oncology (Williston Park)* 4:59, 1990.
70. Jackson A, Burton IE: Retroperitoneal mass and spinal cord compression due to extramedullary haemopoiesis in polycythaemia rubra vera. *Br J Radiol* 62:944, 1989.
71. Wasserman LR, Gilbert HS: Surgical bleeding in polycythemia vera. *Ann N Y Acad Sci* 115:122, 1964.
72. Gilbert HS: Modern treatment strategies in polycythemia vera. *Semin Hematol* 40:26, 2003.
73. Lippert E, Girodon F, Hammond E, et al: Concordance of assays designed for the quantification of JAK2V617F: A multicenter study. *Haematologica* 94:38, 2009.
74. Ma W, Kantarjian H, Verstovsek S, et al: Hemizygous/homozygous and heterozygous JAK2 mutation detected in plasma of patients with myeloproliferative diseases: Correlation with clinical behaviour. *Br J Haematol* 134:341, 2006.
75. Ma W, Kantarjian H, Zhang X, et al: Higher detection rate of JAK2 mutation using plasma. *Blood* 111:3906, 2008.
76. Salama ME, Swierczek SI, Hickman K, et al: Plasma quantitation of JAK2 mutation is not suitable as a clinical test: An artifact of storage. *Blood* 114:223, 2009.
77. Jones AV, Cross NC, White HE, et al: Rapid identification of JAK2 exon 12 mutations using high resolution melting analysis. *Haematologica* 93:1560, 2008.
78. Percy MJ, Scott LM, Erber WN, et al: The frequency of JAK2 exon 12 mutations in idiopathic erythrocytosis patients with low serum erythropoietin levels. *Haematologica* 92:1607, 2007.
79. Pietra D, Li S, Brisci A, et al: Somatic mutations of JAK2 exon 12 in patients with JAK2 (V617F)-negative myeloproliferative disorders. *Blood* 111:1686, 2008.
80. Rapado I, Grande S, Albizua E, et al: High resolution melting analysis for JAK2 Exon 14 and Exon 12 mutations: A diagnostic tool for myeloproliferative neoplasms. *J Mol Diagn* 11:155, 2009.
81. Schnittger S, Bacher U, Haferlach C, et al: Detection of JAK2 exon 12 mutations in 15 patients with JAK2V617F negative polycythemia vera. *Haematologica* 94:414, 2009.
82. Tefferi A, Thiele J, Vardiman JW: The 2008 World Health Organization classification system for myeloproliferative neoplasms: Order out of chaos. *Cancer* 115:3842, 2009.
83. McMullin MF. Personal communication and presentation at the European Society of Haematology Meeting to Josef T. Prchal, MD. Berlin, 2009.
84. Wilkins BS, Erber WN, Bareford D, et al: Bone marrow pathology in essential thrombocythemia: Interobserver reliability and utility for identifying disease subtypes. *Blood* 111:60, 2008.
85. Spivak JL, Silver RT: The revised World Health Organization diagnostic criteria for polycythemia vera, essential thrombocytosis, and primary myelofibrosis: An alternative proposal. *Blood* 112:231, 2008.
86. Cassinat B, Laguillier C, Gardin C, et al: Classification of myeloproliferative disorders in the JAK2 era: Is there a role for red cell mass? *Leukemia* 22:452, 2008.
87. Johansson PL, Safai-Kutti S, Kutti J: An elevated venous haemoglobin concentration cannot be used as a surrogate marker for absolute erythrocytosis: A study of patients with polycythaemia vera and apparent polycythaemia. *Br J Haematol* 129:701, 2005.
88. Spivak JL: Diagnosis of the myeloproliferative disorders: Resolving phenotypic mimicry. *Semin Hematol* 40:1, 2003.
89. Beutler E: Polycythemia. *Med Grand Rounds* 3:142, 1984.
90. Gilbert HS, Warner RR, Wasserman LR: A study of histamine in myeloproliferative disease. *Blood* 28:795, 1966.
91. Falanga A, Marchetti M, Evangelista V, et al: Polymorphonuclear leukocyte activation and hemostasis in patients with essential thrombocythemia and polycythemia vera. *Blood* 96:4261, 2000.
92. Kutti J, Weinfeld A: Platelet survival in active polycythaemia vera with reference to the haematocrit level. An experimental study before and after phlebotomy. *Scand J Haematol* 8:405, 1971.
93. Cerutti A, Custodi P, Duranti M, et al: Thrombopoietin levels in patients with primary and reactive thrombocytosis. *Br J Haematol* 99:281, 1997.
94. Shih LY, Lee CT: Identification of masked polycythemia vera from patients with idiopathic marked thrombocytosis by endogenous erythroid colony assay. *Blood* 83:744, 1994.
95. Yamamoto K, Sekiguchi E, Takatani O: Abnormalities of epinephrine-induced platelet aggregation and adenine nucleotides in myeloproliferative disorders. *Thromb Haemost* 52:292, 1984.
96. Mehta P, Mehta J, Ross M, et al: Decreased platelet aggregation but increased thromboxane A2 generation in polycythemia vera. *Arch Intern Med* 145:1225, 1985.
97. Landolfi R, Ciabattoni G, Patrignani P, et al: Increased thromboxane biosynthesis in patients with polycythemia vera: Evidence for aspirin-suppressible platelet activation in vivo. *Blood* 80:1965, 1992.
98. Ushikubi F, Ishibashi T, Narumiya S, et al: Analysis of the defective signal transduction mechanism through the platelet thromboxane A2 receptor in a patient with polycythemia vera. *Thromb Haemost* 67:144, 1992.
99. Berild D, Hasselbalch H, Knudsen JB: Platelet survival, platelet factor-4 and bleeding time in myeloproliferative disorders. *Scand J Clin Lab Invest* 47:497, 1987.
100. Harker LA, Finch CA: Thrombokinetics in man. *J Clin Invest* 48:963, 1969.
101. Le Blanc K, Lindahl T, Rosendahl K, et al: Impaired platelet binding of fibrinogen due to a lower number of GPIIB/IIIA receptors in polycythemia vera. *Thromb Res* 91:287, 1998.
102. Landolfi R, Cipriani MC, Novarese L: Thrombosis and bleeding in polycythemia vera and essential thrombocythemia: Pathogenetic mechanisms and prevention. *Best Pract Res Clin Haematol* 19:617, 2006.

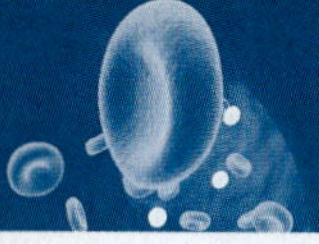

103. Afshar-Kharghan V, Lopez JA, Gray LA, et al: Hemostatic gene polymorphisms and the prevalence of thrombotic complications in polycythemia vera and essential thrombocythemia. *Blood Coagul Fibrinolysis* 15:21, 2004.
104. Binder RA, Gilbert HS: Muramidase in polycythemia vera. *Blood* 36:228, 1970.
105. Gilbert HS, Krauss S, Pasternack B, et al: Serum vitamin B12 content and unsaturated vitamin B12-binding capacity in myeloproliferative disease. Value in differential diagnosis and as indicators of disease activity. *Ann Intern Med* 71:719, 1969.
106. Lertzman M, Frome BM, Israels LG, et al: Hypoxia in polycythemia vera. *Ann Intern Med* 60:409, 1964.
107. Clement S, Eberlin A, Najean Y, et al: Two different *in vitro* growth patterns for erythroid precursors in 18 patients with pure erythrocytosis. *Scand J Haematol* 29:319, 1982.
108. Najean Y, Triebel F, Dresch C: Pure erythrocytosis: Reappraisal of a study of 51 cases. *Am J Hematol* 10:129, 1981.
109. Pearson TC, Wetherley-Mein G: The course and complications of idiopathic erythrocytosis. *Clin Lab Haematol* 1:189, 1979.
110. Agarwal N, Mojica-Henshaw MP, Simmons ED, et al: Familial polycythemia caused by a novel mutation in the beta globin gene: Essential role of P50 in evaluation of familial polycythemia. *Int J Med Sci* 4:232, 2007.
111. Samuelson SJ, Parker CJ, Prchal JT: Revised criteria for the myeloproliferative disorders: Too much too soon? *Blood* 111:1741; author reply 1742, 2008.
112. Teofili L, Giona F, Martini M, et al: The revised WHO diagnostic criteria for Ph-negative myeloproliferative diseases are not appropriate for the diagnostic screening of childhood polycythemia vera and essential thrombocythemia. *Blood* 110:3384, 2007.
113. Kralovics R, Buser AS, Teo SS, et al: Comparison of molecular markers in a cohort of patients with chronic myeloproliferative disorders. *Blood* 102:1869, 2003.
114. Weinberg RS: *In vitro* erythropoiesis in polycythemia vera and other myeloproliferative disorders. *Semin Hematol* 34:64, 1997.
115. Shih LY, Lee CT, See LC, et al: *In vitro* culture growth of erythroid progenitors and serum erythropoietin assay in the differential diagnosis of polycythaemia. *Eur J Clin Invest* 28:569, 1998.
116. Fisher MJ, Prchal JF, Prchal JT, et al: Anti-erythropoietin (EPO) receptor monoclonal antibodies distinguish EPO-dependent and EPO-independent erythroid progenitors in polycythemia vera. *Blood* 84:1982, 1994.
117. Kralovics R, Sokol L, Prchal JT: Absence of polycythemia in a child with a unique erythropoietin receptor mutation in a family with autosomal dominant primary polycythemia. *J Clin Invest* 102:124, 1998.
118. Acharya J, Westwood NB, Sawyer BM, et al: Identification of latent myeloproliferative disease in patients with Budd-Chiari syndrome using X-chromosome inactivation patterns and *in vitro* erythroid colony formation. *Eur J Haematol* 55:315, 1995.
119. Pagliuca A, Mufti GJ, Janossa-Tahernia M, et al: *In vitro* colony culture and chromosomal studies in hepatic and portal vein thrombosis—Possible evidence of an occult myeloproliferative state. *Q J Med* 76:981, 1990.
120. Birgegard G, Wide L: Serum erythropoietin in the diagnosis of polycythaemia and after phlebotomy treatment. *Br J Haematol* 81:603, 1992.
121. Messinezy M, Westwood NB, El-Hemaidi I, et al: Serum erythropoietin values in erythrocytoses and in primary thrombocythaemia. *Br J Haematol* 117:47, 2002.
122. Mossuz P, Girodon F, Donnard M, et al: Diagnostic value of serum erythropoietin level in patients with absolute erythrocytosis. *Haematologica* 89:1194, 2004.
123. Remacha AF, Montserrat I, Santamaria A, et al: Serum erythropoietin in the diagnosis of polycythemia vera. A follow-up study. *Haematologica* 82:406, 1997.
124. Prchal JT: Classification and molecular biology of polycythemias (erythrocytoses) and thrombocytosis. *Hematol Oncol Clin North Am* 17:1151, 2003.
125. Beutler E, Yeh M, Fairbanks VF: The normal human female as a mosaic of X-chromosome activity: Studies using the gene for C-6-PD-deficiency as a marker. *Proc Natl Acad Sci U S A* 48:9, 1962.
126. Prchal JT: Pathogenetic mechanisms of polycythemia vera and congenital polycythemic disorders. *Semin Hematol* 38:10, 2001.
127. Swierczek SI, Agarwal N, Nussenzveig RH, et al: Hematopoiesis is not clonal in healthy elderly women. *Blood* 112:3186, 2008.
128. Vogelstein B, Fearon ER, Hamilton SR, et al: Use of restriction fragment length polymorphisms to determine the clonal origin of human tumors. *Science* 227:642, 1985.
129. Allen RC, Zoghbi HY, Moseley AB, et al: Methylation of HpaII and HhaI sites near the polymorphic CAG repeat in the human androgen-receptor gene correlates with X chromosome inactivation. *Am J Hum Genet* 51:1229, 1992.
130. Curnutte JT, Hopkins PJ, Kuhl W, et al: Studying X inactivation. *Lancet* 339:749, 1992.
131. Prchal JT, Guan YL, Prchal JF, et al: Transcriptional analysis of the active X-chromosome in normal and clonal hematopoiesis. *Blood* 81:269, 1993.
132. Prchal JT, Prchal JF, Belickova M, et al: Clonal stability of blood cell lineages indicated by X-chromosomal transcriptional polymorphism. *J Exp Med* 183:561, 1996.
133. Marchioli R, Finazzi G, Landolfi R, et al: Vascular and neoplastic risk in a large cohort of patients with polycythemia vera. *J Clin Oncol* 23:2224, 2005.
134. Finazzi G, Barbui T: Evidence and expertise in the management of polycythemia vera and essential thrombocythemia. *Leukemia* 22:1494, 2008.
135. Barbui T, Carobbio A, Rambaldi A, et al: Perspectives on thrombosis in essential thrombocythemia and polycythemia vera: Is leukocytosis a causative factor? *Blood* 114:759, 2009.
136. Caramazza D, Caracciolo C, Barone R, et al: Correlation between leukocytosis and thrombosis in Philadelphia-negative chronic myeloproliferative neoplasms. *Ann Hematol* 88:967, 2009.
137. Carobbio A, Finazzi G, Antonioli E, et al: JAK2V617F allele burden and thrombosis: A direct comparison in essential thrombocythemia and polycythemia vera. *Exp Hematol* 37:1016, 2009.
138. Vannucchi AM, Antonioli E, Guglielmelli P, et al: Clinical correlates of JAK2V617F presence or allele burden in myeloproliferative neoplasms: A critical reappraisal. *Leukemia* 22:1299, 2008.
139. Barosi G, Birgegard G, Finazzi G, et al: Response criteria for essential thrombocythemia and polycythemia vera: Result of a European LeukemiaNet consensus conference. *Blood* 113:4829, 2009.
140. Kaplan ME, Mack K, Goldberg JD, et al: Long-term management of polycythemia vera with hydroxyurea: A progress report. *Semin Hematol* 23:167, 1986.
141. Cortelazzo S, Finazzi G, Ruggeri M, et al: Hydroxyurea for patients with essential thrombocythemia and a high risk of thrombosis. *N Engl J Med* 332:1132, 1995.
142. Lanzkron S, Strouse JJ, Wilson R, et al: Systematic review: Hydroxyurea for the treatment of adults with sickle cell disease. *Ann Intern Med* 148:939, 2008.
143. Finazzi G, Caruso V, Marchioli R, et al: Acute leukemia in polycythemia vera: An analysis of 1638 patients enrolled in a prospective observational study. *Blood* 105:2664, 2005.
144. Treatment of polycythaemia vera by radiophosphorus or busulphan: A randomized trial. "Leukemia and Hematosarcoma" Cooperative Group, European Organization for Research on Treatment of Cancer (E.O.R.T.C.). *Br J Cancer* 44:75, 1981.
145. Randi ML, Fabris F, Varotto L, et al: Haematological complications in polycythaemia vera and thrombocythaemia patients treated with radiophosphorus (32P). *Folia Haematol Int Mag Klin Morphol Blutforsch* 117:461, 1990.
146. Balan KK, Critchley M: Outcome of 259 patients with primary proliferative polycythaemia (PPP) and idiopathic thrombocythaemia (IT) treated in a regional nuclear medicine department with phosphorus-32—A 15 year review. *Br J Radiol* 70:1169, 1997.
147. Roberts BE, Smith AH: Use of radioactive phosphorus in haematology. *Blood Rev* 11:146, 1997.
148. Tefferi A: Polycythemia vera: A comprehensive review and clinical recommendations. *Mayo Clin Proc* 78:174, 2003.
149. Pearson TC, Wetherley-Mein G: Vascular occlusive episodes and venous haematocrit in primary proliferative polycythaemia. *Lancet* 2:1219, 1978.
150. Vongpatanasin W, Brickner ME, Hillis LD, et al: The Eisenmenger syndrome in adults. *Ann Intern Med* 128:745, 1998.
151. Thorne SA: Management of polycythaemia in adults with cyanotic congenital heart disease. *Heart* 79:315, 1998.
152. Perloff JK, Marelli AJ, Miner PD: Risk of stroke in adults with cyanotic congenital heart disease. *Circulation* 87:1954, 1993.
153. Shibata J, Hasegawa J, Siemens HJ, et al: Hemostasis and coagulation at a hematocrit level of 0.85: Functional consequences of erythrocytosis. *Blood* 101:4416, 2003.
154. Van de Pette JE, Guthrie DL, Pearson TC: Whole blood viscosity in polycythaemia: The effect of iron deficiency at a range of haemoglobin and packed cell volumes. *Br J Haematol* 63:369, 1986.
155. Reinhart WH: The influence of iron deficiency on erythrocyte deformability. *Br J Haematol* 80:550, 1992.
156. Berlin NI, Wasserman LR: Polycythemia vera: A retrospective and reprise. *J Lab Clin Med* 130:365, 1997.
157. Nand S, Messmore H, Fisher SG, et al: Leukemic transformation in polycythemia vera: Analysis of risk factors. *Am J Hematol* 34:32, 1990.
158. Hocking WG, Golde DW: Polycythemia: Evaluation and management. *Blood Rev* 3:59, 1989.
159. Petitt RM, Silverstein MN, Petrone ME: Anagrelide for control of thrombocythemia in polycythemia and other myeloproliferative disorders. *Semin Hematol* 34:51, 1997.
160. Storen EC, Tefferi A: Long-term use of anagrelide in young patients with essential thrombocythemia. *Blood* 97:863, 2001.
161. Pieri L, Bogani C, Guglielmelli P, et al: The JAK2V617 mutation induces constitutive activation and agonist hypersensitivity in basophils of polycythemia vera. *Haematologica* Jul 16. [Epub ahead of print] 2009.
162. Gangat N, Strand JJ, Lasho TL, et al: Pruritus in polycythemia vera is associated with a lower risk of arterial thrombosis. *Am J Hematol* 83:451, 2008.
163. Swerlick RA: Photochemotherapy treatment of pruritus associated with polycythemia vera. *J Am Acad Dermatol* 13:675, 1985.
164. Bircher AJ: Water-induced itching. *Dermatologica* 181:83, 1990.
165. de Wolf JT, Hendriks DW, Egger RC, et al: Alpha-interferon for intractable pruritus in polycythaemia vera. *Lancet* 337:241, 1991.
166. Foa P, Massaro P, Caldiera S, et al: Long-term therapeutic efficacy and toxicity of recombinant interferon-alpha 2a in polycythaemia vera. *Eur J Haematol* 60:273, 1998.
167. Ozturk A, Gunay A, Uskent N: Therapeutic efficacy of recombinant interferon-alpha in polycythaemia vera. *Acta Haematol* 99:89, 1998.
168. Mesa RA, Tefferi A: Emerging drugs for the therapy of primary and post essential thrombocythemia, post polycythemia vera myelofibrosis. *Expert Opin Emerg Drugs* 14:471, 2009.
169. Verstovsek S. KH, Pardanani AD, et al: Characterization of JAK2 V617F allele burden in advanced myelofibrosis (MF) patients: No change in V617F:WT JAK2 ratio in patients with high allele burdens despite profound clinical improvement following treatment with the JAK inhibitor, INCB018424. In: *ASH Annual Meeting*. San Francisco, 2008.
170. Tartaglia AP, Goldberg JD, Berk PD, et al: Adverse effects of antiaggregating platelet therapy in the treatment of polycythemia vera. *Semin Hematol* 23:172, 1986.
171. Willoughby S, Pearson TC: The use of aspirin in polycythaemia vera and primary thrombocythaemia. *Blood Rev* 12:12, 1998.
172. Landolfi R, Marchioli R: European Collaboration on Low-dose Aspirin in Polycythemia Vera (ECLAP): A randomized trial. *Semin Thromb Hemost* 23:473, 1997.
173. Buchanan GR, DeBaun MR, Quinn CT, et al: Sickle cell disease. *Hematology Am Soc Hematol Educ Program* 35, 2004.
174. Silver RT: Recombinant interferon-alpha for treatment of polycythaemia vera. *Lancet* 2:403, 1988.
175. Kiladjian JJ, Cassinat B, Chevret S, et al: Pegylated interferon-alfa-2a induces complete hematologic and molecular responses with low toxicity in polycythemia vera. *Blood* 112:3065, 2008.
176. Kiladjian JJ, Cassinat B, Turlure P, et al: High molecular response rate of polycythemia vera patients treated with pegylated interferon alpha-2a. *Blood* 108:2037, 2006.
177. Steegmann JL, Requena MJ, Martin-Regueira P, et al: High incidence of autoimmune

alterations in chronic myeloid leukemia patients treated with interferon-alpha. *Am J Hematol* 72:170, 2003.
178. Yang XF, Wu CJ, McLaughlin S, et al: CML66, a broadly immunogenic tumor antigen, elicits a humoral immune response associated with remission of chronic myelogenous leukemia. *Proc Natl Acad Sci U S A* 98:7492, 2001.
179. Xiong Z, Liu E, Yan Y, et al: An unconventional antigen translated by a novel internal ribosome entry site elicits antitumor humoral immune reactions. *J Immunol* 177:4907, 2006.
180. Xiong Z, Liu E, Yan Y, et al: A novel unconventional antigen MPD5 elicits anti-tumor humoral immune responses in a subset of patients with polycythemia vera. *Int J Immunopathol Pharmacol* 20:373, 2007.
181. Xiong Z, Yan Y, Liu E, et al: Novel tumor antigens elicit anti-tumor humoral immune reactions in a subset of patients with polycythemia vera. *Clin Immunol* 122:279, 2007.
182. Pardanani A: JAK2 inhibitor therapy in myeloproliferative disorders: Rationale, preclinical studies and ongoing clinical trials. *Leukemia* 22:23, 2008.
183. Kralovics R, Teo SS, Li S, et al: Acquisition of the V617F mutation of JAK2 is a late genetic event in a subset of patients with myeloproliferative disorders. *Blood* 108:1377, 2006.
184. Plo I, Nakatake M, Malivert L, et al: JAK2 stimulates homologous recombination and genetic instability: Potential implication in the heterogeneity of myeloproliferative disorders. *Blood* 112:1402, 2008.
185. Mesa RA, Tefferi A. Emerging drugs for the therapy of primary and postessential thrombocythemia, post polycythemia vera myelofibrosis. *Expert Opin Emerg Drugs* 14:471, 2009.
186. Garber K: JAK2 inhibitors: Not the next imatinib but researchers see other possibilities. *J Natl Cancer Inst* 101:980, 2009.
187. Vannucchi AM, Guglielmelli P, Rambaldi A, et al: Epigenetic therapy in myeloproliferative neoplasms: Evidence and perspectives. *J Cell Mol Med* 3:1437, 2009.
188. Hoffman R, Prchal JT, Samuelson S, et al: Philadelphia chromosome-negative myeloproliferative disorders: Biology and treatment. *Biol Blood Marrow Transplant* 13:64, 2007.
189. Rosenthal DS: Clinical aspects of chronic myeloproliferative diseases. *Am J Med Sci* 304:109, 1992.
190. Tefferi A, Mesa RA, Nagorney DM, et al: Splenectomy in myelofibrosis with myeloid metaplasia: A single-institution experience with 223 patients. *Blood* 95:2226, 2000.
191. Anderson JE, Sale G, Appelbaum FR, et al: Allogeneic marrow transplantation for primary myelofibrosis and myelofibrosis secondary to polycythaemia vera or essential thrombocytosis. *Br J Haematol* 98:1010, 1997.
192. Devine SM, Hoffman R, Verma A, et al: Allogeneic blood cell transplantation following reduced-intensity conditioning is effective therapy for older patients with myelofibrosis with myeloid metaplasia. *Blood* 99:2255, 2002.
193. Silver RT: Interferon alfa: Effects of long-term treatment for polycythemia vera. *Semin Hematol* 34:40, 1997.
194. Passamonti F, Malabarba L, Orlandi E, et al: Polycythemia vera in young patients: A study on the long-term risk of thrombosis, myelofibrosis and leukemia. *Haematologica* 88:13, 2003.
195. Rozman C, Giralt M, Feliu E, et al: Life expectancy of patients with chronic nonleukemic myeloproliferative disorders. *Cancer* 67:2658, 1991.
196. Camos M, Cervantes F, Montoto S, et al: Acute lymphoid leukemia following polycythemia vera. *Leuk Lymphoma* 32:395, 1999.
197. Higuchi T, Oba R, Endo M, et al: Transition of polycythemia vera to chronic neutrophilic leukemia. *Leuk Lymphoma* 33:203, 1999.
198. Berlin NI, Lawrence JH, Gartland J: Blood volume in polycythemia as determined by P32 labeled red blood cells. *Am J Med* 9:747, 1950.
199. Fairbanks VF, Klee GG, Wiseman GA, et al: Measurement of blood volume and red cell mass: Re-examination of 51Cr and 125I methods. *Blood Cells Mol Dis* 22:169, 1996.
200. Huber H, Lewis SM, Szur L: [The indications for determination of blood volume and the circulating erythrocyte volume in polycythemia vera and polyglobulia]. *Acta Haematol* 34:116, 1965.
201. Najean Y, Dresch C, Rain J, et al: Radioisotope investigations for the diagnosis and follow-up of polycythemic patients, in *Polycythemia Vera and the Myeloproliferative Disorders*, edited by LR Wasserman, PD Berk, NI Berlin, p 361. WB Saunders, Philadelphia, 1995.

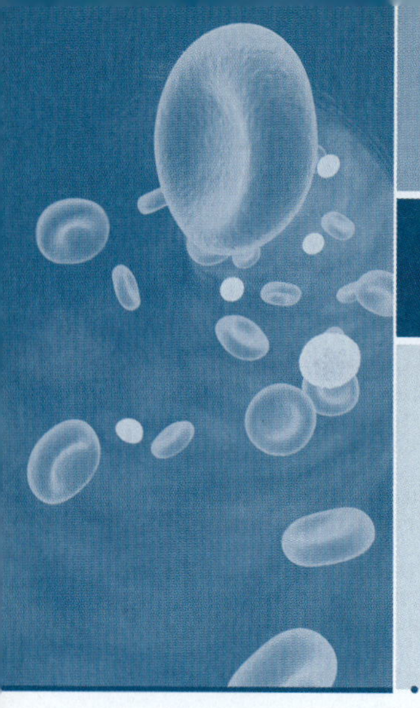

第87章

原发性血小板增多症

Philip A. Beer和Anthony R. Green

摘 要

原发性血小板增多症(essential thrombocythemia,ET)是一种克隆性干细胞疾病,其特征为血小板的过度增生和相关的*JAK2*或*MPL*基因突变。ET的并发症包括血栓形成(主要发生在动脉)、出血,以及进展至骨髓纤维化(myelofibrosis,MF)或急性髓细胞白血病。诊断上需要排除反应性血小板增多症以及其他与血小板增高有关的髓系恶性肿瘤。减少血栓形成,降低已知的心血管危险因素,以及抗血小板治疗是大部分患者治疗的目的。对于血栓形成的高危患者也需要降低细胞的治疗,如羟基脲(hydroxyurea)、阿那格雷(anagrelide)或干扰素-α(interferon-α)。虽然在诊断后第一个10年里的生存率与正常对照相似,但随后由于疾病的并发症,死亡率提高。

定义和历史

原发性血小板增多症是骨髓增殖性肿瘤(myeloproliferative neoplasms,MPN)中的一种类型,是克隆性造血干细胞的疾病。其特征是单一的血小板增多,以及与之相关的血栓形成和出血并发症。直到1934年人们才第一次认识到ET是个特殊的疾病实体[1],ET与真性红细胞增多症(polycythemia vera,PV)和原发性骨髓纤维化(primarymyelofibrosis,PMF)具有相似的临床和病理学特征。

本章使用的简写和缩略词:AML,急性髓细胞白血病(acute myeloid leukemia);CML,慢性髓细胞白血病(chronic myeloid leukemia);ET,原发性血小板增多症(essential thrombocythemia);JAK2,Janus家族酪氨酸激酶2型(Janus family of tyrosine kinases type 2);PMF,原发性骨髓纤维化(primary myelofibrosis);PV,真性红细胞增多症(polycythemia vera);RARS-t,难治性贫血伴环形铁粒幼红细胞和血小板增多(refractory anemia with ringed sideroblasts and thrombocytosis)。

流行病学

ET的发病率为每年1~2.5/100 000人,女性稍多[2,3]。虽然ET是主要发生在老年人的疾病,50~70岁之间为发病高峰,但它可以在任何年龄段发病。儿童发病虽然罕见,但已经获得公认。

病因学和发病机制

虽然环境因素,例如暴露于放射线下,可能与其他类型MPN的发病有关[4],但ET的确切发病原因我们还所知甚少。从注册表数据和家族研究中发现,包括ET的MPN具有家族性发病倾向[5-7]。这种倾向可能由于一个特殊的包含*JAK2*基因的单倍体遗传所致[8-10]。

虽然早在1981年人们就已经发现ET是一个克隆性疾病[11],但直到2005年,在半数的ET和PMF患者,以及大部分PV患者中发现了一个获得性的基因突变——*JAK2* V617F后,才逐渐认识到ET的分子学发病机制[12-15]。JAK2,细胞质酪氨酸激酶JAK家族成员之一,在促红细胞生成素和血小板生成素受体信号传导途径中发挥至关重要的作用[16,17],同样也在粒细胞集落刺激因子、粒细胞-巨噬细胞集落刺激因子[18]以及干扰素受体信号传导中发挥着重要作用[19]。对促红细胞生成素受体的研究发现,与促红细胞生成素的结合造成JAK2-受体复合物构型改变[20],继而活化JAK2激酶,重新募集下游信号途径[16]。*JAK2 V617F*的突变改变了自抑制假激酶(autoinhibitory pseudokinase,JH2)结构域中一个高度保守的残基,自抑制结构域的改变提高了基础激酶的活性,导致JAK2-受体复合物在缺乏同源配体结合时也能被激活[21]。*JAK2*敲除小鼠模型突出显示了*JAK2*在红细胞生成中的重要作用——小鼠由于严重贫血死于妊娠中期[19]。

*JAK2 V617F*突变发生在干细胞水平,具有向B细胞、T细胞、自然杀伤细胞和髓系细胞分化的潜能[22]。突变的*JAK2*基因表达的结果是造成细胞增殖的增加[23],对细胞因子高度敏感[24],和不依赖细胞因子的分化[13,25]和凋亡抑制[26,27]。在人类疾病中,*JAK2*突变似乎作用于多个层面,造成干细胞偏向红系分化[28],最终导致红系分化晚期的细胞扩增[24]。*JAK2 V617F*突变与三种具有截然不同临床表型的疾病(ET、PV和PMF)之间的关系

讨论如下。

尽管已有证据表明 *JAK2* 突变在 MPN 的发病中起着中心作用，但另一些研究结果提示 *JAK2* 突变可能并不是启动疾病的事件。MPN 具有家族性发病倾向[5-7]使人们推测，单独的 *JAK2* 突变不足以产生临床表型，家族病例中遗传的或散发病例中获得的额外的基因事件可能也参与了疾病临床表型的形成。在一部分女性 MPN 患者中，粒细胞克隆的 X 染色体失活模式或细胞遗传学异常定量超过突变等位基因负荷的克隆性[29,30]。此外，*JAK2 V617F* 阳性的 MPN 患者可能发展为 *JAK2* 野生型白血病[31,32]，或者在缺乏促红细胞生成素的情况下产生 *JAK2* 突变阴性的红系克隆[33,34]。上述研究结果可以理解为是 *JAK2* 突变之前克隆性造血的证据，但也存在其他的解释，例如在一些患者中可能存在两个独立的克隆扩增[35]。也有作者报道，MPN 中的少数患者具有 *TET* 突变，后者先于 *JAK2* 突变[36]发生。这些发现表明在一部分患者中，*JAK2* 突变不是启动疾病的事件，但这种现象的发生频率尚不明确。

此外，在另外 4% 的 ET 患者中发现促血小板生成素受体 MPL 中具有获得性突变[37,38]。这些突变改变了穿膜（*MPL S505N*）或近膜区（*MPL W515*）的残基，导致受体复合物的组成性激活[39,40]。ET 患者具有一个以上的突变很少见，例如，同时具有 *JAK2 V617F* 和 *MPL W515L* 突变[35]。

临床特征

■ 症状和体征

虽然部分患者表现为血栓形成或出血，但 ET 经常在偶然发现血小板计数增高后被确诊。详细的临床病史和体格检查用来排除反应性血小板增多症。约有 10% 的 ET 患者在诊断时可触及轻度的脾肿大[41]，明显的脾肿大更倾向于诊断其他类型的 MPN，如 PMF 或慢性髓细胞白血病（chronic myeloid leukemia，CML）。

■ 血栓形成

血栓形成是 ET 发病和死亡的主要原因，前瞻性研究发现未经治疗的高危患者 27 个月后的累积发生率达 24%[42]。大于 60 岁或既往有血栓病史是血栓并发症最有力的预测因素[43-45]。其他危险因素包括具有心血管疾病倾向[44,46,47]、诊断时白细胞增多[48,49]以及骨髓纤维化增加[50]。当动脉血栓形成占主导地位时，可以影响中枢神经系统（卒中、短暂性脑缺血发作）和心血管系统（心肌梗死、不稳定型心绞痛、外周动脉闭塞）[41,42]。红斑性肢痛病是由小血管闭塞造成的一种独特的临床病理综合征，表现为手指、脚趾明显的不适和烧灼感，有时伴随皮肤花斑和变色[51]。静脉事件主要包括深静脉血栓形成和肺血管栓塞。涉及少见部位的栓塞，如肝静脉、门静脉，或肠系膜静脉，甚至可以发生在临床上诊断明确的 ET 之前（图 87-1A）。在一组研究中，半数患者表现为肝静脉血栓形成，血细胞计数正常，但其 *JAK2 V617F* 突变阳性，其中 1/4 的患者发展为临床症状明显的 MPN，最常见的是 ET[52]。

■ 出血

严重的出血较血栓形成少见，虽然也会发生中枢神经系统出血，但主要影响鼻黏膜、口腔黏膜和胃肠道[41,42]。ET 患者通常表现为出血时间延长和体外各种凝血试验的异常，包括血小板聚集异常或大分子 von Willebrand 因子多聚体缺如[53]，但这些发现和临床出血事件之间的关系尚不明确[54,55]。在一项前瞻性研究中，诊断时骨髓纤维化增加的患者出血的发生率较高[50]。一些小型研究提示在血小板计数极度增高的患者以及接受抗血小板治疗的患者中，出血的发生率增加，但是这些数据是矛盾的并且缺乏前瞻性研究[47,55-58]。

■ 骨髓纤维化转化

部分 ET 患者可以进展至骨髓纤维化，但是由于实验设计、治疗干预和 ET 后骨髓纤维化诊断标准上的差异，各个报道的发生率差别很大。回顾性研究发现，疾病持续时间是提示疾病进展的主要指标。骨髓纤维化转化在诊断后第一个 10 年的发生率是 3%~10%，在第二个 10 年上升到 6%~30%[45,48,59]。虽然 PMF 早期的组织学特征如巨核细胞增生不良的预测价值仍有争议[60]，但在诊断时即存在骨髓纤维化似乎也预示着疾病进展[50]。*JAK2*[61,62]或 *MPL*[37,38]突变对骨髓纤维化转化缺乏预测价值。一项高危 ET 患者的前瞻性研究显示，阿那格雷治疗组 5 年骨髓纤维化的累积发生率为 7%，而羟基脲治疗组仅为 2%[41]。在相同的治疗情况下，ET 后骨髓纤维化的临床预后与 PMF 相似。

■ 白血病转化

一小部分患者可以进展至急性髓细胞白血病（acute myeloid leukemia，AML），回顾性研究显示在诊断后的第一个 10 年里的发生率为 1%~2.5%，第二个 10 年是 5%~8%，以后逐渐提高[45,48,63]。然而，由于治疗的异质性使得研究结果很难解释。对 PV 的研究证明，接受基因毒制剂，如放射性磷或烷化剂治疗[64-66]的患者发生 AML 的危险明显增加。在 ET 患者中，接受持续的烷化剂和羟基脲治疗[67,68]的患者发生 AML 的比例也有所增加。羟基脲或哌泊溴烷（pipobroman）单药治疗是否具有潜在的致白血病作用仍存在争议（见下文“细胞抑制剂的选择”）。然而，也有作者报道即使先前没有进行细胞抑制治疗，MPN 也可以转化为白血病[32,69-71]，提示 AML 是疾病自然进程的一部分。值得注意的是，*JAK2 V617F* 阳性的 ET 可能进展至 *JAK2* 突变阴性的 AML[31,32]。

由于患者年龄较大，ET 后 AML 的治疗手段有限，姑息治疗可能是最合适的策略。总体来说，继发性 AML 的预后很差（见第 89 章）。用 AML 诱导治疗获得缓解的年轻患者需要考虑进行骨髓移植。

实验室特征

不能解释的持续存在的血小板计数增高通常需要进一步的检查。ET 的确诊需要排除反应性疾病以及其他单独表现为血小板增高的 MPN/MDS（表 87-1 和表 87-2）。

■ 血液及生化指标

血细胞计数显示的血小板数量增高，虽然中性粒细胞可以轻度增高，通常血红蛋白和白细胞水平正常。血小板增多的程度在患者中变化很大。血涂片检查通常显示血小板体积增大、染色差。血涂片可以有效识别 PMF 的特征改变，例如泪滴状

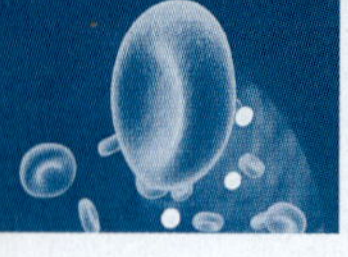

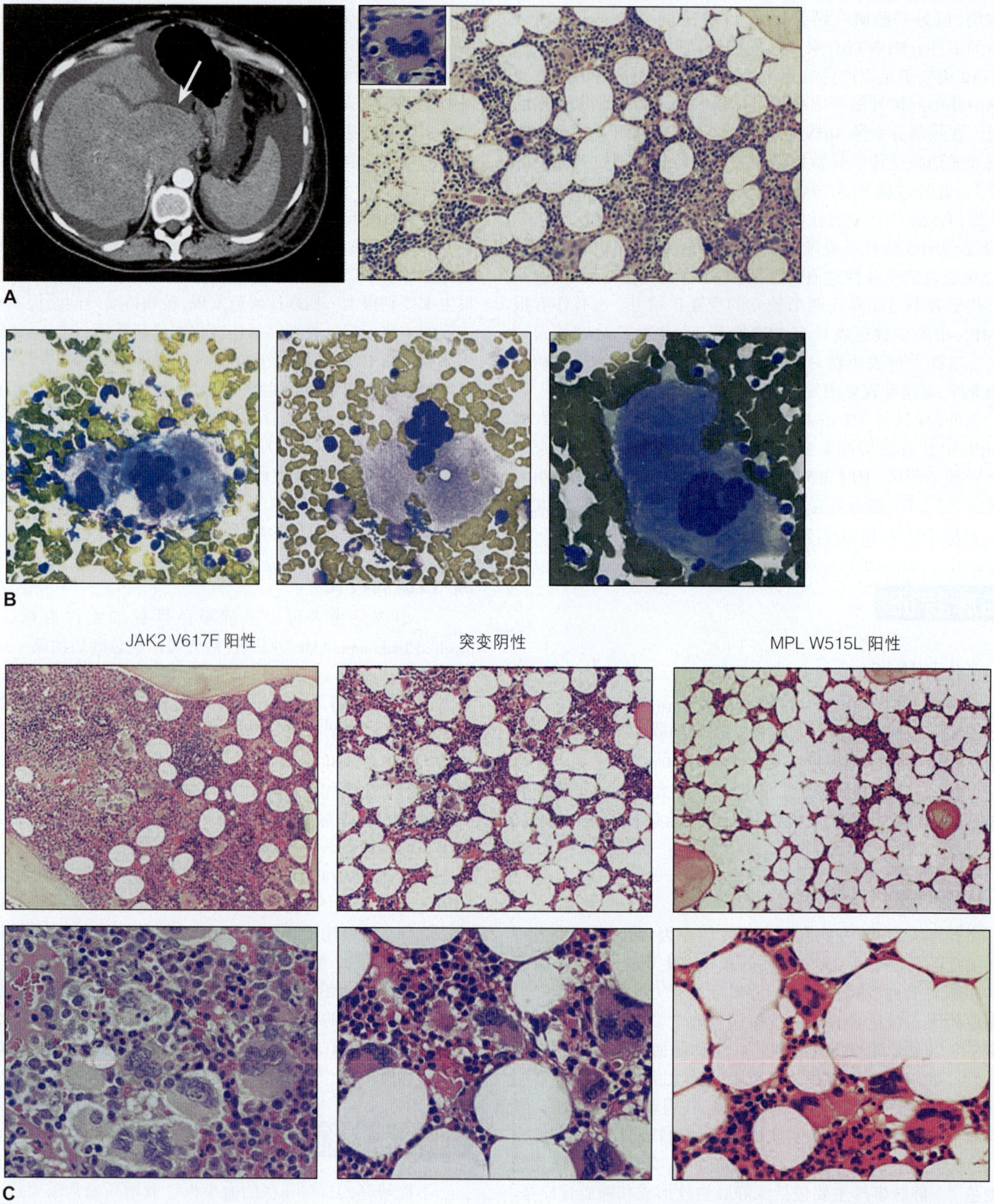

A

B

JAK2 V617F 阳性　　突变阴性　　MPL W515L 阳性

C

图 87-1　ET 的形态学特征。A. 对比增强 CT 显示一例 53 岁女性，肝静脉血栓形成，包括尾叶（箭头所指）肥大和其余肝组织萎缩，以及周围有腹水；脾脏大小正常。骨髓环锯活检涂片苏木精 - 伊红染色显示细胞构成正常和巨核细胞增加，偶伴分叶核增多（插入小图）；虽然该患者 *JAK2 V617F* 阳性，其他的检查，包括血细胞计数、红细胞容积和细胞遗传学分析均为正常。B. 一例 *JAK2 V617F* 阳性 ET 患者骨髓活检结果显示大细胞，分叶增多的巨核细胞（瑞氏 - 吉姆萨染色）。C. 一例 *JAK2 V617F* 阳性 73 岁 ET 女性患者，低倍和高倍镜下骨髓环锯活检涂片苏木精 - 伊红染色显示细胞增生明显，分叶增多的大巨核细胞成簇存在；一例 69 岁 *JAK2 V617F* 或 *MPL* 第 10 外显子突变阴性的男性患者，涂片显示细胞增生正常和巨核细胞体积增大，分叶过多；一例 *MPL W515L* 阳性的 71 岁女性患者涂片显示细胞增生减少，伴有偶然可见的松散、簇状分叶增多的巨核细胞。

表 87-1　ET 的诊断标准

诊断需要 A1~A3 或 A1+A3~A5	
A1	血小板持续 >450 × 10^9/L
A2	存在一个获得性的致病突变（*JAK2* 或 *MPL*）
A3	排除其他髓系恶性病变，特别是 PV、PMF、CML 或骨髓异常增生综合征
A4	排除反应性血小板增多和正常铁储备
A5	骨髓检查发现巨核细胞增多，显著大细胞高分叶形态；一般没有网硬蛋白的增加

表 87-2　血小板增多症的原因

克隆性血小板增多症
原发性血小板增多症
真性红细胞增多症
原发性骨髓纤维化
慢性髓细胞白血病
伴环铁幼粒细胞的难治性贫血以及血小板增多
5q- 综合征
反应性（继发性）血小板增多症
暂时性血小板增多症
急性失血
血小板减少后恢复（反弹性血小板增多）
急性感染或炎症
对运动的反应
对药物的反应（长春新碱、肾上腺素、全反式维甲酸）
持续性血小板增多症
铁缺乏
脾脏切除或先天性脾脏缺乏
恶性肿瘤
慢性感染或炎症
溶血性贫血
家族性血小板增多症
假性血小板增多症
冷球蛋白血症
急性白血病中细胞质碎片
红细胞碎片
菌血症

细胞（泪滴细胞）或外周血中的祖细胞。血液检查需要排除铁缺乏和寻找炎症的证据（如通过检测 C 反应蛋白或红细胞沉降率）。促血小板生成素的水平可以正常或轻度增高，但没有诊断价值[72]。由于体外血小板和白细胞活化，ET 患者可能表现出假性高钾血症；使用血浆标本进行生化检查可以避免上述现象的发生。在半数 ET 患者中观察到不依赖细胞因子的红系和（或）巨核系集落的形成[61,73]，但由于缺乏实用性和标准化降低了其诊断价值。

■ 分子学检测

大约 50% 的 ET 患者存在 *JAK2 V617F* 的突变，在所有疑似患者中应进行突变检测。检测方法应该具有合适的敏感性，鉴于部分患者中突变的等位基因负荷较低，可以使用等位基因特异的或实时聚合酶链反应（PCR）来检测[13]。在 4% 的患者中还存在 *MPL* 10 号外显子的突变，至今共报道了 5 例不同的等位基因（*MPL S505N* 和 *MPL W515L/K/A/R*）。检测的策略包括仅仅检测到最常见的突变（*MPL W515L*），或利用溶解曲线分析的技术来检测 10 号外显子内所有的突变。在缺乏骨髓细胞遗传学结果的情况下，推荐分子学检查 *BCR-ABL* 融合基因来排除 CML。

■ 骨髓检查

JAK2 和 *MPL* 阴性的疑似 ET 患者尤其应该进行骨髓涂片和环锯活检检查。临床症状和实验室检查不典型（例如，可触及脾肿大、不能解释的贫血、血涂片异常）或者临床研究有怀疑的患者可进行骨髓检查。骨髓涂片通常显示巨核细胞大、分叶核多（见图 87-1B），铁染色可能有助于排除铁缺乏或存在环形铁粒幼红细胞（见下文“鉴别诊断”）。典型的骨髓环锯活检显示巨核细胞明显增生并且成簇，分叶细胞核多，缺乏明显的网状纤维（见图 87-1C）。细胞构成通常是正常的或轻度增加，偶尔表现为低增生骨髓象，一部分患者有 *MPL* 突变（见图 87-1C）[37,61]。有人建议用骨髓环锯活检鉴别 ET 和早期 PMF[74]，但其重复性和临床实用性仍不明确[60]（见下文“ET 和其他 *JAK2 V617F* 阳性 MPN 之间的关系”）。

G 带或原位荧光杂交进行染色体分析，有助于诊断缺乏突变的 ET 疑似患者，主要用于排除其他髓系肿瘤，如 t(9;22)（CML）或 5q 缺失有关的病变（“5q- 综合征”，见第 90 章）。在其余 5% 的 ET 患者[75]发现其他核型异常，主要包括 20q 或 13q 缺失，8 号、9 号染色体复制，从而确定其存在克隆性造血。

鉴别诊断

■ 反应性血小板增多症

由细胞因子，如白介素 -6 介导的继发性血小板增多，与感染、炎症和恶性肿瘤相关（见表 87-2；第 120 章）。如果检查医院各科室中所有的患者，超过 80% 可以发现反应性血小板计数增高，但即使达到血小板增多症的程度，也不能预测是克隆性病变或是反应性病因所致[76,77]。

■ 家族性血小板增多症

家族性血小板增多症是种由促血小板生成素、促血小板生成素受体或其他未知基因突变造成的罕见的疾病。突变发生在促血小板生成素基因 5’- 非翻译区域，造成促血小板生成素翻译增加，继而血小板增多[78]。这些突变呈现显性遗传，在散发病例中没有发现[79]。在日本和意大利家族中发现了一个发生在促血小板生成素受体上的突变（*MPL* S505N）[80,81]。这个突变也是显性遗传，导致不依赖配体的受体活化[40]，而散发 MPN 中可能也需要同样的突变[37]。虽然偶然伴发血栓形成或出血，家族性血小板增多症的临床表现大多轻微[82]。大部分家族性

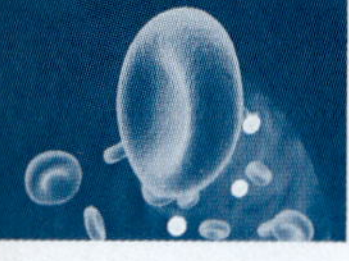

病例的基因学原因仍有待阐明。

其他髓系恶性肿瘤

其他髓系恶性肿瘤可能伴随血小板增多，而其余血细胞计数正常，包括PV、PMF、CML或MPN/MDS。PV通常与血小板增多有关，但在铁缺乏时可能表现为正常的血红蛋白水平。骨髓检查可以确定存在储存铁的缺乏，表现为粒细胞活性的增强以及小巨核细胞比例的增加。PMF可以表现为单独的血小板增多，但可以同时存在可触及的脾脏、外周血中泪滴样红细胞和前体细胞，以及骨髓纤维化(见第91章)。

CML患者偶尔会发现单一的血小板增多，多为女性，没有或者很少脾肿大，白细胞计数正常或稍增高，通常没有嗜碱性粒细胞增多或外周血中髓系前体细胞[83]。骨髓检查显示典型CML的小的、分叶少的巨核细胞，而ET是大的、分叶核多的细胞。考虑到酪氨酸激酶抑制剂在CML预后中的重要意义，不能忽略可能的不寻常现象。因此，推荐对已知致病基因(*JAK2*或*MPL*突变)阴性的ET患者进行骨髓涂片或者环锯活检，以及细胞遗传学或者分子学检查*BCR-ABL*融合基因。

血小板增多症，如果经常伴发贫血，可能见于MDS伴单独的5q缺失(5q-综合征)。虽然巨核细胞数量上是增多的，但通常体积偏小以及低分叶[74]。血小板计数增加也是难治性贫血伴铁粒幼红细胞和血小板增多(RARS-t)的特征。大约有半数患者具有*JAK2*V617F突变，或者少见的*MPL*突变，可能并发血栓形成[84]。至今尚不明确RARS-t最可能是ET的变异体，还是一个独立的骨髓异常增生/骨髓增殖性疾病。

ET和其他*JAK2 V617F*阳性MPN之间的关系

*ET*和*PV*的关系

鉴于绝大部分PV和大约半数ET中存在同样的*JAK2 V617F*突变，产生了这样一个问题，一个单独的突变怎么可以产生两种具有显著差别的临床表型。与*V617F*阴性ET比较，*V617F*阳性ET具有许多与PV类似的特征，包括血红蛋白和白细胞水平的增高、促红细胞生成素水平的降低(图87-2A)、骨髓红细胞和粒细胞活性增强和静脉血栓发生率增高[61]。这些发现提示ET和PV可能具有部分表型的连续性，*JAK2 V617F*阳性ET代表一个不完全型PV。根据这个观点，在获得*JAK2*突变后，精确表型的形成还依赖于其他构成性和(或)获得性调节剂的作用(图87-2B)。小鼠模型证明了遗传背景在调整疾病表型上的作用，体内*JAK2 V617F*的表达产生什么样的表型取决于接受动物的遗传应变[85]。在分子水平，大部分PV患者具有的是*JAK2 V617F*突变纯合子，而这种克隆在ET中很少见[86]，提示突变/野生型*JAK2*的比例在决定疾病表型上可能发挥重要的作用。动物模型再次支持这种假设，突变/野生型*JAK2*比例低的小鼠发展为ET，而比例高的和红细胞增多有关[87,88]。与之相一致的是在PV中观察到与*JAK2*活性增强及下游途径活化有关的第12外显子突变，而ET中并没有发现[89]。进一步的研究发现，在人类CD34阳性细胞中STAT5的活化更倾向红系分化，而活化水平的降低偏向巨核细胞[90]。总之，这些发现提示JAK2-STAT5信号传导水平可以调整疾病表型，*JAK2 V617F*纯合子导致更强的JAK2-STAT5活化和显著的红系增生。

ET和PMF的关系

PMF的特征是骨髓纤维化、髓外造血和骨髓衰竭(见第91章)。PMF作为一个独特的临床综合征，可以代表疾病加速期的表现[91]。临床上，PMF与ET或PV骨髓纤维化转化难以鉴别，在确诊PMF前数年，患者表现为血小板增多，提示可能存在一个未确诊的ET。*JAK2*或*MPL*突变的发生率和ET类似[13,37]，但核型异常在PMF中高达50%[92,93]，而ET仅5%[75]，提示PMF中存在程度更高的基因不稳定。此外，PMF中干细胞功能紊乱更多见，包括循环中出现髓系和红系前体细胞[94]，提示无效红细胞生成的乳酸脱氢酶水平增高[95]，更多进展至急性白血病，以及总体生存率缩短[96,97]，所有这些特征均提示疾病处于进展期。

有人提议骨髓组织学检查可以鉴别ET不同的生物学亚型，部分血小板增多症患者可能代表PMF早期阶段[74,98]。然而由于这种鉴别实用性不强，因此可能缺乏临床和预后价值[60]。

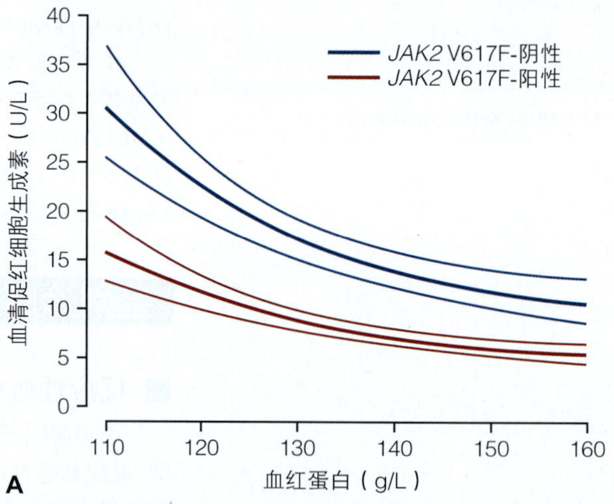

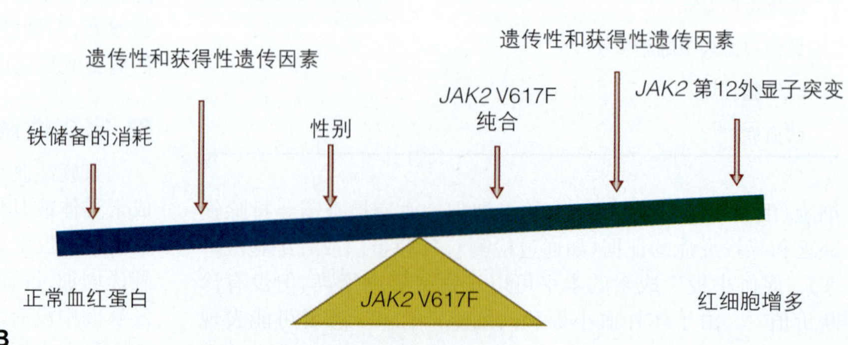

图87-2　*JAK2 V617F*阳性ET与PV之间的关系。A. *JAK2 V617F*阴性和阳性ET中估计的平均血清促红细胞生成素与血红蛋白浓度之间的关系曲线(95%CI)。B. *JAK2 V617F*阳性ET和PV的关系，强调宿主因素和获得性*JAK2 V617F*突变之间的相互作用。

分子学分类

近来的进展使骨髓增殖性疾病从传统的 ET、PV 和 PMF 分类向分子学分类转变(图 87-3)[91]。*JAK2 V617F* 阳性 ET 与 PV 很多实验室和临床特征相似。相比较而言,*JAK2 V617F* 阴性 ET 生物学上具异质性(10% 的患者具有 *MPL* 突变[37,38],其余的分子学缺陷仍不明确)不仅反映在表现特征上,而且也导致不同的临床结果[61]。PMF 和其他 MPN 之间的关系也开始变得模糊。ET 或 PV 患者网状蛋白纤维化逐步发展和累积可能是疾病本身的进展过程。对 MPN 患者的组织学检查也支持上述观点[99,100],而且小鼠模型发生 PV 后骨髓纤维化也很常见[85]。纤维化的发生率受到遗传基因因素(有证据表明表达 *JAK2 V617F* 不同种系的小鼠纤维化程度不同[85])、环境因素和获得性遗传或表观遗传学改变的影响[101]。一部分 ET 或 PV 慢性阶段的患者中基因或表观遗传学的改变导致疾病加速,表现为白细胞增多、血细胞减少或明显的骨髓纤维化转化,后者定义为骨髓纤维化伴有贫血、脾肿大和外周血存在前体细胞。根据这个概念,至少部分称为 PMF 的患者可能实际上代表了先前存在的 MPN 的加速阶段,这就造成 PMF 的临床和实验室检查特征与 ET/PV 后骨髓纤维化难以鉴别。ET 启动或早期基因损伤,如 *JAK2 V617F* 和 *MPL* 突变,同样也发生在相同比例的 PMF 患者中。

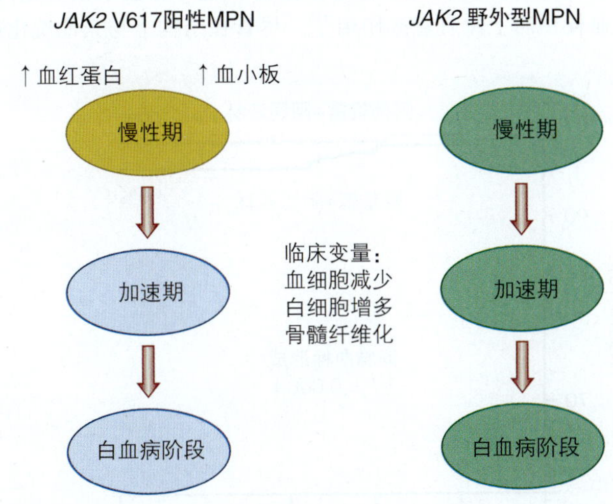

图 87-3　用分子学分类模型解释 ET、PV 和 PMF 的关系。*JAK2 V617F* 阳性 PV 和血小板增多症具有部分表型一致性,而 *JAK2 V617F* 阴性 ET 具有生物学异质性,包括 10% *MPL* 突变和 90% 分子学机制不明的病例。*JAK2 V617F* 阳性或阴性均可进入加速期,包括骨髓纤维化、白细胞增多、血细胞减少和脾肿大。少数患者进展至急性髓细胞白血病。这个模型提示,目前诊断为 PMF 的患者可能由于先前存在一个 MPN,实际上处于疾病的加速期。Hgb,血红蛋白;Plt,血小板计数。

治疗

■ 调整心血管危险因素

应该确定在 ET 患者中是否存在心血管疾病危险因素,例如高血压、糖尿病、吸烟、高胆固醇血症和肥胖,并予以相应的治疗。他汀类药物能有效降低胆固醇和预防动脉粥样硬化疾病,虽然还未在前瞻性研究中获得论证,但可能有益于 ET 治疗。

■ 抗血小板治疗

PV 大规模随机研究证明,小剂量阿司匹林(aspirin,100mg/d)可以减少血栓形成,而且不会伴随出血的增加[102]。虽然回顾性研究提示了阿司匹林在 ET 中具有一个类似的保护作用[51,58],但前瞻性研究还未进行。基于目前的证据,推荐在所有的除了有反指征的 ET 患者中使用阿司匹林。虽然在 ET 中很少有关于应用新的抗血小板制剂氯吡格雷(clopidogrel)的报道,但在动脉粥样硬化患者中已有可靠的预防作用,提示它们可能适用于不能耐受阿司匹林治疗的患者。

■ 细胞抑制治疗

治疗指征

前瞻性随机试验证明了高危 ET 患者(年龄 >60 岁,或者有血栓病史)应用羟基脲进行细胞抑制治疗对于降低血栓形成有明确的作用,其中大约 70% 的患者同时接受抗血小板制剂治疗[42]。虽然回顾性研究提示,没有其他危险因素的小于 60 岁的患者发生血栓的比例并没有比对照组更高[5,56,103],但缺乏前瞻性研究资料。ET 患者根据发生血栓并发症的危险性分层(表 87-3),细胞抑制治疗可以使高危患者受益。没有高危因素的可以分为低危(年龄小于 40 岁)和中危(40~60 岁)。由于低危患者发生血栓的危险较小,似乎不能从细胞抑制治疗中获得显著的保护作用。目前很少有证据可以用来指导中危患者的治疗策略。正在进行的 PT-1 试验(http://www.ctsu.ox.ac.uk/projects/leuk/pt1/),包括中危患者应用羟基脲 + 阿司匹林和阿司匹林单药治疗的随机试验,和低危患者单独用阿司匹林治疗的观察性研究,可能会提供一些前瞻性数据来帮助决定这些患者的治疗策略。一旦开始进行细胞抑制治疗,许多医师建议通过调整剂量使血小板计数维持在一个正常范围。

表 87-3　ET 患者危险分层

高危	没有高危因素	
	低危	中危
年龄 >60 岁	<40 岁	40~60 岁
血栓症既往史		
血小板 >1500 × 10^9/L		

细胞抑制剂的选择(表 87-4)

表 87-4　ET 中细胞抑制剂的选择

年龄组	一线治疗	二线治疗
<40 岁	干扰素 -α	羟基脲 阿那格雷
40~75 岁	羟基脲	干扰素 -α 阿那格雷
>75 岁	羟基脲	阿那格雷 哌泊溴烷 白消安 放射性磷治疗

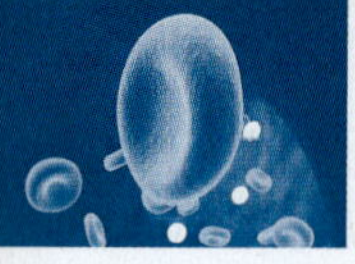

羟基脲是一个核苷酸还原酶的抑制剂，也称为羟基尿素，被普遍认为是ET的一线治疗药物，而且也是唯一一个在随机研究中被证明能减少血栓形成的减少细胞的药物[42]。羟基脲的并发症包括可逆的骨髓抑制和口腔黏膜或小腿溃疡形成。虽然羟基脲治疗镰状细胞疾病没有发现有致白血病作用[104]，但用于MPN是否有致白血病作用仍存在争议[105]。一些研究提示羟基脲治疗ET有继发急性白血病的风险[106-108]，但在其他研究中没有发现[67-69]。这些研究可能由于病例数偏少、试验患者接受多种细胞毒药物治疗、缺乏合适的对照、回顾性资料收集以及相对短的随访时间等原因造成不同的结果。值得注意的是，接受羟基脲治疗的镰状细胞疾病和MPN患者显示了和正常对照相同的DNA突变率，提示羟基脲致突变率较低[109]。目前尚不清楚羟基脲单药治疗是否与急性白血病发病率增加相关；然而，看来这种危险性比较小，而且应该与减少血栓形成的作用相权衡。

阿那格雷是一种喹唑啉的衍生物，通过抑制巨核细胞分化减少血小板计数[110]。虽然并不影响白细胞计数，但贫血很常见而且经常是进行性的[50]。约有1/3的患者因为副作用不能耐受，多数是由于其扩血管和正性肌力作用造成的，包括心悸和心律失常、体液潴留、心力衰竭和头痛[41,111]。在老年和有心脏病病史的患者中使用阿那格雷需要特别警示。阿那格雷不是一种细胞毒药物，因此不太可能发生白血病转化。PT-1随机试验证明在高危患者中，羟基脲＋阿司匹林要优于阿那格雷＋阿司匹林（图87-4）。两组虽然在控制血小板计数上没有差别，但阿那格雷＋阿司匹林的EFS较低（P=0.03），动脉血栓、大出血、进展至骨髓纤维化的发生率较高（P值分别为0.004、0.008、0.01），而静脉血栓形成较少（P=0.006）[41]。与羟基脲相比，阿那格雷的治疗与骨髓网状纤维的增加相关[50]。比较PT-1（羟基脲和阿那格雷）和意大利（羟基脲和没有细胞抑制治疗）的前瞻性研究，提示阿那格雷具有部分预防血栓的作用[112]，因此可用于不适合或不耐受羟基脲的二线治疗。ANAHYDRET试验（羟基脲和阿那格雷）认为阿那格雷并不差于羟基脲[113]。但是由于该试验中的病例数、随访时间和初级研究终点都比较小（表87-5），就其本身而言，不足以看到与PT-1结果的差异。

虽然没有直接证据可以证明重组干扰素-α在预防血栓上的作用，但IFN-α可以有效控制血小板数量[114]。治疗通常伴有显著的副作用，包括流感样症状和精神障碍，后者可能被迫结束治疗。由于没有致白血病和致畸作用，IFN-α经常用于年轻或受孕和怀孕患者。然而因为其不利的副作用，在老年患者中应该避免使用。聚乙二醇IFN-α，由于使用次数少，可能更便利，但在CML的研究提示其毒性与母体类似[115]。

放射性磷和烷化剂如白消安均能有效地控制血小板数量，但有进展为急性白血病的危险，特别当续贯使用羟基脲时[64,108]，在年轻患者中应避免使用。对不能定期去门诊复诊的老年患者可间歇性地长间隔地使用放射性磷和白消安。哌泊溴烷，一种哌嗪类衍生物，在ET患者中能有效地降低血小板数量，但在血栓预防上没有直接作用[116]。尽管在结构上与其他烷化剂

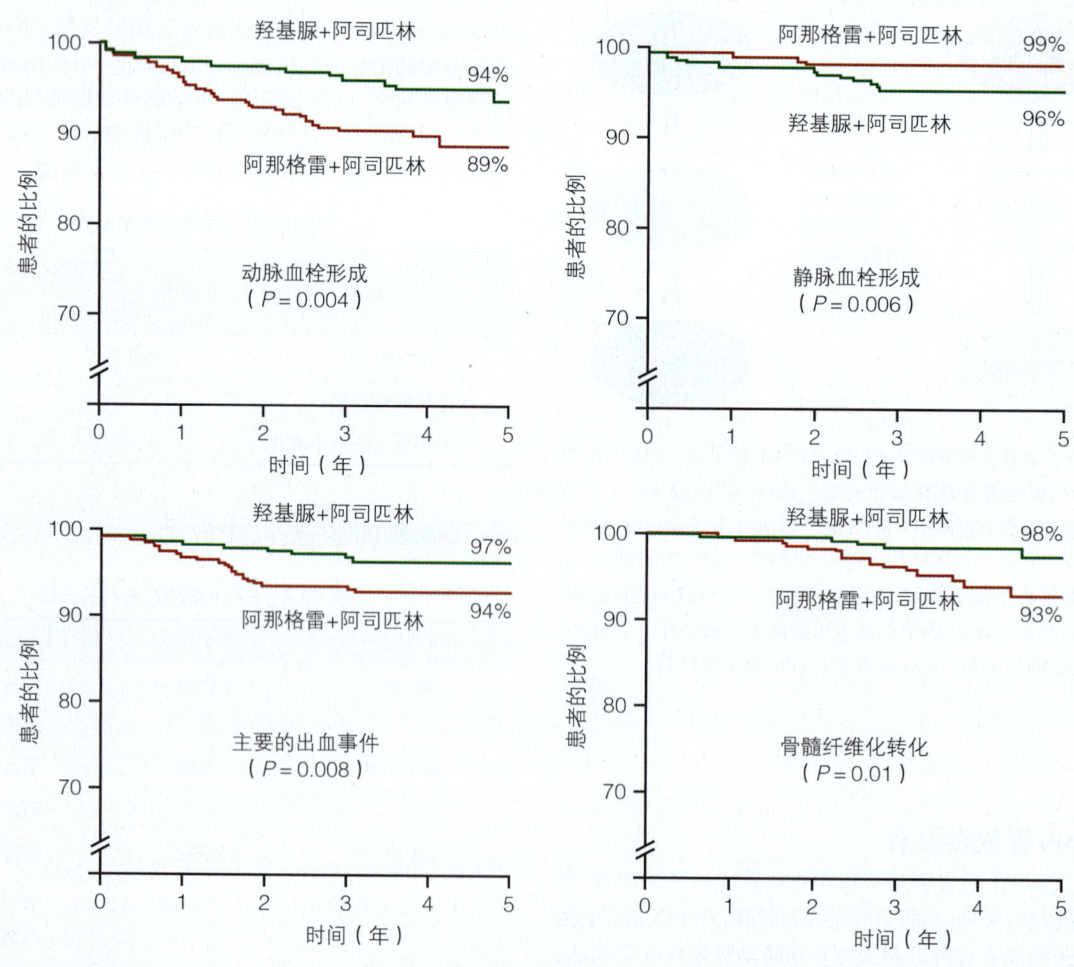

图87-4 羟基脲和阿那格雷治疗ET的比较。羟基脲＋阿司匹林和阿那格雷＋阿司匹林治疗高危ET的Kaplan-Meier生存分析比较。

表 87-5　阿那格雷对羟基脲治疗 ET 的 ANAHYDRET 和 PT-1 的随机对照研究

	ANAHYDRET[113]	PT-1[41]
诊断	WHO 标准(2001)	PVSG 标准
	中心实验室对组织学回顾 *	由治疗的医生诊断
患者	高危	高危
	初治	经治或初治
中位年龄:AN/HU	58/56	61/62
患者例数:AN/HU	122/136	405/404
随访	539 例 - 年	2653 例 - 年
总体事件发生率:		
动脉血栓形成	10	54
静脉血栓形成	7	17
出血	6	30
骨髓纤维化转化	0	21

AN,阿那格雷;HU,羟基脲;MF,骨髓纤维化;WHO,世界卫生组织。

*82.2% 的患者符合 WHO 2001 年 ET 诊断标准。

类似,但哌泊溴烷似乎与高白血病转化率无关[63,116],尽管如此,也应该避免在年轻患者中使用。

■ 特殊注意事项

受孕和妊娠

ET 患者早期妊娠失败率达到 50%,其他例如宫内发育迟缓、死胎和先兆子痫也发生频繁[117-120]。并发症与受孕前血小板计数无关[117-120],但可能在 *JAK2 V617F* 阳性患者中更显著[120]。使用阿司匹林或细胞抑制剂能否改善怀孕结果尚不明确,各项研究得到的结果不尽相同[117-121]。然而,一项大型的对正常血小板计数的先兆子痫患者的荟萃分析结果显示,阿司匹林用于妊娠期无论对母亲还是胎儿都是安全的[122],因此似乎可以用于所有怀孕的 ET 患者。虽然羟基脲曾被用于怀孕期间,通常对母亲和胎儿没有副作用,但在各种非人类哺乳动物[123]中有致畸作用,如果可能应当避免使用。阿那格雷可以透过胎盘对胎儿发育产生未知的影响,应避免使用。IFN-α 没有致畸作用,可以用于高危需要细胞抑制治疗的妊娠患者。虽然缺乏在 ET 患者中的研究,在妊娠期使用预防血栓的治疗看来是安全的(例如低分子量肝素)[124],可以在有血栓和流产病史的患者中考虑使用;在那些先前有血栓形成的患者,应该在产后持续治疗 6 周。怀孕的 ET 患者应该由一个中心统一管理,可以定期监测胎儿,并且由产科、血液科和麻醉科共同沟通治疗患者。怀孕并不会影响疾病的自然病程[118],虽然血小板计数在妊娠期通常会降低。动物研究发现羟基脲可使精子形成减少和精原细胞基因损伤[123]。因此,男性患者在尝试生育前应该选择 IFN-α 进行细胞抑制治疗。

手术

虽然 ET 患者经历手术会发生血栓形成和出血,现在仍不清楚能否通过特殊的治疗干预减少这些危险[125]。大手术或关键部位手术前 7~10 天,通常应该停止使用抗血小板制剂,一旦手术确信可以安全止血,就应该重新开始治疗。术后血栓预防应该根据本地的方案。对于接受细胞抑制治疗的患者,术前应该控制血细胞到最佳程度,治疗的中断时间控制在最小范围。没有接受治疗的患者,根据个体血栓症的危险因素、血小板增多的程度和手术的性质,进行个体化的暂时性细胞抑制治疗。

ET 患者的脾切除术通常会导致血小板数量升高、血栓形成和出血增加。因此在选择性脾切除术前,所有 ET 患者应将血小板控制至正常范围。术后阶段,推荐预防血栓治疗和每日监测血细胞计数。

病程和预后

目前还没有关于 ET 患者长期生存的高品质的前瞻性数据。回顾性研究显示,诊断后的第一个 10 年里的死亡率与正常对照群体相似[48,68],但以后似乎有所增加[48]。死亡率增加与疾病的并发症,如血栓形成和向骨髓纤维化或 AML 转化有关。然而,由于治疗模式在过去的 20 年中发生了显著的改变,因此这些数据与现今患者的关联性还有待研究。

已经发现大量与血栓形成有关的预后因素(表 87-6),其中年龄大于 60 岁和血栓既往史是最确定的预后因素[43-45]。通常与动脉粥样硬化相关的危险因素,如糖尿病、高血压、高胆固醇血症、吸烟,同样也是 ET 患者血栓症的危险因素[44,46,47],应该相应地予以处理。如果患者具有心血管的危险因素,但是没有高危因素(年龄大于 60 岁或血栓病史)能否从细胞抑制治疗中获益尚不清楚。诊断时的白细胞计数是血栓形成的独立预后因素[48,49]。这种危险因素是否能通过降低白细胞计数来加以调整仍有待观察。尽管尚未建立 *JAK2 V617F* 阳性 ET 和动脉事件之间的直接关系,*JAK2 V617F* 阳性 ET 患者比阴性患者显示出更高的静脉血栓发生率[61],以及总的血栓发生率[126]。初发时增加的骨髓纤维化也提示随后的血栓并发症[50]。目前通常认为,年龄大于 60 岁和血栓既往史的 ET 患者必须进行细胞抑制治疗。其他危险因素在改变治疗决策上的作用目前尚不明确。虽然血小板增多的程度并不是血栓形成可靠的指标[44,45,56,127],许多内科医生认为在血小板计数极其高的患者中应该进行细胞抑制治疗(如血小板计数大于 $1500 \times 10^9/L$)。

表 87-6　ET 并发症的危险因素

血栓形成	出血	MF 转化	急性髓细胞白血病
年龄 >60 岁	骨髓纤维化†	疾病持续时间	疾病持续时间
血栓既往史		阿那格雷治疗§	遗传毒性治疗
心血管危险 *		骨髓纤维化†	>1 个减细胞制剂治疗
白细胞增多†			
骨髓纤维化†			
JAK2 V617F 突变‡			

* 糖尿病、高血压、高胆固醇血症或吸烟。

† 诊断时。

‡ 静脉血栓和总血栓发生事件。

§ 与羟基脲比较。

与血栓并发症相反,几乎没有可以确认的因素可以预测进展至骨髓纤维化或急性白血病。随着疾病进展,两种并发症的发生率逐渐增加[45,48,59,63]。治疗的选择也在其中发挥作用,阿

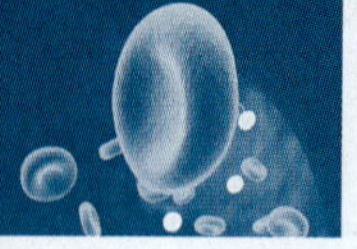

那格雷和羟基脲相比会增加骨髓纤维化转变的危险[41]，而基因毒制剂使进展至白血病的危险性增加，特别当序贯使用羟基脲时[67,68]。一项前瞻性研究发现，诊断时存在骨髓纤维化以后发展为骨髓纤维化的危险性增加[50]，但其他指标均不能提示与骨髓纤维化或白血病转化有一致的相关性。

翻译：徐　岚

校对：陈赛娟

参考文献

1. Epstein E, Goedel A: Haemorrhagische thrombocythamie bei vascularer schrumpfmilz. *Virchov's Archiv Abteilung* 293:233, 1934.
2. McNally RJ, Rowland D, Roman E, Cartwright RA: Age and sex distributions of hematological malignancies in the U.K. *Hematol Oncol* 15:173, 1997.
3. Mesa RA, Silverstein MN, Jacobsen SJ, et al: Population-based incidence and survival figures in essential thrombocythemia and agnogenic myeloid metaplasia: An Olmsted County Study, 1976–1995. *Am J Hematol* 61:10, 1999.
4. Anderson RE, Hoshino T, Yamamoto T: Myelofibrosis with myeloid metaplasia in survivors of the atomic bomb in Hiroshima. *Ann Intern Med* 60:1, 1964.
5. Kralovics R, Stockton DW, Prchal JT: Clonal hematopoiesis in familial polycythemia vera suggests the involvement of multiple mutational events in the early pathogenesis of the disease. *Blood* 102:3793, 2003.
6. Landgren O, Goldin LR, Kristinsson SY, et al: Increased risks of polycythemia vera, essential thrombocythemia, and myelofibrosis among 24,577 first-degree relatives of 11,039 patients with myeloproliferative neoplasms in Sweden. *Blood* 112:2199, 2008.
7. Bellanne-Chantelot C, Chaumarel I, Labopin M, et al: Genetic and clinical implications of the Val617Phe JAK2 mutation in 72 families with myeloproliferative disorders. *Blood* 108:346, 2006.
8. Kilpivaara O, Mukherjee S, Schram AM, et al: A germline JAK2 SNP is associated with predisposition to the development of JAK2(V617F)-positive myeloproliferative neoplasms. *Nat Genet* 41:455, 2009.
9. Jones AV, Chase A, Silver RT, et al: JAK2 haplotype is a major risk factor for the development of myeloproliferative neoplasms. *Nat Genet* 41:446, 2009.
10. Olcaydu D, Harutyunyan A, Jager R, et al: A common JAK2 haplotype confers susceptibility to myeloproliferative neoplasms. *Nat Genet* 41:450, 2009.
11. Fialkow PJ, Faguet GB, Jacobson RJ, et al: Evidence that essential thrombocythemia is a clonal disorder with origin in a multipotent stem cell. *Blood* 58:916, 1981.
12. James C, Ugo V, Le Couedic JP, et al: A unique clonal JAK2 mutation leading to constitutive signalling causes polycythaemia vera. *Nature* 434:1144, 2005.
13. Baxter EJ, Scott LM, Campbell PJ, et al: Acquired mutation of the tyrosine kinase JAK2 in human myeloproliferative disorders. *Lancet* 365:1054, 2005.
14. Levine RL, Wadleigh M, Cools J, et al: Activating mutation in the tyrosine kinase JAK2 in polycythemia vera, essential thrombocythemia, and myeloid metaplasia with myelofibrosis. *Cancer Cell* 7:387, 2005.
15. Kralovics R, Passamonti F, Buser AS, et al: A gain-of-function mutation of JAK2 in myeloproliferative disorders. *N Engl J Med* 352:1779, 2005.
16. Witthuhn BA, Quelle FW, Silvennoinen O, et al: JAK2 associates with the erythropoietin receptor and is tyrosine phosphorylated and activated following stimulation with erythropoietin. *Cell* 74:227, 1993.
17. Drachman JG, Millett KM, Kaushansky K: Thrombopoietin signal transduction requires functional JAK2, not TYK2. *J Biol Chem* 274:13480, 1999.
18. Sandberg EM, Wallace TA, Godeny MD, et al: Jak2 tyrosine kinase: A true jak of all trades? *Cell Biochem Biophys* 41:207, 2004.
19. Parganas E, Wang D, Stravopodis D, et al: Jak2 is essential for signaling through a variety of cytokine receptors. *Cell* 93:385, 1998.
20. Remy I, Wilson IA, Michnick SW: Erythropoietin receptor activation by a ligand-induced conformation change. *Science* 283:990, 1999.
21. Levine RL, Pardanani A, Tefferi A, Gilliland DG: Role of JAK2 in the pathogenesis and therapy of myeloproliferative disorders. *Nat Rev Cancer* 7:673, 2007.
22. Delhommeau F, Dupont S, Tonetti C, et al: Evidence that the JAK2 G1849T (V617F) mutation occurs in a lymphomyeloid progenitor in polycythemia vera and idiopathic myelofibrosis. *Blood* 109:71, 2007.
23. Walz C, Crowley BJ, Hudon HE, et al: Activated Jak2 with the V617F Point Mutation Promotes G1/S Phase Transition. *J Biol Chem* 281:18177, 2006.
24. Dupont S, Masse A, James C, et al: The JAK2 V617F mutation triggers erythropoietin hypersensitivity and terminal erythroid amplification in primary cells from patients with polycythemia vera. *Blood* 110:1013, 2007.
25. Garcon L, Rivat C, James C, et al: Constitutive activation of STAT5 and Bcl-xL overexpression can induce endogenous erythroid colony formation in human primary cells. *Blood* 108:1551, 2006.
26. Zeuner A, Pedini F, Signore M, et al: Increased death receptor resistance and FLIPshort expression in polycythemia vera erythroid precursor cells. *Blood* 107:3495, 2006.
27. Zhao R, Follows GA, Beer PA, et al: Inhibition of the Bcl-xL deamidation pathway in myeloproliferative disorders. *N Engl J Med* 359:2778, 2008.
28. Jamieson CHM, Gotlib J, Durocher JA, et al: The JAK2 V617F mutation occurs in hematopoietic stem cells in polycythemia vera and predisposes toward erythroid differentiation. *Proc Natl Acad Sci U S A* 103:6224, 2006.
29. Kralovics R, Teo SS, Li S, et al: Acquisition of the V617F mutation of JAK2 is a late genetic event in a subset of patients with myeloproliferative disorders. *Blood* 108:1377, 2006.
30. Levine RL, Belisle C, Wadleigh M, et al: X-inactivation-based clonality analysis and quantitative JAK2V617F assessment reveal a strong association between clonality and JAK2V617F in PV but not ET/MMM, and identifies a subset of JAK2V617F-negative ET and MMM patients with clonal hematopoiesis. *Blood* 107:4139, 2006.
31. Campbell PJ, Baxter EJ, Beer PA, et al: Mutation of JAK2 in the myeloproliferative disorders: Timing, clonality studies, cytogenetic associations, and role in leukemic transformation. *Blood* 108:3548, 2006.
32. Theocharides A, Boissinot M, Girodon F, et al: Leukemic blasts in transformed JAK2-V617F-positive myeloproliferative disorders are frequently negative for the JAK2-V617F mutation. *Blood* 110:375, 2007.
33. Nussenzveig RH, Swierczek SI, Jelinek J, et al: Polycythemia vera is not initiated by JAK2V617F mutation. *Exp Hematol* 35:32, 2007.
34. Li S, Kralovics R, De Libero G, et al: Clonal heterogeneity in polycythemia vera patients with JAK2 exon12 and JAK2-V617F mutations. *Blood* 111:3863, 2008.
35. Beer PA, Jones AV, Bench AJ, et al: Clonal diversity in the myeloproliferative neoplasms: Independent origins of genetically distinct clones. *Br J Haematol* 144:904, 2009.
36. Delhommeau F, Dupont S, James C, et al: TET2 Is a Novel Tumor Suppressor Gene Inactivated in Myeloproliferative Neoplasms: Identification of a Pre-JAK2 V617F Event. *N Engl J Med* 360:2289, 2009.
37. Beer PA, Campbell PJ, Scott LM, et al: MPL mutations in myeloproliferative disorders: Analysis of the PT-1 cohort. *Blood* 112:141, 2008.
38. Vannucchi AM, Antonioli E, Guglielmelli P, et al: Characteristics and clinical correlates of MPL 515W>L/K mutation in essential thrombocythemia. *Blood* 112:844, 2008.
39. Staerk J, Lacout C, Sato T, et al: An amphipathic motif at the transmembrane-cytoplasmic junction prevents autonomous activation of the thrombopoietin receptor. *Blood* 107:1864, 2006.
40. Ding J, Komatsu H, Iida S, et al: The Asn505 mutation of c-MPL gene, which causes familial essential thrombocythemia, induces autonomous homodimerization of the c-Mpl protein due to strong amino acid polarity. *Blood* May 29. [Epub ahead of print] 2009.
41. Harrison CN, Campbell PJ, Buck G, et al: Hydroxyurea compared with anagrelide in high-risk essential thrombocythemia. *N Engl J Med* 353:33, 2005.
42. Cortelazzo S, Finazzi G, Ruggeri M, et al: Hydroxyurea for patients with essential thrombocythemia and a high risk of thrombosis. *N Engl J Med* 332:1132, 1995.
43. Cortelazzo S, Viero P, Finazzi G, et al: Incidence and risk factors for thrombotic complications in a historical cohort of 100 patients with essential thrombocythemia. *J Clin Oncol* 8:556, 1990.
44. Besses C, Cervantes F, Pereira A, et al: Major vascular complications in essential thrombocythemia: A study of the predictive factors in a series of 148 patients. *Leukemia* 13:150, 1999.
45. Passamonti F, Rumi E, Arcaini L, et al: Prognostic factors for thrombosis, myelofibrosis, and leukemia in essential thrombocythemia: A study of 605 patients. *Haematologica* 93:1645, 2008.
46. Alvarez-Larran A, Cervantes F, Bellosillo B, et al: Essential thrombocythemia in young individuals: Frequency and risk factors for vascular events and evolution to myelofibrosis in 126 patients. *Leukemia* 21:1218, 2007.
47. Radaelli F, Colombi M, Calori R, et al: Analysis of risk factors predicting thrombotic and/or haemorrhagic complications in 306 patients with essential thrombocythemia. *Hematol Oncol* 25:115, 2007.
48. Wolanskyj AP, Schwager SM, McClure RF, Larson DR, Tefferi A: Essential thrombocythemia beyond the first decade: Life expectancy, long-term complication rates, and prognostic factors. *Mayo Clin Proc* 81:159, 2006.
49. Carobbio A, Finazzi G, Antonioli E, et al: Thrombocytosis and leukocytosis interaction in vascular complications of essential thrombocythemia. *Blood* 112:3135, 2008.
50. Campbell PJ, Bareford D, Erber WN, et al: Reticulin accumulation in essential thrombocythemia: Prognostic significance and relationship to therapy. *J Clin Oncol* 27:2991, 2009.
51. Michiels JJ, van Genderen PJ, Lindemans J, van Vliet HH: Erythromelalgic, thrombotic and hemorrhagic manifestations in 50 cases of thrombocythemia. *Leuk Lymphoma* 22 Suppl 1:47, 1996.
52. Patel RK, Lea NC, Heneghan MA, et al: Prevalence of the activating JAK2 tyrosine kinase mutation V617F in the Budd-Chiari syndrome. *Gastroenterology* 130:2031, 2006.
53. Elliott MA, Tefferi A: Thrombosis and haemorrhage in polycythaemia vera and essential thrombocythaemia. *Br J Haematol* 128:275, 2005.
54. Schafer AI: Bleeding and thrombosis in the myeloproliferative disorders. *Blood* 64:1, 1984.
55. Fenaux P, Simon M, Caulier MT, et al: Clinical course of essential thrombocythemia in 147 cases. *Cancer* 66:549, 1990.
56. Tefferi A, Fonseca R, Pereira DL, Hoagland HC: A long-term retrospective study of young women with essential thrombocythemia. *Mayo Clin Proc* 76:22, 2001.
57. Tartaglia AP, Goldberg JD, Berk PD, Wasserman LR: Adverse effects of antiaggregating platelet therapy in the treatment of polycythemia vera. *Semin Hematol* 23:172, 1986.
58. Jensen MK, de Nully Brown P, Nielsen OJ, Hasselbalch HC: Incidence, clinical features and outcome of essential thrombocythaemia in a well defined geographical area. *Eur J Haematol* 65:132, 2000.
59. Cervantes F, Alvarez-Larran A, Talarn C, et al: Myelofibrosis with myeloid metaplasia following essential thrombocythaemia: Actuarial probability, presenting characteristics and evolution in a series of 195 patients. *Br J Haematol* 118:786, 2002.
60. Wilkins BS, Erber WN, Bareford D, et al: Bone marrow pathology in essential thrombocythemia: Interobserver reliability and utility for identifying disease subtypes. *Blood* 111:60, 2008.
61. Campbell PJ, Scott LM, Buck G, et al: Definition of subtypes of essential thromb-

ocythaemia and relation to polycythaemia vera based on JAK2 V617F mutation status: A prospective study. *Lancet* 366:1945, 2005.
62. Vannucchi AM, Antonioli E, Guglielmelli P, et al: Clinical correlates of JAK2V617F presence or allele burden in myeloproliferative neoplasms: A critical reappraisal. *Leukemia* 22:1299, 2008.
63. Kiladjian JJ, Rain JD, Bernard JF, et al: Long-term incidence of hematological evolution in three French prospective studies of hydroxyurea and pipobroman in polycythemia vera and essential thrombocythemia. *Semin Thromb Hemost* 32:417, 2006.
64. Finazzi G, Caruso V, Marchioli R, et al: Acute leukemia in polycythemia vera: An analysis of 1638 patients enrolled in a prospective observational study. *Blood* 105:2664, 2005.
65. Modan B, Lilienfeld AM: Polycythemia vera and leukemia—The role of radiation treatment. A study of 1222 patients. *Medicine (Baltimore)* 44:305, 1965.
66. Berk PD, Goldberg JD, Silverstein MN, et al: Increased incidence of acute leukemia in polycythemia vera associated with chlorambucil therapy. *N Engl J Med* 304:441, 1981.
67. Finazzi G, Ruggeri M, Rodeghiero F, Barbui T: Second malignancies in patients with essential thrombocythemia treated with busulphan and hydroxyurea: Long-term follow-up of a randomized clinical trial. *Br J Haematol* 110:577, 2000.
68. Passamonti F, Rumi E, Pungolino E, et al: Life expectancy and prognostic factors for survival in patients with polycythemia vera and essential thrombocythemia. *Am J Med* 117:755, 2004.
69. Gangat N, Wolanskyj AP, McClure RF, et al: Risk stratification for survival and leukemic transformation in essential thrombocythemia: A single institutional study of 605 patients. *Leukemia* 21:270, 2007.
70. Andersson PO, Ridell B, Wadenvik H, Kutti J: Leukemic transformation of essential thrombocythemia without previous cytoreductive treatment. *Ann Hematol* 79:40, 2000.
71. Gugliotta L, Marchioli R, Fiacchini M: Epidemiological, diagnostic, therapeutic and prognostic aspects of essential thrombocythemia in a retrospective study of the GIMMC group in two thousand patients [abstract]. *Blood* 90(Suppl 1):172, 1997.
72. Panteli KE, Hatzimichael EC, Bouranta PK, et al: Serum interleukin (IL)-1, IL-2, sIL-2Ra, IL-6 and thrombopoietin levels in patients with chronic myeloproliferative diseases. *Br J Haematol* 130:709, 2005.
73. Florensa L, Besses C, Woessner S, et al: Endogenous megakaryocyte and erythroid colony formation from blood in essential thrombocythaemia. *Leukemia* 9:271, 1995.
74. Swerdlow SH, Campo E, Harris NL, et al: *WHO classification of Tumours of Haematopoietic and Lymphoid Tissues*. IARC Press, Lyon, 2008.
75. Bench AJ, Nacheva EP, Champion KM, Green AR: Molecular genetics and cytogenetics of myeloproliferative disorders. *Baillieres Clin Haematol* 11:819, 1998.
76. Griesshammer M, Bangerter M, Sauer T, et al: Aetiology and clinical significance of thrombocytosis: Analysis of 732 patients with an elevated platelet count. *J Intern Med* 245:295, 1999.
77. Buss DH, Cashell AW, O'Connor ML, et al: Occurrence, etiology, and clinical significance of extreme thrombocytosis: A study of 280 cases. *Am J Med* 96:247, 1994.
78. Wiestner A, Schlemper RJ, van der Maas AP, Skoda RC: An activating splice donor mutation in the thrombopoietin gene causes hereditary thrombocythaemia. *Nat Genet* 18:49, 1998.
79. Harrison CN, Gale RE, Wiestner AC, et al: The activating splice mutation in intron 3 of the thrombopoietin gene is not found in patients with non-familial essential thrombocythaemia. *Br J Haematol* 102:1341, 1998.
80. Ding J, Komatsu H, Wakita A, et al: Familial essential thrombocythemia associated with a dominant-positive activating mutation of the c-MPL gene, which encodes for the receptor for thrombopoietin. *Blood* 103:4198, 2004.
81. Teofili L, Giona F, Martini M, et al: Markers of myeloproliferative diseases in childhood polycythemia vera and essential thrombocythemia. *J Clin Oncol* 25:1048, 2007.
82. Skoda R: The genetic basis of myeloproliferative disorders. *Hematology* 2007:1, 2007.
83. Michiels JJ, Berneman Z, Schroyens W, et al: Philadelphia (Ph) chromosome-positive thrombocythemia without features of chronic myeloid leukemia in peripheral blood: Natural history and diagnostic differentiation from Ph-negative essential thrombocythemia. *Ann Hematol* 83:504, 2004.
84. Schmitt-Graeff AH, Teo SS, Olschewski M, et al: JAK2V617F mutation status identifies subtypes of refractory anemia with ringed sideroblasts associated with marked thrombocytosis. *Haematologica* 93:34, 2008.
85. Wernig G, Mercher T, Okabe R, et al: Expression of Jak2V617F causes a polycythemia vera-like disease with associated myelofibrosis in a murine bone marrow transplant model. *Blood* 107:4274, 2006.
86. Scott LM, Scott MA, Campbell PJ, Green AR: Progenitors homozygous for the V617F mutation occur in most patients with polycythemia vera, but not essential thrombocythemia. *Blood* 108:2435, 2006.
87. Tiedt R, Hao-Shen H, Sobas MA, et al: Ratio of mutant JAK2-V617F to wild-type Jak2 determines the MPD phenotypes in transgenic mice. *Blood* 111:3931, 2008.
88. Shide K, Shimoda HK, Kumano T, et al: Development of ET, primary myelofibrosis and PV in mice expressing JAK2 V617F. *Leukemia* 22:87, 2008.
89. Scott LM, Tong W, Levine RL, et al: JAK2 exon 12 mutations in polycythemia vera and idiopathic erythrocytosis. *N Engl J Med* 356:459, 2007.
90. Olthof SG, Fatrai S, Drayer AL, et al: Downregulation of signal transducer and activator of transcription 5 (STAT5) in CD34+ cells promotes megakaryocytic development, whereas activation of STAT5 drives erythropoiesis. *Stem Cells* 26:1732, 2008.
91. Campbell PJ, Green AR: The myeloproliferative disorders. *N Engl J Med* 355:2452, 2006.
92. Mertens F, Johansson B, Heim S, et al: Karyotypic patterns in chronic myeloproliferative disorders: Report on 74 cases and review of the literature. *Leukemia* 5:214, 1991.
93. Tefferi A, Mesa RA, Schroeder G, et al: Cytogenetic findings and their clinical relevance in myelofibrosis with myeloid metaplasia. *Br J Haematol* 113:763, 2001.
94. Oppliger Leibundgut E, Horn MP, Brunold C, et al: Hematopoietic and endothelial progenitor cell trafficking in patients with myeloproliferative diseases. *Haematologica* 91:1465, 2006.
95. Cervantes F, Pereira A, Esteve J, et al: Identification of "short-lived" and "long-lived" patients at presentation of idiopathic myelofibrosis. *Br J Haematol* 97:635, 1997.
96. Dupriez B, Morel P, Demory JL, et al: Prognostic factors in agnogenic myeloid metaplasia: A report on 195 cases with a new scoring system. *Blood* 88:1013, 1996.
97. Barosi G, Ambrosetti A, Centra A, et al: Splenectomy and risk of blast transformation in myelofibrosis with myeloid metaplasia. Italian Cooperative Study Group on Myeloid with Myeloid Metaplasia. *Blood* 91:3630, 1998.
98. Thiele J, Kvasnicka HM, Zankovich R, Diehl V: Relevance of bone marrow features in the differential diagnosis between essential thrombocythemia and early stage idiopathic myelofibrosis. *Haematologica* 85:1126, 2000.
99. Roberts BE, Miles DW, Woods CG: Polycythaemia vera and myelosclerosis: A bone marrow study. *Br J Haematol* 16:75, 1969.
100. Burston J, Pinniger JL: The reticulin content of bone marrow in haematological disorders. *Br J Haematol* 9:172, 1963.
101. Jost E, do O N, Dahl E, et al: Epigenetic alterations complement mutation of JAK2 tyrosine kinase in patients with BCR/ABL-negative myeloproliferative disorders. *Leukemia* 21:505, 2007.
102. Landolfi R, Marchioli R, Kutti J, et al: Efficacy and safety of low-dose aspirin in polycythemia vera. *N Engl J Med* 350:114, 2004.
103. Ruggeri M, Finazzi G, Tosetto A, et al: No treatment for low-risk thrombocythaemia: Results from a prospective study. *Br J Haematol* 103:772, 1998.
104. Lanzkron S, Strouse JJ, Wilson R, et al: Systematic review: Hydroxyurea for the treatment of adults with sickle cell disease. *Ann Intern Med* 148:939, 2008.
105. Spivak JL: Polycythemia vera: Myths, mechanisms, and management. *Blood* 100:4272, 2002.
106. Weinfeld A, Swolin B, Westin J: Acute leukaemia after hydroxyurea therapy in polycythaemia vera and allied disorders: Prospective study of efficacy and leukaemogenicity with therapeutic implications. *Eur J Haematol* 52:134, 1994.
107. Sterkers Y, Preudhomme C, Lai JL, et al: Acute myeloid leukemia and myelodysplastic syndromes following essential thrombocythemia treated with hydroxyurea: High proportion of cases with 17p deletion. *Blood* 91:616, 1998.
108. Nielsen I, Hasselbalch HC: Acute leukemia and myelodysplasia in patients with a Philadelphia chromosome negative chronic myeloproliferative disorder treated with hydroxyurea alone or with hydroxyurea after busulphan. *Am J Hematol* 74:26, 2003.
109. Hanft VN, Fruchtman SR, Pickens CV, et al: Acquired DNA mutations associated with in vivo hydroxyurea exposure. *Blood* 95:3589, 2000.
110. Solberg LA Jr, Tefferi A, Oles KJ, et al: The effects of anagrelide on human megakaryocytopoiesis. *Br J Haematol* 99:174, 1997.
111. Storen EC, Tefferi A: Long-term use of anagrelide in young patients with essential thrombocythemia. *Blood* 97:863, 2001.
112. Campbell PJ, Green AR: Management of polycythemia vera and essential thrombocythemia. *Hematology* 2005:201, 2005.
113. Gisslinger H, Gotic M, Holowiecki J, et al: Final results of the ANAHYDRET study: Non-inferiority of anagrelide compared to hydroxyurea in newly diagnosed WHO-essential thrombocythemia patients. *ASH Annu Meet Abstr* 112:661, 2008.
114. Kiladjian JJ, Chomienne C, Fenaux P: Interferon-alpha therapy in BCR-ABL-negative myeloproliferative neoplasms. *Leukemia* 22:1990, 2008.
115. Michallet M, Maloisel F, Delain M, et al: Pegylated recombinant interferon alpha-2b vs recombinant interferon alpha-2b for the initial treatment of chronic-phase chronic myelogenous leukemia: A phase III study. *Leukemia* 18:309, 2004.
116. Passamonti F, Rumi E, Malabarba L, et al: Long-term follow-up of young patients with essential thrombocythemia treated with pipobroman. *Ann Hematol* 83:495, 2004.
117. Niittyvuopio R, Juvonen E, Kaaja R, et al: Pregnancy in essential thrombocythaemia: Experience with 40 pregnancies. *Eur J Haematol* 73:431, 2004.
118. Beressi AH, Tefferi A, Silverstein MN, et al: Outcome analysis of 34 pregnancies in women with essential thrombocythemia. *Arch Intern Med* 155:1217, 1995.
119. Wright CA, Tefferi A: A single institutional experience with 43 pregnancies in essential thrombocythemia. *Eur J Haematol* 66:152, 2001.
120. Passamonti F, Randi ML, Rumi E, et al: Increased risk of pregnancy complications in patients with essential thrombocythemia carrying the JAK2 (617V>F) mutation. *Blood* 110:485, 2007.
121. Griesshammer M, Bergmann L, Pearson T: Fertility, pregnancy and the management of myeloproliferative disorders. *Baillieres Clin Haematol* 11:859, 1998.
122. Askie LM, Duley L, Henderson-Smart DJ, Stewart LA: Antiplatelet agents for prevention of pre-eclampsia: A meta-analysis of individual patient data. *Lancet* 369:1791, 2007.
123. Liebelt EL, Balk SJ, Faber W, et al: NTP-CERHR expert panel report on the reproductive and developmental toxicity of hydroxyurea. *Birth Defects Res B Dev Reprod Toxicol* 80:259, 2007.
124. Patel JP, Hunt BJ: Where do we go now with low molecular weight heparin use in obstetric care? *J Thromb Haemost* 6:1461, 2008.
125. Ruggeri M, Rodeghiero F, Tosetto A, et al: Postsurgery outcomes in patients with polycythemia vera and essential thrombocythemia: A retrospective survey. *Blood* 111:666, 2008.
126. Finazzi G, Rambaldi A, Guerini V, et al: Risk of thrombosis in patients with essential thrombocythemia and polycythemia vera according to JAK2 V617F mutation status. *Haematologica* 92:135, 2007.
127. Carobbio A, Antonioli E, Guglielmelli P, et al: Leukocytosis and risk stratification assessment in essential thrombocythemia. *J Clin Oncol* 26:2732, 2008.

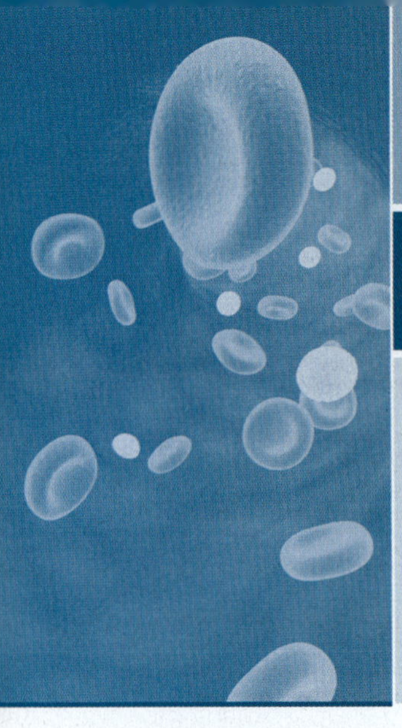

第88章

骨髓增生异常综合征(克隆性血细胞减少和低原始细胞白血病)

Jane L. Liesveld, Marshall A. Lichtman

摘　要

与原始细胞明显增多的急性髓细胞白血病(acute myelogenous leukemia,AML)不同,骨髓增生异常综合征(myelodysplastic syndrome,MDS)是一组从非进展型到比AML进展缓慢的肿瘤性(克隆性)髓系疾病。该类疾病在儿童和青年中少见,特别是在细胞毒药物治疗另一肿瘤后,但发病率在40岁之后呈指数型增长。这类疾病也可因为对MDS或者AML易感的遗传综合征,如范科尼贫血引起。多数病例发病年龄在50~90岁之间。病例通常是原发的,但有一部分是在细胞毒治疗淋巴瘤或实体瘤时损伤造血细胞所致。这类疾病包括从克隆性(难治性)贫血到低原始细胞髓系白血病(难治性贫血伴原始细胞增多)的一系列疾病。这类疾病均易发生:①血细胞减少,其原因为晚期骨髓造血前体细胞过度凋亡;②多系血细胞形态发生异常。很容易见到异形红细胞、红细胞大小不均、染色不均及嗜碱性点彩。骨髓中红系前体细胞数量增多,形态不规则,如核扭曲、胞质血红蛋白合成不良或出现巨幼红细胞。环形铁粒幼细胞也是常见特征。中性粒细胞也有异常,包括双叶或核分叶过多,及胞质颗粒减少,伴骨髓粒系前体细胞增多。外周血有巨大血小板或微小血小板,有时伴颗粒异常或缺如,这与巨核细胞增生过度,核分叶不典型以及骨髓中巨核细胞体积变小有关。在非进展的综合征,贫血可伴有其他细胞计数的轻微变化,通常为中性粒细胞和血小板水平下降,而骨髓原始细胞不高(<2%)。约有50%的病人可检出克隆性的细胞遗传学异常,最常见为5号、7号、8号染色体受累。典型的5q-综合征归类于骨髓增生异常性疾病。该综合征主要影响老年妇女,其特征为贫血、红系增生过度、形态异常、幼红细胞核分叶、微小巨核细胞核分叶减少,但血小板计数一般正常或升高。5q-综合征是MDS中最惰性的类型,而且向急性髓细胞白血病转化的可能性最小。在较进展的综合征,白血病性原始细胞增加,全血细胞减少较明显,感染或出血的发生率和死亡率增加。本综合征的每一种都有可能发展成为原始细胞增多的AML,从克隆性(难治性)贫血的约10%~15%,至三系减少伴骨髓原始细胞增多的约40%。重度中性粒细胞减少患者的一个风险是感染致死。已有多种积分系统用于帮助评估病人预后和选择不同治疗的时机。最惰性的类型可不需治疗。如果克隆性贫血是主要特征,那么应用促红细胞生成素加上粒细胞集落刺激因子可能改善贫血和减少输血需求。克隆性贫血、骨髓增生低下、原始细胞计数低的患者使用环孢素(cyclosporine)或抗胸腺细胞球蛋白(antithymocyte globulin,ATG)可暂时改善贫血。用细胞毒药物、输注红细胞或血小板,以及抗生素可缓解进展性(低原始细胞白血病)综合征。雷那度胺和DNA甲基化抑制剂,如5氮杂胞苷(5-azacytidine)或地西他滨(decitabine)对部分病人有效。异基因干细胞移植(allogeneic stem cell transplantation,allo-SCT)可治愈较年轻患者,对老年患者的非清髓移植也在探索之中。

本章使用的简写和缩略词:ALIP,异常的、局限的未成熟前体细胞(abnormal localized immature precursors);ALL,急性淋巴细胞白血病(acute lymphocytic leukemia);AML,急性髓细胞白血病(acute myelogenous leukemia);ATG,抗胸腺细胞球蛋白(antithymocyte globulin);ATRA,全反式维甲酸(all-*trans*-retinoic acid);CFU-GM,粒细胞-单核细胞集落形成单位(colony forming unit-granulocyte-monocyte);CI,可信区间(confidence interval);FISH,荧光原位杂交(fluorescence *in situ* hybridization);G-CSF,粒系集落刺激因子(granulocyte colony-stimulating factor);GM-CSF,粒细胞-巨噬细胞集落刺激因子(granulocyte-macrophage colony-stimulating factor);IL,白介素(interleukin);IPSS,国际预后积分系统(International Prognosis Scoring System);M-CSF,单核细胞集落刺激因子(monocyte colony-stimulating factor);MDS,骨髓增生异常综合征(myelodysplastic syndromes);RAEB,难治性贫血伴原始细胞增多(refractory anemia with excess blasts);TNF,肿瘤坏死因子(tumor necrosis factor);WHO,世界卫生组织(World Health Organization)。

定义

骨髓增生异常(myelodysplasia)这一名称是指一组克隆性

(肿瘤性)髓系疾病,其特征为无效造血(骨髓细胞过度凋亡)、血细胞减少、血细胞及前体细胞质的异常、克隆性染色体异常,以及不同程度向 AML 转化的倾向[1]。本组疾病包括相对惰性的克隆衍生性贫血,其进展为 AML 的频率相对较低,也包括更棘手的,经常进展成典型白血病的克隆性多系血细胞减少或低原始细胞髓细胞白血病。导致这类疾病的体细胞突变起源于多能造血细胞。增生异常(dysplasia)这个词传统上是指多克隆性、非肿瘤性过程。用骨髓增生异常(myelodysplasia)这个词来表示克隆性(肿瘤性)疾病是一个不幸的选择,因为这个词没能帮助学生和病人理解骨髓增生异常与其他克隆性多能祖干细胞疾病之间的关系。此外,原发性骨髓纤维化、阵发性睡眠性血红蛋白尿等疾病也可有"骨髓增生异常"的特征,但却被排除在其分类之外[1]。而且,根据原始细胞百分比是 5%、10% 或 20% 来划分诊断界限也不符合肿瘤的生物学行为和肿瘤的医学分类[1]。根据病理铁粒幼细胞是大于或小于 15% 将克隆性贫血划分成两类具有随意性,也缺乏该两种变异型的病理生物学基础。然而,骨髓增生异常这一词汇及其附属综合征,如难治性贫血,已广泛使用,并早已成为医学词典里的固定词汇[2]。

克隆性血细胞减少是指:①起源于多潜能骨髓造血细胞的肿瘤性疾病,但在外周血和骨髓里却见不到白血病性原始细胞(如难治性贫血或难治性多系血细胞减少);②低原始细胞髓系白血病(oligoblastic myelogenous leukemia)[难治性贫血伴原始细胞增多(RAEB)]骨髓出现白血病性原始细胞比例增高,但不予治疗,与典型 AML 比较,病程缓慢或呈亚急性[3]。

由于骨髓检测不敏感,克隆性贫血与低原始细胞髓系白血病有时难以界定,但继续观察可以弄清情况。如果骨髓发现白血病性原始细胞,则低原始细胞髓系白血病的诊断可以成立,坚持组织病理学诊断要根据肿瘤细胞的有无为原则,而不是疾病进展的速率或临床表现的严重程度。骨髓原始粒细胞比例在反应性状态下并不增高,例如感染、非感染性炎症、实体瘤、药物(如糖皮质激素、锂)等引起的粒细胞增多。骨髓原始细胞比例通常比正常值(1.0 ± 0.4SD)% 还低,在稍年长的儿童或成人,骨髓原始细胞超过 2% 是非常罕见的。此比例较高,如超过 2%,只限于低原始细胞髓系白血病患者。部分应用粒细胞生长因子治疗的病人会出现轻微而短暂的原始细胞增高。

在本组疾病中,多潜能造血细胞的克隆性增殖对所有系列血细胞都有不同的影响,通常与骨髓前体细胞的病理性过度凋亡相关,以致在贫血的同时多伴有不同程度的白细胞减少或血小板减少。而且各系细胞都可以出现细胞形态、细胞器结构、生化途径和细胞功能的异常。临床表现变化很大,克隆性细胞减少可以是单一的贫血,骨髓检查几乎接近正常,也可以是严重的全血细胞减少,骨髓增生极度活跃,以及血细胞形状、大小和功能的变化。疾病越严重、越可能在骨髓检查时发现低原始细胞髓系白血病。

历史

20 世纪初,严重的血细胞减少且对治疗少有反应的病例开始见诸于医学文献报道[4]。1942 年,Chevallier 和同事[5]正式讨论了"临界 - 白血病(odo-leukemia)"的概念。他们使用希腊词 odo,意思是临界、入门(threshold),用来强调这个在白血病前期的疾病。Chevallier 提出用白细胞增生(leucoses)作为白血病的一般名称,以便在白细胞计数和临床特征变化很大时也不会引起命名上的不妥。但他的好提议没有得到大家的重视。

1949 年,Hamilton-Paterson[6]用前白血病贫血(preleukemic anemia)来描述转化为 AML 之前的难治性贫血。1953 年,Block[7]和同事扩展了这一概念,把多系血细胞减少也纳入此类疾病,并描述了一些非常类似于我们今天认为的在转化成明显 AML 之前的克隆性髓系血液病。到 20 世纪中叶,这种获得性的、特发性的血细胞减少与随后发生白血病之间的关系已经被广泛认可[8-15]。一些名称,如白血病前驱状态(herald state of leukemia)、难治性贫血(refractory anemia)、铁利用障碍性贫血(sideroachrestic anemia)、特发性难治性铁粒幼细胞贫血(idiopathic refractory sideroblastic anemia)、全血细胞减少伴骨髓增生(pancytopenia with hyperplastic marrow),以及其他名称都被用于描述在转化成明显 AML 前造血紊乱的各种临床表现。到 20 世纪 60 年代末出现了很多报道,讨论"难治性贫血"、"难治性铁粒幼细胞贫血"以及"白血病前期",这些描述的病例就是我们今天认为的骨髓增生异常综合征。1970 年,有人建议命名为"难治性贫血伴原始细胞增多"(les anémies réfractaires avec excès de myeloblasts)[3]。1976 年,Dreyfus 对此类综合征进行了初步分类,难治性贫血伴原始细胞增多被划分为冒烟型急性白血病[13]。低原始细胞白血病这一同义词也被用来描述那些白血病性原始细胞比例低及病程迁延的病例[16,17]。

1976 年,在巴黎的一次会议上,Marcel Bessis 和 Jean Bernard 使用了造血增生异常(hematopoietic dysplasia)一词,后来缩减成骨髓增生异常(myelodysplasia)来指这类比 AML 更为惰性的疾病。肿瘤形成(neoplasia)是一种组织异常,起源于单个细胞的突变(单克隆性);而增生异常则是一种多克隆性的组织改变,而不是肿瘤,但这些概念却被忽略了,参会人员的主要兴趣转至对大多数这类综合征特征性的细胞形态异常上了,所以,增生异常这一名称的应用就成为约定俗成的说法。

分型

世界卫生组织(The World Health Organization,WHO)将 MDS 分为 6 个亚型:①难治性血细胞减少伴有单系增生异常(refractory cytopenia with unilineage dysplasia);②难治性贫血伴环形铁粒幼细胞增多(refractory anemia with ringed sideroblasts);③难治性血细胞减少伴多系增生异常(refractory cytopenia with multilineage dysplasia);④难治性贫血伴原始细胞增多(refractory anemia with excess blasts)(1 型骨髓原始细胞 <10%;2 型 10%~19%);⑤骨髓增生异常综合征,不能分型;⑥单纯 5q- 异常(表 88-1)[19]。MDS 包括从原始细胞平均小于 2% 的难治性贫血到原始细胞平均约 10% 以及上限可到 19% 的 RAEB[20]。骨髓有核红细胞中环形铁粒幼细胞低于 15% 的难治性贫血,与有核红细胞中环形铁粒幼细胞大于 15% 的难治性贫血的区分也具有随意性,就像如果患者骨髓有核细胞中原始细胞低于 20% 便被分类为 RAEB,或者,如果 19% 以上的骨髓有核细胞为原始细胞则被分类为 AML。这种分类方式非常不幸,因为在此情况下,所有这些病人都患有髓系白血病,而没有其他肿瘤是根据瘤细胞出现的多少而给予完全不同的命名。

表 88-1　骨髓增生异常综合征的分类(克隆性血细胞减少和低原始细胞白血病)

1. 克隆性(难治性)贫血(伴病理性铁粒幼红细胞)。*
2. 克隆性双系或三系细胞减少(显性多系形态异常性细胞减少)。
3. 低原始细胞性髓细胞白血病(难治性贫血伴原始细胞过多)。
4. 明显克隆性髓细胞疾病,但不适合以上任何类型(如慢性克隆性单核细胞增多症;单独克隆性血小板减少或单独克隆性中性粒细胞减少)[19,20]。单独克隆性中性粒细胞减少或血小板减少是克隆性髓系疾病极少出现的初始表现,WHO 将其归于此类仍有争议。非克隆性疾病不应该被归于此类。
5. 经典 5q- 综合征。

*WHO 分类根据患者骨髓红细胞中病理性铁粒幼红细胞是≥15% 还是<15%,将难治性"非铁粒幼红细胞"贫血与难治性铁粒幼红细胞贫血区分开来。依据病理性铁粒幼红细胞的比例来区分贫血没有什么根据,因为大多数克隆性贫血患者都有病理性铁粒幼红细胞,并且该病的表现和病程在病理性铁粒幼红细胞比例高或者低的患者中几乎是相同的。因为病理性铁粒幼红细胞的计数相对粗糙,以及这种区分的生物学不合理性,将它们考虑为 2 种不同的诊断类型是不合适的。事实上,最近的生存率研究已经将这 2 组合成为一类了[275]。

注:其他急性和慢性克隆性髓细胞疾病分类见表 85-1。

一些实验室探索了用流式细胞仪检测来分类这些异质性的疾病,结果发现其应用价值有限[20,21],在很大程度上只是证实血涂片及骨髓检查结果。

克隆性(难治性)血细胞减少或少原始细胞髓系白血病的新发儿童病例是非常少见的。患有其他肿瘤的儿童接受放疗或化疗后,这些综合征在某种程度上发生频率更高。部分儿科肿瘤医生把幼年型粒 - 单核细胞白血病和儿童慢性粒 - 单核细胞白血病也划入 MDS 范畴,这部分内容将单独列出并在第 90 章中与慢性髓细胞白血病一起讨论。

流行病学

不同年龄、性别及职业的发病率

除非因其他恶性肿瘤在之前接受过放化疗,MDS 在 50 岁之前发病不常见[22-25]。按照 WHO 分类定义,5 个月到 15 岁的儿童年发病率约为 1/100 万。与成人不同,大部分儿童病人为低原始细胞髓系白血病(RAEB),克隆性铁粒幼细胞贫血极少见[26-29]。部分儿科病例是从遗传性诱发疾病,如从唐氏综合征(Down syndrome)和范科尼贫血发展而来。40 岁以后的 MDS 年发病率呈对数增长,从 2/100 万到七旬人群的 40/10 万(图 88-1)[24]。在美国,MDS 的年发病率大约相当于 AML 年新发病例[30]。克隆性贫血和其他低危 MDS 报道偏低,因此,根据人口年龄校正的 MDS 发病率(约 3/10 万)是低估的[31]。男性发病率大约是女性的 1.5 倍。病例对照研究提供了很多可能与 MDS 相关的职业和环境因素,但只有苯(每年接触≥40ppm)达到科学有效性水平[32,33]。

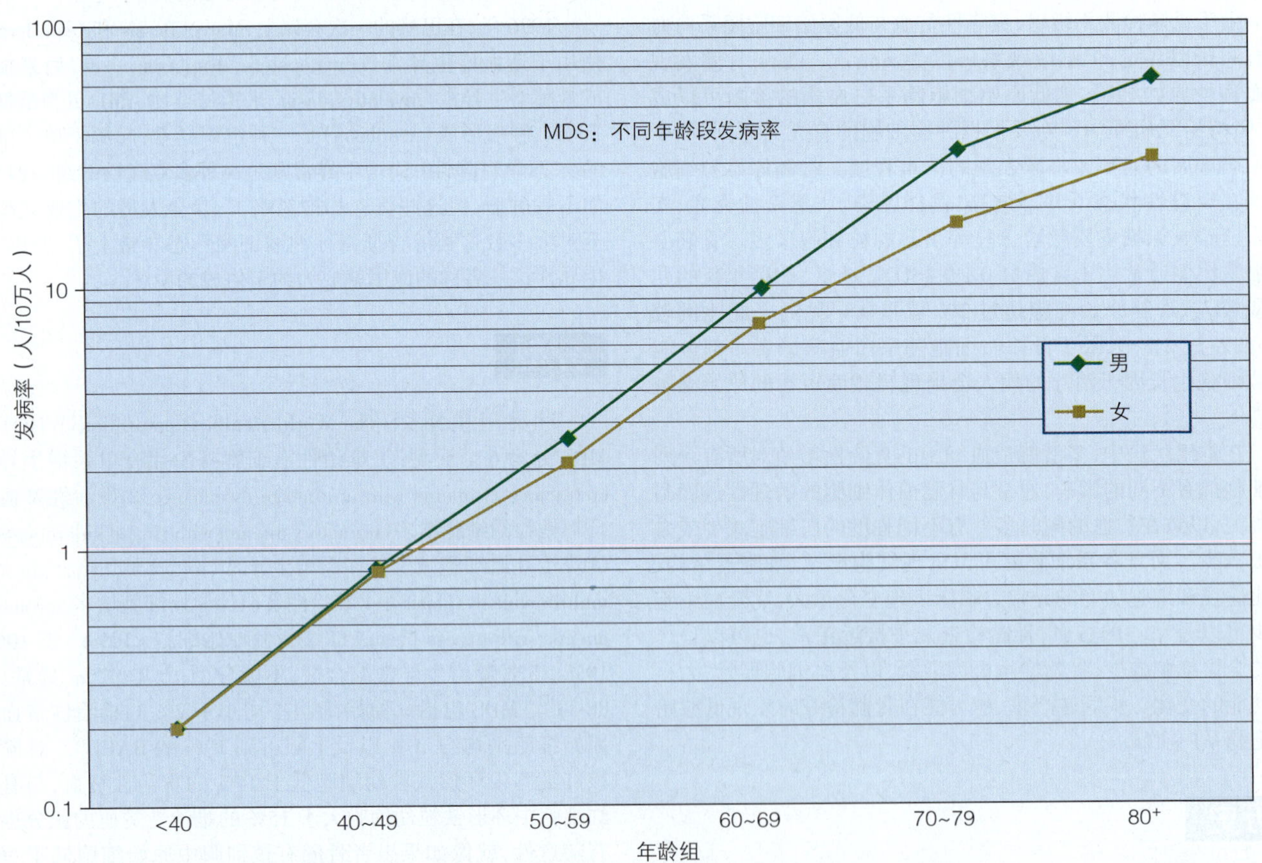

图 88-1　按不同年龄组显示的 MDS 年发病率。年龄大于 40 岁人群发病率呈指数增长。因小于 40 岁人群 MDS 发病率很低,故将年发病率合并。数据来源于美国国立癌症研究所,肿瘤监控,流行病学及事件终点监测小组。

病因和发病机制

■ 病因

正如所料,使 MDS 发病率升高的致病因素与影响 AML 发病率的相似。长期接触高浓度的苯[34,35]、化疗药物尤其是烷化剂和拓扑异构酶抑制剂[36-43]、放射线[44,45]等增高这些克隆性血液病的风险。这些因素可以损伤 DNA,损伤 DNA 修复酶、使染色体失去完整性。绝大多数继发或者治疗后发生的 MDS 发生在淋巴瘤或实体瘤接受治疗的病人。因治疗髓系疾病而并发 MDS 的报道在不断增加,例如继发于急性早幼粒细胞白血病,这反映了治疗过程中另一原始造血细胞受损伤形成第二种克隆性髓系疾病。随着有效治疗使急性早幼粒细胞白血病患者存活时间延长,此类事件可能会越来越多。

遗传性疾病如范科尼贫血多数发展成 AML,是已知可发展为 AML 的,但有时也会进展为克隆性髓系血液病[46]。此外,像其他恶性血液病一样[47],在极少数情况下,家族性骨髓增生异常也可由于目前尚未发现的生殖系易感基因而诱发[48-50]。

获得性铜缺乏,特别是在胃改道手术、肠道手术、肠外营养,以及有时没有明显原因的情况下,导致可逆的低危 MDS,具有贫血、中性粒细胞减少,有时有血小板减少,以及骨髓增生异常,包括环形铁粒幼细胞。也可出现类似亚急性联合退行性变的神经系统表现[51,52]。

■ 发病机制

此类疾病起源于多潜能造血干细胞的克隆性扩增。对 6- 磷酸葡萄糖脱氢酶同工酶 A 和 B 为杂合子的女性患者研究支持本病的克隆性起源。此类病人的造血祖细胞[53,54],以及部分病例的 B 淋巴细胞都仅有一种 G-6-PD 同工酶存在[55],支持单一骨髓细胞克隆性扩增的概念。应用次黄嘌呤转磷酸核糖基酶(hypoxanthine phosphoribosyl transferase)和磷酸甘油酸酯激酶(phosphoglycerate kinase)基因探针进行 X 连锁的限制性片段长度多态性(X-linked restriction fragment length polymorphisms)检测,也支持这些疾病起源于单一多潜能造血干细胞[56-58]。

用 7 号或者 8 号染色体探针进行血细胞间期荧光原位杂交(fluorescence in situ hybridization,FISH)检测具有 7 号染色体单体或 8 号染色体三体的患者显示,淋巴细胞群可不出现染色体异常[58,59]。通过研究免疫球蛋白重链基因重排、人雄激素受体和其他位于 X 染色体上的基因,也得出结论,即淋巴细胞不是来源于肿瘤性克隆[57,60-62]。然而,在两例特发性难治性铁粒幼贫血患者的 EB(Epstein-Barr virus,EB)病毒刺激的细胞群中观察到假二倍体[63];以及 T 细胞受体分析和 X 染色体失活分析也提示,至少在 50% 的病人的骨髓,及在较低程度上的外周血 T、NK(natural killer,NK)和 B 淋巴细胞是恶性克隆的一部分[64,65]。MDS 的间充质干细胞也可能存在染色体异常[66]。

5 号、7 号、9 号、11~13 号、17 号、18 号、20 号和 21 号染色体的部分或全部丢失提示抑癌基因在疾病发生中发挥了作用,但要找到这些基因并非易事(参见下述“5q- 综合征”)。对患者细胞的分子遗传学研究显示,大约 60% 的病人可检出基因突变。推测这些基因突变可导致维持早期祖细胞的增殖,在各系造血细胞所见到的成熟障碍,以及骨髓内成熟细胞高比例丢失。*RAS* 基因突变是最常见的[67-71],*FMS* 和 *P53* 基因突变略少见。*RAS* 基因的密码子 12 和 *FMS* 基因的密码子 969 是各基因最主要的变异位点[72,73]。P15 是周期素依赖性蛋白激酶(cyclin-dependent kinases)4 和 6 的抑制剂,在超过 1/3 的病例出现高甲基化,可能与疾病进展有关[74]。原癌基因,或编码与细胞周期相关蛋白的基因,或编码转录因子的基因的各种突变也有零星报道[72,73]。要解释这些突变的意义是困难的,因为它们存在于进展型的病人,也许已经是肿瘤性转化的后期改变而不是原动力。DLK(delta-like)的过度表达被认为可以作为 MDS 的标记,而 *GATA-1* 和 *GATA-2* 的过度表达被认为与造血细胞成熟异常有关[75,76]。老年人细胞和 MDS 及 AML 患者造血细胞线粒体 DNA 突变的作用尚未整合入该病的发病机制[77]。

MDS 的主要特异性病理生理机制是无效造血,也就是造血前体细胞的成熟缺陷和死亡[78-80]。红系和粒系的无效造血特征包括细胞周期的 DNA 合成期的细胞比例下降,而发生凋亡的晚期前体细胞比例明显升高[81]。细胞凋亡介质水平升高,包括肿瘤坏死因子(TNF)-α、FAS 抗原(CD95)、钙依赖的核酸酶活性等。晚期前体细胞出现明显凋亡特征性的 DNA 梯度降解[82-84]。红系前体细胞凋亡可能与线粒体上游及 FAS 下游的内质网中 BCL-2 相关蛋白有关。促红细胞生成素可能保护细胞免遭 FAS 诱导的细胞凋亡[85]。还观察到骨髓中祖细胞及早期前体细胞增殖是正常或增加的,因此骨髓呈现增生活跃,但是不能累积足够数量的成熟细胞。细胞寿命的轻微缩短也是血细胞减少的原因之一。

有报道累及 B 细胞和 T 细胞的免疫失调也在 MDS 发病中起作用。单核细胞表面的 CD40 和 T 淋巴细胞表面的 CD40 配体表达都增高,被认为与某些非进展期病人的造血衰竭有关[86]。骨髓 B 淋巴细胞过度凋亡也是本病的一个特征[87]。将早期 MDS(克隆性贫血)的自体 T 淋巴细胞剔除,然后进行体外培养能够显著改善骨髓细胞生长,这明显是源于残存的正常干细胞[88]。抗胸腺球蛋白(ATG)和环孢素能够短期改善小部分早期患者的血细胞计数,说明了 T 淋巴细胞对造血的抑制作用[89]。然而,淋巴细胞也是白血病克隆一部分的证据一直不太确切,因为即使发现有白血病淋巴细胞,也只见于不到 50% 的 MDS 病例[64,65,60,89,90]。TNF-α 诱导基质细胞分泌的白介素(IL)-32 可调节细胞凋亡并影响 NK 细胞功能[91]。免疫失调也许是继发于肿瘤病变,而并不是引起肿瘤的因素[92]。

临床特征

■ 症状及体征

患者可以无临床症状,如果贫血较严重,可表现为苍白、虚弱、精神不振、劳力性呼吸困难[14,93,94]。少数病人明确诊断时已有严重粒细胞减少或功能缺陷引起的感染,或者血小板减少或功能缺陷引起的出血。诊断时有严重中性粒细胞和血小板计数减少的病人通常为低原始细胞白血病。罕见情况下也出现与感染无关的发热[95]。部分病人最初的主诉是关节痛[84]。个别情况下可类似于结缔组织病的表现[96,97]。肝大和脾大出现率大约分别为 5% 和 10%。

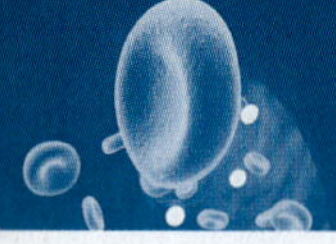

特殊的临床表现

尿崩症

在转变为典型的白血病之前，处于惰性阶段(低原始细胞髓系白血病)的病人可以出现尿崩症。累及下丘脑时可导致多尿、烦渴和性欲减退。克隆性髓系疾病中下丘脑后垂体功能不足与造血细胞7号染色体单体相关[98,99]。下丘脑广泛病变可导致渴感减退。该综合征缺乏口渴、多尿、多饮的体征，因为渴觉中枢至大脑皮质的信号传递受阻[99]。

中性粒细胞性皮肤病

急性中性粒细胞性皮肤病(Sweet病)是一种急性的发热性疾病，其特征为手臂、脸部和腿部出现红斑并进一步发展形成疼痛性褐色斑。褐色斑可以溃破造成大的皮肤坏死病灶。皮肤组织病理学发现有致密的真皮中性粒细胞浸润[100,101]。这种综合征主要发生在中年女性，病程持续6~8周，通常与血液中性粒细胞数量增多有关，可反复发作。至少有10%的Sweet病人转变为AML或者其他克隆性髓系疾病。在转变成AML之前，个别病人已经有单核细胞增多或骨髓细胞遗传学异常。有些Sweet病是在应用G-CSF(granulocyte colony-stimulating factor)和全反式维甲酸(all trans-retinoic acid，ATRA)后发生的[101]。克隆性髓系疾病也可引起其他皮肤病变[102]。

炎症综合征

免疫或者炎症综合征可见于多达10%的患者。在转变为AML之前，可出现一类似于系统性红斑狼疮的综合征(发热、胸膜炎、对称性关节炎、血浆抗核抗体以及全血细胞减少伴骨髓增生活跃)[96]。一篇关于克隆性血液病综合征的综述报道了几例MDS病人具有系统性红斑狼疮的表现并发现了狼疮细胞[96,103]。Behcet病、肾小球肾炎、血清学检查指标阴性的关节炎、系统性脉管炎、多软骨炎、多发性神经病、脂膜炎，及炎症性肠病都曾发生在克隆性髓系疾病[96,97,104-109]。

其他癌症

骨髓增生异常疾病患者其他肿瘤的发病率也可增高[110-112]。

实验室特征

血液

红细胞

85%以上的患者出现贫血[14,93,94]。约4%的患者贫血是由红系增生障碍引起的[113]。平均细胞体积(MCV)一般增加。红细胞形状异常包括卵圆形、椭圆形、泪滴形、球形或者碎片状红细胞。红细胞形态可发生一系列的改变。有些病人仅仅出现轻微的细胞大小不等。有的主要表现为椭圆形红细胞。嗜碱性点彩红细胞也可出现(图88-2)。大约10%的患者血液中可见有核红细胞。网织红细胞计数相对应贫血的程度而言通常是减低的。也可以出现其他红细胞异常，如血红蛋白F比例上升[114]、红细胞酶活性下降，尤其是获得性丙酮酸激酶缺乏[115]。有些获得性丙酮酸激酶缺乏的患者发生了溶血。还可观察到细胞膜对补体的敏感性增加[116]及红细胞血型抗原的改变[117]。此外，极少数患者还出现获得性血红蛋白H病(acquired hemoglobin H disease)，其红细胞形态与地中海贫血相似(小细胞、红细胞大小不等、嗜碱性点彩红细胞、靶形红细胞、破碎红细胞、泪滴状红细胞)。红细胞内β-链四聚体沉淀(通过水晶紫染色鉴定)，反映了幼红细胞α-珠蛋白链的合成获得性减少[118-120]。α-珠蛋白链合成减少非常严重，可累及四个α-链基因位点的每一个，系由基因转录异常所致。这些患者没有大的基因异常(如插入、缺失)[118]。这种情况下的获得性血红蛋白H病被称为α地中海贫血-骨髓增生异常综合征，该病是由于获得性*ATRX*基因(the gene associated with the X-linked alphathalassemia)突变造成的，该基因与X连锁的α地中海贫血/智力障碍(ATR-X)综合征相关[120]。

粒细胞和单核细胞

大约50%的病人在诊断时有中性粒细胞减少[121]。单核细胞比例通常增高，单核细胞增多本身可以是造血系统异常的主要表现，持续数月甚至数年[122-124]。可出现中性粒细胞形态异常，有时导致继发性Pelger-Huët畸形(见图88-2E)。此时，中性粒细胞染色质浓缩，核单叶或者双叶，常呈夹鼻眼镜状，可能处于凋亡过程[125]。中性粒细胞也可出现环形核[126](见图88-2F)。部分病人中性粒细胞碱性磷酸酶活性下降[14]。部分患者中性粒细胞和单核细胞表面正常抗原表达下降，并出现异常的抗原表达[127]。可出现大小和形状异常的初级颗粒缺陷，髓过氧化物酶含量下降[128]。特异性中性粒细胞颗粒数量减少，产生少颗粒细胞[129]。中性粒细胞颗粒的膜常缺乏糖蛋白[130]，其趋化、吞噬、杀菌功能受损[131-133]。甲酰基-亮氨酰基-苯胺受体(formylleucyl-methionylphenylamine receptor)信号传递和肌动蛋白多聚化可异常[134,135]，血和尿液中胞壁酸酶(溶菌酶)活性可升高，反映了粒细胞增殖、单核细胞生成和转化旺盛。

血小板

大约有25%~50%的患者在诊断时有轻到中度的血小板减少[14,121]。也可发生轻度的血小板增多[14,121]。血小板可以异常大，颗粒很少，或者呈巨大融合的中央颗粒(见图88-2H)[136,137]。血小板功能异常可导致出血时间延长、瘀斑或出血不止。胶原或肾上腺素诱导的血小板聚集能力下降是常见的功能异常[138]。

淋巴细胞

克隆性血液病患者可有免疫系统缺陷，如血液中自然杀伤细胞减少，但是大颗粒淋巴细胞并不减少[139-142]，辅助T淋巴细胞减少[140]，B淋巴细胞的EB病毒受体也减少[140-143]。抗体依赖的细胞毒功能正常[140]。T淋巴细胞在有丝分裂原刺激后胸腺嘧啶核苷酸整合[144,145]和集落生长下降[140]。淋巴细胞对放射的敏感性增加[144]。淋巴细胞的缺陷反映出不同病例中原始多能细胞体细胞突变的水平。要确定淋巴细胞的改变是内源性的而不是继发性的，取决于是否没有淋巴细胞来源于疾病克隆，B淋巴细胞是克隆的一部分，或B细胞和T细胞都是克隆的一部分[63]。同NK细胞及B细胞一样[64,65]，克隆来源的$CD8^+CD57^+CD244^+CD28^-CD62L^-$ T淋巴细胞出现在大约50%的患者骨髓及较小程度上，外周血中，与MDS类型、患者年龄及性

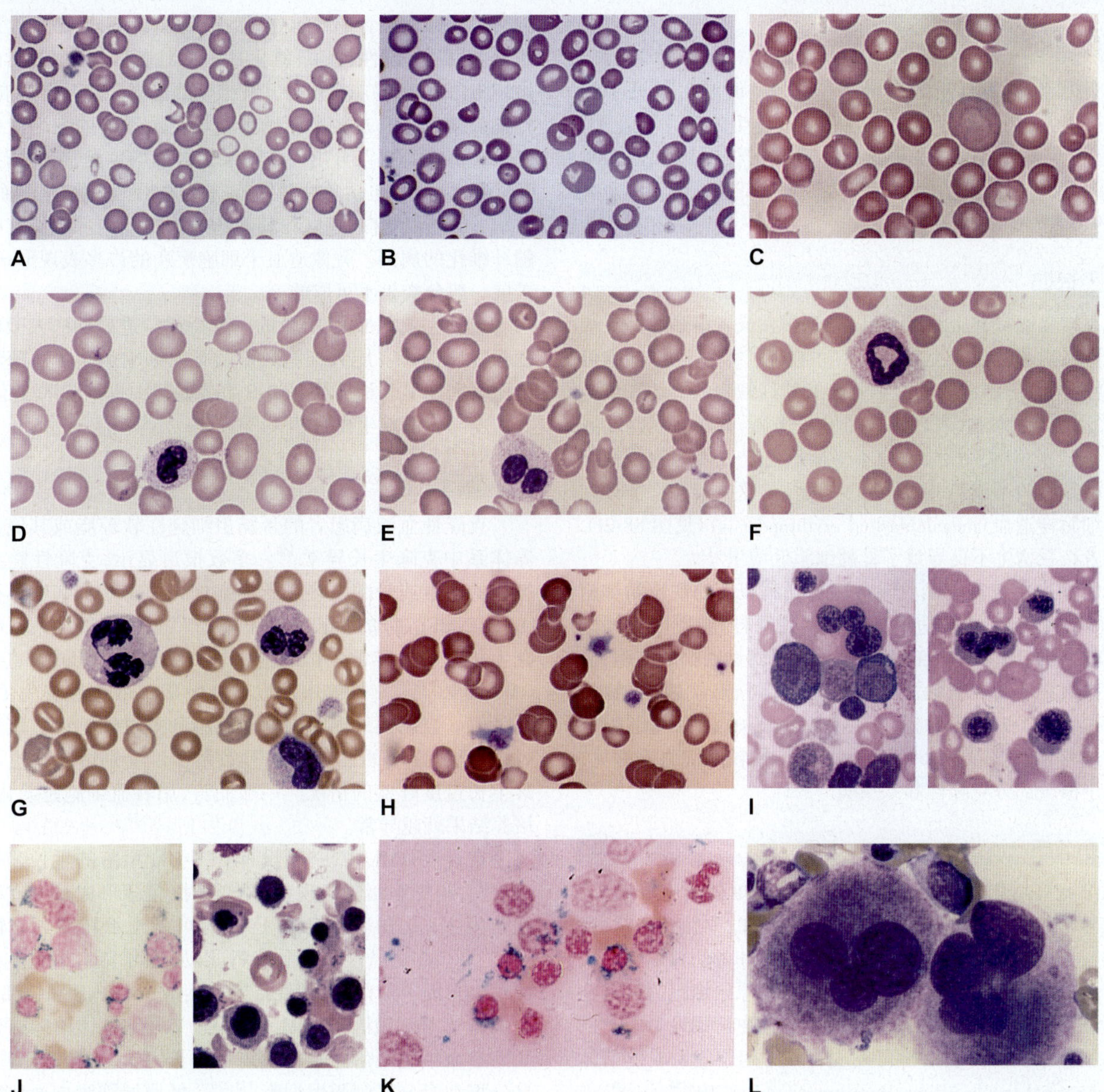

图 88-2　克隆性血细胞减少患者(MDS)血液及骨髓涂片。A. 血涂片。红细胞大小不等,异形红细胞,偶见碎片状细胞。可见明显的红细胞低色素伴着色不匀,轻度低色素和正色素细胞,中度血红蛋白过少及正常血红蛋白细胞。B. 血涂片。显著红细胞大小不等,轻度血色素不均,异形红细胞,碎片状细胞及椭圆形、卵圆形细胞、两个嗜多色性巨红细胞。C. 血涂片。显著红细胞大小不等伴巨红细胞及小红细胞,微小红细胞碎片及椭圆形红细胞。D. 血涂片。轻度红细胞大小不等、卵圆形及椭圆形红细胞、泪滴状细胞、少颗粒低分叶中性粒细胞。E. 血涂片。显著红细胞大小不等(巨大红细胞及小红细胞),椭圆形及卵圆形细胞,中性粒细胞获得性 Pelger-Huët 核畸形(典型夹鼻镜形态)。F. 血涂片。轻度红细胞大小不等,异常环形核中性粒细胞。G. 血涂片。色素不均,裂口状红细胞,异常中性粒细胞核分叶过多及核深染。注意左侧中性粒细胞异常延长的核间桥。H. 血涂片。不典型血小板,两个巨大血小板伴大量胞质及非典型中心颗粒。细胞大小不等(显著的小红细胞)、色素不均(明显低色素细胞),偶见碎片状异型红细胞。I. 骨髓涂片。瑞氏染色,三叶核巨核细胞,巨幼红细胞。J. 骨髓涂片。普鲁士蓝染色,环形铁粒幼红细胞,瑞氏染色,红系增生显著伴巨幼红细胞。K. 骨髓涂片。普鲁士蓝染色,环形铁粒幼红细胞。L. 骨髓涂片。瑞氏染色,三叶核巨核细胞。

别无关[64,65]。NK 细胞和 B 细胞也一样(见以上"发病机制")[65]。

■ 血浆异常

由于贫血及红细胞内铁转移至血浆和储存池,患者血清铁、转铁蛋白和铁蛋白水平可升高。因无效造血和骨髓前体细胞在成熟过程中死亡比例高,乳酸脱氢酶和尿酸浓度可增高。单克隆丙种球蛋白病、多克隆高丙种球蛋白血症和低丙种球蛋白血症的发生率均升高[146,147]。有一篇报道自身抗体的发生率也有增高[133],但在另一报道中未见增高[146]。β_2 微球蛋白血浆水平升高与疾病的预后分类成比例[148]。

■ 骨髓

磁共振成像

虽然在临床中很少应用,但磁共振扫描股骨骨髓可反映疾病的严重程度。大约 85% 的难治性贫血患者影像显示多脂肪骨髓,而 85% 的低原始细胞白血病患者显示骨髓脂肪被异常造血组织所取代[149]。

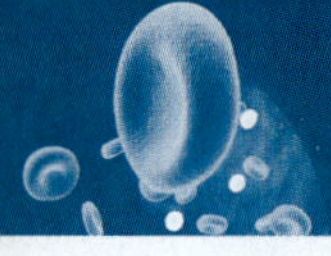

骨髓增生度

骨髓增生度一般正常或增高[14,150,151]。低增生仅见于约15%的患者[151]，可类似于低增生性贫血或再生障碍性贫血[152]。然而，常可见异形细胞岛，尤其是不典型巨核细胞(见图88-2L)。如果此时原始细胞比例增高，则提示为低原始细胞白血病(见第89章)。

红系造血

红系增生通常非常活跃，可以见到很大或者很小的幼红细胞、核碎片、点彩幼红细胞及低血红蛋白[14,150,151]。原红细胞可增多，骨髓可缺乏正常的幼红细胞簇和幼红细胞岛。幼红细胞可类似于巨幼红细胞，表现为核质发育失衡、核断裂成碎片或胞质中有核残留物。核质发育不平衡形态上表现为胞质发育较成熟的细胞核不成熟，以常染色质为主。这一形态特征被称为巨幼细胞样造血(megaloblastoid erythropoiesis)(见图88-2I)。少数患者红系增生不良导致了骨髓细胞低增生[113]。

骨髓涂片用普鲁士染色时可以看到病理性的铁粒幼细胞(见图88-2J和K)。铁粒幼细胞包括噬铁颗粒(胞质内含铁蛋白的空泡)增大增多的幼红细胞，被称为中间型铁粒幼细胞；或线粒体铁聚集的幼红细胞，在核周围形成部分或者完整的铁粒环，被称为环形铁粒幼细胞(ringed sideroblasts)。巨噬细胞内铁含量通常增加。除了难治性贫血，环形铁粒幼细胞不常见，或仅见于极少部分克隆性髓系疾病。

粒系造血

粒细胞高增生很常见[14,121,150,151]。骨髓单核细胞可增高。粒细胞异常包括颗粒减少，出现单核细胞样的中性粒细胞、获得性Pelger-Huët核畸形[125,153]。早幼粒细胞和中幼粒细胞可增高。在分类为难治性贫血的克隆性血液病，原始细胞的数量并不增加(即<2%)；如果原始细胞的比例超过2%，则可考虑为低原始细胞白血病。骨髓活检可发现有异常定位的未成熟前体细胞(abnormal localized immature precursors，ALIP)[154,155]，即未成熟的CD34$^+$髓细胞簇定位于中央，而不是骨膜下。这些不典型细胞见于几乎所有原始细胞占骨髓有核细胞3%及以上低原始细胞白血病(RAEB)患者，以及约1/3的难治性贫血患者，提示这些患者的疾病极为接近低原始细胞白血病。具有这类异常的患者更容易进展成明显的AML。形成ALIP簇的细胞表面表达血管内皮生长因子及其受体，被认为提供了一种自分泌环，促进白血病祖细胞的形成[157]。浆细胞数量可能轻微增加。骨髓嗜碱性或嗜酸性粒细胞增多可见于1/7的患者，并与白血病转化的可能性较高相关[158]。

血小板生成

巨核细胞数量正常或者增多[14,150,151]。可见微巨核细胞(侏儒巨核细胞)[150,159,160]。单叶核或者双叶核巨核细胞可增多，也可出现分叶过多和过少的巨核细胞(见图88-2L)。巨核细胞也可成簇，分布在侧边，而不是通常的窦旁位置[139]。

纤维化及血管生成

患者常出现不同程度的网状纤维和胶原纤维增加(约15%的病例)，尤其在低原始细胞白血病[156]。当纤维化显著时，本病可类似于原发性骨髓纤维化，然而，与后者不同，脾肿大通常不明显。由于原发性骨髓纤维化是一种细胞形态明显异常的低原始细胞白血病，易与其他合并纤维化的克隆性髓系疾病混淆[162]。骨髓纤维化多具有较高原始细胞数及预后差的细胞遗传学改变[156]。有医师提议分出一类纤维化骨髓增生异常，但所有的克隆性髓系疾病，包括急性髓细胞白血病、慢性髓细胞白血病、慢性粒-单核细胞白血病，在其表达谱的范围内都会偶有严重骨髓纤维化的病例。就像造血干细胞疾病的许多表现形式一样，扩展一般分类是不可取的。

血管生成增加是MDS的一个特征。进展期病人微血管密度明显增加[163]。肥大细胞数量及肥大细胞类胰蛋白酶活性与微血管密度显著相关[164]。MDS患者循环内皮细胞浓度也增高，其浓度与骨髓新生血管相关[165]。

细胞培养

克隆性血液病患者的骨髓祖细胞在软琼脂或其他黏性培养体系中克隆生长异常[166]。多数报道显示，克隆性髓系疾病患者的血液或骨髓中多潜能细胞(CFU-GEMM)和红系祖细胞(BFU-E，CFU-E)的生长显著下降[166-169]。还发现红系前体细胞有生化方面的异常。粒细胞和单核细胞集落形成单位(CFU-GM)减少[166,167]。培养中常以很小的集落或细胞簇为主，有成熟障碍。当病人外周血中性粒细胞和单核细胞计数接近正常时，可见异常小的CFU-GM，且数量少。个别情况下也可见集落生长过度旺盛的情况。一般而言，患者血细胞越恶化，细胞培养结果就越异常。

在显性AML中，一般没有CFU-GM集落的生长。一些研究表明，祖细胞培养出现显著异常时(集落形成减少或以小细胞簇为主)，是预后不良的征兆，有可能预示转变为显性白血病[170,171]。在克隆性髓系血液病(以及AML)中，细胞生长仍保持对生长因子的依赖，如促红细胞生成素(EPO)和粒细胞-巨噬细胞集落刺激因子(GM-CSF)[172]。7号染色体单体综合征患儿的造血细胞集落生长可不需加生长因子，支持这一观点，即自分泌和旁分泌刺激祖细胞[173-176]。低原始细胞白血病病人中原始细胞祖细胞集落形成单位可增高[169]。有些病人骨髓长期培养起始细胞减少[175,176]，骨髓基质细胞层支持体外造血的能力受损[177]。

在一些MDS、AML和其他血液恶性肿瘤病人中，循环性单核细胞集落刺激因子(M-CSF)增加[178]。大多数病人检测不到白介素-1α和GM-CSF。IL-6、G-CSF和EPO浓度变化大。TNF水平则与血细胞比容成反比[179]。一些病人的干细胞因子(stem cell factor，SCF，一种多系造血生长因子)水平下降[180]。FLT-3配体，另一种多系造血生长因子，在惰性克隆性血液病中升高，但在低原始细胞白血病中并不升高[181]。血小板数量和血小板生成素水平的负相关性在克隆性贫血得以维持，但在低原始细胞白血病则被打破[182]。

细胞遗传学

根据本综合征的严重程度，约50%的患者有染色体结构或数量的异常[183-185]。染色体异常是非随机的，往往累及AML患者异常的染色体，虽然某些见于AML的基因重排如t(15;17)、t(8;21)和inv16，但在MDS极为少见(见第11章)[186-188]。

骨髓细胞染色体异常几乎涉及每条染色体。约60%的染色体异常很少见,在大规模系列研究中,仅出现在 2% 以下的患者中[168-170]。最常见的染色体异常有 5q-、-7/7q-、+8、-18/18q-以及 20q-。与先前细胞毒药物、射线治疗,或者高剂量苯接触相关的低原始细胞髓系白血病中,5 号和 7 号染色体部分或者全部丢失,以及复杂染色体异常尤为常见[32,42,185,189]。在这种情况下,5q 的缺失在 5q31.1 带,与缺失发生在 5q32-33.3 的经典 5q- 综合征(见下文"5q- 综合征")不同。费城染色体(Ph)t(9;22)和很多其他并非 MDS 特征的染色体异常在 MDS 病例中罕见报道[190]。

已经确定了与中位生存期相关的细胞遗传学异常分类。预后较好的类型(中位生存期超过 3 年)包括正常核型、单独缺失 5q32-33.3、20q 或 Y 染色体缺失。Y 染色体缺失为一年龄依赖性变量,通常见于老年男性中期分裂象细胞。只有所有的分裂中期细胞均出现 Y 染色体缺失才能提示克隆性髓系疾病诊断[191]。预后差的类型(中位生存期少于 1 年)包括 -5q31.1、-7 或 7q-,以及复杂染色体异常(三种或三种以上异常)。中危组(中位生存期约 2 年)包括 17p 缺失、11q 易位、9 号或者 19 号三体,以及 3q 异常等。在治疗引起的 MDS 患者中,复杂核型非常常见,而原发 MDS 患者大约 15% 有复杂核型异常[42,190]。

发生染色体异常患者的比例根据临床表现的严重性而不同。低原始细胞白血病(RAEB)染色体异常的发生率高于克隆性(难治性)贫血。一般而言,染色体异常的出现和转变成显性 AML 的可能性与受累及的细胞系的多少、血细胞减少的严重程度和原始细胞比例有关。

应用大多数常染色体臂的微卫星标记对 MDS 患者染色体进行等位基因分析,发现染色体 5q、7q、17p 和 20q 的杂合性丢失,与 MDS 患者中最常见的染色体异常相一致。在 3 个其他染色体片段,1p、1q 和 18q,也发现杂合性丢失。推测这些丢失的染色体片段中含有在 MDS 发病中起作用的抑癌基因[192]。

通过分层聚类分析,对来自 MDS 病人的原始多能细胞($CD34^+$)的基因表达研究鉴定到 11 个基因,其表达与正常人 $CD34^+$ 细胞不同;实时定量 PCR 分析证实了这一结果[193]。另外,还发现基因表达的差异也可区分高危(原始细胞更多)与低危 MDS 病例。相对于高危 MDS,低危 MDS 患者有三个基因(维甲酸诱导基因、射线诱导、立即早期反应基因;应急诱导磷蛋白Ⅰ基因)表达下调。显然,MDS 患者累积的基因缺陷干扰造血调控。

MDS 干细胞　MDS 干细胞与祖细胞都难以植入到非肥胖型糖尿病联合免疫缺陷(nonobese diabetic-severe combined immunodeficiency,NOD-SCID)小鼠体内[194]。MDS 患者的循环 $CD34^+$ 细胞可以在转为 AML 之前增加[195]。5q- 综合征 MDS 患者的 $CD34^+CD38^-$ 细胞与正常干细胞几乎没有区别[196]。仅见 BMI1 上调,CEBPA 下调。

各类型 MDS

这些综合征凸现了 MDS 表现形式的多样化(见表 88-1)。多数病人表现为下述综合征中的一种。

■ 5q- 综合征

1974 年,Van Den Berge 和他的同事们描述了该综合征[197]。5q- 综合征患者有克隆性贫血和骨髓细胞形态异常,并有单一的细胞遗传学异常,即 5 号染色体长臂缺失(5q-)[198-200]。贫血多数发生在老年女性,伴有明显的红系病态造血、多核红细胞、分叶减少、体积通常小("侏儒型")的巨核细胞(图 88-3)。中性粒细胞减少和血小板减少极为罕见。该综合征在儿童少见。

该综合征的体细胞突变发生在非常早期的多潜能干细胞,有些研究确定突变发生在髓系前体细胞水平[201,202],而另一些研究认为突变发生于淋巴髓系造血前体细胞水平[203,204]。该病患者有向急性髓系白血病转化的风险(约 10%),与没有 5q- 异常的难治性贫血相似。FISH 检测只有 5q- 异常,且外周血和骨髓形态学与 5q- 综合征标准相符的病人,其中位存活时间约为 7 年[205]。常规细胞遗传学检测只有 5q-,但 FISH 检测到其他染色体异常的患者,中位存活时间少于 3 年。随着 FISH 的应用,涉及 5q- 的复杂核型异常已不太可能误诊为预后很好的经典 5q- 综合征。经典 5q- 综合征相对良好的临床进程与病理性凋亡程度较低有关[206]。

5q- 也可能是其他克隆性血细胞减少、低原始细胞髓系白血病或 AML 的一个特征。但在这些情况下,经常缺少 5q- 综合征的两个经典特征:大红细胞以及血小板计数正常或增高。低原始细胞白血病患者原始细胞增高,半数以上患者伴有嗜碱性和嗜酸性粒细胞增多[207]。在这些非典型情况下,如果骨髓原始细胞少于 10%,5q- 染色体出现赋予患者较好的预后。FISH 检测发现一些患者的 5q- 可能是异位或者插入。急性 T 或 B 淋巴细胞白血病患者的细胞也曾发现含有 5q- 异常[200]。

对 5 号染色体长臂缺失区域的广泛研究发现了一个共同缺失区域,以及位于这一缺失区的基因谱,这些基因缺失可能参与该克隆性综合征的起始。在 5q- 综合征中,缺失累及 5q13-q31[208],而在其他含 5q- 的 MDS,受累区域为 5q22-q33。对该综合征患者染色体 5q- 缺失区域的研究在以下方面有不同发现:①共同缺失区域的长度;②受累 5 号染色体长臂的近端和远端断裂位点;③可能代表 5q- 丢失的抑癌基因的候选基

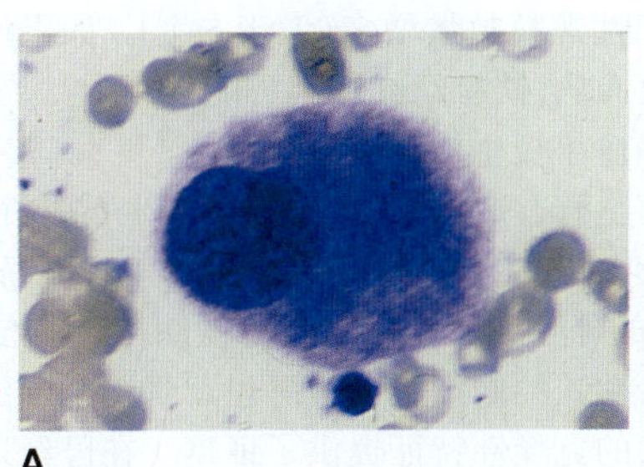
A

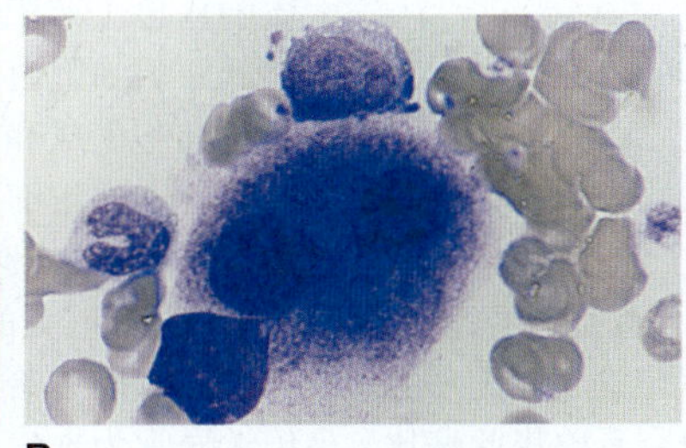
B

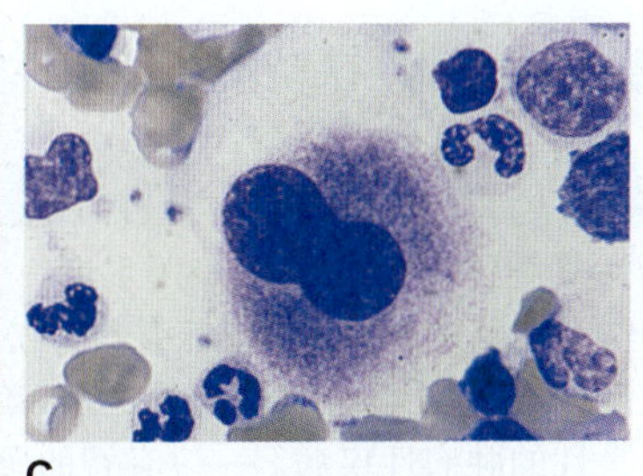
C

图 88-3　5q- 综合征患者的骨髓涂片。特征性的低分叶巨核细胞。A. 单叶核巨核细胞。B. 双叶核巨核细胞。核叶由核间桥相连。C. 双叶核巨核细胞。

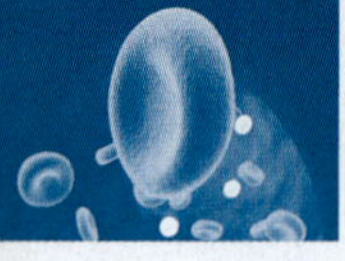
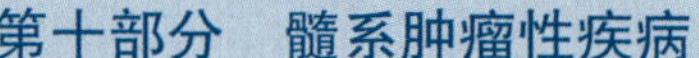

因;④更具体的使引起 5q- 综合征的多能造血细胞发生转化并维持此克隆所需要的基因[209]。对正常 CD34⁺ 细胞进行短发夹 RNA 功能筛选,发现抑制 RPS14 可以模拟出类似 5q- 综合征,表现为红细胞生成减少以及巨核细胞生成增多[210]。该基因是核糖体蛋白复合物的一部分,其缺失可导致信使 RNA 翻译功能失调、干扰造血,引起癌变[211]。已观察到 5q- 综合征患者的 CD34⁺ 细胞存在 RNA 加工处理缺陷[212]。对其他一些基因,如 *EGR1*、*CTNNA1*(α 连环蛋白)和 *NPM1* 在 5q- 综合征发病机制中的作用也进行了研究[213]。在正常 5 号染色体的同源等位区域未发现突变,而该等位基因的表观遗传学改变,如高甲基化,可能引起抑癌基因的失活。另外,单倍体数量不足也可引起明显的与本综合征相关的核糖体蛋白功能失调。

治疗

沙利度胺(thalidomide)的类似物雷那度胺(lenalidomide)可使约 85% 的典型 5q- 综合征患者病情改善[214-216]。一种方案是 10mg/d 直至缓解或者因毒性作用必须停药。病情改善可以是完全缓解、异常核型消失、血象完全正常;或者血红蛋白升高、不需要输血;或者是维持血红蛋白在低水平,但足以明显减少输血频率。雷那度胺对部分病人无效。治疗反应最早可在 1 周出现,但平均为 5 周,长者可达 7 周。在很多情况下,这些患者之前曾经用促红细胞生成素治疗无效。中性粒细胞减少和血小板减少是应用雷那度胺的副作用。如果存在 5q- 以外的染色体异常,雷那度胺的疗效较差。

■ 7 号单体相关综合征

7 号染色体单体是骨髓增生异常患者骨髓细胞第二常见的细胞遗传学异常。7 号染色体单体常发生在接触过化学物质或辐射的个体,预后差,迅速转化为 AML[217-221]。引起恶性转化的基因可能位于 7q35-36 的一个关键区域[222,223]。7 号单体综合征很难分类。成人患者通常没有特别的临床特征,但儿童患者特征性地表现为非典型的骨髓增生异常或粒 - 单核细胞白血病,伴有神经纤维瘤病基因(neurofibromatosis,*NF1*)和维尔姆斯瘤基因(wilms tumor,*WT1*)异常表达,极易感染,迅速转化为急性白血病[217,220]。第 90 章将讨论幼年型慢性粒 - 单核细胞白血病。7 号单体综合征也可以家族形式发病,或发生在唐氏综合征和范科尼贫血的白血病转化过程中[223-226]发病。7 号单体综合征的变异型,1 号和 7 号染色体易位 t(1;7) 也见于之前接受过细胞毒治疗的成人和儿童患者[117,227]。*ERBB* 基因编码一种缩短形式的表皮生长因子受体,该基因在 7 号单体综合征有扩增[228]。再障患者容易进展为伴 7 号单体细胞遗传学异常的克隆性髓系疾病(见第 34 章)[229,230]。

■ 克隆性(难治性)铁粒幼红细胞性贫血

历史

难治性贫血(RA)这个词已经用了近一个世纪,是指不是由于某种特定维生素或矿物质缺乏引起的红系造血不足,因此对补血药没有反应[1]。当时的知识还不足以确定这实际是一类表现相对良性的肿瘤性疾病。一位睿智的研究者曾将此病比喻为相对于癌症的腺瘤[1]。1956 年,Bjorkman[231] 又定义了一类骨髓出现环形铁粒幼红细胞的 RA 亚型。一年后又发现环形铁粒幼红细胞的铁定位于线粒体内[232]。由于发现可以被普鲁士蓝染色的环形铁粒幼红细胞是此亚型的恒定特征,因此将其命名为难治性环形铁粒幼细胞性贫血。

发病机制

本病是一种克隆性多潜能造血干细胞缺陷,有红细胞无效造血,红细胞寿命正常或轻微缩短,其他系细胞只有轻度成熟障碍。血浆铁转换率增高,但放射性铁整合入亚铁血红素,作为新合成的血红蛋白输送至血液的效率减低。这些早期铁动力学研究预示红系前体细胞存在成熟障碍和病理性凋亡[78,79]。在克隆性铁粒幼细胞贫血中发现铁转运蛋白基因 *ABCB7* 的表达水平降低,该基因还与伴共济失调的 X 染色体连锁的环形铁粒幼细胞贫血相关[233]。还未发现引起本病的体细胞突变的基因,但是染色体臂缺失的发生频度提示受累染色体上有一抑癌基因被累及[185]。

临床特征

该病罕见于 50 岁以下的患者[24,26,234],除非本病是由于恶性肿瘤的放疗或化疗所致。有报道极少数家族性发病[235]。男女发生率几乎相同。症状和体征为贫血引起的苍白、易疲劳、虚弱、呼吸困难以及劳累性心悸[232,234]。多数患者是由于其他原因做血细胞分析才发现贫血。肝脏可有轻微增大,约 5% 的患者有脾脏轻微增大。肝脾增大不一定同时发生,肝脾明显肿大不常见。

实验室检查特征

多数患者有轻微到严重的大细胞性贫血[232,234]。血涂片常有一群低色素细胞(二态性红细胞改变),因此红细胞分布宽度增加[232,234-236]。可出现红细胞大小不均,嗜碱性点彩和轻微异形。通常白细胞总数和血小板计数正常,但也可见轻微异常,包括白细胞计数减低和血小板计数减低或增高。偶尔会出现白细胞或血小板明显增高,血片中出现有核红细胞。网织红细胞百分比通常在 0.5~2.0 之间。血红蛋白 F 浓度可轻微增高。该病可以表现为轻微表型:要么是老年患者轻度大红细胞性贫血,很少有其他克隆性贫血特征[237,238],或者是有细胞遗传学异常的患者出现血细胞减少,但没有明确的克隆性血液病的异常形态学特征[239]。

通常骨髓增生度因红系过度增生而增高。红系病态造血表现为含空泡的、小或大的,以及双核幼红细胞。骨髓细胞普鲁士蓝染色总能显示病理性的铁粒幼红细胞。病理性铁粒幼红细胞胞质中有普鲁士蓝阳性颗粒,呈部分或完整环核分布(环形铁粒幼红细胞),在所有有核红细胞中比例≥15%;或者胞质中普鲁士蓝阳性颗粒数量增多(大于 5 个)。如果疾病进展为低原始细胞白血病,铁粒幼红细胞可能会减少[240]。2/3 的患者粒细胞生成和血小板生成没有显著改变[236,241]。其余 1/3 的患者可出现粒细胞病态造血(细胞内颗粒减少、获得性 Pelger-Huët 异常、核分叶过多以及颗粒异常),或者巨核系病态造血(微巨核细胞、大的分叶巨核细胞)。骨髓铁储存通常增多。

获得性难治性铁粒幼细胞性贫血患者骨髓细胞的细胞遗传学异常为本病的克隆性特征提供了证据。在已经进行细胞遗传学检测的铁粒幼细胞性贫血患者中,大约一半有一个染色体异常[235]。主要累及 8 号、11 号和 20 号染色体[184,242,243],也有报道出现费城染色体[244]。3 号染色体受累与血小板增多相关[245]。Y 染色体缺失仅见一例报道[246](45;X/46;XY 嵌合体),证实红系受累的双形性本质,也与低色素和正色素红细胞群共存相应。铁粒幼细胞贫血女性患者 X 染色体受累(Xq13)引人注目,因为一类遗传性铁粒幼细胞贫血是 X 性染色体连锁的(见第 58 章)。

血清铁水平和转铁蛋白饱和度增高。血清铁蛋白浓度增高,反映体内铁储存增加。红系无效造血和髓内溶血可以导致胆红素 - 蛋白质复合物(非结合胆红素)水平增高。

特殊的临床特征:血小板增多

一部分铁粒幼细胞贫血患者有血小板增多,一般认为血小板数大于 450×10^9/L。在 WHO 分类中,该综合征被称为难治性贫血伴铁粒幼细胞和血小板增多(RARS-T)。一部分(约 40%)该类患者有 *JAK2* 基因突变。出现 *JAK2* 基因突变提示预后较好[248-250]。

鉴别诊断

主要应与网织红细胞反应不足伴低色素贫血鉴别。缺铁性贫血与铁粒幼红细胞贫血对比,不同之处为血清铁水平低,转铁蛋白饱和度低于 16%,血清铁蛋白浓度低,血清转铁蛋白受体增高,骨髓不出现铁粒幼红细胞和巨噬细胞铁。慢性疾病导致的贫血可以有克隆性贫血的某些特征,但前者有血清铁降低,并存在明显的慢性炎症性疾病,如类风湿关节炎,这些都是重要的鉴别点。轻型 β 地中海贫血的血清铁和铁蛋白正常或增高,红细胞平均体积小,血红蛋白 A_2 浓度增高,父 / 母、同胞或子女有患该病的证据。α 地中海贫血特征常见于非洲裔美国人。通过几个特征可以与 MDS 区分。α 地中海贫血是小细胞性,而且通常相对于血红蛋白浓度而言红细胞计数正常或增高的。靶形细胞比 MDS 更加明显。类似的红细胞改变可以在患者父母、兄弟姐妹和子女中出现,证实其具有遗传性。在常见的 $-\alpha/\alpha^{-3.7kb\ del}$ 类型中,可通过分子生物学技术检测 α 位点缺失。容易混淆的是 α 地中海贫血也可以出现按照实验室正常值判断的白细胞"减少",这是由于没有校正非洲裔美国人较低的白细胞计数所造成的。胃分流术后出现的铜缺乏也可类似于骨髓增生异常[51,52]。与遗传性铁粒幼细胞性贫血一样,检测继发性铁粒幼细胞性贫血需要评估患者是否接触铅或其他试剂,或是否有第 58 章列举的疾病。

治疗

有些病人不需要治疗,因为患者可耐受血红蛋白浓度的一般程度降低,不影响日常活动。

叶酸、吡哆醛和达那唑　少数病人的血清和红细胞叶酸浓度降低,在给予叶酸治疗(1mg/d,口服)后,血红蛋白水平可得到部分改善。极少数病人在给予药理剂量的吡哆醇(pyridoxine,200mg/d,口服至少 3 个月)或达那唑(danazol)治疗后症状能暂时好转[251]。尽管只有少部分患者对叶酸和吡哆醇合用有反应,但如果出现贫血症状,还是值得试用。在所有类型的 MDS 中,减效雄激素达那唑都使血小板的数量升高并减少血小板输注频率[252]。达那唑也曾与维甲酸和低剂量泼尼松联合应用。

红细胞输注　如果贫血很严重,或者出现心功能衰竭或冠状动脉供血不足的症状时,需要定期输注红细胞。

铁螯合剂　对依赖输血和预计生存期以年计算的病人,铁负荷过大也是治疗中的一个重要考量。输血造成的铁过载可造成心脏、肝脏和其他器官功能受损。大量的证据表明,铁过载可使需要长期输血的克隆性贫血患者的生存期缩短。何时开始铁螯合剂治疗的指导方针并不确切;如果患者已经接受 20 次或 20 次以上输血,铁蛋白水平高于 1000μg/L,并预测生存至少 1 年,应该高度考虑铁螯合剂治疗[254-257]。去铁斯若(地拉罗司,deferasirox)是一种可每日口服 1 次[20mg/(kg·d)]的铁螯合剂,已被 FDA 批准用于输血依赖性患者[258]。去铁斯若治疗最常见的副作用包括恶心、呕吐、腹痛、腹泻或便秘及皮疹。也可出现血清肌酐升高,及不太常见的肝酶升高。因此,在治疗前应评估肝肾功能。视觉及听觉功能异常也有报道。因去铁斯若对老年患者的毒性作用仍然正在评估中,仔细监测该药的不良反应是很重要的。

促红细胞生成素和 G-CSF　重组人促红细胞生成素一般无效,除非治疗前血清促红细胞生成素浓度低于相应的血红蛋白浓度(低于 500U/L),并且每月输血需求少于 2U,但这在该类患者并不常见。对适合应用促红细胞生成素治疗的患者,联合应用 G-CSF 和促红细胞生成素能够提高治疗反应率[259-262]。不同研究的治疗反应率差别很大。平均大约 40% 的适合该治疗的患者从治疗中获益。反应持续时间也有差异,平均约 2 年左右。生活质量的改善在不同的研究中也有差异。达贝泊汀(darbepoetin,长效促红细胞生成素)疗效可能与促红细胞生成素相同。如果有必要,血清铁浓度应该通过口服或静注补充以维持在正常水平,以保证促红细胞生成素治疗达到最佳的红细胞生成反应。

去甲基化药物　需要输血、对促红细胞生成素和 G-CSF 治疗没有反应的严重贫血患者,可用阿扎胞苷(azacitidine),每天 75mg/m^2,皮下注射(或静脉注射),每 28 天用药 7 天。大约 40% 的患者有完全或部分反应,血红蛋白水平改善,以及可以不再需要输血,或者显著降低输血频率。对该药物治疗有反应的患者,其生存率提高,疾病进展为 AML 或者死亡前的时间较长[263-266]。这些差别成比例地增大(大约 80%),但也只是以月计。血细胞计数减少是阿扎胞苷治疗常见的初始反应,因此,在治疗的头几周,输血需求会暂时增加,即便治疗反应好的患者也是如此。对此药的治疗反应可能会在两个疗程结束时明显,但也可能需要 4 个或 5 个疗程才能获得治疗反应,也有可能 8 个或者 9 个疗程也不出现最大治疗反应。因此,除非患者出现疾病进展或严重的副作用需要停药,否则应该继续用药直到病情获得最大改善。可出现恶心和呕吐等负反应,但可以应用止吐药物处理,通常不需要停止用药。如果在第 2 个或第 3 个疗程治疗效果不是很明显,而患者的耐受性好,可将药物的剂量增加到 100mg/m^2。5- 氮杂胞苷的口服剂型正在进行 Ⅰ 期临床试验以检验其疗效。早期的研究结果显示疗效令人振奋,而药物副作用较少。地西他滨(decitabine)也已被批准作为去甲基化药物治疗本病(见下述"高中危(INT-2)预后积分患者的治疗:去甲基化药物和组蛋白去乙酰化抑制剂治疗")。

病程和预后

很多患者疾病持续数年而贫血或其他症状并不进展,不需要进行特定治疗。小部分患者可能会出现进行性骨髓衰竭、严重的血细胞减少，以及感染或出血。铁过载是与慢性贫血相关的铁吸收增多，以及更重要的是与反复的长期红细胞输注有关。铁螯合治疗可以改善贫血和间充质组织中铁过载的不良影响[254-258,267]。

在长达10~15年的时间里，大约10%的克隆性（铁粒幼细胞）贫血病人进展为AML[268-272]。向白血病的进展与骨髓造血异常程度及三系细胞异常程度相关[205,240]。也发生过向急性淋巴细胞白血病（ALL）的转化[273]。在一项对37例病人的研究中，有25例异常造血仅限于红系，26例出现输血依赖，在这些患者中铁过载很常见。5例进展为骨髓衰竭，5例进展为AML。中位生存期为72个月[274]。其他研究中，生存期为85个月到超过100个月不等[205,274,275]。出现血小板增多（以及*JAK2*基因突变）预后较好[248]。除红系以外的其他系列细胞没有明显异常，以及有预后较好的细胞遗传学发现的患者生存期较好[274,275]，后者这项预后指标也适用于克隆性非铁粒幼细胞性贫血和低原始细胞白血病[275]。

克隆性（难治性）非铁粒幼细胞性贫血

克隆性非铁粒幼细胞性贫血这一克隆性疾病与克隆性铁粒幼细胞性贫血极为类似，是另一个随意性的错误命名。除了根据定义，环形铁粒幼细胞比例小于15%之外，任何比较变量（年龄、性别、血细胞计数、骨髓检查结果）均没有明显差别，环形铁粒幼细胞也几乎无一例外地出现。需要铁粒幼细胞至少有5个普鲁士蓝染色颗粒围绕核周聚集使确定克隆性铁粒幼细胞贫血的发生率更加复杂化[278]。如果我们假设只要骨髓中出现任何比例环形铁粒幼细胞便是异常，并且将其描述性地称为“环形铁粒幼贫血”，基本上所有无明显骨髓多系异常发现及原始细胞升高的克隆性贫血患者均有克隆性铁粒幼细胞贫血。不管其多少，出现病理性铁粒幼细胞是红系造血异常的一个有用指标。贫血为轻度到中度，易出现巨红细胞增多症。如果出现白细胞减少和血小板减少，其程度通常较轻[275,279]。可出现低分叶和高分叶的中性粒细胞、巨大血小板，以及红细胞形态、大小、血红蛋白化的异常等。骨髓通常增生活跃，红系前体造血细胞可显示红系造血异常的形态学证据。因为以贫血为主，其他系细胞减少轻微，所以病程和治疗手段与克隆性铁粒幼细胞贫血相似。血清促红细胞生成素水平低的患者，每周注射促红细胞生成素会使血红蛋白浓度明显升高。转化为AML的患者比例以及患者的中位生存期与克隆性铁粒幼细胞贫血患者相似[275]。血细胞减少和血液以及骨髓的形态异常改变可加重，在这种情况下，其病程以及治疗与克隆性的多系血细胞减少疾病类似。

在一项MDS研究中，382例患者被分类为克隆性贫血（具有较高或较低比例的可识别的铁粒幼红细胞），其中94%的患者处于国际预后积分系统（IPSS）的低危或中低危组。在每组中（铁粒幼红细胞比例较高或较低），大约50%的患者处于低危险进展组，而约50%的患者是低中度危险。被分类为低危的克隆性贫血患者的中位生存期为9年，而被分为低中危组的中位生存期是5年。因为每组患者数量相等，每类克隆性贫血患者总体中位生存期均大约为7年。在一项对374例患者的研究中，不论是铁粒幼红细胞比例高还是低的克隆性贫血患者的中位生存期均是9年（108个月）[275]（表88-2）。

表88-2　374例MDS患者五大主要类型的分布

MDS亚型	患者百分比	骨髓原始细胞百分比中位数(范围)	中位生存期(月)
克隆性贫血伴有低比例(<15%)[1]或高比例(≥15%)[2]病理性铁粒幼细胞	30	3(0~4)	108
克隆性多系血细胞减少[3]	25	4(0~4)	49
低原始细胞髓系白血病[4]	35	11(5~19)	24
5q-综合征[5]	7.5	4(2~4)	与克隆性贫血无统计学差异；DNS
不能分类[6]	2.5	3(2~4)	DNS

DNS：数据未显示。

WHO分类：[1]难治性贫血；[2]难治性铁粒幼细胞贫血；[3]难治性贫血伴多系细胞减少；[4]难治性贫血伴原始细胞增多1型和2型；[5]5q-综合征；[6]未能分类。在低原始细胞髓系白血病患者中，原始细胞比例越低，生存期越长。

治疗

该病的治疗遵循以上“克隆性（难治性）铁粒幼红细胞性贫血”中的指导方针。

克隆性的多系血细胞减少

至少有2/3的克隆性细胞减少的患者就诊时，除了贫血外，还有一定程度的中性粒细胞减少和（或）血小板减少。这种情况有相当程度的变异，白细胞计数可能从白细胞减少到白细胞增多，血小板计数也可能减少或增多[275]。克隆性多系血细胞减少（难治性贫血伴多系增生异常）患者代表了骨髓增生异常性疾病的一个亚型，相对于克隆性贫血的患者，其病情更严重，预期生存期明显下降。如果血细胞减少没有显著影响细胞功能，一些病人可以观察很长一段时间而不需特定治疗。如果病人存在严重的中性粒细胞和血小板减少，及两者功能的严重异常，引起感染或出血的风险增高，则预示着病情恶化和生存期缩短。

临床表现

患者出现贫血、中性粒细胞减少和血小板减少；贫血合并中性粒细胞减少；或贫血合并血小板减少。外周血和骨髓的特征在上述的“实验室特征”中已有描述，并且有诊断意义，特别是50岁以上的病人[14,15,280-282]。患者通常是因为贫血症状求医：乏力、呼吸困难、劳累后心悸、头痛或头晕等。也可出现因血小板减少引起的出血不止。偶尔可见轻度肝和（或）脾肿大。

外周血和骨髓细胞形态异常改变很常见。骨髓原始细胞范围为0~4%，但通常外周血没有原始细胞。如上“细胞遗传学”所述，可出现细胞遗传学异常。如果单核细胞增多超过1000×10^6/L，这种情况可归入慢性粒-单核细胞白血病（见第90章）。

鉴别诊断

获得性免疫缺陷综合征可出现轻到中度的两系血细胞减

少(贫血和中性粒细胞减少),有时出现三系血细胞减少,伴有外周血及骨髓细胞形态异常,骨髓过度增生活跃[283-284],但是该类疾病不会向急性白血病转化。全血细胞减少而骨髓过度增生活跃与非造血系统肿瘤有关(副肿瘤综合征)[285]。巨幼红细胞贫血与本病类似,但血清或红细胞的叶酸和血清维生素 B_{12} 的浓度正常,可资鉴别。在一小部分骨髓增生低下患者,应该考虑再生障碍性贫血或阵发性睡眠性血红蛋白尿(参见第 34 章内"再生障碍性贫血,阵发性睡眠性血红蛋白尿,以及克隆性髓系疾病之间的关系")。细胞形态异常并非再生障碍性贫血的特征。阵发性睡眠性血红蛋白尿可有显著的红细胞形态异常,但是流式细胞术检测显示红细胞表面明显缺乏 CD55 和 CD59。

治疗

对于全血细胞减少和骨髓增生活跃但细胞形态异常的患者,如果血细胞减少并不严重时,不需要处理。

贫血　本综合征中贫血的治疗与上述"克隆性(难治性)铁粒幼红细胞性贫血"治疗中的论述相似。必要时进行成分输血是主要的治疗措施。促红细胞生成素加 G-CSF 可提高血红蛋白浓度并且能够消除或降低输血的需求。对于促红细胞生成素水平相对于贫血程度较低(<500U/L)并且每月红细胞输注需求少于 2U 的患者,治疗反应最好。对于不能耐受中度贫血或是伴有需要较高血细胞比容病况,如心绞痛的患者,可以定期进行红细胞输注。无证据显示细胞因子(促红细胞生成素和 G-CSF)能够延长生存期,却可产生棘手的副作用,如局部皮肤反应、发热、骨痛,以及毛细血管渗漏综合征[261,262]。细胞因子还可能导致未成熟粒细胞增多,包括外周血和骨髓的原始细胞增多[286]。促红细胞生成素联合 G-CSF 治疗的目标通常是维持血红蛋白的浓度达到 100g/L。

对于需要长期输血治疗的病人应该考虑铁螯合剂治疗[参见上述"克隆性(难治性)铁粒幼红细胞性贫血"的治疗。]

血小板减少症　这类疾病中血小板减少和感染处理很棘手。血小板减少一般没有严重到需要治疗的程度。如果血小板减少导致出血,应该进行血小板输注。抗纤维蛋白溶解的药物 ε- 氨基己酸可作为血小板输注的辅助治疗,能将血小板减少引起的出血降到最低。也可用血小板刺激制剂[参见下述"高中危(INT-2)预后积分患者的治疗:血小板减少症的治疗"]。

中性粒细胞减少和发热　无症状的中性粒细胞减少不应治疗,但是对发热应该进行及时评估,对可疑感染应该在微生物培养结果出来前应用广谱抗生素。在合适的情况下,在家治疗的患者可口服抗生素治疗[287,288]。

低增生骨髓　环孢素(cyclosporine)和兔抗胸腺细胞球蛋白(ATG)曾被用于治疗不常见的骨髓增生低下(骨髓造血细胞小于 30%)[289,290],治疗反应类似于很多再生障碍性贫血患者骨髓增生低下对该治疗的反应[参见下述"低危和低 - 中危(INT-1)预后积分患者的治疗:免疫疗法"]。这类患者对环孢素和抗胸腺球蛋白的治疗反应率大约为 25%。不同种类的化疗药物也被用于治疗该病,特别是当疾病向低原始细胞白血病或显性 AML 转化时(参见以下"低原始细胞髓系白血病:治疗")。

去甲基化药物　5- 氮杂胞苷或地西他滨也可用于治疗这些患者[263-266]。然而在治疗初始反应中,可出现外周血细胞计数进一步下降,特别是如果随后病情没有迅速改善时,尤其难以应付。年龄较大的患者可能不能耐受这些药物,因此初始应用剂量需要减小。联合应用丙戊酸和地西他滨治疗这类中高危疾病的研究正在进行[参见下述"高中危(INT-2)预后积分患者的治疗:去甲基化药物和组蛋白去乙酰化抑制剂治疗]。

AML 类型的治疗　如果病人的血细胞减少很严重并且病情危重,可以考虑 AML 诱导治疗或进行同种异基因造血干细胞移植[参见下述"高中危(INT-2)或高危预后积分患者的治疗:造血干细胞移植"]。

病程和预后

多系血细胞减少的病人病情重。可出现乏力、严重的症状性贫血、严重感染以及出血不止。大约 25% 的病人死于感染或出血。大约 50% 的病人进展为 AML。如果患者有严重的血细胞减少、更显著的细胞功能异常、幼稚髓系前体细胞异常定位($CD34^+$ 细胞增多)、复杂的染色体异常,以及体外培养骨髓细胞集落生长异常(生长过度或减少),向显性 AML 转化的可能性就更大[279,291-293]。克隆性血液病有多系血细胞减少患者的中位生存期为 30~50 个月[275,292,293]。

■ 低原始细胞髓系白血病(难治性贫血伴原始细胞增多)

定义和历史

1963 年,冒烟型急性白血病这个概念用于特指一亚类患者,他们通常大于 50 岁,骨髓白血病原始细胞(3%~20%)及外周血白血病原始细胞(0%~7%)比例低,能够在没有针对白血病特定治疗的情况下存活数月或数年[294-296]。名词"冒烟"、"少原始细胞"、"低浸润"以及"低原始细胞"髓系白血病都是用来描述这类疾病的同义词。低原始细胞髓系白血病在各种分类系统中被称为难治性贫血伴原始细胞增多[2,3]。这是命名上一个奇怪的转折点,因为这些增多的并不是正常原始细胞,而是恶性骨髓原始细胞,如果骨髓检查发现这些细胞,则表明出现显性恶性肿瘤(是白血病而不是贫血)。当原始细胞计数增多至大于 19% 时,就可以定义为 AML。慢性粒 - 单核细胞白血病是另一种类型的低原始细胞亚急性白血病,以前曾被归类于红系的骨髓增生异常,但被划为第 90 章中讨论的亚急性和慢性髓细胞白血病更恰当。

临床发现

如果按照定义要求骨髓原始细胞≥4%,低原始细胞白血病占所有骨髓增生异常疾病的 30%~50%。大多数患者在 50 岁以上。男女的发病比例约为 1.5∶1。通常出现网织红细胞减少性贫血、粒细胞减少和(或)血小板减少。血细胞质的异常通常很明显(参见上述"实验室检查")。按照定义,原始粒细胞占骨髓有核细胞的 5%~19%,而在正常骨髓中,原始粒细胞占骨髓有核细胞比例几乎从没有大于 2%,降低定义阈值将会明显增高低原始细胞白血病患者的比例。原始细胞中可出现 Auer 小体。上述"实验室检查"对异常骨髓前体细胞的形态异常改变已有描述。大约 50% 的病人转化为显性 AML。低原始细胞白血病患者的中位生存期为大约 12~24 个月,但也有报道个别病人长期存活[275-297]。

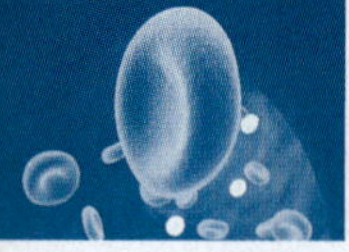

治疗

低原始细胞白血病的治疗应该个体化。有些病人不需要进行积极的治疗。但必须定期评估以检测病人健康状况有无恶化及血细胞计数有无减少。大多数病人在数周至数月内需要治疗。细胞毒药物反应不佳，如果成分输血和抗生素的对症治疗能够维持合理的功能状态，则最好选择此疗法。如果疾病进展，出现血细胞减少引起的感染、出血或贫血，且需要大量输血，或者疾病进展为AML而病人的身体状况允许时，可给予AML强化细胞毒治疗（见第89章）。如果病人行为状态差或者合并其他疾病使其对强细胞毒药物治疗的耐受性降低，则应考虑减少化疗药物的剂量。在一组经过选择的患者中，阿糖胞苷联合蒽环类（anthracycline）抗生素、依托泊苷（etoposide）或托泊替康（topotecan）使大约一半达到缓解[298-304]。然而，恢复慢，且缓解时间短。行为状态差、老年患者，或患者不选择联合化疗时，可给予低剂量的阿糖胞苷、5-氮杂胞苷或者地西他滨[264-267]。还可用其他的药物，包括依托泊苷、羟基脲、类视黄醇、丁酸盐，及其他治疗与输注治疗一起应用减轻病人的症状。尽管一些病人病情得到改善，但这些治疗措施疗效有限。50岁以下病人如果有组织相容性供者应考虑异基因造血干细胞移植[307]。年龄大的病人考虑非清髓性异基因移植。一些缓解期的病人可考虑强化治疗及自身干细胞移植治疗（见下述"造血干细胞移植"）[308]。

病程和预后

已经发表的数据显示低原始细胞白血病的中位生存期是6~36个月，各个病人生存期范围可从1~160个月不等。在一项包括难治性贫血病例的大型研究中，中位生存期是15个月[272]。大约一半病人死于严重的中性粒细胞缺乏或中性粒细胞和单核细胞功能紊乱而引起的感染，大约25%的病人死于血小板减少引起的出血并发症。大约30%的病人可转变为AML。低原始细胞白血病的病人诊断明确后，其生存时间的长短与较高危染色体异常分类、骨髓原始细胞比例较高、出现*N-RAS*突变、中性粒细胞和血小板减少较严重以及β_2微球蛋白水平较高等呈负相关[148,275,309-315]。

有文献记载一例罕见的低原始细胞白血病自发好转[316]。

治疗相关骨髓增生异常综合征

随着高强度放疗和化疗越来越多地用于实体瘤和淋巴瘤中，治疗相关骨髓增生异常综合征（MDS）的发生率也日渐增高[36-43]。这些患者预后差，不包括在IPSS之内。常见5号、7号和8号染色体异常[317]。继发于乳腺癌的MDS与高龄、并存其他癌症，以及多个一级亲属发生癌症相关[318]。与骨髓瘤或生殖细胞肿瘤相比，淋巴瘤行自体干细胞移植后的治疗相关MDS发生率较高。在这组患者中，移植前治疗、全身放疗和其他移植相关因素，以及调控药物代谢和DNA修复的基因遗传多态性等均在MDS发病中起作用[319]。有报道，高剂量美法仑（melphalan）治疗多发性骨髓瘤后发生治疗相关MDS，但其风险相对低[320]。淋巴瘤行自体骨髓移植后发生治疗相关MDS之前，端粒缩短加速[321]。治疗相关MDS的治疗方法同原发性MDS，但疗效极差。异基因造血干细胞移植可达到长期无病生存，但是大多数治疗相关MDS患者因为高龄、并发症或原发癌症无法控制而不适合移植治疗[322]。

基于预后积分的MDS治疗

可以依据疾病的分型决定MDS患者的治疗，例如5q-综合征或者克隆性贫血。这些治疗方法在每一个特定综合征分类后都有概述。由于该类综合征是连续性的，而表现不规则，所以设计了一个IPSS，根据早期进展可能性的评估，具有该类特征患者进展为AML的平均时间，并且整合MDS亚型之外的信息，将诊断时的患者分在一类[277,279,309]。通过多变量分析综合以下因素的影响：①骨髓原始细胞百分比；②三个细胞遗传学亚型（好、差、中等）；③多少细胞系减少（表88-3）。在大量患者中观察到患者的频率分布如下：低危组（即进展为AML的间隔时间最长）占15%~30%；中危-1组占30%~40%；中危-2组占20%~25%；高危组占5%~10%[277,279,323]。

表88-3　MDS国际预后积分系统（IPSS）[277]

参数	评分			
	0分	0.5分	1.0分	1.5分
骨髓原始细胞（%）	<5	5~10		11~20
核型	良好	中等	差	
血细胞减少	0，1	2，3		

危险分组：低危，0分；中危-1，0.5~1.0分；中危-2，1.5~2.0分；高危，≥2.5分。

核型：良好：-Y，5q-；差：复杂核型和7号染色体异常；中等：其他核型异常。详见上文"骨髓：细胞遗传学"。

采用IPSS对病人进行分组，在4组病人中，随着危险度从低危到高危增加，生存率逐渐下降（表88-4），而在同一风险组中，发病年龄也影响生存（表88-5）。

表88-4　基于IPSS的克隆性血细胞减少和低原始细胞髓系白血病患者生存率

诊断时IPSS积分	患者数	2年生存率	5年生存率	10年生存率	15年生存率
低危	267	85%	55%	28%	20%
中危-1	314	70%	35%	17%	12%
中危-2	179	30%	8%	0	—
高危	56	5%	0	—	—

IPSS：国际预后积分系统。

数据来源于参考文献277中的图6。数据表示所示时间期间在该风险组所有患者中仍存活的患者百分比。

因为很多MDS患者偏离疾病行为的平均预期，故不应将该预后积分系统视为指导治疗的唯一依据。出乎意料的疾病进展可能需要改变治疗方案，对适合进行异基因造血干细胞移植的患者也可能需调整治疗策略；其病程可能需要进行这一治疗。而且，已有学者提出对原IPSS进行优化，例如加入ALIP、CD34的表达[324]、MDS病程、先前的治疗[325]，以及乳酸脱氢酶等[326,327]。还有学者提出另外的时间依赖性预后积分系统，包括WHO预后积分系统（WPSS）[328]。虽然这些积分系统在对患病人群进行分组，并在不同组间进行比较方面有优点，但在各

表 88-5　根据年龄分层的基于 IPSS 的克隆性血细胞减少和低原始细胞髓系白血病患者生存率

IPSS 积分和年龄	2 年生存率	5 年生存率	10 年生存率	15 年生存率
低危≤60 岁	95%	80%	65%	30%
低危 >60 岁	80%	45%	18%	18%
中危 -1 ≤60 岁	85%	50%	37%	18%
中危 -1>60 岁	62%	30%	12%	ND
中危 -2 ≤60 岁	50%	15%	ND	—
中危 -2>60 岁	25%	5%	0	—
高危≤60 岁	0	—	—	—
高危 >60 岁	7%	0		

IPSS：国际预后积分系统。

数据来源于参考文献 277 的图 7。数据表示所示时间期间在该风险组所有患者中仍存活的患者百分比。

个患者的治疗决策和对 MDS 生物学理解方面通常没有多大帮助[329]。

基于 IPSS 的治疗可考虑：①支持治疗；②低强度化疗；③高强度化疗[330-332]。根据患者 MDS 亚型和 IPSS 积分以及是否出现治疗相关(继发性)MDS[333] 判断疗效。

■ 低危和低 - 中危(INT-1)预后积分患者的治疗

支持治疗包括针对血细胞减少或其并发症的治疗，以改善生活质量，并提供社会心理学支持，同时定期监测患者的临床状况[334,335]。

贫血的治疗

红细胞输注　红细胞输注用于症状性贫血。患者通常能耐受的血红蛋白水平可低至 80g/L，但是出现症状的血红蛋白水平具有个体差异。建议使用更高的输血临界值以避免长期贫血对心脏的影响[336]。

红细胞生成刺激因子　红细胞输血依赖对 MDS 的临床转归有不利影响，可能与这些患者更严重的骨髓衰竭、铁过载以及向 AML 转化的危险性增高等有关[337]。一些研究发现，血清铁蛋白水平和红细胞输注次数对克隆性铁粒幼贫血患者的生存率都无影响[338]。如果相对于血红蛋白水平的血清促红细胞生成素低，可以用重组促红细胞生成素来治疗贫血。EPO 水平低、原始细胞正常、IPSS 积分较低[339]、细胞遗传学正常[340] 以及不需要输血的患者反应最佳[341]。在 EPO 治疗前要排除溶血或铁、维生素 B_{12}、叶酸缺乏导致的贫血。在 EPO 治疗过程中要保证机体有足够的铁储备。EPO 的有效剂量为 150~300U/(kg·d)，或者每周单剂量 40 000U[340]。各种给药方案的 α 达贝泊汀(darbepoetin)都可以有效提高血红蛋白水平，改善生活质量[343,344]。反应率随着治疗持续时间延长而提高，例如，与 12 周治疗相比，26 周效果最好[345]。荟萃分析证实 α 依泊亭(epoetin)和长效的 α 达贝泊汀红系细胞生成反应率是相似的[346]。与实体瘤或肾衰竭的患者不同，尚无证据表明促红细胞生成的药物增加血栓栓塞性疾病的发生或加速向白血病转化，但是这些研究随访时间均不长[347]。G-CSF 与 EPO 合用反应率更高[348,349]。联合用药似乎不会影响向白血病转化的风险，且对低输血需求患者的生存产生正面影响[350]。但中危 -2 或高危组患者不推荐用这种治疗方法[351]。有证据表明，与对 EPO 无反应的患者相比，对 EPO 有反应者的骨髓红细胞具有不同的基因表达谱[352]。

铁螯合治疗　为防止频繁输血患者出现铁过载，必须进行铁螯合治疗。有关 MDS 患者铁过载的治疗已经发表了很多公认的指南[353-355]。这些指南强调下列指标并没有前瞻性的经过验证的临界值：①红细胞输注量；②引发铁螯合治疗的血清铁蛋白水平[355]。其中几个指南将血清铁蛋白 >1000μg/L 作为开始铁螯合治疗的临界值。同时还考虑到患者是否有适合进行异基因干细胞移植、预期寿命以及铁过载损害器官的证据[355]。去铁胺皮下或静脉给药和去铁斯若口服给药都可用于 MDS 患者的铁螯合治疗[356]。对于评估心肌铁过载，心脏磁共振成像可能较血清铁蛋白水平更可靠[357]。

小剂量阿糖胞苷　小剂量阿糖胞苷 5~20mg/(m^2·d)，皮下注射，每 12 小时给药 1 次，治疗 8~16 周，或持续静脉滴注代替强烈化疗[358,359]。该方法只在约 20% 的低原始细胞白血病患者取得缓解，中位缓解期约 10 个月，生存期较单纯支持治疗并无延长。而且低剂量阿糖胞苷通常具有细胞毒性，导致骨髓增生低下，加重血细胞减少。虽然偶有报道低剂量阿糖胞苷治疗带来的缓解与其促白血病细胞成熟作用相应，但在大多数患者是抑制恶性细胞克隆，导致多克隆造血的骨髓再生[304,309,330]。自从 FDA 批准的其他治疗 MDS 药物的出现，这一治疗方法现在已较少应用，但是对一部分患者还是有用的，尤其是联合 G-CSF[360]。

免疫疗法　环孢素和抗胸腺球蛋白　在一部分 MDS 患者，T 淋巴细胞介导的造血抑制导致血细胞减少。免疫抑制剂可改善血细胞减少[361]。在经过免疫治疗恢复有效造血的患者，代表克隆或寡克隆性 T 细胞群的 Vβ(T 细胞受体 β)谱型恢复正常[361]。采用人类雄激素受体基因和磷酸甘油酸盐激酶 -1 分析方法显示，骨髓细胞的非克隆性 X 染色体失活模式与 ATG 治疗反应相关，这可能是由于 MDS 存在不完全的克隆扩张，而 ATG 是通过缓解对残存正常造血祖细胞的免疫压力而改善正常造血[362]。其他学者认为，反应是由于抑制了 $CD4^+$ T 细胞分泌 γ 干扰素[363]。一些研究报道 ATG 的反应率达 15%~60%[364-366]，对治疗有反应的患者生存时间较长。MDS 患者 HLA-DR15(DR2)阳性率较高，并预示对免疫抑制治疗有反应[367]。在一项对 60 例患者进行 ATG 和环孢素治疗的研究中，60% 获得血液学改善，更多的患者有好的核型或 DRB1 1501[368]。在这一研究中大多数患者为难治性贫血和 IPSS 积分中危 -1。绝大多数但不是全部有反应的患者为骨髓增生低下[369,370]。在另一项 129 例患者接受免疫抑制治疗的单中心研究中，30% 的患者获得完全或部分反应，低龄、IPSS 评分为低危或中危对生存有利[371]。其他研究组则报道对 ATG 和泼尼松治疗无反应。有一项研究因缺乏疗效且出现副作用而提前终止[372]。其他研究也报道环孢素单药治疗无效[373]。

低危或中危 -1 患者的其他治疗选择　对单纯支持治疗或免疫抑制治疗不太可能有效的患者可以采用阿扎胞苷、地西他滨或雷那度胺治疗。如果对这些药物仍无反应，在合适的患者可以考虑采用异基因造血干细胞移植或其他正在研究中的治疗方法(见造血干细胞移植)。

高中危（INT-2）预后积分患者的治疗

去甲基化药物和组蛋白去乙酰化抑制剂治疗

抑癌基因的过度甲基化在低原始细胞和继发性髓细胞白血病患者中的发生率较高[374]。5- 氮杂胞苷是一种嘧啶类似物，可抑制 DNA 甲基转移酶，减少胞嘧啶甲基化，并诱导某些白血病细胞系成熟。它还是一种抗增殖药物。5- 氮杂胞苷及其同类药物地西他滨能改善一部分低原始细胞白血病患者的病情[267,375]。与支持治疗相比，5- 氮杂胞苷 75mg/（m²·d），每月连续 7 天皮下注射，可以使 2/3 的患者受益更多，生活质量改善并延缓疾病进展[267,275,376]。在接受 5- 氮杂胞苷治疗的患者中，约 15% 的患者取得完全反应，高达 36% 获得血液学改善[375]。90% 的反应出现在第 6 个疗程。在另一项研究中[377]，MDS 的分型对 5- 氮杂胞苷的反应并无预示作用。在初始疗程中白细胞的下降与反应率较高相关。5- 氮杂胞苷在 2004 年被 FDA 批准用于治疗所有类型 MDS。该药物的治疗通常在门诊即可完成[378]，静脉[379]和口服用药效果都已得到验证[380]。有报道证实其他适用于门诊治疗的服药方法也有效，但没有与 75mg/（m²·d），连续 7 天，每 4 周 1 个疗程的用法直接比较[381]。

5- 氮 -2’- 脱氧胞苷（地西他滨）也被 FDA 批准用于所有类型 MDS。在一项基于治疗意向的研究中，经过中位 3 个疗程的治疗，17% 的患者取得主要细胞遗传学反应。在所有 IPSS 危险组中，细胞遗传学反应中位持续时间为 7.5 个月[382]。与细胞遗传学异常克隆持续存在的患者相比，细胞遗传学反应者生存率改善[383,384]。一项研究比较了几种不同的给药方法，发现 5 天静脉用药方法效果最好[385]；最佳的剂量和给药方法仍在探索中[386]。地西他滨可能部分通过去甲基化发挥作用，因为该药可使患者高甲基化的 *p15/INK4B* 基因去甲基化[383]。去甲基化与临床反应相关[384]。抑制 DNA 甲基转移酶 -1 的反义寡聚脱氧核苷酸治疗 MDS 的研究也正在探索中[387]。

组蛋白去乙酰化抑制剂对 MDS 患者可能有效，目前正在试验中。很多制剂正在研究中，包括缩酚酸肽（depsipeptide）、丁酸盐衍生物、SAHA（suberoylanilide hydroxamic acid）和丙戊酸[388]。已完成 LBH589（一种苯乙烯异羟肟酸类似物）[389]和 MGCD0103[390]治疗 MDS 的Ⅰ期临床试验。还有人试图将组蛋白去乙酰化抑制剂和去甲基化制剂联合应用[391]。

血小板减少症的治疗

血小板减少在 MDS 中很常见，在 IPSS 积分较高的分类患者中发生率更高[392]。而且许多治疗 MDS 的药物会加重血小板减少。血小板计数低于 10×10⁹/L 或化疗导致血小板减少的患者需要输注血小板。抗纤维蛋白溶解药物，如氨基己酸可以用于治疗输注血小板后仍出血的患者，或用于减少血小板输注的需求[393]。低剂量的 IL-11 和 TPO 受体激动剂作为升高血小板的手段治疗症状性血小板减少的研究正在进行中。AMG-531（romiplostim）和艾曲波帕（eltrombopag）可使一亚类 MDS 患者血小板计数增加[394-396]，其升血小板的治疗作用也正在研究中。

中性粒细胞减少、发热和感染

粒细胞集落刺激因子（G-CSF）　随机双盲研究未发现任何细胞因子可以延长低原始细胞白血病患者的生存期或者缓解病情。GM-CSF 和 G-CSF[397-399]可以增加一部分患者的中性粒细胞计数和功能。由于一部分 MDS 患者的 G-CSF 受体表达很低，限制了其对内源性或外源性 G-CSF 的反应[400]。有报道单独应用 G-CSF 诱导低增生 AML/MDS 患者完全缓解[401]。粒细胞输注在 MDS 中很少使用[402]。有报道使用 G-CSF 曾发生罕见的严重并发症，如脾破裂[403]。细胞因子并不能延缓疾病向急性白血病进展；却使一部分患者外周血原始细胞比例增加，且有时停用细胞因子后也不会逆转[397,398]。一篇综述中，83 例使用 G-CSF 或 GM-CSF 的 MDS 患者中，22 例出现骨髓原始细胞比例增加，并且 69 例患者中有 12 例转化成 AML。也有报道异常巨噬细胞比例增加[404]。在不接受化疗的低原始细胞白血病患者中使用这些药物有促进白血病原始细胞扩增的风险[405]。单独联合使用生长因子或者加用促成熟药物未能明显提高反应率或生存率[406,407]。

抗生素　由于高危 MDS 患者常存在较严重的中性粒细胞减少及中性粒细胞和单核细胞功能异常，发热是这些患者常见的症状。而且化疗药物常用于这类患者，进而导致严重的中性粒细胞减少。病原菌的培养、应用广谱抗生素直到找到特异性病原微生物显得至关重要（见第 20 章）。

高中危（INT-2）或高危预后积分患者的治疗

去甲基化药物治疗

IPSS 积分较高的患者类型若不适合异基因造血干细胞移植，可采用去甲基化药物治疗。在一项对 5- 氮杂胞苷和传统方案（包括支持治疗、低剂量阿糖胞苷治疗或者强烈诱导化疗）治疗高危 MDS 的比较研究中，5- 氮杂胞苷可以提高生存率[408]。但是，除异基因造血干细胞移植外，所有这些治疗手段都只能暂时缓解病情[409]。

急性髓细胞白血病的化疗

含标准剂量的阿糖胞苷，一种蒽环类抗生素和（或）依托泊苷的化疗方案只在不到 20% 的高危 MDS 患者获得缓解（见第 89 章）。而且一部分患者经过强烈化疗以后病情加重。高龄及高发的心、肾、免疫或其他器官系统的损害是导致大多数低原始细胞白血病患者预后不佳的主要原因。小于 60 岁患者的缓解率较高，可达 50%[410]，可以考虑强烈化疗。大于 60 岁的患者经此疗法的中位生存期仅 9.5 个月，核型不佳者下降为 4 个月，表明这组患者并未受益于该疗法[411]。除了蒽环类药物和阿糖胞苷的标准联合用药方案外，其他方案，如脂质体柔红霉素和拓扑替康（topotecan）加或不加沙利度胺对 AML 或高危 MDS 患者并无临床疗效[412]。所谓的 FLAG-Ida 方案［氟达拉滨（fludarabine）、阿糖胞苷、伊达比星（idarubicin）和 G-CSF］治疗 45 例高危髓系肿瘤患者（其中 13 例为 MDS），53% 的患者获得完全缓解，11% 病情改善[413]。吉妥珠单抗（gemtuzumab ozogamicin，商品名麦罗塔，Mylotarg）已获批准用于治疗高龄的复发 AML 患者，但对治疗 MDS 无效[414,415]。

造血干细胞移植

异基因干细胞移植　异基因干细胞移植用于治疗各种 MDS 患者，年龄范围从 1 个月到 70 岁以上[416-418]，它是目前唯一有可能治愈 MDS 的方法。预处理方案包括环磷酰胺加放疗或美法仑加环磷酰胺。大多数患者接受组织相容的同胞供者移植,也有部分患者接受了不完全相匹配的、有亲缘关系或没有亲缘关系的供者移植。一项具有代表性的研究是 93 例患者(年龄从 1 个月到大于 60 岁,中位年龄为 30 岁)接受了这种传统的骨髓干细胞移植[419]。在接受移植时年龄小于 40 岁、发病时间短、骨髓中原始细胞小于 5% 的患者疗效最好。这些患者 4 年的无病生存可达到 60%,总无病生存约为 40%。老年患者的围移植期死亡率和复发率较高。整组患者的 4 年保守复发率为 30%,骨髓原始细胞大于 5% 的患者复发率达 50%。在这个研究中细胞遗传学异常对疗效无预测作用,但在其他研究中不良细胞遗传学异常是重要的预后因素。随着白消安靶向治疗的应用,干细胞移植可成功应用于年龄高达 66 岁的老年患者[420,421]。当推荐 MDS 患者进行干细胞移植时应权衡诸多因素如疾病阶段、患者年龄、合并症、既往接受的治疗、供者类型和干细胞来源等。

一项国际骨髓移植登记报告发现,在接受异基因移植的 452 例 MDS 患者中,年轻患者、移植前血小板计数大于 $100\times10^9/L$ 者具有较低的移植死亡率、较高的无病生存率和总生存率。而较高原始细胞比例和 IPSS 积分高的患者复发率较高[422]。外周血或骨髓来源干细胞都可以应用。一项研究显示外周血动员的干细胞相对于骨髓干细胞具有更好的效果[423]。

国家(美国)骨髓捐赠计划中包括了 510 例 MDS 移植患者。患者中位年龄为 38 岁,2 年无病生存概率为 29%(95%CI 25%~33%)。2 年治疗相关死亡率为 54%,是该群患者治疗成功的主要障碍[424]。无亲缘关系供者的脐带血细胞移植治疗成人和儿童 MDS 都已获成功[425],但无亲缘关系供者骨髓移植结果不如相匹配同胞供者移植。预计在进入供受者高分辨率 HLA 配型时代以后,这些移植的疗效会有所改善[426]。

应在 MDS 进展为 AML 之前进行干细胞移植[427]。当应用去除 T 细胞法预防移植物抗宿主病(GVHD)时,在缓解期内进行移植可取得最好的疗效[428]。细胞遗传学异常不良预后因素会影响复发风险,但不会影响非复发死亡率[429]。在一项回顾性研究中,移植时原始细胞小于 5% 是预测无病生存改善的最佳指标,清髓性预处理复发率较低,但仍不能完全清除高肿瘤负荷[430]。如果考虑到高危细胞遗传学异常,继发性 MDS 患者与原发性 MDS 患者的干细胞移植效果相当[431,432]。移植前中性粒细胞减少者由于发生感染相关死亡所以疗效较差[433]。既往用去甲基化药物治疗不增加移植毒性,这类药物是否可通过降低疾病负荷来改善预后仍需系统性的研究[434]。各种移植方法并发症的发生率和死亡率仍然高,还有一些患者由于年龄或合并症而不适合采用清髓性移植[435]。

HLA 完全匹配的家庭成员或无亲缘关系供者的减低强度预处理异基因造血干细胞移植已经用于治疗 MDS[436]。在一项研究中,16 例患者(中位年龄为 54 岁)接受了氟达拉滨加环磷酰胺的预处理,移植后 100 天未见移植相关死亡,2 年实际无事件生存率为 56%(95%CI 30%~68%)。还有其他应用含氟达拉滨预处理方案的报道[437,438]。一项研究比较了减低强度和标准移植治疗 MDS,发现两种移植方案 2 年总生存和无病生存相似,但毒性不同[439]。还有报道年龄大于 70 岁的患者也接受了移植治疗[440],移植在将来老年 MDS 患者治疗中的作用仍在研究中[441]。对于减低强度干细胞移植后复发的患者,可进行供者淋巴细胞输注、二次移植或化疗等补救治疗[442,443]。

自体干细胞输注　已有低原始细胞白血病患者在强化疗后进行了自体干细胞输注治疗[444]。由于自体干细胞存在具有再植能力的白血病细胞的污染,且缺乏移植物抗白血病效应而使其应用受限。但因为缺乏移植物抗宿主反应,该治疗方法更适用于通常受该病累及的年龄组。强烈化疗和干细胞挽救的围移植期死亡率在经选择的患者中大约 10%,约 50% 的经选择的患者生存期延长[445]。治疗时处于疾病进展期的患者预后较差。随着减低强度异基因移植应用的增加,自体干细胞移植运用得越来越少。有趣的是,当自体移植用于治疗由先前 MDS 转化而来的 AML 时,干细胞动员或造血恢复均不受影响[446]。

其他用于治疗 MDS 或正在研究中的药物

其他细胞毒性单药治疗

羟基脲和低剂量依托泊苷可用于控制白血病细胞增殖,但通常只产生部分反应,而且不影响生存持续时间[331],偶有应用依托泊苷治疗(50mg 持续 2 小时输注,每周 2~7 次,连续 4 周;或 100mg/d,口服 3 天,继以 50mg,每周 2 次)达到缓解[447]。低剂量美法仑[448]、吉西他滨[449]、CPT-11(一种 DNA 拓扑异构酶 I 抑制剂)[450]、曲沙他滨(一种阿糖胞苷异构体)[451]和每周口服去甲氧基柔红霉素[452]等均在某些患者获得治疗反应。嘌呤核苷类似物氯法拉滨对 MDS 也有治疗作用[453],口服拓扑替康对 MDS 仅有中度活性[454]。微管抑制剂 ABT-751 治疗 MDS 的研究也在进行中[455]。

抗血管生成药物

沙利度胺已在 MDS 治疗中显示疗效[456]。患者接受 100~400mg/d,连续 12 周或以上,虽无细胞遗传学反应或完全反应,但 16 例患者出现血液学改善[457]。在另一项 34 例病例的研究中,中位耐受剂量为 400mg/d,其中 6 例疾病进展,4 例疾病稳定,11 例患者部分缓解(5 例主要反应,6 例次要反应),反应率为 56%。中位时间 2 个月后开始出现血液学改善[458]。在 7 号染色体单体、5q- 综合征和复杂核型异常的患者中观察到细胞遗传学反应。沙利度胺不仅具有抗血管生成活性,也可降低血管内皮生长因子和碱性成纤维细胞生长因子水平[459]。该药可能在治疗骨髓纤维化患者尤其有效[460]。在接受沙利度胺联合 α 达贝泊汀治疗的患者中出现了血栓栓塞[461]。

沙利度胺衍生物雷那度胺(商品名 Revlimid)能降低促血管形成因子水平,抑制基质细胞黏附,促进细胞周期阻滞和凋亡,影响自然杀伤细胞和细胞毒性 T 淋巴细胞功能。在染色体 5q 缺失患者,雷那度胺减少了输血需求并逆转细胞遗传学异常[462]。在无 5q 缺失患者中,约 43% 输血需求减少,一部分患者甚至不再依赖输血。该临床试验仅包括低危或中危 -1 的 MDS 患者[463],而有 5q- 的高危 MDS 患者对治疗也有反应,但伴有其他的细胞遗传学异常影响治疗反应[464]。与沙利度胺不同,雷那度胺的主要毒性是骨髓抑制,通常因骨髓抑制需减少药物剂量[465]。在 5q 缺失患者中,治疗时血细胞减少预示着对治疗可能有反应[466]。

抗肿瘤坏死因子治疗

可溶性 TNF 受体融合蛋白依那西普(p75 TNFR:Fc)治疗

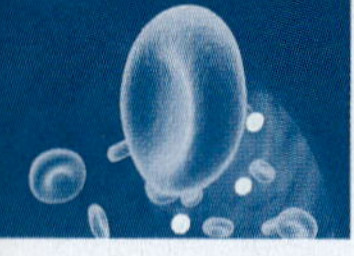

MDS 疗效不一。在一项试验性研究中，该药对血细胞减少有中度改善[467]，而在另一项试验中，10 例患者均无治疗反应[468]。在另一项持续 3 个月的试验性研究中，1 例患者可暂时性不依赖输血，但总有效率低[469]。嵌合型抗 TNF-α 单抗英夫利昔单抗(infliximab)使 2 例患者出现持续的红系反应(1 例主要反应，1 例次要反应)，骨髓中凋亡细胞比例减少[470]。可预测 TNF 抑制剂之类抑制凋亡的治疗可能对低危 MDS 有效，而对于高危 MDS 促凋亡治疗可能更有效[471]。

改变氧化状态的药物

氨磷汀(amifostine)在 MDS 中活性很低[472]。在早期研究中，谷胱甘肽 S- 转移酶的谷胱甘肽类似物抑制剂 TLK199 获得了血液学改善[473]，其疗效仍在评估中。

类视黄醇、维生素 D 衍生物、三氧化二砷和其他具有潜在促成熟的药物

糖皮质激素、维生素 A 类似物(类视黄醇)、维生素 D 类似物(二羟基维生素 D_3)、嘧啶类似物(阿糖胞苷)、六亚甲基二乙酰胺和干扰素等在体外能诱导小鼠和人白血病细胞成熟[474-476]。顺式维甲酸，20~100mg/m^2，异维甲酸，25mg/m^2 或 ATRA 45mg/m^2，每天口服 1 次，连服 3 个月，仅在极少部分低原始细胞白血病患者中产生了轻微的、暂时的(数周)疗效[477,478]。

联合低剂量阿糖胞苷、维甲酸和 1,25- 二羟基维生素 D_3 治疗 44 例低原始细胞白血病患者取得 50% 的反应率，有反应者较无反应者有较长的生存期[479]。16 例低原始细胞白血病患者接受了六亚甲基二乙酰胺治疗，20~24g/(m^2·d)，连续 10 天静脉注射，之后观察 18~75 天，其中 4 例患者中性粒细胞计数增加，骨髓原始细胞减少[480]。在另外一项研究中，却没有观察到疗效[475]。苯丁酸钠对于低原始细胞白血病也有一定效果，目前正在临床试验中[481]。

三氧化二砷单药应用可使约 20% 的病例出现反应[482]。低危 MDS 患者最有可能获益[483]，目前尚不明确该药是否在 MDS 中影响细胞成熟、凋亡或增殖[484-486]。

酪氨酸激酶和其他细胞信号传导抑制剂

甲磺酸伊马替尼是 ABL、KIT 和血小板衍生生长因子受体的酪氨酸激酶抑制剂，对 MDS 患者无临床反应[487,488]。RAF 蛋白激酶抑制剂，如索拉非尼(sorafenib)、法尼基转移酶抑制剂罗那法尼(lonafarnib)[490]、替比法尼(tipifarnib)[491,492] 和 BMS-214662[493] 已经用于 MDS 的治疗。抑制香叶酰香叶酰化的他汀类药物(statins)治疗 MDS 和 AML 也在研究中[494]。诸如间接靶向 NF-κB 的硼替佐米[495-497]，靶向 mTOR(西罗莫司的哺乳动物靶标)的药物等[498] 对 MDS 的疗效也正在研究中。MDS 中受累的祖细胞很少表达 *FLT-3* 突变[499]，所以认为 *FLT-3* 抑制剂对治疗 MDS 无效。

少见的、继发性的高风险发生急性髓细胞白血病的综合征

无巨核细胞血小板减少症

无巨核细胞血小板减少症可以是先天性的，与 *MPL* 基因突变有关，也可以是获得性的[500,501]，两者均是罕见的白血病前期综合征(<1%)，确诊的病例在诊断后数月至数年转化为 AML[502,503]。在 1220 例 MDS 病例中，发现 11 例单纯血小板减少的病例存在克隆性染色体异常，通常累及 3 号、5 号、8 号或 20 号染色体。这些患者没有抗血小板抗体，糖皮质激素治疗无效。这 11 例患者中有 5 例进展为急性髓细胞白血病(表 88-6；参见第 119 章)[502]。

表 88-6 可出现在急性髓细胞白血病发病前的骨髓低增生综合征

无巨核细胞性血小板减少症(第 110 章)
慢性低增生性中性粒细胞减少症(第 65 章)
伴克隆性造血的假性再生障碍性贫血(第 34 章)
阵发性睡眠性血红蛋白尿 - 再生障碍性贫血综合征(第 34 章和第 40 章)

单纯性中性粒细胞减少症

获得性、单纯的、慢性中性粒细胞减少症为罕见的 AML 前期疾病。先天性中性粒细胞减少症可进展为 AML[504]。该进展与 G-CSF 受体(*CSF3R*)基因突变有关(参见第 65 章)。有报道 Shwachman-Diamond 综合征(中性粒细胞减少和胰腺外分泌功能不全)进展为低原始细胞白血病或显性 AML[505]。其相关综合征，Pearson 综合征(铁粒幼红细胞性贫血、中性粒细胞减少和胰腺外分泌功能不全)，是儿童的一种白血病前期疾病(参见第 34 章)[506]。

慢性单核细胞增多

在少数患者，不明原因的、持续性单核细胞增多是最显著的血细胞异常，在发展为急性白血病之前可持续数月至数年[122-124]。

再生障碍性贫血、阵发性睡眠性血红蛋白尿和嗜酸性粒细胞性筋膜炎

某些获得性再生障碍性贫血病例可发生 AML 或 MDS[507,508]。自从应用免疫治疗后，发展为 MDS 和白血病的病例增多，部分原因是由于患者的寿命延长以及造血重建通常不完全。初始对免疫抑制治疗有反应的患者后来发展为 MDS(参见第 34 章有关再生障碍性贫血、MDS 和阵发性睡眠性血红蛋白尿间相互关系的讨论)。

阵发性睡眠性血红蛋白尿(PNH)是一种克隆性造血干细胞疾病，常表现为骨髓增生低下(参见第 40 章)。约 0.5% 的患者可转化为 AML。相对于其他克隆性髓细胞疾病而言，PNH 作为克隆性衍化的综合征转化为白血病的几率较低。所有慢性克隆性造血干细胞疾病(如真性红细胞增多症、原发性血小板增多症、原发性骨髓纤维化、慢性髓细胞白血病)都有发展为 AML 的倾向(参见第 85 章)。惰性髓细胞克隆性疾病患者可能存在类似于阵发性睡眠性血红蛋白尿的血细胞膜缺陷。

嗜酸性粒细胞性筋膜炎可出现类似于硬皮病的皮肤征象。常表现为对称性水肿、臂和腿的硬化，不累及手足[510,511]。常出现嗜酸性粒细胞增高和高丙种球蛋白血症。免疫性血细胞减少、再生障碍性贫血、骨髓增生异常、AML 和淋巴瘤患者常伴有嗜酸性粒细胞性筋膜炎[512]。根据假设，所有疾病表现均与免疫机制有关。其发生 AML 的风险明显高于正常人[510-512]。骨髓移植已用于治疗该病的再生障碍性贫血[513]。

淋巴细胞白血病的前驱综合征

惰性克隆性疾病通常是髓细胞白血病的前驱性疾病。相当比例的 AML 患者之前为 MDS。即使在很多原发性 AML 患者,发病前很长一段时间存在一些前驱症状和体征。ALL 通常起病急,在明确诊断前其症状很少超过数周(参见第 93 章)。一些中间状态的综合征(如冒烟型、低原始细胞性淋巴细胞白血病或前驱期贫血等)少见,后者在儿童偶有报道,但尤其见于成人 ALL[515-521]。

约 2% 的儿童和极少数成人在 ALL 发病前有类似再生障碍性贫血[522-526]或红系低增生[527]。糖皮质激素可立即改善再障,但通常在 1~8 个月内很快发生 ALL。再障的缓解和白血病发病的间隔期很短,提示虽然骨髓活检没有明显白血病细胞,但再障可能就是由白血病引起的[522,528]。在未经糖皮质激素或其他特定治疗的几例病例中,再障缓解后也迅速发生 ALL。ALL 发病前的骨髓再生障碍可由以下特征鉴别:女性高发(约占 90%),骨髓活检多有纤维化(约 90%),常见骨髓淋巴细胞增多(约 60%),以及自发性、暂时性的恢复(90% 以上)[529]。

发生在除 ALL 之外的其他恶性淋巴细胞疾病之前,或转化为 ALL 之外的其他恶性淋巴细胞疾病的惰性克隆性髓细胞疾病或低原始细胞(髓系)白血病

患有或后来发展成一种淋巴细胞增殖性疾病,如毛细胞白血病、淋巴细胞性淋巴瘤、骨髓瘤、慢性淋巴细胞白血病或霍奇金淋巴瘤的患者,有时可出现伴其他血细胞系质的异常(例如血小板病)的环形铁粒幼细胞性贫血[530-538]。这些环形铁粒幼细胞性贫血患者之前并未接受细胞毒药物治疗。类似的情况见于一些淋巴增殖性疾病或实体瘤接受化疗或放疗的病例,这些患者后来发展为白血病前期综合征,可能是由于之前的治疗所致。其他类型的骨髓增生异常可与 B 或 T 淋巴细胞起源的肿瘤同时发生[530-539]。

翻译:李　晓
校对:刘建湘

参考文献

1. Lichtman MA: Myelodysplasia or myeloneoplasia: Thoughts on the nosology of the clonal myeloid disorders. *Blood Cells Mol Dis* 26:572, 2000.
2. Brunning RD, Porwit A, Orazi A, et al: Myelodysplastic syndromes, in *WHO Classification of Tumors; Tumors of Haematopoietic and Lymphoid Tissues,* edited by SH Swerdlow, E Campo, NL Harris, ES Jaffe, SA Pileri, H Stein, J Thiele, JW Vardiman, p 87. IARC Press, Lyon, 2008.
3. Dreyfus B, Rochant H, Sultan C, et al: Les anémies réfractaires avec excès de myeloblastes dans la moelle. Etude de onze observations. *Presse Med* 78:359, 1970.
4. Layton DM, Mufti GJ: Myelodysplastic syndromes: Their history, evolution, and relation to acute myeloid leukemia. *Blut* 53:423, 1986.
5. Chevallier P: Sur la terminologie des leucoses et des affection frontières. Les odoleucoses. *Sang* 15:587, 1942–43.
6. Hamilton-Paterson JL: Preleukaemic anemia. *Acta Haematol* 2:309, 1949.
7. Block M, Jacobson LO, Bethard WJ: Preleukemic acute human leukemia. *JAMA* 152:1018, 1953.
8. Vilter RW, Jarrold T, Will JJ, et al: Refractory anemia with hyperplastic bone marrow. *Blood* 15:1, 1960.
9. Schiller M, Rachmilewitz EA, Izak G: Pancytopenia with hypercellular hemopoietic tissue. *Isr J Med Sci* 5:69, 1969.
10. Saarni MI, Linman JW: Preleukemia. *Am J Med* 55:38, 1973.
11. Linman JW, Saarni MI: The preleukemic syndrome. *Semin Hematol* 11:93, 1974.
12. Pierre RV: Preleukemic states. *Semin Hematol* 11:73, 1974.
13. Dreyfus B: Preleukemic states. I. Definition and classification. II. Refractory anemia with an excess of myeloblasts in the bone marrow (smoldering acute leukemia) *Blood Cells* 2:33, 1976.
14. Linman JW, Bagby GC Jr: The preleukemic syndrome: Clinical and laboratory features, natural course and management. *Blood Cells* 2:11, 1976.
15. Linman JW, Bagby GC Jr: The preleukemic syndrome (hemopoietic dysplasia). *Cancer* 42:854, 1978.
16. Izrael V, Jacquillat C, Chastang C, et al: New data about oligoblastic leukemias. Apropos of an analysis of 120 cases. *Nouv Presse Med* 4:947, 1975.
17. Bernard J, Izrael V, Jacquillat C: Oligoblastic leukemias. *Nouv Presse Med* 4:943, 1975.
18. Bessis M, Bernard J: Hematopoietic dysplasias. *Blood Cells* 2:5, 1976.
19. *WHO Classification of Tumors of Hematopoietic and Lymphoid Tissues, 4th ed.,* edited by SH Swerdlow, E Campo, NL Harris, ES Jaffe, SA Pileri, H Stein, J Thiele, JW Vardiman. WHO Press, Lyons, 2008.
20. Maynadie M, Picard F, Husson B, et al: Immunophenotypic clustering of myelodysplastic syndromes. *Blood* 100:2349, 2002.
21. Stetler-Stevenson M, Arthur DC, Jabbour N, et al: Diagnostic utility of flow cytometric immunophenotyping in myelodysplastic syndrome. *Blood* 98:979, 2001.
22. Groupe Francais de Morphologie Hématologique: French registry of acute leukemia and myelodysplastic syndromes. *Cancer* 60:1385, 1987.
23. Aul C, Gatterman N, Schneider W: Age-related incidence and other epidemiologic aspects of myelodysplastic syndrome. *Br J Haematol* 82:358, 1992.
24. McNally RJO, Rowland D, Roman E, Cartwright RA: Age and sex distributions of hematological malignancies in the U.K. *Hematol Oncol* 15:173, 1997.
25. Luna-Fineman S, Shannon KM, Atwater SK, et al: Myelodysplastic and myeloproliferative disorders of childhood: A study of 167 patients. *Blood* 93:459, 1999.
26. Novitzky N, Prindull G, for the European Society of Paediatric Haematology and Immunology: Myelodysplastic syndromes in children. *Am J Hematol* 63:212, 2000.
27. Hasle H, Niemeyer CM, Chessells JM, et al: A pediatric approach to the WHO classification of myelodysplastic and myeloproliferative diseases. *Leukemia* 17:277, 2003.
28. Sasaki H, Manabe A, Kojima S, et al: Myelodysplastic syndrome in childhood. *Leukemia* 15:713, 2001.
29. Kardos G, Baumann I, Passmore SJ, et al: Refractory anemia in childhood: A retrospective analysis of 67 patients with particular reference to monosomy 7. *Blood* 102:1997, 2003.
30. Ma X, Does M, Raza A, Mayne ST: Myelodysplastic syndromes: Incidence and survival in the United States. *Cancer* 109:1536, 2007.
31. Rollison DE, Howlader N, Smith MT, et al: Epidemiology of myelodysplastic syndromes and chronic myeloproliferative disorders in the United States, 2001–2004, using data from the NAACCR and SEER programs. *Blood* 112:45, 2008.
32. West RR, Stafford DA, White DT, et al: Cytogenetic abnormalities in the myelodysplastic syndromes and occupational or environmental exposure. *Blood* 95:2093, 2000.
33. Nisse C, Haguenoer JM, Grandbastien B, et al: Occupational and environmental risk factors of the myelodysplastic syndromes in the North of France. *Br J Haematol* 112:927, 2001.
34. Yin SN, Hayes RB, Linet MS, et al: A cohort study of cancer among benzene-exposed workers in China: Overall results. *Am J Ind Med* 29:227, 1996.
35. Snyder R: Benzene and leukemia. *Crit Rev Toxicol* 32:155, 2002.
36. Park DJ, Koeffler HP: Therapy-related myelodysplastic syndromes. *Semin Hematol* 33:256, 1996.
37. Rigolin GM, Cuneo A, Roberti MG, et al: Exposure to myelotoxic agents and myelodysplasia: Case-control study and correlation with clinicobiological findings. *Br J Haematol* 103:189, 1998.
38. Sterkers Y, Preudhomme C, Lai JL, et al: Acute myeloid leukemia and myelodysplastic syndromes following essential thrombocythemia treated with hydroxyurea: High proportion of cases with 17p deletion. *Blood* 91:616, 1998.
39. Van Den Neste E, Louviaux I, Michaux JL, et al: Myelodysplastic syndrome with monosomy 5 and/or 7 following therapy with 2-chloro-2′-deoxyadenosine. *Br J Haematol* 105:268, 1999.
40. Krishnan A, Bhatia S, Slovak ML, et al: Predictors of therapy-related leukemia and myelodysplasia following autologous transplantation for lymphoma. *Blood* 95:1588, 2000.
41. Abruzzese E, Radford JE, Miller JS, et al: Detection of abnormal pretransplant clones in progenitor cells of patients who developed myelodysplasia after autologous transplantation. *Blood* 94:1814, 2000.
42. Smith SH, Le Beau MM, Huo D, et al: Clinical-cytogenetic associations in 306 patients with therapy-related myelodysplasia and myeloid leukemia: The University of Chicago series. *Blood* 102:43, 2003.
43. Lobe I, Rigal-Huguet F, Vekhoff A, et al: Myelodysplastic syndrome after acute promyelocytic leukemia: The European APL group experience. *Leukemia* 17:1600, 2003.
44. Nakanishi M, Tanaka K, Shintani T, et al: Chromosomal instability in acute myelocytic leukemia and myelodysplastic syndrome patients among atomic bomb survivors. *J Radiat Res (Tokyo)* 40:159, 1999.
45. Finch SC: Myelodysplasia and radiation. *Radiat Res* 161:603, 2004.
46. Alter BP: Cancer in Fanconi's anemia 1923–2001. *Cancer* 97:425, 2003.
47. Segel GB, Lichtman MA: Familial (inherited) leukemia, lymphoma, and myeloma. *Blood Cells Mol Dis* 32:2004.
48. Horwitz M, Sabath DE, Smithson WA, Radich J: A family inheriting different subtypes of acute myelogenous leukemia. *Am J Hematol* 52:295, 1996.
49. Pradhan A, Mijovic A, Mills K, et al: Differentially expressed genes in adult familial myelodysplastic syndromes. *Leukemia* 18:449, 2004.
50. Kumar T, Mandla SG, Greer WL: Familial myelodysplastic syndrome with early age onset. *Am J Hematol* 64:53, 2000.

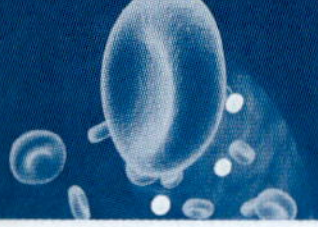

51. Griffith DP, Liff DA, Ziegler TR, et al: Acquired copper deficiency: A potentially serious and preventable complication following gastric bypass surgery. *Obesity (Silver Spring)* 17:827, 2009.
52. Fong T, Vij R, Vijayan A, et al: Copper deficiency: An important consideration in the differential diagnosis of myelodysplastic syndrome. *Haematologica* 92:1429, 2007.
53. Abkowitz JL, Fialkow PJ, Niebrugge DJ, et al: Pancytopenia as a clonal disorder of a multipotent hemopoietic stem cell. *J Clin Invest* 73:258, 1984.
54. Rasking WH, Tirumali N, Jacobson R, et al: Evidence for a multistep pathogenesis of a myelodysplastic syndrome. *Blood* 63:1318, 1984.
55. Mongkonsritragoon W, Letendre L, Li CY: Multiple lymphoid nodules in bone marrow have the same clonality as underlying myelodysplastic syndrome recognized with fluorescent in situ hybridization technique. *Am J Hematol* 59:252, 1998.
56. Janssen JWG, Buschle M, Layton M, et al: Clonal analysis of myelodysplastic syndromes: Evidence of multipotent stem cell origin. *Blood* 73:248, 1989.
57. Boultwood J, Weainscot JS: Clonality in the myelodysplastic syndromes. *Int J Hematol* 73:411, 2001.
58. Gerritsen WR, Donohue J, Bauman J, et al: Clonal analysis of myelodysplastic syndrome: Monosomy 7 is expressed in the myeloid lineage but not in the lymphoid lineage as detected by fluorescent in situ hybridization. *Blood* 80:217, 1992.
59. Anastasi J, Fang J, LeBeau MM, et al: Cytogenetic clonality in myelodysplastic syndromes studied with fluorescence *in situ* hybridization: Lineage, response to growth factor therapy, and clone expansion. *Blood* 81:1580, 1993.
60. Culligan DJ, Cachia P, Whittaker A, et al: Clonal lymphocytes are detectable in only some cases of MDS. *Br J Haematol* 81:346, 1992.
61. Abrahamson G, Boultwod J, Madden J, et al: Clonality of cell population in refractory anaemia using combined approach of gene loss and X-linked restricting fragment length polymorphism–methylation analysis. *Br J Haematol* 79:550, 1991.
62. Delforge M, Demuynck H, Verhoef G, et al: Patients with high risk myelodysplastic syndrome can have polyclonal or clonal haemopoiesis in complete haematological remission. *Br J Haematol* 102:486, 1998.
63. Lawrence HJ, Broudy VC, Magenis RE, et al: Cytogenetic evidence for involvement of B-lymphocytes in acquired idiopathic sideroblastic anemia. *Blood* 70:1003, 1982.
64. Meers S, Vandenberghe P, Boogaerts M, et al: The clinical significance of activated lymphocytes in patients with myelodysplastic syndromes: A single centre study of 131 patients. *Leuk Res* 32:1026, 2008.
65. Epling-Burnette PK, Painter JS, Rollison DE, et al: Prevalence and clinical association of clonal T-cell expansions in myelodysplastic syndrome. *Leukemia* 21:659, 2007.
66. Flores-Figueroa E, Montesinos JJ, Flores-Guzm·n P, et al: Functional analysis of myelodysplastic syndromes-derived mesenchymal stem cells. *Leuk Res* 32:1407, 2008.
67. Nakagawa T, Saitoh S, Imoto S, et al: Multiple point mutation of N-ras and K-ras oncogenes in myelodysplastic syndrome and acute myelogenous leukemia. *Oncology* 49:114, 1992.
68. VanKamp H, DePijper C, Verlaan-de Vries M, et al: Longitudinal analysis of point mutations of the N-ras protooncogene in patients with myelodysplasia using archival blood smears. *Blood* 79:1266, 1992.
69. Paquette RL, Landau EM, Pierre RV, et al: N-ras mutations are associated with poor prognosis and increased risk of leukemia in myelodysplastic syndrome. *Blood* 82:590, 1993.
70. Bartram CR: Molecular genetic aspects of myelodysplastic syndromes. *Semin Hematol* 33:139, 1996.
71. Parker J, Mufti GJ: Ras and myelodysplasia: Lessons from the last decade. *Semin Hematol* 33:206, 1996.
72. Padua RA, Guinn BA, Al-Sabah AI, et al: RAS, FMS and p53 mutations and poor clinical outcome in myelodysplasias: A 10-year follow-up. *Leukemia* 12:887, 1998.
73. Plata E, Viniou N, Abazis D, et al: Cytogenetic analysis and RAS mutations in primary myelodysplastic syndromes. *Cancer Genet Cytogenet* 111:124, 1999.
74. Quesnel B, Guillerm G, Vereecque R, et al: Methylation of the p15 (INK4b) gene in myelodysplastic syndromes is frequent and acquired during disease progression. *Blood* 91:2985, 1998.
75. Miyazato A, Ueno S, Ohmine K, et al: Identification of myelodysplastic syndrome-specific genes by DNA microarray analysis with purified hematopoietic stem cell fraction. *Blood* 98:422, 2001.
76. Fadilah SAW, Cheong SK, Roslan H, et al: *GATA-1* and *GATA-2* gene expression is related to the severity of dysplasia in myelodysplastic syndrome. *Leukemia* 16:1563, 2002.
77. Wulfert M, Küpper AC, Tapprich C, et al: Analysis of mitochondrial DNA in 104 patients with myelodysplastic syndromes. *Exp Hematol* 36:577, 2008.
78. Greenberg PL: Apoptosis and its role in the myelodysplastic syndromes: Implications for disease natural history and treatment. *Leuk Res* 22:1123, 1998.
79. Van de Loosdrecht AA, Vellenga E: Myelodysplasia and apoptosis. *Med Oncol* 17:16, 2000.
80. Huh YO, Jilani I, Estey E, et al: More cell death in refractory anemia with excess blasts in transformation than in acute myeloid leukemia. *Leukemia* 16:2249, 2002.
81. Raza A, Alvi S, Broady-Robinson L, et al: Cell cycle kinetic studies in 68 patients with myelodysplastic syndromes following intravenous iodo- and/or bromodeoxyuridine. *Exp Hematol* 25:530, 1997.
82. Gersuk GM, Beckham C, Loken MR, et al: A role for tumour necrosis factor-alpha, Fas and Fas-ligand in marrow failure associated with myelodysplastic syndrome. *Br J Haematol* 103:176, 1998.
83. Mundle SD, Ali A, Cartlidge JD, et al: Evidence for involvement of tumor necrosis factor-alpha in apoptotic death of bone marrow cells in myelodysplastic syndromes. *Am J Hematol* 60:36, 1999.
84. Parker JE, Fishlock KL, Mijovic A, et al: "Low-risk" myelodysplastic syndrome is associated with excessive apoptosis and an increased ratio of pro- versus anti-apoptotic bcl-2-related proteins. *Br J Haematol* 103:1075, 1998.
85. Gyan E, Frisan E, Beyne-Rauzy O, et al: Spontaneous and Fas-induced apoptosis of low-grade MDS erythroid precursors involves the endoplasmic reticulum. *Leukemia* 22:1864, 2008.
86. Meers S, Kasran A, Boon L, et al: Monocytes are activated in patients with myelodysplastic syndromes and can contribute to bone marrow failure through CD40-CD40L interactions with T helper cells. *Leukemia* 21:2411, 2007.
87. Amin HM, Jilani I, Estey EH, et al: Increased apoptosis in bone marrow B lymphocytes but not T lymphocytes in myelodysplastic syndrome. *Blood* 102:1866, 2003.
88. Baumann I, Scheid C, Koref MS, et al: Autologous lymphocytes inhibit hemopoiesis in long-term culture in patients with myelodysplastic syndrome. *Exp Hematol* 30:1045, 2002.
89. Moldrem J, Jiang Y, Stetler-Stevenson M, et al: Haematologic response of patients with myelodysplastic syndrome to antithymocyte globulin is associated with a loss of lymphocyte-mediated inhibition of CFU-GM and alterations in T cell receptor Vβ profiles. *Br J Haematol* 102:1314, 1998.
90. Epperson D, Nakamura R, Saunthararajah Y, et al: Oligoclonal T cell expansion in myelodysplastic syndrome: Evidence for an autoimmune process. *Leuk Res* 25:1075, 2001.
91. Marcondes AM, Mhyre AJ, Stirewalt DL, et al: Dysregulation of IL-32 in myelodysplastic syndrome and chronic myelomonocytic leukemia modulates apoptosis and impairs NK function. *Proc Natl Acad Sci U S A* 105:2865, 2008.
92. Rosenfeld C, List A: A hypothesis for the pathogenesis of myelodysplastic syndromes: Implications for new therapies. *Leukemia* 14:2, 2000.
93. Bagby GC: The preleukemic syndrome (hematopoietic dysplasia). *Blood Rev* 2:194, 1988.
94. Noel P, Solberg LA Jr: Myelodysplastic syndromes: Pathogenesis, diagnosis and treatment. *Crit Rev Oncol Hematol* 12:193, 1992.
95. Ahmad YH, Kiehl R, Papac RJ: Myelodysplasia. The clinical spectrum of 51 patients. *Cancer* 76:869, 1995.
96. Hebbar M, Hebbar-Savean K, Fenaux P: Systemic diseases in myelodysplastic syndromes. *Rev Med Interne* 16:897, 1995.
97. Saif MW, Hopkins JL, Gore SD: Autoimmune phenomena in patients with myelodysplastic syndromes and chronic myelomonocytic leukemia. *Leuk Lymphoma* 43:2409, 2002.
98. de la Chapelle A, Lahtinen R: Monosomy 7 predisposes to diabetes insipidus in leukaemia and myelodysplastic syndrome. *Eur J Haematol* 39:404, 1987.
99. Nakamura F, Kishimoto Y, Handa T, et al: Diabetes insipidus manifesting hypodipsic hypernatremia and dehydration. *Am J Hematol* 75:213, 2004.
100. Soppi E, Nousiainen T, Seppa A, et al: Acute febrile neutrophilic dermatosis (Sweet's syndrome) in association with myelodysplastic syndromes: A report of three cases and a review of the literature. *Br J Haematol* 73:43, 1989.
101. Arbetter KR, Hubbard KW, Markovic SN, et al: Case of granulocyte colony-stimulating factor-induced Sweet's syndrome. *Am J Hematol* 61:126, 1999.
102. Avi I, Rosenbaum H, Levy Y, Rowe J: Myelodysplastic syndrome and associated skin lesions: A review of the literature. *Leuk Res* 23:323, 1999.
103. Weber RFA, Geraedts JPM, Kerkhofs H, Leeksma CHW: The preleukemic syndrome. *Acta Med Scand* 207:391, 1980.
104. Ohno E, Ohtsuka E, Watanabe K, et al: Behçet's disease associated with myelodysplastic syndromes. A case report and a review of the literature. *Cancer* 79:262, 1997.
105. Komatsuda A, Miura I, Ohtani H, et al: Crescentic glomerulonephritis accompanied by myeloperoxidase-antineutrophil cytoplasmic antibodies in a patient having myelodysplastic syndrome with trisomy 7. *Am J Kidney Dis* 31:336, 1998.
106. Saitoh T, Murakami H, Uchiumi H, et al: Myelodysplastic syndromes with nephrotic syndrome. *Am J Hematol* 60:200, 1999.
107. Harewood GC, Loftus EV Jr, Tefferi A, et al: Concurrent inflammatory bowel disease and myelodysplastic syndromes. *Inflamm Bowel Dis* 5:98, 1999.
108. Lesprit P, Piette AM, Baumelou E, et al: Panniculitis and myelodysplasia: Report of 2 cases. *Eur J Med* 2:500, 1993.
109. Saif MW, Hopkins JL, Gore SD: Autoimmune phenomena in patients with myelodysplastic syndromes and chronic myelomonocytic leukemia. *Leuk Lymphoma* 43:2083, 2002.
110. Clark RE, Payne HE, Jacobs A: Primary myelodysplastic syndrome and cancer. *Br Med J* 294:937, 1987.
111. Sans-Sabrafen J, Buxó-Costa J, Woessner S, et al: Myelodysplastic syndromes and malignant solid tumors. *Am J Hematol* 41:1, 1992.
112. Florensa L, Vallespi T, Woessner S, et al: Incidence and characteristics of lymphoid malignancies in untreated myelodysplastic syndromes. *Leuk Lymphoma* 23:609, 1996.
113. Park S, Merlat A, Guesnu M, et al: Pure red cell aplasia associated with myelodysplastic syndromes. *Leukemia* 14:1709, 2000.
114. Choi JW, Kim Y, Fujino M, Ito M: Significance of fetal hemoglobin-containing erythroblasts (F blasts) and the F blast/F cell ratio in myelodysplastic syndromes. *Leukemia* 19:1478, 2002.
115. Kornberg A, Goldfarb A: Preleukemia manifested by hemolytic anemia with pyruvate-kinase deficiency. *Arch Intern Med* 146:785, 1986.
116. Harris JW, Koscick R, Lazarus HM, et al: Leukemia arising out of paroxysmal nocturnal hemoglobinuria. *Leuk Lymphoma* 32:401, 1999.
117. Lopez M, Bonnet-Gajdos M, Reviron M, et al: Acute leukemia augured before clinical signs by blood group antigen abnormalities and low levels of A and H blood group transferase activities in erythrocytes. *Br J Haematol* 63:535, 1986.
118. Anagnou NP, Ley TJ, Chesbro B, et al: Acquired α-thalassemia in pre-leukemia is due to decreased expression of all four α-globin genes. *Proc Natl Acad Sci U S A* 80:6051, 1983.
119. Helder J, Deisseroth A: S1 nuclease analysis of α-globin gene expression in preleukemic patients with acquired hemoglobin H disease after transfer to mouse erythroleukemia cells. *Proc Natl Acad Sci U S A* 84:2387, 1987.
120. Steensma DP, Higgs DR, Fisher CA, Gibbons RJ: Acquired somatic *ATRX* mutations in myelodysplastic syndrome associated with α-thalassemia (ATMDS) convey a more severe hematological phenotype than germline *ATRX* mutations. *Blood* 103:2019, 2004.
121. Group Française de Morphologie Hématologique: French registry of acute leukemia and myelodysplastic syndromes. *Cancer* 60:1385, 1987.
122. Jaworkowsky LI, Solovey DY, Rhausova LY, Udris OY: Monocytosis as a sign of sub-

sequent leukemia in patients with cytopenias (preleukemia). *Folia Haematol (Frankf)* 110:395, 1983.

123. Friedland ML, Ward H, Wittels EG, Arlin ZA: A monocytic leukemoid reaction: A manifestation of preleukemia. *R I Med J* 68:173, 1985.
124. Economopoulos T, Stathakis N, Maragoyannis Z, et al: Myelodysplastic syndrome. Clinical significance of monocyte concentration, degree of blastic infiltration and ring sideroblasts. *Acta Haematol* 65:97, 1981.
125. Shetty VT, Mundle SD, Raza A: Pseudo Pelger-Huët anomaly in myelodysplastic syndrome: Hyposegmented or apoptotic neutrophil? *Blood* 98:1273, 2001.
126. Langenhuijsen MM: Neutrophils with ring-shaped nuclei in myeloproliferative disease. *Br J Haematol* 58:227, 1984.
127. Clark RE, Smith SA, Jacobs A: Myeloid surface antigen abnormalities in myelodysplasia: Relation to prognosis and modification by 13-*cis* retinoic acid. *J Clin Pathol* 40:652, 1987.
128. Cech P, Markert M, Perrin LH: Partial myeloperoxidase deficiency in preleukemia. *Blut* 47:21, 1983.
129. Schofield KP, Stone PCW, Kelsey P, et al: Quantitative cytochemistry of blood neutrophils in myelodysplastic syndromes and chronic granulocytic leukaemia. *Cell Biochem Funct* 1:92, 1983.
130. Elghetany MT, Peterson B, MacCallum J, et al: Deficiency of neutrophilic granule membrane glycoproteins in the myelodysplastic syndromes: A common deficiency in 216 patients studied by the Cancer and Leukemia Group B. *Leuk Res* 21:801, 1997.
131. Ruutu P: Granulocyte function in myelodysplastic syndromes. *Scand J Haematol* 36(Suppl 45):66, 1986.
132. Prodan M, Tulissi P, Perticarari S, et al: Flow cytometric assay for the evaluation of phagocytosis and oxidative burst of polymorphonuclear leukocytes and monocytes in myelodysplastic disorders. *Haematologica* 80:212, 1995.
133. Piva E, De Toni S, Caenazzo A, et al: Neutrophil NADPH oxidase activity in chronic myeloproliferative and myelodysplastic diseases by microscopic and photometric assays. *Acta Haematol* 94:16, 1995.
134. Carulli G, Sbrana S, Minnucci S, et al: Actin polymerization in neutrophils from patients affected by myelodysplastic syndromes—A flow cytometric study. *Leuk Res* 21:513, 1997.
135. Nakaseko C, Asai T, Wakita H, et al: Signaling defect in FMLP-induced neutrophil respiratory burst in myelodysplastic syndromes. *Br J Haematol* 95:482, 1996.
136. Pamphilon DH, Aparicio SR, Roberts BE, et al: The myelodysplastic syndromes—A study of haemostatic function and platelet ultrastructure. *Scand J Haematol* 33:486, 1984.
137. Payne CM, Glasser L: An ultrastructural morphometric analysis of platelet grant and fusion granules. *Blood* 67:299, 1986.
138. Rasi V, Lintula R: Platelet-function in the myelodysplastic syndromes. *Scand J Haematol* 36(Suppl 45):71, 1986.
139. Hamblin TJ: Immunological abnormalities in myelodysplastic syndromes. *Semin Hematol* 33:150, 1996.
140. Anderson RW, Volsky DJ, Greenberg B, et al: Lymphocyte abnormalities in preleukemia: I. Decreased NK activity, anomalous immunoregulatory cell subsets and deficient EBV receptors. *Leuk Res* 7:389, 1983.
141. Kerndrup G, Meyer K, Ellegaard J, Hokland P: Natural killer (NK)-cell activity and antibody-dependent cellular cytotoxicity (ADCC) in primary preleukemic syndrome. *Leuk Res* 8:239, 1984.
142. Takagi S, Kitagawa S, Takeda A, et al: Natural killer–interferon system in patients with preleukaemic states. *Br J Haematol* 58:71, 1984.
143. Volsky DJ, Anderson RW: Deficiency in Epstein-Barr virus receptors on B lymphocytes of preleukemia patients. *Cancer Res* 43:3923, 1983.
144. Knox SJ, Greenberg BR, Anderson RW, Rosenblatt LS: Studies of T lymphocytes in preleukemic disorders and acute nonlymphocytic leukemia: In vitro radiosensitivity, mitogenic responsiveness, colony formation, and enumeration of lymphocytic subpopulations. *Blood* 61:449, 1983.
145. Baumann MA, Milson TJ, Patrick CW, et al: Immunoregulatory abnormalities in myelodysplastic disorders. *Am J Hematol* 22:17, 1986.
146. Economopoulos T, Economidou J, Giannopoulos G, et al: Immune abnormalities in myelodysplastic syndromes. *J Clin Pathol* 38:908, 1985.
147. Mufti GJ, Figes A, Hamblin TJ, et al: Immunological abnormalities in myelodysplastic syndromes. *Br J Haematol* 63:143, 1986.
148. Gatto S, Ball G, Onida F, et al: Contribution of β-2 microglobulin levels to the prognostic stratification of survival in patients with myelodysplastic syndrome (MDS). *Blood* 102:1622, 2003.
149. Takagi S, Tanaka O, Miura Y: Magnetic resonance imaging of femoral marrow in patients with myelodysplastic syndromes or leukemia. *Blood* 86:316, 1995.
150. Delacretaz F, Schmidt PM, Piguet D, et al: Histopathology and myelodysplastic syndromes: The FAB classification (proposals) applied to bone marrow biopsy. *Am J Clin Pathol* 87:180, 1987.
151. Yue G, Hao S, Fadare O, et al: Hypocellularity in myelodysplastic syndrome is an independent factor which predicts a favorable outcome. *Leuk Res* 32:553, 2008.
152. Fohlmeister I, Fischer R, Modder B, et al: Aplastic anemia and hypocellular myelodysplastic syndrome. *J Clin Pathol* 38:1218, 1985.
153. Kuriyama K, Tomonaga M, Matsuo T, et al: Diagnostic significance of pseudo Pelger Huët anomalies and micro-megakaryocytes in myelodysplastic syndrome. *Br J Haematol* 63:665, 1986.
154. Tricot G, DeWolf-Peeters C, Vlietinck R, Verwilghen RL: Bone marrow histology in myelodysplastic syndromes. II. Prognostic value of ALIP in MDS. *Br J Haematol* 58:217, 1984.
155. Mangi MH, Mufti GJ: Primary myelodysplastic syndromes: Diagnostic and prognostic significance of immunohistochemical assessment of bone marrow biopsies. *Blood* 79:198, 1992.
156. Della Porta MG, Malcovati L, Boveri E, et al: Clinical relevance of bone marrow fibrosis and cd34-positive cell clusters in primary myelodysplastic syndromes. *J Clin Oncol* 27:754, 2009.
157. Bellamy WT, Richter L, Sirjani D, et al: Vascular endothelial cell growth factor (VEGF) is an autocrine promoter of abnormal localized immature precursors (ALIP) and leukemia progenitor formation in myelodysplastic syndromes. *Blood* 97:1427, 2001.
158. Matsushima T, Handa H, Yokohama A, et al: Prevalence and clinical characteristics of myelodysplastic syndrome with bone marrow eosinophilia or basophilia. *Blood* 101:3386, 2003.
159. Smith WB, Ablin A, Goodman JR, Brecher J: Atypical megakaryocytes in the preleukemic phase of AML. *Blood* 42:535, 1973.
160. Queisser W, Queisser U, Ansmann M, et al: Megakaryocyte polyploidization in acute leukemia and preleukemia. *Br J Haematol* 28:261, 1974.
161. Bartl R, Frisch B, Baumgart R: Morphologic classification of the myelodysplastic syndromes (MDS): Combined utilization of bone marrow aspirates and trephine biopsies. *Leuk Res* 16:15, 1992.
162. Maschek H, Georgii A, Kaloutsi V, et al: Myelofibrosis in primary myelodysplastic syndromes: A retrospective study of 352 patients. *Eur J Haematol* 148:208, 1992.
163. Moehler TM, Ho AD, Goldschmidt H, Barlogie B: Angiogenesis in hematological malignancies. *Crit Rev Oncol Hematol* 45:227, 2003.
164. Ribatti D, Polimeno G, Vacca A, et al: Correlation of bone marrow angiogenesis and mast cells with tryptase activity in myelodysplastic syndromes. *Leukemia* 16:1680, 2002.
165. Della Porta MG, Malcovati L, Rigolin GM, et al: Immunophenotypic, cytogenetic and functional characterization of circulating endothelial cells in myelodysplastic syndromes. *Leukemia* 22:530, 2008.
166. Greenberg PL: Biologic and clinical implications of marrow culture studies in the myelodysplastic syndromes. *Semin Hematol* 33:163, 1996.
167. Chui DHK, Clarke BJ: Abnormal erythroid progenitor cells in human preleukemia. *Blood* 60:362, 1982.
168. Senn JS, Messner HA, Pinkerton PH, et al: Peripheral blood blast cell progenitors in human preleukemia. *Blood* 59:106, 1982.
169. Juvonen E, Partanen S, Knuutila S, Ruutu T: Megakaryocyte colony formation by bone marrow progenitors in myelodysplastic syndrome. *Br J Haematol* 63:331, 1986.
170. Lidbeck J: In vitro colony and cluster growth haemopoietic dysplasia (the preleukaemic syndrome): I. Clinical correlations. *Scand J Haematol* 24:412, 1980.
171. Raymakers R, DeWitte T, Joziasse J, et al: *In vitro* growth pattern and differentiation predict for progression of myelodysplastic syndromes to acute nonlymphocytic leukemia. *Br J Haematol* 78:35, 1991.
172. Konwalinka G, Peschel C, Schmalzl F, et al: CFU-GM assay, cytochemical and electron microscopic studies in agar in patients with preleukemia syndrome and aplastic anemia. *Int J Cell Cloning* 3:367, 1985.
173. Cambier N, Baruchel A, Schlageter MH, et al: Chronic myelomonocytic leukemia: From biology to therapy. *Hematol Cell Ther* 39:41, 1997.
174. Aul C, Gatterman N, Schneider W: Comparison of in vitro growth characteristics of blast cell progenitors (CFU-BL) in patients with myelodysplastic syndromes and acute myeloid leukemia. *Blood* 80:625, 1992.
175. Flores-Figueroa E, Gutierrez-Espindola G, Guerrero-Rivera S, et al: Hematopoietic progenitor cells from patients with myelodysplastic syndromes: *In vitro* colony growth and long-term proliferation. *Leuk Res* 23:385, 1999.
176. Sato T, Kim S, Selleri C, et al: Measurement of secondary colony formation after 5 weeks in long-term cultures in patients with myelodysplastic syndrome. *Leukemia* 12:1187, 1998.
177. Aizawa S, Nakano M, Iwase O, et al: Bone marrow stroma from refractory anemia of myelodysplastic syndrome is defective in its ability to support normal CD34-positive cell proliferation and differentiation in vitro. *Leuk Res* 23:239, 1999.
178. Janowska-Wieczorek A, Bilch AR, Jacobs A: Increased circulating colony-stimulating factor-1 in patients with preleukemia, leukemia, and lymphoid malignancies. *Blood* 77:1796, 1991.
179. Verhoef GEG, DeSchouder P, Ceuppens JL: Measurement of serum cytokine levels in patients with myelodysplastic syndromes. *Leukemia* 6:1268, 1992.
180. Bowen D, Yancik S, Bennett L, et al: Serum stem cell factor concentration in patients with myelodysplastic syndromes. *Br J Haematol* 85:63, 1993.
181. Zwierzina H, Anderson JE, Rollinger-Holzinger I, et al: Endogenous FLT-3 ligand serum levels are associated with disease stage in patients with myelodysplastic syndromes. *Leukemia* 13:553, 1999.
182. Tamura H, Ogata K, Luo S, et al: Plasma thrombopoietin (TPO) levels and expression of TPO receptor on platelets in patients with myelodysplastic syndromes. *Br J Haematol* 103:778, 1998.
183. Mecucci C, La Starza R: Cytogenetics of myelodysplastic syndromes. *Forum (Genova)* 9:4, 1999.
184. Haase D: Cytogenetic features in myelodysplastic syndromes. *Ann Hematol* 87:515, 2008.
185. Solé F, Luño E, Sanzo C, et al: Identification of novel cytogenetic markers with prognostic significance in a series of 968 patients with primary myelodysplastic syndromes. *Haematologica* 90:1168, 2005.
186. Estey E, Trujillo JM, Cork A, et al: AML-associated cytogenetic abnormalities inv ((16), del (16), t(8;21)) in patients with myelodysplastic syndromes. *Hematol Pathol* 6:43, 1992.
187. Block AW, Carroll AJ, Hagemeijer A, et al: Rare recurring balanced chromosome abnormalities in therapy-related myelodysplastic syndromes and acute leukemia. *Genes Chromosomes Cancer* 33:401, 2002.
188. Rossi G, Pelizzari AM, Bellotti D, et al: Cytogenetic analogy between myelodysplastic syndrome and acute myeloid leukemia of elderly patients. *Leukemia* 14:636, 2000.
189. Zhang L, Rothman N, Wang Y, et al: Increased aneusomy and long arm deletion of chromosomes 5 and 7 in the lymphocytes of Chinese workers exposed to benzene. *Carcinogenesis* 19:1955, 1998.
190. Olney HJ, Le Beau MM: The cytogenetics and molecular biology of myelodysplastic syndromes, in *The Myelodysplastic Syndromes*, edited by JM Bennett, p 89. Marcel

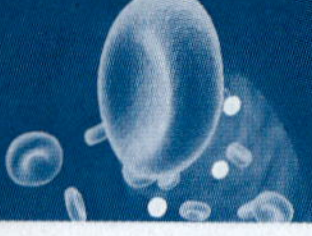

Dekker, New York, 2002.

191. Wong AK, Fang B, Zhang L, et al: Loss of the Y chromosome: An age-related or clonal phenomenon in acute myelogenous leukemia/myelodysplastic syndrome? *Arch Pathol Lab Med* 132:1329, 2008.

192. Xie D, Hofmann W-K, Mori N, et al: Allelotype analysis of the myelodysplastic syndrome. *Leukemia* 14:805, 2000.

193. Hoffman W-K, De Vos S, Komor M, et al: Characterization of gene expression of CD34+ cells from normal and myelodysplastic bone marrow. *Blood* 100:3553, 2002.

194. Bernasconi P: Molecular pathways in myelodysplastic syndromes and acute myeloid leukemia: Relationships and distinctions: A review. *Br J Haematol* 142:695, 2008.

195. Cesana C, Klersy C, Brando B, et al: Prognostic value of circulating CD34+ cells in myelodysplastic syndromes. *Leuk Res* 32:1715, 2008.

196. Nilsson L, EdÈn P, Olsson E, et al: The molecular signature of MDS stem cells supports a stem-cell origin of 5q myelodysplastic syndromes. *Blood* 110:3005, 2007.

197. Van den Berghe H, Cassiman JJ, David G, et al: Distinct haematological disorder with deletion of long arm of no. 5 chromosome. *Nature* 251:437, 1974.

198. Boultwood J, Lewis S, Wainscoat JS, et al: The 5q– syndrome. *Blood* 84:3253, 1994.

199. Washington LT, Doherty D, Glassman A, et al: Myeloid disorders with deletion 5q as the sole karyotypic abnormality: The clinical spectrum and pathological spectrum. *Leuk Lymphoma* 43:761, 2002.

200. Van den Berghe H, Michaux L: 5q-, twenty-five years later: A synopsis. *Cancer Genet Cytogenet* 94:1, 1997.

201. Bigoni R, Cuneo A, Milani R, et al: Multilineage involvement in the 5q– syndrome: A fluorescent *in situ* hybridization study on bone marrow smears. *Haematologica* 86:375, 2001.

202. Anderson K, Arvidsson I, Jacobsson B, Hast R: Fluorescence in situ hybridization for the study of cell lineage involvement in myelodysplastic syndromes with chromosome 5 anomalies. *Cancer Genet Cytogenet* 136:101, 2002.

203. Jaju RJ, Jones M, Boultwood J, et al: Combined immunophenotyping and FISH identifies the involvement of B-C cells in 5q– syndrome. *Genes Chromosomes Cancer* 29:276, 2000.

204. Nilsson L, Astrand-Grundastrom I, Arvidsson I, et al: Isolation and characterization of hematopoietic progenitor/stem cells in 5q-deleted myelodysplastic syndromes: Evidence for involvement at the hematopoietic stem cell level. *Blood* 96:2012, 2000.

205. Cermak J, Michalova K, Brezinova J, Zemanova Z: A prognostic impact of separation of refractory cytopenia with multilineage dysplasia and 5q– syndrome from refractory anemia in primary myelodysplastic syndrome. *Leuk Res* 27:221, 2003.

206. Giagounidis AAN, Germing U, Haase S, et al: Clinical, morphological, cytogenetics, and prognostic features of patients with myelodysplastic syndrome and del(5q) including band q31. *Leukemia* 18:113, 2004.

207. Washington LT, Dherty D, Glassman A, et al: Myeloid disorders with deletion of 5q as sole karyotypic abnormality: The clinical and pathological spectrum. *Leuk Lymphoma* 43:761, 2002.

208. Pedersen B: Anatomy of the 5q– deletion: Different sex ratios and deleted 5q bands in MDS and AML. *Leukemia* 10:1883, 1996.

209. Mohamedali A, Mufti GJ: Van-den Berghe's 5q– syndrome in 2008. *Br J Haematol* 144:157, 2009.

210. Ebert BL, Pretz J, Bosco J, et al: Identification of RPS14 as a 5q– syndrome gene by RNA interference screen. *Nature* 451:335, 2008.

211. Mauro VP, Edelman GM: The ribosome filter redux. *Cell Cycle* 6:2246, 2007.

212. Pellagatti A, Hellström-Lindberg E, Giagounidis A, et al: Haploinsufficiency of RPS14 in 5q– syndrome is associated with deregulation of ribosomal- and translation-related genes. *Br J Haematol* 142:57, 2008.

213. Joslin JM, Fernald AA, Tennant TR, et al: Haploinsufficiency of EGR1, a candidate gene in the del(5q), leads to the development of myeloid disorders. *Blood* 110:719, 2007.

214. Kelaidi C, Eclache V, Fenaux P: The role of lenalidomide in the management of myelodysplasia with del 5q. *Br J Haematol* 140:267, 2008.

215. Melchert M, Kale V, List A: The role of lenalidomide in the treatment of patients with chromosome 5q deletion and other myelodysplastic syndromes. *Curr Opin Hematol* 14:123, 2007.

216. Mohr B, Oelschlaegel U, Thiede C, et al; The response to lenalidomide of myelodysplastic syndrome patients with deletion del(5q) can be sequentially monitored in CD34+ progenitor cells. *Haematologica* 94:430, 2009.

217. Bernstein R, Philip P, Ueshima Y: Fourth international workshop on chromosomes in leukemia 1982. Abnormalities of chromosome 7 resulting in monosomy 7 or in deletion of the long arm (7q–): Review of translocations, breakpoints, and associated abnormalities. *Cancer Genet Cytogenet* 11:300, 1984.

218. Michiels JJ, Mallios-Zorbala H, Prins MEF, et al: Simple monosomy 7 and myelodysplastic syndrome in thirteen patients without previous cytostatic treatment. *Br J Haematol* 64:425, 1986.

219. Pasquali F, Bernasconi P, Cosalone R, et al: Pathogenetic significance of "pure" monosomy 7 in myeloproliferative disorders. Analysis of 14 cases. *Hum Genet* 62:40, 1982.

220. Kardos G, Baumann I, Passmore SJ, et al: Refractory anemia in childhood: A retrospective analysis of 67 patients with particular reference to monosomy 7. *Blood* 102:1997, 2003.

221. Brozek I, Babinska M, Kardas I, et al: Cytogenetic analysis and clinical significance of chromosome 7 aberrations in acute leukemia. *J Appl Genet* 44:401, 2003.

222. Dohner K, Brown J, Hehmann U, et al: Molecular cytogenetic characterization of a critical region in bands 7q35-q36 commonly deleted in malignant myeloid disorders. *Blood* 92:4031, 1998.

223. Sessarego M, Fugazza G, Gobbi M, et al: Complex structural involvement of chromosome 7 in primary myelodysplastic syndromes determined by fluorescence in situ hybridization. *Cancer Genet Cytogenet* 106:110, 1998.

224. Hayashi Y, Egushi M, Sugita K, et al: Cytogenetic findings and clinical features in acute leukemia and transient myeloproliferation disorder in Down's syndrome. *Blood* 72:15, 1988.

225. Berger R, LeConiat M, Schaison G: Chromosome abnormalities in bone marrow of Fanconi anemia patients. *Cancer Genet Cytogenet* 65:47, 1993.

226. Minelli A, Maserati E, Giudici G, et al: Familial partial monosomy 7 and myelodysplasia: Different parental origin of monosomy 7 suggests action of a mutator gene. *Cancer Genet Cytogenet* 124:147, 2001.

227. Smadja N, Krulik M, DeGramont A, et al: Translocation 1;7 in preleukemic states. *Cancer Genet Cytogenet* 18:189, 1985.

228. Woloschak GF, Dewald GW, Gahn RS, et al: Amplification of RNA and DNA specific for erb B in unbalanced 1;7 chromosomal translocation associated with myelodysplastic syndrome. *J Cell Biochem* 32:23, 1986.

229. Ueda H, Tashiro S, Kojima S, et al: Instability of chromosome 7 in colony forming cells of patients with aplastic anemia. *Int J Hematol* 70:13, 1999.

230. Kaito K, Kobayashi M, Katayama T, et al: Long-term administration of G-CSF for aplastic anemia is closely related too the early evolution of monosomy 7 MDS in adults. *Br J Haematol* 103:297, 1998.

231. Bjorkman SE: Chronic refractory anemia with sideroblastic bone marrow. A study of four cases. *Blood* 11:250, 1956.

232. Kushner JP, Lee GR, Wintrobe MM, et al: Idiopathic refractory sideroblastic anemia. *Medicine (Båltimore)* 50:139, 1971.

233. Boultwood J, Pellagatti A, Nikpour M, et al: The role of the iron transporter ABCB7 in refractory anemia with ring sideroblasts. *PLoS ONE* 3:e1970, 2008.

234. Chang KL, O'Donnell MR, Slovak ML, et al: Primary myelodysplasia occurring in adults under 50 years old: A clinicopathologic study of 52 patients. *Leukemia* 16:623, 2002.

235. Kardos G, Veerman AJ, De Waal FC, et al: Familial sideroblastic anemia with emergence of monosomy 5 and myelodysplastic syndrome. *Med Pediatr Oncol* 26:54, 1996.

236. Garand R, Gardars J, Bizet M, et al: Heterogeneity of acquired idiopathic sideroblastic anemia (AISA). *Leuk Res* 16:463, 1992.

237. Bowen DT, Jacobs A: Primary acquired sideroblastic erythropoiesis in non-anaemic and minimally anaemic subjects. *J Clin Pathol* 42:56, 1989.

238. Antilla P, Thalainen J, Salo A, et al: Idiopathic macrocytic anaemia in the aged: Molecular and cytogenetic findings. *Br J Haematol* 90:797, 1995.

239. Steensma DP, Dewald GW, Hodnfield JM, et al: Clonal cytogenetic abnormalities in bone marrow specimens without clear morphologic evidence of dysplasia: A form fruste of myelodysplasia? *Leuk Res* 27:235, 2003.

240. Yoshida Y, Oguma S, Tohyama K, et al: Diagnostic and biological significance of sideroblastic erythropoiesis in the myelodysplastic syndromes. *Int J Hematol* 67:137, 1998.

241. Beris PH, Graf J, Miescher PA: Primary acquired sideroblastic and primary acquired refractory anemia. *Semin Hematol* 20:101, 1983.

242. Mecucci C, Van Orshoven A, Vermaelen K, et al: 11q– chromosome is associated with abnormal iron stores in myelodysplastic syndromes. *Cancer Genet Cytogenet* 27:39, 1987.

243. Parlier V, Van Melle G, Beris PH, et al: Hematological, clinical, and cytogenetic analysis in 109 in patients with primary myelodysplastic syndrome. *Cancer Genet Cytogenet* 78:219, 1994.

244. Berrebi A, Bruck R, Shtalrid M, Chemke J: Philadelphia chromosome in idiopathic acquired sideroblastic anemia. *Acta Haematol* 72:343, 1984.

245. Carroll AJ, Poon M-C, Robinson NC, Christ WM: Sideroblastic anemia associated with thrombocytosis and a chromosome 3 abnormality. *Cancer Genet Cytogenet* 22:183, 1986.

246. Bennett DD, Stanley WS, Johnson CB: Combined phenotypic and genotypic analysis of ringed sideroblasts in acquired idiopathic sideroblastic anemia. *Acta Haematol* 73:235, 1985.

247. DeWald GW, Brecher M, Travis LB, Stupea PJ: Twenty-six patients with hematologic disorders and X-chromosome abnormalities. *Cancer Genet Cytogenet* 42:173, 1989.

248. Remacha AF, Nomdedéu JF, Puget G, et al: Occurrence of the JAK2 V617F mutation in the WHO provisional entity: Myelodysplastic/myeloproliferative disease, unclassifiable-refractory anemia with ringed sideroblasts associated with marked thrombocytosis. *Haematologica* 91:719, 2006.

249. Szpurka H, Tiu R, Murugesan G, et al: Refractory anemia with ringed sideroblasts associated with marked thrombocytosis (RARS-T), another myeloproliferative condition characterized by JAK2 V617F mutation. *Blood* 108:2173, 2006.

250. Schmitt-Graeff AH, Teo SS, Olschewski M, et al: JAK2V617F mutation status identifies subtypes of refractory anemia with ringed sideroblasts associated with marked thrombocytosis. *Haematologica* 93:34, 2008.

251. Chabannori G, Molina L, Pegouri-Bandelier B, et al: A review of 76 patients with myelodysplastic syndromes treated with danazol. *Cancer* 73:3073, 1994.

252. Chan G, DiVenuti G, Miller K: Danazol for the treatment of thrombocytopenia in patients with myelodysplastic syndrome. *Am J Hematol* 71:166, 2002.

253. Sadek I, Zayed E, Hayne O, Fernandez L: Prolonged complete remission of myelodysplastic syndrome treated with danazol, retinoic acid and low-dose prednisone. *Am J Hematol* 64:306, 2000.

254. Dreyfus F: The deleterious effects of iron overload in patients with myelodysplastic syndromes. *Blood Rev* 22(Suppl 2):S29, 2008.

255. Steensma DP: Myelodysplasia paranoia: Iron as the new radon. *Leuk Res* 33:1158, 2009.

256. Messa E, Cilloni D, Messa F, et al: Deferasirox treatment improved the hemoglobin level and decreased transfusion requirements in four patients with the myelodysplastic syndrome and primary myelofibrosis. *Acta Haematol* 120:70, 2008.

257. Bennett JM: MDS Foundation's Working Group on Transfusional Iron Overload. Consensus statement on iron overload in myelodysplastic syndromes. *Am J Hematol* 83:858, 2008.

258. Yang LP, Keam SJ, Keating GM: Deferasirox: A review of its use in the management of transfusional chronic iron overload. *Drugs* 67:2211, 2007.

259. Hellström-Lindberg E, Gulbrandsen N, Lindberg G, et al: A validated decision model for treating the anaemia of myelodysplastic syndromes with erythropoietin +

granulocyte colony-stimulating factor: Significant effects on quality of life. *Br J Haematol* 120:1037, 2003.
260. Casadevall N, Durieux P, Dubois S, et al: Health, economic, and quality-of-life effects of erythropoietin and granulocyte colony-stimulating factor for the treatment of myelodysplastic syndromes: A randomized, controlled trial. *Blood* 104:321, 2004.
261. Balleari E, Rossi E, Clavio M, et al: Erythropoietin plus granulocyte colony-stimulating factor is better than erythropoietin alone to treat anemia in low-risk myelodysplastic syndromes: Results from a randomized single-centre study. *Ann Hematol* 85:174, 2006.
262. Jädersten M, Malcovati L, Dybedal I, et al: Erythropoietin and granulocyte-colony stimulating factor treatment associated with improved survival in myelodysplastic syndrome. *J Clin Oncol* 26:3607, 2008.
263. Silverman LR, McKenzie DR, Peterson BL, et al: Further analysis of trials with azacitidine in patients with myelodysplastic syndrome: Studies 8421, 8921, and 9221 by the Cancer and Leukemia Group B. *J Clin Oncol* 24:3895, 2006.
264. Müller-Thomas C, Schuster T, Peschel C, Götze KS: A limited number of 5-azacitidine cycles can be effective treatment in MDS. *Ann Hematol* 88:213, 2009.
265. Kaminskas E, Farrell A, Abraham S, et al: Approval summary: Azacitidine for treatment of myelodysplastic syndrome subtypes. *Clin Cancer Res* 11:3604, 2005.
266. Gore SD, Hermes-DeSantis ER: Future directions in myelodysplastic syndrome: Newer agents and the role of combination approaches. *Cancer Control* 15(Suppl):40, 2008.
267. Kornblith AB, Herndon JE II, Silverman EP, et al: Impact of azacytidine on the quality of life of patients with myelodysplastic syndrome treated in a randomized phase III trial. *J Clin Oncol* 15:2441, 2002.
268. Cazzola M, Barosi G, Gobbi PG, et al: Natural history of idiopathic refractory sideroblastic anemia. *Blood* 71:305, 1988.
269. Lewy RI, Kansu E, Gabuzda T: Leukemia in patients with acquired idiopathic sideroblastic anemia. *Am J Hematol* 6:323, 1979.
270. Cheng DS, Kushner JP, Wintrobe MM: Idiopathic refractory sideroblastic anemia. Incidence and risk factors for leukemic transformation. *Cancer* 44:724, 1979.
271. Hast R, Reizenstein P: Sideroblastic anemia and development of leukemia. *Blut* 42:203, 1981.
272. Streeter RR, Presant CA, Reinhard E: Prognostic significance of thrombocytosis in idiopathic sideroblastic anemia. *Blood* 50:427, 1977.
273. Barton JC, Conrad ME, Parmley R: Acute lymphoblastic leukemia in idiopathic refractory sideroblastic anemia. *Am J Hematol* 9:109, 1980.
274. Cazzola M, Barosi G, Gobbi PG: Natural history of idiopathic refractory sideroblastic anemia. *Blood* 71:305, 1988.
275. Malcovati L, Porta MG, Pascutto C, et al: Prognostic factors and life expectancy in myelodysplastic syndromes classified according to WHO criteria: A basis for clinical decision making. *J Clin Oncol* 23:7594, 2005.
276. Gattermann N, Aul C, Schneider W: Two types of acquired idiopathic sideroblastic anemia (AISA). *Br J Haematol* 74:45, 1990.
277. Greenberg P, Cox C, LeBeau MM, et al: International scoring system for evaluating prognosis in myelodysplastic syndromes. *Blood* 89:2079, 1997.
278. Mufti GJ, Bennett JM, Goasguen J, et al: Diagnosis and classification of myelodysplastic syndrome: International Working Group on Morphology of myelodysplastic syndrome (IWGM-MDS) consensus proposals for the definition and enumeration of myeloblasts and ring sideroblasts. *Haematologica* 93:1712, 2008.
279. Maes B, Meeus P, Michaux L, et al: Application of the International Prognostic Scoring System for myelodysplastic syndromes. *Ann Oncol* 10:825, 1999.
280. Rosati S, Mick R, Xu F, et al: Refractory cytopenia with multilineage dysplasia: Further characterization of an "unclassifiable" myelodysplastic syndrome. *Leukemia* 10:20, 1996.
281. Matsuda A, Jinnai I, Yagasaki F, et al: Refractory anemia with severe dysplasia: Clinical significance of morphological features in refractory anemia. *Leukemia* 12:482, 1998.
282. Vallespi T, Imbert M, Meccuci C, et al: Diagnosis, classification, and cytogenetics of myelodysplastic syndromes. *Haematologia (Budap)* 83:258, 1998.
283. Zon LI, Arkin C, Groopman JE: Haematologic manifestations of the human immune deficiency virus (HIV). *Br J Haematol* 66:251, 1987.
284. Thiele J, Zirbas TK, Bertsch HP, et al: AIDS-related bone marrow lesions—Myelodysplastic features or predominant inflammatory-reactive changes (HIV-myelopathy)? A comparative morphometric study by immunohistochemistry with special emphasis on apoptosis and PCNA-labeling. *Anal Cell Pathol* 11:141, 1996.
285. Haznedar R: Pancytopenia with hypercellular bone marrow as a possible paraneoplastic syndrome. *Am J Hematol* 19:205, 1985.
286. Meyerson HJ, Farhi DC, Rosenthal NS: Transient increase in blasts mimicking acute leukemia and progressing myelodysplasia in patients receiving growth factor [comments]. *Am J Clin Pathol* 109:675, 1998.
287. Freifeld A, Marchigiani D, Walsh T, et al: A double-blind comparison of empirical oral and intravenous antibiotic therapy for low-risk febrile patients with neutropenia during cancer chemotherapy. *N Engl J Med* 341:305, 1999.
288. Malik IA, Moid I, Aziz Z, et al: A randomized comparison of fluconazole with amphotericin B as empiric anti-fungal agents in cancer patients with prolonged fever and neutropenia. *Am J Med* 105:478, 1998.
289. Jonasova A, Neuwirtova R, Cermak J, et al: Cyclosporin A therapy in hypoplastic MDS patients and certain refractory anaemias without hypoplastic bone marrow. *Br J Haematol* 100:304, 1998.
290. Molldrem JJ, Jiang YZ, Stetler-Stevenson M, et al: Haematological response of patients with myelodysplastic syndrome to antithymocyte globulin is associated with a loss of lymphocyte-mediated inhibition of CFU-GM and alterations in T-cell receptor V-beta profiles. *Br J Haematol* 102:1314, 1998.
291. Coiffier B, Adeleine P, Viala JJ, et al: Dysmyelopoietic syndromes: A search for prognostic factors in 193 patients. *Cancer* 52:83, 1983.
292. Garcia S, Sanz MA, Amigo V, et al: Prognostic factors in chronic myelodysplastic syndromes: A multivariate analysis in 107 cases. *Am J Hematol* 27:163, 1988.
293. Dunkley SM, Manoharan A, Kwan YL: Myelodysplastic syndromes: Prognostic significance of multilineage dysplasia in patients with refractory anemia or refractory anemia with ringed sideroblasts. *Blood* 99:3870, 2002.
294. Joseph AS, Cinkotai KI, Hunt L, Geary CG: Natural history of smoldering leukemia. *Br J Cancer* 46:160, 1982.
295. Greenberg PL: The smoldering myeloid leukemic states: Clinical and biological features. *Blood* 61:1035, 1983.
296. Maddox A-M, Keating MJ, Smith TL, et al: Prognostic factors for survival of 194 patients with low infiltrate leukemia. *Leuk Res* 10:995, 1986.
297. Foucar K, Langdon RM II, Armitage JO, et al: Myelodysplastic syndromes. A clinical and pathologic analysis of 109 cases. *Cancer* 56:553, 1985.
298. Hiddemann W, Jahns-Streubel G, Verbeek W, et al: Intensive therapy for high-risk myelodysplastic syndromes and the biological significance of karyotype abnormalities. *Leuk Res* 22(Suppl 1):S23, 1998.
299. Invernizzi R, Pecci A, Rossi G, et al: Idarubicin and cytosine arabinoside in the induction and maintenance therapy of high-risk myelodysplastic syndromes. *Haematologica* 82:660, 1997.
300. Kuriya S, Murai K, Miyairi Y, et al: A combination chemotherapy with low doses of cytarabine and etoposide for high risk myelodysplastic syndromes and their leukemic stage. A pilot study. *Cancer* 78:422, 1996.
301. Estey EH: Incorporating new modalities into guidelines. Topotecan for myelodysplastic syndromes. *Oncology* 12:81, 1998.
302. Estey EH, Thall PF, Pierce S, et al: Randomized phase II study of fludarabine + cytosine arabinoside + idarubicin +/− all-*trans* retinoic acid +/− granulocyte colony-stimulating factor in poor prognosis newly diagnosed acute myeloid leukemia and myelodysplastic syndrome. *Blood* 93:2478, 1999.
303. Sanz GF, Sanz MA: Progress in intensive chemotherapy for high-risk myelodysplastic syndromes. *Forum (Genova)* 9:63, 1999.
304. Cheson BD: Standard and low-dose chemotherapy for the treatment of myelodysplastic syndromes. *Leuk Res* 22(Suppl 1):S17, 1998.
305. Gassmann W, Schmitz N, Loffler H, De Witte T: Intensive chemotherapy and bone marrow transplantation for myelodysplastic syndromes. *Semin Hematol* 33:196, 1996.
306. Appelbaum FR, Anderson J: Allogeneic bone marrow transplantation for myelodysplastic syndrome: Outcomes analysis according to IPSS score. *Leukemia* 12(Suppl 1):S25, 1998.
307. Runde V, De Witte T, Arnold R, et al: Bone marrow transplantation from HLA-identical siblings as first-line treatment in patients with myelodysplastic syndromes: Early transplantation is associated with improved outcome. Chronic Leukemia Working Party of the European Group for Blood and Marrow Transplantation. *Bone Marrow Transplant* 21:255, 1998.
308. Wattel E, Solary E, Leleu X, et al: A prospective study of autologous bone marrow or peripheral blood stem cell transplantation after intensive chemotherapy in myelodysplastic syndromes. Groupe Francais des Myelodysplasies. Group Ouest-Est d'etude des Leucemies aigues myeloides. *Leukemia* 13:524, 1999.
309. Sanz GF, Sanz MA, Vallespi T, et al: Two regression models and a scoring system for predicting survival and planning treatment in myelodysplastic syndromes: A multivariate analysis of prognostic factors in 370 patients. *Blood* 74:395, 1989.
310. Ganser A, Hoelzer D: Clinical course of myelodysplastic syndromes. *Hematol Oncol Clin North Am* 6:607, 1992.
311. White AD, Culligan DJ, Hoy TG, Jacobs A: Extended cytogenetic follow-up of patients with myelodysplastic syndrome (MDS). *Br J Haematol* 81:499, 1992.
312. Mufti GJ: A guide to risk assessment in the primary myelodysplastic syndrome. *Hematol Oncol Clin North Am* 6:587, 1992.
313. Pfeilstocker M, Reisner R, Nosslinger T, et al: Cross validation of prognostic scores in myelodysplastic syndromes on 386 patients from a single institution confirms importance of cytogenetics. *Br J Haematol* 106:455, 1999.
314. Greenberg PL, Sanz GF, Sanz MA: Prognostic scoring systems for risk assessment in myelodysplastic syndromes. *Forum (Genova)* 9:17, 1999.
315. Muller-Berndorff H, Haas PS, Kunzmann R, et al: Comparison of five prognostic scoring systems, the French-American-British (FAB) and World Health Organization (WHO) classifications in patients with myelodysplastic syndromes: Results of a single-center analysis. *Ann Hematol* 85:502, 2006.
316. Brown ER, Heerma NA, Tricot G: Spontaneous remission in myelodysplastic syndrome. *Cancer Genet Cytogenet* 46:125, 1990.
317. Karp JE, Sarkodee-Adoo CB: Therapy-related acute leukemia. *Clin Lab Med* 20:71, 2000.
318. Padmanabhan A, Baker JA, Zirpoli G, et al: Acute myeloid leukemia and myelodysplastic syndrome following breast cancer: Increased frequency of other cancers and of cancers in multiple family members. *Leuk Res* 32:1820, 2008.
319. Hake CR, Graubert TA, Fenske TS: Does autologous transplantation directly increase the risk of secondary leukemia in lymphoma patients? *Bone Marrow Transplant* 39:59, 207.
320. Barlogie B, Tricot G, Haessler J, et al: Cytogenetically defined myelodysplasia after melphalan-based autotransplantation for multiple myeloma linked to poor hematopoietic stem-cell mobilization: The Arkansas experience in more than 3,000 patients treated since 1989. *Blood* 111:94, 2008.
321. Chakraborty S, Sun CL, Francisco L, et al: Accelerated telomere shortening precedes development of therapy-related myelodysplasia or acute myelogenous leukemia after autologous transplantation for lymphoma. *J Clin Oncol* 27:791, 2009.
322. Fukumoto JS, Greenberg PL: Management of patients with higher risk myelodysplastic syndromes. *Crit Rev Oncol Hematol* 56:179, 2005.
323. Estey E, Keating M, Pierce S, et al: Application of the International Scoring System for myelodysplasia to M.D. Anderson patients. *Blood* 90:2843, 1997.
324. Verburgh E, Achten R, Maes B, et al: Additional prognostic value of bone marrow histology in patients subclassified according to the International Prognostic Scoring System for myelodysplastic syndromes. *J Clin Oncol* 21:273, 2003.

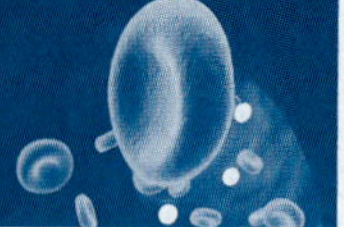

325. Kantarjian H, O'Brien S, Ravandi F, et al: Proposal for a new risk model in myelodysplastic syndrome that accounts for events not considered in the original International Prognostic Scoring System. *Cancer* 113:1351, 2008.
326. Germing U, Hildebrandt B, Pfeilstöcker M, et al: Refinement of the international prognostic scoring system (IPSS) by including LDH as an additional prognostic variable to improve risk assessment in patients with primary myelodysplastic syndromes (MDS). *Leukemia* 19:2223, 2005.
327. Wimazal F, Sperr WR, Kundi M, et al: Prognostic significance of serial determinations of lactate dehydrogenase (LDH) in the follow-up of patients with myelodysplastic syndromes. *Ann Oncol* 19:970, 2008.
328. Malcovati L, Germing U, Kuendgen A, et al: Time-dependent prognostic scoring system for predicting survival and leukemic evolution in myelodysplastic syndromes. *J Clin Oncol* 25:3503, 2007.
329. Schiffer CA: World Health Organization and international prognostic scoring system: The limitations of current classification systems in assessing prognosis and determining appropriate therapy in myelodysplastic syndromes. *Semin Hematol* 45:3, 2008.
330. National Comprehensive Cancer Network: Myelodysplastic syndromes. *J Natl Compr Canc Netw* 1:456, 2003.
331. Alessandrino EP, Amadori S, Bardsi G, et al: Evidence and consensus-based practice guidelines for the therapy of primary myelodysplastic syndromes: A statement from the Italian Society of Hematology. *Haematologica* 87:1286, 2002.
332. Bowen D, Culligan D, Jowitt S, et al: Guidelines for diagnosis and therapy of the myelodysplastic syndromes. *Br J Haematol* 120:187, 2003.
333. Cheson BD, Bennett JM, Kantarjian H, et al: Report of an international working group to standardize response criteria for myelodysplastic syndromes. *Blood* 96:3671, 2000.
334. Erba HP: Recent progress in the treatment of myelodysplastic syndrome in adult patients. *Curr Opin Oncol* 15:1, 2003.
335. Jansen AJ, Essink-Bot ML, Beckers EA, et al: Quality of life measurement in patients with transfusion-dependent myelodysplastic syndromes. *Br J Haematol 1* 21:270, 2003.
336. Oliva EN, Dimitrov BD, Benedetto F, et al: Hemoglobin level threshold for cardiac remodeling and quality of life in myelodysplastic syndrome. *Leuk Res* 29:1217, 2005.
337. Cazzola M, Della Porta MG, Malcovati L: Clinical relevance of anemia and transfusion iron overload in myelodysplastic syndromes. *Hematology Am Soc Hematol Educ Program* 2008:166, 2008.
338. Chee CE, Steensma DP, Wu W, et al: Neither serum ferritin nor the number of red blood cell transfusions affect overall survival in refractory anemia with ringed sideroblasts. *Am J Hematol* 83:611, 2008.
339. Park S, Grabar S, Kelaidi C, et al: Predictive factors of response and survival in myelodysplastic syndrome treated with erythropoietin and G-CSF: The GFM experience. *Blood* 111:574, 2008.
340. Rigolin GM, Porta MD, Bigoni R, et al: RHuEpo administration in patients with low-risk myelodysplastic syndromes: Evaluation of erythroid precursors' response by fluorescence in situ hybridization on May-Grünwald-Giemsa-stained bone marrow samples. *Br J Haematol* 119:652, 2002.
341. Wallvik J, Stenke L, Bernell P, et al: Serum erythropoietin (EPO) levels correlate with survival and independently predict response to EPO treatment in patients with myelodysplastic syndromes. *Eur J Haematol* 68:180, 2002.
342. Musto P, Falcone A, Sanpaolo G, et al: Efficacy of a single, weekly dose of recombinant erythropoietin in myelodysplastic syndromes. *Br J Haematol* 122:269, 2003.
343. Gabrilove J, Paquette R, Lyons RM, et al: Phase 2, single-arm trial to evaluate the effectiveness of darbepoetin alfa for correcting anaemia in patients with myelodysplastic syndromes. *Br J Haematol* 142:379, 2008.
344. Stasi R, Abruzzese E, Lanzetta G, et al: Darbepoetin alfa for the treatment of anemic patients with low- and intermediate-1–risk myelodysplastic syndromes. *Ann Oncol* 16:1921, 2005.
345. Terpos E, Mougiou A, Kouraklis A, et al: Prolonged administration of erythropoietin increases erythroid response rate in myelodysplastic syndromes: A phase II trail in 281 patients. *Br J Haematol* 118:174, 2002.
346. Moyo V, Lefebvre P, Duh MS, et al: Erythropoiesis-stimulating agents in the treatment of anemia in myelodysplastic syndromes: A meta-analysis. *Ann Hematol* 87:527, 2008.
347. Nordstrom BL, Luo W, Fraeman K, et al: Use of erythropoiesis-stimulating agents among chemotherapy patients with hemoglobin exceeding 12 grams per deciliter. *J Manag Care Pharm* 14:858, 2008.
348. Thompson JA, Gilliland DG, Prchal JT, et al: Effect of recombinant human erythropoietin combined with granulocyte/macrophage colony-stimulating factor in the treatment of patients with myelodysplastic syndrome. *Blood* 95:1175, 2000.
349. Stein RS: The role of erythropoietin in the anemia of myelodysplastic syndrome. *Clin Lymphoma* 1:S36, 2003.
350. Mundle S, Lebebvre P, Vekeman F, et al: An assessment of erythroid response to epoetin alpha as a single agent versus in combination with granulocyte-or granulocyte-macrophage-colony-stimulating factor in myelodysplastic syndromes using a meta-analysis approach. *Cancer* 115:706, 2009.
351. Jädersten M, Montgomery SM, Dybedal I, et al: Long-term outcome of treatment of anemia in MDS with erythropoietin and G-CSF. *Blood* 106:803, 2005.
352. Cortelezzi A, Colombo G, Pellegrini C, et al: Bone marrow glycophorin-positive erythroid cells of myelodysplastic patients responding to high-dose rHuEPO therapy have a different gene expression pattern from those of nonresponders. *Am J Hematol* 83:531, 2008.
353. Jabbour E, Garcia-Manero G, Taher A, Kantarjian HM: Managing iron overload in patients with myelodysplastic syndromes with oral deferasirox therapy. *Oncologist* 14:489, 2009.
354. Gattermann N: Guidelines on iron chelation therapy in patients with myelodysplastic syndromes and transfusional iron overload. *Leuk Res* 31 Suppl 3:S10, 2007.
355. Wells RA, Leber B, Buckstein R, et al: Iron overload in myelodysplastic syndromes: A Canadian consensus guideline. *Leuk Res* 32:1338, 2008.
356. Wimazal F, Nösslinger T, Baumgartner C, et al: Deferasirox induces regression of iron overload in patients with myelodysplastic syndromes. *Eur J Clin Invest* 39:406, 2009.
357. Di Tucci AA, Matta G, Deplano S, et al: Myocardial iron overload assessment by T2* magnetic resonance imaging in adult transfusion dependent patients with acquired anemias. *Haematologica* 93:1385, 2008.
358. Hellström-Lindberg E, Robért K-H, Gahrton G, et al: A predictive model for the clinical response to low dose ARA-C: A study of 102 patients with myelodysplastic syndromes and acute leukemia. *Br J Haematol* 81:503, 1992.
359. Ganser A, Seipelt G, Eder M, et al: Treatment of myelodysplastic syndromes with cytokines and cytotoxic drugs. *Semin Oncol* 19:95, 1992.
360. Visani G, Malagola M, Piccaluga PP, Isidori A: Low dose Ara-C for myelodysplastic syndromes: Is it still a current therapy? *Leuk Lymphoma* 45:1531, 2004.
361. Kochenderfer JH, Kobayashi S, Wieder ED, et al: Loss of T-lymphocyte clonal dominance in patients with myelodysplastic syndrome responsive to immunosuppression. *Blood* 100:3639, 2002.
362. Aivado M, Rong A, Stadler M: Favourable response to antithymocyte or antilymphocyte globulin in low-risk myelodysplastic syndrome patients with a "non-clonal" pattern of X-chromosome inactivation in bone marrow cells. *Eur J Haematol* 68:210, 2002.
363. Selleri C, Maciejewski JP, Catalano L: Effects of cyclosporine on hematopoietic and immune functions in patients with hypoplastic myelodysplasia: *In vitro* and *in vivo* studies. *Cancer* 95:1911, 2002.
364. Yazji S, Giles FJ, Tsimberidou A-M, et al: Antithymocyte globulin (ATG)-based therapy in patients with myelodysplastic syndromes. *Leukemia* 17:2101, 2003.
365. Molldrem JJ, Leufer E, Bahceci E, et al: Antithymocyte globulin for treatment of the bone marrow failure associated with myelodysplastic syndromes. *Ann Intern Med* 137:156, 2002.
366. Killick SB, Mufti G, Cavenagh JD, et al: A pilot study of antithymocyte globulin (ATG) in the treatment of patients with "low-risk" myelodysplasia. *Br J Haematol* 120:679, 2003.
367. Saunthararajah Y, Nakamura R, Nam JM, et al: HLA-DR15 (DR2) is over represented in myelodysplastic syndrome and aplastic anemia and predicts a response to immunosuppression in myelodysplastic syndrome. *Blood* 100:1570, 2002.
368. Saunthararajah Y, Nakamura R, Wesley R, et al: A simple method to predict response to immunosuppressive therapy in patients with myelodysplastic syndrome. *Blood* 102:3025, 2003.
369. Shimamoto T, Iguchi T, Ando K, et al: Successful treatment with cyclosporin A for myelodysplastic syndrome with erythroid hypoplasia associated with T-cell receptor gene rearrangements. *Br J Haematol* 114:358, 2001.
370. Lim ZY, Killick S, Germing U, et al: Low IPSS score and bone marrow hypocellularity in MDS patients predict hematological responses to antithymocyte globulin. *Leukemia* 21:1436, 2007.
371. Sloand EM, Wu CO, Greenberg P, et al: Factors affecting response and survival in patients with myelodysplasia treated with immunosuppressive therapy. *J Clin Oncol* 26:2505, 2008.
372. Steensma DP, Dispenzieri A, Moore B, et al: Antithymocyte globulin has limited efficacy and substantial toxicity in unselected anemic patients with myelodysplastic syndrome. *Blood* 101:2156, 2003.
373. Atoyebi W, Bywater L, Rawlings L, et al: Treatment of myelodysplasia with oral cyclosporin. *Clin Lab Haematol* 24:211, 2002.
374. Leone G, Teofili L, Voso MT: DNA methylation and demethylating drugs in myelodysplastic syndromes and secondary leukemias. *Haematologica* 87:1324, 2002.
375. Garcia-Manero G: Demethylating agents in myeloid malignancies. *Curr Opin Oncol* 6:506, 2008.
376. Stone R, Sekeres M, Garcia-Manero G, et al: Recent advances in low-and intermediate-1-risk myelodysplastic syndrome: Developing a consensus for optimal therapy. *Clin Adv Hematol Oncol* 6:1, 2008.
377. Gryn J, Zeigler ZR, Shadduck RK, et al: Treatment of myelodysplastic syndromes with 5-azacytidine. *Leuk Res* 26:893, 2002.
378. Sudan N, Rossetti JM, Shadduck RK, et al: Treatment of acute myelogenous leukemia with outpatient azacitidine. *Cancer* 107:1839, 2006.
379. Gore SD: Intravenous azacitidine for MDS. *Clin Adv Hematol Oncol* 5:234, 2007.
380. Garcia-Manero G, Stoltz ML, Ward MR, et al: A pilot pharmacokinetic study of oral azacitidine. *Leukemia* 22:1680, 2008.
381. Lyons RM, Cosgriff TM, Modi SS, et al: Hematologic response to three alternative dosing schedules of azacitidine in patients with myelodysplastic syndromes. *J Clin Oncol* 27:1850, 2009.
382. Lubbert M, Wijermans P, Kunzmann R, et al: Cytogenetic responses in high-risk myelodysplastic syndrome following low-dose treatment with the DNA methylation inhibitor 5-aza-2′-deoxycytidine. *Br J Haematol* 114:349, 2001.
383. Daskalakis M, Nguyen TT, Nguyen C, et al: Demethylation of a hyper-methylated P15/INK4B gene in patients with myelodysplastic syndrome by 5-Aza-2′-deoxycytidine (decitabine) treatment. *Blood* 100:2957, 2002.
384. Sigalotti L, Altomonte M, Colizzi F, et al: Correspondence: 5-Aza-2′-deoxycytidine (decitabine) treatment of hematopoietic malignancies: A multimechanism therapeutic approach? *Blood* 101:4644, 2003.
385. Kantarjian H, Oki Y, Garcia-Manero G, et al: Results of a randomized study of 3 schedules of low-dose decitabine in higher-risk myelodysplastic syndrome and chronic myelomonocytic leukemia. *Blood* 109:52, 2007.
386. Jabbour E, Issa JP, Garcia-Manero G, Kantarjian H: Evolution of decitabine development: Accomplishments, ongoing investigations, and future strategies. *Cancer* 112:2341, 2008.
387. Klisovic RB, Stock W, Cataland S, et al: A phase I biological study of MG98, an oligodeoxynucleotide antisense to DNA methyltransferase 1, in patients with high-risk myelodysplasia and acute myeloid leukemia. *Clin Cancer Res* 14:2444, 2008.
388. Oki Y, Issa JP: Review: Recent clinical trials in epigenetic therapy. *Rev Recent Clin Trials* 1:169, 2006.

389. Giles F, Fischer T, Cortes J, et al: A phase I study of intravenous LBH589, a novel cinnamic hydroxamic acid analogue histone deacetylase inhibitor, in patients with refractory hematologic malignancies. *Clin Cancer Res* 12:4628, 2006.
390. Garcia-Manero G, Assouline S, Cortes J, et al: Phase 1 study of the oral isotype specific histone deacetylase inhibitor MGCD0103 in leukemia. *Blood* 112:981, 2008.
391. Griffiths EA, Gore SD: DNA methyltransferase and histone deacetylase inhibitors in the treatment of myelodysplastic syndromes. *Semin Hematol* 45:23, 2008.
392. Kantarjian H, Giles F, List A, et al: The incidence and impact of thrombocytopenia in myelodysplastic syndromes. *Cancer* 109:1705, 2007.
393. Zeigler ZR: Effects of epsilon aminocaproic acid on primary hemostasis. *Haemostasis* 21:313, 1991.
394. Hellström-Lindberg E, Malcovati L: Supportive care and use of hematopoietic growth factors in myelodysplastic syndromes. *Semin Hematol* 45:14, 2008.
395. Montero AJ, Estrov Z, Freireich EJ, et al: Phase II study of low-dose interleukin-11 in patients with myelodysplastic syndrome. *Leuk Lymphoma* 47:2049, 2006.
396. Tiu RV, Sekeres MA: The role of AMG-531 in the treatment of thrombocytopenia in idiopathic thrombocytopenic purpura and myelodysplastic syndromes. *Expert Opin Biol Ther* 8:1021, 2008.
397. Vadhan-Raj S, Keating M, LeMaistre A, et al: Effects of recombinant human granulocyte-macrophage colony-stimulating factor in patients with myelodysplastic syndromes. *N Engl J Med* 317:1545, 1987.
398. Thompson JA, Gilliland DG, Prchal JT, et al: Effect of recombinant human erythropoietin combined with granulocyte/macrophage colony-stimulating factor in the treatment of patients with myelodysplastic syndrome. *Blood* 95:1175, 2000.
399. Chuncharunee S, Intragumtornchai T, Chaimongkol B, et al: Treatment of myelodysplastic syndrome with low-dose human granulocyte colony-stimulating factor: A multicenter study. *Int J Hematol* 74:144, 2001.
400. Sultana TA, Harada H, Ito K, et al: Expression and functional analysis of granulocyte colony-stimulating factor receptors on CD34++ cells in patients with myelodysplastic syndrome (MDS) and MDS-acute myeloid leukaemia. *Br J Haematol* 212:63, 2003.
401. Nimubona S, Grulois I, Bernard M, et al: Complete remission in hypoplastic acute myeloid leukemia induced by G-CSF without chemotherapy: Report on three cases. *Leukemia* 16:1871, 2002.
402. Cesaro S, Chinello P, De Silvestro G, et al: Granulocyte transfusions from G-CSF-stimulated donors for the treatment of severe infections in neutropenic pediatric patients with onco-hematological diseases. *Support Care Cancer* 11:101, 2003.
403. O'Malley DP, Whalen M, Banks PM: Spontaneous splenic rupture with fatal outcome following G-CSF administration for myelodysplastic syndrome. *Am J Hematol* 73:294, 2003.
404. Verhoef G, VandDenBerghe HV, Boogaerts M: Cytogenetic effects on cells derived from patients with myelodysplastic syndromes during treatment with hemopoietic growth factors. *Leukemia* 6:766, 1992.
405. Tohyama K, Ohmori S, Michishita M: Effects of recombinant G-CSF and GM-CSF on in vitro differentiation of the blast cells of RAEB and RAEB-T. *Eur J Haematol* 42:348, 1989.
406. Ferrero D, Bruno B, Pregno P, et al: Combined differentiating therapy for myelodysplastic syndromes: A phase II study. *Leuk Res* 20:867, 1996.
407. Hofmann WK, Ganser A, Seipelt G, et al: Treatment of patients with low-risk myelodysplastic syndromes using a combination of all-trans retinoic acid, interferon alpha, and granulocyte colony-stimulating factor. *Ann Hematol* 78:125, 1999.
408. Fenaux P, Mufti GJ, Hellstrom-Lindberg E, et al: Efficacy of azacitidine compared with that of conventional care regimens in the treatment of higher-risk myelodysplastic syndromes: A randomised, open-label, phase III study. *Lancet Oncol* 10:223, 2009.
409. Nachtkamp K, Kündgen A, Strupp C, et al: Impact on survival of different treatments for myelodysplastic syndromes (MDS). *Leuk Res* 33:1024, 2009.
410. Beran M: Intensive chemotherapy for patients with high-risk myelodysplastic syndrome. *Int J Hematol* 72:139, 2000.
411. Knipp S, Hildebrand B, Kündgen A, et al: Intensive chemotherapy is not recommended for patients aged >60 years who have myelodysplastic syndromes or acute myeloid leukemia with high-risk karyotypes. *Cancer* 110:345, 2007.
412. Cortes J, Kantarjian H, Albitar M, et al: A randomized trial of liposomal daunorubicin and cytarabine versus liposomal daunorubicin and topotecan with or without thalidomide as initial therapy for patients with poor prognosis acute myelogenous leukemia or myelodysplastic syndrome. *Cancer* 97:1234, 2003.
413. De la Rubia J, Regadera A, Martin G, et al: FLAG-IDA regimen (fludarabine, cytarabine, idarubicin and G-CSF) in the treatment of patients with high-risk myeloid malignancies. *Leuk Res* 26:725, 2002.
414. Voutsadakis IA: Gemtuzumab ozogamicin (CMA-676, Mylotarg) for the treatment of CD33+ acute myeloid leukemia. *Anticancer Drugs* 13:685, 2002.
415. Cohen AD, Luger SM, Sickles C, et al: Gemtuzumab ozogamicin (Mylotarg) monotherapy for relapsed AML after hematopoietic stem cell transplantation: Efficacy and incidence of hepatic veno-occlusive disease. *Bone Marrow Transplant* 30:23, 2002.
416. Marcondes M, Deeg HJ: Hematopoietic cell transplantation for patients with myelodysplastic syndromes (MDS): When, how and for whom? *Best Pract Res Clin Haematol* 21:67, 2008.
417. Oliansky DM, Antin JH, Bennett JM, et al: The role of cytotoxic therapy with hematopoietic stem cell transplantation in the therapy of myelodysplastic syndromes: An evidence-based review. *Biol Blood Marrow Transplant* 15:137, 2009.
418. Luger S, Sacks N: Bone marrow transplantation for myelodysplastic syndrome—Who? When? and Which? *Bone Marrow Transplant* 30:199, 2002.
419. Anderson JE, Appelbaum FR, Schoch G, et al: Allogeneic marrow transplantation for myelodysplastic syndrome with advanced disease morphology: A phase II study of busulfan, cyclophosphamide, and total-body irradiation and analysis of prognostic factors. *J Clin Oncol* 14:220, 1996.
420. Deeg HJ, Shulman HM, Anderson JE, et al: Allogeneic and syngeneic marrow transplantation for myelodysplastic syndrome in patients 55 to 66 years of age. *Blood* 95:1188, 2000.
421. Deeg HJ, Storer B, Slattery JT, et al: Conditioning with targeted busulfan and cyclophosphamide for hemopoeitic stem cell transplantation related and unrelated donors in patients with myelodysplastic syndrome. *Blood* 100:1201, 2002.
422. Sierra J, Perez WS, Rozman C, et al: Bone marrow transplantation from HLA-identical siblings as treatment for myelodysplasia. *Blood* 100:1997, 2002.
423. Guardiola P, Runder V, Bacigalupo A, et al: Retrospective comparison of bone marrow and granulocyte colony-stimulating factor-mobilized peripheral blood progenitor cells for allogeneic stem cell transplantation using HLA identical sibling donors in myelodysplastic syndromes. *Blood* 99:4370, 2002.
424. Castro-Malaspina H, Harris RE, Gajewski J, et al: Unrelated donor marrow transplantation for myelodysplastic syndromes: Outcome analysis in 510 transplants facilitated by the National Marrow Donor Program. *Blood* 99:1943, 2002.
425. Ooi J, Iseki T, Nagayama H, et al: Unrelated cord blood transplantation for adult patients with myelodysplastic syndrome-related secondary acute myeloid leukaemia. *Br J Haematol* 114:834, 2001.
426. Maury S, Balère-Appert ML, Chir Z, et al: Unrelated stem cell transplantation for severe acquired aplastic anemia: Improved outcome in the era of high-resolution HLA matching between donor and recipient. *Haematologica* 92:589, 2007.
427. Cutler CS, Lee SJ, Greenberg P, et al: A decision analysis of allogeneic bone marrow transplantation for the myelodysplastic syndromes: Delayed transplantation for low-risk myelodysplasia is associated with improved outcome. *Blood* 104:579, 2004.
428. Castro-Malaspina H, Jabubowski AA, Papadopoulos EB, et al: Transplantation in remission improves the disease-free survival of patients with advanced myelodysplastic syndromes treated with myeloablative T cell-depleted stem cell transplants from HLA-identical siblings. *Biol Blood Marrow Transplant* 14:458, 2008.
429. Armand P, Kim HT, DeAngelo DJ, et al: Impact of cytogenetics on outcome of de novo and therapy-related AML and MDS after allogeneic transplantation. *Biol Blood Marrow Transplant* 13:655, 2007.
430. Warlick ED, Cioc A, Defor T, et al: Allogeneic stem cell transplantation for adults with myelodysplastic syndromes: Importance of pretransplant disease burden. *Biol Blood Marrow Transplant* 15:30, 2009.
431. Chang C, Storer BE, Scott BL, et al: Hematopoietic cell transplantation in patients with myelodysplastic syndrome or acute myeloid leukemia arising from myelodysplastic syndrome: Similar outcomes in patients with *de novo* disease and disease following prior therapy or antecedent hematologic disorders. *Blood* 110:1379, 2007.
432. Kröger N, Brand R, van Biezen A, et al: Risk factors for therapy-related myelodysplastic syndrome and acute myeloid leukemia treated with allogeneic stem cell transplantation. *Haematologica* 94:542, 2009.
433. Scott BL, Park JY, Deeg HJ, et al: Pretransplant neutropenia is associated with poor-risk cytogenetic features and increased infection-related mortality in patients with myelodysplastic syndromes. *Biol Blood Marrow Transplant* 14:799, 2008.
434. De Padua Silva L, de Lima M, Kantarjian H, et al: Feasibility of allo-SCT after hypomethylating therapy with decitabine for myelodysplastic syndrome. *Bone Marrow Transplant* 43:839, 2009.
435. Luger S, Sacks N: Bone marrow transplantation for myelodysplastic syndrome—Who? When? and Which? *Bone Marrow Transplant* 30:199, 2002.
436. Taussig Dc, Davies AJ, Cavenagh JD: Durable remissions of myelodysplastic syndrome and acute myeloid leukemia after reduced-intensity allografting. *J Clin Oncol* 21:3060, 2003.
437. Mielcarek M, Storb R: Non-myeloablative hematopoietic cell transplantation as immunotherapy for hematologic malignancies. *Cancer Treat Rev* 29:283, 2003.
438. Kroger N, Schetelig J, Zabelina T, et al: A fludarabine-based dose-reduced conditioning regimen followed by allogeneic stem cell transplantation from related or unrelated donors in patients with myelodysplastic syndrome. *Bone Marrow Transplant* 28:643, 2001.
439. Parker JE, Shafi T, Pagliuca A, et al: Allogeneic stem cell transplantation in the myelodysplastic syndromes: Interim results of outcomes following reduced-intense conditioning compared with standard preparative regimens. *Br J Haematol* 119:144, 2002.
440. Gupta V, Daly A, Lipton JH, et al: Nonmyeloablative stem cell transplantation for myelodysplastic syndrome or acute myeloid leukemia in patients 60 years or older. *Biol Blood Marrow Transplant* 11:764, 2005.
441. Finke J, Nagler A: Viewpoint: What is the role of allogeneic haematopoietic cell transplantation in the era of reduced-intensity conditioning—is there still an upper age limit? A focus on myeloid neoplasia. *Leukemia* 21:1357, 2007.
442. Pollyea DA, Artz AS, Stock W, et al: Outcomes of patients with AML and MDS who relapse or progress after reduced intensity allogeneic hematopoietic cell transplantation. *Bone Marrow Transplant* 40:1027, 2007.
443. Campregher PV, Gooley T, Scott BL, et al: Results of donor lymphocyte infusions for relapsed myelodysplastic syndrome after hematopoietic cell transplantation. *Bone Marrow Transplant* 40:965, 2007.
444. Testoni N, Lemoli RM, Martinelli G, et al: Autologous peripheral blood stem cell transplantation in acute myeloblastic leukaemia and myelodysplastic syndrome patients: Evaluation of tumour cell contamination of leukaphereses by cytogenetic and molecular methods. *Bone Marrow Transplant* 22:1065, 1998.
445. Wattel E, Solary E, Leleu X, et al: A prospective study of autologous bone marrow or peripheral blood stem cell transplantation after intensive chemotherapy in myelodysplastic syndromes. Groupe Francais des Myelodysplasies. Group Ouest-Est d'etude des Leucemies aigues myeloides. *Leukemia* 13:524, 1999.
446. Viola A, Falco C, D'Elia R, et al: An antecedent diagnosis of refractory anemia with excess blasts has no influence on mobilization of peripheral blood stem cells and hematopoietic recovery after autologous stem cell transplantation in acute myeloid leukemia. *Eur J Haematol* 78:41, 2007.
447. Ogata K, Yamada T, Ito T, et al: Low-dose etoposide: A potential therapy for myelodysplastic syndromes. *Br J Haematol* 82:354, 1992.
448. Robak T, Szmigielska-Kaplon A, Urbanska-Rys H, et al: Efficacy and toxicity of low-

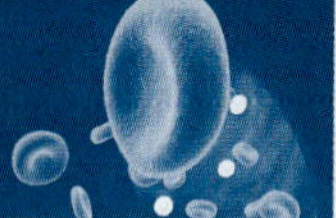

dose melphalan in myelodysplastic syndromes and acute myeloid leukemia with multilineage dysplasia. *Neoplasma* 50:172, 2003.

449. Mario AD, Pagano L, Mele L, et al: Use of gemcitabine (GEM) in advanced myelodysplastic syndromes. *Ann Oncol* 12:1494, 2001.
450. Ribrag V, Suzan F, Ravoet C, et al: Phase II trial of CPT-11 in myelodysplastic syndromes with excess of marrow blasts. *Leukemia* 17:319, 2003.
451. Giles FJ, Faderl S, Thomas DA, et al: Randomizing phase I/II study of troxacitabine combined with cytarabine, idarubicin, or topotecan in patients with refractory myeloid leukemias. *J Clin Oncol* 21:1050, 2003.
452. Bouabdallah R, Lefrere F, Rose C, et al: A phase II trial of induction and consolidation therapy of acute myeloid leukemia with weekly oral idarubicin alone in poor risk elderly patients. *Leukemia* 13:1491, 1999.
453. Kantarjian HM, Jeha S, Gandhi V, et al: Clofarabine: Past, present, and future. *Leuk Lymphoma* 48:1922, 2007.
454. Grinblatt DL, Yu D, Hars V, et al: Treatment of myelodysplastic syndrome with 2 schedules and doses of oral topotecan: A randomized phase 2 trial by the Cancer and Leukemia Group B (CALGB19803). *Cancer* 115:84, 2009.
455. Yee KW, Hagey A, Verstovsek S, et al: Phase 1 study of ABT-751, a novel microtubule inhibitor, in patients with refractory hematologic malignancies. *Clin Cancer Res* 11:6615, 2005.
456. Tamburini J, Elie C, Park S, et al: Effectiveness and tolerance of low to very low dose thalidomide in low-risk myelodysplastic syndromes. *Leuk Res* 33:547, 2009.
457. Raza A, Meyer P, Dutt D, et al: Thalidomide produces transfusion independence in long-standing refractory anemias of patients with myelodysplastic syndromes. *Blood* 98:958, 2001.
458. Strupp C, Germing U, Aivado M, et al: Thalidomide for the treatment of patients with myelodysplastic syndromes. *Leukemia* 16:1, 2002.
459. Bertolini F, Mingrone W, Alietti A, et al: Thalidomide in multiple myeloma, myelodysplastic syndromes and histiocytosis. Analysis of clinical results and of surrogate angiogenesis markers. *Ann Oncol* 12:1333, 2001.
460. Tsirigotis P, Venetis E, Rontogianni D, et al: Thalidomide in the treatment of myelodysplastic syndrome with fibrosis. *Leuk Res* 26:965, 2002.
461. Steurer M, Sudmeier I, Stauder R, Gastl G: Thromboembolic events in patients with myelodysplastic syndrome receiving thalidomide in combination with darbepoetin-alpha. *Br J Haematol* 121:101, 2003.
462. List A, Dewald G, Bennett J, et al: Lenalidomide in the myelodysplastic syndrome with chromosome 5q deletion. *N Engl J Med* 355:1456, 2006.
463. Raza A, Reeves JA, Feldman EJ, et al: Phase 2 study of lenalidomide in transfusion-dependent, low-risk, and intermediate-1 risk myelodysplastic syndromes with karyotypes other than deletion 5q. *Blood* 111:86, 2008.
464. Adès L, Boehrer S, Prebet T, et al: Efficacy and safety of lenalidomide in intermediate-2 or high-risk myelodysplastic syndromes with 5q deletion: Results of a phase 2 study. *Blood* 113:3947, 2009.
465. List AF, Kurtin S, Glinsmann-Gibson B, et al: Efficacy and safety of CC-5013 for treatment of anemia in patients with myelodysplastic syndromes (MDS). *Blood* 102:184a, 2003.
466. Sekeres MA, Maciejewski JP, Giagounidis AA, et al: Relationship of treatment-related cytopenias and response to lenalidomide in patients with lower-risk myelodysplastic syndromes. *J Clin Oncol* 26:5943, 2008.
467. Deeg HJ, Gotlib J, Beckham C, et al: Soluble TNF receptor fusion protein (etanercept) for the treatment of myelodysplastic syndrome: A pilot study. *Leukemia* 16:162, 2002.
468. Rosenfeld C, Bedell C: Pilot study of recombinant human soluble tumor necrosis factor receptor (TNFR:Fc) in patients with low risk myelodysplasia syndrome. *Leuk Res* 26:721, 2002.
469. Maciejewski JP, Risitano Am, Sloand EM, et al: A pilot study of the recombinant soluble human tumour necrosis factor receptor (p75)-Fc fusion protein in patients with myelodysplastic syndrome. *Br J Haematol* 117:119, 2002.
470. Stasi R, Amadori S: Infliximab chimaeric anti-tumour necrosis factor alpha monoclonal antibody treatment for patients with myelodysplastic syndromes. *Br J Haematol* 116:334, 2002.
471. Stone RM: Are new agents really making a difference in MDS? *Best Pract Res Clin Haematol* 21:639, 2008.
472. Invernizzi R, Pecci A, Travaglino E, et al: Clinical and biological effects of treatment with amifostine in myelodysplastic syndromes. *Br J Haematol* 118:246, 2002.
473. Callander N, Ochoa-Bayona JF, Piro L, et al: Hematologic improvement following treatment with TLK199 (Telintra™), a novel glutathione analog inhibitor of GST P1-1, in myelodysplastic syndrome (MDS): Interim results of a dose-ranging phase 2a study. *Blood* 104:4001, 2004.
474. Nagler A, Rikilis I, Tatarsky I, Fabian I: Effect of 1,25-dihydroxyvitamin D_3 and 13-*cis*-retinoic acid on *in vitro* hematopoiesis in the myelodysplastic syndromes. *J Lab Clin Med* 110:237, 1987.
475. Rowinsky EK, Conley BA, Jones RJ, et al: Hexamethylene bisacetamide in myelodysplastic syndrome: Effect of five-day exposure to maximal therapeutic concentrations. *Leukemia* 6:526, 1992.
476. List AF: Hematopoietic stimulation by amifostine and sodium phenylbutyrate: What is the potential in MDS? *Leuk Res* 22(Suppl 1):S7, 1998.
477. Hast R, Lauren SAL, Reizenstein P: Absent clinical effects of retinoic acid and isotretinoin treatment on the myelodysplastic syndrome. *Hematol Oncol* 7:297, 1989.
478. Ohno R, Naoe T, Hirano M, et al: Treatment of myelodysplastic syndromes with all-trans retinoic acid. *Blood* 81:1152, 1993.
479. DeRosa L, Montuoro A, DeLaurenzi A: Therapy of "high risk" myelodysplastic syndromes with an association of low-dose ara-c, retinoic acid and 1,25-dihydroxyvitamin D_3. *Biomed Pharmacother* 46:211, 1992.
480. Andreeff M, Stone R, Michaeli J, et al: Hexamethylene bisacetamide in myelodysplastic syndrome and acute myelogenous leukemia: A phase II clinical trial with a differentiation-inducing agent. *Blood* 80:2604, 1992.
481. Gore SD, Weng LJ, Zhai S, et al: Impact of the putative differentiating agent sodium phenylbutyrate on myelodysplastic syndromes and acute myeloid leukemia. *Clin Cancer Res* 7:2330, 2001.
482. Sekeres MA: New data with arsenic trioxide in leukemias and myelodysplastic syndromes. *Clin Lymphoma Myeloma* 8 Suppl 1:S7, 2007.
483. Schiller GJ, Slack J, Hainsworth JD, et al: Phase II multicenter study of arsenic trioxide in patients with myelodysplastic syndromes. *J Clin Oncol* 24:2456, 2006.
484. Miller WH Jr: Molecular targets of arsenic trioxide in malignant cells. *Oncologist* 7(Suppl 1):14, 2002.
485. Slack JL, Waxman S, Tricot G, et al: Advances in the management of acute promyelocytic leukemia and other hematologic malignancies with arsenic trioxide. *Oncologist* 7(Suppl 1):1, 2002.
486. List A, Beran M, DiPersio J, Slack J, et al: Opportunities for Trisenox® (arsenic trioxide in the treatment of myelodysplastic syndromes. *Leukemia* 17:1499, 2003.
487. Cortes J, Giles F, O'Brien S, et al: Results of imatinib mesylate therapy in patients with refractory or recurrent acute myeloid leukemia, high-risk myelodysplastic syndrome, and myeloproliferative disorders. *Cancer* 97:2760, 2003.
488. Drummond MW, Lush CJ, Vickers MA, et al: Imatinib mesylate-induced molecular remission of Philadelphia chromosome-positive myelodysplastic syndrome. *Leukemia* 17:463, 2003.
489. Crump M: Inhibition of raf kinase in the treatment of acute myeloid leukemia. *Curr Pharm Des* 8:2243, 2002.
490. Feldman EJ, Cortes J, DeAngelo DJ, et al: On the use of lonafarnib in myelodysplastic syndrome and chronic myelomonocytic leukemia. *Leukemia* 22:1707, 2008.
491. Kurzrock R, Albitar M, Cortes JE, et al: Phase II study of R115777, a farnesyl transferase inhibitor, in myelodysplastic syndrome. *J Clin Oncol* 22:1287, 2004.
492. Fenaux P, Raza A, Mufti GJ, et al: A multicenter phase 2 study of the farnesyltransferase inhibitor tipifarnib in intermediate- to high-risk myelodysplastic syndrome. *Blood* 109:4158, 2007.
493. Cortes J, Faderl S, Estey E, et al: Phase I study of BMS-214662, a farnesyl transferase inhibitor in patients with acute leukemias and high-risk myelodysplastic syndromes. *J Clin Oncol* 23:2805, 2005.
494. Xia Z, Tan MM, Wong WW, et al: Blocking protein geranylgeranylation is essential for lovastatin-induced apoptosis of human acute myeloid leukemia cells. *Leukemia* 15:1398, 2001.
495. Armand JP, Burnett AK, Drach J, et al: The emerging role of targeted therapy for hematologic malignancies: Update on bortezomib and tipifarnib. *Oncologist* 12:281, 2007.
496. Terpos E, Verrou E, Banti A, et al: Bortezomib is an effective agent for MDS/MPD syndrome with 5q− anomaly and thrombocytosis. *Leuk Res* 31:559, 2007.
497. Cilloni D, Martinelli G, Messa F, et al: Nuclear factor κB as a target for new drug development in myeloid malignancies. *Haematologica* 92:1224, 2007.
498. Rizzieri DA, Feldman E, Dipersio JF, et al: A phase 2 clinical trial of deforolimus (AP23573, MK-8669), a novel mammalian target of rapamycin inhibitor, in patients with relapsed or refractory hematologic malignancies. *Clin Cancer Res* 14:2756, 2008.
499. Sawyers CL: Finding the next Gleevec: FLT3 targeted kinase inhibitor therapy for acute myeloid leukemia. *Cancer Cell* 1:413, 2002.
500. Maserati E, Panarello C, Morerio C, et al: Clonal chromosome anomalies and propensity to myeloid malignancies in congenital amegakaryocytic thrombocytopenia. *Haematologica* 93:1271, 2008.
501. Niparuck P, Atichartakarn V, Chuncharunee S: Successful treatment of acquired amegakaryocytic thrombocytopenic purpura refractory to corticosteroids and intravenous immunoglobulin with antithymocyte globulin and cyclosporin. *Int J Hematol* 88:223, 2008.
502. Minke DM, Colon-Otero G, Cockerill KJ, et al: Refractory thrombocytopenia: A myelodysplastic syndrome that may mimic immune thrombocytopenic purpura. *Am J Clin Pathol* 98:502, 1992.
503. Hoffman R: Acquired pure amegakaryocytic thrombocytopenia purpura. *Semin Hematol* 28:303, 1991.
504. Zeidler C, Germeshausen M, Klein C, Welte K: Clinical implications of ELA2-, HAX1-, and G-CSF-receptor (CSF3R) mutations in severe congenital neutropenia. *Br J Haematol* 2008.
505. Dror Y: Shwachman-Diamond syndrome: Implications for understanding the molecular basis of leukaemia. *Expert Rev Mol Med* 10:e38, 2008.
506. Finsterer J: Hematological manifestations of primary mitochondrial disorders. *Acta Haematol* 118:88, 2007.
507. Orlandi E, Alessandrino EP, Caldera D, Bernasconi C: Adult leukemia after aplastic anemia: Report of 8 cases. *Acta Haematol* 79:174, 1988.
508. DePlanque MM, Bacigalupo A, Wüsch A, et al: Long-term follow up of severe aplastic anemia patients treated with antithymocyte globulin. *Br J Haematol* 73:121, 1989.
509. Dunn DE, Tanawattanacharoen P, Boccuni P, et al: Paroxysmal nocturnal hemoglobinuria cells in patients with bone marrow failure syndromes. *Ann Intern Med* 131:401, 1999.
510. Bischoff L, Derk CT: Eosinophilic fasciitis: Demographics, disease pattern and response to treatment: Report of 12 cases and review of the literature. *Int J Dermatol* 47:29, 2008.
511. Lakhanpal S, Ginsburg WW, Michet CJ, et al: Eosinophilic fasciitis: Clinical spectrum and therapeutic response in 52 cases. *Semin Arthritis Rheum* 17:221, 1988.
512. Naschitz JE, Boss JH, Misselevich I, et al: The fasciitis-panniculitis syndromes. Clinical and pathologic features. *Medicine (Baltimore)* 75:6, 1996.
513. Kim SW, Rice L, Champlin R, Udden MM: Aplastic anemia in eosinophilic fasciitis: Response to immunotherapy and marrow transplantation. *Haematologia (Budap)* 28:131, 1997.
514. Goel R, Kumar R, Bakhshi S:Transformation of childhood MDS-refractory anemia to acute lymphoblastic leukemia. *J Pediatr Hematol Oncol* 29:725, 2007.
515. Disperati P, Ichim CV, Tkachuk D, et al: Progression of myelodysplasia to acute lymphoblastic leukaemia: Implications for disease biology. *Leuk Res* 30:233, 2006.

516. Brusamolino E, Isernia P, Alessandrino EP, et al: Terminal deoxynucleotidyl transferase–positive acute leukemias evolving from a myelodysplastic syndrome. *Am J Hematol* 20:187, 1985.
517. Berneman ZN, Van Bockstaele D, DeMeyer P, et al: A myelodysplastic syndrome preceding acute lymphoblastic leukaemia. *Br J Haematol* 60:353, 1985.
518. Ascensao JL, Kay NE, Wright JJ, et al: Lymphoblastic transformation of myelodysplastic syndrome. *Am J Hematol* 22:431, 1986.
519. Bonati A, Delia D, Starcich R: Progression of a myelodysplastic syndrome to pre-B-acute lymphoblastic leukaemia with unusual phenotype. *Br J Haematol* 64:487, 1986.
520. Dayton MA, VanBesien K, Tricot G, et al: Preleukemic state preceding adult acute lymphoblastic leukemia. *Am J Med* 89:657, 1990.
521. Escudier SM, Albitar M, Robertson LE, et al: Acute lymphoblastic leukemia following preleukemic syndromes in adults. *Leukemia* 10:473, 1996.
522. Saarinen UM, Wegelius R: Preleukemic syndrome in children. Report of four cases and review of literature. *Am J Pediatr Hematol Oncol* 6:137, 1984.
523. Breatnach F, Chessells JM, Greaves MF: The aplastic presentation of childhood leukemia: A feature of common ALL. *Br J Haematol* 49:387, 1981.
524. Klingemann H-G, Storb R, Sanders J, et al: Acute lymphoblastic leukaemia after bone marrow transplantation for aplastic anaemia. *Br J Haematol* 63:47, 1986.
525. Nakamori Y, Takahashi M, Moriyama Y, et al: The aplastic presentation of adult acute lymphoblastic leukaemia. *Br J Haematol* 62:782, 1986.
526. Homans AC, Cohen JL, Barker BE, Marzur EM: Aplastic presentation of acute lymphoblastic leukemia: Evidence for cellular inhibition of normal hematopoietic progenitors. *Am J Pediatr Hematol Oncol* 11:456, 1989.
527. DeAlarcon P, Miller M, Stuart MJ: Erythroid hypoplasia: An unusual presentation of childhood leukemia. *Am J Dis Child* 132:763, 1978.
528. Horsley SW, Colman S, McKinley M, et al: Genetic lesions in a preleukemic aplasia phase in a child with acute lymphoblastic leukemia. *Genes Chromosomes Cancer* 47:333, 2008.
529. Reid MM, Summerfield GP: Distinction between aleukaemic prodrome of childhood acute lymphoblastic leukaemia and aplastic anemia. *J Clin Pathol* 45:697, 1992.
530. MacSween JM, Langley GR: Light-chain disease and sideroblastic anemia–preleukemic chronic granulocytic leukemia. *Can Med Assoc J* 106:995, 1972.
531. Trachida L, Palutke M, Poylik MD, Prasad AS: Primary acquired sideroblastic anemia preceding monoclonal gammopathy and malignant lymphoma. *Am J Med* 55:559, 1973.
532. Papayannis AG, Stathakis NE, Kyrkou K, et al: Primary acquired sideroblastic anemia associated with chronic lymphocytic leukemia. *Br J Haematol* 28:125, 1974.
533. Berkowitz LR, Ross DW, Orringe EP: Hairy cell leukemia with acquired dyserythropoiesis. *JAMA* 140:554, 1980.
534. Catovsky D, Shaw MT, Hoffbrand AV, Dacie JV: Sideroblastic anemia and its association with leukemia and myelomatosis. A report of five cases. *Br J Haematol* 20:385, 1971.
535. Dahlke MA, Nowell PC: Chromosomal abnormalities and dyserythropoiesis in the preleukaemic phase of multiple myeloma. *Br J Haematol* 31:111, 1975.
536. Meckenstock G, Bonatsch CH, Heyll A, et al: T-cell receptor α/δ expressing acute leukemia emerging from sideroblastic anemia: Morphologic, immunological, and cytogenetic features. *Leuk Res* 16:379, 1992.
537. Khaleeli M, Keane WM, Lee GR: Sideroblastic anemia in multiple myeloma. A preleukemic change. *Blood* 41:17, 1973.
538. Greenberg BR, Miller C, Cardoff RD, et al: Concurrent development of preleukaemic lymphoproliferative and plasma cell disorders. *Br J Haematol* 53:125, 1983.
539. Copplestone JA, Mufti GJ, Hamblin TJ, Oscier DG: Immunological abnormalities in myelodysplastic syndromes. *Br J Haematol* 63:149, 1986.

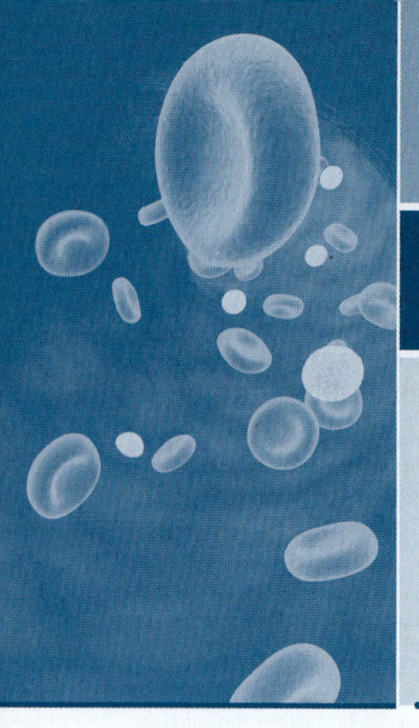

第89章

急性髓细胞白血病

Jane L. Liesveld, Marshall A. Lichtman

摘 要

急性髓细胞白血病(AML)是多能原始造血干细胞,或者在某些情况下是较分化的祖细胞发生体细胞突变的结果。辐射暴露、大剂量苯慢性暴露以及慢性大量吸入烟草的烟雾可增加该病的发生。有部分病例所占比例较小但却一直在增加,即淋巴瘤或非血液学肿瘤患者接受大剂量化疗,尤其是烷化剂或拓扑异构酶Ⅱ抑制剂治疗后发病。与正常干细胞池相比,突变的造血干细胞可获得相对的生长和(或)生存优势。当此突变的(即白血病性的)多能细胞的子代细胞增殖到约110亿个或更多时,正常造血就会被抑制,正常的红细胞、中性粒细胞和血小板计数即下降。因此而导致的贫血使人乏力、体力受限且面色苍白;血小板减少可导致自发性出血,通常在皮肤部位;中性粒细胞和单核细胞减少则导致伤口愈合不良和轻度感染。初诊时通常不会发生严重感染,但若因缺乏治疗而致疾病进展或者因化疗而使外周血中性粒细胞和单核细胞减少的情况加剧时,则可能发生严重感染。通过外周血细胞计数检测,以及外周血和骨髓细胞检查,并基于在骨髓和外周血中发现白血病原始细胞,可确定诊断。通过在原始细胞中发现髓过氧化物酶活性,或通过识别原始细胞上的特征性分化群(CD)抗原(如CD13、CD33),可证实AML的特异性诊断。白血病干细胞具有不完全的分化和成熟能力。其克隆中所含有的细胞可具有以下细胞的形态或免疫表型特征,如原始红细胞、巨核细胞、单核细胞、嗜酸性粒细胞,或罕见情况下,嗜碱性粒细胞或肥大细胞,当然还有原始粒细胞或早幼粒细胞等。当一种细胞系占足够主导的地位时,该类白血病即可被命名为急性红白血病、急性巨核细胞白血病、急性单核细胞白血病等,以此类推。某些细胞遗传学改变较为常见,包括t(8;21)、t(15;17)、16号染色体倒位、8号染色体三体,以及5号或7号染色体的全部或部分缺失。在维甲酸受体α(RAR-α)基因位点处累及17号染色体的易位仅与急性早幼粒细胞白血病相关。AML通常用阿糖胞苷和蒽环类抗生素治疗,对预后不佳、难治或复发患者,可能会增加或改用其他药物。该治疗方法有一个例外,急性早幼粒细胞白血病的治疗应用全反式维甲酸、三氧化二砷和蒽环类抗生素。大剂量化疗和自体造血干细胞输注或异基因造血干细胞移植可被用于治疗

本章使用的简写和缩略词:AIDS,获得性免疫缺陷综合征(acquired immunodeficiency syndrome);ALL,急性淋巴细胞白血病(acute lymphocytic leukemia);AML,急性髓细胞白血病(acute myelogenous leukemia);APL,急性早幼粒细胞白血病(acute promyelocytic leukemia);As_2O_3,三氧化二砷(arsenic trioxide);ATRA,全反式维甲酸(all-*trans*-retinoic acid);CD,分化群(cluster of differentiation);CEBPA,CCAAT-增强子结合蛋白A(CCAAT-enhancer binding protein A);CML,慢性粒细胞白血病(chronic myelogenous leukemia);CNS,中枢神经系统(central nervous system);FAB,法-美-英分类(French-American-British classification);FISH,荧光原位杂交(fluorescence *in situ* hybridization);G-CSF,粒细胞集落刺激因子(granulocyte colonystimulating factor);GM-CSF,粒细胞-单核细胞集落刺激因子(granulocyte-monocyte colony-stimulating factor);GVHD,移植物抗宿主病(graft-versus-host disease);HIV,人类免疫缺陷病毒(human immunodeficiency virus);HLA,人类白细胞抗原(human leukocyte antigen);Ig,免疫球蛋白(immunoglobulin);MDR,多药耐药(multidrug resistance);MDS,骨髓增生异常综合征(myelodysplastic syndrome);PAS,过碘酸希夫(periodic acid-Schiff);PCR,聚合酶链反应(polymerase chain reaction);PDGF,血小板衍生的生长因子(platelet-derived growth factor);P-gp,通透性糖蛋白(permeability glycoprotein);RT,逆转录酶(reverse transcriptase);TdT,末端脱氧核苷酸转移酶(terminal deoxynucleotidyl transferase);TMD,一过性骨髓增生性疾病(transient myeloproliferative disease);TNF,肿瘤坏死因子(tumor necrosis factor);VEGF,血管内皮生长因子(vascular endothelial growth factor);VEGFR,血管内皮生长因子受体(vascular endothelial growth factor receptor);WHO,世界卫生组织(World Health Organization)。

已复发或化疗后有高度复发危险的患者。疾病缓解率从儿童中的约 80% 到 80 岁以上老人中的低于 25%。治愈率从儿童的约 50% 下降至 80 岁以上老人的几乎为 0。

定义和历史

急性髓细胞白血病（AML）是一种造血组织的恶性克隆性疾病，其特征为：①异常的（白血病性）原始细胞的累积，主要在骨髓；②正常血细胞的生成障碍。因此，骨髓中白血病细胞的浸润几乎无一例外地同时伴有贫血和血小板减少。中性粒细胞绝对计数可能降低或正常，这取决于白细胞总数。

Friedreich[1] 第一次对急性白血病病例进行了详细的记录，而 Ebstein[2] 则于 1889 年第一个使用了“急性白血病”（acute leukämie）这一术语。这项工作使人们对 AML 和慢性粒细胞白血病（CML）之间在临床上的区别有了普遍了解[3]。Neumann[4] 曾经提出骨髓是造血细胞的生成场所，1878 年，他又首先提出白血病来源于骨髓并使用了“髓细胞白血病”（myelogene leukemia）这个名词。Ehrlich[5] 发明了多色染色，Naegeli[6] 描述了原始粒细胞和中幼粒细胞，Hirschfield[7] 最早认识到红细胞和白细胞的共同起源，这一切进展都为当今我们对此疾病的认识奠定了基础。

早在 1914 年，Theodor Boveri 就已提出染色体异常在癌症发生中的重要作用，尽管如此，20 世纪 50 年代时一系列的技术进展仍是十分必要的，这使人们得以对癌症细胞的染色体进行有目的性的检测。此后，人们发现在 CML 患者细胞的 G 组染色体中始终有一条染色体长臂缩短（费城染色体），这就支持了一个概念，即染色体异常可能与某种癌症表型特异性相关。有了这一发现后，随后又引入了染色体显带技术，提高了人们对单个染色体及其发生易位、倒位或缺失的断裂点的特异性识别能力。这种技术上的进步使肿瘤细胞遗传学的能力得到了释放，开创了一个不仅基于显微镜下细胞外观（表型），而且还基于染色体或遗传异常（基因型）[8] 的白血病研究新时代。人类基因组计划主要部分的完成进一步提高了对基因改变进行识别的特异性[9]。这些进展使得以下情况成为了可能：①更精确地理解特定亚型白血病的分子病理学；②改善在 AML 研究中应用的诊断和判断预后的方法；③发现治疗的分子靶标。

20 世纪 60 年代后期，Holland、Ellison 与其同事们[10] 将首个对 AML 治疗有效的药物阿糖胞苷（cytarabine）用于临床，随后在 20 世纪 70 年代初，他们又用 7 天的阿糖胞苷和 3 天的柔红霉素（daunomycin）进行联合治疗（7 和 3 方案）[11]，从而开启了 AML 有效治疗的时代。直到将近 40 年之后的今天，这种药物组合或其同类方案仍然是主要的治疗方案。1977 年，Thomas 及其同事将异基因骨髓（干细胞）移植作为一种可治愈性的治疗进行了描述，从而迎来了造血干细胞移植的时代，对符合移植条件的 AML 患者而言，这是一种可治愈性的治疗方式。

病因和发病机制

■ 环境因素

表 89-1 列举了易诱发 AML 的主要因素。只有 4 种环境

表 89-1　急性髓细胞白血病的易感因素

环境因素
辐射[13,14,25]
苯[14-18]
烷化剂、拓扑异构酶Ⅱ抑制剂，以及其他细胞毒性药物[14,19-25]
烟草吸入[27,28]
获得性疾病
克隆性髓细胞疾病
慢性粒细胞白血病（第 90 章）
原发性骨髓纤维化（第 91 章）
原发性血小板增多症（第 87 章）
真性红细胞增多症（第 86 章）
克隆性血细胞减少症（第 88 章）
阵发性睡眠性血红蛋白尿症（第 40 章）
其他造血性疾病
再生障碍性贫血（第 34 章）
嗜酸性粒细胞性筋膜炎（第 88 章）
骨髓瘤[32,33]
其他疾病
人类免疫缺陷病毒感染[34]
甲状腺疾病[35]
多内分泌腺疾病[36]
遗传性或先天性疾病
AML 患者的同胞[37-39]
无巨核细胞性血小板减少症，先天性[40,41]
共济失调 - 全血细胞减少症[42,43]
Bloom 综合征[44,45]
先天性粒细胞缺乏症（Kostmann 综合征）[46-49]
伴有染色体 21q 22.12 微小缺失的慢性血小板减少症[50]
Diamond-Blackfan 综合征[51,52]
唐氏综合征[53,54]
Dubowitz 综合征[55]
先天性角化不良[56,57]
家族性（单纯性，非综合征）AML[58]
家族性血小板疾病[59,60]
范科尼贫血[61,62]
Naxos 综合征[63]
神经纤维瘤[64,65]
Noonan 综合征[66,67]
Poland 综合征[68]
Rothmund-Thomson 综合征[69,70]
Seckel 综合征[71]
Shwachman 综合征[72-74]
沃纳（Werner）综合征（早衰）[75-77]
Wolf-Hirschhorn 综合征[78]
WT 综合征[79]

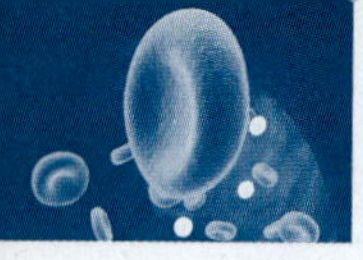

因素被确认为致病性因素：烟草吸入、大剂量辐射暴露[13,14]、慢性苯暴露[14-18]以及化疗（损伤DNA）药物[19-25]。大多数患者发病前都没有接触过这些致病因素。来自于α放射性核素，如二氧化钍的高线性能量转移辐射的暴露可增加罹患AML的风险[26]。病例对照研究有时可发现AML和有机溶剂、石油产品、氡暴露、农药以及除草剂的应用有关，但这些数据并不一致，在数项研究中未显示出其相关性，且并未达到可与苯、大剂量外部照射以及某些化疗药物所具有的强相关性所相当的水平[27]。在对于防范苯暴露有着严格规章制度的工业地点的研究中，AML发病率并未见增加[14]。吸烟与AML之间有着显著的关联，其相对危险度约为1.5~2.0[28-30]。

慢性克隆性血液病演变

AML可能从多能造血细胞的其他克隆性疾病进展而来，包括CML、真性红细胞增多症、原发性骨髓纤维化、原发性血小板增多症以及克隆性铁粒幼细胞性贫血或低原始细胞性髓细胞白血病（骨髓增生异常综合征，MDS，见表89-1）。克隆性进展可呈自发性，但在各种慢性疾病中，其发生率不同（见第85章）。对真性红细胞增多症（见第86章）或原发性血小板增多症（见第87章）患者，放疗或化疗可增加克隆性进展至AML的概率[23,31]。

易感疾病

发生AML的患者在发病前可患有一种易感性非髓系疾病，如再生障碍性贫血（多克隆性T细胞疾病）、多发性骨髓瘤（单克隆性B细胞疾病）[32,33]，或在罕见情况下，AIDS（HIV导致的多克隆性T细胞疾病）[34]。免疫性甲状腺疾病和家族性多内分泌腺疾病和AML之间的关联已有报道[35,36]。许多遗传性疾病可伴有AML易感性的增加（见表89-1）[37-79]。在遗传性综合征中，至少表现为以下几种致病型的基因改变：①DNA修复缺陷，如范科尼（Fanconi）贫血；②易产生二次突变的易感基因，如家族性血小板综合征；③肿瘤抑制基因缺陷，如先天性角化不良；④未知机制，如共济失调-全血细胞减少症（见第34章和第46条参考文献，以进一步详细了解各个致病过程）。

分子病理机制

AML来自于造血多潜能细胞，或偶尔来自于分化程度更高的细胞系限制性祖细胞的一系列体细胞突变[78]。某些单核细胞白血病、早幼粒细胞白血病以及较年轻个体的白血病病例更有可能来源于具有细胞系限制性的祖细胞（祖细胞白血病）[80-84]。其他形态学表型和老年患者更可能来源于原始的多能细胞[78]。在后一种情况下，所有的血细胞系都可以从白血病干细胞而来，因其保留了一定程度的分化和成熟能力（见第85章）。

AML的干细胞已通过其免疫表型而被定义，即CD123$^+$CD45dimCD34$^+$CD38$^-$。这种干细胞可从AML病例的发病或复发时分离得到。在缓解期，AML的干细胞可使用一系列抗原（CLL-1、CD5、CD7、CD19、CD56）来识别具有CD45dim、CD34$^+$CD38$^-$表型的白血病干细胞[85]。现正尝试寻找选择性的靶向AML干细胞药物[86]。

大多数患者的体细胞突变来自于染色体易位[87]。该易位导致原癌基因的关键部位发生重排。两个基因的部分融合通常不会阻止其转录与翻译过程；这样，融合基因就编码了一个融合蛋白，其异常结构使正常的细胞通路被扰乱，并使细胞容易发生恶性转化。该突变体的蛋白产物往往是一种转录因子或是转录通路中的一个元件，可对控制造血祖细胞的增殖速度或生存及其分化与成熟的调控序列产生破坏作用[87-89]。突变的基因往往是核心结合因子、维甲酸受体-α（*RAR-α*）、*HOX*家族、*MLL*基因以及其他等等。核心结合因子（*CBF*）有两个亚基，即*CBF-β*和*RUNX1*（原称*AML1*）。大约10%的AML病例具有累及这后面两个基因中的一个或另一个的易位，此百分比随患者发病年龄的差异而有所不同。在50岁以下的患者中，该比例约为20%，而在50岁以上的患者中，约为6%。核心结合因子可激活在髓系和淋系分化和成熟过程中的相关基因。这些原发突变并不足以导致AML，还需要额外的激活性突变，比如，在造血酪氨酸激酶*FLT3*和*KIT*或在*N-RAS*和*K-RAS*基因中的突变，从而在受累的原始细胞中诱导增殖优势[85]。其他在白血病细胞的原癌基因中发生的突变可涉及*FES*、*FOS*、*GATA-1*、*JUN B*、*MPL*、*MYC*、*p53*、*PU.1*、*RB*、*WT1*、*WNT*、*NPM1*、*CEPBA*以及其他基因[90-101]。它们与造血转录因子的功能丧失性突变的相互作用很可能导致了急性白血病的表型，其特征是细胞增殖、程序化细胞死亡、分化和成熟等过程的异常[89,100]。目前最少已提出两类基因：Ⅰ类基因突变，例如，*RUNX1*，可使克隆中的细胞具有增殖和生存优势；以及Ⅱ类基因突变，例如，核心结合因子，可与Ⅰ类基因突变相互作用，导致突变细胞的分化和成熟方式严重混乱并且演化为经典的AML表型[89]。由于突变的干细胞或早期祖细胞仍可增殖并保持分化能力，故发生白血病转化后可出现各种各样的表型。

*FLT3*基因编码一种在正常髓系和淋系祖细胞上的酪氨酸激酶受体。13号染色体上的*FLT3*基因内在串联重复可见于大约1/4~1/3的成人AML病例，但在细胞遗传学正常、单核细胞表型和存在*PML-RAR-α*或*DEK-CAN*易位的AML中，其发生更为频繁[102]。若*FLT3*内在串联重复（*ITD*）突变型与野生型表达的比值较高，则提示预后不良[103,104]。在大约25%的AML病例中，可观察到细胞死亡相关蛋白激酶的高甲基化，在经细胞毒性药物治疗后的AML病例中，则该发生率可为其两倍。

一条染色体的全部或部分缺失（例如5号、7号或9号染色体）或附加染色体（如4号、8号或13号染色体三体）是常见的细胞遗传学异常（见第11章），然而，对后面这些情况，尚未明确其特异性的致癌基因或肿瘤抑制基因。与原发性AML患者相比，在老年患者和接受细胞毒性治疗后发生的病例中，其5号和7号染色体缺失以及复杂细胞遗传学异常的发生率更高[105]。由于在5号染色体尚未缺失的同源区段上的基因并未发生突变，表观遗传病变如5号染色体缺失部位的相应等位基因发生高甲基化，则可能引起致白血病性事件。

在急性早幼粒细胞白血病中，PML-RAR-α融合蛋白对维甲酸可诱导的基因产生抑制作用，从而阻止早幼粒细胞正常分化成熟。这种被诱导的阻断作用涉及共阻遏因子-组蛋白去乙酰化酶复合物，从而导致白血病表型（见下“急性早幼粒细胞白血病”）[106,107]。

■ 信号途径调节异常

AML 中的突变导致数个信号转导途径的调节异常，破坏了原本用以保证造血细胞以下正常行为的信号途径：①分化与成熟；②增殖；③生存信号。受累的信号途径多种多样，但其中有几个占大多数。这些途径包括：① PI3K-AKT；② RAS-RAF-MEK-ERK；③ STAT3 信号顺序[108]。AML 中所涉及基因突变的数量众多，这提示潜在的治疗靶标十分分散，目前人们希望基因突变的致白血病效应由相对较少数的下游信号途径所介导，这样治疗靶标就不至于如此分散。

■ 遗传方式

在大多数病例中，几乎无法见到支持遗传因素具有强大影响的证据。同卵双胞胎中的一个孩子患有急性白血病时，另一个有发生该疾病的高度风险。然而，此风险似乎与宫内转移有关，因此在出生的最初几年后即降至非同卵同胞的危险度[109,110]。在美国，15 岁以下欧洲裔美国儿童中，与无亲缘关系者相比，非同卵的同胞发生 AML 的风险较大，约为前者的 2~3 倍[109,111]。亦有家庭内集中发生 AML 的记录，但其发生率较低[58]。同一社区的非亲缘人员集中发生 AML 很少见，且经调查后通常被证实为偶然事件。

■ 流行病学

AML 是新生儿期白血病的主要形式，但在儿童和青少年期的白血病病例中仅占一小部分。每年大约有 15 000 例 AML 新发病例，占美国每年白血病新发病例的大约占 35%。在美国每年大约有 9000 例患者死于 AML。AML 的发病率在 1 岁以下婴儿中约为每 10 万人中 1.5 人，在 5~9 岁的儿童中降至约每 10 万人中 0.4 人，后逐渐增加至 25 岁以下人群中约每 10 万人中 1.0 人，此后呈指数增长，直到在 80 岁以上人群中达到约每 10 万人中 25 人的概率（图 89-1）。这种与年龄有关的发病率指数性增加有一个例外，即急性早幼粒细胞白血病（APL），其发生率并不随年龄而有显著变化[112]。

AML 在儿童的急性白血病中占 15%~20%，在成人的急性白血病中占 80%。它在男性中略微更常见。在任何年龄的非洲裔或欧洲裔个体之间，其发病率很少有差异。在亚洲裔人群中的发病率略低。犹太人，尤其是东欧血统的人群中，AML 的发生率较高些。拉美裔中 AML 的急性早幼粒型略为更常见[113,114]。

■ 分类

应用多色染色和组织化学反应明确血片的形态特征[115]，

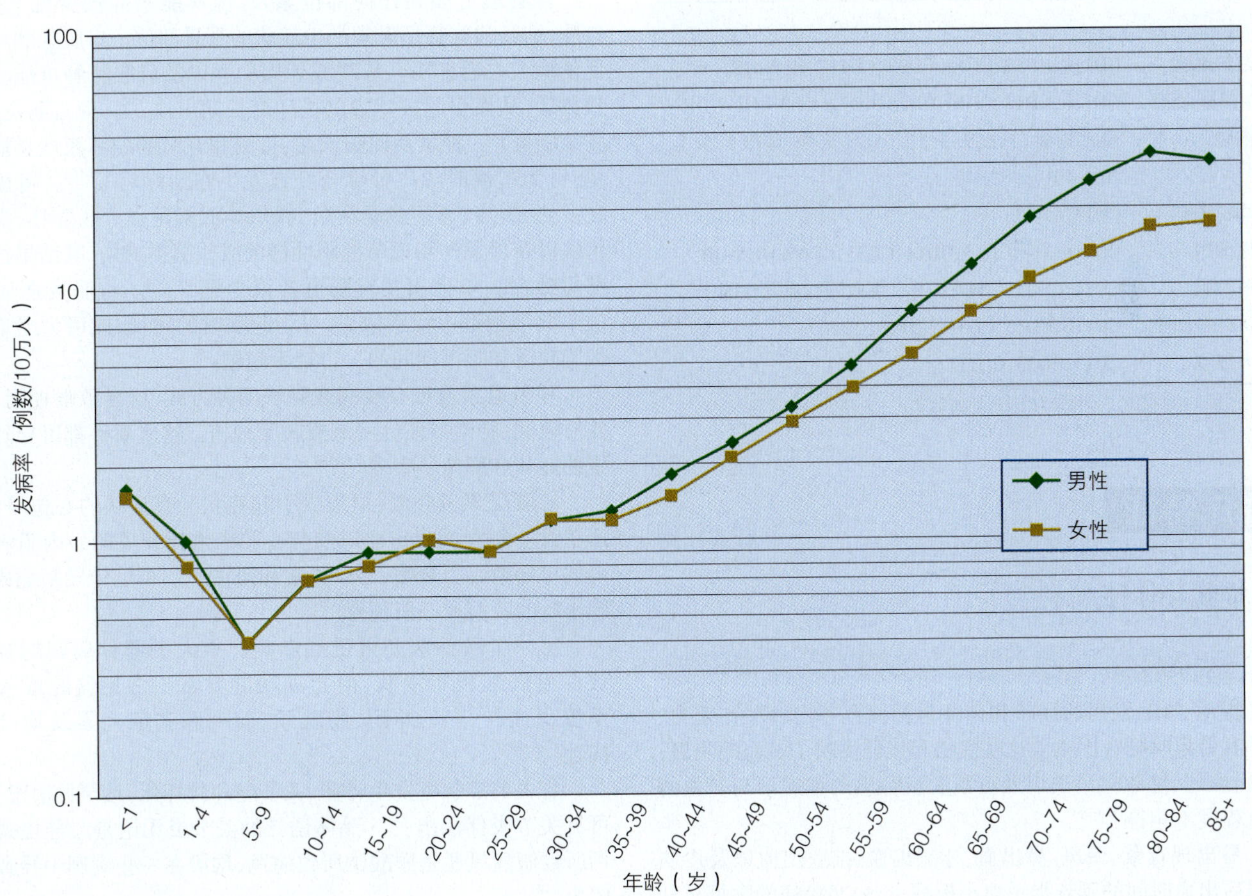

图 89-1 急性髓细胞白血病按年龄分层的年发病率。在出生的第 1 年中相对小幅地增加至每 10 万人中约 1.5 人，此即先天性、新生儿和婴儿 AML。该发病率在生命的最初 10 年中降至每 10 万人约 0.4 例新发病例的最低点，然后在生命的第二个 10 年中再次上升到每 10 万人中 1 例。大约从 25 岁以后，发病率呈指数（对数线性）增加，直至 80 岁以上人群每 10 万人中约 20 例。

应用单克隆抗体检测细胞表面标记[115-120]，或通过特定染色体易位的存在[121]，可对AML的各种类型进行鉴别。几种不同表型祖细胞的表位有重叠，需要多个单克隆抗体以在不同细胞类型之间进行特异性区别（表89-2；又见“急性髓细胞白血病的形态学类型”以及表89-4）。AML的形态学和免疫表型之间的相关性较差。然而，这种较差的相关性是符合预期的，因为前一种方法更为主观，取决于不同的观察者，且以定性因素为基础，而后一种方法描述的是细胞表面的分子特征，更准确且可重复。两种方法的相关性仅在形态学与组织化学相结合时方能有所改善[122]。要将基因表达谱分析作为一种AML分类技术而应用为时尚早，但与目前的方法相比，该方法将可经证实为更特异和更有信息含量的[123,124]。该方法的未来将有赖于这种技术的简化和自动化，以及是否可得到将基因表达的差异反映为实际应用中的预后差异的药物。第85章包括了AML的形态学分类（见表85-1和图85-2）。有人提出应在分类中考虑加入针对耐药的功能标志，如MDR表达，以便能将治疗更为有效的和治疗不够有效的AML区分开来。然而，已有可信证据表明，出于实践需要的话，初期应用形态学和免疫表型分类是明智的。细胞遗传学、分子遗传学、基因表达谱、MDR表达以及其他的项目可以、也应该在有条件时进行并有效地影响治疗。

表89-2 AML的免疫表型

表型	通常阳性抗原
原始粒细胞	CD11b、CD13、CD15、CD33、CD117、HLA-DR
粒-单核细胞	CD11b、CD13、CD14、CD15、CD32、CD33、HLA-DR
红细胞	血型糖蛋白、血影蛋白、ABH抗原、碳酸酐酶Ⅰ、HLA-DR
早幼粒细胞	CD13、CD33
单核细胞	CD11b、11c、CD13、CD14、CD33、CD65、HLA-DR
巨核细胞	CD34、CD41、CD42、CD61、抗血管性血友病因子
嗜碱性粒细胞	CD11b、CD13、CD33、CD123、CD203c
肥大细胞	CD13、CD33、CD117

注：第14章提供了分化群（CD）抗原的定义。

临床特征

症状和体征

一般情况

提示AML发病的症状和体征包括面色苍白、疲劳、乏力、心悸和劳累时呼吸困难。这些症状和体征反映了贫血的发展；但是，虚弱、健康感消失以及劳累后疲劳感的程度可与贫血的严重程度不相符[126-130]。

易出现青紫、瘀斑、鼻出血、牙龈出血、结膜出血以及皮肤破损后出血时间的延长提示血小板减少，也是疾病的常见早期表现。在极少数情况下，患者起病时可发生胃肠道、泌尿道、肺支气管或中枢神经系统（CNS）的出血。

皮肤和微小切口或伤口的脓疱或其他轻微的化脓性感染是最常见的。严重感染，如鼻窦炎、肺炎、肾盂肾炎、脑膜炎等，在起病时较为少见，其部分原因是化疗开始前中性粒细胞绝对计数很少低于$0.5 \times 10^9/L$。随着化疗后中性粒细胞和单核细胞减少的加剧，严重的细菌性、真菌性或病毒性感染变得更加频繁。食欲不振和体重减轻是常见表现。许多患者诊断时就有发热[129,131-133]。大约1/3的患者具有可触及的脾肿大或肝肿大[126,127,130]。淋巴结肿大极其罕见[130,134,135]，除AML的单核细胞型之外[136]。

特定器官系统的累及

白血病原始细胞可进入循环，并少量进入大多数的组织。活检或尸检偶尔可发现白血病细胞的明显聚集或浸润。这种细胞积聚可能导致功能上的紊乱。髓外累及在单核细胞或粒-单核细胞白血病中最为常见[137,138]。

皮肤受累可有三种类型：非特异性病变、皮肤白血病或皮肤和皮下组织的粒细胞（髓细胞）肉瘤[139-142]。非特异性病变包括斑疹、丘疹、水疱、坏疽性脓皮病、血管炎[143-145]、中性粒细胞性皮炎（Sweet综合征）[146]、回状头皮[147]和多形性或结节性红斑[140,141]。皮肤受累可在骨髓和血液累及或复发之前发生，但较罕见[148-151]。

感觉器官受累很不常见，但可发生视网膜、脉络膜、虹膜和视神经的浸润[152]。外耳炎和内耳炎、内耳出血以及第Ⅶ脑神经受累的乳突瘤可为起病时的体征[153-155]。

胃肠道可能在任何部位累及，但功能紊乱较少见[156,157]。口腔、结肠和肛管是最常产生症状的受累部位。口腔症状可能促使病人去看牙医。牙龈或牙周浸润以及口腔脓肿可能会导致拔牙，从而引起被感染的拔牙窝长期出血[158]。回盲肠炎（小肠结肠炎），一种累及回肠末端、盲肠和升结肠的坏死性炎症病变，可为起病时的一种综合征或发生在治疗后[159-162]。可能存在发热、腹痛、血便或肠梗阻，偶尔类似阑尾炎。肠穿孔、炎性包块以及伴发的肠道革兰阴性杆菌或梭菌类感染，其结果往往都可致命。单独累及胃肠道者很少见[163,164]。直肠炎在AML的单核细胞型中特别常见，可为起病时的体征，或可为严重粒细胞缺乏和腹泻期间的一个棘手问题[156]。

呼吸道累及可有浸润或肿块两种方式，可导致喉梗阻、肺实质浸润、肺泡节段性浸润或胸膜种植。这些事件都可导致严重的症状和影像学表现[165-169]。

心脏受累较频繁，但很少引起症状。有症状的心包浸润、透壁性心室浸润伴出血以及与心腔内血栓相关的心内膜病灶等偶可导致心力衰竭、心律失常和死亡[170]。可见传导系统或瓣膜小叶的浸润或心肌梗死[171]。

泌尿生殖系统亦可受到影响。很大一部分病例的肾脏被白血病细胞所浸润，但罕见功能异常。常见盆腔或收集系统出血[172,173]。外阴、膀胱颈、前列腺和睾丸累及均已有描述[174-176]。

骨关节症状可发生骨痛、关节痛和骨坏死，且罕见情况下，可见关节炎伴渗出[177]。晶体诱导的关节炎无论是二羟焦磷酸钙所致假痛风还是尿酸钠所致痛风，均可在一些病例中导致滑膜炎[178]。

非常少见白血病细胞浸润累及中枢或周围神经系统，但脑膜累及在单核细胞型AML的治疗中应作为重要的考虑因素[179,180]。在7号染色体单体[181]和16号染色体倒位[182,183]的AML中，已有报道显示中枢神经系统受累与尿崩症相关。

髓系（粒细胞）肉瘤

髓系肉瘤（亦称为粒细胞肉瘤、绿色瘤、原始粒细胞瘤、单核细胞瘤）是原始粒细胞、原始单核细胞或巨核细胞组成的肿瘤[184-189]。该肿瘤可仅发生髓外肿块而血液或骨髓中缺乏白血病依据，即所谓非白血病性髓系肉瘤，亦可伴发于 AML。当肿瘤表现为孤立性病变时，最初可能会被误诊为淋巴结外淋巴瘤，因其在活检中形似淋巴样细胞[186]。它们几乎可见于任何部位，包括皮肤、眼眶、鼻旁窦、骨、胸壁、乳房、心脏、胃肠道、呼吸道、泌尿生殖道、中枢或周围神经系统或淋巴结和脾脏。原先这种肿瘤被称为"绿色瘤"，因存在于这些髓系白血病细胞中的高浓度髓过氧化物酶显示出绿色。活检标本可见氯乙酸酯酶、溶菌酶、髓过氧化物酶和髓系分化群（CD）标记为阳性。当髓系肉瘤为 AML 的首发表现时，血液和骨髓中该病的表现可在数周或数月后出现。在非白血病性肉瘤中，8 号染色体异常是最常见的细胞遗传学异常[187]。治疗时应使用系统性化疗，而非局部治疗，但这种病例的长期预后通常较差[189-191]。伴有 t(8;21) 的 AML 患者具有发生髓外白血病的倾向[192-195]，且伴有髓系肉瘤的此类患者经治疗后的疗效更差[192,194]。

实验室特征

■ 血细胞表现

贫血是一个恒有的特征[126-130]。红细胞寿命可能轻度缩短，但贫血的主要原因是红细胞生成不足。网织红细胞计数通常在 0.5%~2.0% 之间。有时患者对自身的和输注的红细胞产生迅速的破坏作用，其机制未明（环境性溶血）。红细胞自身抗体的存在（Coombs 试验阳性）非常少见，且可能是非特异性的（抗补体 C3），也许与循环免疫复合物有关。红细胞形态轻度异常，且细胞体积变化很大，偶有畸形红细胞。可见有核红细胞或点彩红细胞。在较少见情况下，可见红细胞体积、形状和血红蛋白含量的极度异常（伴有三系形态异常的 AML），但这些改变在低原始细胞性髓细胞白血病中更为常见（见第 88 章）。

血小板减少在诊断时几乎总是存在。血小板减少的机制包括血小板的生成不足和生存减少。一半以上患者初诊时的血小板计数低于 50×10^9/L[196]。可有巨大血小板和血小板颗粒减少并伴有功能异常[197]。常见血小板聚集能力和 5- 羟色胺释放能力的缺陷[197]。

约一半患者初诊时的白细胞总数低于 5×10^9/L[126-130]。一半以上病例在诊断时的中性粒细胞绝对计数低于 1×10^9/L[126-130]。白细胞总数极度升高的患者，其成熟中性粒细胞比例偏低，但中性粒细胞绝对计数可能正常。核分叶过多、核分叶过少和颗粒过少的成熟中性粒细胞可能存在。血液中性粒细胞的细胞化学染色异常包括髓过氧化物酶染色降低或缺乏，或碱性磷酸酶活性降低[198]。常见细胞吞噬能力或杀灭微生物能力的缺陷[199]。

原始粒细胞几乎总是可见于外周血，但在白细胞严重减少的患者中可能很难见到。仔细寻找可能会发现原始粒细胞，或者对白细胞浓缩物（白细胞层）进行检查可有助于其发现。经典的白血病原始细胞为无颗粒的，但可发生幼稚细胞的混合，包括无颗粒的、有少量颗粒的细胞直至明显的早幼粒细胞。Auer 小体是椭圆形的胞质包涵体，约长 1.5μm，宽 0.5μm，从嗜天青颗粒衍生而来（见图 89-2B）。这种包涵体在大约 15% 的病例的原始细胞中存在。当其存在时，通过多色染色仅可在一小部分原始细胞中发现这种包涵体[115,200]。APL 是例外，其细胞中有很大一部分含有 Auer 小体，某些还有多个（呈捆状）小体。若用过氧化物酶染色来凸显 Auer 小体，该发现可很明显。

■ 骨髓表现

形态学

骨髓中总是含有白血病原始细胞。在诊断或复发时，有 3%~95% 的骨髓细胞是原始细胞。世界卫生组织（WHO）已对骨髓有核细胞中的原始细胞比例提出一个人为的截点，即 20%，以将多原始细胞性 AML（原始细胞 ≥20%）与低原始细胞性髓细胞白血病（原始细胞 <20%）相区分[126-130,200]。后一种情况被称为难治性贫血伴有原始细胞过多，即骨髓增生异常综合征中的一种（见第 88 章）。WHO 选择的原始细胞 ≥20% 的标准是人为的、不恒定的且令人混淆的。急性单核细胞白血病、急性早幼粒细胞白血病、急性红白血病和其他类型在诊断时的原始细胞常常低于 20%。此外，在原始细胞计数 >1% 时无论此类细胞增加多少均可见 AML 复发。原始粒细胞与原始淋巴细胞的区分，可通过以下三个特点中的任何一个：①与特异性组织化学染色的反应性；②细胞内 Auer 小体；③与针对原始粒细胞表面抗原表位（如 CD13、CD33、CD117）的一系列单克隆抗体的反应性。白血病原始粒细胞的组织化学反应，如过氧化物酶、苏丹黑 B 或萘酚 AS-D- 氯乙酸酯酶为阳性。Auer 小体可见于大约 1/6 病例的骨髓原始细胞中。白血病细胞可表达粒系（CD15、CD65）或单核系（CD11b、CD11c、CD14、CD64）表面抗原。通常不表达淋巴系表面标志或膜表面或胞质内免疫球蛋白。应用分子探针检测，无明显的免疫球蛋白基因重排或 T 淋巴细胞受体基因重排（见下"杂合性和混合性白血病"）。在一部分其他方面均典型的 AML 中，其细胞可含有末端脱氧核苷酸转移酶（TdT）[201,202]。骨髓的不同表现在下文"急性髓细胞白血病的形态学类型"中有进一步讨论。正常的红系造血、巨核系造血和粒系造血在骨髓抽吸物中减少或缺如。骨髓活检可能含有原始红细胞或巨核细胞的残余造血岛。在 30%~50% 的原发性 AML 患者中，可出现造血细胞的畸形改变，包括伴有核碎裂或双核或核固缩延迟的极小或极大的原始红细胞；小巨核细胞或单叶巨核细胞；或颗粒减少的、双叶或单叶中性粒细胞[203]。骨髓网状纤维化常见，但通常是轻微到中度的，除非是巨核细胞白血病，在这种白血病中严重纤维化已成为其规律[204]。与正常人相比，AML 患者骨髓中存在血管密度的增加（血管新生）[205,206]。多种血管生成因子均增加，包括血管内皮生长因子（VEGF）、碱性成纤维细胞生长因子、血管生成素和促血管生成素 -1 等。在人类骨髓中经组织化学方法检测到的 VEGF，与各种 AML 亚型中白血病性原始粒细胞的比例紧密相关[207]。AML 的某些细胞遗传学类型可能会导致骨髓嗜碱性粒细胞增多[通常为 t(6;9)][208] 或骨髓嗜酸性粒细胞增多[通常为 inv16 或 t(16;16)][209]。

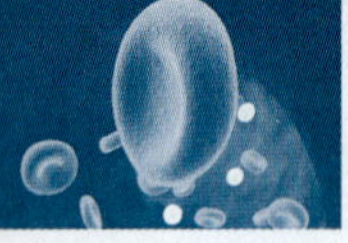

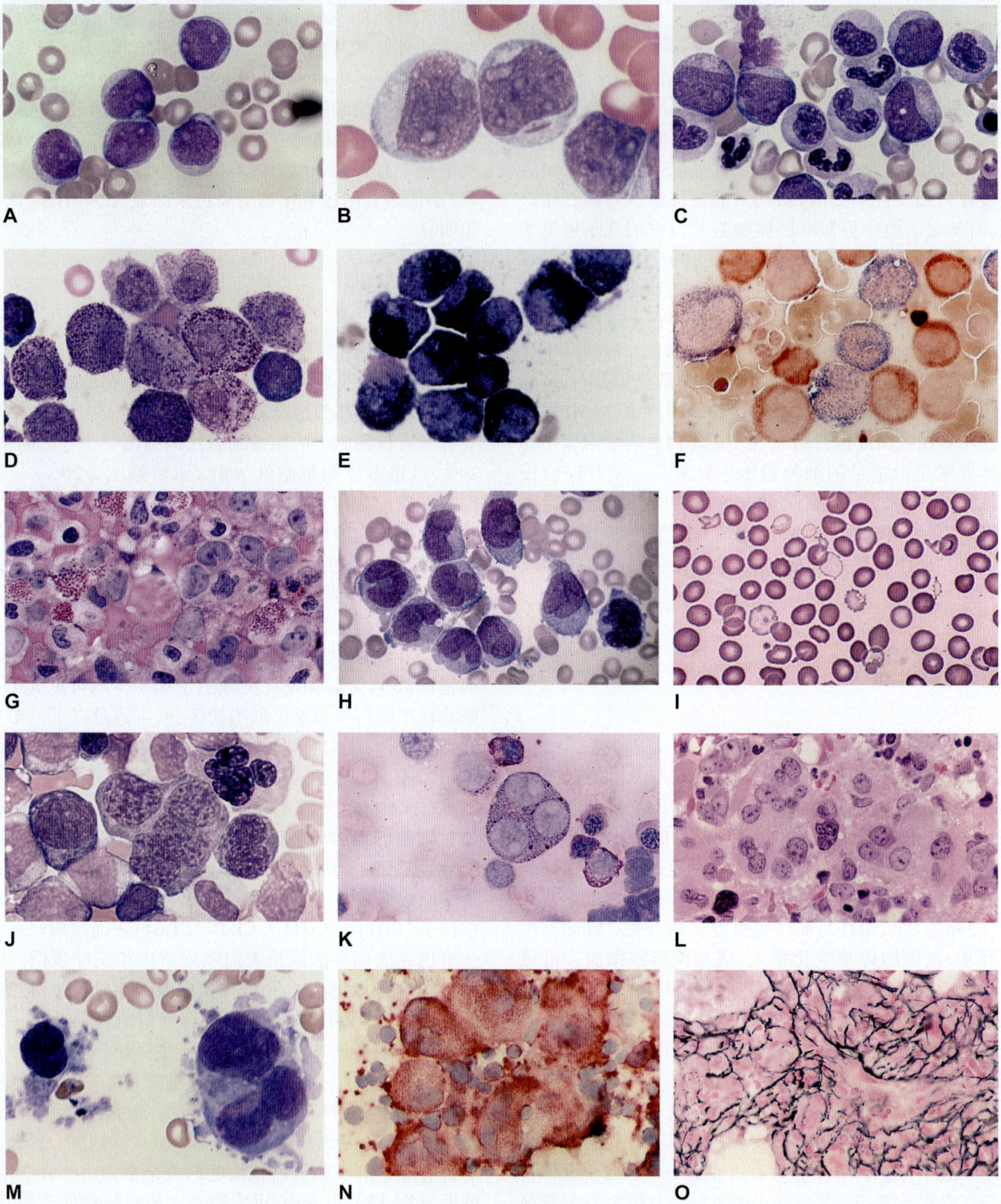

A　B　C

D　E　F

G　H　I

J　K　L

M　N　O

图 89-2　急性髓细胞白血病主要亚型的血液和骨髓图像。A. AML 无成熟型（急性原粒细胞白血病）的血片。5 个原始粒细胞显而易见。核质比高。细胞内无颗粒。每个细胞都有核仁。B. 血片。AML 无成熟型（急性原粒细胞白血病）。3 个原始粒细胞，其一含有 Auer 小体。C. 骨髓片。AML 有成熟型。3 个原始粒细胞，与中幼粒细胞、杆状核和分叶核中性粒细胞混合存在。D. 血片。急性早幼粒细胞白血病。大多数细胞为带有大量颗粒的白血病性早幼粒细胞。E. 血片。急性早幼粒细胞白血病。髓过氧化物酶染色。强阳性。在白血病性早幼粒细胞胞质中可见众多被染色（黑色）的颗粒。F. 血片。急性粒 - 单核细胞白血病。双酯酶染色。白血病性单核细胞被染成深蓝色，白血病性中性粒细胞前体细胞被染成棕红色。G. 骨髓片。具有 inv16 的 AML。注意视野中嗜酸性粒细胞的比例很高。注意右上角的原始粒细胞具有非常大的核仁。还有，中间性的白血病性粒细胞形式。H. 血片。急性单核细胞白血病。白血病细胞具有单核细胞特征，即无颗粒的灰色胞质以及肾形或折叠形核，并有特征性的染色质染色。本例血片中白血病性单核细胞很多，因而有明显的白细胞增多。I. 血片。急性红白血病。注意极度低色素性细胞群体，伴有散在的形状奇特的畸形红细胞，与正常形态的红细胞混合存在。J. 骨髓片。急性红白血病。带有多分叶核的巨大原始红细胞。K. 骨髓片。急性红白血病。注意巨大的三核原始红细胞，以及胞质中过碘酸希夫染色呈块状阳性（红色颗粒）的其他白血病性原始红细胞。L. 骨髓切片。急性巨核细胞白血病。骨髓被白血病性巨核细胞所取代，此类细胞形态不典型，核分两叶或三叶，核仁粗大。M. 骨髓片。急性巨核细胞白血病。骨髓被不典型巨核细胞和原始巨核细胞所取代，其胞质有解体、碎裂和出芽现象。N. 骨髓片。急性巨核细胞白血病。骨髓被不典型的巨核细胞和原始巨核细胞所取代，此类细胞可被血小板糖蛋白Ⅲ A 染色（棕红色）。背景中的血小板也被染色。O. 骨髓切片。急性巨核细胞白血病。嗜银染色显示胶原蛋白和Ⅲ型纤维显著增加（骨髓网状纤维化），这也是该 AML 亚型的特征。

骨髓细胞培养

当正常骨髓细胞在含有生长因子的黏性培养基上生长时，粒细胞、单核细胞和巨噬细胞的祖细胞，或粒细胞和巨噬细胞，均可形成集落。来自 AML 患者的骨髓细胞具有异质性的生长模式。大约 85% 患者的骨髓不具有可在体外形成集落的细胞，但 60% 患者的骨髓具有形成小型细胞簇(4~40 个细胞)的能力。大约 15% 的患者保留了集落形成细胞，但其数量往往减少且成熟异常[210,211]。在经治疗的患者中，骨髓集落形成细胞的恢复通常可见于疾病缓解的形态学依据之前[212]。在治疗前的体外集落生长方式与强烈化疗后的治疗结果之间，相关性尚不够强，尚不足以将生长方式用作判断预后的一个变量[213]。

细胞遗传学和基因特征

在大约 60% 的病例中，存在明显的染色体数量异常(非整倍体)或结构异常(假二倍体)，或两者兼而有之[214-217]。最常见的异常是 8 号染色体三体、7 号染色体单体、21 号染色体单体、21 号染色体三体以及 X 或 Y 染色体的丢失。然而，任何染色体都可能重排、增加或丢失。在 AML 患者接受放疗或化疗后，与上述原发性 AML 的细胞遗传学表现一样，5 号染色体的部分或全部丢失是一个常见特征[218-220]。表 89-3 列出了 AML 中最常见的染色体异常和易位(见第 11 章)。染色体 8;21 和 15;17 易位和 16 倒位者，其预后通常较佳。5 号和 7 号染色体的全部或部分缺失或染色体复杂改变的存在，提示预后不佳。其他结果(如正常核型、+8、11q23)通常提示预后中等(详见第 11 章)[214-216]。

大约有 50% 的 AML 病例具有细胞遗传学正常的细胞。在 872 例正常核型的年龄小于 60 岁的成人中，对 5 个基因 *NPM1*、*FLT3*、*CEPBA*、*MLL* 以及 *NRAS* 进行检测，约 85% 的患者至少有其中一个基因的突变。*NPM1* 或 *CEPBA* 突变与较好的预后相关，与上述预后良好的细胞遗传学范畴相类似。*FLT3* 突变若为内部串联重复(*ITD*)所导致，或在患者的细胞中表达野生型 *NPM1* 与 *CEPBA* 且不存在 *FLT3* 突变(三联野生型)时，则患者的预后不佳[101]。

对于小于 60 岁的 AML 患者，若其细胞遗传学正常但具有高危分子特征，尤其是 *FLT3-ITD* 和(或)野生型 *NMP1* 表达，患者的微阵列表达特征与治疗结果相关。微小 RNA 可调节基因表达，微小 RNA-181 家族的下调预示着较差的预后。对微小 RNA 的研究亦发现了数个可能参与 AML 发病机制的重要基因家族，包括与先天性免疫功能(如 Toll 样受体和白细胞介素 -1B 的表达和调控)有关的基因[221](见第 10 章和第 85 章，对基因芯片谱和微小 RNA 分析有进一步讨论)。

■ 血浆化学检查结果

治疗前，常见血清尿酸和乳酸脱氢酶水平轻度升高。与其

表 89-3 AML 中的常见细胞遗传学异常与临床的关联

染色体异常	受累基因	临床关联
染色体丢失或获得		
5 号或 7 号染色体的部分或全部缺失	未定义	在原发性 AML 或有化学品、药物或辐射暴露史和(或)有前驱性血液病史的患者中较常见[214,215,218,219]
8 号染色体三体	未定义	在急性原粒细胞白血病中很常见，预后差，往往是继发性改变[215,222]
易位		
t(8;21)(q22;q22)	*RUNX1*(*AML1*)-*RUNX1T1*(*ETO*)	存在于约 8% 的 50 岁以下和 3% 的 50 岁以上 AML 患者[220]，约 75% 的病例有附加的细胞遗传学异常，包括男性 Y 染色体或女性 X 染色体的丢失。常见 *KRAS*、*NRAS* 和 *KIT* 的继发性协同突变。在约 40% 的粒 - 单核细胞表型中存在。在髓系肉瘤中的发生率更高[192-195]
t(15;17)(q31;q22)	*PML-RAR-α*	存在于约 6% 的 AML 病例，在大多数早幼粒细胞白血病病例中，具有累及 17 号染色体的易位，即 t(15;17)，t(11;17) 或 t(5;17)[106,107,223,224]
t(9;11)(p22;q23)	*MLL*(特别是 *MLLT3*)	存在于约 7% 的 AML 病例[225-229]。与单核细胞白血病相关[226-227]。11q23 易位可见于 60% 的婴儿 AML，并使其预后较差。使 *MLL* 基因发生重排[225-229]。11q23 易位有很多易位伙伴基因[228-231]。*MLL1*、*MLL4*、*MLL10* 亦可导致白血病表型
t(9;22)(q34;q22)	*BCR-ABL*	存在于约 2% 的 AML 患者[232,233]
t(1;22)(p13;q13)	*RBMIS-MKL1*	存在于 <1% 的 AML 病例。混合有原始粒细胞、原始巨核细胞、胞质出泡的小巨核细胞和畸形巨核细胞。网状纤维化常见[234]
倒位		
inv(16)(p13.1;q22) 或 t(16;16)(p13.1;q22)	*CBF-βMYH11*	存在于约 8% 的 50 岁以下和 3% 的 50 岁以上 AML 患者[220]；往往是急性粒 - 单核细胞表型；与骨髓嗜酸性粒细胞增加相关；易发生颈部淋巴结肿大[235]；对治疗反应较佳[236-239]；易发生髓系肉瘤
Inv(3)(q21;q26.2)	*RPN1-EVI1*	存在于约 1% 的 AML 病例。大约 85% 病例的血小板计数正常或增加。骨髓中畸形、低分叶的巨核细胞增加。肝脾肿大在 AML 中比一般情况更常见[240]

他 AML 表型相比，在粒 - 单核和单核细胞白血病中，这两者的水平都较高[129,130]。偶有患者的尿酸水平相当高，这种情况通常发生在未采取适当预防措施（如降尿酸药物和水化治疗）而进行化疗后[241]，钠、钾、钙或氢离子浓度的异常不常见，且通常较轻微[242,243]。与抗利尿激素异常分泌有关的重度低钠血症可见于发病时[242,243]。因尿崩症而导致的严重高钠血症可为初始事件[244]。低钾血症是发病时的一个更常见的现象，与尿钾症有关，但其近端肾小管功能障碍的原因不明[242,243,245]。低钾血症可很严重，往往因治疗的效应而恶化，特别是尿钾抗生素的应用[245]。在高白细胞血症的患者，可因白细胞在体外发生渗漏而使血清钾水平假性升高，可见于报道[246,247]。当原始细胞计数较高时，其作用所致的假性低血糖和缺氧亦可发生[244,248]。

高钙血症可能发生。其发病机制可能有多方面因素[249]，但是血浆中异位甲状旁腺样活性增加的病例已见描述[250]。治疗前严重的乳酸性酸中毒亦可见报道[242,251,252]。可发生低磷血症，因白血病细胞摄取磷增加而导致[253]。异位促肾上腺皮质激素的分泌[254]、循环免疫复合物[255]和凝血因子或其抑制物的浓度异常[256]均有可能存在。

虽然凝血酶原时间和部分凝血活酶时间一般正常或接近正常，但凝血因子浓度异常较常见。常出现血小板因子 4 和血栓素 B_2 升高[257]。常见 α_2- 抗纤溶酶、蛋白 C 和抗凝血酶Ⅲ水平降低[257]并可能与静脉血栓形成相关[258]。急性早幼粒细胞和急性单核细胞白血病与低纤维蛋白原血症以及其他提示凝血或纤溶激活的指标相关（见下“急性髓细胞白血病的形态学分型”）[259]。

L- 选择素的脱落型[260]及抗心磷脂抗体[261]的血浆浓度常常升高，而可溶性血管内皮生长因子受体 1（VEGFR-1）和 VEGFR-2 亦如此。可溶性 VEGFR-1 与 VEGF 的比值与较大的白血病细胞负荷以及较差的预后具有相关性[262]。

■ 特殊临床特征

高白细胞血症

白细胞计数对 AML 的治疗结果而言是一个独立的预后因素[263]。大约 5% 的 AML 患者会发生因血中原始细胞计数显著升高而导致的症状或体征，该计数通常可大于 100×10^9/L（见第 85 章）[264]。CNS、肺和阴茎的血液循环对白细胞滞留的影响最为敏感。脑出血是该综合征最致命的表现，这主要是血管闭塞、浸润和破坏所致，有时亦因血小板减少和血管功能不全而使其更加复杂化[265-269]。可发生头晕、昏迷、呼吸困难和阴茎异常勃起[246-251]。尿崩症是另一个相关表现[270,271]。其他严重的器官损害亦可发生，但很少见。AML 患者较高的早期死亡率与大于 100×10^9/L 的高白细胞血症相关[267-269,272,273]。对高白细胞血症患者进行化疗可能导致肺白细胞停滞综合征，这可能是由于僵硬衰老的原始细胞的影响，或大量细胞内容物的排出以及由此产生的细胞聚集或其他效应所致[274-276]。因白色血栓或白血病细胞团块而使较大管腔的血管被闭塞则较罕见[277-281]。内皮细胞的细胞间黏附分子 -1 和白血病原始细胞的淋巴细胞功能相关抗原 -1 上调，可能介导了血管壁相互作用，后者可能参与了白细胞滞留的机制[282]。

低增生性白血病

大约有 10% 的 AML 患者起病时表现为一种综合征，包括全血细胞减少、血中原始细胞往往不明显，无肝、脾或淋巴结肿大[283-285]。若将骨髓细胞量随着年龄增长而减少的因素去除，则低增生性白血病约在 2% 的病例中发生[286]。这些患者中，约 75% 为 50 岁以上男性。骨髓活检示细胞减少，这是该综合征不同寻常的特点，但白血病原始细胞很明显，在骨髓细胞中的比例为 10%~90%。患者对强化疗的反应相对较佳，因患者年龄较大而常用低剂量的阿糖胞苷，3 年生存率与其他年龄相仿患者大致相同[287]。

低原始细胞性（亚急性，冒烟型）白血病

在大约 10% 的病例中，通常在年龄超过 50 岁的患者中，髓细胞白血病表现为贫血并常见血小板减少。白细胞计数可降低、正常或升高，且仅小部分原始细胞存在于血液（0~15%）和骨髓（3%~20%）中。这种病例被称为低原始细胞性髓细胞白血病、亚急性或冒烟型白血病[288-290]，或归类于骨髓增生异常综合征，特别是难治性贫血伴原始细胞过多型。若不治疗，该疾病的临床进程可较长期。该病中感染及出血的发病率和死亡率较高，并可发展为显性（多原始细胞性）AML。冒烟型或寡原始细胞白血病历史上曾被作为骨髓增生异常综合征（难治性贫血伴原始细胞过多）的一部分而与克隆性血细胞减少归为一组；因此，此类疾病的诊断和治疗在第 88 章中讨论。就生物学和临床意义而言，在骨髓增生异常综合征的这一亚型中，骨髓原始细胞比例超过正常的这类疾病应为白血病，而非增生异常，但与多原始细胞白血病相比，其进展较慢。与多原始细胞性 AML 的一般情况相比，此类疾病的红细胞、中性粒细胞和血小板的形态异常更常见且更显著（见第 88 章），但这种形态异常在多原始细胞白血病中亦有发生，即所谓伴有三系形态异常的 AML[203]。

Ph 染色体阳性的急性髓细胞白血病

大约 2% 的急性髓细胞白血病患者在相当大一部分白血病原始细胞（10%~100%）中带有 Ph（费城）染色体即 t(9;22)（q34;q11）[291-293]。其原始细胞表面具有髓系白血病特征性的抗原，如 CD13 和 CD33[294,295]。对 AML 伴发 t(9;22) 有一种解释，即它是 CML 急粒变[296-298]。提出这种观点的依据如下：①在 Ph 染色体阳性的 CML 诊断后数日内即可发生急变；②此类病例伴有的附加细胞遗传学改变可与 CML 急变相类似[296,298]；③可存在显著的肝脾肿大，与 AML 的特征不符[297,298]；④血小板计数可正常，而嗜碱性粒细胞可增加[296,298]；⑤可有一段较长时间的前驱期，表现为乏力和体重减轻，且化疗后可出现 CML 的一些特征，如粒细胞增多[29]；⑥ Ph 染色体阳性的 AML 预后很差，与 CML 急粒变类似；⑦断裂点位于 22 号染色体的 M-BCR 位点，可为 CML 典型的断裂点，而 *BCR-ABL* 融合基因的产物是 p210 酪氨酸激酶，亦与经典的 CML 相同[295,297-303]；⑧偶有病例同时表达 p210 和 p190 酪氨酸激酶，而此类情况目前已明确为 CML 的特征[303]；⑨一些患者进入缓解期时，可转为与 CML 慢性期相类似的表型。亦有人提出另一种观点，因为：① Ph 染色体阳性的 AML 病例可为嵌合体（正常和异常核型）[295]；② Ph 染色体可能在病程后期出现[304]；③附加染色体异常往往与 CML 急粒变中所见不同[295,305,306]；④在某些病例中，*BCR-ABL* 基因不编码 p210，而编码 p190 酪氨酸激酶突变体[292,300,302,303,307]，而前者正是最具 CML 特征性的。此外，Ph 染色体阳性的 AML 可发生于 Ph

染色体阴性的低原始细胞白血病之后[292,308,309]。许多 Ph 染色体阳性的急性白血病患者是粒系与淋系杂合体[299,303,305,310]。因此，Ph 染色体阳性白血病可表现为两种形式：一种在 22 号染色体的 M-BCR 位点发生断裂，产生 p210，可认为其与 CML 急粒变类似，另一种形式的分子病理导致其癌基因产物为 p190 蛋白(m-BCR)，而这种形式可被认为是原发性病例。

骨髓坏死

骨髓坏死是一种不常见的事件，且可见于多种恶性和非恶性临床疾病，但大约 2/3 的病例与淋系或髓系恶性肿瘤相关，约 1/4 的病例发生于 AML 患者[311]。骨痛(约 80% 的患者)和发热(约 70% 的患者)是两种最常见的症状或体征。若本身不存在贫血和血小板减少，骨髓坏死可导致这两种表现发生。白细胞计数可降低或升高。血液中可含有有核红细胞和粒系幼稚细胞(约 50% 的病例)。在约半数病例中，乳酸脱氢酶和碱性磷酸酶升高。骨髓抽吸物常呈水样和浆液性。其特点为在无定形的胞外嗜酸性背景中，含有已失去原本染色特征的解体细胞，其细胞边缘模糊并有不同程度的核固缩和核碎裂。部分罕见病例的骨髓中含有 Charcot-Leyden 晶体，而没有嗜酸性或嗜碱性粒细胞增加[312]。骨小梁亦可见坏死的依据。可见骨质结构的破坏，伴有骨细胞和成骨细胞的丢失。重要的是，不能将这些改变认为是假象。通常在活检中有 50% 以上部位受累。若在尚存有完整细胞的岛状部位仔细寻找，则有可能发现潜在的基础血液学疾病。^{99m}锝胶体硫扫描信号很低或根本无摄取。磁共振成像(MRI)可能非诊断性，但当组织内含水量比脂肪量相对增加时，其信号强度可改变，由此可显示坏死的程度。若骨髓保持完好的部位尚未知，则核素扫描和磁共振成像都能指出该部位，从而可对基础疾病确定诊断。病理生理机制尚未明确，但现认为与骨髓血管损伤和(或)继发于炎症或免疫因子和细胞因子的血栓形成有关。骨髓坏死的预后在很大程度上与基础疾病有关。若病人进入缓解期，骨髓可修复。

■ 新生儿骨髓增殖和白血病

在新生儿中已发现 4 种与 AML 相关的骨髓增生综合征：一过性骨髓增生性疾病、一过性白血病、先天性白血病以及新生儿白血病。现认为一过性骨髓增生性疾病和一过性白血病属于同一种现象。

在大约 10% 的唐氏综合征患病婴儿中，一过性骨髓增生性疾病(TMD)可在出生时即存在，或出生不久后发生[313-319]。白细胞计数显著升高，原始细胞在血液和骨髓中存在，可伴有贫血和血小板减少，但后者并非恒有表现。肝脏和脾脏可肿大。除唐氏综合征患者特征性的 21 号染色体三体之外，细胞遗传学和骨髓细胞培养的检测结果正常。原始细胞通常有巨核细胞的免疫表型。与先天性白血病相反，大多数(约 80%)患者的白细胞和原始细胞计数的升高在数周到数月内消失。在大约 20% 的患者中，可出现胎儿水肿、肝纤维化或心肺衰竭等严重致死性并发症。

在某些病例中存在附加细胞遗传学异常，但在骨髓增生异常综合征缓解后消失，说明这是一种可逆性的克隆性疾病(一过性白血病)，可被正常造血所取代。21 号染色体三体在此病中是不可或缺的，该结论由以下三个现象得出判断：三体发生在：①具有组成性 21 三体患者的 TMD 克隆中；② 21 三体以细胞嵌合形式存在于唐氏综合征患者的 TMD 克隆中；③在不具有组成性 21 三体但患有 TMD 的表型正常婴儿的 TMD 克隆中。在最后一种情况下，21 三体随骨髓增殖的好转而消失[320]。可能造成该现象的位于 21 号染色体上的候选癌基因包括 *FPDMM*、*RUNX1*(*CBF-β*)和 *IFNAR*，以及其他基因[320]。*GATA-1* 突变可见于几乎所有 TMD 患者和唐氏综合征伴急性巨核细胞白血病患者[321]。TMD 综合征可能会消失，但不久后即发生急性白血病，主要是 AML，但偶为急性淋巴细胞白血病(ALL)。

对 TMD，有一个假说认为，该病来源于胎肝造血中的原始细胞。此细胞退化后被骨髓中的干细胞所取代。在患有唐氏综合征和一过性白血病的新生儿中，大约 25% 的患儿在生命的前 4 年内发生急性巨核细胞白血病[322-324]。

对那些肝纤维化严重、白细胞计数非常高或胎儿水肿的患者，建议应用极低剂量阿糖胞苷[320]。这些婴儿的 TMD 细胞对阿糖胞苷非常敏感[325,326]。

唐氏综合征患儿在 5 岁之前有 150 倍的风险发生 AML 和大约 40 倍的风险发生 ALL。随着年龄的增大，其急性白血病的风险仍有持续的轻度增加。唐氏综合征伴髓细胞白血病患者往往呈巨核细胞或红细胞表型，并可有 21 号染色体的中间缺失[315,316,327-330]。经长期随访证实，伴有唐氏综合征的 AML 婴儿对化疗的反应率很高，且比不伴有唐氏综合征的 AML 患儿的效果更佳[322,326,331,332]。伴有唐氏综合征的 AML 患儿对蒽环类药物和阿糖胞苷的反应率约为 90%，5 年无事件生存率约为 80%[329]。ALL 亦可发生，其对治疗的反应与同龄的不伴唐氏综合征的患儿类似。在唐氏综合征患者中，大多数实体肿瘤的发生率较低[325]。

先天性或新生儿白血病是一种罕见的综合征，与患有唐氏综合征的新生儿相比，无唐氏综合征的新生儿发生白血病的概率不到其 1/10[327,328]。白细胞增多、血液和骨髓中原始细胞、肝脾肿大、血小板减少、紫癜、贫血、皮肤浸润都很常见。这类疾病在产前已可诊断。可发生细胞遗传学异常并可以之标记白血病克隆[328,333,334]。单核细胞白血病与 t(4;11)分别是最常见的表型与核型[334-336]。已有一例急性单核细胞白血病从母亲到儿子垂直(胎盘)传播的报道[337]。

出生时正常但在出生后最初几周内发生 AML 的婴儿(新生儿白血病)，往往表现为面色苍白、食量减少、增重不足、腹泻和嗜睡。若 11 号染色体 q23 带存在细胞遗传学异常，则是预后极差的标志。大多数先天性或新生儿白血病婴儿活不过数周或数月。因治疗多数无效，故当临床表现尚不明确时，建议观察，以明确是否存在 TMD 或一过性白血病。

■ 杂合性和混合性白血病

杂合性白血病

尽管髓系和淋系同时存在的克隆性疾病在 50 多年前即有报道，但相关技术的出现，包括应用单克隆抗体识别细胞表面抗原，利用分子方法检测免疫球蛋白基因重排和 T 淋巴细胞受体基因重排，以及利用染色体显带细胞遗传学技术识别染色体易位等等，这些均使得数种类型的杂合性急性白血病得到了认识[339-347]。

在双细胞系型(细胞系间)急性白血病中，一部分细胞

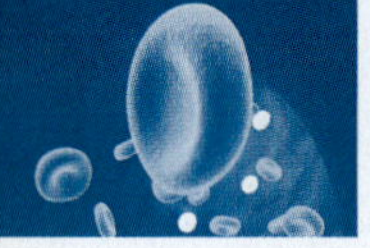

(>10%)带有淋系和髓系标记；这里的"细胞系间"是指淋系和髓系基因的表达。双细胞系型(双表型)白血病是异质性的。有些患者的细胞既有淋系标记也有髓系标记(杂合性)，而另外一些患者的细胞可有淋系标记或者髓系标记，但有证据表明，所有这些细胞都是相同恶性克隆中的一部分细胞(嵌合性)。双细胞系型白血病可为同步性(淋系细胞和髓系细胞同时存在)或非同步性(淋系细胞出现于髓系细胞之后，反之亦可)，但有依据证明其来源于同一克隆。

在双表型白血病病例中，形态学或细胞化学提示为髓系白血病的记作 LY+AML；提示为淋巴细胞白血病的记作 MY+ALL。将这些病例作为一组，用目前方案治疗后，细胞系间杂合的白血病病例对治疗的反应率与无淋系标记的 AML 病例几乎一致[339]。一些研究者建议，根据淋系和髓系细胞的生化(药物反应)形式之间的平衡来调整药物治疗方案[348]。

若原始细胞有两种或两种以上髓系(如红系、粒系和巨核细胞)标记，或当淋巴细胞白血病既有免疫球蛋白基因重排(B淋巴细胞型)也有 T 细胞受体基因重排(T 细胞型)的标记时，此类急性白血病可为细胞系内杂合。

髓系 - 自然杀伤细胞杂合体和 t(8;13) 髓系 - 淋系白血病

虽然大多数杂合性白血病均有髓系和 B 或 T 淋巴细胞的标记，但有两种值得注意的综合征与杂合性白血病相关：①髓系白血病和自然杀伤细胞杂合($CD56^+$、$CD7^+$、$CD13^+$、$CD33^+$)[349-355]；②淋巴瘤、嗜酸性粒细胞增多和 t(8;13) 髓系白血病杂合[356,357]。在这两种综合征中，淋巴瘤的体征，如纵隔或其他部位淋巴结肿大以及结外淋巴样肿瘤，与 AML 的表现混合存在。这种髓系 - 自然杀伤细胞白血病的形态学往往类似 APL，胞质中颗粒较多，但无 17 号染色体异常。此杂合性白血病可为原发性或在淋巴瘤、T 细胞白血病或 CML 急变后发生。杂合性白血病通常预后较差。在自然杀伤细胞杂合体中，髓系抗原在诊断时可能不明显，但可到病程后期才出现[358]。对合适的病人可考虑进行造血干细胞移植[359]。

杂合性白血病可能来自于因遗传编程错误而导致的细胞系不忠实性[349]，或在正常的多能造血干细胞分化过程中一过性地发生混杂基因的表达。有观点认为，在基因混杂的情况下，原本应为暂时性的正常事件因细胞分化阻滞而持续地存在[343,344]。遗传错误编程(不忠实性)可能是因某些 DNA 序列的重排而造成，这些序列控制着对分化抗原起决定作用的基因转录[360]。

混合性白血病

在这种病例中，淋系细胞和髓系细胞同时存在，但来自于不同克隆，或髓系和淋系白血病先后存在，但两个细胞系来源于不同的克隆。

■ 纵隔生殖细胞瘤和急性髓细胞白血病

有报道，非精原纵隔生殖细胞肿瘤与 AML，特别是其巨核细胞型之间有着并非常见但却是十分显著的一致性[361-366]。纵隔肿瘤是生殖细胞瘤中的一个罕见亚型。后者在男性中通常为睾丸畸胎瘤和精原细胞瘤，在女性为卵巢畸胎瘤。现认为其来源于未能迁徙的卵黄囊细胞[364,365]。AML 是一种造血干细胞肿瘤，从存在于卵黄囊中的一种细胞类型衍生而来。纵隔生殖细胞和髓系白血病细胞之间的克隆关联(同一性)与细胞遗传学研究结果相符合[362,363]。显然，造血细胞系基因易在性腺外(纵隔)生殖细胞肿瘤中表达。使用依托泊苷、铂类以及相关的细胞毒性药物治疗纵隔生殖细胞肿瘤，有可能使易感细胞群体产生继发性 AML[367]。

■ 胃肠道肿瘤和急性髓细胞白血病

一项对 1892 例 KIT 阳性的胃肠道间叶肿瘤(胃肠道间质瘤或 GISTs)患者的研究发现，继发 AML(9 例)的概率很高。标准化的发病率比值约为 3.0(95%CI 1.1~5.8)。患者在 AML 发病前未接受过化疗或放疗，且之前的 GIST 病程平均为 6 年[368]。

急性髓细胞白血病的形态学亚型

AML 的形态学亚型(表 89-4)可为原发性发生，亦可为原发性血小板增多症、原发性骨髓纤维化、CML 或其他慢性髓细胞克隆性疾病发生克隆演变后的表现。例如，各种 AML 表型类别都可以 CML 急变的形式发生(见第 90 章)。

■ 急性原粒细胞白血病

急性原粒细胞白血病的定义出现于 20 世纪 20 年代[4]，在原始粒细胞得到详细描述之后[6]。大约 25% 的 AML 病例有急

表 89-4　AML 的形态学分型

分型	细胞遗传学特征	特殊的临床特征	特殊的实验室检查特征
急性原粒细胞白血病(M0、M1、M2)	1. 原粒细胞介于骨髓细胞的 20%~90% 之间。胞质偶含 Auer 小体。细胞核呈细网状表现，核仁明显(通常 1 个或 2 个) 2. 原始细胞嗜苏丹，髓过氧化物酶和氯乙酸酯酶阳性，非特异性酯酶阴性，PAS 阴性或弥漫状阳性(无聚集或团块状) 3. 电镜显示胞质内有初级颗粒	1. 最常见于成人，在婴儿中是发生率最高的类型 2. 3 种形态学 - 细胞化学类型(M0、M1、M2)	1. 染色体 +8、-5、-7、del(11q) 和复杂异常很常见。*RUNX1* (*AML1*) 和 *FLT3* 突变发生于约 20%~25% 的病例 2. M0 型的原始细胞抗髓过氧化物酶抗体和抗 CD34 和 CD13 抗体阳性，或 CD33 共表达。约 25% 有 *AML1* 突变 3. M1 型表达 CD13 和 CD33。组织化学显示髓过氧化物酶阳性 4. M2 型 AML 有成熟型常与 t(8;21) 核型相关 5. M2 型伴有 t(6;9)(p23;q34) 的 AML 是一种少见类型，常与骨髓嗜碱性粒细胞增多、原始细胞计数高，*FLT3-ITD* 发生率高以及较差预后相关

续表

分型	细胞遗传学特征	特殊的临床特征	特殊的实验室检查特征
急性早幼粒细胞白血病（M3、M3v）	1. 白血病细胞形似早幼粒细胞。它们具有粗大而不典型的初级颗粒和一个肾形的细胞核。常见分枝或黏着状的 Auer 小体 2. 过氧化物酶染色强阳性 3. 有一种细小颗粒性的变异型（M3v），除此之外病程与预后均相同	1. 通常见于成年人 2. 低纤维蛋白原血症和出血很常见 3. 全反式维甲酸治疗后白血病细胞可分化成熟	1. 细胞含有 t(15;17) 或其他累及 17 号染色体（*RAR-α* 基因）的易位 2. 细胞为 HLA-DR 阴性
急性粒-单核细胞白血病（M4，M4Eo）	1. 血液和骨髓中存在白血病性原始粒细胞和原始单核细胞 2. 细胞呈过氧化物酶、苏丹、氯乙酸酯酶和非特异性酯酶阳性 3. M4Eo 亚型者骨髓中嗜酸性粒细胞增多	1. 与原粒细胞白血病相似，但髓外疾病发生更多 2. 血清和尿溶菌酶轻度升高	1. 嗜酸性粒细胞增多亚型（M4Eo）的白血病细胞通常带有 16 号染色体倒位或易位
急性单核细胞白血病（M5）	1. 白血病细胞较大；与原粒细胞相比，核质比较低。胞质中含有细小颗粒。Auer 小体罕见。细胞核折叠，细胞形似原始单核细胞（M5a）或细胞形似幼稚单核细胞（M5b）且含有较大核仁 2. 非特异性酯酶阳性，可被 NaF 抑制；苏丹、过氧化物酶和氯乙酸酯酶阴性。PAS 在颗粒中呈块状阳性	1. 见于儿童和年轻人 2. 牙龈、CNS、淋巴结和髓外浸润常见 3. 可发生 DIC 4. 血浆和尿溶菌酶升高 5. 高白细胞血症常见	1. t(4;11) 在婴儿中常见 2. q11;q23 重排十分频繁
急性红白血病（M6）	1. 异常的原始红细胞初时在骨髓中大量增加，并常见于血液中。后期的形态学表现可能与 AML 的表现难以区分	1. 诊断时常见全血细胞减少	1. 细胞可与抗血红蛋白抗体反应。原始红细胞通常为 PAS 和 CD71 强阳性，且表达 ABH 血型抗原，并可与抗血红蛋白抗体反应 2. 细胞可与抗 Rc-84（抗人红白血病细胞系抗原）反应
急性巨核细胞白血病（M7）	1. 小的原始细胞具有苍白的无颗粒性胞质和胞质小泡。可形似体积中等或较大的原始淋巴细胞 2. 具有巨核细胞形态的白血病细胞可能与原始巨核细胞同时存在	1. 通常表现为全血细胞减少 2. 血清乳酸脱氢酶水平明显上升 3. 骨髓穿刺通常为“干抽”，因总有骨髓纤维化存在 4. 唐氏综合征患者并发 AML 的常见表型	1. 原始细胞表面抗原包括血管性假血友病因子和糖蛋白 Ⅰb(CD42)、Ⅱb/Ⅲa(CD41)、Ⅲa(CD61) 2. 血小板过氧化物酶阳性
急性嗜酸性粒细胞白血病	1. 原始细胞和带有无定形嗜酸性颗粒（更小且折射率更低）的细胞混合存在	1. 肝肿大、脾肿大、淋巴结肿大可能很突出 2. 缺乏慢性嗜酸性粒细胞白血病（克隆性嗜酸性粒细胞增多综合征）特征性的神经、呼吸或心血管系统体征或症状	1. 抗氰过氧化物酶可使嗜酸性颗粒被染色。透射电镜（TEM）显示嗜酸性颗粒更小且缺乏中心结晶体 2. 皮肤、骨髓或其他嗜酸性粒细胞集聚部位活检可显示 Charcot-Leyden 结晶
急性嗜碱性粒细胞白血病	原始细胞和带有嗜碱性颗粒的细胞混合存在	1. 常有肝肿大和（或）脾肿大；往往有症状 2. 皮疹并伴有荨麻疹、头痛和突出的胃肠道症状	1. 通常存在 CD9、CD11b、CD25、CD123 阳性的细胞 2. 甲苯胺蓝阳性细胞 3. 高组胺血症和高组胺尿症 4. 细胞呈类胰蛋白酶阴性，但组氨酸脱羧酶阳性
急性肥大细胞白血病	1. 血液和骨髓中见肥大细胞。多数含有颗粒，但有些无颗粒，可形似单核细胞	1. 可有发热、头痛、面部和躯干皮肤潮红和瘙痒 2. 腹痛、胃溃疡、骨痛和腹泻比其他 AML 亚型更常见 3. 常见肝肿大、脾肿大 4. 出血情况可很显著	1. CD13、CD33、CD68、CD117 常呈阳性 2. 细胞呈类胰蛋白酶染色阳性且血清类胰蛋白酶升高 3. 高组胺血症和高组胺尿症

DIC，弥散性血管内凝血；NaF，氟化钠；PAS，过碘酸希夫；TEM，透射电子显微镜。

括号内标注为法-美-英（FAB）分型中所定义的 M0~M7。

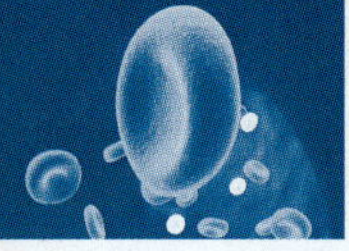

性原粒细胞白血病的特点，在该亚型中，白血病性原始粒细胞是骨髓中的主要细胞。急性原粒细胞白血病可分为两种形式，在法 - 美 - 英（FAB）分型中命名为 M0 和 M1，该分型系统将原先对白血病表型的描述性名词转变为数字形式。这两种亚型几乎都不存在原始粒细胞分化成熟的依据，骨髓被单一的原始细胞群体所取代。在急性原粒细胞白血病（M0 型）中，患者的年龄分布、发病时的白细胞计数和细胞遗传学异常并无明显特征。经染色证实，其原始细胞无髓过氧化物酶活性，亦不能见到 Auer 小体。该原始细胞可与抗髓过氧化物酶抗体以及抗 CD13、CD33 和 CD34 的抗体反应。人类白细胞抗原（HLA）-DR 在大多数患者中阳性。偶有病例需用原位杂交技术以识别髓过氧化物酶基因，或需用基因组分析来发现早期髓系细胞相关基因[370]。预后不佳的异常核型（如 5q-、7q-）以及多药耐药糖蛋白（p170）的高表达更为常见[369]。该表现型预后较差[371-374]。另一种类型的急性原粒细胞白血病，即 M1 型，其原始粒细胞可见于血液，并占骨髓细胞的 70% 以上。骨髓细胞的 15% 以下是早幼粒细胞和中幼粒细胞。原始细胞中偶见 Auer 小体，但光镜下原始细胞中的嗜天青颗粒不明显。用过氧化物酶或苏丹黑染色时，至少 3% 但通常更高百分比的原始细胞呈阳性反应，并可与特异于原始粒细胞的单克隆抗体如抗 CD33 抗体产生反应。该形态学亚型在 FAB 分型中被命名为 M1 型。WHO 将急性原粒细胞白血病分为三种类型，分别命名为 AML 未分化型、AML 未成熟型和 AML 有成熟型。未分化型这一类型似乎并不恰当，因为免疫表型标记和髓过氧化物酶试验明确地将它归入急性原粒细胞范畴，因此其向原粒细胞白血病的分化是很明确的，因“分化”这个名词在 WHO 分类中即指存在髓系或淋系细胞标记。在这些过细的分类之间，并无依据显示临床上存在一个可明确区分患者对治疗的反应或其预后的界限。

在许多原粒细胞白血病中，粒细胞的成熟更加明显（FAB 分类为 M2 型或 WHO 命名为 AML 有成熟型）。这种类型在 AML 病例中大约占 15%，因此，约 45% 的 AML 病例为急性原粒细胞白血病有或无成熟型。原始细胞在骨髓细胞中通常至少占 20%。原始细胞中可存在 Auer 小体。早幼粒细胞、中幼粒细胞和分叶核中性粒细胞可构成骨髓粒细胞的 20%~60%。分叶核中性粒细胞常伴有获得性 Pelger-Huët 异常，这种异常表现为双分叶核或单分叶核中性粒细胞。原始细胞的组织化学与细胞表面标记呈原粒细胞白血病的典型表现，单核细胞标记不存在或很少见。单核细胞只占细胞的 10% 以下。8 号和 21 号染色体之间的易位 t（8;21）（q22;q22）往往与男性 Y 染色体丢失或女性 X 染色体丢失同时存在，此易位与该表型相关联，且发生于较年轻患者（平均年龄约 30 岁）[375-377]。患者细胞中含有 t（8;21）者较易患髓系肉瘤[192,195]。

■ 急性粒 - 单核细胞白血病

20 世纪初，Naegeli 第一个发现 AML 能表达单核系和粒系的细胞。之后，Downey 提出将粒 - 单核细胞白血病以其名字命名为 Naegeli 型[378]。大约 15% 的 AML 患者表现为此种亚型，且他们比急性原粒细胞白血病患者更易发生牙龈、皮肤或 CNS 部位的髓外浸润[见前面“髓系（粒细胞）肉瘤”][379]。血液和骨髓中可发现原始粒细胞和原始单核细胞混合存在。骨髓细胞的 30% 以上是以下细胞的混合群体，即可与过氧化物酶或氯乙酸酯酶反应的原始粒细胞，以及可与非特异性酯酶反应并可被氟化物抑制的原始单核细胞或幼稚单核细胞（图 89-2F）。血液和骨髓中 20% 以上的细胞是原始单核细胞或幼稚单核细胞。在某些病例中，个别细胞既可与单核细胞的组化染色反应，又可与粒细胞的组化染色反应[380]。大多数病例的血清和尿溶菌酶水平增加。这种 AML 亚型在 FAB 分型中为 M4 型，WHO 分类中为急性粒 - 单核细胞白血病。累及 3 号染色体的易位与此表型相关[381]。

骨髓中嗜酸性粒细胞[382]或嗜碱性粒细胞[383]的比例可增加。在粒 - 单核细胞白血病的一个特殊亚型中，骨髓嗜酸性粒细胞数量增加（10%~50%），原始细胞中可见 Auer 小体，并有 16 号染色体倒位或重排（见图 89-2G）[236-239]。其嗜酸性粒细胞异常增大，嗜酸性中幼粒细胞含有大的嗜碱性颗粒。可见已吞噬 Charcot-Leyden 晶体的巨噬细胞。AML 的这种亚型在 FAB 分类中被命名为 M4Eo。虽然这种亚型出现 CNS 累及的风险增加，但其预后却比一般情况的 AML 更好。荧光原位杂交（FISH）是检测潜在的 16q22 基因重排的一个更为精确的方法，若与传统的细胞遗传学方法相结合，则会对 M4Eo 型的 AML 患者很有用。伴有 t（6;9）（p23;q34）的 AML 是一种罕见的亚型，约发生于 1% 的病例，可表现为急性粒 - 单核细胞或急性原粒细胞白血病。常见贫血、血小板减少、白细胞计数可变并有原始粒细胞的存在。此原粒细胞往往含有 Auer 小体。约一半左右的病例中，骨髓嗜碱性粒细胞增多[208,384]。该亚型发生于较年轻时，预后较差，并有出现三系形态异常和环状铁粒幼细胞的倾向[385]。

■ 急性红白血病

20 世纪早期，Copelli[386] 和 DiGuglielmo[387] 注意到在某些 AML 病例中红系细胞明显增殖的现象。Moeschlin[388] 用了红白血病这一名词。Dameshek[389] 建议将其命名为 DiGuglielmo 综合征，并按照畸形原始红细胞比例的减少和原始粒细胞比例的相应增加，将该疾病分为三个阶段。红白血病在 AML 病例中约占 5%，在 FAB 分型中被称为 M6 型[390]。家族性红白血病已见描述[391,392]。按照严重程度，红白血病被分为三级：① 50% 以上骨髓细胞形态异常的红白血病；②原红细胞和原粒细胞混合存在，后者在非红系细胞中约占 20%，或在骨髓细胞总数中约占 5%~10%；③纯红血病，该类型中畸形原红细胞在骨髓中占主导地位，80% 以上的骨髓细胞为畸形原红细胞，伴极少部分粒细胞，原粒细胞即使有也极少。该疾病的最后一种形式可能以一种很轻的类型开始，以前被称为红系骨髓增生症，其粒细胞和血小板生成可能只有轻度异常。这一阶段最突出的是原红细胞的形态异常，可以是长期的，但最终演变为一个双相性时期，此时原粒细胞更明显，可发生严重的中性粒细胞减少和血小板减少，患者于是进展为红白血病。该疾病亦可进一步演变成多原始细胞性 AML[393-396]。在红系骨髓增生症这一亚型中，红细胞的生成是无效的。然而，一些正常的调控仍可能存在，因为大量输血可使促红细胞生成素水平和红系生成异常的数量均降低[397]。白血病性红系克隆形成细胞可自发性生长是该疾病的一个特征[398]。过碘酸希夫（PAS）块状阳性的原红细胞在几乎所有病例中均显而易见[393,396]。

红白血病的特点是骨髓中大量的病态原始红细胞和血液中大量的红细胞群体（见图 89-2I、J 和 K）。几乎所有病例都有贫血和血小板减少。一些患者可有白细胞总数升高。红细胞表现为明显的大小不等、异形、色素不均和嗜碱性点彩。有核红细胞在外周血中存在。骨髓原红细胞极度异常，伴有巨大的多核形式、核出芽与核碎裂。细胞遗传学异常在大约 2/3 的患者中存在。若用于检测红系分化的方法比光镜更为敏感，则红白血病的发病率可增加。这些细胞的特征包括血型糖蛋白 A、血影蛋白、碳酸酐酶Ⅰ、ABH 血型抗原以及其他发生在早期红系祖细胞上的抗原[399-401]。抗血红蛋白抗体和抗人红白血病细胞株抗体往往阳性[394]。

红系骨髓增生症有一个惰性的病程，不用强化疗亦可暂时控制。急性红白血病患者需要治疗，且其治疗结果与其他表型的同龄患者大致相同[396]。红系成分越多，原粒细胞比例越低，则患者对治疗的反应越佳[399]。

■ 急性早幼粒细胞白血病

1949 年，法国血液学家们对一种严重出血综合征与某些白血病的相关性进行了描述[402]。1957 年，Hillstad[403] 赋予了 AML 的这种形态学 - 临床亚型一个称谓，即早幼粒细胞白血病。该亚型在 FAB 分类中被命名为 M3 型，而在 WHO 分类中被称为急性早幼粒细胞白血病，可发生于任何年龄，在 AML 病例中约占 10%[223,224,404,405]。这种 AML 亚型在来自于欧洲和中南美洲的拉丁裔人群[113,114] 以及在身体质量指数较高的人群[406] 中的发生率高于一般人群。随年龄增长，其他 AML 亚型的发病率呈指数上升，与其不同，APL 的发病率在人类整个生命跨度中是恒定不变的[112]。出血的表现可很突出，包括咯血、血尿、阴道出血、黑便、呕血以及肺和颅内出血，另有更典型的皮肤和黏膜出血。在白细胞严重减少的患者中，原始细胞在血液中可能并不明显。大多数病例存在中重度血小板减少，即 $<50\times10^9$/L。骨髓很少见无颗粒的原始细胞，可有部分原始细胞样的颗粒不足的细胞。早幼粒细胞占主导地位，在骨髓细胞中占 30%~90%（见图 89-2D 和 E）。Auer 小体和带有大量 Auer 小体（1%~10%）的细胞在几乎每一例患者中均存在。带有大量 Auer 小体的早幼粒细胞被称为柴捆细胞。白血病性早幼粒细胞用髓过氧化物酶和苏丹黑染色呈强阳性，并表达 CD9、CD13 和 CD33，但不表达 CD34 或 HLA-DR[223,224,404,405]。

早幼粒细胞白血病有一个变异型，被称为细颗粒型（在 FAB 命名系统中称为 M3v 型）[407-410]。细颗粒型病例约占早幼粒细胞白血病患者的 20%。其白血病细胞可能形似幼单核细胞，具有折叠或分叶状的细胞核。Auer 小体可存在，但不很明显。大多数白血病细胞含有嗜天青颗粒，此颗粒十分微小以至于光镜下不可见，但过氧化物酶染色通常是强阳性。典型的颗粒较多的早幼粒细胞通常是在仔细检查时才发现。在细颗粒型病例中，白细胞总数往往显著升高，严重凝血功能障碍较突出[408]。罕见情况下，其细胞含有嗜酸性或嗜碱性颗粒，但仍具有 t(15;17)，且对全反式维甲酸（all-*trans*-retinoic acid，ATRA）的反应仍存在[411-413]，尽管嗜碱性亚型的恶性程度很高[414]。

在几乎所有 APL 以及 CML 急性早幼粒变的病例中，均存在 17 号染色体与另一个染色体之间的易位；而这并不见于其他 AML 亚型。t(15;17) 是最常见的（>95%），但亦可见 5 号或 11 号染色体和 17 号染色体之间的变异型易位、17 号等臂染色体，以及其他不常见的类型[106,223,404,415,416]。在某些病例中，仅用细胞遗传学分析尚不够，需用 Southern 印迹分析来识别 *RAR-α* 基因重排。在这些细胞遗传学改变之间有着功能上的区别，即 t(15;17)、*PML-RAR-α* 融合基因和 t(5;17)、*NPM-RARα* 融合基因的存在赋予维甲酸治疗有效，而 t(11,17)、*PLZF-RAR-α* 融合基因，通常提示维甲酸耐药。在具有 t(11;17) 的细胞中，不存在 Auer 小体，并通常有 CD56 表达，这样就提供了一些临床指标来促进具体的分子学研究[417]。其维甲酸耐药性并不一定总是存在[418]。

17 号染色体上的断裂点在 *RAR-α* 基因上，而 15 号染色体上的断裂点位于另一个基因的位点，该基因原名 *MYL*，后更名为 *PML*[223,419]。此基因编码一种独特的转录因子。其易位产生了两种新的嵌合或融合基因：一种是在 APL 中转录很活跃的 *RAR-α-PML*，另一种是 *PML-RAR-α*，这种融合基因亦可被转录，并可能导致了造血功能的异常。*PML-RAR-α* 基因有两种同工异构体，分别产生短型和长型的融合信使 RNA（mRNA）[420]。短型患者的预后可能比长型患者差。针对融合基因 mRNA 的聚合酶链反应（PCR）可用于在缓解期识别残余细胞，并可预测复发。*PML-RAR-α* 转基因小鼠可重复出该病[421]，虽然在某些模型中需叠加 *FLT3* 基因突变，方可出现疾病表型[107]。*FLT3* 突变在人类的该疾病中很常见，特别是在细颗粒型中[106]。

出血倾向是这一亚型的突出特征。在大多数病例中，凝血酶原和部分凝血活酶时间延长，血浆纤维蛋白原水平降低。开始人们认为，这种凝血功能障碍主要是因白血病性早幼粒细胞的颗粒中释放的促凝因子导致的血管内凝血所致。凝血酶 - 抗凝血酶复合物、凝血酶原片段 1+2 和血浆纤维蛋白肽 A 水平的升高均支持这一观点。纤维蛋白原 - 纤维蛋白降解产物水平升高、D- 二聚体升高以及纤溶酶原活化的依据，则均提示纤溶的存在[422-424]。此外，纤溶酶原水平降低、白血病细胞上膜联蛋白Ⅱ的表达增加[425] 以及氨甲环酸（tranexamic acid）治疗有效的报道，均支持纤溶在 APL 出血现象中所起的作用[426]。非特异性蛋白酶的释放亦可能进一步促进纤维蛋白原降解。因此，这种凝血功能异常目前被认为是三重因素所致[427]。

尽管 APL 对用于 AML 的化疗方案有反应，尤其是那些含有蒽环类抗生素（anthracycline antibiotic）如柔红霉素（daunomycin）或佐柔比星（rubidazone）的方案[428]，但其骨髓中的细胞反应形式往往比较奇怪[429-432]。若不再进一步治疗，白血病性早幼粒细胞在缓解前可持续存在，而从经典的角度一般认为，经过诱导治疗而使骨髓细胞增生减低，对 AML 患者获得缓解是必要的。一般而言，若白血病性原始细胞在 AML 治疗后仍持续存在，复发则会随之而来，除非此时加用更多细胞毒治疗以诱导骨髓进入低增生状态。随着维甲酸的异构体使该病得到成功治疗的报道，人们认识到 APL 具有不同寻常的药物反应模式，在体外该药物可使白血病性早幼粒细胞分化成熟[432]。1988 年，ATRA 诱导缓解治疗的成功被报道[433,434] 并得到确认[223,224]。然而，复发总会出现，因此仍需要化疗。ATRA 的使用降低了早期出血性并发症和死亡的风险，并加强了患者对化疗的长期反应。尽管治疗有进展，但仍有约 10% 的患者在诱导缓解期间死亡，多数因出血，往往是颅内出血。大约 1%~5% 的早幼粒细胞白血病病例在后期可发生寡原始细胞白血病，其 5 号或 7 号染色体全部或部分缺失而无 17 号染色体累及，与继发于治疗的髓细胞白血病相似，此类患者的长期缓解可受到不良影响[435,436]。其治疗办法在下文的“治疗”中讨论。

■ 急性单核细胞白血病

1913年，Reschad和SchillingTorgau首先报道了单核细胞白血病[437]。大约8%的AML患者表现为单核细胞白血病，在FAB分型中称为M5型。与其他表型的髓外肿瘤发病率(<5%)相比，单核细胞白血病患者此发病率较高(50%)，可见于皮肤、牙龈、眼、喉、肺、直肠和肛管、膀胱、淋巴结、脑膜、CNS以及其他部位。肝肿大和脾肿大在单核细胞白血病中更常见[136,438-440]。

单核细胞的比例通常在75%以上。很大一部分患者的白细胞总数更高，与其他亚型相比，高白细胞血症发生更频繁(约35%)[441-443]。骨髓和血液中的细胞多数是原始单核细胞(急性原单核细胞白血病)，或形态更为成熟的幼单核细胞和单核细胞(急性单核细胞白血病)(见图89-2H)。当血液中含有更多外表成熟的单核细胞时，骨髓中包含的原始细胞比例较低，约15%~50%。当血中单核细胞主要是原始细胞时，骨髓含有大约50%~90%的原始细胞。几乎在所有病例中，10%~90%的单核细胞可在以下试验中有阳性反应：非特异性酯酶染色、α-萘酚醋酸酯酶和萘酚AS-D-氯乙酸酯酶染色；在细胞化学或化学发光试验中；或与针对单核细胞表面抗原特别是CD14的单克隆抗体的反应。细胞对溶菌酶具有免疫活性为其特征。大多数患者的血清和尿溶菌酶水平升高。在80%以上的患者中，血清乳酸脱氢酶及β_2微球蛋白浓度增加[444]。在很大一部分患者中，纤溶酶原激活物抑制因子-2存在于血浆和细胞中[445]。当原始单核细胞占主要地位时，无Auer小体，但在血液和骨髓中幼单核细胞和单核细胞更多的病例中，经常存在Auer小体。某些病例的白血病性单核细胞具有Fc受体，可吞噬和杀灭微生物[446,447]。

累及11号染色体尤其是11q23区域的易位与单核细胞白血病之间有相关性[225-227]。特别是t(9;11)可见于白血病性单核细胞[228,229,440,441]。在t(9;11)中，干扰素-β_1基因易位至11号染色体，而原癌基因*ETS-1*易位至9号染色体并与干扰素-α基因相邻。后两者相邻可能在单核细胞白血病的发病机制中非常重要[448]。

粒-单核细胞和单核细胞白血病以及正常单核系造血过程中的单核细胞的分化成熟与*FOS*基因的表达密切相关[449,450]。在大约一半的单核细胞白血病患者中，视网膜母细胞瘤基因生长抑制产物(p105)的表达缺如或显著减少。患者表现出更显著的表型[451]。有一种急性单核细胞白血病的变异型，其白血病细胞具有单核细胞样特征，其早期和晚期单核细胞系抗原和TdT活性均阳性，这种类型经常发生于放疗或化疗之后，对治疗相对不敏感[452]。伴有t(8;16)并产生*MOZ-CBP*融合基因的急性原单核细胞白血病表现为一种综合征，其特征为含有少量颗粒的幼单核细胞(与细颗粒性早幼粒细胞类似)，具有强大的细胞吞噬能力，可吞噬血液和骨髓中的红细胞、原红细胞，有时可吞噬中性粒细胞和血小板，类似于巨噬细胞性的噬血细胞综合征，并有血管内凝血或原发性纤溶，且髓外疾病发生的频率较高[453]。

无论是在诊断时，还是在缓解期中作为复发的一种形式，单核细胞白血病的CNS或脑膜疾病的发病率均相对较高，其治疗也因此而被复杂化。因此，当患者获得缓解时，即使缺乏症状，也应进行脑脊液检查[137,440,441]。对起病时白细胞较高的单核细胞白血病患者，因考虑到亚临床性脑膜累及的风险，大多数治疗者建议，在进入缓解期后进行甲氨蝶呤(methotrexate)或阿糖胞苷预防性鞘内注射。

具有树突状细胞或朗格汉斯细胞表型的罕见病例已有描述(见第72章)[454,455]。在组织细胞肉瘤中，有一些少见的病例其实是单核细胞白血病的组织或髓外变异型(见第72章)[456,457]。其治疗结果曾经被认为比其他类型的AML差，但其实与其他亚型相当[458]。

■ 急性巨核细胞白血病

1963年，Szur和Lewis[459]报道了一些病例，其表现为全血细胞减少、原始细胞比例低以及重度骨髓纤维化，但却缺乏原发性骨髓纤维化的通常特征，如泪滴状红细胞、脾肿大、白细胞增多和血小板增多。他们将这种综合征称为恶性骨髓纤维化[459]。此后亦见类似病例报道，其中一些研究者将该综合征称为急性骨髓纤维化[460]。随着对原始巨核细胞进行表型检测方法的进展，人们发现，这些病例属于AML的亚型，而不是原发性骨髓纤维化，并已将其命名为急性巨核细胞或急性原始巨核细胞白血病[326,461,462]。该类白血病在FAB分类中称为M7型。若诊断时应用合适的细胞标记，此型的发病率在所有AML病例中约为5%，而在儿童AML中，该发病率至少两倍于此[463,464]。在唐氏综合征患者中所伴发的AML[332,465]或纵隔生殖细胞肿瘤患者中并发的AML中[361-365]，此综合征是一种特别普遍的类型。

白血病性的原始巨核细胞和幼稚巨核细胞在光镜下用多色染色难以辨识。然而，若见血液中的原始细胞胞质大量出芽或具有淋巴细胞样外观，特别是若骨髓活检示明显的重度骨髓纤维化，并因此而使骨髓干抽的话，有经验者会高度怀疑此病。刚开始时，诊断时需利用高分辨率组织化学方法检测血小板过氧化物酶，并利用透射电子显微镜对分界膜系统进行识别。而现在，针对血管性假血友病因子或血小板糖蛋白Ⅰb(CD42)、Ⅱb/Ⅲa(CD41)或ⅢA(CD61)的抗体可用于识别非常原始的巨核细胞[461,462]。在其他类型的AML病例中，亦可见一小部分的原始巨核细胞，但在巨核细胞白血病中，这种细胞是十分突出或占主要地位的白血病细胞(见图89-2L~O)。此外，该综合征通常还存在其他主要特征，尤其是严重的骨髓纤维化[463]。

患者通常表现为面色苍白、虚弱、大量出血和贫血，以及白细胞减少。淋巴结肿大或肝脾肿大在诊断时不常见。高白细胞和血液中原始细胞计数升高，可在起病时即存在，也可之后再发生。起病时，许多患者的血小板计数可正常或升高。血液中可发现异常血小板或巨核细胞胞质碎片。骨髓穿刺往往不成功("干抽")，因为大多数病例均具有广泛的骨髓纤维化，尽管并非全部病例均如此。骨髓活检中含有小原始细胞、大原始细胞，或两者兼而有之。前者具有较高的核质比，染色质致密，核仁明显，形似原始淋巴细胞。曾有被误认为ALL的病例。大原始细胞可能具有正在分化成熟的巨核细胞的一些特征，如胞质无颗粒、伴有胞质突起、血小板样结构的集簇或胞质小泡脱落。原始细胞呈过氧化物酶阴性，并有聚集的倾向。为证实其向原始巨核细胞的分化，需免疫细胞学研究，以检测其是否存在血管性假血友病因子以及针对CD41、CD42或CD61的免疫反应。骨髓中往往同时存在更为成熟的巨核细胞，该类细胞可被PAS染色，含有非特异性酯酶并可被氟化钠抑制，且不能与α-萘丁酸酯酶和过氧化物酶反应。促血小板生成素受体基因(*MPL*)在巨核细胞表面有表达，其功能增加性点突变

W515K/L 可见于约 25% 的急性原始巨核细胞白血病病例[466]。

血清乳酸脱氢酶水平常显著增加，且具有同构现象，与其他 AML 中所见者不同。常见复杂染色体异常[467]。有报道，婴儿的原始巨核细胞白血病与 t(1;22)(p13;q13) 存在相关性[467-470]。表现为明显的巨核细胞表型的克隆性血液病与 3 号染色体异常相关联[471,472]。原发性骨髓纤维化或原发性血小板增多症进展为 AML 时，可能具有急性巨核细胞白血病表型。奇怪的是，在唐氏综合征患儿中，该疾病可用调整剂量的化疗来治疗，其缓解率和长期无事件生存率均非常高[473,474]。现认为该结果与白血病细胞对药物诱导细胞凋亡的敏感性有关[475]，而在非唐氏综合征儿童或成人患者中，化疗所致的长期缓解率则无如此之佳[476,477]。

■ 急性嗜酸性粒细胞白血病

急性嗜酸性粒细胞白血病很罕见。嗜酸性粒细胞在骨髓中增加但血液中不增加，是急性粒 - 单核细胞白血病的一个亚型，而存在 16 号染色体倒位或其他 16 号染色体异常，亦并不能认为是急性嗜酸性粒细胞白血病[236-239]。1912 年，嗜酸性粒细胞白血病首次被描述[478]，这是一个独特的疾病范畴，可作为 AML 的一种而原发性发生，患者的血液和骨髓中的 50%~80% 为嗜酸性粒细胞[479-482]。患者可有贫血、血小板减少、血液和骨髓中存在原始细胞。很大部分有明显的嗜酸性粒细胞分化。这种嗜酸性粒细胞形态异常，胞质颗粒较少，且其嗜酸性颗粒比正常小。经多色染色后，这些颗粒染色较淡且折光率较低。这些现象都是嗜酸性颗粒中缺乏中央晶体所致，而后者用电子显微镜可识别。经活检，皮肤、骨髓或嗜酸性粒细胞堆积的其他部位常可发现 Charcot-Leyden 晶体。抗氰过氧化物酶是一种特异的组织化学反应，某些 AML 病例的血液或骨髓中可识别的嗜酸性粒细胞较少，该反应有助于识别向嗜酸性粒细胞分化的白血病细胞，并有助于急性嗜酸性粒细胞白血病的诊断[483]。不属于恶性克隆的嗜酸性粒细胞的增多，可为 AML 患者的偶发特征、一种罕见的反应性现象。在许多情况下，特发性嗜酸性粒细胞增多症（高嗜酸性粒细胞综合征）是一种单克隆疾病，包括一系列疾病，从更为惰性的慢性或亚急性嗜酸性粒细胞白血病到更为侵袭性的急性白血病（见第 62 章和第 90 章）[484]。急性嗜酸性粒细胞白血病可在高嗜酸性粒细胞综合征慢性型的患者中发生。现已提出，将肾母细胞瘤基因的过度表达与否，作为一种区别急性嗜酸性粒细胞白血病与多克隆的反应性嗜酸性粒细胞增多的方法[485]。

急性嗜酸性粒细胞白血病患者通常不发生慢性嗜酸性粒细胞白血病中所见的支气管痉挛体征、神经系统体征以及心内膜纤维化所致心力衰竭，可能是因为这些组织改变是颗粒晶体中的毒素被释放的结果，而在急性嗜酸性粒细胞白血病的大多数嗜酸性粒细胞缺乏此晶体，且急性嗜酸性粒细胞白血病患者的生存时间亦较短。肝肿大、脾肿大和淋巴结肿大比 AML 的其他类型更常见。治疗方法与 AML 其他类型相似。阿糖胞苷和蒽环类抗生素的联合治疗是合适的治疗选择。患者对治疗的反应大致与其他类型的 AML 相同[483]。

■ 急性嗜碱性粒细胞和肥大细胞白血病

作为一种 AML 的特征性表现，细胞向嗜碱性粒细胞分化是一种罕见的事件，1906 年首次被描述[486]，100 例 AML 中约发生 1 例[482]。多数急性嗜碱性粒细胞白血病病例从 CML 慢性期演变而来[487]，但原发的急性嗜碱性粒细胞白血病也有发生，其细胞中不含有费城染色体[482,488-493]。该细胞可被甲苯胺蓝染色，且其嗜碱性颗粒在中幼粒细胞中最明显。在一些与 t(6;9)(p23;q34) 相关的急性粒 - 单核细胞白血病患者中，其骨髓中嗜碱性粒细胞可能会增加但血液中却无。鉴于伴 t(9;22)(q34;q11) 的 CML 与伴 t(6;9) 的 AML 在 9 号染色体上有相同的断裂点 (q34)，且这两种疾病与骨髓嗜碱性粒细胞增多均有很强的相关性，因此位于 9 号染色体断裂点位置上的某个基因可能对嗜碱性粒细胞的生成有作用[384]。

诊断时可表现有贫血、血小板减少、血液中可见原始细胞。血白细胞计数通常升高，升高的部分即嗜碱性粒细胞。骨髓细胞较多，很大部分是原始细胞以及早期和晚期的嗜碱性粒细胞。用甲苯胺蓝和 Astra 蓝进行特殊染色往往是必要的，从而可将嗜碱性粒细胞与早幼粒细胞和中性粒细胞区分开来。免疫表型检测可显示非特异性的髓系标记（CD33、CD13）。CD9、CD25 表达或两者兼有是嗜碱性分化的特点。细胞可能含有颗粒伴嗜碱性粒细胞和肥大细胞的超微结构特点[491]。一些病例在光镜下无明显颗粒，表现类似于 M0，用电子显微镜有助于识别其嗜碱性颗粒[491]。若早期的嗜碱性粒细胞被误认为早幼粒细胞，则嗜碱性白血病可与早幼粒细胞白血病混淆[494]。相反，早幼粒细胞白血病亦可能有嗜碱性分化，可能被误诊为嗜碱性粒细胞白血病。然而，若其细胞具有 t(15;17)，则该病应对 ATRA 和蒽环类药物有反应[408,411,412]。凝血时间延长、血管内凝血和出血在嗜碱性粒细胞白血病患者起病时不常见，但在早幼粒细胞白血病患者中常见。化疗后可能会发生凝血异常。可有丛集性头痛、皮疹（往往带有荨麻疹的成分）以及胃肠道症状。血和尿组胺和尿甲基组胺水平上升为其特征。在极少数病例中，*BCR-ABL* 阴性的嗜碱性粒细胞白血病在经过一个慢性病程后又发生快速进展[495]。急性（Ph 阴性）嗜碱性粒细胞白血病的治疗与其他 AML 亚型相类似。

肥大细胞白血病是系统性肥大细胞疾病的一种罕见表现（见第 63 章）[482,496]。可与 *KIT* 基因突变有关[440]。白血病性肥大细胞为 CD117 阳性、萘酚 AS-D- 氯乙酸酯酶阳性、类胰蛋白酶阳性、髓过氧化物酶阴性以及 CD25 阴性[498]。血浆类胰蛋白酶升高。在某些病例中，含有颗粒的细胞在电子显微镜下显示出肥大细胞特征性的卷状颗粒，这可能有助于区分嗜碱性粒细胞和肥大细胞（见第 63 章）。在 AML 病程中，广泛且明显活跃的肥大细胞组织浸润可被细胞因子所促发[499,500]。

在急性嗜碱性粒细胞白血病与急性肥大细胞白血病的实验室检查之间的主要区别是，前者的细胞是萘酚 AS-D- 氯乙酸酯酶阴性、CD11b 阳性、CD117 阴性或弱阳性、CD123 阳性、细胞或血浆类胰蛋白酶无升高，且在电子显微镜下具有嗜碱性样的颗粒；而在肥大细胞白血病的细胞中，萘酚 AS-D- 氯乙酸酯酶阳性、CD11b 阴性、CD117 阳性、CD123 阴性、细胞及血浆类胰蛋白酶升高，且电镜下可见肥大细胞样颗粒[482]

■ 组织细胞和急性髓系树突状细胞白血病

第 72 章讨论组织细胞和髓系树突状细胞白血病。

鉴别诊断

唐氏综合征婴儿伴发急性白血病应当与 TMD 鉴别（见“新

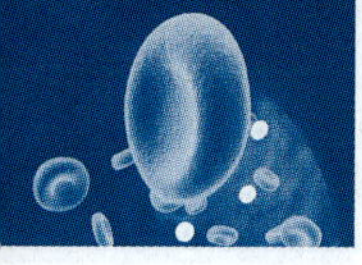

复发，尤其是对小于60岁，起病时白细胞超过10×10^9/L的患者[858]。有人推荐单用ATRA，或将巯嘌呤或甲氨蝶呤与ATRA联合，进行维持治疗[826]。这种额外的治疗并没有在随机化试验中研究过ATRA剂量和时间安排，但ATRA通常是以一种间歇的方式给予。对那些诱导和巩固治疗之后*PML-RAR-α*融合转录本已转为阴性的患者，强化维持治疗可能有负面影响[859]。有些人提出，老年患者可用ATRA和三氧化二砷(arsenic trioxide)治疗而不用化疗，对诊断时白细胞计数较高的患者再加用吉妥珠单抗[860]。

三氧化二砷　As_2O_3对复发患者有效[861,862]。高浓度时，As_2O_3能促使早幼粒白血病细胞凋亡，低浓度时促其分化成熟。*PML-RAR-α*的存在对该效应十分重要[777]。细胞凋亡可能在H_2O_2增加而使线粒体膜电位的改变之后，通过诱导caspase-1和caspase-3活化而发生[863,864]。亦可通过抑制NF-κB而起作用[865]。在早幼粒细胞白血病中，死亡相关蛋白5亦在As_2O_3诱导的凋亡中有作用[866]。对12例患者，每日予As_2O_3每千克体重0.06~0.12mg，直到骨髓中白血病细胞消失，其中11例患者在12~89天内经诱导缓解[867]。未发生造血抑制。皮疹、头晕、乏力和肌肉骨骼疼痛为其主要副作用。As_2O_3可与去甲氧柔红霉素联合应用于复发患者；亦已与ATRA合用[868,869]。在As_2O_3治疗APL患者时，可见类维甲酸综合征(见上文"全反式维甲酸：剂量和作用机制")[870]。尖端扭转型室性心动过速是室性心动过速的一种不常见的类型，其潜在病因和治疗均不同于通常类型的室速，据描述，在As_2O_3应用中，可发生此类室速[871]，并建议在治疗期间对心电图QTc间期进行监测[872]。

对急性早幼粒细胞白血病复发的其他治疗　传统化疗在疾病复发后仍可有效。年龄小于60岁的患者获得第二次缓解后应考虑异体或自体造血干细胞移植，若不能成功诱导第二次缓解则应考虑异体移植[873]。对复发患者的其他治疗，包括ATRA、As_2O_3和吉妥珠单抗的联合，可使患者长期缓解[874]。考虑到标准治疗后的缓解期很长，对第一次缓解期内的APL患者，一般不建议移植。异基因干细胞移植最适用于进展期APL，尤其是经PCR示患者的疾病仍持续存在时[875]。若干细胞*PML-RAR-α*阴性，则在第二次完全缓解期进行自体干细胞移植的结果很优秀[845]。在复发后获得第二次缓解的APL患者中，对自体移植、异体移植、砷剂或ATRA与标准化疗联用等方法，尚未进行直接比较[876]。已有许多APL髓外复发病例被报道[877]。在接受ATRA治疗和初诊时存在高白细胞血症的患者中，出现很多复发[878]，且许多患者骨髓仍缓解。有报道，患者在诊断超过5年后复发，某些在髓外部位诸如乳突处[879]。复发的早期检测很重要，因在血液学复发前先出现分子复发的患者情况最佳[880]。在诱导缓解后2年内，应当对患者每3个月进行一次PCR监测。

在APL缓解期患者中，通常在诊断后24个月或以上时，可发生骨髓增生异常综合征。治疗长期有效的患者出现继发性(药物诱导的)克隆性疾病，从而导致了此并发症[881-883]。治疗相关APL病例已有报道[884]。与起病时白细胞升高和年老的患者相比，FLT3-ITD阳性的APL患者一般总生存较差[885]。

■ 继发性急性髓细胞白血病

继发性白血病出现于骨髓增生异常综合征或其他恶性疾病应用细胞毒性化疗或放疗之后。继发性AML对化疗和干细胞移植的反应比原发性AML更差。继发性AML在所有AML病例中约占15%，虽然这一比例仍在增加[886,887]。治疗方案的致白血病风险取决于其中所使用的药物。今后应予以开发诱使AML发生的风险更小的药物，这十分重要[888]。

拓扑异构酶Ⅱ抑制剂的效应

暴露于拓扑异构酶Ⅱ抑制剂(如依托泊苷、米托蒽醌、安吖啶)可能导致AML，伴有位于染色体11q32位点的*MLL*基因重排[889]。在继发性AML中，16号染色体倒位是一种罕见的染色体畸变，且与染色体11q32、21q22区带的平衡易位以及t(15;17)一样，在见于治疗诱导的白血病这一类型的时候，与先前的拓扑异构酶Ⅱ抑制剂化疗有关。在治疗诱导的AML和原发性AML之间，16号染色体倒位中累及的*MYH11*基因内的断裂点的位置可能不同[890]。拓扑异构酶Ⅱ抑制剂应用后，发生AML的潜伏期约为2年。未发现与较高的累积剂量有关。检测单核苷酸多态性以确定遗传易感性的研究正在进行[891]。亦可能包括解毒基因和DNA修复途径的相关基因的多态性[892]。即使是低剂量的或口服的依托泊苷，亦可与继发性AML的发生相关。

烷化剂和顺铂的效应

烷化剂引起继发性AML之前往往存在骨髓增生异常。从治疗开始之后的平均发病潜伏期大约为6年。5号或7号染色体的全部或部分缺失是最常见的细胞遗传学改变。其风险与烷化剂的累积剂量相关。NFI和p53的生殖系异常可能增加AML的风险。用于卵巢癌治疗的顺铂亦可增加继发性白血病的风险[893]。

其他细胞毒性药物

其他可能会增加继发性白血病风险的药物包括用于类风湿关节炎的每周低剂量的甲氨蝶呤[894]、依那西普(etanercept)治疗[895]，替莫唑胺(temozolomide)[896]、生长激素应用[897]，以及给予先天性而非特发性或周期性中性粒细胞减少患者的G-CSF等[898]。在后一种情况下，在MDS/AML和G-CSF治疗之间的因果关系未能成立。G-CSF所致的生存期改善可能使潜在的白血病易感性得到了表现。

继发性白血病的其他类型

缓解期内的APL患者可新发寡原始细胞白血病，可能继发于治疗[899]。患有治疗相关的骨髓增生异常或AML的许多儿童，与应用烷化剂或拓扑异构酶Ⅱ抑制剂治疗的成人患者，具有相同的发病间隔[900]。乳腺癌患者接受多柔比星和环磷酰胺治疗时，其治疗方案的强度使其需要G-CSF支持，而这些患者治疗后，AML发生率增加。乳腺和前列腺放疗与AML的风险增加相关[901,902]。在非霍奇金淋巴瘤患者，无论使用常规化疗或大剂量化疗治疗，高达10%的患者可在10年内出现继发性AML[903]。继发性白血病可见于含有大剂量化疗和(或)放疗的自体骨髓或外周血干细胞移植后。在一项对83例自体移植后的患者的研究中，其中12例具有非克隆性细胞遗传学异常，10例具有克隆性异常，其中5人出现继发性AML。在自体移植后12~48个月发病。尚不明确基础疾病和预处理治疗各自的相对作用[904]。对淋巴瘤患者的细胞样本，利用X染色体上的人类雄激素受体基因，基于该位点的甲基化情况进行克隆性分析，结果在自体骨髓细胞移植 6 个月后，尚不具备 AML 的形态学或临床依据时，就发现了克隆性的骨髓细胞群体。之后，AML 在某些患者中发生[905]。在全身照射和环磷酰胺治疗后再接受干细胞挽救的非霍奇金淋巴瘤患者中，超过 10% 在中位随访期 6 年内发生了 AML[906]。应用三色 FISH 试验，对 5q31、7q22 或 13q14 位点上的染色质丢失进行检测时，发现在非霍奇金淋巴瘤患者接受大剂量治疗之前，即可检测到异常细胞[907]。因此，基于治疗前的染色体研究结果，已发现某些患者发展为继发性 AML 的风险较大。

继发性白血病的治疗

继发性白血病的治疗一般与原发性白血病类似。但是，由于继发性白血病的反应率较低且缓解持续时间较短，患者可用临床试验治疗以尝试其所研究的新疗法，或开始就用针对难治性疾病的化疗方案治疗[908]。部分患者可获益于早期的造血干细胞移植[909]。若在出现继发性 AML 前采集干细胞，则自体移植可成功[910]。对外周血原始细胞计数较低的患者，直接将异基因干细胞移植作为初始治疗，可能优于先进行诱导化疗后再移植，但这仍然是一个有争议的领域[911]。虽然患者对标准诱导化疗可有大约 50% 的反应率，但大部分很快复发，长期生存仅约 10%[912]。与原发性白血病相比，继发性 AML 往往具有不利的细胞遗传学特征[913]。

■ Ph 染色体阳性 AML 的治疗

急性白血病的这种细胞遗传学亚型的特点是不同寻常的耐药性。基于 CML 急粒变患者的反应，600~800mg/d 的甲磺酸伊马替尼可使一小部分 Ph 染色体阳性的 AML 患者获得血液学缓解。就原发性 Ph 染色体阳性白血病对甲磺酸伊马替尼的反应，目前还没有进行正式的研究。在 CML 急粒变中，完全血液学反应（血液和骨髓）本就罕见，且通常是短暂的，其持续时间以数周或数月为计。当加入其他药物（如阿糖胞苷、依托泊苷、蒽环类抗生素）治疗时，结果似乎仍如此。偶有报道，在化疗诱导 Ph 染色体阳性的 AML 获得缓解的病例中，甲磺酸伊马替尼似有助于诱导并维持缓解[914]。因此，在 Ph 染色体阳性的 AML 中，若患者的年龄在 50 岁以下，应当考虑进行 HLA 相合的亲缘或非亲缘供者的干细胞移植。该方法最有可能获得长期缓解。

■ 老年患者的治疗

生物学特征

大约 65% 的 AML 患者在诊断时年龄大于 60 岁[915]。在此患者年龄组，该疾病对治疗反应较差，且此年龄组的患者有较高比例具有寡原始细胞性髓细胞白血病（MDS）；前驱性克隆性髓系疾病；因乳腺癌、卵巢癌或其他部位癌症而接受化疗史；以及可使其对强烈化疗方案耐受性降低的并发疾病[916-919]。老年患者的 AML 细胞往往具有更多 CD34 表达，提示其起源于更原始的多能细胞（或干细胞）。现认为，这一发现与以下现象有关，即该年龄组患者在化疗后骨髓增生不良的持续时间更长以及诱导死亡的风险更高[920]。在年龄超过 60 岁的患者中，不利的细胞遗传学表现的发生率更高（32%），MDR1 表达（71%）和功能性药物外排（58%）的发生率更高[921]。

化疗

治疗者和患者应共同决定使用标准治疗方案，还是减低剂量的标准治疗方案，或是特殊治疗[922]。基于生理年龄的决定，应该被认知、神经和体能的检测所取代，老年病学专家将此用于评估患者是否具有足够的智慧去考虑强化治疗的问题[923]。对于年龄大于 60 岁的合适患者，即被认为是良好的治疗候选者的患者，可应用标准的两药治疗：蒽环类抗生素和阿糖胞苷，以及在某些情况下加用第三个药物——依托泊苷。缓解率可达约 35%。基于病例研究结果，与单纯接受支持治疗的患者相比，有能力接受诱导化疗的患者的中位生存期稍好些[924]，但并无随机化试验研究这个问题[925]。对老年患者，化疗与生长因子支持相结合，可加速中性粒细胞的恢复[926]。在一项随机化研究中，55 岁以上的患者在诱导治疗后被随机分派为接受安慰剂治疗或接受 G-CSF 治疗，结果未发现住院时间的减少、生存期的延长或支持治疗费用的减少等现象[927]。对初治的老年 AML 患者，米托蒽醌诱导治疗获得的缓解率可比柔红霉素稍高，但对缓解持续时间和生存期无显著作用[928]。单独口服去甲氧柔红霉素亦已得到成功应用[929]。

对老年患者，可应用减低剂量的标准治疗方案。减低剂量方案的一个例子是阿糖胞苷 100mg/m^2 皮下注射，每 12 小时 1 次，共 10 次剂量，从第 1 天至第 5 天，以及柔红霉素 30mg/m^2 静脉注射，从治疗的第 1 天到第 3 天。对老年患者，各种诱导方案的结果都差不多。阿糖胞苷和柔红霉素获得的治疗成果与米托蒽醌和依托泊苷所获得的结果相当[930]。其他用于老年患者的方案包括：总剂量减低的去甲氧柔红霉素、依托泊苷和阿糖胞苷（DIVA 方案）[931] 和低剂量阿糖胞苷持续输注联合依托泊苷和 G-CSF[932]。米托蒽醌和依托泊苷加上 PSC833 可被良好耐受，但化疗剂量需减少以避免不必要的毒性[933]。替莫唑胺已被用于此年龄组中[934]，氯法拉滨也正在 60 岁及 60 岁以上患者中测试[935]。几个研究性治疗，包括 5- 氮杂胞苷、地西他滨、cloretazine 和缩酚酸肽（depsipeptide），也正在研究中。

自身干细胞输注或非清髓性异基因移植

自身干细胞输注已被用于年龄大于 60 岁的身体状况良好的患者[936]。当应用骨髓干细胞时，与外周血干细胞相比，复发率较低。某些年龄大于 60 岁的患者可能适合进行减低强度的来自于亲缘或非亲缘供体的异基因干细胞移植，但就其结果而言，还需要更多数据。

老年患者的缓解后治疗

对老年人的缓解后治疗的最佳方案或治疗周期数目前尚未达成共识。无论应用何种巩固方案，应用大剂量阿糖胞苷和自体干细胞移植者的无白血病生存期较长，与年轻患者相类似[933]，但很少有老年患者可耐受这种强度的治疗。大剂量阿糖胞苷可用于老年 AML 患者，但通常以较低的剂量[938]。对老年患者，静脉应用减低量的大剂量阿糖胞苷，每次 750mg/m^2，共 12 次剂量，再予 4~6 次剂量的巩固，获得的缓解率约为 50%，中位缓解期为 326 天[939]。在 110 例年龄大于 60 岁的患者中，用大剂量阿糖胞苷巩固后，51% 的患者的中位缓解时间为 9 个月[940]。即便顺利完成强烈巩固治疗，无论是否存在其他预后不

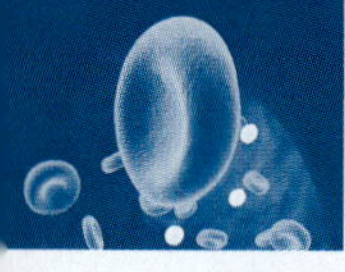

良的特征，老年患者复发的风险仍较大。阿糖胞苷作为维持治疗可延长无病生存，但不能改善总体生存[941]。在一项随机化研究中，接受巩固治疗的患者住院时间更长且输血需求更多[942]。

年龄大于80岁的患者不能很好耐受治疗。缓解率约为30%，但接受治疗的患者中位生存期约为1个月。不到10%的患者活过1年[943]。

与年轻患者的情况不同，在过去的20年中，对老年患者的治疗结果并未得到改善[944]。老年患者的治疗选择包括：①不治疗；②支持治疗；③姑息性低剂量化疗；④减低剂量的诱导化疗；⑤大剂量化疗方案。对这个患者群体，研究性药物亦应强烈考虑[945]。合并症是对完全缓解与否的独立预测因素，应当计入决策过程中[946]，患者的体能状况亦如此[947]。对60岁以上的患者，在标准诱导化疗后的第1个月内，死亡率约为15%，有些人认为这是不可接受的，因其预期中位生存不超过1年[948]。更低剂量的治疗方案同样有毒性，并可导致严重的血细胞减少。利用集落刺激因子可使年龄更大的患者得以耐受全剂量的诱导治疗。英国医学研究理事会观察到，儿童的缓解率为80%，50岁以下的成年人为70%，50~59岁成人为68%，60~69岁成人为53%，70~75岁成人为39%，75岁以上的成人为22%[949]。在一项对60岁以上患者的研究中，2年、5年和10年生存率分别为22%、11%和8%[950,951]。老年患者若能保持无白血病状态超过1年，则其生活质量较适宜[952,953]。美国国家癌症研究所的AML患者5年相对生存率，在65~74岁成人中为5%，75岁及75岁以上成人为2%[954]。

■ 妊娠患者的治疗

白血病（AML、ALL、CML）是育龄妇女中第二常见的恶性肿瘤，预期在75 000~100 000次妊娠中约发生1次[955,956]。对以下问题尚未进行系统性研究：①白血病对怀孕或分娩的影响；②白血病或其治疗对胎儿的影响；③在子宫内暴露于母体化疗的后代出生后的发育情况。在妊娠的前3个月内给予叶酸抑制剂、嘌呤、嘧啶或维甲酸类似物，可增加先天性重大畸形的可能性。在法国的一项对37例妊娠期急性白血病患者进行的研究中，34例患者获得缓解，无病生存似与那些妊娠期间未治疗的患者相当[957]。

若不终止妊娠，在前3个月内，进行白细胞单采可能有帮助，此时化疗会给胚胎带来高度的风险。在妇女妊娠的中间和最后3个月时给予强烈化疗，则胎儿或新生儿的发育不存在过多的风险[958,959]，但可观察到早产发生率增加，围生期死亡率较高，以及出生体重低于胎龄，若胎儿暴露于化疗则尤其如此。

阿糖胞苷在动物模型中是高度致畸的，且在妊娠的前3个月接受治疗的妇女中可见胎儿畸形。多柔比星是治疗妊娠妇女的首选蒽环类抗生素，因其经胎盘转移较少。当用于妊娠妇女时，多柔比星被认为是相对安全的[960]。若母亲在临近分娩时接受化疗，则新生儿可能出现一过性的血细胞减少。对妊娠期AML患者应用强烈化疗时，若在妊娠前3个月过后再开始治疗，则新生儿的发育通常正常[955,958,959]。应尽可能使用经阴道分娩方式。AML已缓解的孕妇很少在分娩或产后遇到困难。AML的缓解率与同年龄组别的预期值大致相同，用现有治疗可获得长期缓解。在胎盘的母亲一侧可发现白血病浸润，但在绒毛侧通常没有。据记载，有一例AML从母亲向胎儿传递[961]。通过共享的胎盘循环，AML从同卵双生儿中的一个传递到另一个，造成此双胞胎在生命的前几年共同发生AML[109]。有报道，应用ATRA治疗妊娠期APL，但在妊娠前3个月中使用的结果令人失望，且数据较零散[962,963]。

■ 儿童的治疗

AML在儿童（年龄未满20岁）急性白血病中约占15%，在美国每年约600例儿童发病。儿童APL与成人的治疗相同，同样应用ATRA和蒽环类抗生素。在AML的其他表现型，强化治疗——包括初始治疗用阿糖胞苷和柔红霉素或多柔比星，再加上第三种药如米托蒽醌或硫鸟嘌呤，之后用强烈的多药巩固治疗，包括其他药物，如依托泊苷，还有鞘内注射阿糖胞苷——已经可使经治疗的儿童中约80%获得缓解，5年无复发生存率约为50%[964-967]。大多数长期缓解的儿童都可被认为已治愈。

单核细胞白血病和高白细胞性（$>100\times10^9$/L）髓细胞白血病是预后不佳的表型。在儿童中，*FLT3 ITD*突变的发生率(15%)约为成人(30%)的一半，但此突变提示预后很差[968]。对于存在较差的预后指标的儿童，治疗应当予以调整，包括年龄小于2岁或大于10岁者；3号、5号或7号染色体异常或复杂核型，*FLT3*突变、白细胞计数升高（$>50\times10^9$/L）、男性；以及治疗开始后14天骨髓检查示原始细胞超过15%，这或许也是最重要的，因其反映了所有因素的影响[966-970]。经流式细胞仪检测，若存在残余原始细胞，这是预后非常差的表现[971]。对复发的儿童，第一次缓解期的维持时间可预示之后的缓解率和长期生存情况。

8;21、15;17的易位，或inv16是较好的预后指标。在t(8;21)组中，一条性染色体缺失对预后特别有利。7号染色体单体和3号或5号染色体异常，均为较差预后的特征[972]。

在英国医学研究理事会2002年完成的12号试验中，应用不同组合的柔红霉素、米托蒽醌、阿糖胞苷、依托泊苷和天冬酰胺酶（asparaginase），大约90%的AML儿童获得缓解，60%的儿童5年无病生存，且其中大部分被认为已治愈[972]。约4%的儿童用该治疗方案耐药，约4%在诱导及强化治疗期间死亡。目前正在进行研究，检测在治疗方案中加用氟达拉滨的效果（医学研究理事会15号试验）。

与目前的强化疗治疗方案相比，自体造血干细胞移植并未改善预后[973]。对于有供体和带有不良预后指标的首次缓解期间的儿童以及复发的儿童，应考虑利用组织相容性同胞供体进行异基因干细胞移植[973]。两岁以下的儿童以前预后很差。他们往往表现为粒-单核细胞或单核细胞白血病，伴有较高的原始细胞计数与CNS累及。伴有t(9;11)异常者的预后较好。强化多药治疗已使所有经治疗婴儿的3年生存率接近70%。因此，大多数婴儿可用强化疗或异基因造血干细胞移植而成功治疗[974,975]。对缺少可接受的HLA相合非亲缘骨髓供者的AML患儿而言，脐带血可能是一种合适的移植物选择[976]。

在年龄很小时即接受治疗的儿童中，可见生长障碍、神经认知异常、内分泌激素不足和心血管异常[977]。在已治愈的儿童中，继发性恶性肿瘤的发生率约比年龄匹配人群的预期发病率大10倍[978]。对处于缓解期或据信被治愈的儿童的不定期随访非常重要，以测试其发育和智力进展，并对长期的不良事件作出评估。

■ 治疗的非造血系统副作用

皮疹

50% 以上的 AML 患者在诱导 - 缓解或缓解 - 巩固治疗期间发生皮肤病变。皮疹可出现于躯干和四肢。皮疹开始时通常为斑丘疹，但在血小板减少的患者中可变为出血性。别嘌呤醇、甲氧苄啶 - 磺胺甲噁唑（trimethoprim-sulfamethoxazole）和其他 β 内酰胺类抗生素是常见的可能原因。多种药物的应用增加了患者皮肤细胞产生反应的概率[979]。细胞静止治疗加上白血病的效应，使患者患过敏性皮炎的频率增加。

心脏毒性

在患者暴露于蒽环类抗生素、柔红霉素或多柔比星之后，经常发生心功能的改变，尤其是左心室和室间隔舒张期室壁运动异常[980]。严重心脏影响的风险，与蒽环类抗生素的剂量增加、患者年龄的增大以及基础心脏疾病的存在相关。这些副作用包括心电图改变，如 QT 间期延长、心肌炎、心包炎、心肌梗死和充血性心力衰竭。充血性心力衰竭的发生率与剂量相关，剂量为 $550mg/m^2$ 时约为 5%，而剂量为 $600mg/m^2$ 时大于 30%。第 20 章进一步讨论了毒性问题。随着蒽环类药物剂量的增加，其发生率和长期后遗症增加。然而，这些药物的剂量即使更低，亦会对心肌细胞施加负面影响。通过超声测定心室壁行为、瓣膜能力以及射血分数，可以对治疗前有或没有心脏疾病的患者继续蒽环类药物治疗的风险进行辅助评估[981,982]。在年轻患者中，暂时性的异常虽然较频繁，但常在治疗完成后改善。在儿童和年轻成年人中，长期缓解的增加导致部分患者在治疗数年后发生严重的心室和瓣膜异常的频率增加。在长期生存者中，应当定期进行超声心脏状态检测[982]。心肌病和心力衰竭可在治疗后 10~15 年发生。有两种方法可改善蒽环类抗生素对心肌的致病效应，即将这些药物在使用时用脂质体包裹处理[983]，以及右雷佐生的使用。任意一种方法均可减轻蒽环类抗生素的心脏毒性[984]。

肝炎

肝炎可发生于多次输血的患者，且通常较轻，但可进展为迁延性肝炎，虽然甲型和乙型肝炎病毒感染发生率并未比一般人群的预期发生率更高[985]。AML 患者开始化疗后出现血清转氨酶持续升高，通常因输血传播的肝炎所致。在 AML 病程早期，甲型肝炎病毒引起的肝炎几乎不存在。乙型肝炎病例较少发生于乙肝病毒携带的患者，以及化疗和暂时的免疫抑制将病毒再次激活者[986,987]。这些极少数的纤维化淤胆性肝炎病例可呈暴发性。对血液制品进行丙型肝炎病毒筛检，已使丙型肝炎的风险显著降低[988]。较少见丙型病毒携带者化疗后被再激活[989]。

系统性念珠菌综合征

虽然微生物败血症是一种 AML 治疗中常见的并发症，慢性系统性念珠菌综合征需要特别考虑[990]。该综合征的常见原因为治疗后的长期白细胞减少、严重黏膜炎、念珠菌定植以及大剂量阿糖胞苷的应用[991]。该综合征表现为发热、腹部疼痛和肝肿大。常见血清碱性磷酸酶活性增加。血培养往往呈阴性。腹部超声、计算机断层扫描和磁共振成像可显示特征性的肝脏病变：在肝部，往往还有脾、肾、肺或椎旁肌肉的影像中，可见信号衰减降低的圆形区域[992]。超声显示多发性低回声区伴牛眼征。腹腔镜引导下肝活检显示，肝脏表面具有黄色结节，该结节经显微镜检查为带有念珠菌和假菌丝的大肉芽肿。长期应用（2~10 个月）两性霉素 B 或用氟康唑或伊曲康唑，有可能治愈这种感染[993]。当应用唑类进行真菌预防时，肝脾念珠菌感染较少见。

中性粒细胞减少性盲肠炎

在接受强烈化疗的急性白血病患者，可发生盲肠坏死性炎症继发感染[162]。右下腹疼痛和发热可类似阑尾炎。行超声或计算机断层扫描，若见明显的特征性黏膜增厚和息肉样外观，则可确定诊断[994,995]。治疗包括肠道休息、鼻胃管抽吸、肠外营养和抗生素等。化疗后中性粒细胞计数恢复，是好转的一个重要特征。若无好转，应考虑右半结肠切除术，但手术对中性粒细胞减少的患者只是最后的手段，通常在血流动力学不稳定时方考虑进行[162]。

血栓性血小板减少性紫癜

在用顺铂（cisplatin）、博来霉素（bleomycin）、长春花生物碱（vinca alkaloids）或丝裂霉素 C（mitomycin C）治疗的实体瘤患者中，该综合征时有报道。在 AML 缓解的患者进行巩固化疗期间，亦见该病报道[996]。接受异基因干细胞移植的 AML 患者亦可发生移植后血栓性血小板减少性紫癜，并很少对血浆置换有反应（见第 133 章）。

生育及性腺功能

为 AML 而接受化疗的患者，特别是为行异基因干细胞移植而进行预处理的患者，其性腺功能降低[997-999]。男性可发生少精子症。女性可发生卵巢功能障碍，且促性腺激素水平非常高。男性的性腺功能恢复比女性更多见且更快。在一定程度上，女性卵巢功能的恢复有赖于治疗时年纪尚轻。在应用异基因移植治疗 AML 之后，仍处于缓解期的女性可怀孕并分娩健康婴儿[1000,1001]；然而，这种生育能力的保留并非恒定[1002]。对睾丸的组织学研究表明，对精子生成的显著抑制取决于针对 AML 治疗的疗程长短，而非所使用的特定药物或患者的年龄。在经过强化治疗的患者中，残余的精子生成能力使男性的生殖功能得以恢复[1003]。对 AML 进行强烈的柔红霉素、阿糖胞苷或巯嘌呤（6- 巯基嘌呤）治疗的男性患者，在治疗期间亦可生育孩子[1004]。在细胞毒性治疗前应提供精子银行，卵子的实验室冻存亦可尝试，但往往无一在逻辑上可行或已成功，因 AML 患者一般呈急性起病并需要紧急化疗[997]。在进行移植前清髓性预处理方案之前，应考虑将精子或卵子冻存。

病程和预后

■ 治疗结果

AML 的缓解率已有显著提高，但当其发生时，缓解率、5 年生存率和治愈率大部分依赖于患者的年龄[1005,1006]。初次缓解率在儿童中达 90%，年轻成年人为 70%，中年人为 60%，年老患者为 40%。在同一年龄组内，缓解率与其他指标有关，如细

表 89-7　按年龄组划分的对预后较为有利的细胞遗传学表现的发生率

年龄（岁）	所研究病例数	t(8;21)（病例数）	t(15;17)（病例数）	inv16/t(16;16)（病例数）	总计（病例数）	有利核型（占所有病例的 %）
10~39	307	27	38	33	98	32
40~59	584	36	28	28	92	16
60~69	579	18	24	21	63	11
70~79	381	5	7	5	17	4.5
>80	45	1	2	0	3	6.6
合计	1896	87	99	87	273	22

胞遗传学危险度类别以及白血病细胞中 *MDR* 基因的表达，但这些指标亦与发病时年龄相关。例如，对预后更有利的细胞遗传学类型 t(8;21)，t(15;17)、inv16，或 t(16;16) 存在于约 30% 的 10~39 岁患者中，40~59 岁患者为 15%，60~90 岁患者为 5%（表 89-7）[1006]。其他因素，如从前驱性克隆性髓系疾病演变而来，或因其他癌症或免疫性疾病而进行的细胞毒性治疗而导致的 AML，亦可使患者的缓解率和生存率比同年龄组别的预期值更低。与年龄有关的合并症可使强化治疗的适用性或耐受性受限，减少缓解的机会。与人们所预计的相一致，老年和极老年个体在人群中的比例增加，可降低缓解率并缩短缓解时间，除非发展出可改善的治疗方法。在一项研究中，对 1069 例在 1991~2003 年间接受治疗并仍处于第一次完全缓解期的 AML 患者，每年的治疗失败危险度为第 1 年 69.1、第 2 年 37.7、第 3 年 17、第 4 年 7.6 以及第 5 年 6.6。细胞遗传学的影响在前 3 年内保持不变，但年龄的影响随时间增加。对保持缓解 3 年的患者，6 年无复发生存率为 84%，但对年龄大于 60 岁的患者仅为 56%，这表明，不同的变量在不同时期对总体预后的影响亦不同[1007]。

克隆性缓解

在一小部分获得缓解的患者中，有明显的由单一克隆发育而来的正常造血，而非预期的多克隆造血。有证据表明，该克隆为白血病前期细胞，而非正常干细胞[1008-1011]。从前，有关 AML 的缓解和复发的可能模式有一个假说，这一发现与之相符[1012-1015]并提示应进行微小残留病变检测。

自发性缓解

AML 的自发消失已有超过 100 年的报道，然而，1960 年之前报告的大多数病例的诊断文档记录很差。AML 获得自发性完全缓解的真实案例，通常在感染之后或与感染同时发生，确有发生但是非常罕见[1015-1018]。人们观察到，针对假单胞菌疫苗的抗体反应与化疗诱导的缓解率的提高有关[1019]，随感染而出现自发性缓解的现象与之相符合。自发性缓解往往是短暂的，但在成人中可持续长达 3 年，而在儿童中可达 9 年以上[1020]。在一个尤其值得注意的个案中，有记载，在用化疗药物进行诱导之前，经"治疗"获得缓解达 60 年以上。其方案中包含砷剂[1021]。

长期生存

自 55 年前开始将化疗用于 AML 的诱导治疗，在此之前，患者的中位生存时间为 6 周左右[1022]，1 年生存率约为 3%，且更长的生存期仅出现于 1% 以下的患者。从 1999~2004 年，基于美国国家癌症研究所的疾病监测、流行病学和最终结果这些项目的结果，在美国，在诊断时年龄小于 45 岁的患者中，患者的 5 年相对生存率约为 50%，45~54 岁的患者为 29%，55~64 岁的患者为 18%，65~74 岁的患者为 7.0%，年龄在 75 岁以上的患者为 2.0%（表 89-8）[954]。中位总体生存期约为 12 个月，应考虑到疾病发病时的中位年龄约为 70 岁，且 75% 的患者超过 45 岁。使用医疗保健数据对老年 AML 患者护理的费用进行研究，发现在 65 岁以上的确诊于 1991~1996 年的成年人中，中位生存期为 2 个月而 2 年生存率为 6%[1023]。在瑞典的一项近 10 000 名患者的研究中，亦发现非常类似的结果[1024]。对曾接受异基因造血干细胞的处于第一次缓解期间的年轻患者，有报道其生存较佳，但对于药物治疗及药物加上移植治疗这两组患者，其缓解期与生存期的可信限是重叠的，且接受移植的患者比例很小[1005,1025-1028]。

表 89-8　急性髓细胞白血病：5 年相关生存率（1996~2004）

年龄（岁）	急性髓细胞白血病 *
<45	50.0
45~54	28.5
55~64	17.9
65~74	7.4
>75	1.8
<65	35.8
>65	4.5

* 发生率以每 100 人中的病例数表示。

据报道，在成人长期生存者中，最晚在缓解 8 年后出现复发（或新的白血病事件）[1020,1021]，而儿童最晚在缓解 16 年以上出现[1020,1021]。在成人中，长期存活者的复发几乎总是发生在骨髓，而在儿童通常亦在骨髓，偶有儿童病例初时在 CNS 或性腺复发，之后再出现骨髓复发[1026]。对 AML 长期生存者的研究表明，大多数患者可恢复工作，且在 9 年的中位随访期内，继发性侵袭性癌或继发性 AML 的风险未增加[1027,1028]。此现象有一个例外，即在 APL 长期生存者中，偶有骨髓增生异常或据推测为继发性 AML 的报道。在长期生存者中，当与生理、心理和情感幸福等方面相关联时，其与身体健康相关的生活质量似可完全恢复，但持续的性功能障碍可见报道[1029]。在诊断时和治疗过程中，生活质量通常较差[1029,1030]。

■ 急性髓细胞白血病中对治疗结果有影响的特征

许多特征都与 AML 的治疗效果有关。年龄较大、不太有利的细胞遗传学危险组是最引人注目的决定较差疗效的两个因素。即使用多变量分析，也很难剖析出其他特征中有哪些是本身就很重要的特征，而哪些是与其他预后因素分离后仅显示为相关的特征（表 89-9）。

对有助于判断 AML 患者预后的指标进行检测往往不够精确，因为具有负面影响的预后因素，可能被更好的治疗方案所消除。此外，一些重要的预后因素只有在 AML 按年龄或按形态表型分层时才具有显著意义。在不同研究之间，常有互相冲突的结果。此外，尽管某一预后指标可能与较好的预后显著相关，但该指标与治疗效果之间缺乏非常强的统计相关性，这使得该变量的存在与否，对个别病人而言几乎没有预后价值。不利的预后因素亦可使治疗者受到影响，若患者具有干细胞供者，则治疗者将应用异基因干细胞移植作为进入缓解后患者的缓解维持手段。在接受异基因造血干细胞移植治疗的患者中，与应用传统的细胞毒性治疗者相比，预后因素的影响可能会改变[1113,1114]。

■ 微小残余疾病的监测

一般性考虑

急性白血病起病时的肿瘤细胞负荷约为 1 万亿个细胞。随着白血病细胞数至少降低 3 个对数级，可发生明显的骨髓再生不良，继之以正常的造血重建，这说明残余肿瘤细胞负荷约为 10 亿个细胞。强化治疗的目的是进一步减少残余细胞的数量。随着特异性针对白血病细胞抗原的单克隆抗体和 FISH 联合流式细胞仪以及应用 PCR 对 DNA 进行扩增这些方法的出现，可在或低于 10 亿（10^9）个细胞水平对残余白血病细胞群体进行定量，而光镜或骨髓片染色下检测不到[1115]。当实时 PCR 可被用于量化 *PML-RAR-α*、*RUNX1/ETO* 或 *CBF-β/MYH11* 时，通过诊断时和治疗第 3~4 个月后的融合基因水平，可确定治疗失败的风险[1116]。采样仍然是一个重要的问题，因骨髓抽吸物中含有约 1/10 000 的骨髓细胞群体，且有明确证据表明，不同的抽吸部位之间存在差异。此外，用于检测的白血病细胞标记在病程中可发生改变。例如，应用 PCR 方法已确认，在长期缓解的 AML 患者的循环细胞中，长期存在 t(8;21)[1117]。

在对这些研究结果的阐释中，存在许多其他的陷阱，包括与治疗相对应的抽样时间、对目的基因进行 PCR 反应的敏感性、实验室间的标准化、病人的选择以及研究的前瞻性或回顾性设计等[1118]。在异基因干细胞移植后，微小残留病变的检测亦十分重要，利用基于 PCR 的技术，可对短串联重复序列的多态性进行检测，这种敏感的嵌合体检测技术已得到发展。现尚未明确这些方法对移植术后复发患者的治疗是否有影响[1119,1120]。

对大多数第一次完全缓解期的 AML 患者，不需要进行骨髓检查[1121]。由于骨髓恢复时髓系前体细胞增加，在治疗后早期，进行残余疾病的检测可能有困难[1122]。细胞遗传学随访通常亦无益。可出现核型上无关的 AML 细胞克隆，尤其是包括 7 号染色体的核型。采用多参数流式细胞仪，通过异常抗原的表达来识别白血病细胞，就复发的可能而言，具有较高的阳性预测价值[1123]。利用末端脱氧核苷酸转移酶和粒细胞 CD 抗原的双标记免疫分析对 AML 患者的残余疾病进行检测可十分有用，因为这两个标记在大多数 AML 患者的白血病细胞上表达。而这些表现在正常骨髓细胞中很罕见[1124,1125]。在其他一些病例中，可见表面抗原的异常组合[1124,1126]，或各种表面抗原如 CD34 的表达增加[1127]。复发时的免疫表型可能会改变，且在微小疾病检测中是有意义的[1128]。有报道进行五色染色，可在更多的 AML 病例中识别白血病相关的异常免疫表型[1129]。在白血病性 $CD34^+CD38^-$ 细胞上，已可发现各种标记的表达，如 C 型凝集素样分子 -1（CLL-1）和其他细胞系标记以及各标记的组合，从而使残余疾病的检测达到干细胞水平[1130]。其他检测微小残余病变的方法包括磁共振成像；FISH 中的荧光 DNA[1131,1132]；逆转录酶（RT）-PCR 以检测异常融合基因的扩增，如 t(15;17)、t(8;21)、16 号染色体倒位和 11q23；以及在 *RAS* 编码区域进行 DNA 的 PCR 以检测突变[1115]。可对 *WT1* 表达进行定量检测[1133] 或对 *FLT3* 突变进行检测[1134]，以用于 MDR 监测。实时定量 PCR 比其他方法更准确，可用于对 MDR 进行定量，但该试验尚需要统一标准且目前在临床上尚不够普及[1135]。

多参数流式细胞仪适用于大多数白血病病例，而实时定量 PCR 适用于融合基因检测，以及 *NPM1* 和 *Flt3* 突变的检测，仅对略超过一半的病例有价值[1136]。$CD34^+CD38^-$ 细胞含有正常干细胞和白血病干细胞，对这部分细胞的基因谱分析，在微小残留疾病检测中可能很重要，但在 AML 干细胞中受到调控的基因中，有 34% 的基因与正常干细胞所共有[1137]。

16 号染色体倒位的检测

带有 16 号染色体倒位的急性粒 - 单核细胞白血病的微小残留病变，可用特异于等位基因的巢式 PCR 扩增（染色体 16q 上的 *CBF-β* 和 16p 上的 *MYH11*）进行检测[1138,1139]。此融合转录本不仅存在于大多数伴骨髓嗜酸性粒细胞增多的急性粒 - 单核细胞白血病（M4Eo 型），而且存在于 10% 的无嗜酸性粒细胞异常的急性粒 - 单核细胞白血病 M4 型，与见诸报道的 AML 中 16 号染色体的散发异常相比，其发生率明显较高。对急性粒 - 单核细胞白血病患者，不论其形态学特征如何，都应任选 RT-PCR 或 FISH 中的一种方法进行额外检查，以评估该融合转录本对微小疾病检测的价值[1140]。在化疗（诱导和巩固）完成后，*CBF-β/MYH11* 融合基因转录本拷贝数大于 10 的患者，与拷贝数小于 10 的患者相比，其缓解持续时间较短，复发的风险更大[1139]。有证据表明，对于处在标准的临床完全缓解状态中的患者，其样本中基因转录本的比值，将可有助于建立一种阈值，这种阈值可对其病愈能力和复发危险作出判断[1141]。

t(8;21) 检测

t(8;21) 是 AML 中最常见的染色体易位之一，尤其在年轻患者中（见表 89-7）。该易位将染色体 21q 上的 *AML1*（为前后一致，将 *RUNX* 改为 *AML1*）基因与染色体 8q（原文为 8p，是错的——译者注）上的 *ETO* 基因发生融合而产生了融合基因[1142,1143]。在大多数缓解期患者中，可检测到该融合基因。一项研究发现，所有伴 t(8;21) 的患者经化疗或自体骨髓移植后，该融合基因均持续存在[1144-1146]。应用 PCR 方法，在完全缓解 12~150 个月的患者中，可发现 *AML1/ETO*，但未见于接受异基因造血干细胞移植者中。作为示踪标记的 *PGK* 等位基因，与从初诊时的白

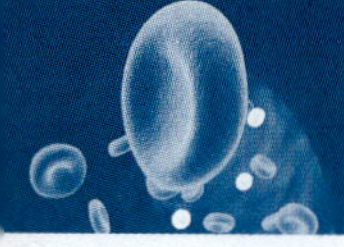

表 89-9　急性髓细胞白血病的预后因素

比所有患者的平均预后更佳的因素

- 诱导缓解期间原始细胞被早期清除[1031,1032]
- 白血病细胞含有 t(8;21)、t(15;17)、inv(16)t(16;16)、21 三体[214,216,1033]
- 在细胞遗传学正常的 AML 中的 *CEBPA* 突变[1034]
- 无明显的骨髓病态造血[1035]
- 残留的正常中期相与克隆性细胞遗传学异常混合存在[1036]
- 端粒酶活性水平较高[1037]
- 流式细胞仪检测示 TdT 表达水平较低(<5%)[1038]
- BAX 表达较高[1039]和 BAX/BCL-2 比值高[1040]
- 整合素 CD11b 表达较高[1041]
- AML 原始细胞上无 VLA-4 表达[1042]
- 高水平的可溶性 VCAM-1 与 AML 原始细胞结合[1043]
- 高水平 caspase-3[1044]
- 突变的 CEBPA 表达[1045]
- 在成人或儿童中 *NPM1* 基因的表达(通常在细胞遗传学正常的病例中)[1046]
- 完全缓解时的中性粒细胞和血小板计数较高[1047]
- 治疗第 14 天时骨髓原始细胞 <5%,可对完全缓解而非总体生存有预示作用[1048]

比所有患者的平均预后更差的因素

- 年龄较大:诊断时的年龄对缓解率和生存期影响最大。除新生儿期外,15 岁以下的儿童缓解率最高,无复发缓解时间最长;60 岁以上的患者获得完全缓解的几率仅为年轻成人的一半,且长期无复发缓解的机会较少[1006]。在成人期,患者对治疗的反应呈阶梯状降低,其中最大的降低值在生命的第 6 个十年中[94]
- 不利核型:白血病原始细胞的细胞遗传学形式对疗效有影响,但其相关性很复杂[214-216]。在白血病细胞中若存在 -5、-7、5q-、7q- 或显著的高倍体(>47 条染色体)、8 号染色体三体、t(6;9)、11 号染色体三体,以及多发性染色体异常等,为预后较差的信号
- 多药耐药表型:白血病细胞表达 P- 糖蛋白,一种单向的药物外排泵,由 *MDR1* 基因编码[1049]。该基因产物的表达可导致蒽环类、安吖啶、米托蒽醌和依托泊苷的体内浓度降低。P- 糖蛋白的表达不影响治疗结果,但若罗丹明 -123 的外排亦增加,则复发更常见[1050-1053]。常见于复发后的 AML 细胞。与 CD34 表达和 7 号染色体异常相关[1052]。其他非 *MDR1* 介导的替代性药物外排机制亦很重要[1053-1056]。*MDR1* 在 AML 预后较好的亚型中表达较低[1057]
- 突变型 KIT 伴 t(8;21) 的存在:与较高的复发危险和较差的总体生存相关[1058]
- 前驱性克隆性血液病:化疗或放疗缓解率为同年龄组原发性 AML 的 1/3~1/2。缓解时间较短,>3 年的缓解期很少见[1059-1060]。从克隆性血液病发展而来的 AML 可以冒烟型白血病的形式复发。然后转化为 AML 但可被治疗,可持续数年缓解[1061-1065]
- 白细胞计数较高:计数 >30 × 10^9/L 或原始细胞计数 >15 × 10^9/L[1066-1068]
- 血小板计数非常低(<30 × 10^9/L)[1067]
- 血清乳酸脱氢酶水平较高[1069]
- 在完全缓解期干细胞动员能力较高,可预示复发的危险[1070]
- 其他医学异常:极度肥胖、糖尿病、慢性肾脏病
- 血清白蛋白或前白蛋白较低
- 诱导治疗期间需要插管或呼吸机支持[1071]
- 白血病原始细胞自主性克隆性生长[1072]
- *BCL-2* 表达较高[1073]
- *MCL-1* 表达较高:在白血病复发时升高。提示其对预后的重要性,或提示化疗方案可将凋亡抑制物水平较高的白血病细胞选择出来[1074]
- 视网膜母细胞瘤基因低表达[1075]
- WAF/Cip1 蛋白高水平:这是一个对细胞周期 G1 检查点的调节因子[1076]
- CD34 高表达:CD34 抗原高表达常见于 AML 的 M0、M1 和 M4 亚型[1077]。缓解率为 61%,而不表达 CD34 的 AML 为 88%。CD34 高强度表达与较低的缓解率之间的相关性更强[1077-1078]。APL 中的 CD34 表达[1079]
- *GATA-1* 表达[1080]
- 神经细胞黏附分子(CD56)表达[1081]
- 可溶性 L- 选择素升高:尤可见于髓外病变[1082]
- 白细胞介素 1β 基因高表达[1083]
- FMS 低表达[1083]
- 促血小板生成素受体(*c-MPL*)mRNA 表达[1084]
- FLT3 突变[103,104,472,1085]
- 血管生成 / 血管内皮生长因子水平升高[1086]
- 在年龄小于 60 岁的成人中,β_2 微球蛋白水平升高[1087]
- 在细胞遗传学正常的 AML 患者中,*MN1*(脑膜瘤 1)基因过表达[1088]
- 基因型为 *WT1*(突变)/*FLT3-ITD*(阳性)的年轻成人,与基因型为 *WT1*(突变)/*FLT3-ITD*(阴性)者相比,完全缓解率较低,无复发生存率和总体生存率较差[1089]
- 具有 *WT1* 基因突变和正常核型的 AML 患者[1167,1168]
- 具有大量 AML 干细胞的 AML 患者
- IL-3Rα 高表达[1090]
- *MLL* 基因串联重复[1091]和 11p23/MLL 异常[1092]
- APL 中的 CD56 表达[1093]。CNS 受累的发生率高,特别是伴 CD7 表达时[1094],亦与 t(8;21) 病例中较差的预后有关[1095]。
- P15 甲基化[1096]
- 微卫星序列不稳定性[1097](不一定独立于年龄和 t-AML 这两个因素)
- AC133 表达(缓解时间和无病生存时间较短)[1098]
- 信号转导和转录激活因子 3 蛋白的组成活性(无病生存时间较短)[1099]
- *BAALC* 基因表达[1100]
- 诱导治疗 7 天后仍存活细胞中的 S 期活性高[1101]
- *EVI1* 高表达[1102,1103]
- *CXCR4* 过表达[1104]
- 磁共振成像示骨髓血管新生增加[1165]
- 成年 AML 患者存在 CTLA4 CT60 A/G 基因型[1166]

与预后结果无关或不确定的因素

- 复杂核型或具有 t(8;21)、inv(16)、t(16;16) 或 t(9;11) 的 AML 患者的继发性异常[1105]
- 粒系抗原:CD11b 的表达可能对较短的生存期有预测作用[1106]
- *WT1* 基因(肾母细胞瘤)转录本的测得[1107]
- APL 中的 *FLT3-ITD* 或 *Asp835* 突变[1108]
- 初始 caspase 水平[1109]
- 诱导缓解后的持续性血小板减少[1110]
- 肺耐药蛋白:需功能试验以评估其作用[1111]。对原发性 AML,其表达或提示预后较差[1055,1112]

血病原始细胞中检测到的相同，证实了此类持续存在和再次出现的白血病细胞来自于相同克隆[1146]。此标记在异基因造血干细胞移植后仍可继续存在，但可与持续缓解状态同时存在[1147]。缓解期间，对其融合转录本进行定量检测，与简单定性检测相比，可更好预测疾病的治愈或复发[1148,1149]。为此，可采用实时定量 RT-PCR 技术[1021]。早在临床发生 4 个月前，定量 RT-PCR 技术即可预测复发[1150]。在一项对 45 例 t(8;21) 阳性 AML 病例进行的研究中，诱导后以及巩固治疗后分子生物学反应的质量，与复发、无事件生存率和总体生存率相关[1151]。对仍有残余 t(8;21) 的病例进行系列 RT-PCR 定量，结果显示，在细胞遗传学复发前，至少存在 0.1fg 竞争剂量的 *AML1/ETO*[1152]。*ETO* 和 *AML1* 均在正常 CD34$^+$ 祖细胞中表达[1153]。外周血可替代骨髓，用于 *AML1/ETO* 转录本的定量[1154]。

t(15;17) 检测

与具有 t(8;21) 融合转录本的 AML 不同，APL 的 t(15;17) 融合转录本通常在强化治疗后即消失[1155]。在 100 000 个带有 *PML-RAR-α* 转录本的细胞中，至少有 1 个可经 RT-PCR 检测到[1155]。亦可应用 FISH 检测[1156]。分子生物学监测显示，治疗后可达到分子缓解（RT-PCR 阴性）[1157]。巢式 PCR 可用于确定在巩固结束后是否需要追加治疗，确定在第二次缓解期是否建议进行自体干细胞移植，并对移植后复发作出预测[1158]。实时定量 RT-PCR 可提高 MDR 检测的预测价值并帮助实验室标准化[1159]。

NPM-1 和 *FLT-3* 突变检测

在细胞遗传学正常的 AML 患者中，*NPM1*、*FLT3*、*CEPBA*、*MLL* 和 *RAS* 的突变状态对治疗结果和预后可能有影响[101]。现尚未明确，当这些突变处于微小残留病变状态时，其检测结果对复发和治疗是否有影响。在 *NPM1* 突变的病例中，有证据表明，复发总是伴随着突变基因拷贝数的增加，且其结论为定量 PCR 监测对这种患者的预后可能有影响[1160]。

用以检测微小残留病变的技术在灵敏度和可用性上均有所提高。检测微小残留病变以决定患者的治疗及预后，仍然是一个正在发展的研究领域。对蛋白质组学[1161,1162]和微小 RNA 谱分析[1163,1164]在微小残留病变的检测中将起的作用，目前正在研究中。

翻译：刘元昉
校对：陈赛娟

参考文献

1. Friedreich N: Ein neuer Fall von Leukämie. *Arch Pathol* 12:37, 1857.
2. Ebstein W: Ueber die acute Leukämie und Pseudoleukämie. *Dtsch Arch Klin Med* 44:343, 1889.
3. Fraenkel A: Ueber acute Leukämie. *Dtsch Med Wochenschr* 21:639, 1895.
4. Neumann E: Ueber myelogene leukäemie. *Berl Klin Wochenschr* 15:69, 1878.
5. Ehrlich P: *Farbenanolytische Untersuchungen zur Histologie und Klinik des Blutes*. Hirschwald, Berlin, 1891.
6. Naegeli O: Ueber rothes Knochenmark und Myeloblasten. *Dtsch Med Wochenschr* 26:287, 1900.
7. Hirschfield H: Zur Kenntnis der Histogenese der granulirten Knochenmarkzellen. *Arch Pathol* 153:335, 1898.
8. Hsu TC: *Human and Mammalian Cytogenetics: An Historical Perspective*. Springer-Verlag, New York, 1979.
9. Subramanian G, Adams MD, Venter JC, Broder S: Implications of the human genome for understanding human biology and medicine. *JAMA* 286:2296, 2001.
10. Ellison RR, Holland JF, Weil M, et al: Arabinosyl cytosine: A useful agent in the treatment of acute leukemia in adults. *Blood* 33:507, 1968.
11. Yates JW, Wallace HJ, Ellison RR, Holland JF: Cytosine arabinoside and daunorubicin therapy in acute non-lymphocytic leukemia. *Cancer Chemother Rep* 52:485, 1973.
12. Thomas ED, Buckner CD, Banaji M, et al: One hundred patients with acute leukemia treated by chemotherapy, total body irradiation, and allogeneic bone marrow transplantation. *Blood* 49:511, 1977.
13. Preston DL, Kusumi S, Tomonaga M, et al: Cancer incidence in atomic bomb survivors. Part III. Leukemia, lymphoma and multiple myeloma, 1950–1987. *Radiat Res* 137(2 Suppl):S68, 1994.
14. Lichtman MA: Is there an entity of chemically induced BCR-ABL-positive chronic myelogenous leukemia? *Oncologist* 13:645, 2008.
15. Schnatter AR, Rosamilia K, Wojcik NC: Review of the literature on benzene exposure and leukemia subtypes. *Chem Biol Interact* 153–154:9, 2005.
16. Schattner AR, Nicholich MJ, Bird MG: Determination of leukemogenic benzene exposure concentrations. *Risk Anal* 16:833, 1996.
17. Pyatt D: Benzene and hematopoietic malignancies. *Clin Occup Environ Med* 4:529–55, 2004.
18. Yin S-N, Hayes RB, Linet MS, et al: A cohort study of cancer among benzene-exposed workers in China: Overall results. *Am J Ind Med* 29:227, 1996.
19. Rund D, Ben-Yehuda D: Therapy-related leukemia and myelodysplasia: Evolving concepts of pathogenesis and treatment. *Hematology* 9:179, 2004.
20. Larson RA, Le Beau MM: Therapy-related myeloid leukaemia: A model for leukemogenesis in humans. *Chem Biol Interact* 153–154:187, 2005.
21. Pui CH, Relling MV, Behn FG, et al: L-Asparaginases may potentiate the leukemogenic effect of the epipodophyllotoxins. *Leukemia* 9:1680, 1995.
22. Travis LB, Holowty EF, Bergfeldt K, et al: Risk of leukemia after platinum-based chemotherapy for ovarian cancer. *N Engl J Med* 340:351, 1999.
23. Finazzi G, Harrison C: Essential thrombocythemia. *Semin Hematol* 42:230, 2005.
24. Van Leeuwen FE: Risk of acute myelogenous leukemia and myelodysplasia following cancer treatment. *Baillieres Clin Haematol* 9:57, 1996.
25. Yeasmin S, Nakayama K, Ishibashi M, et al: Therapy-related myelodysplasia and acute myeloid leukemia following paclitaxel- and carboplatin-based chemotherapy in an ovarian cancer patient: A case report and literature review. *Int J Gynecol Cancer* 18:1371, 2008.
26. Visfeldt J, Anderson M: Pathoanatomical aspects of malignant haematological disorders among Danish patients exposed to thorium dioxide. *APMIS* 103:29, 1995.
27. Rodella S, Ciccone G, Rege-Cambrin G, et al: Cytogenetics and occupational exposures in acute nonlymphocytic leukemia and myelodysplastic syndrome. *Scand J Work Environ Health* 19:369, 1993.
28. Brownson RC, Novotny TE, Perry MC: Cigarette smoking and adult leukemia: A meta-analysis. *Arch Intern Med* 153:469, 1993.
29. Lichtman MA: Cigarette smoking, cytogenetic abnormalities, and acute myelogenous leukemia. *Leukemia* 21:1137, 2007.
30. Stewart SL, Cardinez CJ, Richardson LC, et al: Surveillance for cancers associated with tobacco use—United States, 1999–2004. *MMWR Surveill Summ* 57:1, 2008.
31. Swolin B, Rödjer S, Westin J: Therapy-related patterns of cytogenetic abnormalities in acute myeloid leukemia and myelodysplastic syndrome post polycythemia vera: Single center experience and review of literature. *Ann Hematol* 87:467, 2008.
32. Wiernik P: Leukemias and plasma cell myeloma. *Cancer Chemother Biol Response Modif* 17:390, 1997.
33. Luca DC, Almanaseer IY: Simultaneous presentation of multiple myeloma and acute monocytic leukemia. *Arch Pathol Lab Med* 127:1506, 2003.
34. Pulik M, Genet P, Jary L, et al: Acute myeloid leukemias, multiple myelomas, and chronic leukemias in the setting of HIV infection. *AIDS Patient Care STDS* 12:913, 1998.
35. Moskowitz C, Dutcher JP, Wiernik PH: Association of thyroid disease with acute leukemia. *Am J Hematol* 39:102, 1992.
36. Willems E, Valdes-Socin H, Betea D, et al: Association of acute leukemia and autoimmune polyendocrine syndrome in two kindreds. *Leukemia* 17:1912, 2003.
37. Lichtenstein P, Holm NV, Verkasalo PK, et al: Environmental and hereditable factors in causation of cancer—Analyses of cohorts of twins from Sweden, Denmark, and Finland. *N Engl J Med* 343:78, 2000.
38. Risch N: The genetic epidemiology of cancer. Interpreting family and twin studies and their implications for molecular genetic approaches. *Cancer Epidemiol Biomarkers Prev* 10:733, 2001.
39. Hemminki K, Vaittinen P, Dong C, Easton D: Sibling risks in cancer: Clues to recessive or X-linked genes? *Br J Cancer* 84:388, 2001.
40. Germeshausen M, Ballmaier M, Welte K: Implications of mutations in hematopoietic growth factor receptor genes in congenital cytopenias. *Ann N Y Acad Sci* 938:305, 2001.
41. Tonelli R, Scardovi AL, Pession A, et al: Compound heterozygosity for two different amino-acid substitution mutations in the thrombopoietin receptor (c-mpl gene) in congenital amegakaryocytic thrombocytopenia (CAMT). *Hum Genet* 107:225, 2000.
42. Li FP, Hecht F, Kaiser-McCaw B, et al: Ataxia-pancytopenia: Syndrome of cerebellar ataxia, hypoplastic anemia, monosomy 7, and acute myelogenous leukemia. *Cancer Genet Cytogenet* 4:189, 1981.
43. Gonzales-del Angel A, Cervera M, Gomez L, et al: Ataxia-pancytopenia syndrome. *Am J Med Genet* 90:252, 2000.
44. German J: Bloom's syndrome: Incidence, age of onset, and types of leukemia in the Bloom's syndrome registry, in *Genetics in Hematologic Disorders*, edited by CS Bartsocas, D Loukopoulos, p 241. Hemisphere, Washington, 1992.
45. Poppe B, Van Limbergen H, Van Roy N, et al: Chromosomal aberrations in Bloom syndrome patients with myeloid malignancies. *Cancer Genet Cytogenet* 128:39, 2001.
46. Freedman MH, Alter BP: Risk of myelodysplastic syndrome and acute myeloid leukemia in congenital neutropenia. *Semin Hematol* 39:128, 2002.
47. Aprikyan AA, Kutyavin T, Stein S, et al: Cellular and molecular abnormalities in

severe congenital neutropenia predisposing to leukemia. *Exp Hematol* 31:372, 2003.
48. Rosenberg PS, Alter BP, Link DC, et al: Neutrophil elastase mutations and risk of leukaemia in severe congenital neutropenia. *Br J Haematol* 140:210, 2008.
49. Link DC, Kunter G, Kasai Y, et al: Distinct patterns of mutations occurring in *de novo* AML versus AML arising in the setting of severe congenital neutropenia. *Blood* 110:1648, 2007.
50. Shinawi M, Erez A, Shardy DL, et al: Syndromic thrombocytopenia and predisposition to acute myelogenous leukemia caused by constitutional microdeletions on chromosome 21q. *Blood* 112:1042, 2008.
51. Janov AJ, Leong T, Nathan DG, Guinan EC: Diamond-Blackfan anemia: Natural history and sequelae of treatment. *Medicine (Baltimore)* 75:77, 1996.
52. Vlachos A, Klein G, Lipton J: The Blackfan-Diamond anemia registry: Tool for investigating the epidemiology and biology of Diamond-Blackfan anemia. *Pediatr Hematol Oncol* 23:377, 2001.
53. Forestier E, Izraeli S, Beverloo B, et al: Cytogenetic features of acute lymphoblastic and myeloid leukemias in pediatric patients with Down syndrome: An iBFM-SG study. *Blood* 111:1575, 2008.
54. Puumala SE, Ross JA, Olshan AF, et al: Reproductive history, infertility treatment, and the risk of acute leukemia in children with down syndrome: A report from the Children's Oncology Group. *Cancer* 110:2067, 2007.
55. Andrade-Machado R, Machado-Rojas A, de la Torre-Santos ME: Dubowitz syndrome, polymyositis, and aleucemic myeloblastic leukemia. A new association. *Rev Neurol* 35:500, 2001.
56. Savage SA, Alter BP: The role of telomere biology in bone marrow failure and other disorders. *Mech Ageing Dev* 129:35, 2008.
57. Röth A, Baerlocher GM: Dyskeratosis congenita. *Br J Haematol* 141:412, 2008.
58. Segel GB, Lichtman MA: Familial (inherited) leukemia, lymphoma, and myeloma. *Blood Cells Mol Dis* 32:246, 2004.
59. Owen CJ, Toze CL, Koochin A, et al: Five new pedigrees with inherited RUNX1 mutations causing familial platelet disorder with propensity to myeloid malignancy (FPD/AML). *Blood* 112:4639, 2008.
60. Minelli A, Maserati E, Rossi G, et al: Familial platelet disorder with propensity to acute myelogenous leukemia: Genetic heterogeneity and progression to leukemia via acquisition of clonal chromosome anomalies. *Genes Chromosomes Cancer* 40:165, 2004.
61. Rosenberg PS, Greene MH, Alter BP: Cancer incidence in persons with Fanconi anemia. *Blood* 101:822, 2003.
62. Rosenberg PS, Alter BP, Ebell W: Cancer risks in Fanconi anemia: Findings from the German Fanconi Anemia Registry. *Haematologica* 93:511, 2008.
63. Polychronopoulou S, Tsatsopoulou A, Papadhimitriou SI, et al: Myelodysplasia and Naxos disease: A novel pathogenetic association? *Leukemia* 16:2335, 2002.
64. Kratz CP, Antonietti L, Shannon KM, et al: Acute myeloid leukemia associated with t(8;21) or trisomy 8 in children with neurofibromatosis type 1. *Pediatr Hematol Oncol* 25:343, 2003.
65. Lurgaespada DA, Brannan CI, Shaughnessy JD, et al: The neurofibromatosis type 1 (NF1) tumor suppressor gene and myeloid leukemia. *Curr Top Microbiol Immunol* 211:233, 1996.
66. Bader-Meunier B, Tchernia G, Miélot F, et al: Occurrence of myeloproliferative disorder in patients with Noonan syndrome. *J Pediatr* 130:885, 1997.
67. Bentires-Alj M, Paez JG, David FS, et al: Activating mutations of the Noonan syndrome-associated SHP2/PTPN11 gene in human solid tumors and adult acute myelogenous leukemia. *Cancer Res* 64:8816,2004.
68. Fokin AA, Robicsek F: Poland's syndrome revisited. *Ann Thorac Surg* 74:2218, 2002.
69. Pianigiani E, DeAloe G, Andreassi A, et al: Rothmund-Thomson syndrome (Thomson type) and myelodysplasia. *Pediatr Dermatol* 18:422, 2001.
70. Duker NJ: Chromosome breakage syndromes and cancer. *Am J Med Genet* 115:125, 2002.
71. Hayani A, Suarez CR, Molnar Z, et al: Acute myeloid leukemia in a patient with Seckel syndrome. *J Med Genet* 31:148, 1994.
72. Boocock GR, Morrison JA, Popovic M, et al: Mutations in SBDS are associated with Shwachman-Diamond syndrome. *Nat Genet* 33:97, 2003.
73. Rujkijyanont P, Beyene J, Wei K, et al: Leukaemia-related gene expression in bone marrow cells from patients with the preleukaemic disorder Shwachman-Diamond syndrome. *Br J Haematol* 137:537, 2007.
74. Mitsui T, Kawakami T, Sendo D, et al: Successful unrelated donor bone marrow transplantation for Shwachman-Diamond syndrome with leukemia. *Int J Hematol* 79:189, 2004.
75. Yamada T, Tsurumi H, Murakami N, et al: Werner's syndrome developing acute megakaryoblastic leukemia with der(1;7). *Rinsho Ketsueki* 38:28, 1997.
76. Tao LC, Stecker E, Gardner HA: Werner's syndrome and acute myeloid leukemia. *CMAJ* 105:951, 1971.
77. Muftuoglu M, Oshima J, von Kobbe C, et al: The clinical characteristics of Werner syndrome: Molecular and biochemical diagnosis. *Hum Genet* 124:369, 2008.
78. Sharathkumar A, Kirby M, Freedman M, et al: Malignant hematological disorders in children with Wolf-Hirschhorn syndrome. *Am J Med Genet* 119A:194, 2003.
79. Gonzalez CH, Durkin-Stamm MV, Geimer NF, et al: The WT syndrome—A "new" autosomal dominant pleiotropic trait of radial/ulnar hypoplasia with high risk of bone marrow failure and/or leukemia. *Birth Defects Orig Artic Ser* 13:31, 1977.
80. Fialkow PH, Singer JW, Adamson JW, et al: Acute nonlymphocytic leukemia. Heterogeneity of stem cell origin. *Blood* 57:1068, 1991.
81. Ferraris AM, Broccia G, Meloni T, et al: Clonal origin of cells restricted to monocytic differentiation in acute nonlymphocytic leukemia. *Blood* 64:817, 1984.
82. Greaves MF: Stem cell origins of leukaemia and curability. *Br J Cancer* 67:413, 1993.
83. Turhan AG, Lemoire FB, Debert C, et al: Highly purified primitive hematopoietic stem cells are PML-RARA negative and generate nonclonal progenitors in acute promyelocytic leukemia. *Blood* 85:2154, 1995.
84. Van Lom K, Hagenmeijer A, Vandekerckhove F, et al: Clonality analysis of hematopoietic cell lineages in acute myeloid leukemia and translocation (8;21): Only myeloid cells are part of malignant clone. *Leukemia* 11:202, 1997.
85. van Rhenen A, van Dongen GA, et al: The novel AML stem cell associated antigen CLL-1 aids in discrimination between normal and leukemic stem cells. *Blood* 110:2659, 2007.
86. Guzman ML, Rossi RM, Karnischky L, et al: The sesquiterpene lactone parthenolide induces apoptosis of human acute myelogenous leukemia stem and progenitor cells. *Blood* 105:4163, 2005.
87. Look AT: Oncogene transcription factors in human acute leukemias. *Science* 278:1059, 1997.
88. Pabst T, Mueller BU: Transcriptional dysregulation during myeloid transformation in AML. *Oncogene* 26:6829, 2007.
89. Kelly LM, Gilliland DG: Genetics of myeloid leukemias. *Annu Rev Genomics Hum Genet* 3:179, 2002.
90. Adams JM, Cosy S: Oncogene cooperation in leukaemogenesis. *Cancer Surv* 15:119, 1992.
91. Bashey A, Gill R, Levi S, et al: Mutational activation of the N-ras oncogene assessed in primary clonogenic culture of acute myeloid leukemia (AML): Implications for the role of N-ras mutation in AML pathogenesis. *Blood* 79:981, 1992.
92. Preisler HD, Kinniburgh AJ, Wei-Dong G, Khan S: Expression of the protooncogenes *c-myc*, *c-fos*, and *c-fms* in acute myelocytic leukemia at diagnosis and in remission. *Cancer Res* 47:874, 1987.
93. Buesco-Ramos DE, Yang Y, De Leon E: The human MDM-2 oncogene is overexposed in leukemia. *Blood* 82:2617, 1993.
94. Mori N, Hidai H, Yokota J, et al: Mutations of the p53 gene in myelodysplastic syndrome and overt leukaemia. *Leuk Res* 19:869, 1995.
95. Wiede R, Parviz B, Pflüger K-H, et al: The role of decreased retinoblastoma protein expression in acute myelomonocytic and monoblastic leukemias. *Leuk Lymphoma* 17:135, 1995.
96. Ridge SA, Worwood M, Oscier D, et al: FMS mutations in myelodysplastic, leukemic and normal subjects. *Proc Natl Acad Sci U S A* 87:1377, 1990.
97. Menssen HD, Renki HJ, Rodeck U, et al: Presence of Wilm's tumor gene (wt1) transcripts and the WT1 nuclear protein on the majority of human acute leukemias. *Leukemia* 9:1060, 1995.
98. Wellman CL, Whittaker MH: The molecular biology of acute myeloid leukemia. *Clin Lab Med* 10:769, 1990.
99. Vigon I, Dreyfus F, Melle J, et al: Expression of the c-mpl protooncogene in human hematologic malignancies. *Blood* 82:877, 1993.
100. Mills K: Gene expression profiling for the diagnosis and prognosis of acute myeloid leukaemia. *Front Biosci* 13:4605, 2008.
101. Schlenk RF, Döhner K, Krauter J, et al: Mutations and treatment outcome in cytogenetically normal acute myeloid leukemia. *N Engl J Med* 358:1909, 2008.
102. Renneville A, Roumier C, Biggio V, et al: Cooperating gene mutations in acute myeloid leukemia: A review of the literature. *Leukemia* 22:915, 2008.
103. Libura M, Asnafi V, Delabesse E, et al: *FLT3* and *MLL* intragenic abnormalities in AML reflect a common category of genotoxic stress. *Blood* 1902:2198, 2003.
104. Small D: Targeting FLT3 for the treatment of leukemia. *Semin Hematol* 45(3 Suppl 2):S17, 2008.
105. Mauritzson N, Albin M, Rylander L, et al: Pooled analysis of clinical and cytogenetic features in treatment-related and de novo adult acute myeloid leukemia and myelodysplastic syndromes based on consecutive series of 761 patients analyzed 1976–1993 and on 5098 unselected cases reported in the literature 1974–2001. *Leukemia* 16:2366, 2002.
106. Grimwade D, Enver T: Acute promyelocytic leukemia: Where does it stem from? *Leukemia* 18:375, 2004.
107. Zeisig BB, Kwok C, Zelent A, et al: Recruitment of RXR by homotetrameric RARalpha fusion proteins is essential for Transformation. *Cancer Cell* 12:36, 2007.
108. Scholl C, Gilliland DG, Fröhling S: Deregulation of signaling pathways in acute myeloid leukemia. *Semin Oncol* 35:336, 2008.
109. Greaves MF, Maia AT, Wiemels JL, Ford AM: Leukemia in twins: Lessons in natural history. *Blood* 102:2321, 2003.
110. Wiemels JL, Xiao Z, Buffler PA, et al: *In utero* origin of t(8;21) AML1-ETO translocation in childhood acute leukemia. *Blood* 99:3801, 2002.
111. Groves FD, Linet MS, Devesa SS: Epidemiology of leukemia, in *Leukemia*, 6th ed, edited by ES Henderson, TA Lister, MF Greaves, p 145. WB Saunders, New York, 1986.
112. Vickers M, Jackson G, Taylor P: The incidence of acute promyelocytic leukemia appears constant over most of a human life span, implying only one rate limiting mutation. *Leukemia* 14:727, 2000.
113. Douer D, Santillana S, Ramezani L, et al: Acute promyelocytic leukaemia in patients originating in Latin America is associated with an increased frequency of the bcr1 subtype of the PML/RARalpha fusion gene. *Br J Haematol* 122:563, 2003.
114. Otero JC, Santillana S, Fereyros G: High frequency of acute promyelocytic leukemia among Latinos with acute myeloid leukemias. *Blood* 88:377, 1996.
115. Stanley M, McKenna RW, Ellinger G, Brunning RD: Classification of 358 cases of acute myeloid leukemia by FAB criteria: Analysis of clinical and morphologic features, in *Chronic and Acute Leukemias in Adults*, edited by CD Bloomfield, p 147. Martinus Nijhoff, Boston, 1985.
116. Scott CS, Den Ottolander GJ, Swirsky D, et al: Recommended procedures for the classification of acute leukaemias. *Leuk Lymphoma* 11:37, 1993.
117. Jennings CD, Foon KA: Recent advances in flow cytometry: Application to the diagnosis of hematologic malignancy. *Blood* 90:2863, 1997.
118. Cassanovas RD, Campos L, Mugneret F, et al: Immunophenotypic patterns and cytogenetic anomalies in acute non-lymphoblastic leukemia subtypes: A prospective study of 432 patients. *Leukemia* 12:34, 1998.

119. Del Vecchio L, Di Noto R, Lo Pardo C, et al: Immunological classification of acute leukemias: Comments on the EGIL proposals. *Leukemia* 10:1832, 1996.
120. Paietta E: Classification of acute leukemias: Proposals for the immunological classification of acute leukemias. *Leukemia* 9:2147, 1995.
121. De Greef GE, Hagemeiger A: Molecular and cytogenetic abnormalities in acute myeloid leukemia and myelodysplastic syndromes. *Baillieres Clin Haematol* 9:1, 1996.
122. Kheiri SA, MacKerrell T, Bonagura VR, et al: Flow cytometry with or without cytochemistry for the diagnosis of acute leukemias? *Cytometry* 34:82, 1998.
123. Valik PJM, Verhaak RGW, Beijin A, et al: Prognostically useful gene expression profiles in acute myeloid leukemia. *N Engl J Med* 350:1617 2004.
124. Bullinger L, Dohner K, Bair E, et al: Use of gene-expression profiling to identify prognostic subclasses in adult acute myeloid leukemia. *N Engl J Med* 350:1605, 2004.
125. Head DR: Revised classification of acute myeloid leukemia. *Leukemia* 10:1826, 1996.
126. Boggs DR, Wintrobe MM, Cartwright GE: The acute leukemias. Analysis of 322 cases and review of the literature. *Medicine (Baltimore)* 41:163, 1962.
127. Roath S, Isräels MCG, Wilkinson JF: The acute leukemias: A study of 580 patients. *Q J Med* 33:256, 1964.
128. Choi S-I, Simone JV: Acute non-lymphocytic leukemia in 171 children. *Med Pediatr Oncol* 2:119, 1976.
129. Chessels JM, O'Calloghan U, Hardisty RM: Acute myeloid leukaemia in childhood: Clinical features and prognosis. *Br J Haematol* 63:555, 1986.
130. Burns CP, Armitage JO, Frey AL, et al: Analysis of presenting features of adult leukemia. *Cancer* 47:2460, 1981.
131. Goodall PT, Vosti KL: Fever in acute myelogenous leukemia. *Arch Intern Med* 135:1197, 1975.
132. Burke PJ, Braine HG, Rothbun HK, Owens AH: The clinical significance and management of fever in acute myelocytic leukemia. *Johns Hopkins Med J* 139:1, 1976.
133. Chang JC: How to differentiate neoplastic fever from infectious fever in patients with cancer. Usefulness of the naproxen test. *Heart Lung* 16:122, 1987.
134. Gollard RP, Robbins BA, Piro L, Saven A: Acute myelogenous leukemia presenting with bulky lymphadenopathy. *Acta Haematol* 95:129, 1996.
135. Davey DD, Fourcar K, Burns CP, Goekin JA: Acute myelocytic leukemia manifested by prominent generalized lymphadenopathy. *Am J Hematol* 21:89, 1986.
136. Tobelem G, Jacquillat C, Chastang C, et al: Acute monoblastic leukemia: A clinical and biologic study of 74 cases. *Blood* 55:71, 1980.
137. Sipp N, Radaszkiemicz T, Meijer CJLM, et al: Specific skin manifestations in acute leukemia with monocytic differentiation. *Cancer* 71:124, 1993.
138. Hejmadi RK,Thompson D, Shah F, Naresh KN: Cutaneous presentation of aleukemic monoblastic leukemia cutis—A case report and review of literature with focus on immunohistochemistry. *J Cutan Pathol* 35:46, 2008.
139. Cibull TL, Thomas AB, O'Malley DP, Billings SD: Myeloid leukemia cutis: A histologic and immunohistochemical review. *J Cutan Pathol* 35:180, 2008.
140. Kaiserling E, Horny H-P, Geerts M-L, Schmid U: Skin involvement in myelogenous leukemia. Morphologic and immunophenotypic heterogeneity of skin infiltrates. *Mod Pathol* 7:771, 1994.
141. Longacre TA, Smoller BR: Leukemia cutis: Analysis of 50 biopsy-proven cases with an emphasis on occurrences in myelodysplastic syndromes. *Am J Clin Pathol* 100:276, 1993.
142. Cho-Vega JH, Medeiros LJ, Prieto VG, Vega F: Leukemia cutis. *Am J Clin Pathol* 129:130, 2008.
143. Bourantas K, Malamou-Mitsi V, Christou L, et al: Cutaneous vasculitis as the initial manifestation in acute myelomonocytic leukemia. *Ann Intern Med* 121:942, 1994.
144. Sheps M, Shapero H, Ramsay C: Bullous pyoderma gangrenosum and acute leukemia. *Arch Dermatol* 114:1842, 1978.
145. Lewis SJ, Poh-Fitzpatrick MB, Walther RR: A typical pyoderma gangrenosum with leukemia. *JAMA* 239:935, 1978.
146. Cohen PR: Sweet's syndrome—A comprehensive review of an acute febrile neutrophilic dermatosis. *Orphanet J Rare Dis* 26(2):34, 2007.
147. Cheson BD, Christensen RM: Cutis verticis gyrata: Unusual chloromatous disease in acute myelogenous leukemia. *Am J Hematol* 8:415, 1980.
148. Stern M, Halter J, Buser A, et al: Leukemia cutis preceding systemic relapse of acute myeloid leukemia. *Int J Hematol* 87:108, 2008.
149. Markowski TR, Martin DB, Kao GF, et al: Leukemia cutis: A presenting sign in acute promyelocytic leukemia. *Arch Dermatol* 143:1220, 2007.
150. Long JC, Mihm MC: Multiple granulocytic tumors of the skin: Report of six cases of myelogenous leukemia with initial manifestations in the skin. *Cancer* 39:2004, 1977.
151. Rallis E, Stavropoulou E, Michalakeas I, et al: Monoblastic sarcoma cutis preceding acute monoblastic leukemia. *Am J Hematol* 2008 .
152. Kincaid MC, Green WR: Ocular and orbital involvement in leukemia. *Surv Ophthalmol* 27:211, 1983.
153. Paparella MM, Berlinger NT, Oda M: Otological manifestations of leukemia. *Laryngoscope* 83:1510, 1973.
154. Bertrand Y, Lefrère J-J, L'Evergren G, et al: Acute myeloblastic leukemia presenting as apparent acute otitis media. *Am J Hematol* 27:136, 1988.
155. Shiknecht HF, Igarashi M, Chasin WD: Inner ear hemorrhage in leukemia. *Laryngoscope* 75:662, 1965.
156. Dewar GJ, Lim C-NH, Michalyshyn B, Akabutu J: Gastrointestinal complications in patients with acute and chronic leukemia. *Can J Surg* 24:67, 1981.
157. Hunter TB, Bjelland JC: Gastrointestinal complications of leukemia and its treatment. *AJR Am J Roentgenol* 142:513, 1984.
158. Duffy JH, Driscoll EJ: Oral manifestations of leukemia. *Oral Surg Oral Med Oral Pathol* 11:484, 1958.
159. Ahsan N, Schen-Chih, JS, John DD: Acute ileotyphlitis as presenting manifestation of acute myelogenous leukemia. *Am J Clin Pathol* 89:407, 1988.
160. Rodgers B, Seibert JJ: Unusual combination of an appendicolith in a leukemic patient with typhlitis-ultrasound diagnosis. *J Clin Ultrasound* 18:141, 1990.
161. Abramson SJ, Berdon WE, Baker DH: Childhood typhlitis: Its increasing association with acute myelogenous leukemia. *Radiology* 146:61, 1983.
162. Bagnoli P, Castagna L, Cozzaglio L, et al: Neutropenic enterocolitis: Is there a right timing for surgery? Assessment of a clinical case. *Tumori* 93:608, 2007.
163. Roy J, Vercellotti G, Fenderson M, et al: Isolated relapse of acute myelogenous leukemia presenting as a gastric ulcer. *Am J Hematol* 37:270, 1991.
164. Thompson BC, Feczko PJ, Mezwa DG: Dysphagia caused by acute leukemia infiltration of the esophagus. *AJR Am J Roentgenol* 155:654, 1990.
165. Ti M, Villafuerte R, Chase PH, Dosik H: Acute leukemia presenting as laryngeal obstruction. *Cancer* 34:427, 1974.
166. Bodey GP, Powell RD, Hersh EM, et al: Pulmonary complications of acute leukemia. *Cancer* 19:781, 1966.
167. Maile CW, Moore AV, Ulreich S, Putnam CE: Chest radiographic pathologic correlation in adult leukemia patients. *Invest Radiol* 18:495, 1983.
168. Armstrong P, Dyer R, Alford BA, O'Hara M: Leukemic pulmonary infiltrates. Rapid development mimicking pulmonary edema. *AJR Am J Roentgenol* 135:373, 1980.
169. Wu KK, Burns CP: Leukemic pleural infiltrates during bone marrow remission of acute myelocytic leukemia. *Cancer* 33:1179, 1974.
170. Roberts WC, Bodey GP, Wertlake PT: The heart in acute leukemia. A study of 420 autopsy cases. *Am J Cardiol* 21:388, 1968.
171. Lisker SA, Finkelstein D, Brody JI, Beizer LH: Myocardial infarction in acute leukemia. *Arch Intern Med* 119:332, 1967.
172. Norris NH, Weiner J: The renal lesions in leukemia. *Am J Med Sci* 241:512, 1961.
173. Uno Y: Histopathological study of leukemic cell infiltration in the kidney. *Med J Osaka Univ* 18:185, 1967.
174. Russo A, Basquez E, Russo G, Schilvio G: Testicular relapse in acute myelogenous leukemia after 3 1/2 years of complete remission. *Acta Haematol* 65:131, 1981.
175. Quien ET, Wallach B, Sandhaus L, et al: Primary extramedullary leukemia of the prostate. *Am J Hematol* 53:267, 1996.
176. Vanden Broecke R, Van Droogenbroek J, Dhont M: Vulvovaginal manifestations of acute myeloblastic leukemia. *Obstet Gynecol* 88:735, 1996.
177. Marsh WL, Byland DJ, Heath VC, Anderson MJ: Osteoarticular and pulmonary manifestations of acute leukemia. *Cancer* 57:385, 1986.
178. Weinberger A, Schumacher R, Schimmer BM, et al: Arthritis in acute leukemia. *Arch Intern Med* 141:1183, 1981.
179. Pavlovsky S, Eppinger-Helft M, Murill FS: Factors that influence the appearance of central nervous system leukemia. *Blood* 42:935, 1973.
180. Meyer RJ, Ferreira PP, Cuttner J, et al: Central nervous system involvement at presentation in acute granulocytic leukemia. *Am J Med* 68:691, 1980.
181. Castagnola C, Morra E, Bernasconi P, et al: Acute myeloid leukemia and diabetes insipidus: Results in five patients. *Acta Haematol* 93:1, 1995.
182. Holmes R, Keating MJ, Cork A, et al: A unique pattern of central nervous system leukemia in acute myelomonocytic leukemia associated with inv (16) (p13;q32). *Blood* 65:1071, 1985.
183. Glass JP, VanTassel P, Keating MJ, et al: Central nervous system complications of a newly recognized subtype of leukemia: AMML with a pencentric inversion of chromosome 16. *Neurology* 38:639, 1987.
184. Neiman RS, Barcos M, Berard C, et al: Granulocytic sarcoma: A clinicopathologic study of 61 biopsied cases. *Cancer* 48:426, 1981.
185. Byrd JC, Edenfield WJ, Shields DJ, Dawson NA: Extramedullary myeloid cell tumors in acute nonlymphocytic leukemia. A clinical review. *J Clin Oncol* 13:1800, 1995.
186. Menasce LP, Banerjee SS, Becket E, Harris M: Extramedullary myeloid tumor (granulocytic sarcoma) is often misdiagnosed. A study of 26 cases. *Histopathology* 34:391, 1999.
187. Audouin J, Comperat E, Le Tourneau A, et al: Myeloid sarcoma: Clinical and morphologic criteria useful for diagnosis. *Int J Surg Pathol* 11:271, 2003.
188. Hernandez JA, Navarro JT, Rozman M, et al: Primary myeloid sarcoma of the gynecologic tract: A report of two cases progressing to acute leukemia. *Leuk Lymphoma* 43:2151, 2002.
189. Tsimberidou AM, Kantarjian HM, Estey E, et al: Outcome in patients with nonleukemic granulocytic sarcoma treated with chemotherapy with or without radiotherapy. *Leukemia* 17:1100, 2003.
190. Yamauchi K, Yasuda M: Comparison of nonleukenic granulocytic sarcoma. *Cancer* 94:1739, 2002.
191. Tsimberidou AM, Kantarjian HM, Wen S, et al: Myeloid sarcoma is associated with superior event-free survival and overall survival compared with acute myeloid leukemia. *Cancer* 113:1370, 2008.
192. Byrd JC, Weiss RB, Arthur DC, et al: Extramedullary leukemia adversely affects hematologic complete remission rate and overall survival in patients with t(8;21) (q22;q22): Results from Cancer and Leukemia Group B 8461. *J Clin Oncol* 15:466, 1997.
193. Andrieu V, Radford-Weill I, Troussand X, et al: Molecular detection of t(8;21)/AML1-ETO in AML M1/M2: Correlation with cytogenetics, morphology and immunophenotype. *Br J Haematol* 92:855, 1996.
194. Rege K, Swansbury GJ, Atra AA, et al: Disease features in acute myeloid leukemia with t(8;21)(q22;q22). Influence of age, secondary karyotypic abnormalities, CD19 status, and extramedullary leukemia. *Leuk Lymphoma* 40:67, 2000.
195. Nguyen S, Leblanc T, Fenaux P, et al: A white blood cell index as the main prognostic factor in t(8;21) acute myeloid leukemia (AML): A survey of 161 cases from the French AML intergroup. *Blood* 99:3517, 2002.
196. Rowe JM: Clinical and laboratory features of the myeloid and lymphoid leukemias. *Am J Med Technol* 49:103, 1983.
197. Woodcock BE, Cooper PC, Brown PR, et al: The platelet defect in acute myeloid leu-

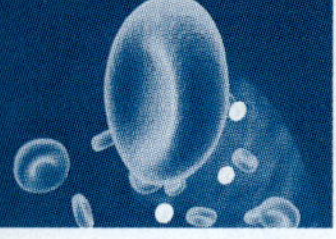

kemia. *J Clin Pathol* 37:1339, 1984.

198. Hofmann WK, Stauch M, Höffken K: Impaired granulocytic function in patients with acute leukaemia: Only partial normalization after successful remission-inducing treatment. *J Clin Res Clin Oncol* 124:113, 1998.
199. Suda T, Onai T, Maekawa T: Studies on abnormal polymorphonuclear neutrophils in acute myelogenous leukemia. *Am J Hematol* 15:45, 1983.
200. Glick AD, Paniker K, Flexner JM, et al: Acute leukemia of adults: Ultrastructural, cytochemical, and histological observations in 100 cases. *Am J Pathol* 73:459, 1980.
201. San Miguel JF, Conzalez M, Canizo MC, et al: TdT activity in acute myeloid leukemias defined by monoclonal antibodies. *Am J Hematol* 23:9, 1986.
202. Kaplan SS, Penchansky L, Krause JR, et al: Simultaneous evaluation of terminal deoxynucleotidyl transferase and myeloperoxidase in acute leukemias using an immunocytochemical method. *Am J Clin Pathol* 87:732, 1987.
203. Kahl C, Florschü tz A, Müller G, et al: Prognostic significance of dysplastic features of hematopoiesis in patients with de novo acute myelogenous leukemia. *Ann Hematol* 75:91, 1997.
204. Manoharan A, Horsley R, Pitney WR: The reticulin content of bone marrow in acute leukemia in adults. *Br J Haematol* 43:185, 1979.
205. Moehler TM, Ho AD, Goldschmidt H, Barlogie B: Angiogenesis in hematologic malignancies. *Crit Rev Oncol Hematol* 45:227, 2003.
206. Albitar M: Angiogenesis in acute myeloid leukemia and myelodysplastic syndrome. *Acta Haematol* 106:170, 2001.
207. Ghannadan M, Wimazal F, Simonitsch I, et al: Immunohistochemical detection of VEGF in the bone marrow of patients with acute myeloid leukemia. Correlation between VEGF expression and the FAB category. *Am J Clin Pathol* 119:663, 2003.
208. Chi Y, Lindgren V, Quigley S, Gaitonde S: Acute myelogenous leukemia with t(6;9)(p23;q34) and marrow basophilia: An overview. *Arch Pathol Lab Med* 132:1835, 2008.
209. Seiter K: Diagnosis and management of core-binding factor leukemias. *Curr Hematol Rep* 2:78, 2003.
210. Moore MAS, Spitzer G, Williams N, et al: Agar culture studies in 127 cases of untreated acute leukemia: The prognostic value of reclassification of leukemia according to in vitro growth characteristics. *Blood* 44:1, 1974.
211. Knudtzon S: *In vitro* culture of leukaemic cells from 81 patients with acute leukemia. *Scand J Haematol* 18:377, 1977.
212. Spitzer G, Dicke KA, McCredre KB, Barlogie B: The early detection of remission in acute myelogenous leukaemia by *in vitro* cultures. *Br J Haematol* 35:411, 1977.
213. Goldberg J, Tice D, Nelson DA, Gottliev AJ: Predictive value of *in vitro* colony and cluster formation in acute nonlymphocytic leukemia. *Am J Med Sci* 277:81, 1979.
214. Mrózek K, Heinonen K, De la Chapelle A, Bloomfield C: Clinical significance of cytogenetics in acute myeloid leukemia. *Semin Oncol* 24:17, 1997.
215. Schoch C, Haferlach T, Haase D, et al: Patients with *de novo* acute myeloid leukaemia and complex karyotype aberrations show a poor prognosis despite intensive treatment: A study of 90 patients. *Br J Haematol* 112:118, 2001.
216. Weltermann A, Fonatsch C, Haas OA, et al: Impact of cytogenetics on the prognosis of adults with *de novo* AML in first relapse. *Leukemia* 18:293, 2004.
217. Martinez-Climent JA, Lane NJ, Rubin CM, et al: Clinical and prognostic significance of chromosomal abnormalities in childhood acute myeloid leukemia de novo. *Leukemia* 9:95, 1995.
218. Pedersen-Bjergaard J, Philip P: Chromosome characteristics of therapy-related acute nonlymphocytic leukemia and preleukemia: Possible implications for pathogenesis of the disease. *Leuk Res* 11:315, 1987.
219. Zaccarea A, Alimena G, Baccarani M, et al: Cytogenetic analyses in 89 patients with secondary hematologic disorders: Results of a cooperative study. *Cancer Genet Cytogenet* 26:65, 1987.
220. Schoch C, Kern W, Krawitz P, et al: Dependence of age-specific incidence of acute myeloid leukemia on karyotype. *Blood* 98:3500, 2002.
221. Marcucci G, Radmacher MD, Maharry K, et al: MicroRNA expression in cytogenetically normal acute myeloid leukemia. *N Engl J Med* 358:1919, 2008.
222. Byrd JC, Lawrence D, Arthur DC, et al: Patients with isolated trisomy 8 in acute myeloid leukemia are not cured with cytarabine-based chemotherapy: Results from Cancer and Leukemia Group B 8461. *Clin Cancer Res* 4:1235, 1998.
223. Melnick A, Licht J: Deconstructing a disease, RARalpha, its fusion partners, and their roles in the pathogenesis of acute promyelocytic leukemia. *Blood* 93:3167, 1999.
224. LoCoco F, Diverio D, Falini B, et al: Genetic diagnosis and molecular monitoring in the management of acute promyelocytic leukemia. *Blood* 94:12, 1999.
225. Mrózek K, Heinonen K, Lawrence D, et al: Adult patients with *de novo* acute myeloid leukemia and t(9;11) (p22;q23) have a superior outcome to patients with other translocations involving band 11q23: A Cancer and Leukemia Group B study. *Blood* 90:4532, 1997.
226. Poirel H, Rack K, Dalbesse E, et al: Incidence and characterization of MLL gene (11q23) rearrangements in acute myeloid leukemia M1 and M5. *Blood* 87:2496, 1996.
227. Schoch C, Schnittger S, Klaus M, et al: AML with 11q23/MLL abnormalities as defined by the WHO classification: Incidence, partner chromosomes, FAB subtype, age distribution, and prognostic impact in an unselected series of 1897 cytogenetically analyzed AML cases. *Blood* 102:2395, 2003.
228. Swansbury GJ, Slater R, Bain BJ, et al: Hematologic malignancies with t(9;11) (p21–22; q23)—A laboratory and clinical study of 125 cases. *Leukemia* 12:792, 1998.
229. Huret JL, Dessen P, Bernheim A, et al: An atlas on chromosomes in hematological malignancies. Example 11q23 and MLL. *Leukemia* 15:987, 2001.
230. Scholl C, Breitinger H, Schlenk RF, et al: Development of a real-time RT-PCR assay for the quantification of the most frequent MLL/AF9 fusion types resulting from translocation t(9;11)(p22;q23) in acute myeloid leukemia. *Genes Chromosomes Cancer* 38:274, 2003.
231. Meyer C, Schneider B, Jakob S, et al: The MLL recombinome of acute leukemias. *Leukemia* 20:777, 2006.
232. Soupir CP, Vergilio JA, Dal Cin P, et al: Philadelphia chromosome-positive acute myeloid leukemia: A rare aggressive leukemia with clinicopathologic features distinct from chronic myeloid leukemia in myeloid blast crisis, *Am J Clin Pathol* 127:642, 2007.
233. Tien H-F, Wang C-W, Chuang S-M, et al: Characterization of Philadelphia-chromosome-positive acute leukemia by clinical, cytochemical, and gene analysis. *Leukemia* 6:907, 1992.
234. Duchayne E, Fenneteau O, Pages MP, et al: Acute megakaryoblastic leukaemia: A national clinical and biological study of 53 adult and childhood cases by the Groupe Français d'Hématologie Cellulaire (GFHC). *Leuk Lymphoma* 44:49, 2003.
235. Billstrom R, Ahlgren T, Bekassy AN, et al: Acute myeloid leukemia with inv(16)(p13q22): Involvement of cervical lymph nodes and tonsils is common and may be a negative prognostic sign. *Am J Hematol* 71:15, 2002.
236. Speck NA, Gilliland DG: Core-binding factors in haematopoiesis and leukaemia. *Nat Rev Cancer* 2:502, 2002.
237. Delauney J, Ve3y N, Leblanc T, et al: Prognosis of Inv 16/t(16;16) acute myeloid leukemia (AML): A survey of 110 cases from the French AML Intergroup. *Blood* 102:462, 2003.
238. Poirel H, Radford-Weiss I, Rack K, et al: Detection of the chromosome 16 CBFβ-MYH11 fusion transcript in myelomonocytic leukemias. *Blood* 85:1313, 1995.
239. Haferlach T, Winkemann M, Löffler H, et al: The abnormal eosinophils are part of the leukemic cell population in acute myelomonocytic leukemia with abnormal eosinophils (AML M4 Eo) and carry pericentric inversion 16: A combination of May-Grünwald-Giemsa a staining and fluorescence *in situ* hybridization. *Blood* 87:2459, 1996.
240. Secker-Walker LM, Mehta A, Bain B: Abnormalities of 3q21 and 3q26 in myeloid malignancy: A United Kingdom Cancer Cytogenetic Group study. *Br J Haematol* 91:490, 1995.
241. Kjellstrand CM, Campbell DC, Von Hartitzsch B, Buselmeier TJ: Hyperuricemic acute renal failure. *Arch Intern Med* 133:349, 1974.
242. O'Regan S, Carson S, Chesney RW, Drummond KN: Electrolyte and acid–base disturbances in the management of leukemia. *Blood* 49:345, 1977.
243. Mir MA, Delamore IW: Metabolic disorders in acute myeloid leukaemia. *Br J Haematol* 40:79, 1978.
244. Bergman GE, Baluarte HJ, Naiman JL: Diabetes insipidus as a presenting manifestation of acute myelogenous leukemia. *J Pediatr* 88:355, 1976.
245. Mir MA, Brabin B, Tang OT, et al: Hypokalemia in acute myeloid leukaemia. *Ann Intern Med* 82:54, 1975.
246. Salomon J: Spurious hypoglycemia and hyperkalemia in myelomonocytic leukemia. *Am J Med Sci* 267:359, 1974.
247. Bellevue R, Disik H, Speigel G, Gussoff BD: Pseudohyperkalemia and extreme leukocytosis. *J Lab Clin Med* 85:660, 1975.
248. Fox MJ, Brody JS, Weintraub LR, et al: Leukocyte larceny: A cause of spurious hypoxia. *Am J Med* 67:742, 1979.
249. Palva IP, Salokannel SJ: Hypercalcemia in acute leukemia. *Blut* 24:209, 1972.
250. Zidar BL, Shadduck RK, Winkelstein A, et al: Acute myeloblastic leukemia and hypercalcemia. *N Engl J Med* 295:692, 1976.
251. Roth GJ, Poite D: Chronic lactic acidosis and acute leukemia. *Arch Intern Med* 125:317, 1970.
252. Wainer RA, Wiernik PH, Thompson WL: Metabolic and therapeutic studies of a patient with acute leukemia and severe lactic acidosis of prolonged duration. *Am J Med* 55:255, 1973.
253. Zamkoff KW, Kirshner JJ: Marked hypophosphatemia associated with acute myelomonocytic leukemia. *Arch Intern Med* 140:1523, 1980.
254. Pflüger K-H, Gramse M, Gropp C, Havemann K: Ectopic ACTH production with autoantibody formation in a patient with acute myeloblastic leukemia. *N Engl J Med* 305:1632, 1981.
255. Carpenter NA, Fiere DM, Schuh D, et al: Circulating immune complexes and the prognosis of acute myeloid leukemia. *N Engl J Med* 307:1174, 1982.
256. Bratt G, Bromback M, Paul C, et al: Factors and inhibitors of blood coagulation and fibrinolysis in acute nonlymphoblastic leukaemia. *Scand J Haematol* 34:332, 1985.
257. Reddy VB, Kowal-Vern A, Hoppensteadt DA, et al: Global and molecular hemostatic markers in acute myeloid leukemia. *Am J Clin Pathol* 94:397, 1990.
258. Tsumita Y, Matsushima T, Uchiumi H, et al: Acute myeloid leukemia accompanied by multiple thrombophlebitis. *Intern Med* 36:595, 1997.
259. Weltermann A, Pabinger I, Geiseler K, et al: Hypofibrinogenemia in non-M3 acute myeloid leukemia. Incidence, clinical and laboratory characteristics and prognosis. *Leukemia* 12:1182, 1998.
260. Spertini O, Callegari P, Cordey A-S, et al: High levels of the shed form of L-selectin are present in patients with acute leukemia and inhibit blast cell adhesion to activated endothelium. *Blood* 84:1249, 1994.
261. Lossos IS, Bogomolski-Yahalom V, Matzner Y: Anticardiolipin antibodies in acute myeloid leukemia: Prevalence and significance. *Am J Hematol* 57:139, 1998.
262. Wierzbowska A, Robak T, Wrzesien-Kus A, et al: Circulating VEGF and its soluble receptors sVEGFR-1 and sVEGFR-2 in patients with acute leukemia. *Eur Cytokine Netw* 14:149, 2003.
263. Greenwood MJ, Seftel MD, Richardson C, et al: Leukocyte count as a predictor of death during remission induction in acute myeloid leukemia. *Leuk Lymphoma* 47:1245, 2006.
264. Lichtman MA, Heal J, Rowe JM: Hyperleukocytic leukaemia: Rheological and clinical features and management. *Baillieres Clin Haematol* 1:725, 1987.
265. Nowacki P, Zdziarska B, Fryze C, Urasinski I: Co-existence of thrombocytopenia and hyperleukocytosis ("critical period") as a risk factor of haemorrhage into the central nervous system in patients with acute leukaemias. *Haematologia (Budap)* 31:347, 2002.
266. Wurthner JU, Kohler G, Behringer D, et al: Leukostasis followed by hemorrhage

complicating the initiation of chemotherapy in patients with acute myeloid leukemia and hyperleukocytosis: A clinicopathologic report of four cases. *Cancer* 85:368,1999.

267. Ventura GJ, Hester JP, Smith TL, Keating MJ: Acute myeloblastic leukemia with hyperleukocytosis: Risk factors for early mortality in induction. *Am J Hematol* 27:34, 1988.
268. Dutcher J, Schiffer CA, Wiernik PH: Hyperleukocytosis in adult acute nonlymphocytic leukemia: Impact on remission rate, duration, and survival. *J Clin Oncol* 5:1364, 1987.
269. VanBuchem MA, Te Velde J, Willemze R, Spaander PJ: Leucostasis, an underestimated cause of death in leukaemia. *Blut* 56:39, 1988.
270. Dilek I, Uysal A, Demirer T, et al: Acute myeloblastic leukemia associated with hyperleukocytosis and diabetes insipidus. *Leuk Lymphoma* 30:657, 1998.
271. Lavabre-Bertrand T, Bourquard P, Chiesa J, et al: Diabetes insipidus revealing acute myelogenous leukaemia with a high platelet count, monosomy 7 and abnormalities of chromosome 3: A new entity? *Eur J Haematol* 66:66, 2001.
272. Inaba H, Fan Y, Pounds S, et al: Clinical and biologic features and treatment outcome of children with newly diagnosed acute myeloid leukemia and hyperleukocytosis. *Cancer* 113:522, 2008.
273. Bug G, Anargyrou K, Tonn T, et al: Impact of leukapheresis on early death rate in adult acute myeloid leukemia presenting with hyperleukocytosis. *Transfusion* 47:1843, 2007.
274. Nagler A, Brenner B, Zuckerman E, et al: Acute respiratory failure in hyperleukocytic acute myeloid leukemia. *Am J Hematol* 27:65, 1988.
275. Von Eyben FE, Siddiqui MZ, Spanosi G: High-voltage irradiation and hydroxyurea for pulmonary leukostasis in acute myelomonocytic leukemia. *Acta Haematol* 77:180, 1987.
276. Azoulay E, Fieux F, Moreau D, et al: Acute monocytic leukemia presenting as respiratory failure. *Am J Respir Crit Care Med* 167:1329, 2003.
277. Koote AMM, Thompson J, Bruijn JA: Acute myelocytic leukemia with acute aortic occlusion as presenting symptoms. *Acta Haematol* 75:120, 1986.
278. Foss R, Haddad M, Zaizov R, et al: Recurrent peripheral arterial occlusion by leukemic cells sedimentation in acute promyelocytic leukemia. *J Pediatr Surg* 27:665, 1992.
279. Mataix R, Gómez-Casares MT, Campo C, et al: Acute leg ischaemia as a presentation of hyperleukocytosis syndrome in acute myeloid leukaemia. *Am J Hematol* 51:250, 1996.
280. Murray JC, Dorfman SR, Brandt ML, Dreyer ZE: Renal venous thrombosis complicating acute myeloid leukemia in the hyperleukocytosis. *J Pediatr Hematol Oncol* 18:327, 1996.
281. Cohen Y, Amir G, Da'as N, et al: Acute myocardial infarction as the presenting symptom of acute myeloblastic leukemia with extreme hyperleukocytosis. *Am J Hematol* 71:47, 2002.
282. Zhang W, Zhang X, Fan X, et al: Effect of ICAM-1 and LFA-1 in hyperleukocytic acute myeloid leukaemia. *Clin Lab Haematol* 28:177, 2006.
283. Berdeaux DH, Glosser L, Serokmann R: Hypoplastic acute leukemia. Review of 70 cases with multivariate regression analysis. *Hematol Oncol* 4:291, 1986.
284. Tuzuner N, Cox C, Rowe JM, Bennett JM: Hypocellular acute leukemia. *Hematol Pathol* 9:195, 1995.
285. Nagai K, Kohno T, Chen Y-X, et al: Diagnostic criteria for hypocellular acute leukemia. *Leuk Res* 7:563, 1996.
286. Bennett JM, Orazi A: Diagnostic criteria to distinguish hypocellular acute myeloid leukemia from hypocellular myelodysplastic syndromes and aplastic anemia: Recommendations for a standardized approach. *Haematologica* 94:264, 2009.
287. Iwakiri R, Ohta M, Mikoshiba M, et al: Prognosis of elderly patients with acute myelogenous leukemia: Analysis of 126 AML cases. *Int J Hematol* 75:45, 2002.
288. Barlogie B, Johnston DA, Keating M, et al: Evolution of oligoleukemia. *Cancer* 53:2115, 1984.
289. Maddox A-M, Keating MJ, Smith TL, et al: Prognostic factors for survival of 194 patients with low infiltrate leukemia. *Leuk Res* 10:995, 1986.
290. Niissler V, Sauer H, Pelka-Fleischer R, et al: Clinical, biochemical and cytokinetic parameters for distinguishing smouldering and rapidly proliferating variants of acute leukaemia. *Eur J Haematol* 45:19, 1990.
291. Paietta E, Racevskis J, Bennett JM, et al: Biologic heterogeneity in Philadelphia chromosome-positive acute leukemia with myeloid morphology. *Leukemia* 12:1881, 1998.
292. Keung YK, Beaty M, Powell BL, et al: Philadelphia chromosome positive myelodysplastic syndrome and acute myeloid leukemia—Retrospective study and review of literature. *Leuk Res* 28:579, 2004.
293. Saikevych IA, Kerrigan DP, McConnell TS, et al: Multiparameter analysis of acute mixed lineage leukemia: Correlation of a B/myeloid immunophenotype and immunoglobulin and T-cell receptor gene rearrangements with the presence of the Philadelphia chromosome translocation in acute leukemias with myeloid morphology. *Leukemia* 5:373, 1991.
294. Neuman MP, deSolas I, Parkin JL, et al: Monoclonal antibody study of Philadelphia chromosome-positive blastic leukemias using the alkaline phosphatase anti-alkaline phosphatase (APAAP) technique. *Am J Clin Pathol* 85:564, 1986.
295. Cuneo A, Ferrant A, Michaux JL, et al: Philadelphia chromosome-positive acute myeloid leukemia: Cytoimmunologic and cytogenetic features. *Haematologica* 81:423, 1996.
296. Bornstein RS, Nesbit M, Kennedy BJ: Chronic myelogenous leukemia presenting in blast crisis. *Cancer* 30:939, 1972.
297. Peterson LC, Bloomfield CD, Brunning RD: Blast crisis as an initial or terminal manifestation of chronic myeloid leukemia. *Am J Med* 60:209, 1976.
298. Worm A-M, Pedersen-Bjergaard J: Chronic myelocytic leukemia presenting in blast transformation. *Scand J Haematol* 18:288, 1977.
299. Kantarjian HM, Talpaz M, Chingra K, et al: Significance of the p210 versus p190 molecular abnormalities in adults with Philadelphia chromosome-positive acute leukemia. *Blood* 78:2411, 1991.
300. Chen SJ, Flandrin G, Daniel M-T, et al: Philadelphia-positive acute leukemia: Lineage promiscuity and inconsistently rearranged breakpoint cluster region. *Leukemia* 2:261, 1988.
301. Price CM, Rasool F, Shirji MKK, et al: Rearrangement of the breakpoint cluster region and expression of p210 BCR-ABL in a "masked" Philadelphia chromosome-positive acute myeloid leukemia. *Blood* 72:1829, 1988.
302. Westbrook CA, Hooberman AL, Spino C, et al: Clinical significance of the BCR-ABL fusion gene in adult acute lymphoblastic leukemia: A Cancer and Leukemia Group B study. *Blood* 80:2983, 1992.
303. Lim LC, Heng KK, Vellupillai M, et al: Molecular and phenotypic spectrum of de novo Philadelphia positive acute leukemia. *Int J Mol Med* 4:665, 1999.
304. Vandenberghe E, Martiat P, Baens M, et al: Megakaryoblastic leukemia with an N-ras mutation and late acquisition of a Philadelphia chromosome. *Leukemia* 5:683, 1991.
305. Helenglass G, Testa JR, Schiffer CA: Philadelphia chromosome-positive acute leukemia. *Am J Hematol* 25:311, 1987.
306. Mecucci C, Noens L, Aventin A, et al: Philadelphia-positive acute myelomonocytic leukemia with inversion of chromosome 16 and eosinobasophils. *Am J Hematol* 27:69, 1988.
307. Kurzrock R, Shtalrid M, Talpaz M, et al: Expression of c-abl in Philadelphia-positive acute myelogenous leukemia. *Blood* 70:1584, 1987.
308. Smadja N, Krulik M, DeGramont A, et al: Acquisition of Philadelphia chromosome concomitant with transformation of a refractory anemia into acute leukemia. *Cancer* 55:1477, 1985.
309. Primo D, Tabernero MD, Rasillo A, et al: Patterns of BCR/ABL gene rearrangements by interphase fluorescence in situ hybridization (FISH) in BCR/ABL+ leukemia: Incidence and underlying genetic abnormalities. *Leukemia* 17:1124, 2003.
310. LoCoco F, Basso G, DiCello PF, et al: Molecular characterization of Ph^1+ hybrid acute leukemia. *Leuk Res* 13:1061, 1989.
311. Janssens AM, Offner FC, Van Hove WZ: Bone marrow necrosis. *Cancer* 88:1769, 2000.
312. Vermeersch P, Zachee P, Brusselmans C: Acute myeloid leukemia with bone marrow necrosis and Charcot Leyden crystals. *Am J Hematol* 82:1029, 2007.
313. Yumura-Yagi K, Hara J, Talva A, Kawa-Ha K: Phenotypic characteristics of acute megakaryocytic leukemia and transient myelopoiesis. *Leuk Lymphoma* 13:393, 1994.
314. Bhatt S, Schreck R, Graham JM, et al: Transient leukemia with trisomy 21. *Am J Med Genet* 58:310, 1995.
315. Litz CE, Davies S, Brunning RD, et al: Acute leukemia and the transient myeloproliferative disorder associated with Down syndrome: Morphologic immunophenotypic and cytogenetic manifestations. *Leukemia* 9:1432, 1999.
316. Ito E, Kasai M, Hayashi Y, et al: Expression of erythroid-specific genes in acute megakaryoblastic leukaemia and transient myeloproliferative disorder in Down syndrome. *Br J Haematol* 90:607, 1995.
317. Kurukashi H, Junichi H, Keiko Y, et al: Monoclonal nature of transient abnormal myelopoiesis in Down's syndrome. *Blood* 77:1161, 1991.
318. Apollonsky N, Shende A, Ouansafi I, et al: Transient myeloproliferative disorder in neonates with and without Down syndrome: A tale of 2 syndromes. *J Pediatr Hematol Oncol* 30:860, 2008.
319. Muramatsu H, Kato K, Watanabe N, et al: Risk factors for early death in neonates with Down syndrome and transient leukaemia. *Br J Haematol* 142:610, 2008.
320. Gamis AS, Hilden J: Transient myeloproliferative disorder. *J Pediatr Hematol Oncol* 241:2, 2002.
321. Gurbuxani S, Vyas P, Crispino JD: Recent insights into the mechanism of myeloid leukemogenesis in Down syndrome. *Blood* 103:399, 2004.
322. Zipursky A, Poon A, Doyle J: Leukemia in Down syndrome: A review. *Pediatr Hematol Oncol* 9:139, 1992.
323. Creutzig U, Ritter J, Vormoor J, et al: Myelodysplasia and acute myelogenous leukemia in Down's syndrome. *Leukemia* 10:1677, 1996.
324. Avet-Loiseau H, Mechinaud F, Harousseau J-L: Clonal hematologic disorders in Down syndrome. *J Pediatr Hematol Oncol* 17:19, 1995.
325. Taub J, Huang X, Ge Y, et al: Cystathionine-beta-synthase cDNA transfection alters sensitivity and metabolism of 1-beta-D-arabinofuranosylcytosine in CCRF-CEM leukemic cells *in vitro* and *in vivo*: A model of leukemia in Down syndrome. *Cancer Res* 60:6421, 2000.
326. Lange BJ, Kobrinsky N, Barnard DR, et al: Distinctive demography, biology, and outcome of acute myeloid leukemia and myelodysplastic syndrome in children with Down syndrome: Children's Cancer Group Studies 2861 and 2891. *Blood* 91:608, 1998.
327. McCoy JP Jr, Overton WR: Immunophenotyping of congenital leukemia. *Cytometry* 22:85, 1995.
328. Kempski HM, Chessells JM, Reeves BR: Deletions of chromosome 21 restricted to the leukemia cells of children with Down syndrome and leukemia. *Leukemia* 11:1973, 1997.
329. Hama A, Yagasaki H, Takahashi Y, et al: Acute megakaryoblastic leukaemia (AMKL) in children: A comparison of AMKL with and without Down syndrome. *Br J Haematol* 140:552, 2008.
330. Hasle H, Abrahamsson J, Arola M, et al: Myeloid leukemia in children 4 years or older with Down syndrome often lacks GATA1 mutation and cytogenetics and risk of relapse are more akin to sporadic AML. *Leukemia* 22:1428, 2008.
331. Ravindranath Y, Abella E, Kruscher JP, et al: Acute myeloid leukemia (AML) in Down's syndrome is highly responsive to chemotherapy: Experience on Pediatric Oncology Group AML Study 8498. *Blood* 80:2210, 1992.
332. Pui C-H, Kane JR, Crist WM: Biology and treatment of infant leukemias. *Leukemia* 9:762, 1995.
333. Lampert F, Harbott J, Ritterbach J: Cytogenetic findings in acute leukaemias of infants. *Br J Cancer* 66(suppl XVII):S20, 1992.
334. Nagasaka M, Maeda S, Maeda H, et al: Four cases of t(4;11) acute leukemia and its myelomonocytic nature in infants. *Blood* 61:1174, 1983.
335. Hunger SP, Cleary ML: What significance should we attribute to the detection of MLL fusion transcripts? *Blood* 92:709, 1998.
336. Bresters D, Reus AC, Veerman AJ, et al: Congenital leukaemia: The Dutch experience and review of the literature. *Br J Haematol* 7:513, 2002.
337. Osada S, Horibe K, Oiwa K, et al: A case of infantile acute monocytic leukemia

caused by vertical transmission of the mother's leukemic cells. *Cancer* 65:1146, 1990.
338. Lampkin BC, Peipon JJ, Price JK, et al: Spontaneous remission of presumed congenital acute nonlymphoblastic leukemia (ANLL) in a karyotypically normal neonate. *Am J Pediatr Hematol Oncol* 7:346, 1985.
339. Lauria F, Raspadori D, Ventura MA, et al: The presence of lymphoid-associated antigens in adult acute myeloid leukemia is devoid of prognostic relevance. *Stem Cells* 13:428, 1995.
340. Carbonell F, Swansbury J, Min T, et al: Cytogenetic findings in acute biphenotypic leukaemia. *Leukemia* 10:1283, 1996.
341. Gagnon GA, Childs CC, LeMaistre A, et al: Molecular heterogeneity in acute leukemia lineage switch. *Blood* 74:2088, 1989.
342. Greaves MF, Chan LC: Mixed lineage leukemia: The implication for hemopoietic differentiation [letter]. *Blood* 68:598, 1986.
343. Greaves MF, Chan LC, Furley AJW, et al: Lineage promiscuity in hemopoietic differentiation and leukemia. *Blood* 67:1, 1986.
344. Schmidt CA, Przybylski GK: What can we learn from leukemia as for the process of lineage commitment in hematopoiesis? *Int Rev Immunol* 20:107, 2001.
345. Neame PB, Soamboonsrup P, Browman G, et al: Simultaneous or sequential expression of lymphoid and myeloid phenotypes in acute leukemia. *Blood* 65:142, 1985.
346. Scott CS, Vulliamy T, Catovsky D, et al: DNA genotypic conservation during phenotypic switch from T-cell acute lymphoblastic leukaemia to acute myeloblastic leukaemia. *Leuk Lymphoma* 1:21, 1989.
347. Jensen AW, Hokland M, Jorgensen H, et al: Solitary expression of CD 7 among T-cell antigens in acute myeloid leukemia. *Blood* 78:1291, 1991.
348. Ferra F, DelVecchio L: Clinical relevance of acute mixed-lineage leukemia. *Blood* 79:2799, 1992.
349. Miwa H, Nakase K, Kita K: Biological characteristics of CD7(+) acute leukemia. *Leuk Lymphoma* 21:239, 1996.
350. Suzuki R, Yamamoto K, Seto M, et al: CD7+ and CD56+ myeloid/ natural killer cell precursor acute leukemia: A distinct hematolymphoid disease entity. *Blood* 90:2417, 1997.
351. Scott AA, Head DR, Kropecky KJ, et al: HLA-DR–, CD33+, CD56+, CD16– myeloid/natural killer cell acute leukemia. *Blood* 84:244, 1994.
352. Paietta E, Gallagher RE, Wiernik PH: Myeloid/natural killer cell acute leukemia. *Blood* 84:2824, 1994.
353. Lee PS, Lin CN, Liu C, et al: Acute leukemia with myeloid, B-, and natural killer cell differentiation. *Arch Pathol Lab Med* 127:E93, 2003.
354. Handa H, Motohashi S, Isozumi K, et al: CD7+ and CD56+ myeloid/ natural killer cell precursor acute leukemia treated with idarubicin and cytosine arabinoside. *Acta Haematol* 108:47, 2002.
355. Oshimi K: Progress in understanding and managing natural killer-cell malignancies. *Br J Haematol* 139:532, 2007.
356. Inhorn RC, Aster JC, Roach SA, et al: A syndrome of lymphoblastic lymphoma, eosinophilia, and myeloid hyperplasia malignancy associated with t(8;13) (p11;q11): Description of a distinctive clinical entity. *Blood* 85:1881, 1995.
357. Still IH, Chernova O, Hurd D, et al: Molecular characterization of the t(8;13) (p11;q12) translocation associated with an atypical myeloproliferative disorder: Evidence for three discrete loci involved in myeloid leukemias on 8 p11. *Blood* 90:3136, 1997.
358. Ogura K, Kimura F, Kobayashi S, et al: Myeloid/NK cell precursor acute leukemia lost both CD13 and CD33 at first diagnosis. *Leuk Res* 30:761, 2006.
359. Suzuki R, Suzumiya J, Nakamura S, et al: NK-cell Tumor Study Group. Hematopoietic stem cell transplantation for natural killer-cell lineage neoplasms. *Bone Marrow Transplant* 37:425, 2006.
360. Mirro J, Kitchingman GR, Williams DL, Murphy SB: Mixed lineage leukemia: The implication for hemopoietic differentiation [letter]. *Blood* 68:597, 1986.
361. Ladanyi M, Samaniego F, Reuter VE, et al: Cytogenetic and immunohistochemical evidence for the germ cell origin of a subset of acute leukemias associated with mediastinal germ cell tumors. *J Natl Cancer Inst* 82:221, 1990.
362. DeMent, CR, Roth BJ, Heerema N, et al: Hematologic neoplasia associated with primary mediastinal germ-cell tumors. *Hum Pathol* 21:699, 1990.
363. Nichols CR, Roth BJ, Heerema N, et al: Hematologic neoplasia associated with primary mediastinal germ-cell tumors. *N Engl J Med* 322:1425, 1990.
364. Kiffer JD, Sandeman TF: Primary malignant mediastinal germ cell tumors: A study of eleven cases and a review of the literature. *Int J Radiat Oncol Biol Phys* 17:835, 1990.
365. Nichols CR: Mediastinal germ cell tumors: Clinical features and biologic correlates. *Chest* 99:472, 1991.
366. Brahmanday GR, Gheorghe G, Jaiyesimi IA, et al: Primary mediastinal germ cell tumor evolving into an extramedullary acute megakaryoblastic leukemia causing cord compression. *J Clin Oncol* 26:4686, 2008.
367. Kollmannsberger C, Beyer J, Droz JP, et al: Secondary leukemia following high cumulative doses of etoposide in patients treated for advanced germ cell tumors. *J Clin Oncol* 16:3386, 1998.
368. Miettinen M, Kraszewska E, Sobin LH, Lasota J: A nonrandom association between gastrointestinal stromal tumors and myeloid leukemia. *Cancer* 112:645, 2008.
369. Miyazato H, Sono H, Nasiki Y, et al: Detection of myeloperoxidase gene expression by in situ hybridization in a case of granulocytic sarcoma associated with AML-M0. *Leukemia* 14:1797, 2001.
370. Testa U, Torelli GF, Riccioni R, et al: Human acute stem cell leukemia with multilineage differentiation potential via cascade activation of growth factor receptors. *Blood* 99:4534, 2002.
371. Cuneo A, Ferrant A, Michaux JL, et al: Cytogenetic profile of minimally differentiated (FAB M0) acute myeloid leukemia: Correlation with clinicobiologic findings. *Blood* 85:3688, 1995.
372. Venditti A, Del Poeta G, Buccisano F, et al: Minimally differentiated acute myeloid leukemia (AML M0): Comparison of 25 cases with other French-American-British subtypes. *Blood* 89:621, 1997.
373. Villamor N, Zarco M-A, Rozman M, et al: Acute myeloblastic leukemia with minimal myeloid differentiation: Phenotypical and ultrastructural characteristics. *Leukemia* 12:1071, 1998.
374. Roumier C, Eclache V, Imbert M, et al: M0 AML, clinical and biologic features of the disease, including *AML1* gene mutations. *Blood* 101:1277, 2003.
375. Maruyami F, Stass SA, Estey EH, et al: Detection of AML1/ETO fusion transcript as a tool for diagnosing t(8;21) positive acute myelogenous leukemia. *Leukemia* 8:40, 1994.
376. Schoch C, Haase D, Haferlach T, et al: Fifty-one patients with acute myeloid leukemia and translocation t(8;21) (q22; q22): An additional deletion in 9q is an adverse prognostic factor. *Leukemia* 10:1288, 1996.
377. Wang J, Wang M, Liu JM: Transformation properties of the ETO gene, fusion partner in t(8;21) leukemias. *Cancer Res* 57:2951, 1997.
378. Watkins CH, Hall BE: Monocytic leukemia of the Naegeli and Schilling types. *Am J Clin Pathol* 10:387, 1940.
379. Huhn D, Twardzik L: Acute myelomonocytic leukemia and the French-American-British classification. *Acta Haematol* 69:36, 1983.
380. Scott CS, Morgan M, Limbert HJ, et al: Cytochemical, immunological and ANAE-isoenzyme studies in acute myelomonocytic leukaemia: A study of 39 cases. *Scand J Haematol* 35:284, 1985.
381. Bloomfield CD, Garson OM, Knuutila S, De la Chapelle A: T(1;3)(p36; q21) in acute nonlymphocytic leukemia: A new cytogenetic-clinicopathologic association. *Blood* 66:1409, 1985.
382. Creictzig U, Niederbiermann G, Kitter J, et al: Prognostic significance of eosinophilia in acute myelomonocytic leukemia in relation to induction treatment. *Haematol Blood Transfus* 33:226, 1990.
383. Hoyle CF, Sherrington PD, Fischer P, Hayhoe FGT: Basophils in acute leukemia. *J Clin Pathol* 42:785, 1989.
384. Pearson MG, Vardiman JW, LeBeau MM, et al: Increased numbers of marrow basophils may be associated with t(6;9) in ANLL. *Am J Hematol* 18:393, 1985.
385. Alsabeh R, Byrnes RK, Slovak ML, Arber DA: Acute myeloid leukemia with t(6;9) (p23;q34): Association with myelodysplasia, basophilia, and initial CD34 negative phenotype. *Am J Clin Pathol* 107:430, 1997.
386. Copelli M: Di una emopatia sistemizzata rappresentata da una iperplasia eritroblastica (eritromatosis). *Path Riv Quindicin* 4:460, 1912.
387. DiGuglielmo G: Richerche di hematologia: I. Una casa di eritroleucemia. *Folia Med* 13:386, 1917.
388. Moeschlin S: Erythroblastosen, erythroleukemien und erythroblastamien. *Folia Haematol (Frankf)* 64:262, 1940.
389. Dameshek W: The Di Guglielmo syndrome. *Blood* 13:192, 1940.
390. Fouillard L, Labopin M, Gorin N-C, et al: Hematopoietic stem cell transplantation for *de novo* erythroleukemia: A study of the European Group for Blood and Marrow Transplantation (EBMT). *Blood* 100:3135, 2002.
391. Novick Y, Marino P, Makower DF, Wiernik PH: Familial erythroleukemia: A distinct clinical and genetic type of familial leukemia. *Leuk Lymphoma* 80:395, 1998.
392. Lee EJ, Schiffer CA, Misawa S, Testa JR: Clinical and cytogenetic features of familial erythroleukaemia. *Br J Haematol* 65:313, 1987.
393. Cuneo A, VanOrshoven A, Michaux JL, et al: Morphologic, immunologic and cytogenetic studies in erythroleukemia: Evidence for multilineage involvement and identification of two distinct cytogenetic clinicopathologic types. *Br J Haematol* 75:346, 1990.
394. Goldberg SL, Noel P, Klumpp TR, Dewald GW: The erythroid leukemias. *Am J Clin Oncol* 21:42, 1998.
395. Olopade OI, Thangavelu M, Larson RA, et al: Clinical, morphologic, and cytogenetic characteristics of 26 patients with acute erythroblastic leukemia. *Blood* 80:2873, 1992.
396. Davey FR, Abraham N Jr, Bronetto VL, et al: Morphologic characteristics of erythroleukemia (Acute myeloid leukemia; FAB-M6): A CALGB study. *Am J Hematol* 49:29, 1995.
397. Adamson JW, Finch CA: Erythropoietin and the regulation of erythropoiesis in di Guglielmo's syndrome. *Blood* 36:590, 1970.
398. Mitjavila MT, Villeval JL, Cramer P, et al: Effects of granulocyte-macrophage colony-stimulating factor and erythropoietin on leukemic erythroid colony formation in human early erythroblastic leukemias. *Blood* 70:965, 1987.
399. Mazella FM, Kowel-Vern A, Shrit MA, et al: Acute erythroleukemia evaluation of 48 cases with reference to classification, cell proliferation, cytogenetics, and prognosis. *Am J Clin Pathol* 110:590, 1998.
400. Breton-Gorius J: Phenotypes of blasts in acute erythroblastic and megakaryoblastic leukemia—A review. *Keio J Med* 36:23, 1987.
401. Peterson BA, Levine EG: Uncommon subtypes of acute nonlymphocytic leukemia: Clinical features and management of FAB M5, M6 and M7. *Semin Oncol* 14:425, 1987.
402. Croizat P, Favre-Gilly J: Les aspects du syndrome hémorrhagiue des leucémies. *Sang* 20:417, 1949.
403. Hillstad LK: Acute promyelocytic leukemia. *Acta Med Scand* 159:189, 1957.
404. LoCoco F, Nervi C, Avvisati G, Mandelli F: Acute promyelocytic leukemia: A curable disease. *Leukemia* 12:1866, 1998.
405. Avvisati G, Lo Coco F, Mandelli F: Acute promyelocytic leukemia: Clinical and morphological features and prognostic factors. *Semin Hematol* 38:4, 2001.
406. Estey E, Thall P, Kantarjian H, et al: Association between increased body mass index and a diagnosis of acute promyelocytic leukemia in patients with acute myeloid leukemia. *Leukemia* 11:1661, 1997.
407. Golomb HM, Rowley JD, Vardiman J, et al: "Micrangranular" acute promyelocytic leukemia: A distinct clinical, ultrastructural, and cyto-genetic entity. *Blood* 55:253, 1980.
408. McKenna RW, Parkin J, Bloomfield C, et al: Acute promyelocytic leukaemia: A study of 39 cases with identification of a hyperbasophilic micrangranular variant. *Br J Haematol* 50:201, 1982.

409. Rovelli A, Biondi A, Rajnoldi AC, et al: Microgranular variant of acute promyelocytic leukemia in children. *J Clin Oncol* 10:1413, 1992.
410. Castoldi GL, Liso V, Speechia G, Thomasi P: Acute promyelocytic leukemia: Morphological aspects. *Leukemia* 8(Suppl 2):S27, 1994.
411. Umeda M, Murakani Z, Yamaguchi R, et al: Two cases of acute promyelocytic leukemia with marked basophilia—A variant type of APL with the capability of differentiating into basophils. *Rinsho Ketsueki* 28:2004, 1987.
412. Gotoh H, Murakani S, Oku N, et al: Translocation t(15;17) and t(9;14) (q34;q22) in a case of acute promyelocytic leukemia with increased number of basophils. *Cancer Genet Cytogenet* 36:103, 1988.
413. Yu R-Q, Huang W, Chen S-J, et al: A case of acute eosinophilic granulocytic leukemia with PML-RAR alpha fusion gene expression and response to all-*trans*-retinoic acid. *Leukemia* 11:609, 1997.
414. Invernizzi R, Iannone AM, Bernuzzi S, et al: Acute promyelocytic leukemia toluidine blue subtype. *Leuk Lymphoma* 18(Suppl 1):57, 1995.
415. Rowley JD, Golomb HM, Dogherty C: 15/17 translocation, a consistent chromosomal change in acute promyelocytic leukaemia. *Lancet* 1:549, 1977.
416. Lavau C, Dejean A: The t(15;17) translocation in acute promyelocytic leukemia. *Leukemia* 8:1615, 1994.
417. Sainty D, Liso V, Cantu-Rajnoldi A, et al: A new morphologic classification system for acute promyelocytic leukemia distinguishes cases with underlying PLZF/RARA gene rearrangements. *Blood* 96:1287, 2000.
418. Petti MC, Fazi F, Gentile M, et al: Complete remission through blast differentiation in PLZF/RARα-positive acute promyelocytic leukemia: *In vitro* and *in vivo* studies. *Blood* 100:1065, 2002.
419. DeThé H, Chomienne C, Lanotte M, et al: The t(15;17) translocation of acute promyelocytic leukaemia fuses the retinoic acid receptor α-gene to a novel transcribed locus. *Nature* 347:558, 1990.
420. Huang W, Sun G-L, Li X-S, et al: Acute promyelocytic leukemia: Clinical relevance of two major PML-RARα isoforms and detection of minimal residual disease by retrotranscriptase/polymerase chain reaction to predict relapse. *Blood* 82:1264, 1993.
421. Rego EM, Pandolfi PP: Analysis of molecular genetics of acute promyelocytic leukemia in mouse models. *Semin Hematol* 38:54, 2001.
422. Dombret H, Scrobohaci ML, Ghorra P, et al: Coagulation disorder associated with acute promyelocytic leukemia: Correct effect of all-*trans* retinoic acid. *Leukemia* 7:2, 1993.
423. Tallman MS, Kwaan HC: Reassessing the hemostatic disorder associated with acute promyelocytic leukemia. *Blood* 79:543, 1992.
424. Barbui T, Finazzi G, Falanga A: The impact of all-*trans* retinoic acid on the coagulopathy of acute promyelocytic leukemia. *Blood* 91:3093, 1998.
425. Menell JS, Cesarman GM, Jacovina AT, et al: Annexin II and bleeding in acute promyelocytic leukemia. *N Engl J Med* 340:994, 1999.
426. Avvisati G, Ten Cate JW, Büller H, Mandelli F: Tranexamic acid for control of haemorrhage in patients with acute promyelocyte leukaemia. *Lancet* ii:122, 1989.
427. Tallman MS, Abutalib SA, Altman JK: The double hazard of thrombophilia and bleeding in acute promyelocytic leukemia. *Semin Thromb Hemost* 33:330, 2007.
428. Fenaux P, Tertian G, Castaigne S, et al: A randomized trial of amsacrine and rubidazone on 39 patients with acute promyelocytic leukemia. *J Clin Oncol* 9:1556, 1991.
429. Craddock CG, Crandall BF, Como R: Restoration of effective hemopoiesis preceding suppression of leukemia clone in myeloblastic leukemia. *Am J Med* 59:737, 1975.
430. Amato R, Kantarjian H, Walter R, Keating M: Rebound peripheral blastosis with subsequent remission during induction in a patient with acute promyelocytic leukemia. *Cancer* 61:650, 1988.
431. Stone RM, Maguire M, Goldberg MA, et al: Complete remission in acute promyelocytic leukemia despite persistence of abnormal marrow promyelocytes during induction therapy: Experience in 34 patients. *Blood* 71:690, 1988.
432. Breitman TR, Collins SJ, Keene BR: Terminal differentiation of human promyelocytic leukemic cells in primary culture in response to retinoic acid. *Blood* 57:1000, 1981.
433. Huang ME, Ye YC, Chen SR, et al: Use of all-*trans* retinoic acid in the treatment of acute promyelocytic leukemia. *Blood* 72:567, 1988.
434. Wu X, Wang X, Qen X, et al: Four years experience with treatment of all-*trans* retinoic acid in acute promyelocytic leukemia. *Am J Hematol* 43:183, 1993.
435. Lobe I, Regal-Huguet FR, Vekhoff A, et al: Myelodysplastic syndrome after acute promyelocytic leukemia: The European APLK group experience. *Leukemia* 17:1600, 2003.
436. Garcia-Manero G, Kantarjian HM, Kornblau S, Estey E: Therapy-related myelodysplastic syndrome or acute myelogenous leukemia in patients with acute promyelocytic leukemia. *Leukemia* 17:1888, 2002.
437. Reschad H, Schilling-Torgau V: Ueber eine neue Leukämie durch echte Uebergangsformen (Splenozyten-leukämie) und ihre Bedeutung für die Selbstständigkeit dieser Zellen. *Munch Med Wochenschr* 60:1981, 1913.
438. Straus DJ, Mertelsmann R, Koziner B, et al: The acute monocytic leukemias. *Medicine (Baltimore)* 59:409, 1980.
439. Janvier M, Tobelem G, Daniel MT, et al: Acute monoblastic leukaemia. Clinical, biological data and survival in 45 cases. *Scand J Haematol* 32:385, 1984.
440. Finaux P, Vanhaesbroucke C, Estienne MH, et al: Acute monocytic leukaemia in adults: Treatment and prognosis in 99 cases. *Br J Haematol* 75:41, 1990.
441. Fung H, Shepard JD, Naiman SC, et al: Acute monocytic leukemia: A single institution experience. *Leuk Lymphoma* 19:259, 1995.
442. Cuttner J, Conjalka MS, Reilly M, et al: Association of monocyte leukemia in patients with extreme leukocytosis. *Am J Med* 69:555, 1980.
443. Jourdan E, Dombret H, Glaisner S, et al: Unexpected high incidence of intracranial subdural haematoma during intensive chemotherapy for acute myeloid leukaemia with a monoblastic component. *Br J Haematol* 89:527, 1995.
444. Scott CS, Stark AN, Limbert HJ, et al: Diagnostic and prognostic factors in acute monocytic leukemia: An analysis of 51 cases. *Br J Haematol* 69:247, 1988.
445. Scherrer A, Kruithof EKO, Grob J-P: Plasminogen activator inhibitor-2 in patients with monocytic leukemia. *Leukemia* 5:479, 1991.
446. Van Furth R, Van Zwet TL: Cytochemical, functional, and proliferative characteristics of promonocytes and monocytes from patients with monocytic leukemia. *Blood* 62:298, 1983.
447. Van Furth R, Leijh PCJ, Van Zwet TL, Van den Barselaar MT: Phagocytic and intracellular killing by peripheral blood monocytes of patients with monocytic leukemia. *Blood* 59:1234, 1982.
448. Diaz MO, LeBeau MM, Pitha P, Rowley JD: Interferon and *c-est*-1 genes in the translocation (9;11)(p22;q23) in human acute monocytic leukemia. *Science* 231:265, 1986.
449. Mavilo F, Testa U, Sposi NM, et al: Selective expression of *fos* protooncogene in human acute myelomonocytic and monocytic leukemias: A molecular marker of terminal differentiation. *Blood* 69:160, 1987.
450. Pinto A, Colletta G, DeVecchio L, et al: *C-fos* oncogene expression in human hemopoietic malignancies is restricted to acute leukemias with monocytic phenotype and to subsets of B cell leukemias. *Blood* 70:1450, 1987.
451. Weide R, Parviz B, Pflüger K-H, Haveman K: Altered expression of the human retinoblastoma gene in monocytic leukaemias. *Br J Haematol* 83:428, 1993.
452. Cuttner J, Seremetis S, Najfield V, et al: TdT-positive acute leukemia with monocytoid characteristics: Clinical, cytochemical, cytogenetic, and immunologic findings. *Blood* 64:237, 1984.
453. Sun T, Wu E: Acute monoblastic leukemia with t(8;16): A distinct clinicopathologic entity. *Am J Hematol* 66:207, 2001.
454. Santiago-Schwarz F, Coppock DL, Hindenburg A, Kern J: Identification of a malignant counterpart of the monocytic-dendritic cell progenitor in acute myeloid leukemia. *Blood* 84:3054, 1994.
455. Pileri SA, Grogan TM, Harris NL, et al: Tumors of histiocytes and accessory dendritic cells: An immunohistochemical approach to classification from the International Lymphoma Study Group based on 61 cases. *Histopathology* 41:1, 2002.
456. Elghetany MT: True histiocytic lymphoma: Is it an entity? *Leukemia* 11:762, 1997.
457. Esteve J, Rozman M, Campo E, et al: Leukemia after true histiocytic lymphoma: Another type of acute monocytic leukemia with histiocytic differentiation (AML-M5c). *Leukemia* 9:1389, 1995.
458. Tallman MS, Kim HT, Paietta E, et al: Acute monocytic leukemia (French-American-British classification M5) does not have a worse prognosis than other subtypes of acute myeloid leukemia: Report from the Eastern Cooperative Group. *J Clin Oncol* 22:1276, 2004.
459. Lewis SM, Szur L: Malignant myelosclerosis. *Br Med J* 2:472, 1963.
460. Bergsman KL, VanSlyck EJ: Acute myelofibrosis. *Ann Intern Med* 74:232, 1971.
461. Huang MJ, Li CY, Nichols WL, et al: Acute leukemia with megakaryocytic differentiation. A study of twelve cases identified immunocytochemically. *Blood* 64:427, 1984.
462. Gassman W, Löffler H: Acute megakaryoblastic leukemia. *Leuk Lymphoma* 18:69, 1995.
463. Cripe LD, Hromas R: Malignant disorders of megakaryocytes. *Semin Hematol* 35:200, 1998.
464. Paredes-Aguilera R, Romero-Guzman L, Lopez-Santiago N, Trejo RA: Biological, clinical, and hematological features of acute megakaryoblastic leukemia in children. *Am J Hematol* 73:71, 2003.
465. Zipursky A, Brown E, Christensen H, et al: Leukemia and/or myeloproliferative syndrome in neonates with Down syndrome. *Semin Perinatol* 21:97, 1997.
466. Hussein K, Bock O, Theophile K, et al: MPL(W515L) mutation in acute megakaryoblastic leukaemia. *Leukemia* 23:852, 2009.
467. Dastugue N, Lafage-Pochitaloff M, Pages MP, et al: Cytogenetic profile of childhood and adult megakaryoblastic leukemia (M7): A study of the Groupe Francais de Cytogenetique Hematologique (GFCH). *Blood* 100:618, 2002.
468. Carroll A, Civin C, Schneider N, et al: The t(1;22)(p13;q13) is non-random and restricted to infants with acute megakaryoblastic leukemia: A pediatric oncology group study. *Blood* 78:748, 1991.
469. Duchayne F, Fenneteau O, Pages MP, et al: Acute megakaryoblastic leukaemia: A national clinical and biological study of adult and childhood cases by the Group Francais d'Hematologie Cellulaire (GFHC). *Leuk Lymphoma* 44:49, 2003.
470. Bernstein J, Dastugue N, Haas OA, et al: Nineteen cases of the t(1;22)(p13;q13) acute megakaryoblastic leukaemia of infants/children and a review of 39 cases: Report from a t(1;22) study group. *Leukemia* 14:216, 2000.
471. Cuneo A, Mecucci C, Kerim S, et al: Multipotent stem cell involvement in megakaryoblastic leukemia: Cytologic and cytogenetic evidence in 15 patients. *Blood* 74:1781, 1989.
472. Dhyashiki K, Ohyashiki JH, Hojo H, et al: Cytogenetic findings in adult acute leukemia in myeloproliferative disorders with an involvement of megakaryocytic lineage. *Cancer* 65:940, 1990.
473. Kojima S, Sako M, Kato K, et al: An effective chemotherapeutic regimen for acute myeloid leukemia and myelodysplastic syndrome in children with Down's syndrome. *Leukemia* 14:786, 2000.
474. Athale UH, Razzouk BI, Raimondi SC, et al: Biology and outcome of childhood acute megakaryoblastic leukemia: A single institution's experience. *Blood* 97:3727, 2001.
475. Yamada S, Hongo T, Okada S, et al: Distinctive multidrug sensitivity and outcome of acute erythroblastic and megakaryoblastic leukemia in children with Down syndrome. *Int J Hematol* 74:428, 2001.
476. Tallman MS, Neuberg D, Bennett JM, et al: Acute megakaryocytic leukemia: The Eastern Cooperative Group experience. *Blood* 96:2405, 2000.
477. Pagano L, Pulsoni A, Vignetti M, et al: Acute megakaryoblastic leukemia: Experience of GIMEMA trial. *Leukemia* 16:1622, 2002.
478. Stillman RG: A case of myeloid leukemia with predominance of eosinophilic cells. *Med Rec* 81:594, 1912.
479. Harrington DS, Peterson C, Ness M, et al: Acute myelogenous leukemia with eosinophilic differentiation. *Am J Clin Pathol* 90:464, 1988.
480. Kueck BD, Smith RE, Parkin J, et al: Eosinophilic leukemia: A myeloproliferative disorder distinct from the hypereosinophilic syndrome. *Hematol Pathol* 5:195, 1991.
481. Sanada I, Asou N, Kajima S, et al: Acute myelogenous leukemia (FABM1) associated with t(5;16) and eosinophilia. *Cancer Genet Cytogenet* 43:139, 1989.

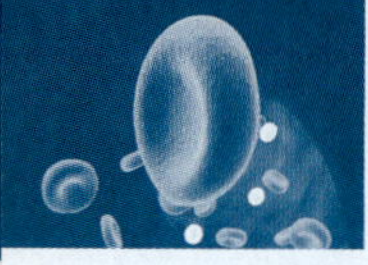

增生极度活跃，通过细胞遗传学分析，大约90%病例的骨髓细胞含有费城(Ph)染色体。分子诊断分析显示，大约96%的病例出现22号染色体*BCR*基因重排。这种疾病通常对甲磺酸伊马替尼(imatinib mesylate)治疗有反应，这是一种特殊的酪氨酸激酶抑制剂，它能显著地延长中位生存期。异基因干细胞移植，尤其是在慢性期及早进行移植，能够治愈这种疾病。干细胞移植的效果与强大的移植物抗白血病效应有一定联系，它是由供者T淋巴细胞产生的。经过慢性期之后随之而来的是加速期，并经常最终转变为急性白血病(急变期)，此时使用甲磺酸伊马替尼及其他药物治疗可诱导部分患者获得缓解，但其中位生存期却只能以月计算。CML急变期75%的患者表达髓系白血病表型，约25%的患者表达淋系白血病表型。新诊断的AML患者中约1%为Ph染色体阳性的AML，而新诊断的成人ALL患者和儿童ALL患者中分别有大约20%和5%为Ph染色体阳性的ALL。在Ph(+)ALL中，9号和22号染色体易位会导致融合基因编码一突变的酪氨酸激酶癌蛋白，大约1/3的病例中其片段长度与经典CML的酪氨酸激酶(210kDa)相同，约2/3的病例则编码一片段长度略短的突变的酪氨酸激酶(190kDa)。儿童患者中，90%病例的细胞含有190kDa突变酪氨酸激酶。这些急性白血病可能反映了：①CML没有经过前面的慢性期而以急变的形式呈现；②*BCR-ABL*突变发生在与CML情况不同的造血细胞导致的新发病例，或具有目前仍未明确的修饰基因改变所导致的新发病例。慢性粒-单核细胞白血病临床特征多变。贫血可伴有轻或中度白细胞计数升高；单核细胞总数增多；血小板计数偏低、正常或偏高；有时可有脾肿大。虽然可有细胞遗传异常，但此类疾病却没有特异的遗传标记。在极少数病例中，易位累及血小板衍生生长因子β-受体基因，与嗜酸性粒细胞增多有关，此类病例对甲磺酸伊马替尼治疗有效。幼年型粒-单核细胞白血病发生在婴儿和低龄儿童中。贫血、血小板减少、白细胞增多并伴有单核细胞增多较为常见。此类疾病是难治的，甚至用当前最大剂量化疗并辅以干细胞拯救治疗也很难获得治愈。慢性中性粒细胞白血病表现为轻度贫血和中性粒细胞极度增生，而外周血中未成熟阶段细胞少见。脾肿大较常见。此类疾病常见于60岁以上人群，对目前各种治疗方法均耐药。慢性及幼年型粒-单核细胞白血病和慢性中性粒细胞白血病都具有演变为急性髓性白血病的倾向。在发生急变前，其发病率和死亡率与感染、出血和并发症有关。慢性嗜酸性粒细胞白血病是嗜酸性粒细胞增多综合征的主要亚型。它是以嗜酸性粒细胞绝对计数显著增多为特征的一组克隆性疾病，经常因继发于嗜伊红颗粒的毒性作用而出现神经系统和心脏表现，有时染色体易位累及血小板衍生生长因子α-受体基因，编码一种突变的酪氨酸激酶，使对甲磺酸伊马替尼产生敏感性。

定义和历史

慢性髓细胞白血病是一种多能干细胞疾病，其临床特征为贫血、血中粒细胞极度增多并出现未成熟粒细胞，嗜碱性粒细胞增多，常伴有血小板增多和脾肿大。超过95%的病人的造血细胞中存在9号和22号染色体相互易位，导致一对22号染色体中的一个长臂明显缩短(即22，22q-)，称为费城染色体(Ph染色体)。22号染色体长臂上的断裂点丛集基因重排决定了这种CML的形式，甚至在用Giemsa显带技术没有检测出明显的22q异常的10%的患者中也存在*BCR*基因重排。本病的自然进程是克隆性演化，进入加速期和(或)快速进展期，类似急性白血病，是难治性的。

1845年，苏格兰的Bennett[1]和德国的Virchow[2]描述了在尸检时发现患者脾肿大、严重贫血、外周血中存在大量白细胞。Bennett最初倾向重度脓毒症这个解释，但Virchow不同意脓毒症是病因。Craige[3]等人报道了更多病例，1847年Virchow[4]提出了白色血液(weisses Blut)和白血病(leuk-mie)的概念。1878年，Neumann[5]提出骨髓不但能产生正常血细胞，还是白血病起源的场所，并使用了髓性白血病这一名称。之后的观察进一步完善了此病的临床和实验室特征，但对本病的基本机制理解甚少，直到1960年，Nowell和Hungerford[6]发现并报道了患有此病的两位患者的21号或22号染色体有明显的长臂缺失，这种异常很快被证实[7-9]并被命名为费城染色体[7]。这一发现为此病带来了新的诊断方法，为研究本病发病机制提供了一个标记，并成为后来分子病理学研究的焦点。Rowley[12]利用显带技术分析染色体精细结构[10,11]，发现22号染色体上明显丢失染色体物质是9号和22号染色体相互易位中的一部分。易位使得9号染色体上的原癌基因*ABL*与22号染色体片段上的断裂点丛集区域(BCR)融合，这一发现为疾病的分子病因学研究奠定了基础[13,14]。该融合基因编码组成活化的酪氨酸激酶(BCR-ABL)，能够在小鼠诱发该病，从而确认了这种融合基因产物是恶性转化的最可能的原因。找寻、鉴定并临床开发针对突变酪氨酸激酶的小分子抑制剂，为我们提供了一种特异的制剂，甲磺酸伊马替尼可用来抑制引起此病的分子[15]。几种效力更强的类似物也已有合成(见下文“病因和发病机制”)。Thomas等人证实同种异体造血干细胞移植可以治愈此病[16]。

流行病学

在美国每年约5000名CML新发病例，占白血病患者总数的15%。年龄校正后的发病率为每10万人中男性约2.0、女性约1.1。世界上此病的发病率的高低差异约为两倍。发病率最低的国家为瑞典和中国(每10万人中约0.7)，发病率最高的国家为瑞士和美国(每10万人中约1.5)[17]。在美国，年龄特异的CML发病率随着患者年龄增长呈对数增长，从小于20岁的年轻人群的0.2/10万到80岁人群的10.0/10万(图90-1)。虽然CML会发生在儿童和青少年期，但发生在1~20岁之间的病例占所有患者的比例不到10%。CML大约占所有儿童白血病的3%。极少见家族多发CML。同卵双生的双胞胎的疾病发生情况也不一致。在瑞典的数据库中，流行病学分析未能找到CML家族倾向的证据[18]。

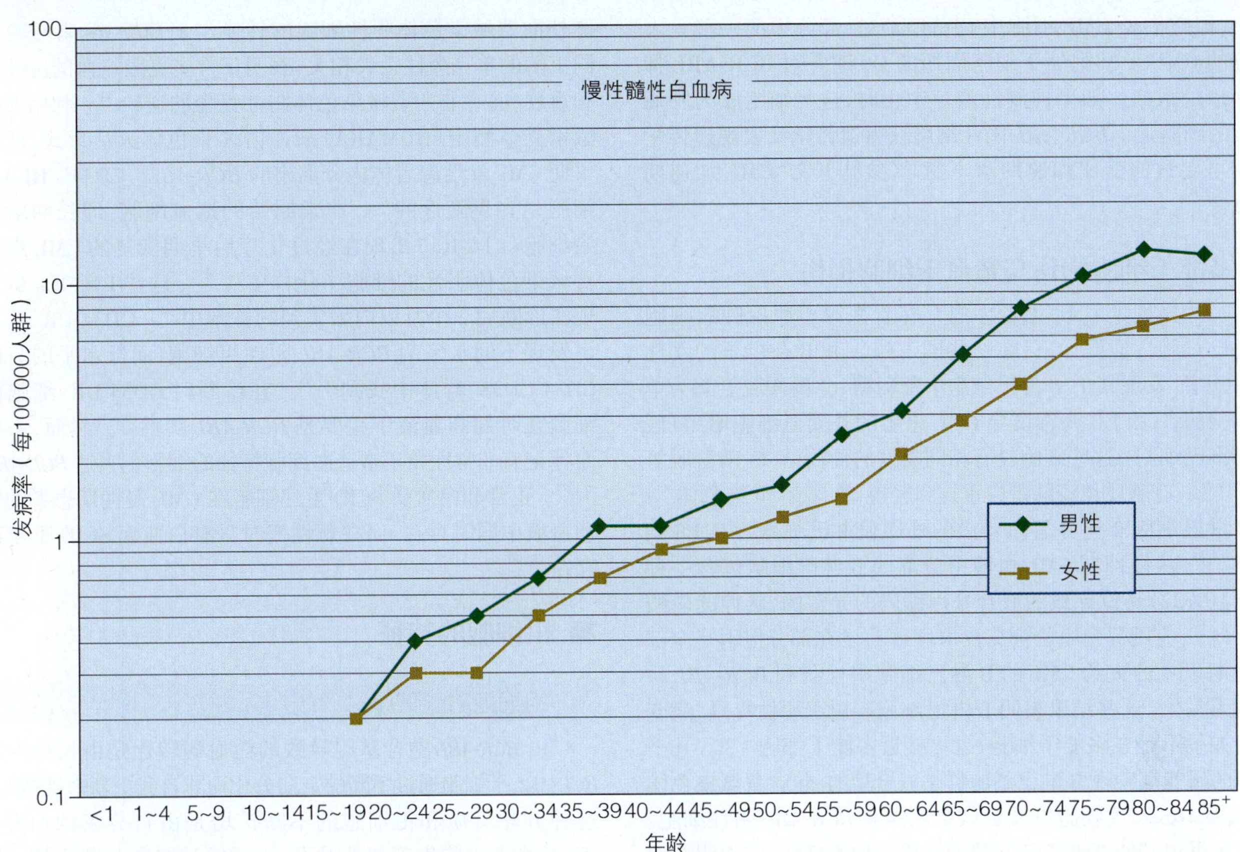

图 90-1　慢性髓性白血病各年龄段发病率，注意大约从青少年至八十岁，发病率随年龄呈指数增长，年少儿童患者太少，不足以产生发病率。

病因和发病机制

■ 环境中致白血病物质

与可比人群的预期频率相比，暴露在很高剂量电离辐射中可增加 CML 的发生率。三组主要人群：在长崎、广岛原子弹爆炸而受到辐射的日本人[19]，患有强直性脊柱炎并接受脊椎放射治疗的英国患者[20,21]，以及患有宫颈癌而接受放疗的女患者[22]，罹患 CML（以及急性白血病）的频率显著高于非暴露对照人群。接受照射的脊椎炎患者中位潜伏期约为 4 年，其中约 20% 的白血病病例罹患的是 CML；宫颈癌患者中位潜伏期约为 9 年，其中约 30% 为 CML；日本原子弹爆炸幸存者的中位潜伏期为 11 年，其中约 30% 的白血病病例罹患 CML[23]。化学类致白血病物质例如苯和烷化剂，尽管已明确可以剂量依赖性方式增加急性髓性白血病发病率，但并不是 CML 的致病因素[24]。

■ 起源于一个造血干细胞克隆

CML 是由单个多能造血干细胞恶性转化造成的。此病为后天获得（体细胞突变），因为 CML 患者的同卵双生双胞胎同胞，以及患 CML 的母亲产下的后代，既没有携带 Ph 染色体，也没有患此病[25]。CML 起源于单一多能造血干细胞的理论受到以下几点证据的支持：

1. CML 慢性期，红细胞、中性粒细胞、嗜酸性粒细胞、嗜碱性粒细胞、单核细胞和血小板生成等多系造血受累[26]。

2. 幼红细胞、中性粒细胞、嗜酸性粒细胞、嗜碱性粒细胞、巨噬细胞和巨核细胞中均有 Ph 染色体（22q-）[27]。

3. 葡萄糖 -6- 磷酸脱氢酶同工酶 A 和 B 杂合子的 CML 女性患者，其红细胞、中性粒细胞、嗜酸性粒细胞、嗜碱性粒细胞、单核细胞和血小板中存在一种单一的同工酶，但成纤维细胞或其他体细胞中却不是[28-30]。

4. 偶然有患者配对的 9 号或 22 号染色体有结构不同，在分析过的每一个细胞中，Ph 易位仅仅发生在结构异常的那条 9 号或 22 号染色体上[31-33]。

5. 性染色体为嵌合体的患者，如像 Turner 综合征（45X/46XX）[34] 和 Klinefelter 综合征（46XY/47XXY）[35]，其 Ph 染色体仅出现在其中一种细胞系列，而另一细胞系列中没有。

6. 分子研究表明在不同的 CML 患者之间 22 号染色体的断裂点存在变异，但同一 CML 患者的不同细胞中断裂点却是完全相同的[36,37]。

7. DNA 杂交 - 甲基化分析 X 染色体连锁的次黄嘌呤磷酸核糖转移酶（HPRT）基因位点上的限制性片段长度多态性，可区分杂合子女性的两个 HPRT 等位基因，结合甲基化敏感的限制性核酸内切酶技术，可检测出细胞含有的该基因拷贝是来自母系或父系[38]。

上述观察结果将克隆的起源细胞至少定位在造血干细胞水平上。

■ 慢性髓系白血病干细胞

在一个单一多能造血细胞发生 t（9；22）（q34；q11.2），获得 *BCR-ABL* 融合基因，导致形成 CML 干细胞，它对 CML 慢性期的起始和维持是必要的[39,40]。CML 干细胞表型未被完全

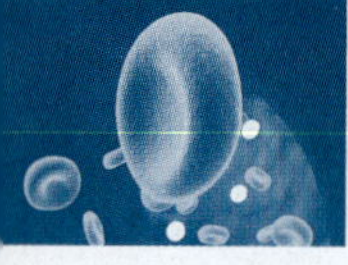

确定,但它们是 CML 细胞中 $CD34^+CD33^-$ 部分中的一群。大部分的 CML 干细胞处于细胞周期的 G0 期并对 BCR-ABL 抑制剂治疗耐药。如果抑制性治疗中止时,这些细胞成为肿瘤再生的细胞池。*BCR-ABL* 阳性细胞获得遗传学及表观遗传学改变可导致演变成加速期和急变[41](参见下文"CML 加速期和急变")。

■ 多能干细胞损伤与造血干细胞损伤

一些慢性期 CML 患者体内存在着来源于原始肿瘤细胞的淋巴细胞。证据如下:在一些同工酶 A 和 B 杂合子的女性 CML 患者,发现其 T、B 淋巴细胞中葡萄糖 -6- 磷酸脱氢酶为单一同工酶[42];用 EB 病毒诱导 CML 患者的外周血细胞增殖(假定 B 淋巴细胞),这些细胞具有相同类型的葡萄糖 -6- 磷酸脱氢酶同工酶、有胞质免疫球蛋白重链和轻链,且含有 Ph 染色体[43];用 B 淋巴细胞有丝分裂原刺激的外周血淋巴细胞含有 Ph 染色体[44,45];从慢性期 CML 血液中分离的 B 淋巴细胞包含一种由于 t(9;22)易位导致的嵌合基因编码的异常的、延伸的磷酸化蛋白[46];应用荧光原位杂交技术(FISH)已在部分但不是全部慢性期患者的大约 25% 的 B 淋巴细胞中检测到 *BCR-ABL* 融合基因[47,48]。这些结果表明 B 淋巴细胞起源于恶性克隆,病变定位如果不是在多能干细胞,也更接近多能干细胞[42-46]。几乎所有的研究都发现 B 淋巴细胞群是嵌合型的,包含费城染色体和 *BCR-ABL* 阳性细胞以及费城染色体和 *BCR-ABL* 阴性细胞。研究 T 淋巴细胞恶性克隆起源的结果更加不确定,但表明在部分患者,而并非大多数患者,T 淋巴细胞起源于恶性克隆[42,44,49-58]。从慢性期 CML 患者体内分离出的自然杀伤细胞(NK 细胞)不含有 *BCR-ABL* 融合基因[59]。这可能是髓系细胞生成始终是克隆性的,而淋巴细胞生成则是一个不可预测的嵌合体,大多数来源于残余的正常干细胞。有以下发现支持这一结论:T、B、NK 细胞的祖细胞含有费城染色体和 *BCR-ABL*,但源于白血病克隆的大部分 B 细胞和所有 T 细胞的祖细胞发生凋亡,在血液中仅留下未受影响的细胞[60-63]。

发生突变的细胞甚至可能在更原始阶段,因为一些体外产生的内皮细胞也表达 *BCR-ABL* 融合基因,病人血管内皮的某些细胞也同样表达这一融合基因[64]。

■ Ph 染色体的病因学作用

早期研究表明费城染色体可能在最初白血病的起始事件之后就出现了[65-68]。CML 患者在疾病的过程中获得费城染色体,当费城染色体消失后,患者也可经历疾病的发作,或者同时具有费城染色体阳性细胞与阴性细胞[70-74]。

几乎所有,如果不是所有,CML 患者体内存在分子水平的 22 号染色体异常(*BCR* 重排)。因此,早期研究显示不存在费城染色体并不表示 22 号染色体正常。CML 中 9 号染色体上的 *ABL* 基因和 22 号染色体上的 *BCR* 基因的分子异常已被确定为引起慢粒慢性期的最可能的原因(见下文"分子病理学")。

■ 正常干细胞共存

使用特殊的细胞分离技术[81,82],或利用非肥胖糖尿病(NOD)/ 严重联合免疫缺陷病(SCID)小鼠[83]进行移植,大多数,如果不是所有,CML 患者的造血干细胞经治疗[75-77]或体外培养后[78-80],没有费城染色体或 *BCR-ABL* 融合基因[86-90]。这种在体外向费城染色体阴性细胞的转换与葡萄糖 -6- 磷酸脱氢酶同工酶的单克隆性丢失相关,表明正常多克隆造血的持续存在和重现,而并非向费城染色体阴性克隆的逆转[91]。利用人类雄激素受体测定(HUMARA)来评估 X 染色体灭活形式,证实从早期 CML 女性患者体内分离出的 $BCR\text{-}ABL^+$、$CD34^+$、$HLA\text{-}DR^-$ 细胞是多克隆性的[92]。非常原始的造血细胞,即长期培养起始细胞(LTC-ICs)出现在经过化疗后早期恢复的 CML 患者的费城染色体阴性的细胞净化样本中[93]。这些 LTC-ICs 最常出现在诊断后 3 个月以内采集到的样本中[94]。$CD34^+DR^-$ 群体中可发现不同水平的 *BCR-ABL* 阴性祖细胞,而低水平的只能在 $CD34^+CD38^-$ 群体中找到[90,95]。在诊断时 $CD34^+DR^-$ 细胞前祖细胞在骨髓和血液中主要是 *BCR-ABL* 阴性[96]。然而,一些表面标记有非常原始正常造血细胞特征的细胞也表达 *BCR-ABL* 基因[97]。正常和白血病 SCID 重建细胞在 CML 慢性期患者的骨髓和血液中同时存在,而在急性变时只有白血病 SCID 重建细胞存在[98,99]。

■ 祖细胞的特征

祖细胞功能障碍

由 *BCR-ABL* 融合基因导致的白血病转化是由相对少量的 *BCR-ABL* 干细胞通过不断的定向分化而非自我更新来维持的[100]。这种分化特质和祖细胞的不断扩增是由自分泌的白介素 3(IL-3)和粒细胞集落刺激因子(G-CSF)环路所介导的[100]。最早期的祖细胞具有显著的向红系、粒系、巨核系细胞组群扩增的能力,并且对调控的敏感性降低[100-102]。这样的扩增在较成熟的祖细胞群中尤其显著[100,103]。和正常细胞相比,粒系祖细胞的增殖能力有所下降。因此,骨髓和血液中祖细胞群的扩增相应地比粒细胞的增生更加显著[104,105]。此外,这些祖细胞的浮力密度比正常细胞造血祖细胞轻,但与胎肝粒系造血祖细胞的相似,提示这是癌胚型的[104]。血液总粒细胞群的显著扩增是由粒细胞生成的扩增引起的[103,106],同时粒细胞在血管内循环时间延长也有些许贡献[107]。*BCR-ABL* 减少了祖细胞对生长因子的依赖。

红系祖细胞也有扩增,红细胞前体细胞的成熟过程被阻断在嗜碱性成红细胞(早幼红细胞)阶段,导致红细胞增生程度与白细胞总数成反比[108]。

祖细胞特征

已经发现 CML 患者的干细胞和祖细胞的表型与正常个体不同[109]。例如,与正常祖细胞不同,血液循环中大部分白血病性的粒细胞 - 单核细胞集落生成单位(CFU-GMs)表达高水平黏附受体 CD44[110] 和低水平 L- 选择素[111]。白血病 $CD34^+$ 细胞过表达决定多药耐药表型的 P- 糖蛋白[112]。

BCR-ABL 阳性祖细胞在长期培养中的存活不如正常细胞。不像正常 CFU-GM 集落,白血病 CFU-GM 集落在缺乏 KIT 配体的长期培养中减少[113],然而加入 KIT 配体促进它们的增殖[114]。CML 的 $CD34^+$ 细胞表达巨噬细胞炎症蛋白(MIP)-1α 受体,但对正常 $CD34^+$ 细胞具有抑制作用的 MIP-1α 却不能抑制生长因子介导的 CML 患者的 $CD34^+$ 细胞增殖[115]。与 MIP-1α 不同,另一趋化因子单核细胞趋化蛋白(MCP)-1 是一种内源性趋化因子,可与转化生长因子 β(TGF-β)协同作用,抑制长期人类

骨髓培养中的正常祖细胞进入细胞周期，但对 CML 祖细胞则无此作用[116]。白血病祖细胞对 TGF-β 的抗增殖作用不如正常祖细胞敏感[117]。

■ *BCR-ABL* 对细胞黏附的作用

CML 患者体内的原始祖细胞和集落形成原始细胞对骨髓基质细胞的黏附力降低[118,119]。用干扰素（IFN）-α 处理基质细胞可使这一缺陷恢复正常[119,120]。所以，慢性期 CML 患者的循环 $CD34^+$ 细胞的黏附组分中，*BCR-ABL* 阴性祖细胞被富集。CML 患者血液中最原始的 *BCR-ABL* 阳性细胞与其相对应的正常细胞不同。它们数量增多，并被激活，使这些细胞绕过阻断细胞有丝分裂的信号[121]。

相对正常集落形成细胞而言，费城染色体阳性集落形成细胞对于纤维连接蛋白（以及骨髓基质）的黏附能力降低。活化的 β1 整合素与发生改变的 CD44 抗原表位恢复协同作用将使黏附力获得提升[122-124]。因为 CD15 抗原发生改变，CML 粒细胞改变并减低和血小板选择蛋白（P-selectin）的结合[125]。因为生长信号可通过纤维粘连蛋白受体传导，*BCR-ABL* 导致的整合素功能缺陷可能成为祖细胞异常循环和增殖的基础[128]。干扰素 α（IFN-α）恢复正常整合素介导的骨髓微环境对造血祖细胞增殖的抑制[129]。有关酪氨酸激酶抑制剂对 CML 细胞黏附至基质的作用，还有不一致的数据[130,131]。

BCR-ABL 编码融合蛋白 $p210^{BCR-ABL}$ 与肌动蛋白结合，导致一些细胞骨架蛋白被磷酸化。$p210^{BCR-ABL}$ 通过肌动蛋白结合域与肌动蛋白微丝相互作用。*BCR-ABL* 转染细胞可引起细胞在纤连蛋白包被表面的自发运动增加、膜皱褶、形成长的肌动蛋白伸展（丝状伪足）和伪足伸缩加速。干扰素 α 处理可缓慢地将 *BCR-ABL* 转化细胞的异常运动表型向正常逆转[132]。整联素调节 *c-ABL* 编码的酪氨酸激酶活性和质 - 核转运[133]。$p210^{BCR-ABL}$ 可使细胞增殖不需要锚定，但仍然需要生长因子[134]。

在有 IL-3 时，正常细胞中的桩蛋白（paxillin）酪氨酸残基将被磷酸化。通过 $p210^{BCR-ABL}$ 转化的细胞中，桩蛋白、黏着斑蛋白（vinculin，）、$p125^{FAK}$、踝蛋白（talin）和张力蛋白（tensin）的酪氨酸均持续被磷酸化。表达 $p210^{BCR-ABL}$ 的细胞中出现富含斑黏附蛋白（focal adhesion proteins）的伪足[134,135]。

大量证据表明，CML 原始细胞黏附（接触和锚定）缺陷使得其摆脱了在正常情况下通过细胞因子信使从微环境细胞中接收的调控信号的控制。这些信号维持细胞间的存活、死亡、增殖和分化的平衡。有可能是不依赖于酪氨酸激酶的细胞骨架蛋白异常磷酸化，被认为是引起 CML 细胞整合素功能紊乱的关键因素。

■ 分子病理学

费城染色体

显而易见，CML 源于含有异常 22q- 染色体引起基因异常的原始细胞[6,11]。此异常染色体仅包含其他 G 组染色体 DNA 的 60%[136]。细胞遗传学分析表明，受累的 G 组染色体不同于已经被定为 21 号染色体的唐氏综合征中的额外 G 组染色体。所以，前者被定为 22 号染色体，其实它比唐氏综合征累及的染色体稍长[11,137]。巴黎命名大会决定不改变这一概念，即唐氏综合征是 21 三体，并将费城染色体及其相对应的正常染色体定为 22 号染色体[138]。利用奎纳克林（Q）和吉姆萨（G）显带技术，Rowley 于 1973 年报道了 22 号染色体上缺失的物质并没有从细胞中丢失，而是易位到 9 号染色体长臂远端。易位至 9 号染色体的长度大致等同于 22 号染色体的丢失部分，易位预计是平衡的[12]。断裂点位于 9 号染色体长臂带 34 和 22 号染色体长臂带 11。因此，经典的费城染色体是 t(9;22)(q34;q11)，简写为 t(Ph)（图 90-2）。费城染色体既可在来源于母亲，也可在来源于父亲的那条 22 号染色体上形成[139]。

ABL 和 *BCR* 基因突变

9 号染色体上 *ABL* 基因和 22 号染色体上 *BCR* 基因突变是 CML 发病的关键（图 90-3）[140,142]。

1982 年，艾贝尔逊小鼠白血病病毒的转化序列的人类细胞同源基因 *ABL* 被定位于人 9 号染色体[143]。1983 年，应用只对 *ABL* 反应的杂交探针进行的试验显示，只有含有 22q- 的人类 CML 嵌合体细胞可与探针反应，而含有 9q+ 的细胞没有反应，表明 *ABL* 是位于被易位到 22 号染色体上的 9 号染色体片段上[144]。*V-abl* 是与正常细胞 *ABL* 基因同源的病毒癌基因。这个基因（*V-abl*）可在体外培养中诱导细胞恶性转化，并在易感小鼠体内诱发白血病[145]。

来自 CML 患者的细胞株的 *ABL* 基因发生重排，并有扩增[146]。细胞株和新鲜分离的 CML 细胞均含有一延长的 8kb 的异常 RNA 转录单位，它由留在 22 号染色体上的 *BCR* 基因 5′ 端部分与从 9 号染色体易位而来的 *ABL* 基因 3′ 端部分融合产生的新的嵌合基因转录而来[144]（图 90-4）。这一融合 mRNA 翻译成一种独特的 210kDa 酪氨酸磷酸蛋白激酶（$p210^{BCR-ABL}$），与 v-abl 蛋白产物作用相似，可以对细胞蛋白酪氨酸残基产生磷酸化[151-155]。

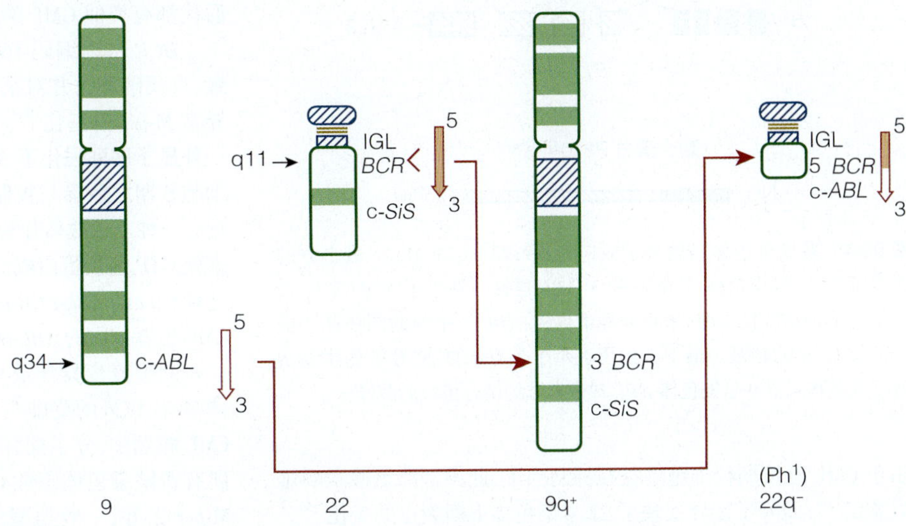

图 90-2 上图显示出正常 9 号染色体中 *ABL* 基因位于 q34 与 qter 之间，22 号染色体的 *BCR* 和 *SIS* 基因位于 q11 与 qter 之间。图右为 t(9;22)。9 号染色体的 *ABL* 基因转换到 22 号染色体的 M-*bcr* 序列，22 号染色体末端转换到 9 号染色体长臂上。22q- 就是费城染色体。bcr，断裂点集簇区域；*c-SIS*，细胞病毒同源猴肉瘤病毒转化基因；IGL，免疫球蛋白轻链基因。

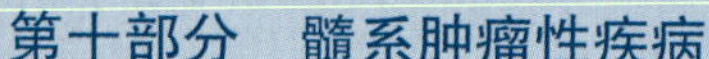

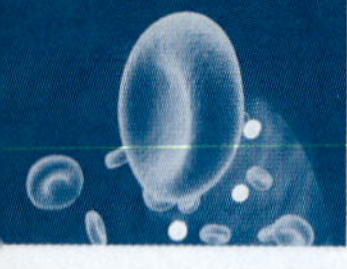

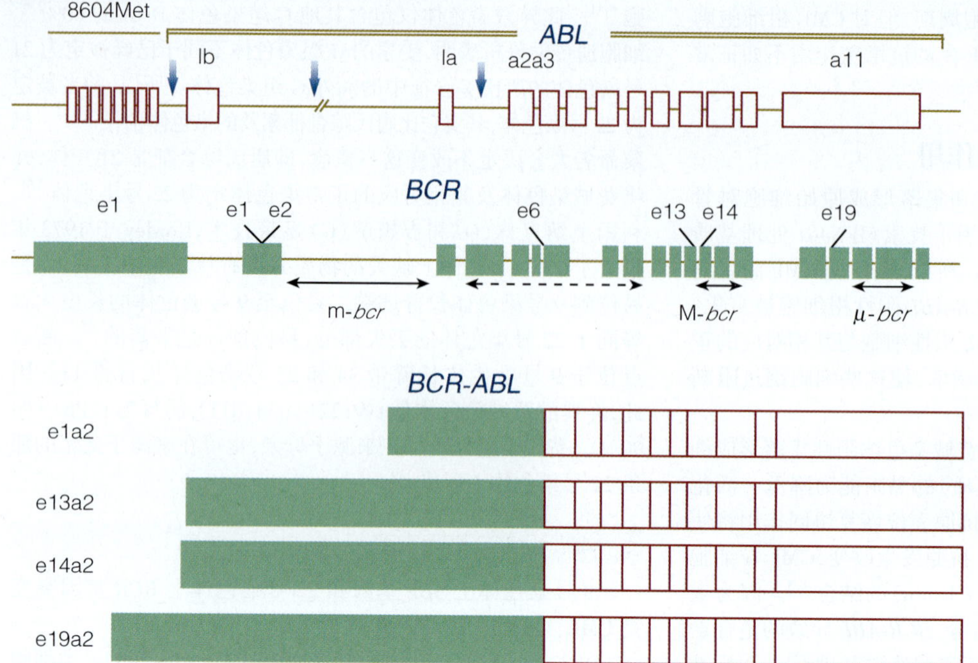

图 90-3　上图显示正常 *ABL* 和 *BCR* 基因以及 *BCR-ABL* 融合转录。图中上半部分的垂直箭头标示了 ABL 可能的断点位置。注意上游紧邻的 *ABL* 8604Met 基因位。*BCR* 基因包含 24 个外显子，包括第一外显子（e1）和第二外显子（e2）。三个断点簇集区位置显示为 m-*bcr*、M-*bcr*、μ-*bcr*。图中下半部分表示了 *BCR-ABL* 信使 RNA 结构的融合转录。μ-*bcr* 断点导致 *BCR-ABL* 转录带有 e19a2 连接点。在每个发生断裂的基因处有相关编码指示外显子位置。

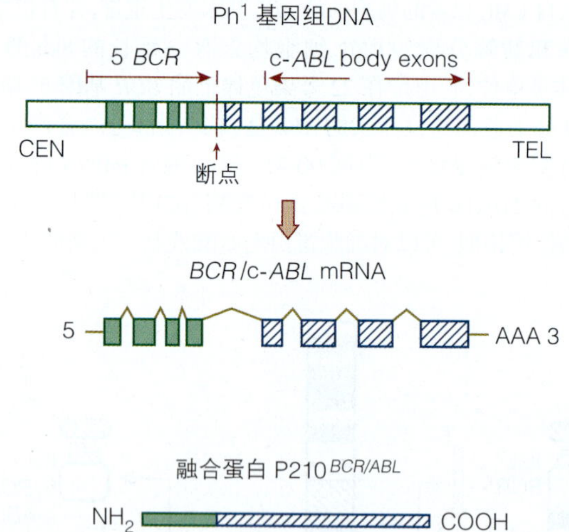

图 90-4　费城染色体易位分子效应为 t(9;22)(q34;q11)。最上方的图表示了 22 号染色体 5′ *BCR* 和 3′ *ABL* 连接。外显子固定（来自 22 号染色体，*BCR*）且可变（来自 9 号染色体，*ABL*）。中间的图描述了嵌合信使 RNA 的转录。最下方的图表示了带有来自 22 号染色体 *BCR* 氨基末端和来自 9 号染色体 *ABL* 羧基末端的融合蛋白的翻译。

由于 CML 慢性期粒细胞中存在抑制因子，此异常酪氨酸激酶难以鉴定[155]；而分子变异反映了 22 号染色体上断裂点的变化[156]。

ABL 位点包含至少两个等位基因，其中一个有 500bp 缺失[157]。在正常细胞中，*ABL* 原癌基因编码一分子量为 145 000 的酪氨酸激酶，这种酪氨酸激酶仅仅被微量翻译，且在体外没有任何激酶活性[152]。推测 *BCR-ABL* 基因表达的融合产物通过嵌合酪氨酸蛋白激酶的酶活性调控异常而导致恶性转化[153,154,158,159]。*BCR-ABL* 融合基因构建表明，*BCR* 序列也可激活微丝结合功能，但酪氨酸激酶和微丝结合功能并不相关联。无论如何，酪氨酸激酶对肌动蛋白丝功能的修饰已经被认为是白血病发生过程中的一个步骤[160]。

P210$^{BCR-ABL}$ 融合蛋白

9 号染色体上断点并非局限成簇，从 *ABL* 基因最近端（第一外显子）的上游起分布约 15~40kb 以上[143,144,161]。22 号染色体上断点区 DNA 伸展段很短，约 5~6kb，被称为断裂簇区（M-*bcr*）[162,163]，这是个较长的断点簇基因 *BCR*[164,165]（见图 90-4）。三个主要的断点簇区在 22 号染色体上各有特征：主要 M-*bcr*、次要 m-*bcr*、微 μ-*bcr*。这三个不同的断点分别产生 p210、p190、p230 融合蛋白（见图 90-3）[166]。绝大部分的 CML 患者的 *BCR-ABL* 融合基因编码 p210kDa 融合蛋白（p210$^{BCR-ABL}$），其 mRNA 转录体存在 e14a2 或 e13a2 融合连接形式（见图 90-3）[166]。涉及易位时，e 代表 *BCR* 外显子，a 代表 *ABL* 外显子。近 50% 的费城染色体阳性 ALL 病例中其 *BCR-ABL* 转录为 e1a2 型融合连接，它产生 190kDa 的 BCR-ABL 蛋白（p190$^{BCR-ABL}$）。几乎所有的 CML 患者在确诊时编码 p210$^{BCR-ABL}$，但也表达 p190*BCR-ABL* 转录[167]。这种双重转录的生物学意义和临床意义尚不明确。表达 p210$^{BCR-ABL}$ 的转基因小鼠发展为 ALL，但其所有的转基因后代都有类似 CML 的骨髓增生疾病[168]。

BCR 基因编码 160kDa 的丝氨酸苏氨酸激酶，后者通过寡聚、自我磷酸化并对某些蛋白底物转移磷酸化[169]。CML 中出现异常 M-*bcr* 甲基化[166]。当易位导致它们融合时，*BCR* 基因的第一外显子序列强化了 ABL 酪氨酸激酶[170]。*BCR* 中央部分与这种细胞 S 期之后参与控制细胞分裂的 *DBL* 基因有同源性。*BCR*-C 端有一种三磷酸鸟苷酶（GTPase）活化蛋白叫 p21^{rac}，这是一种 *RAS* 家族 GTP 连接蛋白成员[171]。当 *BCR-ABL* 融合于 22 号染色体时，这种相反的 *ABL-BCR* 嵌合基因在 9 号染色体形成 9q+。大多数 CML 患者体内的 *ABL-BCR* 融合基因处于转录活化状态[172]。

断裂点变异涉及 9 号染色体略微变长并可出现 22 号染色体 M-*bcr* 以外的重排[37]。在一些没有明显 9 号染色体加长的少数 CML 病例中，分子探针技术显示 *ABL* 仍易位到 22 号染色体[173]。偶有费城染色体阳性 CML 病例，其 22 号染色体上的断裂点在 M-*bcr* 之外，一般类型的融合 RNA 转录失败或融合 RNA 转录时不能与经典 M-*bcr* 互补 DNA（cDNA）探针杂交[174]。

未发现费城染色体的病例中，*BCR-ABL* 可能仍然位于 9 号染色体（隐匿的费城染色体）[175]。*BCR* 基因可与富含 Alu 重复序列区域中复杂易位的 11q13 区带里的不同基因位点再结合[176]。*BCR-ABL* 阴性 CML 病例中也发现了 *ETV6/ABL* 融合基因[177]。

BCR 断裂点位已经被作为疾病预后因素来检测。一些研究已显示 CML 的慢性期与断裂点位没有相关性，然而血小板增多更常见于 3′ 端断裂点位及嗜碱性粒细胞增多常见于 5′ 端断裂点位[178]。虽然 3′ 端缺失患者生存时间倾向缩短，但未发现对干扰素治疗效果的差异以及存活率的明显差异[179]。其他研究发现干扰素治疗 3′ 端重排患者效果较好，目前对甲磺酸伊马替尼治疗的反应正在观察中[180]。

有 m-*bcr* 断裂点的 CML 患者进展到急变期常伴有单核细胞增多，无脾肿大和嗜碱性粒细胞增多[181]。由 μ-*bcr* 编码的 p230（e19a2RNA 接点）很少被表达，但与中性粒细胞白血病或血小板减少有关（见下文"特殊临床特征"），其他罕见断裂点已陈述[182]。例如，BCR1 和 ABL1 之间插入 12bp 的患者会导致 *BCR-ABL* 阴性（假阴性），费城染色体阳性 CML 会有血小板增多[183]。另外，费城染色体阴性 CML 患者的异常 *BCR-ABL* 融合基因（e6a2）编码 185kDa 癌蛋白[184]。典型 CML 与 e19a2 连接点与 *BCR-ABL* 转录有关[185]。

逆转录病毒基因转化及蛋白表达系统的实验研究证实 $p210^{BCR-ABL}$ 酪氨酸磷酸化蛋白激酶是通过转化形成的。经 *BCR-ABL* 转染的小鼠骨髓细胞可发展为表达 $p210^{BCR-ABL}$ 酪氨酸激酶并呈克隆性生长的幼稚细胞。一些发展到恶性表型的克隆可以进行移植并在同系小鼠体内诱导肿瘤产生[186]。类似研究显示如果有来自辅助病毒的 *gag* 基因序列参与，$p210^{BCR-ABL}$ 可转化 3T3 小鼠的成纤维细胞[187]。*BCR-ABL* 基因通过逆转录病毒载体的转染可在 IL-3 依赖的细胞株中表达。这种来自转染细胞株的克隆经数月时间转化为 IL-3 非依赖性的，它获得了快速增殖的能力并能引起染色体异常[188]。

在一系列的小鼠模型实验中描绘了 *BCR-ABL* 被用来诱导白血病的产生过程[189-197]。致死剂量照射过的小鼠经携带 *BCR-ABL* 的逆转录病毒感染的富含周期干细胞的骨髓细胞的重建，发展为有巨噬细胞、红系细胞、肥大细胞、淋巴细胞的异常聚集的致命性疾病[188]。但经典 CML 没有发生，也没有发生完全转变的表现。来自感染 *BCR-ABL* 逆转录病毒小鼠的脾脏和骨髓的细胞株主要是肥大细胞；然而，在某些情况下这些细胞株可自发转化为红系、巨核系或粒系细胞并分化成熟。它们是可移植（转化）的，并且包含与起源的肥大细胞株相同的原病毒嵌入物[198]。小鼠骨髓细胞在感染了编码 $p210^{BCR-ABL}$ 逆转录病毒后并移植到受照射的同系受体[189]。尽管产生了几种类型的恶性血液病，但仅有类似人类 CML 综合征的产生。$p190^{BCR-ABL}$ 转基因小鼠可发展为急性淋巴细胞白血病（ALL）淋巴瘤综合征，它与人类费城染色体阳性 ALL 类似。当 $p210^{BCR-ABL}$ 转录被引入小鼠胚胎系（单细胞受精卵）时，p210 转基因小鼠的原代和后代在经历相当长的潜伏期后会发生 B 或 T 淋巴细胞白血病或髓细胞源性白血病。相反，$p190^{BCR-ABL}$ 转基因小鼠仅仅发生 B 细胞源性白血病且潜伏期较短。此项发现被认为与人类 CML 慢性期的惰性自然病程相一致[191]。当转基因小鼠表达 $p210^{BCR-ABL}$ 时转基因发生 ALL，而其后代发生骨髓增生性疾病[192]。

在揭示 *BCR-ABL* 介导的急性或慢性白血病的体内发病机制以及检测针对 *BCR-ABL* 作为靶标的新药的潜在效应等方面，小鼠模型发挥着重要作用[199]。

■ 健康个体的 *BCR-ABL*

应用两步逆转录酶聚合酶链反应技术，在某些正常个体的白细胞中也可检测到 *BCR-ABL* 融合基因。所以，尽管 *BCR-ABL* 在造血细胞中的极低水平表达相对常见，但这些细胞很少获得产生白血病必须的其他改变。这可能是一种剂量效应[200]。

■ *BCR-ABL* 和信号转导

现在已经认为 $p210^{BCR-ABL}$ 酪氨酸磷酸化激酶活性是人类费城染色体阳性白血病发生的起因[201-212]。与主要定位于细胞核中的 ABL 蛋白不同，$p210^{BCR-ABL}$ 定位于细胞质中，因而更容易与各种分子发生相互作用，尤其是信号转导通路中的分子[205,206,213]。作为癌蛋白，$p210^{BCR-ABL}$ 可结合 20 多种细胞蛋白和（或）使其磷酸化[206]。磷酸肌醇 3′ - 激酶（PI3K）的一个亚单位结合 $p210^{BCR-ABL}$；而 *BCR-ABL* 依赖性细胞株和原代 CML 细胞的增殖需要这种相互作用。渥曼青霉素（wortmannin），一种 p110 激酶亚单位的非特异抑制剂，能抑制这些细胞的生长[207]。

BCR-ABL 作用于促丝裂素原活化蛋白激酶（MAPK）引发的信号通路和相互作用是多重和复杂的[214,215]。

一种 RAF 编码的丝氨酸苏氨酸激酶活性受 $p210^{BCR-ABL}$ 调节。RAF 表达下调既抑制 CML 细胞的 *BCR-ABL* 依赖性生长，又抑制正常造血祖细胞的生长因子依赖性增殖[208]。

BCR-ABL 转化细胞的效率受一种衔接蛋白的影响，这种蛋白可将酪氨酸激酶信号传导至 RAS。这一过程涉及生长因子受体结合蛋白 -2（GRB2）。$p210^{BCR-ABL}$ 也可激活 RAS 多重替代途径[209]。*BCR-ABL* 可持续激活 PI3K 并生成肌醇脂，且通过下调诸如 PTEN 和 SHIP1 等多聚磷酸肌醇抑癌基因而使 PI3K 失调[213]。图 90-5 显示 $p210^{BCR-ABL}$ 与各种信号传导的介导分子的相互作用。

活性氧分子在 *BCR-ABL* 转化细胞中增高，可作为第二信使调节由氧化还原平衡调节的酶类。这些活性氧产物的增加被认为在慢性期获得额外突变中发挥作用，有助于疾病进展至加速期[213,216]。

衔接分子 CRKL 是 $p210^{BCR-ABL}$ 在体内的主要底物，它将 $p210^{BCR-ABL}$ 与下游效应分子联系起来。CRKL 是一种与 *v-crk* 原癌基因产物具有同源性的连接蛋白。CRKL 抗体可免疫沉淀桩蛋白。桩蛋白是一种焦点黏附蛋白，可被 $p210^{BCR-ABL}$ 磷酸化[210]。$p210^{BCR-ABL}$ 可通过 CRKL 与桩蛋白直接连接。CRKL 与 CBL 结合，后者是一种诱导小鼠产生 B 细胞和髓细胞白血病的癌基因产物[211]。CRKL 的 *Src* 同源 3（SH3）结构域不与 CBL 结合，却与 BCR-ABL 结合。所以，CRKL 介导 BCR-ABL 癌源信号至 CBL。$P120^{CBL}$ 和衔接蛋白 CRKL 以及 c-CRK 还将 c-abl、$p190^{BCR-ABL}$ 和 $p210^{BCR-ABL}$ 与 PI3K 通路连接[212]。$p120^{CBL}$ 可与 PI3K 的 p85 亚单位、CRKL 和 c-CRK 共沉淀。因此，$p210^{BCR-ABL}$ 可以诱导信号蛋白多聚复合物形成[217]。这些复合物包含桩蛋白和踝蛋白，并可部分解释为何 CML 细胞存在黏附缺陷[218]。

在 $P190^{BCR-ABL}$ 转基因小鼠的白血病组织中，Hef2 也结合 CRKL。*Hef2* 基因编码的蛋白可加速 *RAS* 编码的蛋白和神经纤维瘤蛋白的 GTP 水解，并参与整合素的信号通路[219]。在造血细胞中，神经纤维瘤蛋白通过 *RAS* 负向调控粒细胞 - 单核

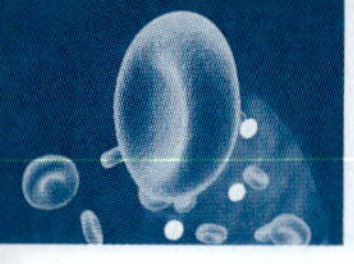

表 90-1　90 例 Ph 染色体阳性 CML 患者确诊时白细胞分类计数

	占白细胞总数百分比(平均值)
原始粒细胞	3
早幼粒细胞	4
中幼粒细胞	12
晚幼粒细胞	7
带状核细胞	14
分叶核细胞	38
嗜碱性粒细胞	3
嗜酸性粒细胞	2
有核红细胞	0.5
单核细胞	8
淋巴细胞	8

注:90 例患者在确诊时,血细胞比容中值为 21ml/dl,白细胞总数中值为 160×10^9/L,血小板计数中值为 442×10^9/L。

90% 以上的 CML 患者出现中性粒细胞碱性磷酸酶活性降低或缺失[269-271]。CML 患者中性粒细胞内检测不到碱性磷酸酶 mRNA[272]。在出现严重的炎症或感染,或当治疗使得白细胞总数降至正常或接近正常时,碱性磷酸酶活性可升高,或达正常[271,273]。CML 中性粒细胞在输入白细胞减少受体后可重新获得碱性磷酸酶活性,提示中性粒细胞以外的调节因素或因子的作用[274]。在体外,一种单核细胞衍生的可溶性介导因子可诱导 CML 患者中性粒细胞碱性磷酸酶活性增加[275]。中性粒细胞碱性磷酸酶偶发性的降低见于多种疾病和情况[276],但在阵发性睡眠性血红蛋白尿[276]、低磷酸酯酶症[277]、约 1/4 的特发性骨髓纤维化患者以及使用雄激素的患者中,其活性呈显著性和持续性降低。在真性红细胞增多症、25% 的特发性骨髓纤维化患者、孕妇、有炎症或感染的个体,碱性磷酸酶活性增加。随着特异标记的应用,如 CML 中的 *BCR-ABL* 和红细胞增多症中的 *JAK2* 突变,白细胞碱性磷酸酶很少被用于诊断。

嗜酸性粒细胞比例通常没有增加,但嗜酸性粒细胞计数绝对值几乎总是增加的。罕见的是嗜酸性粒细胞数量大增,使它们在粒细胞中占主要比例,这被冠以费城染色体阳性嗜酸性粒细胞性 CML 的称谓。嗜碱性粒细胞数量绝对增加几乎出现在所有患者中,这一发现可用于初步鉴别诊断[26,278]。血液中嗜碱性祖细胞增高[279]。在慢性期阶段,嗜碱性粒细胞比例通常不高于 10%~15%,但在极少数慢性期患者,这一比例可达白细胞总数的 30%~80%,这被称为费城染色体阳性嗜碱性粒细胞性 CML[280]。利用抗 CD203c 流式细胞术可非常精确地评估嗜碱性粒细胞比例。嗜碱性粒细胞可呈少颗粒或是不成熟表型,并可能在光学分类计数中未被计数,抗 CD203c 可识别这些细胞为嗜碱性粒细胞[281]。与正常人的嗜碱性粒细胞不同,CML 患者的嗜碱性粒细胞颗粒含有肥大细胞 α 胰蛋白酶[281,282]。常见粒细胞含有嗜酸性和嗜碱性两种颗粒(混合颗粒)[283]。

CML 患者诊断时的淋巴细胞总数绝对值增加(平均约为 15×10^9/L),这是由于辅助性 T 细胞和抑制性 T 细胞的平衡增加所致[285]。B 淋巴细胞不增加[288]。脾脏中的 T 淋巴细胞也增加[286]。由于 CML 患者体内的 NK 细胞成熟度下降[287,288],且循环 NK 细胞绝对数减少,所以,CML 患者 NK 细胞活性有缺陷。循环 NK 细胞绝对数减少可能与细胞凋亡增加有关[289]。特别是 CD56 阳性的 NK 细胞亚群明显减少。随着 CML 进展,这些细胞减少得更严重,且与健康人 NK 细胞相比,它们对招募克隆性 NK 细胞的刺激反应减弱[290]。

约 50% 的患者在诊断时血小板计数升高,而其余的大多正常[291]。患者诊断时其中位值约为 400×10^9/L。在慢性期血小板计数可能升高。血小板计数高于 1000×10^9/L 并不少见,也有出现高达 $(5000\sim7000)\times10^9$/L 的病例。血小板增多所导致的血栓出血并发症并不多见。确诊时偶尔会有血小板计数低于正常,但这通常意味着疾病即将发展为加速期(见下文“CML 加速期和急变期”)。

中性粒细胞的功能异常(黏附、迁移、吞噬)较为轻微;被高浓度的中性粒细胞所补偿;使得慢性期患者不易受到那些常见或机会性的病原体感染[292-294]。可发生血小板功能障碍,但与自发性出血或者出血难止无相关性。肾上腺素诱导血小板聚集的第二波下降是最为常见的异常,并与血小板存储池的腺嘌呤核苷酸的缺陷有关[295,296]。

骨髓象

形态学　骨髓细胞明显增生过度,造血组织占骨髓体积的 70%~90%,脂肪组织明显减少(见图 90-7)[297,298]。粒细胞增生占优势,粒红比在 10∶1~30∶1,而不是正常的 2∶1~4∶1。红细胞生成通常减少,巨核细胞数量正常或增加。嗜酸性粒细胞和嗜碱性粒细胞可增高,且通常与它们在血液中的增高相称。有丝分裂象的数量增加。在少数情况下,*KIT* 近膜区域突变与 CML 的 *BCR-ABL* 同时出现[299]。有极少数报道骨髓肥大细胞增多,是由于作为额外基因异常的 *KIT* 突变,或骨髓出现双克隆[300,301]。有时可见形态上类似戈谢细胞(Gaucher cells)的巨噬细胞。这是正常细胞葡糖脑苷脂酶活性不能降解,由于细胞的周转显著加快而明显增加的葡糖苷脂负荷的结果[302]。巨噬细胞也可充满脂质,当这些脂质被氧化和聚合时,产生蜡状色素。经多色染色后,这种色素使细胞呈蓝色颗粒状,被称为海蓝组织细胞[302]。

Ⅲ型胶原(网状蛋白纤维化)可通过银浸渍染色显示,通常在近一半患者诊断时有增加[303],且与骨髓中巨核细胞的比例相关[304,305]。纤维化的增加也与脾脏增大、更严重的贫血、骨髓和血液中原始细胞比例较高相关。

与健康对照相比,CML 患者骨髓微血管密度平均增加一倍,骨髓血管生成也比其他类型白血病更多[306-308]。这种骨髓血管增多经治疗后可降至正常[309]。

约 50% 患者的骨髓细胞表达癌睾丸抗原,尤其是由 *HAGE* 基因编码的癌睾丸抗原[310]。

祖细胞生长　骨髓和血液中性粒细胞和巨噬细胞或嗜酸性粒细胞的集落形成单位(CFUs)增加。骨髓 CFUs 增高约为正常的 20 倍、血液约为正常的 500 倍。这种 CFUs 的浮力密度比正常骨髓的小[95]。能够启动造血细胞体外长期培养的更原始的祖细胞也显著增多[311]。虽然这些 CFUs 也对生长因子刺激有反应,但也常见自发性血源性的粒细胞 - 巨噬细胞集落的生长[105]。

细胞遗传学　通过染色体 G 带技术发现,超过 90% 的临床症状和实验室检查符合 CML 诊断标准的患者,骨髓以及外周血有核细胞含有费城染色体(22q-),荧光原位杂交发现几乎所有患者都存在 t(9;22)(q34;q11)(*BCR-ABL*)。费城染色体出现在所有血液细胞谱系(幼红细胞、粒细胞、单核细胞、巨核细胞、T 和 B 祖细胞),但血液中大多数 B 和 T 淋巴细胞却没有[49,51]。约 70% 的慢性期患者细胞中有经典的费城染色体[312]。其余 20% 的患者还伴有 Y 染色体缺失[t(Ph),-Y];一个额外的 C 组染色体异常通常是 8 号[t(Ph),+8];或者 22q- 但没有 9q+[t(Ph),22q-];或者 t(Ph) 附加另一稳定易位或另一次要克隆[75]。没有发现这些细胞遗传学变化对慢性期的病程有影响。约有 10% 的 60 岁以上健康男性会有 Y 染色体缺失[313,314]。

约 5% 的 CML 病例的费城染色体易位发生变异,涉及复杂重排(三条染色体),除了 Y 染色体外每条染色体都可能受累[315-319]。出现费城染色体即 22q-,但染色体物质之间的大体交换所涉及的是 9 号染色体之外的另一条染色体(单一变体),或 9 号与 22 号染色体及第三条或者更多染色体之间的交换(复杂变异体;图 90-8)。高分辨率显带技术显示,在简单易位和复杂易位中,9q34-qter 均被转移至 22q11[320,321]。因此,9q34 与 22q11 融合发生在大多数 CML 患者细胞中[323]。值得注意的是,涉及 3 号染色体的复杂易位[322-324]。在极少数情况下,9 号染色体之外的一条染色体发生相互易位至 22 号染色体上,这一相互易位比通常的 9-22 易位要大,易位后 22 号染色体长臂缩短不明显。这一现象被称为隐匿费城染色体或隐匿易位,因为 22q- 在显微镜下难以发现[325,326],而利用显带技术或分子探针技术可发现 t(9;22)[327]。

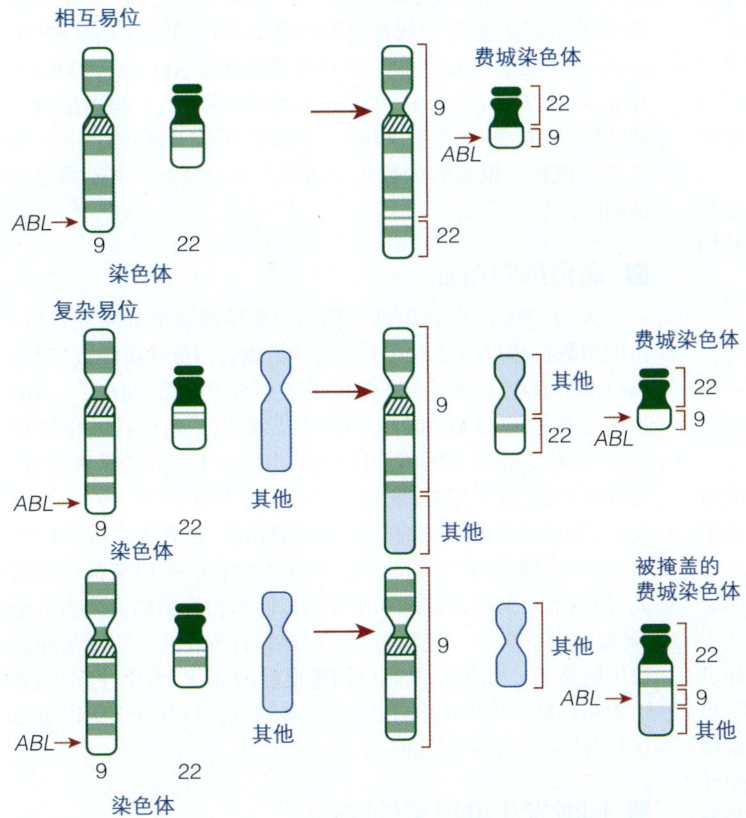

图 90-8　CML 中有易位。图中标注了在易位前后每条染色体上 *ABL* 基因的位置。每条易位染色体中染色体片段的来源在染色体一旁有标记。

约 10% 的患者 9 号衍生染色体在近染色体断裂点处存在缺失。虽然这种缺失被认为是干扰素(IFN)治疗耐药的重要因素,但对用伊马替尼治疗似乎没有明显影响[214]。

分子探针　在一小部分临床上类似 CML 疾病的患者中,细胞遗传学研究不能发现经典、变异或隐匿费城染色体。在这种情况下,使用一组限制性内切酶和分子探针 Southern 杂交分析检测 22 号染色体的断裂点丛簇区,几乎总能检测到 DNA 片段的重排。这一发现带来的结论是,几乎所有的 CML 患者均有 22 号染色体长臂异常(*BCR* 重排)[328-332]。有 *BCR* 重排的费城染色体阴性 CML 细胞可表达 p210$^{BCR-ABL}$,这类病人的病程与费城染色体阳性 CML 病人相似[328,333-336]。

能够检测 t(9;22) 的分子异常,即 *BCR* 重排,突变融合基因 mRNA 转录本和 p210$^{BCR-ABL}$ 是对细胞遗传学分析诊断 CML 的补充[332]。这些检测包括 Southern 杂交分析 *BCR* 重排[334-338]、聚合酶链反应(PCR)扩增异常 mRNA[339]、及后者的简化变通方法——杂交保护试验[340]。

PCR 技术的敏感性可达约 500 000~1 000 000 个细胞中检测到一个阳性细胞。如此高的敏感性需要特别小心并加入阴性对照[341-344]。也可通过免疫诊断技术鉴定 p210$^{BCR-ABL}$。*ABL* 和 *BCR* 连接处的氨基酸序列是独一无二的,是 CML 的肿瘤特异性蛋白。对应着连接区域氨基酸序列的寡肽已被合成并用作抗原[345-348]制备出针对 p210$^{BCR-ABL}$ 的特异性抗体。

利用多色 FISH 方法来检测 CML 患者 *BCR-ABL* 融合基因是一种快速、敏感、可替代 Southern 杂交分析和 PCR 分析的方法[349]。FISH 是一种简单、准确、灵敏的诊断方法,可检测多种分子融合(例如 e13a2、e14a2、e1a2)[350-354]。在检测费城染色体上,分裂间期 FISH 比细胞遗传学分析更快、更敏感。如果 CML 细胞含量非常低,分裂间期 FISH 可能检测不到 *BCR-ABL*,因此在检测微小残留病灶时其应用有限[355]。高中期分裂象法 FISH 在一天内每个样本可分析 500 个中期分裂象。一些因素可影响 FISH 辨别 *BCR-ABL* 假阳性率和假阴性率,包括融合信号的定义、核大小和 *ABL* 基因断裂点位置[356]。*BCR-ABL* 双融合信号(double-fusion[D]-FISH)比双色单融合(single-fusion)S-FISH 信号更加精确,因为在后一种情况会有少量正常 *BCR* 和 *ABL* 信号重叠[357]。

如果利用分子学方法对患者进行检测,如定量 Southern 杂交、FISH、定量 Western 杂交或竞争性逆转录酶(RT)-PCR,细胞遗传学检测频率就可以减少些。分子分析可在血液样本上进行,因此比用骨髓细胞分裂中期进行细胞遗传学分析更为简便。定量 RT-PCR 检测用来监测患者骨髓移植后的残余病灶或疾病的复发,也可用来随访那些经酪氨酸激酶抑制剂治疗后常规细胞遗传学和 FISH 检测为费城染色体阴性的患者。竞争性 PCR 可在患者骨髓移植后出现临床复发前检测出 *BCR-ABL* 的 RNA 转录本的再现或水平增加[358-360]。

化学异常

尿酸　未经治疗的 CML 患者尿酸产生增加,出现高尿酸血症及高尿酸尿症[361]。CML 患者的尿酸排泄通常是健康人的 2~3 倍。如果采取强烈治疗导致细胞的快速裂解,增多的嘌呤排泄负荷可产生尿酸沉淀,造成

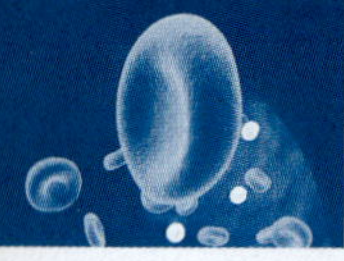

尿路阻塞。CML患者常形成泌尿系尿酸结石，一些伴有隐匿型痛风的患者可发生急性痛风性关节炎或尿酸性肾病[362]。尿酸产生过多所致并发症的可能性会因饥饿、酸中毒、肾脏疾病、利尿药物治疗而大大增加。

血清维生素 B_{12} 结合蛋白和维生素 B_{12}　中性粒细胞含有维生素 B_{12} 结合蛋白，包括钴胺素转运蛋白(transcobalamin)Ⅰ和Ⅲ[又名R型 B_{12} 结合蛋白或嗜钴素(cobalophilin)][363-366]。骨髓增生性疾病患者的血清维生素 B_{12} 结合力增加，其蛋白主要来源于成熟的中性粒细胞[363,364]。虽然任何情况引起的中性粒细胞数增加，如类白血病反应，均可伴有血清维生素 B_{12} 结合蛋白水平和维生素 B_{12} 浓度增高，但钴胺素转运蛋白水平增加以及由此产生的维生素 B_{12} 浓度增加在CML中尤其显著[366]。CML患者血清维生素 B_{12} 水平平均比健康人高10倍以上[367]。在未治疗患者，这种增高与白细胞总数成正比，而治疗后会朝正常水平下降，但即使治疗后白细胞计数降至接近正常，升高的维生素 B_{12} 水平通常仍然会持续。

恶性贫血可能很少与CML共存。在这种情况下，组织缺乏维生素 B_{12}，但血清维生素 B_{12} 水平可正常，因为对维生素 B_{12} 具有很高亲和力的钴胺素转运蛋白Ⅰ水平增高[367]。

全血组胺　相对于健康个体(中位数：约50ng/ml)，慢性期患者的平均组胺水平明显增高(中位数：约5000ng/ml)；高组胺水平与血中嗜碱性粒细胞数相关[368]。嗜碱性粒细胞极度增高、严重瘙痒、荨麻疹、胃酸过多等的发生与血液组胺浓度的极度增高(数百倍)有关[369,370]。

血清乳酸脱氢酶、钾、钙、胆固醇　CML患者血清乳酸脱氢酶(LDH)水平升高[371]。可能发生由血液凝固而释放钾所导致的假性高钾血症以及由粒细胞体外利用氧或葡萄糖所导致的假性低氧血症和假性低血糖。高钙血症[373]或低钾血症[374]在疾病的慢性期出现过，但在转变为急性白血病之前这些并发症较为罕见。血清和尿中溶菌酶水平增高是单核细胞比例增高白血病的特征，但不是CML的特征[375]。CML患者血清胆固醇降低[376,377]。

血清血管生成因子　血管生成素、内皮素(CD105)、血管内皮生长因子(VEGF)、β成纤维细胞生长因子、肝细胞生长因子在CML患者血清中显著增高[307,308,378,379]。

特殊临床表现

BCR-ABL 阳性血小板增多症

两组综合征群——伴有费城染色体和 *BCR-ABL* 重排的血小板增多症与无费城染色体但有 *BCR-ABL* 重排的血小板增多症——都可能在CML体征出现或加速期之前出现[380-386]。通常情况下，这种疾病在最初与血小板增多症极相似：血小板明显增多、巨核细胞极度增生、白细胞计数正常或轻度升高、血液中没有或极少见不成熟细胞、极轻度贫血。偶见轻微出血，如鼻出血、红斑等，或血栓形成，如大脑或肢体缺血等[387]。某些患者嗜碱性粒细胞绝对计数轻度升高。通过免疫染色发现，费城染色体阳性血小板增多症的巨核细胞较小，与费城染色体阴性血小板增多症有大群巨核细胞聚集截然不同[387]。然而，这种差别在其他研究中未能观察到，须获得确认，也很难用于鉴别[388]。在两项研究中，约5%有明显原发性血小板增多症的患者有费城染色体阳性[382,389]。在另一项研究中，在121例原发性血小板增多症患者中，有2例有 *BCR-ABL* 转录体，其中1例骨髓细胞中还有费城染色体，而在另一项不同的研究中，32例血小板增多症患者中，有4例的血细胞中有低水平 *BCR-ABL* 转录体[391]。大约每20例CML患者中有1例表现为原发性血小板增多症的特征[383,384]，并可演变为急变期[381,392,393]。所以，CML患者中费城染色体阴性、*BCR-ABL* 阳性的血小板增多症频率约为1.6%~13%，这从某种程度上反映了检测方法的敏感程度[389-391,394,395]。

中性粒细胞 CML

罕见的 *BCR-ABL* 阳性CML变异已有描述，其中白细胞计数升高并主要是成熟中性粒细胞升高[396,397]。诊断时白细胞平均计数(30~50)×10^9/L低于经典CML[中位数(100~150)×10^9/L]。此外，中性粒细胞CML患者血液中通常没有嗜碱性粒细胞增高、明显的未成熟髓细胞、显著的脾肿大或低白细胞AKP积分。这些患者的细胞有费城染色体，但 *BCR-ABL* 融合基因却不同，其 *BCR* 基因断裂点位于外显子19和20之间。这种断裂点位置导致大部分 *BCR* 基因与 *ABL* 融合(e19a2型 *BCR-ABL*)，从而产生比经典CML融合蛋白(210kDa；见图90-3)更大的融合蛋白(230kDa)。这种基因型和表型之间的相关性并未在所有的病例中观察到[398]。这种变异型通常病程缓慢，可能是因为p230mRNA水平非常低，以及细胞中p230蛋白检测不到或极低[399]。

BCR 次要断裂点阳性 CML

少部分 *BCR-ABL* 阳性CML患者的断裂点位于 *BCR* 基因第一内含子(m-*bcr*)，导致形成一个190kDa融合蛋白，而不是在大部分CML患者中观察到的经典210kDa蛋白(见图90-3)。m-*bcr* 分子病变与大约60%的 *BCR* 重排阳性ALL患者的相似。在m-*bcr* 的CML患者中，单核细胞增多更明显，平均白细胞计数、嗜碱性粒细胞增多，脾肿大等较经典 *BCR* 断点(M-*bcr*)患者要低或轻。报道的少数几个病例在发生髓系或淋巴系急变前间隔期短[400,401]。

高白细胞血症

大约15%的患者出现可称为白细胞淤滞的症状或体征，白细胞数目超过300×10^9/L时可导致血管内流动阻滞效应[249]。高白细胞血症在Ph(+)的CML儿童患者中更加普遍[250]。当白细胞总数达到(300~800)×10^9/L将导致以下效应：肺、中枢神经系统、特殊感官及阴茎循环受损，出现以下症状的某种组合，如呼吸加快、呼吸困难、发绀、头晕、口齿不清、谵妄、昏迷、视觉模糊、复视、视网膜静脉扩张、视网膜出血、视乳头水肿、耳鸣、听力障碍及阴茎异常勃起[251]。对于无症状的高白细胞血症病人，初始治疗采用羟基脲和水化可以降低白细胞数目。为防止"肿瘤溶解综合征"，羟基脲治疗应该设计成在几天中逐渐降低白细胞数目。如果出现高白细胞血症的症状，水化、白细胞清除术和羟基脲可以同时使用，要选择适宜的羟基脲剂量以免出现显著"肿瘤溶解综合征"。

同时发生淋巴恶性肿瘤

CML与四种主要形式的淋巴组织增生相关。①非霍奇金淋巴瘤(NHL)或霍奇金淋巴瘤(HL)病人接受放射治疗后数年可发展成为 CML。②大约 1/3 的 CML 病人通过 CML 克隆演化和去分化成为支持淋巴母细胞增生的克隆(急性淋巴细胞转化),从而进入加速期。③病人可能同时有淋巴细胞增殖性或浆细胞恶性疾病和 CML。淋巴瘤或淋巴细胞白血病[402-408]、特发性单克隆丙种球蛋白病[409,410]、骨髓瘤[411-413]和 Waldenström 巨球蛋白血症[414]均可与 CML 同时发生。有报道几个确诊为慢性淋巴细胞白血病(CLL)的患者出现 CML[420]。少数病人同时出现两种疾病[418,419]。曾报道过一例像 CLL 的淋巴细胞类白血病反应患者,当出现 CML 时,淋巴细胞类白血病反应消退[420]。在一些病例中,CLL 淋巴细胞不含 Ph 染色体,而 CML 细胞却有 Ph 染色体,说明存在两种独立的克隆性疾病[415,416,421,422]。而其他病例中,髓系及淋系细胞均出现 Ph 染色体,说明两者有共同起源[419]。④ Ph(+)的 ALL 患者经过化疗诱导缓解后,出现典型的 CML 特征[420]。

鉴别诊断

CML 的类似疾病

CML 的诊断依据为特征性的粒细胞增多,白细胞分类计数、嗜碱性粒细胞计数绝对值增加,脾肿大以及出现 Ph 染色体或其变异型(90% 的病人)或 22 号染色体 *BCR* 重排(>95% 的病人)。

其他慢性造血干细胞疾病的患者,诸如真性红细胞增多症、原发性血小板增多症、原发性骨髓纤维化等,仅偶尔有紧密重叠的特征。例如,90% 以上的 CML 病人白细胞总数超过 $30 \times 10^9/L$,在数周或数月观察期内白细胞数呈持续增加;然而 90% 以上其他三种典型的慢性髓系克隆性疾病患者的白细胞总数少于 $30 \times 10^9/L$,且通常在数月或数年内没有显著的改变。真性红细胞增多症有红细胞数量和血红蛋白浓度的增加,并呈现多血症的临床体征;CML 没有此类特征。原发性骨髓纤维化的患者均有显著的泪滴状异型红细胞和其他严重的红细胞形状、大小和染色特性的改变,以及外周血有核红细胞明显增多;CML 极少有这些特征。原发性血小板增多症的患者血小板数超过 $450 \times 10^9/L$,通常仅伴有轻度中性粒细胞增多($<20 \times 10^9/L$);这种轻度中性粒细胞增多可与血小板超过 $450 \times 10^9/L$ 的部分 CML 患者(约 25%)区分开来,这部分 CML 患者在诊断时白细胞数超过 $25 \times 10^9/L$。此外,除极个别病例外,具有真性红细胞增多症或原发性骨髓纤维化临床特征的患者,其血细胞或骨髓细胞均无 Ph 染色体或 *BCR* 重排。很小部分原发性血小板增多症患者的骨髓及血细胞中有 *BCR-ABL* 转录本,偶尔有 Ph 染色体,这可能代表 CML 非典型的起始阶段(参见上述"*BCR-ABL* 阳性血小板增多症")。通过目前的检测技术,在大约 95% 的真性红细胞增多症患者,以及 40%~50% 的原发性纤维化或原发性血小板增多症患者,可发现 *JAK2* 基因突变,如果出现,则为非常有用的鉴别特征。针对 *JAK2* 更为敏感的分析手段将使这一分子标志更有利于人们将这些骨髓增生性疾病与 CML 相鉴别[423]。

人们对相关疾病特点认识的增加,如慢性粒 - 单核细胞白血病(CMML)和慢性中性粒细胞白血病,以及认识到老年患者更容易罹患非典型髓系克隆性疾病,已经使诊断 Ph 染色体阴性的慢性粒细胞白血病错诊率降低到最小化。除非临床特征是典型的慢性粒细胞白血病,同时未发现隐匿 Ph 染色体或 *BCR* 重排,应谨慎诊断 Ph 染色体阴性的慢性粒细胞白血病。

反应性白细胞增多的中性粒细胞绝对数可达$(30~100) \times 10^9/L$。通常这些类白血病反应发生在明显的炎性疾病(如胰腺炎)、癌症(如肺癌),或感染(如肺炎球菌性肺炎)等背景下。如果诱发因素不明显,未出现不成熟粒细胞、嗜碱性粒细胞增多、脾肿大及中性粒细胞碱性磷酸酶活性降低等,则不支持 CML 的诊断。没有 22 号染色体细胞遗传学或分子异常基本可以排除经典 CML。

CML 的准确诊断对估计病人的预后,确定酪氨酸激酶抑制剂治疗可能的反应,评估其他特殊疗法的时机,如异基因造血干细胞移植等非常有帮助。

Ph 染色体阳性克隆髓系疾病和再生障碍性贫血

有极少数真性红细胞增多症患者发现有 Ph 染色体[27,424],这类患者后来演变成 Ph 染色体阳性的慢性粒细胞白血病[425-427]、特发性骨髓纤维化[428,429]及骨髓增生异常综合征(MDS)[430,431]。1985 年以前报道的病例没有进行鉴定 *BCR-ABL* 存在的分子学研究。前面已经讨论过原发性(特发性)血小板增多症的血液细胞中出现 Ph 染色体和(或)发生 *BCR-ABL* 重排(参见上文"特殊临床特征")。极少数再生障碍性贫血患者发现有 *BCR-ABL* 阳性细胞或演变成 BCR-ABL(+)的 CML[432,433]。发生上述疾病的关联频率尚不确定,其原因为再生障碍性贫血时期不能获得足够的细胞用于细胞遗传学分析,以及过去还没有 FISH 或 PCR 技术来检测有此临床表现患者的 *BCR-ABL* 基因。

治疗

高尿酸血症

高尿酸血症及高尿酸尿症是慢性粒细胞白血病初诊时或复发时较常见的症状[434]。是否需要治疗高尿酸血症,视治疗前升高的血清尿酸浓度、血液白细胞浓度、脾脏大小和计划中的化疗剂量而定。如果这些变量提示有明显的细胞溶解的高风险,应在着手化疗前口服别嘌呤醇(allopurinol)300mg/d,并充分水化,保持良好的尿流。别嘌呤醇有较高过敏性皮肤反应的副作用,应在血白细胞计数下降、脾脏缩小以及细胞溶解的风险解除后停止服用该药。如果高尿酸血症极严重,通常超过 9mg/dl,需要使用碳酸氢钠碱化尿液,同时给予拉布立酶(rasburicase)[435]。拉布立酶是一种能将尿酸转换为尿囊素的重组尿酸氧化酶。拉布立酶与别嘌呤醇不同,可以迅速降低尿酸总量,且不会导致黄嘌呤或次黄嘌呤的累积,也不需要碱化尿液促进磷酸盐排泄[436]。虽然该药物制造商建议每日用药,连续 5 天,但一些报告表明,一次性注射将使血清尿酸快速持续地下降,并大大降低了治疗费用[437]。另一种方法是一次注射拉布立酶后再用几天别嘌呤醇。拉布立酶的静脉注射剂量为 0.2mg/kg[438]。

初始降细胞治疗

甲磺酸伊马替尼(imatinib mesylate)(伊马替尼,imatinib)目前被普遍用于几乎所有慢性粒细胞白血病慢性期患者的初始治疗。若白细胞计数显著升高,羟基脲可用于伊马替尼之前

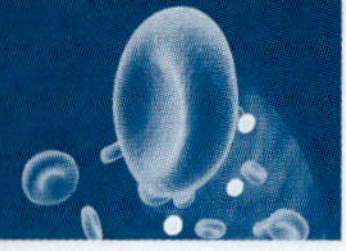

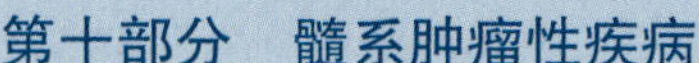

或两者联合使用。如果因出现高白细胞综合征体征需要快速降低白细胞，往往联合使用白细胞清除术和羟基脲。

白细胞清除术

白细胞清除术只能暂时控制CML，所以该治疗很少用于CML慢性期，它仅对两类患者有用：①快速降低高白细胞患者的白细胞，可逆转白细胞淤滞的症状和体征（如昏迷、缺氧、耳鸣、视乳头水肿、阴茎异常勃起）[249-251]；②怀孕的CML病人，在怀孕的初期，当化疗给胎儿带来较高风险时，或在某些患者的整个孕期，进行白细胞清除而不需要其他治疗便可控制病情[439,440]。由于骨髓、血液、脾脏中大量白细胞负荷，以及CML患者白细胞的高增殖率，血浆分离置换法的降白细胞作用没有在其他类型的白血病有效[249,251]。白细胞清除术因降低了肿瘤细胞的负荷从而减轻了患者化疗诱导的肿瘤细胞溶解，尿酸的产生和排泄。对非妊娠的高白细胞患者，白细胞清除最好与羟基脲联合应用，以确保最快、最好地减少白细胞数量。

羟基脲

根据白细胞计数高低，羟基脲采用1~6g/d口服，可被用于起始的选择性治疗[441]。白细胞总数极高患者的紧急治疗可能需要更高的剂量。羟基脲的剂量应随着白细胞总数降低而减少，通常在白细胞总数达到20×10^9/L时，羟基脲剂量减至1~2g/d。如果白细胞计数低于5×10^9/L，该药物应该暂时停止。如果羟基脲与伊马替尼联合使用，一旦观察到患者对伊马替尼治疗有血液学反应，通常羟基脲应该逐渐减量并停药。

阿那格雷

阿那格雷可用于减少血小板计数升高患者的血小板数目。该药物直接降低巨核细胞的数目，并能导致血小板计数急剧下降。若个别患者接受伊马替尼后仍有显著的血小板增多症，伊马替尼和阿那格雷合用可使血小板计数恢复正常[442]。

■ 酪氨酸激酶抑制剂治疗

甲磺酸伊马替尼 新诊断慢性期CML患者应该开始用口服伊马替尼，400mg/d。与干扰素（INF-α）治疗相比，伊马替尼服用更方便，诱导产生的血液学缓解率更高，获得完全细胞遗传学缓解率更高，对白血病克隆的抑制作用更强（分子缓解）。伊马替尼治疗的目标是将t(9;22)易位的细胞（白血病细胞）尽可能降至最低水平，从而使得正常（多克隆）造血恢复。可通过测量三个基本标准来判断伊马替尼的疗效：血液学反应、细胞遗传学反应和分子反应（表90-2）[443,444]。这些指标用于确定伊马替尼的最大疗效。达到最大疗效的时间可以从数月到数年不等。因此，经细胞遗传学判断或PCR测定，只要患者克隆性白血病细胞数目持续下降，药物剂量应维持在400mg/d。如果患者在达到完全细胞遗传学缓解或完全分子缓解之前便失去对药物的反应，在可耐受的前提下，剂量可增至600mg/d或800mg/d（400mg，每12小时）。在接受400mg/d伊马替尼的治疗时无显著血液学反应或者复发的患者，约有2/3用较高剂量治疗可以获得完全或部分血液学反应，但很少有细胞遗传学反应[445]。某些无细胞遗传学反应的患者可以通过更高剂量的伊马替尼获得部分或完全细胞遗传学反应。不幸的是，对使用400mg/d但没有达到血液或细胞遗传学缓解的患者而言，对高剂量伊马替尼的反应通常是短暂的[446,447]。

表90-2 伊马替尼治疗反应程度的标准

血液学反应	白细胞数$<10 \times 10^9$/L，血小板$<450 \times 10^9$/L，血液中没有未成熟髓细胞，所有与白血病相关的体征和症状消失（包括可触及的脾肿大）持续至少4周
主要细胞遗传学反应	根据细胞遗传学分析有Ph染色体的骨髓细胞数少于35%
完全细胞遗传学反应	根据细胞遗传学分析无Ph染色体的骨髓细胞
主要分子学反应	血细胞BCR-ABL/ABL比例<0.05%（PCR信号较平均基准值下降3log值）
完全分子学反应	通常用巢式RT-PCR测不出血细胞BCR-ABL水平

新诊断慢性期CML患者接受800mg/d的伊马替尼治疗，每12小时400mg剂量给药，有90%获得完全细胞遗传学反应，96%有至少一次主要细胞遗传学反应。在中位数为15个月的观察期内，没有病人出现进展，63%外周血*BCR-ABL/ABL*的百分比小于0.05%。28%的患者血液中的*BCR-ABL*水平检测不到[448]。尽管有这些报道，目前习惯上起始剂量仍然是400mg/d，以平衡新诊断患者治疗的有效性和耐受性。此外，对高剂量伊马替尼的迅速反应未必可以转换成更好的长期生存。

伊马替尼剂量低于400mg/d将导致完全细胞遗传学反应率偏低以及完全细胞遗传学反应持续时间缩短。老年人和低体重患者可能只能耐受较低的剂量，但他们达到完全细胞遗传学缓解可能性更低[449]。然而，如果病人因特殊原因（体型大小或耐受水平）接受较低的剂量（例如300mg/d），在治疗开始12个月之内获得完全血液学及细胞遗传学缓解，也可取得无严重毒副反应的可接受的结果[450]。

经过5年的伊马替尼治疗经验之后，达到完全分子反应的患者比例继续不断增加。在这一段观察期，伊马替尼对大多数患者是安全的，耐受性也很好[451]。有些病人已被跟踪随访长达7年；血细胞中测不出*BCR-ABL*水平的患者比例从36个月的7%增至84个月的52%。这段时间内，大约25%的患者失去了主要分子反应，可检测到血细胞*BCR-ABL*信号。检测不到血细胞*BCR-ABL*信号的患者，经中位期为33个月的随访后，没有一个失去主要分子反应状态[452]。

5年来，接受治疗的患者中，完全细胞遗传学反应率累计达到75%以上，主要分子反应达到50%以上。在此期间，400mg/d伊马替尼治疗患者的总生存率和无进展生存率估计约为80%。到5年时，有25%的患者因为效果不佳或毒性反应已经停止伊马替尼治疗。目前仍然接受伊马替尼治疗的患者维持主要细胞遗传学反应的5年概率约为60%。实现完全细胞遗传学反应与无进展生存相关，但取得主要分子反应却没有进一步延长生存期[453]。

变异型染色体易位或断点患者的伊马替尼治疗 变异型Ph染色体易位的患者与接受伊马替尼治疗的经典Ph染色体易位的患者预后相似[454]（见图90-3的断裂点图示）。具有e13a2（原先表示为b2a2）p210$^{BCR-ABL}$易位的患者对伊马替尼的反应良好，完全细胞遗传学缓解率与经典Ph染色体易位相似[455]。e13a2转录本可能比e14a2（原先表示为b3a2）对伊马替尼更加敏感[456]。在一例 *e1a2* 和 *e14a2* 融合基因双阳性的病人中，只有 P210 e14a2 转录本消失，而 e1a2 转录本持续到急变期。没有发现任何 ABL 激酶区域的突变[457]。这些结果表明，单个病人中，不同克隆对伊马替尼的敏感性可不同。

儿童和老年患者对伊马替尼的反应　80% 以上的 CML 慢性期儿童经伊马替尼治疗，260~570mg/m²，获得完全细胞遗传学缓解。体重增加是伊马替尼最常见的副作用[458]。60 岁以上的患者的细胞遗传学反应率和存活率与同期治疗的慢性晚期的年轻患者类似，这表明年龄通常不是治疗反应的影响因素[459,460]。

副作用及特殊治疗考虑　伊马替尼的耐受性相对较好，大部分的副作用可以得到处理，很少需要长期中断治疗。不提倡减少治疗剂量，最好暂停一段时间的治疗[461]。

骨髓抑制是 CML 患者常见的副作用，尤其是在治疗开始阶段，大部分的血细胞为 CML 克隆。骨髓抑制时不建议将剂量减低至小于 300mg/d。应停止用药直至血细胞计数恢复。G-CSF 和 GM-CSF 可预防并治疗中性粒细胞减少症[462,463]。严重的血小板减少症可通过输血小板纠正。伊马替尼引发的慢性血细胞减少症患者治疗效果较差[464]。骨髓抑制对伊马替尼治疗获得细胞遗传学反应是一个独立的不利因素[465]。曾有服用伊马替尼后发生不可逆的重症骨髓再生障碍的病例报道[466]。

伊马替尼的主要副作用包括疲劳、水肿、恶心、腹泻、肌肉痉挛和皮疹[467]。肝转氨酶升高也可能发生。轻度转氨酶升高往往对使用糖皮质激素有反应[468]。肝毒性不常见，只在大约 3% 的病人发生，通常是在伊马替尼开始使用的 6 个月内发生，急性肝衰竭已有报道[469]。偶尔观察到眼眶周围严重水肿，据推测可能是皮肤树突状细胞表达的血小板衍生生长因子受体（PDGFR）及 KIT 的作用所致。严重水肿很少需要外科手术减压[470]。尽管没有报道对精子生成有影响，但对育龄期妇女存在胎儿致畸的风险[470]。

少见的副作用包括脾脏破裂[471]、脑水肿、视网膜水肿[472]引起的视力障碍、水痘 - 带状疱疹病毒感染[473]、男性女乳症[474]、免疫介导的溶血性贫血[475]、严重的肌肉水肿[476]、严重的体液潴留[477]、肺间质疾病[478,479]和脂膜炎[481]。低磷酸盐血症及骨、矿物质代谢改变的情况也有发生[482,483]。

伊马替尼治疗引起的皮肤反应发生率约为 15%[484]。除了严重的副作用（约 5% 的患者），如 Stevens-Johnson 综合征、剥脱性皮炎、多形性红斑，皮肤反应很少需要永久停药。对于反应较轻的患者，同时予以糖皮质激素治疗或短暂的伊马替尼停药，逐步由低剂量开始恢复治疗，然后再进一步增加治疗剂量[485,486]。在反应非常轻微的情况下，可以同时予以抗组胺或其他对症处理。有报道口服脱敏药物疗法可使某些病人继续伊马替尼的治疗[487]。据报道有 CML 细胞浸润伴 Sweet 综合征（称为急性发热性中性粒细胞皮肤病——译者注）发生于分子缓解时[488]。另外，玫瑰糠疹[489]、掌跖角化过度[490]、口腔和皮肤苔藓样变也有报道[491]。毛发色素恢复[492]和皮肤色素减退[493]可能与伊马替尼抑制 KIT 受体酪氨酸激酶相关，故已有提议将伊马替尼用于白癜风的治疗[494]。

伊马替尼的其他作用　研究发现伊马替尼可导致骨髓纤维化的消退[495]。有一研究发现，CML 的骨髓纤维化程度不是伊马替尼治疗的预后因素[496]；而另一项研究观察到，尽管伊马替尼可以逆转 CML 患者骨髓纤维化，但它不改变与纤维化有关的不良预后[497]。

伊马替尼逆转 CML 患者大量血管内皮生长因子的分泌[498]，并可逆转过多的骨髓血管形成[499]。无论是否有细胞遗传学反应，它都可以减少骨髓细胞并使之形态特征正常化。

伊马替尼治疗的药代动力学考虑　约 1 个月时伊马替尼及其代谢物 CGP74588 的血浆谷浓度（假定稳态）平均为（979 ± 530）ng/ml。在伊马替尼的谷浓度的最大 1/4 位数时，完全细胞遗传学反应和主要分子反应率较高[500]。一些医生建议，在疗效不佳时应该监测血浆伊马替尼水平，以便调整剂量[501]。复合给药和人群差异如体重和白细胞计数对伊马替尼清除率没有影响或影响极小[502]。接受血液透析的 CML 患者进行伊马替尼治疗同样取得了成功[503]。口服伊马替尼的患者经常中断治疗或不坚持服药，为确保患者遵医嘱，对患者的教育和密切监测非常重要[504]。

急性髓系白血病（AML）、MDS、Ph 染色体阴性 CML、无 *PDGFR* 或 *KIT* 突变的 CMML 等患者对伊马替尼治疗无明显的临床反应[505]。

伊马替尼治疗反应的定义　表 90-2 列出了血液学、细胞遗传学和分子反应的定义。接受伊马替尼治疗的患者其 *BCR-ABL* 水平中位数可以在至少 5 年的过程中持续下降。表 90-3 列出了 400mg/d 的伊马替尼治疗的患者预期达到的具有里程碑意义的治疗效果[444]。每个病人达到最大反应的时间有差异。因此，如果病人没有达到这些预期的治疗效果，但骨髓细胞遗传学检查时 Ph 染色体阳性细胞的比例持续下降，或者处于完全细胞遗传学缓解而 PCR 检查 *BCR-ABL* 水平继续下降，伊马替尼应继续服用。失去反应是指失去完全的血液学或完全细胞遗传学反应，每 3 个月 1 次的检测发现 Ph 染色体阳性中期分裂象数量增加了 30% 或以上，产生了新的细胞遗传学异常，或经系列 RT-PCR 检测显示 *BCR-ABL/ABL* 比值有一个对数级或以上的增加或增高至与中期分裂象阳性相关的范围。由于 PCR 检测具有变异性，这些改变应在 1 个月内予以确认。经过 6 个月的治疗后 Ph 染色体阳性细胞为 100% 的患者，以后获得主要的或完全的细胞遗传学缓解可能性极小，如条件允许应接受异基因造血干细胞移植[444,506]。

表 90-3　甲磺酸伊马替尼治疗反应标准

观察时间（月）	疾病反应		
	不满意	反应欠佳	最佳反应
3	无 HR	PHR	CHR
6	无 mCyR	mCyR	MCyR
12	无 MCyR	MCyR	CCyR
18	无 CCyR	CCyR	MMR

CHR，完全血液学反应；CCyR，完全细胞遗传学反应；HR，血液学反应；mCyR，次要细胞遗传学反应；MCyR，主要细胞遗传学反应；MMR，主要分子学反应；PHR，部分血液学反应。

反应的定义见表 90-2。这些数据适用于 400mg/d 的伊马替尼作为慢性期起始治疗。反应不满意或欠佳意味着需要考虑改用适合病人的其他治疗方法，通常是增加伊马替尼的剂量、转为第二代酪氨酸激酶抑制剂，或接受异体造血干细胞移植。这些准则只是近似评估，对伊马替尼治疗有持续反应的患者，可继续治疗直至达到反应平台期，此时，可以用这些基准评估治疗反应情况。更多细节参见文字部分。

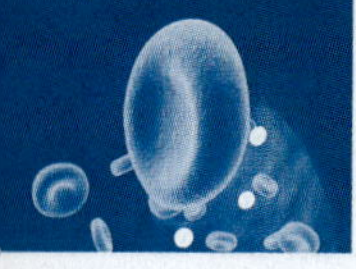

停用伊马替尼 12例未检测出疾病至少2年的患者停药，导致其中6名患者在1~5个月内发生分子学复发(伊马替尼重新应用再次获得治疗反应)，其他6人于18个月中位期内仍保持完全分子缓解[507]。有许多关于停用伊马替尼病人复发的事例报道。但对于难以忍受伊马替尼副作用的病人，减少伊马替尼剂量仍可在某些病人获得完全分子学反应[508]。个别患者停药后，细胞遗传学反应可持续长达15个月[509-512]。因为在体外实验发现，早期休眠期的Ph染色体阳性细胞($CD34^+Lin^-$)对伊马替尼不敏感[513]，目前还是建议进行无限期的维持治疗，直至临床试验建立了停药标准。

妊娠期应用伊马替尼 伊马替尼可能致畸。有妊娠早期的病人服用伊马替尼后已分娩出正常新生儿[514-517]。在125名怀孕期间服用伊马替尼的妇女中，50%分娩出正常婴儿，25%选择性终止妊娠，其中后者有3个胎儿为检测到胎儿畸形后进行的。另外有12个婴儿有异常[518]。多数在怀孕期间停止伊马替尼治疗的患者失去了完全血液学缓解和细胞遗传学反应[519]。有1例在孕期胎儿因脑脊膜膨出最终死亡的报道。接受伊马替尼治疗的男性也生下健康的婴儿[520]。目前的建议是在治疗期间采取避孕措施，或者，若发病时怀孕，考虑干扰素治疗直至分娩[521]。伊马替尼确实出现在母乳中[522]。

甲磺酸伊马替尼治疗的继发性染色体改变 以前曾接受过干扰素-α治疗，正在进行伊马替尼治疗的患者，在检测不到Ph染色体或*BCR-ABL*重排的细胞内又检测出克隆性异常[523,524]。这些细胞遗传学变化在7例伊马替尼治疗中位数为13个月的患者身上发现，8号染色体三体是最常见的异常改变。所有这些患者对伊马替尼有主要细胞遗传学反应[523]。在某些患者，克隆的演变可能与伊马替尼耐药相关[525]。在伊马替尼治疗的患者中，克隆异常者可高达10%[526]。其中部分患者可能与MDS相关，尤其是以前接受过阿糖胞苷(cytarabine)和去甲氧柔红霉素(idarubicin)治疗的患者。伊马替尼的抗增殖作用在完全细胞遗传学缓解的情况下恢复多克隆造血，这可能有助于Ph染色体阴性疾病的出现[527]。一些研究者已经发现，除+8、+Ph、i(17)之外，诊断时额外的染色体异常和预后较差无关[528,529]。与此相反，另一组研究发现，服用伊马替尼的病人中出现8号染色体三体，同时伴有全血细胞减少，但并没有产生疾病进展的征象。在一组服用伊马替尼期间出现Ph染色体阴性克隆的34例CML患者中，最常见发生8号染色体三体和7号单体的异常。在其中11例患者中，没有证据记载于伊马替尼开始治疗前是否有这些异常克隆的存在，也没有一例发展为骨髓增生异常[530]。初诊时采用伊马替尼治疗的患者中，Ph阴性中期分裂象中出现9%的染色体异常。这些异常出现的时间中位数为18个月，最常见的异常为-Y和+8。大多数异常是暂时的，并在5个月内消失。只有1例-7演变为AML[531]。细胞遗传学克隆演变不是伊马替尼治疗获得主要或完全细胞遗传学反应的重要障碍，但它却是慢性期和加速期CML患者生存的独立不良预后因素[532]。伊马替尼治疗可克服CML患者衍生9号染色体带来的不良预后[533]。

伊马替尼耐药产生 伊马替尼耐药的产生并不令人惊讶[534-538]。伊马替尼的特异性及“滑入适配”进入ABL激酶的口袋，为其提供理想的耐药条件[539]。一些病例显示了对伊马替尼的原发性耐药，基因表达谱分析表明，与耐药者相比，药物有效者大约有46种基因表达差异[540]。即使在获得完全细胞遗传学反应的患者，其长期培养启动(LTC-IC)阶段的恶性祖细胞仍然存在。慢性期CML干细胞对伊马替尼有抗药性，且具有遗传不稳定性[541]。这些细胞有高水平的*BCR-ABL*转录，而且被认为表达转运蛋白，从而导致伊马替尼在细胞内被异常泵出[542]。数学模型提示，伊马替尼迅速清除分化的白血病祖细胞，但不能消除白血病干细胞。这样的模型可以预测耐药突变发生的概率，并可以估算耐药出现的时间[543]。间歇性服用G-CSF治疗可以促进CML $CD34^+$细胞的清除[544,545]。伊马替尼上调CXCR4的表达，因此，它可能通过提高与骨髓基质细胞的相互作用，从而促进CML的静止期干细胞的生存[546]。

几种可能的耐药机制包括伊马替尼诱导*BCR-ABL*扩增[547-549]、P-糖蛋白介导的药物外排[550,551]、药物代谢改变[538]、获得不依赖*BCR-ABL*的信号传导特征[549]、ABL激酶结构域的点突变改变伊马替尼的结合。有证据表明，所有这些耐药机制都可能有临床意义。

介导药物内流的OCT-1细胞转运蛋白的表达被认为对伊马替尼而非达沙替尼(dasatinib)的疗效非常重要[553,554]。许多对伊马替尼反应欠佳的CML病人，其OCT-1活性低下，但这可以通过提高伊马替尼剂量或改用达沙替尼来克服[554]。CML的$CD34^+$细胞过度表达药物转运蛋白ABCG2，但甲磺酸伊马替尼不是这种蛋白质的作用底物[555]。

在耐药患者中经常报道有*BCR-ABL*基因表达的扩增和BCR-ABL蛋白表达的增加。Ph染色体复制和等位染色体的出现也是伊马替尼耐药的可能机制之一[556,557]。

BCR-ABL激酶结构域的突变可出现在伊马替尼治疗之前[558]，而且几个与伊马替尼耐药相关的BCR-ABL激酶结构域突变对伊马替尼治疗仍然敏感，提示在将耐药表型归咎于特定突变前，需要进一步鉴定[559]。突变克隆并不总是有增殖优势[560]。其中有些突变可能位于激酶结构域之外，并且已报道有40多个此类突变。在开始伊马替尼治疗前进行CML早期患者突变筛查的成本太大，因为他们的发生率很低，但对于伊马替尼治疗时出现CML细胞增加的患者，仍有检查突变的指征[561]。已经取得了很好的细胞遗传学反应的患者，其BCR-ABL的激酶结构域点突变极少见，而如果在这些患者检测到这类突变，也并不总会预示复发[562]。在对伊马替尼治疗没有获得血液学或细胞遗传学反应的患者中，约40%存在*BCR-ABL*癌基因的ABL部分突变。原发性和继发性耐药患者均可有ABL的突变。7个氨基酸残基被替换，占所有的耐药相关突变的85%[563]。与耐药最密切相关的突变为Thr315ILe、Gly250Glu、Glu255Lys以及Thr253His的替换。上述突变很少直接影响伊马替尼结合[537,564]。ABL-ATP磷酸结合环(P-loop)的突变与不良预后的关系最为密切[565]，这些P-loop突变预示疾病的进展。P-loop和T315I突变的整体存活率较差，但其他突变则没有显著差别[566]。

第二代的BCR-ABL抑制剂(见下述“达沙替尼和尼罗替尼”)能够克服除了T315I突变外的其他伊马替尼耐药突变。T315I突变导致空间阻碍，从而使某些抑制剂不能进入ABL激酶结构域的ATP结合口袋[567]。根据其晶体结构推测，T315I的ABL激酶结构域可通过Aurora激酶抑制剂预测。该抑制剂在激酶结构域处于激活构象时，与ATP结合口袋结合[568]。在一组27例具有T315I突变的患者中，生存依赖于疾病分期，许多慢性期患者的病程是惰性的[569]。IFN-α和高三尖杉酯剂(homoharringtonine)等被提议作为T315I突变者的挽救治疗[570]。

在某些伊马替尼耐药的病例中，其他不依赖于 *BCR-ABL* 的信号通路对细胞增殖相当重要[571]。这些包括热休克蛋白70[572]、生存素（survivin）[573]、LYN 激酶[574]、SRC[575] 和 GRB2[576]。

增加剂量、联合治疗、间歇治疗已被建议作为克服耐药的手段[577]。也有人提议一开始便采用联合治疗以预防耐药[578]。也有人建议暂停治疗以阻止耐药细胞克隆的选择性生长[575]。基因表达谱分析可用于预测伊马替尼对 CML 的临床效果，以便一开始便可进行个体化治疗[578]。对复发的或耐药的患者，可采用包括增加伊马替尼剂量或改用达沙替尼或尼洛替尼（nilotinib）等替代方法[579]。

达沙替尼和尼洛替尼　两个第二代酪氨酸激酶抑制剂，用于伊马替尼耐药或不能耐受的病人。临床试验正在评估是否初诊时应用这些药物治疗将改善治疗反应率并避免将来的耐药。

达沙替尼的效力是伊马替尼的 325 倍以上，除 T315I 之外，对所有 *ABL* 的突变基因型都有效[580]。作为 SRC 和 ABL 激酶的双重抑制剂，达沙替尼与 *BCR-ABL* 的结合对构象要求没有那么严格[581]。慢性期 CML 的达沙替尼治疗剂量为 100mg/d[582,583]，主要细胞遗传学反应率大约是 50%，并且也出现分子反应[584]。对于伊马替尼耐药的患者，达沙替尼 140mg/d（70mg，每 12 小时），与伊马替尼 800mg/d（400mg，每 12 小时）相比，获得的细胞遗传学反应率、完全细胞遗传学反应、主要分子反应均较高。应用达沙替尼后，治疗失败率减少，无进展生存改善[585]。与伊马替尼不同，达沙替尼可以透过血脑屏障[586]。

血细胞减少是达沙替尼治疗的主要副作用。除了血液学毒性、体液潴留、腹泻，皮疹也可出现。针对 *ABL/F359I* 突变，达沙替尼可能比伊马替尼和尼洛替尼更有效[587]。与伊马替尼的情况不同，达沙替尼的细胞摄取不受 OCT-1 活性影响，后者是外排蛋白 ABCB1 和 ABCG2 的底物[588]。达沙替尼耐药常发生于 315 或 317 残基的点突变[589]。

尼洛替尼是一种口服后吸收性高的 BCR-ABL 的 ATP 竞争性抑制剂，已被美国 FDA 批准用于治疗慢性期 CML 耐药或不能耐受伊马替尼的患者。其效力大约是伊马替尼的 30 倍[590]。与伊马替尼一样，它并不会引起 CD34（+）CML 细胞凋亡[591]。400mg/12h 可使约 40% 伊马替尼耐药或不耐受的患者获得主要的细胞遗传学反应，大约 30% 达到完全细胞遗传学反应，除 T315I 之外，对其他所有引起伊马替尼耐药的 *ABL* 突变均有效。

其不良反应包括中性粒细胞减少，其他如高胆红素血症和低磷血症等副作用极少见[592]。尼洛替尼可引起心电图 QT 间期延长，所以同时使用会延长 QT 间隔的药物时需谨慎[593]。有临床前数据显示，尽管伊马替尼和尼洛替尼结合同一激酶靶点，联合使用可有 BCR-ABL 抑制剂的叠加或协同作用[594]。

联合治疗　提议用于联合治疗以提高反应率或克服对伊马替尼的耐药性的药物包括干扰素 -α、阿糖胞苷、柔红霉素、高三尖杉酯、多药联合化疗、三氧化二砷、地西他滨（decitabine），这也得到一些体外实验数据的支持[595-600]。伊马替尼联合化疗药物会加重骨髓抑制，但对反应率和生存的最终影响仍有待确定[601]。伊马替尼联合达沙替尼或尼洛替尼的临床试验正在进行中[602]。

克服伊马替尼耐药的其他联合用药　其他参与 *BCR-ABL* 下游信号传导的介导因子的几个抑制剂已被提议用于伊马替尼耐药的 CML 患者。这些抑制剂包括 *JAK2* 的抑制剂 AG490[603]、Src 激酶抑制剂、mTOR（哺乳动物西罗莫司靶点）抑制剂，如西罗莫司（rapamycin）[604]，蛋白酶体抑制剂硼替佐米（bortezomib）[605,606]、组蛋白去乙酰化物[607,608]、PI3K 或 MEK（丝裂原活化蛋白激酶）抑制剂，如渥曼青霉素和 LY294002[609]，以及 *BCR-ABL* 下游的 RAS 相关蛋白异戊烯化抑制剂。这些药物包括唑仑二膦酸盐（bisphosphonate zolendronate）[610] 和法尼酰基转移酶（farnesyltransferase）抑制剂[611,612]。法尼酰基转移酶抑制剂 SCH66336 及 R115777 已在 CML 显示了某些活性[613-616]。伊马替尼耐药往往与 BCR-ABL 的信号转导通路的重新激活相关，这表明 *BCR-ABL* 仍然是克服这些患者耐药的一个有效靶点[617]。从伊马替尼耐药的 CML 病人分离出的 *BCR-ABL* 点突变对 *BCR-ABL* 的伴侣蛋白热休克蛋白（hsp）90 抑制剂，如格尔德霉素（geldanamycin）依然敏感[618]。这其中许多药物尚未进入临床试验。亦有一些正与伊马替尼联合用于治疗耐药病例。

疾病的预后和伊马替尼治疗期间的监测　治疗失败应考虑改变治疗策略[619]。开始应用伊马替尼治疗的患者，*BCR-ABL* 在细胞遗传学有反应和无反应者中的表达相似。经过 3 个月治疗后，*BCR-ABL* 的表达则变得显著不同，随着治疗的继续，在治疗 6 个月、9 个月、12 个月后的 *BCR-ABL* 表达差异进一步扩大[620]。

监测伊马替尼治疗患者的一个模式为至少每月一次血细胞计数，每 6 个月获取骨髓样本，直到获得完全细胞遗传学缓解为止[621]。此后，每年获取骨髓样本来监测是否有其他克隆性异常。每 3 个月进行一次血液或骨髓细胞定量 RT-PCR 检测。如果 *BCR-ABL* 的活性水平增加一个对数级，并且在至少 1 个月后重复检测获得证实，说明患者丧失了对治疗的反应。在治疗 3 个月仍然未达到完全血液学反应，或 6~12 个月后未达到主要细胞遗传学反应的患者，应考虑其他治疗方法[622]。治疗 2~3 个月后的分子反应是临床和细胞遗传学反应的强有力的预测标志[623]。对 BCR-ABL 激酶结构域进行测序可以揭示耐药克隆的出现，且对下列情况也很有用：对伊马替尼治疗缺乏充分的初始反应（见表 90-3）或有任何失去反应的征象，例如复发至 Ph 阳性状态，*BCR/ABL* 的转录比增加 1 个对数级，或丧失主要分子反应（MMR）[444]。接受第二代酪氨酸激酶抑制剂 3~6 个月未获得细胞遗传学反应的病人，应考虑异基因移植，或转换至临床试验性治疗。治疗 12 个月后，获得主要细胞遗传学反应的患者比反应较差的患者有显著的生存优势[624]。

伊马替尼作用概括　伊马替尼于 1998 年 6 月第一次试验性用于 CML 治疗。虽然它已经完全改变了 CML 的治疗模式，但它同样引起几个问题。细胞遗传学反应和分子反应的程度可以作为研究的替代终点，然而对生存期仍然需要长期随访[625,626]。由于伊马替尼治疗期间有持续的微小残留病灶的存在，大量病人的细胞遗传学和分子反应的可持续性需要进一步随访，尤其是因为超过 95% 的病例在 2 年时仍有疾病的分子证据[626]。

伊马替尼治疗的成功极大减少了慢性期 CML 的异基因造血干细胞移植的应用[627]。伊马替尼的临床试验显示，患者的 24 个月无进展生存率为 95%，但患者通常有疾病持续存在的分子学证据。由于干细胞移植有较高的死亡率和毒性，当伊马替尼治疗有效，决定何时何人采用移植这种治疗方式是很困难的。对于失去或从未获得伊马替尼诱导的主要细胞遗传反应的患者，同时有合适的捐赠者，应考虑异基因干细胞移植[628]。另一个治疗问题是，对伊马替尼治疗无反应或反应欠佳的患者，在异基因造血干细胞移植前是否要使用达沙替尼或尼洛替尼[629]。有些医生会首先增加伊马替尼的剂量，若无效，则尝试达沙替尼或尼洛替尼，如果这些措施均告失败，考虑异基因移植。

干扰素-α

在甲磺酸伊马替尼被通过作为CML的首选治疗之前，干扰素-α常被用来作为初始治疗。IFN-α诱导的完全细胞遗传学反应并不常见(13%)，但对治疗有反应者的10年生存率大约为70%[630]。对干扰素-α的细胞遗传学反应稳定且持久[631]。大约有50%的完全反应者能够长期存活。使用干扰素-α常见的毒副反应包括疲劳、低热、体重下降、肝功能试验异常、血液学变化和神经精神症状。大多数研究显示，高剂量干扰素-α与低剂量干扰素-α相比(每天500万U/m^{2}vs.每天300万U/m^2，每周5次)没有对患者带来更大益处[632]。低剂量干扰素-α最大限度地减少毒性和治疗费用。聚乙二醇化干扰素-α半衰期较长，每周只需注射1次，6μg/kg[633]。限制剂量的毒副反应是神经毒性、血小板减少、乏力、肝功能异常。因为较高剂量的毒性反应，后来的研究提出每周4.5μg/kg作为最佳剂量。在毒性和反应率方面，每周单一剂量450μg聚乙二醇干扰素-α也优于标准剂量[634]。每周一次聚乙二醇化干扰素-α加小剂量阿糖胞苷治疗CML疗效好，但毒副反应也明显[635]。

伊马替尼治疗患者的总生存率优于干扰素-α或干扰素-α加阿糖胞苷治疗的患者[636]。然而，对于所有在12个月获得主要或完全细胞遗传学反应的患者，这两种治疗方法的生存率相当。有人提出用IFN-α作为一种免疫刺激剂以巩固伊马替尼的疗效，因已经观察到两者之间有叠加效应[637,638]。相反，那些最初采用干扰素-α治疗并达到完全细胞遗传学反应的患者，再用伊马替尼治疗能获得更好的分子反应[639,640]。有些不能耐受酪氨酸激酶抑制剂的患者也可能用干扰素-α治疗获得成功。

用于慢性期的其他化疗药

羟基脲　羟基脲的主要副作用是其药理作用的延伸，即可逆性造血抑制，往往伴有巨幼红细胞生成。羟基脲单药治疗的CML患者的中位生存期约为5年。应用大剂量羟基脲治疗的研究表明，一些患者经过治疗后，其骨髓中期分裂象细胞部分或全部失去Ph染色体[641]。该药物可用于高龄患者、有合并症患者、对伊马替尼和干扰素不能耐受或无效者。羟基脲往往是用于初始的降细胞治疗。长期使用羟基脲与腿部溃疡相关[642]。

阿糖胞苷(cytarabine)　与干扰素单独治疗相比，慢性期患者经干扰素-α加阿糖胞苷[20mg/(m^2·d)，每月10天]联合治疗12个月，随机化后获得的主要细胞遗传学反应比例更高，生存期更长[643]。由于联合治疗的毒性较大，这种联合治疗已被酪氨酸激酶抑制剂所取代。

白消安(busulfan)　曾经是慢性期治疗的主要药物，现在罕有应用[644]。白消安主要是作为对异体移植或自体移植预处理方案的一部分。它可偶尔用于不能耐受酪氨酸激酶抑制剂的老年患者[646]。

高三尖杉酯碱(homoharringtonine)　高三尖杉酯碱是一种植物生物碱，它可诱导慢性晚期患者对治疗的反应，包括细胞遗传学反应。

其他细胞毒性药物　强烈的多药联合方案曾被试用于消除Ph染色体阳性克隆，并已达到延长疾病缓解期或治愈该病的效果。然而这种方法并没有显著提高生存率[646]。

其他潜在的治疗CML的药物　法尼基转移酶抑制剂洛那法尼(lonafarnib)和替吡法尼(tipifarnib)已与伊马替尼联合应用，并且对伊马替尼治疗失败的患者有效[647,648]。低甲基化药物，如地西他滨对伊马替尼耐药的难治性CML有反应性[649]。粉防己碱(berbamine)是一种天然小分子复合物，在体外对原代CML细胞有活性[650]。阿达佛斯汀(adaphostin)，一种酪氨酸磷酸化抑制剂(tyrphostin)，它通过诱导氧化应激反应抑制包括对伊马替尼耐药的CML细胞的生长[651]。INNO-406，一种BCR-ABL/LYN双向抑制剂，它能抑制伊马替尼穿透力有限的中枢神经系统的CML细胞生长[652]。该药还增强CML细胞的自吞噬作用(autophagy)[653]。当和组蛋白去乙酰化酶抑制剂如辛二酰苯胺异羟肟酸(suberoylanilide hydroxamic acid，SAHA)联合应用时，这一扰乱自吞噬作用的药物能够在临床前期动物模型中克服伊马替尼的耐药性[654]。SRC-ABL抑制剂，SKI-606(博舒替尼，bosutinib)，能够克服除T315I以外的大部分*ABL*突变引起的耐药，并已进入临床试验[655]。多个针对T315I突变的第三代抑制剂正在被开发出来[656]。微小RNA技术有可能最终在CML的治疗中发挥作用[657]，并且合成的*BCR-ABL*的siRNA(小分子干扰核糖核酸)已被用于一例异基因移植后的CML耐药患者，并观察到*BCR-ABL*受抑制[658]。

针对*BCR-ABL* mRNA的核糖酶(ribozymes)已被用于CML的治疗[659,660]，而这些方法对自体移植前体外净化CML骨髓细胞最有用[661,662]。

■ 免疫疗法

几种抗原已被提出作为CML免疫治疗的靶标，这些抗原包括BCR-ABL本身、PR1、Wilms肿瘤蛋白-1(WT1)、次要组织相容性抗原、CML-66、CML-28和存活素[663,664]。其他靶点是VEGF和热休克蛋白(hsp)90[665]。BCR-ABL融合肽，作为一种疫苗，可以诱发特异性T细胞免疫应答[666,667]。CML衍生的树突状细胞可以对内源性BCR-ABL融合蛋白进行加工处理，并以HLAⅡ类限制递呈方式，将其递呈给CD4$^+$T淋巴细胞[668]。NM23-H2是一种HLA-A32限制的肿瘤相关抗原，并在诸如CML的肿瘤中异常表达，移植后能产生反应性T细胞[669]。目前正研究应用产生GM-CSF的肿瘤疫苗进行免疫，以增强疫苗的抗肿瘤作用[670]。许多*BCR-ABL*融合区域的肽段已被确定为疫苗的备选[671]。e14a2BCR-ABL交界处的肽段在疫苗试验中引起T细胞反应，并在伊马替尼治疗已经获得主要细胞遗传学反应的患者产生延迟型分子反应。但尚未报道这些疫苗的随机性试验[672]。

■ 放疗

脾照射偶尔可用于进入加速期或慢性期晚期患者，有巨脾并伴有脾痛、脾周围炎或脾侵犯胃肠道时[673]，脾照射可以短期缓解症状[674]。

放疗也可用于慢性期晚期或加速期偶尔出现的骨或软组织的髓外肿瘤。

■ 脾切除

脾切除不能延长CML的慢性期、延迟进入加速期、增强标准化疗或强化化疗的敏感性，或者延长病人的生存期[675]。脾切对以下经仔细甄选的患者可能有效：对治疗无效的症状性血小板减少、机械性压迫症状、高代谢症状、门静脉高压等。术后感染、血栓、出血的发病率高，有报道其死亡率高达 10%[676]。异体移植之前行脾切除未发现会影响异体干细胞移植后的移植物抗宿主病（GVHD）的严重性或生存率[677]。脾切除可逆转异体移植后的移植物功能不良，但是脾功能减退可能激发或使慢性全身性 GVHD 进一步恶化，从而导致发病率和死亡率的增加[678]。

■ 妊娠期慢性期 CML 的治疗

有时需要对 CML 慢性期的妊娠患者进行治疗，以防止高白细胞血症导致的胎盘功能不全。妊娠期间使用伊马替尼有致畸的风险[514-517]。干扰素因致畸作用极小，可以在妊娠期使用。8 位患者从妊娠的前 3 个月开始用 IFN，除一位新生儿出现轻度血小板减少症外，其余患者均分娩正常胎儿。所有婴儿生长正常[680]。羟基脲可在中期妊娠和晚期妊娠使用，但早期妊娠禁用[517,679]。白细胞清除术可在妊娠早期时使用以避免胎儿在妊娠早期接触药物（见上述"白细胞清除术"）。分娩后即用伊马替尼对获得最佳疗效非常重要。进一步的观察可能显示伊马替尼在妊娠晚期是安全的。尽管对此有争议，停药并随后重新开始伊马替尼可能不会带来好的治疗结果[517]。

■ 大剂量化疗联合自体干细胞输注

自从应用伊马替尼后，自体移植在 CML 中很少应用[681]。大部分 CML 患者在诊断时存在 Ph 染色体阴性的干细胞。大剂量化疗后利用这些细胞进行造血重建的技术已被开发[682]。Ph 染色体阴性祖细胞可以用 G-CSF 动员，并在此前伊马替尼或干扰素治疗已经产生反应的患者血液中收集[683]。这种细胞还可以从去甲氧柔红霉素和阿糖胞苷等化疗恢复后的患者经过 G-CSF 的刺激之后收集[682]。在 58 例获得完全遗传学反应的患者继续伊马替尼治疗的同时，使用 G-CSF 至少 4 天。74% 的患者通过两次血细胞单采术采集细胞，其中 84% 采集的细胞为 Ph 染色体阴性[684]。

在另一组研究中，32 个伊马替尼治疗后完全细胞遗传学缓解的患者进行干细胞动员时，50% 的患者未间断伊马替尼治疗，约 50% 暂时停用伊马替尼。血液 *BCR-ABL* 的水平未受 G-CSF 影响[685]。在又一组研究中，15 例仍在接受伊马替尼治疗的患者利用 G-CSF 进行干细胞动员，其中有 13 例成功，收集的干细胞中 28% 为 *BCR-ABL* mRNA 阴性。干细胞动员后，RT-PCR 技术评估没有发现血液 *BCR-ABL* 的转录本变化[686]。还没有报道利用接受伊马替尼治疗时动员的干细胞进行自体干细胞移植的病例[687]。对伊马替尼耐药者[688]，或为减少未获得分子反应患者的残留病灶水平[689]，自体移植可能有用。虽然患者血液学毒性发生率增加，但伊马替尼对曾接受自体移植的慢性期 CML 患者是有效和安全的[690]。

■ 同种异体造血干细胞移植

在 2000 年伊马替尼上市之前，大部分 65 岁以下且有合适供体的新发 CML 患者都接受异基因移植。伊马替尼治疗的应用以及获得完全细胞遗传学缓解患者的预期生存已经改变了 CML 移植的适应证[691,692]。全球范围内 CML 移植患者数量明显减少，并且在第一慢性期施行移植所占的比例也下降[693,694]。尽管没有，或者没有可能比较伊马替尼与移植的随机临床试验，但有充分证据表明，药物治疗获得完全细胞遗传学缓解的患者群体，其生存优于移植[695]。但异体移植对伊马替尼反应不佳患者、对酪氨酸激酶抑制剂耐药或不能耐受的患者仍然非常有用，对进入加速期或急变期的患者仍是最佳的治疗方法。

65 岁以下的慢性期 CML 患者如有同卵双胞胎[696]，或组织相容性匹配的同胞[697,698]，或 55 岁以下能获得非亲缘的组织相容性供者[699]，在接受强化治疗后均可接受移植，强化治疗通常用环磷酰胺和分次全身照射（TBI）或白消安和环磷酰胺的组合。白消安可通过静脉每日 1 次给药[700]。当使用设定的稳定水平的白消安时，无年龄差别的 3 年生存率可达 86%，无病生存率可达到 78%[701]。应用非清髓性或"减低强度"的预处理方案，老年患者和有合并症的患者可以成功进行异体移植。

清髓性异基因移植

HLA 相匹配的同胞干细胞移植的实际或预期长期存活率为 45%~70%[702-704]。50 岁以上的患者，5 年存活率略低。CML 的复发风险约为 20%，在 5~7 年达复发平台期。移植的 T 细胞，尤其若被（轻度的）GVHD 激活，可能是预防白血病复发的重要因素。这种现象被称为移植物抗白血病反应，被认为通过 T 细胞介导的细胞毒性抑制白血病病情进展[697]。与动员的外周血干细胞作为异体移植的细胞来源相比，骨髓干细胞移植的相对好处尚不确切[705,706]。动员的外周血干细胞的植入更迅速，但可能出现更多慢性 GVHD。大部分存活者没有残留白血病的证据[707]。

对于没有组织相匹配同胞的年轻患者，非亲缘关系的捐赠者或不匹配的家庭成员作为干细胞的来源也是可行的。此过程的毒性比 HLA 相同同胞供体移植的更大。5 年无病存活率约为 40%[708]。较年轻患者接受巨细胞病毒血清阴性，同时应用分子技术检测 HLA-DRB1 等位基因匹配的供者，移植效果更好[709]。当应用分子学方法对Ⅰ类 HLA 基因进行分型，我们期望配型得到改善，应用非亲缘捐赠者预后更好。当比较非亲缘和同胞异体移植时，非亲缘供者移植失败和急性 GVHD 的风险增高，但生存率和无病生存率仅稍差。存活 1 年的病人中，只观察到无病生存率稍差[710]。无亲缘关系移植者的全身慢性 GVHD 率可达 60%，但有报道 CML 慢性期较年轻患者的无病生存率为 63%。非亲缘关系供者脐血干细胞移植也被用于成年 CML 患者[711]。

移植前伊马替尼治疗不会增加移植相关的并发症或降低生存率，但那些对伊马替尼反应不佳或失去反应的患者移植后的表现较差，这可能与移植时较高的肿瘤负荷和疾病更具进展性有关[712,713]。第二代酪氨酸激酶抑制剂不增加移植相关毒性[714]。异体移植后的病情可通过细胞遗传学、聚合酶链反应或 FISH 分析监测。异基因移植后 3 个月的 PCR 阳性患者与 PCR 阴性者相比，复发风险没有增加。但异基因移植后 6 个月及以上的阳性患者较阴性患者的复发风险增加。在一组病例中，在移植后 6~12 个月时 PCR（+）患者中有 42% 复发，而 PCR（-）复发者仅 3%[715]。令人费解的是，移植 36 个月后 *BCR-ABL* 仍然阳性的患者却很少复发。有人提议利用连续定量 RT-PCR 检测血液样本以区分那些注定要复发的患者[716]。维持缓解的病人，*BCR-ABL* 水平经连续定量 RT-PCR 分析测不到，低，或不断下降。6~9 个月后，大多数患者 *BCR-ABL* 水平检测不到。在分子水平识别复发可有利于早期干预治疗。

杀伤细胞免疫球蛋白样受体（KIRs）由 NK 细胞和 T 细胞亚群表达。每个个体的 NK 细胞克隆表达的 KIR 分子类型可有很大差别。几种抑制性 KIR 的配体已被证明是人类白细胞抗原Ⅰ类分子的亚群。根据 NK 细胞同种异体反应性，受者 KIR 配体缺失将导致复发减少，但 GVHD 增加[717]。还发现 KIR 配体的不匹配也是 CML 移植后达到分子反应的重要预后因素[718]。$CD4^+/CD25^-$ 高的 Treg 细胞数量增高与 CML 异体移植后的复发率较高相关[719]。

非清髓性异基因移植

为将异体移植的指征扩大至老年患者，已经发展了非清髓性方案。这些方案依靠免疫抑制治疗，使可能会产生移植物抗白血病效应的细胞可以植入。一般而言，该方案的移植物的植入达还可接受的程度，死亡率较低，GVHD 发生率相似，对持续性和复发疾病可能具有持久疗效[720]。慢性期初期（年龄中位数：50 岁）患者接受强度降低的预处理方案移植，3 年生存率大约为 60%，约 1/3 的患者有 3 年的无进展生存[721]。然而非第一次慢性期患者其结果并不理想[722]。预处理方案包括氟达拉滨（fludarabine）和白消安[723,724]，低剂量 TBI 和氟达拉滨，和低剂量 TBI 和环磷酰胺，但没有前瞻性随机试验比较这些方案或比较清髓性移植和非清髓性移植[723,725,726]。在一例 CML 急变期病例中，非清髓性造血干细胞移植，同时给予伊马替尼，植入未受影响，并产生了细胞遗传学缓解[727]。

造血干细胞移植后酪氨酸激酶抑制剂的使用

在伊马替尼广泛使用之前，接受干细胞移植治疗的患者，如果异体移植后复发或供者淋巴细胞输注（DLI）后无效，用伊马替尼治疗可以获得完全细胞遗传学缓解，也可出现分子学反应[728]。也有报道干细胞移植后持续处于加速或急变期的 CML 患者，经过伊马替尼治疗后也出现完全反应[729]。在另一组病例中，45% 复发患者获得完全细胞遗传学反应长达 28 个月，且无明显 GVHD[730]。在一组 28 例异基因干细胞移植后复发的成人患者，经过伊马替尼治疗后，反应率为 74%，完全细胞遗传学缓解率为 35%。5 例发生 GVHD 复发，13 例先前曾进行过 DLI 输入[728]。在另一组研究中，伊马替尼能够在 26% 异体移植后慢性期患者产生完全分子缓解，通常观察到供者完全嵌合状态[731]。移植后预防性给予伊马替尼已用于复发高危患者[732]。移植后使用伊马替尼也可能推迟供体白细胞输注的需求，从而减少由后者带来的 GVHD 和骨髓增生障碍的风险[733]。但也有些人发现，输注供体白细胞在预防白血病复发和提高无病生存率方面优于伊马替尼[734]。如今几乎所有患者接受伊马替尼作为初始治疗，只有伊马替尼和第二代酪氨酸激酶抑制剂耐药或治疗后复发才接受移植。

免疫疗法：移植复发后过继细胞免疫疗法

大量证据表明，CML 异基因移植的疗效不仅来自于大剂量放化疗预处理方案消灭白血病克隆的作用，同样也缘于移植物中淋巴细胞提供的过继免疫治疗，即移植物抗白血病效应（见上述"清髓性异基因移植"）[735]。异基因造血干细胞移植后复发患者，通过输注干细胞捐赠者的淋巴细胞，能够重新产生移植物抗白血病效应，产生治疗反应[736,737]。供者淋巴细胞输注（DLI）的整体反应率约为 75%。与血液学及细胞遗传学复发相比，在 PCR 检测显示复发的早期应用 DLI 的反应率更高[738]。移植与 DLI 间隔短的患者反应概率较间隔长者高。有亲缘关系的捐赠者与无亲缘关系的反应性相同[739]。有些患者的 *BCR-ABL* 的转录本水平迅速下降（DLI 治疗后 <6 个月），而另一些患者 PCR 转阴时间较长[740]。对 DLI 的反应可持久[741]。高达 2/3 的患者可以达到分子反应[742]。

DLI 治疗的主要不良反应是 GVHD 和骨髓抑制。高达 60% 的患者可发生慢性 GVHD[743]。减少这些不良反应的措施包括应用剔除 $CD8^+$T 细胞的 DLI 及输注较少量 T 细胞[744,745]。较低的初始细胞剂量对骨髓的抑制较轻，却可达到相同的反应率、更好的生存率及更低的 DLI 治疗相关死亡率，所以，建议初始剂量不应超过 0.2×10^8 个单核细胞 /kg[746]。当供者是匹配的非亲缘捐赠者时，初始剂量应更低。供者淋巴细胞也可以被含有复制功能缺陷的单纯疱疹病毒基因组的载体所转染。如果发生 GVHD，通过更昔洛韦（ganciclovir）系统性的治疗后可以清除淋巴细胞。这种目前仍处于实验阶段的方法，其最终用途目前仍然无法确定[747]。DLI 治疗后用干扰素可以改善疗效[748,749]，而伊马替尼能与 DLI 协同以促进复发后的快速分子反应[750]。其他许多应用更特异的免疫效应细胞的方法正在摸索中，但这些方法尚未在临床上广泛使用[751]。

病程及预后

20 世纪 70 年代及 80 年代初公布的几个大型临床研究表明，CML 患者在慢性期接受白消安或羟基脲的标准化疗，病人的生存率相似[752-760]。中位存活期为 39~47 个月不等，5 年生存率约为 25%~35%，8 年生存率为 8%~17%。一个大型随机研究比较了羟基脲和白消安，发现羟基脲治疗的慢性期明显延长[644]，并且经过干扰素治疗后慢性期进一步延长。但只有小部分病人的慢性期维持了 10~25 年[761-768]。美国国家癌症研究所监测、流行病学和最终结果项目根据美国癌症病人的登记收集全国统计数据，表 90-4 列出了这些观察的 5 年的生存率。由于这些数据是伊马替尼应用前和应用后的混合数据，伊马替尼治疗 CML 患者的 5 年预期生存率估计偏低。

表 90-4 慢性粒细胞白血病：5 年相对生存率（1996~2004 年）

年龄（岁）	病人百分数
<45	77.2
45~54	76.5
55~64	62.3
65~74	38.7
>75	23.9

注：这些最新的数据低估了 2005 年至当前日期的甲磺酸伊马替尼治疗效果。

在诊断时，血中原始细胞所占百分比、肝脏和脾脏大小、嗜碱性和嗜酸性粒细胞总数是与慢性期持续时间和生存率联系最密切的变量。根据这些变量，将患者分为三个风险组：低危组，中位生存期大约 5.0 年；中危组，中位生存期 3.5 年；高危组，中位生存期大约 2.5 年[769-771]。在低危组，40% 的病人在第 7 年仍存活。但在高危组，不到 10% 的病人可活到第 7 年。这些数据基于主要接受白消安治疗的患者。慢性期用羟基脲以及随后的干扰素治疗使患者的中位生存期分别较先前的治疗延长了约 18 个月和 36 个月。根据这些研究结果，不可能将此结论推广到所有患者，因为许多患者，尤其是超过 65 岁的，无法耐受干扰素的最佳剂量。因此，结果是对于那些仍在使用这些药物的部分经过筛选的病人，伊马替尼治疗极大地提高了中位生存时间。有研究推算采取这种治疗的中位生存时间将超过 15 年[772]。但尚未确定接受伊马替尼治疗的病人可以平均维持缓解多久[691-773]。初诊时开始接受伊马替尼治疗的 CML 患者经过 5 年随访，完全细胞遗传学反应在 12 个月时约为 70%、60 个月时约为 90%。在一项重要研究中，经 84 个月长期随访，其估计总生存率为 86%[774]，而且耐药率呈逐年下降，副作用也没有随着治疗时间的推移而出现[775]。需要 1 年或以上伊马替尼治疗才能达到完全细胞遗传学缓解的患者，与那些较快获得细胞遗传学缓解的患者相比，两者的分子反应、无进展生存率和总存活率相似[776]。对于伊马替尼无效或不能耐受的慢性期患者，估计 3 年生存率约为 70%。经过中位数为 2 年的随访[777]，以达沙替尼或尼洛替尼作为替代治疗的慢性期患者的生存率较异基因造血干细胞移植或其他药物治疗更好。处于慢性晚期老年患者的治疗反应率较低，但如果他们能达到完全细胞遗传学反应，则分子学反应水平也无明显差异[776]。

有关 *BCR* 基因断裂点的(3')精确位置与慢性期缩短[778]的相关性研究尚未得到证实[779]。在引入伊马替尼治疗之前，大多数患者死于疾病从慢性期到加速期或急变期的转换[780]。由于病情演变得太快，以至于无法确定接受 BCR-ABL 激酶抑制剂治疗患者的死亡原因。有报道极个别 CML 患者获得自发细胞遗传学但不是分子缓解[781-782]，但自发缓解的患者病情可能反复[783]。

其他几个与 CML 预后不良相关的次要因素，包括骨髓血管生成和骨髓纤维化[784]；端粒长度的缩短[785]；细胞血管内皮生长因子(VEGF)的表达[786]；t(9;22)断点大段缺失[787]；衍生的 9 号染色体缺失[788,789]；骨髓纤维含量增加和骨髓红细胞生成减少[790]；CD34 阳性细胞的 CD7 表达增加[791]；钙黏蛋白 13 的表达缺失[792]；伊马替尼治疗得到完全细胞遗传学缓解后 CML 的恶性造血祖细胞持续存在[793]。约 9% 的 CML 病人出现 Der(9)abl 区域 5′ 的缺失，发生在 t(9;22)易位形成时，并可能与预后略差相关[794]。但伊马替尼治疗的预后可能并不差。*BCR* 断裂点的类型(5′ 或 3′)不影响慢性期 CML 的进程[779-795]。其他癌症治疗后继发 CML 的患者，似乎与新发生的 CML 病例有相似的临床及生存特征[796]，还发现伊马替尼治疗期间组胺水平也是预后的重要因素[797]。

人们已提出数个 CML 预后量表，包括诊断时的 Sokal 和 Hasford 积分系统以及对异基因造血干细胞移植患者进行评估的欧洲骨髓移植联盟风险积分系统[789]，该系统在原来的 5 个变量[年龄、脾脏大小、原始细胞计数、嗜碱性粒细胞和嗜酸性粒细胞计数、血小板计数(Hasford 积分系统)]的基础上，加上行为状态，经证实它可以很好地区分不同的生存期组[799]。Sokal 评分基于年龄、脾脏大小、血小板计数、骨髓原始细胞的百分数。该评分系统较早提出，是在白消安治疗时代，它对 IFN 治疗的患者评估不大准确。另一个简单的预后量表，包括供者类型、移植时的疾病阶段、受者的年龄、供者和受者的性别、诊断与移植之间的间隔时间，被认为可预测异基因干细胞移植的结果[800]。基于伊马替尼普遍使用所带来的治疗模式的巨大改变，这些预后量表需要重新审视。有证据表明，慢性期 CML 患者在诊断时若 Sokal 评分较好的话，病人的血液学及细胞遗传学反应的比例较其他患者高[801]。伊马替尼治疗 3 个月时中性粒细胞数降低和细胞遗传学反应差可能预示总体治疗结果不佳[802]，但这需要观察验证[803]。细胞遗传学反应作为伊马替尼治疗患者生存的替代标志似乎很有用[804]。

■ 微小残余灶检测

利用分子探针进行微小残留病灶检测，在大约每 1 000 000 个细胞中只要有 1 个来自于 CML 克隆的细胞就能够被发现[805]。监测残留病灶的技术已经有综述[806-808]。PCR 使我们可以观察治疗后亚临床疾病的消退或持续，或疾病变得明显之前观察亚临床疾病的进展，因此它对检测 CML 治疗反应是非常关键的[809,810]。亚临床疾病的稳定持续并不一定预示着早期复发[811,812]。

当转录本非常少时，误判 RT-PCR 为阴性结果的风险增加[806]。可重复扩增的稀释阈值是 250 000 个细胞。经过培养，mRNA$^{BCR\text{-}ABL}$ 也可以在单个祖细胞克隆中检测到[813]。Ph 染色体阳性的中期细胞比例和 mRNA$^{BCR\text{-}ABL}$ 水平呈良好的对应关系[814-816]。目前正在努力使 RT-PCR 的检测和报告标准化[817]，根据转录本数量的升高作出治疗决定时，需要连续检测[818]。一些研究表明，由骨髓细胞检测出的实时 RT-PCR 值往往会比血液中检测出的高，但两者在治疗过程中的变化趋势是相似的[819]。相互混淆这些结果可导致对疾病状态的误判。在根据实时定量 PCR 证实获得主要分子反应的伊马替尼治疗病人中，没有发现骨髓细胞遗传学异常，说明获得主要分子反应的患者不需要对骨髓进行常规细胞遗传学检查。

应用定量 PCR 方法，可在病情进展之前发现有 mRNA$^{BCR\text{-}ABL}$ 表达的增加。在实验室或临床参数显示恶性克隆的表型发生转变前的 16 个月即可检测到这种增加[820]。微小残留病灶检测技术非常敏感并容易受到假阳性的影响。巢式竞争性 RT-PCR 比 RT-PCR 方法灵敏度更高，但当对总的 *ABL* 转录本标化时，RT-PCR 可以用来监测治疗中的 CML 患者[821]。实现完全细胞遗传学反应的同时，获得主要分子缓解(表达较基线水平中位数下降 3 个对数级)的患者比那些未达到相同级别分子缓解的人有更长久的细胞遗传学缓解[822]。在完全细胞遗传学反应时获得 2 个对数级的分子反应，或此后任意时间获得 3 个对数级分子反应是无进展生存的独立预后指标[823]。但是也有其他研究显示，获得完全细胞遗传学反应的患者并未从完全分子反应中额外受益[824]。

分裂中期的 FISH 检测可能有 5%~10% 的假阳性率[825,826]。FISH 不是检测的标准手段，但能对大量细胞进行快速分析(100~500)。应用位于 *BCR* 和 *ABL* 基因断裂点侧翼的 D-FISH 探针分析，其假阳性率只有约 0.2%。固定、样品制备、杂交条件可能造成不同程度的假阳性和相应的评判标准[827]。伊马替尼治疗的 CML 患者，通过 FISH 检测外周血分裂中期的中性粒细胞而非未经筛选的白细胞，其 *BCR-ABL* 结果与骨髓细胞遗传学相吻合[828]。FISH 和 RT-PCR 可作为相互补充的检测手段[829]，但 FISH 一般不适合用于微小残留病灶的监测[830]。

接受异基因造血干细胞移植的病人，标准或非清髓性移植的微小残留病灶动力学不同。移植后的前 3 个月，降低剂量强度预处理移植患者的 *BCR-ABL/ABL* 比值为 0.2%，而传统预处理方案移植患者的相应比值为 0.01%。然而 12 个月时，分别

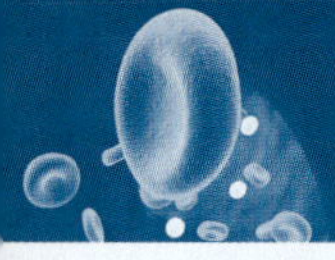

有 20% 接受标准移植的患者及 50% 接受降低强度移植的患者的 *BCR-ABL/ABL* 比值达到小于 0.01% 的水平，说明两种不同的移植模式消除疾病的动力学不同[831]。异体移植后复发的患者有 *BCR-ABL* 转录本重现和（或）升高[832]。干细胞移植后的早期（3~5 个月）阶段，应用定量 RT-PCR 检测可以预测患者的长期结果[833]。当 RT-PCR 阴性时，3 年的复发风险是 16.7%，当 RT-PCR 阳性但比值小于 0.02%，复发率是 42.9%；而当 RT-PCR 检测呈阳性且比值水平超过 0.02%，复发率为 86.5%。另一个研究小组发现移植 18 个月或更长时间后的血液检测到的 *BCR-ABL* 与高复发风险相关，检测结果阳性但没有复发的患者一般都是只有一次检测结果阳性且拷贝数低[834]。异基因移植后应该定期（第一年每 2~4 个月 1 次，此后每 6 个月 1 次）进行定性 PCR 检测。如果 PCR 结果持续阳性或变为阳性，应当在每月或者间隔更短的时间内行定量 PCR 检测。分子复发定义为 PCR 阳性 10 倍以上增加，无任何细胞遗传学复发征象[835]。通过 FISH 检测男性染色体，供 - 受体性别不匹配的异基因移植后，或者 DLI 输注后，受者体内嵌合体的增加或串联重复序列可变数目的增加，也通常与复发相关[836,837]。

伊马替尼治疗导致 *BCR-ABL* 的转录水平迅速下降。巢式 PCR 转录水平与细胞遗传学反应呈平行关系，伊马替尼在分子反应的速度和程度方面均优于干扰素或阿糖胞苷，但残余病灶很少被清除[838]。当定量 RT-PCR 用于接受伊马替尼治疗的患者，几乎所有患者都有残留疾病的证据[839,840]。定量 RT-PCR 监测伊马替尼治疗的缺点包括缺乏标准化、无法检测克隆变化以及目前尚未普及[825]。随机十五聚体（pentadecamer，含 15 个核苷酸——译者注）引物的使用可改善 CML 的 *BCR-ABL* 转录水平的检出[841]，而流式细胞术检测酪氨酸磷酸化水平对疾病反应的连续评估可能有价值[842]。表 90-5 列出了进行伊马替尼治疗的慢性期患者监测的概要。

表 90-5 接受甲磺酸伊马替尼治疗的慢性期患者的监测指南

1. 诊断时，治疗开始前，利用骨髓细胞获得 G- 带细胞遗传学结果并行定量 PCR 检测 *BCR-ABL* 的转录数目。如果不能取得骨髓，用血液标本行 FISH 检查以确诊。
2. 伊马替尼治疗后的第 3 个月、6 个月、9 个月、12 个月，利用外周血细胞进行 t(9;22) 的 FISH 检查和 *BCR-ABL* 转录行定量 PCR 检查。
3. 6 个月时，利用骨髓细胞行细胞遗传学检查 Ph 染色体。每 6 个月重复一次直到获得完全细胞遗传学反应。如果在 6 个月达到 CCyR，则 12 个月时不需要再行此检查。
4. 一旦获得 CCyR，每 3 个月一次利用外周血细胞进行定量 PCR 监测。如有指征，继续每年一次骨髓细胞遗传学检查，以发现克隆的演变。
5. 这些指南假定在达到完全细胞遗传学反应前，患者对伊马替尼继续有反应。如果情况不是这样，相应方法见文字部分。

注：CCyR，完全细胞遗传学反应；FISH，荧光原位杂交。

CML 加速期和急变期

■ 定义

所有 CML 慢性期患者都可能演变成一个疾病性质更具侵袭性、临床症候更为复杂、病情更加危险的阶段，并对先前可以控制慢性期的治疗方案反应不佳。慢性期向加速期转换的最常见临床特征包括：治疗无法恢复或维持接近正常的红细胞和白细胞数目、脾脏增大、骨髓中原始细胞和血液中嗜碱性粒细胞增加、患者生活质量下降、髓外肿瘤的出现。最客观的发现是血液中原始细胞大于 10%，血小板计数小于 100×10^9/L 和血液中嗜碱性粒细胞大于 20%，伴随 Ph 染色体出现新的克隆性细胞遗传学异常[843]。

所使用的术语包括加速期、急性期、急性转变或最剧烈的表达方式、原始细胞危象。但这种蜕变可以是急性的，即原始粒细胞或原始淋巴细胞的危象，但通常是更渐进性的并表现为严重的造血细胞形态异常、难治性脾肿大、髓外肿瘤，所以人们更倾向于称其为转变期或加速期，来描述这一从可控向失控肿瘤的转变。原始细胞危象是加速期最严重的表现，它可以突然发生或经过一段恶化期后发生。事实上，危象是向完全急性白血病的演变。

■ 发病机制

酪氨酸激酶抑制剂对疾病进展速度的影响

自酪氨酸激酶抑制剂的治疗问世以来，已使 CML 的亚临床慢性阶段的持续时间显著延长，血细胞计数和脾脏大小正常，血液和骨髓中通常找不到有 Ph 染色体的细胞，有时通过 PCR 实验室检测 *BCR-ABL* 癌基因的证据也可呈阴性。虽然该药物治疗的进步显著延长了慢性期向加速期和原始细胞危象的发展，但这种转变的风险仍然存在，因为在实验条件下，经 BCR-ABL 酪氨酸激酶抑制剂处理的 CML 干细胞未发生凋亡，临床上如果中断酪氨酸激酶治疗，几乎所有患者的 *BCR-ABL* 阳性细胞会卷土重来。

原始细胞危象的干细胞

CML 加速期的开始被认为出现在一个携带有 *BCR-ABL* 融合基因的粒 - 单核祖细胞。实验[844,845]和理论[846]依据均支持这个观点。对克隆演变的这一定位也可解释一些 CML 病人通过抑制疾病的进展从而成功反转至慢性期的原因。因此，在 CML 的慢性期存在着多克隆正常造血干细胞和 CML 干细胞之间的互相作用（见第 85 章图 85-4），同时在疾病的急性期额外出现了第三个干细胞池（第二个肿瘤干细胞池），启动并维持了 CML 的加速期和原始细胞危象。

分子和遗传学改变

由慢性期 CML 转变为加速期并进而转变为原始细胞危象，或直接由慢性期转变为原始细胞危象被认为至少经过以下 7 个分子过程：①成熟停滞；②基因组监视失败；③不能进行足够 DNA 修复；④突变子表型出现；⑤端粒缩短；⑥肿瘤抑制因子功能缺失；⑦未知因素[847,848]。

由慢性期转变为加速期过程的显著特点是 *BCR-ABL* 表达的增加[849,850]。而在 mRNA *BCR-ABL* 转录上调的基础上，出现其他细胞遗传学异常，这种情况大约出现在 50%~65% 持续 Ph 染色体阳性的患者中[843,850-853]。在原始细胞有淋巴细胞表型的 CML 急淋变中，约有 50% 的患者出现 *p16/ARF* 突变，约有 20% 的患者发生 *RB* 基因突变。在原始细胞有粒细胞表型的 CML

急粒变中，约有 25% 的患者含有 *P53* 突变的细胞[854]。通过敲除 *P53* 功能的转基因小鼠实验证实，*P53* 功能的缺失具有促进人 CML 慢性期克隆转化的作用[855]。作为 *P53* 基因家族的一员，*P51/P63* 在 CML 慢性期并没有突变，但在急变期，约有 8% 的患者出现 *P51/P63* 的突变[856]。

在细胞培养中，祖细胞更加无序的生长和成熟模式反映了克隆的恶性程度不断加剧的过程，最终模拟了急性白血病细胞的生长障碍[851]，并体现在血细胞形态和功能上的异常[857,858]，终于导致成熟障碍并使得原始细胞取代了血细胞和骨髓细胞。

大约有 65% 的患者，除了有 Ph 染色体，还有其他细胞遗传学的异常。双 Ph 染色体，8 号染色体三体和等臂染色体 17p 是最常见的继发性改变[854,859]。与羟基脲相比，使用白消安的患者出现 8 号染色体三体的频率更高，因此使用甲磺酸伊马替尼治疗后出现的继发性染色体改变的频率可能也有明显的不同[854]。克隆的不稳定性也见于 CML 急淋变的病例中。与后来发现的克隆明显不同的克隆可在出现明显急淋变之前便检测到。这些早期出现，后来消失的克隆提示在急变发生前克隆的不稳定性，这可能对判断预后有一定的价值[860]。FISH 技术被用于确定哪些细胞有继发性的细胞遗传学异常，而这些细胞通常不是原始细胞。这一发现提示一些染色体的异常仅仅意味着基因组的不稳定性[861]。异常的 mRNA 和蛋白质产物 $P210^{BCR\text{-}ABL}$ 见于转化为急性白血病病人的骨髓和血细胞中[862-864]。

虽然 M-*bcr* 的断裂点被认为与 CML 加速期起始的时间有关[865]，但后续研究没有发现慢性期持续时间与特定的 *BCR-ABL* 融合基因位点有相关性[866]。极少数的病例在转化后出现 *BCR-ABL* 融合基因的缺失，mRNA 的缺失以及具有酪氨酸激酶活性的 P210 表达的缺失，这些发现提示异常的蛋白激酶并不总在维持急性期阶段状态中发挥独特的作用[867]。相反，患者对于伊马替尼的高反应率，尽管只是临时的，提示突变的 *BCR-ABL* 产物通常在疾病的这一阶段发挥重要的作用。

很多在急性转化患者细胞内检测出的分子改变可能有助于 CML 克隆恶性行为能力的增加，包括 *N-RAS* 基因活化[868,869]、*P53* 基因重排[869-872]、降钙素基因的高甲基化[873]，以及 *ABL1* 基因的甲基化[874]。一项研究报道了 17% 的原始细胞危象患者有 *P53* 基因的突变。还有报道视网膜母细胞瘤 1 基因产物在 CML 细胞的表达缺失和有巨核细胞表型的急变相关[875]。*P16* 抑癌基因纯合子缺失与 CML 的淋系转化有关[876]，但在 CML 慢性期和急粒变中没有发现这种缺失。*P16* 也被称为细胞周期依赖性激酶 4 抑制基因，位于染色体 9p21[877,878]。这个基因在细胞周期进入 DNA 合成期前抑制了可调控细胞周期关卡的激酶——细胞周期素依赖激酶 4（CDK-4）。11p13 染色体的 *WT* 基因编码一个含锌指模块的转录因子，它只在转化为急变期的 CML 病人中出现[879]。CML 急变期中还出现 *EVI-1* 基因的过表达[880,881]。没有发现微卫星序列的不稳定性与 CML 原始细胞危象转变有关[882]。*BCL-2*、*c-MYC* 和其他的基因也与 CML 的演变有关[883-886]。

已经鉴定到约 50 个基因可能在 CML 加速期和急变期中发挥作用[847]，包括通过基因表达谱分析所确定的与慢性期相比在加速期明显失调的基因，包括 WNT-β-catenin 和 JunB 信号通路[887,888]。

■ 临床特点

症状和体征

提示由慢性期转化为加速期的特征包括无法解释的发热、骨痛、乏力、盗汗、体重减轻、生活质量下降、关节痛，与脾肿大和脾梗死有关的左上腹疼痛。这些特征在加速期实验室证据出现前几周便可出现。可以在淋巴外或髓外部位形成一些含有 *BCR-ABL* 阳性原始粒细胞或原始淋巴细胞的局限性或弥漫性淋巴结肿大或不断增大的肿块。尽管先前有效的治疗，也出现血细胞计数和脾脏肿大对治疗反应不佳[843,854,889-891]。在嗜碱性急变的病人中，则出现由于产生组胺过多引起的症状[892]。

其中几个特征可以相继或同时出现。疾病转化开始的时间、急变的出现时间及其临床表现都无法预测。

■ 实验室检查的特征

血液学检查发现[854,889-891]

贫血症状可能会加重，并出现异形红细胞增多、红细胞大小不等和红细胞着色不均匀。血液中的有核红细胞数量可能会增加。如果疾病特征包括骨髓纤维化的进行性加重，上述红细胞的改变也会进一步加剧。

不经治疗，白细胞总数也可下降。在 CML 加速期，外周血和骨髓中的原始细胞比例增高至大于 10%，而在急变期原始细胞达 20%~90%。原始细胞的形态可是髓系或淋系的。中幼粒细胞数量减少。低分叶中性粒细胞（Pelger-Huët 细胞）和其他的畸形变化会变得更加明显。嗜碱性粒细胞增加，常常占到整个白细胞的 20%~80%，血小板计数减低至小于 $100 \times 10^9/L$。巨大血小板、小巨核细胞和巨核细胞碎片会进入外周血。类似于在急性白血病中的情况，在培养中祖细胞的生长下降。

骨髓检查发现[854,889-891]

骨髓检查的结果差异很大。有一系、二系或三系细胞形态异常改变；原始细胞增至 10% 以上；骨髓细胞形态学类似于亚急性粒 - 单核细胞白血病；或者，在极端情况下因原始细胞过度转化，使原始细胞计数大于 30%。网状纤维明显增加，少数情况会发展成严重的网状纤维化和胶原纤维化。额外的克隆性细胞遗传学异常可发生于多达半数的 CML 加速期患者（详见以下“细胞遗传学研究”）。

■ 髓外急变

新出现的髓外原始细胞肿瘤的特定效应可产生各种不同的症状和体征，这种髓外原始细胞肿瘤被称为髓外急变[893-896]。约有 10% 的 CML 加速期的病人以髓外急变为首发表现。淋巴结[894,895]、浆膜表面[897,898]、皮肤和软组织[893-896]、乳房[896,899]、胃肠道或泌尿道[894,896]、骨骼[894,896,900-903]和中枢神经系统[894,904-906]是最常累及的部位。可出现单个的或者弥漫性淋巴结肿大。骨骼的受累可能引起剧烈疼痛、压痛和病理性骨折，在影像学上受累部位明显可见。中枢神经系统通常累及脑膜，以头痛、呕吐、昏迷、脑神经麻痹和视盘水肿为前驱症状，脑脊液中可表现为细胞数、蛋白的增加，并可发现原始细胞[896,904-906]。

需要用适当的组织化学和免疫学检测确定髓外急变是由

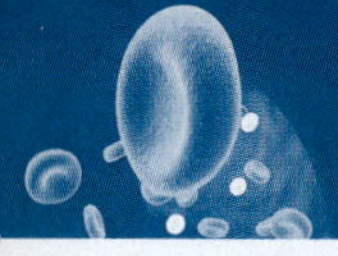

髓系还是淋系表型的细胞组成的。因为肿瘤细胞可具有淋巴瘤细胞的特征，所以髓细胞或粒细胞肉瘤、绿色瘤和髓母细胞瘤等名称不恰当，此种CML应被称为髓外急变[905,907-909]。原始淋巴细胞和原始粒细胞一样，都是Ph染色体阳性。联合形态学、组织化学（如过氧化物酶、溶菌酶）、末端脱氧核苷酸转移酶分析和针对淋系和髓系细胞的单克隆抗体的应用，可以对髓外原始细胞进行分类。在1930~1960年间曾报道的一些淋巴瘤合并CML的病例可能是淋巴结或其他部位的髓外急淋变。

■ 骨髓急变

约半数的CML患者进入加速期，发展为急性白血病。急变的起始时间可发生在CML诊断后的数天[910-912]到几十年不等。症状和体征包括发热、出血、骨痛和淋巴结肿大[848,910-912]。急性白血病的形态学通常是粒细胞或粒-单核细胞白血病[848,913]。这种情况下，大部分的髓细胞白血病可能并没有细胞化学方法能够检测的过氧化物酶阳性反应[914]。根据形态学特征分类，红细胞白血病的病例约占10%[915]，但如果以表达血型糖蛋白-A为诊断依据，那么红白血病可高达20%[916]。偶尔有病例转化为巨核细胞白血病[875,917]，这些病例很难通过光学显微镜确认，因为原始巨核细胞会被误认为淋巴细胞或未分化的原始细胞。骨髓纤维化是这种变异型转化的特征。抗血小板糖蛋白抗体和其他单克隆性抗血小板抗体都可以作为确诊巨核细胞白血病的试剂，而不必进行超微结构研究[917]。也可急变为早幼粒细胞白血病[918-920]和嗜酸性粒细胞白血病[921]。而嗜碱性粒细胞白血病是CML已知的一个变异型[922]。早幼粒急变的患者除了Ph染色体外，通常还有t(15;17)，有些病人有弥散性血管内凝血的表现[923]。

约有30%CML的急变期患者可能会转化为急性淋巴细胞白血病[843,924-928]，这些淋巴细胞通常表达末端脱氧核苷酸转移酶(TDT)[924,925]，通过抗免疫球蛋白染色判断，这些细胞是B细胞来源[923-930]。TdT是一种DNA聚合酶，它可以通过末端添加将单磷酸脱氧核苷从三磷酸核苷底物加到单链DNA上，与复制聚合酶不同。这种酶存在于正常的未成熟胸腺细胞以及几乎所有急性淋巴细胞白血病患者的原始细胞中。极少数病人的原始细胞是T淋巴细胞表型[907,908,932,934]。一些病人是双表型，即原始细胞同时有淋系和髓系的标志[913,935-937]。一些病例在原始细胞中有髓系过氧化物酶阳性，同时表达CD33或CD13。有报道在第二次进入CML慢性期时接受自体干细胞移植后，原先髓系克隆被淋系克隆取代[938]。CML淋系急变的患者很少有中间的加速期，脾肿大和嗜碱性粒细胞增加较轻，骨髓原始细胞浸润度较高。在接受非酪氨酸激酶抑制剂的治疗中，急淋变的患者在缓解率和生存期方面优于髓系急性变的患者[939]。

■ 细胞遗传学研究

大多数大型研究表明，在加速期前或在加速期中，很多患者细胞中出现以下7种改变：8号染色体三体（占33%）、额外的22q-（占30%）、17号等臂染色体（占20%）、19号染色体三体（占12%）、Y染色体缺失（占男性患者的8%）、21号染色体三体（占7%）以及7号染色体单体（占5%）[940-943]。此外，还报道了很多其他的染色体异常[944-948]。在一项研究中，73例急变的患者中有46例(63%)有继发细胞遗传学异常。这些异常在髓系急变中更常见，而且与疾病缓解期较短有关[860]。相对淋系急变，这些变化可能是髓系急变的特征性表现[941,946]。有些异常如16号染色体倒位，与早期转化为AML有关[942,946,949]。经显带技术和多色FISH检测后发现，很大一部分处于加速期或急变期的患者(50%)，除了t(9;22)(q34;q11)外没有其他的细胞遗传学异常[948]。如果急变发生在髓外部位，如淋巴结或脾脏，额外的细胞遗传学异常可能出现在受累部位的细胞，而在外周血或骨髓细胞中却没有[950]。

■ 治疗

如果患者的年龄合适并有适合的供体，异基因造血干细胞移植是首选治疗。当酪氨酸激酶抑制剂能更好地用于疾病的这些阶段时，干细胞移植的作用也在不断改变。

酪氨酸激酶抑制剂在加速期和急变期的应用

伊马替尼在加速期治疗的启始剂量是600mg/d[951]。伊马替尼、达沙替尼和尼罗替尼被作为在加速期进行异基因干细胞移植前的过渡治疗[952]。达沙替尼和尼罗替尼可以获得较好的分子学缓解，因此移植在加速期的作用和进行时机需要重新考量。加速期应用包括达沙替尼联合伊马替尼等联合治疗的临床研究正在进行中[953]。对于髓系急变的患者，伊马替尼可以联合米托蒽醌(mitoxantrone)加依托泊苷(etoposide)或阿糖胞苷进行治疗[954]。伊马替尼可以使20%急变期的病人达到完全的血液学缓解[955,956]。但很少获得完全的细胞遗传学缓解。在使用伊马替尼治疗加速期时可以出现中枢神经系统和其他髓外急变[957,958]以及其他所有急变类型，包括早幼粒急性变[959]。与其他各种联合化疗的历史对照相比，伊马替尼单药治疗与联合化疗结果相似（急变患者的中位生存期为6个月）[960]。虽然达沙替尼治疗可以使CML急性变的完全细胞遗传学缓解达到29%，尼洛替尼可以使27%的髓系急变和43%的淋系急变达到完全细胞遗传学缓解，但这些缓解很少能够持久，所以适龄病人有合适供体，应考虑选择移植，而酪氨酸激酶抑制剂可作为移植治疗的二线过渡治疗[961,962]。

化疗

化疗方案需要根据CML急变的原始细胞表型来制订，而化疗通常不会在加速期使用。如果患者是髓系表型，化疗方案类似于急性髓细胞白血病：蒽环类抗生素如去甲氧柔红霉素(idarubicin)或柔红霉素(daunorubicin)，联合大剂量阿糖胞苷，以及有时加依托泊苷[963]。因为这个方案获得缓解率低，并且维持时间短（中位生存期约6个月），其他各种组合包括5-氮杂胞苷(5-azacytidine)、白消安、克拉屈滨(cladribine)、氟达拉滨(fludarabine)、氯法拉滨(clofarabine)、大剂量胞嘧啶、阿糖胞苷、地西他滨、依托泊苷、法尼基转移酶抑制剂、羟基脲、甲氨蝶呤、米托蒽醌、普卡霉素(plicamycin)、噻唑呋林(tiazofurin)、曲沙他滨(troxacitabine)等也有应用，但都没有显著改善预后[960]。

对于淋系急变的患者，主要使用长春新碱1.4mg/m^2（每次剂量不超过2mg），每周1次静脉注射，泼尼松60mg/m^2，每天口服。至少2个疗程(2周)治疗后才能进行疗效评估。约有1/3的淋系急变的病人经过这种治疗后重新进入慢性期。然而，由于只有约1/3的患者是淋系急变，因此使用这个方案只能使约10%的急变患者达到缓解。一些复发的患者其TdT转变为阴性（髓细胞复发）。即使复发的患者仍为TdT阳性，他们也不太会对第二次治疗敏感。一些医生主张于淋系急变患者采取强度更大的诱导方案治疗，类似于新诊断的成人 ALL 或高危的儿童 ALL，并报道了一些较好的结果：更高的缓解率和更长的缓解期。但这种强化疗方案受益很小，因为缓解维持时间并不长。TdT 阳性，CD10（CALLA）阳性的原始淋巴细胞可能是对长春新碱和泼尼松最敏感的原始淋巴表型[927]。mTOR 抑制剂可能对淋系急变有效[964]。

异体干细胞移植

来自同卵双胞胎或兄弟姐妹之间的干细胞移植已经运用于进入急变期的 CML 患者。有些患者就此可以获得长期生存。其 3 年生存率大约为 15%~20%[965,967]，这不同于在慢性期进行移植，3 年生存率可达 50%~60%。然而，对于就诊便表现为急变的患者、在慢性期第 1 年即转化为急变的患者或因其他原因推迟移植的患者，如果有组织匹配的供者，移植依旧是达到长期生存的最好选择[904,905]。对于接受异基因干细胞移植后加速期复发的患者，输注供者细胞毒性 T 淋巴细胞有反应[968]。对于疾病进展期的患者而言，在异基因干细胞移植前使用伊马替尼等药物可以显著提高移植的效果，尤其是在移植前获得主要细胞遗传学改善时[969]。

自体干细胞移植

自体移植在加速期或急变期，无论是在慢性期采集干细胞或是在密集化疗后细胞反跳时采集 Ph 染色体阴性祖细胞，都可以使部分患者的缓解期明显延长，但是这种方法很少用在进展期的患者，因为移植后的复发率很高[970]。是否伊马替尼治疗期间采集 Ph 染色体阴性的细胞有相同的疗效还不知道。

脾切除

脾切除可缓解患者脾梗死的疼痛和出血的症状。然而脾切除的并发症发生率很高，在此情况下要尽可能避免[971]。

■ 病程及预后

CML 的加速期通常对治疗反应很差或是难治的，除了少数患者成功接受有组织相容性供者的干细胞移植，所有患者在几周至几个月内死亡。髓系急变的患者中位生存期约为 6 个月，而淋系急变患者则为 12 个月[960-972]。在早期伊马替尼治疗急变期患者的临床研究中，髓系急变患者中位生存期（约 5 个月）比 Ph 染色体阳性 ALL 的淋系急变的患者稍长（3 个月）。这对两种急变都不是好结果。患者在慢性期出现克隆演化证据后的中位生存期约为 15 个月。17 号染色体异常、其他易位，或高比例的异常分裂中期细胞等均致生存率更差[973]。多个疗程反复细胞毒药物治疗导致的严重的全血细胞减少会造成感染、出血、器官功能损害，特别是肝肾功能损害。随后常出现疱疹病毒、巨细胞病毒或真菌等机会性感染。虽然化疗联合大剂量伊马替尼（600mg/d）正式研究尚未完成，人们也在期待第二代酪氨酸激酶抑制剂的临床试验结果，但加用伊马替尼治疗对长期预后的影响作用甚微。

没有 BCR 重排的相关克隆性髓系疾病（表 90-6）

■ 慢性粒 - 单核细胞白血病

这种类型白血病是克隆性髓系疾病谱中的一部分，有类似

表 90-6 慢性髓系白血病类型

慢性粒细胞白血病类型	分子遗传学	主要临床特征	详见
BCR 重排阳性的 CML	>95% p210[BCR-ABL]；<5% p190 或 p230	80% 脾肿大；WBC >25×10^9/L；血原始细胞 < 5%；90% 有 Ph 染色体；100% 有 *BCR* 基因重排	第 1244 页
慢性粒 - 单核细胞白血病	多种细胞遗传学异常	贫血；单核细胞增多 >1×10^9/L；血原始细胞 < 10%；血浆和尿溶菌酶升高；无 *BCR* 重排；个别有 *PDGFR-β* 突变的病例对伊马替尼敏感	第 1261 页
慢性嗜酸性粒细胞白血病	多种细胞遗传学异常	血嗜酸性粒细胞计数 >1.5×10^9/L；心脏和神经症状常见；部分有 *PDGFR-α* 突变的病例对伊马替尼敏感	第 1262 页
慢性嗜碱性粒细胞白血病	多种细胞遗传学异常	只有 5 个病例报道；血红蛋白 60~130g/L；嗜碱性粒细胞增多（3.4~41）×10^9/L；2 个病例有脾肿大；所有病例骨髓造血细胞丰富（>90%），伴轻度的Ⅲ型胶原蛋白升高，以及巨核细胞畸形；3 个病例骨髓中肥大细胞增加	第 1264 页
慢性单核细胞白血病	多种细胞遗传学改变	单核细胞比例增加；极罕见的白血病类型	第 1264 页
幼年型粒 - 单核细胞白血病	多种细胞遗传学改变	婴儿和 4 岁以下的儿童；湿疹或斑丘疹，贫血和血小板减少；70% 的病例 HbF 增高；10% 的病例有神经纤维瘤病；约 20% 的病例有 7 号染色体异常（如 del 7、del 7q 等）；无 *BCR* 重排	第 1264 页
慢性中性粒细胞白血病	多种细胞遗传学改变	分叶核中性粒细胞增多 >20×10^9/L；90% 以上的病例有脾肿大；外周血没有原始细胞；血小板 >100×10^9/L；75% 的病例细胞遗传学正常；无 *BCR* 重排	第 1265 页
BCR 重排阴性的 CML	多种细胞遗传学改变	临床表现与 *BCR* 重排阳性的 CML 不能区分；无 Ph 染色体和 *BCR-ABL* 融合基因	第 1266 页

于 CML 的临床表现。在过去,当对 CML 诊断没有一个严格标准时,CMML 被认为是这类相关疾病中具有异质性的一组,有时被称为 Ph 染色体阴性的 CML。这类疾病的共同特征就是发源于一个原始多能造血干细胞的克隆扩增[974]。

流行病学

大多数 CMML 病人的年龄大于 50 岁,约有 75% 的病人在诊断时年龄大于 60 岁。诊断时的中位年龄大约是 70 岁。偶有病例报道有大龄儿童和年轻的成年人发病。男性发病率比女性略高(约 1.4 : 1)[975,976]。

临床表现

症状和体征 起病常呈隐匿性,乏力、感染或出血不止是就诊的主要原因[975,976]。50% 的病人出现肝脾肿大。白血病皮肤浸润仅发生在少部分病人,往往有单核细胞表型:免疫染色 CD45、CD68 以及溶菌酶阳性[977]。一些免疫系统的表现,如血管炎、坏疽性脓皮病、免疫性血细胞减少和结缔组织病可能会与 CMML 伴随发生[978]。

外周血和骨髓检查 CMML 特点为贫血和外周血单核细胞大于 1×10^9/L[979]。白细胞计数可能表现为轻度减少、正常或轻度增多。有时患者可有高白细胞血症,白细胞总数达 $(250\sim300)\times10^9$/L,同时伴有肺内白细胞淤滞引起的呼吸功能不全[980]。外周血可出现幼稚粒细胞。血液中可能见不到原始细胞,或如果有,也不超过白细胞总数的 10%。大多数病人有血小板减少,但血小板也可正常或增多。嗜酸性粒细胞在某些病例中显著增加,称为慢性嗜酸性粒细胞白血病可能更合适[975,976,981]。

骨髓象是造血细胞明显增多,这是粒 - 单核细胞过度增生的结果;以早期中幼粒细胞为主。幼粒细胞比例增加。幼单核细胞数量也有所增加。区别含少量颗粒的髓细胞和有原始颗粒的幼单核细胞是困难的。巨型、染色正常的和核分叶过多或核分叶过少,通常为二叶的(获得性 Pelger-Huët 异常)中性粒细胞较常见。尽管有血小板减少,但骨髓中仍可见巨核细胞。骨髓中微血管密度增加,粒 - 单核细胞胞质含有 VEGF 和膜 VEGF 受体的 mRNA[981,982]。体外集落实验表明,VEGF 可通过自分泌刺激细胞的生长。粒 - 单核细胞集落形成细胞可在体外培养中自发形成细胞簇群 / 集落生长。基于抗 GM-CSF 抗体抑制集落生长,这种自发性生长可能源于 GM-CSF 的自分泌和旁分泌[984]。

细胞遗传学检查 约 35% 的 CMML 患者有染色体的异常。第 7 号染色体单体和第 8 号染色体三体是最常见的改变。约有 35% 的病人有 *K-RAS* 和 *N-RAS* 基因的点突变。*RAS* 基因可能也参与了疾病转化。p15^{INK4B} 甲基化异常也是 CMML 常见的发现[985],很少一部分病人(约 3%~4%)有染色体易位,发生在 5(q33)的 *PDGFR-β* 基因与 4 个伙伴基因 -12(p13)的 *TEL*、7(q11.2)的 *HIP-1*、10(q22)的 *H4* 和 17(p13)的 *Rabaptin-5* 基因之间[975,986-989]。这个突变使编码 PDGFR-β 的基因与一个伙伴基因并列,导致编码一个突变的持续活化的酪氨酸激酶,这一激酶对伊马替尼抑制敏感(见以下"治疗")[990]。有 *PDGFR-β* 易位的病例较其他细胞遗传学异常的病例更可能伴有嗜酸性粒细胞的增多。

血清和尿液的检查 血浆和尿溶菌酶浓度几乎总是升高。血浆 VEGF、肝细胞生长因子和肿瘤坏死因子 α 也升高。血清维生素 B_{12}、$β_2$ 微球蛋白和 LDH 通常也升高[975,976]。

治疗

CMML 患者的治疗效果均不满意,缓解,不论时间长短,均很难。在决定治疗强度时,要考虑年龄及患者的行为状态。标准剂量或低剂量的阿糖胞苷、依托泊苷、羟基脲和其他治疗寡原始细胞髓系白血病的方法都曾试用过,但收效甚微(见第 88 章)。地西他滨和 5- 氮杂胞苷在小部分患者中有效[975,976]。不幸的是,尽管某一特定的治疗方法能使一小部分病人明显受益,却无法确定哪些病人会对治疗有反应,只有通过试用和纠错。一个例外是有 *PDGFR-β* 易位的患者,但这只占很少一部分。在 *PDGFR-β* 与数个伙伴基因有融合的病例里,伊马替尼 400mg/d 使血细胞计数正常,细胞遗传学缓解,少部分可获得分子学缓解[985-987,991,992],这些幸运的病人有可能将从这一治疗中获益,有证据表明,与其他药物治疗相比,它可以提高缓解率和生存期,但由于病人数量以及随访时间的不足,目前尚不能作出定量估测。对于少部分有相匹配的血缘或非血缘合适供体的较年轻患者来说,异基因干细胞移植也是一个选择[993]。

病程与预后

CMML 患者中位生存期大约为 12 个月,范围大约为 1 个月至 60 个月以上。大约 20% 的病人进展到 AML。有学者提出根据原始细胞比例将 CMML 分为 1 型和 2 型,但这种根据骨髓检查原始细胞占 8% 或者 12% 将患者进行区分对于患者的治疗没有实际意义。众所周知,任何克隆性髓系疾病患者的原始细胞比例与预后具有显著的相关性。这个因素和其他的几个因素一起对治疗方案的选择有指导意义。许多预后指标已被用于对患者进行危险度分层以预测生存期。通常,贫血的严重程度和原始细胞比例的高低是最重要的因素。其他提示生存期较短的指标有淋巴细胞计数绝对值高、粒细胞 - 单核细胞集落自发生长率高、较高的白细胞总数、LDH 水平较高和脾肿大严重[994-996]。不幸的是,目前,除了病人是伊马替尼或干细胞移植的候选者,长期治疗效果不佳。

■ 慢性嗜酸性粒细胞白血病

历史与定义

对以嗜酸性粒细胞为主的髓细胞白血病的认识可追溯到 1912 年的一个病例报道[997]。1968 年,引入了高嗜酸性粒细胞综合征,它包括一组具有下列特征的疾病:①没有明显诱因的持续性嗜酸性粒细胞明显增多;②频发心脏和神经组织的损害;③对治疗反应差或疗效短暂;④侵袭性病程及高病死率。不久之后,Benvenisti 和 Ultmann[998] 报道了 5 例嗜酸性粒细胞白血病并进行了有关表型命名的文献回顾。1975 年,Chusid 和他的同事[999] 报道了 14 例高嗜酸性粒细胞综合征,并强调了继发性心脏和神经损害出现的频率,提出疾病呈现一个连续性的表现。因为有些病人有克隆性的细胞遗传学异常,以及与克隆性髓系疾病相符合的血液学改变,因此,这组具有明显异质性的疾病被怀疑是嗜酸性粒细胞白血病。

血液嗜酸性粒细胞增多症和克隆性髓系疾病的关系很复杂,因为前者可以是反应性的,或是代表急性嗜酸性粒细胞白血病、慢性嗜酸性粒细胞白血病，或与一种不同类型疾病相关的嗜酸性粒细胞增多，如 *BCR-ABL* 阳性的 CML、特发性骨髓纤维化、寡原始细胞白血病（MDS）或肥大细胞增生症[1000]。慢性嗜酸性粒细胞白血病是一种 *BCR-ABL* 阴性的克隆性髓系疾病，血液和骨髓中有嗜酸性粒细胞显著增多，往往有克隆性的细胞遗传学异常，如果出现这些特征性的细胞遗传学改变，将有助于慢性嗜酸性粒细胞白血病和其他有嗜酸性粒细胞增多的克隆性髓系疾病如 CMML 的区别。CMML 的嗜酸性粒细胞变异型与慢性嗜酸性粒细胞白血病的表型有某些重叠。然而，与 CMML 相关的融合基因累及 *PDGFR-β*（见前述"慢性粒 - 单核细胞白血病"），而慢性嗜酸性粒细胞白血病的细胞遗传学发现则不同，有的病例累及 *PDGFR-α*。理解这种慢性嗜酸性粒细胞白血病的定义时，应该意识到对于边缘部分的分类可能具有随意性。对有 *FIP1L1-PDGFR-α* 易位病人的研究表明，疾病累及多个系列造血，起源于全能淋巴髓系造血干细胞[1001]。另有研究发现，病变虽然累及造血的多个系列，但可能发生在多能造血细胞而不是全能造血细胞[1002]。

症状和体征

发热、咳嗽、乏力、易疲劳、呼吸困难、腹痛、斑丘疹、心脏症状和心脏衰竭的体征，以及各种各样的神经系统表现，病变范围从周围神经病变到大脑软化都可能出现，病变程度可从轻微到严重。常有明显的脾肿大。

实验室检查

均能发现嗜酸性粒细胞增多（见第 62 章图 62-3）。就诊时常出现贫血，但不是总有。白细胞计数可在正常高限，或更常见是增高。血小板计数通常正常或轻度下降。骨髓显示中幼粒细胞和嗜酸性粒细胞增生活跃，偶见夏科 - 雷登晶体。肥大细胞可有升高。通常可见巨核细胞，但可出现形态异常。网状纤维化常见。免疫表型和 PCR 检查显示，没有克隆性 T 细胞群体，也没有 T 细胞受体的重排。肺功能检查可发现有肺纤维化(限制性)病变。超声心动图可检测附壁血栓、心室壁增厚(纤维化)、乳头肌瓣膜功能不全和腱索纤维化。磁共振成像可检测心内膜纤维化、心室肥厚和心室腔容量显著降低。血清免疫球蛋白（Ig）E、维生素 B_{12} 和类胰蛋白酶水平通常升高。皮肤病理活检提示大量嗜酸性粒细胞浸润。神经或脑组织活检可显示嗜酸性粒细胞浸润，通常为血管周围性的，伴有微血栓、轴突退行性变，以及神经胶质增生。

细胞遗传学改变　已经报道了大量慢性嗜酸性粒细胞白血病的细胞遗传学改变[1003]。其中值得注意的染色体易位包括涉及 5 号染色体的高频易位，t（1;5）、t（2;5）、t（5;12）、t（6;11）以及 8p11、8 号染色体三体，以及其他很多并不常见的异常。5 号染色体易位往往位于 *PDGFR-β* 基因部位，通常表型更符合 CMML 伴嗜酸性粒细胞增多。5 号染色体上的 q31-35 区带包含几个与嗜酸性粒细胞生成相关基因，包括编码 IL-5、IL-3、GM-CSF 和 PDGFR-β 的基因。染色体 4（q12;q12）的隐匿性中间缺失产生 *FIL1L1-PDGFR-α* 融合基因，以及慢性嗜酸性粒细胞白血病表型，应该特别注意的是，如同 CMML 中伴有 *PDGFR-β* 突变的嗜酸性粒细胞增多患者，他们几乎都对伊马替尼治疗有效[1003-1005]。

血清类胰蛋白酶水平升高与正常

血清类胰蛋白酶水平升高（> 11.5ng/ml）已被用来区分一亚类患者，他们：①是男性；②骨髓造血细胞极度增生，未成熟嗜酸性粒细胞比例较高，出现 $CD117^-CD25^+CD2^-$ 基因型和表型的畸形肥大细胞（有别于传统的肥大细胞增多症细胞，$CD117^+CD25^+CD2^+$）；③血清维生素 B_{12} 和 IgE 水平明显更高；④更容易发生限制性肺疾病和心内膜心肌纤维化；⑤具有 *FIP1L1-PDGFR-α* 融合基因；⑥对伊马替尼有效[941]。血清类胰蛋白酶水平正常的病人更容易发生阻塞性限制性肺病、嗜酸性粒细胞性皮炎和胃肠不适。

鉴别诊断

嗜酸性粒细胞增多的发生可以有很多原因（见第 62 章），第一步是明确可能提示克隆性髓系疾病的体征。这些体征包括贫血、血小板减少、脾肿大、骨髓检查发现未成熟嗜酸性粒细胞、血片和骨髓中找到畸形细胞，如不典型巨核细胞或畸形肥大细胞，出现可能继发于慢性嗜酸性粒细胞白血病的心脏或肺部的临床表现，并有血清类胰蛋白酶或维生素 B_{12} 的显著升高。前面的体征，特别是聚集出现时，有很强的提示性，但髓系细胞中有细胞遗传学异常对诊断克隆性髓系疾病（白血病）具有确诊意义。如果细胞遗传学异常未能明确，应该进行 PCR 和（或）流式细胞仪检查，寻找克隆性 T 淋巴细胞异常。是否为典型的嗜酸性粒细胞白血病，或仅仅代表特发性骨髓纤维化，CMML 或 MDS 等的嗜酸性粒细胞增多并不是最重要的，更重要的是，是否有一个对伊马替尼治疗敏感的突变（如 *PDGFR* 突变）。

治疗

有 *FIP1L1-PDGFR-α* 的患者（几乎全是男性）对伊马替尼有效的几率很高，治疗剂量为 100~400mg/d[1004-1008]。这个融合蛋白的酪氨酸激酶活性对伊马替尼的敏感性较 *BCR-ABL* 高 2 个数量级。然而，并不是每个接受 400mg/d 的患者都能达到分子学缓解，治疗目标更倾向于获得长期疾病的缓解，所以初始治疗维持 400mg/d，并进行 PCR 监测是比较合适的选择。如果没有获得分子学缓解，可以考虑加大伊马替尼治疗剂量。与 CML 不同，慢性嗜酸性粒细胞白血病患者在使用 400mg/d 的伊马替尼时，如果有明显的副作用，使用较低剂量也有相当高的可能性获得好的反应[1008]。亦有报道对达沙替尼和尼罗替尼有反应者[1009]。

嗜酸性粒细胞白血病的患者如果没有对伊马替尼敏感的突变，或是对伊马替尼产生耐药或是对第二代酪氨酸激酶抑制剂治疗（如达沙替尼）没有反应，并且这些患者处于进展期，如果年龄许可并有匹配的亲缘或非亲缘供体，可以考虑进行清髓或非清髓性的异基因干细胞移植[1010,1011]。

对伊马替尼治疗不敏感，且又不能选择移植的病人，可以考虑使用糖皮质激素、羟基脲或抗 IL-5 等经验性治疗[1012,1013]，以减少嗜酸性粒细胞数量并延缓由嗜酸性粒细胞增多引起的皮肤、心脏、肺部和神经组织损害的进展。这些治疗措施可在一段时间内缓解症状，如果可有效抑制克隆扩增或演化的药物（如阿糖胞苷、蒽环类药物、依托泊苷）失去效果，则这些治疗的效果都是暂时性的。

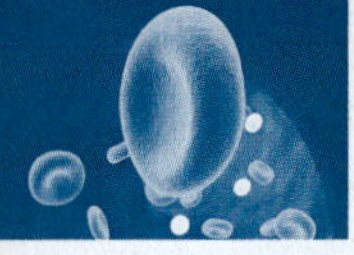

病程与预后

如果慢性嗜酸性粒细胞白血病对伊马替尼不敏感，长期预后可能是进展性的心脏或是神经的损害。也可出现向急性嗜酸性粒细胞白血病和急性粒细胞白血病的转化。异基因干细胞移植可能可以治愈该病。对伊马替尼敏感的病人大多数可以取得较好的效果，病人的血象可以正常，骨髓纤维化和肥大细胞增多可以被逆转，皮肤病灶可消散，脾脏可恢复正常大小，并且可以恢复生活质量。虽然心脏、神经及肺部的改变通常无法逆转，但应该维持稳定状态。伊马替尼治疗的长期预后并不确定。然而与其他先前治疗相比，伊马替尼将极大幅度地提高患者的生存期，可以明显改善有这种药物作用分子靶点患者的预后。

■ 慢性嗜碱性粒细胞白血病

患者骨髓和外周血的嗜碱性粒细胞增多，并有其他与克隆性髓细胞疾病相符合的发现，但没有 *BCR-ABL* 易位，临床上这种类型的疾病很罕见。有两篇已经发表的文章报道了 5 例患者具有这类综合征[1014,1015]。表现为骨髓主要三系细胞极度增生。可见畸形的巨核细胞。虽然有 2 例病人也出现嗜酸性粒细胞增多，3 例病人有肥大细胞增多，但在骨髓和血液中嗜碱性粒细胞都是显著增加的。两例患者出现嗜碱性粒细胞介质释放所导致的临床表现。1 例患者转为 AML，另 1 例患者在进行异基因移植后康复。病人有相似的表现，提示他们代表了 Ph 阴性的慢性嗜碱性粒细胞白血病。1 例病人发现有 *PRKG2-PDGFR-β* 融合基因，并对伊马替尼治疗有效。

■ 慢性单核细胞白血病

历史

1937 年，Osgood[1016] 回顾了单核细胞白血病的临床经验，其中包括一例可能代表了罕见的慢性单核细胞白血病的病例。1981 年，已经报道了 28 例真正的慢性单核细胞白血病病例，又增加了 5 例，并回顾了其临床特点[1017]。

临床表现

患者发病年龄跨度从 30~80 岁。男性发病率大于女性。发热、乏力和左上腹疼痛是最常见的主诉。几乎所有患者均出现肝脾肿大[1017-1019]。

实验室检查

患者有轻度贫血。通常有红细胞大小不等以及异形红细胞增多。白细胞计数通常正常或下降，但少部分患者也可升高。单核细胞比例增多，但单核细胞绝对计数通常正常，在(0.3~1.5)×10^9/L，或轻度升高。偶尔有患者有极高的单核细胞计数。血小板计数可以正常或降低。外周血中可见到极少数有核红细胞。组织化学实验显示，血液中单核细胞含有 α- 醋酸萘酚酯酶(α-NAE)、酒石酸敏感的酸性磷酸酶、氟化物敏感的乙酸 AS-D 萘酚酯酶和过氧化物酶。骨髓细胞增生活跃，往往不伴有单核细胞增多。没有 Ph 染色体。白血病细胞与富含胞质的成熟单核细胞类似。可见单核细胞吞噬红细胞或血小板现象。

由于白细胞总数、单核细胞计数和骨髓单核细胞数可能并不升高，这种疾病经常不能被识别，直到为了诊断目的而行脾切除[1017]。脾切除后，白细胞逐渐增高，达到(3~100)×10^9/L[1017]。单核细胞绝对计数会明显增加，经常从少于 1×10^9/L 上升到高达 75×10^9/L。脾切除后骨髓中的成熟单核细胞也可达 50% 以上。

脾脏增大(300~2500g)。红髓被单核细胞浸润，往往阻塞窦腔。单核细胞吞噬红细胞现象较常见。肝活检显示单个核细胞浸润肝窦。虽然临床上淋巴结肿大罕见，淋巴结活检显示有白血病单核细胞的明显浸润。

病程、预后和治疗

中位生存期大约为 25 个月，患者通常死于败血症[1017-1019]或急性单核细胞白血病[1020,1021]。还没有对治疗进行系统研究，但无论是强化的联合化疗或是糖皮质激素都没有改变疾病的进程。

世界卫生组织(WTO)的淋巴造血肿瘤委员会没有有关慢性单核细胞白血病的描述，近期的病例报道也很少见。几个有记载的慢性单核细胞增多的病例，可能是克隆性的，演变为髓系白血病，也可归为这类疾病(见第 88 章)。

■ 幼年型粒 - 单核细胞白血病

流行病学

发生在小于 15 岁儿童的 Ph 染色体阳性成人型的 CML，约占小儿白血病的 3%，占所有 CML 病例的约 10%[1022]。虽然 CML 可发生于任何年龄的儿童，但在 5 岁以下的儿童中罕见。除了倾向于有更高的白细胞总数和白细胞淤滞所致的症状和体征表现外，儿童 CML 有类似于成人的典型的临床表现和病程。

有一种不同于成人型 CML 的疾病，被称为幼年型粒 - 单核细胞白血病(幼年型 CML)，约占儿童白血病的 1.5%。它最常发生于婴儿和 4 岁以下的低龄儿童，并在某些方面类似于成人亚急性或慢性粒 - 单核细胞白血病，因为这两种疾病的白血病细胞群都有明显单核细胞增多[1023-1026]。

发病机制

本病是一种克隆性髓系疾病，起源于早期多能造血细胞。有证据显示，这种细胞在一些病例里可能是全能的(髓系 - 淋系)，而在另一些病例中可能是髓系的[1027-1030]。约有 20% 患者的造血细胞中有 *RAS* 的突变[1031]。约有 1/10 的幼年型粒 - 单核细胞白血病患者有 *NF1* 基因突变，并表现出 1 型神经纤维瘤。这个频率约为儿童群体所预期发生率的 400 倍[1032-1034]。*NF1* 基因编码的神经纤维瘤蛋白、鸟苷酸三磷酸酶活性蛋白，与 *RAS* 编码蛋白的活化状态之间的相关性，致使人们假设，患儿骨髓和外周血中的集落形成细胞对 GM-CSF 的增生作用变得极度敏感，诱发了一系列反应。GM-CSF 引发的信号，通过 *RAS* 蛋白激活，从细胞膜传递至细胞核[1035-1036]。*PTPN11* 基因突变发生在约 1/3 幼年型 CML 患者中，而 *NF1*、*RAS* 和 *PTPN11* 的突变通常不同时出现[1035,1036]。然而他们可能通过同一个信号通路发挥作用。*PTPN11* 编码 SHP-2，一种非受体酪氨酸激酶，它是 RAS 上游的一个调控子。因此这三种突变都能使 *RAS* 信号传导失调。另外与此相关的 Noonan 综合征儿童身材矮小、面部畸形、骨骼异常和心脏缺陷，则有生殖细胞 *PTPN1* 的突变。这些儿童可以有一过性的极其类似于幼年型粒 - 单核细胞白血病的异常[1036]。

临床表现

症状和体征　婴儿表现为发育障碍，儿童表现为全身乏力、发热、持续感染以及皮肤、口腔或鼻腔出血不止。可出现肝肿大。几乎所有病例都出现脾肿大，有时为巨脾。常有淋巴结肿大[1023-1026]。半数以上的病人有湿疹或斑状皮肤损害[1037]以及黄色瘤病变，并可出现多发的“牛奶咖啡斑”（1 型神经纤维瘤）[1024]。黄色瘤可能是神经纤维瘤的最早体征[1024,1025]。Noonan 综合征（面部畸形、身材矮小、心脏疾病、智力发育迟滞、隐睾、蹼颈、胸部畸形、出血体质）可能同时存在[1025]。

实验室检查　贫血、血小板减少和轻到中度的白细胞增多常见。白细胞计数通常大于 10×10^9/L，疾病诊断时白细胞计数中位数达到 35×10^9/L。外周血单核细胞数上升至（1~100）$\times 10^9$/L，可见少量原始细胞和有核红细胞等未成熟细胞。约有 2/3 的患者出现胎儿血红蛋白含量增加。骨髓涂片示造血细胞增生过度，主要为粒细胞增生活跃；幼红细胞和巨核细胞数量通常下降。单核细胞数量增加，但不像外周血中那样显著。白血病原始细胞占有一定的比例（< 20%）。

体外培养发现，外周血和骨髓中以单核祖细胞为主，甚至在骨髓缺少明显的单核细胞增多的情况下也是如此[1038,1039]。如果贴壁细胞（单核细胞）未从培养中去除，粒细胞 - 单核集落形成细胞明显表现出自发生长的倾向[1039]。这种现象是由于培养液中的单核细胞产生大量 GM-CSF 的作用结果[1040]。

虽然在一些病例中发现克隆性染色体异常[1041]，但细胞遗传学异常并不一致，超过半数的患者核型正常。未发现 *BCR-ABL* 融合基因[1041-1043]。7 号染色体单体综合征的表型与幼年型粒 - 单核细胞白血病有重叠，1/5 的幼年型粒 - 单核细胞白血病患者存在 7 号染色体异常（del7、del7q 或其他）[1023]。

病程、预后和治疗

幼年型 CML 患儿的中位生存期不到 2 年[1023,1024]，低龄儿童（小于 2 岁）出现缓慢病程的可能性更大[955]。大多数化疗对本病无效。在一项有 9 个病例的研究中，4 例病人接受了包含 5 个或者 6 个药物的强化疗，获得了 11~27 个月以上的缓解，而对于未治疗或轻度治疗的患者，其中 4 个患儿在 7 个月内死亡[1044]。即使在接受治疗的病人中，也没有出现对疾病的完全抑制，尚缺乏针对该疾病的诱导治疗和维持缓解的方案[1039]。由阿糖胞苷、依托泊苷、长春新碱和异维甲酸所组成的化疗方案在 5 例儿童的治疗中获得了相当好的反应。3 例病人复发后再以阿糖胞苷输注和皮下注射并联合依托泊苷进行治疗。所有病人均存活，截至文章发表时他们的生存期为 8~89 个月，中位生存期为 27 个月。这些细胞对目前治疗的耐药性残酷地反映在只要能够延长几年婴儿和低龄儿童的生命，便感觉取得成功了。强烈化疗虽然可以控制疾病，但通过化疗来治愈疾病还难以实现[1045]。基于先前报道异维甲酸（isotretinoin）单药有效而在化疗中加入异维甲酸进行治疗，然而这项观察还没有得到证实[1046]。GM-CSF 拮抗剂 E21R、*RAF-1* 基因表达抑制剂、RAS 蛋白法尼基化阻滞剂以及血管生成抑制剂等其他药物治疗该疾病的研究正在进行中[1026,1047]。

异基因干细胞移植是一种重要的治疗手段，它最有可能为某些儿童提供长期生存的机会[1048,1049]。因此，对于没有匹配同胞供体的病人尽快找到相匹配的无关供体十分重要。在一项研究中，27 例患者采用多种预处理方案后，进行了有组织相容性同胞间移植或相匹配的无关供体移植，患者的 4 年无事件生存率达到 54%。在这个研究中发现，有细胞遗传学异常，如第 7 号染色体单体，预后差，小于 1 岁的病童接受移植较年龄大的儿童移植效果好[1048]。虽然一名移植后复发的病人在进行供体淋巴细胞输注后又达到缓解[1050]，但从总体来说这个方法对于那些移植后复发的病人多数无效。

小部分病人病程隐匿达 2~4 年。此后，疾病通常会迅速进展，病人死于感染或出血。尽管有持续性的血细胞计数异常和脾肿大，偶尔也有患者有很长的生存期（> 10 年），但这与化疗类型或强度无关。一些儿童转化为完全急性粒细胞白血病，并很快死亡。某些幼年型粒 - 单核细胞白血病也可能转化为急性淋巴细胞白血病[1051]。

■ 慢性中性粒细胞白血病

历史、发病原因和流行病学

1920 年，Tuohey[1052]首次报道了一例有非同寻常的持续性的中性粒细胞增高并伴有脾肿大的病例，该患者没有发热、感染、肿瘤或其他原因引起的类白血病反应。运用血细胞的 X 染色体连锁的基因多态性检测以及 FISH 检测染色体异常一直提示该病为一种克隆性髓系疾病[1053-1055]。有些病例可能起源于多能造血干细胞，而其他的则起源于中性粒细胞的祖细胞（见第 85 章）[1053-1057]。有证据表明，凋亡信号的缺失可能是导致外周血分叶核中性粒细胞大量聚集的原因之一[1058]。中位发病年龄大约为 65 岁。年轻人群也有发病[1059]。和大多数克隆性髓系疾病一样，男性发病率高于女性。

临床表现

症状和体征　患者主诉乏力、食欲不振、体重减轻、腹痛，并容易出现瘀斑。约有 1/3 的病人有痛风性关节炎的症状和体征。几乎所有病人均有脾肿大，肝肿大也常见。淋巴结肿大非常少见[1057]。部分病人有出血倾向。

实验室检查　虽然有些患者在发病时血红蛋白正常，但大部分患者有轻到中度的贫血表现，网织红细胞计数通常在 0.5%~3% 之间。血小板计数很少低于 125×10^9/L，通常在正常水平。凝血时间正常。大多数病人的白细胞总数通常在（25~75）$\times 10^9$/L 之间，很少低于 20×10^9/L，或超过 100×10^9/L。中性粒细胞占白细胞总数的 85%~95%。虽然通常以分叶核细胞为主，但部分病例的杆状核细胞比例增高。极少数情况下病人可有晚幼粒细胞、中幼粒细胞和有核红细胞。嗜酸性粒细胞和嗜碱性粒细胞不增多。外周血中几乎总是见不到原始细胞。绝大多数病人的中性粒细胞碱性磷酸酶活性增高。

骨髓象总是显示粒细胞高度增生，粒红比高达 10 : 1。原始粒细胞数量没有明显增加（0.5%~3.0%）。巨核细胞数量正常或轻度增加，分布和形态正常。红细胞增生往往轻度下降。不像 CML，患者的骨髓网状纤维化并不常见。曾报道少数病例有骨髓细胞形态异常（如获得性 Pelger-Huët 异常、红系增生异常、小巨核细胞）。正如所定义的，Ph 染色体、*BCR* 基因重排、*BCR-ABL* 转录本均不存在[1059-1062]。大多数病人有正常核型，约

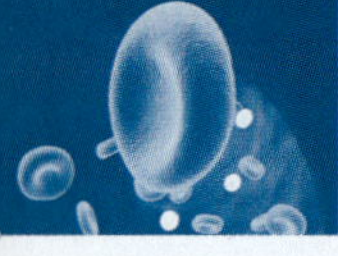

25% 的病人有非随机性染色体异常[1062]。染色体 20q 缺失和第 21 号染色体或第 9 号染色体三体是最常见的异常。血清维生素 B_{12} 结合蛋白和维生素 B_{12} 明显高于正常。血清尿酸浓度升高，血清乳酸脱氢酶活性也可升高。

几乎每个进行尸检的病人都有肝脾肿大。中性粒细胞浸润肝门和脾脏红髓以及由非成熟粒细胞和巨核细胞组成的髓外造血岛均是本病特征。

鉴别诊断

大多数类白血病反应都有与之相关的潜在原因，例如胰腺炎、肿瘤、结缔组织病、吸烟者的中性粒细胞增多，以及慢性细菌或真菌感染。白细胞碱性磷酸酶水平在慢性中性粒细胞白血病通常是明显升高的，而在 CML 患者中则明显减低。更重要的一点，通过分子检测确定是否有 *BCR* 基因重排或 *BCR-ABL* 的转录，从而可以鉴别慢性中性粒细胞白血病（*BCR-ABL* 阴性）和中性粒细胞性 CML（*BCR-ABL* 阳性，见“特殊实验室特征”）。后者半数以上患者有血小板增多和巨核细胞明显增生，而这不是慢性中性粒细胞白血病患者的特点。

治疗

目前对治疗没有系统性的研究报道。虽然羟基脲、IFN-α 和阿糖胞苷可以降低白细胞计数和脾脏大小，但很少能获得长期疗效[1059-1062]。强烈治疗导致治疗后早期死亡。部分条件许可的患者可能通过异基因干细胞移植获得治愈[1063]。

病程和预后

本病非常凶险，生存期从半年到 6 年不等，中位生存期大约为 2.5 年[1059-1062]，曾有过一例自行缓解的病例报道。尽管以成熟中性粒细胞为主同时原始细胞比例低，但该病的预后明显较 CML 差。死亡原因包括：①颅内出血，有时可发生在血小板计数和凝血时间均正常的情况下，提示这是血管浸润过程所致；②严重感染；③转化为急性髓系白血病；④强烈化疗的毒副作用。本病通常发生在老年人，同时心脏、肺部和血管疾病也使死亡率增高。

有报道本病与原发性单克隆免疫丙种球蛋白增多症或骨髓瘤同时发生的频率相当高[1055,1064,1072]。在两个病例中，极度的中性粒细胞增多被证明是浆细胞疾病所致的多克隆反应[1055,1073]。也有报道慢性中性粒细胞白血病由真性红细胞增多症或寡原始细胞白血病发展而来[1074-1078]，支持它与克隆性血液病的关系[1055,1079,1080]。

■ *BCR* 重排阴性的慢性粒细胞白血病

很小一部分（约 4%）患者有适用于诊断 CML 范围内的临床表现，但既没有 Ph 染色体（经典型、变异型或隐匿型），亦没有第 22 号染色体上 *BCR* 重排的证据。这种情况代表 *BCR* 阴性的 CML。1987 年以前报道的 Ph 染色体阴性的 CML 很难评价，因为许多病例没有仔细检查隐匿型或变异型的易位，也没有对 *BCR* 基因重排做深入检查。Ph 染色体阴性的 CML 是一种克隆性疾病[974]。它有向淋系和髓系转化的倾向[1081,1082]。尽管大多数 *BCR* 重排阴性的 CML 临床表现更像 CMML[996,974,1083-1086]，但有些病例无法同经典 CML 区别，只是在进行了详尽的分子学诊断评估后仍然找不到 *BCR-ABL*[1087-1091]。在一项 76 例这类患者的研究报道中，患者中位年龄为 66 岁（24~88 岁），脾肿大的患者约有 50%，白细胞计数中位数为 38×10^9/L［范围：(11~296) $\times 10^9$/L］，血红蛋白浓度中位数为 110g/L（范围：70~160g/L），外周血和骨髓象中有经典的形态学特点[1091]。随着疾病的进展，患者出现严重的血细胞减少[1088]。中位生存期为 24 个月，只有 7% 的患者生存超过 5 年。在随访直至死亡的患者中，1/3 发生急粒变。偶有患者使用 INF-γ 治疗延长了完全缓解时间[1090]。羟基脲作为姑息治疗有一定效果。

一些患者有 *ABL* 易位至 22 号染色体，但不是经典的易位。在这类患者，包括 *TEL-ABL* 易位，发现他们对伊马替尼有短暂的治疗反应[1092]。

有报道少见病例同时存在 BCR^- 和 BCR^+ 克隆，但产生这种情况的基础还存在争论[1093]。提出的一种解释是这是个“区域癌变”的例子，在此情况有多种克隆并存。另一种解释是这些病例代表一个单一的不稳定克隆所产生的两个子代[1094]。CML 患者的长期生存可能出现药物诱导的或自发性的第二肿瘤。前者的发生可能与伊马替尼的使用有明确的关联（见上文“酪氨酸激酶抑制剂”中“甲磺酸伊马替尼治疗的继发性染色体改变”）[1095-1097]。

翻译：李军民

校对：刘建湘

参考文献

1. Bennett JH: Case of hypertrophy of the spleen and liver, in which death took place from suppuration of the blood. *Edinburgh Med Surg J* 64:313, 1845.
2. Virchow R: Weisses blut. *Froieps Notizen* 36:151, 1845.
3. Craige D: Case of disease of the spleen in which death took place in consequence of the presence of purulent matter in the blood. *Edinburgh Med Surg J* 64:400, 1845.
4. Virchow R: *Die Leukaemie in Gesammelte Abhandlungen zur Wissen-Schaftlichen Medizin*. Meidinger, Frankfort, 1865.
5. Neumann E: Ueber myelogene leukämie. *Berl Klin Wochenschr* 15:69, 1878.
6. Nowell PC, Hungerford DA: A minute chromosome in human chronic granulocytic leukemia. *J Natl Cancer Inst* 25:85, 1960.
7. Baike AG, Court Brown WM, Buckton KE, et al: A possible specific chromosome abnormality in human chronic myeloid leukemia. *Nature* 188:1165, 1960.
8. Nowell PC, Hungerford DA: Chromosome studies in human leukemia: II. Chronic granulocytic leukemia. *J Natl Cancer Inst* 27:1013, 1961.
9. Tough IM, Court Brown WM, Buckton KE, et al: Cytogenetic studies in chronic leukemia and acute leukemia associated with mongolism. *Lancet* 1:411, 1961.
10. Caspersson T, Zech L, Johansson C, Modest EJ: Identification of human chromosomes by DNA binding fluorescent agents. *Chromosoma* 30:215, 1970.
11. Caspersson T, Gahrton G, Lindsten J, Zech L: Identification of the Philadelphia chromosome as a number 22 by quinacrine mustard fluorescence analysis. *Exp Cell Res* 63:238, 1970.
12. Rowley JD: A new consistent abnormality in chronic myelogenous leukemia identified by quinacrine fluorescence and Giemsa staining. *Nature* 243:290, 1973.
13. de Klein A, Van Kessel AG, Grosveld G, et al: A cellular oncogene is translocated to the Philadelphia chromosome in chronic myelocytic leukemia. *Nature* 300:765, 1982.
14. Bartram CR, de Klein A, Hagemeijer A, et al: Translocation of c-abl oncogene correlates with the presence of a Philadelphia chromosome in chronic myelocytic leukemia. *Nature* 306:277, 1983.
15. Drucker BJ, Tamura S, Buchdunger E, et al: Effects of a selective inhibitor of the ABL tyrosine kinase in the growth of BCR-ABL positive cells. *Nat Med* 2:561, 1996.
16. Thomas ED, Clift RA, Fefer A, et al: Marrow transplantation for the treatment of chronic myelogenous leukemia. *Ann Intern Med* 104:155, 1986.
17. Redaelli A, Bell C, Casagrande J, et al: Clinical and epidemiologic burden of chronic myelogenous leukemia. *Expert Rev Anticancer Ther* 4:85, 2004.
18. Hemminki K, Jiang Y: Familial myeloid leukemias from the Swedish Family-Cancer database. *Leuk Res* 26:611, 2002.
19. Ichimaru M, Ichimaru T, Belsky JL: Incidence of leukemia in atomic bomb survivors belonging to a fixed cohort in Hiroshima and Nagasaki 1950–1971. *J Radiat Res (Tokyo)* 19:262, 1978.
20. Court Brown WM, Doll R: Adult leukemia: Trends in mortality in relation to etiology. *Br Med J* 1:1063, 1959.
21. Court Brown WM, Doll R: Adult leukemia. *Br Med J* 1:1753, 1960.
22. Boice JD Jr, Day NE, Anderson A, et al: Second cancers following radiation treatment for cervical cancer. *J Natl Cancer Inst* 74:955, 1985.
23. Maloney WC: Radiation leukemia revisited. *Blood* 70:905, 1987.

24. Lichtman MA: Is there an entity of chemically induced BCR-ABL-positive chronic myelogenous leukemia? *Oncologist* 13:645, 2008.
25. Whang-Peng J, Knutsen T: Chromosomal abnormalities, in *Chronic Granulocytic Leukaemia*, edited by MT Shaw, p 49. Praeger, East Sussex, UK, 1982.
26. Spiers ASD, Bain BJ, Turner JE: The peripheral blood in chronic granulocytic leukemia: A study of 50 untreated Philadelphia positive cases. *Scand J Haematol* 18:25, 1977.
27. Sandberg AA: The leukemias: The Philadelphia chromosome, in *The Chromosomes in Human Cancer and Leukemia*, 2nd ed, p 183. Elsevier, New York, 1990.
28. Fialkow PJ, Garther SM, Yoshida A: Clonal origin of chronic myelocytic leukemia in men. *Proc Natl Acad Sci U S A* 58:1468, 1967.
29. Fialkow PJ, Jacobsen RJ, Papayannopoulou T: Chronic myelocytic leukemia: Clonal origin in a stem cell common to granulocyte, erythrocyte, platelet, and monocyte/macrophage. *Am J Med* 63:125, 1977.
30. Koeffler HP, Levine AM, Sparkes LM, Sparkes RS: Chronic myelocytic leukemia: Eosinophils involved in the malignant clone. *Blood* 55:1063, 1980.
31. Hayata I, Kakati S, Sandberg AA: On the monoclonal origin of chronic myelocytic leukemia. *Proc Jpn Acad* 30:351, 1974.
32. Lawler SD, O'Malley F, Lobb DS: Chromosome banding studies in Philadelphia chromosome positive myeloid leukemia. *Scand J Haematol* 17:17, 1976.
33. Harrison CJ, Chang J, Johnson D, et al: Chromosomal evidence of a common stem cell in acute lymphoblastic leukemia and chronic granulocytic leukemia. *Cancer Genet Cytogenet* 13:331, 1984.
34. Chaganti RSK, Bailey RB, Jhanwar SC, et al: Chronic myelogenous leukemia in the monosomic cell line of a fertile Turner syndrome mosaic (45, X/46, XX). *Cancer Genet Cytogenet* 5:215, 1982.
35. Fitzgerald PH, Pickering AF, Eiby JR: Clonal origin of the Philadelphia chromosome and chronic leukemia. *Br J Haematol* 21:473, 1971.
36. Groffen J, Stephenson JR, Heisterkamp N, et al: Philadelphia chromosomal breakpoints are clustered within a limited region, bcr, on chromosome 22. *Cell* 36:93, 1984.
37. Leibowitz D, Schaefer-Rego K, Popenoe DW, et al: Variable breakpoints on the Philadelphia chromosome in chronic myelogenous leukemia. *Blood* 66:243, 1985.
38. Yoffe G, Chinault AG, Talpaz M, et al: Clonal nature of Philadelphia chromosome positive and negative chronic myelogenous leukemia by DNA hybridization analysis. *Exp Hematol* 15:725, 1987.
39. Kavalerchik E, Goff D, Jamieson CH: Chronic myeloid leukemia stem cells. *J Clin Oncol* 26:2911, 2008.
40. Savona M, Talpaz M: Getting to the stem of chronic myeloid leukaemia. *Nat Rev Cancer* 8:341, 2008.
41. Radich JP, Dai H, Mao M, et al: Gene expression changes associated with progression and response in chronic myeloid leukemia. *Proc Natl Acad Sci U S A* 103:2794, 2006.
42. Fialkow PJ, Denman AM, Jacobsen RJ, Lowenthal MN: Chronic myelocytic leukemia. Origin of some lymphocytes from leukemic stem cells. *J Clin Invest* 62:815, 1978.
43. Martin PJ, Najfeld V, Hansen JA, et al: Involvement of the B-lymphoid system in chronic myelogenous leukaemia. *Nature* 287:49, 1980.
44. Boggs DR: Hematopoietic stem cell theory in relation to possible lymphoblastic conversion in chronic myeloid leukemia. *Blood* 44:449, 1974.
45. Bernheim A, Berger R, Preud'homme JL, et al: Philadelphia chromosome positive blood B lymphocytes in chronic myelocytic leukemia. *Leuk Res* 5:331, 1981.
46. Collins S, Coleman H, Groudine M: Expression of bcr and bcr-abl fusion transcripts in normal and leukemic cells. *Mol Cell Biol* 7:2870, 1987.
47. Al-Amin A, Lennartz K, Runde V, et al: Frequency of clonal B lymphocytes in chronic myelogenous leukemia evaluated by fluorescence in situ hybridization. *Cancer Genet Cytogenet* 104:45, 1998.
48. Torlakovic E, Litz CE, McClure JS, Brunning RD: Direct detection of the Philadelphia chromosome in CD20-positive lymphocytes in chronic myelogenous leukemia by tri-color immunophenotyping/FISH. *Leukemia* 8:1940, 1994.
49. Kearney L, Orchard KH, Hibbin JA, Goldman JM: T-cell cytogenetics in chronic granulocytic leukaemia. *Lancet* 1:858, 1981.
50. Nogueira-Costa R, Spitzer G, Cock A, Trijillo JM: E rosette-positive agar colonies containing the Philadelphia chromosome in chronic myeloid leukemia. *Scand J Haematol* 34:184, 1985.
51. Bartram CR, Raghavachar A, Anger B, et al: T lymphocytes lack rearrangement of the bcr gene in Philadelphia chromosome-positive chronic myelogenous leukemia. *Blood* 69:1682, 1985.
52. Fauser AA, Kanz L, Bross KJ, et al: T cells and probably B cells arise from the malignant clone in chronic myelogenous leukemia. *J Clin Invest* 75:1080, 1985.
53. Nitta M, Kato Y, Strife A, et al: Incidence of the B and T lymphocyte lineages in chronic myelogenous leukemia. *Blood* 66:1053, 1985.
54. Ariad S, Dajee D, Willem P, Bezwoda WR: Lack of involvement of T-lymphocytes in the leukaemic population during prolonged chronic phase of Philadelphia chromosome positive chronic myeloid leukaemia. *Leuk Lymphoma* 10:217, 1993.
55. Tsukamoto N, Karasawa M, Maehara T, et al: The majority of T lymphocytes are polyclonal during the chronic phase of chronic myelogenous leukemia. *Ann Hematol* 72:61, 1996.
56. Garicochea B, Chase A, Lazaridou A, Goldman JM: T lymphocytes in chronic myelogenous leukaemia (CML). *Leukemia* 8:1197, 1994.
57. Jonas D, Lubbert M, Kawasaki ES, et al: Clonal analysis of bcr-abl rearrangement in T lymphocytes from patients in the chronic myelogenous leukemia. *Blood* 79:1017, 1992.
58. Haferlach T, Winkemann M, Nickening C, et al: Which components are involved in Philadelphia-chromosome-positive chronic leukemia? *Br J Haematol* 97:99, 1997.
59. Verfaillie C, Miller W, Kay N, McClave P: Adherent lymphokine-activated killer cells in chronic myelogenous leukemia: A benign cell population with potent cytotoxic activity. *Blood* 74:793, 1989.
60. Takahashi N, Miura I, Saitoh K, Miura AB: Lineage involvement of stem cells bearing the Philadelphia chromosome in chronic myeloid leukemia in the chronic phase as shown by a combination of fluorescence-activated cell sorting and fluorescence in situ hybridization. *Blood* 92:4758, 1998.
61. Muñoz L, Bellido M, Sierra J, Nomdedéu JF: Flow cytometric detection of B cell abnormal maturation in chronic myeloid leukemia. *Leukemia* 14:339, 2000.
62. Miura A: Progress in laboratory medicine in chronic myeloid leukemia. *Rinsho Byori* 46:1226, 1998.
63. Muñoz L, Bellido M, Sierra J, Nomdedéu JF: Flow cytometric detection of B cell abnormal maturation in chronic myeloid leukemia. *Leukemia* 14:339, 1999.
64. Gunsilius E, Duba H-C, Petzer AL, et al: Evidence from a leukaemia model for maintenance of vascular endothelium by bone-marrow-derived endothelial cells. *Lancet* 355:1688, 2000.
65. Fialkow PJ, Martin PJ, Najfeld V, et al: Evidence for a multistep pathogenesis of chronic myelogenous leukemia. *Blood* 58:158, 1981.
66. Lisker R, Casas L, Mutchinick O, et al: Late-appearing Philadelphia chromosome in two patients with chronic myelogenous leukemia. *Blood* 56:812, 1980.
67. Kamada N, Uchino H: Chronologic sequence in appearance of clinical and laboratory findings characteristic of chronic myelogenous leukemia. *Blood* 51:843, 1978.
68. Smadja N, Krulik M, DeGramont A, et al: Acquisition of a Philadelphia chromosome concomitant with transformation of a refractory anemia into an acute leukemia. *Cancer* 55:1477, 1985.
69. Fegan C, Morgan G, Whittaker JA: Spontaneous remission in a patient with chronic myeloid leukaemia. *Br J Haematol* 72:594, 1989.
70. Brandt L, Mitelman F, Panani A, Lenner HC: Extremely long duration of chronic myeloid leukaemia with Ph[1] negative and Ph[1] positive bone marrow cells. *Scand J Haematol* 16:321, 1976.
71. Hagemeijer A, Smith EME, Lowenberg B, Abels J: Chronic myeloid leukemia with permanent disappearance of the Ph[1] chromosome and development of new clonal subpopulations. *Blood* 53:1, 1979.
72. Singer JN, Arlin ZA, Najfeld V, et al: Restoration of nonclonal hematopoiesis in chronic myelogenous leukemia (CML) following a chemotherapy induced loss of the Ph[1] chromosome. *Blood* 56:356, 1980.
73. Sokal JE: Significance of Ph[1]-negative marrow cells in Ph[1] positive chronic granulocytic leukemia. *Blood* 56:1072, 1980.
74. Smadja N, Krulik M, Audebert AA, et al: Spontaneous regression of cytogenetic and haematologic anomalies in Ph[1]-positive chronic myelogenous leukaemia. *Br J Haematol* 63:257, 1986.
75. Goldman JM, Kearney L, Pittman S, et al: Hemopoietic stem cell grafting for chronic granulocytic leukemia. *Exp Hematol* 10:76, 1982.
76. Reiffers J, Vezon G, David B, et al: Philadelphia negative cells in a patient treated with autografting for Ph[1] positive chronic granulocytic leukaemia in transformation. *Br J Haematol* 55:382, 1983.
77. Reiffers J, Broustet A, Goldman JM: Philadelphia chromosome-negative progenitors in chronic granulocytic leukemia. *N Engl J Med* 309:1460, 1983.
78. Coulombel L, Kalousek DK, Eaves CJ, et al: Long-term marrow culture reveals chromosomally normal hemopoietic progenitor cells in patients with Philadelphia chromosome-positive chronic myelogenous leukemia. *N Engl J Med* 308:1493, 1983.
79. Deglantiani G, Mangori L, Rizzoli V: *In vitro* restoration of polyclonal hematopoiesis in a chronic myelogenous leukemia after *in vitro* treatment with 4-hydroperoxycyclophosphamide. *Blood* 65:753, 1985.
80. Barnett MJ, Eaves CJ, Phillips GL, et al: Successful autografting in chronic myeloid leukemia after maintenance of marrow in culture. *Bone Marrow Transplant* 4:345, 1989.
81. Verfaillie CM, Miller WJ, Boylan K, McGlave PB: Selection of benign primitive hematopoietic progenitors in chronic myelogenous leukemia on the basis of HLA-DR antigen expression. *Blood* 79:1003, 1992.
82. Leemhuis T, Leibowitz D, Cox G, et al: Identification of BCR/ABL-negative primitive hematopoietic progenitor cells within chronic myeloid leukemia marrow. *Blood* 81:801, 1993.
83. Wang JCY, Lapidot T, Cashman JD, et al: High level engraftment of NOD/SCID mice by primitive normal and leukemic hemopoietic cells from patients with chronic myeloid leukemia in chronic phase. *Blood* 91:2406, 1998.
84. Dunbar CE, Stewart FM: Separating the wheat from the chaff: Selection of benign hematopoietic cells in chronic myeloid leukemia. *Blood* 79:1107, 1992.
85. Strife A, Clarkson B: Biology of chronic myelogenous leukemia: Is discordant maturation the primary defect? *Semin Hematol* 25:1, 1988.
86. Heinzinger M, Waller CF, Rosentiel A, et al: Quality of IL-3 and GCSF-mobilized peripheral blood stem cells in patients with early chronic phase CML. *Leukemia* 12:333, 1998.
87. Verfaillie CM, Bhatia R, Miller W, et al: BCR/ABL-negative primitive progenitors suitable for transplantation can be selected from the marrow of most early-chronic phase but not accelerated-phase chronic myelogenous leukemia patients. *Blood* 87:4770, 1996.
88. Grand FH, Marley SB, Chase A, et al: BCR/ABL-negative progenitors are enriched in the adherent fraction of CD34+ cells circulating in the blood of chronic phase chronic myeloid leukemia patients. *Leukemia* 11:1486, 1997.
89. Carella AM, Podesta M, Frassoni R, et al: Collection of "normal" blood repopulating cells during early hemopoietic recovery after intensive conventional chemotherapy in chronic myelogenous leukemia. *Bone Marrow Transplant* 12:267, 1993.
90. Guyootat D, Wahabi K, Viallet A, et al: Selection of BCR/ABL-negative stem cells from marrow or blood of patients with chronic myeloid leukemia. *Leukemia* 13:991, 1999.
91. Hogge DE, Coulumbel L, Kalousek D, et al: Nonclonal hemopoietic progenitors in a G6PD heterozygote with chronic myelogenous leukemia revealed after long-term marrow culture. *Am J Hematol* 24:389, 1987.
92. Deforge M, Boogaerts MA, McGlave PB, Verfaillie CM: BCR/ABL-CD34+HLA-DR– progenitor cells in early phase, but not in more advanced phases, of chronic myelogenous leukemia are polyclonal. *Blood* 93:284, 1999.
93. Van den Berg D, Wessman M, Murray L, et al: Leukemic burden in subpopulations

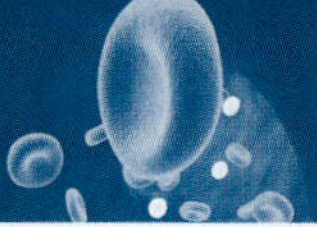

of CD34+ cells isolated from the mobilized peripheral blood of alpha-interferon-resistant or -intolerant patients with chronic myeloid leukemia. *Blood* 87:4348, 1996.
94. Podesta M, Piaggio G, Frassoni F, et al: Very primitive hemopoietic cells (LTC-IC) are present in Philadelphia negative cytaphereses collected during early recovery after chemotherapy for chronic myeloid leukemia (CML). *Bone Marrow Transplant* 16:549, 1995.
95. Kirk JA, Reems JA, Roecklein BA, et al: Benign marrow progenitors are enriched in the CD34+/HLA-DRlo population but not in the CD34+/CD38lo population in chronic myeloid leukemia: An analysis using interphase fluorescence in situ hybridization. *Blood* 86:737, 1995.
96. Lewis ID, Haylock DN, Moore S, et al: Peripheral blood is a source of BCR-ABL–negative pre-progenitors in early chronic phase chronic myeloid leukemia. *Leukemia* 11:581, 1997.
97. Maguer-Satta V, Petzer AL, Eaves AC, Eaves CJ: BCR-ABL expression in different subpopulations of functionally characterized Ph+ CD34+ cells from patients with chronic myeloid leukemia. *Blood* 88:1796, 1996.
98. Sirard C, Lapidot T, Vormoor J, et al: Normal and leukemia SCID-repopulating cells (SRC) coexist in the bone marrow and peripheral blood from CML patients in chronic phase, whereas leukemic SRC are detected in blast crisis. *Blood* 87:1539, 1996.
99. Dazzi F, Capelli D, Hasserjian R, et al: The kinetics and extent of engraftment of chronic myelogenous leukemia cells in nonobese diabetic/severe combined immunodeficiency mice reflect the phase of the donor's disease: An *in vivo* model for chronic myelogenous leukemia biology. *Blood* 92:1390, 1998.
100. Holyoake TL, Jiang X, Drummond MW, et al: Elucidating critical mechanisms of deregulated stem cell turnover in the chronic phase of chronic myelogenous leukemia. *Leukemia* 16:549, 2002.
101. Eaves C, Cashman J, Eaves A: Defective regulation of leukemic hematopoiesis in chronic myeloid leukemia. *Leuk Res* 22:1085, 1998.
102. Clarkson BD, Strife A, Wisniewski D, et al: New understanding of the pathogenesis of CML: A prototype of early neoplasia. *Leukemia* 11:1404, 1997.
103. Bedi A, Zehnbauer BA, Collector MI, et al: BCR-ABL gene rearrangement and expression of primitive hematopoietic progenitors in chronic myeloid leukemia. *Blood* 81:2898, 1993.
104. Moore MA: *In vitro* culture studies in chronic granulocytic leukaemia. *Clin Haematol* 6:97, 1977.
105. Siitonen T, Zheng A, Savolainen E-R, Koistinen P: Spontaneous granulocyte-macrophage colony growth by peripheral blood mononuclear cells in myeloproliferative disorders. *Leuk Res* 20:187, 1996.
106. Eaves CJ, Eaves AC: Cell culture studies in CML. *Baillieres Clin Haematol* 1:931, 1987.
107. Galbraith PR, Abu-Zahra HT: Granulopoiesis in chronic granulocytic leukemia. *Br J Haematol* 22:135, 1972.
108. Sjögren U, Brandt L: Composition and mitotic activity of the erythropoietic part of the bone marrow in chronic myeloid leukaemia. *Scand J Haematol* 12:18, 1974.
109. Verfaillie CM: Stem cells in chronic myelogenous leukemia. *Hematol Oncol Clin North Am* 11:1079, 1997.
110. Ghaffari S, Dougherty GJ, Lansdorp PM, et al: Differentiation-associated changes in CD44 isoform expression during normal hematopoiesis and their alteration in chronic myeloid leukemia. *Blood* 86:2976, 1995.
111. Kawaishi K, Kimura A, Katoh O, et al: Decreased L-selectin expression in CD34-positive cells from patients with chronic myelocytic leukaemia. *Br J Haematol* 93:367, 1996.
112. Turkina AG, Baryshnikov AY, Sedyakhina NP, et al: Studies of P-glycoprotein in chronic myelogenous leukaemia patients: Expression, activity and correlations with CD34 antigen. *Br J Haematol* 92:88, 1996.
113. Agarwal R, Doren S, Hicks B, Dunbar CE: Long-term culture of chronic myelogenous leukemia marrow cells on stem cell factor-deficient stroma favors benign progenitors. *Blood* 85:1306, 1995.
114. Moore S, Haylock DN, Levesque J-P, et al: Stem cell factor as a single agent induces selective proliferation of the Philadelphia chromosome positive fraction of chronic myeloid leukemia CD34+ cells. *Blood* 92:2461, 1998.
115. Chasty RC, Lucas GS, Owen-Lynch PJ, et al: Macrophage inflammatory protein-1 alpha receptors are present on cells enriched for CD34 expression from patients with chronic myeloid leukemia. *Blood* 86:4270, 1995.
116. Cashman JD, Eaves CJ, Sarris AH, Eaves AC: MCP-1, not MIP-1α, is the endogenous chemokine that cooperates with TGF-β to inhibit the cycling of primitive normal but not leukemic (CML) progenitors in long-term human marrow cultures. *Blood* 92:2338, 1998.
117. Murohashi I, Endho K, Nishida S, et al: Differential effects of TGF-beta 1 on normal and leukemic human hematopoietic cell proliferation. *Exp Hematol* 23:970, 1995.
118. Gordon MY, Dowding C, Riley G, et al: Altered adhesive interactions with marrow stroma of haematopoietic progenitor cells in chronic myeloid leukaemia. *Nature* 328:342, 1987.
119. Dowding C, Guo A-P, Osterholz J, et al: Interferon-α overrides the deficient adhesion of chronic myeloid leukemia primitive progenitor cells to bone marrow stromal cells. *Blood* 78:499, 1991.
120. Bhatia R, Wayner EA, McGlave PB, Verfaillie CM: Interferon-α restores normal adhesion of chronic myelogenous leukemia hematopoietic progenitors to bone marrow stroma by correcting impaired β1 integrin receptor function. *J Clin Invest* 94:384, 1994.
121. Verfaillie CM: Stem cells in chronic myelogenous leukemia. *Hematol Oncol Clin North Am* 11:1079, 1997.
122. Bhatia R, Munthe HA, Verfaillie CM: Tyrphostin AG957, a tyrosine kinase inhibitor with anti-BCR/ABL tyrosine activity restores β_1 integrin-mediated adhesion and inhibiting signaling in chronic myelogenous leukemia hematopoietic progenitors. *Leukemia* 12:1708, 1998.
123. Lundell BI, McCarthy JB, Kovach NL, Verfaillie CM: Activation of beta 1 integrins on CML progenitors reveals cooperation between beta1 integrins and CD44 in the regulation of adhesion and proliferation. *Leukemia* 11:822, 1997.
124. Ghaffari S, Dougherty GJ, Eaves AC, Eaves CJ: Altered patterns of CD44 epitope expression in human chronic and acute myeloid leukemia. *Leukemia* 10:1773, 1996.
125. Vijayan KV, Advani SH, Zingde SM: Chronic myeloid leukemic granulocytes exhibit reduced and altered binding to P-selectin; modification in the CD15 antigens and sialylation. *Leuk Res* 21:59, 1997.
126. Deininger MW, Vieira S, Mendiola R, et al: BCR-ABL tyrosine kinase activity regulates the expression of multiple genes implicated in the pathogenesis of chronic myeloid leukemia. *Cancer Res* 60:2049, 2000.
127. Verfaillie CM, Hurley R, Lundell BI, et al: Integrin-mediated regulation of hematopoiesis: Do BCR/ABL-induced defects in integrin function underlie the abnormal circulation and proliferation of CML progenitors? *Acta Haematol* 29:40, 1997.
128. Symington BE: Growth signalling through the alpha 5 beta 1 fibronectin receptor. *Biochem Biophys Res Commun* 208:126, 1995.
129. Bhatia R, McCarthy JB, Verfaillie CM: Interferon-alpha restores normal beta 1 integrin-mediated inhibition of hematopoietic progenitor proliferation by the marrow microenvironment in chronic myelogenous leukemia. *Blood* 87:3883, 1996.
130. Wertheim JA, Forsythe K, Druker BJ, et al: BCR-ABL-induced adhesion defects are tyrosine kinase-independent. *Blood* 99:4122, 2002.
131. Fruehauf S, Topaly J, Schad M, Paschka P, et al: Imatinib restores expression of CD62L in BCR-ABL-positive cells. *J Leukoc Biol* 73:600, 2003.
132. Salgia R, Li JL, Ewaniuk DS, et al: BCR/ABL induces multiple abnormalities of cytoskeletal function. *J Clin Invest* 100:46, 1997.
133. Lewis JM, Baskaran R, Taagepera S, et al: Integrin regulation of c-ABL tyrosine kinase activity and cytoplasmic-nuclear transport. *Proc Natl Acad Sci U S A* 93:15174, 1996.
134. Renshaw MW, McWhirter JR, Wang JY: The human leukemia onco-gene bcr-abl abrogates the anchorage requirement but not the growth factor requirement for proliferation. *Mol Cell Biol* 15:1286, 1995.
135. Salgia R, Brunkhorst B, Pisick E, et al: Increased tyrosine phosphorylation of focal adhesion proteins in myeloid cell lines expressing p210BCR/ABL. *Oncogene* 11:1149, 1995.
136. Rudkin GT, Hungerford DA, Nowell PC: DNA content of chromosome Ph^1 and chromosome 21 in human chronic granulocytic leukemia. *Science* 144:1229, 1964.
137. O'Riordan ML, Robinson JA, Buckton KE, Evans HJ: Distinguishing between the chromosome involved in Down's syndrome (trisomy 21) and chronic myeloid leukaemia (Ph^1) by fluorescence. *Nature* 230:167, 1971.
138. Lawler SD: The cytogenetics of chronic granulocytic leukemia. *Clin Haematol* 6:55, 1977.
139. Melo JV, Yan XH, Diamond J, Goldman JM: Balanced parental contribution to the ABL component of the BCR-ABL gene in chronic myeloid leukemia. *Leukemia* 9:734, 1995.
140. Chissoe SL, Bodenteich A, Wang YF, et al: Sequence and analysis of the human ABL gene, the BCR gene, and regions involved in the Philadelphia chromosomal translocation. *Genomics* 27:67, 1995.
141. Melo JV, Deininger MW: Biology of chronic myelogenous leukemia-signaling pathways of initiation and transformation. *Hematol Oncol Clin North Am* 18:545, 2004.
142. Daley GQ, Beu Neriah Y: Implicating the bcr/abl gene in the pathogenesis of Philadelphia chromosome-positive human leukemia. *Adv Cancer Res* 57:151, 1991.
143. Heisterkamp N, Groffen J, Stephenson JR, et al: Chromosomal localization of human cellular homologues of two viral oncogenes. *Nature* 299:747, 1982.
144. Heisterkamp N, Stephenson JR, Groffen J, et al: Localization of the c-abl oncogene adjacent to a translocation breakpoint in chronic myelocytic leukemia. *Nature* 306:239, 1983.
145. Konopka JB, Witte ON: Activation of the abl oncogene in murine and human leukemias. *Biochim Biophys Acta* 823:1, 1985.
146. Collins SJ, Groudine MT: Rearrangements and amplification of c-abl sequences in the human chronic myelogenous leukemia cell line K562. *Proc Natl Acad Sci U S A* 80:4813, 1983.
147. Canaani E, Gale RP, Steiner-Seltz D, et al: Altered transcription of an oncogene in chronic myelocytic leukemia. *Lancet* 1:593, 1984.
148. Gale RP, Canaani E: An 8 kilobase abl RNA transcript in chronic myelogenous leukemia. *Proc Natl Acad Sci U S A* 81:5648, 1984.
149. Collins SJ, Kubonishi I, Miyoshi I, Groudine MT: Altered transcription of the c-abl oncogene in K562 and other chronic myelogenous leukemia cells. *Science* 225:72, 1984.
150. Leibowitz D, Cubbon RM, Bank A: Increased expression of a novel c-abl related RNA in K562 cells. *Blood* 65:526, 1985.
151. Konopka JB, Watanabe SM, Witte ON: An alteration of the human c-abl protein in K562 leukemia cells unmasks associated tyrosine kinase activity. *Cell* 37:1035, 1984.
152. Konopka JB, Watanabe SM, Singer JW, et al: Cell lines and clinical isolates derived from Ph1-positive chronic myelogenous leukemia patients express c-abl proteins with a common structural alteration. *Proc Natl Acad Sci U S A* 82:1810, 1985.
153. Stam K, Heisterkamp N, Grosveld G, et al: Evidence of a new chimeric bcr/c-abl mRNA in patients with chronic myelocytic leukemia and the Philadelphia chromosome. *N Engl J Med* 313:1429, 1985.
154. Ben-Neriah Y, Daley GQ, Mes-Masson A-M, et al: The chronic myelogenous leukemia-specific P210 protein is the product of the bcr/abl hybrid gene. *Science* 233:212, 1985.
155. Maxwell SA, Kurzrock R, Parson SJ, et al: Analysis of P210bcr/abl tyrosine protein kinase activity in various subtypes of Philadelphia chromosome-positive cells from chronic myelogenous leukemia patients. *Cancer Res* 47:1731, 1987.
156. Kurzrock R, Kloetzer WS, Talpaz M, et al: Identification of molecular variants of $P210^{BCR-ABL}$ in chronic myelogenous leukemia. *Blood* 70:233, 1987.
157. Xu DQ, Galibert F: Restriction fragment length polymorphism caused by a deletion within the human c-abl gene (ABL). *Proc Natl Acad Sci U S A* 83:3447, 1986.
158. Popenoe DW, Schaefer-Rego K, Mears JC, et al: Frequent and extensive deletion during the 9,22 translocation in CML. *Blood* 68:1123, 1986.
159. Shtivelman E, Gale RP, Dreazen O, et al: Bcr-abl RNA in patients with chronic granulocytic leukemia. *Blood* 69:971, 1987.

160. McWhirter JR, Wang JJ: Activation of tyrosine kinase and microfilament-binding functions of *c-abl* by *bcr* sequences in *bcr/abl* fusion proteins. *Mol Cell Biol* 11:1553, 1991.
161. Bernards A, Rubin CM, Westbrook CA, et al: The first intron in the human c-abl gene is at least 200 kilobases long and is the target for translocations in chronic myelogenous leukemia. *Mol Cell Biol* 7:3231, 1987.
162. Eisenberg A, Silver R, Soper L, et al: The location of breakpoints within the breakpoint cluster region (bcr) of chromosome 22 in chronic myeloid leukemia. *Leukemia* 2:642, 1988.
163. Collins SJ: Breakpoints on chromosomes 9 and 22 in Philadelphia chromosome-positive chronic myelogenous leukemia. *J Clin Invest* 78:1392, 1986.
164. Heisterkamp N, Stam K, Groffen J, et al: Structural organization of the bcr gene and its role in the Ph[1] translocation. *Nature* 315:758, 1985.
165. Gao L-M, Goldman J: Long-range mapping of the normal BCR gene. *Leukemia* 5:555, 1991.
166. Melo JV: BCR-ABL gene variants. *Baillieres Clin Haematol* 10:203, 1997.
167. Saglio G, Pane F, Gottardi E, et al: Consistent amounts of acute leukemia-associated P190BCR/ABL transcripts are expressed by chronic myelogenous leukemia patients at diagnosis. *Blood* 87:1075, 1996.
168. Honda H, Oda H, Suzuki T, et al: Development of acute lymphoblastic leukemia and myeloproliferative disorder in transgenic mice expressing p210bcr/abl: A novel transgenic model for human Ph1-positive leukemias. *Blood* 91:2067, 1998.
169. Maru Y, Witte ON: The BCR gene encodes a novel serine/threonine kinase activity within a single exon. *Cell* 67:459, 1991.
170. Muller AJ, Young JC, Pendergast A-M, et al: BCR first exon sequences specifically activate the BCR/ABL tyrosine kinase oncogene of Philadelphia chromosome-positive human leukemia. *Mol Cell Biol* 11:1785, 1991.
171. Diekmann D, Brill S, Garrett MD, et al: BCR encodes a GTPase-activating protein for p21[rac]. *Nature* 351:400, 1991.
172. Melo JV, Gordon DE, Goldman JM: The ABL-BCR fusion gene is expressed in chronic myeloid leukemia. *Blood* 81:158, 1993.
173. Bartram CR, de Klein A, Hagemeijer A, et al: Translocation of the human c-abl oncogene correlates with the presence of a Philadelphia chromosome in chronic myelocytic leukaemia. *Nature* 306:277, 1983.
174. Selleri L, Narni F, Emilia G, et al: Philadelphia-positive chronic myeloid leukemia with a chromosome 22 breakpoint outside the breakpoint cluster region. *Blood* 70:1659, 1987.
175. Mohamed AN, Koppitch F, Varterasian M, et al: BCR/ABL fusion located on chromosome 9 in chronic myeloid leukemia with a masked Ph chromosome. *Genes Chromosomes Cancer* 13:133, 1995.
176. Morris C, Jeffs A, Smith T, et al: BCR gene recombines with genomically distinct sites on band 11Q13 in complex BCR-ABL translocations of chronic myeloid leukemia. *Oncogene* 12:677, 1996.
177. Andreasson P, Johansson B, Carlsson M, et al: BCR/ABL-negative chronic myeloid leukemia with ETV6/ABL fusion. *Genes Chromosomes Cancer* 20:299, 1997.
178. Rozman C, Urbano-Ispizua A, Cervantes F, et al: Analysis of the clinical relevance of the breakpoint location within M-BCR and the type of chimeric mRNA in chronic myelogenous leukemia. *Leukemia* 9:1104, 1995.
179. Verschraegen CF, Kantarjian HM, Hirsch-Ginsberg C, et al: The breakpoint cluster region site in patients with Philadelphia chromosome-positive chronic myelogenous leukemia. Clinical, laboratory, and prognostic correlations. *Cancer* 76:992, 1995.
180. Zaccaria A, Martinelli G, Testoni N, et al: Does the type of BCR/ABL junction predict the survival of patients with Ph1-positive chronic myeloid leukemia? *Leuk Lymphoma* 16:231, 1995.
181. Ohno T, Hada S, Sugiyama T, et al: Chronic myeloid leukemia with minor bcr breakpoint developed hybrid type of blast crisis. *Am J Hematol* 57:320, 1998.
182. Melo JV: The diversity of BCR-ABL fusion proteins and their relationship to leukemia phenotype. *Blood* 88:2375, 1996.
183. Rubinstein R, Purves LR: A novel BCR-ABL rearrangement in a Philadelphia chromosome-positive chronic myelogenous leukaemia variant with thrombocythaemia. *Leukemia* 12:230, 1998.
184. Hochhaus A, Reither A, Skladny H, et al: A novel BCR-ABL fusion gene (e6a2) in a patient with Philadelphia chromosome-negative chronic myelogenous leukemia. *Blood* 88:2236, 1996.
185. Briz M, Vilches C, Cabrera R, et al: Typical chronic myelogenous leukemia with e19a2 junction BCR/ABL transcript. *Blood* 90:5024, 1997.
186. McLaughlin J, Chianese E, Witte ON: In vitro transformation of immature hemopoietic cells by P210 bcr/abl oncogene product of the Philadelphia chromosome. *Proc Natl Acad Sci U S A* 84:6558, 1987.
187. Daley GQ, McLaughlin J, Witte ON, Baltimore D: The CML-specific P210 bcr/abl protein, unlike v-abl, does not transform NIH/3T3 fibroblasts. *Science* 237:532, 1987.
188. Elefanty AG, Hariharan IK, Cory S: *Bcr-abl*, the hallmark of chronic myeloid leukaemia in man, induces multiple haemopoietic neoplasms in mice. *EMBO J* 9:1069, 1990.
189. Daley GQ, VanEtten RA, Baltimore D: Induction of chronic myelogenous leukemia in mice by the p210[bcr/abl] gene of the Philadelphia chromosome. *Science* 247:824, 1990.
190. Voncken JW, Morris C, Pattengale P, et al: Clonal development and karyotype evolution during leukemogenesis of BCR/ABL transgenic mice. *Blood* 79:1029, 1992.
191. Gishizky ML, Johnson-White J, Witte O: Efficient transplantation of BCR-ABL-induced chronic myelogenous leukemia-like syndrome in mice. *Proc Natl Acad Sci U S A* 90:3755, 1993.
192. Daley GQ: Animal models of BCR/ABL-induced leukemias. *Leuk Lymphoma* 11:57, 1993.
193. Voncken JW, Kaartinen V, Pattengale PK, et al: BCR/ABL P210 and P190 cause distinct leukemia in transgenic mice. *Blood* 86:4603, 1995.
194. Honda H, Oda H, Suzuki T, et al: Development of acute lymphoblastic leukemia and myeloproliferative disorder in transgenic mice expressing p210bcr/abl: A novel transgenic model for human Ph 1-positive leukemias. *Blood* 91:2067, 1998.
195. Pear WS, Miller JP, Xu L, et al: Efficient and rapid induction of a chronic myelogenous leukemia-like myeloproliferative disease in mice receiving P210 bcr/abl-transduced bone marrow. *Blood* 92:3780, 1998.
196. Honda M, Ohno S, Takahashi T, et al: Establishment, characterization, and chromosomal analysis of new leukemic cell lines derived from MT/p210/bcr/abl transgenic mice. *Exp Hematol* 26:188, 1998.
197. Zhang X, Ren R: Bcr-Abl efficiency induces in a myeloproliferative disease and production of excess interleukin-3 and granulocyte-macrophage colony-stimulating factor in mice: A novel model for chronic myelogenous leukemia. *Blood* 92:3829, 1998.
198. Elefanty AG, Corsy S: *Bcr-abl*-induced cell lines can switch from mast cell to erythroid or myeloid differentiation in vitro. *Blood* 79:1271, 1992.
199. Van Etten RA: Pathogenesis and treatment of Ph+ leukemia: Recent insights from mouse models. *Curr Opin Hematol* 8:224, 2001.
200. Bose S, Deininger M, Goora-Tybor J, et al: The presence of typical and atypical BCR-ABL fusion genes in leukocytes of normal individuals: Biological significance and implications for the assessment of minimal residual disease. *Blood* 92:3362, 1998.
201. Hirai HS, Tanaka M, Azuma Y, et al: Transforming genes in human leukemia cells. *Blood* 66:1371, 1985.
202. Clarkson BD, Strife A, Wisniewski D, et al: New understanding of the pathogenesis of CML: A prototype of early neoplasia. *Leukemia* 11:1404, 1997.
203. Verfaillie CM: Chronic myelogenous leukemia: From pathogenesis to therapy. *J Hematother* 8:3, 1999.
204. Pasternak G, Hochhaus A, Schultheis B, Hehlmann R: Chronic myelogenous leukemia: Molecular and cellular aspects. *J Cancer Res Clin Oncol* 124:643, 1998.
205. Gotoh A, Broxmeyer HE: The function of BCR/ABL and related protooncogenes. *Curr Opin Hematol* 4:3, 1997.
206. Sattler M, Salgia R: Activation of hematopoietic growth factor signal transduction pathways by the human oncogene BCR/ABL. *Cytokine Growth Factor Rev* 8:63, 1997.
207. Skorski T, Kanakaraj P, Nieborowska-Skorska M, et al: Phosphatidylinositol-3 kinase activity is regulated by BCR/ABL and is required for the growth of Philadelphia chromosome-positive cells. *Blood* 86:726, 1995.
208. Skorski T, Nieborowska-Skorska M, Szczylik C, et al: C-RAF-1 serine/threonine kinase is required in BCR/ABL-dependent and normal hematopoiesis. *Cancer Res* 55:2275, 1995.
209. Goga A, McLaughlin J, Afar DE, et al: Alternative signals to RAS for hematopoietic transformation by the BCR-ABL oncogene. *Cell* 82:981, 1995.
210. Salgia R, Uemura N, Okuda K, et al: CRKL links p210BCR/ABL with paxillin in chronic myelogenous leukemia cells. *J Biol Chem* 270:29145, 1995.
211. De Jong R, ten Hoeve J, Heisterkamp N, Groffen J: Crkl is complexed with tyrosine-phosphorylated Cbl in Ph-positive leukemia. *J Biol Chem* 270:21468, 1995.
212. Salgia R, Pisick E, Sattler M, et al: P130CAS forms a signalling complex with the adapter protein CRKL in hematopoietic cells transformed by the BCR/ABL oncogene. *J Biol Chem* 271:25198, 1996.
213. Sattler M, Griffin JD: Molecular mechanisms of transformation by the *BCR-ABL* oncogene. *Semin Hematol* 40:4, 2003.
214. Melo JV, Deininger MW: Biology of chronic myelogenous-signaling pathways of initiation and transformation. *Hematol Oncol Clin North Am* 18:545, 2004.
215. Wong S, Witte ON: The BCR-ABL story: Bench to bedside and back. *Annu Rev Immunol* 22:247, 2004.
216. Sattler M, Verma S, Shrinkhande G, et al: The BCR/ABL tyrosine kinase induces production of reactive species in hematopoietic cells. *J Biol Chem* 275:24273, 2000.
217. Sattler M, Salgia R, Okuda K, et al: The proto-oncogene product p120[CBL] and the adaptor proteins CRKL and c-CR link c-ABL, p190BCR/ABL and p210BCR/ABL to the phosphatidylinositol-3; kinase pathway. *Oncogene* 12:832, 1996.
218. Salgia R, Sattler M, Pisick E, et al: P210BCR/ABL induces formation of complexes containing focal adhesion proteins and the protooncogene product p120c-CBL. *Exp Hematol* 24:310, 1996.
219. De Jong R, van Wijk A, Haataja L, et al: BCR/ABL-induced leukemogenesis causes phosphorylation of Hef2 and its association with Crkl. *J Biol Chem* 272:32649, 1997.
220. Bollag G, Clapp DW, Shih S, et al: Loss of NF1 results in activation of the Ras signaling pathway and leads to aberrant growth in haematopoietic cells. *Nat Genet* 12:144, 1996.
221. Carpino N, Wisniewski D, Strife A, et al: P62dok: A constitutively tyrosine-phosphorylated, GAP-associated protein in chronic myelogenous leukemia progenitor cells. *Cell* 88:197, 1997.
222. Yamanashi Y, Baltimore D: Identification of the Abl- and ras GAP-associated 62 kDa protein as a docking protein, Dok. *Cell* 88:205, 1997.
223. Reuther JY, Reuther GW, Cortez D, et al: A requirement for NFkappaB activation in BCR/ABL-mediated transformation. *Genes Dev* 1:12:968, 1998.
224. LaMontagne KR, Flint AJ, Franza BR, et al: Protein tyrosine phosphatase 1B antagonizes signalling by oncoprotein tyrosine kinase p210 bcr/abl in vivo. *Mol Cell Biol* 18:2965, 1998.
225. Chai SK, Nichols GL, Rothman P: Constitutive activation of JAKs and STATs in BCR-abl-expressing cell lines and peripheral blood cells derived from leukemic patients. *J Immunol* 159:4720, 1997.
226. Shuai K, Halpern J, ten Hoeve J, et al: Constitutive activation of STAT5 by the BCR-ABL oncogene in chronic myelogenous leukemia. *Oncogene* 13:247, 1996.
227. Wilson-Rawls J, Xie S, Liu J, et al: P210 Bcr-Abl interacts with the interleukin 3 receptor beta (c) subunit and constitutively induces its tyrosine phosphorylation. *Cancer Res* 56:3426, 1996.
228. Chuang TH, Xu X, Kaartinen V, et al: Abl and Bcr are multifunctional regulators of the Rho GTP-binding protein family. *Proc Natl Acad Sci U S A* 92:10282, 1995.
229. Afar DE, Witte O: Characterization of breakpoint cluster region kinase and SH2-binding activities. *Methods Enzymol* 256:125, 1995.
230. Gishizky ML, Cortez D, Pendergast AM: Mutant forms of growth factor-binding

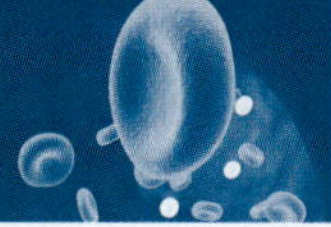

protein-2 reverse BCR-ABL-induced transformation. *Proc Natl Acad Sci U S A* 92:10889, 1995.

231. Raitano AB, Halpern JR, Hambuch TM, Sawyers CL: The Bcr-Abl leukemia oncogene activates Jun kinase and requires Jun for transformation. *Proc Natl Acad Sci U S A* 92:11746, 1995.
232. Miyamura T, Nishimura J, Yufu Y, Nawata H: Interaction of BCRABL with the retinoblastoma protein in Philadelphia chromosome-positive cell lines. *Int J Hematol* 67:115, 1997.
233. Largaespada DA, Brannan CI, Jenkins NA, Copeland NG: NF1 deficiency causes Ras-mediated granulocyte/macrophage colony stimulating factor hypersensitivity and chronic myeloid leukaemia. *Nat Genet* 12:137, 1996.
234. Amos TA, Lewis JL, Grand FH, et al: Apoptosis in chronic myeloid leukaemia: Normal responses by progenitor cells to growth factor deprivation, X-irradiation and glucocorticoids. *Br J Haematol* 91:387, 1995.
235. Bedi A, Barber JP, Bedi GC, et al: BCR-ABL-mediated inhibition of apoptosis with delay of G2/M transition after DNA damage: A mechanism of resistance to multiple anticancer agents. *Blood* 86:1148, 1995.
236. Amarante-Mendes GP, Naekyung KC, Liu L, et al: Bcr-Abl exerts its antiapoptotic effect against diverse apoptotic stimuli through blockage of mitochondrial release of cytochrome C and activation of caspase-3. *Blood* 92:1700, 1998.
237. Maguer-Satta V, Burl S, Liu L, et al: BCR-ABL accelerates C2-ceramide-induced apoptosis. *Oncogene* 16:237, 1998.
238. Pierson BA, Miller JS: CD56+bright and CD56+dim natural killer cells in patients with chronic myelogenous leukemia progressively decrease in number, respond less to stimuli that recruit clonogenic natural killer cells, and exhibit decreased proliferation on a per cell basis. *Blood* 88:2279, 1996.
239. Gissinger H, Kurzrock R, Wetzler M, et al: Apoptosis in chronic myelogenous leukemia: Studies of stage-specific differences. *Leuk Lymphoma* 25:121, 1997.
240. Boultwood J, Peniket A, Watkins F, et al: Telomere length shortening in chronic myelogenous leukemia is associated with reduced time to accelerated phase. *Blood* 96:358, 2000.
241. Terasaki Y, Okamura H, Ohtake S, Nakao S: Accelerated telomere length shortening in granulocytes: A diagnostic marker for myeloproliferative diseases. *Exp Hematol* 30:1399, 2002.
242. Drummond MW, Lennard A, Brummendorf TH, Holyoake TL: Telomere shortening correlates with prognostic score at diagnosis and proceeds rapidly during progression of chronic myeloid leukemia. *Leuk Lymphoma* 45:1775, 2004.
243. Campbell LJ, Fidler C, Eagleton H, et al: HTERT, the catalytic component of telomerase, is downregulated in the haematopoietic stem cells of patients with chronic myeloid leukaemia. *Leukemia* 20:671, 2006.
244. Ohyashiki K, Ohyashiki JH, Iwama H, et al: Telomerase activity and cytogenetic changes in chronic myeloid leukemia with disease progression. *Leukemia* 11:190, 1997.
245. Brümmendorf TH, Ersöz I, Hartmann U, et al: Telomere length in peripheral blood granulocytes reflects response to treatment with imatinib in patients with chronic myeloid leukemia. *Blood* 101:375, 2003.
246. Thompson RB, Stainsby D: The clinical and haematological features of chronic granulocytic leukaemia in the chronic phase, in *Chronic Granulocytic Leukaemia*, edited by MT Shaw, p 137. Praeger, East Sussex, UK, 1982.
247. Cortes JE, Talpaz M, Kantarkian H: Chronic myelogenous leukemia: A review. *Am J Med* 100:555, 1996.
248. Goldman JM: Chronic myeloid leukemia. *Curr Opin Hematol* 4:277, 1997.
249. Lichtman MA, Rowe JM: Hyperleukocytic leukemias: Rheological, clinical and therapeutic considerations. *Blood* 60:279, 1982.
250. Rowe JM, Lichtman MA: Hyperleukocytosis and leukostasis: Common features of childhood chronic myelogenous leukemia. *Blood* 63:1230, 1984.
251. Lichtman MA, Heal J, Rowe JM: Hyperleukocytic leukaemia. *Baillieres Clin Haematol* 1:725, 1987.
252. Ungaro PC, Gonzalez JJ, Werk EE, MacKay JC: Chronic myelogenous leukemia presenting clinically as diabetes insipidus. *N C Med J* 45:640, 1984.
253. Juan D, Hsu S-D, Hunter J: Case report of vasopressin-responsive diabetes insipidus associated with chronic myelogenous leukemia. *Cancer* 56:1468, 1985.
254. Brydon J, Lucky PA, Duffy T: Acne urticaria associated with chronic myelogenous leukemia. *Cancer* 56:2083, 1985.
255. Cohen PR, Talpaz M, Kurzrock R: Malignancy-associated Sweet's syndrome: A review of the world's literature. *J Clin Oncol* 6:1887, 1988.
256. López JLB, Fonseca E, Mauso F: Sweet's syndrome during the chronic phase of chronic myeloid leukemia. *Acta Haematol* 84:207, 1990.
257. Nestok BR, Goldstein JD, Lipkovic P: Splenic rupture as a cause of sudden death in undiagnosed chronic myelogenous leukemia. *Am J Forensic Med Pathol* 9:241, 1988.
258. Giagounidis AAN, Burk M, Meckenstock G, et al: Pathological rupture of the spleen in hematologic malignancies. *Ann Hematol* 73:297, 1996.
259. Hild DH, Myers TJ: Hyperviscosity in chronic granulocytic leukemia. *Cancer* 46:1418, 1980.
260. D'Hondt L, Guillaume TH, Hemblit Y, Symann M: Digital necrosis associated with chronic myeloid leukemia. *Acta Clin Belg* 52:49, 1997.
261. Arbaje YM, Betran G: Chronic myelogenous leukemia complicated by autoimmune hemolytic anemia. *Am J Med* 88:197, 1990.
262. Steegman JL, Pinilla I, Requena MJ, et al: The direct antiglobulin test is frequently positive in chronic myeloid leukemia patients treated with interferon-α. *Transfusion* 37:446, 1997.
263. Hoppin EC, Lewis JP: Polycythemia rubra vera progressing to Ph^1-positive chronic myelogenous leukemia. *Ann Intern Med* 83:820, 1975.
264. Shenkenberg TD, Waddell CC, Rice L: Erythrocytosis and marked leukocytosis in overlapping myeloproliferative diseases. *South Med J* 75:868, 1982.
265. Haas O, Hinterberger W, Morz R: Pure red cell aplasia as possible early manifestation of chronic myeloid leukemia. *Am J Hematol* 27:20, 1986.
266. Mijovic A, Rolovic Z, Novak A, et al: Chronic myeloid leukemia associated with pure red cell aplasia and terminating in promyelocytic transformation. *Am J Hematol* 31:128, 1989.
267. Inbal A, Aktein E, Barak I, Meytes D: Cyclic leukocytosis and long survival in chronic myeloid leukemia. *Acta Haematol* 69:353, 1983.
268. Umemura T, Hirata J, Kaneko S, et al: Periodic appearance of erythropoietin-independent erythropoiesis in chronic myelogenous leukemia with cyclic oscillation. *Acta Haematol* 76:230, 1986.
269. Mitus WJ, Kiossoglou KA: Leukocyte alkaline phosphatase in myeloproliferative syndrome. *Ann N Y Acad Sci* 155:976, 1968.
270. DePalma L, Delgado P, Werner M: Diagnostic discrimination and cost-effective assay strategy for leukocyte alkaline phosphate. *Clin Chim Acta* 6:83, 1996.
271. Pedersen F: Functional and biochemical phenotype in relation to cellular age of differentiated neutrophils in chronic myeloid leukemia. *Br J Haematol* 51:339, 1982.
272. Rambaldi A, Terao M, Bettoni S, et al: Differences in the expression of alkaline phosphatase in mRNA in chronic myelogenous leukemia and paroxysmal nocturnal hemoglobinuria polymorphonuclear leukocytes. *Blood* 73:1113, 1989.
273. Perillie PE: Studies of the changes in leukocyte alkaline phosphatase following pyrogen stimulation in chronic granulocytic leukemia. *Blood* 29:401, 1967.
274. Rustin GJS, Goldman JM, McCarthy D, et al: An extracellular factor controls neutrophil alkaline phosphatase in chronic granulocytic leukemia. *Br J Haematol* 45:381, 1980.
275. Matsuo T: In vitro modulation of alkaline phosphatase activity in neutrophils from patients with chronic myelogenous leukemia by monocyte-derived activity. *Blood* 67:492, 1986.
276. Tanaka KR, Valentine WN, Fredricks RE: Diseases or clinical conditions associated with low leukocyte alkaline phosphatase. *N Engl J Med* 262:912, 1960.
277. Stinson RA, McPhee J, Lewanczk R, Dinwoodie A: Neutrophil alkaline phosphatase in hypophosphatasia. *N Engl J Med* 312:1642, 1985.
278. Kamada N, Uchino H: Chronologic sequence in appearance of clinical and laboratory findings characteristic of chronic myelocytic leukemia. *Blood* 51:843, 1978.
279. Denberg JA, Wilson WEC, Goodacre R, Brenenstock J: Chronic myeloid leukemia—Evidence for basophil differentiation and histamine synthesis from cultured peripheral blood cells. *Br J Haematol* 45:13, 1980.
280. Goh K-O, Anderson FW: Cytogenetic studies in basophilic chronic myelocytic leukemia. *Arch Pathol Lab Med* 103:288, 1979.
281. Valent P, Agis H, Sperr W, et al: Diagnostic and prognostic value of new biochemical and immunohistochemical parameters in chronic myeloid leukemia. *Leuk Lymphoma* 49:635, 2008.
282. Samorapoompichit P, Kiener HP, Schernthaner G-H, et al: Detection of tryptase in cytoplasmic granules of basophils in patients with chronic myeloid leukemia and other myeloid neoplasms. *Blood* 98:2580, 2001.
283. Weil SC, Hrisinko MA: A hybrid eosinophilic-basophilic granulocyte in chronic granulocytic leukemia. *Am J Clin Pathol* 87:66, 1987.
284. Velardi A, Rambotti P, Cernetti C, et al: Monoclonal antibody defined T-cell phenotypes and phytohemagglutinin reactivity of E-rosette forming circulating lymphocytes from untreated chronic myelocyte leukemia patients. *Cancer* 53:913, 1984.
285. Dowding C, Th'ng KH, Goldman JM, Galton DAG: Increased T-lymphocyte numbers in chronic granulocytic leukemia before treatment. *Exp Hematol* 12:811, 1984.
286. Kaur J, Catovsky D, Spiers ASD, Galton DAG: Increase of T-lymphocytes in the spleen in chronic granulocytic leukaemia. *Lancet* 1:834, 1974.
287. Fujimiya Y, Bakke A, Chang WC, et al: Natural killer-cell immunodeficiency in patients with chronic myelogenous leukemia. *Int J Cancer* 37:639, 1986.
288. Fujimiya Y, Chang WC, Bakke A, et al: Natural killer cell immunodeficiency in patients with chronic myelogenous leukemia. *Cancer Immunol Immunother* 24:213, 1987.
289. Mellqvist U-H, Hansson M, Brune M, et al: Natural killer cell dysfunction and apoptosis induced by chronic myelogenous leukemia cells: Role of reactive oxygen species and regulation by histamine. *Blood* 96:1961, 2000.
290. Pierson BA, Miller JS: The role of autologous natural killer cells in chronic myelogenous leukemia. *Leukemia* 11:1404, 1997.
291. Mason JE, DeVita VT, Canellos GP: Thrombocytosis in chronic granulocytic leukemia: Incidence and clinical significance. *Blood* 44:483, 1974.
292. Pederson B: Kinetics and cell function, in *Chronic Granulocytic Leukaemia*, edited by MT Shaw, p 93. Praeger, East Sussex, UK, 1982.
293. Radhika V, Thennarasu S, Naik NR, et al: Granulocytes from chronic myeloid leukemia (CML) patients show differential response to different chemoattractants. *Am J Hematol* 52:155, 1996.
294. Kasimir-Bauer S, Ottinger H, Brittinger G, König W: Philadelphia chromosome-positive chronic myelogenous leukemia: Functional defects in circulating mature neutrophils of untreated and interferon-α-treated patients. *Exp Hematol* 22:426, 1994.
295. Adams T, Schultz L, Goldberg L: Platelet function abnormalities in the myeloproliferative disorders. *Scand J Haematol* 13:215, 1974.
296. Gerrard JM, Stoddard SF, Shapiro RS, et al: Platelet storage pool deficiency and prostaglandin synthesis in chronic granulocytic leukaemia. *Br J Haematol* 40:597, 1978.
297. Knox WF, Bhavani M, Davson J, Geary CG: Histological classification of chronic granulocytic leukemia. *Clin Lab Haematol* 6:171, 1984.
298. Lorand-Metze I, Vassalo J, Souza CA: Histological and cytological heterogeneity of bone marrow in Philadelphia-positive chronic myelogenous leukaemia at diagnosis. *Br J Haematol* 67:45, 1987.
299. Inokuchi K, Yamaguchi H, Tarusawa M, et al: Abnormality of c-kit oncoprotein in certain patients with chronic myelogenous leukaemia—Potential clinical significance. *Leukemia* 16:170, 2002.
300. Cairoli R, Grillo G, Beghini A, et al: Chronic myelogenous leukemia with acquired c-kit activating mutation and transient bone marrow mastocytosis. *Hematol J* 5:273, 2004.
301. Agis H, Sotlar K, Valent P, Horny HP: Ph-Chromosome-positive chronic myeloid leukemia with associated bone marrow mastocytosis. *Leuk Res* 29:1227, 2005.
302. Kelsey PR, Geary CG: Sea-blue histiocytes and Gaucher's cells in bone marrow of

patients with chronic myeloid leukaemia. *J Clin Pathol* 41:960, 1988.

303. Dezmezian R, Kantarjian HM, Keating MJ, et al: The relevance of reticulin stain-measured fibrosis at diagnosis in chronic myelogenous leukemia. *Cancer* 59:1739, 1987.
304. Ghosh K, Varma N, Varma S, Dash S: Cellular composition and reticulin fibrosis in chronic myeloid leukaemia. *Indian J Cancer* 25:128, 1988.
305. Buhr T, Choritz H, Georgü A: The impact of megakaryocyte proliferation for the evolution of myelofibrosis. *Virchows Arch* 420:473, 1992.
306. Korkolopoulou P, Viniou N, Kavantzas N, et al: Clinicopathologic correlations of bone marrow angiogenesis in chronic myeloid leukemia: A morphometric study. *Leukemia* 17:89, 2003.
307. Aguayo A, Kantarjian H, Manshouri T, et al: Angiogenesis in acute and chronic leukemias and myelodysplastic syndromes. *Blood* 96:2240, 2000.
308. Zhelyazkova AG, Tonchev AB, Kolova P, et al: Prognostic significance of hepatocyte growth factor and microvessel bone marrow density in patients with chronic myeloid leukaemia. *Scand J Clin Lab Invest* 18:1, 2008.
309. Rumpel M, Friedrich T, Deininger MWN: Imatinib normalizes bone marrow vascularity in patients with chronic myeloid leukemia in first chronic phase. *Blood* 101:4641, 2003.
310. Adams SP, Sahota SS, Mijovic A, et al: Frequent expression of HAGE in presentation chronic myeloid leukemias. *Leukemia* 16:2238, 2002.
311. Udomsakdi C, Eaves CJ, Lansdorp PM, Eaves AC: Phenotypic heterogeneity of primitive leukemic hematopoietic cells in patients with chronic myeloid leukemia. *Blood* 80:2522, 1992.
312. Huret JL: Complex translocations, simple variant translocation and Ph-negative cases in chronic myelogenous leukaemia. *Hum Genet* 85:565, 1990.
313. Sakurai M, Sandberg AA: The chromosomes and causation of human cancer and leukemia: XVIII. The missing Y in acute myeloblastic leukemia (AML) and Ph[1]-positive chronic myelocytic leukemia. *Cancer* 38:762, 1976.
314. Berger R, Bernheim A: Y chromosome loss in leukemias. *Cancer Genet Cytogenet* 1:1, 1979.
315. Ishihara T, Sasaki M, Oshimura M, et al: A summary of cytogenetic studies on 534 cases of chronic myelogenous leukemia in Japan. *Cancer Genet Cytogenet* 9:81, 1983.
316. Mitelman F: Catalogue of chromosomal aberrations in cancer. *Cytogenet Cell Genet* 36:9, 1983.
317. Heim S, Billstrom R, Kristoffersson U, et al: Variant Ph translocations in chronic myeloid leukemia. *Cancer Genet Cytogenet* 18:215, 1985.
318. Bartram CR, Anger B, Carbonell F, Kleihauer E: Involvement of chromosome 9 in variant Ph[1] translocation. *Leuk Res* 9:1133, 1985.
319. Morris CM, Rosman I, Archer SA, et al: A cytogenetic and molecular analysis of five variant Philadelphia translocations in chronic myeloid leukemia. *Cancer Genet Cytogenet* 35:179, 1988.
320. Teyssier JR, Bartram CR, DeVille J, et al: C-abl oncogene and chromosome 22 "bcr" juxtaposition in chronic myelogenous leukemia. *N Engl J Med* 312:1393, 1985.
321. Hagemeijer A, Bartram CR, Smith EME, et al: Is the chromosomal region 9q34 always involved in variants of the Ph[1] translocation? *Cancer Genet Cytogenet* 13:1, 1984.
322. DeBraikeleer M, Chiu H-K, Fiser J, Gardner HA: A further case of Philadelphia chromosome-positive chronic myeloid leukemia with t(3;9;22). *Cancer Genet Cytogenet* 35:279, 1988.
323. Latoge-Pochitaloff-Huvalé M, Sainty D, Adriaansen HJ, et al: Translocation (3;21) in Philadelphia positive chronic myeloid leukemia. *Leukemia* 3:554, 1989.
324. Thompson PW, Whittaker JA: Translocation 3;21 in Philadelphia chromosome positive chronic myeloid leukemia at diagnosis. *Cancer* 39:143, 1989.
325. Engel E, McGee BJ, Flexner JM, et al: Philadelphia chromosome (Ph[1]) translocation in an apparently Ph[1] negative, minus G22, case of chronic myeloid leukemia. *N Engl J Med* 291:154, 1974.
326. Verma RS, Dosik H: "Masked" Ph[1] chromosome in chronic myelogenous leukaemia (CML). *Blut* 50:129, 1985.
327. Hagemeijer A, de Klein A, Godde-Salz E, et al: Translocation of c-abl to "masked" Ph in chronic myeloid leukemia. *Cancer Genet Cytogenet* 18:95, 1985.
328. Melo JV: The diversity of BCR-ABL fusion proteins and their relationship to leukemic phenotype. *Blood* 88:2375, 1996.
329. O'Brien S, Thall PR, Siciliano MJ: Cytogenetics of chronic myeloid leukemia. *Baillieres Clin Haematol* 10:259, 1997.
330. Bartram CR, Carbonell F: Bcr rearrangement in Ph-negative CML. *Cancer Genet Cytogenet* 21:183, 1986.
331. Bartram CR: Rearrangement of bcr and c-abl sequences in Ph-positive acute leukemias and Ph-negative CML—An update. *Curr Stud Hematol Blood Transfus* 31:160, 1987.
332. Ganesan TS, Rassool F, Guo A-P, et al: Rearrangement of the bcr gene in Philadelphia-chromosome negative chronic myeloid leukemia. *Curr Stud Hematol Blood Transfus* 31:153, 1987.
333. Wiedemann LM, Karhi K, Chan LC: Similar molecular alterations occur in related leukemias with and without the Philadelphia chromosome. *Curr Stud Hematol Blood Transfus* 31:149, 1987.
334. Benn P, Loper L, Eisenberg A, et al: Utility of molecular genetic analysis of bcr rearrangement in the diagnosis of chronic myeloid leukemia. *Cancer Genet Cytogenet* 29:1, 1987.
335. Epner DE, Koeffler AP: Molecular genetic advances in chronic myelogenous leukemia. *Ann Intern Med* 113:3, 1990.
336. Dubé I, Dixon J, Beckett T, et al: Location of breakpoints within the major breakpoint cluster region (bcr) in 33 patients with *bcr* rearrangement-positive chronic myeloid leukemia with complex or absent Philadelphia chromosomes. *Genes Chromosomes Cancer* 1:106, 1989.
337. Morris C, Heisterkamp N, Kennedy MA, et al: Ph-negative chronic myeloid leukemia: Molecular analysis of ABL insertion into M-BCR on chromosome 22. *Blood* 76:1812, 1990.
338. Blennerhassett GT, Furth ME, Anderson A, et al: Clinical evaluation of DNA probe assay for the Philadelphia (Ph[1]) translocation in chronic myelogenous leukemia. *Leukemia* 2:648, 1988.
339. Lange W, Snyder DS, Castro R, et al: Detection by enzymatic amplification of bcr-abl mRNA in peripheral blood and bone marrow cells of patients with chronic myelogenous leukemia. *Blood* 73:1735, 1989.
340. Dhingra K, Talpaz M, Riggs MC, et al: Hybridization protection assay: A rapid, sensitive, and specific method for detection of Philadelphia chromosome-positive leukemias. *Blood* 77:238, 1991.
341. Stock W, Westbrook CA, Peterson B, et al: Value of molcular monitoring during the treatment of chronic myeloid leukemia: A Cancer and Leukemia Group B study. *J Clin Oncol* 15:26, 1997.
342. Frenoy N, Chabli A, Sol D, et al: Application of a new protocol for nested PCR to the detection of minimal residual bcr/abl transcripts. *Leukemia* 8:1411, 1994.
343. Melo JV, Yan XH, Diamond J, et al: Reverse transcription/polymerase chain reaction (RT/PCR) amplification of very small numbers of transcripts: The risk in misinterpreting negative results. *Leukemia* 10:1217, 1996.
344. Lin F, Chase A, Bunget J, et al: Correlation between the proportion of Philadelphia chromosome-positive metaphase cells and levels of BCRABL mRNA in chronic myeloid leukaemia. *Genes Chromosomes Cancer* 13:110, 1995.
345. VanDenderen J, Hermans A, Meeuwsen T, et al: Antibody recognition of the tumor-specific bcr-abl joining region in chronic myeloid leukemia. *J Exp Med* 169:87, 1989.
346. Hagemeyer A, vanderPlas DC, Solkarman D, et al: The Philadelphia translocation in CML and ALL: Recent investigations, new detection methods. *Nouv Rev Fr Hematol* 32:83, 1990.
347. Maxwell SA, Kurzrock R, Parsons SJ, et al: Analysis of p210 bcr-abl tyrosine protein kinase activity in various subtypes of Philadelphia chromosome-positive cells from chronic myelogenous leukemia patients. *Cancer Res* 47:1731, 1987.
348. Guo JQ, Lian JY, Xian YM, et al: BCR-ABL protein expression in peripheral blood cells of chronic myelogenous leukemia patients undergoing therapy. *Blood* 83:3629, 1994.
349. Dewald GW, Schad CR, Christensen ER, et al: The application of in situ fluorescent hybridization to detect M bcr/abl fusion in variant Ph chromosomes in CML and ALL. *Cancer Genet Cytogenet* 71:7, 1993.
350. Cox MC, Maffei L, Buffolino S, et al: A comparative analysis of FISH, RT-PCR, and cytogenetics for the diagnosis of bcr-abl-positive leukemias. *Am J Clin Pathol* 109:24, 1998.
351. Sinclair PB, Green AR, Grace C, Nacheva EP: Improved sensitivity of BCR-ABL detection: A triple-probe three-color fluorescence in situ hybridization system. *Blood* 90:1395, 1997.
352. Acar H, Stewart J, Boyd E, Connor MJ: Identification of variant translocations in chronic myeloid leukemia by fluorescence in situ hybridization. *Cancer Genet Cytogenet* 93:115, 1997.
353. Schoch C, Schnittger S, Bursch S, et al: Comparison of chromosome banding analysis, interphase- and hypermetaphase-FISH, qualitative and quantitative PCR for diagnosis and for follow-up in chronic myeloid leukemia: A study of 350 cases. *Leukemia* 16:53, 2002.
354. Yanagi M, Shinjo K, Takeshita A, et al: Simple and reliably sensitive diagnosis and monitoring of Philadelphia chromosome-positive cells in chronic myeloid leukemia by interphase fluorescence in situ hybridization of peripheral blood cells. *Leukemia* 13:542, 1999.
355. Werner M, Ewig M, Nasarek A, et al: Value of fluorescence in situ hybridization for detecting the bcr/abl gene fusion in interphase cells of routine bone marrow specimens. *Diagn Mol Pathol* 6:282, 1997.
356. Chase A, Grand F, Zhang JG, et al: Factors influencing the false positive and negative rates of BCR-ABL fluorescence in situ hybridization. *Genes Chromosomes Cancer* 18:246, 1997.
357. Pelz AF, Kroning H, Franke A, Wieacker P: High reliability and sensitivity of the BCR/ABL1 D-FISH test for the detection of BCR/ABL rearrangements. *Ann Hematol* 81:147, 2002.
358. Hochhaus A, Reiter A, Skladny H, et al: Molecular monitoring of residual disease in chronic myelogenous leukemia patients after therapy. *Recent Results Cancer Res* 144:36, 1998.
359. Wells SJ, Phillips CN, Winton EF, Farhi DC: Reverse transcriptase polymerase chain reaction for bcr-abl fusion in chronic myelogenous leukemia. *Am J Clin Pathol* 105:756, 1996.
360. Cox MC, Maffei L, Buffolino S, et al: A comparative analysis of FISH, RT-PCR, and cytogenetics for the diagnosis of bcr-abl-positive leukemias. *Am J Clin Pathol* 109:24, 1998.
361. Krackoff IH: Studies of uric acid biosynthesis in the chronic leukemias. *Arthritis Rheum* 8:772, 1965.
362. Vogler WR, Bain JA, Huguley CM Jr, et al: Metabolic and therapeutic effects of allopurinol in patients with leukemia and gout. *Am J Med* 40:548, 1966.
363. Zittoun J, Marquet J, Zittoun R: The intracellular content of the three cobalamins at various stages of normal and leukaemic myeloid cell development. *Br J Haematol* 31:299, 1975.
364. Zittoun J, Zittoun R, Marquet J, Sultan C: The three transcobalamins in myeloproliferative disorders and acute leukemia. *Br J Haematol* 31:287, 1975.
365. Rosner F, Schreiber ZA: Serum vitamin B_{12} and vitamin B_{12} binding capacity in chronic myelogenous leukemia and other disorders. *Am J Med Sci* 263:473, 1972.
366. Sternman U-H: Intrinsic factor and the B_{12} binding proteins. *Clin Haematol* 5:473, 1976.
367. Corcino JJ, Zalusky R, Greenberg M, Herbert V: Coexistence of pernicious anaemia and chronic myeloid leukaemia: An experiment of nature involving vitamin B_{12} metabolism. *Br J Haematol* 20:511, 1971.
368. Agis H, Sperr WR, Herndlhofer S, et al: Clinical and prognostic significance of histamine monitoring in patients with CML during treatment with imatinib (STI571). *Ann Oncol* 18:1834, 2007.
369. Youman JD, Taddeini L, Cooper T: Histamine excess symptoms in basophilic chronic granulocytic leukemia. *Arch Intern Med* 131:560, 1973.
370. Rosenthal S, Schwartz JH, Canellos GP: Basophilic chronic granulocytic leukemia

with hyperhistaminemia. *Br J Haematol* 36:367, 1977.
371. Gomez GA, Sokal JE, Walsh D: Prognostic features at diagnosis of chronic myelocytic leukemia. *Cancer* 47:2470, 1981.
372. Bellevue R, Dosik H, Spergel G, Gussoff BD: Pseudohyperkalemia and extreme leukocytosis. *J Lab Clin Med* 85:660, 1975.
373. Ballard HS, Marcus AJ: Hypercalcemia in chronic myelogenous leukemia. *N Engl J Med* 282:663, 1970.
374. Evans JJ, Bozdech MJ: Hypokalemia in nonblastic chronic myelogenous leukemia. *Arch Intern Med* 141:786, 1981.
375. Perillie PE, Finch SC: Muramidase studies in Philadelphia-chromosome-positive and chromosome-negative chronic granulocytic leukemia. *N Engl J Med* 283:456, 1970.
376. Gilbert HS, Ginsberg H: Hypocholesterolemia as a manifestation of disease activity in chronic myeloid leukemia. *Cancer* 51:1428, 1983.
377. Muller CP, Wagner AN, Maucher C, Steinke B: Hypocholesterolemia, an unfavorable feature of prognostic value in chronic myeloid leukemia. *Eur J Haematol* 43:235, 1989.
378. Musolino C, Alonci A, Bellomo G, et al: Levels of soluble angiogenin in chronic myeloid malignancies. *Eur J Haematol* 72:416, 2004.
379. Calabro L, Fonsatti E, Bellomo G, et al: Differential levels of soluble endoglin (CD105) in myeloid malignancies. *J Cell Physiol* 194:171, 2003.
380. Morris CM, Fitzgerald PH, Hollings PE, et al: Essential thrombocythemia and the Philadelphia chromosome. *Br J Haematol* 70:13, 1988.
381. Stoll DB, Peterson P, Exten R, et al: Clinical presentation and natural history of patients with essential thrombocythemia and the Philadelphia chromosome. *Am J Hematol* 27:77, 1988.
382. Sessarego M, Defferrari R, Dejana AM, et al: Cytogenetic analysis in essential thrombocythemia at diagnosis and at transformation. *Cancer Genet Cytogenet* 43:57, 1989.
383. Pajor L, Kereskai L, Zsdral K, et al: Philadelphia chromosome and/or bcr-abl mRNA-positive primary thrombocytosis: Morphometric evidence for the transition from essential thrombocythemia to chronic myeloid leukaemia type myeloproliferation. *Histopathology* 42:53, 2003.
384. Blickstein D, Aviram A, Luboshitz J, et al: BCR-ABL transcripts in bone marrow aspirates of Philadelphia-negative essential thrombocythemia patients: Clinical presentation. *Blood* 90:2768, 1997.
385. Cervantes F, Colomer D, Vives-Corrons JL, et al: Chronic myeloid leukemia of thrombocythemic onset: A CML subtype with distinct hematological and molecular features. *Leukemia* 10:1241, 1996.
386. Martiat P, Ifrah N, Rassool F, et al: Molecular analysis of Philadelphia positive essential thrombocythemia. *Leukemia* 3:563, 1989.
387. Michiels JJ, Berneman Z, Schroyens W, et al: Philadelphia (Ph) chromosome–positive thrombocythemia without features of chronic myeloid leukemia in peripheral blood; natural history and diagnostic differentiation from Ph-negative essential thrombocythemia. *Ann Hematol* 83:504, 2004.
388. Blickstein D, Aviram A, Luboshitz J, et al: BCR-ABC transcripts in bone marrow aspirates of Philadelphia-negative essential thrombocythemia patients: Clinical presentation. *Blood* 90:2768, 1997.
389. Pajor L, Kereskai L, Zsdral K, et al: Philadelphia chromosome and/or bcr-abl mRNA positive primary thrombocytosis: Morphometric evidence for the transition from essential thrombocythaemia to chronic myeloid leukaemia type of myeloproliferation. *Histopathology* 42:53, 2003.
390. Damaj G, delabesse E, Le Bihan C, et al: Typical essential thrombocythaemia does not express bcr-abelson fusion transcript. *Br J Haematol* 116:812, 2002.
391. Hsu H-C, Tan L-Y, Au L-C, et al: Detection of bcr-abl gene expression at a low level in blood cells of some patients with essential thrombocythemia. *J Lab Clin Med* 143:125, 2004.
392. Paietta E, Rosen N, Roberts M, et al: Philadelphia chromosome positive essential thrombocythemia evolving into lymphoid blast crisis. *Cancer Genet Cytogenet* 25:227, 1987.
393. Michiels JJ, Prins ME, Hagermeijer A, et al: Philadelphia chromosome-positive thrombocythemia and megakaryoblast leukemia. *Am J Clin Pathol* 88:645, 1987.
394. Kwong YL, Chiu EK, Liang RH, et al: Essential thrombocythemia with BCR/ABL rearrangement. *Cancer Genet Cytogenet* 89:74, 1996.
395. Marasca R, Luppi M, Zucchini P, et al: Might essential thrombocythemia carry Ph anomaly? *Blood* 91:3084, 1998.
396. Sanadi I, Yamamoto S, Ogata M, et al: Detection of the Philadelphia chromosome in chronic neutrophilic leukemia. *Jpn J Clin Oncol* 15:553, 1985.
397. Christopoulus C, Kottoris K, Mikraki V, Anevlavis E: Presence of bcr/abl rearrangement in a patient with chronic neutrophilic leukaemia. *J Clin Pathol* 49:1013, 1996.
398. Pane F, Frigeri F, Sindina M, et al: Neutrophilic-chronic myeloid leukemia: A distinct disease with a specific molecular marker (BCR/ABL with C3/A2 junction). *Blood* 88:2410, 1996.
399. Verstovsek S, Lin H, Kantarjian H, et al: Neutrophilic-chronic myeloid leukemia: Low levels of p 230 BCR/ABL mRNA and undetectable BCR/ABL protein may predict an indolent course. *Cancer* 94:2416, 2002.
400. Ohsaka A, Shiina S, Kobayashi M, et al: Philadelphia chromosome-positive chronic myeloid leukemia expressing p190(BCR-ABL). *Intern Med* 41:1183, 2002.
401. Barnes DJ, Melo JV: Cytogenetic and molecular genetic aspects of chronic myeloid leukaemia. *Acta Haematol* 108:180, 2002.
402. Knowles DM: Thymoma and chronic myelogenous leukemia. *Cancer* 38:414, 1976.
403. Vannier JP, Bizet M, Bastard C, et al: Simultaneous occurrence of a T-cell lymphoma and a chronic myelogenous leukemia with an unusual karyotype. *Leuk Res* 8:647, 1984.
404. Djulbegovi B, Hadley T, Yen F: Occurrence of high-grade T-cell lymphoma in a patient with Philadelphia chromosome-negative chronic myelogenous leukemia with breakpoint cluster region rearrangement. *Am J Hematol* 36:63, 1991.
405. Tittley P, Trempe JM, van der Jagt R, et al: Occurrence of T-cell lymphoma in a patient with Philadelphia chromosome-positive chronic myelogenous leukemia with rearrangements of BCR and TCR-β genes in the lymph nodes. *Am J Hematol* 42:229, 1993.
406. Hornstein P, Nordenson I, Wahlin A: Philadelphia chromosome negative acute lymphoblastic leukemia preceding Philadelphia positive chronic myelogenous leukemia. *Cancer Genet Cytogenet* 39:147, 1989.
407. Ichinohasama R, Miura I, Takahashi N, et al: Ph-negative non-Hodgkin's lymphoma occurring in chronic phase of Ph-positive chronic myelogenous leukemia is defined as a genetically different neoplasm from extramedullary localized blast crisis: Report of two cases and review of the literature. *Leukemia* 14:169, 2000.
408. Rodler E, Welborn J, Hatcher S, et al: Blastic mantle cell lymphoma developing concurrently in a patient with chronic myelogenous leukemia and a review of the literature. *Am J Hematol* 75:231, 2004.
409. Naparstek Y, Zlotnick A, Polliack A: Coexistent chronic myeloid leukemia and IgA monoclonal gammopathy: Report of a case and review of the literature. *Am J Med Sci* 292:111, 1980.
410. Shoenfeld Y, Berliner S, Ayalone A, et al: Monoclonal gammopathy in patients with chronic and acute myeloid leukemia. *Cancer* 54:280, 1984.
411. Tanaka M, Kimura R, Matsutani A, et al: Coexistence of chronic myelogenous leukemia and multiple myeloma. *Acta Haematol* 99:221, 1998.
412. Schwartzmeier JD, Shehata M, Ackermann J, et al: Simultaneous occurrence of chronic myeloid leukemia and multiple myeloma: Evaluation by FISH analysis and in vitro expansion of bone marrow cells. *Leukemia* 17:1426, 2003.
413. Nitta M, Tsuboi K, Yamashita S, et al: Multiple myeloma preceding development of chronic myelogenous leukemia. *Int J Hematol* 69:170, 1999.
414. Vitali C, Bombardieri S, Spremolla G: Chronic myeloid leukemia in Waldenström's macroglobulinemia. *Arch Intern Med* 141:1349, 1981.
415. Whang-Peng J, Gralnick HR, Johnson RE, et al: Chronic granulocytic leukemia (CGL) during the course of chronic lymphocytic leukemia (CLL): Correlation of blood, marrow, and spleen morphology and cytogenetics. *Blood* 43:333, 1974.
416. Schrieber ZA, Axelrod MR, Abebe LS: Coexistence of chronic myelogenous leukemia and chronic lymphocytic leukemia. *Cancer* 54:697, 1984.
417. Specchia G, Buquicchio C, Albano F, et al: Non-treatment-related chronic myeloid leukemia as a second malignancy. *Leuk Res* 28:115, 2004.
418. Esteve J, Cervantes F, Rives S, et al: Simultaneous occurrence of B-cell chronic lymphocytic leukemia and chronic myeloid leukemia with further evolution to lymphoid blast status. *Haematologica* 82:596, 1997.
419. Leoni F, Ferrini PR, Castoldi GL, et al: Simultaneous occurrence of chronic granulocytic leukemia and chronic lymphoid leukemia. *Haematologica* 72:253, 1987.
420. Faguet GB, Little T, Agee JF, Garver FA: Chronic lymphatic leukemia evolving into chronic myelocytic leukemia. *Cancer* 52:1647, 1983.
421. Crescenzi B, Sacchi S, Marasca R, et al: Distinct genomic events in the myeloid and lymphoid lineages in simultaneous presentation of chronic myeloid leukemia and B-chronic lymphocytic leukemia. *Leukemia* 16:955, 2002.
422. Mansat-De Mas V, Regal-Huguet F, Cassar G, et al: Chronic myeloid leukemia associated with B-cell chronic lymphocytic leukemia: Evidence of two separate clones as shown by combined cell-sorting and fluorescence *in situ* hybridization. *Leuk Lymphoma* 44:867, 2003.
423. Lucia E, Martino B, Mammi C, et al: The incidence of JAK2 V617F mutation in bcr/abl-negative chronic myeloproliferative disorders: Assessment by two different detection methods. *Leuk Lymphoma* 18:1, 2008.
424. Jantunen E, Nousiainen T: Ph-positive chronic myelogenous leukemia evolving after polycythemia vera. *Am J Hematol* 37:212, 1991.
425. Hoppen EC, Lewis JP: Polycythemia rubra vera progressing to Ph-positive chronic myelogenous leukemia. *Ann Intern Med* 83:820, 1975.
426. Haq AU: Transformation of polycythemia vera to Ph-positive chronic myelogenous leukemia. *Am J Hematol* 356:110, 1990.
427. Roth AD, Oral A, Przepiorka D, et al: Chronic myelogenous leukemia and acute lymphoblastic leukemia occurring in the course of polycythemia vera. *Am J Hematol* 43:123, 1993.
428. Foviester RH, Louro JM: Philadelphia chromosome abnormality in angiogenic myeloid metaplasia. *Ann Intern Med* 64:622, 1966.
429. Nowell PC, Kant JA, Finan JB, et al: Marrow fibrosis associated with a Philadelphia chromosome. *Cancer Genet Cytogenet* 59:89, 1992.
430. Roth DG, Richman CM, Rowley JD: Chronic myelodysplastic syndrome (preleukemia) with the Philadelphia chromosome. *Blood* 56:262, 1980.
431. Berrebi A, Bruck R, Shtalrid M, Chemke J: Philadelphia chromosome in idiopathic acquired sideroblastic anemia. *Acta Haematol* 72:343, 1984.
432. Suzan F, Terré C, Garcia I, et al: Three cases of typical aplastic anaemia associated with a Philadelphia chromosome. *Br J Haematol* 112:385, 2001.
433. Sica S, Chiusolo P, Zollino M, et al: The association of severe aplastic anaemia with the Philadelphia chromosome and the bcr/abl transcript. *Br J Haematol* 114:961, 2001.
434. Hande K: Hyperuricemia, uric acid nephropathy and the tumor lysis syndrome, in *Renal Complications of Neoplasia*, edited by TD McKinney, p 134. Praeger, New York, 1986.
435. Navolanic PM, Pui CH, Larson RA, et al: Elitek^{TM}-rasburicase: An effective means to prevent and treat hyperuricemia associated with tumor lysis syndrome, a Meeting Report, Dallas, TX, January, 2002. *Leukemia* 17:499, 2003.
436. Jeha S, Pui CH: Recombinant urate oxidase (rasburicase) in the prophylaxis and treatment of tumor lysis syndrome. *Contrib Nephrol* 147:69, 2005.
437. Liu CY, Sims-McCallum RP, Schiffer CA: A single dose of rasburicase is sufficient for the treatment of hyperuricemia in patients receiving chemotherapy. *Leuk Res* 29:463, 2005.
438. Arnold TM, Reuter JP, Delman BS, Shanholtz CB: Use of single-dose rasburicase in an obese female. *Ann Pharmacother* 38:1428, 2004.
439. Bazatbashi MS, Smith MR, Karanes C, et al: Successful management of Ph chromosome chronic myelogenous leukemia with leukapheresis during pregnancy. *Am J Hematol* 38:235, 1991.
440. Strobl FJ, Voelkerding KY, Smith EP: Management of chronic myeloid leukemia dur-

ing pregnancy with leukapheresis. *J Clin Apher* 14:42, 1999.
441. Kennedy BJ: The evolution of hydroxyurea therapy in chronic myelogenous leukemia. *Semin Oncol* 19(Suppl 9):21, 1992.
442. Tsimberidou AM, Colburn DE, Welch MA, et al: Anagrelide and imatinib mesylate combination therapy in patients with chronic myeloproliferative disorders. *Cancer Chemother Pharmacol* 52:229, 2003.
443. Baccarani M, Saglio G, Goldman J, et al: Evolving concepts in the management of chronic myeloid leukemia. Recommendations from an expert panel of behalf of the European LeukemiaNet. *Blood* 108:1809, 2006.
444. *NCCN Practice Guidelines in Oncology*. v.3.2008. Available at: www.nccn.org/professionals/physician_gls/.
445. Kantarjian HM, Talpaz M, O'Brien S, et al: Dose escalation of imatinib mesylate can overcome resistance to standard-dose therapy in patients with chronic myelogenous leukemia. *Blood* 101:473, 2003.
446. Marin D, Goldman JM, Olavarria E, Apperley JF: Transient benefit only from increasing the imatinib dose in CML patients who do not achieve complete cytogenetic remissions on conventional doses. *Blood* 102:2702, 2003.
447. Zonder JA, Pemberton P, Brandt H, et al: The effect of dose increase of imatinib mesylate in patients with chronic or accelerated phase chronic myelogenous leukemia with inadequate hematologic or cytogenetic response to initial treatment. *Clin Cancer Res* 9:2092, 2003.
448. Kantarjian H, Talpaz M, O'Brien S, et al: High-dose imatinib mesylate therapy in newly diagnosed Philadelphia chromosome-positive chronic phase chronic myeloid leukemia. *Blood* 103:2873, 2004.
449. Kanda Y, Okamoto S, Tauchi T, et al: Multicenter prospective trial evaluating the tolerability of imatinib for Japanese patients with chronic myelogenous leukemia in the chronic phase: Does body weight matter? *Am J Hematol* 83:835, 2008.
450. Kobayashi S, Kimura F, Kobayashi A, et al: Efficacy of low-dose imatinib in chronic-phase chronic myelogenous leukemia patients. *Ann Hematol* 88:311, 2009.
451. Atallah E, Cortes J: Optimal initial therapy for patients with newly diagnosed chronic myeloid leukemia in chronic phase. *Curr Opin Hematol* 14:138, 2007.
452. Branford S, Seymour JF, Grigg A, et al: BCR-ABL messenger RNA levels continue to decline in patients with chronic phase chronic myeloid leukemia treated with imatinib for more than 5 years and approximately half of all first-line treated patients have stable undetectable BCR-ABL using strict sensitivity criteria. *Clin Cancer Res* 13:7080, 2007.
453. de Lavallade H, Apperley JF, Khorashad JS, et al: Imatinib for newly diagnosed patients with chronic myeloid leukemia: Incidence of sustained responses in an intention-to-treat analysis. *J Clin Oncol* 26:3358, 2008.
454. El-Zimaity MM, Kantarjian H, Talpaz M, et al: Results of imatinib mesylate therapy in chronic myelogenous leukaemia with variant Philadelphia chromosome. *Br J Haematol* 125:187, 2004.
455. Synder DS, McMahon R, Cohen SR, Slovak ML: Chronic myeloid leukemia with an e13a3 BCR-ABL fusion: Benign course responsive to imatinib with an RT-PCR advisory. *Am J Hematol* 75:92, 2004.
456. de Lemos JA, de Oliveira CM, Scerni AC, et al: Differential molecular response of the transcripts B2A2 and B3A2 to imatinib mesylate in chronic myeloid leukemia. *Genet Mol Res* 4:803, 2005.
457. Agirre X, Román-Gómez J, Vázquez I, et al: Coexistence of different clonal populations harboring the b3a2 (p210) and e1a2 (p190) BCR-ABL1 fusion transcripts in chronic myelogenous leukemia resistant to imatinib. *Cancer Genet Cytogenet* 160:22, 2005.
458. Champagne MA, Capdeville R, Krailo M, et al: Imatinib mesylate (STI571) for treatment of children with Philadelphia chromosome-positive leukemia: Results from a Children's Oncology Group phase I study. *Blood* 104:2655, 2004.
459. Cortes J, Talpaz M, O'Brien S, et al: Effects of age on prognosis with imatinib mesylate therapy for patients with Philadelphia chromosome-positive chronic myelogenous leukemia. *Cancer* 98:1105, 2003.
460. Latagliata R, Breccia M, Carmosino I, et al: Elderly patients with Ph+ chronic myelogenous leukemia (CML): Results of imatinib mesylate treatment. *Leuk Res* 29:287, 2005.
461. Guilhot F: Indications for imatinib mesylate therapy and clinical management. *Oncologist* 9:271, 2004.
462. Marin D, Marktel S, Foot N, et al: Granulocyte colony-stimulating factor reverses cytopenia and may permit cytogenetic responses in patients with chronic myeloid leukemia treated with imatinib mesylate. *Haematologica* 88:227, 2003.
463. Quintas-Cardama A, Kantarjian H, O'Brien S, et al: Granulocyte-colony-stimulating factor (filgrastim) may overcome imatinib-induced neutropenia in patients with chronic-phase chronic myelogenous leukemia. *Cancer* 100:2592, 2004.
464. van Deventer HW, Hall MD, Orlowski RZ, et al: Clinical course of thrombocytopenia in patients treated with imatinib mesylate for accelerated phase chronic myelogenous leukemia. *Am J Hematol* 71:184, 2002.
465. Sneed TB, Kantarjian HM, Talpaz M, et al: The significance of myelosuppression during therapy with imatinib mesylate in patients with chronic myelogenous leukemia in chronic phase. *Cancer* 100:116, 2004.
466. Lokeshwar N, Kumar L, Kumari M: Severe bone marrow aplasia following imatinib mesylate in a patient with chronic myelogenous leukemia. *Leuk Lymphoma* 46:781, 2005.
467. Hensley ML, Ford JM: Imatinib treatment: Specific issues related to safety, fertility, and pregnancy. *Semin Hematol* 40:21, 2003.
468. Ferrero D, Pogliani EM, Rege-Cambrin G, et al: Corticosteroids can reverse severe imatinib-induced hepatotoxicity. *Haematologica* 91(6 Suppl):ECR27, 2006.
469. Cross TJ, Bagot C, Portmann B, et al: Imatinib mesylate as a cause of acute liver failure. *Am J Hematol* 83:189, 2006.
470. Esmaeli B, Prieto VG, Butler CE, et al: Severe periorbital edema secondary to STI571 (Gleevec). *Cancer* 95:881, 2002.
471. Elliott MA, Mesa RA, Tefferi A: Adverse events after imatinib mesylate therapy. *N Engl J Med* 346:712, 2002.
472. Kusumi E, Arakawa A, Kami M, et al: Visual disturbance due to retinal edema as a complication of imatinib. *Leukemia* 18:1138, 2004.
473. Mattiuzzi GN, Cortes JE, Talpaz M, et al: Development of Varicella-Zoster virus infection in patients with chronic myelogenous leukemia treated with imatinib mesylate. *Clin Cancer Res* 9:976, 2003.
474. Gambacorti-Passerini C, Tornaghi L, Cavagnini F, et al: Gynaecomastia in men with chronic myeloid leukaemia after imatinib. *Lancet* 361:1954, 2003.
475. Novaretti MCZ, Fonseca GHH, Conchon M, et al: First case of immune-mediated haemolytic anaemia associated with imatinib mesylate. *Eur J Haematol* 71:455, 2003.
476. Kyathari S, Chao K, Liu D, Seiter K: Severe imatinib-associated muscle edema in patients with chronic Myelogenous leukemia and marked leukocytosis. *Leuk Lymphoma* 49:1002, 2008.
477. Ostro D, Lipton J: Unusual fluid retention with imatinib therapy for chronic myeloid leukemia. *Leuk Lymphoma* 48:195, 2007.
478. Ohnishi K, Sakai F, Kudoh S, Ohno R: Twenty-seven cases of drug-induced interstitial lung disease associated with imatinib mesylate. *Leukemia* 20:1162, 2006.
479. Rajda J, Phatak PD: Reversible drug-induced interstitial pneumonitis following imatinib mesylate therapy. *Am J Hematol* 79:80, 2005.
480. Assouline S, Laneuville P, Gambacorti-Passerini C: Panniculitis during dasatinib therapy for imatinib-resistant chronic myelogenous leukemia. *N Engl J Med* 354:2623, 2006.
481. Osorio S, Noblejas AG, Durán A, Steegmann JL: Imatinib mesylate induces hypophosphatemia in patients with chronic myeloid leukemia in late chronic phase, and this effect is associated with response. *Am J Hematol* 82:394, 2007.
482. Fitter S, Dewar AL, Kostakis P, et al: Long-term imatinib therapy promotes bone formation in CML patients. *Blood* 111:2538, 2008.
483. Berman E, Nicolaides M, Maki RG, et al: Altered bone and mineral metabolism in patients receiving imatinib mesylate. *N Engl J Med* 354:2006, 2006.
484. Sanchez-Gonzalez B, Pascual-Ramirez JC, Fernandez-Abellian P, et al: Severe skin reaction to imatinib in a case of Philadelphia-positive acute lymphoblastic leukemia. *Blood* 101:2446, 2003.
485. Drummond A, Micallef-Eynaud P, Douglas WS, et al: A spectrum of skin reactions caused by the tyrosine kinase inhibitor imatinib mesylate (STI 571, Glivec). *Br J Haematol* 120:911, 2003.
486. Rule SAJ, O'Brien SG, Crossman LC: Managing cutaneous reactions to imatinib therapy. *Blood* 100:3434, 2002.
487. Nelson RP Jr, Cornetta K, Ward KE:, et al Desensitization to imatinib in patients with leukemia. *Ann Allergy Asthma Immunol* 97:216, 2006.
488. Liu D, Seiter K, Mathews T, et al: Sweet's syndrome with CML cell infiltration of the skin in a patient with chronic-phase CML while taking imatinib mesylate. *Leuk Res* 28SI:S61, 2004.
489. Brazzelli V, Prestinari F, Roveda E, et al: Pityriasis rosea-like eruption during treatment with imatinib mesylate: Description of 3 cases. *J Am Acad Dermatol* 53(Suppl 1):S240, 2005.
490. Deguchi N, Kawamura T, Shimizu A, et al: Imatinib mesylate causes palmoplantar hyperkeratosis and nail dystrophy in three patients with chronic myeloid leukaemia. *Br J Dermatol* 154:1216, 2006.
491. Pascual JC, Matarredona J, Miralles J, et al: Oral and cutaneous lichenoid reaction secondary to imatinib: Report of two cases. *Int J Dermatol* 45:1471, 2006.
492. Etienne G, Cony-Makhoul P, Mahon FX: Imatinib mesylate and gray hair. *N Engl J Med* 346:645, 2002.
493. Tjao AS, Kantarjian H, Cortes J, et al: Imatinib mesylate causes hypopigmentation in the skin. *Cancer* 98:2483, 2003.
494. Legros L, Cassuto JP, Ortonne JP: Imatinib mesilate (Glivec): A systemic depigmenting agent for extensive vitiligo? *Br J Dermatol* 153:691, 2005.
495. Beham-Schmid C, Apfelbeck U, Sill H, et al: Treatment of chronic myelogenous leukemia with the tyrosine kinase inhibitor STI571 results in marked regression of bone marrow fibrosis. *Blood* 99:381, 2002.
496. Kantarjian HM, Bueso-Ramos CE, Talpaz M, et al: The degree of bone marrow fibrosis in chronic myelogenous leukemia is not a prognostic factor with imatinib mesylate therapy. *Leuk Lymphoma* 46:993, 2005.
497. Buesche G, Ganser A, Schlegelberger B, et al: Marrow fibrosis and its relevance during imatinib treatment of chronic myeloid leukemia. *Leukemia* 21:2420, 2007.
498. Ebos JM, Tran J, Master Z, et al: Imatinib mesylate (STI-571) reduces the Bcr-Abl-mediated vascular endothelial growth factor secretion in chronic myelogenous leukemia. *Mol Cancer Res* 1:89, 2002.
499. Kvasnicka HM, Thiele J, Staib P, et al: Reversal of bone marrow angiogenesis in chronic myeloid leukemia following imatinib mesylate (STI571) therapy. *Blood* 103:3549, 2004.
500. Larson RA, Druker BJ, Guilhot F, et al: Imatinib pharmacokinetics and its correlation with response and safety in chronic-phase chronic myeloid leukemia: A subanalysis of the IRIS study. *Blood* 111:4022, 2008.
501. Picard S, Titier K, Etienne G, et al: Trough imatinib plasma levels are associated with both cytogenetic and molecular responses to standard-dose imatinib in chronic myeloid leukemia. *Blood* 109:3496, 2007.
502. Schmidli H, Peng B, Riviere GJ, et al: Population pharmacokinetics of imatinib mesylate in patients with chronic-phase chronic myeloid leukaemia: Results of a phase III study. *Br J Clin Pharmacol* 60:35, 2005.
503. Ozdemir E, Koc Y, Kansu E: Successful treatment of chronic myeloid leukemia with imatinib mesylate in a patient with chronic renal failure on hemodialysis. *Am J Hematol* 81:474, 2006.
504. Darkow T, Henk HJ, Thomas SK, et al: Treatment interruptions and non-adherence with imatinib and associated healthcare costs: A retrospective analysis among managed care patients with chronic myelogenous leukaemia. *Pharmacoeconomics* 25:481, 2007.
505. Cortes J, Giles F, O'Brien S, et al: Results of imatinib mesylate therapy in patients with refractory or recurrent acute myeloid leukemia, high-risk myelodysplastic syn-

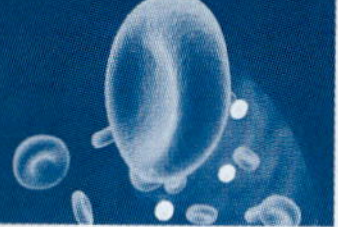

drome, and myeloproliferative disorders. *Cancer* 97:2760, 2003.

506. Kantarjian H, Talpaz M, O'Brien S, et al: Prediction of initial cytogenetic response for subsequent major and complete cytogenetic response to imatinib mesylate therapy in patients with Philadelphia chromosome-positive chronic myelogenous leukemia. *Cancer* 98:1776, 2003.
507. Rousselot P, Huguet F, Rea D, et al: Imatinib mesylate discontinuation in patients with chronic myelogenous leukemia in complete molecular remission for more than 2 years. *Blood* 109:58, 2007.
508. Carella AM, Lerma E: Durable responses in chronic myeloid leukemia patients maintained with lower doses of imatinib mesylate after achieving molecular remission. *Ann Hematol* 86:749, 2007.
509. Ghanima W, Kahrs J, Dahl TG 3rd, Tjonnfjord GE: Sustained cytogenetic response after discontinuation of imatinib mesylate in a patient with chronic myeloid leukaemia. *Eur J Haematol* 72:441, 2004.
510. Cortes J, O'Brien S, Kantarjian H: Discontinuation of imatinib therapy after achieving a molecular response. *Blood* 104:2204, 2004.
511. Okabe S, Tauchi T, Ishii Y, et al: Sustained complete cytogenetic remission in a patient with chronic myeloid leukemia after discontinuation of imatinib mesylate therapy. *Int J Hematol* 85:173, 2007.
512. Merante S, Orlandi E, Bernasconi P, et al: Outcome of four patients with chronic myeloid leukemia after imatinib mesylate discontinuation. *Haematologica* 90:979, 2005.
513. Graham SM, Jorgensen HG, Allan E, et al: Primitive, quiescent, Philadelphia-positive stem cells from patients with chronic myeloid leukemia are insensitive to STI571 in vitro. *Blood* 99:319, 2002.
514. Meera V, Jijina F, Shrikande M, et al: Twin pregnancy in a patient of chronic myeloid leukemia on imatinib therapy. *Leuk Res* 32:1620, 2008.
515. Skoumalova I, Vondrakova J, Rohon P, et al: Successful childbirth in a patient with chronic myelogenous leukemia treated with imatinib mesylate during early pregnancy. *Biomed Pap Med Fac Univ Palacky Olomouc Czech Repub* 152:121, 2008.
516. Ali R, Ozkalemka F, Ozçelik T, et al: Pregnancy under treatment of imatinib and successful labor in a patient with chronic myelogenous leukemia (CML). Outcome of discontinuation of imatinib therapy after achieving a molecular remission. *Leuk Res* 29:971, 2005.
517. Shapira T, Pereg D, Lishner M: How I treat acute and chronic leukemia in pregnancy. *Blood Rev* 22:247, 2008.
518. Pye SM, Cortes J, Ault P, Hatfield A, et al: The effects of imatinib on pregnancy outcome. *Blood* 111:5505, 2008.
519. Ault P, Kantarjian H, O'Brien S, et al: Pregnancy among patients with chronic myeloid leukemia treated with imatinib. *J Clin Oncol* 24:1204, 2006.
520. Ramasamy K, Hayden J, Lim Z, et al: Successful pregnancies involving men with chronic myeloid leukaemia on imatinib therapy. *Br J Haematol* 137:374, 2007.
521. Breccia M, Cannella L, Montefusco E, et al: Male patients with chronic myeloid leukemia treated with imatinib involved in healthy pregnancies: Report of five cases. *Leuk Res* 32:519, 2008.
522. Gambacorti-Passerini CB, Tornaghi L, Marangon E, et al: Imatinib concentrations in human milk. *Blood* 109:1790, 2007.
523. O'Dwyer ME, Gatter KM, Loriaux M, et al: Demonstration of Philadelphia chromosome negative abnormal clones in patients with chronic myelogenous leukemia during major cytogenetic responses induced by imatinib mesylate. *Leukemia* 17:481, 2003.
524. Guilbert-Douet N, Morel F, LeBris M-J, et al: Clonal chromosomal abnormalities in the Philadelphia chromosome negative cells of chronic myeloid leukemia patients treated with imatinib. *Leukemia* 18:1140, 2004.
525. Deininger MWN: Cytogenetic studies in patients on imatinib. *Semin Hematol* 40:50, 2003.
526. Bumm T, Muller C, Al-Ali K, et al: Emergence of clonal cytogenetic abnormalities in Ph-cells in some CML patients in cytogenetic remission to imatinib but restoration of polyclonal hematopoiesis in the majority. *Blood* 101:1941, 2003.
527. Goldberg SL, Medan RA, Rowley SD, et al: Myelodysplastic subclones in chronic myeloid leukemia: Implications for imatinib mesylate therapy. *Blood* 101:781, 2003.
528. Farag SS, Ruppert AS, Mrozek K, et al: Prognostic significance of additional cytogenetic abnormalities in newly diagnosed patients with Philadelphia chromosome-positive chronic myelogenous leukemia treated with interferon-α: A Cancer and Leukemia Group B study. *Int J Oncol* 25:143, 2004.
529. Andersen MK, Pedersen-Bjergaard J, Kjeldsen I, et al: Clonal Ph-negative hematopoiesis in CML after therapy with imatinib mesylate is frequently characterized by trisomy 8. *Leukemia* 16:1390, 2002.
530. Terre C, Eclache V, Rousselot P, et al: Report of 34 patients with clonal chromosomal abnormalities in Philadelphia-negative cells during imatinib treatment of Philadelphia-positive chronic myeloid leukemia. *Leukemia* 18:1340, 2004.
531. Jabbour E, Kantarjian HM, Abruzzo LV, et al: Chromosomal abnormalities in Philadelphia chromosome negative metaphases appearing during imatinib mesylate therapy in patients with newly diagnosed chronic myeloid leukemia in chronic phase. *Blood* 110:2991, 2007.
532. Cortes JE, Talpaz M, Giles F, et al: Prognostic significance of cytogenetic clonal evolution in patients with chronic myelogenous leukemia on imatinib mesylate therapy. *Blood* 101:3794, 2003.
533. Chee YL, Vickers MA, Stevenson D, et al: Fatal myelodysplastic syndrome developing during therapy with imatinib mesylate and characterised by the emergence of complex Philadelphia negative clones. *Leukemia* 17:634, 2003.
534. Nimmanapalli R, O'Bryan E, Huang M, et al: Molecular characterization and sensitivity of STI-571 (imatinib mesylate, Gleevec)-resistant, Bcr-Abl-positive, human acute leukemia cells to SRC kinase inhibitor PD180970 and 17-allylamino-17-demethoxygeldanamycin. *Cancer Res* 62:5761, 2002.
535. Paterson SC, Smith KD, Holyoake TL, Jorgensen HG: Is there a cloud in the silver lining for imatinib? *Br J Cancer* 88:983, 2003.
536. Hochhaus A, La Rosse P: Imatinib therapy in chronic myelogenous leukemia: Strategies to avoid and overcome resistance. *Leukemia* 18:1320, 2004.
537. Cowan-Jacob SW, Guez V, Fendrich G, et al: Imatinib (STI571) resistance in chronic myelogenous leukemia: Molecular basis of the underlying mechanism and potential strategies for treatment. *Mini Rev Med Chem* 4:285, 2004.
538. Weisberg E, Griffin JD: Resistance to imatinib (Glivec): Update on clinical mechanisms. *Drug Resist Updat* 6:231, 2003.
539. Melo JV: Resistance to imatinib mesylate in CML: All BCR-ABL mutations "are created equal but some are more equal than others." *Blood* 101:4231, 2003.
540. Villuendas R, Steegmann JL, Pollán M, et al: Identification of genes involved in imatinib resistance in CML: A gene-expression profiling approach. *Leukemia* 20:1047, 2006.
541. Jiang X, Zhao Y, Forrest D, et al: Stem cell biomarkers in chronic myeloid leukemia. *Dis Markers* 24:201, 2008.
542. Barnes DJ, Melo JV: Primitive, quiescent and difficult to kill: The role of non-proliferating stem cells in chronic myeloid leukemia. *Cell Cycle* 5:2862, 2006.
543. Michor F, Hughes TP, Iwasa Y, et al: Dynamics of chronic myeloid leukaemia. *Nature* 435:1267, 2005.
544. Jørgensen HG, Copland M, Allan EK, et al: Intermittent exposure of primitive quiescent chronic myeloid leukemia cells to granulocyte-colony stimulating factor in vitro promotes their elimination by imatinib mesylate. *Clin Cancer Res* 12:626, 2006.
545. Holtz M, Forman SJ, Bhatia R: Growth factor stimulation reduces residual quiescent chronic myelogenous leukemia progenitors remaining after imatinib treatment. *Cancer Res* 67:1113, 2007.
546. Jin L, Tabe Y, Konoplev S, et al: CXCR4 up-regulation by imatinib induces chronic myelogenous leukemia (CML) cell migration to bone marrow stroma and promotes survival of quiescent CML cells. *Mol Cancer Ther* 7:48, 2008.
547. le Coutre P, Tassi E, Varella-Garcia M, et al: Induction of resistance to the Abelson inhibitor STI571 in human leukemic cells through gene amplification. *Blood* 95:1758, 2000.
548. Campbell LJ, Patsouris C, Rayeroux KC, et al: BCR/ABL amplification in chronic myelocytic leukemia blast crisis following imatinib mesylate administration. *Cancer Genet Cytogenet* 139:30, 2002.
549. Donato NJ, Wu JY, Stapley J, et al: BCR-ABL independence and LYN kinase overexpression in chronic myelogenous leukemia cells selected for resistance to STI571. *Blood* 101:690, 2003.
550. Illmer T, Schaich M, Platzbecker U, et al: P-glycoprotein-mediated drug efflux is a resistance mechanism of chronic myelogenous leukemia cells to treatment with imatinib mesylate. *Leukemia* 18:401, 2004.
551. Mahon FX, Belloc F, Lagarde V, et al: MDR1 gene overexpression confers resistance to imatinib mesylate in leukemia cell line models. *Blood* 101:2368, 2003.
552. Gambacorti-Passerini C, Barni R, le Coutre P, et al: Role of alpha$_1$ acid glycoprotein in the in vivo resistance of human BCR-ABL(+) leukemic cells to the abl inhibitor STI571. *J Natl Cancer Inst* 92:1641, 2000.
553. White DL, Saunders VA, Dang P, et al: OCT-1-mediated influx is a key determinant of the intracellular uptake of imatinib but not nilotinib (AMN107): Reduced OCT-1 activity is the cause of low in vitro sensitivity to imatinib. *Blood* 108:697, 2006.
554. Hiwase DK, Saunders V, Hewett D, et al: Dasatinib cellular uptake and efflux in chronic myeloid leukemia cells: Therapeutic implications. *Clin Cancer Res* 14:3881, 2008.
555. Jordanides NE, Jorgensen HG, Holyoake TL, et al: Functional ABCG2 is overexpressed on primary CML CD34+ cells and is inhibited by imatinib mesylate. *Blood* 108:1370, 2006.
556. Ossard-Receveur A, Bernheim A, Clausse B, et al: Duplication of the Ph-chromosome as a possible mechanism of resistance to imatinib mesylate in patients with chronic myelogenous leukemia. *Cancer Genet Cytogenet* 163:189, 2005.
557. Szych CM, Liesveld JL, Iqbal MA, et al: Isodicentric Philadelphia chromosomes in imatinib mesylate (Gleevec)-resistant patients. *Cancer Genet Cytogenet* 174:132, 2007.
558. Roche-Lestienne C, Preudhomme C: Mutations in the ABL kinase domain pre-exist the onset of imatinib treatment. *Semin Hematol* 21:80, 2003.
559. Corbin AS, LaRosee P, Stoffregen EP, et al: Several Bcr-Abl kinase domain mutants associated with imatinib mesylate resistance remain sensitive to imatinib. *Blood* 101:4611, 2003.
560. Khorashad JS, Anand M, Marin D, et al: The presence of a BCR-ABL mutant allele in CML does not always explain clinical resistance to imatinib. *Leukemia* 20:658, 2006.
561. Wei Y, Hardling M, Olsson B, et al: Not all imatinib resistance in CML are BCR-ABL kinase domain mutations. *Ann Hematol* 85:841, 2006.
562. Soverini S, Colarossi S, Gnani A, et al: Contribution of ABL kinase domain mutations to imatinib resistance in different subsets of Philadelphia-positive patients: By the GIMEMA Working Party on Chronic Myeloid Leukemia. *Clin Cancer Res* 12:7374, 2006.
563. Sherbenou DW, Wong MJ, Humayun A, et al: Mutations of the BCR-ABL-kinase domain occur in a minority of patients with stable complete cytogenetic response to imatinib. *Leukemia* 21:489, 2007.
564. Miething C, Mugler C, Grundler R, et al: Phosphorylation of tyrosine 393 in the kinase domain of Bcr-Abl influences the sensitivity towards imatinib in vivo. *Leukemia* 17:1695, 2003.
565. Branford S, Rudzki Z, Walsh S, et al: Detection of BRC-ABL mutations in patients with CML treated with imatinib is virtually always accompanied by clinical resistance, and mutations in the ATP phosphate-binding loop (P-loop) are associated with a poor prognosis. *Blood* 102:276, 2003.
566. Nicolini FE, Corm S, Lê QH, et al: Mutation status and clinical outcome of 89 imatinib mesylate-resistant chronic myelogenous leukemia patients: A retrospective analysis from the French intergroup of CML (Fi(phi)-LMC GROUP). *Leukemia* 20:1061, 2006.
567. Quintás-Cardama A, Cortes J: Therapeutic options against BCR-ABL1 T315I-positive chronic myelogenous leukemia. *Clin Cancer Res* 14:4392, 2008.
568. Modugno M, Casale E, Soncini C, et al: Crystal structure of the T315I Abl mutant in complex with the aurora kinases inhibitor PHA-739358. *Cancer Res* 67:7987, 2007.
569. Jabbour E, Kantarjian H, Jones D, et al: Characteristics and outcomes of patients

with chronic myeloid leukemia and T315I mutation following failure of imatinib mesylate therapy. *Blood* 112:53, 2008.

570. de Lavallade H, Khorashad JS, Davis HP, et al: Interferon-alpha or homoharringtonine as salvage treatment for chronic myeloid leukemia patients who acquire the T315I BCR-ABL mutation. *Blood* 110:2779, 2007.
571. Jilani I, Kantarjian H, Gorre M, et al: Phosphorylation levels of BCR-ABL, CrkL, AKT and STAT5 in imatinib-resistant chronic myeloid leukemia cells implicate alternative pathway usage as a survival strategy. *Leuk Res* 32:643, 2008.
572. Pocaly M, Lagarde V, Etienne G, et al: Overexpression of the heat-shock protein 70 is associated to imatinib resistance in chronic myeloid leukemia. *Leukemia* 21:93, 2007.
573. Carter BZ, Mak DH, Schober WD, et al: Regulation of survivin expression through Bcr-Abl/MAPK cascade: Targeting survivin overcomes imatinib resistance and increases imatinib sensitivity in imatinib-responsive CML cells. *Blood* 107:1555, 2006.
574. Wu J, Meng F, Kong LY, et al: Association between imatinib-resistant BCR-ABL mutation-negative leukemia and persistent activation of LYN kinase. *J Natl Cancer Inst* 100:926, 2008.
575. Hochhaus A, Erben P, Ernst T, Mueller MC: Resistance to targeted therapy in chronic myelogenous leukemia. *Semin Hematol* 44:S15, 2007.
576. Feller SM, Tuchscherer G, Voss J: Hihg affinity molecular disruption of GRB2 protein complexes as a therapeutic strategy for chronic myelogenous leukemia. *Leuk Lymphoma* 44:411, 2003.
577. Hochhaus A: Cytogenetic and molecular mechanisms of resistance to imatinib. *Semin Hematol* 40:69, 2003.
578. Ohno R, Nakamura Y: Prediction of response to imatinib by cDNA microarray analysis. *Semin Hematol* 40:42, 2003.
579. Cortes J, Kantarjian H: Beyond dose escalation: Clinical options for relapse or resistance in chronic myelogenous leukemia. *J Natl Compr Canc Netw* 6 Suppl 2:S22, 2008.
580. Talpaz M, Shah NP, Kantarjian H, et al: Dasatinib in imatinib-resistant Philadelphia chromosome-positive leukemias. *N Engl J Med* 354:2531, 2006.
581. Martinelli G, Soverini S, Rosti G, Baccarani M: Dual tyrosine kinase inhibitors in chronic myeloid leukemia. *Leukemia* 19:1872, 2005.
582. Wong SF: Dasatinib dosing strategies in Philadelphia chromosome-positive leukemia. *J Oncol Pharm Pract* 15:17, 2009.
583. Shah NP, Kantarjian HM, Kim DW, et al: Intermittent target inhibition with dasatinib 100 mg once daily preserves efficacy and improves tolerability in imatinib-resistant and -intolerant chronic-phase chronic myeloid leukemia. *J Clin Oncol* 26:3204, 2008.
584. Hochhaus A, Kantarjian HM, Baccarani M, et al: Dasatinib induces notable hematologic and cytogenetic responses in chronic-phase chronic myeloid leukemia after failure of imatinib therapy. *Blood* 109:2303, 2007.
585. Kantarjian H, Pasquini R, Hamerschlak N, et al: Dasatinib or high-dose imatinib for chronic-phase chronic myeloid leukemia after failure of first-line imatinib: A randomized phase 2 trial. *Blood* 109:5143, 2007.
586. Porkka K, Koskenvesa P, Lundán T, et al: Dasatinib crosses the blood-brain barrier and is an efficient therapy for central nervous system Philadelphia chromosome-positive leukemia. *Blood* 112:1005, 2008.
587. Baraska M, Lewandowski K, Gniot M, et al: Dasatinib treatment can overcome imatinib and nilotinib resistance in CML patient carrying F359I mutation of BCR-ABL oncogene. *J Appl Genet* 49:201, 2008.
588. Hiwase DK, Saunders V, Hewett D, et al: Dasatinib cellular uptake and efflux in chronic myeloid leukemia cells: Therapeutic implications. *Clin Cancer Res* 14:3881, 2008.
589. Soverini S, Colarossi S, Gnani A, et al: Resistance to dasatinib in Philadelphia-positive leukemia patients and the presence or the selection of mutations at residues 315 and 317 in the BCR-ABL kinase domain. *Haematologica* 92:401, 2007.
590. Golemovic M, Verstovsek S, Giles F, et al: AMN107, a novel amino pyrimidine inhibitor of Bcr-Abl, has *in vitro* activity against imatinib-resistant chronic myeloid leukemia. *Clin Cancer Res* 11:4941, 2005.
591. Jørgensen HG, Allan EK, Jordanides NE, et al: Nilotinib exerts equipotent antiproliferative effects to imatinib and does not induce apoptosis in CD34+ CML cells. *Blood* 109:4016, 2007.
592. Kantarjian HM, Giles F, Gattermann N, et al: Nilotinib (formerly AMN107), a highly selective BCR-ABL tyrosine kinase inhibitor, is effective in patients with Philadelphia chromosome-positive chronic myelogenous leukemia in chronic phase following imatinib resistance and intolerance. *Blood* 110:3540, 2007.
593. Hazarika M, Jiang X, Liu Q, et al: Tasigna for chronic and accelerated phase Philadelphia chromosome-positive chronic myelogenous leukemia resistant to or intolerant of imatinib. *Clin Cancer Res* 14:5325, 2008.
594. Weisberg E, Catley L, Wright RD, et al: Beneficial effects of combining nilotinib and imatinib in preclinical models of BCR-ABL+ leukemias. *Blood* 109:2112, 2007.
595. Tipping AJ, Mahon FX, Zafirides G, et al: Drug responses of imatinib mesylate-resistant cells: Synergism of imatinib with other chemotherapeutic drugs. *Leukemia* 16:2349, 2002.
596. Tipping AJ, Melo JV: Imatinib mesylate in combination with other hemotherapeutic drugs: *In vitro* studies. *Semin Hematol* 40:83, 2003.
597. Kantarjian HM, Talpaz M, Smith TL, et al: Homoharringtonine and low-dose cytarabine in the management of late chronic-phase chronic myelogenous leukemia. *J Clin Oncol* 18:3513, 2000.
598. O'Dwyer ME, La Rosee P, Nimmanapalli R, et al: Recent advances in Philadelphia chromosome-positive malignancies: The potential role of arsenic trioxide. *Semin Hematol* 39:18, 2002.
599. Kantarjian HM, O'Brien S, Corteo J, et al: Results of decitabine (5-aza-2′-deoxycytidine) therapy in 130 patients with chronic myelogenous leukemia. *Cancer* 98:522, 2003.
600. Issa JP, Garcia-Manero G, Giles FJ, et al: Phase 1 study of low-dose prolonged exposure schedules of the hypomethylating agent 5-aza-2′-deoxycytidine (decitabine) in hematopoietic malignancies. *Blood* 103:1635, 2004.
601. Chand M, Thakuri M, Keung YK: Imatinib mesylate associated with delayed hematopoietic recovery after concomitant chemotherapy. *Leukemia* 18:886, 2004.
602. O'Hare T, Walters DK, Stoffregen EP, et al: Combined Abl inhibitor therapy for minimizing drug resistance in chronic myelogenous leukemia. Src/Abl inhibitors are compatible with imatinib. *Clin Cancer Res* 11:6987, 2005.
603. Sun X, Layton JE, Elefanty A, Lieschke GJ: Comparison of effects of the tyrosine kinase inhibitors AG957, AG490, and STI571 on BCRABL-expressing cells, demonstrating synergy between AG490 and STI571. *Blood* 97:2008, 2001.
604. Mohi MG, Boulton C, Gu TL, et al: Combination of rapamycin and protein tyrosine kinase (PTK) inhibitors for the treatment of leukemias caused by oncogenic PTKs. *Proc Natl Acad Sci U S A* 101:3130, 2004.
605. Gatto S, Scappini B, Pham L, et al: The proteasome inhibitor PS-341 inhibits growth and induces apoptosis in Bcr/Abl-positive cell lines sensitive and resistant to imatinib mesylate. *Haematologica* 88:853, 2003.
606. Dai Y, Rahmani M, Pei XY, et al: Bortezomib and flavopiridol interact synergistically to induce apoptosis in chronic myeloid leukemia cells resistant to imatinib mesylate through both Bcr/Abl-dependent and -independent mechanisms. *Blood* 104:509, 2004.
607. Yu C, Rahmani M, Conrad D, et al: The proteasome inhibitor bortezomib interacts synergistically with histone deacetylase inhibitors to induce apoptosis in Bcr/Abl+ cells sensitive and resistant to STI571. *Blood* 102:3765, 2003.
608. Fiskus W, Pranpat M, Bali P, et al: Combined effects of novel tyrosine kinase inhibitor AMN107 and histone deacetylase inhibitor LBH589 against Bcr-Abl-expressing human leukemia cells. *Blood* 108:645, 2006.
609. Chu S, Holtz M, Gupta M, Bhatia R: BCR/ABL kinase inhibition by imatinib mesylate enhances MAP kinase activity in chronic myelogenous leukemia CD34+ cells. *Blood* 103:3167, 2004.
610. Kuroda J, Kimura S, Segawa H, et al: The third-generation bisphosphonate zoledronate synergistically augments the anti-Ph+ leukemia activity of imatinib mesylate. *Blood* 102:2229, 2003.
611. Keating A: Chronic myeloid leukemia: Current therapies and the potential role of farnesyltransferase inhibitors. *Semin Hematol* 39:11, 2002.
612. Daley GQ: Towards combination target-directed chemotherapy for chronic myeloid leukemia: Role of farnesyl transferase inhibitors. *Semin Hematol* 40:11, 2003.
613. Nakajima A, Tauchi T, Sumi M, et al: Efficacy of SCH66336, a farnesyl transferase inhibitor, in conjunction with imatinib against BCRABL-positive cells. *Mol Cancer Ther* 2:219, 2003.
614. Hoover RR, Mahon FX, Melo JV, Daley GQ: Overcoming STI571 resistance with the farnesyl transferase inhibitor SCH66336. *Blood* 100:1068, 2002.
615. Druker BJ: Overcoming resistance to imatinib by combining targeted agents. *Mol Cancer Ther* 2:225, 2003.
616. Cortes J, Albitar M, Thomas D, et al: Efficacy of the farnesyl transferase inhibitor R115777 in chronic myeloid leukemia and other hematologic malignancies. *Blood* 101:1692, 2003.
617. Sawyers CL, Hochhaus A, Feldman E, et al: Imatinib induces hematologic and cytogenetic responses in patients with chronic myelogenous leukemia in myeloid blast crisis: Results of a phase II study. *Blood* 99:3530, 2002.
618. Gorre ME, Ellwood-Yen K, Chiosis G, et al: BCR-ABL point mutants isolated from patients with imatinib mesylate-resistant chronic myeloid leukemia remain sensitive to inhibitors of the BCR-ABL chaperone heat shock protein 90. *Blood* 100:3041, 2002.
619. Deininger M: Resistance and relapse with imatinib in CML: Causes and consequences. *J Natl Compr Canc Netw* 6 Suppl 2:S11, 2008.
620. Wu CJ, Neuberg D, Chillemi A, et al: Quantitative monitoring of BCR/ABL transcript during STI-571 therapy. *Leuk Lymphoma* 43:2281, 2002.
621. Druker BJ: Imatinib as a paradigm of targeted therapies. *J Clin Oncol* 21:239, 2003.
622. Druker BJ: STI571 (Gleevec) as a paradigm for cancer therapy. *Trends Mol Med* 8:S14, 2002.
623. Merx K, Muller MC, Kreil S, et al: Early reduction of BCR-ABL mRNA transcript levels predicts cytogenetic response in chronic phase CML patients treated with imatinib after failure of interferon alpha. *Leukemia* 16:1579, 2002.
624. Tam CS, Kantarjian H, Garcia-Manero G, et al: Failure to achieve a major cytogenetic response by 12 months defines inadequate response in patients receiving nilotinib or dasatinib as second or subsequent line therapy for chronic myeloid leukemia. *Blood* 112:516, 2008.
625. Carella AM: Questioning the aim of CML therapy in the era of Imatinib? *Leukemia* 17:1199, 2003.
626. DeAngelo DJ, Ritz J: Imatinib therapy for patients with chronic myelogenous leukemia: Are patients living longer? *Clin Cancer Res* 10:1, 2004.
627. Goldman JM, Marin D, Olavarria E, Apperley JF: Clinical decisions for chronic myeloid leukemia in the imatinib era. *Semin Hematol* 40:98, 2003.
628. Goldman JM: Chronic myeloid leukemia—Still a few questions. *Exp Hematol* 32:2, 2004.
629. Goldman JM: How I treat chronic myeloid leukemia in the imatinib era. *Blood* 110:2828, 2007.
630. Bonifazi F, Bandini G, Rondelli D, et al: Reduced incidence of GVHD without increase in relapse with low-dose rabbit ATG in the preparative regimen for unrelated bone marrow transplants in CML. *Bone Marrow Transplant* 32:237, 2003.
631. Baccarani M, Russo D, Rosti G, Martinelli G: Interferon-alpha for chronic myeloid leukemia. *Semin Hematol* 40:22, 2003.
632. Kluin-Nelemans HC, Buck G, Le Cessie S, et al: Randomized comparison of low-dose versus high-dose interferon-alfa in chronic myeloid leukemia: Prospective collaboration of 3 joint trials by the MRC and HOVON groups. *Blood* 103:4408, 2004.
633. Michallet M, Maloisel F, Delain M, et al: Pegylated recombinant interferon alpha-2b vs recombinant interferon alpha-2b for the initial treatment of chronic-phase chronic myelogenous leukemia: A phase III study. *Leukemia* 18:309, 2004.
634. Lipton JH, Khoroshko N, Golenkov A, et al: Phase II, randomized, multicenter, comparative study of peginterferon-alpha-2a (40 kD) (Pegasys) versus interferon alpha-2a (Roferon-A) in patients with treatment-naïve, chronic-phase chronic myeloge-

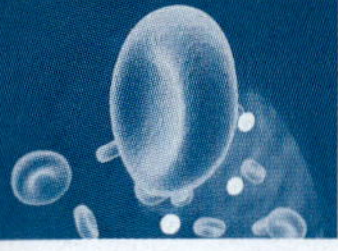

nous leukemia. *Leuk Lymphoma* 48:497, 2007.
635. Garcia-Manero G, Talpaz M, Giles FJ, et al: Treatment of Philadelphia chromosome-positive chronic myelogenous leukemia with weekly polyethylene glycol formulation of interferon-alpha-2b and low-dose cytosine arabinoside. *Cancer* 97:3010, 2003.
636. Roy L, Guilhot J, Krahnke T, et al: Survival advantage from imatinib compared with the combination interferon-alpha plus cytarabine in chronic-phase chronic myelogenous leukemia: Historical comparison between two phase 3 trials. *Blood* 108:1478, 2006.
637. Talpaz M: Interferon-alfa-based treatment of chronic myeloid leukemia and implications of signal transduction inhibition. *Semin Hematol* 38:22, 2001.
638. Kujawski LA, Talpaz M: The role of interferon-alpha in the treatment of chronic myeloid leukemia. *Cytokine Growth Factor Rev* 18:459, 2007.
639. Alimena G, Breccia M, Luciano L, et al: Imatinib mesylate therapy in chronic myeloid leukemia patients in stable complete cytogenic response after interferon-alpha results in a very high complete molecular response rate. *Leuk Res* 32:255, 2008.
640. Branford S, Hughes T, Milner A, et al: Efficacy and safety of imatinib in patients with chronic myeloid leukemia and complete or near-complete cytogenetic response to interferon-alpha. *Cancer* 110:801, 2007.
641. Kolitz JE, Kempin SF, Schluger A, et al: A phase II trial of high-dose hydroxyurea in chronic myelogenous leukemia. *Semin Oncol* 19:27, 1992.
642. Abhyankar D, Shende C, Saikia T, Advani SH: Hydroxyurea induced leg ulcers. *J Assoc Physicians India* 48:926, 2000.
643. Guilhot F, Chastang C, Michallet M, et al: Interferon alfa-2b combined with cytarabine versus interferon alone in chronic myelogenous leukemia. *N Engl J Med* 337:223, 1997.
644. Hehlmann R, Heimpel H, Hasford J, et al: Randomized comparison of busulfan and hydroxyurea in chronic myelogenous leukemia: Prolongation of survival by hydroxyurea. *Blood* 82:398, 1993.
645. O'Brien S, Kantarjian H, Keating M, et al: Homoharringtonine therapy induces responses in patients with chronic myelogenous leukemia in late chronic phase. *Blood* 86:3322, 1995.
646. Clarkson B: Chronic myelogenous leukemia: Is aggressive treatment indicated? *J Clin Oncol* 3:135, 1985.
647. Cortes J, Jabbour E, Daley GQ, et al: Phase 1 study of lonafarnib (SCH 66336) and imatinib mesylate in patients with chronic myeloid leukemia who have failed prior single-agent therapy with imatinib. *Cancer* 110:1295, 2007.
648. Cortes J, Quintás-Cardama A, Garcia-Manero G, et al: Phase 1 study of tipifarnib in combination with imatinib for patients with chronic myelogenous leukemia in chronic phase after imatinib failure. *Cancer* 110:2000, 2007.
649. Issa JP, Gharibyan V, Cortes J, et al: Phase II study of low-dose decitabine in patients with chronic Myelogenous leukemia resistant to imatinib mesylate. *J Clin Oncol* 23:3948, 2005.
650. Xu R, Dong Q, Yu Y, et al: Berbamine: A novel inhibitor of bcr/abl fusion gene with potent anti-leukemia activity. *Leuk Res* 30:17, 2006.
651. Chandra J, Tracy J, Loegering D, et al: Adaphostin-induced oxidative stress overcomes BCR/ABL mutation-dependent and -independent imatinib resistance. *Blood* 107:2501, 2006.
652. Yokota A, Kimura S, Masuda S, et al: INNO-406, a novel BCR-ABL/Lyn dual tyrosine kinase inhibitor, suppresses the growth of Ph+ leukemia cells in the central nervous system, and cyclosporine A augments its in vivo activity. *Blood* 109:306, 2007.
653. Kamitsuji Y, Kuroda J, Kimura S, et al: The Bcr-Abl kinase inhibitor INNO-406 induces autophagy and different modes of cell death execution in Bcr-Abl-positive leukemias. *Cell Death Differ* 15:1712, 2008.
654. Carew JS, Nawrocki ST, Kahue CN, et al: Targeting autophagy augments the anticancer activity of the histone deacetylase inhibitor SAHA to overcome Bcr-Abl-mediated drug resistance. *Blood* 110:313, 2007.
655. Puttini M, Coluccia AM, Boschelli F, et al: In vitro and in vivo activity of SKI-606, a novel Src-Abl inhibitor, against imatinib-resistant Bcr-Abl+ neoplastic cells. *Cancer Res* 66:11314, 2006.
656. Noronha G, Cao J, Chow CP, et al: Inhibitors of ABL and the ABL-T315I mutation. *Curr Top Med Chem* 8:905, 2008.
657. Barbarotto E, Calin GA: Potential therapeutic applications of miRNA-based technology in hematological malignancies. *Curr Pharm Des* 14:2040, 2008.
658. Koldehoff M, Steckel NK, Beelen DW, Elmaagacli AH: Therapeutic application of small interfering RNA directed against bcr-abl transcripts to a patient with imatinib-resistant chronic myeloid leukaemia. *Clin Exp Med* 7:47, 2007.
659. James HA: The potential application of ribozymes for the treatment of hematological disorders. *J Leukoc Biol* 66:361, 1999.
660. Mendoza-Maldonado R, Zentilin L, Fanin R, Giacca M: Purging of chronic myelogenous leukemia cells by retrovirally expressed anti-bcrabl ribozymes with specific cellular compartmentalization. *Cancer Gene Ther* 9:71, 2002.
661. Cotter FE: Antisense oligonucleotides for haematological malignancies. *Haematologica* 84:19, 1999.
662. Verfaillie CM, McIvor S, Zhao RCH: Gene therapy for chronic myelogenous leukemia. *Mol Med Today* 5:359, 1999.
663. Clark RE, Dodi A, Hill SC, et al: Direct evidence that leukemic cells present HLA-associated immunogenic peptides derived from the BCRABL b3a2 fusion protein. *Blood* 98:2887, 2001.
664. Schwartz J, Pinilla-Ibarz J, Yuan RR, Scheinberg DA: Novel targeted and immunotherapeutic strategies in chronic myeloid leukemia. *Semin Hematol* 40:87, 2003.
665. Nossner E, Gastpar R, Milani V, et al: Tumor-derived heat shock protein 90 peptide complexes are cross-presented by human dendritic cells. *J Immunol* 169:5424, 2002.
666. Pinilla-Ibarz J, Cathcart K, Korontsvit T, et al: Vaccination of patients with chronic myelogenous leukemia with bcr-abl oncogene breakpoint fusion peptides generates specific immune responses. *Blood* 95:1781, 2000.
667. Maslak PG, Dao T, Gomez M, et al: A pilot vaccination trial of synthetic analog peptides derived from the BCR-ABL breakpoints in CML patients with minimal disease. *Leukemia* 22:1613, 2008.
668. Yasukawa M, Ohminami H, Kojima K, et al: HLA class II-restricted antigen presentation of endogenous bcr-abl fusion protein by chronic myelogenous leukemia-derived dendritic cells to CD4+ T lymphocytes. *Blood* 98:1498, 2001.
669. Tschiedel S, Gentilini C, Lange T, et al: Identification of NM23-H2 as a tumour-associated antigen in chronic myeloid leukaemia. *Leukemia* 22:1542, 2008.
670. Borrello I, Sotomayor EM, Rattis F-M, et al: Sustaining the graft-versus-tumor effect through posttransplant immunization with granulocyte-macrophage colony-stimulating factor (GM-CSF)-producing tumor vaccines. *Blood* 95:3011, 2000.
671. Kessler JH, Bres-Vloemans SA, van Veelen PA, et al: BCR-ABL fusion regions as a source of multiple leukemia-specific CD8+ T-cell epitopes. *Leukemia* 20:1738, 2006.
672. Rojas JM, Knight K, Wang L, Clark RE: Clinical evaluation of BCR-ABL peptide immunisation in chronic myeloid leukaemia: Results of the EPIC study. *Leukemia* 21:2287, 2007.
673. Wagner H, McKeough PG, Desforges J, Madoc-Jones H: Splenic irradiation in the treatment of patients with chronic myelogenous leukemia or myelofibrosis and myeloid metaplasia. *Cancer* 58:1204, 1986.
674. McFarland JT, Kuzma C, Millard FE, Johnstone PA: Palliative irradiation of the spleen. *Am J Clin Oncol* 26:178, 2003.
675. The Italian Cooperative Study Group on Chronic Myeloid Leukemia: Results of a prospective randomized trial of early splenectomy in chronic myeloid leukemia. *Cancer* 54:333, 1984.
676. Mesa RA, Elliott MA, Tefferi A: Splenectomy in chronic myeloid leukemia and myelofibrosis with myeloid metaplasia. *Blood Rev* 14:121, 2000.
677. Kalhs P, Schwarzinger I, Anderson G, et al: A retrospective analysis of the long-term effect of splenectomy on late infections, graft-versus-host disease, relapse, and survival after allogeneic marrow transplantation for chronic myelogenous leukemia. *Blood* 86:2028, 1995.
678. Rodrigues CA, Fermino FA, Vasconcelos Y, De Oliveira JS: Refractory chronic GVHD emerging after splenectomy in a marrow transplant recipient with accelerated phase CML. *Bone Marrow Transplant* 32:333, 2003.
679. Fadilah SA, Ahmad-Zailani R, Soon-Keng C, Norlaila M: Successful treatment of chronic myeloid leukemia during pregnancy with hydroxyurea. *Leukemia* 16:1202, 2002.
680. Mubarek AA, Kakil IR, Al-Homsi U, et al: Normal outcome of pregnancy in chronic myeloid leukemia treated with interferon-alpha in 1st trimester: Report of 3 cases and review of the literature. *Am J Hematol* 69:115, 2002.
681. CML Autograft Trials Collaboration: Autologous stem cell transplantation in chronic myeloid leukaemia: A meta-analysis of six randomized trials. *Cancer Treat Rev* 33:39, 2007.
682. Goldman J: Autologous stem-cell transplantation for chronic myelogenous leukemia. *Semin Hematol* 30:53, 1993.
683. Talpaz M, Kantarjian H, Liang J, et al: Percentage of Philadelphia chromosome (Ph)-negative and Ph-positive cells found after autologous transplantation for chronic myelogenous leukemia depends on percentage of diploid cells induced by conventional dose chemotherapy before collection of autologous cells. *Blood* 85:3257, 1995.
684. Drummond MW, Marin D, Clark RE, et al: Mobilization of Ph chromosome-negative peripheral blood stem cells in chronic myeloid leukemia patients with imatinib mesylate-induced complete cytogenetic remission. *Br J Haematol* 123:479, 2003.
685. Hui CH, Goh KY, White D, et al: Successful peripheral blood stem cell mobilisation with filgrastim in patients with chronic myeloid leukaemia achieving complete cytogenetic response with imatinib, without increasing disease burden as measured by quantitative real-time PCR. *Leukemia* 17:821, 2003.
686. Kreuzer KA, Kluhs C, Baskaynak G, et al: Filgastrim-induced stem cell mobilization in chronic myeloid leukaemia patients during imatinib therapy: Safety, feasibility and evidence for an efficient in vivo purging. *Br J Haematol* 124:195, 2004.
687. Gordon MK, Sher D, Karrison T, et al: Successful autologous stem cell collection in patients with chronic myeloid leukemia in complete cytogenetic response, with quantitative measurement of BCR-ABL expression in blood, marrow, and apheresis products. *Leuk Lymphoma* 49:531, 2008.
688. Olavarria E: Autologous stem cell transplantation in chronic myeloid leukemia. *Semin Hematol* 44:252, 2007.
689. Perseghin P, Gambacorti-Passerini C, Tornaghi L, et al: Peripheral blood progenitor cell collection in chronic myeloid leukemia patients with complete cytogenetic response after treatment with imatinib mesylate. *Transfusion* 45:1214, 2005.
690. Cervantes F, Hernandez-Boluda JC, Odriozola J, et al: Imatinib mesylate (STI571) treatment in patients with chronic-phase chronic myelogenous leukaemia previously submitted to autologous stem cell transplantation. *Br J Haematol* 120:500, 2003.
691. Simon W, Segel GB, Lichtman MA: Early allogeneic stem cell transplantation for chronic myelogenous leukemia in the imatinib era: A preliminary assessment. *Blood Cells Mol Dis* 37:116, 2006.
692. Goldman J: Allogeneic stem cell transplantation for chronic myeloid leukemia—Status in 2007. *Bone Marrow Transplant* 42:S11, 2008.
693. Giralt SA, Arora M, Goldman JM, et al: Chronic Leukemia Working Committee, Center for International Blood and Marrow Transplant Research. Impact of imatinib therapy on the use of allogeneic haematopoietic progenitor cell transplantation for the treatment of chronic myeloid leukaemia. *Br J Haematol* 137:461, 2007.
694. Maziarz RT: Who with chronic myelogenous leukemia to transplant in the era of tyrosine kinase inhibitors? *Curr Opin Hematol* 15:127, 2008.
695. Hehlmann R, Berger U, Pfirrmann M, et al: Drug treatment is superior to allografting as first-line therapy in chronic myeloid leukemia. *Blood* 109:4686, 2007.
696. Thomas ED, Clift RA, Fefer A, et al: Marrow transplantation for the treatment of chronic myelogenous leukemia. *Ann Intern Med* 104:155, 1986.
697. Apperley JF: Hematopoietic stem cell transplantation in chronic myeloid leukemia. *Curr Opin Hematol* 5:445, 1998.
698. Cooperative Study Group on Chromosomes in Transplanted Patients: Cytogenetic follow-up of 100 patients submitted to bone marrow transplantation for Philadelphia

chromosome-positive chronic myeloid leukemia. *Eur J Haematol* 40:50, 1988.
699. McGlave P, Bartoch G, Anasetti C, et al: Unrelated donor marrow transplantation therapy for chronic myelogenous leukemia. *Blood* 81:543, 1993.
700. Fernandez HF, Tran HT, Albrecht F, et al: Evaluation of safety and pharmacokinetics of administering intravenous busulfan in a twice-daily or daily schedule to patients with advanced hematologic malignant disease undergoing stem cell transplantation. *Biol Blood Marrow Transplant* 8:486, 2002.
701. Radich JP, Gooley T, Bensinger W, et al: HLA-matched related hematopoietic cell transplantation for chronic-phase CML using a targeted busulfan and cyclophosphamide preparative regimen. *Blood* 102:31, 2003.
702. Goldman J: Implications of imatinib mesylate for hematopoietic stem cell transplantation. *Semin Hematol* 38:28, 2001.
703. Barrett J: Allogeneic stem cell transplantation for chronic myeloid leukemia. *Semin Hematol* 40:59, 2003.
704. Messner HA, Curtis JE, Lipton JL, et al: Three decades of allogeneic bone marrow transplants at the Princess Margaret Hospital. *Clin Transplant* 289, 1999.
705. Byrne JL, Stainer C, Hyde H, et al: Low incidence of acute graft-versus-host disease and recurrent leukaemia in patients undergoing allogeneic haemopoietic stem cell transplantation from sibling donors with methotrexate and dose-monitored cyclosporin A prophylaxis. *Bone Marrow Transplant* 22:541, 1988.
706. Goldman J, Apperley J, Kanfer E, et al: Imatinib or transplant for chronic myeloid leukemia? *Lancet* 362:172, 2003.
707. Van Rhee F, Szydlo RM, Hermans J, et al: Long-term results after allogeneic bone marrow transplantation for chronic myelogenous leukemia in chronic phase: A report from the Chronic Leukemia Working Party of the European Groups for Blood and Marrow Transplantation. *Bone Marrow Transplant* 20:553, 1997.
708. Szydlo R, Goldman JM, Klein JP, et al: Results of allogeneic bone marrow transplants using donors other than HLA-identical siblings. *J Clin Oncol* 15:1767, 1997.
709. Petersdorf EW, Longton GM, Anasetti C, et al: The significance of HLA-DRBI matching on clinical outcome after HLA-A band DR identical unrelated donor transplantation. *Blood* 86:1606, 1995.
710. Weisdorf DJ, Anasetti C, Antin JH, et al: Allogeneic bone marrow transplantation for chronic myelogenous leukemia: Comparative analysis of unrelated versus matched sibling donor transplantation. *Blood* 99:1971, 2002.
711. Laporte JP, Gorin NC, Rubinstein P, et al: Cord-blood transplantation from an unrelated donor in an adult with chronic myelogenous leukemia. *N Engl J Med* 335:167, 1997.
712. Oehler VG, Gooley T, Snyder DS, et al: The effects of imatinib mesylate treatment before allogeneic transplantation for chronic myeloid leukemia. *Blood* 109:1782, 2007.
713. Weisser M, Schmid C, Schoch C, et al: Resistance to pretransplant imatinib therapy may adversely affect the outcome of allogeneic stem cell transplantation in CML. *Bone Marrow Transplant* 36:1017, 2005.
714. Jabbour E, Cortes J, Kantarjian H, et al: Novel tyrosine kinase inhibitor therapy before allogeneic stem cell transplantation in patients with chronic myeloid leukemia: No evidence for increased transplant-related toxicity. *Cancer* 110:340, 2007.
715. Radich JP, Gehly G, Gooley T, et al: Polymerase chain reaction detection of the BCR-ABL fusion transcript after allogeneic marrow transplantation for chronic myeloid leukemia: Results and implications in 346 patients. *Blood* 85:2632, 1995.
716. Goldman JM: Therapeutic strategies for chronic myeloid leukemia in chronic (stable) phase. *Semin Hematol* 40:10, 2003.
717. Miller JS, Cooley S, Parham P, et al: Missing KIR ligands are associated with less relapse and increased graft-versus-host disease (GVHD) following unrelated donor allogeneic HCT. *Blood* 109:5058, 2007.
718. Elmaagacli AH, Ottinger H, Koldehoff M, et al: Reduced risk for molecular disease in patients with chronic myeloid leukemia after transplantation from a KIR-mismatched donor. *Transplantation* 79:1741, 2005.
719. Nadal E, Garin M, Kaeda J, et al: Increased frequencies of CD4(+)CD25(high) T(regs) correlate with disease relapse after allogeneic stem cell transplantation for chronic myeloid leukemia. *Leukemia* 21:472, 2007.
720. Crawley C, Szydlo R, Lalancette M, et al: Outcomes of reduced-intensity transplantation for chronic myeloid leukemia: An analysis of prognostic factors from the Chronic Leukemia Working Party of the EBMT. *Blood* 106:2969, 2005.
721. Kebriaei P, Detry MA, Giralt S: Long-term follow-up of allogeneic hematopoietic stem-cell transplantation with reduced-intensity conditioning for patients with chronic myeloid leukemia. *Blood* 110:3456, 2007.
722. Uzunel M, Mattsson J, Brune M, et al: Kinetics of minimal residual disease and chimerism in patients with chronic myeloid leukemia after nonmyeloablative conditioning and allogeneic stem cell transplantation. *Blood* 101:469, 2003.
723. Or R, Shapira MY, Resnick I, et al: Nonmyeloablative allogeneic stem cell transplantation for the treatment of chronic myeloid leukemia in first chronic phase. *Blood* 101:441, 2003.
724. Bornhauser M, Kiehl M, Siegert W, et al: Dose-reduced conditioning for allografting in 44 patients with chronic myeloid leukaemia: A retrospective analysis. *Br J Haematol* 115:119, 2001.
725. Das M, Saikia TK, Advani SH, et al: Use of a reduced-intensity conditioning regimen for allogeneic transplantation in patients with chronic myeloid leukemia. *Bone Marrow Transplant* 32:125, 2003.
726. Feinstein L, Storb R: Reducing transplant toxicity. *Curr Opin Hematol* 8:342, 2001.
727. Koh LP, Hwang WY, Chuah CT, et al: Imatinib mesylate (STI-571) given concurrently with nonmyeloablative stem cell transplantation did not compromise engraftment and resulted in cytogenetic remission in a patient with chronic myeloid leukemia in blast crisis. *Bone Marrow Transplant* 31:305, 2003.
728. McCann SR: Molecular response to imatinib mesylate following relapse after allogeneic SCT for CML. *Blood* 101:1200, 2003.
729. Vandenberghe P, Boeckx N, Ronsyn E, et al: Imatinib mesylate induces durable complete remission of advanced CML persisting after allogeneic bone marrow transplantation. *Leukemia* 17:458, 2003.
730. Ullmann AJ, Hess G, Kolbe K, et al: Current results on the use of imatinib mesylate in patients with relapsed Philadelphia chromosome positive leukemia after allogeneic or syngeneic hematopoietic stem cell transplantation. *Keio J Med* 52:182, 2003.
731. Olavarria E, Craddock C, Dazzi F, et al: Imatinib mesylate (STI571) in the treatment of relapse of chronic myeloid leukemia after allogeneic stem cell transplantation. *Blood* 99:3861, 2002.
732. Carpenter PA, Snyder DS, Flowers ME, et al: Prophylactic administration of imatinib after hematopoietic cell transplantation for high-risk Philadelphia chromosome-positive leukemia. *Blood* 109:2791, 2007.
733. Olavarria E, Siddique S, Griffiths MJ, et al: Posttransplantation imatinib as a strategy to postpone the requirement for immunotherapy in patients undergoing reduced-intensity allografts for chronic myeloid leukemia. *Blood* 110:4614, 2007.
734. Weisser M, Tischer J, Schnittger S, et al: A comparison of donor lymphocyte infusions or imatinib mesylate for patients with chronic myelogenous leukemia who have relapsed after allogeneic stem cell transplantation. *Haematologica* 91:663, 2006.
735. Sullivan KM: Marrow transplantation for disorders of hematopoiesis. *Leukemia* 7:1098, 1993.
736. Kolb HJ, Mittermuller J, Clemm CH, et al: Donor leukocyte transfusions for treatment of recurrent chronic myelogenous leukemia in marrow transplant patients. *Blood* 76:2462, 1990.
737. Dazzi F, Szydlo RM, Goldman JM: Donor lymphocyte infusion for relapse of chronic myeloid leukemia after allogeneic stem cell transplant: Where we now stand. *Exp Hematol* 27:1477, 1999.
738. Van Rhee F, Lin F, Cullis JO, et al: Relapse of chronic myeloid leukemia after allogeneic bone marrow transplant: The case of giving donor leukocyte transfusions before the onset of hematologic relapse. *Blood* 83:3377, 1994.
739. Leis J, Porter DL: Unrelated donor leukocyte infusions to treat relapse after unrelated donor bone marrow transplantation. *Leuk Lymphoma* 43:9, 2002.
740. Dazzi F, Goldman J: Donor lymphocyte infusions. *Curr Opin Hematol* 6:394, 1999.
741. Dazzi F, Szydlo RM, Cross NCP, et al: Durability of responses following donor lymphocyte infusions for patients who relapse after allogeneic stem cell transplantation for chronic myeloid leukemia. *Blood* 96:2712, 2000.
742. Dazzi F: Monitoring of minimal residual disease after allografting: A requirement to guide DLI treatment. *Ann Hematol* 81:S29, 2002.
743. Porter D, Levine JE: Graft-versus-host disease and graft-versus-leukemia after donor leukocyte infusion. *Semin Hematol* 43:53, 2006.
744. Makinnon S: Donor leukocyte infusions. *Baillieres Clin Haematol* 10:357, 1997.
745. Giralt S, Hester J, Huh T, et al: CD8-depleted donor lymphocyte infusion as treatment for relapsed chronic myelogenous leukemia after allogeneic bone marrow transplantation. *Blood* 86:4337, 1995.
746. Guglielma C, Arcese W, Dazzi F, et al: Donor lymphocyte infusion for relapsed chronic myelogenous leukemia: Prognostic relevance of the initial cell dose. *Blood* 100:397, 2002.
747. Verzeletti S, Bonini C, Marktel S, et al: Herpes simplex virus thymidine kinase gene transfer for controlled graft-versus-host disease and graft-versus-leukemia: Clinical follow-up and improved new vectors. *Hum Gene Ther* 9:2243, 1998.
748. Maravcova J, Nadvornikova S, Zmekova V, et al: Molecular monitoring of responses to DLI and DLI + IFN treatment of post-SCT relapse in patients with CML. *Leuk Res* 27:719, 2003.
749. Vela-Ojeda J, Garcia-Ruiz Esparza MA, Reyes-Maldonado E, et al: Donor lymphocyte infusions for relapse of chronic myeloid leukemia after allogeneic stem cell transplantation: Prognostic significance of the dose of CD3+ and CD4+ lymphocytes. *Ann Hematol* 83:295, 2004.
750. Savani BN, Montero A, Kurlander R, et al: Imatinib synergizes with donor lymphocyte infusions to achieve rapid molecular remission of CML relapsing after allogeneic stem cell transplantation. *Bone Marrow Transplant* 36:1009, 2005.
751. Porter DL, Antin JH: Donor leukocyte infusions in myeloid malignancies: New strategies. *Best Pract Res Clin Haematol* 19:737, 2006.
752. Kardinal CG, Bateman JR, Weiner J: Chronic myeloid leukemia. Review of 356 cases. *Arch Intern Med* 136:305, 1976.
753. Tura S, Baccarini M, Corbelli G: Staging of chronic myeloid leukemia. *Br J Haematol* 47:105, 1981.
754. Gomez GA, Sokal JE, Walsh D: Prognostic features at diagnosis of chronic myelogenous leukemia. *Cancer* 47:2470, 1981.
755. Cervantes F, Rozman C: A multivariate analysis of prognostic factors in chronic myeloid leukemia. *Blood* 60:1298, 1982.
756. Sokal JE, Cox EB, Baccarani M, et al: Prognostic discrimination in "good-risk" chronic granulocytic leukemia. *Blood* 63:789, 1984.
757. Sokal JE, Baccarini M, Tura S, et al: Prognostic discrimination among younger patients with chronic granulocytic leukemia: Relevance to bone marrow transplantation. *Blood* 66:1352, 1985.
758. Kantarjian HM, Keating MJ, Walters RS, et al: Clinical and prognostic features of Philadelphia chromosome-negative chronic myelogenous leukemia. *Cancer* 58:2023, 1986.
759. Sokal JE, Baccarini M, Russo D, Tura S: Staging and prognosis in chronic myelogenous leukemia. *Semin Hematol* 25:49, 1988.
760. Kantarjian HM, Keating MK, Smith TL, et al: Proposal for a single synthesis prognostic staging system in chronic myelogenous leukemia. *Am J Med* 88:1, 1990.
761. Dreazen I, Berman M, Gaoe RP: Molecular abnormalities of *bcr* and *c-abl* in chronic myelogenous leukemia associated with a long chronic phase. *Blood* 71:797, 1988.
762. Nowell PC, Jackson L, Weiss A, Kurzrock P: Historical communication: Philadelphia positive chronic myelogenous leukemia followed for 27 years. *Cancer Genet Cytogenet* 34:57, 1988.
763. Selleir L, Emilia G, Temperani P, et al: Philadelphia-positive chronic myelogenous leukemia with typical *bcr/abl* molecular features and atypical, prolonged survival.

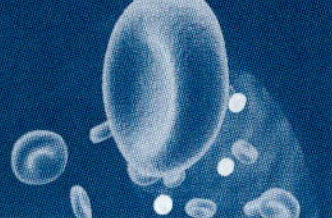

fies low expression of CD7, along with high expression of proteinase 3 or elastase, as predictors of longer survival in patients with CML. *Blood* 107:205, 2006.

889. Spiers ASD: Metamorphosis of chronic granulocytic leukemia: Diagnosis, classification and management. *Br J Haematol* 49:1, 1979.
890. Grignani F: Chronic myelogenous leukemia. *Crit Rev Oncol Hematol* 4:31, 1985.
891. Matsuo T, Tomonaga M, Kuriyama K, et al: Prognostic significance of the morphological dysplastic changes in chronic myelogenous leukemia. *Leuk Res* 10:331, 1986.
892. Ishii N, Murakami H, Matsushima T, et al: Histamine excess symptoms in basophilic crisis of chronic myelogenous leukemia. *J Med* 26:235, 1995.
893. Specchia G, Palumbo G, Pastore D, et al: Extramedullary blast crisis in chronic myeloid leukemia. *Leuk Res* 20:905, 1996.
894. Inverardi D, Lazzarino M, Morra E, et al: Extramedullary disease in Ph-positive chronic myelogenous leukemia: Frequency, clinical features, prognostic significance. *Haematologica* 75:146, 1990.
895. Jacknow J, Fizzera G, Gajl-Peczalska K, et al: Extramedullary presentation of the blast crisis of chronic myelogenous leukemia. *Br J Haematol* 61:225, 1985.
896. Terjanian T, Kantarjian H, Keating M, et al: Clinical and prognostic features of patients with Philadelphia chromosome-positive chronic myelogenous leukemia and extramedullary disease. *Cancer* 59:297, 1987.
897. Miksanek T, Reyes CV, Semkuo Z, Molnar ZJ: Granulocytic sarcoma of the peritoneum. *CA Cancer J Clin* 33:40, 1983.
898. Jones TI: Pleural blast crisis in chronic myelogenous leukemia. *Am J Hematol* 44:75, 1993.
899. Pascoe HR: Tumors composed of immature granulocytes occurring in the breast in chronic granulocytic leukemia. *Cancer* 25:697, 1970.
900. Chabner BA, Haskell CM, Canellos GP: Destructive bone lesions in chronic granulocytic leukemia. *Medicine (Baltimore)* 48:401, 1969.
901. Licht A, Many N, Rachmilewitz EA: Myelofibrosis, osteolytic bone lesions and hypercalcemia in chronic myeloid leukemia. *Acta Haematol* 49:182, 1973.
902. Lee CH, Morris TCM: Bone marrow necrosis and extramedullary myeloid tumor necrosis in aggressive chronic myeloid leukemia. *Pathology* 11:551, 1979.
903. Asarro S, Sato N, Ueshima Y, et al: Localized blastoma preceding blastic transformation in Ph[1]-positive chronic myelogenous leukemia. *Scand J Haematol* 25:251, 1980.
904. Ohyashiki K, Ito H: Characterization of extramedullary tumors in a case of Ph-positive chronic myelogenous leukemia. *Cancer Genet Cytogenet* 15:119, 1985.
905. Sun T, Susin M, Koduru P, et al: Extramedullary blast crisis in chronic myelogenous leukemia. *Cancer* 68:605, 1991.
906. Saikia TK, Dhabhar B, Iyer RS, et al: High incidence of meningeal leukemia in lymphoid blast crisis of chronic myelogenous leukemia. *Am J Hematol* 43:10, 1993.
907. Falini B, Tabilio A, Pelicci PG, et al: T-cell receptor B-chain gene rearrangement in a case of Ph[1]-positive chronic myeloid leukaemia blast crisis. *Br J Haematol* 62:776, 1986.
908. Giannone L, Whitlock JA, Kinney MC, et al: Use of the BCR probe to demonstrate extramedullary recurrence of CML with a T cell lymphoid phenotype following bone marrow transplantation. *Bone Marrow Transplant* 3:631, 1988.
909. Ohyashiki J, Ohyashiki K, Shimizu H, et al: Testicular tumor as the first manifestation of B-lymphoid blastic crisis in a case of Ph-positive chronic myelogenous leukemia. *Am J Hematol* 29:164, 1988.
910. Rosenthal S, Canellos GP, DeVita VT, Gralnick HR: Characteristics of blast crisis in chronic granulocytic leukemia. *Blood* 49:705, 1977.
911. Barton JC, Conrad ME: Current status of blastic transformation in chronic myelogenous leukemia. *Am J Hematol* 4:281, 1978.
912. Peterson LC, Bloomfield CD, Brunning RD: Blast crisis as an initial or terminal manifestation of chronic myeloid leukemia. *Am J Med* 60:209, 1976.
913. Bettelheim P, Lutz D, Majdic O, et al: Cell lineage heterogeneity in blast crisis of chronic myeloid leukaemia. *Br J Haematol* 59:395, 1985.
914. Nair C, Chopra M, Shinde S, et al: Immunophenotype and ultrastructural studies in blast crisis of chronic myeloid leukemia. *Leuk Lymphoma* 19:309, 1995.
915. Rosenthal S, Canellos GP, Gralnick HR: Erythroblastic transformation of chronic granulocytic leukemia. *Am J Med* 63:116, 1977.
916. Ekblom M, Borgstrom G, von Willebrand E, et al: Erythroid blast crisis in chronic myelogenous leukemia. *Blood* 62:591, 1983.
917. Lingg G, Schmalzl F, Breton-Gorius J, et al: Megakaryoblastic micro-megakaryocytic crisis in chronic myeloid leukemia. *Blut* 51:275, 1985.
918. Castaigne S, Berger R, Jolly V, et al: Promyelocytic blast crisis of chronic myelocytic leukemia with both t(9;22) and t(15;17) in M3 cells. *Cancer* 54:2409, 1984.
919. Berger R, Bernheim A, Daniel MT, Flandrin G: T(15;17) in a promyelocytic form of chronic myeloid leukemia blastic crisis. *Cancer Genet Cytogenet* 8:149, 1983.
920. Misawa S, Lee E, Schiffer CA, et al: Association of translocation (15;17) with malignant proliferation of promyelocytes in acute leukemia and chronic myelogenous leukemia in blast crisis. *Blood* 67:270, 1986.
921. Marinone G, Rossi G, Verzura P: Eosinophilic blast crisis in a case of chronic myeloid leukaemia. *Br J Haematol* 55:251, 1983.
922. Goh K-O, Anderson FW: Cytogenetic studies in basophilic chronic myelocytic leukemia. *Arch Pathol Lab Med* 103:288, 1979.
923. Rosenthal NS, Knapp D, Farhi DC: Promyelocytic blast crisis of chronic myelogenous leukemia. A rare subtype associated with disseminated intravascular coagulation. *Am J Clin Pathol* 103:185, 1995.
924. Lemes A, Gomez Casares MT, de la Iglesia S, et al: P190 BCR-ABL rearrangement in chronic myeloid leukemia and acute lymphoblastic leukemia. *Cancer Genet Cytogenet* 113:100, 1999.
925. Bertazzoni U, Brusamolino E, Isernia P, et al: Diagnostic significance of terminal transferase and adenosine deaminase in acute and chronic myeloid leukemia. *Blood* 60:685, 1982.
926. Schuh AC, Sutherland DR, Horsfall W, et al: Chronic myeloid leukemia arising in a progenitor common to T cells and myeloid cells. *Leukemia* 4:631, 1990.
927. Uike N, Takeichi N, Kimura N, et al: Dual arrangement of immunoglobulin and T-cell receptor genes in blast crisis of CML. *Eur J Haematol* 42:460, 1989.
928. Greaves MF, Verbi W, Reeves, BR, et al: "Pre-B" phenotypes in blast crisis of Ph[1] positive CML: Evidence for a pluripotential stem cell "target." *Leuk Res* 3:181, 1979.
929. Bakhshi A, Minowada J, Arnold A, et al: Lymphoid blast crisis of chronic myelogenous leukemia represents stages in the development of B-cell precursors. *N Engl J Med* 309:826, 1983.
930. Griffin JD, Todd RF, Ritz J, et al: Differentiation patterns in the blastic phase of chronic myeloid leukemia. *Blood* 61:85, 1983.
931. Bollum FJ: Terminal deoxynucleotidyl transferase, in *The Enzymes*, edited by RD Boyer, p 145. Academic, New York, 1974.
932. Dorfman DM, Longtine JA, Fox EA, et al: T-cell blast crisis in chronic myelogenous leukemia. *Am J Clin Pathol* 107:168, 1997.
933. Allouche M, Bourinbaiar A, Georgoulias V, et al: T-cell lineage involvement in lymphoid blast crisis of chronic myeloid leukemia. *Blood* 66:1155, 1985.
934. Gramatzki M, Bartram CR, Muller D, et al: Early T-cell differentiated chronic myeloid leukemia blast crisis with rearrangement of the breakpoint cluster region but not of the T-cell receptor beta chain genes. *Blood* 69:1082, 1987.
935. Dastugue N, Kuhlein E, Duchayne E, et al: T(14:14)(q11;q32) in biphenotypic blastic phase of chronic myeloid leukemia. *Blood* 68:949, 1986.
936. Kuriyama K, Tomonaga M, Yao E, et al: Dual expression of lymphoid/basophil markers on single blast cells transformed from chronic myeloid leukemia. *Leuk Res* 10:1015, 1986.
937. Yasukawa M, Iwamasa K, Kawamura S, et al: Phenotypic and genotypic analysis of chronic myelogenous leukaemia with T lymphoblastic and megakaryoblastic mixed crisis. *Br J Haematol* 66:331, 1987.
938. Spencer A, Vulliamy T, Chase A, et al: Myeloid to lymphoid clonal suppression following autologous transplantation in second chronic phase of chronic myeloid leukemia. *Leukemia* 9:2138, 1995.
939. Cervantes F, Villamor N, Esteve J, et al: "Lymphoid" blast crisis of chronic myeloid leukaemia is associated with distinct clinicohaematological features. *Br J Haematol* 100:123, 1998.
940. Stoll C, Oberline F: Non-random clonal evolution in 45 cases of chronic myeloid leukemia. *Leuk Res* 46:61, 1980.
941. Sandberg AA: The cytogenetics of chronic myelocytic leukemia (CML): Chronic phase and blastic crisis. *Cancer Genet Cytogenet* 1:217, 1980.
942. Myint H, Ross FM, Hall JL, et al: Early transformation to acute myeloblastic leukaemia with the acquisition of inv(16) in Ph positive chronic granulocytic leukaemia. *Leuk Res* 21:473, 1997.
943. Johansson B, Fioretos T, Mitelman F: Cytogenetic and molecular genetic evolution of chronic myeloid leukemia. *Acta Haematol* 107:76, 2002.
944. Sandberg AA: Chronic myelocytic leukemia, in *The Chromosomes in Human Cancer and Leukemia*, 2nd ed, p 465. Elsevier North Holland, New York, 1990.
945. Mitani K, Miyazono K, Urabe A, Takaku F: Karyotypic changes during the course of blastic crisis of chronic myelogenous leukemia. *Cancer Genet Cytogenet* 39:299, 1989.
946. Diez-Martin JL, DeWald GW, Pierre RV, et al: Possible cytogenetic distinction between lymphoid and myeloid blast crisis in chronic granulocytic leukemia. *Am J Hematol* 27:194, 1988.
947. Feinstein E, Cimino G, Gale RP, Canaani E: Initiation and progression of chronic myelogenous leukemia. *Leukemia* 6(Suppl 1):37, 1992.
948. Brizard F, Cividin M, Villalva C, et al: Comparison of M-FISH and conventional cytogenetic analysis in accelerated and acute phases of CML. *Leuk Res* 28:345, 2004.
949. Heim S, Christensen EB, Fioretos T, et al: Acute myelomonocytic leukemia with inv(16) (p13q22) complicating Philadelphia chromosome positive chronic myeloid leukemia. *Cancer Genet Cytogenet* 59:35, 1992.
950. Hogge DE, Misawa S, Testa JR, et al: Unusual karyotypic changes and B-cell involvement in a case of lymph node blast crisis of chronic myelogenous leukemia. *Blood* 64:123, 1984.
951. Kantarjian H, Talpaz M, O'Brien S, et al: Survival benefit with imatinib mesylate therapy in patients with accelerated-phase chronic myelogenous leukemia—Comparison with historic experience. *Cancer* 103:2099, 2005.
952. Shah NP: Advanced CML: Therapeutic options for patients in accelerated and blast phases. *J Natl Compr Canc Netw*. 6:S31, 2008.
953. Oki Y, Kantarjian HM, Gharibyan V, et al: Phase II study of low-dose decitabine in combination with imatinib mesylate in patients with accelerated or myeloid blastic phase of chronic Myelogenous leukemia. *Cancer* 109:899, 2007.
954. Fruehauf S, Topaly J, Buss EC, et al: Imatinib combined with mitoxantrone/etoposide and cytarabine is an effective induction therapy for patients with chronic myeloid leukemia in myeloid blast crisis. *Cancer* 109:1543, 2007.
955. Cortes J, Kantarjian H: Advanced-phase chronic myeloid leukemia. *Semin Hematol* 40:79, 2003.
956. Druker BJ, Sawyers CL, Kantarjian H, et al: Activity of a specific inhibitor of the BCR-ABL tyrosine kinase in the blast crisis of chronic myeloid leukemia and acute lymphoblastic leukemia with the Philadelphia chromosome. *N Engl J Med* 344:1038, 2001.
957. Altintas A, Cil T, Kilinc I, et al: Central nervous system blastic crisis in chronic myeloid leukemia on imatinib mesylate therapy: A case report. *J Neurooncol* 84:103, 2007.
958. Simpson E, O'Brien SG, Reilly JT: Extramedullary blast crises in CML patients in complete hematological remission treated with imatinib mesylate. *Clin Lab Haematol* 28:215, 2006.
959. Gozzetti A, Bocchia M, Calabrese S, et al: Promyelocytic blast crisis of chronic myelogenous leukemia during imatinib treatment. *Acta Haematol* 117:236, 2007.
960. Kantarjian HM, Cortes J, O'Brien S, et al: Imatinib mesylate (STI571) therapy for Philadelphia chromosome–positive chronic myelogenous leukemia in blast phase. *Blood* 99:3547, 2002.
961. Giles FJ, Larson RA, Kantarjian HM, et al: Nilotinib in patients with Philadelphia

chromosome-positive chronic myelogenous leukemia in blast crisis (CML-BC) who are resistant or intolerant to imatinib. *J Clin Oncol* 26:376, 2008.
962. Cortes J, Rousselot P, Kin DW, et al: Dasatinib induces complete hematologic and cytogenetic responses in patients with imatinib-resistant or intolerant chronic myeloid leukemia in blast crisis. *Blood* 109:3207, 2007.
963. Barone S, Baer MR, Sait SNJ, et al: High-dose cytosine arabinoside and idarubicin treatment of chronic myeloid leukemia in myeloid blast crisis. *Am J Hematol* 67:119, 2001.
964. Hirase C, Maeda Y, Takai S, Kanamaru A: Hypersensitivity of Ph-positive lymphoid cell lines to rapamycin: Possible clinical application of mTOR inhibitor. *Leuk Res* 33:450, 2009.
965. Champlain R, Ho W, Arenson E, Gale RP: Allogeneic bone marrow transplantation for chronic myelogenous leukemia in chronic or accelerated phase. *Blood* 60:1038, 1982.
966. McGlave PB, Kim TH, Hard DD, et al: Successful allogeneic bone-marrow transplantation for patients in the accelerated phase of chronic granulocytic leukaemia. *Lancet* 2:625, 1982.
967. Martin PJ, Clift RA, Fisher LD, et al: HLA-identical marrow transplantation during accelerated-phase chronic myelogenous leukemia: Analysis of survival and remission duration. *Blood* 77:1978, 1988.
968. Falkenberg JHF, Wafelman AR, Joosten P, et al: Complete remission of accelerated phase chronic myeloid leukemia by treatment with leukemia-reactive cytotoxic T lymphocytes. *Blood* 94:1201, 1999.
969. Weisser M, Schleuning M, Haferlach C, et al: Allogeneic stem-cell transplantation provides excellent results in advanced stage chronic myeloid leukemia with major cytogenetic response to pre-transplant imatinib therapy. *Leuk Lymphoma* 48:295, 2007.
970. Carella AM, Gaozza E, Raffo MR, et al: Therapy of acute phase chronic myelogenous leukemia with intensive chemotherapy, blood cell autotransplant and cyclosporin A. *Leukemia* 5:517, 1991.
971. Bouvet M, Babiera GV, Termuhlen PM, et al: Splenectomy in the accelerated or blastic phase of chronic myelogenous leukemia: A single-institution 25-year experience. *Surgery* 122:20, 1997.
972. Wadhwa J, Szydio RM, Apperley J, et al: Factors affecting duration of survival after onset of blastic transformation of chronic myeloid leukemia. *Blood* 99:2304, 2002.
973. Majiis A, Smith TL, Talpaz M, et al: Signficance of cytogenetic clonal evolution in chronic myelogenous leukemia. *J Clin Oncol* 14:196, 1996.
974. Fialkow PJ, Jacobsen RJ, Singer JW, et al: Philadelphia chromosome (Ph^1)-negative chronic myelogenous leukemia (CML): A clonal disease with origin in a multipotent stem cell. *Blood* 56:70, 1980.
975. Cortes J: CMML: A biologically distinct disease. *Curr Hematol Rep* 2:202, 2003.
976. Onida F, Beran M: Chronic myelomonocytic leukemia: Myeloproliferative variant. *Curr Hematol Rep* 3:218, 2004.
977. McCollum A, Bigelow CL, Elkins SL, et al: Unusual skin lesions in chronic myelomonocytic leukemia. *South Med J* 96:681, 2003.
978. Saif MW, Hopkins JL, Gore SD: Autoimmune phenomena in patients with myelodysplastic syndromes and chronic myelomonocytic leukemia. *Leuk Lymphoma* 43:2083, 2002.
979. Cambier N, Baruchel A, Schlageter MH, et al: Chronic myelomonocytic leukemia: From biology to therapy. *Hematol Cell Ther* 39:41, 1997.
980. Stemmler J, Wittman GW, Hacker U, Heinemann V: Leukapheresis in chronic myelomonocytic leukemia with leukostasis syndrome: Elevated serum lactate levels as an early sign of microcirculation failure. *Leuk Lymphoma* 43:1427, 2002.
981. Bain BJ: Hypereosinophilia. *Curr Opin Hematol* 7:21, 2000.
982. Aguayo A, Kantarjian H, Manshouri T, et al: Angiogenesis in acute and chronic leukemias and myelodysplastic syndromes. *Blood* 96:2240, 2000.
983. Bellemy WI, Richter L, Sirjani D, et al: Vascular endothelial cell growth factor in autocrine promoter of abnormal localized precursors and leukemia progenitor formation in myelodysplastic syndromes. *Blood* 97:1427, 2001.
984. Ramshaw HS, Bardy PG, Lee MA, Lopez AQF: Chronic myelomonocytic leukemia requires granulocytic-macrophage colony-stimulating factor for growth in vitro and in vivo. *Exp Hematol* 30:1124, 2002.
985. Tessema M, Länger F, Dingemann J, et al: Aberrant methylation and impaired expression of the p14INK4B cell cycle regulatory gene in chronic myelomonocytic leukemia (CMML). *Leukemia* 17:910, 2003.
986. Magnusson MK, Meade KE, Nakamura R, et al: Activity of STI571 in chronic myelomonocytic leukemia with a platelet-derived growth factor B receptor fusion oncogene. *Blood* 100:1088, 2002.
987. Apperley JF, Gardembas M, Melo JV, et al: Response to imatinib mesylate in patients with chronic myeloproliferative diseases with rearrangements of the platelet-derived growth factor receptor beta. *N Engl J Med* 347:481, 2002.
988. Wessels JW, Fibbe WE, van der Keur D, et al: T(5;12)(q31;p12): A clinical entity with features of both myeloid leukemia and chronic myelomonocytic leukemia. *Cancer Genet Cytogenet* 65:7, 1993.
989. Golub TR, Barker GF, Love HM, Gilliland DG: Fusion of PDGF receptor β to a novel *ets*-like gen, *tel*, in chronic myelomonocytic leukemia with t(5;12) chromosomal translocation. *Cell* 77:307, 1994.
990. Cross NCP, Reiter A: Tyrosine kinase genes in chronic myeloproliferative diseases. *Leukemia* 16:1207, 2002.
991. Gunby RH, Cazzaniga G, Tassi E, et al: Sensitivity to imatinib but low frequency of the TEL/PDGFRβ fusion protein in chronic myelomonocytic leukemia. *Haematologica* 88:408, 2003.
992. Pitini V, Arrigo C, Teti D, et al: Response to STI571 in chronic myelomonocytic leukemia with platelet derived growth factor beta receptor involvement: A new case report. *Haematologica* 88:ECR18, 2003.
993. Kröger N, Zabelina T, Guardiola P, et al: Allogeneic stem cell transplantation of adult chronic myelomonocytic leukemia. *Br J Haematol* 118:67, 2002.
994. Onida F, Kantarjian HM, Smith TL, et al: Prognostic factors and scoring systems in chronic myelomonocytic leukemia: A prospective analysis of 213 patients. *Blood* 99:840, 2002.
995. Germing U, Strupp C, Alvado M, Gattermann N: New prognostic parameters for chronic myelomonocytic leukemia? *Blood* 100:731, 2002.
996. Sagaster V, Ohler L, Berer A, et al: High spontaneous colony growth in chronic myelomonocytic leukemia correlates with increased disease activity and is a novel prognostic factor for predicting short survival. *Ann Hematol* 83:9, 2004.
997. Stillman RG: A case of myeloid leukemia with predominance of eosinophil cells. *Med Rec* 81:594, 1912.
998. Benvenisti DS, Ultmann JE: Eosinophilic leukemia. *Ann Intern Med* 71:731, 1969.
999. Chusid MJ, Dale D, West BG, Wolff SM: The hypereosinophilic syndrome: Analysis of fourteen cases with a review of the literature. *Medicine (Baltimore)* 54:1, 1975.
1000. Brito-Babapulle F: The eosinophilias: Including the idiopathic hypereosinophilic syndrome. *Br J Haematol* 121:203, 2003.
1001. Robyn J, Lemery S, McCoy JP, et al: Multilineage involvement of the fusion gene in patients with FIP1L1/PDGFRA-positive hypereosinophilic syndrome. *Br J Haematol* 132:286, 2006.
1002. Crescenzi B, Chase A, Starza RL, et al: FIP1L1-PDGFRA in chronic eosinophilic leukemia and BCR-ABL1 in chronic myeloid leukemia affect different leukemic cells. *Leukemia* 21:397, 2007.
1003. Bain BJ: Cytogenetic and molecular genetic aspects of eosinophilic leukemia. *Br J Haematol* 122:173, 2003.
1004. Gotlib J, Cools J, Malone JM III, et al: The FIP1L1-PDGFRA fusion tyrosine kinase in hypereosinophilic syndrome and chronic eosinophilic leukemia: Implications for diagnosis, classification, and management. *Blood* 103:2879, 2004.
1005. Vandenberghe P, Wlodarska I, Michaux L, et al: Clinical and molecular features of *FIP1L1-PDFGRA* (+) chronic eosinophilic leukemia. *Leukemia* 18:734, 2004.
1006. Klion AD, Noel P, Akin C, et al: Elevated serum tryptase levels identify a subset of patients with a myeloproliferative variant of idiopathic hypereosinophilic syndrome associated with tissue fibrosis, poor prognosis, and imatinib responsiveness. *Blood* 101:4660, 2003.
1007. Florian S, Esterbauer H, Binder T, et al: Systemic mastocytosis (SM) associated with chronic eosinophilic leukemia (SM-CEL): Detection of FIP1L1/PDGFRalpha, classification by WHO criteria, and response to therapy with imatinib. *Leuk Res* 30:1201, 2006.
1008. Klion AD, Robyn J, Maric I, et al: Relapse following discontinuation of imatinib mesylate therapy for FIP1L1/PDGFRA-positive chronic eosinophilic leukemia: Implications for optimal dosing. *Blood* 110:3552, 2007.
1009. Verstovsek S, Tefferi A, Cortes J, et al: Phase II study of dasatinib in Philadelphia chromosome-negative acute and chronic myeloid disease, including systemic mastocytosis. *Clin Cancer Res* 14:3906, 2008.
1010. Esteva-Lorenzo FJ, Meehan KR, Spitzer TR, Mazumder A: Allogeneic bone marrow transplantation in a patient with hypereosinophilic syndrome. *Am J Hematol* 51:164, 1996.
1011. Juvonen E, Volin L, Koponen A, Ruutu T: Allogeneic blood stem cell transplantation following non-myeloablative conditioning for hypereosinophilic syndrome. *Bone Marrow Transplant* 29:457, 2002.
1012. Plotz S-G, Simon H-U, Darsow U, et al: Use of anti-interleukin-5 antibody in the hypereosinophilic syndrome with eosinophilic dermatitis. *N Engl J Med* 349:2334, 2003.
1013. Klion AD, Law MA, Noel P, et al: Safety and efficacy of the monoclonal anti-interleukin-5 antibody SCHJ55700 in the treatment of patients with hypereosinophilic syndrome. *Blood* 103:2939, 2004.
1014. Ardanani AD, Morice WG, Hoyer JD, Tefferi A: Chronic basophilic leukemia: A distinct clinical entity. *Eur J Haematol* 71:18, 2003.
1015. Lahortiga I, Akin C, Cools J, et al: Activity of imatinib in systemic mastocytosis with chronic basophilic leukemia and a PRKG2-PDGFRB fusion. *Haematologica* 93:49, 2008.
1016. Osgood EE: Monocytic leukemia. Report of six cases and review of one hundred and twenty-seven cases. *Arch Intern Med* 59:931, 1937.
1017. Bearman RM, Kjeldsberg CR, Pangalis GA, et al: Chronic monocytic leukemia in adults. *Cancer* 48:2239, 1981.
1018. Beattie JW, Seal RME, Crowther KV: Chronic monocytic leukemia. *Q J Med* 20:131, 1951.
1019. Sinn CW, Dick FW: Monocytic leukemia. *Am J Med* 20:588, 1956.
1020. Rodgers GM, Carrera CJ, Ries CA, Bainton DF: Blastic transformation of a well differentiated monocytic leukemia. Changes in cytochemical and cell surface markers. *Leuk Res* 6:613, 1982.
1021. Wahlin A, Nordenson I, Roos G: Chronic monocytic leukemia terminating in blastic transformation. *Blut* 53:405, 1986.
1022. Castro-Malaspina H, Schaison G, Brier J, et al: Philadelphia chromosome positive chronic myelocytic leukemia in children: Survival and prognostic factors. *Cancer* 51:721, 1983.
1023. Arico M, Biondi A, Pui C-H: Juvenile myelomonocytic leukemia. *Blood* 90:479, 1997.
1024. Neimeyer CM, Arico M, Basso A, et al: Chronic myelomonocytic leukemia in childhood. *Blood* 89:3535, 1997.
1025. Emanuel PD: Juvenile myelomonocytic leukemia and chronic myelomonocytic leukemia. *Leukemia* 22:1335, 2008.
1026. Niemeyer CM, Kratz C: Juvenile myelomonocytic leukemia. *Curr Oncol Rep* 5:510, 2003.
1027. Busque L, Gilliland DG, Prchal JT, et al: Clonality in juvenile chronic myelogenous leukemia. *Blood* 85:21, 1995.
1028. Cooper LJN, Shannon KM, Loken MR, et al: Evidence that juvenile chronic myelomonocytic leukemia can arise from a pluripotential stem cell. *Blood* 96:2310, 2000.
1029. Emanuel PD: RAS pathway mutations in juvenile myelomonocytic leukemia. *Acta Haematol* 119:207, 2008.
1030. Guilbert-Douet N, Morel F, Le Bris M-J, et al: Somatic *PTPN11* mutation with a heterogeneous clonal origin in children with juvenile myelomonocytic leukemia. *Leuke-*

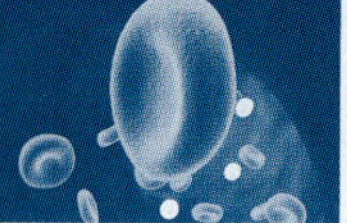

mia 18:1142, 2004.

1031. Miyauchi J, Asada M, Sasaki M, et al: Mutations of the N-*ras* gene in juvenile chronic myelogenous leukemia. *Blood* 83:2248, 1994.

1032. Bader JL, Miller RW: Neurofibromatosis and childhood leukemia. *J Pediatr* 92:925, 1978.

1033. Brodeur GM: The NF1 gene in myelopoiesis and childhood myelodysplastic syndrome. *N Engl J Med* 330:637, 1994.

1034. Shannon KM: Loss of normal NF1 allele from the bone marrow of children with type 1 neurofibromatosis and malignant myeloid disorders. *N Engl J Med* 330:597, 1994.

1035. Bollag G: Loss of NF1 results in activation of RAS signaling pathway and leads to aberrant growth in haematopoietic cells. *Nat Genet* 12:137, 1996.

1036. Tartaglia M, Niemeyer CM, Fragale A, et al: Somatic mutations in PTPN11 in juvenile myelomonocytic leukemia, myelodysplastic syndrome and acute myeloid leukemia. *Nat Genet* 34:148, 2003.

1037. Owen G, Lewis IJ, Morgan M, et al: Prognostic factors in juvenile chronic granulocytic leukaemia. *Br J CancerSuppl* 18:S68, 1992.

1038. Estrov Z, Grunberger T, Chan HSL, Freedman MH: Juvenile chronic myelogenous leukemia. Characterization of the disease using cell cultures. *Blood* 67:1382, 1986.

1039. Estrov Z, Dube ID, Chan HSL, Freedman MH: Residual juvenile chronic myelogenous leukemia cells detected in peripheral blood during clinical remission. *Blood* 70:1466, 1987.

1040. Emanuel PD, Bates LJ, Zhu S-W, et al: The role of monocyte-derived hemopoietic growth factors in the regulation of myeloproliferation in juvenile chronic myelogenous leukemia. *Exp Hematol* 19:1017, 1991.

1041. Morerio C, Acquila M, Rosanda C, et al: HCMOGT-1 is a novel fusion partner to *PDGFRB* in juvenile myelomonocytic leukemia with t(5;17)(q33;p11.2). *Cancer Res* 64:2649, 2004.

1042. Inoue S, Ravindranath Y, Thompson RI, et al: Cytogenetics of juvenile type chronic granulocytic leukemia. *Cancer* 39:2017, 1977.

1043. Brodeur GM, Dow LW, Williams DL: Cytogenetic features of juvenile chronic myelogenous leukemia. *Blood* 53:812, 1979.

1044. Chan HSL, Estrov Z, Weitzman SS, Freedman MH: The value of intensive combination chemotherapy for juvenile chronic myelogenous leukemia. *J Clin Oncol* 5:1960, 1987.

1045. Kang HJ, Shin HY, Choi HS, Ahn HS: Novel regimen for the treatment of juvenile myelomonocytic leukemia (JMML). *Leuk Res* 28:167, 2004.

1046. Pui CH, Arico M: Isotretinoin for juvenile chronic myelogenous leukemia. *N Engl J Med* 332:1520, 1995.

1047. Bernard F, Thomas C, Emile JF, et al: Transient hematologic and clinical effects of E21R in a child with end-stage juvenile myelomonocytic leukemia. *Blood* 99:2615, 2002.

1048. Locatelli F, Niemeyer C, Angelucci E, et al: Allogeneic bone marrow transplantation for chronic myelomonocytic leukemia in childhood. *J Clin Oncol* 15:556, 1997.

1049. Manabe A, Okamura J, Yumura-Yagi K, et al: Allogeneic hematopoietic stem cell transplantation for 27 children with juvenile myelomonocytic leukemia diagnosed based on the criteria of the International JMML Working Group. *Leukemia* 16:645, 2002.

1050. Worth A, Rao K, Webb D, et al: Successful treatment of juvenile myelomonocytic leukemia relapsing after stem cell transplantation using donor lymphocyte infusion. *Blood* 101:1713, 2003.

1051. Scrideli CA, Baruffi MR, Rogatto SR, et al: B lineage acute lymphoblastic leukemia transformation in a child with juvenile myelomonocytic leukemia, type 1 neurofibromatosis and monosomy of chromosome 7. Possible implications in the leukemogenesis. *Leuk Res* 27:371, 2003.

1052. Tuohey EL: A case of splenomegaly with polymorphonuclear neutrophil hyperleukocytosis. *Am J Med Sci* 160:18, 1920.

1053. Froberg MK, Brunning RD, Dorion P, et al: Demonstration of clonality in neutrophils using FISH in a case of chronic neutrophilic leukemia. *Leukemia* 12:623, 1998.

1054. Böhm J, Schaefer HE: Chronic neutrophilic leukemia:14 new cases of an uncommon myeloproliferative disorder. *J Clin Pathol* 55:862, 2002.

1055. Standen GR, Steers FJ, Jones L: Clonality in chronic neutrophilic leukemia associated with myeloma: Analysis using the X-linked probe M27β. *J Clin Pathol* 46:297, 1993.

1056. Bohm J, Kock S, Schaefer HE, Fisch P: Evidence of clonality in chronic neutrophilic leukaemia. *J Clin Pathol* 56:292, 2003.

1057. Yanagisawa K, Ohminami H, Sato M, et al: Neoplastic involvement of granulocytic lineage, not granulocytic-monocytic, monocytic, or erythrocytic lineage, in a patient with chronic neutrophilic leukemia. *Am J Hematol* 57:221, 1998.

1058. Hasegawa T, Suzuki K, Sakamoto C, et al: Expression of the inhibitor of apoptosis (IAP) family members in human neutrophils: Up-regulation of cIAP2 in chronic neutrophilic leukemia. *Blood* 101:1164, 2003.

1059. Hasle H, Olesen G, Kerndrup G, et al: Chronic neutrophilic leukaemia in adolescence and young adulthood. *Br J Haematol* 94:628, 1996.

1060. Elliott MA, Dewald GW, Tefferi A, Hanson CA: Chronic neutrophilic leukemia (CNL): A clinical and pathological entity. *Leukemia* 15:35, 2001.

1061. Reilly JT: Chronic neutrophilic leukaemia: A distinct clinical entity? *Br J Haematol* 116:10, 2002.

1062. Elliott MA: Chronic neutrophilic leukemia. *Curr Hematol Rep* 3:210, 2004.

1063. Piliotis E, Kutas G, Lipton JH: Allogeneic bone marrow transplantation in the management of chronic neutrophilic leukemia. *Leuk Lymphoma* 43:2051, 2002.

1064. Ito T, Kojima H, Otani K, et al: Chronic neutrophilic leukemia associated with monoclonal gammopathy of undetermined significance. *Acta Haematol* 95:140, 1996.

1065. Vorobiof DA, Benjamin A, Kaplan H, Dvilansky A: Chronic granulocytic leukemia, neutrophilic type with paraproteinemia (IgA type K). *Acta Haematol* 60:316, 1978.

1066. Carcassonne Y, Gastaut JA, Sebahoun G, Gratecos N: Découverte simultanée chez un même malade d'un myélome, d'une leucémie granuleuse (à polynucléaires neutrophils) et d'une maladie de Paget. *Nouv Rev Fr Hematol* 18:240, 1977.

1067. Franchi F, Seminara P, Gruinchi G: Chronic neutrophilic leukemia and myeloma. Report on long survival. *Tumori* 70:105, 1984.

1068. Lewis MJ, Oelbaum MH, Coleman M, Allen S: An association between chronic neutrophilic leukaemia and multiple myeloma with a study of cobalamin-binding proteins. *Br J Haematol* 63:173, 1986.

1069. Rovira M, Cervantes F, Namdedeu B, Rozman C: Chronic neutrophilic leukaemia preceding for seven years the development of multiple myeloma. *Acta Haematol* 3:94, 1990.

1070. Standen GR, Jasani B, Wagstaff M, Wardrop CAJ: Chronic neutrophilic leukemia and multiple myeloma. *Cancer* 66:162, 1990.

1071. Nagai M, Oda S, Iwamoto M, et al: Granulocyte-colony stimulating factor concentrates in a patient with plasma cell dyscrasia and clinical features of chronic neutrophilic leukaemia. *J Clin Pathol* 49:858, 1996.

1072. Dinçol G, Nalçaci M, Dogan O, et al: Coexistence of chronic neutrophilic leukemia with multiple myeloma. *Leuk Lymphoma* 43:649, 2002.

1073. Masini L, Salvarani C, Macchioni P, et al: Chronic neutrophilic leukemia (CNL) with karyotype abnormalities associated with plasma cell dyscrasia. *Haematologica* 77:277, 1992.

1074. Pascucci M, Dorion P, Makary A, Froberg MK: Chronic neutrophilic leukemia evolving from the myelodysplastic syndrome. *Acta Haematol* 98:163, 1997.

1075. Takamatsu Y, Kondo S, Inoue M, Tamura K: Chronic neutrophilic leukemia with dysplastic features mimicking myelodysplastic syndrome. *Int J Hematol* 63:65, 1996.

1076. Higuchi T, Oba R, Endo M, et al: Transition of polycythemia vera to chronic neutrophilic leukemia. *Leuk Lymphoma* 33:203, 1999.

1077. Billio A, Venturi R, Morello E, et al: Chronic neutrophilic leukemia evolving from polycythemia vera with multiple chromosome rearrangements: A case report. *Haematologica* 86:1225, 2001.

1078. Foa P, Iurlo A, Saglio G, et al: Chronic neutrophilic leukemia associated with polycythemia vera. *Br J Haematol* 78:286, 1991.

1079. Higuchi T, Oba R, Endo M, et al: Transition of polycythemia vera to chronic neutrophilic leukemia. *Leuk Lymphoma* 33:203, 1999.

1080. Iurlo A, Foa P, Mailo AT, et al: Polycythemia vera terminating in chronic neutrophilic leukemia. *Am J Hematol* 35:139, 1990.

1081. Soda H, Kuriyama K, Tomonaga M, et al: Lymphoid crisis with T-cell phenotypes in a patient with Philadelphia chromosome negative chronic myeloid leukemia. *Br J Haematol* 59:671, 1985.

1082. Kessler JF, Grogan TM, Greenberg BR: Philadelphia-chromosome-negative chronic myelogenous leukemia with lymphoid stem cell blastic transformation. *Am J Hematol* 18:201, 1985.

1083. Dobrovic A, Morley AA, Seshadri R, Januszewicz EH: Molecular diagnosis of Philadelphia negative CML using the polymerase chain reaction and DNA analysis: Clinical features and course of M-bcr negative and M-bcr positive CML. *Leukemia* 5:187, 1990.

1084. Martiat P, Michaux JL, Rodhain J, et al: Philadelphia-negative (Ph−) chronic myeloid leukemia (CML): Comparison with Ph+ CML and chronic myelomonocytic leukemia. *Blood* 78:205, 1991.

1085. VanderPlas DC, Grosveld G, Hagemeijer A: Review of clinical, cytogenetic, and molecular aspects of Ph-negative CML. *Cancer Genet Cytogenet* 52:143, 1991.

1086. Galton DA: Haematological differences between chronic granulocytic leukemia, atypical chronic myeloid leukaemia and chronic myelomonocytic leukaemia. *Leuk Lymphoma* 7:343, 1992.

1087. Kato Y, Sawada H, Tashima M et al: Heterogeneous features of Ph-negative CML—Possible existence of Ph-negative, bcr-rearrangement-negative CML. *Acta Haematol* 52:1004, 1989.

1088. Selleri L, Emilia G, Luppi M, et al: Chronic myelogenous leukemia with typical clinical and morphological features can be Philadelphia chromosome negative and "bcr negative". *Hematol Pathol* 4:67, 1990.

1089. Costello R, Sainty D, LaFage-Pochitaloff M, Gabert J: Clinical and biological aspects of Philadelphia-negative/BCR-negative chronic myeloid leukemia. *Leuk Lymphoma* 25:225, 1997.

1090. Kurzrock R, Bueso-Ramos CE, Kantarjian H, et al: BCR rearrangement-negative chronic myelogenous leukemia revisited. *J Clin Oncol* 19:2915, 2001.

1091. Onida F, Ball G, Kantarjian HM, et al: Characteristics and outcome of patients with Philadelphia chromosome negative, bcr/abl negative chronic myelogenous leukemia. *Cancer* 95:1673, 2002.

1092. O'Brien SG, Viera SA, Connors S, et al: Transient response to imatinib mesylate (STI571) in a patient with ETV6-ABL t(9;12) translocation. *Blood* 99:3465, 2002.

1093. Mauro MJ, Loriaux M, Deininger MW: Ph-positive and -negative myeloproliferative syndromes may coexist. *Leukemia* 18:1305, 2004.

1094. Raskind WH, Ferraris AM, Najfeld V, et al: Further evidence for the existence of a clonal Ph-negative stage in some cases of Ph-positive chronic myelocytic leukemia. *Leukemia* 18:1305, 2004.

1095. Chee YL, Vickers MA, Stevenson D, et al: Fatal myelodysplastic syndrome developing during therapy with imatinib mesylate and characterized by the emergence of complex Philadelphia negative clones. *Leukemia* 17:634, 2003.

1096. Meeus P, Demuynck H, Martiat P, et al: Sustained clonal karyotype abnormalities in the Philadelphia chromosome negative cells of CML patients successfully treated with imatinib. *Leukemia* 17:465, 2003.

1097. Bumm T, Muller C, Al Ali HK, et al: Emergence of clonal cytogenetic abnormalities in Ph-cells in some CML patients in cytogenetic remission to imatinib but restoration of polyclonal hematopoiesis in the majority. *Blood* 101:1941, 2001.

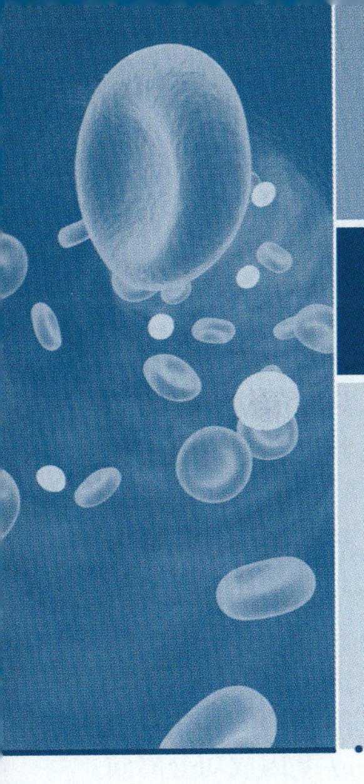

第91章

原发性骨髓纤维化

Marshall A. Lichtman, Ayalew Tefferi

摘　要

原发性骨髓纤维化是克隆性髓系疾病谱中的几种疾病之一，是一种起源于单个恶性造血多潜能细胞克隆性扩张的恶性疾病。约50%的病例有*JAK2*基因突变。其典型特点为贫血、轻度中性粒细胞升高、血小板增多和脾肿大。偶有病例出现二系或三系细胞减少（约10%）。血涂片常见未成熟粒系和红系前体细胞、泪滴状红细胞和巨大血小板。骨髓中可见病理性巨核细胞数量增多以及网状纤维增多，晚期常有胶原纤维化。这种反应性、多克隆的纤维组织增生是由于大量异常的巨核细胞局部释放细胞因子（如转化生长因子TGF-β）导致的。脾血流量剧增及肝脏血管失去顺应性而导致的门静脉高压，以及在任何组织均可出现的纤维化造血组织肿瘤压迫重要结构引起的症状等，均可使本病复杂化。治疗包括：血小板增多和脾肿大者可予羟基脲，严重贫血时用雄激素、促红细胞生成素或输注红细胞，纤维化造血组织肿瘤或脾肿大可局部放疗甚至脾切除。新研发的*JAK2*抑制剂的临床试验显示有疗效，但尚需进一步研究。胃食管静脉曲张破裂出血可行门静脉分流术。对于年轻患者，异基因造血干细胞移植可治愈本病；非清髓移植已在年龄高达65岁的患者取得成功，这也许可成为任何年龄患者的首选治疗策略。本病可呈惰性迁延多年或可急速进展，表现为造血功能衰退，脾脏明显增大并出现相关症状，或者转化为急性髓细胞白血病。总的中位生存期约5年。

本章使用的简写和缩略词：AML，急性髓细胞白血病（acute myelogenous leukemia）；bFGF，碱性成纤维细胞生长因子（basic fibroblast growth factor）；CD，分化抗原决定簇（cluster of differentiation）；CML，慢性髓细胞白血病（chronic myelogenous leukemia）；FISH，荧光原位杂交（fluorescence *in situ* hybridization）；G-6-PD，葡萄糖-6-磷酸脱氢酶（glucose-6-phosphate dehydrogenase）；G-CSF，粒系集落刺激因子（granulocyte colony-stimulating factor）；IL，白细胞介素（interleukin）；MRI，磁共振成像（magnetic resonance imaging）；PDGF，血小板衍生生长因子（platelet-derived growth factor）；TGF，转化生长因子（transforming growth factor）；TNF-R，肿瘤坏死因子-受体（tumor necrosis factor-receptor）。

定义及历史

原发性骨髓纤维化是一种慢性克隆性髓系疾病，其特点为：①贫血；②脾肿大；③外周血中出现未成熟粒细胞、幼红细胞、泪滴状红细胞以及$CD34^+$细胞增多；④骨髓纤维化；⑤骨硬化。本病首先由Heuck[1]于1879年报道，当时的标题为"2例伴特殊外周血和骨髓改变的白血病"。在这篇报道中，Silverstein追溯了20世纪上半叶提出这些概念的历史，并探讨了本病的发病机制，包括在骨髓中的起源、髓外造血的出现以及纤维化与造血改变的关系[2]。文献上对本病的命名甚多，约有20多种名称曾被提出或使用过，不同的国家有各自习惯使用的名称[3]。最近，一个命名工作组将"原发性骨髓纤维化"作为这种疾病的"官方"命名[3]。但这种折中的命名选择也带来了争议，因为骨髓纤维化是继发性的，而不是原发性的，这种选择没有注重本病关键病理变化：一种由于单纯巨核细胞恶性增生导致的克隆性髓系疾病[4]。研究发现*JAK2*基因突变与骨髓增殖性疾病的发生和生物学表现有关[5]，约50%的病例有*JAK2*基因突变[6]，这加深了对该病的病理以及与其他骨髓增殖性疾病关系的进一步认识[6]。*JAK2*突变也是治疗的重要新靶点。

流行病学

发病率

年龄和性别

原发性骨髓纤维化一般发生在50岁以上人群[2,7-15]，诊断时的中位年龄约为65~70岁[7,11-13,16]，但本病亦可发生在从新生儿至90岁以上的老人[2,11,13,17-19]。在婴儿患者，本病可呈现疾

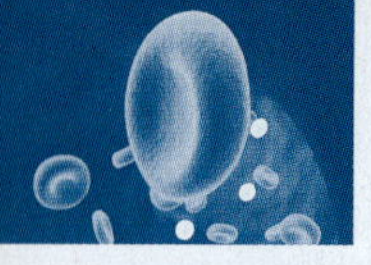

病的典型表现或仅有某些特点而不表现其他特点，如没有肝脾肿大[18]，家族性婴儿骨髓纤维化的表现类似于成人，一些病例为常染色体隐性遗传[20-22]。儿童原发性骨髓纤维化好发年龄为3岁以内[19,23,24]。在幼儿患者中，女孩的发病率是男孩的2倍[18]。年轻和中年成人的发病情况类似于老年，但惰性病例的比例可较高[17,19,25]。成人男女发病率大致相同[7,11-15]。与几乎所有克隆性髓系疾病类似，原发性骨髓纤维化可呈家族性发病，提示这是通过某种未发现的易感基因遗传的[27-29]。瑞典的一项大规模研究发现，另一种骨髓增殖性肿瘤疾病出现家族性发病的相对风险明显增高(5~7倍)，但不是原发性骨髓纤维化，这可能与该研究中原发性骨髓纤维化病例数少有关[16]。在北欧国家，本病的年发病率约0.5例/10万人[30-33]，美国明尼苏达州奥姆斯特德(Olmstead)县的一份普查报道本病的年发病率为1.5例/10万人，中位发病年龄67岁，这个中位年龄与其他几个研究的报道一致[34](见本部分上述)。

病因与发病机制

■ 外界因素

少数患者在发生原发性骨髓纤维化前接触过苯[35-37]或大剂量离子辐射[38]。当接触苯大于每年40ppm时可增加发生急性髓细胞白血病(AML)的相对危险性。辐射是众所周知的AML和慢性髓细胞白血病(CML；见第89章和第90章)发病的环境因素。

■ 免疫机制

有报道红斑狼疮患者可同时伴有骨髓纤维化，提示骨髓纤维化可能是免疫介导的骨髓结缔组织增生[2](见第1287页“免疫和炎性表现”)。这些形式的骨髓纤维化不同于本章讨论的主题，即来源于单克隆多潜能造血干细胞的疾病。

■ 克隆性血液病，动物模型，激活突变

本病起源于单一造血多潜能细胞的恶性转化，其结论源于在鉴定到染色体异常的患者中出现克隆性细胞遗传学异常，以及对葡萄糖-6-磷酸脱氢酶(G-6-PD)同工酶A和B杂合子女性原发性骨髓纤维化患者的研究[39,40]。虽然这些患者的非造血组织表达两种同工酶，但每个患者的血细胞只存在一种G-6-PD同工酶，这些发现强烈提示每个患者的血细胞起源于一个转化的造血干细胞。进一步对原发性骨髓纤维化的造血祖细胞集落的染色体研究发现，在幼红细胞、中性粒细胞、巨噬细胞、嗜碱性粒细胞及巨核细胞内有相同的克隆性细胞遗传学异常[41]。这些研究已被下列实验证实：①检测X染色体连锁基因为杂合性的原发性骨髓纤维化女性患者的X连锁限制性片段长度多态性[42,43]；②在1例该病患者证实5种血细胞谱系都有*N-RAS*基因的第12个密码子的一个突变[44,45]。以*RAS*基因的第12个密码子的该突变作为标志，发现该克隆可衍生出淋巴细胞[44]。荧光原位杂交(FISH)分析发现，4例伴有13q-或20q-克隆性细胞遗传学异常的原发性骨髓纤维化患者中，发现3例的造血多潜能造血细胞的克隆性扩增可衍生出T和B淋巴细胞[46]。通过克隆性检测可以在女性患者中鉴别原发性骨髓纤维化与继发性骨髓纤维化[47]。*JAK2* V617F突变的发现使其成为克隆性检测分析的标志。在所有血细胞谱系和共同淋巴髓系造血(lymphohematopoietic)细胞中均可检测到含有*JAK2*突变的细胞[48]。

在伴有严重免疫缺陷的非肥胖型糖尿病小鼠模型的研究中发现，含有*JAK2* V617F基因突变的原发性骨髓纤维化恶性造血干细胞，与真性红细胞增多症中的同一细胞群的生物学行为并不相同。虽然并不是在人体的研究，但这些结果还是部分解释了*JAK2* V617F突变出现在三种不同的骨髓增生性疾病：真性红细胞增多症、原发性血小板增多症和克隆性骨髓纤维化[49]。

小鼠骨髓增生性白血病病毒携带的*v-mpl*癌基因可导致小鼠发生一种具有特发性骨髓纤维化-红细胞增多症混合表型特征的综合征(见第113章)[50]。应用*v-mpl*基因成功分离到血小板生成素受体及其配体[51]。后来的骨髓纤维化和骨硬化的动物模型模拟了人类原发性骨髓纤维化的某些重要特征，这是通过逆转录病毒介导的血小板生成素过表达在小鼠诱导的[52,53]，并伴有高水平促成纤维细胞因子[转化生长因子(TGF)-β1和血小板衍生生长因子(PDGF)]导致的纤维化加剧[54]。在这种动物模型中，骨保护素的增加被认为是骨硬化的首要原因[55]，该疾病可通过小鼠造血干细胞移植治愈[52]。

GATA-1(低)突变亦可引起小鼠产生一种非常类似于人类骨髓纤维化的综合征。小鼠逐步出现贫血、泪滴状红细胞和未成熟髓细胞、骨髓纤维化、髓外造血和骨髓中促纤维化细胞因子的过度表达[56]。GATA-1是巨核细胞正常发育过程中所需要的转录因子。小鼠GATA-1缺乏可导致巨核细胞过度增生，随后，成纤维细胞诱导因子和成骨细胞刺激因子增加，引起骨髓纤维化和骨硬化[57,58]。

2005年，研究人员发现*JAK2*体细胞突变与三种主要的骨髓增殖性疾病——真性红细胞增多症、原发性血小板增多症和原发性骨髓纤维化——有关，这很快使人们对这些疾病的发病机制有了更全面的认识[44,59]。*JAK2*基因位于9号染色体短臂，编码JAK2酪氨酸激酶，这一*JAK2*突变是一种显性、功能获得性突变，见于大约50%的原发性骨髓纤维化、95%的真性红细胞增多症(见第86章)、40%的原发性血小板增多症(见第87章)患者，但正常人则无该突变[60,61]。将人*JAK2*突变基因转染至小鼠表达后，可以诱导小鼠发生具有人类疾病典型特征的骨髓增殖性疾病[62-64]。染色体9p单亲二倍体导致的等位基因复制可形成*JAK2*突变纯合子，但这不是与突变相应的正常等位基因丢失所引起的[65]。

具体尚不清楚*JAK2 V617F*，这一最常见的突变，怎样将3种疾病联系起来，以及是什么修饰因素造成红细胞增多症和原发性骨髓纤维化患者具有显著不同的表型和预期生存期。已经提出至少4种其他修饰因素来解释原发性骨髓纤维化患者有不同的表型，以及相当大一部分比例的患者明显无此突变：①基因剂量；②生殖系修饰因素；③易感等位基因；④其他的体细胞突变[59,61,66]。以下是各种影响因素的例子。*JAK2 V617F*等位基因负荷从原发性血小板增多症到真性红细胞增多症，再到原发性骨髓纤维化逐渐增加[67]。例如，*JAK2 V617F*等位基因负荷可能是决定骨髓增生和髓系细胞转化程度的关键因素，表现在与杂合子患者相比，纯合子真性红细胞增多症患者的白细胞计数显著较高、$CD34^+$细胞数高、血小板计数较低以及脾肿大频率较高等。这些发现与下列观点一致，即*JAK2 V617F*阳性的慢性骨髓增殖性疾病是一种部分受*JAK2 V617F*突变负荷

影响的生物学表型呈现的延续[67]。另外，单核苷酸多态性也可能对 *JAK2* 突变引起的表型有影响。骨髓增殖性疾病的易患等位基因可能在 *JAK2* 信号通路中为突变发展提供选择优势。尚未发现的 *JAK2* 突变前的等位基因，起源于 *JAK2* 突变前的细胞，也可影响疾病表型[61]。

在一些 *JAK2* 突变阴性的原发性骨髓纤维化患者发现了促血小板生成素受体基因 *MPL* 的突变。*JAK2* 激活突变（约 50% 的患者）或 *MPL*（也通过 JAK2 传导信号）激活突变（约 10% 的患者），可强化在原发性骨髓纤维化发病中起关键作用的 JAK-STAT 信号传递通路（信号传导因子和转录激活因子）的失调[68-70]。

在个别患者发现的遗传学异常包括（13q14）缺失、视网膜母细胞瘤基因的突变或过度表达[71,72]、*NF1*（17q11）缺失[73]，在研究的 20 例患者中，1 例有 *RAS* 突变，偶有 *KIT* 突变[71]。通过对 40~60 例原发性骨髓纤维化患者的第Ⅲ类受体酪氨酸激酶基因 *KIT*、*FMS* 和 *FLT3* 的突变检测，仅发现 2 例有 *FMS* 突变[71]。还发现 9 号染色体短臂（*JAK2* 位点）和 1 号染色体短臂的单亲二倍体[72]。

HMGA2 基因位于 12 号染色体，与间质细胞肿瘤有关，人体在正常情况下不表达该基因。在对 12 例特发性骨髓纤维化患者的研究中发现，12 例患者均表达 *HMGA2* 基因，如果该研究能获得进一步证实，说明髓细胞中该基因的表达可能与本病的发生有关[73]。

■ CD34$^+$ 细胞外移的重要性及巨核细胞恶性增殖

恶性巨核细胞增殖是本病的最主要改变，也是本病主要临床表现的根本原因。CD34$^+$ 细胞的持续动员和进入血液循环是克隆性增殖的显著特征。这是 *CXCR4* 启动子发生表观遗传学甲基化的结果，导致 *CXCR4* 的 mRNA 下降，进而使 CD34$^+$ 细胞的 *CXCR4* 表达下降，最终促使原发性骨髓纤维化患者的 CD34$^+$ 细胞向外周血迁移[74]。

在体外培养时，原发性骨髓纤维化患者循环 CD34$^+$ 细胞生成的巨核细胞数量比正常人高 24 倍，且 *BCL-XL* 表达增加，凋亡延迟[75,76]。患者的 CD61 阳性细胞（假定的巨核细胞）条件培养基含有的生长因子及蛋白酶，包括 TGF-β 和金属蛋白酶 -9，比正常 CD34$^+$ 细胞所生成的 CD61 阳性细胞高。

原发性骨髓纤维化患者循环 CD34$^+$ 细胞 8 种基因的表达比正常 CD34$^+$ 细胞高（*CD9*、*GAS2*、*DLK1*、*CDH1*、*WT1*、*NFE2*、*HMGA2* 和 *CXCR4*）。这些基因或者它们的亚类可能与本病的发病机制相关，且已发现与患者特定临床表现相关（如 *CD9* 和 *DLK1* 与血小板计数相关，*WT1* 与疾病严重度评分相关）[77]。

■ 血管生成增加

骨髓纤维化患者微血管密度及骨髓血流量增加，这些变化与循环的内皮细胞祖细胞数量增加有关[78]。

■ 造血异常

恶性骨髓增生通常为骨髓中粒系与巨核系的主要异常，导致骨髓细胞增生极度活跃及外周血出现轻到中度粒细胞增多和血小板增多。非常早期的造血前体细胞过度凋亡所致的无效造血或造血低下，可出现在病程初期，也可成为本病较晚期的主要病理过程，并导致外周血粒细胞减少和（或）血小板减少。贫血是本病常见表现之一，通常是红系造血减低、红细胞寿命缩短和脾肿大对循环中红细胞分布的影响等多种因素共同作用的结果。在部分病例中，溶血可能是主要原因。巨核细胞增多以及巨核细胞形态异常是本病的固有特点。即使在重度纤维化的骨髓中，红系和粒系造血前体细胞已重度减少，依然可在胶原蛋白束之间轻易找到成簇的巨核细胞。“巨核细胞性骨髓增生症”是本病许多别名之一，正是抓住了此特点的不可或缺性。巨核系造血增高可能与原发性骨髓纤维化患者的巨核细胞过度表达平均 5 倍于正常水平的 *FKBP51* 以及 CD34$^+$ 细胞更易分化为巨核细胞有关（见上述“CD34$^+$ 细胞外移的重要性及巨核细胞恶性增殖”）。*FKBP51* 可能通过钙调磷酸酶途径抑制细胞凋亡[79]。本病具有慢性巨核细胞白血病的所有标志性特点[7]。尽管已发现患者血清中促血小板生成素（以及白介素 -6、白介素 -11）水平升高，但这些因素是否是人类该疾病的发病原因仍未明确[80]。在部分患者的血小板和巨核细胞表面，还发现促血小板生成素受体 MPL 的表达显著增加[81]。部分患者中性粒细胞表面的真性红细胞增多症基因 *PRV-1* 表达也有所增加[82,83]，其中包括部分正从真性红细胞增多症向骨髓纤维化发展的患者。相比而言，先天性促血小板生成素过度表达产生一种类似于原发性血小板增多症的综合征。尽管有血小板生成素诱导的骨髓增生和骨 - 骨髓纤维化的动物模型，以及人巨核细胞上明显的 MPL 受体部位异常，在人骨髓纤维化骨髓细胞培养中特征性的自主性巨核细胞生长，与 MPL 配体（促血小板生成素）或者 *MPL* 突变的自分泌效应没有相关性。

■ 纤维组织增生

人体的 5 种主要类型胶原中有 4 种出现在正常骨髓中[84]：骨骼中的Ⅰ型胶，血管中的Ⅲ型胶原，及基底膜的Ⅳ型和Ⅴ型胶原。骨髓组织通过银染法后观察到的细小网状纤维主要是Ⅲ型胶原，用三色染色法则无法着色。更粗一些的纤维主要是Ⅰ型胶原蛋白，可以用三色染色法着色，而银染无法着色。原发性骨髓纤维化患者骨髓通过银染法[85]后，可观察到细小纤维网状结构增多，这在正常骨髓中几乎观察不到（表 91-1）[86]。这些纤维网状结构主要由胶原组成，有时会进一步形成厚的胶原带，三色染色法后明显可见。患者骨髓中Ⅰ、Ⅲ、Ⅳ、Ⅴ型胶原增多，但以Ⅲ型胶原增多为主[87-90]。由于Ⅲ型胶原合成过程中被切割，释放出氨基末端肽段，因此患者血浆中Ⅲ型原胶原氨基末端肽浓度升高[86,91,92]。特发性或其他原因引起的骨髓纤维化患者也出现血清脯氨酸羟化酶及血浆和骨髓中纤维粘连蛋白增高[88,89]。

骨髓中异形巨核细胞的增多与原发性骨髓纤维化的骨髓纤维化有着最密切的关联。甚至在粒系和红系造血残存无几的重度纤维化骨髓中，其整个纤维化区域仍然散布着大量的巨核细胞[86,92,110]。在原发性骨髓纤维化患者和小鼠模型中，中性粒细胞进入巨核细胞的现象（emperipolesis，中性粒细胞和其他骨髓细胞进入巨核细胞的小管系统）显著增加，提示这可能是 α 颗粒受损、TGF-β 和 PDGF 释放的一个额外机制[111]。动物模型亦表明，骨髓中的单核细胞及巨噬细胞在诱导纤维化中可起辅助作用[111-113]。属于疾病克隆一部分的单核细胞释放 PDGF、bFGF 和 TGF-β 等因子，可能作为骨髓增殖生长因子及促纤维化细胞因子发挥作用[104]。

骨髓Ⅰ型和Ⅲ型胶原纤维增多是由于一些成纤维细胞生长因子释放，包括血小板衍生生长因子[114,115]、表皮生长因子[116]、内皮细胞生长因子[116]、转化生长因子 -β[103,117,118] 和碱

表 91-1 原发性骨髓纤维化的纤维增生

Ⅰ. 骨髓基质
  A. 含量增加的物质
    1. 胶原总量(羟脯氨酸)[87,91]
    2. Ⅰ型胶原[87-89,93]
    3. Ⅲ型胶原[87-89,93]
    4. Ⅲ型原胶原[88-91,93,94]
    5. Ⅳ型胶原[88,95,96]
    6. 基质金属蛋白酶 -14[97]
    7. 骨形成蛋白[98]
    8. 层粘连蛋白[88,95,99]
    9. 纤维粘连蛋白[100,101]
    10. 腱糖蛋白[102]
    11. 玻连蛋白[103]
    12. 微环境 TGF-β[104]、bFGF[104]和 P 物质[105]
  B. 含量减少的物质
    1. 胶原酶[97]
Ⅱ. 血浆
  A. 浓度增高的物质
    1. 羟基氨酸羟化酶[106]
    2. Ⅰ型原胶原 C- 末端肽[90]
    3. Ⅲ型原胶原 N- 末端肽[89,91,107,108]
    4. Ⅳ型胶原[89,99]
    5. 层粘连蛋白[89,99]
    6. 纤维粘连蛋白[101]
    7. 透明质酸[109]

性成纤维细胞生长因子[109,119],这些因子都存在于巨核细胞 α 颗粒中。骨髓细胞产生的其他因子如肿瘤坏死因子 α、白介素 -1α 和白介素 -1β 等均可刺激成纤维细胞[120,121]。由巨核细胞产生的血小板第Ⅳ因子可抑制胶原酶的作用,导致胶原积累[110],不过研究显示血浆血小板第Ⅳ因子浓度与骨髓纤维化之间缺乏明显相关性,导致研究者对该因子作用的热衷程度降低[122]。P 物质为一种多肽类神经递质,具有调节免疫和造血的功能,在纤维化的骨髓中增多,并与纤维粘连蛋白共定位。有促进血管生成和刺激成纤维细胞分裂的作用[104]。但它在成纤维细胞、细胞因子和基质蛋白沉积之间的互相作用中的具体功能尚不清楚。此外,血小板衍化钙调蛋白也被认为是一种成纤维细胞生长因子,在骨髓纤维化患者尿液中排出量高,使其成为众多促进纤维增生因子中的一员[120]。特发性骨髓纤维化患者血浆基质金属蛋白Ⅲ水平下降,而金属蛋白酶组织抑制物水平升高[123]。疾病进程中,随着纤维组织不断增生,骨髓中基质金属蛋白酶 -14 表达可提高几乎两个数量级,而该蛋白主要来源于巨核细胞及内皮细胞[97]。在疾病早期,中性粒细胞胶原酶(基质金属蛋白酶 8)含量下降[97]。骨形态发生蛋白(BMPs)亦是促进纤维化的因素之一,骨髓纤维化时巨核细胞和间质细胞释放 BMP1、BMP6、BMP7 和 BMP 受体 2。这些蛋白是没有活性的 TGF-β1 的激活因子,也是胶原前体的加工剪切蛋白。此外,TGF-β1 能诱导 BMP6 的释放[98]。

以上复杂的变化组合,促进了基质沉积。生长因子的释放在纤维增生中的致病作用尚不完全明了。体外实验的推测或 2 个变量之间的相关性只对疾病提供了有限的了解。例如转化生长因子 β 对成纤维细胞的生长具有促进或抑制的双向调节作用,具体作用取决于环境中一系列其他因子的影响[117,118]。

纤维增生与髓窦增加的数量和大小[101]、内皮细胞的数量[125]、骨髓血管容量的增加[103]及流经骨髓的血流量的增加有关[95,126,127]。而这些因素又导致患者骨髓中Ⅳ、Ⅴ型胶原增加,以及内皮细胞分泌的层粘连蛋白增加[116]。

骨髓中成纤维细胞的增生并非是异常造血克隆扩张本身的一部分[128]。对一些原发性骨髓纤维化患者进行 G-6-PD 同工酶和染色体核型研究确定造血细胞呈单克隆生长,但骨髓成纤维细胞含有 G-6-PD 的两种同工酶,也没有与造血细胞相同的克隆性染色体异常[129]。这些发现强烈提示,成纤维细胞是从不同于原发性骨髓纤维化恶性造血干细胞的原始细胞分化而来,而且成纤维细胞增生和胶原合成增多是异常造血的继发结果。

■ 髓外造血

由于肝脾不断进行髓外造血使器官肿大[7-9]。从骨髓逃逸出来的前体细胞移居到其他器官,形成髓外造血。肝脾逆转回胎儿造血功能(组织化生)不是髓外造血的主要因素,且髓外造血不能产生大量的有效造血(见下述“纤维化造血髓外肿瘤”)。

临床表现

■ 就诊时的症状

约 1/4 的患者诊断时无症状,因与本病无关的原因做医学检查而被发现。在有症状的患者中,患者常主诉乏力、虚弱、气促、瘙痒、心悸等,但无诊断特异性[8-12]。常见体重减轻,少见厌食、盗汗。由于脾肿大可引起左上腹牵扯感,或者脾脏压迫胃引起餐后过早饱胀感等。脾梗死或脾周炎可导致剧烈左上腹或左肩痛。还可出现意外出血。偶见剧烈骨痛,特别是下肢骨痛。发热、体重减轻、夜间盗汗和骨痛在病程后期更常见。

■ 就诊时的体征

2/3 的患者肝肿大,几乎所有患者就诊时触诊或影像学检查显示脾肿大[7-11]。1/4 的患者轻度脾肿大,半数患者中度脾肿大,约 1/4 的患者重度脾肿大。偶见肌萎缩、周围水肿、紫癜等。可有骨压痛,在整个病程中可有更多患者出现该体征。

可出现中性粒细胞性皮肤病,一种类似于 Sweet 综合征的隆起性触痛性斑块的综合征[130-132]。它可为本病就诊时的特征,或显著的并发症,并可进展为大疱或坏疽性脓皮病[130,133]。中性粒细胞性皮肤病的皮肤病理学与皮肤白血病不同,与感染或血管炎无关。主要组织学损害是严重多形核中性粒细胞浸润。

与造血细胞(皮肤白血病)相关的皮肤浸润不常见[134]。这些皮肤病灶可含有携带巨核细胞特征 CD61 标志的巨大髓细胞[135,136]。还可出现代表皮肤纤维化造血肿瘤的皮肤病灶。

■ 特殊临床表现

原发性骨髓纤维化纤维化前期

由于发达国家对更多人提供更早期的健康护理,克隆性髓系疾病就诊时的发现也正在发生改变(表 91-2)。一类患者,可能占原发性骨髓纤维化的大约 25%，就诊时骨髓中尚无明显的网状纤维化[137,138]。外周血血红蛋白含量正常，白细胞计数轻度增高。通常没有原发性骨髓纤维化的典型表现，如血涂片中常见泪滴状红细胞、中幼粒细胞、有核红细胞，以及可触及的脾肿大等。极其类似于原发性血小板增多症，但观察显示最终演化为原发性骨髓纤维化。本病与原发性血小板增多症最重要的区别在于巨核细胞的扩张本性[139]。在原发性骨髓纤维化中，巨核细胞形态改变奇特，细胞大小可以从非常小至巨大细胞。核分叶异常，有巨大多分叶、低分叶，及骨髓中游离的巨核细胞裸核。而在原发性血小板增多症中，巨核细胞数增加，但没有骨髓纤维化中观察到的形态异常。成纤维前期疾病往往经过数年时间发展至完全骨髓纤维化。虽然盲法研究对能否鉴定出疾病纤维化前期提出了疑问，但 *JAK2 V617F* 突变的出现则支持这一观点。

表 91-2　原发性骨髓纤维化的诊断发现

纤维化前期
无或轻度贫血
无或轻度白细胞增多
血小板增多极常见
无 *BCR-ABL* 融合基因
出现 *JAK2* 突变提示原发性骨髓纤维化的诊断
骨髓增生，粒系造血轻度增加；巨核细胞增多，畸形巨核细胞及巨核细胞核成簇出现；银染色显示没有或轻微增加的网状纤维
可触及的脾肿大少见
无异形红细胞或出现轻度异形红细胞，包括泪滴状红细胞
完全纤维化期
骨髓网状纤维化，并有或无胶原纤维化
无 *BCR-ABL* 融合基因
约 50% 的患者出现 *JAK2* 突变
脾肿大
出现异形红细胞，每个油镜视野均可见泪滴状红细胞
外周血出现未成熟髓细胞
外周血 $CD34^+$ 细胞增加
外周血出现有核红细胞
骨髓通常增生活跃，无论骨髓增生总体情况如何，巨核细胞数总是增加，成簇出现形态高度异常的巨核细胞及巨核细胞裸核

纤维化造血髓外肿瘤

出现如下临床症状或体征：①影像学检查发现肿块，无论位置在哪儿；②由于胸水或腹水而出现的临床体征或症状；③出乎预料的神经系统体征；④原发性骨髓纤维化患者出现出乎预料的其他发现，如果没有找到其他原因，应该考虑纤维化造血肿瘤。在肾上腺[140,141]、肾脏[142-144]和淋巴结[145-147]的纤维化造血肿瘤，其造血灶可引起明显临床表现。由造血组织组成的肿瘤，有时有重度纤维化，可发生于肠道[148-151]、乳房[152-154]、肝脏[155,156]、肺[157-159]、纵隔[160]、胸膜和肠系膜[157,159,161]、皮肤[162,163]、滑膜[164]、胸腺[157]、甲状腺[165]、胸腔[166]、前列腺[167]、脾[168]或尿道[166,169-172]。

颅内或脊髓硬膜外间隙的髓外造血可引起严重神经系统并发症，包括硬膜下出血[173]、谵妄[173,174]、颅内压升高[175]、眶尖综合征[176]、视乳头水肿[177]、脑肿瘤[178]、昏迷[179]、运动感觉障碍[180,181]、脊髓压缩[182,183]和肢体瘫痪[183,184]。脊髓内造影[181-193]、计算机轴向断层扫描[173,175,179-185]、^{52}Fe 注射后的正电子断层扫描[174]以及磁共振成像[186,187]均可用于确定肿块位置和性质。

浆膜表面的造血灶可在胸腔[166,188]、腹腔[160,161,189,190]及心包腔[191-194]等部位引起局部渗液，有时为大量渗液。渗出液中常含巨核细胞、未成熟粒细胞，偶有幼稚红细胞[195-197]。脾切除术后有时会出现软组织内[198]、体腔内或浆膜表面[197]等的髓外造血组织肿瘤，这可能与切脾后循环血液中造血祖细胞增加[199]以及失去脾脏对血细胞的过滤功能有关。在个别病例，髓外软组织的巨核细胞肿瘤与其他类型髓系白血病的髓细胞肉瘤类似[200,201]。

门静脉高压、静脉曲张及肺动脉高压

原发性骨髓纤维化患者脾门血流量可大量增加，肝血管顺应性降低或肝静脉血栓形成，均可引起严重的门静脉高压、腹水、食管和胃静脉曲张、胃肠道内出血及肝性脑病[202-204]。肝静脉压力梯度，正常应小于 6torr，本病发生时则明显升高[205]。

窦周纤维化[206-208]、迪塞（Disse）间隙（肝淋巴间隙——译者注）胶原束[207]、窦周纤维增生[206-209]及造血细胞灶的出现[207,210]均使肝窦顺应性降低。门静脉血栓形成是原发性骨髓纤维化的并发症之一，偶尔可发生于疾病发病前[211]。

极少数患者，门静脉高压可伴有肺动脉高压，这可能是由于肺纤维化[159]或血流动力学因素改变[212]所致，肺动脉高压亦可成为最主要的问题[213,214]。尽管约 1/3 的原发性骨髓纤维化患者肺动脉收缩压升高（>35torr）[213,214]，但出现症状的比例却非常小。患者的血管内皮生长因子（VEGF）水平增加、循环的内皮细胞数增加、骨髓微血管密度增加，均提示促血管生成因子与血压升高有关[215]。与此相反，具有多克隆造血和血 CD34 细胞浓度正常的继发性骨髓纤维化常发生在原发性肺动脉高压的患者[216]。

免疫和炎性表现

在高达半数原发性骨髓纤维化患者可见体液免疫机制的异常[217-222]。已报道的免疫产物和事件包括抗红细胞抗体[221,223-225]、抗血小板抗体[226,227]、抗核抗体[217,218,222]、血浆可溶性 IL-2 受体水平升高[228]，抗 Gal（半乳糖苷抗原决定簇）抗体[229]、抗丙种球蛋白[217,219,222]、抗磷脂抗体[222,230]、抗组织或器官特异性抗体[219,221]、循环免疫复合物[222,231-233]以及补体激活[222,234]、免疫复合物沉积[219]、间质免疫球蛋白沉积[219]、骨髓浆细胞样淋巴细胞增多[219,231]及淀粉样变性[232-235]。

炎性细胞因子包括 IL-1β、IL-6、IL-8、TNF-α、TNF-RII 和 C-反应蛋白也明显升高[236]，并在进展性疾病患者出现的全身症状中发挥作用。

偶有报道非克隆性继发性骨髓纤维化与红斑狼疮[237-242]、脉管炎[243]、结节性多动脉炎[222,243]、溃疡性结肠炎[244]、硬皮病[245]、胆汁性肝硬化[225,247]、干燥综合征（Sjögren syndrome）[248]，及对糖皮质激素有反应的急性可逆性骨髓纤维化[249]等有相关性。这虽然与原发性骨髓纤维化是根本不同的过程，但有可能在某些情况下，免疫机制在骨髓纤维化的发病中起一定的作用。

骨骼的改变

较大比例的患者在诊断时有骨硬化或在病程中可出现骨硬化[10-14,250-253]，在影像学研究和骨髓活检标本的组织形态测定术分析上反映为骨密度增加（表 91-3）[251-256]。可累及股骨和肱骨近端、骨盆、椎骨、肋骨及颅骨。磁共振成像（MRI）可发现新骨形成和骨膜增厚。腰椎双能量 X 线吸收研究及定量计算机断层扫描可提供骨形成增加、骨增厚、松质骨和网状骨比例增高的证据[256,257]。溶骨性病灶少见[258]，可反映粒细胞肉瘤[259]。骨膜炎虽然少见，却可引起严重的骨痛[260]。

表 91-3 反映骨硬化的血清、尿和骨骼改变[243,244]

• 血清碱性磷酸酶升高
• 血清骨 GLA- 蛋白升高
• 血清羧基端肽酶升高
• 尿脱氧吡啶啉升高
• 双能量 X 线吸收试验显示骨密度升高
• 定量计算机断层扫描显示骨密度升高
• 组织形态测定术
松质骨体积占组织体积百分比增加
骨形成和骨吸收增加（高转换）
骨小梁板层厚度增加
网状骨体积百分比增高
纤维化区域百分比增高
没有矿化缺陷的证据

血栓形成

原发性骨髓纤维化患者发生动脉和静脉血栓的风险增高，但其程度尚不及真性红细胞增多症或原发性血小板增多症[261]。约 10% 的患者在发病的头 4 年会发生一次明显的血栓事件。最主要的两个危险因子是血小板计数增高和存在心血管危险因素，如高血压、高胆固醇血症，或吸烟。也可出现多次血栓发作，血栓可发生于本病诊断时或诊断前。

实验室检查

■ 血细胞计数与形态学

血细胞计数在诊断时差异很大。绝大多数，但并非所有患者有正细胞正色素性贫血（见表 91-2）[7-15,262-265]。一组病人在诊断时平均血红蛋白含量为 90~120g/L（范围：40~200g/L）[7-15,262-265]。总能见到红细胞大小不均和异形红细胞。泪滴状红细胞见于所有患者，每个油镜视野均可见到（图 91-1）。多数患者血片中可见有核红细胞，占有核细胞比例平均为 2%（范围：0~30%）。网织红细胞百分比轻度升高，但特定患者可有很大变化。患者血浆容量增加、肿大的脾脏血细胞比容比例高于正常，可加重贫血。红系无效造血可致红细胞数下降[262]。很多患者出现红系增生减低[266,267]。一些患者溶血明显，可出现嗜多色细胞及网织红细胞数显著升高[263,264]。通常抗球蛋白（Coombs）试验结果为阴性，但红细胞自身抗体存在则可导致自身免疫性溶血[222,223,268]，但很少是患者就诊时的发现[224]。偶有患者出现酸溶血试验或蔗糖溶血试验阳性，则表明该患者同时伴有阵发性睡眠性血红蛋白尿的细胞克隆[269]。获得性血红蛋白 H 病可同时出现骨髓纤维化的典型白细胞和血小板改变[270]，并导致溶血、小细胞低色素性红

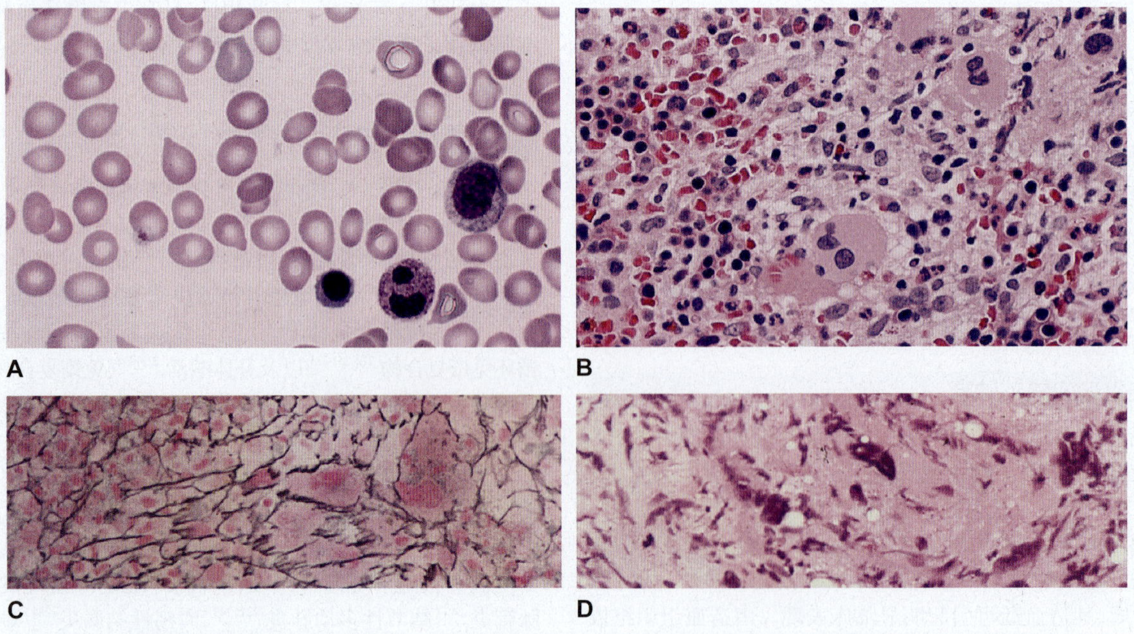

图 91-1 原发性骨髓纤维化患者的血涂片和骨髓切片。A. 血涂片。可见特征性泪滴状红细胞、一个有核红细胞及一个形态异常的分叶核中性粒细胞。B. 骨髓切片。低倍镜，骨髓增生活跃伴核分叶减少的巨核细胞数增多。C. 骨髓切片。银染法，代表Ⅲ型胶原（网硬蛋白）的嗜银纤维明显增加。D. 骨髓切片。骨髓胶原纤维化，骨髓被大量旋涡状排列的胶原纤维取代。

细胞、明显异形红细胞，及亮甲苯蓝着色的血红蛋白 H 包涵体。还观察到与骨髓纤维化相关的红细胞再生障碍[265,271]。

由于粒细胞生成增多，患者白细胞总数通常轻度升高[7-15]。在 4 项大规模研究中，血液平均白细胞总数为 (10~14) × 10^9/L，确诊时白细胞计数范围为 (0.4~237) × 10^9/L[7-14,263,264]。大多数患者血涂片中可见少量中幼粒细胞和早幼粒细胞，原始细胞比例低 (0.5%~2%)。确诊时血涂片中原始细胞范围 0~20%。如果患者原始细胞数为高限，此情况在就诊时少见，则该疾病已经转化为 AML。可出现白细胞分叶过多、分叶过少（获得性 Pelger-Huët 异常）以及颗粒异常的中性粒细胞[7-15]。中性粒细胞碱性磷酸酶积分可升高（25% 的患者）或降低（25% 的患者）[272]。嗜碱性粒细胞百分比可轻度升高[264]。约 20% 的患者确诊时中性粒细胞减少[7-15]。

本病确诊时平均血小板计数范围为 (175~580) × 10^9/L。个别血小板计数可为 (15.0~3215) × 10^9/L[7-15,263,264]。约 40% 的患者血小板计数升高[264]。约 1/3 的患者确诊时血小板计数轻度到中度减少。巨大血小板和异常血小板颗粒为本病的特征性表现。

由于各系造血细胞严重受损及重度肿大脾脏的扣留，约 10% 的患者表现为全血细胞减少。全血细胞减少通常与重度骨髓纤维化有关。

通过半固体集落培养法发现患者血液中多潜能[273,274]、粒系[275,276]、单核系[276]、红系[277] 和巨核系祖细胞浓度增高。血液中造血祖细胞浓度与骨髓网状纤维密度相关[278]。全身静脉血中可见到巨核细胞[279]。血 $CD34^+$ 细胞数升高是原发性骨髓纤维化非常特征性的表现，它使疾病的诊断更可信，且 $CD34^+$ 细胞数升高的程度与疾病的严重程度以及疾病的进展相关。血 $CD34^+$ 细胞数大于 15 × 10^6/L 则基本可诊断为原发性骨髓纤维化，$CD34^+$ 细胞数大于 300 × 10^6/L 的患者比 $CD34^+$ 细胞数较少的患者疾病进展更快[274]。

原发性骨髓纤维化患者血中的内皮细胞祖细胞 (CD^+CD133^+ 和 $VEGFR2^+$ 细胞) 较正常人明显升高[78]。

由于 $CD3^+$、$CD4^+$、$CD8^+$ 和 $CD3^-/CD56^+$T 细胞数量的减少，导致淋巴细胞轻度减少[280]。

■ 血细胞功能异常

一些患者中性粒细胞吞噬功能、氧利用能力、氮蓝四唑还原及过氧化氢生成受损，髓过氧化物酶[281,282] 和谷胱甘肽还原酶活性降低[282]。$CD34^+$ 细胞体外分化为自然杀伤细胞功能受损，这可能与 IL-15 的调控异常有关[283]。

出血时间延长与血小板计数不成比例[284,285]。血小板异常包括对肾上腺素的反应性聚集障碍、致密颗粒 ADP 含量缺乏[286]、血小板脂氧化酶途径活性下降[287]，以及其他等[288,289]。血小板功能异常与出血或血栓形成之间的关系不大[288,289]。有报道出现狼疮样抗凝物质，但极少见[230]。

■ 骨髓检查

形态学

在纤维化阶段，由于骨髓纤维化，骨髓穿刺常失败[7-15,86,87]。骨髓活检标本常示细胞增生活跃，粒系、巨核系细胞增生过度（见图 91-1）[7-15,273,274]。红系细胞数可减低、正常或增加。银染色常显示网状纤维增多，半数患者可见网状纤维显著增多[274]。活检标本经伊红 - 苏木素染色可见轻度胶原纤维化，但有时可见极度纤维化（见图 91-1）。Gomori 三色染色（Gomori trichrome stain）能更明显地显示胶原纤维化，此时胶原可特征性地染成绿色。在重度纤维化的骨髓，细胞增生程度可明显下降，但通常巨核细胞仍明显可见[274]。可见巨大巨核细胞、小巨核细胞、核分叶异常及巨核细胞裸核[7-15,290]。巨核细胞和血小板表面的促血小板生成素受体减少[81]。粒系细胞可出现核分叶过多或过少，获得性 Pelger-Huët 畸形，核空泡变性、核质发育不平衡等异常改变[291]。常见成簇原始细胞和 $CD34^+$ 细胞。髓窦常扩大，髓窦内有未成熟的造血细胞及巨核细胞[86]。作为髓窦系统的扩大以及骨髓骨骼中高血流量的一种反应，在约 70% 的患者中，微血管密度显著增加[291]。组织形态测定术分析骨髓活检标本检测骨硬化[251,253,254]，但影像学检查应用更广泛（见下文）。

骨髓在纤维化前期常没有或仅有轻微网状纤维化。骨髓增生活跃，常见晚期中性粒细胞前体细胞（中幼粒细胞、晚幼粒细胞、杆状核）比例增高。原粒细胞和 $CD34^+$ 细胞常难以检测到。红系增生可轻度减低。此阶段的标志性表现为巨核系增生过度及形态异常。可见巨核细胞成簇，大巨核细胞与小巨核细胞混杂。细胞核常膨胀，边缘呈扇形。可见巨核细胞裸核。用巨核细胞标志如 CD61 进行骨髓染色有助于确定巨核细胞受累。

细胞遗传学改变

约 40%~60% 的患者确诊时有造血细胞的染色体异常[293-298]。最常见的有 1q 部分三体、13 号染色体长臂中间缺失、del (13) (q12-22)，该区域含有视网膜母细胞瘤基因[55,294-296,299] 以及 20q 缺失、8 号染色体三体[300]。此外较常涉及的染色体异常有 5 号、6 号、7 号、9 号、13 号、20 号或 21 号染色体[300]。5q- 异常在原发性骨髓纤维化的出现比任何其他慢性骨髓增殖性疾病更高。约 3% 的患者出现由于几种易位或缺失或倒位而引起的 12 号染色体异常[301]。del (13) 以及 der (6) t (1;6) (q21-23;p21.3) 与骨髓纤维化有关，但并不仅仅出现于原发性骨髓纤维化患者中[302]。常见由于单倍体或三倍体所致的非整倍体。还可见到由于局部缺失或易位引起的假二倍体。具有典型原发性骨髓纤维化临床特征的患者骨髓细胞中 Ph 染色体极罕见[303]。随着对常见染色体异常的不断了解，血细胞间期 FISH 检测被用来寻找常见的染色体异常，弥补了在重度骨髓纤维化患者采集骨髓细胞的技术困难[296]。在造血细胞中发现的克隆性染色体异常尚未在骨髓成纤维细胞中发现[129]。

磁共振成像

骨髓纤维化改变了 MRI 中由正常骨髓脂肪引起的 T1 权重影像的高亮度。随着细胞增生和纤维化程度的进展，出现 T1 权重和 T2 权重影像低亮度。MRI 不能区分原发性骨髓纤维化和继发性骨髓纤维化[251,304,305]，但通过以往体格检查、血象、骨髓象检查结果，通常很容易在临床上将两者区分开来。常可见斑片状或弥漫性骨硬化，以及“三明治脊椎”，因椎体上下缘放射密度明显而得名。MRI 可检测出不常见的骨膜反应，大多发生于股骨远端、胫骨近端或踝关节。这些反应代表骨髓细胞的增生已扩展到正常情况下没有造血的长骨部位，或者是髓外区域发生了髓外纤维化造血组织的占位性病变[252]。氟化钠(^{18}F)正电子发射断层扫描(PET)检查发现对原发性骨髓纤维化的骨硬化基本上有特异性[306]。

■ 血浆和尿液生化检查

血清尿酸、乳酸脱氢酶、胆红素、碱性磷酸酶和高密度脂蛋白水平常升高[7-15],血清白蛋白、胆固醇含量常减少[307]。可有低钙血症[308]或高钙血症[309]。血浆促血小板生成素和IL-6水平升高,但与血小板或巨核细胞数目无相关性[310,311]。促血小板生成素的升高并非由于骨髓造血细胞或基质细胞产生增加[312]。血清可溶性IL-2受体[313]和血清血管内皮生长因子[314]水平升高。尿液中排泄的钙调蛋白含量约为正常的3倍[120]。血清中有证据表明胶原蛋白合成增加(见表91-1)和骨合成增加(见表91-2)。

鉴别诊断

本病应该与慢性粒细胞白血病(见第90章)相鉴别,几乎所有慢性粒细胞白血病患者的白细胞计数均高于30×10⁹/L,其中半数患者高于100×10⁹/L。而骨髓纤维化患者确诊时白细胞计数一般低于30×10⁹/L。在慢性粒细胞白血病,红细胞形态基本正常或仅有轻微异常,而骨髓纤维化几乎在每一油镜视野下均可找到泪滴状红细胞,红细胞大小不均和色素不均现象明显。慢性粒细胞白血病患者骨髓象呈现粒系过度增生,细胞几乎占100%,通常无或仅有轻度纤维化[315]。骨髓纤维化患者骨髓细胞轻度增生或增生减低,伴有中度至重度网状纤维化。慢性粒细胞白血病患者偶尔出现明显的骨髓纤维化和血细胞形态异常,使两种疾病较难鉴别[301]。然而慢性粒细胞白血病患者出现Ph染色体或*BCR-ABL*融合基因阳性,而骨髓纤维化则为阴性;而且约50%的原发性骨髓纤维化患者出现*JAK2V617F*基因突变,而慢性粒细胞白血病无此基因突变。绝大多数患者可通过以上鉴别要点对两者加以区分。

原发性骨髓纤维化患者可有二系或全血细胞减少,与低增生性白血病[骨髓增生异常综合征(MDS);见第88章]类似。恰好相反,低增生性白血病患者很少发生重度骨髓纤维化[316]。原发性骨髓纤维化患者可见明显脾肿大,而低增生性白血病患者则没有,此点有助于两者的鉴别。如果血涂片中没有大量泪滴状红细胞、有核红细胞及显著红细胞大小不均性异形红细胞,则不支持原发性骨髓纤维化。

由于部分原发性骨髓纤维化患者血小板计数大于450×10⁹/L,可能会考虑诊断原发性血小板增多症。血小板增多症患者血涂片中无明显大小不均的异形红细胞、有核红细胞及未成熟髓细胞等骨髓纤维化的特征,骨髓纤维化通常不明显,没有或仅有轻度脾肿大。因此,两者通常能明确鉴别[264,317]。原发性骨髓纤维化的纤维化前期与原发性血小板增多症相似,但原发性骨髓纤维化的脾肿大及巨核细胞增生异常更显著,可用于鉴别,仔细观察病程的演变也有助于鉴别两者。[318]

毛细胞白血病(见第95章)当伴有红细胞形态异常、全血细胞减少、脾肿大及骨髓纤维化表现时,与原发性骨髓纤维化十分相似[316,319]。通常,通过仔细的血液和骨髓镜检、组织化学及细胞免疫表型分析,可找到本病特征性的异常单个核细胞(毛细胞)。

肝脏疾病亦可导致血细胞减少和脾肿大,但原发性骨髓纤维化特异的血液和骨髓表现较易区分两者。在一家县医院对170例脾肿大患者的回顾性分析中,肝脏疾病是继原发性骨髓纤维化后排名第二位的导致巨脾的最常见病因[320]。

原发性自身免疫性骨髓纤维化特征是大量骨髓纤维化及骨髓多克隆T和B淋巴细胞增多[321,322]。没有红斑狼疮或其他结缔组织疾病的血清学和临床证据,则可确诊为原发性自身免疫性骨髓纤维化。细胞减少可能是免疫介导的(如免疫性溶血性疾病),但本病通常没有原发性骨髓纤维化特征性的红细胞异常发现(大小不均性异形红细胞、有核红细胞、未成熟髓细胞)。骨髓可呈增生活跃,巨核细胞增多,但没有形态异常的巨核细胞。脾肿大几乎是原发性骨髓纤维化的基本特征,但本病常无脾肿大。可有多克隆高球蛋白血症。

散发的特发性或家族性肺动脉高压患者可有明显的骨髓纤维化,但原发性骨髓纤维化患者循环中$CD34^+$细胞数升高、出现克隆性血小板和粒细胞、血涂片中常见泪滴状红细胞以及*JAK2 V617F*基因突变等可资鉴别[323]。

转移性癌肿,尤其是来源于乳腺、前列腺[324-329]等的腺癌,或播散性分枝杆菌感染[330,331]可引起反应性骨髓纤维化,有时与原发性骨髓纤维化相似。如在骨髓中找到转移性癌细胞或分枝杆菌则可提示病因。引起继发性骨髓纤维化的其他疾病还有肥大细胞增生症[332-335]、血管免疫母细胞性淋巴结病[236]、血管肉瘤[337]、淋巴瘤[338-340]、多发性骨髓瘤[341-343]、肾性骨营养不良[344]、肥大性骨关节病[345]、灰色血小板综合征[346]、系统性红斑狼疮[239-242]、多发性动脉结节病[245]、高嗜酸性粒细胞综合征[347,348]、黑热病(kala azar)[349]、原发性血小板减少性紫癜[350]、血栓性血小板减少性紫癜[351]、服用异维甲酸[352]、神经母细胞瘤[353]、巨大淋巴结增生症[354]、维生素D缺乏性佝偻病[355-358]、朗格汉斯细胞组织细胞增多症[359]、急性早幼粒细胞白血病[360,361]及恶性组织细胞病[362]。随着原发病的缓解或好转,骨髓纤维化可消失。

淋巴瘤[363,364]、慢性淋巴细胞白血病[369]、毛细胞白血病[319,367]、系统性肥大细胞增生症[368]、巨球蛋白血症[369]、淀粉样变[232,233]、骨髓瘤[370,371]、恶性畸胎瘤[372]及特发性单克隆免疫球蛋白病[373]可与原发性骨髓纤维化同时发生。

骨髓纤维化在克隆性血液病间的相互转化

所有克隆性血液疾病[AML、CML、低增生性白血病(MDS)、淋巴瘤]均可有骨髓网状纤维增多,但胶原纤维化少见[374]。急性巨核细胞白血病可伴有明显的骨髓纤维化(见第89章)。约有15%的真性红细胞增多症患者经静脉放血、烷化剂或^{32}P放射性核素治疗后,在二十年的观察中可进展成与原发性骨髓纤维化不易区分的临床状态(见第86章)[375-377]。估计约7%原发性血小板增多症可进展至骨髓纤维化期(见第87章)。该估计因为某些原发性血小板增多症病例是否实际上是非常早期的(纤维化前期)原发性骨髓纤维化这一问题而变得复杂化[319]。铁粒幼红细胞性贫血也有转变为骨髓纤维化的[378]。极少数情况下原发性骨髓纤维化可回复到真性红细胞增多症,此时骨髓纤维化消失[379,380]。更少见的是,具有*JAK2*突变的原发性骨髓纤维化可能转变为*BCR-ABL*融合基因阳性的慢性粒细胞白血病,反之亦然[381,382]。

治疗

■ 治疗决策

相当部分（约 25%）的无临床症状患者病情稳定可持续数年而无须特殊治疗。症状性贫血、血小板减少和脾肿大是需要开始治疗的主要原因。血红蛋白小于 100g/L[11,13,19]、白细胞计数小于 4.0×10^9/L 或大于 30.0×10^9/L[13]，及外周血原始细胞数大于白细胞总数的 1%[11,19]，预示疾病进展加速。更详细的分期方案有益于比较同时和序贯临床试验结果（见下"病程及预后"）。在对此病有经验的医生护理下的个别患者，观测疾病进展是另一个非常重要的因素，即使患者通过现有技术，特别是在引进干细胞移植前，处于发病和死亡较高风险状态。

■ 雄激素和糖皮质激素治疗贫血

在一些患者中，经雄激素治疗后严重贫血可得到改善[383]。常用的药物有睾酮（testosterone）、羟甲烯龙（oxymetholone）、氟甲睾酮（fluoxymesterone）等，但可使女性患者出现男性化特征。此外，尚可能引起肝功能损害及其他副作用。也可口服达那唑（danazol），600~800mg/d，持续最多 6 个月。如没有明显疗效，则剂量逐渐减少至最小有效量，或停药。疗效可能只限于降低输注红细胞的频率。脾切除术后如贫血复现且需输注红细胞，常予雄激素治疗。雄激素治疗对脾切除或脾肿大不明显的患者疗效更好。进行雄激素治疗的患者需定期体格检查评估肝脏大小、进行肝功能检查，有条件者可采用超声检查有无肝损害（如紫癜）或肿瘤[384]。雄激素治疗前，男性患者需评估前列腺是否增大或是否罹患前列腺癌。患者有明显溶血性贫血时可用糖皮质激素治疗。可先试用泼尼松（prednisone）25mg/（m^2·d）口服，若能耐受则持续用药 1~2 个月后再逐渐减量。在儿童患者中，据报道，大剂量糖皮质激素治疗缓解骨髓纤维化并改善造血功能[385,386]。

■ 重组人促红细胞生成素治疗贫血

骨髓纤维化患者的血清促红细胞生成素水平常反映了贫血的严重程度[387]。所以，使用促红细胞生成素作为一般手段治疗贫血结果令人失望。选择血清促红细胞生成素水平与贫血程度不相应的低（<125U/L）的患者用药，可取得长期疗效[388,389]。

■ 药物治疗骨髓纤维化、脾肿大或细胞减少

多种药物可用来治疗巨脾、血小板增多症和各种全身症状。

羟基脲

羟基脲是最常用于治疗血小板异常增多，有时也是用于治疗白细胞增多、难处理的髓外造血灶和出现症状的脾肿大的首选药物[390-392]，它可缩小肝脾体积，改善或消除夜间盗汗、体重减轻等全身症状，升高血红蛋白浓度，降低血小板计数，有时可减轻骨髓纤维化的程度。骨髓纤维化患者骨髓不如其他慢性骨髓增殖性疾病患者能耐受化疗药物。根据治疗前的血细胞计数水平，可给予羟基脲 0.5~1.0g/d 或 1.0~2.0g，每周 2~3 次口服。治疗的第 1 个月应每周进行一次评估以调整剂量，如果合适，延长至每 2 周评估 1 次，2 个月后，每月调整一次即可。虽然烷化剂如白消安或其他细胞毒药物也能奏效，但基本上已经被羟基脲取代。有人提出美法仑（melphalan）可用作一线治疗，所以，烷化剂也已重新开始使用[393]。

JAK2 V617F 激酶抑制剂

由于 *JAK2* 基因突变及其对 JAK-STAT 信号传导的作用被认为是至少 50% 原发性骨髓纤维化患者细胞克隆性扩张的关键因素，目前正进行有关突变 JAK2 蛋白产物抑制剂的合成及有关试验[394]。JAK2 激酶抑制剂 TG101209 为口服小分子强效 JAK2 激酶抑制剂，早期研究显示它能抑制 *JAK2 V617F* 依赖的 STAT3 和 STAT 5 磷酸化，抑制具有 *JAK2* 和 *MPL* 突变的细胞集落生长，并且已在 *JAK2 V617F* 诱导的骨髓增殖性疾病裸鼠模型中显示疗效[395]。一些 JAK2 抑制剂（INCB018424、TG101348、XL019）已在少数原发性骨髓纤维化患者中应用[396-398]。疗效不尽相同，但每一个抑制剂最显著和一致的疗效为可缩小脾脏的大小，还可抑制血细胞计数，血小板减少为剂量限制性。肿大脾脏的缩小、炎症因子释放的明显下降使一些患者的生活质量明显提高。其中一种抑制剂，无论是否伴有明显 *JAK2* 突变，其治疗反应率相似。这可能是因为该药物能够同时抑制 JAK1 和 JAK2 异构体，前者在细胞因子生成中起作用。这些制剂有望降低本病的发病，也可能降低死亡率。进一步更大规模及更详细的原发性骨髓纤维化患者的研究应该很快就会出来，这将有助于确定：①这些制剂能否在高比例患者中缓解疾病表现；②疗效的持续时间；③用药后能否延长患者的生存期；④长期给药会出现什么样的副作用。

沙利度胺及雷那度胺

沙利度胺（thalidomide）在最佳治疗剂量 800mg/d 的耐受性差。大部分患者接受其一半剂量，并逐渐减少至最小有效剂量。一项对 14 例患者的研究显示其疗效不佳且毒副作用发生率高[399]。另有一些研究发现，少数服用剂量高达 600mg/d 时，脾脏有所缩小，血红蛋白量及血小板计数也有所改善[400,401]。在随后的研究中发现，小剂量沙利度胺（50mg/d）联合泼尼松治疗具有更好的耐受性，约半数患者的贫血和血小板减少得到改善，一些患者即使停药后疗效尚能维持[402]。沙利度胺的类似物雷那度胺（lenalidomide）有取代沙利度胺的趋势。雷那度胺对一部分患者有疗效[403-406]，用药后能明显改善血红蛋白浓度，避免输血需求（22% 的治疗患者）、改善血小板计数（50%）、减小脾脏大小（33%）。中性粒细胞减少及血小板减少是其最麻烦的副作用[403]。雷那度胺亦能有效治疗伴有 5q- 细胞遗传学异常的原发性骨髓纤维化[404,405]。

环孢素、依那西普、伊马替尼及替吡法尼

环孢素（cyclosporine）被用于治疗伴有免疫异常（Coombs 试验阳性，抗核抗体阳性）的严重贫血患者，血清浓度可达 100~200ng/ml[407]。用药后，6 例患者中的 3 例血红蛋白浓度升高。环孢素也被成功用于治疗 1 例骨髓纤维化伴红细胞再生障碍患者[408]。

肿瘤坏死因子 α 被提出作为一种靶分子，以抑制其在原发性骨髓纤维化发病中的可能作用[409]。一项研究显示，20 例患者经可溶性肿瘤坏死因子 α 受体（依那西普，etanercept）治疗，其中 12 例患者全身症状（发热、夜间盗汗、疲劳、体重减轻）

得到改善，4 例血细胞计数改善和脾脏大小减小[410,411]。

甲磺酸伊马替尼治疗骨髓纤维化仅为实验性，对疾病过程基本没有什么影响[411,412]。一般剂量的耐受性差，而且治疗反应率低，疗效不明显。

法尼基转移酶抑制剂替吡法尼(tipifarnib)耐受性差[413]。尽管能减小脾脏大小，但与羟基脲相比并无优势。

干扰素

干扰素-α 和干扰素-γ 可起协同作用抑制骨髓增生[414]。前者在突变酪氨酸激酶(BCR-ABL)抑制剂应用前被大量应用于治疗慢性粒细胞白血病(见第 90 章)。尽管干扰素-α 未被广泛应用于治疗原发性骨髓纤维化，但它对治疗某些患者脾肿大、骨痛、血小板增多有效[415]。干扰素治疗和羟基脲或其他治疗的比较试验尚未见报道[416]。与干扰素相比，羟基脲显然具有使用方便(口服相比非口服)、副作用小而且少的优点，尤其对于老年患者。一种新型制剂聚乙二醇干扰素-α 治疗骨髓纤维化患者具有更好的实用性和耐受性。

浆膜埋植剂

阿糖胞苷　腹膜内给予阿糖胞苷已经被用于治疗由腹膜造血灶种植引起的腹水[417]。通过脾动脉导管在脾内注射阿糖胞苷已经使一例患者脾肿大明显改善(见下述"放射治疗")[418]。

■ 免疫相关纤维化

静注免疫球蛋白

尽管糖皮质激素或静注免疫球蛋白对治疗自身免疫性或系统性红斑狼疮相关的骨髓纤维化有效[239,242]，对其他原因的纤维化疾病也偶尔有效[419]，但此类治疗方案对原发性骨髓纤维化无持续疗效，因为原发性骨髓纤维化病变的根本是造血多潜能细胞肿瘤性增殖、巨核细胞增多、巨核细胞形态重度畸形、细胞因子释放致纤维增生以及有时骨质生成。

■ 双膦酸盐治疗骨病

一些伴有骨硬化或骨膜炎的患者受到骨痛的困扰。使用依替膦酸钠(etidronate)6mg/(kg·d)，隔月用药、周期用药[420]或氯膦酸盐(clodronate)30mg/(kg·d)，治疗数月后患者的骨痛症状和造血显著改善，疗效可持续至 33 个月后[421]，显示该类药物在治疗骨髓纤维化骨症状中有较好的前景[422]。

■ 放射治疗

在某些情况下，放射治疗可用于治疗原发性骨髓纤维化。例如，出现：①严重脾疼痛(脾梗死)；②巨脾且有切脾禁忌者(如血小板增多症)，采用 0.5~2Gy 脾区重复照射能缓解疼痛[423]。脾区照射后可能会导致血细胞进一步减少或细胞减少加重，尤其是血小板减少，这是脾区照射后对骨髓产生的远位效应(abscopal effect)，可能是由于脾脏循环中含有较多 $CD34^+$ 细胞的原因。其他可行放疗的情况有：①腹膜髓样化生引起的腹水[424]；②局部严重骨痛(如骨膜炎或粒细胞肉瘤引起的溶骨性损害)[260,423,425]；③髓外纤维造血组织肿瘤[145,423]，特别是硬膜外肿瘤[179]。低剂量肝脏照射对肝肿大或腹水仅能短期缓解症状[423,426]，低剂量肺部照射对改善由于器官髓外造血导致的肺动脉高压有效。低剂量放疗可缓解呼吸功能不全，尤其是低氧血症[214]。

■ 脾切除

脾切除是治疗原发性骨髓纤维化的重要方法[427]。脾切除的主要指征包括：①脾肿大导致脾区疼痛(约 50% 的患者)；②输血需要量过大或难治性溶血性贫血(约 25% 的患者)；③门静脉高压(约 15% 的患者)；④严重血小板减少(约 10% 的患者)。

患者出血或凝血时间延长是手术出血的高危因素，此时不能做脾切除，除非输注血小板或因子替代治疗纠正这些异常。如果发生大量出血，出现低度血管内凝血的证据，如 D-二聚体水平升高，则需要预防性应用肝素或者输注血小板。

原发性骨髓纤维化患者的脾切除手术难度较大。脾脏通常与邻近的浆膜表面及结构粘连(如左半膈的下表面)，有大量并行的血管，以及极度扩张的脾门动脉和静脉。即刻术后死亡率在很大程度上取决于术者的经验、技巧和对术后并发症能否及时发现。对于有经验的外科医师，手术期的死亡率约为 10%。术后约 30% 的患者可并发出血、膈下血肿、膈下脓肿、胰尾损伤、胰管瘘、门静脉残端或肠系膜血管血栓形成等。约 10% 的患者发生感染，尤其是肺部感染。术后的远期改变包括肝肿大(有时为巨大肝脏)、髓外造血组织肿瘤、血小板增多、泪滴状红细胞减少。脾切除术后约 15% 的患者转化为白血病。血小板重度增多者可予羟基脲或阿司匹林及阿那格雷治疗(见第 87 章)。脾切除的并发症和死亡率使得人们对切脾持越来越谨慎的态度。然而，约 50% 患者脾脏切除术可改善病情。脾切除术后患者的中位生存期约 18 个月。

■ 门脉分流手术

对门静脉高压和门静脉曲张破裂出血，或难治性腹水患者行门脉分流术时进行了循环动力学研究。因脾血流进入肝脏显著增多而导致肝血管壁楔压升高者，优选治疗方法为脾切除。对于因肝内阻滞或肝静脉血栓形成而导致门静脉高压，以及肝静脉压力梯度远高于正常上限值(6torr)的患者，可行脾肾分流手术[428]，或为避免腹部手术，可行经颈静脉肝内门体静脉分流术[429,430]。静脉曲张硬化疗法或结扎疗法用于治疗门静脉高压静脉曲张破裂所致的出血。

■ 造血干细胞移植

骨髓移植是唯一可治愈原发性骨髓纤维化的治疗方法。骨髓移植越来越多的应用于具有不良预后因素(如严重贫血及白细胞减少或白细胞极度增多)且有组织配型相合同胞供者的较年轻患者[431-438]。大多数骨髓移植研究中患者的中位年龄为 45 岁，而所有原发性骨髓纤维化患者的中位年龄约为 65~70 岁。移植植入率与其他无骨髓纤维化的血液系统疾病患者相似(见第 21 章)。决定是否使用全预处理(清髓)异基因移植，取决于患者的年龄(小于 50 岁)、血细胞和骨髓异常的严重程度，以及不进行移植治疗病程延缓迁延的可能性。较年轻的患者，尤其是年龄小于 50 岁的患者，具有 DNA 配型相合的同胞供者，疾病进展，以及不良预后发现，如血红蛋白小于 100g/L、外周血原始细胞数大于 1%、不良细胞遗传学因素(如涉及 5 号、7 号、17 号染色体的异常，或细胞出现三种及以上异常)等，通常可考虑移植。虽然患者脾肿大可轻度延缓移植后供者粒细胞生成的表达，但平均而言，有脾脏的患者与之前接受脾切除手术的移植患者相比结果相同[436,439]。另外，脾切除术后接受移植治疗的风险或死亡率更大，这一问题的研究仍在继续。

与年龄大于 50 岁者相比，年龄小于 50 岁行配型相合同胞供者干细胞移植的患者移植后的死亡率较低、结果更好[413]。小于 50 岁的患者的清髓移植相关死亡率为 35%~40%，5 年生存率约为 50%。

已经失去供者造血优势且重新出现骨髓纤维化的移植患者，供者淋巴细胞输注可使纤维化消退并恢复正常造血，至报道时已经正常达至少 6 个月和 20 个月[440,441]。

对于 *JAK2* 阳性的患者，移植后可予实时定量 PCR 监测残余 *JAK2* 阳性细胞。在一项对接受低强度预处理方案移植患者的研究中，21 例患者中 17 例 *JAK2* 转为阴性，1 例患者经供者淋巴细胞输注清除了 *JAK2* 阳性细胞[442]。

年龄较老的患者也越来越多地选择非清髓移植[435,436,443-446]。几个报道中，非清髓移植后死亡率较低、结果较好，使一些人认为这是 45 岁以上患者，以及也可能是较年轻患者的优选方案。一项研究显示，非清髓移植疗效显著优于清髓移植[435]。该研究比较了 17 例接受清髓移植和 10 例接受非清髓移植的患者。移植时中位年龄为 50 岁（年龄范围：5~63 岁），中位随访 55 个月后，20 例患者仍存活。非清髓组移植相关死亡率为 10%，清髓组为 30%。高危或低危因素、同胞或非同胞供者之间的生存期没有差别。该研究也证实了之前一些较小型清髓和非清髓干细胞移植疗效比较研究的结果[447]。

鉴于这些研究中的样本量小，有关移植治疗原发性骨髓纤维化的最佳策略还有一些问题尚未解决。其中包括在疾病稳定期移植的时机、移植前的最佳预处理方案、年轻患者的预处理是减量还是全量以及是使用外周血干细胞还是骨髓干细胞。

有研究报道，21 例年龄为 45~75 岁的患者，白消安预处理方案后给予 G-CSF 动员自体外周血干细胞，移植后产生了临床疗效，包括红系造血改善、血小板计数改善以及多数患者脾脏缩小。2 年精算生存率为 61%[448]。

病程及预后

疾病的进展与疾病诊断时测定的至少 16 种因素相关。生存期较短与以下几种情况有关：①年龄较大；②严重贫血；③白细胞计数极度增高（$>25\times10^9$/L）或白细胞减少（$<4.0\times10^9$/L）；④诊断时出现发热、盗汗或体重减轻等全身症状；⑤外周血原始细胞比例（≥1%）；⑥男性；⑦重度血小板减少；⑧血中 $CD34^+$ 细胞比例；⑨出现 *JAK2* 基因的 V617F 突变；⑩单核细胞增多；⑪原位末端标记显示增殖细胞核抗原指数下降以及细胞凋亡指数下降；⑫肝肿大程度；⑬骨髓纤维化程度；⑭脾切除术后的脾脏组织学结果；⑮ $CD34^+$ 细胞中 *WT1* 基因的表达；⑯某些克隆性细胞遗传学异常，尤其是涉及 5 号、7 号或 17 号染色体或有三种及以上染色体异常。染色体异常如 13q 或 20q 异常的患者与无染色体异常患者的生存期相比较无显著差异。每一回顾性研究均发现这些因素的不同亚组是显著的预后因素。最一致的预测变量似乎是诊断时的年龄、贫血严重程度及某些克隆性细胞遗传学异常，每一个都是不良预后指征[7,11-13,15,77,273,274,294,296,449-454]。

在 7 个研究中心超过 1000 例骨髓纤维化连续病例的一项研究中，中位生存期为 69 个月，上述①~⑤项因素被证明是将患者分成 4 个危险因素类最有用的变量。以下患者生存期较短：年龄大于 65 岁、血红蛋白小于 100g/L、白细胞计数大于 25×10^9/L、外周血原始细胞计数≥1%、有全身症状。根据出现危险因素的项数将患者划分到一个危险因素组。如无危险因素，则为低危；有 1 项危险因素，为低 - 中危；有 2 项危险因素，为高 - 中危；如有 3 项或以上危险因素，为高危。应用这些因素分类，低危患者的生存期为 135 个月，而低 - 中危为 95 个月，高 - 中危为 48 个月，高危为 27 个月[455]。原发性骨髓纤维化患者的 5 年生存率大约是年龄、性别相匹配的健康对照预期生存率的 40%[456]。

死亡的主要原因为感染、出血、脾切除后死亡以及转化为急性白血病[457-461]。转化为急性白血病之前有时可出现粒细胞肉瘤[34,259,427,461,462]。也可转化为急性淋巴细胞白血病或淋巴瘤[463,464]。有报道脾切除患者向白血病进展的风险增加[465]。诊断时原始细胞数大于 3%、血小板计数小于 100×10^9/L 与疾病向急性白血病进展相关。促红细胞生成素或雄激素治疗也与疾病向急性白血病进展的危险增高相关[466]。应用 JAK2 抑制剂的新药联合治疗可提高原发性骨髓纤维化转化为 AML 的疗效。有记载极个别原发性骨髓纤维化自发缓解者[467,468]。

与成人患者相比，婴幼儿及儿童原发性骨髓纤维化的病理学表现变化更大。婴幼儿患者可以随访数十年而无须治疗[469]，自发缓解亦有报道[470]。由于病程变化不定，在病程随访时采取保守治疗是比较合适的。

翻译：吴　文
校对：刘建湘

参考文献

1. Heuck G: Zwei Fälle von Leukämie mit eigenthümlichem Blut-resp Knochenmarks-befund. *Virchows Arch (Pathol Anat)* 78:475, 1879.
2. Silverstein MN: *Agnogenic Myeloid Metaplasia.* Publishing Science, Boston, 1975.
3. Mesa RA, Verstovsek S, Cervantes F, et al: Primary myelofibrosis (PMF), post polycythemia vera myelofibrosis (post-PV MF), post essential thrombocythemia myelofibrosis (post-ET MF), blast phase PMF (PMF-BP): Consensus on terminology by the international working group for myelofibrosis research and treatment (IWG-MRT). *Leuk Res* 31:737, 2007.
4. Lichtman MA: Is it chronic idiopathic myelofibrosis, myelofibrosis with myeloid metaplasia, chronic megakaryocytic-granulocytic myelosis, or chronic megakaryocytic leukemia? Further thoughts on the nosology of the clonal myeloid disorders. *Leukemia* 19:1139, 2005.
5. James C, Ugo V, Le Couédic JP, et al: A unique clonal JAK2 mutation leading to constitutive signalling causes polycythaemia vera. *Nature* 434:1144, 2005.
6. Baxter EJ, Scott LM, Campbell PJ, et al: Acquired mutation of the tyrosine kinase JAK2 in human myeloproliferative disorders. *Lancet* 365:1054, 2005.
7. Barosi G: Myelofibrosis with myeloid metaplasia. *Hematol Oncol Clin North Am* 17:1211, 2003.
8. Ward HP, Block MH: The natural history of agnogenic myeloid metaplasia (AMM) and a critical evaluation of its relationship with myeloproliferative syndrome. *Medicine (Baltimore)* 50:357, 1971.
9. Varki A, Lottenberg R, Griffith R, et al: The syndrome of idiopathic myelofibrosis. *Medicine (Baltimore)* 62:353, 1983.
10. Barosi G: Myelofibrosis with myeloid metaplasia. *Hematol Oncol Clin North Am* 17:1211, 2003.
11. Okamura T, Kinukawa N, Niho Y, Mizoguichi H: Primary chronic myelofibrosis: Clinical and prognostic evaluation in 336 Japanese patients. *Int J Hematol* 73:194, 2001.
12. Cervantes F, Pereira A, Esteve J, et al: Idiopathic myelofibrosis: Initial features, evolutionary pattern and survival in a series of 106 patients. *Med Clin North Am* 109:651, 1997.
13. Dupriez B, Morel P, Demory JL, et al: Prognostic factors in agnogenic myeloid metaplasia: A report on 195 cases with a new scoring system. *Blood* 88:1013, 1996.
14. Rupoli S, DaLio L, Sisti S, et al: Primary myelofibrosis: A detailed analysis of the clinicopathologic variables influencing survival. *Ann Hematol* 68:205, 1994.
15. Ozen S, Ferhanoglu B, Senocak M, Tüzüner N: Idiopathic myelofibrosis (agnogenic myeloid metaplasia). *Leuk Res* 21:125, 1997.
16. Landgren O, Goldin LR, Kristinsson SY, et al: Increased risks of polycythemia vera, essential thrombocythemia, and myelofibrosis among 24,577 first-degree relatives of 11,039 patients with myeloproliferative neoplasms in Sweden. *Blood* 112:2199, 2008.

17. Shalev O, Goldfarb A, Ariel I, et al: Myelofibrosis in young adults. *Acta Haematol* 70:396, 1983.
18. Sekhar M, Prentice HG, Poyat U, et al: Idiopathic myelofibrosis in children. *Br J Haematol* 93:394, 1996.
19. Cervantes F, Barosi G, Demory JL, et al: Myelofibrosis with myeloid metaplasia in young individuals: Disease characteristics, prognostic factors and identification of risk groups. *Br J Haematol* 102:684, 1998.
20. Sieff CA, Malleson P: Familial myelofibrosis. *Arch Dis Child* 55:888, 1980.
21. Sheikha A: Fatal familial infantile myelofibrosis. *J Pediatr Hematol Oncol* 26:164, 2004.
22. Rossbach HC: Familial infantile myelofibrosis as an autosomal recessive disorder: Preponderance among children from Saudi Arabia. *Pediatr Hematol Oncol* 23:453, 2006.
23. Cohn SL, Cohn RA, Chou P, et al: Infantile myelofibrosis with nephromegaly secondary to myeloid metaplasia. *Clin Pediatr (Phila)* 30:59, 1991.
24. Mallouh AA, Sa'di AR: Agnogenic myeloid metaplasia in children. *Am J Dis Child* 146:965, 1992.
25. Cervantes F, Barosi G, Hernández-Boluda J-C, et al: Myelofibrosis with myeloid metaplasia in adult individuals 30 years old or younger: Presenting features, evolution and survival. *Eur J Haematol* 66:324, 2001.
26. Segel GB, Lichtman MA: Familial (inherited) leukemia, lymphoma, and myeloma. *Blood Cells Mol Dis* 32:246, 2004.
27. Rumi E: Familial chronic myeloproliferative disorders: The state of the art. *Hematol Oncol* 26:131, 2008.
28. Kaufman S, Briere J, Bernard J: Familial myeloproliferative syndromes: Study of 6 families and review of literature. *Nouv Rev Fr Hematol* 20:1, 1978.
29. Péres-Encinas M, Bello JL, Perez-Crespo S, et al: Familial myeloproliferative syndrome. *Am J Hematol* 46:225, 1994.
30. Kutty J, Ridell B: Epidemiology of the myeloproliferative disorders: Essential thrombocythaemia, polycythemia vera, and idiopathic myelofibrosis. *Pathol Biol* 49:164, 2001.
31. McNally RJ, Rowland D, Roman E, Cartwright RA: Age and sex distributions of haematological malignancies in the U.K. *Hematol Oncol* 15:173, 1997.
32. Ridell B, Carneskog J, Wedel H, et al: Incidence of chronic myeloproliferative disorders in the city of Gotesborg, Sweden 1983–1992. *Eur J Haematol* 65:267, 2000.
33. Phekoo KJ, Richards MA, Møller H, Schey SA: The incidence and outcome of myeloid malignancies in 2,112 adult patients in southeast England. *Haematologica* 91:1400, 2006.
34. Mesa RA, Silverstein MN, Jacobsen SJ, et al: Population-based incidence and survival figures in essential thrombocythemia and agnogenic myeloid metaplasia: An Olmstead County Study 1976–1995. *Am J Hematol* 61:10, 1999.
35. Aksoy M, Erdem S, Dincol G: Two rare complications of chronic benzene poisoning: Myeloid metaplasia and paroxysmal nocturnal hemoglobinuria. *Blut* 30:255, 1975.
36. Hu H: Benzene-associated myelofibrosis. *Ann Intern Med* 106:171, 1987.
37. Tondel M, Perrson B, Carstensen J: Myelofibrosis and benzene exposure. *Occup Med* 45:31, 1995.
38. Anderson RE, Hoshino T, Yamamoto T: Myelofibrosis with myeloid metaplasia in survivors of the atomic bomb in Hiroshima. *Ann Intern Med* 60:1, 1964.
39. Jacobson RS, Salo A, Fialkow PS: Agnogenic myeloid metaplasia: A clonal proliferation of hematopoietic stem cells with secondary myelofibrosis. *Blood* 51:189, 1978.
40. Kahn A, Bernard JF, Cottreau D, et al: A deficient G-6-PD variant with hemizygous expression in blood cells of a woman with primary myelofibrosis. *Humangenetik* 30:41, 1975.
41. Sato Y, Suda T, Suda J, et al: Multilineage expression of haemopoietic precursors with an abnormal clone in idiopathic myelofibrosis. *Br J Haematol* 64:657, 1986.
42. Kreipe H, Jaquet K, Falgner J, et al: Clonal granulocytes and bone marrow cells in the cellular phase of agnogenic myeloid metaplasia. *Blood* 78:1814, 1991.
43. Tsukamoto N, Morita K, Maehara T, et al: Clonality in chronic myeloproliferative disorders defined by X-chromosome linked probes. *Br J Haematol* 86:253, 1994.
44. Buschle M, Janssen JWG, Drexler H, et al: Evidence for pluripotent stem cell origin of idiopathic myelofibrosis: Clonal analysis of a case characterized by a N-*ras* gene mutation. *Leukemia* 2:658, 1988.
45. Lebowitz P, Papac R, Ghosh PK: Impaired retinoblastoma susceptibility (Rb) gene expression in agnogenic myeloid metaplasia. *Blood* 76(Suppl 1):236A, 1990.
46. Reeder TL, Bailey RJ, Dewald GW, Tefferi A: Both B and T lymphocytes may be clonally involved in myelofibrosis with myeloid metaplasia. *Blood* 101:1981, 2003.
47. Popat U, Frost A, Liu E, et al: High levels of circulating CD34 cells, dacryocytes, clonal hematopoiesis, and JAK2 mutation differentiate myelofibrosis with myeloid metaplasia from secondary myelofibrosis associated with pulmonary hypertension. *Blood* 107:3486, 2006.
48. Delhommeau F, Dupont S, Tonetti C, et al: Evidence that the JAK2 G1849T (V617F) mutation occurs in a lymphomyeloid progenitor in polycythemia vera and idiopathic myelofibrosis. *Blood* 109:71, 2007.
49. James C, Mazurier F, Dupont S, et al: The hematopoietic stem cell compartment of JAK2V617F-positive myeloproliferative disorders is a reflection of disease heterogeneity. *Blood* 112:2429, 2008.
50. Wendling F, Varlet P, Charon M, Tambourin P: MPLV: A retrovirus complex inducing an acute myeloproliferative leukemic disorder in adult mice. *Virology* 149:242, 1986.
51. Kaushansky K: Thrombopoietin. *N Engl J Med* 339:746, 1998.
52. Yan X-Q, Lacey D, Hill D, et al: A model of myelofibrosis and osteosclerosis in mice induced by overexpressing thrombopoietin (mpl ligand). *Blood* 88:402, 1996.
53. Villeval JL, Cohen-Solal K, Tuliez M, et al: High thrombopoietin production by hematopoietic cells induces a fatal myeloproliferative syndrome in mice. *Blood* 90:4396, 1997.
54. Chagraoui H, Komura E, Tulliez M, et al: Prominent role of TGF-beta 1 in thrombopoietin-induced myelofibrosis in mice. *Blood* 100:3495, 2002.
55. Chagraoui H, Tulliez M, Smayra T, et al: Stimulation of osteoprotegerin production is responsible for osteosclerosis in mice overexpressing TPO. *Blood* 101:2983, 2003.
56. Vannucchi AM, Bianchi L, Cellai C, et al: Development of myelofibrosis in mice genetically impaired for GATA-1 expression (GATA-1(low) mice). *Blood* 100:1123, 2002.
57. Vannucchi AM, Migliaccio AR, Paoletti F, et al: Pathogenesis of myelofibrosis with myeloid metaplasia: Lessons from mouse models of the disease. *Semin Oncol* 32:365, 2005.
58. Garimella R, Kacena MA, Tague SE, et al: Expression of bone morphogenetic proteins and their receptors in the bone marrow megakaryocytes of GATA-1(low) mice: A possible role in osteosclerosis. *J Histochem Cytochem* 55:745, 2007.
59. Levine RL, Gilliland DG: Myeloproliferative disorders. *Blood* 112:2190, 2008.
60. Levine RL, Wadleigh M, Cools J, et al: Activating mutation in the tyrosine kinase JAK2 in polycythemia vera, essential thrombocythemia, and myeloid metaplasia with myelofibrosis. *Cancer Cell* 7:387, 2005.
61. Kilpivaara O, Levine RL: JAK2 and MPL mutations in myeloproliferative neoplasms: Discovery and science. *Leukemia* 22:1813, 2008.
62. Wernig G, Mercher T, Okabe R, et al: Expression of Jak2V617F causes a polycythemia vera-like disease with associated myelofibrosis in a murine bone marrow transplant model. *Blood* 107:4274, 2006.
63. Lacout C, Pisani DF, Tulliez M, et al: JAK2V617F expression in murine hematopoietic cells leads to MPD mimicking human PV with secondary myelofibrosis. *Blood* 108:1652, 2006.
64. Zaleskas VM, Krause DS, Lazarides K, et al: Molecular pathogenesis and therapy of polycythemia induced in mice by JAK2 V617F. *PLoS ONE* 1:e18, 2006.
65. Kralovics R, Guan Y, Prchal JT: Acquired uniparental disomy of chromosome 9p is a frequent stem cell defect in polycythemia vera. *Exp Hematol* 30:229, 2002.
66. Tiedt R, Hao-Shen H, Sobas MA, et al: Ratio of mutant JAK2-V617F to wild-type Jak2 determines the MPD phenotypes in transgenic mice. *Blood* 111:3931, 2008.
67. Larsen TS, Pallisgaard N, Møller MB, Hasselbalch HC: The JAK2 V617F allele burden in essential thrombocythemia, polycythemia vera and primary myelofibrosis—Impact on disease phenotype. *Eur J Haematol* 79:508, 2007.
68. Pikman Y, Lee BH, Mercher T, et al: MPLW515L is a novel somatic activating mutation in myelofibrosis with myeloid metaplasia. *PLoS Med* 3:e270, 2006.
69. Pardanani AD, Levine RL, Lasho T, et al: MPL515 mutations in myeloproliferative and other myeloid disorders: A study of 1182 patients. *Blood* 108:3472, 2006.
70. Tefferi A: JAK and MPL mutations in myeloid malignancies. *Leuk Lymphoma* 49:388, 2008.
71. Abu-Duhier FM, Goodeve AC, Care RS, et al: Mutational analysis of class III receptor tyrosine kinases (C-KIT, C-FMS, FLT3) in idiopathic myelofibrosis. *Br J Haematol* 120:464, 2003.
72. Kawamata N, Ogawa S, Yamamoto G, et al: Genetic profiling of myeloproliferative disorders by single-nucleotide polymorphism oligonucleotide microarray. *Exp Hematol* 36(11):1477, 2008.
73. Andrieux J, Demory JL, Dupriez B, et al: Dysregulation and overexpression of HMGA2 in myelofibrosis with myeloid metaplasia. *Genes Chromosomes Cancer* 39:82, 2004.
74. Bogani C, Ponziani V, Guglielmelli P, et al: Myeloproliferative Disorders Research Consortium. Hypermethylation of CXCR4 promoter in CD34+ cells from patients with primary myelofibrosis. *Stem Cells* 26:1920, 2008.
75. Rosti V, Massa M, Vannucchi AM, et al: The expression of CXCR4 is down-regulated on the CD34+ cells of patients with myelofibrosis with myeloid metaplasia. *Blood Cells Mol Dis* 38:280, 2007.
76. Ciurea SO, Merchant D, Mahmud N, et al: Pivotal contributions of megakaryocytes to the biology of idiopathic myelofibrosis. *Blood* 110:986, 2007.
77. Guglielmelli P, Zini R, Bogani C, et al: Molecular profiling of CD34+ cells in idiopathic myelofibrosis identifies a set of disease-associated genes and reveals the clinical significance of Wilms' tumor gene 1 (WT1). *Stem Cells* 25:165, 2007.
78. Massa M, Rosti V, Ramajoli I, et al: Circulating CD34+, CD133+, and vascular endothelial growth factor receptor 2-positive endothelial progenitor cells in myelofibrosis with myeloid metaplasia. *J Clin Oncol* 23:5688, 2005.
79. Giraudier S, Chagraoui H, Komura E, et al: Overexpression of FKBP51 in idiopathic myelofibrosis regulates the growth factor independence of megakaryocyte progenitors. *Blood* 100:2932, 2002.
80. Wang JC, Chen C, Lou LH, et al: Blood thrombopoietin, IL-6, and IL-11 levels in patients with agnogenic myeloid metaplasia. *Leukemia* 11:1827, 1997.
81. Moliterno AR, Hankins WD, Spivak JL: Impaired expression of the thrombopoietin receptor by patients with polycythemia vera. *N Engl J Med* 338:572, 1998.
82. Temerinac S, Klippel S, Strunck E, et al: Cloning of PRV-1, a novel member of the uPAR receptor superfamily, which is overexpressed in polycythemia rubra vera. *Blood* 95:2569, 2000.
83. Liu E, Jelinek J, Pastore YD, et al: Discrimination of polycythemia and thrombocytoses by novel, simple, accurate clonality assays and comparison of PRV-1 expression and BFU-E response to erythropoietin. *Blood* 101:3294, 2003.
84. Prockop DJ, Kivirikko KI, Tuderman L, et al: The biosynthesis of collagen and its disorders. *N Engl J Med* 301:13, 1979.
85. Bauermeister DE: Quantitation of bone marrow reticulin: A normal range. *Am J Clin Pathol* 56:24, 1971.
86. Ivànyi JL, Mahunka M, Papp A, Telek B: Prognostic significance of bone marrow reticulum fibers in idiopathic myelofibrosis: Evolution of clinicopathological parameters in a scoring system. *Haematologica* 26:75, 1994.
87. McCarthy DM: Annotation: Fibrosis of the bone marrow: Content and causes. *Br J Haematol* 59:1, 1985.
88. Apaja-Sarkkinen M, Autio-Harmainen H, Alavaikko M, et al: Immunohistochemical study of basement membrane proteins and type III procollagen in myelofibrosis. *Br J Haematol* 63:571, 1986.
89. Hasselbalch H, Junker P, Lisse I, et al: Serum markers for type IV collagen and type III procollagen in the myelofibrosis-osteomyelosclerosis syndrome and other chronic myeloproliferative disorders. *Am J Hematol* 23:101, 1986.
90. Reilly JT: Pathogenesis of idiopathic myelofibrosis: Role of growth factors. *J Clin Pathol* 45:461, 1992.
91. Charron D, Robert L, Couty MC, Binet JL: Biochemical and histological analysis of

bone marrow collagen in myelofibrosis. *Br J Haematol* 41:151, 1979.
92. Podolak-Dawidziak M, Wróbel T, Jelen M: Serum concentration of the amino terminal peptide of type III procollagen (PIIINP) in patients with myeloproliferative disorders (MPD). *Pol Arch Med Wewn* 99:24, 1998.
93. Gay S, Gay RE, Prohal JT: Immunohistological studies of bone marrow collagen, in *Myelofibrosis and the Biology of Connective Tissue*, edited by P Berk, H Castro-Malaspina, LR Wasserman, p 291. Alan R. Liss, New York, 1984.
94. Hasselbalch H, Junker P, Horslev-Patersen K, et al: Procollagen type III amino-terminal peptide in serum in idiopathic myelofibrosis and allied conditions. *Am J Hematol* 33:18, 1990.
95. Reilly JT, Nash JRG, Mackie MJ, McVerry BA: Endothelial cell proliferation in myelofibrosis. *Br J Haematol* 60:625, 1985.
96. Baglin TP, Crocker MA, Timmins A, et al: Bone marrow hypervascularity in patients with myelofibrosis identified by infrared thermography. *Clin Lab Haematol* 13:341, 1991.
97. Bock O, Neuse J, Hussein K, et al: Aberrant collagenase expression in chronic idiopathic myelofibrosis is related to the stage of disease but not to the JAK2 mutation status. *Am J Pathol* 169:471, 2006.
98. Bock O, Höftmann J, Theophile K, et al: Bone morphogenetic proteins are overexpressed in the bone marrow of primary myelofibrosis and are apparently induced by fibrogenic cytokines. *Am J Pathol* 172:951, 2008.
99. Dolan G, Forrest P, Eastham J, et al: Serum laminin, procollagen terminal peptide III and thrombocyte platelet derived growth factor concentrations in idiopathic myelofibrosis. *Br J Haematol* 77(Suppl 1):73, 1991.
100. Reilly JT, Nash JRG, Mackie MJ, McVerry BA: Immunoenzymatic detection of fibronectin in normal and pathological haemopoietic tissue. *Br J Haematol* 59:497, 1985.
101. Hasselbalch H, Clemmensen I: Plasma fibronectin in idiopathic myelofibrosis and related chronic myeloproliferative disorders. *Scand J Clin Lab Invest* 47:429, 1987.
102. Soini Y, Kamel D, Apaja-Sarkkinen M, et al: Tenascin immunoreactivity in normal and pathological bone marrow. *J Clin Pathol* 46:218, 1993.
103. Reilly JT, Nash JRG: Vitronectin (serum spreading factor): Its localization in normal and fibrotic tissue. *J Clin Pathol* 41:1269, 1988.
104. Le Bousse-Kerdilès MC, Martyré MC, et al: Involvement of the fibrogenic cytokines, TGF-β and bFGF, in the pathogenesis of idiopathic myelofibrosis. *Pathol Biol* 49:153, 2001.
105. Rameshwar P, Oh HS, Yook C, Chang VT: Substance P-fibronectin cytokine interactions in myeloproliferative disorders with bone marrow fibrosis. *Acta Haematol* 109:1, 2003.
106. Wang JC, Wong C, Kao WW: Immunoreactive prolylhydroxylase in patients with primary and secondary myelofibrosis. *Br J Haematol* 65:171, 1987.
107. Barosi G, Costa A, Liberato LN, et al: Serum procollagen III peptide level correlates with disease activity in myelofibrosis with myeloid metaplasia. *Br J Haematol* 72:16, 1989.
108. Hochweiss S, Fruchtman S, Hahn EG, et al: Increased serum procollagen III aminoterminal peptide in myelofibrosis. *Am J Hematol* 15:343, 1983.
109. Hasselbalch H, Junker P, Lisse I, et al: Circulating hyaluronan in the myelofibrosis/osteomyelosclerosis syndrome and other myeloproliferative disorders. *Am J Hematol* 36:1, 1991.
110. Thiele J, Kvasnicka HM, Fischer R, Diehl V: Clinicopathological impact of the interactivity between megakaryocytes and myeloid stroma in chronic myeloproliferative disorders: A concise update. *Leuk Lymphoma* 24:463, 1997.
111. Schmitt A, Drouin A, Masse J-M, et al: Polymorphonuclear neutrophil and megakaryocyte mutual involvement in myelofibrosis pathogenesis. *Leuk Lymphoma* 43:719, 2002.
112. Frey BM, Rafii S, Teterson M, et al: Adenovector-mediated expression of human thrombopoietin cDNA in immune-compromised mice: Insights into the pathophysiology of osteomyelofibrosis. *J Immunol* 160:691, 1998.
113. Rameshwar P, Chang VT, Thacker UF, Gascón P: Systemic transforming growth factor-beta in patients with bone marrow fibrosis-pathophysiological implications. *Am J Hematol* 59:133, 1998.
114. Rosenfeld M, Keating A, Bowen-Pope BF, et al: Responsiveness of the in vitro hematopoietic microenvironment to platelet-derived growth factor. *Leuk Res* 9:427, 1985.
115. Bernabei PA, Arcangeli A, Casini M, et al: Platelet-derived growth factor(s) mitogenic activity in patients with myeloproliferative disease. *Br J Haematol* 63:353, 1986.
116. Thiele J, Rompick V, Wagner S, Fischer R: Vascular architecture and collagen type IV in primary myelofibrosis and polycythemia vera. *Br J Haematol* 80:227, 1992.
117. Johnston JB, Dalal BI, Israels SJ, et al: Deposition of transforming growth factor-β in the marrow in myelofibrosis, and the intracellular localization and secretion of TGF-β by leukemic cells. *Am J Clin Pathol* 103:574, 1995.
118. Martré M-C: TGF-β and megakaryocytes in the pathogenesis of myelofibrosis in myeloproliferative disorders. *Leuk Lymphoma* 20:39, 1995.
119. Martré M-C, LeBousse-Kerdiles M-C, Romquin N, et al: Elevated levels of basic fibroblast growth factor in megakaryocytes and platelets from patients with idiopathic myelofibrosis. *Br J Haematol* 97:441, 1997.
120. Dalley A, Smith JM, Reilly JT, MacNeil S: Investigation of calmodulin and basic fibroblast growth factor (bFGF) in idiopathic myelofibrosis: Evidence for a role of extracellular calmodulin in fibroblast proliferation. *Br J Haematol* 93:856, 1996.
121. Nathan C: Secretory products of macrophages. *J Clin Invest* 79:319, 1987.
122. Burstein SA, Malpass TW, Yee E, et al: Platelet factor-4 excretion in myeloproliferative disease: Implication for the aetiology of myelofibrosis. *Br J Haematol* 57:383, 1984.
123. Wang JC, Novetsky A, Chen C, et al: Plasm matrix metalloproteinase and tissue inhibitor of metalloproteinase in patients with agnogenic myeloid metaplasia or idiopathic primary myelofibrosis. *Br J Haematol* 119:709, 2002.
124. Kvasnica HM, Thiele J, Amend T, Fischer R: Three-dimensional reconstruction of histiologic structures in human bone marrow from serial sections of trephine biopsies. *Anal Quant Cytol Histol* 16:159, 1994.
125. Reilly JT, Nash JR, Mackie MJ, et al: Endothelial cell proliferation in myelofibrosis. *Br J Haematol* 60:625, 1985.
126. Charbord P: Increased vascularity of bone marrow in myelofibrosis. *Br J Haematol* 62:595, 1986.
127. VanDyke D, Anger HO, Parker H, et al: Markedly increased bone blood flow in myelofibrosis. *J Nucl Med* 12:506, 1971.
128. Hotta T, Utsumi M, Katoh T, et al: Granulocytic and stromal progenitors in the bone marrow of patient with primary myelofibrosis. *Scand J Haematol* 34:251, 1985.
129. Greenberg BR, Woo L, Veomett JC, et al: Cytogenetics of bone marrow fibroblastic cells in idiopathic chronic myelofibrosis. *Br J Haematol* 66:487, 1987.
130. Caughman W, Stern R, Haynes H: Neutrophilic dermatosis of myeloproliferative disorders: Atypical forms of pyoderma gangrenosum and Sweet's syndrome associated with myeloproliferative disorders. *J Am Acad Dermatol* 9:751, 1983.
131. Gibson LE, Dicken CH, Flach DB: Neutrophilic dermatoses and myeloproliferative disease: Report of two cases. *Mayo Clin Proc* 60:735, 1985.
132. Su WPD, Alegre VA, White WL: Myelofibrosis discovered after diagnosis of Sweet's syndrome. *Int J Dermatol* 29:201, 1990.
133. Kanel KT, Kroboth FJ, Swartz WM: Pyoderma gangrenosum with myelofibrosis. *Am J Med* 82:1031, 1987.
134. Loewy G, Matthew A, Distenfeld A: Skin manifestations of agnogenic myeloid metaplasia. *Am J Hematol* 45:167, 1994.
135. Patel BM, Perniciaro C, Gertz MA: Cutaneous extramedullary hematopoiesis. *J Am Acad Dermatol* 32:805, 1995.
136. Rogalski C, Paasch U, Friedrich T, et al: Cutaneous extramedullary hematopoiesis in idiopathic myelofibrosis. *Int J Dermatol* 41:883, 2002.
137. Thiele J, Kvasnicka HM, Zankovich R, Diehl V: Early-stage idiopathic (primary) myelofibrosis—Current issues of diagnostic features. *Leuk Lymphoma* 43:1035, 2002.
138. Buhr T, Büsche G, Choritz H, et al: Evolution of myelofibrosis in chronic idiopathic myelofibrosis as evidenced in sequential bone marrow biopsy specimens. *Am J Clin Pathol* 119:152, 2003.
139. Thiele J, Kvasnicka HM: Chronic myeloproliferative disorders with thrombocythemia comparative study of two classification systems (PSSG, WHO) on 839 patients. *Ann Hematol* 82:148, 2003.
140. King BF, Kopecky KK, Baker MK, et al: Extramedullary hematopoiesis in the adrenal glands: CT characteristics. *J Comput Assist Tomogr* 11:342, 1987.
141. Wat NM, Tse KK, Chan FL, Lam KS: Adrenal extramedullary hematopoiesis. *Br J Haematol* 100:725, 1998.
142. Gibbins J, Pankhurst T, Murray J, et al: Extramedullary haematopoiesis in the kidney: A case report and review of literature. *Clin Lab Haematol* 27:391, 2005.
143. Schunuelle P, Waldherr R, Lehmann KJ, et al: Idiopathic myelofibrosis with extramedullary hematopoiesis in the kidneys. *Clin Nephrol* 52:256, 1999.
144. Ablett MJ, Vosylius P: Perirenal extramedullary haematopoeisis in myelofibrosis demonstrated on computed tomography. *Br J Haematol* 124:406, 2004.
145. Shaver RW, Clore FC: Extramedullary hemopoiesis in myeloid metaplasia. *AJR Am J Roentgenol* 137:874, 1981.
146. Williams ME, Innes DJ, Hutchison WT, et al: Extramedullary hematopoiesis: A cause of severe generalized lymphadenopathy in agnogenic myeloid metaplasia. *Arch Intern Med* 145:1308, 1985.
147. Fianza A, Alberici E, Toretta L: Rapidly growing extramedullary hemopoiesis in lymph nodes. *Haematologica* 86:784, 2001.
148. Sharma BK, Pounder RE, Cruse JP, et al: Extramedullary haemopoiesis in the small bowel. *Gut* 27:873, 1986.
149. MacKinnon S, McNicol AM, Lee FD, et al: Myelofibrosis complicated by intestinal extramedullary haemopoiesis and acute small bowel obstruction. *J Clin Pathol* 39:677, 1986.
150. Soloman D, Goodman H, Jacobs P: Rectal stenosis due to extramedullary hematopoiesis. *Clin Radiol* 49:726, 1994.
151. Sunderland K, Barratt J, Pidcock M: Extramedullary hemopoiesis arising in the gut mimicking carcinoma of the cecum. *Pathology* 26:62, 1994.
152. Brooks JJ, Krugman DT, Danjanor I: Myeloid metaplasia presenting as a breast mass. *Am J Surg Pathol* 4:281, 1980.
153. Martinelli G, Santini D, Bazzocchi F, et al: Myeloid metaplasia of the breast: A lesion which clinically mimics carcinoma. *Virchows Arch* 401:203, 1983.
154. Zonderland HM, Michiels JJ, Ten Kate FJW: Mammographic and sonographic demonstration of extramedullary hematopoiesis of the breast. *Clin Radiol* 44:64, 1991.
155. Navarro M, Crespo C, Pérez L, et al: Massive intrahepatic extramedullary hematopoiesis in myelofibrosis. *Abdom Imaging* 25:184, 2000.
156. Lee IJ, Kim SH, Kim DS, et al: Intrahepatic extramedullary hematopoiesis mimicking a hypervascular hepatic neoplasm on dynamic- and SPIO-enhanced MRI. *Korean J Radiol* 9(Suppl):S34, 2008.
157. Yusen RD, Kollef MH: Acute respiratory failure due to extramedullary hematopoiesis. *Chest* 108:1170, 1995.
158. Schwarz C, Bittner R, Kirsch A, et al: A 62-year-old woman with bilateral pleural effusions and pulmonary infiltrates caused by extramedullary hematopoiesis. *Respiration* 78:110, 2009.
159. García-Manero G, Schuster S, Patrick H, Martinez J: Pulmonary hypertension in patients with myelofibrosis secondary to myeloproliferative diseases. *Am J Hematol* 60:130, 1999.
160. Yang X, Bhuiya T, Esposito M: Sclerosing extramedullary tumor. *Ann Diagn Pathol* 6:183, 2002.
161. Oren I, Goldman A, Haddad N, et al: Ascites and pleural effusion a secondary to extramedullary hematopoiesis. *Am J Med Sci* 318:286, 1999.
162. Miyata T, Masuzawa M, Katsuoka K, Higashihara M: Cutaneous extramedullary hematopoiesis in a patient with idiopathic myelofibrosis. *J Dermatol* 35:456, 2008.
163. Mizoguchi M, Kawa Y, Minami T, et al: Cutaneous extramedullary hematopoiesis in myelofibrosis. *J Am Acad Dermatol* 22:351, 1990.
164. Heinicke MH, Zarrabi MH, Gorevic PD: Arthritis due to synovial involvement by extramedullary haematopoiesis in myelofibrosis with myeloid metaplasia. *Ann Rheum Dis* 42:196, 1983.

165. Leoni F, Fabbri R, Pascarella A, et al: Extramedullary hematopoiesis in thyroid multinodular goiter preceding clinical evidence of agnogenic myeloid metaplasia. *Histopathology* 28:559, 1996.
166. Kwak H-S, Lee J-M: CT findings of extramedullary hematopoiesis in the thorax, liver, and kidneys in a patient with myelofibrosis. *J Korean Med Sci* 15:460, 2000.
167. Humphrey PA, Vollmer RT: Extramedullary hematopoiesis in the prostate. *Am J Surg Pathol* 15:486, 1991.
168. Macumber C, Young GAR, Selby WS: Myelofibrosis presenting as splenic tumor. *Dig Dis Sci* 44:1817, 1999.
169. Balogh K, O'Hara CJ: Myeloid metaplasia masquerading as a urethral caruncle. *J Urol* 135:789, 1986.
170. Oesterling JE, Keating JP, Leroy AJ, et al: Idiopathic myelofibrosis with myeloid metaplasia involving the renal pelvis, ureters and bladder. *J Urol* 147:1360, 1992.
171. La Fianza A, Torretta L, Spinazzola A: Extramedullary hematopoiesis in chronic myelofibrosis encasing the pelvicaliceal system and perirenal spaces: CT findings. *Urol Int* 75:281, 2005.
172. Perazella MA, Buller GK: Nephrotic syndrome associated with agnogenic myeloid metaplasia. *Am J Nephrol* 14:223, 1994.
173. Brown JA, Gomez-Leon G: Subdural hemorrhage secondary to extramedullary hematopoiesis in postpolycythemic myeloid metaplasia. *Neurosurgery* 14:588, 1984.
174. Cornfield DB, Shipkin P, Alluvia A, et al: Intracranial myeloid metaplasia: Diagnosis by CT and Fe52 scans and treatment by cranial irradiation. *Am J Hematol* 15:273, 1983.
175. Lundh B, Brandt L, Cronqvist S, et al: Intracranial myeloid metaplasia in myelofibrosis. *Scand J Haematol* 28:91, 1982.
176. Pless M, Rizzo JFIII, Shang J: Orbital apex syndrome: A rare presentation of extramedullary hematopoiesis. *J Neurooncol* 57:37, 2002.
177. Cameron WR, Ronnert M, Brun A: Extramedullary hematopoiesis of CNS in postpolycythemic myeloid metaplasia. *N Engl J Med* 305:765, 1981.
178. Chan SWW, Datta NN, Thomas TMM, Chan KW: Intracranial chloroma in myelofibrosis. *Surg Neurol* 59:55, 2003.
179. Haidar S, Ortiz-Neira C, Shroff M, et al: Intracranial involvement in extramedullary hematopoiesis: Case report and review of the literature. *Pediatr Radiol* 35:630, 2005.
180. Goh DH, Lee SH, Cho DC, et al: Chronic idiopathic myelofibrosis presenting as cauda equina compression due to extramedullary hematopoiesis: A case report. *J Korean Med Sci* 22:1090, 2007.
181. Cook G, Sharp RA: Spinal cord compression due to extramedullary haemopoiesis in myelofibrosis. *J Clin Pathol* 47:464, 1994.
182. Horwood E, Dowson H, Gupta R, et al: Myelofibrosis presenting as spinal cord compression. *J Clin Pathol* 56:154, 2003.
183. Scott IC, Poynton CH: Polycythaemia rubra vera and myelofibrosis with spinal cord compression. *J Clin Pathol* 61:681, 2008.
184. Ohtsubo M, Hayaski K, Fukushima T, et al: Intracranial extramedullary haematopoiesis in postpolycythemia myelofibrosis. *Br J Radiol* 67:299, 1994.
185. Urman M, O'Sullivan RA, Nugent RA, Lentle BC: Intracranial extramedullary hematopoiesis. *Clin Nucl Med* 16:431, 1991.
186. Lanir A, Aghai E, Simon JS, et al: MR imaging in myelofibrosis. *J Comput Assist Tomogr* 10:634, 1986.
187. Koch BL, Bisset GS, Bisset RR, Zimmer MB: Intracranial extramedullary hematopoiesis: MR findings with pathologic correlation. *AJR Am J Roentgenol* 162:1419, 1994.
188. Bartlett RP, Greipp PR, Tefferi A, et al: Extramedullary hematopoiesis manifesting as a symptomatic pleural effusion. *Mayo Clin Proc* 70:1165, 1995.
189. Oren I, Goldman A, Haddad N, et al: Ascites and pleural effusion secondary to extramedullary hematopoiesis. *Am J Med Sci* 318:286, 1999.
190. Lioté F, Yeni P, Teillet-Thiebaud F, et al: Ascites revealing peritoneal and hepatic extramedullary hematopoiesis with peliosis in agnogenic myeloid metaplasia. *Am J Med* 90:111, 1991.
191. Vilaseca J, Arnau JM, Tallada N, et al: Agnogenic myeloid metaplasia presenting as massive pericardial effusion due to extramedullary hematopoiesis. *Acta Haematol* 73:239, 1985.
192. Haedersdal C, Hasselbalch H, Devantier A, et al: Pericardial haematopoiesis with tamponade in myelofibrosis. *Scand J Haematol* 34:270, 1985.
193. Imam TH, Doll DC: Acute cardiac tamponade associated with pericardial extramedullary hematopoieses in agnogenic myeloid metaplasia. *Acta Haematol* 98:42, 1997.
194. Nagler A, Brenner B, Argov S, et al: Postsplenectomy pericardial effusion in two patients with myeloid metaplasia. *Arch Intern Med* 146:600, 1986.
195. Pedio G, Krause M, Jansova I: Megakaryocytes in ascitic fluid in a case of agnogenic myeloid metaplasia [letter]. *Acta Cytol* 29:89, 1985.
196. Silverman JF: Extramedullary hematopoietic ascitic fluid cytology in myelofibrosis. *Am J Clin Pathol* 84:125, 1985.
197. Stephenson RW, Britt DA, Schumann GB: Primary cytodiagnosis of peritoneal extramedullary hematopoiesis. *Diagn Cytopathol* 2:241, 1986.
198. Hocking WG, Lazar GS, Lipsett JA, et al: Cutaneous extramedullary hematopoiesis following splenectomy for idiopathic myelofibrosis. *Am J Med* 76:956, 1984.
199. Partanen S, Ruutu T, Jubonen E, et al: Effect of splenectomy on circulating haematopoietic progenitors in myelofibrosis. *Scand J Haematol* 37:87, 1986.
200. Hirose Y, Masaki Y, Shimoyama K, et al: Granulocytic sarcoma of megakaryoblastic differentiation in the lymph nodes terminating as acute megakaryocytic leukemia in a case of chronic idiopathic myelofibrosis persisting 16 years. *Eur J Haematol* 67:194, 2001.
201. Chan ACL, Kwong Y-L, Lam CCK: Granulocytic sarcoma megakaryoblastic differentiation complicating chronic idiopathic myelofibrosis. *Hum Pathol* 27:417, 1996.
202. Oishi N, Swisher SN, Stormont JM, et al: Portal hypertension in myeloid metaplasia. *Arch Surg* 81:80, 1960.
203. Rosenbaum DL, Murphy GW, Swisher SN: Hemodynamic studies of the portal circulation in myeloid metaplasia. *Am J Med* 41:360, 1966.
204. Jacobs P, Maze S, Tayob F, et al: Myelofibrosis, splenomegaly, and portal hypertension. *Acta Haematol* 74:45, 1985.
205. Dubois A, Dauzat M, Pignodel C, et al: Portal hypertension in lymphoproliferative and myeloproliferative disorders: Hemodynamic and histological correlations. *Hepatology* 17:246, 1993.
206. Degott C, Carpon JP, Bettan L, et al: Myeloid metaplasia, perisinusoidal fibrosis, and nodular regenerative hyperplasia of the liver. *Liver* 5:276, 1985.
207. Bioulac-Sage P, Roux D, Quinton A, et al: Ultrastructure of sinusoids in patients with agnogenic myeloid metaplasia. *J Submicrosc Cytol* 18:815, 1986.
208. Roux D, Merlio JP, Quinton A, et al: Agnogenic myeloid metaplasia, portal hypertension and sinusoidal abnormalities. *Gastroenterology* 92:1067, 1987.
209. Tsao MS: Hepatic sinusoidal fibrosis in agnogenic myeloid metaplasia. *Am J Clin Pathol* 91:302, 1989.
210. Pereira A, Bruguera M, Cervantes F, Rozman C: Liver involvement at diagnosis of primary myelofibrosis: A clinicopathological study of twenty-two cases. *Eur J Haematol* 40:355, 1988.
211. Valla d, Casadevall N, Huisse MG, et al: Etiology of portal vein thrombosis in adults. *Gastroenterology* 94:1063, 1988.
212. Lee W-C, Lin H-C, Tsay S-H, et al: Esophageal variceal ligation for esophageal variceal hemorrhage in a patient with portal and primary pulmonary hypertension complicating myelofibrosis. *Dig Dis Sci* 46:915, 2001.
213. Yusen RD, Kollef MH: Acute respiratory failure due to extramedullary hematopoiesis. *Chest* 108:1170, 1995.
214. Steensma DP, Hook CC, Stafford SL, Tefferi A: Low-dose, single fraction, whole-lung radiotherapy for pulmonary hypertension associated with myelofibrosis and myeloid metaplasia. *Br J Haematol* 118:813, 2002.
215. Cortelezzi A, Gritti G, et al: Pulmonary arterial hypertension in primary myelofibrosis is common and associated with an altered angiogenic status. *Leukemia* 22:646, 2008.
216. Popat U, Frost A, Liu EL, et al: Myelofibrosis is frequently seen in patients with primary pulmonary hypertension and is associated with polyclonal hematopoiesis and normal CD34 count. *Blood* 102:919A, 2003.
217. Boivin P, Bernard JF, Hakim J, et al: Anomalies immunitaires au cours de splenomegalies myeloides myelosclerose. *Acta Haematol* 51:91, 1974.
218. Lang JM, Oberling F, Mayer S, et al: Autoimmunity in primary myelofibrosis. *Biomedicine* 25:39, 1976.
219. Barge J, Slabodshy-Brousse N, Bernard JF: Histoimmunology of myelofibrosis: A study of 100 cases. *Biomedicine* 29:73, 1978.
220. Vellenga E, Mulder N, The T, et al: A study of the cellular and humoral immune response in patients with myelofibrosis. *Clin Lab Haematol* 4:239, 1982.
221. Rondeau E, Solal-Celigny P, Dhermy D, et al: Immune disorders in agnogenic myeloid metaplasia: Relations to myelofibrosis. *Br J Haematol* 53:467, 1983.
222. Gordon B: Immunological abnormalities in myelofibrosis. *Prog Clin Biol Res* 154:455, 1984.
223. Khumbanonda M, Horowitz HI, Eyster ME: Coombs' positive hemolytic anemia in myelofibrosis with myeloid metaplasia. *Am J Med Sci* 258:89, 1969.
224. Mohite U, Pathare A, Al Kindi S, et al: Autoimmune haemolytic anemia as the presenting manifestation of agnogenic myeloid metaplasia. *Haematologica* 32:495, 2002.
225. Kornblihtt LI, Vassalllu PS, Heller PG, et al: Primary myelofibrosis in a patient who developed primary biliary cirrhosis, autoimmune hemolytic anemia and fibrillary glomerulonephritis. *Ann Hematol* 87:1019, 2008.
226. Schreiber ZA: Immune thrombocytopenia in postpolythemic myelofibrosis. *Am J Hematol* 54:146, 1997.
227. Seelen MAJ, De Meijer PHEM, Posthuma EF, Meinders AE: Myelofibrosis and thrombocytopenic purpura. *Ann Hematol* 75:129, 1997.
228. Wang JC, Wang A: Plasma soluble interleukin-2 receptor in patients with primary myelofibrosis. *Br J Haematol* 86:380, 1994.
229. Leoni P, Rupoli S, Salvi A, et al: Antibodies against terminal galactosyl alpha(1–3) galactose epitopes in patients with idiopathic myelofibrosis. *Br J Haematol* 85:313, 1993.
230. Bernhardt B, Valleta M: Lupus anticoagulant in myelofibrosis. *Am J Med Sci* 272:229, 1976.
231. Cappio FC, Vigliani R, Novarino A, et al: Idiopathic myelofibrosis: A possible role for immune-complexes in the pathogenesis of bone marrow fibrosis. *Br J Haematol* 49:17, 1981.
232. Akikusa B, Komatsu T, Kondo Y, et al: Amyloidosis complicating idiopathic myelofibrosis. *Arch Pathol Lab Med* 111:525, 1987.
233. Hasselbalch H, Nielsen H, Berild D, et al: Circulating immune complexes in myelofibrosis. *Scand J Haematol* 34:177, 1985.
234. Gordon BR, Coleman M, Kohen P, et al: Immunologic abnormalities in myelofibrosis with activation of the complement system. *Blood* 58:904, 1981.
235. Ferhanoglu B, Erzin Y, Baslar Z, Tüzüner HAN: Secondary amyloidosis in the course of idiopathic myelofibrosis. *Leuk Res* 21:897, 1997.
236. Tefferi A, Kantarjian HM, Pardanani AD, et al: The clinical phenotype of myelofibrosis encompasses a chronic inflammatory state that is favorably altered by INCB018424, a selective inhibitor of JAK1/2.*Blood* 112:968, 2008.
237. El Mouzan MI, Ahmed MAM, Saleh MAF, et al: Myelofibrosis and pancytopenia in systemic lupus erythematosus. *Am J Med* 81:935, 1986.
238. Matsouka CH, Lioouris J, Andrianokis A: Systemic lupus erythematosus and myelofibrosis. *Clin Rheumatol* 8:402, 1989.
239. Paquette RL, Meshkinpour A, Rosen PJ: Autoimmune myelofibrosis. A steroid-responsive cause of bone marrow fibrosis associated with systemic lupus erythematosus. *Medicine (Baltimore)* 73:145, 1994.
240. Ramakrishna R, Kyle PW, Day PJ, Mansharan A: Evan's syndrome, myelofibrosis and systemic lupus erythematosus: Role of procollagens in myelofibrosis. *Pathology* 27:255, 1995.
241. Kiss E, Gál I, Simkovics E, et al: Myelofibrosis in systemic lupus erythematosus. *Leuk*

Lymphoma 39:661, 2000.
242. Aharon A, Levy Y, Bar-Dayan Y, et al: Successful treatment of early secondary myelofibrosis in SLE with IVIG. *Lupus* 6:408, 1997.
243. Von Knorring J, Selroos OW, Wegelius O: Myeloid metaplasia in disseminated vascular disease. *Acta Med Scand* 195:137, 1974.
244. Connelly TJ, Abruzzo JL, Schwab RH: Agnogenic myeloid metaplasia with polyarteritis. *J Rheumatol* 9:954, 1982.
245. Arellano-Rodrigo E, Esteve J, Giné E, et al: Idiopathic myelofibrosis associated with ulcerative colitis. *Leuk Lymphoma* 43:1481, 2002.
246. Ben-Chetrit E, Gross DJ, Ikon E, et al: The association between auto-immunity and agnogenic myeloid metaplasia. *Scand J Haematol* 31:410, 1983.
247. Hernández-Beluda JC, Jiménez M, Rosiñol L, Cervantes F: Idiopathic myelofibrosis associated with primary biliary cirrhosis. *Leuk Lymphoma* 43:673, 2002.
248. Marie I, Levesque H, Cailleux N, et al: An uncommon association: Sjögren syndrome and autoimmune myelofibrosis. *Rheumatology* 38:370, 1999.
249. Hasselbalch H, Jans H, Nielsen PL: A distinct subtype of idiopathic myelofibrosis with bone marrow features mimicking hairy cell leukemia: Evidence of an autoimmune pathogenesis. *Am J Hematol* 25:225, 1987.
250. Thiele J, Chen Y-S, Kvasnicka H-M, et al: Evolution of fibro-osteosclerotic bone marrow lesions in primary (idiopathic) osteomyelofibrosis—A histomorphometric study on sequential trephine biopsies. *Leuk Lymphoma* 14:163, 1994.
251. Thiele J, Hoeppner B, Zankovich R, Fischer R: Histomorphometry of bone marrow biopsies in primary osteomyelofibrosis-sclerosis (agnogenic myeloid metaplasia): Correlation between clinical and morphological features. *Virchows Arch* 415:191, 1989.
252. Guermazi A, De Kerviler E, Cazals-Hatem D, et al: Imaging findings in myelofibrosis. *Eur J Radiol* 9:1366, 1999.
253. Thiele J, Kvasnicka HM, Fischer R: Histochemistry and morphometry on bone marrow biopsies in chronic myeloproliferative disorders: Aids to diagnosis and classification. *Ann Hematol* 78:496, 1999.
254. Poulsen LW, Melsen F, Bendix KA: Histomorphometric study of haematologic disorders with respect to marrow fibrosis and osteosclerosis. *Acta Pathol Microbiol Immunol Scand* 106:495, 1998.
255. Coindre JM, Reiffers J, Goussot JF, et al: Histomorphometric analysis of sclerotic bone from idiopathic myeloid metaplasia. *J Pathol* 144:163, 1984.
256. Diamond T, Smith A, Schnier R, Manoharan A: Syndrome of myelofibrosis and osteosclerosis: A series of case reports and review of the literature. *Bone* 3:498, 2002.
257. Parfitt AM, Drezner MK, Glorieux FH, et al: Bone histomorphometry: Standardization of nomenclature, symbols, and units. *J Bone Miner Res* 2:595, 1987.
258. Cassi E, DePaoli A, Tosi A, et al: Pure osteolytic lesions in myelofibrosis: Report of 2 cases. *Haematologica* 70:178, 1985.
259. Fayemi AO, Gerber MA, Cohen I, et al: Myeloid sarcoma. *Cancer* 32:253, 1973.
260. Yu JS, Greenway G, Resnick D: Myelofibrosis associated with prominent periosteal bone apposition. *Clin Imaging* 18:89, 1994.
261. Cervantes F, Alvarez-Larrán A, Arellano-Rodrigo E, et al: Frequency and risk factors for thrombosis in idiopathic myelofibrosis: Analysis in a series of 155 patients from a single institution. *Leukemia* 20:55, 2006.
262. Barosi G, Cazzoli M, Frassoni F: Erythropoiesis in myelofibrosis with myeloid metaplasia: Recognition of different classes of patients by erythrokinetics. *Br J Haematol* 48:263, 1981.
263. Barosi G, Berzuinic C, Liberato LN, et al: A prognostic classification of myelofibrosis with myeloid metaplasia. *Br J Haematol* 70:397, 1988.
264. Thiele J, Kvasnicka H-M, Werden C, et al: Idiopathic primary osteomyelofibrosis. *Leuk Lymphoma* 22:303, 1996.
265. Njoku OS, Lewis SM, Catovsky D, et al: Anaemia in myelofibrosis: Its value in prognosis. *Br J Haematol* 54:79, 1983.
266. Howarth JE, Waters HM, Hyde K, Geary CG: Detection of erythroid hypoplasia in myelofibrosis using erythrokinetic studies. *J Clin Pathol* 42:1250, 1989.
267. Thiele J, Windecker R, Kvasnicka HM, et al: Erythropoiesis in primary (idiopathic) osteomyelofibrosis. *Am J Hematol* 46:36, 1994.
268. Bird GW, Wingham J, Richardson SG: Myelofibrosis, autoimmune haemolytic anaemia and Tn-polyagglutinability. *Haematologica* 18:99, 1985.
269. Kuo CY, VanVoolen GA, Morrison AN: Primary and secondary myelofibrosis: Its relationship to the PNH-like defect. *Blood* 40:875, 1972.
270. Veer A, Kosciolek BA, Bauman AW, et al: Acquired hemoglobin H disease in idiopathic myelofibrosis. *Am J Hematol* 6:199, 1979.
271. Barosi G, Baraldi A, Cassola M, et al: Red cell aplasia in myelofibrosis with myeloid metaplasia. *Cancer* 52:1290, 1983.
272. Silverstein MN, Elveback LR: Leukocyte alkaline phosphatase in agnogenic myeloid metaplasia. *Am J Clin Pathol* 61:307, 1974.
273. Douer D, Fabian I, Cline MJ: Circulation pluripotent haemopoietic cells in patients with myeloproliferative disorders. *Br J Haematol* 54:373, 1983.
274. Barosi G, Viarengo G, Pecci A, et al: Diagnostic and clinical relevance of the number of circulating CD34+ cells in myelofibrosis with myeloid metaplasia. *Blood* 98:3249, 2001.
275. Partanen S, Ruutu T, Vuopio P: Circulating haematopoietic progenitors in myelofibrosis. *Scand J Haematol* 29:325, 1982.
276. Wang JC, Cheung CP, Ahmed F, et al: Circulating granulocyte and macrophage progenitor cells in primary and secondary myelofibrosis. *Br J Haematol* 54:301, 1983.
277. Kornberg A, Fibach E, Treves A, et al: Circulating erythroid progenitors in patients with "spent" polycythaemia vera and myelofibrosis with myeloid metaplasia. *Br J Haematol* 52:573, 1982.
278. Colovi MD, Wiernik PH, Jankovi GM, et al: Circulating haematopoietic progenitor cells in primary and secondary myelofibrosis: Relation to collagen and reticulin fibrosis. *Eur J Haematol* 62:155, 1999.
279. Tinggaard-Pedersen N, Laursen B: Megakaryocytes in cubital venous blood in patients with chronic myeloproliferative diseases. *Scand J Haematol* 30:50, 1983.
280. Cervantes F, Hernandez-Boluda JC, Villamor N, et al: Assessment of peripheral blood lymphocyte subsets in idiopathic myelofibrosis. *Eur J Haematol* 65:104, 2000.
281. Marquetty C, Labro-Bryskier MT, Perianin A, et al: Impaired metabolic activity of phagocytosis neutrophils in agnogenic osteomyelofibrosis with splenomegaly. *Am J Med* 16:243, 1984.
282. Perianin A, Labro-Bryskier MT, Marquetty C, et al: Glutathione reductase and nitroblue tetrazolium reduction deficiencies in neutrophils of patients with primary idiopathic myelofibrosis. *Clin Exp Immunol* 57:244, 1984.
283. Briard D, Brouty-Boye D, Giron-Michel Jet al: Impaired NK cell differentiation of blood-derived CD34+ progenitors from patients with myeloid metaplasia with myelofibrosis. *Clin Immunol* 106:201, 2003.
284. Murphy S, Davis JL, Walsh PN, et al: Template bleeding time and clinical hemorrhage in myeloproliferative disease. *Arch Intern Med* 138:1251, 1978.
285. Malpass TW, Savage B, Hanson SR, et al: Correlation between bleeding time and depletion of platelet dense granule ADP in patients with myelodysplastic and myeloproliferative disorders. *J Lab Clin Med* 103:894, 1984.
286. Cunietti E, Gandini R, Marcaro G, et al: Defective platelet aggregation and increased platelet turnover in patients with myelofibrosis and other myeloproliferative diseases. *Scand J Haematol* 26:339, 1981.
287. Schafer AL: Deficiency of platelet lipoxygenase activity in myeloproliferative disorders. *N Engl J Med* 306:381, 1982.
288. Shafer AL: Bleeding and thrombosis in the myeloproliferative disorders. *Blood* 64:1, 1984.
289. Barbui T, Cortelazzo S, Viero P, et al: Thrombohaemorrhagic complications in 101 cases of myeloproliferative disorders: Relationship to platelet number and function. *Eur J Cancer Clin Oncol* 19:1593, 1983.
290. Thiele J, Lorenzen J, Manich B, et al: Apoptosis (programmed cell death) in idiopathic (primary) osteo-/myelofibrosis. *Acta Haematol* 97:137, 1997.
291. Thiele J, Holgado S, Choritz H, et al: Chronic megakaryocyte-granulocytic myelosis—An electron microscope study including freeze-fracture. *Virchows Arch A* 375:129, 1977.
292. Mesa RA, Hanson CA, Rajkumar SV, et al: Evaluation and clinical correlations of bone marrow angiogenesis in myelofibrosis with myeloid metaplasia. *Blood* 15:3374, 2000.
293. Hussein K, Van Dyke DL, Tefferi A: Conventional cytogenetics in myelofibrosis: Literature review and discussion. *Eur J Haematol* 2009.
294. Tam CS, Abruzzo LV, Lin KI, et al: The role of cytogenetic abnormalities as a prognostic marker in primary myelofibrosis: Applicability at the time of diagnosis and later during disease course. *Blood* 30:113, 2009.
295. Nakamura H, Sadamori N, Mine M, et al: Effects of short-term liquid culture of peripheral blood mononuclear cells with recombinant human granulocyte or granulocyte-macrophage colony-stimulating factor in cytogenetic studies of myelofibrosis with myeloid metaplasia. *Leukemia* 6:853, 1992.
296. Reilly JT, Snowden JA, Spearing RL, et al: Cytogenetic abnormalities and their prognostic significance in idiopathic myelofibrosis. *Br J Haematol* 98:96, 1997.
297. Tefferi A, Mesa RA, Schroeder G, et al: Cytogenetic findings and their clinical relevance in myelofibrosis with myeloid metaplasia. *Br J Haematol* 113:763, 2001.
298. Tefferi A, Meyer RG, Wyatt WA, et al: Comparison of peripheral blood interphase cytogenetics with bone marrow karyotype analysis in myelofibrosis with myeloid metaplasia. *Br J Haematol* 115:316, 2001.
299. Sinclair EJ, Forrest EC, Reilly JT, et al: Fluorescence in situ hybridization analysis of 25 cases of idiopathic myelofibrosis and two cases of secondary idiopathic: Monoallelic loss of RB1, D13S319 and D13S25 loci associated with cytogenetic deletion and translocation involving 13q14. *Br J Haematol* 113:365, 2001.
300. Reilly JT: Cytogenetic and molecular genetic aspects of idiopathic myelofibrosis. *Acta Haematol* 108:113, 2002.
301. Andrieux J, Demory JL, Morel P, et al: Frequency of structural abnormalities of the long arm of chromosome 12 in myelofibrosis with myeloid metaplasia. *Cancer Genet Cytogenet* 137:68, 2002.
302. Dingli D, Grand FH, Mahaffey V, et al: Der(6)t(1;6)(q21–23;p21.3): A specific cytogenetic abnormality in myelofibrosis with myeloid metaplasia. *Br J Haematol* 130:229, 2005.
303. Forrester RH, Louro JM: Philadelphia chromosome abnormality in agnogenic myeloid metaplasia. *Ann Intern Med* 64:622, 1966.
304. Weda F, Takashima T, Suzuki M, Kadoya M: MR diagnosis of myelofibrosis. *Radiat Med* 12:135, 1994.
305. Amano Y, Onda M, Amano M, Kumazaki T: Magnetic resonance imaging of myelofibrosis. STIR and gadolinium-enhanced MR images. *Clin Imaging* 21:264, 1997.
306. Schirrmeister H, Bommer M, Buck A, Reske SN: The bone scan ion osteosclerosis. *J Bone Miner Res* 16:2361, 2001.
307. Gilbert HS, Ginsberg H, Fagerstrom R, Brown WV: Characterization of hypocholesterolemia in myeloproliferative diseases. *Am J Med* 71:595, 1981.
308. Naggar L, Jaeger P, Burckhardt P, et al: Hypocalcemia and myelofibrosis: An unrecognized association. *Schweiz Med Wochenschr* 116:1771, 1986.
309. Voss A, Schmidt K, Hasselbalch H, Junker P: Hypercalcemia in idiopathic myelofibrosis. *Am J Hematol* 39:231, 1992.
310. Wang JC, Chen C, Lou L-H, Mora M: Blood thrombopoietin, IL-6 and IL-11 levels in patients with agnogenic myeloid metaplasia. *Leukemia* 11:1827, 1997.
311. Elliott MA, Yoon S-Y, Kao P, et al: Simultaneous measurement of serum thrombopoietin and expression of megakaryocyte c-MPL with clinical and laboratory correlates for myelofibrosis with myeloid metaplasia. *Eur J Haematol* 68:175, 2002.
312. Wang JC, Hashmi G: Elevated thrombopoietin levels in patients with myelofibrosis may not be due to enhanced production of thrombopoietin by bone marrow. *Leuk Res* 27:13, 2003.
313. Wang J, Wang A: Plasma soluble interleukin-2 receptor in patients with primary myelofibrosis. *Br J Haematol* 86:180, 1994.
314. DiRaimondo F, Azzaro MP, Palumbo GA, et al: Elevated vascular endothelial growth factor (VEGF) serum levels in idiopathic myelofibrosis. *Leukemia* 15:976, 2001.
315. Dekmezian R, Kantarjian HM, Heating MJ, et al: The relevance of reticulin stain-meas-

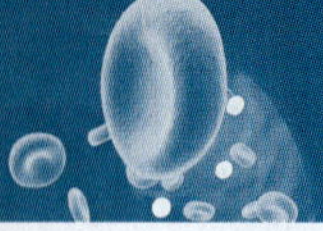

ured fibrosis at diagnosis in chronic myelogenous leukemia. *Cancer* 59:1739, 1987.

316. Steensma DP, Hanson C, Letendre L, Teffari A: Myelodysplasia with fibrosis: A distinct entity? *Leuk Res* 25:829, 2001.
317. Thiele J, Zankovich R, Steinberg T, et al: Primary (essential) thrombocythemia versus initial hyperplastic stages of agnogenic myeloid metaplasia with thrombocytosis. *Acta Haematol* 81:192, 1989.
318. Thiele J, Kvasnicka HM, Zancovich R, Diehl V: Relevance of bone marrow features in the differential diagnosis between essential thrombocythemia and early stage idiopathic myelofibrosis. *Haematologica* 85:1126, 2000.
319. Hasselbach H, Jans H, Nielsen PL: A distinct subtype of idiopathic myelofibrosis with bone marrow features mimicking hairy cell leukemia. Evidence of an autoimmune pathogenesis. *Am J Hematol* 25:225, 1979.
320. O'Reilly RA: Splenomegaly at a United States County Hospital: Diagnostic evaluation of 170 patients. *Am J Med Sci* 312:160, 1996.
321. Pullarkat V, Bass RD, Gong JZ, et al: Primary autoimmune myelofibrosis: Definition of a distinct clinicopathologic syndrome. *Am J Hematol* 72:8, 2003.
322. Harrison JS, Corcoran KE, Joshi D, et al: Peripheral monocytes and CD4+ cells are potential sources for increased circulating levels of TGF-beta and substance P in autoimmune myelofibrosis. *Am J Hematol* 81:51, 2006.
323. Popat U, Frost A, Liu E, et al: High levels of circulating CD34 cells, dacrocytes, clonal hematopoiesis, and JAK2 mutation differentiate myelofibrosis with myeloid metaplasia from secondary myelofibrosis associated with pulmonary hypertension. *Blood* 107:3486, 2006.
324. Fortunato A, Mazzone A, Ricevuti G: Myelofibrosis caused by cancer: Presentation of a clinical case with a very difficult diagnosis. *Minerva Med* 76:1051, 1985.
325. Yablonski-Peretz T, Sulkes A, Polliack A, et al: Secondary myelofibrosis with metastatic breast cancer simulating agnogenic myeloid metaplasia: Report of a case and review of the literature. *Med Pediatr Oncol* 13:92, 1985.
326. Ishimura J, Fukushi M: Scintigraphic evaluation of secondary myelofibrosis associated with prostatic cancer before hormonal therapy. *Clin Nucl Med* 15:330, 1990.
327. Smart HE, Canney PA, Kerr DJ: Myelofibrosis associated with metastatic seminoma. *Clin Oncol* 4:132, 1992.
328. Takahashi T, Akihama T, Yamaguchi A, et al: Lysozyme secreting tumor: A case of gastric cancer associated with myelofibrosis due to disseminated bone marrow metastasis. *Jpn J Med* 26:58, 1987.
329. Rubins JM: The role of myelofibrosis in malignant leukoerythroblastosis. *Cancer* 51:308, 1983.
330. Hashim MSK, Kordofani AYA, El Dabi MA: Tuberculosis and myelofibrosis in children. *Ann Trop Paediatr* 17:61, 1997.
331. Viallard J-F, Parrens M, Boiron J-M, et al: Reversible myelofibrosis induced by tuberculosis. *Clin Infect Dis* 34:1641, 2002.
332. Sawers AH, Davson J, Braganza J, et al: Systemic mastocytosis, myelofibrosis and portal hypertension. *J Clin Pathol* 35:617, 1982.
333. Reisberg IR, Oyakawa S: Mastocytosis with malabsorption, myelofibrosis, and massive ascites. *Am J Gastroenterol* 82:54, 1987.
334. Kanbe N, Kurosawa M, Nagata H, et al: Production of fibrogenic cytokines by cord blood-derived cultured human mast cells. *J Allergy Clin Immunol* 106:S85, 2000.
335. Berton A, Levi-Schaffer F, Emonard H, et al: Activation of fibroblasts in collagen lattices by mast cell extracts: A model of fibrosis. *Clin Exp Allergy* 30:485, 2000.
336. Brenner B, Green J, Rosenbaum H, et al: Severe pancytopenia due to marked marrow fibrosis associated with angioimmunoblastic lymphadenopathy. *Acta Haematol* 74:43, 1985.
337. Varma N, Vaiphei K, Varma S: Angiosarcoma presenting with leucoerythroblastic anaemia bone marrow fibrosis and massive splenomegaly. *Br J Haematol* 110:503, 2000.
338. Meckenstock G, Wehmeier A, Schaefer HE, et al: Lymphoid myelofibrosis associated with high grade B cell lymphoma of the liver. *Leuk Lymphoma* 26:197, 1997.
339. Abe Y, Ohshima K, Shiratsuchi M, et al: Cytotoxic T-cell lymphoma presenting as secondary myelofibrosis with high levels of PDGF and TGF-β. *Eur J Haematol* 66:210, 2001.
340. Weirich G, Sandherr M, Fellbaum C, et al: Molecular evidence of bone marrow involvement in advanced case of T$\gamma\delta$ lymphoma with secondary myelofibrosis. *Hum Pathol* 29:761, 1998.
341. Subramanian R, Basu D, Dutta TK: Significance of bone marrow fibrosis in multiple myeloma. *Pathology* 39:512, 2007.
342. Schmidt U, Ruwe M, Leder LD: Multiple myeloma with bone marrow biopsy features simulating concomitant chronic idiopathic myelofibrosis. *Nouv Rev Fr Hematol* 37:159, 1995.
343. Abildgaard N, Bendix-Hanse K, Kristensen JE, et al: Bone marrow fibrosis and disease activity in multiple myeloma monitored by the autoterminal propeptide of procollagen III in serum. *Br J Haematol* 99:641, 1997.
344. Kim CD, Kim SH, Kim YL, et al: Bone marrow immunoscintigraphy (BMIS): A new and important tool for the assessment of marrow fibrosis in renal osteodystrophy? *Adv Perit Dial* 14:183, 1998.
345. Bachmeyer C, Blum L, Cadranel JF, Delfraissy JF: Myelofibrosis in a patient with pachydermoperiostosis. *Clin Exp Dermatol* 30:646, 2005.
346. Nurden AT, Nurden P: The gray platelet syndrome: Clinical spectrum of the disease. *Blood Rev* 21:21, 2007.
347. Sadoun A, Lacotte L, Delwail V, et al: Allogeneic bone marrow transplantation for hypereosinophilic syndrome with advanced myelofibrosis. *Bone Marrow Transplant* 19:741, 1997.
348. Vasquez L, Caballero D, Del Cañizo C, et al: Allogeneic peripheral blood cell transplantation for hypereosinophilic syndrome with myelofibrosis. *Bone Marrow Transplant* 25:217, 2000.
349. Filho FDR, Ferreira VDA, Mendes FDO, et al: Bone marrow fibrosis (pseudo-myelofibrosis) in kala-azar. *Rev Soc Bras Med Trop* 33:363, 2000.
350. Seelen MAJ, De Meijer PHEM, Posthuma EFM, Meinders AE: Myelofibrosis and idiopathic thrombocytopenic purpura. *Ann Hematol* 75:129, 1997.
351. Chang JC, Naqvi T: Thrombotic thrombocytopenic purpura associated with bone marrow metastasis and secondary myelofibrosis in cancer. *Oncologist* 8:375, 2003.
352. Hatake K, Ohtsuki T, Uwai M, et al: Tretinoin induces bone marrow collagenous fibrosis in acute promyelocytic leukemia. *Br J Haematol* 93:646, 1996.
353. Labotka RJ, Morgan RR: Myelofibrosis with neuroblastoma. *Med Pediatr Oncol* 10:21, 1982.
354. Karcher DS, Pearson CE, Butler WM, et al: Giant lymph node hyperplasia involving the thymus with associated nephrotic syndrome and myelofibrosis. *Am J Clin Pathol* 77:100, 1982.
355. Kamien B, Harris L: Twin troubles—Rickets causing myelofibrosis. *J Paediatr Child Health* 43:573, 2007.
356. Stéphan JL, Galambrun C, Dutour A, Freycon F: Myelofibrosis: An unusual presentation of vitamin D-deficient rickets. *Eur J Pediatr* 158:828, 1999.
357. Gruner BA, DeNapoli TS, Elshihabi S, et al: Anemia and hepatosplenomegaly as presenting features in a child with rickets and secondary myelofibrosis. *J Pediatr Hematol Oncol* 25:813, 2003.
358. Stéphan JL, Galambrun C, Dutour A, Freycon F: Myelofibrosis: An unusual presentation of vitamin D-deficient rickets. *Eur J Pediatr* 158:828, 1999.
359. Sartoris DJ, Resnick D: Myelofibrosis arising in treated histiocytosis X. *Eur J Pediatr* 144:200, 1985.
360. Fukuno K, Tsurumi H, Yoshikawa T, et al: A variant of acute promyelocytic leukemia with marked myelofibrosis. *Int J Hematol* 74:322, 2001.
361. Mori A, Wada H, Okada M, et al: Acute promyelocytic leukemia with marrow fibrosis at initial presentation. Possible involvement of transforming growth factor-β_1. *Acta Haematol* 103:220, 2000.
362. Shah-Reddy I, Subramanian L, Narang S: Myelofibrosis and true histiocytic lymphoma. *Tumori* 71:509, 1985.
363. Jennings WH, Li CY, Kiely JM: Concomitant myelofibrosis with agnogenic myeloid metaplasia and malignant lymphoma. *Mayo Clin Proc* 58:617, 1983.
364. Epstein RJ, Joshua DE, Kronenberg H: Idiopathic myelofibrosis complicated by lymphoma: Report of two cases. *Acta Haematol* 73:40, 1985.
365. Kaufman S, Iuclea S, Reif R: Idiopathic myelofibrosis complicated by chronic lymphatic leukaemia. *Clin Lab Haematol* 9:81, 1987.
366. Nieto LH, Sanchez JMR, Arguelles HA, et al: A case of chronic lymphocytic leukemia overwhelmed by rapidly progressive idiopathic myelofibrosis. *Haematologica* 85:973, 2000.
367. Subramanian VP, Gomez GA, Han T, et al: Coexistence of myeloid metaplasia with myelofibrosis and hairy-cell leukemia. *Arch Intern Med* 145:164, 1985.
368. Sotlar K, Bache A, Stellmacher F, et al: Systemic mastocytosis associated with chronic idiopathic myelofibrosis: A distinct subtype of systemic mastocytosis associated with a clonal hematological non-mast cell lineage disorder carrying the activating point mutations KITD816V and JAK2V617F. *J Mol Diagn* 10:58, 2008.
369. Ji SQ, Zhu M, Wang YZ: Primary macroglobulinemia with myelofibrosis: Report of a case. *Chin Med J* 100:83, 1987.
370. Humphrey CA, Morris TCM: The intimate relationship of myelofibrosis and myeloma. *Br J Haematol* 73:269, 1989.
371. Meerkin D, Ashkenazi Y, Gottschalk-Sabag S, Hershko C: Plasma cell dyscrasia with myelofibrosis. *Cancer* 73:625, 1994.
372. Kakkar N, Vashishta RK, Banerjee AK, et al: Primary pulmonary malignant teratoma with yolk sac element associated with hematologic neoplasia. *Respiration* 63:52, 1996.
373. Berner Y, Berrebi A: Myeloproliferative disorders and nonmyelomatous paraprotein: A study of five patients and review of the literature. *Isr J Med Sci* 22:109, 1986.
374. Ellis JT, Peterson P: Myelofibrosis in the myeloproliferative disorders. *Prog Clin Biol Res* 154:19, 1984.
375. Najean Y, Rain JD, Dresch C, et al: Risk of leukaemia, carcinoma and myelofibrosis in ^{32}P- or chemotherapy-treated patients with polycythaemia vera. *Leuk Lymphoma* 22(Suppl 1):111, 1996.
376. Najean Y, Rain JD: Treatment of polycythemia vera: Use of ^{32}P alone or in combination with maintenance therapy using hydroxyurea in 461 patients greater than 65 years of age. *Blood* 89:2319, 1997.
377. Randi ML, Barbone E, Fabris F, et al: Post-polycythemia myeloid metaplasia. *J Med* 25:363, 1994.
378. Lukowicz DF, Myers TJ, Grasso JA, et al: Sideroblastic anemia terminating in myelofibrosis. *Am J Hematol* 13:253, 1982.
379. Hasselbalch H, Berild D: Transition of myelofibrosis to polycythaemia vera. *Scand J Haematol* 30:161, 1983.
380. Talarico L, Wolf BC, Kumar A, Weintraub LR: Reversal of bone marrow fibrosis and subsequent development of polycythemia vera in patients with myeloproliferative disorders. *Am J Hematol* 30:248, 1989.
381. Jallades L, Hayette S, Tigaud I, et al: Emergence of therapy-unrelated CML on a background of BCR-ABL-negative JAK2V617F-positive chronic idiopathic myelofibrosis. *Leuk Res* 32:1608, 2008.
382. Hussein K, Bock O, Seegers A, et al: Myelofibrosis evolving during imatinib treatment of a chronic myeloproliferative disease with coexisting BCR-ABL translocation and JAK2 V617F mutation. *Blood* 109:4106, 2007.
383. Cervantes F, Alvarez-Larrán A, Domingo A, et al: Efficacy and tolerability of danazol as a treatment for the anaemia of myelofibrosis with myeloid metaplasia: Long-term results in 30 patients. *Br J Haematol* 129:771, 2005.
384. Makdisi WJ, Cherian R, Vanveldhuizen PJ, et al: Fatal peliosis of the liver and spleen in a patient with agnogenic myeloid metaplasia treated with danazol. *Am J Gastroenterol* 90:317, 1995.
385. Ozsoylu S, Ruacan S: High-dose intravenous corticosteroid treatment in childhood idiopathic myelofibrosis. *Acta Haematol* 75:49, 1986.
386. Cetingül N, Yener E, Oztop S, et al: Agnogenic myeloid metaplasia in childhood: A report of two cases and efficiency of intravenous high dose methylprednisolone

treatment. *Acta Paediatr Jpn* 36:697, 1994.

387. Barois G, Liberato LN, Guarnone R: Serum erythropoietin in patients with myeloid metaplasia. *Br J Haematol* 83:365, 1993.
388. Cervantes F, Alvarez-Larrán A, Hernández-Boluda JC, et al: Erythropoietin treatment of the anaemia of myelofibrosis with myeloid metaplasia: Results in 20 patients and review of the literature. *Br J Haematol* 127:399, 2004.
389. Cervantes F, Alvarez-Larrán A, Hernández-Boluda JC, et al: Darbepoetin-alpha for the anaemia of myelofibrosis with myeloid metaplasia. *Br J Haematol* 134:184, 2006.
390. Lofvenberg E, Wahlin A: Management of polycythaemia vera, essential thrombocythaemia and myelofibrosis with hydroxyurea. *Eur J Haematol* 41:375, 1988.
391. Lofvenberg E, Wahlin A, Roos G, Ost A: Reversal of myelofibrosis by hydroxyurea. *Eur J Haematol* 44:33, 1990.
392. Manoharan A: Management of myelofibrosis with intermittent hydroxyurea. *Br J Haematol* 71:252, 1991.
393. Petti MC, Latagliata R, Spadea T, et al: Melphalan treatment in patients with myelofibrosis with myeloid metaplasia. *Br J Haematol* 116:576, 2002.
394. Wilks AF: The JAK kinases: Not just another kinase drug discovery target. *Semin Cell Dev Biol* 19:319, 2008.
395. Pardanani A, Hood J, Lasho T, et al: TG101209, a small molecule JAK2-selective kinase inhibitor potently inhibits myeloproliferative disorder-associated JAK2V617F and MPLW515L/K mutations. *Leukemia* 21:1658, 2007.
396. Verstovsek S, Kantarjian HM, Pardanani AD, et al: The JAK inhibitor , INCB018424, demonstrates durable and marked clinical responses in primary myelofibrosis (PMF) and post-polycythemia/essential thrombocythemia myelofibrosis (PV/ET-MF). *Blood* 112:622, 2008.
397. Pardanani AD, Gotlib J Jamieson C, et al: A phase I study of TG101348, an orally bioavailable JAK-2 selective inhibitor, in patients with myelofibrosis. *Blood* 112:43, 2008.
398. Shah, NP, Olszynski P, Sokol, L, et al: A phase I study of XL019, a selective JAK2 inhibitor, in patients with primary myelofibrosis polycythemia vera, or post-essential thrombocythemia myelofibrosis. *Blood* 112:441, 2008.
399. Merup M, Kutti J, Birgerård G, et al: Negligible clinical effects of thalidomide in patient with myelofibrosis with myeloid metaplasia. *Med Oncol* 19:79, 2002.
400. Piccaluga PP, Visani G, Pileri SA, et al: Clinical efficacy and antiangiogenic activity of thalidomide in myelofibrosis with myeloid metaplasia. A pilot study. *Leukemia* 16:1609, 2002.
401. Strupp C, Germing U, Scherer A, et al: Thalidomide for treatment of idiopathic myelofibrosis. *Eur J Haematol* 72:52, 2004.
402. Mesa RA, Lliott MA, Schroeder G, Tefferi A: Durable responses to thalidomide-based drug therapy for myelofibrosis with myeloid metaplasia. *Mayo Clin Proc* 79:883, 2004.
403. Tefferi A, Cortes J, Verstovsek S, et al: Lenalidomide therapy in myelofibrosis with myeloid metaplasia. *Blood* 108:1158, 2006.
404. Santana-Davila R, Tefferi A, Holtan SG, et al: Primary myelofibrosis is the most frequent myeloproliferative neoplasm associated with del(5q): Clinicopathologic comparison of del(5q)-positive and -negative cases. *Leuk Res* 32:1927, 2008.
405. Tefferi A, Lasho TL, Mesa RA, et al: Lenalidomide therapy in del(5)(q31)-associated myelofibrosis: Cytogenetic and JAK2V617F molecular remissions. *Leukemia* 21:1827, 2007.
406. Cervantes F, Mesa R, Barosi G: New and old treatment modalities in primary myelofibrosis. *Cancer J* 13:377, 2007.
407. Centanara E, Guarone R, Ippoliti G, Barosi G: Cyclosporine-A in severe refractory anemia of myelofibrosis with myeloid metaplasia: A preliminary report. *Haematologica* 83:622, 1998.
408. Nemoto Y, Tsutani H, Imamura S, et al: Successful treatment of acquired myelofibrosis with pure red cell aplasia. *Br J Haematol* 104:420, 1999.
409. Tsimberidou A-M, Giles FJ: TNF-α targeted therapeutic approaches in patients with hematologic malignancies. *Expert Rev Anticancer Ther* 2:277, 2002.
410. Steensma DP, Mesa RA, Li C-Y, et al: Etanercept, a soluble tumor necrosis factor receptor, palliates constitutional symptoms in patients with myelofibrosis with myeloid metaplasia: Results of a pilot study. *Blood* 99:2252, 2002.
411. Mesa RA: The therapy of myelofibrosis: Targeting pathogenesis. *Int J Hematol* 76 Suppl 2:296, 2002.
412. Tefferi A, Mesa RA, Gray LA, et al: Phase 2 trial of imatinib mesylate in myelofibrosis with myeloid metaplasia. *Blood* 99:3854, 2002.
413. Mesa RA, Camoriano JK, Geyer SM, et al: A phase II trial of tipifarnib in myelofibrosis: Primary, post-polycythemia vera and post-essential thrombocythemia. *Leukemia* 21:1964, 2007.
414. Carlo-Stella C, Cazzola M, Gasner A, et al: Effects of recombinant alpha and gamma interferons on the in vitro growth of circulating hematopoietic progenitors from patients with myelofibrosis and myeloid metaplasia. *Blood* 70:1014, 1987.
415. Sacchi S: The role of α-interferon in essential thrombocythaemia, polycythaema vera and myelofibrosis with myeloid metaplasia (MMM): A concise update. *Leuk Lymphoma* 19:13, 1995.
416. Bachleitner-Hofmann T, Gisslinger H: The role of interferon-α in the treatment of idiopathic myelofibrosis. *Ann Hematol* 78:533, 1999.
417. Stahl RL, Hoppstein L, Davidson TG: Intraperitoneal chemotherapy with cytosine arabinoside in agnogenic myelofibrosis with myeloid metaplasia and ascites due to peritoneal extramedullary hematopoiesis. *Am J Hematol* 43:156, 1993.
418. Camba L, Aldrighetti L, Ciceri F, et al: Locoregional intrasplenic chemotherapy for hypersplenism in myelofibrosis. *Br J Haematol* 114:638, 2001.
419. Amital H, Rewald E, Levy Y, et al: Fibrosis regression induced by intravenous gammaglobulin treatment. *Ann Rheum Dis* 62:175, 2003.
420. Sivera P, Cesano L, Guerrasio A, et al: Clinical and hematological improvement induced by etidronate in a patient with idiopathic myelofibrosis and osteosclerosis. *Br J Haematol* 86:397, 1994.
421. Froom P, Elmalah I, Braester A, et al: Clodronate in myelofibrosis: A case report. *Am J Med Sci* 323:115, 2002.
422. Assous N, Foltz V, Fautrel B, et al: Bone involvement in myelofibrosis: Effectiveness of bisphosphonates. *Joint Bone Spine* 72:591, 2005.
423. Elliott MA, Tefferi A: Splenic irradiation in myelofibrosis with myeloid metaplasia: A review. *Blood Rev* 13:163, 1999.
424. Jacobs P, Wood L, Robson S: Refractory ascites in the chronic myeloproliferative syndrome. *Am J Hematol* 37:128, 1991.
425. Jacobs P, Sellars S: Granulocytic sarcoma preceding leukaemic transformation in myelofibrosis. *Postgrad Med J* 61:1069, 1985.
426. Teffari A, Jimenez T, Gray LA, et al: Radiation therapy for symptomatic hepatomegaly in myelofibrosis with myeloid metaplasia. *Eur J Haematol* 66:37, 2001.
427. Mesa RA, Nagorney DS, Schwager S, et al: Palliative goals, patient selection, and perioperative platelet management: Outcomes and lessons from 3 decades of splenectomy for myelofibrosis with myeloid metaplasia at the Mayo Clinic. *Cancer* 107:361, 2006.
428. Tefferi A, Barrett SM, Silverstein NM, Nagorney DM: Outcome of portal-systemic shunt surgery for portal hypertension associated with intrahepatic obstruction in patients with agnogenic myeloid metaplasia. *Am J Hematol* 46:325, 1994.
429. Angermayr B, Cejna M, Schoder M, et al: Transjugular intrahepatic portosystemic shunt for treatment of portal hypertension due to extramedullary hematopoiesis in idiopathic myelofibrosis. *Blood* 99:4246, 2002.
430. Belohlavek J, Schwarz J, Jirásek A, et al: Idiopathic myelofibrosis complicated by portal hypertension treated with a transjugular intrahepatic portosystemic shunt (TIPS). *Wien Klin Wochenschr* 113:208, 2001.
431. Guardiola P, Anderson JE, Bandini G, et al: Allogeneic stem cell transplantation for agnogenic myeloid metaplasia: A European Group for Blood and Marrow Transplantation, Société Française de Greffe de Moelle, Gruppo Italiano per il Trapianto Midollo Osseo, and Fred Hutchinson Cancer Center Collaborative Study. *Blood* 93:2831, 1999.
432. Deeg HJ, Appelbaum FR: Stem-cell transplantation for myelofibrosis. *N Engl J Med* 334:775, 2001.
433. McCarty JM: Transplant strategies for idiopathic myelofibrosis. *Semin Hematol* 41(Suppl 3):23, 2004.
434. Mittal P, Saliba RM, Giralt SA, et al: Allogeneic transplantation: A therapeutic option for myelofibrosis, chronic myelomonocytic leukemia, and Philadelphia-negative BCR-ABL-negative chronic myelogenous leukemia. *Bone Marrow Transplant* 33:1005, 2004.
435. Papageorgiou SG, Castleton A, Bloor A, Kottaridis PD: Allogeneic stem cell transplantation as treatment for myelofibrosis. *Bone Marrow Transplant* 38:721, 2006.
436. Barosi G, Bacigalupo A: Allogeneic hematopoietic stem cell transplantation for myelofibrosis. *Curr Opin Hematol* 13:74, 2006.
437. Kerbauy DM, Gooley TA, Sale GE, et al: Hematopoietic cell transplantation as curative therapy for idiopathic myelofibrosis, advanced polycythemia vera, and essential thrombocythemia. *Biol Blood Marrow Transplant* 13:355, 2007.
438. Rondelli D: Allogeneic hematopoietic stem cell transplantation for myelofibrosis. *Haematologica* 93:1449, 2008.
439. Li Z, Deeg HJ: Pros and cons of splenectomy in patients with myelofibrosis undergoing stem cell transplantation. *Leukemia* 15:465, 2001.
440. Byrne JL, Beshti H, Clark D, et al: Induction of remission after donor leucocyte infusion for the treatment of relapsed chronic idiopathic myelofibrosis following allogeneic transplantation: Evidence for a "graft vs. myelofibrosis" effect. *Br J Haematol* 108:430, 2000.
441. Cervantes F, Rovira M, Urbano-Ispizua A, et al: Complete remission of idiopathic myelofibrosis following donor lymphocyte infusion after failure of allogeneic transplantation: Demonstration of a graft-versus-myelofibrosis effect. *Bone Marrow Transplant* 26:697, 2000.
442. Kröger N, Badbaran A, Holler E, et al: Monitoring of the JAK2-V617F mutation by highly sensitive quantitative real-time PCR after allogeneic stem cell transplantation in patients with myelofibrosis. *Blood* 109:1316, 2007.
443. Devine SM, Hoffman R, Verma A, et al: Allogeneic blood cell transplantation following reduced-intensity conditioning is effective therapy for older patients with myelofibrosis with myeloid metaplasia. *Blood* 99:2255, 2002.
444. Hessling J, Kroger N, Werner M, et al: Dose-reduced conditioning regimen followed by allogeneic stem cell transplantation in patients with myelofibrosis with myeloid metaplasia. *Br J Haematol* 119:769, 2002.
445. Merup M, Lazarevic V, Nahi H, et al: Different outcome of allogeneic transplantation in myelofibrosis using conventional or reduced-intensity conditioning regimens. *Br J Haematol* 135:367, 2006.
446. Greyz N, Miller WE, Andrey J, Masson J: Long-term remission of myelofibrosis following nonmyeloablative allogenic peripheral blood progenitor cell transplantation in older age. *Bone Marrow Transplant* 34:833, 2004.
447. Hoffman R, Prchal JT, Samuelson S, et al: Philadelphia chromosome-negative myeloproliferative disorders: Biology and treatment. *Biol Blood Marrow Transplant* 13(Suppl 1):64, 2007.
448. Anderson JE, Tefferi A, Craig F, et al: Myeloablation and autologous peripheral blood stem cell rescue results in hematologic and clinical responses in patients with myeloid metaplasia with myelofibrosis. *Blood* 98:586, 2001.
449. Visini G, Finelli C, Castelli U, et al: Myelofibrosis with myeloid metaplasia: Clinical and haematological parameters predicting survival in a series of 133 patients. *Br J Haematol* 75:4, 1990.
450. Cervantes F: Prognostic and current practice in treatment of myelofibrosis and myeloid metaplasia: An update anno 2000. *Pathol Biol (Paris)* 49:148, 2001.
451. Mesa RA, Li C-Y, Schroeder G, Tefferi A: Clinical correlates of splenic histology and splenic karyotype in myelofibrosis with myeloid metaplasia. *Blood* 97:3665, 2001.
452. Kvasnicka HM, Thiele J, Regn C, et al: Prognostic impact of apoptosis and prolifera-

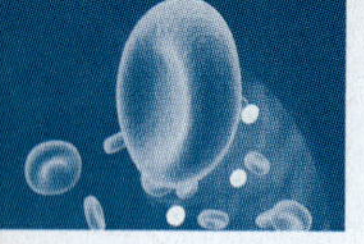

tion in idiopathic (primary) myelofibrosis. *Ann Hematol* 78:65, 1999.
453. Elliott MA, Verstovsek S, Dingli D, et al: Monocytosis is an adverse prognostic factor for survival in younger patients with primary myelofibrosis. *Leuk Res* 31:1503, 2007.
454. Campbell PJ, Griesshammer M, Döhner K, et al: V617F mutation in JAK2 is associated with poorer survival in idiopathic myelofibrosis. *Blood* 107:2098, 2006.
455. Cervantes F, Dupriez B, Pereira A, et al: A new prognostic scoring system for primary myelofibrosis based on a study of the International Working Group for Myelofibrosis Research and Treatment. *Blood* 113:2895, 2009.
456. Rozman C, Giralt M, Feliu E, et al: Life expectancy of patients with chronic non-leukemic myeloproliferative disorders. *Cancer* 67:2658, 1991.
457. Silverstein MN, Brown AL, Linman JW: Idiopathic myeloid metaplasia, its evolution into acute leukemia. *Arch Intern Med* 132:709, 1973.
458. Marcus RE, Hibbin JA, Matutes E, et al: Megakaryoblastic transformation of myelofibrosis with expression of the c-*sis* oncogene. *Am J Hematol* 36:186, 1986.
459. Hernandez JM, SanMiguel JF, Gonzalez M, et al: Development of acute leukaemia after idiopathic myelofibrosis. *J Clin Pathol* 45:427, 1992.
460. Palphilon DH, Creamer P, Keeling DH, et al: Restoration of active haemopoiesis in a patient with myelofibrosis and subsequent termination in acute myeloblastic leukaemia: Case report and review of the literature. *Eur J Haematol* 38:279, 1987.
461. Chan ACL, Kwong Y-L, Lam CCK: Granulocytic sarcoma of megakaryoblastic differentiation complicating chronic idiopathic myelofibrosis. *Hum Pathol* 27:417, 1996.
462. Barnes HM, Prchal JT, Scott CW: Extramedullary blast transformation in the central nervous system in idiopathic myelofibrosis. *Am J Hematol* 11:305, 1981.
463. Polliack A, Prokocimer M, Matzner Y, et al: Lymphoblastic leukemic transformation (lymphoblastic crisis) in myelofibrosis and myeloid metaplasia. *Am J Hematol* 9:211, 1980.
464. Yinon A, Kopolovic J, Dollberg L, Hershko C: Evolution of malignant lymphoma in agnogenic myeloid metaplasia. *Oncology* 45:373, 1988.
465. Barosi G, Ambrosetti A, Centra A: Splenectomy and risk of blast transformation in myelofibrosis with myeloid metaplasia. *Blood* 91:3630, 1998.
466. Huang J, Li CY, Mesa RA, et al: Risk factors for leukemic transformation in patients with primary myelofibrosis. *Cancer* 112:2726, 2008.
467. Shreiner DP: Spontaneous hematologic remission in agnogenic myeloid metaplasia. *Am J Med* 60:1014, 1976.
468. Rani MV, Shreiner DP: Spontaneous "remission" of agnogenic myeloid metaplasia and termination in acute myeloid leukemia. *Arch Intern Med* 141:1481, 1981.
469. Altura RA, Headv DR, Wang WC: Long-term survival of infants with idiopathic myelofibrosis. *Br J Haematol* 109:459, 2000.
470. Sah A, Minford A, Parapia LA: Spontaneous remission of juvenile idiopathic myelofibrosis. *Br J Haematol* 112:1083, 2001.

11

第十一部分

恶性淋巴组织疾病

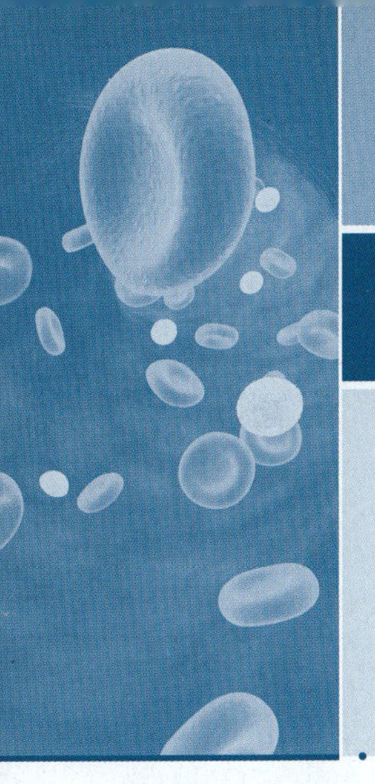

第92章

恶性淋巴组织疾病的分类

Thomas J. Kipps, Huan-You Wang

摘 要

本章概述肿瘤性或肿瘤前淋巴细胞和浆细胞疾病的分类，介绍评价肿瘤性淋巴细胞和浆细胞疾病的构架，略述这些疾病相关的临床综合征，提出详细讨论本篇各章每种疾病的准则。淋巴细胞和浆细胞的非肿瘤性疾病请参见第 80 章。

分类

淋巴细胞和浆细胞恶性肿瘤由许多不同形态学和临床综合征所组成(表 92-1)。淋巴细胞肿瘤可起源于原始干细胞分化为T和B淋巴细胞之前阶段的细胞或干细胞分化后成熟阶段的细胞。因此，急性淋巴母细胞白血病起源于可产生B或者T细胞表型的早期淋巴组织祖细胞(参见第 93 章)。另一方面，慢性淋巴细胞起源于较成熟B淋巴细胞(参见第 94 章)，骨髓瘤起源于B淋巴细胞成熟更晚的阶段(参见第 109 章)。淋巴造血祖细胞疾病表达上差异而导致一系列淋巴细胞性疾病，例如B淋巴细胞或者T淋巴细胞淋巴瘤；也可导致不同类型疾病，例如毛细胞白血病(参见第 95 章)、幼淋巴细胞白血病(参见第 94 章)、自然杀伤细胞大颗粒淋巴细胞白血病(参见第 96 章)、骨髓瘤和浆细胞瘤(参见第 109 章)。霍奇金淋巴瘤也来源于高度突变免疫球蛋白基因而不再表达 Ig 的肿瘤性B细胞(参见第 99 章)。

为了在恶性淋巴组织疾病的临床和研究工作中有一个统一的国际标准，国际淋巴瘤研究组(ILSG)提出了淋巴组织肿瘤欧美(REAL)修改分类(参见第 97 章)[2]。2001 年世界卫生组织(WHO)作了修正[3]。REAL/WHO 分类方案详细地描述每个淋巴细胞肿瘤的病理学、免疫表型、遗传学和临床特点，并分成各种独立病种(见表 92-1 和第 98 章)[4]。有些独立病种的肿瘤性淋巴细胞具有独特的细胞遗传学异常，临床病理实验室能应用日益增多的分子技术来证实这些细胞遗传学异常[5-6]。

REAL/WHO 分类认识到结节性淋巴细胞为主性霍奇金淋

本章使用的简写和缩略词：α/β TCR，编码T细胞受体α和β链的T细胞受体基因(T-cell receptor genes encoding the α andβchains of the T-cell receptor，参见第 78 章)；*ALK*，编码间变性淋巴瘤激酶的基因(gene encoding anaplastic lymphoma kinase)；*BCL2*，编码B细胞慢性淋巴细胞白血病(CLL)/淋巴瘤 2 的基因(gene encoding B cell chronic lymphocytic leukemia (CLL)/lymphoma 2)；*BCL6*，编码B细胞慢性淋巴细胞白血病(CLL)/淋巴瘤 6 的基因(gene encoding B cell chronic lymphocytic leukemia (CLL)/lymphoma 6;)；cIg，胞质免疫球蛋白(cytoplasmic immunoglobulin)；EBV，Epstein-Barr 病毒(Epstein-Barr virus)；γ/δ TCR，编码T细胞受体γ和δ链的T细胞受体基因(T-cell-receptor genes encoding the γ and δ chains of the T-cell receptor，参见第 78 章)；HL，霍奇金淋巴瘤(Hodgkin lymphoma)；HLA，人类白细胞抗原(human leukocyte antigen)；HTLV-1，人类T细胞病毒 1 型(human T-cell leukemia virus type 1)；Ig，免疫球蛋白(immunoglobulin)；IgR，免疫球蛋白基因重排(immunoglobulin gene rearrangement，参见第 77 章)；IL，白细胞介素(interleukin)；MALT，黏膜相关淋巴组织(mucosa-associated lymphoid tissue)；MUM1，编码多发性骨髓瘤肿瘤基因 1 的基因(gene encoding multiple myeloma oncogene 1)；neg，阴性(negative)；NK 细胞，自然杀伤细胞(natural killer cell)；*NPM*，编码核磷酸蛋白的基因(gene encoding nucleophosmin)；*PAX5*，成对盒基因 5(paired box gene 5)；POEMS，多发性神经病、器官肿大、内分泌病、单克隆丙种球蛋白病和皮肤改变(polyneuropathy, organomegaly, endocrinopathy, monoclonal gammopathy, and skin changes)；REAL，修订的欧美淋巴瘤分类(revised European-American lymphoma)；R-S，Reed-Sternberg；sIg，表面免疫球蛋白(surface immunoglobulin，参见第 77 章)；sIgD，表面 IgD(surface IgD)；sIgM，表面 IgM(surface IgM)；*TAL1*，编码T细胞急性白血病-1 的基因(gene encoding T-cell acute leukemia-1)；TCR，T细胞受体(T-cell receptor)；TdT，末端脱氧核苷酸转移酶(terminal deoxynucleotidyl transferase)；WHO，世界卫生组织(World Health Organization)。

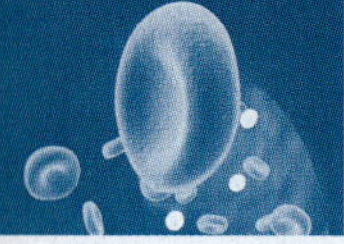

表 92-1　淋巴瘤和淋巴细胞白血病 WHO 分类

肿瘤	形态学	免疫表型*	基因型†
B 细胞肿瘤			
不成熟 B 细胞肿瘤			
淋巴母细胞白血病(参见第 93 章)	中至大细胞,染色质细点状,胞质少	TdT^{+}、sIg^{-}、CD10^{+}、CD13$^{+/-}$、CD19^{+}、CD20^{-}、CD22^{+}、CD34$^{+/-}$、CD33$^{+/-}$、CD45$^{+/-}$、CD79a^{+}	t(1;19),t(9;22)和 t(v;11q23)预后不良
淋巴母细胞性淋巴瘤(参见第 93 章)	中等细胞,高核质比例	同上	同上
成熟 B 细胞肿瘤			
白血病			
慢性淋巴细胞白血病(参见第 94 章)	小细胞,核圆、致密	sIg^{+}(dim)、CD5^{+}、CD10^{-}、CD19^{+}、CD20^{+}(dim)、CD22^{+}(dim)、CD23^{+}、CD38$^{+/-}$、CD45^{+}、FMC-7^{-}	IgR,+12(约 30%),-13q14(约 50%),-11q(约 15%)
幼淋巴细胞白血病(参见第 94 章)	≥55% 幼淋巴细胞	sIg(bright)、CD5$^{+/-}$、CD10^{-}、CD19^{+}、CD20^{+}、CD22^{+}、CD23$^{+/-}$、CD45^{+}	IgR,+12(约 30%)
毛细胞白血病(参见第 95 章)	小细胞,有胞质突起	sIg(bright)、CD5^{-}、CD10^{-}、CD11c^{+}(bright)、CD19^{+}、CD20^{+}、CD25^{+}、CD45^{+}、CD103^{+}、Annexin A^{+}	IgR
淋巴瘤			
小淋巴细胞性淋巴瘤(参见第 94 章)	小圆细胞	sIg^{+}(dim)、CD5^{+}、CD19^{+}、CD20^{+}(dim)、CD23^{+}、CD45^{+}	IgR,+12(约 30%),-13q14(约 40%),-11q(约 15%)
淋巴浆细胞性淋巴瘤(参见第 111 章)	小细胞伴浆细胞样分化	sIg+、CD5^{-}、CD10^{-}、CD19^{+}、CD20$^{+/-}$ 浆细胞:CD38^{+}、CD138^{+}、cIgM^{+}	IgR,-6q(50% 基于骨髓病例)[已证实 t(9;14)是错误的]
套细胞淋巴瘤(参见第 102 章)	小至中细胞	sIgM^{+}、sIgD^{+}、CD5^{+}、CD10^{-}、CD19^{+}、CD20^{+}、CD23^{-}、cyclin D1^{+}、FMC-7^{+}	IgR,t(11;14)(q13;q32)(FISH 约 100%),涉及 BCL1 和 IgH
滤泡性淋巴瘤(滤泡中央淋巴瘤;参见第 101 章)	小、中或大细胞,有裂核	sIg^{+}、CD5^{-}、CD10^{+}、CD19^{+}、CD20^{+}、CD23$^{-/+}$、CD38^{+}、CD45^{+}	IgR,t(14;18)(q32;q21)(约 85%),涉及 BCL2 和 IgH
边缘区 B 细胞淋巴瘤(参见第 103 章)	小或大单核样细胞	sIgM^{+}、sIgD^{-}、sIg^{+}(约 50%)、CD5^{-}、CD10^{-}、CD11c$^{+/-}$、CD19^{+}、CD20^{+}、CD23^{-}、CD43$^{+/-}$	IgR,常 +3 和(或)t(11;18)(q21;q21),涉及 API2 和 MLT 或 t(1;14)(p22;q32),涉及 BCL10
黏膜相关淋巴组织(MALT)型(参见第 103 章)	同上	同上	同上
淋巴结型	同上	同上	同上
脾脏型	小至大单核样和(或)绒毛状淋巴细胞	sIgM^{+}、sIgD^{-}、CD5$^{+/-}$、CD19^{+}、CD20^{+}、CD23^{-}	IgR
弥漫大 B 细胞淋巴瘤(参见第 100 章)	大、不规则细胞,类似于中心母细胞、免疫母细胞、多叶核细胞,甚或 RS 样细胞	sIgM^{+}、sIgD$^{+/-}$、CD5$^{-/+}$、CD10$^{-/+}$、CD19^{+}、CD20^{+}、CD45^{+}、PAX5^{+}	IgR,3q27 异常和(或)t(3;14)(q27;q32),涉及 BCL6(约 40%)或 t(14;18)(q32;q21),涉及 BCL2(约 25%)
原发性纵隔(胸腺)大 B 细胞淋巴瘤(参见第 100 章)	同上	sIg^{-}、CD5^{-}、CD10$^{-/+}$、CD15^{-}、CD19^{+}、CD20^{+}、CD22^{+}、CD30$^{+/-}$、CD45^{+}、CD79a^{+}	获得 9q24(75%),获得 2p15(50%)缺乏 *BCL2*,*BCL6*,或 *MYC* 的重组

续表

肿瘤	形态学	免疫表型*	基因型†
Burkitt 淋巴瘤(参见第 104 章)	中等圆细胞,胞质丰富	sIgM⁺、CD5⁻、CD10⁺、CD19⁺、CD20⁺、CD23⁻、CD45⁺	t(8;14)(q24;q32),t(2;8)(q11;q24)或 t(8;22)(q24;q11),涉及 Ig 和 8q24 上 C-MYC
Burkitt 样淋巴瘤(参见第 104 章)	同上	除 sIg⁻、cIg⁺/⁻ 和 CD10⁻ 外,其余同上	除经典型高水平表达 BCL2 和约 30% 有 *BCL2* 重排外,其余同上
浆细胞肿瘤			
骨髓瘤(参见第 109 章)	浆细胞伴个别浆母细胞	cIg⁺、sIg⁻、CD5⁻、CD10⁻、CD19⁻、CD20⁻、CD38⁺(bright)、CD45⁻/⁺、CD56⁺、CD117⁺/⁻(bright)、CD138⁺(bright)	IgR,常有复杂核型和(或)t(6;14)(p25;q32),涉及 MUM1,t(11;14)(q23;q32)见于 15%~25% 的病例
浆细胞白血病(参见第 109 章)	浆母细胞,核仁明显	除 CD56⁻ 外,其余同上	同上
浆细胞瘤(参见第 109 章)	浆细胞	同浆细胞骨髓瘤	同上
Waldenström 巨球蛋白血症(参见第 111 章)	淋巴细胞、浆细胞样细胞和浆细胞	CD5⁺/⁻、CD10⁻、CD19⁺、CD20⁺、CD22⁺、CD38⁺/⁻	IgR,常有复杂核型
霍奇金淋巴瘤(HL)			
结节性淋巴细胞为主型 HL(参见第 97 章)	"爆米花"细胞,核类似于中心母细胞的核	BCL6⁺、CD19⁺、CD20⁺、CD22⁺、CD45⁺、CD79α⁺、CD15⁻ 和少数 CD30⁺/⁻、Bob1⁺、Oct2⁺、PAX5⁺	IgR,高水平表达 *BCL6*
经典型 HL(参见第 97 章)			
结节硬化 HL	反应性淋巴样结节中 RS 细胞和腔隙细胞	RS 细胞典型表型为 CD15⁺、CD20⁻/⁺、CD30⁺、CD45⁻、CD79α⁻、PAX5⁺(dim)	R-S 细胞通常表达 *PAX5* 和 *MUM1*,不同程度表达 *BCL6* 和存在无功能 Ig 的 IgR
富于淋巴细胞 HL	散布在淋巴样结节中很少的 RS 细胞,偶尔呈"爆米花"样	同上	同上
混合细胞 HL	RS 细胞散布在浆细胞、上皮样组织细胞、嗜酸性粒细胞和 T 细胞中	RS 细胞典型表型为 CD15⁺、CD20⁻/⁺、CD30⁺、CD45⁻、CD79a⁻	同上
淋巴细胞消减 HL	大量 RS 细胞,淋巴结结构消失	同上	同上
T 细胞肿瘤			
不成熟 T 细胞肿瘤			
淋巴母细胞白血病(参见第 93 章)	中至大细胞,染色质细点状,胞质少	TdT⁺、CD2⁺/⁻、cCD3⁺、CD1α⁺/⁻、CD5⁺/⁻、CD7⁺、CD10⁻/⁺、CD4⁺/CD8⁺ 或 CD4⁻/CD8⁻、CD34⁺/⁻	14q11(TCRα),7q34(TCRβ)或 7p15(TCRγ)上 TCR 位点异常和(或)t(1;14)(p32-34;q11),涉及 TAL1
淋巴母细胞性淋巴瘤(参见第 93 章)	同上	同上	同上
成熟 T 细胞肿瘤			
白血病			
T 幼淋巴细胞白血病(参见第 106 章)	小至中细胞,有胞质突起或小泡	TdT⁻、CD2⁺、CD3⁺、CD5⁺、CD7⁺,CD4⁺/CD8⁻ 比 CD4⁻/CD8⁺ 常见,但可以 CD4⁺/CD8⁺	α/β TCR 重排,涉及 14(q11;q32)(约 75%~80%)

续表

肿瘤	形态学	免疫表型 *	基因型 †
T细胞大颗粒淋巴细胞白血病(参见第96章)	胞质丰富,含稀疏嗜天青颗粒	CD2^{+}、CD3^{+}、CD4$^{-/+}$、CD5^{+}、CD7^{+}、CD8$^{+/-}$、CD16$^{+/-}$、CD56^{-}、CD57$^{+/-}$	α/β TCR 重排,可有 γ/δ TCR 重排
淋巴瘤			
结外T/NK细胞淋巴瘤,鼻型("血管中心淋巴瘤")(参见第96章和第106章)	血管中心性和血管破坏性生长	CD2^{+}、cCD3^{+}、CD4^{-}、CD5$^{-/+}$、CD7^{+}、CD8^{-}、CD56^{+}、EBV^{+}	TCR 重排通常阴性,ISH 检测存在 EBV
皮肤T细胞淋巴瘤(蕈样肉芽肿,参见第105章)	小至大细胞,核呈脑回状	CD2^{+}、CD3^{+}、CD4^{+}、CD5^{+}、CD7$^{+/-}$、CD8^{-}、CD25^{-}、CD26^{+}	α/β TCR 重排
Sézary 综合征(参见第105章)	同上	同上	同上
血管免疫母细胞性T细胞淋巴瘤[34]	小至中免疫母细胞,胞质透明至淡染,围绕滤泡和高内皮小静脉	CD3$^{+/-}$、CD4^{+}、CD10^{+}、CXCL13^{+}、PD1^{+}、EBV^{+}	α/β TCR 重排(75%~90%),IgR(25%~30%),+3 或 +5
外周T细胞淋巴瘤(非特指性;参见第106章)	高度不一致	CD2^{+}、CD3^{+}、CD5^{+}、CD7^{-},CD4^{+}/CD8^{-}比CD4^{-}/CD8^{+}常见,比CD4^{+}/CD8^{+}更常见	α/β TCR 重排
皮下脂膜炎样T细胞淋巴瘤[35]	大小不一非典型细胞,核深染,浸润脂肪小叶	CD2^{+}、CD3^{+}、CD4^{-}、CD5^{+}、CD7^{-}、CD8^{+}、perforin^{+}、GrB^{+}、TIA1^{+}	α/β TCR 重排
肠病相关T细胞淋巴瘤[36]	小至大非典型淋巴细胞	CD2^{+}、CD3^{+}、CD5^{-}、CD7^{+}、CD8$^{-/+}$、CD4^{-}、CD103^{+}	β TCR 重排
肝脾T细胞淋巴瘤[37-39]	小至中细胞,染色质致密,核圆	CD2^{+}、CD3^{+}、CD4^{-}、CD5^{+}、CD7$^{+/-}$、CD8$^{+/-}$	γ/δ TCR 重排,偶尔 α/β TCR 重排,iso7q
成人T细胞白血病/淋巴瘤(参见第93章)	形态高度多样,多叶核	CD2^{+}、CD3^{+}、CD5^{+}、CD7^{-}、CD25^{+}、CD4^{+}CD8^{-}较CD4^{-}CD8^{+}更常见	α/βTCR 重排,整合的 HTLV-1
间变性大细胞淋巴瘤[40-42]	大细胞多形性细胞,核呈"马蹄形",核仁显著,胞质丰富	TdT^{-}、ALK^{+}、CD2$^{+/-}$、CD3$^{-/+}$、CD4$^{-/+}$、CD5$^{-/+}$、CD7$^{+/-}$、CD8$^{-/+}$、CD13$^{-/+}$、CD25$^{+/-}$、CD30^{+}、CD33$^{-/+}$、CD45^{+}、HLA-DR^{+}、TIA1$^{+/-}$	TCR 重排,t(2;5)(p23,q35)导致产生 NPM/ALK 融合蛋白,也可见涉及 2p23 的其他易位
原发性皮肤CD30^{+}间变性大细胞淋巴瘤[43,44]	皮肤结节中见上述间变性大细胞	TdT^{-}、CD2$^{-/+}$、CD3$^{+/-}$、CD4^{+}、CD5$^{-/+}$、CD$^{7+/-}$、CD25$^{+/-}$、CD30^{+}、CD45^{+},	TCR 重排,但无 t(2;5)(p23,q35),因此 ALK 阴性
NK 细胞肿瘤			
大颗粒淋巴细胞白血病(参见第96章)	胞质丰富,含稀疏嗜天青颗粒	TdT^{-}、CD2^{+}、CD3^{-}、CD4^{+}、CD5$^{-/+}$、CD7^{+}、CD8$^{-/+}$、CD11b^{+}、CD16^{+}、CD56^{+}、CD57$^{+/-}$	无 TCR 重排
侵袭性 NK 细胞淋巴瘤	同上	同上	无 TCR 重排,存在 EBV
结外 NK 细胞淋巴瘤,鼻型("血管中心性淋巴瘤")[1,45,46]	血管中心性和血管破坏性生长	CD2^{+}、cCD3ε^{+}、CD4^{-}、CD5$^{-/+}$、CD7^{+}、CD8^{-}、CD56^{+}	无 TCR 重排,存在 EBV

* 该项列出由免疫组化和(或)流式细胞术检测到各个肿瘤细胞典型的免疫表型。如 CD 抗原(+)表示大多数肿瘤细胞表达某种特殊的表面蛋白;(-)表示肿瘤细胞不表达该 CD 抗原;(+/-)表示不是所有患者都表达或不一致低表达该 CD 抗原;(-/+)表示只有少数患者低表达该 CD 抗原。

† 表中给出了某一给定类型肿瘤相关的常见遗传学特征。括号内的数字表示具有特定表型或者遗传异常的患者比例。

(表 92-1 为 2001 年第 3 版 WHO 分类,2008 年第 4 版 WHO 分类已发表,请读者注意它们之间的差异——译者注)

巴瘤和经典型霍奇金淋巴瘤之间根本的区别，反映在临床表现和生物学行为、形态学、免疫表型和分子特点上的差别（参见第 99 章）[3]。研究证实有能用于区分经典型霍奇金淋巴瘤与间变性大细胞淋巴瘤的特点；在一定程度上也有能用于区分结节性淋巴细胞为主型霍奇金淋巴瘤与富于 T 细胞 / 组织细胞大 B 细胞淋巴瘤的特点。

临床行为

组织学相似的淋巴瘤，其相关的临床症状和侵袭行为有相当大的差异，使得单独依据形态学按照一般的分级系统不可能对淋巴组织肿瘤分类。例如，套细胞淋巴瘤中瘤细胞看上去比间变性大细胞淋巴瘤中瘤细胞小和较分化。然而，REAL 分类研究发现，套细胞淋巴瘤和间变性大细胞淋巴瘤患者的 5 年生存率分别为 30% 和 80%[7,8]。通常，组织学相当的 T 细胞淋巴瘤 / 白血病比 B 细胞淋巴瘤的临床行为更具侵袭性，来源于自然杀伤细胞的淋巴组织肿瘤也更具有侵袭性倾向。一种区分淋巴组织肿瘤的有用方法是将肿瘤分为惰性淋巴瘤还是侵袭性淋巴瘤，其依据是疾病显现时的特征和如果未给予治疗时患者的预期寿命[9,10]。临床研究证实 REAL/WHO 分类中定义的不同病种能分入两大类中的一类（表 92-2 和表 92-3）[7]。应用微阵列技术（参见第 10 章）分析基因表达谱在 REAL/WHO 分类定义的某些类型肿瘤中再区分出亚型，这些亚型具有不同的疾病进展、生存率和（或）对标准治疗的反应率（参见第 98 章）[11-17]。

表 92-2 惰性淋巴瘤

播散性淋巴瘤 / 白血病
慢性淋巴细胞白血病
毛细胞白血病
淋巴浆细胞性淋巴瘤
脾边缘区 B 细胞淋巴瘤（有或无绒毛状淋巴细胞）
浆细胞骨髓瘤 / 浆细胞瘤
结内淋巴瘤
滤泡性淋巴瘤
淋巴结边缘区 B 细胞淋巴瘤（有或无单核样 B 细胞）
小淋巴细胞性淋巴瘤
结外淋巴瘤
结外 MALT 型边缘区 B 细胞淋巴瘤

相关临床综合征

■ 免疫球蛋白的异常产物

B 淋巴细胞发生肿瘤转化和克隆性增殖时，它们不适当地分泌单克隆蛋白（参见第 107 章和第 108 章）。如果克隆性蛋白是 IgM、IgA 或 IgG 的某个亚型（如 IgG3），可表现为血黏度增高，通过微循环的血流减少（参见第 109 章和第 111 章），血液中高浓度 Ig 常可引起相关的同型红细胞聚集（病理性红细胞缗钱状排列），这些改变进一步加重，导致高黏滞性综合征（hyperviscosity syndrome），临床表现为头痛、头晕、复视、木僵、视网膜静脉怒张或突发性昏迷（参见第 111 章）[18,19]。

表 92-3 侵袭性淋巴瘤

不成熟 B 细胞肿瘤
B 淋巴母细胞白血病 / 淋巴瘤
成熟 B 细胞肿瘤
Burkitt 淋巴瘤 /Burkitt 细胞白血病
弥漫大 B 细胞淋巴瘤
滤泡性淋巴瘤 3 级
套细胞淋巴瘤
不成熟 T 细胞肿瘤
T 淋巴母细胞性淋巴瘤 / 白血病
周围 T 和 NK 细胞肿瘤
T 细胞幼淋巴细胞白血病 / 淋巴瘤
侵袭性 NK 细胞白血病 / 淋巴瘤
成人 T 细胞淋巴瘤 / 白血病（HTLV-1 相关）
结外 NK/T 细胞淋巴瘤
肠病相关 T 细胞淋巴瘤
肝脾 T 细胞淋巴瘤
皮下脂膜炎样 T 细胞淋巴瘤
周围 T 细胞淋巴瘤，非特指性
血管免疫母细胞性 T 细胞淋巴瘤
间变性大细胞淋巴瘤，原发性，系统性

单克隆 Ig 蛋白也能与细胞表面互相反应，损害粒细胞或血小板功能，或能与凝固蛋白互相反应，损害止血功能（参见第 121 章）。Ig 轻链过度分泌可导致几种类型肾小管功能障碍和肾功能不全（参见第 108 章和第 109 章），IgM 沉积在肾小球上也能导致肾病（参见第 111 章）。冷球蛋白（或在 37℃以下沉淀的 Ig）能引起 Raynaud 综合征，皮肤溃疡、紫癜、指端梗死和坏疽（参见第 53 章）。这些表现是由免疫复合物形成、补体激活和冷球蛋白在皮肤血管内沉淀所引起的。在骨髓瘤（参见第 109 章）或重链病（参见第 112 章）中单克隆 Ig 或 Ig 产物过度产生可导致淀粉样物形成，引起原发性淀粉样物沉积症（参见第 110 章）。

自发性或与 B 淋巴细胞肿瘤相关的自身反应抗体产物可导致自身免疫溶血性贫血（参见第 53 章）、自身免疫血小板减少（参见第 119 章），偶或自身免疫粒细胞减少（参见第 65 章）。针对组织的自身抗体与自身免疫甲状腺炎、肾上腺炎、脑炎等疾病的发病机制有关，脱髓鞘所致的周围神经病也能发生在单克隆 Ig 患者（参见第 108 章、第 109 章和第 111 章），神经损伤常与抗髓磷脂相关糖蛋白的抗体活性或神经组织吸收该抗体相关。偶尔，多发神经病与器官肿大、内分泌病、单克隆丙种球蛋白病和皮肤改变（POEMS 综合征）相关（参见第 109 章）[20]。

■ 骨髓和其他组织浸润

分化好的恶性 B 淋巴细胞，如在慢性淋巴细胞白血病或巨球蛋白血症中见到的这些细胞，可广泛浸润骨髓，引起造血功能轻微损害，最终由于恶性 B 淋巴细胞大范围浸润骨髓，抑制正常造血功能，导致贫血、中性粒细胞减少和（或）血小板减少（参见第 94 章）。恶性 B 淋巴细胞增殖或浸润可引起脾肿大和全身淋巴结肿大，许多 B 细胞淋巴瘤往往累及一组淋巴结群（参见第 99 章和第 100 章），而 B 细胞慢性淋巴细胞白血病和大多数低度恶性淋巴瘤常常累及浅表和深部淋巴结以及脾脏（参见第 94~96 章）。两种少见的 B 淋巴细胞恶性肿瘤，幼淋巴细胞白血病和毛细胞白血病常浸润骨髓和脾脏，有时可引起巨脾症。

■ 淋巴激酶诱导的疾病

除了单克隆 Ig 和肿瘤增殖外，有些淋巴组织恶性肿瘤的临床表现还归因于肿瘤产生的细胞因子。皮肤 T 细胞淋巴瘤患者表现为 T 辅助细胞 2 型（Th2）相关的细胞因子的血浆水平升高（参见第 78 章和第 105 章），可以解释这些患者嗜酸性粒细胞增多症（参见第 106 章）和嗜酸性粒细胞性肺炎有相对高的发生率[21]。此外，骨髓瘤中的肿瘤性浆细胞可以分泌各种细胞因子和破骨细胞激活因子，刺激破骨细胞增殖和活化，导致广泛的骨溶解、严重骨病和病理性骨折（参见第 109 章）[22]。维生素 D 的活化代谢物骨化三醇（calcitriol）的肾外调节障碍产物，看来是霍奇金淋巴瘤和其他淋巴瘤相关高钙血症发病的基础（参见第 97 章和第 99 章）[23]。

■ 全身症状

大细胞淋巴瘤、分化差的淋巴瘤和霍奇金淋巴瘤常常伴有发热、盗汗、体重减轻和厌食（参见第 97 章、第 99 章和第 100 章）。淋巴瘤和霍奇金淋巴瘤患者的局限性或播散性带状疱疹发生率增高[24]，10% 以上的患者在疾病经过中可发生。皮肤瘙痒在霍奇金淋巴瘤中常见[25]，且其严重性与疾病活性相关（参见第 99 章）。霍奇金淋巴瘤在缺乏明显的巨大淋巴结或脾脏肿块时可以表现有全身症状；而分化好的小细胞淋巴瘤，如慢性淋巴细胞白血病或 Waldenström 巨球蛋白血症，尽管全身淋巴结肿大和脾肿大，但很少有发热、盗汗和明显的体重减轻，偶尔这些患者发热常继发于感染（参见第 94 章和第 111 章）。

■ 代谢相关征候

淋巴组织恶性肿瘤常伴有与癌症相关的非常引人注目的代谢紊乱（参见第 97 章）。有些淋巴瘤和淋巴细胞白血病可有极高增殖活性，细胞死亡比率高，因此核蛋白转化率高，有时可引起高尿酸血症和极高的高尿酸尿症。Burkitt 淋巴瘤或急性淋巴母细胞白血病尤其引起极高的高尿酸血症，有时在细胞毒性药物治疗前发生肾衰竭（参见第 93 章和第 104 章），而且因为这些肿瘤和其他淋巴细胞性恶性肿瘤对细胞毒性药物和糖皮质激素敏感，细胞毒性药物治疗可以引起肿瘤溶解综合征（tumor lysis syndrome），表现为极高尿酸血症、高尿酸尿症、高钾血症和（或）高磷酸盐血症[26,27]。尿酸沉积在肾小管和集合管系统，可引起急性梗阻性肾病和肾衰竭，需事先预防，如治疗前给予别嘌呤醇、大量饮水和碱化尿液[28]。对于重症病例或不能用别嘌呤醇（如药物过敏）的病例，需要用拉布立酶药物治疗高尿酸血症（参见第 104 章）[29]。

高钙血症和尿钙是骨髓瘤的常见并发症，这是由于骨溶解所致。高钙血症也可以发生在淋巴瘤（参见第 96 章）或骨髓瘤（参见第 109 章）的疾病经过中，此时可由多种机制引起，包括肿瘤细胞的 IL-1 产物、异位甲状旁腺激素释放、过度骨吸收或骨形成受损[30]。

■ 结外累及

T 细胞白血病和淋巴瘤除了引起淋巴结和脾肿大外，可累及皮肤、纵隔或中枢神经系统。正如命名那样，皮肤 T 细胞淋巴瘤为皮肤的恶性细胞[31]，有时产生严重脱屑性红皮病，如 Sézary 综合征；或形成皮下小结节（<2cm），如原发于皮肤 CD30 阳性 T 细胞淋巴组织增生性疾病或间变性大细胞性淋巴瘤[32]；或各种结节性浸润性病变，如蕈样肉芽肿或与 HTLV-1 相关的成人 T 细胞白血病 / 淋巴瘤（参见第 105 章）[33]。T 细胞急性淋巴母细胞白血病和淋巴母细胞性淋巴瘤常引起纵隔增大（参见第 93 章）。这些疾病常累及睾丸和软脑膜以及横贯蛛网膜下腔的其他结构，如脑神经和周围神经。

B 细胞淋巴瘤可累及涎腺、内分泌腺、关节、心脏、肺、肾脏、肠、骨或其他少见的结外部位（参见第 97 章），这些肿瘤可一开始就起自结外，或在疾病过程中累及结外。MALT 型边缘区 B 细胞淋巴瘤常累及胃和涎腺，但疾病可见于存在柱状或立方上皮的任何结外部位。

翻译：朱雄增，李小秋

参考文献

1. Liang X, Graham DK: Natural killer cell neoplasms. *Cancer* 112:1425, 2008.
2. Harris NL, Jaffe ES, Stein H, et al: A revised European-American classification of lymphoid neoplasms: A proposal from the International Lymphoma Study Group. *Blood* 84:1361, 1994.
3. Chan JK: The new World Health Organization classification of lymphomas: The past, the present and the future. *Hematol Oncol* 19:129, 2001.
4. Segal GH, Kjeldsberg CR: Practical lymphoma diagnosis: An approach to using the information organized in the REAL proposal. Revised European-American Lymphoid Neoplasm. *Anat Pathol* 3:147, 1998.
5. Spagnolo DV, Ellis DW, Juneja S, et al: The role of molecular studies in lymphoma diagnosis: A review. *Pathology* 36:19, 2004.
6. Strauchen JA: Immunophenotypic and molecular studies in the diagnosis and classification of malignant lymphoma. *Cancer Invest* 22:138, 2004.
7. A clinical evaluation of the International Lymphoma Study Group classification of non-Hodgkin's lymphoma. The Non-Hodgkin's Lymphoma Classification Project. *Blood* 89:3909, 1997.
8. Fisher RI, Miller TP, Grogan TM: New REAL clinical entities. *Cancer J Sci Am* 4(Suppl 2):S5, 1998.
9. Pileri SA, Ascani S, Sabattini E, et al: The pathologist's view point. Part I—Indolent lymphomas. *Haematologica* 85:1291, 2000.
10. Pileri SA, Ascani S, Sabattini E, et al: The pathologist's view point. Part II—Aggressive lymphomas. *Haematologica* 85:1308, 2000.
11. Alizadeh AA, Eisen MB, Davis RE, et al: Distinct types of diffuse large B-cell lymphoma identified by gene expression profiling. *Nature* 403:503, 2000.
12. Rosenwald A, Alizadeh AA, Widhopf G, et al: Relation of gene expression phenotype to immunoglobulin mutation genotype in B cell chronic lymphocytic leukemia. *J Exp Med* 194:1639, 2001.
13. Davis RE, Staudt LM: Molecular diagnosis of lymphoid malignancies by gene expression profiling. *Curr Opin Hematol* 9:333, 2002.
14. Pileri SA, Ascani S, Leoncini L, et al: Hodgkin's lymphoma: The pathologist's viewpoint. *J Clin Pathol* 55:162, 2002.
15. Copur MS, Ledakis P, Bolton M: Molecular profiling of lymphoma. *N Engl J Med* 347:1376, 2002.
16. Lossos IS, Czerwinski DK, Alizadeh AA, et al: Prediction of survival in diffuse large-B-cell lymphoma based on the expression of six genes. *N Engl J Med* 350:1828, 2004.
17. Ramaswamy S: Translating cancer genomics into clinical oncology. *N Engl J Med* 350:1814, 2004.
18. Stone MJ: Waldenström's macroglobulinemia: Hyperviscosity syndrome and cryoglobulinemia. *Clin Lymphoma Myeloma* 9:97, 2009.
19. Decaux O, Laurat E, Perlat A, et al: Systemic manifestations of monoclonal gammopathy. *Eur J Intern Med* 20:457, 2009.
20. Silberman J, Lonial S: Review of peripheral neuropathy in plasma cell disorders. *Hematol Oncol* 26:55, 2008.
21. Lee CH, Mamelak AJ, Vonderheid EC: Erythrodermic cutaneous T cell lymphoma with hypereosinophilic syndrome: Treatment with interferon alfa and extracorporeal photopheresis. *Int J Dermatol* 46:1198, 2007.
22. Roodman GD: Pathogenesis of myeloma bone disease. *Leukemia* 23:435, 2009.

23. Gupta R, Neal JM: Hypercalcemia due to vitamin D-secreting Hodgkin's lymphoma exacerbated by oral calcium supplementation. *Endocr Pract* 12:227, 2006.
24. Johnson RW, Wasner G, Saddier P, Baron R: Herpes zoster and postherpetic neuralgia: Optimizing management in the elderly patient. *Drugs Aging* 25:991, 2008.
25. Hiramanek N: Itch: A symptom of occult disease. *Aust Fam Physician* 33:495, 2004.
26. Tiu RV, Mountantonakis SE, Dunbar AJ, Schreiber MJ Jr: Tumor lysis syndrome. *Semin Thromb Hemost* 33:397, 2007.
27. Cheson BD: Etiology and management of tumor lysis syndrome in patients with chronic lymphocytic leukemia. *Clin Adv Hematol Oncol* 7:263, 2009.
28. Tosi P, Barosi G, Lazzaro C, et al: Consensus conference on the management of tumor lysis syndrome. *Haematologica* 93:1877, 2008.
29. Cammalleri L, Malaguarnera M: Rasburicase represents a new tool for hyperuricemia in tumor lysis syndrome and in gout. *Int J Med Sci* 4:83, 2007.
30. Roodman GD: Mechanisms of bone lesions in multiple myeloma and lymphoma. *Cancer* 80:1557, 1997.
31. Lansigan F, Choi J, Foss FM: Cutaneous T-cell lymphoma. *Hematol Oncol Clin North Am* 22:979, 2008.
32. Chuang SS, Hsieh YC, Ye H, Hwang WS: Lymphohistiocytic anaplastic large cell lymphoma involving skin: A diagnostic challenge. *Pathol Res Pract* 205:283, 2009.
33. Hwang ST, Janik JE, Jaffe ES, Wilson WH: Mycosis fungoides and Sézary syndrome. *Lancet* 371:945, 2008.
34. Iannitto E, Ferreri AJ, Minardi V, et al: Angioimmunoblastic T-cell lymphoma. *Crit Rev Oncol Hematol* 68:264, 2008.
35. Willemze R, Jansen PM, Cerroni L, et al: Subcutaneous panniculitis-like T-cell lymphoma: Definition, classification, and prognostic factors: An EORTC Cutaneous Lymphoma Group Study of 83 cases. *Blood* 111:838, 2008.
36. Zettl A, deLeeuw R, Haralambieva E, Mueller-Hermelink HK: Enteropathy-type T-cell lymphoma. *Am J Clin Pathol* 127:701, 2007.
37. Minauchi K, Nishio M, Itoh T, et al: Hepatosplenic alpha/beta T cell lymphoma presenting with cold agglutinin disease. *Ann Hematol* 86:155, 2007.
38. Rosh JR, Gross T, Mamula P, et al: Hepatosplenic T-cell lymphoma in adolescents and young adults with Crohn's disease: A cautionary tale? *Inflamm Bowel Dis* 13:1024, 2007.
39. Beyer M, Steinhoff M, Anagnostopoulos I, et al: Hepatosplenic T-cell lymphomas and therapy with TNF-alpha-blocking biologics: A risk for psoriasis patients? *J Dtsch Dermatol Ges* 7:191, 2009.
40. Nguyen JT, Condron MR, Nguyen ND, et al: Anaplastic large cell lymphoma in leukemic phase: Extraordinarily high white blood cell count. *Pathol Int* 59:345, 2009.
41. Wu L, Wang Y, Fu SL, et al: Anaplastic large cell lymphoma with primary involvement of skeletal muscle: A rare case report and review of the literature. *Pediatr Hematol Oncol* 26:142, 2009.
42. Muzzafar T, Wei EX, Lin P, et al: Flow cytometric immunophenotyping of anaplastic large cell lymphoma. *Arch Pathol Lab Med* 133:49, 2009.
43. Martin JM, Ricart JM, Monteagudo C, et al: Primary cutaneous CD30+ anaplastic large-cell lymphomas mimicking keratoacanthomas. *Clin Exp Dermatol* 32:668, 2007.
44. Yamane N, Kato N, Nishimura M, et al: Primary cutaneous CD30+ anaplastic large-cell lymphoma with generalized skin involvement and involvement of one peripheral lymph node, successfully treated with low-dose oral etoposide. *Clin Exp Dermatol* 34: E56, 2009.
45. Chang BH, Stork L, Fan G: A unique case of adolescent CD56-negative extranodal NK/T-cell lymphoma, nasal type. *Pediatr Dev Pathol* 11:50, 2008.
46. Zhang YC, Sha Z, Yu JB, et al: Gastric involvement of extranodal NK/T-cell lymphoma, nasal type: A report of 3 cases with literature review. *Int J Surg Pathol* 16:450, 2008.

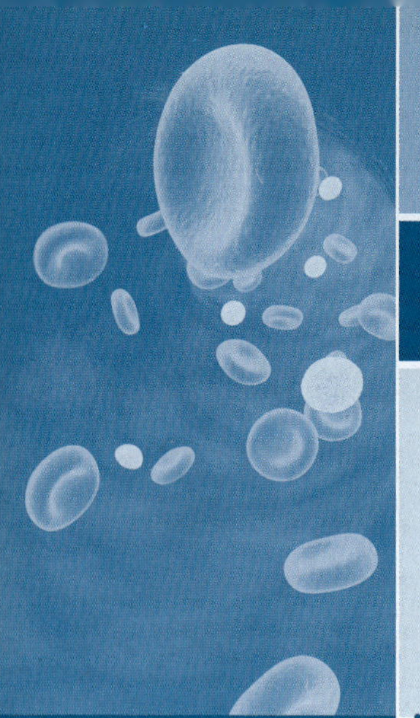

第93章

急性淋巴细胞白血病

Ching-Hon Pui

摘 要

急性淋巴细胞白血病(acute lymphoblastic leukemia, ALL)是一种起源于单个B或T淋巴细胞前体细胞的恶性肿瘤。骨髓内原始细胞的增殖和聚积导致正常造血受抑，从而发生贫血、血小板减少和中性粒细胞减少。原始淋巴细胞可聚积在髓外不同的部位，尤其是脑脊液、性腺、胸腺、肝、脾和淋巴结。该病最常见于儿童，但任何年龄均可发生。ALL可根据免疫学、细胞遗传学和分子遗传学分为多种亚型。这些方法可以区分不同的生物学亚型，制订不同的治疗方案，包括使用特殊药物或联合用药，药物剂量或治疗持续时间等，从而获得最佳的治疗效果。比如，儿童ALL有超二倍体核型的对长期使用甲氨蝶呤(methotrexate)和巯嘌呤(mercaptopurine)反应良好，而成人ALL有Ph染色体和*BCR-ABL1*融合基因的则宜采用强化疗，包括酪氨酸激酶抑制剂和异基因造血干细胞移植。成人ALL治疗失败率相对较高，部分是与预后不良的染色体异常发生率较高以及对强化疗耐受性差有关。目前的治疗手段可以使将近90%的儿童及40%的成人ALL患者获得长期无病生存，甚至很可能治愈。如今，重点不仅要放在提高治愈率，而且还要提高生活质量，避免急性及迟发性治疗相关并发症，如第二肿瘤、心脏毒性及内分泌疾病。

本章使用的简写和缩略词：ALL，急性淋巴细胞白血病(acute lymphoblastic leukemia)；ATM，共济失调性毛细血管扩张症突变基因(ataxia-telangiectasia mutated gene)；CD，分化抗原簇(cluster of differentiation)；CNAs，拷贝数异常(copy number abnormalities)；CNS，中枢神经系统(central nervous system)；CSF，脑脊液(cerebrospinal fluid)；EFS，无病生存(event-free survival)；HLA，人类白细胞抗原(human leukocyte antigen)；Ig，免疫球蛋白(immunoglobulin)；RB，成视网膜母细胞瘤蛋白(retinoblastoma protein)；RT-PCR，逆转录聚合酶链反应(reverse transcriptase polymerase chain reaction)；SEER，监测、流行病学和最终结果(surveillance, epidemiology, and end results)。

定义和历史

急性淋巴细胞白血病(acute lymphoblastic leukemia, ALL)是单个淋巴前体细胞在某个发育阶段发生多步骤的体细胞突变导致的恶性肿瘤。诊断时的白血病细胞的免疫表型反映了优势克隆的分化水平。ALL的克隆起源已经通过细胞遗传学、杂合多态性的X染色体连锁基因的女性患者进行限制性片段的分析，以及T细胞受体或免疫球蛋白基因重排分析得以确定[1]。白血病细胞比正常的血细胞分裂慢，需要更多的时间合成DNA[2]。然而，白血病细胞不断累积是缘于对生长和死亡信号的应答发生了改变[3,4]，它们在和正常的造血细胞的竞争中获胜，最终导致贫血、血小板减少和中性粒细胞减少。诊断时白血病细胞不仅取代了正常的骨髓细胞，而且可以播散到各个髓外部位。

据记载Velpeau[5]在1827年最早发表了关于白血病的报道。Virchow[6]、Bennett[7]和Craigie[8]在1845年一致认为这是一种独特的疾病。1847年，Virchow提出了“白血病”这一名词，应用于两种独特的类型——脾的和淋巴结的，根据脾肿大和淋巴结肿大且其中充满了和白血病细胞形态一致的细胞而将两者区分开来[9]。Ehrlich在1891年采用染色的方法进一步区分了白血病的亚型[10]，脾的和髓细胞白血病很快被认为是同一种疾病。1913年，将白血病分为急性和慢性，淋巴细胞性和髓细胞性[11]。1917年在儿童中开展了大规模的ALL发病率的流行病学调查，尤其在1~5岁的儿童中[12]。

在白血病被认为是独特的疾病种类后不久，医生开始用化学药物进行姑息性的治疗。第一大进步是一种4-氨基叶酸类似物(氨基蝶呤，aminopterin)的应用，这是受Farber研究的启发，即叶酸可能加速了白血病细胞的增殖。引人注目的是第一次在儿童应用中获得了临床和血液学完全缓解并且持续了几个月[13]。氨基蝶呤诱导临床缓解的报道发表1年后，一种新分离的肾上腺皮质激素被报道在白血病诱导中得到快速缓解，尽管缓解期短暂[14]。几乎同时，Elion及其同事[15]合成了干扰嘌呤和嘧啶合成的抗代谢药。他们的发现将巯嘌呤、硫鸟嘌呤(6-thioguanine)和别嘌呤醇(allopurinol)引入临床应用。从1950~1960年介绍了很多新的抗白血病药物，偶尔有治愈的。1962年，St. Jude儿童研究医院的Pinkel及其同事设计了一种“完全治疗”方案，包括四个治疗阶段：诱导缓解治疗；强化或巩固治疗；亚临床的中枢神经系统(CNS)白血病的治疗(或预防性脑膜白血病的治疗);以及维持治疗。在 20 世纪 70 年代早期,50% 的儿童应用这个创新的方案可以获得长期的无病生存(EFS)[16]。在同一时期,随着对人类组织相容性遗传学的更好的认识,人类白细胞抗原分型(HLA)得以广泛应用,造血干细胞移植也成功应用于复发白血病的治疗[17]。在 20 世纪 80 年代早期,Riehm 及其合作者介绍了一种在维持治疗早期应用的所谓再诱导治疗或延迟的强化治疗,主要包括在早期强化阶段重复最初的诱导缓解治疗,进一步使 EFS 提高至接近 70%[18]。与治疗方面进展同步的是对 ALL 生物学认识水平的提高。随着对 ALL 认识的深入,发现在临床、免疫学及遗传学[19,20]各方面均显示 ALL 是一种异质性的疾病,确立了根据危险度进行分层治疗阶段的开始。

ALL 治疗方面有很多进展,首先是 CNS 疾病方面有效治疗的进展,然后是早期强化治疗方面,尤其是在有较高复发危险的患者中。目前儿童中治愈率接近 90%,成人为 40%(图 93-1)[21]。多种基因组水平检测平台的快速发展揭示了复杂的遗传学和表观遗传学的改变,从而使许多新的特异性的治疗靶点得以鉴定[22]。先例就是伊马替尼(imatinib)的应用,其作用于白血病的靶点是 *BCR-ABL1* 融合基因[23]。

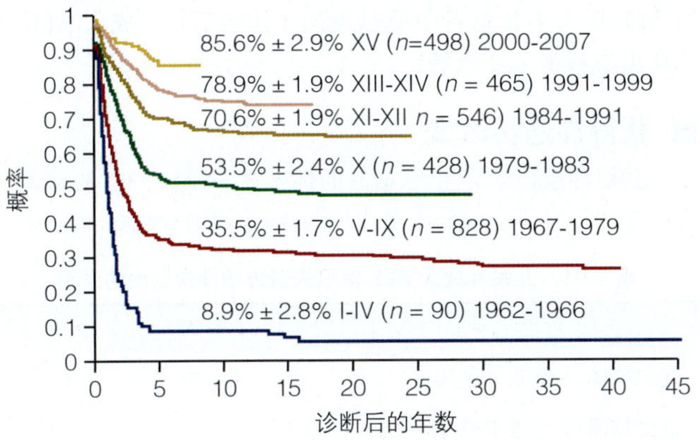

图 93-1 St. Jude 儿童研究医院用 Kaplan-Meier 方法对 2855 名使用了 15 次维持化疗的儿童 ALL 进行无病生存分析。2000 年后根据微小残余病灶判断危险度进行早期全身强化治疗和颅内化疗已使无病生存率增加至 85.6% ± 2.9%(标准误)。

病因和发病机制

ALL 的发生发展是由于相继的突变改变了细胞的功能,包括自我更新能力的增强、正常增殖失控、分化阻滞,以及对死亡信号(凋亡)抵抗增加[3,4]。环境因素,如电离辐射和化学诱变剂在部分患者中诱导了 ALL 的发生,然而,大多数患者中并没发现致病因素。有一种学说认为白血病的发生反映了宿主药物遗传学(易感性)和环境因素的相互作用,但需要建立设计良好的人群和分子流行病学研究的模型来加以证实。

■ 发病率

在美国,根据 17 个不同地区的监测、流行病学和最终结果(surveillance, epidemiology, and end results, SEER)从 2001~2005 年诊断的 ALL 患者来统计,ALL 按年龄调整的发病率为每年 1.6/100 000 人[24]。2008 年美国诊断的 ALL 大约为 5430 例(3220 例男性和 2210 例女性)[23],占所有白血病的比例接近 12%。诊断时的中位年龄为 13 岁,接近 61% 的患者诊断时不到 20 岁[24]。ALL 是 15 岁以下最常见的恶性肿瘤,占该年龄段所有肿瘤的 23% 及所有白血病的 76%,成人急性白血病仅 20% 为 ALL。发病率的特征与年龄有关,在 2~4 岁有一个发病高峰,随后在儿童期后期、青少年期及成年期早期发病率下降(图 93-2)[24],60 岁后发病率再次升高,在老年人中形成第二个较小的高峰。一直到 20 世纪 30 年代英国和美国才发现 ALL 在儿童期早期有一个明显的发病率高峰[25]。在美国,这个高峰首先在有欧洲血统的儿童中发现,然后到 20 世纪 60 年代才在有非洲血统的儿童中发现[24]。在很多发展中或经济不发达的国家中没有发现这个年龄段的高峰,提示白血病的发生和工业化有关。除了婴儿期女性患者略多于男性,其他所有年龄组中 ALL 在欧洲血统的患者中更多发生于男性(图 93-2),非洲血统的患者男女比率相同。在大多数年龄组中,ALL 在欧洲血统人群中的发病率要高于非洲血统人群,尤其是在 2~3 岁的儿童中。

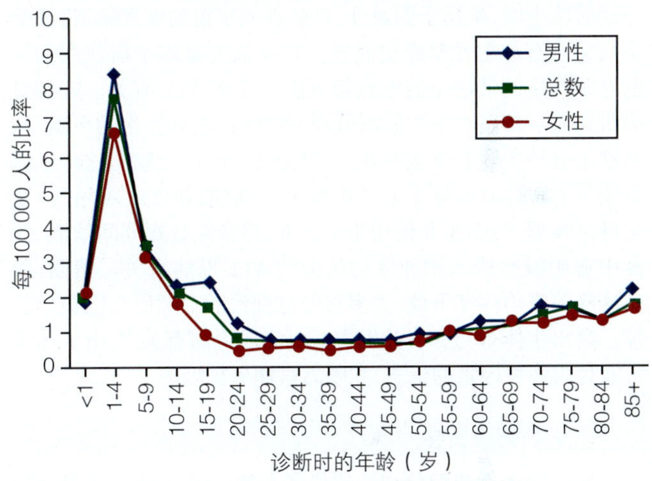

图 93-2 不同性别 ALL 各年龄段的发病率。

ALL 在不同地区发病率有很大区别。欧洲北部和西部、北美和大洋洲发病率较高,而亚洲和非洲人群中则较低[26]。在欧洲,男性 ALL 发病率最高的是西班牙人,女性是丹麦人。在美国,男女发病率最高的均是洛杉矶的拉丁美洲人。

■ 危险因素

遗传性综合征

导致 ALL 的确切的发病机制尚未明确。仅少数(5%)患者和遗传有关,伴有遗传性综合征。唐氏综合征的儿童患白血病的危险性高达 10~30 倍;急性巨核细胞白血病在小于 3 岁的患儿中显著多见,而 ALL 在较大的年龄组中多见。唐氏综合征的 ALL 患者具有很大的异质性,包括各种亚型伴有一般人群中常见的遗传学异常如超二倍体占 50% 以上,还有 t(12;21)(*ETV6-RUNX1*),唐氏综合征常伴有 +X, del(9)和 *CEBPD* 重排[27]。最近有研究显示 *P2RY8-CRLF2* 融合基因和活化的 *JAK* 基因突变在半数唐氏综合征的 ALL 患者中参与了白血病的发生[28,28a]。常染色体隐性遗传病往往伴有染色体脆性增加,易患 ALL 的疾病包括运动失调性毛细血管扩张症、Nijmegen 染色体

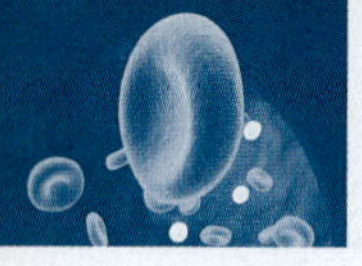

断裂综合征和布卢姆综合征[29]。运动失调性毛细血管扩张症患者发生白血病的风险是常人的70倍，发生淋巴瘤的风险是常人的250倍，尤其是T细胞表型[30]。称为*ATM*（运动失调性毛细血管扩张症突变型）的致病基因编码一种参与DNA修复、调节细胞增殖和凋亡的蛋白。支持运动失调性毛细血管扩张症诊断的实验室检查包括血清甲胎蛋白升高、特征性的染色体畸形、细胞核内丝氨酸蛋白激酶ATM缺乏或减少，以及体外放射敏感性增加[31]。在散发的儿童T细胞ALL中，*ATM*基因错义改变发生率很高，提示*ATM*基因与淋巴系肿瘤的发病有关[30]。尽管在获得性免疫缺陷病的患者中免疫监视的削弱与发生EB病毒相关的恶性肿瘤的风险增加有关，但是在运动失调性毛细血管扩张症或其他先天性免疫缺陷综合征的患者中没有确切的证据显示免疫缺陷与ALL的易感性有关。

环境因素

胎儿在宫内时暴露于X线将导致患ALL的危险性略有增加，且与暴露的数量呈正相关[32]。有限的证据表明ALL的发生与放射性尘埃，暴露于职业性、自然界或宇宙的电离辐射，或受孕前父亲有放射性暴露史有关。目前认为暴露于居住用的供电电源产生的低能量的电磁场可能与儿童ALL有关。病例对照研究显示较高水平的暴露可轻度增加白血病发生的风险，从而推定这种关联是真实存在的，将近1%的白血病与这种暴露有关[33]。妊娠前或妊娠期间接触杀虫剂（职业性或家用的）及父母亲吸烟、给新生儿使用维生素K、母亲在妊娠期间饮酒、饮食中亚硝酸盐摄入增加等均认为与ALL发病有关。然而，所有这些关联均存在争议，大多数经过细致的对照研究已被反驳掉。高出生体重与5岁前发生白血病风险高有关[34]，出生体重可能是内源性因素的标志，如胰岛素样生长因子。

宿主药物遗传学

异生物体代谢酶精细的遗传多态性、DNA修复通路及细胞周期检查点功能可能和环境、饮食、母亲方面及其他外界因素相互作用而影响ALL的发生[4]。尽管研究的数量和样本量有限，资料显示编码解毒酶[如谷胱甘肽-S-转移酶、NAD(P)H（醌氧化还原酶）]、叶酸代谢酶（丝氨酸羟甲基转移酶和胸腺嘧啶核苷酸合成酶）、细胞色素P450、四氢叶酸还原酶和细胞周期抑制剂的基因多态性在成人和儿童ALL的发病机制中起了一定的作用[35-39]。然而，所有这些论点必须通过更大规模的研究来证实，在多态性研究中特别要关注人种和地域差异。用全基因组分析，*ARID5B*基因的种系单核苷酸多态性（SNPs）和儿童超二倍体的前B细胞ALL有关，这种ALL是遗传变异影响儿童ALL易感性的典型例子。

子宫内ALL的发生

在新生儿血液标本中进行回顾性检测白血病特异的融合基因[如*MLL-AF4*、*ETV6-RUNX1*（也称为*TEL-AML1*）]、超二倍体，或免疫球蛋白或T细胞受体位点的克隆性重排，以及在同卵双生子中同时发生白血病提示有些白血病始发于出生前[40,41]。有t(4;11)/*MLL-AF4*的同卵双生子同时发病的几率接近100%，而且潜伏期很短（数周至数月）。这些研究显示这个融合基因可以单独或仅需要伴发少数突变即可导致白血病。相反，有*ETV6-RUNX1*融合基因或T细胞表型的双生子同时发生白血病的几率低得多，而且潜伏期较长，提示这种亚型在白血病形成的过程中需要出生后其他事件的参与[40]。在约1%的新生儿脐血样本中少数细胞表达*ETV6-RUNX1*融合基因转录本，该频率比含有这个融合基因转录本的ALL发病率高100倍以上[40]，从而支持了上述学说。最近的一个研究进一步确定了含有*ETV6-RUNX1*融合基因的白血病前期克隆的存在[42]。超二倍体ALL是另一个常见的儿童ALL亚型，也显示发生于出生前但是需要出生后一系列事件完成恶性转化[41]。儿童ALL中一个发病高峰的年龄在2~5岁，工业化、现代或富裕社会与ALL发病率增加有关，白血病患儿偶尔有聚居现象而产生了两个并行感染的假说，以上种种均可解释出生后的事件。"延迟感染"假说提示一些在出生前即获得白血病前期克隆的易感个体由于出生后生活在卫生条件良好的环境中而对共同的感染低暴露或不暴露[40]。这种与感染隔绝的情形造成机体免疫系统紊乱或在淋巴细胞增殖增加的年龄段对后来的或延迟暴露的感染产生了病理性的反应。"人群混合"假说预言儿童ALL的产生是由于和携带者人群混合后一些易感（无免疫力的）个体暴露于共同的但是非致病性的感染所致[43]。很显然并非所有患儿在子宫内发病，例如，t(1;19)/*E2A-PBX1*（也称*TCF3-PBX1*）的ALL在大多数患者中显示发病于出生后[44]。成人ALL显然在出生后很久才发病。

■ 获得性遗传改变

获得性遗传学异常是ALL的标志之一，超过3/4的患者有重现性细胞遗传学或分子学改变与预后及治疗有关（表93-1）[4]。

表93-1 儿童和成人ALL常见的遗传学异常发生的频率

遗传学异常	儿童(%)	成人(%)
超二倍体(>50条染色体)	23~29	6~7
亚二倍体(<45条染色体)	1	2
t(1;19)(q23;p13.3)(*TCF3-PBX1*)	白人4，黑人12	2~3
t(9;22)(q34;q11.2)(*BCR-ABL1*)	2~3	25~30
t(4;11)(q21;q23)(*MLL-AF4*)	2	3~7
t(8;14)(q23;q32.3)	2	4
t(12;21)(p13;q22)(*ETV6-RUNX1*)	20~25	0~3
*NOTCH1*突变*	7	15
*HOX11L2*过表达*	20	13
*LYL1*过表达*	9	15
*TAL1*过表达*	15	3
*HOX11*过表达*	7	30
*MLL-ENL*融合基因	2	3
9p异常	7~11	6~30
12p异常	7~9	4~6
$7p^-/7q^-/7$单体	4	6~11
+8	2	10~12
21号染色体内扩增(iAMP21)	2	?

*T细胞ALL中发现的异常。

染色体改变包括数量(倍数性)和结构的异常。结构异常包括易位(最常见)、倒位、缺失、点突变和扩增。尽管特定的遗传学亚型在儿童和成人之间发生频率不同,但是诱导白血病的机制是相似的。机制包括原癌蛋白表达异常、染色体易位产生的融合基因编码转录因子或活化的激酶表达异常。

最初的基因重排本身不足以诱发明显的白血病,发生白血病的转变必须在关键的生长调节通路中同时发生其他突变,从而诱导遗传学和表观遗传学的改变。早期关于这种同时发生突变的研究着重于特异的基因,且使用分辨率相对较低的方法。已鉴定的基因包括 *CDKN2A/CDKN2B* 肿瘤抑制基因[45]的缺失以及T细胞ALL中 *NOTCH* 基因突变[46]。目前的研究应用全基因组芯片和高流通量的测序法已经在前B细胞ALL和T细胞ALL中鉴定出了高频率的基因改变。用SNP芯片,平均每个病例鉴定出了6.46个DNA拷贝数异常(CNAs),提示大体的基因组不稳定性并非大多数ALL患者的特征[47]。白血病亚型中CNAs的数量有很大的差异。有趣的是,伴 *MLL* 重排的婴儿ALL每例不到1个CNA,显示这些病例在白血病形成过程中几乎不需要其他基因突变。相反,伴 *ETV6-RUNX1* 和 *BCR-ABL1* 基因的患者每例大于6个CNAs,部分超过20个基因突变,符合之前的观点,即始发事件发生于儿童早期,而发展成ALL需要其他突变的参与。引人注目的是,有一个研究发现在40%以上的前B细胞ALL患者中发现编码正常淋巴细胞发育的基因存在突变,突变频率最高的靶基因是淋巴系的转录因子 *PAX5*(接近30%的患者有突变),该基因编码一对蛋白,是祖B细胞向前B细胞转化及保证B细胞系的精确发育所必需的。突变频率第二位的是 *IKZF1* 基因(几乎30%的患者发生突变),编码IKAROS锌指DNA结合蛋白,该蛋白是淋巴细胞最早的分化过程所必需的。*IKZF1* 在绝大多数 *BCR-ABL1* 阳性ALL及慢性粒细胞白血病急淋变(非慢性期)中是缺失的[48]。接近半数 *BCR-ABL1* 阳性ALL和慢性粒细胞白血病还存在 *CDKN2A/B* 和 *PAX5* 基因缺失。上述发现进一步支持了白血病的诱导需要多种信号通路受损的观点。有一组ALL亚型预后很差,和 *IKZF1* 缺失有关[49,50]。同时也反映了 *IKZF1* 可以直接导致ALL耐药。

DNA芯片显示的基因表达使几乎所有T细胞患者可以根据多步骤致癌途径进行分组[51]。基因表达研究显示FLT3过度表达,该基因是造血干细胞发育过程中的重要的受体酪氨酸激酶,是几乎所有 *MLL* 重排或超二倍体患者中的继发事件[52-54]。这些研究推动了在临床ALL患者中检测FLT3。对白血病细胞及种系遗传变异的全基因组分析鉴定出很多和预后或治疗有关的遗传变异,从而推动了特异治疗的发展[55-57]。

表观遗传学的改变,包括抑癌基因的过度甲基化及癌基因的低甲基化,还有转录后调控机制的异常,如癌症中常见的miRNA。这些变化是可逆的且不改变DNA序列,然而可以精细地改变基因表达,促进肿瘤向恶性转化和进展。表观遗传学改变的分析已经开始应用于发展新的生物标记评估危险度或进行疾病监测及治疗方案的选择[58]。证据显示ALL中多个基因的甲基化和预后差有关。令人惊奇的是,基因的甲基化在儿童ALL中和成人ALL同样显著。可见儿童和成人治疗反应的差别和大量的甲基化无关,而是和特殊的基因及通路失活有关。低甲基化药物[如5-氮杂胞苷(5-azacytidine)和地西他滨(decitabine)]在复发或难治患者中的预初试验正在进行中[58]。

临床特征

■ 症状和体征

ALL的临床表现各异。症状可以表现为隐匿性的,或者呈急性起病。临床特征一般反映了骨髓衰竭的程度和髓外播散的范围(表93-2)[60-64]。接近半数患者表现为发热,通常是由白血病细胞释放的致热细胞因子诱发(如白介素-1、白介素-6和肿瘤坏死因子)[65]。这些患者经过抗白血病治疗后72小时内可以退热。

表 93-2 儿童和成人 ALL 的临床特征

特征	儿童	成人
年龄(岁)		
<1	2	—
1~9	72~78	—
10~19	20~26	—
20~39	—	55
40~59	—	36
≥60	—	9
男性	56~57	62
症状		
发热	57	33~56
乏力	50	?
出血	43	33
骨关节疼痛	25	25
淋巴结肿大		
无	30	51
明显(>3cm)	15	11
肝肿大		
无	34	65
明显(脐下)	17	?
脾肿大		
无	41	56
明显(脐下)	17	?
纵隔肿块	8~10	15
CNS白血病	3	8
睾丸白血病	1	0.3

注:儿童和成人的数据均以百分比表示。

乏力和倦怠是ALL患者贫血的常见表现。年老的患者,贫血相关的呼吸困难、心绞痛和眩晕可能是最显著的症状[63]。超过25%的患者,尤其是幼儿,由于白血病细胞浸润骨膜、骨骼或关节或白血病细胞使骨髓腔扩张,导致跛行、骨痛、关节痛或不愿行走等。有明显骨痛的患儿往往血象接近正常而延误诊断。在一小部分患者中,骨髓坏死可导致严重的骨痛和压痛、发热和血清乳酸脱氢酶水平明显升高[66]。关节痛和骨痛在成

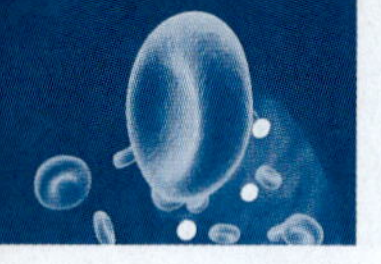

人中一般不严重。较少见的体征和症状包括头痛、呕吐、智力改变、少尿和无尿。偶尔患者可表现致命的感染或出血(如颅内血肿)。St. Jude 儿童研究医院的经验显示颅内出血主要见于发病时白细胞计数大于 $400\times10^9/L$ 的患者[67]。无任何体征和症状而是通过常规检查检测到的 ALL 相当罕见。

■ 体格检查

体格检查常见苍白、皮肤黏膜的瘀点和瘀斑,骨骼压痛是白血病侵犯骨膜或骨膜出血压迫所致。肝、脾和淋巴结是髓外浸润最常见的部位,器官肿大儿童比成人更显著。前纵隔肿块(胸腺)见于 8%~10% 的儿童患者和 15% 的成人患者(图 93-3)。巨大的前纵隔肿块压迫大血管和气管可能导致上腔静脉综合征或上纵隔综合征。伴该综合征的患者表现为咳嗽、呼吸困难、端坐呼吸、吞咽困难、喘鸣、发绀、面部水肿、颅内高压和有时发生晕厥。有端坐呼吸、上半身水肿、大血管受压及支气管主干受压的患者存在麻醉相关并发症的危险[68]。

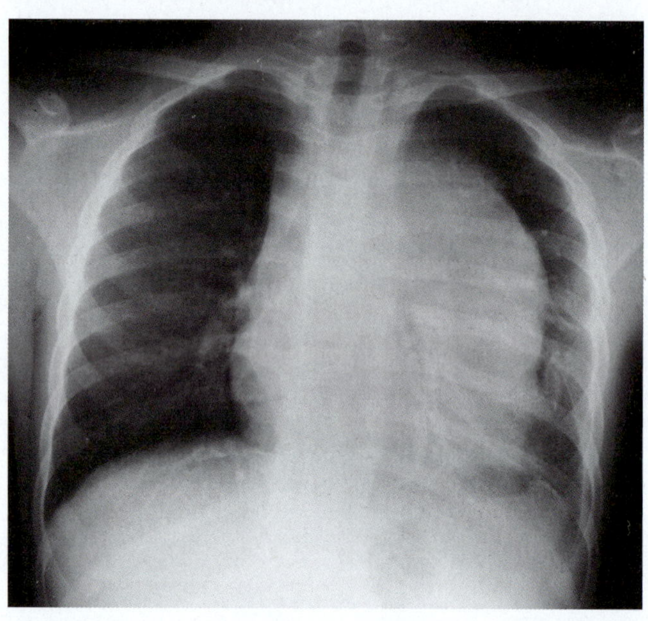

图 93-3 一例患 T 细胞 ALL 伴前纵隔肿块的 12 岁黑人男孩的胸片。

阴囊无痛性肿大是睾丸白血病细胞浸润或淋巴管阻塞致阴囊水肿的体征。通过超声波可以较容易地识别这两种情况。明显的睾丸累及很少见,通常见于 T 细胞 ALL 的婴儿或青少年和(或)白细胞过多的患者,不需要放射治疗[69]。其他少见的体征包括眼睛受累(白血病浸润眼眶、视神经、视网膜、虹膜、角膜或结膜)、皮下结节(白血病皮肤浸润)、唾液腺肿大(Mikulicz 综合征)、脑神经麻痹和阴茎异常勃起(由于白血病细胞浸润海绵体和背静脉或骶神经受累所致)。硬膜外脊髓压迫虽然罕见,但其表现严重,需要立即治疗以避免永久性下肢轻瘫或截瘫。在某些儿科患者,白血病细胞浸润扁桃体、扁桃腺、阑尾或肠系膜淋巴结而导致在诊断白血病前进行外科手术。

实验室检查

新诊断的 ALL 患者常见贫血、中性粒细胞减少和血小板减少。其严重性反映了骨髓被白血病性原始淋巴细胞替代的程度(表 93-3)[60-64]。白细胞计数的范围很广,从 $(0.1\sim1500)\times10^9/L$ 不等[中位数:$(10\sim12)\times10^9/L$]。白细胞过多症($>100\times10^9/L$)见于 11%~13% 的白人儿童,而黑人儿童(23%)及成人(16%)中更多见,因为后两者中 T 细胞 ALL 更好发。极度的中性粒细胞减少($<0.5\times10^9/L$)见于 20%~40% 的患者,这些患者发生感染的风险很高。约 90% 的患者诊断时外周血有原始细胞。在诊断 ALL 之前数月可以有反应性嗜酸性粒细胞增多症[70]。一些有 t(5;14)(q31;q32)染色体异常的患者,主要是男性有嗜酸性粒细胞增多症(肺浸润、心脏扩大和充血性心力衰竭)。这些患者通常循环血中没有白血病细胞,也没有其他血细胞减少症,骨髓中原始细胞比例相对较低[71]。5 号染色体上的白介素 -3 基因被 14 号染色体上的免疫球蛋白重链基因上的增强子原件活化被认为在白血病的发生中起了主要作用,而且和嗜酸性粒细胞增多有关[71]。贫血的患者中,诊断时血红蛋白的水平和年龄呈较强的负相关[62]。偶尔,ALL 的患儿血红蛋白水平低于 10g/L。

诊断时血小板计数减少常见[中位数:$(48\sim52)\times10^9/L$]。与免疫性血小板减少不同,这种血小板减少几乎同时伴有贫血或白细胞异常或两者兼有[72]。严重的出血不常见,甚至当血小板低至 $20\times10^9/L$ 时而无感染和发热[73]。偶尔,主要是男性患者,可见血小板升高($>400\times10^9/L$)[74]。少数患者在诊断前有全血细胞减少且能短暂的自发性恢复[75]。凝血异常通常较轻,可见于 3%~5% 的患者,大多数是 T 细胞 ALL,仅少数情况下和临床出血有关[63,76]。大多数 ALL 患者血清乳酸脱氢酶均升高,而且与白血病浸润范围呈明显的相关性[77]。白血病细胞负荷高的患者常见血尿酸水平升高,反映了嘌呤代谢速度的增加。肾脏累及范围较广的患者可以出现肌酐、尿素氮、尿酸和磷水平的升高。偶尔,T 细胞 ALL 患者可以出现急性肾衰竭,尽管白血病浸润相对较少[78]。高钙血症很罕见,是由于原淋巴细胞释放甲状旁腺样激素以及白血病骨骼浸润所致。t(17;19)(q22;p13.3)伴 *E2A-HLF* 融合基因见于 0.5% 前 B 细胞 ALL,青春期年龄组较多见,与弥散性凝血障碍、高钙血症及预后差有关[79]。白血病浸润导致的肝功能异常见于 20% 的患者,常为轻度的,与临床及预后意义不大[59]。然而,识别患者是否携带或感染乙肝病毒很重要,因为需要立即使用拉米夫定(lamivudine)来阻止应用免疫抑制剂治疗后病毒再激活导致的严重并发症[80]。血清免疫球蛋白水平(大多为 IgA 和 IgM)在接近 1/3 的儿童 ALL 中有一定程度的下降,反映了正常淋巴细胞数量减少和功能不全[81]。尿检可见镜下血尿和尿酸结晶。

必须行胸部平片,以检测胸腺或纵隔是否增大,伴或不伴胸腔积液(见图 93-3)。尽管骨的异常如干骺端、骨膜反应、骨质溶解、骨硬化和骨质减少可见于 50% 的患者,但是骨骼 X 线摄片并不是必需的,尤其在白细胞计数较低的儿童中。脊柱 X 线片检查有助于发现脊椎塌陷的患者。

脑脊液(CSF)的检查是诊断所必要的步骤。ALL 诊断时约 1/3 的儿科患者和 5% 的成人患者 CSF 中可检测到白血病细胞,这些患者大多数没有神经系统症状[82]。传统的 CNS 白血病定义为每微升 CSF 中至少有 5 个白细胞(离心后的标本中有明显的白血病细胞)或存在脑神经麻痹。由于当前的临床试验不做预防性头颅照射,因此在 CSF 中发现任何白血病细胞都和 CNS 复发高风险有关,是加强鞘内治疗的指征[83]。关于何

表 93-3 儿童和成人 ALL 患者就诊时的实验室检查特征

特征	总的百分比	
	儿童(白人/黑人)	成人
细胞系		
T 细胞	15/24	
前 B 细胞	85/76	
白细胞计数(×10^9/L)		
<10	47~49/34	41
10~49	28~31/29	31
50~99	8~12/14	12
>100	11~13/23	16
血红蛋白浓度(g/L)		
<80	48/58	28
80~100	24/22	26
>100	28/20	46
血小板计数(×10^9/L)		
<50	46/40	52
50~100	23/20	22
>100	31/40	26
CNS 状态 *		
CNS1	67~79/60	92~95
CNS2	5~24/27	?
CNS3	3/3	5~8
创伤性腰穿有原始细胞	6~7/10	?
骨髓内白血病细胞(%)		
<90	33/46	29
>90	67/54	71
血液中白血病细胞		
有	87/90	92
无	13/10	8

* CNS1:脑脊液中无原始细胞;CNS2:无创伤的样本中白细胞<5 个 /μl,有原始细胞;CNS3:无创伤的样本中白细胞≥5 个 /μl,有原始细胞,或存在脑神经麻痹;以及创伤性腰穿有原始细胞(白细胞≥10 个 /μl,有原始细胞)。成人 CNS2 和创伤性腰穿有原始细胞的资料尚未获得。

时实施第一次腰穿存在不同的意见。许多白血病治疗学家在诊断时即进行腰穿但不鞘注化疗药物,需要行第二次诊断性腰穿验证是否有白血病细胞。其他治疗学家因为担心外周血液循环中的白血病细胞“接种”到 CNS 而延迟腰穿。一些研究显示在儿童 ALL 中诊断时行腰穿致 CSF 污染白血病细胞而使治疗效果不佳[83-85]。基于上述发现,St. Jude 儿童研究医院对所有诊断性腰穿确认有白血病(如存在白血病细胞)的患者进行鞘内治疗。可通过对血小板减少的患者输注血小板以及将患者深度镇静或全身麻醉后由经验最丰富的临床医生进行腰穿手术来降低腰穿的创伤风险[83,86]。

诊断和细胞分类

骨髓穿刺是诊断 ALL 较适宜的检查,因为有 10% 的患者在诊断时循环血中没有幼稚细胞,而且遗传学的研究骨髓细胞要优于血细胞。骨髓纤维化或骨髓充填过于致密时会造成骨髓穿刺困难需要行活检。骨髓坏死的患者,有时需要多次穿刺以获得足够的组织来帮助诊断。

形态学和细胞化学分析

ALL 最初是通过罗曼诺夫斯基染色法(瑞氏 - 吉姆萨或 May-Grünwald-Giemsa)进行形态学分析来帮助诊断的。原淋巴细胞相对较小(是小淋巴细胞的 1~2 倍大小),胞质呈浅蓝色;胞核为圆形,有裂或浅的凹陷;染色质有细小或略粗糙致密呈块状;核仁不明显(图 93-4A)。有些患者的原淋巴细胞较大,核仁明显,胞质量中等,可以混有一些小原淋巴细胞(图 93-4B)。部分 ALL 患者原淋巴细胞的胞质中可见到颗粒(图 93-4C)。这些颗粒呈双嗜性(染成紫红色),很容易和髓系的颗粒(染成深紫色)区分开来,其中有些患者通过电镜可以证实为线粒体。B 细胞 ALL 的原始细胞胞质呈强嗜碱性,细胞形态规则,核仁明显,胞质中有空泡(图 93-4D)。

仅凭罗曼诺夫斯基染色不足以区分 ALL 和急性髓系白血病。鉴别这两种疾病的细胞化学染色有苏丹黑染色、髓过氧化物酶染色及非特异性酯酶染色,包括 α- 萘基丁酸盐和 α- 萘基醋酸盐酯酶。这些酯酶染色在原淋巴细胞中一般呈阴性反应。ALL 的骨髓样本偶尔因存在残余的正常髓系前体细胞而髓过氧化物酶染色呈弱阳性。

免疫学分类

由于白血病性原淋巴细胞缺乏特异的形态学和细胞化学特点,免疫分型在诊断中是必不可少的。抗体通过辨别分化抗原簇(CD)识别相同的细胞抗原,但不一定是相同的抗原决定簇(见第 15 章)。大多白细胞抗原缺乏特异性,因此需要一组抗体来确定诊断,将白血病细胞区分为不同的免疫学亚型。St. Jude 儿童研究医院采用一组至少包含一个敏感性较高的抗体(B 细胞系的 CD19、T 细胞系的 CD7 及髓系细胞的 CD13 或 CD33)和特异性高的抗体(B 细胞系的 CD79α 和 CD22、T 细胞系的胞质 CD3 及髓系的胞质髓过氧化物酶)[21],依靠这些方法可以确诊 99% 的患者。

尽管 ALL 可以根据 B 细胞系(原 B、早期前 B、前 B、过渡期前 B 和成熟 B 细胞)或 T 细胞系(前 T、中期和晚期胸腺细胞)的正常成熟过程进一步分为各种亚型,但是只有 T 细胞、成熟 B 细胞和其他 B 细胞系(前体 B 细胞型)这几种免疫表型在治疗上有所区别[21]。有些研究中,将前体 B 细胞 ALL 再分为 CD10 阳性(普通型 ALL)和 CD10 阴性(前 - 前 B、原 B 或 CD10 阴性前体 B 细胞型)白血病,而将 T 细胞 ALL 进一步分为前 T(或原 T)和成熟 T 细胞白血病[87,88]。尽管这些精细的分类可以提示预后,但是和治疗选择无关。T 细胞 ALL 有一个特殊的亚型保留了干细胞样的特征,称为早期前体 T 细胞 ALL,被认为用常规化疗预后极差[88]。表 93-4 总结了一些公认的

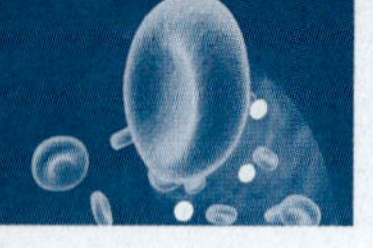

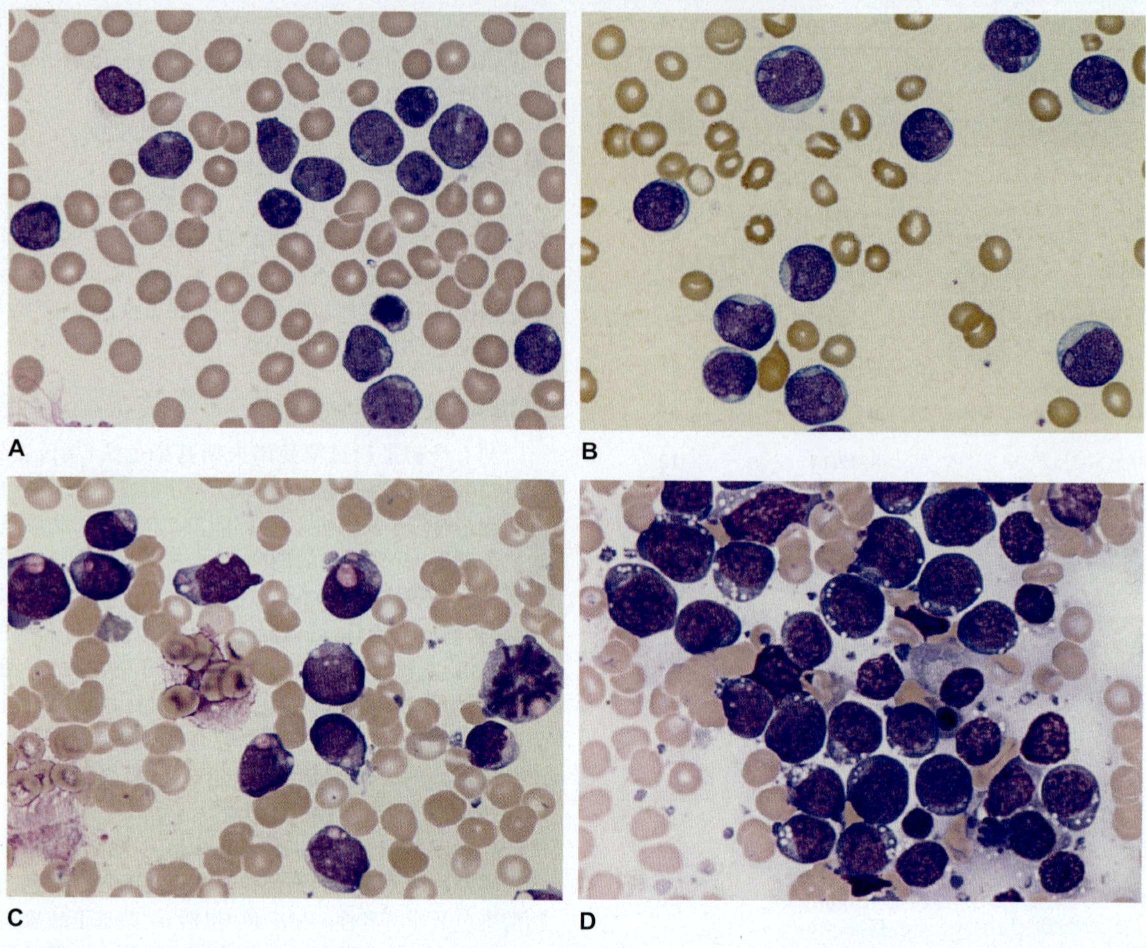

图 93-4　A. 典型的原淋巴细胞胞质少，核形态规则，染色质细及核仁不明显。B. ALL 中较大的原淋巴细胞核仁明显，中等量胞质，混有小原淋巴细胞。C. 胞质有颗粒的 ALL。较多原淋巴细胞胞质中可见 Fuchsia 着色的颗粒。这些颗粒可能会导致误诊为急性髓系白血病；然而，这些颗粒髓过氧化物酶和髓样苏丹黑 B 染色呈阴性反应。D. B 细胞 ALL 的原淋巴细胞。这些细胞的特征是胞质呈强嗜碱性，细胞形态规则，胞质有空泡（图像 A~D. 瑞氏 - 吉姆萨染色，×1000）。

表 93-4　各种 ALL 免疫学亚型的特征

亚型	典型的标记	儿童（%）	成人（%）	特征
前 B 细胞	$CD19^+$、$CD22^+$、$CD79\alpha$、$clg^{\pm}$、$slg\mu^-$、$HLA\text{-}DR^+$			
原 B	$CD10^-$	5	11	婴儿或成人组，高白细胞，发病时伴 CNS 白血病，假二倍体，*MLL* 重排，预后不佳
早期前 B	$CD10^+$	63	52	较好年龄组（1~9 岁），低白细胞数，超二倍体（>50 染色体）
前 B	$CD10^{\pm}$、clg^+	16	9	高白细胞数，黑人，假二倍体
B 细胞	$CD19^+$、CD22、$CD79\alpha^+$、clg^+、$slg\mu^+$、$slgK^+$ 或 slg^+	3	4	男性多见，高白细胞，髓外病变
T 细胞系	$CD7^+$、$cCD3^+$			
T 细胞	$CD2^-$、$CD1^-$、$CD4^-$、$CD8^-$、HLA-DR	10	18	男性多见，高白细胞，髓外病变
前 T	$CD2^-$、$CD1^-$、$CD4^-$、$CD8^-$、$HLA\text{-}DR^{\pm}$、TdT^+	1	6	男性多见，高白细胞，髓外病变，预后差
早期前 T 细胞	$CD1^-$、$CD8^-$、CD5 弱、$CD13^+$、$CD33^+$、$CD11b^+$、$CD117^+$、$CD65^+$、$HLA\text{-}DR^+$	2	?	男性多见，年龄 >10 岁，预后极差

ALL 免疫学亚型的显著特征。

髓系相关的抗原有时在典型的原淋巴细胞中表达。由于单克隆抗体和免疫分型技术的差异，髓系相关抗原在 5%~30% 的儿童及 10%~50% 的成人患者中表达[64,89]。髓系相关抗原的表达和原始细胞一定的遗传学特征有关，CD15、CD33 和 CD65 在有重排的 *MLL* 基因的 ALL 中表达，CD13 和 CD33 在

表 93-5 ALL 最常见的遗传学亚型的临床和生物学特征

亚型	相关特征	估计的 EFS(%)	
		儿童	成人
超二倍体(>50 染色体)	前 B 细胞为主的表型;低白细胞;儿童中较好的年龄组(1~9 岁)预后较好	5 年 80~90	5 年 30~50
亚二倍体(<45 染色体)	前 B 细胞为主的表型;白细胞较高;预后差	3 年 30~40	3 年 10~20
t(12;21)(p13;q22)(*ETV6-RUNX1*)	CD13$^{\pm}$/CD33$^{\pm}$ 前 B 细胞表型;假二倍体;年龄 1~9 岁;预后较好	5 年 90~95	不明
t(1;19)(q23;p13.3)(*TCF3-PBX1*)	CD10$^{\pm}$/CD20^{-}/CD34^{-} 前 B 细胞表型;假二倍体;白细胞较高;黑人;CNS 白血病;预后与治疗方案有关	5 年 82~90	3 年 20~40
t(9;22)(q34;q11.2)(*BCR-ABL1*)	前 B 细胞为主的表型;老年人;白细胞较高;酪氨酸激酶抑制剂治疗获早期好转	3 年 80~90	1 年约 60
t(4;11)(q21;23) 伴 *MLL-AF4* 融合基因	CD10$^{\pm}$/CD15$^{\pm}$/CD33$^{\pm}$/CD65$^{\pm}$ 前 B 细胞表型;婴儿和老年人组;高白细胞;CNS 白血病;预后差	5 年 32~40	3 年 10~20
t(8;14)(q24;q32.3)	B 细胞表型;形态学 L3 型;男性为主;髓外巨块病变;短期加强化疗包括大剂量甲氨蝶呤、阿糖胞苷(cytarabine)和环磷酰胺(cyclophosphamide)则预后良好	5 年 75~85	4 年 50~55
NOTCH1 突变	T 细胞表型;预后好	5 年 90	4 年 50
HOX11 过表达	CD10^{+} T 细胞表型;单用化疗预后好	5 年 90	3 年 80
21 号染色体内扩增	前 B 细胞表型;低白细胞;为防止不良预后需强化治疗	5 年 30	?

有 *ETV6-RUNX1* 基因的患者中表达[89]。有一部分患者共表达淋巴系和髓系的标记,但不包括 T 细胞、前 B 细胞或基因表达谱中的急性髓系白血病。这些患者可能用针对髓系的治疗无效而用针对 ALL 的诱导方案获得缓解[90]。如今的治疗方案中髓系相关抗原的存在并无预后意义,但在微小残留病灶的免疫学监测中可能有用[91]。

遗传学分类

ALL 是由淋巴祖细胞获得多步骤的特异的基因损伤导致的恶性转变和增殖,因此,对原始细胞进行基因学的分类有望获得比其他方法更有相关性的生物学信息。接近 75% 的成人和儿童病例可以根据染色体数量(或流式细胞仪估计的 DNA 含量)、特异的染色体重排和分子遗传学改变分为预后或治疗相关的亚型[3,4,21,46,92-94]。表 93-5 总结了最常见的遗传学异常病例的主要临床和生物学特征。

二倍体组(超二倍体 >50 染色体及亚二倍体 <44 染色体)有临床关联性。超二倍体见于 25% 的儿童患者及 6%~7% 的成人患者,与预后良好有关,反映了细胞内甲氨蝶呤及其多聚谷氨酸盐的聚积增加,对抗代谢药的敏感性高,以及细胞显著趋于凋亡[95-97]。相反,亚二倍体预后极差[93,94,98]。流式细胞仪检测细胞 DNA 含量是对细胞遗传学分析有用的辅助工具,因为流式细胞仪是自动、快速、价廉且不受细胞有丝分裂影响,几乎可以在所有患者中获得结果。流式细胞仪有时可以鉴定出被标准的细胞遗传学分析遗漏的一小群耐药的近二倍体细胞。

表型特异性交互易位是 ALL 中最具生物学和临床意义的核型改变。有些从 B 细胞和 T 细胞 ALL 中鉴定出的易位源于正常重组机制出现了错误而产生抗原受体基因。这种重排使免疫球蛋白重链或轻链基因或 T 细胞抗原受体 β/γ 或 α/δ 基因的启动子 / 增强子移动到邻近的许多种转录因子的位置。通常,这种基因重排是由于两种编码不同转录因子的基因融合所致[3,4,92-94]。这些嵌合的转录因子编码活化的激酶,从而改变了参与调节造血干细胞分化、自我更新、增殖和耐药基因的转录因子[3,4]。

特定的细胞遗传学异常和临床特征、原始细胞表型和临床疗效有关(见表 93-5)。然而,还是有必要进行分子遗传学异常的检测。首先,分子学的分析可以鉴定出一些标准的核型分析无法检测到的重要的亚显微的基因改变,比如 *ETV6-RUNX1* 融合基因、21 号染色体内的扩增、抑癌基因的丢失和原癌基因的突变[3,4,92,99,100]。其次,因为技术上的失误可能会错过临床上重要的基因重排(如染色体核型分析了残余的正常细胞的中期分裂象,而不是白血病中期细胞)。因此,荧光原位杂交(FISH)和反转录聚合酶链反应(RT-PCR)技术常被应用。应用全基因组芯片分析基因表达和 DNA 拷贝数,辅以转录谱、测序和表观遗传学方法,已经鉴定出了具有生物学和治疗意义的特异的基因改变。例如,基因表达谱研究将 T 细胞 ALL 分为几组不同的遗传学亚型:*HOX11L2*、*LYL1* 加 *LMO2*,*TAL1* 加 *LMO1* 或 *LMO2*,*HOX11* 和 *MLL-ENL*,最后两个亚型预后较好[51]。值得注意的是,全基因组分析鉴定出一个非常高危的前 B 细胞 ALL 亚型的基因表达谱,和 *BCR-ABL1* 融合基因阳性的患者相同,就是 *IKZF1* 缺失[49,50]。

鉴别诊断

ALL 最初的表现和许多疾病相似。急性起病的瘀点、瘀斑和出血要考虑特发性血小板减少性紫癜。后者往往有近期的病毒感染,血象中有巨大血小板,血红蛋白浓度正常,外周血和骨髓中无白细胞异常。ALL 和再生障碍性贫血的患者可以出现全血细胞减少和骨髓衰竭的合并症，然而，再障很少出现肝脾和淋巴结肿大，不存在白血病相关的骨骼改变，骨髓穿刺和活检通常可以鉴别这两种疾病，虽然在一开始呈低增生性骨髓，后来被原淋巴细胞取代的患者很难诊断。有研究显示，约 2% 的儿童 ALL 发病前有一过性全血细胞减少[75]，这些患者在白血病发病前，PCR 分析显示单克隆性。研究显示，低增生源于白血病细胞对正常造血的抑制[101]。ALL 还要和嗜酸性粒细胞增多症鉴别，因为嗜酸性粒细胞增多可以是 ALL 的表现之一，也可以在 ALL 诊断前数月出现[70]。偶尔，新生骨髓中的成血细胞和白血病原始细胞相似，需要用适当的抗体进行流式细胞仪检测来区分[102]。

传染性单核细胞增多症和其他病毒感染，尤其是伴有血小板减少和溶血性贫血的，可能和白血病混淆。发现反应性淋巴细胞或血清学证实 EB 病毒感染有助于诊断。急性传染性淋巴细胞增多症、百日咳或副百日咳的患者可以出现显著的淋巴细胞增多。然而，甚至当白细胞计数高于 50×10^9/L 时，仍以成熟淋巴细胞为主而不是原淋巴细胞。骨痛、关节痛、有时候关节炎和幼年型类风湿关节炎、风湿热、其他胶原性疾病或骨髓炎相似。推测为类风湿疾病而计划用糖皮质激素治疗前需要行骨髓检查。

儿童 ALL 需要和小、圆形细胞的肿瘤累及骨髓象鉴别，包括神经母细胞瘤、横纹肌肉瘤和视网膜母细胞瘤。一般而言，实体瘤患者检查后可发现原发的病灶，肿瘤细胞的播散通常呈特征性的聚集，免疫表型缺乏原淋巴细胞的特征。

治疗

支持治疗

ALL 的最佳治疗方案需要严密的支持治疗，包括预防或及时治疗代谢性和感染性并发症（见第 22 章）及合理使用血液制品（见第 140 章和第 141 章）。其他重要的支持治疗还有留置导管[103]、改善恶心呕吐、控制疼痛，以及对患者和家庭进行必要的长期的社会心理学支持。

代谢性并发症

在诊断时经常遇到高尿酸血症和高磷酸盐血症伴继发性低钙血症，甚至在化疗开始前，尤其是白血病细胞负荷高的 B 细胞或 T 细胞 ALL 或前 B 细胞白血病。这些患者需要给予静脉补液；别嘌呤醇或拉布立酶（rasburicase）（重组的尿酸氧化酶）来治疗高尿酸血症；磷酸盐结合剂，如氢氧化铝（aluminum hydroxide）、碳酸钙（calcium carbonate）（若血清钙浓度低时）、碳酸镧（lanthanum carbonate）或司维拉姆（sevelamer）来治疗高磷酸盐血症。别嘌呤醇是一个相对价廉的药物，通常在尿酸低于 7.0mg/dl 时使用。但是该药皮肤过敏反应发生率高且在白血病细胞破坏导致的高尿酸血症的风险过去后应当立即停药。拉布立酶起效很快而且非常有效，特别是当尿酸水平很高时（>7.0mg/dl），通常只需注射一次（远远低于公司推荐的剂量）。通过抑制白血病细胞合成新的嘌呤，拉布立酶可以在化疗前减少外周血原始细胞数[104]。拉布立酶通过减少细胞内磷酸核糖基焦磷酸盐和抑制黄嘌呤氧化酶而降低巯嘌呤的合成代谢和分解代谢。若同时口服巯嘌呤和拉布立酶，巯嘌呤通常必须减量。拉布立酶可以引起皮疹，但很少发生严重的过敏反应。

拉布立酶可以使尿酸分解为较容易排泄的代谢产物尿囊素，其可溶性是尿酸的 5~10 倍。拉布立酶比别嘌呤醇更有效，而且可以促进磷的排泄，部分是由于拉布立酶潜在的尿酸分解作用（故无须碱化尿液），部分在于其应用后肾功能得到了改善[105,106]。但是，拉布立酶在葡萄糖 -6- 脱氢酶缺陷的患者中禁用，因为尿酸的分解产物过氧化氢可引起高铁血红蛋白血症或溶血性贫血。

高白细胞血症

对于白细胞极度升高（白细胞计数 $>400 \times 10^9$/L）的患者，可以通过白细胞去除术或换血疗法（在幼童中）来降低白血病细胞的负荷。理论上，这两种治疗方法应当都能降低高白细胞相关的并发症，但是无论是短期还是长期的利益仍受到质疑[67]。曾经被白血病治疗家提倡的紧急颅脑照射可能在白血病患者的治疗中是不起作用的[107]。在 B 细胞 ALL 中用小剂量的糖皮质激素同时应用长春新碱和环磷酰胺进行预处理是改善高白细胞血症的有效方法。这个方法是由法国学者首创的，当结合尿酸氧化酶使用时很大程度上避免了 B 细胞 ALL 肿瘤溶解综合征的发生及消除了血液透析的必要性[108]。

感染的控制

新诊断为 ALL 的患者中出现发热、感染是最常见的。因此，当患者出现发热，尤其是中性粒细胞减少的患者，应当使用广谱抗生素直到感染被排除。诱导缓解治疗加重骨髓抑制、免疫抑制和黏膜屏障破坏而增加感染的易感性。至少 50% 接受诱导治疗的患者将发生感染。在这个关键的治疗阶段应当特别注意降低感染的风险，包括层流隔离病房和空气过滤；避免和感染人群接触；控制进食特定的食物如粗制的乳酪、未烹煮的蔬菜或不去皮的水果；使用杀菌的漱口水或坐浴，尤其是有黏膜炎的患者。尽管最近有研究显示对诱导期的成人患者采用“中性粒细胞减少的食谱”并无益处[109]，相同的研究仍然在诱导缓解治疗中的 ALL 患者中开展。粒细胞集落刺激因子可以加速中性粒细胞减少的恢复，减少强化疗的并发症，但并不提高儿童或成人的无病生存率[110,111]。有研究显示生长因子会增加表鬼臼毒素（epipodophyllotoxin）治疗相关的急性髓系白血病的风险[112]。强烈的诱导缓解治疗，特别是联合大剂量地塞米松显著增加播散性真菌感染和诱导期死亡的风险[113]。第 22 章讲述了免疫力低下宿主中感染的诊断和治疗。

通常，所有 ALL 患者每周 2~3 天给予复方磺胺甲噁唑（trimethoprim-sulfamethoxazole），作为卡氏肺孢子菌（*Pneumocystis jiroveci*）肺炎的预防性治疗。在诱导缓解化疗开始后 2 周进行预防直到全部化疗结束后 6 周。不能耐受复方磺胺甲噁唑的患者可以用喷他脒（pentamidine）或阿托伐醌（atovaquone）（需和食物或牛奶同时服用）替代[114,115]。在免疫抑制剂治疗时不能接种活病毒疫苗。经常接触患者的同胞或其他儿童可接受常规的免疫接种，包括灭活的脊髓灰质炎疫苗。暴露于水痘 - 带状疱疹病毒的易感患者应当在暴露 96 小时内接受带状疱疹免疫球蛋白。通过以上治疗将预防水痘或减轻临床症状。

血液学支持

ALL 治疗后可能导致血小板减少。常见出血症状，一般限于皮肤和黏膜。CNS、肺或胃肠道出血罕见，但可致命。诊断时白细胞极度升高（>400×10⁹/L）的患者更容易发生这些并发症[67]。弥散性血管内凝血、肝功能异常或化疗导致的凝血障碍通常较轻[63,76]。接受诱导治疗包括门冬酰胺酶（L-asparaginase）和糖皮质激素的患者往往处于高凝状态[116]。有明显出血的应当输注血小板，当血小板计数小于 $10\times10^9/L$ 时可以预防性输注血小板[117]。儿童在接受泼尼松、长春新碱和门冬酰胺酶的诱导缓解治疗时一般不会有自发性出血，甚至当血小板计数小于 $10\times10^9/L$ 时。预防性血小板输注的阈值在幼儿及有发热或感染的患者中宜提高。贫血或骨髓抑制的患者有输注红细胞的指征，但在白细胞极度升高的患者中宜延迟输红细胞直到白细胞计数下降后[67]。在严重的慢性贫血患者中输血速度应缓慢，防止充血性心力衰竭。一般不需要输注粒细胞，仅在少数中性粒细胞绝对计数减少的证实有革兰阴性菌败血症或弥散性真菌感染的患者中应用，因为这种患者对抗生素治疗疗效差。所有的血液制品均应当照射以预防移植物抗宿主反应。

■ 抗白血病治疗

由于 ALL 是一个异质性的疾病，有很多不同的亚型，因此统一的治疗方案并不合适。有必要对复发的可能性进行评估以避免治疗不足或治疗过度。危险度分层标准及预后亚群的名称尚未统一。通常儿童 ALL 分为标危、高危（中高危或一般高危）和极高危，而美国儿童肿瘤小组则分为四类，包括低危组，把复发风险很低的患者归为这一类。成人患者一般分为两个危险组。婴儿或老年 ALL 是特殊的亚群，需要不同的治疗方法。最近有研究显示在婴儿 ALL 中采用将治疗 ALL 和治疗急性髓系白血病的药物混合的治疗方案可以提高疗效，在非常小的婴儿中减低剂量强度[118]。尽管成人 ALL 的中位年龄大于 60 岁，但是在 60 岁以上的老年患者中开展的研究很少，在这个年龄段的患者中治疗仍具挑战性[119,120]。减量的方案及在 Ph 染色体阳性的 ALL 中应用伊马替尼已经获得部分成功[121]。由于在 70 岁以上的老年患者中很少获得治愈，因此维持良好的生活质量是该年龄组患者的主要目标。

B 细胞 ALL

目前 B 细胞 ALL 最有效的治疗方案是包含环磷酰胺的联合用药治疗相对短的时间（3~6 个月）。第一次重要的突破是由法国学者报道，在他们的 LMB84 研究中采用大剂量环磷酰胺、大剂量甲氨蝶呤、长春新碱（vincristine）、多柔比星（doxorubicin）及常规剂量的阿糖胞苷（cytarabine）获得了 68% 的无病生存率[108]。在 LMB89 研究中，相同的小组报道了 87% 的治愈率，采用加大剂量的甲氨蝶呤（每剂至 $8g/m^2$）和阿糖胞苷（每剂 $3g/m^2$）以及在白血病细胞负荷高的患者中加用鬼臼乙叉苷[122]。这个卓越的成果已经在国际性的随机研究中得到证实[123]。柏林 - 法兰克福 - 明斯特协作组开展的治疗也取得了成功，他们采用多种药物组成的方案，分别为环磷酰胺、大剂量甲氨蝶呤（每剂 $1g/m^2$）、鬼臼乙叉苷、异环磷酰胺（ifosfamide）、多柔比星、地塞米松和阿糖胞苷（每剂 $3g/m^2$）[124]。鬼臼乙叉苷或异环磷酰胺是否提高了疗效尚需进一步研究。

有效的 CNS 治疗是 B 细胞 ALL 成功方案的重要组成部分，一般包括全身和鞘内使用甲氨蝶呤和阿糖胞苷。即使是有 CNS 白血病的患者[123]，颅脑照射是不必要的。B 细胞 ALL 很少在第一年后复发，因此，没有必要延长后续治疗。

治疗儿童 ALL 的方案已经应用于成人 ALL。利妥昔单抗（rituximab）（抗 CD20）在 B 细胞淋巴瘤中已显示出有效性，因此在成人 B 细胞 ALL 中已开展利妥昔单抗作为一线治疗的临床试验，和儿童患者一样已经获得了有希望的结果[125,126]。

前 B 细胞和 T 细胞 ALL

前 B 细胞和 T 细胞白血病的治疗包括三个标准的阶段：诱导缓解、强化（巩固）治疗和延长的维持治疗。针对 CNS 的治疗和其他治疗重叠，在早期即开始但时间长短不同，根据患者复发的危险度及最初全身治疗的强度而定。

诱导缓解　白血病患者首要的治疗目的是诱导完全缓解和恢复正常造血。经典的诱导方案包括儿童的糖皮质激素［泼尼松（prednisone）、泼尼松龙（prednisolone）或地塞米松］、长春新碱和门冬酰胺酶或成人的蒽环类抗生素[21,119,120]。在目前的临床试验中，高危或极高危儿童 ALL 和几乎所有的年轻成人 ALL 的诱导缓解治疗中均接受 4 个或 4 个以上的药物。化疗和支持治疗水平的提高使完全缓解率儿童接近 98%，成人为 85%~90%。当临床获得完全缓解时患者体内还有不同程度的残余白血病细胞，部分患者仍有 $10\times10^9/L$ 个白血病细胞[127]。由于残余细胞的程度与长期疗效密切相关[91,128-130]，因此提出了“分子学”或“免疫学”缓解的概念，定义为白血病细胞占骨髓有核细胞总数的比例小于 0.01%[127]，正开始取代传统的完全基于显微镜下标准的缓解概念。

根据争取在耐药产生之前更快速、更完全地降低白血病细胞负荷的理论，已有人尝试加大诱导治疗的强度。然而，一些研究显示强烈的诱导治疗对于标危儿童 ALL 患者是不必要的，在诱导后进行强化治疗即可[131,132]。强烈的诱导治疗将增加早期发病率和死亡率[113,133]。在成人 ALL 中尝试用更强的诱导方案加用环磷酰胺、大剂量阿糖胞苷或大剂量蒽环类抗生素，但是并没有明确的获益[134-136]，部分是由于成人对药物毒性的耐受性低。但是，最近有一个研究，诱导缓解治疗中用大剂量地塞米松［$10mg/(m^2\cdot d)$］取代泼尼松［$60mg/(m^2\cdot d)$］显著提高了儿童 ALL 的疗效，特别是 T 细胞 ALL 和对泼尼松反应良好的患者，尽管诱导死亡率更高[113]。可以想象，用其他相对没有骨髓抑制的药物来加强诱导缓解治疗也可以提高疗效。

在两个儿童 ALL 的随机研究中发现地塞米松在控制全身及 CNS 疾病方面要优于泼尼松[137,138]，但是有一个小型研究显示增大泼尼松龙的剂量与地塞米松获得了同等的疗效[139]。同样，门冬酰胺酶的药效动力学因不同的组成成分而不同，有三种形式：一种由菊欧文菌（*Erwinia chrysanthemi*）提取得到，另一种取自大肠埃希菌（*Escherichia coli*），第三种为大肠埃希菌产物的聚乙二醇形式（门冬酰胺酶，pegaspargase）[140]。从控制白血病的角度，门冬酰胺酶治疗的剂量强度和疗程（如门冬酰胺酶消耗的数量）远远比门冬酰胺酶的种类来得重要。这三种制剂的剂量取决于半衰期。门冬酰胺酶半衰期最长，在新诊断的 ALL 中通常每 2 周给药 $2500IU/m^2$，共 1~2 次。相反，欧文菌制剂半衰期最短，每周给药 3 次，每次 $20\ 000IU/m^2$，共 6~12 个剂量。大肠埃希菌门冬酰胺酶的剂量为 $5000\sim10\ 000IU/m^2$，每周 2~3 次，共 6~12 个剂量。欧文菌门冬酰胺酶抗白血病作用不如大肠埃希菌门冬酰胺酶，但是毒副反应较少，有研究结论归因于欧文菌门冬酰胺酶使用剂量不足[141,142]。大肠埃希菌酶的

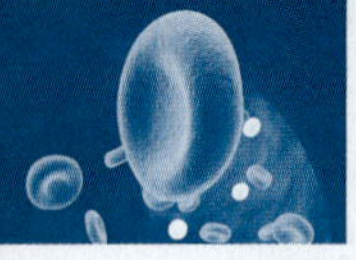

不同制剂具有不同的药理学和药代动力学特性[143]。这些不同要求我们进行剂量调整以避免过度的毒性[133,144]。值得注意的是,大肠埃希菌门冬酰胺酶的抗体和门冬酰胺酶有交叉反应,在之前接受过大肠埃希菌门冬酰胺酶的患者中按推荐剂量使用门冬酰胺酶则并不非常有效,尽管临床上曾经对门冬酰胺酶高度敏感[145]。由于门冬酰胺酶免疫原性低、效能高且给药频率少[145-148],因此在美国门冬酰胺酶已经取代了原先的药物作为儿童治疗中的一线用药,世界各地的其他儿童和成人 ALL 试验中的应用也日渐增多。成人 ALL 中使用的各种蒽环类抗生素[柔红霉素、多柔比星和米托蒽醌(mitoxantrone)],尚未证实哪一种更优越;而柔红霉素是最常用的。

强化(巩固)治疗 当正常造血恢复,患者缓解后将进入强化治疗。这种治疗在诱导缓解后不久即进行,采用的是诱导期未用过的大剂量的各种药物或再次给予诱导方案。尽管对于儿童 ALL 中强化治疗的重要性无可争辩,但是强化治疗的最佳方案和疗程尚无一致意见。儿童 ALL 中常用的方案包括大剂量甲氨蝶呤加或不加巯嘌呤[149,150],长疗程的大剂量门冬酰胺酶[146,151],或联合使用地塞米松、长春新碱、门冬酰胺酶和多柔比星,随后为硫鸟嘌呤、阿糖胞苷和环磷酰胺[131,149]。强化治疗改善了临床结果,甚至在低危 ALL 患者中[152]。临床试验中用糖皮质激素、长春新碱和门冬酰胺酶作为缓解后强化治疗在 *ETV6-RUNX1* 的患者中获得了特别好的临床结果[153,154]。超大剂量的甲氨蝶呤($5g/m^2$)显示能改善 T 细胞 ALL 的疗效[149,155],该结果与 T 细胞系原始细胞比前 B 细胞蓄积的甲氨蝶呤多聚谷氨酸盐(母体化合物的活性代谢物)要少的资料相一致[95],因此为了达到足够的治疗效果,需要提高药物的血清浓度[156]。常规剂量的甲氨蝶呤($1g/m^2$)对许多前 B 细胞 ALL 患者可能太低了[150]。我们的研究显示,B 细胞系 ALL 中,有 *ETV6-RUNX1* 或 *TCF3-PBX1* 融合基因的原始细胞与超二倍体或其他遗传学异常的细胞相比,蓄积的甲氨蝶呤多聚谷氨酸盐显著[157]。该发现提示有 *ETV6-RUNX1* 或 *TCF3-PBX1* 融合基因的患者通过增加甲氨蝶呤的剂量而获益。

基于儿科的研究,强化巩固治疗已成为成人 ALL 治疗的标准之一,尽管早期的研究并未显示该阶段治疗的益处[158-160]。各种药物用于强化治疗,包括大剂量甲氨蝶呤、大剂量阿糖胞苷、环磷酰胺和门冬酰胺酶。如今强化治疗的方案逐渐根据危险度和亚型来制订。在德国 06/93 研究中,大剂量甲氨蝶呤用于标危前 B 细胞 ALL,大剂量甲氨蝶呤和大剂量阿糖胞苷用于高危前 B 细胞 ALL,环磷酰胺用于 T 细胞 ALL[161]。MD Anderson 癌症中心的 hyper-CVAD 方案(环磷酰胺、长春新碱、多柔比星、地塞米松)取代了环磷酰胺、长春新碱、多柔比星、地塞米松的联合方案,结合大剂量甲氨蝶呤和大剂量阿糖胞苷两组方案各用 4 个疗程[162]。成人中甲氨蝶呤的剂量可能应限制在 $1.5\sim2g/m^2$,因为更高的剂量将导致毒性过大,延迟后续治疗,降低患者的顺应性[119]。在癌症和白血病组 B 试验中,采用 5 种药物的诱导缓解方案,随后用 8 种药物的早期和晚期强化治疗[64]。以上三组试验和英国医学研究委员会的急性淋巴细胞白血病试验Ⅻ号研究[163]显示出早期强化巩固治疗的益处,尤其是对于年轻成人。成人 T 细胞 ALL 主要受益于环磷酰胺和阿糖胞苷。其他标危和高危的成人 ALL 主要受益于大剂量阿糖胞苷[163,164]。两个德国的多中心试验结果更惊人,他们在 t(4;11) 的患者中使用大剂量阿糖胞苷、米托蒽醌和异基因造血干细胞移植,明显提高了疗效,而这些患者通常被认为预后很差[165]。最近正开展多个临床试验研究门冬酰胺酶在年轻成人 ALL 强化治疗中的有效性,因为该药在儿童 ALL 中确定可以提高疗效[165a],而且在巩固治疗中的耐受性要比诱导缓解好。

维持治疗 除了成熟 B 细胞白血病外,维持治疗 2~3 年是儿童和成人完整治疗方案的一部分。试图缩短疗程在儿童和成人 ALL 中均导致疗效降低[159,166,167]。虽然表面上 2/3 的儿童通过仅 12 个月的治疗可以治愈[168],然而,哪些亚型的儿童 ALL 可以缩短疗程而获得治愈尚不得而知。42 个试验的荟萃分析显示,第 3 年的维持治疗可以降低第 3 年复发的可能性,但是延长至 3 年以上的治疗并无益处[169]。早期的研究显示维持治疗 3 年对男孩而并非对女孩有利[170,171],因此,大多数研究中女孩均在 2~2.5 年后结束所有的治疗。目前还不确定随着现在治疗方案的改进是否在男孩中还要延长后续治疗的时间,成人 ALL 中是否也要延长后续治疗的时间也不清楚。大多数成人的试验中,维持治疗时间为 2 年,成人中加强维持治疗的尝试并没有使临床结果获得改善[172]。通常成人因为毒性和社会因素不能耐受强烈的维持治疗[119]。

每周一次服用甲氨蝶呤和每天服用巯嘌呤的联合方案仍是 ALL 维持治疗的常用方案。甲氨蝶呤和巯嘌呤的活性代谢产物在细胞内聚集的浓度越高及按耐受限度(以低白细胞计数表示)来联合给药与较好的临床结果有关[173-176]。许多研究者提倡儿童 ALL 的维持治疗中药物剂量宜调整至维持白细胞计数低于 $3\times10^9/L$ 及中性粒细胞计数在 $(0.5\sim1.5)\times10^9/L$ 之间以确保足够的剂量强度[4],而这很少在成人中实施[119]。有研究显示,巯嘌呤的剂量强度是影响疗效最重要的药理学因素[177]。然而,过量使用巯嘌呤会适得其反,会导致中性粒细胞减少而中断治疗,而使总的剂量强度降低。晚上应用巯嘌呤作用较好[178],不能和含有黄嘌呤氧化酶的牛奶或乳制品同时服用,会使药物降解[179]。尽管甲氨蝶呤口服还是胃肠外给药哪个途径好尚有争论,但是后者能避免生物利用度降低及顺应性差的难题,尤其在青少年中[180]。甲氨蝶呤通过分次给药延长口服用药时间,证实疗效不如间歇的大剂量静脉给药[181]。相反,巯嘌呤每天口服疗效最好,高剂量每周静脉内给药无效[137,146,182,183]。抗代谢药在单纯肝酶升高的患者中仍可继续使用,因为这种肝功能异常是可耐受的、可逆的[184]。

少数患者(1/300)有遗传性巯嘌呤 S- 甲基转移酶纯合性的缺陷,该酶催化巯嘌呤的 S- 甲基化(灭活)。在这些患者中,标准剂量的巯嘌呤有潜在的致命的血液系统副作用,故应当用较小的剂量(如减少 10 倍)[185]。将近 10% 的患者酶缺陷是杂合的有中等水平的巯嘌呤甲基转化酶[186]。这些患者中巯嘌呤的剂量仅需适度减量而仍保持安全,临床疗效比纯合子野生型表型的患者要好。重要的是,这些酶缺陷的患者有治疗相关白血病和放射相关脑肿瘤的风险[187,187a,188]。在这些患者中降低巯嘌呤的剂量是否可以减少治疗相关白血病的风险尚不清楚。通过鉴定常染色体共显性遗传的遗传学基础可以对这些患者进行分子学诊断[189]。为了这个目的,研究的重点已放在药物代谢酶、药物转运蛋白、受体及靶基因的遗传多态性等导致的药物代谢的遗传差异[3,190,191]。最终,治疗方案应当根据患者和白血病细胞的基因组成来制订。模型中硫鸟嘌呤比巯嘌呤更有效,在细胞和脑脊液中有更高的硫鸟嘌呤核苷酸浓度[192],已开展的一些随机研究比较这两种药物的有效性[193-195]。硫鸟嘌呤每日剂量 40mg/m^2 或更高，产生的抗白血病作用优于巯嘌呤，但是血小板减少更显著，死亡风险增加及发生严重的肝静脉闭塞症的比例升高[193-195]。虽然硫代嘌呤甲基转移酶的低活性和并发症有关[196]，但是这并不能确切地辨别患者的危险度。因此，虽然硫鸟嘌呤在强化治疗阶段已尝试短疗程使用，而巯嘌呤仍是 ALL 可选择的药物。

有一个荟萃分析发现间断加用长春新碱和糖皮质激素可以提高抗代谢药为基础的维持治疗方案[169]的疗效且已广泛应用于儿童 ALL 的治疗。但是有一个针对再诱导化疗的随机研究显示，在早期维持治疗中加用 6 次长春新碱和地塞米松并不能提高中危 ALL 儿童的治疗效果[197]。患者首次缓解后不久，有很多方案可作为再诱导化疗方案，采用与最初诱导治疗相同的药物进行再诱导治疗能够改善儿童和成人 ALL 的治疗效果[131,164]。维持治疗阶段的第二次再诱导将进一步提高标危或高危 ALL 患者的疗效[151,198]。随后的研究显示再诱导治疗后间断地加用长春新碱和泼尼松对疗效并无改善[198]。以上结果显示用门冬酰胺酶或蒽环类药物增加剂量强度的延迟强化或延迟强化治疗方案的时间或计划将带来益处。研究还提示，糖皮质激素和长春新碱的间断治疗在再诱导治疗后则无须再进行。在年长的儿童和成人中延长糖皮质激素的治疗将增加骨坏死的风险。

CNS 的治疗 CNS 是白血病细胞常见的庇护所且需要在症状出现前进行治疗。在 20 世纪 70 年代，ALL 治疗的原则是诱导治疗获完全缓解后行颅脑照射（2400cGy）加鞘内注射甲氨蝶呤。颅脑照射可导致第二肿瘤，晚期神经认知损害和内分泌疾病的顾虑使人们努力寻找替代颅脑照射的治疗，那就是进行鞘内化疗和全身早期强化治疗。两个较早的临床试验尝试在儿童 ALL 中完全省去预防性颅脑照射的可行性[199,200]。尽管单独 CNS 复发的累计危险度相对低（4% 和 3%），但是无病生存率仅为 68.4% 和 60.7%[199,200]。在另一个研究中，预防性颅脑照射似乎在白细胞计数大于 100×10^9/L 的 T 细胞 ALL 患者中可以提高疗效[201]。因此，事实上所有的儿童的研究中超过 20% 的患者仍然依赖预防性颅脑照射[83]。1200cGy 的照射剂量足以防止 CNS 复发，甚至在高危的患者中（如白细胞计数 >100×10^9/L 的 T 细胞 ALL）[149]。St. Jude 儿童研究医院再次尝试按危险度调整的鞘内和全身化疗而全部省去预防性颅脑照射的可行性[202]。入选的 498 例患者 5 年生存率为 93.5%，单独 CNS 复发的累计风险比率仅为 2.7%，这个令人信服的结果显示通过有效的鞘内和全身化疗可以安全地省去预防性颅脑照射。Dutch 儿童癌症小组的研究显示，所有儿童 ALL 均可省去预防性颅脑照射[202a]。

全身性治疗包括大剂量甲氨蝶呤、加强的门冬酰胺酶和地塞米松，同时还有恰当的鞘内治疗对控制 CNS 白血病很重要[83]。甲氨蝶呤、阿糖胞苷和氢化可的松三联鞘注比单药甲氨蝶呤鞘注对预防 CNS 复发更有效[203]。脑脊液中有白血病细胞，甚至是腰穿创伤所致均和 CNS 复发风险增加及无病生存率低有关[83-85]，这些患者中应加强鞘内治疗。为避免腰穿的创伤，诊断性腰穿应由经验丰富的临床医师操作而患者需全身麻醉或深度镇静后保持静止状态，随后立即进行鞘内治疗而避免数日后再次需要腰穿[204]。患者腰穿后需要保持俯卧位至少 30 分钟。血小板减少（例如血小板计数 <100×10^9/L）及诊断时外周血有白血病细胞的患者需要输注血小板以减少腰穿创伤致白血病细胞混入脑脊液的危险[204]。CNS 预防性治疗及全身性大剂量化疗后大多数成人 ALL 不再发生 CNS 白血病。成人白血病复发时 CNS 累及的发生率接近 10%。CNS 的复发率与是否接受 CNS 放疗或是否鞘内细胞毒药物治疗有关。CNS 治疗常用的方法是鞘内注射甲氨蝶呤、阿糖胞苷和氢化可的松，加用全身性大剂量甲氨蝶呤和阿糖胞苷。CNS 复发后预后差，和骨髓复发后相似。成人中 CNS 复发后生存期通常小于 1 年。由于对 CNS 照射后长期的副作用的顾虑，成人 ALL 中已采用鞘内和大剂量全身化疗来控制 CNS 病变[162]。

干细胞移植 第一次缓解期间行造血干细胞移植尚存争议。成人 ALL 中，单用化疗的长期无病生存率为 35%~40%，而异基因移植为 45%~75%[205-209]。然而，因为缺乏真正的随机，很难解释这些结果。尽管如此，成人和儿童的研究均显示异基因移植使一些高危的患者受益[205-210]。Ph 染色体阳性的 ALL 以及对诱导治疗反应差的患者预后不良，这些患者通常推荐在首次缓解期间行异基因干细胞移植[205-210]。然而，随着化疗方案的改进，儿童 Ph 染色体阳性 ALL 中移植的生存优势正在下降[211]，酪氨酸激酶抑制剂的使用进一步提高了早期治疗效果[212]，使儿童患者首次缓解期内是否采取移植产生了怀疑。异基因移植似乎可以提高 t(4;11) 成人患者的疗效[165]，但在具有相同核型的儿童或婴儿中疗效并没有提高[213]。异基因移植在标危的成人 ALL 中并不比化疗好。更近的研究在成人 ALL 中采用减低强度的异基因移植有希望提高无病生存率[213a]。因此，在首次缓解期异基因移植的指征应当根据化疗和移植是否提高疗效来重新评估。自体移植并不提高成人 ALL 的疗效，主要是因为复发率高（约 50%）。自体移植的主要优点在于治疗周期短，而这一优点因为全身照射导致更多的晚期反应从而被抵消[206,214]。

靶向治疗 靶向治疗的最好例子是酪氨酸激酶抑制剂伊马替尼（imatinib）在 Ph 染色体阳性 ALL 中的应用。单药治疗可以在老年患者中诱导完全缓解[215,216]，联合化疗在成人中不仅可以诱导更高的完全缓解率，而且可诱导更高的分子学缓解率（约 50%）[217,218]。尽管在儿童中移植的必要性尚不明确，但这种治疗方式仍是成人患者的选择[218]。伊马替尼的应用使更多的成人患者适合移植。最近的资料显示，疗效取决于移植前后的微小残留病灶。移植后有残留病灶的患者，对伊马替尼反应快速的往往生存期长[219]。患者化疗或移植后是否可以停用以及何时停用伊马替尼仍不确定。第二代更有效的酪氨酸激酶抑制剂[达沙替尼（dasatinib）、尼洛替尼（nilotinib）]已经产生[220]。这些药物的Ⅰ期和Ⅱ期临床试验显示在老年患者及复发难治 ALL 患者中的显著疗效[221-224]。成人中表达 CD20 的白血病细胞疗效差[225]，但儿童 ALL 中不然[226]。抗 CD20 抗体的预初试验在 CD20 阳性前 B 细胞成人 ALL 中显示有一定的疗效[227,228]。其他有希望的研究中的新药包括用于 T 细胞 ALL 的奈拉滨（nelarabine）和 forodesine[229]。

病程和预后

■ 复发

复发定义为身体的任何部位再现白血病细胞。大多数复发发生在治疗过程中或治疗结束后第一个 2 年内，尽管最初观察到的复发发生在诊断后10年或更晚[230]。分子学研究显示有些患者，尤其是那些有*ETV6-RUNX1*融合基因的患者，最初的治疗尚未根除的残存的前白血病克隆后来发生突变而称为“晚期复发”[231,232]。骨髓仍是ALL最常见的复发部位。贫血、白细胞升高、白细胞减少、血小板减少、肝或脾肿大、骨痛、发热或对化疗耐受性突然降低都是骨髓复发的信号。在现代儿童ALL的治疗方案中，CNS和睾丸的复发率已下降至3%或更低[61,146,202]。白血病复发偶尔发生在其他髓外部位，包括眼睛、耳朵、卵巢、子宫、骨骼、肌肉、扁桃体、肾脏、纵隔、胸膜和鼻旁窦。

骨髓复发伴或不伴髓外累及在大多数患者中预示预后不良。提示预后极差的因素有治疗过程中或最初缓解后短期内复发、T细胞免疫表型、Ph染色体阳性及单独的血液学复发[233-235]。晚期复发(例如停止治疗后6个月以上)的患者经化疗约半数可以获得较长的第二次缓解时间(>3年)，但早期复发的患者仅10%左右[233-235]。再诱导治疗后仍存在微小残留病灶也预示预后很差[236,237]。对于治疗过程中或治疗结束后不久发生血液学复发的患者，以及诱导缓解后还有很高水平的微小残留病灶的复发患者，异基因造血干细胞移植是可选择的治疗[238-240]。诱导后的自体移植与化疗相比无实质上的优势[241,242]。对于无组织相容性相关供者的患者，进行匹配的无关供者的脐血或骨髓干细胞移植已获得了令人鼓舞的结果[243-245]。减低强度的移植新策略以及单倍体移植中选取来自供者自然杀伤细胞的同种异体反应的结果显示治疗效果有了进一步提高[246,247]。异基因移植后复发的ALL患者，二次移植或供者T淋巴细胞输注偶可产生持续的缓解[248]。

尽管髓外复发常常是单一的临床表现，许多事件和骨髓内微小残留病灶有关。CNS复发比较睾丸复发而言与骨髓内微小残留病灶水平较高有关[249]。重要的是，在有明显的髓外复发时亚显微的骨髓累及在10^{-4}或更高水平提示预后极差[249]。因此，髓外复发及骨髓内有微小残留病灶的患者需要强化治疗以避免以后血液学复发。孤立性CNS复发的儿童行补救治疗的有效性部分依赖于第一次完全缓解的持续时间，另外部分依赖于之前是否行CNS照射。孤立性CNS复发的儿童患者将颅脑照射或颅脊椎照射延迟至全身强化治疗后，照射时间6~12个月可使70%~80%的患儿获得第二次长期无病生存[250,251]。在一个研究中，在最初治疗中未接受颅脑照射的前B细胞ALL的儿童中经过12个月的全身强化化疗和降低剂量的颅脑照射(18Gy)获得了很好的4年无病生存率，这些患儿首次缓解期为18个月或更长[252]。值得注意的是，在这个研究中，较好的年龄组是1~9.9岁，加上诊断时白细胞计数较低($<50\times10^9/L$)是一个独立的预后较好的因素。对于在治疗过程中以及先前进行颅脑照射的复发患者，尤其是T细胞ALL，缓解率通常不超过30%[250,251]。孤立性CNS复发的成人预后要比儿童差得多。有些研究者选择造血干细胞移植作为高危患者的治疗[253,254]，然而，没有确切的证据显示自体或异体移植优于强化疗。

1/3的早期睾丸复发和2/3晚期睾丸复发的患者经过补救化疗和睾丸照射后获长期存活[235,255-258]。在一个研究中，一些晚期孤立性睾丸复发的患者经含有较大剂量甲氨蝶呤的化疗而不加用放疗也取得了成功[259]。罕见部位的髓外复发患者的最佳治疗和预后还不清楚。但不管怎样，用于CNS或睾丸复发的处理原则可能也同样适用这些患者。

■ 治疗副作用

尽管儿童ALL根治性治疗的强度逐步增大，合理的支持治疗已使早期死亡率从20世纪70年代早期的8%下降至20世纪90年代的2%[21]。目前，成人ALL的诱导期死亡率介于2%和11%之间，年龄越大，死亡率越高[119,120,260]。大多数死亡原因是细菌或真菌感染。诱导缓解期的老年患者由于血液学和非血液学的毒性(如肝脏毒性和心脏毒性)，死亡率高达30%[63]。老年患者对化疗耐受性差以及因此而降低化疗的剂量强度很大程度上导致了临床疗效普遍较差。

表93-6总结了抗白血病药物常见的副作用。10%~20%的儿童在泼尼松、长春新碱和门冬酰胺酶诱导治疗中发生高血糖，但是并没有长期的不良后果，也无关预后；有些患者需要短期胰岛素治疗[261]。青少年、肥胖、有糖尿病家族史及唐氏综合征的较容易发生高血糖[261,262]。该诱导方案可引起高凝状态，导致5%左右的患者发生脑血栓和(或)周围静脉血栓。脑血栓应当和一过性缺血损害(可逆的后脑病综合征)相鉴别，后者伴有急性高血压和严重的便秘[264]。这种损害位于主要的大脑动脉分布区域，通常是可逆的。脑血栓可以通过磁共振或CT较容易地和一过性缺血损害相鉴别(图93-5)。有时候脑血栓一开始影像学不明显，直到症状和体征出现后数天。

要强调的是，甲氨蝶呤和糖皮质激素的加强应用已导致神经毒性和骨坏死的发生率增加[264,265]，提醒我们要慎重使用表面上无危险的药物。许多长期存活的儿童ALL，特别是那些接受糖皮质激素累积剂量较大的或颅脑照射的患儿，往往有严重的骨质疏松症[267-269]。这个发现强调了早期鉴定骨损害的重要性以及需要采用预防骨折的治疗。蒽环类抗生素可产生严重的心肌病，尤其是较高的累积剂量和峰值剂量用于年轻的女孩时[270]，持续注射和快速注射相比并不减少晚期心脏毒性[271]。蒽环类抗生素存在一个安全的累积剂量仍有争议[272]。心脏的异常情况在蒽环类抗生素使用后数年内是持续的和进行性的[273]。有一个研究发现右雷佐生(dexrazoxane)可以预防或减少蒽环类诱导的心脏毒性而不影响其抗白血病活性[274]。为了减少以后发生心肌病的风险，目前的临床试验中仅使用有限剂量的蒽环类抗生素，甚至是高危的患者也如此。

颅脑照射在儿童中可以引起多种晚期后遗症，包括第二肿瘤，神经认知缺陷和内分泌异常可导致肥胖、身材矮小症、青春期早熟和骨质疏松症[275-279]。通常，这些并发症女孩比男孩多见，幼童比年长的儿童多见。研究小组对儿童ALL存活者的长期随访显示观察30年后第二肿瘤的累计发生率超过10%，接受颅脑照射的患者死亡率高于平均死亡率[276,277]。照射过的患者也有较高的失业率而且女性中结婚率较低。许多生长激素严重缺陷的儿童接受激素替代治疗，最终达到可接受的身高而不增加复发的几率[280]。最严重的并发症是发生脑肿瘤和急性髓系白血病。6岁或更年幼的儿童接受颅脑照射后最容易发生脑肿瘤[281]。颅脑照射前或过程中使用较强的抗代谢药也增加脑肿瘤的风险[188]。发生高度恶性脑肿瘤的中位潜伏期是9年；低度恶性肿瘤(如脑膜瘤)是20年[276,281]。

急性髓系白血病和鬼臼乙叉苷(替尼泊苷和足叶乙苷)

表 93-6　抗白血病治疗的副作用

治　疗	急性并发症	迟发的并发症
泼尼松(或泼尼松龙)	高血糖、高血压、情绪或行为改变、痤疮、食欲增加、体重增加、消化性溃疡、肝肿大、肌病	无血管性骨坏死、骨量减少、生长迟缓
地塞米松	同泼尼松,除了情绪或行为改变及肌病更明显而水钠潴留较少	同泼尼松
长春新碱	周围神经炎、便秘、化学性蜂窝织炎、癫痫、脱发	无
柔红霉素、去甲氧柔红霉素(idarubicin)、多柔比星或表柔比星(epirubicin)	恶心、呕吐、脱发、黏膜炎、骨髓抑制、化学性蜂窝织炎、皮肤色素沉着	心肌病(累积剂量高时)
门冬酰胺酶	恶心、呕吐、过敏反应(皮疹、支气管痉挛、肌肉注射部位重度疼痛)、高血糖、胰腺炎、肝功能异常、血栓、脑病	无
巯嘌呤	恶心、呕吐、黏膜炎、骨髓抑制、日光性皮炎、肝功能异常,硫代嘌呤甲基转移酶缺乏的患者血液学毒性增加	骨质疏松(长期使用),硫代嘌呤甲基转移酶缺乏的患者中发生急性髓系白血病
甲氨蝶呤	恶心、呕吐、肝功能异常、骨髓抑制、黏膜炎(大剂量时)、日光性皮炎	脑白质病、骨量减少(长期使用)
足叶乙苷、替尼泊苷(teniposide)	恶心、呕吐、脱发、黏膜炎、骨髓抑制、过敏反应(支气管痉挛、荨麻疹、血管性水肿、低血压)	急性髓系白血病
阿糖胞苷	恶心、呕吐、发热、皮疹、黏膜炎、骨髓抑制、肝功能异常、黄疸(大剂量时)	生殖能力下降(累积剂量高时)
环磷酰胺	恶心、呕吐、出血性膀胱炎、骨髓抑制、抗利尿激素异常分泌综合征、脱发	膀胱癌或急性髓系白血病(少见)、生殖能力下降(累积剂量高时)
利妥昔单抗	输液反应、黏膜皮肤反应、心律失常、淋巴细胞减少	病毒感染、JC 病毒感染致进行性多灶性脑白质病
鞘内甲氨蝶呤	头痛、发热、癫痫、骨髓抑制、黏膜炎(肾功能不全时)	脑病或脊髓病(累积剂量高时)
脑辐照	脱发、照射后嗜睡综合征(治疗后 6~10 周)	癫痫、矿物化微血管病、生长激素缺陷、甲状腺功能不全、肥胖、骨量减少、脑肿瘤、基底细胞癌、腮腺癌、脱发、尿崩症(罕见)、牙齿异常

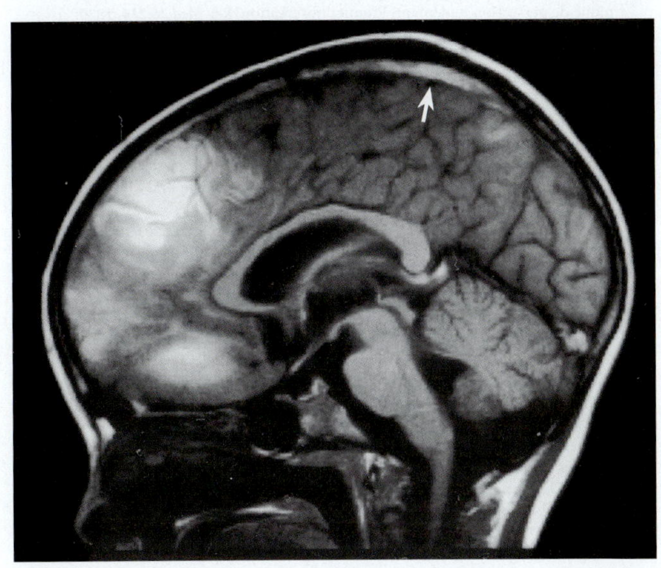

图 93-5　T1 加权 MRI 显示上矢状窦(箭头)血凝块和一些额叶血肿。

的强化治疗有关。发生该病的风险显著依赖于治疗方案、合并使用的其他药物(如门冬酰胺酶、烷化剂,也许还有抗代谢药)和宿主的药物遗传学[187,282]。有这个并发症的患者长期存活率很低,甚至是行异基因干细胞移植的患者[187]。没有证据显示儿童 ALL 患者成年后下一代中肿瘤或出生缺陷发生率增加[283-285]。

■ 预后因素

儿童 ALL 目前的治疗方案是根据严格评价复发危险度后制订的,因此仅在高危或极高危的患者中采用强烈的化疗。毒性较小的治疗(通常为抗代谢药)用于低危或标危的患者。相反,几乎所有的成人患者推荐使用强烈的化疗。影响预后的诸多参数中,治疗是最重要的因素[21,202]。一些过去认为有用的预后指标随着治疗手段的改进已经弃用;还有一些在一个或数个试验中有预测价值,而在其他试验中则无意义。例如,T 细胞和 B 细胞 ALL,曾经和预后极差有关,现在经强化疗后儿童中长期反应率达到 70%~85%[4,21,61,146,202],成人中为

50%~60%[119,120,260]。

年龄和白细胞计数仍然是几乎每个儿童临床试验包括前B细胞ALL中的危险度分层的指标。在一个由美国国立癌症研究所赞助的研讨会上，与会者一致同意将1~9岁和白细胞计数小于50×10^9/L作为低危ALL的最低标准[286]。这些标准仅适用于前B细胞ALL而不适于T细胞ALL。成人中，随着年龄增加和白细胞计数升高，治疗效果更差，小于35岁的和白细胞计数小于30×10^9/L则是预后较好的指标（表93-7）[119,129,260]。但是还没有明确的按不同年龄和白细胞计数评价预后的标准。通常60岁以下被认为可能从强化疗中获益，是实际指南中选择强化疗包括异基因移植的年龄界限[287]。60岁以上的患者决定选择开始强化疗前必须衡量发病率和死亡率增加的风险。

表93-7 成人ALL中预后不良的因素

因素	前B细胞	T细胞
年龄（岁）*	>35	>35
白细胞计数（$\times10^9$/L）	>30	>100
免疫表型	前B（$CD10^-$）	前T
遗传学	t(9;22)(*BCR-ABL1*)	*HOX11L2* 表达?
	t(4;11)(*MLL-AF4*)	*ERG* 表达?
	亚二倍体?	
治疗反应	缓解延迟（>4周）	缓解延迟（>4周）
	诱导后微小残留病灶 $>10^{-4}$	诱导后微小残留病灶 $>10^4$

*年龄越大疗效越差。

男性长期以来一直被认为是儿童ALL预后不良的因素，但在成人中影响很小。在许多儿童的研究中总的有效率的提高使性别不再有预后意义[4,21,61,146,202]。在全国性临床试验中黑人人种是预后差的因素，但在一个单中心的研究中对有效的治疗方案取得了相同的疗效，人种无预后意义[290]。

最初的遗传学异常有重要的预后意义。超二倍体（>50条染色体）和*ETV6-RUNX1*融合基因主要在1~9岁的儿童中和良好的预后有关[4,21]。*MLL*重排见于70%~80%的1岁以下的婴儿和10%的成人，Ph染色体伴*BCR-ABL1*融合基因见于3%的儿童和25%~30%的成人患者，两者历来是预后差的因素[3,4,21]。有趣的是，不同遗传学亚型的ALL中观察到年龄是显著影响预后的因素。例如，Ph染色体阳性ALL在青少年中和预后差有关，但在发病时白细胞计数较低的1~9岁的儿童中相对预后较好[210]。随着酪氨酸激酶抑制剂的应用，原本预后极差的Ph染色体阳性的儿童和成人ALL患者的早期治疗效果已获得大大的提高[212,215-219]。伴*MLL*重排的ALL患者中，小于1岁的婴儿比年长的儿童预后要差得多[213]。这种差异可能与继发性基因改变、靶细胞恶变的发展阶段，及患者的药物遗传学或药代动力学特征有关。T细胞ALL中，*NOTCH1*或*FBXW7*突变可以鉴定出一个预后较好的儿童或成人亚型[290a,290b]。

危险度评价中一个有用的指标是对早期治疗的反应，通过流式细胞仪检测异常免疫表型的细胞数来衡量血或骨髓中白血病细胞的清除速率或通过PCR分析克隆性抗原-受体基因重排[91,127-129,202,291,292]。这个指标可以说明白血病细胞对药物敏感还是耐药以及药物的药效学，后者受宿主的药物遗传学影响。如今的技术可以在所有患者中检测微小残留病灶，而这也是最重要的预后因素[91,202]，这个因素已被St. Jude作为决定性的风险度评价的指标（表93-8）。有望根据微小残留病灶的水平来更改治疗强度，从而提高ALL患者的长期疗效。微小残留病灶的水平也是第二次缓解的患者以及复发患者异基因干细胞移植前判断疗效的强有力的预测因子[236,237,293]。现在T细胞ALL中我们以外周血代替骨穿进行检测，因为两者检测出的残余白血病结果相同[294]。

表93-8 St. Jude所有的治疗研究XⅥ中的危险度分类系统

危险度分组	特　征
标危	1~9岁，前B细胞表型，白细胞计数$<50\times10^9$/L，*ETV6-RUNX1*融合基因，或超二倍体（>50条染色体或DNA指数>1.6）
	必须无以下情况：CNS-3状态、睾丸白血病、t(9;22)、t(1;19)、*MLL*基因重排、低二倍体，或诱导缓解6周后骨髓内白血病细胞≥0.01%
高危	T细胞ALL及所有前B细胞ALL不符合标危或极高危标准的
极高危	早期前T细胞ALL，最初诱导失败，或诱导缓解6周后骨髓内白血病细胞≥1%

翻译：韩晓凤
校对：陈芳源

参考文献

1. Gale RE, Wainscoat JS: Clonal analysis using X-linked DNA polymorphisms. *Br J Haematol* 85:2, 1993.
2. Saunders EF, Lampkin BC, Mauer AM: Variation of proliferative activity in leukemic cell populations of patients with acute leukemia. *J Clin Invest* 46:1356, 1967.
3. Pui CH, Relling MV, Downing JR: Acute lymphoblastic leukemia. *N Engl J Med* 350:1535, 2004.
4. Pui CH, Robison LL, Look AT: Acute lymphoblastic leukemia. *Lancet* 371:1030, 2008.
5. Velpeau A: Sur la resorption du pus et sur l'alteration du sang dans les maladies, Clinique de persection nenemant. Premier observation. *Rev Med* 26:216, 1827.
6. Virchow R: Weisses blut. *Notiz Geg Natur Heilk* 36:152, 1845.
7. Bennett JH: Case of hypertrophy of the spleen and liver in which death took place from suppuration of the blood. *Edinburgh Med Surg J* 64:413, 1845.
8. Craigie D: Case of disease of the spleen, in which death took place in consequence of the presence of purulent matter in the blood. *Edinburgh Med Surg J* 64:400, 1845.
9. Virchow R: Weisses Blut und Milztumoren. Part II. Med Z, 1847, 16, 9. *Virchows Arch Path Anat Physiol* 1:565, 1847.
10. Ehrlich P: Farbenanalytische untersuchungen zur histologie und klinick des blutes. *Berl Hirschwald* 137, 1891.
11. Reschad H, Schilling-Torgau V: Ueber eine neue Leukämie durch echte Uebergangsformen (Splenozytenleuämie) und ihre bedeutung für dies, selbständigkeit dieser Zellen. *Munchener Med Wochenschr* 60:1981, 1913.
12. Ward G: The infective theory of acute leukemia. *Br J Child Dis* 14:10, 1917.
13. Farber S, Diamond LK, Mercer RD, et al: Temporary remissions in acute leukemia in children produced by folic acid antagonist, 4-aminopteroylglumatic acid (aminopterin). *N Engl J Med* 238:787, 1948.
14. Farber S: The effect of ACTH in acute leukemia in childhood, in *Proceedings of the First Clinical Conference on the Use of ACTH*, edited by JR Mote, p 325. Blakiston, Philadelphia, 1950.
15. Elion GB, Hitchings GH, Vanderwerff H: Antagonists of nucleic acid derivatives; purines. *J Biol Chem* 192:505, 1951.
16. Pinkel D, Hernandez K, Borella L, et al: Drug dosage and remission duration in childhood lymphocytic leukemia. *Cancer* 27:247, 1971.
17. Thomas ED, Buckner CD, Rudolph RH, et al: Allogeneic marrow grafting for hematological malignancy using HLA-matched donor-recipient pairs. *Blood* 38:267, 1971.
18. Riehm H, Gadner H, Henze G, et al: The Berlin childhood acute lymphoblastic leukemia therapy study, 1970–1976. *Am J Pediatr Hematol Oncol* 2:299, 1980.

19. Sen L, Borella L: Clinical importance of lymphoblasts with T markers in childhood acute leukemia. *N Engl J Med* 292:828, 1975.
20. Williams DL, Look AT, Melvin SL, et al: New chromosomal translocations correlate with specific immunophenotypes of childhood acute lymphoblastic leukemia. *Cell* 36:101, 1984.
21. Pui CH, Evans WE: Treatment of acute lymphoblastic leukemia. *N Engl J Med* 354:166, 2006.
22. Mullighan CG, Downing JR: Global genomic characterization of acute lymphoblastic leukemia. *Semin Hematol* 46:3, 2009.
23. Druker BJ: Translation of the Philadelphia chromosome into therapy for CML. *Blood* 112:4808, 2008.
24. Ries LAG, Melbert D, Krapcho M, et al. (eds): *SEER Cancer Statistics Review*, 1975–2005, National Cancer Institute. Bethesda, MD, http://seer.cancer.gov/csr/1975_2005, based on November 2007 SEER data submission, posted to the SEER web site, 2008.
25. Sandler DP, Ross JA: Epidemiology of acute leukemia in children and adults. *Semin Oncol* 24:3, 1997.
26. Parkin DM, Muir CS, Whelan SL, et al: *Cancer Incidence in Five Continents*, vol 6, no 120. IARC Scientific Publication, Lyon, 1992.
27. Forestier E, Izraeli S, Beverloo B, et al: Cytogenetic features of acute lymphoblastic and myeloid leukemias in pediatric patients with Down syndrome: An iBFM-SG study. *Blood* 111:1575, 2008.
28. Mullighan CG, Zhang J, Harvey RC, et al: JAK mutations in high-risk childhood acute lymphoblastic leukemia. *Proc Natl Acad Sci U S A* 106:9414, 2009.
28a. Mullighan CG, Collins-Underwood JR, Phillips LA, et al: Rearrangement of *CRLF2* in B-progenitor- and Down syndrome-associated acute lymphoblastic leukemia. *Nat Genet* 41:1243, 2009.
29. Vanasse GJ, Concannon P, Willerford DM: Regulated genomic instability and neoplasia in the lymphoid lineage. *Blood* 94:3997, 1999.
30. Liberzon E, Avigad S, Stark B, et al: Germ-line ATM gene alterations are associated with susceptibility to sporadic T-cell acute lymphoblastic leukemia in children. *Genes Chromosomes Cancer* 39:161, 2004.
31. Sun X, Becker-Catania SG, Chen HH, et al: Early diagnosis of ataxia-telangiectasia using radiosensitivity testing. *J Pediatr* 140:724, 2002.
32. Doll R, Wakeford R: Risk of childhood cancer from fetal irradiation. *Br J Radiol* 70:130,1997.
33. Draper G, Vincent T, Kroll ME, Swanson J. Childhood cancer in relation to distance from high voltage power lines in England and Wales: A case-control study. *BMJ* 330:1290, 2005.
34. Hjalgrim LL, Rostgaard K, Hjalgrim H, et al: Birth weight and risk for childhood leukemia in Denmark, Sweden, Norway, and Iceland. *J Natl Cancer Inst* 96:1549, 2004.
35. Davies SM, Bhatia S, Ross JA, et al: Glutathione S-transferase genotypes, genetic susceptibility, and outcome of therapy in childhood acute lymphoblastic leukemia. *Blood* 100:67, 2002.
36. Lanciotti M, Dufour C, Corral L, et al: Genetic polymorphism of NAD(P)H:quinine oxidoreductase is associated with an increased risk of infant acute lymphoblastic leukemia without MLL gene rearrangements. *Leukemia* 19:214, 2005.
37. Wiemels JL, Smith RN, Taylor GM, et al: Methylenetetrahydrofolate reductase (MTHFR) polymorphisms and risk of molecularly defined subtypes of childhood acute leukemia. *Proc Natl Acad Sci U S A* 98:4004, 2001.
38. Skibola CF, Smith MT, Hubbard A, et al: Polymorphisms in the thymidylate synthase and serine hydroxymethyltransferase genes and risk of adult acute lymphocytic leukemia. *Blood* 99:3786, 2002.
39. Healy J, Bélanger H, Beaulieu P, et al. Promoter SNPs in G_1/S checkpoint regulators and their impact on the susceptibility to childhood leukemia. *Blood* 109:683, 2007.
39a. Trevino LR, Yang W, French D, et al: Germline genomic variants associated with childhood acute lymphoblastic leukemia. *Nat Genet* 41:1001, 2009.
40. Greaves M: Infection, immune responses and the aetiology of childhood leukaemia. *Nat Rev Cancer* 6:193, 2006.
41. Maia AT, Tussiwand R, Cazzaniga G, et al: Identification of preleukemic precursors of hyperdiploid acute lymphoblastic leukemia in cord blood. *Genes Chromosomes Cancer* 40:38, 2004.
42. Hong D, Gupta R, Ancliff P, et al: Initiating and cancer-propagating cells in TEL-AML1-associated childhood leukemia. *Science* 319:336, 2008.
43. Kinlen LJ: Infection, immune factors in cancer: The role of epidemiology. *Oncogene* 23:6341, 2004.
44. Wiemels JL, Leonard BC, Wang Y, et al: Site-specific translocation and evidence of postnatal origin of the t(1;19) E2A-PBX1 fusion in childhood acute lymphoblastic leukemia. *Proc Natl Acad Sci U S A* 99:15101, 2002.
45. Sherr CJ: The INK4a/ARF network in tumour suppression. *Nat Rev Mol Cell Biol* 2:731, 2001.
46. Weng P, Ferrando AA, Lee W, et al: Activating mutations of NOTCH1 in human T cell acute lymphoblastic leukemia. *Science* 306:269, 2004.
47. Mullighan CG, Goorha S, Radtke I, et al: Genome-wide analysis of genetic alterations in acute lymphoblastic leukemia. *Nature* 446:758, 2007.
48. Mullighan CG, Miller CB, Radtke I, et al: BCR-ABL1 lymphoblastic leukemia is characterized by the deletion of Ikaros. *Nature* 453:110, 2008.
49. Mullighan CG, Su X, Zhang J, et al: Deletion of IKZF1 and prognosis in acute lymphoblastic leukemia. *N Engl J Med* 360:470, 2009.
50. Den Boer ML, van Slegtenhorst M, De Menezes RX, et al: A subtype of childhood acute lymphoblastic leukaemia with poor treatment outcome: A genome-wide classification study. *Lancet Oncol* 10:125, 2009.
51. Ferrando AA, Look AT: Gene expression profiling in T-cell acute lymphoblastic leukemia. *Semin Hematol* 40:274, 2003.
52. Armstrong SA, Staunton JE, Silverman LB, et al: MLL translocations specify a distinct gene expression profile that distinguishes a unique leukemia. *Nat Genet* 30:41, 2002.
53. Yeoh EJ, Ross ME, Shurtleff SA, et al: Classification, subtype discovery, and prediction of outcome in pediatric acute lymphoblastic leukemia by gene expression profiling. *Cancer Cell* 1:133, 2002.
54. Armstrong SA, Kung AL, Mabon ME, et al: Inhibition of FLT3 in MLL: Validation of a therapeutic target identified by gene expression based classification. *Cancer Cell* 3:173, 2003.
55. Cheok MH, Yang W, Pui CH, et al: Treatment-specific changes in gene expression discriminate *in vivo* drug response in human leukemia cells. *Nat Genet* 34:85, 2003.
56. Holleman A, Cheok MH, Den Boer ML, et al: Gene-expression patterns in drug-resistant acute lymphoblastic leukemia cells and response to treatment. *N Engl J Med* 351:533, 2004.
57. Yang JJ, Cheng C, Yang W, et al: Genome-wide interrogation of germline genetic variation associated with treatment response in childhood acute lymphoblastic leukemia. *JAMA* 301:393, 2009.
58. Garcia-Manero G, Yang H, Kuang SQ, et al: Epigenetics of acute lymphoblastic leukemia. *Semin Hematol* 46:24, 2009.
59. Pui C-H, Crist WM: Acute lymphoblastic leukemia, in *Childhood Leukemia*, edited by C-H Pui, p 288. Cambridge University Press, New York, 1999.
60. Pui CH: Acute lymphoblastic leukemia, in *Childhood Leukemias*, 2nd ed, edited by CH Pui, p 439. Cambridge University Press, New York, 2006.
61. Möricke A, Reiter A, Zimmermann M, et al: Risk-adjusted therapy of acute lymphoblastic leukemia can decrease treatment burden and improve survival: Treatment results of 2169 unselected pediatric and adolescent patients enrolled in the trial ALL-BFM 95. *Blood* 111:4477, 2008.
62. Chessells JM, Hall E, Prentice HG, et al: The impact of age on outcome in lymphoblastic leukemia; MRC UKALL X and XA compared: A report from the MRC Paediatric and Adult Working Parties. *Leukemia* 12:463, 1998.
63. Hoelzer DF: Diagnosis and treatment of adult acute lymphoblastic leukemia, in *Neoplastic Diseases of the Blood*, 3rd ed, edited by PH Wiernik, GP Canellos, JP Dutcher, RA Kyle, p 295. Churchill Livingstone, New York, 1996.
64. Larson RA, Dodge RK, Burns CP, et al: A five-drug remission induction regimen with intensive consolidation for adults with acute lymphoblastic leukemia: Cancer and Leukemia Group B study 8811. *Blood* 85:2025, 1995.
65. Dinarello CA, Bunn PA Jr: Fever. *Semin Oncol* 24:288, 1997.
66. Pui C-H, Stass S, Green A: Bone marrow necrosis in children with malignant disease. *Cancer* 56:1522, 1985.
67. Lowe EJ, Pui C-H, Hancock ML, et al: Early complications in children with acute lymphoblastic leukemia presenting with hyperleukocytosis. *Pediatr Blood Cancer* 45:10, 2005.
68. Anghelescu DL, Burgoyne LL, Liu T, et al: Clinical and diagnostic imaging predict anesthetic complications in children presenting with malignant mediastinal masses. *Paediatr Anaesth* 17:1090, 2007.
69. Hijiya N, Liu W, Sandlund JT, et al: Overt testicular disease at diagnosis of childhood acute lymphoblastic leukemia: Lack of therapeutic role of local irradiation. *Leukemia* 19:1399, 2005.
70. Brito-Babapulle F: The eosinophilias, including the idiopathic hypereosinophilic syndrome. *Br J Haematol* 121:203, 2003.
71. Huang MS, Hasserjian RP: Case 19-2004: A 12-year-od boy with fatigue and eosinophilia. *N Engl J Med* 350:2604, 2004.
72. Dubansky AS, Boyett JM, Falletta J, et al: Isolated thrombocytopenia in children with acute lymphoblastic leukemia: A rare event in a Pediatric Oncology Group study. *Pediatrics* 84:1068, 1989.
73. Beutler E: Platelet transfusions: The 20,000/microL trigger. *Blood* 81:1411, 1993.
74. Blatt J, Penchansky L, Horn M: Thrombocytosis as a presenting feature of acute lymphoblastic leukemia in childhood. *Am J Hematol* 31:46, 1989.
75. Hasle H, Heim S, Schroeder H, et al: Transient pancytopenia preceding acute lymphoblastic leukemia (pre-ALL). *Leukemia* 9:605, 1995.
76. Ribeiro RC, Pui CH: The clinical and biological correlates of coagulopathy in children with acute leukemia. *J Clin Oncol* 4:1212, 1986.
77. Pui C-H, Dodge RK, Dahl GV, et al: Serum lactic dehydrogenase level has prognostic value in childhood acute lymphoblastic leukemia. *Blood* 66:778, 1985.
78. Jones DP, Stapleton FB, Kalwinsky D, et al: Renal dysfunction and hyperuricemia at presentation and relapse of acute lymphoblastic leukemia. *Med Pediatr Oncol* 18:283, 1990.
79. Inukai T, Hirose K, Inaba T, et al: Hypercalcemia in childhood acute lymphoblastic leukemia: Frequent implication of parathyroid hormone-related peptide and E2A-HLF from translocation 17;19. *Leukemia* 21:288, 2007.
80. Liang R: How I treat and monitor viral hepatitis B infection in patients receiving intensive immunosuppressive therapies or undergoing hematopoietic stem cell transplantation. *Blood* 113:3147, 2009.
81. Welch JC, Lilleyman JS: Immunoglobulin concentrations in untreated lymphoblastic leukemia. *Pediatr Hematol Oncol* 12:545, 1995.
82. Pui CH, Mahmoud HH, Rivera GK, et al: Early intensification of intrathecal chemotherapy virtually eliminates central nervous system relapse in children with acute lymphoblastic leukemia. *Blood* 92:411, 1998.
83. Pui CH, Howard SC: Current management and challenges of malignant disease in the CNS in paediatric leukaemia. *Lancet Oncol* 9:257, 2008.
84. Gajjar A, Harrison PL, Sandlund JT, et al: Traumatic lumbar puncture at diagnosis adversely affects outcome in childhood acute lymphoblastic leukemia. *Blood* 96:3381, 2000.
85. Bürger B, Zimmermann M, Mann G, et al: Diagnostic cerebrospinal fluid examination in children with acute lymphoblastic leukemia: Significance of low leukocyte counts with blasts or traumatic lumbar puncture. *J Clin Oncol* 21:184, 2003.
86. Howard SC, Gajjar AJ, Cheng C, et al: Risk factors for traumatic and bloody lumbar puncture in children with acute lymphoblastic leukemia. *JAMA* 288:2001, 2002.
87. Béné MC, Bernier M, Castoldi G, et al: Impact of immunophenotyping on manage-

ment of acute leukemias. *Haematologica* 84:1024, 1999.
88. Coustan-Smith E, Mullighan CG, Onciu M, et al: Early T-cell precursor leukaemia: A subtype of very high-risk acute lymphoblastic leukaemia. *Lancet Oncol* 10:147, 2009.
89. Pui CH, Rubnitz JE, Hancock ML, et al: Reappraisal of the clinical and biologic significance of myeloid-associated antigen expression in childhood acute lymphoblastic leukemia. *J Clin Oncol* 16:3768, 1998.
90. Rubnitz JE, Onciu M, Pounds S, et al: Acute mixed lineage leukemia in children: The experience of St. Jude Children's Research Hospital. *Blood* 113:5083, 2009.
91. Campana D: Minimal residual disease in acute lymphoblastic leukemia. *Semin Hematol* 46:100, 2009.
92. Meijerink JP, Den Boer ML, Pieters R: New genetic abnormalities and treatment response in acute lymphoblastic leukemia. *Semin Hematol* 46:16, 2009.
93. Moorman AV, Harrison CJ, Buck GA, et al: Karyotype is an independent prognostic factor in adult acute lymphoblastic leukemia (ALL): Analysis of cytogenetic data from patients treated on the Medical Research Council (MRC) UKALLXII/Eastern Cooperative Oncology Group (ECOG) 2993 trial. *Blood* 109:3189, 2007.
94. Pullarkat V, Slovak ML, Kopecky KJ, et al: Impact of cytogenetics on the outcome of adult acute lymphoblastic leukemia: Results of Southwest Oncology Group 9400 study. *Blood* 111:2563, 2008.
95. Synold TW, Relling MV, Boyett JM, et al: Blast cell methotrexate-polyglutamate accumulation *in vivo* differs by lineage, ploidy, and methotrexate dose in acute lymphoblastic leukemia. *J Clin Invest* 94:1996, 1994.
96. Kaspers GJ, Smets LA, Pieters R, et al: Favorable prognosis of hyperdiploid common acute lymphoblastic leukemia may be explained by sensitivity to antimetabolites and other drugs: Results of an *in vitro* study. *Blood* 85:751, 1995.
97. Ito C, Kumagai M, Manabe A, et al: Hyperdiploid acute lymphoblastic leukemia with 51 to 65 chromosomes: A distinct biological entity with a marked propensity to undergo apoptosis. *Blood* 93:315, 1999.
98. Nachman JB, Heerema NA, Sather H, et al: Outcome of treatment in children with hypodiploid acute lymphoblastic leukemia. *Blood* 110:1112, 2007.
99. Moorman AV, Richards SM, Robinson HM, et al: Prognosis of children with acute lymphoblastic leukemia (ALL) and intrachromosomal amplification of chromosome 21 (iAMP21). *Blood* 109:2327, 2007.
100. Paulsson K, Horvat A, Strömbeck B, et al: Mutations in FLT3, NRAS, KRAS, and PTPN11 are frequent and possibly mutually exclusive in high hyperdiploid childhood acute lymphoblastic leukemia. *Genes Chromosomes Cancer* 47:26, 2008.
101. Morely AA, Brisco MJ, Rice M, et al: Leukaemia presenting as marrow hypoplasia: Molecular detection of the leukaemic clone at the time of initial presentation. *Br J Haematol* 98:940, 1997.
102. McKenna RW, Washington LT, Aquino DB, et al: Immunophenotypic analysis of hematogones (B-lymphocyte precursors) in 662 consecutive bone marrow specimens by 4-color flow cytometry. *Blood* 98:2498, 2001.
103. Baskin JL, Pui CH, Reiss U, et al: Management of occlusion and thrombosis associated with long-term indwelling central venous catheters. *Lancet* 374:159, 2009.
104. Masson E, Synold TW, Relling MV, et al: Allopurinol inhibits *de novo* purine synthesis in lymphoblasts of children with acute lymphoblastic leukemia. *Leukemia* 10:56, 1996.
105. Pui C-H, Mahmoud HH, Wiley JM, et al: Recombinant urate oxidase for the prophylaxis or treatment of hyperuricemia in patients with leukaemia or lymphoma. *J Clin Oncol* 19:697, 2001.
106. Coiffier B, Altman A, Pui CH, et al: Guidelines for the management of pediatric and adult tumor lysis syndrome: An evidence-based review. *J Clin Oncol* 26:2767, 2008.
107. Nelson SC, Bruggers CS, Kurtzberg J, Friedman HS: Management of leukemic hyperleukocytosis with hydration, urinary alkalinization, allopurinol. Are cranial irradiation and invasive cytoreduction necessary? *Am J Pediatr Hematol Oncol* 15:351, 1993.
108. Patte C, Philip T, Rodary C, et al: High survival rate in advanced-stage B-cell lymphomas and leukemias without CNS involvement with a short intensive polychemotherapy: Results from the French Pediatric Oncology Society of a randomized trial of 216 children. *J Clin Oncol* 9:123, 1991.
109. Gardner A, Mattiuzzi G, Faderl S, et al: Randomized comparison of cooked and noncooked diets in patients undergoing remission induction therapy for acute myeloid leukemia. *J Clin Oncol* 26:5684, 2008.
110. Pui CH, Boyett JM, Hughes WT, et al: Human granulocyte colony-stimulating factor after induction chemotherapy in children with acute lymphoblastic leukemia. *N Engl J Med* 336:1781, 1997.
111. Larson RA, Dodge RK, Linker CA, et al: A randomized controlled trial of filgrastim during remission induction and consolidation chemotherapy for adults with acute lymphoblastic leukemia: CALGB study 9111. *Blood* 92:1556, 1998.
112. Relling MV, Boyett JM, Blanco JG, et al: Granulocyte-colony stimulating factor and the risk of secondary myeloid malignancy. *Blood* 101:3862, 2003.
113. Schrappe M, Zimmermann M, Möricke A, et al: Dexamethasone in induction can eliminate one third of all relapses in childhood acute lymphoblastic leukemia (ALL): Results of an international randomized trial in 3655 patients (Trial AIEOP-BFM ALL 2000) [abstract 7]. *Blood* 112(11):9, 2008.
114. Weinthal J, Frost JD, Briones G, Cairo MS: Successful *Pneumocystis carinii* pneumonia prophylaxis using aerosolized pentamidine in children with acute leukemia. *J Clin Oncol* 12:136, 1994.
115. Madden RM, Pui CH, Hughes WT, et al: Prophylaxis of *Pneumocystis carinii* pneumonia with atovaquone in children with leukemia. *Cancer* 109:1654, 2007.
116. Pui CH, Jackson CW, Chesney C, et al: Sequential changes in platelet function and coagulation in leukemic children treated with L-asparaginase, prednisone, vincristine. *J Clin Oncol* 1:380, 1983.
117. Heckman KD, Weiner GJ, Davis CS, et al: Randomized study of prophylactic platelet transfusion threshold during induction therapy for adult acute leukemia: 10,000/microL versus 20,000/microL. *J Clin Oncol* 15:1143, 1997.
118. Pieters R, Schrappe M, De Lorenzo P, et al: A treatment protocol for infants younger than 1 year with acute lymphoblastic leukaemia (Interfant-99): An observational study and a multicentre randomised trial. *Lancet* 370:240, 2007.
119. Gökbuget N, Hoelzer D: Treatment of adult acute lymphoblastic leukemia. *Semin Hematol* 46:64, 2009.
120. Rowe JM: Optimal management of adults with ALL. *Br J Haematol* 144:468, 2009.
121. Ottmann OG, Wassmann B, Pfeifer H, et al: Imatinib compared with chemotherapy as front-line treatment of elderly patients with Philadelphia chromosome-positive acute lymphoblastic leukemia (Ph+ALL). *Cancer* 109:2068, 2007.
122. Patte C, Auperin A, Michon J, et al: The Société Francaise d'Oncologie Pédiatrique LMB89 protocol: Highly effective multiagent chemotherapy tailored to the tumor burden and initial response in 561 unselected children with B-cell lymphomas and L3 leukemia. *Blood* 97:3370, 2001.
123. Cairo MS, Gerrard M, Sposto R, et al: Results of a randomized international study of high-risk central nervous system B non-Hodgkin lymphoma and B acute lymphoblastic leukemia in children and adolescents. *Blood* 109:2736, 2007.
124. Woessmann W, Seidemann K, Mann G, et al: The impact of the methotrexate administration schedule and dose in the treatment of children and adolescents with B-cell neoplasms: A report of the BFM Group Study NHL-BFM95. *Blood* 105:948, 2005.
125. Thomas DA, Faderl S, O'Brien S, et al: Chemoimmunotherapy with hyper-CVAD plus rituximab for the treatment of adult Burkitt and Burkitt-type lymphoma or acute lymphoblastic leukemia. *Cancer* 106:1569, 2006.
126. Oriol A, Ribera JM, Bergua J, et al: High-dose chemotherapy and immunotherapy in adult Burkitt lymphoma: Comparison of results in human immunodeficiency virus-infected and noninfected patients. *Cancer* 113:117, 2008.
127. Pui CH, Campana D: New definition of remission in childhood acute lymphoblastic leukemia. *Leukemia* 14:783, 2000.
128. Borowitz MJ, Devidas M, Hunger S, et al: Clinical significance of minimal residual disease in childhood acute lymphoblastic leukemia and its relationship to other prognostic factors: A Children's Oncology Group study. *Blood* 111:5477, 2008.
129. Bruggemann M, Raff T, Flohr T, et al: Clinical significance of minimal residual disease quantification in adult patients with standard-risk acute lymphoblastic leukemia. *Blood* 107:1116, 2006.
130. Holowiecki J, Krawczyk-Kulis M, Giebel S, et al: Status of minimal residual disease after induction predicts outcome in both standard and high-risk Ph-negative adult acute lymphoblastic leukaemia. The Polish Adult Leukemia Group ALL 4-2002 MRD study. *Br J Haematol* 142:227, 2008.
131. Gaynon PS, Trigg ME, Heerema NA, et al: Children's Cancer Group trials in childhood acute lymphoblastic leukemia: 1983–1995. *Leukemia* 14:2223, 2000.
132. Harms DO, Janka-Schaub GE: Co-operative study group for childhood acute lymphoblastic leukemia (COALL): Long-term follow-up trials 82, 85, 89 and 92. *Leukemia* 14:2234, 2000.
133. Liang DC, Hung IJ, Yang CP, et al: Unexpected mortality from the use of *E. coli* L-asparaginase during remission induction therapy for childhood acute lymphoblastic leukemia: A report from the Taiwan Pediatric Oncology Group. *Leukemia* 13:155, 1999.
134. Annino L, Vegna ML, Camera A, et al: Treatment of adult acute lymphoblastic leukemia (ALL): Long-term follow-up of the GIMEMA ALL 0288 randomized study. *Blood* 99:863, 2002.
135. Hallböök H, Simonsson B, Ahlgren T, et al: High-dose cytarabine in upfront therapy for adult patients with acute lymphoblastic leukaemia. *Br J Haematol* 118:748, 2002.
136. Takeuchi J, Kyo T, Naito K, et al: Induction therapy by frequent administration of doxorubicin with four other drugs, followed by intensive consolidation and maintenance therapy for adult acute lymphoblastic leukemia: The JALSG-ALL93 study. *Leukemia* 16:1259, 2002.
137. Bostrom BC, Sensel MR, Sather HN, et al: Dexamethasone versus prednisone and daily oral versus weekly intravenous mercaptopurine for patients with standard-risk acute lymphoblastic leukemia: A report from the Children's Cancer Group. *Blood* 101:3809, 2003.
138. Mitchell CD, Richards SM, Kinsey SE, et al: Benefit of dexamethasone compared with prednisolone for childhood acute lymphoblastic leukaemia: Results of the UK Medical Research Council ALL97 randomized trial. *Br J Haematol* 129:734, 2005.
139. Igarashi S, Manabe A, Ohara A, et al: No advantage of dexamethasone over prednisolone for the outcome of standard- and intermediate-risk childhood acute lymphoblastic leukemia in the Tokyo Children's Cancer Study Group L95-14 protocol. *J Clin Oncol* 23:6489, 2005.
140. Asselin BL, Whitin JC, Coppola DJ, et al: Comparative pharmacokinetic studies of three asparaginase preparations. *J Clin Oncol* 11:1780, 1993.
141. Duval M, Suciu S, Ferster A, et al: Comparison of *Escherichia coli*-asparaginase with *Erwinia*-asparaginase in the treatment of childhood lymphoid malignancies: Results of a randomized European Organisation for Research and Treatment of Cancer—Children's Leukemia Group phase 3 trial. *Blood* 99:2734, 2002.
142. Moghrabi A, Levy DE, Asselin B, et al: Results of the Dana-Farber Cancer Institute ALL Consortium Protocol 95-01 for children with acute lymphoblastic leukemia. *Blood* 109:896, 2007.
143. Vieira Pinheiro JP, Boos J: The best way to use asparaginase in childhood acute lymphatic leukaemia—Still to be defined? *Br J Haematol* 125:117, 2004.
144. Ahlke E, Nowak-Göttl U, Schulze-Westhoff P, et al: Dose reduction of asparaginase under pharmacokinetic and pharmacodynamic control during induction therapy in children with acute lymphoblastic leukaemia. *Br J Haematol* 96:675, 1997.
145. Hak LJ, Relling MV, Cheng C, et al: Asparaginase pharmacodynamics differ by formulation among children with newly diagnosed acute lymphoblastic leukemia. *Leukemia* 18:1072, 2004.
146. Silverman LB, Gelber RD, Dalton VK, et al: Improved outcome for children with acute lymphoblastic leukemia: Results of Dana-Farber Consortium Protocol 91-01.

Blood 97:1211, 2001.
147. Douer D, Yampolsky H, Cohen LJ, et al: Pharmacodynamics and safety of intravenous pegaspargase during remission induction in adults aged 55 years or younger with newly diagnosed acute lymphoblastic leukemia. *Blood* 1009:2744, 2007.
148. Wetzler M, Sanford BL, Kurtzberg J, et al: Effective asparagine depletion with pegylated asparaginase results in improved outcomes in adult acute lymphoblastic leukemia: Cancer and Leukemia Group B Study 9511. *Blood* 109:4164, 2007.
149. Schrappe M, Reiter A, Ludwig WD, et al: Improved outcome in childhood acute lymphoblastic leukemia despite reduced use of anthracyclines and cranial radiotherapy: Results of trial ALL-BFM 90. German-Austrian-Swiss ALL-BFM Study Group. *Blood* 95:3310, 2000.
150. Evans WE, Relling MV, Rodman JH, et al: Conventional compared with individualized chemotherapy for childhood acute lymphoblastic leukemia. *N Engl J Med* 338:499, 1998.
151. Nachman JB, Sather HN, Sensel MG, et al: Augmented post-induction therapy for children with high-risk acute lymphoblastic leukemia and a slow response to initial therapy. *N Engl J Med* 338:1663, 1998.
152. Chessells JM, Bailey C, Richards SM: Intensification of treatment and survival in all children with lymphoblastic leukaemia: Results of UK Medical Research Council Trial UKALL X. Medical Research Council Working Party on Childhood Leukaemia. *Lancet* 345:143, 1995.
153. Pui CH, Sandlund JT, Pei D, et al: Improved outcome for children with acute lymphoblastic leukemia: Results of Total Therapy Study XIIIB at St. Jude Children's Research Hospital. *Blood* 104:2690, 2004.
154. Loh ML, Goldwasser MA, Silverman LB, et al: Prospective analysis of TEL/AML1-positive patients treated on Dana-Farber Cancer Institute Consortium Protocol 95-01. *Blood* 107:4508, 2006.
155. Pui CH, Sallan S, Relling MV, et al: International Childhood Acute Lymphoblastic Leukemia Workshop: Sausalito, CA, 30 November–1 December 2000. *Leukemia* 15:707, 2001.
156. Galpin AJ, Schuetz JD, Masson E, et al: Differences in folylpolyglutamate synthetase and dihydrofolate reductase expression in human B-lineage versus T-lineage leukemic lymphoblasts: Mechanisms for lineage differences in methotrexate polyglutamylation and cytotoxicity. *Mol Pharmacol* 52:155, 1997.
157. Kager L, Cheok M, Yang W, et al: Folate pathway gene expression differs in subtypes of acute lymphoblastic leukemia and influences methotrexate pharmacodynamics. *J Clin Invest* 115:110, 2005.
158. Ellison RR, Mick R, Cuttner J, et al: The effects of postinduction intensification treatment with cytarabine and daunorubicin in adult acute lymphocytic leukemia: A prospective randomized clinical trial by Cancer and Leukemia Group B. *J Clin Oncol* 9:2002, 1991.
159. Cassileth PA, Andersen JW, Bennett JM, et al: Adult acute lymphocytic leukemia: The Eastern Cooperative Oncology Group experience. *Leukemia* 6(Suppl 2):178, 1992.
160. Stryckmans P, deWitte TH, Marie JP, et al: Therapy of adult ALL: Overview of 2 successive EORTC studies: (ALL-2 & ALL-3). *Leukemia* 6(Suppl 2):199, 1992.
161. Gökbuget N, Hoelzer D, Arnold R, et al: Treatment of adult ALL according to protocols of the German Multicenter Study Group for Adult ALL (GMALL). *Hematol Oncol Clin North Am* 14:1307, 2000.
162. Kantarjian HM, Thomas D, O'Brien S, et al: Long-term follow-up results of hyperfractionated cyclophosphamide, vincristine, doxorubicin, and dexamethasone (Hyper-CVAD), or dose-intensive regimen, in adult acute lymphocytic leukemia. *Cancer* 101:2788, 2004.
163. Durrant IJ, Prentice HG, Richards SM: Intensification of treatment for adults with acute lymphoblastic leukaemia: Results of U.K. Medical Research Council randomized trial UKALL XA. Medical Research Council Working Party on Leukaemia in Adults. *Br J Haematol* 99:84, 1997.
164. Hoelzer D, Gökbuget N: New approaches in acute lymphoblastic leukemia in adults: Where do we go? *Semin Oncol* 27:540, 2000.
165. Ludwig WD, Rieder H, Bartram CR, et al: Immunophenotypic and genotypic features, clinical characteristics, and treatment outcome of adult pro-B acute lymphoblastic leukemia: Results of the German multicenter trials GMALL 03/87 and 04/89. *Blood* 92:1898, 1998.
165a. Storring JM, Minden MD, Kao S, et al: Treatment of adults with BCR-ABL negative acute lymphoblastic leukaemia with a modified paediatric regimen. *Br J Harmol* 146:76, 2009.
166. Riehm H, Gadner H, Henze G, et al: Results and significance of six randomized trials in four consecutive ALL-BFM studies. *Haematol Blood Transfus* 33:439, 1990.
167. Cuttner J, Mick R, Budman DR, et al: Phase III trial of brief intensive treatment of adult acute lymphocytic leukemia comparing daunorubicin and mitoxantrone: A CALGB study. *Leukemia* 5:425, 1991.
168. Toyoda Y, Manabe A, Tsuchida M, et al: Six months of maintenance chemotherapy after intensified treatment for acute lymphoblastic leukemia of childhood. *J Clin Oncol* 18:1508, 2000.
169. Childhood ALL Collaborative Group: Duration and intensity of maintenance chemotherapy in acute lymphoblastic leukaemia: Overview of 42 trials involving 12,000 randomised children. *Lancet* 347:1783, 1996.
170. Sather H, Miller D, Nesbit M, et al: Differences in prognosis for boys and girls with acute lymphoblastic leukaemia. *Lancet* 1:739, 1981.
171. The Medical Research Council's Working Party on Leukaemia in Childhood: Duration of chemotherapy-in-childhood acute lymphoblastic leukaemia. *Med Pediatr Oncol* 10:511, 1982.
172. Mandelli F, Annino L, Rotoli B: The GIMEMA ALL0183 trial: Analysis of 10-year follow-up. GIMEMA Cooperation Group, Italy. *Br J Haematol* 92:665, 1996.
173. Lennard L, Lilleyman JS, Van Loon J, Weinshilboum RM: Genetic variation in response to 6-mercaptopurine for childhood acute lymphoblastic leukaemia. *Lancet* 336:225, 1990.
174. Whitehead VM, Vuchich MJ, Lauer SJ, et al: Accumulation of high levels of methotrexate polyglutamates in lymphoblasts from children with hyperdiploid (greater than 50 chromosomes) B-lineage acute lymphoblastic leukemia: A Pediatric Oncology Group Study. *Blood* 80:1316, 1992.
175. Schmiegelow K, Schroder H, Gustafsson G, et al: Risk of relapse in childhood acute lymphoblastic leukemia is related to RBC methotrexate and mercaptopurine metabolites during maintenance chemotherapy. Nordic Society for Pediatric Hematology and Oncology. *J Clin Oncol* 13:345, 1995.
176. Chessells JM, Harrison G, Lilleyman JS, et al: Continuing (maintenance) therapy in lymphoblastic leukaemia: Lessons from MRC UKALL X. Medical Research Council Working Party in Childhood Leukaemia. *Br J Haematol* 98:945, 1997.
177. Relling MV, Hancock ML, Boyett JM, et al: Prognostic importance of 6-mercaptopurine dose intensity in acute lymphoblastic leukemia. *Blood* 93:2817, 1999.
178. Schmiegelow K, Glomstein A, Kristinsson J, et al: Impact of morning versus evening schedule for oral methotrexate and 6-mercaptopurine on relapse risk for children with acute lymphoblastic leukemia. Nordic Society for Pediatric Hematology and Oncology (NOPHO). *J Pediatr Hematol Oncol* 19:102, 1997.
179. Rivard GE, Lin KT, Leclerc JM, David M: Milk could decrease the bioavailability of 6-mercaptopurine. *Am J Pediatr Hematol Oncol* 11:402, 1989.
180. Lancaster D, Lennard L, Lilleyman JS: Profile of non-compliance in lymphoblastic leukaemia. *Arch Dis Child* 76:365, 1997.
181. Mahoney DH, Shuster J, Nitschke R, et al: Intermediate-dose intravenous methotrexate with intravenous mercaptopurine is superior to repetitive low-dose oral methotrexate with intravenous mercaptopurine for children with lower-risk B-lineage acute lymphoblastic leukemia: A Pediatric Oncology Group Phase III trial. *J Clin Oncol* 16:246, 1998.
182. Vilmer E, Suciu S, Ferster A, et al: Long-term results of three randomized trials (58831, 58832, 58881) in childhood acute lymphoblastic leukemia: A CLCG-EORTC report. Children Leukemia Cooperative Group. *Leukemia* 14:2257, 2000.
183. Kamps WA, Bökkerink JP, Hakvoort-Cammel FG, et al: BFM-oriented treatment for children with acute lymphoblastic leukemia without cranial irradiation and treatment reduction for standard risk patients: Results of DCLSG protocol ALL-8 (1991–1996). *Leukemia* 16:1099, 2002.
184. Farrow AC, Buchanan GR, Zwiener RJ, et al: Serum aminotransferase elevation during and following treatment of childhood acute lymphoblastic leukemia. *J Clin Oncol* 15:1560, 1997.
185. Evans WE, Horner M, Chu YQ, et al: Altered mercaptopurine metabolism, toxic effects, and dosage requirement in a thiopurine methyltransferase-deficient child with acute lymphocytic leukemia. *J Pediatr* 119:985, 1991.
186. Relling MV, Hancock ML, Rivera GK, et al: Mercaptopurine therapy intolerance and heterozygosity at the thiopurine S-methyltransferase gene locus. *J Natl Cancer Inst* 91:2001, 1999.
187. Pui CH, Relling MV: Topoisomerase II inhibitor-related acute myeloid leukaemia. *Br J Haematol* 109:13, 2000.
187a. Schmiegelow K, Al-Modhwahi I, Andersen MK, et al: Methotrexate/6-mercaptopurine maintenance therapy influences the risk of a second malignant neoplasm after childhood acute lymphoblastic leukemia: Results from the NOPHOALL-92 study. *Blood* 113:6077, 2009.
188. Relling MV, Rubnitz JE, Rivera GK, et al: High incidence of secondary brain tumours after radiotherapy and antimetabolites. *Lancet* 354:34, 1999.
189. Yates CR, Krynetski EY, Loennechen T, et al: Molecular diagnosis of thiopurine S-methyltransferase deficiency: Genetic basis for azathioprine and mercaptopurine intolerance. *Ann Intern Med* 126:608, 1997.
190. Relling MV, Dervieux T: Pharmacogenetics and cancer therapy. *Nat Rev Cancer* 1:99, 2001.
191. Evans WE, Relling MV: Moving towards individualized medicine with pharmacogenomics. *Nature* 429:464, 2004.
192. Jacobs SS, Stork LC, Bostrom BC, et al: Substitution of oral and intravenous thioguanine for mercaptopurine in a treatment regimen for children with standard risk acute lymphoblastic leukemia: A collaborative children's oncology group/national cancer institute pilot trial (CCG-1942). *Pediatr Blood Cancer* 49:250, 2007.
193. Harms DO, Gobel U, Spaar HJ, et al: Thioguanine offers no advantage over mercaptopurine in maintenance treatment of childhood ALL: Results of the randomized trial COALL-92. *Blood* 102:2736, 2003.
194. Stork LC, Sather H, Hutchinson RJ, et al: Comparison of mercaptopurine (MP) with thioguanine (TG) and IT methotrexate (ITM) with IT "triples" (ITT) in children with SR-ALL: Results of CCG-1952. *Blood* 100:156a, 2002.
195. Vora A, Mitchell CD, Lennard L, et al: Toxicity and efficacy of 6-thioguanine versus 6-mercaptopurine in childhood lymphoblastic leukaemia: A randomised trial. *Lancet* 368:1339, 2006.
196. Lennard L, Richards S, Cartwright CS, et al: The thiopurine methyltransferase genetic polymorphism is associated with thioguanine-related veno-occlusive disease of the liver in children with acute lymphoblastic leukemia. *Clin Pharmacol Ther* 80:375, 2006.
197. Conter V, Valsecchi MG, Silvestri D, et al: Pulses of vincristine and dexamethasone in addition to intensive chemotherapy for children with intermediate-risk acute lymphoblastic leukemia: A multicentre randomized trial. *Lancet* 369:123, 2007.
198. Lange BJ, Bostrom BC, Cherlow JM, et al: Double-delayed intensification improves event-free survival for children with intermediate-risk acute lymphoblastic leukemia: A report from the Children's Cancer Group. *Blood* 99:825, 2002.
199. Vilmer E, Suciu S, Ferster A, et al: Long-term results of three randomized trials (58831, 58832, 58881) in childhood acute lymphoblastic leukemia: A CLCG-EORTC report. *Leukemia* 14:2257, 2000.
200. Manera R, Ramirez I, Mullins J, Pinkel D: Pilot studies of species-specific chemotherapy of childhood acute lymphoblastic leukemia using genotype and immunophenotype. *Leukemia* 14:1354, 2000.
201. Conter V, Schrappe M, Aric M, et al: Role of cranial radiotherapy for childhood T-cell acute lymphoblastic leukemia with high WBC count and good response to pred-

nisone. Associazione Italiana Ematalogia Oncologia Pediatrica and the Berlin-Frankfurt-Munster groups. *J Clin Oncol* 15:2786, 1997.
202. Pui CH, Campana D, Pei D, et al: Treating childhood acute lymphoblastic leukemia without prophylactic cranial irradiation. *N Engl J Med* 360:2730, 2009.
202a. Veerman AJ, Kamps WA, ven den Berg H, et al: Dexamethasone-based therapy for childhood acute lymphoblastic leukaemia: Results of the prospective Dutch Childhood Oncology Group (DCOG) protocol ALL-9 (1997–2004). *Lancet Oncol* 10:957, 2009.
203. Matloub Y, Lindemulder S, Gaynon PS, et al: Intrathecal triple therapy decreases central nervous system relapse but fails to improve event-free survival when compared to intrathecal methotrexate: Results of the Children's Cancer Group (CCG) 1952 study for standard-risk acute lymphoblastic leukemia. A report from the Children's Oncology Group. *Blood* 108:1165, 2006.
204. Howard SC, Gajjar AJ, Cheng C, et al: Risk factors for traumatic lumbar puncture in children with acute lymphoblastic leukemia. *JAMA* 288:2001, 2002.
205. Hunault M, Harousseau JL, Delain M, et al: Better outcome of adult acute lymphoblastic leukemia after early genoidentical allogeneic bone marrow transplantation (BMT) than after late high-dose therapy and autologous BMT: A GOELAMS trial. *Blood* 104:3028, 2004.
206. Thomas X, Boiron JM, Huguet F, et al: Outcome of treatment in adults with acute lymphoblastic leukemia: Analysis of the LALA-94 trial. *J Clin Oncol* 22:4075, 2004.
207. Kiehl MG, Kraut L, Schwerdtfeger R, et al: Outcome of allogeneic hematopoietic stem-cell transplantation in adult patients with acute lymphoblastic leukemia: No difference in related compared with unrelated transplant in first complete remission. *J Clin Oncol* 22:2816, 2004.
208. Rowe JM, Buck G, Burnett AK, et al: Induction therapy for adults with acute lymphoblastic leukemia: Result of more than 1500 patients from the international ALL trial: MRC UKALL XII/RCOG E2993. *Blood* 106:3760, 2005.
209. Mark DJ, Perez WS, He W, et al: Unrelated donor transplants in adults with Philadelphia-negative acute lymphoblastic leukemia in first complete remission. *Blood* 112:426, 2008.
210. Aricò M, Valsecchi MG, Camitta B, et al: Outcome of treatment in children with Philadelphia chromosome-positive acute lymphoblastic leukemia. *N Engl J Med* 342:998, 2000.
211. Arico M, Schrappe M, Hunger S, et al: Clinical outcome of 640 children with newly diagnosed Philadelphia chromosome-positive acute lymphoblastic leukemia treated between 1995 and 2005 [abstract 568]. *Blood* 112:213, 2008.
212. Schultz KR, Bowman WP, Aledo A, et al: Improved early event free survival with imatinib in Philadelphia chromosome-positive acute lymphoblastic leukemia: A Children's Oncology Group Study. *J Clin Oncol* 27:5715, 2009.
213. Pui CH, Gaynon PS, Boyett JM, et al: Outcome of treatment in childhood acute lymphoblastic leukaemia with rearrangements of the 11q23 chromosomal region. *Lancet* 359:1909, 2002.
213a. Bachanova V, Verneris MR, DeFor T, et al: Prolonged survival in adults with acute lymphoblastic leukemia after reduced-intensity conditioning with cord blood or sibling donor transplantation. *Blood* 113:2902, 2009.
214. Ribera JM, Oriol A, Bethencourt C, et al: Comparison of intensive chemotherapy, allogeneic or autologous stem cell transplantation as post-remission treatment for adult patients with high-risk actue lymphoblastic leukemia. Results of the PETHEMA ALL-93 trial. *Haematologica* 90:1346, 2005.
215. Ottmann OG, Wassmann B, Pfeifer H, et al: Imatinib compared with chemotherapy as front-line treatment of elderly patients with Philadelphia chromosome-positive acute lymphoblastic leukemia (Ph+ALL). *Cancer* 109:2068, 2007.
216. Vignetti M, Fazi P, Cimino G, et al: Imatinib plus steroids induces complete remissions and prolonged survival in elderly Philadelphia chromosome-positive acute lymphoblastic leukemia patients without additional chemotherapy: Results of the GIMEMA LAL0201-B protocol. *Blood* 109:3676, 2007.
217. Thomas DA, Faderl S, Cortes J, et al: Treatment of Philadelphia chromosome-positive acute lymphocytic leukemia with hyper-CVAD and imatinib mesylate. *Blood* 103:4396, 2004.
218. Yanada M, Takeuchi J, Sugiura I, et al: High complete remission rate and promising outcome by combination of imatinib and chemotherapy for newly diagnosed BCR-ABL-positive acute lymphoblastic leukemia: A phase II study by the Japan Adult Leukemia Study Group. *J Clin Oncol* 24:460, 2006.
219. Wassermann B, Pfeifer H, Stadler M, et al: Early molecular response to posttransplantation imatinin determines outcome in MRD+ Philadelphia-positive acute lymphoblastic leukemia (PH+ALL). *Blood* 106:458, 2005.
220. Pui CH, Jeha S: New therapeutic strategies for the treatment of acute lymphoblastic leukemia. *Nat Rev Drug Discov* 6:149, 2007.
221. Talpaz M, Shah NP, Kantarjian H, et al: Dasatinib in imatinib-resistant Philadelphia chromosome-positive Philadelphia chromosome-positive leukemias. *N Engl J Med* 354:2531, 2006.
222. Kantarjian H, Giles F, Wunderle L, et al: Nilotinib in imatinib-resistant CML and Philadelphia chromosome-positive ALL. *N Engl J Med* 354:2542, 2006.
223. Ravandi F, Thomas D, Kantarjian H, et al: Phase II Study of Combination of the HyperCVAD Regimen with Dasatinib in Patients with Philadelphia Chromosome (Ph) or BCR-ABL Positive Acute Lymphoblastic Leukemia (ALL) and Lymphoid Blast Phase Chronic Myeloid Leukemia (CML-LB). *Blood* 110:2814a, 2007.
224. Foa R, Vignetti M, Vitale A, et al: Dasatinib as Front-Line Monotherapy for the Induction Treatment of Adult and Elderly Ph+ Acute Lymphoblastic Leukemia (ALL) Patients: Interim Analysis of the GIMEMA Prospective Study LAL1205. *Blood* 110:7a, 2007.
225. Thomas DA, O'Brien S, Jorgensen JL, et al: Prognostic significance of CD20 expression in adults with de novo precursor B-lineage acute lymphoblastic leukemia. *Blood* 113:6330, 2009.
226. Jeha S, Behm F, Pei D, et al: Prognostic significance of CD20 expression in childhood B-cell precursor acute lymphoblastic leukemia. *Blood* 108:3302, 2006.
227. Thomas D, Kantarjian H, Faderl S, et al: Update of the Modified Hyper-CVAD Regimen with or without Rituximab as Frontline Therapy of Adults with Acute Lymphocytic Leukemia (ALL) or Lymphoblastic Lymphoma (LL). *Blood* 110:2824a, 2007.
228. Gökbuget N, Hoelzer D: Rituximab in the treatment of adult ALL. *Ann Hematol* 85:117, 2006.
229. Ravandi F, Gandhi V: Novel purine nucleoside analogues for T-cell-lineage acute lymphoblastic leukaemia and lymphoma. *Expert Opin Investig Drugs* 15:1601, 2006.
230. Vora A, Frost L, Goodeve A, et al: Late relapsing childhood lymphoblastic leukemia. *Blood* 92:2334, 1998.
231. Konrad M, Metzler M, Panzer S, et al: Late relapses evolve from slow-responding subclones in t(12;21)-positive acute lymphoblastic leukemia: Evidence for the persistence of a preleukemic clone. *Blood* 101:3635, 2003.
232. Mullighan GC, Phillips LA, Su X, et al: Genomic analysis of the clonal origins of relapsed acute lymphoblastic leukemia. *Science* 322:1377, 2008.
233. Rivera GK, Zhou Y, Hancock ML, et al: Bone marrow recurrence after initial intensive treatment for childhood acute lymphoblastic leukemia. *Cancer* 103:368, 2005.
234. Chessells JM, Veys P, Kempski H, et al: Long-term follow-up of relapsed childhood acute lymphoblastic leukaemia. *Br J Haematol* 123:396, 2003.
235. Nguyen K, Devidas M, Cheng SC, et al: Factors influencing survival after relapse from acute lymphoblastic leukemia: A Children's Oncology Group study. *Leukemia* 22:2142, 2008.
236. Coustan-Smith E, Gajjar A, Hijiya N, et al: Clinical significance of minimal residual disease in childhood acute lymphoblastic leukemia. *Leukemia* 18:499, 2004.
237. Paganin M, Zecca M, Fabbri G, et al: Minimal residual disease is an important predictive factor of outcome in children with relapsed "high-risk" acute lymphoblastic leukemia. *Leukemia* 22:2193, 2008.
238. Peters C, Schraduer A, Schrappe M, et al: Allogeneic haematopoietic stem cell transplantation in children with acute lymphoblastic leukemia: The BFM/IBFM/EBMT concepts. *Bone Marrow Transplant* 35(Suppl 1):S9, 2005.
239. Doney K, Hagglund H, Leisenring W, et al: Predictive factors for outcome of allogeneic hematopoietic cell transplantation for adult acute lymphoblastic leukemia. *Biol Blood Marrow Transplant* 9:472, 2003.
240. Fielding AK, Richards SM, Lazarus HM et al: Does imatinib change the outcome in Philadelphia chromosome positive acute lymphoblastic leukaemia in adult? Data from the UKALLXII/ECOG2993 study [abstract 8]. *Blood* 110:10a, 2007.
241. Borgmann A, Schmid H, Hartmann R, et al: Autologous bone-marrow transplants compared with chemotherapy for children with acute lymphoblastic leukaemia in a second remission: A matched-pair analysis. The Berlin-Frankfurt-Munster Study Group. *Lancet* 346:873, 1995.
242. Weisdorf DJ, Billett AL, Hannan P, et al: Autologous versus unrelated donor allogeneic marrow transplantation for acute lymphoblastic leukemia. *Blood* 90:2962, 1997.
243. Laughlin MJ, Eapen M, Rubinstein P, et al: Outcomes after transplantation of cord blood or bone marrow from unrelated donors in adults with leukemia. *N Engl J Med* 351:2265, 2004.
244. Rocha V, Labopin M, Sanz G, et al: Transplants of umbilical-cord blood or bone marrow from unrelated donors in adults with acute leukemia. *N Engl J Med* 351:2276, 2004.
245. Borgmann A, von Stackelberg A, Hartmann R, et al: Unrelated donor stem cell transplantation compared with chemotherapy for children with acute lymphoblastic leukemia in a second remission: A matched-pair analysis. *Blood* 101:3835, 2003.
246. Leung W, Iyengar R, Turner V, et al: Determinants of antileukemia effects of allogeneic NK cells. *J Immunol* 172:644, 2004.
247. Triplett B, Handgretinger R, Pui CH, Leung W: KIR-incompatible hematopoietic-cell transplantation for poor prognosis infant acute lymphoblastic leukemia. *Blood* 107:1238, 2006.
248. Bosi A, Laszlo D, Labopin M, et al: Second allogeneic bone marrow transplantation in acute leukemia: Results of a survey by the European Cooperative Group for Blood and Marrow Transplantation. *J Clin Oncol* 19:3675, 2001.
249. Hagedorn N, Acquaviva C, Fronkova E, et al: Submicroscopic bone marrow involvement in isolated extramedullary relapses in childhood acute lymphoblastic leukemia: A more precise definition of "isolated" and its possible clinical implications, a collaborative study of the Resistant Disease Committee of the international BFM study group. *Blood* 110:4022, 2007.
250. Ribeiro RC, Rivera GK, Hudson M, et al: An intensive re-treatment protocol for children with an isolated CNS relapse of acute lymphoblastic leukemia. *J Clin Oncol* 13:333, 1995.
251. Ritchey AK, Pollock BH, Lauer SJ, et al: Improved survival of children with isolated CNS relapse of acute lymphoblastic leukemia: A Pediatric Oncology Group study. *J Clin Oncol* 17:3745, 1999.
252. Barredo J, Devidas M, Lauer SJ, et al: Isolated CNS relapse of acute lymphoblastic leukemia treated with intensive systemic chemotherapy and delayed CNS radiation: A Pediatric Oncology Group study. *J Clin Oncol* 24:3142, 2006.
253. Weisdorf DJ, Billett AL, Hannan P, et al: Autologous versus unrelated donor allogeneic marrow transplantation for acute lymphoblastic leukemia. *Blood* 90:2962, 1997.
254. Messina C, Valsecchi MG, Aricò M, et al: Autologous bone marrow transplantation for treatment of isolated central nervous system relapse of childhood acute lymphoblastic leukemia. *Bone Marrow Transplant* 21:9, 1998.
255. Buchanan GR, Boyett JM, Pollock BH, et al: Improved treatment results in boys with overt testicular relapse during or shortly after initial therapy for acute lymphoblastic leukemia: A Pediatric Oncology Group study. *Cancer* 68:48, 1991.
256. Wofford MM, Smith SD, Shuster JJ, et al: Treatment of occult or late overt testicular relapse in children with acute lymphoblastic leukemia: A Pediatric Oncology Group study. *J Clin Oncol* 10:624, 1992.
257. Finklestein JZ, Miller DR, Feusner J, et al: Treatment of overt isolated testicular relapse in children on therapy for acute lymphoblastic leukemia. A report from the Children's Cancer Group. *Cancer* 73:219, 1994.

258. Grundy RG, Leiper AD, Stanhope R, Chessells JM: Survival and endocrine outcome after testicular relapse in acute lymphoblastic leukaemia. *Arch Dis Child* 76:190, 1997.
259. van den Berg H, Langeveld NE, Veenhof CH, Behrendt H: Treatment of isolated testicular recurrence of acute lymphoblastic leukemia without radiotherapy. Report from the Dutch Late Effects Study Group. *Cancer* 79:2257, 1997.
260. Ravandi F, Faderl S, Kebriaei P, Kantarjian H: Modern treatment programs for adults with acute lymphoblastic leukemia. *Curr Hematol Malig Rep* 2:169, 2007.
261. Roberson JR, Raju S, Shelso J, et al: Diabetic Ketoacidosis during therapy for childhood acute lymphoblastic leukemia. *Pediatr Blood Cancer* 50:1207, 2008.
262. Pui CH, Burghen GA, Bowman WP, Aur RJA: Risk factors for hyperglycemia in children with leukemia receiving L-asparaginase and prednisone. *J Pediatr* 99:46, 1981.
263. Pui CH, Chesney CM, Weed J, Jackson CW: Altered von Willebrand factor molecule in children with thrombosis following asparaginase-prednisone-vincristine therapy for leukemia. *J Clin Oncol* 3:1266, 1985.
264. Laningham FH, Kun LE, Reddick, et al: Childhood central nervous system leukemia: Historical perspectives, current therapy, and acute neurological sequelae. *Neuroradiology* 49:873, 2007.
265. Waber D, Carpentieri SC, Klar N, et al: Cognitive sequelae in children treated for acute lymphoblastic leukemia with dexamethasone or prednisone. *J Pediatr Hematol Oncol* 22:206, 2000.
266. Kadan-Lottick NS, Dinu I, Wasilewski-Masker K, et al: Osteonecrosis in adult survivors of childhood cancer: A report from the childhood cancer survivor study. *J Clin Oncol* 26:3038, 2008.
267. Rai SN, Hudson MM, McCammon E, et al: Implementing an intervention to improve bone mineral density in survivors of childhood acute lymphoblastic leukemia: BONEII, a prospective placebo-controlled double-blind randomized interventional longitudinal study design. *Contemp Clin Trials* 29:711, 2008.
268. Thomas IH, Donohue JE, Ness KK, et al: Bone mineral density in your adult survivors of acute lymphoblastic leukemia. *Cancer* 113:3248, 2008.
269. Mandel K, Atkinson S, Barr RD, Pencharz P: Skeletal morbidity in childhood acute lymphoblastic leukemia. *J Clin Oncol* 22:1215, 2004.
270. Grenier MA, Lipshultz SE: Epidemiology of anthracycline cardiotoxicity in children and adults. *Semin Oncol* 25:72, 1998.
271. Levitt GA, Dorup I, Sorensen K, Sullivan I: Does anthracycline administration by infusion in children affect late cardiotoxicity? *Br J Haematol* 124:463, 2004.
272. Nysom K, Holm K, Lipsitz SR, et al: Relationship between cumulative anthracycline dose and late cardiotoxicity in childhood acute lymphoblastic leukemia. *J Clin Oncol* 16:545, 1998.
273. Lipshultz S, Lipsitz SR, Sallan SE, et al: Chronic progressive cardiac dysfunction years after doxorubicin therapy for acute lymphoblastic leukemia. *J Clin Oncol* 23:2629, 2005.
274. Lipshultz SE, Rifai N, Dalton VM, et al: The effect of dexrazoxane on myocardial injury in doxorubicin-treated children with acute lymphoblastic leukemia. *N Engl J Med* 351:145, 2004.
275. Oeffinger KC, Mertesn AC, Sklar CA, et al: Chronic health conditions in adult survivors of childhood cancer. *N Engl J Med* 355:1572, 2006.
276. Pui CH, Cheng C, Leung W, et al: Extended follow-up of long-term survivors of childhood acute lymphoblastic leukemia. *N Engl J Med* 349:640, 2003.
277. Hijiya N, Hudson MM, Lensing S, et al: Cumulative incidence of secondary neoplasms as a first event after childhood acute lymphoblastic leukemia. *JAMA* 297:1207, 2007.
278. Geenen MM, Cardous-Ubbink MC, Kremer LCM, et al: Medical assessment of adverse health outcomes in long-term survivors of childhood cancer. 297:2705, 2007.
279. Waber DP, Turek J, Catania L, et al: Neuropsychological outcomes from a randomized trial of triple intrathecal chemotherapy compared with 18 Gy cranial radiation as CNS treatment in acute lymphoblastic leukemia: Findings from Dana-Farber Cancer Institute ALL Consortium Protocol 95-01. *J Clin Oncol* 25:4914, 2007.
280. Leung W, Rose SR, Zhou Y, et al: Outcomes of growth hormone replacement therapy in survivors of childhood acute lymphoblastic leukemia. *J Clin Oncol* 20:2959, 2002.
281. Walter AW, Hancock ML, Pui CH, et al: Secondary brain tumors in children treated for acute lymphoblastic leukemia at St. Jude Children's Research Hospital. *J Clin Oncol* 16:3761, 1998.
282. Pui CH, Ribeiro RC, Hancock ML, et al: Acute myeloid leukemia in children treated with epipodophyllotoxins for acute lymphoblastic leukemia. *N Engl J Med* 325:1682, 1991.
283. Hawkins MM, Draper GJ, Winter DL: Cancer in the offspring of survivors of childhood leukaemia and non-Hodgkin lymphomas. *Br J Cancer* 71:1335, 1995.
284. Kenney LB, Nicholson HS, Brasseux C, et al: Birth defects in offspring of adult survivors of childhood acute lymphoblastic leukemia. A Children's Cancer Group/National Institutes of Health Report. *Cancer* 78:169, 1996.
285. Sankila R, Olsen JH, Anderson H, et al: Risk of cancer among offspring of childhood-cancer survivors. Association of the Nordic Cancer Registries and the Nordic Society of Paediatric Haematology and Oncology. *N Engl J Med* 338:1339, 1998.
286. Smith M, Arthur D, Camitta B, et al: Uniform approach to risk classification and treatment assignment for children with acute lymphoblastic leukemia. *J Clin Oncol* 14:18, 1996.
287. Larson RA: Management of acute leukemia in older patients. *Semin Hematol* 43:126, 2006.
288. Bhatia S, Sather HN, Heerema NA, et al: Racial and ethnic differences in survival of children with acute lymphoblastic leukemia. *Blood* 100:1957, 2002.
289. Kadan-Lottick NS, Ness KK, Bhatia S, Gurney JG: Survival variability by race and ethnicity in childhood acute lymphoblastic leukemia. *JAMA* 290:2008, 2003.
290. Pui CH, Sandlund JT, Pei D, et al: Results of therapy for acute lymphoblastic leukemia in black and white children. *JAMA* 290:2001, 2003.
290a. Breit S, Stanulla M, Flohr T, et al: Activating *NOTCH1* mutations predict favorable early treatment response and long-term outcome in childhood precursor T-cell lymphoblastic leukemia. *Blood* 108:1151, 2009.
290b. Asnafi V, Buzyn A, Le NS, et al: *NOTCH1/FBXW7* mutation identifies a large subgroup with favorable outcome in adult T-cell acute lymphoblastic leukemia (T-ALL): A Group for Research on Adult Acute Lymphoblastic Leukemia (GRAALL) study. *Blood* 113:3918, 2009.
291. Bruggemann M, Raff T, Flohr T, et al: Clinical significance of minimal residual disease quantification in adult patients with standard-risk acute lymphoblastic leukemia. *Blood* 107:1116, 2006.
292. Raff T, Gokbuget N, Luschen S, et al: Molecular relapse in adult standard-risk ALL patients detected by prospective MRD monitoring during and after maintenance treatment: Data from the GMALL 06/99 and 07/03 trials. *Blood* 109:910, 2007.
293. Bader P, Kreyenberg H, Henze GHR, et al: Prognostic value of minimal residual disease quantification before allogeneic stem-cell transplantation in relapsed childhood acute lymphoblastic leukemia: The ALL-REZ BFM Study Group. *J Clin Oncol* 27:377, 2008.
294. Coustan-Smith E, Sancho J, Hancock ML, et al: Use of peripheral blood instead of bone marrow to monitor residual disease in children with acute lymphoblastic leukemia. *Blood* 100:2399, 2002.
295. Faderl S, Jeha S, Kantarjian HM: The biology and therapy of adult acute lymphoblastic leukemia. *Cancer* 98:1337, 2003.
296. Mrózek K, Heerema NA, Bloomfield CD: Cytogenetics in acute leukemia. *Blood Rev* 18:115, 2004.

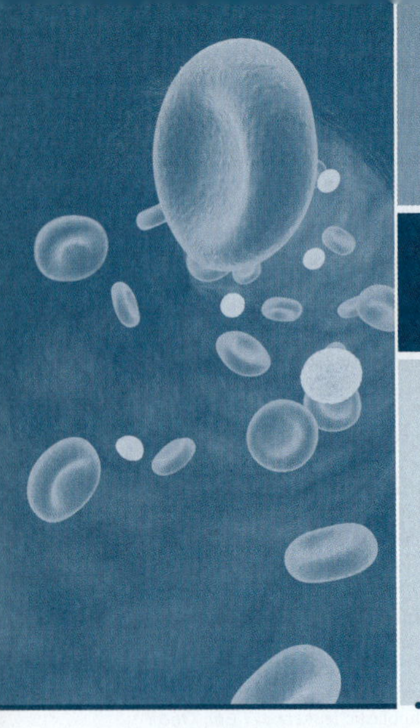

第94章

慢性淋巴细胞白血病及相关疾病

Thomas J. Kipps

摘要

慢性淋巴细胞白血病(CLL)是一种肿瘤性疾病,其特点为血液、骨髓和淋巴组织中大量单克隆 $CD5^+$ 的成熟小B淋巴细胞的增殖。CLL的发病可能与基因有关,但目前为止病因尚不明确。发病的中位年龄约为67岁,男性发病率为女性的2倍。初诊时约80%的患者存在淋巴结肿大,50%的患者有脾肿大。几乎所有CLL患者的白血病细胞均存在克隆性染色体异常,其中del 13q14-23.1是最常见的染色体异常,其后依次为12号染色体三体、del 11q22.3-q23.1、del 6q21-q23、del 17p13.1和14q异常。CLL患者临床进展的异质性很大,很多患者初诊时无症状,无须治疗直至出现临床症状或疾病进展的证据。近45年来苯丁酸氮芥和泼尼松成为治疗CLL的主要药物,其他药物包括脱氧腺苷类似物(如氟达拉滨)、新的烷化剂(如苯达莫司汀)、单克隆抗体,特别是阿仑单抗和利妥昔单抗,单用或者联合应用嘌呤类似物或烷化剂或糖皮质激素,能显著改善CLL患者的治疗反应率。非清髓的造血干细胞移植可以选择性地应用于一些患者。未来亦可开展实验性的免疫基因治疗。CLL治疗前应充分评估患者的年龄与相关并发症以确保患者能从治疗中最大受益。幼淋巴细胞白血病是外周血和骨髓中出现大量克隆性欠成熟淋巴细胞的疾病,绝大部分细胞呈原始淋巴细胞形态。免疫表型表达可呈B细胞表型,T细胞表型较少见。幼淋巴细胞白血病较CLL更具侵袭性。共济失调-毛细血管扩张症突变基因(ATM gene)与T细胞白血病-1及其相关基因的

本章使用的简写和缩略词:ATM gene,共济失调-毛细血管扩张症突变基因(ataxia-telangiectasia mutated gene);BCL-1,B细胞白血病1(B-cell leukemia 1);β_2M,β_2 微球蛋白(β2-microglobulin);CAP,环磷酰胺、多柔比星、泼尼松,无长春新碱(cyclophosphamide, doxorubicin, and prednisone without vincristine);CCP,克拉屈滨与环磷酰胺和泼尼松合用(cladribine in combination with cyclophosphamide and prednisone);CHOP,环磷酰胺、多柔比星、长春新碱和泼尼松(cyclophosphamide, doxorubicin, vincristine, and prednisone);CLL,慢性淋巴细胞白血病(chronic lymphocytic leukemia),CR,完全缓解(complete remission);CRi,完全缓解但全血细胞减少未完全消散(complete remission with incomplete resolution of cytopenias);CVP,环磷酰胺、长春新碱和泼尼松(cyclophosphamide, vincristine, and prednisone);DiSC,差异染色细胞毒作用(differential staining cytotoxicity);FC,氟达拉滨、环磷酰胺(fludarabine, Cyclophosphamide);FCR,氟达拉滨、环磷酰胺和利妥昔单抗(fludarabine, cyclophosphamide, and rituximab);FDA,美国食品和药品管理局(U.S. Food and Drug Administration);FISH,荧光原位杂交(fluorescence *in situ* hybridization);GFR,肾小球滤过率(glomerular filtration rate);GM-CSF,粒细胞-巨噬细胞集落刺激因子(granulocyte-macrophage colonystimulating factor);HCV,丙型肝炎病毒(type C hepatitis virus);HTLV-1,人类T细胞白血病/淋巴瘤病毒-1(human T-cell lymphotropic virus type 1);Ig,免疫球蛋白(immunoglobulin);IgHV,免疫球蛋白重链可变区(immunoglobulin heavy chain variable region);IV,静脉注射(intravenous);LDT,淋巴细胞倍增时间(lymphocyte doubling time);Mcl-1,髓细胞白血病-1(myeloid cell leukemia-1);MRD,微小残留病灶(minimal residual disease);nPR,结节部分缓解(nodular partial remission);OR,总体反应(overall response);PCR,聚合酶链反应(polymerase chain reaction);PCR方案,应用喷司他丁、环磷酰胺和利妥昔单抗的化疗方案(chemotherapy regimen using pentostatin, cyclophosphamide, and rituximab);PLL,幼淋巴细胞白血病(prolymphocytic leukemia);PR,部分缓解(partial remission);SDF-1,基质衍生因子-1α(stromal derived factor-1 alpha);SMZL,脾边缘区淋巴瘤(splenic marginal zone lymphoma);TGF-β,转化生长因子β(transforming growth factor beta);TK,胸腺嘧啶核苷激酶(thymidine kinase);TNF-α,肿瘤坏死因子α(tumor necrosis factor alpha);YAC,酵母人工染色体(yeast artificial chromosome)。

重排和突变显然与 T 幼淋巴细胞白血病的发病有关。约 1/3 的 CLL 患者出现红皮病。脱氧腺苷类似物的治疗可对部分患者有效。目前对该病尚无确切的治疗方法，新药、干细胞移植和（或）单克隆抗体（如阿仑单抗）的应用处于研究之中。

定义和历史

慢性淋巴细胞白血病（chronic lymphocytic leukemia，CLL）是一种肿瘤性疾病，其特点为成熟的小淋巴细胞在外周血、骨髓和淋巴组织中克隆性增殖。19 世纪早期文献首次报道 CLL[1-3]。19 世纪 40 年代，Virchow 描述了两种类型的慢性白血病，与现在的 CLL 和慢性粒细胞白血病（CML）相似[3-5]。CLL 患者有轻到中度的脾肿大、淋巴结肿大，以及外周血中出现大量的小的无颗粒细胞，与肿大淋巴结的病理所见相似[4]。Virchow 认为这一类型的白血病本质与淋巴结病变有关，而非脾脏病变。1893 年，Kundrat 采用"淋巴肉瘤"这一名称描述累及淋巴结的惰性疾病[6]。20 世纪初，Ehrlich 发明了组织化学染色技术[7]，使得病理学家能够区分髓细胞和淋巴细胞白血病。这些方法的建立使 Türk 在 1903 年确立了 CLL 的白血病细胞和淋巴肉瘤细胞之间的关系[8]，他提出淋巴瘤病这一术语，用以描述包括 CLL 在内的多种淋巴增殖性疾病。由于 CLL 的惰性特征，曾一度被认为是一种"良性"的淋巴瘤病。

1924 年 Minot 和 Isaacs 描述了 98 例 CLL 患者的自然病程[9]，并向 CLL 是"良性"病变的观点发起挑战。研究者提出，尽管 γ 射线照射能够使肿大的淋巴结或脾脏缩小，但显然并不能延长患者的生存时间。后来人们又发现放射性磷酸钠能够有效缩小肿大的淋巴结[10]，然而，因其骨髓毒性大，且不能逆转 CLL 相关的全血细胞减少及无法有效改善患者生存期，使其治疗价值受限[10]。1954 年 Tivey 发表了 585 例 CLL 患者的生存资料，发现自出现 CLL 相关症状起，中位生存时间约为 3 年[11]。此后不久，发现烷化剂[12]以及后来的糖皮质激素[13]治疗 CLL 有效，因此这些药物成为治疗 CLL 的主要药物。

1967 年 Dameshek 提出假说，认为 CLL 是一种免疫功能不全的淋巴细胞增殖性疾病[14]。20 世纪 70 年代早期发现绝大多数 CLL 患者的白血病细胞表达细胞膜表面免疫球蛋白，提示肿瘤细胞起源于 B 淋巴细胞[15]。随后的研究证明葡萄糖 -6- 磷酸脱氢酶（G-6-PD）杂合子女性 CLL 患者仅表达一个 G-6-PD 等位基因[16]，表明这类白血病细胞起源于单个 B 淋巴细胞克隆。与这一观点相符，任何一个 CLL 患者的细胞都仅表达一种免疫球蛋白轻链[17]和独特型[18-20]，提示 CLL 细胞表达免疫球蛋白的均一性，这与细胞的克隆性扩增相符。

1975 年 Rai 等引入 CLL 的临床分期系统[21]，强调贫血或血小板减少对 CLL 患者生存期的不良影响。1999 年关于白血病细胞表达未突变免疫球蛋白可变区（IgHV）基因的 CLL 患者较表达突变型抗体基因的患者总体表现出更具侵袭性临床进程的观点得到认同[22,23]。然而，基因表达谱分析提示，尽管免疫球蛋白突变状态不同，CLL 患者的白血病细胞具有共同的特征性基因表达谱，两种亚型中仅有少数基因表达不同[24,25]。

20 世纪 80 年代后期发现嘌呤类似物，如氟达拉滨（fludarabine）或 2- 氯脱氧腺苷［克拉屈滨（cladribine）］治疗 CLL 有效。美国食品和药品管理局（FDA）于 2001 年批准阿仑单抗（campath-1H）治疗难治性 CLL 患者，2007 年批准该药用于初治 CLL 患者，2008 年批准苯达莫司汀（bendamustine）治疗 CLL 患者。2009 年秋，FDA 批准 ofatumumab（Arzerra）治疗氟达拉滨与阿仑单抗耐受的 CLL 患者。目前正在研究新的治疗策略，包括被动或主动免疫治疗及非清髓性骨髓移植等，但迄今为止仍认为 CLL 是一种不可被单克隆抗体或化疗治愈的疾病。

流行病学

在美国，CLL 的平均发病率为 2.7 人 /10 万。全球范围内 CLL 的发病率为 <1~5.5 人 /10 万不等[26,27]。随着年龄的增长，CLL 的发病风险逐步增高，老年男性的发病风险度较老年女性高 2.8 倍[28]。由于 CLL 的病程相对惰性，故任一时间段 CLL 约占所有肿瘤的 0.8%，占所有白血病的 30% 左右。在西方国家，CLL 是最常见的成人白血病类型。一般而言，CLL 为 B 淋巴细胞起源的疾病，仅少于 2% 的病例起源于 T 淋巴细胞，属于 T 幼淋巴细胞白血病范畴。

CLL 的男性发病率是女性的 2 倍[29,30]。一项针对女性的回顾性分析提示，随着经产次数的增加，CLL 的发病风险降低，故推测怀孕可以降低 CLL 的发病风险[31]。而且女性患者较男性患者的生存期更长，具体原因不明[32-35]。尚未证明激素参与 CLL 的发生和发展。此外，有研究表明绝经后妇女应用激素替代治疗并不会对 CLL 的发病风险产生影响[36]。

遗传因素显然与 CLL 的发病有关。尽管 CLL 在西方国家是最常见的成人白血病类型，但在亚洲国家相对较少见。在韩国的发病率仅为美国的 1.5%[37]，同样 CLL 在中国也较少见，在日本更是罕见[38-40]，占所有白血病的比例不到 6%[41]。即使在美国的日本移民，B 细胞 CLL 的发病率亦极低[38,42]。同样，在以色列的欧洲移民 CLL 的发病率明显高于来自非洲或亚洲的移民[43]。

病因和发病机制

■ 环境因素

目前尚未发现与 CLL 发病有关的独立的环境危险因素。但有研究发现在某些农村，CLL 的发病率升高，提示农业、畜牧业相关的环境可能参与 CLL 的发病[44]。此外，另有几项研究发现，长期接触电磁辐射的人群 CLL 发病率增高[45-47]。还有研究报道接触除锈剂的人群，其 CLL 的发病率也较高[48]。但是尚未有其他研究发现 CLL 的发病与接触杀虫剂、阳光或已知的其他致病因素相关[49-52]。

针对日本原子弹爆炸后幸存者的调查研究，显示这类人群的白血病发病率升高，如慢性粒细胞白血病（参见第 90 章）[53]，但是并不包括 CLL，CLL 在日本原本就较少见（参见本页"流行病学"）。对暴露于电离辐射的人群进行研究，证实电离辐射并不会增加 CLL 发病[54,55]。但是除日本外，更多的流行病学研究资料显示，虽然暴露于电离辐射后 CLL 的发病率不及其他白血病发病率上升得明显，但是亦可能增加 CLL 发生的风险[56]。一项无对照组研究显示，在 1986 年切尔诺贝利核电站发生核泄漏事件后幸存的乌克兰人中，进展期 CLL 的发生率增高[57]。然而，另一项针对 15 个国家核工作者所做的研究提示，CLL 的

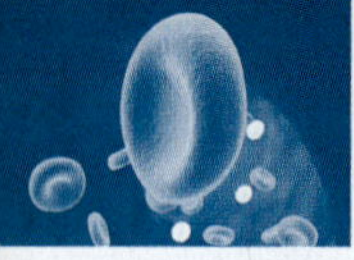

致死率与低剂量外部电离辐射之间并无显著的相关性[58]。尽管如此，这些研究结果已经向传统认为的电离辐射不会增加CLL发病率的观点提出了挑战[59]。

一些研究显示CLL患者的HCV感染率较普通人群明显升高[60-62]，提示HCV感染可能是CLL的发病原因之一。研究者同样发现虽然CLL易发生于HCV感染高发的特定人群[63]，但亦可发生于无HCV感染的人群[64]，提示HCV感染对于CLL的发生并不是必需的。除罕见病例外[65]，CLL细胞可以抵抗EB病毒(EBV)感染，所以目前认为EBV不具备致CLL的作用。

遗传因素

尽管大多数CLL是散发的，但亦有在同一家庭中发现多个病例的报道。到目前为止，已有多个关于家族多名成员发生CLL的报道[66-72]，患者的一级亲属发生CLL或其他淋巴肿瘤的风险较一般人群高3倍[69]。这些家族受累的成员，通常较其他散发人群在更早的年龄发病，提示在家族性CLL中，基因因素在白血病早期形成中起较大作用[73,74]。

在CLL高发的家族中同样可发生其他惰性淋巴增殖性疾病。举例来说，淋巴浆细胞淋巴瘤或华氏巨球蛋白血症患者的一级亲属(参见第111章)罹患CLL的风险是普通人的3倍[75]。

与家族性CLL发生相关的遗传因素尚不明确。研究发现受累家族成员的白血病细胞往往表达同一种免疫球蛋白重链可变区(IgHV)基因亚组的IgHV[76]。然而，每个患者的白血病细胞具有不同的IgHV重排[70,76]，甚至在单卵双生的患者中亦是如此[77]，提示其起源于不同的体细胞。目前已经开展进展期CLL与基因多态性相关性的研究，如编码CD5(位于11q13)[78]、CD38(位于4p15)[79,80]，或肿瘤坏死因子α(TNF-α)(位于6p21.3)的基因[81]和位于13q21.33-q22.2上的基因[82]。尽管早期研究发现人类白细胞抗原(HLA)的单倍体与疾病的易感性之间并无显著相关性[83]，但是也有研究发现CLL患者中特定的HLA单倍体较对照组人群更常见[84]。此外，一项研究对206个家族性CLL的家系进行了与CLL易感性相关的单核苷酸多态性全基因组连锁分析，发现与疾病发病风险相关的基因定位于6p22.1(对应于HLA位点)、2q21.2与18q21.1[85]。另一项全基因组关联分析研究提示CLL的发病风险因子定位于2q13、2q37.1、6p25.3、11q24.1、15q23和19q13.32[86]，而其他研究亦发现疾病易感性相关的单核苷酸多态性位于编码凋亡或免疫调控途径蛋白的基因或周围，即*CCNH*(位于5q13.3)、*APAF1*(位于12q23)、*IL16*(位于15q26.3)、*CASP8*(位于2q33.1)、*NOS2A*(位于17q11.1)和*CCR7*(位于17q21.2)[87]。

细胞遗传学

绝大多数CLL的白血病细胞表达全B细胞表面抗原，如CD19和CD20(参见第15章)，提示该白血病细胞起源于B淋巴细胞系(参见第76章)。但是典型的CLL白血病细胞其CD20表达水平远远低于正常循环中B细胞的表达[88,89]。B细胞CLL同样表达CD27[90]，后者是肿瘤坏死因子受体家族成员之一，最常表达于记忆B细胞[91]。

应用基因表达谱分析的研究证实CLL细胞起源于抗原活化的记忆B淋巴细胞[92]。事实是，不管CLL细胞是否表达非突变或突变型的免疫球蛋白基因，它们共同表达多种基因，且基因表达谱不同于其他B细胞恶性肿瘤，或正常的非恶性的成人外周血B细胞，甚至与同样共同表达CD5的新生的骨髓B细胞亦不同[24,25]。此外，CLL基因表达模式与脾边缘区内抗原活化的成熟B细胞的表达最相一致[25]。将CLL中普遍表达的免疫球蛋白基因转染小鼠，结果提示特定的免疫球蛋白可能促使B淋巴细胞分化为能够定居于脾边缘区的细胞[93]。与CLL表达免疫球蛋白的局限性相对应的是[94]，大量证据显示抗原活化的记忆B细胞本质为与CLL B细胞对应的功能正常的非恶性细胞。

免疫球蛋白表达

90%以上的CLL患者的白血病细胞低水平表达单克隆表面免疫球蛋白κ或λ轻链，其中60%的患者表达κ轻链，其余40%的患者表达λ轻链[95-97]。对于同种型重链，一半以上的患者表达表面免疫球蛋白IgM和IgD(55%)，25%的患者表达IgM而不表达IgD，近7%的患者表达除IgM和IgD外的同种型免疫球蛋白(通常是IgG或IgA)。小于5%的患者表达IgD而未检测到IgM。表达IgM与IgM/IgD的CLL患者通常表达交叉反应独特型(参见第77章)，后者常见于IgM自身抗体[98]。

B-CLL表达的免疫球蛋白常常与自身抗原起反应，最常见的是人IgG恒定区[99]。这些自身抗体的重要特征就是“多反应性”，或对两个或多个不相关的自身抗原的结合活性。由于上述原因，某些研究者使用天然的自身抗体来命名这些抗体。这种多反应性是早期B细胞发育过程中产生的某些抗体的特征[100]，随后这些抗体被清除或经历进一步的免疫球蛋白基因重排和(或)突变。尽管自身抗体明显缺乏特异性，但是它们依赖经过选择的免疫球蛋白基因重排和非随机的免疫球蛋白重链和轻链的配对[101-103]，提示多反应性具有经选择的结合专一性。

B-CLL的免疫球蛋白表达可能在白血病生成中起一定的作用[104-106]。例如，*IGHV1-69*的等位基因，即51p1，在CLL患者中高频率表达，而没有体细胞突变[107](参见第77章)。而且，表达51p1的B-CLL细胞在第三补体决定区中限制了某些特定的氨基酸序列，这些序列不常见于非恶性的B淋巴细胞，包括具有*IGHV1-69*等位基因的正常B细胞[108-110](参见第77章)。这一限制本质上不是多反应性抗体的特征，也不是细胞发育期间B细胞表达抗体的特征[102,111]。此外，特定的免疫球蛋白重链和轻链之间的非随机配对是由特殊的免疫球蛋白轻链可变区编码。一个关于限制性的著名例子就是*IGHV1-69*、D3-16、J_H3编码的免疫球蛋白重链，与一种κ轻链可变区基因(命名为A27)编码的轻链之间的配对，约在1.3%的CLL患者的白血病细胞中表达[112]。CLL细胞免疫球蛋白轻链实际上表达相同的重链可变区，可由免疫球蛋白重链第三补体决定区(HCDR3)的序列推断[113,114]。B白血病细胞免疫球蛋白的表达受限和免疫球蛋白轻链和重链之间的非随机配对，强烈提示疾病表达特定结合活性的免疫球蛋白是种选择过程。因为免疫球蛋白组成一种重要的受体，该受体参与细胞增殖、生存或B细胞死亡(参见第76章和第77章)，可以推断CLL患者的免疫球蛋白表达在新生的白血病细胞克隆的早期扩增或生存方面起关键作用。

单克隆B淋巴细胞增多

应用流式细胞仪技术，可在健康人群的外周血中发现携带CLL表型的B细胞亚群(参见第81章)[115]。这些细胞共同表达CD5和CD19，而CD20和CD79b低水平表达(参见第15章)。

对 CLL 患者一级亲属进行的研究发现，14%（8/59）有两个或两个以上家庭成员罹患 CLL，其循环血中的 B 细胞携带“CLL-B 细胞”的特征[116]。而且在年龄大于 60 岁的健康人群中，无论是否存在淋巴细胞增多，经过流式细胞仪检查发现超过 5%~12% 的人携带多种表型的单克隆或寡克隆的 B 细胞群[115,117]。

单克隆 B 淋巴细胞增多症[118]有可能发展成 CLL，尤其是携带 CLL 表型的单克隆 B 淋巴细胞增多症的患者。B 细胞的这种克隆性扩增，男性较女性更为常见（男女比约为 2：1），且在 60~89 岁的人群中更普遍。由于 CLL 易感与性别和年龄的相关性，故推测这些克隆性 B 细胞的扩增可能会发展成 CLL 的细胞亚群。确实，长期的研究提示携带 CLL 表型的单克隆 B 淋巴细胞增多症的患者形成最终需要治疗的 CLL 的比例约为每年 1.1%[115]。这种情况与单克隆丙种球蛋白血症形成多发性骨髓瘤相似，每年有相当比例的单克隆丙种球蛋白血症患者发展成明确的浆细胞骨髓瘤（参见第 108 章和第 109 章）。

■ CLL 的动物模型

在几种小鼠实验模型中，小鼠自发的患上类似人类 CLL 的疾病[119]。例如，*TCL1* 转基因的小鼠在组织特异的 μ 免疫球蛋白强化因子（Eμ-TCL1）的作用下产生单克隆 B 细胞扩增，这种情况与单克隆 B 淋巴细胞增多症患者相似[120]。这些小鼠在约 2~4 个月大的时候可在腹膜中发现克隆性的 $CD5^+$B 细胞群的扩增，5 个月大时脾脏中可见，然后 6~8 个月大时骨髓中可见，最后 8~12 个月大的成年小鼠患上类似于人类 CLL 的疾病。每只小鼠的单克隆 B 细胞均与人类 CLL B 细胞有很多共同之处，包括共同表达 CD5 和泛 B 表面抗原以及低水平表达表面免疫球蛋白[120,121]。这些细胞浸润到血液以及次级淋巴组织中，导致淋巴细胞增多、脾肿大和淋巴结肿大。这种累及淋巴结的病理学特征似乎也与 CLL 患者相似。同样地，B 细胞过度表达人类 BCL-2 和突变的肿瘤坏死因子（TNF）受体相关因子（TRFA2）的转基因小鼠也容易患上类似于 CLL 的淋巴细胞增殖性疾病[122]。

研究表明，*TCL1* 高表达的克隆性扩增的 B 细胞，其白血病细胞的更新加快，可能导致次级和三级突变的产生而成为白血病发病的因素[123]。当这些小鼠与其他表达高水平 B 细胞生存因子（即属于 TNF 家族的 B 细胞激活因子，BAFF 或 CD257）的转基因小鼠交配后，其后代小鼠表达高水平的 *TCL1* 和 CD257，并快速产生类似 CLL 的疾病[123]。这些小鼠迅速发展成白血病的事实证实小鼠的白血病细胞可能经历了快速的细胞凋亡，从而掩盖了白血病细胞相对快速增殖这一事实（见第 1335 页“白血病细胞聚积：增殖动力学”）。

TCL1 转基因的小鼠通过不同的组织特异的启动因子 / 强化因子形成不同类型的恶性淋巴系统疾病[124,125]。*TCL1* 基因的过度表达本身不会导致 CLL。当然如果在疾病发展的特定阶段，再联合其他因素，如表面免疫球蛋白受体和（或）次级突变的刺激，B 细胞的 *TCL1* 过度表达就可能形成类似于 CLL 的单克隆 B 细胞白血病。

最后代表人类 CLL 的其他重要的动物模型就是 NZB（New Zealand Black）[126]菌株[119]。转染这种菌株的成年小鼠能够形成 B 细胞的克隆性扩增，与 CLL B 细胞在某些方面有共同的特征。对 NZB 进行全基因组搜索，发现与形成这类 B 细胞克隆性扩增有关的染色体定位于小鼠的 14 号、18 号和 19 号染色体[127]。其中最值得注意的是 14 号染色体，与人类 13q14 直系同源，13q14 的缺失存在于近一半的 CLL 患者（参见本页“细胞遗传学异常：13 号染色体异常”）。而且，发现该位点包含编码小鼠中对应人类 micro-RNA16-1（*miR16-1*）的基因，故 NZB 小鼠存在基因的遗传多态性，可导致淋巴组织内产生相对低水平的 microRNA16-1。这种基因的遗传多态性与易形成 CD5 B 细胞克隆扩增有关，在小鼠模型中的这个发现为遗传学异常导致人类 CLL 形成提供了强有力的依据。根据这个模型推断 microRNAs 表达改变，如 miR16-1，这种分子损伤在 CLL 的发生和发展方面起重要的作用（参见本页“细胞遗传学异常”）。

■ 细胞遗传学异常

由于不能有效诱导白血病细胞的增殖，故最初染色体异常的检测相当困难。一般情况下这些细胞无法在细胞培养基中生长，并比正常 B 细胞更难被丝裂原激活或 EB 病毒转化[14,128]。因此，某些标本的正常核型可能仅反映了正常淋巴细胞的生长。

在体外应用 Q 显带和（或）G 显带技术（参见第 11 章）及改良的诱导白血病细胞增殖的方法，在约半数以上患者的白血病细胞中检测出含有克隆性的染色体异常[129-132]。在细胞分裂间期，采用荧光原位杂交（FISH）技术，能够提高染色体易位、缺失或三体型的检出敏感性[133-135]。应用这些技术后发现，CLL 中最常见的染色体异常是 del 13q14-23.1，其后依次为 12 号染色体三体、del 11q22.3-q23.1、del 6q21-q23，17p13.1 的缺失表现为肿瘤抑制基因 *TP53*（亦称为 *P53*）的缺失 / 突变[134,136,137]，以及 14q 异常。CLL 的染色体异常多为缺失或复制。在缺乏体外刺激的情况下，染色体易位在 CLL 患者中并不常见[138]。FISH 方法结合一些新的技术，如比较基因组杂交、随机引物的聚合酶链反应或微卫星等位基因等，用于检测 CLL 患者额外的基因异常[139,140]。

13 号染色体异常

13 号染色体长臂缺失是 CLL 最常见的遗传学异常，可发生于近一半的 CLL 患者中。这些缺失通常在无染色体易位的情况下发生。伴易位的 CLL 细胞通常累及 13 号染色体长臂和任意一条其他染色体[141]。正是这些易位导致 13q14 的缺失，而不是易位本身产生遗传学的损害。

典型的 13 号染色体长臂缺失发生在 13q14.3，为视网膜母细胞瘤 *RB1* 基因端粒区和含 D13S25 标记的着丝粒区[142-146]。该区域有数种基因，如 *DLEU1*、*DLEU2*、*RFP2*、*KCNRG*、*DLEU6*、*DLEU7* 和 *DLEU8*[147,148]。*LEU2* 基因的高度保守可变区第一个外显子，从邻近 D13S272 标记的 G+C 区起源，引起转录本编码 ras 超家族的新成员，即 *ARLTS1*（adenosine diphosphate-ribosylation factor-like tumor-suppressor gene 1）[147]。该基因的功能类似肿瘤抑制基因，在 CLL 中如此，在其他肿瘤中也同样如此，如结肠癌或乳腺癌。

在 13 号染色体的这个区域也存在编码 microRNA 的基因，即 *miR15-1* 和 *miR16-1*[149]。这些 miRNA 隶属于高度保守的非编码基因家族，散在分布于全基因组，在自身免疫系统疾病与肿瘤的发病中起重要作用[150-152]。miRs 作为短的发夹结构前体被转录（约 70 个核苷酸），然后被 Dicer 酶切成具有活性的 21~22 核苷酸的 RNAs，Dicer 是一种经由碱基对互相作用而识别靶信使 RNAs 的核糖核酸酶。这些具有活性的 miRNA 能倒

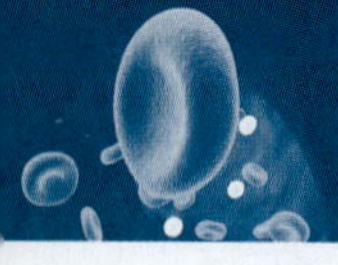

过来抑制基因的表达，引起靶信使 RNA 的降解或阻碍其转录，由此来调节影响疾病发生和发展的基因表达。

对染色体基因缺失和表达的分析提示，*miR15* 和 *miR16-1* 位于 CLL 丢失的一段 30kb 大小的区域之内，这两条基因的丢失或下调可见于大多数 CLL 患者（约 68%）[149]。*miR15* 和（或）*miR16-1* 的丢失可能导致白血病的生成，且为 CLL 患者 13q14.3 中常见的缺失。这些 miRNAs 是第一个被发现参与肿瘤生成的因素。

12 号染色体异常

约 20% 的 CLL 患者存在 12 号染色体三体，该遗传学异常可以是唯一的，也可以合并其他染色体异常[153-155]。12 号染色体三体的白血病细胞多复制 1 条 12 号染色体，同时保留其他的同源性[156]。这种遗传损害并不是隐性的，不同于肿瘤抑制基因的丢失，而是反映了基因剂量效应。更多关于伴有 12 号染色体三体患者的研究结果与此观点一致，提示 12 号染色体三体反映了位于 12q13 和 12q22 之间基因的剂量效应[153]。伴 12 号染色体三体的白血病细胞与无 12 号染色体三体的 CLL 细胞相比，DNA 非整倍体的发生频率更高，且高表达 CD19、CD20、CD22、CD24、CD25、CD27、CD79b、CD38、表面 Ig 以及低表达 CD43，尽管这些基因编码的许多表面蛋白并不位于 12 号染色体（见第 15 章）[135,157-160]。

12 号染色体三体通常仅在 CLL 患者的白血病细胞群中发现[161,162]。在初诊的 CLL 中有可能检测不到该异常，但是常见于疾病进展或 Richter 转化中的患者[129,63-165]。最后，研究提示有 12 号染色体三体的白血病细胞群可能是在疾病进展期进行扩增[142]。总之，这些研究提示 12 号染色体三体是疾病进展中获得的，而不是 CLL 发生的遗传学要素。

11 号染色体异常

使用 FISH 方法可在约 20% 的 CLL 患者的白血病细胞中检测到 11 号染色体长臂的缺失（即 11q-）[166-168]。比较基因组杂交芯片技术可检测到另一些 CLL 患者也可能存在该染色体异常[169]。具有 11q- 染色体异常的患者年龄多在 55 岁以下，临床进程更具侵袭性，更易形成巨大的颈部淋巴结肿大[167,170]。而且，伴 11q- 的 CLL 患者 CD38、FMC7、CD25 和表面免疫球蛋白的表达更高，CD11a/CD18、CD11c/CD18、CD31、CD48 和 CD58 的表达则较没有 11q- 的 CLL 患者更低，提示这些细胞可能有特征性的生物学功能[159,171]。基因芯片技术比较了具有 11q- 和没有 11q- 两类 CLL 患者的白血病细胞，发现有近 30 条基因表达有差异，伴 11q- 的 CLL 细胞有明显的 *ATF5* 的过表达和 *CDC16*、*PCDH8*、*SLAM*、*MNDA* 和 *ATF2* 基因表达下调[172]。11q- 的患者有明显的 miRNA 标记和特征性的 *miR-29* 和 *miR-181* 的低水平表达，这两种 miRNAs 可以下调重要的原癌基因 *TCL1* 的表达，参与 CLL 的发病机制[173]。

11 号染色体的缺失通常发生在 11q14-24 之间，尤其在 11q22.3-q23.1 区带，这一区域由酵母人工染色体（YAC）克隆 801e11、975h6 和 755b11 而确定[166,167]。该区域的重要基因是共济失调 - 毛细血管扩张症突变基因（*ATM*）。*ATM* 的正常基因产物在激活肿瘤抑制基因产物 P53 方面起重要作用，P53 可以引起细胞周期停滞、影响 DNA 修复或细胞死亡[174]，对于治疗 CLL 的某些抗肿瘤药物（如苯丁酸氮芥或氟达拉滨）的敏感性亦是必需的。相对侵袭性高，对许多标准治疗耐药的 CLL 患者，其白血病细胞可见丢失或突变所致的 *ATM* 基因缺失[166,167,175-178]。某些 CLL 患者携带 *ATM* 的缺陷基因，提示 *ATM* 的突变可能参与侵袭性 CLL 的发病[176,179]。可是越来越多的研究表明，除 *ATM* 外，尚有其他基因共同参与了有潜在 11q- 遗传学异常患者的发病。

6 号染色体异常

另一个再现性的染色体异常涉及 6 号染色体短臂，但尚未发现受到改变的基因[143,180,181]。6 号染色体最常见的异常包括 6q23 的缺失，其次为 6q25-27 和（或）6q21 的缺失[182-186]。存在 6q21 和 6q24 异常的患者血液中幼淋巴细胞比例更高，CD38 的表达高于平均水平，且较正常核型或仅有 13q14.3 缺失的患者疾病进展更快[187]。

在某些患者的白血病细胞中发现含 6 号染色体长臂 6p24-25 缺失，这可能与不典型的白血病细胞形态有关[188]。但是这类缺失发生的频率远低于 6q23 及其周围的缺失。

17 号染色体异常

采用 FISH 方法可发现约 10% 患者的染色体分裂中期存在 17 号染色体短臂 17p13.1 的缺失[189]。该区域的缺失即包括关键基因 *TP53* 的缺失。*TP53* 编码 *P53* 蛋白，后者是一种 53kDa 的磷酸化蛋白，当细胞在基因毒性应激（如电离辐射）的损伤下，可以诱导参与细胞周期阻滞和凋亡蛋白的表达[190]。含 17p13.1 缺失的白血病细胞通常有 TP53 的等位基因缺失和（或）TP53 等位基因的高度保守外显子 5、7 或 8 的单碱基失活突变[191]。

17p- 和（或）*TP53* 突变的 CLL 患者通常疾病进展较快，白血病细胞增殖率较高，生存期更短和对一线治疗耐药率更高[192-196]。故白血病细胞 *TP53* 的缺失和（或）突变成为 CLL 生存期差的独立因素[197]。CLL 患者中含 17p13.1 缺失的白血病细胞的比例随时间而升高，尤其经烷化剂或嘌呤类似物治疗后（见第 1346 页"治疗药物"）[198]。约半数伴 Richter 转化或 B 细胞幼淋巴细胞白血病患者的肿瘤细胞可能含 *TP53* 失活突变[198,199]。疾病过程中 *TP53* 基因的突变为获得性的，导致白血病细胞对标准抗肿瘤治疗和电离辐射的耐受增强[192]。

14 号染色体异常

位于 14 号染色体的 14q32 条带是编码免疫球蛋白重链基因的区域（见第 77 章）。这一条带为 B 细胞恶性疾病常见的染色体易位的位置，断裂点通常发生在免疫球蛋白重链 J 片段微小基因或免疫球蛋白重链同型转化区域内或周围[200]。14q11.2 同时包含编码人类 T 细胞受体 α 链和 δ 链的基因（参见第 78 章）。伴 14 号染色体倒置的白血病细胞［即 inv14（q11q32）］大部分起源于 T 细胞系和表达 T 细胞分化抗原[201-203]。这类染色体异常更易见于 T 细胞幼淋巴细胞白血病。这些位点的任何一处易位均反映了异常免疫球蛋白或 T 细胞受体基因重排，进而激活位于易位的另一条染色体上的原癌基因。

t(14;18) B 细胞 CLL 的白血病细胞极少见 t(14;18)易位，这种易位更常见于低度恶性结节性 B 细胞淋巴瘤（参见第 101 章）[204-207]。该易位使免疫球蛋白重链基因和 *BCL-2* 基因并联。

t(14;19)(q32;q13.1) 最初在 30 例 CLL 患者中仅检测

到 3 例存在 t(14;19)(q32;q13.1)[208]，随后对 4487 例惰性淋巴增殖性疾病的患者进行细胞遗传学分析，其中包括 CLL 患者，结果显示仅有 6 例患者存在 t(14;19)[209]。到目前为止也仅有 23 例 CLL 患者报道有 t(14;19)。这种易位常常累及 14 号染色体 IgA 同种型转换区，它可引起 *BCL3* 转录的增加，*BCL3* 基因位于 19 号染色体断裂点附近，编码 IκB 转录因子家族的一种蛋白[209,210]。t(14;19) 与 12 号染色体三体有很强的相关性，这种相关性及其他 CLL 相关特征表明伴 t(14;19) 的患者并非患有不同于 CLL 的淋巴增殖性疾病。t(14;19) 可能是 CLL 进展过程中获得性的细胞遗传学异常。

t(11;14)(q13;q32) 涉及 14 号染色体 14q32 条带和 11 号染色体 11q13 条带的易位，即 t(11;14)(q13;q32)，是首个被报道的 CLL 染色体易位[211-214]。这种易位使得重链免疫球蛋白基因和 B 细胞白血病 1(即 BCL-1) 原癌基因并联[214,215]，即 *PRAD1*，该基因编码 cyclin D1[216,217]。PRAD1 的过表达导致细胞转化[218]，可能参与某些 B 细胞 CLL 的发生[218]。但是，套细胞淋巴瘤是 t(11;14) 发生率最高和(或)PRAD1 过表达最常见的淋巴恶性肿瘤[219-223]。因为套细胞淋巴瘤的肿瘤性 B 细胞和 CLL 的白血病 B 细胞有一些共同的表型特征(参见第 92 章和第 102 章)，原先被认为 t(11;14)(q13;q32) 的 CLL 可能就是套细胞淋巴瘤的白血病阶段[221,222,224-226]。

18 号染色体异常

约 5%CLL 患者的白血病细胞存在伴 *BCL-2* 原癌基因的异常免疫球蛋白基因重排，*BCL-2* 原癌基因位于 18 号染色体长臂(18q21)[204,205,227]。与结节性 B 细胞淋巴瘤的 *BCL-2* 基因重排不同，B-CLL 的重排通常发生在 *BCL-2* 基因 5' 末端断裂点，并分别涉及位于 2 号染色体的 κ 免疫球蛋白轻链基因和位于 22 号染色体的 λ 免疫球蛋白轻链基因[227]。然而，与 *BCL-2* 基因重排无关，几乎所有的 B-CLL 患者的白血病细胞表达高水平的 BCL-2 蛋白，甚至与伴 t(14;18)(q32;q21) 易位的淋巴瘤细胞表达相同[228,229]。考虑可能与 BCL-2 位点的低甲基化有关[230]。应用脉冲场凝胶电泳检测约 10 000~50 000kb 长度 DNA 片段中的 *BCL-2* 基因重排，结果发现每 9 个 CLL 患者中就有 1 个存在体细胞的 *BCL-2* 基因重排，而传统的方法无法检测出这种重排[231]。这就解释了部分 CLL 患者有 *BCL-2* 基因高表达，却没有检测到 18 号染色体基因异常的原因。

■ 白血病细胞聚积

增殖动力学

在脾脏内，CLL 细胞首先于白髓区增殖，甚至在白髓和红髓广泛浸润的患者也是如此[232]。然而在体外[233]，外周血中的 CLL 细胞结合极低剂量的 ^{3}H- 胸腺嘧啶核苷，通过流式细胞仪分析发现这些 CLL 细胞主要处于细胞周期 G0 期[234]。因为大部分 CLL 细胞是不增殖的，所以 CLL 的淋巴细胞生存周期较长。与此相似，当人类 CLL B 细胞转移到严重联合免疫缺陷的小鼠体内，能够生存数周[235]。但是，对摄入重水的患者评估其体内 CLL 细胞增殖动力学的研究结果显示，患者的白血病细胞生成率每天从 0.1% 到大于 1.0% 不等[236]。甚至在外周血淋巴细胞计数稳定的患者中，同样发现如此高的白血病细胞生成率。这与 CLL 是一种静止性疾病的观点相矛盾。换而言之，对任何一个患者来说外周血淋巴细胞计数是动态的，这个过程包括白血病细胞以一定的速率生成和死亡。

"增殖中心"

CLL 患者淋巴结特征性的改变表现为形态单一的小淋巴细胞弥漫性的浸润，并破坏了正常的淋巴结结构。幼淋巴细胞组成的小的细胞簇可聚集形成"增殖中心"或"假滤泡"，散在分布于整个淋巴结。在假滤泡中，细胞特征性地表达相对高水平的 CD20 和其他 B 细胞表面抗原[237]。目前的研究未能发现 CLL 患者外周血白血病细胞携带特征性的"增殖中心"B 细胞表面抗原表型[238]。这种增殖中心的数目在不同患者的淋巴结中变化很大[239]。而且，"假滤泡"的相对数目与淋巴细胞增多的程度、疾病的分期、治疗史或疾病进展的趋势之间均没有明确的相关性[238-240]。

抗凋亡

CLL B 细胞高表达抗凋亡蛋白 BCL-2[241]。此外，CLL 患者的肿瘤性 B 细胞同时特征性的高表达其他的抗凋亡蛋白，如 BCL-x_L、MCL-1 和 BAG-1[242]，低表达促凋亡蛋白 BAX 或 BCL-x_s[243]。BCL-2 和 BAX 蛋白形成同二聚体和异二聚体，从而影响凋亡的敏感性[244,245]。在体外[246-249]白血病细胞中 BCL-2 和(或)BCL-x_L 与 BAX 的相对比率与白血病细胞的耐药有关，体内也同样如此。研究提示白血病细胞高表达 BCL-2 的部分原因是 miRNAs *miR-15a* 和 *miR-16-1* 的丢失，而在大多数 CLL 患者中 miRNAs 缺失或下调[250]。

CLL 细胞对自发的或经药物诱导凋亡的敏感性可能受到白血病细胞微环境的影响。体外，在能够支持人类 B 细胞系生存和生长的培养条件下，CLL 细胞通常可发生凋亡。但是，在与骨髓基质细胞共同培养时，体外的 CLL B 细胞能够长期存活[251,252]。类似的，体外 CLL 细胞与保姆样细胞培养时[253]，可延长 CLL 细胞的生存，保姆样细胞为非白血病细胞的辅助细胞，当与 CLL B 细胞共同培养时可从 $CD14^+$ 的外周血单个核细胞分化而来[254]。CLL 患者的次级淋巴组织中可发现具有保姆样细胞的特征性表型和形态的细胞[254]，推测其功能可能为抑制白血病细胞的体内凋亡。滤泡树突状细胞也可以保护 CLL 细胞而不发生死亡[255]。骨髓基质细胞、保姆样细胞和滤泡树突状细胞抑制 CLL 细胞自发凋亡的能力，很明显需要细胞与细胞之间的接触，并可能涉及几种特征性的配体 - 受体之间的相互作用。

CLL 细胞运输

CLL 细胞的再循环，即从外周血到次级淋巴组织再回到体循环的过程，需要一定的趋化因子，如基质衍生因子 1α(SDF-1α 或 CXCL13)、CCL21 和(或)CCL19[256]。CLL 细胞上存在此类趋化因子的受体，根据趋化因子的浓度梯度表现出不同的趋化强度[257-259]。这些趋化因子的产物，如保姆样细胞产生的 CXCL13，能够动员血液中的白血病细胞进入次级淋巴组织，继而由保姆样细胞和(或)其他基质成分接受生存刺激因子。而且，骨髓基质细胞的 CXCL13 的产物也同样能够引起骨髓中白血病细胞的聚集，这种白血病细胞的浸润通常发生在未经治疗的 CLL 患者中。

因为受某些相关趋化因子作用，趋化因子受体下调，淋巴隔室内的白血病细胞有可能被新到达的白血病细胞取代，然后又回到体循环中。外周血白血病细胞无法回到此类保护性的淋巴隔室，则可能发生自发性死亡而形成该类患者外周血涂片中所见的典型"破碎"细胞。而且，这类基质趋化因子的数目和活性可能是肿瘤进展的限制因素。

■ 免疫学缺陷

免疫缺陷

典型的 CLL 患者都有获得性的免疫缺陷[260]。随着时间进展，患者出现进行性的血清免疫球蛋白水平下降，导致低丙种球蛋白血症。此外，患者还有可能出现补体水平的下降[261]、辅助 T 细胞功能缺陷[262]、白血病细胞的主要组织相容性复合抗原表达改变[263,264]和中性粒细胞功能受损[265]。CLL 患者的免疫功能缺陷通常和 CLL 治疗的免疫抑制有关[266]。CLL 患者的机会感染和病毒感染复燃的危险度升高，如带状疱疹[267,268]和巨细胞病毒感染[269]。而且，与年龄相当的对照组比较，CLL 患者更易罹患皮肤癌，如鳞状细胞癌和基底细胞癌[270]。

CLL 患者的白血病细胞本身就可导致免疫功能缺陷。白血病 B 细胞可以产生免疫抑制因子，如转化生长因子 β(TGF-β)[271,272]，还可以释放可溶性表面分子，如 CD27[90,173,274]，CD27 能够干扰免疫激活所需的细胞间的相互作用。TGF-β 的高表达可能与 CLL 患者 CD4 和 CD8 T 细胞的比率倒置有关[275]。CLL B 细胞在自体甚至异体混合的淋巴细胞培养中几乎没有刺激活性[276,277]。除了 TGF-β 的作用外，部分原因可能与白血病 B 细胞的表型有关。同源的 B 细胞和 T 细胞相互作用需要重要的辅助分子，如 CD80(参见第 15 章和第 78 章)，在白血病细胞表面消失或低水平表达。这使得白血病细胞成为较差的抗原递呈细胞，但可能是 T 细胞无力的有效诱导物(参见第 78 章)。

CLL B 细胞同样能有效地下调 CD40 配体(即 CD154)表达，CD154 是一种表面糖蛋白，通常在免疫激活后的 $CD4^+$ T 细胞中表达[278,279]。因为 CD154 在免疫应答的发育中起重要作用[280]，所以 CD154 的下调可能参与 CLL 获得性免疫缺陷。CD154 有促进 T 细胞诱导的免疫球蛋白类型转换的作用，因此获得性 CD154 功能缺陷可导致 CLL 患者生成各亚型 IgG 的获得性缺陷[281]。事实上，获得性免疫缺陷的 CLL 患者与遗传性的基因编码 CD154 功能缺陷和(或)其他遗传性免疫缺陷的患者有共同的特点(参见第 82 章)，即尽管存在严重的免疫缺陷，但仍可致系统性自身免疫性疾病间断性反复发作。CD154 先天性缺乏的患者或其他免疫缺陷者通常发生自身免疫性溶血性贫血(参见第 53 章)或免疫性血小板减少性紫癜(参见第 119 章)[282,283]，这也是 CLL 患者中最常见的自身免疫性疾病[284,285]。

自身免疫

CLL 患者易发生系统性自身免疫系统疾病。尽管 CLL 患者较正常人更易发生其他类型的自身免疫性疾病[286-288]，但自身免疫性疾病最常见的原因是存在自身抗体，这些抗体能够直接对抗造血细胞的表面抗原，如红细胞或血小板的自身抗体[284,285]。在某些患者中，自身抗体是由肿瘤性 B 细胞克隆产生的[289]，但更多时候自身抗体是由非肿瘤性的 B 细胞生成[98]，反映了与疾病相关的对自身抗原的体液免疫耐受的失调。CLL 患者也可发生纯红细胞再生不良[290]或中性粒细胞减少症[284]，多继发于自身抗体对骨髓造血前体细胞的破坏。尽管有报道发现在类风湿关节炎患者中，CLL 的患病率较普通人群增高[291]，总体来说 CLL 患者并没有表现出病理性自身免疫性疾病的发生率升高[284,285]。形成自身免疫性疾病的机制可能与那些先天性免疫缺陷患者发生自身免疫性溶血性贫血或免疫性血小板减少的机制相似[283]。

临床特征

■ 患者人群

诊断时大多数 CLL 患者年龄超过 60 岁，90% 以上大于 50 岁，中位年龄约 67 岁[26]。这种疾病在年龄低于 25 岁的人群中极为罕见。男女发病率比为 2∶1。

■ 一般症状

超过 25% 的患者诊断时无症状。这些患者通常是因为无痛性淋巴结肿大或无法解释的淋巴细胞绝对值升高在就诊时被发现。另外患者可能仅有轻微症状，如运动耐力下降、疲乏或不适。当患者无明显的主要脏器累及或贫血时，可能仅有上述症状。因为 CLL 患者人群年龄普遍较大，有时表现为其他潜在基础疾病的加重，如肺、脑血管或冠状动脉疾病。

一些患者可能表现出继发于 CLL 细胞累及鼻部产生的慢性鼻炎症状[292]。罕见病例中，患者可表现为抗多种神经苷酯的 IgM 抗体所致的感觉运动神经病[130]。由于一些尚未知的原因，患者对昆虫叮咬，尤其是蚊子叮咬特别敏感[293,294]。

进展期患者会出现体重减轻、反复感染、继发于血小板减少的出血和(或)有症状的贫血等。虽然夜间盗汗和发热(即 B 症状)并不常见，但应及时充分评估复杂的感染性疾病。事实上，因为 CLL 患者易出现继发性 T 细胞免疫功能受损或低丙种球蛋白血症，故更易发生病毒或细菌感染。

■ 淋巴结肿大

诊断时发现近 80% 的 CLL 患者有无触痛性的淋巴结肿大，大多数累及颈部、锁骨上或腋下淋巴结。淋巴结肿大范围不一，巨大的淋巴结肿大可能会引起局部器官的变形和功能受损。一些患者因为口咽部的淋巴结肿大导致上呼吸道阻塞。但是 CLL 患者因淋巴结肿大导致的血管或淋巴管阻塞并不常见。肢体末端的淋巴水肿罕见，甚至在巨大的颈部和腋下淋巴结肿大的患者中，上腔静脉阻塞也非常少见，因此出现这种情况时临床医生应警惕继发肺部肿瘤的可能性。大部分患者通过腹部 CT 检查可以探测到腹腔内肿大的淋巴结，但是这些资料尚未被整合到临床分期系统中。巨大的后腹膜淋巴结可能导致输尿管阻塞和肾积水，极少数患者门静脉周围淋巴结肿大引起胆道阻塞。有时患者由于感染单纯疱疹病毒引发急性淋巴结炎，导致原先无触痛的慢性肿大的淋巴结出现急性的淋巴结肿痛[295,296]。

■ 肝脾肿大

接近一半的 CLL 患者存在轻至中度的脾肿大。偶尔可引起患者的饱胀感和(或)腹胀。有时脾肿大能导致脾功能亢进，引起贫血和血小板减少。然而，CLL 患者的全血细胞下降更多是因为广泛的骨髓累及和(或)间断的自身抗体的释放[284,297-300]。少数患者可由于 CLL 细胞的肝脏浸润导致肝肿大。因为内脏受累导致的肝功能紊乱通常较轻微,胆汁淤积性黄疸较少见,特别是在没有结节引起胆道阻塞的患者中。

■ 淋巴结外累及

通常在尸检时才能发现 CLL 白血病细胞的器官浸润,一般无临床症状。例如,尸检时几乎 50% 以上的患者发现有肾脏实质的白血病细胞浸润,然而 CLL 患者很少出现肾功能损害。但当白血病细胞在特定部位定植后,也会出现相应的症状,比如后眼眶的浸润会引起突眼;头皮、结膜下、前列腺、性腺和咽部等也可被淋巴组织浸润,咽部的浸润有时可引起上呼吸道阻塞的症状。心包的累及可导致缩窄性心包炎[301]或心包填塞[302]。

有时,白血病细胞可侵犯肺实质,胸部 X 线检查时可发现结节或粟粒状的改变,肺功能检测可出现异常。呼吸道的黏膜也可被累及。白血病细胞的胸膜浸润可导致出血性或乳糜性胸腔积液[303-305]。

CLL 白血病细胞可侵犯胃肠道黏膜,引起异常的黏膜增厚,导致溃疡、胃肠道出血或吸收障碍。后者可能导致必需营养元素的吸收障碍,比如叶酸。如果临床医生发现患者存在铁缺乏时应警惕由于黏膜溃疡或继发性胃肠道恶性肿瘤引起的胃肠道出血。

白血病细胞的中枢神经系统浸润并不常见,但可引起患者头痛、脑膜炎、脑神经麻痹、反应迟钝或昏迷[306]等症状。然而,CLL 的神经系统症状也可能是由于不常见的微生物感染所致,如真菌、新型隐球菌、李斯特菌或其他病原菌在免疫功能低下时宿主易感染(参见第 22 章)。

实验室特征

■ 外周血检查

CLL 的诊断标准为单克隆淋巴细胞计数持续大于 $5\times10^9/L$。诊断时,淋巴细胞绝对计数一般超过 $10\times10^9/L$,有时甚至大于 $100\times10^9/L$。形态学上,CLL 的白血病细胞和正常小淋巴细胞的大小相似(图 94-1)。典型的 CLL 细胞经瑞氏染色为胞质稀薄且呈淡蓝色,细胞核中等密度且成熟,平均体积为 170fl,少数细胞有明显的核仁(图 94-1C)。在制备血涂片时,许多 CLL 细胞被破坏,出现破碎细胞(图 94-1A 和 B)。偶有患者其白血病细胞具有胞质内小球(图 94-1D)或水晶样棒状包涵体(图 94-1E),主要由免疫球蛋白或免疫球蛋白轻链或重链组成[307,308]。

CLL 患者的贫血继发于白血病细胞的骨髓浸润(图 94-1F)、化疗后骨髓抑制、自身抗体破坏(参见第 53 章)、脾功能亢进(参见第 55 章)和(或)严重的营养状况导致叶酸、维生素 B_{12} 或铁的缺乏(参见第 41 章和第 42 章)。血象改变随着贫血原因不同而异。

最典型的情况下,红细胞为正细胞正色素性,约 15% 的患者表现为正细胞性贫血。在淋巴细胞极度增生的情况下,红细胞体积易被误测,因此检测时需注意避免计算被膨胀的淡黄色外衣包裹的白血病细胞。约 20% 的 CLL 患者 Coombs 试验阳性,因为其非白血病 B 细胞产生的抗红细胞自身抗体 IgG,但是仅约 8% 的 CLL 患者出现自身免疫性的溶血性贫血。

在疾病终末期,患者可能因骨髓白血病细胞浸润和脾功能亢进导致血小板的下降。但在疾病的任何阶段,患者都有可能由于血小板抗体的存在出现免疫性血小板减少。一般来说,血小板的形态并无异常。

■ 骨髓检查

常见白血病细胞浸润骨髓,通常有四种类型的骨髓浸润方式[309-311]。约 1/3 的患者为间质或花边型,这些患者的预后较好和(或)处于疾病的早期阶段。约 10% 的患者表现为结节状的骨髓累及,约 25% 的患者为结节间质混合型,这两种类型的患者预后均较好。尚有 25% 的患者表现为广泛的骨髓浸润,呈弥漫性,这部分患者通常处于疾病进展期和(或)疾病本身更具侵袭性[311,312]。

■ 淋巴结检查

典型的淋巴结改变为淋巴结结构因小淋巴细胞的浸润而消失,这些小淋巴细胞和循环血中的白血病细胞形态相同。淋巴结组织学改变与低度恶性的小淋巴细胞淋巴瘤相似。随着疾病的进展,多个淋巴结可融合形成大而固定的团块。在罕见病例中,淋巴结可包含一些散在的细胞,这些细胞具有在霍奇金淋巴瘤中所见的典型的 Reed-Sternberg 细胞的形态和表型(参见第 99 章)[313]。

■ 免疫学研究

本章推荐几种检测方法用于 CLL 患者的实验室评估。淋巴细胞表面免疫标记物能够确定 CLL 型淋巴细胞的存在及其单克隆性;直接 Coombs 试验能够提示哪些患者有免疫性溶血性贫血或存在免疫性溶血性贫血的风险;血清免疫球蛋白 IgG、IgA 和 IgM 含量的下降提示患者易患感染;进展期 CLL 患者伴随 T 细胞功能缺陷的程度增加。

流式细胞仪通过分析细胞 B 或 T 细胞分化抗原、表面免疫球蛋白和 κ 或 λ 轻链的表达来评估白血病细胞。这些检测能够区分 B 细胞 CLL、T 细胞白血病和其他类似于 B 细胞 CLL 的白血病(表 94-1)。常用的标记物包括 CD5、CD10、CD11c、CD19、CD20、CD22、CD23、CD25、CD38 和 CD103(参见第 15 章)[97,314-317]。

典型的 CLL 表型为 $CD5^+$、$CD10^-$、$CD19^+$、$CD20^{(+/-)}$、$CD23^+$、$CD103^-$、表面免疫球蛋白低水平表达和膜 CD22 和 CD79b 的低水平表达或缺失。后者可鉴别细胞外 B 细胞受体 β 链的抗原决定簇(参见第 77 章)。FMC7 是一种单克隆抗体,当它高浓度存在时可与 CD20 结合[318],在典型情况下不与 CLL 细胞应答,反映大部分 CLL 患者的白血病细胞 CD20 低水平表达。由于 CD20 的低表达是 CLL 细胞的明显特征,所以 FMC7 被用来区分 CLL 和其他 B 细胞恶性肿瘤[319]。

在 CLL 的 B 细胞中可检测到胞质免疫球蛋白,以此作为 B 细胞表型鉴别的有价值的辅助手段[320]。和正常细胞相比,CLL B 细胞的表面免疫球蛋白低表达,但胞质免疫球蛋白高浓度。在极少数情况下,胞质内可以看到水晶状的免疫球蛋白(见图 94-1E)。超过 3/4CLL 患者的高尔基复合体和粗面内质网中存在大量的免疫球蛋白轻链[321-323]。

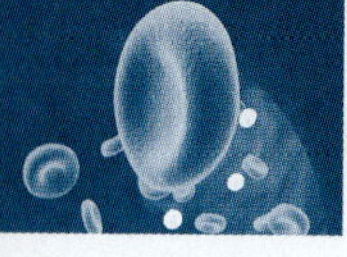

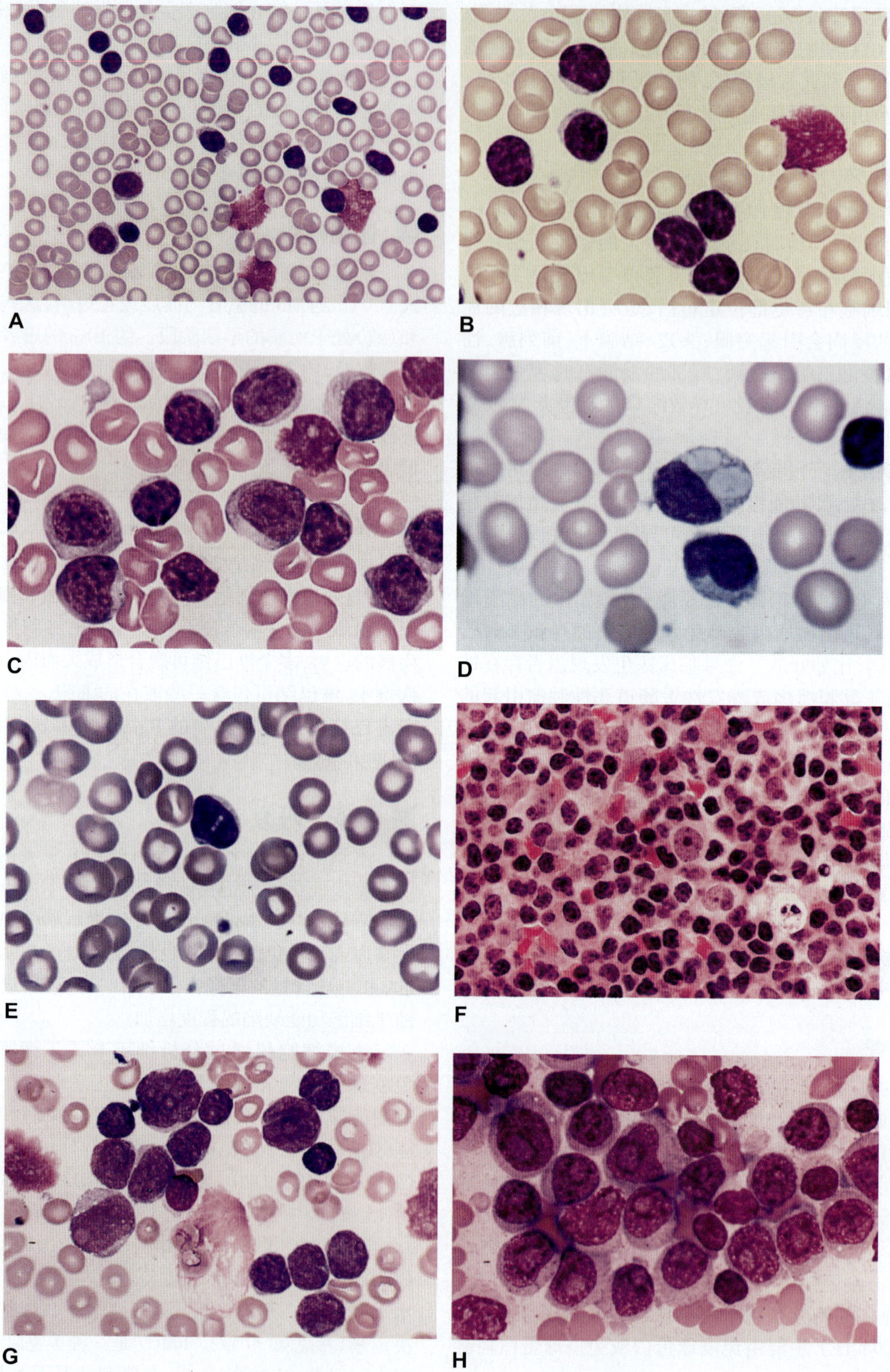

图 94-1　A. 外周血涂片。慢性淋巴细胞白血病(CLL),典型的形态为少浆的小淋巴细胞明显增多,18 个淋巴细胞中有 2 个体积偏大伴核染色质疏松,这种变异的程度与典型的 CLL 相符。图中亦可见 3 个破碎细胞,细胞形态不规则,为 CLL 恒定的特征。在外周血涂片制备过程中,因机械性脆性导致平均 5~10 个淋巴细胞中有 1 个遭到破坏。B. 外周血涂片。CLL,较 A 图放大倍数更高。典型的小淋巴细胞为细胞质稀少,染色质致密,一般无明显核仁,有破碎细胞。C. 外周血涂片。变异的 CLL,在小淋巴细胞中混有的中等和大的淋巴细胞比例略增高。D. 外周血涂片。CLL,小淋巴细胞胞质中的胞质内小球,少数 CLL 患者的细胞中有时会出现这种或那种包含物,可能是 IgA、IgG 或 IgM 免疫球蛋白或者是免疫球蛋白轻链,通常是 λ 轻链,一般骨髓中较外周血更易见[307,308]。E. 外周血涂片。CLL,核内有水晶样棒状包涵体,这可能是水晶状的免疫球蛋白或免疫球蛋白轻链。F. 骨髓活检切片。CLL,小淋巴细胞均匀的浸润骨髓,伴红系和粒系的减少。大细胞罕见,其中一个见明显核仁。G. 外周血。幼淋巴细胞白血病,淋巴细胞大小不一,大多数白血病细胞体积增大,部分细胞有裂,部分细胞有明显的核仁。H. 骨髓涂片。幼淋巴细胞白血病,大的淋巴细胞浸润骨髓,绝大多数细胞伴有明显的大的核仁。

表 94-1　慢性 B 细胞白血病 / 淋巴瘤的免疫表型

疾病	sIg	CD5	CD10	CD11c	CD19	CD20	CD22	CD23	CD25	CD103
CLL	+/–	++	–	–/+	+	+/–	–/+	++	–/+	–
PLL	++	+/–	–	–/+	+	+/–	+	+/–	–	–
毛细胞白血病	+	–	–	++	+	+	++	–/+	+	++
套细胞淋巴瘤	+	++	–	–	+	+	+	–	–	–
脾边缘区淋巴瘤	+	–/+	–	+/–	+	+	+/–	–	–	–
淋巴浆细胞淋巴瘤	–/+	–/+	–	–	+	+/–	+/–	–/+	+/–	–
滤泡淋巴瘤	+	–	+	–	+	++	+	–/+	–	–

sIg，表面免疫球蛋白。

–，白血病细胞不表达表面抗原；+，大部分病例的白血病细胞表达表面抗原；+/–，低水平表达；–/+，大部分病例不表达或极低水平表达；++，在几乎所有病例中高水平表达表面抗原。

■ 蛋白电泳

血清蛋白电泳最常见的结果是低丙种球蛋白血症，近 3/4 的 B 细胞 CLL 患者在疾病过程中发展为严重的低丙种球蛋白血症，血清 IgM 水平的下降先于 IgG 和 IgA。低丙种球蛋白血症的严重程度与疾病的临床分期并无明显相关性，事实上所有进展期的患者均存在血清免疫球蛋白水平的下降。

5% 患者的血清中存在异常的单克隆免疫球蛋白，一般来说这种异常蛋白与存在于白血病细胞表面的免疫球蛋白为相同类型。当 IgM 的异常蛋白水平浓度升高时，高黏滞血症随之发生，临床上易与华氏巨球蛋白血症混淆（参见第 111 章）。一些病例，由于白血病 B 细胞克隆的免疫球蛋白链合成的缺陷和（或）失衡导致了 μ 重链病和（或）免疫球蛋白轻链的蛋白尿（参见第 112 章），后者能通过尿免疫蛋白电泳来检测（参见第 107 章）。

近 2/3 的患者可通过高分辨的琼脂糖凝胶电泳和免疫固定蛋白电泳检测到血清或尿样本中的微量异常蛋白峰[17,324-326]，这些异常蛋白峰通常属于同型免疫球蛋白重链而不是由白血病 B 细胞克隆表达的类型[17]。

鉴别诊断

淋巴细胞增多症可发生于感染各种病原菌后，如百日咳杆菌或鼠弓形体（参见第 81 章），但患此类疾病的患者年龄通常比 CLL 患者年轻得多。与感染所致的反应性淋巴细胞增多不同的是，CLL 患者的淋巴细胞增多是持续性和单克隆性的，这对于区分 CLL 和少见的持续多克隆性 B 淋巴细胞增多症非常重要，后者有时和 B 细胞 CLL 非常相似[327,328]。外周血单个核细胞流式细胞分析通常能鉴别反应性的淋巴细胞增多症、多克隆 B 淋巴细胞增多症和继发于淋巴系统增殖性疾病的单克隆淋巴细胞增多症[329]。

■ 幼淋巴细胞白血病

幼淋巴细胞白血病（prolymphocytic leukemia，PLL）是 CLL 的亚急性型，该病 50% 以上的外周血白血病细胞为大淋巴细胞，即幼淋巴细胞，这些细胞可通过大小和形态与 CLL 的白血病细胞区分[330]。幼淋巴细胞直径约 10~15mm（见图 94-1G），而 CLL 细胞通常是小的静止的淋巴细胞，直径仅为 7~10mm。血液或骨髓中的幼淋巴细胞核为圆形或分叶，每个核有单个明显的厚边缘的核仁，染色质较淋巴母细胞致密，但较典型的成熟淋巴细胞或 CLL B 细胞疏松。胞质通常是淡蓝色、无颗粒的，偶尔在电子显微镜，有时在光镜下可见胞质包涵体[331]。通过扫描电镜观察，这些幼淋巴细胞表面的微绒毛通常比 B-CLL 的白血病细胞明显。幼淋巴细胞可以累及淋巴结，通常呈假结节样，可与典型的 CLL 弥漫浸润淋巴结相区别[332]。与 B-CLL 白血病细胞不同的是，典型的幼淋巴细胞高表达表面免疫球蛋白和 SN8 染色强阳性，SN8 是一种特异性 CD79b 的单克隆抗体（参见第 15 章和第 77 章）[333,334]。幼淋巴细胞白血病的 CD5 表达较 CLL 细胞相对弱[335]。幼淋巴细胞白血病和 CLL 的鉴别要点见表 94-1。这种疾病的其他特点详见“B 细胞幼淋巴细胞白血病”和“T 细胞幼淋巴细胞白血病”的相关内容。

■ 毛细胞白血病

有助于区分 CLL、毛细胞白血病及其变异型和伴绒毛淋巴细胞的脾淋巴瘤的临床和实验室特点详见表 94-1。这些疾病将在第 92 章和第 95 章节中讨论。

毛细胞白血病的肿瘤性 B 细胞较 CLL 细胞体积更大（MCV 400fl），胞质更丰富，常伴有细微的丝状“毛发”影。这些细胞对酸性磷酸酶的抗酒石酸同工酶 5 呈强阳性反应。与 CLL B 细胞不同的是，毛细胞白血病的细胞高表达 CD11c，为 β_2 整合素的 α^x 链，高表达 CD103，为 β_7 整合素的 α^E 亚单位（参见第 95 章）。

■ 淋巴瘤

淋巴瘤可伴有循环血中出现淋巴瘤细胞，有时可引起外周血淋巴细胞增多症，易与 CLL 混淆。这些与 B 细胞 CLL 更为相似的淋巴瘤将在下面讨论。

小淋巴细胞淋巴瘤

低度恶性的小 B 淋巴细胞淋巴瘤在生物学和临床特征上与 B 细胞 CLL 极为相似。小淋巴细胞淋巴瘤的外周血肿瘤细胞和 CLL 细胞在形态上相同，而且 CLL 受累淋巴结在组织学上与小淋巴细胞淋巴瘤难以区别[337]。与 CLL 的 B 细胞相似，小淋巴细胞淋巴瘤的肿瘤性 B 细胞表达免疫球蛋白，这种免疫

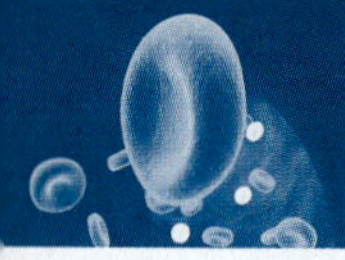

球蛋白产生自身抗体相关的交叉反应独特型，由非突变的免疫球蛋白基因编码[95,338]。最后，这两种肿瘤性B细胞均表达多种相同的表面抗原，包括CD5[339]，为此这两种疾病的鉴别主要依靠临床。CLL的外周血淋巴细胞绝对计数往往大于5×10^9/L，而小淋巴细胞淋巴瘤常有淋巴结累及；CLL患者常有骨髓淋巴细胞增多，而小淋巴细胞淋巴瘤骨髓并不一定会受累。当小淋巴细胞淋巴瘤骨髓累及时，典型的表现为结节性，而非间质性或弥漫性[311]。

套细胞淋巴瘤

套细胞淋巴瘤（曾用名：中心细胞淋巴瘤、套区淋巴瘤或中间淋巴瘤），在工作分类中属于中度恶性B细胞淋巴瘤（参见第92章、第98章和第102章）。与CLL典型的弥漫型淋巴结累及不同，套细胞淋巴瘤的组织学特征典型表现为反应性生发中心被单克隆B细胞组成的扩张的套区围绕[340]。但是严重的淋巴结累及将会失去这种特征性的结构并出现弥漫性浸润，与CLL的淋巴结受累的组织学相似。

套细胞淋巴瘤的肿瘤性B细胞表达与CLL B细胞具有许多相同的表面抗原，如CD5（见表94-1）。但是，与CLL B细胞不同，套细胞淋巴瘤通常不表达CD23，但CD79a和CD79b的表达强于CLL[335,341]。

与CLL不同，套细胞淋巴瘤一般伴t(11;14)，形成*BCL-1*和免疫球蛋白重链基因的复合体，导致cyclin D1的过表达[342,343]。通过FISH方法来检测肿瘤细胞时可发现这种*BCL-1*基因重排[344]。

脾边缘区淋巴瘤

脾边缘区淋巴瘤（splenic marginal zone lymphoma，SMZL）是惰性淋巴增殖性疾病，占所有淋巴瘤的约1%（参见第103章）。典型的SMZL患者有明显的脾肿大，通常有中度的单克隆B淋巴细胞增多，这类细胞与非典型的"绒毛淋巴细胞"相似[345,346]。这种疾病又称为伴绒毛淋巴细胞的脾淋巴瘤。这种肿瘤性B细胞有成熟B细胞表型，表达IgM和IgD，典型病例缺乏CD23、CD43、CD10、Bcl-6和cyclin D1的表达（见表94-1）。与CLL CD5表达中等，CD79b弱表达或不表达不同的是，脾边缘区淋巴瘤的肿瘤B细胞CD5弱表达或不表达，而CD79b中等表达[335,347]。基因研究提示，SMZL有染色体异常，7q31-33等位基因的丢失为其特征性[348]。7q31.33到7q33为编码SHGC-3275和D7S725的位点，而7q31的丢失不同于MDS或急性髓性白血病中常见的染色体异常（参见第88章和第89章）。

SMZL患者的脾脏以结节浸润为特征，主要累及白髓，也可侵犯至红髓（参见第5章）。在白髓内，受累的组织表现为两种形态学改变，中心区域为小的淋巴细胞，而外周（边缘区）为大的淋巴细胞。通常脾淋巴结和骨髓同时遭受侵犯，同样以类似结节浸润的方式。不同的是，CLL的脾脏为弥漫浸润，以白髓结构消失和边缘区模糊不清为典型表现[349]。

滤泡中心细胞淋巴瘤

起源于滤泡中心的淋巴瘤为低度恶性的淋巴瘤，也可侵犯外周血，通常有明显肿大的淋巴结，偶尔伴巨脾。这种白血病细胞体积小，典型的形态为胞核有裂，核仁清楚。滤泡中心小裂细胞淋巴瘤表达CD10抗原（CALLA）。与CLL不同，这些肿瘤细胞通常高表达表面免疫球蛋白，一般既不表达鼠玫瑰花环受体，也不表达CD5抗原（见表94-1），FMC 7阳性。淋巴结活检将有助于证实结节状或弥漫小裂细胞（分化不良的淋巴细胞）淋巴瘤。这些疾病将在第101章讨论。

■ 淋巴浆细胞白血病

外周血片可见浆细胞样淋巴细胞，此类细胞也常见于华氏巨球蛋白血症患者的骨髓片中（参见第111章）。这类细胞胞质丰富，嗜碱性，并有成熟的细胞核。流式细胞分析这类细胞表达泛B淋巴细胞表面抗原CD19、CD20和CD24（参见第15章），且均为单克隆性，由免疫球蛋白轻链表达确定。与CLL B细胞相似，这类细胞表达CD5和CD11b。通过CD10（CALLA）和（或）CD9抗原的表达及形态学可以与CLL鉴别（参见第92章和第98章）。

浆细胞骨髓瘤患者可发展为浆细胞白血病。这类白血病细胞通过形态学，CD38、PCA-1、CD56和CD85的表达和CD19、CD20、CD24、CD72及HLA-DR的低表达或表达缺失与B-CLL鉴别（见表94-1）。浆细胞骨髓瘤将在第109章中讨论。

■ 慢性T淋巴细胞增生性疾病

CLL的T细胞亚型由一组异质性的疾病组成，必须与B细胞CLL鉴别。慢性T细胞增生性疾病非常少见。各种B细胞白血病的几个部分将在其他章节讨论，包括T细胞幼淋巴细胞白血病（在以下"B细胞幼淋巴细胞白血病"和"T细胞幼淋巴细胞白血病"中讨论）和T细胞淋巴瘤（参见第106章）。大颗粒淋巴细胞白血病是另一种慢性T细胞白血病，将在第96章中讨论。

慢性T淋巴细胞增生性疾病可以通过免疫表型的方法与B淋巴细胞或NK细胞增生性疾病相鉴别。所有T细胞肿瘤的白血病细胞缺乏单克隆表面免疫球蛋白或B细胞限制性表面分化抗原的表达，如CD19或CD20（参见第15章），一般缺乏免疫球蛋白轻链基因重排（参见第77章）。慢性T细胞白血病的特征是编码T细胞受体抗原的基因重排和表达（参见第78章）和表达CD3表面抗原（参见第15章和第78章）。后者是T淋巴细胞系的唯一特征，可用于区分NK细胞起源的大颗粒T淋巴细胞白血病（参见第96章和第106章）。

治疗、病程和预后

■ 临床分期

CLL患者的疾病进展程度和并发症的发生率均有很大的不同，为此CLL患者预期生存差异很大，分期有助于判断预后和决定治疗的时机。

目前有两种主要的分期系统，每种都在预测生存期方面有一定的参考价值[350]。最初广泛使用的分期系统是由Rai等在1975年建立的[21]，这个分期系统用0和罗马数字Ⅰ~Ⅳ代表5个临床分期。0期和Ⅰ期患者预后良好，而Ⅲ期和Ⅳ期患者生存期相对较短（表94-2）。Ⅱ期患者预后介于两者之间。尽管这个分期系统被证实有预测价值[351]，但有些研究者认为分期太多。因此在1981年，Binet等人提出了三期分期系统，并包含了淋巴结肿块大小和数量的影响[352]。分期的最高阶段，进展期

C 的所有患者因为骨髓功能受损，均出现贫血和(或)血小板减少(表 94-3)。其余患者根据肿大淋巴结的数量和区域(5 个区域：颈部、腋下、腹股沟淋巴结和肝、脾)，被分为两组 A 和 B。A 组患者的淋巴结肿大区域 <3 个，而 B 组患者的淋巴结肿大区域 ≥3 个(表 94-3)。大部分的内科医师使用 Binet 或 Rai 分期系统。一般来说，疾病按早期到晚期逐步进展。

表 94-2 Rai 临床分期系统

修订的分期系统	原先的分期系统	诊断时临床特点	中位生存(年*)
低危	0	血和骨髓淋巴细胞增多	12
	Ⅰ	淋巴细胞增多和淋巴结肿大	11
中危	Ⅱ	淋巴细胞增多和脾和(或)肝肿大	8
高危	Ⅲ	淋巴细胞增多和贫血(血红蛋白低于 110g/L)	5
	Ⅳ	淋巴细胞增多和血小板减少(血小板低于 $100 \times 10^9/L$)	7

* 根据 Wierda 等生存资料更新[443]。

表 94-3 Binet 临床分期系统

分期	诊断时临床特点	中位生存(年*)
A	血和骨髓淋巴细胞增多和可触及的淋巴结肿大 <3 个区[§]	12
B	血和骨髓淋巴细胞增多和可触及的淋巴结肿大≥3 个区	9
C	同 B，伴贫血(血红蛋白男性低于 110g/L 或女性低于 100g/L)或血小板减少(血小板低于 $100 \times 10^9/L$)	7

* 根据 Wierda 等生存资料更新[443]。

§ 颈部、腋下、腹股沟、肝和脾为 1 个淋巴结区。左、右颈部淋巴结为 1 个淋巴结区，肝和脾为 1 个淋巴结区。但是双侧的腋下淋巴结或腹股沟淋巴结为 2 个淋巴结区。因此，肿大的淋巴结区范围应该为 1~5 个。

1987 年，Rai 改良了原先的分期系统，将之重新分为三期：低危(0 期)，中危(Ⅰ期和Ⅱ期)和高危(Ⅲ期和Ⅳ期)[353]。低危患者中位生存超过 150 个月(见表 94-2)，而中危和高危患者中位生存时间分别为约 90 个月和 19 个月。不论是 Binet 分期系统，还是改良的 Rai 分期系统，均已证明在判断疾病预后方面具有实用价值[353]。虽然不断有新的预后标志物出现，但是这些分期系统仍具有独立的预后价值[354]。

■ 其他的预后指标

除了被广泛接受的 Rai 和 Binet 分期系统外，还有一些其他的预后指标有助于判断高危患者，使其在密切随访中受益。除了淋巴细胞倍增时间缩短外，标准指南还把下列参数整合起来以决定何时开始进行治疗[355]。基于下列参数决定是否以早期治疗替代标准治疗的临床试验结果有待证实。

白血病细胞倍增时间

淋巴细胞倍增时间(lymphocyte doubling time，LDT)是判断疾病进展的有用指标[356]。LDT 是指淋巴细胞绝对计数翻倍的时间。LDTs 短于 12 个月的患者总生存期和无治疗生存期较 LDTs 长的患者明显缩短[357]。不依赖患者的临床分期，倍增时间短于 12 个月的患者中位生存时间显著低于白血病细胞倍增时间超过 12 个月的患者[357,358]。

但是 LDT 需要对患者进行随访评估和回顾性分析，同时外周血淋巴细胞计数还可受除疾病进展外其他因素的影响，需要多方位长时间的评估。此外，疾病的进展不一定和淋巴细胞增多的速率相关。例如，某些患者的淋巴细胞绝对计数相对稳定，但是用重水标记 CLL 细胞，发现其每天的生成率在 0.1%~1% 以上[236]。CLL 研究组进行的一项全国性研究正在评估 CLL 细胞高生成率和它与 LDT 及其他预后因子之间关系的临床意义，无论如何，对任何一个 CLL 患者均需充分重视 LDT。

免疫球蛋白基因突变

依据体细胞突变表达免疫球蛋白重链可变区基因量的不同，将 CLL 的 B 细胞至少分为两群[109,359]。约一半患者的白血病细胞表达非突变的 *IgHV* 基因，其余表达伴碱基替换的 *IgHV* 基因，后者与表达 IgA 或 IgG 的 CLL 患者更为相似[360-363]。*IgHV* 基因的突变程度在任何白血病细胞中均相同[364]，甚至几年后也如此[365]。这提示表达突变的 Ig 基因的白血病细胞并不是从原先表达非突变的 Ig 基因的病例中进展而来。

通过 CLL 细胞是否表达突变的免疫球蛋白基因可以把病患分为两大类，在疾病进展趋势方面两者显著不同[22,23]。表达非突变的 *IgHV* 基因的 CLL 可伴 12 号染色体三体，且较表达突变的 *IgHV* 基因的 CLL 具有更不典型的形态，甚至更倾向累及 13q14[366]。另外，白血病细胞表达非突变 *IgHV* 基因的患者较表达 *IgHV* 基因(核酸序列同源性小于 98%)的患者疾病进展更明显[22,23]，在随后的研究中已经证实这一情况[367-370]。尽管免疫球蛋白突变状态并不能影响治疗反应，但是表达非突变的 *IgHV* 基因的 CLL 患者似乎缓解期显著缩短[197,371]。

患者白血病细胞除了表达特殊的免疫球蛋白基因外，另外表达 *IGHV3-21* 的患者与上述情况不同。当 CLL B 细胞表达 *IGHV3-21* 基因时，往往有体细胞突变。然而 CLL 细胞伴突变的 *IGHV3-21* 基因同时具有 λ 免疫球蛋白轻链编码的 IGHV3-21 的患者疾病进展风险更大，与表达非突变的 *IgHV* 基因的患者类似[105,114]。

CD38

疾病进展期患者的白血病细胞通常表达 CD38，后者为 45kDa 的跨膜糖蛋白，能够从辅酶Ⅰ中合成循环的 ADP- 核糖和水解循环 ADP- 核糖为 ADP- 核糖(见第 15 章和第 75 章)[23]。几组研究确证了 CD38 是预后相对不良的标记物[369,372-374]，甚至独立于临床分期[367]。然而，一项研究显示在采用其他常用分期标准的多参数分析中，CD38 不具有预后价值，早期阶段患者除外[375]。另一项研究中，超过 160 例患者于不同时间采样两次，时间跨度为 4~40 个月，发现两份样本中 CD38 表达水平的变化小于 10%[376]。然而，也有研究指出 CD38 的表达在任何患者

骨髓白血病细胞的浸润程度和巨大肿块等[439-442]。血清 β_2 微球蛋白升高是有害的风险因子[443]，往往与标准治疗敏感性差有关[444]。

胸腺嘧啶核苷激酶

胸腺嘧啶脱氧核苷激酶(thymidine kinase，TK)是DNA合成代谢途径必需的细胞酶。它最主要的同工酶——TK1，存在于分裂期细胞中，而在静止期细胞中缺乏。CLL患者中可检测到可溶性TK(sTK)，尤其是晚期和(或)快速进展期的患者[442,445-447]。遗憾的是，在常规临床中并未开展sTK的检测，亦无标准化。

其他血清标记物

同样发现数种血清蛋白的高水平表达与肿瘤负荷增大和(或)生存有关，包括可溶性CD23(sCD23)[448,449]、基质金属蛋白酶-9(MMP-9)[450]、白介素-8[451]、白介素-6[452]、可溶性CD44(sCD44)[453]、可溶性血管细胞黏附分子-1(sVCAM-1)[454]或可溶性CD27(sCD27)[273,455]。疾病进展的患者和几乎所有伴Richter转化的患者乳酸脱氢酶普遍升高[32,456]。在疾病进展时，常见患者的T细胞功能受抑和血清IgA水平明显下降[457]。CLL患者很少发生高钙血症[458]，一旦发生可能提示患者伴Richter转化[459,460](见第1356页“Richter转化”)。

■ 外周血和骨髓组织学

外周血白血病细胞的形态具有重要的预后价值。血中存在大量体积较大的幼淋巴细胞或有裂淋巴细胞等不典型形态与不良预后相关[461-464]，通常与12号染色体三体有关[465]。另一方面，血涂片中出现大量破碎细胞与相对较好的预后呈特征性相关[466]。

骨髓活检可提示白血病细胞特征性的浸润方式，如结节性、间质性、混合性或弥漫性[467,468]。弥漫性的骨髓浸润预后较结节性或间质性差[309-311,440]。在区分与临床分期无关的预后良好[结节性和(或)间质性]及预后不良(弥漫性)的患者时，骨髓活检较穿刺更可靠[467]。除此之外，在评价骨髓是否有白血病细胞浸润方面骨髓活检也较穿刺更敏感[469]。但是，骨髓穿刺和活检都具有独立的预后价值[467,470]。因此，必须对骨髓的情况进行评估，尤其是对治疗前患者[471]。

■ 治疗指征

自1996年国立肿瘤研究所命名工作组建立CLL治疗标准后，尽管已经出现了更有力的预后因子和能提供生存受益的化学免疫治疗方法[472]，但当前的治疗方案并没有很大的改变(表94-4)[355,471]。目前正在进行临床研究，或计划用来评估新诊断的具有高危因素的患者进行早期治疗的潜在益处。在这些研究结果得出前，目前仍建议患者不应仅依赖预后因子决定是否治疗，临床试验除外[473]。

一般而言，新诊断的无症状的早期CLL患者(Rai 0~Ⅰ期，Binet A期)可随访观察而无须治疗，直至患者出现疾病进展的迹象。来自法国CLL协作小组[474]，癌症和白血病研究组B(CALGB)[475]和英国医学研究委员会(MRC)的报道提示，对早期患者进行治疗并不能延长生存。事实是，研究表明对早期患者进行烷化剂的治疗会增加致死性上皮肿瘤的发生率，较未进行治疗的患者生存更差[474]。基于新的预后因子进行早期干预治疗能否使患者受益？必须对此进行临床试验加以评估。尽管几乎所有Rai分期Ⅲ/Ⅳ期或Binet分期B/C期的患者都能从早期治疗中受益，但也有部分患者无须治疗，可以采用等待观察的方法，直至疾病出现临床症状或进展迹象。

表94-4　CLL治疗指征

贫血
血小板减少
疾病相关综合征
脾显著肿大或脾区疼痛
有症状的淋巴结病
血淋巴细胞计数倍增时间 <6个月
幼淋巴细胞转化
Richter转化

疾病进展的特点包括：①出现由疾病进展引起贫血和(或)血小板减少加重的骨髓衰竭；②2个月内淋巴细胞增多大于50%，或LDT小于6个月；③淋巴结肿大或进行性增大；④脾大(即左侧肋下 >6cm)或脾进行性增大。LDT获取方式如下：在2~3个月的观察期间，每2周对白细胞计数进行线性回归分析，如果患者的淋巴细胞计数小于 3×10^9/L，可以继续等待观察以确定患者的LDT。当然，应该排除CLL外能够导致淋巴细胞增多或淋巴结肿大的其他因素(如感染)。疾病相关的其他并发症也需要治疗的干预，这些并发症包括难治的自身免疫性贫血和(或)血小板减少或出现临床症状，这些症状包括：①不明原因的体重下降，6个月内≥10%；②明显乏力(即ECOG评分≥2分；不能从事工作或日常生活)；③无明显感染迹象，发热≥38℃，超过2周以上；④无明显感染时夜间盗汗超过1个月以上。

急性白血病患者中因白血病细胞聚集产生的症状很少出现于CLL患者，淋巴细胞绝对计数不应作为CLL治疗的唯一指征。同样，低丙种球蛋白血症或单克隆或寡克隆的异常蛋白也不应作为CLL开始抗白血病治疗的唯一理由。但是，伴有明显低丙种球蛋白血症的患者，如果出现反复的感染，可以从每月一次静脉输注丙种球蛋白或进行预防性抗生素治疗中获益。

■ 复发患者治疗时机

对于原先进行过治疗的复发患者来说，治疗标准同初始的一线治疗[355]。耐药的患者如初治后短期内(如小于6个月)疾病进展，和(或)白血病细胞存在del(17p)的患者，通常对标准化疗不敏感，生存期相对较短。这些患者应该被建议进入临床试验。

■ 缓解标准

经治疗的患者根据治疗结果分为完全缓解(CR)、部分缓解(PR)、未缓解(NR)或疾病进展[355,476]。达到CR标准的患者，如其贫血、血小板下降、中性粒细胞减少是与药物毒性有关，而与CLL无关，可被称为骨髓未完全恢复的CR(CRi)。从定义上理解，达到CRi的患者治疗后复查骨髓显示无白血病细胞的浸润，因为浸润本身可引起显著的全血细胞下降。初步研究认为 CRi 的患者预后与 PR 患者相似。在临床试验中应该严密监测 CRi 的患者，以预测其结果是否不同于可监测到残留病灶的或无全血细胞下降的 CR 患者。

CR 要求达到下列所有的标准，在完成治疗后至少 2 个月评估达到：①无显著的淋巴结肿大（如体格检查淋巴结直径 >1cm）；②体格检查无肝脾肿大；③无疾病相关的全身症状；④中性粒细胞绝对计数≥1.5×10^9/L；⑤血小板计数≥100×10^9/L；⑥在不输血的情况下血红蛋白计数≥110g/L。临床试验推荐患者在末次治疗后至少 2 个月需进行骨髓穿刺和活检。流式细胞和（或）免疫组化检查骨髓中无 CLL 细胞。一些具有 CR 特征，但治疗后骨髓中有淋巴细胞的结节浸润的患者被称为结节部分缓解（nPR）。这些结节残留应该用免疫组化的方法评估是否由淋巴细胞组成而不是 CLL 细胞。如果骨髓检查提示是低增生的，待血象恢复正常的 4~6 周后应重复骨髓活检。某些病例，为使其达到所有的 CR 标准，有必要推迟骨髓活检的时间，但是重复骨髓检查的时间间隔在末次治疗后不应超过 6 个月。

PR 要求在治疗后至少 2 个月需达到：①外周血淋巴细胞绝对计数减少 >50%；②淋巴结缩小 >50%；③如果有脾肿大的话，脾脏缩小≥50%；④中性粒细胞绝对计数≥1.5×10^9/L 或较治疗前上升 50% 以上；⑤血小板计数≥100×10^9/L 或较治疗前上升 50%；⑥在不输血的情况下血红蛋白≥110g/L 或较治疗前上升 50%。且不应该出现较治疗前增大的淋巴结。

治疗期间如果出现以下情况，即为疾病进展[476]：①新的淋巴结肿大；②淋巴结增大≥50%；③肝脾肿大 >50% 或治疗期间出现肝脾肿大；④淋巴细胞绝对计数升高≥50%；⑤疾病更具侵袭性（如 Richter 综合征），应由淋巴结活检证实。

难治性疾病

如果患者达到 CR 或 PR，在治疗后 12 个月或更长时间后疾病进展，即为复发。另一方面，完成治疗后 6 个月内疾病进展的，即被认为对既往治疗耐药。

微小残留病灶

随着白血病细胞检测技术的发展，发现 CR 患者仍存在残留的白血病细胞，这种情况被称为**微小残留病灶**（MRD）[477]。尽管应该把清除所有的白血病细胞作为 CLL 的治疗终点，但是为达此目的而对 CR 患者进行额外治疗，其风险 / 利益比究竟如何目前仍不得而知。所以必须进行前瞻性的临床试验，以决定是否进行以消除 MRD 为目的的额外治疗，从而使临床患者显著受益。

评估 MRD 有多种技术，如多参数流式细胞仪，此方法已经受了严格的评估而成为一种检测标准[478]。四色流式细胞仪（MRD 流式）和等位基因特异的寡核苷酸聚合酶链反应（PCR）都是可靠的方法，检测率达到 1/10 000 白血病细胞。应用这些技术方法，当 CLL 患者的血或骨髓中 CLL 细胞小于 1/10 000 时，即可称为 MRD 阴性的临床缓解。尽管通常可采用外周血进行 MRD 检测，但患者经单克隆抗体治疗后外周血可能检测不到或仅能检测到少量 CLL 细胞，因此对于治疗达 3 个月或更长时间的患者来说，骨髓较外周血更易检测到 CLL 细胞。其他技术还包括应用 PCR 方法检测克隆性白血病细胞的免疫球蛋白基因重排标记物[479-482]，或检测白血病细胞特异表达的其他基因，如 CLL 上调基因 1（CLLU-1）[483]。不管应用何种方法检测，MRD 阴性的患者较 MRD 持续存在的 CR 患者，其无治疗生存时间更长[104,484,485]。目前正在进行以消除 MRD，延长生存为目的的最佳治疗方案的研究。

细胞遗传学对治疗方式的影响

白血病细胞伴有 del（17p）的患者预后不良，表现为对标准化疗耐药[192,422,486-488]。这部分患者的白血病细胞缺乏 P53 的功能[489]。尽管 del（17p）的患者对标准化疗表现出相对的耐药性，但是仍可能对阿仑单抗（alemtuzumab）的治疗有效，且无论是阿仑单抗单独应用，还是与其他抗白血病药物联合应用[490-492]。

定位于 11q22 上的 *ATM* 基因，其编码的蛋白在遗传毒性应激下可上调 *P53* 基因。含 *ATM* 突变的 CLL 患者通常预后不良[488,493]。一般来说 *ATM* 基因失活是体细胞突变的结果，但也可存在于生殖细胞中，提示 *ATM* 突变杂合子的携带者易患 CLL[176,179]。伴 del（11q）的 CLL 患者对单药化疗明显疗效不佳，如对苯丁酸氮芥（chlorambucil）或氟达拉滨（fludarabine）。但是对于联合治疗方案，如含烷化剂［如环磷酰胺（cyclophosphamide）］和嘌呤类似物（如氟达拉滨）的治疗效果，与无 del（11q）的 CLL 患者相比无显著性差异[494]，提示对于 del（11q）的 CLL 患者来说，联合化疗较单药治疗更为有效。del（11q）患者的疗效低于其他 CLL 患者，但与随后的一项组间研究相比，疗效差异并不明显[495]。而且，后者并不足以证实该差异。

对伴有 del（17p）或 del（11q）的 CLL 患者，目前正在评估其他治疗的疗效，包括联合化学免疫治疗的方案，如含氟达拉滨、环磷酰胺、利妥昔单抗（rituximab）和阿仑单抗（CFAR）的方案[496]；含奥沙利铂（oxaliplatin）、氟达拉滨、阿糖胞苷（cytarabine）和利妥昔单抗（OFAR）的方案[497]；含大剂量甲强龙（high-dose methylprednisolone）和利妥昔单抗的方案[498]；或新的药物，如雷那度胺（lenalidomide）[499]、BH3 mimnetics[500,501]、夫拉平度（flavopiridol，Alvocidib）[502]。

对于伴 del（17p）耐药的 CLL 患者，另一种治疗策略即通过激活 P73 以防止 *P53* 功能的丢失，P73 是 *P53* 家族的成员之一[503-505]。CD40 配体（即 CD154）转基因治疗可激活 CLL 细胞[274]。这种策略就是在体外修饰白血病细胞，随后作为一种自身同源的细胞疫苗治疗 CLL 患者[506,507]。应用表达 CD154 的自身同源白血病细胞的治疗，患者出现急性治疗效应，可能继发于先天的免疫效应机制[508,509]，而且，CD154 也同样能诱导 CLL 细胞表达 P73，甚至在缺乏功能性 *P53* 的白血病细胞中[510]。P73 的诱导和激活与增强对某些抗癌药物的敏感性相关。在体外，缺乏功能性 P53 的白血病细胞对药物的敏感性也可增强，如对氟达拉滨。这形成了对药物耐药或缺乏功能性 *P53* 的 CLL 患者免疫基因治疗的临床试验基础，先应用经自身同源 CLL 细胞修饰后表达重组的 CD154 的方法来治疗这部分患者，随后再予化学免疫治疗。可以想象，这种及类似的方法可以帮助我们防止与疾病耐药相关问题的发生。

年龄对治疗方式的影响

尽管大部分 CLL 患者发病时年龄大于 65 岁，但这部分患者并非参加临床试验的主要人群。实际参加临床试验患者的平均年龄约为 55~60 岁，低于患者平均年龄，而 CLL 患者的平均发病年龄接近70岁。即使是安全、耐受性好的临床试验方案也可能对老年CLL患者产生较大的毒性。除了骨髓储备功能较差和年龄相关的免疫力下降外，老年患者还易发生由其他慢性疾病引发的并发症，而且与年龄相关的肝或肾功能减退可能导致一些抗白血病药物半衰期延长，因此尚需考虑药物剂量调整的问题。

德国CLL工作组采用CIRS表(Cumulative Illness Rating Scale)[511]来区分治疗中具有相关并发症等高危因素的老年患者，这一评估系统成功地评价了老年肿瘤患者的疾病负荷[512]。无或仅有轻度并发症和预期生存时间较长的患者即为"GO GO"，而那些具有复杂或严重并发症和预期生存时间较短的患者即为"SLOW GO"。虚弱且存在致命并发症和预期生存时间非常短的患者即为"NO GO"。

CLL的治疗策略已经有了很大进展，新方案试用于"GO GO"或"SLOW GO"的老年患者[511,513-520]。在这些治疗方案中使用的药物剂量相对于治疗年轻患者时的剂量都有所减少。即便如此，研究仍发现接受治疗的患者出现较高频率的3度和4度的骨髓抑制和(或)感染。尽管"GO GO"患者普遍较"SLOW GO"患者能更好地耐受化疗，但在治疗老年"GO GO"患者时仍应注意尽可能降低骨髓抑制的程度。对于"NO GO"的患者应该尽可能不用抗白血病药物治疗，除非必须为其减轻症状。

■ 治疗药物

脱氧腺苷类似物

氟达拉滨(fludarabine) 氟达拉滨(9-β-D-arabinofuranosyl-2-fluoradenine，F-ara-A)是一种腺苷类似物的氟化单磷酸盐衍生物，能有效治疗CLL[521]。氟达拉滨25mg/(m^2·d)，静脉输注30分钟，连用5天，间歇4周重复，可诱导多数患者达完全或部分反应[104]。目前已研制出一种氟达拉滨口服制剂，可能具有相似的药效。

多中心试验发现，曾经治疗过的患者对注射氟达拉滨的总反应率约为45%，其中10%达完全反应。而当氟达拉滨作为一线药物应用时，总反应率约为70%，其中38%达完全反应[524-527]。氟达拉滨作为单药治疗CLL比某些联合化疗方案，如CAP方案[环磷酰胺750mg/m^2，d1，多柔比星50mg/m^2，d1，泼尼松50mg/(m^2·d)，d1~d5]等更有效[528]，而且缓解时间更长。然而，一项随后的Ⅲ期随机试验对氟达拉滨或苯丁酸氮芥作为一线治疗应用于193例老年患者(中位年龄70岁)进行了比较，结果显示尽管氟达拉滨组较苯丁酸氮芥组具有更高的总反应率与完全缓解率，但无进展生存期(PFS：氟达拉滨组19个月，苯丁酸氮芥组18个月)或总生存期(OS：氟达拉滨组46个月，苯丁酸氮芥组64个月)两组间并无明显差异[520]。

长期随访研究显示，应用氟达拉滨达完全反应者最终仍可复发[527]。初治即应用氟达拉滨有效者中位进展期为33个月，经治者中位进展期则为21个月。应用氟达拉滨后达部分反应者进展期为27个月，达完全反应者进展期则为30~37个月。虽然多中心临床研究证实单药氟达拉滨治疗CLL有效[524-526]，但并无研究显示该药可改善总生存期。

约1/3初治患者，以及近1/2经苯丁酸氮芥治疗无效的患者，应用氟达拉滨治疗亦无效。一项研究中，逻辑回归分析发现下述4项因素与氟达拉滨疗效不佳相关：①Rai分期Ⅲ~Ⅳ期；②前期治疗；③老年患者；④低水平白蛋白[529]。应用差异染色细胞毒检测(DiSC)进行体外药敏试验可能在识别氟达拉滨治疗有效者方面具有一定的预测价值[530,531]。此外，初始2个疗程氟达拉滨治疗无效者，继续应用该药不可能达部分或完全反应。因此，经2个疗程氟达拉滨治疗无效者，应考虑换用其他方案以减少毒性。

氟达拉滨的主要毒副作用为血液学与免疫学毒性。接受治疗的进展期患者约2/3出现中性粒细胞减少，但通常无须减量使用。患者亦可发生可逆性神经毒性，即使应用标准剂量氟达拉滨仍可出现[532]。高反应患者可出现肿瘤溶解综合征[533,534]。

应用氟达拉滨常发生免疫抑制。氟达拉滨导致血T细胞数量显著减少，尤其是$CD4^+$ T细胞，且通常持续达1年之久[535,536]。经氟达拉滨治疗的患者，其机会性微生物的感染几率明显增高，包括单纯疱疹、带状疱疹、李斯特杆菌、耶氏肺孢子虫(以前称卡氏肺孢子虫)[529,536,537]。

应用氟达拉滨者新发自身免疫性疾病的几率增高，如自身免疫性溶血性贫血、免疫性血小板减少、纯红细胞再障[538]。然而，两者之间是否存在因果关系尚存在争论[539]。肿瘤溶解综合征是另一种治疗相关并发症[533,534]。此外，CLL患者应用氟达拉滨还可发生输血相关性移植物抗宿主病[540,541]，可能反映该药诱发了宿主免疫系统的损伤。尽管宿主免疫系统受抑，CLL患者应用氟达拉滨治疗并不会增加其第二肿瘤的发生率[542]。

药物代谢动力学 氟达拉滨于静脉输注后数分钟内被转化为活性代谢产物2-fluoro-ara-A。该代谢物的终末半衰期约20小时。肾脏清除占全身清除近40%，而急性肾衰竭患者应用氟达拉滨后经血液透析亦可清除[543]。中度肾功能损害患者[肾小球滤过率(GFR)，17ml/(min·m^2)<GFR<41ml/(min·m^2)]接受20%减低剂量的氟达拉滨后，其血浆2-fluoro-ara-A浓度与肾功能正常接受足量氟达拉滨的患者相似。GFR<17ml/(min·m^2)，即平均体表面积1.7m^2而GFR约为30ml/min的患者，则禁用氟达拉滨。

克拉屈滨(cladribine) 克拉屈滨[2-氯脱氧腺苷(2CdA)，克拉立平]是治疗CLL有效的另一种脱氧腺苷类似物[544]。不同剂量、日程或给药途径均证实有效，但反应率并不优于氟达拉滨。克拉屈滨0.12mg/(kg·d)，静脉输注2小时以上，连用5天，每月1个疗程，对前期曾应用烷化剂的患者，总反应率可达约40%~60%[545]。初治者则总反应率更高。虽然有研究发现对氟达拉滨难治性患者仍对克拉屈滨有反应[546]，但随后的数项研究均证实对氟达拉滨耐药的CLL进展期患者应用克拉屈滨疗效不佳[547]。

克拉屈滨口服亦有效[548]。未经治疗的CLL患者口服克拉屈滨10mg/(m^2·d)，连用5天，每28天为1个疗程[549]，或口服10mg/(m^2·d)，连用3天，每21天为1个疗程[548]，总有效率为75%。

研究并未证实克拉屈滨治疗可延长生存期。部分缓解中位时间约9个月，而无反应的患者中位生存期相对较短，仅约4个月。有报道称DiSC检测[530]可预测患者疗效[550]。然而，首个疗程后血淋巴细胞计数迅速下降，是提示治疗疗效好的最佳预测指标。与氟达拉滨相同，2个疗程克拉屈滨治疗无效者应考虑更换方案以减少毒性。

克拉屈滨治疗的毒副作用与氟达拉滨相似，血小板减少以及骨髓抑制是常见的剂量限制性毒性。与氟达拉滨相同，应用克拉屈滨的患者亦可发生血 T 细胞水平长期下降以及针对病毒感染的细胞免疫功能损害。全身性真菌感染与机会性感染为发病及致死的常见原因。有某些少见病例，经克拉屈滨治疗后发生肿瘤溶解综合征[551]。

药物代谢动力学　静脉给药后，血浆中克拉屈滨的平均半衰期约 7 小时，但该药广泛分布于机体各组织，包括脑脊液，其浓度可达血浆浓度的约 25%。血清肌酐与总胆红素能显著预测克拉屈滨的清除[552]，该药仅约 20% 以原形经尿液排出体外。肾功能或肝功能损害的患者必须调整克拉屈滨剂量或暂停使用。

喷司他丁(pentostatin)　喷司他丁(脱氧肋间型霉素，Nipent)是由抗生链霉菌合成的一种嘌呤类似物，其结构与腺苷相关[553]。该药能抑制淋巴细胞嘌呤代谢中具有重要作用的腺苷脱氨酶。喷司他丁通常静脉给药，4mg/m^2，每周 1 次，连用 3 周；继而 4mg/m^2，隔周 1 次，连用 6 周；最后每月 1 次，连用 6 个月[554]。替代剂量方案可提高治疗反应率[555]，即应用喷司他丁 2mg/(m^2·d)，连用 5 天，每 28 天为 1 个疗程，后续疗程则依据活性或血液学毒性上调或下调剂量 0.5mg/m^2。喷司他丁单用或与其他药物(参见第 1352 页"联合治疗")联合应用治疗 CLL，疗效均与氟达拉滨类似[556]。

清除　克拉屈滨 90% 以上以原形经尿液排出体外[557]。计算肌酐清除率与喷司他丁血浆清除之间有很好的相关性。因此，应依据患者肾功能调整该药剂量[557]。

烷化剂

苯丁酸氮芥(chlorambucil)　自 1952 年首次应用以来，苯丁酸氮芥(瘤可宁)一直是治疗 CLL 的主要烷化剂。虽然苯丁酸氮芥对进展期患者的姑息治疗有效，但并不能改善生存期，且不应用于早期无症状患者[474]。

苯丁酸氮芥口服应用通常耐受良好，无其他烷化剂可见的诸如膀胱炎、脱发，或胃肠病等副作用。这可能是由于苯丁酸氮芥相对而言不损害髓系与巨核系。通常，患者起始口服剂量 2~4mg/d。若患者无不可耐受的血液学毒性，则可增加至 6~8mg/d。另外，患者亦可间断应用苯丁酸氮芥，口服总剂量约 0.4~0.7mg/kg。该剂量可于第 1 日应用，或均分为 4 日的剂量后于第 1~4 日连续服用。依据骨髓恢复时间，每 2~4 周重复疗程。苯丁酸氮芥冲击给药与持续给药相比同样有效，而骨髓毒性更低[558]。完全反应率一般为 15%、部分反应率则为 65%[559]。

目前已对大剂量苯丁酸氮芥应用于进展期 CLL 进行了研究[560]。给药剂量 15mg/d，直至患者达完全反应，或出现 3 度毒性，总疗程不超过 6 个月。一项单中心研究显示该治疗较环磷酰胺、多柔比星、长春新碱与泼尼松方案[例如 CHOP：多柔比星 25mg/m^2，d1；长春新碱 1mg/m^2，d1；环磷酰胺 30mg/(m^2·d)，d1~5；泼尼松 40mg/(m^2·d)，d1~5，每月 1 次，连续 6 个疗程]更有效，其完全和部分反应率更高(89.5%)。然而，该方案有明显的骨髓毒性。

苯达莫司汀(bendamustine)　苯达莫司汀(Trenda)是相对较新的烷化剂，治疗 CLL 有效。虽然合成该药时旨在结合烷化剂氮芥与嘌呤抗代谢药苯并咪唑的特性，但苯达莫司汀的活性主要源于其烷化剂的性能[561]。Ⅰ/Ⅱ期试验证实，苯达莫司汀 70~100mg/m^2，静脉输注，每 4 周连续应用 2 天，用于复发/难治 CLL 患者，其总有效率达 56%~93%，完全反应率达 7%~29%[562-565]。一项Ⅲ期试验比较了苯丁酸氮芥与苯达莫司汀治疗 319 例初治 CLL 患者，证实苯达莫司汀治疗者反应率显著高于前者[566]。该试验中，患者随机接受苯丁酸氮芥(0.8mg/kg，d1，d15；或平分剂量于 d1~2，d15~16；每 4 周为 1 个疗程)或苯达莫司汀(100mg/m^2，d1~2，每 4 周为 1 个疗程)。依据药物耐受性与反应性，患者接受至多 6 个疗程。苯达莫司汀组完全与部分反应率为 68%，而苯丁酸氮芥组为 31%。此外，苯达莫司汀组中位无进展生存期为 21.6 个月，而苯丁酸氮芥组则为 8.3 个月($P<0.0001$)。基于这些发现，FDA 于 2008 年批准苯达莫司汀用于治疗初治 CLL[567]。

骨髓抑制是应用苯达莫司汀后引起的主要毒副作用。在Ⅲ期临床研究中，23% 与 12% 的治疗患者分别发生 3/4 度中性粒细胞减少及血小板减少[566]。该结果促使研究者考虑应用减低剂量的苯达莫司汀，即以每疗程 70mg/m^2，d1~2，取代 100mg/m^2，d1~2，尤其适用于骨髓储备可能有限的经治患者或老年患者。对于治疗后发生 3 度或更严重血液学毒性的患者，建议减低剂量至每疗程 50mg/m^2，d1~2。若再发生 3 度血液学毒性，则应考虑进一步减低剂量至 25mg/m^2，d1~2。当发生 4 度血液学毒性或临床显著 2 度或更严重的非血液学毒性时，应延缓治疗直至毒性消除，或由主治医生判断。

药物代谢动力学　苯达莫司汀主要经水解代谢为细胞毒性较低的代谢产物。静脉输注后其血浆半衰期约 40 分钟。大于 90% 的药物代谢产物由粪便排出。尽管有此药理学特性，对于 GFR<23ml/(min·m^2)的患者仍然不建议应用苯达莫司汀。

环磷酰胺(cyclophosphamide)　环磷酰胺治疗 CLL 与苯丁酸氮芥同样有效[568]。患者起始剂量每日 50~100mg 口服。此外，可依据骨髓恢复时间，每 3~4 周间断静脉或口服应用 500~750mg/m^2。因间断或每日口服环磷酰胺易发生出血性膀胱炎，故该药应于清晨而非睡前顿服。应鼓励患者每日饮水 2~3L。

阿仑单抗(alemtuzumab，Campath-1H)

阿仑单抗(Campath-1H、MabCampath 或 Campath)是特异性针对人 CD52(一种存在于多数淋巴细胞表面的糖基磷脂酰肌醇-连接蛋白)的人源化单抗(见第 15 章)[569]。该抗体能介导补体介导的溶解作用[570]、抗体依赖性细胞介导的细胞毒作用[571]，以及对多数淋巴细胞(包括 CLL B 细胞[573])的直接生长抑制作用[572]。阿仑单抗无论经静脉[574,575]，或皮下[576]途径给药治疗 CLL 均有效。尤其令人感兴趣的是，该抗体能清除具有 17p13 缺失的白血病细胞[490]，17p13 缺失者往往对标准抗白血病药物耐药。

阿仑单抗治疗复发/难治 CLL　2001 年 5 月，阿仑单抗经 FDA 加速批准用于治疗曾接受烷化剂以及氟达拉滨治疗无效的患者。这是基于数据显示阿仑单抗用于氟达拉滨难治性患者，总反应率可达 33%，完全反应率达 2%[577-579]。多中心研究入组 93 例氟达拉滨治疗后复发患者[578]，这些患者初始接受阿仑单抗 3mg，若能耐受输注相关反应，则加量至 10mg，而后 30mg[578]。继而静脉用 30mg，每周 3 次，最大疗程 12 周。输注相关毒性发生率为 81%(75 例)，包括寒战(总发生率 90%，其中 14% 为 3/4 度)、发热(85%，其中 14% 为 3 度或更高)、恶心(53%)，以及皮疹(33%)。除外皮疹，其余输注相关毒性均于连续用药后减少。阿仑单抗的主要毒副作用为免疫抑制。51 例患者(55%)于治疗中或治疗后发生免疫缺陷患者中常见的微生物感染，尤

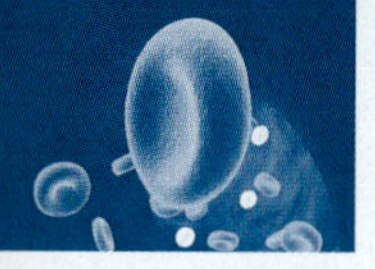

其是巨细胞病毒(CMV)感染(见第22章)。共计9例患者于治疗后30日内死亡,其中5例继发于感染。31例患者(33%)有反应,但依据1996年美国国立肿瘤研究院(NCI)命名工作分类标准[471],仅2例(2%)达完全反应。6例患者(7%)达CRi,5例(5%)达结节部分缓解(nPR),29例(31%)达PR。伴有巨块型淋巴结(直径≥5cm)或体能状况≥2分的患者治疗无效。治疗后中位反应期为8.7个月,中位存活期为16个月。其他研究报道复发和(或)氟达拉滨难治患者,静脉用阿仑单抗12~16周后总反应率为31%~54%,完全反应率为0~35%[485,575-577,590,919]。

随后的研究亦应用相似的每周3次剂量方案[580]。患者通常每次注射1mg、3mg、10mg,而后30mg序贯增加剂量以减轻发热、寒战和(或)皮疹等输注副作用,这些副作用通常于抗体首次应用过程中更加明显。4度中性粒细胞减少并不少见,但不是终止治疗的指征。对治疗有反应的患者,临床医生还应谨防于4~6周时贸然终止治疗。虽然多数患者其淋巴细胞增多在治疗早期即可消退,但治疗的最初数周内并不可能清除骨髓病态。此外,虽然阿仑单抗对血液与骨髓均有显著的抗白血病活性,但对二级淋巴组织的细胞清除作用较弱[581,582],白血病细胞可能于该处受保姆样细胞及其他基质成分的保护而逃脱凋亡[253]。有巨块型淋巴结肿大(直径≥5cm)的患者应用阿仑单抗治疗不可能达完全反应。另外,阿仑单抗治疗后,血自然杀伤细胞与T淋巴细胞绝对计数可降至治疗前的25%以下水平,并维持长达9个月[583]。患者应用单抗后机会性感染(尤其是巨细胞病毒)的易患性增高,故需联用抗菌治疗以预防感染(见第22章)[584,585]。

阿仑单抗治疗初发CLL　2001年FDA批准阿仑单抗是基于制造商承诺进行Ⅲ期临床试验以检验阿仑单抗相对于标准治疗的有效性与安全性[586]。由此产生了大样本、开放式、国际性的多中心随机研究,命名为CAM 307,该试验设计用于检验阿仑单抗治疗初发CLL与单药苯丁酸氮芥相比,能否带来更长的无进展生存期。297例进展期和(或)有全身性疾病的患者随机(1∶1)接受苯丁酸氮芥(40mg/m^2,每28天1次,共计12个月),或静脉用阿仑单抗(30mg,每周3次,共计12周)[587]。149例阿仑单抗治疗组CR率达24%,总反应率(OR)达83%,疾病进展至需更换治疗方案的时间为23.3个月,这些均显著优于148例苯丁酸氮芥治疗组,后者其CR率为2%、OR率为55%、进展时间为14.7个月[587]。此外,36例阿仑单抗治疗后达CR的患者,其中11例达微小残留病灶阴性的完全缓解。除阿仑单抗治疗者有输注相关毒性,以及更高的巨细胞病毒感染率外,两组治疗的副作用相似。基于这些发现,FDA于2007年9月批准静脉用阿仑单抗治疗初治CLL患者[586]。

阿仑单抗皮下给药　为减轻静脉用阿仑单抗的相关问题,如发热、寒战和(或)皮疹,亦采用皮下给药方式,30mg,每周3次,共计6周或更久[576]。随后进行了数项采用皮下给药的研究,证实CLL患者初治或二线应用阿仑单抗皮下给药,30mg,每周3次,临床有效[588-590]。

然而,一项比较性药物代谢动力学研究发现阿仑单抗皮下应用后,其血药浓度显著低于相同剂量的抗体经静脉给药后的血药浓度[591]。不仅如此,该研究还发现,为达1.0μg/ml的血浆浓度,静脉用阿仑单抗的累积剂量为13~316mg(中位值90mg),而皮下给药的累积剂量则为146~1106mg(中位值551mg)[591]。该结果具有临床意义,即阿仑单抗的高血浆浓度与临床反应改善和(或)治疗后MRD清除明显相关[592]。阿仑单抗经皮下途径给药需延长治疗期和(或)增加剂量,以达到与静脉给药相似的临床疗效。遗憾的是,目前尚无直接的随机Ⅲ期试验比较阿仑单抗皮下与静脉给药的相对效率。FDA尚未批准阿仑单抗皮下给药治疗CLL。

尽管未经FDA批准,许多临床医生因其相对易于操作而喜欢经皮下途径给予阿仑单抗。与静脉转运相比,皮下转运阿仑单抗与较少的给药相关性副作用有关。皮下给药后的副作用包括1~2度局部挫伤和(或)注射部位不适(通常为腹部)。然而,静脉用阿仑单抗后观察到的血液学毒性亦可见于皮下给药。一项最大的多中心研究,包括109例复发CLL患者,接受阿仑单抗皮下给药,30mg,每周3次,共计12周,在65例患者中共有120次治疗中断。27%的治疗中断源于中性粒细胞减少、36%为感染、3%为贫血,8%则为血小板减少。65例患者治疗完全终止,原因有反应不充分(43%)、感染(29%)、血液学毒性(14%),或其他原因(12%)。此外,58例(56%)、59例(57%)与51例(49%)患者分别发生3或4度中性粒细胞减少、血小板减少或贫血[590]。治疗中或治疗后有16例患者(16%)发生巨细胞病毒再激活,30例(29%)发生3度或4度非巨细胞病毒感染。然而,值得注意的是,研究患者群本身即为感染高风险人群,其中35例患者(32%)在入组前6个月内曾患3度或4度感染[590]。尽管经皮下途径给药,该试验中接受治疗的患者,其总反应率及进展时间均与用静脉阿仑单抗治疗的患者相似。

阿仑单抗用于巩固治疗　由于阿仑单抗能极有效地清除血与骨髓中对标准化疗耐药的白血病细胞[490],多项研究对阿仑单抗应用于其他药物治疗后的巩固治疗予以评估[593-597]。

为评估巩固治疗中应用阿仑单抗的益处,对初始氟达拉滨或氟达拉滨加环磷酰胺有反应的患者随机进入观察组或阿仑单抗治疗组,静脉用阿仑单抗30mg,每周3次,共计12周[594]。然而,该试验累计达21人时予以终止,原因是11例接受阿仑单抗治疗的患者重症感染发生率增高。可以想象,初治与阿仑单抗巩固治疗之间间歇期短(如短于2个月)是导致阿仑单抗治疗者感染相对高发的一项因素[596]。尽管如此,阿仑单抗治疗者无进展生存期长于观察组患者,中位期48个月后,阿仑单抗巩固治疗者无进展生存期显著长于未行进一步治疗者[597]。无论如何,治疗患者长期预后的改善促使研究者进一步评估阿仑单抗巩固治疗的相对风险与效益。

利妥昔单抗(rituximab,美罗华)

利妥昔单抗是一种特异性针对CD20的单克隆抗体,最初发现其治疗滤泡淋巴瘤有效。滤泡淋巴瘤复发患者输注利妥昔单抗375mg/m^2,每周1次,共4周,近1/2的患者对治疗有反应[598,599]。

虽然CLL B细胞CD20表达水平相对低于滤泡淋巴瘤,数项临床研究证实单克隆抗体治疗CLL有效(表94-5)。利妥昔单抗单药治疗有症状的患者,标准剂量375mg/m^2,每周1次,共4周,通常仅近1/3者有部分反应[600,601]。加大剂量可能反应率更高。一项研究显示,利妥昔单抗应用于经治患者,375mg/m^2,每周3次,总反应率达45%[602](表94-5)。另一项研究显示,治疗反应与剂量相关:应用500~825mg/m^{2}者反应率为22%,应用1000~1500mg/m^{2}者反应率为43%,而应用最大剂量2250mg/m^2

表 94-5 利妥昔单抗治疗方案

利妥昔单抗治疗	曾经治疗	可评估患者数	完全反应率(%)	总反应率(%)	中位进展时间(月)	参考文献
375mg/m² IV qwk × 4	是	30	0	13	N/A	Mclaughlin 等[599]
375mg/m² IV qwk × 4	是	28	0	25	5	Huhn 等[920]
500~825mg/m² IV qwk × 4	是	24	0	21	N/A	O' Brien 等[603]
1.0~1.5g/m² IV qwk × 4	是	7	0	43	N/A	O' Brien 等[603]
2.25g/m² IV qwk × 4	是	8	0	75	N/A	O' Brien 等[603]
375mg/m² IV TIW qwk × 4	混合	29	4	52	11	Byrd 等[602]
375mg/m² IV qwk × 4 继而每 6 个月 1 次共 2 年	是	44	9	58	19	Hainsworth 等[601];Hainsworth[921]

IV,静脉输注;TIW,每周 3 次。

者反应率则为 75%[2603]。利妥昔单抗大剂量应用可以克服多数 CLL 患者血清中发现的针对 CD20 单抗的可溶性抑制剂[603,604]。然而,单用利妥昔单抗,即使剂量再大通常也仅能达部分反应,且主要局限于淋巴结,中位进展期多小于 8 个月[603]。

高达 94% 的患者应用首剂(375mg/m²)时可出现毒副作用,但多数情况下仅为 1 度或 2 度,主要为发热与寒战[603],很少有患者发生肿瘤溶解综合征[605]。治疗后患者血中性粒细胞计数降低更为常见,有时导致中性粒细胞减少症[606]。最后,初治时白血病细胞计数大于 50 × 10⁹/L 的患者可能发生一种细胞因子释放综合征,考虑部分原因是由肿瘤坏死因子 -α 或白介素 -6 的释放所致[607]。这些患者首次输注利妥昔单抗的过程中出现发热、寒战、恶心、呕吐、低血压和(或)呼吸困难,严重时,可能于初治输注后 12 小时内出现轻度弥散性血管内凝血的症状(见第 130 章)。输注相关反应的严重度或风险度随后续输注而减轻。初治相关副作用可通过采取减慢输注速度、分摊首次剂量,以及 375mg/m² 首日应用 100mg,剩余剂量第 2 日应用等措施减轻。

糖皮质激素(glucocorticoids)

糖皮质激素单药治疗 CLL 有效,尤其是有自身免疫性溶血性贫血或免疫性血小板减少的患者(参见第 53 章、第 119 章)。即使无自身免疫性表现,泼尼松作为单药制剂应用,约 10% 患者的疾病能得以暂时控制[558]。一般而言,泼尼松 40~60mg/d,口服 1 周,然后逐渐减量,1 周后停药。此后,泼尼松 60mg/d,每月用 5 天。

静脉应用大剂量甲泼尼龙可达部分反应,1g/(m²·d),每月用 5 天,共计 3~7 个月[608,609]。该方案即使对功能性 *P53* 缺失的 CLL 患者亦明显有效[610]。同时应用 H_2 拮抗剂与预防性抗生素能降低治疗相关并发症的发生率,包括液体潴留、高血糖,以及免疫抑制。

其他药物

阿糖胞苷(cytosine arabinoside) 大剂量阿糖胞苷治疗进展期 CLL 有中度疗效[611]。静脉应用 3g/m²,输注大于 2 小时。该剂量每 12 小时用 1 次,可重复应用 1~3 次完成 1 个疗程。

作为联合方案的一部分,阿糖胞苷还能成功治疗复发或难治患者,如包含奥沙利铂、氟达拉滨单磷酸盐、阿糖胞苷、利妥昔单抗的联合方案(OFAR 方案;见下述"联合化疗")[497],以及氟达拉滨单磷酸盐、阿糖胞苷、米托蒽醌、地塞米松的联合方案(FAND 方案)[613]。

依托泊苷(etoposide) 应用以烷化剂为基础的化疗治疗失败者,口服依托泊苷能达部分反应,并持续 2~18 个月[614]。依托泊苷单药应用,50mg/(m²·d),连用 21 天,每 28 天为 1 个疗程。骨髓抑制是最常见的严重剂量限制性副作用。依托泊苷 100mg/m² 与克拉屈滨 0.12mg/(kg·d),联合静脉应用,d1~5,每 4 周为 1 个疗程,用于治疗复发或难治的 CLL 患者,以及其他惰性淋巴瘤。20 例此类惰性淋巴系统恶性增殖性疾病患者接受≥3 个疗程的依托泊苷加克拉屈滨联合方案,其中 7 例达 CR(1 例)或 PR,中位总生存期为 22 个月(范围:3~30 个月)[615]。如预期一样,骨髓抑制及感染是该方案的主要毒副作用。

米托蒽醌(mitoxantrone) 米托蒽醌(诺消灵)是一种拓扑异构酶Ⅱ的抑制剂,治疗 CLL 明显有效[616]。多数临床研究联用米托蒽醌与其他抗白血病药物,米托蒽醌 6~10mg/m²,每疗程第 1 日应用,联用环磷酰胺和(或)氟达拉滨[165,617]、克拉屈滨[618-622]、苯达莫司汀[623]、阿糖胞苷[624]和(或)利妥昔单抗[620,625](见下述"联合化疗")。

■ 联合化疗

苯丁酸氮芥(chlorambucil)与泼尼松(prednisone)

初治患者的标准治疗方案为联合口服苯丁酸氮芥与泼尼松。每疗程包含苯丁酸氮芥 0.4~0.7mg/kg,d1,泼尼松 80mg/d,d1~5。该疗程依据骨髓恢复时间每 2~4 周重复。苯丁酸氮芥剂量可平分至 2 天。依据反应和骨髓抑制程度增加或减低剂量。当白细胞计数降至 10 × 10⁹/L 以下时,苯丁酸氮芥需减量以维持白细胞计数在(5~10)× 10⁹/L。在苯丁酸氮芥基础上加用泼尼松,其疗效优于单用苯丁酸氮芥[559]。然而,亦有许多研究对这一观念提出质疑[626,627]。尽管如此,约 80% 的患者(15% 完全缓解加 65% 部分缓解)对苯丁酸氮芥联合泼尼松治疗有效[558,628-630]。但是,该方案疗效弱于其他含有新药的联合方案,如脱氧腺苷类似物和单克隆抗体。

含氟达拉滨方案

氟达拉滨/环磷酰胺(fludarabine/cyclophosphamide)　氟达拉滨 20~30mg/(m^2·d),连用3天,同时联用环磷酰胺 200~300mg/(m^2·d),连用3天,每28天为1个疗程,应用于曾经接受广泛治疗的患者能取得较佳的疗效[631]。初治患者每日应用氟达拉滨 25~30mg/m^2,连用3天,环磷酰胺 300mg/m^2,连用3天,4~6个疗程后完全反应率为30%~35%[632-635],高于单用氟达拉滨[636]。随后的Ⅲ期随机试验研究375例小于66岁患者,比较氟达拉滨与氟达拉滨加环磷酰胺二者疗效,亦证实该观点[494]。患者随机接受静脉用氟达拉滨 25mg/(m^2·d),连用5天,每28天为1个疗程;或静脉用氟达拉滨 30mg/(m^2·d),连用3天,联合环磷酰胺 250mg/(m^2·d),连用3天,每28天为1个疗程。6个疗程后,应用氟达拉滨加环磷酰胺(FC)的患者,其CR率(24%)、OR率(94%)、无进展生存期(48个月)均显著优于单用氟达拉滨者(CR率7%、OR率83%、无进展生存期20个月)[494]。

FC方案的主要并发症为免疫抑制与骨髓抑制,可能是严重而剂量限制性的,对于曾接受强化疗的患者尤为显著。因此,氟达拉滨与环磷酰胺(250mg/m^2)联用时一般仅予 25mg/(m^2·d),连用3天,每28天为1个疗程。

氟达拉滨/环磷酰胺/利妥昔单抗　利妥昔单抗与氟达拉滨和环磷酰胺联合应用(FCR)极为有效(表94-6、表94-7)。与氟达拉滨/环磷酰胺联合应用于经治患者时,利妥昔单抗第1个疗程 375mg/m^2,d1,而后第2~6个疗程 500mg/m^2,d1,诱导完全反应率为25%,总反应率为73%[637]。不仅如此,达完全反应者中,32%的患者经分子检测骨髓中无微小残留病灶。初治患者反应率更高。一项单中心试验研究了224例患者,完全反应率为70%,结节部分反应率为10%,部分反应率为15%,而总反应率达95%[580]。与氟达拉滨/环磷酰胺方案相似,FCR方案的主要毒副作用与骨髓抑制相关,初治患者其52%的疗程会发生3~4度中性粒细胞减少。

一项大样本多中心Ⅲ期研究证实FCR方案优于FC方案(见表94-6)[638]。817例患者随机分入FC组(静脉用氟达拉滨 25mg/m^2 与环磷酰胺 250mg/m^2,d1~3,每28天为1个疗程)或FCR组(FC方案加利妥昔单抗,第1个疗程 375mg/m^2,d1,而后第2~6个疗程 500mg/m^2,d1)。两组在年龄、疾病分期,以及预后因素方面均衡良好。FCR治疗组CR率(44.5%)与OR率(95%)显著高于FC治疗组,后者CR率与OR率分别为22.9%与88%。此外,平均随访25.5个月后,FCR治疗组无进展生存期(42.8个月)显著长于FC治疗组(32.3个月)[638]。

无论FCR方案或是FC方案,其主要的毒副作用均为血液学毒性。FCR治疗者严重血液学毒性的发生率为55%,而FC治疗者为39%[638]。FCR治疗者3度和4度中性粒细胞减少的发生率(33.6%)显著高于FC治疗者(20.9%),但血小板减少(FCR组7.4%;FC组10.8%)及贫血(FCR组5.4%;FC组6.8%)发生率两组间则无差异。两组间3度或4度感染的发生率无显著

表94-6　化学免疫方案治疗初治慢性淋巴细胞白血病患者

治疗组/方案	可评估患者数	完全缓解率(%)	总反应率(%)	2年无进展生存率	参考文献
序贯	53	28	77	45%	肿瘤与白血病组B(CALGB)9712[641]
F 25mg/m^2 IV d1~5,疗程1~6;					
观察2个月后,继而					
R 375mg/m^2 IV 每周1次 ×4次					
或					
同时应用					
F 25mg/m^2 IV d1~5,疗程1~6;	51	47	90	67%	
R 375mg/m^2 IV d1,4,疗程1; d1,疗程2~6					
观察2个月后,继而					
R 375mg/m^2 IV 每周1次 ×4次					
F 25mg/m^2 IV d2~4,疗程1; d1~3,疗程2~6	224	70	95	68%	Keating等[580]
C 250mg/m^2 IV d2~4,疗程1; d1~3,疗程2~6					
R 375~500mg/m^2 IV d1,疗程1~6					
P 2mg/m^2 IV d1,疗程1~6	64	41	91	61%	Kay等[649]
C 600mg/m^2 IV d1,疗程1~6					
R 375mg/m^2 IV d1,疗程2~6					
F 25mg/m^2 IV d1~3; 疗程1~6	390	52	95	76%	Hallek等[638]
C 250mg/m^2 IV d1~3; q28d; 疗程1~6					
R 375mg/m^2 IV d0,疗程1; 500mg/m^2 d1,疗程1~6					
或					
F 25mg/m^2 IV d1~3; q28d; 疗程1~6	391	27	88	62%	
C 250mg/m^2 IV d1~3; q28d; 疗程1~6					

C,环磷酰胺;d,天;IV,静脉输注;F,氟达拉滨;P,喷司他丁;R,利妥昔单抗。

表 94-7　化学免疫方案治疗经治慢性淋巴细胞白血病患者

治疗组 / 方案	可评估患者数	完全缓解率(%)	总反应率(%)	中位无进展生存期(月)	参考文献
F 25mg/m² IV d2~4，疗程 1；d1~3，疗程 2~6	177	25	73	未知	Wierda 等[637]
C 250mg/m² IV d1，4，疗程 1；d1，疗程 2~6					
R 375mg/m² d1，疗程 1；500mg/m² d1，疗程 2~6					
P 4mg/m² IV d1，疗程 1~6	32	25	75	未知	Lamanna 等[648]
C 600mg/m² IV d1，疗程 1~6					
R 375mg/m² IV d1，疗程 2~6					
F 25mg/m² IV d1~3，疗程 1~6	274	24	70	31	Robak 等[922]
C 250mg/m² IV d1~3，疗程 1~6					
R 375mg/m² IV，疗程 1；500mg/m² IV，疗程 2~6					
或					
F 25mg/m² IV d1~3，疗程 1~6	272	13	58	21	
C 250mg/m² IV d1~3，疗程 1~6					
C 250mg/m² IV d3~5；疗程 1~6	28	4	46	16	Wierda 等[923]
F 25mg/m² IV d3~5；疗程 1~6					
A 30mg/m² IV d1，3，5；疗程 1~6					
R 375~500mg/m² IV d2；疗程 1~6					
F 30mg/m² d1~3；疗程 1~6	36	30	83	13	Elter 等[924]
A 30mg/m² d1~3；疗程 1~6					
F 25mg/m² IV d1~3	6	17	83	未知	Kennedy 等[579]
A 30mg/m² IV TIW × 12 周					
A 30mg/m² IV TIW × 24 周	8	0	2	未知	UKCLL02[925]
若有疾病进展或稳定加用					
F 40mg/m² PO d1~3；疗程 1；d1~3，疗程 2~6					

A，阿仑单抗；C，环磷酰胺；d，天；IV，静脉输注；F，氟达拉滨；P，喷司他丁；PO，口服；R，利妥昔单抗；TIW，每周 3 次。

差异(FCR 组 18.8%；FC 组 14.8%)。治疗相关死亡率两组间亦无显著差异(FCR 组 2%；FC 组 1.5%)。

为减轻标准 FCR 方案的骨髓毒性，同时制订一个更适合骨髓储备有限患者的治疗方案，进行了一项旨在评估改良 FCR 方案临床反应的Ⅱ期研究，改良方案减低了氟达拉滨与环磷酰胺的剂量，但增加了利妥昔单抗的剂量(即所谓减低剂量的 FCR 方案)[639]。50 例初治患者第 1 个 28 天疗程接受利妥昔单抗 375mg/m²，d1，氟达拉滨(20mg/m²)与环磷酰胺(150mg/m²)，d2~4。而在随后 5 个 28 天疗程中，患者每疗程接受利妥昔单抗 500mg/m²，d1，继而静脉用氟达拉滨(20mg/m²)与环磷酰胺(150mg/m²)，d2~3。6 个疗程治疗后，应用利妥昔单抗维持，500mg/m²，每 3 个月一次直至复发[639]。应用利妥昔单抗进行维持治疗使得难以比较减低剂量的 FCR 方案与传统 FCR 方案二者疗效。亦使之难以采用推荐的标准来评估治疗反应[355,471]。尽管如此，该试验仍观察到极高的反应率，治疗者中 77% 达完全缓解，100% 对治疗有反应。中位完全反应持续时间为 22.3 个月。另外，此项研究中，受治患者 3 度或 4 度中性粒细胞减少的发生率(13%)低于其他研究中应用传统 FCR 方案治疗者。

氟达拉滨 / 利妥昔单抗(fludarabine/rituximab)　利妥昔单抗联合标准剂量氟达拉滨通常能良好耐受，且较单用氟达拉滨治疗更有效。一项研究显示，初治患者应用标准剂量氟达拉滨 25mg/m²，d1~5，29~33，57~61，85~89，联合利妥昔单抗 375mg/m²，d57，85，113，151；总反应率为 85%，其中大于 25% 者达完全反应[640]。一项大样本多中心研究中，初治患者随机接受 6 个疗程氟达拉滨，每月 1 个疗程，继而于 2 个月后行利妥昔单抗巩固治疗；或 6 个疗程氟达拉滨联用利妥昔单抗，之后行利妥昔单抗巩固治疗(见表 94-6)[641]。后者接受更大剂量的利妥昔单抗，其总反应率与完全反应率亦更高。该组患者完全反应率达 47%，总反应率达 90%。治疗的毒副作用与单药氟达拉滨治疗相似。多参数分析对治疗前特征进行控制，长期随访证实氟达拉滨与利妥昔单抗联用者，其无进展生存期与总生存期均显著优于单用氟达拉滨治疗者[472]。

氟达拉滨(fludarabine)联用米托蒽醌(mitoxantrone)　米托蒽醌 10mg/m²，d1，联用氟达拉滨 30mg/m²，d1~3，每 28 天为 1 个疗程，初治患者总反应率达 80%，而烷化剂难治患者则为 60%[631]。一项随后的研究证实初治患者反应率为 83%，曾经应用烷化剂治疗者反应率为 87%，初治时对氟达拉滨敏感者反应率为 50%，而氟达拉滨难治者反应率为 25%[165]。值得注意的是，初治患者应用此方案，仅 20% 达完全反应，反应率与单用氟达拉滨无显著差异。表明此方案与单用氟达拉滨相比并无显著优势。

该方案应用于复发或标准化疗耐药者，氟达拉滨 25mg/m²，d1~3，联用环磷酰胺 200mg/m²，d1~3，米托蒽醌 10mg/m²，d1，每 28 天为 1 个疗程，中位 3 个疗程后完全反应率为 50%(总反应率为 78%)[617]。骨髓抑制是主要的剂量限制性毒性。一项试验研究了 69 例小于 65 岁的初治患者，应用同样剂量的氟达拉滨与环磷酰胺，d1~3，以及减低剂量的米托蒽醌 6mg/m²，d1，每

4 周重复，共计 6 个疗程[621]。总反应率、MRD 阴性完全反应、MRD 阳性 CR、nPR、部分反应率分别为 90%、26%、38%、14%、12%。10% 的患者发生 3 度或 4 度中性粒细胞减少。反应良好的相关因素包括表达 ZAP-70 与 CD38 的白血病细胞比例较低、血清乳酸脱氢酶水平较低和(或)白血病细胞表达突变的免疫球蛋白重链可变区基因。

一项初步研究评估 30 例小于 70 岁的初治有症状患者，应用米托蒽醌(M)、氟达拉滨(F)、环磷酰胺(C)方案，并与利妥昔单抗(R)联用的疗效。首疗程氟达拉滨 25mg/(m^2·d)，d2~4，环磷酰胺 250mg/(m^2·d)，d2~4，米托蒽醌 6mg/m^2，d2，利妥昔单抗 375mg/m^2，d1。第 2~6 感染疗程，自第 1 日开始应用 FCM，并联用利妥昔单抗 500mg/m^2。每 4~6 周重复疗程。30 例患者中 83% 达 CR，10% 达 nPR，3% 达 PR。总反应率为 96%。24 例患者中 16 例(67%)经流式细胞仪检测达 MRD 阴性 CR，13 例经聚合酶链反应检测免疫球蛋白基因重排克隆证实为 MRD 阴性。中位随访期 38.5 个月，尚未达中位治疗失败时间[642]。

含顺铂(cisplatin)或奥沙利铂(oxaliplatin)的氟达拉滨方案　(OFAR 方案)顺铂 100mg/m^2，持续静脉输注大于 4 天，联用氟达拉滨 30mg/m^2，静脉推注，d3~4，每 28 天为 1 个疗程[643]。这两种药单用，或联用阿糖胞苷 500mg/m^2，d4，治疗烷化剂难治患者，并不比单用氟达拉滨治疗更有效。该方案作为挽救方案应用目前尚处研究之中。骨髓抑制是主要的剂量限制性毒性。

联合方案应用奥沙利铂、氟达拉滨、阿糖胞苷[612]与利妥昔单抗(OFAR)治疗复发 / 难治 CLL 或 Richter 转化[497]。一项Ⅰ/Ⅱ期研究确定奥沙利铂最佳剂量为 25mg/m^2，静脉用 d1~4，每 28 天为 1 个疗程。每个疗程静脉应用氟达拉滨(30mg/m^2)与阿糖胞苷(1g/m^2)，d2~3，同时第 1 个疗程联用利妥昔单抗 375mg/m^2，d3，后续疗程联用利妥昔单抗 375mg/m^2，d1。患者于每个疗程第 6 天接受聚乙二醇非格司亭(pegfilgrastim，6mg)。OFAR 方案疗效令人鼓舞，20 例 Richter 综合征以及 30 例复发 / 难治 CLL 经治疗，其总反应率分别为 50% 与 33%[497]。

氟达拉滨 / 泼尼松(fludarabine/prednisone)　泼尼松与氟达拉滨同时应用不能改善反应率，而且还增加机会性感染的风险，致使其疗效低于单用氟达拉滨[527,529]。因此，并不推荐 CLL 患者应用氟达拉滨 / 泼尼松联合方案。

氟达拉滨 / 苯丁酸氮芥(fludarabine/chlorambucil)　亦有方案联合应用氟达拉滨与苯丁酸氮芥[644]。苯丁酸氮芥口服 15mg/m^2 或 20mg/m^2，d1，氟达拉滨静脉用 10mg/m^2、15mg/m^2 或 20mg/m^2，d1~5，每 28 天为 1 个疗程。应用苯丁酸氮芥 15mg/m^2，d1 时，氟达拉滨最大耐受剂量为 20mg/m^2。尽管两药联合有效，但并无证据显示其显著优于单用氟达拉滨[644]。

含喷司他丁方案

喷司他丁(Nipent)联合化疗的反应率与联用其他类似药物的氟达拉滨联合方案相同[556]。氟达拉滨难治患者应用喷司他丁 4mg/m^2 与环磷酰胺 600mg/m^2，d1，每 21 天为 1 个疗程，完全反应率与总反应率分别为 17% 及 74%[645]。此外，治疗初治或第 1 次复发仍然敏感者，喷司他丁 2~4mg/m^2，d1，联用苯丁酸氮芥 30mg/m^2 和泼尼松 80mg/d，d1~5，每 14 天为 1 个疗程，其完全反应率与总反应率分别为 45% 以及 87%[646]。然而，与包含糖皮质激素的氟达拉滨联合方案相同，31% 的受治患者发生感染，提示该方案免疫抑制显著。

喷司他丁联合环磷酰胺及利妥昔单抗("PCR"方案)治疗复发 CLL 患者有效。初期研究提示，喷司他丁或喷司他丁加环磷酰胺的疗效在联用利妥昔单抗后得以提高[647]。一项研究观察 46 例经治 CLL(n=32)或惰性淋巴瘤(n=14)患者，应用喷司他丁 4mg/m^2、环磷酰胺 600mg/m^2，以及利妥昔单抗 375mg/m^2，d1，每 21 天为 1 个疗程(见表 94-6)[648]。患者应用复方磺胺甲噁唑与阿昔洛韦进行预防性抗菌治疗，同时于每疗程第 2 日起连续应用 10 天非格司亭(filgrastim，粒细胞集落刺激因子)或直至中性粒细胞总数持续两天大于 1.0×10^9/L。最常见的 3 度或更严重毒副作用为血液学毒性、3 度或 4 度中性粒细胞减少、贫血或血小板减少，分别见于 24 例(53%)、4 例(9%)以及 7 例(46%)患者[648]。32 例 CLL 患者中仅 23 例(72%)按计划接受了 6 个疗程化疗，剩余 9 例患者因治疗过程中发生感染及其他并发症或疾病恶化而不得不终止治疗。尽管如此，32 例受治 CLL 患者中有 24 例(75%)达临床反应，其中 8 例(25%)达 CR、1 例(3%)达 nPR、15 例(47%)达 PR[648]。有反应患者其预计中位反应期为 25 个月，而中位疗程间隔时间可达 40 个月。

喷司他丁联合环磷酰胺及利妥昔单抗用于初治患者更有效。喷司他丁(2mg/m^2，d1，每 21 天为 1 个疗程)，联用环磷酰胺(600mg/m^2，d1)与利妥昔单抗(首疗程 100mg/m^2，d1；375mg/m^2，d3，d5)治疗 64 例初治 CLL 患者，共计 6 个疗程，同时应用复方磺胺甲噁唑与阿昔洛韦进行预防性抗菌治疗，另于每个疗程第 3 日起连续应用 10 天非格司亭或直至中性粒细胞总数持续两天大于 1.0×10^9/L(见表 94-6)[649]。最常见的 3 度或更严重毒副作用为血液学毒性，26 例患者(41%)发生中性粒细胞减少，13 例(21%)发生血小板减少，4 例(6%)发生贫血需输注红细胞。最常见的 3 度或更严重非血液学毒性包括恶心(n=6)、感染(n=6)、呕吐(n=4)以及无中性粒细胞减少的发热(n=4)。此方案的总反应率为 91%，其中 26 例患者(41%)达 CR，14 例(22%)达 nPR，18 例(28%)达 PR，预计中位反应期为 34 个月。治疗前白血病细胞表达髓细胞白血病 -1(Mcl-1，一种 bcl-2 家族的抗凋亡蛋白，参见第 12 章)的相对水平会影响此类化疗方案的疗效；CLL 细胞高表达 Mcl-1 者，其完全反应率和无进展生存期显著低于和短于 CLL 细胞低表达或不表达 Mcl-1 者(分别为 19% vs. 57%，P=0.01；18.7 个月 vs. 50.8 个月，P=0.02)[650]。

含克拉屈滨方案

一项多中心研究评估克拉屈滨联合泼尼松(2-CdA+P)对比苯丁酸氮芥联合泼尼松(Chl+P)的毒副作用[651]。229 例初治患者随机接受克拉屈滨 0.12mg/(kg·d)，静脉输注 2 小时，联合泼尼松 30mg/(m^2·d)，连用 5 天(126 例患者)；或苯丁酸氮芥 12mg/(m^2·d)，联合泼尼松 30mg/(m^2·d)，连用 7 天(103 例患者)。由于治疗相关性骨髓抑制，患者接受 3 个疗程化疗，疗程间隔期为 28 天或更长。应用 2-CdA+P 治疗者 CR 率(47%)与 OR 率(87%)高于应用 Chl+P 治疗者，后者 CR 率与 OR 率分别为 12% 和 57%[651]。然而，严重感染在 2-CdA+P 治疗组(56%)比 Chl+P 治疗组(40%)更常见。对患者进行长期随访，同时允许一组治疗失败者交叉至另一组，结果显示两组之间总生存期无差异[652]。

有研究评估克拉屈滨联合环磷酰胺与泼尼松(CCP)治疗 19 例 CLL 患者的疗效[653]。患者接受克拉屈滨 0.1mg/(kg·d)，皮下注射，d1~3，联合静脉用环磷酰胺 500mg/m^2，d1，以及口服泼尼松 40mg/m^2，d1~5，每 28 天为 1 个疗程，至多用 6 个疗程。总反应率为 84%，其中 4 例患者(21%)达完全临床与血液学反应，12 例(63%)达部分反应。另一项Ⅱ期研究中，27 例初治 CLL 患者接受 6 个疗程静脉用环磷酰胺(1g/m^2)加口服泼尼松[100mg/(m^2·d)，用 5 天]，继而接受 2~6 个疗程 2- 氯脱氧腺苷[5mg/(m^2·d)，用 5 天][654]，该方案完全反应率与总反应率分别为 33% 和 96%。主要的毒副作用为治疗相关性骨髓抑制与免疫抑制。该方案用于大样本多中心研究时，这种毒性更明显，其骨髓抑制与免疫抑制为剂量限制性，导致治疗后出现并发症，包括感染致死[655]。

3 个疗程克拉屈滨 4mg/(m^2·d)，环磷酰胺 350mg/(m^2·d)，连用 3 天，每 4 周为 1 个疗程，治疗难治或复发 CLL，其疗效低于联用氟达拉滨与环磷酰胺[656]。然而，另一项研究中，初治患者应用 3~6 个疗程克拉屈滨 0.12mg/kg，连用 3 天，环磷酰胺 650mg/m^2，d1，每 4 周为 1 个疗程，其反应率与氟达拉滨加环磷酰胺相当(例如完全反应率为 30%，总反应率大于 80%)[657]。虽然该方案治疗 17p13.1 缺失的初治 CLL 患者，其反应率相对较高，但反应期与生存期并不令人满意[658]。此方案加入米托蒽醌后可提高完全反应率，但不能改善总反应率及无进展生存，并与骨髓毒性相关[622]。

利妥昔单抗与克拉屈滨或克拉屈滨加环磷酰胺联合，能显著改善疗效，同时，除发生与首次应用利妥昔单抗有关的输注相关反应外，大体上并不增加治疗相关毒性[659]。18 例经治患者接受利妥昔单抗 375mg/m^2，d1，克拉屈滨 0.12mg/(kg·d)，静脉输注 2 小时，d2~6，每 28 天为 1 个疗程(RC 方案)。此外，28 例经治患者接受利妥昔单抗 375mg/m^2，d1，克拉屈滨 0.12mg/(kg·d)(静脉输注 2 小时)以及环磷酰胺 250mg/(m^2·d)，d2~4，每 28 天为 1 个疗程(RCC 方案)。中位疗程数为 3 个(范围：1~6 个)。严重的 3 度或 4 度毒副作用主要为血液学毒性，与不加利妥昔单抗而单用克拉屈滨或克拉屈滨与环磷酰胺治疗相同。RC 方案与 RCC 方案的总反应率分别为 67% 和 95%。RC/RCC 方案有反应者，其中位无进展生存期为 12 个月(范围：4~46 个月)[659]。

大剂量甲泼尼松龙联合利妥昔单抗

大剂量甲泼尼松龙与利妥昔单抗联合(HDMP+R)治疗难治性 CLL 患者[498]，以及初治患者[660]均明显有效。此方案的主要优势在于不会导致明显骨髓抑制。14 例氟达拉滨难治性 CLL 患者接受静脉用甲泼尼松龙 1g/(m^2·d)，d1~5，每 28 天为 1 个疗程，联用利妥昔单抗每周 375mg/m^2，每个疗程连用 4 周[498]。3 个疗程后(每个疗程 4 周)，患者完全反应率达 36%，总反应率达 79%。中位进展时间为 15 个月，进入下一治疗的中位时间为 22 个月。急性副作用通常为一过性的 1 度或 2 度毒性。这些副作用与应用大剂量甲泼尼松龙的副作用相似，即液体潴留、消化不良、高血糖，以及情绪变化。主要毒副作用为免疫抑制，合并应用预防感染的抗菌药则可减轻。

为减轻糖皮质激素诱导的免疫抑制，一项研究将初治患者应用大剂量甲泼尼松龙的天数减至 3 天，并观察疗效[660]。28 例中位年龄 68 岁的初治患者应用 3 天大剂量甲泼尼松龙，d1~3，每 28 天为 1 个疗程，联用利妥昔单抗与预防性抗菌治疗。3 个疗程后总反应率达 96%，其中 9 例(32%)达 CR，2 例经流式细胞仪检测证实无 MRD[660]，6 例达 CR，但有 MRD，因此接受阿仑单抗巩固强化治疗，其中 5 例达 MRD 阴性 CR。随访超过 3 年后，中位无进展生存期为 30.3 个月，总生存率为 96%，仅 39% 的患者需额外治疗。

环磷酰胺、长春新碱联合泼尼松

环磷酰胺、长春新碱，联合泼尼松(CVP)治疗初治患者以及部分难治 CLL 患者有效[661]。环磷酰胺 300~400mg/(m^2·d)，口服 5 天，长春新碱静脉用 1~2mg，d1，以及泼尼松 40mg/(m^2·d)，口服 5 天。每 3~4 周重复疗程。应用此方案治疗，约 25% 的患者达完全缓解，约 50% 达部分缓解[661]。研究证实 CLL 患者随机接受 CVP 方案或苯丁酸氮芥联合泼尼松方案[630]，以及随机接受 CVP 方案或单用苯丁酸氮芥[662]，其反应率与生存期均无差异。

曾经接受苯丁酸氮芥与泼尼松治疗的患者应用 CVP 仍可有效。延长治疗至 12~18 个月可延长生存期[628]。系列研究显示，Rai 分期Ⅲ期与Ⅳ期的患者经 18 个月的治疗后中位生存期为 4.2 年，完全反应的患者中位生存期大于 60 个月。与历史相比，20 世纪 70 年代中期，Rai 分期Ⅲ期与Ⅳ期的患者中位生存期为 19 个月[21]。然而，应用 CVP 方案治疗并不优于应用脱氧腺苷类似物如氟达拉滨。

环磷酰胺、多柔比星、长春新碱联合泼尼松

一项研究对 CVP 方案加入多柔比星(CHOP)治疗进展期 CLL 患者进行了评估[663]。这些患者应用 CVP 方案治疗，其中半数患者第 1 日加用多柔比星 25mg/m^2。化疗方案加入多柔比星使中位生存期由小于 2 年增至大于 4 年。但是，CHOP 方案治疗者中位生存期与接受大于 18 个月的 CVP 方案者相似，CHOP 方案中加入长春新碱并未显示出实质意义。一项多中心随机临床研究中，B 期或 C 期 CLL 患者应用 CHOP 方案或无长春新碱的环磷酰胺、多柔比星与泼尼松(CAP)方案。CHOP 方案治疗者部分反应率与总反应率分别为 64% 和 75%，CAP 方案治疗者则分别为 65% 与 72%[664]。但是，相比之下此反应率低于该研究中另一组分期相当的 CLL 应用氟达拉滨治疗者，后者部分或总反应率分别为 75% 与 94%。

■ 脾切除术

脾切除术可改善进展期 CLL 相关的血细胞减少，尤其是血小板减少[665-667]。一项研究中，患者因血小板减少和(或)贫血行脾切除术，其 3 年确切生存率(31% ± 9%)与未行脾切除术的匹配患者(12% ± 7%)相比呈改善趋势[666]。患者术前体能状况是围术期与术后生存的最佳预测指标。与标准脾切除术相比，腹腔镜及手助式腹腔镜手术用于切除肿大的脾脏[668,669]或副脾[670]，可减少失血与住院时间。

脾切除术还能有效缓解疾病难治或复发相关的自身免疫性溶血性贫血和(或)血小板减少，给大多数经历此病程的患者带来持续改善(见第 53 章与第 119 章)[668,671]。

■ 放射治疗

全身照射是最早用于 CLL 的治疗方式，能给患者带来一定程度的改善[9]。但不久即认识到其疗效短暂，且常导致严重

的骨髓抑制[672]。

照射仍然是局部治疗以缓和因神经压迫、重要器官受累、痛性骨损或巨块型损害等所致症状的有效手段。200Gy 分次照射可使淋巴结或肿块迅速缩小。

脾脏照射对治疗痛性脾肿大有效[673]，尤其是考虑不适宜行脾切除术的患者[674]。患者全身症状可于脾照射后改善，可能为照射通过脾脏的循环白血病细胞所致。但因其反应率低、缓解期短，故主张脾照射应与其他治疗手段相结合[675]。

内淋巴放疗[676]与体外照射[677]可有限改善淋巴细胞计数，但不能改善患者生存期。体外光化学疗法亦曾试用于 B 细胞 CLL，但证实无效[678]。

■ 白细胞分离术

紧急白细胞分离术可减小肿大的脏器并改善血红蛋白与血小板水平[679]。曾主张经标准治疗难治而骨髓衰竭的患者采用白细胞分离术[680]。另外，白细胞分离术曾成功治疗淋巴细胞极度增高的患者，能改善与白细胞淤滞相关的临床症状并降低后续抗白血病治疗发生副作用的风险[681]。白细胞分离术亦曾成功改善 CLL 妊娠患者的淋巴细胞增多以及疾病相关并发症，避免于分娩前采用其他抗白血病治疗[682]。

■ 支持治疗

因药物或疾病相关性血小板减少而致活动性出血的患者可能需输注血小板（见第 119 章）。同样，因自身免疫性溶血性贫血而有症状（见第 53 章），或白血病细胞侵及骨髓的患者可能需输注去除白细胞的浓缩红细胞（见第 139 章）。

促红细胞生成素（erythropoietin）

发生贫血这一疾病相关并发症的患者应用重组人促红细胞生成素治疗可能有效[683-686]。促红细胞生成素水平相对较低的患者最有可能得到改善[687]。尽管如此，促红细胞生成素水平正常以及白血病细胞累及骨髓的继发性贫血患者，注射红细胞生成素（普罗克利特或益比奥）150IU/kg，每周 3 次，或 α 达贝泊汀（aranesp）0.45μg/kg，每周 1 次，仍然可能有效。促红细胞生成素治疗 4~6 周后无效者可于增加剂量后有反应。增加剂量 4 周后仍无效者持续治疗亦不可能获益。需注意尽管应用重组促红细胞生成素可消除或减少输血频数[687]，但亦可能与严重的治疗相关并发症相关，如皮肤反应[688]、红细胞增多症[689]或血栓性疾病[690]。

■ 研究性治疗

骨髓或外周血造血干细胞移植

自体造血干细胞移植　数项研究证实大剂量化疗联合干细胞解救治疗 CLL 患者有效（见第 21 章）。自体干细胞移植的并发症是干细胞收集时发生 CLL 细胞污染的几率较高，即使患者进行了针对微小残留病灶的治疗仍易发生[691-694]。这促使进行移植前更有效净化技术的研究以去除不需要的白血病细胞。尽管如此，一些小样本研究显示 CLL 患者经自体干细胞移植可达完全反应[695-697]。然而，长期随访并未证实生存曲线呈平台期，提示自体干细胞移植至多只能延长无病生存期[694,698]。

异基因造血干细胞移植　异基因干细胞移植治疗预后差的年轻 CLL 患者尚处于评估阶段[484,699-703]。某些系列研究中治疗相关发病率较高，见于约半数的患者[700]。强化治疗可清除白血病细胞至检测水平以下，检测方法采用检测克隆性免疫球蛋白基因重排的敏感分子技术[484]。异基因造血干细胞移植后复发的患者可能对供者白细胞输注有反应，证实移植物抗宿主病效应有效[702,703]。

一项长期随访研究显示，82 例氟达拉滨难治性 CLL 患者随后单独接受 2Gy 全身照射或联用氟达拉滨，继而接受相关（n=52）或无关（n=30）供者造血干细胞移植[704]。患者 CR 率与 OR 率分别为 55% 和 70%。5 年非复发死亡率、进展 / 复发率、总生存率，以及无进展生存率分别为 23%、38%、50% 与 39%。25 例达 CR 患者中，8% 复发，8% 为非复发死亡，而 84% 仍存活且处于 CR 期。14 例经检测而无 MRD 的有反应患者中，2 例为非复发死亡，2 例复发，10 例仍为 MRD 阴性。移植后第 5 年，76% 的存活患者状况良好，无须额外治疗，而 24% 的患者因慢性移植物抗宿主病持续接受免疫抑制治疗。一项危险分层模型的研究中，淋巴结肿大小于 5cm 且无合并症的患者，5 年总生存率为 71%[704]。总体而言，这些研究的结果令人振奋，证实移植可治愈部分 CLL 患者[705,706]，包括含有 17p.13.1 缺失白血病细胞的患者[707]。

非清髓性异基因造血干细胞移植　因接受异基因细胞的患者得益于移植物抗白血病反应，数项研究观察非清髓性异基因干细胞移植应用于标准化疗难治的 CLL 患者[706,708-714]。患者应用中度调整方案（moderate conditioning regimens），如低剂量全身照射或氟达拉滨 - 环磷酰胺联合方案，随后接受相关或无关供者的异基因干细胞。最近，研究者亦评估了应用无关供体脐带血造血干细胞作为异基因移植的供者细胞治疗 CLL[715]。通常，移植后并不能立即达完全嵌合以及最佳反应，而可能经 3 个月后出现。早期治疗相关死亡率低于标准异基因干细胞移植患者，但发生继发于慢性移植物抗宿主病的严重并发症或致死的风险仍然较高（见第 21 章）。该风险于输注供体白细胞后增加。尽管如此，难治性 CLL 患者于移植数周后可根除微小残留病灶，证实存在移植物抗白血病效应[694,706,710-712]。

其他药物及生物制剂

夫拉平度（flavopiridol）　夫拉平度是一种周期蛋白依赖激酶抑制剂，治疗 CLL 有效[716]。该药能显著诱导白血病细胞凋亡，且不依赖于功能性 *P53* 或细胞半胱天冬酶的活化[717]。药物代谢动力学检测得以发展出具有强烈的诱导白血病细胞凋亡效应的方案[718]，该效应可导致暴发性的肿瘤溶解，需予以临床密切监测，偶尔需行血液透析，该效应也可致急性死亡。一项Ⅰ期试验研究夫拉平度治疗 52 例复发和（或）高危 CLL 患者，其部分反应率为 40%[719]。

雷那度胺（lenalidomide）　雷那度胺是一种衍生自沙利度胺的免疫调节剂，治疗 CLL 明显有效[720]。该药对白血病细胞并无直接的细胞毒作用，但可破坏白血病细胞所需微环境中的生存信号。无论如何，两项Ⅱ期研究证实雷那度胺可诱导经其他药物治疗，最常见为含氟达拉滨方案治疗的患者达完全与部分缓解[499,721]。然而，由于未知原因，CLL 患者与其他疾病患者相比对雷那度胺更敏感，致使 CLL 患者接受骨髓瘤治疗中的常用剂量雷那度胺时亦可发生难以承受的毒性[722]。故目前的临床研究评估低剂量雷那度胺治疗 CLL 患者。雷那度胺治疗 CLL 的另一可能副作用是可导致“肿瘤燃烧”(tumor flare),即在首疗程治疗过程中淋巴结反而增大[723]。然而,这并不代表治疗中发生临床进展,因为这种淋巴结肿大是自限性的和(或)对低剂量糖皮质激素有反应。肿瘤燃烧不是终止治疗的必然指征。

ofatumumab(Arzerra) ofatumumab 是一种人源化抗 CD20 单克隆抗体,能结合至与利妥昔单抗不同的 CD20 表位,初期临床试验的疗效显示其很有前景[724]。一项多中心Ⅱ期研究评估该抗体治疗复发/难治性疾病的结果亦显示其前景很好。59 例氟达拉滨与阿仑单抗难治性患者,以及 79 例氟达拉滨难治且因巨块型淋巴结肿大而不适宜应用阿仑单抗的患者接受 8 周静脉输注 2000mg ofatumumab,继而于起始剂量 300mg 后接受 4 个月输注 2000mg ofatumumab,两药难治组总反应率为 58%,而氟达拉滨难治的巨块型疾病组为 47%。基于此结果,FDA 于 2009 年 10 月批准 ofatumumab 用于治疗氟达拉滨与阿仑单抗难治性 CLL 患者。

活化免疫治疗及基因治疗

研究对涉及白血病细胞的细胞疫苗进行了改良以提高其诱导免疫反应或随推定的白血病相关抗原脉冲树突状细胞的能力(参见第 25 章)[725-728]。另一项策略为通过转染一种腺病毒编码的 CD40 配体(CD154,参见第 27 章)改良白血病细胞。连接 CD40 可诱导 CLL 细胞表达刺激异体或自体 T 细胞所需的免疫协同刺激分子。由于经此方式刺激的 CLL 细胞能诱导产生自体细胞毒 T 细胞与抗白血病抗体[274],故 CD40 连接方法已被纳入治疗 CLL 的策略。一项Ⅰ期临床研究显示应用 Ad-CD145 转换的自体白血病细胞治疗 CLL 患者极具前景[506,729]。

■ 疾病并发症

感染

感染是 CLL 主要的发病与死亡原因[266,730]。患者通常发生日益恶化的低丙种球蛋白血症,往往对微生物的抗体反应受损,致使其对反复感染高度易感。肺炎链球菌、金黄色葡萄球菌、化脓链球菌、大肠杆菌以及水痘-带状疱疹病毒占感染的大多数,而肺、皮肤、泌尿道则为最多的感染部位[730]。真菌、分枝杆菌,与隐球菌感染少见。然而,如上所述,患者经嘌呤类似物如氟达拉滨治疗后,其他机会性微生物感染的发生率明显增加,包括单纯疱疹、巨细胞病毒、带状疱疹、产单核细胞李斯特菌、耶氏肺孢子虫(以前称为卡氏肺孢子虫),与分枝杆菌[529,536,537,731,732]。多参数分析证实,与低丙种球蛋白血症相比,疾病活动度以及曾经的治疗是发生严重感染的更强风险因素[733]。

早期 CLL 患者的感染通常对抗生素反应良好。然而,疾病晚期的反应不甚满意,且常与全身并发症相关。对于这些患者,通常必须延长抗生素疗程以根除软组织或泌尿道感染。可以应用无活性疫苗对患者进行免疫,如用于针对流感或肺炎链球菌进行免疫的疫苗。然而,患者对免疫接种的反应往往较弱,活性疫苗则禁忌使用,因减毒病原体对免疫受损的宿主具有致命的风险。

进展期、低丙种球蛋白血症,以及肺炎球菌荚膜多糖特异性抗体水平低的患者罹患严重或多重感染的风险最大[734,735]。免疫球蛋白缺乏是与感染频率、严重程度,以及感染方式最为相关的因素[730]。因此,研究者对严重低丙种球蛋白血症相关的反复感染患者静脉应用丙种球蛋白 240~400mg/kg,每 3~4 周 1 次。该治疗可降低发生细菌感染的频率[736],即使低剂量应用 240mg/kg,每 4 周 1 次[737],亦可有效。

CLL 的许多治疗为免疫抑制,可增加机会性感染的风险。患者经阿仑单抗治疗后会出现 CMV 再活化,口服更昔洛韦治疗有效[269]。应用脱氧腺苷类似物,如氟达拉滨者,患病毒如带状疱疹病毒感染相关并发症的风险较高[738]。为减轻这一问题,某些治疗方案中纳入阿昔洛韦,患者于治疗过程中口服 400mg,每日 2 次[739]。

系统性自身免疫性疾病

CLL 患者患自身免疫性疾病的风险增高,尤其是自身免疫性溶血性贫血与免疫性血小板减少[740]。泼尼松 1mg/(kg·d)用于治疗自身免疫性溶血性贫血或免疫性血小板减少,亦可缓慢减至最小必需剂量。病例报道提示利妥昔单抗可能对糖皮质激素难治患者有效[741],这类疾病以及应用于难治性疾病不同的治疗方案,讨论见第 53 章与第 119 章。

第二肿瘤

CLL 患者罹患第二肿瘤的风险增高[730,742-744],最好发的第二肿瘤为黑色素瘤、软组织肉瘤、结肠癌、肺癌与皮肤基底细胞癌。CLL 患者基底细胞癌莫氏手术后复发率[745]与 Merkel 细胞癌的发生率[746]均明显高于普通人群。CLL 患者发生侵袭性和(或)转移性更高的皮肤鳞状细胞癌的风险亦高于普通人群[747]。

CLL 患者中多发性骨髓瘤的发生率为预期发病率的 10 倍[748],但显然并非来源于同一恶性 B 细胞克隆[749-751]。患者亦罕见与原有克隆转化无关的弥漫大 B 细胞淋巴瘤[752],尽管这类病例可能代表了 Richter 转化[753](见下述“Richter 转化”)。应用嘌呤核苷类似物,如氟达拉滨、喷司他丁或克拉屈滨,可增加罹患继发性淋巴细胞增生性疾病的风险[754]。

CLL 患者无论治疗与否,均可发生急性髓系白血病或骨髓增生异常综合征[755,756]。急性髓系白血病或骨髓增生异常综合征与未治 CLL 同时发生可能代表了两种不同的疾病进程。治疗相关急性髓系白血病可能于单药脱氧腺苷类似物治疗后发生,如氟达拉滨或克拉屈滨[757-759]。而且,接受氟达拉滨与环磷酰胺治疗,继而行自体干细胞移植的患者,骨髓增生不良和(或)急性白血病的发病率相对较高[760]。

纯红细胞再生障碍

CLL 或小淋巴细胞淋巴瘤患者可能发生与治疗无关的纯红细胞再生障碍[761-763]。这一状况需与其他原因所致的贫血相鉴别,如自身免疫性溶血性贫血、白血病细胞累及骨髓,可能需要不同的治疗方法。CLL 并发的纯红再障被认为是一种免疫学介导的疾病[764],尽管发现某些病例与 B19 细小病毒的感染相关[765,766]。发生纯红再障的 CLL 患者可能继发于致病的自身抗体,环磷酰胺与泼尼松联合治疗优于单用泼尼松[767],同时亦有并发纯红再障的患者应用利妥昔单抗治疗得以改善的报道[768]。

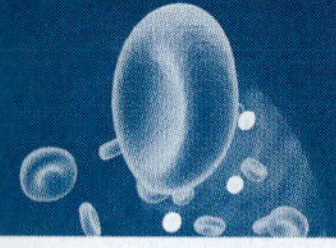

Richter 转化

定义与历史

1928 年，Maurice N. Richter 描述一位 CLL 患者发生了一种侵袭性淋巴瘤[769]，现描述为 Richter 转化，即自惰性白血病转化为侵袭性、大 B 细胞、高度恶性淋巴瘤。可发生于 CLL 病程的任一时期，见于约 3% 的患者，中位发生时间为 CLL 初诊后 2 年[456,753,770-772]。

病因与发病机制

对 Richter 转化患者原发白血病细胞以及高度恶性淋巴瘤细胞表达的免疫球蛋白基因进行核酸序列分析，证实该淋巴瘤可来自原发的 CLL 克隆[773,774]。尽管结果提示该淋巴瘤主要源自表达未突变免疫球蛋白基因的 CLL 细胞[775]，但表达突变免疫球蛋白基因的 CLL 细胞亦可发展为表达相关免疫球蛋白基因克隆的侵袭性淋巴瘤[771,773]。然而，约 1/4 有明显 Richter 转化的患者，其淋巴瘤细胞使用与原发 CLL 克隆不同的免疫球蛋白基因[774-777]。可以想象，这其中的部分病例可能代表 CLL 患者同时发生了 B 细胞恶性肿瘤[778,779]。

Richter 转化患者其淋巴瘤细胞的染色体异常通常为复杂核型，常见包括 del 8p、del 9p、del 11q（11q23）、12（+）、del 13q、14q（+）、del 17p、del 20[163,198,456,771,780,781] 和（或）涉及 12 号染色体的异位[780,782]。与 CLL 的整体患者群相比，12 号染色体三体与 11 号染色体异常在 Richter 综合征患者中更常见。部分病例其淋巴瘤细胞存在 *P53* 抑癌基因、共济失调 - 毛细血管扩张症突变基因[783]、p16INK4A、视网膜母细胞瘤（*RB*）基因，或 p21 的失活突变或缺失、*C-MYC* 拷贝数增加和（或）p27 或 *A-MYB* 的表达缺失或减少[165,781]。部分病例其淋巴瘤细胞存在原发白血病细胞群没有的微卫星不稳定[784]。一例可见 12q13 与 6 号染色体异位，涉及高移动组（非组蛋白染色体）蛋白异构体 I-C（HMGI-C）基因，由大细胞淋巴瘤细胞表达[782]。这些基因缺损通常不见于原发白血病克隆，即使淋巴瘤细胞共表达相同的免疫球蛋白基因，提示许多类似改变是疾病进展所需的二次 / 三次事件[780,781]。

对可能发生 Richter 转化的 CLL 患者潜在预测因素行回顾性研究，确定了 3 项独立危险因素：①白血病 B 细胞表达高水平 CD38；②无 13q14 缺失的白血病细胞；③白血病细胞表达固定的 *IgHV* 基因，最著名的是 *IGHV4-39*[785]。发生 Richter 转化的另一危险因素是巨块型淋巴结肿大[753]。这些因素如何促使 Richter 转化发生尚不清楚，但可能源于其与细胞更替和（或）白血病克隆相对高发体细胞突变与克隆演化倾向的关系。

临床与实验室特征

与 Richter 转化相关的最常见的临床与实验室特征（括号内为各自的发生率）包括：①血清乳酸脱氢酶增高（82%）；②淋巴结迅速肿大（64%）；③发热和（或）消瘦等全身症状（59%）；④血清蛋白电泳示单克隆丙种球蛋白血症（44%）；⑤结外病变（41%）[456]。患者亦可有因肝脾肿大渐增而出现的腹部症状或继发于中枢神经系统累及的神经系统症状[786-788]。偶有患者可出现结外肿块缺损[619,789,790]。Richter 转化患者通常有巨块型腹膜后淋巴结肿大与巨脾。

不是所有淋巴结迅速肿大的 CLL 患者均会发生 Richter 转化。单纯疱疹病毒感染可致急性淋巴结炎[791]，受累淋巴结经切除活检证实为单纯疱疹病毒感染所致的带状坏死，可与 Richter 转化的大细胞淋巴瘤鉴别。这些病例通常对合适的抗病毒治疗反应良好。

因此，Richter 转化的诊断通常需要淋巴结或骨髓活检。受累淋巴结通常结构消失而布满含丰富嗜碱性胞质、不规则核与突出核仁的大免疫母细胞[337]。典型形态与弥漫大 B 细胞淋巴瘤相似，依据世界卫生组织分类标准为免疫母细胞变异型（见第 92 章与第 98 章）[792]。然而，对组织中淋巴瘤细胞的描述不尽相同，为弥漫且均一的由生发中心母细胞或生发中心母细胞混合免疫母细胞的集合，与 REAL（Revised European-American Lymphoma）分类中目前描述的弥漫大 B 细胞淋巴瘤，生发中心母细胞变异型相似[771]。罕见病例中，浆母细胞淋巴瘤细胞占主导[793]。无论组织学如何，Richter 转化的淋巴瘤细胞通常缺乏或弱表达 CD5 和（或）IgD，甚至在与原发 CLL 表达这些表面抗原的克隆呈克隆相关性的病例中亦如此。

偶见 Richter 转化病例组织学类似霍奇金淋巴瘤（参见第 99 章），称为伴有霍奇金淋巴瘤特征的 Richter 综合征[794-803]。这类病例在所有 Richter 转化病例中小于 1/5，在所有 CLL 患者中发生率大约为 0.5%[165,358]。这类病例中，受累淋巴结具有霍奇金淋巴瘤的组织学与免疫表型特征（参见第 98 章图 98-34~ 图 98-37），包括典型的可表达 CD15 和（或）CD30 的 Hodgkin/Reed-Sternberg 细胞。应用单细胞聚合酶链反应技术研究表达的免疫球蛋白基因，发现 3 例受检患者中有 2 例的 Hodgkin/Reed-Sternberg 细胞源自 CLL 细胞的相同克隆[804]。相反，另一项类似研究发现 2 例患者的 Hodgkin/Reed-Sternberg 细胞含与原有 CLL 克隆不同的免疫球蛋白基因重排[803]。然而，其他研究提示多数病例中的 Hodgkin/Reed-Sternberg 细胞可能来源于原发 CLL 克隆[797]。Epstein-Barr 病毒感染可能在 Hodgkin/Reed-Sternberg 细胞与原发 CLL 克隆无关的病例中起致病作用[795,803]。曾有争议认为这类疾病可能为应用嘌呤类似物或其他药物治疗后免疫监视受损而导致的并发症[800,801,803]。

治疗、病程与预后

方案与治疗高度恶性淋巴瘤类似，如治疗弥漫大细胞淋巴瘤的方案常用于治疗 Richter 综合征患者（参见第 100 章）。尽管偶有患者使用强化多药化疗后达长期缓解[788]，多数患者至多仅达部分缓解且预后极差。在历史上，Richter 转化患者诊断后中位生存期为 5 个月[456]。

目前不同的联合治疗尚处于研究之中[772]，包括环磷酰胺、长春新碱、脂质体柔红霉素及地塞米松的方案（hyper-CVAD）联合利妥昔单抗和 GM-CSF，与甲氨蝶呤、阿糖胞苷方案联合利妥昔单抗和 GM-CSF 相交替[805]。

包含奥沙利铂、氟达拉滨、阿糖胞苷[612] 与利妥昔单抗的联合方案（OFAR）疗效令人振奋，20 例 Richter 转化患者接受此方案，完全反应率约为 50%[497]。该方案的骨髓毒性通常低于其他强化挽救方案。尽管如此，患者应于每个疗程后接受非格司亭并密切监测血细胞减少（中性粒细胞减少、血小板减少或贫血）。治疗患者可能需要血液制品支持，尤其在治疗后的最低点，见于每个疗程后 9~11 天。

有明显类似霍奇金淋巴瘤特征的 Richter 综合征患者可能对治疗霍奇金淋巴瘤的方案反应好（参见第 99 章）[802]。然而，多数有此类特征的患者为难治性，而且临床病程与典型的 Richter 转化者相似[796]。

■ CLL/PLL 与幼淋巴细胞转化

近 15% 的 B 细胞 CLL 患者，其白血病细胞群由小淋巴细胞与幼淋巴细胞混合组成，后者占淋巴细胞的 10%~50%[806,807]。这些患者曾被称为 CLL/PLL（幼淋巴细胞白血病），但这一名称不常使用。这些患者有一定程度的淋巴结肿大，且年龄分布亦与 CLL 患者相似，但脾肿大更明显。80% 的 CLL/PLL 患者，其幼淋巴细胞比例保持稳定，生存期亦与临床分期相当的 CLL 患者相同[808]。这些患者通常无血幼淋巴细胞计数大于 15×10^9/L 或巨脾。

其余的 CLL/PLL 患者将发生幼淋巴细胞转化。幼淋巴细胞转化以能与鼠红细胞形成玫瑰花环的白血病细胞比例降低、伴有幼淋巴细胞形态与免疫表型的血淋巴细胞比例增加以及进行性脾肿大为特征。一项研究显示转化的白血病细胞获得通常与 PLL 相关的 t(6;12) 异位有关[809]。转化的患者对标准化疗反应差，且生存期有限。一项研究显示，转化为 PLL 后患者的平均生存期为 9 个月[810]。

■ 急性淋巴细胞白血病

CLL 患者罕有发生急性淋巴细胞白血病[811]。对一些十余例病例报道的研究显示急性淋巴细胞白血病可源自与 CLL 细胞相同的 B 细胞克隆[812-815]。原始转化与 *C-MYC* 和免疫球蛋白基因表达增加 7~8 倍相关[815]。白血病原始细胞通常表达末端脱氧核苷酸转移酶以及高水平的表面免疫球蛋白和 HLA-DR。

■ 预后

至今尚无确证的能治愈 CLL 的方法，而自发性缓解极为罕见[816,817]。尽管如此，不同患者的预后大不相同，有赖于临床分期，以及是否存在与疾病进展和（或）不良临床疗效相关的疾病特征（见 1442 ■“临床分期”与“其他预后因子”）。研究提示融入利妥昔单抗的方案可改善生存期[472]，因此当依据单克隆抗体治疗出现之前的疗效数据为基础进行计算而评估预后时应考虑该因素。

年龄与性别

患者的性别与年龄影响预后[443]。由于未知原因，女性患者趋向长期生存优于男性患者[32-35]，而且，年轻患者（小于 65 岁）的男女比例更大[35]。曾有主张认为患者的年龄为独立的预后因素[32,415,818,819]。虽然年轻患者的绝对生存期长于老年患者，他们的生存期与年龄匹配的对照者相比仍相对较短[32,34,820]。此外，CLL 相关死亡更高发于年轻患者。总体而言，在美国，小于 65 岁的患者 5 年生存率为 83%，而大于 65 岁的患者则为 68%[26]。然而，一项美国国家肿瘤数据库的大型研究揭示小于 40 岁、40~59 岁、60~79 岁以及大于 80 岁的患者，5 年相对生存率分别为 69.5%、72.2%、63.1% 与 41.7%，提示 5 年生存率不同年龄组间并无显著差异[28]。研究显示 CLL，而非合并症，为致死的最大原因，即使老年患者亦然。

另一研究亦发现年轻与老年患者，其总体中位生存概率相似，但致死原因的分布不同[358]。老年患者组以 CLL 无关死亡以及第二肿瘤为主，而年轻患者组则以白血病的直接效应为主。诊断时，年轻患者与老年患者临床特征的分布相似，仅除外年轻患者中男女比例明显更高（2.85 vs. 1.29；$P<0.0001$）。两组第二肿瘤的发生率均上升（8.3% vs. 10.7%），而年轻患者 Richter 综合征的发生率更高（5.9% vs. 1.2%；$P<0.00001$）。CLL 年轻患者可分为预后不同的两个亚组。一组小于 55 岁者占 40%，疾病长期稳定无须治疗且诊断后 12 年时确切生存率为 94%。其余患者疾病进展，治疗数年后中位生存率为 5%[358]。疾病进展是预后较差患者的主要特征[821]。

预后列线图与总生存指数 预后列线图得以发展有助于预测初治患者[443]（图 94-4），或应用不同化疗或免疫化学方案治疗者[444]的生存期。此类列线图并未考虑新的预后因素，如白血病细胞表达无突变的 *IgHV* 基因、ZAP-70 或由分裂间期 FISH 确定的染色体异常，而是依赖于医生便于应用的临床信息。初治患者的列线图采用 6 项独立协变量，后者由多参数 Cox 比例风险分析 1981~2004 年间于 M.D. Anderson 就诊的 1674 例 CLL 初治患者的预后数据而确定（表 94-8）。发展后的列线图使患者每一独立协变量的最高分值得以合计（表 94-9）。继而于总分值

表 94-8 各风险组总生存率与相对死亡风险（1617 例患者）

风险分组	积分	患者数	5 年总生存率（标准误）	10 年总生存率（标准误）	相对风险	95%CI
低危	1~3	194	0.97（0.01）	0.80（0.05）	1.00	参考文献
中危	4~7	1236	0.80（0.01）	0.52（0.03）	3.89	2.42~6.26
高危	≥8	187	0.55（0.04）	0.26（0.06）	10.48	6.27~17.53

表 94-9 基于风险因素的预后指数

特征	分值分布			
	0	1	2	3
年龄（岁）	–	<50	50~65	>65
β_2 微球蛋白（mg/L）	< 正常上限	正常上限 1~2 倍	> 正常上限 2 倍	未知
淋巴细胞绝对计数（$\times 10^9$/L）	<20	20~50	>50	未知
性别	女性	男性	未知	未知
Rai 分期	0~Ⅱ	Ⅲ~Ⅳ	未知	未知
累及淋巴结组数	≤ 2	3	未知	未知

预后指数为 6 项特征分值之总和。低危指数 =1~3 分；中危指数 =4~7 分；高危指数≥8 分。β_2 微球蛋白单位转换 mg/L 乘以 85 为 nmol/L。

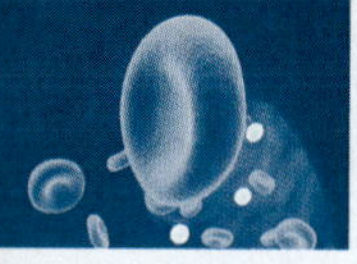

表上确定总积分，将患者分层为具有不同的中位生存期以及5年与10年生存率的低危、中危或高危亚组（表94-8）。每一协变量对总积分的贡献由大至小依次为年龄、血清β_2微球蛋白水平与淋巴细胞绝对计数，继而性别、Rai分期（Ⅲ期或Ⅳ期），以及存在3组可触及的肿大淋巴结。基于累积积分，患者可被分层入中位生存时间不同的低危、中危，或高危组别（图94-5）。

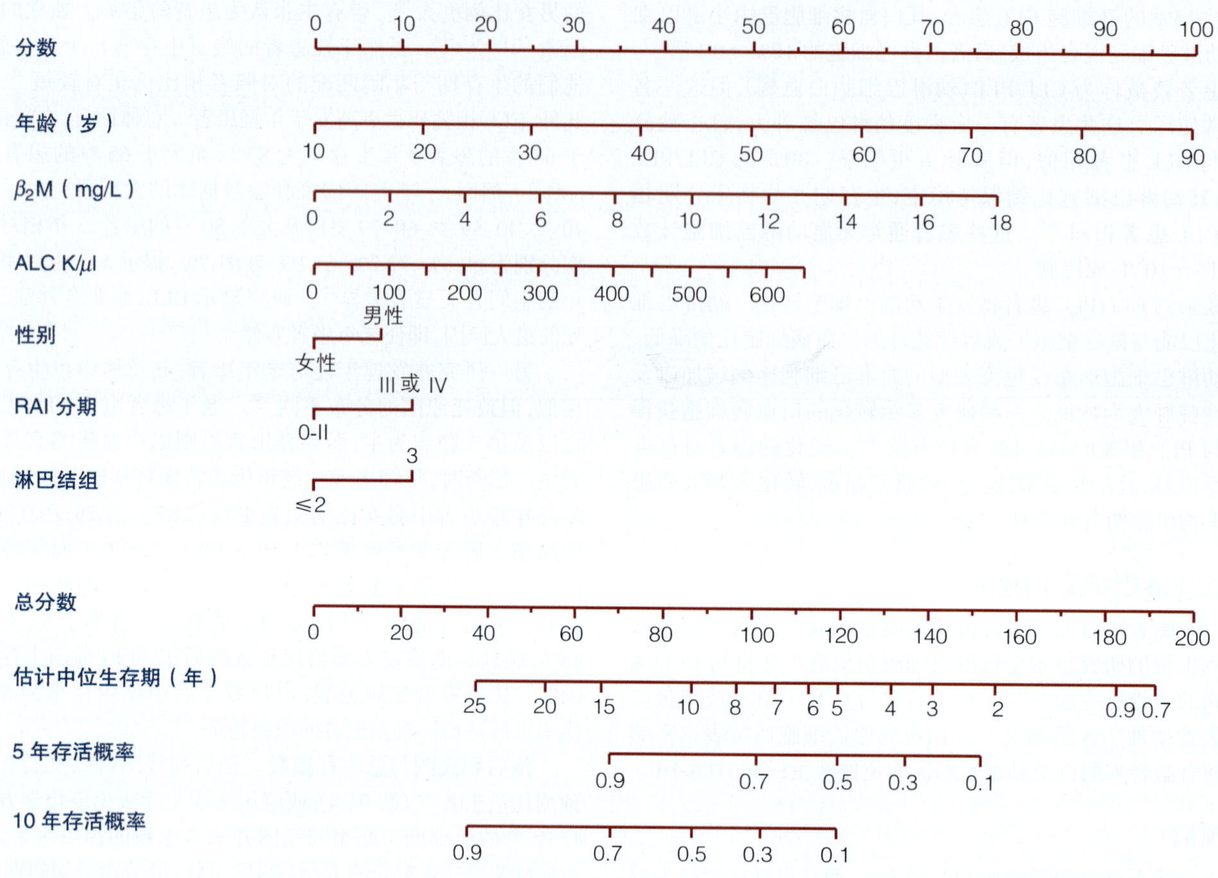

图94-4　初治CLL患者生存列线图。图顶部由每一协变量标尺确定的分值经相加而得总的预后积分，继而于总积分标尺（图底部）上确定预期中位生存时间（年）以及5年与10年生存率。

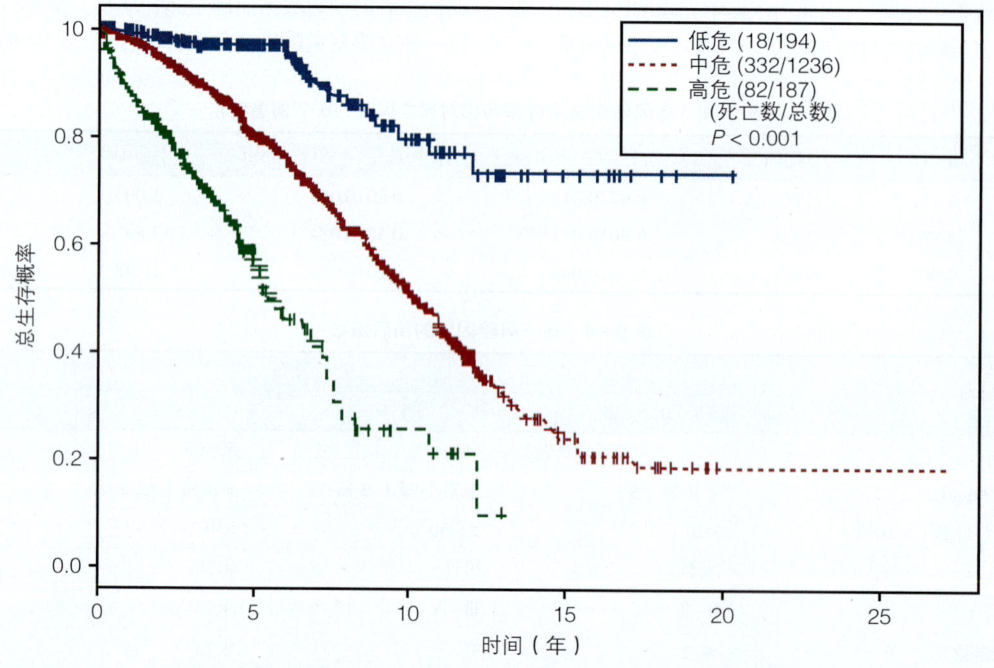

图94-5　预后指数分层患者Kaplan-Meier生存曲线（1617例患者）。

B 细胞幼淋巴细胞白血病

■ 历史与定义

B 细胞 PLL 为一种 CLL 临床与形态学的变异型，作为一种独立的疾病于 1973 年被首次描述[822]，它是一类亚急性淋巴细胞白血病，发病率约为 CLL 的 10%。PLL 的诊断要求至少 55% 的循环白血病淋巴细胞具有幼淋巴细胞的形态学特征[806]。这类细胞比静息淋巴细胞大，且具有核质比例高、缺乏颗粒的嗜碱性胞质、中度浓集的染色质以及单个突出的核仁等特征。这类患者中，80% 者其幼淋巴细胞为肿瘤性 B 细胞，而其余患者则起源于成熟 T 细胞[823,824]。

■ 病因与发病机制

病因尚未知。男女比例为 4∶1，提示男性对此病的发生更为易感。而且 B 细胞 PLL 亦可由 B 细胞 CLL 演变而来[807]。促使 CLL 发病或进展的因素亦可能在 B 细胞 PLL 中发挥作用。

细胞遗传学

许多患者的白血病细胞核型表现为 14q+ 异常[825]。12 号染色体三体是另一种常见畸形[826,827]。亦偶见 6 号染色体长臂缺失（6q-）以及影响 1 号与 12 号染色体的重排。一项研究于数例无关病例中观察到一种 t(6;12)(q15;p13) 的染色体异常，致使研究者推定该异常为一种特征性 PLL 亚型[809]。亦可检测到通常与儿童横纹肌肉瘤相关的 t(2;13)(q35;q14) 异位[828]。

经细胞遗传学与 FISH 检测确定，最常见的畸形为 13q14 缺失（46%）、12 号染色体三体（21%）以及 14q32 重排（21%）[829]。与多数 CLL 相反，B 细胞 PLL 好发 D13S25 位点 *RB1* 的缺失，提示 *RB1* 等位基因的缺失可能为部分 B 细胞 PLL 的发病因素[830]。受检病例中有 3/4 可检测到与 *TP53* 基因失活突变相关的 17p13.3 杂合性丢失[193,831,832]。与 B 细胞 CLL 相比，B 细胞 PLL 中 *P53* 突变明显高发，这可能是其对治疗相对耐受的原因。此外，部分 B 细胞 PLL 患者具有涉及 *C-MYC* 基因的 t(2:8) 异位，与 Burkitt 淋巴瘤所见相似（见第 104 章）[833]。这类突变可能是 PLL 的临床病程相对较 CLL 更具侵袭性的原因。

细胞发生

B 细胞 PLL 来源于发生免疫球蛋白基因重排的成熟 B 细胞（见第 77 章），这些细胞均有单克隆免疫球蛋白基因重排，且表达许多与 CLL 白血病细胞相同的 B 细胞表面抗原。许多病例中，疾病可由前期 CLL 演变而来。PLL B 细胞表达的免疫球蛋白具有自身抗体相关的交叉反应独特型，提示 PLL B 细胞与 CLL 的白血病细胞相似，偏重于应用免疫球蛋白可变区基因[834]。此外，PLL B 细胞还偏重于应用 IgHV-3 与 IgHV-4 基因家族，研究中多数患者应用的 IgHV 半数以上为 *IGHV3-23*、*IGHV4-59*、*IGHV4-34* 基因[835]。然而，序列分析表明至少半数患者的 PLL B 细胞表达非突变的可变区基因，而其余病例则表达突变的可变区基因[835,836]。这些体细胞突变的存在提示至少部分患者的 B 细胞 PLL 细胞可能来源于后生发中心 B 细胞（参见第 5 章与第 77 章）。无论突变状况如何，白血病 B 细胞 ZAP-70 表达范围为 1%~91%，57% 的患者表达水平≥20%[835]。

■ 临床特征

超过 50% 的患者确诊时大于 70 岁。表现的症状包括疲劳、乏力、消瘦，以及获得性出血倾向，或因脾肿大所致的伴有腹部不适的早期饱胀感。近 2/3 的患者有巨脾，肝脏亦可肿大，然而，患者可触及的淋巴结肿大通常极小。

罕见病例中，患者可出现白血病脑膜炎[837,838]、白血病胸腔积液[839]或恶性腹腔积液[840]。少数患者因白细胞极度增多，相关的白细胞淤滞而发生心肺并发症[841]。

■ 实验室特征

超过 3/4 的患者其血淋巴细胞计数大于 $100 \times 10^9/L$[332,339]。大于 55% 的外周血淋巴细胞具有幼淋巴细胞的形态学特征，即细胞较静息淋巴细胞更大且核仁突出（见图 94-1G）。

骨髓通常被肿瘤性的幼淋巴细胞弥漫浸润（见图 94-1H）。尸检发现，大多数其他器官亦可见幼淋巴细胞浸润[826]。初发时，患者一般具有正细胞正色素性贫血，血红蛋白小于 110g/L，和（或）血小板计数低于 $100 \times 10^9/L$。与 CLL 相似，患者通常有低丙种球蛋白血症[842]。然而，许多患者血清蛋白电泳示单克隆丙种球蛋白血症。

PLL B 细胞表达与 B 细胞 CLL 相似的 B 细胞分化抗原，但 CD5 的表达则多变[806]。即使由 $CD5^+$ CLL B 细胞演化而来的病例，其白血病细胞亦可低表达或不表达 CD5（见表 94-1）。而且，与 CLL B 细胞相反，PLL B 细胞通常表达极高水平的表面免疫球蛋白，往往为 IgM，伴或不伴有 IgD[843]，且与抗体 FMC 7 呈强反应。此外，PLL B 细胞通常表达高水平 CD22，且 CD23 常为阴性。最后，与 CLL B 细胞相反，PLL B 细胞一般为 SN8 强染，后者为针对 CD79b 的特异性单克隆抗体（参见第 15 章与第 77 章）[333,334]。

■ 治疗、病程与预后

初发时，患者通常处于疾病进展期而需要治疗，多数患者呈明显脾肿大、高白细胞症，以及诊断后不久疾病迅速进展。然而，部分患者可呈更为惰性的病程[844]。同样地，治疗指征与 CLL 患者相似，这些指征包括疾病相关症状、有症状的脾肿大、进行性骨髓衰竭，或外周血淋巴细胞计数大于 $200 \times 10^9/L$。

PLL 患者的治疗与 CLL 治疗相似，常用 CLL 治疗时相同的烷化剂。然而，苯丁酸氮芥或环磷酰胺联合泼尼松和（或）长春新碱，反应率一般小于 20%[806]。大剂量糖皮质激素治疗 B 细胞 PLL 患者，疗效低于 CLL[608]。应用类似于治疗高度恶性淋巴瘤的强化联合化疗方案（参见第 100 章）如 CHOP 方案治疗 PLL 患者，部分与完全反应率近 50%。不幸的是，反应持续时间相对较短。虽然偶有患者可对挽救方案有反应[845,846]，但长期生存一般较差。利妥昔单抗治疗 PLL 很有前景[847]。

脱氧腺苷类似物治疗 PLL 有效。克拉屈滨 0.1mg/(kg·d)，连续输注应用 7 天，每 28~35 天为 1 个疗程治疗原发 B 细胞 PLL，完全与部分缓解率约为 50%[848-850]。相同地，应用氟达拉滨 $30mg/(m^2 \cdot d)$，输注大于 30 分钟，连用 5 天，每 4 周为 1 个疗程，完全与部分缓解率近 40%[851]。另一项研究显示，患者对氟达拉滨的反应率与 CLL 相似[852]。对氟达拉滨的快速反应可能因肿瘤溶解综合征而显得复杂[853,854]。喷司他丁亦有效，但弱于氟达拉滨。20 例 B 细胞 PLL 患者静脉用喷司他丁(2'-脱氧柯福霉素)4mg/m^2，每周 1 次，连用 3 周，继而隔周应用 3 次。该方案主要的血液学毒性为血小板减少。尽管 45% 的患者达部分缓解，但无患者达完全反应。中位缓解期为 9 个月。B 细胞 PLL 患者反应率与缓解期(12 个月)均高于 T 细胞来源的 PLL[855]。然而，喷司他丁治疗 T 细胞 PLL 亦部分有效[856]。

脾切除可改善症状，但仅为暂时性[665]。曾主张脾照射，脾床 1000~1600Gy，作为治疗 PLL 的主要方法[857,858]，尤其适用于考虑不适宜化疗和(或)脾切除的有症状患者[859]。

病例报道显示干扰素-α 治疗 PLL 可有效降低血细胞[860-862]。一例病例报道脾照射后应用干扰素-α 完全反应后达 5 年生存[863]。然而，干扰素-α 的疗效一般低于化疗。自发性缓解极为罕见[864]。

T 细胞幼淋巴细胞白血病

■ 历史与定义

1989 年，法-美-英(FAB)协作组将 T 细胞白血病分为五组，命名为：T 细胞 CLL；T-细胞 PLL；人类 T 淋巴细胞病毒Ⅰ型-阳性(HTLV-Ⅰ$^+$)；成人 T 细胞白血病/淋巴瘤；Sézary 综合征[865]。自从定义一类新的疾病，命名为大颗粒淋巴细胞白血病(参见第 96 章)以来，T 细胞 CLL 是否还作为一种独立的疾病存在成为争论的议题[866-869]。因此世界卫生组织任命一组专家起草新的血液系统恶性疾病分类[870]。1997 年 11 月的一次会议中，专家组提出外周 T 细胞恶性肿瘤这一分类，很大程度上是基于 REAL 分类(参见第 92 章)[871]。然而，因其侵袭性的临床行为，尽管在形态上有着细微的差异，T 细胞 CLL 仍被重新分入 T 细胞 PLL 的标题之下[872]。即使二者叠加，亦仅占所有慢性淋巴细胞白血病的 5% 以下。

■ 病因与发病机制

病因尚未确定。男女比例为 3∶2，提示男性对此病的发生更为易感。相对于 CLL 在日本较低的发病率，日本南部群岛 T 细胞 PLL 的发病率为西方国家的 5~6 倍[41]。

曾推测 HTLV-Ⅰ感染在至少部分 T 细胞 PLL 的发病中起作用，T 细胞 PLL 患者的白血病细胞中可发现 HTLV-Ⅰ迹象，提示一种因果关系[873]。然而，另一项研究包含来自同一 HTLV-Ⅰ非流行地区的 36 例 T 细胞 PLL 患者，未显示白血病细胞中存在任何 HTLV-Ⅰ或人类 T 淋巴细胞病毒Ⅱ型(HTLV-Ⅱ)DNA 或转录本的证据[874]。HTLV-Ⅰ感染高发地区 HTLV-Ⅰ与 T 细胞 PLL 细胞的关联可能为一种巧合。或者，可能有多种机制参与白血病发病，在感染流行地区则部分涉及 HTLV-Ⅰ[873]。

与该假设相一致，T 细胞 PLL 的细胞遗传学特征依患者人群而不同。在美国与欧洲，inv(14q)、del(11q)、涉及 11q23 的异位、i(8q)、8q 三体，以及 Xq28 重排为 T 细胞 PLL 中最常见的非随机染色体异常[875-878]。此外，12 号染色体(12p)和(或)5 号染色体短臂(5p)的异常与 13q14.3 缺失常见[878-880]。相比之下，日本 T 细胞 PLL 患者中 14 号与 8 号染色体异常少见[881]，提示 T 细胞 PLL 为一种异质性疾病。

遗传学

有研究应用比较基因组杂交技术检测欧洲 T 细胞 PLL 患者中的染色体不平衡，发现最常见的高含量染色体区域为 8q(75%)、5p(62%)、14q(37%)，以及 6p 与 21(均为 25%)[878]。另一方面，最常见的低含量染色体区域为 8p 与 11q(75%)、13q(37%)以及 6q、7q、16q、17p 与 17q(25%)。较少见的细胞遗传学重排则有 der(6)t(X;6)、(p14;q25)、der(13)t(13;14)(q22;q11)、t(5;13)(q34;p11)、r(17)(p13q21)与 t(17;20)(q21;q13)[882]。

5 号、6 号、8 号、11 号、13 号、14 号、17 号和(或)21 号染色体的异常明显聚类至不连续的区域，此类区域可能含有白血病形成或进展过程中发生丢失或扩增的基因。例如，8 号染色体短臂(8p)遗传物质的丢失明显聚类至两处区域。第一个区域为 YAC 899e2 的端粒端，含有成纤维细胞生长因子受体-1 基因(*FGFR1*)，且聚类于 YAC 807a2 的 1.5 百万个碱基之内。第二个区域为伴有断裂点的 YAC 806e9 任意一侧着丝粒端，两端分别为远侧的 YAC 940f10 与近侧的 YAC 910d7，后者含 *MOZ* 基因[876]。此外，13 号染色体长臂(13q)的丢失最常涉及 13q14.3 处 D13S25 的缺失[880]。17 号染色体短臂(17p)的丢失通常涉及 17p13.1，致 *TP53* 抑癌基因缺失[883]。11 号与 14 号染色体上的区域分别涉及位于 11q22.3-23，1 与 14q32.1 上的基因，多数 T 细胞 PLL 病例可有此改变，讨论见下述 *ATM* 基因[783]、T 细胞白血病 1(*TCL1*)与相关基因[884,885]段落。

共济失调-毛细血管扩张突变[783]基因　共济失调-毛细血管扩张症患者发生 T 细胞 PLL 的风险较高。共济失调-毛细血管扩张症是一种常染色体隐性遗传病，特征为小脑共济失调、眼睑毛细血管扩张、免疫缺陷、基因组不稳定以及恶性肿瘤，尤其是 T 细胞恶性肿瘤倾向。其责任基因称为共济失调-毛细血管扩张突变基因[783]，定位于染色体区域 11q22.3-23.1，长 150kb，含 66 个外显子，编码一种约 350kDa 的核磷酸蛋白[174]。共济失调-毛细血管扩张症患者发生 T 细胞克隆性扩张，常进展为 T 细胞 PLL，提示 *ATM* 为致病因素。此外，*ATM* 的失活突变亦见于不伴共济失调-毛细血管扩张患者 T 细胞 PLL 细胞的等位基因[886-888]。而且，*ATM* 突变显示与 T 细胞 PLL 相关，而其他 T 细胞恶性肿瘤如 T 细胞急性淋巴细胞白血病则少见[889]。这些发现提示 *ATM* 在 T 细胞 PLL 中起抑癌基因的作用。

T 细胞白血病 1 与相关基因　对 T 细胞 PLL 中 t(X;14)(q28;q11)染色体重排的研究显示两种基因，命名为 *MTCP1* 或 *TCL1*，为该病的致病因素[875,890-892]。此类基因编码两种同源蛋白，命名为 p13(MTCP1)与 p14(TCL1)，其三维结构高度相似[893]，于 T 细胞 PLL 中常失调控。另外，与演化自共济失调-毛细血管扩张症患者的 T 细胞 PLL 相似，克隆性 T 细胞扩增亦具有 p13(MTCP1)与 p14(TCL1)基因的异常表达和(或)涉及分别坐落有 *TCL1* 与 *MTCP1* 基因的 14q32.1 或 Xq28 区域的异位[894]。CD2 调控元件控制下的 *MTCP1* 转基因鼠可自发形成与 T 细胞 PLL 有许多共同特征的 T 细胞白血病[895]。相同地，T 细胞特异性启动子转录控制下的 *TCL1* 转基因鼠则形成组织学、生物学与 T 细胞 PLL 极为相似的 T 细胞白血病[124]。此类基因编码的蛋白可能在该病的发病机制中起重要作用。

■ 临床特征

初发症状包括疲乏、虚弱、消瘦，以及脾肿大所致伴腹部不适的早期饱胀感[866,869,896]。初发时，患者通常外周血淋巴细胞计数大于 10×10^9/L、有骨髓浸润与脾肿大。相比于 B 细胞 PLL，T 细胞 PLL 常见淋巴结肿大。

约 1/3 的患者通常于诊断时即有躯干、上肢与面部的皮肤累及[897]。皮肤表现包括弥漫浸润的红斑；面部与耳部的局限性浸润；囊肿以及红皮病，形成一种无鳞、丘状、无痒感皮疹。部分病例表现为类似蜂窝织炎的皮肤浸润，对抗生素治疗耐受[898]。偶有患者可主要表现为眼部症状，如全葡萄膜炎[899]。

■ 实验室特征

红皮病皮肤缺损行活检通常示血管周围或附件周围皮肤淋巴细胞浸润，该细胞具有幼淋巴细胞的形态[897]。

骨髓往往可见肿瘤 T 细胞浸润，常为间隙性模式，呈不同程度累及。

白血病细胞表达 T 细胞分化抗原 CD2、CD3、CD5 与 CD7，但不表达 CD1、HLA-DR 或末端转移酶，反映为一种成熟 T 细胞表型(参见第 76 章与第 78 章)。大于 75% 的患者，其白血病细胞具有辅助 T 细胞表型，表达 CD4 而非 CD8[900]。约 15% 的病例，其白血病细胞表达 CD8 而非 CD4[866,872,901]。小于 10% 的患者，其白血病 T 细胞同时表达 CD4 与 CD8[902]，为一种欠成熟表型，提示其来源于更为原始的 T 细胞(见第 5 章与第 76 章)。白血病细胞基因组 DNA 中可检测到编码 T 细胞受体 α 与 β 链基因的单克隆基因重排(见第 78 章)。

■ 鉴别诊断

应用免疫表型分析即可区分 T 细胞 PLL 与 B 细胞白血病所致的淋巴细胞增多。细胞表达 CD4 或 CD8 任一标志物；约 25% 的患者共表达 CD4 与 CD8，此为该肿瘤的一项突出特征。CD2、CD3、CD7 与 CD52 通常亦高表达。这与 B 细胞白血病的细胞表面抗原显著不同(见表 94-2)。

多克隆 T 淋巴细胞增多症

T 细胞 PLL 应与其他表现为 T 淋巴细胞增多的淋巴细胞增殖性疾病相鉴别，如感染性单核细胞增多症时可见的反应性 T 淋巴细胞增多(参见第 84 章)。因多克隆 T 细胞扩增所致的淋巴细胞增多症通常既含有 $CD4^+/CD8^-$ T 细胞，亦含有 $CD4^-/CD8^+$ T 细胞，且缺乏克隆性 T 细胞受体基因重排(参见第 78 章)。Southern 分析检测 T 细胞受体基因重排或评估 T 细胞受体可变区基因表达有助于鉴别 T 细胞 PLL 与多克隆 T 淋巴细胞增多症。

大颗粒淋巴细胞白血病

该病的白血病细胞具有独特的大颗粒淋巴细胞的形态学特征(参见第 96 章)，此类细胞胞质丰富，含有许多嗜苯胺蓝颗粒，定义为两种主要亚型。在更常见亚型中，白血病细胞源自 T 细胞系，且通常表达 CD3 表面抗原。此病以前称为 T γ-CLL。另一亚型的白血病细胞则源自自然杀伤细胞，不表达 CD3。此类疾病的讨论见第 96 章与第 106 章。

成人 T 细胞白血病 / 淋巴瘤

成人 T 细胞白血病 / 淋巴瘤流行于日本西南部及加勒比地区，多数患者有淋巴结肿大、高钙血症，以及外周血高白细胞计数。常见皮肤累及、溶解性骨损伤与脾肿大。白血病细胞具有多叶核或扭曲核。经 HTLV-Ⅰ抗体证实可确诊。

蕈样肉芽肿与 Sézary 综合征

皮肤 T 细胞淋巴瘤(Sézary 综合征与蕈样肉芽肿)具有 $CD4^+$ 辅助 T 细胞表型，常累及血液。该病讨论见第 105 章。

Sézary 细胞白血病为一种伴有特征性脑回状核的成熟 T 细胞白血病，而 Sézary 综合征则涉及一种伴有类似核形态的成熟 T 细胞淋巴瘤。然而，T 细胞 PLL 与 Sézary 细胞白血病之间的鉴别并不简单，二者的白血病细胞可有相似的免疫表型与细胞遗传学异常[903]。此外，二者临床表现与整体临床病程亦相似。因此部分研究者认为 Sézary 细胞白血病为 T 细胞 PLL 的一种变异型[903,904]。

T 细胞 CLL

白血病细胞形态为鉴别 T 细胞 CLL 与 T 细胞 PLL 的主要特征[869]。然而，由于 T 细胞 CLL 与 T 细胞 PLL 具有许多共同的临床与实验室特征，目前认为将 T 细胞 CLL 作为一种独立的疾病不具临床价值。相反，应更加注意鉴别常见的 $CD4^+/CD8^-$ 表型 T 细胞 PLL 与独特的 $CD4^-/CD8^+$ 表型 T 细胞 PLL/T 细胞 CLL，后者通常缺乏幼淋巴细胞的形态学特征，且具有较典型 T 细胞 PLL 更为侵袭的临床病程[872,901]。

■ 治疗

该病呈侵袭性，且通常对传统烷化剂化疗耐受，中位生存期约 7.5 个月[866]。

应用脱氧腺苷类似物治疗反应率高，但是否对生存有益尚无定论。两例报道阐述克拉屈滨治疗 T 细胞 PLL[905,906]。喷司他丁静脉用 $4mg/m^2$，初始 4 周每周 1 次，继而每 2 周 1 次，直至达最大反应，约半数 T 细胞 PLL 患者治疗有效，达完全或部分反应[856]。

皮肤广泛累及的患者应用治疗蕈样肉芽肿的常用方案可能有效，如局部应用糖皮质激素、氮芥、卡莫司汀、紫外线 B、补骨脂素、长波紫外线光化学疗法或全皮肤电子束治疗[907]。此类治疗讨论见第 105 章。然而，T 细胞 PLL 患者有必要进行全身治疗，且通常避免应用局部治疗。

阿仑单抗与表达于 T 细胞 PLL 细胞的 CD52 抗原结合[908]。临床研究发现阿仑单抗用于强化疗后复发 / 难治的 T 细胞 PLL 患者，大于 2/3 的患者有反应[909]。阿仑单抗在清除外周血及骨髓恶性淋巴细胞方面尤其有效，部分病例经治疗可致白血病 T 细胞群 CD52 表达消失[910]。主要的毒副作用与免疫抑制相关，致使机会感染与病毒再活化的易感性增加。可通过严密监测以及应用预防性抗菌治疗减少副作用[911]。

T 细胞 PLL 患者应用大剂量放化疗以及 HLA 相合的同胞供体异基因干细胞移植已获成功[912,913]。

■ 病程与预后

一项大样本研究显示，PLL 患者中位生存期为 3 年，而

CLL 患者为 8 年[808]。但 T 细胞 PLL 患者的预后较 B 细胞 PLL 患者更差，中位生存期仅 7 个月[824,914-916]。然而，部分病例可能初发呈惰性病程，中度水平白细胞增高且保持稳定[917]。此外，尚不确定单克隆抗体治疗以及其他新疗法的出现是否会影响患者的生存期。

翻译：朱坚轶，王　婷

校对：陈芳源

参考文献

1. Velpeau A: Sur la resorption du pusuaet sur l'alteration du sang dans les maladies clinique de persection nenemant. Premier observation. *Rev Med* 2:216, 1827.
2. Fuller H: Particulars of a case in which enormous enlargment of the spleen and liver, together with dilation of all the blood vessels of the body, were found coincident with a peculiarly altered condition of the blood. *Lancet* 2:43, 1846.
3. Virchow R: Weisses Blut. *Froriep's Notizen* 36:151, 1845.
4. Virchow R: Weisses Blut und Milztumoren. I. *Med Z* 15:157, 1846.
5. Virchow R: Weisses Blut und Milztumoren. II. *Med Z* 16:9, 1847.
6. Kundrat H: Über Lympho-Sarkomatosis. *Wien Med Wochenschr* 6:211, 1893.
7. Ehrlich P: *Farbenanalytische Untersuchungen zur Histologie und Klinik des Blutes.* Hirschwald, Berlin, 1891.
8. Türk W: Ein System der Lymphomatosen. *Wien Klin Wochenschr* 16:1073, 1903.
9. Minot GR, Isaacs R: Lymphatic leukemia; age incidence, duration and benefit derived from irradiation. *Boston Med Surg* 191:1, 1924.
10. Reinhard EH, Neely CL, Samples DM: Radioactive phosphorus in the treatment of chronic leukemias: Long term results over a period of 15 years. *Ann Intern Med* 50:942, 1959.
11. Tivey H: The prognosis for survival in chronic granulocytic and lymphocytic leukemia. *AJR Am J Roentgenol* 72:68, 1954.
12. Galton DAG, Isreals LG, Nabarro JDN, et al: Clinical trials of p(di-2-chloroethylamino)-phenybutyric acid (CD 1348) in malignant lymphoma. *Br Med J* 2:1172, 1955.
13. Shaw RK, Boggs DR, Silberman HR, et al: A study of prednisone therapy in chronic lymphocytic leukemia. *Blood* 17:182, 1961.
14. Dameshek W: Chronic lymphocytic leukemia—An accumulative disease of immunolgically incompetent lymphocytes. *Blood* 29:Suppl:566, 1967.
15. Rubin AD, Schultz E: Surface immunoglobulins on lymphocytes in leukemia. *N Engl J Med* 287:989, 1972.
16. Fialkow PJ, Najfeld V, Reddy AL, et al: Chronic lymphocytic leukaemia: Clonal origin in a committed B-lymphocyte progenitor. *Lancet* 2:444, 1978.
17. Preud'homme JL, Seligmann M: Surface bound immunoglobulins as a cell marker in human lymphoproliferative diseases. *Blood* 40:777, 1972.
18. Salsano F, Froland SS, Natvig JB, Michaelsen TE: Same idiotype of B-lymphocyte membrane IgD and IgM. Formal evidence for monoclonality of chronic lymphocytic leukemia cells. *Scand J Immunol* 3:841, 1974.
19. Fu SM, Winchester RJ, Feizi T, et al: Idiotypic specificity of surface immunoglobulin and the maturation of leukemic bone-marrow-derived lymphocytes. *Proc Natl Acad Sci U S A* 71:4487, 1974.
20. Schroer KR, Briles DE, Van Boxel JA, Davie JM: Idiotypic uniformity of cell surface immunoglobulin in chronic lymphocytic leukemia. Evidence for monoclonal proliferation. *J Exp Med* 140:1416, 1974.
21. Rai KR, Sawitsky A, Cronkite EP, et al: Clinical staging of chronic lymphocytic leukemia. *Blood* 46:219, 1975.
22. Hamblin TJ, Davis Z, Gardiner A, et al: Unmutated Ig V(H) genes are associated with a more aggressive form of chronic lymphocytic leukemia. *Blood* 94:1848, 1999.
23. Damle RN, Wasil T, Fais F, et al: Ig V gene mutation status and CD38 expression as novel prognostic indicators in chronic lymphocytic leukemia. *Blood* 94:1840, 1999.
24. Rosenwald A, Alizadeh AA, Widhopf G, et al: Relation of gene expression phenotype to immunoglobulin mutation genotype in B cell chronic lymphocytic leukemia. *J Exp Med* 194:1639, 2001.
25. Klein U, Tu Y, Stolovitzky GA, et al: Gene expression profiling of B cell chronic lymphocytic leukemia reveals a homogeneous phenotype related to memory B cells. *J Exp Med* 194:1625, 2001.
26. Redaelli A, Laskin BL, Stephens JM, et al: The clinical and epidemiological burden of chronic lymphocytic leukaemia. *Eur J Cancer Care* 13:279, 2004.
27. StatBite: Estimated new cases for the four major leukemias, 2008. *J Natl Cancer Inst* 101:371, 2009.
28. Diehl LF, Karnell LH, Menck HR: The American College of Surgeons Commission on Cancer and the American Cancer Society. The National Cancer Data Base report on age, gender, treatment, and outcomes of patients with chronic lymphocytic leukemia. *Cancer* 86:2684, 1999.
29. Cartwright RA, Gurney KA, Moorman AV: Sex ratios and the risks of haematological malignancies. *Br J Haematol* 118:1071, 2002.
30. Dores GM, Anderson WF, Curtis RE, et al: Chronic lymphocytic leukaemia and small lymphocytic lymphoma: Overview of the descriptive epidemiology. *Br J Haematol* 139:809, 2007.
31. Adami HO, Tsaih S, Lambe M, et al: Pregnancy and risk of non-Hodgkin's lymphoma: A prospective study. *Int J Cancer* 70:155, 1997.
32. Lee JS, Dixon DO, Kantarjian HM, et al: Prognosis of chronic lymphocytic leukemia: A multivariate regression analysis of 325 untreated patients. *Blood* 69:929, 1987.
33. Catovsky D, Fooks J, Richards S: Prognostic factors in chronic lymphocytic leukaemia: The importance of age, sex and response to treatment in survival. A report from the MRC CLL 1 trial. MRC Working Party on Leukaemia in Adults. *Br J Haematol* 72:141, 1989.
34. Montserrat E, Gomis F, Vallespi T, et al: Presenting features and prognosis of chronic lymphocytic leukemia in younger adults [see comments]. *Blood* 78:1545, 1991.
35. Molica S: Sex differences in incidence and outcome of chronic lymphocytic leukemia patients. *Leuk Lymphoma* 47:1477, 2006.
36. Cerhan JR, Vachon CM, Habermann TM, et al: Hormone replacement therapy and risk of non-Hodgkin lymphoma and chronic lymphocytic leukemia. *Cancer Epidemiol Biomarkers Prev* 11:1466, 2002.
37. Ahn YO, Koo HH, Park BJ, et al: Incidence estimation of leukemia among Koreans. *J Korean Med Sci* 6:299, 1991.
38. Haenszel W, Kurihara M: Studies of Japanese migrants. I. Mortality from cancer and other diseases among Japanese in the United States. *J Natl Cancer Inst* 40:43, 1968.
39. Nishiyama H, Mokuno J, Inoue T: Relative frequency and mortality rate of various types of leukemia in Japan. *Gann* 60:71, 1969.
40. Zheng W, Linet MS, Shu XO, et al: Prior medical conditions and the risk of adult leukemia in Shanghai, People's Republic of China. *Cancer Causes Control* 4:361, 1993.
41. Tamura K, Sawada H, Izumi Y, et al: Chronic lymphocytic leukemia (CLL) is rare, but the proportion of T-CLL is high in Japan. *Eur J Haematol* 67:152, 2001.
42. Yanagihara ET, Blaisdell RK, Hayashi T, Lukes RJ: Malignant lymphoma in Hawaii-Japanese: A retrospective morphologic survey. *Hematol Oncol* 7:219, 1989.
43. Bartal A, Bentwich Z, Manny N, Izak G: Ethnical and clinical aspects of chronic lymphocytic leukemia in Israel: A survey on 288 patients. *Acta Haematol* 60:161, 1978.
44. Waterhouse D, Carman WJ, Schottenfeld D, et al: Cancer incidence in the rural community of Tecumseh, Michigan: A pattern of increased lymphopoietic neoplasms. *Cancer* 77:763, 1996.
45. Floderus B, Persson T, Stenlund C, et al: Occupational exposure to electromagnetic fields in relation to leukemia and brain tumors: A case-control study in Sweden. *Cancer Causes Control* 4:465, 1993.
46. Stone R: Polarized debate: EMFs and cancer [news]. *Science* 258:1724, 1992.
47. Feychting M, Forssen U, Floderus B: Occupational and residential magnetic field exposure and leukemia and central nervous system tumors. *Epidemiology* 8:384, 1997.
48. Marwick C: Link found between Agent Orange and chronic lymphocytic leukaemia. *BMJ* 326:242, 2003.
49. Zahm SH, Weisenburger DD, Babbitt PA, et al: Use of hair coloring products and the risk of lymphoma, multiple myeloma, and chronic lymphocytic leukemia [see comments]. *Am J Public Health* 82:990, 1992.
50. Inskip PD, Kleinerman RA, Stovall M, et al: Leukemia, lymphoma, and multiple myeloma after pelvic radiotherapy for benign disease. *Radiat Res* 135:108, 1993.
51. Rushton L, Romaniuk H: A case-control study to investigate the risk of leukaemia associated with exposure to benzene in petroleum marketing and distribution workers in the United Kingdom. *Occup Environ Med* 54:152, 1997.
52. Adami J, Gridley G, Nyren O, et al: Sunlight and non-Hodgkin's lymphoma: A population-based cohort study in Sweden. *Int J Cancer* 80:641, 1999.
53. Preston DL, Kusumi S, Tomonaga M, et al: Cancer incidence in atomic bomb survivors. Part III. Leukemia, lymphoma and multiple myeloma, 1950–1987. *Radiat Res* 137:S68, 1994.
54. Cronkite EP: An historical account of clinical investigations on chronic lymphocytic leukemia in the Medical Research Center, Brookhaven National Laboratory. *Blood Cells* 12:285, 1987.
55. Neugut AI, Ahsan H, Robinson E, Ennis RD: Bladder carcinoma and other second malignancies after radiotherapy for prostate carcinoma. *Cancer* 79:1600, 1997.
56. Richardson DB, Wing S, Schroeder J, et al: Ionizing radiation and chronic lymphocytic leukemia. *Environ Health Perspect* 113:1, 2005.
57. Abramenko I, Bilous N, Chumak A, et al: Chronic lymphocytic leukemia patients exposed to ionizing radiation due to the Chernobyl NPP accident—With focus on immunoglobulin heavy chain gene analysis. *Leuk Res* 32:535, 2008.
58. Vrijheid M, Cardis E, Ashmore P, et al: Ionizing radiation and risk of chronic lymphocytic leukemia in the 15-country study of nuclear industry workers. *Radiat Res* 170:661, 2008.
59. Hamblin TJ: Have we been wrong about ionizing radiation and chronic lymphocytic leukemia? *Leuk Res* 32:523, 2008.
60. La Civita L, Zignego AL, Monti M, et al: Type C hepatitis and chronic lymphocytic leukaemia. *Eur J Cancer* 32A:1819, 1996.
61. Bianco E, Marcucci F, Mele A, et al: Prevalence of hepatitis C virus infection in lymphoproliferative diseases other than B-cell non-Hodgkin's lymphoma, and in myeloproliferative diseases: An Italian Multi-Center case-control study. *Haematologica* 89:70, 2004.
62. Molica S, Mirabelli R, Misuraca D: Characteristics and outcome of B-cell chronic lymphocytic leukemia in hepatitis C virus-positive patients. *Leuk Lymphoma* 47:2421, 2006.
63. McColl MD, Singer IO, Tait RC, et al: The role of hepatitis C virus in the aetiology of non-Hodgkins lymphoma—A regional association? *Leuk Lymphoma* 26:127, 1997.
64. Luppi M, Grazia Ferrari M, Bonaccorsi G, et al: Hepatitis C virus infection in subsets of neoplastic lymphoproliferations not associated with cryoglobulinemia. *Leukemia* 10:351, 1996.
65. Avila-Carino J, Lewin N, Tomita Y, et al: B-CLL cells with unusual properties. *Int J Cancer* 70:1, 1997.
66. Gunz FW: The epidemiology and genetics of the chronic leukaemias. *Clin Haematol* 6:3, 1977.
67. Conley CL, Misiti J, Laster AJ: Genetic factors predisposing to chronic lymphocytic leukemia and to autoimmune disease. *Medicine (Baltimore)* 59:323, 1980.
68. Linet MS, Van Natta ML, Brookmeyer R, et al: Familial cancer history and chronic

lymphocytic leukemia. A case-control study. *Am J Epidemiol* 130:655, 1989.
69. Cuttner J: Increased incidence of hematologic malignancies in first-degree relatives of patients with chronic lymphocytic leukemia. *Cancer Invest* 10:103, 1992.
70. Shah AR, Maeda K, Deegan MJ, et al: A clinicopathologic study of familial chronic lymphocytic leukemia. *Am J Clin Pathol* 97:184, 1992.
71. Yuille MR, Houlston RS, Catovsky D: Anticipation in familial chronic lymphocytic leukaemia. *Leukemia* 12:1696, 1998.
72. Goldin LR, Slager SL: Familial CLL: Genes and environment. *Hematology Am Soc Hematol Educ Program* 339, 2007.
73. Yuille MR, Matutes E, Marossy A, et al: Familial chronic lymphocytic leukaemia: A survey and review of published studies. *Br J Haematol* 109:794, 2000.
74. Rawstron A, Hillmen P, Houlston R: Clonal lymphocytes in persons without known chronic lymphocytic leukemia (CLL): Implications of recent findings in family members of CLL patients. *Semin Hematol* 41:192, 2004.
75. Kristinsson SY, Bjorkholm M, Goldin LR, et al: Risk of lymphoproliferative disorders among first-degree relatives of lymphoplasmacytic lymphoma/Waldenstrom macroglobulinemia patients: A population-based study in Sweden. *Blood* 112:3052, 2008.
76. Shen A, Humphries C, Tucker P, Blattner F: Human heavy-chain variable region gene family nonrandomly rearranged in familial chronic lymphocytic leukemia. *Proc Natl Acad Sci U S A* 84:8563, 1987.
77. Brok-Simoni F, Rechavi G, Katzir N, Ben-Bassat I: Chronic lymphocytic leukaemia in twin sisters: Monozygous but not identical [letter]. *Lancet* 1:329, 1987.
78. Perez-Chacon G, Contreras-Martin B, Cuni S, et al: Polymorphism in the CD5 gene promoter in B-cell chronic lymphocytic leukemia and mantle cell lymphoma. *Am J Clin Pathol* 123:646, 2005.
79. Aydin S, Rossi D, Bergui L, et al: CD38 gene polymorphism and chronic lymphocytic leukemia: A role in transformation to Richter syndrome? *Blood* 111:5646, 2008.
80. Jamroziak K, Szemraj Z, Grzybowska-Izydorczyk O, et al: CD38 gene polymorphisms contribute to genetic susceptibility to B-cell chronic lymphocytic leukemia: Evidence from two case-control studies in Polish Caucasians. *Cancer Epidemiol Biomarkers Prev* 18:945, 2009.
81. Jevtovic-Stoimenov T, Kocic G, Pavlovic D, et al: Polymorphisms of tumor-necrosis factor-alpha – 308 and lymphotoxin-alpha + 250: Possible modulation of susceptibility to apoptosis in chronic lymphocytic leukemia and non-Hodgkin lymphoma mononuclear cells. *Leuk Lymphoma* 49:2163, 2008.
82. Ng D, Toure O, Wei MH, et al: Identification of a novel chromosome region, 13q21.33-q22.2, for susceptibility genes in familial chronic lymphocytic leukemia. *Blood* 109:916, 2007.
83. Jones HP, Whittaker JA: Chronic lymphatic leukaemia: An investigation of HLA antigen frequencies and white cell differential counts in patients, relatives and controls. *Leuk Res* 15:543, 1991.
84. Montes-Ares O, Moya-Quiles MR, Montes-Casado M, et al: Human leucocyte antigen-C in B chronic lymphocytic leukaemia. *Br J Haematol* 135:517, 2006.
85. Sellick GS, Goldin LR, Wild RW, et al: A high-density SNP genome-wide linkage search of 206 families identifies susceptibility loci for chronic lymphocytic leukemia. *Blood* 110:3326, 2007.
86. Di Bernardo MC, Crowther-Swanepoel D, Broderick P, et al: A genome-wide association study identifies six susceptibility loci for chronic lymphocytic leukemia. *Nat Genet* 40:1204, 2008.
87. Enjuanes A, Benavente Y, Bosch F, et al: Genetic variants in apoptosis and immunoregulation-related genes are associated with risk of chronic lymphocytic leukemia. *Cancer Res* 68:10178, 2008.
88. Marti GE, Faguet G, Bertin P, et al: CD20 and CD5 expression in B-chronic lymphocytic leukemia. *Ann N Y Acad Sci* 651:480, 1992.
89. Almasri NM, Duque RE, Iturraspe J, et al: Reduced expression of CD20 antigen as a characteristic marker for chronic lymphocytic leukemia. *Am J Hematol* 40:259, 1992.
90. Ranheim EA, Cantwell MJ, Kipps TJ: Expression of CD27 and its ligand, CD70, on chronic lymphocytic leukemia B cells. *Blood* 85:3556, 1995.
91. Weller S, Braun MC, Tan BK, et al: Human blood IgM "memory" B cells are circulating splenic marginal zone B cells harboring a prediversified immunoglobulin repertoire. *Blood* 104:3647, 2004.
92. Klein U, Dalla-Favera R: New insights into the phenotype and cell derivation of B cell chronic lymphocytic leukemia. *Curr Top Microbiol Immunol* 294:31, 2005.
93. Widhopf GF 2nd, Brinson DC, Kipps TJ, Tighe H: Transgenic expression of a human polyreactive Ig expressed in chronic lymphocytic leukemia generates memory-type B cells that respond to nonspecific immune activation. *J Immunol* 172:2092, 2004.
94. Ghia P, Caligaris-Cappio F: The origin of B-cell chronic lymphocytic leukemia. *Semin Oncol* 33:150, 2006.
95. Kipps TJ, Robbins BA, Tefferi A, et al: CD5-positive B-cell malignancies frequently express cross-reactive idiotypes associated with IgM autoantibodies. *Am J Pathol* 136:809, 1990.
96. Geisler CH, Larsen JK, Hansen NE, et al: Prognostic importance of flow cytometric immunophenotyping of 540 consecutive patients with B-cell chronic lymphocytic leukemia. *Blood* 78:1795, 1991.
97. Legac E, Chastang C, Binet JL, et al: Proposals for a phenotypic classification of B-chronic lymphocytic leukemia, relationship with prognostic factors. *Leuk Lymphoma* 5S:53, 1991.
98. Kipps TJ, Carson DA: Autoantibodies in chronic lymphocytic leukemia and related systemic autoimmune diseases. *Blood* 81:2475, 1993.
99. Caligaris-Cappio F: B-chronic lymphocytic leukemia: A malignancy of anti-self B cells. *Blood* 87:2615, 1996.
100. Wardemann H, Yurasov S, Schaefer A, et al: Predominant autoantibody production by early human B cell precursors. *Science* 301:1374, 2003.
101. Martin T, Duffy SF, Carson DA, Kipps TJ: Evidence for somatic selection of natural autoantibodies. *J Exp Med* 175:983, 1992.
102. Martin T, Crouzier R, Weber JC, et al: Structure-function studies on a polyreactive (natural) autoantibody. Polyreactivity is dependent on somatically generated sequences in the third complementarity-determining region of the antibody heavy chain. *J Immunol* 152:5988, 1994.
103. Wardemann H, Hammersen J, Nussenzweig MC: Human autoantibody silencing by immunoglobulin light chains. *J Exp Med* 200:191, 2004.
104. Keating MJ, Chiorazzi N, Messmer B, et al: Biology and treatment of chronic lymphocytic leukemia. *Hematology Am Soc Hematol Educ Program* 153, 2003.
105. Tobin G, Soderberg O, Thunberg U, Rosenquist R: V(H)3–21 gene usage in chronic lymphocytic leukemia—Characterization of a new subgroup with distinct molecular features and poor survival. *Leuk Lymphoma* 45:221, 2004.
106. Messmer BT, Albesiano E, Efremov DG, et al: Multiple distinct sets of stereotyped antigen receptors indicate a role for antigen in promoting chronic lymphocytic leukemia. *J Exp Med* 200:519, 2004.
107. Kipps TJ, Tomhave E, Pratt LF, et al: Developmentally restricted immunoglobulin heavy chain variable region gene expressed at high frequency in chronic lymphocytic leukemia. *Proc Natl Acad Sci U S A* 86:5913, 1989.
108. Johnson TA, Rassenti LZ, Kipps TJ: Ig VH1 genes expressed in B cell chronic lymphocytic leukemia exhibit distinctive molecular features. *J Immunol* 158:235, 1997.
109. Fais F, Ghiotto F, Hashimoto S, et al: Chronic lymphocytic leukemia B cells express restricted sets of mutated and unmutated antigen receptors. *J Clin Invest* 102:1515, 1998.
110. Potter KN, Orchard J, Critchley E, et al: Features of the overexpressed V1–69 genes in the unmutated subset of chronic lymphocytic leukemia are distinct from those in the healthy elderly repertoire. *Blood* 101:3082, 2003.
111. Schroeder HW Jr, Mortari F, Shiokawa S, et al: Developmental regulation of the human antibody repertoire. *Ann N Y Acad Sci* 764:242, 1995.
112. Widhopf GF 2nd, Rassenti LZ, Toy TL, et al: Chronic lymphocytic leukemia B cells of more than 1% of patients express virtually identical immunoglobulins. *Blood* 104:2499, 2004.
113. Widhopf GF 2nd, Goldberg CJ, Toy TL, et al: Nonstochastic pairing of immunoglobulin heavy and light chains expressed by chronic lymphocytic leukemia B cells is predicated on the heavy chain CDR3. *Blood* 111:3137, 2008.
114. Ghia EM, Jain S, Widhopf GF, 2nd, et al: Use of IGHV3–21 in chronic lymphocytic leukemia is associated with high-risk disease and reflects antigen-driven, post-germinal center leukemogenic selection. *Blood* 111:5101, 2008.
115. Rawstron AC, Bennett FL, O'Connor SJ, et al: Monoclonal B-cell lymphocytosis and chronic lymphocytic leukemia. *N Engl J Med* 359:575, 2008.
116. Rawstron AC, Yuille MR, Fuller J, et al: Inherited predisposition to CLL is detectable as subclinical monoclonal B-lymphocyte expansion. *Blood* 100:2289, 2002.
117. Nieto WG, Almeida J, Romero A, et al: Increased frequency (12%) of circulating chronic lymphocytic leukemia-like B-cell clones in healthy subjects using a highly sensitive multicolor flow cytometry approach. *Blood* 114:33, 2009.
118. Marti G, Abbasi F, Raveche E, et al: Overview of monoclonal B-cell lymphocytosis. *Br J Haematol* 139:701, 2007.
119. Scaglione BJ, Salerno E, Balan M, et al: Murine models of chronic lymphocytic leukaemia: Role of microRNA-16 in the New Zealand Black mouse model. *Br J Haematol* 139:645, 2007.
120. Bichi R, Shinton SA, Martin ES, et al: Human chronic lymphocytic leukemia modeled in mouse by targeted TCL1 expression. *Proc Natl Acad Sci U S A* 99:6955, 2002.
121. Yuille MR, Condie A, Stone EM, et al: TCL1 is activated by chromosomal rearrangement or by hypomethylation. *Genes Chromosomes Cancer* 30:336, 2001.
122. Zapata JM, Krajewska M, Morse HC 3rd, et al: TNF receptor-associated factor (TRAF) domain and Bcl-2 cooperate to induce small B cell lymphoma/chronic lymphocytic leukemia in transgenic mice. *Proc Natl Acad Sci U S A* 101:16600, 2004.
123. Enzler T, Kater AP, Zhang W, et al: Chronic lymphocytic leukemia of E{micro}-TCL1 transgenic mice undergoes rapid cell-turnover that can be offset by extrinsic CD257 to accelerate disease progression. *Blood* 114(20):4469, 2009.
124. Virgilio L, Lazzeri C, Bichi R, et al: Deregulated expression of TCL1 causes T cell leukemia in mice. *Proc Natl Acad Sci U S A* 95:3885, 1998.
125. Hoyer KK, French SW, Turner DE, et al: Dysregulated TCL1 promotes multiple classes of mature B cell lymphoma. *Proc Natl Acad Sci U S A* 99:14392, 2002.
126. Barak V, Ginzburg M, Kalickman I, Polliack A: Serum soluble interleukin-2 receptor levels are associated with clinical disease status and histopathological grade in non-Hodgkin's lymphoma and chronic lymphocytic leukemia. *Leuk Lymphoma* 7:431, 1992.
127. Raveche ES, Salerno E, Scaglione BJ, et al: Abnormal microRNA-16 locus with synteny to human 13q14 linked to CLL in NZB mice. *Blood* 109:5079, 2007.
128. Rickinson AB, Finerty S, Epstein MA: Interaction of Epstein-Barr virus with leukaemic B cells *in vitro*. I. Abortive infection and rare cell line establishment from chronic lymphocytic leukaemic cells. *Clin Exp Immunol* 50:347, 1982.
129. Sole F, Woessner S, Perez-Losada A, et al: Cytogenetic studies in seventy-six cases of B-chronic lymphoproliferative disorders. *Cancer Genet Cytogenet* 93:160, 1997.
130. Hilgenfeld E, Padilla-Nash H, Schrock E, Ried T: Analysis of B-cell neoplasias by spectral karyotyping (SKY). *Curr Top Microbiol Immunol* 246:169, 1999.
131. Morgan R, Chen Z, Richkind K, et al: PHA/IL2: An efficient mitogen cocktail for cytogenetic studies of non-Hodgkin lymphoma and chronic lymphocytic leukemia. *Cancer Genet Cytogenet* 109:134, 1999.
132. Buhmann R, Kurzeder C, Rehklau J, et al: CD40L stimulation enhances the ability of conventional metaphase cytogenetics to detect chromosome aberrations in B-cell chronic lymphocytic leukaemia cells. *Br J Haematol* 118:968, 2002.
133. Tanaka K, Arif M, Eguchi M, et al: Interphase fluorescence in situ hybridization overcomes pitfalls of G-banding analysis with special reference to underestimation of chromosomal aberration rates. *Cancer Genet Cytogenet* 115:32, 1999.
134. Chena C, Arrossagaray G, Scolnik M, et al: Interphase cytogenetic analysis in Argentinean B-cell chronic lymphocytic leukemia patients: Association of trisomy 12 and del(13q14). *Cancer Genet Cytogenet* 146:154, 2003.
135. Goorha S, Glenn MJ, Drozd-Borysiuk E, Chen Z: A set of commercially available fluorescent in-situ hybridization probes efficiently detects cytogenetic abnormalities in

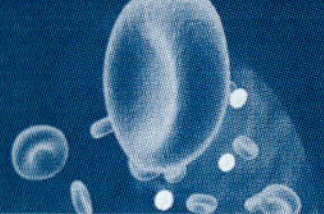

patients with chronic lymphocytic leukemia. *Genet Med* 6:48, 2004.
136. Dohner H, Stilgenbauer S, Dohner K, et al: Chromosome aberrations in B-cell chronic lymphocytic leukemia: Reassessment based on molecular cytogenetic analysis. *J Mol Med* 77:266, 1999.
137. Barnabas N, Shurafa M, Van Dyke DL, et al: Significance of p53 mutations in patients with chronic lymphocytic leukemia: A sequential study of 30 patients. *Cancer* 91:285, 2001.
138. Sen F, Lai R, Albitar M: Chronic lymphocytic leukemia with t(14;18) and trisomy 12. *Arch Pathol Lab Med* 126:1543, 2002.
139. Odero MD, Soto JL, Matutes E, et al: Comparative genomic hybridization and amplotyping by arbitrarily primed PCR in stage A B-CLL. *Cancer Genet Cytogenet* 130:8, 2001.
140. Novak U, Tobler A, Fey MF: Allelotyping in B-cell chronic lymphocytic leukemia (B-CLL). *Leuk Lymphoma* 45:887, 2004.
141. Gardiner AC, Corcoran MM, Oscier DG: Cytogenetic, fluorescence *in situ* hybridisation, and clinical evaluation of translocations with concomitant deletion at 13q14 in chronic lymphocytic leukaemia. *Genes Chromosomes Cancer* 20:73, 1997.
142. Garcia-Marco JA, Price CM, Catovsky D: Interphase cytogenetics in chronic lymphocytic leukemia. *Cancer Genet Cytogenet* 94:52, 1997.
143. Crossen PE: Genes and chromosomes in chronic B-cell leukemia. *Cancer Genet Cytogenet* 94:44, 1997.
144. Bouyge-Moreau I, Rondeau G, Avet-Loiseau H, et al: Construction of a 780-kb PAC, BAC, and cosmid contig encompassing the minimal critical deletion involved in B cell chronic lymphocytic leukemia at 13q14.3. *Genomics* 46:183, 1997.
145. Corcoran MM, Rasool O, Liu Y, et al: Detailed molecular delineation of 13q14.3 loss in B-cell chronic lymphocytic leukemia. *Blood* 91:1382, 1998.
146. Stilgenbauer S, Nickolenko J, Wilhelm J, et al: Expressed sequences as candidates for a novel tumor suppressor gene at band 13q14 in B-cell chronic lymphocytic leukemia and mantle cell lymphoma. *Oncogene* 16:1891, 1998.
147. Bullrich F, Fujii H, Calin G, et al: Characterization of the 13q14 tumor suppressor locus in CLL: Identification of ALT1, an alternative splice variant of the LEU2 gene. *Cancer Res* 61:6640, 2001.
148. Mabuchi H, Fujii H, Calin G, et al: Cloning and characterization of CLLD6, CLLD7, and CLLD8, novel candidate genes for leukemogenesis at chromosome 13q14, a region commonly deleted in B-cell chronic lymphocytic leukemia. *Cancer Res* 61:2870, 2001.
149. Calin GA, Dumitru CD, Shimizu M, et al: Frequent deletions and down-regulation of micro- RNA genes miR15 and miR16 at 13q14 in chronic lymphocytic leukemia. *Proc Natl Acad Sci U S A* 99:15524, 2002.
150. Croce CM, Calin GA: MiRNAs, cancer, and stem cell division. *Cell* 122:6, 2005.
151. Tili E, Michaille JJ, Costinean S, Croce CM: MicroRNAs, the immune system and rheumatic disease. *Nat Clin Pract Rheumatol* 4:534, 2008.
152. Garzon R, Calin GA, Croce CM: MicroRNAs in Cancer. *Annu Rev Med* 60:167, 2009.
153. Dierlamm J, Michaux L, Criel A, et al: Genetic abnormalities in chronic lymphocytic leukemia and their clinical and prognostic implications. *Cancer Genet Cytogenet* 94:27, 1997.
154. Hjalmar V, Kimby E, Matutes E, et al: Trisomy 12 and lymphoplasmacytoid lymphocytes in chronic leukemic B-cell disorders. *Haematologica* 83:602, 1998.
155. Acar H, Connor MJ: Detection of trisomy 12 and centromeric alterations in CLL by interphase- and metaphase-FISH. *Cancer Genet Cytogenet* 100:148, 1998.
156. Einhorn S, Burvall K, Juliusson G, et al: Molecular analyses of chromosome 12 in chronic lymphocytic leukemia. *Leukemia* 3:871, 1989.
157. Hjalmar V, Hast R, Kimby E: Cell surface expression of CD25, CD54, and CD95 on B- and T-cells in chronic lymphocytic leukaemia in relation to trisomy 12, atypical morphology and clinical course. *Eur J Haematol* 68:127, 2002.
158. Schlette E, Medeiros LJ, Keating M, Lai R: CD79b expression in chronic lymphocytic leukemia. Association with trisomy 12 and atypical immunophenotype. *Arch Pathol Lab Med* 127:561, 2003.
159. Quijano S, Lopez A, Rasillo A, et al: Association between the proliferative rate of neoplastic B cells, their maturation stage, and underlying cytogenetic abnormalities in B-cell chronic lymphoproliferative disorders: Analysis of a series of 432 patients. *Blood* 111:5130, 2008.
160. Quijano S, Lopez A, Rasillo A, et al: Impact of trisomy 12, del(13q), del(17p), and del(11q) on the immunophenotype, DNA ploidy status, and proliferative rate of leukemic B-cells in chronic lymphocytic leukemia. *Cytometry B Clin Cytom* 74:139, 2008.
161. Garcia-Marco J, Matutes E, Mørilla R, et al: Trisomy 12 in B-cell chronic lymphocytic leukaemia: Assessment of lineage restriction by simultaneous analysis of immunophenotype and genotype in interphase cells by fluorescence in situ hybridization. *Br J Haematol* 87:44, 1994.
162. Mould S, Gardiner A, Corcoran M, Oscier DG: Trisomy 12 and structural abnormalities of 13q14 occurring in the same clone in chronic lymphocytic leukaemia. *Br J Haematol* 92:389, 1996.
163. Brynes RK, McCourty A, Sun NC, Koo CH: Trisomy 12 in Richter's transformation of chronic lymphocytic leukemia. *Am J Clin Pathol* 104:199, 1995.
164. Shahidi H, Leslie WT, Wool NL, Gregory SA: Transformation of chronic lymphocytic leukemia to immunoblastic lymphoma (Richter's syndrome). *Med Pediatr Oncol* 29:146, 1997.
165. Tsimberidou AM, Keating MJ, Giles FJ, et al: Fludarabine and mitoxantrone for patients with chronic lymphocytic leukemia. *Cancer* 100:2583, 2004.
166. Stilgenbauer S, Liebisch P, James MR, et al: Molecular cytogenetic delineation of a novel critical genomic region in chromosome bands 11q22.3–923.1 in lymphoproliferative disorders. *Proc Natl Acad Sci U S A* 93:11837, 1996.
167. Dohner H, Stilgenbauer S, James MR, et al: 11q deletions identify a new subset of B-cell chronic lymphocytic leukemia characterized by extensive nodal involvement and inferior prognosis. *Blood* 89:2516, 1997.
168. Karhu R, Knuutila S, Kallioniemi OP, et al: Frequent loss of the 11q14–24 region in chronic lymphocytic leukemia: A study by comparative genomic hybridization. Tampere CLL Group. *Genes Chromosomes Cancer* 19:286, 1997.
169. Gunn SR, Hibbard MK, Ismail SH, et al: Atypical 11q deletions identified by array CGH may be missed by FISH panels for prognostic markers in chronic lymphocytic leukemia. *Leukemia* 23:1011, 2009.
170. Joshi AD, Dickinson JD, Hegde GV, et al: Bulky lymphadenopathy with poor clinical outcome is associated with ATM downregulation in B-cell chronic lymphocytic leukemia patients irrespective of 11q23 deletion. *Cancer Genet Cytogenet* 172:120, 2007.
171. Sembries S, Pahl H, Stilgenbauer S, et al: Reduced expression of adhesion molecules and cell signaling receptors by chronic lymphocytic leukemia cells with 11q deletion. *Blood* 93:624, 1999.
172. Mittal AK, Hegde GV, Aoun P, et al: Molecular basis of aggressive disease in chronic lymphocytic leukemia patients with 11q deletion and trisomy 12 chromosomal abnormalities. *Int J Mol Med* 20:461, 2007.
173. Pekarsky Y, Santanam U, Cimmino A, et al: Tcl1 expression in chronic lymphocytic leukemia is regulated by miR-29 and miR-181. *Cancer Res* 66:11590, 2006.
174. Lavin MF, Khanna KK: ATM: The protein encoded by the gene mutated in the radiosensitive syndrome ataxia-telangiectasia. *Int J Radiat Biol* 75:1201, 1999.
175. Starostik P, Manshouri T, O'Brien S, et al: Deficiency of the ATM protein expression defines an aggressive subgroup of B-cell chronic lymphocytic leukemia. *Cancer Res* 58:4552, 1998.
176. Bullrich F, Rasio D, Kitada S, et al: ATM mutations in B-cell chronic lymphocytic leukemia. *Cancer Res* 59:24, 1999.
177. Bevan S, Catovsky D, Marossy A, et al: Linkage analysis for ATM in familial B cell chronic lymphocytic leukaemia. *Leukemia* 13:1497, 1999.
178. Eclache V, Caulet-Maugendre S, Poirel HA, et al: Cryptic deletion involving the ATM locus at 11q22.3 approximately q23.1 in B-cell chronic lymphocytic leukemia and related disorders. *Cancer Genet Cytogenet* 152:72, 2004.
179. Stankovic T, Weber P, Stewart G, et al: Inactivation of ataxia telangiectasia mutated gene in B-cell chronic lymphocytic leukaemia. *Lancet* 353:26, 1999.
180. Michaux L, Wlodarska I, Rack K, et al: Translocation t(1;6)(p35.3;p25.2): A new recurrent aberration in "unmutated" B-CLL. *Leukemia* 19:77, 2005.
181. Russel J, Dutta U, Wand D, et al: The 9p24.3 breakpoint of a constitutional t(6;9)(p12;p24) in a patient with chronic lymphocytic leukemia maps close to the putative promoter region of the DMRT2 gene. *Cytogenet Genome Res* 125:81, 2009.
182. Offit K, Louie DC, Parsa NZ, et al: Clinical and morphologic features of B-cell small lymphocytic lymphoma with del(6)(q21q23). *Blood* 83:2611, 1994.
183. Glassman AB, Harper-Allen EA, Hayes KJ, et al: Chromosome 6 abnormalities associated with prolymphocytic acceleration in chronic lymphocytic leukemia. *Ann Clin Lab Sci* 28:24, 1998.
184. Finn WG, Kay NE, Kroft SH, et al: Secondary abnormalities of chromosome 6q in B-cell chronic lymphocytic leukemia: A sequential study of karyotypic instability in 51 patients. *Am J Hematol* 59:223, 1998.
185. Amiel A, Mulchanov I, Elis A, et al: Deletion of 6q27 in chronic lymphocytic leukemia and multiple myeloma detected by fluorescence in situ hybridization. *Cancer Genet Cytogenet* 112:53, 1999.
186. Fink SR, Paternoster SF, Smoley SA, et al: Fluorescent-labeled DNA probes applied to novel biological aspects of B-cell chronic lymphocytic leukemia. *Leuk Res* 29:253, 2005.
187. Cuneo A, Rigolin GM, Bigoni R, et al: Chronic lymphocytic leukemia with 6q- shows distinct hematological features and intermediate prognosis. *Leukemia* 18:476, 2004.
188. Cuneo A, Roberti MG, Bigoni R, et al: Four novel non-random chromosome rearrangements in B-cell chronic lymphocytic leukaemia: 6p24–25 and 12p12–13 translocations, 4q21 anomalies and monosomy 21. *Br J Haematol* 108:559, 2000.
189. Amiel A, Arbov L, Manor Y, et al: Monoallelic p53 deletion in chronic lymphocytic leukemia detected by interphase cytogenetics. *Cancer Genet Cytogenet* 97:97, 1997.
190. Coates PJ, Lorimore SA, Wright EG: Cell and tissue responses to genotoxic stress. *J Pathol* 205:221, 2005.
191. Thornton PD, Gruszka-Westwood AM, Hamoudi RA, et al: Characterisation of TP53 abnormalities in chronic lymphocytic leukaemia. *Hematol J* 5:47, 2004.
192. el Rouby S, Thomas A, Costin D, et al: P53 gene mutation in B-cell chronic lymphocytic leukemia is associated with drug resistance and is independent of MDR1/MDR3 gene expression. *Blood* 82:3452, 1993.
193. Lens D, De Schouwer PJ, Hamoudi RA, et al: P53 abnormalities in B-cell prolymphocytic leukemia. *Blood* 89:2015, 1997.
194. Cordone I, Masi S, Mauro FR, et al: P53 expression in B-cell chronic lymphocytic leukemia: A marker of disease progression and poor prognosis. *Blood* 91:4342, 1998.
195. Callet-Bauchu E, Salles G, Gazzo S, et al: Translocations involving the short arm of chromosome 17 in chronic B-lymphoid disorders: Frequent occurrence of dicentric rearrangements and possible association with adverse outcome. *Leukemia* 13:460, 1999.
196. Shaw GR, Kronberger DL: TP53 deletions but not trisomy 12 are adverse in B-cell lymphoproliferative disorders. *Cancer Genet Cytogenet* 119:146, 2000.
197. Byrd JC, Stilgenbauer S, Flinn IW: Chronic lymphocytic leukemia. *Hematology Am Soc Hematol Educ Program* 163, 2004.
198. Bea S, Lopez-Guillermo A, Ribas M, et al: Genetic imbalances in progressed B-cell chronic lymphocytic leukemia and transformed large-cell lymphoma (Richter's syndrome). *Am J Pathol* 161:957, 2002.
199. Gaidano G, Ballerini P, Gong JZ, et al: P53 mutations in human lymphoid malignancies: Association with Burkitt lymphoma and chronic lymphocytic leukemia. *Proc Natl Acad Sci U S A* 88:5413, 1991.
200. Croce CM: Molecular biology of lymphomas. *Semin Oncol* 20:31, 1993.
201. Zech L, Gahrton G, Hammarstrom L, et al: Inversion of chromosome 14 marks human T-cell chronic lymphocytic leukaemia. *Nature* 308:858, 1984.
202. Hecht F, Morgan R, Hecht BK, Smith SD: Common region on chromosome 14 in T-

cell leukemia and lymphoma. *Science* 226:1445, 1984.
203. Larramendy ML, Peltomaki P, Salonen E, Knuutila S: Chromosomal abnormality limited to T4 lymphocytes in a patient with T-cell chronic lymphocytic leukaemia. *Eur J Haematol* 45:52, 1990.
204. Jonveaux P, Hillion J, Bennaceur AL, et al: T(14;18) and bcl-2 gene rearrangement in a B-chronic lymphocytic leukaemia. *Br J Haematol* 81:620, 1992.
205. Raghoebier S, van Krieken JH, Kluin-Nelemans JC, et al: Oncogene rearrangements in chronic B-cell leukemia. *Blood* 77:1560, 1991.
206. Kern W, Haferlach T, Schnittger S, Schoch C: Detection of t(14;18)(q32;q21) in B-cell chronic lymphocytic leukemia. *Arch Pathol Lab Med* 129:410, 2005.
207. Put N, Meeus P, Chatelain B, et al: Translocation t(14;18) is not associated with inferior outcome in chronic lymphocytic leukemia. *Leukemia* 23:1201, 2009.
208. Ueshima Y, Bird ML, Vardiman JW, Rowley JD: A 14;19 translocation in B-cell chronic lymphocytic leukemia: A new recurring chromosome aberration. *Int J Cancer* 36:287, 1985.
209. Michaux L, Mecucci C, Stul M, et al: BCL3 rearrangement and t(14;19)(q32;q13) in lymphoproliferative disorders. *Genes Chromosomes Cancer* 15:38, 1996.
210. McKeithan TW, Takimoto GS, Ohno H, et al: BCL3 rearrangements and t(14;19) in chronic lymphocytic leukemia and other B-cell malignancies: A molecular and cytogenetic study. *Genes Chromosomes Cancer* 20:64, 1997.
211. Crossen PE: Cytogenetic and molecular changes in chronic B-cell leukemia. *Cancer Genet Cytogenet* 43:143, 1989.
212. Pittman S, Catovsky D: Prognostic significance of chromosome abnormalities in chronic lymphocytic leukaemia. *Br J Haematol* 58:649, 1984.
213. Meeker TC, Grimaldi JC, O'Rourke R, et al: An additional breakpoint region in the BCL-1 locus associated with the t(11;14)(q13;q32) translocation of B-lymphocytic malignancy. *Blood* 74:1801, 1989.
214. Erikson J, Finan J, Tsujimoto Y, et al: The chromosome 14 breakpoint in neoplastic B cells with the t(11;14) translocation involves the immunoglobulin heavy chain locus. *Proc Natl Acad Sci U S A* 81:4144, 1984.
215. Davey MP, Bertness V, Nakahara K, et al: Juxtaposition of the T-cell receptor alpha-chain locus (14q11) and a region (14q32) of potential importance in leukemogenesis by a 14;14 translocation in a patient with T-cell chronic lymphocytic leukemia and ataxia-telangiectasia. *Proc Natl Acad Sci U S A* 85:9287, 1988.
216. Motokura T, Bloom T, Kim HG, et al: A novel cyclin encoded by a bcl1-linked candidate oncogene [see comments]. *Nature* 350:512, 1991.
217. Seto M, Yamamoto K, Iida S, et al: Gene rearrangement and overexpression of PRAD1 in lymphoid malignancy with t(11;14)(q13;q32) translocation. *Oncogene* 7:1401, 1992.
218. Hinds PW, Dowdy SF, Eaton EN, et al: Function of a human cyclin gene as an oncogene. *Proc Natl Acad Sci U S A* 91:709, 1994.
219. Rimokh R, Berger F, Cornillet P, et al: Break in the BCL1 locus is closely associated with intermediate lymphocytic lymphoma subtype. *Genes Chromosomes Cancer* 2:223, 1990.
220. Ambinder RF, Griffin CA: Biology of the lymphomas: Cytogenetics, molecular biology, and virology. *Curr Opin Oncol* 3:806, 1991.
221. Brito-Babapulle V, Ellis J, Matutes E, et al: Translocation t(11;14)(q13;q32) in chronic lymphoid disorders. *Genes Chromosomes Cancer* 5:158, 1992.
222. Williams ME, Swerdlow SH, Rosenberg CL, Arnold A: Characterization of chromosome 11 translocation breakpoints at the bcl-1 and PRAD1 loci in centrocytic lymphoma. *Cancer Res* 52:5541s-5544s, 1992.
223. Swerdlow SH, Saboorian MH, Pelstring RJ, Williams ME: Centrocytic lymphoma: A morphometric study with comparison to other small cleaved follicular center cell lymphomas and genotypic correlates. *Am J Pathol* 142:329, 1993.
224. Einhorn S, Meeker T, Juliusson G, et al: No evidence of trisomy 12 or t(11;14) by molecular genetic techniques in chronic lymphocytic leukemia cells with a normal karyotype. *Cancer Genet Cytogenet* 48:183, 1990.
225. Rechavi G, Katzir N, Brok-Simoni F, et al: A search for bcl1, bcl2, and c-myc oncogene rearrangements in chronic lymphocytic leukemia. *Leukemia* 3:57, 1989.
226. Newman RA, Peterson B, Davey FR, et al: Phenotypic markers and BCL-1 gene rearrangements in B-cell chronic lymphocytic leukemia: A Cancer and Leukemia Group B study. *Blood* 82:1239, 1993.
227. Adachi M, Tefferi A, Greipp PR, et al: Preferential linkage of bcl-2 to immunoglobulin light chain gene in chronic lymphocytic leukemia. *J Exp Med* 171:559, 1990.
228. Schena M, Larsson LG, Gottardi D, et al: Growth- and differentiation-associated expression of bcl-2 in B-chronic lymphocytic leukemia cells. *Blood* 79:2981, 1992.
229. Pezzella F, Tse AG, Cordell JL, et al: Expression of the bcl-2 oncogene protein is not specific for the 14;18 chromosomal translocation. *Am J Pathol* 137:225, 1990.
230. Hanada M, Delia D, Aiello A, et al: Bcl-2 gene hypomethylation and high-level expression in B-cell chronic lymphocytic leukemia. *Blood* 82:1820, 1993.
231. Laytragoon-Lewin N, Kashuba V, Mellstedt H, Klein G: Bcl-2 rearrangement detected by pulsed-field gel electrophoresis (PFGF) in B-chronic lymphocytic leukemia (CLL) cells. *Int J Cancer* 76:909, 1998.
232. Lampert IA, Wotherspoon A, Van Noorden S, Hasserjian RP: High expression of CD23 in the proliferation centers of chronic lymphocytic leukemia in lymph nodes and spleen. *Hum Pathol* 30:648, 1999.
233. Zimmerman TS, Godwin HA, Perry S: Studies of leukocyte kinetics in chronic lymphocytic leukemia. *Blood* 31:277, 1968.
234. Andreeff M, Darzynkiewicz Z, Sharpless TK, et al: Discrimination of human leukemia subtypes by flow cytometric analysis of cellular DNA and RNA. *Blood* 55:282, 1980.
235. Kobayashi R, Picchio G, Kirven M, et al: Transfer of human chronic lymphocytic leukemia to mice with severe combined immune deficiency. *Leuk Res* 16:1013, 1992.
236. Messmer BT, Messmer D, Allen SL, et al: *In vivo* measurements document the dynamic cellular kinetics of chronic lymphocytic leukemia B cells. *J Clin Invest* 115:755, 2005.
237. Naresh KN: Proliferation center cells in the lymph nodes of B-cell chronic lymphatic leukemia express relatively higher levels of CD20. *Hum Pathol* 31:775, 2000.
238. Asplund SL, McKenna RW, Howard MS, Kroft SH: Immunophenotype does not correlate with lymph node histology in chronic lymphocytic leukemia/small lymphocytic lymphoma. *Am J Surg Pathol* 26:624, 2002.
239. Ben-Ezra J, Burke JS, Swartz WG, et al: Small lymphocytic lymphoma: A clinicopathologic analysis of 268 cases. *Blood* 73:579, 1989.
240. Gupta D, Lim MS, Medeiros LJ, Elenitoba-Johnson KS: Small lymphocytic lymphoma with perifollicular, marginal zone, or interfollicular distribution. *Mod Pathol* 13:1161, 2000.
241. Schimmer AD, Munk-Pedersen I, Minden MD, Reed JC: Bcl-2 and apoptosis in chronic lymphocytic leukemia. *Curr Treat Options Oncol* 4:211, 2003.
242. Kitada S, Andersen J, Akar S, et al: Expression of apoptosis-regulating proteins in chronic lymphocytic leukemia: Correlations with *in vitro* and *in vivo* chemoresponses. *Blood* 91:3379, 1998.
243. Gottardi D, Alfarano A, De Leo AM, et al: In leukaemic CD5+ B cells the expression of BCL-2 gene family is shifted toward protection from apoptosis. *Br J Haematol* 94:612, 1996.
244. Korsmeyer SJ: Bcl-2 initiates a new category of oncogenes: Regulators of cell death. *Blood* 80:879, 1992.
245. Coulie PG: Human tumour antigens recognized by T cells: New perspectives for anti-cancer vaccines? *Mol Med Today* 3:261, 1997.
246. McConkey DJ, Chandra J, Wright S, et al: Apoptosis sensitivity in chronic lymphocytic leukemia is determined by endogenous endonuclease content and relative expression of BCL-2 and BAX. *J Immunol* 156:2624, 1996.
247. Pepper C, Bentley P, Hoy T: Regulation of clinical chemoresistance by bcl-2 and bax oncoproteins in B-cell chronic lymphocytic leukaemia. *Br J Haematol* 95:513, 1996.
248. Aguilar-Santelises M, Rottenberg ME, Lewin N, et al: Bcl-2, Bax and p53 expression in B-CLL in relation to *in vitro* survival and clinical progression. *Int J Cancer* 69:114, 1996.
249. Thomas A, El Rouby S, Reed JC, et al: Drug-induced apoptosis in B-cell chronic lymphocytic leukemia: Relationship between p53 gene mutation and bcl-2/bax proteins in drug resistance. *Oncogene* 12:1055, 1996.
250. Cimmino A, Calin GA, Fabbri M, et al: MiR-15 and miR-16 induce apoptosis by targeting BCL2. *Proc Natl Acad Sci U S A* 102:13944, 2005.
251. Panayiotidis P, Jones D, Ganeshaguru K, et al: Human bone marrow stromal cells prevent apoptosis and support the survival of chronic lymphocytic leukaemia cells in vitro. *Br J Haematol* 92:97, 1996.
252. Lagneaux L, Delforge A, Bron D, et al: Chronic lymphocytic leukemic B cells but not normal B cells are rescued from apoptosis by contact with normal bone marrow stromal cells. *Blood* 91:2387, 1998.
253. Burger JA, Tsukada N, Burger M, et al: Blood-derived nurse-like cells protect chronic lymphocytic leukemia B cells from spontaneous apoptosis through stromal cell-derived factor-1. *Blood* 96:2655, 2000.
254. Tsukada N, Burger JA, Zvaifler NJ, Kipps TJ: Distinctive features of "nurselike" cells that differentiate in the context of chronic lymphocytic leukemia. *Blood* 99:1030, 2002.
255. Pedersen IM, Kitada S, Leoni LM, et al: Protection of CLL B cells by a follicular dendritic cell line is dependent on induction of Mcl-1. *Blood* 100:1795, 2002.
256. Burger JA, Kipps TJ: Chemokine receptors and stromal cells in the homing and homeostasis of chronic lymphocytic leukemia B cells. *Leuk Lymphoma* 43:461, 2002.
257. Burger JA, Burger M, Kipps TJ: Chronic lymphocytic leukemia B cells express functional CXCR4 chemokine receptors that mediate spontaneous migration beneath bone marrow stromal cells. *Blood* 94:3658, 1999.
258. Trentin L, Agostini C, Facco M, et al: The chemokine receptor CXCR3 is expressed on malignant B cells and mediates chemotaxis. *J Clin Invest* 104:115, 1999.
259. Till KJ, Lin K, Zuzel M, Cawley JC: The chemokine receptor CCR7 and alpha4 integrin are important for migration of chronic lymphocytic leukemia cells into lymph nodes. *Blood* 99:2977, 2002.
260. Winkelstein A, Jordan PS: Immune deficiencies in chronic lymphocytic leukemia and multiple myeloma. *Clin Rev Allergy* 10:39, 1992.
261. Schlesinger M, Broman I, Lugassy G: The complement system is defective in chronic lymphatic leukemia patients and in their healthy relatives. *Leukemia* 10:1509, 1996.
262. Rossi E, Matutes E, Morilla R, et al: Zeta chain and CD28 are poorly expressed on T lymphocytes from chronic lymphocytic leukemia. *Leukemia* 10:494, 1996.
263. Veenstra H, Jacobs P, Dowdle EB: Abnormal association between invariant chain and HLA class II alpha and beta chains in chronic lymphocytic leukemia. *Cell Immunol* 171:68, 1996.
264. Nuckel H, Rebmann V, Durig J, et al: HLA-G expression is associated with an unfavorable outcome and immunodeficiency in chronic lymphocytic leukemia. *Blood* 105:1694, 2005.
265. Itala M, Vainio O, Remes K: Functional abnormalities in granulocytes predict susceptibility to bacterial infections in chronic lymphocytic leukaemia. *Eur J Haematol* 57:46, 1996.
266. Tsiodras S, Samonis G, Keating MJ, Kontoyiannis DP: Infection and immunity in chronic lymphocytic leukemia. *Mayo Clin Proc* 75:1039, 2000.
267. Bower JH, Hammack JE, McDonnell SK, Tefferi A: The neurologic complications of B-cell chronic lymphocytic leukemia. *Neurology* 48:407, 1997.
268. Hermouet S, Sutton CA, Rose TM, et al: Qualitative and quantitative analysis of human herpesviruses in chronic and acute B cell lymphocytic leukemia and in multiple myeloma. *Leukemia* 17:185, 2003.
269. Laurenti L, Piccioni P, Cattani P, et al: Cytomegalovirus reactivation during alemtuzumab therapy for chronic lymphocytic leukemia: Incidence and treatment with oral ganciclovir. *Haematologica* 89:1248, 2004.
270. Levi F, Randimbison L, Te VC, La Vecchia C: Non-Hodgkin's lymphomas, chronic lymphocytic leukaemias and skin cancers. *Br J Cancer* 74:1847, 1996.
271. Lotz M, Ranheim E, Kipps TJ: Transforming growth factor beta as endogenous growth inhibitor of chronic lymphocytic leukemia B cells. *J Exp Med* 179:999, 1994.

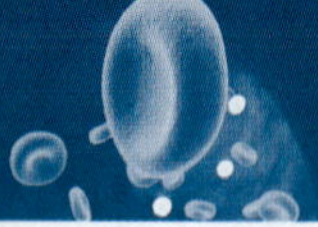

272. Lagneaux L, Delforge A, Bron D, et al: Heterogenous response of B lymphocytes to transforming growth factor-beta in B-cell chronic lymphocytic leukaemia: Correlation with the expression of TGF-beta receptors. *Br J Haematol* 97:612, 1997.
273. van Oers MH, Pals ST, Evers LM, et al: Expression and release of CD27 in human B-cell malignancies. *Blood* 82:3430, 1993.
274. Kato K, Cantwell MJ, Sharma S, Kipps TJ: Gene transfer of CD40-ligand induces autologous immune recognition of chronic lymphocytic leukemia B cells. *J Clin Invest* 101:1133, 1998.
275. Matutes E, Wechsler A, Gomez R, et al: Unusual T-cell phenotype in advanced B-chronic lymphocytic leukaemia. *Br J Haematol* 49:635, 1981.
276. Fu SM, Chiorazzi N, Kunkel HG: Differentiation capacity and other properties of the leukemic cells of chronic lymphocytic leukemia. *Immunol Rev* 48:23, 1979.
277. Ranheim EA, Kipps TJ: Activated T cells induce expression of B7/BB1 on normal or leukemic B cells through a CD40-dependent signal. *J Exp Med* 177:925, 1993.
278. Cantwell M, Hua T, Pappas J, Kipps TJ: Acquired CD40-ligand deficiency in chronic lymphocytic leukemia. *Nat Med* 3:984, 1997.
279. Kneitz C, Goller M, Wilhelm M, et al: Inhibition of T cell/B cell interaction by B-CLL cells. *Leukemia* 13:98, 1999.
280. Grewal IS, Flavell RA: The CD40 ligand: At the center of the immune universe? *Immunol Res* 16:59, 1997.
281. Lacombe C, Gombert J, Dreyfus B, et al: Heterogeneity of serum IgG subclass deficiencies in B chronic lymphocytic leukemia. *Clin Immunol* 90:128, 1999.
282. Martin-Villa JM, Corell A, Ramos-Amador JT, et al: Higher incidence of autoantibodies in X-linked chronic granulomatous disease carriers: Random X-chromosome inactivation may be related to autoimmunity. *Autoimmunity* 31:261, 1999.
283. Etzioni A: Immune deficiency and autoimmunity. *Autoimmun Rev* 2:364, 2003.
284. Hamblin TJ, Oscier DG, Young BJ: Autoimmunity in chronic lymphocytic leukaemia. *J Clin Pathol* 39:713, 1986.
285. Duhrsen U, Augener W, Zwingers T, Brittinger G: Spectrum and frequency of autoimmune derangements in lymphoproliferative disorders: Analysis of 637 cases and comparison with myeloproliferative diseases. *Br J Haematol* 67:235, 1987.
286. Hill PA, Firkin F, Dwyer KM, et al: Membranoproliferative glomerulonephritis in association with chronic lymphocytic leukaemia: A report of three cases. *Pathology* 34:138, 2002.
287. Rosado MF, Morgensztern D, Abdullah S, et al: Chronic lymphocytic leukemia-associated nephrotic syndrome caused by focal segmental glomerulosclerosis. *Am J Hematol* 77:205, 2004.
288. Ziakas PD, Giannouli S, Psimenou E, et al: Membranous glomerulonephritis in chronic lymphocytic leukemia. *Am J Hematol* 76:271, 2004.
289. Ruzickova S, Pruss A, Odendahl M, et al: Chronic lymphocytic leukemia preceded by cold agglutinin disease: Intraclonal immunoglobulin light-chain diversity in V(H)4–34 expressing single leukemic B cells. *Blood* 100:3419, 2002.
290. Bhavnani M: Cyclosporin A treatment of pure red cell aplasia associated with B-CLL [letter; comment]. *Br J Haematol* 79:137, 1991.
291. Taylor HG, Nixon N, Sheeran TP, Dawes PT: Rheumatoid arthritis and chronic lymphatic leukaemia. *Clin Exp Rheumatol* 7:529, 1989.
292. Amir R, Dowdy YG, Goldberg AN: Chronic rhinitis: A manifestation of chronic lymphocytic leukemia. *Am J Otolaryngol* 20:328, 1999.
293. Weed RI: Exaggerated delayed hypersensitivity to mosquito bites in chronic lymphocytic leukemia. *Blood* 26:257, 1965.
294. Barzilai A, Shpiro D, Goldberg I, et al: Insect bite-like reaction in patients with hematologic malignant neoplasms. *Arch Dermatol* 135:1503, 1999.
295. Higgins JP, Warnke RA: Herpes lymphadenitis in association with chronic lymphocytic leukemia. *Cancer* 86:1210, 1999.
296. Mariette X, Molina JM, Asli B, Brouet JC: A patient with chronic lymphoid leukemia and recurrent necrotic herpetic lymphadenitis. *Am J Med* 107:403, 1999.
297. Rustagi PK, Han T, Ziolkowski L, et al: Granulocyte antibodies in leukaemic chronic lymphoproliferative disorders. *Br J Haematol* 66:461, 1987.
298. Lischner M, Prokocimer M, Zolberg A, Shaklai M: Autoimmunity in chronic lymphocytic leukaemia. *Postgrad Med J* 64:590, 1988.
299. Chablani AT, Badakere SS, Bhatia HM: Incidence of antibodies to nuclear antigens, platelets & circulating immune complexes in leukaemias. *Indian J Med Res* 88:348, 1988.
300. Koerner TA, Weinfeld HM, Bullard LS, Williams LC: Antibodies against platelet glycosphingolipids: Detection in serum by quantitative HPTLC-autoradiography and association with autoimmune and alloimmune processes. *Blood* 74:274, 1989.
301. Habboush HW, Dhundee J, Okati DA, Davies AG: Constrictive pericarditis in B cell chronic lymphatic leukaemia. *Clin Lab Haematol* 18:117, 1996.
302. Giannini O, Schonenberger-Berzins R: Fulminant cardiac tamponade in chronic lymphocytic leukaemia. *Ann Oncol* 8:1168, 1997.
303. Sivakumaran M, Qureshi H, Chapman CS: Chylous effusions in CLL. *Leuk Lymphoma* 18:365, 1995.
304. Zeidman A, Yarmolovsky A, Djaldetti M, Mittelman M: Hemorrhagic pleural effusion as a complication of chronic lymphocytic leukemia. *Haematologia (Budap)* 26:173, 1995.
305. Miyahara M, Shimamoto Y, Sano M, et al: Immunoglobulin gene rearrangement in T-cell-rich reactive pleural effusion of a patient with B-cell chronic lymphocytic leukemia. *Acta Haematol* 96:41, 1996.
306. Elliott MA, Letendre L, Li CY, et al: Chronic lymphocytic leukaemia with symptomatic diffuse central nervous system infiltration responding to therapy with systemic fludarabine. *Br J Haematol* 104:689, 1999.
307. Cawley JC, Barker CR, Britchford RD, Smith JL: Intracellular IgA immunoglobulin crystals in chronic lymphocytic leukaemia. *Clin Exp Immunol* 13:407, 1973.
308. Peters O, Thielemans C, Steenssens L, et al: Intracellular inclusion bodies in 14 patients with B cell lymphoproliferative disorders. *J Clin Pathol* 37:45, 1984.
309. Montserrat E, Marques-Pereira JP, Gallart MT, Rozman C: Bone marrow histopathologic patterns and immunologic findings in B-chronic lymphocytic leukemia. *Cancer* 54:447, 1984.
310. Pangalis GA, Roussou PA, Kittas C, et al: Patterns of bone marrow involvement in chronic lymphocytic leukemia and small lymphocytic (well differentiated) non-Hodgkin's lymphoma. Its clinical significance in relation to their differential diagnosis and prognosis. *Cancer* 54:702, 1984.
311. Pangalis GA, Boussiotis VA, Kittas C: Malignant disorders of small lymphocytes. Small lymphocytic lymphoma, lymphoplasmacytic lymphoma, and chronic lymphocytic leukemia: Their clinical and laboratory relationship. *Am J Clin Pathol* 99:402, 1993.
312. Pangalis GA, Roussou PA, Kittas C, et al: B-chronic lymphocytic leukemia. Prognostic implication of bone marrow histology in 120 patients experience from a single hematology unit. *Cancer* 59:767, 1987.
313. Kanzler H, Küppers R, Helmes S, et al: Hodgkin and Reed-Sternberg-like cells in B-cell chronic lymphocytic leukemia represent the outgrowth of single germinal-center B-cell-derived clones: Potential precursors of Hodgkin and Reed-Sternberg cells in Hodgkin's disease. *Blood* 95:1023, 2000.
314. Baldini L, Cro L, Cortelezzi A, et al: Immunophenotypes in "classical" B-cell chronic lymphocytic leukemia. Correlation with normal cellular counterpart and clinical findings. *Cancer* 66:1738, 1990.
315. Sarfati M, Fournier S, Christoffersen M, Biron G: Expression of CD23 antigen and its regulation by IL-4 in chronic lymphocytic leukemia. *Leuk Res* 14:47, 1990.
316. Batata A, Shen B: Immunophenotyping of subtypes of B-chronic (mature) lymphoid leukemia. A study of 242 cases. *Cancer* 70:2436, 1992.
317. De Rossi G, Zarcone D, Mauro F, et al: Adhesion molecule expression on B-cell chronic lymphocytic leukemia cells: Malignant cell phenotypes define distinct disease subsets. *Blood* 81:2679, 1993.
318. Serke S, Schwaner I, Yordanova M, et al: Monoclonal antibody FMC7 detects a conformational epitope on the CD20 molecule: Evidence from phenotyping after Rituxan therapy and transfectant cell analyses. *Cytometry B Clin Cytom* 46:98, 2001.
319. Delgado J, Matutes E, Morilla AM, et al: Diagnostic significance of CD20 and FMC7 expression in B-cell disorders. *Am J Clin Pathol* 120:754, 2003.
320. Pianezze G, Gentilini I, Casini M, et al: Cytoplasmic immunoglobulins in chronic lymphocytic leukemia B cells. *Blood* 69:1011, 1987.
321. Yasuda N, Kanoh T, Shirakawa S, Uchino H: Intracellular immunoglobulin in lymphocytes from patients with chronic lymphocytic leukemia: An immunoelectron microscopic study. *Leuk Res* 6:659, 1982.
322. Newell DG, Hannam-Harris A, Karpas A, Smith JL: The differential ultrastructural localization of immunoglobulin heavy and light chains in human haematopoietic cell lines. *Br J Haematol* 50:445, 1982.
323. Newell DG, Harris AH, Smith JL: The ultrastructural localization of immunoglobulin in chronic lymphocytic lymphoma cells: Changes in light and heavy chain distribution induced by mitogen stimulation. *Blood* 61:511, 1983.
324. Deegan MJ, Abraham JP, Sawdyk M, Van Slyck EJ: High incidence of monoclonal proteins in the serum and urine of chronic lymphocytic leukemia patients. *Blood* 64:1207, 1984.
325. Sinclair D, Dagg JH, Dewar AE, et al: The incidence, clonal origin and secretory nature of serum paraproteins in chronic lymphocytic leukaemia. *Br J Haematol* 64:725, 1986.
326. Pangalis GA, Moutsopoulos HM, Papadopoulos NM, et al: Monoclonal and oligoclonal immunoglobulins in the serum of patients with B-chronic lymphocytic leukemia. *Acta Haematol* 80:23, 1988.
327. Gordon DS, Jones BM, Browning SW, et al: Persistent polyclonal lymphocytosis of B lymphocytes. *N Engl J Med* 307:232, 1982.
328. Wilkinson LS, Tang A, Gjedsted A: Marked lymphocytosis suggesting chronic lymphocytic leukemia in three patients with hyposplenism. *Am J Med* 75:1053, 1983.
329. Batata A, Shen B: Diagnostic value of clonality of surface immunoglobulin light and heavy chains in malignant lymphoproliferative disorders. *Am J Hematol* 43:265, 1993.
330. Melo JV, Wardle J, Chetty M, et al: The relationship between chronic lymphocytic leukaemia and prolymphocytic leukaemia. III. Evaluation of cell size by morphology and volume measurements. *Br J Haematol* 64:469, 1986.
331. Robinson DS, Melo JV, Andrews C, et al: Intracytoplasmic inclusions in B prolymphocytic leukaemia: Ultrastructural, cytochemical, and immunological studies. *J Clin Pathol* 38:897, 1985.
332. Bearman RM, Pangalis GA, Rappaport H: Prolymphocytic leukemia: Clinical, histopathological, and cytochemical observations. *Cancer* 42:2360, 1978.
333. Moreau EJ, Matutes E, A'Hern RP, et al: Improvement of the chronic lymphocytic leukemia scoring system with the monoclonal antibody SN8 (CD79b). *Am J Clin Pathol* 108:378, 1997.
334. Zomas AP, Matutes E, Morilla R, et al: Expression of the immunoglobulin-associated protein B29 in B cell disorders with the monoclonal antibody SN8 (CD79b). *Leukemia* 10:1966, 1996.
335. Cabezudo E, Carrara P, Morilla R, Matutes E: Quantitative analysis of CD79b, CD5 and CD19 in mature B-cell lymphoproliferative disorders. *Haematologica* 84:413, 1999.
336. Matutes E, Morilla R, Owusu-Ankomah K, et al: The immunophenotype of splenic lymphoma with villous lymphocytes and its relevance to the differential diagnosis with other B-cell disorders. *Blood* 83:1558, 1994.
337. Dick FR, Maca RD: The lymph node in chronic lymphocytic leukemia. *Cancer* 41:283, 1978.
338. Pratt LF, Rassenti L, Larrick J, et al: Immunoglobulin gene expression in small lymphocytic lymphoma with little or no somatic hypermutation. *J Immunol* 143:699, 1989.
339. Medeiros LJ, Strickler JG, Picker LJ, et al: "Well-differentiated" lymphocytic neoplasms. Immunologic findings correlated with clinical presentation and morphologic features. *Am J Pathol* 129:523, 1987.
340. Ellison DJ, Turner RR, van Antwerp R, et al: High-grade mantle zone lymphoma.

Cancer 60:2717, 1987.
341. Bell PB, Rooney N, Bosanquet AG: CD79a detected by ZL7.4 separates chronic lymphocytic leukemia from mantle cell lymphoma in the leukemic phase. *Cytometry B Clin Cytom* 38:102, 1999.
342. Elnenaei MO, Jadayel DM, Matutes E, et al: Cyclin D1 by flow cytometry as a useful tool in the diagnosis of B-cell malignancies. *Leuk Res* 25:115, 2001.
343. Ruchlemer R, Parry-Jones N, Brito-Babapulle V, et al: B-prolymphocytic leukaemia with t(11;14) revisited: A splenomegalic form of mantle cell lymphoma evolving with leukaemia. *Br J Haematol* 125:330, 2004.
344. Matutes E, Carrara P, Coignet L, et al: FISH analysis for BCL-1 rearrangements and trisomy 12 helps the diagnosis of atypical B cell leukaemias. *Leukemia* 13:1721, 1999.
345. Dogan A, Isaacson PG: Splenic marginal zone lymphoma. *Semin Diagn Pathol* 20:121, 2003.
346. Franco V, Florena AM, Iannitto E: Splenic marginal zone lymphoma. *Blood* 101:2464, 2003.
347. Giannouli S, Paterakis G, Ziakas PD, et al: Splenic marginal zone lymphomas with peripheral CD5 expression. *Haematologica* 89:113, 2004.
348. Andersen CL, Gruszka-Westwood A, Ostergaard M, et al: A narrow deletion of 7q is common to HCL, and SMZL, but not CLL. *Eur J Haematol* 72:390, 2004.
349. Kansal R, Ross CW, Singleton TP, et al: Histopathologic features of splenic small B-cell lymphomas. A study of 42 cases with a definitive diagnosis by the World Health Organization classification. *Am J Clin Pathol* 120:335, 2003.
350. Skinnider LF, Tan L, Schmidt J, Armitage G: Chronic lymphocytic leukemia. A review of 745 cases and assessment of clinical staging. *Cancer* 50:2951, 1982.
351. Phillips EA, Kempin S, Passe S, et al: Prognostic factors in chronic lymphocytic leukaemia and their implications for therapy. *Clin Haematol* 6:203, 1977.
352. Binet JL, Auquier A, Dighiero G, et al: A new prognostic classification of chronic lymphocytic leukemia derived from a multivariate survival analysis. *Cancer* 48:198, 1981.
353. Rai KR: A critical analysis of staging in CLL, in *Chronic Lymphocytic Leukemia: Recent Progress and Future Direction*, edited by RP Gale, KR Rai, pp 253–264. Alan R. Liss, Inc., New York, 1987.
354. Vasconcelos Y, Davi F, Levy V, et al: Binet's staging system and VH genes are independent but complementary prognostic indicators in chronic lymphocytic leukemia. *J Clin Oncol* 21:3928, 2003.
355. Hallek M, Cheson BD, Catovsky D, et al: Guidelines for the diagnosis and treatment of chronic lymphocytic leukemia: A report from the International Workshop on Chronic Lymphocytic Leukemia updating the National Cancer Institute-Working Group 1996 guidelines. *Blood* 111:5446, 2008.
356. Molica S, Alberti A: Prognostic value of the lymphocyte doubling time in chronic lymphocytic leukemia. *Cancer* 60:2712, 1987.
357. Montserrat E, Sanchez-Bisono J, Vinolas N, Rozman C: Lymphocyte doubling time in chronic lymphocytic leukaemia: Analysis of its prognostic significance. *Br J Haematol* 62:567, 1986.
358. Mauro FR, Foa R, Giannarelli D, et al: Clinical characteristics and outcome of young chronic lymphocytic leukemia patients: A single institution study of 204 cases. *Blood* 94:448, 1999.
359. Schroeder HW Jr, Dighiero G: The pathogenesis of chronic lymphocytic leukemia: Analysis of the antibody repertoire. *Immunol Today* 15:288, 1994.
360. Friedman DF, Moore JS, Erikson J, et al: Variable region gene analysis of an isotype-switched (IgA) variant of chronic lymphocytic leukemia. *Blood* 80:2287, 1992.
361. Ebeling SB, Schutte ME, Logtenberg T: Molecular analysis of VH and VL regions expressed in IgG-bearing chronic lymphocytic leukemia (CLL): Further evidence that CLL is a heterogeneous group of tumors. *Blood* 82:1626, 1993.
362. Hashimoto S, Dono M, Wakai M, et al: Somatic diversification and selection of immunoglobulin heavy and light chain variable region genes in IgG+ CD5+ chronic lymphocytic leukemia B cells. *J Exp Med* 181:1507, 1995.
363. Matolcsy A, Casali P, Nador RG, et al: Molecular characterization of IgA- and/or IgG-switched chronic lymphocytic leukemia B cells. *Blood* 89:1732, 1997.
364. Kipps TJ, Tomhave E, Chen PP, Carson DA: Autoantibody-associated kappa light chain variable region gene expressed in chronic lymphocytic leukemia with little or no somatic mutation. Implications for etiology and immunotherapy. *J Exp Med* 167:840, 1988.
365. Schettino EW, Cerutti A, Chiorazzi N, Casali P: Lack of intraclonal diversification in Ig heavy and light chain V region genes expressed by CD5+IgM+ chronic lymphocytic leukemia B cells: A multiple time point analysis. *J Immunol* 160:820, 1998.
366. Oscier DG, Thompsett A, Zhu D, Stevenson FK: Differential rates of somatic hypermutation in V(H) genes among subsets of chronic lymphocytic leukemia defined by chromosomal abnormalities. *Blood* 89:4153, 1997.
367. Hamblin TJ, Orchard JA, Ibbotson RE, et al: CD38 expression and immunoglobulin variable region mutations are independent prognostic variables in chronic lymphocytic leukemia, but CD38 expression may vary during the course of the disease. *Blood* 99:1023, 2002.
368. Krober A, Seiler T, Benner A, et al: V(H) mutation status, CD38 expression level, genomic aberrations, and survival in chronic lymphocytic leukemia. *Blood* 100:1410, 2002.
369. Lin K, Sherrington PD, Dennis M, et al: Relationship between p53 dysfunction, CD38 expression, and IgV(H) mutation in chronic lymphocytic leukemia. *Blood* 100:1404, 2002.
370. Oscier DG, Gardiner AC, Mould SJ, et al: Multivariate analysis of prognostic factors in CLL: Clinical stage, IGVH gene mutational status, and loss or mutation of the p53 gene are independent prognostic factors. *Blood* 100:1177, 2002.
371. Lin KI, Tam CS, Keating MJ et al: Relevance of the immunoglobulin VH somatic mutation status in patients with chronic lymphocytic leukemia treated with fludarabine, cyclophosphamide, and rituximab (FCR) or related chemoimmunotherapy regimens. *Blood* 113:3168, 2009.
372. Durig J, Naschar M, Schmucker U, et al: CD38 expression is an important prognostic marker in chronic lymphocytic leukaemia. *Leukemia* 16:30, 2002.
373. Chevallier P, Penther D, Avet-Loiseau H, et al: CD38 expression and secondary 17p deletion are important prognostic factors in chronic lymphocytic leukaemia. *Br J Haematol* 116:142, 2002.
374. Morabito F, Mangiola M, Stelitano C, et al: Peripheral blood CD38 expression predicts time to progression in B-cell chronic lymphocytic leukemia after first-line therapy with high-dose chlorambucil. *Haematologica* 87:217, 2002.
375. Domingo-Domenech E, Domingo-Claros A, Gonzalez-Barca E, et al: CD38 expression in B-chronic lymphocytic leukemia: Association with clinical presentation and outcome in 155 patients. *Haematologica* 87:1021, 2002.
376. D'Arena G, Nunziata G, Coppola G, et al: CD38 expression does not change in B-cell chronic lymphocytic leukemia. *Blood* 100:3052, 2002.
377. Patten PE, Buggins AG, Richards J, et al: CD38 expression in chronic lymphocytic leukemia is regulated by the tumor microenvironment. *Blood* 111:5173, 2008.
378. Ghia P, Guida G, Stella S, et al: The pattern of CD38 expression defines a distinct subset of chronic lymphocytic leukemia (CLL) patients at risk of disease progression. *Blood* 101:1262, 2003.
379. Hayat A, O'Brien D, O'Rourke P, et al: CD38 expression level and pattern of expression remains a reliable and robust marker of progressive disease in chronic lymphocytic leukemia. *Leuk Lymphoma* 47:2371, 2006.
380. Hus I, Bojarska-Junak A, Dmoszynska A, et al: ZAP-70 and CD38 expression are independent prognostic factors in patients with B-cell chronic lymphocytic leukaemia and combined analysis improves their predictive value. *Folia Histochem Cytobiol* 46:147, 2008.
381. Rassenti LZ, Jain S, Keating MJ, et al: Relative value of ZAP-70, CD38, and immunoglobulin mutation status in predicting aggressive disease in chronic lymphocytic leukemia. *Blood* 112:1923, 2008.
382. Morilla A, Gonzalez de Castro D, Del Giudice I, et al: Combinations of ZAP-70, CD38 and IGHV mutational status as predictors of time to first treatment in CLL. *Leuk Lymphoma* 49:2108, 2008.
383. Thunberg U, Johnson A, Roos G, et al: CD38 expression is a poor predictor for VH gene mutational status and prognosis in chronic lymphocytic leukemia. *Blood* 97:1892, 2001.
384. Hulkkonen J, Vilpo L, Hurme M, Vilpo J: Surface antigen expression in chronic lymphocytic leukemia: Clustering analysis, interrelationships and effects of chromosomal abnormalities. *Leukemia* 16:178, 2002.
385. Degan M, Rupolo M, Bo MD, et al: Mutational status of IgVH genes consistent with antigen-driven selection but not percent of mutations has prognostic impact in B-cell chronic lymphocytic leukemia. *Clin Lymphoma* 5:123, 2004.
386. Kohlmann A, Kipps TJ, Rassenti LZ, et al: An international standardization programme towards the application of gene expression profiling in routine leukaemia diagnostics: The Microarray Innovations in Leukemia study prephase. *Br J Haematol* 142:802, 2008.
387. Chen L, Widhopf G, Huynh L, et al: Expression of ZAP-70 is associated with increased B-cell receptor signaling in chronic lymphocytic leukemia. *Blood* 100:4609, 2002.
388. Crespo M, Bosch F, Villamor N, et al: ZAP-70 expression as a surrogate for immunoglobulin-variable-region mutations in chronic lymphocytic leukemia. *N Engl J Med* 348:1764, 2003.
389. Wiestner A, Rosenwald A, Barry TS, et al: ZAP-70 expression identifies a chronic lymphocytic leukemia subtype with unmutated immunoglobulin genes, inferior clinical outcome, and distinct gene expression profile. *Blood* 101:4944, 2003.
390. Rassenti LZ, Huynh L, Toy TL, et al: ZAP-70 compared with immunoglobulin heavy-chain gene mutation status as a predictor of disease progression in chronic lymphocytic leukemia. *N Engl J Med* 351:893, 2004.
391. Chen L, Apgar J, Huynh L, et al: ZAP-70 directly enhances IgM signaling in chronic lymphocytic leukemia. *Blood* 105:2036, 2005.
392. Gobessi S, Laurenti L, Longo PG, et al: ZAP-70 enhances B-cell-receptor signaling despite absent or inefficient tyrosine kinase activation in chronic lymphocytic leukemia and lymphoma B cells. *Blood* 109:2032, 2007.
393. Chen L, Huynh L, Apgar J, et al: ZAP-70 enhances IgM signaling independent of its kinase activity in chronic lymphocytic leukemia. *Blood* 111:2685, 2008.
394. Bilban M, Heintel D, Scharl T, et al: Deregulated expression of fat and muscle genes in B-cell chronic lymphocytic leukemia with high lipoprotein lipase expression. *Leukemia* 20:1080, 2006.
395. Heintel D, Kienle D, Shehata M, et al: High expression of lipoprotein lipase in poor risk B-cell chronic lymphocytic leukemia. *Leukemia* 19:1216, 2005.
396. Huttmann A, Klein-Hitpass L, Thomale J, et al: Gene expression signatures separate B-cell chronic lymphocytic leukaemia prognostic subgroups defined by ZAP-70 and CD38 expression status. *Leukemia* 20:1774, 2006.
397. Oppezzo P, Vasconcelos Y, Settegrana C, et al: The LPL/ADAM29 expression ratio is a novel prognosis indicator in chronic lymphocytic leukemia. *Blood* 106:650, 2005.
398. Nuckel H, Huttmann A, Klein-Hitpass L, et al: Lipoprotein lipase expression is a novel prognostic factor in B-cell chronic lymphocytic leukemia. *Leuk Lymphoma* 47:1053, 2006.
399. van't Veer MB, Brooijmans AM, Langerak AW, et al: The predictive value of lipoprotein lipase for survival in chronic lymphocytic leukemia. *Haematologica* 91:56, 2006.
400. Pallasch CP, Schwamb J, Konigs S, et al: Targeting lipid metabolism by the lipoprotein lipase inhibitor orlistat results in apoptosis of B-cell chronic lymphocytic leukemia cells. *Leukemia* 22:585, 2008.
401. Van Bockstaele F, Pede V, Janssens A, et al: Lipoprotein lipase mRNA expression in whole blood is a prognostic marker in B cell chronic lymphocytic leukemia. *Clin Chem* 53:204, 2007.
402. Heintel D, Kroemer E, Kienle D, et al: High expression of activation-induced cytidine deaminase (AID) mRNA is associated with unmutated IGVH gene status and unfavourable cytogenetic aberrations in patients with chronic lymphocytic leu-

kaemia. *Leukemia* 18:756, 2004.
403. Nikitin EA, Malakho SG, Biderman BV, et al: Expression level of lipoprotein lipase and dystrophin genes predict survival in B-cell chronic lymphocytic leukemia. *Leuk Lymphoma* 48:912, 2007.
404. Li FJ, Ding S, Pan J, et al: FCRL2 expression predicts IGHV mutation status and clinical progression in chronic lymphocytic leukemia. *Blood* 112:179, 2008.
405. Kainz B, Shehata M, Bilban M, et al: Overexpression of the paternally expressed gene 10 (PEG10) from the imprinted locus on chromosome 7q21 in high-risk B-cell chronic lymphocytic leukemia. *Int J Cancer* 121:1984, 2007.
406. Benedetti D, Bomben R, Dal-Bo M, et al: Are surrogates of IGHV gene mutational status useful in B-cell chronic lymphocytic leukemia? The example of Septin-10. *Leukemia* 22:224, 2008.
407. Buhl AM, Jurlander J, Geisler CH, et al: CLLU1 expression levels predict time to initiation of therapy and overall survival in chronic lymphocytic leukemia. *Eur J Haematol* 76:455, 2006.
408. Raval A, Lucas DM, Matkovic JJ, et al: TWIST2 demonstrates differential methylation in immunoglobulin variable heavy chain mutated and unmutated chronic lymphocytic leukemia. *J Clin Oncol* 23:3877, 2005.
409. Han T, Henderson ES, Emrich LJ, Sandberg AA: Prognostic significance of karyotypic abnormalities in B cell chronic lymphocytic leukemia: An update. *Semin Hematol* 24:257, 1987.
410. Escudier SM, Pereira-Leahy JM, Drach JW, et al: Fluorescent in situ hybridization and cytogenetic studies of trisomy 12 in chronic lymphocytic leukemia. *Blood* 81:2702, 1993.
411. Dohner H, Stilgenbauer S, Benner A, et al: Genomic aberrations and survival in chronic lymphocytic leukemia. *N Engl J Med* 343:1910, 2000.
412. Juliusson G, Robert KH, Ost A, et al: Prognostic information from cytogenetic analysis in chronic B-lymphocytic leukemia and leukemic immunocytoma. *Blood* 65:134, 1985.
413. Tefferi A, Bartholmai BJ, Witzig TE, et al: Clinical correlations of immunophenotypic variations and the presence of trisomy 12 in B-cell chronic lymphocytic leukemia. *Cancer Genet Cytogenet* 95:173, 1997.
414. AbdelSalam M, El Sissy A, Samra MA, et al: The impact of trisomy 12, retinoblastoma gene and P53 in prognosis of B-cell chronic lymphocytic leukemia. *Hematology* 13:147, 2008.
415. Juliusson G, Oscier DG, Fitchett M, et al: Prognostic subgroups in B-cell chronic lymphocytic leukemia defined by specific chromosomal abnormalities. *N Engl J Med* 323:720, 1990.
416. Montserrat E, Bosch F, Rozman C: B-cell chronic lymphocytic leukemia: Recent progress in biology, diagnosis, and therapy. *Ann Oncol* 8 Suppl 1:93, 1997.
417. Oscier DG, Stevens J, Hamblin TJ, et al: Correlation of chromosome abnormalities with laboratory features and clinical course in B-cell chronic lymphocytic leukaemia. *Br J Haematol* 76:352, 1990.
418. Mayr C, Speicher MR, Kofler DM, et al: Chromosomal translocations are associated with poor prognosis in chronic lymphocytic leukemia. *Blood* 107:742, 2006.
419. Kujawski L, Ouillette P, Erba H, et al: Genomic complexity identifies patients with aggressive chronic lymphocytic leukemia. *Blood* 112:1993, 2008.
420. Robert KH, Gahrton G, Friberg K, et al: Extra chromosome 12 and prognosis in chronic lymphocytic leukaemia. *Scand J Haematol* 28:163, 1982.
421. Neilson JR, Auer R, White D, et al: Deletions at 11q identify a subset of patients with typical CLL who show consistent disease progression and reduced survival. *Leukemia* 11:1929, 1997.
422. Dohner H, Fischer K, Bentz M, et al: P53 gene deletion predicts for poor survival and non-response to therapy with purine analogs in chronic B-cell leukemias. *Blood* 85:1580, 1995.
423. Glassman AB, Hayes KJ: The value of fluorescence in situ hybridization in the diagnosis and prognosis of chronic lymphocytic leukemia. *Cancer Genet Cytogenet* 158:88, 2005.
424. Dewald GW, Brockman SR, Paternoster SF, et al: Chromosome anomalies detected by interphase fluorescence in situ hybridization: Correlation with significant biological features of B-cell chronic lymphocytic leukaemia. *Br J Haematol* 121:287, 2003.
425. Dicker F, Herholz H, Schnittger S, et al: The detection of TP53 mutations in chronic lymphocytic leukemia independently predicts rapid disease progression and is highly correlated with a complex aberrant karyotype. *Leukemia* 23:117, 2009.
426. Zenz T, Habe S, Denzel T, et al: Detailed analysis of p53 pathway defects in fludarabine-refractory chronic lymphocytic leukemia (CLL): Dissecting the contribution of 17p deletion, TP53 mutation, p53-p21 dysfunction, and miR34a in a prospective clinical trial. *Blood* 114:2589, 2009.
427. Alsafadi S, Tourpin S, Andre F, et al: P53 family: At the crossroads in cancer therapy. *Curr Med Chem* 16(32):4328, 2009.
428. Tam CS, Shanafelt TD, Wierda WG, et al: *De novo* deletion 17p13.1 chronic lymphocytic leukemia shows significant clinical heterogeneity: The M. D. Anderson and Mayo Clinic experience. *Blood* 114:957, 2009.
429. Cuneo A, Bigoni R, Rigolin GM, et al: Late appearance of the 11q22.3–23.1 deletion involving the ATM locus in B-cell chronic lymphocytic leukemia and related disorders. Clinico-biological significance. *Haematologica* 87:44, 2002.
430. Shanafelt TD, Witzig TE, Fink SR, et al: Prospective evaluation of clonal evolution during long-term follow-up of patients with untreated early-stage chronic lymphocytic leukemia. *J Clin Oncol* 24:4634, 2006.
431. Stilgenbauer S, Sander S, Bullinger L, et al: Clonal evolution in chronic lymphocytic leukemia: Acquisition of high-risk genomic aberrations associated with unmutated VH, resistance to therapy, and short survival. *Haematologica* 92:1242, 2007.
432. Mackus WJ, Kater AP, Grummels A, et al: Chronic lymphocytic leukemia cells display p53-dependent drug-induced Puma upregulation. *Leukemia* 19:427, 2005.
433. Oscier D, Fitchett M, Herbert T, Lambert R: Karyotypic evolution in B-cell chronic lymphocytic leukaemia. *Genes Chromosomes Cancer* 3:16, 1991.
434. Calin GA, Ferracin M, Cimmino A, et al: A MicroRNA signature associated with prognosis and progression in chronic lymphocytic leukemia. *N Engl J Med* 353:1793, 2005.
435. Visone R, Rassenti LZ, Veronese A, et al: Karyotype specific microRNA signature in chronic lymphocytic leukemia. *Blood* 114(18):3872, 2009.
436. Acchiardo S, Kraus AP Jr, Jennings BR: Beta 2-microglobulin levels in patients with renal insufficiency. *Am J Kidney Dis* 13:70, 1989.
437. de Nully Brown P, Hansen MM: GM-CSF treatment in patients with B-chronic lymphocytic leukemia. *Leuk Lymphoma* 32:365, 1999.
438. Itala M, Pelliniemi TT, Remes K: GM-CSF raises serum levels of beta 2-microglobulin and thymidine kinase in patients with chronic lymphocytic leukaemia. *Br J Haematol* 94:129, 1996.
439. Di Giovanni S, Valentini G, Carducci P, Giallonardo P: Beta-2-microglobulin is a reliable tumor marker in chronic lymphocytic leukemia. *Acta Haematol* 81:181, 1989.
440. Molica S, Levato D, Cascavilla N, et al: Clinico-prognostic implications of simultaneous increased serum levels of soluble CD23 and beta2-microglobulin in B-cell chronic lymphocytic leukemia. *Eur J Haematol* 62:117, 1999.
441. Spati B, Child JA, Kerruish SM, Cooper EH: Behaviour of serum beta 2-microglobulin and acute phase reactant proteins in chronic lymphocytic leukaemia. A multicentre study. *Acta Haematol* 64:79, 1980.
442. Hallek M, Wanders L, Ostwald M, et al: Serum beta(2)-microglobulin and serum thymidine kinase are independent predictors of progression-free survival in chronic lymphocytic leukemia and immunocytoma. *Leuk Lymphoma* 22:439, 1996.
443. Wierda WG, O'Brien S, Wang X, et al: Prognostic nomogram and index for overall survival in previously untreated patients with chronic lymphocytic leukemia. *Blood* 109:4679, 2007.
444. Wierda WG, O'Brien S, Wang X, et al: Characteristics associated with important clinical end points in patients with chronic lymphocytic leukemia at initial treatment. *J Clin Oncol* 27:1637, 2009.
445. Hallek M, Langenmayer I, Nerl C, et al: Elevated serum thymidine kinase levels identify a subgroup at high risk of disease progression in early, nonsmoldering chronic lymphocytic leukemia. *Blood* 93:1732, 1999.
446. Magnac C, Porcher R, Davi F, et al: Predictive value of serum thymidine kinase level for Ig-V mutational status in B-CLL. *Leukemia* 17:133, 2003.
447. Matthews C, Catherwood MA, Morris TC, et al: Serum TK levels in CLL identify Binet stage A patients within biologically defined prognostic subgroups most likely to undergo disease progression. *Eur J Haematol* 77:309, 2006.
448. Sarfati M, Chevret S, Chastang C, et al: Prognostic importance of serum soluble CD23 level in chronic lymphocytic leukemia. *Blood* 88:4259, 1996.
449. Saka B, Aktan M, Sami U, et al: Prognostic importance of soluble CD23 in B-cell chronic lymphocytic leukemia. *Clin Lab Haematol* 28:30, 2006.
450. Molica S, Vitelli G, Levato D, et al: Increased serum levels of matrix metalloproteinase-9 predict clinical outcome of patients with early B-cell chronic lymphocytic leukaemia. *Eur J Haematol* 70:373, 2003.
451. Wierda WG, Johnson MM, Do KA, et al: Plasma interleukin 8 level predicts for survival in chronic lymphocytic leukaemia. *Br J Haematol* 120:452, 2003.
452. Lai R, O'Brien S, Maushouri T, et al: Prognostic value of plasma interleukin-6 levels in patients with chronic lymphocytic leukemia. *Cancer* 95:1071, 2002.
453. Molica S, Vitelli G, Levato D, et al: Elevated serum levels of soluble CD44 can identify a subgroup of patients with early B-cell chronic lymphocytic leukemia who are at high risk of disease progression. *Cancer* 92:713, 2001.
454. Christiansen I, Sundstrom C, Totterman TH: Elevated serum levels of soluble vascular cell adhesion molecule-1 (sVCAM-1) closely reflect tumour burden in chronic B-lymphocytic leukaemia. *Br J Haematol* 103:1129, 1998.
455. Molica S, Vitelli G, Levato D, et al: CD27 in B-cell chronic lymphocytic leukemia. Cellular expression, serum release and correlation with other soluble molecules belonging to nerve growth factor receptors (NGFr) superfamily. *Haematologica* 83:398, 1998.
456. Robertson LE, Pugh W, O'Brien S, et al: Richter's syndrome: A report on 39 patients. *J Clin Oncol* 11:1985, 1993.
457. Everaus H, Luik E, Lehtmaa J: Active and indolent chronic lymphocytic leukaemia—Immune and hormonal peculiarities. *Cancer Immunol Immunother* 45:109, 1997.
458. Vlasveld LT, Pauwels P, Ermens AA, et al: Parathyroid hormone-related protein (PTH-rP)-associated hypercalcemia in a patient with an atypical chronic lymphocytic leukemia. *Neth J Med* 54:21, 1999.
459. Beaudreuil J, Lortholary O, Martin A, et al: Hypercalcemia may indicate Richter's syndrome: Report of four cases and review. *Cancer* 79:1211, 1997.
460. Schoevaerdts D, Mineur P, Hennaux V, Sibille C: Hypercalcemia, chronic lymphocytic leukemia and multiple myeloma: Uncommon association. *Acta Clin Belg* 54:217, 1999.
461. Dominis M, Jaksic B: Clinical relevance of peripheral blood lymphocyte morphology and lymph node histology in chronic lymphocytic leukemia. *Blood Cells* 12:297, 1987.
462. Vallespi T, Montserrat E, Sanz MA: Chronic lymphocytic leukaemia: Prognostic value of lymphocyte morphological subtypes. A multivariate survival analysis in 146 patients. *Br J Haematol* 77:478, 1991.
463. Oscier DG, Matutes E, Copplestone A, et al: Atypical lymphocyte morphology: An adverse prognostic factor for disease progression in stage A CLL independent of trisomy 12. *Br J Haematol* 98:934, 1997.
464. Schwarz J, Mikulenkova D, Cermakova M, et al: Prognostic relevance of the FAB morphological criteria in chronic lymphocytic leukemia: Correlations with IgVH gene mutational status and other prognostic markers. *Neoplasma* 53:219, 2006.
465. Matutes E, Oscier D, Garcia-Marco J, et al: Trisomy 12 defines a group of CLL with atypical morphology: Correlation between cytogenetic, clinical and laboratory features in 544 patients. *Br J Haematol* 92:382, 1996.

466. Nowakowski GS, Hoyer JD, Shanafelt TD, et al: Using smudge cells on routine blood smears to predict clinical outcome in chronic lymphocytic leukemia: A universally available prognostic test. *Mayo Clin Proc* 82:449, 2007.
467. Montserrat E, Villamor N, Reverter JC, et al: Bone marrow assessment in B-cell chronic lymphocytic leukaemia: Aspirate or biopsy? A comparative study in 258 patients. *Br J Haematol* 93:111, 1996.
468. Geisler CH, Hou-Jensen K, Jensen OM, et al: The bone-marrow infiltration pattern in B-cell chronic lymphocytic leukemia is not an important prognostic factor. Danish CLL Study Group. *Eur J Haematol* 57:292, 1996.
469. Sah SP, Matutes E, Wotherspoon AC, et al: A comparison of flow cytometry, bone marrow biopsy, and bone marrow aspirates in the detection of lymphoid infiltration in B cell disorders. *J Clin Pathol* 56:129, 2003.
470. Jarque I, Larrea L, Gomis F, et al: Bone marrow assessment in B-cell chronic lymphocytic leukaemia: Aspirate or biopsy? *Br J Haematol* 95:754, 1996.
471. Cheson BD, Bennett JM, Grever M, et al: National Cancer Institute–sponsored Working Group guidelines for chronic lymphocytic leukemia: Revised guidelines for diagnosis and treatment. *Blood* 87:4990, 1996.
472. Byrd JC, Rai K, Peterson BL, et al: Addition of rituximab to fludarabine may prolong progression-free survival and overall survival in patients with previously untreated chronic lymphocytic leukemia: An updated retrospective comparative analysis of CALGB 9712 and CALGB 9011. *Blood* 105:49, 2005.
473. Binet JL, Caligaris-Cappio F, Catovsky D, et al: Perspectives on the use of new diagnostic tools in the treatment of chronic lymphocytic leukemia. *Blood* 107:859, 2006.
474. Dighiero G, Maloum K, Desablens B, et al: Chlorambucil in indolent chronic lymphocytic leukemia. French Cooperative Group on Chronic Lymphocytic Leukemia. *N Engl J Med* 338:1506, 1998.
475. Shustik C, Mick R, Silver R, et al: Treatment of early chronic lymphocytic leukemia: Intermittent chlorambucil versus observation. *Hematol Oncol* 6:7, 1988.
476. Eksioglu-Demiralp E, Alpdogan O, Aktan M, et al: Variable expression of CD49d antigen in B cell chronic lymphocytic leukemia is related to disease stages. *Leukemia* 10:1331, 1996.
477. Sayala HA, Rawstron AC, Hillmen P: Minimal residual disease assessment in chronic lymphocytic leukaemia. *Best Pract Res Clin Haematol* 20:499, 2007.
478. Rawstron AC, Villamor N, Ritgen M, et al: International standardized approach for flow cytometric residual disease monitoring in chronic lymphocytic leukaemia. *Leukemia* 21:956, 2007.
479. Schultze JL, Donovan JW, Gribben JG: Minimal residual disease detection after myeloablative chemotherapy in chronic lymphatic leukemia. *J Mol Med* 77:259, 1999.
480. Magnac C, Sutton L, Cazin B, et al: Detection of minimal residual disease in B chronic lymphocytic leukemia (CLL). *Hematol Cell Ther* 41:13, 1999.
481. Stolz F, Panzer S, Panzer-Grumayer ER: Multiplex PCR reaction for the detection and identification of immunoglobulin kappa deleting element rearrangements in B-lineage leukaemias. *Br J Haematol* 106:486, 1999.
482. Bottcher S, Ritgen M, Pott C, et al: Comparative analysis of minimal residual disease detection using four-color flow cytometry, consensus IgH-PCR, and quantitative IgH PCR in CLL after allogeneic and autologous stem cell transplantation. *Leukemia* 18:1637, 2004.
483. Josefsson P, Geisler CH, Leffers H, et al: CLLU1 expression analysis adds prognostic information to risk prediction in chronic lymphocytic leukemia. *Blood* 109:4973, 2007.
484. Provan D, Bartlett-Pandite L, Zwicky C, et al: Eradication of polymerase chain reaction-detectable chronic lymphocytic leukemia cells is associated with improved outcome after bone marrow transplantation. *Blood* 88:2228, 1996.
485. Moreton P, Kennedy B, Lucas G, et al: Eradication of minimal residual disease in B-cell chronic lymphocytic leukemia after alemtuzumab therapy is associated with prolonged survival. *J Clin Oncol* 23:2971, 2005.
486. Wattel E, Preudhomme C, Hecquet B, et al: P53 mutations are associated with resistance to chemotherapy and short survival in hematologic malignancies. *Blood* 84:3148, 1994.
487. Sturm I, Bosanquet AG, Hermann S, et al: Mutation of p53 and consecutive selective drug resistance in B-CLL occurs as a consequence of prior DNA-damaging chemotherapy. *Cell Death Differ* 10:477, 2003.
488. Byrd JC, Gribben JG, Peterson BL, et al: Select high-risk genetic features predict earlier progression following chemoimmunotherapy with fludarabine and rituximab in chronic lymphocytic leukemia: Justification for risk-adapted therapy. *J Clin Oncol* 24:437, 2006.
489. Fridman JS, Lowe SW: Control of apoptosis by p53. *Oncogene* 22:9030, 2003.
490. Stilgenbauer S, Dohner H: Campath-1H-induced complete remission of chronic lymphocytic leukemia despite p53 gene mutation and resistance to chemotherapy. *N Engl J Med* 347:452, 2002.
491. Lozanski G, Heerema NA, Flinn IW, et al: Alemtuzumab is an effective therapy for chronic lymphocytic leukemia with p53 mutations and deletions. *Blood* 103:3278, 2004.
492. Grever MR, Lucas DM, Johnson AJ, Byrd JC: Novel agents and strategies for treatment of p53-defective chronic lymphocytic leukemia. *Best Pract Res Clin Haematol* 20:545, 2007.
493. Austen B, Powell JE, Alvi A, et al: Mutations in the ATM gene lead to impaired overall and treatment-free survival that is independent of IGVH mutation status in patients with B-CLL. *Blood* 106:3175, 2005.
494. Eichhorst BF, Busch R, Hopfinger G, et al: Fludarabine plus cyclophosphamide versus fludarabine alone in first-line therapy of younger patients with chronic lymphocytic leukemia. *Blood* 107:885, 2006.
495. Flinn IW, Neuberg DS, Grever MR, et al: Phase III trial of fludarabine plus cyclophosphamide compared with fludarabine for patients with previously untreated chronic lymphocytic leukemia: US Intergroup Trial E2997. *J Clin Oncol* 25:793, 2007.
496. Tsimberidou AM, Tam C, Abruzzo LV, et al: Chemoimmunotherapy may overcome the adverse prognostic significance of 11q deletion in previously untreated patients with chronic lymphocytic leukemia. *Cancer* 115:373, 2009.
497. Tsimberidou AM, Wierda WG, Plunkett W, et al: Phase I-II study of oxaliplatin, fludarabine, cytarabine, and rituximab combination therapy in patients with Richter's syndrome or fludarabine-refractory chronic lymphocytic leukemia. *J Clin Oncol* 26:196, 2008.
498. Castro JE, Sandoval-Sus JD, Bole J, et al: Rituximab in combination with high-dose methylprednisolone for the treatment of fludarabine refractory high-risk chronic lymphocytic leukemia. *Leukemia* 22:2048, 2008.
499. Ferrajoli A, Lee BN, Schlette EJ, et al: Lenalidomide induces complete and partial remissions in patients with relapsed and refractory chronic lymphocytic leukemia. *Blood* 111:5291, 2008.
500. Balakrishnan K, Wierda WG, Keating MJ, Gandhi V: Gossypol, a BH3 mimetic, induces apoptosis in chronic lymphocytic leukemia cells. *Blood* 112:1971, 2008.
501. Paoluzzi L, Gonen M, Bhagat G, et al: The BH3-only mimetic ABT-737 synergizes the antineoplastic activity of proteasome inhibitors in lymphoid malignancies. *Blood* 112:2906, 2008.
502. Phelps MA, Lin TS, Johnson AJ, et al: Clinical response and pharmacokinetics from a phase I study of an active dosing schedule of flavopiridol in relapsed chronic lymphocytic leukemia. *Blood* 113:2637, 2009.
503. Pietsch EC, Sykes SM, McMahon SB, Murphy ME: The p53 family and programmed cell death. *Oncogene* 27:6507, 2008.
504. Tomasini R, Tsuchihara K, Wilhelm M, et al: TAp73 knockout shows genomic instability with infertility and tumor suppressor functions. *Genes Dev* 22:2677, 2008.
505. Sampath D, Calin GA, Puduvalli VK, et al: Specific activation of microRNA106b enables the p73 apoptotic response in chronic lymphocytic leukemia by targeting the ubiquitin ligase, Itch for degradation. *Blood* 113:3744, 2009.
506. Wierda WG, Cantwell MJ, Woods SJ, et al: CD40-ligand (CD154) gene therapy for chronic lymphocytic leukemia. *Blood* 96:2917, 2000.
507. Fukuda T, Chen L, Endo T, et al: Antisera induced by infusions of autologous Ad-CD154-leukemia B cells identify ROR1 as an oncofetal antigen and receptor for Wnt5a. *Proc Natl Acad Sci U S A* 105:3047, 2008.
508. Chu P, Deforce D, Pedersen IM, et al: Latent sensitivity to Fas-mediated apoptosis after CD40 ligation may explain activity of CD154 gene therapy in chronic lymphocytic leukemia. *Proc Natl Acad Sci U S A* 99:3854, 2002.
509. Dicker F, Kater AP, Fukuda T, Kipps TJ: Fas-ligand (CD178) and TRAIL synergistically induce apoptosis of CD40-activated chronic lymphocytic leukemia B cells. *Blood* 105:3193, 2005.
510. Dicker F, Kater AP, Prada CE, et al: CD154 induces p73 to overcome the resistance to apoptosis of chronic lymphocytic leukemia cells lacking functional p53. *Blood* 108:3450, 2006.
511. Eichhorst B, Goede V, Hallek M: Treatment of elderly patients with chronic lymphocytic leukemia. *Leuk Lymphoma* 50:171, 2009.
512. Extermann M, Overcash J, Lyman GH, et al: Comorbidity and functional status are independent in older cancer patients. *J Clin Oncol* 16:1582, 1998.
513. Robertson LE, O'Brien S, Kantarjian H, et al: A 3-day schedule of fludarabine in previously treated chronic lymphocytic leukemia. *Leukemia* 9:1444, 1995.
514. Marotta G, Bigazzi C, Lenoci M, et al: Low-dose fludarabine and cyclophosphamide in elderly patients with B-cell chronic lymphocytic leukemia refractory to conventional therapy. *Haematologica* 85:1268, 2000.
515. Shvidel L, Shtalrid M, Bairey O, et al: Conventional dose fludarabine-based regimens are effective but have excessive toxicity in elderly patients with refractory chronic lymphocytic leukemia. *Leuk Lymphoma* 44:1947, 2003.
516. Fabbri A, Lenoci M, Gozzetti A, et al: Low-dose oral fludarabine plus cyclophosphamide in elderly patients with chronic lymphoproliferative disorders. *Hematol J* 5:472, 2004.
517. Catovsky D, Richards S, Matutes E, et al: Assessment of fludarabine plus cyclophosphamide for patients with chronic lymphocytic leukaemia (the LRF CLL4 Trial): A randomised controlled trial. *Lancet* 370:230, 2007.
518. Forconi F, Fabbri A, Lenoci M, et al: Low-dose oral fludarabine plus cyclophosphamide in elderly patients with untreated and relapsed or refractory chronic lymphocytic leukaemia. *Hematol Oncol* 26:247, 2008.
519. Shanafelt TD, Lin T, Geyer SM, et al: Pentostatin, cyclophosphamide, and rituximab regimen in older patients with chronic lymphocytic leukemia. *Cancer* 109:2291, 2007.
520. Eichhorst BF, Busch R, Stilgenbauer S, et al: First line therapy with fludarabine compared to chlorambucil does not result in a major benefit for elderly patients with advanced chronic lymphocytic leukemia. *Blood* 114:3382, 2009.
521. Keating MJ, O'Brien S, Plunkett W, et al: Fludarabine phosphate: A new active agent in hematologic malignancies. *Semin Hematol* 31:28, 1994.
522. Boogaerts MA, Van Hoof A, Catovsky D, et al: Activity of oral fludarabine phosphate in previously treated chronic lymphocytic leukemia. *J Clin Oncol* 19:4252, 2001.
523. Rossi JF, van Hoof A, de Boeck K, et al: Efficacy and safety of oral fludarabine phosphate in previously untreated patients with chronic lymphocytic leukemia. *J Clin Oncol* 22:1260, 2004.
524. Gjedde SB, Hansen MM: Salvage therapy with fludarabine in patients with progressive B-chronic lymphocytic leukemia. *Leuk Lymphoma* 21:317, 1996.
525. Angelopoulou MA, Poziopoulos C, Boussiotis VA, et al: Fludarabine monophosphate in refractory B-chronic lymphocytic leukemia: Maintenance may be significant to sustain response. *Leuk Lymphoma* 21:321, 1996.
526. Sorensen JM, Vena DA, Fallavollita A, et al: Treatment of refractory chronic lymphocytic leukemia with fludarabine phosphate via the group C protocol mechanism of the National Cancer Institute: Five-year follow-up report. *J Clin Oncol* 15:458, 1997.
527. Keating MJ, O'Brien S, Lerner S, et al: Long-term follow-up of patients with chronic lymphocytic leukemia (CLL) receiving fludarabine regimens as initial therapy. *Blood*

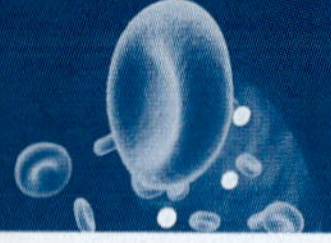

92:1165, 1998.

528. Johnson S, Smith AG, Loffler H, et al: Multicentre prospective randomised trial of fludarabine versus cyclophosphamide, doxorubicin, and prednisone (CAP) for treatment of advanced-stage chronic lymphocytic leukaemia. The French Cooperative Group on CLL. *Lancet* 347:1432, 1996.
529. O'Brien S, Kantarjian H, Beran M, et al: Results of fludarabine and prednisone therapy in 264 patients with chronic lymphocytic leukemia with multivariate analysis-derived prognostic model for response to treatment. *Blood* 82:1695, 1993.
530. Mason JM, Drummond MF, Bosanquet AG, Sheldon TA: The DiSC assay. A cost-effective guide to treatment for chronic lymphocytic leukemia? *Int J Technol Assess Health Care* 15:173, 1999.
531. Bosanquet AG, Johnson SA, Richards SM: Prognosis for fludarabine therapy of chronic lymphocytic leukaemia based on *ex vivo* drug response by DiSC assay. *Br J Haematol* 106:71, 1999.
532. Cohen RB, Abdallah JM, Gray JR, Foss F: Reversible neurologic toxicity in patients treated with standard-dose fludarabine phosphate for mycosis fungoides and chronic lymphocytic leukemia [see comments]. *Ann Intern Med* 118:114, 1993.
533. Ramachandran A, Majumdar G: Acute tumour lysis syndrome after oral fludarabine in a patient with chronic lymphocytic leukaemia. *Hematol J* 5:528, 2004.
534. Hussain K, Mazza JJ, Clouse LH: Tumor lysis syndrome (TLS) following fludarabine therapy for chronic lymphocytic leukemia (CLL): Case report and review of the literature. *Am J Hematol* 72:212, 2003.
535. Wijermans PW, Gerrits WB, Haak HL: Severe immunodeficiency in patients treated with fludarabine monophosphate. *Eur J Haematol* 50:292, 1993.
536. Anaissie E, Kontoyiannis DP, Kantarjian H, et al: Listeriosis in patients with chronic lymphocytic leukemia who were treated with fludarabine and prednisone. *Ann Intern Med* 117:466, 1992.
537. Bergmann L, Fenchel K, Jahn B, et al: Immunosuppressive effects and clinical response of fludarabine in refractory chronic lymphocytic leukemia. *Ann Oncol* 4:371, 1993.
538. Hamblin TJ, Orchard JA, Myint H, Oscier DG: Fludarabine and hemolytic anemia in chronic lymphocytic leukemia. *J Clin Oncol* 16:3209, 1998.
539. Keating MJ: Chronic lymphocytic leukemia. *Semin Oncol* 26:107, 1999.
540. Briz M, Cabrera R, Sanjuan I, et al: Diagnosis of transfusion-associated graft-versus-host disease by polymerase chain reaction in fludarabine-treated B-chronic lymphocytic leukaemia. *Br J Haematol* 91:409, 1995.
541. Briones J, Pereira A, Alcorta I: Transfusion-associated graft-versus-host disease (TA-GVHD) in fludarabine-treated patients: Is it time to irradiate blood component? *Br J Haematol* 93:739, 1996.
542. Cheson BD, Vena DA, Barrett J, Freidlin B: Second malignancies as a consequence of nucleoside analog therapy for chronic lymphoid leukemias. *J Clin Oncol* 17:2454, 1999.
543. Kielstein JT, Stadler M, Czock D, et al: Dialysate concentration and pharmacokinetics of 2F-Ara-A in a patient with acute renal failure. *Eur J Haematol* 74:533, 2005.
544. Robak T: The place of cladribine in the treatment of chronic lymphocytic leukemia: A 10-year experience in Poland. *Ann Hematol* 84:63, 2005.
545. Robak T, Blasinka-Morawiec M, Krykowski E, et al: Intermittent 2-hour intravenous infusions of 2-chlorodeoxyadenosine in the treatment of 110 patients with refractory or previously untreated B-cell chronic lymphocytic leukemia. *Leuk Lymphoma* 22:509, 1996.
546. Juliusson G, Elmhorn-Rosenborg A, Liliemark J: Response to 2-chlorodeoxyadenosine in patients with B-cell chronic lymphocytic leukemia resistant to fludarabine [see comments]. *N Engl J Med* 327:1056, 1992.
547. Byrd JC, Peterson B, Piro L, et al: A phase II study of cladribine treatment for fludarabine refractory B cell chronic lymphocytic leukemia: Results from CALGB Study 9211. *Leukemia* 17:323, 2003.
548. Karlsson K, Stromberg M, Liliemark J, et al: Oral cladribine for B-cell chronic lymphocytic leukaemia: Report of a phase II trial with a 3-d, 3-weekly schedule in untreated and pretreated patients, and a long-term follow-up of 126 previously untreated patients. *Br J Haematol* 116:538, 2002.
549. Juliusson G, Christiansen I, Hansen MM, et al: Oral cladribine as primary therapy for patients with B-cell chronic lymphocytic leukemia. *J Clin Oncol* 14:2160, 1996.
550. Bosanquet AG, Copplestone JA, Johnson SA, et al: Response to cladribine in previously treated patients with chronic lymphocytic leukaemia identified by *ex vivo* assessment of drug sensitivity by DiSC assay. *Br J Haematol* 106:474, 1999.
551. Anchisi S, Zulian GB, Dietrich PY, Alberto P: Cladribine and tumour lysis syndrome. *Eur J Cancer* 31A:131, 1995.
552. Kearns CM, Blakley RL, Santana VM, Crom WR: Pharmacokinetics of cladribine (2-chlorodeoxyadenosine) in children with acute leukemia. *Cancer Res* 54:1235, 1994.
553. Dillman RO: A new chemotherapeutic agent: Deoxycoformycin (pentostatin). *Semin Hematol* 31:16, 1994.
554. Dillman RO: Pentostatin (Nipent) in the treatment of chronic lymphocyte leukemia and hairy cell leukemia. *Expert Rev Anticancer Ther* 4:27, 2004.
555. Johnson SA, Catovsky D, Child JA, et al: Phase I/II evaluation of pentostatin (2′-deoxycoformycin) in a five day schedule for the treatment of relapsed/refractory B-cell chronic lymphocytic leukaemia. *Invest New Drugs* 16:155, 1998.
556. Sauter C, Lamanna N, Weiss MA: Pentostatin in chronic lymphocytic leukemia. *Expert Opin Drug Metab Toxicol* 4:1217, 2008.
557. Lathia C, Fleming GF, Meyer M, et al: Pentostatin pharmacokinetics and dosing recommendations in patients with mild renal impairment. *Cancer Chemother Pharmacol* 50:121, 2002.
558. Sawitsky A, Rai KR, Glidewell O, Silver RT: Comparison of daily versus intermittent chlorambucil and prednisone therapy in the treatment of patients with chronic lymphocytic leukemia. *Blood* 50:1049, 1977.
559. Han T, Ezdinli EZ, Shimaoka K, Desai DV: Chlorambucil vs. combined chlorambucil-corticosteroid therapy in chronic lymphocytic leukemia. *Cancer* 31:502, 1973.
560. Jaksic B, Brugiatelli M, Krc I, et al: High dose chlorambucil versus Binet's modified cyclophosphamide, doxorubicin, vincristine, and prednisone regimen in the treatment of patients with advanced B-cell chronic lymphocytic leukemia. Results of an international multicenter randomized trial. International Society for Chemo-Immunotherapy, Vienna. *Cancer* 79:2107, 1997.
561. Leoni LM, Bailey B, Reifert J, et al: Bendamustine (Treanda) displays a distinct pattern of cytotoxicity and unique mechanistic features compared with other alkylating agents. *Clin Cancer Res* 14:309, 2008.
562. Kath R, Blumenstengel K, Fricke HJ, Hoffken K: Bendamustine monotherapy in advanced and refractory chronic lymphocytic leukemia. *J Cancer Res Clin Oncol* 127:48, 2001.
563. Aivado M, Schulte K, Henze L, et al: Bendamustine in the treatment of chronic lymphocytic leukemia: Results and future perspectives. *Semin Oncol* 29:19, 2002.
564. Bergmann MA, Goebeler ME, Herold M, et al: Efficacy of bendamustine in patients with relapsed or refractory chronic lymphocytic leukemia: Results of a phase I/II study of the German CLL Study Group. *Haematologica* 90:1357, 2005.
565. Lissitchkov T, Arnaudov G, Peytchev D, Merkle K: Phase-I/II study to evaluate dose limiting toxicity, maximum tolerated dose, and tolerability of bendamustine HCl in pre-treated patients with B-chronic lymphocytic leukaemia (Binet stages B and C) requiring therapy. *J Cancer Res Clin Oncol* 132:99, 2006.
566. Knauf WU, Lissichkov T, Aldaoud A, et al: Phase III randomized study of bendamustine compared with chlorambucil in previously untreated patients with chronic lymphocytic leukemia. *J Clin Oncol* 27:4378, 2009.
567. Traynor K: Treanda approved for chronic lymphocytic leukemia. *Am J Health Syst Pharm* 65:793, 2008.
568. Huguley CMJ: Treatment of chronic lymphocytic leukemia. *Cancer Treat Rev* 4:261, 1977.
569. Isaacs JD, Watts RA, Hazleman BL, et al: Humanised monoclonal antibody therapy for rheumatoid arthritis. *Lancet* 340:748, 1992.
570. Heit W, Bunjes D, Wiesneth M, et al: *Ex vivo* T-cell depletion with the monoclonal antibody Campath-1 plus human complement effectively prevents acute graft-versus-host disease in allogeneic bone marrow transplantation. *Br J Haematol* 64:479, 1986.
571. Dyer MJ, Hale G, Hayhoe FG, Waldmann H: Effects of CAMPATH-1 antibodies *in vivo* in patients with lymphoid malignancies: Influence of antibody isotype. *Blood* 73:1431, 1989.
572. Rowan W, Tite J, Topley P, Brett SJ: Cross-linking of the CAMPATH-1 antigen (CD52) mediates growth inhibition in human B- and T-lymphoma cell lines, and subsequent emergence of CD52-deficient cells. *Immunology* 95:427, 1998.
573. Hale G, Dyer MJ, Clark MR, et al: Remission induction in non-Hodgkin lymphoma with reshaped human monoclonal antibody CAMPATH-1H. *Lancet* 2:1394, 1988.
574. Osterborg A, Fassas AS, Anagnostopoulos A, et al: Humanized CD52 monoclonal antibody Campath-1H as first-line treatment in chronic lymphocytic leukaemia. *Br J Haematol* 93:151, 1996.
575. Osterborg A, Dyer MJ, Bunjes D, et al: Phase II multicenter study of human CD52 antibody in previously treated chronic lymphocytic leukemia. European Study Group of CAMPATH-1H Treatment in Chronic Lymphocytic Leukemia. *J Clin Oncol* 15:1567, 1997.
576. Bowen AL, Zomas A, Emmett E, et al: Subcutaneous CAMPATH-1H in fludarabine-resistant/relapsed chronic lymphocytic and B-prolymphocytic leukaemia. *Br J Haematol* 96:617, 1997.
577. Rai KR, Freter CE, Mercier RJ, et al: Alemtuzumab in previously treated chronic lymphocytic leukemia patients who also had received fludarabine. *J Clin Oncol* 20:3891, 2002.
578. Keating MJ, Flinn I, Jain V, et al: Therapeutic role of alemtuzumab (Campath-1H) in patients who have failed fludarabine: Results of a large international study. *Blood* 99:3554, 2002.
579. Kennedy B, Rawstron A, Carter C, et al: Campath-1H and fludarabine in combination are highly active in refractory chronic lymphocytic leukemia. *Blood* 99:2245, 2002.
580. Keating MJ, O'Brien S, Albitar M, et al: Early results of a chemoimmunotherapy regimen of fludarabine, cyclophosphamide, and rituximab as initial therapy for chronic lymphocytic leukemia. *J Clin Oncol* 23:4079, 2005.
581. Wierda WG: Current and investigational therapies for patients with CLL. *Hematology Am Soc Hematol Educ Program* 285, 2006.
582. James DF, Kipps TJ: Alemtuzumab in chronic lymphocytic leukemia. *Future Oncol* 3:29, 2007.
583. Lundin J, Porwit-MacDonald A, Rossmann ED, et al: Cellular immune reconstitution after subcutaneous alemtuzumab (anti-CD52 monoclonal antibody, CAMPATH-1H) treatment as first-line therapy for B-cell chronic lymphocytic leukaemia. *Leukemia* 18:484, 2004.
584. O'Brien SM, Keating MJ, Mocarski ES: Updated guidelines on the management of cytomegalovirus reactivation in patients with chronic lymphocytic leukemia treated with alemtuzumab. *Clin Lymphoma Myeloma* 7:125, 2006.
585. Elter T, Vehreschild JJ, Gribben J, et al: Management of infections in patients with chronic lymphocytic leukemia treated with alemtuzumab. *Ann Hematol* 88:121, 2009.
586. Demko S, Summers J, Keegan P, Pazdur R: FDA drug approval summary: Alemtuzumab as single-agent treatment for B-cell chronic lymphocytic leukemia. *Oncologist* 13:167, 2008.
587. Hillmen P, Skotnicki AB, Robak T, et al: Alemtuzumab compared with chlorambucil as first-line therapy for chronic lymphocytic leukemia. *J Clin Oncol* 25:5616, 2007.
588. Lundin J, Kimby E, Bjorkholm M, et al: Phase II trial of subcutaneous anti-CD52 monoclonal antibody alemtuzumab (Campath-1H) as first-line treatment for patients with B-cell chronic lymphocytic leukemia (B-CLL). *Blood* 100:768, 2002.
589. Karlsson C, Lundin J, Kimby E, et al: Phase II study of subcutaneous alemtuzumab

without dose escalation in patients with advanced-stage, relapsed chronic lymphocytic leukaemia. *Br J Haematol* 144:78, 2009.

590. Stilgenbauer S, Zenz T, Winkler D, et al: Subcutaneous alemtuzumab in fludarabine-refractory chronic lymphocytic leukemia: Clinical results and prognostic marker analyses from the CLL2H study of the German Chronic Lymphocytic Leukemia Study Group. *J Clin Oncol* 27:3994, 2009.

591. Hale G, Rebello P, Brettman LR, et al: Blood concentrations of alemtuzumab and antiglobulin responses in patients with chronic lymphocytic leukemia following intravenous or subcutaneous routes of administration. *Blood* 104:948, 2004.

592. Elter T, Molnar I, Kuhlmann J, et al: Pharmacokinetics of alemtuzumab and the relevance in clinical practice. *Leuk Lymphoma* 49:2256, 2008.

593. Montillo M, Cafro AM, Tedeschi A, et al: Safety and efficacy of subcutaneous Campath-1H for treating residual disease in patients with chronic lymphocytic leukemia responding to fludarabine. *Haematologica* 87:695; discussion 700, 2002.

594. Wendtner CM, Ritgen M, Schweighofer CD, et al: Consolidation with alemtuzumab in patients with chronic lymphocytic leukemia (CLL) in first remission—Experience on safety and efficacy within a randomized multicenter phase III trial of the German CLL Study Group (GCLLSG). *Leukemia* 18:1093, 2004.

595. Montillo M, Tedeschi A, Miqueleiz S, et al: Alemtuzumab as consolidation after a response to fludarabine is effective in purging residual disease in patients with chronic lymphocytic leukemia. *J Clin Oncol* 24:2337, 2006.

596. Hainsworth JD, Vazquez ER, Spigel DR, et al: Combination therapy with fludarabine and rituximab followed by alemtuzumab in the first-line treatment of patients with chronic lymphocytic leukemia or small lymphocytic lymphoma: A phase 2 trial of the Minnie Pearl Cancer Research Network. *Cancer* 112:1288, 2008.

597. Schweighofer CD, Ritgen M, Eichhorst BF, et al: Consolidation with alemtuzumab improves progression-free survival in patients with chronic lymphocytic leukaemia (CLL) in first remission: Long-term follow-up of a randomized phase III trial of the German CLL Study Group (GCLLSG). *Br J Haematol* 144:95, 2009.

598. Maloney DG, Grillo-Lopez AJ, White CA, et al: IDEC-C2B8 (Rituximab) anti-CD20 monoclonal antibody therapy in patients with relapsed low-grade non-Hodgkin's lymphoma. *Blood* 90:2188, 1997.

599. McLaughlin P, Grillo-Lopez AJ, Link BK, et al: Rituximab chimeric anti-CD20 monoclonal antibody therapy for relapsed indolent lymphoma: Half of patients respond to a four-dose treatment program. *J Clin Oncol* 16:2825, 1998.

600. Itala M, Geisler CH, Kimby E, et al: Standard-dose anti-CD20 antibody rituximab has efficacy in chronic lymphocytic leukaemia: Results from a Nordic multicentre study. *Eur J Haematol* 69:129, 2002.

601. Hainsworth JD, Litchy S, Barton JH, et al: Single-agent rituximab as first-line and maintenance treatment for patients with chronic lymphocytic leukemia or small lymphocytic lymphoma: A phase II trial of the Minnie Pearl Cancer Research Network. *J Clin Oncol* 21:1746, 2003.

602. Byrd JC, Murphy T, Howard RS, et al: Rituximab using a thrice weekly dosing schedule in B-cell chronic lymphocytic leukemia and small lymphocytic lymphoma demonstrates clinical activity and acceptable toxicity. *J Clin Oncol* 19:2153, 2001.

603. O'Brien SM, Kantarjian H, Thomas DA, et al: Rituximab dose-escalation trial in chronic lymphocytic leukemia. *J Clin Oncol* 19:2165, 2001.

604. Manshouri T, Do KA, Wang X, et al: Circulating CD20 is detectable in the plasma of patients with chronic lymphocytic leukemia and is of prognostic significance. *Blood* 101:2507, 2003.

605. Yang H, Rosove MH, Figlin RA: Tumor lysis syndrome occurring after the administration of rituximab in lymphoproliferative disorders: High-grade non-Hodgkin's lymphoma and chronic lymphocytic leukemia. *Am J Hematol* 62:247, 1999.

606. Voog E, Morschhauser F, Solal-Celigny P: Neutropenia in patients treated with rituximab. *N Engl J Med* 348:2691; discussion 2691, 2003.

607. Winkler U, Jensen M, Manzke O, et al: Cytokine-release syndrome in patients with B-cell chronic lymphocytic leukemia and high lymphocyte counts after treatment with an anti-CD20 monoclonal antibody (rituximab, IDEC-C2B8). *Blood* 94:2217, 1999.

608. Thornton PD, Hamblin M, Treleaven JG, et al: High dose methyl prednisolone in refractory chronic lymphocytic leukaemia. *Leuk Lymphoma* 34:167, 1999.

609. Bosanquet AG, McCann SR, Crotty GM, et al: Methylprednisolone in advanced chronic lymphocytic leukaemia: Rationale for, and effectiveness of treatment suggested by DiSC assay. *Acta Haematol* 93:73, 1995.

610. Thornton PD, Matutes E, Bosanquet AG, et al: High dose methylprednisolone can induce remissions in CLL patients with p53 abnormalities. *Ann Hematol* 82:759, 2003.

611. Robertson LE, Hall R, Keating MJ, et al: High-dose cytosine arabinoside in chronic lymphocytic leukemia: A clinical and pharmacologic analysis. *Leuk Lymphoma* 10:43, 1993.

612. Brunet C, Bardin N, Oukhouya O, et al: A case report: CD8 expression in B-cell chronic lymphocytic leukemia (B-CLL). Prognostic significance of the aberrant CD8 expression. *Hematol Cell Ther* 40:279, 1998.

613. Mauro FR, Foa R, Meloni G, et al: Fludarabine, ara-C, Novantrone and dexamethasone (FAND) in previously treated chronic lymphocytic leukemia patients. *Haematologica* 87:926, 2002.

614. Shaklai S, Bairey O, Blickstein D, et al: Severe myelotoxicity of oral etoposide in heavily pretreated patients with non-Hodgkin's lymphoma or chronic lymphatic leukemia. *Cancer* 77:2313, 1996.

615. Robak T, Szmigielska-Kaplon A, Blonski JZ, et al: Activity of cladribine combined with etoposide in heavily pretreated patients with indolent lymphoid malignancies. *Chemotherapy* 51:247, 2005.

616. Bellosillo B, Colomer D, Pons G, Gil J: Mitoxantrone, a topoisomerase II inhibitor, induces apoptosis of B-chronic lymphocytic leukaemia cells. *Br J Haematol* 100:142, 1998.

617. Bosch F, Ferrer A, Lopez-Guillermo A, et al: Fludarabine, cyclophosphamide and mitoxantrone in the treatment of resistant or relapsed chronic lymphocytic leukaemia. *Br J Haematol* 119:976, 2002.

618. Robak T, Gora-Tybor J, Lech-Maranda E, et al: Cladribine in combination with mitoxantrone and cyclophosphamide(CMC) in the treatment of heavily pre-treated patients with advanced indolent lymphoid malignancies. *Eur J Haematol* 66:188, 2001.

619. Rogalinska M, Blonski JZ, Hanausek M, et al: 2-Chlorodeoxyadenosine alone and in combination with cyclophosphamide and mitoxantrone induce apoptosis in B chronic lymphocytic leukemia cells *in vivo*. *Cancer Detect Prev* 28:433, 2004.

620. Emmanouilides C, Territo M, Menco H, et al: Mitoxantrone-cyclophosphamide-rituximab: An effective and safe combination for indolent NHL. *Hematol Oncol* 21:99, 2003.

621. Bosch F, Ferrer A, Villamor N, et al: Fludarabine, cyclophosphamide, and mitoxantrone as initial therapy of chronic lymphocytic leukemia: High response rate and disease eradication. *Clin Cancer Res* 14:155, 2008.

622. Robak T, Blonski JZ, Gora-Tybor J, et al: Cladribine alone and in combination with cyclophosphamide or cyclophosphamide plus mitoxantrone in the treatment of progressive chronic lymphocytic leukemia: Report of a prospective, multicenter, randomized trial of the Polish Adult Leukemia Group (PALG CLL2). *Blood* 108:473, 2006.

623. Koppler H, Heymanns J, Pandorf A, Weide R: Bendamustine plus mitoxantrone—a new effective treatment for advanced chronic lymphocytic leukaemia: Results of a phase I/II study. *Leuk Lymphoma* 45:911, 2004.

624. Scaramucci L, Niscola P, Buffolino S, et al: Repeated rituximab maintenance courses in fludarabine-failed young patients with chronic lymphocytic leukaemia responding to FAND chemotherapy. *Hematol J* 5:186, 2004.

625. Weide R, Pandorf A, Heymanns J, Koppler H: Bendamustine/mitoxantrone/rituximab (BMR): A very effective, well tolerated outpatient chemoimmunotherapy for relapsed and refractory CD20-positive indolent malignancies. Final results of a pilot study. *Leuk Lymphoma* 45:2445, 2004.

626. Catovsky D, Richards S, Fooks J, Hamblin TJ: CLL Trials in the United Kingdom. *Leuk Lymphoma* 5(Supp):105, 1991.

627. Montserrat E, Fontanilles M, Estapé J: Treatment of chronic lymphocytic leukemia: A preliminary report of Spanish (Pethema) trials. *Leuk Lymphoma* 5(Supp):89, 1991.

628. Keller JW, Knospe WH, Raney M, et al: Treatment of chronic lymphocytic leukemia using chlorambucil and prednisone with or without cycle-active consolidation chemotherapy. A Southeastern Cancer Study Group Trial. *Cancer* 58:1185, 1986.

629. Montserrat E, Alcala A, Alonso C, et al: A randomized trial comparing chlorambucil plus prednisone vs cyclophosphamide, melphalan, and prednisone in the treatment of chronic lymphocytic leukemia stages B and C. *Nouv Rev Fr Hematol* 30:429, 1988.

630. Raphael B, Andersen JW, Silber R, et al: Comparison of chlorambucil and prednisone versus cyclophosphamide, vincristine, and prednisone as initial treatment for chronic lymphocytic leukemia: Long-term follow-up of an Eastern Cooperative Oncology Group randomized clinical trial. *J Clin Oncol* 9:770, 1991.

631. O'Brien S, Kantarjian H, Beran M, et al: Fludarabine and granulocyte colony-stimulating factor (G-CSF) in patients with chronic lymphocytic leukemia. *Leukemia* 11:1631, 1997.

632. O'Brien SM, Kantarjian HM, Cortes J, et al: Results of the fludarabine and cyclophosphamide combination regimen in chronic lymphocytic leukemia. *J Clin Oncol* 19:1414, 2001.

633. Schmitt B, Wendtner CM, Bergmann M, et al: Fludarabine combination therapy for the treatment of chronic lymphocytic leukemia. *Clin Lymphoma* 3:26, 2002.

634. Tothova E, Kafkova A, Fricova M, et al: Fludarabine combined with cyclophosphamide is highly effective in the treatment of chronic lymphocytic leukemia. *Neoplasma* 50:433, 2003.

635. Tam CS, Wolf MM, Januszewicz EH, et al: Fludarabine and cyclophosphamide using an attenuated dose schedule is a highly effective regimen for patients with indolent lymphoid malignancies. *Cancer* 100:2181, 2004.

636. Rai KR, Peterson BL, Appelbaum FR, et al: Fludarabine compared with chlorambucil as primary therapy for chronic lymphocytic leukemia. *N Engl J Med* 343:1750, 2000.

637. Wierda W, O'Brien S, Wen S, et al: Chemoimmunotherapy with fludarabine, cyclophosphamide, and rituximab for relapsed and refractory chronic lymphocytic leukemia. *J Clin Oncol* 23:4070, 2005.

638. Hallek M, Fingerie-Rowson G, Fink AM, et al. Immunochemotherapy with fludarabine (F), cyclophosphamide©, and rituximab® (FCR) versus fludarabine and cyclophosphamide (FC) improves response rates and progression-free survival (PFS) of previously untreated patients (pts) with advanced chronic lymphocytic leukemia (CLL). *Blood* 112:Abstract 325, 2008.

639. Foon KA, Boyiadzis M, Land SR, et al: Chemoimmunotherapy with low-dose fludarabine and cyclophosphamide and high dose rituximab in previously untreated patients with chronic lymphocytic leukemia. *J Clin Oncol* 27:498, 2009.

640. Schulz H, Klein SK, Rehwald U, et al: Phase 2 study of a combined immunochemotherapy using rituximab and fludarabine in patients with chronic lymphocytic leukemia. *Blood* 100:3115, 2002.

641. Byrd JC, Peterson BL, Morrison VA, et al: Randomized phase 2 study of fludarabine with concurrent versus sequential treatment with rituximab in symptomatic, untreated patients with B-cell chronic lymphocytic leukemia: Results from Cancer and Leukemia Group B 9712 (CALGB 9712). *Blood* 101:6, 2003.

642. Faderl S, Wierda W, O'Brien S, et al: Fludarabine, cyclophosphamide, mitoxantrone plus rituximab (FCM-R) in frontline CLL <70 Years. *Leuk Res* [Epub ahead of print Jul 29], 2009.

643. Giles FJ, O'Brien SM, Santini V, et al: Sequential cis-platinum and fludarabine with or without arabinosyl cytosine in patients failing prior fludarabine therapy for chronic lymphocytic leukemia: A phase II study. *Leuk Lymphoma* 36:57, 1999.

644. Elias L, Stock-Novack D, Head DR, et al: A phase I trial of combination fludarabine monophosphate and chlorambucil in chronic lymphocytic leukemia: A Southwest Oncology Group study. *Leukemia* 7:361, 1993.

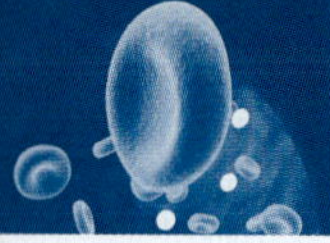

645. Weiss MA, Maslak PG, Jurcic JG, et al: Pentostatin and cyclophosphamide: An effective new regimen in previously treated patients with chronic lymphocytic leukemia. *J Clin Oncol* 21:1278, 2003.
646. Oken MM, Lee S, Kay NE, et al: Pentostatin, chlorambucil and prednisone therapy for B-chronic lymphocytic leukemia: A phase I/II study by the Eastern Cooperative Oncology Group study E1488. *Leuk Lymphoma* 45:79, 2004.
647. Tsiara SN, Kapsali HD, Chaidos A, et al: Treatment of resistant/relapsing chronic lymphocytic leukemia with a combination regimen containing deoxycoformycin and rituximab. *Acta Haematol* 111:185, 2004.
648. Lamanna N, Kalaycio M, Maslak P, et al: Pentostatin, cyclophosphamide, and rituximab is an active, well-tolerated regimen for patients with previously treated chronic lymphocytic leukemia. *J Clin Oncol* 24:1575, 2006.
649. Kay NE, Geyer SM, Call TG, et al: Combination chemoimmunotherapy with pentostatin, cyclophosphamide, and rituximab shows significant clinical activity with low accompanying toxicity in previously untreated B chronic lymphocytic leukemia. *Blood* 109:405, 2007.
650. Awan FT, Kay NE, Davis ME, et al: Mcl-1 expression predicts progression-free survival in chronic lymphocytic leukemia patients treated with pentostatin, cyclophosphamide, and rituximab. *Blood* 113:535, 2009.
651. Robak T, Blonski JZ, Kasznicki M, et al: Cladribine with prednisone versus chlorambucil with prednisone as first-line therapy in chronic lymphocytic leukemia: Report of a prospective, randomized, multicenter trial. *Blood* 96:2723, 2000.
652. Robak T, Blonski JZ, Kasznicki M, et al: Comparison of cladribine plus prednisone with chlorambucil plus prednisone in patients with chronic lymphocytic leukemia. Final report of the Polish Adult Leukemia Group (PALG CLL1). *Med Sci Monit* 11:PI71, 2005.
653. Laurencet FM, Zulian GB, Guetty-Alberto M, et al: Cladribine with cyclophosphamide and prednisone in the management of low-grade lymphoproliferative malignancies. *Br J Cancer* 79:1215, 1999.
654. Tefferi A, Li CY, Reeder CB, et al: A phase II study of sequential combination chemotherapy with cyclophosphamide, prednisone, and 2-chlorodeoxyadenosine in previously untreated patients with chronic lymphocytic leukemia. *Leukemia* 15:1171, 2001.
655. Laurencet F, Ballabeni P, Rufener B, et al: The multicenter trial SAKK 37/95 of cladribine, cyclophosphamide and prednisone in the treatment of chronic lymphocytic leukemias and low-grade non-Hodgkin's lymphomas. *Acta Haematol* 117:40, 2007.
656. Montillo M, Tedeschi A, O'Brien S, et al: Phase II study of cladribine and cyclophosphamide in patients with chronic lymphocytic leukemia and prolymphocytic leukemia. *Cancer* 97:114, 2003.
657. Robak T, Blonski JZ, Kasznicki M, et al: Cladribine combined with cyclophosphamide is highly effective in the treatment of chronic lymphocytic leukemia. *Hematol J* 3:244, 2002.
658. Robak T, Blonski JZ, Wawrzyniak E, et al: Activity of cladribine combined with cyclophosphamide in frontline therapy for chronic lymphocytic leukemia with 17p13.1/TP53 deletion: Report from the Polish Adult Leukemia Group. *Cancer* 115:94, 2009.
659. Robak T, Smolewski P, Cebula B, et al: Rituximab plus cladribine with or without cyclophosphamide in patients with relapsed or refractory chronic lymphocytic leukemia. *Eur J Haematol* 79:107, 2007.
660. Castro JE, James DF, Sandoval-Sus JD, et al: Rituximab in combination with high-dose methylprednisolone for the treatment of chronic lymphocytic leukemia. *Leukemia* 23:1779, 2009.
661. Oken MM, Kaplan ME: Combination chemotherapy with cyclophosphamide, vincristine, and prednisone in the treatment of refractory chronic lymphocytic leukemia. *Cancer Treat Rep* 63:441, 1979.
662. A randomized clinical trial of chlorambucil versus COP in stage B chronic lymphocytic leukemia. The French Cooperative Group on Chronic Lymphocytic Leukemia. *Blood* 75:1422, 1990.
663. French Cooperative Group: Prognostic and therapeutic advances in CLL management: The experience of the French Cooperative Group. French Cooperative Group on Chronic Lymphocytic Leukemia. *Semin Hematol* 24:275, 1987.
664. Friedenberg WR, Anderson J, Wolf BC, et al: Modified vincristine, doxorubicin, and dexamethasone regimen in the treatment of resistant or relapsed chronic lymphocytic leukemia. An Eastern Cooperative Oncology Group study. *Cancer* 71:2983, 1993.
665. Coad JE, Matutes E, Catovsky D: Splenectomy in lymphoproliferative disorders: A report on 70 cases and review of the literature. *Leuk Lymphoma* 10:245, 1993.
666. Seymour JF, Cusack JD, Lerner SA, et al: Case/control study of the role of splenectomy in chronic lymphocytic leukemia. *J Clin Oncol* 15:52, 1997.
667. Ruchlemer R, Wotherspoon AC, Thompson JN, et al: Splenectomy in mantle cell lymphoma with leukaemia: A comparison with chronic lymphocytic leukaemia. *Br J Haematol* 118:952, 2002.
668. Hill J, Walsh RM, McHam S, et al: Laparoscopic splenectomy for autoimmune hemolytic anemia in patients with chronic lymphocytic leukemia: A case series and review of the literature. *Am J Hematol* 75:134, 2004.
669. Smith L, Luna G, Merg AR, et al: Laparoscopic splenectomy for treatment of splenomegaly. *Am J Surg* 187:618, 2004.
670. Velanovich V, Shurafa M: Laparoscopic excision of accessory spleen. *Am J Surg* 180:62, 2000.
671. Dearden C: Disease-specific complications of chronic lymphocytic leukemia. *Hematology Am Soc Hematol Educ Program* 450, 2008.
672. Rubin P, Bennett JM, Begg C, et al: The comparison of total body irradiation vs chlorambucil and prednisone for remission induction of active chronic lymphocytic leukemia: An ECOG study. Part I: Total body irradiation-response and toxicity. *Int J Radiat Oncol Biol Phys* 7:1623, 1981.
673. Byhardt RW, Brace KC, Wiernik PH: The role of splenic irradiation in chronic lymphocytic leukemia. *Cancer* 35:1621, 1975.
674. Aabo K, Walbom-Jorgensen S: Spleen irradiation in chronic lymphocytic leukemia (CLL): Palliation in patients unfit for splenectomy. *Am J Hematol* 19:177, 1985.
675. Chisesi T, Capnist G, Dal Fior S: Splenic irradiation in chronic lymphocytic leukemia. *Eur J Haematol* 46:202, 1991.
676. Chiappa S, Bonadonna G, Uslenghi C, et al: The role of endolymphatic radiotherapy in the treatment of chronic lymphatic leukaemia. *Br J Cancer* 20:480, 1966.
677. Chanana AD, Cronkite EP, Rai KR: The role of extracorporeal irradiation of blood in treatment of leukemia. *Int J Radiat Oncol Biol Phys* 1:539, 1976.
678. Wieselthier JS, Rothstein TL, Yu TL, et al: Inefficacy of extracorporeal photochemotherapy in the treatment of B-cell chronic lymphocytic leukemia: Preliminary results. *Am J Hematol* 41:123, 1992.
679. Marti GE, Folks T, Longo DL, Klein H: Therapeutic cytapheresis in chronic lymphocytic leukemia. *J Clin Apher* 1:243, 1983.
680. Cooper IA, Ding JC, Adams PB, et al: Intensive leukapheresis in the management of cytopenias in patients with chronic lymphocytic leukaemia (CLL) and lymphocytic lymphoma. *Am J Hematol* 6:387, 1979.
681. Cukierman T, Gatt ME, Libster D, et al: Chronic lymphocytic leukemia presenting with extreme hyperleukocytosis and thrombosis of the common femoral vein. *Leuk Lymphoma* 43:1865, 2002.
682. Ali R, Ozkalemkas F, Ozkocaman V, et al: Successful labor in the course of chronic lymphocytic leukemia (CLL) and management of CLL during pregnancy with leukapheresis. *Ann Hematol* 83:61, 2004.
683. Osterborg A, Brandberg Y, Molostova V, et al: Randomized, double-blind, placebo-controlled trial of recombinant human erythropoietin, epoetin Beta, in hematologic malignancies. *J Clin Oncol* 20:2486, 2002.
684. Ludwig H, Rai K, Blade J, et al: Management of disease-related anemia in patients with multiple myeloma or chronic lymphocytic leukemia: Epoetin treatment recommendations. *Hematol J* 3:121, 2002.
685. Straus DJ: Epoetin alfa as a supportive measure in hematologic malignancies. *Semin Hematol* 39:25, 2002.
686. Pangalis GA, Siakantaris MP, Angelopoulou MK, et al: Downstaging Rai stage III B-chronic lymphocytic leukemia patients with the administration of recombinant human erythropoietin. *Haematologica* 87:500, 2002.
687. Mauro FR, Gentile M, Foa R: Erythropoietin and chronic lymphocytic leukemia. *Rev Clin Exp Hematol.* Suppl 1:21, 2002.
688. Jabr FI, Taher A: Recurrent skin reaction secondary to darbepoetin alfa for two months in a patient with chronic lymphocytic leukemia. *Am J Hematol* 82:245, 2007.
689. Al-Tourah AJ, Tsang PW, Skinnider BF, Hoskins PJ: Paraneoplastic erythropoietin-induced polycythemia associated with small lymphocytic lymphoma. *J Clin Oncol* 24:2388, 2006.
690. Bennett CL, Silver SM, Djulbegovic B, et al: Venous thromboembolism and mortality associated with recombinant erythropoietin and darbepoetin administration for the treatment of cancer-associated anemia. *JAMA* 299:914, 2008.
691. Gribben JG, Neuberg D, Barber M, et al: Detection of residual lymphoma cells by polymerase chain reaction in peripheral blood is significantly less predictive for relapse than detection in bone marrow. *Blood* 83:3800, 1994.
692. Gahn B, Schafer C, Neef J, et al: Detection of trisomy 12 and Rb-deletion in CD34+ cells of patients with B-cell chronic lymphocytic leukemia. *Blood* 89:4275, 1997.
693. Gahn B, Schafer C, Neef J, et al: Detection of trisomy 12 in CD34+ progenitor cells in a patient with B-cell chronic lymphocytic leukemia by fluorescence *in situ* hybridization. *Ann Oncol* 8 Suppl 2:55, 1997.
694. Gribben JG: Stem-cell transplantation in chronic lymphocytic leukaemia. *Best Pract Res Clin Haematol* 20:513, 2007.
695. Dreger P, von Neuhoff N, Kuse R, et al: Early stem cell transplantation for chronic lymphocytic leukaemia: A chance for cure? *Br J Cancer* 77:2291, 1998.
696. Pavletic ZS, Bierman PJ, Vose JM, et al: High incidence of relapse after autologous stem-cell transplantation for B-cell chronic lymphocytic leukemia or small lymphocytic lymphoma. *Ann Oncol* 9:1023, 1998.
697. Sutton L, Maloum K, Gonzalez H, et al: Autologous hematopoietic stem cell transplantation as salvage treatment for advanced B cell chronic lymphocytic leukemia. *Leukemia* 12:1699, 1998.
698. Paneesha S, Milligan DW: Stem cell transplantation for chronic lymphocytic leukaemia. *Br J Haematol* 128:145, 2005.
699. Khouri I, Champlin R: Allogenic bone marrow transplantation in chronic lymphocytic leukemia. *Ann Intern Med* 125:780, 1996.
700. Michallet M, Archimbaud E, Bandini G, et al: HLA-identical sibling bone marrow transplantation in younger patients with chronic lymphocytic leukemia. European Group for Blood and Marrow Transplantation and the International Bone Marrow Transplant Registry. *Ann Intern Med* 124:311, 1996.
701. Mehta J, Powles R, Singhal S, et al: T cell-depleted allogeneic bone marrow transplantation from a partially HLA-mismatched unrelated donor for progressive chronic lymphocytic leukemia and fludarabine-induced bone marrow failure. *Bone Marrow Transplant* 17:881, 1996.
702. Mehta J, Powles R, Singhal S, et al: Clinical and hematologic response of chronic lymphocytic and prolymphocytic leukemia persisting after allogeneic bone marrow transplantation with the onset of acute graft-versus-host disease: Possible role of graft-versus-leukemia. *Bone Marrow Transplant* 17:371, 1996.
703. Rondon G, Giralt S, Huh Y, et al: Graft-versus-leukemia effect after allogeneic bone marrow transplantation for chronic lymphocytic leukemia. *Bone Marrow Transplant* 18:669, 1996.
704. Sorror ML, Storer BE, Sandmaier BM, et al: Five-year follow-up of patients with advanced chronic lymphocytic leukemia treated with allogeneic hematopoietic cell transplantation after nonmyeloablative conditioning. *J Clin Oncol* 26:4912, 2008.
705. Banerji V, Johnston JB, Seftel MD: The role of hematopoietic stem cell transplantation in Chronic Lymphocytic Leukemia. *Transfus Apher Sci* 37:57, 2007.

706. Sorror ML, Storer BE, Maloney DG, et al: Outcomes after allogeneic hematopoietic cell transplantation with nonmyeloablative or myeloablative conditioning regimens for treatment of lymphoma and chronic lymphocytic leukemia. *Blood* 111:446, 2008.
707. Schetelig J, van Biezen A, Brand R, et al: Allogeneic hematopoietic stem-cell transplantation for chronic lymphocytic leukemia with 17p deletion: A retrospective European Group for Blood and Marrow Transplantation analysis. *J Clin Oncol* 26:5094, 2008.
708. van Besien K, Keralavarma B, Devine S, Stock W: Allogeneic and autologous transplantation for chronic lymphocytic leukemia. *Leukemia* 15:1317, 2001.
709. Maloney DG, Sandmaier BM, Mackinnon S, Shizuru JA: Non-myeloablative transplantation. *Hematology Am Soc Hematol Educ Program* 392, 2002.
710. Schetelig J, Thiede C, Bornhauser M, et al: Evidence of a graft-versus-leukemia effect in chronic lymphocytic leukemia after reduced-intensity conditioning and allogeneic stem-cell transplantation: The Cooperative German Transplant Study Group. *J Clin Oncol* 21:2747, 2003.
711. Dreger P, Brand R, Hansz J, et al: Treatment-related mortality and graft-versus-leukemia activity after allogeneic stem cell transplantation for chronic lymphocytic leukemia using intensity-reduced conditioning. *Leukemia* 17:841, 2003.
712. Khouri IF, Lee MS, Saliba RM, et al: Nonablative allogeneic stem cell transplantation for chronic lymphocytic leukemia: Impact of rituximab on immunomodulation and survival. *Exp Hematol* 32:28, 2004.
713. Thomson KJ, Mackinnon S: Role of allogeneic transplantation in low-grade lymphoma and chronic lymphocytic leukemia. *Curr Opin Hematol* 13:273, 2006.
714. Gribben JG: Stem cell transplantation in chronic lymphocytic leukemia. *Biol Blood Marrow Transplant* 15:53, 2008.
715. Rodrigues CA, Sanz G, Brunstein CG, et al: Analysis of risk factors for outcomes after unrelated cord blood transplantation in adults with lymphoid malignancies: A study by the Eurocord-Netcord and lymphoma working party of the European group for blo od and marrow transplantation. *J Clin Oncol* 27:256, 2009.
716. Chen R, Keating MJ, Gandhi V, Plunkett W: Transcription inhibition by flavopiridol: Mechanism of chronic lymphocytic leukemia cell death. *Blood* 106:2513, 2005.
717. Hussain SR, Lucas DM, Johnson AJ, et al: Flavopiridol causes early mitochondrial damage in chronic lymphocytic leukemia cells with impaired oxygen consumption and mobilization of intracellular calcium. *Blood* 111:3190, 2008.
718. Byrd JC, Lin TS, Dalton JT, et al: Flavopiridol administered using a pharmacologically derived schedule is associated with marked clinical efficacy in refractory, genetically high-risk chronic lymphocytic leukemia. *Blood* 109:399, 2007.
719. Phelps MA, Lin TS, Johnson AJ, et al: Clinical response and pharmacokinetics from a phase 1 study of an active dosing schedule of flavopiridol in relapsed chronic lymphocytic leukemia. *Blood* 113:2637, 2009.
720. Chanan-Khan A, Porter CW: Immunomodulating drugs for chronic lymphocytic leukaemia. *Lancet Oncol* 7:480, 2006.
721. Chanan-Khan A, Miller KC, Musial L, et al: Clinical efficacy of lenalidomide in patients with relapsed or refractory chronic lymphocytic leukemia: Results of a phase II study. *J Clin Oncol* 24:5343, 2006.
722. Andritsos LA, Johnson AJ, Lozanski G, et al: Higher doses of lenalidomide are associated with unacceptable toxicity including life-threatening tumor flare in patients with chronic lymphocytic leukemia. *J Clin Oncol* 26:2519, 2008.
723. Moutouh-de Parseval LA, Weiss L, DeLap RJ, et al: Tumor lysis syndrome/tumor flare reaction in lenalidomide-treated chronic lymphocytic leukemia. *J Clin Oncol* 25:5047, 2007.
724. Coiffier B, Lepretre S, Pedersen LM, et al: Safety and efficacy of ofatumumab, a fully human monoclonal anti-CD20 antibody, in patients with relapsed or refractory B-cell chronic lymphocytic leukemia: A phase 1–2 study. *Blood* 111:1094, 2008.
725. Wahl U, Nossner E, Kronenberger K, et al: Vaccination against B-cell chronic lymphocytic leukemia with trioma cells: Preclinical evaluation. *Clin Cancer Res* 9:4240, 2003.
726. Kokhaei P, Rezvany MR, Virving L, et al: Dendritic cells loaded with apoptotic tumour cells induce a stronger T-cell response than dendritic cell-tumour hybrids in B-CLL. *Leukemia* 17:894, 2003.
727. Reichardt VL, Brossart P: DC-based immunotherapy of B-cell malignancies. *Cytotherapy* 6:62, 2004.
728. Kater AP, van Oers MH, Kipps TJ: Cellular immune therapy for chronic lymphocytic leukemia. *Blood* 110:2811, 2007.
729. Wierda WG, Kipps TJ: Gene therapy and active immune therapy of hematologic malignancies. *Best Pract Res Clin Haematol* 20:557, 2007.
730. Robertson TI: Complications and causes of death in B cell chronic lymphocytic leukaemia: A long term study of 105 patients. *Aust N Z J Med* 20:44, 1990.
731. Morra E, Nosari A, Montillo M: Infectious complications in chronic lymphocytic leukaemia. *Hematol Cell Ther* 41:145, 1999.
732. Vavricka SR, Halter J, Hechelhammer L, Himmelmann A: *Pneumocystis carinii* pneumonia in chronic lymphocytic leukaemia. *Postgrad Med J* 80:236, 2004.
733. Hensel M, Kornacker M, Yammeni S, et al: Disease activity and pretreatment, rather than hypogammaglobulinaemia, are major risk factors for infectious complications in patients with chronic lymphocytic leukaemia. *Br J Haematol* 122:600, 2003.
734. Griffiths H, Lea J, Bunch C, et al: Predictors of infection in chronic lymphocytic leukaemia (CLL). *Clin Exp Immunol* 89:374, 1992.
735. Itala M, Helenius H, Nikoskelainen J, Remes K: Infections and serum IgG levels in patients with chronic lymphocytic leukemia. *Eur J Haematol* 48:266, 1992.
736. Intravenous immunoglobulin for the prevention of infection in chronic lymphocytic leukemia. A randomized, controlled clinical trial. Cooperative Group for the Study of Immunoglobulin in Chronic Lymphocytic Leukemia. *N Engl J Med* 319:902, 1988.
737. Egerer G, Hensel M, Ho AD: Infectious complications in chronic lymphoid malignancy. *Curr Treat Options Oncol* 2:237, 2001.
738. Perkins JG, Flynn JM, Howard RS, Byrd JC: Frequency and type of serious infections in fludarabine-refractory B-cell chronic lymphocytic leukemia and small lymphocytic lymphoma: Implications for clinical trials in this patient population. *Cancer* 94:2033, 2002.
739. Wierda WG: Immunologic monitoring in chronic lymphocytic leukemia. *Curr Oncol Rep* 5:419, 2003.
740. Ward JH: Autoimmunity in chronic lymphocytic leukemia. *Curr Treat Options Oncol* 2:253, 2001.
741. Paydas S: Fludarabine-induced hemolytic anemia: Successful treatment by rituximab. *Hematol J* 5:81, 2004.
742. Greene MH, Hoover RN, Fraumeni JFJ: Subsequent cancer in patients with chronic lymphocytic leukemia—A possible immunologic mechanism. *J Natl Cancer Inst* 61:337, 1978.
743. Quaglino D, Lusvarghi E, Piccinini L, et al: The association between chronic lymphocytic leukaemia and a solid tumor: A survey study of 258 cases of chronic lymphocytic leukaemia covering an eleven year period. *Haematologica* 61:456, 1976.
744. Kyasa MJ, Hazlett L, Parrish RS, et al: Veterans with chronic lymphocytic leukemia/small lymphocytic lymphoma (CLL/SLL) have a markedly increased rate of second malignancy, which is the most common cause of death. *Leuk Lymphoma* 45:507, 2004.
745. Mehrany K, Weenig RH, Pittelkow MR, et al: High recurrence rates of Basal cell carcinoma after Mohs surgery in patients with chronic lymphocytic leukemia. *Arch Dermatol* 140:985, 2004.
746. Barroeta JE, Farkas T: Merkel cell carcinoma and chronic lymphocytic leukemia (collision tumor) of the arm: A diagnosis by fine-needle aspiration biopsy. *Diagn Cytopathol* 35:293, 2007.
747. Mehrany K, Weenig RH, Lee KK, et al: Increased metastasis and mortality from cutaneous squamous cell carcinoma in patients with chronic lymphocytic leukemia. *J Am Acad Dermatol* 53:1067, 2005.
748. Quaglino D, Paterlini P, De Pasquale A, et al: Association of chronic lymphocytic leukaemia and multiple myeloma: Report of a case and review of the literature. *Haematologica* 67:576, 1982.
749. Hoffman KD, Rudders RA: Multiple myeloma and chronic lymphocytic leukemia in a single individual. *Arch Intern Med* 137:232, 1977.
750. Jeha MT, Hamblin TJ, Smith JL: Coincident chronic lymphocytic leukemia and osteosclerotic multiple myeloma. *Blood* 57:617, 1981.
751. Pedersen-Bjergaard J, Petersen HD, Thomsen M, et al: Chronic lymphocytic leukaemia with subsequent development of multiple myeloma. Evidence of two B-lymphocyte clones and of myeloma-induced suppression of secretion of an M-component and of normal immunoglobulins. *Scand J Haematol* 21:256, 1978.
752. Maeshima AM, Taniguchi H, Nomoto J, et al: Secondary CD5+ diffuse large B-cell lymphoma not associated with transformation of chronic lymphocytic leukemia/small lymphocytic lymphoma (Richter syndrome). *Am J Clin Pathol* 131:339, 2009.
753. Rossi D, Gaidano G: Richter syndrome: Molecular insights and clinical perspectives. *Hematol Oncol* 27:1, 2009.
754. Maddocks-Christianson K, Slager SL, Zent CS, et al: Risk factors for development of a second lymphoid malignancy in patients with chronic lymphocytic leukaemia. *Br J Haematol* 139:398, 2007.
755. Lai R, Arber DA, Brynes RK, et al: Untreated chronic lymphocytic leukemia concurrent with or followed by acute myelogenous leukemia or myelodysplastic syndrome. A report of five cases and review of the literature. *Am J Clin Pathol* 111:373, 1999.
756. Coso D, Costello R, Cohen-Valensi R, et al: Acute myeloid leukemia and myelodysplasia in patients with chronic lymphocytic leukemia receiving fludarabine as initial therapy. *Ann Oncol* 10:362, 1999.
757. Kroft SH, Tallman MS, Shaw JM, et al: Myelodysplasia following treatment of chronic lymphocytic leukemia (CLL) with 2-chlorodeoxyadenosine (2-CdA). *Leukemia* 11:170, 1997.
758. Frewin RJ, Provan D, Smith AG: Myelodysplasia occurring after fludarabine treatment for chronic lymphocytic leukaemia. *Clin Lab Haematol* 19:151, 1997.
759. Lam CC, Ma ES, Kwong YL: Therapy-related acute myeloid leukemia after single-agent treatment with fludarabine for chronic lymphocytic leukemia. *Am J Hematol* 79:288, 2005.
760. Milligan DW, Kochethu G, Dearden C, et al: High incidence of myelodysplasia and secondary leukaemia in the UK Medical Research Council Pilot of autografting in chronic lymphocytic leukaemia. *Br J Haematol* 133:173, 2006.
761. Cobcroft R: Pure red cell aplasia associated with small lymphocytic lymphoma. *Br J Haematol* 113:260, 2001.
762. Vlachaki E, Tselios K, Charalambidou S, et al: Pure red cell aplasia complicating B cell small lymphocytic lymphoma: A case report. *Int J Hematol* 88:341, 2008.
763. D'Arena G, Cascavilla N: Chronic lymphocytic leukemia-associated pure red cell aplasia. *Int J Immunopathol Pharmacol* 22:279, 2009.
764. Ding W, Zent CS: Diagnosis and management of autoimmune complications of chronic lymphocytic leukemia/small lymphocytic lymphoma. *Clin Adv Hematol Oncol* 5:257, 2007.
765. Itala M, Kotilainen P, Nikkari S, et al: Pure red cell aplasia caused by B19 parvovirus infection after autologous blood stem cell transplantation in a patient with chronic lymphocytic leukemia. *Leukemia* 11:171, 1997.
766. Sharma P, Singh T, Mishra D, Gaiha M: Parvovirus B-19 induced acute pure red cell aplasia in patients with chronic lymphocytic leukemia and neurofibromatosis type-1. *Hematology* 11:257, 2006.
767. Chikkappa G, Pasquale D, Zarrabi MH, et al: Cyclosporine and prednisone therapy for pure red cell aplasia in patients with chronic lymphocytic leukemia. *Am J Hematol* 41:5, 1992.
768. Narra K, Borghaei H, Al-Saleem T, et al: Pure red cell aplasia in B-cell lymphoproliferative disorder treated with rituximab: Report of two cases and review of the literature. *Leuk Res* 30:109, 2006.
769. Richter MN: Generalized reticular cell sarcoma of lymph nodes associated with lymphatic leukemia. *Am J Pathol* 4:285, 1928.
770. Long JC, Aisenberg AC: Richter's syndrome. A terminal complication of chronic

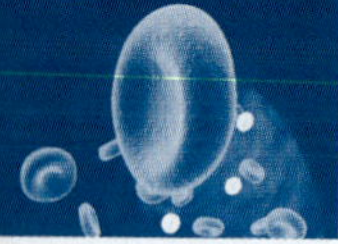

lymphocytic leukemia with distinct clinicopathologic features. *Am J Clin Pathol* 63:786, 1975.

771. Nakamura N, Abe M: Richter syndrome in B-cell chronic lymphocytic leukemia. *Pathol Int* 53:195, 2003.
772. Tsimberidou AM, Keating MJ: Richter syndrome: Biology, incidence, and therapeutic strategies. *Cancer* 103:216, 2005.
773. Cherepakhin V, Baird SM, Meisenholder GW, Kipps TJ: Common clonal origin of chronic lymphocytic leukemia and high-grade lymphoma of Richter's syndrome. *Blood* 82:3141, 1993.
774. Bessudo A, Kipps TJ: Origin of high-grade lymphomas in Richter syndrome. *Leuk Lymphoma* 18:367, 1995.
775. Timar B, Fulop Z, Csernus B, et al: Relationship between the mutational status of VH genes and pathogenesis of diffuse large B-cell lymphoma in Richter's syndrome. *Leukemia* 18:326, 2004.
776. Matolcsy A, Inghirami G, Knowles DM: Molecular genetic demonstration of the diverse evolution of Richter's syndrome (chronic lymphocytic leukemia and subsequent large cell lymphoma). *Blood* 83:1363, 1994.
777. Nakamura N, Kuze T, Hashimoto Y, et al: Analysis of the immunoglobulin heavy chain gene of secondary diffuse large B-cell lymphoma that subsequently developed in four cases with B-cell chronic lymphocytic leukemia or lymphoplasmacytoid lymphoma (Richter syndrome). *Pathol Int* 50:636, 2000.
778. Ratnavel RC, Dunn-Walters DK, Boursier L, et al: B-cell lymphoma associated with chronic lymphatic leukaemia: Two cases with contrasting aggressive and indolent behaviour. *Br J Dermatol* 140:708, 1999.
779. Kaufmann H, Ackermann J, Nosslinger T, et al: Absence of clonal chromosomal relationship between concomitant B-CLL and multiple myeloma—A report on two cases. *Ann Hematol* 80:474, 2001.
780. Chena C, Cerretini R, Noriega MF, et al: Cytogenetic, FISH, and molecular studies in a case of B-cell chronic lymphocytic leukemia with karyotypic evolution. *Eur J Haematol* 69:309, 2002.
781. Lee JN, Giles F, Huh YO, et al: Molecular differences between small and large cells in patients with chronic lymphocytic leukemia. *Eur J Haematol* 71:235, 2003.
782. Santulli B, Kazmierczak B, Napolitano R, et al: A 12q13 translocation involving the HMGI-C gene in richter transformation of a chronic lymphocytic leukemia. *Cancer Genet Cytogenet* 119:70, 2000.
783. Belhiba H, Casse C, Katmeh S, Bourdon J: [Prostatic involvement in leukemia. Report of a case] Les localisations prostatiques des leucemies. A propos d'un cas. *Prog Urol* 2:650, 1992.
784. Fulop Z, Csernus B, Timar B, et al: Microsatellite instability and hMLH1 promoter hypermethylation in Richter's transformation of chronic lymphocytic leukemia. *Leukemia* 17:411, 2003.
785. Rossi D, Cerri M, Capello D, et al: Biological and clinical risk factors of chronic lymphocytic leukaemia transformation to Richter syndrome. *Br J Haematol* 142:202, 2008.
786. Foucar K, Rydell RE: Richter's syndrome in chronic lymphocytic leukemia. *Cancer* 46:118, 1980.
787. Trump DL, Mann RB, Phelps R, et al: Richter's syndrome: Diffuse histiocytic lymphoma in patients with chronic lymphocytic leukemia. A report of five cases and review of the literature. *Am J Med* 68:539, 1980.
788. Harousseau JL, Flandrin G, Tricot G, et al: Malignant lymphoma supervening in chronic lymphocytic leukemia and related disorders. Richter's syndrome: A study of 25 cases. *Cancer* 48:1302, 1981.
789. Milkowski DA, Worley BD, Morris MJ: Richter's transformation presenting as an obstructing endobronchial lesion. *Chest* 116:832, 1999.
790. Fernandez-Suntay JP, Gragoudas ES, Ferry JA, et al: High-grade uveal B-cell lymphoma as the initial feature in Richter syndrome. *Arch Ophthalmol* 120:1383, 2002.
791. Joseph L, Scott MA, Schichman SA, Zent CS: Localized herpes simplex lymphadenitis mimicking large-cell (Richter's) transformation of chronic lymphocytic leukemia/small lymphocytic lymphoma. *Am J Hematol* 68:287, 2001.
792. Harris NL, Jaffe ES, Diebold J, et al: Lymphoma classification—from controversy to consensus: The R.E.A.L. and WHO Classification of lymphoid neoplasms. *Ann Oncol* 11 Suppl 1:3, 2000.
793. Robak T, Urbanska-Rys H, Strzelecka B, et al: Plasmablastic lymphoma in a patient with chronic lymphocytic leukemia heavily pretreated with cladribine (2-CdA): An unusual variant of Richter's syndrome. *Eur J Haematol* 67:322, 2001.
794. Brecher M, Banks PM: Hodgkin's disease variant of Richter's syndrome. Report of eight cases. *Am J Clin Pathol* 93:333, 1990.
795. Rubin D, Hudnall SD, Aisenberg A, et al: Richter's transformation of chronic lymphocytic leukemia with Hodgkin's-like cells is associated with Epstein-Barr virus infection. *Mod Pathol* 7:91, 1994.
796. Giles FJ, O'Brien SM, Keating MJ: Chronic lymphocytic leukemia in (Richter's) transformation. *Semin Oncol* 25:117, 1998.
797. Pescarmona E, Pignoloni P, Mauro FR, et al: Hodgkin/Reed-Sternberg cells and Hodgkin's disease in patients with B-cell chronic lymphocytic leukaemia: An immunohistological, molecular and clinical study of four cases suggesting a heterogeneous pathogenetic background. *Virchows Arch* 437:129, 2000.
798. O'Sullivan MJ, Kaleem Z, Bolger MJ, et al: Composite prolymphocytoid and Hodgkin transformation of chronic lymphocytic leukemia. *Arch Pathol Lab Med* 124:907, 2000.
799. Isikdogan A, Ayyildiz O, Buyukbayram H, Muftuoglu E: Hodgkin's disease variant of Richter's transformation: A case report. *Med Oncol* 19:109, 2002.
800. Robak T, Szmigielska-Kaplon A, Smolewski P, et al: Hodgkin's type of Richter's syndrome in familial chronic lymphocytic leukemia treated with cladribine and cyclophosphamide. *Leuk Lymphoma* 44:859, 2003.
801. Nemets A, Ben Dor D, Barry T, et al: Variant Richter's syndrome: A rare case of classical Hodgkin's lymphoma developing in a patient with chronic lymphocytic leukemia treated with fludarabine. *Leuk Lymphoma* 44:2151, 2003.
802. Alliot C, Tabuteau S, Desablens B: Hodgkin's disease variant of Richter's syndrome: Complete remission of the both malignancies after 14 years. *Hematology* 8:229, 2003.
803. de Leval L, Vivario M, De Prijck B, et al: Distinct clonal origin in two cases of Hodgkin's lymphoma variant of Richter's syndrome associated with EBV infection. *Am J Surg Pathol* 28:679, 2004.
804. Ohno T, Smir BN, Weisenburger DD, et al: Origin of the Hodgkin/Reed-Sternberg cells in chronic lymphocytic leukemia with "Hodgkin's transformation." *Blood* 91:1757, 1998.
805. Tsimberidou AM, Kantarjian HM, Cortes J, et al: Fractionated cyclophosphamide, vincristine, liposomal daunorubicin, and dexamethasone plus rituximab and granulocyte-macrophage-colony stimulating factor (GM-CSF) alternating with methotrexate and cytarabine plus rituximab and GM-CSF in patients with Richter syndrome or fludarabine-refractory chronic lymphocytic leukemia. *Cancer* 97:1711, 2003.
806. Melo JV, Catovsky D, Galton DA: The relationship between chronic lymphocytic leukaemia and prolymphocytic leukaemia. I. Clinical and laboratory features of 300 patients and characterization of an intermediate group. *Br J Haematol* 63:377, 1986.
807. Melo JV, Catovsky D, Galton DA: The relationship between chronic lymphocytic leukaemia and prolymphocytic leukaemia. II. Patterns of evolution of "prolymphocytoid" transformation. *Br J Haematol* 64:77, 1986.
808. Melo JV, Catovsky D, Gregory WM, Galton DA: The relationship between chronic lymphocytic leukaemia and prolymphocytic leukaemia. IV. Analysis of survival and prognostic features. *Br J Haematol* 65:23, 1987.
809. Sadamori N, Han T, Minowada J, et al: Possible specific chromosome change in prolymphocytic leukemia. *Blood* 62:729, 1983.
810. Ghani AM, Krause JR, Brody JP: Prolymphocytic transformation of chronic lymphocytic leukemia. A report of three cases and review of the literature. *Cancer* 57:75, 1986.
811. Zarrabi MH, Grunwald HW, Rosner F: Chronic lymphocytic leukemia terminating in acute leukemia. *Arch Intern Med* 137:1059, 1977.
812. Brouet JC, Preud'homme JL, Seligmann M, Bernard J: Blast cells with monoclonal surface immunoglobulin in two cases of acute blast crisis supervening on chronic lymphocytic leukaemia. *Br Med J* 4:23, 1973.
813. McPhedran P, Heath CWJ: Acute leukemia occurring during chronic lymphocytic leukemia. *Blood* 35:7, 1970.
814. Frenkel EP, Ligler FS, Graham MS, et al: Acute lymphocytic leukemic transformation of chronic lymphocytic leukemia: Substantiation by flow cytometry. *Am J Hematol* 10:391, 1981.
815. Torelli UL, Torelli GM, Emilia G, et al: Simultaneously increased expression of the c-myc and mu chain genes in the acute blastic transformation of a chronic lymphocytic leukaemia. *Br J Haematol* 65:165, 1987.
816. Büchi G, Termine G, Zappalà C, et al: Spontaneous complete remission of CLL. Report of a case studied with monoclonal antibodies. *Acta Haematol* 70:198, 1983.
817. Bernard M, Drenou B, Pangault C, et al: Spontaneous phenotypic and molecular blood remission in a case of chronic lymphocytic leukaemia. *Br J Haematol* 107:213, 1999.
818. Mandelli F, De Rossi G, Mancini P, et al: Prognosis in chronic lymphocytic leukemia: A retrospective multicentric study from the GIMEMA group. *J Clin Oncol* 5:398, 1987.
819. Jaksic B, Vitale B, Hauptmann E, et al: The roles of age and sex in the prognosis of chronic leukaemias. A study of 373 cases. *Br J Cancer* 64:345, 1991.
820. Molica S, Mauro FR, Callea V, et al: A gender-based score system predicts the clinical outcome of patients with early B-cell chronic lymphocytic leukemia. *Leuk Lymphoma* 46:553, 2005.
821. Molica S, Levato D, Dattilo A: Natural history of early chronic lymphocytic leukemia. A single institution study with emphasis on the impact of disease-progression on overall survival. *Haematologica* 84:1094, 1999.
822. Catovsky D, Galetto J, Okos A, et al: Prolymphocytic leukaemia of B and T cell type. *Lancet* 2:232, 1973.
823. Katayama I, Aiba M, Pechet L, et al: B-lineage prolymphocytic leukemia as a distinct clinicopathologic entity. *Am J Pathol* 99:399, 1980.
824. Robak T, Robak P: Current treatment options in prolymphocytic leukemia. *Med Sci Monit* 13:RA69, 2007.
825. Pittman S, Catovsky D: Chromosome abnormalities in B-cell prolymphocytic leukemia: A study of nine cases. *Cancer Genet Cytogenet* 9:355, 1983.
826. Stone RM: Prolymphocytic Leukemia. *Hematol Oncol Clin North Am* 4:457, 1990.
827. Sole F, Woessner S, Espinet B, et al: Cytogenetic abnormalities in three patients with B-cell prolymphocytic leukemia. *Cancer Genet Cytogenet* 103:43, 1998.
828. Adami F, Sancetta R, Trentin L, et al: The pediatric rhabdomyosarcoma translocation (2;13)(q35;q14) in B-prolymphocytic leukemia [letter]. *Leukemia* 7:1676, 1993.
829. Aoun P, Blair HE, Smith LM, et al: Fluorescence in situ hybridization detection of cytogenetic abnormalities in B-cell chronic lymphocytic leukemia/small lymphocytic lymphoma. *Leuk Lymphoma* 45:1595, 2004.
830. Dungarwalla M, Matutes E, Dearden CE: Prolymphocytic leukaemia of B- and T-cell subtype: A state-of-the-art paper. *Eur J Haematol* 80:469, 2008.
831. De Angeli C, Cuneo A, Aguiari G, et al: 5′ region and exon 7 mutations of the TP53 gene in two cases of B-cell prolymphocytic leukemia. *Cancer Genet Cytogenet* 107:137, 1998.
832. Bacher U, Kern W, Schoch C, et al: Discrimination of chronic lymphocytic leukemia (CLL) and CLL/PL by cytomorphology can clearly be correlated to specific genetic markers as investigated by interphase fluorescence in situ hybridization (FISH). *Ann Hematol* 83:349, 2004.
833. Lens D, Coignet LJ, Brito-Babapulle V, et al: B cell prolymphocytic leukaemia (B-PLL) with complex karyotype and concurrent abnormalities of the p53 and c-MYC gene. *Leukemia* 13:873, 1999.

834. Shokri F, Mageed RA, Richardson P, Jefferis R: Immunophenotypic and idiotypic characterisation of the leukaemic B-cells from patients with prolymphocytic leukaemia: Evidence for a selective expression of immunoglobulin variable region (IGV) gene products. *Leuk Res* 17:669, 1993.
835. Del Giudice I, Davis Z, Matutes E, et al: IgVH genes mutation and usage, ZAP-70 and CD38 expression provide new insights on B-cell prolymphocytic leukemia (B-PLL). *Leukemia* 20:1231, 2006.
836. Davi F, Maloum K, Michel A, et al: High frequency of somatic mutations in the VH genes expressed in prolymphocytic leukemia. *Blood* 88:3953, 1996.
837. Hoffman MA, Valderrama E, Fuchs A, et al: Leukemic meningitis in B-cell prolymphocytic leukemia. A clinical, pathologic, and ultrastructural case study and a review of the literature. *Cancer* 75:1100, 1995.
838. Pastor E, Grau E, Real E: Leukemic meningitis in a patient with B-cell prolymphocytic leukemia [letter]. *Haematologica* 82:511, 1997.
839. Andrieu V, Encaoua R, Carbon C, et al: Leukemic pleural effusion in B-cell prolymphocytic leukemia. *Hematol Cell Ther* 40:275, 1998.
840. Shimoni A, Shvidel L, Shtalrid M, et al: Prolymphocytic transformation of B-chronic lymphocytic leukemia presenting as malignant ascites and pleural effusion [letter]. *Am J Hematol* 59:316, 1998.
841. Dietrich PY, Pedraza E, Casiraghi O, et al: Cardiac arrest due to leucostasis in a case of prolymphocytic leukaemia. *Br J Haematol* 78:122, 1991.
842. Takenaka T, Nakamine H, Nishihara T, et al: Prolymphocytic leukemia with IgM hypogammaglobulinemia. *Am J Clin Pathol* 80:237, 1983.
843. Caligaris-Cappio F, Janossy G: Surface markers in chronic lymphoid leukemias of B cell type. *Semin Hematol* 22:1, 1985.
844. Shvidel L, Shtalrid M, Bassous L, et al: B-cell prolymphocytic leukemia: A survey of 35 patients emphasizing heterogeneity, prognostic factors and evidence for a group with an indolent course. *Leuk Lymphoma* 33:169, 1999.
845. Lambertenghi-Deliliers G, Maiolo AT, Annaloro C, et al: Complete remission in prolymphocytic leukemia with 4-demethoxydaunorubicin and arabinosyl cytosine. *Cancer* 54:199, 1984.
846. Swift JF, Wold HG, Gandara DR, et al: Prolymphocytic leukemia. Serial responses to therapy. *Cancer* 54:978, 1984.
847. Mourad YA, Taher A, Chehal A, Shamseddine A: Successful treatment of B-cell prolymphocytic leukemia with monoclonal anti-CD20 antibody. *Ann Hematol* 83:319, 2004.
848. Barton K, Larson RA, O'Brien S, Ratain MJ: Rapid response of B-cell prolymphocytic leukemia to 2-chlorodeoxyadenosine [letter]. *J Clin Oncol* 10:1821, 1992.
849. Saven A, Lee T, Schlutz M, et al: Major activity of cladribine in patients with *de novo* B-cell prolymphocytic leukemia. *J Clin Oncol* 15:37, 1997.
850. Lorand-Metze I, Oliveira GB, Aranha FJ: Treatment of prolymphocytic leukemia with cladribine. *Ann Hematol* 76:85, 1998.
851. Kantarjian HM, Childs C, O'Brien S, et al: Efficacy of fludarabine, a new adenine nucleoside analogue, in patients with prolymphocytic leukemia and the prolymphocytoid variant of chronic lymphocytic leukemia. *Am J Med* 90:223, 1991.
852. List AF, Kummet TD, Adams JD, Chun HG: Tumor lysis syndrome complicating treatment of chronic lymphocytic leukemia with fludarabine phosphate. *Am J Med* 89:388, 1990.
853. Smith RE, Stoiber TR: Acute tumor lysis syndrome in prolymphocytic leukemia. *Am J Med* 88:547, 1990.
854. Cannon LM, Spilove L, Rhodes R, et al: Acute tumor lysis syndrome complicating fludarabine treatment of prolymphocytic leukemia. *Conn Med* 57:651, 1993.
855. Döhner H, Ho AD, Thaler J, et al: Pentostatin in prolymphocytic leukemia: Phase II trial of the European Organization for Research and Treatment of Cancer Leukemia Cooperative Study Group. *J Natl Cancer Inst* 85:658, 1993.
856. Dearden C, Matutes E, Catovsky D: Deoxycoformycin in the treatment of mature T-cell leukaemias. *Br J Cancer* 64:903, 1991.
857. Muncunill J, Villa S, Domingo A, et al: Splenic irradiation as primary therapy for prolymphocytic leukaemia. *Br J Haematol* 76:305, 1990.
858. Yamamoto K, Hamaguchi H, Nagata K, et al: Splenic irradiation for prolymphocytic leukemia: Is it preferable as an initial treatment or not? *Jpn J Clin Oncol* 28:267, 1998.
859. Singh AK, Bates T, Wetherley-Mein G: A preliminary study of low-dose splenic irradiation for the treatment of chronic lymphocytic and prolymphocytic leukaemias. *Scand J Haematol* 37:50, 1986.
860. Terashima T, Ohtake K, Ogawa T: Prolymphocytic leukemia treated with natural and recombinant alpha-interferon. *Am J Hematol* 35:56, 1990.
861. Delannoy A, Balligand JL, Ledant T: Interferon and B-cell prolymphocytic leukaemia [letter]. *Br J Haematol* 66:579, 1987.
862. Jacobs P, le Roux I, Wood L, Bolding E: Interferon response in B-cell prolymphocytic leukemia [letter]. *Br J Haematol* 65:375, 1987.
863. Vivaldi P, Garuti R, Rubertelli M, Mazzon C: Prolymphocytic leukemia: A very satisfactory response to treatment with recombinant interferon alpha. *Haematologica* 77:169, 1992.
864. Blecher TE: "Spontaneous" complete remission in a case of prolymphocytic leukemia [letter]. *Br J Haematol* 63:395, 1986.
865. Bennett JM, Catovsky D, Daniel MT, et al: Proposals for the classification of chronic (mature) B and T lymphoid leukaemias. French-American-British (FAB) Cooperative Group. *J Clin Pathol* 42:567, 1989.
866. Matutes E, Brito-Babapulle V, Swansbury J, et al: Clinical and laboratory features of 78 cases of T-prolymphocytic leukemia. *Blood* 78:3269, 1991.
867. Matutes E, Catovsky D: CLL should be used only for the disease with B-cell phenotype [letter; comment]. *Leukemia* 7:917, 1993.
868. Foon KA, Gale RP: Is there a T-cell form of chronic lymphocytic leukemia? [editorial; see comments]. *Leukemia* 6:867, 1992.
869. Hoyer JD, Ross CW, Li CY, et al: True T-cell chronic lymphocytic leukemia: A morphologic and immunophenotypic study of 25 cases [see comments]. *Blood* 86:1163, 1995.
870. Pileri SA, Milani M, Fraternali-Orcioni G, Sabattini E: From the R.E.A.L. Classification to the upcoming WHO scheme: A step toward universal categorization of lymphoma entities? *Ann Oncol* 9:607, 1998.
871. Harris NL, Jaffe ES, Stein H, et al: A revised European-American classification of lymphoid neoplasms: A proposal from the International Lymphoma Study Group [see comments]. *Blood* 84:1361, 1994.
872. Ascani S, Leoni P, Fraternali Orcioni G, et al: T-cell prolymphocytic leukaemia: Does the expression of CD8+ phenotype justify the identification of a new subtype? Description of two cases and review of the literature. *Ann Oncol* 10:649, 1999.
873. Kojima K, Sawada T, Ikezoe T, et al: Defective human T-lymphotrophic virus type I provirus in T-cell prolymphocytic leukaemia. *Br J Haematol* 105:376, 1999.
874. Pawson R, Schulz TF, Matutes E, Catovsky D: The human T-cell lymphotropic viruses types I/II are not involved in T prolymphocytic leukemia and large granular lymphocytic leukemia. *Leukemia* 11:1305, 1997.
875. Maljaei SH, Brito-Babapulle V, Hiorns LR, Catovsky D: Abnormalities of chromosomes 8, 11, 14, and X in T-prolymphocytic leukemia studied by fluorescence in situ hybridization. *Cancer Genet Cytogenet* 103:110, 1998.
876. Sorour A, Brito-Babapulle V, Smedley D, et al: Unusual breakpoint distribution of 8p abnormalities in T-prolymphocytic leukemia: A study with YACS mapping to 8p11-p12. *Cancer Genet Cytogenet* 121:128, 2000.
877. Pekarsky Y, Hallas C, Croce CM: Molecular basis of mature T-cell leukemia. *JAMA* 286:2308, 2001.
878. Costa D, Queralt R, Aymerich M, et al: High levels of chromosomal imbalances in typical and small-cell variants of T-cell prolymphocytic leukemia. *Cancer Genet Cytogenet* 147:36, 2003.
879. Salomon-Nguyen F, Brizard F, Le Coniat M, et al: Abnormalities of the short arm of chromosome 12 in T cell prolymphocytic leukemia. *Leukemia* 12:972, 1998.
880. Brito-Babapulle V, Baou M, Matutes E, et al: Deletions of D13S25, D13S319 and RB-1 mapping to 13q14.3 in T-cell prolymphocytic leukaemia. *Br J Haematol* 114:327, 2001.
881. Kojima K, Taniwaki M, Yoshino T, et al: Trisomy 12 and t(14;18) in B-cell chronic lymphocytic leukemia. *Int J Hematol* 67:199, 1998.
882. Zver S, Kokalj Vokac N, Zagradisnik B, et al: T cell prolymphocytic leukemia with new chromosome rearrangements. *Acta Haematol* 111:168, 2004.
883. Brito-Babapulle V, Hamoudi R, Matutes E, et al: P53 allele deletion and protein accumulation occurs in the absence of p53 gene mutation in T-prolymphocytic leukaemia and Sézary syndrome. *Br J Haematol* 110:180, 2000.
884. Bradshaw PS, Condie A, Matutes E, et al: Breakpoints in the ataxia telangiectasia gene arise at the RGYW somatic hypermutation motif. *Oncogene* 21:483, 2002.
885. Croce CM, Isobe M, Palumbo A, et al: Gene for alpha-chain of human T-cell receptor: Location on chromosome 14 region involved in T-cell neoplasms. *Science* 227:1044, 1985.
886. Stilgenbauer S, Schaffner C, Litterst A, et al: Biallelic mutations in the ATM gene in T-prolymphocytic leukemia. *Nat Med* 3:1155, 1997.
887. Yuille MA, Coignet LJ, Abraham SM, et al: ATM is usually rearranged in T-cell prolymphocytic leukaemia [published erratum appears in Oncogene 16(22):2955, 1998]. *Oncogene* 16:789, 1998.
888. Stoppa-Lyonnet D, Soulier J, Laugé A, et al: Inactivation of the ATM gene in T-cell prolymphocytic leukemias. *Blood* 91:3920, 1998.
889. Luo L, Lu FM, Hart S, et al: Ataxia-telangiectasia and T-cell leukemias: No evidence for somatic ATM mutation in sporadic T-ALL or for hypermethylation of the ATM-NPAT/E14 bidirectional promoter in T-PLL. *Cancer Res* 58:2293, 1998.
890. Madani A, Choukroun V, Soulier J, et al: Expression of p13MTCP1 is restricted to mature T-cell proliferations with t(X;14) translocations. *Blood* 87:1923, 1996.
891. Gritti C, Choukroun V, Soulier J, et al: Alternative origin of p13MTCP1-encoding transcripts in mature T-cell proliferations with t(X;14) translocations. *Oncogene* 15:1329, 1997.
892. De Schouwer PJ, Dyer MJ, Brito-Babapulle VB, et al: T-cell prolymphocytic leukaemia: Antigen receptor gene rearrangement and a novel mode of MTCP1 B1 activation. *Br J Haematol* 110:831, 2000.
893. Hoh F, Yang YS, Guignard L, et al: Crystal structure of p14TCL1, an oncogene product involved in T-cell prolymphocytic leukemia, reveals a novel beta-barrel topology. *Structure* 6:147, 1998.
894. Thick J, Metcalfe JA, Mak YF, et al: Expression of either the TCL1 oncogene, or transcripts from its homologue MTCP1/c6.1B, in leukaemic and non-leukaemic T cells from ataxia telangiectasia patients. *Oncogene* 12:379, 1996.
895. Gritti C, Dastot H, Soulier J, et al: Transgenic mice for MTCP1 develop T-cell prolymphocytic leukemia. *Blood* 92:368, 1998.
896. Matutes E, Catovsky D: Similarities between T-cell chronic lymphocytic leukemia and the small-cell variant of T-prolymphocytic leukemia [letter; comment]. *Blood* 87:3520, 1996.
897. Mallett RB, Matutes E, Catovsky D, et al: Cutaneous infiltration in T-cell prolymphocytic leukaemia. *Br J Dermatol* 132:263, 1995.
898. Serra A, Estrach MT, Martí R, et al: Cutaneous involvement as the first manifestation in a case of T-cell prolymphocytic leukaemia. *Acta Derm Venereol* 78:198, 1998.
899. Dhar-Munshi S, Alton P, Ayliffe WH: Masquerade syndrome: T-cell prolymphocytic leukemia presenting as panuveitis. *Am J Ophthalmol* 132:275, 2001.
900. Catovsky D, Wechsler A, Matutes E, et al: The membrane phenotype of T-prolymphocytic leukaemia. *Scand J Haematol* 29:398, 1982.
901. Hui PK, Feller AC, Pileri S, et al: New aggressive variant of suppressor/cytotoxic T-CLL. *Am J Clin Pathol* 87:55, 1987.
902. Kluin-Nelemans HC, Gmelig-Meyling FH, Kootte AM, et al: T-cell prolymphocytic leukemia with an unusual phenotype CD4+ CD8+. *Cancer* 60:794, 1987.
903. Brito-Babapulle V, Maljaie SH, Matutes E, et al: Relationship of T leukaemias with cerebriform nuclei to T-prolymphocytic leukaemia: A cytogenetic analysis with in situ hybridization. *Br J Haematol* 96:724, 1997.
904. Pawson R, Matutes E, Brito-Babapulle V, et al: Sézary cell leukaemia: A distinct T

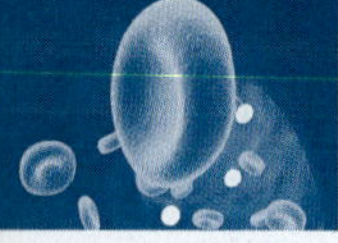

cell disorder or a variant form of T prolymphocytic leukaemia? *Leukemia* 11:1009, 1997.
905. Uike N, Choi I, Tokoro A, et al: Adult T-cell leukemia-lymphoma successfully treated with 2-chlorodeoxyadenosine. *Intern Med* 37:411, 1998.
906. Palomera L, Domingo JM, Agullo JA, Soledad-Romero M: Complete remission in T-cell prolymphocytic leukemia with 2-chlorodeoxyadenosine. *J Clin Oncol* 13:1995.
907. Zackheim HS: Cutaneous T cell lymphoma: Update of treatment. *Dermatology* 199:102, 1999.
908. Ravandi F, O'Brien S: Alemtuzumab. *Expert Rev Anticancer Ther* 5:39, 2005.
909. Dearden C: The role of alemtuzumab in the management of T-cell malignancies. *Semin Oncol* 33:S44, 2006.
910. Birhiray RE, Shaw G, Guldan S, et al: Phenotypic transformation of CD52(pos) to CD52(neg) leukemic T cells as a mechanism for resistance to CAMPATH-1H. *Leukemia* 16:861, 2002.
911. Dearden C: Alemtuzumab in peripheral T-cell malignancies. *Cancer Biother Radiopharm* 19:391, 2004.
912. Collins RH, Piñeiro LA, Agura ED, Fay JW: Treatment of T prolymphocytic leukemia with allogeneic bone marrow transplantation. *Bone Marrow Transplant* 21:627, 1998.
913. Murase K, Matsunaga T, Sato T, et al: Allogeneic bone marrow transplantation in a patient with T-prolymphocytic leukemia with small-intestinal involvement. *Int J Clin Oncol* 8:391, 2003.
914. Tsai LM, Tsai CC, Hyde TP, et al: T-cell prolymphocytic leukemia with helper-cell phenotype and a review of the literature. *Cancer* 54:463, 1984.
915. Pawson R, Richardson DS, Pagliuca A, et al: Adult T-cell leukemia/lymphoma in London: Clinical experience of 21 cases. *Leuk Lymphoma* 31:177, 1998.
916. López-Guillermo A, Cid J, Salar A, et al: Peripheral T-cell lymphomas: Initial features, natural history, and prognostic factors in a series of 174 patients diagnosed according to the R.E.A.L. Classification. *Ann Oncol* 9:849, 1998.
917. Garand R, Goasguen J, Brizard A, et al: Indolent course as a relatively frequent presentation in T-prolymphocytic leukaemia. Groupe Français d'Hématologie Cellulaire. *Br J Haematol* 103:488, 1998.
918. Zenz T, Dohner H, Stilgenbauer S: Genetics and risk-stratified approach to therapy in chronic lymphocytic leukemia. *Best Pract Res Clin Haematol* 20:439, 2007.
919. Ferrajoli A, O'Brien SM, Cortes JE, et al: Phase II study of alemtuzumab in chronic lymphoproliferative disorders. *Cancer* 98:773, 2003.
920. Huhn D, von Schilling C, Wilhelm M, et al: Rituximab therapy of patients with B-cell chronic lymphocytic leukemia. *Blood* 98:1326, 2001.
921. Hainsworth JD: Prolonging remission with rituximab maintenance therapy. *Semin Oncol* 31:17, 2004.
922. Robak T, Moiseev SI, Dmoszynska A, et al: Rituximab, fludarabine, and cyclophosphamide (R-FC) prolongs progression free survival in relapsed or refractory chronic lymphocytic leukemia (CLL) compared with FC alone: Final results from the International Randomized Phase III REACH Trial. *Blood* 112:Abstract 1, 2008.
923. Wierda W, O'Brien S, Ferrajoli A, et al: Salvage therapy with combined cyclophosphamide©, fudarabine (F), alemtuzumab (A), and rituximab® (CFAR) for heavily pretreated patients with CLL. *Blood* 106:Abstract 719, 2005.
924. Elter T, Borchmann P, Schulz H, et al: Fludarabine in combination with alemtuzumab is effective and feasible in patients with relapsed or refractory B-cell chronic lymphocytic leukemia: Results of a phase II trial. *J Clin Oncol* 23:7024, 2005.
925. Sayala HA, Moreton P, Jones RA, et al: Interim report of the UKCLL02 trial: A phase II study of subcutaneous alemtuzumab plus fudarabine in patients with fudarabine refractory CLL (On behalf of the NCRI CLL Trials SubGroup). *Blood* 106:Abstract 2120, 2005.

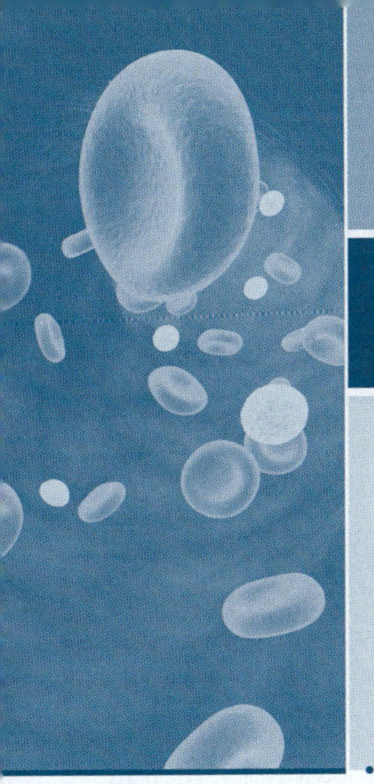

第95章

多毛细胞白血病

Darren Sigal, Alan Saven

摘　要

多毛细胞白血病(hairy cell leukemia)是一种罕见的B淋巴细胞肿瘤性疾病,男性的发病率远高于女性。患者通常有二系血细胞或全血细胞减少。绝大多数患者中性粒细胞绝对值和单核细胞减少。血及骨髓活组织检查中可见多毛细胞,它是一种具有明显胞质突起的淋巴细胞,此病因此而得名。脾肿大、有时为巨脾,是该病的常见特点。可伴有肝脏及腹部淋巴结肿大。多毛细胞的免疫表型为$CD11c^+$、$CD19^+$、$CD20^+$、$CD22^+$、$CD25^+$、$CD103^+$,可借此确诊。该病可并发典型或机会致病菌的感染。约10%的患者不需要马上治疗。对那些有治疗指征的患者,克拉屈滨(cladribine)是首选药物,可使大部分患者获得非常高的完全缓解率和较长的缓解持续时间。喷司他丁(pentostatin)亦对本病有效。部分对克拉屈滨或喷司他丁治疗无效的患者,干扰素-α(interferon-α)、利妥昔单抗(rituximab)、抗CD22重组免疫毒素(BL22)或脾切除术可能有效。应用目前的治疗措施,多毛细胞白血病的患者可期望获得非常长期的生存。应用克拉屈滨作为初始治疗的患者治疗后的5年无事件生存率可达到90%左右。

定义和历史

多毛细胞白血病是一种罕见的慢性淋巴组织增殖性疾病,其特征是循环B淋巴细胞具有显著的胞质突起。肿瘤性B细胞可浸润骨髓和脾脏。患者通常为男性,表现为二系血细胞或全血细胞减少、脾肿大,或反复发作的严重感染。1958年,Bouroncle和同事们确认本病是一种独特的临床病理类型,把它称为白细胞网状内皮系统增生症(leukemic reticuloendotheliosis)[1]。8年后,Schreck和同事们报道了同一疾病,描述为"相差显微镜检查发现具有许多短绒毛的特殊细胞",他们称之为"多毛细胞"[2]。从此多毛细胞白血病这一命名得到正式的认可。1972年,Giblett和同事们研究发现1/3患有重度联合免疫缺陷综合征的儿童缺少嘌呤分解代谢酶腺苷脱氨酶[3]。腺苷脱氨酶可催化不可逆的脱氨基作用,使腺苷转化为肌苷、2'-脱氧腺苷转化为2'-脱氧肌苷。Cohen和研究者报道了重度联合免疫缺陷中淋巴细胞减少是由于脱氧腺苷三磷酸在细胞内的聚集所导致的[4]。后来,Carson和同事们在进行体内细胞毒筛选试验时发现,在一组取代嘌呤类似物中,2-氯脱氧腺苷(克拉屈滨),一个氯基取代的嘌呤脱氧核苷,其体内细胞毒作用最强[5]。1990年,Scripps Clinic,La Jolla,California的研究者,第一次报道了在12例多毛细胞白血病患者中应用单个7天疗程的克拉屈滨治疗,每天剂量为0.1mg/kg,持续静脉输注[6]。结果显示12例患者中,11例获得了完全缓解,1例获得部分缓解。

本章使用的简写和缩略词:DFS,无病生存(disease free survival);G-CSF,粒细胞集落刺激因子(granulocyte colony-stimulating factor);HCL,多毛细胞白血病(hairy cell leukemia);HCLv,多毛细胞白血病变异型(hairy cell leukemia variant);IL,白细胞介素(interleukin);MRD,微小残留病灶(minimal residual disease);SMZL,脾边缘区淋巴瘤(splenic marginal zone lymphoma);TRAP,耐酒石酸酸性磷酸酶(tartrate-resistant acid phosphatase)。

流行病学

在美国每年大约有600例新发的多毛细胞白血病病例,其发病率在所有新发白血病病例中大约占2%。多毛细胞白血病主要发生在男性,男女之比为4:1。中位发病年龄52岁,小于大多数其他类型的成人白血病,在儿童或青少年中尚未报道本病。与其他人种的男性相比,Ashkenazi犹太男性有更高的发病率。

病因和发病机制

一些研究发现多毛细胞白血病患者中放射线[7]和有机溶剂[8]的接触史更为频繁。这些结果尚未被其他研究所证实[8,9],所以环境因素是否会影响多毛细胞白血病的发病尚不能确定。一些学者推测EB病毒可能与多毛细胞白血病的发病有关[10],但仍有争议[11]。

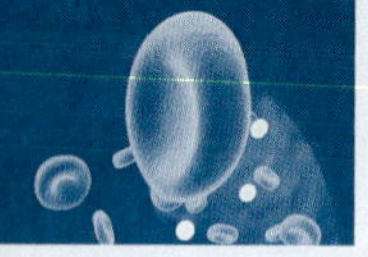

多毛细胞白血病，与所有的克隆性（恶性）淋巴系统疾病一样，是由于单个淋巴前体细胞突变而产生的。这些遗传事件使克隆内的细胞具有生长和存活的优势。目前仍不清楚遗传转化细胞的准确变化，同时对与多毛细胞相对应的正常细胞阶段的个体发育也尚不明确。最初，人们曾错误地推测多毛细胞是来源于单核细胞。多毛细胞产生伪突起、可移动、执行吞噬作用、在微环境中诱导纤维连接蛋白基质的产生[12,13]和表达Fc受体[14]等，所有这些特征都与单核细胞相似。但是免疫球蛋白重链和轻链基因的重排明确显示多毛细胞是来源于淋巴细胞[15]。

*BCL-6*突变的存在和自身多毛的边缘均表现为活化的、晚期B淋巴细胞的基因型和表型。多毛细胞表达活性抗原CD11c和CD22，而不是早期B细胞标志CD21和CD24[16,17]。细胞共同表达多毛细胞白血病相关抗原（HC2）和浆细胞抗原-1（PCA-1），这两者分别是前浆细胞B淋巴细胞和浆细胞发育的标志，可短暂地表达在这两种细胞上[18]。多毛细胞不经历亲和力成熟，不是浆细胞[19]。这些发现表明多毛细胞在B细胞个体发育过程中与之相对应的阶段是介于活化B淋巴细胞和浆细胞之间。

以往曾认为多毛细胞白血病、多毛细胞白血病变异型（HCLv）和脾边缘区淋巴瘤（SMZL）的淋巴细胞均来自于一个正常前体细胞（见下文“鉴别诊断”）[20,21]。然而，与多毛细胞白血病相对应的正常细胞阶段不同，经鉴定与SMZL相对应的是单核细胞样B淋巴细胞[22]。SMZL与HCLv有着相似的免疫球蛋白重链未突变率和VH4-34利用率，故此这两种疾病的祖先更为相近[23]。而多毛细胞的前体很可能与非T细胞依赖性机制活化的B细胞最为接近。这个过程可以产生所有同种型的抗原特异性抗体，除了免疫球蛋白（Ig）E之外，优先生成IgG_3亚类，并与脾红髓中的巨噬细胞处于相同位置，所有这些都与在多毛细胞白血病中观察到的特点一致[24]。

临床特点

■ 症状和体征

起病时，25%的患者诉疲乏、虚弱；25%因脾肿大有早期饱满或腹胀感；25%的患者是在定期健康体检或其他无关疾病就诊时偶然发现脾肿大和血细胞计数异常；25%有机会致病菌感染[25,26]。严重的、有时是致命性的感染是多毛细胞白血病最常见的严重并发症之一（见下文“微生物学”），但自从该病得以成功的治疗以后这个并发症的发生率有所下降。因血小板减少和血小板功能异常，患者易出现青紫[25,27]。

脾肿大，有时为巨脾，可出现在90%的患者[12,28]。可有肝肿大。可触及的浅表淋巴结肿大较少见，发现时常常较局限。然而，随着计算机化轴向X线断层摄影扫描在淋巴组织增殖性疾病患者中的常规应用，发现有近1/3的多毛细胞白血病患者可有显著的深部淋巴结肿大[29,30]。在3%的患者中，疾病表现为中轴骨骼或长骨的疼痛性骨骼损害（溶骨性病变），最常见的是累及近端股骨[31]。

比较少见的临床表现还包括皮肤血管炎、白细胞分裂性脉管炎、结节性红斑、肺浸润、多关节炎或雷诺现象的症状和体征[32-34]。多关节炎、皮肤损害或血管炎可能是疾病的初始或早期表现。因多毛细胞累及浆膜导致的胸水或腹水的体征非常罕见[33]。

实验室特点

■ 血象

在诊断的时候，50%的患者有全血细胞减少，另外50%常有二系血细胞减少[25,33,35]。约3/4的患者有贫血，约1/3的患者血红蛋白小于90g/L。约2/3的患者血小板计数小于$100\times10^9/L$，多达1/3的患者血小板计数小于$50\times10^9/L$[33]。80%以上的患者有中性粒细胞绝对值减少和单核细胞减少，约40%中性粒细胞绝对值小于$0.5\times10^9/L$[33,35]。因干扰素-α产生受损[36]，连同中性粒细胞和单核细胞减少[37-39]，使患者易罹患相对常见的致病菌和机会致病菌感染[25]。偶尔有患者因循环中多毛细胞导致白细胞计数增加[25,26,35,37]。血细胞减少是脾功能亢进和骨髓中多毛细胞浸润的联合效应所导致的[26,33,37,38]。多毛细胞分泌肿瘤坏死因子-α，一种造血作用的抑制剂，能导致显著的血细胞减少，即使在骨髓中多毛细胞浸润不明显的情况下[40]。

多毛细胞是单个核细胞，核偏心或位于中央[41,42]。核形态多变：圆形、卵圆形、肾形或卷曲形，染色质呈网状结构。多毛细胞的胞质量可有不同，呈蓝灰色，有细小的胞质突起（图95-1）。

■ 骨髓

骨髓活组织检查常显示多毛细胞浸润。骨髓累及可以是弥散的或为局灶性。在一些病例中，其浸润非常细微，很难辨别。多毛细胞白血病浸润的这种形式通常导致骨髓增生低下，少量的多毛细胞浸润，与残留的造血组织混合在一起[41-43]。骨髓穿刺标本中的多毛细胞与在血片中的相比，显示稍粗糙的网状染色质。多毛细胞为单一圆形、卵圆形或梭形核，在细小的纤维网状结构中被大量淡染的胞质分隔开来。多毛细胞之间分隔的形状极具特征性，称为“荷包蛋”样。因为骨髓中明显的网状纤维化，骨髓穿刺较为困难或抽吸不出（图95-2）。多毛细胞表达CD44，一个非整联蛋白受体，其功能可能和多毛细胞归巢至骨髓中存在的糖胺聚糖和透明质酸组织基质有关，其衔接将刺激纤维连接蛋白的合成，最终导致纤维化[42,44]。

■ 细胞遗传学和遗传学

已经发现该病的多种细胞遗传学异常[45,46]。在大约40%的多毛细胞白血病患者的克隆性异常中发现5号染色体的受累，最常见的是5三体、涉及5q13的臂间倒位和中间缺失[47]。已有学者对5q13.3断裂点进行研究并发现了可能相关的肿瘤抑制因子[46]。在25%的患者中发现了p53和*BCL*的突变，但在它们在疾病发生和进展中的作用尚不明确。细胞过表达cyclin D1，但并不是像套细胞淋巴瘤中的11;14特征性易位的结果，而是由某些其他的未能解释的刺激所导致的[42]。

■ 微生物学

患者感染的时候可分离出病毒、细菌、真菌或原虫等微生物。在引入成功的治疗之前，并发感染的情况很常见，有时可

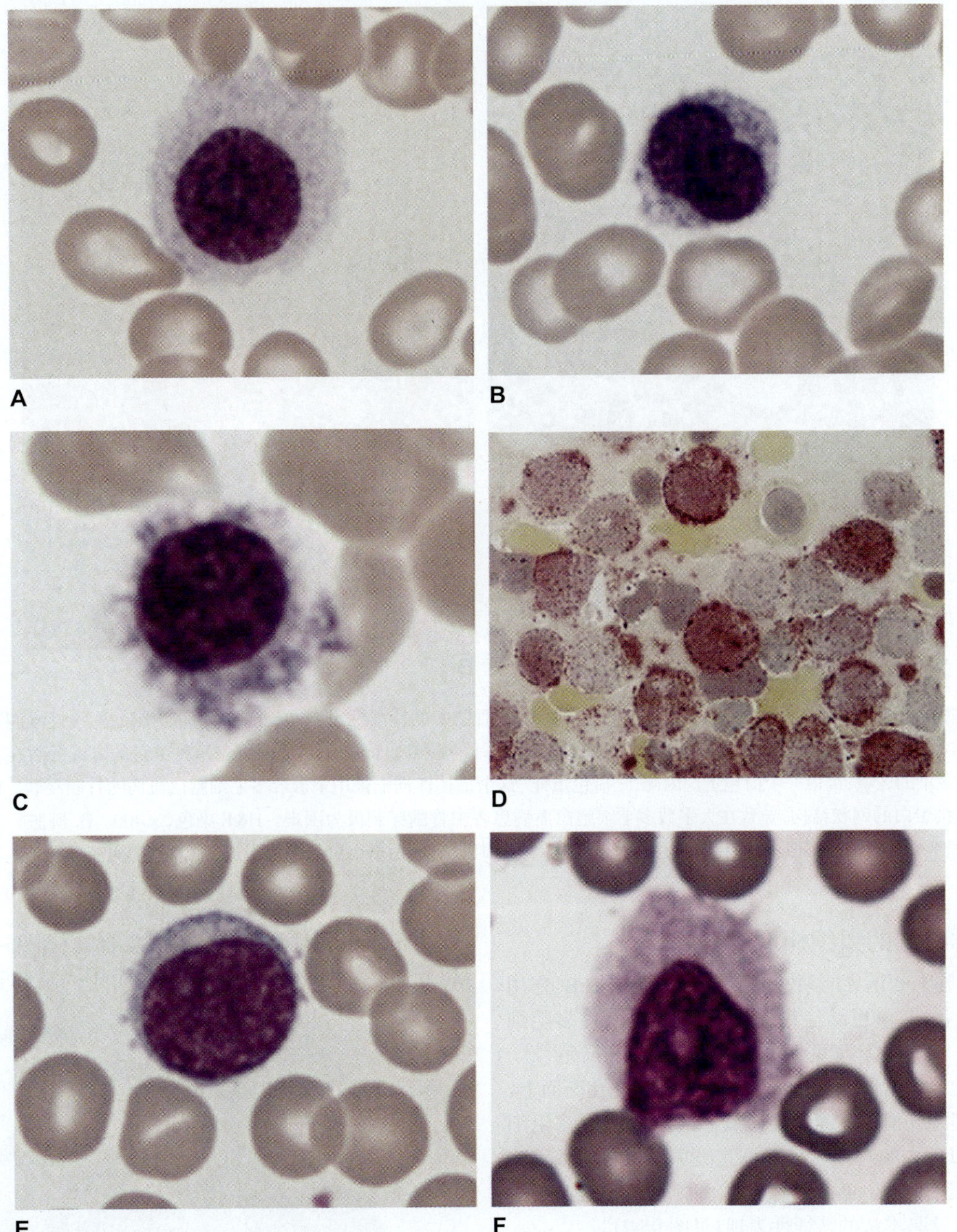

图 95-1　多毛细胞白血病的细胞学表现。A. 典型多毛细胞。细胞略大于成熟淋巴细胞，核呈圆形，核轮廓平滑，无明显核仁。染色质部分凝结，均匀分散。胞质丰富、灰蓝色、无颗粒、有织纹形状。胞质边缘不规则，呈磨损样。瑞氏染色。B. 多毛细胞的一种常见变异型。如图，核为卵圆形、肾形或为均匀分叶状。其他方面为多毛细胞白血病的特征。瑞氏染色。C. 虽然少见，偶尔细胞出现毛样突起，体现了本病的名称。瑞氏染色。D. 多毛细胞白血病的肿瘤细胞通常为酸性磷酸酶染色强阳性且不被酒石酸抑制（抗酒石酸酸性磷酸酶）。抗酒石酸酸性磷酸酶染色。E. 脾边缘区淋巴瘤，也称为伴绒毛状淋巴细胞的脾淋巴瘤。肿瘤细胞粗看与多毛细胞白血病相似，但染色质分布不规则，看起来"满是污垢"，胞质较少，更为嗜碱性，无多毛细胞白血病中所见织纹形状。绒毛样淋巴细胞通常有稀疏的不规则分布的较粗的胞质突起，而不是典型的多毛细胞中的磨损样胞质边缘。瑞氏染色。F. 多毛细胞白血病变异型。这个少见疾病中的细胞通常比典型的多毛细胞大，核染色质不规则分布，一些细胞有一个大的核仁。胞质常与典型多毛细胞白血病中所见相似。瑞氏染色。表 95-1 表明了这里所示均有表面突起的不同形态学细胞类型之间的 CD 表面标志物的不同。

涉及几种病原菌。金黄色葡萄球菌（*Staphylococcus aureus*）、肺炎链球菌（*Streptococcus pneumoniae*）、大肠埃希菌（*Escherichia coli*）和铜绿假单胞菌（*Pseudomonas aeruginosa*）是最为常见的细菌。从多毛细胞白血病发热患者中分离到的机会致病菌包括堪萨斯分枝杆菌（*Mycobacterium kansasii*）、巨细胞病毒、卡氏肺孢子菌（*Pneumocystis carinii*）、曲霉菌属（*Aspergillus spp.*）、组织胞浆菌属（*Histoplasma spp.*）、隐球菌属（*Cryptococcus spp.*）、李斯特菌属（*Listeria spp.*）和刚地弓形虫（*Toxoplasma gondii*）等[25,33,48]。非典型分枝杆菌感染的发生率大约是其他类型淋巴组织增殖性疾病的 10 倍。自从对本病有了成功的治疗措施后这些以往常见的并发症变得非常罕见。

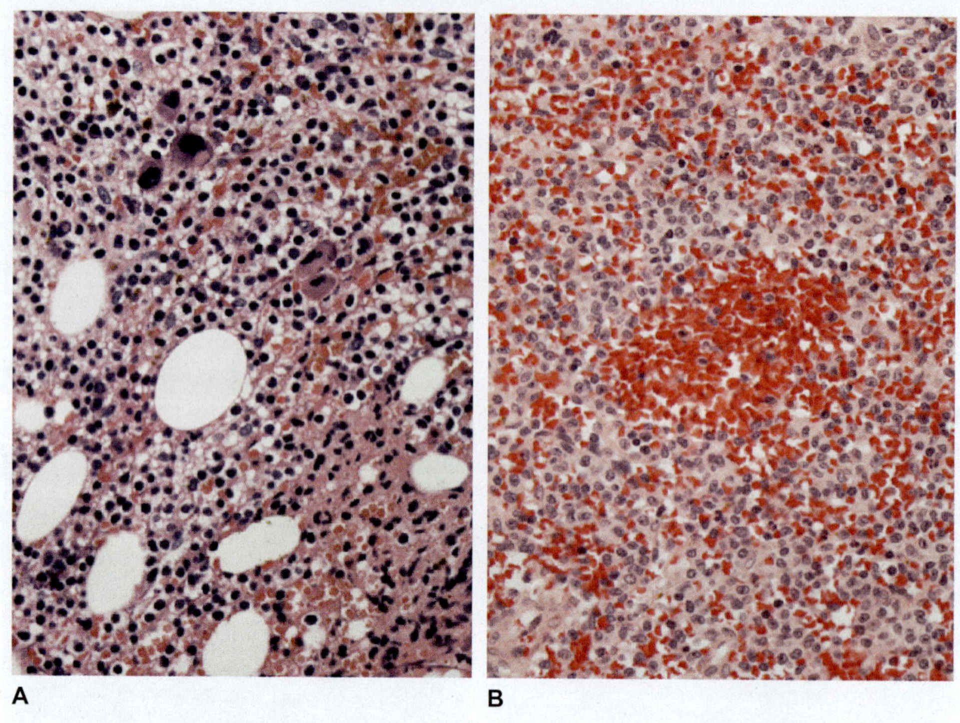

图 95-2　多毛细胞白血病的组织学特点。A. 骨髓。多毛细胞白血病在骨髓中的特征性浸润，表现为对脂肪组织的弥漫性浸润形式。浸润的细胞为均一形态，核大小相似、染色质部分凝聚、无明显核仁。胞质丰富，苏木素 - 伊红（H&E）染色为淡染。这种染色的方式导致在位于中心的核的周围围绕着一个明显淡染的区域，类似一个荷包蛋。因此，“荷包蛋样”这个描述性词汇被用来形容多毛细胞白血病的骨髓浸润。网硬蛋白染色常常显示细微的纤维连接蛋白的网状结构，导致在大多数多毛细胞白血病患者中骨髓穿刺极为困难。H&E 染色，×400。B. 脾脏。多毛细胞白血病浸润脾红髓，其他组织学表现与骨髓相似。肿瘤细胞的增殖破坏了红髓的血管结构，由多毛细胞围绕形成“血湖”，中间充满红细胞。H&E 染色。

■ 脾、肝和淋巴结的组织病理学

作为多毛细胞上的诱导能动性的主要整联蛋白，$\alpha_v\beta_3$ 作用的靶点是脾玻连蛋白、淋巴结层粘连蛋白和肝胶原，使多毛细胞能够浸润[49,50]。而脾微环境可促进多毛细胞存活和增殖[20]。

脾脏，实际上是通常肿大的，中位重量为1300g[38]。在断面上，脾脏为暗红色，表面光滑。在光学显微镜下，典型特点是多毛细胞浸润脾红髓，以后白髓萎缩。多毛细胞破坏了正常的脾窦结构，围绕形成“假窦”（pseudosinuses）或“血湖”（blood lake），中间充满了红细胞，这是本病的特征性表现（见图 95-2）[51]。

肝脏的浸润主要在窦状隙和肝门[51]。淋巴结的累及以窦状隙和间质最为明显[52]。

■ 抗酒石酸酸性磷酸酶

多毛细胞的胞质通常是抗酒石酸酸性磷酸酶（tartrate-resistant acid phosphatase，TRAP）强阳性（见图 95-1）。酸性磷酸酶同工酶 5 存在于多毛细胞胞质中，可抗酒石酸的脱色作用[53,54]。血浓缩白细胞（棕黄层）的 TRAP 染色在 90% 的病例中为阳性。TRAP 染色弱至中度阳性也可见于其他疾病，包括幼淋巴细胞白血病和淋巴瘤[55]。

■ 电子显微镜

在多毛细胞白血病，电子显微镜检查显示周围胞质突起，可见微绒毛，这些微绒毛较少且较钝，与在伴循环 B 淋巴细胞的脾淋巴瘤中所见不同，而后者的胞质突起多偏于细胞的一侧[19,56,57]。应用透射电子显微镜观察，可在 50% 患者的多毛细胞胞质中发现核糖体 - 板层复合物（图 95-3）[53]。这种胞质包涵体是一种圆筒状结构，由一个中央空腔和多个平行板层

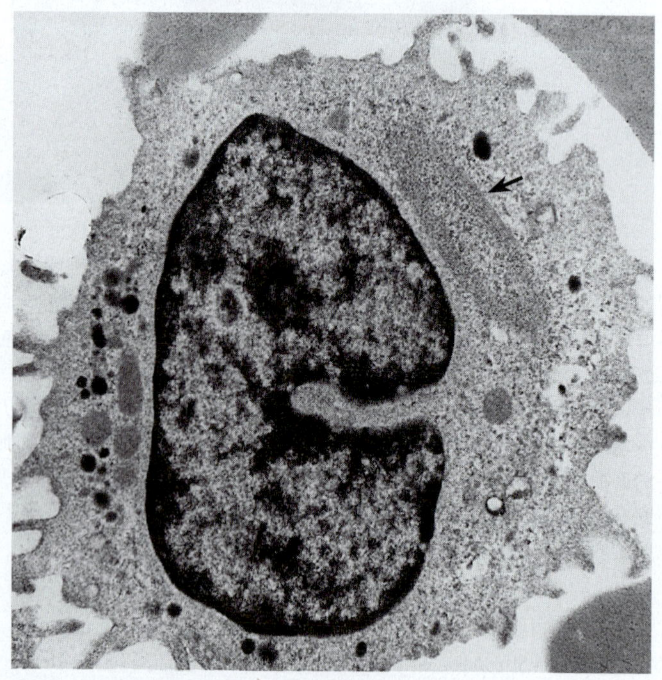

图 95-3　多毛细胞的透射电子显微镜图像。核为肾形。异染色质主要限制在核膜下的区域。大部分的核被常染色质所充满。胞质内分散着线粒体。偶尔有微胞饮小泡。箭头所指为一特征性核糖体 - 板层复合物，纵切面。细胞膜显示特征性的胞质突起（毛）。

的外套所组成，板层间有核糖体样的颗粒[58]。这些复合物也可见于其他淋巴组织增殖性疾病[59]。

■ 免疫表型分析

多毛细胞是成熟 B 细胞，表达全 B 细胞抗原 CD19、CD20 和 CD22，但不表达 CD21，该抗原在 B 细胞发育的后期消失[16,17,60]。最特别的是，多毛细胞高表达 CD11c、CD22、CD25 和 CD103（图 95-4）[61]。通常表达在单核细胞和中性粒细胞上的 CD11c 抗原，150/95β_2 整联蛋白的 150kDa 的 α 链[61,62]，在多毛细胞上表达非常强，其强度是慢性淋巴细胞白血病（CLL）的 30 倍[63]。

多毛细胞是第一个发现表达 CD25、白细胞介素（IL）-2 受体的 B 细胞淋巴组织增殖性疾病[13]。CD103（Bly-7）是多毛细胞白血病最特异的标志，在 CLL 细胞中没有任何表达[60]。CD103 也作为 $\alpha^E\beta_7$ 整联蛋白的 α^E 亚单位表达在上皮内 T 淋巴细胞上[64]。

CD22 在多毛细胞上的表达明显强于其他 B 细胞慢性淋巴组织增殖性疾病。CD22 在多毛细胞白血病中的表达是 CLL 的 50 倍，后者仅为弱表达。在 26% 的病例中可见 CD10（CALLA 抗原）的弱表达，5% 的病例可有 CD5 的弱表达。CD5 是不规则 T 细胞抗原，在 CLL 细胞中表达较强[60]。

多参数免疫荧光分析特别适合用于识别多毛细胞，因为它可以识别 CD11c、CD25 和 CD103 抗原与全 B 细胞抗原如 CD19、CD20 或 CD22 的共同表达[60]。对 161 例多毛细胞白血病患者应用流式细胞仪方法检测其外周血淋巴细胞，结果发现在其中 148 例（92%）中检出循环多毛细胞，而一些患者中淋巴细胞的比例在 1% 以下。相反，即使是对外周血淋巴细胞进行极细致的形态学观察，也只能在 80% 的患者中发现多毛细胞[60]。

在多毛细胞上还可发现一系列黏附受体的高表达。除了上述的 CD11c 和 CD103 之外，CD41d、CD49e 和 CD44，这些可介导与基质（如纤维连接蛋白）结合的因子也是过度表达的[42]。

■ 免疫组化

在骨髓活组织检查标本上进行免疫组化检查可帮助多毛细胞白血病的诊断和对全身治疗后微小残留病灶的检测。大多数用来检测血液中多毛细胞的单克隆抗体，包括抗 CD103 抗体，要求骨髓用冰冻切片的方式进行处理，因为经过固定和标准的处理程序后抗原会被破坏[65]。相反，CD20 抗体（L26）和另一个单克隆抗体（DBA.44）可用于骨髓石蜡切片中多毛细胞的检测[66,67]。L26 的染色是位于多毛细胞的膜上，使皱褶的、丰富的胞质更为明显，而 DBA.44，一个尚不明确的抗原，可在胞质颗粒和膜上同时染色。

■ 生化异常

19% 的病例可有肝功能异常，27% 的病例可有氮质血症，18% 的病例可伴高丙种球蛋白血症，可能是单克隆的[32]。和 CLL 不同的是低丙种球蛋白血症较为罕见。多毛细胞在细胞

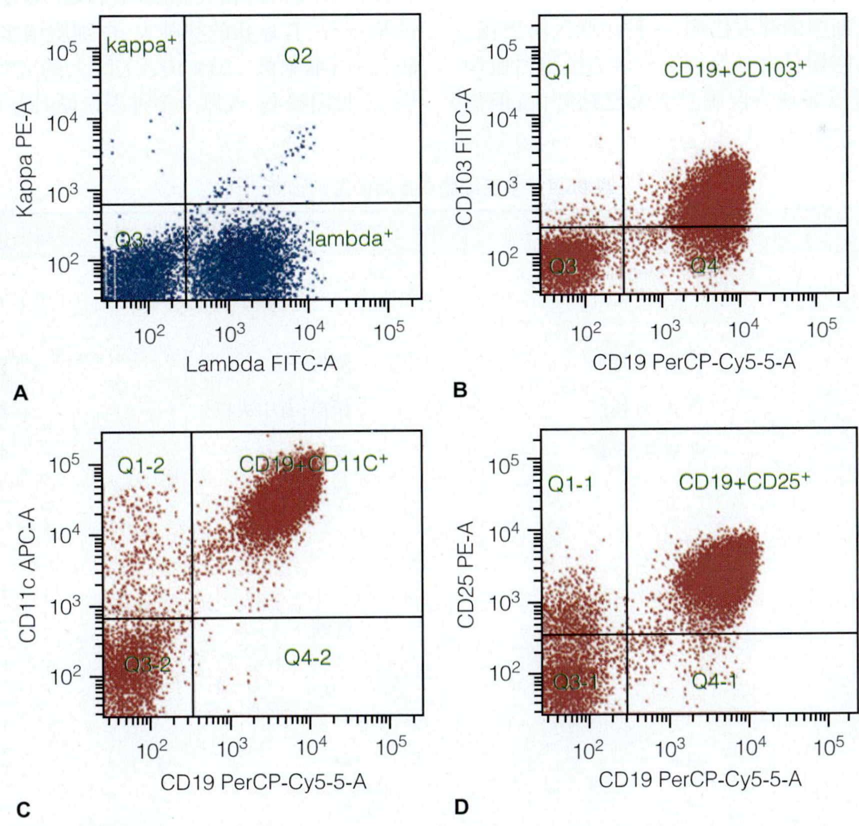

图 95-4　多毛细胞白血病的流式细胞仪检测。多毛细胞白血病具有特征性的免疫表型，可与其他 B 细胞肿瘤相鉴别。多毛细胞显示免疫球蛋白轻链限制性表面免疫球蛋白中高度表达（A）。多毛细胞通常显示 CD103 表达（B），CD11c 高表达（C），和 CD25 表达（D），加上侧向角散射增强，反映了淋巴细胞独特的胞质复杂度。流式细胞仪检测已经取代了 TRAP 染色成为多毛细胞白血病确诊的最主要的实验室方法。

膜上可表达 IL-2 受体。血清可溶性 IL-2 受体的水平在多毛细胞白血病患者中可显著升高[68]，而在成功的治疗后可下降。血清可溶性 CD22 的水平在多毛细胞白血病患者中也可升高[69]，其水平和多毛细胞负荷和脾脏大小有关，在治疗达到完全缓解后可恢复正常[69]。这两个标志物，IL-2 受体和 CD22，可随着治疗后多毛细胞的体内负荷的减少而成比例地下降，借此可大致反映治疗的效果。

鉴别诊断

多毛细胞白血病必须与其他可引起血细胞减少和脾肿大的疾病相鉴别（表 95-1）。

多毛细胞白血病变异型（HCLv），是介于幼淋巴细胞白血病和多毛细胞白血病之间的一种临床病理类型。细胞的胞核与幼淋巴细胞的胞核很相似，而胞质则与多毛细胞较为接近（见图 95-1）[70]。HCLv 细胞与在典型多毛细胞白血病中所见相比，通常核质比例较高，染色质更为高度凝聚，中央核仁较为明显[71]。患者在白血病期往往表现为巨脾，TRAP 染色为阴性或仅为非常弱的阳性。HCLv 中的循环细胞通常为 $CD25^-$ 和 $CD103^-$。在多毛细胞白血病的原始细胞变异型中，患者常有巨脾、浅表淋巴结肿大和血细胞减少[72]，细胞为 TRAP 染色阳性及髓过氧化物酶染色阴性。日本报道了一种新的疾病，多毛 B 细胞淋巴组织增殖性疾病（hairy B-cell lymphoproliferative disorder）[73]，该病的特点为脾肿大，无淋巴结肿大，持久性淋巴细胞增多（包括有长微绒毛的异常淋巴细胞），这些细胞为多克隆性、$CD25^-$、TRAP 染色仅为弱阳性。

伴循环绒毛状淋巴细胞的脾淋巴瘤，一种边缘区淋巴瘤，与多毛细胞白血病关系密切且较难鉴别。与多毛细胞白血病患者相似，SMZL 患者可以表现为巨脾且无淋巴结肿大；但与多毛细胞白血病不同，淋巴细胞增多更为常见[74]。本病中的淋巴细胞胞质更为嗜碱性、胞质突起多偏于一侧且较微弱（见图 95-1）。循环中浆细胞样细胞经常可见[19]。TRAP 染色阴性或为非常弱的阳性[53,75]。免疫表型分析示细胞为 CD11c 高表达，但 CD103 通常为阴性。常无单核细胞减少。脾切片所示与低度恶性淋巴瘤相似，为白髓显著受累[75]。

B 细胞幼淋巴细胞白血病，常与多毛细胞白血病相混淆。这两种疾病都好发于男性，有明显的脾肿大。B 细胞幼淋巴细胞白血病的淋巴细胞 TRAP 染色只有局部阳性，而多毛细胞白血病和 HCLv TRAP 染色均为强阳性。在 B 细胞幼淋巴细胞白血病中，血中淋巴细胞计数特征性增高，白血病细胞通常为 CD11c 阴性[76]。

其他几个表现为二系或三系减少和脾肿大的疾病最初也与多毛细胞白血病的特点有相似之处。最值得注意的是，自身免疫性骨髓纤维化和原发性骨髓纤维化（参见第 91 章“鉴别诊断”）。

治疗

■ 治疗指征

90% 的多毛细胞白血病患者在起病或有时在病程中需要治疗。开始治疗的标准血液学参数包括：贫血（血红蛋白 <100g/L）、血小板减少（血小板计数 $<100\times10^9/L$）、中性粒细胞减少（中性粒细胞绝对值 $<1.0\times10^9/L$），特别是在血细胞减少进行性加重或出现相关感染的时候。其他一些开始治疗的少见的指征有：有症状的脾肿大、白细胞增多且多毛细胞所占比例较高（白细胞数 $>20\times10^9/L$）、巨大的或疼痛性淋巴结肿大、血管炎、骨骼浸润，或以上多种因素同时存在。

表 95-1　多毛细胞白血病的鉴别诊断

参数	多毛细胞白血病	多毛细胞白血病变异型	伴绒毛状淋巴细胞的脾淋巴瘤
血象			
形态学			
核形	卵圆形、肾形	圆形	圆形
染色质	网状 ± 核仁	粗糙，有中央核仁	粗糙 ± 核仁
胞质	蓝灰色，丰富	蓝灰色，丰富	嗜碱性，少至中等量
单核细胞减少	+	–	–
TRAP 染色	+++	±	±
骨髓穿刺 *	–	+	+
脾受累	红髓	红髓	白髓
流式细胞仪检测			
CD22	+++	++	++
CD11c	+++	++	+
CD25	++	–	±
CD103	++	±	–

–，阴性；±，阴性至弱阳性；+，阳性；++，强阳性；+++，非常强的阳性。

* 指骨髓穿刺的容易程度。“–”指非常困难。

10% 的患者，常常为老年男性，脾脏较小、血细胞数正常、多毛细胞负荷较低，这些患者通常不需要通过治疗来延长生存[77]。

■ 嘌呤类似物（purine analogues）

克拉屈滨（2- 氯脱氧腺苷，2-chlorodeoxyadenosine）

克拉屈滨是多毛细胞白血病的治疗选择，仅单个疗程、7 天的输注治疗可以使绝大多数的患者获得长期的完全缓解（表 95-2），完全缓解者复发率低，如果复发后再次使用克拉屈滨治疗仍然有效。克拉屈滨的推荐剂量为每天 0.1mg/kg，持续静脉输注，连续 7 天[6]。亦有报道皮下注射[78]、口服[79] 和每周静脉输注[80] 的给药方式获得成功的报道。

疗效　在对 349 例应用克拉屈滨治疗可评估患者的长期随访中，结果显示 319 例（91%）获得完全缓解，22 例（7%）获得部分缓解，总缓解率达 98%[81]，经随访中位缓解持续时间为 52 个月。90 例（26%）的患者复发，中位复发时间为 29 个月。在所有治疗有效的 341 例患者中，48 个月时的治疗失败率为 19%，其中 16% 为完全缓解者，54% 为部分缓解者。53 例患者第 1 次复发后再次使用克拉屈滨治疗，33 例（62%）获得完全缓解，14 例（26%）获得部分缓解。因此复发患者再次使用克拉屈滨治疗仍然是有效的。在 207 例接受 1 个疗程克拉屈滨治疗并长期随访至少 7 年的可评估患者中，196 例（95%）获得完全缓解，11 例（5%）获得部分缓解，108 个月的总生存率为 97%，所有治疗有效者的第 1 次缓解的中位持续时间为 98 个月[82]。

不良反应　多毛细胞白血病应用克拉屈滨治疗的主要毒

表 95-2　干扰素和嘌呤核苷类似物在多毛细胞白血病中的治疗效果

参考文献	患者（例）	初治患者（例）	疗效		中位无病生存时间（月）
			完全缓解（例）	部分缓解（例）	
干扰素					
Berman 等[97]	23	10	0	16	24
Quesada 等[98]	30	7	9	17	>10
Ratain 等[99]	68	8	9	42	25
Foon 等[118]	14	5	1	12	NR
Rai 等[119]	25	25	7	6	NR
Golomb 等[120]	195	NR	7	152	NR
Grever 等[121]	159	159	17	43	20
总计	514	214（42%）	50（10%）	288（56%）	
嘌呤核苷类似物					
A. 喷司他丁					
Flinn 等[86]	154	154	117*	5*	>120
Cassileth 等[89]	50	19	32	10	>39
Else 等[108]	187	76†	153	28†	120
Grem 等[122]	66	NR	43	17	>6
Kraut 等[123]	23	10	20	1	13.5
Ho 等[124]	33	33	11	15	>11.5
总计	513	292（57%）	376（73%）	76（15%）	
B. 克拉屈滨					
Saven 等[82]	349	179	319	22	98‡
Else 等[108]	41	18†	31	6†	120
Chadha 等[109]	85	60	67	13	>115
Estey 等[126]	46	27	36	5	>30§
Juliusson 等[127]	16	3	12	0	12
Hoffman 等[128]	49	21	37	12	>55
总计	586	308（53%）	502（86%）	58（10%）	

NR，未报道。

* 数据来自：Grever M，Kopecky K，Foucar MK，等[121]。

† 数据来自：Else EM，Kurzrock R，Kantarjian HM，等[126]。

‡ 数据来自：Goodman GR，Burian C，Koziol JA，Saven A[81]。

§ 数据来自：Seymour J，Kurzrock R，Freireich EJ，等[83]。

性反应为发热，可在42%的患者中发生。发热与多毛细胞的清除有关，在治疗前多毛细胞白血病负荷极高（可通过脾脏的大小来判断）的患者中最为显著。与用来输注克拉屈滨的中心导管无关的感染较少见。带状疱疹是最常见的晚期感染[81]。克拉屈滨也可引起免疫抑制，造成长期的$CD4^+$淋巴细胞数减少[83]。

喷司他丁（2'-脱氧助间型霉素，2'-deoxycoformycin）

在一小部分对克拉屈滨无法耐受或治疗无效的多毛细胞白血病患者中，喷司他丁是一个非常好的二线治疗药物。喷司他丁用于多毛细胞白血病治疗的标准剂量为4mg/m²，每隔1周使用1次，共3~6个月，直至达到最大疗效，可通过血和骨髓中多毛细胞数量、脾脏大小和血细胞数改善等指标来判断。

药物特点和疗效　喷司他丁是抗生链霉菌（streptomyces antibioticus）的天然产物。它可以和腺苷脱氨酶产生不可逆的结合。该药是在1984年首次应用于一例多毛细胞白血病患者中显示出疗效[84]。在1995年报道的National Cancer Institute组织的一项协作研究中，313例多毛细胞白血病患者随机分为两组：一组应用干扰素-α_{2A}，当时是治疗多毛细胞白血病的主要药物，剂量为3mU/m²皮下注射，每周3次；另一组为喷司他丁，4mg/m²，静脉给药，每2周1次[85]。在随机分配到干扰素组的159例患者中，17例（11%）获得完全缓解，43例（27%）获得部分缓解，总有效率为38%。在154例随机分配至喷司他丁组的患者中，117例（76%）获得完全缓解，4例(3%)获得部分缓解，总有效率为79%。喷司他丁组的患者，其缓解率和无复发生存明显高于干扰素治疗组。因为该研究采取了交叉设计，使两组患者在总生存上的差异评估较为复杂。对该临床研究中应用喷司他丁治疗的241例多毛细胞白血病患者进行长期随访后显示，154例最初应用干扰素治疗的患者，其中87例治疗无效后交叉分配至喷司他丁组[86]。中位随访时间为9.3年。所有患者的5年和10年生存率分别为90%和81%。最初应用喷司他丁治疗和干扰素治疗无效后再改为喷司他丁治疗的患者生存曲线相近。死亡率和第二肿瘤的发生率并不高于一般人群。表95-2总结了喷司他丁的几个临床研究的疗效。

不良反应　喷司他丁所致的毒性反应包括发热、恶心、呕吐、光过敏和角膜结膜炎[87,88]。在喷司他丁治疗开始后不久将很快出现骨髓抑制，特别是那些治疗前即存在骨髓抑制的患者[89,90]。严重感染，如播散性带状疱疹、大肠埃希菌（*E. coli*）、流感嗜血菌（*haemophilus influenzae*）、肺炎球菌和真菌感染在喷司他丁治疗后早期即可发生[88]。喷司他丁不可用于存在活动性及尚未控制的感染患者、体力状态较差者或肾功能不全者[91]。喷司他丁还具有强烈的免疫抑制作用[92]，在该药物治疗期间及治疗完成后至少1年，CD4和CD8淋巴细胞数可减少至200个/μl以下。

干扰素

虽然干扰素-α是多毛细胞白血病治疗的有效药物，但完全缓解率远不及嘌呤核苷类似物。因此干扰素-α仅用于存在活动性感染、不适合采用嘌呤核苷类似物作为初始治疗的患者，因为后者可能导致相关的免疫抑制[48,83]；或者是那些对克拉屈滨和喷司他丁治疗无效的患者[93]。

疗效

Quesada和同事们于1984年首次报道了部分纯化的人干扰素-α（白细胞）在多毛细胞白血病中的成功应用[94]。1986年，报道了重组干扰素-α_{2B}（Intron A，Schering Corporation，Kenilworth，NY）用于64例多毛细胞白血病的治疗，剂量为2mU/m²，疗程为12个月[95]。在该项研究中，3例（5%）患者获得完全缓解，45例（70%）获得部分缓解。12个月是最佳的疗程，因为延长治疗时间并不能提高缓解率或降低复发率，并将导致毒副反应的增加[96,97]。重组干扰素-α_{2A}（Roferon，Hoffmann-La Roche，Nutley，NJ），在23位上为半胱氨酸残基（α_{2B}为精氨酸残基），在对30例多毛细胞白血病患者的治疗中取得了类似的疗效[98]。停止干扰素治疗后的治疗失败的中位时间为18~25个月[99]。干扰素-α_{2B}的标准推荐剂量为2mU/m²，每周3次，皮下注射，持续12个月。干扰素-α_{2A}的标准推荐剂量为3mU/m²，每天1次，皮下注射，持续6个月，然后减少为每周3次，再持续6个月。表95-2总结了几个干扰素的临床试验的疗效。

不良反应

干扰素最常见的不良反应为感冒样症状，包括发热、肌痛和全身乏力。对乙酰氨基酚（acetaminophen）可缓解这些症状。已有报道在应用干扰素-α_{2B}治疗的多毛细胞白血病患者中意外地出现了较高的第二肿瘤的发生率[100]。69例患者，中位随访91个月，13例（19%）患者发生了第二肿瘤，其中6例为造血系统肿瘤，7例为腺癌。然而，流行病学研究并未发现多毛细胞白血病患者发生第二肿瘤的危险显著增高[33]。

利妥昔单抗

因为多毛细胞表达B细胞抗原CD20，所以利妥昔单抗（Rituxan，Biogen Idec，Cambridge，MA），一种人鼠嵌合型抗CD20单克隆抗体，可作为理想的治疗方法。利妥昔单抗对以下患者有效：克拉屈滨治疗后复发而缓解期少于18个月的患者、骨髓增生显著低下的患者或既往存在严重机会性感染的患者。

疗效

24例克拉屈滨治疗后复发的多毛细胞白血病患者，应用利妥昔单抗治疗，375mg/m²，静脉输注，共4周[101]。在24例患者中，3例（13%）获得完全缓解，3例（13%）获得部分缓解。最主要的毒副反应是培养阴性的中性粒细胞减少性发热。中位随访14.6个月，2例有效者复发。在另一个研究中，共15例嘌呤类似物治疗后复发或难治性患者，应用利妥昔单抗治疗，375mg/m²，每周1次，共8周[102]。在15例患者中，8例（53%）获得完全缓解，4例（26%）获得部分缓解。12例治疗有效者中位随访32个月，5例患者病情进展。毒副反应极轻。目前已有临床研究评估利妥昔单抗联合嘌呤类似物在初发或复发的多毛细胞白血病中的治疗效果[103,104]。

抗CD22重组免疫毒素BL22

重组免疫毒素BL22对克拉屈滨耐药的多毛细胞白血病患者治疗有效[105]。BL22是抗CD22单克隆抗体可变域与假单胞菌属（*Pseudomonas*）内毒素片段相融合所组成的。在16例对克拉屈滨耐药的患者中，应用BL22治疗，其中11例获得完全缓解，2 例获得部分缓解，总有效率达 81%。中位随访 16 个月，11 例完全缓解患者中 3 例复发，16 例患者中有 2 例发生了可逆性的溶血尿毒症综合征。虽然 BL22 是一种靶向治疗的药物，但这个药物在将来多毛细胞白血病中的应用可能受限，因为它的毒副反应存在潜在的致命性危险。

■ 脾切除术

脾切除术在干扰素 -α 和嘌呤类似物应用之前是多毛细胞白血病治疗的主要方法，因为它可以迅速改善外周血细胞减少。90% 的患者术后可有至少一个以上的血液学参数改善，大约 50% 的患者血细胞计数可恢复正常[106,107]。75% 的患者通常在脾切除术后的几天内血小板减少可改善。单独的脾脏大小这一指标并不能预示脾切除术的疗效[38]。目前脾切除术的适应证还包括活动性和尚未控制的感染，脾切除术后感染症状能迅速且显著缓解，因为术后中性粒细胞和单核细胞数明显上升加上有效的抗生素的使用。脾切除术后血小板计数的上升能消除或减轻血小板减少性出血。巨大的、有症状性脾肿大，如果对患者造成很大困扰（疼痛、牵拉感觉），也是脾切除术的一个适应证。脾破裂，在多毛细胞白血病中偶尔会发生，在任何情况下均需要切除脾脏。

■ 嘌呤类似物治疗后复发

目前对这个患者群体尚没有前瞻性、随机的临床试验的结果，建议可考虑以下一些治疗方法[101]。患者复发时，只有出现了明显的血细胞减少的情况下才需要再治疗，可参照上述的“治疗指征”。患者如果在既往应用克拉屈滨治疗有效且疗效持续时间大于 18 个月的情况下，通常建议再次应用克拉屈滨治疗，因为在这些患者中再次治疗的有效率达到 88%[87]。应避免在 12 个月以内再次进行第二个疗程的克拉屈滨治疗，以防止可能发生的骨髓毒性累积效应。对这些患者可考虑换用喷司他丁治疗[108]。如果既往在克拉屈滨治疗有效，但疗效持续时间少于 18 个月，或骨髓增生明显低下，或既往有严重的机会性感染，对这些患者推荐应用非嘌呤类似物的治疗方案，如脾切除术、干扰素和利妥昔单抗都是合理的治疗选择。

■ 微小残留病灶

长期的随访研究显示多毛细胞白血病患者应用单个 7 天疗程克拉屈滨治疗可获得超过 11 年的持续缓解[87,102,109]。不幸的是，尚未达到复发率的平台，提示所有长期缓解的患者还是存在晚期复发的风险，出现这个情况的原因可能是这些患者中存在微小残留病灶（MRD）。既往多毛细胞白血病完全缓解的标准是依赖于标准的形态学评估和 TRAP 染色。采用更加敏感的免疫组化技术，应用 DBA.44 和 L26 单克隆抗体，可以在 20%~50% 的应用克拉屈滨治疗达到完全缓解标准的患者中检测到 MRD[110,111]。在诊断时就采用利妥昔单抗和克拉屈滨联合治疗的患者中，90% 的患者可获得 MRD 的清除[97]。然而，在多毛细胞白血病中 MRD 的临床意义尚未达到一致意见[112,113]。对 Scripps Clinic 克拉屈滨数据库的 19 例患者（中位无病生存时间：16 年）的研究显示，应用单个 7 天疗程的克拉屈滨治疗后，复查骨髓活组织检查提示持续完全血液学缓解。其中 9 例（47%）患者未检测到 MRD，说明部分多毛细胞白血病患者有可能被治愈；另外 10 例（53%）可检出 MRD 或有肉眼可见的形态学异常，提示那些有残留病灶的患者也可能多年未有进展。因此应用联合治疗处理残留病灶的意义尚不明确，也许需要开展更敏感的评估疾病进展的标准[114]。

■ 放射治疗

溶骨性病变，特别是在近端股骨，可以应用 15~30Gy 的低剂量放射治疗[115]。

■ 粒细胞集落刺激因子（granulocyte colony-stimulating factor）

1988 年报道了重组粒细胞集落刺激因子（G-CSF）在多毛细胞白血病中的首次应用[116]。因为 42% 应用克拉屈滨治疗的多毛细胞白血病患者并发粒细胞减少性发热，因此 Scripps Clinic 的研究者进行了一项对照研究，35 例多毛细胞白血病患者，在应用克拉屈滨化疗前给予 G-CSF 预激治疗及化疗结束后再次给予 G-CSF，与 105 例历史对照相比较，分析 G-CSF 是否可以减少粒细胞减少和发热的发生[117]。结果显示，虽然 G-CSF 增加了多毛细胞白血病患者的中性粒细胞绝对计数、缩短了克拉屈滨治疗后严重粒细胞减少的持续时间，但是发热患者所占的比例、发热天数和入院使用抗生素的频率在两组之间并没有统计学差异。因此，在没有严重粒细胞减少的情况下，G-CSF 在克拉屈滨治疗后的常规使用并不是必需的。

病程和预后

克拉屈滨的出现使多毛细胞白血病患者获得大约 90%~92% 的完全缓解率和 6%~8% 的部分缓解率。在干扰素和嘌呤核苷类似物应用之前，多毛细胞白血病患者的中位生存期只有 53 个月[75]。嘌呤核苷类似物的治疗，特别是克拉屈滨，使 4 年总生存率提高到 95% 以上[87]。缓解持续时间在 10 年以上已经成为常事。此外，复发患者再接受第 2 疗程的克拉屈滨或其他药物的治疗也能获得比较高的缓解（详见上述“克拉屈滨”部分）。许多种常见和机会致病菌造成的严重感染，曾经是半数以上患者的死亡原因，现在较罕见。不管嘌呤核苷类似物是否可以治愈本病，大多数患者均可预期获得长期生存。

翻译：黄洪晖

校对：陈芳源

参考文献

1. Bouroncle BA, Wiseman BK, Doan CA: Leukemic reticuloendotheliosis. *Blood* 13:609, 1958.
2. Schrek R, Donnelly WJ: “Hairy” cells in blood in lymphoreticular neoplastic disease and “flagellated” cells of normal lymph nodes. *Blood* 27:199, 1966.
3. Giblett ER, Anderson JE, Cohen F, et al: Adenosine deaminase deficiency in two patients with severely impaired cellular immunity. *Lancet* 2:1067, 1972.
4. Cohen A, Hirshhorn R, Horowitz SD, et al: Deoxyadenosine triphosphate as a potentially toxic metabolite in adenosine deaminase deficiency. *Proc Natl Acad Sci U S A* 75:472, 1978.
5. Carson DA, Wasson DB, Kaye J, et al: Deoxycytidine kinase-mediated toxicity of deoxyadenosine analogs toward malignant human lymphoblasts *in vitro* and toward murine L1210 leukemia *in vivo*. *Proc Natl Acad Sci U S A* 77:6865, 1980.
6. Piro LD, Carrera CJ, Carson DA, Beutler E: Lasting remissions in hairy cell leukemia induced by a single infusion of 2-chlorodeoxyadenosine. *N Engl J Med* 322:1117, 1990.
7. Stewart DJ, Keating MJ: Radiation exposure as a possible etiologic factor in hairy cell leukemia. *Cancer* 46:1577, 1980.
8. Oleske D, Golomb HM, Farber MD, Levy PS: A case-control inquiry into the etiology of hairy cell leukemia. *Am J Epidemiol* 121:675, 1985.
9. Clavel J, Mandereau L, Conso F: Occupational exposure to solvents and hairy cell

leukaemia. *Occup Environ Med* 55:59, 1998.
10. Wolf BC, Martin AW, Neiman RS, et al: The detection of Epstein-Barr virus in hairy cell leukemia cells by *in situ* hybridization. *Am J Clin Pathol* 136:717, 1990.
11. Chang KL, Chen YY, Weiss LM: Lack of evidence of Epstein-Barr virus in hairy cell leukemia and monocytoid B-cell lymphoma. *Hum Pathol* 24:58, 1993.
12. Golomb HM: Hairy cell leukemia. An unusual lymphoproliferative disease: A study of 24 patients. *Cancer* 42:946, 1978.
13. Burthem J, Cawley JC: The marrow fibrosis of hairy-cell leukemia is caused by the synthesis and assembly of a fibronectin matrix by the hairy cells. *Blood* 83:497, 1994.
14. Jaffe ES, Shevach EM, Frank MM, et al: Leukemic reticuloendotheliosis: presence of a receptor for cytophilic antibody. *Am J Med* 57:108, 1974.
15. Korsmeyer SJ, Greene WC, Cossman J, et al: Rearrangement and expression of immunoglobulin genes and expression of Tac antigen in hairy cell leukemia. *Proc Natl Acad Sci U S A* 80:4522, 1983.
16. Knapp W DB, Gilks WR, et al: *White Cell Differentiation Antigens*. Oxford University Press, Oxford, 1989.
17. Posnett DN, Wang CY, Chiorazzi N, et al: An antigen characteristic of hairy cell leukemia cells is expressed on certain activated B cells. *J Immunol* 133:1635, 1984.
18. Anderson KC, Boyd AW, Fisher DC, et al: Hairy cell leukemia: A tumor of preplasma cells. *Blood* 65:620, 1985.
19. Wagner SD, Martinelli V, Luzzatto L: Similar patterns of V kappa gene usage but different degrees of somatic mutation in hairy cell leukemia, prolymphocytic leukemia, Waldenström's macroglobulinemia, and myeloma. *Blood* 83:3647, 1994.
20. Chiu A, Xu W, He B, et al: Splenic sinusoids stimulate the survival and proliferation of hairy cell leukemia B cells through BAFF, APRIL, and heparin-sulphate proteoglycans. *Blood* 108:4959, 2006.
21. Catovsky D, O'Brien M, Melo JV, et al: Hairy cell leukemia variant: An intermediate disease between hairy cell leukemia and B prolymphocytic leukemia. *Semin Oncol* 11:362, 1984.
22. Burke JS, Sheibani K: Hairy cells and monocytoid B lymphocytes: Are they related? *Leukemia* 1:298, 1987.
23. Hockley S, Giannouli S, Morilla A, et al: Different IGH rearrangement and somatic hypermutation patterns in hairy-cell leukemia, hairy-cell leukemia variant, and splenic marginal zone lymphoma. *Blood* 110:2082, 2007.
24. Burthem J, Zuzel M, Cawley JC: What is the nature of the hairy cell and why should we be interested? *Br J Haematol* 97:511, 1997.
25. Flandrin G, Sigaux F, Sebahoun G, Bouffette P: Hairy cell leukemia: Clinical presentation and follow-up of 211 patients. *Semin Oncol* 11:458, 1984.
26. Catovsky D: Hairy cell leukemia and prolymphocytic leukemia. *Clin Haematol* 6:245, 1977.
27. Levine PH, Katayama I: The platelet in leukemic reticuloendotheliosis. Functional and morphological evidence of a qualitative disorder. *Cancer* 36:1353, 1975.
28. Katayama I, Finkel HE: Leukemic reticuloendotheliosis. A clinicopathologic study with review of the literature. *Am J Med* 57:115, 1974.
29. Hakimian D, Tallman MS, Hogan DK, et al: Prospective evaluation of internal adenopathy in a cohort of 43 patients with hairy cell leukemia. *J Clin Oncol* 12:268, 1994.
30. Mercieca J, Matutes E, Moskovic E: Massive abdominal lymphadenopathy in hairy cell leukaemia: A report of 12 cases. *Br J Haematol* 82:547, 1992.
31. Quesada JR, Keating MJ, Libshitz HI, Llamas L: Bone involvement in hairy cell leukemia. *Am J Med* 74:228, 1983.
32. Dorsey JK, Penick GD: The association of hairy cell leukemia with unusual immunologic disorders. *Arch Intern Med* 142:902, 1982.
33. Kraut EH: Clinical manifestations and infectious complications of hairy-cell leukaemia. *Best Pract Res Clin Haematol* 16:33, 2003.
34. Remková A, Halcín A, Stenová E, et al: Acute vasculitis as a first manifestation of hairy cell leukemia. *Eur J Intern Med* 18:238, 2007.
35. Goyette RE: Hairy cell leukemia, in *Hematology: A Comprehensive Guide to the Diagnosis and Treatment of Blood Disorders*, edited by RE Goyette, p 576. PMIC, Los Angeles, 1997.
36. Siegal FP, Shodell M, Shah K, et al: Impaired interferon alpha response in hairy cell leukemia is corrected by therapy with 2-chloro-2′-deoxyadenosine: Implications for susceptibility to opportunistic infections. *Leukemia* 8:1474, 1994.
37. Turner A, Kjeldsberg CR: Hairy cell leukemia: A review. *Medicine (Baltimore)* 57:477, 1978.
38. Golomb HM, Vardiman JW: Response to splenectomy in 65 patients with hairy cell leukemia: An evaluation of spleen weight and marrow involvement. *Blood* 61:349, 1983.
39. Seshadri RS, Brown EJ, Zipursky A: Leukemic reticuloendotheliosis. A failure of monocyte production. *N Engl J Med* 295:181, 1976.
40. Lindemann A, Ludwig WD, Oster W: High-level secretion of tumor necrosis factor-alpha contributes to hematopoietic failure in hairy cell leukemia. *Blood* 73:880, 1989.
41. Bartl R, Frisch B, Hill W: Marrow histology in hairy cell leukemia. *Am J Clin Pathol* 79:531, 1983.
42. Zuzel M, Cawley JC: The biology of hairy cells. *Best Pract Res Clin Haematol* 16:1, 2003.
43. Burke JS: The value of the bone-marrow biopsy in the diagnosis of hairy cell leukemia. *J Clin Pathol* 70:876, 1978.
44. Aziz KA, Till KJ, Zuzel M, Cawley JC: Involvement of CD44-hyaluronan interaction in malignant cell homing and fibronectin synthesis in hairy cell leukemia. *Blood* 96:3161, 2000.
45. Sambani C, Trafalis DT, Mitsoulis-Mentzikoff C, et al: Clonal chromosome rearrangements in hairy cell leukemia: Personal experience and review of literature. *Cancer Genet Cytogenet* 129:138, 2001.
46. Haglund U, Juliusson G, Stellan B, Gahrton G: Hairy cell leukemia is characterized by clonal chromosome abnormalities clustered to specific regions. *Blood* 83:2637, 1994.
47. Wu X, Ivanova G, Merup M, et al: Molecular analysis of the human chromosome 5q13.3 region in patients with hairy cell leukemia and identification of tumor suppressor gene candidates. *Genomics* 60:161, 1999.
48. Kraut EH, Neff JC, Bouroncle BA, et al: Immunosuppressive effects of pentostatin. *J Clin Oncol* 8:848, 1990.
49. Burthem J, Baker PK, Hunt JA, Cawley JC: The function of c-fms in hairy-cell leukemia: Macrophage colony-stimulating factor stimulates hairy-cell movement. *Blood* 83:1381, 1994.
50. Burthem J, Baker PK, Cawley JC: Hairy cell interactions with extracellular matrix: Expression of specific integrin receptors and their role in the cell's response to specific adhesive proteins. *Blood* 84:873, 1994.
51. Nanba K, Soban EJ, Bowling MC, Berard CW: Splenic pseudosinuses and hepatic angiomatous lesions: Distinctive features of hairy cell leukemia. *Am J Clin Pathol* 67:415, 1977.
52. Vardiman JW, Golomb HM: Autopsy findings in hairy cell leukemia. *Semin Oncol* 11:370, 1984.
53. Yam LT, Janckila AJ, Li CY, Lam WKW: Cytochemistry of tartrate resistant acid phosphatase: Fifteen years' experience. *Leukemia* 1:285, 1987.
54. Li CY, Yam LT, Lam KW: Studies of acid phosphatase isoenzymes in human leukocytes: Demonstration of isoenzyme specificity. *J Histochem Cytochem* 18:901, 1970.
55. Drexler HG, Gaedicke G, Minowade J: Isoenzyme studies in human leukemia-lymphoma cell lines: II. Acid phosphatase. *Leuk Res* 9:537, 1985.
56. Katayama I, Li CY, Yam LT: Ultrastructural characteristics of the "hairy cells" of leukemic reticuloendotheliosis. *Am J Pathol* 361:370, 1972.
57. Melo JV, Robinson DS, Gregory C, Catovsky D: Splenic B cell lymphoma with "villous" lymphocytes in the peripheral blood: A disorder distinct from hairy cell leukemia. *Leukemia* 1:294, 1987.
58. Rosner MC, Golomb HM: Ribosome-lamella complex in hairy cell leukemia. Ultrastructure and distribution. *Lab Invest* 42:236, 1980.
59. Brunning RD, Parkin J: Ribosome-lamella complexes in neoplastic hematopoietic cells. *Am J Pathol* 79:565, 1975.
60. Robbins BA, Ellison DJ, Spinosa JC, et al: Diagnostic application of two-color flow cytometry in 161 cases of hairy cell leukemia. *Blood* 82: 1277, 1993.
61. Visser L, Shaw A, Slupsky J, et al: Monoclonal antibodies reactive with hairy cell leukemia. *Blood* 74:320, 1989.
62. Schwarting R, Stein H, Wang CY: The monoclonal antibodies alpha SHCL-1 (alpha Leu-14) and alpha S-HCL-3 (alpha Leu-M5) allow the diagnosis of hairy cell leukemia. *Blood* 65:974, 1985.
63. Hanson CA, Gribbin TE, Schnitzer B, et al: CD11c (LEU-M5) expression characterizes a B-cell chronic lymphoproliferative disorder with features of both chronic lymphocytic leukemia and hairy cell leukemia. *Blood* 76:2360, 1990.
64. Cepek KL, Parker CM, Madara JL, et al: Integrin alpha E beta 7 mediates adhesion of T lymphocytes to epithelial cells. *J Immunol* 150:3459, 1993.
65. Thaler J, Denz H, Dietze O, et al: Immunohistological assessment of marrow biopsies from patients with hairy cell leukemia: Changes following treatment with alpha-2-interferon and deoxycoformycin. *Leuk Res* 13:377, 1989.
66. Stroup R, Sheibani K: Antigenic phenotypes of hairy cell leukemia and monocytoid B-cell lymphoma. An immunohistochemical evaluation of 66 cases. *Hum Pathol* 23:172, 1992.
67. Hounieu H, Chittal SM, al Saati T, et al: Hairy cell leukemia. Diagnosis of marrow involvement in paraffin-embedded sections with monoclonal antibody DBA.44. *Am J Clin Pathol* 98:26, 1992.
68. Steis RG, Marcon L, Clark J, et al: Serum soluble IL-2 receptor as a tumor marker in patients with hairy cell leukemia. *Blood* 77:1304, 1988.
69. Matsushita K, Margulies I, Onda M, et al: Soluble CD22 as a tumor marker for hairy cell leukemia. *Blood* 112:2272, 2008.
70. Sainati L, Matutes E, Mulligan S, et al: A variant form of hairy cell leukemia resistant to alpha-interferon: Clinical and phenotype characteristics of 17 patients. *Blood* 76:157, 1990.
71. Cawley JC, Burns GF, Hayhoe RGH: A chronic lymphoproliferative disorder with distinctive features: A distinct variant of hairy cell leukemia. *Leuk Res* 4:547, 1980.
72. Diez-Martin JL, Li CY, Banks PM: Blastic variant of hairy cell leukemia. *Am J Clin Pathol* 87:576, 1987.
73. Machii T, Yamaguchi M, Inoue R, et al: Polyclonal B-cell lymphocytosis with features resembling hairy cell leukemia-Japanese variant. *Blood* 89:2008, 1997.
74. Sun T, Susin M, Brody J: Splenic lymphoma with circulating villous lymphocytes: Report of seven cases and review of the literature. *Am J Clin Pathol* 45:39, 1994.
75. Yam LT, Li CY, Lam KW: Tartrate-resistant acid phosphatase isoenzyme in the reticulum cells of leukemic reticuloendotheliosis. *N Engl J Med* 284:357, 1971.
76. Slovak ML, Weiss LM, Nathwan BN: Cytogenetic studies of composite lymphomas: Monocytoid B-cell lymphoma and other B-cell non-Hodgkin's lymphomas. *Hum Pathol* 24:1086, 1993.
77. Golomb HM, Catovsky D, Golde DW: Hairy cell leukemia: A clinical review of 71 cases. *Ann Intern Med* 89:677, 1978.
78. Juliusson G, Heldal D, Hippe E, et al: Subcutaneous injections of 2-chlorodeoxyadenosine for symptomatic hairy cell leukemia. *J Clin Oncol* 13:989, 1995.
79. Juliusson G, Christiansen I, Hansen MM, et al: Oral cladribine as primary therapy for patients with B-cell chronic lymphocytic leukemia. *J Clin Oncol* 14:2160, 1996.
80. Robak T, Jamroziak K, Gora-Tybor J, et al: Cladribine in a weekly versus daily schedule for untreated active hairy cell leukemia: final report from the Polish Adult Leukemia Group (PALG) of a prospective, randomized, multicenter trial. *Blood* 109:3672, 2007.
81. Goodman GR, Burian C, Koziol JA, Saven A: Extended follow-up of patients with hairy cell leukemia after treatment with cladribine. *J Clin Oncol* 21:891, 2003.
82. Saven A, Burian C, Koziol JA, Piro LD: Long-term follow-up of patients with hairy cell leukemia after cladribine treatment. *Blood* 92:1918, 1998.
83. Seymour J, Kurzrock R, Freireich EJ, Estey EH: 2-Chlorodeoxyadenosine induces durable remissions and prolonged suppression of CD4+ lymphocyte counts in patients with hairy cell leukemia. *Blood* 83:2906, 1994.
84. Spiers ASD, Parekh SJ: Complete remission in hairy cell leukemia achieved with

pentostatin. *Lancet* 1:1080, 1984.

85. Grever M, Kopecky K, Foular K: Randomization comparison of pentostatin versus interferon alpha-2a in previously untreated patients with hairy cell leukemia. *J Clin Oncol* 13:974, 1995.
86. Flinn IW, Kopecky KJ, Foucar MK, et al: Long-term follow-up of remission duration, mortality, and second malignancies in hairy cell leukemia patients treated with pentostatin. *Blood* 96:2981, 2000.
87. Spiers ASD, Parekh SJ, Bishop MB: Hairy cell leukemia: Induction of complete remission with pentostatin (2′-deoxycoformycin). *J Clin Oncol* 2:1336, 1984.
88. Johnston JB, Glazer RI, Pugh L, Israels LG: The treatment of hairy cell leukemia with 2′-deoxycoformycin. *Br J Haematol* 63:525, 1986.
89. Cassileth PA, Cheuvant B, Spiers ASD, et al: Pentostatin induces durable remissions in hairy cell leukemia. *J Clin Oncol* 9:243, 1991.
90. Ho AD, Thaler J, Stryckmans P, et al: Pentostatin in refractory chronic lymphocytic leukemia: A phase II trial of the European Organization for Research and Treatment of Cancer. *J Natl Cancer Inst* 82:1416, 1990.
91. Spiers ASD, Moore D, Cassileth PA, et al: Remissions in hairy cell leukemia with pentostatin (2′-deoxycoformycin). *N Engl J Med* 316: 825, 1987.
92. Urba WJ, Baseler MW, Kopp WC, et al: Deoxycoformycin-induced immunosuppression in patients with hairy cell leukemia. *Blood* 73:38, 1989.
93. Seymour JF, Estey EH, Keating MJ, Kurzrock R: Response to interferon-a in patients with hairy cell leukemia relapsing after treatment with 2-chlorodeoxyadenosine. *Leukemia* 9:929, 1995.
94. Quesada JR, Reuben J, Manning JT, et al: Alpha-interferon for induction of remission in hairy cell leukemia. *N Engl J Med* 310:15, 1984.
95. Golomb HM, Jacobs A, Fefer A, et al: Alpha-2 interferon therapy of hairy cell leukemia: A multicenter study of 64 patients. *J Clin Oncol* 4: 900, 1986.
96. Golomb HM, Ratain MJ, Fefer A, et al: Randomized study of the duration of treatment with interferon alfa-2b in patients with hairy cell leukemia. *J Natl Cancer Inst* 80:369, 1988.
97. Berman E, Heller G, Kempin S, et al: Incidence of response and long-term follow-up in patients with hairy cell leukemia with recombinant alpha-2a. *Blood* 75:839, 1990.
98. Quesada JR, Hersh E M, Manning J, et al: Treatment of hairy cell leukemia with recombinant alpha-interferon. *Blood* 68:493, 1986.
99. Ratain MJ, Golomb HM, Vardiman JW, et al: Relapse after interferon alpha-2b therapy for hairy cell leukemia: Analysis of diagnostic variables. *J Clin Oncol* 6:1714, 1988.
100. Kampmeier P, Spielberger R, Dickstein J, et al: Increased incidence of second neoplasms in patients treated with interferon a-2b for hairy cell leukemia: A clinicopathologic assessment. *Blood* 83:2931, 1994.
101. Nieva J, Bethel K, Saven A: Phase 2 study of rituximab in the treatment of cladribine-failed patients with hairy cell leukemia. *Blood* 102:810, 2003.
102. Thomas DA, O'Brian S, Bueso-Ramos C, et al: Rituximab in relapsed or refractory hairy cell leukemia. *Blood* 102:3906, 2003.
103. Else M, Osuji N, Forconi F, et al: The role of rituximab in combination with pentostatin or cladribine for the treatment of recurrent/refractory hairy cell leukemia. *Cancer* 110:2240, 2007.
104. Ravandi F, Jorgensen JL, O'Brien S, et al: Eradication of minimal residual disease in hairy cell leukemia. *Blood* 107:4658, 2006.
105. Kreitman RJ, Wilson WH, Bergeron K, et al: Efficacy of the anti-CD22 recombinant immunotoxin BL22 in chemotherapy-resistant hairy-cell leukemia. *N Engl J Med* 345:241, 2001.
106. Mintz U, Golomb HM: Splenectomy as initial therapy in twenty-six patients with leukemic reticuloendotheliosis (hairy cell leukemia). *Cancer Res* 39:2366, 1979.
107. Jansen J, Hermans J: Splenectomy in hairy cell leukemia: A retrospective multicenter analysis. *Cancer* 47:2066, 1981.
108. Else M, Dearden CE, Matutes E, et al: Long-term follow-up of 228 hairy cell leukemia patients treated with pentostatin or cladribine with 15.4 years median time from diagnosis. *Blood* 112:731, 2008.
109. Chadha P, Rademaker AW, Mendiratta P, et al: Treatment of hairy cell leukemia with 2-chlorodeoxyadenosine (2-CdA): long-term follow-up of the Northwestern University experience. *Blood* 106:241, 2005.
110. Ellison DJ, Sharpe RW, Robbins BA, et al: Immunomorphologic analysis of bone marrow biopsies after treatment with 2-chlorodeoxyadenosine for hairy cell leukemia. *Blood* 84:4310, 1994.
111. Hakimian D, Tallman MS, Kiley C, Peterson L: Detection of minimal residual disease by immunostaining of bone marrow biopsies after 2-chlorodeoxyadenosine for hairy cell leukemia. *Blood* 82:1798, 1993.
112. Tallman MS, Hakimian D, Kopecky KJ, et al: Minimal residual disease in patients with hairy cell leukemia in complete remission treated with 2-chlorodeoxyadenosine or 2′-deoxycoformycin and prediction of early relapse. *Clin Cancer Res* 5:1665, 1999.
113. Matutes E, Meeus P, McLennan K, Catovsky D: The significance of minimal residual disease in hairy cell leukaemia treated with deoxycoformycin: a long-term follow-up study. *Br J Haematol* 98:375, 1997.
114. Sigal D, Sharpe R, Burian C, Saven A: Potential curability of cladribine in selected patients with hairy cell leukemia. *J Clin Oncol* 26:702s, 2008.
115. Lembersky BC, Ratain MJ, Golomb HM: Skeletal complications in hairy cell leukemia: Diagnosis and therapy. *J Clin Oncol* 6:1280, 1988.
116. Glaspy JA, Baldwin GC, Robertson PA, et al: Therapy for neutropenia in hairy cell leukemia with recombinant human granulocyte colony-stimulating factor. *Ann Intern Med* 109:789, 1988.
117. Saven A, Burian C, Adusumalli J, Koziol JA: Filgrastim for cladribine-induced neutropenic fever in patients with hairy cell leukemia. *Blood* 93:2471, 1999.
118. Foon KA, Maluish AE, Abrams PG, et al: Recombinant leukocyte alpha interferon therapy for advanced hairy cell leukemia. Therapeutic and immunologic results. *Am J Med* 80:351, 1986.
119. Rai K, Mick R, Ozer H, et al: Alpha-interferon therapy in untreated active hairy cell leukemia: A Cancer and Leukemia Group B (CALGB) study [abstract]. *Proc Am Soc Clin Oncol* 6:159, 1987.
120. Golomb H, Fefer A, Golde D, et al: Update of a multi-institutional study of 195 patients (pts) with hairy cell leukemia (HCL) treated with interferon alfa-2b (IFN) [abstract]. *Proc Am Soc Clin Oncol* 6:215, 1990.
121. Grever M, Kopecky K, Foucar MK, et al: Randomized comparison of pentostatin versus interferon alfa-2a in previously untreated patients with hairy cell leukemia: An Intergroup Study. *J Clin Oncol* 13:974, 1995.
122. Grem J, King S, Cheson B, et al: Pentostatin in hairy cell leukemia: Treatment by the special exception mechanism. *J Natl Cancer Inst* 81:448, 1989.
123. Kraut EH, Bouroncle BA, Grever MR: Pentostatin in the treatment of advanced hairy cell leukemia. *J Clin Oncol* 7:168, 1989.
124. Ho AD, Thaler J, Mandelli F, et al: Response to pentostatin in hairy-cell leukemia refractory to interferon-alpha: the European Organization for Research and Treatment of Cancer Leukemia Cooperative Group. *J Clin Oncol* 7:1533, 1989.
125. Else M, Ruchlemer R, Osuji N, et al: Long remissions in hairy cell leukemia with purine analogs: A report of 219 patients with a median follow-up of 12.5 years. *Cancer* 104:2442, 2005.
126. Estey EM, Kurzrock R, Kantarjian HM, et al: Treatment of hairy cell leukemia with 2-chlorodeoxyadenosine (2-CdA). *Blood* 79:882, 1992.
127. Juliusson G, Liliemark J: Rapid recovery from cytopenia in hairy cell leukemia after treatment with 2-chloro-2′-deoxyadenosine (CdA): Relation to opportunistic infections. *Blood* 79:888, 1992.
128. Hoffman MA, Janson D, Rose E, Rai KR: Treatment of hairy cell leukemia with cladribine: Response, toxicity and long-term follow-up. *J Clin Oncol* 15:1138, 1997.

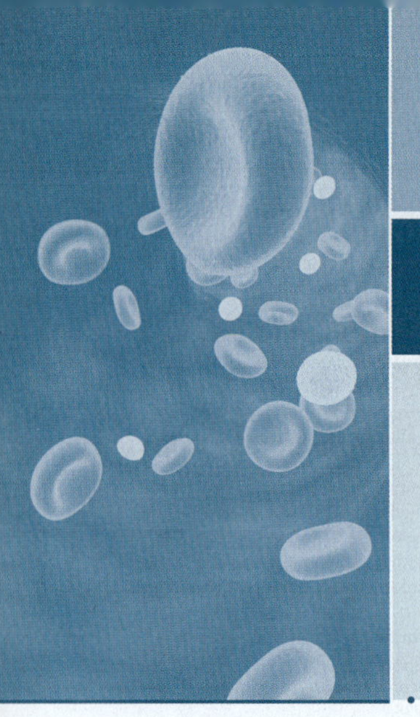

第96章

大颗粒淋巴细胞白血病

Thomas P. Loughran, Marshall E. Kadin

摘 要

大颗粒淋巴细胞(LGLs)是来源于T细胞或自然杀伤(NK)细胞的克隆性疾病。T-LGL和NK-LGL细胞形态相似,但它们有不同的细胞表面抗原表型,代表了两种具有不同临床表现与临床转归的疾病。T-LGL白血病为$CD3^+$的LGL克隆性增殖;NK-LGL白血病则为$CD3^-$的LGL克隆增殖。NK-LGL白血病的临床表现不同于T-LGL白血病,年轻人好发、常伴有B症状,肝脾肿大更明显,淋巴结病变和消化道累及更普遍。在诊断T-LGL白血病时,血细胞形态检查很重要,因为约25%的患者总淋巴细胞数不会增加。大多数T-LGL白血病患者有慢性中性粒细胞减少症,近半数病例中性粒细胞数少于0.5×10^9/L。相反,NK-LGL白血病出现严重中性粒细胞减少症的患者不到1/5。T-LGL和NK-LGL白血病患者出现贫血的几率分别为50%和100%。T-LGL白血病患者常有体液免疫异常,如类风湿因子升高、红细胞发育不良,通常发病和死亡的原因是由于继发严重慢性中性粒细胞减少症引起的反复的感染(有时是致命的)。与T-LGL白血病的慢性病程不同,NK-LGL白血病起病急,临床预后差,无论是否采取积极的联合化疗,大多数患者于诊断后2个月内死于疾病播散导致的多脏器衰竭。

本章使用的简写和缩略词:CD,分化抗原簇(cluster of differentiation);CMV,巨细胞病毒(cytomegalovirus);CTL,细胞毒T淋巴细胞(cytotoxic T lymphocytes);HLA,人类白细胞抗原(human leukocyte antigen);HTLV,人类T细胞白血病病毒(human T-cell leukemia virus);KIR,杀伤免疫球蛋白样受体(killer immunoglobulin-like receptor);LGL,大颗粒淋巴细胞(large granular lymphocyte);NK,自然杀伤细胞(natural killer cell);NK-LGL,NK大颗粒淋巴细胞(natural killer cell large granular lymphocyte);PI3K,磷脂酰肌醇3-激酶(phosphatidylinositol 3'-kinase);STAT,信号转导和转录激活子(signal transducer and activator of transcription);TCR,T细胞受体(T-cell receptor);T-LGL,T大颗粒淋巴细胞(T-cell large granular lymphocyte)。

定义和历史

大颗粒淋巴细胞白血病(large granular lymphocytic leukemia,LGL)于1985年首次被描述为一类累及血液、骨髓、肝脾的克隆性疾病[1]。LGLs占正常人外周血单个核细胞的10%~15%,可以是$CD3^-$[自然杀伤(NK)细胞]或$CD3^+$(T细胞)细胞系。LGL白血病有两种类型:T-LGL白血病和NK-LGL白血病,反映了不同的细胞起源[2,3],T-LGL白血病为$CD3^+$的LGL克隆性增殖;NK-LGL白血病则为$CD3^-$的LGL克隆性增殖。T细胞受体基因重排的研究有助于证实T-LGL白血病的克隆性。NK细胞白血病经细胞遗传学证实也是克隆性疾病[4],然而,NK细胞及NK细胞白血病缺乏合适的克隆标记,如抗原受体基因重排。

病因和发病机制

T-LGL白血病的病因尚不清楚,已经在两个患者中检测到人类T细胞白血病病毒(HTLV)-Ⅱ的感染[5]。然而大多数患者没有受这个逆转录病毒家族成员的感染,包括最新发现的两个HTLV:HTLV-Ⅲ和HTLV-Ⅳ[6]。但是血清学检查显示其对p21e(HTLV-Ⅰ壳蛋白)的抗原决定簇BA-21常起反应,这表明在发病机制中,细胞或逆转录病毒的蛋白与BA-21有同源性[5]。有证据表明巨细胞病毒(CMV)是LGL白血病少量$CD4^+$亚群的刺激性抗原[7],EB病毒感染与NK-LGL白血病的发病有关[8]。白血病的LGL已显示许多抗原活化的细胞毒T淋巴细胞(CTLs)特征,提示LGL扩增的起始步骤是一种抗原驱使机制[9-11]。正常的CTLs受凋亡调控,白血病的LGL构成高表达Fas(CD95)和Fas配体(CD178),从而抗Fas介导的死亡途径[12]。LGL白血病的核心发病机制是生存信号通路的构成性活化。已有证据证实信号转导和转录激活蛋白(STAT)-3/Mcl-1、磷脂酰肌醇3-激酶(PI3K)/AKT和鞘脂信号介导的抗凋亡与疾病发生有关[13-15]。利用网络建模方法发现,白介素-15和血小板衍生生长因子是两个调控这些生存途径交互反应的关键介质[16]。在这些患者中,疾病表现诸如中性粒细胞减少症,与循环的CD178至少部分相关[17]。白血病LGL对正常组织靶向作用也是疾病的发病机制之一,由于NK受体活化,通过信号配体DAP10和

DAP12，造成内皮细胞的溶解，可以解释部分 LGL 白血病患者出现肺高压症状[18]。

临床特征

表 96-1 总结了 T-LGL 白血病的临床特征，类风湿关节炎可能是 LGL 白血病的一个突出特点，有时会出现类似 Felty 综合征（参见第 65 章）的临床表现[19]。NK-LGL 白血病的临床表现不同于 T-LGL 白血病，患者发病年龄较轻，常有系统性 B 症状（即体温超过 38℃持续 3 天以上，非预期的体重下降大于 10%，通常晚上有盗汗），肝脾肿大更显著，淋巴结病变和胃肠道累及更普遍[20]，部分患者出现肺动脉高压[18]。

表 96-1　CD3⁺ 大颗粒淋巴细胞白血病的临床特征

症　状	发生率(%)
反复感染	约 30
B 症状（发热、盗汗、体重减轻）	约 25
脾肿大	约 35
肝肿大	约 12
淋巴结病	约 2

实验室的特点

■ 血液学检查

诊断 T-LGL 白血病时，血细胞形态检查非常重要，因为约有 25% 的患者总淋巴细胞计数并不升高[3]。虽然免疫表型对于区分 LGLs 来源于 NK 细胞系还是 T 细胞系很有必要（图 96-1），但 LGL 也可以从形态上区分。T-LGL 白血病患者平均 LGL 计数为 $4.2 \times 10^9/L$，而 NK-LGL 白血病患者 LGL 计数通常要高些，有时甚至超过 $50.0 \times 10^9/L$。

多数 T-LGL 白血病患者（84%）有慢性中性粒细胞减少症，大约 48% 的患者中性粒细胞计数不到 $0.5 \times 10^9/L$[3]。相反，NK-LGL 白血病仅 18% 的患者有严重中性粒细胞减少[3]。T-LGL 和 NK-LGL 白血病患者出现贫血的几率分别为 50% 和 100%。T-LGL 白血病可有红系发育不良（参见第 35 章）和 Coombs 试验阳性的溶血性贫血（参见第 53 章）[1,2]。LGL 白血病最常伴发红系造血不良[21]，LGL 白血病患者的大颗粒淋巴细胞对红系造血有抑制作用，LGL 白血病细胞在体内的抑制结果，以及体外移除这些细胞，通过释放红系祖细胞的抑制物在红细胞爆裂型集落生成单位和集落形成单位之间的水平，而恢复了红系造血均证实了这一点[22]。通过与抗胸腺细胞球蛋白的反应也证实了这些细胞的 T 细胞抗原特性[23]。一个偶然的病例似乎通过体液免疫机制抑制了红系造血[23]，1 例同时有巨核细胞减少性血小板减少和红系造血不良的罕见病例免疫治疗有效[24]。NK-LGL 白血病相关的贫血多数可能是由于骨髓浸润，血小板减少症和凝血障碍也是 NK-LGL 白血病的特点[3]。T-LGL 白血病患者发生中度的血小板减少症可认为是免疫性血小板减少性紫癜（参见第 119 章）[1]。

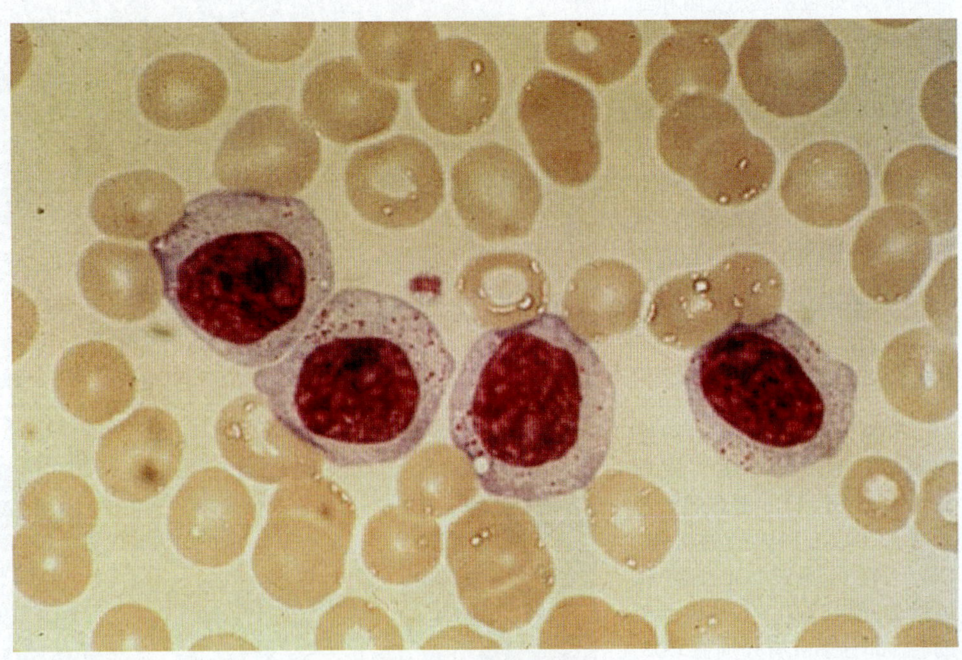

图 96-1　血涂片中四个 LGL 细胞胞质丰富、浅蓝色、含大量嗜苯胺蓝颗粒和染色质浓缩的单个核细胞，核内可见 1~2 个苍白的核仁（Giemsa 染色）。

■ 免疫分型

免疫分型可以用来区分 T-LGL 和 NK-LGL 白血病。T 细胞白血病性 LGLs 通常是 CD3⁺、CD4⁻、CD8⁺、CD16⁺、CD56⁻、CD57⁺、人类白细胞抗原（HLA）-DR 大多⁺，少部分白血病 LGLs 表达 CD4 和可变的 CD8[25]。T-LGL 白血病通常表达 T 细胞受体（TCR）αβ⁺ 异质二聚体，部分具有相似临床特征的病例证实表达 γδ TCR 异质二聚体[26]。不同于 T 细胞来源的正常 LGL，白血病 LGL 的 CD5 表达显著降低和表达异常的杀伤免疫球蛋白样受体（KIR）[27]。NK 细胞白血病 LGL 通常是 CD3⁻、CD4⁻、CD8⁻、CD16⁺、CD56⁺、CD57⁻[8]。

已发现 20 例由 αβ T 细胞亚型的 T 细胞 LGL 白血病变异而来的 γδ T 细胞 LGL[26]，与 T 细胞 LGL 白血病中占大多数的 αβ T 细胞亚型患者相比，两组在年龄、性别分布、感染反复发生的频率，以及与自身免疫性疾病的相关性，特别是类风湿关节炎等的临床资料相似。大约 50% 的 γδ T 细胞 LGL 白血病细胞表达 CD3⁺CD8⁺/CD16⁺/CD57⁺，其临床病程较惰性，3 年存活率为 85%，50% 的 γδ T 细胞 LGL 白血病患者需要治疗，其中约半数患者有效。γδ 和 αβ T 细胞 LGL 白血病均可视为抗原驱动 T 细胞的淋巴组织增生所致[26]。

■ 免疫异常

T-LGL 白血病患者通常有体液免疫的异常，包括类风湿因

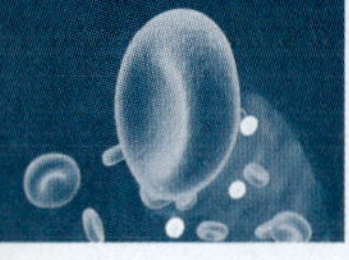

子(有时伴有类风湿关节炎)、抗核抗体、抗中性粒细胞胞质抗体阳性、多克隆高丙种球蛋白血症、低丙种球蛋白血症、循环免疫复合物、伴自身免疫性溶血性贫血、自身免疫性血小板减少性紫癜和免疫性红系发育不良(表 96-2)。这些患者也可能有细胞免疫缺陷,如 NK 细胞活性降低[1]。大多数 NK-LGL 白血病患者的免疫功能尚未评估。

表 96-2　$CD3^+$ 大颗粒淋巴细胞白血病的血清学表现

特　点	发生率(%)
类风湿因子	约 60
循环免疫复合物	约 50
抗核抗体	约 40
抗中性粒细胞抗体	约 40
多克隆高丙种球蛋白血症	约 25
直接抗球蛋白试验(Coombs)阳性	约 15
单克隆丙种球蛋白病	约 8

B 细胞恶性肿瘤

约 1/4 的 LGL 白血病患者同时有克隆性 B 细胞异常[28],他们大多表现为单克隆丙种球蛋白病和慢性淋巴细胞白血病,1 例为滤泡性淋巴瘤。B 细胞肿瘤和 T 细胞白血病共存,可以解释为由克隆性的 B 细胞和 T 细胞衍生而来的共同抗原所致,B 细胞恶性肿瘤或可刺激淋巴细胞扩增,从而引起抗肿瘤监视功能的异常[26]。

组织病理学特征

在 T-LGL 骨髓活检可以见到成团的 B 淋巴细胞和散在的 LGL,比骨髓涂片更典型。其他附加表现也反映了继发性免疫性疾病,诸如粒系成熟受阻和红细胞前体的缺乏(红系发育不良)。T-LGL 白血病常累及脾脏,主要表现为红髓窦和索间有白血病细胞浸润,浆细胞增生,及突出的生发中心(图 96-2)[1,29]。肝窦和肝门区有 LGL 浸润,淋巴结通常不受累,但可以有富含浆细胞和 LGL 的副皮质区增生。

鉴别诊断

有慢性或周期性中性粒细胞减少症和纯红再障[30],或类风湿关节炎伴 LGL 增多的患者要考虑 T-LGL 白血病的可能。HIV 感染可导致 LGL 细胞轻度增加,但其 LGLs 不是单克隆的[31]。部分患者有外周血 $CD3^-$ LGL 增多,但缺乏 NK-LGL 白血病的临床特点,并有慢性的临床过程[32]。研究显示 X 染色体失活的患者有克隆性 LGL 增生[33],这些患者的 NK 细胞表达限制型 KIR 表型的活化受体,这一结果与正常 NK 细胞具有多元化的 KIR 表型相反(更多关于 NK 细胞生物学特性和 KIR 受体的信息参见第 79 章)[34,35],这种限制型 KIR 表型显示了其克隆起源,并可用于诊断,有趣的是,这些慢性 NK 淋巴细胞增多患者的血清与 BA-21 频繁反应[36]。表 96-3 总结了 T-LGL 白血病、NK-LGL 白血病、慢性 NK 淋巴细胞增多症的不同特征。

治疗、疗程和预后

发病和死亡率通常由中性粒细胞减少症所致[3],纠正中性粒细胞减少症的最佳治疗尚未明确。口服低剂量甲氨蝶呤(methotrexate)、环孢素(cyclosporine)或口服环磷酰胺(cyclophosphamide)治疗,在小范围应用中已取得一定疗效[37-39]。一项研究显示,*HLA-DR4* 基因型可预测环孢素治疗的血液学反应[40]。血浆中的 CD178 水平降低与临床改善相关[17]。有报道,经氟达拉滨单磷酸盐(fludarabine monophosphate)治疗的 4 例患者均有改善[41]。虽然用糖皮质激素治疗可改善部分患者的中性粒细胞减少,但减量后一般要复发。脾切除术疗效有限。重组生长因子的应用经验有限,不足以下结论[42,43]。

应用泼尼松(prednisone)、环磷酰胺或环孢素治疗对纠正 T-LGL 白血病伴随的纯红再障通常有效[3]。阿仑单抗(Campath-1H)对难治性红系增生不良有效[44]。

与 T-LGL 白血病的慢性病程相反,NK-LGL 白血病起病急,预后差,无论是否积极地接受联合化疗,多数患者在诊断后的 2 个月内死于疾病播散所致的多脏器功能衰竭[20]。慢性 NK 淋巴细胞增多的患者,一般不需要治疗。

已建立一个注册登记系统用于更好地研究 LGL 白血病自

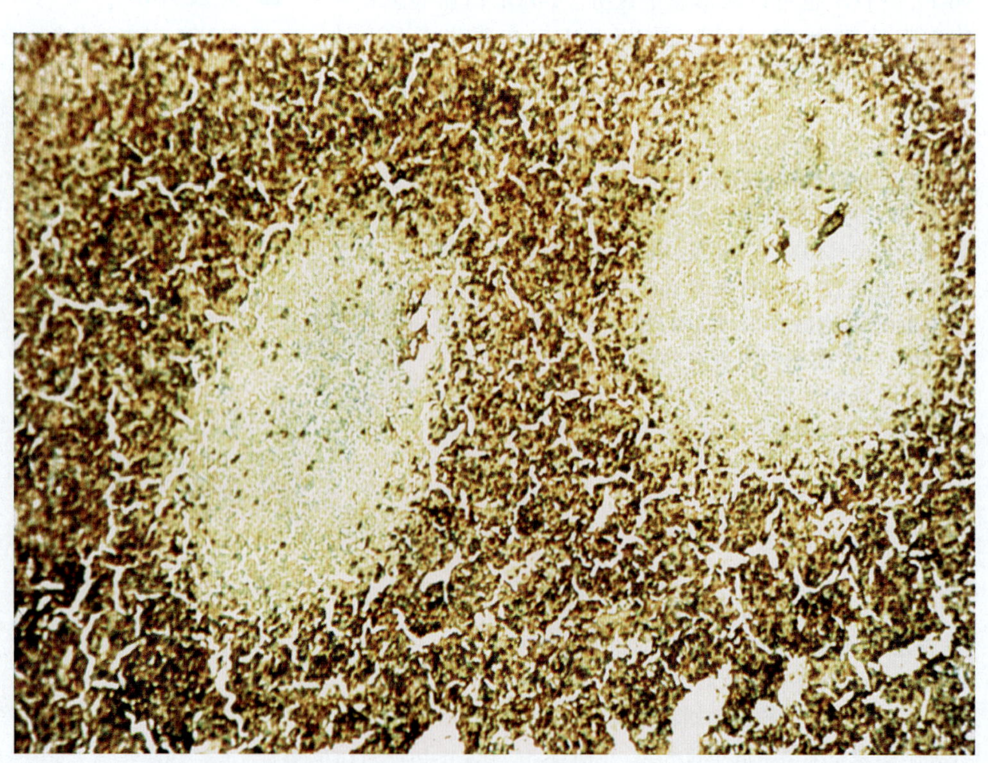

图 96-2　LGL 白血病的脾脏红髓中,$CD8^+$ LGL 细胞围绕在未着色的 B 细胞囊泡周围。

表 96-3　LGL 白血病的各型比较

变量	T-LGL 白血病(惰性)	T-LGL 白血病(进展型)	NK-LGL 白血病(进展型)	慢性 NK 淋巴细胞增多症
中位年龄(岁)	60	40	40	60
男/女	1	2	1	7
表型	$CD3^+CD57^+CD16^+TCR\alpha\beta$	$CD3^+CD56^+CD16^+TCR\alpha\beta$	$CD3^-CD16^+CD56^+$	$CD3^-CD16^+CD56^+$
临床表现	1/3 无症状 2/3 有症状 血细胞减少、脾肿大,偶有类风湿关节炎	有症状,常伴有 B 症状(发热、盗汗、体重减轻) 淋巴结病、肝脾肿大	有症状,常伴有 B 症状(发热、盗汗、体重减轻) 淋巴结病、肝脾肿大	多数患者没有症状,近 40% 的患者有症状(血细胞减少、血管炎、神经病变、脾肿大)
治疗方法	观察,必要时免疫抑制治疗	按急性淋巴母细胞白血病治疗	按急性淋巴母细胞白血病治疗	观察,必要时免疫抑制治疗
预后	相对较好	差	极差	相对较好

然病程,临床试验也由该注册系统管理。欲了解更多信息,可与 tloughran@psu.edu 联系。

翻译:沈莉箐
校对:陈芳源

参考文献

1. Loughran TP Jr, Kadin ME, Starkebaum G, et al: Leukemia of large granular lymphocytes: Association with clonal chromosomal abnormalities and auto-immune neutropenia, thrombocytopenia and hemolytic anemia. *Ann Intern Med* 102:169, 1985.
2. Sokol L, Loughran TP Jr: Large granular lymphocyte leukemia. *Oncologist* 11:263, 2006.
3. Lamy T, Loughran TP Jr: Clinical features of LGL leukemia. *Semin Hematol* 40:185, 2003.
4. Taniwaki M, Tagawa S, Nishigaki H, et al: Chromosomal abnormalities define clonal proliferation in CD3– large granular lymphocyte leukemia. *Am J Hematol* 33:32, 1990.
5. Loughran TP Jr, Hadlock KG, Perzova R, et al: Epitope mapping of HTLV envelope seroreactivity in LGL leukemia. *Br J Haematol* 101:318, 1998.
6. Duong YT, Jia H, Lust JA, et al: Short communication: Absence of evidence of HTLV-3 and HTLV-4 in patients with large granular lymphocyte (LGL) leukemia. *AIDS Res Hum Retroviruses* 24:1503, 2008.
7. Rodriguez-Caballero A, Garcia-Montero A, Barcena P, et al: Expanded cells in monoclonal TCR-$\alpha\beta^+$/CD4$^+$/NKa$^+$/CD8$^{-/+dim}$ T-LGL lymphocytosis recognize hCMV antigens. *Blood* 112:4609, 2008.
8. Kawa-Ha K, Ishihara S, Ninomiya T, et al: CD3-negative lymphoproliferative disease of granular lymphocytes containing Epstein-Barr viral DNA. *J Clin Invest* 84:51, 1989.
9. Wlodarski MW, O'Keefe C, Howe EC, et al: Pathologic clonal cytotoxic T-cell responses: Nonrandom nature of the T-cell-receptor restriction in large granular lymphocyte leukemia. *Blood* 106:2769, 2005.
10. Yang J, Epling-Burnette PK, Painter JS, et al: Antigen activation and impaired Fas-induced death-inducing signaling complex formation in T-large-granular lymphocyte leukemia. *Blood* 111:1610, 2008.
11. Wlodarski MW, Nearman Z, Jankowska A, et al: Phenotypic differences between healthy effector CTL and leukemic LGL cells support the notion of antigen-triggered clonal transformation in T-LGL leukemia. *J Leukoc Biol* 83:589, 2008.
12. Lamy T, Liu JH, Landowski TH, et al: Dysregulation of CD95/CD95 ligand-apoptotic pathway in CD95+ LGL leukemia. *Blood* 92:4771, 1998.
13. Epling-Burnette PK, Liu JH, Catlett-Falcone R, et al: Inhibition of STAT3 signaling leads to apoptosis of leukemic large granular lymphocytes and decreased Mcl-1 expression. *J Clin Investig* 107:3, 351, 2001.
14. Schade AE, Powers JJ, Wlodarski MW, Maciejewski JP: Phosphatidylinositol-3-phosphate kinase pathway activation protects leukemic large granular lymphocytes from undergoing homeostatic apoptosis. *Blood* 107:4834, 2006.
15. Shah, MV, Zhang R, Irby R, et al: Molecular profiling of LGL leukemia reveals role of sphingolipid signaling in survival of cytotoxic lymphocytes. *Blood* 112:770, 2008.
16. Zhang R, Shah MV, Yang J, et al: Network model of survival signaling in large granular lymphocyte leukemia. *Proc Natl Acad Sci U S A* 105:16308, 2008.
17. Liu JH, Wei S, Lamy T, et al: Chronic neutropenia mediated by Fas ligand. *Blood* 95:3119, 2000.
18. Chen X, Bai F, Sokol L, Zhou J, et al: A critical role for DAP10 and DAP12 in CD8+ T cell-mediated tissue damage in large granular lymphocyte leukemia. *Blood* 113:3226, 2009.
19. Loughran TP Jr, Starkebaum G, Kidd P, Neiman P: Clonal proliferation of large granular lymphocytes in rheumatoid arthritis. *Arthritis Rheum* 31:31, 1988.
20. Cheung MM, Chan JK, Wong KF: Natural killer cell neoplasms: A distinctive group of highly aggressive lymphomas/leukemias. *Semin Hematol* 40:221, 2003.
21. Lacy MQ, Kurtin PJ, Tefferi A, et al: Pure red cell aplasia: Association with large granular lymphocyte leukemia and the prognostic value of cytogenetic abnormalities. *Blood* 87:3000, 1996.
22. Abkowitz JL, Kadin ME, Powell JS, Adamson JW: Pure red cell aplasia: Lymphocyte inhibition of erythropoiesis. *Br J Haematol* 63:59, 1986.
23. Abkowitz JL, Powell JS, Nakamura JM, et al: Pure red cell aplasia: Response to therapy with anti-thymocyte globulin. *Am J Hematol* 23:363, 1986.
24. Lai DW, Loughran TP Jr, Maciejewski JP, et al: Acquired amegakaryocytic thrombocytopenia and pure red cell aplasia associated with an occult large granular lymphocyte leukemia. *Leuk Res* 32:823, 2008.
25. Lima M, Almeida J, dos Anjos Teixeira M, et al: TCR$\alpha\beta$+/CD4+ large granular lymphocytosis, a new clonal T-cell lymphoproliferative disorder. *Am J Pathol* 163:763, 2003.
26. Bourgault-Rouxel AS, Loughran TP Jr, Zambello R, et al: Clinical spectrum of gammadelta+ T cell LGL leukemia: Analysis of 20 cases. *Leuk Res* 32:45, 2008.
27. Lundell R, Hartung L, Hill S, et al: T-cell large granular lymphocyte leukemias have multiple phenotypic abnormalities involving pan-T-cell antigens and receptors for MHC molecules. *Am J Clin Pathol* 124:937, 2005.
28. Viny AD, Lichtin A, Pohlman B, et al: Chronic B-cell dyscrasias are an important clinical feature of T-LGL leukemia. *Leuk Lymphoma* 49:932, 2008.
29. Agnarsson BA, Loughran TP Jr, Starkebaum G, Kadin ME: The pathology of large granular lymphocyte leukemia. *Hum Pathol* 20:643, 1989.
30. Loughran TP Jr, Hammond WP: Adult onset cyclic neutropenia is a "benign" neoplasm associated with clonal proliferation of large granular lymphocytes. *J Exp Med* 164:2089, 1986.
31. Zambello R, Trentin L, Agostini C, et al: Persistent polyclonal lymphocytosis in HIV-1 infected patients. *Blood* 81:3015, 1993.
32. Tefferi A, Li CY, Witzig TE, et al: Chronic natural killer cell lymphocytosis: A descriptive clinical study. *Blood* 84:2721, 1994.
33. Boudewijns M, van Dongen J, Langerak A: The human androgen receptor x-chromosome inactivation assay for clonality diagnostics of killer cell proliferations. *J Mol Diagn* 9:337, 2007.
34. Zambello R, Falco M, Della Chiesa M, et al: Expression and function of KIR and natural cytotoxicity receptors in NK-type lymphoproliferative diseases of granular lymphocytes. *Blood* 102:1797, 2003.
35. Epling-Burnette PK, Painter JS, Chaurasia P, et al: Dysregulated NK receptor expression in patients with lymphoproliferative disease of granular lymphocytes. *Blood* 103:3431, 2004.
36. Loughran TP Jr, Hadlock KG, Yang Q, et al: Seroreactivity to an envelope protein of human T-cell leukemia/lymphoma virus in patients with CD3– (NK) lymphoproliferative disease of granular lymphocytes. *Blood* 90:1977, 1997.
37. Loughran TP Jr, Kidd PG, Starkebaum G: Treatment of large granular lymphocyte leukemia with oral low-dose methotrexate. *Blood* 84:2164, 1994.
38. Sood R, Stewart CC, Aplan PD, et al: Neutropenia associated with T-cell large granular lymphocyte leukemia: Long-term response to cyclosporine therapy despite persistence of abnormal cells. *Blood* 91:3372, 1998.
39. Osuji N, Matutes E, Tjonnfjord G, et al: T-cell large granular lymphocyte leukemia: A report on the treatment of 29 patients and a review of the literature. *Cancer* 107:570, 2006.
40. Battiwalla M, Melenhorst J, Saunthararajah Y, et al: HLA-DR4 predicts haematological response to cyclosporine in T-cell large granular lymphocyte lymphoproliferative disorders. *Br J Haematol* 123:449, 2003.
41. Sternberg A, Eagleton H, Pillai N, et al: Neutropenia and anaemia associated with T-cell large granular lymphocyte leukaemia responds to fludarabine with minimal toxicity. *Br J Haematol* 120:699, 2003.
42. Thomssen C, Nissen C, Gratwohl A, et al: Agranulocytosis associated with T-gamma-lymphocytosis: No improvement of peripheral blood granulocyte count with human-recombinant granulocyte-macrophage colony-stimulating factor (GM-CSF). *Br J Haematol* 71:157, 1989.
43. Kaneko T, Ogawa Y, Hirata Y, et al: Agranulocytosis associated with granular lymphocyte leukaemia: Improvement of peripheral blood granulocyte count with human recombinant granulocyte colony-stimulating factor (G-CSF). *Br J Haematol* 74:121, 1990.
44. Ru X, Liebman HA: Successful treatment of refractory pure red cell aplasia associated with lymphoproliferative disorders with the anti-CD52 monoclonal antibody alemtuzumab (Campath-1H). *Br J Haematol* 123:278, 2003.

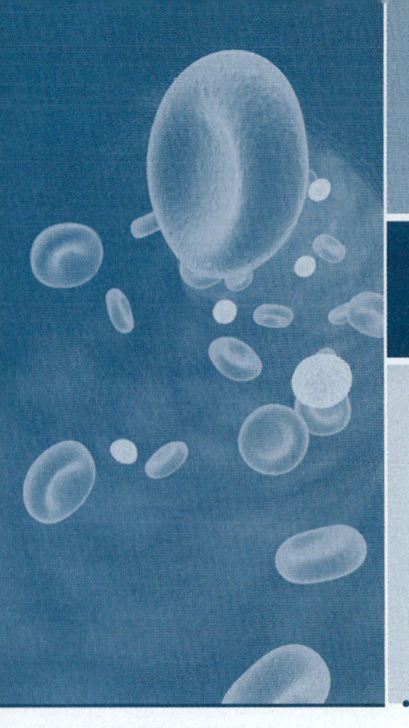

第97章

淋巴瘤概述：流行病学、病因学、异质性和原发性结外疾病

Kenneth A. Foon, Marshall A. Lichtman

摘要

淋巴瘤是起源于单个淋巴细胞的一组异质性恶性肿瘤，淋巴细胞发生转化性突变，从而获得比其相应正常细胞更强的生长和存活优势。肿瘤通常位于淋巴结或结外部位淋巴组织（结外淋巴瘤），诊断时肿瘤可为局限性或播散性。男性常比女性多见，肿瘤随年龄而呈现对数增加。分类系统考虑到克隆性恶性细胞免疫表型和基因型相应可能的淋巴组织祖细胞，通过证实涉及的淋巴细胞是否有：①B、T或NK细胞表面特点；②这些细胞表面CD抗原整个表达谱、组织切片的组织病理学特点、特殊的细胞遗传学改变，尤其染色体易位[如t(11;14)]和免疫细胞化学标记物（如cyclin D1），能作出特有的病理学诊断。虽然大多数淋巴瘤有明确的病因，但已经证实HTLV-1、EBV、HCV和HHV8以及幽门螺杆菌，也许还有鹦鹉热衣原体感染为其病因（如HTLV-1）或与淋巴瘤发生强烈相关（如HCV）而提示其病因作用。HIV能引起严重的免疫缺陷，能为EBV或HHV8诱发淋巴瘤提供条件。这些关系依地理位置而有很大差异。暴露于几种职业和工业有害物质，如有机氯、苯氧酸除草剂等，被疑为与淋巴瘤的发生有关，但尚未确立其必然联系。当前，估计归因于所有被怀疑外源性因素引起的淋巴瘤占淋巴瘤年发病数的比例较小，故大多数病例没有明显的病因。特殊淋巴瘤亚型的发病率在不同地区有很大差异（如滤泡性淋巴瘤在美国很常见，而在东亚非常少见）。原发性结外淋巴瘤实际上可累及任何组织和器官，依据肿瘤原发的部位，可出现重要的功能异常（如双侧肾上腺累及与肾上腺皮质功能减退、垂体-下丘脑累及与尿崩症）。外科切除、放射治疗、多种药物化疗和淋巴细胞特异性单克隆抗体治疗，已用于某些部位和组织病理学类型淋巴瘤的治疗。

本章使用的简写和缩略词：MALT淋巴瘤，黏膜相关淋巴组织边缘区B细胞淋巴瘤（marginal zone B-cell lymphoma of mucosa-associated lymphatic tissue）；NK，自然杀伤细胞（natural killer）；REAL，淋巴组织肿瘤欧美修改分类（revised European-American classification of lymphoid neoplasm; ）；SEER，监测、流行病学和最终结果（Surveillance, Epidemiology, and End Results; ）；WHO，世界卫生组织（World Health Organization.）。

定义和历史

淋巴瘤是B细胞、T细胞和罕见的NK细胞引起的一组异质性恶性肿瘤，肿瘤通常位于淋巴结，但可以位于身体的任何器官。淋巴瘤在以前被称为淋巴肉瘤（lymphosarcoma），分为两大类即网状细胞肉瘤（reticulum cell sarcoma）和巨滤泡性淋巴瘤（giant follicular lymphoma），后者又称为Brill-symmers病[1-5]。1966年，Rappaport[6]依据淋巴瘤细胞生长方式、细胞大小和形状提出分类系统，试图使形态学与临床结局相关联。该分类有些不太正确，例如组织细胞性淋巴瘤（histiocytic lymphoma）这一术语描述的是大的转化淋巴细胞淋巴瘤，不是起自单核-巨噬细胞系的肿瘤。尽管如此，Rappaport分类仍是一个重要的里程碑，成为在美国应用最广的分类。1974年，Lukes和Collins提出了另一个分类系统，该分类把免疫学亚型并入形态学，并得到命名委员会的认可[7]。由Karl Lennert等介绍的另一个分类——Kiel分类，在欧洲应用得比较普遍[8]。在20世纪70年代，至少发表了6个淋巴瘤分类，主要包括美国2个，欧洲大陆1个和英国1个，世界范围内未能达成一个共识分类。美国国立癌症研究所（NCI）研究显示，不同的病理学家使用已有的分类观察同一张切片试图分类每一例淋巴瘤，其重复性差。1982年，NCI资助的工作方案设法调和那些使用的互相竞争的分类[9]，工作方案供临床使用，获得广泛欢迎。该方案将特殊的亚型分入高度恶性、中度恶性和低度恶性淋巴瘤，在某种程度上集中在疾病进展的期望率上，而不是讨论病例的表型。随着对免疫系统和淋巴细胞个体发育的了解，区分淋巴细胞亚型单克隆抗体和淋巴细胞基因谱的应用，一个新的分类模式，与细胞类型、组织起源、免疫表型以及后来的基因型相关的淋巴瘤分类成为可能。

1994年，国际淋巴瘤研究组（ILSG）提出了淋巴组织肿瘤欧美修改分类（REAL）（参见第92章和第98章）[10]，ILSG将淋巴组织恶性肿瘤分为三大类，包括B细胞、T细胞和霍奇金淋巴瘤。用形态学、免疫学和遗传学技术来定义淋巴瘤，许多淋巴瘤有特殊的临床表现，不符合确定病种的病例归入不能分类。进一步再分类[11]，将 B 细胞和 T 细胞系的每一种淋巴瘤再分为：①惰性淋巴瘤（迅速进展的危险性低）；②侵袭性淋巴瘤（进展危险性中等）；③高度侵袭性淋巴瘤（进展危险性高）。1995 年，欧洲血液病理学协会和美国血液病理学协会合作研究项目开始修订 REAL，2001 年出版了造血和淋巴组织肿瘤的 WHO 分类。本章使用这一分类。2008 年，WHO 又更新了这一分类（参见第 92 章和第 98 章）[12]。

流行病学

2008 年，在美国被诊断为非霍奇金淋巴瘤（NHL）新病例约 66 000 人，预期死于淋巴瘤约 19 000 人，这些数字代表所有恶性肿瘤年发病率的 4.5% 和恶性肿瘤相关年死亡率的 3%[13]。最近美国 NCI 的 SEER 提供每 10 万人年龄调整后发病数是：白人男性 25.6，黑人男性 18.4，白人女性 17.5，黑人女性 13.1。男性危险性增加与其他国家相似，但美国 NHL 的发病数约为几个发展中国家的 3 倍和几个较发达工业化国家的 2 倍[14]。在美国，非洲血统的人原发淋巴瘤的危险性比欧洲血统的人低。男女性 NHL 发生率随年龄增加而呈对数增加（图 97-1）。

在美国，滤泡性淋巴瘤约占 NHL 患者的 30%，但在许多发展中国家和亚洲，尤其日本和中国则很少见。在美国，所有淋巴瘤发病率高于日本，而结外淋巴瘤的发病率在日本较高[14,15]。Burkitt 淋巴瘤最常见于热带非洲，而 T 细胞白血病 / 淋巴瘤最常见于日本西南、美国东南、南美东北和加勒比海。

NHL 的发生率在 20 世纪后半叶显著增加，在欧洲、亚洲和美国都有增加[14-15]。从 1973~1990 年，在美国的 NHL 增加稍高于 80%，或年增长率约 4%~5%（图 97-2）。发病率增加大概起始自第二次世界大战后，但在美国最详细的资料获得于 1972 年后，男女发病率均增加，对除儿童以外的所有年龄组和大多数组织学类型都做了分析。年发病率增加到 20 世纪 90 年代早期达到上升后的稳定水平，之后的年代在女性和老年男性的发病率均有所增加[15]。世界许多国家在那一段时期 NHL 发病率的增加还没有一个很好的解释，在发病率最初增加时期，免疫缺陷病毒在人群中并未流行，但在以后的年代里 HIV 相关淋巴瘤在发病率增加上可能起到小部分的作用。在最近的研究显示，眼眶附属器淋巴瘤和套细胞淋巴瘤是例外，每年都约增加 6%[16,17]。

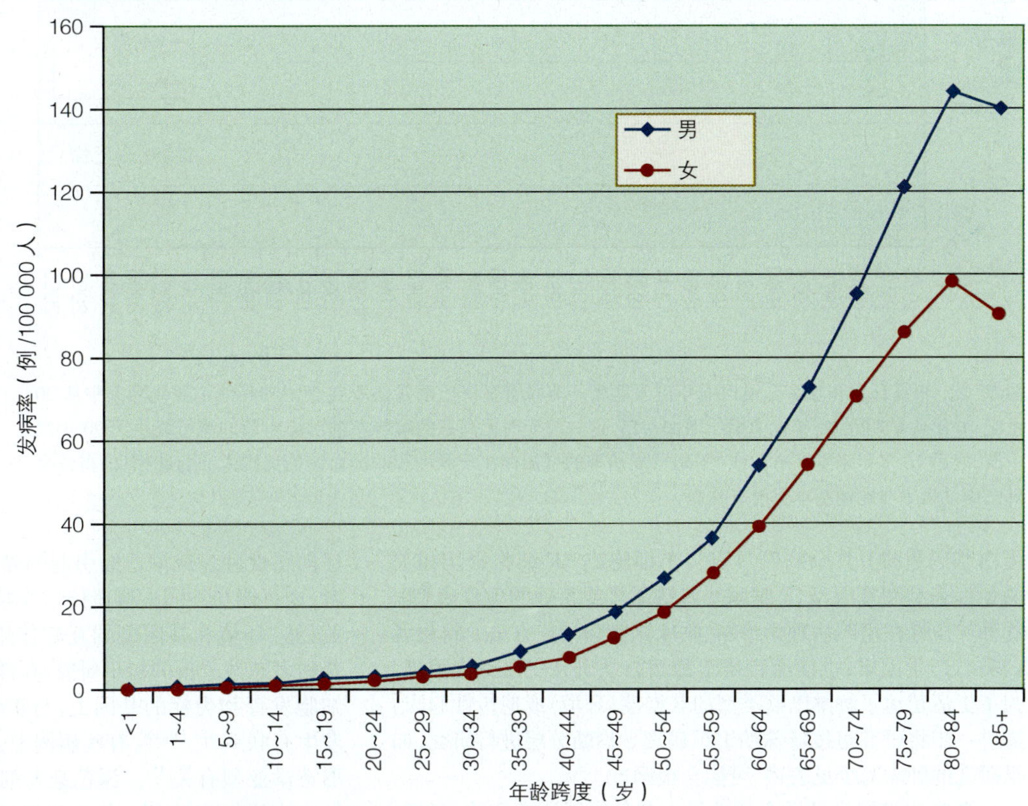

图 97-1　美国男性和女性随年龄增加的淋巴瘤发病率，欧洲和非洲血统美国人相同。

在一些研究中发现几种职业和工业以及暴露于几种可能有害的物质如杀虫剂、除草剂、燃料、汽车尾气和溶剂与淋巴瘤发病相关，与健康对照组相比，接触这些有害物质的人群淋巴瘤发病率增高[15,18,19]，然而各个研究之间的结果常常不一致。专家意见表明没有一个暴露于有害物质的工作场所与淋巴瘤的发病率有必然联系[20]。经营农业社区的人群常有较高的淋巴瘤发病率[15,18,19]。

患有淋巴瘤或有相关造血淋巴组织恶性肿瘤患者的兄弟姐妹中淋巴瘤发病危险性增高已有多次报道，正如有非综合征性家族性聚集现象[21-24]。非综合征性家族性淋巴瘤是指明显健康的家族人员，不像综合征性家族性淋巴瘤中免疫缺陷综合征为易感表型（如 Wiskott-Aldrich 综合征，参见下文“免疫抑制”）。家族性患者发生在不同时代和足够多的家族成员中，强烈提示易感基因（未确定）导致发病率高于整个人群，Li-Fraumeni 综合征涉及 *p53* 基因胚系突变就是这样的一个例子，这可能是家族成员经遗传而获得对环境致淋巴瘤原（未确定）的易感性。

病因和发病机制

■ 组织病理学异质性

称为“淋巴瘤”的恶性肿瘤差不多有 40 种表型。表 97-1 列出病理学家使用光镜、免疫表型、免疫组化或免疫细胞化学以及细胞遗传学分析能区分出大多数表型。约 88% 的淋巴瘤具有与正常 B 淋巴细胞相似的特点（B 细胞 CD 抗原或免疫球

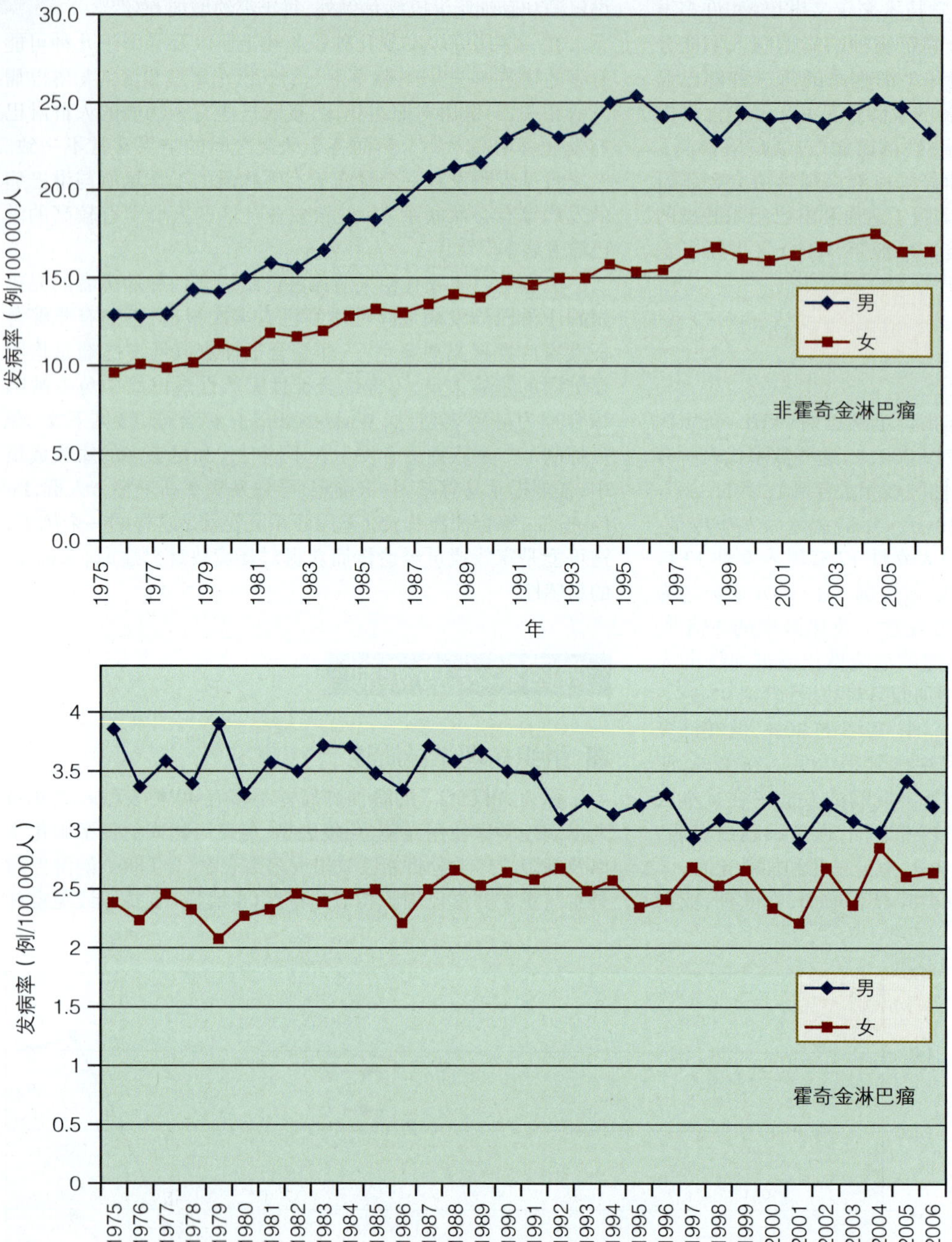

非霍奇金淋巴瘤

霍奇金淋巴瘤

图 97-2　非霍奇金和霍奇金淋巴瘤年度发病率。非霍奇金淋巴瘤发病率在美国和其他工业化国家中从 20 世纪 70 年代早期到 90 年代中期约增加一倍，这一改变尚无满意的解释。淋巴瘤所谓的流行终止于 90 年代中期，之后 10 多年来发病率曲线“平坦”，发病率的增加存在于欧洲和非洲血统的美国人。与此相反，霍奇金淋巴瘤发病率在此期基本上没有改变。

蛋白基因重排)，其余病例具有与 T 细胞或 NK 细胞密切相关的免疫表型和基因型(T 细胞受体链重排或特殊的免疫表型)。这种异质性在组织病理学诊断、临床试验和治疗方法上将患者归类时产生困难；也使流行病学和病因学研究变得更为困难。为了更清楚地了解淋巴瘤类型的获得性(环境)或遗传性起因，应进一步将研究组按特殊的组织病理学诊断分层进行研究，如果研究的肿瘤为少见表型，可能会很困难。

淋巴瘤组织病理学多样性是由各种原因所决定的，包括：免疫系统的复杂性；肿瘤分布广，许多肿瘤位于具有高度特殊部位的器官，如黏膜相关淋巴组织(MALT)；肿瘤向 T 淋巴细胞、B 淋巴细胞和 NK 淋巴细胞系分化；肿瘤的通过许多前体细胞水平复杂的成熟；复杂的免疫基因表达相继发生改变和转化突变的多种选择；编码 Ig 链或 TCR 的几个基因突变转化效应。因此，淋巴瘤常见类型如滤泡性淋巴瘤和弥漫大 B 细胞淋巴瘤比少见或罕见类型研究得更为详细，此外，与某一类型相关的流行病学或病因学资料，通常与其他亚型或淋巴瘤无关。

■ 环境因素

淋巴瘤发病率增加尤其见于农民和花匠[14,15,18-20]，农业工人发病率增加可归因于接触多种有害物质，包括有机氯、有机磷和苯氧酸除草剂。尽管许多研究显示淋巴瘤发生率与接触除草剂或杀虫剂有关，但尚未证实[14,15]。实际上，有证据表明，成人在家庭里和附近使用这些产品，少量接触杀虫剂并不会增加发生淋巴瘤的危险性[15a]，但由于职业或其他相似情况而大量接触这些物质与淋巴瘤发生的危险性研究尚在进行中，如果有关的话，也仅仅是一些有非常特殊的化学结构。例如，两种杀虫剂，chlorpyrifos[15b] 和 glyphosoate[15c] 的两项大规模研究并未发现与淋巴瘤发病率有关。前一项研究中，接触 chlorpyrifos 的 22 000 人与未接触该杀虫剂的 33 000 人相比，前者由所有原因、任何恶性肿瘤或淋巴瘤引起的相对死亡危险性均明显低于后者，这可能与不同人群遗传学差异而接触有毒物质的易感性相关(见“环境和基因型的互相作用”项下)。实际上，应用单核苷酸多态性分析的初步研究，在涉及凋亡、细胞周期调节、淋巴细胞发育和炎症的基因上，与正常变异(多态性)的淋巴瘤的发生有联系[15d,15e,15f]，有些病例中，多态性基因与淋巴瘤特殊的形态学亚型有关[15g]。深色染发剂在妇女与滤泡性淋巴瘤危险性中度增加相关[15h]。体重指数增加与许多恶性肿瘤[15i,15j,15k]，包括淋巴瘤发生的危险性增加相关[15k,15l,15m,15n]，体重指数超过

表 97-1　非霍奇金淋巴瘤的组织学亚型和相对发生率

A. B 细胞淋巴瘤（约占所有 NHL 的 88%）
  1. 弥漫大 B 细胞淋巴瘤（30%）
    富于 T 细胞大 B 细胞淋巴瘤
    原发性中枢神经系统弥漫大 B 细胞淋巴瘤
    原发性皮肤弥漫大 B 细胞淋巴瘤
    老年人 EBV 阳性弥漫大 B 细胞淋巴瘤
    起自 HHV8 相关多中心性 Castleman 病的弥漫大 B 细胞淋巴瘤
    具有相似于霍奇金淋巴瘤特点的弥漫大 B 细胞淋巴瘤
  2. 滤泡性淋巴瘤（25%）
  3. 黏膜相关淋巴组织结外边缘区淋巴瘤（7%）
  4. 小淋巴细胞淋巴瘤 - 慢性淋巴细胞白血病（7%）
  5. 套细胞淋巴瘤（5%）
  6. 原发性纵隔（胸腺）大 B 细胞淋巴瘤（3%）
  7. 淋巴浆细胞淋巴瘤 -Waldenström 巨球蛋白血症（<2%）
  8. 淋巴结边缘区 B 细胞淋巴瘤（<1.5%）
  9. 脾边缘区淋巴瘤（<1%）
  10. 结外边缘区 B 细胞淋巴瘤（<1%）
  11. 血管内大 B 细胞淋巴瘤（<1%）
  12. 原发性渗出性淋巴瘤（<1%）
  13. 原发性皮肤滤泡中心淋巴瘤（<1%）
  14. Burkitt 淋巴瘤 -Burkitt 白血病（1.5%）
  15. 浆母细胞性淋巴瘤（<1%）
  16. 淋巴瘤样肉芽肿病（<1%）
B. T 和 NK 细胞淋巴瘤（约占所有 NHL 的 12%）
  1. 结外 T 或 NK 细胞淋巴瘤
  2. 肠相关 T 细胞淋巴瘤
  3. 肝脾 T 细胞淋巴瘤
  4. 皮下脂膜炎样 T 细胞淋巴瘤
  5. 皮肤 T 细胞淋巴瘤（Sézary 综合征和蕈样肉芽肿）
  6. 原发性皮肤 γδT 细胞淋巴瘤
  7. 间变性大细胞淋巴瘤
  8. 血管免疫母细胞性 T 细胞淋巴瘤
  9. 原发性 T 细胞淋巴瘤，非特指性
C. 免疫缺陷相关淋巴组织增生性疾病（与免疫缺陷和淋巴瘤相关的遗传性疾病见表 97-2）
  1. HIV 相关淋巴瘤
  2. 移植后淋巴组织增生性疾病
  3. 与原发性免疫性疾病相关的淋巴瘤

来源：本表从造血和淋巴组织肿瘤 WHO 分类材料中编辑而成[12]，括号内百分比是近似值，但提供各个亚型相对分布情况，淋巴瘤发生率依地理位置而异，这里引证的发生率基于美国、英国和西欧的资料，有些少见类型未列出。

30~35kg/m^2（正常 =18.5~25kg/m^2），肿瘤发生的危险性增加。本部分讨论的危险因素与淋巴瘤相关的所有研究并不完全一致，目前，这些相关性还未完全确定。此外，当大组淋巴瘤患者按组织学类型分层研究，可能区分出接触外源性有害物质与某种特殊亚型淋巴瘤存在病因关系，而与其他类型淋巴瘤无关。

尽管发生率增加得不多，暴露于射线下与淋巴瘤增加有明确关系。在广岛和长崎，原子弹爆炸震源附近的幸存者中淋巴瘤的发病人数增加[25-28]。在切尔诺贝利核事故中，受到相当于日本原子弹爆炸时核辐射的人中淋巴瘤的发病人数也增加[29]。半个世纪前用放射线治疗强直性脊柱炎的患者，淋巴瘤的发生数也有小幅度增加[30]。高剂量辐射引起淋巴瘤的相对危险性较小，其因果关系似乎有些疑问[31]。几个研究发现接触紫外线与淋巴瘤（尤其弥漫大 B 细胞淋巴瘤）发生之间呈负相关[32]。

■ 环境和基因型的互相作用

用较大样本淋巴瘤患者和配对对照组研究，在接触有机氯和淋巴瘤发生相关的人群中，多态性免疫基因变异型在这种接触和淋巴瘤发生的关系上是一个重要因素[33]，所有接触有机氯和 NHL 危险性之间的关系受到干扰素 -γ、IFNG（C-1615T）TT 和白介素 4（IL-4）（5′-UTR，Exl-168C → T）CC 相同基因型的限制，在血浆和血尘中 PCB180 与淋巴瘤之间的关系受到白介素 -16（IL16）（3′-UTR，Ex22+871A → G）AA、白介素 -8（IL-8）（T-251A）TT 和白介素 -10，（IL-10）（A-1082G）AG/GG 相同基因型的限制。结果表明接触有机氯和 NHL 危险性之间的关系可以受到免疫基因中特殊变异型的修饰，支持诱导淋巴瘤与基因 - 环境互相作用的概念。

■ 感染因素

人类 T 细胞白血病 / 淋巴瘤病毒（HTLV-1）

淋巴瘤病毒病因上最令人信服的证据是成人 T 细胞白血病 / 淋巴瘤[34]。从患者分离到的一种 C 型 RNA 病毒，被命名为人类 T 细胞白血病 / 淋巴瘤病毒 -1（HTLV-1）[35]，HTLV-1 是一种获得性逆转录病毒，它与其他已知动物逆转录病毒无关。HTLV-1 能在培养中使淋巴细胞永生化和在感染的人类宿主中诱发恶性肿瘤。在地方流行性区域，HTLV-1 感染发生率很高，然而只有很少数感染的患者发展为成人 T 细胞白血病 / 淋巴瘤。HTLV-1 也可引起一种神经性疾病，称为热带痉挛性轻截瘫（tropical spastic paraparesis）[36]。宿主决定簇影响 HTLV-1 对淋巴细胞的转化，这些可能是遗传因子[35]。成人 T 细胞白血病 / 淋巴瘤的发展与病毒感染相关[37]，成人 T 细胞白血病 / 淋巴瘤的日本人血清标本检测到 HTLV-1，在加勒比海成人 T 细胞白血病 / 淋巴瘤地方流行性地区的患者血清标本中也能检测到 HTLV-1[38]。在日本九州的南岛，成人 T 细胞白血病 / 淋巴瘤发病率最高，10%~15% 的人群有抗 HTLV-1 抗体[39]，在日本本岛，成人 T 细胞白血病 / 淋巴瘤很少发生，发生率 <1%。这些资料加上加勒比海、美国东南部、南美洲和非洲等地资料表明成人 T 细胞白血病 / 淋巴瘤集中发生在 HTLV-1 流行的地区[37,38]，这些区域如何相联系还不清楚。一种假设是 HTLV-1 从非洲奴隶交易带到美洲，然后由日本和非洲贸易带到日本南部岛屿[38,40]。

宿主易感性和共同的环境因素，两者单独或一起促成 HTLV-1 感染。在关系密切的家庭成员中，HTLV-1 抗体的滴度比相应正常人群高 3~4 倍[40,41]。有时，HTLV-1 抗体阳性而临床上正常的人中，细胞培养可分离到 HTLV-1[41]，供血者需常规行 HTLV-1 抗体检测进行筛选，以防止通过输血传播。

Epstein-Barr 病毒（EBV）

某些 B 细胞淋巴瘤，包括 Burkitt 淋巴瘤、移植后淋巴瘤和 HIV 相关淋巴瘤（免疫缺陷相关 Burkitt 淋巴瘤、原发性中枢神经系统淋巴瘤、原发性渗出性淋巴瘤、免疫母细胞 - 浆细胞样型弥漫大 B 细胞淋巴瘤和口腔浆细胞性淋巴瘤）可以由

Epstein-Barr 病毒(EBV)引起(参见第 100 章和第 104 章)[42]。EBV 是疱疹病毒家族中的 DNA 病毒,最初从非洲 Burkitt 淋巴瘤患者培养的淋巴母细胞中分离出来[43]。EBV 结合到 B 淋巴细胞 CD21 抗原(补体 C3d 成分的受体)[44],在细胞培养中能将 B 淋巴细胞转化为不断增殖的淋巴母细胞样细胞[45]。EBV 存在于 95% 以上地方性 Burkitt 淋巴瘤和大约 20% 非地方性 Burkitt 淋巴瘤的病例中[46,47],地方性 Burkitt 淋巴瘤的流行地区也是疟疾流行地区[48]。有人提出 Burkitt 淋巴瘤发展的三个步骤[49,50]:① EBV 启动 B 细胞多克隆性增殖;②疟疾进一步刺激增殖的 B 细胞;③转化 B 细胞引致 8 号染色体与 2 号、14 号或 22 号染色体发生特异性交互易位,从而导致 B 细胞克隆性增生。

鼻型结外 NK/T 细胞淋巴瘤主要流行于东亚,通常与 EBV 感染相关(参见第 84 章和第 106 章),淋巴瘤细胞一般都能检测到 EBV 基因组[51,52],结外 NK/T 细胞淋巴瘤的地理分布与 EBV 流行区域一致,提示 EBV 在淋巴瘤发生上起作用。

人类疱疹病毒 8(HHV-8)

HHV-8 与 Kaposi 肉瘤、Castleman 病和原发性渗出性淋巴瘤相关,最常发生在 HIV 感染的免疫缺陷患者中[42,53-56]。HHV-8 是一种普遍存在的病毒,它主要流行于 Kaposi 肉瘤病毒高发地区,包括地中海海湾地区、东非和中非,在东非和中非,80% 的成人中血清 HHV-8 呈阳性反应[55]。同性恋人群(主要在美国和欧洲)中,HHV-8 主要通过反复性接触传播,而在非洲则主要通过母婴传播或在兄弟姐妹中传播。唾液在 HHV-8 传播过程中看来起主要作用[55]。移植后原发性渗出性淋巴瘤也与 HHV-8 相关[56]。

乙型和丙型肝炎病毒

乙型和丙型肝炎病毒涉及淋巴组织增生性疾病的发生。在一组研究中,334 例新诊断的淋巴瘤病人和 1014 例对照人群进行血清学评价以前是否存在乙型或丙型肝炎病毒感染[57],结果提示在弥漫大 B 细胞淋巴瘤和滤泡性淋巴瘤病人中,乙型肝炎病毒血清阳性明显高,在弥漫大 B 细胞淋巴瘤病人中丙型肝炎病毒血清阳性明显高。在台湾的另一个研究中也发现相似的结果[58],该地区乙型肝炎病毒感染的发生率高。在另外两个研究中,B 细胞淋巴瘤病人中丙型肝炎血清阳性明显高[59,60]。丙型肝炎病毒偏好感染 B 细胞,丙型肝炎病毒 RNA 水平在感染病人的 B 细胞中显著高于 $CD4^+$ 或 $CD8^+$ T 细胞或其他细胞,病毒与免疫病理反应如冷球蛋白血症相关,与感染的 B 淋巴细胞克隆性相关也不少见[61]。有 NHL 的丙型肝炎病毒感染患者与无淋巴瘤的丙型肝炎病毒感染者相比,血清游离免疫球蛋白轻链升高的发生数明显升高[61]。丙型肝炎病毒可能与弥漫大 B 细胞淋巴瘤、边缘区淋巴瘤和淋巴浆细胞淋巴瘤的发生有关,但与滤泡性淋巴瘤的发生无关[59]。

幽门螺杆菌(HP)

HP 能引起胃的黏膜相关淋巴组织边缘区 B 细胞淋巴瘤(同义词:MALT 淋巴瘤),还可能引起一些高度恶性淋巴瘤,可以由 MALT 淋巴瘤转化而成或开始为大细胞淋巴瘤[62-64],这种螺旋形革兰阴性杆菌是第一个被证实引起人类肿瘤的细菌。胃由于酸性环境而被认为是无菌的,但是 HP 能难受这种环境影响,部分原因可能是 HP 能分泌尿素酶,一种将尿素转变成氨的酶,使 HP 周围的环境酸性降低。胃本身没有内源性淋巴组织,对 HP 发生反应而出现淋巴组织,慢性炎症反应最终能导致突变的淋巴细胞转化和选择,具有生长和生存优势,从而发生淋巴瘤(参见第 103 章)。

鹦鹉热衣原体

眼附属器淋巴瘤是眼部最常见的肿瘤,大多数是结外 MALT 淋巴瘤,几个报道中与鹦鹉热衣原体感染有关。在一项研究中,75% 的患者在淋巴瘤组织中检出这种病原体[65]。50% 的患者的结膜拭子和(或)血单核细胞中检测到 DNA,患者的单核吞噬细胞携有鹦鹉热衣原体[66]。已有报道显示眼附属器淋巴瘤与鹦鹉热衣原体相关[67,68],流行病学资料提示眼附属器淋巴瘤与家禽和慢性结膜炎相关,且与鹦鹉热衣原体的接触相一致。尽管几个研究显示在病原体和眼附属器淋巴瘤之间强烈相关,但有些研究没有发现这种相关性或相关性不大[68-72],这种不一致性可以解释为可能与不同的地理分布相关或可能有几种不同病原体与淋巴瘤相关[73,74]。

其他细菌

已发现一些其他细菌感染与 MALT 淋巴瘤相关,空肠弯曲杆菌和伯氏疏螺旋体分别与小肠免疫增生性疾病和皮肤 B 细胞淋巴瘤的发生相关[75]。

■ 免疫抑制

遗传性

表 97-2 列出的一些常见免疫缺陷综合征是由基因突变所致细胞和(或)体液免疫的缺陷[76-98]。这些综合征中自身抗体发生数异常高,发生淋巴瘤的可能性增高。由于这些综合征很少见,淋巴瘤危险性增加的可靠评价常常是推断而得的。约 0.5%~10% 的患者增加的危险性取决于所患的免疫缺陷疾病,但仍在一般人群之上(在美国小于 65 岁的年龄调整发病率:男性 0.011%,女性 0.008%)。除普通可变型免疫缺陷之外,综合征发生于儿童,因为几个综合征是 X 连锁的,男性比女性发生淋巴瘤更常见。对 EBV 易感可以诱发淋巴瘤,在发展为单克隆性肿瘤之前,淋巴组织增生最初可为多克隆性,结外累及比有免疫应答的淋巴瘤患者更常见。免疫缺陷的最初表现通常是感染和自身免疫异常,例如免疫性血细胞减少症,之后发展为淋巴瘤。为了便于描述,Li-Fraumeni 综合征包括在这里,这种胚系易感综合征没有表 79-2 中所有其他综合征的免疫缺陷表型,而是一种传递 *P53* 突变易感性的非综合征性家族性癌症综合征,这些家族发生的癌症包括淋巴瘤。

获得性

各种免疫抑制人群都可以发生淋巴瘤,第 83 章已讨论了 AIDS 相关淋巴瘤。移植后淋巴组织增生性疾病一般表现为起自 B 细胞系,累及结外,具有侵袭性组织学和临床行为,常伴有 EBV 感染。绝大多数移植后淋巴组织增生性疾病中发生 *IgV* 突变表明恶性转化是针对生发中心 B 细胞及其衍生细胞,而不论 EBV 阳性还是阴性病例[99-101]。移植后 T 细胞淋巴瘤也可以发生,常起自结外,如皮肤或中枢神经系统[102,103]。

表 97-2 容易诱发淋巴瘤的遗传性综合征

综合征	基因改变		机制	白血病/淋巴瘤类型	参考文献
	遗传特性	描述			
DNA 修复缺陷					
共济失调-毛细血管扩张症	R	ATM 纯合子 显性阴性错义突变	基因组不稳定性 在 V(D)J 重组时形成的 T 细胞中易位增多	TCL、T-ALL、T-PLL、BCL	76,77
Bloom	R	BLM	基因组不稳定性	ALL、ML	78,79
Nijmegen 断裂	R	NBS1	基因组不稳定性 端粒结构改变	ML，尤其 BCL	80,81
肿瘤抑制基因缺陷					
Li-Fraumeni*	D	p53	肿瘤抑制基因缺陷	CLL、ALL、HL、BL	82,83
免疫缺陷状态					
普通可变型免疫缺陷	R 和 D	CD40 信号缺陷	B 细胞成熟障碍	BL、MALT，其他 BCL、HL	84,85
重症联合免疫缺陷病	R	ADA	T+B 细胞功能缺陷	BCL	86
Wiskott-Aldrich	X	WASP	信号和凋亡	HL、NHL	87,88
IgM 正常或增高的 X 连锁免疫缺陷	X	CD40L	T 细胞上 CD40 配体缺陷	HL、NHL	89,90
X 连锁淋巴组织增生	X	SAP	免疫信号缺陷	EBV 相关 BCL	91
凋亡缺陷					
自身免疫淋巴组织增生综合征(ALPS)	D	APT(FAS)	胚系杂合性 FAS 突变；凋亡缺陷	ML	92,93
未知缺陷					
Dubowitz	R	未知	未知	ALL、ML	94
Poland	D	可能非遗传性	未知	ALL、ML	95-97
WT	D	未知	未知	ALL、Castleman 病	98

注：ALL，急性淋巴细胞白血病；BCL，B 细胞性淋巴瘤；BL，Burkitt 淋巴瘤；CLL，慢性淋巴细胞白血病；D，显性；EBV，Epstein-Barr 病毒；HL，霍奇金淋巴瘤；MALT，黏膜相关淋巴组织淋巴瘤；ML，淋巴瘤；NHL，非霍奇金淋巴瘤；PLL，幼淋巴细胞白血病；TCL，T 细胞淋巴瘤；X，X 连锁。

*Li-Fraumeni 或 Li-Fraumeni 样综合征除 *P53* 外，还有其他基因突变，尤其 *hCHK2* 描述为其病因[206,207]。表中没有包括这些变异型，因为现在还不能确定淋巴瘤是否是易感性增加的恶性肿瘤之一[24]。

免疫抑制剂如环孢素的应用，增加了淋巴瘤的发病率和严重性，因配型不和而进行去 T 细胞骨髓造血干细胞移植的受者中淋巴瘤的发生率也增高。

■ 自身免疫

有些自身免疫疾病是淋巴瘤的危险因素，系统性红斑狼疮、Sjögren 综合征、自身免疫甲状腺疾病，也许还有类风湿关节炎患者的恶性淋巴细胞性疾病的发生率增高[104,105]。在几乎 30 000 人参加的 12 项对照研究中，Sjögren 综合征发生 NHL(尤其弥漫大 B 细胞淋巴瘤和滤泡性淋巴瘤)的危险性比对照组高 6.5 倍，腮腺的边缘区淋巴瘤的危险性高 1000 倍。系统性红斑狼疮发生 NHL(尤其弥漫大 B 细胞淋巴瘤和边缘区 B 细胞瘤)危险性高 2.7 倍[105]。自身免疫性溶血性贫血与弥漫大 B 细胞淋巴瘤相关。乳糜泻和牛皮癣患者的 T 细胞淋巴瘤危险性增加。类风湿关节炎与淋巴瘤之间关系的研究结果不一致[105]。桥本甲状腺炎与甲状腺边缘区淋巴瘤的危险性增加相关，但也可能有非甲状腺边缘区淋巴瘤高危险性[106]。结节病是一种可能易诱发淋巴瘤的炎症性(肉芽肿性)疾病[107]。

与组织病理学亚型相关的染色体易位

淋巴瘤中可发生涉及所有染色体的异常(参见第 11 章)，染色体易位导致融合基因的发生率高，通常有两型：一种是被 *IgH* 或 *TCR* 基因并置活化的癌基因；另一种是不需要诱导就能激活突变激酶或突变转录因子的嵌合基因。导致涉及非免疫基因易位的分子改变尚不清楚，但有强烈证据显示在 V(D)J 重组酶活性的异常导致涉及 *IgH* 或 *TCR* 基因易位[108]。

如同儿童急性淋巴细胞白血病(ALL)、成人慢性髓性白血病(CML)和急性髓性白血病(AML)相关的易位一样，涉及 t(14;18)(IgH;BCL-2)的易位也见于健康人，推测淋巴细胞转化需要涉及其他基因事件，否则含有这些易位的细胞进入凋亡过程，最终被清除[108]。

■ 滤泡性淋巴瘤

约 85% 的滤泡性淋巴瘤有 t(14;18)(q32;q21)，染色体 18q21 上的 *BCL-2* 肿瘤基因与 14q32 上 IgH 位点连接[109]，

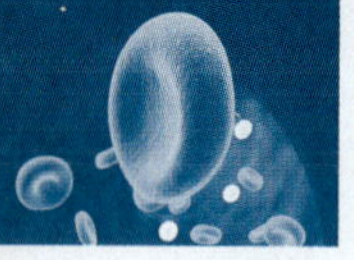

BCL-2蛋白表达增加[110]，BCL-2蛋白的积聚抑制细胞凋亡，从而使寿命延长的中心细胞大量增加（参见第101章）[111]，聚合酶链反应（PCR）能检测出*BCL-2*重排（参见第101章）。

Burkitt淋巴瘤

在Burkitt淋巴瘤（BL）中，常见的遗传学异常是8号染色体上*MYC*肿瘤基因易位到14号染色体上IgH区，t(8;14)(q24;q32)或少见的易位到2号染色体上κ区，t(2;8)(p13;q24)或22号染色体上λ区，t(8;22)(q24;q11)。在非洲流行区，14号染色体断裂点包括重链连接区，提示易位发生在前B细胞全部的Ig基因重排之前；在非流行区，易位涉及IgH转换区，提示发生在B细胞发育的晚期[112]。大多数非洲病例的肿瘤细胞中证实存在EBV基因组，约1/3的患者伴有AIDS[113,114]；但在非洲以外，非免疫缺陷患者中很少存在EBV基因组(参见第104章)。

间变性大细胞淋巴瘤

间变性大细胞淋巴瘤（ALCL）的易位t(2;5)(p23;q35)涉及5p35上核磷蛋白（NPM）基因和2p23上ALCL酪氨酸激酶（ALK）基因[115]，导致表达新融合蛋白p80[116]。约90%的系统性病例证实存在该易位，儿童中ALCL较高[117,118]，t(2;5)易位在原发性皮肤ALCL中不常见（参见第100章）[119]。

黏膜相关淋巴组织边缘区淋巴瘤

不同部位黏膜相关淋巴组织边缘区淋巴瘤(MALT淋巴瘤）可发生易位t(11;18)(APT2-MALT1)、t(1;14)(IGH-BCL10)、t(14;18)(IGH-MALT1)和t(3;14)(IGH-FOXP1)。前三个染色体易位与MALT淋巴瘤特异地相关，这些易位的肿瘤基因产物针对NF-κB通路（参见第103章）[75]。

套细胞淋巴瘤

大多数套细胞淋巴瘤（MCL）的细胞中存在t(11;14)(q13;q32)，现在MCL的诊断依据需证实导致周期蛋白D1上调的t(11;14)易位，荧光原位杂交（FISH）是证实MCL中*CCND1*和*IGH*基因融合的最有用的方法（参见第102章）[120]。

临床特点

病史和体格检查

完整病史和体格检查能提供可触及肿大淋巴结的分布、结外病变或器官系统功能障碍的证据，还可确定疑为淋巴瘤患者是否有发热（即连续3天体温>38℃）、盗汗和6个月内体重减轻>10%的代谢性消瘦，存在“B”症状表明预后不良。

所有淋巴结区均应检查，累及淋巴结通常无触痛、坚实、橡皮样。喉部检查有无口咽淋巴组织（Waldeyer环）累及。侵袭性淋巴瘤更可能累及结外，如皮肤中枢神经系统（CNS），见下文“原发性结外淋巴瘤”。应评估肝和脾的大小以及腹部触诊深部淋巴结（腹主动脉旁、髂淋巴结）有无肿大的证据。

分期

表97-3列出常使用的分期步骤，一般不需要手术分期，敏感的影像学在分期中已能完全代替手术检查，为了诊断和切除腹内或胸腔内结外病变，或治疗低度恶性胃肠道淋巴瘤时则需要手术。腹内巨大肿块（>10cm）的手术价值有争论，一般不再推荐。

表97-3　淋巴瘤分期步骤

最初研究
病史和体格检查
活检标本
病理学诊断
流式细胞术
免疫组化
细胞遗传学分析
颈、胸、腹和盆腔的CT/PET扫描
其他研究
免疫球蛋白和T细胞受体基因重排检测
聚合酶链反应检测*BCL-1*和*BCL-2*
超声检查和MRI确认异常
如果有神经系统症状和体征做脑CT扫描和MRI
如果有神经系统症状和体征做脑脊液分析
如果Waldeyer环累及做胃肠道检查（影像学和内镜）

采用Ann Arbor分期系统（表97-4）来分期淋巴瘤虽然不是最理想[121]，但仍认为是金标准，对评估患者的生存期有影响，分期系统最初为霍奇金淋巴瘤（HL）制定，HL主要从淋巴结区延续性播散（参见第99章），不同于非霍奇金淋巴瘤（NHL）主要由血行散播，由于这一原因，>80%的低度恶性淋巴瘤患者和>50%的中度或高度恶性淋巴瘤患者表现为临床Ⅲ期或Ⅳ期。然而分期对Ⅰ期和Ⅱ期患者非常重要；如果为低危滤泡中心淋巴瘤可用放射治疗；如果为中危或高危淋巴瘤用放射治疗和不多几个化学治疗周期联合治疗。现代淋巴瘤分期和预后指标将在各个淋巴瘤章节中讨论，尤其第100章的弥漫大B细胞淋巴瘤。

表97-4　Ann Arbor分期系统

Ⅰ期*	限于一个淋巴结区
Ⅱ期*	横膈一侧的两个或两个以上淋巴结区累及
Ⅲ期*	横膈两侧淋巴结区累及
Ⅳ期	肝、骨髓累及或结外广泛累及
A症状	无发热、盗汗或体重减轻
B症状	不能解释的发热>38℃、盗汗、6个月内体重减轻10%
临床分期	仅依据病史、体格检查、实验室和影像学检查确定的分期
病理分期	仅依据活检证实累及各范围确定的分期
亚分期E	局限性结外病变

*脾脏为单个淋巴结区。

原发性结外淋巴瘤

累及结外的淋巴瘤常常在诊断时或有时在疾病进程中同时有淋巴结累及，在分期时结外作为淋巴瘤唯一的最初证据，称为原发性结外淋巴瘤。淋巴结外存在肿瘤或肿块通常不会考虑是淋巴瘤，只有活组织检查和组织病理学证实后才会作出淋巴瘤的诊断。另一方面，孤立的结外淋巴瘤实际上可发生在任何器官或组织，因此，任何部位的孤立性肿块在鉴别诊断时都应考虑到淋巴瘤的可能。原发性结外淋巴瘤的组织病理学常为黏膜相关淋巴组织边缘区淋巴瘤或弥漫大 B 细胞淋巴瘤，也可以是滤泡性淋巴瘤和其他几种组织学亚型的淋巴瘤。治疗通常结合手术切除、放射治疗、多药化学治疗和针对淋巴细胞的单克隆抗体，常用 R-CHOP 方案，这主要取决于累及部位和淋巴瘤组织病理学亚型。

关于原发性结外淋巴瘤的一个发病机制上难以回答的问题是成对器官如卵巢、睾丸、乳腺、眼、肾上腺、肾和输尿管易同时发生双侧结外淋巴瘤，而且令人难以理解的是有几个部位（如肾）实际上没有任何淋巴组织聚集。转化淋巴细胞如果源自这些组织之外，它对成对器官具有某种方式的趋向性，如果起自成对器官之一，可以用同样理由解释，每个器官同时发生转化（不同的克隆）的可能性不大。

■ 中枢神经系统

起自或限于软脑膜[122]、脑[123]或脊髓[124]的原发性淋巴瘤少见，肿瘤几乎都是侵袭性组织学亚型，通常为弥漫大 B 细胞淋巴瘤[125]。脊髓压迫的典型表现为背痛，其他症状有四肢无力、轻瘫和麻痹；软脑膜播散可表现为脑神经麻痹和颈强直；脑内肿块可表现为头痛、昏睡、视乳头水肿、局限性神经症状或癫痫发作。作为与 AIDS 相关侵袭性淋巴瘤（参见第 83 章）相关联的结果，人类免疫缺陷病毒（HIV）流行后，脑内淋巴瘤的发病数大大增加。由于更有效的抗病毒治疗，AIDS 病人中脑内淋巴瘤的发病数增加已减慢。

原发性垂体（或下丘脑）结外淋巴瘤可导致垂体功能低下，出现尿崩症或垂体前叶衰竭，病变可侵犯蝶鞍或其他邻近骨和神经组织[126-128]。

■ 眼

眼淋巴瘤是最常见的眼眶恶性肿瘤，包括局限于眼睑、结膜、泪囊、泪腺、眼眶或眼内的淋巴瘤。眼淋巴瘤约占所有淋巴瘤的 7%[129]。最常见的亚型是结外黏膜相关淋巴组织（MALT）边缘区淋巴瘤，双侧累及不少见，肿瘤最常位于眶周软组织，尤其结膜的黏膜表面和泪腺周围[130]。典型病变为低度恶性，组织学上常为 MALT 淋巴瘤或滤泡中心细胞淋巴瘤，可与鹦鹉热衣原体相关（参见前述“感染因素”）。在一项丹麦的研究中，约 50% 的眼眶及其附属器淋巴瘤是 MALT 淋巴瘤，最常见眼内淋巴瘤是弥漫大 B 细胞淋巴瘤[129,131]，起自泪囊的淋巴瘤通常也是弥漫大 B 细胞淋巴瘤。过去的 30 年，眼淋巴瘤发病率显著增加，眼的 MALT 淋巴瘤患者在最初治疗后可复发或进展，复发时可累及眼外[131]，然而复发患者的总生存率没有明显减低。眼部 MALT 淋巴瘤涉及 MALT 和 IGH 易位的发生率低(约 5%)，但可以预测复发的危险性增加[132]。

眼淋巴瘤的治疗通常为放射治疗，大多数患者能治愈[133]。肿瘤对利妥昔单抗或放疗后利妥昔单抗治疗的反应表明利妥昔单抗对累及眼的低度恶性淋巴瘤有治疗作用。累及眶周软组织的弥漫大 B 细胞淋巴瘤需依据疾病的范围来决定治疗方案。

眼内淋巴瘤是眼淋巴瘤的一个罕见表现[134]，大多数病例是大 B 细胞淋巴瘤，但常具有惰性生物学行为。需行玻璃体切割术才能确定诊断。约 50% 的病例为双侧性，且常伴有脑或软脑膜累及。主要治疗方法是放射治疗，但大多数患者会发生眼和脑内复发，化疗药物通常不能穿透眼或脑。放射治疗和糖皮质激素治疗可以缓解，但常复发，这些肿瘤的生物学行为更像脑的大 B 细胞淋巴瘤，需考虑更强烈的治疗。

■ 鼻旁窦

累及鼻腔和（或）鼻旁窦的局限性非霍奇金淋巴瘤可以是弥漫性 B 细胞淋巴瘤、T 细胞淋巴瘤或 NK/T 细胞淋巴瘤[135-140]。鼻腔是 T 细胞和 NK/T 细胞淋巴瘤累及的主要部位，而只累及鼻旁窦的常为 B 细胞淋巴瘤。全身 B 症状较常见于 NK/T 细胞淋巴瘤，依据原位杂交研究显示 EBV 与 NK/T 细胞淋巴瘤强烈相关。这些淋巴瘤可累及额窦、上额窦、筛窦和蝶窦，且常累及骨。患者表现为局部疼痛、上呼吸道梗阻、流鼻涕、面部肿胀或鼻出血，肿瘤可扩展到眶周，引起眼球突出、视觉丧失或复视。这些肿瘤在美国和西欧大多为弥漫大 B 细胞淋巴瘤，在亚洲则更常为 T 和 NK 细胞淋巴瘤。

■ 皮肤

皮肤 B 细胞淋巴瘤的三种主要类型按 WHO-EORTC 的定义为原发性皮肤边缘区 B 细胞淋巴瘤、原发性皮肤滤泡中心淋巴瘤和原发性皮肤大 B 细胞淋巴瘤（腿型）[141]。原发性皮肤边缘区 B 细胞淋巴瘤和原发性皮肤滤泡中心淋巴瘤属惰性肿瘤，预后极好，主要按非强烈疗法治疗。原发性皮肤大 B 细胞淋巴瘤（腿型）是肿瘤性 B 细胞弥漫浸润真皮，而真皮乳头层和皮下脂肪扩展，应按侵袭性淋巴瘤用强烈的化疗予以治疗。皮肤淋巴瘤可以表现为孤立性软组织肿块[142,143]，类似软组织肉瘤，除非活检才能明确诊断。当肿瘤累及小腿，称为皮肤弥漫大 B 细胞淋巴瘤（腿型）（参见第 100 章）。第 105 章讨论典型的皮肤 T 细胞淋巴瘤。

■ 胸部和肺

原发性肺淋巴瘤表现为肺结节或肿块，可伴有肺门淋巴结肿大。组织病理学常为黏膜相关淋巴组织边缘区 B 细胞淋巴瘤或弥漫大 B 细胞淋巴瘤，偶尔为淋巴瘤样肉芽肿病[144,145]。常需做肺活检才能作出明确诊断。胸膜渗出可以是中央淋巴管阻塞或胸膜种植的结果。

原发性胸壁淋巴瘤表现为局部疼痛或伴有发热、盗汗和呼吸困难。这些肿块通常需切除活检。肿瘤可伴有胸膜渗出和累及邻近肋骨[146]。

原发性支气管内淋巴瘤很少见，可发生在肺移植后，肿瘤导致气道梗阻可作为一个早期征象。

■ 心脏

原发性心脏淋巴瘤可累及心脏和（或）心包，患者表现为呼吸困难、水肿、心律失常或心包渗出，渗出可导致心脏压塞。淋巴瘤性肿块可见于右心房（最常见）、心包、右心室、左心房或左心室。大多数病例是 B 细胞淋巴瘤，少于 5% 是 T 细胞淋巴瘤[147-149]。

■ 胃肠道

胃肠道淋巴瘤是最常见的结外淋巴瘤，约占所有结外淋巴

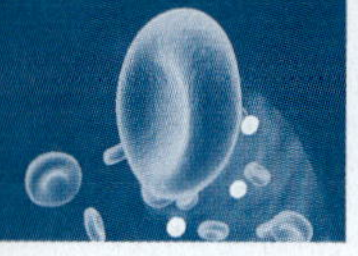

瘤的 1/3。最常累及部位是胃，以下为小肠、回肠、盲肠、结肠和直肠。胃淋巴瘤通常表现为消化不良症状，有时厌食或饱胀感。胃镜活检可作出诊断[150]。幽门螺杆菌感染涉及 MALT 淋巴瘤的发病[151]，胃镜检查时常有轻至重度胃炎，多处活检有助于获得适当的材料以确定幽门螺杆菌的存在。MALT 淋巴瘤常见，但弥漫大 B 细胞淋巴瘤也可以原发或继发于 MALT 淋巴瘤的背景上[150]。如果存在上述两种亚型的淋巴瘤，应该按大 B 细胞淋巴瘤治疗。

在肠道，发病数依次为小肠、直肠和结肠，其中最常累及部位是回盲部，以下为小肠、大肠和肠道多个部位[152]，原发性食管淋巴瘤罕见[153]。原发性结肠淋巴瘤常有腹泻、下消化道出血、恶心和继发于肠道梗阻的呕吐等症状，在大肠，最常见部位是盲肠，以下为右半结肠和乙状结肠[154]。

淋巴瘤偶尔局限于肝脏，最常见症状是右上腹痛，约半数病例以前有炎症性肝病，如丙型肝炎病史[155-158]。

原发性胰腺淋巴瘤可表现为腹痛、恶心、呕吐、胆汁淤积性黄疸和体重减轻，偶尔表现为胰腺炎的症状[159-161]。

胆囊可发生原发性结外淋巴瘤，表现为右上腹痛或其他症状以及类似于胆囊炎的症状[162,163]，肿瘤扩展到胆囊可引起黄疸和胆管梗阻的其他症状[164]。

泌尿生殖道

睾丸

睾丸原发性淋巴瘤的典型表现为老年人睾丸无痛性增大，也可表现为鞘膜积水[165-168]，组织学类型常为弥漫大 B 细胞淋巴瘤。2/3 病例的肿瘤局限于睾丸或睾丸和盆腔或腹腔淋巴结。睾丸切除术可确定诊断，患者按残留睾丸的特点分期，超声检查残留睾丸为实性肿块，应推测有淋巴瘤。睾丸淋巴瘤的预后比其他部位弥漫大 B 细胞淋巴瘤差[167]，患者可在中枢神经系统和对侧睾丸复发。

卵巢

卵巢原发性淋巴瘤常为双侧性，表现为腹部肿块伴有腹痛或体格检查触及肿块[169-173]。

子宫、宫颈、外阴

淋巴瘤可原发于子宫[174-176]、宫颈[177,178]、阴道和外阴[179]，子宫和宫颈淋巴瘤常表现为腹部肿块或阴道流血，淋巴瘤可发生在子宫平滑肌内[176]。

肾脏

累及双侧肾脏的淋巴瘤常出现肾衰竭，放射治疗或多药化疗能恢复肾功能。原发性肾淋巴瘤的特征是双侧肾增大，无梗阻，无其他器官或淋巴结累及，无引起肾衰竭的其他原因[180-184]。由于肾脏被认为没有淋巴组织，淋巴瘤的发生令人困惑，仔细分期和尸检均证实其他部位无淋巴瘤。肾细胞癌和原发性肾淋巴瘤可能存在相关性[184]。偶尔，淋巴瘤仅单独累及结外的肾周间隙[185]。

输尿管、膀胱、前列腺

双侧输尿管淋巴瘤累及可发生梗阻性肾衰竭[186]。膀胱原发性淋巴瘤很少扩展到肾脏，肿瘤通常局限，对治疗反应好[187-189]。原发性结外淋巴瘤可以累及前列腺[190,191]。

脾脏

原发性脾淋巴瘤罕见[192,193]，大多数病例同时存在骨髓累及。当淋巴瘤原发于脾脏，主要限于红髓，组织病理学上通常与弥漫大 B 细胞淋巴瘤一致[193]。在诊断时或疾病经过期间，如缺乏淋巴结累及或脾白髓累及可被认为“结外”脾淋巴瘤[192]。

骨

原发性骨淋巴瘤可累及任何骨，但通常累及长骨[194-196]，常表现为骨痛，影像学上病变常为溶骨性[194]。当淋巴瘤累及颅骨，可侵犯中枢神经系统[196]。

乳腺

原发性女性乳腺淋巴瘤的临床表现常类似于乳腺癌，少数病例可为双侧性。约 85% 的病例为弥漫大 B 细胞淋巴瘤，肿瘤细胞常表达 *BCL-2*，组织病理学诊断也可以是小淋巴细胞淋巴瘤、滤泡性淋巴瘤和黏膜相关淋巴组织边缘区淋巴瘤[197,198]。多达半数患者在分期时可证实淋巴结和骨髓累及或其他部位有淋巴瘤，约 10% 的原发性乳腺淋巴瘤在中枢神经系统复发[197,198]。

内分泌腺

原发性肾上腺淋巴瘤常累及双侧，可导致肾上腺功能不全，此时可有疲乏、无力和肾上腺皮质功能低下的其他症状[199-202]。原发性甲状腺淋巴瘤常发生在桥本甲状腺炎的腺体中，因此女性比男性更常见，患者表现为甲状腺增大（甲状腺肿）或气管受压症状[203-205]，组织病理学可为弥漫大 B 细胞淋巴瘤或黏膜相关淋巴组织边缘区 B 细胞淋巴瘤。原发性垂体淋巴瘤在“中枢神经系统”项下讨论。

翻译：朱雄增，李小秋

参考文献

1. Oberling C: Les reticulosarcomes et les reticuloendotheliosarcomes de la moelle ossue se (sarcomes d'Ewing). *Bull Assoc Fr Etude Cancer* 17:259, 1928.
2. Roulet F: Das primare Retothelsarkom der Lymphknoten. *Virchows Arch A Pathol Anat Histol* 277:15, 1930.
3. Ewing J: Endothelioma of lymph nodes. *J Med Res* 28:1, 1913.
4. Brill NE, Baehr G, Rosenthal N: Generalized giant lymph follicle hyperplasia of lymph nodes and spleen: A hitherto undescribed type. *JAMA* 84:668, 1925.
5. Symmers D: Follicular lymphadenopathy with splenomegaly: A newly recognized disease of the lymphatic system. *Arch Pathol Lab Med* 3:816, 1927.
6. Rappaport H: Tumors of the hematopoietic system, in *Atlas of Tumor Pathology*, sec 3, fasc 8, p 97. US Armed Forces Institute of Pathology, Washington, DC, 1966.
7. Lukes RJ, Craver LF, Hall TC, et al: Report of the nomenclature committee. *Cancer Res* 26:1311, 1966.
8. Lennert K, Mohri N, Stein H, Kaiserling E: The histopathology of malignant lymphoma. *Br J Haematol* 31(Suppl):193, 1975.
9. The Non-Hodgkin's Lymphoma Pathologic Classification Project: National Cancer Institute sponsored study of classifications of non-Hodgkin's lymphomas: Summary and description of a Working Formulation for clinical usage. *Cancer* 49:2112, 1982.
10. Harris NL, Jaffe ES, Stein H, et al: A revised European-American classification of lymphoid neoplasms: A proposal from the International Lymphoma Study Group. *Blood* 84:1361, 1994.
11. Hiddemann W, Longo DL, Coiffier B, et al: Lymphoma classification—The gap between biology and clinical management is closing. *Blood* 88:4085, 1996.
12. SH Swerdlow, Campo E, Harris NL, et al: *World Health Organization Classification of Tumors of Hematopoietic and Lymphoid Tissues*, 4th ed. IARC, Lyon, France, 2008.

13. Jemal A, Siegel R, Ward E, et al: Cancer statistics 2008. *CA Cancer J Clin* 58:71, 2008.
14. Chiu BC, Weisenburger DD: An update of the epidemiology of non-Hodgkin's lymphoma. *Clin Lymphoma* 4:161, 2003.
15. Alexander DD, Mink PJ, Adami HO, et al: The non-Hodgkin lymphomas: A review of the epidemiologic literature. *Int J Cancer* 120 Suppl 12:1, 2007.
15a. Hartge P, Colt JS, Severson RK, et al: Residential herbicide use and risk of non-Hodgkin lymphoma. *Cancer Epidemiol Biomarkers Prev* 14:934, 2005.
15b. Lee WJ, Alavanja MC, Hoppin JA, et al: Mortality among pesticide applicators exposed to chlorpyrifos in the Agricultural Health Study. *Environ Health Perspect* 115:528, 2007.
15c. De Roos AJ, Blair A, Rusiecki JA, et al: Alavanja MC. Cancer incidence among glyphosate-exposed pesticide applicators in the Agricultural Health Study. *Environ Health Perspect* 113:49, 2005.
15d. Lan Q, Morton LM, Armstrong B, et al: Genetic variation in caspase genes and risk of non-Hodgkin lymphoma: a pooled analysis of 3 population-based case-control studies. *Blood* 114:264, 2009.
15e. Morton LM, Purdue MP, Zheng T, et al: Risk of non-Hodgkin lymphoma associated with germline variation in genes that regulate the cell cycle, apoptosis, and lymphocyte development. *Cancer Epidemiol Biomarkers Prev* 18:1259, 2009.
15f. Wang SS, Purdue MP, Cerhan JR, et al: Common gene variants in the tumor necrosis factor (TNF) and TNF receptor superfamilies and NF-kB transcription factors and non-Hodgkin lymphoma risk. *PLoS One* 4:e5630, 2009.
15g. Purdue MP, Lan Q, Wang SS, Kricker A, et al: A pooled investigation of Toll-like receptor gene variants and risk of non-Hodgkin lymphoma. *Carcinogenesis* 30:275,2009.
15h. Zhang Y, Sanjose SD, Bracci PM, et al: Personal use of hair dye and the risk of certain subtypes of non-Hodgkin lymphoma. *Am J Epidemiol* 167:1321, 2008.
15i. Becker S, Dossus L, Kaaks R: Obesity related hyperinsulinaemia and hyperglycaemia and cancer development. *Arch Physiol Biochem* 115:86, 2009.
15j. Renehan AG, Roberts DL, Dive C: Obesity and cancer: pathophysiological and biological mechanisms. *Arch Physiol Biochem* 114:71, 2008.
15k. Renehan AG, Tyson M, Egger M, et al: Body-mass index and incidence of cancer: a systematic review and meta-analysis of prospective observational studies. *Lancet* 371:569, 2008.
15l. Willett EV, Morton LM, Hartge P, et al: Interlymph Consortium. Non-Hodgkin lymphoma and obesity: a pooled analysis from the InterLymph Consortium. *Int J Cancer* 122:2062, 2008.
15m. Maskarinec G, Erber E, Gill J, et al: Overweight and obesity at different times in life as risk factors for non-Hodgkin's lymphoma: the multiethnic cohort. *Cancer Epidemiol Biomarkers Prev* 17:196, 2008.
15n. Chiu BC, Soni L, Gapstur SM, et al: Obesity and risk of non-Hodgkin lymphoma (United States). *Cancer Causes Control* 18:677, 2007.
16. Moslehi R, Devesa SS, Schairer C, Fraumeni JF Jr: Rapidly increasing incidence of ocular non-Hodgkin lymphoma. *J Natl Cancer Inst* 98:936, 2006.
17. Zhou Y, Wang H, Fang W, et al: Incidence trends of mantle cell lymphoma in the United States between 1992 and 2004. *Cancer* 113:791, 2008.
18. Schenk M, Purdue MP, Colt JS, et al: Occupation/industry and risk of non-Hodgkin's lymphoma in the United States. *Occup Environ Med* 66:23, 2009.
19. Karunanayake CP, McDuffie HH, Dosman JA, et al: Occupational exposures and non-Hodgkin's lymphoma: Canadian case-control study. *Environ Health* 7:44, 2008.
20. Blair A: Occupational exposures and non-Hodgkin lymphoma: Where do we stand? *Occup Environ Med* 63:1, 2006.
21. Linet MS, Pottern LM: Familial aggregation of hematopoietic malignancies and risk of non-Hodgkin's lymphoma. *Cancer Res* 52(19 Suppl):5468s, 1992.
22. McDuffie HH, Pahwa P, Karunanayake CP, et al: Clustering of cancer among families of cases with Hodgkin lymphoma (HL), multiple myeloma (MM), non-Hodgkin's lymphoma (NHL), soft tissue sarcoma (STS) and control subjects. *BMC Cancer* 9:70, 2009.
23. Lu Y, Sullivan-Halley J, Cozen W, et al: Family history of haematopoietic malignancies and non-Hodgkin's lymphoma risk in the California Teachers Study. *Br J Cancer* 100:524, 2009.
24. Segel GB, Lichtman MA: Familial (inherited) leukemia, lymphoma, and myeloma. *Blood Cells Mol Dis* 32:246, 2004.
25. Beebe GW, Kato H, Land C: Studies of the mortality of A-bomb survivors. Mortality and radiation dose 1950–1974. *Radiat Res* 75:138, 1978.
26. Anderson RE, Nishiyama H, Yohei I, et al: Pathogenesis of radiation related leukemia and lymphoma. Speculations based primarily on experience of Hiroshima and Nagasaki. *Lancet* 1:1060, 1972.
27. Shimizu Y, Kato H, Schull WJ: Risk of cancer among atomic bomb survivors. *J Radiat Res (Tokyo)* 32(Suppl 2):54, 1991.
28. Richardson DB, Sugiyama H, Wing S, et al: Positive associations between ionizing radiation and lymphoma mortality among men. *Am J Epidemiol* 169:969, 2009.
29. Kesminiene A, Evrard AS, Ivanov VK, et al: Risk of hematological malignancies among Chernobyl liquidators. *Radiat Res* 170:721, 2008.
30. Court-Brown WM, Doll R: *Leukemia and aplastic anemia in patients irradiated for ankylosing spondylitis.* Medical Research Council Special Report Series, no 295. Her Majesty's Stationery Office, London, 1957.
31. Ron E: Ionizing radiation and cancer risk: Evidence from epidemiology. *Radiat Res* 150(5 Suppl):S30, 1998.
32. Boffetta P, van der Hel O, Kricker A, et al: Exposure to ultraviolet radiation and risk of malignant lymphoma and multiple myeloma—A multicentre European case-control study. *Int J Epidemiol* 37:1080, 2008.
33. Colt JS, Rothman N, Severson RK, et al: Organochlorine exposure, immune gene variation, and risk of non-Hodgkin lymphoma. *Blood* 113:1899, 2009.
34. Murata K, Yamada Y: The state of the art in the pathogenesis of ATL and new potential targets associated with HTLV-1 and ATL. *Int Rev Immunol* 26:249, 2007.
35 Poiesz BJ, Ruscetti FW, Gazdar AF, et al: Detection and isolation of type C retrovirus particles from fresh and cultured lymphocytes of a patient with cutaneous T-cell lymphoma. *Proc Natl Acad Sci U S A* 77:7415, 1980.
36. Jacobson S, Raine CS, Mingioli ES, et al: Isolation of an HTLV-I-like retrovirus from patients with tropical spastic paraparesis. *Nature* 331:540, 1988.
37. Snoda S: Relationship of HTLV-I-related adult T-cell leukemia and HTLV-I-associated myelopathy to distinct HLA haplotypes. *Jikken Igaku* 5:769, 1987.
38. Wong-Staal F, Gallo RC: The family of human T-lymphotropic leukemia viruses: HTLV-I as the cause of adult T cell leukemia and HTLV-III as the cause of acquired immunodeficiency syndrome. *Blood* 65:253,1985.
39. Blattner WA, Kalyanaraman VS, Robert-Guroff M, et al: The human type-C retrovirus HTLV, in blacks from the Caribbean region, and relationship to adult T-cell leukemia/lymphoma. *Int J Cancer* 30:257, 1982.
40. Robert-Guroff M, Kalyanaraman VS, Blattner WA, et al: Evidence for human T-cell lymphoma-leukemia virus infection of family members of human T cell lymphoma-leukemia virus positive T-cell leukemia-lymphoma patients. *J Exp Med* 157:248, 1983.
41. Sarin PS, Aoki T, Shibata A, et al: High incidence of human type-C retrovirus (HTLV) in family members of a HTLV-positive Japanese T-cell leukemia patient. *Proc Natl Acad Sci U S A* 80:2370, 1983.
42. Carbone A, Cesarman E, Spina, M, et al: HIV-associated lymphomas and gamma-herpes viruses. *Blood* 113:1213, 2009.
43 Epstein MA, Achang BG, Barr YH: Virus particles in cultured lymphoblasts from Burkitt's lymphoma. *Lancet* 1:702, 1964.
44. Nemerow GR, Wolfert R, McNaughton ME, Cooper NR: Identification and characterization of the Epstein-Barr virus receptor on human B lymphocytes and its relation to the C3d complement receptor (CR2). *J Virol* 55:347, 1985.
45. Henle W, Diehl V, Kohn G, et al: Herpes-type virus and chromosome marker in normal leucocytes after growth with irradiated Burkitt cells. *Science* 157:1064, 1967.
46. Anderson M, Klein G, Ziegler J, Henle W: Association of Epstein-Barr viral genomes with American Burkitt lymphoma. *Nature* 260:357, 1976.
47. Potter M, Mushinski JF: Oncogenes in B neoplasia. *Cancer Invest* 2:285, 1984.
48. Morrow RH Jr: Epidemiological evidence for the role of falciparum malaria in the pathogenesis of Burkitt's lymphoma, in *Burkitt's Lymphoma: A Human Cancer Model*, edited by G Lenoir, T O'Conor, CLM Olweny, p 177. ARC Scientific, Lyon, France, 1985.
49. Klein G: Lymphoma development in mice and humans: Diversity of initiation is followed by convergent cytogenetic evolution. *Proc Natl Acad Sci U S A* 76:2442, 1979.
50. Klein G: Specific chromosomal translocations and the genesis of B-cell-derived tumors in mice and men. *Cell* 19:311, 1983.
51. Suzuki R, Takeuchi K, Ohshima K, et al: Extranodal NK/T-cell lymphoma: Diagnosis and treatment cues. *Hematol Oncol* 26:66, 2008.
52. Aozasa K, Takakuwa T, Hongyo T, et al: Nasal NK/T-cell lymphoma: Epidemiology and pathogenesis. *Int J Hematol* 87:110, 2008.
53. Gessain A: Human herpesvirus 8 (HHV-8): Clinical and epidemiological aspects and clonality of associated tumors. *Bull Acad Natl Med* 192:1189, 2008.
54. Laurent C, Meggetto F, Brousset P: Human herpesvirus 8 infections in patients with immunodeficiencies. *Hum Pathol* 39:983, 2008.
55. Sullivan RJ, Pantanowitz L, Casper C, et al: HIV/AIDS: Epidemiology, pathophysiology, and treatment of Kaposi sarcoma-associated herpesvirus disease: Kaposi sarcoma, primary effusion lymphoma, and multicentric Castleman disease. *Clin Infect Dis* 47:1209, 2008.
56. Dotti G, Fiocchi R, Motta T, et al: Primary effusion lymphoma after heart transplantation: A new entity associated with human herpesvirus-8. *Leukemia* 13:664, 1999.
57. Okan V, Yilmaz M, Bayram A, et al: Prevalence of hepatitis B and C viruses in patients with lymphoproliferative disorders. *Int J Hematol* 88:403, 2008.
58. Chen MH, Hsiao LT, Chiou TJ, et al: High prevalence of occult hepatitis B virus infection in patients with B cell non-Hodgkin's lymphoma. *Ann Hematol* 87:475, 2008.
59. de Sanjose S, Benavente Y, Vajdic CM, Hepatitis C and non-Hodgkin lymphoma among 4784 cases and 6269 controls from the International Lymphoma Epidemiology Consortium. *Clin Gastroenterol Hepatol* 6:451, 2008.
60. Schollkopf C, Smedby KE, Hjalgrim H, et al: Hepatitis C infection and risk of malignant lymphoma. *Int J Cancer* 122:1885, 2008.
61. Inokuchi M, Ito T, Uchikoshi M, et al: Infection of B cells with hepatitis C virus for the development of lymphoproliferative disorders in patients with chronic hepatitis C. *J Med Virol* 81:619, 2009.
62. Isaacson PG, Spencer J: Gastric lymphoma and *Helicobacter pylori. Important Adv Oncol* 111, 1996.
63. Nakamura S, Yao T, Aoyagi K, et al: *Helicobacter pylori* and primary gastric lymphoma: A histopathologic and immunohistochemical analysis of 237 patients. *Cancer* 79:3, 1997.
64. Isaacson PG: Update on MALT lymphomas. *Best Pract Res Clin Haematol* 18:57, 2005.
65. Ferreri AJ, Dolcetti R, Dognini GP, et al: Chlamydophila psittaci is viable and infectious in the conjunctiva and peripheral blood of patients with ocular adnexal lymphoma: Results of a single-center prospective case-control study. *Int J Cancer* 123:1089, 2008.
66. Yoo C, Ryu MH, Huh J, et al: *Chlamydia psittaci* infection and clinicopathologic analysis of ocular adnexal lymphomas in Korea. *Am J Hematol* 82:821, 2007.
67. Ponzoni M, Ferreri AJ, Guidoboni M, et al: Chlamydia infection and lymphomas:

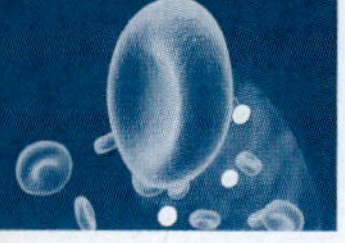

Association beyond ocular adnexal lymphomas highlighted by multiple detection methods. *Clin Cancer Res* 14:5794, 2008.

68. Chan CC, Shen D, Mochizuki M, et al: Detection of *Helicobacter pylori* and *Chlamydia pneumoniae* genes in primary orbital lymphoma. *Trans Am Ophthalmol Soc* 104:62, 2006.
69. Gracia E, Froesch P, Mazzucchelli L, et al: Low prevalence of *Chlamydia psittaci* in ocular adnexal lymphomas from Cuban patients. *Leuk Lymphoma* 48:104, 2007.
70. Zhang GS, Winter JN, Variakojis D, et al: Lack of an association between *Chlamydia psittaci* and ocular adnexal lymphoma. *Leuk Lymphoma* 48:577, 2007.
71. Yakushijin Y, Kodama T, Takaoka I, et al: Absence of chlamydial infection in Japanese patients with ocular adnexal lymphoma of mucosa-associated lymphoid tissue. *Int J Hematol* 85:223, 2007.
72. Vargas RL, Fallone E, Felgar RE, et al: Is there an association between ocular adnexal lymphoma and infection with *Chlamydia psittaci*? The University of Rochester experience. *Leuk Res* 30:547, 2006.
73. Chanudet E, Zhou Y, Bacon CM, et al: *Chlamydia psittaci* is variably associated with ocular adnexal MALT lymphoma in different geographical regions. *J Pathol* 209:344, 2006.
74. Verma V, Shen D, Sieving PC, Chan CC: The role of infectious agents in the etiology of ocular adnexal neoplasia. *Surv Ophthalmol* 53:312, 2008.
75. Du MQ: MALT lymphoma: Recent advances in aetiology and molecular genetics. *J Clin Exp Hematop* 47:31, 2007.
76. Meyn MS: Ataxia-telangiectasia, cancer and the pathology of the ATM gene. *Clin Genet* 55:289, 1999.
77. Perlman S, Becker-Catania S, Gatti RA: Ataxia-telangiectasia: Diagnosis and treatment. *Semin Pediatr Neurol* 10:173, 2003.
78. Kaneko H, Kondo N: Clinical features of Bloom syndrome and function of the causative gene, BLM helicase. *Expert Rev Mol Diagn* 4:393, 2004.
79. Kaneko H, Inoue R, Fukao T, et al: Two Japanese siblings with Bloom syndrome gene mutation and B-cell lymphoma. *Leuk Lymphoma* 27:539, 1997.
80. Dembowska-Baginska B, Perek D, Brozyna A, et al: Non-Hodgkin lymphoma (NHL) in children with Nijmegen Breakage syndrome (NBS). *Pediatr Blood Cancer* 52:186, 2009.
81. Krüger L, Demuth I, Neitzel H, et al: Cancer incidence in Nijmegen breakage syndrome is modulated by the amount of a variant NBS protein. *Carcinogenesis* 28:107, 2007.
82. Malkin D, Li FP, Strong, LC, Fraumeni JF et al: Germline p53 mutations in a familial syndrome of breast cancer sarcomas, and other neoplasms. *Science* 250:1233, 1990.
83. Srivastava S, Zou Z, Pirollo K, et al: Germ-line transmission of a mutated p53 gene in a cancer-prone family with Li-Fraumeni Syndrome. *Nature* 348:747, 1990.
84. Cunningham-Rundles C, Bodian C: Common variable immunodeficiency: Clinical and immunological features of 248 patients. *Clin Immunol* 92:34,1999.
85. Chua I, Quinti I, Grimbacher B: Lymphoma in common variable immunodeficiency: Interplay between immune dysregulation, infection and genetics. *Curr Opin Hematol* 15:368, 2008.
86. Mustillo P, Bajwa RP, Termuhlen AM, et al: Tumor immune surveillance defect of X-linked severe combined immunodeficiency is not Epstein-Barr virus specific. *Pediatr Blood Cancer* 51:706, 2008.
87. Rengan R, Ochs HD: Molecular biology of the Wiskott-Aldrich syndrome. *Rev Immunogenet* 2:243, 2000.
88. Shcherbina A, Candotti F, Rosen FS, Remold-O'Donnell E: High incidence of lymphomas in a subgroup of Wiskott-Aldrich syndrome patients. *Br J Haematol* 121:529, 2003.
89. Rangel-Santos A, Wakim VL, Jacob CM, et al: Molecular characterization of patients with X-linked Hyper-IgM syndrome: Description of two novel CD40L mutations. *Scand J Immunol* 69:169, 2009.
90. Winkelstein JA, Marino MC, Ochs H, et al: The X-linked hyper-IgM syndrome: Clinical and immunologic features of 79 patients. *Medicine (Baltimore)* 82:373, 2003.
91. Macginnitie AJ, Geha R: X-linked lymphoproliferative disease: Genetic lesions and clinical consequences. *Curr Allergy Asthma Rep* 2:361, 2002.
92. Strauss SE, Jaffe ES, Puck JM, et al: The development of lymphomas in families with autoimmune lymphoproliferative syndrome with germ-line fas mutations and defective lymphocyte apoptosis. *Blood* 98:194, 2001.
93. Holzelova E, Vonarbourg C, Stolzenberg M-C, et al: Autoimmune lymphoproliferative syndrome with somatic FAS mutations. *N Engl J Med* 351:1409, 2004.
94. Grobe H: Dubowitz syndrome and acute lymphatic leukemia. *Monatsschr Kinderheilkd* 131:467, 1983.
95. Fokin AA, Robicsek F: Poland syndrome revisited. *Ann Thorac Surg* 74:2218, 2002.
96. Parikh PM, Karandikar SM, Koppikar S, et al: Poland syndrome with acute lymphoblastic leukemia in an adult. *Med Pediatr Oncol* 16:290, 1988.
97. Sackey K, Odone V, George SL, Murphy SB: Poland syndrome associated with childhood non-Hodgkin lymphoma. *Am J Dis Child* 138:600, 1984.
98. Vergin C, Cetingul N, Kavakli K, et al: A patient with WT syndrome and Castleman disease. *Acta Paediatr Jpn* 37:108, 1995.
99. Capello D, Rossi D, Gaidano G: Post-transplant lymphoproliferative disorders: Molecular basis of disease histogenesis and pathogenesis. *Hematol Oncol* 23:61, 2005.
100. Dolcetti R: B lymphocytes and Epstein-Barr virus: The lesson of post-transplant lymphoproliferative disorders. *Autoimmun Rev* 7:96, 2007.
101. Taylor AL, Marcus R, Bradley JA: Post-transplant lymphoproliferative disorders (PTLD) after solid organ transplantation. *Crit Rev Oncol Hematol* 56:155, 2005.
102. Lok C, Viseux V, Denoeux JP, Bagot M: Post-transplant cutaneous T-cell lymphomas. *Crit Rev Oncol Hematol* 56:137, 2005.
103. Jamali FR, Otrock ZK, Soweid AM, et al: An overview of the pathogenesis and natural history of post-transplant T-cell lymphoma *Leuk Lymphoma* 48:1780, 2007 (corrected and republished article originally printed in *Leuk Lymphoma*, 48:1237, 2007).
104. Kinlen LJ: Incidence of cancer in rheumatoid arthritis and other disorders after immunosuppressive therapy. *Am J Med* 78(Suppl 1A):44, 1985.
105. Ekstrom Smedby K, Vajdic CM, Falster M, et al: Autoimmune disorders and risk of non-Hodgkin lymphoma subtypes: A pooled analysis within the InterLymph Consortium. *Blood* 111:4028, 2008.
106. Troch M, Woehrer S, Streubel B, et al: Chronic autoimmune thyroiditis (Hashimoto's thyroiditis) in patients with MALT lymphoma. *Ann Oncol* 19:1336, 2008.
107. Ji J, Shu X, Li X, Sundquist K, et al: Cancer risk in hospitalized sarcoidosis patients: A follow-up study in Sweden. *Ann Oncol* 20:1121, 2009.
108. Brassesco MS: Leukemia/lymphoma-associated gene fusions in normal individuals. *Genet Mol Res* 7:782, 2008.
109. Ong ST, Le Beau MM: Chromosomal abnormalities and molecular genetics of non-Hodgkin's lymphoma. *Semin Oncol* 25:447, 1998.
110. Korsmeyer SJ: Bcl-2 initiates a new category of oncogenes: Regulators of cell death. *Blood* 80:879, 1992.
111. Hockenbery D, Zutter M, Hickey W, et al: BCL2 protein is topographically restricted in tissues characterized by apoptotic cell death. *Proc Natl Acad Sci U S A* 88:6961, 1991.
112. Neri A, Barriga F, Knowles D, et al: Different regions of the immunoglobulin heavy-chain locus are involved in chromosomal translocations in distinct pathogenetic forms of Burkitt lymphoma. *Proc Natl Acad Sci U S A* 85:2748, 1988.
113. Hamilton-Dutoit S, Pallesen G, Franzmann M, et al: AIDS-related lymphoma. Histopathology, immunophenotype, and association with Epstein-Barr virus as demonstrated by in situ nucleic acid hybridization. *Am J Pathol* 138:149, 1991.
114. Ballerini P, Gaidano G, Gong J, et al: Multiple genetic lesions in AIDS-related non-Hodgkin's lymphoma. *Blood* 81:166, 1993.
115. Filippa DA, Ladanyi M, Wollner N, et al: CD30 (Ki-1)-positive malignant lymphomas: Clinical, immunophenotypic, histologic, and genetic characteristics and differences with Hodgkin's disease. *Blood* 87:2905, 1996.
116. Morris SW, Kirstein MN, Valentine MB, et al: Fusion of a kinase gene, ALK, to a nucleolar protein gene, NPM, in non-Hodgkin's lymphoma. *Science* 263:1281, 1994.
117. Lopategui JR, Sun L-H, Chan JKC, et al: Low frequency association of the t(2;5)(p23;q35) chromosomal translocation with CD30+ lymphomas from American and Asian patients. *Am J Pathol* 146:323, 1995.
118. Downing JR, Shurtleff SA, Zielenska M, et al: Molecular detection of the (2;5) translocation of non-Hodgkin's lymphoma by reverse transcriptase polymerase chain reaction. *Blood* 85:3416, 1995.
119. DeCoteau JF, Butmarc JR, Kinney MC, Kadin ME: The t(2;5) chromosomal translocation is not a common feature of primary cutaneous CD30+ lymphoproliferative disorders: Comparison with anaplastic large-cell lymphoma of nodal origin. *Blood* 87:3437, 1996.
120. Campbell LJ: Cytogenetics of lymphomas. *Pathology* 37:493, 2005.
121. Carbone PP: Report on the committee on Hodgkin's disease staging classification. *Cancer Res* 31:1860, 1971.
122. Merlin E, Chabrier S, Verkarre V, et al: Primary leptomeningeal ALK+ lymphoma in a 13-year-old child. *J Pediatr Hematol Oncol* 30:963, 2008.
123. Pollack IF, Lunsford LD, Flickinger JC, et al: Prognostic factors in the diagnosis and treatment of primary central nervous system lymphomas. *Cancer* 63:939, 1989.
124. Epelbaum R, Haim N, Ben-Shahar M, et al: Non-Hodgkin's lymphoma presenting with spinal epidural involvement. *Cancer* 58:2120, 1986.
125. Paul T, Challa S, Tandon A, et al: Primary central nervous system lymphomas: Indian experience, and review of literature. *Indian J Cancer* 45:112, 2008.
126. Layden BT, Dubner S, Toft DJ, et al: Primary CNS lymphoma with bilateral symmetric hypothalamic lesions presenting with panhypopituitarism and diabetes insipidus. *Pituitary* 2009 (Epub).
127. Moshkin O, Muller P, Scheithauer BW, et al: Primary pituitary lymphoma: A histological, immunohistochemical, and ultrastructural study with literature review. *Endocr Pathol* 20:46, 2009.
128. Kozáková D, Macháleková K, Brtko P, et al: Primary B-cell pituitary lymphoma of the Burkitt type: Case report of the rare clinic entity with typical clinical presentation. *Cas Lek Cesk* 147:569, 2008.
129. Sjö LD: Ophthalmic lymphoma: Epidemiology and pathogenesis. *Acta Ophthalmol* 87(Thesis 1):1, 2009.
130. Conners JM: Problems in lymphoma management: Special sites of presentation. *Oncology* 12:188, 1998.
131. Sjö LD, Heegaard S, Prause JU, et al: Extranodal marginal zone lymphoma in the ocular region: Clinical, immunophenotypical, and cytogenetical characteristics. *Invest Ophthalmol Vis Sci* 50:516, 2009.
132. Sjö LD, Ralfkiaer E, Prause JU: Increasing incidence of ophthalmic lymphoma in Denmark from 1980 to 2005. *Invest Ophthalmol Vis Sci* 49:3283, 2008.
133. Esik O, Ikeda H, Mukai K, Kaneko A: A retrospective analysis of different modalities for treatment of primary orbital non-Hodgkin's lymphomas. *Radiother Oncol* 38:13, 1996.
134. Whitcup SM, de Smet MD, Rubin BI, et al: Intraocular lymphoma: Clinical and histopathologic diagnosis. *Ophthalmology* 100:1399, 1993.
135. Kim GE, Koom WS, Yang WI, et al: Clinical relevance of three subtypes of primary sinonasal lymphoma characterized by immunophenotypic analysis. *Head Neck* 26:584, 2004.
136. Abbondanzo SL, Wenig BM: Non-Hodgkin's lymphoma of the sinonasal tract: A clinicopathologic and immunophenotypic study of 120 cases. *Cancer* 75:1281, 1995.
137. Frierson HF, Mills SE, Innes DJ: Non-Hodgkin's lymphomas of the sinonasal region: Histologic subtypes and their clinicopathologic features. *Am J Clin Pathol* 81:721, 1984.

138. Oprea C, Cainap C, Azoulay R, et al: Primary diffuse large B-cell non-Hodgkin lymphoma of the paranasal sinuses: A report of 14 cases. *Br J Haematol* 131:468, 2005.
139. Sands NB, Tewfik MA, Hwang SY, Desrosiers M: Extranodal T-cell lymphoma of the sinonasal tract presenting as severe rhinitis: Case series. *J Otolaryngol Head Neck Surg* 37:528, 2008.
140. Shohat I, Berkowicz M, Dori S, et al: Primary non-Hodgkin's lymphoma of the sinonasal tract. *Oral Surg Oral Med Oral Pathol Oral Radiol Endod* 97:328, 2004.
141. Willemze R: Primary cutaneous B-cell lymphoma: Classification and treatment. *Curr Opin Oncol* 18:425, 2006.
142. Zhao J, Han B, Shen T, et al: Primary cutaneous diffuse large B-cell lymphoma (leg type) after renal allograft: Case report and review of the literature. *Int J Hematol* 89:113, 2009.
143. Levy A, Randall MB, Henson T: Primary cutaneous B-cell lymphoma, leg type restricted to the subcutaneous fat arising in a patient with dermatomyositis. *Am J Dermatopathol* 30:578, 2008.
144. Hu YH, Hsiao LT, Yang CF, et al: Prognostic factors of Chinese patients with primary pulmonary non-Hodgkin's lymphoma: The single-institute experience in Taiwan. *Ann Hematol* 88:839, 2009.
145. Kennedy JL, Nasthwani BN, Burke JS, et al: Pulmonary lymphomas and other pulmonary lymphoid lesions: A clinicopathologic and immunologic study of 64 patients. *Cancer* 56:539, 1985.
146. Tabatabai A, Hashemi M, Ahmadinejad M, et al: Primary chest wall lymphoma with no history of tuberculous pyothorax: Diagnosis and treatment. *J Thorac Cardiovasc Surg* 136:1472, 2008.
147. Ikeda H, Nakamura S, Nishimaki H, et al: Primary lymphoma of the heart: Case report and literature review. *Pathol Int* 54:187, 2004.
148. Antoniades L, Eftychiou C, Petrou PM, et al: Primary cardiac lymphoma: Case report and brief review of the literature. *Echocardiography* 26:214, 2009.
149. Legault S, Couture C, Bourgault C, et al: Primary cardiac Burkitt-like lymphoma of the right atrium. *Can J Cardiol* 25:163, 2009.
150. Psyrri A, Papageorgiou S, Economopoulos T: Primary extranodal lymphomas of stomach: Clinical presentation, diagnostic pitfalls and management. *Ann Oncol* 19:1992, 2008.
151. Mbulaiteye SM, Hisada M, El-Omar EM: *Helicobacter pylori* associated global gastric cancer burden. *Front Biosci* 14:1490, 2009.
152. Lee J, Kim WS, Kim K, et al: Intestinal lymphoma: Exploration of the prognostic factors and the optimal treatment. *Leuk Lymphoma* 45:339, 2004.
153. Zhu Q, Xu B, Xu K, et al: Primary non-Hodgkin's lymphoma in the esophagus. *J Dig Dis* 9:241, 2008.
154. Gonzalez QH, Heslin MJ, Dávila-Cervantes A, et al: Primary colonic lymphoma. *Am Surg* 74:214, 2008.
155. Chan WK, Tse EW, Fan YS, et al: Positron emission tomography/computed tomography in the diagnosis of multifocal primary hepatic lymphoma. *J Clin Oncol* 26:5479, 2008.
156. Asagi A, Miyake Y, Ando M, et al: A case of primary malignant lymphoma of the liver treated by R-CHOP therapy. *Nippon Shokakibyo Gakkai Zasshi* 106:389, 2009.
157. Doi H, Horiike N, Hiraoka A, et al: Primary hepatic marginal zone B cell lymphoma of mucosa-associated lymphoid tissue type: Case report and review of the literature. *Int J Hematol* 88:418, 2008.
158. Kaneko F, Yokomori H, Sato A, et al: A case of primary hepatic non-Hodgkin's lymphoma with chronic hepatitis C. *Med Mol Morphol* 41:171, 2008 (erratum in: *Med Mol Morphol* 41:243, 2008).
159. Lin H, Li SD, Hu XG, Li ZS: Primary pancreatic lymphoma: Report of six cases. *World J Gastroenterol* 12:5064, 2006.
160. Sata N, Kurogochi A, Endo K, et al: Follicular lymphoma of the pancreas: A case report and proposed new strategies for diagnosis and surgery of benign or low-grade malignant lesions of the head of the pancreas. *JOP* 8:44, 2007.
161. Liakakos T, Misiakos EP, Tsapralis D, et al: A role for surgery in primary pancreatic B-cell lymphoma: A case report. *J Med Case Reports* 2:167, 2008.
162. Mitropoulos FA, Angelopoulou MK, Siakantaris MP, et al: Primary non-Hodgkin's lymphoma of the gall bladder. *Leuk Lymphoma* 40:123, 2000.
163. Jelic TM, Barreta TM, Yu M, et al: Primary, extranodal, follicular non-Hodgkin lymphoma of the gallbladder: Case report and a review of the literature. *Leuk Lymphoma* 45:381, 2004.
164. Ferluga D, Luzar B, Gadzijev EM: Follicular lymphoma of the gallbladder and extrahepatic bile ducts. *Virchows Arch* 442:136, 2003.
165. Vural F, Cagirgan S, Saydam G, et al: Primary testicular lymphoma. *J Natl Med Assoc* 99:1277, 2007.
166. Vitolo U, Ferreri AJ, Zucca E: Primary testicular lymphoma. *Crit Rev Oncol Hematol* 65:183, 2008.
167. Zucca EC, Conconi A, Mughal TI, et al: Patterns of outcome and prognostic factors in primary large-cell lymphoma of the testis in a survey by the International Extranodal Lymphoma Study Group. *J Clin Oncol* 21:20, 2003.
168. Fonseca RH, Habermann TM, Colgan JP, et al: Testicular lymphoma is associated with a high incidence of extranodal recurrence. *Cancer* 88:154, 2000.
169. Elharroudi T, Ismaili N, Errihani H, Jalil A: Primary lymphoma of the ovary. *J Cancer Res Ther* 4:195, 2008.
170. Ray S, Mallick MG, Pal PB, et al: Extranodal non-Hodgkin's lymphoma presenting as an ovarian mass. *Indian J Pathol Microbiol* 51:528, 2008.
171. Muñoz Martín AJ, Pérez Fernández R, Viñuela Beneítez MC, et al: Primary ovarian Burkitt lymphoma. *Clin Transl Oncol* 10:673, 2008.
172. Pectasides D, Iacovidou I, Psyrri A, et al: Primary ovarian lymphoma: Report of two cases and review of the literature. *J Chemother* 20:513, 2008.
173. Crawshaw J, Sohaib SA, Wotherspoon A, Shepherd JH: Primary non-Hodgkin's lymphoma of the ovaries: Imaging findings. *Br J Radiol* 80:e155, 2007.
174. Hamadani M, Kharfan-Dabaja M, Kamble R, et al: Marginal zone B-cell lymphoma of the uterus: A case report and review of the literature. *J Okla State Med Assoc* 99:154, 2006.
175. Latteri MA, Cipolla C, Gebbia V, et al: Primary extranodal non-Hodgkin lymphomas of the uterus and the breast: Report of three cases. *Eur J Surg Oncol* 21:432, 1995.
176. Merz H, Lange K, Koch BU, et al: Primary extranodal CD8 positive epitheliotropic T-cell lymphoma arising in a leiomyoma of the uterus. *BJOG* 110:527, 2003.
177. Gabriele A, Gaudiano L: Primary malignant lymphoma of the cervix. A case report. *J Reprod Med* 48:899, 2003.
178. Hanprasertpong J, Hanprasertpong T, Thammavichit T, et al: Primary non-Hodgkin's lymphoma of the uterine cervix. *Asian Pac J Cancer Prev* 9:363, 2008.
179. Sungurtekin U, Lacin S, Ayhan S: Primary genital non-Hodgkin lymphoma. *Aust N Z J Obstet Gynaecol* 38:346, 1998.
180. Diskin CJ, Stokes TJ, Dansby LM, et al: Acute renal failure due to a primary renal B-cell lymphoma. *Am J Kidney Dis* 50:885, 2007.
181. Kuo CC, Li WY, Huang CC, et al: Primary renal lymphoma. *Br J Haematol* 144:628, 2009.
182. James TC, Shaikh H, Escuadro L, Villano JL: Bilateral primary renal lymphoma. *Br J Haematol* 143:1, 2008.
183. Lopez R: Acute renal failure due to a primary renal B-cell lymphoma. *Am J Kidney Dis* 52:808, 2008.
184. Kunthur A, Wiernik PH, Dutcher JP: Renal parenchymal tumors and lymphoma in the same patient: Case series and review of the literature. *Am J Hematol* 81:271, 2006.
185. Mai KT, Burns BB, Isotalo P, et al: Primary extranodal perirenal malignant lymphoma. *Can J Urol* 5:599, 1998.
186. Kubota Y, Kawai A, Tsuchiya T, et al: Bilateral primary malignant lymphoma of the ureter. *Int J Clin Oncol* 12:482, 2007.
187. Terzic T, Radojevic S, Cemerikic-Martinovic et al: Primary non-Hodgkin lymphoma of urinary bladder with nine years later renal involvement and absence of systemic lymphoma: A case report. *Med Oncol* 25:248, 2008.
188. Hughes M, Morrison A, Jackson R: Primary bladder lymphoma: Management and outcome of 12 patients with a review of the literature. *Leuk Lymphoma* 46:873, 2005.
189. Horasanli K, Kadihasanoglu M, Aksakal OT, et al: A case of primary lymphoma of the bladder managed with multimodal therapy. *Nat Clin Pract Urol* 5:167, 2008.
190. Bostwick DG, Iczkowski KA, Amin MB, et al: Malignant lymphoma involving the prostate: Report of 62 cases. *Cancer* 83:732, 1998.
191. Jhavar S, Agarwal JP, Naresh KN, et al: Primary extranodal mucosa associated lymphoid tissue (MALT) lymphoma of the prostate. *Leuk Lymphoma* 41:445, 2001.
192. Kehoe J, Straus DJ: Primary lymphoma of the spleen: Clinical features and outcome after splenectomy. *Cancer* 62:1433, 1988.
193. Kashimura M, Noro M, Akikusa B, et al: Primary splenic diffuse large B-cell lymphoma manifesting in red pulp. *Virchows Arch* 453:501, 2008.
194. Bakhshi S, Singh P, Thulkar S: Bone involvement in pediatric non-Hodgkin's lymphomas. *Hematology* 13:348, 2008.
195. Catlett JP, Williams SA, O'Connor SC, et al: Primary lymphoma of bone: An institutional experience. *Leuk Lymphoma* 49:2125, 2008.
196. Agrawal A, Sinha A: Lymphoma of frontotemporal region with massive bone destruction and intracranial and intraorbital extension. *J Cancer Res Ther* 4:203, 2008.
197. Giardini RP, Piccolo C, Rilke F: Primary non-Hodgkin's lymphomas of the female breast. *Cancer* 69:725, 1992.
198. Validire P, Capovilla M, Asselain B, et al: Primary breast non-Hodgkin's lymphoma: A large single center study of initial characteristics, natural history, and prognostic factors. *Am J Hematol* 84:133, 2009.
199. Hernández Marín B, Díaz Muñoz de la Espada VM, Alvarez Alvarez R, et al: Adrenal failure caused by primary adrenal non-Hodgkin lymphoma: A case report and review of the literature. *An Med Interna* 25:131, 2008.
200. Nishiuchi T, Imachi H, Fujiwara M, et al: A case of non-Hodgkin's lymphoma primary arising in both adrenal glands associated with adrenal failure. *Endocrine* 35:34, 2009.
201. Gu B, Ding Q, Xia G, et al: Primary bilateral adrenal non-Hodgkin's lymphoma associated with normal adrenal function. *Urology* 73:752, 2009.
202. Zhou J, Ye D, Wu M, et al: Bilateral adrenal tumor: Causes and clinical features in eighteen cases. *Int Urol Nephrol* 41:547, 2009.
203. Skacel M, Ross CW, Hsi ED: A reassessment of primary thyroid lymphoma: High-grade MALT-type lymphoma as a distinct subtype of diffuse large B-cell lymphoma. *Histopathology* 37:10, 2000.
204. Derringer GA, Thompson LD, Frommelt RA, et al: Malignant lymphoma of the thyroid gland: A clinicopathologic study of 108 cases. *Am J Surg Pathol* 24:623, 2000.
205. Hwang YC, Kim TY, Kim WB, et al: Clinical characteristics of primary thyroid lymphoma in Koreans. *Endocr J* 56:399, 2009.
206. Bell DW, Varley JM, Szydlo TE, et al: Heterozygous germ line hCHK2 mutations in Li-Fraumeni syndrome. *Science* 24:2528, 1999.
207. Varley J: TP53, hChk2, and the Li-Fraumeni syndrome. *Methods Mol Biol* 222:117, 2003.

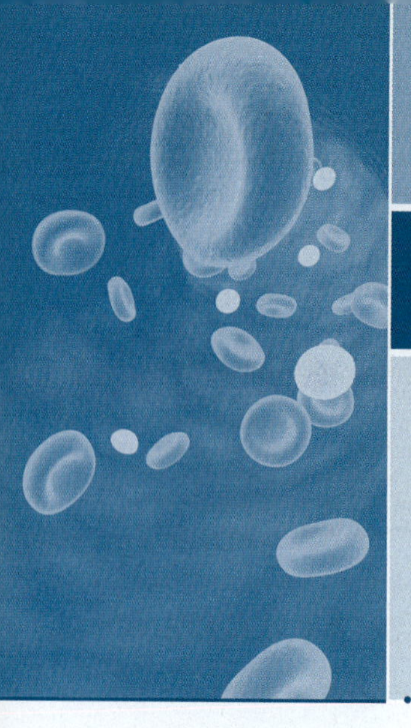

第98章

恶性淋巴瘤的病理学

Randy D. Gascoyne, Brian F. Skinnider

摘　要

恶性淋巴瘤的分类在过去的五十年里是一个容易引发争议的问题，在其发展过程中经历了很多的变化。近来，世界卫生组织（WHO）淋巴肿瘤的分类已在全世界范围被病理学家和肿瘤学家广为接受。这一分类提供了一份结合形态、表型、遗传学以及临床特征而定义的不同疾病的列表，并试图能让每种疾病对应于起源的细胞。由于淋巴瘤的分类需要多种信息的整合，其诊断较其他恶性实体肿瘤更为复杂。一些辅助检查的应用对于淋巴瘤的诊断很有帮助，有时需要我们对那些疑似淋巴瘤的活检标本材料进行特殊处理。

WHO分类确认了B细胞肿瘤、T细胞和自然杀伤（NK）细胞肿瘤以及霍奇金淋巴瘤这三大类淋巴系恶性肿瘤，在B细胞和T/NK细胞肿瘤中，又分出前体肿瘤和周围或成熟性肿瘤这两大类。与之前的淋巴瘤分类不同的是，WHO分类并未根据临床预后或组织学类别对不同的淋巴瘤进行分组，因为现今发现每种疾病都有其独特的临床特征和治疗反应，其临床侵袭性也随组织学类别或基因表达类型的不同而有所不同。WHO分类还认识到有某些所描述的疾病具有异质性，它们可能包括两种或者更多的独特疾病，但基于当前资料这些疾病尚不能一一识别，而有待于将来可以获得的更多新数据进一步整合予以明确。通过互补DNA微阵列技术对基因表达谱的研究，可为淋巴瘤分类提供新的依据，这些结果可以为诸如弥漫大B细胞淋巴瘤和慢性淋巴细胞白血病等一些疾病的分类提供更多新的认识。蛋白组学方法也会对淋巴瘤的分子分类学有所帮助。

本章使用的简写和缩略词：ABC，活化B细胞(activated B-cell)；ALCL，间变性大细胞淋巴瘤（anaplastic large cell lymphoma）；ALK，间变性淋巴瘤激酶（anaplastic lymphoma kinase）；EBV，Epstein-Barr病毒（Epstein-Barr virus）；FISH，荧光原位杂交（fluorescence *in situ* hybridization）；GCB，生发中心B细胞（germinal center B cell）；Ig，免疫球蛋白（immunoglobulin）；IGH，免疫球蛋白重链（immunoglobulin heavy chain）；LP，淋巴细胞为主（lymphocyte predominant）；MALT，黏膜相关淋巴组织（mucosa-associated lymphoid tissue）；NF-κB，核因子-κB（nuclear factor-κB）；NK，自然杀伤细胞（natural killer）；PCR，聚合酶链反应（polymerase chain reaction）；PTCL，外周T细胞淋巴瘤（peripheral T-cell lymphoma）；REAL，修改的欧美淋巴瘤分类（revised European-American lymphoma）；TNF，肿瘤坏死因子（tumor necrosis factor）；WHO，世界卫生组织（World Health Organization）。

淋巴瘤分类的历史回顾

在20世纪的大部分时间，恶性淋巴瘤的分类一直充满争议，直到最近十年才逐渐达成一致意见。关于淋巴瘤分类历史的详尽论述不在本章范围之内，可参见别处文献[1]。

从1832年Thomas Hodgkin首次描述后来广为人知的霍奇金淋巴瘤[2]到20世纪的上半叶，有数种具备独特形态和临床特点的淋巴瘤相继被描述并命名，包括淋巴瘤、淋巴肉瘤、网状细胞肉瘤以及巨滤泡淋巴瘤[1]。然而，这些名称的使用多数并不统一，易导致明显的误解，特别是病理科医师和临床医师之间的误会。20世纪30年代起，人们进行了数次关于淋巴瘤分类，希望能统一诊断。这些分类包括1934年提出的、基于形态和临床特征的美国病理登记处的分类[3]和1942年提出的、主要基于形态学特征的Gall和Mallory分类[4]等。这一类分类因Rappaport分类的出现而到达顶峰，后者最初在1956年发表，主要依据生长方式、细胞类型和分化阶段来区分淋巴瘤[5,6]。尤为重要的是，该分类显示了临床相关性，例如阐明具有结节状生长方式的淋巴瘤相较弥漫性淋巴瘤具有更好的预后。

到了20世纪60~70年代，有关免疫系统研究的激增对于淋巴细胞生物学的理解产生了深刻的影响，从而也促进了我们对于恶性淋巴瘤的了解。正常淋巴细胞可通过细胞系特异性表面抗原的表达以及B、T细胞受体遗传学分析而被分成不同的细胞系［B、T和自然杀伤（NK）细胞］[7,8]。增加了免疫学数据后，关于淋巴瘤分类的新方案也应运而生，其中最重要的有Kiel分类[9]（主要用于欧洲）和Lukes和Collins分类[10]（主要用于北美洲）等。到 20 世纪 70 年代为止，至少有五种分类方法在世界不同地区广为使用。与此同时，临床研究开始显示部分罹患侵袭性淋巴瘤等患者能通过联合化疗获得治愈[11]。肿瘤学家们需要解读由不同研究机构开展的临床试验的结果，但是，互相之间不易互译的、不同分类系统同时使用的状态给这项工作带来了困难。

这一问题后来由美国国立癌症研究所着手解决，召集大样本研究者商讨哪种分类能够最好地预测淋巴瘤的临床预后，却发现没有哪一种分类方案能比其他的方案更好。因此，病理学家们在继续使用六种现有分类方案中的任何一种的同时，创建一种"工作方案"以便肿瘤学家们对来自不同研究机构、使用不同分类系统的临床数据进行归纳[12]。在此分类中，单独根据形态特点把淋巴瘤分成 10 个类别，为帮助临床医师应对大量的淋巴瘤亚型，又把淋巴瘤进一步分成临床预后不同的三组（临床分级）。尽管工作分类本无意成为一种独立的分类方案，事实上却被当作一种分类系统而被许多研究机构（特别在北美洲）所使用。

但是，不断增多的免疫表型和遗传学数据使得一些独特的淋巴瘤亚型得以被发现和定义。工作分类把不同的淋巴瘤归并于几个大类中，难免会掩盖这些新近描述的疾病病种的独特特征。工作分类类别的设立仅仅是基于形态特点，而不能对那些有助于识别淋巴瘤新类型（包括套细胞淋巴瘤、边缘区淋巴瘤和外周 T 细胞淋巴瘤等）的免疫学和遗传学新数据加以整合。

到了 20 世纪 80~90 年代，基于免疫学和分子遗传学新发现，又有几种新的淋巴瘤病种为人们所认知。尽管人们也曾尝试把这些新病种整合到既有的分类系统中去[13]，不同机构间协调统一的难题却始终存在。人们对于摆脱长期以来分类问题困扰的期待最终促成了国际淋巴瘤研究组所提出的新的淋巴瘤分类方法的诞生。这一分类方法利用包括形态、免疫表型、遗传学以及临床特点等在内的所有可获得的信息来定义一系列独特病种的列表，血液病理学家们也能对这些独特的病种作出较为一致的诊断。该提议发表于 1994 年，被称作修订欧美淋巴瘤分类（REAL）而广为人知[14]。REAL 确立了那些能让血液病理学家在他们日常实践中识别的"真正的"疾病类型。分类提出者还试图通过假设每种淋巴瘤的起源细胞而把淋巴瘤的分类和正常淋巴细胞生物学相关联。尤为重要的是，这一分类能识别具有不同临床特点的疾病病种，并且血液病理学家能对这些疾病作出可重复性的诊断[15]。

世界卫生组织分类

在 20 世纪 90 年代末，在 REAL 基础上又建立起世界卫生组织（WHO）关于淋巴组织增生性疾病的新分类。WHO 分类初次发表于 2001 年（修订于 2008 年），代表了由 50 多位经验丰富的血液病理学家组成的国际专家组所达成的一致意见，这其中也包含了由治疗经验丰富的临床血液学家和肿瘤学家组成的临床顾问委员会为之作出的贡献[16]。WHO 分类（表 98-1）确立了几大主要类别，包括前体淋巴组织肿瘤、成熟 B 细胞肿瘤、成熟 T 和 NK 细胞肿瘤以及霍奇金淋巴瘤。

表 98-1 WHO 淋巴组织肿瘤分类

前体淋巴组织肿瘤

- B 淋巴母细胞白血病 / 淋巴瘤，非特指性
- B 淋巴母细胞白血病 / 淋巴瘤，伴频发性遗传学异常
  - B 淋巴母细胞白血病 / 淋巴瘤，伴 t（9；22）（q34；q11.2）；*BCR-ABL1*
  - B 淋巴母细胞白血病 / 淋巴瘤，伴（v；11q23），*MLL* 重排
  - B 淋巴母细胞白血病 / 淋巴瘤，伴 t（12；21）（p13；q22）；*TEL-AML1*
  - B 淋巴母细胞白血病 / 淋巴瘤，伴超二倍体
  - B 淋巴母细胞白血病 / 淋巴瘤，伴低二倍体
  - B 淋巴母细胞白血病 / 淋巴瘤，伴 t（5；14）（q31；q32）；*IL3-1GH*
  - B 淋巴母细胞白血病 / 淋巴瘤，伴 t（1；19）（q23；p13.3）；*E2A-PBX1*
- T 淋巴母细胞白血病 / 淋巴瘤

成熟 B 细胞肿瘤

- 慢性淋巴细胞白血病 / 小淋巴细胞性淋巴瘤
- B 细胞幼淋巴细胞白血病
- 脾 B 细胞边缘区淋巴瘤
- 毛细胞白血病
- 脾 B 细胞淋巴瘤 / 白血病，不能分类
- 淋巴浆细胞性淋巴瘤
- 重链病
- 浆细胞肿瘤
- 黏膜相关淋巴组织结外边缘区淋巴瘤（MALT 淋巴瘤）
- 淋巴结边缘区淋巴瘤
- 滤泡性淋巴瘤
- 原发性皮肤滤泡中心淋巴瘤
- 套细胞淋巴瘤
- 弥漫大 B 细胞淋巴瘤（DLBCL），非特指性
  - 富于 T 细胞 / 组织细胞的大 B 细胞淋巴瘤
  - 中枢神经系统（CNS）原发性 DLBCL
  - 原发性皮肤 DLBCL，腿型
  - 老年人 EBV 阳性的 DLBCL
- 慢性炎症相关的 DLBCL

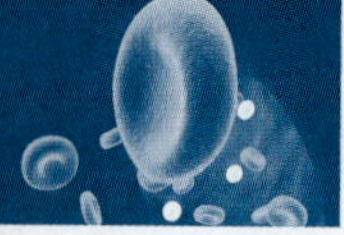

续表

- 淋巴瘤样肉芽肿病	- 肠病相关性 T 细胞淋巴瘤
- 原发性纵隔(胸腺)大 B 细胞淋巴瘤	- 肝脾 T 细胞淋巴瘤
- 血管内大 B 细胞淋巴瘤	- 皮下脂膜炎样 T 细胞淋巴瘤
- ALK 阳性的大 B 细胞淋巴瘤	- 蕈样肉芽肿
- 浆母细胞性淋巴瘤	-Sézary 综合征
- 起自 HHV8 相关多中心性 Castleman 病的大 B 细胞淋巴瘤	- 原发性皮肤 CD30 阳性 T 细胞淋巴组织增生性疾病
- 原发性渗出性淋巴瘤	- 原发性皮肤外周 T 细胞淋巴瘤，罕见类型
- 伯基特淋巴瘤	- 外周 T 细胞淋巴瘤，非特指性
- B 细胞淋巴瘤，不能分类，具有 DLBCL 和伯基特淋巴瘤中间特征	- 血管免疫母细胞性 T 细胞淋巴瘤
- B 细胞淋巴瘤，不能分类，具有 DLBCL 和经典型霍奇金淋巴瘤中间特征	- 间变性大细胞淋巴瘤，ALK 阳性
	- 间变性大细胞淋巴瘤，ALK 阴性
成熟 T 和 NK 细胞肿瘤	**霍奇金淋巴瘤**
- T 细胞幼淋巴细胞白血病	- 结节性淋巴细胞为主型霍奇金淋巴瘤
- T 细胞大颗粒淋巴细胞白血病	- 经典型霍奇金淋巴瘤
- 慢性 NK 细胞淋巴组织增生性疾病	- 结节硬化霍奇金淋巴瘤
- 侵袭性 NK 细胞白血病	- 混合细胞霍奇金淋巴瘤
- 儿童 EBV 阳性 T 细胞淋巴组织增生性疾病	- 富于淋巴细胞的经典型霍奇金淋巴瘤
- 成人 T 细胞白血病 / 淋巴瘤	- 淋巴细胞消减性霍奇金淋巴瘤
- 结外 NK/T 细胞淋巴瘤，鼻型	

ALK，间变性淋巴瘤激酶；EBV，EB 病毒；HHV，人类乳头瘤病毒；NK，自然杀伤。

淋巴瘤独特病种的识别是建立在对其形态、免疫表型、遗传学以及临床特点的综合考虑的基础之上。2008 年版的 WHO 分类还包括了数种暂定病种以及一些具有两种不同疾病中间特征、不能分类的肿瘤类别，从而使得分类保持一定的灵活性，以利新信息(例如在这些病种中进一步认知不同的疾病亚型)不断添加。WHO 分类认识到由诸多病理和临床特点定义的每一种淋巴瘤，其临床侵袭性均有一定变化范围，那种仅仅基于临床预后而把不同病种归在一起的做法可能会阻碍靶向治疗方法的发展。因此，WHO 分类代表了一种有别于工作分类的彻底改变，它强调的是病理学分类而非基于生存特征之上的分类。

全基因组表达研究对于深入阐明淋巴瘤的独特亚型及其临床相关性很有帮助。利用互补 DNA 微阵列技术，能同时检测上千种基因 mRNA 水平的表达，并和其他肿瘤样本进行比较[17]。这一技术很快就会被证明是一种很有前景的方法而应用于淋巴瘤分类。这类研究是：①从过去认为是形态学均质的疾病中界定出不止一种的独特病种；②识别不同的基因表达方式，每种表达方式对应于一种可能有形态学异质性疾病；③识别能为新的治疗方法提供靶点的、新的表面分子和信号途径。基因表达谱分析这一全新技术的作用会在以下分别介绍各种淋巴瘤时详述。

WHO 分类试图通过假设每种肿瘤的起源细胞而把各种淋巴瘤和正常淋巴细胞生物学关联起来。这种关联性，特别适合于 B 细胞淋巴瘤(其中可见对应于正常 B 细胞发育的几个不同阶段)(图 98-1A)，但对于 T 或 NK 细胞肿瘤却不尽如人意(参见第 78 章和第 79 章)。简言之，B 细胞的发育始于骨髓内的前体 B 淋巴母细胞，后者分化成为幼稚 B 细胞而进入血液循环(参见第 77 章)。淋巴结是 B 细胞遭遇抗原的主要部位，幼稚 B 细胞在此植入初级滤泡以及次级滤泡的套区(图 98-2~ 图 98-6)。在初级免疫反应较晚阶段以及次级免疫反应中，这些细胞在抗原刺激下经历母细胞转化并进入生发中心反应。在生发中心内，细胞调低 *BCL2* 的表达(图 98-7)并首先转化为中等大小的细胞(滤泡 B 母细胞)，然后转化为大的中心母细胞，最后再转化为小的中心细胞(图 98-3)[18]。在生发中心存活下来的细胞又调高 *BCL2* 的表达，经由免疫母细胞阶段分化为短寿浆细胞，或者分化为记忆细胞定居于滤泡边缘区或再次进入循环。某些 B 细胞淋巴瘤能和这样的发育阶段相关联(图 98-1B)，会在以下分别介绍各种淋巴瘤时提及。

淋巴瘤诊断的一些实际问题

区分良性和恶性淋巴样浸润经常会有些困难，这是因为

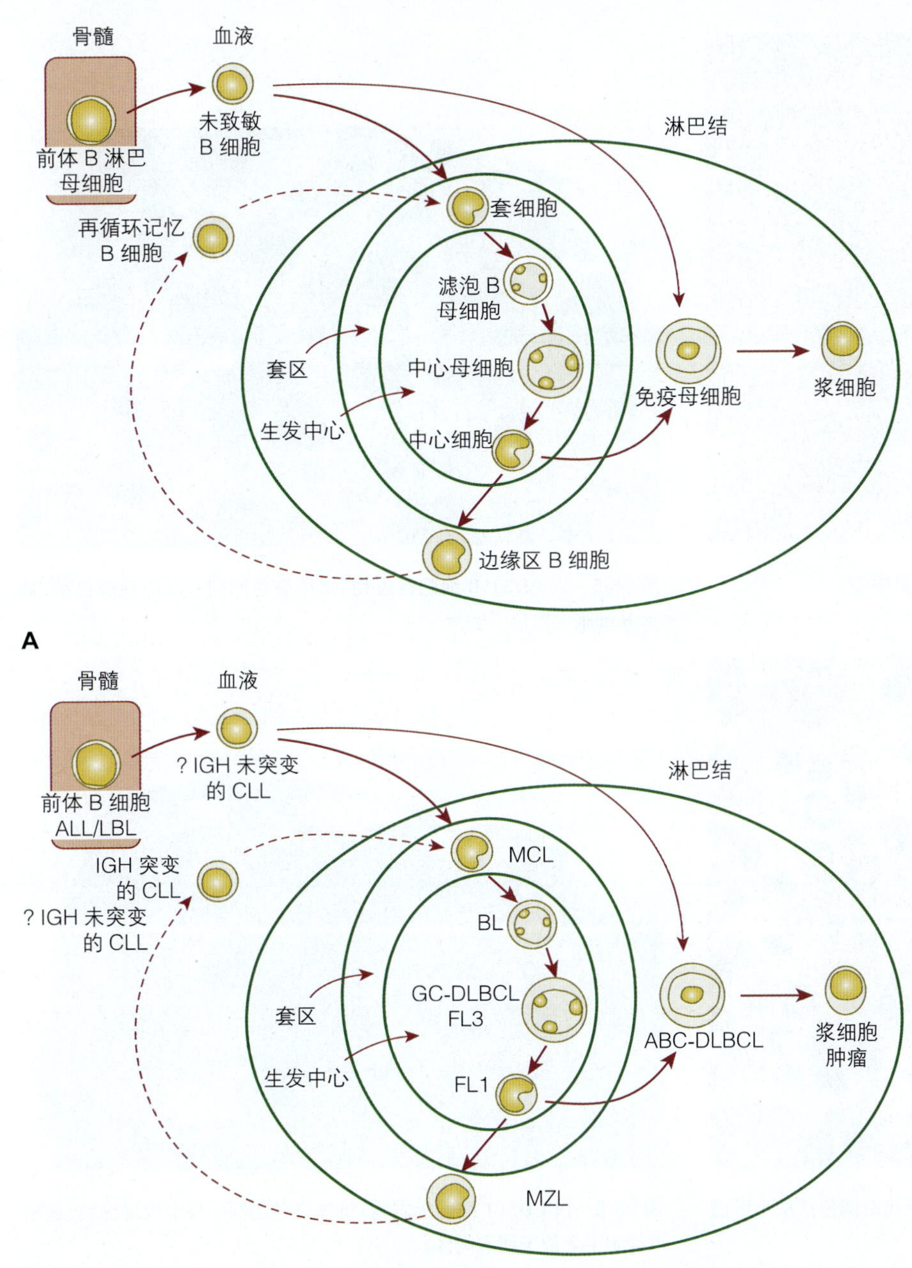

图 98-1　B 细胞发育阶段(A)和 B 细胞肿瘤的假定起源细胞的关联性(B)。A. 骨髓里的前体 B 淋巴母细胞分化成为成熟 B 细胞，后者进入血液循环并植入淋巴滤泡的套区。受到抗原刺激后，细胞能直接分化为免疫母细胞(早期初级免疫反应)或者进入生发中心反应(较晚期初级或次级免疫反应)。在生发中心内，细胞经历母细胞转化，进展形成大的中心母细胞，继以小的中心细胞。这些细胞或经过免疫母细胞阶段分化为能分泌抗体的浆细胞，或分化为记忆 B 细胞而再次循环或定居于淋巴滤泡的边缘区。B. 与不同发育阶段相关联的 B 细胞肿瘤。ABC-DLBCL，活化 B 细胞型弥漫大 B 细胞淋巴瘤；ALL/LBL，急性淋巴母细胞白血病 / 淋巴母细胞性淋巴瘤；BL，伯基特淋巴瘤；CLL，慢性淋巴细胞白血病；FL1，滤泡性淋巴瘤，1 级；FL3，滤泡性淋巴瘤，3 级；GC-DLBCL，生发中心型弥漫大 B 细胞淋巴瘤；MCL，套细胞淋巴瘤；MZL，边缘区淋巴瘤。

在许多淋巴瘤中，恶性淋巴细胞和它们的良性对应细胞极为相似。鉴于此，淋巴瘤的诊断通常要依靠综合表明异常的结构方式、异常的免疫表型以及淋巴细胞单克隆性的证据。因此，几种辅助性特殊检查对于淋巴瘤的诊断和分类很有帮助，这些工作需要对活检标本材料进行特殊处理(表 98-2)。每当临床考虑到淋巴瘤的诊断，外科医师就应对受累淋巴结中的最大者进行开放活检。淋巴结应尽可能完整摘除，这是因为淋巴结结构评估对于淋巴瘤诊断和分类极为重要。摘除的淋巴结应在新鲜状态下立即送到病理实验室，再由病理医师将组织分别用于固定和常规检查以及特殊检查。

用组织样本制作的单细胞悬液进行自动流式细胞分析，可通过表面轻链限制性表达而对阐明 B 细胞单克隆性极有帮助。这一方法还可用于明确表面标志物的表达类型，从而有助于区分淋巴瘤(特别是小 B 细胞淋巴瘤)的亚型[19]。当前，还有适用于福尔马林固定组织、种类繁多的抗体可供使用，从而保障绝大部分的淋巴瘤能得到正确诊断并区分亚型[20]。

检测 B 或 T 细胞单克隆性或淋巴瘤特异性染色体易位的分子生物学技术包括聚合酶链反应(PCR)、Southern 印迹、荧光原位杂交(FISH)以及细胞遗传学分析[21]。尽管 PCR 和 FISH 检测现在能使用石蜡组织，但因固定所导致的 DNA 降解，可能不一定能得到满意的结果。这些检测最好使用新鲜组织。此外，解读分子遗传学检测结果时，还应注意结合形态学以及免疫表型方面的特点，因为一些良性的反应性淋巴组织增生也会显示淋巴细胞单克隆性证据[22]。

相较诊断其他恶性肿瘤，诊断淋巴瘤已变得更为复杂，这是因为在许多情形下，淋巴瘤的诊断需将形态特点和免疫表型以及遗传学数据结合考虑。鉴于诊断相对复杂、普通病理实践中淋巴瘤又相对并不多见，我们建议由具备淋巴瘤病理专长的血液病理学家对病例进行复诊。专家复诊对于患者的临床评估有着重要作用[23]。

尽管对受累淋巴结进行开放活检是最有用的诊断手段，在活检受限的情形下，空芯针活检或细针吸取也能发挥一定作用。空芯针活检对于腹腔或腹膜后等位置较深的病变的诊断较有帮助，这样患者就可以避免剖腹手术。但是，通过空芯针活检并非总能得到明确的诊断，从而必须进行开放活检。细针吸取对于淋巴瘤的初次诊断并无帮助[24,25]，但对于检测以前确诊为淋巴瘤的复发或者排除非淋巴造血系病变所导致的淋巴结病可能会有帮助。流式细胞分析结合细胞学检查虽也能为淋巴瘤诊断提供一些额外信息，但在治疗开始前，通常还是需要做组织活检。

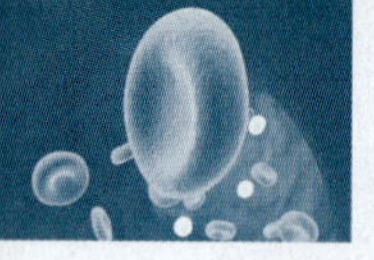

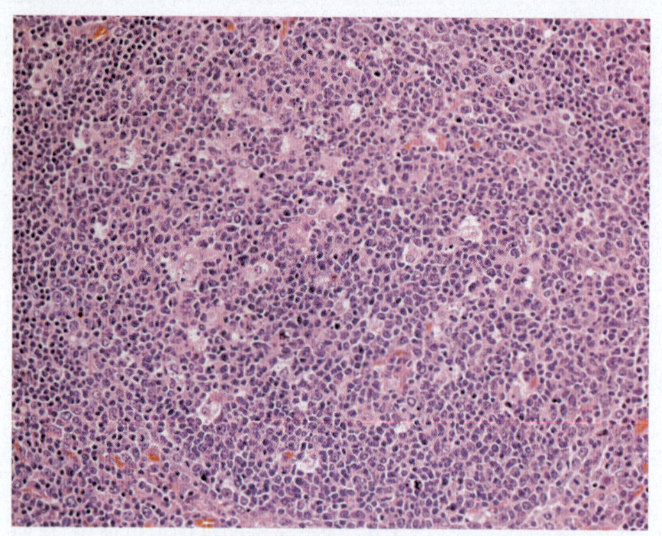

图 98-2　正常淋巴结的反应性生发中心。

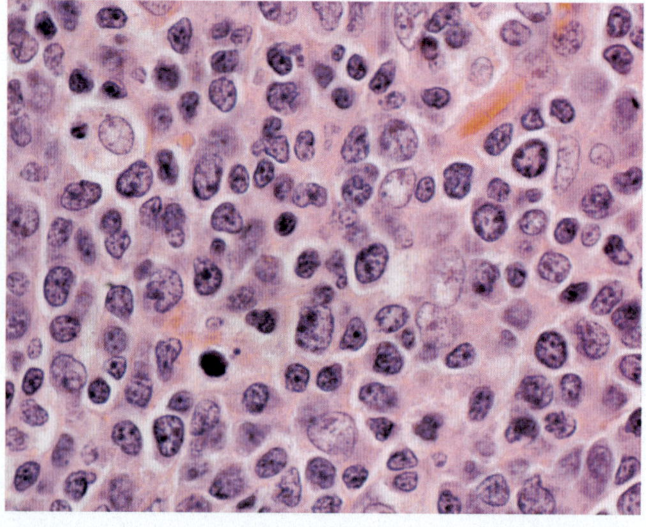

图 98-3　正常淋巴结生发中心内的细胞构成，变化范围包括从小淋巴细胞到较大的、有核仁的细胞。

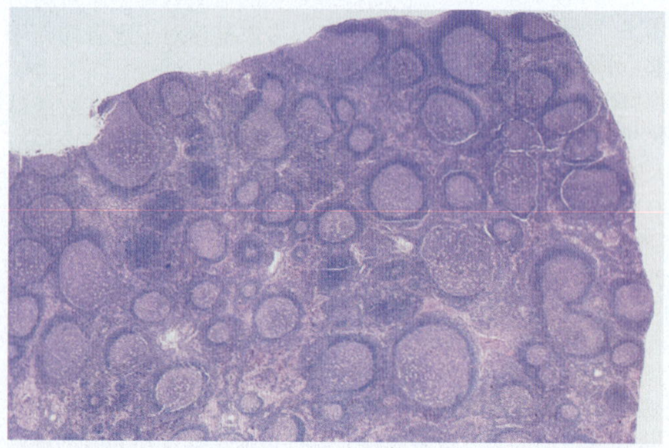

图 98-4　有滤泡增生的反应性淋巴结，以数量众多、有完整套区的次级淋巴滤泡为特征。

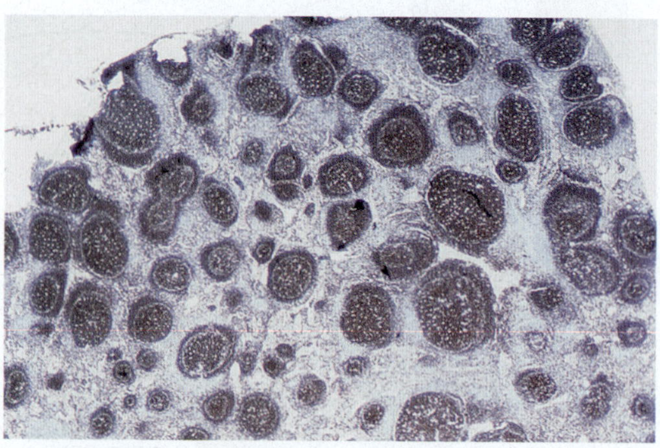

图 98-5　以 CD20（B 细胞标志物）抗体染色的同一反应性淋巴结，显示 B 细胞主要位于滤泡。

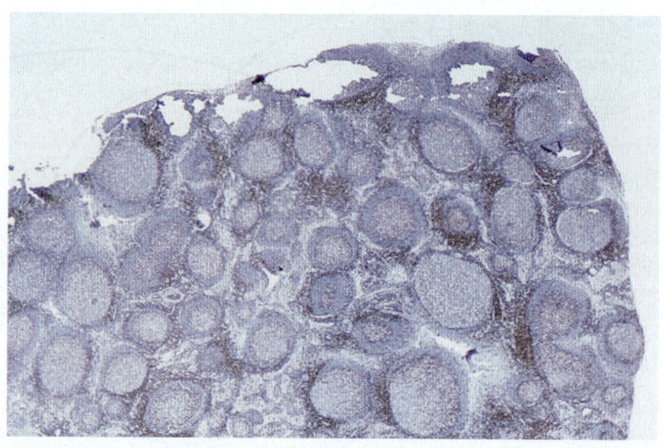

图 98-6　以 CD3（T 细胞标志物）抗体染色的同一反应性淋巴结，显示 T 细胞主要位于滤泡间区。

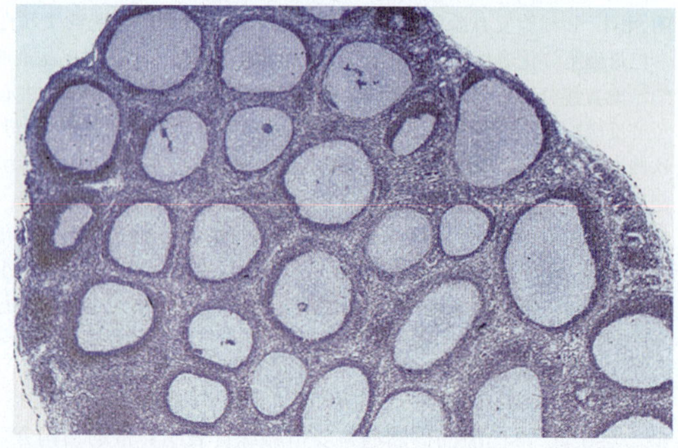

图 98-7　以抗凋亡蛋白 Bcl-2 抗体染色的同一反应性淋巴结。注意生发中心的阴性着色，该处大部分细胞会在成熟过程中死亡。

表 98-2　用于淋巴瘤诊断的常规和辅助研究

方法	应用	所需组织类型
常规组织学	在特定情况下，通过常规切片检查就都能得出淋巴瘤的诊断。其余病例的诊断需要通过辅助研究	福尔马林固定
免疫组化	免疫表型分析用于淋巴瘤分类；能揭示 B 细胞的单型性（轻链限制性）；某些病例有独特的抗原表达	福尔马林固定
流式细胞术	通过表面免疫球蛋白轻链限制性分析揭示 B 细胞的单型性；免疫表型分析用于淋巴瘤分类	新鲜组织（单细胞悬液）
聚合酶链反应分析	通过免疫球蛋白和 T 细胞受体分析显示 B 和 T 细胞的克隆性；显示淋巴瘤特异性染色体易位（例如 *BCL2* 基因重排）	冷冻组织；可在石蜡组织上检测，但部分病例可能得不到可扩增的 DNA
细胞遗传学	显示克隆性；显示淋巴瘤特异性染色体易位	无菌新鲜组织
荧光原位杂交	显示淋巴瘤特异性染色体易位	新鲜组织；可在石蜡组织上检测，但有时结果不满意

前体 B 和 T 细胞淋巴瘤 / 白血病

淋巴母细胞白血病 / 淋巴瘤代表了 B 或 T 细胞系淋巴母细胞的恶性肿瘤。这类疾病可以发生在骨髓（白血病），也可以侵犯组织为主（淋巴瘤），但通常都被认为是单一的疾病病种。大部分急性淋巴母细胞白血病病例是 B 细胞系肿瘤，而大部分淋巴母细胞性淋巴瘤病例是 T 细胞系肿瘤，纵隔是常见受累部位之一（参见第 93 章）。无论部位或细胞系有何不同，这类肿瘤形态特点却较为一致：由小到中等大的细胞构成，核染色质细致分散，核仁不明显，细胞质较少（图 98-8）。评估肿瘤的细胞系以及与分化差的急性髓系白血病进行鉴别需要免疫表型分析，甚至需要对 B 和 T 细胞受体做分子遗传学分析。淋巴母细胞性肿瘤表达末端脱氧核苷酸转移酶（在淋巴母细胞发育阶段有特异性表达），借此可和其他淋巴瘤鉴别。

2008 年 WHO 分类包括了一些以频发性遗传学异常为特征的 B 淋巴母细胞白血病 / 淋巴瘤[16]。这当中有许多和不同的临床或病理特点相关，具有预后意义，或者被认为是生物学意义上的不同病种。

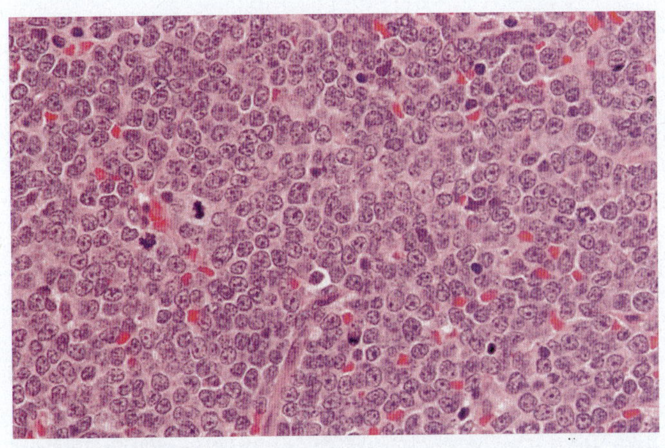

图 98-8　T 细胞型淋巴母细胞性淋巴瘤，以中等大小的细胞弥漫性增生为特点，染色质细致分散，核分裂活性较高。

成熟 B 细胞非霍奇金淋巴瘤

■ 慢性淋巴细胞白血病 / 小淋巴细胞性淋巴瘤

慢性淋巴细胞白血病是一种以血液、骨髓累犯为特征的成熟 B 淋巴细胞肿瘤，并通常与淋巴结受累相关（参见第 94 章）。小淋巴细胞性淋巴瘤则是这种疾病的非白血病性形式（参见第 94 章和第 97 章）。被慢性淋巴细胞白血病累犯的淋巴结显示弥漫性小淋巴细胞浸润，并混有幼淋巴细胞和副免疫母细胞，从而形成特征性的被称作增殖或生长中心的模糊结节（图 98-9 和图 98-10）。肿瘤性 B 细胞也有着特征性免疫表型，显示 CD5 和 CD23 的表达、CD20 弱表达以及限制性轻链表达。已有研究把慢性淋巴细胞白血病划分为具有不同临床行为的两种不同亚型（参见第 94 章）。预后较好的类型表达有突变的免疫球蛋白重链可变区基因（*IGH* 基因），另一亚型则表达未突变的 *IGH* 基因。*IGH* 基因的突变状态在基因表达的差异上也有所反应[26,27]。编码 70kDa 的 zeta 相关蛋白（ZAP-70）的基因就是这样的基因之一，该基因一般在表达未突变 *IGH* 基因的白血病

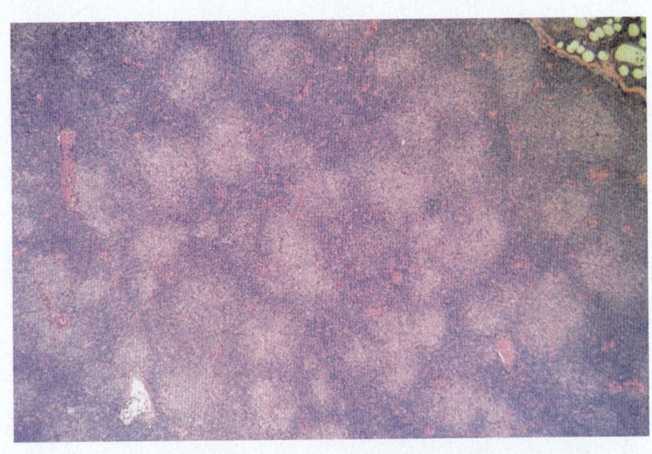

图 98-9　小淋巴细胞性淋巴瘤，因增殖中心而形成的模糊的结节状外观。

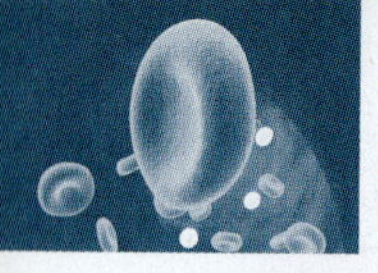

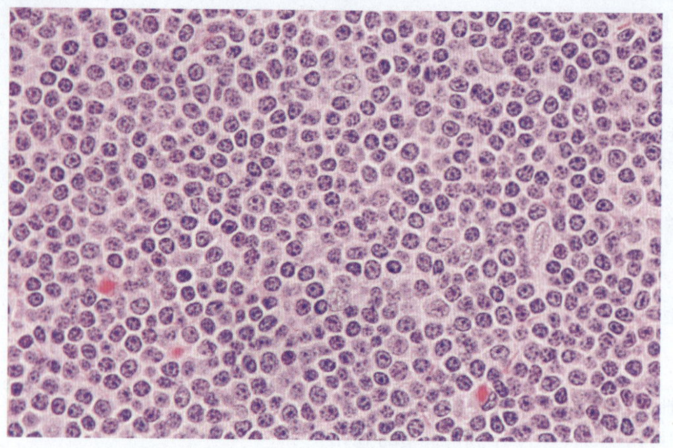

图 98-10　小淋巴细胞性淋巴瘤，小淋巴细胞有成熟的染色质分布方式。注意在小淋巴细胞性淋巴瘤中，个别淋巴细胞形态上和良性淋巴细胞难以区分。

细胞中有表达，因此能被用来区分两种亚型[28]。某些细胞遗传学异常，也对应于肿瘤的临床侵袭性[29]。

一些慢性淋巴细胞白血病/小淋巴细胞性淋巴瘤的患者会显示浆细胞性特征，但与淋巴浆细胞性淋巴瘤并不相同，后者以显著的浆细胞样淋巴细胞和浆细胞成分为特点（图 98-11）。这些病例通常不表达 CD5，较少累犯血液，并且经常和单克隆免疫球蛋白（Ig）M 血清蛋白相关，后者会导致血黏滞性过高或冷球蛋白血症（Waldenström 巨球蛋白血症）。尽管早先曾有提示淋巴浆细胞性淋巴瘤常与 t(9;14)(p13;q32) 这一遗传学改变相关，但这种相关性的真正发生率目前仍有争议。

■ 套细胞淋巴瘤

套细胞淋巴瘤最常累犯淋巴结，但也可累犯结外部位（包括胃肠道，即所谓"淋巴瘤性息肉病"的临床变异型）（图 98-12）。该肿瘤通常由较一致的、小到中等大、核形不规则的淋巴细胞增生构成，没有大的转化细胞（图 98-13）[30,31]。套细胞淋巴瘤最常呈现弥漫性生长方式，但也可以显示结节状或者更为少见的套区生长方式（图 98-14）。肿瘤假定起源细胞为内层套区的 B 细胞。淋巴瘤细胞像慢性淋巴细胞白血病一样表达 CD5，但是套细胞淋巴瘤不表达 CD23 而表达 cyclin D1，借此可与慢性淋巴细胞白血病鉴别（图 98-15）。cyclin D1 的表达系套细胞淋巴瘤特征性的 t(11;14)(q13;q32) 染色体易位所致。尽管许多病理科医师在没有 t(11;14) 或 cyclin D1 表达证据时不会诊断套细胞淋巴瘤，基因表达资料表明确实有一小部分套细胞淋巴瘤 cyclin D1 阴性[32]。这些 cyclin D1 阴性的病例一部分有涉及 *CCND2* 基因的染色体易位存在，该基因编码 cyclin D2 蛋

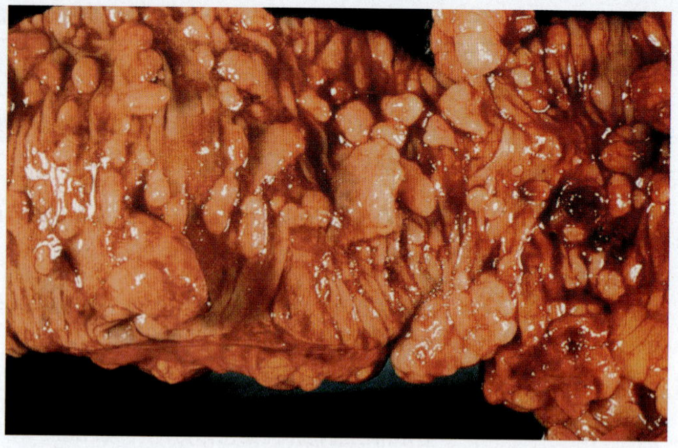

图 98-12　套细胞淋巴瘤累犯大肠（多发性淋巴瘤性息肉病）。

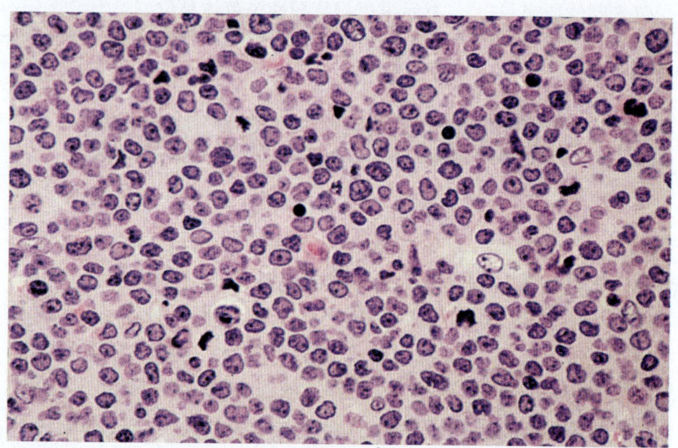

图 98-13　显示弥漫生长方式的套细胞淋巴瘤，以小的、不规则形淋巴细胞的单形性浸润为特点，有很多核分裂象。

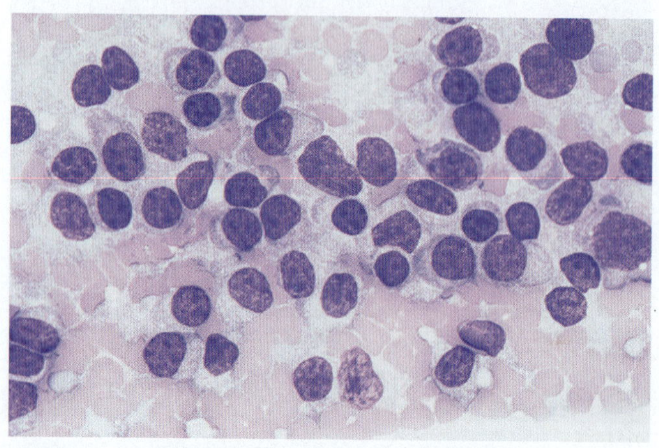

图 98-11　淋巴浆细胞性淋巴瘤的印片检查显示小淋巴细胞和具有浆细胞样特点的细胞（偏位的细胞核和蓝色的细胞质）。

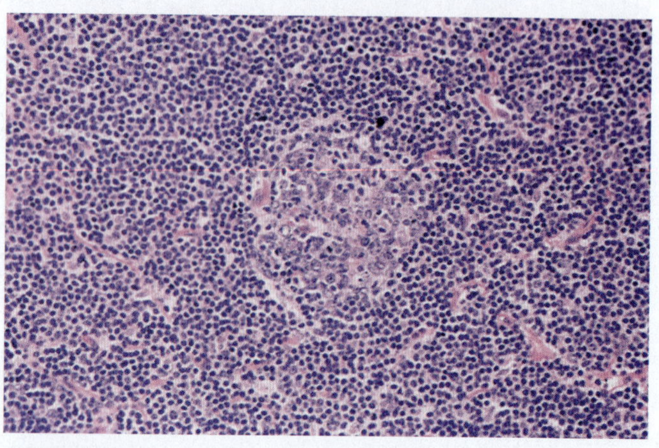

图 98-14　显示套区生长方式的套细胞淋巴瘤，以单形性小淋巴细胞围绕良性生发中心为特点。

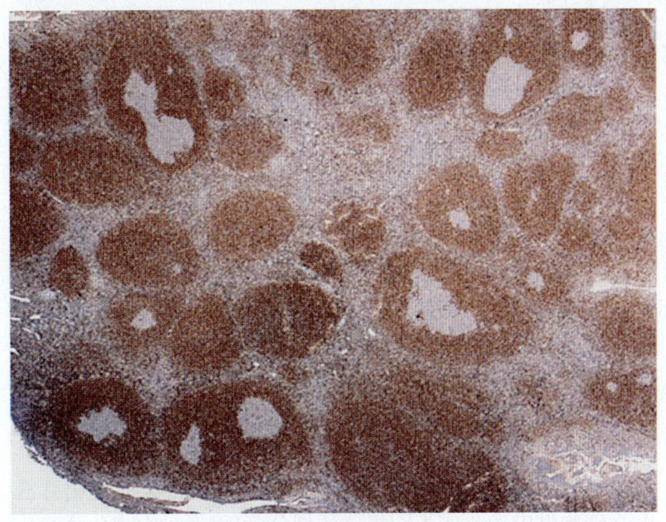

图 98-15 有套区生长方式的套细胞淋巴瘤，cyclin D1 抗体染色。

白[33]。总体而言，套细胞淋巴瘤患者中位生存期约 3 年，但基因表达谱数据表明肿瘤细胞增殖活性能够帮助区分一部分不同的患者（中位生存期大于 5 年）（参见第 102 章）[32]。

■ 滤泡性淋巴瘤

滤泡性淋巴瘤是对应于正常生发中心细胞的肿瘤性增生[34]，肿瘤保留生发中心标志物（BCL6、CD10）的表达，并显示由 CD21 阳性的滤泡树突细胞结节状聚集所形成的滤泡结构（图 98-16）（参见第 101 章）。滤泡性淋巴瘤由比例不等的中心细胞（小裂细胞）和中心母细胞（大无裂细胞）混合构成。肿瘤可根据存在的中心母细胞的数量分为三个级别，最常见的是 1 级（每个高倍显微镜视野 <5 个中心母细胞），过去称为滤泡小裂细胞淋巴瘤（图 98-17）。1 级和 2 级的肿瘤都是惰性的，两者之间的区分并非必要。3 级的滤泡性淋巴瘤（每个高倍显微镜视野 >15 个中心母细胞）可以进一步分为 3A 级（中心母细胞和中心细胞相混合）（图 98-18）和 3B 级（实片状增生的中心母细胞）。有数据显示 3A 和 3B 级病例之间有某些分子遗传学的差异，但仍需进一步研究，因为尚未表明有显著临床影响[35-37]。滤泡性淋巴瘤可有伴随的弥漫性成分，找到大细胞的弥漫性区域（弥漫大 B 细胞淋巴瘤）提示向侵袭性更高的疾病转化。将近 90% 的滤泡性淋巴瘤显示有涉及 *BCL2* 基因重排的 t(14;18)(q32;q21)，导致抗凋亡的 BCL2 蛋白不需要诱导的表达。虽然 BCL2 蛋白的表达无助于区分滤泡性淋巴瘤和其他淋巴瘤，却对区分滤泡性淋巴瘤和反应性滤泡有帮助，因为后者 BCL2 阴性（图 98-19）。

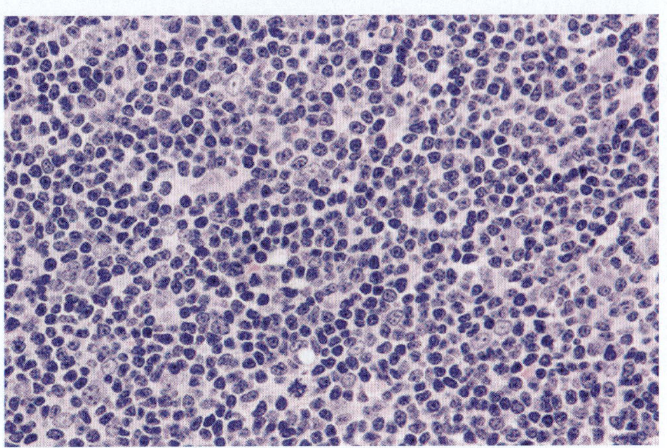

图 98-17 1 级滤泡性淋巴瘤的肿瘤性滤泡中心几乎全由小的中心细胞构成。

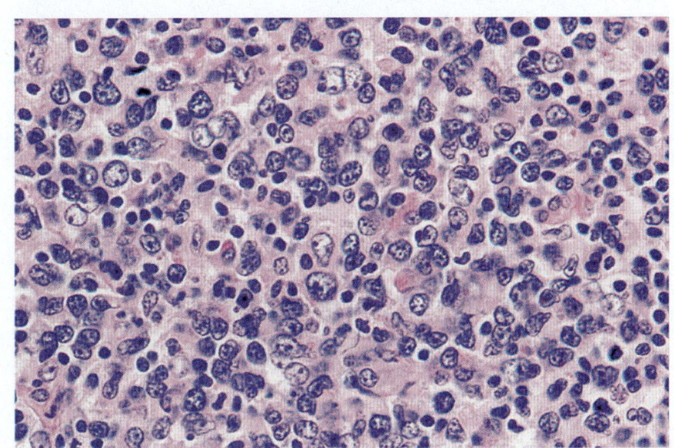

图 98-18 3A 级滤泡性淋巴瘤，每个高倍视野 >15 个中心母细胞。

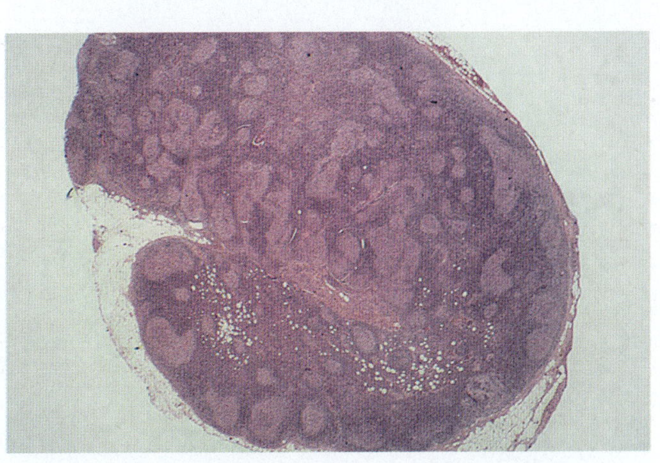

图 98-16 2 级滤泡性淋巴瘤（低倍放大），以遍布整个淋巴结、拥挤分布的滤泡为特点。

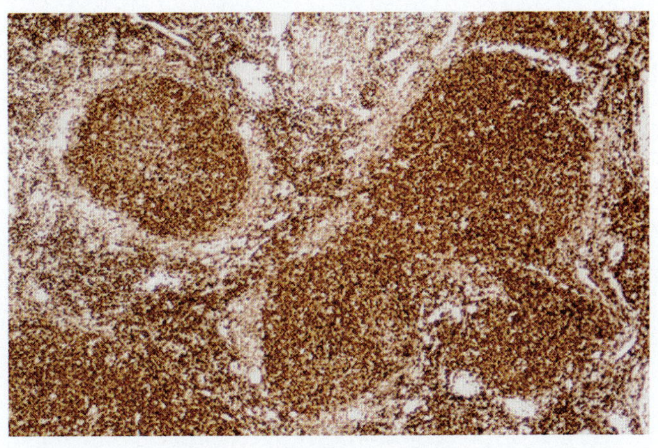

图 98-19 滤泡性淋巴瘤 BCL2 阳性的免疫染色（和图 98-7 对比）。

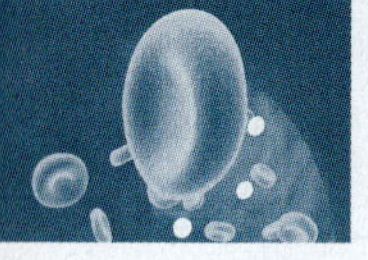

■ 边缘区 B 细胞淋巴瘤

边缘区淋巴瘤主要以小淋巴细胞增生为特征，瘤细胞通常具有丰富的、淡染的细胞质（被称为单核样 B 细胞）和浆细胞性分化的特点（参见第 103 章）。这类淋巴瘤的假设起源细胞是不同解剖部位的边缘区生发中心后 B 细胞。边缘区淋巴瘤可根据发病部位的不同而分为三种不同的类型：①黏膜相关淋巴组织（MALT）的结外边缘区淋巴瘤；②脾边缘区淋巴瘤[38]；③淋巴结边缘区淋巴瘤（图 98-20）[39]。每个病种都有其独特的细胞遗传学异常，从而支持这样的分类方法。MALT 型结外淋巴瘤最为常见，发生于长期慢性炎症（包括慢性感染）刺激的黏膜部位（图 98-21），胃的慢性幽门螺杆菌感染就是典型的例子[40]。在疾病发展早期，这类淋巴瘤有许多对抗幽门螺杆菌治疗有效，而稍晚出现的一些变化，包括染色体易位以及核因子 -κB（NF-κB）信号传导相关基因的激活等[41]，则会导致肿瘤非抗原依赖性生长（参见第 97 章）。

■ 弥漫大 B 细胞淋巴瘤

弥漫大 B 细胞淋巴瘤以大 B 细胞的弥漫性浸润为特征，这些大细胞类似于中心母细胞或免疫母细胞（图 98-22 和图 98-23）。2008 年 WHO 分类确定了数种类型的大 B 细胞淋巴瘤，最为常见的类型是弥漫大 B 细胞淋巴瘤，非特指性，这一类型构成所有非霍奇金淋巴瘤的 25%~30%（参见第 100 章）。

基因表达资料已显示弥漫大 B 细胞淋巴瘤是一类有异质性的疾病，根据起源细胞的不同，由至少三种具有不同基因表达谱特征的亚型组成：①具有和生发中心 B 细胞（GCBs）相似基因表达谱的患者；②表达典型活化 B 细胞（ABCs）基因的患者；③具有不同基因表达方式，被称为“不能分类”（既非 GCB，也非 ABC 类型）的患者（图 98-24）[42-44]。重要的是，几种类型临床上有显著差别，与其他两种类型相比，GCB 型的病例具有较好的预后，并独立于临床预后指标（参见第 100 章）。基因表达谱分析同时证实了潜在的治疗靶点，研究表明，ABC 类型肿瘤显示 NF-κB 被激活，在细胞增殖和存活中发挥着作用[45]。这一发现可以为这类淋巴瘤提供新的治疗靶点。曾有人提出弥漫大 B 细胞淋巴瘤临床不同组群的划分，可以通过常规免疫组化方法对有限数量的基因的表达情况予以检测而决定[46]。但是，这一分类方法的应用却因免疫组化染色的可重复性以及结果解读等方面的问题而受到限制[47]。更新的基因表达谱研究证实了在当前治疗时代（抗 CD20 抗体治疗）下，这种基于细胞起源的差异仍具有临床意义，而且还发现微环境中的非肿瘤性细

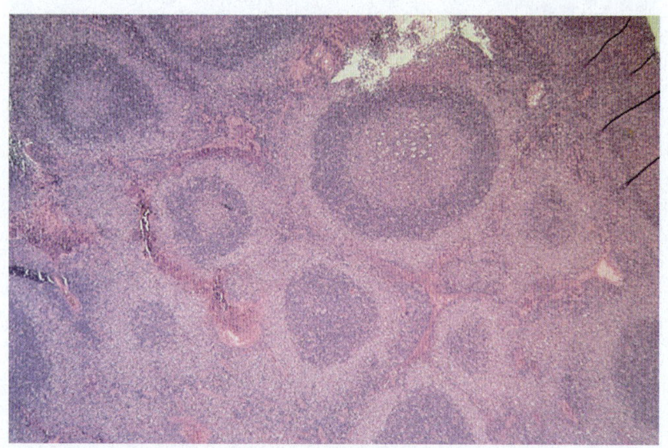

图 98-20　边缘区 B 细胞淋巴瘤累犯淋巴结，良性的生发中心和套区被扩大了的淡染的边缘区所包绕。

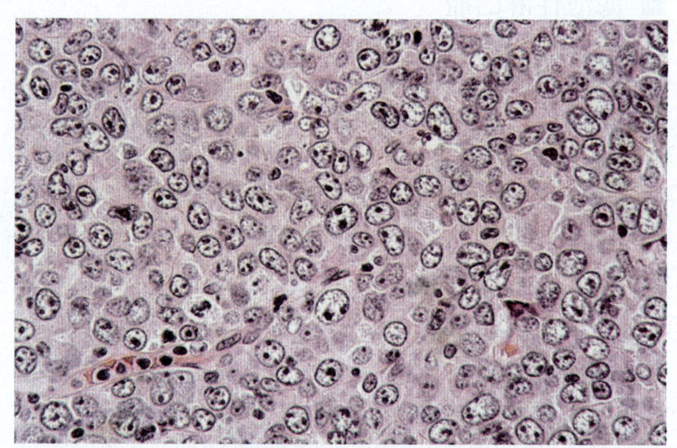

图 98-22　弥漫大 B 细胞淋巴瘤。

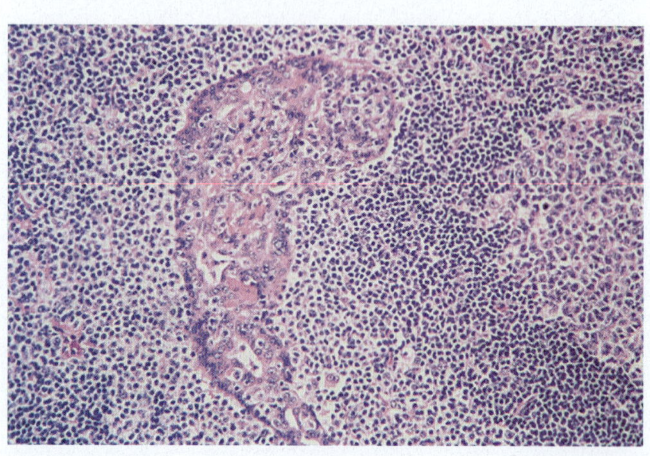

图 98-21　MALT 淋巴瘤累犯涎腺，显示细胞质淡染的小淋巴细胞弥漫性浸润，并浸润增大了的涎腺导管（淋巴上皮性病变）。

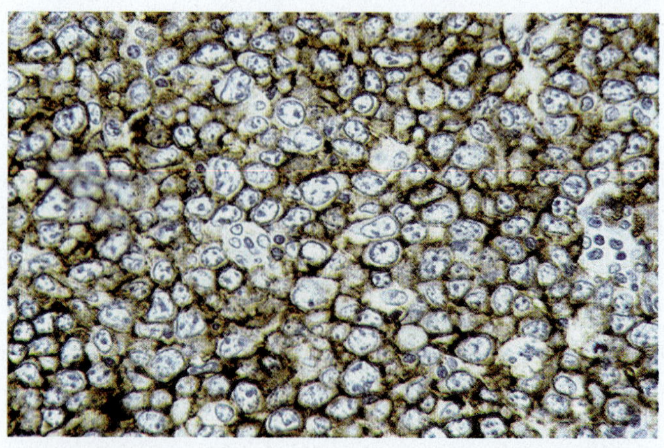

图 98-23　弥漫大 B 细胞淋巴瘤 CD20（B 细胞标志物）抗体染色。

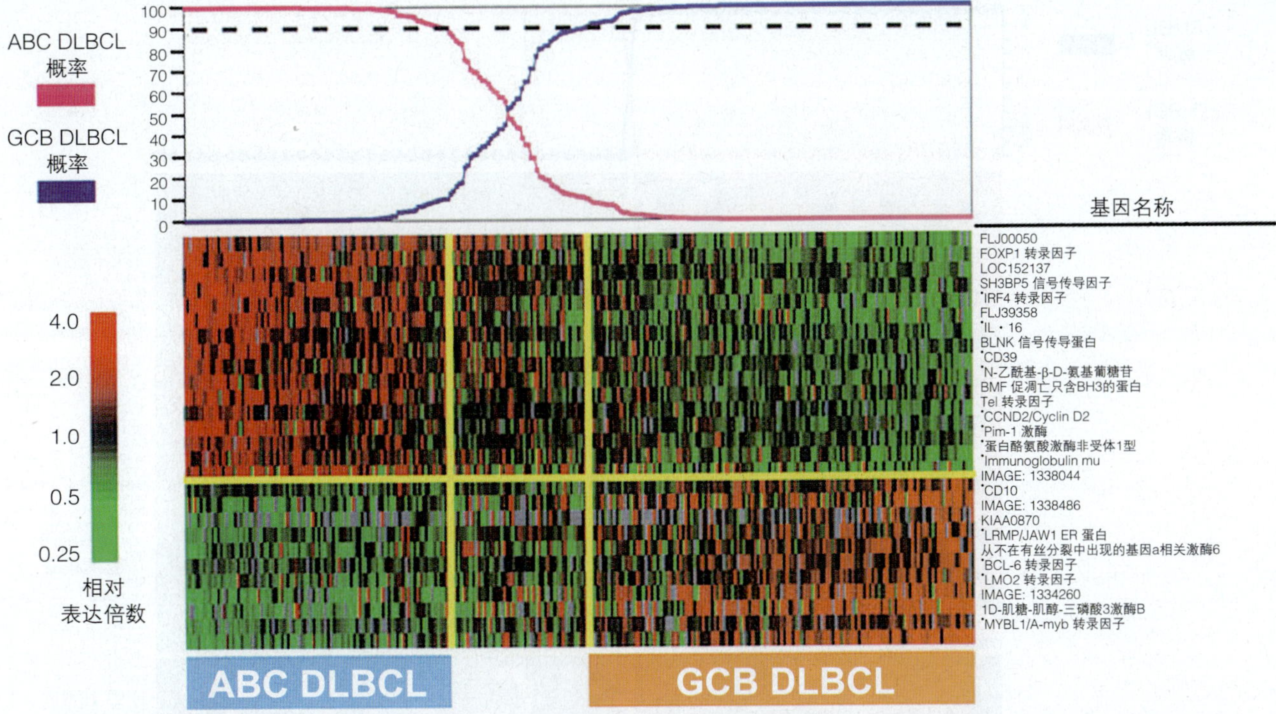

图 98-24 弥漫大 B 细胞淋巴瘤的基因表达谱分析，显示所采用的亚组区别基因可把病例分为生发中心 B 细胞样（GCB）和活化 B 细胞样（ABC）。每一垂直列代表一位个体患者，每一水平行代表一个独特的基因。红色表示基因相对过表达而绿色表示相对低表达。如用 90% 亚组分配的可能，会剩近 15% 的病例不能分类（垂直黄色条带之间的病例，既非 GCB，也非 ABC）。这种方法能让人在一次实验中分析一位患者上千数量的基因，从而形成淋巴瘤新的分子生物学分类的基础。

胞也对患者生存有着重要的影响[48]。

纵隔大 B 细胞淋巴瘤是弥漫大 B 细胞淋巴瘤的一种独特亚型，在 WHO 分类中已单独列出[49]。纵隔大 B 细胞淋巴瘤患者通常比一般的弥漫大 B 细胞淋巴瘤患者更年轻，纵隔发病。组织学显示具有丰富细胞质的大细胞增生，并伴有弥漫性纤维化（图 98-25）。基因表达研究已表明该肿瘤表达谱不同于寻常的弥漫大 B 细胞淋巴瘤，却与经典型霍奇金淋巴瘤有着某些共同特征（图 98-26）[50,51]。事实上，2008 年 WHO 分类已认识到部分纵隔淋巴瘤患者可以具备弥漫大 B 细胞淋巴瘤和经典型霍奇金淋巴瘤的中间特征。

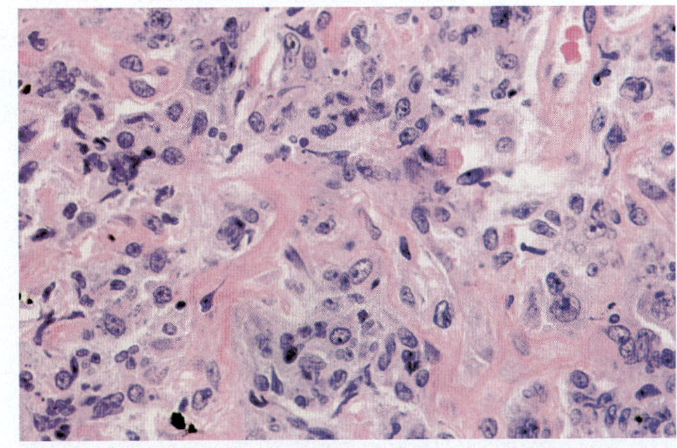

图 98-25 伴有硬化的原发性纵隔大 B 细胞淋巴瘤。

■ 伯基特淋巴瘤

伯基特淋巴瘤是一种高侵袭性淋巴瘤，组织学上以中等大细胞弥漫浸润并伴高核分裂比例为特征（参见第 104 章）。该淋巴瘤通常有显著的自发性细胞死亡（凋亡），从而导致“星空”现象，后者系大量的、吞噬了凋亡碎片的巨噬细胞所致（被称为着色小体巨噬细胞；图 98-27 和图 98-28）。肿瘤假设起源细胞是生发中心早期滤泡 B 母细胞。几乎所有的伯基特淋巴瘤患者都有涉及 8 号染色体上 *MYC* 基因的染色体易位。*MYC* 基因最常易位到 14 号染色体的 *IGH* 基因旁而导致 t(8;14)(q24;q32)，但也可累及染色体 2p12(κ)及 22q11(λ)上的轻链基因。伯基特淋巴瘤的诊断可由单纯形态学检查提示，但应有免疫表型资料（CD20、CD10 及 BCL6 阳性；BCL2 阴性或局灶弱阳性；Ki-67 染色显示的增殖指数近 100%）支持，如可能，还需经 *MYC* 基因易位的分子遗传学检测加以证实。

基因表达研究显示，伯基特淋巴瘤具有较一致的基因表达印记，但基于基因表达谱分析所作的诊断和基于标准诊断性检测所作的诊断并不总是相关联[52,53]。为体现这一点，2008 年 WHO 分类认可“具有弥漫大 B 细胞淋巴瘤和伯基特淋巴瘤中间特征、不能分类的 B 细胞淋巴瘤”这一暂定病种[16]。对此类病例深入研究或许有助于对这些中间病例进行更明确的分类。

成熟 T 细胞和 NK 细胞非霍奇金淋巴瘤

T 细胞和 NK 细胞具有某些共同的免疫表型和功能上的特征；因此，在 WHO 分类中，这些肿瘤被归在一起（参见第 106 章）。该类淋巴瘤在西方国家占非霍奇金淋巴瘤的 10%~15%，

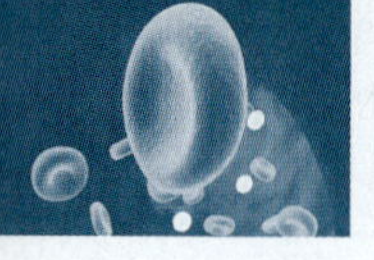

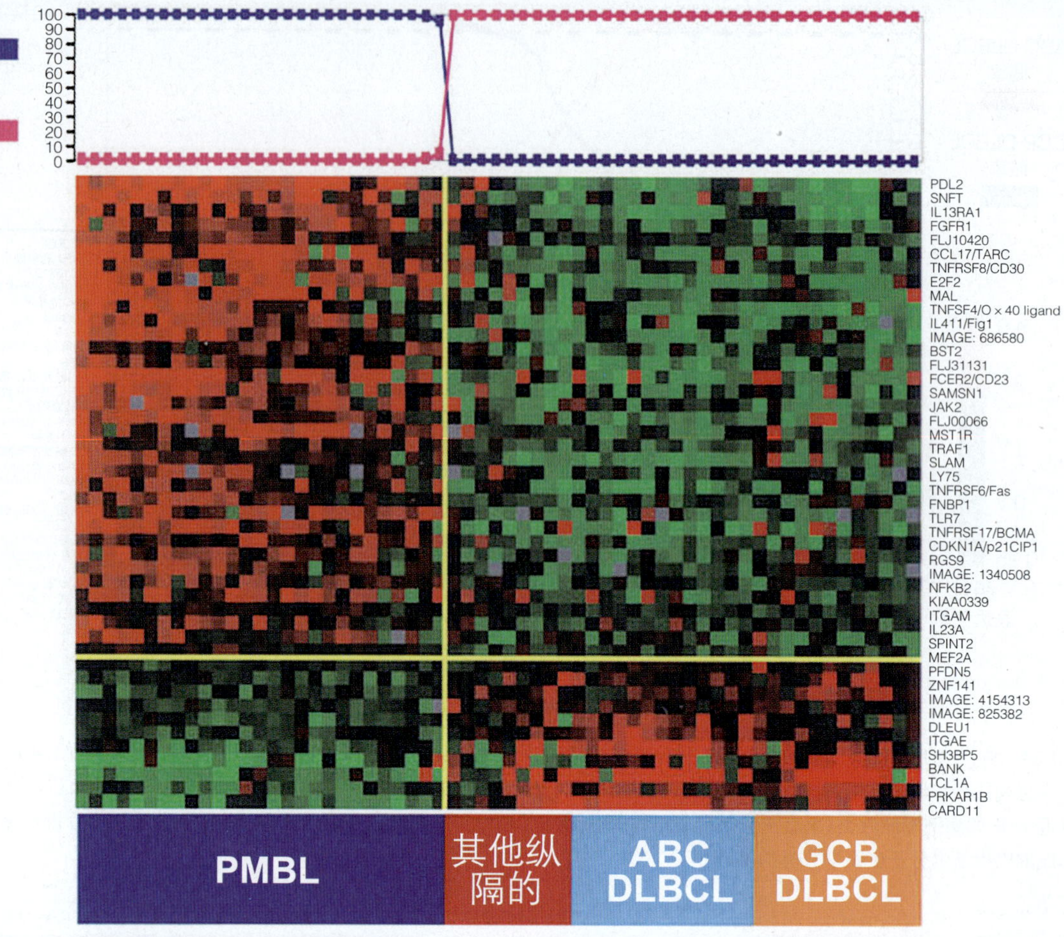

图 98-26　原发性纵隔大 B 细胞淋巴瘤(PMBCL)的基因表达谱分析，和淋巴结弥漫大 B 细胞淋巴瘤(DLBCL)的表达谱对比。本图显示 PMBCL(红色)有数量众多的基因过表达，这些基因有很多和经典型霍奇金淋巴瘤相同，提示这两种疾病之间有生物学重叠。以"其他纵隔"列出的病例是指那些累犯纵隔，但不符合典型的 PMBCL 病例。这点被基因表达资料证实，显示相较 PMBCL，这些病例和 DLBCL 更密切相关。

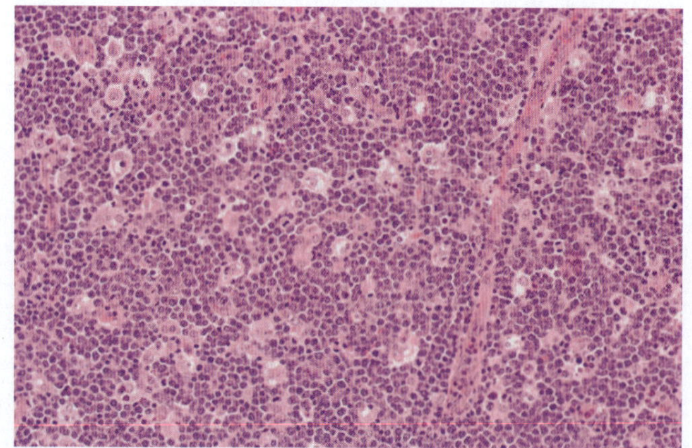

图 98-27　有"星空"现象的伯基特淋巴瘤，系巨噬细胞吞噬了死亡肿瘤细胞的凋亡碎片所致。

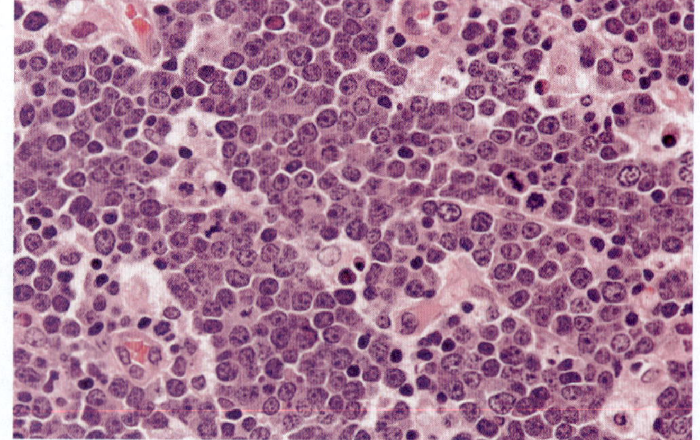

图 98-28　伯基特淋巴瘤，以中等大小细胞的弥漫性浸润为特点，细胞有小核仁，核分裂活性较高。

在亚洲有更高的发病率。成人最常见的两种成熟 T 细胞淋巴瘤为：①外周 T 细胞淋巴瘤(PTCL)，非特指性；②血管免疫母细胞性 T 细胞淋巴瘤。间变性大细胞淋巴瘤(ALCL)是 T 细胞淋巴瘤的一种独特亚型，尤其常见于儿童。

PTCLs 通常呈弥漫性生长而破坏正常淋巴结结构，或者较少见的，显示滤泡间区的扩张。该类肿瘤显示多样的细胞学变异范围，大部分病例由大到中等大小细胞混合构成，少数病例以小细胞为主(图 98-29 和图 98-30)。细胞类型无预后相关性。肿瘤可有由嗜酸性粒细胞、浆细胞和巨噬细胞组成的反应性背景存在，这样的病例可能会让人想到霍奇金淋巴瘤的诊断。与

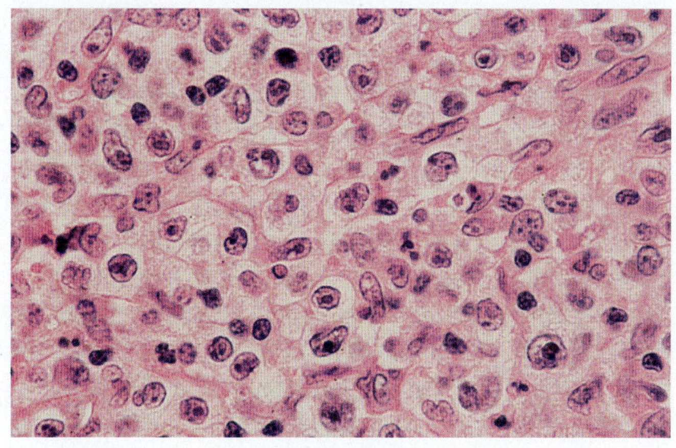

图 98-29　外周 T 细胞淋巴瘤，非特殊性，主要由大细胞构成。

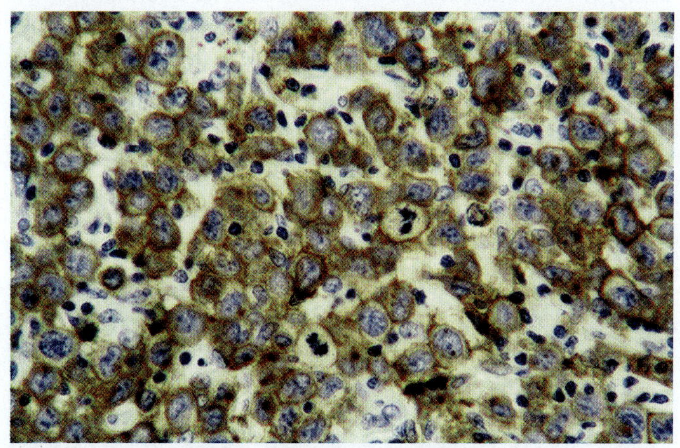

图 98-30　外周 T 细胞淋巴瘤 CD3（T 细胞标志物）抗体染色。

B 细胞淋巴瘤不同的是，免疫表型分析并不能证明 T 细胞淋巴瘤的克隆性，但异常 T 细胞表型的证据能支持 T 细胞淋巴瘤的诊断。用分子生物学技术检测 T 细胞受体基因的克隆性重排对明确诊断较有帮助。正如目前定义的那样，PTCL 是一组异质性疾病，或许将来能根据基因表达谱进一步分类。血管免疫母细胞性 T 细胞淋巴瘤较少见，通常表现为全身症状和多克隆性高丙种球蛋白血症。

ALCL 可有显著的形态变异性，但通常由多形性大细胞构成，尤以有“印记”细胞（有马蹄铁或肾形细胞核及核周嗜伊红区域）的存在为特点（图 98-31）[54]。肿瘤对淋巴结的早期累犯可局限在淋巴窦内，晚期则会破坏整个淋巴结结构。ALCL 以 CD30 均匀一致的强表达为特点（图 98-32）。大多数患者表达一个或更多的 T 细胞抗原并有克隆性 T 细胞受体基因重排[54]。根据间变性淋巴瘤激酶（ALK；图 98-33）的表达，可将 ALCL 分为两种类型：ALK 阳性和 ALK 阴性的 ALCL，前者最常见于 30 岁以下的患者，且与 ALK 阴性的 ALCL 相比，具有较好的预后[55,56]。ALK 的表达系染色体易位（涉及染色体 2p23 上的 *ALK* 基因）所致，最常见的易位就是 t(2;5)(p23;q35)，它累及 5 号染色体上的核磷酸蛋白基因[57]。ALK 阴性的 ALCL 为一个暂定病种，有别于 ALK 阳性的 ALCL 和 PTCL，非特指性[58]。

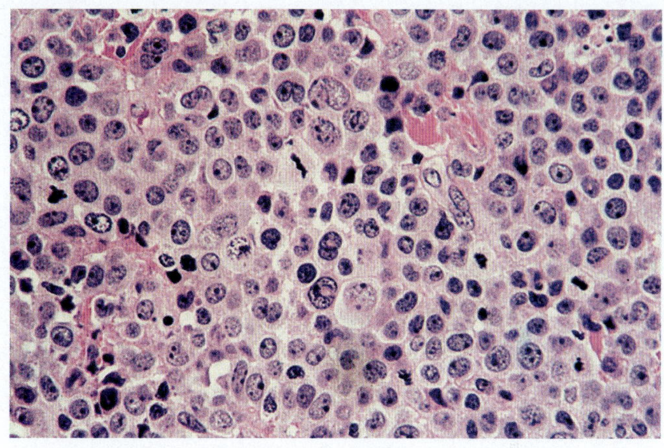

图 98-31　间变性大细胞淋巴瘤，T 细胞型，由具有花环形细胞核和核周嗜伊红聚积区的大细胞构成。

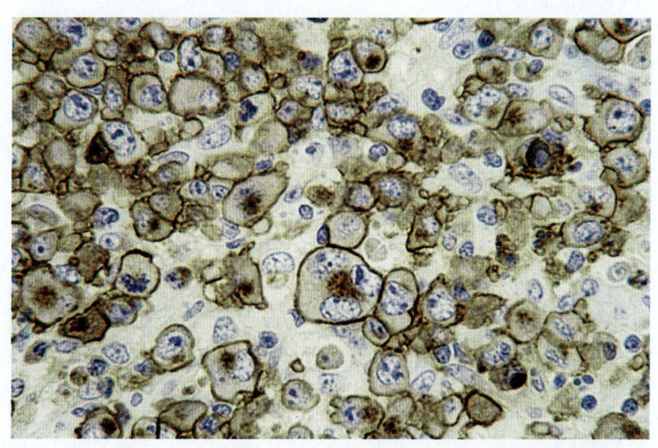

图 98-32　间变性大细胞淋巴瘤 CD30 抗体染色。

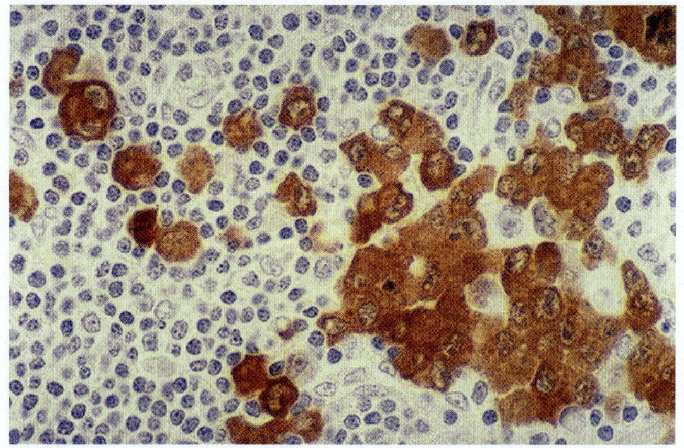

图 98-33　间变性大细胞淋巴瘤 ALK（间变性淋巴瘤激酶）抗体染色。

其他类型的成熟 T/NK 细胞淋巴瘤不常见，包括肠病相关的 T 细胞淋巴瘤（一种通常发生于小肠并有肠病背景的侵袭性 T 细胞淋巴瘤）和结外 NK/T 细胞淋巴瘤，鼻型［一种通常累犯鼻腔、侵袭性、EB 病毒（EBV）相关的肿瘤］。对这些特定淋巴瘤亚型的详细介绍不在本章范畴之内，可参见 WHO 分类[16]。

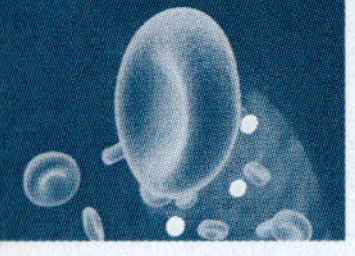

霍奇金淋巴瘤

霍奇金淋巴瘤由两种临床、病理特点不同的疾病组成：经典型霍奇金淋巴瘤（包括四种亚型）和结节性淋巴细胞为主型霍奇金淋巴瘤（参见第 99 章）。

■ 经典型霍奇金淋巴瘤

经典型霍奇金淋巴瘤的肿瘤细胞是 RS 细胞，于 100 多年前首次被描述[59,60]。RS 细胞是一种有两个或更多个细胞核或核分叶、每个核都有一个大的、嗜伊红核仁的大细胞（图 98-34）。单有 RS 细胞存在尚不足以诊断霍奇金淋巴瘤，这是因为具有相似形态的细胞还能在很多非霍奇金淋巴瘤以及良性反应性状态下见到[61]。要诊断霍奇金淋巴瘤，必须在恰当的背景（由数量不等的多形性、反应性炎症细胞和辅助细胞浸润组成）中找到诊断性 RS 细胞[62]。

IG 重链基因的克隆性重排表明，在绝大多数经典型霍奇金淋巴瘤病例中，RS 细胞来源于 B 细胞[63]。但是，RS 细胞已丢失大部分 B 细胞系抗原（包括 IG 的表达）。在几乎所有的经典型霍奇金淋巴瘤病例中，RS 细胞表达 CD30。在大多数患者中，瘤细胞表达 CD15（图 98-35 和图 98-36）[62]。RS 细胞为通常 CD45（白细胞共同抗原）阴性、20%~40% 的病例中 B 细胞标志物 CD20 阳性（通常是少数细胞阳性且染色强度不一）。20%~40% 的经典型霍奇金淋巴瘤病例和 EBV 相关，该病毒被认为参与了这些病例的发病机制[64]。RS 细胞还表达多种细胞因子和肿瘤坏死因子（TNF）受体家族成员（例如 CD40、CD30）[65]。细胞因子可能对吸引反应性成分浸润以及促进 RS 细胞增殖、存活发挥了一定作用。TNF 受体家族成员能被周围反应性细胞所表达的配体激活，从而导致肿瘤细胞的增殖和存活。

经典型霍奇金淋巴瘤最常见的亚型是结节硬化型。这一型以有宽阔的胶原带把肿瘤划分成结节状以及有“腔隙性”细胞存在为特征，后者系单核的 RS 细胞变异型，通常伴收缩假象，以致细胞好像处于腔隙之中（图 98-37）。这些细胞分布于反应性浸润成分之中，后者通常包括较多的嗜酸性粒细胞和淋巴细胞。关于结节硬化霍奇金淋巴瘤有不同的分级方案被提出，但它们的预后相关性不甚明了[66,67]。

第二常见的亚型是混合细胞型，以 RS 细胞分布于混合性炎症背景中为特点，而没有结节硬化亚型那样的增宽的胶原带（图 98-38）。相比结节硬化型，混合细胞型的病例更多和 EBV 相关。

经典型霍奇金淋巴瘤的富于淋巴细胞和淋巴细胞消减亚型最为少见，各约占所有病例的 5%。富于淋巴细胞型在小淋巴细胞背景（没有或仅有很少嗜酸性粒细胞和中性粒细胞）中有少量 RS 细胞分布，通常呈结节状生长。这一亚型易与结节性淋巴细胞为主型霍奇金淋巴瘤混淆，因此需要通过免疫组化

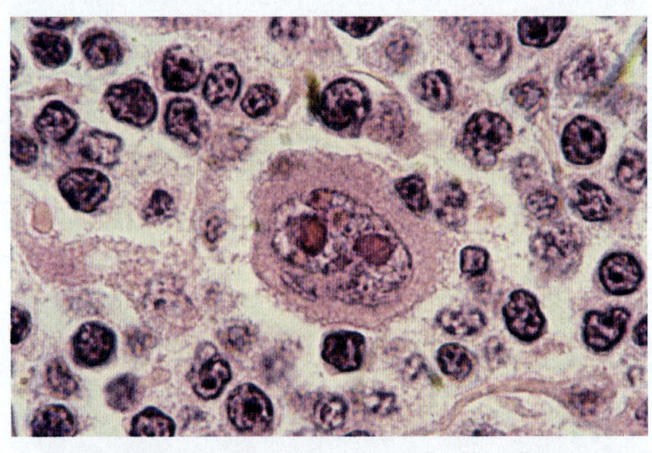

图 98-34　霍奇金淋巴瘤的诊断性 RS 细胞。

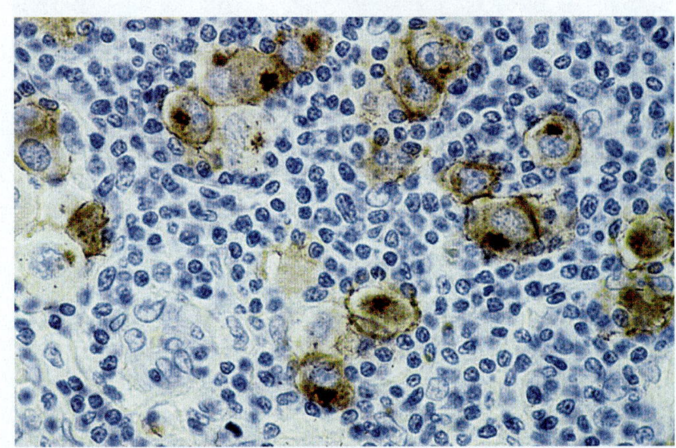

图 98-36　经典型霍奇金淋巴瘤的 RS 细胞可用 CD15 抗体清晰标记。

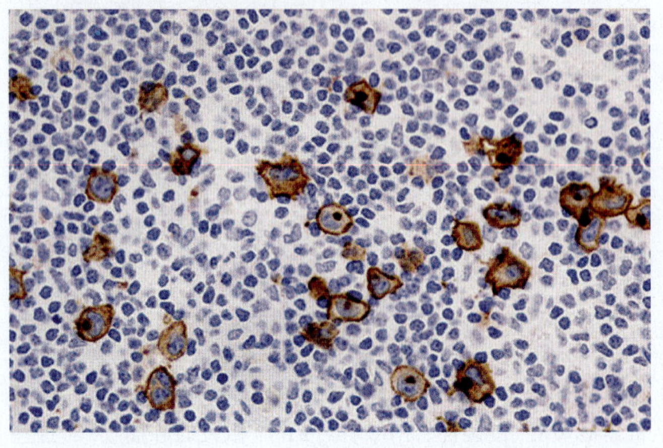

图 98-35　经典型霍奇金淋巴瘤 CD30 抗体染色。

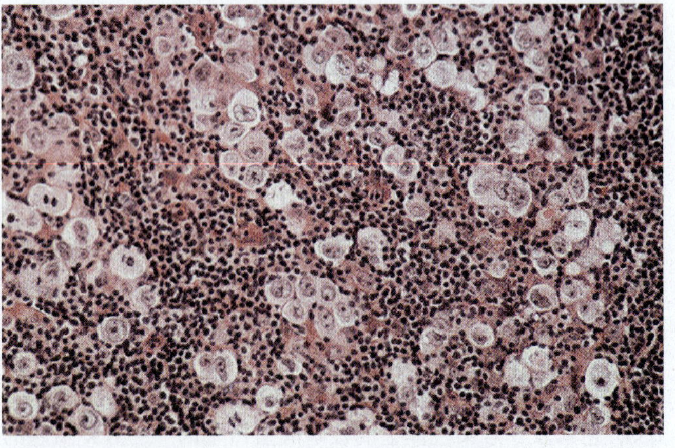

图 98-37　经典型霍奇金淋巴瘤，结节硬化型，有特征性的腔隙性细胞。

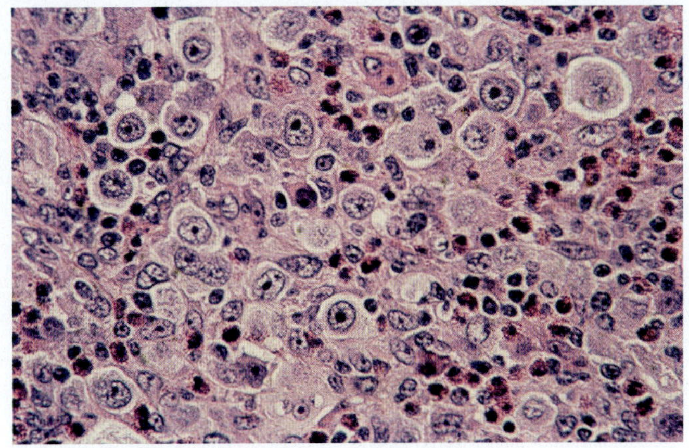

图 98-38　混合细胞霍奇金淋巴瘤。

染色来检测 RS 细胞的免疫表型，从而作出鉴别[68,69]。富于淋巴细胞型偶尔也可以呈现弥漫性生长。

过去，淋巴细胞消减亚型曾被分为网状和弥漫硬化两个亚型。弥漫硬化型以细胞稀少和显著的弥漫性、非双折光性硬化为特征，伴有极少的 RS 细胞以及少量反应性炎症成分。网状型显示数量增多的非典型大细胞，通常有奇异形状的多核细胞，反应性成分较少。现已认识到这些患者中的绝大多数实际是 ALCL 或者弥漫大 B 细胞淋巴瘤病例，所以很少再用网状型的淋巴细胞消减亚型霍奇金淋巴瘤这样的诊断，这一诊断仅在有明确免疫表型资料支持时才能作出。

■ 结节性淋巴细胞为主型霍奇金淋巴瘤

结节性淋巴细胞为主型霍奇金淋巴瘤具有一些不同于经典型霍奇金淋巴瘤的病理和临床特征[70]。这一型以前在 Lukes 和 Butler 分类中被称为淋巴细胞和（或）组织细胞为主霍奇金淋巴瘤。恶性细胞是淋巴细胞为主（LP）细胞。这类细胞是具有单个细胞核（有多个分叶或折叠特点）的大细胞，经常被称为“爆米花”细胞，因为形态像爆过的玉米粒（图 98-39）。核仁通常比经典 RS 细胞的核仁小。LP 细胞保留有 CD45 和 B 细胞系标志物（CD20、IG）的表达，但 CD15 和 CD30 均阴性，从而不同于经典型霍奇金淋巴瘤中的 RS 细胞（图 98-40）[71]。正如名称所指的那样，肿瘤细胞分布在以小淋巴细胞为主的背景中而形成完全的或部分性结节状结构。组织细胞也常见到，但中性粒细胞和嗜酸性粒细胞缺如或罕见。

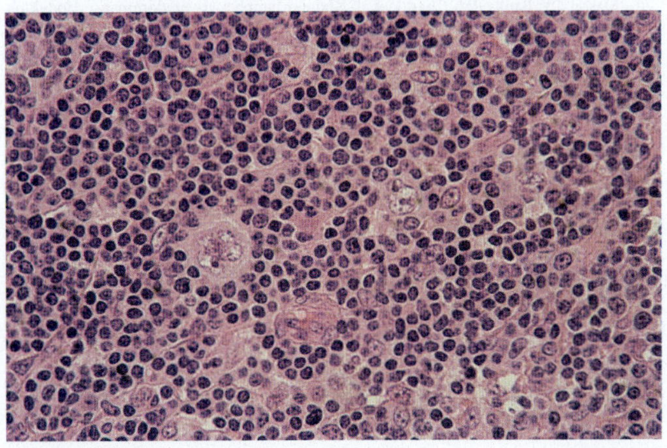

图 98-39　结节性淋巴细胞为主型霍奇金淋巴瘤，示良性小淋巴细胞背景中的特征性 LP 细胞（爆米花细胞）。

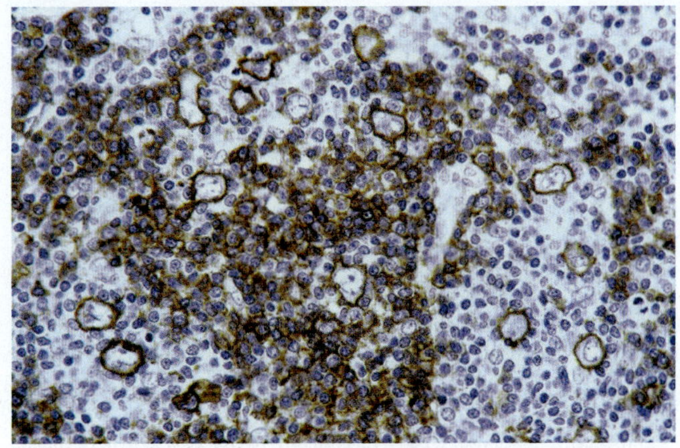

图 98-40　结节性淋巴细胞为主型霍奇金淋巴瘤 CD20 抗体染色。注意 LP 细胞（爆米花细胞）的阳性着色。

翻译：李小秋，朱雄增

参考文献

1. Magrath IT: Historical perspective: The evolution of modern concepts of biology and management, in *The Non-Hodgkin's Lymphomas*, 2nd ed, edited by IT Magrath, p 47. Arnold, London, 1997.
2. Hodgkin T: On some morbid appearances of the absorbent glands and spleen. *Trans Med Soc Lond* 17:68, 1832.
3. Callendar GR: Tumors and tumor-like conditions of the lymphocyte, the myelocyte, the erythrocyte, and the reticulum cell. *Am J Pathol* 10:443, 1934.
4. Gall EA, Mallory TB: Malignant lymphoma: A clinicopathologic survey of 618 cases. *Am J Pathol* 18:381, 1942.
5. Rappaport H, Winter W, Hicks E: Follicular lymphoma: A re-evaluation of its position in the scheme of malignant lymphoma, based on a survey of 253 cases. *Cancer* 9:792, 1956.
6. Rappaport H: *Tumors of the Hematopoietic System, Fasc 8*. Armed Forces Institute of Pathology, Washington, DC, 1966.
7. Arnold A, Cossman J, Bakhshi A, et al: Immunoglobulin-gene rearrangements as unique clonal markers in human lymphoid neoplasms. *N Engl J Med* 309:1593, 1983.
8. Aisenberg AC, Krontiris TG, Mak TW, Wilkes BM: Rearrangement of the gene for the beta chain of the T-cell receptor in T-cell chronic lymphocytic leukemia and related disorders. *N Engl J Med* 313:529, 1985.
9. Gerard-Marchant R, Hamlin I, Lennert K, et al: Classification of nonHodgkin's lymphoma. *Lancet* ii:406, 1974.
10. Lukes RJ, Collins RD: Immunologic characterization of human malignant lymphomas. *Cancer* 34(Suppl 4):1488, 1974.
11. Schein PS, Chabner BA, Canellos GP, et al: Potential for prolonged disease-free survival following combination chemotherapy of non-Hodgkin's lymphoma. *Blood* 43:181, 1974.
12. National Cancer Institute sponsored study of classifications of non-Hodgkin's lymphomas: Summary and description of a working formulation for clinical usage. The Non-Hodgkin's Lymphoma Pathologic Classification Project. *Cancer* 49:2112, 1982.
13. Stansfeld AG, Diebold J, Noel H, et al: Updated Kiel classification for lymphomas. *Lancet* 1:292, 1988.
14. Harris NL, Jaffe ES, Stein H, et al: A revised European-American classification of lymphoid neoplasms: A proposal from the International Lymphoma Study Group. *Blood* 84:1361, 1994.
15. A clinical evaluation of the International Lymphoma Study Group classification of non-Hodgkin's lymphoma. By the Non-Hodgkin's Lymphoma Classification Project. *Blood* 89:3909, 1997.
16. Swerdlow SH, Campo E, Harris NL, et al: *WHO Classification of Tumours of Haematopoietic and Lymphoid Tissues*. IARC Press, Lyon, 2008.
17. Liang P, Pardee AB: Analyzing differential gene expression in cancer. *Nat Rev Cancer* 3:869, 2003.
18. MacLennan IC: Germinal centers. *Annu Rev Immunol* 12:117, 1994.
19. Jennings CD, Foon KA: Recent advances in flow cytometry: Application to the diagnosis of hematologic malignancy. *Blood* 90:2863, 1997.
20. Frizzera G, Wu CD, Inghirami G: The usefulness of immunophenotypic and genotypic studies in the diagnosis and classification of hematopoietic and lymphoid neo-

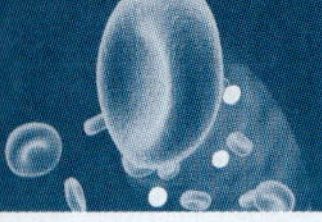

plasms. An update. *Am J Clin Pathol* 111(Suppl 1):S13, 1999.
21. Mauvieux L, Macintyre EA: Practical role of molecular diagnostics in non-Hodgkin's lymphomas. *Baillieres Clin Haematol* 9:653, 1996.
22. Collins RD: Is clonality equivalent to malignancy: Specifically, is immunoglobulin gene rearrangement diagnostic of malignant lymphoma? *Hum Pathol* 28:757, 1997.
23. Lester JF, Dojcinov SD, Attanoos RL, et al: The clinical impact of expert pathological review on lymphoma management: A regional experience. *Br J Haematol* 123:463, 2003.
24. Hajdu SI, Melamed MR: Limitations of aspiration cytology in the diagnosis of primary neoplasms. *Acta Cytol* 28:337, 1984.
25. Pontifex AH, Haley L: Fine-needle aspiration cytology in lymphomas and related disorders. *Diagn Cytopathol* 5:432, 1989.
26. Klein U, Tu Y, Stolovitzky GA, et al: Gene expression profiling of B cell chronic lymphocytic leukemia reveals a homogeneous phenotype related to memory B cells. *J Exp Med* 194:1625, 2001.
27. Rosenwald A, Alizadeh AA, Widhopf G, et al: Relation of gene expression phenotype to immunoglobulin mutation genotype in B cell chronic lymphocytic leukemia. *J Exp Med* 194:1639, 2001.
28. Wiestner A, Rosenwald A, Barry TS, et al: ZAP-70 expression identifies a chronic lymphocytic leukemia subtype with unmutated immunoglobulin genes, inferior clinical outcome, and distinct gene expression profile. *Blood* 101:4944, 2003.
29. Dohner H, Stilgenbauer S, Benner A, et al: Genomic aberrations and survival in chronic lymphocytic leukemia. *N Engl J Med* 343:1910, 2000.
30. Weisenburger DD, Armitage JO: Mantle cell lymphoma: An entity comes of age. *Blood* 87:4483, 1996.
31. Argatoff LH, Connors JM, Klasa RJ, et al: Mantle cell lymphoma: A clinicopathologic study of 80 cases. *Blood* 89:2067, 1997.
32. Rosenwald A, Wright G, Wiestner A, et al: The proliferation gene expression signature is a quantitative integrator of oncogenic events that predicts survival in mantle cell lymphoma. *Cancer Cell* 3:185, 2003.
33. Gesk S, Klapper W, Martin-Subero JI, et al: A chromosomal translocation in cyclin D1-negative/cyclin D2-positive mantle cell lymphoma fuses the CCND2 gene to the IGK locus. *Blood* 108;1109, 2006.
34. Jaffe ES, Shevach EM, Frank MM, et al: Nodular lymphoma: Evidence for origin from follicular B lymphocytes. *N Engl J Med* 290:813, 1974.
35. Bosga-Bouwer AG, van Imhoff GW, Boonstra R, et al: Follicular lymphoma grade 3B includes 3 cytogenetically defined subgroups with primary t(14;18) 3q27, or other translocations: t(14;18) and 3q27 are mutually exclusive. *Blood* 101:1149, 2003.
36. Hans CP, Weisenburger DD, Vose JM, et al: A significant diffuse component predicts for inferior survival in grade 3 follicular lymphoma, but cytologic subtypes do not predict survival. *Blood* 101:2363, 2003.
37. Ott G, Katzenberger T, Lohr A, et al: Cytomorphologic, immunohistochemical, and cytogenetic profiles of follicular lymphoma: 2 types of follicular lymphoma grade 3. *Blood* 99:3806, 2002.
38. Thieblemont C, Felman P, Callet-Bauchu E, et al: Splenic marginal zone lymphoma: A distinct clinical and pathological entity. *Lancet Oncol* 4:95, 2003.
39. Nathwani BN, Drachenberg MR, Hernandez AM, et al: Nodal monocytoid B-cell lymphoma (nodal marginal-zone B-cell lymphoma). *Semin Hematol* 36:128, 1999.
40. Zucca E, Bertoni F, Roggero E, Cavalli F: The gastric marginal zone B cell lymphoma of MALT type. *Blood* 96:410, 2000.
41. Bertoni F, Cotter FE, Zucca E: Molecular genetics of extranodal marginal zone (MALT-type) B-cell lymphoma. *Leuk Lymphoma* 35:57, 1999.
42. Alizadeh AA, Eisen MB, Davis RE, et al: Distinct types of diffuse large B-cell lymphoma identified by gene expression profiling. *Nature* 403:503, 2000.
43. Rosenwald A, Wright G, Chan WC, et al: The use of molecular profiling to predict survival after chemotherapy for diffuse large-B-cell lymphoma. *N Engl J Med* 346:1937, 2002.
44. Wright G, Tan B, Rosenwald A, et al: A gene expression-based method to diagnose clinically distinct subgroups of diffuse large B cell lymphoma. *Proc Natl Acad Sci U S A* 100:9991, 2003.
45. Davis RE, Brown KD, Siebenlist U, Staudt LM: Constitutive nuclear factor kappaB activity is required for survival of activated B cell-like diffuse large B cell lymphoma cells. *J Exp Med* 194:1861, 2001.
46. Hans CP, Weisenburger DD, Greiner TC, et al: Confirmation of the molecular classification of diffuse large B-cell lymphoma by immunohistochemistry using a tissue microarray. *Blood* 103:275, 2004.
47. De Jong D, Rosenwald A, Chhanabhai M, et al: Immunohistochemical prognostic markers in diffuse large B-cell lymphoma: Validation of tissue microarray as a prerequisite for broad clinical applications—A study from the Lunenburg Lymphoma Biomarker Consortium. *J Clin Oncol* 25:805, 2007.
48. Lenz G, Wright G, Dave SS, et al: Stromal gene signatures in large B-cell lymphomas. *N Engl J Med* 359:2313, 2008.
49. van Besien K, Kelta M, Bahaguna P: Primary mediastinal B-cell lymphoma: A review of pathology and management. *J Clin Oncol* 19:1855, 2001.
50. Rosenwald A, Wright G, Leroy K, et al: Molecular diagnosis of primary mediastinal B cell lymphoma identifies a clinically favorable subgroup of diffuse large B cell lymphoma related to Hodgkin lymphoma. *J Exp Med* 198:851, 2003.
51. Savage KJ, Monti S, Kutok JL, et al: The molecular signature of mediastinal large B-cell lymphoma differs from that of other diffuse large B-cell lymphomas and shares features with classical Hodgkin lymphoma. *Blood* 102:3871, 2003.
52. Dave SS, Fu K, Wright GW, et al: Molecular diagnosis of Burkitt's lymphoma. *N Engl J Med* 354:2431, 2006.
53. Hummel M, Bentink S, Berger H, et al: A biologic definition of Burkitt's lymphoma from transcriptional and genomic profiling. *N Engl J Med* 354:2419, 2006.
54. Stein H, Foss HD, Durkop H, et al: CD30(+) anaplastic large cell lymphoma: A review of its histopathologic, genetic, and clinical features. *Blood* 96:3681, 2000.
55. Gascoyne RD, Aoun P, Wu D, et al: Prognostic significance of anaplastic lymphoma kinase (ALK) protein expression in adults with anaplastic large cell lymphoma. *Blood* 93:3913, 1999.
56. Benharroch D, Meguerian-Bedoyan Z, Lamant L, et al: ALK-positive lymphoma: A single disease with a broad spectrum of morphology. *Blood* 91:2076, 1998.
57. Duyster J, Bai RY, Morris SW: Translocations involving anaplastic lymphoma kinase (ALK). *Oncogene* 20:5623, 2001.
58. Savage KJ, Harris NL, Vose JM, et al: ALK-negative anaplastic large cell lymphoma (ALCL) is clinically and immunophenotypically different from both ALK-positive ALCL and peripheral T-cell lymphoma, not otherwise specified: report from the International Peripheral T-Cell Lymphoma Project. *Blood* 111:5496, 2008.
59. Sternberg C: Uber eine Eigenartige unter dem Bilde der Pseudoleukamie verlaufende Tuberculose des lymphatischen Apparates. *Z Heilk* 19:21, 1898.
60. Reed DM: On the pathologic changes in Hodgkin's disease, with especial reference to its relation to tuberculosis. *Johns Hopkins Hosp Rep* 10:133, 1902.
61. Strum SB, Park JK, Rappaport H: Observation of cells resembling Sternberg-Reed cells in conditions other than Hodgkin's disease. *Cancer* 26:176, 1970.
62. Harris NL: Hodgkin's disease: Classification and differential diagnosis. *Mod Pathol* 12:159, 1999.
63. Kuppers R, Rajewsky K: The origin of Hodgkin and Reed/Sternberg cells in Hodgkin's disease. *Annu Rev Immunol* 16:471, 1998.
64. Jarrett RF, MacKenzie J: Epstein-Barr virus and other candidate viruses in the pathogenesis of Hodgkin's disease. *Semin Hematol* 36:260, 1999.
65. Skinnider BF, Mak TW: The role of cytokines in classical Hodgkin lymphoma. *Blood* 99:4283, 2002.
66. MacLennan KA, Bennett MH, Tu A, et al: Relationship of histopathologic features to survival and relapse in nodular sclerosing Hodgkin's disease. A study of 1659 patients. *Cancer* 64:1686, 1989.
67. Ferry JA, Linggood RM, Convery KM, et al: Hodgkin disease, nodular sclerosis type. Implications of histologic subclassification. *Cancer* 71:457, 1993.
68. von Wasielewski R, Werner M, Fischer R, et al: Lymphocyte-predominant Hodgkin's disease. An immunohistochemical analysis of 208 reviewed Hodgkin's disease cases from the German Hodgkin Study Group. *Am J Pathol* 150:793, 1997.
69. Anagnostopoulos I, Hansmann ML, Franssila K, et al: European Task Force on Lymphoma project on lymphocyte predominance Hodgkin disease: Histologic and immunohistologic analysis of submitted cases reveals 2 types of Hodgkin disease with a nodular growth pattern and abundant lymphocytes. *Blood* 96:1889, 2000.
70. Mason DY, Banks PM, Chan J, et al: Nodular lymphocyte predominance Hodgkin's disease. A distinct clinicopathological entity. *Am J Surg Pathol* 18:526, 1994.
71. Chan WC: Cellular origin of nodular lymphocyte-predominant Hodgkin's lymphoma: Immunophenotypic and molecular studies. *Semin Hematol* 36:242, 1999.

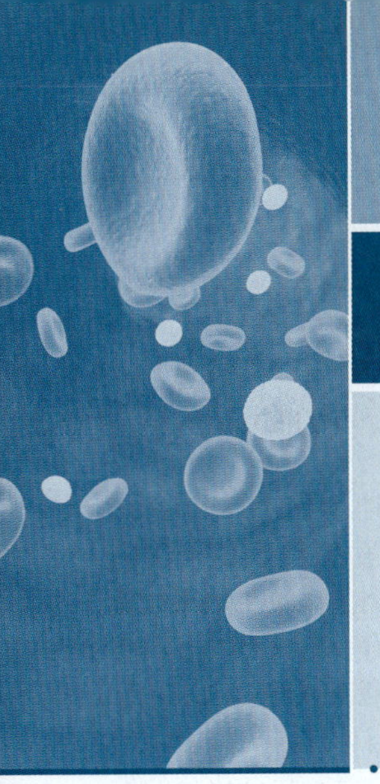

第99章

霍奇金淋巴瘤

Sandra J. Horning

摘 要

经典霍奇金淋巴瘤来源于生发中心阶段的成熟B细胞，其特征是多核霍奇金和Reed-Sternberg细胞混合浸润于非肿瘤细胞中。霍奇金和Reed-Sternberg细胞存在单克隆免疫球蛋白基因重排，且缺失许多B细胞特异性的表达程序，从而产生异常基因产物。霍奇金淋巴瘤中，多个信号通路和转录因子调控异常。重复出现的基因缺陷涉及JAK-STAT和核因子-κB通路。Epstein-Barr病毒感染是霍奇金淋巴瘤明确的致病因子，也导致核因子-κB激活。炎症微环境促使霍奇金和Reed-Sternberg细胞生长，并使其逃避免疫攻击。四种经典型霍奇金淋巴瘤的亚型约占霍奇金淋巴瘤的95%，它们在形态学和免疫学特征上与结节性淋巴细胞为主型霍奇金淋巴瘤存在很大差异。霍奇金淋巴瘤的播散为可预测的和逐步进展的，分为四期（Ⅰ~Ⅳ期）。霍奇金淋巴瘤的治疗目的是治愈所有阶段的疾病，使长期存活率超过85%。含多柔比星的化疗方案在治疗中发挥重要作用。考虑到后期的毒性，有时会选择放疗。18-氟脱氧葡萄糖阳离子放射扫描是评估疾病和疗效的有效方法，目前正在评估其是否可作为根据疗效调整治疗的手段。大剂量化疗和自身移植是复发患者的有效治疗方法，当然一些新兴生物制剂也可以考虑。后期治疗效应的顾虑是霍奇金淋巴瘤治疗和随访的指导，这主要在青春期和年轻成人患者需要考虑。主要的治疗挑战包括在避免短期和长期并发症的前体下维持较高的治愈率；发现提示难治性疾病的生物标志；以及在这个通常能治愈的肿瘤中整合生物学治疗。

定义和历史

经典型霍奇金淋巴瘤（classic Hodgkin lymphoma）是一种淋巴样组织肿瘤，多数来源于生发中心B细胞，定义为具有特征性的免疫表型和独特的细胞背景的恶性霍奇金和Reed-Sternberg细胞。经典型霍奇金淋巴瘤占所有霍奇金病例的95%，含4种组织学亚型（结节硬化型、混合细胞型、淋巴细胞富集型和淋巴细胞削减型），可根据显微镜下表现和相对霍奇金Reed-Sternberg细胞、淋巴细胞与纤维化成分比例进行鉴别（表99-1）。结节性淋巴细胞为主型是除经典型外的另一大类，

本章使用的简写和缩略词：ABVD，多柔比星、博来霉素、长春碱、达卡巴嗪（Adriamycin（doxorubicin），bleomycin，vinblastine，dacarbazine）；BEACOPP，博来霉素、足叶乙苷、多柔比星、环磷酰胺、长春新碱、丙卡巴肼、泼尼松（bleomycin，etoposide，Adriamycin（doxorubicin），cyclophosphamide，vincristine，procarbazine，prednisone）；BEAM，卡莫司汀、依托泊苷（足叶乙苷）、阿糖胞苷、美法仑［bischloroethylnitrosourea（carmustine），etoposide，Ara C（cytarabine），melphalan］；CBV，环磷酰胺、卡莫司汀、足叶乙苷（cyclophosphamide，bischloroethylnitrosourea（carmustine），etoposide）；COPP，环磷酰胺、长春新碱、丙卡巴肼、泼尼松（cyclophosphamide，vincristine，procarbazine，prednisone）；CT，计算机断层扫描（computed tomography）；EBV，Epstein-Barr病毒（Epstein-Barr virus）；EBVP，表柔比星、博来霉素、长春碱、泼尼松（epirubicin，bleomycin，vinblastine，prednisone）；EORTC，欧洲癌症研究和治疗组织（European Organization for the Research and Treatment of Cancer）；FDG，18-氟脱氧葡萄糖（18-Fluorodeoxyglucose）；GHSG，德国霍奇金研究组（German Hodgkin Study Group）；HLA，人类白细胞抗原（human leukocyte antigen）；IL，白介素（interleukin）；LMP，潜在膜蛋白（latent membrane protein）；MOPP，氮芥、长春新碱、丙卡巴肼、泼尼松（mechlorethamine（nitrogen mustard），Oncovin（vincristine），procarbazine，prednisone）；MVPP，氮芥、长春碱、丙卡巴肼、泼尼松（nitrogen mustard，vinblastine，procarbazine，prednisone）；NF-κB，核因子-κB（nuclear factor-κB）；PET，正离子发射扫描（positron emission tomography）；RANKL，核因子-κB受体激活剂（receptor activator of nuclear factor κB）；STAT，信号传递和转录激活物（signal transducer and activator of transcription）。

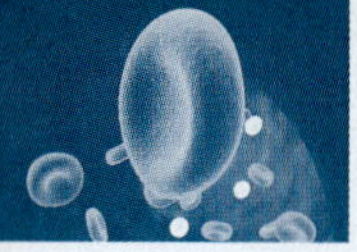

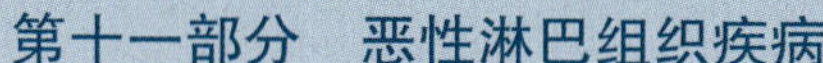

它的主要特征是霍奇金和 Reed-Sternberg 变异细胞(命名为淋巴细胞和组织细胞),与经典型霍奇金淋巴瘤不同,表达典型的 B 系标志。

表 99-1　霍奇金淋巴瘤的分类

组织学亚型	免疫表型
结节性淋巴细胞为主型	$CD20^{+}CD30^{-}CD15^{-}Ig^{+}$
经典型	$CD20^{-*}CD30^{+}CD15^{+}Ig^{-}$
结节硬化型	
混合细胞型	
淋巴细胞富集型	
淋巴细胞削减型	

* 少见阳性。

■ 历史回顾

1832 年,Thomas Hodgkin 在名为《论可吸收的腺体和脾脏的部分病理性外观》的论文中,描述了七例病例的临床病史和大体死后外观,此后疾病以他的名字命名[1]。1856 年,Samuel Wilks 独立描述了 10 例"与脾脏相关的具有独特淋巴结肿大"的病例,包括 4 例霍奇金起源的病例。基于 Hodgkin 最初的报道,1865 年发表了 15 例以他名字命名的"霍奇金病"[2]。霍奇金最初的论文发表后 13 年,报道了第 1 例白血病。Dreschfield (1892)[3] 和 Kundrat (1893)[4] 描述到这些病例的肿瘤细胞来源于淋巴系统,后者将这些病例命名为淋巴肉瘤。这些关于淋巴瘤 - 白血病复合体的描述持续应用至今。

尽管少数英格兰、德国和法国学者先前已经认识了特征性的多核巨细胞,Carl Sternberg (1898)[5] 和 Dorothy Reed (1902)[6] 最早详细描述了霍奇金淋巴瘤。在 1926 年,Fox 对储存在伦敦居伊医院戈登博物馆的 3 例最初的霍奇金淋巴瘤的大体标本进行了镜检。非常震惊的是,储存的标本中 2 例组织病理学也证实了疾病。Jackson 和 Parker 对霍奇金淋巴瘤的病理学分类作出了巨大贡献,同时把他们的发现与预后联系起来。第二个进展是 1966 年 Lukes、Butler 和 Hicks 作出的,他们提出了一个与临床表现和疾病进展密切相关的分类。这个建议稍作修改后成为 Rye 分类,对 4 种组织病理亚型进行了描述:淋巴细胞为主型、结节硬化型、混合细胞型和淋巴细胞削减型。在世界卫生组织的淋巴肿瘤分类中,结节性淋巴细胞为主型与经典型霍奇金淋巴瘤迥然不同。经典型霍奇金淋巴瘤中"淋巴细胞富集"亚型的概念在 1999 年引入(参见第 98 章)。

Peters 在 1950 年描述了临床分期,强调评估疾病的解剖学受累程度的重要性。1952 年,Kinmouth 引入了下肢淋巴管造影技术,该技术使盆腔和后腹膜淋巴结通过伦琴射线显影,较触诊或其他放射技术更为敏感。Stanford 大学的研究者通过腹腔镜技术和脾切除合并脾门、主动脉旁和肠系膜淋巴结活检对脾脏受累的频率进行了评估。这些诊断技术大大改善了对疾病播散方式的认识,并结合预后进行了关联分析,1965 年的纽约会议上建立了 Rye 分期,从而积累了现代分期的概念,不仅如此,1971 年 Michigan 的 Ann Arbor 对霍奇金病的分期有了进一步细化。

Pusey (1902)[16] 和 Senn (1903)[17] 最早报道,肿大的淋巴结接触到 1896 年伦琴发现的 X 线后出现了戏剧性的缩小。由于疾病不可避免地会在未治疗区域复发,Gilbert 在 1939 年建议在受累和未受累区均进行系统性治疗[18]。Peters (1950) 首次证实放射治疗具有潜在治愈的作用[11]。Kaplan 在 1962 年报道了巨伏放疗(剂量 >4000cGy),该技术的研发使得对淋巴样区域特异性杀伤肿瘤细胞成为可能。

霍奇金淋巴瘤的化疗源于战争时期生产芥气的副产品[20,21]。在最初应用氮芥后,抗代谢药也被合成,同时从不同植物、真菌和微生物中也提取了碱类和抗生素,并在临床上应用。DeVita 等首先引入了高度有效的联合化疗 MOPP [氮芥(nitrogen mustard)、长春新碱(oncovin)、丙卡巴肼(procarbazine)和泼尼松(prednisone)],他们的方案是基于实验研究的结果,后者提示这些联合药物的疗效无交叉毒性[22]。联合化疗的发展使进展期霍奇金淋巴瘤也有治愈可能。ABVD 方案[多柔比星(doxorubicin)、博来霉素(bleomycin)、长春碱(vinblastine)、达卡巴嗪(dacarbazine)]由 Bonadonna 等引入,成为另一个霍奇金淋巴瘤治疗主要进展[23]。基于更好的安全性和更佳的疗效,ABVD 取代了 MOPP,下文将进行讨论。

流行病学

2009 年,霍奇金淋巴瘤在美国预计发病 8510 例(年龄调整的发生率为 3.3/100 000),与之相比非洲裔美国人为 2.9/100 000[24]。疾病发病的中位年龄为 38 岁,呈现双相型,15~34 岁和年龄大于 60 岁为疾病最高发年龄[25,26]。有三种独特类型的霍奇金淋巴瘤:少见的儿童型(0~14 岁)、年轻型(15~34 岁)和老年型(55~74 岁)。来自美国国立癌症中心 SEER 计划资料的分析显示,欧洲裔美国人和西班牙裔美国人发病年龄存在差异,前者第二个峰较小而后者第二个峰更为明显[27]。除了亚洲裔美国人,霍奇金淋巴瘤发病率以每年 5.2% 的速度增长,1993~2000 年,美国霍奇金淋巴瘤的发病率已经稳定。结节硬化亚型主要发生于青少年,而混合细胞亚型在儿童人群和老年中更为常见。所有年龄组男性占优(约 1.2:1),在儿童患者中更为明显(85% 为男性)。

早期研究提示,年轻人患霍奇金淋巴瘤的风险与较高的社会经济状态呈正相关[25]。居住在租借的房屋、公用卧室、参加护理学校的白天护理以及早育的女性发病风险较低。美国加州的研究显示,年轻人群发病风险还与邻居的社会经济状况有关,但老年患者没有这种相关性[26]。尽管也有报道职业接触(如接触杀虫剂)、生活方式(如吸烟)也与发病存在相关性,但荟萃分析没有显示外源性的化学品或毒素存在一致的致病关系。自身免疫疾病的个人史或家族史,尤其是结节病,与霍奇金淋巴瘤发病风险增加相关[28]。与多发性硬化症共有的病因学因素也有被提出。

三个主要年龄组的地域类型存在差异:不发达国家儿童霍奇金淋巴瘤的发病率较高,而发达国家发病最多的是年轻成人,同时往往为预后较好的组织学亚型[29]。霍奇金和 Reed-Sternberg 细胞中出现 Epstein-Barr 病毒(EBV)在不发达国家更为常见,而且主要在儿童和老年患者中。就疾病的全球发病率而言,亚洲裔人群明显较低,不论是远东或美国,但也有报道加拿大 Vancouver 的中国移民后代的发病率高于香港原住民[30,31]。这些资料提示,可能社会经济学、环境、免疫学、遗传学和感染因素相互作用，共同对霍奇金淋巴瘤的发病起作用。

■ 可能的感染病因

人口学特征长久以来支持“卫生假说”，该假说认为一种或多种霍奇金淋巴瘤亚型可能与某种感染病原体的延迟性暴露有关。1966 年，MacMahon 提出年轻成人患者的第一个发病高峰本质上是感染，而第二个高峰可能与其他淋巴瘤相似[25]。正如上文所述，社会经济状态与第一个峰，而不是第二个峰相关[26]。一些关于诊断时呈丛集性发病的霍奇金淋巴瘤的报道提示，可能存在感染传播[32]。这些研究回顾性方法的不足受到了严格的检验，进一步的统计学分析显示，这些可能是巧合。

在年轻人中，既往有或血清学证实存在传染性单核细胞增多症者的霍奇金淋巴瘤发病风险增加 3 倍。此外，霍奇金淋巴瘤患者 EBV 滴度升高(传染性单核细胞增多症的病因)[33,34]。大宗人口学研究显示，患者确诊前即出现异常升高的 EB 病毒衣壳抗原和早期抗原滴度[35]。两项后续报道证实，血清学明确的传染性单核细胞增多症年轻 EBV 阳性患者罹患霍奇金淋巴瘤的风险增加[36,37]。中位潜伏时间约为 4.1 年。

发达国家 EBV 基因在 30%~50% 的霍奇金淋巴瘤组织中被检测出，EBV 相关病例在组织学为混合细胞型、西班牙裔、年龄超过 60 岁的患者中更为常见[38,39]。一些研究报道了更高的 EBV 与发病的相关性，85%~100% 的儿童霍奇金淋巴瘤与上述地域、人种存在相关性[40]。人类免疫缺陷病毒(HIV)感染后的霍奇金淋巴瘤中发现霍奇金和 Reed-Sternberg 细胞中存在典型的 EBV 病毒[41]，HIV 感染者霍奇金淋巴瘤的发病率较普通人群高 10~20 倍。与非霍奇金淋巴瘤不同，即使经过抗逆转录病毒治疗后患者的免疫抑制状态已好转，但 HIV 感染人群的霍奇金淋巴瘤发病率仍在增加[42,43]。

■ 遗传学基础

遗传学易感性和家族聚集似乎在霍奇金淋巴瘤发病中起重要作用。同卵双胞胎(而不是异卵)发病风险增加为这一论点提供了强有力的证据[44]。文献已经报道了易患霍奇金淋巴瘤的家族，伴或不伴其他形式的肿瘤，文献预计 4.5% 的患者是家族性的[45-47]。瑞典癌症登记处的年龄特异性家族标准发病率中，霍奇金淋巴瘤(4.8)明显高于其他任何肿瘤[48]。有文献报道，年龄超过 40 岁的男性同胞个体的罹患家族性疾病的相对危险度较大，他们患慢性淋巴细胞白血病和非霍奇金淋巴瘤的风险相同[47]。瑞典登记处的资料还提示，相同性别同胞(8~12 倍)较不同性别同胞(1.3~1.4 倍)发病率更高，这与之前资料是一致的，并可以用环境影响或位于性染色体上的假常染色体易感基因来解释[49-51]。

位于或靠近主要组织相容性复合体的免疫调节基因可能调控机体对病毒感染的易感性，并可能对霍奇金淋巴瘤的易感性产生影响。该假说得到了终身的、细胞免疫低下的霍奇金淋巴瘤患者和他们的健康家属的证实[52]。部分研究描述了一些特异的人类白细胞抗原(HLA)易感或抵抗区域，但这些资料相对较弱，有时也不一致。相关资料提示霍奇金淋巴瘤中与 EBV 状态相关的 HLA、HLA*A02 感染 EBV 危险较低，而 HLA*A01 与 EBV 阳性风险增加有关[53]。

病因和发病机制

■ Reed-Sternberg 细胞的起源

霍奇金淋巴瘤的组织学诊断基于 Reed-Sternberg 细胞。经典的 Reed-Sternberg 细胞为双叶核，具有明显的嗜酸性的核仁，后者被增厚的核膜清楚地分开(图 99-1；第 98 章图 98-35)。单核变异体(霍奇金细胞)具有相似的核特征，可能是 Reed-Sternberg 细胞在一个面被切开，从而只显示核的一叶。Reed-Sternberg 细胞不是霍奇金淋巴瘤独有的病理变化，它们还可以在反应性和其他肿瘤状态下观察到。对 Reed-Sternberg 细胞进行研究较为复杂，因为肿瘤细胞稀疏分布在反应性淋巴细胞、嗜酸性粒细胞、组织细胞、浆细胞和中性粒细胞中。因肿瘤细胞只占约 1%~2% 的细胞成分，难以进行特征归纳，以至于对霍奇金淋巴瘤的病因和发病机制的争议持续超过 150 年。对单一细胞进行分子学分析发现，占绝大多数经典型霍奇金淋巴瘤和结节性淋巴细胞为主型霍奇金淋巴瘤是来源于生发中心 B 细胞的克隆性疾病[54]。明确遗传学改变和关键信号通路系统活性异常，以及 EBV 在部分亚型中的作用，共同构成了霍奇金和 Reed-Sternberg 细胞恶性转变的假说。应用额外的基因组技术可使恶性转化和细胞增殖的分子学改变更为明确。

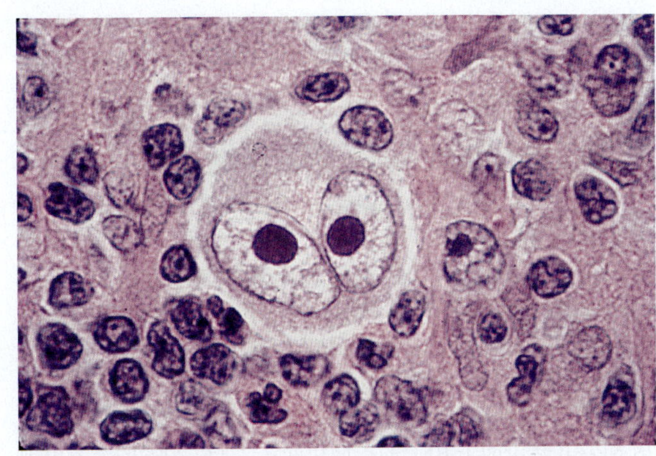

图 99-1 一例霍奇金淋巴瘤患者淋巴结切片的高倍视野。Reed-Sternberg 细胞在视野正中，与背景的淋巴细胞相比，它具有经典的巨型体积、双核和明显的嗜酸的核仁。

抗原受体重排

已证实 Reed-Sternberg 细胞及其单核变异体的抗原表达不一致，这与其他造血系统细胞的表达不同。通过组织切片微切割技术分离单个细胞，并分析免疫球蛋白可变区基因重排，明确了这些细胞的起源[54,55]。几乎所有的霍奇金和 Reed-Sternberg 细胞免疫球蛋白 *VH* 基因均出现重排和体细胞突变，提示典型的霍奇金和 Reed-Sternberg 细胞源于生发中心或后生发中心[56-58]。从部分细胞存在不良突变推断，霍奇金和 Reed-Sternberg 细胞可能源于出现不良突变的凋亡前的生发中心 B 细胞，这些细胞逃避了阴性选择。少数经典型霍奇金淋巴瘤病

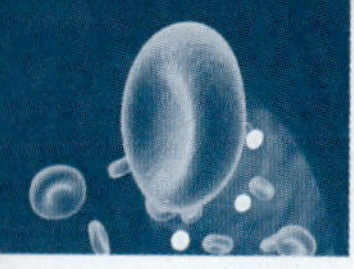

例也可以观察到克隆性T细胞受体基因重排[59]。与之不同，结节性淋巴细胞为主型霍奇金淋巴瘤的单一细胞分析显示，克隆性免疫球蛋白基因重排持续突变，淋巴细胞和组织细胞的生发中心起源存在克隆间差异[60-62]。

霍奇金和Reed-Sternberg细胞的重构

霍奇金和Reed-Sternberg细胞均丢失了B细胞的表型，只保留它们与T细胞相互作用的B细胞特征及抗原递呈功能[63]。不仅如此，霍奇金和Reed-Sternberg细胞表达其他系的标志，包括T细胞、树突状细胞、细胞毒细胞和粒细胞[64]。缺乏大量B细胞基因表达是丢失转录因子表达（OCT2、BOB1、PU.1）和表观遗传学基因沉默的结果[65-67]。主要的B细胞转录因子PAX5典型的表达，但其靶基因表达下调[68,69]，该事实似乎表明B细胞基因由多转录因子协同调节。

诸多因素共同导致霍奇金和Reed-Sternberg细胞表达髓系、T细胞、树突状细胞或其他标记物。早期B细胞因子1(B-cell factor 1)水平较低，使T细胞和髓系基因表达难以受到抑制，并降低了B细胞特异基因的转录[64]。在促进T细胞分化和抑制B细胞发育方面起关键作用的*Notch 1*基因在霍奇金和Reed-Sternberg细胞表达[70]。*Notch 1*还对GATA2的表达产生影响，后者是造血干细胞增生和存活必须的转录因子[71]。造血干细胞调节物polycomb G蛋白也在霍奇金和Reed-Sternberg细胞表达，并被认为促进各造血系标志物的表达[72]。信号传导分子和活化转录因子（STAT）5A和5B被认为参与霍奇金和Reed-Sternberg细胞重构，因为它们上调CD30并下调B细胞受体表达[73]。这些因素共同造成整体的B细胞表型丢失和其他细胞系基因的异常表达。

遗传学改变和信号通路

由于霍奇金和Reed-Sternberg细胞缺乏功能性B细胞表面受体表达，逃脱凋亡可能是其生存的重要机制之一[54,74]。霍奇金和Reed-Sternberg细胞最常见的基因异常包括两个信号通路：Janus激酶（JAK）-STAT和核因子-κB（NF-κB）。霍奇金和Reed-Sternberg细胞通常存在*JAK2*过表达、JAK-STAT阴性调节物的失活及细胞因子信号1抑制物，从而导致细胞因子信号增强[75,76]。约半数霍奇金淋巴瘤存在NF-κB的遗传学改变，包括NF-κB转录因子REL的扩增和重复[77]。约20%的患者出现编码NF-κB抑制物（IκBα）的体细胞突变[78,79]。A20是NF-κB的阴性调节物，约40%的病例可发现编码A20的基因的失活性突变和缺失，且几乎所有的这些病例都是EBV阴性[80]。

自分泌和旁分泌信号事件也参与JAK-STAT通路和NF-κB转录的系统性激活[73]。STAT因子通过表达白介素13和21以及它们的受体，由霍奇金和Reed-Sternberg细胞自分泌的方式激活，并在NF-κB激活时增强[81-83]。这些细胞表达的受体酪氨酸激酶也与STAT激活有关。肿瘤坏死因子受体家族，包括CD30、CD40、跨膜激活物、钙调节物、cyclophilin配体作用物（TACI）、B细胞成熟抗原（BCMA）和核因子-κB受体激活物（RANK），均与NF-κB信号有关，通过与霍奇金淋巴瘤微环境或自分泌方式的相互作用[84,85]。

霍奇金和Reed-Sternberg细胞存在多受体酪氨酸激酶异常表达，包括血小板衍化生长因子-α。此外，霍奇金和Reed-Sternberg细胞也发生磷酸肌醇3-激酶（PI3K）-AKT和细胞外信号调节激酶（ERK）通路的调节异常和全面激活。在霍奇金和Reed-Sternberg细胞中，激活蛋白1（AP1）转录因子似乎也发挥了作用，诱导靶基因，如galectin 1和CD30。

EBV参与约40%的经典型霍奇金淋巴瘤的发病。病毒蛋白潜在膜蛋白1（LMP1）和潜在膜蛋白2（LMP2）似乎可以促进感染EBV的霍奇金和Reed-Sternberg细胞的存活。通过模仿CD40受体，LMP1诱导全面的NF-κB信号通路，并激活JAK-STAT、PI3K和AP1信号。LMP2的功能是B细胞受体的替代物。EBV在霍奇金淋巴瘤的发病机制中的作用也在以下的研究中得到支持：①多受体酪氨酸激酶表达和EBV表达存在负相关；②EBV具有挽救畸形生发中心B细胞的能力；③在EBV阳性霍奇金和Reed-Sternberg细胞中，突变可预防任何B细胞受体表达；④突变下调NF-κB调节物A20的表达和EBV阳性霍奇金和Reed-Sternberg细胞存在负相关。

总之，涉及JAK-STAT和NF-κB信号通路的基因改变以及通过自分泌或旁分泌机制的进一步激活和相互作用，促进霍奇金淋巴瘤细胞的生长和生存。在EBV阳性患者中，病毒基因可提供与EBV阴性病例中基因突变所致的相同致病功能。

■ 微环境的作用

霍奇金和Reed-Sternberg细胞的生存似乎依赖于它们的微环境，而这些细胞约占肿瘤细胞成分的95%~99%。霍奇金和Reed-Sternberg细胞通过分泌趋化因子，吸引T细胞、B细胞、中性粒细胞、浆细胞、嗜酸性粒细胞和肥大细胞（图99-2）。举例来说，CCL5、CCL17和CCL22吸引T辅助细胞2和T调节细胞。其他化学因子吸引嗜酸性粒细胞和肥大细胞，白介素-8吸引中性粒细胞。这些趋化因子可能也直接对霍奇金和Reed-Sternberg细胞产生作用。T细胞代表了最大的，可能也是最重要的细胞群。$CD4^+$ T细胞触发CD40信号，同时$CD4^+$ T调节细胞对浸润细胞毒T细胞具有强烈的免疫抑制活性。其他相互作用包括：通过中性粒细胞产生的各自的配体激活TACI和BCMA，通过CD30配体表达肥大细胞和嗜酸性粒细胞激活CD30。结缔组织细胞及其产物也与复杂的相互作用有关，如通过霍奇金和Reed-Sternberg细胞表达的因子刺激成纤维细胞，随后这些成纤维细胞分泌eotaxin和CCL5，这些因子吸引嗜酸性粒细胞和T调节细胞至霍奇金淋巴瘤微环境。

$CD4^+$ T细胞分化至T调节细胞以及霍奇金淋巴瘤微环境的免疫抑制特征得到了广泛关注。这些变化的一个标志是从抗肿瘤的细胞毒T辅助细胞1反应转化为促进肿瘤的体液T辅助细胞2反应。霍奇金和Reed-Sternberg细胞产生大量免疫抑制因子，如白介素-10、转化生长因子-β、galectin 1和前列腺素E_2。霍奇金和Reed-Sternberg细胞表达程序化细胞死亡蛋白1（PD1）配体，这些配体与T细胞结合并抑制T细胞细胞毒功能。

临床特征

■ 临床表现

病史和体格检查

全身症状常提示预后不良，约30%的霍奇金淋巴瘤患者诊断时可以出现。发热超过38℃、盗汗和体重减轻超过诊断

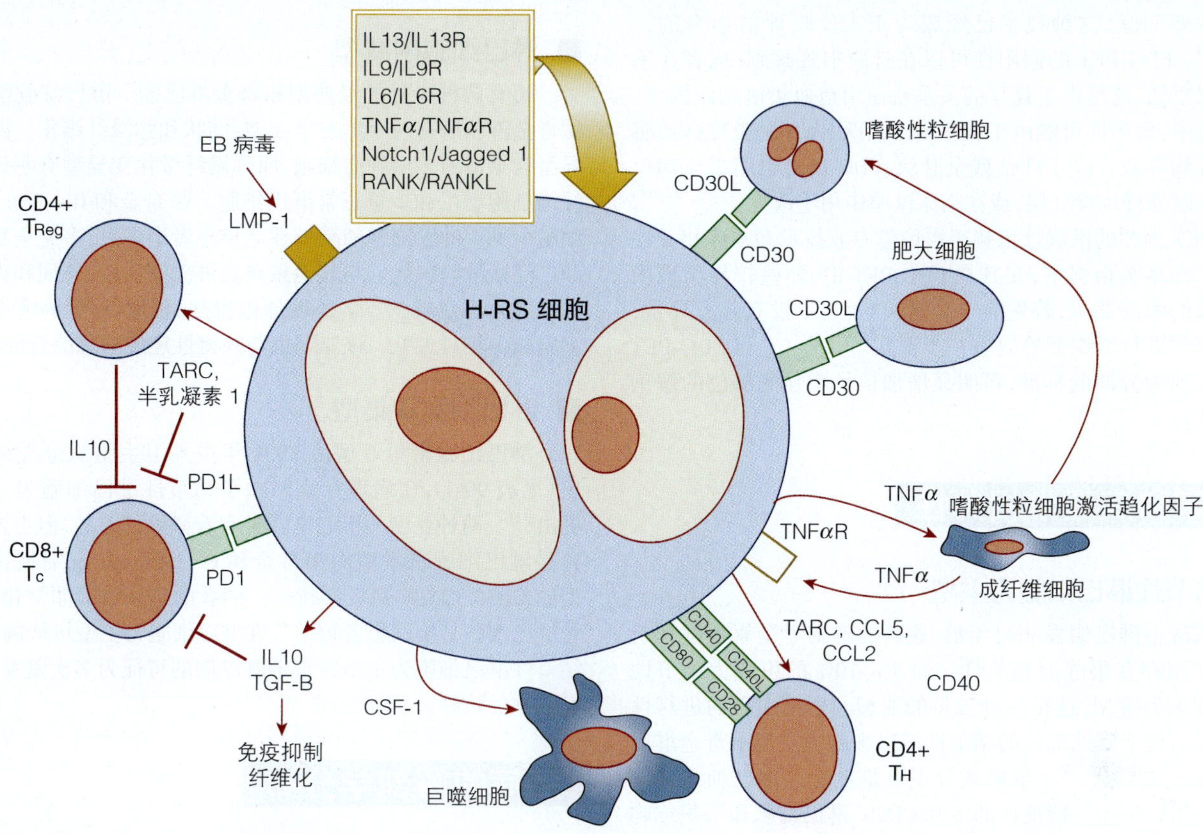

图 99-2 Reed-Sternberg 细胞及其环境。在如图所示的高度复杂的相互作用下，Reed-Sternberg 细胞产生化学趋化因子，吸引多种细胞，从而级联发生对微环境的影响。Reed-Sternberg 细胞表达的配体可在自分泌和旁分泌相互作用方面发挥重要作用，同时还能产生大量免疫抑制因子（如 galectin 1），后者直接参与促进肿瘤的体液 T 辅助细胞 2 的产生（详见正文）。

前 6 个月的基线状态 10%，称为“B”症状。发热通常是低热而且无规律。少数情况下，诊断时即可出现周期性高热，发热 1~2 周与体温正常交替出现，每个阶段持续时间相似。后者这种经典的 Pel-Ebstein 热型几乎只在本病中出现[86,87]。诊断时可出现全身瘙痒伴明显划痕，这个症状没有预后意义。饮酒后立即出现受累淋巴结疼痛是一个奇怪的症状，几乎是霍奇金淋巴瘤所特有的。少于 10% 的患者出现该症状，也没有预后价值[88]。这些症状的病因只能进行推测，但大多数仍不能解释。具有广泛胸腔内病灶的患者可能出现咳嗽、胸痛、呼吸困难，少数可出现咯血。少数情况下，患者可出现骨痛，包括腰背痛伴随脊椎压迫的体征和症状。

肿块或肿大的浅表、横膈上淋巴结（60%~70% 为颈部和锁骨上，15%~20% 为腋窝）是最常见的霍奇金淋巴瘤的表现。只有 15%~20% 的患者发病时存在横膈下病灶[89]。肿大的淋巴结通常质地较硬，有“橡皮”样感觉。通过视诊，可观察到弥漫的、蓬松肿大的肿块，而不是松散的肿块，在锁骨上、锁骨下或前胸壁的病灶可能更明显。少数情况下，上腔静脉压迫可导致面部肿胀和颈部及上胸部静脉曲张。听诊胸部可能发现胸腔积液。少数情况下，诊断时可发现明显心包积液。触诊对于腹腔内淋巴结肿大或器官肿大的患者不是一种敏感的方法，但触诊应关注肝脾和上后腹膜区肿块的大小。

副肿瘤症状

霍奇金淋巴瘤诊断时可出现副肿瘤综合征。这些包括胆管消失综合征和特发性胆管炎合并临床黄疸、肾病综合征合并全身水肿、自身免疫性血液病（如免疫性血小板减少或溶血性贫血）和神经系统体征和症状[90-92]。尽管霍奇金淋巴瘤中枢神经系统或脑膜侵犯较为少见，也可出现副肿瘤综合征，包括亚急性脑退化、进行性多灶性脑病和边缘性脑炎[90,93]。

影像学特征

诊断时约 2/3 的患者表现胸腔内病灶。纵隔淋巴结肿大在霍奇金淋巴瘤中较常见，尤其为结节硬化型年轻女性患者[94]。尽管胸部断层扫描（CT）是标准的检查，胸部平片常用于描述纵隔肿块大小[95]。肺门淋巴结肿大、肺实质受累、胸腔积液、心包积液和胸壁肿块可通过胸部 CT 进行评估；以上这些情况更易出现在广泛纵隔病灶中。腹部和盆腔 CT 常规用于评估霍奇金淋巴瘤。尽管影像学诊断技术的发展大大提高了分辨率，与腹腔镜分期进行相关分析提示，对腹腔、门静脉、脾门和肠系膜淋巴结的检查仍不理想。

全身 ^{18}F- 脱氧葡萄糖正离子放射成像（FDG-PET）成为霍奇金淋巴瘤分期的标准[96]。FDG-PET 与 CT 评估保持较好的一致性，显示疾病的其他部位累及对分期或初始疗效影响很小[97,98]。但 FDG-PET 对骨骼和肝脏病灶更为敏感，同时诊断时出现中性粒细胞增多的患者可出现信号的弥漫性增高。FDG-PET 在鉴别活动性残余病灶和无活性残余组织方面优于 CT 扫描（葡萄糖代谢增高），后者是评估治疗后缓解状态的

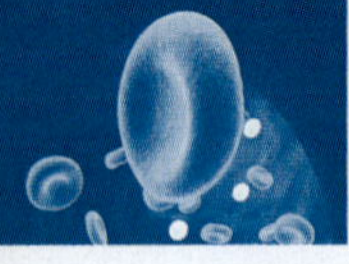

一个主要问题，这种技术已经成为正式反映评估指南的一部分[99]。FDG-PET的假阳性可以在骨髓中观察到，或者在治疗末观察到，这是由于化疗的关系或使用造血集落刺激因子。在随访中，假阳性可能由于胸腺增生活跃、肉芽肿类疾病或感染性疾病导致。除了评估残余肿块，FDG-PET也用于早期反应评估以进行风险分层，或在临床试验中用于改变治疗[100-102]。FDG-PET预测的准确性依赖于影像学专业技术和临床相关性分析。在多数情况下，尤其在FDG-PET中，那些较易出现阳性结果的解剖部位，若先前未受累或CT显示没有并发异常，通称需要进行组织活检以进一步证实。联合CT和FDG-PET技术目前为分期的标准，可明显增加信号增强的部位的解剖学定义。

临床和病理学相关性

■ 结节性淋巴细胞为主型

霍奇金淋巴瘤发病时年龄、疾病的解剖学受累程度和组织学亚型存在很强的相关性。约5%~10%的患者为结节性淋巴细胞为主型，这是一种独特的亚型。生发中心的进行性转化可出现于其他部位的结节性淋巴细胞为主型霍奇金淋巴瘤之前或之后[103,104]。细胞成分主要是良性B淋巴细胞伴或不伴有组织细胞。特征性的多叶CD20$^+$淋巴细胞和组织细胞相对较丰富(参见第98章图98-40)。患者多处于Ⅰ期(70%)，病灶为外周淋巴结，尤其是腋窝病灶，男性为主，男女比例约4∶1[105]。结节性淋巴细胞为主型常与大细胞非霍奇金淋巴瘤有关，或成为复合肿瘤，或在晚期成为大细胞淋巴瘤[106,107]。大细胞变异型富T细胞B细胞淋巴瘤很难与结节性淋巴细胞为主型霍奇金淋巴瘤鉴别，两者可同时发生，也可先后发生(参见第100章)[108]。

■ 结节硬化型

经典型霍奇金淋巴瘤，根据表型为CD30$^+$、CD15$^+$和CD20$^-$霍奇金和Reed-Sternberg细胞定义，有四种亚型，其中结节硬化型占40%~70%。结节硬化型以其独特的组织学特征著称，常累及下颈部、锁骨上和纵隔淋巴结，好发于青春期和年轻成人，尤其是女性。约70%的患者表现为早期。一个有特征性的组织学特征是出现陷窝细胞，这是Reed-Sternberg细胞的变异体在福尔马林固定时霍奇金和Reed-Sternberg细胞胞质收缩导致的(参见第98章图98-38)。另一个特征是增粗的外囊和纤维的带将淋巴样组织分隔为细胞结节。结节硬化型可根据恶性细胞和正常淋巴细胞的比例进行进一步分类，但其临床意义具有争议。

■ 混合细胞型

混合细胞型霍奇金淋巴瘤常在儿童和老年患者中发生，通常与进展期疾病、全身症状和免疫缺陷有关。约30%~50%的患者为此亚型。典型的霍奇金和Reed-Sternberg细胞较易发现，其细胞背景组成包括淋巴细胞、嗜酸性粒细胞、浆细胞和组织细胞(参见第98章图98-39)。在历史文献中，该亚型预后较差，一项最近的流行病学研究支持混合细胞型患者预后较差，尽管这个结果没有根据已知的不良预后因素进行调整[109]。

■ 淋巴细胞削减型

还有两种少见的经典型霍奇金淋巴瘤。淋巴细胞削减型霍奇金淋巴瘤有两个形态学亚型：网状和弥漫纤维化。网状变异型含丰富的多型肿瘤细胞，而弥漫纤维化变异型有明显的成纤维细胞增生和少量正常淋巴细胞。霍奇金和Reed-Sternberg细胞少见。淋巴细胞削减型在老年患者中多见，多见全身症状和广泛播散的病灶。与其他霍奇金淋巴瘤比较，外周和纵隔淋巴结肿大相对较少[110]。不明原因发热、黄疸、肝脾肿大或全血细胞减少相对少见。该亚型也与获得性免疫缺陷综合征有关。

■ 淋巴细胞富集型

淋巴细胞富集亚型由1999年世界卫生组织分类最早引出(见表99-1)，在病理专家回顾了结节性淋巴细胞为主型后提出[111]。两种亚型的形态学背景有着微妙的差异，但主要的差异是淋巴细胞富集型的霍奇金和Reed-Sternberg细胞具有典型的CD30$^+$ CD20$^-$免疫学特征。两者的临床特征非常相似，尽管淋巴细胞富集型患者较结节性淋巴细胞为主型年龄偏老[111]。结节性淋巴细胞为主型霍奇金淋巴瘤的特征为多次复发，但复发后预后较好。

疾病的解剖学分布

约70%的霍奇金淋巴瘤患者病灶位于颈部淋巴结；12%位于腋窝淋巴结；9%位于腹股沟淋巴结[112]。小部分患者仅表现横膈下的病灶。在斯坦福大学进行的285例连续的、未选择的初治患者的历史研究中，通过腹腔镜检对腹腔和盆腔内淋巴结进行手术切除活检；脾脏切除进行薄片病理检查；肝脏通过细针或楔形切除活检；同时对骨髓也进行活检，显示272例患者出现腹腔淋巴结和脾脏受累。在17项发表的研究中，初治患者腹腔镜检提示脾脏受累的比例为37%[112]。脾脏受累明显依赖于组织学亚型：混合细胞型和淋巴细胞削减型受累率为60%，结节性淋巴细胞为主型和结节硬化型为34%。肝脏和骨髓病灶均与脾脏受累有关。

两个不同理论，Kaplan和Rosenberg[113]的"连续性"和Smithers[114]的"易感性"理论被提出，用于解释霍奇金淋巴瘤的播散。有支持前者的证据，即多数霍奇金淋巴瘤似乎通过淋巴管播散，连续的淋巴结构以非随机方式播散是可预计的。争议主要集中于脾脏的受累，脾脏无输入淋巴管。当4个或更多的淋巴结区域受累时，血液传播似乎成为可能[115]。混合细胞型和淋巴细胞削减型更易见播散性病灶，这与报道的血管侵犯是一致的[116]。尽管血管侵犯具有争议，但它更易在脾脏受累中出现(而非淋巴结)，并提示预后不良[117,118]。

■ 分期

霍奇金淋巴瘤可应用Ann Arbor分类分为4期，如表99-2所示[15]。临床分期参考体检、影像学和实验室检查的结果，而病理学分期则采用活检。该分类可根据出现或不出现全身症状进一步细化。结外病变，代表了淋巴结病变的囊外扩展，应整合入标准放射野，这与播散的Ⅳ期病变是不同的。1989年，其他预后因素，如纵隔包块、其他大包块肿瘤和横膈下淋巴结受累的程度也被包含入调整的Ann Arbor系统，其名为

表 99-2 霍奇金淋巴瘤的 Ann Arbor 分期系统

分期

Ⅰ. 单一淋巴结区域(Ⅰ)或单一淋巴外器官或部位($Ⅰ_E$)受累

Ⅱ. 横膈同侧两个或更多的淋巴结区域(Ⅱ)或局部的、连续的淋巴外器官或部位($Ⅱ_E$)或两者($Ⅱ_{ES}$)

Ⅲ. 横膈两侧淋巴结区域受累(Ⅲ),可能包括脾脏($Ⅲ_S$)或局部的、连续的淋巴外器官或部位($Ⅲ_E$)或两者($Ⅲ_{ES}$)

Ⅳ. 一个或多个淋巴外器官或组织的多个或播散性的病灶,有或无淋巴结受累

调整特征

A. 无症状

B. 盗汗;发热 >38℃;近 6 个月体重减轻超过 10%

X. 大包块病灶;肿块 >10cm;纵隔肿块比 >0.33

E. 单一、连续或近端结外病灶受累

注:纵隔肿块比指纵隔肿块最大径相对纵隔最大径的比例,通过 CT 进行检测。

Cotswold 分类[119]。

初治患者的预后因素和推荐的分期步骤随着治疗发生变化。探查性的腹腔镜和脾切除目前已经不再进行了,历史文献显示,该方法可使约 1/3 的临床Ⅰ期和Ⅱ期患者进展为Ⅲ期和Ⅳ期病理学分期,但少于 1/4 的临床Ⅲ期患者减退为病理分期Ⅰ期或Ⅱ期[120]。胸部、腹部和盆腔的计算机断层扫描和 FDG-PET 可对受累病灶提供敏感的描绘,但脾脏和骨髓除外,对所有分期患者进行化疗可降低临床未检测出的病灶所带来的危险。

约 12% 的新患者可出现骨髓受累,在老年、进展期、较差的组织学或具有全身症状或免疫缺陷的患者更为常见。因为骨髓受累几乎从不在年轻、无症状的较好的Ⅰ期或Ⅱ期患者中出现,因此在这些患者的分期中骨髓活检可忽略不做。

实验室特征

霍奇金淋巴瘤没有诊断性的实验室指标。全血细胞计数可能提示有些患者出现粒细胞增多[121]、嗜酸性粒细胞增多[122]、淋巴细胞减少[123]、血小板增多[124]或贫血[125]。贫血通常是慢性疾病的结果,极少患者继发于高热、溶血[126]或直接抗球蛋白(Coombs)试验阳性[127]。血小板减少可能是骨髓受累、脾功能亢进或免疫机制导致[128-130]。霍奇金淋巴瘤可出现免疫性中性粒细胞减少[131]。进展期和淋巴细胞削减型患者尤其易见细胞减少。红细胞沉降率升高在进展期患者中最常见,与全身症状有关[132,133]。红细胞沉降率升高的程度与预后相关,尤其是早期疾病[134]。尽管没有特异性,随访红细胞沉降率有助于预测疾病复发。诊断时 35% 的患者出现血清乳酸脱氢酶水平升高[135,136]。霍奇金淋巴瘤可能出现碱性磷酸酶升高,早期疾病中没有特异性,或者与进展期疾病的肝脏、骨骼或骨髓受累有关[137]。高钙血症是霍奇金淋巴瘤较少见的表现,可能继发于霍奇金淋巴瘤细胞 1,25- 二羟维生素 D 合成增加[138]。有报道的其他异常包括由于胰岛素受体自身抗体导致的低血糖[139,140]和抗利尿激素异常分泌导致的低钠血症[141]。

贫血、中性粒细胞增多、淋巴细胞减少和低血清白蛋白为国际共识的进展期霍奇金淋巴瘤 7 项不良预后因素中的 4 项[142]。与非霍奇金淋巴瘤相似,血清 β_2 微球蛋白水平与霍奇金淋巴瘤的肿瘤负荷和预后相关[143]。血清细胞因子水平,包括可溶性 CD30、白介素(IL)-6、IL-10 和 IL-2 受体,报道与全身症状和进展期疾病有关[144-147]。对霍奇金淋巴瘤的胸水进行检查可能发现漏出液、渗出液或乳糜液。因为细胞学检查很少能发现霍奇金和 Reed-Sternberg 细胞,最常被考虑为中央淋巴管阻塞。实验室检查异常,包括肝门淋巴结肿大和胆道阻塞或肝内胆石症导致的肝功能异常,可能是霍奇金淋巴瘤最明显的罕见表现[148]。肾病综合征也见于霍奇金淋巴瘤[149]。

鉴别诊断

临床上出现肿大淋巴结可能与感染、炎症、自身免疫和肿瘤等疾病有关。应对不能解释的、持续存在的或反复出现的淋巴结肿大进行活检,并由有经验的血液病理学家进行会诊。最有可能的诊断是霍奇金淋巴瘤或非霍奇金淋巴瘤。根据临床和组织学特征与原发纵隔 B 细胞淋巴瘤鉴别较为困难;有证据表明该疾病在遗传学上与经典型霍奇金淋巴瘤相似,这一"灰区"淋巴瘤在新的世界卫生组织分类中独占一席[10,150,151]。混合细胞型霍奇金淋巴瘤出现了变异的细胞和基质成分,应与外周 T 细胞淋巴瘤鉴别;富 T 细胞 B 细胞淋巴瘤与结节性淋巴细胞为主型霍奇金淋巴瘤也较难鉴别[108]。霍奇金和 Reed-Sternberg 细胞的免疫标志,如 CD30、CD20 和 CD15,对于鉴别诊断具有重要价值(参见第 98 章图 98-36 和图 98-41)。引起霍奇金淋巴瘤的其他因素包括病毒感染,尤其是传染性单核细胞增多症。任何组织学类型的淋巴结削减后都可能与淋巴细胞削减型的弥漫纤维化变异型霍奇金淋巴瘤类似,包括 HIV 感染患者的淋巴结削减阶段。结外病灶的诊断依赖受累器官,以及霍奇金淋巴瘤的病理诊断是否明确。肝脏和骨髓的诊断,因为受累病灶太小,常不需要霍奇金和 Reed-Sternberg 细胞。当然,霍奇金淋巴瘤的罕见表现,如中枢神经系统、肝脏以及不明原因发热需要进行广泛的鉴别诊断。

治疗

■ 历史前瞻

通过对疾病播散进行系统性研究及采用大剂量、广泛的高电压放疗,使霍奇金淋巴瘤成为可治愈的肿瘤[152]。单用放疗时,受累区的放疗剂量为 3500~4400cGy,未受累组织预防的剂量为 3000~3500cGy。斗篷野、主动脉旁区和骨盆是经典的放疗区域。随着对长期并发症的深入认识,放射野开始减少,只对已知或大包块病灶实施照射,同时照射剂量也减低并同时联合化疗。不仅如此,治疗初始采用化疗缩小病灶,减少颈部、女性乳房、心脏和肺部区域接触放疗,从而降低后期并发症的发生。放射技术的进展可使剂量的分布更为精确,且不损伤正常组织。第一个现代的联合化疗方案为 MOPP 方案,由 DeVita 等设计[22]。引入 MOPP 化疗后,二十年来霍奇金淋巴瘤的死亡率下降超过 60%[153]。Bonadonna 等研发了一个重要的霍奇金淋巴瘤的替代治疗方案——ABVD,对于 MOPP 治疗失败的患者同样有效[154,155],并且治疗的毒性更小,下文将进行详细描述。单一使用或 ABVD 联合放疗随后成为推荐的一

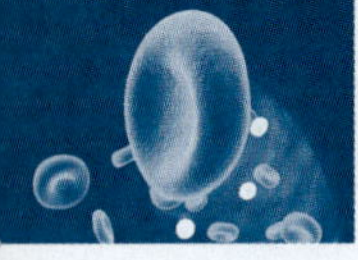

线化疗方案[156,157]。在其他治疗进展期霍奇金淋巴瘤的代替化疗方案中，只有 Diehl 等研发的博来霉素、足叶乙苷(etoposide)、多柔比星、环磷酰胺(cyclophophamide)、长春新碱(vincristine)、泼尼松和丙卡巴肼(BEACOPP)组合在Ⅲ期研究中显示了较高的治愈率[158]。表 99-3 列出了有效治疗霍奇金淋巴瘤的联合化疗的药物、剂量和方案。

■ 预后较好的早期疾病

在北美，预后较好的早期病变定义为无症状的Ⅰ期或Ⅱ期横膈上病变，没有大包块。欧洲采用更为严格的定义，包括 Ann Arbor 病灶数量、红细胞沉降率、年龄和结外病变以及大包块病变(表 99-4)[158]。约 35% 的Ⅰ期和Ⅱ期患者符合这个更为严格的预后较好的标准。多年来，腹腔镜分期后进行扩展野(次全淋巴结)放射是预后较好的早期霍奇金淋巴瘤的治疗选择。由于长期并发症，尤其是继发肿瘤，15~20 年时已经超过霍奇金淋巴瘤本身所导致的死亡率，这一治疗方法不得不进行改变[159]。斯坦福大学的早期研究显示，受累野放疗加化疗可获得与广泛野放疗相当或更好的疗效[160,161]。随后，其他随机化研究显示，在早期预后较好的霍奇金淋巴瘤中，受累野放疗加含蒽环类的化疗优于广泛野放疗[162-165]。

表 99-3　霍奇金淋巴瘤的联合化疗

药　物	剂量(mg/m²)	途　径	方案(应用时间，天)	周期长度(天)
COPP				28
环磷酰胺	650	IV	1，8	
长春新碱	1.4*	IV	1，8	
丙卡巴肼	100	PO	1~14	
泼尼松	40	PO	1~14	
ABVD				28
多柔比星	25	IV	1，15	
博来霉素	10	IV	1，15	
长春碱	6	IV	1，15	
达卡巴嗪	375	IV	1，15	
COPP/ABVD				28
ABVD 和 COPP 交替				
BEACOPP(标准)				21
博来霉素	10	IV	8	
足叶乙苷	100	IV	1~3	
多柔比星	25	IV	1	
环磷酰胺	650	IV	1	
长春新碱	1.4*	IV	8	
丙卡巴肼	100	PO	1~7	
泼尼松	40	PO	1~14	
BEACOPP(增强)				21
博来霉素	10	IV	8	
足叶乙苷	200	IV	1~3	
多柔比星	35	IV	1	
环磷酰胺	1250	IV	1	
长春新碱	1.4*	IV	8	
丙卡巴肼	100	PO	1~7	
泼尼松	40	PO	1~14	
(G-CSF)	(+)	SQ	8+	
BEACOPP(14 天)				14
标准 BEACOPP 每 14 天给药 1 次联合生长因子支持				
Stanford Ⅴ				12 周
氮芥	6	IV	第 1 天，周 1，5，9	
多柔比星	25	IV	第 1 天，周 1，3，5，7，9，11	
长春碱	6	IV	第 1 天，周 1，3，5，7，9，11	
长春新碱	1.4*	IV	第 1 天，周 2，4，6，8，10，12	
博来霉素	5	IV	第 1 天，周 2，4，6，8，10，12	
足叶乙苷	60×2	IV	第 1、2 天，周 3，7，11	
泼尼松	40	PO	第 1 天，周 1~10，逐渐减量	
减量、延迟的加用 G-CSF				

* 最大 2mg。

表 99-4 霍奇金淋巴瘤的预后因素

早期		进展期
EORTC	GHSG	国际协作研究
不良预后因素		不良预后因素
MMR≥0.35	MMR≥0.35	年龄≥45 岁
ESR>30mm/h，如果有症状	ESR>30mm/h，如果有症状	Ⅳ期
ESR>50mm/h，如果无症状	ESR>50mm/h，如果无症状	男性
>3 个 Ann Arbor 部位受累	>2 个 Ann Arbor 部位受累	白细胞计数≥15×10⁹/L
年龄≥50 岁	结外病灶	淋巴细胞计数 <0.6×10⁹/L 或 8%
	巨脾	白蛋白 <40g/L
		血红蛋白 <105g/L
出现任何因素考虑为预后不良		对国际预后积分进行累加
2/3 的早期患者具有一个或更多的不良因素		75% 的患者积分为 1~3 分

EORTC，欧洲癌症研究和治疗组织；GHSG，德国霍奇金研究组；MMR，纵隔肿块比，指纵隔肿块相对纵隔的最大横径的比例，通过 CT 进行检测；ESR，红细胞沉降率。

下一代的临床试验的设计目的是评估，当两种治疗手段都用于早期霍奇金淋巴瘤的治疗时，化疗的合理疗程数和放射的剂量和容量。米兰肿瘤研究所描述，采用 4 个疗程的 ABVD 联合放疗可使 95% 的病灶得到控制，广泛野和受累野放疗比较并没有优势[166]。相似的，德国霍奇金研究组（GHSG）也观察到类似的结果[167]。GHSG 发起了一项 4 组的试验，分别比较 2 个或 4 个疗程 ABVD 分别联合 20Gy 或 30Gy 放疗。该试验的最后结果没有发表，但多次发表的中期分析显示，所有 4 组患者的无进展生存率超过 95%[168]。在随后的试验中，GHSG 评估了 4 个疗程的 ABVD、AV、ABV 或 AVD 加 30Gy 受累野放疗。该研究的最后结果尚未发表，但 AV 和 ABV 组已经因结果较差而关闭。为了避免放疗和它的长期并发症，目前的研究应用中期 FDG-PET 来筛选可避免放疗患者（PET 阴性）。除了这些努力，目前研究者对单一采用化疗治疗早期霍奇金淋巴瘤存在一定兴趣。

只有少数研究评估了单一化疗对预后较好的早期霍奇金淋巴瘤的价值。一项北美的研究在早期患者中比较了含放疗的策略（根据危险因素）与单一 ABVD[169]。5 年时，含放疗的策略无进展生存明显占优，但绝对差异（87% vs. 93%）不大，同时目前也没有观察到生存差异。ABVD 比 ABVD 加放疗的单中心研究显示，两组间无进展生存无差异，但该试验入组的患者相对较少[170]。在一项欧洲试验中，表柔比星、博来霉素、长春碱、泼尼松（EBVP）方案用于检验比较相同的化疗方案加 20Gy 或 30Gy 的受累野放疗[171]。由于 EBVP 组疗效较差，因此试验早期关闭。也有其他研究比较了单一化疗与联合治疗，但这些试验入选了早期和进展期以及成人和儿童[172,173]。综合这些研究显示，联合治疗与含 ABVD 的化疗比较，无进展生存略有改善（≤12%）。采用这么有限的化疗和小剂量的放疗策略获得如此高的治愈率，使其已经成为新的标准而不再需要长期化疗。这些试验的长期随访包括总生存和长期并发症，以确定预后较好的早期霍奇金淋巴瘤的合理治疗策略。

一些早期患者需要进一步的关注。典型的表现为腹股沟淋巴结疾病的临床Ⅰ期霍奇金淋巴瘤患者可能需要接受短程化疗加受累野放疗。膈下表现受累更为广泛的霍奇金淋巴瘤最好接受单一全程化疗或联合治疗。历史上，肿块大于 1/3 胸径的患者约半数会在单一放疗后复发[95,174]，这些患者的治疗在随后的章节进行描述。相似的，Ⅰ~ⅡB 期患者通常接受化疗或联合治疗。多数结节性淋巴细胞为主型霍奇金淋巴瘤患者（约 80%）疾病处于无症状的早期阶段[111]。颈部、腋窝或腹股沟的外周淋巴结病灶多为Ⅰ期。欧洲淋巴瘤目标力量（European Task Force）报道，完全反应率为 96%，Ⅰ期和Ⅱ期的 8 年疾病特异性生存分别为 99% 和 94%[111]。因为结节性淋巴细胞为主型霍奇金淋巴瘤出现隐藏病灶的概率较低，疾病有趋势在持续数年内保持局灶化，局部放疗是治疗的选择。GHSG 的分析显示，局部放疗的预后与使用更为强烈的放疗和联合治疗相当[175]。

■ 局部广泛性早期霍奇金淋巴瘤

广泛的纵隔霍奇金淋巴瘤，定义为标准后前位胸片肿块超过胸内最大径的 1/3，CT 测值超过 10cm，常伴有结外侵犯至肺、心包和胸壁。还可以观察到胸腔积液。联合化疗和放疗（联合治疗方案）可使这些患者获得约 80% 的无复发生存。在化疗后进行放疗可减少正常心脏和肺组织的放疗接触量。联合治疗合理的化疗方案和持续时间、放疗剂量和总量是研究的目标。在米兰研究中，对 232 例接受次全淋巴结照射和 6 个疗程化疗患者进行分析，在无进展生存和总生存方面 ABVD- 放疗联合明显均优于 MOPP- 放疗联合[176,177]。随后，米兰组报道了 4 个疗程 ABVD 联合受累野放疗治疗Ⅰ~Ⅱ期患者的疗效，其中有许多具有巨大的纵隔肿块[166]。12 周的斯坦福Ⅴ方案，该方案包括改良斗篷化疗，可使超过 90% 的具有巨大纵隔肿块的患者获得持续缓解[178]。GHSG 在中危霍奇金淋巴瘤的 HD 11 研究中报道，ABVD 放疗和标准 BEACOPP 放疗的无进展生存无差异，这些患者中相当部分具有广泛纵隔病灶[179]。欧洲癌症研究和治疗组织（EORTC）/ 成人淋巴瘤研究组（GELA）发起的 H9U 研究报道，6 个疗程 ABVD 和 BEACOPP 联合 30Gy 受累野放疗无显著性差异[171]。GHSG HD14 研究报道，2 个疗程增强 BEACOPP 和 2 个疗程 ABVD 加化疗与 4 个疗程 ABVD- 放疗比较，在一项中期分析中，无进展生存具有优势，但没有观察到生存获益[180]。3 年时，90% 的 ABVD- 放疗的患者处于无病状态，与之相比 BEACOPP-ABVD- 放疗组患者为 96%。其他

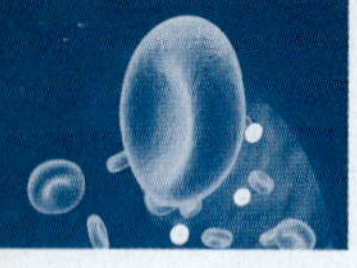

研究者探索了中期 PET 评估以决定是否在化疗后(甚至纵隔大包块病变)加放疗策略的地位。由于目前的治疗取得巨大成功,衡量更为强烈治疗的风险和获益越来越重要。

■ 进展期疾病

由于已经证实 ABVD 优于 MOPP 方案,与 MOPP 杂交或交替联合方案相当,但毒性较低,ABVD 成为进展期霍奇金淋巴瘤的标准治疗[156,157,181-183]。ABVD 方案继发性骨髓增生异常综合征、白血病和不育的发生率较低。GHSG 研发了 BEACOPP 方案(见表 99-3),基于数理模型,化疗剂量中等程度增加可使治愈率明显升高。在最初的 HD9 研究中,BEACOPP 有"标准"和"递增"两个版本,后者需要协同粒细胞集落刺激因子使用,与环磷酰胺、长春新碱、丙卡巴肼、泼尼松(COPP)-ABVD 方案进行了比较[158]。起病肿瘤≥5cm 的患者或有影像学残留病灶的患者在化疗后接受 36Gy 放疗。5 年和 10 年的随访结果显示,增强 BEACOPP 与 COPP-ABVD 比较,无进展生存和总生存具有显著性差异[158,184]。结果显示,递增 BEACOPP 治愈率超过 80%,是进展期霍奇金淋巴瘤Ⅲ期试验最佳的记录。不论国际预后指数如何,都能观察到增强 BEACOPP 的优势[185]。尽管有这些结果,BEACOPP 并没有广泛接受作为进展期霍奇金淋巴瘤的新的标准治疗,因为存在急性毒性(需要更多的住院和输血)和后期毒性的顾虑(包括不孕不育,并增加继发白血病的风险)[158,186]。此外,在 HD9 研究中,约 2/3 的患者接受放疗。意大利的两项随机化临床试验随后证实,在无进展生存的研究终点方面,BEACOPP 优于 ABVD(表 99-5)[187,188]。在第一个试验中,4 个疗程的增强加 2 个疗程标准的 BEACOPP 与 ABVD 和另一个多药方案进行了比较;所有具有大包块和残余病灶的患者接受了巩固放疗。BEACOPP 与 ABVD 比较,尽管总生存无显著

表 99-5　霍奇金淋巴瘤的部分随机化临床治疗试验

研究(患者数)	治　疗	无失败生存(%)	总生存(%)	随访(年)
早期预后较好和预后不良				
Milan(140)	4 ABVD + IFRT	94	96	12
	4 ABVD + STLI	93	94	
		P=NS	P=NS	
NCIC-ECOG(399)	含 RT	93	96	5
	4~6 ABVD	87	94	
		P=0.006	P=NS	
早期,预后较好				
EORTC/GELA H9F(783)	6 EBVP + 20 IFRT	88	98	4
	6 EBVP + 30 IFRT	85	100	
	6 EBVP	69	98	
		P≤0.001	P=0.241	
GHSG HD10(1370)	2 ABVD +30 IFRT	目前无差异 *		4
	2 ABVD + 20 IFRT			
	4 ABVD + 30 IFRT			
	4 ABVD + 30 IFRT			
早期,预后不良				
EORTC/GELA H9U(808)	6 ABVD + 30 IFRT	91	95	4
	4 ABVD + 30 IFRT	87	94	
	4 BEACOPP + 30 IFRT	90	93	
		P=NS	P=NS	
GHSG HD11(1422)	4 ABVD + 30 IFRT	目前无差异 *		2.5
	4 ABVD + 20 IFRT			
	4 BEACOPP + 30 IFRT			
	4 BEACOPP+ 20 IFRT			
进展期				
GHSG HD9(1201)	8 OPP/ABVD + RT	69	83	5
	8 BEACOPP + RT	76	88	
	8 $BEACOPP_{esc}$ + RT	87	91	
		P<0.002	P<0.002	

ABVD,多柔比星、博来霉素、长春碱、达卡巴嗪;BEACOPP,博来霉素、足叶乙甙、多柔比星、环磷酰胺、长春新碱、丙卡巴肼、泼尼松;COPP,环磷酰胺、长春新碱、丙卡巴肼、泼尼松;EBVP,表柔比星,博来霉素、长春碱、泼尼松;ECOG,东部肿瘤协作组;EORTC,欧洲癌症研究和治疗组织;GELA,成人淋巴瘤研究组;IFRT,受累野放疗;NCIC,加拿大国立癌症研究所;RT,放射治疗;STLI,次全淋巴结照射。

* 中期分析;** 中期分析。

性差异，但无进展生存明显占优[187]。在第 2 个研究中，患者随机接受 4 个疗程的标准和 4 个疗程的增强 BEACOPP 方案，对于治疗失败的患者预先准备大剂量化疗和自身移植[188]。该研究还显示 BEACOPP 组无进展生存较高，但总生存无差异。在每个上述引用的 3 个试验，BEACOPP 的危险率约为 0.5。进展期霍奇金淋巴瘤治疗的标准仍在争议中，因为 BEACOPP 方案缺乏生存获益的证据，该方案只能使约 15% 的患者获益，但却使 100% 的患者暴露在更大的毒性下。此外，国际研究的结果比较了 4 个递增和 4 个标准的 BEACOPP 方案分别混合 ABVD 方案治疗国际预后积分较高的患者，结果仍在等待中，国际预后积分的定义如下[182]。

降低增强 BEACOPP 方案治疗相关并发症的努力包括研究联合 4 个疗程增强和 4 个疗程标准 BEACOPP，并去除放射治疗。在随后的 GHSG HD12 研究中，接受或不接受巩固放疗的患者无进展生存无显著性差异，4 个标准加 4 个增强方案与 8 个增强 BEACOPP 同样有效[189]。大量研究正在进行，以明确中期 PET 扫描是否可决定患者采用更为强烈的治疗[102]。相似的，中期和治疗完成后 PET 扫描也被用于指导是否采用巩固放疗[190,191]。尽管研究者对该方案指导治疗充满热忱，但在 4 个疗程增强 BEACOPP 方案后 PET 仍旧阳性的患者中，多数需继续接受预定治疗才能获得治愈，这与 ABVD 不同[190]。

斯坦福研究组对大包块和进展期霍奇金淋巴瘤患者采取另一种治疗方式，以缩短治疗的持续时间，并降低药物的累积剂量[178]。尽管该方法在研究组的Ⅱ期协作组试验中获得高度成功，但其他结果是高度混杂的[178,192,193]。在一项意大利Ⅲ期试验中，比较了斯坦福Ⅴ与 ABVD 或一个多药方案，发现无进展生存较差[194]。但总生存率没有差异。放疗主要根据每个医师的建议进行，而不是按照原方案的制订，同时，在部分病例中，反应快的在 8 周就进行评估[194]。英国试验比较了斯坦福Ⅴ-放疗和 ABVD-治疗，发现 5 年的无进展生存结果相似——两组分别为 74% 和 76%[195]。总生存也相似；斯坦福Ⅴ为 92%，ABVD 为 90%。ABVD 组观察到更多的肺毒性。北美协作组研究也比较了 ABVD 和斯坦福Ⅴ化疗和放疗治疗局部广泛和进展期霍奇金淋巴瘤，但该Ⅲ期试验的结果尚未发表。

在进展期霍奇金淋巴瘤是否采用放疗进行巩固仍存在争议。成人和儿童单中心获得了令人鼓舞的资料，但在随机化试验中没有得到证实，部分研究被批评为力度不够。不仅如此，这些研究的时间跨度较大，化疗方案已经发生了改变。对 MOPP-ABV 后获得完全缓解的患者，采用 30Gy 受累野放疗也在一项Ⅲ期试验中进行研究[196]。无失败生存没有观察到显著性差异。值得注意的是，在该研究中，所有部分缓解的患者接受 40Gy 放疗，疗效与完全缓解患者无差异。GHSG HD12 研究患者随机接受观察或巩固放疗，该研究整合了中心回顾专家组，在 BEACOPP 后最后分析显示无差异[189]。对于具有残瘤病灶或大包块的患者，最近的意大利研究比较了 ABVD 和 BEACOPP 常规整合放疗[187,188]。HD15 研究对患者的放疗限制使用，仅对 4 个疗程化疗后 PET 阳性的患者进行放疗。采用该方法，只有 12% 的患者接受放疗，不接受放疗的 PET 阴性患者 1 年治愈率为 96%[191]。总之，这些资料不支持在进展期霍奇金淋巴瘤患者中全程化疗后常规进行放疗。但是，这种强有力的治疗在早期反应不充分的患者或在短程治疗后的作用似乎还是较明显的[178,190]。

■ 疾病复发

历史上，全程化疗后复发患者二线治疗治愈率较低，初治缓解期的长短可作为随后反应和无复发生存的预测指标。基于系统性和Ⅲ期试验，大剂量治疗和自身造血干细胞移植可改善这些患者的预后，并常规应用于许多年龄低于 65 岁患者的第一次复发的治疗[197,198]。移植的治愈率为 40%~60%，移植相关的死亡率小于 5%[199-201]。大剂量化疗，包括 BEAM［卡莫司汀（carmustine）、足叶乙苷、阿糖胞苷（cytarabine）、美法仑（melphalan）］、CBV（环磷酰胺、卡莫司汀、足叶乙苷）和增强 CBV 方案。很少进行全身照射，但在部分病例中巩固放疗可能还是有一定地位的。目前没有确定哪个单一方案具有明显的优越性；但是采用大剂量序贯治疗伴双次自身移植已经在随机化临床试验中进行检测[202,203]。在多数病例中，在干细胞动员和移植前，ICE［异环磷酰胺（ifosfamide）、卡铂（carboplatin）、足叶乙苷］、DHAP［地塞米松（dexamethasone）、阿糖胞苷、顺铂（cisplatin）］或 IGEV［异环磷酰胺、吉西他滨（gemcitabine）、长春瑞滨（vinorelbine）］二线化疗用于获得微小病灶状态[204]。部分研究组报道了一些成功移植的预后因素，包括对二线治疗有反应等。

由于在早期霍奇金淋巴瘤中仅采用有限的化疗和小剂量放疗或单一化疗，小部分复发患者的治疗也采用相似的方法。GHSG 报道了 1129 例接受 2 个疗程 ABVD 和受累野放疗后 42 例复发患者。采用不同治疗方法，3 年治疗无失败生存为 52%[205]。在参加加拿大国立癌症中心（NCIC）、美国东部肿瘤协作组（ECOG）的 23 例单一 ABVD 后复发和 10 例 ABVD 联合放疗后复发的早期霍奇金淋巴瘤患者中两组第 2 次无进展生存率均超过 90%，患者同样接受不同治疗，包括放疗、化疗、联合治疗和大剂量治疗联合移植[206]。

自身移植后治疗失败是一个挑战，其寿命直接与移植后复发的时间有关。由于移植相关的死亡率较高，异基因移植治疗多次复发霍奇金淋巴瘤的资料有限，尽管小部分患者观察到了长期的疾病控制以及某些证据表明存在移植物抗霍奇金淋巴瘤效应。非清髓性移植的预处理方案降低了移植相关死亡率，但疾病复发仍是主要挑战，无失败生存为 20%~30%[207,208]。

抗 CD20 抗体利妥昔单抗（rituximab）在结节性淋巴细胞为主型霍奇金淋巴瘤中可获得较高的反应率，可作为再治疗或拓展治疗方案[209,210]。在经典型霍奇金淋巴瘤中，直接针对 CD30 抗原的单克隆抗体可较好耐受，但作用价值有限[211]。但是，在两项Ⅰ期临床试验中，抗体-药物结合物 SGN-35，它使抗 CD30 抗体与微管蛋白抑制剂 monomethylauristatin E 在重度治疗的患者中获得了显著的反应[212,213]。SGN-35 的重要试验正在进展中。

病程和预后

治疗的目的是治愈最大数量的患者，同时并发症最少。在年龄小于 65 岁的患者中，随着治疗的改善，多数患者获得较高的治愈率。在 2006~2010 年诊断的患者中，44 岁以下 10 年预期生存超过 90%；54 岁以下超过 80%；64 岁以下超过 70%[214]。这些成果是建立在精细化放疗和治疗以及二线治疗疗效改善基础上的。但是，霍奇金淋巴瘤的后期并发症仍是治愈患者的

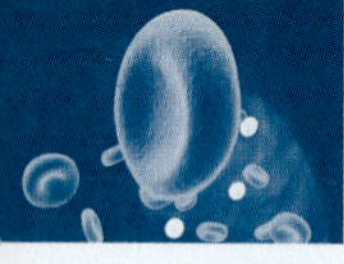

一个隐患，另一个是小部分患者出现难治。

临床预后因素

对于仅接受放疗的早期霍奇金淋巴瘤，已经建立了许多复杂的预后因素方案（见表 99-4）。广泛发现巨大纵隔病灶和全身症状是复发的一个独立预测因素，而只有老年是生存较差的预测因素。欧洲和加拿大研究者整合了性别、年龄、红细胞沉降率（ESR）、Ann Arbor 病灶数量、分期和组织学因素，将疾病分层为预后较好、预后非常好和预后不良。EORTC 定义四个或更多的淋巴结病灶、无症状患者 ESR 超过 50mm/h、有症状患者 ESR 超过 40mm/h 以及组织学作为中危疾病的预测指标，而 GHSG 则指出下列任何一条：巨大纵隔病灶、结外病灶、无症状患者 ESR 超过 50mm/h、有症状患者 ESR 超过 30mm/h 以及三个或更多的淋巴结病灶为中危疾病（见表 99-4）。重要的是，必须意识到在文献上解释早期霍奇金淋巴瘤采用的是不同标准，可这些临床变量用于临床研究的分组。国际预后积分，基于 7 个因素（见表 99-4），用于进展期疾病 [185]。每个因素可使无进展生存下降约 7%。只有 7% 的患者在预后最差组(5~7 个因素)，这些患者的 5 年无进展生存为 42%。预后因素的一致统一有助于临床试验设计的一致性，并可在高危亚组患者提供其他治疗的理论依据。增强 BEACOPP 的优越性可跨国际预后积分组观察到，但约 30% 的高危（4~5 个因素）患者出现治疗失败 [184]。对应的，在意大利研究中，BEACOPP 较 ABVD 无进展生存的改善仅限于更高危的患者 [187]。不论肿瘤负荷，年龄是一致的不良预后标志，但最近的进展已经消除其不良影响至约 55 岁 [215,216]。尽管较弱的治疗可能解释这些患者预后较差，但即便治疗的强度得到保证，老年患者的预后仍较差 [215]。对于年龄超过 65 岁的患者，BEACOPP 方案与不可接受的毒性有关，并且与 ABVD 比较没有优势 [217]。

在治疗结束后进行 FDG-PET 显影可提供较高的阴性预测值，范围为 81%~100% [218]。化疗末的阳性预测值变异更大，与疾病程度和应用放疗有关 [191,219,220]。1~3 个疗程化疗后 FDG-PET 扫描成为研究的兴趣所在，一些研究显示阴性结果可预测治疗成功而阳性结果高度提示治疗失败 [100,101,221]。大量正在进行的Ⅲ期临床试验正在设计，以根据早期 PET 结果改变治疗方法，以获得更高的治愈率并使毒性最小化。自身移植前 PET 的结果也成为一个明显的预后因素 [222-224]。

原发侵袭性霍奇金淋巴瘤患者预后最差。幸运的是，更新的治疗方法减少了该类患者的比例。在进行移植的患者中，对标准二线化疗的敏感性可预测较好的生存：反应患者无事件生存为 60%，而不能获得反应的患者仅为 19% [224]。除了 PET 状态和对二线治疗的临床反应，成功移植的预后因素包括至复发的时间、复发时的疾病程度、复发时的全身症状和贫血 [199,200,225]。

临床预后因素是霍奇金淋巴瘤细胞、分子生物学变化的替代指标。细胞因子的血清水平，包括可溶性 CD30，一个可能的肿瘤负荷标志，以及 IL-10，与微环境有关的免疫抑制指标，与不良预后有关，独立于临床特征 [226]。患者血清中趋化因子 CCL17 也可升高，后者由霍奇金和 Reed-Sternberg 细胞分泌，是疗效的一个标志 [227,228]。多个（但不是全部）研究者发现 BCL-2 表达与预后相关 [229-232]。霍奇金和 Reed-Sternberg 细胞表达 CD20 与预后不良有关，但没有在其他试验得到证实 [233,234]。缺乏 HLA Ⅱ类表达，可导致霍奇金和 Reed-Sternberg 细胞发生免疫逃逸，是独立的预后因素 [235]。EBV 的预后意义随年龄而发生变化，老年患者中提示预后不良 [236,237]。不仅如此，HLA-A2 单核苷酸多态性与 EBV 阳性霍奇金淋巴瘤风险有关 [53]。大量研究集中于霍奇金淋巴瘤炎症微环境。在一些研究中，T 调节细胞数量增加与预后较好有关；细胞毒 T 细胞标志数量下降与不良预后有关 [238-240]。综上所述，这些发现提示霍奇金和 Reed-Sternberg 细胞与炎症环境存在重要的相互作用。

治疗并发症

霍奇金淋巴瘤的治疗常有严重畸形和慢性副作用。尽管化疗和放疗的急性并发症令人烦恼，但它们通常较易控制。后期治疗并发症如不育、继发肿瘤和心肺疾病则更为严重，并明确可缩短治愈患者的寿命 [241,242]。继发肿瘤和心脏疾病的死亡率随时间而增加，目前是霍奇金淋巴瘤患者的头号死因。随着治疗演化进步，放疗相关并发症的风险已经降低，但小剂量治疗的长期的潜伏期和不确定性使得预测个体的风险变得很困难。识别和理解这些问题有助于帮助明确一线治疗并有助于随访生存者。

MOPP 化疗成功治疗霍奇金淋巴瘤后，观察到的第一个继发肿瘤是急性白血病和骨髓增生异常综合征 [243]。MOPP 后的风险主要由烷化剂导致，常与 5 号和 7 号染色体异常有关 [244,245]。以烷化剂为基础的治疗 7~10 年的实际风险为 5%。继发白血病的风险在年龄超过 35 岁的患者中更大。继发白血病的预后较差，生存小于 1 年 [247]。ABVD 化疗急性白血病的风险明显变小 [157]，但不能完全消失。大样本国际研究显示，在 1984 年后绝对风险出现明显降低，推测是一线治疗改变的结果 [247]。但是，在应用更高剂量足叶乙苷和多柔比星治疗霍奇金淋巴瘤后，如在 BEACOPP 方案中，急性白血病再次成为并发症 [186,248]。这类白血病容易较早出现，并与 11 号染色体的平衡易位有关。接受二线治疗和自身移植的患者中，出现骨髓增生异常综合征和继发白血病的风险最高。

霍奇金淋巴瘤治疗后非霍奇金淋巴瘤相对风险增加 [249,250]。在治疗后早期或晚期，可出现弥漫、侵袭性 B 细胞淋巴瘤。这与一线治疗的类型无明显关系。在一项 5406 例接受 GHSG 方案的研究中，继发淋巴瘤的发生率为 0.9%；如果淋巴瘤在一线治疗后 3 个月内出现，预后则较差 [251]。尽管在该研究中预后相对较差，但这些资料都在常规应用利妥昔单抗前。尚不清楚非霍奇金淋巴瘤是否与治疗相关免疫缺陷、先前的 B 细胞恶性肿瘤有关，也不清楚两者是否为相同的细胞起源。已经发现具有相同 B 细胞受体的边缘区淋巴瘤 [252]。在结节性淋巴细胞为主型霍奇金淋巴瘤中，弥漫大 B 细胞淋巴瘤及其变异型最为常见，它们在遗传学上是有相关性的 [253]。

霍奇金淋巴瘤治疗后实体癌风险增加已经广为认可了，随着时间，它们可占所有继发肿瘤的 75%~80% [250,254,255]。该风险与放疗接触有关，肿瘤通常在放射野的边缘出现。最常见的实体肿瘤是乳腺、肺和胃肠道肿瘤。出现继发癌症的潜伏期是一个重要的考虑因素，因为它们通常在至少 10 年后发生，在治疗后长达 30 年的时间里风险持续增加。在年龄小于 30 岁接受治疗的女性中，乳腺癌发生率升高，儿童和青春期接受治疗的患者风险明显增加 [256-258]。病例对照研究检测了乳腺放疗剂量与癌症风险的相关性，发现在剂量超过 4Gy 后风险增加 3.2 倍；

剂量超过 40Gy 后风险增加 8 倍[259,260]。在去除常规腋窝放射后（现在已经成为常规），风险下降 2.7 倍，采用现在的小剂量或淋巴结放射后，预计风险可进一步下降[261]。协同因素对于定义继发乳腺癌风险也是重要的，对于接受照射时年龄超过 30 岁的女性和持续月经正常的女性尤为重要[260,261]。

治疗时年龄超过 45 岁的患者肺癌风险最大。吸烟具有加倍效应，烷化剂接触也与风险有关。在接受过胸部照射、吸烟史和烷化剂治疗的患者中，肺癌风险较没有任何一条上述接触的患者高 49 倍[262]。在人群为基础的研究中，烷化剂化疗独立增加肺癌风险，并呈现剂量 - 反应相关性[262-264]。

霍奇金淋巴瘤存活者的预计心脏相关毒性风险范围为 2.2~7 倍[241,242,265,266]。纵隔放疗与心脏疾病风险增加有关。冠状动脉疾病和急性心肌梗死的风险在成人和儿童患者中都增加[257,267,268]。其他类型心脏疾病通常是无症状性的，包括瓣膜病、传导障碍和心肌病[269,270]。额外的化疗似乎对放射相关心脏疾病的风险影响不大。风险增加在 5~10 年内出现。因为风险与放射的剂量和总量有关，潜伏期为 5~10 年或更长，目前小剂量和小照射野的危险仍需要进行评价[265]。明确的心脏风险因素，包括高血压、高胆固醇血症和吸烟，可明显增加治疗后心脏疾病风险，也可及早进行干预为个体患者降低风险提供机会[271]。单一化疗后心脏疾病的风险没有广泛进行研究，但一项英国的报道显示，单一 ABVD 化疗后，心脏疾病死亡风险增加 7.8，当联合纵隔放疗后，其增加到 12.1[272]。这些结果给我们敲响了警钟，但需要更多资料，同时这些资料也不符合现代治疗暴露接触量较小的情况。

颈部放射后报道出现非冠状血管性并发症，它与放射剂量超过 36Gy 有关，协同因素为高血压、糖尿病和高胆固醇血症[273,274]。在一项回顾性队列研究中，标准化发生率，卒中为 2.2，短暂性缺血为 3.1[274]。但是，值得强调的是现代霍奇金淋巴瘤的治疗采用较低的放射剂量、较小的照射野的新技术也使过去经常发生的剂量不均一和热点现象明显减少。

约 90% 的男性患者在 6 个疗程 MOPP 方案后永久性丧失生育功能[275]。风险与烷化剂的累积剂量有关，2~3 个疗程 MOPP 可导致约 50% 的患者出现无精症[276]。烷化剂为基础的治疗后女性生育功能与治疗时的年龄与烷化剂累积剂量有关[277,278]。ABVD 联合治疗与短暂的停经和无精症有关，约 50%~90% 的患者可完全恢复[279,280]。一项病例对照研究发现，在接受 ABVD 治疗的女性中生育能力无明显下降[281]。与之不同，在 BEACOPP 治疗后没有男性精液正常，超过 50% 的女性出现停经[282,283]。一些作者描述了霍奇金淋巴瘤治疗后的妊娠。没有观察到先天缺陷或妊娠并发症[278]。

甲状腺功能异常在颈部照射后较为常见，在斯坦福研究中，26 年时风险可达 47%[284]。因此，风险患者应在随访观察中进行密切监察。很少的情况下，颈部放疗后可出现甲状腺功能亢进、Graves 眼病或甲状腺肿瘤[284]。Lhermitte 征，一种由低头引起的短暂的“电击样休克”感，是斗篷放疗的常见后遗症[285]。放射性肺炎的发生率依赖于肺部放射的容量和总剂量。症状包括咳嗽、呼吸困难和发热。尽管前瞻性评价肺功能显示，在斗篷放疗后肺容量减少，12~24 个月后可观察到恢复；有症状的放射性肺炎较为少见[286,287]。

全剂量放射治疗可能干扰儿童的正常生长发育。目前的治疗方案在所有各期疾病中采用小剂量或不放疗。致命性的感染是脾切并接受霍奇金淋巴瘤治疗的患者少见的事件，尤其是儿童[288,289]。治疗前 10~14 天，针对无荚膜微生物进行疫苗预防是值得推荐的。但必须认识到，无论是疫苗还是抗生素预防都不能提供足够的保护。疲倦是霍奇金淋巴瘤存活者常见主诉，与肺功能和峰氧摄入有关[269,290]。

目前霍奇金淋巴瘤的治疗获得高度的治愈率，减少后期并发症和提高生活质量似乎显得更加重要。患者宣教对于推广健康生活方式并减少其他风险因素至关重要。此外，应在高危患者中考虑早期检测和预防第二肿瘤和心脏疾病。但诊断检验的选择和作用，以及检查的合适时间和频率，需要进一步研究[291]。多数记录的后期并发症与过时的化疗和放疗有关，最近的治疗模型提示减少暴露接触可明显降低第二肿瘤的风险[261,292]。现代治疗似乎可进一步减少后期并发症的风险。进一步随访长期存活者仍是重要的，遗传和环境因素的作用仍是一个充满疑问需要进一步研究的领域。

翻译：沈　扬

参考文献

1. Hodgkin T: On some morbid appearances of the absorbent glands and spleen. *Med Chir Trans* 17:68, 1832.
2. Wilks S: Cases of lardaceous disease and some allied affections, with remarks. *Guys Hosp Rep* 17:103, 1856.
3. Dreschfield J: Clinical lecture on acute Hodgkin's (or pseudoleucocythemia). *BMJ* 1:893, 1892.
4. Kundrat H: Uber Lympho-sarkomatosis. *Wien Wochenschr* 6:211, 1893.
5. Sternberg C: Uber eine eigenartige unter dem Bilde der Pseudoleukamie verlaufende Tuberculose des lymphatischen Appartes. *Z Heilk* 19:21, 1898.
6. Reed D: On the pathological changes in Hodgkin's disease, with especial reference to its relation to tuberculosis. *Johns Hopkins Hosp Rep* 10:133, 1902.
7. Fox H: Remarks on the presentation of microscopical preparations made from some of the original tissue described by Thomas Hodgkin. *Ann Med Hist* 8:370, 1926.
8. Jackson H, Parker F: *Hodgkin's Disease and Allied Disorders*. Oxford University Press, New York, 1947.
9. Lukes RJ, Butler JJ, Hicks EB: Natural history of Hodgkin's disease as related to its pathologic picture. *Cancer* 19:317, 1966.
10. Stein H: Hodgkin lymphoma, in *WHO Classification of Tumours of Haematopoietic and Lymphoid Tissues*, 4th ed. International Agency for Research on Cancer, Eds SH Swerdlow, E Campo, NL Harris, ES Jaffe, SA Pileri, H Stein, J Thiele, JW Vardiman, p 321, Lyon, France, 2008.
11. Peters M: A study of survivals in Hodgkin's disease treated radiologically. *Am J Roentgenol* 63:299, 1950.
12. Kinmouth J: Lymphangiography in man: Method of outlining lymphatic trunks and operation. *Clin Sci* 11:13, 1952.
13. Glatstein E, Guernsey JM, Rosenberg SA, et al: The value of laparotomy and splenectomy in the staging of Hodgkin's disease. *Cancer* 24:709, 1969.
14. Rosenberg S: Report of the committee on the staging of Hodgkin's disease. *Cancer Res* 26:1310, 1966.
15. Carbone P, Kaplan H, Musshoff K: Report of the committee on the Hodgkin's disease staging. *Cancer Res* 31:1860, 1971.
16. Pusey W: Cases of sarcoma and of Hodgkin's disease treated by exposures to x-rays: A preliminary report. *JAMA* 38:166, 1902.
17. Senn N: Therapeutical value of Roentgen ray in treatment of pseudoleukemia. *NY Med J* 77:665, 1903.
18. Gilbert R: Radiotherapy in Hodgkin's disease (malignant granulomatosis): Anatomic and clinical foundations, governing principles, results. *Am J Roentgenol* 41:198, 1939.
19. Kaplan H: The radical radiotherapy of regionally localized Hodgkin's disease. *Radiology* 78:553, 1962.
20. Goodman L, Wingtrobe M, Dameshek W: Nitrogen mustard therapy: Use of methyl bis(b-chloroethyl)amine hydrochloride and tris-(b-chloroethyl)amine hydrochloride for Hodgkin's disease, lymphosarcoma, leukemia, and certain allied and miscellaneous disorders. *JAMA* 132:126, 1946.
21. Jacobson L, Spurr C, Baron EG: Nitrogen mustard therapy: Use of methyl bis(b-chloroethyl)amine hydrochloride on neoplastic disorders of the hematopietic system. *JAMA* 132:263, 1946.
22. DeVita V, Serpick A, Carbone P: Combination chemotherapy in the treatment of advanced Hodgkin's disease. *Ann Intern Med* 73:881, 1970.
23. Bonadonna G, Zucali R, Monfardini S, et al: Combination chemotherapy of Hodgkin's disease with Adriamycin, bleomycin, vinblastine, and imidazole carboxamide versus MOPP. *Cancer* 36:252, 1975.
24. Surveillance, Epidemiology and End Results (SEER) Program (www.seer.cancer.gov)

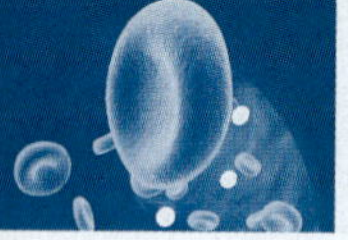

SEER*Stat Database. National Cancer Institute, DCCPS, Surveillance Research Program, Cancer Statistics Branch, based on the November 2005 SEER data submission.
25. MacMahon B: Epidemiology of Hodgkin's disease. *Cancer Res* 26:1189, 1966.
26. Clarke C, Glaser S, Keegan T, et al: Neighborhood socioeconomic status and Hodgkin's lymphoma incidence in California. *Cancer Epidemiol Biomarkers Prev* 14:1441, 2005.
27. Surveillance, Epidemiology, and End Results Program, National Cancer Institute, 2009. http://seer.cancer.gov/csr/1975_2006/browse_csr.php?section=9&page=sect_09_table.01.html.
28. Landgren O, Engels EA, Pfeiffer RM, et al: Autoimmunity and susceptibility to Hodgkin lymphoma: A population-based case-control study in Scandinavia. *J Natl Cancer Inst* 98:1321, 2006.
29. Grufferman S, Delzell E: Epidemiology of Hodgkin's disease. *Epidemiol Rev* 6:76, 1984.
30. Au WY, Gascoyne RD, Gallagher RE, et al: Hodgkin's lymphoma in Chinese migrants to British Columbia: A 25-year survey. *Ann Oncol* 15:626, 2004.
31. Katanoda K, Yako-Suketomo H: Comparison of time trends in Hodgkin and non-Hodgkin lymphoma incidence (1973–97) in East Asia, Europe and USA, from cancer incidence in five continents Vol. IV-VIII. *Jpn J Clin Oncol* 38:391, 2008.
32. Vianna NJ, Greenwald P, Davies JN: Extended epidemic of Hodgkin's disease in high-school students. *Lancet* 1:1209, 1971.
33. Rosdahl N, Larsen SO, Clemmesen J: Hodgkin's disease in patients with previous infectious mononucleosis: 30 years' experience. *Br Med J* 2:253, 1974.
34. Kvale G, Hoiby EA, Pedersen E: Hodgkin's disease in patients with previous infectious mononucleosis. *Int J Cancer* 23:593, 1979.
35. Mueller N, Evans A, Harris N: Altered antibody titers to Epstein-Barr virus before the diagnosis of Hodgkin's disease. *N Engl J Med* 320:689, 1989.
36. Hjalgrim H, Askling J, Rostgaard K, et al: Characteristics of Hodgkin's lymphoma after infectious mononucleosis. *N Engl J Med* 349:1324, 2003.
37. Alexander FE, Lawrence DJ, Freeland J, et al: An epidemiologic study of index and family infectious mononucleosis and adult Hodgkin's disease (HD): Evidence for a specific association with EBV+ve HD in young adults. *Int J Cancer* 107:298, 2003.
38. Glaser SL, Lin RJ, Stewart SL, et al: Epstein-Barr virus-associated Hodgkin's disease: Epidemiologic characteristics in international data. *Int J Cancer* 70:375, 1997.
39. Armstrong AA, Alexander FE, Cartwright R, et al: Epstein-Barr virus and Hodgkin's disease: Further evidence for the three disease hypothesis. *Leukemia* 12:1272, 1998.
40. Ambinder RF, Browning PJ, Lorenzana I, et al: Epstein-Barr virus and childhood Hodgkin's disease in Honduras and the United States. *Blood* 81:462, 1993.
41. Herndier BG, Sanchez HC, Chang KL, et al: High prevalence of Epstein-Barr virus in the Reed-Sternberg cells of HIV-associated Hodgkin's disease. *Am J Pathol* 142:1073, 1993.
42. Powles T, Robinson D, Stebbing J, et al: Highly active antiretroviral therapy and the incidence of non-AIDS-defining cancers in people with HIV infection. *J Clin Oncol* 27:884, 2009.
43. Biggar RJ, Jaffe ES, Goedert JJ, et al: Hodgkin lymphoma and immunodeficiency in persons with HIV/AIDS. *Blood* 108:3786, 2006.
44. Mack TM, Cozen W, Shibata DK, et al: Concordance for Hodgkin's disease in identical twins suggesting genetic susceptibility to the young-adult form of the disease. *N Engl J Med* 332:413, 1995.
45. Ferraris AM, Racchi O, Rapezzi D, et al: Familial Hodgkin's disease: A disease of young adulthood? *Ann Hematol* 74:131, 1997.
46. Chang ET, Smedby KE, Hjalgrim H, et al: Family history of hematopoietic malignancy and risk of lymphoma. *J Natl Cancer Inst* 97:1466, 2005.
47. Goldin LR, Pfeiffer RM, Gridley G, et al: Familial aggregation of Hodgkin lymphoma and related tumors. *Cancer* 100:1902, 2004.
48. Hemminki K, Li X, Czene K: Familial risk of cancer: Data for clinical counseling and cancer genetics. *Int J Cancer* 108:109, 2004.
49. Grufferman S, Cole P, Smith PG, et al: Hodgkin's disease in siblings. *N Engl J Med* 296:248, 1977.
50. Altieri A, Hemminki K: The familial risk of Hodgkin's lymphoma ranks among the highest in the Swedish Family-Cancer Database. *Leukemia* 20:2062, 2006.
51. Horwitz MS, Mealiffe ME: Further evidence for a pseudoautosomal gene for Hodgkin's lymphoma: Reply to "The familial risk of Hodgkin's lymphoma ranks among the highest in the Swedish Family-Cancer Database" by Altieri A and Hemminki K. *Leukemia* 21:351, 2007.
52. Cimino G, Lo CF, Cartoni C, et al: Immune-deficiency in Hodgkin's disease (HD): A study of patients and healthy relatives in families with multiple cases. *Eur J Cancer Clin Oncol* 24:1595, 1988.
53. Niens M, Jarrett RF, Hepkema B, et al: HLA-A*02 is associated with a reduced risk and HLA-A*01 with an increased risk of developing EBV+ Hodgkin lymphoma. *Blood* 110:3310, 2007.
54. Küppers R, Rajewsky K, Zhao M, et al: Hodgkin disease: Hodgkin and Reed-Sternberg cells picked from histological sections show clonal immunoglobulin gene rearrangements and appear to be derived from B cells at various stages of development. *Proc Natl Acad Sci U S A* 91:10962, 1994.
55. Küppers R, Roers A, Kanzler H: Molecular single cell studies of normal and transformed lymphocytes. *Cancer Surv* 30:45, 1997.
56. Kanzler H, Kuppers R, Hansmann ML, et al: Hodgkin and Reed-Sternberg cells in Hodgkin's disease represent the outgrowth of a dominant tumor clone derived from (crippled) germinal center B cells. *J Exp Med* 184:1495, 1996.
57. Bargou RC, Emmerich F, Krappmann D, et al: Constitutive nuclear factor-kappaB-RelA activation is required for proliferation and survival of Hodgkin's disease tumor cells. *J Clin Invest* 100:2961, 1997.
58. Jox A, Zander T, Kuppers R, et al: Somatic mutations within the untranslated regions of rearranged Ig genes in a case of classical Hodgkin's disease as a potential cause for the absence of Ig in the lymphoma cells. *Blood* 93:3964, 1999.
59. Muschen M, Rajewsky K, Brauninger A, et al: Rare occurrence of classical Hodgkin's disease as a T cell lymphoma. *J Exp Med* 191:387, 2000.
60. Braeuninger A, Küppers R, Strickler JG, et al: Hodgkin and Reed-Sternberg cells in lymphocyte predominant Hodgkin disease represent clonal populations of germinal center-derived tumor B cells 94(25):14211. *Proc Natl Acad Sci U S A* 94:9337, 1997.
61. Ohno T, Stribley JA, Wu G, et al: Clonality in nodular lymphocyte-predominant Hodgkin's disease. *N Engl J Med* 337:459, 1997.
62. Marafioti T, Hummel M, Anagnostopoulos I, et al: Origin of nodular lymphocyte-predominant Hodgkin's disease from a clonal expansion of highly mutated germinal-center B cells. *N Engl J Med* 337:453, 1997.
63. Schwering I, Brauninger A, Klein U, et al: Loss of the B-lineage-specific gene expression program in Hodgkin and Reed-Sternberg cells of Hodgkin lymphoma. *Blood* 101:1505, 2003.
64. Mathas S, Janz M, Hummel F, et al: Intrinsic inhibition of transcription factor E2A by HLH proteins ABF-1 and Id2 mediates reprogramming of neoplastic B cells in Hodgkin lymphoma. *Nat Immunol* 7:207, 2006.
65. Ushmorov A, Leithauser F, Sakk O, et al: Epigenetic processes play a major role in B-cell-specific gene silencing in classical Hodgkin lymphoma. *Blood* 107:2493, 2006.
66. Stein H, Marafioti T, Foss HD, et al: Down-regulation of BOB.1/OBF.1 and Oct2 in classical Hodgkin disease but not in lymphocyte predominant Hodgkin disease correlates with immunoglobulin transcription. *Blood* 97:496, 2001.
67. Re D, Muschen M, Ahmadi T, et al: Oct-2 and Bob-1 deficiency in Hodgkin and Reed Sternberg cells. *Cancer Res* 61:2080, 2001.
68. Cobaleda C, Schebesta A, Delogu A, et al: Pax5: The guardian of B cell identity and function. *Nat Immunol* 8:463, 2007.
69. Foss HD, Reusch R, Demel G, et al: Frequent expression of the B-cell-specific activator protein in Reed-Sternberg cells of classical Hodgkin's disease provides further evidence for its B-cell origin. *Blood* 94:3108, 1999.
70. Jundt F, Acikgoz O, Kwon SH, et al: Aberrant expression of Notch1 interferes with the B-lymphoid phenotype of neoplastic B cells in classical Hodgkin lymphoma. *Leukemia* 22:1587, 2008.
71. Kumano K, Chiba S, Shimizu K, et al: Notch1 inhibits differentiation of hematopoietic cells by sustaining GATA-2 expression. *Blood* 98:3283, 2001.
72. Dukers DF, van Galen JC, Giroth C, et al: Unique polycomb gene expression pattern in Hodgkin's lymphoma and Hodgkin's lymphoma-derived cell lines. *Am J Pathol* 164:873, 2004.
73. Scheeren FA, Diehl SA, Smit LA, et al: IL-21 is expressed in Hodgkin lymphoma and activates STAT5: Evidence that activated STAT5 is required for Hodgkin lymphomagenesis. *Blood* 111:4706, 2008.
74. Marafioti T, Hummel M, Foss HD, et al: Hodgkin and Reed-Sternberg cells represent an expansion of a single clone originating from a germinal center B-cell with functional immunoglobulin gene rearrangements but defective immunoglobulin transcription. *Blood* 95:1443, 2000.
75. Joos S, Kupper M, Ohl S, et al: Genomic imbalances including amplification of the tyrosine kinase gene JAK2 in CD30+ Hodgkin cells. *Cancer Res* 60:549, 2000.
76. Weniger MA, Melzner I, Menz CK, et al: Mutations of the tumor suppressor gene SOCS-1 in classical Hodgkin lymphoma are frequent and associated with nuclear phospho-STAT5 accumulation. *Oncogene* 25:2679, 2006.
77. Barth TF, Martin-Subero JI, Joos S, et al: Gains of 2p involving the REL locus correlate with nuclear c-Rel protein accumulation in neoplastic cells of classical Hodgkin lymphoma. *Blood* 101:3681, 2003.
78. Cabannes E, Khan G, Aillet F, et al: Mutations in the IkBa gene in Hodgkin's disease suggest a tumour suppressor role for IkappaBalpha. *Oncogene* 18:3063, 1999.
79. Emmerich F, Theurich S, Hummel M, et al: Inactivating I kappa B epsilon mutations in Hodgkin/Reed-Sternberg cells. *J Pathol* 201:413, 2003.
80. Schmitz R, Hansmann ML, Bohle V, et al: TNFAIP3 (A20) is a tumor suppressor gene in Hodgkin lymphoma and primary mediastinal B cell lymphoma. *J Exp Med* 206:981, 2009.
81. Lamprecht B, Kreher S, Anagnostopoulos I, et al: Aberrant expression of the Th2 cytokine IL-21 in Hodgkin lymphoma cells regulates STAT3 signaling and attracts Treg cells via regulation of MIP-3alpha. *Blood* 112:3339, 2008.
82. Baus D, Pfitzner E: Specific function of STAT3, SOCS1, and SOCS3 in the regulation of proliferation and survival of classical Hodgkin lymphoma cells. *Int J Cancer* 118:1404, 2006.
83. Kapp U, Yeh WC, Patterson B, et al: Interleukin 13 is secreted by and stimulates the growth of Hodgkin and Reed-Sternberg cells. *J Exp Med* 189:1939, 1999.
84. Fiumara P, Snell V, Li Y, et al: Functional expression of receptor activator of nuclear factor kappaB in Hodgkin disease cell lines. *Blood* 98:2784, 2001.
85. Chiu A, Xu W, He B, et al: Hodgkin lymphoma cells express TACI and BCMA receptors and generate survival and proliferation signals in response to BAFF and APRIL. *Blood* 109:729, 2007.
86. Pel PK: Zur symptomatolgie der sogennanten pseudoleukamie. II. Pseudokeukamie oder chronisches Ruckfallsfieber? *Berl Klin Wochenschr* 24:844, 1887.
87. Ebstein WV: Das chronische Ruckfallsfieber, eine neu infectionskrankheit. *Berl Klin Wochenschr* 24:565, 1887.
88. Atkinson K, Austin DE, McElwain TJ, et al: Alcohol pain in Hodgkin's disease. *Cancer* 37:895, 1976.

89. Rueffer U, Sieber M, Josting A, et al: Prognostic factors for subdiaphragmatic involvement in clinical stage I-II supradiaphragmatic Hodgkin's disease: A retrospective analysis of the GHSG. *Ann Oncol* 10:1343, 1999.
90. Cavalli F: Rare syndromes in Hodgkin's disease. *Ann Oncol* 9 Suppl 5:S109, 1998.
91. Barta SK, Yahalom J, Shia J, et al: Idiopathic cholestasis as a paraneoplastic phenomenon in Hodgkin's lymphoma. *Clin Lymphoma Myeloma* 7:77, 2006.
92. Audard V, Larousserie F, Grimbert P, et al: Minimal change nephrotic syndrome and classical Hodgkin's lymphoma: Report of 21 cases and review of the literature. *Kidney Int* 69:2251, 2006.
93. Gerstner ER, Abrey LE, Schiff D, et al: CNS Hodgkin lymphoma. *Blood* 112:1658, 2008.
94. Filly R, Bland N, Castellino RA: Radiographic distribution of intrathoracic disease in previously untreated patients with Hodgkin's disease and non-Hodgkin's lymphoma. *Radiology* 120:277, 1976.
95. Mauch P, Gorshein D, Cunningham J, et al: Influence of mediastinal adenopathy on site and frequency of relapse in patients with Hodgkin's disease. *Cancer Treat Rep* 66:809, 1982.
96. Juweid ME: Utility of positron emission tomography (PET) scanning in managing patients with Hodgkin lymphoma. *Hematology Am Soc Hematol Educ Program* 259, 510–1, 2006.
97. Jerusalem G, Warland V, Najjar F, et al: Whole-body 18F-FDG PET for the evaluation of patients with Hodgkin's disease and non-Hodgkin's lymphoma. *Nucl Med Commun* 20:13, 1999.
98. Bangerter M, Moog F, Buchmann I, et al: Whole-body 2-[18F]-fluoro-2-deoxy-D-glucose positron emission tomography (FDG-PET) for accurate staging of Hodgkin's disease. *Ann Oncol* 9:1117, 1998.
99. Juweid ME, Stroobants S, Hoekstra OS, et al: Use of positron emission tomography for response assessment of lymphoma: Consensus of the Imaging Subcommittee of International Harmonization Project in Lymphoma. *J Clin Oncol* 25:571, 2007.
100. Gallamini A, Hutchings M, Rigacci L, et al: Early interim 2-[18F]fluoro-2-deoxy-D-glucose positron emission tomography is prognostically superior to international prognostic score in advanced-stage Hodgkin's lymphoma: A report from a joint Italian-Danish study. *J Clin Oncol* 25:3746, 2007.
101. Hutchings M, Loft A, Hansen M, et al: FDG-PET after two cycles of chemotherapy predicts treatment failure and progression-free survival in Hodgkin lymphoma. *Blood* 107:52, 2006.
102. Dann EJ, Bar-Shalom R, Tamir A, et al: Risk-adapted BEACOPP regimen can reduce the cumulative dose of chemotherapy for standard and high-risk Hodgkin lymphoma with no impairment of outcome. *Blood* 109:905, 2007.
103. Poppema S, Kaiserling E, Lennert K: Nodular paragranuloma and progressively transformed germinal centers. Ultrastructural and immunohistologic findings. *Virchows Arch B Cell Pathol* 31:211, 1979.
104. Burns BF, Colby TV, Dorfman RF: Differential diagnostic features of nodular L & H Hodgkin's disease, including progressive transformation of germinal centers. *Am J Surg Pathol* 8:253, 1984.
105. Hansmann ML, Zwingers T, Boske A, et al: Clinical features of nodular paragranuloma (Hodgkin's disease, lymphocyte predominance type, nodular). *J Cancer Res Clin Oncol* 108:321, 1984.
106. Miettinen M, Franssila KO, Saxen E: Hodgkin's disease, lymphocytic predominance nodular. Increased risk for subsequent non-Hodgkin's lymphomas. *Cancer* 51:2293, 1983.
107. Sundeen JT, Cossman J, Jaffe ES: Lymphocyte predominant Hodgkin's disease nodular subtype with coexistent "large cell lymphoma." Histological progression or composite malignancy [see comments]? *Am J Surg Pathol* 12:599, 1988.
108. Rudiger T, Gascoyne RD, Jaffe ES, et al: Workshop on the relationship between nodular lymphocyte predominant Hodgkin's lymphoma and T cell/histiocyte-rich B cell lymphoma. *Ann Oncol* 13 Suppl 1:44, 2002.
109. Allemani C, Sant M, De Angelis R, et al: Hodgkin disease survival in Europe and the U.S.: Prognostic significance of morphologic groups. *Cancer* 107:352, 2006.
110. Neiman RS, Rosen PJ, Lukes RJ: Lymphocyte-depletion Hodgkin's disease. A clinicopathological entity. *N Engl J Med* 288:751, 1973.
111. Diehl V, Sextro M, Franklin J, et al: Clinical presentation, course, and prognostic factors in lymphocyte-predominant Hodgkin's disease and lymphocyte-rich classical Hodgkin's disease: Report from the European Task Force on Lymphoma Project on Lymphocyte-Predominant Hodgkin's Disease. *J Clin Oncol* 17:776, 1999.
112. Kaplan HS: *Hodgkin's Disease*. Harvard University Press, Cambridge, MA, 1980.
113. Rosenberg SA, Kaplan HS: Evidence for an orderly progression in the spread of Hodgkin's disease. *Cancer Res* 26:1225, 1966.
114. Smithers DW: Spread of Hodgkin's disease. *Lancet* 1:1262, 1970.
115. Hutchison GB: Anatomic patterns by histologic type of localized Hodgkin's disease of the upper torso. *Lymphology* 5:1, 1972.
116. Rappaport H, Berard CW, Butler JJ, et al: Report of the Committee on Histopathological Criteria Contributing to Staging of Hodgkin's Disease. *Cancer Res* 31:1864, 1971.
117. Naeim F, Waisman J, Coulson WF: Hodgkin's disease: The significance of vascular invasion. *Cancer* 34:655, 1974.
118. Kirschner RH, Abt AB, O'Connell MJ, et al: Vascular invasion and hematogenous dissemination of Hodgkin's disease. *Cancer* 34:1159, 1974.
119. Lister TA, Crowther D, Sutcliffe SB, et al: Report of a committee convened to discuss the evaluation and staging of patients with Hodgkin's disease: Cotswolds meeting [published erratum appears in *J Clin Oncol* 8(9):1602, 1990] [see comments]. *J Clin Oncol* 7:1630, 1989.
120. Kaplan HS, Dorfman RF, Nelsen TS, et al: Staging laparotomy and splenectomy in Hodgkin's disease: Analysis of indications and patterns of involvement in 285 consecutive, unselected patients. *Natl Cancer Inst Monogr* 36:291, 1973.
121. Simmons AV, Spiers AS, Fayers PM: Haematological and clinical parameters in assessing activity in Hodgkin's disease and other malignant lymphomas. *Q J Med* 42:111, 1973.
122. Tauro GP: Hodgkin's disease associated with raised eosinophil counts. *Med J Aust* 2:604, 1966.
123. MacLennan KA, Hudson BV, Jelliffe AM, et al: The pretreatment peripheral blood lymphocyte count in 1100 patients with Hodgkin's disease: The prognostic significance and the relationship to the presence of systemic symptoms. *Clin Oncol* 7:333, 1981.
124. Ultmann JE, Cunningham JK, Gellhorn A: The clinical picture of Hodgkin's disease. *Cancer Res* 26:1047, 1966.
125. MacLennan KA, Vaughan HB, Easterling MJ, et al: The presentation haemoglobin level in 1103 patients with Hodgkin's disease (BNLI report no. 21). *Clin Radiol* 34:491, 1983.
126. Storgaard L, Karle H: Fever and haemolysis in Hodgkin's diseases. *Acta Med Scand* 197:311, 1975.
127. Jones SE: Autoimmune disorders and malignant lymphoma. *Cancer* 31:1092, 1973.
128. Sonnenblick M, Kramer R, Hershko C: Corticosteroid responsive immune thrombocytopenia in Hodgkin's disease. *Oncology* 43:349, 1986.
129. Cohen JR: Idiopathic thrombocytopenic purpura in Hodgkin's disease: A rare occurrence of no prognostic significance. *Cancer* 41:743, 1978.
130. Kedar A, Khan AB, Mattern JQ, et al: Autoimmune disorders complicating adolescent Hodgkin's disease. *Cancer* 44:112, 1979.
131. Hunter JD, Logue GL, Joyner JT: Autoimmune neutropenia in Hodgkin's disease. *Arch Intern Med* 142:386, 1982.
132. Le Bourgeois J, Tubiana M: The erythrocyte sedimentation rate as a monitor for relapse in patients with previously treated Hodgkin's disease. *Int J Radiat Oncol Biol Phys* 2:241, 1977.
133. Haybittle JL, Hayhoe FG, Easterling MJ, et al: Review of British National Lymphoma Investigation studies of Hodgkin's disease and development of prognostic index. *Lancet* 1:967, 1985.
134. Tubiana M, Henry AM, van dW, et al: A multivariate analysis of prognostic factors in early stage Hodgkin's disease. *Int J Radiat Oncol Biol Phys* 11:23, 1985.
135. Schilling RF, McKnight B, Crowley JJ: Prognostic value of serum lactic dehydrogenase level in Hodgkin's disease. *J Lab Clin Med* 99:382, 1982.
136. Friedenberg WR, Gatlin PF, Mazza JJ, et al: Prognostic value of serum lactic dehydrogenase level in Hodgkin's disease [letter]. *J Lab Clin Med* 103:489, 1984.
137. Aisenberg AC, Kaplan MM, Rieder SV: Serum alkaline phosphatase at the onset of Hodgkin's disease. *Cancer* 26:318, 1970.
138. Mercier RJ, Thompson JM, Harman GS, et al: Recurrent hypercalcemia and elevated 1,25-dihydroxyvitamin D levels in Hodgkin's disease. *Am J Med* 84:165, 1988.
139. Braund WJ, Naylor BA, Williamson DH, et al: Autoimmunity to insulin receptor and hypoglycaemia in patient with Hodgkin's disease. *Lancet* 1:237, 1987.
140. Walters EG, Tavare JM, Denton RM, et al: Hypoglycaemia due to an insulin-receptor antibody in Hodgkin's disease. *Lancet* 1:241, 1987.
141. Eliakim R, Vertman E, Shinhar E: Syndrome of inappropriate secretion of antidiuretic hormone in Hodgkin's disease. *Am J Med Sci* 291:126, 1986.
142. Hasenclever D, Diehl V: A prognostic score for advanced Hodgkin's disease. International Prognostic Factors Project on Advanced Hodgkin's Disease. *N Engl J Med* 339:1547, 1998.
143. Dimopoulos MA, Cabanillas F, Lee JJ, et al: Prognostic role of serum beta 2-microglobulin in Hodgkin's disease. *J Clin Oncol* 11:1108, 1993.
144. Nadali G, Vinante F, Ambrosetti A, et al: Serum levels of soluble CD30 are elevated in the majority of untreated patients with Hodgkin's disease and correlate with clinical features and prognosis. *J Clin Oncol* 12:793, 1994.
145. Kurzrock R, Redman J, Cabanillas F, et al: Serum interleukin 6 levels are elevated in lymphoma patients and correlate with survival in advanced Hodgkin's disease and with B symptoms. *Cancer Res* 53:2118, 1993.
146. Pizzolo G, Chilosi M, Vinante F, et al: Soluble interleukin-2 receptors in the serum of patients with Hodgkin's disease. *Br J Cancer* 55:427, 1987.
147. Sarris AH, Kliche KO, Pethambaram P, et al: Interleukin-10 levels are often elevated in serum of adults with Hodgkin's disease and are associated with inferior failure-free survival. *Ann Oncol* 10:433, 1999.
148. Lieberman DA: Intrahepatic cholestasis due to Hodgkin's disease. An elusive diagnosis. *J Clin Gastroenterol* 8(3 Pt 1):304, 1986.
149. Routledge RC, Hann IM, Jones PH: Hodgkin's disease complicated by the nephrotic syndrome. *Cancer* 38:1735, 1976.
150. Savage KJ, Monti S, Kutok JL, et al: The molecular signature of mediastinal large B-cell lymphoma differs from that of other diffuse large B-cell lymphomas and shares features with classical Hodgkin lymphoma. *Blood* 102:3871, 2003.
151. Rosenwald A, Wright G, Leroy K, et al: Molecular diagnosis of primary mediastinal B cell lymphoma identifies a clinically favorable subgroup of diffuse large B cell lymphoma related to Hodgkin lymphoma. *J Exp Med* 198:851, 2003.
152. Kaplan HS, Rosenberg SA: The treatment of Hodgkin's disease. *Med Clin North Am* 50:1591, 1966.
153. Feuer EJ, Kessler LG, Baker SG, et al: The impact of breakthrough clinical trials on survival in population based tumor registries. *J Clin Epidemiol* 44:141, 1991.
154. Santoro A, Bonadonna G: Prolonged disease-free survival in MOPP-resistant Hodgkin's disease after treatment with Adriamycin, bleomycin, vinblastine and dacarbazine (ABVD). *Cancer Chemother Pharmacol* 2:101, 1979.

155. Santoro A, Bonfante V, Bonadonna G: Salvage chemotherapy with ABVD in MOPP-resistant Hodgkin's disease. *Ann Intern Med* 96:139, 1982.
156. Canellos GP, Anderson JR, Propert KJ, et al: Chemotherapy of advanced Hodgkin's disease with MOPP, ABVD, or MOPP alternating with ABVD. *N Engl J Med* 327:1478, 1992.
157. Duggan DB, Petroni GR, Johnson JL, et al: Randomized comparison of ABVD and MOPP/ABV hybrid for the treatment of advanced Hodgkin's disease: Report of an intergroup trial. *J Clin Oncol* 21:607, 2003.
158. Diehl V, Franklin J, Pfreundschuh M, et al: Standard and increased-dose BEACOPP chemotherapy compared with COPP-ABVD for advanced Hodgkin's disease. *N Engl J Med* 348:2386, 2003.
159. Hancock SL, Hoppe RT, Horning SJ, et al: Intercurrent death after Hodgkin disease therapy in radiotherapy and adjuvant MOPP trials. *Ann Intern Med* 109:183, 1988.
160. Rosenberg SA, Kaplan HS: The evolution and summary results of the Stanford randomized clinical trials of the management of Hodgkin's disease: 1962–1984. *Int J Radiat Oncol Biol Phys* 11:5, 1985.
161. Horning SJ, Hoppe RT, Hancock SL, et al: Vinblastine, bleomycin, and methotrexate: An effective adjuvant in favorable Hodgkin's disease. *J Clin Oncol* 6:1822, 1988.
162. Noordijk EM, Carde P, Hagenbeek A, et al: Combination of radiotherapy and chemotherapy is advisable in all patients with clinical stage I-II Hodgkin's disease. Six year results of the EORTC-GPMC controlled clinical trials "H7-VF," "H7-F," and "H7-UF" [abstract]. *Int J Radiat Oncol Biol Phys* 77:173, 1997.
163. Press OW, LeBlanc M, Lichter AS, et al: Phase III randomized intergroup trial of subtotal lymphoid irradiation versus doxorubicin, vinblastine, and subtotal lymphoid irradiation for stage IA to IIA Hodgkin's disease. *J Clin Oncol* 19:4238, 2001.
164. Tesch H, Sieber M, Ruffer J, et al: Two cycles ABVD plus radiotherapy is more effective than radiotherapy alone in early stage HD: Interim analysis of the HD7 trial of the GHSG clinic of internal medicine, University of Cologne. *Proc Am Soc Hematol* 92 Suppl I0:485a, 1998.
165. Ferme C, Eghbali H, Meerwaldt JH, et al: Chemotherapy plus involved-field radiation in early-stage Hodgkin's disease. *N Engl J Med* 357:1916, 2007.
166. Bonadonna G, Bonfante V, Viviani S, et al: ABVD plus subtotal nodal versus involved-field radiotherapy in early-stage Hodgkin's disease: Long-term results. *J Clin Oncol* 22:2835, 2004.
167. Engert A, Schiller P, Josting A, et al: Involved-field radiotherapy is equally effective and less toxic compared with extended-field radiotherapy after four cycles of chemotherapy in patients with early-stage unfavorable Hodgkin's lymphoma: Results of the HD8 trial of the German Hodgkin's Lymphoma Study Group. *J Clin Oncol* 21:3601, 2003.
168. Diehl V, Brillant C, Engert A, et al: Reduction of combined modality treatment intensity in early stage Hodgkin's lymphoma: Interim analysis of the HD 10 trial of the GHSG. *ASH Annual Meeting Abstracts* 104:1307, 2004.
169. Meyer R, Gospodarowicz M, Connors JM, et al: A randomized phase III comparison of single-modality ABVD with a strategy that includes radiation therapy in patients with early-stage Hodgkin's disease: The HD-6 trial of the National Cancer Institute of Canada Clinical Trials Group (Eastern Cooperative Oncology Group Trial JHD06). *Blood* 102:Abstract 81, 2003.
170. Straus DJ, Portlock CS, Qin J, et al: Results of a prospective randomized clinical trial of doxorubicin, bleomycin, vinblastine, and dacarbazine (ABVD) followed by radiation therapy (RT) versus ABVD alone for stages I, II, and IIIA nonbulky Hodgkin disease. *Blood* 104:3483, 2004.
171. Noordijk E, Thomas J, Ferme C, et al: First results of the EORTC-GELA H9 randomized trials: The H9-F trial and H9u trial in patients with favorable or unfavorable early stage Hodgkin's lymphoma. *Proc Am Soc Clin Oncol* 23:6505A, 2005.
172. Laskar S, Gupta T, Vimal S, et al: Consolidation radiation after complete remission in Hodgkin's disease following six cycles of doxorubicin, bleomycin, vinblastine, and dacarbazine chemotherapy: Is there a need? *J Clin Oncol* 22:62, 2004.
173. Nachman JB, Sposto R, Herzog P, et al: Randomized comparison of low-dose involved-field radiotherapy and no radiotherapy for children with Hodgkin's disease who achieve a complete response to chemotherapy. *J Clin Oncol* 20:3765, 2002.
174. Hoppe RT, Coleman CN, Cox RS, et al: The management of stage I-II Hodgkin's disease with irradiation alone or combined modality therapy: The Stanford experience. *Blood* 59:455, 1982.
175. Nogova L, Reineke T, Eich HT, et al: Extended field radiotherapy, combined modality treatment or involved field radiotherapy for patients with stage IA lymphocyte-predominant Hodgkin's lymphoma: A retrospective analysis from the German Hodgkin Study Group (GHSG). *Ann Oncol* 16:1683, 2005.
176. Santoro A, Bonadonna G, Valagussa P, et al: Long-term results of combined chemotherapy-radiotherapy approach in Hodgkin's disease: Superiority of ABVD plus radiotherapy versus MOPP plus radiotherapy. *J Clin Oncol* 5:27, 1987.
177. Bonfante V, Santoro A, Viviani S, et al: ABVD in the treatment of Hodgkin's disease. *Semin Oncol* 19(2 Suppl 5):38; discussion 44, 1992.
178. Horning SJ, Hoppe RT, Breslin S, et al: Stanford V and radiotherapy for locally extensive and advanced Hodgkin's disease: Mature results of a prospective clinical trial. *J Clin Oncol* 20:630, 2002.
179. Klimm B, Engert A, Brillant C, et al: Comparison of BEACOPP and ABVD chemotherapy in intermediate stage Hodgkin's lymphoma: Results of the fourth interim analysis of the HD11 trial of the GHSG. *Proc Am Soc Clin Oncol* 23:6507A, 2005.
180. Borchmann P, Engert A, Pluetschow A, et al: Dose-intensified combined modality treatment with 2 cycles of BEACOPP escalated followed by 2 cycles of ABVD and involved field radiotherapy (IF-RT) is superior to 4 cycles of ABVD and IFRT in patients with early unfavourable Hodgkin lymphoma (HL): An analysis of the German Hodgkin Study Group (GHSG) HD14 trial. *ASH Annual Meeting Abstracts* 112:367, 2008.
181. Canellos GP, Niedzwiecki D: Long-term follow-up of Hodgkin's disease trial. *N Engl J Med* 346:1417, 2002.
182. Viviani S, Bonadonna G, Santoro A, et al: Alternating versus hybrid MOPP and ABVD combinations in advanced Hodgkin's disease: Ten-year results. *J Clin Oncol* 14:1421, 1996.
183. Connors JM, Klimo P, Adams G, et al: Treatment of advanced Hodgkin's disease with chemotherapy—Comparison of MOPP/ABV hybrid regimen with alternating courses of MOPP and ABVD: A report from the National Cancer Institute of Canada clinical trials group. *J Clin Oncol* 15:1638, 1997.
184. Engert A, Diehl V, Franklin J, et al: Escalated-dose BEACOPP in the treatment of patients with advanced-stage Hodgkin's lymphoma: 10 years of follow-up of the GHSG HD9 Study. *J Clin Oncol* 27:4548, 2009.
185. Hasenclever D, Diehl V: A prognostic score for advanced Hodgkin's disease. International Prognostic Factors Project on Advanced Hodgkin's Disease. *N Engl J Med* 339:1506, 1998.
186. Leone G, Pagano L, Ben-Yehuda D, et al: Therapy-related leukemia and myelodysplasia: Susceptibility and incidence. *Haematologica* 92:1389, 2007.
187. Federico M, Luminari S, Iannitto E, et al: ABVD compared with BEACOPP compared with CEC for the initial treatment of patients with advanced Hodgkin's lymphoma: Results from the HD2000 Gruppo Italiano per lo Studio dei Linfomi Trial. *J Clin Oncol* 27:805, 2009.
188. Gianni AM, Rambaldi A, Zinzani PL, et al: Comparable 3-year outcome following ABVD or BEACOPP first-line chemotherapy, plus pre-planned high-dose salvage, in advanced Hodgkin lymphoma (HL): A randomized trial of the Michelangelo, GITIL and IIL cooperative groups. *J Clin Oncol* 26:Abstract 8506, 2008.
189. Diehl V, Haverkamp H, Mueller R, et al: Eight cycles of BEACOPP escalated compared with 4 cycles of BEACOPP escalated followed by 4 cycles of BEACOPP baseline with or without radiotherapy in patients in advanced stage Hodgkin lymphoma (HL): Final analysis of the HD12 trial of the German Hodgkin Study Group (GHSG). *J Clin Oncol* 27:15s (abstract 8544), 2009.
190. Markova J, Kobe C, Skopalova M, et al: FDG-PET for assessment of early treatment response after four cycles of chemotherapy in patients with advanced-stage Hodgkin's lymphoma has a high negative predictive value. *Ann Oncol* 20:1270, 2009.
191. Kobe C, Dietlein M, Franklin J, et al: Positron emission tomography has a high negative predictive value for progression or early relapse for patients with residual disease after first-line chemotherapy in advanced-stage Hodgkin lymphoma. *Blood* 112:3989, 2008.
192. Horning SJ, Williams J, Bartlett NL, et al: E1492: Assessment of the Stanford V regimen and consolidative radiotherapy for bulky and advanced Hodgkin's disease. *J Clin Oncol* 18:972, 2000.
193. Aversa SM, Salvagno L, Soraru M, et al: Stanford V regimen plus consolidative radiotherapy is an effective therapeutic program for bulky or advanced-stage Hodgkin's disease. *Acta Haematol* 112:141, 2004.
194. Chisesi T, Federico M, Levis A, et al: ABVD versus Stanford V versus MEC in unfavourable Hodgkin's lymphoma: Results of a randomised trial. *Ann Oncol* 13 Suppl 1:102, 2002.
195. Johnson PWM, Horwich A, Jack A, et al: Randomised comparison of the Stanford V (SV) regimen and ABVD in the treatment of advanced Hodgkin lymphoma (HL): Results from a UK NCRI Lymphoma Group Study, ISRCTN 64141244. *ASH Annual Meeting Abstracts* 112:370, 2008.
196. Aleman BM, Raemaekers JM, Tirelli U, et al: Involved-field radiotherapy for advanced Hodgkin's lymphoma. *N Engl J Med* 348:2396, 2003.
197. Linch DC, Winfield D, Goldstone AH, et al: Dose intensification with autologous bone-marrow transplantation in relapsed and resistant Hodgkin's disease: Results of a BNLI randomised trial. *Lancet* 341:1051, 1993.
198. Schmitz N, Pfistner B, Sextro M, et al: Aggressive conventional chemotherapy compared with high-dose chemotherapy with autologous haemopoietic stem-cell transplantation for relapsed chemosensitive Hodgkin's disease: A randomised trial. *Lancet* 359:2065, 2002.
199. Horning SJ, Chao NJ, Negrin RS, et al: High-dose therapy and autologous hematopoietic progenitor cell transplantation for recurrent or refractory Hodgkin's disease: Analysis of the Stanford University results and prognostic indices. *Blood* 89:801, 1997.
200. Nademanee A, O'Donnell MR, Snyder DS, et al: High-dose chemotherapy with or without total body irradiation followed by autologous bone marrow and/or peripheral blood stem cell transplantation for patients with relapsed and refractory Hodgkin's disease: Results in 85 patients with analysis of prognostic factors. *Blood* 85:1381, 1995.
201. Stiff PJ, Unger JM, Forman SJ, et al: The value of augmented preparative regimens combined with an autologous bone marrow transplant for the management of relapsed or refractory Hodgkin disease: A Southwest Oncology Group phase II trial. *Biol Blood Marrow Transplant* 9:529, 2003.
202. Josting A, Sieniawski M, Glossmann JP, et al: High-dose sequential chemotherapy followed by autologous stem cell transplantation in relapsed and refractory aggressive non-Hodgkin's lymphoma: Results of a multicenter phase II study. *Ann Oncol* 16:1359, 2005.
203. Fung HC, Stiff P, Schriber J, et al: Tandem autologous stem cell transplantation for patients with primary refractory or poor risk recurrent Hodgkin lymphoma. *Biol Blood Marrow Transplant* 13:594, 2007.
204. Santoro A, Magagnoli M, Spina M, et al: Ifosfamide, gemcitabine, and vinorelbine: A

new induction regimen for refractory and relapsed Hodgkin's lymphoma. *Haematologica* 92:35, 2007.
205. Sieniawski M, Franklin J, Nogova L, et al: Outcome of patients experiencing progression or relapse after primary treatment with two cycles of chemotherapy and radiotherapy for early-stage favorable Hodgkin's lymphoma. *J Clin Oncol* 25:2000, 2007.
206. Macdonald DA, Ding K, Gospodarowicz MK, et al: Patterns of disease progression and outcomes in a randomized trial testing ABVD alone for patients with limited-stage Hodgkin lymphoma. *Ann Oncol* 18:1680, 2007.
207. Burroughs LM, O'Donnell PV, Sandmaier BM, et al: Comparison of outcomes of HLA-matched related, unrelated, or HLA-haploidentical related hematopoietic cell transplantation following nonmyeloablative conditioning for relapsed or refractory Hodgkin lymphoma. *Biol Blood Marrow Transplant* 14:1279, 2008.
208. Sureda A, Robinson S, Canals C, et al: Reduced-intensity conditioning compared with conventional allogeneic stem-cell transplantation in relapsed or refractory Hodgkin's lymphoma: An analysis from the Lymphoma Working Party of the European Group for Blood and Marrow Transplantation. *J Clin Oncol* 26:455, 2008.
209. Horning SJ, Bartlett NL, Breslin S, et al: Results of a prospective phase II trial of limited and extended rituximab treatment in nodular lymphocyte predominant Hodgkin's disease (NLPHD). *ASH Annual Meeting Abstracts* 110:644, 2007.
210. Schulz H, Rehwald U, Morschhauser F, et al: Rituximab in relapsed lymphocyte-predominant Hodgkin Lymphoma: Long-term results of a phase 2 trial of the German Hodgkin Lymphoma Study Group (GHSG). *Blood* 111:109, 2008.
211. Forero-Torres A, Leonard JP, Younes A, et al: A phase II study of SGN-30 (anti-CD30 mAb) in Hodgkin lymphoma or systemic anaplastic large cell lymphoma. *Br J Haematol* 146:171, 2009.
212. Younes A, Forero-Torres A, Bartlett NL, et al: Multiple complete responses in a phase 1 dose-escalation study of the antibody-drug conjugate SGN-35 in patients with relapsed or refractory CD30-positive lymphomas. *ASH Annual Meeting Abstracts* 112:1006, 2008.
213. Bartlett N, Forero-Torres A, Rosenblatt JD, et al: Complete remissions with weekly dosing of SGN-35, a novel antibody-drug conjugate (ADC) targeting CD30, in a phase I dose-escalation study in patients with relapsed or refractory Hodgkin lymphoma or systemic anaplastic large cell lymphoma. *J Clin Oncol* 27:15S (abstract 8500), 2009.
214. Brenner H, Gondos A, Pulte D: Survival expectations of patients diagnosed with Hodgkin's lymphoma in 2006–2010. *Oncologist* 14:806, 2009.
215. Evens AM, Sweetenham JW, Horning SJ: Hodgkin lymphoma in older patients: An uncommon disease in need of study. *Oncology (Williston Park)* 22:1369, 2008.
216. Brenner H, Gondos A, Pulte D: Ongoing improvement in long-term survival of patients with Hodgkin disease at all ages and recent catch-up of older patients. *Blood* 111:2977, 2008.
217. Ballova V, Ruffer JU, Haverkamp H, et al: A prospectively randomized trial carried out by the German Hodgkin Study Group (GHSG) for elderly patients with advanced Hodgkin's disease comparing BEACOPP baseline and COPP-ABVD (study HD9elderly). *Ann Oncol* 16:124, 2005.
218. Kobe C, Dietlein M, Franklin J, et al: Positron emission tomography has a high negative predictive value for progression or early relapse for patients with residual disease after first line chemotherapy in advanced-stage Hodgkin lymphoma. *Blood* 112:3989, 2008.
219. Advani R, Maeda L, Lavori P, et al: Impact of positive positron emission tomography on prediction of freedom from progression after Stanford V chemotherapy in Hodgkin's disease. *J Clin Oncol* 25:3902, 2007.
220. Sher DJ, Mauch PM, Van Den Abbeele A, et al: Prognostic significance of mid- and post-ABVD PET imaging in Hodgkin's lymphoma: The importance of involved-field radiotherapy. *Ann Oncol* 20:1848, 2009.
221. Mikhaeel NG, Mainwaring P, Nunan T, et al: Prognostic valude of interim and post treatment FDG-PET scanning in Hodgkin lymphoma. *Ann Oncol* 13:21, 2002.
222. Svoboda J, Andreadis C, Elstrom R, et al: Prognostic value of FDG-PET scan imaging in lymphoma patients undergoing autologous stem cell transplantation. *Bone Marrow Transplant* 38:211, 2006.
223. Jabbour E, Hosing C, Ayers G, et al: Pretransplant positive positron emission tomography/gallium scans predict poor outcome in patients with recurrent/refractory Hodgkin lymphoma. *Cancer* 109:2481, 2007.
224. Moskowitz CH, Kewalramani T, Nimer SD, et al: Effectiveness of high dose chemoradiotherapy and autologous stem cell transplantation for patients with biopsy-proven primary refractory Hodgkin's disease. *Br J Haematol* 124:645, 2004.
225. Josting A, Engert A, Diehl V, et al: Prognostic factors and treatment outcome in patients with primary progressive and relapsed Hodgkin's disease. *Ann Oncol* 13 Suppl 1:112, 2002.
226. Casasnovas RO, Mounier N, Brice P, et al: Plasma cytokine and soluble receptor signature predicts outcome of patients with classical Hodgkin's lymphoma: A study from the Groupe d'Etude des Lymphomes de l'Adulte. *J Clin Oncol* 25:1732, 2007.
227. Niens M, Visser L, Nolte IM, et al: Serum chemokine levels in Hodgkin lymphoma patients: Highly increased levels of CCL17 and CCL22. *Br J Haematol* 140:527, 2008.
228. Weihrauch MR, Manzke O, Beyer M, et al: Elevated serum levels of CC thymus and activation-related chemokine (TARC) in primary Hodgkin's disease: Potential for a prognostic factor. *Cancer Res* 65:5516, 2005.
229. Brink AA, Oudejans JJ, van den Brule AJ, et al: Low p53 and high bcl-2 expression in Reed-Sternberg cells predicts poor clinical outcome for Hodgkin's disease: Involvement of apoptosis resistance? *Mod Pathol* 11:376, 1998.
230. Rassidakis GZ, Medeiros LJ, Vassilakopoulos TP, et al: BCL-2 expression in Hodgkin and Reed-Sternberg cells of classical Hodgkin disease predicts a poorer prognosis in patients treated with ABVD or equivalent regimens. *Blood* 100:3935, 2002.
231. Vassallo J, Metze K, Traina F, et al: The prognostic relevance of apoptosis-related proteins in classical Hodgkin's lymphomas. *Leuk Lymphoma* 44:483, 2003.
232. Montalban C, Garcia JF, Abraira V, et al: Influence of biologic markers on the outcome of Hodgkin's lymphoma: A study by the Spanish Hodgkin's Lymphoma Study Group. *J Clin Oncol* 22:1664, 2004.
233. Portlock CS, Donnelly GB, Qin J, et al: Adverse prognostic significance of CD20 positive Reed-Sternberg cells in classical Hodgkin's disease. *Br J Haematol* 125:701, 2004.
234. Tzankov A, Krugmann J, Fend F, et al: Prognostic significance of CD20 expression in classical Hodgkin lymphoma: A clinicopathological study of 119 cases. *Clin Cancer Res* 9:1381, 2003.
235. Diepstra A, van Imhoff GW, Karim-Kos HE, et al: HLA class II expression by Hodgkin Reed-Sternberg cells is an independent prognostic factor in classical Hodgkin's lymphoma. *J Clin Oncol* 25:3101, 2007.
236. Diepstra A, van Imhoff GW, Schaapveld M, et al: Latent Epstein-Barr virus infection of tumor cells in classical Hodgkin's lymphoma predicts adverse outcome in older adult patients. *J Clin Oncol* 27:3815, 2009.
237. Keegan TH, Glaser SL, Clarke CA, et al: Epstein-Barr virus as a marker of survival after Hodgkin's lymphoma: A population-based study. *J Clin Oncol* 23:7604, 2005.
238. Kelley TW, Pohlman B, Elson P, et al: The ratio of FOXP3+ regulatory T cells to granzyme B+ cytotoxic T/NK cells predicts prognosis in classical Hodgkin lymphoma and is independent of bcl-2 and MAL expression. *Am J Clin Pathol* 128:958, 2007.
239. Alvaro T, Lejeune M, Salvado MT, et al: Outcome in Hodgkin's lymphoma can be predicted from the presence of accompanying cytotoxic and regulatory T cells. *Clin Cancer Res* 11:1467, 2005.
240. Alvaro-Naranjo T, Lejeune M, Salvado-Usach MT, et al: Tumor-infiltrating cells as a prognostic factor in Hodgkin's lymphoma: A quantitative tissue microarray study in a large retrospective cohort of 267 patients. *Leuk Lymphoma* 46:1581, 2005.
241. Ng AK, Bernardo MP, Weller E, et al: Long-term survival and competing causes of death in patients with early-stage Hodgkin's disease treated at age 50 or younger. *J Clin Oncol* 20:2101, 2002.
242. Hoppe RT: Hodgkin's disease: Complications of therapy and excess mortality. *Ann Oncol* 8 Suppl 1:115, 1997.
243. Arseneau JC, Sponzo RW, Levin DL, et al: Nonlymphomatous malignant tumors complicating Hodgkin's disease. Possible association with intensive therapy. *N Engl J Med* 287:1119, 1972.
244. Kaldor JM, Day NE, Clarke EA, et al: Leukemia following Hodgkin's disease. *N Engl J Med* 322:7, 1990.
245. Levine EG, Bloomfield CD: Leukemias and myelodysplastic syndromes secondary to drug, radiation, and environmental exposure. *Semin Oncol* 19:47, 1992.
246. Josting A, Wiedenmann S, Franklin J, et al: Secondary myeloid leukemia and myelodysplastic syndromes in patients treated for Hodgkin's disease: A report from the German Hodgkin's Lymphoma Study Group. *J Clin Oncol* 21:3440, 2003.
247. Schonfeld SJ, Gilbert ES, Dores GM, et al: Acute myeloid leukemia following Hodgkin lymphoma: A population-based study of 35,511 patients. *J Natl Cancer Inst* 98:215, 2006.
248. Diehl V: Advanced Hodgkin's disease: ABVD is better, yet is not good enough! *J Clin Oncol* 21:583, 2003.
249. van LF, Somers R, Taal BG, et al: Increased risk of lung cancer, non-Hodgkin's lymphoma, and leukemia following Hodgkin's disease. *J Clin Oncol* 7:1046, 1989.
250. Tucker MA, Coleman CN, Cox RS, et al: Risk of second cancers after treatment for Hodgkin's disease. *N Engl J Med* 318:76, 1988.
251. Rueffer U, Josting A, Franklin J, et al: Non-Hodgkin's lymphoma after primary Hodgkin's disease in the German Hodgkin's Lymphoma Study Group: Incidence, treatment, and prognosis. *J Clin Oncol* 19:2026, 2001.
252. Schmitz R, Renne C, Rosenquist R, et al: Insights into the multistep transformation process of lymphomas: IgH-associated translocations and tumor suppressor gene mutations in clonally related composite Hodgkin's and non-Hodgkin's lymphomas. *Leukemia* 19:1452, 2005.
253. Huang JZ, Weisenburger DD, Vose JM, et al: Diffuse large B-cell lymphoma arising in nodular lymphocyte predominant Hodgkin lymphoma: A report of 21 cases from the Nebraska Lymphoma Study Group. *Leuk Lymphoma* 45:1551, 2004.
254. Boivin JF, Hutchison GB, Lyden M, et al: Second primary cancers following treatment of Hodgkin's disease. *J Natl Cancer Inst* 72:233, 1984.
255. Henry AM: Second cancers after radiotherapy and chemotherapy for early stages of Hodgkin's disease. *J Natl Cancer Inst* 71:911, 1983.
256. Shapiro CL, Mauch PM: Radiation-associated breast cancer after Hodgkin's disease: Risks and screening in perspective [editorial; comment]. *J Clin Oncol* 10:1662, 1992.
257. Hancock SL, Donaldson SS, Hoppe RT: Cardiac disease following treatment of Hodgkin's disease in children and adolescents. *J Clin Oncol* 11:1208, 1993.
258. Bhatia S, Robison LL, Oberlin O, et al: Breast cancer and other second neoplasms after childhood Hodgkin's disease. *N Engl J Med* 334:745, 1996.
259. Travis LB, Hill D, Dores GM, et al: Cumulative absolute breast cancer risk for young women treated for Hodgkin lymphoma. *J Natl Cancer Inst* 97:1428, 2005.
260. van Leeuwen FE, Klokman WJ, Stovall M, et al: Roles of radiation dose, chemotherapy, and hormonal factors in breast cancer following Hodgkin's disease. *J Natl Cancer Inst* 95:971, 2003.
261. De Bruin ML, Sparidans J, van't Veer MB, et al: Breast cancer risk in female survivors of Hodgkin's lymphoma: Lower risk after smaller radiation volumes. *J Clin Oncol* 27:4239, 2009.

262. Travis LB, Gospodarowicz M, Curtis RE, et al: Lung cancer following chemotherapy and radiotherapy for Hodgkin's disease. *J Natl Cancer Inst* 94:182, 2002.
263. Swerdlow AJ, Schoemaker MJ, Allerton R, et al: Lung cancer after Hodgkin's disease: A nested case-control study of the relation to treatment. *J Clin Oncol* 19:1610, 2001.
264. Swerdlow AJ, Barber JA, Hudson GV, et al: Risk of second malignancy after Hodgkin's disease in a collaborative British cohort: The relation to age at treatment. *J Clin Oncol* 18:498, 2000.
265. Eriksson F, Gagliardi G, Liedberg A, et al: Long-term cardiac mortality following radiation therapy for Hodgkin's disease: Analysis with the relative seriality model. *Radiother Oncol* 55:153, 2000.
266. Hancock SL, Donaldson SS, Hoppe RT: Cardiac disease following treatment of Hodgkin's disease in children and adolescents [see comments]. *J Clin Oncol* 11:1208, 1993.
267. Hancock SL, Hoppe RT, Horning SJ, et al: Intercurrent death after Hodgkin disease therapy in radiotherapy and adjuvant MOPP trials [published erratum appears in *Ann Intern Med* 114:810, 1991]. *Ann Intern Med* 109:183, 1988.
268. Boivin JF, Hutchison GB, Lubin JH, et al: Coronary artery disease mortality in patients treated for Hodgkin's disease. *Cancer* 69:1241, 1992.
269. Adams MJ, Lipsitz SR, Colan SD, et al: Cardiovascular status in long-term survivors of Hodgkin's disease treated with chest radiotherapy. *J Clin Oncol* 22:3139, 2004.
270. Heidenreich PA, Hancock SL, Lee BK, et al: Asymptomatic cardiac disease following mediastinal irradiation. *J Am Coll Cardiol* 42:743, 2003.
271. Aleman BM, van den Belt-Dusebout AW, De Bruin ML, et al: Late cardiotoxicity after treatment for Hodgkin lymphoma. *Blood* 109:1878, 2007.
272. Swerdlow AJ, Higgins CD, Smith P, et al: Myocardial infarction mortality risk after treatment for Hodgkin disease: A collaborative British cohort study. *J Natl Cancer Inst* 99:206, 2007.
273. Hull MC, Morris CG, Pepine CJ, Mendenhall NP: Valvular dysfunction and carotid, subclavian, and coronary artery disease in survivors of Hodgkin lymphoma treated with radiation therapy. *JAMA* 290:2831, 2003.
274. De Bruin ML, Dorresteijn LD, van't Veer MB, et al: Increased risk of stroke and transient ischemic attack in 5-year survivors of Hodgkin lymphoma. *J Natl Cancer Inst* 101:928, 2009.
275. Chapman RM, Sutcliffe SB, Rees LH, et al: Cyclical combination chemotherapy and gonadal function. Retrospective study in males. *Lancet* 1:285, 1979.
276. da Cunha MF, Meistrich ML, Fuller LM, et al: Recovery of spermatogenesis after treatment for Hodgkin's disease: Limiting dose of MOPP chemotherapy. *J Clin Oncol* 2:571, 1984.
277. Chapman RM, Sutcliffe SB, Malpas JS: Cytotoxic-induced ovarian failure in women with Hodgkin's disease. I. Hormone function. *JAMA* 242:1877, 1979.
278. Horning SJ, Hoppe RT, Kaplan HS, et al: Female reproductive potential after treatment for Hodgkin's disease. *N Engl J Med* 304:1377, 1981.
279. Anselmo AP, Cartoni C, Bellantuono P, et al: Risk of infertility in patients with Hodgkin's disease treated with ABVD vs MOPP vs ABVD/MOPP. *Haematologica* 75:155, 1990.
280. Viviani S, Santoro A, Ragni G, et al: Gonadal toxicity after combination chemotherapy for Hodgkin's disease. Comparative results of MOPP vs ABVD. *Eur J Cancer Clin Oncol* 21:601, 1985.
281. Hodgson DC, Pintilie M, Gitterman L, et al: Fertility among female Hodgkin lymphoma survivors attempting pregnancy following ABVD chemotherapy. *Hematol Oncol* 25:11, 2007.
282. Sieniawski M, Reineke T, Nogova L, et al: Fertility in male patients with advanced Hodgkin Lymphoma treated with BEACOPP: A report of the German Hodgkin Study Group (GHSG). *Blood* 111:71, 2008.
283. Behringer K, Breuer K, Reineke T, et al: Secondary amenorrhea after Hodgkin's lymphoma is influenced by age at treatment, stage of disease, chemotherapy regimen, and the use of oral contraceptives during therapy: A report from the German Hodgkin's Lymphoma Study Group. *J Clin Oncol* 23:7555, 2005.
284. Hancock SL, Cox RS, McDougall IR: Thyroid diseases after treatment of Hodgkin's disease. *N Engl J Med* 325:599, 1991.
285. Carmel RJ, Kaplan HS: Mantle irradiation in Hodgkin's disease. An analysis of technique, tumor eradication, and complications. *Cancer* 37:2813, 1976.
286. Smith LM, Mendenhall NP, Cicale MJ, et al: Results of a prospective study evaluating the effects of mantle irradiation on pulmonary function. *Int J Radiat Oncol Biol Phys* 16:79, 1989.
287. Horning SJ, Adhikari A, Rizk N, et al: Effect of treatment for Hodgkin's disease on pulmonary function: Results of a prospective study. *J Clin Oncol* 12:297, 1994.
288. Donaldson SS, Kaplan HS: Complications of treatment of Hodgkin's disease in children. *Cancer Treat Rep* 66:977, 1982.
289. Rosner F, Zarrabi MH: Late infections following splenectomy in Hodgkin's disease. *Cancer Invest* 1:57, 1983.
290. Knobel H, Havard Loge J, Brit Lund M, et al: Late medical complications and fatigue in Hodgkin's disease survivors. *J Clin Oncol* 19:3226, 2001.
291. Carver JR, Shapiro CL, Ng A, et al: American Society of Clinical Oncology clinical evidence review on the ongoing care of adult cancer survivors: Cardiac and pulmonary late effects. *J Clin Oncol* 25:3991, 2007.
292. Hodgson DC, Koh ES, Tran TH, et al: Individualized estimates of second cancer risks after contemporary radiation therapy for Hodgkin lymphoma. *Cancer* 110:2576, 2007.

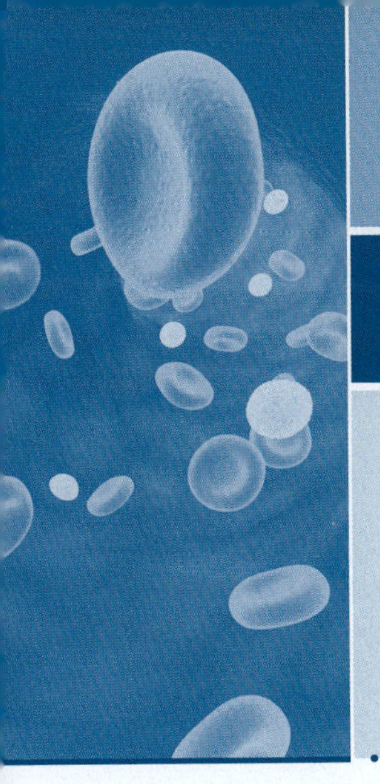

第100章

弥漫大 B 细胞淋巴瘤

Michael Boyiadzis, Kenneth A. Foon

摘 要

弥漫大 B 细胞淋巴瘤(diffuse large B-cell lymphomas, DLBCLs)是一组包含大细胞或转化 B 细胞的异质性肿瘤,占淋巴瘤的 25%~30%。发病率随年龄而升高;中位发病年龄在 70 岁左右。典型表现为迅速增大的淋巴结或结外肿块以及全身症状。约 50%~60% 的患者在诊断时即处于进展期。DLBCL 对联合化疗敏感,可潜在治愈。

本章使用的简写和缩略词:ABC,激活的 B 细胞样(activated B-cell-like);ACVBP,多柔比星(阿霉素)、环磷酰胺、长春地辛、博来霉素、强的松(doxorubicin (Adriamycin), cyclophosphamide, vindesine, bleomycin, prednisone);ALLO-HST,异基因造血干细胞移植(allogeneic hematopoietic stem cell transplantation);ASCT,自体造血干细胞移植(autologous stem cell transplantation);BEAM,大剂量卡莫司汀、依托泊苷、阿糖胞苷和美法仑(high-dose carmustine, etoposide, cytarabine, and melphalan);CDE,环磷酰胺、多柔比星、依托泊苷(cyclophosphamide, doxorubicin, etoposide);CHOP,环磷酰胺、多柔比星、长春新碱、强的松(cyclophosphamide, doxorubicin, vincristine, Prednisone);CHOPE 或 CHOEP,CHOP 加依托泊苷(CHOP plus etoposide);CNOP,环磷酰胺、米托蒽醌,长春新碱、强的松(cyclophosphamide, mitoxantrone, vincristine, prednisone);CNS,中枢神经系统(central nervous system);CR,完全缓解(complete remission);CVAD,环磷酰胺、多柔比星、长春新碱、地塞米松(cyclophosphamide, doxorubicin, vincristine, dexamethasone);CytaBOM,阿糖胞苷、博来霉素、长春新碱、甲氨蝶呤(需四氢叶酸解救)(cytarabine, bleomycin, vincristine, methotrexate (with leucovorin rescue));DFS,无病生存(disease-free survival);DLBCL,弥漫大 B 细胞淋巴瘤(diffuse large B-cell lymphoma);DSHNHL,德国高度恶性非霍奇金淋巴瘤研究组(Deutsche (German) High-Grade Non-Hodgkin's Lymphoma Study Group);EBV, Epstein-Barr 病毒(Epstein-Barr virus);EFS,无事件生存(event-free survival);EPOCH,依托泊苷、强的松、长春新碱、环磷酰胺、多柔比星(etoposide, prednisone, vincristine, cyclophosphamide, doxorubicin);ESHAP,依托泊苷、甲泼尼龙、阿糖胞苷、顺铂(etoposide, methylprednisolone, cytarabine, cisplatin);FDG,2-氟脱氧葡萄糖(fluoro-2-deoxyglucose);GCB,生发中心 B 细胞样(germinal center B-cell-like);GELA,法国成人淋巴瘤研究组(Group d'Etade des Lymphomes de l'Adulte study);GVHD,移植物抗宿主病(graft-versus-host disease);ICE,异环磷酰胺、卡铂、依托泊苷(ifosfamide, carboplatin, Etoposide);I-CHOP,剂量加大的 CHOP 方案(intensified CHOP);IFRT,受累野放疗(involved-field radiation therapy);Ig,免疫球蛋白(immunoglobulin);IL,白介素(interleukin);IVLBCL,血管内大 B 细胞淋巴瘤(intravascular large B-cell lymphoma);LDH,乳酸脱氢酶(lactate dehydrogenase);MACOP-B,大剂量甲氨蝶呤、多柔比星、环磷酰胺、长春新碱、强的松、博来霉素(high-dose methotrexate, doxorubicin, cyclophosphamide, vincristine, prednisone, bleomycin);m-BACOD,中剂量甲氨蝶呤、博来霉素、多柔比星、环磷酰胺、长春新碱、地塞米松(moderate-dose methotrexate, bleomycin, doxorubicin, cyclophosphamide, vincristine, dexamethasone);MOPP,氮芥、长春新碱、丙卡巴肼、强的松(mechlorethamine, vincristine, procarbazine, Prednisone);OS,总生存(overall survival);PFS,无进展生存(progression-free survival);ProMACE,强的松、甲氨蝶呤、多柔比星、环磷酰胺、依托泊苷(prednisone, methotrexate, doxorubicin, cyclophosphamide, etoposide);PTLD,移植后淋巴组织增生性疾病(posttransplantation lymphoproliferative disorder);R-CHOP,利妥昔单抗加 CHOP(rituximab plus CHOP);R-EPOCH,利妥昔单抗加 EPOCH(rituximab plus EPOCH);R-ICE,利妥昔单抗加 ICE(rituximab plus ICE);VACOP-B,长春新碱、多柔比星、环磷酰胺、依托泊苷、强的松和博来霉素(vincristine, doxorubicin, cyclophosphamide, etoposide, prednisone, and bleomycin);WHO,世界卫生组织(World Health Organization)。

疾病局限的患者，治疗推荐6个疗程的利妥昔单抗、环磷酰胺、多柔比星（阿霉素）、长春碱和泼尼松（R-CHOP）或3个疗程R-CHOP联合累及区域的放射治疗；进展期DLBCL，治疗推荐6个疗程R-CHOP。剂量调整的利妥昔单抗、依托泊苷、泼尼松、长春新碱、环磷酰胺和多柔比星（R-EPOCH）或剂量加大的R-CHOP，这些方案是否优于标准R-CHOP现在尚无定论。大剂量化疗联合自体造血干细胞移植对复发或难治DLBCL有效。异体造血干细胞移植也可考虑作为临床试验的一部分。

弥漫大B细胞淋巴瘤

■ 定义和历史

弥漫大B细胞淋巴瘤（diffuse large B-cell lymphomas，DLBCLs）是一组大细胞、转化B细胞为表型的异质性、侵袭性淋巴瘤。根据形态学、生物学和临床表现，可分为多个亚型。表100-1为世界卫生组织（WHO）淋巴系肿瘤分类[1]。DLBCL可为原发，也可由低度恶性淋巴瘤转化而来，包括小淋巴细胞淋巴瘤或滤泡性淋巴瘤。淋巴瘤诊断的历史演变参见第97章和第98章。

■ 流行病学

DLBCL是美国和欧洲最常见的B细胞淋巴系肿瘤，约占成熟B细胞淋巴瘤的28%[2,3]。发病率因种族而异：美国的欧洲后裔较非洲后裔的发病率高。与其他多数类型淋巴瘤相似，男性发病居多。最常见于中老年人群。初诊时中位年龄约为65岁。由于淋巴瘤发病率自第二次世界大战到20世纪90年代中期持续升高，流行病学研究日益受到重视。以除草剂为代表的特定化学制品（如苯氧羧酸）、杀虫剂（如有机氯）、黑色染发剂、体重指数、吸烟、饮酒和炎症反应都曾被研究过，但迄今为止，没有任何一种吸入物、接触物或食物被证实与DLBCL的发生密切相关[3A]。

■ 病因和发病机制

DLBCL是一组高分子异质性的疾病，细胞遗传学和基因表达谱检测到多种复杂的染色体易位和遗传学异常。该疾病来源于淋巴结生发中心的已发生免疫球蛋白（Ig）基因体细胞突变的B细胞。*BCL6*基因重排可能是DLBCL所特有的[4]，见于约40%的具有正常免疫功能的患者和约20%的HIV相关病例[5-7]。累及3q27的染色体易位可产生5'翻译区截短型的*BCL6*，通常发生于第一号外显子或第一号内含子，导致启动子区的全部移除或缺失，而编码区不受影响[8]。在少数病例中，断裂点并非位于*BCL6*基因的近端。如发生3q27和14q32（IgH）、2p11（Igκ）和22q11（Igλ）的交互易位，异源性的启动子作用于其编码区，导致*BCL6*基因过表达，即启动子替代（promoter substitution）[8,9]。

BCL6蛋白介导多个转录因子和DNA的特异性结合，表达于生发中心B细胞而不是浆细胞时还能影响生发中心相关功能。因此，*BCL6*下调对于B细胞终末分化为记忆B细胞和浆细胞具有相当重要的作用[10]。

约30%的DLBCL具有t(14;18)易位，累及*Ig*重链基因和*BCL2*。*BCL2*基因重排可发生于两种情况：滤泡型淋巴瘤转化或生发中心型DLBCL。*P53*突变常见于前者[11]，*Ig*基因可变区的突变一般会影响生发中心B细胞产生抗体的类型。

异常体细胞突变发生于50%以上的DLBCL患者，上述突变作用于多个位点，包括原癌基因*PIM1*、*MYC*、*RhoH/TTF*（*ARHH*）和*PAX5*[9]。*c-MYC*基因重排发生于5%~15%的DLBCL患者。

基因表达谱检测发现DLBCL三种分子亚型：①生发中心

表100-1　弥漫大B细胞淋巴瘤分型

Ⅰ. 弥漫大B细胞淋巴瘤，非特指型[22,28]
- A. 普通形态分类[1]
  1. 中心母细胞型
  2. 免疫母细胞型
  3. 间变型
- B. 罕见形态分类
- C. 分子亚型[28-30]
  1. 生发中心B细胞样
  2. 激活B细胞样
- D. 免疫组化亚型[1]
  1. CD5阳性DLBCL
  2. 生发中心B细胞样
  3. 非生发中心B细胞样

Ⅱ. 弥漫大B细胞淋巴瘤亚型
- A. T细胞/富含组织细胞的大B细胞淋巴瘤[153-155]
- B. 原发中枢神经系统DLBCL[166-168]
- C. 原发皮肤DLBCL，腿型[160-163]
- D. 老年人EBV阳性DLBCL[169,170]

Ⅲ. 其他大B细胞淋巴瘤
- A. 原发纵隔（胸腺）大B细胞淋巴瘤[14,120,121,124]
- B. 血管内大B细胞淋巴瘤[130,135]
- C. DLBCL相关慢性感染[171-174]
- D. 淋巴瘤样肉芽肿病[127-128]
- E. ALK阳性DLBCL[164-165]
- F. 浆母细胞淋巴瘤（见第83章）[175,176]
- G. 由HHV8相关多中心Castleman病产生的大B细胞淋巴瘤（见第83章）[179,180]
- H. 原发性渗出性淋巴瘤（见第83章）[179,180]

Ⅳ. 交界性
- A. B细胞淋巴瘤未分型，介于弥漫大B细胞淋巴瘤和Burkitt淋巴瘤之间
- B. B细胞淋巴瘤未分型，介于弥漫大B细胞淋巴瘤和经典霍奇金淋巴瘤之间

ALK：间变性淋巴瘤激酶；DLBCL：弥漫大B细胞淋巴瘤；EBV：Epstein-Barr病毒；HHV：人类疱疹病毒。

B 细胞样（germinal center B-cell-like，GCB）；②激活 B 细胞样（activated B-cell-like，ABC）；③原发纵隔 B 细胞淋巴瘤（primary mediastinal B-cell lymphoma，PMBL）（参见第 98 章）[12-15]。GCB 型 DLBCL 来源于正常生发中心 B 细胞，ABC 型 DLBCL 来源于浆样分化停滞的后生发中心 B 细胞，PMBL 来源于胸腺 B 细胞。高通量、基因组拷贝数检测联合基因表达谱分析显示这些 DLBCL 亚型具有各自不同的发病机制[16]，19 号染色体扩增见于 26% 的 ABC 型 DLBCL，但只在 3% 的 GCB 和 PMBL 病例中检测到。此扩增区域中高度上调的基因有 *SPIB*，后者编码一种 ETS 家族转录因子。*INK4a/ARF* 肿瘤抑制基因所在位点的缺失和 3 号染色体三体几乎都发生于 ABC 亚型，并与此型患者的预后不良有关。癌基因 *FOXP1* 上调可能是 3 号染色体三体或相关区段扩增的 ABC 型 DLBCL 的潜在靶点。GCB 型 DLBCL 中，具有致癌作用的 miR-17-92 微小 RNA（microRNA）位点扩增和抑癌基因 *PTEN* 缺失多见，但在 ABC 型 DLBCL 中不发生。

■ 临床特征

症状和体征

DLBCL 患者的典型症状包括进行性的淋巴组织肿大，最常见的有进行性颈部淋巴结肿大或腹部肿块。B 症状（夜间盗汗、发热、体重减轻）见于约 30% 的患者。结外病变见于约 40% 的患者，最常见的部位为胃肠道[17,18]，其他部位包括睾丸、骨、甲状腺、唾液腺、皮肤、肝脏、乳腺、鼻腔、鼻旁窦和中枢神经系统（central nervous system，CNS）。DLBCL 发病可呈高度侵袭性，有局部血管压迫症状（如上腔静脉综合征）或气道压迫症状（气管支气管压迫），需要急诊治疗。

其他少见的症状和体征会发生于某些亚型的 DLBCL，如血管内大 B 细胞淋巴瘤的不明原因发热、胸膜腔淋巴瘤的胸腔积液。约 50%~60% 的 DLBCL 疾病呈弥散性（Ⅲ期或Ⅳ期），而 40% 的病例病变则较局限（Ⅰ期或Ⅱ期）。骨髓累及见于约 15% 的患者。淋巴结病理提示 DLBCL 而骨髓中为低度恶性淋巴瘤也有发生，这种情况并不影响预后，但疾病较易复发。CNS 累及多见于睾丸或鼻旁窦的 DLBCL[19]，常伴血清乳酸脱氢酶（lactic dehydrogenase，LDH）水平升高和骨髓累及。具有 CNS 累及高危因素的患者需常规进行脑脊液细胞和蛋白水平检测。韦氏环累及的患者胃肠道淋巴瘤的发生率高。

■ 实验室检查

外周血和骨髓

10%~20% 的 DLBCL 患者伴有骨髓累及，其中 1/3 的患者在外周血涂片中可发现淋巴瘤细胞。如果用更灵敏的检测方法，如流式细胞分析，这一比例可能更高。骨髓累及可引起贫血，更严重者发生中度白细胞减少和血小板减少。毋庸置疑，这些症状在细胞毒药物治疗后可能进一步加重。

细胞免疫表型

淋巴瘤细胞表面可表达单克隆 Igκ 或 λ 轻链，最常见的表面抗原是 IgM。细胞不表达 Ig 的情况并不多见[20]。淋巴瘤细胞通常表达全 B 细胞抗原，CD19、CD20、CD22、PAX5 和 CD79a，也表达 CD45，有时表达 CD10 或 CD5[20,21]。$CD5^+$ 淋巴瘤侵袭性较高，预后较差[22]。$CD10^+$ DLBCL 如包含较多的大细胞时（如高度恶性滤泡型淋巴瘤），难以和 Burkitt 淋巴瘤或滤泡型淋巴瘤区分[23]。当流式细胞分型显示成熟 $CD10^+$ B 细胞表型时，更需要在形态上对上述类型淋巴瘤进行鉴别。

病理学

淋巴结结构被弥漫浸润的大淋巴细胞所替代，细胞形态多样，根据细胞大小、细胞核的数量、细胞质的嗜碱性、细胞核多形性情况，呈中央母细胞样、免疫母细胞样和间变细胞样。其他罕见的形态学变异，如黏液样变或纤维化。虽然 DLBCL 的弥漫分布在病理学上可以和滤泡型淋巴瘤的灶性生长区分，这种区分在细针穿刺活检、体液、血液或骨髓中获得的标本上通常是不可能的（参见第 98 章图 98-23 和图 98-24）。同时，20% 的 DLBCL 和大部分滤泡型淋巴瘤可检测到 t(14;18)(q32;q21) 易位，提示两者可能有重叠（参见第 101 章）。

DLBCL 细胞的 Ig 可变区基因多已发生重排和体细胞突变。表型转换可能发生[24]。黏附分子如白细胞功能相关抗原 -1（leukocyte function-associated antigen-1，CD16/CD18，LFA-1）和 CD44 表达于 50%~75% 的 DLBCL 病例中。CD44 多表达于高度侵袭性的 DLBCL 亚型上，患者病变弥散，预后差[25]。

■ 预后因素

国际预后指数

1993 年有关学者提出了国际预后指数（international prognostic index，IPI），用于经包含多柔比星的化疗方案治疗的侵袭性淋巴瘤患者的预后评估[26,27]。模型中包含的临床指标包括：①肿瘤分期；②血清 LDH 水平；③结外病变部位的数目；④一般情况；⑤患者的年龄（表 100-2）。如患者的年龄小于 61 岁，则使用年龄调整的 IPI，包含除年龄和结外病变以外的其他指标。年龄≤60 岁 IPI 评分在 0 分、1 分、2 分、3 分患者的 5 年生存率分别为 83%、69%、46%、32%（表 100-3 和图 100-1）[26]。

表 100-2 非霍奇金淋巴瘤国际预后指数

危险因素
年龄 >60 岁
血清乳酸脱氢酶大于正常值 2 倍
一般状况≥2 分
Ⅲ期或Ⅳ期病变
结外病变累及 >1 处

注：每个危险因素 1 分，<61 岁的病人总分在 0~3 分之间。年龄校正指数包括除了年龄和结外病变数目以外的所有以上变量。≥61 岁的病人总分在 0~5 分之间，包括所有以上变量。

基因表达谱

基因表达谱分析亦被用于 DLBCL 患者的疗效和预后评估（图 100-2）[28,29]。基因谱分析识别了 6 个基因，通过相应基因的实时定量聚合酶链反应（polymerase chain reaction，PCR）检测能够将 DLBCL 患者分为 3 个不同的预后组（图 100-3）[30,31]。这

表 100-3　国际预后指数各危险组别的预后

国际预后指数	危险因素数目	完全缓解率(%)	无复发生存率(%)		生存率(%)	
年龄校正的国际预后指数，>60 岁						
			2 年	5 年	2 年	5 年
低危	0 或 1	87	79	70	84	73
中低危	2	67	66	50	66	51
中高危	3	55	59	49	54	43
高危	4 或 5	44	58	40	34	26
年龄校正的国际预后指数，<61 岁						
			2 年	5 年	2 年	5 年
低危	0	92	88	86	90	83
中低危	1	78	74	66	79	69
中高危	2	57	62	53	59	46
高危	3	46	61	58	37	32

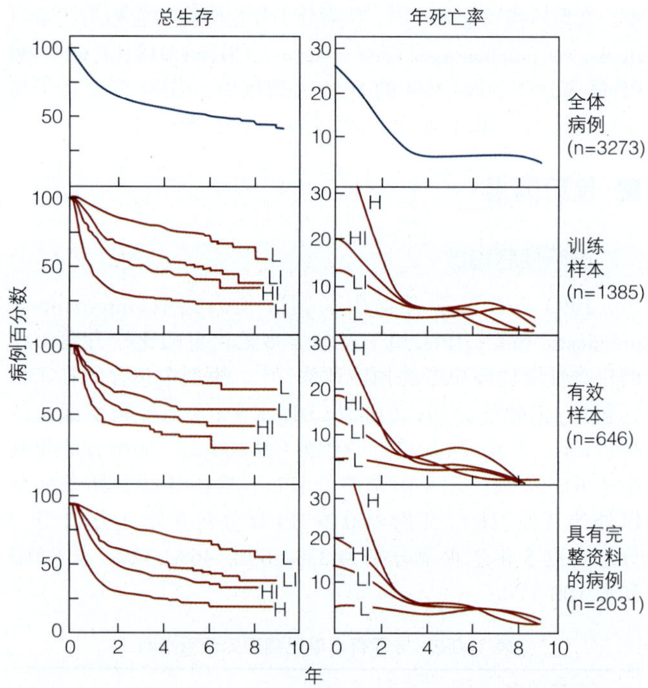

图 100-1　四个危险组的 Kaplan-Meier 生存曲线(左)。研究期间的死亡率(右)。3273 名患者中只有 2031 名具有足够的国际预后指数分组相关资料。H，高危；HI，中高危；L，低危；LI，低中危。

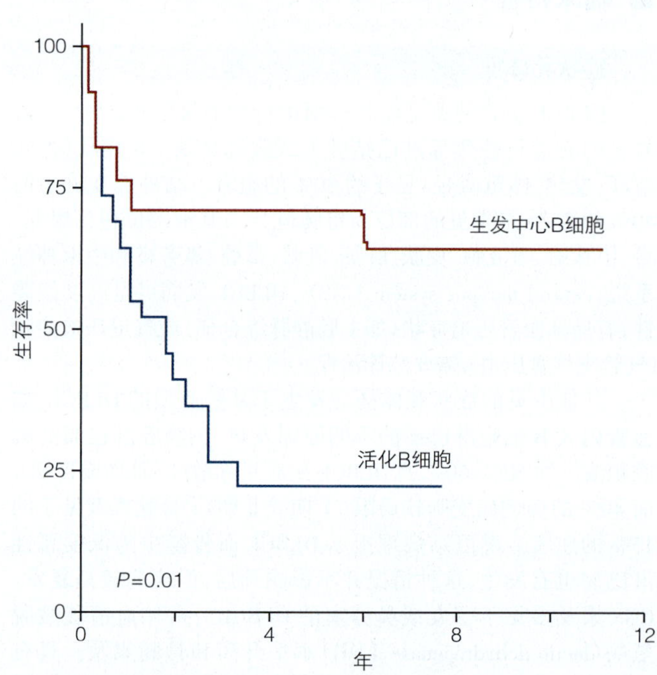

图 100-2　通过基因表达谱分析一组弥漫大 B 细胞淋巴瘤患者的细胞来源，作出总生存曲线。肿瘤细胞来源于生发中心 B 细胞的患者生存显著优于肿瘤细胞来源于激活 B 细胞的患者。

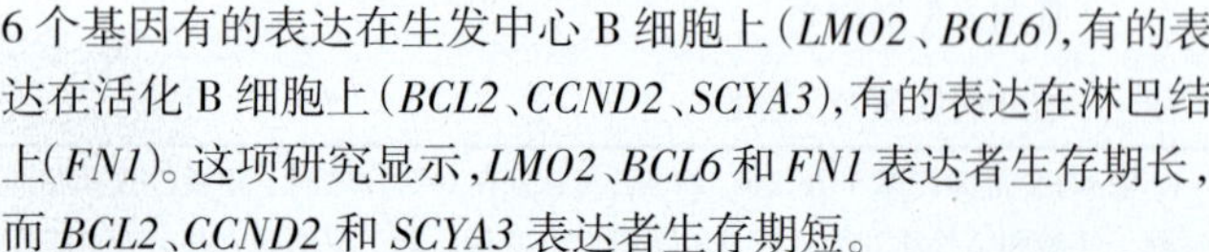

6 个基因有的表达在生发中心 B 细胞上(*LMO2*、*BCL6*)，有的表达在活化 B 细胞上(*BCL2*、*CCND2*、*SCYA3*)，有的表达在淋巴结上(*FN1*)。这项研究显示，*LMO2*、*BCL6* 和 *FN1* 表达者生存期长，而 *BCL2*、*CCND2* 和 *SCYA3* 表达者生存期短。

血清乳酸脱氢酶和 β_2 微球蛋白

β_2 微球蛋白和血清 LDH 水平高于正常的患者预后差，生存率仅为 26%，而两者阴性的患者为 81%[32]。

BCL6 蛋白表达

约 70% 的 DLBCL 患者为生发中心源性，会有 BCL6 蛋白的过表达。GCB 型患者预后较非 GCB 型者好[33]。*BCL2* 基因重排或 BCL2 蛋白表达者预后差[34]，而 BCL6 表达者预后较好[28-30]。

淋巴瘤细胞 Survivin

Survivin 是凋亡抑制基因家族的成员之一，在正常组织中不表达，但在 60% 的 DLBCL 患者中表达，是预后不良因素[35]。

浸润 $CD4^+$ T 细胞

DLBCL 组织中包含大量 $CD4^+$ T 细胞提示预后较好[36]。然而，富 T 细胞组织细胞的 B 细胞淋巴瘤预后不良。

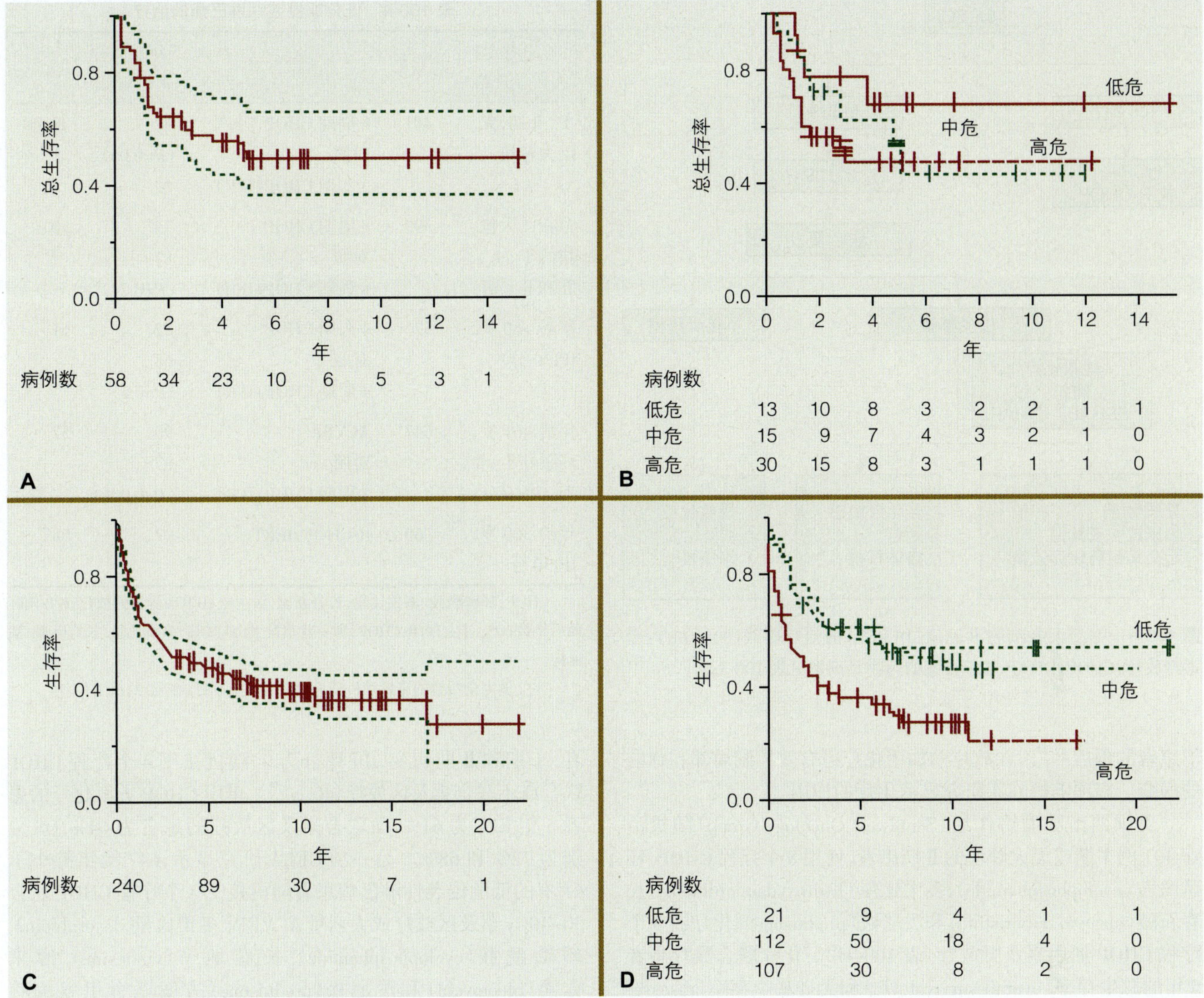

图 100-3　A. 58 名弥漫大 B 细胞淋巴瘤（DLBCL）患者 Kaplan-Meier 总生存预测[19]。B. 该 58 名患者根据 6 个基因模型分为 3 组（低危、中危、高危）后的 Kaplan-Meier 总生存预测。虚线代表 95%CI。根据 log likelihood 预测，作为连续变量时该模型 P=0.02，作为类别变量时该模型 P=0.31。C、D. 240 名 DLBCL 患者的相似分析[44]。作为连续变量时该模型 P<0.001，3 组患者的生存情况见图。

cyclin D3、*p53* 基因突变、血清血管内皮生长因子、细胞因子

cyclin D3 表达、*p53* 基因突变和血清血管内皮生长因子表达或血浆细胞因子，如白介素（interleukin，IL）-2、IL-10 和 IL-6 水平升高的患者预后不良。

正电子发射体层显像检查

^{18}F- 脱氧葡萄糖正电子发射体层显像检查（Fluorine-18-fluorodeoxyglucose-positron emission tomography，FDG-PET）已应用于 DLBCL 患者的疾病分期和随访，是提示预后的有效手段[37-39]。然而，一项包括 13 个研究，311 例 DLBCL 患者的荟萃分析显示其预后提示作用存在分歧[40]，认为 FDG-PET 的临床意义并未得到最终证实，在检测方法得到标准化以前仅限于科研研究。

■ 治疗

治疗原则

通过联合化疗，DLBCL 是可能治愈的（图 100-4）。前 12 周治疗期间，药物剂量决定患者的生存，因此，要尽量避免减少化疗剂量。治疗前，要考虑到几项因素，如患者的临床分期、症状和 IPI。同时，需按原则随访疗效。其他需要注意的有患者的年龄和合并症，两者对于治疗方案的选择非常关键。之后可根据不同的基因表达谱亚型进行个体化治疗。

早期弥漫大 B 细胞淋巴瘤（Ⅰ期和Ⅱ期）

约 25% 的患者发病时病变局限。在 20 世纪 80 年代早期，标准治疗方法是放射治疗（后简称放疗）[41]，Ⅰ期患者放疗后的 5 年无病生存为 50%，Ⅱ期患者约为 20%。化疗联合放疗改善

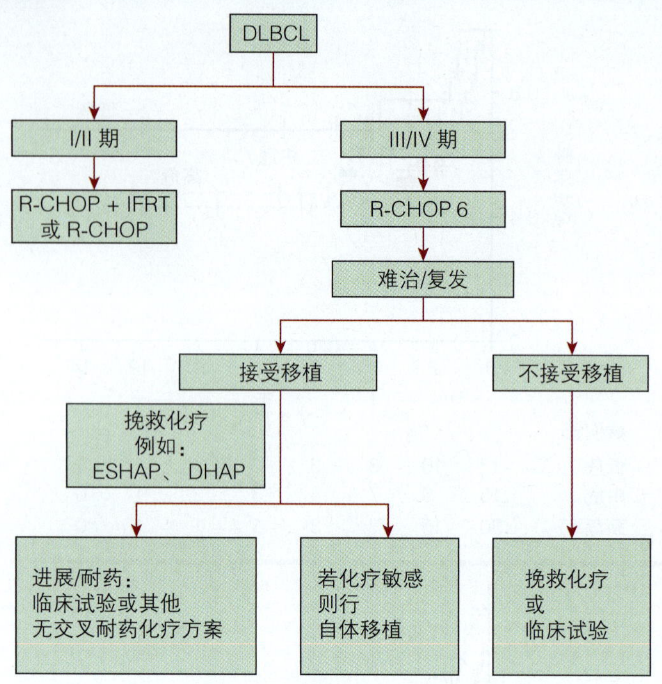

图 100-4 弥漫大 B 细胞淋巴瘤（DLBCL）的治疗路线图。（IFRT：受累野放疗，CHOP、DHAP、ICE 方案的药物及剂量见表 100-3。）

表 100-4 低分期侵袭性淋巴瘤的治疗

患者人口学资料	患者数	治疗方案	5 年总生存（P 值）（%）	文献
Ⅰ、Ⅱ期，无巨大包块	401	8 周期 CHOP 对照 3 周期 CHOP+IFRT	72 （P=0.05） 82	48，49
存在巨大包块的Ⅰ、$Ⅰ_E$、Ⅱ和$Ⅱ_E$期	399	8 周期 CHOP 对照 8 周期 CHOP+IFRT	73* 87 （P=0.24）	50
年龄 >60 岁，IPI=0 分	576	4 周期 CHOP 对照 4 周期 CHOP+IFRT	72 68 （P=0.5）	51
年龄 <61 岁，局限性Ⅰ、Ⅱ期，IPI=0 分	647	ACVBP 对照 3 周期 CHOP+IFRT	90 87 （P<0.001）	52
年龄 >60 岁，IPI>0 分	60	R-CHOP+IFRT	92	58

CHOP：环磷酰胺、多柔比星、长春新碱、泼尼松；IFRT：受累野放疗；IPI：国际预后指数；OS：总生存；R-CHOP：利妥昔单抗、环磷酰胺、多柔比星、长春新碱、泼尼松。

*172 例完全缓解的患者随机分为观察组和受累野放疗组的总生存率。

了患者的预后[42-47]。在放疗前加用化疗可有效控制局部和弥散的病变。多项随机临床研究显示化疗的作用。

美国西南肿瘤协作组（Southwest Oncology Group）随机治疗 401 例Ⅰ期或无大肿块的Ⅱ期患者，使用 8 个疗程 CHOP[环磷酰胺（cyclophosphamide）、多柔比星（hydroxydaunorubicin）、长春新碱（oncovin，vincristine）和泼尼松（prednisone）]化疗或 3 个疗程 CHOP 加用累及野放疗（表 100-4）[48]。化疗联合放疗患者 5 年的总生存率（overall survival，OS）和无进展生存率（disease-free survival，DFS）显著优于单用化疗组（82% vs. 72%，P=0.02；77% vs. 64%，P=0.03）。单用化疗的患者心脏毒性较多。按年龄调整的 IPI 分组，高危患者总生存较差。无失败生存（failure-free survival，FFS）曲线和 OS 曲线分别在 7 年和 9 年时交叉。CHOP 联合累及区放疗的优势在于减少了淋巴瘤在 5~10 年中的复发[49]。

美国东部肿瘤协作组（Eastern Cooperative Group，ECOG）的临床研究包括 399 例患者，伴大肿块的Ⅰ期（纵隔或后腹膜肿块，或肿块 >10cm）、$Ⅰ_E$期、Ⅱ期或$Ⅱ_E$期病变，随机接受 8 个疗程 CHOP 或 8 个疗程 CHOP 联合累及区放疗[50]。完全缓解（CR）的患者接受 30Gy 的累及区照射或不治疗，部分缓解（PR）的患者接受 40Gy 的累及区及邻近非累及区照射。172 例 CR 的患者中，接受低剂量累及区放疗者 6 年 DFS 为 73%，仅接受 CHOP 化疗者为 56%，OS 无统计学差异（P=0.05）。PR 患者 6 年 FFS 为 63%，大剂量放疗虽然能使部分患者获得 CR，但不影响预后。对于 8 个疗程 CHOP 后获得 CR 的患者，低剂量累及区放疗可延长 DFS，控制局部病变，但不能改善生存。大部分 PR 患者尽管存在残留病变，但不影响 6 年的无事件生存（event-free survival，EFS）。

法国成人淋巴瘤研究组（Group d' Etade des Lymphomes de l' Adulte，GELA）的研究包括 576 例年龄超过 60 岁的老年患者，Ⅰ期和Ⅱ期病变，IPI 评分为 0，随机接受 4 个疗程 CHOP 联合或不联合累及区放疗（40Gy）[51]。单用 CHOP 方案化疗的患者 5 年 EFS 为 61%，而联合累及区放疗的患者为 64%，OS 分别为 72% 和 68%。另一项 GELA 研究显示，647 例年龄小于 61 岁的低危侵袭性淋巴瘤患者随机接受 3 个疗程 CHOP 联合 30~40Gy 累及区放疗或大剂量 ACVBP[多柔比星(doxorubicin)、环磷酰胺（cyclophosphamide）、长春地辛（vindesine）、博来霉素（bleomycin）和泼尼松（prednisone）方案联合甲氨蝶呤（methotrexate）、异环磷酰胺（ifosfamide）、依托泊苷（etoposide）和阿糖胞苷（cytarabine）]巩固化疗[52]，两者的 EFS 分别为 74% 和 82%，P=0.001，OS 分别为 87% 和 90%，P<0.001，即单用大剂量化疗的患者明显优于化疗联合放疗的患者。

另一项Ⅱ期研究中，60 例年龄超过 60 岁，至少具有一个 IPI 不利危险因素的患者于 -7、1 天、22 天和 43 天接受利妥昔单抗（rituximab）治疗，于第 3 天、第 24 天和第 45 天接受 CHOP 方案化疗[53]，之后接受 40~46Gy 累及区放疗。2 年和 4 年的无进展生存率（progression-free survival，PFS）分别为 95% 和 88%，2 年和 4 年 OS 分别为 95% 和 92%。未接受利妥昔单抗治疗的历史对照患者 4 年的 PFS 和 OS 分别为 78% 和 88%。因此，3 个疗程 CHOP 中加用利妥昔单抗和累及区放疗能达到预期的疗效。

总之，全身化疗能够改善病变较局限的侵袭性淋巴瘤患者的预后。这些研究结果也使大家对累及区放疗的作用产生了疑问。早期结果认为 CHOP 联合累及区放疗较单用 CHOP 方案可使患者在 OS 上获益[48]，而长期随访结果发现患者的 FFS 和 OS 分别在 7 年和 9 年汇合[54]。一项随机研究亦显示，年龄小于 61 岁，IPI 评分为 0 的年轻患者，接受大剂量 ACVBP 较 3 个疗程 CHOP 联合累及区放疗更有效[52]。其他两项随机研究发现，无论是 4 个或 8 个疗程 CHOP，化疗联合累及区放疗和单用化疗相比均无法提高患者的生存[50,51]。另一项Ⅱ期研究包括 60 例年龄小于 60 岁，IPI 评分大于 0 分的患者，接受 3 个疗程 R-CHOP 联合累及区放疗后，4 年 OS 达 92%，比其他任何随机研究都高[52]。

需要指出的是，临床试验中患者的入组要求各不相同。一些研究有年龄限制，而另一些只入组 IPI 高危或低危患者。一般低危患者疾病局限，对任何治疗方法都有较好的疗效，而问题恰恰在于如何治疗那些中危和高危的患者。利妥昔单抗彻底改变了进展型 DLBCL 的治疗，同时也有可能如前面提到的那个Ⅱ期临床研究一样，影响局限型 DLBCL 的治疗[53]。将来需要一个系统的随机临床研究来告诉我们，是否大剂量化疗不联合放疗是年龄小于 61 岁患者的标准选择[52]？目前大剂量化疗只停留在临床研究阶段，并没有正式应用于进展型 DLBCL 的治疗。在获得随机研究的确切结果之前，无论 6 个疗程利妥昔单抗联合 CHOP（R-CHOP）或 3 个疗程 R-CHOP 联合累及区放疗均不作为推荐的治疗方法。

进展期弥漫大 B 细胞淋巴瘤（Ⅰ期大肿块、Ⅱ期、Ⅲ和Ⅳ期）

联合化疗［氮芥（mechlorethamine）、长春新碱（vincristine）、丙卡巴肼（procarbazine）、泼尼松（prednisone），MOPP］治疗霍奇金淋巴瘤取得成功，这一策略也被用于 DLBCL 的治疗，如 CHOP 和环磷酰胺（cyclophosphamide）、长春新碱（vincristine）、丙卡巴肼（procarbazine）和泼尼松（prednisone）（C-MOPP；同义词：COPP）[54]。1972~1975 年报道 DLBCL 患者经治疗后达到 CR，并长期无病生存，使 DLBCL 治愈成为可能。CHOP 方案，即环磷酰胺（cyclophosphamide 750mg/m^2 IV）、多柔比星（doxorubicin 50mg/m^2 IV）、长春新碱（vincristine 1.4mg/m^2，最大剂量 2mg）和泼尼松（prednisone 100mg，口服，1~5 天），每 21 天重复 1 次，成为美国 DLBCL 治疗使用最普遍的方案（表 100-5）。其他方案有第 1 天和第 8 天治疗的，泼尼松的剂量也有差异。患者一般接受 4~6 个疗程，获得 CR 的患者再接受 2 个疗程。大部分获得 CR 的患者能达到持续的无复发生存，当然也取决于是否存在预后不良因素。

继 CHOP 方案治疗成功后，又有多个联合化疗方案应用于临床，Ⅱ期试验结果显示多数方案能进一步提高反应率，CR 率和 DFS 率分别达到 80% 和 60%[55,56]。m-BACOD［中剂量甲氨蝶呤（methotrexate）、博来霉素（bleomycin）、多柔比星（doxorubicin）、环磷酰胺（cyclophosphamide）、长春新碱（vincristine）、地塞米松（dexamethasone）］、ProMACE［泼尼松（prednisone）、甲氨蝶呤（methotrexate）、多柔比星（doxorubicin）、环磷酰胺（cyclophosphamide）、依托泊苷（etoposide）］/CytaBOM［（阿糖胞苷（cytarabine）、博来霉素（bleomycin）、长春新碱（vincristine）、甲氨蝶呤（methotrexate）］、MACOP-B［大剂量甲氨蝶呤（methotrexate）、多柔比星（doxorubicin）、环磷酰胺（cyclophosphamide）、长春新碱（vincristine）、泼尼松（prednisone）、博来霉素（bleomycin）］Ⅱ期临床试验的反应率均优于 CHOP 方案[57]。然而，反应率的显著提高只见于单中心的研究，并没能在多中心研究中得到证实。同时，2 年后再评估时疗效并非原来那样显著。一项前瞻性研究比较 m-BACOD 和 CHOP 方案，未发现两者在 CR 率、DFS 率和 OS 方面存在差异[58]。由于各研究的结果不一，一项四臂、Ⅲ期、随机研究进一步比较了 CHOP、m-BACOD、MACOP-B 和 ProMACE/CytaBOM 方案[59]。这项具有标志性的临床试验入选了 897 例中高危淋巴瘤患者，85% 的患者为弥漫或滤泡大细胞淋巴瘤。结果显示，各组之间疗效相当，DFS 率为 35%~40%：接受 CHOP 方案者 4 年生存率为 36%，接受 m-BACOD 方案者为 34%，接受 ProMACE/CytaBOM 方案者为 45%，接受 MACOP-B 方案者为 39%（P=0.14）。CHOP 方案最安全，只有 1% 的治疗相关死亡，而 MACOP-B 方案达 6%。既往单中心的Ⅱ期临床试验显示完全反应率提高的原因多因为入选了 IPI 低危的患者。因此，更大剂量的方案并不能改善患者的缓解率、无病生存和总生存。IPI 可用于临床试验中不同亚组进行比较，有助于正确评估化疗方案的疗效。然而，通过对非常年轻的患者的长期随访发现上述方案相对于 CHOP 方案的优势[60]。

其他治疗方案包括：CVAD 方案（静脉注射 CHOP）[61]、CHOPE［CHOP 加依托泊苷（etoposide）］、CHOEP（剂量调整 CHOPE 联合生长因子）[62]、静脉注射 CDE［环磷酰胺（cyclophosphamide）、多柔比星（doxorubicin）、依托泊苷（etoposide）］[63]，但疗效与 CHOP 方案比较无显著差异。另一项包含 143 例侵袭性淋巴瘤患者的Ⅲ期研究显示，随机应用 6 个疗程 CHOP 或大剂量 CNOP［环磷酰胺（cyclophosphamide）、米托蒽醌（mitoxantrone）、长春新碱（vincristine）、泼尼松（prednisone），即米托蒽醌取代多柔比星］。反应率、5 年 PFS 和 OS 两组并无差异。大剂量 CNOP 组患者白细胞减少，发热和继发白血病的发生率更高[64]。

因此，IPI 低危（评分为 0~2 分）的患者，目前治疗方案有效，但 IPI 评分高危（评分为 3~5 分）的患者，目前治疗可能是不充分的。体外研究结果显示与高浓度相比，肿瘤细胞对长时间低浓度的长春新碱、多柔比星和依托泊苷产生的耐药性较小[65]，美国国家癌症研究所（United States National Cancer Institute）根据上述结果提出 EPOCH 方案［依托泊苷（etoposide）、泼尼松（prednisone）、长春新碱（vincristine）、环磷酰胺（cyclophosphamide）、多柔比星（doxorubicin）］，其中长春新碱、依托泊苷和多柔比星为持续 96 小时滴注。131 例复发 / 难治患者中，总反应率为 74% 及可接受的毒性[66]。药代动力学发现存在患者间差异，提出需根据患者进行个体化剂量调整[67]。从而引出根据造血干细胞低点进行剂量调整的治疗方案[68]。50 例初治 DLBCL 患者接受了剂量调整的 EPOCH 方案，CR 率达 92%，PFS 和 OS 分别为 70% 和 73%。一项研究，72 例初治 DLBCL 应用剂量调整 EPOCH 联合利妥昔单抗治疗，5 年 PFS 和 OS 分别为 79% 和 80%[69]。与历史对照比较，联合利妥昔单抗只对 BCL2 阳性的患者有利。

德国高度恶性非霍奇金淋巴瘤研究组［German（Deutsch）High-Grade Non-Hodgkin's Lymphoma Study Group（DSHNHL）］提出一项 2×2 研究，以期回答是否需要在 CHOP 方案中加入依托泊苷以及将治疗间歇由 3 周降为 2 周是否能改善年轻预后好的患者的生存[70]。他们的结论是 CHOEP 较 CHOP 方案达到无事件生存的速度更快，缩短治疗间歇，显著提高总生存。当 3 个大剂量方案，即 2 周 CHOP（CHOP-14）、3 周 CHOEP 和 2 周 CHOEP（CHOEP-14），与标准的 3 周 CHOP（CHOP-21）比较时，CHOEP-21 和 CHOEP-14 提高 EFS，CR 率和 OS 与 CHOP-21 的差异不显著。因此，上述方案的研究者认为 CHOEP-14 适合年轻预后好的患者。

表 100-5　中危和高危淋巴瘤的联合化疗

方案	剂量	给药途径	给药天数	两次化疗间隔（天）	周期
R-CHOP-21				21	6~8
利妥昔单抗	$375mg/m^2$	IV	1		
环磷酰胺	$750mg/m^2$	IV	1		
多柔比星	$50mg/m^2$	IV	1		
长春新碱	$1.4mg/m^2$	IV	1		
强的松	100mg/d	PO	1~5		
CHOP-14				14	6~8
环磷酰胺	$750mg/m^2$	IV	1		
多柔比星	$50mg/m^2$	IV	1		
长春新碱	$1.4mg/m^2$	IV	1		
强的松	100mg/d	PO	1~5		
I-CHOP				14	6
环磷酰胺	$1000mg/m^2$	IV	1		
多柔比星	$70mg/m^2$	IV			
长春新碱	$2mg/m^2$	IV	1		
强的松	100mg/d	PO	1~5		
CHOPE-21				21	6~8
环磷酰胺	$750mg/m^2$	IV	1		
多柔比星	$50mg/m^2$	IV	1		
长春新碱	$2mg/m^2$	IV	1		
依托泊苷	$100mg/m^2$	IV	1~3		
强的松	100mg/d	PO	1~5		
剂量调整的 R-EPOCH*				21	6~8
利妥昔单抗	$375mg/m^2$	IV	1		
依托泊苷	$50mg/(m^2 \cdot d)$	CIV	1~4（96 小时）		
多柔比星	$10mg/(m^2 \cdot d)$	CIV	1~4（96 小时）		
长春新碱	0.4mg/d	CIV	1~4（96 小时）		
环磷酰胺	$750mg/(m^2 \cdot d)$	IV	5		
强的松	$60mg/(m^2 \cdot d)$	PO	1~5		
ESHAP（复发淋巴瘤）				21	
依托泊苷	$40mg/m^2$	IV	1~4		
甲泼尼松	$500mg/m^2$	IV	1~5		
阿糖胞苷	$2mg/m^2$	IV	5		
顺铂	$25mg/m^2$	CIV	1~4		
DHAP（复发淋巴瘤）				21	
地塞米松	$40mg/m^2$	PO 或 IV	1~4		
顺铂	$100mg/m^2$	CIV	1		
阿糖胞苷	$2mg/m^2$	IV，每 12 小时 ×2 次	2		
R ± ICE（复发淋巴瘤）				14	
利妥昔单抗	$375mg/m^2$	IV	1		
异环磷酰胺	$5000mg/m^2$	IV	1（第 2 天）		
卡铂	AUC=5（最大 800mg）	IV	1（第 2 天）		
依托泊苷	$100mg/m^2$	IV	1~3		
乙二醇化非格司亭	6mg	SQ	1（第 4 天）		

AUC，曲线下面积；CIV，连续静脉输注；I-CHOP，剂量加大的 CHOP；IV，经静脉；PO，口服；SQ，皮下。

* 当前一疗程中患者的中性粒细胞绝对计数最低值≥$0.5 \times 10^9/L$ 时，依托泊苷、多柔比星和环磷酰胺的剂量增加 20%。

我们建议读者在使用前核实这些治疗方案的药物、剂量和给药途径。

国际单克隆抗体治疗临床试验[Monoclonal Antibody Therapeutic International Trial(MInT)]研究揭示了利妥昔单抗在年轻患者中的作用[71]。824 例预后好的患者(年龄调整 IPI 为 0~1 分，Ⅱ~Ⅳ期或Ⅰ期伴大肿块)，随机接受 6 个疗程 CHOP 样方案单用或联合利妥昔单抗。伴大肿块的患者接受累及区放疗。中位随访时间为 2 年，利妥昔单抗显著提高患者的 EFS(从 61% 至 80%，P=0.000 000 007)和 OS(从 86% 至 95%，P=0.0002)。上述结果提示，6 个疗程利妥昔单抗联合 CHOP 样方案是年轻预后好的 DLBCL 患者最好的治疗方案。进一步分析显示 IPI 评分为 0 分且无大肿块病变的患者预后最好，2 年 EFS 为 90%，而年龄调整 IPI 为 1 分和(或)伴大肿块病变的患者预后较差，2 年 EFS 仅为 77%。两组 2 年的 OS 分别为 97% 和 90%。

德国比利时血液肿瘤学协作组(Dutch-Belgian Hemato-Oncology Cooperative Group)将大剂量 12 周 CHOP(I-CHOP)和标准 24 周 CHOP 在中危 DLBCL 患者中进行了比较[72]。当使用 I-CHOP 方案时，低中危患者的 OS(67% vs. 52%，P=0.05)、DFS(58% vs. 45%，P=0.06)和 EFS(41% vs. 30%，P=0.21)均较 CHOP 方案得到改善。高中危患者并未从 I-CHOP 方案中获益。上述结果提示低中危的年轻 DLBCL 患者可能更适合于 I-CHOP 方案。

R-CHOP 是年轻 DLBCL 患者治疗的经典方案，通常推荐 6 个疗程 R-CHOP。在一项称为"利妥昔单抗联合 CHOP 在 60 岁以上"(Rituximab with CHOP over age 60 years，RICOVER-60)的大样本的欧洲研究中，治疗对象为年老患者(详见"年龄超过 60 岁患者的化疗")，8 个疗程 R-CHOP-14 与 6 个疗程 R-CHOP-14 相比并无优势[73]。剂量调整的 R-EPOCH 方案或大剂量的 R-CHOP 或 R-CHOEP 方案疗效是否好于标准的 R-CHOP 方案，还有待于前瞻、随机研究的结果。

年龄超过 60 岁患者的化疗

超过一半的患者诊断为 DLBCL 时已超过 60 岁。虽然大部分患者健康状况良好，能耐受年轻患者的治疗方案，但有些患者或身体较虚弱，或主观上不愿意接受大剂量的治疗方案。因此，可能是由于上述原因或合并症(如糖尿病、肾、肺和心脏疾病)影响了治疗剂量，年龄超过 60 岁的患者中，低或低中危 IPI 组的无复发生存(relapse-free survival，RFS)和 OS 率低于年轻患者[74]。患者可能死于与原发病无关的合并症或治疗相关的并发症。多项研究试图建立老年患者特异的治疗方案[75,76]。

为降低化疗在年老患者中的毒性，一项随机研究比较了标准 CHOP 方案与每周 CHOP，后者将 CHOP 方案的剂量分为 3 次，每周 1 次[77]。接受每周 CHOP 的患者 CR 率和 PFS 无显著差异，但 OS 比标准 CHOP 方案差。DSHNHL 研究显示年老患者可能得益于高剂量 CHOP 方案[70,78]。一项随机试验比较了 6 个疗程标准 CHOP-21 和 6 个疗程 CHOP-14 联合生长因子支持和大肿块放疗。CHOP-21 和 CHOP-14 的 CR 率分别为 63% 和 77%。血清 LDH 水平增高的患者中，两组的 CR 率分别为 49% 和 70%。年老的患者中，加用依托泊苷并不能改善患者的反应率[78]。这些结果与年轻患者得到的结果正相反，后者显示加用依托泊苷(CHOPE)可显著提高反应率。多项研究曾比较 CHOP 方案和米托蒽醌替代多柔比星的方案[79-81]。结果提示 CHOP 方案更好。一项斯堪的纳维亚研究将 455 例患者随机分为 CHOP 和 CHOP 联合生长因子支持两组。CR 率分别为 60% 和 43%，治疗失败时间和 OS 率都是 CHOP 组为好[79]。这些结果与荷兰研究的结果相似，后者显示 CHOP 方案治疗的患者 CR 率(49% vs. 31%)和 3 年 OS 率(42% vs. 26%)更高[80]。

GELA 组织了一项 399 例年龄 60~80 岁的 DLBCL 初治患者的随机研究[82,83]，接受 8 个疗程 CHOP-21 单用或联合利妥昔单抗。R-CHOP 组较 CHOP 组能显著提高 CR 率(63% vs. 76%)、EFS(38% vs. 57%)和 OS(57% vs. 70%)，两组毒性反应无显著差异，治疗相关死亡率都为 6%。

ECOG 的研究入组了 632 例老年患者，随机接受 6~8 个疗程 CHOP-21，单用或联合利妥昔单抗[84]。结果证实了 GELA 研究，即加用利妥昔单抗可改善老年患者的治疗失败时间和 OS。二次随机提示利妥昔单抗维持治疗对 R-CHOP 治疗的患者并无益处。

在 RICOVER-60 研究中，1222 例老年患者随机接受 6 个或 8 个疗程 CHOP-14，或 6 个或 8 个疗程 R-CHOP-14[73]。6 个疗程 R-CHOP-14 较 6 个疗程 CHOP-14 显著改善 EFS、PFS 和 OS，但 8 个疗程 R-CHOP-14 与 6 个疗程 R-CHOP-14 比较无差异。

基于上述三个研究的结果，6 个疗程 R-CHOP 是老年 DLBCL 患者最好的治疗方案。R-CHOP-14 和 R-CHOP-21 比较哪个更好，现无定论。通常情况下，老年患者治疗期间推荐 G-CSF 支持[79,85,86]。

大剂量化疗联合自体干细胞移植作为初治治疗

大剂量化疗联合自体造血干细胞移植(ASCT)可有效治疗复发或难治的侵袭性淋巴瘤。然而，ASCT 治疗初治患者的疗效报道各异[87-93]。一项荟萃分析评估了大剂量化疗联合 ASCT 在初治患者的作用[94]。15 个随机对照研究中包含了 3079 例患者，总体治疗相关死亡率在 ASCT 组为 6%，与常规化疗组无显著差异。13 个研究中的 2018 例患者中，ASCT 组 CR 率比常规化疗组高(P=0.004)，但不能改善 OS 和 EFS。12 个研究中进一步按 IPI 分组，也未见两组生存有明显区别。

因此，总体而言，初治的 DLBCL 患者并不推荐进行大剂量化疗联合 ASCT，后者可能是治疗预后特别差的患者，但也只限于临床研究。另一方面，并非因为要进行移植，就减少移植前的化疗疗程，相反，患者仍应行足量的化疗，在移植前保持最佳的缓解状态。

复发和难治弥漫大 B 细胞淋巴瘤

化疗 虽然近年来化疗方案有很大的改进，仍有一部分的进展型 DLBCL 患者对治疗耐药或在化疗后复发。复发多发生在诊断的最初 2~3 年，在 4 年后较少见[95]。复发或难治患者治愈的前提条件是患者对大剂量化疗联合 ASCT 敏感。这些方案的总体有效率约 60%，但没有哪个方案更占优。此外，也有报道使用单一药物，如依托泊苷[96]、顺铂[97]、米托蒽醌[98]、雷那度胺[99]和紫杉醇[100]，有效率在 20%~40%。

然而，单药治疗的反应持续时间一般不长。一项前瞻性Ⅱ期研究应用依托泊苷、长春新碱和多柔比星 96 小时滴注，辅以静推环磷酰胺和口服泼尼松(EPOCH)治疗 131 例复发或难治淋巴瘤患者[66]。125 例可评估的患者中，29 例(23%)获得 CR，

60例(48%)获得PR。42例耐药的患者中,57%有效;28例复发的患者中,89%有效,其中54%获得CR。中位随访76个月,OS和EFS分别为17.5和7个月。33例对化疗敏感的患者未接受ASCT,EFS在36个月时为19%。

利妥昔单抗联合异环磷酰胺-卡铂-依托泊苷(ICE)化疗,即R-ICE方案能够提高复发或原发耐药DLBCL患者的CR率[101]。CR率为53%,而使用ICE方案治疗的147例历史对照患者为27%(P=0.01)。R-ICE方案联合ASCT的PFS也较95例使用ICE方案联合ASCT的历史对照患者稍高(54% vs. 43%)。

一项122例复发和难治成人淋巴瘤患者的前瞻性研究评估了依托泊苷、甲强龙、阿糖胞苷和顺铂(ESHAP)方案的疗效[102]。45例(37%)患者获得CR,33例(27%)患者获得PR,总有效率为64%。CR的中位持续时间为20个月,3年仍为CR的患者占28%。中位OS为14个月;3年的生存率为31%。10%的患者40个月后仍保持疾病缓解和存活。

自体干细胞移植　一项109例患者的随机临床试验研究了ASCT在复发患者DLBCL中的作用,患者随机分组,接受4个疗程化疗加放疗(54例)或放疗联合大剂量化疗和ASCT(55例)[103]。移植组5年的EFS是46%,而化/放疗组仅为12%(P=0.001),OS率分别为53%和32%(P=0.038)。复发或原发难治DLBCL,如在ASCT前获得CR,一般预后较只获得PR的患者好。疾病对化疗的敏感性是决定ASCT疗效的最关键的因素。如对最初治疗就耐药的患者进行ASCT后的DFS也只有10%~20%。

异体造血干细胞移植　异体造血干细胞移植(allogeneic hematopoietic stem cell transplantation,ALLO-HSCT)也应用于DLBCL患者。欧洲骨髓移植组(European Bone Marrow Transplant Group)进行了一项101例接受ALLO-HSCT和101例接受ASCT的病例对照研究[104]。两组的PFS相似(ALLO-HSCT组为49%,ASCT组为46%)。总体复发和进展率ALLO-HSCT组为23%,而ASCT组为38%,但两者无统计学显著差异。9例进行ASCT的患者死于移植早期的治疗相关毒性,而在ALLO-HSCT组为17例。为降低ALLO-HSCT相关的并发症,可使用非清髓的化疗方案,在减少毒性的同时,使移植物的有效植入,防止移植物排斥,并获得移植物抗肿瘤反应。一项前瞻性研究中,31例DLBCL患者和1例Burkitt淋巴瘤患者接受ALLO-HSCT,预处理方案是2Gy全身照射,加或不加氟达拉滨[105]。24例患者曾接受ASCT。中位生存为45个月,3年OS和PFS分别为45%和3%。3年累积的复发率和非复发死亡率分别是41%和25%。Ⅱ~Ⅳ度急性移植物抗宿主病(graft-versus-host disease,GVHD)、Ⅲ~Ⅳ度GVHD和慢性GVHD的发生率分别为53%、19%和47%。另一项研究中,48例复发或难治DLBCL患者(30例初治和18例转化型滤泡性淋巴瘤)接受含阿仑单抗的预处理方案进行移植[106]。4年的PFS和OS分别为48%和47%。70%的患者发生Ⅱ~Ⅳ度急性GVHD,13%的患者发生慢性GVHD。4年非复发死亡率为32%,复发率为33%。虽然上述结果令人鼓舞,除临床试验外,ALLO-HSCT不推荐在ASCT前进行。

单用放射免疫治疗　在DLBCL中,并不推荐单用放射免疫治疗(radioimmunotherapy),但可作为预处理方案的一部分。一项Ⅱ期临床研究评估了^{90}钇标记的替伊莫单抗(^{90}Y-ibritumomab tiuxetan)联合大剂量BEAM方案[卡莫司汀(carmustine)、阿糖胞苷(cytarabine)、依托泊苷(etoposide)和美法仑(melphalan)]和ASCT治疗淋巴瘤患者的安全性和有效性,这些患者因年龄或既往接受过放射治疗不能接受全身照射[107]。结果显示,上述方案可行,毒性和耐受性与BEAM方案相似。同时,^{131}碘标记的托西莫单抗(^{131}I-tositumomab,0.75Gy)联合BEAM和ASCT治疗化疗耐药的复发或难治淋巴瘤患者,短期和长期毒性与之前单用BEAM治疗的患者相似,总生存率和无事件生存率分别为55%和39%[108]。

复发患者的治疗总结　复发患者需接受多药物联合化疗。如果患者对化疗敏感且没有化疗反指征,应接受ASCT。如果是老年患者或伴其他疾病,治疗的目的在于尽量延缓疾病进展。放射治疗可用于缓解局部压迫症状。患者可以单药治疗,但患者的反应率和反应的持续时间较短。

特殊亚型的临床表现和治疗

原发睾丸淋巴瘤　原发睾丸淋巴瘤占所有淋巴瘤的1%~2%,估计的发生率为每年0.26/100 000男性[109]。虽然淋巴瘤只占所有睾丸肿瘤的1%~7%,但它是50岁以上男性最常见的睾丸肿瘤。组织学方面,80%~90%的原发睾丸淋巴瘤为DLBCL,诊断时的平均年龄为68(21~98)岁[110,111]。大部分患者起病时为Ⅰ~Ⅱ期病变,单侧累及睾丸,且左右两侧的发病率均等,6%的淋巴瘤为双侧累及。原发睾丸淋巴瘤常有累及多个淋巴结外器官的倾向,包括对侧睾丸、中枢神经系统、皮肤、Waldeyer环、肺、胸膜和软组织。单用放射治疗只能局部控制疾病,即使是Ⅰ期病变也无法治愈。化疗方案中不使用蒽环类,疗效要比使用蒽环类差。因此,睾丸切除术后加用含蒽环类的化疗方案(如R-CHOP)是首选的治疗方案。睾丸DLBCL患者的中位生存为4.4年。鉴于部分患者可能出现中枢神经系统复发,治疗上可考虑应用大剂量甲氨蝶呤进行中枢神经系统预防。对侧睾丸也应进行放射治疗[109,112,113]。第97章详细介绍了淋巴结外淋巴瘤。

妊娠期淋巴瘤　淋巴瘤位列妊娠期肿瘤的第4位,发生率约为1/6000[114]。妊娠伴发淋巴瘤的治疗经验有限,治疗和预后研究都为小样本的回顾性研究或病例报道。妊娠期间无论是放疗或化疗,都可能致畸。胎儿暴露于抗肿瘤药物后会发生生长迟缓、神经系统和(或)智力发育异常、性腺和生殖系统功能受损,生殖细胞癌变和其他肿瘤[115]。因化疗对胎儿的影响最严重是在妊娠的前3个月,因此在此期间发病应考虑实行人工流产。在妊娠的中和后3个月接受CHOP方案相对较安全,对胎儿的不良影响相对较小[116,117]。接受治疗的患者的预后和未怀孕患者相似[118]。

妊娠期间使用利妥昔单抗的报道较少,大部分是用于治疗良性疾病,如自身免疫病。膈上Ⅰ期病变的患者可考虑暂时采用局部放疗,待妊娠进入中间3个月,化疗对胎儿的影响可明显减少[119]。临产的患者在分娩后可尽早接受足量的化疗。

原发纵隔大B细胞淋巴瘤

■ 定义

原发纵隔大B细胞淋巴瘤发生于纵隔淋巴结构,来源于胸腺前体 B 细胞。

■ 流行病学

约占淋巴瘤的 3%，最常见于中青年，女性约占 2/3。

■ 临床表现

症状和体征

典型的临床表现为前纵隔肿块，局部可浸润邻近组织，包括肺，约 40% 的患者发生气道梗阻和上腔静脉综合征[120]。常累及邻近区域的淋巴结，特别是颈部。远处淋巴结累及多提示经典 DLBCL 伴纵隔累及。复发多为结外，包括肝脏、胃肠道、肾脏、卵巢和中枢神经系统。骨髓累及非常少见。

■ 实验室检查

原发纵隔 B 细胞淋巴瘤和霍奇金淋巴瘤具有相似的基因表达谱，两者可能在生物学上有一定的关联[14,121]。有时形状各异的多核细胞会和霍奇金淋巴瘤的 Reed-Sternberg 细胞混淆。纤维条索可分隔肿瘤细胞，称为原发纵隔 B 细胞淋巴瘤伴硬化（参见第 98 章图 98-26）。免疫组化有助于两者的鉴别诊断，原发纵隔淋巴瘤缺少经典的霍奇金淋巴瘤 CD30 和 CD15 的表达，而表达 B 细胞相关抗体 CD19、CD20、CD22 和 CD79a[122]。其他标志物可用于区别肉瘤、黑色素瘤、胸腺瘤和生殖细胞肿瘤，如包括黑色素细胞标志物 HMB-45、角蛋白和胎盘白细胞碱性磷酸酶。少见情况下，间变大细胞淋巴瘤也可发生在纵隔，具有特征性的免疫表型 L26、CD3、CD30，抗原呈点状核周分布，以及上皮细胞抗原阳性[123]。

■ 治疗

一项回顾性研究比较了 426 例具有肿瘤纤维化反应（硬化）的初治患者，曾接受第一代 CHOP 样方案、第三代方案｛MACOP-B、VACOP-B［依托泊苷（etoposide）、多柔比星（doxorubicin）、环磷酰胺（cyclophosphamide）、长春新碱（vincristine）、泼尼松（prednisone）和博来霉素（bleomycin）］｝、ProMACE CytaBOM 方案，或大剂量化疗联合 ASCT[124]。接受化疗的患者中，第一代、第三代和大剂量化疗组的完全缓解率分别为 49%、51% 和 53%。所有患者在获得 CR 和 PR 后均接受了纵隔放疗。最终的 CR 率为 CHOP 样组为 61%，MACOP 及其他方案组为 79%，大剂量化疗 /ASCT 组为 75%。预期 10 年 PFS 率分别为 35%、67% 和 78%，预期 10 年 OS 率分别为 44%、71% 和 77%。

在另一项 138 例原发纵隔 B 细胞淋巴瘤的回顾性研究中，CHOP 和 MACOP-B/VACOP-B 方案的完全缓解率分别为 51% 和 80%。无事件生存分别为 40% 和 76%。无论化疗的种类，累及区的放疗均可改善预后[125]。

剂量调整 EPOCH 方案联合利妥昔单抗的 OS 和 EFS 分别达到 100% 和 91%，而单用化疗的 OS 和 EFS 生存仅为 78% 和 67%[126]。虽然回顾性研究中接受较大剂量化疗患者的预后好于 CHOP 样方案，但至今还没有前瞻性的随机研究比较过前者和 R-CHOP 方案的疗效。此外，在这些患者中放疗的具体作用和长期效果并不清楚。一般放疗只用于化疗后纵隔有残留病变的患者。

淋巴瘤样肉芽肿病

■ 定义

淋巴瘤样肉芽肿病是一类少见的淋巴细胞增殖性疾病，典型表现为伴血管病变或血管破坏，以及 Epstein-Barr 病毒（EBV）阳性的 B 细胞增殖和反应性 T 细胞浸润[1]。

■ 流行病学

约 2/3 的病例发生于男性，虽然有儿童发病，但发病的中位年龄为 50~59 岁。

■ 临床表现

最常见的累及部位是肺（90%），其他包括皮肤（25%~50%）、肾脏（30%~40%）、肝脏（29%）和中枢神经系统（26%）。脾脏和淋巴结较少累及[127]。几乎所有患者在诊断时均有症状，如咳嗽、呼吸困难，有时可有胸痛。发热、体重减轻和关节痛也很常见。腹痛和腹泻见于胃肠道受累的患者，有时还可发生各种神经症状，如复视、共济失调、性格改变等。皮肤累及表现各异，如溃疡、红斑、斑丘疹，常伴有皮下结节。

■ 实验室检查

影像学检查

肺部病变通常为双侧，结节性，多位于肺下叶，可形成空洞。结节也可见于脑和肾脏及其他部位。

组织病理学

淋巴瘤样肉芽肿病的分级与 EBV 阳性的细胞与背景中的反应性淋巴细胞的比例有关[1]。1 级病变包含多形性淋巴样浸润，但不伴细胞不典型增生，大个的转化淋巴样细胞少见或缺如。EBV 阳性细胞不常见，需通过 EBV 编码的 RNA 探针进行原位杂交后才能检测到。2 级病变在多形细胞背景下包含较多见的大个的淋巴样细胞或免疫母细胞。原位杂交可检测到较大量的 EBV 阳性细胞，5~20 个 / 高倍视野。3 级病变仍然为炎症性背景，但包含大个不典型 B 细胞，CD20 阳性。原位杂交可检测到大量 EBV 阳性细胞，>50 个 / 高倍视野。

■ 治疗和预后

淋巴瘤样肉芽肿病的临床预后各异，中位生存为 2 年[128]。预后不良因素包括神经累及、高病理学分级。这种疾病并不多见，因此，治疗方案也不明确，但多包含糖皮质激素和联合化疗。在一项前瞻性研究中，Ⅰ和Ⅱ级患者接受干扰素 -α 治疗，Ⅲ级患者接受剂量调整的 R-EPOCH 方案[129]。27 例Ⅰ/Ⅱ级患者，56% 获得持续 CR，中位时间为 52 个月。Ⅲ级患者 40% 获得 CR，中位随访时间为 46 个月，OS 和 PFS 分别为 69% 和 82%。

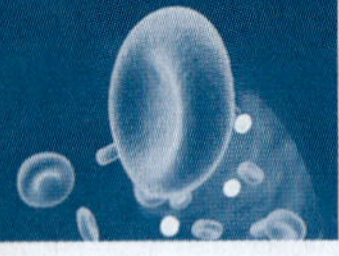

血管内大B细胞淋巴瘤

■ 定义

血管内大B细胞淋巴瘤是一类罕见的淋巴结外大B细胞淋巴瘤，典型表现为淋巴瘤细胞特异性的生长于血管腔内，包括大动脉和静脉[1]。

■ 流行病学

肿瘤通常发生于60~70岁成人，男女发病率相等。

■ 临床表现

临床表现复杂多变，多与受累的脏器有关。两个最主要的临床表现包括：①在欧洲国家，为脑和皮肤累及；②在亚洲国家，为多脏器衰竭、肝脾肿大、全血减少和嗜血综合征[130-134]。B症状（发热、盗汗和体重减轻）在两者中都较普遍。一种孤立的皮下变异型几乎只见于西方国家，多见于女性，预后较好[130]。后者皮肤病变从单个到多发的结节和肿瘤，痛性、紫色斑块、红疹结节或溃疡。上述病变常见于手臂和大腿、腹部和乳房，也可能发生于其他部位。

■ 实验室检查

非特异性，大部分患者伴LDH水平和β_2微球蛋白升高。血沉增快，肝脏、肾脏和甲状腺功能异常也很常见[135]。肿瘤细胞表达B细胞相关抗体，并常表达CD5。

■ 治疗

主要为蒽环类为主的化疗。回顾性研究显示利妥昔单抗联合化疗可改善临床预后[136,137]。一项研究分析了106例患者，加用（n=49）或不用（n=57）利妥昔单抗。前者的CR率为82%，显著高于后者（51%，P=0.001）。2年的PFS和OS在利妥昔单抗组分别为56%和66%，显著高于单用化疗组（27%和46%，P分别为0.001和0.01）。对于伴CNS累及的患者，需加用可进入CNS的药物，如甲氨蝶呤和阿糖胞苷。一种方法可以是R-CHOP加大剂量甲氨蝶呤。另一个问题是诱导化疗缓解后高频率的中枢神经系统复发。目前，在前瞻性临床研究论证以前，还不能将R-CHOP联合预防性大剂量甲氨蝶呤作为推荐的方案。

移植后淋巴细胞增殖性疾病

■ 定义

移植后淋巴细胞增殖性疾病（posttransplant lymphoproliferative disorders，PTLD）是因实体器官和骨髓移植后发生的淋巴样或浆细胞增生。虽然PTLD是移植后较少见的并发症，但致死率和死亡率较高[138]。

■ 流行病学

PTLD的发病率约为实体器官移植受者的1%~2%，是正常免疫状态人群淋巴增殖性疾病发生率的30~50倍[139]。PTLD与器官移植的类型有关，最常见的是心肺和肠道移植[140]，最常发生的时间为移植后的第1年。PTLD在外周血或骨髓移植后的发生率为0.5%~1%。

■ 发病机制

PTLD发生最主要的危险因素包括移植前血清EBV阳性、移植类型、免疫抑制剂的强度[141-143]。多数患者移植后淋巴瘤是由于长期免疫抑制状态下EBV感染引起的B细胞增殖。大部分病例的细胞中可检测到病毒基因组[144]。然而，在约20%~30%的患者中，组织病毒检测为阴性[145]。异体移植并发PTLD多累及淋巴结、胃肠道、肺、肝。实体器官移植受者发生的PTLD多为受者来源，只有少数为供者来源。相反，造血干细胞移植患者发生的PTLD多为供者来源。累及移植器官的发生率为30%，可导致器官功能损伤和衰竭[146]。

■ 治疗

PTLD治疗方法不一，如减少免疫移植药物的剂量、抗病毒治疗、干扰素、静脉免疫球蛋白、EBV特异的细胞毒T细胞输注、化疗、放疗和利妥昔单抗治疗。如可能，免疫抑制剂减量为首选，很多多克隆PTLD病例可完全缓解[147]。晚期PTLD和侵袭性更高的单克隆PTLD患者反应较差[148]。利妥昔单抗治疗CD20阳性PTLD有效。一项多中心前瞻性研究中，43例对免疫抑制剂减量无效的初治B细胞PTLD中，接受利妥昔单抗（375mg/m^2）治疗，每周1次，共4周[149]。总反应率为44%，80天和1年的OS分别为86%和67%。预测80天反应率的指标是血清LDH正常。一项回顾性研究评估了成人实体器官移植后PTLD患者利妥昔单抗治疗复发后挽救化疗的疗效和安全性[150]。

CHOP方案的总反应率为70%，提示PTLD多为化疗敏感。另一项前瞻性临床研究评估了免疫抑制剂减量、干扰素-α和ProMACE-CytaBOM方案联合粒单细胞集落刺激因子序贯治疗的效果[151]。16例患者首先减少免疫抑制剂的用量，CR率为0，PR率为1/16（6%）。在此期间，6例患者（38%）发生移植器官排异，8例疾病进展。13例患者之后接受干扰素治疗，CR率为2/13（15%），PR率为2/13（15%）。7例患者最后接受ProMACE-CytaBOM方案化疗，CR率为5/7（67%）。5例CR的患者中，4例的无病生存超过2年。所有患者的中位生存为19个月（5天至60$^+$个月），2年OS为50%，4年为44%，8年为24%。

因此，上述序贯治疗是可行的。因此，治疗首选免疫抑制剂减量，如无效为4周每周1次的利妥昔单抗，如再无效则推荐6个疗程R-CHOP方案。

富T细胞大B细胞淋巴瘤

■ 定义

富T细胞大B细胞淋巴瘤的典型表现为正常淋巴结结构被破坏，代之以淋巴组织样细胞弥漫或结节性浸润[1,152]。非典型的大B细胞较少，主要为T细胞和组织细胞，后者常为非上皮样。

■ 流行病学

在DLBCL所占比例小于5%，中位年龄在四十多岁，相对于 DLBCL 六十多岁的平均发病年龄较轻[153-156]。男性较常见，也与 DLBCL 不同，后者男女比例相似。

■ 临床表现

疾病进展快，累及多个淋巴结外器官，LDH 水平多增高[152,154,155]。与 DLBCL 相比，淋巴瘤浸润脾、肝和骨髓较常见，其中骨髓累及见于约 1/3 的患者，B 症状亦常见[154,157]。

■ 治疗和病程

CHOP 样方案治疗的预后与典型的 DLBCL 相似[154,156-159]。完全反应率约 60%，3 年和 5 年的 OS 率分别为 50%~64% 和 45%~58%。两项并列对照分析比较了富 T 细胞大 B 细胞淋巴瘤和 DLBCL，未发现两者的总生存有明显差别[154,156]。因此，该病的治疗与经典的 DLBCL 相同，即 6 个疗程 R-CHOP。

原发皮下弥漫大 B 细胞淋巴瘤，腿型

■ 定义

该型淋巴瘤原发于皮下，见大 B 细胞浸润，发生于腿部的皮肤。

■ 流行病学

原发皮下 DLBCL，腿型约占所有原发皮下 B 细胞淋巴瘤的 4%[1,160]。中位年龄为 60~70 岁。

■ 临床表现

大部分患者肿瘤发生于腿部皮肤，但约 10% 的病例见于其他部位[161-163]。肿瘤多发，有时为溃疡。患者预后较差，易复发和发生皮肤外播散。

■ 实验室检查

B 细胞通常为 CD20 阳性，多表达 BCL2 和 FOX-P1。荧光原位杂交显示淋巴瘤细胞多伴有累及 *MYC*、*BCL6* 或 *IGH* 基因的染色体易位。*BCL2* 基因的扩增可解释患者无 t(14;18)，却高表达 *BCL2*。基因表达谱分析显示该型淋巴瘤细胞多表现为活化 B 细胞样 DLBCL。

■ 治疗

包含蒽环类药物的化疗联合利妥昔单抗是首选的治疗方法。利妥昔单抗能改善患者的反应率和总生存[161-163]。然而，如果患者诊断时的年龄偏大，化疗耐受性差，只能接受局部放疗或小剂量化疗。

ALK 阳性的大 B 细胞淋巴瘤

■ 定义

间变淋巴瘤激酶（anaplastic lymphoma kinase，ALK）阳性的大 B 细胞淋巴瘤是一种较为罕见的免疫母 B 细胞肿瘤，细胞核或胞质 ALK 蛋白阳性。淋巴瘤细胞可有浆母细胞分化[1]。

■ 流行病学

发病年龄为四十多岁，男性多见。大部分患者疾病进展快。

■ 临床表现

患者疾病常为播散性，最多累及颈部和纵隔淋巴结，淋巴结外累及包括肝、脾、骨和胃肠道[164,165]。

■ 实验室检查

淋巴瘤细胞多为免疫母细胞，核大居中。部分病例病理显示浆母细胞表现，ALK 蛋白阳性，胞质颗粒状分布，也有病例在胞核表达。上述细胞为 CD3、CD20、CD30、CD79a 阴性。MUC1 黏蛋白是一种高分子量跨膜糖蛋白，又称上皮细胞抗原，CD138 多为强表达。单克隆（轻链）IgA 或 IgG 在胞质表达。多数病例伴 t(2;17)(p23;q23) 和网格蛋白（clathrin）-ALK 融合蛋白。

■ 治疗和病程

病程呈侵袭性，中位生存时间为 24 个月。肿瘤细胞 CD20 阴性，利妥昔单抗疗效不明。包含蒽环类药物的化疗剂量不够，需进行更强的化疗[164,165]。

人免疫缺陷相关弥漫大 B 细胞淋巴瘤

原发渗出淋巴瘤、浆母细胞淋巴瘤和大 B 细胞淋巴瘤、与人类疱疹病毒 8 相关的多中心 Castleman 病，常与 HIV 感染获得性免疫缺陷相关，参见第 83 章。

翻译：赵维莅

参考文献

1. Swerdlow SH, World Health Organization, International Agency for Research on Cancer: *WHO Classification of Tumours of Haematopoietic and Lymphoid Tissues*. World Health Organization International Agency for Research on Cancer, Lyon, France 2008.
2. Fisher SG, Fisher RI: The epidemiology of non-Hodgkin's lymphoma. *Oncogene* 23:38, 2004.
3. Morton LM, Wang SS, Devesa SS, et al: Lymphoma incidence patterns by WHO subtype in the United States, 1992–2001. *Blood* 107:1, 2006.
3a. Alexander, DD; Mink, PJ; Adami, HO et al: The non-Hodgkin lymphomas: A review of the epidemiologic literature *International Journal of Cancer* 120:1-39, 2007
4. Ye BH, Lista F, Lo Coco F, et al: Alterations of a zinc finger-encoding gene, BCL-6, in diffuse large-cell lymphoma. *Science* 262:5134, 1993.
5. Dalla-Favera R, Migliazza A, Chang CC, et al: Molecular pathogenesis of B cell malignancy: The role of BCL-6. *Curr Top Microbiol Immunol* 246, 1999.
6. Gaidano G, Lo Coco F, Ye BH, et al: Rearrangements of the BCL-6 gene in acquired immunodeficiency syndrome-associated non-Hodgkin's lymphoma: Association with diffuse large-cell subtype. *Blood* 84:2, 1994.
7. Lo Coco F, Ye BH, Lista F, et al: Rearrangements of the BCL6 gene in diffuse large cell non-Hodgkin's lymphoma. *Blood* 83:7, 1994.
8. Ye BH, Chaganti S, Chang CC, et al: Chromosomal translocations cause deregulated BCL6 expression by promoter substitution in B cell lymphoma. *EMBO J* 14:24, 1995.
9. Kaneita Y, Yoshida S, Ishiguro N, et al: Detection of reciprocal fusion 5′-BCL6/partner-3′ transcripts in lymphomas exhibiting reciprocal BCL6 translocations. *Br J Haematol* 113:3, 2001.
10. Chang CC, Ye BH, Chaganti RS, et al: BCL-6, a POZ/zinc-finger protein, is a sequence-specific transcriptional repressor. *Proc Natl Acad Sci U S A* 93:14, 1996.
11. Lo Coco F, Gaidano G, Louie DC, et al: p53 mutations are associated with histologic transformation of follicular lymphoma. *Blood* 82:8, 1993.
12. Alizadeh AA, Eisen MB, Davis RE, et al: Distinct types of diffuse large B-cell lymphoma identified by gene expression profiling. *Nature* 403:6769, 2000.
13. Rosenwald A, Wright G, Chan WC, et al: The use of molecular profiling to predict survival after chemotherapy for diffuse large-B-cell lymphoma. *N Engl J Med* 346:25, 2002.
14. Rosenwald A, Wright G, Leroy K, et al: Molecular diagnosis of primary mediastinal

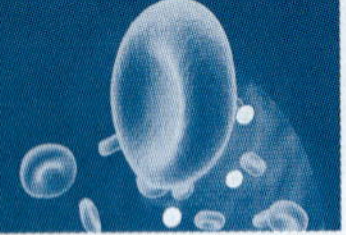

B cell lymphoma identifies a clinically favorable subgroup of diffuse large B cell lymphoma related to Hodgkin lymphoma. *J Exp Med* 198:6, 2003.

15. Wright G, Tan B, Rosenwald A, et al: A gene expression-based method to diagnose clinically distinct subgroups of diffuse large B cell lymphoma. *Proc Natl Acad Sci U S A* 100:17, 2003.
16. Lenz G, Wright GW, Emre NC, et al: Molecular subtypes of diffuse large B-cell lymphoma arise by distinct genetic pathways. *Proc Natl Acad Sci U S A* 105:36, 2008.
17. Aviles A, Neri N, Huerta-Guzman J: Large bowel lymphoma: An analysis of prognostic factors and therapy in 53 patients. *J Surg Oncol* 80:2, 2002.
18. Paryani S, Hoppe RT, Burke JS, et al: Extralymphatic involvement in diffuse non-Hodgkin's lymphoma. *J Clin Oncol* 1:11, 1983.
19. van Besien K, Ha CS, Murphy S, et al: Risk factors, treatment, and outcome of central nervous system recurrence in adults with intermediate-grade and immunoblastic lymphoma. *Blood* 91:4, 1998.
20. Doggett RS, Wood GS, Horning S, et al: The immunologic characterization of 95 nodal and extranodal diffuse large cell lymphomas in 89 patients. *Am J Pathol* 115:2, 1984.
21. Stein H, Lennert K, Feller AC, Mason DY: Immunohistological analysis of human lymphoma: Correlation of histological and immunological categories. *Adv Cancer Res* 42:67, 1984.
22. Yamaguchi M, Seto M, Okamoto M, et al: *De novo* CD5+ diffuse large B-cell lymphoma: A clinicopathologic study of 109 patients. *Blood* 99:3, 2002.
23. Craig FE, Foon KA: Flow cytometric immunophenotyping for hematologic neoplasms. *Blood* 111:8, 2008.
24. Ottensmeier CH, Stevenson FK: Isotype switch variants reveal clonally related subpopulations in diffuse large B-cell lymphoma. *Blood* 96:7, 2000.
25. Stauder R, Eisterer W, Thaler J, Gunthert U: CD44 variant isoforms in non-Hodgkin's lymphoma: A new independent prognostic factor. *Blood* 85:10, 1995.
26. A predictive model for aggressive non-Hodgkin's lymphoma. The International Non-Hodgkin's Lymphoma Prognostic Factors Project. *N Engl J Med* 329:14, 1993.
27. A clinical evaluation of the International Lymphoma Study Group classification of non-Hodgkin's lymphoma. The Non-Hodgkin's Lymphoma Classification Project. *Blood* 89:11, 1997.
28. Hans CP, Weisenburger DD, Greiner TC, et al: Confirmation of the molecular classification of diffuse large B-cell lymphoma by immunohistochemistry using a tissue microarray. *Blood* 103:1, 2004.
29. Shipp MA, Ross KN, Tamayo P, et al: Diffuse large B-cell lymphoma outcome prediction by gene-expression profiling and supervised machine learning. *Nat Med* 8:1, 2002.
30. Alizadeh AA, Eisen MB, Davis RE, et al: Distinct types of diffuse large B-cell lymphoma identified by gene expression profiling. *Nature* 403:503, 2000.
31. Lossos IS, Czerwinski DK, Alizadeh AA, et al: Prediction of survival in diffuse large-B-cell lymphoma based on the expression of six genes. *N Engl J Med* 350:18, 2004.
32. Swan F Jr, Velasquez WS, Tucker S, et al: A new serologic staging system for large-cell lymphomas based on initial beta 2-microglobulin and lactate dehydrogenase levels. *J Clin Oncol* 7:10, 1989.
33. Lossos IS, Jones CD, Warnke R, et al: Expression of a single gene, BCL-6, strongly predicts survival in patients with diffuse large B-cell lymphoma. *Blood* 98:4, 2001.
34. Gascoyne RD, Adomat SA, Krajewski S, et al: Prognostic significance of Bcl-2 protein expression and Bcl-2 gene rearrangement in diffuse aggressive non-Hodgkin's lymphoma. *Blood* 90:1, 1997.
35. Adida C, Haioun C, Gaulard P, et al: Prognostic significance of survivin expression in diffuse large B-cell lymphomas. *Blood* 96:5, 2000.
36. Ansell SM, Stenson M, Habermann TM, Jelinek DF, Witzig TE: Cd4+ T-cell immune response to large B-cell non-Hodgkin's lymphoma predicts patient outcome. *J Clin Oncol* 19:3, 2001.
37. Gallamini A, Hutchings M, Rigacci L, et al: Early interim 2-[18F]fluoro-2-deoxy-D-glucose positron emission tomography is prognostically superior to international prognostic score in advanced-stage Hodgkin's lymphoma: A report from a joint Italian-Danish study. *J Clin Oncol* 25:24, 2007.
38. Haioun C, Itti E, Rahmouni A, et al: [18F]fluoro-2-deoxy-D-glucose positron emission tomography (FDG-PET) in aggressive lymphoma: An early prognostic tool for predicting patient outcome. *Blood* 106:4, 2005.
39. Zijlstra JM, Hoekstra OS, Raijmakers PG, et al: 18FDG positron emission tomography versus 67Ga scintigraphy as prognostic test during chemotherapy for non-Hodgkin's lymphoma. *Br J Haematol* 123:3, 2003.
40. Terasawa T, Lau J, Bardet S, et al: Fluorine-18-fluorodeoxyglucose positron emission tomography for interim response assessment of advanced-stage Hodgkin's lymphoma and diffuse large B-cell lymphoma: A systematic review. *J Clin Oncol* 27:11, 2009.
41. Chen MG, Prosnitz LR, Gonzalez-Serva A, Fischer DB: Results of radiotherapy in control of stage I and II non-Hodgkin's lymphoma. *Cancer* 43:4, 1979.
42. Jones SE, Miller TP, Connors JM: Long-term follow-up and analysis for prognostic factors for patients with limited-stage diffuse large-cell lymphoma treated with initial chemotherapy with or without adjuvant radiotherapy. *J Clin Oncol* 7:9, 1989.
43. Longo DL, Glatstein E, Duffey PL, et al: Treatment of localized aggressive lymphomas with combination chemotherapy followed by involved-field radiation therapy. *J Clin Oncol* 7:9, 1989.
44. Monfardini S, Banfi A, Bonadonna G, et al: Improved five year survival after combined radiotherapy-chemotherapy for stage I-II non-Hodgkin's lymphoma. *Int J Radiat Oncol Biol Phys* 6:2, 1980.
45. Nissen NI, Ersboll J, Hansen HS, et al: A randomized study of radiotherapy versus radiotherapy plus chemotherapy in stage I-II non-Hodgkin's lymphomas. *Cancer* 52:1, 1983.
46. Tondini C, Zanini M, Lombardi F, et al: Combined modality treatment with primary CHOP chemotherapy followed by locoregional irradiation in stage I or II histologically aggressive non-Hodgkin's lymphomas. *J Clin Oncol* 11:4, 1993.
47. Vokes EE, Ultmann JE, Golomb HM, et al: Long-term survival of patients with localized diffuse histiocytic lymphoma. *J Clin Oncol* 3:10, 1985.
48. Miller TP, Dahlberg S, Cassady JR, et al: Chemotherapy alone compared with chemotherapy plus radiotherapy for localized intermediate- and high-grade non-Hodgkin's lymphoma. *N Engl J Med* 339:1, 1998.
49. Miller TP, Leblanc M, Spier C, et al: CHOP alone compared to CHOP plus radiotherapy foe early stage aggressive non-Hodgkin's lymphomas: Update of the Southwest Oncology Group (SWOG) randomized trial. *Blood* 98:11, 2001.
50. Horning SJ, Weller E, Kim K, et al: Chemotherapy with or without radiotherapy in limited-stage diffuse aggressive non-Hodgkin's lymphoma: Eastern Cooperative Oncology Group study 1484. *J Clin Oncol* 22:15, 2004.
51. Bonnet C, Fillet G, Mounier N, et al: CHOP alone compared with CHOP plus radiotherapy for localized aggressive lymphoma in elderly patients: A study by the Groupe d'Etude des Lymphomes de l'Adulte. *J Clin Oncol* 25:7, 2007.
52. Reyes F, Lepage E, Ganem G, et al: ACVBP versus CHOP plus radiotherapy for localized aggressive lymphoma. *N Engl J Med* 352:12, 2005.
53. Persky DO, Unger JM, Spier CM, et al: Phase II study of rituximab plus three cycles of CHOP and involved-field radiotherapy for patients with limited-stage aggressive B-cell lymphoma: Southwest Oncology Group study 0014. *J Clin Oncol* 26:14, 2008.
54. DeVita VT Jr, Canellos GP, Chabner B, et al: Advanced diffuse histiocytic lymphoma, a potentially curable disease. *Lancet* 1:7901, 1975.
55. Gaynor ER, Ultmann JE, Golomb HM, Sweet DL: Treatment of diffuse histiocytic lymphoma (DHL) with COMLA (cyclophosphamide, Oncovin, methotrexate, leucovorin, cytosine arabinoside): A 10-year experience in a single institution. *J Clin Oncol* 3:12, 1985.
56. Schein PS, DeVita VT Jr, Hubbard S, et al: Bleomycin, Adriamycin, cyclophosphamide, vincristine, and prednisone (BACOP) combination chemotherapy in the treatment of advanced diffuse histiocytic lymphoma. *Ann Intern Med* 85:4, 1976.
57. Fisher RI, DeVita VT Jr, Hubbard SM, et al: Diffuse aggressive lymphomas: Increased survival after alternating flexible sequences of proMACE and MOPP chemotherapy. *Ann Intern Med* 98:3, 1983.
58. Gordon LI, Harrington D, Andersen J, et al: Comparison of a second-generation combination chemotherapeutic regimen (m-BACOD) with a standard regimen (CHOP) for advanced diffuse non-Hodgkin's lymphoma. *N Engl J Med* 327:19, 1992.
59. Fisher RI, Gaynor ER, Dahlberg S, et al: Comparison of a standard regimen (CHOP) with three intensive chemotherapy regimens for advanced non-Hodgkin's lymphoma. *N Engl J Med* 328:14, 1993.
60. Linch DC, Smith P, Hancock BW, et al: A randomized British National Lymphoma Investigation trial of CHOP vs. a weekly multi-agent regimen (PACEBOM) in patients with histologically aggressive non-Hodgkin's lymphoma. *Ann Oncol* 11 Suppl 1:87, 2000.
61. Gaynor ER, Unger JM, Miller TP, et al: Infusional CHOP chemotherapy (CVAD) with or without chemosensitizers offers no advantage over standard CHOP therapy in the treatment of lymphoma: A Southwest Oncology Group Study. *J Clin Oncol* 19:3, 2001.
62. Bartlett NL, Petroni GR, Parker BA, et al: Dose-escalated cyclophosphamide, doxorubicin, vincristine, prednisone, and etoposide (CHOPE) chemotherapy for patients with diffuse lymphoma: Cancer and Leukemia Group B studies 8852 and 8854. *Cancer* 92:2, 2001.
63. Sparano JA, Weller E, Nazeer T, et al: Phase 2 trial of infusional cyclophosphamide, doxorubicin, and etoposide in patients with poor-prognosis, intermediate-grade non-Hodgkin lymphoma: An Eastern Cooperative Oncology Group trial (E3493). *Blood* 100:5, 2002.
64. Pangalis GA, Vassilakopoulos TP, Michalis E, et al: A randomized trial comparing intensified CNOP vs. CHOP in patients with aggressive non-Hodgkin's lymphoma. *Leuk Lymphoma* 44:4, 2003.
65. Lai GM, Chen YN, Mickley LA, Fojo AT, Bates SE. P-glycoprotein expression and schedule dependence of Adriamycin cytotoxicity in human colon carcinoma cell lines. *Int J Cancer* 49:5, 1991.
66. Gutierrez M, Chabner BA, Pearson D, et al: Role of a doxorubicin-containing regimen in relapsed and resistant lymphomas: An 8-year follow-up study of EPOCH: *J Clin Oncol* 18:21, 2000.
67. Wilson WH, Bates SE, Fojo A, et al: Controlled trial of dexverapamil, a modulator of multidrug resistance, in lymphomas refractory to EPOCH chemotherapy. *J Clin Oncol* 13:8, 1995.
68. Wilson WH, Grossbard ML, Pittaluga S, et al: Dose-adjusted EPOCH chemotherapy for untreated large B-cell lymphomas: A pharmacodynamic approach with high efficacy. *Blood* 99:8, 2002.
69. Wilson WH, Dunleavy K, Pittaluga S, et al: Phase II study of dose-adjusted EPOCH and rituximab in untreated diffuse large B-cell lymphoma with analysis of germinal center and post-germinal center biomarkers. *J Clin Oncol* 26:16, 2008.
70. Pfreundschuh M, Trumper L, Kloess M, et al: Two-weekly or 3-weekly CHOP chemotherapy with or without etoposide for the treatment of elderly patients with aggressive lymphomas: Results of the NHL-B2 trial of the DSHNHL. *Blood* 104:3, 2004.
71. Pfreundschuh M, Trumper L, Osterborg A, et al: CHOP-like chemotherapy plus rituximab versus CHOP-like chemotherapy alone in young patients with good-prognosis diffuse large-B-cell lymphoma: A randomised controlled trial by the MabThera International Trial (MInT) Group. *Lancet Oncol* 7:5, 2006.
72. Verdonck LF, Notenboom A, de Jong DD, et al: Intensified 12-week CHOP (I-CHOP) plus G-CSF compared with standard 24-week CHOP (CHOP-21) for patients with intermediate-risk aggressive non-Hodgkin lymphoma: A phase 3 trial of the Dutch-

Belgian Hemato-Oncology Cooperative Group (HOVON). *Blood* 109:7, 2007.
73. Pfreundschuh M, Schubert J, Ziepert M, et al: Six versus eight cycles of bi-weekly CHOP-14 with or without rituximab in elderly patients with aggressive CD20+ B-cell lymphomas: A randomised controlled trial (RICOVER-60). *Lancet Oncol* 9:2, 2008.
74. Goss PE: Non-Hodgkin's lymphomas in elderly patients. *Leuk Lymphoma* 10:3, 1993.
75. Bessell EM, Burton A, Haynes AP, et al: A randomised multicentre trial of modified CHOP versus MCOP in patients aged 65 years and over with aggressive non-Hodgkin's lymphoma. *Ann Oncol* 14:2, 2003.
76. Zinzani PL, Storti S, Zaccaria A, et al: Elderly aggressive-histology non-Hodgkin's lymphoma: First-line VNCOP-B regimen experience on 350 patients. *Blood* 94:1, 1999.
77. Meyer RM, Browman GP, Samosh ML, et al: Randomized phase II comparison of standard CHOP with weekly CHOP in elderly patients with non-Hodgkin's lymphoma. *J Clin Oncol* 13:9, 1995.
78. Wunderlich A, Kloess M, Reiser M, et al: Practicability and acute haematological toxicity of 2- and 3-weekly CHOP and CHOEP chemotherapy for aggressive non-Hodgkin's lymphoma: Results from the NHL-B trial of the German High-Grade Non-Hodgkin's Lymphoma Study Group (DSHNHL). *Ann Oncol* 14:6, 2003.
79. Osby E, Hagberg H, Kvaloy S, et al: CHOP is superior to CNOP in elderly patients with aggressive lymphoma while outcome is unaffected by filgrastim treatment: Results of a Nordic Lymphoma Group randomized trial. *Blood* 101:10, 2003.
80. Sonneveld P, de Ridder M, van der Lelie H, et al: Comparison of doxorubicin and mitoxantrone in the treatment of elderly patients with advanced diffuse non-Hodgkin's lymphoma using CHOP versus CNOP chemotherapy. *J Clin Oncol* 13:10, 1995.
81. Tirelli U, Errante D, Van Glabbeke M, et al: CHOP is the standard regimen in patients > or = 70 years of age with intermediate-grade and high-grade non-Hodgkin's lymphoma: Results of a randomized study of the European Organization for Research and Treatment of Cancer Lymphoma Cooperative Study Group. *J Clin Oncol* 16:1, 1998.
82. Coiffier B, Lepage E, Briere J, et al: CHOP chemotherapy plus rituximab compared with CHOP alone in elderly patients with diffuse large-B-cell lymphoma. *N Engl J Med* 346:4, 2002.
83. Feugier P, Van Hoof A, Sebban C, et al: Long-term results of the R-CHOP study in the treatment of elderly patients with diffuse large B-cell lymphoma: A study by the Groupe d'Etude des Lymphomes de l'Adulte. *J Clin Oncol* 23:18, 2005.
84. Habermann TM, Weller EA, Morrison VA, et al: Rituximab-CHOP versus CHOP alone or with maintenance rituximab in older patients with diffuse large B-cell lymphoma. *J Clin Oncol* 24:19, 2006.
85. Morrison VA, Picozzi V, Scott S, et al: The impact of age on delivered dose intensity and hospitalizations for febrile neutropenia in patients with intermediate-grade non-Hodgkin's lymphoma receiving initial CHOP chemotherapy: A risk factor analysis. *Clin Lymphoma* 2:1, 2001.
86. Sonnen R, Schmidt WP, Kuse R, Schmitz N: Treatment results of aggressive B non-Hodgkin's lymphoma in advanced age considering comorbidity. *Br J Haematol* 119:3, 2002.
87. Haioun C, Lepage E, Gisselbrecht C, et al: Benefit of autologous bone marrow transplantation over sequential chemotherapy in poor-risk aggressive non-Hodgkin's lymphoma: Updated results of the prospective study LNH87–2. Groupe d'Etude des Lymphomes de l'Adulte. *J Clin Oncol* 15:3, 1997.
88. Kluin-Nelemans HC, Zagonel V, Anastasopoulou A, et al: Standard chemotherapy with or without high-dose chemotherapy for aggressive non-Hodgkin's lymphoma: Randomized phase III EORTC study. *J Natl Cancer Inst* 93:1, 2001.
89. Santini G, Salvagno L, Leoni P, et al: VACOP-B versus VACOP-B plus autologous bone marrow transplantation for advanced diffuse non-Hodgkin's lymphoma: Results of a prospective randomized trial by the non-Hodgkin's Lymphoma Cooperative Study Group. *J Clin Oncol* 16:8, 1998.
90. Verdonck LF, van Putten WL, Hagenbeek A, et al: Comparison of CHOP chemotherapy with autologous bone marrow transplantation for slowly responding patients with aggressive non-Hodgkin's lymphoma. *N Engl J Med* 332:16, 1995.
91. Gisselbrecht C, Lepage E, Molina T, et al: Shortened first-line high-dose chemotherapy for patients with poor-prognosis aggressive lymphoma. *J Clin Oncol* 20:10, 2002.
92. Haioun C, Lepage E, Gisselbrecht C, et al: Survival benefit of high-dose therapy in poor-risk aggressive non-Hodgkin's lymphoma: Final analysis of the prospective LNH87–2 protocol—a Groupe d'Etude des lymphomes de l'Adulte study. *J Clin Oncol* 18:16, 2000.
93. Kaiser U, Uebelacker I, Abel U, et al: Randomized study to evaluate the use of high-dose therapy as part of primary treatment for "aggressive" lymphoma. *J Clin Oncol* 20:22, 2002.
94. Greb A, Bohlius J, Schiefer D, et al: High-dose chemotherapy with autologous stem cell transplantation in the first line treatment of aggressive non-Hodgkin lymphoma (NHL) in adults. *Cochrane Database Syst Rev* 1:CD004024, 2008.
95. Lee AY, Connors JM, Klimo P, et al: Late relapse in patients with diffuse large-cell lymphoma treated with MACOP-B: *J Clin Oncol* 15:5, 1997.
96. Schmoll H: Review of etoposide single-agent activity. *Cancer Treat Rev* 9 Suppl:21, 1982.
97. Shipp MA, Takvorian RC, Canellos GP: High-dose cytosine arabinoside. Active agent in treatment of non-Hodgkin's lymphoma. *Am J Med* 77:5, 1984.
98. Bajetta E, Buzzoni R, Valagussa P, Bonadonna G: Mitoxantrone: An active agent in refractory non-Hodgkin's lymphomas. *Am J Clin Oncol* 11:2, 1988.
99. Wiernik PH, Lossos IS, Tuscano JM, et al: Lenalidomide monotherapy in relapsed or refractory aggressive non-Hodgkin's lymphoma. *J Clin Oncol* 26:30, 2008.
100. Rizzieri DA, Sand GJ, McGaughey D, et al: Low-dose weekly paclitaxel for recurrent or refractory aggressive non-Hodgkin lymphoma. *Cancer* 100:11, 2004.
101. Kewalramani T, Zelenetz AD, Nimer SD, et al: Rituximab and ICE as second-line therapy before autologous stem cell transplantation for relapsed or primary refractory diffuse large B-cell lymphoma. *Blood* 103:10, 2004.
102. Velasquez WS, McLaughlin P, Tucker S, et al: ESHAP—An effective chemotherapy regimen in refractory and relapsing lymphoma: A 4-year follow-up study. *J Clin Oncol* 12:6, 1994.
103. Philip T, Guglielmi C, Hagenbeek A, et al: Autologous bone marrow transplantation as compared with salvage chemotherapy in relapses of chemotherapy-sensitive non-Hodgkin's lymphoma. *N Engl J Med* 333:23, 1995.
104. Chopra R, Goldstone AH, Pearce R, et al: Autologous versus allogeneic bone marrow transplantation for non-Hodgkin's lymphoma: A case-controlled analysis of the European Bone Marrow Transplant Group Registry data. *J Clin Oncol* 10:11, 1992.
105. Rezvani AR, Norasetthada L, Gooley T, et al: Non-myeloablative allogeneic haematopoietic cell transplantation for relapsed diffuse large B-cell lymphoma: A multicentre experience. *Br J Haematol* 143:3, 2008.
106. Thomson KJ, Morris EC, Bloor A, et al: Favorable long-term survival after reduced-intensity allogeneic transplantation for multiple-relapse aggressive non-Hodgkin's lymphoma. *J Clin Oncol* 27:3, 2009.
107. Krishnan A, Nademanee A, Fung HC, et al: Phase II trial of a transplantation regimen of yttrium-90 ibritumomab tiuxetan and high-dose chemotherapy in patients with non-Hodgkin's lymphoma. *J Clin Oncol* 26:1, 2008.
108. Vose JM, Bierman PJ, Enke C, et al: Phase I trial of iodine-131 tositumomab with high-dose chemotherapy and autologous stem-cell transplantation for relapsed non-Hodgkin's lymphoma. *J Clin Oncol* 23:3, 2005.
109. Zucca E, Conconi A, Mughal TI, et al: Patterns of outcome and prognostic factors in primary large-cell lymphoma of the testis in a survey by the International Extranodal Lymphoma Study Group. *J Clin Oncol* 21:1, 2003.
110. Gundrum JD, Mathiason MA, Derek BM, et al: Primary testicular diffuse large B-cell lymphoma: a population-based study on the incidence, natural history, and survival comparison with primary nodal counterpart before and after the introduction of rituximab. *J Clin Onco* 27:5227, 2009.
111. Pingali S, Go RS, Gundrum JD, Wright L, Gay G: Adult testicular lymphoma in the United States (1985–2004): Analysis of 3,669 cases from the National Cancer Data Base (NCDB). *Journal of Clinical Oncology* 26 (15S):19503, 2008.
112. Fonseca R, Habermann TM, Colgan JP, et al: Testicular lymphoma is associated with a high incidence of extranodal recurrence. *Cancer* 88:1, 2000.
113. Visco C, Medeiros LJ, Mesina OM, et al: Non-Hodgkin's lymphoma affecting the testis: Is it curable with doxorubicin-based therapy? *Clin Lymphoma* 2:1, 2001.
114. Pentheroudakis G, Pavlidis N: Cancer and pregnancy: Poena magna, not anymore. *Eur J Cancer* 42:2, 2006.
115. Pereg D, Koren G, Lishner M: Cancer in pregnancy: Gaps, challenges and solutions. *Cancer Treat Rev* 34:4, 2008.
116. Pereg D, Koren G, Lishner M: The treatment of Hodgkin's and non-Hodgkin's lymphoma in pregnancy. *Haematologica* 92:9, 2007.
117. Aviles A, Diaz-Maqueo JC, Torras V, et al: Non-Hodgkin's lymphomas and pregnancy: Presentation of 16 cases. *Gynecol Oncol* 37:3, 1990.
118. Zuazu J, Julia A, Sierra J, et al: Pregnancy outcome in hematologic malignancies. *Cancer* 67:3, 1991.
119. Resnik R: Cancer during pregnancy. *N Engl J Med* 341:2, 1999.
120. van Besien K, Kelta M, Bahaguna P: Primary mediastinal B-cell lymphoma: A review of pathology and management. *J Clin Oncol* 19:6, 2001.
121. Savage KJ, Monti S, Kutok JL, et al: The molecular signature of mediastinal large B-cell lymphoma differs from that of other diffuse large B-cell lymphomas and shares features with classical Hodgkin lymphoma. *Blood* 102:12, 2003.
122. Perrone T, Frizzera G, Rosai J: Mediastinal diffuse large-cell lymphoma with sclerosis. A clinicopathologic study of 60 cases. *Am J Surg Pathol* 10:3, 1986.
123. Nakagawa A, Nakamura S, Koshikawa T, et al: Clinicopathologic study of primary mediastinal non-lymphoblastic non-Hodgkin's lymphomas among the Japanese. *Acta Pathol Jpn* 43:1–2,1993.
124. Zinzani PL, Martelli M, Bertini M, et al: Induction chemotherapy strategies for primary mediastinal large B-cell lymphoma with sclerosis: A retrospective multinational study on 426 previously untreated patients. *Haematologica* 87:12, 2002.
125. Todeschini G, Secchi S, Morra E, et al: Primary mediastinal large B-cell lymphoma (PMLBCL): Long-term results from a retrospective multicentre Italian experience in 138 patients treated with CHOP or MACOP-B/VACOP-B: *Br J Cancer* 90:2, 2004.
126. Dunleavy K, Pittaluga S, Janik J, et al: Primary mediastinal large B-cell lymphoma (PMBL) outcome is significantly improved by the addition of rituximab to dose adjusted (DA)-EPOCH and overcomes the need for radiation. *Annals of Oncology* 59(Suppl 5):929, 2005.
127. Katzenstein AL, Carrington CB, Liebow AA: Lymphomatoid granulomatosis: A clinicopathologic study of 152 cases. *Cancer* 43:1, 1979.
128. Gitelson E, Al-Saleem T, Smith MR: Review: Lymphomatoid granulomatosis: Challenges in diagnosis and treatment. *Clin Adv Hematol Oncol* 7:1, 2009.
129. Dunleavy K, Janik J, Cohen J, et al: 16. Clinical-pathological correlations: 079 Study of the treatment and biology of lymphomatoid granulomatosis (LYG); a rare EBV lymphoproliferative disorder. *Ann Oncol* 16:v59, 2005.
130. Ferreri AJ, Campo E, Seymour JF, et al: Intravascular lymphoma: Clinical presentation, natural history, management and prognostic factors in a series of 38 cases, with special emphasis on the "cutaneous variant." *Br J Haematol* 127:2, 2004.
131. Ferreri AJ, Dognini GP, Campo E, et al: Variations in clinical presentation, frequency of hemophagocytosis and clinical behavior of intravascular lymphoma diagnosed in different geographical regions. *Haematologica* 92:4, 2007.
132. Murase T, Nakamura S: An Asian variant of intravascular lymphomatosis: An updated review of malignant histiocytosis-like B-cell lymphoma. *Leuk Lymphoma*

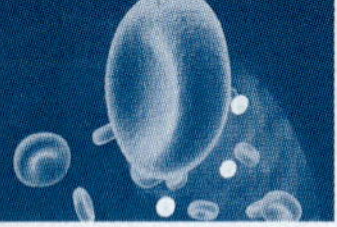

33:5-6,1999.

133. Murase T, Nakamura S, Kawauchi K, et al: An Asian variant of intravascular large B-cell lymphoma: Clinical, pathological and cytogenetic approaches to diffuse large B-cell lymphoma associated with haemophagocytic syndrome. *Br J Haematol* 111:3, 2000.
134. Shimazaki C, Inaba T, Nakagawa M: B-cell lymphoma-associated hemophagocytic syndrome. *Leuk Lymphoma* 38:1, 2000.
135. Ponzoni M, Ferreri AJ, Campo E, et al: Definition, diagnosis, and management of intravascular large B-cell lymphoma: Proposals and perspectives from an international consensus meeting. *J Clin Oncol* 25:21, 2007.
136. Ferreri AJ, Dognini GP, Govi S, et al: Can rituximab change the usually dismal prognosis of patients with intravascular large B-cell lymphoma? *J Clin Oncol* 26:31, 2008.
137. Shimada K, Matsue K, Yamamoto K, et al: Retrospective analysis of intravascular large B-cell lymphoma treated with rituximab-containing chemotherapy as reported by the IVL study group in Japan. *J Clin Oncol* 26:19, 2008.
138. Oton AB, Wang H, Leleu X, et al: Clinical and pathological prognostic markers for survival in adult patients with post-transplant lymphoproliferative disorders in solid transplant. *Leuk Lymphoma* 49:9, 2008.
139. Adami J, Gabel H, Lindelof B, et al: Cancer risk following organ transplantation: A nationwide cohort study in Sweden. *Br J Cancer* 89:7, 2003.
140. Tsao L, Hsi ED: The clinicopathologic spectrum of posttransplantation lymphoproliferative disorders. *Arch Pathol Lab Med* 131:8, 2007.
141. Cockfield SM, Preiksaitis JK, Jewell LD, Parfrey NA: Post-transplant lymphoproliferative disorder in renal allograft recipients. Clinical experience and risk factor analysis in a single center. *Transplantation* 56:1, 1993.
142. Swinnen LJ, Costanzo-Nordin MR, Fisher SG, et al: Increased incidence of lymphoproliferative disorder after immunosuppression with the monoclonal antibody OKT3 in cardiac-transplant recipients. *N Engl J Med* 323:25, 1990.
143. Walker RC, Paya CV, Marshall WF, et al: Pretransplantation seronegative Epstein-Barr virus status is the primary risk factor for posttransplantation lymphoproliferative disorder in adult heart, lung, and other solid organ transplantations. *J Heart Lung Transplant* 14:2, 1995.
144. Hanto DW: Classification of Epstein-Barr virus-associated posttransplant lymphoproliferative diseases: Implications for understanding their pathogenesis and developing rational treatment strategies. *Annu Rev Med* 46:381, 1995.
145. Leblond V, Davi F, Charlotte F, et al: Posttransplant lymphoproliferative disorders not associated with Epstein-Barr virus: A distinct entity? *J Clin Oncol* 16:6, 1998.
146. Kew CE 2nd, Lopez-Ben R, Smith JK, et al: Posttransplant lymphoproliferative disorder localized near the allograft in renal transplantation. *Transplantation* 69:5, 2000.
147. Rees L, Thomas A, Amlot PL: Disappearance of an Epstein-Barr virus-positive post-transplant plasmacytoma with reduction of immunosuppression. *Lancet* 352:9130, 1998.
148. Tsai DE, Hardy CL, Tomaszewski JE, et al: Reduction in immunosuppression as initial therapy for posttransplant lymphoproliferative disorder: Analysis of prognostic variables and long-term follow-up of 42 adult patients. *Transplantation* 71:8, 2001.
149. Choquet S, Leblond V, Herbrecht R, et al: Efficacy and safety of rituximab in B-cell post-transplantation lymphoproliferative disorders: Results of a prospective multicenter phase 2 study. *Blood* 107:8, 2006.
150. Trappe R, Riess H, Babel N, et al: Salvage chemotherapy for refractory and relapsed posttransplant lymphoproliferative disorders (PTLD) after treatment with single-agent rituximab. *Transplantation* 83:7, 2007.
151. Swinnen LJ, LeBlanc M, Grogan TM, et al: Prospective study of sequential reduction in immunosuppression, interferon alpha-2B, and chemotherapy for posttransplantation lymphoproliferative disorder. *Transplantation* 86:2, 2008.
152. Achten R, Verhoef G, Vanuytsel L, De Wolf-Peeters C: T-cell/histiocyte-rich large B-cell lymphoma: A distinct clinicopathologic entity. *J Clin Oncol* 20:5, 2002.
153. Abramson JS: T-cell/histiocyte-rich B-cell lymphoma: Biology, diagnosis, and management. *Oncologist* 11:4, 2006.
154. Aki H, Tuzuner N, Ongoren S, et al: T-cell-rich B-cell lymphoma: A clinicopathologic study of 21 cases and comparison with 43 cases of diffuse large B-cell lymphoma. *Leuk Res* 28:3, 2004.
155. Bouabdallah R, Mounier N, Guettier C, et al: T-cell/histiocyte-rich large B-cell lymphomas and classical diffuse large B-cell lymphomas have similar outcome after chemotherapy: A matched-control analysis. *J Clin Oncol* 21:7, 2003.
156. Boudova L, Torlakovic E, Delabie J, et al: Nodular lymphocyte-predominant Hodgkin lymphoma with nodules resembling T-cell/histiocyte-rich B-cell lymphoma: Differential diagnosis between nodular lymphocyte-predominant Hodgkin lymphoma and T-cell/histiocyte-rich B-cell lymphoma. *Blood* 102:10, 2003.
157. Greer JP, Macon WR, Lamar RE, et al: T-cell-rich B-cell lymphomas: Diagnosis and response to therapy of 44 patients. *J Clin Oncol* 13:7, 1995.
158. McBride JA, Rodriguez J, Luthra R, et al: T-cell-rich B large-cell lymphoma simulating lymphocyte-rich Hodgkin's disease. *Am J Surg Pathol* 20:2, 1996.
159. Rodriguez J, Pugh WC, Cabanillas F: T-cell-rich B-cell lymphoma. *Blood* 82:5, 1993.
160. Willemze R, Jaffe ES, Burg G, et al: WHO-EORTC classification for cutaneous lymphomas. *Blood* 105:10, 2005.
161. Grange F, Beylot-Barry M, Courville P, et al: Primary cutaneous diffuse large B-cell lymphoma, leg type: Clinicopathologic features and prognostic analysis in 60 cases. *Arch Dermatol* 143:9, 2007.
162. Grange F, Maubec E, Bagot M, et al: Treatment of cutaneous B-cell lymphoma, leg type, with age-adapted combinations of chemotherapies and rituximab. *Arch Dermatol* 145:3, 2009.
163. Kodama K, Massone C, Chott A, Metze D, Kerl H, Cerroni L: Primary cutaneous large B-cell lymphomas: Clinicopathologic features, classification, and prognostic factors in a large series of patients. *Blood* 106:7, 2005.
164. Beltran B, Castillo J, Salas R, et al: ALK-positive diffuse large B-cell lymphoma: Report of four cases and review of the literature. *J Hematol Oncol* 2:11, 2009.
165. Reichard KK, McKenna RW, Kroft SH: ALK-positive diffuse large B-cell lymphoma: Report of four cases and review of the literature. *Mod Pathol* 20:3, 2007.
166. Paul T, Challa S, Tandon A,et al: Primary central nervous system lymphomas: Indian experience, and review of literature. *Indian J Cancer* 45:112, 2008.
167. Abrey LE, Yahalom J, DeAngelis LM: Treatment for primary CNS lymphoma: The next step. *J Clin Oncol* 18:3144, 2000.
168. Tun HW, Personett D, Baskerville KA, et al: Pathway analysis of primary central nervous system lymphoma. *Blood* 111:3200, 2008.
169. Wong HH, Wang J: Epstein-Barr virus positive diffuse large B-cell lymphoma of the elderly. *Leuk Lymphoma* 50:335, 2009.
170. Oyama T, Yamamoto K, Asano N, et al: Age-related EBV-associated B-cell lymphoproliferative disorders constitute a distinct clinicopathologic group: A study of 96 patients. *Clin Cancer Res* 13:5124, 2007.
171. Baecklund E, Iliadou A, Askling J, et al: Association of chronic inflammation, not its treatment, with increased lymphoma risk in rheumatoid arthritis. *Arthritis Rheum* 54:692, 2006.
172. Smedby KE, Hjalgrim H, Askling J, et al: Autoimmune and chronic inflammatory disorders and risk of non-Hodgkin lymphoma by subtype. *J Natl Cancer Inst* 98:51, 2006.
173. Rothman N, Skibola CF, Wang SS, et al: Genetic variation in TNF and IL10 and risk of non-Hodgkin lymphoma: A report from the InterLymph Consortium. *Lancet Oncol* 7:27, 2006.
174. Smedby KE, Baecklund E, Askling J: Malignant lymphomas in autoimmunity and inflammation: A review of risks, risk factors, and lymphoma characteristics. *Cancer Epidemiol Biomarkers Prev* 15:2069, 2006.
175. Rafaniello Raviele P, Pruneri G, Maiorano E: Plasmablastic lymphoma: A review. *Oral Dis* 15:38, 2009.
176. Ustun C, Reid-Nicholson M, Nayak-Kapoor A, et al: Plasmablastic lymphoma: CNS involvement, coexistence of other malignancies, possible viral etiology, and dismal outcome. *Ann Hematol* 88:351, 2009.
177. Malnati MS, Dagna L, Ponzoni M, Lusso P: Human herpesvirus 8 (HHV-8/KSHV) and hematologic malignancies. *Rev Clin Exp Hematol* 7:375, 2003.
178. Katano H, Sata T: Human herpesvirus 8 virology, epidemiology and related diseases. *Jpn J Infect Dis* 53:137, 2000.
179. Chen YB, Rahemtullah A, Hochberg E: Primary effusion lymphoma. *Oncologist* 12:569, 2007.
180. O'Hara AJ, Vahrson W, Dittmer DP: Gene alteration and precursor and mature microRNA transcription changes contribute to the miRNA signature of primary effusion lymphoma. *Blood* 111:2347, 2008.

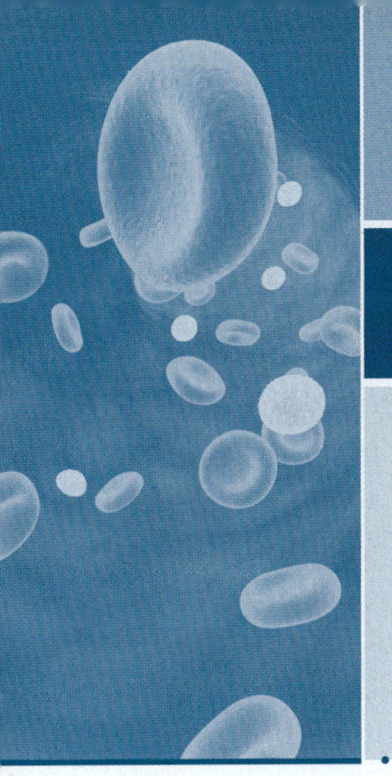

第101章

滤泡性淋巴瘤

Oliver W. Press

摘 要

滤泡性淋巴瘤是一种惰性的、生发中心B细胞来源的淋巴系统恶性肿瘤，在美国的发病率约为14 000人/年。典型表现为弥漫性、无痛性淋巴结肿大和骨髓浸润、肝脾肿大和外周血可见淋巴瘤细胞。85%患者具有特征性的t(14;18)染色体易位，导致BCL2蛋白异常表达和B细胞凋亡受抑。肿瘤细胞表达单克隆表面免疫球蛋白、CD10、CD19、CD20、CD22、CD45和CD79a，而CD5、CD23阴性。患者常无症状，不治疗也可长期生存。另一方面，大部分患者最终发生进行性淋巴结肿大，因症状加重而需治疗。多数治疗方案都能有效诱导疾病缓解，包括利妥昔单抗或苯丁酸氮芥单药或多药联合治疗方案，如利妥昔单抗、环磷酰胺、长春新碱和泼尼松(R-CVP)、利妥昔单抗、环磷酰胺、多柔比星、长春新碱和泼尼松(R-CHOP)、利妥昔单抗、福达拉宾、米托蒽醌和地塞米松(R-FND)和放射标记单克隆抗体。上述治疗方案均无法治愈，大部分患者仍会复发。是否接受自体和异体造血干细胞移植仍有争议。30%~40%的患者会向侵袭性淋巴瘤转化，导致患者在转化后1~2年死亡。

定义

滤泡性淋巴瘤(follicular lymphoma，FL)是一类惰性病程的淋巴肿瘤，来源于生发中心B细胞，呈结节性或滤泡样分布，包括小有裂滤泡中心细胞(中心细胞)和大无裂滤泡中心细胞(中心母细胞)。在Rappaport分型中称为“结节性淋巴瘤”，在工作分类中称为“滤泡中心细胞淋巴瘤”[1]。现在的世界卫生组织(World Health Organization，WHO)分型将之命名为“滤泡性淋巴瘤，1、2、3级”，根据高倍镜视野下中心母细胞的数量区分病

本章使用的简写和缩略词：ADCC，抗体介导的细胞毒性作用(antibody dependent cellular cytotoxicity)；AML，急性髓细胞性白血病(acute myelocytic leukemia)；CDC，补体介导的细胞毒性作用(complementdependent Cytotoxicity)；CHOP，环磷酰胺、多柔比星、长春新碱、泼尼松(cyclophosphamide，doxorubicin，vincristine，Prednisone)；CR，完全缓解(complete remission)；CVP，环磷酰胺、长春新碱、泼尼松(cyclophosphamide，vincristine，prednisone)；FCM，氟达拉滨、环磷酰胺、米托蒽醌(fludarabine，cyclophosphamide，mitoxantrone)；FDG，2-氟脱氧葡萄糖(fluoro-2-deoxyglucose)；FL，滤泡淋巴瘤(follicular lymphoma)；FND，氟达拉滨、米托蒽醌、地塞米松(fludarabine，mitoxantrone (Novantrone)，Dexamethasone)；GELF，滤泡性淋巴瘤研究组(Groupe d' Etudes des Lymphomes Folliculaires)；GM-CSF，粒细胞-巨噬细胞集落刺激因子(granulocyte-macrophage colony-stimulating factor)；Gy，戈瑞(gray)；HLA，组织相容性位点抗原(histocompatibility locus antigen)；IFN，干扰素(interferon)；Ig，免疫球蛋白(immunoglobulin)；IPI，国际预后指数(international prognostic Index)；KLH，钥匙孔血蓝蛋白(keyhole limpet hemocyanin)；LDH，乳酸脱氢酶(lactate dehydrogenase)；NHL，非霍奇金淋巴瘤(non-Hodgkin lymphoma)；ORR，总有效率(overall response rate)；OS，总生存(overall survival)；PACE，顺铂、多柔比星、环磷酰胺、依托泊苷(cisplatin，doxorubicin，cyclophosphamide，etoposide)；PCR，聚合酶链反应(polymerase chain reaction)；PET，正电子放射断层摄影术(positron emission tomography)；PFS，无进展生存(progression-free survival)；PR，部分缓解(partial remission)；ProMACE/MOPP，泼尼松、甲氨蝶呤、多柔比星、环磷酰胺、依托泊苷、氮芥、长春新碱、丙卡巴肼、泼尼松(prednisone，methotrexate，doxorubicin，cyclophosphamide，etoposide，mechlorethamine，vincristine，procarbazine，prednisone)；R-CHOP，利妥昔单抗联合CHOP(rituximab plus CHOP)；R-CVP，利妥昔单抗联合CVP(rituximab plus CVP)；REAL，修订的欧美淋巴瘤(revised European-American lymphoma)；RIT，放射免疫治疗(radioimmunotherapy)；WHO，世界卫生组织(World Health Organization)。

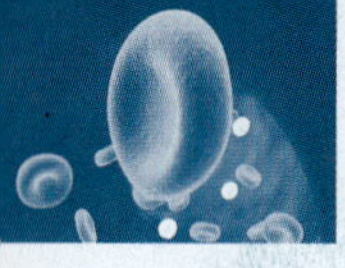

例（参见“淋巴结形态和淋巴细胞免疫表型”）[1]。

流行病学

在美国，FL 约占成人非霍奇金淋巴瘤（non-Hodgkin lymphomas，NHL）的 20%~25%，每年约有 14000 例新发病例[2,3]。FL 最常见于北美和西欧，而东欧、亚洲、非洲、非洲裔的美国人中较少见[1]。诊断时的中位年龄为 59 岁，男女比例为 1:1.7。该病在 20 岁以下的青年中罕见，儿科病例似乎代表一种独立的疾病，通常为局部病变，不伴 t(14;18) 易位和 BCL2 表达，预后好[4]。

临床表现

症状和体征

FL 患者常表现为无痛性弥漫性淋巴结肿大，较少见的有腹部不适，包括疼痛、早饱、腹围增加，后者可能因巨大的腹部包块引起。大约有 10% 的患者伴 B 症状（发热、盗汗或体重减轻 10%）。该病通常诊断时已为弥漫性，累及多个淋巴结、肝脏和脾脏。40%~70% 患者发生骨髓累及。FL 较常见的原发病灶还包括皮肤、胃肠道、眼附属器，以及乳房，但中枢神经系统累及罕见，除非组织学转变为弥漫大 B 细胞淋巴瘤[1]。

疾病分期

FL 的评估包括病史、体征（注意韦氏环淋巴结和肝脾大小）、实验室检查（包括全血细胞计数、外周血涂片和白细胞分类、乳酸脱氢酶 LDH、β_2- 微球蛋白、生化全套、血清尿酸）、淋巴结活检、骨髓穿刺和活检、外周血、骨髓和淋巴结细胞的流式细胞仪分析，以及胸、腹部、盆腔电脑断层扫描（computed tomography，CT）[5]。淋巴结活检是诊断 FL 的关键。如果患者的病变不在外周，细针穿刺活检也是诊断的方法，但单凭外周学或骨髓，或细针穿刺组织的流式细胞分析结果是不够的[5]。如考虑应用利妥昔单抗治疗，需做乙肝病毒血清学检测，利妥昔单抗治疗后肝炎病毒再激活可能是致命的。在某些情况下，需加作颈部 CT、正电子放射断层摄影术（positron emission tomography，PET）/CT、心脏射血分数、血清蛋白电泳、免疫球蛋白定量、丙肝检测。考虑化疗的患者应接受避孕、生育、卵子 / 精子保留等相关咨询[6]。虽然 2- 氟脱氧葡萄糖（fluoro-2-deoxy-glucose，FDG）-PET 的应用已很普遍，但其在 FL 评估中的作用相当有限。一项研究中，28 例患者中 7 例诊断时 PET/CT 阳性，治疗后转为阴性，但骨髓活检仍为阳性，提示 PET 扫描无法可靠地评估 FL 是否为完全缓解（complete remission，CR）[7,8]。

实验室检查

淋巴结形态和淋巴细胞免疫表型

FL 呈现结节性为主的分布，然而，肿瘤性滤泡被扭曲，随着病情的发展，恶性滤泡失去正常结构（参见第 98 章图 98-17），通常造成组织学上呈弥漫性病变，WHO 分类按光镜下中心母细胞的数量将 FL 分为三级：高倍镜下 1 级淋巴瘤有 0~5 个中心母细胞，2 级淋巴瘤有 6~15 个中心母细胞，3 级淋巴瘤有超过 15 个中心母细胞（图 101-1）[1]。3 级淋巴瘤进一步分为：3A，可见小中心细胞；3B，无小中心细胞[1]。某些但并非所有的研究显示，1 级和 2 级淋巴瘤比 3 级淋巴瘤病程更为惰性，治疗应更保守[5]。其他研究则发现 1、2、3A 的病程相类似[9]。几乎所有的学者认为 3B 期 FL 侵袭性高，应像弥漫大 B 细胞淋巴瘤一样，接受包含蒽环类药物的治疗方案[如利妥昔单抗（rituximab）、环磷酰胺（cyclophosphamide）、多柔比星（doxorubicin，阿霉素）、长春新碱（vincristine）、泼尼松（prednisone），R-CHOP][1]。FL 细胞表达单克隆免疫球蛋白、BCL2、BCL6 和 CD10，同时表达 B 细胞表面抗原 CD19、CD20、CD22 和 CD79a，但不表达 CD5、CD23、CD11c 或 CD43。

细胞遗传学

FL 经典的细胞遗传学表现为 t(14;18)(q32;q21) 染色体易位，即 18 号染色体 q21 的 *BCL2* 基因与 14 号染色体 q32 的免疫球蛋白（*Ig*）重链基因发生融合（图 101-2）[10]。*Ig* 基因增强子促进 *BCL2* 基因转录，导致相关蛋白表达，B 细胞凋亡受抑制。定量实时聚合酶链反应（polymerase chain reaction，PCR）可用来检测外周血和骨髓 t(14;18) 阳性细胞，有助于对治疗预后的评估。t(14;18) 易位见于约 85% 的美国患者中，但在亚洲患者中的发生率较低。淋巴细胞中检测到 t(14;18) 易位并非为 FL 诊断所必需。如使用非常敏感的巢式或逆转录 PCR（reverse-transcription PCR，RT-PCR），25%~75% 的正常人的外周血、反应性增生的淋巴结和扁桃腺也能检测到少量 t(14;18) 易位阳性的 B 细胞[1]。90% 的 FL 患者伴发其他的细胞遗传学异常，最常见的有 1p、6q、10q 和 17p 缺失，以及 1、6p、7、8、12q、X 和 18q/dup 扩增。上述异常的临床意义尚待进一步研究。多个细胞遗传学异常提示高组织学分级，易转化为侵袭性淋巴瘤。

预后因素

临床和实验室指标

国际预后指数（international prognostic index，IPI）包括 5 个独立指标（年龄、分期、LDH 水平、体能状况和淋巴结外病变数目），用于判断侵袭性淋巴瘤蒽环类药物联合化疗治疗后的疗效[11]。回顾性研究显示，IPI 也能有效地提示 FL 患者的总生存（overall survival，OS）和无进展生存（progression-free survival，PFS），但 IPI 并不推荐用于惰性淋巴瘤患者，原因是只有 10%~15% 的 FL 患者进入 IPI 的高危组。为弥补上述缺陷，法国研究组对 1985~1992 年诊断的 4167 例 FL 患者进行回顾性研究[12]，发现 5 个不良预后因素，包括年龄（>60 岁 vs. ≤60 岁）、Ann Arbor 分期（Ⅲ~Ⅳ vs. Ⅰ~Ⅱ）、血红蛋白水平（<120g/L vs. ≥120g/L）、累及淋巴结的数目（>4 vs. ≤4）和血清 LDH 水平（升高 vs. 正常）。患者可分为三组：低危（0~1 个不利因素，36%）、中危[2 个不利因素，37%，风险比（HR）=2.3]和高危（≥3 个不利因素，27%，HR=4.3）。无论在该研究[12]，还是在之后应用利妥昔单抗联合化疗的患者组中[13]，滤泡性淋巴瘤国际预后指数（follicular lymphoma international prognostic index，FLIPI）较 IPI 更能有效评估 FL 患者预后（图 101-3）。此外，β_2- 微球蛋白

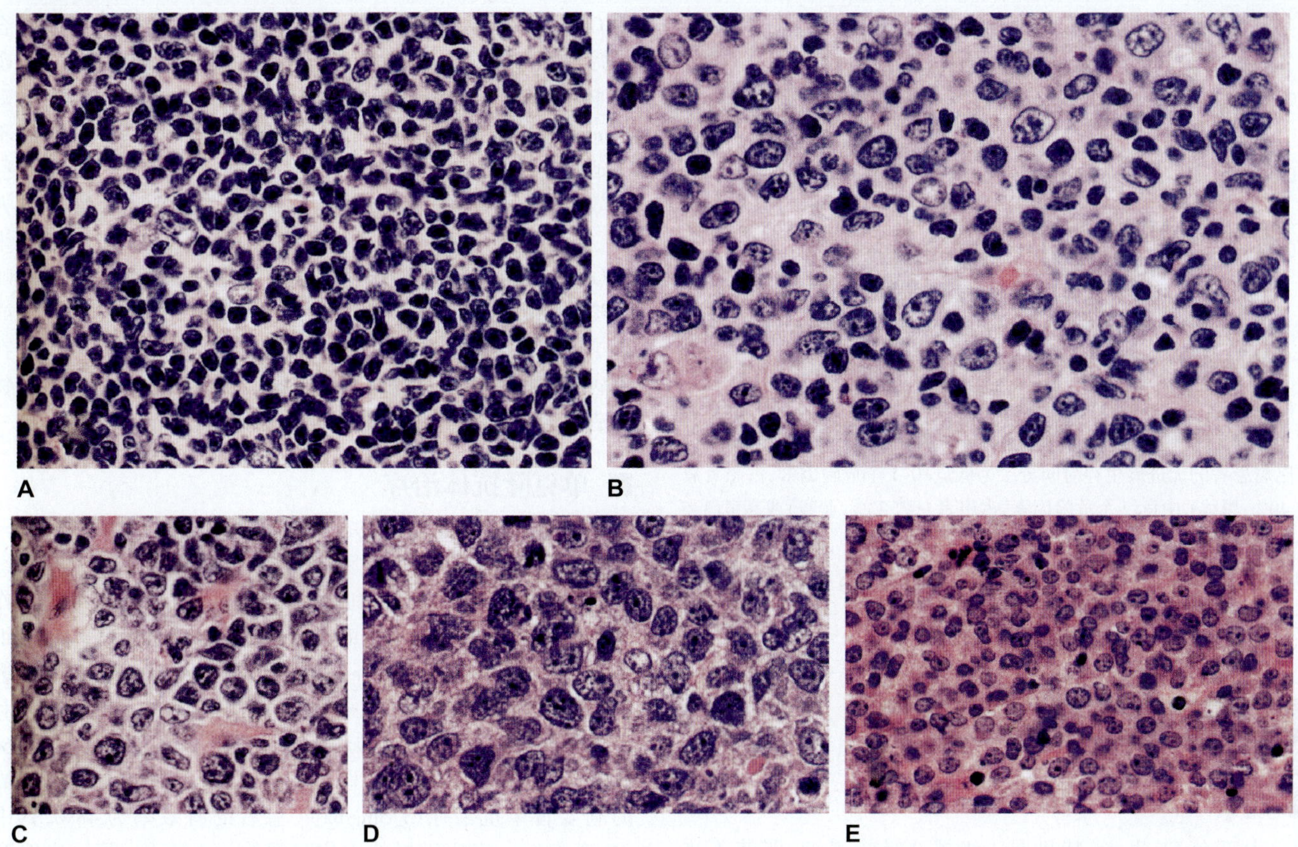

图 101-1　滤泡淋巴瘤分级是建立在小细胞（中心细胞）和中心母细胞（中心母细胞）的相对比例上的。A. 1 级（0~5 个中心母细胞 / 高倍镜视野下）。B. 2 级（6~15 个中心母细胞 / 高倍镜视野下）；C. 3A 级（>15 个中心母细胞 / 高倍镜视野下）。D 和 E. 3B 级。更多关于 1、2、3A、3B 分级的定义详见正文。

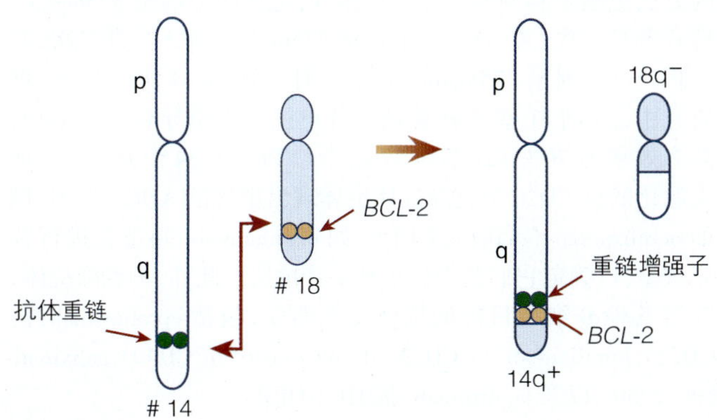

图 101-2　t(14;18)(q32;q21) 染色体易位使 18 号染色体 q21 上的 *BCL2* 基因与 14 号染色体 q32 上的免疫球蛋白重链基因发生融合。

水平[14]、大肿块和男性也与 FL 患者的预后不良有关。

■ 基因表达谱

在对 191 例初治 FL 患者活检标本的基因谱表达谱和预后研究中[15]，发现两种基因表达谱，不依赖临床预后指标，就可将患者分为四组，中位生存期分别为 13.6 年、11.1 年、10.8 年和 3.9 年。一种表达谱（免疫反应 1）的患者预后好，包括编码 T 细胞抗原的基因，如 CD7、CD8B1、ITK、LEF1 和 STAT4，以及吞噬细胞表达的基因，如 ACTN1 和 TNFSF13B。另一种表达谱（免疫反应 2）的患者预后差，包括吞噬细胞、树突状细胞或两者都表达的基因，如 TLR5、FCGR1A、SEPT10、LGMN 和 C3AR1。流式和细胞分选证实上述表达谱分型反映了非恶性肿瘤浸润的免疫细胞（CD19 阴性细胞），而非 FL 细胞（CD19 阳性细胞）本身对疾病进展的作用。生存期长短与肿瘤中非恶性的免疫细胞在诊断时的表达谱密切相关，提示机体免疫状态对肿瘤的影响。

局限 I~II 期滤泡性淋巴瘤的治疗

■ 放射治疗

Ⅰ或Ⅱ期的 FL 患者只占所有患者的 10%~30%[1,3]。Ⅰ期或局限Ⅱ期患者的标准治疗主要是累及区放疗（35~40Gy）[5]。其他辅助治疗并不能改善患者生存，虽然部分研究认为联合放化疗可提高患者 PFS[16]。一项回顾性分析报道了 177 例Ⅰ期或Ⅱ期和 1 或 2 级 FL 经单一放疗治疗后中位生存时间为 14 年[17]。约 50% 的患者的无复发生存（relapse-free survival，RFS）为 5~10 年。

■ 观察

早期 FL 患者即使未进行治疗，生存期也较长[18]。43 例患者中，56% 的患者在 10 年无需治疗，86% 的患者在诊断后 10 年依然存活。鉴于以上研究，许多学者认为“密切随访”是Ⅰ或Ⅱ期 FL 患者除放疗以外可行的处理方法。

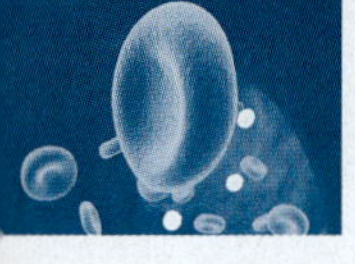

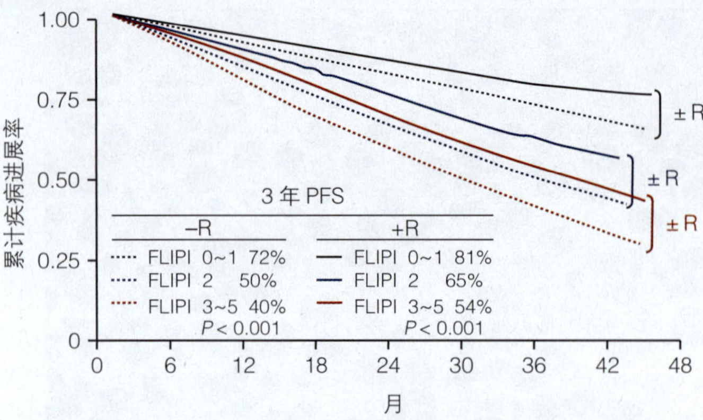

图 101-3　根据滤泡性淋巴瘤国际预后指数（FLIPI）将 827 例滤泡性淋巴瘤患者的无进展生存时间分层为低危（0~1 个危险因素，占患者总数 40%，黑线），中危（2 个危险因素，占患者总数 33%，蓝线）或高危（3~5 个危险因素，占患者总数 27%，红线）。827 例患者中，267 例使用不含利妥昔单抗的化疗方案（虚线），560 例患者使用包含利妥昔单抗的化疗方案（实线）。

进展期滤泡性淋巴瘤治疗

■ 观察

大部分 FL 患者，特别是 1 级或 2 级的患者，即使不进行治疗，通常也具有惰性、无症状的病程。因为尚无证据证实 FL 患者会由于早期治疗而改善生存，或常规治疗（除异体干细胞移植外）能治愈疾病，“边看边等”是弥漫Ⅱ期、Ⅲ期或Ⅳ期患者首选的治疗策略。一项研究中，观察组患者的 5 年和 10 年生存分别为 82% 和 73%，从观察到治疗的中位时间为 3 年[19]。23% 未治疗患者疾病具自限性。309 例患者随机分为观察组或苯丁酸氮芥组，两者生存无明显差异[20]。其他临床试验，患者随机分为观察或 ProMACE/MOPP 方案［泼尼松（prednisone）、甲氨蝶呤（methotrexate）、多柔比星（doxorubicin）、环磷酰胺（cyclophosphamide）、依托泊苷（etoposide）、氮芥（mechlorethamine）、长春新碱（vincristine）、丙卡苄肼（procarbazine）、泼尼松（prednisone）］化疗联合全身放疗[21]，两组的 OS 率相似，无病生存率（disease-free survival，DFS）化疗组较高。Groupe d'Etudes des Lymphomes Folliculaires（GELF）标准有助于识别哪些患者会从“治疗”中受益，哪些适合“观察”。需治疗的患者包括伴 7cm 以上的病变、伴 3cm 以上的三处病变、B 症状、脾脏大于 16cm、胸腔积液、局部压迫症状、外周血见淋巴瘤细胞或全血减少[5,22]。

■ 单药化疗

FL 患者对单药化疗有效（表 101-1），后者包括核苷类似物苯丁酸氮芥或苯达莫司汀，有效率 70%~90%，可持续数年[20,23]。

■ 联合化疗

在一项随机研究中，比较单药烷化剂和 CVP 方案［环磷酰胺（cyclophosphamide）、长春新碱（vincristine）和泼尼松（prednisone）］的疗效（见表 101-1）。CVP 方案较单药治疗患者的 CR 率较高，达到 CR 需要的中位时间较短，但两者的 OS 率无显著差异[24]。同样，包含多柔比星的大剂量联合化疗也能提高 FL 患者的有效率，但诸如 CHOP 方案［环磷酰胺（cyclophosphamide）、多柔比星（doxorubicin）、长春新碱（vincristine，Oncovin）、泼尼松（prednisone），无利妥昔单抗］并不能延长生存[25]。近年来，包含氟达拉滨的方案应用越来越广泛，有效率高，毒性小。约 90%~100% 的 FL 患者对诸如 FND 方案［氟达拉滨（fludarabine）、米托蒽醌（mitoxantrone）和地塞米松（dexamethasone）］有效，完全反应率超过 50%[26,27]。然而，嘌呤核苷类似物对造血干细胞有毒性，还可能使造血全血减少或影响外周血干细胞收集。因此，许多淋巴瘤治疗专家不愿意在疾病早期使用氟达拉滨或克拉屈滨（cladribine），担心上述药物会造成全血减少，从而影响之后的挽救治疗。

■ 单克隆抗体治疗

利妥昔单抗是人鼠嵌合单克隆抗体，与 CD20 抗原结合，后者几乎表达于所有正常和恶性的 B 细胞，但不在其他组织中表达。结合 B 细胞后，利妥昔单抗通过抗体依赖细胞毒作用（antibody-dependent cellular cytotoxicity，ADCC）、补体依赖细胞毒作用（complement-dependent cytotoxicity，CDC）、凋亡、促进树突状细胞与淋巴瘤相关抗原交联等机制杀伤细胞[28]。使利妥昔单抗得以被 FDA 批准用于惰性淋巴瘤治疗的是一项 166 例难治性淋巴瘤的临床试验[29]。患者进行每周 1 次、为期 4 周的利妥昔单抗治疗（375mg/m^2）。患者的有效率为 48%，其中 CR 率为 6%，疾病进展的中位时间约为 1 年[29]。第一次对利妥昔单抗有效的患者复发后再使用利妥昔单抗，仍有 40% 有效[30]。初治 FL 患者利妥昔单抗的有效率约为 70%~75%，CR 率为 18%~27%[31,32]。利妥昔单抗延长治疗或称为“维持治疗”的方法也越来越普遍。方法有多种，包括四个剂量 375mg/m^2，每 6 个月一次，共 2 年，一个剂量 375mg/m^2，每 3 个月一次，共 2 年。一个剂量 375mg/m^2，每 2 个月一次，共 4 次[33-36]。一项研究中，38 例 FL 患者接受利妥昔单抗作为诱导和维持治疗，总有效率为 76%，CR 率为 37%，中位 PFS 为 34 个月[37]。其他人源化的抗 CD20 单克隆抗体也体现出很好的 ADCC 作用（例如 ocrelizumab，GA101）或 CDC（如 ofatumumab）并正在进行临床试验，以确定它们是否优于利妥昔单抗。此外，单克隆抗体，针对其他 B 细胞目标的抗体也在研发，包括 epratuzumab（抗 CD22）、lumiliximab（抗 CD23）、dacetuzumab（抗 CD40）、galiximab（抗 CD80），以及 apolizumab（抗 HLA-DRβ）。

■ 利妥昔单抗联合化疗

利妥昔单抗使 FL 的治疗有革命性的突破。多个随机对照临床研究显示利妥昔单抗联合化疗较单用化疗能够显著提高总有效率、CR 率、无事件生存（event-free survival，EFS）、PFS 和 OS（表 101-2）。一项研究中，321 例初治 FL 患者诱导化疗包括利妥昔单抗联合 8 个疗程 R-CVP 和 8 个疗程 R-CVP 比较（图 101-4）[38]，总有效率（81% vs. 57%）、CR 率（41% vs. 10%）、疾病进展时间（32 个月 vs. 15 个月）、治疗失败时间（27 个月 vs. 7 个月）和 4 年 OS（83% vs. 77%）都有显著差异[38,39]。同样，作为 428 例进展期 FL 患者的一线治疗，R-CHOP 与 CHOP 比较，总有效率较高（96% vs. 90%）、治疗失败时间短（P<0.001）、反应时间（P=0.001）和 OS 长（P=0.016）[40]。相同的结果见于利妥昔单抗联合 MCP［米托蒽醌（mitoxantrone）、苯丁酸氮

表 101-1　滤泡淋巴瘤治疗方案

方　案	剂　量	给药途径	给药天数	重复时间(天)
单药				
苯丁酸氮芥	0.08~0.12mg/kg	PO	每天	
	或 0.4~1.0mg/kg	PO	1	28
环磷酰胺	50~100mg/m^2	PO	每天	
	或 300mg/m^2	PO	1~5	28
氟达拉滨	25mg/(m^2·d)	IV	1~5	28
喷司他丁	4mg/m^2	IV	1	14
克拉屈滨	0.1mg/(kg·d)	IV(连续)	1~7	28
	或 0.14mg/(kg·d)	IV(2 小时)	1~5	28
苯达莫司汀	100~120mg/(m^2·d)	IV	1,2	21 或 28
利妥昔单抗	375mg/(m^2·d)	IV	1,8,15,22	
联合用药				
标准 CVP				
环磷酰胺	400mg/m^2	PO	1~5	21
长春新碱	1.4mg/m^2(最多 2mg)	IV	1	21
泼尼松	100mg/m^2	PO	1~5	21
R-CVP				
利妥昔单抗	375mg/m^2	IV	1	21
环磷酰胺	1000mg/m^2	IV	1	21
长春新碱	1.4mg/m^2(最多 2mg)	IV	1	21
泼尼松	100mg	PO	1~5	21
R-CHOP				
利妥昔单抗	375mg/m^2	IV	1	21
环磷酰胺	750mg/m^2	IV	1	21
多柔比星	50mg/m^2	IV	1	
长春新碱	1.4mg/m^2	IV	1	
泼尼松	100mg	PO	1~5	
FND				
氟达拉滨	25mg/m^2	IV	1~3	28
米托蒽醌	10mg/m^2	IV	1	
地塞米松	20mg	IV 或 PO	1~5	
CF				
环磷酰胺	600~1000mg/m^2	IV	1	
氟达拉滨	20mg/m^2	IV	1~5	21~28

芥(chlorambucil)、泼尼松龙(prednisolone)]和 CHVP+IFN[环磷酰胺(cyclophosphamide)、多柔比星(doxorubicin)、依托泊苷(etoposide)、泼尼松龙(prednisolone) 和干扰素(interferon)]作为一线治疗,联合 CHOP 和 FCM[氟达拉滨(fludarabine)、环磷酰胺(cyclophosphamide)、米托蒽醌(mitoxantrone)]作为复发 FL 的治疗[36,41-43]。初治 FL 患者接受 8 个疗程 CVP 后,随机接受利妥昔单抗维持治疗(375mg/m^2,四剂,每 6 个月一次,共 2 年)和观察[44]。治疗组的 4 年 PFS 为 56%,较观察组(33%,P <0.0000001)显著升高,但 PFS 的差异在初治时高肿瘤负荷和 CVP 治疗后有微小残留病变的患者中不明显。治疗组 4 年的 OS 亦高于治疗组(88% vs. 72%,P=0.03,单侧)。利妥昔单抗在诱导缓解和维持治疗的作用在另一项研究中也得到体现,465 例复发 FL 患者先随机接受 CHOP 方案或 R-CHOP 方案,然后随机接受利妥昔单抗维持(每 3 个月一次,共 2 年)或无维持治疗[36]。R-CHOP 方案诱导能提高患者的总有效率(85% vs. 72%)、CR 率(30% vs. 16%)、中位 PFS(33 个月 vs. 20 个月)。另外,利妥昔单抗维持可进一步提高中位 PFS(自二次随机后 52 个月 vs. 15 个月)和 OS(自二次随机后 3 年,85% vs. 77%)。

■ 放射免疫治疗

放射标记单克隆抗体针对淋巴瘤相关细胞表面抗原,包括免疫球蛋白、CD20、CD22 和 HLA-DR,可能成为 FL 患者有效和安全的治疗药物[45-48]。两个 CD20 抗原的放射免疫复合物,^{131}碘标记的托西莫单抗(^{131}iodine-tositumomab,Bexxar)和^{90}钇标记的替伊莫单抗(^{90}yttriumibritumomab tiuxetan,Zevalin)已被 FDA 批准治疗复发、难治和转化惰性淋巴瘤[49-51]。放射免疫治疗是淋巴瘤另一重要的治疗手段,因为:①许多 B 细胞抗体在淋巴瘤细胞上高表达;②淋巴瘤细胞对放疗敏感;③放射衰

表 101-2 单独化疗与利妥昔单抗联合化疗作为滤泡淋巴瘤一线治疗的随机性研究

研究	治疗方案	中位随访时间(月)	总有效率(%)	完全缓解率(%)	中位 TTP,TTF 或 EFS*(月)	总生存(%)
Marcus[38]	CVP,159	53	57	10	15	77
	R-CVP,162		81	41	34	83
					P<0.0001	*P*=0.0290
Hiddemann[40]	CHOP,205	18	90	17	29	74
	R-CHOP,223		96	20	NR	87
					P<0.001	*P*=0.96
Herold[41]	MCP,96	47	75	25	26	74
	R-MCP,105		92	50	NR	87
					P<0.0001	*P*=0.0096
Salles[43]	CHVP-IFN,183	42	73	63	46%	84
	R-CHVP-IFN,175		84	79	67%	91
					P<0.0001	*P*=0.029
Hochster[44]	CVP,117	36	NA	NA	15	91
	CVP+ 利妥昔单抗维持,120				61	42 个月时为 75
						P=0.03 单边

EFS,无事件生存;NA,无;NR,未报道;TTF,治疗失败时间;TTP,疾病进展时间。

* 其中的一个时间终点被用在一个或多个其他研究中,但是每个所显示的研究的结果内部都是一致的。

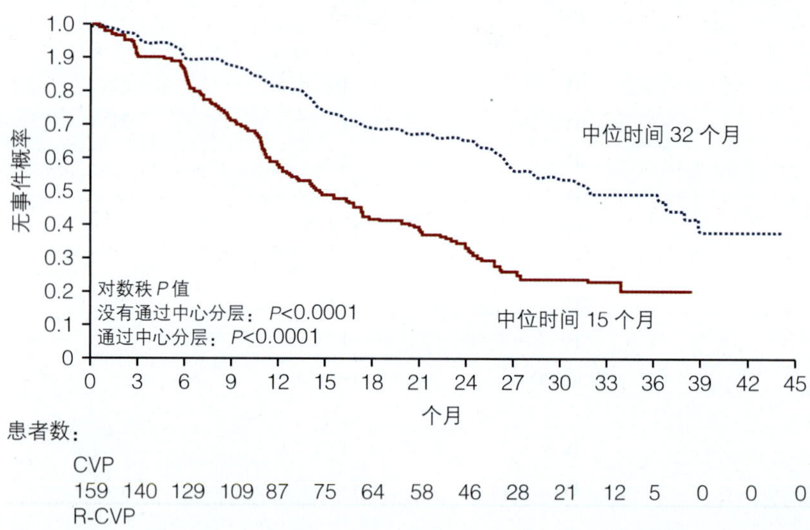

图 101-4 在 321 名采用 CVP 或 R-CVP 方案的 1 级或 2 级 FL 患者中,经过 30 个月中位随访后,疾病进展、复发或死亡时间。实线代表 CVP 方案,虚线代表 R-CVP 方案。

竭后的 β 射线可杀伤周围抗原阴性的肿瘤细胞(或深部的肿瘤细胞)。多个临床试验证实复发或难治惰性淋巴瘤 [131] 碘标记的托西莫单抗或 [90] 钇标记的替伊莫单抗治疗的总有效率为 50%~80%,CR 率为 15%~40%[49,51,52]。一项随机研究比较了复发 FL 患者 [90] 钇标记的替伊莫单抗或利妥昔单抗的疗效,总有效率(86% vs.55%)和 CR 率(30% vs. 15%)都有显著差异[51]。同样,另一项复发惰性淋巴瘤的随机研究中,[131] 碘标记的托西莫单抗较无标记的托西莫单抗,总有效率(55% vs. 19%)和 CR 率(33% vs. 8%)有显著提高[53]。

6 个Ⅱ期研究在初治 FL 患者中应用一线放射免疫治疗,单药或联合化疗方案如 CVP、CHOP 和氟达拉滨。所有研究都得到非常好的疗效,总有效率为 90%~100%,CR 率为 50%~96%,中位 PFS 在多个研究中都超过 5 年(图 101-5)[54-56]。一项Ⅱ期随机研究评估了 [90] 钇标记的替伊莫单抗在一线化疗缓解后的 FL 患者中作为巩固治疗的疗效[57]。414 例 PR 或 CR 的患者(化疗方案包括苯丁酸氮芥、CVP、CHOP、氟达拉滨或利妥昔单抗组合)随机分为放射免疫治疗巩固组或观察组。放射免疫治疗可显著提高患者的中位 PFS(36.5 个月 vs. 13.3 个月,*P*<0.0001),无论患者是 PR(29.3 个月 vs. 6.2 个月,*P*<0.0001)或 CR(53.9 个月 vs. 29.5 个月,*P*=0.015)。另外,放射免疫巩固可使 77% 的 PR 患者达到 CR。

主要的毒性反应为骨髓抑制,多发生在治疗的 4~7 周,需要 2~4 周的恢复期。20% 的患者需要生长因子治疗和输血。1% ^{90}Y 标记的替伊莫单抗治疗的患者和 10% ^{131}I 标记的托西莫单抗治疗的患者血清中会形成人抗鼠抗体(human antimouse antibody,HAMA)。长期并发症包括骨髓增生异常综合征和急性白血病。约 10% ^{131}I 标记的托西莫单抗治疗的患者还可能发生甲状腺功能减低。

■ 干扰素 -α_2

10 项大规模的Ⅲ期研究评估了干扰素 -α_2(IFN-α_2)在诱导期和维持治疗的疗效。荟萃分析 1922 例初治 FL 患者,得出结论,IFN-α_2 联合诱导化疗并不能显著提高有效率,但对生存有影响[58]。各个临床试验的结果差别很大,因而需进一步分析 IFN-α_2 在何种情况下延长 OS。结果提示 IFN-

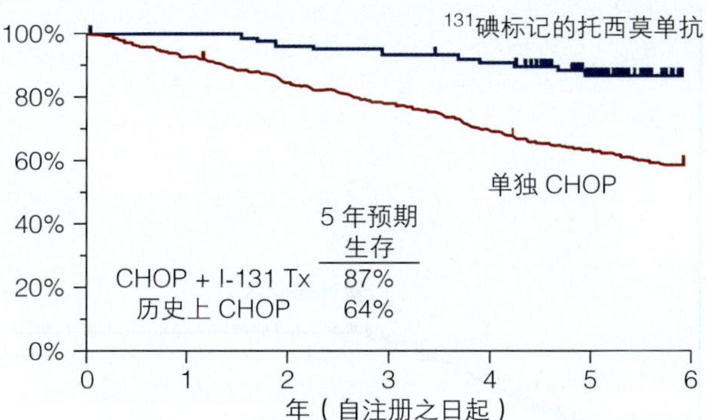

图 101-5 使用六个疗程 CHOP（环磷酰胺、多柔比星、长春新碱、泼尼松）方案随后加 [131] 碘标记的托西莫单抗放射免疫治疗的 90 例进展期 FL 患者与 356 例病情类似、使用 CHOP 但没有进行放射免疫治疗的患者的总生存（OS）的比较。图中显示每组方案的 5 年预期总生存率。I-131 Tx：[131] 碘标记的托西莫单抗放射免疫治疗。

α_2 在以下条件下有利于 OS：①联合相对剂量较大的初始化疗（P 值 =0.000 05）；②剂量≥500 万单位（P=0.000 002）；③每月累积剂量≥3600 万单位（P<0.000 008）；④在诱导化疗时给药，而不是作为维持治疗（P=0.004）[58]。关于缓解期，也有人认为 IFN-α_2 使用有益者，不论化疗强度、干扰素的剂量，或是否为维持治疗和联合化疗。尽管有上述结果，由于它的毒性（乏力、疲劳、流感样症状、血细胞减少），及利妥昔单抗的疗效类似毒性更低，在美国很少采用干扰素治疗 FL。

■ 独特型疫苗

独特型免疫球蛋白表达于 B 细胞淋巴瘤细胞表面，是一个真正的肿瘤特异性抗原和理想的免疫治疗策略 [59-61]。多项Ⅱ期研究报告独特型疫苗有效，运用杂交瘤细胞或重组 DNA 方法生产独特型疫苗，耦合的钥匙孔血蓝蛋白（keyhole limpet hemocyanin，KLH）和沙格司亭（sargramostim，粒细胞 - 巨噬细胞集落刺激因子）联合使用，以提高免疫原性。特异免疫反应产生于约 50% 在 CR 时接种疫苗的 FL 患者。有免疫反应表现的患者较无免疫反应表现者持续缓解时间和 OS 较长。三个Ⅲ期随机临床试验使用独特型疫苗在 CVP、PACE［顺铂（cisplatin）、多柔比星（doxorubicin）、环磷酰胺（cyclophosphamide）、依托泊苷（etoposide）］或利妥昔单抗后作为维持治疗，两个报告已有初步结果，但都没有显示出治疗的优越性 [59]。第三个临床试验已停止入组患者，但尚未见相关报道。

■ 造血干细胞移植

大剂量放化疗和造血干细胞在 FL 患者中的治疗作用仍存在很大争议。自体干细胞移植的支持者认为可改善惰性 NHL 的预后。St. Bartholomew 医院和 Dana-Farber 癌症研究所的一项合作研究入组了 121 例成人 FL 患者，48% 的患者进行了中位时间 13.5 年的随访 [62]。结果显示，两次缓解进行移植患者的生存比更晚期进行移植的患者长。自体干细胞移植的价值也在复发 FL 患者中体现。89 例复发患者随机分为移植组和继续使用常规挽救化疗组（图 101-6），移植组患者的 PFS 显著延长，OS 也有延长，但不如 PFS 明显 [63]。如果作为高危患者的初始治疗，随机研究证实 PFS 明显延长，但不影响 OS[64,65]。自体干细胞移植的不利因素包括治疗相关死亡（3%~5%）和继发骨髓增生异常和急性髓细胞白血病（7%~19%），特别是预处理方案中包含全身照射的患者。

异体骨髓或外周血干细胞移植治疗惰性 FL 因寻找组织配型相合的供者、高死亡率和年龄偏大等原因而较难施行。虽然异体移植可将复发 FL 患者的 PFS 提高到约 40%~50%，移植相关死亡率为 20%~40%[66]。因此，谨慎地选择患者和患者知情同意显得很重要。如将异体和自体干细胞移植进行比较，长期生存率具有可比性 [66,67]。异体干细胞移植患者死于移植物抗宿主反应、感染和静脉阻塞综合征的发生率显著增高。非清髓和剂量减低异体移植的预处理方案一方面增加移植物抗淋巴瘤作用，另一方面减少移植相关死亡率。初步结果令人鼓舞，3~5 年的 OS 为 52%~85%，PFS 为 43%~83%，非复发死亡率为 15%~43%[68,69]。

转化型滤泡性淋巴瘤

约 30%~40% 的 FL 患者可转化为组织学侵袭性更高的淋巴瘤类型，通常是弥漫性大 B 细胞淋巴瘤，转化率每年约 3%（图 101-7A）。临床上，病理转化的典型特点为淋巴结或结外病变突然迅速增长。蒽环类为基础的化疗（如 R-CHOP）是转化患者最适当的治疗。然而，尽管进行积极治疗，患者预后仍较差。虽然 50%~65% 的转化为弥漫性大 B 细胞淋巴瘤的患者 R-CHOP 化疗有效，但不到 10% 的由 FL 转化为弥漫大 B 细胞淋巴瘤的患者能治愈（图 101-7B）。大多数报告患者中位生存率为 6~20 个月 [19,70-72]。由于单用 R-CHOP 方案的疗效

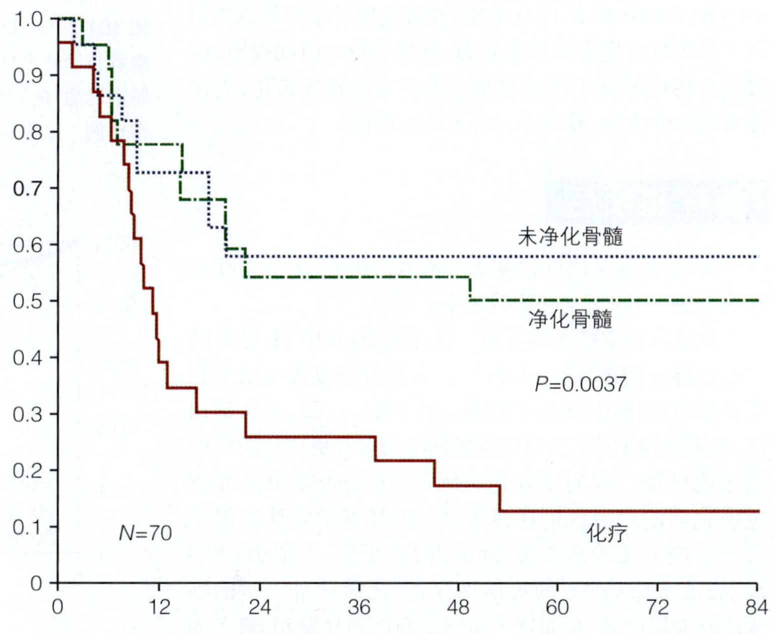

图 101-6 70 名复发 FL 患者随机进入传统化疗组（实线）或大剂量放化疗 + 自体骨髓移植组的无进展生存情况，采用净化骨髓去除肿瘤细胞者为长虚线，采用未净化骨髓者为短虚线。ABMT，自体骨髓移植。

不佳，许多学者建议在R-CHOP诱导缓解后进行大剂量化疗和自体或异体干细胞移植。有些报道显示，自体或非清髓异体移植后，转化FL患者的长期无病生存可达20%~30%[68,73]。

以务实的态度治疗滤泡性淋巴瘤

目前专家还没有在初治或复发FL患者最佳治疗方案上达成共识。一项大型的前瞻性队列研究观察了美国在2004年至2007年2月265个中心治疗的2728例FL患者的治疗情况，初始治疗策略是观察（18%）、利妥昔单抗（10%）、临床试验（6%）、放射治疗（6%）、化疗（3%）和化疗加利妥昔单抗（52%）。免疫化疗中，55%患者接受R-CHOP方案，23%接受R-CVP方案，16%接受利妥昔单抗加氟达拉滨为基础方案，6%接受其他药物。这项研究的结果支持的观点为，初治FL没有任何单一标准治疗。

由于未达成共识，FL患者应考虑为进入临床试验，以确定最佳方案，评估现有的有潜力的新药物和抗体的疗效。不能入组或不愿入组的患者应得到个性化的治疗。局限的Ⅰ或Ⅱ期患者应给予局部放疗。老年、无症状、进展期的患者可先观察，特别是低肿瘤负荷和伴发其他疾病的患者。有症状的患者，伴血细胞减少、严重脾肿大、积液、淋巴结大肿块，应采用利妥昔单抗联合化疗。其他可接受的方案包括R-CVP、R-CHOP方案，后者是青年、侵袭性高、淋巴结大肿块和B症状患者最合适的方案。初治患者免疫化疗诱导后继续采用利妥昔单抗维持或放射免疫治疗巩固的作用正在研究之中。复发FL患者的治疗取决于患者的初始治疗和相应缓解期的长短。如果第一次缓解持续多年，可再次使用初始治疗方案。如果初始缓解是短暂的，需采用二线治疗方案，包括R-CVP、R-CHOP、R-FND方案，放射免疫治疗和苯达莫司汀。患者具有良好的体能状态，且反应持续时间很短，应接受自体或异体干细胞移植。患者发生病理转化，应接受R-CHOP方案，并考虑进行干细胞移植。

病程和预后

FL被认为是惰性但却无法治愈的疾病，中位生存约10年，治疗方法对生存影响很小。

但这种观点已不再正确。在过去20年中FL患者的生存已逐步增加（图101-8）[74-76]。大部分的改善归功于利妥昔单抗的推出，更好地挽救治疗（氟达拉滨，苯达莫司汀，放射免疫治疗），支持治疗措施的改进和更广泛的实施干细胞移植。但对于任何分级的FL是否能用标准的免疫化学治疗治愈仍存在争议。虽然有学者认为使用含蒽环类方案治愈2级（滤泡混合，小裂，大细胞）和3级（滤泡大细胞）FL的可能性存在，仍需要进一步的临床研究加以澄清，从而进一步制定初治和复发FL患者的诊疗共识。

翻译：赵维莅

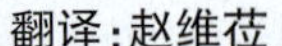

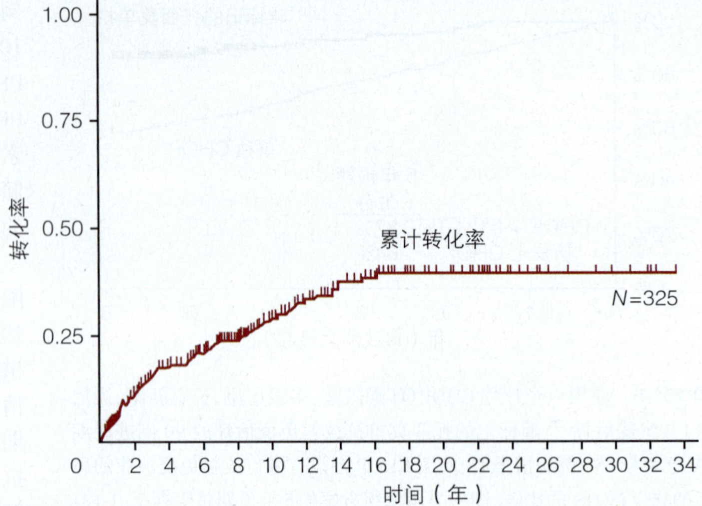

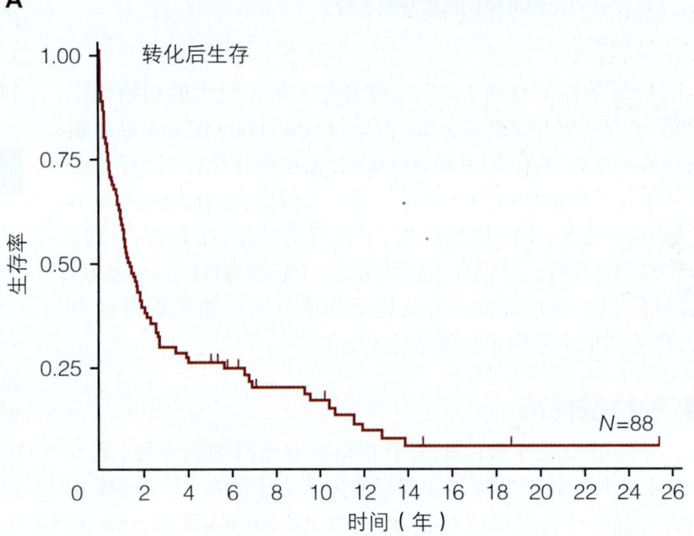

图101-7　A. FL转化为侵袭性更强的组织学类型。图中的实线代表325例患者自诊断之日起，组织学转化为侵袭性更强的淋巴瘤类型（如弥漫大B细胞淋巴瘤）的累积转化率。B. FL患者转化为预后欠佳的组织学类型后的生存比例。该图显示了88名转化为侵袭性淋巴瘤后的生存情况。

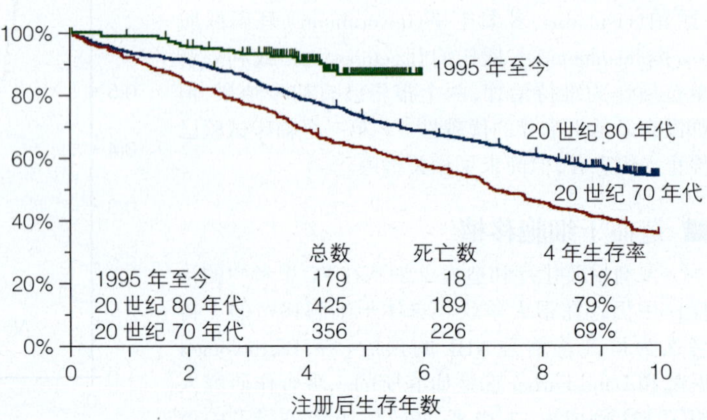

图101-8　美国西南肿瘤协作组（Southwest Oncology Group）所治疗的滤泡型淋巴瘤患者的生存改善。

参考文献

1. Harris NL, Nathwani BN, Swerdlow SH, et al: Follicular lymphoma, in *WHO Classification of Tumours of Haematopoietic and Lymphoid Tissues*, edited by SH Swerdlow, E Campo, NL Harris, ES Jaffe, SA Pileri, H Stein, J Thiele, JW Vardiman. International Agency for Research on Cancer, Lyon, 2008.
2. Friedberg JW, Taylor MD, Cerhan JR, et al: Follicular lymphoma in the United States: First report of the National LymphoCare Study. *J Clin Oncol* 27:1202, 2009.
3. Groves FD, Linet MS, Travis LB, Devesa SS: Cancer surveillance series: Non-Hodgkin's lymphoma incidence by histologic subtype in the United States from 1978 through 1995. *J Natl Cancer Inst* 92:1240, 2000.
4. Swerdlow SH, Campo E, Harris NL, et al: *WHO Classification of Tumours of Haematopoietic and Lymphoid Tissues*. International Agency for Research on Cancer, Lyon, 2008.
5. Zelenetz AD, Advani RH, Byrd JC, et al: Non-Hodgkin's lymphomas. *J Natl Compr Canc Netw* 6:356, 2008.
6. Lee SJ, Schover LR, Partridge AH, et al: American Society of Clinical Oncology recommendations on fertility preservation in cancer patients. *J Clin Oncol* 24:2917, 2006.
7. Czuczman MS, Grillo-Lopez AJ, McLaughlin P, et al: Clearing of cells bearing the bcl-2 [t(14;18)] translocation from blood and marrow of patients treated with rituximab alone or in combination with CHOP chemotherapy. *Ann Oncol* 12:109, 2001.
8. Rambaldi A, Lazzari M, Manzoni C, et al: Monitoring of minimal residual disease after CHOP and rituximab in previously untreated patients with follicular lymphoma. *Blood* 99:856, 2002.
9. Miller TP, LeBlanc M, Grogan TM, Fisher RI: Follicular lymphomas: Do histologic subtypes predict outcome? *Hematol Oncol Clin North Am* 11:893, 1997.
10. Reed JC: Bcl-2-family proteins and hematologic malignancies: History and future prospects. *Blood* 111:3322, 2008.
11. A predictive model for aggressive non-Hodgkin's lymphoma. The International Non-Hodgkin's Lymphoma Prognostic Factors Project. *N Engl J Med* 329:987, 1993.
12. Solal-Celigny P, Roy P, Colombat P, et al: Follicular lymphoma international prognostic index. *Blood* 104:1258, 2004.
13. Federico M, Bellei M, Pro B, et al: Revalidation of FLIPI in patients with follicular lymphoma registered in the F2 study and treated upfront with immunochemotherapy. *Proc Am Soc Clin Oncol* 25:443s, 2007.
14. Federico M, Guglielmi C, Luminari S, et al: Prognostic relevance of serum beta2 microglobulin in patients with follicular lymphoma treated with anthracycline-containing regimens. A GISL study. *Haematologica* 92:1482, 2007.
15. Dave SS, Wright G, Tan B, et al: Prediction of survival in follicular lymphoma based on molecular features of tumor-infiltrating immune cells. *N Engl J Med* 351:2159, 2004.
16. Besa PC, McLaughlin PW, Cox JD, Fuller LM: Long term assessment of patterns of treatment failure and survival in patients with stage I or II follicular lymphoma. *Cancer* 75:2361, 1995.
17. Mac Manus MP, Hoppe RT: Is radiotherapy curative for stage I and II low-grade follicular lymphoma? Results of a long-term follow-up study of patients treated at Stanford University. *J Clin Oncol* 14:1282, 1996.
18. Advani R, Rosenberg SA, Horning SJ: Stage I and II follicular non-Hodgkin's lymphoma: Long-term follow-up of no initial therapy. *J Clin Oncol* 22:1454, 2004.
19. Horning SJ, Rosenberg SA: The natural history of initially untreated low-grade non-Hodgkin's lymphomas. *N Engl J Med* 311:1471, 1984.
20. Ardeshna KM, Smith P, Norton A, et al: Long-term effect of a watch and wait policy versus immediate systemic treatment for asymptomatic advanced-stage non-Hodgkin lymphoma: A randomised controlled trial. *Lancet* 362:516, 2003.
21. Young RC, Longo DL, Glatstein E, et al: The treatment of indolent lymphomas: Watchful waiting v aggressive combined modality treatment. *Semin Hematol* 25:11, 1988.
22. Brice P, Bastion Y, Lepage E, et al: Comparison in low-tumor-burden follicular lymphomas between an initial no-treatment policy, prednimustine, or interferon alfa: A randomized study from the Groupe d'Etude des Lymphomes Folliculaires. Groupe d'Etude des Lymphomes de l'Adulte. *J Clin Oncol* 15:1110, 1997.
23. Friedberg JW, Cohen P, Chen L, et al: Bendamustine in patients with rituximab-refractory indolent and transformed non-Hodgkin's lymphoma: Results from a phase II multicenter, single-agent study. *J Clin Oncol* 26:204, 2008.
24. Lister TA, Cullen MH, Beard ME, et al: Comparison of combined and single-agent chemotherapy in non-Hodgkin's lymphoma of favourable histological type. *Br Med J* 1:533, 1978.
25. Dana BW, Dahlberg S, Nathwani BN, et al: Long-term follow-up of patients with low-grade malignant lymphomas treated with doxorubicin-based chemotherapy or chemoimmunotherapy. *J Clin Oncol* 11:644, 1993.
26. Flinn IW, Byrd JC, Morrison C, et al: Fludarabine and cyclophosphamide with filgrastim support in patients with previously untreated indolent lymphoid malignancies. *Blood* 96:71, 2000.
27. McLaughlin P, Hagemeister FB, Romaguera JE, et al: Fludarabine, mitoxantrone, and dexamethasone: An effective new regimen for indolent lymphoma. *J Clin Oncol* 14:1262, 1996.
28. Maloney D, Smith B, Rose A: Rituximab: Mechanism of action and resistance. *Semin Oncol* 29:2, 2002.
29. McLaughlin P, Grillo-Lopez AJ, Link BK, et al: Rituximab chimeric anti-CD20 monoclonal antibody therapy for relapsed indolent lymphoma: Half of patients respond to a four-dose treatment program. *J Clin Oncol* 16:2825, 1998.
30. Davis TA, Grillo-Lopez AJ, White CA, et al: Rituximab anti-CD20 monoclonal antibody therapy in non-Hodgkin's lymphoma: Safety and efficacy of re-treatment. *J Clin Oncol* 18:3135, 2000.
31. Colombat P, Salles G, Brousse N, et al: Rituximab (anti-CD20 monoclonal antibody) as single first-line therapy for patients with follicular lymphoma with a low tumor burden: Clinical and molecular evaluation. *Blood* 97:101, 2001.
32. Hainsworth JD: Rituximab as first-line systemic therapy for patients with low-grade lymphoma. *Semin Oncol* 27:25, 2000.
33. Hainsworth JD: Rituximab as first-line and maintenance therapy for patients with indolent non-Hodgkin's lymphoma: Interim follow-up of a multicenter phase II trial. *Semin Oncol* 29:25, 2002.
34. Hainsworth J: First-line and maintenance treatment with rituximab for patients with indolent non-Hodgkin's lymphoma. *Semin Oncol* 30:9, 2003.
35. Ghielmini M, Schmitz SF, Cogliatti S, et al: Effect of single-agent rituximab given at the standard schedule or as prolonged treatment in patients with mantle cell lymphoma: A study of the Swiss Group for Clinical Cancer Research (SAKK). *J Clin Oncol* 23:705, 2005.
36. van Oers MH, Klasa R, Marcus RE, et al: Rituximab maintenance improves clinical outcome of relapsed/resistant follicular non-Hodgkin lymphoma in patients both with and without rituximab during induction: Results of a prospective randomized phase 3 intergroup trial. *Blood* 108:3295, 2006.
37. Hainsworth JD, Litchy S, Burris HA 3rd, et al: Rituximab as first-line and maintenance therapy for patients with indolent non-Hodgkin's lymphoma. *J Clin Oncol* 20:4261, 2002.
38. Marcus R, Imrie K, Belch A, et al: CVP chemotherapy plus rituximab compared with CVP as first-line treatment for advanced follicular lymphoma. *Blood* 105:1417, 2005.
39. Marcus R, Imrie K, Solal-Celigny P, et al: Phase III study of R-CVP compared with cyclophosphamide, vincristine, and prednisone alone in patients with previously untreated advanced follicular lymphoma. *J Clin Oncol* 26:4579, 2008.
40. Hiddemann W, Kneba M, Dreyling M, et al: Frontline therapy with rituximab added to the combination of cyclophosphamide, doxorubicin, vincristine, and prednisone (CHOP) significantly improves the outcome for patients with advanced-stage follicular lymphoma compared with therapy with CHOP alone: Results of a prospective randomized study of the German Low-Grade Lymphoma Study Group. *Blood* 106:3725, 2005.
41. Herold M, Haas A, Srock S, et al: Rituximab added to first-line mitoxantrone, chlorambucil, and prednisolone chemotherapy followed by interferon maintenance prolongs survival in patients with advanced follicular lymphoma: An East German Study Group Hematology and Oncology Study. *J Clin Oncol* 25:1986, 2007.
42. Forstpointner R, Dreyling M, Repp R, et al: The addition of rituximab to a combination of fludarabine, cyclophosphamide, mitoxantrone (FCM) significantly increases the response rate and prolongs survival as compared with FCM alone in patients with relapsed and refractory follicular and mantle cell lymphomas: Results of a prospective randomized study of the German Low-Grade Lymphoma Study Group. *Blood* 104:3064, 2004.
43. Salles G, Mounier N, de Guibert S, et al: Rituximab combined with chemotherapy and interferon in follicular lymphoma patients: Results of the GELA-GOELAMS FL2000 study. *Blood* 112:4824, 2008.
44. Hochster HS, Weller E, Gascoyne RD, et al: Maintenance rituximab after CVP results in superior clinical outcome in advanced follicular lymphoma (FL): Results of the E1496 phase III trial from the Eastern Cooperative Oncology Group and the Cancer and Leukemia Group B [abstract 349]. *Blood* 106:106a, 2005.
45. Press OW: Evidence mounts for the efficacy of radioimmunotherapy for B-cell lymphomas. *J Clin Oncol* 26:5147, 2008.
46. DeNardo GL, DeNardo SJ, Goldstein DS, et al: Maximum-tolerated dose, toxicity, and efficacy of (131)I-Lym-1 antibody for fractionated radioimmunotherapy of non-Hodgkin's lymphoma. *J Clin Oncol* 16:3246, 1998.
47. Pantelias A, Pagel J, Hedin N, et al: Comparative biodistributions of pretargeted radioimmunoconjugates targeting CD20, CD22 and DR molecules on human B cell lymphomas. *Blood* 109:4980, 2007.
48. Goldenberg DM, Sharkey RM: Advances in cancer therapy with radiolabeled monoclonal antibodies. *Q J Nucl Med Mol Imaging* 50:248, 2006.
49. Kaminski MS, Estes J, Zasadny KR, et al: Radioimmunotherapy with iodine (131)I tositumomab for relapsed or refractory B-cell non-Hodgkin lymphoma: Updated results and long-term follow-up of the University of Michigan experience. *Blood* 96:1259, 2000.
50. Witzig TE, Flinn IW, Gordon LI, et al: Treatment with ibritumomab tiuxetan radioimmunotherapy in patients with rituximab-refractory follicular non-Hodgkin's lymphoma. *J Clin Oncol* 20:3262, 2002.
51. Witzig TE, Gordon LI, Cabanillas F, et al: Randomized controlled trial of yttrium-90-labeled ibritumomab tiuxetan radioimmunotherapy versus rituximab immunotherapy for patients with relapsed or refractory low-grade, follicular, or transformed B-cell non-Hodgkin's lymphoma. *J Clin Oncol* 20:2453, 2002.
52. Witzig TE: The use of ibritumomab tiuxetan radioimmunotherapy for patients with relapsed B-cell non-Hodgkin's lymphoma. *Semin Oncol* 27:74, 2000.
53. Davis TA, Kaminski MS, Leonard JP, et al: The radioisotope contributes significantly to the activity of radioimmunotherapy. *Clin Cancer Res* 10:7792, 2004.
54. Kaminski MS, Tuck M, Estes J, et al: ^{131}I-tositumomab therapy as initial treatment for follicular lymphoma. *N Engl J Med* 352:441, 2005.
55. Press OW, Unger JM, Braziel RM, et al: Phase II trial of CHOP chemotherapy followed by tositumomab/iodine I-131 tositumomab for previously untreated follicular non-Hodgkin's lymphoma: Five-year follow-up of Southwest Oncology Group Pro-

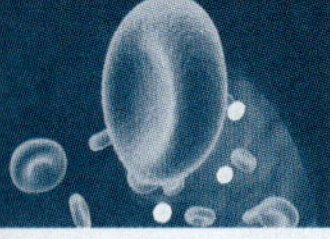

tocol S9911. *J Clin Oncol* 24:4143, 2006.

56. Leonard JP, Coleman M, Kostakoglu L, et al: Abbreviated chemotherapy with fludarabine followed by tositumomab and iodine I 131 tositumomab for untreated follicular lymphoma. *J Clin Oncol* 23:5696, 2005.
57. Morschhauser F, Radford J, Van Hoof A, et al: Phase III trial of consolidation therapy with yttrium-90-ibritumomab tiuxetan compared with no additional therapy after first remission in advanced follicular lymphoma. *J Clin Oncol* 26:5156, 2008.
58. Rohatiner AZ, Gregory WM, Peterson B, et al: Meta-analysis to evaluate the role of interferon in follicular lymphoma. *J Clin Oncol* 23:2215, 2005.
59. Houot R, Levy R: Vaccines for lymphomas: Idiotype vaccines and beyond. *Blood Rev* 23:137, 2009.
60. Hsu FJ, Caspar CB, Czerwinski D, et al: Tumor-specific idiotype vaccines in the treatment of patients with B-cell lymphoma—Long-term results of a clinical trial. *Blood* 89:3129, 1997.
61. Kwak LW, Campbell MJ, Czerwinski DK, et al: Induction of immune responses in patients with B-cell lymphoma against the surface-immunoglobulin idiotype expressed by their tumors. *N Engl J Med* 327:1209, 1992.
62. Rohatiner AZ, Nadler L, Davies AJ, et al: Myeloablative therapy with autologous bone marrow transplantation for follicular lymphoma at the time of second or subsequent remission: Long-term follow-up. *J Clin Oncol* 25:2554, 2007.
63. Schouten HC, Qian W, Kvaloy S, et al: High-dose therapy improves progression-free survival and survival in relapsed follicular non-Hodgkin's lymphoma: Results from the randomized European CUP trial. *J Clin Oncol* 21:3918, 2003.
64. Lenz G, Dreyling M, Schiegnitz E, et al: Myeloablative radiochemotherapy followed by autologous stem cell transplantation in first remission prolongs progression-free survival in follicular lymphoma: Results of a prospective, randomized trial of the German Low-Grade Lymphoma Study Group. *Blood* 104:2667, 2004.
65. Deconinck E, Foussard C, Milpied N, et al: High-dose therapy followed by autologous purged stem-cell transplantation and doxorubicin-based chemotherapy in patients with advanced follicular lymphoma: A randomized multicenter study by GOELAMS. *Blood* 105:3817, 2005.
66. van Besien K, Loberiza FR Jr, Bajorunaite R, et al: Comparison of autologous and allogeneic hematopoietic stem cell transplantation for follicular lymphoma. *Blood* 102:3521, 2003.
67. Bierman PJ, Sweetenham JW, Loberiza FR Jr, et al: Syngeneic hematopoietic stem-cell transplantation for non-Hodgkin's lymphoma: A comparison with allogeneic and autologous transplantation—The Lymphoma Working Committee of the International Bone Marrow Transplant Registry and the European Group for Blood and Marrow Transplantation. *J Clin Oncol* 21:3744, 2003.
68. Rezvani AR, Storer B, Maris M, et al: Nonmyeloablative allogeneic hematopoietic cell transplantation in relapsed, refractory, and transformed indolent non-Hodgkin's lymphoma. *J Clin Oncol* 26:211, 2008.
69. Khouri IF, McLaughlin P, Saliba RM, et al: Eight-year experience with allogeneic stem cell transplantation for relapsed follicular lymphoma after nonmyeloablative conditioning with fludarabine, cyclophosphamide, and rituximab. *Blood* 111:5530, 2008.
70. Montoto S, Davies AJ, Matthews J, et al: Risk and clinical implications of transformation of follicular lymphoma to diffuse large B-cell lymphoma. *J Clin Oncol* 25:2426, 2007.
71. Al-Tourah AJ, Gill KK, Chhanabhai M, et al: Population-based analysis of incidence and outcome of transformed non-Hodgkin's lymphoma. *J Clin Oncol* 26:5165, 2008.
72. Oviatt DL, Cousar JB, Collins RD, et al: Malignant lymphomas of follicular center cell origin in humans. V. Incidence, clinical features, and prognostic implications of transformation of small cleaved cell nodular lymphoma. *Cancer* 53:1109, 1984.
73. Williams CD, Harrison CN, Lister TA, et al: High-dose therapy and autologous stem-cell support for chemosensitive transformed low-grade follicular non-Hodgkin's lymphoma: A case-matched study from the European Bone Marrow Transplant Registry. *J Clin Oncol* 19:727, 2001.
74. Fisher RI, LeBlanc M, Press OW, et al: New treatment options have changed the survival of patients with follicular lymphoma. *J Clin Oncol* 23:8447, 2005.
75. Swenson WT, Wooldridge JE, Lynch CF, Forman-Hoffman VL, et al: Improved survival of follicular lymphoma patients in the United States. *J Clin Oncol* 23:5019, 2005.
76. Liu Q, Fayad L, Cabanillas F, et al: Improvement of overall and failure-free survival in stage IV follicular lymphoma: 25 years of treatment experience at The University of Texas M.D. Anderson Cancer Center. *J Clin Oncol* 24:1582, 2006.

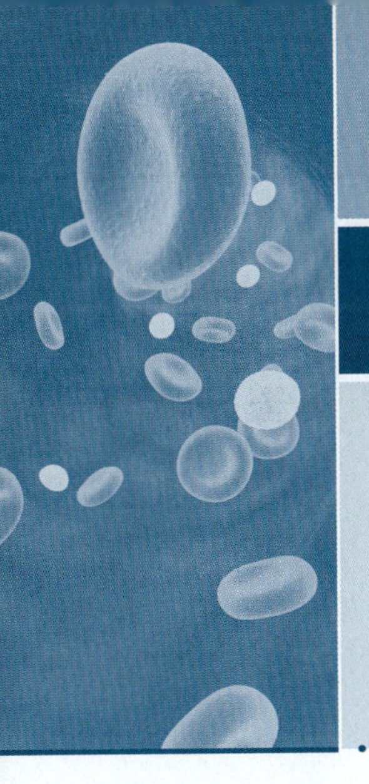

第102章

套细胞淋巴瘤

Jorge E. Romaguera, Peter W. McLaughlin

摘　要

套细胞淋巴瘤（mantle cell lymphoma，MCL）是非霍奇金淋巴瘤的亚型之一，大部分患者在就诊时病变已播散。淋巴瘤细胞常伴11号和14号染色体易位，导致编码免疫球蛋白重链基因和*cyclin D1*基因融合。细胞高表达cyclin D1，可通过免疫组化检测，并作为疾病诊断的重要标志物。与其他淋巴瘤比较，疾病的完全缓解率较低，疗效持续时间短，常规化疗后的总生存低。更强、多药（常包括阿糖胞苷和利妥昔单抗）化疗可改善预后，中位生存可达到约5年。自体干细胞移植可作为巩固治疗。新的化疗药物和放射免疫治疗是治疗方面的新进展。

本章使用的简写和缩略语：ATM，毛细血管扩张-共济失调症突变（ataxiatelangiectasia mutation）；bcl-1，B细胞淋巴瘤1（b-cell lymphoma 1）；CDK，细胞周期素D激酶（cyclin D kinase）；CHOP，环磷酰胺、多柔比星、长春新碱、泼尼松（cyclophosphamide，doxorubicin，vincristine，prednisone）；CLL，慢性淋巴细胞白血病（chronic lymphocytic Leukemia）；CR，完全缓解（complete response）；Cru，不确定的完全缓解（complete response unconfirmed）；DFS，无病生存（disease-free survival）；DHAP，地塞米松、大剂量阿糖胞苷、顺铂（dexamethasone，high-dose cytarabine，cisplatin）；E2F，延长因子2（elongation factor 2）；EFS，无事件生存（event-free survival）；FFS，无失败生存（failure-free survival）；LDH，乳酸脱氢酶（lactate dehydrogenase）；MCL，套细胞淋巴瘤（mantle cell lymphoma）；MIPI，套细胞淋巴瘤国际预后指数（mantle cell international prognostic index）；mRNA，信使RNA（messenger RNA）；mTOR，哺乳动物西罗莫司靶蛋白（mammalian target of rapamycin）；NF-κB，核因子-κB（nuclear factor-κB；）；ORR，客观缓解率（objective response rate）；OS，总生存（overall survival）；PFS，无进展生存（progression-free survival）；PI3K，磷脂酰肌醇3激酶（phosphoinositol 3 kinase）；RB1，视网膜母细胞瘤1（retinoblastoma 1）；R-HDS，利妥昔单抗大剂量序贯疗法（rituximab high-dose sequential therapy）；SCT，干细胞移植（stem cell transplantation）；SLL，小淋巴细胞白血病（small lymphocytic leukemia）；TTF，至治疗失败时间（time to treatment failure）。

定义和历史

套细胞淋巴瘤（mantle cell lymphoma，MCL）是淋巴瘤的亚型之一，细胞具有正常生发中心套区B淋巴细胞的免疫表型，分泌免疫球蛋白（secretory immunoglobulin，sIg）M^+、$sIgD^+$、$CD5^+$、$CD20^+$、$CD10^-$、$CD43^+$，以及细胞遗传学异常t（11；14）（q13；q32）和高表达cyclin D1。MCL既往被命名为中间淋巴细胞淋巴瘤、中心细胞淋巴瘤、中间分化淋巴细胞淋巴瘤、边缘区淋巴瘤。1992年，因肿瘤细胞形态和免疫表型均与次级生发中心套区的淋巴细胞和初级生发中心的静止B细胞相似，故更名为“套细胞淋巴瘤”[1]。1994年，套细胞淋巴瘤这一称谓正式在国际淋巴瘤研究组的更新欧美分类中出现[2]。在世界卫生组织恶性淋巴细胞疾病分类中仍为淋巴瘤的一个特殊类型[3]。

流行病学

MCL约占所有非霍奇金淋巴瘤的6%[4]，但最近的报道发生率更低[5]。1992~2004年，在美国，MCL占淋巴瘤的3%，年发病率为0.55/100 000，年龄调整年发病率从0.3/100 000上升到0.7/100 000。男性发病率约为女性的2.5倍，发病率随年龄增长，但50岁前较少见。发病的中位年龄约为68岁[5]。目前还没有发现和MCL有关的物质。

病因和发病机制

■ 基因异常

在所有的淋巴瘤中，基因突变造成细胞转化、增殖和生存异常，进而转变为肿瘤克隆。t（11；14）是MCL的首次打击，促使细胞周期G1-S期转化的失调控[6]。临床上，1%~2%的正常人的少量细胞也包含t（11；14）易位[7]。细胞遗传学研究发现继发的基因异常与MCL的发病和进展有关，MCL是恶性淋巴

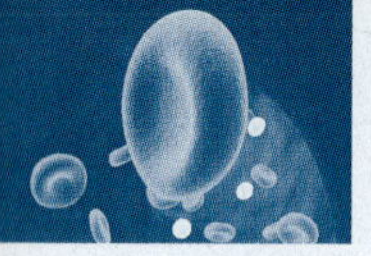
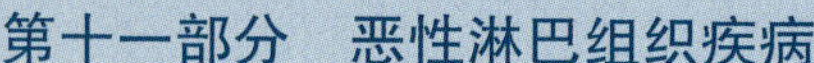

系肿瘤基因组最不稳定的一类肿瘤[8]。这些基因异常包括染色体 1p13-p31、2q13、6q23-27、8p21、9p21、10p14-15、11q22-23、13q11-13、13q14-34、17p13 和 22q12 缺失；染色体 3q25、4p12-13、7p21-22、8q21、9q22、10p11-12、12q13 和 18q11q23 扩增；以及某些染色体区段高频的拷贝数扩增，不仅可引起细胞周期失控，还会导致 DNA 损伤和细胞信号途径异常[6]。原始细胞样变异型与大多数基因异常相关[9]。

生物途径和潜在治疗靶点

图 102-1 显示了 MCL 进展相关的信号途径，导致常规治疗耐药和预后不良。淋巴瘤细胞周期异常是 MCL 的标志。高表达 cyclin D1-CDK4 复合物，一方面诱导视网膜母细胞瘤基因（retinoblastoma，*RB1*）磷酸化，释放转录因子延长因子 2（elongation factor 2，E2F），淋巴瘤细胞转化为 S 期；另一方面中和 CDK 抑制物 p27 的活性，诱导 G1 期阻滞。毛细血管扩张 - 共济失调症变异基因（ataxia-telangiectasia mutant，*ATM*）突变发生于约 40% 的 MCL 患者中。ATM 失活促使淋巴瘤细胞基因组不稳定，对 DNA 损伤失去反应。磷脂酰肌醇 3 激酶（phosphoinositol 3 kinase，PI3K）受 ATM 调控，是上述途径的重要激酶。PI3K-Akt 途径位于哺乳动物西罗莫司靶蛋白（mammalian target of rapamycin，mTOR）上游，后者是 cyclin D1、p27 和其他蛋白的上游调控物。染色体 17p 异常见于 26% 的 MCL 中[10]，与 p53 突变有关，后者导致 DNA 损伤不能及时修复，患者预后不良[11]。

临床表现

老年患者的典型症状包括多处淋巴结肿大（如颈、腋下、腹股沟）。患者可无症状，但大部分伴有发热、盗汗或体重减轻（表 102-1）[12]。40% 患者有肝脾肿大，25% 患者有胃肠道累及，如肠道多发息肉（参见 98 章图 98-13）。胃肠道症状腹痛和腹泻、小肠梗阻症状、便血（hematochezia）、较罕见的蛋白丢失肠病、肠道吸收不良、乳糜腹水、腹部肿块或因肠穿孔引起的急腹症。肠道息肉多见于回盲区。MCL 息肉表现无特殊，活检和组织病理学、免疫组化有助于识别淋巴样套细胞的特点和免疫表型，是诊断最重要的方法。胃肠道累及见于 90% 的患者，半数可由内窥镜和显微镜检查诊断[13]。

表 102-1　病例特点（304 例）

特　点	病人数
年龄（岁）	
<60	123
>60	178
性别	
男	230
女	71
分期	
Ⅰ~Ⅱ	23
Ⅲ~Ⅳ	267
一般情况（WHO）	
0~1	233
≥2	43
LDH	
升高	56
正常	140
IPI	
0~1	15
≥2	75
骨髓受累	
是	207
否	81
B 症状	
是	107
否	155
结外受累	
是	161
否	16

LDH，乳酸脱氢酶；IPI，国际预后指数；WHO，世界卫生组织。

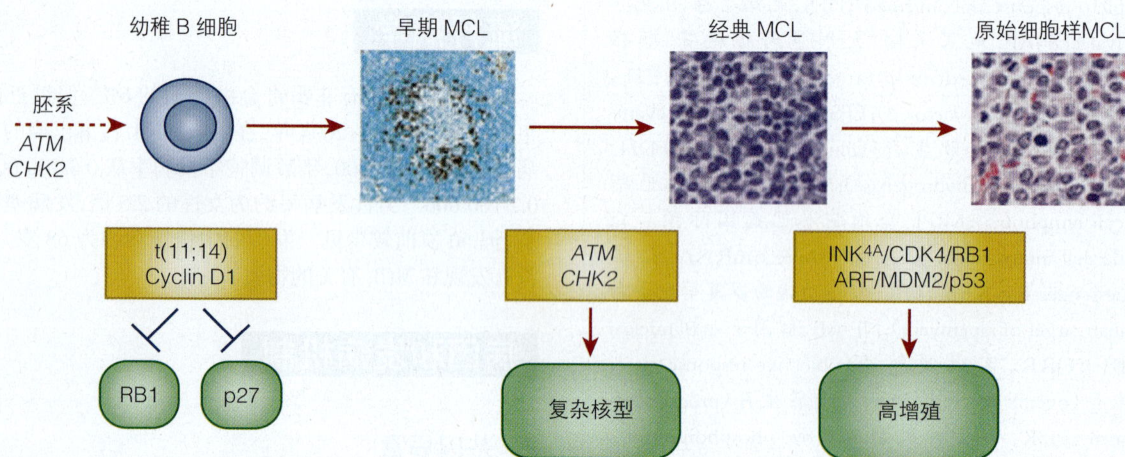

图 102-1　MCL 的发生与进展的分子机制模型。在一些患者的胚系中存在毛细血管扩张 - 共济失调症变异基因（ataxia-telangiectasia mutated，*ATM*）或细胞周期调定点激酶 2（cell-cycle checkpoint kinase 2，*CHK2*）基因的非活动突变，暗示他们可能有助于肿瘤的发生。t（11；14）染色体易位发生于未成熟的 B 细胞并导致组成性的 cyclin D1 失调及淋巴滤泡套区肿瘤 B 细胞早期扩散。获得性的 DNA 损伤应答途径失活可能有利于额外的基因变异和经典套细胞淋巴瘤（MCL）的发生。进一步的基因变异可能定位于细胞周期和衰老调节途径的基因，从而导致更具增殖能力和侵袭性的 MCL 亚型。

实验室检查

■ 血液和骨髓

约 50% 的患者有外周血和骨髓受累的表现，有的为典型的白血病期，而大部分为轻度累及，多通过外周血或骨髓流式细胞分析检测到免疫表型异常的恶性淋巴细胞。

■ 活检

病理上，MCL 常表现为淋巴结的弥漫性破坏，较少见结节样，罕见套区状，90% 以上的滤泡保留生发中心的结构(图 102-2，又见第 98 章图 98-14 和图 98-15)[14]。MCL 有四种细胞变异型，包括边缘区样变异型、小细胞变异型(类似慢性淋巴细胞白血病)、原始细胞样变异型(中等大小原始细胞)和多型细胞变异型(中等至大细胞)，后两者临床病程更具侵袭性[3]。

免疫表型显示淋巴细胞表达 B 细胞抗原 CD19 和 CD20，以及 T 细胞抗原 CD5，但不表达 CD23。

■ 细胞遗传学表现

基本上所有患者伴染色体易位 t(11;14)(q13;q32)，累及 11 号染色体的 *cyclin D1* 基因(CCND1、PRAD1、bcl-1)和 14 号染色体的 *Ig* 重链基因。由于 MCL 细胞的高度基因组不稳定性，附加的染色体异常也很常见，特别是染色体 1、2、6、8、10、11、13 或 17 区段的缺失，以及染色体 3、4、7、8、9、10、12 或 18 区段的扩增。四分之一的患者伴 17p 异常(p53 突变)。

■ 免疫组化表现

染色体易位 t(11;14)引起 CCND1 基因的过表达，CCND1 编码细胞周期相关蛋白 cyclin D1，在正常淋巴细胞中不表达。几乎所有 MCL 高表达 cyclin D1 mRNA(参见第 98 章图 98-16)。罕见病例 cyclin D1 阴性，而高表达 cyclin D2 或 D3[6]。MCL 细胞抗凋亡分子 BCL2 强阳性，但不表达生发中心标志物 CD10 和 BCL6[14]。

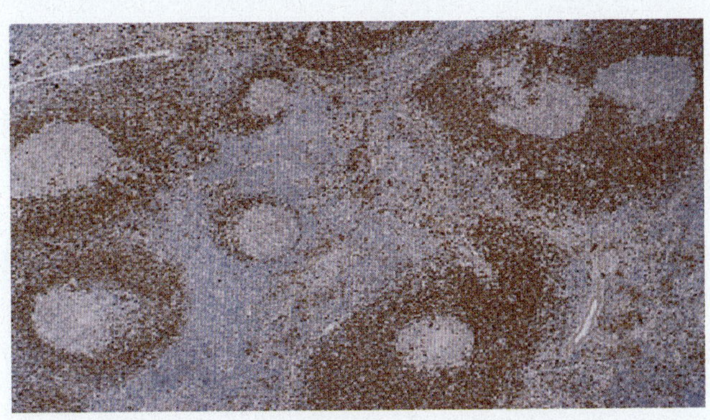
A

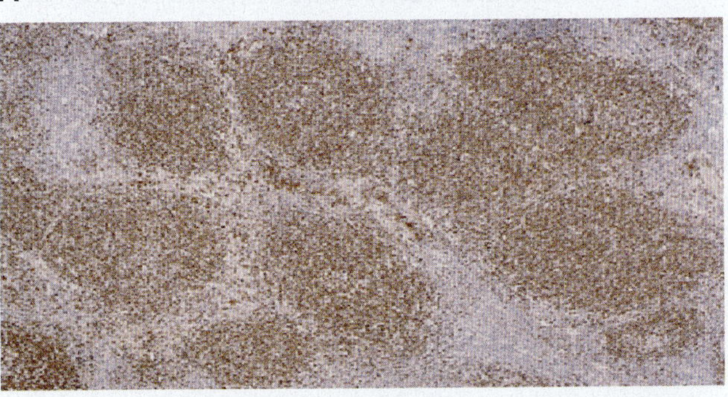
B

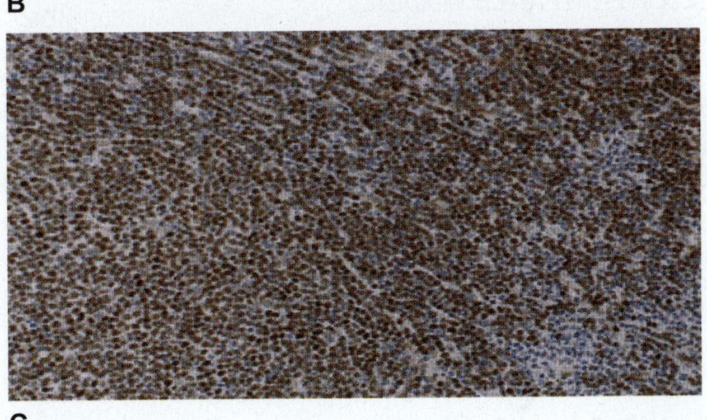
C

图 102-2　套细胞淋巴瘤患者淋巴结活检后 cyclin D1 染色显示几种组织病理学类型。A. 套区型。大于 90% 的滤泡具有肿瘤淋巴细胞套包绕的反应性生发中心。这一类型较少见，所占比例小于淋巴结型的 6%。B. 结节型。该例中，少于 90% 的滤泡具有反应性生发中心。视野下滤泡差异很大。C. 弥散型。淋巴结结构消失，取而代之的是恶性淋巴细胞。

鉴别诊断

MCL 的免疫表型与慢性淋巴细胞白血病(CLL)和小淋巴细胞淋巴瘤(SLL)相似，淋巴瘤细胞表达表面 IgM 和 IgD 和 B 细胞抗原 CD19 和 CD20，以及 T 细胞抗原 CD5。B 细胞抗原和 Ig 的表达强度 MCL 较 CLL 或 SLL 强，与 CLL 或 SLL 相反，MCL 表达 FMC7、不表达 CD23。与滤泡型淋巴瘤相似，MCL 表达 CD20 和 BCL2，但不表达 CD10 和 BCL6[14]。这是因为 MCL 并不来源于生发中心，而是来源于滤泡套区的细胞。更重要的是，几乎所有的 MCL 病例高表达 cyclin D1，而其他淋巴瘤无 cyclin D1 的异常表达。

治疗

■ 初始治疗

MCL 尚不能治愈。因为疾病发病时多呈弥漫性，大部分患者需要全身治疗。目前治疗的策略为大剂量化疗合并或不合并干细胞移植(stem cell transplantation，SCT)。

Ⅰ~Ⅱ 期疾病的治疗

病变局限的患者罕见。目前还没有最佳治疗方案的共识。回顾性分析 17 例患者接受累及区放疗联合或不联合化疗，5 年无进展生存和总生存分别为 68% 和 71%[15]。

含多柔比星的化疗

MCL 对含多柔比星的化疗有效，但完全缓解(complete remission，CR)率只有 30%~40%，缓解时间为 10~12 个月，中位生存时间为 3~4 年[16]。所有这些结果都比其他类型淋巴瘤低。

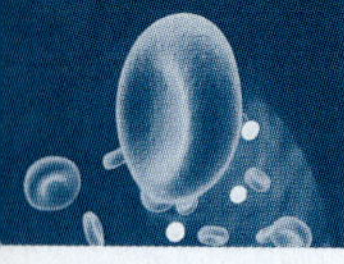

氟达拉滨单用或联合

氟达拉滨治疗少数初治 MCL 患者，总有效率为 41%，CR 率为 29%，中位总生存（overall survival，OS）为 2 年[17]。氟达拉滨治疗可能会影响之后自体干细胞的收集。

利妥昔单抗

抗 CD20 单克隆抗体利妥昔单抗多应用于淋巴瘤的联合治疗，也包括 MCL。初治 MCL 单用利妥昔单抗的有效率为 38%，中位有效时间为 1.2 年，血液学或非血液学毒性小，可选择性用于无法耐受化疗的患者，以延长生存和改善生活质量[18]。无论是在初治还是在复发，利妥昔单抗联合治疗均能同时提高有效率和有效持续时间[19-22]。如果初次治疗未达到 CR，加用利妥昔单抗的疗效不确定[23]。但荟萃分析提示利妥昔单抗可改善总生存[22]。血液累及的患者中，第一剂利妥昔单抗治疗时需谨慎，因患者可能发生肿瘤溶解综合征或细胞因子释放综合征。如需要，第一疗程可不使用利妥昔单抗，以避免上述并发症发生。利妥昔单抗作为外周血和骨髓自体干细胞移植之前的恶性细胞体内净化也有报道[24,25]。定期利妥昔单抗输注作为维持治疗是否能延长患者的总生存？是否优于临床或分子复发后再治疗？现在尚无定论。

阿糖胞苷

多项研究显示，阿糖胞苷可提高治疗疗效，包括 DHAP 方案[地塞米松（dexamethasone）、阿糖胞苷（cytarabine）、顺铂（cisplatin）]可治疗 CHOP 方案耐药的患者[26]，包含大剂量阿糖胞苷的自体干细胞移植方案较无阿糖胞苷的历史对照可显著改善疗效[27]。后者在初次治疗中加入利妥昔单抗，然而单纯利妥昔单抗并不能解释如此好的治疗效果。大剂量阿糖胞苷也是大剂量非移植方案的重要组成部分[28]。

大剂量化疗联合或不联合干细胞移植

多项报道将大剂量常规化疗和（或）干细胞移植作为初始治疗的一部分。如表 102-2，化疗剂量越大，CR 率越高，缓解持续时间越长[29-31]。由于大剂量化疗联合免疫治疗方案可能与造血干细胞移植的疗效相似，是否一定要在初始治疗中加入造血干细胞移植并不确定[31]。

中枢神经系统病变

MCL 患者中枢神经系统受累的发生率，以及是否需要进行中枢神经系统预防尚无定论。有报道发生率为 4%，5 年发生率为 26%[40-42]。可能的高危因素包括原始细胞型、淋巴瘤细

表 102-2 大于 20 例的初治套细胞淋巴瘤治疗方案研究报道

研究者	治疗方案	年龄（岁）	病人数	CR/Cru（%）	结 果	中位随访时间（月）
Howard 等[23]	CHOP-R	31~69	40	48	中位 PFS：16.5 个月	25
*Lenz 等[19]	CHOP-R	37~78	62	34	中位 TTF：21 个月	18
Neelapu 等[29]	EPOCH-R	22~73	26	92	中位 EFS：22 个月	46
Kahl 等[30]	改良的 R-hyper-CVAD†	40~81	22	64	50% 3 年 PFS	37
Fayad 等[31]	Hyper-CVAD-R+ 甲氨蝶呤 - 阿糖胞苷 -R	41~65	65	89	60% 5 年 FFS	58
Magni 等[24]	R-HDS-autoSCT	23~65	28	100	10 年 EFS：MIPI 低危组：57%；高危组：34%	NA
Khouri 等[32]	Hyper-CVAD-autoSCT	38~66	33	100	43% 5 年 DFS	49
Vandenberghe 等[33]	化疗 -autoSCT	24~70	195‡	67	33% 5 年 PFS	44
§Geisle 等[27]	Maxi-CHOP- 阿糖胞苷 autoSCT	38~65	160	90	56% 6 年 EFS	41
Lefrere 等[26]	CHOP/DHAP-autoSCT	33~64	28	89	中位 EFS：51 个月	NA
Dreyling 等[34]	CHOP/ 干扰素	35~65	122	28	25% 3 年 PFS	25
	CHOP/autoSCT			81	54% 3 年 PFS	
Evens 等[35]	CTAP/VMAC/autoSCT	39~63	25	76	54% 5 年 EFS	66
Vigouroux 等[36]	CHOP/DHAP/autoSCT	40~63	30	87	40% 5 年 PFS	55
Thieblemont 等[37]	包含多柔比星的方案 + 利妥昔单抗 + DHAP/auto SCT	29~65	29	71	中位 FFS：42 个月	31
van' t Veer 等[38]	R-CHOP+ 阿糖胞苷 /autoSCT	32~66	87	64	36% 4 年 FFS	42
de Guibert 等[39]	R-DHAP/autoSCT	47~74	24	92	65% 3 年 FFS	28

autoSCT：自体造血干细胞移植；CHOP：环磷酰胺、多柔比星、长春新碱、泼尼松；CR：完全缓解；Cru：不确定的完全缓解；DFS：无病生存；DHAP：地塞米松、大剂量阿糖胞苷、顺铂；EFS：无事件生存；EPOCH：依托泊苷、泼尼松、长春新碱、环磷酰胺、多柔比星；FFS：无失败生存；hyper-CVAD：分次的环磷酰胺、长春新碱、多柔比星、地塞米松；MIPI：套细胞国际预后指数；NA：无；ORR：客观缓解率；PFS：无进展生存；PR：部分缓解率；R：利妥昔单抗；TTF：至治疗失败时间。

* 前瞻性、随机性研究，统计学上优于不含利妥昔单抗的 CHOP 方案。

† 利妥昔单抗维持每 6 个月 1 次 ×2 年。

‡ 15% 的复发患者进行移植。

§ 给予利妥昔单抗治疗的患者出现分子学复发没有被列入不良事件。

胞高增殖。

微小残留病变

虽然检测的方法并不统一，但现有的分子技术使从 10^4~10^6 细胞中检测一个淋巴瘤细胞成为可能。一项研究显示，分子复发和临床复发相关[25]，也有报道将此作为利妥昔单抗治疗的临床前复发的检测[27]。其他临床研究者未发现上述相关性，可能是由于分子检测的敏感性问题[43]。

■ 复发和难治患者的治疗

MCL 对常规化疗耐药，疾病易复发。表 102-3 总结了大部分已报道的单药和联合化疗的临床试验。在挽救治疗中，几个成功的研究都使用生物治疗。比如，第一代蛋白酶体抑制剂硼替唑米（bortezomib）单药治疗的有效率为 31%，被 FDA 批准用于 MCL 的治疗。硼替唑米的作用机制可能为间接作用于 p21、cyclin D1 和核因子 -κB（nuclear factor-κB）。他克莫司（temsirolimus）是一种有潜力的 mTOR 抑制剂，治疗总有效率为 38%。其他药物，如雷那度胺（lenalidomide）属于免疫调节剂，总有效率达 53%，其中 CR 率为 13%[57]。相反的，cyclin D 激酶抑制剂 flavopiridol 单药治疗无效，可能与疗程有关。如应用特定的方案将 flavopiridol 联合化疗显示其仍为有潜力的治疗方法[66]。

在常规化疗方案中，包括核苷类似物，尤其是 R-FCM 方案［利妥昔单抗（rituximab）、氟达拉滨（fludarabine）、环磷酰胺（cyclophosphamide）、米托蒽醌（mitoxantrone）］[20]。烷化剂苯达莫司汀联合利妥昔单抗已成为初始治疗的选择，有一项多中心前瞻随机研究显示与 R-CHOP 方案同样有效，且毒性较小[65]。

然而，因为第二次或之后的缓解时间短，在挽救治疗控制疾病后应考虑造血干细胞移植。不幸的是，复发 / 难治 MCL 在大剂量化疗联合自体造血干细胞输注解救后仍易复发[33-39]。目前的共识是在复发后维持疾病长时间稳定（特别是 CR）的方法是异体造血干细胞移植，因后者存在移植物抗淋巴瘤作用。减低剂量异体移植可将无进展和无病生存（disease-free survival，DFS）从 40% 提高到 80%，将 OS 从 55% 提高到 86%，中位随访时间为 2~3 年，5%~30% 的患者发生急性移植物抗宿主病，0~24% 的患者发生治疗相关死亡[68-72]。

表 102-3　复发难治的套细胞淋巴瘤应用不同的挽救治疗方案的有效率

研　究	方　案	病例数	CR/Cru（%）	PR（%）	ORR（%）
Foran 等[18]	利妥昔单抗	35	14	23	37
Gressin 等[44]	VAD ± 苯丁酸氮芥	30	43	30	73
Foran 等[17]	氟达拉滨	17	29	12	41
Kaufmann 等[45]	利妥昔单抗 + 沙利度胺	16	31	50	81
Dang 等[46]	白介素融合毒素	8	12.5	25	37.5
Cohen 等[47]	环磷酰胺 + 氟达拉滨	30	30	33	63
Goy 等[48]	硼替佐米	29	21	21	42
O' Connor 等[49]	硼替佐米	11	9	36	45
McLaughlin 等[50]	氟达拉滨 + 米托蒽醌 + 地塞米松	5	20	80	100
Seymour 等[51]	氟达拉滨 + 顺铂 + 阿糖胞苷	8			88
Forstpointner 等[20]	氟达拉滨 + 环磷酰胺 + 米托蒽醌	24	0	46	46
Forstpointner 等[20]	氟达拉滨 + 环磷酰胺 + 米托蒽醌 + 利妥昔单抗	24	29	29	58
Rummel 等[52]	苯达莫司汀 + 利妥昔单抗	16	50	25	75
Fisher 等[53]	硼替佐米	141	8	25	33
Robak 等[54]	克拉屈滨 + 利妥昔单抗或利妥昔单抗 / 环磷酰胺	9	22	45	67
O' Connor 等[55]	埃博霉素伊沙匹隆（epothilone ixabepilone）	15	0	1	7
Robinson 等[56]	苯达莫司汀 + 利妥昔单抗	12	59	33	92
Wiernik 等[57]	雷那度胺（lenalidomide）	15	13	40	53
Witzig 等[58]	坦西莫司（temsirolimus）	34	3	35	38
Ansell 等[59]	小剂量坦西莫司（temsirolimus）	27	4	37	41
Inwards 等[60]	克拉屈滨	24	21	25	46
Coleman 等[61]	PEP-C（泼尼松、环磷酰胺、依托泊苷、丙卡巴肼）	22	46	36	82
Rodriguez 等[62]	吉西他滨、奥沙利铂、利妥昔单抗	14	64	14	78
Weide 等[63]	苯达莫司汀、米托蒽醌、利妥昔单抗	57	35	54	87
Lin 等[64]	夫拉平度（Flavopiridol）	10	0	0	0
Kouroukis 等[65]	夫拉平度（Flavopiridol）	28	0	11	11

CR：完全缓解；Cru：不确定的完全缓解；DFS：无病生存；ORR：客观缓解率；PR：部分缓解。

放射免疫治疗联合化疗

MCL 对放疗非常敏感，但由于大部分患者的疾病在诊断时已弥散，常规累及区放疗通常没有很大作用。然而，全身的放射免疫治疗是否能作为治疗的方法值得探讨。有报道将碘[131]标记的托西莫单抗(^{131}I-tositumomab)应用于化疗前，作为初始治疗[73]。25 例患者中，总有效率为 88%，CR 率为 50%，其中分子缓解为 46%，所有患者只是在 CHOP 方案化疗前使用一剂放射免疫治疗。患者的中位无事件生存为 21.6 个月。

在复发/难治的患者中，单用[90]钇标记的替伊莫单抗(ibritumomab tiutexan-^{90}yttrium)的总有效率为 41%，CR/未确定完全缓解率(complete response unconfirmed，Cru)为 29%，但疾病进展时间为 5 个月[74]。另一个放射免疫治疗复发/难治患者的研究中，治疗目的为降低肿瘤负荷，之后联合大剂量环磷酰胺和依托泊苷进行巩固，并应用清髓剂量的[131]标记的托西莫单抗[75]。总有效率为 100%，其中 CR 率为 91%，3 年无进展生存(progression-free survival，PFS)为 61%。其他临床研究也使用标准剂量的[90]钇标记的替伊莫单抗作为自体造血干细胞预处理方案的一部分，中位随访时间为 18.4 个月，41 例复发 MCL 患者 2 年的 OS 和 PFS 分别为 90% 和 70%[76]。

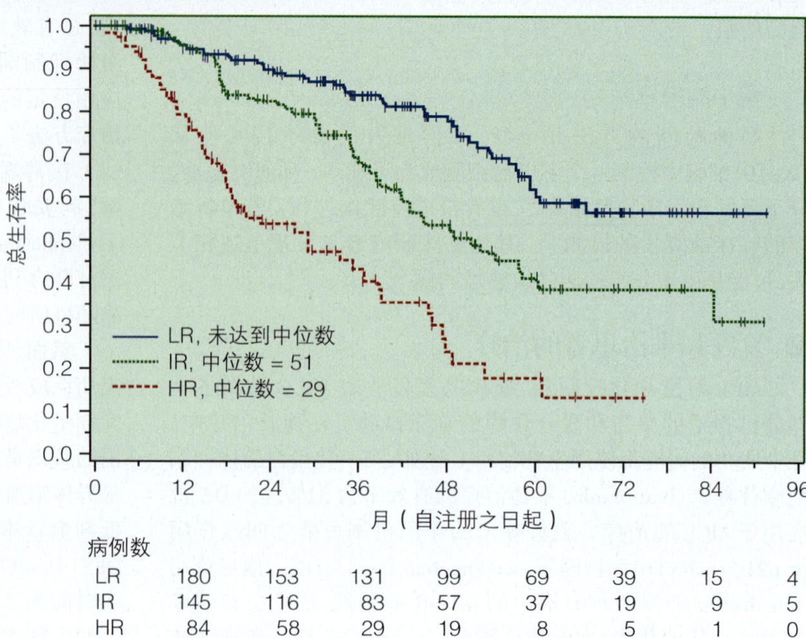

图 102-3 根据套细胞国际预后指数(MIPI)显示的总生存曲线。LR 代表低危，预后评分小于 5.7；IR 代表中危，预后评分大于等于 5.7 但小于 6.2.；HR 代表高危，预后评分大于等于 6.2。预后评分的计算公式是[0.03535× 年龄(岁)]+ 0.6978(若 ECOG>1)+[1.367 × $\log_{10}$(LDH/ULN)]+[0.9393 × $\log_{10}$(WBC 计数)]。ECOG：东部肿瘤协作组一般状况评分；LDH：乳酸脱氢酶；ULN：正常上限；WBC：白细胞。

病程和预后

随着治疗方法、诊断手段和支持治疗的不断改进，部分淋巴瘤虽然无法治愈，但患者的生存在最近的十年中有明显改善。另外，新的治疗方法不断涌现，使复发患者的总生存得以延长。一项研究报告显示 1975~1986 年 MCL 患者的中位 OS 为 2.7 年，1996 年至 2004 年已提高到 5.8 年[77]。这项研究总结了多柔比星、造血干细胞移植和利妥昔单抗，以及患者的支持治疗，对生存的影响。另一项回顾性研究中，初治时未接受大剂量化疗，以及在疾病稳定时只接受密切随访的患者中位 OS 达 5 年[78]。关于大剂量化疗还是保守治疗哪个能延长总生存时间的问题仍需要进一步的研究和随访来回答。MCL 患者需要进行严格的分组后来判断预后的好坏，只有这样才能更精确地评估治疗的疗效。大部分报道的预后因素和模型是回顾性的，治疗方案中都包括多柔比星(加或不加利妥昔单抗)。在这些预后因素中，分子分型研究发现一组与增殖有关的基因可将患者分为各个亚型，中位生存相差超过 5 年[79]。免疫组化检测增殖抗原 Ki67 提示其与接受包含多柔比星为主的治疗方案的 MCL 患者预后相关[80]。已有报道一个包含五个基因的模型，通过检测冰冻或福尔马林固定，石蜡包埋组织相关基因的表达以评估患者预后[81]。其他预后因素包括治疗前 β_2-微球蛋白[28]、乳酸脱氢酶水平[12,28]、原始细胞亚型[12]、年龄[12,28]、Ann Arbor 分期[4]、淋巴结外病变[12]和全身症状[12]。一个称为套细胞国际预后指数(mantle cell international prognostic index，MIPI)的预后模型运用四个独立的预后因素，即年龄、全身情况、乳酸脱氢酶和白细胞计数，来衡量患者预后[82]。图 102-3 显示患者的生存曲线。根据该模型，患者可分为低危组(44% 的患者，中位总生存未达到)、中危组(35%，51 个月)和高危组(21%，29 个月)。其他的回顾性研究也证实了该模型的预后提示作用[24,83]。随着对 MCL 生物学行为的了解和相应新的治疗手段的开发，以及根据新的预后评估体系进行个体化治疗和疗效评估，MCL 患者的治疗前景将更为广阔。

翻译：赵维莅

参考文献

1. Banks PM, Chan J, Cleary ML, et al: Mantle cell lymphoma. A proposal for unification of morphologic, immunologic, and molecular data. *Am J Surg Pathol* 16:637, 1992.
2. Harris NL, Jaffe ES, Stein H, et al: A revised European-American classification of lymphoid neoplasms: A proposal from the International Lymphoma Study Group. *Blood* 84:1361, 1994.
3. Swerdlow SH, Campo E, Harris NL, et al: *WHO Classification of Tumours of Haematopoietic and Lymphoid Tissues* (4th ed). International Agency for Research on Cancer, Lyon, France, 2008.
4. The Non-Hodgkin's Lymphoma Classification Project. A clinical evaluation of the International Lymphoma Study Group classification of non-Hodgkin's lymphoma. *Blood* 89:3909, 1997.
5. Zhou Y, Wang H, Fang W, et al: Incidence trends of mantle cell lymphoma in the United States between 1992 and 2004. *Cancer* 113:791, 2008.
6. Jares P, Colomer D, Campo E: Genetic and molecular pathogenesis of mantle cell lymphoma: Perspectives for new targeted therapeutics. *Nat Rev Cancer* 7:750, 2007.
7. Hirt C, Schuler F, Dolken L, et al: G. Low prevalence of circulating t(11;14)(q13;q32)-positive cells in the peripheral blood of healthy individuals as detected by real-time quantitative PCR. *Blood* 104:904, 2004.
8. Salaverria I, Perez-Galan P, Colomer D, et al: Mantle cell lymphoma: From pathology and molecular pathogenesis to new therapeutic perspectives. *Haematologica* 91:11, 2006.
9. Ott, G, Kalla J, Ott MM, et al: Blastoid variants of mantle cell lymphoma: Frequent bcl-1 rearrangements at the major translocation cluster region and tetraploid chromosome clones. *Blood* 89:1421, 1997.
10. Cuneo A, Bigoni R, Rigolin GM, et al: Cytogenetic profile of lymphoma of follicle mantle lineage: Correlation with clinicobiologic features. *Blood* 93:1372, 1999.
11. Greiner TC, Moynihan MJ, Chan WC, et al: Mutations in mantle cell lymphoma are

associated with variant cytology and predict a poor prognosis. *Blood* 87:4302, 1996.

12. Tiemann M, Schrader C, Klapper W, et al: European MCL Network: Histopathology, cell proliferation indices and clinical outcome in 304 patients with mantle cell lymphoma (MCL): A clinicopathological study from the European MCL Network. *Br J Haematol* 131:29, 2005.
13. Romaguera JE, Medeiros LJ, Hagemeister FB, et al: Frequency of gastrointestinal involvement and its clinical significance in mantle cell lymphoma. *Cancer* 97:586, 2003. Erratum in: *Cancer* 97:3131, 2003.
14. Weisenburger DD, Armitage JO: Mantle cell lymphoma—An entity comes of age. *Blood* 87:4483, 1996.
15. Leitch HA, Gascoyne RD, Chhanabhai M, et al: Limited-stage mantle-cell lymphoma. *Ann Oncol* 10:1555, 2003.
16. Fisher RI, Dahlberg S, Nathwani BN, et al: A clinical analysis of two indolent lymphoma entities: Mantle cell lymphoma and marginal zone lymphoma (including mucosa-associated lymphoid tissue and monocytoid B-cell categories): A Southwest Oncology Group study. *Blood* 85:1075, 1995.
17. Foran JM, Rohatiner AZ, Coiffier B, et al: Multicenter phase II study of fludarabine phosphate for patients with newly diagnosed lymphoplasmacytoid lymphoma, Waldenström's macroglobulinemia, and mantle-cell lymphoma. *J Clin Oncol* 17:546, 1999.
18. Foran JM, Rohatiner AZ, Cunningham D, et al: European phase II study of rituximab (chimeric anti-CD20 monoclonal antibody) for patients with newly diagnosed mantle-cell lymphoma and previously treated mantle-cell lymphoma, immunocytoma, and small B-cell lymphocytic lymphoma. *J Clin Oncol* 18:317, 2000. Erratum in: *J Clin Oncol* 18:2006, 2000.
19. Lenz G, Dreyling M, Hoster E, et al: Immunochemotherapy with rituximab and cyclophosphamide, doxorubicin, vincristine, and prednisone significantly improves response and time to treatment failure, but not long-term outcome in patients with previously untreated mantle cell lymphoma: Results of a prospective randomized trial of the German Low Grade Lymphoma Study Group (GLSG) *J Clin Oncol* 23:1984, 2005.
20. Forstpointner R, Dreyling M, Repp R, et al: German Low-Grade Lymphoma Study Group. The addition of rituximab to a combination of fludarabine, cyclophosphamide, mitoxantrone (FCM) significantly increases the response rate and prolongs survival as compared with FCM alone in patients with relapsed and refractory follicular and mantle cell lymphomas: Results of a prospective randomized study of the German Low-Grade Lymphoma Study Group. *Blood* 104:3064, 2004.
21. Ghielmini M, Schmitz SF, Cogliatti S, et al: Swiss Group for Clinical Cancer Research. Effect of single-agent rituximab given at the standard schedule or as prolonged treatment in patients with mantle cell lymphoma: A study of the Swiss Group for Clinical Cancer Research (SAKK). *J Clin Oncol* 23:705, 2005.
22. Schulz H, Bohlius JF, Trelle S, et al: Immunochemotherapy with rituximab and overall survival in patients with indolent or mantle cell lymphoma: A systematic review and meta-analysis. *J Natl Cancer Inst* 99:706, 2004.
23. Howard OM, Gribben JG, Neuberg DS, et al: Rituximab and CHOP induction therapy for newly diagnosed mantle-cell lymphoma: Molecular complete responses are not predictive of progression-free survival. *J Clin Oncol* 20:1288, 2002.
24. Magni M, Di Nicola M, Carlo-Stella C, et al: High-dose sequential chemotherapy and *in vivo* rituximab-purged stem cell autografting in mantle cell lymphoma: A 10-year update of the R-HDS regimen. *Bone Marrow Transplant* 43:509, 2009.
25. Pott C, Schrader C, Gesk S, et al: Quantitative assessment of molecular remission after high-dose therapy with autologous stem cell transplantation predicts long-term remission in mantle cell lymphoma. *Blood* 107:2271, 2006.
26. Lefrère F, Delmer A, Levy V, et al: Sequential chemotherapy regimens followed by high-dose therapy with stem cell transplantation in mantle cell lymphoma: An update of a prospective study. *Haematologica* 10:1275, 2004.
27. Geisler CH, Kolstad A, Laurell A, et al: Nordic Lymphoma Group. Long-term progression-free survival of mantle cell lymphoma after intensive front-line immunochemotherapy with in vivo-purged stem cell rescue: A nonrandomized phase 2 multicenter study by the Nordic Lymphoma Group. *Blood* 112:2687, 2008.
28. Romaguera JE, Fayad LE, Rodriguez MA, et al: High rate of durable remissions after treatment of newly diagnosed aggressive mantle-cell lymphoma with rituximab plus hyper-CVAD alternating with rituximab plus high-dose methotrexate and cytarabine. *J Clin Oncol* 23:7013, 2005.
29. Neelapu SS, Kwak LW, Kobrin CB, et al: Vaccine-induced tumor-specific immunity despite severe B-cell depletion in mantle cell lymphoma. *Nat Med* 11:986, 2005.
30. Kahl BS, Longo WL, Eickhoff JC, et al: Wisconsin Oncology Network. Maintenance rituximab following induction chemoimmunotherapy may prolong progression-free survival in mantle cell lymphoma: A pilot study from the Wisconsin Oncology Network. *Ann Oncol* 17:1418, 2006.
31. Fayad L, Thomas D, Romaguera J: Update of the M. D. Anderson Cancer Center experience with hyper-CVAD and rituximab for the treatment of mantle cell and Burkitt-type lymphomas. *Clin Lymphoma Myeloma* 8(Suppl 2):S57, 2007.
32. Khouri IF, Saliba RM, Okoroji GJ, et al: Long-term follow-up of autologous stem cell transplantation in patients with diffuse mantle cell lymphoma in first disease remission: The prognostic value of beta$_2$-microglobulin and the tumor score. *Cancer* 98:2630, 2003.
33. Vandenberghe E, Ruiz de Elvire C, Loberiza FR, et al: Outcome of autologous transplantation for mantle cell lymphoma: A study by the European Blood and Bone Marrow Transplant and Autologous Blood and Marrow Transplant Registries. *Br J Haematol* 120:793, 2003.
34. Dreyling M, Lenz G, Hoster E, et al: Early consolidation by myeloablative radiochemotherapy followed by autologous stem cell transplantation in first remission significantly prolongs progression-free survival in mantle cell lymphoma: Results of a prospective randomized trial of the European MCL Network. *Blood* 105:2677, 2005.
35. Evens AM, Winter JN, Hou N, et al: A phase II clinical trial of intensive chemotherapy followed by consolidative stem cell transplant: Long-term follow-up in newly diagnosed mantle cell lymphoma. *Br J Haematol* 140:385, 2008.
36. Vigouroux S, Gaillard F, Moreau P, et al: High-dose therapy with autologous stem cell transplantation in first response in mantle cell lymphoma. *Haematologica* 90:1580, 2005.
37. Thieblemont C, Antal D, Lacotte-Thierry L, et al: Chemotherapy with rituximab followed by high-dose therapy and autologous stem cell transplantation in patients with mantle cell lymphoma. *Cancer* 104:1434, 2005.
38. van 't Veer MB, de Jong D, Mackenzie M, et al: High-dose ara-C and beam with autograft rescue in R-CHOP responsive mantle cell lymphoma patients. *Br J Haematol* 144:524, 2009.
39. de Guibert S, Jaccard A, Bernard M, et al: Rituximab and DHAP followed by intensive therapy with autologous stem-cell transplantation as first-line therapy for mantle cell lymphoma. *Haematologica* 91:425, 2006.
40. Valdez R, Kroft SH, Ross CW, et al: Cerebrospinal fluid involvement in mantle cell lymphoma. *Mod Pathol* 15:1073, 2002.
41. Oinonen R, Franssila K, Elonen E: Central nervous system involvement in patients with mantle cell lymphoma. *Ann Hematol* 78:145, 1999.
42. Ferrer A, Bosch F, Villamor N, et al: Central nervous system involvement in mantle cell lymphoma. *Ann Oncol* 19:135, 2008.
43. Freedman AS, Neuberg D, Gribben JG, et al: High-dose chemoradiotherapy and anti-B-cell monoclonal antibody-purged autologous bone marrow transplantation in mantle-cell lymphoma: No evidence for long-term remission. *J Clin Oncol* 16:13, 1998.
44. Gressin R, Legouffe E, Leroux D, et al: Treatment of mantle-cell lymphomas with the VAD +/– chlorambucil regimen with or without subsequent high-dose therapy and peripheral blood stem-cell transplantation. *Ann Oncol* 8(Suppl 1):103, 1997.
45. Kaufmann H, Raderer M, Wöhrer S, et al: Antitumor activity of rituximab plus thalidomide in patients with relapsed/refractory mantle cell lymphoma. *Blood* 104:2269, 2004.
46. Dang NH, Fayad L, McLaughlin P, et al: Phase II trial of the combination of denileukin diftitox and rituximab for relapsed/refractory B-cell non-Hodgkin lymphoma. *Br J Haematol* 138:502, 2007.
47. Cohen BJ, Moskowitz C, Straus D, et al: Cyclophosphamide/fludarabine (CF) is active in the treatment of mantle cell lymphoma. *Leuk Lymphoma* 42:1015, 2001.
48. Goy A, Younes A, McLaughlin P, et al: Phase II study of proteasome inhibitor bortezomib in relapsed or refractory B-cell non-Hodgkin's lymphoma. *J Clin Oncol* 23:667, 2005.
49. O'Connor OA, Wright J, Moskowitz C, et al: Phase II clinical experience with the novel proteasome inhibitor bortezomib in patients with indolent non-Hodgkin's lymphoma and mantle cell lymphoma. *J Clin Oncol* 23:676, 2005.
50. McLaughlin P, Hagemeister FB, Romaguera JE, et al: Fludarabine, mitoxantrone, and dexamethasone: An effective new regimen for indolent lymphoma. *J Clin Oncol* 14:1262, 1996.
51. Seymour JF, Grigg AP, Szer J, et al: Cisplatin, fludarabine, and cytarabine: A novel, pharmacologically designed salvage therapy for patients with refractory, histologically aggressive or mantle cell non-Hodgkin's lymphoma. *Cancer* 94:585, 2002.
52. Rummel MJ, Al-Batran SE, Kim SZ, et al: Bendamustine plus rituximab is effective and has a favorable toxicity profile in the treatment of mantle cell and low-grade non-Hodgkin's lymphoma. *J Clin Oncol* 23:3383, 2005.
53. Fisher RI, Bernstein SH, Kahl BS, et al: Multicenter phase II study of bortezomib in patients with relapsed or refractory mantle cell lymphoma. *J Clin Oncol* 24:4867, 2006.
54. Robak T, Smolewski P, Cebula B, et al: Rituximab combined with cladribine or with cladribine and cyclophosphamide in heavily pretreated patients with indolent lymphoproliferative disorders and mantle cell lymphoma. *Cancer* 107:1542, 2006.
55. O'Connor OA, Portlock C, Moskowitz C, et al: A multicentre phase II clinical experience with the novel aza-epothilone Ixabepilone (BMS247550) in patients with relapsed or refractory indolent non-Hodgkin lymphoma and mantle cell lymphoma. *Br J Haematol* 143:201, 2008.
56. Robinson KS, Williams ME, van der Jagt RH, et al: Phase II multicenter study of bendamustine plus rituximab in patients with relapsed indolent B-cell and mantle cell non-Hodgkin's lymphoma. *J Clin Oncol* 26:4473, 2008.
57. Wiernik PH, Lossos IS, Tuscano JM, et al: Lenalidomide monotherapy in relapsed or refractory aggressive non-Hodgkin's lymphoma. *J Clin Oncol* 26:4952, 2008.
58. Witzig TE, Geyer SM, Ghobrial I, et al: Phase II trial of single-agent temsirolimus (CCI-779) for relapsed mantle cell lymphoma. *J Clin Oncol* 23:5347, 2005.
59. Ansell SM, Inwards DJ, Rowland KM Jr, et al: Low-dose, single-agent temsirolimus for relapsed mantle cell lymphoma: A phase 2 trial in the North Central Cancer Treatment Group. *Cancer* 113:508, 2008.
60. Inwards DJ, Fishkin PA, Hillman DW, et al: Long-term results of the treatment of patients with mantle cell lymphoma with cladribine (2-CDA) alone (95–80–53) or 2-CDA and rituximab (N0189) in the North Central Cancer Treatment Group. *Cancer* 113:108, 2008.
61. Coleman M, Martin P, Ruan J, et al: Low-dose metronomic, multidrug therapy with the PEP-C oral combination chemotherapy regimen for mantle cell lymphoma. *Leuk Lymphoma* 49:447, 2008.
62. Rodríguez J, Gutierrez A, Palacios A, et al: Rituximab, gemcitabine and oxaliplatin: An effective regimen in patients with refractory and relapsing mantle cell lymphoma. *Leuk Lymphoma* 48:2172, 2007.
63. Weide R, Hess G, Köppler H, et al: German Low Grade Lymphoma Study Group. High anti-lymphoma activity of bendamustine/mitoxantrone/rituximab in rituximab pretreated relapsed or refractory indolent lymphomas and mantle cell lympho-

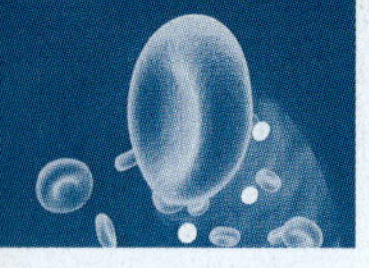

关淋巴组织型结外边缘区B细胞淋巴瘤（当前称为MALT淋巴瘤）、结型边缘区淋巴瘤（之前名为单核细胞样淋巴瘤）以及脾边缘区B细胞淋巴瘤（伴/不伴循环中绒毛淋巴细胞）[1-3]。边缘区淋巴瘤，顾名思义，起源于位于B细胞滤泡套区外侧的边缘区B细胞。边缘区淋巴瘤细胞形态具有异质性，包括不规则核型的中心细胞样B细胞、单核样细胞以及小B淋巴细胞。各形态的细胞比例不定，也可在同一例病例中都出现。结外MZL有一个显著特点，即存在不同数量的淋巴上皮细胞损伤，这是由于B淋巴细胞聚积侵犯造成黏膜腺损伤所致。还可见到一定数量的非肿瘤引起的反应性T细胞，体积较大的分散的转化母细胞也常可发现[1]。

边缘区淋巴瘤细胞与位于脾脏、Peyer淋巴小结及淋巴结的正常边缘区B细胞表达相同的免疫表型。肿瘤B细胞表达表面免疫球蛋白、全B细胞抗原（CD19、CD20和CD79a）和边缘区相关抗原CD35和CD21，不表达CD5、CD10、CD23以及cyclin D1。典型的结外MZL肿瘤细胞所表达的免疫球蛋白通常是IgM型，很少表达IgA或IgG型，而脾区淋巴瘤则典型表达IgD型。事实上，脾边缘区淋巴瘤的细胞形态较为独特，以位于脾脏白髓的套区和边缘区，通常围绕中央残余生发中心，可浸润红髓的小圆形淋巴细胞为特征[1-3]。关于边缘区淋巴瘤的组织学和免疫表型方面特点的详细描述可参见第98章。

流行病学与发病机制

边缘区淋巴瘤是一类具有多样化临床表现的B细胞恶性肿瘤。原发性脾边缘区淋巴瘤和结型边缘区淋巴瘤发生率低，各约占淋巴瘤的1%~2%；而结外边缘区淋巴瘤并不少见，约占非霍奇金淋巴瘤的7.5%[4]。

结外边缘区B细胞淋巴瘤（MALT淋巴瘤）通常发生于正常情况下缺乏淋巴样组织的黏膜部位，且存在慢性炎症过程的背景。在持续的抗原刺激条件下，异常B细胞克隆发生一系列的遗传突变并逐渐替代炎症组织中正常B细胞群，从而导致边缘区淋巴瘤的发病[5]。MALT淋巴瘤的发生依赖一系列介质，各个发病部位所需介质似乎也不相同。强有力的证据显示幽门螺杆菌（HP）的感染是胃MALT淋巴瘤的病因[5]。在90年代早期进行的流行病学研究发现幽门螺杆菌感染与胃MALT淋巴瘤发病有关，多个研究都发现存在幽门螺杆菌感染的早期胃MALT淋巴瘤患者在经过针对HP的抗生素治疗后可以出现肿瘤逆转则进一步支持了这一发现[6-12]。其他已发现的与边缘区淋巴瘤发病有关的微生物感染还有皮肤MALT淋巴瘤（螺旋体，*Borrelia burgdorferi*）[13]、眼附件MALT淋巴瘤（衣原体，*Chlamydophila psittaci*）[14]与小肠MALT淋巴瘤（空肠弯曲菌，*Campylobacter jejuni*）[15]。然而，目前尚无法完全解释为何这些因素与淋巴瘤发病的相关程度存在地域差异性。有报道发现在患有自身免疫性疾病的人群中发生MALT淋巴瘤的风险较普通人群高，尤其是Sjögren综合征和系统性红斑狼疮[16]。

有一些染色体易位在结外边缘区淋巴瘤中发生频率较高[17-21]。这些染色体易位具有排他性，并显示各自不同的解剖学分布规律。其中最常见的三种染色体易位是t(11;18)(q21;q21)、t(1;14)(p22;q32)和t(14;18)(q32;q21)，有趣的是，这三种染色体易位似乎都作用于同一条信号通路，并激活NF-κB这一在免疫、炎症和凋亡作用中起主要作用的转录因子[22,23]。

有15%~40%的患者可发生t(11;18)(q21;q21)，导致位于11q21的凋亡蛋白2（cIAP2）和位于18q21的MALT1这两个细胞抑制因子的相互融合[17,24]。这种易位在那些对抗HP治疗无效以及处于疾病进展期的原发性胃MALT淋巴瘤患者中更为常见[25]。

仅在1%~2%的结外边缘区淋巴瘤患者发现可造成*BCL10*基因过度表达的t(1;14)(p22;q32)[18]。t(14;18)(q32;q21)，约在20%结外边缘区淋巴瘤中发生，似乎与滤泡性淋巴瘤中的t(14;18)(q32;q21)有相同的细胞遗传学改变，但在边缘区淋巴瘤中该染色体易位引起的是*MALT1*基因表达的下调而不是*BCL2*基因[19]。在结外边缘区淋巴瘤还可发现其他非随机发生的染色体改变，而它们在淋巴瘤致病中的作用尚不清楚[20,21]。

结外边缘区B细胞淋巴瘤、脾边缘区淋巴瘤以及结型边缘区淋巴瘤，三者出现3号染色体三体和18号染色体三体的频率均高于其他B细胞淋巴瘤[26,27]。7q的重排和缺少、3号染色体三体和18号染色体三体是原发性脾淋巴瘤最常见的三种细胞遗传学改变[3,28-30]。3q和18q的获得同样是结型边缘区淋巴瘤最常见的细胞遗传学改变[29]。而在结外边缘区淋巴瘤中常见的遗传学改变不发生在脾边缘区淋巴瘤和结型边缘区淋巴瘤中。

涉及肿瘤坏死因子α诱导蛋白3基因（TNFAIP3，A20）的6q23的同种型缺失可见于边缘区淋巴瘤和其他类型淋巴瘤（结外MZL、脾MZL或结型MZL均可），并提示了A20作为肿瘤抑制因子的作用[31-33]。事实上，A20这一基因是NF-κB通路上的负性调控因子，可由t(11;18)、t(1;14)和t(14;18)三种染色体易位激活。因此，由于体细胞突变和（或）缺失所引起的A20失活，这一似乎在所有边缘区淋巴瘤亚型中的常见的遗传学异常，可能是另一种重要的通过诱导NF-κB激活的淋巴瘤发病机制。

结外边缘区淋巴瘤的临床特征

MALT淋巴瘤最常发生于胃，至少占全部病例的1/3。结外MZL同样可见于其他许多部位，包括唾液腺、甲状腺、上呼吸道、肺、眼附件（泪腺、结膜、眼睑及眼窝软组织）、乳房、肝脏、泌尿生殖系统、皮肤及其他软组织，甚至硬脑膜[34]。原发于肠道的MALT淋巴瘤是一种特殊且罕见的亚型，属于小肠免疫增殖性疾病[1]。

一般来说，结外MZL的临床症状与肿瘤原发部位相关。发病初期一般很少出现B症状和乳酸脱氢酶（LDH）、β_2-微球蛋白浓度的增高[10,35]。MALT淋巴瘤能够在相当长一段时间内仅局限于原发器官，但有不超过1/4的患者会伴有局部淋巴结浸润、多部位的播散也并不少见[36-39]。10%~15%的患者可有骨髓受累。即使确诊发生多部位的肿瘤播散（不累及淋巴结和骨髓），也似乎并不影响患者的临床结果。大部分患者预后良好，5年生存率超过80%[36-39]。

原发部位在胃以外的MALT淋巴瘤的患者更容易发生疾病进展[40]，但是否不同的原发部位其自然病程也不同仍是个有待明确的问题。即使在大型多中心临床研究中，对各个原发部位的肿瘤发生率进行研究比较仍无法明确发生肿瘤的解剖学部位与疾病预后是否有相关性。放疗对胃和甲状腺MALT淋巴瘤的效果最好，而其他部位更常出现远期复发[41]。总体而言，即使复发发生率高，所有部位的 MALT 淋巴瘤都更倾向于保持一种惰性病程[36]。大约有 10% 的患者在组织学上可转化为大细胞淋巴瘤，其中大部分常在疾病晚期发生且与疾病是否播散无关[37,39]。

原发性幽门螺杆菌阳性的胃边缘区淋巴瘤的治疗原则

胃 MALT 淋巴瘤最常见的症状是非特异性的上消化道不适，往往会进行内镜检查，内镜下常见非特异性胃炎或损伤较大消化性溃疡。诊断需根据胃活检的组织病理学结果[42]。检测是否存在幽门螺杆菌(HP)是必须的，可通过组化法或尿素呼气试验。对于那些对抗生素治疗无效的患者，除了常规的组织学和免疫化学检查以外，运用 FISH 或 PCR 方法来检测 t(11;18)十分有用。初始阶段的诊断程序应包括胃十二指肠内镜检查，并在胃、十二指肠、胃食管交界处以及所有可疑部位进行活检。建议进行内镜超声检查来评估是否存在局部淋巴结和胃壁浸润。其他推荐的实验室和放射学检查包括全血细胞分析、基础的生化检查(LDH 和 $β_2$- 微球蛋白)、CT 检查(胸部、腹部及盆腔)以及骨髓涂片和活检(表 103-1)。PET 检查的价值尚有争议，有待调查。

根除 HP 感染的抗生素联合质子泵抑制剂方案是局灶性 HP 阳性胃 MALT 淋巴瘤唯一的初始治疗方案。应根据目前最新的指南来选择有效的抗 HP 方案(表 103-2)[43-45]。

在经过 2 周的抗 HP 治疗后，大约有 80% 的患者可以获得根除[45]。对于那些未成功根除 HP 的患者，可尝试选择质子泵联合抗生素的三联或四联疗法作为二线方案[43-45]。

大约有 50%~75% 的胃 MALT 淋巴瘤患者在根除幽门螺杆菌后可获得肿瘤完全缓解[5,46,47]。大部分患者疗效持久[46,48]。遗憾的是，对治疗后胃黏膜进行活检以明确残余淋巴浸润情况非常困难，同时目前尚无关于组织学缓解这一定义的正式标准[42,49]。此外，一些针对抗生素治疗后分子生物学层面的随访研究显示在获得组织学缓解患者中有一半病例仍可发现单克隆 B 细胞的长期存在[50]。

表 103-1　结外边缘区淋巴瘤的最小分期诊断步骤推荐

- 病史(局部或全身症状的发病时间与病程)
- 体格检查(全面评估所有淋巴结区域、检查上呼吸道和扁桃体、触诊检查肝脾大小、探查有无任何可触及的包块)
- 实验室检查，包括全血细胞分析、血涂片观察、LDH、肝肾功能检查
- 标准的后前位和侧位胸片
- 腹部和盆腔 CT
- 胃淋巴瘤需检测有无 HP 感染(组织活检或呼气试验)。某些特殊部位的淋巴瘤同样需对其他可能与发病相关的慢性炎症因子进行检测[皮肤 MALT 淋巴瘤检测伯氏疏螺旋体(*Borrelia burgdorferi*)[13]、眼附件 MALT 淋巴瘤检测鹦鹉热衣原体(*Chlamydophila psittaci*)、小肠 MALT 淋巴瘤检测空肠弯曲菌]
- 骨髓活检
- 其他额外的检查
  1. 胃淋巴瘤：胃十二指肠内镜检查，并在内镜下对所有可视病灶和非受累部位进行活检；胃内镜超声检查
  2. 肠淋巴瘤：食管胃十二指肠内镜检查、小肠检查和肠镜检查
  3. 肺淋巴瘤：支气管镜检查和支气管肺泡灌洗

表 103-2　指南建议的标准抗 HP 治疗

三联疗法　14 天为一疗程

- 质子泵抑制剂(标准剂量，一天 2 次)
- 克拉霉素(clarithromycin，一天 2 次，500mg/ 次)
- 阿莫西林(amoxicillin，一天 2 次，1000mg/ 次)或甲硝唑(metronidazole，一天 2 次，500mg/ 次)

四联疗法　14 天为一疗程

- 质子泵抑制剂(标准剂量，一天 2 次)
- 甲硝唑(一天 3 次，500mg/ 次)
- 四环素(tetracycline，一天 4 次，500mg/ 次)
- 次枸橼酸铋剂(bismuth subcitrate，一天 4 次，120mg/ 次)

注：对于克拉霉素耐药高发地区(耐药率 >15%~20%)或既往有服用过大环内酯类药物的患者，四联疗法是可选择的一线方案。含铋剂的四联疗法是最佳二线方案。如果没有铋剂，建议采用质子泵抑制剂联合甲硝唑、阿莫西林或四环素治疗方案。

因此，随访过程中重复活检以进行组织学评估是必需的。严格的随访十分重要，治疗后 2~3 个月进行多点活检以明确未发生疾病进展且幽门螺杆菌已获得根除，此后至少一年两次重复活检满两年(以后每年一次)来监测淋巴瘤的组织学情况[51]。对于那些持续存在的稳定(微小)残余病灶的患者，采取“观望”治疗更为安全[46,48]。与其他惰性淋巴瘤相比，MALT 淋巴瘤，尤其是原发性胃 MALT 淋巴瘤，转化为侵袭性淋巴瘤的远期风险相对较低，但具体的转化发生率尚不清楚[37,39,46,48]。此外，有报道指出有一些胃 MALT 淋巴瘤病例转化为胃腺癌。荷兰肿瘤登记中心的一项研究发现胃 MALT 淋巴瘤患者转化为胃腺癌的概率比普通人群高 6 倍[52]。这一发现支持了要求对胃 MALT 淋巴瘤患者，即使是在抗 HP 感染治疗成功后获得长时间完全缓解的病例，仍需进行仔细系统的随访这一政策。

与幽门螺杆菌无关的胃边缘区淋巴瘤的治疗原则

胃 MALT 淋巴瘤，在幽门螺杆菌根除后是否需要进一步的治疗尚有争议。

造成对抗生素治疗抵抗的因素包括肿瘤浸润深度超过达黏膜下层和存在 t(11;18)染色体易位。对抗生素治疗无效或达到部分缓解的患者可以考虑手术或放疗治疗。由于胃 MALT 淋巴瘤病变呈多灶性分布，外科手术采用具有一定并发症的全胃切除术[5]。根据目前的研究结果并未发现手术治疗的疗效优于其他保留胃的治疗手段[53]。恰恰相反，有多个研究中心报道对于那些未发现 HP 感染或抗生素治疗后肿瘤仍持续存在的分期为Ⅰ期、Ⅱ期的胃 MALT 淋巴瘤仅采用受累区域的局部放疗依然可获得相当好的疗效。随着现代放疗技术的日益进步，例如三维适形放射治疗和调强放射治疗，能够降低对正常胃黏膜和非靶器官的毒性作用，同时在相当温和的剂量照射下达到十分好的疗效(胃及胃周淋巴结区域照射 4 周，剂量为 30~40Gy)[54,55]。

具有全身症状的患者，和下述的非胃 MZL 患者一样，应考虑接受化疗和(或)抗 CD20 单克隆抗体的免疫治疗。在放射

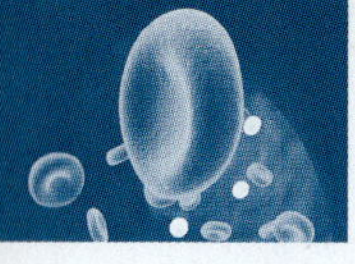

治疗有困难无法进行时，也可考虑全身治疗。一旦MZL伴有弥漫大细胞浸润时应按弥漫性大B细胞淋巴瘤治疗。

胃边缘区淋巴瘤以外的其他边缘区淋巴瘤的治疗原则

边缘区淋巴瘤累及多个部位并不少见，应进行全面的分期诊断(见表103-1)。除了标准的淋巴瘤评估步骤以外，对一些特殊的受累部位应重点评估；额外的检查有针对肠道受累的食管胃十二指肠内镜、小肠检查、结肠镜检查和针对肺受累的支气管镜、支气管肺泡灌洗检查。需要特别注意是否存在与发病有关的慢性感染(伯氏疏螺旋体感染与皮肤MALT淋巴瘤、鹦鹉热衣原体感染与眼附件MALT淋巴瘤以及空肠弯曲菌感染与小肠MALT淋巴瘤)。

回顾各种治疗方法，无论接受何种单一或联合治疗，大部分患者都能较好的控制疾病并获得相当好的与治疗相关死亡率无关的总体生存率和疾病相关生存率[36-39,41]。

针对非胃的边缘区淋巴瘤的最佳治疗方案尚未建立，应“个体化治疗”，治疗方案取决于每个患者的累及部位、分期和临床特征。

总之，针对HP阴性的胃MALT淋巴瘤的治疗可应用于非原发于胃的MALT淋巴瘤。局限性病变首先放疗[55]。事实上，不同部位的MALT淋巴瘤在接受大约30~36Gy剂量的仅包含受累部位的受累区域放疗后都可成功根除[54,55]。

与其他惰性淋巴瘤相类似，无症状的播散性病变患者在初期可采取“观望”治疗。然而，结外受累本身就是治疗的指征。有症状的全身性病变或照射治疗有困难(例如：肝脏受累或多发肺部病变)的患者应考虑系统性/全身性化疗和(或)抗CD20单克隆抗体免疫治疗。然而，仅有少数药物和方案被验证可用于MALT淋巴瘤。

有报道指出烷化剂[苯丁酸氮芥(chlorambucil)或环磷酰胺(cyclophosphamide)]单药或联合治疗具有一定效果[57-59]。嘌呤类似物氟达拉滨(fludarabine)和克拉屈滨(cladribine)也具有一定抗肿瘤活性，可与苯丁酸氮芥、米托蒽醌(mitoxantrone)和泼尼松(prednisone)组成联合方案[61]，但可能会增加继发性骨髓增生异常综合征的发生风险[59,60]。另一个可能有潜在作用的药物是蛋白酶体抑制剂硼替佐米(bortezomib)，但相应的毒性作用数据并不理想[62,63]。肿瘤负荷高的患者应接受更为积极的含蒽环类药物的化疗方案[35,64]。

一项Ⅱ期研究结果显示抗CD20单克隆抗体利妥昔单抗(rituximab)对所有局限性病灶无论是否原发于胃的患者均有效，治疗反应率约达70%[65,66]，可以作为治疗全身性/系统性疾病的额外选择。利妥昔单抗联合苯丁酸氮芥治疗有效率仍在随机研究摸索中。

尽管*Chlamydophila psittaci*感染与眼附件淋巴瘤发病相关程度具有地理差异性，抗生素治疗对眼附件淋巴瘤仍有效，提示可能存在其他致病因素[67]。

小肠免疫增殖性疾病的治疗中存在一些特殊问题：疾病自然病程一般较长，经常可达许多年，早期可能存在潜在的疾病逆转，抗生素治疗可能可导致淋巴瘤缓解。一旦疾病进入进展期应予以含蒽环类药物的治疗方案，并联合营养支持和抗生素来控制腹泻和吸收不良[68]。

原发性脾边缘区淋巴瘤(伴/不伴循环中绒毛淋巴细胞)的临床特征与治疗原则

脾MZL罕见，仅占全部淋巴瘤的1%[4]。超过一半的病例可在循环中出现带绒毛的淋巴细胞，后者具有特征性的细而短的胞质突出。当上述细胞比例占到淋巴细胞的20%以上，则常称为伴有绒毛淋巴细胞的脾淋巴瘤[3]。

大多数脾MZL患者年龄超过50岁，男女无明显差异。脾肿大是常见的临床体征，可引起患者出现腹部不适和腹痛症状，有时诊断就是在不明原因脾区疼痛而行脾切后明确。然而，贫血和(或)血小板减少也可帮助诊断，可在1/4的MZL患者中发生，大多与脾脏的异常分布有关而不是骨髓浸润，常伴有淋巴细胞增多。B症状并不常见。不超过15%的病例可出现自身免疫性溶血性贫血或其他自身免疫现象。肝脏累及的发生率不超过1/3。约有25%的病例可有脾门淋巴结受累，而一般情况下外周淋巴结不受累[69-71]。

尽管存在地理分布差异，丙型肝炎病毒(HCV)似乎与淋巴瘤发病有关。类似于HP感染在胃MZL中的作用，HCV可能与抗原驱动刺激淋巴瘤克隆的产生有明显关系[72,73]。

确实，患有脾脏MZL和HCV感染的患者，在应用干扰素-α[单独或者与利巴韦林(ribavirin，病毒唑)联合应用]治疗HCV感染后，可以获得淋巴瘤缓解，尽管这一治疗对HCV阴性的脾脏MZL并没有抗肿瘤作用[72,73]。

一旦排除HCV感染，大部分患者初期可采取“观望”治疗，预后并无明显恶化。如果出现细胞减少或由脾肿大引起的全身症状则需进行治疗。脾切除术是一种可选择的治疗方法；它可降低或消除循环中的淋巴瘤细胞，使淋巴瘤相关的细胞减少得到恢复[71]。脾切除术的疗效维持时间可达数年，距下次治疗的时间间隔可达5年以上。脾切除术后辅助性的化疗可获得更高的肿瘤完全缓解率，但没有证据表明可延长生存期[71]。

对于需要治疗但存在脾切除术禁忌证的患者以及脾切除术后发生疾病进展的可考虑接受单一化疗。烷化剂的疗效已获得肯定，单用或联合其他药物均可[例如环磷酰胺、长春新碱(vincristine)、泼尼松组成的CVP方案或环磷酰胺、多柔比星(adriamycin)、长春新碱、泼尼松组成的CHOP方案]。嘌呤类似物氟达拉滨同样具有一定疗效，可以单药或与环磷酰胺联用[30]。

利妥昔单抗单药或联合化疗对脾MZL十分有效[71]，利妥昔单抗单药治疗可作为老年患者和有肾功能损害患者的治疗选择[30]。

在所有三种亚型的边缘区淋巴瘤中，可出现处于疾病进展期的播散型病例，对于同时存在脾脏、结外组织与淋巴结受累的患者而言早期诊断非常困难[71]。法国里昂地区一项针对124例非MALT型的MZL患者所进行的回顾性研究分析[69]，研究发现共有四种临床亚型：脾MZL(48%)、结型(30%)、播散型(脾脏与淋巴结同时受累，16%)和白血病型(非脾脏或淋巴结，6%)。几乎所有具有脾肿大的病例均有骨髓受累，常伴有血液受累。由于骨髓或肝脏受累的高发生率，绝大部分患者Ann Arbor分期达Ⅳ期。大约有20%的病例可出现血清副蛋白血症，以IgM型最多见；这对与淋巴浆细胞性淋巴瘤(Waldenström巨球蛋白血症）进行鉴别诊断造成一定困难，后者的临床表现常与脾MZL相似（脾肿大、骨髓中淋巴浆细胞浸润、贫血），但后者具有的显著高黏滞度和高丙种球蛋白血症的特点在脾MZL中并不常见[69]。大部分脾MZL的临床病程表现为惰性。在里昂所进行的研究中，脾淋巴瘤亚组的患者预后较其他亚组好，中位生存期超过9个月[69]。组织学转化罕见，往往伴有B症状的出现、疾病播散，预后不良[35]。

结型边缘区淋巴瘤的临床特征与治疗原则

一些流行病学研究结果提示结型MZL同样与HCV感染有关[73]。本病多见于老年患者，中位发病年龄在60岁左右，男女均可发病，女性略多于男性[74]。结型MZL多以局灶性起病，颈部最常见，或播散性淋巴结肿大。少于一半的病例在发病初期发生骨髓受累。一些病例可向高级别淋巴瘤转化。在法国一项针对非MALT型边缘区B细胞淋巴瘤的研究中[69]，结型MZL占到全部病例的30%且具有较高侵袭性。关于结型MZL的治疗目前尚未有前瞻性研究报道，最佳的治疗方案仍未取得共识。有个别病例病情得到控制，这主要取决于病灶组织学类型（大细胞数量）、临床特征（部位和分期）。治疗方案的选择包括有苯丁酸氮芥或氟达拉滨的单药治疗或联合化疗（例如CVP或CHOP方案）。利妥昔单抗同样具有一定疗效，可与化疗联用。在一些存在HCV感染的患者中，抗HCV治疗可能可诱导淋巴瘤缓解[3,5,73]。对于具有不良预后因素或大细胞数量较多的年轻患者可进行自体移植。

翻译：沈　扬

参考文献

1. Isaacson PG, Chott A, Nakamura S, Muller-Hermelink HK, et al: Extranodal marginal zone B-cell lymphoma of mucosa-associated lymphoid tissue (MALT lymphoma), in *WHO Classification of Tumours of Haematopoietic and Lymphoid Tissues*, edited by S Swerdlow, E Campo, NL Harris, ES Jaffe, SA Pileri, H Stein, J Thiele, JW Vardiman, p 214. IARC, Lyon, 2008.
2. Campo E, Pileri SA, Jaffe ES, et al: Nodal marginal zone B-cell lymphoma, in *WHO Classification of Tumours of Haematopoietic and Lymphoid Tissues*, edited by S Swerdlow, E Campo, NL Harris, ES Jaffe, SA Pileri, H Stein, J Thiele, JW Vardiman, p 218. IARC, Lyon, 2008.
3. Isaacson PG, Piris MA, Berger F, et al: Splenic B-cell marginal zone lymphoma, in *WHO Classification of Tumours of Haematopoietic and Lymphoid Tissues*, edited by S Swerdlow, E Campo, NL Harris, ES Jaffe, SA Pileri, H Stein, J Thiele, JW Vardiman, p 185. IARC, Lyon, 2008.
4. The Non-Hodgkin's Lymphoma Classification Project: A clinical evaluation of the International Lymphoma Study Group classification of non-Hodgkin's lymphoma. *Blood* 89:3909, 1997.
5. Zucca E, Bertoni F, Roggero E, Cavalli F: The gastric marginal zone B-cell lymphoma of MALT type. *Blood* 96:410, 2000.
6. Wotherspoon AC, Doglioni C, Diss TC, et al: Regression of primary low-grade B-cell gastric lymphoma of mucosa-associated lymphoid tissue type after eradication of *Helicobacter pylori*. *Lancet* 342:575, 1993.
7. Roggero E, Zucca E, Pinotti G, et al: Eradication of *Helicobacter pylori* infection in primary low- grade gastric lymphoma of mucosa-associated lymphoid tissue. *Ann Intern Med* 122:767, 1995.
8. Bayerdorffer E, Neubauer A, Rudolph B, et al: Regression of primary gastric lymphoma of mucosa-associated lymphoid tissue type after cure of *Helicobacter pylori* infection. MALT Lymphoma Study Group. *Lancet* 345:1591, 1995.
9. Neubauer A, Thiede C, Morgner A, et al: Cure of *Helicobacter pylori* infection and duration of remission of low-grade gastric mucosa-associated lymphoid tissue lymphoma. *J Natl Cancer Inst* 89:1350, 1997.
10. Pinotti G, Zucca E, Roggero E, et al: Clinical features, treatment and outcome in a series of 93 patients with low-grade gastric MALT lymphoma. *Leuk Lymphoma* 26:527, 1997.
11. Steinbach G, Ford R, Glober G, et al: Antibiotic treatment of gastric lymphoma of mucosa-associated lymphoid tissue. An uncontrolled trial. *Ann Intern Med* 131:88, 1999.
12. Ruskone-Fourmestraux A, Lavergne A, Aegerter PH, et al: Predictive factors for regression of gastric MALT lymphoma after anti-*Helicobacter pylori* treatment. *Gut* 48:297, 2001.
13. Roggero E, Zucca E, Mainetti C, et al: Eradication of *Borrelia burgdorferi* infection in primary marginal zone B-cell lymphoma of the skin. *Hum Pathol* 31:263, 2000.
14. Ferreri AJ, Guidoboni M, Ponzoni M, et al: Evidence for an association between *Chlamydia psittaci* and ocular adnexal lymphomas. *J Natl Cancer Inst* 96:586, 2004.
15. Lecuit M, Abachin E, Martin A, et al: Immunoproliferative small intestinal disease associated with *Campylobacter jejuni*. *N Engl J Med* 350:239, 2004.
16. Ekstrom Smedby K, Vajdic CM, Falster M, et al: Autoimmune disorders and risk of non-Hodgkin lymphoma subtypes: A pooled analysis within the InterLymph Consortium. *Blood* 111:4029, 2008.
17. Murga Penas EM, Hinz K, Roser K, et al: Translocations t(11;18)(q21;q21) and t(14;18)(q32;q21) are the main chromosomal abnormalities involving MLT/MALT1 in MALT lymphomas. *Leukemia* 17:2225, 2003.
18. Willis TG, Jadayel DM, Du MQ, et al: Bcl10 is involved in t(1;14)(p22;q32) of MALT B cell lymphoma and mutated in multiple tumor types. *Cell* 96:35, 1999.
19. Streubel B, Lamprecht A, Dierlamm J, et al: T(14;18)(q32;q21) involving IGH and MALT1 is a frequent chromosomal aberration in MALT lymphoma. *Blood* 101:2335, 2003.
20. Streubel B, Vinatzer U, Lamprecht A, et al: T(3;14)(p14.1;q32) involving IGH and FOXP1 is a novel recurrent chromosomal aberration in MALT lymphoma. *Leukemia* 19:652, 2005.
21. Vinatzer U, Gollinger M, Mullauer L, et al: Mucosa-associated lymphoid tissue lymphoma: Novel translocations including rearrangements of ODZ2, JMJD2C, and CNN3. *Clin Cancer Res* 14:6426, 2008.
22. Isaacson PG, Du MQ: MALT lymphoma: From morphology to molecules. *Nat Rev Cancer* 4:644, 2004.
23. Farinha P, Gascoyne RD: Molecular pathogenesis of mucosa-associated lymphoid tissue lymphoma. *J Clin Oncol* 23:6370, 2005.
24. Hosokawa Y, Suzuki H, Suzuki Y, et al: Antiapoptotic function of apoptosis inhibitor 2-MALT1 fusion protein involved in t(11;18)(q21;q21) mucosa-associated lymphoid tissue lymphoma. *Cancer Res* 64:3452, 2004.
25. Liu H, Ye H, Ruskone-Fourmestraux A, et al: T(11;18) is a marker for all stage gastric MALT lymphomas that will not respond to *H. pylori* eradication. *Gastroenterology* 122:1286, 2002.
26. Dierlamm J, Pittaluga S, Wlodarska I, et al: Marginal zone B-cell lymphomas of different sites share similar cytogenetic and morphologic features. *Blood* 87:299, 1996.
27. Callet-Bauchu E, Baseggio L, Felman P, et al: Cytogenetic analysis delineates a spectrum of chromosomal changes that can distinguish non-MALT marginal zone B-cell lymphomas among mature B-cell entities: A description of 103 cases. *Leukemia* 19:1818, 2005.
28. Andersen CL, Gruszka-Westwood A, Atkinson S, et al: Recurrent genomic imbalances in B-cell splenic marginal-zone lymphoma revealed by comparative genomic hybridization. *Cancer Genet Cytogenet* 156:122, 2005.
29. Mollejo M, Camacho FI, Algara P, et al: Nodal and splenic marginal zone B cell lymphomas. *Hematol Oncol* 23:108, 2005.
30. Matutes E, Oscier D, Montalban C, et al: Splenic marginal zone lymphoma proposals for a revision of diagnostic, staging and therapeutic criteria. *Leukemia* 22:487, 2008.
31. Honma K, Tsuzuki S, Nakagawa M, et al: TNFAIP3 is the target gene of chromosome band 6q23.3-q24.1 loss in ocular adnexal marginal zone B cell lymphoma. *Genes Chromosomes Cancer* 47:1, 2008.
32. Novak U, Rinaldi A, Kwee I, et al: The NF-{kappa}B negative regulator TNFAIP3 (A20) is inactivated by somatic mutations and genomic deletions in marginal zone lymphomas. *Blood* 113:4918, 2009.
33. Compagno M, Lim WK, Grunn A, et al: Mutations of multiple genes cause deregulation of NF-kappaB in diffuse large B-cell lymphoma. *Nature* 459:717, 2009.
34. Thieblemont C, Coiffier B: MALT lymphoma: Sites of presentations, clinical features and staging procedures, in *MALT Lymphomas*, edited by E Zucca, F Bertoni, p 60. Landes Bioscience, Georgetown, TX, 2004.
35. Thieblemont C: Clinical presentation and management of marginal zone lymphomas. *Hematology Am Soc Hematol Educ Program 2005*, p 307.
36. Zucca E, Conconi A, Pedrinis E, et al: Nongastric marginal zone B-cell lymphoma of mucosa-associated lymphoid tissue. *Blood* 101:2489, 2003.
37. Thieblemont C, Berger F, Dumontet C, et al: Mucosa-associated lymphoid tissue lymphoma is a disseminated disease in one third of 158 patients analyzed. *Blood* 95:802, 2000.
38. Raderer M, Wohrer S, Streubel B, et al: Assessment of disease dissemination in gastric compared with extragastric mucosa-associated lymphoid tissue lymphoma using extensive staging: A single-center experience. *J Clin Oncol* 24:3136, 2006.
39. de Boer JP, Hiddink RF, Raderer M, et al: Dissemination patterns in non-gastric MALT lymphoma. *Haematologica* 93:201, 2008.
40. Thieblemont C, Bastion Y, Berger F, et al: Mucosa-associated lymphoid tissue gastrointestinal and nongastrointestinal lymphoma behavior: Analysis of 108 patients. *J Clin Oncol* 15:1624, 1997.
41. Tsang RW, Gospodarowicz MK, Pintilie M, et al: Localized mucosa-associated lymphoid tissue lymphoma treated with radiation therapy has excellent clinical outcome. *J Clin Oncol* 21:4157, 2003.
42. Copie-Bergman C, Wotherspoon A: MALT lymphoma pathology, initial diagnosis, and posttreatment evaluation, in *Extranodal Lymphomas Pathology and Management*, edited by F Cavalli, H Stein, E Zucca, p 114. Informa UK, London, 2008.
43. Fuccio L, Laterza L, Zagari RM, et al: Treatment of *Helicobacter pylori* infection. *BMJ* 337:a1454, 2008.

44. Malfertheiner P, Megraud F, O'Morain C, et al: Current concepts in the management of Helicobacter pylori infection: The Maastricht III Consensus Report. *Gut* 56:772, 2007.
45. Chey WD, Wong BC: American College of Gastroenterology guideline on the management of *Helicobacter pylori* infection. *Am J Gastroenterol* 102:1808, 2007.
46. Stathis A, Chini C, Bertoni F, et al: Long-term outcome following *Helicobacter pylori* eradication in a retrospective study of 105 patients with localized gastric marginal zone B-cell lymphoma of MALT type. *Ann Oncol* 20:1086, 2009.
47. Hancock B, Qian W, Linch D, et al: Chlorambucil versus observation after anti-*Helicobacter* therapy in gastric MALT lymphomas: Results of the international randomised LY03 trial. *Br J Haematol* 144:367, 2009.
48. Fischbach W, Goebeler ME, Ruskone-Fourmestraux A, et al: Most patients with minimal histological residuals of gastric MALT lymphoma after successful eradication of *Helicobacter pylori* can be managed safely by a watch and wait strategy: Experience from a large international series. *Gut* 56:1685, 2007.
49. Bertoni F, Zucca E. State-of-the-art therapeutics: Marginal-zone lymphoma. *J Clin Oncol* 23:6415, 2005.
50. Bertoni F, Conconi A, Capella C, et al: Molecular follow-up in gastric mucosa-associated lymphoid tissue lymphomas: Early analysis of the LY03 cooperative trial. *Blood* 99:2541, 2002.
51. Zucca E, Dreyling M. Gastric marginal zone lymphoma of MALT type: ESMO clinical recommendations for diagnosis, treatment and follow-up. *Ann Oncol* 19(Suppl 2):ii70, 2008.
52. Capelle LG, de Vries AC, Looman CW, et al: Gastric MALT lymphoma: Epidemiology and high adenocarcinoma risk in a nation-wide study. *Eur J Cancer* 44:2470, 2008.
53. Koch P, Probst A, Berdel WE, et al: Treatment results in localized primary gastric lymphoma: Data of patients registered within the German multicenter study (GIT NHL 02/96). *J Clin Oncol* 23:7050, 2005.
54. Yahalom J: MALT lymphomas: A radiation oncology viewpoint. *Ann Hematol* 80 Suppl 3:B100, 2001.
55. Tsang RW, Gospodarowicz MK: Radiation therapy for localized low-grade non-Hodgkin's lymphomas. *Hematol Oncol* 23:10, 2005.
56. Raderer M, Vorbeck F, Formanek M, et al: Importance of extensive staging in patients with mucosa-associated lymphoid tissue (MALT)-type lymphoma. *Br J Cancer* 83:454, 2000.
57. Ben Simon GJ, Cheung N, McKelvie P, et al: Oral chlorambucil for extranodal, marginal zone, B-cell lymphoma of mucosa-associated lymphoid tissue of the orbit. *Ophthalmology* 113:1209, 2006.
58. Levy M, Copie-Bergman C, Traulle C, et al: Conservative treatment of primary gastric low-grade B-cell lymphoma of mucosa-associated lymphoid tissue: Predictive factors of response and outcome. *Am J Gastroenterol* 97:292, 2002.
59. Zinzani PL, Stefoni V, Musuraca G, et al: Fludarabine-containing chemotherapy as frontline treatment of nongastrointestinal mucosa-associated lymphoid tissue lymphoma. *Cancer* 100:2190, 2004.
60. Jager G, Hofler G, Linkesch W, Neumeister P: Occurrence of a myelodysplastic syndrome (MDS) during first-line 2-chloro-deoxyadenosine (2-CDA) treatment of a low-grade gastrointestinal MALT lymphoma. Case report and review of the literature. *Haematologica* 89:ECR01, 2004.
61. Wohrer S, Drach J, Hejna M, et al: Treatment of extranodal marginal zone B-cell lymphoma of mucosa-associated lymphoid tissue (MALT lymphoma) with mitoxantrone, chlorambucil and prednisone. *Ann Oncol* 14:1758, 2003.
62. Conconi AR, Lopez-Guillermo A, Martinelli G, et al: Activity of Bortezomib in MALT Lymphomas: A IELSG Phase II Study (abstract #368). *Ann Oncol* 19:iv191, 2008.
63. Troch M, Jonak C, Mullauer L, et al: A phase II study of bortezomib in patients with MALT lymphoma. *Haematologica* 94:738, 2009.
64. Raderer M, Wohrer S, Streubel B, et al: Activity of rituximab plus cyclophosphamide, doxorubicin/mitoxantrone, vincristine and prednisone in patients with relapsed MALT lymphoma. *Oncology* 70:411, 2006.
65. Conconi A, Martinelli G, Thieblemont C, et al: Clinical activity of rituximab in extranodal marginal zone B-cell lymphoma of MALT type. *Blood* 102:2741, 2003.
66. Martinelli G, Laszlo D, Ferreri AJ, et al: Clinical activity of rituximab in gastric marginal zone non-Hodgkin's lymphoma resistant to or not eligible for anti-*Helicobacter pylori* therapy. *J Clin Oncol* 23:1979, 2005.
67. Ferreri AJ, Dolcetti R, Du MQ, et al: Ocular adnexal MALT lymphoma: An intriguing model for antigen-driven lymphomagenesis and microbial-targeted therapy. *Ann Oncol* 19:835, 2008.
68. Al-Saleem T, Al-Mondhiry H: Immunoproliferative small intestinal disease (IPSID): A model for mature B-cell neoplasms. *Blood* 105:2274, 2005.
69. Berger F, Felman P, Thieblemont C, et al: Non-MALT marginal zone B-cell lymphomas: A description of clinical presentation and outcome in 124 patients. *Blood* 95:1950, 2000.
70. Chacon JI, Mollejo M, Munoz E, et al: Splenic marginal zone lymphoma: Clinical characteristics and prognostic factors in a series of 60 patients. *Blood* 100:1648, 2002.
71. Thieblemont C, Felman P, Callet-Bauchu E, et al: Splenic marginal-zone lymphoma: A distinct clinical and pathological entity. *Lancet Oncol* 4:95, 2003.
72. Hermine O, Lefrere F, Bronowicki JP, et al: Regression of splenic lymphoma with villous lymphocytes after treatment of hepatitis C virus infection. *N Engl J Med* 347:89, 2002.
73. Arcaini L, Paulli M, Boveri E, et al: Splenic and nodal marginal zone lymphomas are indolent disorders at high hepatitis C virus seroprevalence with distinct presenting features but similar morphologic and phenotypic profiles. *Cancer* 100:107, 2004.
74. Nathwani BN, Anderson JR, Armitage JO, et al: Marginal zone B-cell lymphoma: A clinical comparison of nodal and mucosa-associated lymphoid tissue types. Non-Hodgkin's Lymphoma Classification Project. *J Clin Oncol* 17:2486, 1999.

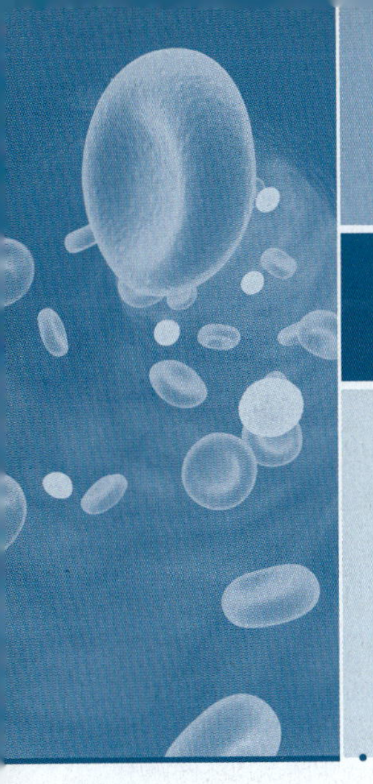

第104章

伯基特淋巴瘤(Burkitt淋巴瘤)

Jonathan W. Friedberg, Archibald S. Perkins

摘 要

伯基特淋巴瘤是高侵袭性淋巴瘤之一,在病因学上与EB病毒相关,具有特异性8号染色体易位,也是最早被证明化疗可治愈的肿瘤之一。它分为地方性、散发性和免疫缺陷相关性三种临床类型,成人不常见,美国每年约有新发病例1200例。伯基特淋巴瘤已成为现代治疗手段下一种易治愈的恶性肿瘤。过去的十年里,由于免疫组化、细胞遗传学和分子诊断技术的进步及对疾病分子基础认识的加深,伯基特淋巴瘤的定义发生了很大的变化,在分子水平上有了明确的界定。对过去那些介于伯基特淋巴瘤和弥漫大B细胞淋巴瘤之间无法明确诊断的病例,现在可以根据WHO标准给予明确诊断,这样的病例多数预后不良。在强烈化疗治疗后,大部分伯基特淋巴瘤患者可治愈。而对老年以及复发、难治性患者的最佳治疗方案还需要进一步的研究来明确。

本章使用的简写和缩略词:AID:活化诱导胞嘧啶核苷脱氨酶(activation-induced cytosine deamination);BL:伯基特淋巴瘤(Burkitt lymphoma);CNS:中枢神经系统(central nervous system);CODOX-M/IVAC:环磷酰胺、多柔比星、长春新碱、甲氨蝶呤、异环磷酰胺、依托泊苷及大剂量阿糖胞苷和鞘内注射阿糖胞苷及甲氨蝶呤(cyclophosphamide, doxorubicin, vincristine, methotrexate, ifosfamide, etoposide and high-dose cytarabine, with intrathecal cytarabine and methotrexate);EBER:EB病毒编码的RNA(Epstein-Barr virus-encoded RNA);eBL:地方性伯基特淋巴瘤(endemic Burkitt lymphoma);EBNA:EB病毒核抗原(Epstein-Barr nuclear antigen);EBV:EB病毒(Epstein-Barr virus);FISH:荧光原位杂交(fluorescence *in situ* hybridization);GC:生发中心(germinal center);HAART:高效抗逆转录病毒治疗(highly active antiretroviral therapy);hyper-CVAD:分次环磷酰胺,长春新碱,多柔比星及地塞米松(fractionated cyclophosphamide, vincristine, doxorubicin, dexamethasone);NHL:非霍奇金淋巴瘤(non-Hodgkin lymphoma);WHO:世界卫生组织(World Health Organization)。

定义和历史

伯基特淋巴瘤(BL)有地方性(非洲)、散发性和免疫缺陷相关性三种类型[1-4]。地方性伯基特淋巴瘤(eBL)与患者早年EBV感染有关,典型表现为颌骨和颜面骨受累。尽管早在1910年就有该病的相关报道,Denis Burkitt首次描述该淋巴瘤是乌干达儿童的常见肿瘤[5]。Burkitt和其他学者的进一步研究发现该病可能与EBV、疟疾[6]及环境因素相关[7]。此后,在地方性伯基特淋巴瘤非流行地区,发现有一些年龄相对较大的患者患有与地方性伯基特淋巴瘤相同组织病理学表现的肿瘤,这些患者中偶有EBV感染者;他们典型的临床表现在腹部而非头面部[8]。第三种伯基特淋巴瘤是在免疫功能不全的患者中发现的,尤其在HIV阳性的患者中。8号染色体长臂易位常常出现在伯基特淋巴瘤中[9],这为8号染色体长臂易位所形成的*MYC*基因参与伯基特淋巴瘤的发病提供了证据。

流行病学

地方性伯基特淋巴瘤见于赤道非洲东部,高发年龄4~7岁,男女比例为2:1。约占14岁以下儿童肿瘤总数的20%,占全部年龄段非霍奇金淋巴瘤的绝大部分[7]。地方性伯基特淋巴瘤EBV的感染率几乎为100%(EBV首先是在伯基特淋巴瘤细胞中发现的)[10],EBV病毒滴度越高,患地方性伯基特淋巴瘤的风险越大[11]。此外,疟疾[12]和某些环境因素也与地方性伯基特淋巴瘤的发病也有一定关系[13]。散发性伯基特淋巴瘤见于地方性伯基特淋巴瘤流行地区以外,占非霍奇金淋巴瘤的1%~2%,男性多见,中位发病年龄30岁。随着艾滋病的流行,免疫缺陷相关伯基特淋巴瘤的发生率也有所增加。但是随着抗逆转录病毒治疗的发展,在美国和其他一些艾滋病能够得到有效治疗的国家,免疫缺陷相关伯基特淋巴瘤的发病率出现了下降。

病因与发病机制

三种类型的伯基特淋巴瘤有一个共同的特点:即通过免疫球蛋白区的易位导致*MYC*基因的激活,产生过多的MYC蛋白,这种蛋白激活众多促细胞生长相关基因的转录。这种易

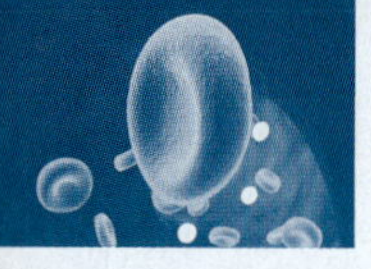

位发生于免疫球蛋白基因正常类别转换及体细胞高度突变所致DNA双链断裂时，反过来这一过程也依赖于活化诱导的胞嘧啶脱氨基（AID）作用[14]。AID所介导的生长调控基因（如*MYC*基因）点突变可能也扮演了非常重要的角色[15]。在*MYC*失调的肿瘤中，有活性的细胞基本上都处在细胞周期中并表达Ki-67[16]。

在地方性伯基特淋巴瘤中，EBV的感染可能在*MYC*易位之前就已发挥作用，EB病毒核心抗原（EBNA）-2可以诱导增殖和抑制凋亡，EBNA3A-和EBNA3C-使凋亡前体蛋白BIM逐渐沉默，促进MYC诱导的肿瘤形成[17]。疟疾对地方性伯基特淋巴瘤的直接作用还不是很清楚，但是它可能通过直接激活[18]和（或）通过T细胞特异性免疫抑制作用来刺激B细胞[19]。

免疫缺陷相关伯基特淋巴瘤主要见于HIV阳性的患者，其发生与患者的免疫状态无关。然而，当患者处于严重的HIV免疫受抑和高负荷EBV情况下，就更易患EBV相关淋巴组织增生性疾患（经常是多克隆的），这种情况也常见于免疫受抑的异体移植患者[20]。这些发现提示EBV诱导的转化并不导致伯基特淋巴瘤，而种种慢性抗原刺激（通过机会致病菌感染，例如疟疾）作用于已处于过度刺激状态但整体功能仍完好的免疫系统，最终导致了伯基特淋巴瘤的出现[17]。

临床特点

地方性（非洲）伯基特淋巴瘤通常表现为颌骨及面部骨骼肿瘤，可累及结外，尤其是骨髓和脑膜，几乎所有的病例EBV检测阳性。非地方性的和美洲伯基特淋巴瘤有接近65%的病例表现为腹部包块，且常伴有腹水。肾脏、性腺、乳腺、骨髓和中枢神经系统等结外部位均可受累。骨髓和中枢神经系统受累在非地方性伯基特淋巴瘤更常见。在骨髓受累的患者中，25%以上的患者是急性伯基特细胞白血病。此外，与地方性伯基特淋巴瘤相比，非地方性伯基特淋巴瘤EBV的阳性率只有15%。

免疫缺陷相关性伯基特淋巴瘤常累及淋巴结，30%的病例与EBV相关。由于伯基特淋巴瘤大多数是结外淋巴瘤，其分期标准是为儿童伯基特淋巴瘤修订的Murphy系统（表104-1），而不是Ann Arbor系统（参见第97章）[21]。

表104-1　伯基特淋巴瘤Murphy分期系统

Ⅰ期：单一淋巴结或结外病变（纵隔与腹腔除外）
Ⅱ期：单一结外病变并区域淋巴结受累
横膈同侧两个结外病变
原发性胃肠道肿瘤，伴或不伴肠系膜淋巴结受累
横膈同侧两个或两个以上淋巴结区受累
ⅡR期：腹部病变完全切除
Ⅲ期：横膈两侧两个单一结外肿瘤
所有原发于胸腔肿瘤
所有脊柱旁或硬膜外肿瘤
所有广泛的原发性腹部肿块
横膈上下两个或更多的淋巴结区受累
ⅢA期：局部但不可切除的腹部肿物
ⅢB期：广泛腹腔多器官肿块
Ⅳ期：早期的中枢神经系统或骨髓受累（<25%）

实验室特点

血液和骨髓

肿瘤负荷大的患者，血液和骨髓中可出现伯基特细胞，伴有正常血细胞减少。少数男性患者，主要表现为骨髓和血液受累，即伯基特白血病（参见第93章）。

血清乳酸脱氢酶常因体内细胞更新快而增高，特别是在那些肿瘤负荷重的患者中更常见。

组织病理学和细胞学

伯基特淋巴瘤的特征为细胞形态均一、中等大小、核圆有多个核仁，胞质呈嗜碱性[22]，其细胞增殖速度快，常见有丝分裂象。伯基特淋巴瘤细胞常呈弥散性生长，由中等大小B细胞（12μm）组成，细胞核质比例偏高，和弥漫大细胞淋巴瘤细胞的主要区别是其细胞核为圆形或卵圆形，无裂，无折叠。核仁常有多个，大小中等或偏小，核染色质较粗糙呈细碎颗粒状。Ki-67染色下可见其细胞增殖率可达95%或以上。此种细胞有很高的自发凋亡率，反应性的巨噬细胞吞噬细胞碎片，这样在形态单一的淋巴细胞背景上，散在分布着吞噬细胞碎片的巨噬细胞，在骨髓和淋巴结中就形成了典型的“星空”现象（图104-1）。伯基特淋巴瘤细胞的胞质由于含有大量的核糖体，而呈强嗜碱性，其中存在充满脂质的囊泡，有些囊泡覆盖在胞核之上。

免疫表型

伯基特淋巴瘤细胞是成熟的B细胞，表达CD19、CD20、CD22、CD79a和单一型膜表面IgM；不表达CD5和CD23。其与B细胞滤泡生发中心的细胞相似，BCL、CD10、Tcl1和CD38阳性，而Mum、CD44、CD138和Bcl-2阴性，有别于激活的B细胞。尽管如此，生发中心的细胞标志对鉴别伯基特淋巴瘤细胞没有特异性，因为很多弥漫大B细胞淋巴瘤也有这种生发中心细胞标记。

EBV研究

98%的地方性伯基特淋巴瘤与EBV相关，在20%的散发性病例和30%~40%的HIV相关的病例中也能检测到EBV[23]。现在可用原位杂交的方法来检测EBV编码RNA（EBER）。尽管EBV在淋巴瘤形成前期可能起到了刺激B细胞的作用，在淋巴瘤形成后它的作用不明，也不清楚EBV阳性是否有临床意义。EBV阳性的地方性伯基特淋巴瘤CD21（EBV受体）表达阳性，而大部分EBV阴性的非地方性病例中，CD21表达阴性。HIV与伯基特淋巴瘤有关，30%~40%的此类病例有EBV阳性淋巴瘤细胞。在被HIV感染患者中，存在一种淋巴瘤细胞表现为类浆细胞样的伯基特淋巴瘤变异型，其表现类似经典伯基特淋巴瘤和弥漫大B细胞淋巴瘤。与早期的原发性渗出性淋巴瘤和弥漫大B细胞淋巴瘤不同，EBV阳性、HIV相关的伯基特淋巴瘤不表达LMP1和EBNA2。与HIV阴性的患者相比，HIV阳性患者更少累及外周血。伯基特淋巴瘤与HIV的感染相关，但与其他形式的免疫受抑关系不大。

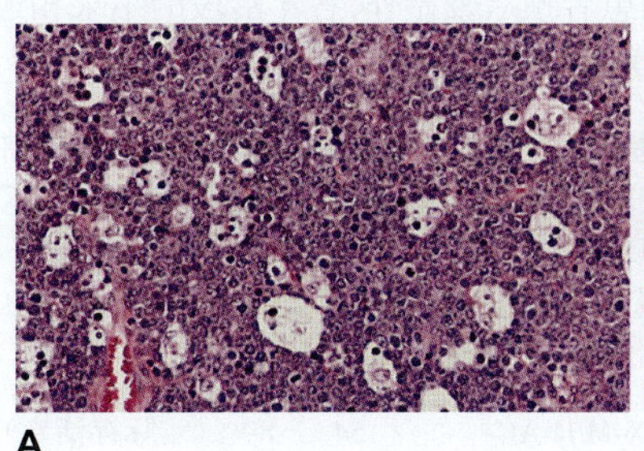
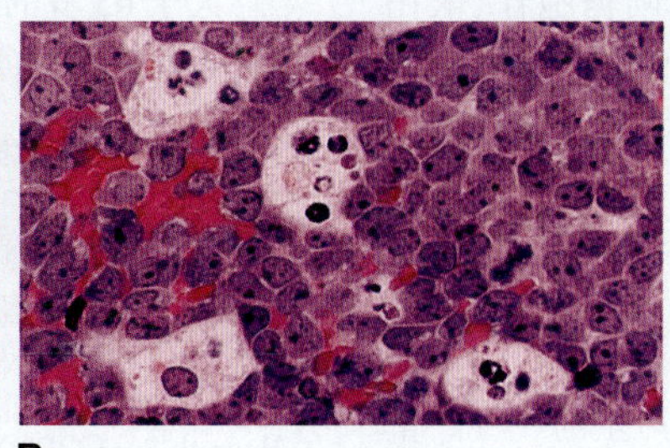
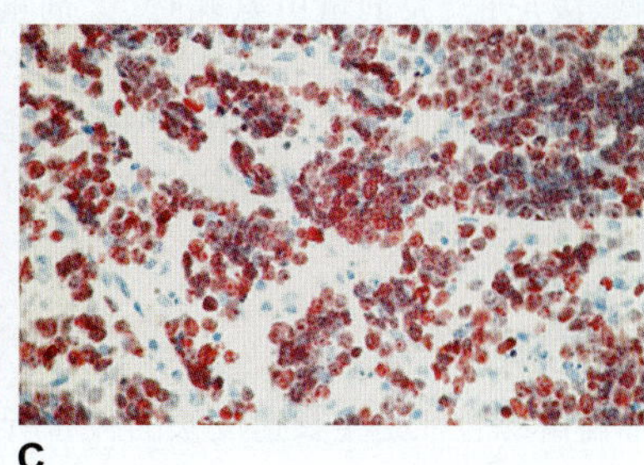

A　B　C

图 104-1　A. 淋巴结活检切片。由于细胞更新快(高凋亡率和高增殖率),正常组织被单一形态的中等大小的淋巴瘤细胞(伯基特淋巴瘤细胞)和散在、肿胀的有吞噬残骸的巨噬细胞所取代。B. 骨髓活检切片(比 A 放大倍率更高)由于细胞更新率快(高凋亡率和高增殖率),正常组织被单一形态的中等大小的淋巴瘤细胞(伯基特细胞)和散在、肿胀的有吞噬残骸的巨噬细胞所取代。散在的巨噬细胞散布在单一形态的伯基特淋巴瘤细胞中,形成"星空现象",这个词经常用来描述伯基特淋巴瘤的淋巴结和骨髓切片。其间的巨噬细胞经常会描述为"可染小体",该词来源于 100 多年前对正常淋巴结中生发中心的小淋巴细胞被巨噬细胞所吞噬形成的核碎片的描述。C. 伯基特淋巴瘤经过 Ki-67 免疫过氧化物酶染色后,可见很多细胞都处在有丝分裂周期(染色后所有的胞核呈赤褐色)。Ki-67 单克隆抗体能鉴定一种表达于整个细胞周期的核蛋白,是判断细胞增殖活性的标记物(见上述"组织病理学和细胞学")。

■ 细胞遗传学

所有的伯基特淋巴瘤患者都存在累及 *MYC* 原癌基因(8q24)的 8 号染色体长臂易位,易位的对象有三个:14 号染色体上编码免疫球蛋白重链的区域;2 号染色体上编码 κ 轻链的基因座位;22 号染色体上编码 λ 轻链的基因座位。涉及 *MYC* 的染色体易位可以用双色分开探针进行荧光原位杂交(FISH)检测:使用两种不同颜色的荧光标记两条 DNA 探针,分别与被检测基因上游和下游杂交,在没有易位情况下,在细胞分裂间期两条探针分别杂交后,会呈现出混合颜色的荧光,如果出现易位,则两种荧光是分开的。伯基特淋巴瘤的一个重要特点是其核型相对简单:大部分病例只存在 *MYC* 易位,这点有别于弥漫大 B 细胞淋巴瘤。然而,仍有三分之一的患者可以检出 17p 上 p53 基因的改变。这使 p53 不能诱导凋亡,同时 *MYC* 又高水平激活,最终导致淋巴瘤的形成。但 17p 正常与否的预后意义不明。

鉴别诊断

包括成人 BL 在内的大多数伯基特淋巴瘤,符合以下的全部诊断标准:形态学和免疫表型符合伯基特淋巴瘤、细胞高有丝分裂率并存在 Ig 阳性的 MYC 易位。也有少数的病例既不十分符合伯基特淋巴瘤的诊断标准,也不符合弥漫大 B 细胞淋巴瘤的特点[24]。这种现象的产生是因为缺少伯基特淋巴瘤的主要形态学表现特点,但又与伯基特淋巴瘤有相似之处:如细胞核形态多样、可染小体巨噬细胞减少或反常的免疫表型。迄今,针对此部分患者,如果真的存在诊断标准的话,主要还是依靠病理学判断,尤其是细胞形态学和 Ki-67 的阳性率,这些在此前都曾经进行过讨论(参见第 92 章和第 98 章)[25]。

■ 不典型伯基特淋巴瘤和基因表达研究

基因表达分析已被用于伯基特淋巴瘤的诊断,尤其用于一些介于伯基特淋巴瘤和弥漫大 B 细胞淋巴瘤重叠病例的鉴别诊断。对一组包括 8 例完全符合 WHO 标准的儿童伯基特淋巴瘤[26]进行基因表达分析,符合这组基因表达类型的病例称为分子伯基特淋巴瘤(mBL),而缺少这些表达特征的病例称为非分子伯基特淋巴瘤,在分子伯基特淋巴瘤和非分子伯基特淋巴瘤间还存在过渡的基因表达类型。分子伯基特淋巴瘤的主要特点可概括为:染色体复杂核型少见、存在免疫球蛋白基因相关的 *MYC* 易位、缺乏核因子 -κB(NF-κB)通路基因表达。与非免疫球蛋白基因相关的 *MYC* 易位不同的是,免疫球蛋白基因相关的 *MYC* 易位能导致 MYC 高表达,是伯基特淋巴瘤的典型表现。伯基特淋巴瘤的基因表达特征还包括 *MYC* 基因下游靶基因高表达、生发中心 B 细胞的标记[27]。在后续研究中,发现了具有低表达的 NF-κB 通路下游靶基因的分子表达谱,基于这种基因表达特征,一组高危的具有分子伯基特淋巴瘤基因特征的病例被识别出来,这些病例以前诊断为弥漫大 B 细胞淋巴瘤,并采用了 CHOP 样方案(环磷酰胺,多柔比星,长春新碱,泼尼松)化疗,预后较差,相信如果使用更高强度化疗方案,患者可能会从中受益[27]。

基因表达分析鉴定出来的大部分伯基特淋巴瘤分子标记是 *MYC* 基因高表达的替代抗原。采用 Tcl1、CD38、CD44 三种标记进行免疫组织学染色,可以鉴别存在 *MYC* 易位的淋巴瘤:$Tcl1^+/CD38^+/CD44^-$ 表型具有 100% 的特异性和近 80% 的灵敏性,有这种免疫表型的病例大部分是伯基特淋巴瘤,但此组合不能有效地区别 MYC 阳性的弥漫大 B 细胞淋巴瘤和伯基特淋巴瘤[27a]。

治疗

■ 一般治疗

伯基特淋巴瘤虽是一种高度侵袭性肿瘤,多药联合化疗仍可取得很好的长期缓解率和生存率,儿童患者可高达 85%。成人采用相同的化疗方案后,可显著提高治疗缓解率[28-30]。分层治疗允许局限性病灶的患者使用较小强度的治疗仍可取得较好的疗效。分期较早的患者预后良好,90% 以上可治愈,这样的患者应该接受充分治疗。80% 的病灶广泛的患者,可以达到长期生存,采用多种无交叉耐药性的联合药物治疗,治疗较短的时期。这些药物包括大剂量环磷酰胺、甲氨蝶呤、长春新碱、泼尼松、大剂量甲氨蝶呤、大剂量阿糖胞苷、依托泊苷及异环磷酰胺。伯基特淋巴瘤患者几乎都会采用鞘内注射治疗或全身治疗的方式对中枢神经系统预防治疗。放疗对伯基特淋巴瘤无效，对病变局限的患者进行放疗也不能获得更多的益处[31,32]。

■ 肿瘤溶解综合征

肿瘤溶解综合征是生长速度快的肿瘤所产生的一种严重代谢并发症，伯基特淋巴瘤正是这类综合征的典型例子。综合征的发生是因为肿瘤细胞对化疗高度敏感，肿瘤细胞快速破坏所致，可致高尿酸血症、高钾血症、高磷酸血症、继发性低钙血症、代谢性酸中毒和肾衰竭。在类似伯基特淋巴瘤的肿瘤中，肿瘤负荷重的患者，肿瘤细胞具有很高的死亡率（和增殖率），肿瘤溶解综合征可能在治疗之前就已发生，称之为自发性肿瘤溶解[33]。后者是一种高度病态的现象，预后极差且死亡率高。这种现象发生于肿瘤负荷很高的患者，常有累及腹部的病变，在伯基特淋巴瘤中很常见。最主要的表现是高尿酸血症和氮质血症。在伯基特淋巴瘤中，最重要的治疗是及早识别隐性或显性的自发性肿瘤溶解，并阻止其发展。乳酸脱氢酶作为替代标记物被用来评估肿瘤溶解的风险，如果其血清浓度超过正常上限的两倍，就要慎重考虑发生肿瘤溶解的风险了。如果出现这样的情况，最常用的预防性措施就是密切监护下的水化治疗，每天至少 3L 盐水，并使用别嘌呤醇或拉布立酶降低血清尿酸浓度，患者随后会出现高尿酸尿。拉布立酶作用比别嘌呤醇快得多，当风险很高或者自发性肿瘤溶解证据出现时，应当考虑使用[34,35]。连续的静脉血液超滤也是很有效的方法，它允许使用足剂量的化疗，并能防止肿瘤溶解和肾衰竭[36,37]。

■ 针对性治疗方案

伯基特淋巴瘤的特定治疗方案从儿科治疗经验借鉴并修改而来。表 104-2 列举了具有代表性的临床试验结果，其中包括成人患者。尚无研究对这些方案进行直接比较；因为诊断和分期标准不同，患者的种族不同，对这些单臂研究进行比较是非常困难的。总的来说，短期化疗（6 个月）和长期化疗（18 个月）的效果相同。其他的研究显示：4 个周期的化疗与 15 个周期的化疗相比，治疗效果有显著提高。伯基特淋巴瘤增殖率高，因此随后的化疗应该从血象恢复时就开始。在两次化疗之间的固定时间等待，可能导致耐药性的肿瘤细胞生长。在美国，CODOX-M/IVAC（环磷酰胺、多柔比星、长春新碱、甲氨蝶呤、异环磷酰胺、依托泊苷和大剂量阿糖胞苷，及鞘内注射阿糖胞苷和甲氨蝶呤）是成人伯基特淋巴瘤最常使用的方案。该方案最初由美国国家癌症研究所发表，并显示出了极高的缓解率[28]。后续研究中，两个小规模的二期临床试验使用了这种方案，它对原方案做了微小调整，并成功纳入了大量大龄患者，治愈率约为 64%[38,39]。尽管这一数据较 Magrath 和他的同事们所公布的结果要低得多[32]，但比以前按标准剂量治疗得到的历史数据要好得多。Mead 和他的同事们使用改进的治疗方案治疗侵袭性淋巴瘤和 Ki-67 显示高增殖率的患者，并发表了他们的结果[40]。伯基特淋巴瘤按如下的标准严格定义：具有生发中心表型、BCL-2 阴性、*MYC* 基因重排阳性、缺乏 t(14;18) 易位或 3q27 染色体异常。按以上标准诊断为伯基特淋巴瘤的患者中，年龄较大患者的总生存率为 67%。治疗相关死亡率为 8%。除年龄大于 65 岁的患者预后较差外，各年龄段的结果相近，可能反映了此方案的实际临床效果。

表 104-2　已发表的关于伯基特淋巴瘤治疗效果的大型研究

引文	治疗方案	数量	2 年内效果
Hoelzer[49]	短疗程 / 高剂量；基于儿科 NHL 治疗经验	35	51%（预计存活率）
Magrath[32]	CODOX-M/IVAC	54	89%（实际存活率）
Mead[40]	CODOX-M/IVAC	58	64%（无进展存活率）
Rizzieri[29]	短疗程 / 高剂量	92	队列 1：54%（预计存活率） 队列 2：50%（预计存活率）
Thomas[42]	Hyper-CVAD 联合利妥昔单抗	31	89%（预计存活率）

CODOX-M/IVAC：环磷酰胺、多柔比星、长春新碱、甲氨蝶呤、异环磷酰胺、依托泊苷和大剂量阿糖胞苷，及鞘内注射阿糖胞苷和甲氨蝶呤；Hyper-CVAD：分次的环磷酰胺、长春新碱、多柔比星及地塞米松。

伯基特淋巴瘤另一常用治疗方案是 hyper-CVAD（分次给予的环磷酰胺、长春新碱、多柔比星、地塞米松）与大剂量甲氨蝶呤和阿糖胞苷的交替使用[41]。MD. Anderson 癌症研究中心的单中心研究显示，此方案联合利妥昔单抗治疗伯基特淋巴瘤，其总生存率达到 89%，只有一个死亡病例。未发现附加的药物毒性[42,43]。也有利妥昔单抗与 CODOX-M/IVAC 进行联合的方案，初步结果显示也非常具有潜力[44]。

尽管在伯基特淋巴瘤原有方案中加入自体干细胞移植术，取得了较好的效果，但自体干细胞移植，并没有很明显的优势[45]。

以前，感染 HIV 的伯基特淋巴瘤患者，考虑到免疫缺陷相关疾病的发生，一直主张使用低强度的化疗。但现在，随着高效抗逆转录病毒疗法（HAART）的广泛应用，HIV 阳性的患者应采用与无免疫抑制的患者相同的方案。HIV 阳性的伯基特淋巴瘤患者，使用高强度的治疗方案，治疗失败的比例明显低于使用低强度方案的患者。另外，患者对化疗的耐受性良好，特别是在同时使用 HAART 时[46]。

病程及预后

目前，国际上正努力寻找成人伯基特淋巴瘤理想的治疗方案，以期获得到更好的治疗结果[47]。12 个大型治疗组的负责人（10 个前瞻性研究小组，2 个回顾性研究小组）提供了他们临床试验中入组年龄大于 40 岁患者治疗结果，在已发表文献中，年龄大于 40 岁的患者人数不多，12 个临床试验中，有 10 个临床试验治疗方案效果较差。尽管如此，大部分成人患者还是通过这些方案获得了痊愈。

从美国国家癌症研究所的监测数据、流行病学和最终试验结果来看，在美国有高达 30% 的伯基特淋巴瘤患者年龄 ≥60 岁。在这部分患者中许多人不能耐受高剂量化疗，也不适合进行自体干细胞移植，因此他们的治疗受到了限制。有相对少数的 60 岁以上患者，用 hyper-CVAD 联合利妥昔单抗进行治疗，取得了不错的效果[37]，但这可能是挑选没有任何合并症的患者进行治疗的缘故。对于老年患者，迫切需要新的低毒方案。

对复发或难治性患者，如初始治疗不恰当，自体干细胞移植术作为强化治疗是最佳的备选方案。伯基特淋巴瘤经过恰当治疗后复发，则有高度耐药的倾向，因自体移植效果并不理想，可以采用化疗和异基因干细胞移植进行治疗[48]。大部分此类患者的治疗效果均不理想。

翻译：周剑峰

参考文献

1. Cheson BD: Adult Burkitt lymphoma: Too soon to declare victory. *Oncology (Williston Park)* 22:1518, 2008.
2. Sehn LH: Management of Burkitt lymphoma: A continuing challenge. *Oncology (Williston Park)* 22:1519, 2008.
3. Harris NL, Swerdlow S, Campo E, et al: The World Health Organization Classification of lymphoid neoplasms: What's new? *Ann Oncol* 19:iv119, 2008.
4. Johnson NA, Savage KJ, Ben-Neriah S, et al: Lymphomas with concurrent t(14;18) translocations are underreported and clinical outcome depends on the myc partner. *Blood* 112:299, 2008.
5. Burkitt D: A sarcoma involving the jaws in African children. *Br J Surg* 46:218, 1958.
6. Wright DH: Burkitt's lymphoma: A review of the pathology, immunology, and possible etiologic factors. *Pathol Annu* 6:337–363, 1971.
7. Orem J, Mbidde EK, Lambert B, et al: Burkitt's lymphoma in Africa, a review of the epidemiology and etiology. *Afr Health Sci* 7:166, 2007.
8. Magrath I: The pathogenesis of Burkitt's lymphoma. *Adv Cancer Res* 55:133, 1990.
9. Manolov G, Manolova Y. Marker band in one chromosome 14 from Burkitt lymphomas. *Nature* 237:33, 1972.
10. Epstein MA, Achong BG, Barr YM: Virus Particles in Cultured Lymphoblasts from Burkitt's Lymphoma. *Lancet* 1:702, 1964.
11. de-Thé G, Geser A, Day NE, et al: Epidemiological evidence for causal relationship between Epstein-Barr virus and Burkitt's lymphoma from Ugandan prospective study. *Nature* 274:756, 1978.
12. Geser A, Brubaker G, Draper CC: Effect of a malaria suppression program on the incidence of African Burkitt's lymphoma. *Am J Epidemiol* 129:740, 1989.
13. Aya T, Kinoshita T, Imai S, et al: Chromosome translocation and c-MYC activation by Epstein-Barr virus and *Euphorbia tirucalli* in B lymphocytes. *Lancet* 337:1190, 1991.
14. Dorsett Y, Robbiani DF, Jankovic M, et al: A role for AID in chromosome translocations between c-myc and the IgH variable region. *J Exp Med* 204:2225, 2007.
15. Bhatia K, Huppi K, Spangler G, et al: Point mutations in the c-Myc transactivation domain are common in Burkitt's lymphoma and mouse plasmacytomas. *Nat Genet* 5:56, 1993.
16. Braziel RM, Arber DA, Slovak ML, et al: The Burkitt-like lymphomas: A Southwest Oncology Group study delineating phenotypic, genotypic, and clinical features. *Blood* 97:3713, 2001.
17. Thorley-Lawson DA, Allday MJ: The curious case of the tumour virus: 50 years of Burkitt's lymphoma. *Nat Rev Microbiol* 6:913, 2008.
18. Donati D, Zhang LP, Chene A, et al: Identification of a polyclonal B-cell activator in Plasmodium falciparum. *Infect Immun* 72:5412, 2004.
19. Ho M, Webster HK, Green B, et al: Defective production of and response to IL-2 in acute human falciparum malaria. *J Immunol* 141:2755, 1988.
20. Biggar RJ, Chaturvedi AK, Goedert JJ, Engels EA: AIDS-related cancer and severity of immunosuppression in persons with AIDS. *J Natl Cancer Inst* 99:962, 2007.
21. Perkins AS, Friedberg JW: Burkitt lymphoma in adults. *Hematology Am Soc Hematol Educ Program*341, 2008.
22. Yano T, van Krieken JH, Magrath IT, et al: Histogenetic correlations between subcategories of small noncleaved cell lymphomas. *Blood* 79:1282, 1992.
23. Brady G, MacArthur GJ, Farrell PJ: Epstein-Barr virus and Burkitt lymphoma. *J Clin Pathol* 60:1397, 2007.
24. Harris NL, Horning SJ: Burkitt's lymphoma—The message from microarrays. *N Engl J Med* 354:2495, 2006.
25. Bertrand P, Bastard C, Maingonnat C, et al: Mapping of MYC breakpoints in 8q24 rearrangements involving non-immunoglobulin partners in B-cell lymphomas. *Leukemia* 21:515, 2007.
26. Hummel M, Bentink S, Berger H, et al: A biologic definition of Burkitt's lymphoma from transcriptional and genomic profiling. *N Engl J Med* 354:2419, 2006.
27. Dave SS, Fu K, Wright GW, et al: Molecular diagnosis of Burkitt's lymphoma. *N Engl J Med* 354:2431, 2006.

27a. Rodig SJ, Vergilio JA, Shahsafaei A, Dorfman DM: Characteristic expression patterns of TCL1, CD38, and CD44 identify aggressive lymphomas harboring a MYC translocation. *Am J Surg Pathol* 32:113, 2008.

28. Magrath I, Adde M, Shad A, et al: Adults and children with small non-cleaved-cell lymphoma have a similar excellent outcome when treated with the same chemotherapy regimen. *J Clin Oncol* 14:925, 1996.
29. Rizzieri DA, Johnson JL, Niedzwiecki D, et al: Intensive chemotherapy with and without cranial radiation for Burkitt leukemia and lymphoma: Final results of Cancer and Leukemia Group B Study 9251. *Cancer* 100:1438, 2004.
30. Soussain C, Patte C, Ostronoff M, et al: Small noncleaved cell lymphoma and leukemia in adults. A retrospective study of 65 adults treated with the LMB pediatric protocols. *Blood* 85:664, 1995.
31. Link MP, Donaldson SS, Berard CW, et al: Results of treatment of childhood localized non-Hodgkin's lymphoma with combination chemotherapy with or without radiotherapy. *N Engl J Med* 322:1169, 1990.
32. Magrath IT, Haddy TB, Adde MA: Treatment of patients with high grade non-Hodgkin's lymphomas and central nervous system involvement: Is radiation an essential component of therapy? *Leuk Lymphoma* 21:99, 1996.
33. Hsu HH, Chan YL, Huang CC: Acute spontaneous tumor lysis presenting with hyperuricemic acute renal failure: Clinical features and therapeutic approach. *J Nephrol* 17:50, 2004.
34. Hummel M, Reiter S, Adam K, et al: Effective treatment and prophylaxis of hyperuricemia and impaired renal function in tumor lysis syndrome with low doses of rasburicase. *Eur J Haematol* 80:331, 2008.
35. Goldman SC, Holcenberg JS, Finklestein JZ et al: A randomized comparison between rasburicase and allopurinol in children with lymphoma or leukemia at high risk for tumor lysis. *Blood* 97:2998, 2001.
36. Saccente SL, Kohaut EC, Berkow RL: Prevention of tumor lysis syndrome using continuous veno-venous hemofiltration. *Pediatr Nephrol* 9:569, 1995.
37. Choi KA, Lee JE, Kim YG, et al: Efficacy of continuous venovenous hemofiltration with chemotherapy in patients with Burkitt lymphoma and leukemia at high risk of tumor lysis syndrome. *Ann Hematol* 88:639, 2009.
38. Lacasce A, Howard O, Lib S, et al: Modified Magrath regimens for adults with Burkitt and Burkitt-like lymphomas: Preserved efficacy with decreased toxicity. *Leuk Lymphoma* 45:761, 2004.
39. Mead GM, Sydes MR, Walewski J, et al: An international evaluation of CODOX-M and CODOX-M alternating with IVAC in adult Burkitt's lymphoma: Results of United Kingdom Lymphoma Group LY06 study. *Ann Oncol* 13:1264, 2002.
40. Mead GM, Barrans SL, Qian W, et al: A prospective clinicopathologic study of dose-modified CODOX-M/IVAC in patients with sporadic Burkitt lymphoma defined using cytogenetic and immunophenotypic criteria (MRC/NCRI LY10 trial). *Blood* 112:2248, 2008.
41. Thomas DA, Cortes J, O'Brien S, et al: Hyper-CVAD program in Burkitt's-type adult acute lymphoblastic leukemia. *J Clin Oncol* 17:2461, 1999.
42. Thomas DA, Faderl S, O'Brien S, et al: Chemoimmunotherapy with hyper-CVAD plus rituximab for the treatment of adult Burkitt and Burkitt-type lymphoma or acute lymphoblastic leukemia. *Cancer* 106:1569, 2006.
43. Fayad L, Thomas D, Romaguera J: Update of the M.D. Anderson Cancer Center experience with hyper-CVAD and rituximab for the treatment of mantle cell and Burkitt-type lymphomas. *Clin Lymphoma Myeloma* 8 Suppl 2:S57, 2007.
44. Abramson JS, Barnes JA, Toomey CE, et al: Rituximab added to CODOX-M/IVAC is highly effective in HIV-negative and HIV-positive Burkitt lymphoma. *Blood* 112:1229, 2008.
45. Song KW, Barnett MJ, Gascoyne RD, et al: Haematopoietic stem cell transplantation as primary therapy of sporadic adult Burkitt lymphoma. *Br J Haematol* 133:634, 2006.
46. Hoffmann C, Wolf E, Wyen C, et al: AIDS-associated Burkitt or Burkitt-like lymphoma: Short intensive polychemotherapy is feasible and effective. *Leuk Lymphoma* 47:1872, 2006.
47. Kelly JL, Toothaker SR, Ciminello L, et al: Outcomes of patients with Burkitt lymphoma older than age 40 treated with intensive chemotherapeutic regimens. *Clin Lymphoma Myeloma* 9:307, 2009.
48. Grigg AP, Seymour JF: Graft versus Burkitt's lymphoma effect after allogeneic marrow transplantation. *Leuk Lymphoma* 43:889, 2002.
49. Hoelzer D, Ludwig WD, Thiel E, et al: Improved outcome in adult B-cell acute lymphoblastic leukemia. *Blood* 87:495, 1996.

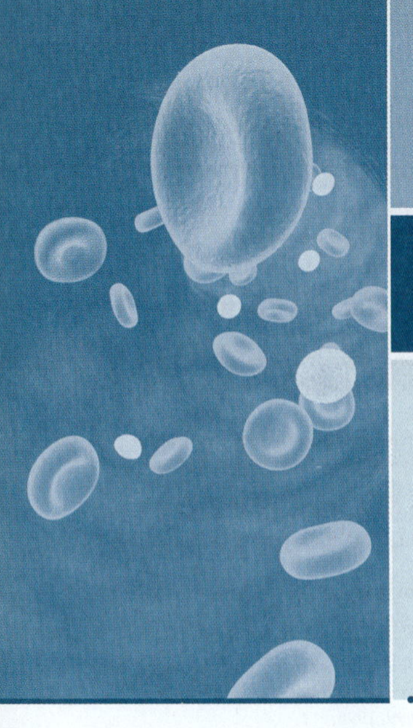

第105章

皮肤T细胞淋巴瘤(蕈样霉菌病和Sézary综合征)

Larisa J. Geskin

摘　要

皮肤T细胞淋巴瘤(CTCL)是一组异质性的恶性淋巴瘤,它们有恶性T淋巴瘤的共同特点,表达皮肤淋巴细胞抗原(CLA)并浸润皮肤。蕈样霉菌病(MF)是最常见的皮肤T细胞淋巴瘤亚型,大约占所有病例的50%。Sézary综合征是蕈样霉菌病的白血病性亚型,约占蕈样霉菌病的5%。蕈样霉菌病和Sézary综合征是成熟记忆T淋巴细胞最常见的恶性增殖性疾病,具有辅助性T细胞表型$CD4^+CD45RO^+$,即便在疾病最早期,也可致患者免疫功能受损。进展期常伴有严重的免疫功能受抑。诊断依靠皮肤活检,分期需结合放射影像学资料、淋巴结的病理学评估、内脏器官、血液和骨髓等受累情况,根据疾病表现作出恰当判断。

从治疗和判断预后考虑,蕈样霉菌病分为早期和进展期。有很多治疗方案可供选择,但没有任何一种治疗方法可以确切提高患者的生存率。疾病早期,肿瘤处于惰性生长过程,预后较好。疾病进展期,预后则很差。总体来看,病程迁延,肿瘤生长缓慢,患者免疫功能受损,缺乏明确的治疗方案。而多药联合的强烈化疗可以加重免疫功能抑制,应保留到疾病终末期时使用。蕈样霉菌病和Sézary综合征的治疗目标在于不损害患者免疫系统功能或降低生活质量的前提下,争取达到长期缓解。

本章使用的简写和缩略词:CD,分化群(cluster of differentiation);CLA,皮肤淋巴细胞抗原(cutaneous lymphocyte antigen);CTCL,皮肤T细胞淋巴瘤(cutaneous T-cell lymphoma);EBT,电子束照射(electron beam therapy);EORTC,欧洲癌症治疗研究组织(European Organization for Research and Treatment of Cancer);Ig,免疫球蛋白(immunoglobulin);MF,蕈样霉菌病(mycosis fungoides);NCCN,美国国立综合癌症网络(National Comprehensive Cancer Network);NK,自然杀伤(natural killer);PUVA,长波紫外线照射+内服补骨脂(psoralen ultraviolet A);SS,Sézary综合征(Sézary syndrome);Th2,辅助性T细胞2(T-helper type 2);TNMB,肿瘤,结节,转移,血液(tumor,node,metastasis,blood);UV,紫外光(ultraviolet light);WHO,世界卫生组织(World Health Organization)。

定义和历史

蕈样霉菌病(MF)和Sézary综合征(SS)是成熟记忆T细胞最常见的恶性增殖性疾病,具备辅助T细胞表型$CD4^+CD45RO^+$[1]。1806年,Baron Jean-Louis Alibert描述了一个患者,该患者最初表现为皮肤斑点,随后进展为斑块和蘑菇样肿瘤,他首次将此病命名为蕈样霉菌病[2]。1938年,Sézary和Bouvrain描述了一种表现为皮肤瘙痒、全身性剥脱性红皮病、血中出现高度扭曲的异常淋巴样细胞的综合征[3],现在称为"Sézary综合征",是MF的一个亚型。

在1970年之前,皮肤淋巴瘤被认为是全身性淋巴瘤在皮肤的表现。1975年,Lutzner和他的同事[4]认识到这些皮肤淋巴瘤的细胞形态和表型都非常相似,而与全身性淋巴瘤不同,是一种新的亚型,建议使用"皮肤T细胞淋巴瘤"(CTCL)来命名。这一定义对于区分皮肤淋巴瘤和全身性的淋巴瘤很有帮助;可是"皮肤T细胞淋巴瘤"这一名称比较宽泛,有时与"MF"相混淆,出现应用不当的情况。世界卫生组织(WHO)和欧洲癌症治疗研究组织(EORTC)分类方法解决了不同分类系统存在差异的问题(表105-1),该分类在2005年[5]形成并得到了认可。在综合了WHO和EORTC的分类方法后,皮肤T细胞淋巴瘤的分类和分期方案最近进行了修订[6]。

流行病学

MF的男女比例为2∶1,中位诊断年龄为55岁。在美国,非洲裔比欧洲裔MF的发病率高,预后也差。MF在亚洲和西班牙的发病率最低。有关皮肤T细胞淋巴瘤的发病中存在遗传因素的证据尚不确凿。在美国,每年大约有1000例新发病例,约为所有淋巴瘤的1.5%。每年的死亡率约为0.064/100 000人,疾病的分期不同,死亡变化较大。Ⅰ期的死亡率和年龄匹配对照组的差别不大。而Ⅳ期5年存活率为27%,15

表 105-1　世界卫生组织(WHO)和欧洲癌症治疗研究组织(EORTC)的原发性皮肤 T 细胞 /NK 细胞淋巴瘤分类

Ⅰ. 蕈样霉菌病

A. 蕈样霉菌病变异型和亚型

1. 亲毛囊型蕈样霉菌病

2. 变形性骨炎样网状细胞增生症

3. 肉芽肿性皮肤松弛病

Ⅱ. Sézary 综合征

Ⅲ. 成人 T 细胞白血病 / 淋巴瘤

Ⅳ. 原发性皮肤 $CD30^+$ T 细胞淋巴增殖性疾病

A. 原发性皮肤间变大细胞淋巴瘤

B. 淋巴瘤样丘疹病

Ⅴ. 皮下脂膜炎样 T 细胞淋巴瘤

Ⅵ. 结外 NK/T 细胞淋巴瘤,鼻型

Ⅶ. 原发性皮肤外周 T 细胞淋巴瘤,非特殊型

A. 原发性皮肤侵袭性 $CD8^+$ 亲表皮性 T 细胞淋巴瘤

B. 皮肤 γδT 细胞淋巴瘤

C. 原发皮肤 $CD4^+$ 小 / 中等大小多形性 T 细胞淋巴瘤

Ⅷ. 前体血液肿瘤

A. $CD4^+/CD56^+$ 原始 NK 细胞淋巴瘤(母细胞性 NK 细胞淋巴瘤)

年存活率为 10%[7,8]。MF(MF 中末期)的中位生存时间为 1.5 年,在美国,MF 的死亡率已经有所降低,可能与患者能得到更早期的诊断有关[9,10]。

病因和发病机制

MF 和 SS 的病因未明。人类 T 细胞淋巴瘤病毒(HTLV)-Ⅰ最初是从认为患有皮肤 T 细胞淋巴瘤的患者中分离得到的[11]。然而血清流行病学研究发现,HTLV-Ⅰ与成人 T 细胞白血病 / 淋巴瘤有关[12]。在美国,只有不到 1% 的皮肤 T 细胞淋巴瘤患者存在感染过 HTLV-Ⅰ的血清学证据。在意大利一组皮肤 T 细胞淋巴瘤患者中分离出了一种被称为 HTLV-V 的新的逆转录病毒[13],这个发现的意义尚不清楚。尽管患者的临床表现和免疫异常在病因学上不能排除与新的感染源有关,但还没有一种已知的特定病毒被认为与皮肤 T 细胞淋巴瘤的发病有关[14]。

在发现 MF 是成熟 $CD4^+$ 记忆细胞疾病之后,"抗原持续刺激"被认为是 MF 发病的初始事件,但抗原一直未能明确[15,16]。MF 被认为是一种免疫功能紊乱的疾病。肿瘤的进展与抗原特异性 T 细胞反应降低和细胞介导的细胞毒作用受损有关[17-19]。另一方面,生存率的提高与完整的细胞免疫有关[20]。MF 的进展也与进行性的 Th2 型细胞偏移和 Th2 型细胞因子增多有关[21,22]。这些改变导致了进展期 MF 的许多免疫功能异常,如嗜酸性细胞增多症,血清免疫球蛋白 IgA、IgE 增多,自然杀伤细胞功能受损,细胞免疫功能受损等[23]。晚期的 MF 和 SS 多伴有免疫活性降低,往往会导致危及生命的感染和继发性恶性肿瘤的高发。因此后者的增加不能单纯归因于之前致癌药物的应用[24]。

环境因素在欧洲被认为在病因学上与皮肤 T 细胞淋巴瘤有关[25],但是在美国还没有得到流行病学研究的证实。

临床特点

MF 的临床表现多种多样。皮肤症状的出现是因为受到 CLA 阳性的恶性淋巴细胞浸润所致,其症状的轻重取决于皮肤受累的程度。患者开始可能表现为对治疗不敏感的"慢性皮炎",可能被误诊为棘细胞层水肿性皮炎(俗称"湿疹")、"银屑病样皮炎"或其他慢性非特异有瘙痒症状的皮肤病。组织学上经常也缺乏特异性,很难作出诊断。尤其在疾病的早期和表现为红皮病的时候,因为这时不正常的非典型浸润可能很小并且皮肤可能被正常的炎性浸润所掩盖,或者因为其成熟 $CD4^+$ 细胞表型,被误认为是正常的炎性浸润。

MF 皮肤受累可分为不同的阶段,从斑片(图 105-1A)到斑块(图 105-1B)再到肿瘤(图 105-1C),但病变也可能不再进展,也可能出现新的病变。为了更好地进行描述,将它分为红斑期(只有红斑病变)、斑块期(同时有红斑和斑块)和肿瘤期(不只有肿瘤,同时有红斑和斑块)。红斑是一种伴不同程度的红斑和细碎皮屑的平坦性病变,可能会萎缩或形成皮肤异色病(图 105-2A),包括色素沉着过多、色素减退、萎缩和毛细管扩张等。斑块是边界清楚的红色、褐色或紫色皮损,高出皮面至少 1mm,伴有多少不一的皮屑。肿瘤则至少高出皮面 5mm,与斑块相似或呈圆顶形而无皮屑。绝大部分肿瘤出现在之前存在红斑和斑块的区域中(图 105-1C)。有一种被称为 MF d'emblée 的罕见 MF 变异型,可直接形成肿瘤而无红斑和斑块等前驱表现,此变异性侵袭性强,预后差。

受损的分布范围取决于疾病的临床分期。在早期,损伤比较容易发生在皮肤皱褶部和非阳光暴露部位(呈"洗浴躯干"分布)。在晚期,例如肿瘤期和红皮病期(广泛的皮肤受累),损害可以发生在面部,导致眼睑外翻,也可发生在手掌、足底等暴露区域(皮肤角化病;见图 105-2B)。肿瘤可以是全身性的,常有溃疡形成。疾病进展快慢不一,但经常在数几年之内发生[26]。病变常与轻重不一的瘙痒相关,导致患者失眠、体重减轻、抑郁甚至产生自杀冲动。瘙痒是影响这类患者生活质量最严重的问题之一。

红皮病约占 MF 的 5%。其表现轻重不等,常有脱屑、皮肤角化、手和脚的痛性龟裂、指 / 趾甲营养不良、指 / 趾甲脱落导致患者不能行走和进行日常活动等。严重感染的皮肤是细菌和其他病原体繁殖的温床,可致发热、畏寒和败血症。晚期可出现极度的外周性水肿,最后导致患者心血管系统功能受损。

临床表现分期的不同,患者可能表现为淋巴结受累和(或)内脏转移。从无临床症状到严重的疼痛、器官功能衰竭或者终末期的多器官功能衰竭,患者的临床表现常可反映患者受累的部位及严重程度。

实验室特征

CTCL 诊断常常需要结合临床表现和病理结果来确定。

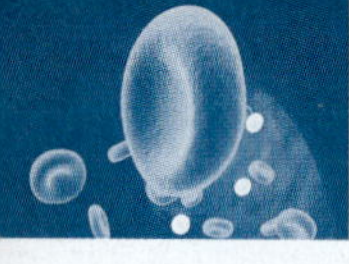

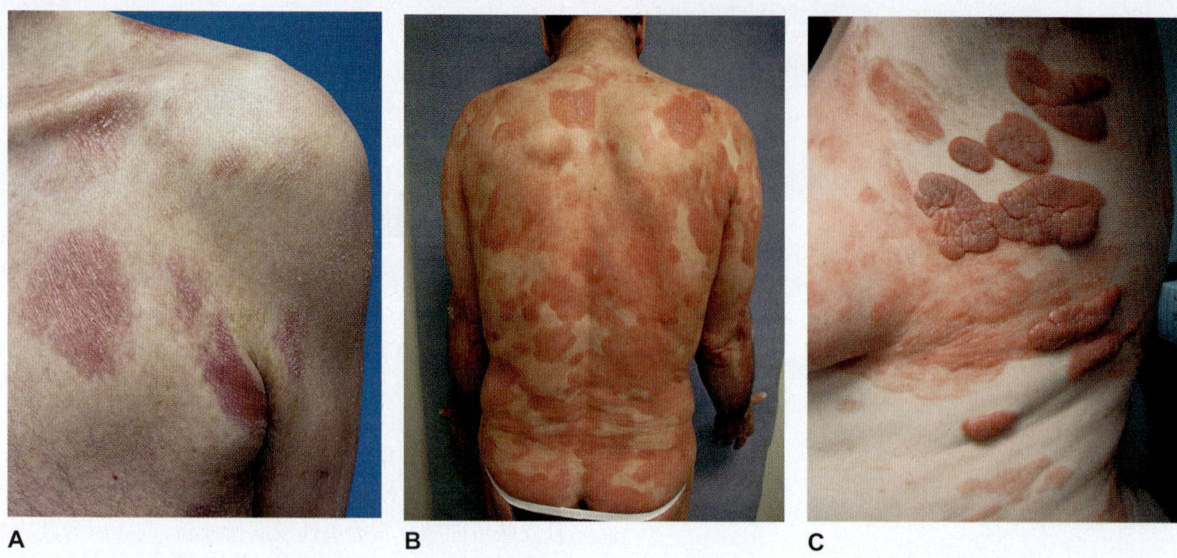

图 105-1　蕈样霉菌病。A. 红斑皮肤萎缩伴有细小碎屑。B. 广泛的斑片和较厚的斑块。C. 背部原先有斑片或斑块的位置出现肿块。

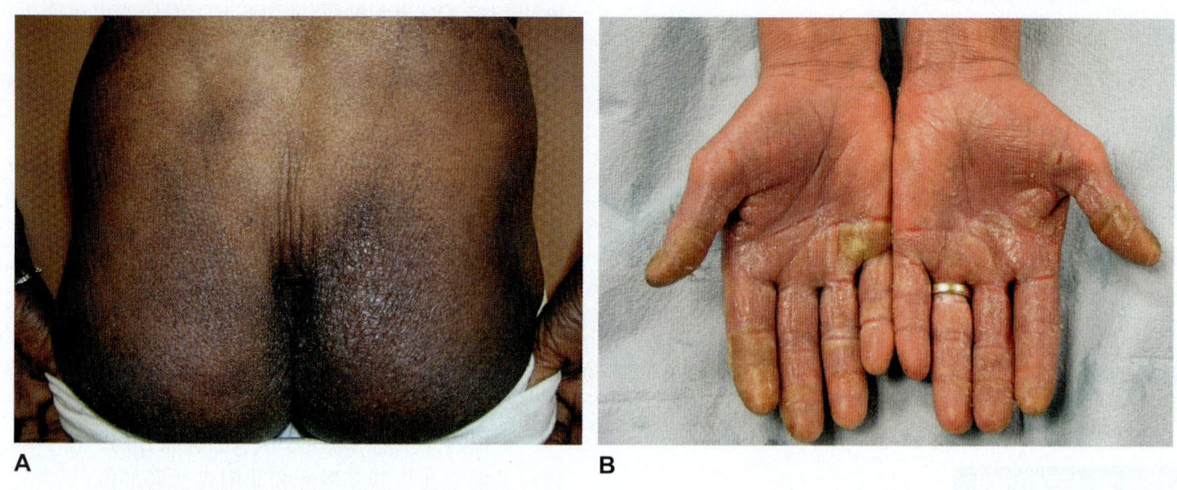

图 105-2　蕈样霉菌病。A. 皮肤异色病。B. 皮肤角化病。

■ 组织病理学

早期病变常表现为混有炎性细胞的多形性浸润，与几种良性皮肤病的表现相似。典型的 MF 表现为表浅的束带状淋巴细胞浸润（图 105-3A）。淋巴细胞大小不等，核扭曲呈脑回状为其特征。MF 恶性浸润有嗜表皮性的特点（在无棘细胞层水肿的表皮中可见淋巴细胞），可见表皮中成簇的淋巴细胞围绕在朗格汉斯细胞周围形成 Pautrier 小脓肿（图 105-3B）。非典型淋巴细胞排列在真皮表皮结合处，周围有晕样间隔（图 105-3C），这是疾病早期的重要表现[27]。表面的真皮胶原可有增厚，即所谓的“陈旧胶原”。随着疾病的进展，多形性浸润减少，表现为大量的不典型细胞蔓延至真皮层，嗜表皮性消失。有的 MF 可转变为大 T 细胞淋巴瘤（$CD30^+$ 或 $CD30^-$），预后不良[28-30]。

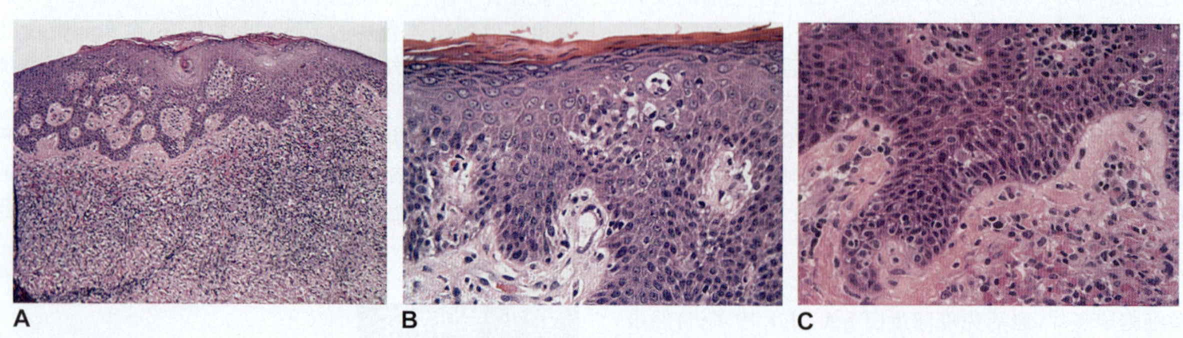

图 105-3　蕈样霉菌病皮肤活检（苏木素 - 伊红染色）。A. 皮肤苔藓样淋巴细胞浸润（束带样）。B. 非典型淋巴细胞嗜表皮性浸润，无棘细胞层水肿，真皮表皮结合处有 Pautrier 小脓肿，非典型淋巴细胞周围有晕样间隔。C. 表皮中的非典型淋巴细胞。

■ 免疫表型

在诊断中，免疫表型非常重要。肿瘤细胞常表达 CD3⁺CD4⁺CD45RO⁺CD8⁻，一种与成熟辅助 - 诱导 T 细胞有关的表型（图 105-4A 和 B）[31-33]，在体外试验发现这些细胞的功能与辅助 T 淋巴细胞是相同的[34]。正常循环中 85% 以上的 T 细胞 CD7 阳性，但循环中的 Sézary 细胞[35]和浸润皮肤的淋巴细胞 CD7 则为阴性（图 105-4C）。另外这些细胞通常表达 T 细胞激活的标记，如 HLA-DR 或 CD25（IL-2 受体），而不表达 CD26[36,37]，通常 CD4⁺CD26⁻ 是恶性 T 细胞淋巴瘤的重要标志之一。

■ 细胞化学

同多数肿瘤性 T 淋巴细胞一样，MF 细胞可用酸性磷酸酶、α- 萘基乙酸乙酯酶、β- 葡萄糖苷酸酶等染色。过氧化物酶、碱性磷酸酶和酯酶染色为阴性。某些病例中可有 PAS 阳性颗粒。可检测到 T 细胞受体 β 基因重排。在极少数病例中，MF 典型的临床表现常可与异常 CD4 表型有关，也可能具有 CD4⁻CD8⁺ 的细胞表型[38,39]。

■ 血液学检查

血液的累及可表现为血片中出现核扭曲（脑回形）的非典型淋巴细胞。与电镜相比核形态异常在光镜下非常细微，所以必须在光镜下仔细观察（图 105-5，图 105-6）。这些非典型的淋巴细胞对诊断 MF/SS 没有特异性，在一些良性皮肤病和服用免疫抑制剂的患者中也能找到少数相似的细胞。使用光学显微镜对血片的评估带有主观性，但对于同一个观察者，其结果通常是一致的。使用流式细胞术对受累细胞进行量化，结果要精确得多。Sézary 细胞没有已知的特异性标记物，其特征是缺乏正常成熟细胞表达的 CD7 分子，缺乏 CD3⁺ 或 CD4⁺ 阳性细胞表达的 CD26 分子。如 CD4⁺ 细胞数增加，且至少 40% 的细胞 CD7 缺失，30% 的细胞 CD26 缺失，则支持 MF 的诊断；若其克隆性同时定为 B2 级，则提示患者血液中的肿瘤负荷较高[6]。B2 级的白血病性外周血受累具有重要的预后意义（表 105-2 和表 105-3），即使没有淋巴结浸润，也会被列入ⅣA1 期。有红皮病和外周血肿瘤负荷较低的患者（B1，表 105-2），应被归为ⅢB 期。

■ 细胞遗传学

细胞遗传学异常不常见，但在晚期患者可见 10q 的杂合性缺乏和不稳定的微卫星结构[40]。分别位于 9 号或 10 号染色体短臂上的 *PTEN* 和 *CDKN2A* 是抑癌基因，其纯合性缺失可能与 MF 相关。在疾病的进展中，它们可能失活[41,42]。

分期

目前，被广泛接受的 MF 分期标准是 TNMB 分期系统，该系统以肿瘤、淋巴结、转移及血液受累情况为依据，在 1975 年首次被 MF 合作研究小组所采用[43,44]。近来根据此领域的研究进展，又对其进行了修订[6]。MF 和 SS 的精确分期（图 105-7），对于预后的判断和治疗方案的选择都至关重要。皮

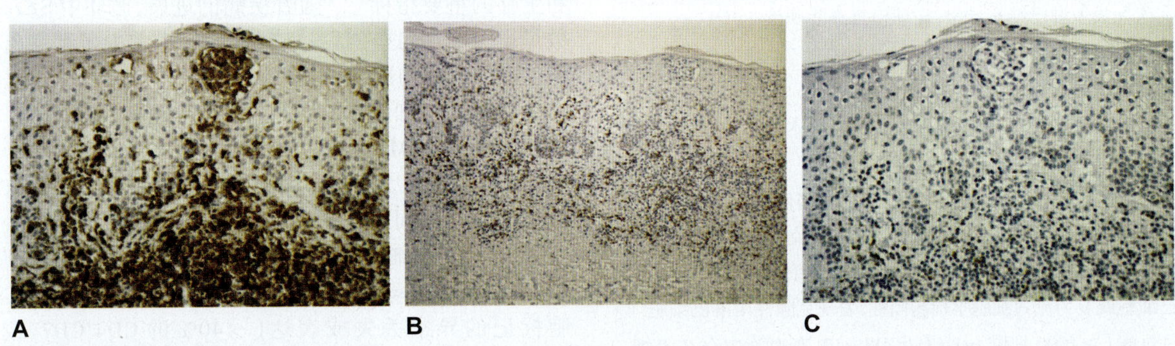

图 105-4 蕈样霉菌病免疫组织化学染色。A. CD4⁺ 细胞的苔藓样浸润，表皮中存在 Pautrier 小脓肿。B. 很少有 CD8⁺ 细胞。C. 成熟标志 CD7 分子阴性。

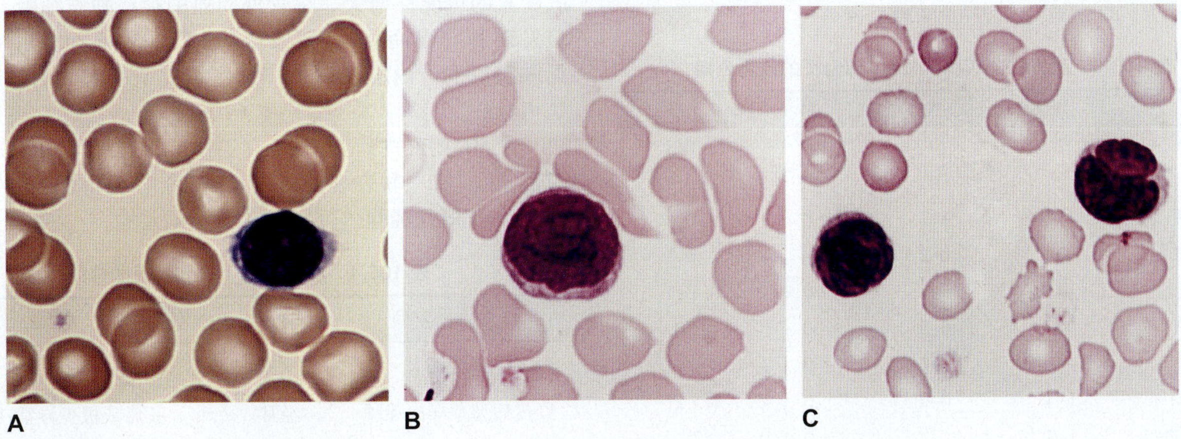

图 105-5 外周血淋巴细胞。A. 正常小淋巴细胞。B. Sézary 细胞细胞核在光镜下呈漩涡状，若不注意淋巴细胞数目，容易与慢性淋巴细胞白血病中的小淋巴细胞相混淆。C. 一病变累及骨髓及外周血的蕈样霉菌病患者外周血淋巴细胞，可见核裂。

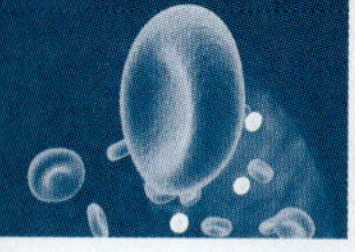

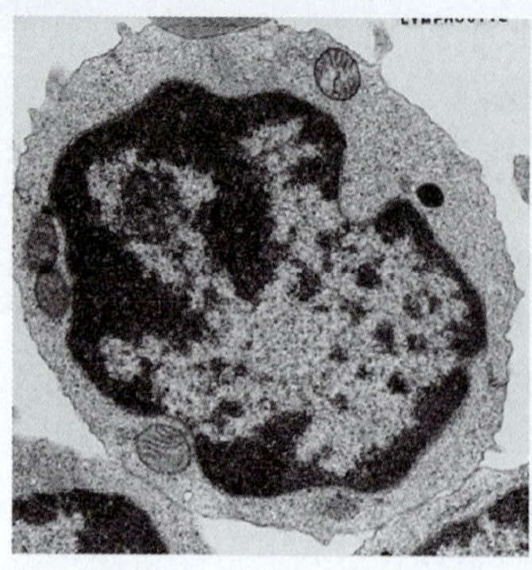

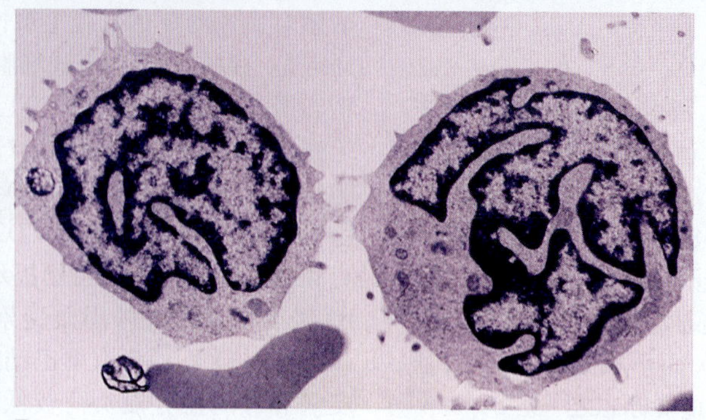

图 105-6　淋巴细胞的电镜照片。A. 正常淋巴细胞。B. 两个来源于同一患者的淋巴细胞，该患者外周血中有 Sézary 细胞，图中最后一个细胞具备明显的 Sézary 细胞特征——细胞核呈脑回状。

肤性损害以 T 分期系统为标准（见表 105-2）。皮损的类型和面积大小与患者的生存率有关，是判断预后的重要指标。预后的好坏取决于肿瘤负荷的轻重。存在肿块（T3）要比红皮病（T4）预后更差[8]。

皮肤外病变程度常反映皮肤的受累程度。在疾病早期，淋巴结和血液受累不会太重。淋巴结受累出现在 1/2 的患者中，并随着皮肤病变的进展而加重[45,46]。根据 TNMB 分期中的 N 目录对 MF 淋巴结受累进行分期（见表 105-2），治疗前腹腔内淋巴结受累情况可以用 CT 扫描来评价[47-49]。

表 105-2　蕈样霉菌病的 TNMB 分型

T：皮肤
T1：局限性斑块，丘疹或湿疹斑片 < 体表面积的 10%
T2：多发性斑块，丘疹或红斑 ≥ 体表面积 10%
T3：出现一个或多个肿块（直径 ≥ 1cm）
T4：广泛性红皮病，至少占全身体表面积的 80%
N：淋巴结
N0：临床上浅表淋巴结无异常
N1：临床上浅表淋巴结有异常，病理检查未见 MF 病变
N2：临床上浅表淋巴结不能扪及，病理检查有 MF 病变
N3：临床上浅表淋巴结有异常，病理检查有 MF 病变
NX：临床上浅表淋巴结有异常，病理检查不能确诊
M：内脏器官
M0：没有内脏器官受累
M1：内脏器官受累；需要组织学确诊并明确具体器官
B：血液
B0：无异形细胞（<5%）；a 为流式细胞学检测阴性，未发现克隆性 T 淋巴细胞或 b 为流式细胞学检测阳性，发现克隆性 T 淋巴细胞
B1：有异形细胞（≥5%）；a 为流式细胞学检测阴性，未发现克隆性 T 淋巴细胞或 b 为流式细胞学检测阳性，发现克隆性 T 淋巴细胞
B2：白血病（≥1000 细胞 /μl，CD4/CD8≥10，有血液中存在 T 细胞克隆的证据）

注：T 代表肿块大小及有无累及邻近组织。N 代表受累及的区域淋巴结。M 代表远处转移。B 代表外周血是否有肿瘤细胞。

表 105-3　蕈样霉菌病和 Sézary 综合征的改良分期

	T	N	M	B
ⅠA	1	0	0	0，1
ⅠB	2	0	0	0，1
ⅡA	1，2	1，2	0	0，1
ⅡB	3	0~2	0	0，1
Ⅲ	4	0~2	0	0，1
ⅢA	4	0~2	0	0
ⅢB	4	0~2	0	1
ⅣA1	1~4	0~2	0	2
ⅣA2	1~4	3	0	0~2
ⅣB	1~4	0~3	1	0~2

T1~T4、N0~N3 及 M0~M1 定义见表 105-2。

受累淋巴结病理组织学检查可以发现形态均一的 MF 细胞浸润，正常淋巴结的组织结构部分或完全消失。然而在大部分病例中，正常的淋巴结组织并没有消失，皮肤病变同时伴有数量不定的异型淋巴细胞出现于淋巴结 T 细胞皮质旁区比较常见。甚至淋巴结会单独出现皮肤病变，有重要的预后判断意义（见表 105-2 和表 105-3）[26,50]。异常的淋巴结应该行切除活检，无论它处于哪一 T 分期[51]。

肿瘤转移是判断预后的最重要因素（见表 105-2 和表 105-3）。当患者肝脏、脾脏、胸膜和肺脏等内脏器官受累时，中位生存期不超过 1 年[52]。血液受累也是判断患者疾病进展和生存的重要指标[53]。随着疾病的进展，循环中 Sézary 细胞数量也会增加，这在泛发性红皮病的患者中尤其突出。然而即使在疾病的初期，高敏感的 PCR 技术较易检测出血液中存在的克隆性 T 细胞，表明早期系统性病变很常见[54]。血液受累的分期见 TNMB 分类中的 B 类（见表 105-2）。出于分期的需要，B2 级被认为等同于淋巴结受累[55,56]，无淋巴结浸润的白血病性的外周血受累被划为 IVA1 期（见表 105-3）。B2 期定义为 Sézary 细胞 ≥1000 个 /μl，或①循环中 T 细胞增多，CD4/CD8 比值 ≥10，或（和）②流式细胞术检测发现泛 T 细胞标记的异常丢失或表达（>40% 的 $CD4^+CD7^-$ 或 >30% 的 $CD4^+CD26^-$）。可以用细胞遗传学或 T 细胞受体（TCR）基因重排等敏感技术检测癌细胞[57-61]。血液受累者淋巴结和内脏受累的可能性增大。尽管外周血中存在肿瘤细胞，骨髓活检发现肿瘤浸润并不常见；尸检时，约 30%~40% 的病例可见肿瘤浸润。内脏浸润的癌细胞与皮肤浸润的癌细胞形态是相似的[62]。

在 MF 的红皮病亚型中，有三种 T4 亚类（表 105-4）。一般而言，SS 具有三联表现：剥脱性红皮病、全身淋巴结肿大和白血病，根据既往经验，它是 MF 中预后最差的。

表 105-4　红皮病型 T 细胞淋巴瘤分类

红皮病性亚型	之前存在 MF	血液
Sézary 综合征	罕见	白血病：B2
红皮病型蕈样肉芽肿	经常	正常或极少异常：B0~B1
红皮病型 T 细胞淋巴瘤，非特殊型	不存在	正常或极少异常：B0~B1

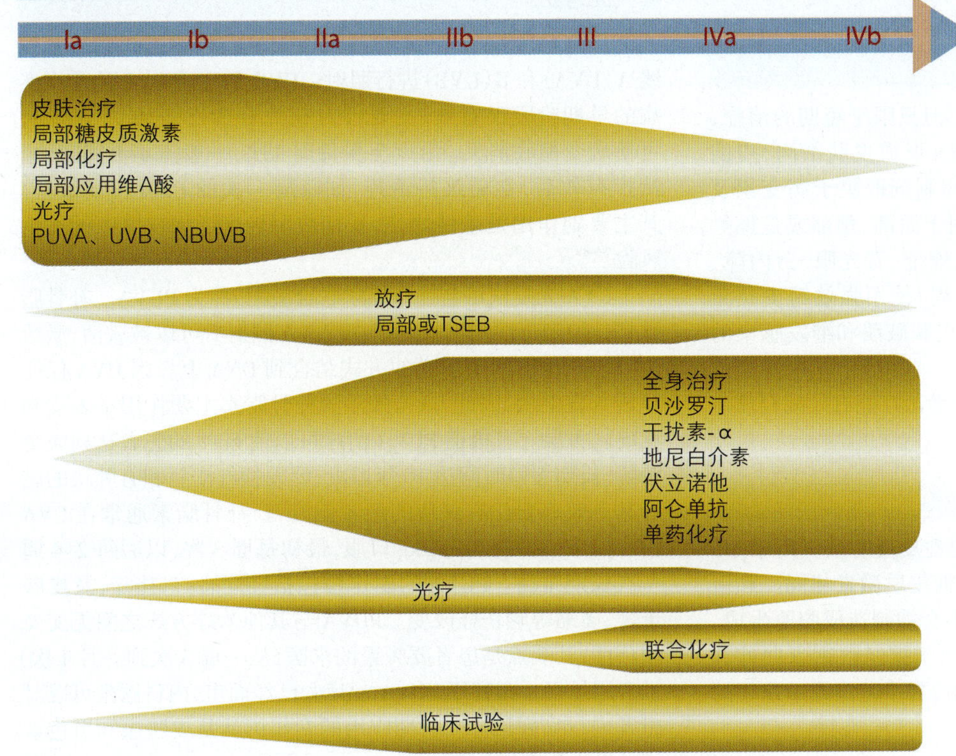

图 105-7 皮肤 T 细胞淋巴瘤的治疗流程。

鉴别诊断

MF 的诊断需要考虑临床表现、皮肤及淋巴结活检(如果有适应证)和外周血是否受累等因素。许多良性的皮肤病与 MF 和 SS 很类似,甚至可能出现 TCR 基因重排[63-66]。这些良性病变包括银屑病和牛皮癣(如毛发红糠疹、脂溢性皮炎、接触性皮炎和湿疹等)、擦烂红斑、皮癣和药物疹等。

鉴别诊断时还要考虑到 MF 之外的皮肤和全身性淋巴瘤。冒烟型成人 T 细胞白血病 / 淋巴瘤的临床特征与 MF 有很多相似之处,但常常可以通过 HTLV-Ⅰ抗体和其他 MF 中不常见的标记物来鉴别。尽管如此,这种鉴别仍然是很困难的[67,68]。

佩吉特样网状细胞增多症(Woringer-Kolopp 病)是一种非常罕见的皮肤病,由孤立的或局限性的皮肤斑块组成。几乎只在年轻男性中发病,是一良性病变,预后良好[69-71]。其主要累及外皮,在增生的表皮中可见不典型的淋巴细胞[72]。尽管此病通常呈惰性生长并且非常局限,但有些患者病变呈现为播散方式,即 Ketron-Goodman 变异型[73]。组织学表现与变形性骨炎样网状细胞增多症相似,表皮有明显的肿瘤细胞浸润,预后差[73]。这种变异型是一种激活的 T 淋巴细胞疾病,偶尔表达辅助 T 细胞 CD4 抗原[74,75],像 MF 一样,赘生细胞也有 TCR 基因重排。

其他类型的 CTCL,如黏蛋白性脱发、亲毛囊型 MF、附件皮肤 T 细胞淋巴瘤等都应该鉴别,诊断有赖于皮肤活检。$CD30^+$(Ki-1)和 $CD30^-$ 的淋巴瘤与 MF 类似,表现为红斑样或紫蓝色的溃烂小瘤。关键的问题是把早期皮肤 $CD30^+$ 的淋巴增生性疾病与 $CD30^+$ 的大细胞转化型 MF 和 $CD30^+$ 淋巴结淋巴瘤所致的继发性皮肤受累区分开来。$CD30^+$ 皮肤淋巴瘤呈惰性生长,有很好的预后及自发缓解的倾向,而转化型 MF 和淋巴结淋巴瘤则预后差。在极少数的情况下,这些淋巴瘤进展为全身累及,与 $CD30^+$ 淋巴结淋巴瘤预后类似[76,77]。淋巴瘤样丘疹病是与 $CD30^+$ 淋巴组织增生病相似的良性病,发生在皮肤,病程进展缓慢,预后极好,它常表现为成批出现的红斑丘疹或小瘤,伴有瘙痒或疼痛,可形成溃疡和亦能自行痊愈[78]。本病中约有 10% 的病例与其他肿瘤,主要是 MF 和其他淋巴瘤有关。因此,对于淋巴样丘疹病患者应进行密切观察和随访,治疗可选用低剂量甲氨蝶呤口服。

治疗

多种治疗方式可诱导大多数的 MF 患者缓解。除非在疾病早期,通常不可能完全治愈。MF 的治疗分为皮肤治疗和系统治疗(表 105-5)。针对皮肤的治疗,在疾病早期是主要的,也可作为系统性疾病全身治疗的附加治疗。决定如何治疗很困难,这主要取决于疾病表现的分期。修订的诊治指南在美国国家综合癌症网络上可获得(www.nccn.org)[79]。 MF 和 SS 的治疗流程见图 105-7。

表 105-5 蕈样霉菌病和 Sézary 综合征的治疗选择

针对皮肤治疗	系统治疗
	免疫调节
外用糖皮质激素	干扰素 -α
局部应用氮芥	体外光分离置换法
卡莫司汀	抗体 / 融合蛋白
维甲酸(贝沙罗汀,异维甲酸)	地尼白介素
局部应用他克莫司(普特彼)	阿仑单抗
咪喹莫特(艾达乐)	维甲酸
光疗法	口服贝沙罗汀
UVB 和 PUVA	阿维甲酸
光动力学疗法	异维甲酸
电子束疗法	组蛋白脱乙酰基酶抑制剂
局部	伏立诺他
整个皮肤	罗米地辛
	化疗(单独或联合)
	口服泼尼松、甲氨蝶呤、多柔比星、环磷酰胺、苯丁酸氮芥、喷司他丁、克拉屈滨、氟达拉滨、普拉曲沙及其他

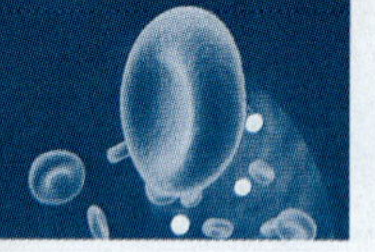

皮肤治疗

外用糖皮质激素

在 MF 早期，此类药治疗很有效。但只限于短期的治疗，否则会导致胶原合成受抑（皮肤萎缩），形成皮肤细沟，皮肤脆性增加和继发感染。使用何种外用制剂取决于病变累及的范围和部位。强效外用制剂不应用于面部、颈部或是擦烂区。因为在这些区域应用后，会导致痤疮、青光眼、白内障、渗出和严重的皮肤萎缩。长期（ >2 周）使用强效糖皮质激素可致严重的皮肤异色病，进而导致皮肤破溃和继发感染的风险。

外用糖皮质激素很少单用，作为辅助治疗能有效减轻瘙痒症状。

局部应用他克莫司（普特彼）

已证实局部应用他克莫司对特应性皮炎有效。用于 MF 患者面部和擦烂区其效果与中 - 低效糖皮质激素相同。和甾类药物相比较，其主要的优势在于它不会抑制造成胶原生成，因此就不会导致皮肤萎缩[80]。然而，由于神经贮钙蛋白抑制剂用于 CTCL 存在争议，所以他克莫司应在小范围或短疗程的使用。

局部应用氮芥

这种药物主要用于早期的皮肤病变，在疾病进展期，则只能作为其他治疗的补充。其主要优点是毒性相对较低，缺点是每天大面积应用时不方便，且近半的患者存在变态反应[81]，对皮肤有潜在的致癌性[82]，对部分患者可能无效。10mg 氮芥稀释至 60ml 水中或 60g 混悬乳膏或脱水软膏中，每天用棉签或小刷子涂抹给药，可降低变态反应的发生率。有效者可连续应用 1 年，然后减为隔天一用持续 1~2 年，3 年后或皮肤病变完全消失时可停止治疗。

局部应用卡莫司汀

卡莫司汀（BCNU）可用于 MF 的治疗，但因存在严重的刺激性和皮肤吸收后的全身毒性，故在 MF 中的应用并不广泛。其在软膏中浓度为 20~40mg/dl，晚上使用，早上洗去。每两周监测血常规一次明确是否有骨髓受抑。卡莫司汀还可致不可逆的皮肤变薄，毛细血管扩张和色素沉着过度[83]。

局部应用维甲酸

局部应用 1% 维甲酸凝胶贝沙罗汀在 MF 的治疗中最常见。贝沙罗汀是一种与维生素甲有关的小亲脂性分子。易于穿过胞质膜，与核受体结合（维 A 酸 X 受体），通过特异性细胞内受体导致基因表达的改变。据报道其完全有效率为 20%，总有效率为 60%[84,85]。其用法是每天两次涂一薄层于斑点和斑块的表面。主要的毒性是局部的刺激作用。美国食品和药品管理局（FDA）批准的贝沙罗汀凝胶的适应证是用于对至少一种局部治疗耐药的 MF 患者。口服贝沙罗汀会导致严重的出生缺陷。考虑到从皮肤表面潜在吸收的可能，贝沙罗汀不能用于怀孕妇女。

光疗法

目前有几种形式的光疗法可用于 MF 的治疗，包括用紫外线 A（UVA）和 B（UVB）进行照射。UVB 和窄谱 UVB 治疗在疾病的早期阶段很有效（主要针对斑片和薄层斑块）。光疗法可使病变彻底消失。治疗至少每周 3 次，一般需 4~8 周起效。治疗有效后，常需维持治疗，如每周一次的 UVB 长期维持。其主要副作用是急性灼伤，长期应用轻度增加皮肤癌的发生风险[86-88]。

UVA 光疗法可与补骨脂素联合应用，称为 PUVA。补骨脂素是一种光毒性呋喃香豆素，经 UVA 照射后可以被激活，激活后可以共价键和不可逆的方式结合到 DNA 上。因 UVA 仅能穿透真皮上层，因此 UVA 激活的补骨脂素主要作用于表皮和真皮乳头层。有报道 PUVA 治疗可以使 60% 的患者达到完全缓解，长期缓解时间达 10 年以上；泛发性红皮病和有肿块的患者其有效率要比有斑块的患者低[89-91]。补骨脂素通常在 UVA 治疗前 2 小时按 0.6mg/kg 口服，最初每周 3 次，以后每 2~4 周一次长期维持。PUVA 的副作用包括轻度恶心，瘙痒，及皮肤干燥、萎缩等晒伤样改变。PUVA 与其他治疗方式之间无交叉耐药性，其缺点是患者要频繁的求医（从一周 3 次到一月 1 次）且费用昂贵。家庭用 PUVA 治疗盒已经面市，内科医生可以对患者进行家庭治疗。长期应用的副作用就是皮肤癌和黑色素瘤的发生概率增加[92]。

光动力学疗法

光动力学疗法是一种新型的光化学疗法，主要是利用卟啉的两种特性：可以选择性聚积于肿瘤部位（如 5- 氨基酮戊酸），并可以红光照射后在肿瘤中产生有细胞毒性的氧化物。5- 氨基酮戊酸是一种天然的卟啉前体，照射前在肿瘤中转化为高度光敏活性的内生原卟啉Ⅸ。红光照射很安全，并且能渗透到组织的深层，能用于较厚的肿瘤治疗。光动力学疗法在肿瘤数目不多、皮损面积不大的患者中尤其有效。治疗最主要的问题是在照射时产生的疼痛局限了它在面积较大肿瘤中的应用[93,94]。

电子束疗法

电子束治疗是一种对 MF 很有效的治疗手段，可以用于特殊部位和皮损的局部治疗，也可以用作整个皮肤表面的放射（全皮肤电子束治疗）。值得注意的是它仅能穿透上层真皮，全身反应较小，完全缓解率可达 80%[95-97]，且 20% 的患者在治疗后 3 年内无复发。复发率取决于疾病的分期，有红皮病和很多肿块的患者存活时间常常很短（可能只有 2~3 周）。典型的方案是每周 4Gy，8~9 周完成总剂量 36Gy。电子束治疗的优势是完全率且持久，而无全身毒性。不良反应包括脱发、萎缩、水肿、皮炎和增加皮肤肿瘤的风险。当采用分次照射的治疗方式（每剂量 1Gy）时，高达三个疗程的电子束治疗是安全的。有报道低剂量的电子束治疗尽管复发率稍高，也是有效的[98]。

咪喹莫特（艾达乐）

咪喹莫特是一种新型的外用免疫调节剂，对尖锐湿疣、光化性角化病、基底细胞癌、角化棘皮病和其他皮肤肿瘤都非常有效。作用方式尚不清楚,可能与诱导肿瘤坏死因子 -α 和干扰素类表达、激活 Th1 型免疫应答、清除癌细胞或病毒感染细胞有关。有几个研究小组报道咪喹莫特在斑片早期的 MF 的患者中有效[99,100]。其用法是每周 3 次,连续使用 3 个月,目前还没有长期的随访数据。

■ 全身性治疗

口服维甲酸

贝沙罗汀是一种经过 FDA 批准可用于 MF 的 X 受体选择性维甲酸。对于没有禁忌证的患者,它是全身治疗的一线药物。目前 FDA 认可的常规剂量是每日 300mg/m^2,在临床试验中贝沙罗汀单药治疗的总有效率在 45%~57% 之间,完全反应率为 2%[101,102]。加大剂量治疗可以使反应率更高,而且在更短的时间内获效,但副作用也随之增多。所有服用贝沙罗汀的患者都会发生中枢性甲状腺功能减退和高脂血症(大部分为显著的高甘油三酯血症),需同时服用甲状腺素片和降脂药。其他的副作用包括可能是假脑瘤所致的头痛、白细胞减少症和瘙痒症。绝大多数副作用是剂量依赖性的,患者对其耐受性较好。贝沙罗汀首先被推荐用于难治性的和持续处于ⅠA 期的患者,目前被推荐作为一线药物用于更晚期的患者(NCCN 指南)。其标准疗程在参考文献 103 中做了阐述。贝沙罗汀用于长期维持治疗是安全的,但它和其他维甲酸被列为妊娠期药物的 X 类,禁用于妊娠或准备妊娠的妇女。

其他维甲酸也可用于 MF 和 SS 的治疗,包括异维甲酸、阿西曲丁、阿维甲酸(在美国没有面市)和全反式维甲酸。这些化合物在 MF/SS 中的作用仅在部分病例研究和小的开放性的初期试验中被证明有效,目前还没有前瞻性研究正式对这些药物进行评估[104]。

组蛋白脱乙酰基酶抑制剂

两种新的组蛋白脱乙酰基酶(伏立诺他和罗米地辛)得到了 FDA 批准,用于皮肤 T 细胞淋巴瘤的治疗[105,105a]。伏立诺他(vorinostat)的开放性Ⅱb 期临床试验显示其总有效率为 30%。值得注意的是,在这个临床试验中,仅使用了皮肤表现这一项作为评估的终末点。在这个临床试验中,没有观察到完全缓解病例。患者中,晚期疾病的中位复发时间为 56 天。所有患者的中位进展时间是 4.9 个月。对于ⅡB 期或者疗效较好的患者,其中位进展时间则为 9.8 个月。总的来说,32% 的患者瘙痒症状消失。最常见的药物相关性副作用是腹泻(49%)、疲乏(46%)、恶心(43%)和食欲减退(26%);大部分都是 2 度或以下,那些 3 度或者更高的副作用包括疲乏(5%)、肺栓塞(5%)、血小板减少(5%)和恶心(4%)。两个涉及 167 个患者的国际多中心的开放性Ⅱ期临床试验显示,罗米地辛总有效率为 35%,中位有效时间分别为 14 个月和 11 个月,完全反应率为 6%[105a]。副作用包括恶心(67%)、疲乏无力(49%)、食欲不振(37%)、心电图 T 波改变(29%)、贫血(26%)、味觉障碍(23%)、中性粒细胞减少(22%)和白细胞减少(20%)。2% 的患者观察到室上性、室性心律失常和感染等严重副作用。

干扰素 -α

干扰素 -α 可以作为单药使用,也可以与其他系统疗法联合使用。当用单药给药时,初始剂量为(3~5)× 10^{6}U/d 或每周 3 次,有效率是 50%~70%[106]。其毒性作用包括流感样症状和疲乏无力等。

体外光分离置换法

可以采用体外技术行 PUVA 治疗[107,108]。通过白细胞分离术将白细胞汇集,将其暴露于光敏剂,然后用 UVA 照射,再将细胞回输给患者。此法既对肿瘤细胞有直接的细胞毒性作用,又可以激活淋巴细胞对肿瘤细胞产生免疫作用。光分离复置法一般 2~4 周一次,直到病灶被清除。其副作用很小,可能与治疗过程中的体液转移有关[92]。

单克隆抗体

阿仑单抗(Campath-1H)是一种针对 CD52 抗原的人源化 IgG1 单克隆抗体。在一样本量不大的队列研究中,其有效率为 50%[109,110]。低剂量的阿仑单抗对年纪较大的 SS 患者安全有效[111]。阿仑单抗能有效地清除患者的血液中的白血病细胞。如果需要,对 SS 患者进行低剂量皮下注射也是有效的[112]。

重组融合蛋白

地尼白介素(Ontak)是一种 IL-2 白喉霉素融合蛋白。一项有 71 名对前五种疗法的一半以上没有反应的 MF 患者参加的Ⅲ期临床试验,对地尼白介素的安全性和有效性进行了评估。此试验使地尼白介素在 1999 年得到了 FDA 的初步批准。地尼白介素有两种使用剂量:每天 9μg/kg 或 18μg/kg 连用 5 天。其有效率为 30%,其中 10% 的患者达到完全缓解[113]。虽然不存在剂量依赖关系,但是晚期患者(ⅡB 期或更高)对高剂量用药的反应性可能更好(P=0.07)。中位起效时间为 6 周,此试验中有效反应持续时间约为 7 个月。

2008 年 8 月,一项更大的随机、双盲、安慰剂对照的Ⅲ期临床试验取得了 FDA 的批准[114]。统计显示:剂量 9μg/kg 时,客观有效率为 37%;剂量为 18μg/kg 时,客观有效率为 46%,两组比较有统计学差异(P=0.002)。那些用量为每天 18μg/kg 的患者其无进展生存时间为 971$^+$ 天,持续有效期为 220 天。开始治疗到治疗有效时间为 92 天,开始治疗到治疗失败时间为 169 天。尤其要说明的是,45% 的患者最佳治疗反应出现在用药第 4 周期以后,这说明为取得最佳的治疗效果,适当的临床试验是必要的。所有的完全缓解都是在用药的第 4 周期及以后才达到的[114]。

副作用很多,如毛细血管渗漏综合征。其他副作用有:感染、肝炎、体液滞留、皮疹、气喘以及诸如发冷、发烧、无力、肌肉酸痛、头疼、恶心、呕吐等流感症状。心律失常,血栓等紧急状况偶有发生。通常不良反应在前两周期内最为严重,但随着治疗的进行而逐步减小。

化学疗法

pralatrexate(Folotyn)是一种新型抗叶酸类似药,用于治疗复发或难治性的周围 T- 细胞淋巴瘤(PTCL)。一项非随机的开放性国际研究评估了该药,这也是目前针对复发、难治型 PTCL 患者的最大规模的前瞻性研究。此项试验共入组 115 名患者,其中 111 名在 7 周内的 6 周接受了 30mg/m^2 的 pralatrexate 静脉注射,同时接受 B_{12} 和叶酸。109 名患者对有效性做了评估。

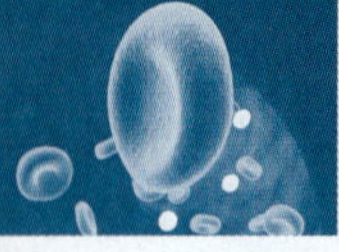

所有患者之前都接受过强治疗并失败，包括 CHOP 化疗方案和自体干细胞移植。试验显示客观缓解率（ORR）27%（*n*=29）；完全缓解率（CR）10%（*n*=11）；部分缓解率（PR）17%（*n*=18）；23 名患者（21%）病情稳定。第一疗程之后，多数患者起效（69%）。对长期（>1 年）有效的患者也进行了观察，不良反应包括黏膜炎症（Gr3=17%，Gr4=4%）和血小板减少（Gr3=14%，Gr4=19%）[114a]。单药化疗经验最多的是烷化剂，包括每 4~6 周进行 0.4mg/kg 的氮芥静脉注射，另外还有环磷酰胺，或苯丁酸氮芥。据报道 60% 有反应，其中 15% 完全缓解[115,116]。每天 2.5~10mg 的甲氨蝶呤[117]，每周 2 次 7.5~15mg 的博来霉素肌内注射，每月 1 次 $60mg/m^2$ 的多柔比星静脉注射，也有相同的效果[118,119]。晚期 MF 使用脂质体多柔比星，总有效率有 88%[120]。抗嘌呤类，包括氟达拉滨和喷司他丁，有高达 50% 的有效率[121-123]。吉西他滨也有相同的有效率[124]。无论单药还是多药联合，都不能治愈 MF。单药和联合化疗都使向大细胞淋巴瘤转化的概率增大，使预后更差[125,126]。因为联合化疗的有效率相对较高，所以单一用药很少使用。但是，联合化疗具有更强的免疫抑制作用，使严重感染的危险性增加，导致大多数患者死亡[127]。综合疗法的客观反应率高达 80% 以上，完全有效率约 25%[91,128]。缓解持续时间不定，中位时间约为 1 年。无长期的存活期报道。许多新药目前在临床试验中，包括一种新型有前途的嘌呤核苷类似物、嘌呤核苷磷酸化酶抑制剂和沙利度胺的衍生物雷那度胺等。

联合用药治疗

有报道，几种联合用药疗法提高了 MF 患者的治疗有效率，包括低剂量干扰素 -α 联合体外光分离置换法和贝沙罗汀口服；泼尼松联合氟达拉滨；PUVA 联合贝沙罗汀口服[96,129]。

总的说来，MF 是一种惰性 T 细胞肿瘤，早期预后很好，应采用保守治疗，如针对皮肤的治疗（氮芥、局部外用糖皮质激素、局部外用贝沙罗汀）结合光疗，低剂量的干扰素，低剂量的甲氨蝶呤，或是其他单药化疗。使用积极的化疗方式，患者生存率与使用保守治疗的没有明显差异，但是积极的治疗方式可能会导致更大的药物毒性。目前此病仍不可治愈，治疗目的是阻止疾病发展，尽可能地保证患者的生活质量。

病程和预后

预后很大程度上取决于疾病的分期。50% 的 MF 患者其死亡是由感染造成的。败血症和细菌性肺炎很常见，它们常常是由于皮肤损伤，感染葡萄球菌和假单胞菌所致[26]。晚期患者，疱疹病毒的感染率为 10%。在病程晚期，病情进行性发展，导致广泛的内脏受累是第二大常见死亡原因。

原发皮肤间变大细胞淋巴瘤

临床发现

CD30 阳性的皮肤淋巴增生性疾病位于 MF 之后，是第二常见的 CTCLs，约占 CTCLs 总数的 25%[78]。有一系列的 $CD30^+$ 皮肤淋巴增生性疾病亚型，包括淋巴瘤样丘疹病及与其对应的恶性肿瘤——原发性皮肤间变大细胞淋巴瘤。至少在皮肤出现症状后 6 周内没有皮肤以外的病变表现，才能确定为原发性皮肤间变大细胞淋巴瘤（图 105-8A）[3]。继发的淋巴结受累与预后关系不大[4]。在一些病例中，很难区分淋巴瘤样丘疹和原发皮肤间变大细胞淋巴瘤，因为它们的临床表现和组织形态不一致。这些疾病被认为是交界性疾病，它们的分类应该将其临床行为和表现考虑进去。

其他 $CD30^+$ 的皮肤淋巴增生性疾病包括大细胞转化型 MF，全身性间变大细胞淋巴瘤，皮肤 NK/T 细胞淋巴瘤和霍奇金淋巴瘤。区分这些疾病是很重要的，因为其治疗和预后差别都很大（见随后治疗部分）。描述性词语“间变”能够从这种淋巴瘤的名字中省略，因为这些淋巴瘤可能呈间变性、免疫母细胞性或多形性的细胞形态。如忽略其病理学特征，这些 $CD30^+$ 大细胞淋巴瘤有相似的临床过程、治疗和预后[78,130-132]。

$CD30^+$ 的原发皮肤间变大细胞淋巴瘤可以发生于任何年龄段，高发年龄为 60 岁，男性稍多[76,133]。可以出现在身体的任何部位。皮损呈褐色到紫蓝色小瘤或肿块，单个最常见，也可为多发性全身累及，它们可以自然地消退。组织病理学显示，最少有 75% 的大细胞表达 CD30。大部分病例是 $CD4^+$，缺少泛 T 细胞标记 CD2、CD3 和 CD5。在罕见的病例中，这些细胞为 $CD8^+CD30^+$。和系统性间变大细胞淋巴瘤对比，原发皮肤间变大细胞淋巴瘤 CD15 和上皮性膜抗原均为阴性[134]。另外，原发皮肤间变大细胞淋巴瘤常不表达间变淋巴瘤激酶（ALK）-1 或（2;5）染色体的易位[135,136]。ALK-1 仅在受累的皮肤表达而未累及全身的病例预后不差。

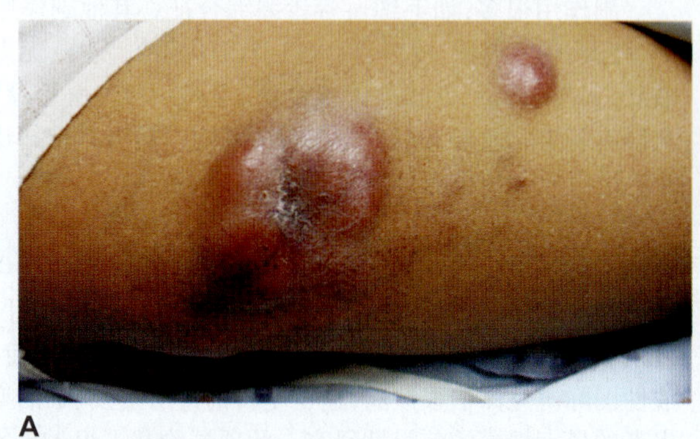

A

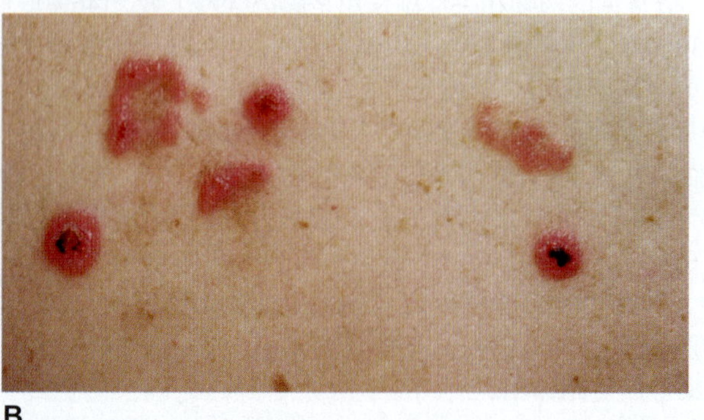

B

图 105-8　$CD30^+$ 淋巴增生性疾病。A. 原发性未分化型大细胞淋巴瘤。大腿前部大的皮肤肿瘤。B. 淋巴瘤样丘疹病。无数小的红斑丘疹和小结节。有些中央有坏死。有些病灶显示自发性消退。

淋巴瘤样丘疹病

淋巴瘤样丘疹病是与原发皮肤间变大细胞淋巴瘤相对应的良性肿瘤。它的特征是分批出现的红斑,圆顶形的丘疹或小瘤,能自发成为溃疡(见图 105-8B)。常在几个月内消退,极少留下后遗症如瘢痕、萎缩等(见图 105-8B)。淋巴瘤样丘疹病可分为 A、B 和 C 三种主要的组织学类型。在 A 型中浸润常为楔形,并有溃疡形成。A 型中大的非典型细胞与 RS 细胞中的免疫母细胞相似。这些细胞被中性粒细胞及嗜酸性粒细胞环绕。B 型细胞与 MF 相似,有苔藓样淋巴细胞性浸润,细胞为脑回状核,有向表皮性。C 型的细胞与间变大细胞淋巴瘤相似,浸润中有 $CD30^+$ 的大细胞形成的膜。淋巴瘤样丘疹病与其上述对应疾患之间的组织学区分很难,所以临床特征必须要考虑进去[137]。在极少数的淋巴瘤样丘疹病可演变为侵袭性的原发皮肤大细胞淋巴瘤。另外,在淋巴瘤样丘疹病中,可以观察到淋巴的或是非淋巴的恶性肿瘤发生率较高[138]。

■ 治疗

淋巴瘤样丘疹病对低剂量的甲氨蝶呤尤其敏感,每周 10~15mg,在一个月内,可以取得显著的临床效果。其他的治疗选择包括 PUVA 治疗,维甲酸类,局部和全身使用糖皮质激素和局部皮损部位和全身使用干扰素 -α 等[78,130,137]。原发皮肤大细胞淋巴瘤的治疗取决于皮肤受累的程度。在有单发病变的患者,放疗是首次治疗时的选择。也可考虑 PUVA 和干扰素 -α 的联合治疗。联合化疗应作为耐药病例的保留方案[30,78,130]。一种新的抗 CD30 抗体的有效性和安全性正在进行临床试验评估,试验中期结果是令人鼓舞的。

翻译:周剑峰

参考文献

1. Lorincz AL: Cutaneous T-cell lymphoma (mycosis fungoides). *Lancet* 347:871, 1996.
2. Alibert J: Description des maladies de la peau observeés à l'Hôpital Saint-Louis et exposition des meilleures méthodes suivies pour leur traitement. Barrois l'aîné et fils, 1806.
3. Sezary A, Bouvrain Y: Erythrodermie avec présence de cellules monstrueses dans le derme et dans lang circulant. *Bull Soc Fr Dermatol Syphiligr* 45, 1938.
4. Lutzner M, Edelson R, Schein P, et al: Cutaneous T-cell lymphomas: The Sézary syndrome, mycosis fungoides, and related disorders. *Ann Intern Med* 83:534, 1975.
5. Willemze R, Jaffe ES, Burg G, et al: WHO-EORTC classification for cutaneous lymphomas. *Blood* 105:3768, 2005.
6. Olsen E, Vonderheid E, Pimpinelli N, et al: Revisions to the staging and classification of mycosis fungoides and Sézary syndrome: A proposal of the International Society for Cutaneous Lymphomas (ISCL) and the cutaneous lymphoma task force of the European Organization of Research and Treatment of Cancer (EORTC). *Blood* 110:1713, 2007.
7. Criscione VD, Weinstock MA: Incidence of cutaneous T-cell lymphoma in the United States, 1973–2002. *Arch Dermatol* 143:854, 2007.
8. Kim YH, Liu HL, Mraz-Gernhard S, et al: Long-term outcome of 525 patients with mycosis fungoides and Sézary syndrome: Clinical prognostic factors and risk for disease progression. *Arch Dermatol* 139:857, 2003.
9. Weinstock MA, Reynes JF: The changing survival of patients with mycosis fungoides: A population-based assessment of trends in the United States. *Cancer* 85:208, 1999.
10. Weinstock MA, Gardstein B: Twenty-year trends in the reported incidence of mycosis fungoides and associated mortality. *Am J Public Health* 89:1240, 1999.
11. Poiesz BJ, Ruscetti FW, Gazdar AF, et al: Detection and isolation of type C retrovirus particles from fresh and cultured lymphocytes of a patient with cutaneous T-cell lymphoma. *Proc Natl Acad Sci U S A* 77:7415, 1980.
12. Wong-Staal F, Gallo RC: The family of human T-lymphotropic leukemia viruses: HTLV-I as the cause of adult T cell leukemia and HTLV-III as the cause of acquired immunodeficiency syndrome. *Blood* 65:253, 1985.
13. Fine RM. HTLV-V: A new human retrovirus associated with cutaneous T-cell lymphoma (mycosis fungoides). *Int J Dermatol* 27:473, 1988.
14. Yawalkar N, Ferenczi K, Jones DA, et al: Profound loss of T-cell receptor repertoire complexity in cutaneous T-cell lymphoma. *Blood* 102:4059, 2003.
15. Burg G, Dummer R, Haeffner A, et al: From inflammation to neoplasia: Mycosis fungoides evolves from reactive inflammatory conditions (lymphoid infiltrates) transforming into neoplastic plaques and tumors. *Arch Dermatol* 137:949, 2001.
16. Tan RS, Butterworth CM, McLaughlin H, et al: Mycosis fungoides—A disease of antigen persistence. *Br J Dermatol* 91:607, 1974.
17. Hoppe RT, Medeiros LJ, Warnke RA, Wood GS: CD8-positive tumor-infiltrating lymphocytes influence the long-term survival of patients with mycosis fungoides. *J Am Acad Dermatol* 32:448, 1995.
18. Seo N, Tokura Y, Matsumoto K, et al: Tumour-specific cytotoxic T lymphocyte activity in Th2-type Sézary syndrome: Its enhancement by interferon-gamma (IFN-gamma) and IL-12 and fluctuations in association with disease activity. *Clin Exp Immunol* 112:403, 1998.
19. Yoo EK, Cassin M, Lessin SR, Rook AH: Complete molecular remission during biologic response modifier therapy for Sézary syndrome is associated with enhanced helper T type 1 cytokine production and natural killer cell activity. *J Am Acad Dermatol* 45:208, 2001.
20. Vonderheid EC, Ekbote SK, Kerrigan K, et al: The prognostic significance of delayed hypersensitivity to dinitrochlorobenzene and mechlorethamine hydrochloride in cutaneous T cell lymphoma. *J Invest Dermatol* 110:946, 1998.
21. Dummer R, Geertsen R, Ludwig E, et al: Sézary syndrome, T-helper 2 cytokines and accessory factor-1 (AF-1). *Leuk Lymphoma* 28:515, 1998.
22. Vowels BR, Cassin M, Vonderheid EC, Rook AH: Aberrant cytokine production by Sézary syndrome patients: Cytokine secretion pattern resembles murine Th2 cells. *J Invest Dermatol* 99:90, 1992.
23. Rook AH, Heald P: The immunopathogenesis of cutaneous T-cell lymphoma. *Hematol Oncol Clin North Am* 9:997, 1995.
24. Smoller BR: Risk of secondary cutaneous malignancies in patients with long-standing mycosis fungoides. *J Am Acad Dermatol* 1994;31:295.
25. Morales-Suarez-Varela MM, Olsen J, Johansen P, et al: Occupational risk factors for mycosis fungoides: A European multicenter case-control study. *J Occup Environ Med* 46:205, 2004.
26. Epstein EH Jr, Levin DL, Croft JD Jr, Lutzner MA: Mycosis fungoides. Survival, prognostic features, response to therapy, and autopsy findings. *Medicine (Baltimore)* 51:61, 1972.
27. Naraghi ZS, Seirafi H, Valikhani M, et al: Assessment of histologic criteria in the diagnosis of mycosis fungoides. *Int J Dermatol* 42:45, 2003.
28. Sigel JE, Hsi ED: Immunohistochemical analysis of CD30-positive lymphoproliferative disorders for expression of CD95 and CD95L. *Mod Pathol* 13:446, 2000.
29. Duncan LM: Cutaneous lymphoma. Understanding the new classification schemes. *Dermatol Clin* 17:569, 1999.
30. Liu HL, Hoppe RT, Kohler S, et al: CD30+ cutaneous lymphoproliferative disorders: The Stanford experience in lymphomatoid papulosis and primary cutaneous anaplastic large cell lymphoma. *J Am Acad Dermatol* 49:1049, 2003.
31. Haynes BF, Metzgar RS, Minna JD, Bunn PA: Phenotypic characterization of cutaneous T-cell lymphoma. Use of monoclonal antibodies to compare with other malignant T cells. *N Engl J Med* 304:1319, 1981.
32. Kung PC, Berger CL, Goldstein G, et al: Cutaneous T cell lymphoma: Characterization by monoclonal antibodies. *Blood* 57:261, 1981.
33. Schroff RW, Foon KA, Billing RJ, Fahey JL: Immunologic classification of lymphocytic leukemias based on monoclonal antibody-defined cell surface antigens. *Blood* 59:207, 1982.
34. Broder S, Edelson RL, Lutzner MA, et al: The Sézary syndrome: A malignant proliferation of helper T cells. *J Clin Invest* 58:1297, 1976.
35. Haynes BF, Hensley LL, Jegasothy BV: Phenotypic characterization of skin-infiltrating T cells in cutaneous T-cell lymphoma: Comparison with benign cutaneous T-cell infiltrates. *Blood* 60:463, 1982.
36. Jones D, Dang NH, Duvic M, et al: Absence of CD26 expression is a useful marker for diagnosis of T-cell lymphoma in peripheral blood. *Am J Clin Pathol* 115:885, 2001.
37. Bernengo MG, Novelli M, Quaglino P, et al: The relevance of the CD4+ CD26- subset in the identification of circulating Sézary cells. *Br J Dermatol* 144:125, 2001.
38. Lu D, Patel KA, Duvic M, Jones D: Clinical and pathological spectrum of CD8-positive cutaneous T-cell lymphomas. *J Cutan Pathol* 29:465, 2002.
39. Santucci M, Pimpinelli N, Massi D, et al: Cytotoxic/natural killer cell cutaneous lymphomas. Report of EORTC Cutaneous Lymphoma Task Force Workshop. *Cancer* 97:610, 2003.
40. Scarisbrick JJ, Woolford AJ, Russell-Jones R, Whittaker SJ: Loss of heterozygosity on 10q and microsatellite instability in advanced stages of primary cutaneous T-cell lymphoma and possible association with homozygous deletion of PTEN: *Blood* 95:2937, 2000.
41. Navas IC, Algara P, Mateo M, et al: p16(INK4a) is selectively silenced in the tumoral progression of mycosis fungoides. *Lab Invest* 82:123, 2002.
42. Navas IC, Ortiz-Romero PL, Villuendas R, et al: p16(INK4a) gene alterations are frequent in lesions of mycosis fungoides. *Am J Pathol* 156:1565, 2000.
43. Bunn PA Jr, Lamberg SI: Report of the Committee on Staging and Classification of Cutaneous T-Cell Lymphomas. *Cancer Treat Rep* 63:725, 1979.
44. Lamberg SI, Bunn PA Jr: Cutaneous T-cell lymphomas. Summary of the Mycosis Fungoides Cooperative Group-National Cancer Institute Workshop. *Arch Dermatol* 115:1103, 1979.
45. Green SB, Byar DP, Lamberg SI: Prognostic variables in mycosis fungoides. *Cancer* 47:2671, 1981.
46. Lamberg SI, Green SB, Byar DP, et al: Clinical staging for cutaneous T-cell lym-

phoma. *Ann Intern Med* 100:187, 1984.
47. Fuks ZY, Castellino RA, Carmel JA, et al: Lymphography in mycosis fungoides. *Cancer* 34:106, 1974.
48. Hamminga L, Mulder JD, Evans C, et al: Staging lymphography with respect to lymph node histology, treatment, and follow-up in patients with mycosis fungoides. *Cancer* 47:692, 1981.
49. Toro JR, Stoll HL Jr, Stomper PC, Oseroff AR: Prognostic factors and evaluation of mycosis fungoides and Sézary syndrome. *J Am Acad Dermatol* 37:58, 1997.
50. Bunn PA Jr, Huberman MS, Whang-Peng J, et al: Prospective staging evaluation of patients with cutaneous T-cell lymphomas. Demonstration of a high frequency of extracutaneous dissemination. *Ann Intern Med* 93:223, 1980.
51. Breneman DL, Raju US, Breneman JC, et al: Lymph node grading for staging of mycosis fungoides may benefit from examination of multiple excised lymph nodes. *J Am Acad Dermatol* 48:702, 2003.
52. Zackheim HS, Amin S, Kashani-Sabet M, McMillan A: Prognosis in cutaneous T-cell lymphoma by skin stage: Long-term survival in 489 patients. *J Am Acad Dermatol* 40:418, 1999.
53. Scarisbrick JJ, Whittaker S, Evans AV, et al: Prognostic significance of tumor burden in the blood of patients with erythrodermic primary cutaneous T-cell lymphoma. *Blood* 97:624, 2001.
54. Muche JM, Lukowsky A, Asadullah K, et al: Demonstration of frequent occurrence of clonal T cells in the peripheral blood of patients with primary cutaneous T-cell lymphoma. *Blood* 90:1636, 1997.
55. Vonderheid EC, Pena J, Nowell P: Sézary cell counts in erythrodermic cutaneous T-cell lymphoma: Implications for prognosis and staging. *Leuk Lymphoma* 47:1841, 2006.
56. Vonderheid EC, Bernengo MG, Burg G, et al: Update on erythrodermic cutaneous T-cell lymphoma: Report of the International Society for Cutaneous Lymphomas. *J Am Acad Dermatol* 46:95, 2002.
57. Bergman R: How useful are T-cell receptor gene rearrangement studies as an adjunct to the histopathologic diagnosis of mycosis fungoides? *Am J Dermatopathol* 21:498, 1999.
58. Cherny S, Mraz S, Su L, et al: Heteroduplex analysis of T-cell receptor gamma gene rearrangement as an adjuvant diagnostic tool in skin biopsies for erythroderma. *J Cutan Pathol* 28:351, 2001.
59. Delfau-Larue MH, Dalac S, Lepage E, et al: Prognostic significance of a polymerase chain reaction-detectable dominant T-lymphocyte clone in cutaneous lesions of patients with mycosis fungoides. *Blood* 92:3376, 1998.
60. Poszepczynska-Guigne E, Bagot M, Wechsler J, et al: Minimal residual disease in mycosis fungoides follow-up can be assessed by polymerase chain reaction. *Br J Dermatol* 148:265, 2003.
61. Wood GS, Tung RM, Haeffner AC, et al: Detection of clonal T-cell receptor gamma gene rearrangements in early mycosis fungoides/Sézary syndrome by polymerase chain reaction and denaturing gradient gel electrophoresis (PCR/DGGE). *J Invest Dermatol* 103:34, 1994.
62. Long JC, Mihm MC: Mycosis fungoides with extracutaneous dissemination: A distinct clinicopathologic entity. *Cancer* 34:1745, 1974.
63. Smith DI, Vnencak-Jones CL, Boyd AS: T-lymphocyte clonality in benign lichenoid keratoses. *J Cutan Pathol* 29:623, 2002.
64. Nihal M, Mikkola D, Horvath N, et al: Cutaneous lymphoid hyperplasia: A lymphoproliferative continuum with lymphomatous potential. *Hum Pathol* 34:617, 2003.
65. Holm N, Flaig MJ, Yazdi AS, Sander CA: The value of molecular analysis by PCR in the diagnosis of cutaneous lymphocytic infiltrates. *J Cutan Pathol* 29:447, 2002.
66. Shieh S, Mikkola DL, Wood GS: Differentiation and clonality of lesional lymphocytes in pityriasis lichenoides chronica. *Arch Dermatol* 137:305, 2001.
67. Zucker-Franklin D: The role of human T cell lymphotropic virus type I tax in the development of cutaneous T cell lymphoma. *Ann N Y Acad Sci* 941:86, 2001.
68. Kikuchi A, Ohata Y, Matsumoto H, et al: Anti-HTLV-1 antibody positive cutaneous T-cell lymphoma. *Cancer* 79:269, 1997.
69. Palmer RA, Keefe M, Slater D, Whittaker SJ: Case 4: Pagetoid reticulosis (Woringer-Kolopp type) or unilesional mycosis fungoides (MF). *Clin Exp Dermatol* 27:345, 2002.
70. Wood GS, Weiss LM, Hu CH, et al: T-cell antigen deficiencies and clonal rearrangements of T-cell receptor genes in pagetoid reticulosis (Woringer-Kolopp disease). *N Engl J Med* 318:164, 1988.
71. Cohen EL: Woringer-Kolopp disease (pagetoid reticulosis). *Clin Exp Dermatol* 3:447, 1978.
72. Scarabello A, Fantini F, Giannetti A, Cerroni L: Localized pagetoid reticulosis (Woringer-Kolopp disease). *Br J Dermatol* 147:806, 2002.
73. Nakada T, Sueki H, Iijima M: Disseminated pagetoid reticulosis (Ketron-Goodman disease): Six-year follow-up. *J Am Acad Dermatol* 47:S183, 2002.
74. Fierro MT, Novelli M, Savoia P, et al: CD45RA+ immunophenotype in mycosis fungoides: Clinical, histological and immunophenotypical features in 22 patients. *J Cutan Pathol* 28:356, 2001.
75. Haghighi B, Smoller BR, LeBoit PE, et al: Pagetoid reticulosis (Woringer-Kolopp disease): An immunophenotypic, molecular, and clinicopathologic study. *Mod Pathol* 13:502, 2000.
76. Bekkenk MW, Geelen FA, van Voorst Vader PC, et al: Primary and secondary cutaneous CD30(+) lymphoproliferative disorders: A report from the Dutch Cutaneous Lymphoma Group on the long-term follow-up data of 219 patients and guidelines for diagnosis and treatment. *Blood* 95:3653, 2000.
77. Bekkenk MW, Vermeer MH, Jansen PM, et al: Peripheral T-cell lymphomas unspecified presenting in the skin: Analysis of prognostic factors in a group of 82 patients. *Blood* 102:2213, 2003.
78. Willemze R, Meijer CJ: Primary cutaneous CD30-positive lymphoproliferative disorders. *Hematol Oncol Clin North Am* 17:1319, vii, 2003.
79. Horwitz SM, Olsen EA, Duvic M, et al: Review of the treatment of mycosis fungoides and Sézary syndrome: A stage-based approach. *J Natl Compr Canc Netw* 6:436, 2008.
80. Reitamo S, Rissanen J, Remitz A, et al: Tacrolimus ointment does not affect collagen synthesis: Results of a single-center randomized trial. *J Invest Dermatol* 111:396, 1998.
81. Vonderheid EC, Van Scott EJ, Johnson WC, et al: Topical chemotherapy and immunotherapy of mycosis fungoides: Intermediate-term results. *Arch Dermatol* 113:454, 1977.
82. Du Vivier A, Vonderheid EC, Van Scott EJ, Urbach F: Mycosis fungoides, nitrogen mustard and skin cancer. *Br J Dermatol* 99:61, 1978.
83. Zackheim HS, Epstein EH Jr, Grekin DA: Treatment of mycosis fungoides with topical BCNU: *Cancer Treat Rep* 63:623, 1979.
84. Kempf W, Kettelhack N, Duvic M, Burg G: Topical and systemic retinoid therapy for cutaneous T-cell lymphoma. *Hematol Oncol Clin North Am* 17:1405, 2003.
85. Martin AG: Bexarotene gel: A new skin-directed treatment option for cutaneous T-cell lymphomas. *J Drugs Dermatol* 2:155, 2003.
86. Baron ED, Stevens SR: Phototherapy for cutaneous T-cell lymphoma. *Dermatol Ther* 16:303, 2003.
87. Ramsay DL, Lish KM, Yalowitz CB, Soter NA: Ultraviolet-B phototherapy for early-stage cutaneous T-cell lymphoma. *Arch Dermatol* 128:931, 1992.
88. Samson Yashar S, Gielczyk R, Scherschun L, Lim HW: Narrow-band ultraviolet B treatment for vitiligo, pruritus, and inflammatory dermatoses. *Photodermatol Photoimmunol Photomed* 19:164, 2003.
89. Gilchrest BA: Methoxsalen photochemotherapy for mycosis fungoides. *Cancer Treat Rep* 63:663, 1979.
90. Herrmann JJ, Roenigk HH Jr, Hurria A, et al: Treatment of mycosis fungoides with photochemotherapy (PUVA): Long-term follow-up. *J Am Acad Dermatol* 33:234, 1995.
91. Roenigk HH Jr, Kuzel TM, Skoutelis AP, et al. Photochemotherapy alone or combined with interferon alpha-2a in the treatment of cutaneous T-cell lymphoma. *J Invest Dermatol* 95:198S, 1990.
92. Geskin L: ECP versus PUVA for the treatment of cutaneous T-cell lymphoma. *Skin Therapy Lett* 12:1, 2007.
93. Orenstein A, Haik J, Tamir J, et al: Photodynamic therapy of cutaneous lymphoma using 5-aminolevulinic acid topical application. *Dermatol Surg* 26:765; discussion 769, 2000.
94. Edstrom DW, Porwit A, Ros AM: Photodynamic therapy with topical 5-aminolevulinic acid for mycosis fungoides: Clinical and histological response. *Acta Derm Venereol* 81:184, 2001.
95. Jones GW, Kacinski BM, Wilson LD, et al: Total skin electron radiation in the management of mycosis fungoides: Consensus of the European Organization for Research and Treatment of Cancer (EORTC) Cutaneous Lymphoma Project Group. *J Am Acad Dermatol* 47:364, 2002.
96. Duvic M, Apisarnthanarax N, Cohen DS, et al: Analysis of long-term outcomes of combined modality therapy for cutaneous T-cell lymphoma. *J Am Acad Dermatol* 49:35, 2003.
97. Hoppe R: Total skin electron beam therapy in the management of mycosis fungoides, in *The Role of High Energy Electrons in the Treatment of Cancer*, edited by M Vaeth, p 80. S Karger, Basel, Switzerland, 1991.
98. Kamstrup MR, Specht L, Skovgaard GL, Gniadecki R: A prospective, open-label study of low-dose total skin electron beam therapy in mycosis fungoides. *Int J Radiat Oncol Biol Phys* 71:1204, 2008.
99. Do JH, McLaughlin SS, Gaspari AA: Topical imiquimod therapy for cutaneous T-cell lymphoma. *Skinmed* 2:316, 2003.
100. Dummer R, Urosevic M, Kempf W, et al: Imiquimod induces complete clearance of a PUVA-resistant plaque in mycosis fungoides. *Dermatology* 207:116, 2003.
101. Duvic M, Hymes K, Heald P, et al: Bexarotene is effective and safe for treatment of refractory advanced-stage cutaneous T-cell lymphoma: Multinational phase II-III trial results. *J Clin Oncol* 19:2456, 2001.
102. Duvic M, Martin AG, Kim Y, et al: Phase 2 and 3 clinical trial of oral bexarotene (Targretin capsules) for the treatment of refractory or persistent early-stage cutaneous T-cell lymphoma. *Arch Dermatol* 137:581, 2001.
103. Assaf C, Bagot M, Dummer R, et al: Minimizing adverse side-effects of oral bexarotene in cutaneous T-cell lymphoma: An expert opinion. *Br J Dermatol* 155:261, 2006.
104. Zhang C, Duvic M: Treatment of cutaneous T-cell lymphoma with retinoids. *Dermatol Ther* 19:264, 2006.
105. Olsen EA, Kim YH, Kuzel TM, et al: Phase IIb multicenter trial of vorinostat in patients with persistent, progressive, or treatment refractory cutaneous T-cell lymphoma. *J Clin Oncol* 25:3109, 2007.
105a. Piekarz RL, Frye R, Turner M, et al: Phase II multi-institutional trial of the histone deacetylase inhibitor romidepsin as monotherapy for patients with cutaneous T-cell lymphoma. *J Clin Oncol* 27:5410, 2009.
106. Olsen EA: Interferon in the treatment of cutaneous T-cell lymphoma. *Dermatol Ther* 16:311, 2003.
107. Edelson R, Berger C, Gasparro F, et al: Treatment of cutaneous T-cell lymphoma by extracorporeal photochemotherapy. Preliminary results. *N Engl J Med* 316:297, 1987.
108. Knobler R, Girardi M: Extracorporeal photochemoimmunotherapy in cutaneous T cell lymphomas. *Ann N Y Acad Sci* 941:123, 2001.
109. Kennedy GA, Seymour JF, Wolf M, et al: Treatment of patients with advanced mycosis fungoides and Sézary syndrome with alemtuzumab. *Eur J Haematol* 71:250, 2003.
110. Lundin J, Hagberg H, Repp R, et al: Phase 2 study of alemtuzumab (anti-CD52 monoclonal antibody) in patients with advanced mycosis fungoides/Sézary syndrome. *Blood* 101:4267, 2003.
111. Alinari L, Geskin L, Grady T, et al: Subcutaneous alemtuzumab for Sézary syndrome in the very elderly. *Leuk Res* 32:1299, 2008.
112. Bernengo MG, Quaglino P, Comessatti A, et al: Low-dose intermittent alemtuzumab in the treatment of Sézary syndrome: Clinical and immunologic findings in 14 patients. *Haematologica* 92:784, 2007.

patients. *Haematologica* 92:784, 2007.
113. Olsen E, Duvic M, Frankel A, et al: Pivotal phase III trial of two dose levels of denileukin diftitox for the treatment of cutaneous T-cell lymphoma. *J Clin Oncol* 19:376, 2001.
114. Negro-Vilar A, Dziewanowska Z, Groves ES, et al: Efficacy and safety of denileukin diftitox (Dd) in a phase III, double-blind, placebo-controlled study of CD25+ patients with cutaneous T-cell lymphoma (CTCL). *J Clin Oncol* 25:8026, 2007.
114a. O'Connor OA, Horwitz S, Hamlin P, et al: Phase II-I-II study of two different doses and schedules of pralatrexate, a high-affinity substrate for the reduced folate carrier, in patients with relapsed or refractory lymphoma reveals marked activity in T-cell malignancies. *J Clin Oncol* 27:4357, 2009.
115. Van Scott EJ, Grekin DA, Kalmanson JD, et al: Frequent low doses of intravenous mechlorethamine for late-stage mycosis fungoides lymphoma. *Cancer* 36:1613, 1975.
116. Van Scott EJ, Auerbach R, Clendenning WE: Treatment of mycosis fungoides with cyclophosphamide. *Arch Dermatol* 85:499, 1962.
117. Zackheim HS, Kashani-Sabet M, Hwang ST: Low-dose methotrexate to treat erythrodermic cutaneous T-cell lymphoma: Results in twenty-nine patients. *J Am Acad Dermatol* 34:626, 1996.
118. Spigel SC, Coltman CA Jr: Therapy of mycosis fungoides with bleomycin. *Cancer* 32:767, 1973.
119. Levi JA, Diggs CH, Wiernik PH: Adriamycin therapy in advanced mycosis fungoides. *Cancer* 39:1967, 1977.
120. Wollina U, Dummer R, Brockmeyer NH, et al: Multicenter study of pegylated liposomal doxorubicin in patients with cutaneous T-cell lymphoma. *Cancer* 98:993, 2003.
121. Foss FM: Activity of pentostatin (Nipent) in cutaneous T-cell lymphoma: Single-agent and combination studies. *Semin Oncol* 27:58, 2000.
122. Kurzrock R: Therapy of T cell lymphomas with pentostatin. *Ann N Y Acad Sci* 941:200, 2001.
123. Quaglino P, Fierro MT, Rossotto GL, et al: Treatment of advanced mycosis fungoides/Sézary syndrome with fludarabine and potential adjunctive benefit to subsequent extracorporeal photochemotherapy. *Br J Dermatol* 150:327, 2004.
124. Zinzani PL, Baliva G, Magagnoli M, et al: Gemcitabine treatment in pretreated cutaneous T-cell lymphoma: Experience in 44 patients. *J Clin Oncol* 18:2603, 2000.
125. Vonderheid EC: Treatment of cutaneous T cell lymphoma: 2001. *Recent Results Cancer Res* 160:309, 2002.
126. Abd-el-Baki J, Demierre MF, Li N, Foss FM: Transformation in mycosis fungoides: The role of methotrexate. *J Cutan Med Surg* 6:109, 2002.
127. Kaye FJ, Bunn PA Jr, Steinberg SM, et al: A randomized trial comparing combination electron-beam radiation and chemotherapy with topical therapy in the initial treatment of mycosis fungoides. *N Engl J Med* 321:1784, 1989.
128. Rosen ST, Foss FM: Chemotherapy for mycosis fungoides and the Sézary syndrome. *Hematol Oncol Clin North Am* 9:1109, 1995.
129. Vonderheid EC: Treatment planning in cutaneous T-cell lymphoma. *Dermatol Ther* 16:276, 2003.
130. Kadin ME, Carpenter C: Systemic and primary cutaneous anaplastic large cell lymphomas. *Semin Hematol* 40:244, 2003.
131. Willemze R, Beljaards RC: Spectrum of primary cutaneous CD30 (Ki-1)-positive lymphoproliferative disorders. A proposal for classification and guidelines for management and treatment. *J Am Acad Dermatol* 28:973, 1993.
132. Bergman R, Marcus-Farber BS, Manov L, et al: Clinicopathologic reassessment of non-mycosis fungoides primary cutaneous lymphomas during 17 years. *Int J Dermatol* 41:735, 2002.
133. Tomaszewski MM, Moad JC, Lupton GP: Primary cutaneous Ki-1(CD30) positive anaplastic large cell lymphoma in childhood. *J Am Acad Dermatol* 40:857, 1999.
134. Gorczyca W, Tsang P, Liu Z, et al: CD30-positive T-cell lymphomas co-expressing CD15: An immunohistochemical analysis. *Int J Oncol* 22:319, 2003.
135. Jaffe ES: Anaplastic large cell lymphoma: The shifting sands of diagnostic hematopathology. *Mod Pathol* 14:219, 2001.
136. DeCoteau JF, Butmarc JR, Kinney MC, Kadin ME: The t(2;5) chromosomal translocation is not a common feature of primary cutaneous CD30+ lymphoproliferative disorders: Comparison with anaplastic large-cell lymphoma of nodal origin. *Blood* 87:3437, 1996.
137. El Shabrawi-Caelen L, Kerl H, Cerroni L: Lymphomatoid papulosis: Reappraisal of clinicopathologic presentation and classification into subtypes A, B, and C: *Arch Dermatol* 140:441, 2004.
138. Wang HH, Myers T, Lach LJ, et al: Increased risk of lymphoid and nonlymphoid malignancies in patients with lymphomatoid papulosis. *Cancer* 86:1240, 1999.

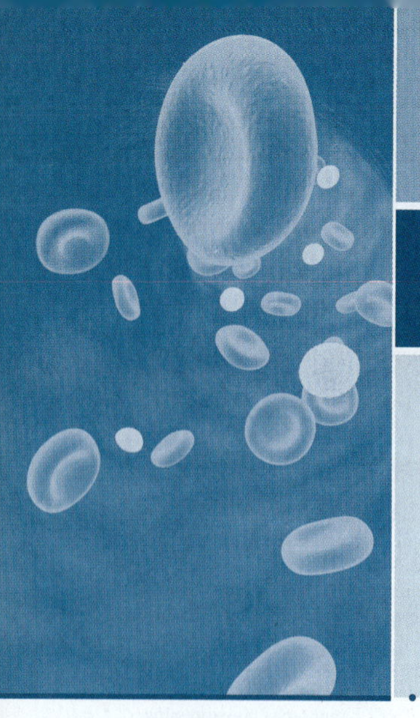

第106章

成熟T细胞和NK细胞淋巴瘤

Oscar B. Goodman Jr., Nam H. Dang

摘要

成熟T细胞淋巴瘤由一组具有独特组织病理和临床特征,在生物学上具有异质性的一组疾病构成。它们约占所有淋巴系统恶性肿瘤的10%~15%。但其发病率在全世界范围内因种族和地域不同而异。尽管其病因仍不清楚,但某些特殊亚型与一些特定的病毒感染有关。总体而言,这类淋巴瘤在生物学上更具侵袭性,相比B细胞淋巴瘤而言,其对于传统的化疗不太敏感,病程差异很大。除间变大细胞淋巴瘤外,强化化疗的作用仍有待明确[1],促使人们去研究靶向治疗在这些疾病中的可能用途。

本章使用的简称和缩略语:ADCC,抗体依赖细胞介导的细胞毒性作用(antibodydependent cell-mediated cytotoxicity);AILD,血管免疫母细胞性淋巴结病(angioimmunoblastic lymphadenopathy with dysproteinemia);AITL,血管免疫母细胞T细胞淋巴瘤(angioimmunoblastic T-cell lymphoma);ALCL,间变性大细胞淋巴瘤(anaplastic large cell lymphoma);CHOP,环磷酰胺,柔红霉素(阿霉素),长春新碱,泼尼松[cyclophosphamide, hydroxydaunorubicin(doxorubicin), vincristine(Oncovin), prednisone];CR,完全缓解(complete remission);EBV,EB病毒(Epstein-Barr virus);HTLV,人T细胞白血病淋巴瘤病毒(human T-lymphotropic virus);IPI,国际预后指数(international prognostic index);LGL,大颗粒淋巴细胞(larger granular lymphocyte);MACOP-B,大剂量甲氨蝶呤,多柔比星,环磷酰胺,长春新碱,泼尼松,博来霉素(high-dose methotrexate, doxorubicin, cyclophosphamide, vincristine, prednisone, Bleomycin);mAb,单克隆抗体(monoclonal antibody);NK,自然杀伤细胞(natural killer);PCR,聚合酶链反应(polymerase chain reaction);PR,部分缓解(partial remission);PTCL,外周T细胞淋巴瘤(peripheral T-cell lymphoma);RANKL,核因子-κB受体活化因子配体(receptor activator of nuclear factor-κB ligand);RANTES,受激活调节正常T细胞表达和分泌因子(regulated upon activation, normal T-cell expressed and secreted);REAL,欧美修订的淋巴系统肿瘤分类(revised European-American classification of lymphoid neoplasm);TARC,胸腺和活化调节趋化因子(thymus and activation regulated Chemokine);TCR,T细胞受体(T-cell receptor);VEPA,长春新碱,环磷酰胺,泼尼松,多柔比星(vincristine, cyclophosphamide, prednisolone, and doxorubicin);VEPA-M,VEPA加甲氨蝶呤(VEPA plus methotrexate);WHO世界卫生组织(World Health Organization)。

分类

在过去的15年中,对成熟T细胞和NK细胞淋巴瘤的分型重新划分过。最初基于形态学的工作分类没有定义淋巴瘤的细胞起源[2]。直到1994年,国际淋巴瘤研究组提出了修订的欧美淋巴组织肿瘤分类方法(REAL)。尽管其分型在很大程度上仍是描述性的,综合细胞来源和临床特点,却是第一个将T细胞淋巴瘤单独提出来的分型系统[3]。REAL分型随后将T细胞淋巴瘤按其成熟程度分为两组:前体T细胞淋巴瘤和外周T细胞淋巴瘤。此后,T细胞淋巴瘤按其临床特征及危险程度(低危、中危和高危)被进一步细分。

2001年欧洲血液病理学协会与血液病理学会联合改良REAL分型,并提出目前广泛使用的WHO造血及淋巴组织肿瘤分型(第92章及第98章中有详细阐述)。根据疾病的解剖学特点及推测的细胞起源,WHO将T细胞及NK细胞肿瘤分为14大类(表106-1)[4]。在上一章中,我们已经讨论了皮肤T细胞淋巴瘤、蕈样霉菌病和Sézary综合征及原发性皮肤CD30$^+$ T细胞淋巴增殖性疾病。

成熟T细胞和NK细胞肿瘤

T细胞幼淋巴细胞性白血病

流行病学

T细胞幼淋巴细胞性白血病(T-PLL)在所有淋巴瘤中不到1%,占所有幼淋巴细胞白血病的20%,其余的幼淋巴细胞白血病均为B细胞来源(参见第94章)。此病好发于男性,男:女为3:2。人类T淋巴细胞白血病病毒Ⅰ型(HTLV-1)感染至少在

表 106-1　成熟 T/NK 细胞肿瘤的 WHO 分型

白血病肿瘤
T 细胞幼淋巴细胞性白血病
T 细胞大颗粒淋巴细胞白血病
侵袭性 NK 细胞白血病
淋巴结肿瘤
成人 T 细胞白血病 / 淋巴瘤
间变大细胞淋巴瘤
外周 T 细胞淋巴瘤，非特指型
血管免疫母细胞 T 细胞淋巴瘤
淋巴结外肿瘤
肝脾 T 细胞淋巴瘤
结外 NK/T 细胞淋巴瘤，鼻型
肠病型 T 细胞淋巴瘤
皮下脂膜炎样 T 细胞淋巴瘤
皮肤
蕈样霉菌病
Sézary 综合征
原发性皮肤 $CD30^+$ T 细胞淋巴增殖性疾病

部分 T-PLL 中可以见到，尤其在日本西南部地区[5,6]。在有些病例，尽管 HTLV-1 的血清学检测为阴性，但使用 PCR 的方法可检测到 HTLV-1 前病毒的基因。

临床特点

此病较为罕见，以脾脏肿大和白细胞增高为特征。其典型临床特征呈暴发性，而且目前没有标准的治疗方案。在 T-PLL 中，幼淋巴细胞超过白细胞总数的 55%。除了幼淋巴细胞的特征性表现外，其细胞核呈扭曲状。约有 1/3 的患者有皮肤白血病的表现。在 T-PLL 中，其幼淋巴细胞通常表达 CD2、CD3、CD5 和 CD7 等 T 细胞标志。大多数病例免疫表型为 $CD4^+CD8^-$，这与恶性 T 辅助细胞起源一致，但会伴有 CD8 或 CD4 的表达或缺失。最常见的染色体异常涉及 14 号染色体[7]。

治疗

T 细胞幼淋巴细胞性白血病对常规化疗不敏感。正如文献中描述的 78 例患者[8]，有 32 例接受了烷化剂治疗，但仅有 9 例患者（28%）达到一过性的部分缓解（partial remission，PR），33% 的患者对 CHOP 方案（环磷酰胺、柔红霉素、长春新碱、泼尼松）有效，其中有一例患者达到持续 3 个月的完全缓解（complete remission，CR）。在 31 例接受喷司他丁治疗的患者中，15 例有效，其中有 8 例是以喷司他丁作为初始治疗。基于以上这些研究，尽管疗效尚不令人如意，喷司他丁和克拉屈滨是目前对 T-PLL 最有效的细胞毒药物。

人源化抗 CD52 单克隆抗体阿仑单抗（CAMPATH-1H）有一定疗效。在一项涉及 39 例 T-PLL 患者的研究中，有 37 例患者对化疗不敏感，其中 76% 的患者对每周注射 3 次阿仑单抗的方法有效，当其剂量增加到 30mg，每周 3 次时，有 60% 的患者能达到 CR[9]。

清髓及减低剂量预处理的异基因造血干细胞移植对 T-PLL 患者有良好的效果[10-13]。尽管病例数不多，但均能达到长期 CR。所有的患者均出现移植物抗宿主病，提示异基因造血干细胞移植具有潜在的移植物抗白血病效应。

■ T 细胞大颗粒淋巴细胞白血病

流行病学，病因及发病机制

T 细胞大颗粒淋巴细胞白血病（LGL）约占所有成熟 T 细胞 /NK 细胞肿瘤的 2%~5%[14]。目前西方国家诊断的绝大多数病例（85%）病程表现惰性，中位发病年龄为 60 岁（参见第 96 章）。有一种侵袭变异型易发生在年龄较轻的患者，亚洲及南美洲多见。T 细胞大颗粒淋巴细胞白血病的病因和发病机制仍不清楚，但普遍认为慢性 $CD8^+$ T 细胞的激活启动了 LGL 细胞的增殖[15,16]。

临床特点

大多数患者表现各种各样的体征及症状，包括血细胞减少及反复发生的细菌感染，脾脏肿大（20%~50%）或类风湿关节炎（25%~33%）及伴随的反应性的免疫系统调节紊乱[17]。T 细胞大颗粒淋巴细胞白血病通常很难与 Felty 综合征相鉴别[18]，因为这两种疾病有时互相关联。脾脏肿大是肿瘤细胞直接侵犯脾脏红髓质所致[19]。

实验室特征

中性粒细胞减少最为常见，可见于 80% 患者，有将近一半的患者有Ⅳ级的粒细胞减少（粒细胞 $< 0.5 \times 10^9/L$），并且通常与感染关系密切[14]。多种机制可导致粒细胞缺乏，包括抗体依赖的细胞毒作用（ADCC），或由肿瘤细胞破坏或 FAS 依赖的中性粒细胞凋亡增加导致粒细胞成熟停滞等[20,21]。贫血见于将近一半的患者，其中 15% 的患者表现为纯红再障[22]。血小板减少见于约 20% 的患者，主要是由于巨核细胞成熟障碍、免疫功能受损或脾脏坏死所致[14]。对 T 细胞大颗粒淋巴细胞白血病的诊断主要依赖其临床表现，并最终由 T 细胞受体基因重排 PCR 来确诊。克隆性大颗粒白血病淋巴细胞表达 $CD3^+CD8^+CD57^+$ 的免疫表型，流式细胞分析可检测到，但这并非确诊的必备条件[23]。

治疗

对 T 细胞大颗粒淋巴细胞白血病的治疗主要取决于患者的体征和症状，如针对粒缺状态下的反复感染，或者对血细胞减少引起的其他症状的治疗。目前还没有进行过Ⅲ期临床实验，治疗主要基于小型的回顾性研究。尽管单用泼尼松 1mg/（kg·d）可能有效，但通常不能诱导持续缓解。所以一般会给予小剂量甲氨蝶呤 10mg/（m^2·w），每月重复一次的治疗方案。绝大多数患者使用这种方法能达到 CR。也可以使用口服的环孢素 5~10mg/(kg·d)或口服环磷酰胺(100mg/d)。随着血象的恢复，这些药物应逐渐减量，并维持在一个最低水平以减少药物的毒副作用[23]。目前，东部肿瘤协作组（ECOG）正进行前瞻性的评

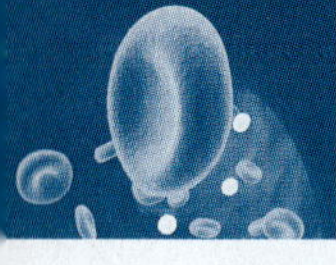

估(ECOG5998 试验)这种方法。使用嘌呤类核苷类似物也能获得长期缓解[24]。

一系列靶向治疗也正在研究之中,人源化抗 CD2(MEDI-507)单抗希普利单抗正在进行两个剂量升级的Ⅰ期临床试验,其对象为 CD2 阳性的复发及难治的淋巴瘤、白血病患者,包括 T 细胞大颗粒淋巴细胞白血病。人们同时也在研究阿仑单抗治疗表达 CD52 的肿瘤细胞[25]。由于肾素 - 血管紧张素 - 丝裂原系统蛋白激酶途径组成性激活,tipifarnib,一种口服的法呢酰基转移酶抑制剂目前经罕见病办公室许可,也正在进行Ⅱ期临床试验。

■ 侵袭性 NK 细胞淋巴瘤

流行病学,病因及发病机制

侵袭性 NK 细胞淋巴瘤是一种罕见病,发病不到 T 细胞淋巴瘤的 1%(参见第 96 章)。常伴随外周血中不典型的淋巴细胞增多。亚洲裔年轻患者(中位年龄 39 岁)最为常见。EB 病毒可能在其发病机制中起重要作用[26]。最为常见的细胞遗传学异常为 17p13 和 6q21-25 的缺失[27]。17p13 是 p53 基因的位点。等臂染色体(i)7(q10)也较常见。目前对应于 6q21-25 和(i)7(q10)的基因仍未清楚。

临床特点

典型的临床特点为暴发性血细胞减少,肝脾肿大及弥散型凝血功能障碍[28]。NK 细胞白血病通过它们自身的免疫表型很容易和其他相似的 T 细胞肿瘤相鉴别。它们通常的表型为 $CD2^+CD3^-CD56^+$,并且 CD57 通常为阴性[17]。还有一种惰性 NK 细胞白血病,目前在 WHO 分型中没有单独列出,它的表现类似慢性白血病,并无全身系统症状,只有单纯的非典型淋巴细胞增多[17]。

治疗

传统的细胞毒药物化疗对侵袭性 NK 细胞白血病通常无效[29]。使用与急性淋巴细胞白血病相类似的诱导方案并预防中枢神经系统复发,随后使用大剂量化疗进行强化及异基因造血干细胞移植可能对一部分患者有效(参见第 93 章)[30]。复发及难治的患者应考虑进入临床试验。和 T 细胞大颗粒淋巴细胞白血病类似,侵袭性 NK 细胞白血病细胞亦表达 CD2,故 CD2 单抗希普利在理论上可能有一定的疗效。在其Ⅰ期多中心临床试验中,共有 16 名患者入组,其中有一例 NK 细胞白血病的患者治疗有效[31]。

淋巴结成熟 T 细胞肿瘤

■ 成人 T 细胞白血病 / 淋巴瘤

流行病学

成人 T 细胞白血病 / 淋巴瘤是一种与病毒感染相关的淋巴增殖性综合征,1977 年首次描述,随后其他国家也有发现(包括美国和加勒比海地区)[32,33]。很多证据证实发病机制与逆转录病毒 HTLV-1 相关[34]。在日本的西南部地区最为常见。在南非,赤道非洲及加勒比海地区也有散发,其与 HTLV-1 感染的发病率相平行。HTLV-1 的携带者在其一生中,发展为成人 T 细胞白血病 / 淋巴瘤的概率约为 2.5%~4%[35,36]。成人 T 细胞白血病 / 淋巴瘤的中位年龄是 62 岁,男 : 女为 1.2 : 1[37]。

临床特点

肿瘤细胞通过一系列复杂机制抑制 B 细胞免疫球蛋白分泌,包括激活正常抑制细胞前体并诱导抑制细胞[38]。成人 T 细胞白血病 / 淋巴瘤中机会性感染很常见,惰性型亦如此[39]。肺孢子虫病和脑膜隐球菌感染很常见,此外还有细菌及其他真菌感染。

临床上,该病同时表现白血病及淋巴瘤的特点,可能在发病阶段或疾病进展过程中累及到骨髓,血液和淋巴结。临床表现也多种多样,包括白血病性的急性侵袭性综合征,无淋巴细胞增多的淋巴瘤及中等白血病阶段的慢性过程和潜伏表现[40]。临床表现包括淋巴结、肝脾肿大,皮肤浸润,脑脊液受累,高钙血症(伴或不伴溶骨性损害)及间质性肺疾病。起病通常很急,伴快速进展的皮肤浸润,高钙血症或两者均有[32]。成人 T 细胞白血病 / 淋巴瘤的高钙血症常由于恶性 T 细胞介导破骨细胞生成,破骨细胞分泌甲状旁腺相关蛋白所致。来源于高钙血症而非来源于正常血钙患者的肿瘤细胞会表达 RANKL,这种因子能促进造血干细胞向破骨细胞分化。在体外,肿瘤 T 细胞和干细胞有一定直接联系,这表明 RANKL 是膜型而非可溶型[1]。

合并高钙血症的患者通常有虚弱、乏力、意识模糊、多尿及烦渴多饮,中位生存期不超过 1 年。淋巴瘤型的预后比急性白血病型的预后要好。国际外周 T 细胞淋巴瘤合作组对 126 例成人 T 细胞白血病 / 淋巴瘤患者进行了多因素分析,其中 13% 为急性白血病型,87% 为淋巴瘤型,结果显示 IPI 是影响总生存期的唯一独立因素[37]。

除了急性型和淋巴瘤型外,慢性和冒烟型的成人 T 细胞白血病 / 淋巴瘤通常表现为皮肤损害,没有内脏、骨髓和外周血受累。这些亚型生存期通常超过 2 年。成人 T 细胞白血病 / 淋巴瘤中的冒烟型比例非常低($<5\%$),极少伴有淋巴结、肝脾肿大及骨髓浸润。患者数年后会从惰性进展为侵袭性成人 T 细胞白血病 / 淋巴瘤。冒烟型成人 T 细胞白血病 / 淋巴瘤绝大多数情况下为正常核型。

皮肤受累发生在 2/3 的成人 T 细胞白血病 / 淋巴瘤患者中。其皮肤损害表现多种多样,有一些病例表现为散在的肿块,而另一些则融合成小结节。还有一些患者表现为斑块、丘疹及非特异性红斑或红皮病。组织学上,大部分皮肤受累的患者可见淋巴瘤细胞局部的表皮浸润或 Pautrier 小脓肿。虽然 Pautrier 小脓肿是蕈样霉菌病的特征性病理表现,在成人 T 细胞白血病 / 淋巴瘤中也可见到(参见第 105 章)。有时候 HTLV-1 感染的皮肤表现与蕈样霉菌病的临床表现相似,但大多数患者诊断上较易区别,因为蕈样霉菌病患者没有 HTLV-1 结构蛋白抗体。然而,HTLV-1 的血清学阳性并非完全是成人 T 细胞白血病 / 淋巴瘤特有的,因为皮肤型 T 细胞淋巴瘤也包含了 HTLV-1 的 Tax 序列,此序列能编码 $p40^{Tax}$ 调节蛋白[41]。

淋巴结肿大见于所有患者,尽管某些患者的淋巴结开始很小。许多患者有全身淋巴结肿大,绝大多数在腹膜后。肺门淋巴结肿大非常常见,但纵隔肿块较为罕见。患者骨髓可被白血病细胞浸润,其他结外病变包括肺、肝脏、皮肤、消化道及中枢神经系统。中枢神经系统可能表现为脊髓病和痉挛性下身轻瘫。此外，成人 T 细胞白血病 / 淋巴瘤与淋巴瘤的几种组织学亚型有关，包括：①弥漫性分化差的小细胞淋巴瘤；②大细胞和小细胞混合型淋巴瘤；③恶性大细胞免疫母细胞淋巴瘤。但其临床病程和淋巴结形态学之间没有明显的相关性。

实验室特征

肿瘤细胞呈多形性，细胞核染色质浓，高度分叶，核仁不明显并且表现出成熟 T 辅助细胞的免疫表型，表达 CD2、CD3 及 CD4 抗原（图 106-1）[42]。在约 20% 的患者中，核分叶不明显，导致这些细胞难以与 Sézary 细胞相区分（见图 105-6A 和 B）。它们也表达 CD25、IL-2 受体的 p55 亚单位[43]，提示有靶向治疗的可能。T 细胞受体 β 链可发生克隆性重排[44-46]。

若进展到白血病期，则白细胞计数（5~100）×10^9/L。尽管外周血白血病细胞最后在大多数情况下会出现，但并非所有患者初诊时就有血液受累。初诊时贫血和血小板减少较为罕见。对成人 T 细胞白血病 / 淋巴瘤患者行放射性核素骨骼扫描常可发现弥漫性全身骨骼摄取增加，在关节和头颅最突出。这些扫描称为过度曝光影像特征，在其他恶性淋巴瘤患者中并不常见。孤立性骨质溶解性病变也常见到。

治疗

包含蒽环类化疗药物的联合化疗方案对 70% 患者有效，但仅 1/3 患者能达 CR。根据国际外周 T 细胞淋巴瘤项目的一项对成人 T 细胞白血病 / 淋巴瘤的分析结果显示，接受包含蒽环类药物的化疗方案治疗在总生存上并无明显优势[37]。尽管疗效有限，细胞毒药物化疗仍是此种疾病的主流药物。在日本，一项关于比较 VEPA（长春新碱、环磷酰胺、泼尼松及多柔比星）和 VEPA-M（VEPA+ 甲氨蝶呤）[47,48] 的Ⅲ期随机试验结果显示 VEPA-M 的 CR 率为 37%（11/30），VEPA 为 17%（4/24），中位生存期为 6 个月。一项日本的Ⅱ期临床试验研究了粒细胞集落刺激因子支持治疗下 LSG 15 方案治疗侵袭性 T 细胞白血病 / 淋巴瘤，96 例患者接受了包含 8 种化疗药物的治疗方案，在可评估的 93 例患者中，总有效率为 81%，包括 35% 的 CR 及 45% 的 PR。中位生存期为 13 个月[49]。一项联合喷司他丁、长春新碱、多柔比星、依托泊苷及泼尼松为化疗方案的研究中，28% 患者达 CR（17/60），24% 达 PR（14/60），中位生存期仅为 7.4 个月[50]。伊立替康是治疗成人 T 细胞白血病 / 淋巴瘤中等活性的药物，在Ⅱ期临床试验中，有 30% 的患者治疗有效（5/13），1 例患者达 CR。主要毒副作用包括白细胞减少（83%）、恶心（69%）及腹泻（62%）[51]。

被动免疫治疗或抗 CD25 单抗等针对肿瘤 T 细胞特异表达抗原的放射免疫疗法的疗效令人鼓舞[52,53]。甚至在非初治患者中，地尼白介素 -2 诱导的完全缓解也可见到[54]。对 15 例成人 T 细胞白血病 / 淋巴瘤患者进行 α- 干扰素和齐多夫定治疗，其中 11 例患者曾接受过包含蒽环类化疗药物的方案治疗，7 例患者有进展，8 例患者仍处于缓解期。其部分缓解期从 2 个月到 44^+ 个月不等（中位期：10 个月）；共有 10 例（67%）患者达 PR，其中 4 例（26%）为原发性难治性疾病，有 1 例患者不能评价。8 例患者死亡，死亡时间从 3 个月到 41 个月不等。15 例难治患者中位生存期为 18 个月，不缓解患者中位生存期为 6 个月。有 6 例 PR 患者仍存活（8~82 个月）。4 年生存率 55%[55]。10 例患者接受异基因造血干细胞移植，中位无病生存期大于 17 个月，但移植相关死亡率达 40%[56]。

■ 间变大细胞淋巴瘤

流行病学，病因及发病机制

间变性大细胞淋巴瘤（ALCL）约占所有 T 细胞淋巴瘤的 2%~8%。其年龄呈双峰分布，儿童和青年均很常见。这些患者的细胞第一次被发现是因为能与抗 Ki-1 抗体起反应（抗 CD30）[57]。间变性大细胞淋巴瘤有一部分是 ALK 阳性（约 60%~70%），有一部分是阴性（30%~40%）[58,59]；对于前者而言，非随机的 t（2；5）（p23；q35）染色体易位形成 *NPM* 和 *ALK* 融合基因[60]。*NMP-ALK* 编码 80kDa 的融合蛋白 NMP-ALK（p80），这种蛋白作为一种癌基因在 ALK 阳性的 ALCL 中起作用。因此，ALK 阳性是这类疾病的高度特异性标志[58,59,61]。在 ALCL 中，T 系及“裸型”免疫表型均可见到。T 细胞表达广谱 T 系抗原，包括 CD2、CD4、CD5 和 CD7。而“裸型”可同时缺乏 T 系及 B 系抗原。但常常表达细胞毒分子，如粒酶 B 和穿孔素，并且有 TCR 基因重排，提示为 T 细胞来源[62,63]。

NPM-ALK 激活磷脂酰肌醇 3- 激酶及 STAT3 通路，此通路涉及细胞的增殖和凋亡，并在体内和体外均有恶性转化作用[64-68]。一小部分 ALK 阳性的大细胞淋巴瘤提示有变异的 ALK 融合基因，并分泌出变异的 ALK 融合蛋白[59,69]。原发 $CD30^+$ 的皮肤型 ALCL 被 WHO 分型单独定义为一种亚型[70]。

基因和蛋白聚类分析提示 ALK 阳性和阴性的 ALCL 是两种不同的疾病类型。有证据表明在 ALK 阳性的淋巴瘤中，CEBPB、PTPN12、SERPINA1 和 BCL6 存在过度表达。而 CCR7、CNTFR、IL-21 和 IL-22 在 ALK 阴性的淋巴瘤中有过度表达[71]。经比较基因组杂交和 FISH 分析 TP53 和 ATM 位点，

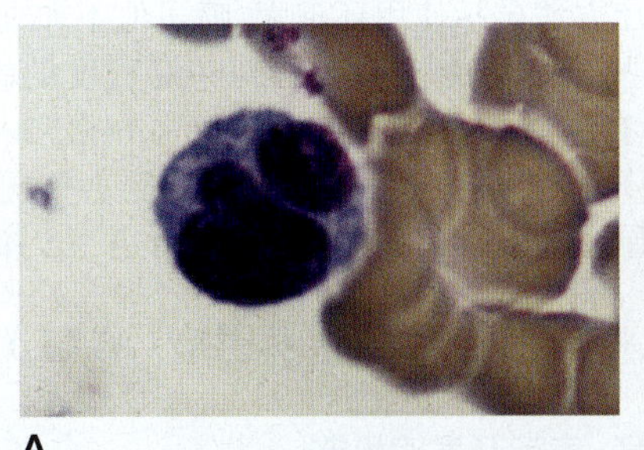
A

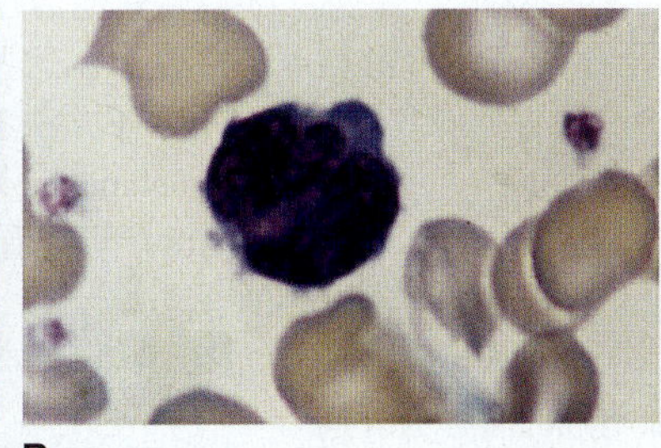
B

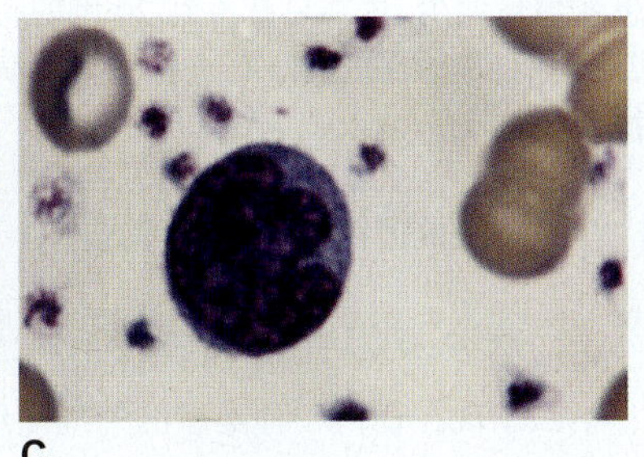
C

图 106-1　加勒比地区成人 T 细胞白血病 / 淋巴瘤患者的外周血涂片。A~C. 淋巴细胞中核高度分叶呈裂隙状，为此病特征性改变。

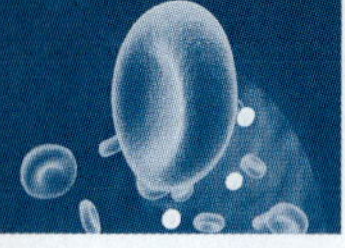

17p 和 17q24-qter 的增加及 4q13-q21 和 11q14 的缺失在 ALK 阳性肿瘤中更为常见，而 1q 和 6p21 的增加则更易出现在 ALK 阴性的肿瘤中[72]。

临床特点

ALCL 临床特点呈侵袭性。通常表现为系统性症状，疾病进展和结外病变。伴有骨髓和结外组织受累的皮肤性淋巴瘤通常表达 T 细胞免疫表型[73,74]。相比 ALK 阴性患者，ALK 阳性患者更年轻，体能状况更好，LDH 水平也较低[75]。淋巴结受累在两种类型中均常见，但 ALK 阴性的患者中更易见到结外受累[76]。约 90% 的儿童为 ALK 阳性[61,75]。

国际外周 T 细胞淋巴瘤计划组报告 ALK 阳性的 ALCL 预后要优于 ALK 阴性的 ALCL 患者：其 5 年无失败生存率分别为 60% 和 30%（P=0.015）。5 年总生存率分别为 70% 和 40%（P=0.016）[77]。CD56 的表达是预后良好的独立因素[76]。

ALCL 很少累及中枢神经系统，形态学检测发现约 20% 患者存在骨髓浸润。用抗 CD30 抗体和抗 ALK 抗体检测[78]，会发现双倍病例存在骨髓浸润。骨髓受累是 ALCL 一个不良预后因素。总体而言，ALCL 的缓解率和生存率均优于其他类型外周 T 细胞淋巴瘤[73,74]。

实验室特征

ALCL 细胞易集中生长，尤易侵犯淋巴结[79]。按照肿瘤细胞大小和混合的反应性细胞不同，分为三种形态学亚型[80]。“普通型”最常见，以多形性大细胞为特点。“小细胞型”约占 5%~10%，其特点中小体积的肿瘤细胞与 CD30 和 ALK 阳性多形性大细胞相混合。“淋巴组织细胞型”约占 5%~10%，与小细胞型关系密切，包含了小肿瘤细胞、大间变细胞及大量组织细胞的混合（参见第 98 章图 98-32 和图 98-34）[81]。

治疗

总的说来，T 细胞淋巴瘤中，ALCL 对化疗最敏感。其生存率及缓解率与弥漫大 B 细胞淋巴瘤相似。因为 ALCL 在儿童中发生率较高，包含蒽环类化疗药物的强化方案在儿童中已有研究[82,83]。与此类似，大部分成人患者用多柔比星为基础的治疗方案治疗，CR 率达 70%，5 年生存率达 60%[73,74]。患者随机接受 ABVD 方案（多柔比星、博来霉素、长春碱和达卡巴嗪）或大剂量 MACOP-B 方案（甲氨蝶呤、多柔比星、环磷酰胺、长春新碱、泼尼松和博来霉素）治疗有相同的疗效[84]。大剂量化疗后进行自体干细胞移植的结果令人鼓舞，但参与研究患者的总数有限[85-89]。系列病例研究表明对复发的患者进行异基因造血干细胞移植是一种非常有潜力的治疗手段，但在这些系列研究中患者数量偏少，总共只有不到 20 例的患者接受移植[90-92]。然而，活动期、难治性的 ALCL 也可获得无病生存，提示存在移植物抗 ALCL 效应。

外周 T 细胞淋巴瘤，非特指型

流行病学，病因学及发病机制

不归于现在任何一种类型的外周 T 细胞淋巴瘤称为外周 T 细胞淋巴瘤 - 非特指型（PTCL）。该类型在 T 细胞肿瘤中最常见，约占不包括成人 T 细胞白血病 / 淋巴瘤在内 T 细胞淋巴瘤的 50%[93]。亚洲更常见。大部分病例起源于淋巴结，在炎性背景下包含了小和大的非典型淋巴样细胞的混合。上皮样组织细胞是典型的细胞成分，因此被称为淋巴上皮样淋巴瘤（之前被称为 Lennert 淋巴瘤）。这种淋巴瘤现在被归类为外周 T 细胞淋巴瘤的一种形态学变异型（参见第 98 章图 98-30 和图 98-31）[94]。

临床特点

总体而言，外周 T 细胞淋巴瘤比弥漫大 B 细胞淋巴瘤更具侵袭性。患者典型的临床表现为显著淋巴结肿大，较易出现 B 症状，结外受累，LDH 升高及 IV 期病变[93]。皮肤瘙痒，外周血嗜酸性粒细胞增多及嗜血综合征常见于 PTCL[95-97]。

不同于弥漫大 B 细胞淋巴瘤，外周 T 细胞淋巴瘤的高危因素更多，预后更差[98-101]。PTCL 预后指数从一项包括 385 例 PTCL 患者的回顾性研究中总结出，除了骨髓受累代替分期作为预后危险因素外，其他预后危险因素与国际预后指数相似[102]。

实验室特征

典型的免疫表型为表达 CD4 或 CD8 的成熟细胞。任何一种 T 细胞抗原的丢失均很常见。其最常见的免疫表型是 $CD4^{+}\alpha\beta$。一项关于 23 例 PTCL 患者的 DNA 互补序列及寡核苷酸的基因芯片分析结果显示，与增生有关的基因过度表达提示较差预后，这些基因包括 CCNA、CCNB、PCNA 和 TOP2A[103]。该结论仍需通过前瞻性研究来证实。

治疗

通常采用含蒽环类抗生素的药物治疗。虽然能达到 CR，很少有患者能长期无病生存。相对弥漫大 B 细胞淋巴瘤，其缓解率和生存率均较低[104,105]。一项基于 PTCL 队列的回顾性研究显示，使用蒽环类药物的方案并不能提高其生存率，表明某些 T 细胞淋巴瘤亚型存在不同程度的化疗耐药[106]。在一项对 44 例主要为 PTCL 的 T 细胞淋巴瘤患者回顾性分析显示，CYP3A 在淋巴瘤细胞上的表达提示较低的缓解率。并且在体外实验中证实其对蒽环类药物及拓扑异构酶Ⅱ耐药[107]。然而，对 PTCL 进行早期大剂量化疗后进行自体干细胞移植的挽救治疗与弥漫大 B 细胞淋巴瘤的结局相类似[108-110]。一项西班牙的回顾性研究将自体干细胞移植作为强化治疗方案，其 5 年总生存率为 68%，疾病无进展生存率为 63%[111]。一项多中心研究发现同时存在 PTCL 危险系统中的两项危险因素就会有更短的总生存期和更短的疾病无进展生存期[103]。异基因干细胞移植在这方面经验不多，移植相关死亡率很高[112]。

其他治疗方法包括使用环孢素、喷司他丁和维甲酸等药物[113-115]。这些治疗均能使疾病得到一定程度的缓解，但没有哪种方法有突破性进展。包括地尼白介素 -2、扎木单抗（zanolimumab）、西利珠单抗（siplizumab）和阿仑单抗在内的靶向治疗可能有益，对此将在靶向治疗的部分进一步探讨。

血管免疫母细胞 T 细胞淋巴瘤（AITL）

流行病学，病因及发病机制

血管免疫母细胞 T 细胞淋巴瘤（AITL）约占所有淋巴瘤的

1% 左右，1974 年首先被描述成血管免疫母细胞性淋巴结病伴异常蛋白血症（AILD）[116]，后来许多患者转化成血管免疫母细胞 T 细胞淋巴瘤[117]。患者初诊时的年龄约为 65 岁，以男性多见[118]。

AITL 在淋巴瘤中是一种单独亚型，既可以是继发于 AILD，也可以原发形式表现。组织学上，淋巴结正常结构被破坏，并可见多形性细胞浸润和增生。还有小淋巴细胞、浆细胞、免疫母细胞、组织细胞和嗜酸性粒细胞等夹杂在淋巴结中。因此，正常淋巴结的结构被破坏，伴生发中心消失及大量结内新生血管形成。肿瘤细胞是 $CD4^+$ αβT 细胞，伴 TCRβ 和 γ 链基因重排[119-121]，90% 的情况下表达特异性标志 CD10[122]。基于基因组分布型，基因表达分析提示细胞表达 CXCL13 特异性标志的特征，推测 AITL 的细胞来源是滤泡性辅助细胞。此外，CD30 阴性的 PTCL 与 AITL 有相似的基因表达特征，提示它们更像 AITL 而非 PTCL[123]。

散在分布的 EB 病毒阳性 B 细胞总是存在，反映伴有免疫缺陷状态。异常的染色体常累及 X、1、3 和 5 号染色体；复杂核型是其预后不良因素之一[124]。若患者的 IPI 大于 2，也提示预后不良。

临床特点

AILD 的患者有进展为 B 细胞淋巴瘤的风险[119,125]。患者常常有 B 症状(发热、盗汗及体重减轻)、全身淋巴结肿大、红疹、多克隆高免疫球蛋白血症、血嗜酸性粒细胞增多、自身免疫性溶血性贫血（直接抗人球蛋白阳性）及感染等。

高嗜酸性粒细胞综合征　约 15% 的 T 细胞淋巴瘤患者血嗜酸性粒细胞增多[126]。其高嗜酸性粒细胞综合征与 T 细胞数量的克隆增生有密切关系；大约有 20% 患者的 T 细胞过度表达 IL-5，这是最主要的促嗜酸细胞生成素[127,128]。高嗜酸性粒细胞综合征合并克隆性 T 细胞的患者，增加了向 T 细胞淋巴瘤进展的风险，在高嗜酸性粒细胞综合征开始后的 3~8 年内，大约有 25% 的患者转化为 T 细胞淋巴瘤[128]。IL-5 参与嗜酸性粒细胞的产生、激活、趋化及存活过程，是 T 淋巴细胞增殖性疾病中最常见的细胞因子。对 20 例 AITL 和 30 例 PTCL 的肿瘤内嗜酸性粒细胞，IL-5 及体内调节正常 T 细胞表达和分泌的细胞因子（RANTES）水平进行定量并比较[129]，50 例患者中，68% 的病例 IL-5 为阳性，与嗜酸性粒细胞的存在相关（P=0.044）。肿瘤内 IL-5 主要由淋巴瘤细胞分泌，尽管大多数患者表达 RANTES（58%）和嗜酸细胞活化趋化因子（62%），这些细胞因子的表达与嗜酸性粒细胞存在无关。有一小部分肿瘤表达 TARC，主要存在于非淋巴样细胞中，表达程度与嗜酸性粒细胞相关（P=0.0003）。大部分（13/15）TARC 阳性的淋巴瘤 IL-5 亦为阳性。

治疗

大部分 AITL 患者采用蒽环类化疗药物治疗，CR 率与其他 PTCL 相似（约 50%）。没有证据显示强化方案可以改善患者生存[130]。对一些相对良性的患者，可以采用糖皮质激素单药治疗[131]。根据一项多因素分析显示，男性、纵隔淋巴结病及贫血是预后不良的因素[130]。低剂量甲氨蝶呤和环孢素也能使一部分患者获得缓解[132-134]。

结外 NK 细胞和 T 细胞淋巴瘤

■ 结外 NK/T 细胞淋巴瘤

流行病学，病因及发病机制

结外鼻型 NK/T 细胞淋巴瘤原称致死性中线肉芽肿、恶性肉芽肿和血管中心性淋巴瘤。它与肿瘤细胞的 EB 病毒感染密切相关[135]。主要累及中线结构，是一种并不常见的亚型，约占所有淋巴瘤的 1% 左右[28,136,137]。这种疾病被分为鼻型和鼻外两种。鼻型的发病率约为结外鼻型的 5 倍。结外鼻型预后相对较差，中位生存期只有 6 个月，而鼻型生存期约为 5 年[138]。此疾病在欧洲裔的美国人尤其是西班牙裔，本土美洲人及亚洲裔美国人中均罕见[139,140]。通常影响中年男性，中位年龄约为 50 岁，但也有儿童患病的报道[141,142]。

临床特点

典型的临床表现为由鼻部肿块所致的鼻窦及鼻出血，肿块会侵入到相邻结构，包括鼻窦、鼻咽部等。因此脑神经瘫痪也较常见。疾病的晚期可见血行播散到皮肤、胃肠道及睾丸等组织[143-145]。

实验室特征

组织病理学显示小到中等大小的非典型淋巴样细胞、血管中心浸润和缺血组织的破坏。肿瘤细胞通常为 EB 病毒阳性，并且表达 T 细胞抗原 CD2 和 CD7，通常不表达 CD3。

治疗

原发病采用联合局部放疗及包含蒽环类药物的化疗，与 T 细胞及 B 细胞表现不同，NK/T 细胞（51 例，45.1%）易出现鼻腔单独受累、皮肤播散和嗜血细胞综合征。一项中国的研究比较了 CHOP、CEOP（环磷酰胺、表柔比星、长春新碱、泼尼松）或 ProMACE（泼尼松、甲氨蝶呤、多柔比星、环磷酰胺、依托泊苷）加 CytaBOM（阿糖胞苷、博来霉素、长春新碱、甲氨蝶呤及甲酰四氢叶酸解救）联合或不联合放疗[146]。这项国际性研究显示 NK/T 细胞淋巴瘤 CR 率为 56%，而 T 细胞及 B 细胞分别为 70% 和 76%。NK/T 细胞淋巴瘤的 5 年无病生存率为 25.1%，而 T 细胞及 B 细胞为 41.9% 和 40.9%。NK/T 细胞淋巴瘤中位生存期为 12.5 个月；而 T 细胞及 B 细胞为 43.4 个月及 17 个月。在另一项研究中，局部鼻型 NK/T 细胞淋巴瘤患者接受 4 个疗程 CHOP 方案联合局部放疗，总有效率为 59%。由于化疗过程中疾病进展，只有 35% 的患者完成了既定的化疗，提示 CHOP 方案对初治的局部鼻型 NK/T 细胞淋巴瘤不是优化的方案[143]。

患者除了放化疗外还应监测鼻内镜是否有局部复发，除了 EBV 血清学监测外。大剂量化疗后自体干细胞移植作为挽救方案已较成熟[148]。有一些异基因造血干细胞移植成功的病例，但患者数量还不是很多[149-152]。

■ 肠病型 T 细胞淋巴瘤

流行病学，病因学及发病机制

肠病型 T 细胞淋巴瘤（EATCL）少于淋巴瘤总数的 1%，约占原发肠道淋巴瘤的25%。此病通常累及成年人，常有谷蛋白敏感性肠病（乳糜泻）病史[3,153,154]，对不含谷蛋白的改良饮食无反应往往是淋巴瘤发病前的典型表现[155]。因此，在结肠病高发的地区，此病的发生率也相对较高，患者确诊的中位年龄为55岁。男：女为3∶1。

其肿瘤由大、中、小及间变大淋巴细胞构成[3]。肿瘤细胞表达CD3、CD7和CD103。有些细胞CD8阳性而CD4阴性[156]。其TCR-β基因重排可检测到[153,154]，但有一小部分患者表达γδ受体[3]。

临床特点

此病最常累及空肠或回肠，但消化道其他部分亦可受累。由于营养不良常伴发此病，其最常见的体征和症状包括体重减轻、恶心和呕吐；并伴随腹痛和肠梗阻[154]。患者常有空肠及回肠部位的多发溃疡，有时伴肠穿孔。大部分患者手术中诊断，过程可为暴发性，其死亡原因可为治疗中继发肠穿孔所致。死亡后尸检显示最常见于空肠部位的难治性恶性溃疡的化疗。

治疗

含蒽环类药物的联合化疗最常见。很多患者不能耐受化疗，一项关于27例肠道T细胞淋巴瘤的研究中，绝大多数有EATCL或EATC样淋巴瘤。其中14例患者接受多种药物化疗，仅有7例完成治疗（50%）。27例中20例患者死亡，17例于诊断后6个月内死亡。中位生存为4个月。处于Ⅰ期的患者生存率要优于其他患者[158]。一项英国的单中心报告了31例EATCL患者，其中24例接受了每周以蒽环类化疗药物为基础的强化治疗，但大部分患者未能完成化疗。并且存在大量的并发症，如胃肠道出血、小肠穿孔及肠结肠瘘。有12例患者需要肠内或全肠道营养，总有效率58%，其中10例完全有效，4例部分有效，中位复发时间为6个月，中位生存时间约为1年。其5年复发率为19%，5年生存率为20%，大部分患者死于疾病进展[154]。

肝脾T细胞淋巴瘤

流行病学，病因学及发病机制

肝脾淋巴瘤占总淋巴瘤的1%以下，原称γδT细胞淋巴瘤。肿瘤细胞在肝脾中呈窦状分布[159]，同样易见于骨髓。皮损较罕见，肿瘤细胞CD3阳性，但CD4和CD8均为阴性。CD56和TCR-δ在绝大多数患者中为阳性[159]，免疫表型与不成熟γδT细胞一致。此病常发生于年轻男性患者中，表现为单纯的肝脾肿大而无淋巴结病[160]。常伴有血细胞减少、B症状、血清LDH增高。通常能检测到TCR-γ基因重排。对大部分病例而言，淋巴瘤细胞有等臂染色体7q［Ⅰ(7)(q10)］伴8号染色体三体，其在αβ变异型中亦可见[161-164]。这些发现证实i(7q)作为肝脾T细胞淋巴瘤的特异性标志在其发病机制中起重要作用。

治疗

蒽环类药物对大部分患者有效，但缓解期较短，45例肝脾淋巴瘤患者中，大部分患者采用烷化剂、CHOP方案、第二代或第三代治疗高危淋巴瘤的方案，自体及异基因骨髓或外周血干细胞移植治疗。5例患者（11%）CR，尽管治疗后一过性临床症状改善见于大部分患者，治疗早期复发很常见。有36例患者死于疾病本身，仅4例存活（9%）。这项研究中，患者中位生存仅为8个月（范围0~42个月）。大剂量化疗后的自体干细胞移植的作用不清楚，但有2例患者在接受异基因干细胞移植后仍存活[160]。一项15例患者的回顾性研究显示此病有四种预后不良因素：男性，CR失败，免疫功能低下的历史及T细胞受体基因重排缺乏[165]。

皮下脂膜炎样T细胞淋巴瘤

发病机制及临床特点

皮下脂膜炎样T细胞淋巴瘤是一种罕见的淋巴瘤，常以皮下痛性结节为特征[166,167]。病变由非典型淋巴样细胞和反应性组织细胞和混杂脂肪组织组成，常常伴有凝固性坏死。绝大多数患者中的肿瘤细胞由CD8$^+$αβT细胞构成，在一小部分病例中，CD4$^-$γδ细胞也可见。这些细胞是表达颗粒酶B、穿孔素和TIA-1的成熟毒性T细胞。

典型的皮肤损害由四肢开始，能在数年内自发缓解但最终仍会进展[166]。这种损害易形成溃疡，患者常常有系统性症状。嗜血细胞综合征在初期或晚期常见[167,168]。

治疗

联合化疗有一定疗效，但缓解期较短[166,169,170]。糖皮质激素、干扰素-α、齐多夫定及环孢素对其均有一定的疗效[169,171,172]。但对此病的治疗仍存在着争议。尽管标准化疗方案可能有效，但完全缓解的患者并不多。有一例接受异基因骨髓移植的个案报道，由于此病较为罕见，很难评估疗效[173,174]。地尼白介素-2在2名患者中应用有效，而且贝沙罗汀能使一名处于疾病进展期的患者重获临床缓解[175]。

细胞表面抗原作为治疗靶点：成熟T细胞和NK细胞淋巴瘤

自从利妥昔单抗（CD20单克隆抗体）于1997年获得批准后，淋巴瘤靶向治疗的概念有了很大的发展。由于这类疾病本身预后不良，在NK和T细胞表面存在各种潜在的治疗靶点，这些都促使了几种治疗这种疾病新单克隆抗体的研发和临床评估。许多信号途径都参与了T细胞淋巴瘤中T细胞的激活和功能，刺激T细胞肿瘤的生长，这些信号途径正是单克隆抗体的靶点。这些T细胞表面抗原常常在肿瘤细胞上表达，使肿瘤细胞成为靶向治疗的目标。这些抗原大多是T细胞系特异性抗原，故减小了对其他组织的毒性作用。另外，联合标准的细胞毒药物化疗也能得到预期的效果。

T细胞表面抗体治疗的靶点

肿瘤细胞信号传导是在细胞表面由T细胞受体（TCR）传导启动，并依赖于其他共刺激分子（表106-2），转导下游有丝分裂的信号。因为肿瘤性T细胞的分裂和生存高度依赖于这些信号途径，这些共刺激分子就是潜在的治疗靶点。

表 106-2　特异性 T 细胞表面标志总结

抗原	正常细胞分布	功　能
CD2	T，NK，树突状细胞，胸腺细胞	抗原呈递细胞上 CD58 的细胞黏附配体
CD3	T	T 细胞受体复合物
CD4	T	HLA-Ⅱ共受体
CD25	T	55kDa 低亲和力 IL-2 受体多肽链
CD26	T，NK，表皮	二肽基肽酶Ⅳ
CD30	T，B	肿瘤坏死因子受体超家族成员
CD52	T，B，NK，单核细胞，巨噬细胞	未知

CD，分化群；HLA，人类白细胞抗原；NK，自然杀伤；TNF，肿瘤坏死因子。

CD2

这种共刺激分子是一种约 50kDa 的跨膜糖蛋白，表达在树突状细胞[176]、NK 细胞、胸腺细胞和成熟 T 细胞上[177]。CD2 是免疫球蛋白超家族成员之一，其作用是通过结合 CD58［白细胞功能相关抗原（LFA）-3］和 CD59，使已激活的 T 细胞进一步定位于抗原呈递细胞[178]。T 细胞激活时，表面 CD2 分子的数量及 CD2-CD58 二聚体的稳定性均增加，从而形成高亲和性的细胞间桥。随着 CD2-CD58 的连接，Wiskott-Aldrich 综合征蛋白（WASP）[179]和酪氨酸激酶 $p56^{lck}$ 蛋白结合于 CD2 的细胞质结构域[180]，导致肌动蛋白聚积，加强细胞间连接从而增强 T 细胞的激活。具有重要治疗意义的是，无论是 LFA-3 或单克隆抗体结合 CD2 均能直接诱导 T 细胞凋亡和 TCR 信号通路的快速脱敏。单克隆抗体靶向 CD2 可以通过降低和抗原呈递细胞细胞间桥结合力终止 TCR 通路的有丝分裂信号，并选择性诱导 T 细胞肿瘤凋亡。

CD3

CD3 是 TCR 复合体不可缺少的一部分，由 5 条恒定的多肽链组成：γ、δ、ζ、ε 和 η。CD3 多肽与 T 细胞受体的 α 和 β 链组成稳定的复合体[181]。CD3 细胞外结构域由 γ、δ 和 ε 链，细胞外免疫球蛋白样结构域（一种跨膜结构域）和一段短的胞质内结构域组成。针对 T 细胞抗原的第一代抗体，如莫罗单抗 CD3（Orthoclone OKT3），在诱导 TCR 和 Fc 受体交联后触发 T 细胞激活，并释放出大量细胞因子（如肿瘤坏死因子）以及引起相关不良反应，包括低血压、低血糖以及毛细血管渗漏综合征[182]。这些副作用限制了 CD3 应用于 T 细胞淋巴瘤靶向治疗。目前已设计出具有突变的 FcR 区域的选择性抗 CD3 抗体维西珠单抗（visilizumab），保留了 CD3 的选择性，但不激活 TCR，所以相关的细胞因子释放也相对少[183]。

CD4

这种分子属于免疫球蛋白超家族成员之一，作为 TCR 共同受体，加快识别 HLA-Ⅱ多肽。正常表达于调节性和辅助性 T 细胞、单核细胞、巨噬细胞和树突状细胞上[184]，也表达于皮肤型 T 细胞淋巴瘤及外周 T 细胞淋巴瘤的肿瘤性 T 细胞上。靶向该分子可有效地抑制 TCR 信号传导[185]。现认为存在 TCR 依赖和非 TCR 依赖性两种机制。单克隆抗体 OKT4C 靶向 CD4 引起继发的 TCR 信号终止。可能的机制是通过解除 TCR 与 CD4 相关和共刺激蛋白酪氨酸激酶 $p56^{lck}$ 的偶联，这种过程与抑制性转接蛋白 SHIP-1 和 DOK 相关[186]，导致 T 细胞受体信号传导终止。另外，靶向 CD4 通过单核细胞 Fcγ 受体诱导抗体介导的细胞凋亡[187]。

CD25

它是一种 55kDa 低亲和力 IL-2 受体多肽链。与 β（p75）和 γ（p64）多肽链与 CD25 共同组成高亲和力 IL-2 受体不同，CD25 在与 IL-2 结合后迅速被上调。所以，这种抗原主要表达于激活的 T 细胞上，它相应的抗体则作为 IL-2 受体激动剂起作用。在皮肤型 T 细胞淋巴瘤中，CD25 抗原表达选择性上调。对皮肤活检标本进行免疫组化染色，113 例皮肤型 T 细胞淋巴瘤患者中有 24 例（22%）患者 CD25 在肿瘤性的淋巴细胞表达超过 20%[188]。CD25 的表达与组织学分级、分期和对靶向 CD25 药物地尼白介素（ONTAK）的反应相关。对于特定的患者，对比于淋巴结病灶，浅表淋巴结皮肤病灶的 T 细胞有上调[189]。T 细胞受体激活也导致共刺激分子 CD40L 的表达，其效应能被 CD25 特异性单抗（daclizumab）所抵消，提示 CD40 配体诱导可能是 IL-2 受体激活的结果[190]。

CD26

是一种 110kDa Ⅱ型跨膜蛋白，正常表达于各种上皮细胞，激活的 T 细胞和 NK 细胞上。细胞外二肽激肽酶Ⅳ酶活性被激活的 T 细胞增强。已知的亚基包括各种趋化因子：RANTES，巨噬细胞炎症趋化因子 LD78β，干扰素诱导的趋化因子 Ip10、SDF-1，干扰素诱导的 T 细胞 α 化学引诱物和胶原等。细胞外结构域也有一系列结合对象，包括腺苷脱氨酶和小窝蛋白。通过诱导细胞周期终止于 G1-S 检查点，抗 CD26 1F7 单抗在 CD30 阳性的间变大 T 细胞性淋巴瘤细胞系 Karpas 299 表现出抗肿瘤活性[191]。在成熟 T 细胞和 NK 细胞淋巴瘤中，T 细胞大颗粒淋巴细胞白血病中的表达变化很大[192]，在更具侵袭性的 T 细胞肿瘤，如肝脾 γδT 细胞淋巴瘤[193]和间变大 T 细胞淋巴瘤中[194]，CD26 的表达都很高。Ⅰ期试验将人源化抗 CD26 单抗用于治疗复发性 CD26 阳性肿瘤，其中包括 T 细胞淋巴瘤。

CD30（Ki-1）

CD30 是肿瘤坏死因子受体大家族成员之一，为Ⅰ型跨膜糖蛋白，拥有 595 个氨基酸胞质外结构域，被 CD30 配体（CD153）及单抗如 SGN30 结合。正常组织中 CD30 的大部分表达于滤泡间 B、T 淋巴细胞和中心母细胞[195]。最早于 1982 年在 Reed-Sternberg 细胞表面发现[196]，现已知其表达一些 T 细胞和 B 细胞起源的恶性细胞表面，包括间变大细胞性淋巴瘤、免疫母细胞性 B 细胞淋巴瘤、骨髓瘤和皮肤 T 细胞淋巴瘤[197]。这种分子的细胞外结构域被 TNF-α 转化酶切割脱落后形成可溶性 CD30[198]，后者是一种锌金属蛋白。血清 sCD30 水平和淋巴瘤活性相关。羟肟酸源性的蛋白酶抑制剂可以抑制 sCD30 的累积，这可提高 CD30 靶向治疗的疗效[199]。

CD52

CD52 是 1983 年人们在寻找能够通过补体结合途径去除

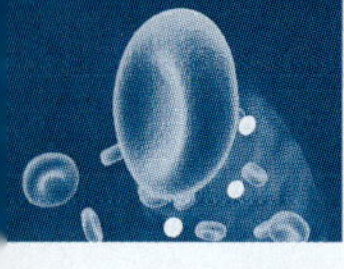

骨髓T细胞抗体的研究中发现的[200]，它是一种功能未知的糖基化磷脂酰肌醇连接糖蛋白。表达于B细胞、T细胞、NK细胞、单核细胞和巨噬细胞表面，但不表达于髓系、红系和巨核细胞系。总的说来，与正常T淋巴细胞相比，T细胞淋巴瘤CD52的转录一般都是下调的[201]，这与靶向CD52对该类疾病的治疗效果不佳的现象是一致的[202]。但是，也有很多淋巴瘤表达CD52，使根据CD52表达状态进行个体化治疗成为可能。由于这种抗原也表达于正常T和B淋巴细胞上，显著的淋巴细胞减少和相关的免疫抑制副作用限制了CD52在T细胞淋巴瘤及其他疾病的应用。抗CD52抗原的单抗会诱导细胞凋亡、补体依赖的细胞毒性和抗体依赖细胞介导的细胞毒性作用。

■ 治疗性单克隆抗体

扎木单抗(zanolimumab)

扎木单抗(HM6G.2，HuMax-CD4，,hIgG1κ 抗体)是直接针对CD4的完全人源化的单克隆抗体(表106-3)。其细胞毒性和抗增殖效应通过多种作用机制起作用，包括直接抑制TCR信号传导、ADCC效应和长期Fc依赖的CD4下调效应[186]。它的效应已在两个独立的、方案设计类似的临床试验中得以评估，采用扎木单抗治疗难治性CD4阳性皮肤T细胞淋巴瘤(CTCL)，一组试验对象是早期患者，另一组是进展期患者[203]。扎木单抗的用药方法为每周一次，连续使用16周。有三种使用剂量：280mg(早期和进展期)、560mg(早期)和980mg(进展期)。蕈样肉芽肿患者对扎木单抗的反应表现出剂量依赖性，最大目标反应率(75%)发生在最高剂量处。而Sézary综合征患者，同期应答率为20%~25%，与药物的血清浓度无关，提示扎木单抗对Sézary综合征的患者效应缺乏特异性，可能与脱靶或下游效应等机制有关。

表106-3 单克隆抗体治疗NK/T细胞肿瘤的临床试验

靶点	药物	对象	治疗的疾病	参考文献
CD4	扎木单抗	人	PTCL	203
CD2	希普利单抗	人	ATLL，PTCL LGL-T	204
			LGL-NK，PTCL	205
CD3	维西珠单抗	人	没有报道	206
CD25	达昔单抗	人	PTCL，ATLL	207
CD30	MDX-060	人	ALCL	222，223
	SNG30	嵌合体	ALCL	31，197
CD52	阿仑单抗	人	T-PLL	249
	CHOP+阿仑单抗		AITCL，ALCL， EATCL，PTCL	213，214，217
	FAC+阿仑单抗		PTCL	219
	EPOCH+阿仑单抗		任何TCL化疗 初期	217

AITCL，血管免疫母细胞T细胞淋巴瘤；ALCL，间变大细胞淋巴瘤；ATLL，成人T细胞白血病/淋巴瘤；CHOP，环磷酰胺、多柔比星、长春新碱、泼尼松；EPOCH，依托泊苷、泼尼松、长春新碱、环磷酰胺、多柔比星；FAC，5-氟尿嘧啶、多柔比星、环磷酰胺；LGL，大颗粒淋巴细胞；NK，自然杀伤细胞；PTCL，外周T细胞淋巴瘤；TCL，T细胞淋巴瘤；T-PLL，T细胞幼淋巴细胞性白血病。

另一项非盲临床试验研究扎木单抗治疗复发或难治性PTCL。21例患者接受了每周980mg、连续用药12周的扎木单抗的治疗。有效率为24%，其中2例患者完全有效，1例为PTCL患者，另一例为血管免疫母细胞性T细胞淋巴瘤患者。后者缓解时间更持久，观察持续到第252天也没有复发[204]。这些数据证实扎木单抗在T细胞淋巴瘤中具有广泛活性。

西利珠单抗(siplizumab)

西利珠单抗(MEDI-507)是直接作用于CD2分子胞外段的人源化单克隆抗体。一项单中心非盲剂量升级Ⅰ期试验评估了西利珠单抗对难治性CD2阳性(免疫组化证实至少30%的肿瘤细胞表达阳性)成人T细胞淋巴瘤患者的疗效。最终有13例患者纳入研究，包括7例成人T细胞白血病/淋巴瘤、2例皮肤T细胞淋巴瘤、1例PTCL和3例LGL[205]。西利珠单抗(剂量范围：0.4~1.2mg/kg)用于四组患者(每组3例)，每两周用药一次，16周共用药8次。每次用药时间依赖不同剂量使用2到3天以上，平均每个患者使用2天。没有剂量限制性毒性反应，最高用药剂量为每周1.2mg/kg。另外计划增加用药剂量组分别为2.4mg/kg、3.4mg/kg和4.8mg/kg。5例进展期患者和3例巨细胞病毒抗原血症患者退出试验。修正后的实验设计允许研究时进行抗病毒治疗。血液中CD4阳性和CD8阳性T细胞计数的减少超过了90%，NK细胞计数减少了79%，因此一过性淋巴细胞减少症成为主要的不良反应，在9例患者中的7例观察到该不良反应。还有两类严重的不良反应与治疗无关，即留置导管性败血症和发热性中性粒细胞减少症。3例患者证实为PR(2例成人T细胞白血病/淋巴瘤，1例T细胞大颗粒淋巴细胞白血病)。0.8mg/kg剂量时没有观察到免疫原性不良反应[205]。

一项多中心Ⅰ期试验研究了16例CD2阳性T细胞淋巴瘤患者，其中包括9例PTCL患者、6例皮肤T细胞淋巴瘤患者和1例NK细胞大颗粒淋巴细胞白血病患者[31]。3例用药剂量为0.7mg/kg，10例为3.4mg/kg。观察到2例患者有效，1例为PR的NK细胞大颗粒淋巴细胞白血病患者，1例为CR的PTCL患者，用药剂量均为3.4mg/kg。有2例患者出现剂量依赖性毒性反应，即发生在3.4mg/kg剂量水平的融合红斑性皮炎和4.8mg/kg剂量水平的肺水肿，而扩大研究时并没有观察到此类不良反应。3.4mg/kg剂量组发生了1例患者出现治疗相关性肿瘤溶解综合征。观察到严重的外周T细胞耗竭现象[31]。

阿仑单抗(alemtuzumab)

阿仑单抗(CAMPATH-1H)是针对CD52的人源化IgG1κ单抗。它已被批准用于慢性淋巴细胞白血病的初始[207]及难治性患者的治疗[208]。对39例T细胞幼淋巴细胞性白血病患者的观察提示它具有抗T细胞淋巴瘤的效应，其中37例对化疗药物耐药。CAMPATH-1H每周3次静脉用药后，76%的患者有效。当剂量增加到30mg，每周3次时，60%患者达CR[9]。一项欧洲的前瞻性Ⅱ期非盲多中心试验，纳入了22例进展期蕈样肉芽肿或Sézary综合征患者[209]。研究终点为有效率、包括感染在内的并发症和对瘙痒的影响。86%的患者处于疾病的Ⅲ~Ⅳ期。通过肿瘤发生部位来记录有效率，其中发生于皮肤和淋巴结中的有效率为55%，发生在血液中的有效率为86%。值得注意的是，发生于淋巴结的患者均CR，而累及皮肤的患者

CR 率只有 31%。Ⅲ级毒性反应包括输液相关性发热(5%)、寒战(18%)和乏力(9%);没有发生Ⅳ级毒性反应。18% 的患者在治疗 8~12 周后发生了Ⅳ级中性粒细胞减少症,1 例发生了Ⅳ级血小板减少症。所评估的 22 例患者中 50% 发生了感染并发症,其中 1 例为致死性曲霉菌病,1 例为致死性分枝杆菌性肺炎,4 例为可治性巨细胞病毒复活。1 例发生了系统性单纯疱疹病毒激活感染经膦甲酸治疗后好转。3 例患者出现了不明原因发热,1 例发生了中性粒细胞减少症伴发热。一项瑞典和德国的类似研究纳入了 14 例既往反复治疗过的Ⅲ和Ⅳ期患者,总有效率为 36%。致死性机会性感染的发生率为 36%,凸显针对淋巴细胞的靶向治疗导致的淋巴细胞减少症患者中易患致死性机会性感染。同时观察到 2 例与 EBV 再激活相关的噬血细胞综合征[211]。

考虑到阿仑单抗血液方面和感染性毒性作用,研究评估了低剂量阿仑单抗的作用。14 例 Sézary 综合征患者被分为两组接受阿仑单抗的治疗。治疗剂量采用患者间递增和组间递减的方式,最终确定的治疗剂量两组分别为 15mg(n=4) 和 10mg(n=10)[212]。用药方法为采用最终剂量隔天用药一次,共用药四次。当外周循环中 Sézary 细胞计数超过 2000/μl 时,患者需要再次治疗。Sézary 细胞计数平均减少 95%,12 例(86%)治疗有效患者均为低剂量组患者,其中 3 例为完全有效(1 例由皮肤和血液中 TCR 的测定所证实)。治疗失败的中位时间为 12 个月。15mg 剂量组的 4 例患者均发生了感染并发症,而 10mg 剂量组无一例发生(P=0.001)。以上数据说明间断性使用低剂量阿仑单抗的治疗是有效的且毒性反应发生率较低。

阿仑单抗同传统化疗相联合在 PTCL 的初始治疗中采用过。一项意大利的前瞻性Ⅱ期开放性多中心试验评估阿仑单抗联合 CHOP 方案用于 T 细胞淋巴瘤的一线治疗。用药方法为 CHOP 每 28 天为一个周期,共使用 8 个周期,阿仑单抗每四周用药 30mg,共使用 12 周(3 个周期)或 28 周(7 个周期)。24 例可评估的患者中,17 例(71%)达到完全缓解,1 例达到部分缓解。血管免疫母细胞 T 细胞淋巴瘤(6/6)、间变大细胞淋巴瘤(1/1)和肠病型 T 细胞淋巴瘤(1/1)患者获得 CR,而 PTCL 患者一半(7/14)有效。研究对 15 例患者进行了亚型分析以评估 CD52 状态。尽管这项研究并不足以证明两组间的差异。4 例 CD52 阴性患者 2 例发生了进展,2 例达到 CR。11 例 CD52 阳性患者中 8 例(73%)达到了 CR。中性粒细胞减少症是最常见的血液毒性反应,采用 CHOP-C 方案中 176 例中 59 例(34%)发生了该反应。尽管针对卡氏肺孢子虫、水痘 - 带状疱疹病毒和单纯疱疹病毒采取了预防措施,对Ⅳ级中性粒细胞减少症患者也预防使用抗生素,感染仍是常见的并发症。在使用 CHOP-C 治疗 3~4 个周期后,176 例患者中的 15 例证实有巨细胞病毒再激活,2 例发生了曲霉菌感染,1 例进展性多灶脑白血病的患者治疗后发生了痴呆[213]。

在另一项Ⅱ期试验中,20 例新发诊断为 PTCL 的患者接受密集 CHOP 方案加静脉注射阿仑单抗治疗。阿仑单抗使用方法为每 3 周为一个周期,第一个 3 周第一天给药 10mg、第二天 20mg。从第二个周期开始每个周期的第一天给药 30mg。总有效率为 80%,13 例患者为完全有效(65.0%),3 例为部分有效(15.0%),一年无病生存率为 43.3%。这种方案有很大的毒性反应,18 例(90.0%)患者出现了Ⅳ级中性粒细胞减少,其中 11 例(55.0%)出现发热。5 例患者(25%)发生了巨细胞病毒复燃,其中 3 例发展为巨细胞病毒病。有 2 例治疗相关性死亡患者,致使研究中止[214]。

欧洲协作组已经开始了两项联合 CHOP 方案和阿仑单抗作为 PTCL 初始治疗的阿仑单抗Ⅲ期试验:ACT1 和 ACT2。

另一项Ⅱ期试验联合阿仑单抗和氟达拉滨、环磷酰胺及多柔比星治疗 PTCL 患者[215]。23 例为新诊患者,11 例为复发或难治性患者。新发患者的总有效率为 75%,CR 率为 43%,中位总生存期为 21 个月。复发或难治性患者的总有效率为 36%,没有 CR 患者。58% 的患者发生了持续性的Ⅲ~Ⅳ级中性粒细胞减少,44% 的患者出现Ⅲ~Ⅳ级血小板减少,15% 的患者有Ⅲ~Ⅳ级感染并发症。这些数据支持这项研究有继续下去的价值。在一项混合性治疗组中(初治者 14 例,再次接受治疗者 7 例)[216],发现 EPOCH 方案(依托泊苷、泼尼松、长春新碱、环磷酰胺和多柔比星)对 T 细胞淋巴瘤有效,其有效率为 85%,CR 率为 50%。虽然治疗状态对总缓解率没有影响,61.5% 的初治患者达到 CR,而再次接受治疗患者的 CR 率只有 28.5%。因此,EPOCH 联合阿仑单抗在一项Ⅰ期试验用于 17 例 CD52 阳性初治 T 细胞淋巴瘤患者的剂量升级研究。8 例患者接受阿仑单抗的剂量为 30mg,后续治疗剂量增加至 60mg(3 例)和 90mg(3 例)。5 例患者(29%)获得 CR[217]。骨髓发育不良作为剂量限制性毒性反应在 60mg 和 90mg 剂量组的 2/3 患者中观察到。除 1 例患者外,所有患者均发生了Ⅳ级淋巴细胞减少症,11 例患者(65%)发生了感染并发症。

阿仑单抗联合化疗治疗复发的 PTCL 患者的效果也被评估过。一项Ⅱ期前瞻性研究以 16 例复发 PTCL 和 7 例结外 NK/T 细胞淋巴瘤患者为研究对象。患者接受阿仑单抗(每个周期总剂量为 70mg)联合顺铂、阿糖胞苷和地塞米松的治疗。总有效率为 50%,83% 的 PTCL 患者有效(CR 和 PR 各三例),而只有 13%(1 例 PR)的结外 NK/T 细胞淋巴瘤患者有效。除了 1 例患者,自体干细胞在所有患者中均可获益。中位总生存期为 6 个月,治疗有效患者的存活时间较治疗无效者长(P=0.038)。严重毒性反应包括 16 例患者中的 14 例(83%)观察到Ⅳ级中性粒细胞减少,4 例(25%)发生了治疗相关性死亡[218]。

维西珠单抗(visilizumab)

维西珠单抗(HuM291)是一种人源化抗 CD3 单克隆抗体,为 IgG2 的同型体,直接对抗 TCR 的 ε 恒定链。就像早期抗 CD3 抗体原型那样[219,220],维西珠单抗构建为不能结合Ⅱ型 Fcγ 受体,因此对静息性 T 细胞无活性。维西珠单抗的使用在糖皮质激素抵抗的移植物抗宿主病领域获得了最大进展。在一项Ⅱ期多中心试验中[221],用药 6 周后的有效率为 32%。44 例患者为单次用药,2 例患者因为急性 GVHD 复发给予相同剂量的重复用药,1 例发生在 18 天,1 例发生在 49 天。血浆 EB 病毒 DNA 滴度在初始用药后开始监测至第 6 周,19 例患者(43%)的滴度超过了 1000 拷贝 /ml。利妥昔单抗治疗这类患者每周用药一次有效,EBV DNA 滴度降到 1000 拷贝 /ml 以下。其中 7 例患者为单次用药,10 例患者为多次用药。没有出现移植后致死性淋巴增殖性疾病患者[221]。

迄今为止,尚无维西珠单抗治疗 T 细胞淋巴瘤的报道。一项Ⅰ期维西珠单抗治疗难治性 CD3 阳性 T 细胞淋巴瘤患者的多中心试验在斯坦福大学实施并完成[206]。大约总共有 12~15

例患者入组，尚无结果报道。

CD30 靶向治疗

MDX-060　MDX-060 是针对 CD30 的人源化单克隆抗体。一项Ⅰ/Ⅱ期剂量升级临床试验入组 72 例已经被充分治疗（平均已经接受了 4 个疗程）的患者，9 例为 T 细胞淋巴瘤患者（7 例间变大细胞性淋巴瘤，2 例未分类），剩余者均为霍奇金淋巴瘤[222]。间变大细胞性淋巴瘤患者中的 2 例（29%）完全有效，除了 0.1mg/kg 剂量组外，在所有剂量组（1mg/kg、5mg/kg、10mg/kg 和 15mg/kg）中均有效或使疾病处于稳定。总体上，该抗体有很好的耐受性，肺毒性（呼吸困难和急性呼吸窘迫综合征）是最常见的Ⅲ/Ⅳ度毒性反应，通常认为与输注有关，72 例患者中的 3 例（4%）发生了此类反应。一项更大型Ⅱ期试验入组了 45 例 ALCL 患者并已完成[223]，结果待公布。

SGN-30　SGN-30 是嵌合型单克隆抗体。体外结合实验已证实 SGN-30 特异性结合活化的 T 细胞和 CD30 阳性癌细胞系。一项Ⅰ期多剂量升级研究入组了大部分先前已经被治疗过的患者，24 例患者被分为 4 组，每组 6 例，各组用药剂量分别为 2mg/kg、4mg/kg、8mg/kg 和 12mg/kg，每周用药一次，共连续用药 6 周。总体治疗耐受性较好，没有观察到剂量限制性毒性反应。CR 患者有 1 例。最常见的毒性反应包括乏力、发热和恶心。24 例患者中的 3 例（12.5%）均观察到上述毒性反应。在 8mg/kg 剂量组，1 例患者获得 CR（皮肤型间变大细胞淋巴瘤患者）。4 例患者出现了人抗嵌合蛋白抗体[197]。一项Ⅱ期试验使用的剂量为 12mg/kg，纳入了 19 例患者并对其中 17 例患者进行了评估[224]。总有效率为 58%，完全缓解 5 例（其中 3 例为蕈样肉芽肿病），部分缓解 5 例，均为间变大细胞淋巴瘤患者。1 例蕈样肉芽肿患者达到疾病稳定。总的说来，SGN-30 耐受性较好，Ⅲ到Ⅳ级毒性反应仅限于瘙痒和皮疹各 1 例（6%），还可能与药物无关。虽然数据有限，但确实显示了 SGN-30 的有效性，需要进行更多的研究。额外的 SGN-30 剂量升级试验也有潜力可挖。

达克珠单抗（daclizumab）　达克珠单抗是人源化单抗。它作用于 IL-2 受体的 CD25 链，作为 IL-2 受体竞争抑制剂发挥作用。在一项Ⅰ期试验中，35 例已被充分治疗过的 CD25 阳性恶性肿瘤患者（包括 6 例 T 细胞白血病 / 淋巴瘤患者）接受了剂量递增的达克珠单抗 LMB-2（假单胞菌外毒素 A）偶联物的治疗。最大可耐受剂量为 40μg/kg，隔天用药一次。剂量限制性毒性为转氨酶升高。CR 患者 1 例，PR 患者 7 例，其中 1 例为皮肤 T 细胞淋巴瘤患者，1 例为成人 T 细胞白血病 / 淋巴瘤患者。大于 20μg/kg 剂量组的所有患者均有效。最大耐受剂量为 40μg/kg，63μg/kg 剂量时发生了转氨酶升高和心肌病的剂量限制性毒性反应。总之，肝功能异常和发热为最常见的毒性反应[225]。

地尼白介素（ONTAK）　作为一种细胞毒性融合蛋白同样作用于 CD25[226]。研究结果显示达克珠单抗对 CD25 阴性的 T 细胞淋巴瘤患者可能有效[225]。一项Ⅱ期研究入组 27 例复发或难治性 T 细胞淋巴瘤患者，大部分患者为 PTCL，在 CD25 阳性（8/13 例）和 CD25 阴性（5/11 例）患者中均有效，提示这种靶向策略总的来说适合 T 细胞淋巴瘤[227]。总体上，治疗的耐受性较好，没有Ⅳ级毒性反应。最常见的Ⅲ级毒性反应为转氨酶升高（6/27 例）。虽然目前没有发表的数据报告达克珠单抗在 CD25 阴性 T 细胞淋巴瘤患者中的应用，以上数据支持达克珠单抗治疗该类患者的研究的可行性。

包括化疗在内的其他治疗方法

■ 传统化疗

除了间变性大细胞淋巴瘤外，采用传统的包含蒽环类化疗药物的方案治疗 T 细胞淋巴瘤疗效有限。与 B 细胞淋巴瘤相比，T 细胞淋巴瘤总有效率更低、疾病无进展期更短和疾病的耐药性反映了它内在的化疗药物抗药性。从 1973~1986 年间，在三个医疗中心诊断的 134 例外周 T 细胞淋巴瘤中 80 例接受了强烈的化疗药物治疗，包括：加用或没有加用博来霉素的 CHOP 方案、CAP-BOP 方案（环磷酰胺、多柔比星、丙卡巴肼、博来霉素、长春新碱和泼尼松）、COMLA 方案（环磷酰胺、长春新碱、甲氨蝶呤和阿糖胞苷）和 MACOP-B 方案[228]。患者的总体中位生存期为 17 个月，4 年生存率为 28%。50% 达 CR，4 年无病生存率为 41%，4 年总存活率为 45%。接受大剂量化疗的患者 50% 处于疾病的Ⅳ期，其 4 年无病生存率仅为 10%。

在 Mayo Clinic，78 例外周 T 细胞淋巴瘤患者接受了包括蒽环类药物在内的化疗方案的治疗，包括 CHOP、ProMACE-CytaBOM 和 m-BACOD（甲氨蝶呤、博来霉素、多柔比星、环磷酰胺、长春新碱和地塞米松）[229]。其中位总生存期为 22 个月（范围为 1~105⁺ 个月）。IPI 具有高度的预后判断价值，其中高危组、高 - 中危组、低 - 中危组和低危组患者的中位生存期分别为 6 个月、15 个月、24 个月和未达到者（$P<0.001$）。不同 T 细胞亚型的有效率和总体生存率没有明显差别。非霍奇金淋巴瘤分类系统中包括 96 例占所有非霍奇金淋巴瘤 7% 的非间变性大细胞淋巴瘤性外周 T 细胞淋巴瘤。这些患者中的大部分（70%）均接受了包括多柔比星在内的化疗方案治疗，其 5 年总生存率为 26%，无失败存活率为 20%[93]。

在 T 细胞淋巴瘤中，间变大细胞淋巴瘤对化疗相对比较敏感，因此可以预测细胞毒性化疗药物的治疗效果较好。一项欧洲研究评估 288 例外周 T 细胞淋巴瘤患者（60 例间变大细胞性 T 细胞淋巴瘤和 228 例非间变大细胞性 T 细胞淋巴瘤的外周 T 细胞淋巴瘤），他们接受包括蒽环类药物在内的化疗方案治疗，如：NCVB（米托蒽醌、环磷酰胺、长春新碱、博来霉素和泼尼松）、ACVB（多柔比星、环磷酰胺、长春新碱、博来霉素和泼尼松）和 m-BACOD 等。化疗结束后给予巩固和维持治疗或接受自体干细胞移植。本组患者的完全有效率为 54%，其中 72% 的间变大细胞性淋巴瘤患者达到 CR，而只有 49% 的非间变大细胞性 T 细胞淋巴瘤的外周 T 细胞淋巴瘤达到 CR。5 年总生存率与 CR 率一致：总体患者、间变大细胞性淋巴瘤患者和非间变性大细胞淋巴瘤性外周 T 细胞淋巴瘤患者的 5 年总生存率分别为 41%、64% 和 35%。多因素分析显示了 5 个影响预后的因素，包括：①年龄大于 60 岁；②体力状态；③ LDH 升高；④疾病处于进展期；⑤非间变性大细胞淋巴瘤性外周 T 细胞淋巴瘤[74]。一项西班牙的类似研究评估了 174 例外周 T 细胞淋巴瘤。其中 30 例为间变大细胞性淋巴瘤，95 例为非特指型外周 T 细胞淋巴瘤，22 例为血管免疫母细胞 T 细胞淋巴瘤，12 例血管性肠道 T 细胞淋巴瘤和 1 例肝脾 γδ T 细胞淋巴瘤。大部分患者采用包括多柔比星在内的化疗方案治疗。间变大细胞性淋巴瘤患者和其他外周 T 细胞淋巴瘤患者的完全有效率分别为 69% 和 45%，两者的中位生存期分别为 65 个月和 20 个月，4 年生存率分别为 62% 和 32%[230]。

一项研究对象观察了 68 例自 1984 年至 1995 年患者接受治疗的 T 细胞淋巴瘤。患者接受包括蒽环类药物在内的化疗方案的治疗，如：CHOP- 博来霉素方案和 DHAP 方案（地塞米松、顺铂和阿糖胞苷）交替使用、CHOP- 博来霉素方案和 OPEN(长春新碱、依托泊苷、米托蒽醌和泼尼松)方案交替使用、CHOP- 博来霉素方案和 CMED 方案（环磷酰胺、依托泊苷、甲氨蝶呤和地塞米松）交替使用，或者三联交替使用包括：ASHAP 方案（阿糖胞苷、多柔比星、顺铂和甲泼尼龙）、MBACOS 方案（多柔比星、环磷酰胺、长春新碱、博来霉素、甲泼尼龙和甲氨蝶呤）和 MINE 方案(美司钠、异环磷酰胺、米托蒽醌和依托泊苷)。其完全有效率为 65%，5 年无失败生存率为 38%，总生存率为 38%。间变大细胞性淋巴瘤患者预后相对较好[231]。此外，非间变大细胞性淋巴瘤患者晚期复发常见。

非霍奇金淋巴瘤分类项目中入组 33 例非 T 细胞性间变大细胞性淋巴瘤患者。与非 T 细胞性间变大细胞性淋巴瘤性外周 T 细胞淋巴瘤组相比，患者更年轻、进展期疾病或骨髓浸润少见，IPI 积分不高，因此有较高的生存率。在这项研究中，所有非 T 细胞性间变大细胞性淋巴瘤患者 5 年的总存活率和无失败生存率分别为 75% 和 56%，大部分患者（81%）接受包括多柔比星在内的化疗方案治疗后，有治愈的倾向。ALK 的表达与反应率和生存率均无相关性[232]。相比另一项研究，这项研究评估了 57 例系统性非间变大细胞性 T 细胞性淋巴瘤患者使用以蒽环类药物为基础的化疗方案的治疗，报道其 5 年总生存率为 57%（32 例 T 细胞性间变大细胞性淋巴瘤为 56%，25 例 null-ALCL 者为 83%）[75]。在这项研究中，ALK 的表达与生存率有关。ALK 阳性患者的 5 年总体生存率和无失败生存率分别为 93% 和 88%，而 ALK 阴性患者的 5 年总体生存率和无失败生存率均为 37%（P<0.005）。最后，一项包括了大部分接受蒽环类药物在内的化疗方案治疗的全身性间变 T 细胞性大细胞性淋巴瘤患者的回顾性研究显示，ALK 表达阳性组和 ALK 表达阴性组其总体生存率分别为 71% 和 15%，10 年无病生存率分别为 82% 和 28%。一些评估治疗的研究显示非间变大细胞性 T 细胞性淋巴瘤一般疗效反应欠佳，疗效持续时间短，总体生存率低，因此纳入疾病的特殊治疗部分。

■ 普拉曲沙（pralatrexate）

普拉曲沙是第二代 10- 去氮杂氨基蝶呤抗叶酸剂。与它的前一代药物甲氨蝶呤相比，普拉曲沙有更好的受体亲和力，RFC-1 的减少使其在细胞间达到更高的浓度，同时因为其更强的聚麸胺作用，可以使它更有效地滞留在细胞上[233,234]。采用各种各样的淋巴瘤细胞系、肿瘤异种移植的体外和体内试验均证实普拉曲沙较甲氨蝶呤更有效且其效果与 RFC-1 的表达相关[235]。基于以上经验，16 例患者接受了剂量为 135mg/m^2、每周两次的治疗。剂量限制性毒性反应中Ⅲ/Ⅳ级黏膜炎发生率很高（6/16，37.5%）。由于 1 例 PTCL 患者获得 CR，促使另外 4 例化疗耐药性 T 细胞淋巴瘤患者也接受了类似治疗，并全部获得 CR。在一项Ⅰ/Ⅱ期试验中，患者给予维生素 B12 和叶酸替代治疗来纠正甲基丙二酸和高半胱氨酸的水平，普拉曲沙的剂量为 30mg/m^2，每周一次。这项治疗措施导致了血小板减少取代黏膜炎成为剂量限制性毒性反应。18 例 B 细胞淋巴瘤患者只有 1 例有效，而可评估的 20 例 T 细胞淋巴瘤中有 10 例（50%）缓解，其中 9 例为 CR[234,236,237]。这些数据使 FDA 允许普拉曲沙作为一种罕见病用药用于 T 细胞淋巴瘤的治疗，并引入一项大型Ⅱ期试验来评估普拉曲沙治疗复发或难治性 T 细胞淋巴瘤的安全性和有效性。115 例患者被纳入，这项普拉曲沙用于复发或难治性 T 细胞淋巴瘤患者的研究是 T 细胞淋巴瘤最大的前瞻性试验。总体上，这些患者已经接受过平均三种系统性治疗。这项研究的初期终点是客观反应率，109 例评估患者中 29 例（23%）有效，并把中位缓解持续时间超过 9 个月作为第二个研究终点[238]。

■ romidepsin

romidepsin（环状缩酚肽，FR-901228）是一种组蛋白去乙酰化酶抑制剂，作为紫色杆菌的发酵物拥有一个环状肽链，这个环状肽链将 romidepsin 在结构上与其他 HDAC 抑制剂区分开来。它最初是在高通量筛选能逆转 NIH-3T3 细胞恶性表型的化合物的过程中发现的。一项Ⅰ期研究显示它对难治性 T 细胞淋巴瘤有效，诱导了一例外周 T 细胞淋巴瘤患者完全缓解[239]。一项非盲的Ⅱ期试验在处于进展 / 复发的皮肤型 T 细胞淋巴瘤或外周 T 细胞淋巴瘤中进行。患者接受 romidepsin 治疗的方案为：14mg/m^2 的剂量 4 小时输注，输注时间为每 28 天一个疗程的第 1 天、第 8 天和第 15 天。43 例外周 T 细胞淋巴瘤患者，先前接受的平均治疗方法为 3.9（范围 1~12）、平均治疗疗程为 6.8 个（范围 1~37）。总有效率为 39%，其中 16% 的患者达到完全有效。中位有效持续时间为 8.3 个月（范围 1.6 个月 ~4.8$^+$ 年）。治疗相关不良反应较轻微，最常见的为恶心（86%，均为 1~2 级）、乏力（79%，均为 1~2 级）、血小板减少（70%，7% 为 3~4 级）和粒细胞减少（63%，5% 为 3~4 级）[240,241]。

■ 大剂量化疗和移植

已有一些研究评估大剂量化疗对 T 细胞淋巴瘤的疗效。在一项回顾性分析中，36 例复发或难治性外周 T 细胞淋巴瘤患者接受了大剂量化疗、自体（29 例）或异体造血细胞移植（7 例）[109]，3 年总存活率为 36%、无进展生存率为 28%。自体和异体移植者 3 年生存率分别为 39% 和 29%，而无进展生存率分别为 32% 和 14%。移植前血清 LDH 水平是总存活率和无进展生存率最重要的预后指标。IPI 积分≤1 能增加总存活率，但并不影响无进展生存率。中位随访时间 43 个月，13 例患者（36%）达无病生存。把这些数据和已发表的大剂量化疗治疗复发或难治性 B 细胞淋巴瘤的研究进行比较，提示干细胞移植适用于一些特定的 T 细胞淋巴瘤患者。在一项 41 例接受大剂量化疗和自体移植作为挽救治疗的复发的中危或高危的淋巴瘤患者（17 例 T 细胞和 24 例 B 细胞淋巴瘤）的研究中，对 B 细胞和 T 细胞淋巴瘤治疗数据进行了比较[108]。虽然统计学上无显著性差异，但 T 细胞患者显示了更高的 CR 率（59% vs. 42%），总体上的缓解期是相似的（中位进展时间为 30 个月，没有晚期复发）。2 年总体生存率在两者是相似的，其中 T 细胞淋巴瘤为 35%，B 细胞淋巴瘤为 30%；2 年无病生存率在两者也是相似的，T 细胞淋巴瘤为 28%，B 细胞淋巴瘤为 17%。全身状态不良、肿瘤负荷过大和血清 LDH 水平升高在两者均为预后不良因素。一项来自挪威和瑞典的 40 例复发 T 细胞淋巴瘤患者的研究同样探讨了大剂量化疗联合自体干细胞移植的作用[110]。所有患者均对化疗敏感并且之前已经接受了蒽环类药物在内的化疗方案的治疗。初始的方案为 CHOP、VACOP-B(依托泊苷、多柔比星、环磷酰胺、长春新碱、泼尼松和博来霉素)或者 MACOP-B 方案用于移植前。在干细胞移植时,17 例患者处于第一次 PR 或 CR 状态,23 例处于第二次或第三次 PR 或 CR 状态。预处理方案为 15 例患者接受 BEAM 方案(大剂量卡莫司汀、依托泊苷、阿糖胞苷和美法仑),14 例患者接受 BEAC 方案(卡莫司汀、依托泊苷、阿糖胞苷和环磷酰胺),1 例接受没有依托泊苷和全身照射的 BEAC 方案,8 例患者接受环磷酰胺和全身照射,2 例患者接受美法仑和米托蒽醌。虽然有 3 例(7.5%)患者在治疗过程中死亡,32 例(80%)患者在移植后达到 CR。有 16 例患者在移植后随访的 2 年中复发。3 年的总存活率、无事件生存率和无复发生存率分别为 58%、48% 和 56%;像预期的那样,间变大细胞淋巴瘤患者相比其他类型对化疗更敏感,预后也更好(79% vs. 44%)。总而言之,这些数据类似干细胞移植治疗复发高危 B 细胞淋巴瘤的历史数据[242]。

嘌呤类似物

嘌呤类似物喷司他丁(脱氧柯福霉素)、氟达拉滨和克拉屈滨(2- 氯脱氧腺苷)是一组用来治疗 T 细胞淋巴瘤的结构类似的药物。T 细胞表达高水平的腺苷脱氨酶(嘌呤代谢中的关键酶)。作为腺苷脱氨酶的抑制剂,这些药物导致 DNA 损伤和 DNA 修复的破坏。尽管克拉屈滨的骨髓抑制作用比喷司他丁更严重,单独用药时,嘌呤类似物有较好的耐受性,骨髓抑制轻微。值得注意的是,这些药物会造成淋巴细胞减少和免疫抑制,偶尔也会导致机会性感染的发生。

一些研究已经证明了喷司他丁在 T 细胞淋巴瘤中的活性。研究者证明喷司他丁对成熟 T 细胞恶性肿瘤是有效的。145 例复发或耐药的成熟 T 细胞淋巴瘤患者,大部分接受过包括蒽环类药物在内的化疗或烷化剂治疗,接受了喷司他丁为基础的化疗。总有效率为 32%,中位总有持续时间为 6 个月(范围 3~66 个月)[113]。55 例 T-PLL 患者,5 例获得 CR,20 例获得 PR,持续时间为 3~66 个月(中位时间 6 个月),总有效率为 45%。5 例大颗粒淋巴细胞白血病患者中有 2 例同样达到了 CR,一例持续 18 个月,另一例持续 12 个月。但在这项研究中,其他 T 细胞肿瘤亚型对喷司他丁的有效率较低。25 例成人 T 细胞白血病 / 淋巴瘤患者中只有 2 例达到 CR,一例持续 33 个月,另一例死于机会感染,虽然在停药后 5 个月为完全缓解;另一例达到 PR 并持续 5 个月,总有效率为 12%。治疗的 27 例 PTCL 患者中,5 例患者有效,但没有 1 例 CR,总有效率为 19%。有效持续时间为 3 个月至 28 个月,中位有效时间为 9 个月。先前没有接受治疗的和已使用一种或多种化疗过的患者,两者的有效率没有明显差异(35% vs. 29%);组织学亚型是最重要的影响疗效的独立因素。

14 例复发非皮肤性 T 细胞淋巴瘤患者接受了喷司他丁治疗后 1 例(7%)达到 CR[243],6 例(43%)达到 PR,有效者的中位无进展生存期为 6 个月(范围 2~15 个月)。在接受治疗的患者中,观察到循环中的 CD26 阳性 T 淋巴细胞显著减少,可能与免疫抑制从而导致患者机会性感染有关。一例获得 PR 的患者有复燃的生殖器疱疹病毒感染,需要停用喷司他丁恢复 CD26 阳性 T 细胞的水平以清除病毒。因为 $CD4^+CD26^+$ T 淋巴细胞为记忆辅助性 T 细胞,$CD26^+$ T 细胞在接受喷司他丁治疗的淋巴瘤患者中的选择性耗竭在临床上具有重要意义,这在一定程度上解释了机会性感染发生率相对高的原因。

另一项研究同样证明了 2- 氯脱氧腺苷(2-CDA)在 T 细胞淋巴瘤中的疗效。有 22 例诊断为不同亚型的 T 细胞淋巴瘤患者接受了 2-CDA 的治疗,这包括 T 细胞大颗粒淋巴细胞白血病、T 细胞幼淋巴细胞性白血病、T 细胞慢性淋巴细胞性白血病和外周 T 细胞性淋巴瘤,有效率为 41%。4 例(18%)患者达到 CR(1 例 T 细胞幼淋巴细胞性白血病,1 例蕈样肉芽肿病,2 例 T 细胞大颗粒淋巴细胞白血病),5 例(23%)患者达到 PR(2 例 T 细胞慢性淋巴细胞性白血病,1 例 Sézary 综合征,2 例外周 T 细胞性淋巴瘤)。所有 PR 患者和 1 例 CR 患者在中位数时间 7 个月(范围 5~26 个月)时复发,而 3 例 CR 患者在 30^+、36^+ 和 54^+ 个月时仍持续缓解。中位总生存期为 12 个月,主要的毒性作用为发热和感染[244]。氟达拉滨、米托蒽醌和地塞米松的联合治疗使 1 例侵袭性皮下脂膜炎样 T 细胞淋巴瘤患者达完全缓解,并在停药后维持了 15 个月[245]。

吉西他滨

吉西他滨是一类新的嘧啶类抗代谢药物,在实体瘤和特定的 T 细胞造血细胞恶性肿瘤中有好的临床疗效,毒性较轻微。一项Ⅱ期研究涉及 44 例(包括 30 例蕈样肉芽肿病,14 例非皮肤型外周 T 细胞淋巴瘤)先前已经治疗过的患者接受吉西他滨治疗,5 例(11.5%)达 CR,26 例(59%)达 PR,总有效率为 70.5%[246]。14 例 PTCL 中的 2 例(14.5%)达 CR,8 例(57%)达 PR,这与蕈样肉芽肿病患者的有效率相似。中位 CR 时间为 15 个月(范围 6~22 个月),中位 PR 时间为 10 个月(范围 2~15 个月)。另一项多中心Ⅱ期试验治疗 32 例初治患者,5 例为皮肤受损的外周 T 细胞淋巴瘤,其余的为皮肤型 T 细胞淋巴瘤。吉西他滨剂量为 $1200mg/m^2$,在 28 天一个疗程的第 1 天、第 8 天和第 15 天使用,共使用 6 个疗程。所有 PTCL 患者均有效,1 例达到 CR,4 例达到 PR。治疗有较好的耐受性,不良反应为轻度的血液毒性[247]。一项对 10 例具有不同组织学类型的复发 / 难治性 T 细胞恶性肿瘤患者的研究,同样发现吉西他滨有效并耐受良好[248]。2 例患者达到 CR,4 例患者达到 PR,总有效率为 60%,中位有效持续时间为 13.5 个月。

翻译:周剑峰

参考文献

1. Escalon MP, Liu NS, Yang Y, et al: Prognostic factors and treatment of patients with T-cell non-Hodgkin lymphoma: The M.D. Anderson Cancer Center experience. *Cancer* 103:2091, 2005.
2. Robb-Smith AH: U.S. National Cancer Institute working formulation of non-Hodgkin's lymphomas for clinical use. *Lancet* 2:432, 1982.
3. Harris NL, Jaffe ES, Stein H, et al: A revised European-American classification of lymphoid neoplasms: A proposal from the International Lymphoma Study Group. *Blood* 84:1361, 1994.
4. Jaffe ES, Krenacs L, Raffeld M: Classification of T-cell and NK-cell neoplasms based on the REAL classification. *Ann Oncol* 8 Suppl 2:17, 1997.
5. Kojima K, Hara M, Sawada T, et al: Human T-lymphotropic virus type I provirus and T-cell prolymphocytic leukemia. *Leuk Lymphoma* 38:381, 2000.
6. Kojima K, Sawada T, Ikezoe T, et al: Defective human T-lymphotrophic virus type I provirus in T-cell prolymphocytic leukaemia. *Br J Haematol* 105:376, 1999.
7. Maslak P: T-cell prolymphocytic leukemia. *ASH Image Bank* 100213, 2001.
8. Matutes E, Brito-Babapulle B, Swansbury J, et al: Clinical and laboratory features of 78 cases of T-prolymphocytic leukemia. *Blood* 78:3269, 1991.
9. Dearden CE, Matutes E, Cazin B, et al: High remission rate in T-cell prolymphocytic leukemia with CAMPATH-1H. *Blood* 98:1721, 2001.

10. Okamura K, Ikeda T, Shimakura Y, et al: [Allogeneic bone marrow transplantation for chemotherapy-resistant T-prolymphocytic leukemia.] *Rinsho Ketsueki* 46:527, 2005.
11. Murase K, Matsunaga T, Sato T, et al: Allogeneic bone marrow transplantation in a patient with T-prolymphocytic leukemia with small-intestinal involvement. *Int J Clin Oncol* 8:391, 2003.
12. Garderet L, Bittencourt H, Kaliski A, et al: Treatment of T-prolymphocytic leukemia with nonmyeloablative allogeneic stem cell transplantation. *Eur J Haematol* 66:137, 2001.
13. Collins RH, Pineiro LA, Agura ED, Fay JW: Treatment of T prolymphocytic leukemia with allogeneic bone marrow transplantation. *Bone Marrow Transplant* 21:627, 1998.
14. Lamy T, Loughran TP Jr: Clinical features of large granular lymphocyte leukemia. *Semin Hematol* 40:185, 2003.
15. Epling-Burnette PK, Loughran TP Jr: Survival signals in leukemic large granular lymphocytes. *Semin Hematol* 40:213, 2003.
16. Zambello R, Trentin L, Facco M, et al: Analysis of the T cell receptor in the lymphoproliferative disease of granular lymphocytes: Superantigen activation of clonal CD3+ granular lymphocytes. *Cancer Res* 55:6140, 1995.
17. Lamy T, Loughran TP: Large granular lymphocyte leukemia. *Cancer Control* 5:253, 1998.
18. Semenzato G, Pandolfi F, Chisesi T, et al: The lymphoproliferative disease of granular lymphocytes. A heterogeneous disorder ranging from indolent to aggressive conditions. *Cancer* 60:2971, 1987.
19. Osuji N, Matutes E, Catovsky D, et al: Histopathology of the spleen in T-cell large granular lymphocyte leukemia and T-cell prolymphocytic leukemia: A comparative review. *Am J Surg Pathol* 29:935, 2005.
20. Berliner N, Horwitz M, Loughran TP Jr: Congenital and acquired neutropenia. *Hematology Am Soc Hematol Educ Program* 63, 2004.
21. Loughran TP Jr, Clark EA, Price TH, Hammond WP: Adult-onset cyclic neutropenia is associated with increased large granular lymphocytes. *Blood* 68:1082, 1986.
22. Loughran TP Jr: Clonal diseases of large granular lymphocytes. *Blood* 82:14, 1993.
23. Sokol L, Loughran TP Jr: Large granular lymphocyte leukemia. *Oncologist* 11:263, 2006.
24. Witzig TE, Weitz JJ, Lundberg JH, Tefferi A: Treatment of refractory T-cell chronic lymphocytic leukemia with purine nucleoside analogues. *Leuk Lymphoma* 14:137, 1994.
25. Osuji N, Gel Giudice I, Matutes E, et al: CD52 expression in T-cell large granular lymphocyte leukemia—Implications for treatment with alemtuzumab. *Leuk Lymphoma* 46:723, 2005.
26. Chan JK, Sin VC, Wong KF, et al: Nonnasal lymphoma expressing the natural killer cell marker CD56: A clinicopathologic study of 49 cases of an uncommon aggressive neoplasm. *Blood* 89:4501, 1997.
27. Siu LL, Chan JK, Kwong YL: Natural killer cell malignancies: Clinicopathologic and molecular features. *Histol Histopathol* 17:539, 2002.
28. Cheung MM, Chan JK, Wong KF: Natural killer cell neoplasms: A distinctive group of highly aggressive lymphomas/leukemias. *Semin Hematol* 40:221, 2003.
29. Ruskova A, Thula R, Chan G: Aggressive natural killer-cell leukemia: Report of five cases and review of the literature. *Leuk Lymphoma* 45:2427, 2004.
30. Okamura T, Kishimoto T, Inoue M, et al: Unrelated bone marrow transplantation for Epstein-Barr virus-associated T/NK-cell lymphoproliferative disease. *Bone Marrow Transplant* 31:105, 2003.
31. Casale DA, Bartlett NL, Hurd DD, et al: A phase I open label dose escalation study to evaluate MEDI-507 in patients with CD2-positive T-cell lymphoma/leukemia. *Blood* 108:771A, 2006.
32. Uchiyama T, Yodoi J, Sagawa K, et al: Adult T-cell leukemia: Clinical and hematologic features of 16 cases. *Blood* 50:481, 1977.
33. Bunn PA Jr, Schechter GP, Jaffe E, et al: Clinical course of retrovirus-associated adult T-cell lymphoma in the United States. *N Engl J Med* 309:257, 1983.
34. Franchini G, Nicot C, Johnson JM: Seizing of T cells by human T-cell leukemia/lymphoma virus type 1. *Adv Cancer Res* 89:69, 2003.
35. Tajima K: The 4th nation-wide study of adult T-cell leukemia/lymphoma (ATL) in Japan: Estimates of risk of ATL and its geographical and clinical features. The T- and B-cell Malignancy Study Group. *Int J Cancer* 45:237, 1990.
36. Shuh M, Beilke M: The human T-cell leukemia virus type 1 (HTLV-1): New insights into the clinical aspects and molecular pathogenesis of adult T-cell leukemia/lymphoma (ATLL) and tropical spastic paraparesis/HTLV-associated myelopathy (TSP/HAM). *Microsc Res Tech* 68:176, 2005.
37. Suzumiya J, Ohshima K, Tamura K, et al: The international prognostic index predicts outcome in aggressive adult T-cell leukemia/lymphoma: Analysis of 126 patients from the International Peripheral T-Cell Lymphoma Project. *Ann Oncol* 20:715, 2009.
38. Aisenberg AC, Krontiris TG, Mak TW, et al: Rearrangement of the gene for the beta chain of the T-cell receptor in T-cell chronic lymphocytic leukemia and related disorders. *N Engl J Med* 313:529, 1985.
39. Moriyama K, Muranishi H, Nishimura J, et al: Immunodeficiency in preclinical smoldering adult T-cell leukemia. *Jpn J Clin Oncol* 18:363, 1988.
40. Shimoyama M: Diagnostic criteria and classification of clinical subtypes of adult T-cell leukaemia-lymphoma. A report from the Lymphoma Study Group (1984–87). *Br J Haematol* 79:428, 1991.
41. Pancake BA, Wassef EH, Zucker-Franklin D: Demonstration of antibodies to human T-cell lymphotropic virus-I tax in patients with the cutaneous T-cell lymphoma, mycosis fungoides, who are seronegative for antibodies to the structural proteins of the virus. *Blood* 88:3004, 1996.
42. Waldmann TA, Greene WC, Sarin PS, et al: Functional and phenotypic comparison of human T cell leukemia/lymphoma virus positive adult T cell leukemia with human T cell leukemia/lymphoma virus negative Sézary leukemia, and their distinction using anti-Tac. Monoclonal antibody identifying the human receptor for T cell growth factor. *J Clin Invest* 73:1711, 1984.
43. Maeda K, Takahashi M: Characterization of skin infiltrating cells in adult T-cell leukaemia/lymphoma (ATLL): Clinical, histological and immunohistochemical studies on eight cases. *Br J Dermatol* 121:603, 1989.
44. Flug F, Pelicci PG, Bonetti F, et al: T-cell receptor gene rearrangements as markers of lineage and clonality in T-cell neoplasms. *Proc Natl Acad Sci U S A* 82:3460, 1985.
45. Waldmann TA, Davis MM, Bongiovanni KF, Korsmeyer SJ: Rearrangements of genes for the antigen receptor on T cells as markers of lineage and clonality in human lymphoid neoplasms. *N Engl J Med* 313:776, 1985.
46. Bertness V, Kirsch I, Hollis G, et al: T-cell receptor gene rearrangements as clinical markers of human T-cell lymphomas. *N Engl J Med* 313:534, 1985.
47. Shimoyama M, Ota K, Kikuchi M, et al: Major prognostic factors of adult patients with advanced T-cell lymphoma/leukemia. *J Clin Oncol* 6:1088, 1988.
48. Shimoyama M, Ota K, Kikuchi M, et al: Chemotherapeutic results and prognostic factors of patients with advanced non-Hodgkin's lymphoma treated with VEPA or VEPA-M. *J Clin Oncol* 6:128, 1988.
49. Yamada Y, Tomonaga M, Fukuda H, et al: A new G-CSF-supported combination chemotherapy, LSG15, for adult T-cell leukaemia-lymphoma: Japan Clinical Oncology Group Study 9303. *Br J Haematol* 113:375, 2001.
50. Tsukasaki K, Tobinai K, Shimoyama M, et al: Deoxycoformycin-containing combination chemotherapy for adult T-cell leukemia-lymphoma: Japan Clinical Oncology Group Study (JCOG9109). *Int J Hematol* 77:164, 2003.
51. Tsuda H, Takatsuki K, Ohno R, et al: Treatment of adult T-cell leukaemia-lymphoma with irinotecan hydrochloride (CPT-11). CPT-11 Study Group on Hematological Malignancy. *Br J Cancer* 70:771, 1994.
52. Waldmann TA, White JD, Carrasquillo JA, et al: Radioimmunotherapy of interleukin-2R alpha-expressing adult T-cell leukemia with yttrium-90-labeled anti-Tac. *Blood* 86:4063, 1995.
53. Waldmann TA, Goldman CK, Bongiovanni KF, et al: Therapy of patients with human T-cell lymphotrophic virus I-induced adult T-cell leukemia with anti-Tac, a monoclonal antibody to the receptor for interleukin-2. *Blood* 72:1805, 1988.
54. Evens AM, Ziegler SL, Gupta R, et al: Sustained hematologic and central nervous system remission with single-agent denileukin diftitox in refractory adult T-cell leukemia/lymphoma. *Clin Lymphoma Myeloma* 7:472, 2007.
55. Matutes E, Taylor GP, Cavenagh J, et al: Interferon alpha and zidovudine therapy in adult T-cell leukaemia lymphoma: Response and outcome in 15 patients. *Br J Haematol* 113:779, 2001.
56. Utsunomiya A, Miyazaki Y, Takatsuka Y, et al: Improved outcome of adult T cell leukemia/lymphoma with allogeneic hematopoietic stem cell transplantation. *Bone Marrow Transplant* 27:15, 2001.
57. Stein H, Mason DY, Gerdes J, et al: The expression of the Hodgkin's disease associated antigen Ki-1 in reactive and neoplastic lymphoid tissue: Evidence that Reed-Sternberg cells and histiocytic malignancies are derived from activated lymphoid cells. *Blood* 66:848, 1985.
58. Pulford K, Lamant L, Morris SW, et al: Detection of anaplastic lymphoma kinase (ALK) and nucleolar protein nucleophosmin (NPM)-ALK proteins in normal and neoplastic cells with the monoclonal antibody ALK1. *Blood* 89:1394, 1997.
59. Falini B, Gigema B, Fizzotti M, et al: ALK expression defines a distinct group of T/null lymphomas ("ALK lymphomas") with a wide morphological spectrum. *Am J Pathol* 153:875, 1998.
60. Rimokh R, Magaud JP, Berger F, et al: A translocation involving a specific breakpoint (q35) on chromosome 5 is characteristic of anaplastic large cell lymphoma ("Ki-1 lymphoma"). *Br J Haematol* 71:31, 1989.
61. Falini B, Pileri S, Zinzani PL, et al: ALK+ lymphoma: Clinico-pathological findings and outcome. *Blood* 93:2697, 1999.
62. Krenacs L, Wellmann A, Sorbara L, et al: Cytotoxic cell antigen expression in anaplastic large cell lymphomas of T- and null-cell type and Hodgkin's disease: Evidence for distinct cellular origin. *Blood* 89:980, 1997.
63. Foss HD, Anagnostopoulos I, Araujo I, et al: Anaplastic large-cell lymphomas of T-cell and null-cell phenotype express cytotoxic molecules. *Blood* 88:4005, 1996.
64. Slupianek A, Nieborowska-Skorska M, Hoser G, Morrione A: Role of phosphatidylinositol 3-kinase-Akt pathway in nucleophosmin/anaplastic lymphoma kinase-mediated lymphomagenesis. *Cancer Res* 61:2194, 2001.
65. Kuefer MU, Look AT, Pulford K, et al: Retrovirus-mediated gene transfer of NPM-ALK causes lymphoid malignancy in mice. *Blood* 90:2901, 1997.
66. Duyster J, Bai RY, Morris SW: Translocations involving anaplastic lymphoma kinase (ALK). *Oncogene* 20:5623, 2001.
67. Bai RY, Ouyang T, Miething C, et al: Nucleophosmin-anaplastic lymphoma kinase associated with anaplastic large-cell lymphoma activates the phosphatidylinositol 3-kinase/Akt antiapoptotic signaling pathway. *Blood* 96:4319, 2000.
68. Zhang Q, Raghunath PN, Xue L, et al: Multilevel dysregulation of STAT3 activation in anaplastic lymphoma kinase-positive T/null-cell lymphoma. *J Immunol* 168:466, 2002.
69. Benharroch D, Meguerian-Bedoyan Z, Lamant L, et al: ALK-positive lymphoma: A single disease with a broad spectrum of morphology. *Blood* 91:2076, 1998.
70. DeCoteau JF, Bulmarc JR, Kinney MC, Kadin ME: The t(2;5) chromosomal translocation is not a common feature of primary cutaneous CD30+ lymphoproliferative disorders: Comparison with anaplastic large-cell lymphoma of nodal origin. *Blood* 87:3437, 1996.
71. Lamant L, de Reynies A, Duplantier MM, et al: Gene-expression profiling of systemic anaplastic large-cell lymphoma reveals differences based on ALK status and two distinct morphologic ALK+ subtypes. *Blood* 109:2156, 2007.
72. Salaverria I, Bea S, Lopez-Guillermo A, et al: Genomic profiling reveals different genetic aberrations in systemic ALK-positive and ALK-negative anaplastic large cell lymphomas. *Br J Haematol* 140:516, 2008.

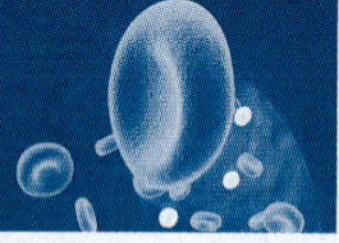

73. Tilly H, Gaulard P, Lepage E, et al: Primary anaplastic large-cell lymphoma in adults: Clinical presentation, immunophenotype, and outcome. *Blood* 90:3727, 1997.
74. Gisselbrecht C, Gaulard P, Lepage E, et al: Prognostic significance of T-cell phenotype in aggressive non-Hodgkin's lymphomas. Groupe d'Etudes des Lymphomes de l'Adulte (GELA). *Blood* 92:762, 1998.
75. Gascoyne RD, Aoun P, Wu D, et al: Prognostic significance of anaplastic lymphoma kinase (ALK) protein expression in adults with anaplastic large cell lymphoma. *Blood* 93:3913, 1999.
76. Suzuki R, Kagami Y, Takeuchi K, et al: Prognostic significance of CD56 expression for ALK-positive and ALK-negative anaplastic large-cell lymphoma of T/null cell phenotype. *Blood* 96:2993, 2000.
77. Savage KJ, Harris NL, Vose JM, et al: ALK- anaplastic large-cell lymphoma is clinically and immunophenotypically different from both ALK+ ALCL and peripheral T-cell lymphoma, not otherwise specified: Report from the International Peripheral T-Cell Lymphoma Project. *Blood* 111:5496, 2008.
78. Fraga M, Brousset P, Schlaifer D, et al: Bone marrow involvement in anaplastic large cell lymphoma. Immunohistochemical detection of minimal disease and its prognostic significance. *Am J Clin Pathol* 103:82, 1995.
79. Morris SW, Kirstein MN, Valentine MB, et al: Fusion of a kinase gene, ALK, to a nucleolar protein gene, NPM, in non-Hodgkin's lymphoma. *Science* 263:1281, 1994.
80. Kadin ME: Anaplastic large cell lymphoma and its morphological variants. *Cancer Surv* 30:77, 1997.
81. Falini B: Anaplastic large cell lymphoma: Pathological, molecular and clinical features. *Br J Haematol* 114:741, 2001.
82. Brugieres L, Deley MC, Pacquement H, et al: CD30(+) anaplastic large-cell lymphoma in children: Analysis of 82 patients enrolled in two consecutive studies of the French Society of Pediatric Oncology. *Blood* 92:3591, 1998.
83. Massimino M, Gasparini M, Giardini R: Ki-1 (CD30) anaplastic large-cell lymphoma in children. *Ann Oncol* 6:915, 1995.
84. Zinzani PL, Martelli M, Magagnoli M, et al: Anaplastic large cell lymphoma Hodgkin's-like: A randomized trial of ABVD versus MACOP-B with and without radiation therapy. *Blood* 92:790, 1998.
85. Fanin R, Silvestri F, Geromin A, et al: Primary systemic CD30 (Ki-1)-positive anaplastic large cell lymphoma of the adult: Sequential intensive treatment with the F-MACHOP regimen (+/– radiotherapy) and autologous bone marrow transplantation. *Blood* 87:1243, 1996.
86. Fanin R, Silvestri F, Geromin A, et al: Sequential intensive treatment with the F-MACHOP regimen (+/– radiotherapy) and autologous stem cell transplantation for primary systemic CD30 (Ki-1)-positive anaplastic large cell lymphoma in adults. *Leuk Lymphoma* 24:369, 1997.
87. Fanin R, Ruiz de Elvira MC, Sperotto A, et al: Autologous stem cell transplantation for T and null cell CD30-positive anaplastic large cell lymphoma: Analysis of 64 adult and paediatric cases reported to the European Group for Blood and Marrow Transplantation (EBMT). *Bone Marrow Transplant* 23:437, 1999.
88. Deconinck E, Lamy T, Foussard C, et al: Autologous stem cell transplantation for anaplastic large-cell lymphomas: Results of a prospective trial. *Br J Haematol* 109:736, 2000.
89. Vranovsky A, Ladicka M, Lakota J: Autologous stem cell transplantation in first-line treatment of high-risk aggressive non-Hodgkin's lymphoma. *Neoplasma* 55:107, 2008.
90. Woessmann W, Peters C, Lenhard M, et al: Allogeneic haematopoietic stem cell transplantation in relapsed or refractory anaplastic large cell lymphoma of children and adolescents—A Berlin-Frankfurt-Munster group report. *Br J Haematol* 133:176, 2006.
91. Chen CH, Chen SW, Shen WL, et al: Successful allogeneic stem cell transplantation for an adult with refractory anaplastic lymphoma kinase-positive anaplastic large cell lymphoma. *Int J Hematol* 85:105, 2007.
92. Cesaro S, Pillon M, Visintin G, et al: Unrelated bone marrow transplantation for high-risk anaplastic large cell lymphoma in pediatric patients: A single center case series. *Eur J Haematol* 75:22, 2005.
93. Rudiger T, Weisenburger DD, Anderson JR, et al: Peripheral T-cell lymphoma (excluding anaplastic large-cell lymphoma): Results from the Non-Hodgkin's Lymphoma Classification Project. *Ann Oncol* 13:140, 2002.
94. Kim H, Jacobs C, Warnke RA, Dorfman RF: Malignant lymphoma with a high content of epithelioid histiocytes: A distinct clinicopathologic entity and a form of so-called "Lennert's lymphoma." *Cancer* 41:620, 1978.
95. Saragoni A, Falini B, Medri L, et al: [Peripheral T-cell lymphoma associated with hemophagocytic syndrome: A recently identified entity. Clinico-pathologic and immunohistochemical study of 2 cases.] *Pathologica* 82:359, 1990.
96. King PD, Diaz-Arias AA, Birkby WF, Loy TS: Reactive hemophagocytic syndrome simulating acute hepatitis. A case due to hepatic peripheral T-cell lymphoma. *J Clin Gastroenterol* 19:234, 1994.
97. Aubriet S, Zenone T, Kanitakis J, Vital Durand D: [Peripheral T-cell lymphoma 9 months after hemophagocytic syndrome with a favorable outcome after splenectomy.] *Rev Med Interne* 20:718, 1999.
98. Lippman SM, Miller TP, Spier CM, et al: The prognostic significance of the immunotype in diffuse large-cell lymphoma: A comparative study of the T-cell and B-cell phenotype. *Blood* 72:436, 1988.
99. Armitage JO, Vose JM, Linder J, et al: Clinical significance of immunophenotype in diffuse aggressive non-Hodgkin's lymphoma. *J Clin Oncol* 7:1783, 1989.
100. Shimizu K, Hamajima N, Ohnishi K, et al: T-cell phenotype is associated with decreased survival in non-Hodgkin's lymphoma. *Jpn J Cancer Res* 80:720, 1989.
101. Shimoyama M, Oyama A, Tajima K, et al: Differences in clinicopathological characteristics and major prognostic factors between B-lymphoma and peripheral T-lymphoma excluding adult T-cell leukemia/lymphoma. *Leuk Lymphoma* 10:335, 1993.
102. Gallamini A, Stelitano C, Calvi R, et al: Peripheral T-cell lymphoma unspecified (PTCL-U): A new prognostic model from a retrospective multicentric clinical study. *Blood* 103:2474. 2004.
103. Cuadros M, Dave SS, Jaffe ES, et al: Identification of a proliferation signature related to survival in nodal peripheral T-cell lymphomas. *J Clin Oncol* 25:3321, 2007.
104. Greer JP, York JC, Cousar JB, et al: Peripheral T-cell lymphoma: A clinicopathologic study of 42 cases. *J Clin Oncol* 2:788, 1984.
105. Coiffier B, Berger F, Byron PA, Maguad JP: T-cell lymphomas: Immunologic, histologic, clinical, and therapeutic analysis of 63 cases. *J Clin Oncol* 6:1584, 1988.
106. Armitage J, Vose J, Weisenburger D: International peripheral T-cell and natural killer/T-cell lymphoma study: Pathology findings and clinical outcomes. *J Clin Oncol* 26:4124, 2008.
107. Rodríguez-Antona C, Leskelä S, Zajac M, et al: Expression of CYP3A4 as a predictor of response to chemotherapy in peripheral T-cell lymphomas. *Blood* 110:3345, 2007.
108. Vose JM, Peterson C, Bierman PJ, et al: Comparison of high-dose therapy and autologous bone marrow transplantation for T-cell and B-cell non-Hodgkin's lymphomas. *Blood* 76:424, 1990.
109. Rodriguez J, Munsell M, Yazji S, et al: Impact of high-dose chemotherapy on peripheral T-cell lymphomas. *J Clin Oncol* 19:3766, 2001.
110. Blystad AK, Enblad G, Kvaloy S, et al: High-dose therapy with autologous stem cell transplantation in patients with peripheral T cell lymphomas. *Bone Marrow Transplant* 27:711, 2001.
111. Rodriguez J, Conde E, Gutierrez A, et al: The results of consolidation with autologous stem-cell transplantation in patients with peripheral T-cell lymphoma (PTCL) in first complete remission: The Spanish Lymphoma and Autologous Transplantation Group experience. *Ann Oncol* 18:652, 2007.
112. Kahl C, Leithauser M, Wolff D, et al: Treatment of peripheral T-cell lymphomas (PTCL) with high-dose chemotherapy and autologous or allogeneic hematopoietic transplantation. *Ann Hematol* 81:646, 2002.
113. Mercieca J, Matutes E, Dearden C, et al: The role of pentostatin in the treatment of T-cell malignancies: Analysis of response rate in 145 patients according to disease subtype. *J Clin Oncol* 12:2588, 1994.
114. Cooper DL, Braveman IM, Sarris AH, et al: Cyclosporine treatment of refractory T-cell lymphomas. *Cancer* 71:2335, 1993.
115. Cheng AL, Su IJ, Chen CC, et al: Use of retinoic acids in the treatment of peripheral T-cell lymphoma: A pilot study. *J Clin Oncol* 12:1185, 1994.
116. Frizzera G, Moran EM, Rappaport H: Angio-immunoblastic lymphadenopathy with dysproteinaemia. *Lancet* 1:1070, 1974.
117. Brice P, Calvo F, d'Agay MF, et al: Peripheral T cell lymphoma following angioimmunoblastic lymphadenopathy. *Nouv Rev Fr Hematol* 29:371, 1987.
118. Siegert W, Nerl C, Agthe A, et al: Angioimmunoblastic lymphadenopathy (AILD)-type T-cell lymphoma: Prognostic impact of clinical observations and laboratory findings at presentation. The Kiel Lymphoma Study Group. *Ann Oncol* 6:659, 1995.
119. Willenbrock K, Roers A, Seidl C, et al: Analysis of T-cell subpopulations in T-cell non-Hodgkin's lymphoma of angioimmunoblastic lymphadenopathy with dysproteinemia type by single target gene amplification of T cell receptor- beta gene rearrangements. *Am J Pathol* 158:1851, 2001.
120. Weiss LM, Strickler JG, Dorgman RF, et al: Clonal T-cell populations in angioimmunoblastic lymphadenopathy and angioimmunoblastic lymphadenopathy-like lymphoma. *Am J Pathol* 122:392, 1986.
121. Feller AC, Griesser H, Schilling CV, et al: Clonal gene rearrangement patterns correlate with immunophenotype and clinical parameters in patients with angioimmunoblastic lymphadenopathy. *Am J Pathol* 133:549, 1988.
122. Attygalle A, Al-Jehani R, Diss TC, et al: Neoplastic T cells in angioimmunoblastic T-cell lymphoma express CD10. *Blood* 99:627, 2002.
123. de Leval L, Rickman DS, Thielen C, et al: The gene expression profile of nodal peripheral T-cell lymphoma demonstrates a molecular link between angioimmunoblastic T-cell lymphoma (AITL) and follicular helper T (TFH) cells. *Blood* 109:4952, 2007.
124. Schlegelberger B, Himmler A, Bartles H, et al: Significance of cytogenetic findings for the clinical outcome in patients with T-cell lymphoma of angioimmunoblastic lymphadenopathy type. *J Clin Oncol* 14:593, 1996.
125. Smith JL, Hodges E, Quin CT, et al: Frequent T and B cell oligoclones in histologically and immunophenotypically characterized angioimmunoblastic lymphadenopathy. *Am J Pathol* 156:661, 2000.
126. Murata, K, Yamada Y, Kamihira S, et al: Frequency of eosinophilia in adult T-cell leukemia/lymphoma. *Cancer* 69:966 1992.
127. Simon, HU, Plötz SG, Dummer R, Blaser K: Abnormal clones of T cells producing interleukin-5 in idiopathic eosinophilia. *N Engl J Med* 341:1112 1999.
128. Vaklavas C, Tefferi A, Butterfield J, et al: "Idiopathic" eosinophilia with an Occult T-cell clone: Prevalence and clinical course. *Leuk Res* 31:691 2007.
129. Thielen C, Radermacher V, Trimeche M, et al: TARC and IL-5 expression correlates with tissue eosinophilia in peripheral T-cell lymphomas. *Leuk Res* 32:1431 2008.
130. Mourad N, Mounier N, Briere J, et al: Clinical, biologic, and pathologic features in 157 patients with angioimmunoblastic T-cell lymphoma treated within the Groupe d'Etude des Lymphomes de l'Adulte (GELA) trials. *Blood* 111:4463, 2008.
131. Siegert W, Agthe A, Griesser H, et al: Treatment of angioimmunoblastic lymphadenopathy (AILD)-type T-cell lymphoma using prednisone with or without the COP-BLAM/IMVP-16 regimen. A multicenter study. Kiel Lymphoma Study Group. *Ann Intern Med* 117:364, 1992.
132. Takemori N, Kodiara J, Toyoshima N, et al: Successful treatment of immunoblastic lymphadenopathy-like T-cell lymphoma with cyclosporin A. *Leuk Lymphoma* 35:389, 1999.
133. Quintini G, Lannitto E, Barbera V, et al: Response to low-dose oral methotrexate and prednisone in two patients with angio-immunoblastic lymphadenopathy-type T-cell lymphoma. *Hematol J* 2:393, 2001.
134. Gerlando Q, Barbera V, Ammatuna E, et al: Successful treatment of angioimmunoblastic lymphadenopathy with dysproteinemia-type T-cell lymphoma by combined

methotrexate and prednisone. *Haematologica* 85:880, 2000.
135. Chan JK, Ng CS, Ngan KC, et al: Angiocentric T-cell lymphoma of the skin. An aggressive lymphoma distinct from mycosis fungoides. *Am J Surg Pathol* 12:861, 1988.
136. Liang X, Graham DK: Natural killer cell neoplasms. *Cancer* 112:1425, 2008.
137. Chan JK: Natural killer cell neoplasms. *Anat Pathol* 3:77, 1998.
138. Au WY, Weisenburger DD, Intragumtomchai T, et al: Clinical differences between nasal and extranasal natural killer/T-cell lymphoma: A study of 136 cases from the International Peripheral T-Cell Lymphoma Project. *Blood* 113:3931, 2009.
139. Liang R, Loke SL, Ho FC, et al: Histologic subtypes and survival of Chinese patients with non-Hodgkin's lymphomas. *Cancer* 66:1850, 1990.
140. Quintanilla-Martinez L, Franklin JL, Guerrero I, et al: Histological and immunophenotypic profile of nasal NK/T cell lymphomas from Peru: High prevalence of p53 overexpression. *Hum Pathol* 30:849, 1999.
141. Liang R, Todd D, Chan TK, et al: Nasal lymphoma. A retrospective analysis of 60 cases. *Cancer* 66:2205, 1990.
142. Kato N, Yasukawa K, Onozuka T, et al: Nasal and nasal-type T/NK-cell lymphoma with cutaneous involvement. *J Am Acad Dermatol* 40:850, 1999.
143. Chiang AK, Tao Q, Srivastava G, Ho FC: Nasal NK- and T-cell lymphomas share the same type of Epstein-Barr virus latency as nasopharyngeal carcinoma and Hodgkin's disease. *Int J Cancer* 68:285, 1996.
144. Gutierrez MI, Spangler G, Kingma D, et al: Epstein-Barr virus in nasal lymphomas contains multiple ongoing mutations in the EBNA-1 gene. *Blood* 92:600, 1998.
145. Gaal K, Weiss LM, Chen WG, et al: Epstein-Barr virus nuclear antigen (EBNA)-1 carboxy-terminal and EBNA-4 sequence polymorphisms in nasal natural killer/T-cell lymphoma in the United States. *Lab Invest* 82:957, 2002.
146. Cheung MM, Chan JK, Lau WH, et al: Primary non-Hodgkin's lymphoma of the nose and nasopharynx: Clinical features, tumor immunophenotype, and treatment outcome in 113 patients. *J Clin Oncol* 16:70, 1998.
147. Kim WS, Song SY, Ahn YC, et al: CHOP followed by involved field radiation: Is it optimal for localized nasal natural killer/T-cell lymphoma? *Ann Oncol* 12:349, 2001.
148. Liang R, Chen F, Lee CK, et al: Autologous bone marrow transplantation for primary nasal T/NK cell lymphoma. *Bone Marrow Transplant* 19:91, 1997.
149. Kako S, Izutsu K, Oshima K, et al: Regression of the tumor after withdrawal of cyclosporine in relapsed extranodal natural killer/T cell lymphoma following allogeneic hematopoietic stem cell transplantation. *Am J Hematol* 82:937, 2007.
150. Yagi T, Fujino H, Hirai M, et al: Esophageal actinomycosis after allogeneic peripheral blood stem cell transplantation for extranodal natural killer/T cell lymphoma, nasal type. *Bone Marrow Transplant* 32:451, 2003.
151. Kimura S, Horie A, Hiki Y, et al: Nephrotic syndrome with crescent formation and massive IgA deposition following allogeneic bone marrow transplantation for natural killer cell leukemia/lymphoma. *Blood* 101:4219, 2003.
152. Nawa Y, Takenaka K, Shinagawa K, et al: Successful treatment of advanced natural killer cell lymphoma with high-dose chemotherapy and syngeneic peripheral blood stem cell transplantation. *Bone Marrow Transplant* 23:1321, 1999.
153. Isaacson PG, O'Connor NT, Spencer J, et al: Malignant histiocytosis of the intestine: A T-cell lymphoma. *Lancet* 2:688, 1985.
154. Gale J, Simmonds PD, Mead GM, et al: Enteropathy-type intestinal T-cell lymphoma: Clinical features and treatment of 31 patients in a single center. *J Clin Oncol* 18:795, 2000.
155. Trier JS: Celiac sprue. *N Engl J Med* 325:1709, 1991.
156. Katoh A, Ohshima K, Kanda M, et al: Gastrointestinal T cell lymphoma: Predominant cytotoxic phenotypes, including alpha/beta, gamma/delta T cell and natural killer cells. *Leuk Lymphoma* 39:97, 2000.
157. Murray A, Cuevas EC, Jones DB, Wright DH: Study of the immunohistochemistry and T cell clonality of enteropathy-associated T cell lymphoma. *Am J Pathol* 146:509, 1995.
158. Chott A, Dragosics B, Radaszkiewicz T: Peripheral T-cell lymphomas of the intestine. *Am J Pathol* 141:1361, 1992.
159. Farcet JP, Gaulard P, Marolleau JP, et al: Hepatosplenic T-cell lymphoma: Sinusal/sinusoidal localization of malignant cells expressing the T-cell receptor gamma delta. *Blood* 75:2213, 1990.
160. Weidmann E: Hepatosplenic T cell lymphoma. A review on 45 cases since the first report describing the disease as a distinct lymphoma entity in 1990. *Leukemia* 14:991, 2000.
161. Wang CC, Tien HF, Lin MT, et al: Consistent presence of isochromosome 7q in hepatosplenic T gamma/delta lymphoma: A new cytogenetic-clinicopathologic entity. *Genes Chromosomes Cancer* 12:161, 1995.
162. Kanavaros P, Farcet JP, Gaulard P, et al: Recombinative events of the T cell antigen receptor delta gene in peripheral T cell lymphomas. *J Clin Invest* 87:666, 1991.
163. Jonveaux P, Daniel MT, Martel V, et al: Isochromosome 7q and trisomy 8 are consistent primary, non-random chromosomal abnormalities associated with hepatosplenic T gamma/delta lymphoma. *Leukemia* 10:1453, 1996.
164. Alonsozana EL, Stamberg J, Kumar D, et al: Isochromosome 7q: The primary cytogenetic abnormality in hepatosplenic gamma delta T cell lymphoma. *Leukemia* 11:1367, 1997.
165. Falchook GS, Vega F, Dang NH, et al: Hepatosplenic gamma-delta T-cell lymphoma: Clinicopathological features and treatment. *Ann Oncol* 20:1080, 2009.
166. Go RS, Wester SM: Immunophenotypic and molecular features, clinical outcomes, treatments, and prognostic factors associated with subcutaneous panniculitis-like T-cell lymphoma: A systematic analysis of 156 patients reported in the literature. *Cancer* 101:1404, 2004.
167. Takeshita M, Okamura S, Oshiro Y, et al: Clinicopathologic differences between 22 cases of CD56-negative and CD56-positive subcutaneous panniculitis-like lymphoma in Japan. *Hum Pathol* 35:231, 2004.
168. Paulli M, Berti E: Cutaneous T-cell lymphomas (including rare subtypes). Current concepts. II. *Haematologica* 89:1372, 2004.
169. Wang CY, Su WP, Kurtin PJ: Subcutaneous panniculitic T-cell lymphoma. *Int J Dermatol* 35:1, 1996.
170. Matsue K, Itoh M, Tsukuda K, et al: Successful treatment of cytophagic histiocytic panniculitis with modified CHOP-E. Cyclophosphamide, Adriamycin, vincristine, prednisone, and etoposide. *Am J Clin Oncol* 17:470, 1994.
171. Papenfuss JS, Aoun P, Bierman PJ, Armitage JO: Subcutaneous panniculitis-like T-cell lymphoma: Presentation of 2 cases and observations. *Clin Lymphoma* 3:175, 2002.
172. Springinsfeld G, Guillaume JC, Boeckler P, et al: [Two cases of subcutaneous panniculitis-like T-cell lymphoma (CD4− CD8+ CD56−).] *Ann Dermatol Venereol* 136:264, 2009.
173. Perez-Persona E, Mateos-Mazon JJ, Lopez-Villar O, et al: Complete remission of subcutaneous panniculitic T-cell lymphoma after allogeneic transplantation. *Bone Marrow Transplant* 38:821, 2006.
174. Ichii M, Hatanaka K, Imakita M, et al: Successful treatment of refractory subcutaneous panniculitis-like T-cell lymphoma with allogeneic peripheral blood stem cell transplantation from HLA-mismatched sibling donor. *Leuk Lymphoma* 47:2250, 2006.
175. Hathaway T, Subtil A, Kuo P, Foss F: Efficacy of denileukin diftitox in subcutaneous panniculitis-like T-cell lymphoma. *Clin Lymphoma Myeloma* 7:541, 2007.
176. Crawford K, Stark A, Kitchens B, et al: CD2 engagement induces dendritic cell activation: Implications for immune surveillance and T-cell activation. *Blood* 102:1745, 2003.
177. Dumont C, Deas O, Mollereau B, et al: Potent apoptotic signaling and subsequent unresponsiveness induced by a single CD2 mAb (BTI-322) in activated human peripheral T cells. *J Immunol* 160:3797, 1998.
178. Zhu DM, Dustin ML, Cairo CW, et al: Mechanisms of cellular avidity regulation in CD2-CD58-mediated T cell adhesion. *ACS Chem Biol* 1:649, 2006.
179. Badour K, Zhang J, Shi F, et al: The Wiskott-Aldrich syndrome protein acts downstream of CD2 and the CD2AP and PSTPIP1 adaptors to promote formation of the immunological synapse. *Immunity* 18:141, 2003.
180. Bell GM, Fargnoli J, Bolen JB, et al: The SH3 domain of p56lck binds to proline-rich sequences in the cytoplasmic domain of CD2. *J Exp Med* 183:169, 1996.
181. Manolios N, Letourneur R, Bonifacino JS, Klausner RD: Pairwise, cooperative and inhibitory interactions describe the assembly and probable structure of the T-cell antigen receptor. *EMBO J* 10:1643, 1991.
182. Alegre M, Vandenabeele P, Flamand V, et al: Hypothermia and hypoglycemia induced by anti-CD3 monoclonal antibody in mice: Role of tumor necrosis factor. *Eur J Immunol* 20:707, 1990.
183. Carpenter PA, Appelbaum FR, Corey L, et al: A humanized non-FcR-binding anti-CD3 antibody, visilizumab, for treatment of steroid-refractory acute graft-versus-host disease. *Blood* 99:2712, 2002.
184. Springer TA: Adhesion receptors of the immune system. *Nature* 346:425, 1990.
185. Bank I, Chess L: Perturbation of the T4 molecule transmits a negative signal to T cells. *J Exp Med* 162:1294, 1985.
186. Rider DA, Havenith CE, de Ridder R, et al: A human CD4 monoclonal antibody for the treatment of T-cell lymphoma combines inhibition of T-cell signaling by a dual mechanism with potent Fc-dependent effector activity. *Cancer Res* 67:9945, 2007.
187. Choy EHS, Adjaye J, Forrest L, et al: Chimaeric anti-CD4 monoclonal antibody cross-linked by monocyte Fc gamma receptor mediates apoptosis of human CD4 lymphocytes. *Eur J Immunol* 23:2676, 1993.
188. Talpur R, Jones DM, Alencar AJ, et al: CD25 expression is correlated with histological grade and response to denileukin diftitox in cutaneous T-cell lymphoma. *J Invest Dermatol* 126:575, 2006.
189. Jones D, Ibrahim S, Patel K, et al: Degree of CD25 expression in T-cell lymphoma is dependent on tissue site: Implications for targeted therapy. *Clin Cancer Res* 10:5587, 2004.
190. Snyder JT, Shen J, Azmi H, et al: Direct inhibition of CD40L expression can contribute to the clinical efficacy of daclizumab independently of its effects on cell division and Th1/Th2 cytokine production. *Blood* 109:5399, 2007.
191. Ho L, Aytac U, Stephens LC, et al: *In vitro* and *in vivo* antitumor effect of the anti-CD26 monoclonal antibody 1F7 on human CD30+ anaplastic large cell T-cell lymphoma Karpas 299. *Clin Cancer Res* 7:2031, 2001.
192. Dang NH, Aytac U, Sato K, et al: T-large granular lymphocyte lymphoproliferative disorder: Expression of CD26 as a marker of clinically aggressive disease and characterization of marrow inhibition. *Br J Haematol* 121:857, 2003.
193. Ruiz P, Mailhot S, Delgado P, et al: CD26 expression and dipeptidyl peptidase IV activity in an aggressive hepatosplenic T-cell lymphoma. *Cytometry* 34:30, 1998.
194. Carbone A, Gloghini A, Zagonel V, et al: The expression of CD26 and CD40 ligand is mutually exclusive in human T-cell non-Hodgkin's lymphomas/leukemias. *Blood* 86:4617, 1995.
195. Chiarle R, Podda A, Prolla G, et al: CD30 in normal and neoplastic cells. *Clin Immunol* 90:157, 1999.
196. Schwab U, Stein H, Gerdes J, et al: Production of a monoclonal antibody specific for Hodgkin and Sternberg-Reed cells of Hodgkin's disease and a subset of normal lymphoid cells. *Nature* 299:65, 1982.
197. Bartlett NL, Younes A, Carabasi MH, et al: A phase 1 multidose study of SGN-30 immunotherapy in patients with refractory or recurrent CD30+ hematologic malignancies. *Blood* 111:1848, 2008.
198. Hansen HP, Dietrich S, Kisseleva T, et al: CD30 shedding from Karpas 299 lymphoma cells is mediated by TNF-alpha-converting enzyme. *J Immunol* 165:6703, 2000.
199. Hansen HP, Matthey B, Barth S, et al: Inhibition of metalloproteinases enhances the internalization of anti-CD30 antibody Ki-3 and the cytotoxic activity of Ki-3 immunotoxin. *Int J Cancer* 98:210, 2002.
200. Hale G, Hoang T, Prospero T, et al: Removal of T cells from bone marrow for transplantation: A monoclonal antilymphocyte antibody that fixes human complement. *Blood* 62:873, 1983.

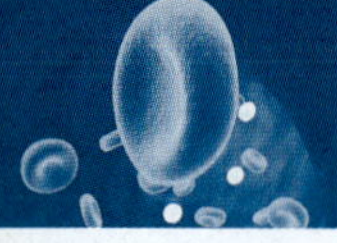

201. Piccaluga PP, Agostinelli C, Righi S, et al: Expression of CD52 in peripheral T-cell lymphoma. *Haematologica* 92:566, 2007.
202. Rodig SJ, Abramson JS, Pinkus GS, et al: Heterogeneous CD52 expression among hematologic neoplasms: Implications for the use of alemtuzumab (CAMPATH-1H). *Clin Cancer Res* 12:7174, 2006.
203. Kim YH, Duvic M, Obitz E, et al: Clinical efficacy of zanolimumab (HuMax-CD4): Two phase 2 studies in refractory cutaneous T-cell lymphoma. *Blood* 109:4655, 2007.
204. d'Amore F, Radford J, Jerkeman M, et al: Zanolimumab (HuMax-CD4™), a fully human monoclonal antibody: Efficacy and safety in patients with relapsed or treatment-refractory non-cutaneous CD4+ T-cell lymphoma. *ASH Annu Meet Abstracts* 110:3409, 2007.
205. Janik JE, Morris M, Stetler-Stevenson M, et al. Phase I trial of siplizumab in CD2-positive lymphoproliferative disease. ASCO Annual Meeting Proceedings, No. 16S (June 1 Supplement). *J Clin Oncol* 23:2533, 2005.
206. *Monoclonal Antibody Therapy in Treating Patients with Advanced or Recurrent Lymphoma*. Available at http://clinicaltrials.gov/ct2/show/NCT00006009. Accessed May 20, 2009.
207. Hillmen P, Skotnicki AB, Robak T, et al: Alemtuzumab compared with chlorambucil as first-line therapy for chronic lymphocytic leukemia. *J Clin Oncol* 25:5616, 2007.
208. Rai KR, Freter CE, Mercier RJ, et al: Alemtuzumab in previously treated chronic lymphocytic leukemia patients who also had received fludarabine. *J Clin Oncol* 20:3891, 2002.
209. Lundin J, Hagberg H, Repp R, et al: Phase 2 study of alemtuzumab (anti-CD52 monoclonal antibody) in patients with advanced mycosis fungoides/Sézary syndrome. *Blood* 101:4267, 2003.
210. Enblad G, Hagberg H, Erlanson M, et al: A pilot study of alemtuzumab (anti-CD52 monoclonal antibody) therapy for patients with relapsed or chemotherapy-refractory peripheral T-cell lymphomas. *Blood* 103:2920, 2004.
211. Reisman RP, Greco MA: Virus-associated hemophagocytic syndrome due to Epstein-Barr virus. *Hum Pathol* 15:290, 1984.
212. Bernengo MG, Quaglino P, Comessatti A, et al: Low-dose intermittent alemtuzumab in the treatment of Sézary syndrome: Clinical and immunologic findings in 14 patients. *Haematologica* 92:784, 2007.
213. Gallamini A, Zaja F, Patti C, et al: Alemtuzumab (Campath-1H) and CHOP chemotherapy as first-line treatment of peripheral T-cell lymphoma: Results of a GITIL (Gruppo Italiano Terapie Innovative nei Linfomi) prospective multicenter trial. *Blood* 110:2316, 2007.
214. Kim JG, Sohn SK, Yee SC, et al: Alemtuzumab plus CHOP as front-line chemotherapy for patients with peripheral T-cell lymphomas: A phase II study. *Cancer Chemother Pharmacol* 60:129, 2007.
215. Weidmann EH, Hess, G, Krause SW, et al: A phase II immunochemotherapy study with alemtuzumab, fludarabine, cyclophosphamide, and doxorubicin (Campath-FCD) in peripheral T-cell lymphomas. ASH Annual Meeting Abstracts. *Blood* 108:2721, 2006.
216. Peng YL, Huang HQ, Lin XB, et al: [Clinical outcomes of patients with peripheral T-cell lymphoma (PTCL) treated by EPOCH regimen.] *Ai Zheng* 23:943, 2004.
217. Janik JE, Dunleavy K, Pittaluga S, et al: A pilot trial of Campath-1H and dose-adjusted EPOCH in CD52-expressing aggressive T-cell malignancies. *ASH Annu Meet Abstr* 106:3348, 2005.
218. Kim SJ, Kim K, Kim BS, et al: Alemtuzumab and DHAP (A-DHAP) is effective for relapsed peripheral T-cell lymphoma, unspecified: Interim results of a phase II prospective study. *Ann Oncol* 20:390, 2009.
219. Cole MS, Stellrecht KE, Shi JD, et al: HuM291, a humanized anti-CD3 antibody, is immunosuppressive to T cells while exhibiting reduced mitogenicity in vitro. *Transplantation* 68:563, 1999.
220. Hsu DH, Shi JD, Homola M, et al: A humanized anti-CD3 antibody, HuM291, with low mitogenic activity, mediates complete and reversible T-cell depletion in chimpanzees. *Transplantation* 68:545, 1999.
221. Carpenter PA, Lowder J, Johnston L, et al: A phase II multicenter study of visilizumab, humanized anti-CD3 antibody, to treat steroid-refractory acute graft-versus-host disease. *Biol Blood Marrow Transplant* 11:465, 2005.
222. Ansell SM, Horwitz SM, Engert A, et al: Phase I/II study of an anti-CD30 monoclonal antibody (MDX-060) in Hodgkin's lymphoma and anaplastic large-cell lymphoma. *J Clin Oncol* 25:2764, 2007.
223. *MDX-060 in Patients with Relapsed or Refractory Classic Systemic or Primary Cutaneous Anaplastic Large Cell Lymphoma*. Available at http://clinicaltrials.gov/ct2/show/NCT00298467. Accessed May 20, 2009.
224. Duvic M, Kim Y, Korman NJ, et al: Zanolimumab, a Fully Human Monoclonal Antibody: Early Results of an Ongoing Clinical Trial in Patients with CD4+ Mycosis Fungoides (MF) Type CTCL (Stage IB-IVB) Who Are Refractory or Intolerant to Targretin and One Other Standard Therapy. *ASH Annu Meet Abstr* 108:2731, 2006.
225. Kreitman RJ, Wilson WH, White JD, et al: Phase I trial of recombinant immunotoxin anti-Tac(Fv)-PE38 (LMB-2) in patients with hematologic malignancies. *J Clin Oncol* 18:1622, 2000.
226. Wong BY, Gregory SA, Dang NH: Denileukin diftitox as novel targeted therapy for lymphoid malignancies. *Cancer Invest* 25:495, 2007.
227. Dang NH, Pro B, Hagemeister FB, et al: Phase II trial of denileukin diftitox for relapsed/refractory T-cell non-Hodgkin lymphoma. *Br J Haematol* 136:439, 2007.
228. Armitage JO, Greer JP, Levine AM, et al: Peripheral T-cell lymphoma. *Cancer* 63:158, 1989.
229. Ansell SM, Habermann TM, Kurtin PJ, et al: Predictive capacity of the International Prognostic Factor Index in patients with peripheral T-cell lymphoma. *J Clin Oncol* 15:2296, 1997.
230. Lopez-Guillermo A, Cid J, Salar A, et al: Peripheral T-cell lymphomas: Initial features, natural history, and prognostic factors in a series of 174 patients diagnosed according to the R.E.A.L. classification. *Ann Oncol* 9:849, 1998.
231. Melnyk A, Rodriguez A, Pugh WC, Cabannillas F: Evaluation of the Revised European-American Lymphoma classification confirms the clinical relevance of immunophenotype in 560 cases of aggressive non-Hodgkin's lymphoma. *Blood* 89:4514, 1997.
232. Weisenburger DD, Anderson JR, Diebold J, et al: Systemic anaplastic large-cell lymphoma: Results from the non-Hodgkin's lymphoma classification project. *Am J Hematol* 67:172, 2001.
233. Matherly LH, Voss MK, Anderson LA, et al: Enhanced polyglutamylation of aminopterin relative to methotrexate in the Ehrlich ascites tumor cell in vitro. *Cancer Res* 45:1073, 1985.
234. O'Connor OA: Pralatrexate: An emerging new agent with activity in T-cell lymphomas. *Curr Opin Oncol* 18:591, 2006.
235. Wang ES, O'Connor O, She Y, et al: Activity of a novel anti-folate (PDX, 10-propargyl 10-deazaaminopterin) against human lymphoma is superior to methotrexate and correlates with tumor RFC-1 gene expression. *Leuk Lymphoma* 44:1027, 2003.
236. O'Connor OA, Hamlin PA, Portlock C, et al: Pralatrexate, a novel class of antifol with high affinity for the reduced folate carrier-type 1, produces marked complete and durable remissions in a diversity of chemotherapy refractory cases of T-cell lymphoma. *Br J Haematol* 139:425, 2007.
237. Mould DR, Sweeney K, Duffull S, et al: A population pharmacokinetic and pharmacodynamic evaluation of pralatrexate in patients with hematologic malignancies. *ASH Annu Meet Abstr* 110:1370, 2007.
238. *Study of Pralatrexate with Vitamin B12 and Folic Acid in Patients with Relapsed or Refractory Peripheral T-Cell Lymphoma*. Available at: http://clinicaltrials.gov/ct2/show/NCT00364923. Accessed: May 20, 2009.
239. Piekarz RL, Robey R, Sandor V, et al: Inhibitor of histone deacetylation, depsipeptide (FR901228), in the treatment of peripheral and cutaneous T-cell lymphoma: A case report. *Blood* 98:2865, 2001.
240. Piekarz R, Wright J, Frye R, et al: Results of a phase 2 NCI multicenter study of romidepsin in patients with relapsed peripheral T-cell lymphoma (PTCL). *ASH Annu Meet Abstr* 112:1567, 2008.
241. *FR901228 in Treating Patients with T-Cell Lymphoma*. Available at http://clinicaltrials.gov/ct2/show/NCT00364923. Accessed May 20, 2009.
242. Philip T, Guglielmi C, Hagenbeek A, et al: Autologous bone marrow transplantation as compared with salvage chemotherapy in relapses of chemotherapy-sensitive non-Hodgkin's lymphoma. *N Engl J Med* 333:1540, 1995.
243. Dang NH, Hagemeister FB, Duvic M, et al: Pentostatin in T-non-Hodgkin's lymphomas: Efficacy and effect on CD26+ T lymphocytes. *Oncol Rep* 10:1513, 2003.
244. O'Brien S, Kurzrock R, Duvic M, et al: 2-Chlorodeoxyadenosine therapy in patients with T-cell lymphoproliferative disorders. *Blood* 84:733, 1994.
245. Au WY, Ng WM, Choy C, Kwong YL: Aggressive subcutaneous panniculitis-like T-cell lymphoma: Complete remission with fludarabine, mitoxantrone and dexamethasone. *Br J Dermatol* 143:408, 2000.
246. Zinzani PL, Baliva G, Magagnoli M, et al: Gemcitabine treatment in pretreated cutaneous T-cell lymphoma: Experience in 44 patients. *J Clin Oncol* 18:2603, 2000.
247. Marchi E, Alinari L, Tani M, et al: Gemcitabine as frontline treatment for cutaneous T-cell lymphoma: Phase II study of 32 patients. *Cancer* 104:2437, 2005.
248. Sallah S, Wan JY, Nguyen NP: Treatment of refractory T-cell malignancies using gemcitabine. *Br J Haematol* 113:185, 2001.
249. Lundin J, Kimby E, Bjorkholm M, et al: Phase II trial of subcutaneous anti-CD52 monoclonal antibody alemtuzumab (Campath-1H) as first-line treatment for patients with B-cell chronic lymphocytic leukemia (B-CLL). *Blood* 100:768, 2002.

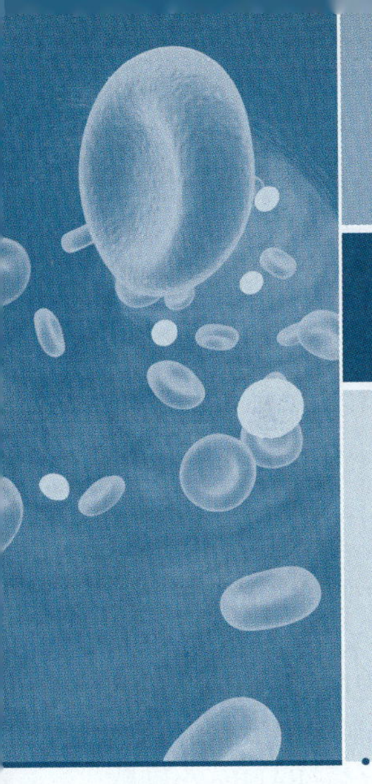

第107章

浆细胞肿瘤：概论

H. Elizabeth Broome

摘　要

浆细胞肿瘤是发生于浆细胞及其前体细胞的克隆性疾病。在患者的血浆和尿液中，可检测到单克隆免疫球蛋白和免疫球蛋白轻链成分。快速进展的浆细胞肿瘤常伴发器官功能障碍。而无进展或进展缓慢的原发性单克隆丙种球蛋白血症患者，除实验室检查结果异常外，可无病存活多年。尽管单克隆免疫球蛋白通常出现在浆细胞骨髓瘤的患者中，其他疾病也可伴有单克隆免疫球蛋白血症。本章节论述了单克隆免疫球蛋白及其基因重排的实验室评估方法，并对检测结果进行分析，这将有助于浆细胞骨髓瘤与其他伴有单克隆免疫球蛋白疾病的鉴别。同时也为相关章节，如浆细胞及B细胞疾病提供参考。

定义与历史

■ 浆细胞肿瘤

浆细胞肿瘤（plasma cell neoplasms，PCNs）是一种B细胞单克隆增殖性疾病，具有浆细胞的形态学特征，并伴有单克隆免疫球蛋白基因重排。绝大部分浆细胞肿瘤会产生单克隆免疫球蛋白及其片段。同一浆细胞肿瘤的所有肿瘤细胞，都产生完全一样的完整免疫球蛋白及其片段。在某一特定的患者，单克隆蛋白重链具有相同的型及同种型（γ，α，μ，δ，ε），以及同样的轻链型（κ或者λ）和独特型（即免疫球蛋白可变区的抗原决定簇，参见第77章）[1]。对于伴有染色体异常的患者，所有的肿瘤性浆细胞也显示出一致的异常[2]，但疾病进展时也会发生克隆演变（参见第109章）。自160年前Henry Bence Jones[3]首次发现骨髓瘤患者尿单克隆轻链以来，在所有肿瘤中，单克隆免疫球蛋白分子（或其片段）仍然是肿瘤特异性抗原的最佳标志。这些蛋白即蛋白"M"一直被认为是表示"malignant或myeloma"，而现今的含义为"monoclonal"。表107-1罗列了M蛋白相关性疾病，其中有些疾病进展缓慢或无进展，另一些则进展迅速，并伴有器官功能损害。

本章使用的简写和缩略词：CAS，冷凝集素综合征（cold agglutinin syndrome）；CSF，脑脊液（cerebrospinal fluid）；HLA，人类白细胞抗原（human leukocyte antigen）；Ig，免疫球蛋白（immunoglobulin）；IL，白介素（interleukin）；PCN，浆细胞肿瘤（plasma cell neoplasm）；PCR，聚合酶链反应（polymerase chain reaction）；TNF，肿瘤坏死因子（tumor necrosis factor）。

表107-1　M蛋白相关疾病

疾病名称	相关章节
无进展或者进展缓慢	
原发性单克隆丙种球蛋白血症	108
慢性冷凝集综合征	53
一过性（炎症后）	108
一过性（骨髓移植后）	21，108
免疫缺陷（尤其T细胞）	83
恶性侵袭性	
浆细胞肿瘤	109
孤立性浆细胞瘤	109
肿瘤引相关性淀粉样变或轻链沉积	110
肿瘤引起的皮肤损害	
华氏巨球蛋白血症	111
重链疾病：α，γ，μ或者极少数δ	112
慢性淋巴细胞白血病或相关的淋巴瘤	94

■ 原发性单克隆丙种球蛋白血症

在血清出现单克隆免疫球蛋白的患者中，半数以上是进展缓慢或无进展的原发性单克隆丙种球蛋白血症，也常被称为意义未定的单克隆丙种球蛋白血症（MGUS）。实验室特征为：M蛋白水平低于30g/L，无肾功能不全和贫血，血钙正常，骨骼摄片未见骨破坏，骨髓浆细胞少于10%。患此病者每年都有较低的比例进展为恶性B细胞疾病，以多发性骨髓瘤多见（见第108章）[4-6]。表107-2列出了单克隆丙种球蛋白血症的生物学特征。

表 107-2　单克隆丙种球蛋白血症的生物学特征

	骨髓瘤	单克隆丙种球蛋白血症	免疫缺陷
克隆大小	大	中等	小
免疫球蛋白量	> 30g/L	< 30g/L	< 3g/L
疾病进程	侵袭	持续	短暂
免疫球蛋白结构异常	经常	很少	无
骨损害	经常	无	无
小鼠模型			
克隆转化	+	+	-
移植传代	< 4	-	
自发性生长	+	+ ?	-
永生化	+	-	-

■ 慢性冷凝集素综合征

慢性冷凝集素综合征（CAS）是一种发生于老年人的疾病，能产生 IgM 并能与红细胞结合，在低于 37℃时引起红细胞凝集。90% 以上的 CAS 患者产生单克隆 IgM[7]。流式细胞仪结果显示，克隆性 B 细胞占骨髓单个核细胞的比例较低。少数 CAS 患者存在淋巴瘤（参见第 97 章）或华氏巨球蛋白血症的证据（参见第 111 章）。但通常无恶性淋巴瘤的临床特征，如淋巴结肿大、脾肿大、骨髓淋巴细胞增多、高黏滞血症。这些患者很少进展为真正意义上的 B 细胞恶性疾病[8-9]。慢性冷凝集素综合征与急性感染后的 CAS 似乎并无关联，因为感染后的 CAS 表现为多克隆免疫球蛋白增多，并在感染清除后自然消退。

■ 冷球蛋白

冷球蛋白是一种遇冷会发生沉淀的免疫球蛋白复合物（参见第 111 章）。已知的冷球蛋白有三种，Ⅰ型冷球蛋白为单克隆的 IgM、IgG、IgA 分子，Ⅱ型冷球蛋白通常为 IgM 型单克隆免疫球蛋白，具有针对其他免疫球蛋白（如 IgG）的抗体活性。Ⅱ型冷球蛋白与乙型肝炎病毒及丙型肝炎病毒的感染有关[10-12]。Ⅲ型冷球蛋白是由具有抗免疫球蛋白活性的多克隆免疫球蛋白组成。冷球蛋白血症可出现一系列与免疫复合物形成有关的病理过程。患者的血清标本在 4℃静置沉淀或进行凝胶电泳 24~72 小时后，可检测出冷球蛋白。

■ 一过性 M 蛋白

一过性 M 蛋白偶尔与某些特定的感染和免疫抑制有关，特别是在移植之后（参见第 108 章）[13-14]。无论哪种先天免疫缺陷的患者，都可能出现一过性、低水平的 M 蛋白，通常为 IgM 型。与体液免疫受损的患者相比，细胞免疫受损者更容易出现 M 蛋白。在高免疫的实验动物中也可检测到单克隆蛋白，但这些动物并不会进展为恶性疾病[15-16]。这些一过性抗体对于致病原或免疫原不具备高亲和力。

美国经年龄校正的骨髓瘤发病率大约为 5.6/10 万（男 7.1，女 4.6）。与骨髓瘤相比，单克隆丙种球蛋白血症的发病率约高达 100 倍，炎症和免疫缺陷相关性一过性单克隆丙种球蛋白血症则约是骨髓瘤的 400 倍（参见第 108 章和第 109 章）。上述疾病的发病率随着年龄的增长急剧上升。与骨髓瘤或单克隆丙种球蛋白血症的发病不同，免疫缺陷相关性单克隆丙种球蛋白血症多发生于年轻患者。

病因和发病机制

■ 遗传背景

在小鼠，遗传背景是发生单克隆丙种球蛋白血症和浆细胞瘤的重要的危险因素。大约有 40 % ~60% 的 C57BL/K、C3H 或 NZB 近交系小鼠发展为产生 IgM 型 M 蛋白。而另两个近交系小鼠 BALB/c 和 CBA/Kij，自发性浆细胞肿瘤的发病率则非常低。奇怪的是，在反复腹腔注射矿物油之后，BALB/c 小鼠最容易发生浆细胞瘤，NZB 小鼠次之，但 C57BL/Ka 小鼠不会发生浆细胞瘤。至少有几种遗传学异常可解释这些近交系老鼠之间的差异。例如 Balb/c 小鼠 *Frap* 位点的单个氨基酸替换可导致蛋白活性下降，对浆细胞瘤的易感性会升高[17,17a-20]。

人类浆细胞肿瘤的家族性高发现象已有报道[21]，但并未描述过家族成员类似的遗传学变异。在原发性丙种球蛋白血症和骨髓瘤患者的亲属中，这些疾病中的发病率高于普通人群[22-24]。同时，不同种族原发性丙种球蛋白血症的患病率也存在差别。与欧洲裔美国人相比，非洲裔美国人原发性单克隆丙种球蛋白和骨髓瘤的发病率要高 2~3 倍，但从原发性单克隆病进展到骨髓瘤的危险度，两者却相似[25]。这些结果表明，在哺乳动物中，宿主的遗传背景是发生浆细胞肿瘤的重要危险因素。

在 BALB/c 小鼠身上，已做了大量尝试以诱导浆细胞瘤分泌抗原特异性抗体。用矿物油中的任一种抗原致敏动物，但产生的浆细胞瘤几乎从不分泌针对注射抗原的抗体[26]。因此，在这些动物中慢性抗原刺激和发生浆细胞瘤之间没有明显的关系。然而，当阿留申病病毒感染阿留申水貂发生浆细胞瘤时，其 M 蛋白含有病毒特异性抗体活性[27]。在人类，炎症性疾病和浆细胞瘤之间并不相关。在炎症和自身免疫病的患者中，尽管单克隆丙种球蛋白血症的发生率确有增加[15,28,29]，但没有证据证明，单克隆抗体能与导致炎症的致病原结合。

■ 染色体异常

矿物油诱发的小鼠浆细胞瘤中，大约 90% 伴有相同的染色体异常。位于小鼠 15 号染色体的 *c-myc* 基因，与 12 号染色体上的免疫球蛋白重链基因或与位于 6 号染色体的免疫球蛋白 κ 轻链基因融合[30]。这种融合与人类伯基特淋巴瘤典型的染色体异常类似[31,32]。但这两种肿瘤的生物学行为完全不同。

肿瘤细胞的某些染色体异常，在骨髓瘤或浆细胞白血病（晚期骨髓瘤，参见第 109 章）[33] 中都可见到。运用分子杂交和荧光原位杂交（FISH）技术，几乎所有的骨髓瘤患者均伴有遗传学异常。但由于骨髓瘤细胞的低增殖能力，初诊时只能在 30%~50% 患者的骨髓单个核细胞中，检测到细胞遗传学异常。几乎一半的细胞遗传学异常是超二倍体，中位的染色体数为 54，表现为非随机获得 3、5、7、9、11、15、19、21 染色体。超二倍体与预后良好相关[33]。

非超二倍体核型多与染色体易位有关，主要涉及 14 号染色体长臂上的免疫球蛋白重链基因。伙伴染色体常为 11 号染色体，可发生 t(11;14)(q13;q32) 导致 cyclin D1 表达下调。在几乎所有的浆细胞骨髓瘤中，都通过这种类型的易位或一些不明的机制，使 cyclin D（D1，D2，D3）的表达下调[34]。大约 50%~70% 的骨髓瘤或者浆细胞白血病涉及 1 号染色体的异常，但异质性高，也不伴有恒定的染色体缺失，某些易位已经明确。伴有 13 号单体（Rb 缺失）患者的生存期缩短（参见第 109 章）[35]。

癌基因组资料显示，在正常浆细胞向原发性单克隆丙种球蛋白血症和骨髓瘤转化过程中，涉及特定的细胞分子信号转导通路[36]。而且，骨髓瘤的基因表达谱与患者的预后有关，可以预测患者的终点事件，如完全缓解持续时间和无事件生存时间[37,38,38a]。

■ 骨髓微环境

大多数正常多克隆 IgG 由骨髓中的浆细胞产生，这反映了正常浆细胞对骨髓微环境的依赖性[39]。同样，骨髓瘤和其他恶性浆细胞肿瘤也主要在骨髓中生长存活，因为正常的骨髓微环境与这些疾病的发生和进展关系密切。骨髓瘤细胞与非骨髓瘤细胞以及细胞外基质之间的直接或间接相互作用，是瘤细胞生长、存活并产生耐药的关键。通过旁分泌或自分泌机制，可产生与肿瘤细胞生长有关的细胞因子和生长因子。黏附分子介导的细胞与细胞、细胞与基质间的互相作用，对肿瘤细胞的生长也可产生影响。

骨髓微环境的细胞成分包括造血细胞、间充质细胞及免疫细胞。在骨髓里，这些细胞都由前体细胞分化成熟而来，通过细胞间的相互作用来调节造血、骨平衡、免疫球蛋白合成以及骨髓细胞的归巢。骨髓瘤细胞的生长和存活破坏了正常细胞间的相互作用，导致了骨的流失、造血功能受抑和正常免疫球蛋白合成减少。

在体外，浆细胞瘤细胞与正常供者的骨髓基质细胞黏附，可激活多种信号转导通路，调节转录，并导致细胞周期蛋白、抗凋亡蛋白以及端粒酶活性下调（参见参考文献 40）。骨髓瘤细胞和骨髓基质细胞通过整合素、细胞因子和生长因子相互作用，细胞因子如 IL-6[41]，是骨髓瘤细胞关键的生长、存活和耐药因子，还可促进骨髓瘤细胞分泌血管内皮生长因子（VEGF），而 VEGF 又通过骨髓基质细胞进一步产生 IL-6[42]。

骨髓瘤细胞产生的细胞因子是导致骨损害的病理基础，并可引起病理性骨折。溶骨性损害与瘤细胞释放细胞因子激活破骨细胞有关。相关的细胞因子以前称为破骨细胞激活因子，现认为是不同细胞因子的复合体，包括：巨噬细胞炎性蛋白 -1α（MIP-1α）、核转录因子 -κB 受体激活物配体（RANKL）、骨保护素配体（CD138）、VEGF、肿瘤坏死因子 -α（TNF-α）、TNF-β、IL-1β 以及 IL-6（参见第 109 章）[43-46]。破骨细胞反过来也可调节骨髓瘤细胞的生长与存活。FDA 最近批准的 RANKL 靶向药物，对骨髓瘤骨病的疗效令人鼓舞[46a]。

实验室特征

■ 骨髓检查

明确骨髓中单克隆浆细胞的比例，对恶性浆细胞病的诊断和病情监测非常重要。单克隆浆细胞的比例也是鉴别原发性单克隆丙种球蛋白血症和骨髓瘤的一项标准（参见第 108、109 章）[47]，通常骨髓瘤患者的比例更高。恶性浆细胞病患者的骨髓表现多样，可表现为形态正常的散在浆细胞，到片状或大结节样分布的高度异常的浆细胞。形态的异常包括多核、胚芽型核染色质、核仁、胞质不规则以及胞质或核包涵体（参见第 74 章和第 109 章）。正常骨髓的多克隆浆细胞约占 2%，但在骨髓瘤患者的骨髓活检标本中，可能显示骨髓已完全被单克隆浆细胞取代。对于 HIV 病毒感染者，反应性多克隆浆细胞可高达 20% 以上。因此，浆细胞的单克隆属性是诊断骨髓瘤的关键。

在显微镜观察骨髓涂片可得浆细胞比例，也可以通过流式细胞仪（骨髓穿刺标本）、免疫组织化学方法（骨髓活检标本）评估浆细胞比例（参见第 3 章）。骨髓涂片的形态学观察是明确浆细胞比例的金标准，但在判断浆细胞的单克隆属性时，只能根据形态异常的程度做出大致的推断。流式细胞仪和免疫组化也可以检测出浆细胞的比例和克隆属性，但不同的方法测得的浆细胞比例可能会有较大差异。

通常情况下，流式细胞仪测得的浆细胞比值低于骨髓涂片的观察结果。主要原因是在骨髓涂片之后，才采集用于流式细胞仪检测的骨髓样本，而同一部位的重复抽吸会导致骨髓稀释[48]。另外一个原因是，在流式细胞仪的标本处理过程中，与其他细胞相比，对浆细胞的活力和抗原表达的影响更大[49]。用抗 CD138 抗体对骨髓活检标本或凝血块进行免疫组化检查时，测得的浆细胞比值会高于骨髓涂片的观察结果。这可能反映了浆细胞和其他骨髓细胞对抽吸的耐受能力不同[50]。用免疫组化方法检测 κ、λ 轻链，也能判断浆细胞的克隆属性。但血浆和组织中的免疫球蛋白导致的高本底，会影响对结果的判断。因此，在判断浆细胞轻链的克隆属性时，免疫球蛋白轻链 RNA 原位杂交是免疫组化的一种补充手段[50a]。

流式细胞仪通过检测胞质轻链限制性表达和胞膜抗原表达异常，来识别克隆性浆细胞。流式细胞仪检测克隆性浆细胞（胞膜抗原表达异常）的敏感性很高[48]。典型的骨髓瘤细胞表面表达 CD38、CD56、CD138、CD200 以及单克隆胞质 Ig（γ>α>μ；κ>λ），不表达膜免疫球蛋白、HLA-DR、CD19、CD20 和 CD27。但骨髓瘤细胞经常有 CD20、CD28 和 CD117 的异常表达。正常的浆细胞具有类似的免疫标型，除此之外还表达 CD19（>70%）、CD27、CD81、CD200 和多克隆细胞质 Ig（κ、λ 之比为 2∶1），但不表达 CD28（<15%）和 CD56。90% 骨髓瘤的浆细胞都伴有表达 CD56 和异常缺乏 CD19[51]。根据上述结果，可将流式细胞仪技术用于监测微小残留病灶，且敏感性颇高，对于治疗后的患者，当肿瘤细胞只占有核细胞的 0.01% 时，流式细胞仪也可检测出来。另外，原发性单克隆丙种球蛋白血症浆细胞的抗原异常表达资料，对监测是否向骨髓瘤进展，也有一定的预测价值[52]。

免疫球蛋白定量和游离轻链检测

通常用比浊法测定血清、尿液和脑脊液的完整免疫球蛋白。根据抗原抗体复合物会发生聚积沉淀的原理，使用光电仪就可以进行定量。将不同稀释比例的待检标本与针对不同类别免疫球蛋白重链和轻链的特异抗体共孵育，以形成沉淀，用光电仪对沉淀物进行检测，并与标准曲线比较，从而得出待检标本的免疫球蛋白含量。

相似的比浊法也可用来检测血清和尿液里的免疫球蛋白

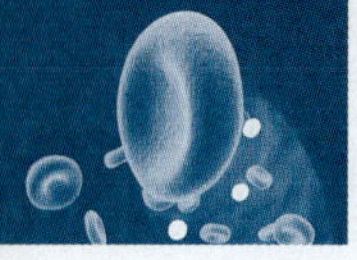

游离轻链。游离κ、λ轻链是指未与免疫球蛋白重链结合的轻链成分，现在已有检测方法能将与免疫球蛋白重链结合的轻链及游离轻链区分开来[53]。游离轻链可通过肾小球快速清除，经肾小球滤过后，游离轻链可被近曲小管细胞重吸收。肾功能正常者游离轻链的血清半衰期为2~4小时。因此，血浆游离轻链的浓度取决于浆细胞的合成能力和肾脏清除之间的平衡。正常情况下，尿游离轻链的含量很低。但在病理情况下，游离κ、λ轻链的含量会发生变化，如免疫抑制、免疫刺激、肾脏清除率下降和单克隆浆细胞疾病。当多克隆游离轻链增加时，血清κ和λ的比例大约是2∶1。如血清游离轻链的比值显著异常，表明存在克隆性浆细胞疾病。因此血清游离轻链水平及比率，对判断浆细胞的克隆属性十分重要。

国际骨髓瘤工作组已颁布了血清游离轻链的临床指南[54]。建议将血清游离轻链检测、血清蛋白电泳和血清免疫固定电泳结合起来，作为浆细胞恶性增生性疾病的敏感检测指标。运用上述检测方法，在诊断骨髓瘤以及单克隆免疫球蛋白增殖性疾病时，就无须收集24小时尿液，但除轻链淀粉样变外。在筛查轻链淀粉样变时，即使包括血清游离轻链在内的血清学检测未发现M蛋白的证据，仍然需进行尿免疫固定电泳。基线的血清游离轻链水平是浆细胞肿瘤主要的预后指标。对于寡分泌型骨髓瘤和大多数曾被称为不分泌型骨髓瘤患者，血清游离轻链检测有助于监测病情。对于淀粉样变患者的疗效监测，血清游离轻链测定也比血清蛋白电泳和免疫固定电泳相更有优势。

■ 蛋白电泳和免疫固定电泳

血清

血清蛋白电泳是最常用的M蛋白筛查试验。检测时，将几微升血清加样于经基础pH平衡的支持介质上(如醋酸纤维素膜)，当电流通过支持介质时，血清蛋白就会向阳极泳动，泳动速度与它们所带的负电荷及分子量成一定比例。大约30分钟后，取出醋酸纤维素膜并吸干，再浸泡于蛋白质染液中(如丽春红SX、考马斯蓝)，再通过目视和密度扫描仪进行检测。图107-1显示血清蛋白电泳的过程及典型的结果。

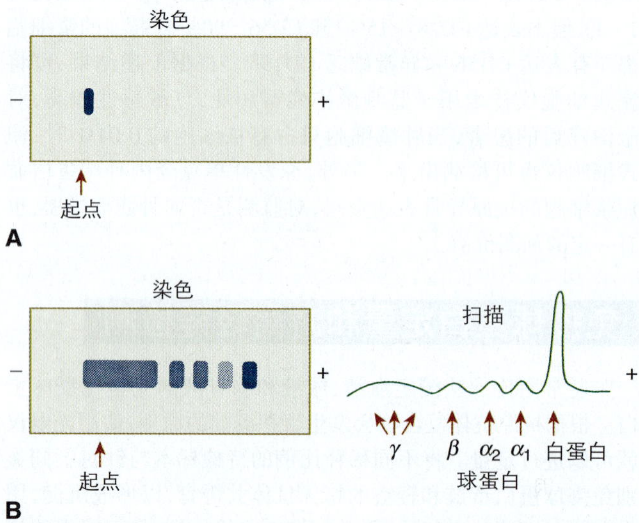

图107-1　正常的血清电泳。A.使用血清支持介质。B.电泳分离蛋白、染色、观察、扫描。

白蛋白是正常血清中含量最高的蛋白。因为所有的白蛋白分子具有相同的氨基酸序列，泳动形式也相同，因此除少数情况外，白蛋白带在密度扫描仪上呈尖峰状。而组成免疫球蛋白的丙种球蛋白，有成千上万不同的氨基酸序列和糖侧链，电泳时这些蛋白以很宽的带状方式迁移，IgA和IgM在前(跟着β球蛋白)，而IgG则扩散在整个球蛋白的范围内。正常情况下IgD和IgE分泌水平很低，用这种方法几乎无法检测到。当浆细胞肿瘤产生M蛋白时，电泳的模式就会发生改变。

单克隆免疫球蛋白能够迁移至球蛋白的任何区域，IgM和IgA型M蛋白比大多数的IgG分子移动速率快。所以，图107-2A所示的M蛋白可能是IgA和IgM，而在图107-2B所示的尖峰则可能是IgG分子。对免疫球蛋白类型的确定需要进行免疫固定电泳。图107-3显示假阳性单克隆"免疫球蛋白"。

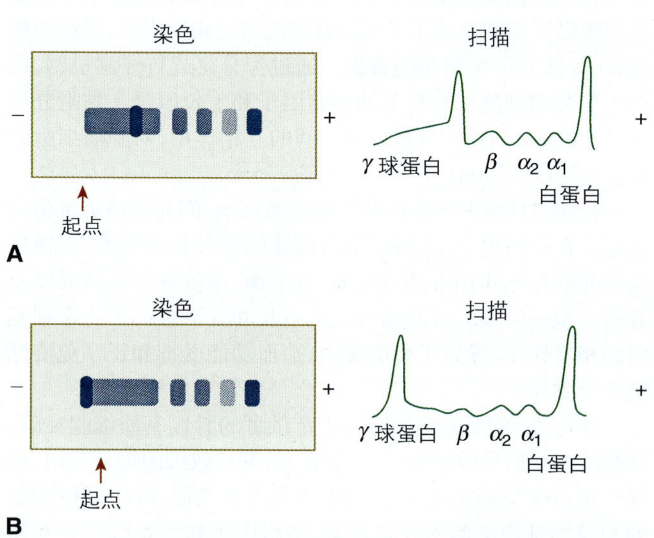

图107-2　M蛋白电泳。A.快速移动的M蛋白呈尖峰状。B.缓慢移动的M蛋白呈尖峰状。

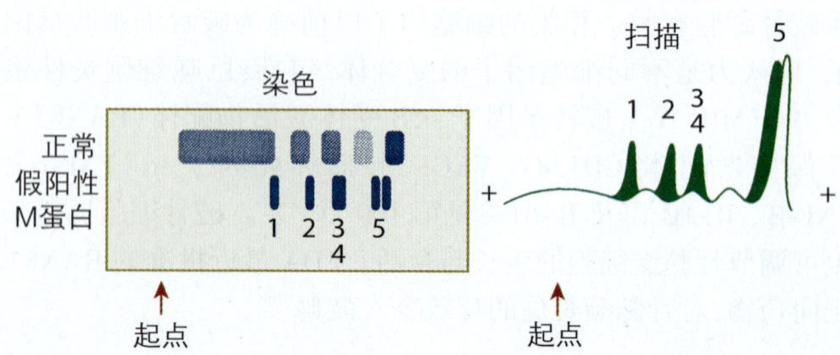

图107-3　假阳性M蛋白，带1是典型的纤维蛋白原，容易与IgA和IgM型M蛋白混淆。如出现纤维蛋白原带，说明血清未完全凝固，或者使用血浆进行检测。带2是血红蛋白-结合珠蛋白复合物或者高水平的转铁蛋白。见于血管内溶血或者缺铁患者。带3/4是高α球蛋白血症(一种急性期相蛋白，与结合珠蛋白类似)和伴有先天性高脂血症。带5是蛋白变异体，见于罕见的常染色体显性遗传病，副白蛋白血症。或者与药物有关，如青霉素，能与白蛋白结合并改变电泳速率。

图 107-4 显示免疫固定电泳的原则。免疫固定电泳在检测 M 蛋白时比蛋白电泳更为敏感,而且能明确 M 蛋白的轻链与重链类型。

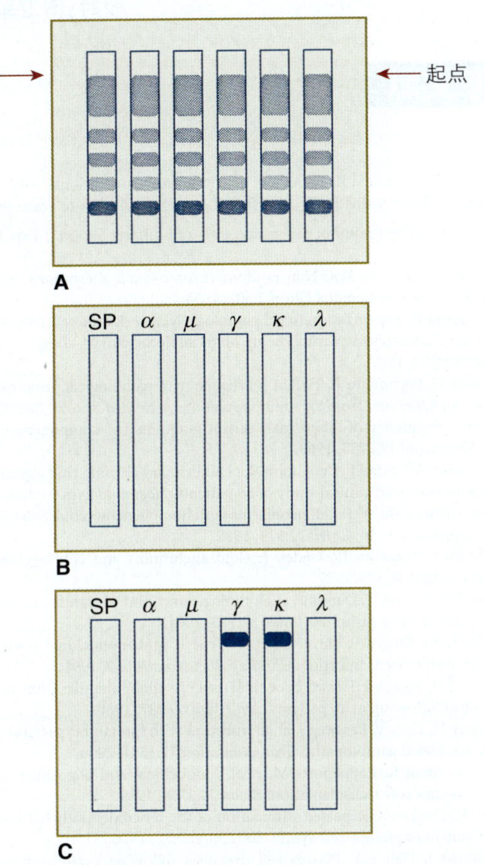

图 107-4　免疫固定电泳。A. 血清样本加在多个琼脂糖凝胶泳道的加样孔内,进行蛋白电泳。B. 用免疫球蛋白重链或轻的特异性抗血清链覆盖每个泳道,常用抗 α、μ、γ、κ、λ 进行免疫共沉淀。C. 清洗和染色。发生免疫沉淀的蛋白仍位于凝胶内,其他蛋白被洗掉。结果显示为 IgG 型 κ 轻链型 M 蛋白。

表 107-3 列出的疾病一般都与血清蛋白异常相关,这些异常蛋白也能用蛋白电泳、免疫电泳、血清自由轻链检测进行分析。除 M 蛋白外,血清蛋白电泳和免疫电泳对其他各种血清蛋白异常的检测也非常有用。

脑脊液和尿液

脑脊液和尿液的浓缩标本可用于进行电泳。检测脑脊液 M 蛋白可用于中枢神经系统分泌性浆细胞的诊断。存在过多免疫球蛋白分子或重链轻链合成不平衡时,尿液可以检测出 M 蛋白。分子量大于白蛋白(67KDa)的蛋白质,在正常情况下不会被肾小球滤过,因此完整的免疫球蛋白不会出现在尿液中。然而,免疫球蛋白游离轻链的分子量约为 25kDa,因此能自由通过肾小球。如患者尿液中出现完整的免疫球蛋白,则提示有严重的肾脏功能损害,多见于肾淀粉样变,与免疫球蛋白链在肾实质的沉积有关。

磺基水杨酸能使尿液中的游离轻链发生沉淀,然后可进行尿蛋白电泳、免疫固定电泳或游离轻链检测。免疫固定电泳或游离轻链检测,有助于明确免疫球蛋白轻链的类型。对浆细胞肿瘤的诊断和随访,尿蛋白电泳是最重要的工具之一。在一定时间内,轻链的排泄和产生相对恒定。因此,检测排出的免疫球蛋白轻链总量,是监测肿瘤负荷和疗效的一种简便方法。

表 107-3　血清和尿蛋白电泳的临床指标

临床指标	异常和意义
无法解释的水肿或腹水	低蛋白血症
可疑肝脏疾病	频繁低蛋白血症、高球蛋白血症提示肝硬化及慢性活动性肝炎
胶原病,结节病	多克隆高球蛋白血症
胶原病,结节病	低或无丙种球蛋白血症者
慢性淋巴细胞性白血病,恶性淋巴瘤	低丙种球蛋白血症,少见情况出现 IgG、IgM 型 M 蛋白
无法解释的蛋白尿	白蛋白或尿路感染所致的血清蛋白混合物或肾病综合征;均质性尿蛋白电泳时泳入球蛋白区域,常被误认为分泌轻链或重链的浆细胞肿瘤
浆细胞肿瘤的证据	血清和尿的 M 蛋白;例如骨疼、正常的免疫球蛋白减少、频繁感染、免疫球蛋白升高和沉淀率加快、红细胞冥钱样排列、低蛋白血症、尿蛋白、高黏血症、溶骨病变
淀粉样变	频繁的单克隆血、尿蛋白
获得性凝血障碍	M 蛋白和淀粉样物质与凝血因子结合,如因子Ⅰ、Ⅱ、Ⅶ、Ⅸ、Ⅹ和Ⅺ
获得性神经病变	M 蛋白浸润周围神经

尿中免疫球蛋白轻链的含量并不总是与免疫球蛋白轻链的产量有关。正常情况下,免疫球蛋白轻链是在肾小管重吸收和代谢的。当发生肾损害或肾功能退化时,轻链在尿液中的排出量就会增加。因此,血清 M 蛋白测定是监测骨髓瘤患者瘤负荷最好的方法。但是,当肿瘤细胞发生突变,会导致 M 蛋白分泌减少,水化和肾脏疾病也会影响血清蛋白的数量,而这些都与肿瘤负荷无关。

■ 免疫球蛋白基因重排

免疫球蛋白基因重排是鉴定淋巴细胞克隆属性最敏感和特异的方法。因为 B 细胞的免疫球蛋白重链和轻链基因都会进行重排,以产生独特的免疫球蛋白基因,检测非胚系的免疫球蛋白 DNA 片段,可作为克隆性 B 细胞疾病的独特标记(参见第 11 章)。Southern 印迹法和 PCR 技术能检测出这些单克隆性基因重排,因此有助于淋巴增生性疾病的诊断。免疫球蛋白重链基因重排发生在 B 细胞发育的早期,甚至在不产生 M 蛋白的细胞里也可以检测得到(参见第 77 章)。这项技术也能检测出寡克隆重排,当免疫缺陷患者发生威胁生命的寡克隆淋巴增殖性疾病时,免疫球蛋白基因重排的检测对于这些患者的诊

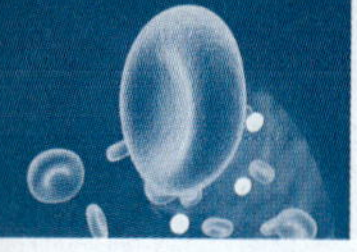

断具有特殊的意义和价值[55]。

等位基因特异性寡核苷酸（ASOs）定量PCR是检测克隆性IgH重排最敏感的手段[56]，也是监测B细胞恶性肿瘤微小残留病的金标准，但是由于高花费，且对如此高敏感性的必要性也存有争议，因此多用于研究工作。检测时，先对患者的B细胞克隆的VDJ区域测序，设计和合成ASO探针，临床样本DNA进行PCR扩增，并用ASO探针进行杂交。

■ 血清 β_2 微球蛋白

血清 β_2-微球蛋白是由HLAs编码的Ⅰ类分子结构的一部分。所有的有核细胞包括淋巴细胞和浆细胞，都有HLA-Ⅰ类分子的膜结构。在快速分裂的细胞群体中，膜代谢可导致包括HLA-Ⅰ类分子在内的蛋白脱落。因为 β_2-微球蛋白与HLA-Ⅰ类蛋白的其他结构以非共价键结合，所以被释放到细胞外液和血液里。β_2-微球蛋白的分子量小于12 000。所以它能够通过肾小球，并在肾近曲小管重吸收。因此，在尿液中含量很低。浆细胞肿瘤患者由于瘤细胞的增殖，血清 β_2-微球蛋白升高。同时，由于骨髓瘤蛋白导致的肾损害，使肾小球滤过率降低，进一步升高了血清 β_2-微球蛋白水平。另外肾小管功能的损害也是导致血清 β_2-微球蛋白水平升高的原因。因此血清 β_2-微球蛋白为监测肿瘤负荷、细胞更新速度、肾功能以及治疗反应提供了另一个指标[57-58]。

■ 血清黏滞度

IgM五聚体和IgA二聚会显著增加血清黏滞度。IgG的IgG3分子亚类，因常常发生自发聚积，也会导致血清黏滞度的增加[59]。当血浆黏滞度过高引起毛细血管血流淤滞时，可表现为视觉障碍、中枢神经系统异常和凝血障碍（参见第111章）。检测时，通过比较患者血清与蒸馏水流过标准玻璃管的阻力，计算出患者的血清黏滞度。血清黏滞度检测通常在室温下进行，如果患者伴有冷球蛋白，当室温低于37℃时容易出现凝聚，对这些患者进行检测时，应将温度控制在37℃。正常血清的相对黏滞度是水的1.1~1.8倍，当血清相对黏滞度低于水黏滞度的4倍时，患者不会出现临床症状。

淀粉样变和单克隆免疫球蛋白沉淀病

浆细胞肿瘤相关的淀粉样变，是由轻链或者轻链片段在组织中的沉积引起（参见第110章）。淀粉样的意思是像"淀粉一样"，这种物质是连接在免疫球蛋白轻链（重链）分子上的多聚糖基团。淀粉样物质可在任何组织中沉积，多附着在小血管壁上，组织活检是检测淀粉样变最好的方法，可在肾、肝、直肠、口腔、心脏和皮肤上进行。轻链在组织的沉积具有一定的顺序，并可与像刚果红或者硫黄素B之类的染料结合[60]，通过在分光镜或荧光镜下观察病灶的特征，可明确诊断。另外，淀粉样变可能会影响止血功能，导致活检时出现并发症。

单克隆轻链和重链沉积病常伴发于浆细胞恶性增殖性疾病，少数也可见于淋巴浆细胞肿瘤，这些肿瘤细胞能分泌异常的轻链，少见情况下，也可是重链或两者都分泌。异常的免疫球蛋白组分在组织中的沉积可引起器官功能障碍，但与淀粉样变不同，不会形成淀粉样变的β折叠，不能与刚果红结合。病灶中也不包含淀粉样变P成分。这类疾病包括轻链沉积病[61-62]、重链沉积病[63-64]和轻、重链沉积病。由于广泛的系统性免疫球蛋白沉淀，患者可表现为器官功能障碍，如肾病综合征和肾功能衰竭。

翻译：赵　茜

校对：傅卫军，侯　健

参考文献

1. Kubagawa H, Vogler LB, Capra JD, et al: Studies on the clonal origin of multiple myeloma. Use of individually specific (idiotype) antibodies to trace the oncogenic event to its earliest point of expression in B-cell differentiation. *J Exp Med* 150:792, 1979.
2. Lewis JP, MacKenzie MR: Non-random chromosomal aberrations associated with multiple myeloma. *Hematol Oncol* 2:307, 1984.
3. Bence Jones H: Papers on chemical pathology, lecture 3. *Lancet* 2:269, 1847.
4. Axelsson U: An eleven-year follow-up on 64 subjects with M-components. *Acta Med Scand* 201:173, 1977.
5. Axelsson U, Bachmann R, Hallen J: Frequency of pathological proteins (M-components) om 6,995 sera from an adult population. *Acta Med Scand* 179:235, 1966.
6. Hallen J: Frequency of "abnormal" serum globulins (M-components) in the aged. *Acta Med Scand* 173:737, 1963.
7. Berentsen S, Ulvestad E, Langholm R, et al: Primary chronic cold agglutinin disease: A population based clinical study of 86 patients. *Haematologica* 91:460, 2006.
8. Crisp D, Pruzanski W: B-cell neoplasms with homogeneous cold-reacting antibodies (cold agglutinins). *Am J Med* 72:915, 1982.
9. Frank MM, Atkinson JP, Gadek J: Cold agglutinins and cold-agglutinin disease. *Annu Rev Med* 28:291, 1977.
10. Brouet JC, Clauvel JP, Danon F, et al: Biologic and clinical significance of cryoglobulins. A report of 86 cases. *Am J Med* 57:775, 1974.
11. De Bandt M, Ribard P, Meyer O, et al: Type II IgM monoclonal cryoglobulinemia and hepatitis C virus infection. *Clin Exp Rheumatol* 9:659, 1991.
12. Gorevic PD, Kassab HJ, Levo Y, et al: Mixed cryoglobulinemia: Clinical aspects and long-term follow-up of 40 patients. *Am J Med* 69:287, 1980.
13. Regamey N, Hess V, Passweg J, et al: Infection with human herpesvirus 8 and transplant-associated gammopathy. *Transplantation* 77:1551, 2004.
14. Mitus AJ, Stein R, Rappeport JM, et al: Monoclonal and oligoclonal gammopathy after bone marrow transplantation. *Blood* 74:2764, 1989.
15. Penny R, Hughes S: Repeated stimulation of the reticuloendothelial system and the development of plasma-cell dyscrasias. *Lancet* 1:77, 1970.
16. Rosenblatt J, Hall CA: Plasma-cell dyscrasia following prolonged stimulation of reticuloendothelial system. *Lancet* 1:301, 1970.
17. Bliskovsky V, Ramsay ES, Frap SJ: FKBP12 rapamycin-associated protein, is a candidate gene for the plasmacytoma resistance locus Pctr2 and can act as a tumor suppressor gene. *Proc Natl Acad Sci USA* 100(25):14982–14987, 2003.
17a. K. Zhang, D. Kagan, W. DuBois, R. Robinson et al: Mndal, a new interferon-inducible family member, is highly polymorphic, suppresses cell growth, and may modify plasmacytoma susceptibility. *Blood* 114:2952-2960, 2009.
18. Radl J: Age-related monoclonal gammopathies: Clinical lessons from the aging C57mouse BL. *Immunol Today* 11:234, 1990.
19. Radl J, Hollander CF, van den Berg P, et al: Idiopathic paraproteinaemia. I Studies in an animal model—The ageing C57BL/KaLwRij mouse. *Clin Exp Immunol* 33:395, 1978.
20. Potter M, Pumphrey JG, Bailey DW: Genetics of susceptibility to plasmacytoma induction. I BALB/cAnN (C), C57BL/6N (B6), C57BL/Ka (BK), (C times B6)F1, (C times BK)F1, and C times B recombinant-inbred strains. *J Natl Cancer Inst* 54:1413, 1975.
21. Meijers KA, De Leeu MB, Voormolen-Kalova M: The multiple occurrence of myeloma and asymptomatic paraproteinaemia within one family. *Clin Exp Immunol* 12:185, 1972.
22. Kalff MW Hijmans W: Immunoglobulin analysis in families of macroglobulinaemia patients. *Clin Exp Immunol* 5:479, 1969.
23. Williams RC, Erickson JL, Polesky HF, et al: Studies of monoclonal immunoglobulins (M-components) in various kindreds. *Ann Intern Med* 67:309, 1967.
24. Landgren O, Kristinsson SY, Goldin LR, et al: Risk of plasma-cell and lymphoproliferative disorders among 14,621 first-degree relatives of 4,458 patients with monoclonal gammopathy of undetermined significance (MGUS) in Sweden. *Blood* 114:791, 2009.
25. Landgren O, Gridley G, Turesson I, et al: Risk of monoclonal gammopathy of undetermined significance (MGUS) and subsequent multiple myeloma among African American and white veterans in the United States. *Blood* 107:904, 2006.
26. Cohn M, Notani G, Rice SA: Characterization of the antibody to the C-carbohydrate produced by a transplantable mouse plasmacytoma. *Immunochemistry* 6:111, 1969.
27. Porter DD, Larsen AE, Porter HG: Aleutian disease of mink. *Adv Immunol* 29:261, 1980.
28. Isomaki HA, Hakulinen T, Joutsenlahti U: Excess risk of lymphomas, leukemia and myeloma in patients with rheumatoid arthritis. *J Chronic Dis* 31:691, 1978.
29. Goldenberg GJ, Paraskevas F, Israels LG: The association of rheumatoid arthritis with plasma cell and lymphocytic neoplasms. *Arthritis Rheum* 12:569, 1969.
30. Mushinski JF, Bauer SR, Potter M, et al: Increased expression of myc-related oncogene mRNA characterizes most BALB/c plasmacytomas induced by pristane or Abelson murine leukemia virus. *Proc Natl Acad Sci U S A* 80:1073, 1983.

31. Taub R, Kirsch I, Morton C, et al: Translocation of the c-myc gene into the immunoglobulin heavy chain locus in human Burkitt lymphoma and murine plasmacytoma cells. *Proc Natl Acad Sci U S A* 79:7837, 1982.
32. Dalla-Favera R, Bregni M, Erikson J, et al: Human c-myc onc gene is located on the region of chromosome 8 that is translocated in Burkitt lymphoma cells. *Proc Natl Acad Sci U S A* 79:7824, 1982.
33. Avet-Loiseau H, Attal M, Moreau P, et al: Genetic abnormalities and survival in multiple myeloma: The experience of the Intergroupe Francophone du Myelome. *Blood* 109:3489, 2007.
34. Bergsagel PL, Kuehl WM, Zhan F, et al: Cyclin dysregulation D, an early and unifying pathogenic event in multiple myeloma. *Blood* 106:296, 2005.
35. Perez-Simon JA, Garcia-Sanz R, Tabernero MD, et al: Prognostic value of numerical chromosome aberrations in multiple myeloma: A FISH analysis of 15 different chromosomes. *Blood* 91:3366, 1998.
36. Davies FE, Dring AM, Li C, et al: Insights into the multistep transformation of MGUS to myeloma using microarray expression analysis. *Blood* 102:4504, 2003.
37. Shaughnessy JD Jr, Zhan F, Burington BE, et al: A validated gene expression model of high-risk multiple myeloma is defined by deregulated expression of genes mapping to chromosome 1. *Blood* 109:2276, 2007.
38. Decaux O, Lode L, Magrangeas F, et al: Prediction of survival in multiple myeloma based on gene expression profiles reveals cell cycle and chromosomal instability signatures in high-risk patients and hyperdiploid signatures in low-risk patients: A study of the Intergroupe Francophone du Myelome. *J Clin Oncol* 26:4798, 2008.
38a. Anguiano A, Tuchman SA, Acharya C, et al: Gene expression profiles of tumor biology provide a novel approach to prognosis and may guide the selection of therapeutic targets in multiple myeloma. *J Clin Oncol* 27:4197, 2009.
39. Benner R, Hijmans W, Haaijman JJ: The bone marrow: The major source of serum immunoglobulins, but still a neglected site of antibody formation. *Clin Exp Immunol* 46:1, 1981.
40. Mitsiades CS, Mitsiades NS, Richardson PG, et al: Multiple myeloma: A prototypic disease model for the characterization and therapeutic targeting of interactions between tumor cells and their local microenvironment. *J Cell Biochem* 101:950, 2007.
41. Klein B, Zhang XG, Jourdan M, et al: Interleukin-6 is the central tumor growth factor *in vitro* and *in vivo* in multiple myeloma. *Eur Cytokine Netw* 1:193, 1990.
42. Dankbar B, Padro T, Leo R, et al: Vascular endothelial growth factor and interleukin-6 in paracrine tumor-stromal cell interactions in multiple myeloma. *Blood* 95:2630, 2000.
43. Lichtenstein A, Berenson JR, Norman D, et al: Production of cytokines by bone marrow cells obtained from patients with multiple myeloma. *Blood* 74:1266, 1989.
44. Ashcroft AJ, Davies FE, Morgan GJ: Aetiology of bone disease and the role of bisphosphonates in multiple myeloma. *Lancet Oncol* 4:284, 2003.
45. Han JH, Choi SJ, Kurihara N, et al: Macrophage inflammatory protein-1alpha is an osteoclastogenic factor in myeloma that is independent of receptor activator of nuclear factor kappa ligand B. *Blood* 97:3349, 2001.
46. Nakagawa M, Kaneda T, Arakawa T, et al: Vascular endothelial growth factor (VEGF) directly enhances osteoclastic bone resorption and survival of mature osteoclasts. *FEBS Lett* 473:161, 2000.
46a. Roodman GD, Dougall WC: RANK ligand as a therapeutic target for bone metastases and multiple myeloma. *Cancer Treat Rev* 34(1):92-101, 2008. Epub 2007 Oct 26.
47. Swerdlow S, Campo E, Harris NL, Jaffe, ES, Pileri, SA, Stein H, Thiele J, Vardiman, JW (eds): *WHO Classification of Tumours of Haematopoietic and Lymphoid Tissues.* Fourth ed. International Agency for Research on Cancer (IARC), Geneva, Switzerland, 2008.
48. Rawstron AC, Orfao A, Beksac M, et al: Report of the European Myeloma Network on multiparametric flow cytometry in multiple myeloma and related disorders. *Haematologica* 93:431, 2008.
49. Smock KJ, Perkins SL, Bahler DW: Quantitation of plasma cells in bone marrow aspirates by flow cytometric analysis compared with morphologic assessment. *Arch Pathol Lab Med* 131:951, 2007.
50. Ng AP, Wei A, Bhurani D, et al: The sensitivity of CD138 immunostaining of bone marrow trephine specimens for quantifying marrow involvement in MGUS and myeloma, including samples with a low percentage of plasma cells. *Haematologica* 91:972, 2006.
50a. Beck RC, Tubbs RR, Hussein M, Pettay J, et al: Automated colorimetric in situ hybridization (CISH) detection of immunoglobulin (Ig) light chain mRNA expression in plasma cell (PC) dyscrasias and non-Hodgkin lymphoma. *Diagn Mol Pathol* 12(1):14-20, 2003.
51. Paiva B, Vidriales MB, Cervero J, et al: Multiparameter flow cytometric remission is the most relevant prognostic factor for multiple myeloma patients who undergo autologous stem cell transplantation. *Blood* 112:4017, 2008.
52. Perez-Persona E, Vidriales MB, Mateo G, et al: New criteria to identify risk of progression in monoclonal gammopathy of uncertain significance and smoldering multiple myeloma based on multiparameter flow cytometry analysis of bone marrow plasma cells. *Blood* 110:2586, 2007.
53. Bradwell AR, Carr-Smith HD, Mead GP, et al: Highly sensitive, automated immunoassay for immunoglobulin free light chains in serum and urine. *Clin Chem* 47:673, 2001.
54. Dispenzieri A, Kyle R, Merlini G, et al: International Myeloma Working Group guidelines for serum-free light chain analysis in multiple myeloma and related disorders. *Leukemia* 23:215, 2009.
55. Beral V, Peterman T, Berkelman R, et al: AIDS-associated non-Hodgkin lymphoma. *Lancet* 337:805, 1991.
56. van der Velden VH, Hochhaus A, Cazzaniga G, et al: Detection of minimal residual disease in hematologic malignancies by real-time quantitative PCR: Principles, approaches, and laboratory aspects. *Leukemia* 17:1013, 2003.
57. Cuzick J, Cooper EH, MacLennan IC: The prognostic value of serum beta 2 microglobulin compared with other presentation features in myelomatosis. *Br J Cancer* 52:1, 1985.
58. Rotta M, Storer BE, Sahebi F, et al: Long-term outcome of patients with multiple myeloma after autologous hematopoietic cell transplantation and nonmyeloablative allografting. *Blood* 113:3383, 2009.
59. Capra JD Kunkel HG: Aggregation of gamma-G3 proteins: Relevance to the hyperviscosity syndrome. *J Clin Invest* 49:610, 1970.
60. Kyle RA, Greipp PR: Amyloidosis (AL). Clinical and laboratory features in 229 cases. *Mayo Clin Proc* 58:665, 1983.
61. Pozzi C, D'Amico M, Fogazzi GB, et al: Light chain deposition disease with renal involvement: Clinical characteristics and prognostic factors. *Am J Kidney Dis* 42:1154, 2003.
62. Buxbaum J: Mechanisms of disease: Monoclonal immunoglobulin deposition. Amyloidosis, light chain deposition disease, and light and heavy chain deposition disease. *Hematol Oncol Clin North Am* 6:323, 1992.
63. Aucouturier P, Khamlichi AA, Touchard G, et al: Brief report: Heavy-chain deposition disease. *N Engl J Med* 329:1389, 1993.
64. Kambham N, Markowitz GS, Appel GB, et al: Heavy chain deposition disease: The disease spectrum. *Am J Kidney Dis* 33:954, 1999.

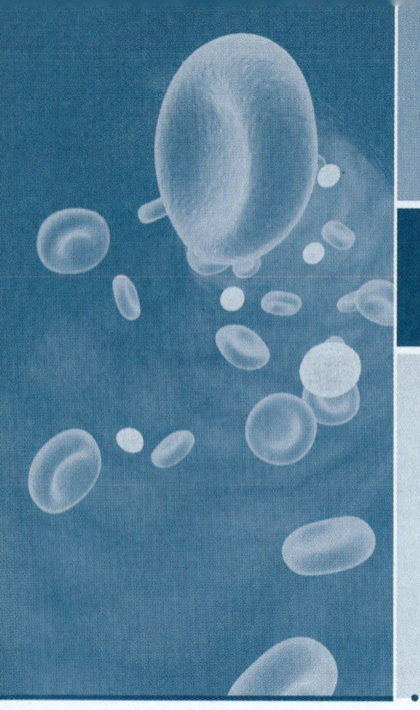

第108章

原发性单克隆丙种球蛋白病

Marshall A. Lichtman

摘　要

原发性单克隆丙种球蛋白病(EMG)具有两大特征:①血清中出现单克隆免疫球蛋白或尿液中出现单克隆轻链;②无恶性B细胞、浆细胞病(如淋巴瘤、骨髓瘤或淀粉样变)的证据。原发性单克隆丙种球蛋白病的患病率与人口的分布特征相关。在欧洲裔美国人中,50~60岁及80~90岁人群的患病率约2%和7%,约为非洲裔美国人的2~3倍。据报道,此病与多种疾病尤其非淋巴系肿瘤相关。但在大多数病例中,这种相关性也可能是一种巧合,即两种好发于老年人的疾病同时存在于同一患者身上。原发性单克隆丙种球蛋白病可伴有明显的症状,当免疫球蛋白与血浆蛋白或神经组织结合时,会导致受累组织和器官的功能障碍,发生获得性出血性疾病或神经功能异常。症状严重的患者可采用血浆置换、免疫治疗或化疗,以清除或抑制免疫球蛋白的产生。诊断原发性单克隆丙种球蛋白病时,尤其需除外已进展为骨髓瘤或淋巴瘤的患者。稳定、无症状的原发性单克隆丙种球蛋白病进展为淋巴瘤或骨髓瘤的年发生率为1%,因此对这类患者需长期随访,并定期评估。

定义和历史

原发性单克隆丙种球蛋白病有两种重要的特征。其一,血浆免疫球蛋白或尿免疫球蛋白轻链具有单克隆B细胞或浆细胞产物的分子特征:电泳泳动的均一性和单一轻链型;其二,无恶性B细胞-浆细胞疾病如淋巴瘤、骨髓瘤或淀粉样变的证据。

在命名单克隆丙种球蛋白病之前,人们已经发现本周蛋白尿可先于骨髓瘤多年前出现,单克隆球蛋白血症也可见于无骨髓瘤表现的患者。1950~1960年间,随着血浆蛋白区带电泳在临床的广泛应用,人们发现血、尿单克隆免疫球蛋白阳性的患者,可不伴随相关疾病,或伴有与B细胞单克隆增殖无关的非淋巴系统疾病,如非淋巴系肿瘤和炎性疾病[3-10]。如患者存在与其他疾病无关的血、尿单克隆免疫球蛋白,即为原发性单克隆丙种球蛋白病,其同义词包括单克隆丙种球蛋白病和良性丙种球蛋白病[6]。近几十年的研究结果表明,部分原发性单克隆丙种球蛋白病患者可进展为骨髓瘤、巨球蛋白血症、淀粉样变性或B细胞淋巴瘤,因此,目前更青睐于用意义未明的单克隆丙种球蛋白病取代良性丙种球蛋白病[10,11]。事实上,原发性单克隆丙种球蛋白病的命名最为恰当,因为它既不强调此为良性过程,也不提示进展为淋巴瘤或骨髓瘤的危险是未知的。将“意义未明”强加给良性肿瘤和具有克隆性演变、进展风险的腺瘤也不妥当,例如结肠多发性腺瘤、子宫平滑肌瘤、单克隆B淋巴细胞增多症、克隆性铁粒幼细胞性贫血等。在生物学上,原发性单克隆丙种球蛋白病是具有演变为侵袭性肿瘤潜能的良性肿瘤。

本章使用的简写和缩略词:CD,分化簇(cluster of differentiation);HLA,人白细胞抗原(human leukocyte antigen);Ig,免疫球蛋白(immunoglobulin);IL,白介素(interleukin)。

表108-1列出了原发性单克隆丙种球蛋白病的免疫学类别。

表108-1　异常B细胞克隆合成的单克隆免疫球蛋白类型

IgG,IgA,IgM,IgE,IgD
IgG+IgA,IgG+IgM,IgG+IgA+IgM
单克隆κ或λ轻链(本周蛋白尿)

流行病学

原发性单克隆丙种球蛋白病可发生于任何年龄,但青春期前少见。发病率随年龄增长而升高[12,13]。在25岁以上人群中[4],区带电泳血清副蛋白的检出率约为1%,70岁[4,9]及80岁以上[3]者则分别为3%和10%。等电聚焦或免疫印记等高敏感性筛检法的检出率更高[14,15]。其发病率具有地域差异,如明尼苏达州[13]、冰岛[16]、荷兰[17]和日本[18]的发病率较低;非洲人[19]和非洲裔美国人[13,20-22]的发病率在各个年龄组别均显著高于欧洲裔美国人;男性高于女性;曾有过家族性发病的报道[23-25]。某些职业如农民、建筑工人,可能增加原发性单克隆丙种球蛋白病的发病风险,但尚有待证实[26]。

病因和发病机制

与其他的良性肿瘤(如结肠多发性腺瘤)类似,原发性单克隆丙种球蛋白病的瘤负荷可维持恒定,但在某一时间点也可发生恶性转化。

原发性单克隆丙种球蛋白病起源于单克隆 B 细胞 - 浆细胞的前体细胞,当增殖至$(1\sim5)\times10^{10}$个细胞时,就形成稳态的克隆群体。在此细胞密度下,尚无法与骨髓正常的淋巴细胞和浆细胞区分。IgG 或 IgA 型单克隆球蛋白血症起源于已发生体细胞突变的后生发中心前浆细胞,且尚未进行免疫球蛋白同种型转换,也可能有累及 14 号染色体上的 Ig 重链区的染色体易位。IgM 型单克隆丙种球蛋白血症起源于已发生突变的后生发中心淋巴细胞,但没有免疫球蛋白同种型转换的证据[27]。并不奇怪,这些起源决定了克隆性 B 淋巴细胞疾病演化的表型。例如,IgG 或 IgA 型单克隆球蛋白血症多进展为骨髓瘤或浆细胞瘤(浆细胞表型),IgM 型单克隆球蛋白血症则易于进展为淋巴瘤和原发性巨球蛋白血症(淋巴细胞表型)。

采用标准方法可检测出克隆性细胞分泌的单克隆免疫球蛋白。原发性单克隆丙种球蛋白病患者不会发生溶骨性损伤、高钙血症和肾损伤,克隆性增殖的细胞既不抑制正常造血细胞的增殖和成熟,也不影响多克隆 B 细胞向浆细胞的分化。因多克隆免疫球蛋白合成正常,患者发生感染的风险并不增加。稳定(良性)克隆中的细胞群体不会进一步聚集,也不会合成大量的破骨细胞活化因子。

尽管这些肿瘤性 B 细胞的生物学行为与骨髓瘤有显著差异,两者的浆细胞也可能具有类似的细胞遗传学异常[27-37]。G 显带技术通常不能检出单克隆免疫球蛋白血症患者的细胞遗传学异常,这可能与细胞周期(中期)中细胞较少有关。但通过对间期细胞进行原位荧光免疫杂交,已检测出克隆的染色体数目异常(如三倍体或单体)和染色体易位。细胞遗传学异常对克隆的演变和进展并不具有预测价值。尽管约 25%~30% 骨髓瘤是由原发性单克隆丙种球蛋白病进展而来,期间可能经历了克隆性演变[33,36],但克隆性细胞遗传学异常与这种演变并无关联[27,28,35]。对正常人和原发性单克隆丙种球蛋白病患者骨髓浆细胞进行的基因表达谱研究,已鉴定出几百个异常表达的基因[38,39]。最有价值的结果是,在正常人、单克隆免疫球蛋白血症和骨髓瘤的浆细胞中,52 种基因有 41 种呈梯度式过度表达[39]。另外,基因表达谱与原发性单克隆丙种球蛋白病或多或少相似的骨髓瘤患者也可以分入其中。约有 30% 骨髓瘤的基因表达谱与单克隆丙种球蛋白病患者类似,而在所有骨髓瘤中,恰巧有 30% 的病例是由单克隆丙种球蛋白演变而来的。

采用 C57BL 小鼠为模型进行的研究结果表明,原发性单克隆丙种球蛋白病的发病率随小鼠年龄的增长而升高[40]。通过植入骨髓或脾细胞,可在经全身照射或未照射的小鼠体内,成功复制出丙种球蛋白病[41]。但必须连续 4 次移植才能获得在小鼠体内的植入,与合适的对照组动物相比,两组的生存期并无显著差异。若将小鼠 B 细胞淋巴瘤或骨髓瘤细胞植入正常小鼠,植入频率高于来自原发性单克隆丙种球蛋白病的 B 细胞。原始受者还可将植入的 B 细胞移植给新受者。随着疾病的进展,受体动物的生存期也会缩短。上述结果表明,这些 B 细胞克隆本身的恶性程度不同[33]。在 C57BL 小鼠中,单克隆丙种球蛋白病的发病率随小鼠年龄的增长而升高,但极少进展为骨髓瘤[42]。对转基因小鼠和它们同胞进行的研究,复制了 B 细胞克隆性疾病及丙种球蛋白病的发病率随年龄增加而增高的模型[43]。

少见情况下,单克隆免疫球蛋白血症是由 B 细胞产生过多的天然抗体引起,在伴有冷凝集素的患者体内,常年可存在单克隆 IgM[44]。少量单克隆 IgM 抗体可作为类风湿因子,与 IgG 分子形成冷球蛋白。

临床特征

■ 血细胞和骨髓

血细胞计数和骨髓检查均正常,无明显贫血,骨髓中浆细胞低于 10%。浆细胞增多是骨髓瘤最常见的形态学特征,但多次检出具有核仁的双核浆细胞和大浆细胞,对骨髓瘤的诊断更具有特异性[45]。使用免疫组化方法,高倍视野下对骨髓微血管数目进行定量分析,原发性单克隆丙种球蛋白病患者的平均微血管密度可为正常人的 3 倍以上,但通常远低于骨髓瘤患者[46]。

■ 细胞遗传学分析

进行 DNA 检测时,约半数的病例为超二倍体,10% 为亚二倍体[32]。间期 FISH 可发现 50% 以上患者的浆细胞存在大量的染色体异常。业已证实的三体或单体所涉及的染色体包括 3、6、7、9、11、13、17 和 18 号[28-31,34,35],约 1/4 患者发生 13q14 缺失;60% 表现为免疫球蛋白重链基因位点 14q32 的异常[28-31]。这些染色体异常的发生率与淋巴瘤或骨髓瘤患者不同,且染色体异常与疾病进展也似无关联。因此,细胞遗传学异常与疾病进展的关系尚有待进一步研究。

■ 单克隆蛋白

典型患者仅在血浆或尿液中偶然发现单克隆蛋白,通常无单克隆蛋白相关性疾病引起的症状或体征(如贫血、骨髓浆细胞增多、淋巴结肿大、浆细胞瘤、骨损伤或淀粉样物质沉积)[6-10,44,47-54]。

IgG 型单克隆丙种球蛋白病约占 70%,IgM 型和 IgA 型分别占 15%~20%、10%,少数患者可出现双克隆或三克隆丙种球蛋白病[6-10,44,47-54]。

大多数原发性单克隆丙种球蛋白病患者的单克隆蛋白 <30g/L,但偶有例外。诊断标准如下:①单克隆蛋白 <30g/L;②骨髓浆细胞比例通常小于 10%;③无进展性浆细胞肿瘤的特征(如高钙血症、溶骨病变、不明原因的贫血及肾病);④长期、定时随访病情无进展。

目前多采用血清蛋白电泳、游离轻链(κλ 比)和免疫固定电泳来检测单克隆丙种球蛋白(不用尿液免疫球蛋白检测方法)[55-57]。在血清单克隆轻链阴性时,偶尔也会在尿液中检出单克隆轻链,因此一些病理学家仍不愿放弃尿液检测。但迄今为止,对这些血清游离轻链假阴性病例的随访结果尚未显示出任何临床意义。

单克隆蛋白引起的功能损伤

某些患者的单克隆蛋白具有针对自身血浆蛋白或细胞蛋白的特异性抗体属性，从而导致有症状的自身免疫效应，如免疫性溶血性贫血[59]、获得性血管性假血友病[60,61]、免疫性中性粒细胞减少[62,63]和其他功能性损害[64-69](表 108-2)。

表 108-2　与 EMG 相关的功能异常

血浆白蛋白紊乱
抗红细胞抗体、获得性血管性血友病、免疫性中性粒细胞减少、冷球蛋白血症、冷纤维蛋白原血症、获得性 C1 酯酶抑制剂缺陷(血管性水肿)、获得性抗凝血酶、胰岛素抗体、抗乙酰胆碱受体抗体、抗磷脂抗体、异常纤维蛋白原血症
肾病
神经疾病
深静脉血栓

极少数患者的尿液可出现轻链成分和肾损害[70-73]。

神经病变

发生率

神经病变与原发性单克隆丙种球蛋白病的关系密切[74-81]。约 10% 特发性神经病变患者伴有单克隆免疫球蛋白，经年龄校正后，这一比例是健康对照人群的 8 倍[74-78]。单克隆丙种球蛋白病患者的神经病变发病率随免疫球蛋白类别不同而异，范围在 3 %~5%。IgM 型患者神经病变的发生率显著高于 IgG 型或 IgA 型[74,75]。

神经损伤机制

单克隆抗体尤其 IgM，可与周围神经髓鞘相关的糖蛋白、糖脂类或硫脂反应[79-84]。在发生神经病变和 IgG 型单克隆丙种球蛋白病中，40% 的患者存在多种抗神经抗体，但这一比例与没有神经病变的患者相似[85]。在一些伴有神经病变的患者中，单克隆蛋白和神经抗原并不发生反应，提示可能存在其他引起神经损伤的机制[74,76,83]。单克隆蛋白在外膜的沉积可能是引起神经损伤的另一种机制[86]。有研究表明，在 16 名伴神经病变的 IgM 型单克隆丙种球蛋白病中，25% 的患者存在针对神经丝蛋白的多克隆抗体[83]。尚有部分患者在出现神经病变之后甚至几年，方可检出单克隆蛋白[85]。

症状和体征

伴神经病变的 IgM 型原发性单克隆丙种球蛋白病患者可出现手脚感觉迟钝，震动觉和位置觉丧失，末梢肌肉萎缩，共济失调和意向性震颤[81,82,84]。作用于神经抗原的单克隆抗体多为 IgM 型。患者血清中常具有髓鞘相关糖蛋白的抗体[74,75]。IgG 型或 IgA 型患者常表现为慢性炎症性脱髓鞘性多发性神经病变，少数也可发生感觉轴索神经病变或混合神经病变[75,85,87-89]。神经病变程度可表现为：①轻度，轻微运动和(或)感觉异常，伴有或不伴有轻度功能障碍；②中度失能但不影响活动；③重度，影响行走、穿衣、进食，病程中可出现复发、减轻或进展[85]。IgA 型原发性单克隆丙种球蛋白病与家族型自主神经异常有关[90]。髓鞘相关糖蛋白抗体可能与神经病变的临床表现有关[75,76,81-84]。

诊断

脱髓鞘病变可表现为神经传导速度降低，轴突缺失则表现为感觉阈值下降[76,80,81,87-91]。肌电图显示肌肉去神经化[76,80]。对腓神经或皮肤活检进行免疫荧光检测，可见到免疫球蛋白与神经相结合[76,81]。神经活检显示髓鞘纤维减少、丧失或轴突退化。曾有个案报道在神经外膜发现结晶物[92]。

治疗

至少有 7 种治疗方法用于减轻神经病变：①静脉用免疫球蛋白注射；②单用糖皮质激素；③葡萄球菌蛋白 A 血液吸附；④血浆置换或血浆清除法；⑤免疫抑制，如环磷酰胺、苯丁酸氮芥、氟达拉滨单独或联合糖皮质激素；⑥利妥昔单抗(抗 CD20 单抗)；⑦大剂量化疗联合自体造血干细胞移植[74-76,84,85,91,93-102]。部分病例在血浆清除后接受细胞毒序贯治疗，可长期维持疗效。小规模临床试验显示，血浆置换具有一定的益处。其他治疗方法尚有待进一步研究[74]。各种疗法的有效率不高，疗效维持时间各异[76,85,93-98]，但某些患者也可获得明显的长期疗效。考虑到治疗的安全性，建议首先使用静脉输注免疫球蛋白，尤其是 IgM 型相关性神经病变[74]。鉴于总体的有效率不高和潜在的毒副反应，对症状、体征轻微者无需治疗[74]。

伴发疾病

多种与 B 细胞或浆细胞无关的疾病也可伴发单克隆丙种球蛋白病(表 108-3)[103-164]。尽管这类疾病状况被归类到单克隆丙种球蛋白病伴发疾病的类别中，但这两种病理过程是否内在相关、相关性程度是否高于对照组，目前尚不明了。在进行病例对照研究时，需匹配对照组与实验组患者的年龄和种族，因为这 2 个变量与单克隆丙种球蛋白病发病率的关系密切。非 B 细胞恶性疾病，包括实体肿瘤[3,5,6,16,144-147]、骨髓增生性疾病[148-152]以及霍奇金和 T 细胞淋巴瘤[153-156]，这些疾病与单克隆免疫球蛋白血症的关联性可能源于以下多种因素：①单克隆免疫球蛋白患者发生癌症的风险更高；②单克隆免疫球蛋白为癌症相关性抗原的抗体；③单克隆免疫球蛋白为癌细胞产物；④巧合。两项流行病学研究发现，癌症患者和对照组的单克隆免疫球蛋白血症的发生率相同，这一发现支持上述第四种可能性[9,16]。并且，若单克隆免疫球蛋白与癌症有关，就难以解释在肿瘤切除后，为何单克隆免疫球蛋白仍长期存在。

化疗、放疗、器官或骨髓移植[157-162]以及其他原因导致机体的多种功能紊乱[5,7,10,20,23,113,114,163-165]，也会导致单克隆免疫球蛋白短暂发生或长期存在。鉴于单克隆球蛋白血症及相关疾病的高发病率，尤其在 50 岁以上的人群中的发病率更高，也提示其中的部分关联可能源于巧合。尽管在手术纠正甲状旁腺功能亢进后，血浆单克隆蛋白随之消失[126]，统计学研究显示，对大多数患者而言，这种现象仍然是一种巧合[127]。在Ⅰ型戈谢病中，多克隆丙种球蛋白病(约 40%)、单克隆丙种球蛋白病(约 20%)甚至骨髓瘤的发病率远高于预期[128,129]，IL-10、肺部活化调节趋化因子水平显著增高。但与 B 细胞功能相关的促炎因子、生长因子和趋化因子水平并不明确。接受重组葡糖脑苷脂酶治疗者，可能会降低丙种球蛋白病的发生并延缓进展[129]。

表 108-3　与单克隆丙种球蛋白病伴随的疾病

中轴骨骨折
结缔组织病和自身免疫病：克罗恩病、冷球蛋白血症、桥本甲状腺炎、红斑狼疮、重症肌无力、恶性贫血、风湿性多肌痛、银屑病关节炎、类风湿关节炎、硬皮病、干燥综合征
角膜疾病：假 K-F 环，角膜丙种球蛋白病
皮肤疾病：Schnitzler 综合征、荨麻疹、针状过度角化病、坏疽性脓皮症、牛皮癣、硬化性黏液水肿
弥散性先天性骨肥厚
内分泌疾病：甲状旁腺功能亢进
戈谢病Ⅰ型
肝病：肝硬化、肝炎
遗传性球形红细胞增多症
感染性疾病：细菌性心内膜炎、棒状杆菌、涎腺病毒、人类免疫缺陷病毒、结核分枝杆菌、暴发性紫癜
代谢性疾病：高血脂
慢性中性粒细胞减少
垂体大腺瘤
妊娠
假性骨髓瘤（严重骨质疏松）
癌：结肠、肺、前列腺和其他
骨髓增殖性疾病：急性和慢性髓性白血病、慢性中性粒细胞性白血病、真性红细胞增多症
T 细胞淋巴瘤、霍奇金淋巴瘤
化疗、放疗或骨髓、肾脏、肝脏移植后
混杂疾病
短暂性、单克隆或寡克隆丙种球蛋白病
人为的高铁血症
人为的 C 反应蛋白升高
维生素 B_{12} 缺乏

在克隆性髓系疾病中，出现单克隆蛋白提示 B 细胞系受累。在炎症、自身免疫性疾病和感染性疾病中，此种关联被认为与受限的 B 细胞群的异常增殖有关。骨髓移植后，寡克隆 B 细胞群的出现反映了 B 细胞的重建过程。

实验室检查

■ 血浆和尿液单克隆免疫球蛋白

单克隆蛋白常为 IgG，但 IgM、IgA、IgD、IgE、轻链型，同时存在 IgA 和 IgG 或 IgM 和 IgA 的双克隆型丙种球蛋白病，以及三克隆型丙种球蛋白病均有报道(见表 108-1)[144,172]。根据定义，只有在血浆或尿液中出现单克隆蛋白才可做出 B 细胞或浆细胞恶性疾病的诊断。

IgG 型患者的单克隆免疫球蛋白通常 < 30g/L。IgA 或 IgM 型常 < 25g/L[10,172]。也有少数例外，有些患者单克隆丙种球蛋白可达 60g/L。部分单克隆丙种球蛋白病患者仅出现本周蛋白尿，尿轻链有时超过 1.0g/d，并可影响肾功能[70,73]。

大多数骨髓瘤或巨球蛋白血症患者的正常免疫球蛋白水平显著受抑。例如，IgG 型骨髓瘤患者的多克隆 IgM、IgA、IgG 水平降低。单克隆丙种球蛋白病患者的多克隆免疫球蛋白水平通常正常，即使降低也不如骨髓瘤明显[10,172,173]。

■ 寡克隆免疫球蛋白

采用高分辨率的琼脂糖凝胶电泳，在急性期相蛋白反应或多克隆高球血症患者中，也可检测到寡克隆或单克隆免疫球蛋白[168]。许多神经系统疾病患者的脑脊液和血清中常出现寡克隆免疫球蛋白带，如多发性硬化患者，可用等电位聚焦进行分析[174]。AIDS 患者可伴有 B 细胞活化和 B 细胞调节异常。在 AIDS、淋巴结病综合征或 HIV 抗体阳性的患者中，标准区带电泳也可检测到寡克隆或单克隆免疫球蛋白带[134,135]，且多为 IgG。

■ 淋巴细胞和浆细胞表型

原发性单克隆丙种球蛋白病患者的骨髓浆细胞比例低于 10%，浆细胞标记指数 < 1%。单克隆丙种球蛋白病的骨髓浆细胞不表达 CD56，但骨髓瘤细胞常高表达此蛋白[205]。患者的外周血 T 细胞水平正常，但骨髓瘤和巨球蛋白血症患者的 $CD4^+$ T 细胞较低，$CD8^+$ 细胞较高[184,191,193,198]。单克隆丙种球蛋白病患者外周 B 细胞水平正常，而骨髓瘤患者常降低。外周血出现克隆限制性、独特型阳性的 B 细胞是骨髓瘤特征，而非单克隆丙种球蛋白病的表现[187]。

β_2- 微球蛋白是人 HLA 分子的轻链部分，在正常血清仅低水平表达。骨髓瘤患者 β_2- 微球蛋白水平升高，且与肿瘤负荷正相关。在原发性单克隆丙种球蛋白病患者中，β_2- 微球蛋白

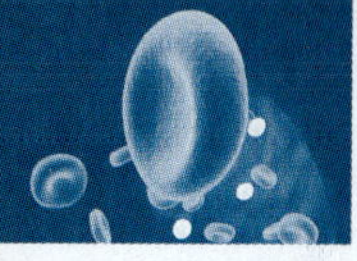

水平不高[178,179]。

稳定型原发性单克隆丙种球蛋白病与低瘤负荷的初发或惰性骨髓瘤(也称冒烟型骨髓瘤)的鉴别较为困难。已有40种以上标记用于鉴别稳定性(良性)和侵袭性(恶性)克隆(表108-4)。但对于特定的个体,尚无高敏感或高特异的单一指标。定期监测是判断是否进展为骨髓瘤、淋巴瘤或相关疾病的最好方法。检测项目包括血清单克隆蛋白、尿轻链、血浆 β_2- 微球蛋白和血红蛋白水平。若单克隆蛋白水平出现显著升高或血红蛋白明显降低,应再次检查骨髓。实用、敏感的骨密度的检测方法也可用于病情评估。

表 108-4　用于鉴别 EMG 和骨髓瘤或淋巴瘤的指标

淋巴细胞和免疫球蛋白
Igκ 轻链表达
尿中免疫球蛋白轻链表达
多克隆免疫球蛋白的血浆浓度
β_2- 微球蛋白或 C 反应蛋白浓度
血中免疫球蛋白分泌细胞
血中 T 淋巴细胞
血或骨髓中 CD4、CD8 淋巴细胞比
克隆限制性 B 淋巴细胞
淋巴细胞免疫电泳
自然杀伤细胞比率
浆细胞
发生率
形态学
MB2 抗体活性
增殖指数
不同步复制
DNA 成分或间期 FISH
基因表达图谱
单克隆 $CD19^-/CD38^+/CD56^{++}$ 与多克隆 $CD19^+/CD38^{++}/CD56^-$ 细胞比率
血或骨髓浓度
J 链
酸性磷酸酶
表达多重耐药性
CD19 表达
表达 CD56/ 中性细胞黏附分子
骨髓中 $CD19^+/CD56^-$ 浆细胞比重
5’ 核苷酸酶
骨的完整性
MRI
双能 X 线吸光测定法
组织形态测定术
尿吡啶胶原复合物
混杂指标
骨髓微血管密度
中性细胞黏附分子
血清 IL-1β
血清 IL-6、IL-10、可溶性 CD16、可溶性 IL-6 受体、IL-1β
血清转化生长因子 β
尿脱氧吡啶诺林分泌比率
血红蛋白浓度
单核细胞钙黏附蛋白 E 基因甲基化

病程、预后和治疗

对原发性单克隆丙种球蛋白病的长期随访结果表明,约25% 的患者始终不发生进展,少数患者的单克隆蛋白水平也会升高,甚至出现 50% 的增长[10,223-225]。但此类患者并不会进展为骨髓瘤、巨球蛋白血症、淀粉样变性或淋巴瘤;有约 50% 的患者死于无关的其他疾病;另外 25%~30% 患者在几十年的病程中,逐渐进展为浆细胞瘤、骨髓瘤、淀粉样变性、巨球蛋白血症、淋巴瘤或慢性淋巴细胞性白血病。进展为淋巴瘤或骨髓瘤患者的比例逐年缓慢递增,未见平台期的出现。某些患者在随访25年之后,仍可转化为侵袭性克隆性B细胞疾病。研究表明,原发性单克隆丙种球蛋白病进展为恶性 B 细胞克隆性疾病的风险约为每年 1%[223-226]。IgM 型多进展为淋巴瘤、巨球蛋白血症、淀粉样变性或慢性淋巴细胞白血病[227]。一项大型临床研究的结果提示,IgM 型患者以每年约 1.5% 的比例进展为侵袭性克隆性淋巴系疾病[228]。另 2 项大型研究的结果表明,IgM 型和 IgG 型患者发生进展的比例类似[229,230]。IgG 型或 IgA 型单克隆丙种球蛋白病多进展为骨髓瘤、浆细胞瘤或淀粉样变性[231,232]。尚有研究认为,IgA 型单克隆丙种球蛋白病患者发生进展的比例稍高[16,233]。

高浆细胞比例、高单克隆免疫球蛋白水平、低多克隆免疫球蛋白水平、红细胞沉降率较快和 $CD19^+$ 浆细胞低比例的患者,更容易进展为侵袭性 B 淋巴细胞克隆性疾病[229-234,238]。但这些预测指标都缺乏特异性和敏感性。研究还表明,无论浆细胞基因表达谱还是细胞遗传学结果,预测疾病进展的特异性也不高[31,235]。尽管多克隆正常浆细胞(B 淋巴细胞)和单克隆群体(稳定或侵袭性)具有本质的区别,但稳定性与侵袭性患者间的差异既细微又复杂,目前尚缺乏特异性的鉴别指标。极少数患者可因某种疾病(如感染)[165-167]导致单克隆蛋白水平的短暂升高或自发消失(克隆耗竭)[3]。

明确原发性单克隆免疫球蛋白血症的诊断通常需一定的随访时间,定期复查以证实稳定的临床进程。此症与冒烟型骨髓瘤的鉴别最为困难。冒烟型骨髓瘤的诊断标准如下:骨髓浆细胞比例在 10%~20%,单克隆蛋白高于 30g/L,或同时满足上两条,且无贫血、高钙血症、明显的骨或肾损害的临床表现[236]。对疑难病例的仔细随访,将有助于原发性单克隆免疫球蛋白血症与冒烟型骨髓瘤的鉴别[237]。除非进行临床验证,冒烟型骨髓瘤在疾病进展前无需治疗。确诊为原发性单克隆免疫球蛋白血症的患者也不建议治疗。但如单克隆蛋白导致正常浆细胞功能受抑、影响组织结构或伴有致残性神经病变时,则需要进行治疗。

翻译:黄禾菁

校对:傅卫军,侯　健

参考文献

1. Prentiss RG Jr: Multiple myeloma with diffuse skeletal involvement: Case report. *Mil Surg* 80:294, 1937.
2. Waldenstrom JG: Incipient myelomatosis or essential hyperglobulinemia with fibrinogenopenia: A new syndrome? *Acta Med Scand* 117:216, 1944.
3. Hallen J: Frequency of "abnormal serum globulins" (M-components) in the aged. *Acta Med Scand* 173:737, 1963.
4. Axelsson U, Bachmann R, Hallen J: Frequency of pathological proteins (M-components) in 6995 sera from an adult population. *Acta Med Scand* 179:235, 1966.

5. Migliore PJ, Alexanian R: Monoclonal gammopathy in human neoplasia. *Cancer* 21:1127, 1968.
6. Ritzmann SE, Loukes D, Sakai H, et al: Idiopathic (asymptomatic) monoclonal gammopathies. *Arch Intern Med* 135:95, 1975.
7. Amies A, Ko HS, Pruzanski W: M-components: A review of 1242 cases. *Can Med Assoc J* 114:889, 1976.
8. Lindstrom FD, Dahlstrom V: Multiple myeloma or benign monoclonal gammopathy? A study of differential diagnostic criteria in 44 cases. *Clin Immunol Immunopathol* 10:168, 1978.
9. Salerin JP, Vicariot M, Deroff P, et al: Monoclonal gammopathies in the adult population of Finistère, France. *J Clin Pathol* 35:63, 1982.
10. Kyle RA: Monoclonal gammopathy of undetermined significance and solitary myeloma. *Hematol Oncol Clin North Am* 11:71, 1997.
11. Owen RG, Parapia LA, Higginson J, et al: Clinicopathological correlates of IgM paraproteinemias. *Clin Lymphoma* 1:39, 2000.
12. Ligthart GL, Radl J, Corberand JX, et al: Monoclonal gammopathies in human aging: Increased occurrence with age and correlation with health status. *Mech Ageing Dev* 52:235, 1990.
13. Kyle RA, Rajkumar SV: Epidemiology of the plasma-cell disorders. *Best Pract Res Clin Haematol* 20:637, 2007.
14. Sinclair D, Sheehan T, Parrott DMV, Stott DI: The incidence of monoclonal gammopathy in a population over 45 years old determined by isoelectric focusing. *Br J Haematol* 67:745, 1986.
15. Radl J, Wels J, Hoogeven CM: Immunoblotting with (sub)class specific antibodies reveals a high frequency of monoclonal antibodies in persons thought to be immunodeficient. *Clin Chem* 34:1839, 1988.
16. Ögmundsdóttir HM, Haraldsdóttir V, M Jóhannesson G, et al: Monoclonal gammopathy in Iceland: A population-based registry and follow-up. *Br J Haematol* 118:166, 2002.
17. Ong F, Hermans J, Noordik EM, et al: A population-based registry on paraproteinaemia in the Netherlands. *Br J Haematol* 99:914, 1997.
18. Iwanaga M, Tagawa M, Tsukasaki K, et al: Prevalence of monoclonal gammopathy of undetermined significance: Study of 52,802 persons in Nagasaki City, Japan. *Mayo Clin Proc* 82:1474, 2007.
19. Landgren O, Katzmann JA, Hsing AW, et al: Prevalence of monoclonal gammopathy of undetermined significance among men in Ghana. *Mayo Clin Proc* 82:1468, 2007.
20. Schecter GP, Shoff N, Chan C, et al: The frequency of monoclonal gammopathy in black and white veterans in a hospital population, in *Epidemiology and Biology of Multiple Myeloma*, edited by GI Obrams, M Potter, p 93. Springer-Verlag, New York, 1991.
21. Singh J, Dudley AW, Kulig KA: Increased incidence of monoclonal gammopathy of undetermined significance in blacks and its age-related differences with whites on the basis of a study of 397 men and one woman in a hospital setting. *J Lab Clin Med* 116:785, 1990.
22. Landgren O, Gridley G, Turesson I, et al: Risk of monoclonal gammopathy of undetermined significance (MGUS) and subsequent multiple myeloma among African American and white veterans in the United States. *Blood* 107:904, 2006.
23. Bizzaro N, Pasini P: Familial occurrence of multiple myeloma and monoclonal gammopathy of undetermined significance in siblings. *Haematologica* 75:58, 1990.
24. Lynch HT, Sanger WG, Pirruccello S, et al: Familial multiple myeloma: A family study and review of the literature. *J Natl Cancer Inst* 94:1479, 2001.
25. Ögmundsdóttir HM, Haraldsdóttirm V, Jóhannesson GM, et al: Familiality of benign and malignant paraproteinemias. A population-based cancer-registry study of multiple myeloma families. *Haematologica* 90:66, 2005.
26. Pasqualetti P, Collacciani A, Casole R: Risk of monoclonal gammopathy of undetermined significance. *Am J Hematol* 52:217, 1996.
27. Fonesca R, Bailey RJ, Ahmann GJ, et al: Genomic abnormalities in monoclonal gammopathy of undetermined significance. *Blood* 100:1417, 2002.
28. Zandecki M, Lai JL, Genevieve F, et al: Several cytogenetic subclones may be identified within plasma cells from patients with monoclonal gammopathy of undetermined significance both at diagnosis and during the indolent course of the disease. *Blood* 90:3682, 1997.
29. Avet-Loiseau H, Facon T, Daviet A, et al: 14q32 translocations and monosomy 13 observed in monoclonal gammopathy of undetermined significance delineate a multistep process for the oncogenesis of multiple myeloma. *Cancer Res* 59:4546, 1999.
30. Königsberg R, Ackermann J, Kaufmann H, et al: Deletions of chromosome 13q in monoclonal gammopathy of undetermined significance. *Leukemia* 14:1975, 2000.
31. Schilling G, Dierlamm J, Hossfeld DK: Prognostic impact of cytogenetic aberrations in patients with multiple myeloma or monoclonal gammopathy of unknown significance. *Hematol Oncol* 23:102, 2005.
32. Brousseau M, Leleu X, Gerard J, et al: Hyperdiploidy is a common finding in monoclonal gammopathy of undetermined significance and monosomy 13 is restricted to these hyperdiploid patients. *Clin Cancer Res* 13:6026, 2007.
33. Avet-Loiseau H, Li J-Y, Morineau N: Monosomy 13 is associated with the transition of monoclonal gammopathy of undetermined significance to multiple myeloma. *Blood* 94:2583, 1999.
34. Bernasconi P, Cavigliano PM, Boni M, et al: Long-term follow up with conventional cytogenetics and band 13q14 interphase/metaphase in situ hybridization monitoring in monoclonal gammopathies of undetermined significance. *Br J Haematol* 118:545, 2002.
35. Rasillo A, Tabernero MD, Sanchez ML, et al: Fluorescence in situ hybridization analysis of aneuploidization patterns in monoclonal gammopathy of undetermined significance versus multiple myeloma and plasma cell leukemia. *Cancer* 97:601, 2003.
36. Zojer N, Ludwig H, Fiegi M, et al: Patterns of somatic mutations in VH genes reveal pathways of clonal transformations from MGUS to multiple myeloma. *Blood* 101:4137, 2003.
37. Lloveras E, Sole F, Florensa L, et al: Contribution of cytogenetics and in situ hybridization to the study of monoclonal gammopathy of undetermined significance. *Cancer Genet Cytogenet* 132:25, 2002.
38. Davies FE, Dring AM, Li C, et al: Insights into the multistep transformation of MGUS to myeloma using microarray expression analysis. *Blood* 102:4504, 2003.
39. Zhan F, Hardin J, Kordesmeier B, et al: Global gene expression profiling of multiple myeloma, monoclonal gammopathy of undetermined significance, and normal bone marrow plasma cells. *Blood* 99:1745, 2002.
40. Radl J, Hollander CF: Homogeneous immunoglobulins in sera of mice during aging. *J Immunol* 112:2271, 1974.
41. Radl J, DeGlopper E, Schuit HRE, Zurcher C: Idiopathic paraproteinemia: II. Transplantation of the paraprotein-producing clone from old to young 57B1/KaLwRij mice. *J Immunol* 122:609, 1979.
42. Radl J: Age-related monoclonal gammopathies: Clinical lessons from the aging C57BL mouse. *Immunol Today* 11:234, 1990.
43. van Arkel C, Hopstaken CM, Zurcher C, et al: Monoclonal gammopathies in aging m, x-transgenic mice: Involvement of the B-1 cell lineage. *Eur J Immunol* 27:2436, 1997.
44. George G, Gilburd B, Schoenfeld Y: The emerging concept of pathogenic natural antibodies. *Hum Antibodies* 8:70, 1997.
45. Milla F, Oriol A, Aguilar J, et al: Usefulness and reproducibility of cytomorphic evaluations to differentiate myeloma from monoclonal gammopathies of unknown significance. *Am J Clin Pathol* 115:127, 2001.
46. Rajkumar SV, Mesa RA, Fonesca R, et al: Bone marrow angiogenesis in 400 patients with monoclonal gammopathy of undetermined significance, multiple myeloma, and primary amyloidosis. *Clin Cancer Res* 8:2210, 2002.
47. Ludwig H, Vormittag W: "Benign" monoclonal Ig E gammopathy. *Br Med J* 281:539, 1980.
48. O'Connor ML, Rice DT, Buss DH, Muss HB: Immunoglobulin D benign monoclonal gammopathy. *Cancer* 68:611, 1991.
49. Kinoshita K, Nagai H, Murate T, et al: Ig D monoclonal gammopathy of undetermined significance. *Int J Hematol* 65:169, 1997.
50. Imhof JW, Balliux RE, Mul NAJ, Poen H: Monoclonal and diclonal gammopathies. *Acta Med Scand* 179(Suppl 455):102, 1966.
51. Jensen K, Jensen B, Olesen H: Three M-components in serum from an apparently healthy person. *Scand J Haematol* 4:485, 1967.
52. Kyle RA, Robinson RA, Katzmann JA: The clinical aspects of biclonal gammopathies: Review of 57 cases. *Am J Med* 71:999, 1981.
53. Riddell S, Traczyk Z, Paraskevas F, Israels LG: The double gammopathies: Clinical and immunological studies. *Medicine (Baltimore)* 65:135, 1986.
54. Kyle RA, Greipp PR: "Idiopathic" Bence Jones proteinuria. *N Engl J Med* 306:564, 1982.
55. Hill PG, Forsyth JM, Rai B, Mayne S. Serum free light chains: An alternative to the urine Bence Jones proteins screening test for monoclonal gammopathies. *Clin Chem* 52:1743, 2006.
56. Katzmann JA, Dispenzieri A, Kyle RA, et al: Elimination of the need for urine studies in the screening algorithm for monoclonal gammopathies by using serum immunofixation and free light chain assays. *Mayo Clin Proc* 81:1575, 2006
57. Jagannath S: Value of serum free light chain testing for the diagnosis and monitoring of monoclonal gammopathies in hematology. *Clin Lymphoma Myeloma* 7:518, 2007.
58. Beetham R, Wassell J, Wallage MJ, et al: Can serum free light chains replace urine electrophoresis in the detection of monoclonal gammopathies? *Ann Clin Biochem* 44:516, 2007.
59. Kay NE, Gordon LI, Douglas SD: Autoimmune hemolytic anemia in association with monoclonal IgM(k) with anti-i-activity. *Am J Med* 64:845, 1978.
60. Lamboley V, Zabraniecki L, Sie P, et al: Myeloma and monoclonal gammopathy of uncertain significance associated with acquired von Willebrand's syndrome. Seven new cases with a literature review. *Joint Bone Spine* 69:62, 2002.
61. Agarwal N, Klix MM, Burns CP: Successful management with intravenous immunoglobulins of acquired von Willebrand disease associated with monoclonal gammopathy of undetermined significance. *Ann Intern Med* 6:141:83, 2004.
62. Nocente R, Cammarota G, Gentiloni Silveri N, et al: A case of Sweet's syndrome associated with monoclonal immunoglobulin of IgG-lambda type and p-ANCA positivity. *Panminerva Med* 44:149, 2002.
63. Carrington PA, Walsh SE, Houghton JB: Benign paraproteinemia and immune neutropenia. *Clin Lab Haematol* 2:407, 1989.
64. Gabriel DA, Carr ME, Cook L, Roberts HR: Spontaneous antithrombin in a patient with benign paraprotein. *Am J Hematol* 25:85, 1987.
65. Sluiter WJ, Marrink J, Houwen B: Monoclonal gammopathy with an insulin binding IgG(K) M-component, associated with severe hypoglycaemia. *Br J Haematol* 62:679, 1986.
66. Wasada T, Egueli Y, Takayama S, Yoo K, et al: Insulin autoimmune syndrome associated with benign monoclonal gammopathy. *Diabetes Care* 12:147, 1989.
67. Ahlberg RE, Lefvert AK: Monoclonal gammopathy and antibody activity against the acetylcholine receptor. *Am J Hematol* 29:49, 1988.
68. Disdier P, Swiader L, Aillaud M-F, et al: Ig M monoclonal gammopathy, lymphoid proliferations and lupus anticoagulant. *Am J Med* 102:319, 1997.
69. Dear A, Brennan SO, Sheat MJ, et al: Acquired dysfibrinogenemia caused by monoclonal production of immunoglobulin lambda light chain. *Haematologica* 92:e111, 2007.
70. Maldonado JE, Velosa JA, Kyle RA, et al: Fanconi syndrome in adults: A manifestation of a latent form of myeloma. *Am J Med* 58:354, 1975.
71. Gavarotti P, Fortina F, Costa D, et al: Benign monoclonal gammopathy presenting with severe renal failure. *Scand J Haematol* 36:115, 1986.
72. Maes B, Vanwalleghem J, Kuypers D, et al: IgA antiglomerular basement membrane disease associated with bronchial carcinoma and monoclonal gammopathy. *Am J Kidney Dis* 33:E3, 1999.
73. Hashimoto T, Arakawa K, Ohta Y, et al: Acquired Fanconi syndrome with osteomalacia secondary to monoclonal gammopathy of undetermined significance. *Intern Med* 46:241, 2007.

74. Drappatz J, Batchelor T: Neurologic complications of plasma cell disorders. *Clin Lymphoma* 5:163, 2004.
75. Lozeron P, Adams D: Monoclonal gammopathy and neuropathy. *Curr Opin Neurol* 20:536, 2007.
76. Ropper AH, Gorsin KC: Neuropathies associated with paraproteinemia. *N Engl J Med* 338:1601, 1998.
77. Kissel JT, Mendell JR: Neuropathies associated with monoclonal gammopathies. *Neuromuscul Disord* 6:3, 1996.
78. Vallatt JM, Jauberteau MO, Bordessoule D, et al: Link between peripheral neuropathy and monoclonal dysglobulinemia: A study of 66 cases. *J Neurol Sci* 137:124, 1996.
79. Lee KW, Inghirami G, Spatz L, et al: The B-cells that express anti-MAG antibodies in neuropathy and non-malignant IgM monoclonal gammopathy belong to the CD5 subpopulation. *J Neuroimmunol* 31:83, 1991.
80. Cocito D, Durelli L, Isoardo G: Different clinical, electrophysiological and immunological features of CDIP associated with paraproteinemia. *Acta Neurol Scand* 108:274, 2003.
81. Chassande B, Léger J-M, Younes-Chennoufi AB, et al: Peripheral neuropathy associated with IgM monoclonal gammopathy: Correlation between M-protein antibody activity and clinical/electrophysiological features in 40 cases. *Muscle Nerve* 21:55, 1998.
82. Pestronk A, Li F, Bieser BS, et al: Anti-MAG antibodies. *Neurology* 44:1131, 1994.
83. Stubbs EB Jr, Lawlor MW, Richards MP, et al: Anti-neurofilament antibodies in neuropathy with monoclonal gammopathy of undetermined significance produce experimental motor nerve conduction block. *Acta Neuropathol* 105:109, 2003.
84. Ellie E, Vital A, Steck A, et al: Neuropathy associated with "benign" anti-myelin-associated glycoprotein IgM gammopathy: Clinical, immunological, neurophysiological pathological findings and response to treatment in 33 cases. *J Neurol* 243:34, 1996.
85. Di Troia A, Carpo M, Meucci N, et al: Clinical features and anti-neural reactivity in neuropathy associated with IgG monoclonal gammopathy of undetermined significance. *J Neurol Sci* 164:64, 1999.
86. Vallat JM, Magy L, Richard L, Piaser M, et al: Intranervous immunoglobulin deposits: An underestimated mechanism of neuropathy. *Muscle Nerve* 38:904, 2008.
87. Gorsin KC, Ropper AH: Axonal neuropathy associated with monoclonal gammopathy of undetermined significance. *J Neurol Neurosurg Psychiatry* 63:163, 1997.
88. Wilson JR, Stittsworth JD Jr, Fisher MA: Electrodiagnostic patterns in MGUS neuropathy. *Electromyogr Clin Neurophysiol* 41:409, 2001.
89. Nicholas G, Maisonobe T, Le Forestier N, et al: Proposed revised electrophysiological criteria for chronic inflammatory demyelinating polyradiculopathy. *Muscle Nerve* 25:26, 2002.
90. Jonsson V, Schroder HD, Trojaborg W, et al: Autoimmune reactions in patients with M-component and peripheral neuropathy. *J Intern Med* 232:185, 1992.
91. Gorsin KC, Allan G, Ropper AH: Chronic inflammatory demyelinating polyneuropathy: Clinical features and response to treatment in 67 consecutive patients with and without a monoclonal gammopathy. *Neurology* 48:321, 1997.
92. Vital A, Nedelec-Ciceri C, Vital C: Presence of crystalline inclusions in the peripheral nerve of a patient with IgA lambda monoclonal gammopathy of undetermined significance. *Neuropathology* 28:526, 2008.
93. Latov N: Pathogenesis and therapy of neuropathies associated with monoclonal gammopathies. *Ann Neurol* 37(Suppl 1):532, 1995.
94. Sghirlanzoni A, Solari A, Ciano C: Chronic inflammatory demyelinating polyradiculopathy: Long-term course and treatment of 60 patients. *Neurol Sci* 21:31, 2000.
95. Kiprov DD, Miller RG: Paraproteinemia associated with demyelinating polyneuropathy or myositis: Treatment with plasmapheresis and immunosuppressive drugs. *Artif Organs* 9:47, 1985.
96. Gorson KC: Clinical features, evaluation, and treatment of patients with polyneuropathy associated with monoclonal gammopathy of undetermined significance (MGUS). *J Clin Apher* 14:149, 1999.
97. Blume G, Pestronk A, Goodnough LT: Anti-MAG antibody-associated polyneuropathies: Improvement following immunotherapy with monthly plasma exchange and IV cyclophosphamide. *Neurology* 45:1577, 1995.
98. Oksenhendler E, Chevret S, Léger JM, et al: Plasma exchange and chlorambucil in polyneuropathy associated with monoclonal IgM gammopathy. *J Neurol Neurosurg Psychiatry* 59:243, 1995.
99. Lee YC, Came N, Schwarer A, Day B: Autologous peripheral blood stem cell transplantation for peripheral neuropathy secondary to monoclonal gammopathy of unknown significance. *Bone Marrow Transplant* 30:53, 2002.
100. Niermeijer JM, Eurelings M, Lokhorst H, et al: Neurologic and hematologic response to fludarabine treatment in IgM MGUS polyneuropathy. *Neurology* 67:2076, 2006.
101. Finsterer J: Treatment of immune-mediated, dysimmune neuropathies. *Acta Neurol Scand* 112:115, 2005.
102. Renaud S, Fuhr P, Gregor M, et al: High-dose rituximab and anti-MAG-associated polyneuropathy. *Neurology* 66:742, 2006.
103. Kristinsson SY, Fears TR, Gridley G, et al: Deep vein thrombosis following monoclonal gammopathy of undetermined significance (MGUS) and multiple myeloma. *Blood* 112:3582, 2008..
104. Auwerda JJ, Sonneveld P, de Maat MP, Leebeek FW: Prothrombotic coagulation abnormalities in patients with paraprotein-producing B-cell disorders. *Clin Lymphoma Myeloma* 7:462, 2007.
105. Melton LJ 3rd, Rajkumar SV, Khosla S, et al: Fracture risk in monoclonal gammopathy of undetermined significance. *J Bone Miner Res* 19:25, 2004.
106. Burner E, Swahlen A, Cruchaud A: Nonmalignant monoclonal immunoglobulinemia, pernicious anemia, and gastric carcinoma: A model of immunologic dysfunction. *Am J Med* 60:1019, 1976.
107. Rowland LP, Osserman EF, Scharfman WB, et al: Myasthenia gravis with a myeloma-type gamma-G (IgG) immunoglobulin abnormality. *Am J Med* 46:599, 1969.
108. Ilfeld D, Barzilay J, Vana D, et al: IgG monoclonal gammopathy in four patients with polymyalgia rheumatica [letter]. *Ann Rheum Dis* 44:501, 1985.
109. Nanji AA: Monoclonal gammopathy associated with Crohn's disease during treatment with total parenteral nutrition. *JPEN J Parenter Enteral Nutr* 9:621, 1985.
110. Wallach D, Carado Y, Foldes C, Cottennot F: Dermatomyositis and monoclonal gammopathy. *Ann Dermatol Venereol* 112:783, 1985.
111. McFadden N, Ree K, Syland E, Larse TE: Scleredema adultorum associated with a monoclonal gammopathy and generalized hyperpigmentation. *Arch Dermatol* 123:629, 1987.
112. Oikarinen A, Ala-Kokko L, Palatsi R, et al: Scleroderma and paraproteinemia. *Arch Dermatol* 123:226, 1987.
113. Johnsson V, Svendsen B, Vostrup S, et al: Multiple autoimmune manifestations in monoclonal gammopathy of undetermined significance and chronic lymphocytic leukemia. *Leukemia* 10:327, 1996.
114. Kyle RA: Monoclonal gammopathy of unknown significance (MGUS). *Baillieres Clin Haematol* 8:761, 1995.
115. Kagaya M, Takahashi H: A case of type I cryoglobulinemia associated with a monoclonal gammopathy of undetermined significance (MGUS). *J Dermatol* 32:128, 2005.
116. Probst LE, Hoffman E, Cherian MG, et al: Ocular copper deposition associated with benign monoclonal gammopathy and hypercupremia. *Cornea* 15:94, 1996.
117. Secundo W, Seifert P: Monoclonal corneal gammopathy: Topographic considerations. *Ger J Ophthalmol* 5:262, 1996.
118. de Koning HD, Bodar EJ, van der Meer JW, et al: Schnitzler syndrome: beyond the case reports: review and follow-up of 94 patients with an emphasis on prognosis and treatment. *Semin Arthritis Rheum* 37:137, 2007.
119. Ryan JG, de Koning HD, Beck LA, et al: IL-1 blockade in Schnitzler syndrome: ex vivo findings correlate with clinical remission. *J Allergy Clin Immunol* 121:260, 2008.
120. Wayte JA, Rogers S, Powell FC: Pyoderma gangrenosum, erythema elevatum diutinum and Ig A monoclonal gammopathy. *Australas J Dermatol* 36:21, 1995.
121. Doutre MS, Beylot C, Bioulac P, Bezian JH: Monoclonal IgM and chronic urticaria: Two cases. *Ann Allergy* 58:413, 1987.
122. Samochocki Z, Szudzinski A: Gangrenous pyoderma in monoclonal IgA gammopathy and functional disorders of T lymphocytes. *Przegl Dermatol* 73:409, 1986.
123. Abraham Z, Feuerman EJ: IgA benign monoclonal gammopathy with recurrent self-healing skin tumors. *J Am Acad Dermatol* 21:1303, 1989.
124. Paul C, Fermaud J-P, Flageul B, et al: Hyperkeratotic spicules and monoclonal gammopathy. *J Am Acad Dermatol* 33:346, 1995.
125. Scutellari PN, Antinolfi G: Association between monoclonal gammopathy of undetermined significance (MGUS) and diffuse idiopathic skeletal hyperostosis (DISH). *Radiol Med (Torino)* 108:172, 2004.
126. Schnur MJ, Appel GB, Bilezikian JP: Primary hyperparathyroidism and benign monoclonal gammopathy. *Arch Intern Med* 137:1201, 1977.
127. Rao DS, Antonelli R, Kane KR, et al: Primary hyperparathyroidism and monoclonal gammopathy. *Henry Ford Hosp Med J* 39:41, 1991.
128. Schoenfeld Y, Berliner S, Pinkhas J, Beutler E: The association of Gaucher's disease and dysproteinemias. *Acta Haematol* 64:241, 1980.
129. de Fost M, Out TA, de Wilde FA, et al: Immunoglobulin and free light chain abnormalities in Gaucher disease type I: Data from an adult cohort of 63 patients and review of the literature. *Ann Hematol* 87:439, 2008.
130. Andreone P, Zignego AL, Cursaro C, et al: Prevalence of monoclonal gammopathies in patients with hepatitis C virus infection. *Ann Intern Med* 129:294, 1998.
131. Hamazaaki K, Baba M, Hasegawa H, et al: Chronic hepatitis associated with monoclonal gammopathy of undetermined significance. *Gastroenterol Hepatol* 18:459, 2003.
132. Schafer AL, Miller JB, Lester EP, et al: Monoclonal gammopathy in hereditary spherocytosis: A possible pathogenetic relation. *Ann Intern Med* 88:45, 1978.
133. Danon F, Bussel A, Perol Y: Immunoglobulines monoclonales infections a cytomegalovirus et hémopathies malignes. *Ann Immunol (Paris)* 128A:83, 1977.
134. Papadopoulos NM, Lane HC, Costello R, et al: Oligoclonal immunoglobulins in patients with the acquired immunodeficiency syndrome. *Clin Immunol Immunopathol* 35:43, 1985.
135. Heriot K, Hallquist AE, Tomar RH: Paraproteinemia in patients with acquired immunodeficiency syndrome (AIDS) or lymphadenopathy syndrome (LAS). *Clin Chem* 31:1224, 1985.
136. Kouns DM, Marty AM, Sharpe RW: Oligoclonal bands in serum protein electrophoretograms of individuals with human immunodeficiency virus antibodies. *JAMA* 256:2343, 1986.
137. Johnston JD, Lumb PJ, Wierzbicki AS: Hyperlipidaemia in association with benign paraproteinemia. *Ann Clin Biochem* 34:697, 1997.
138. Papadaki HA, Eliopoulos DG, Ponticoglou C, Eliopoulos GD: Increased frequency of monoclonal gammopathy of undetermined significance in patients with nonimmune chronic idiopathic neutropenia syndrome. *Int J Hematol* 73:339, 2001.
139. Dizdar O, Erman M, Cankurtaran M, et al: Lower bone mineral density in geriatric patients with monoclonal gammopathy of undetermined significance. *Ann Hematol* 87:57, 2008.
140. Tucci A, Bonadonna S, Cattaneo C, et al: Transformation of MGUS to overt multiple myeloma: The possible role of pituitary microadenoma secreting high levels of insulin-like growth factor 1 (IGF-1). *Leuk Lymphoma* 44:543, 2003.
141. Chryssikkopoulos A, Dalamaga AL, Hassiakos D: Monoclonal gammopathy of unknown significance in pregnancy. *Clin Exp Obstet Gynecol* 24:31, 1997.
142. Buonocore E, Solmon A, Kerley HE: Pseudomyeloma. *Radiology* 95:41, 1970.
143. Maldonado JE, Riggs L, Bayrd ED: Pseudomyeloma. *Arch Intern Med* 135:267, 1975.
144. Kyle RA: Monoclonal gammopathy of unknown significance. *Curr Top Microbiol Immunol* 210:375, 1996.
145. Solomon A: Homogeneous (monoclonal) immunoglobulins in cancer. *Am J Med* 63:169, 1977.
146. Colls BM, Lorier MA: Immunocytoma, cancer, and other associations of monoclonal gammopathy: A review of 224 cases. *N Z Med J* 82:221, 1975.
147. Abdul M, Hassein NM: Gammopathy associated with advanced prostate cancer. *Urol*

Res 23:185, 1995.
148. Shoenfeld Y, Berliner S, Ayalone A, et al: Monoclonal gammopathy in patients with chronic and acute myeloid leukemia. *Cancer* 54:280, 1984.
149. Berner Y, Berrebi A: Myeloproliferative disorders and nonmyelomatous paraprotein. *Isr J Med Sci* 22:109, 1986.
150. Tosato F, Fossaluzza V, Rossi P, et al: Monoclonal gammopathy of undetermined significance in a case of primary thrombocythemia. *Haematologica* 71:417, 1986.
151. Economopoulos T, Economidou J, Papageorgiou E, et al: Monoclonal gammopathy in chronic myeloproliferative disorders. *Blut* 58:7, 1989.
152. Ito T, Kojima H, Otani K, et al: Chronic neutrophilic leukemia associated with monoclonal gammopathy of unknown significance. *Acta Haematol* 95:140, 1996.
153. Offit K, Macris NT, Hellman G, Rotterdam, HZ: Consecutive lymphoma with monoclonal gammopathy in a married couple. *Cancer* 57:277, 1986.
154. Venencie PY, Winkelmann RK, Puissant A, Kyle RA: Monoclonal gammopathy in Sézary syndrome: Report of three cases and review of the literature. *Arch Dermatol* 120:605, 1984.
155. Kamihira S, Taguchi H, Kinoshita K, Ichimaru M: Monoclonal gammopathy in adult T-cell leukemia/lymphoma: A report of three cases. *Jpn J Clin Oncol* 14:699, 1984.
156. Chisesi I, Capnist G, Barbui T: Two serum IgG M-components of differing light chain types in a case of Hodgkin's disease. *Acta Haematol* 55:250, 1976.
157. Hammarstrom L, Smith CIE: Frequent occurrence of monoclonal gammopathies with an imbalanced light-chain ratio following bone marrow transplantation. *Transplantation* 43:447, 1987.
158. Mitus AJ, Stein R, Rappeport JM, et al: Monoclonal and oligoclonal gammopathy after bone marrow transplantation. *Blood* 74:2764, 1989.
159. Passweg J, Thiel G, Bock HA: Monoclonal gammopathy after intense induction immunosuppression in renal transplant patients. *Nephrol Dial Transplant* 11:2461, 1996.
160. Badley AD, Portela DF, Patel R, et al: Development of monoclonal gammopathy precedes the development of Epstein-Barr virus-induced posttransplant lymphoproliferative disorder. *Liver Transpl Surg* 2:375, 1996.
161. Touchard G, Pasdeloup T, Parpeix J, et al: High prevalence and usual persistence of serum monoclonal immunoglobulins evidenced by sensitive methods in renal transplant recipients. *Nephrol Dial Transplant* 12:1199, 1997.
162. Ho JL, Polde PA, McEniry D, et al: Acquired immunodeficiency syndrome with progressive multifocal leukoencephalopathy and monoclonal B-cell proliferation. *Ann Intern Med* 100:693, 1984.
163. Nagler A, Ben-Arieh Y, Brenner B, et al: Eosinophilic fibrohistiocytic lesion of bone marrow associated with monoclonal gammopathy and osteolytic lesions. *Am J Hematol* 23:277, 1986.
164. Hineman VL, Phyliky RL, Banks PM: Angiofollicular lymph node hyperplasia and peripheral neuropathy: Association with monoclonal gammopathy. *Mayo Clin Proc* 57:379, 1982.
165. Radl J, VandenBerg A: Transitory appearance of homogeneous immunoglobulins—paraproteins—in children with severe combined immunodeficiency before and after transplantation, in *Protides of Biological Fluids*, vol 20, edited by H Peeters, p. 203. Pergamon, Oxford, 1973.
166. DelCarpio J, Espinoza LR, Lauater S, Osterland CK: Transient monoclonal proteins in drug hypersensitivity reactions. *Am J Med* 66:1051, 1979.
167. Keshgegian AA: Prevalence of small monoclonal proteins in the serum of hospitalized patients. *Am J Clin Pathol* 77:436, 1982.
168. VanCamp B, Reynaerts PH, Naets JP, Radl J: Transient IgA_1-λ para-proteinemia during treatment of acute myeloblastic leukemia. *Blood* 55:21, 1980.
169. Bakker AJ, Kothman-Tijkotte MJ: Artifactually high concentration of iron determined in serum from a patient with a monoclonal immunoglobulin. *Clin Chem* 36:1517, 1990.
170. Yu A, Pira U: False increase in serum C-reactive protein caused by monoclonal IgM-lambda: a case report. *Clin Chem Lab Med* 39:983, 2001.
171. Baz R, Alemany C, Green R, Hussein MA: Prevalence of vitamin B_{12} deficiency in patients with plasma cell dyscrasias: a retrospective review. *Cancer* 101:790, 2004.
172. Malacrida V, De-Francesco D, Banfi G, et al: Laboratory investigation of monoclonal gammopathy during 10 years of screening in a general hospital. *J Clin Pathol* 40:793, 1987.
173. Moller-Petersen J, Schmidt EB: Diagnostic value of the concentration of M-component in initial classification of monoclonal gammopathy. *Scand J Haematol* 26:295, 1986.
174. Link H, Kostulas V: Utility of isoelectric focusing of cerebrospinal fluid and serum of agarose evaluated for neurological patients. *Clin Chem* 29:810, 1983.
175. Vuckovic J, Ilic A, Knezevic N, et al: Progress in monoclonal gammopathy of undetermined significance. *Br J Haematol* 97:649, 1997.
176. Bataille R: New insights in the clinical biology of multiple myeloma. *Semin Hematol* 34:23, 1997.
177. Baldini L, Guffanti A, Cesana BM, et al: Role of different hematologic variables in defining the risk of malignant transformation in monoclonal gammopathy. *Blood* 87:92, 1996.
178. Morrell A, Riesen W: Serum β_2-macroglobulin, serum creatinine and bone marrow plasma cells in benign and malignant monoclonal gammopathy. *Acta Haematol* 64:87, 1980.
179. Fine JM, Lambin P, Desjobert H: Serum neopterin and β_2-microglobulin concentrations in monoclonal gammopathies. *Acta Med Scand* 224:179, 1988.
180. French M, Fench P, Remy F, et al: Plasma cell proliferation in monoclonal gammopathy: Relations with other biologic variables—Diagnostic and prognostic significance. *Am J Med* 98:60, 1995.
181. Witzig TE, Gonchoroff NJ, Katzmann JA, et al: Peripheral blood B cell labeling indices are a measure of disease activity in patients with monoclonal gammopathies. *J Clin Oncol* 6:1041, 1988.
182. Yi Q, Eriksson I, He W, et al: Idiotype-specific T lymphocytes in monoclonal gammopathies: Evidence for the presence of CD4+ and CD8+ subsets. *Br J Haematol* 96:338, 1997.
183. Yi Q, Osterborg A, Bergenbrant S, et al: Idiotype-reactive T-cell subsets and tumor load in monoclonal gammopathies. *Blood* 86:3043, 1995.
184. San Miguel JF, Caballero MD, Gonzalez M: T-cell subpopulations in patients with monoclonal gammopathies: Essential monoclonal gammopathy, multiple myeloma and Waldenstrom macroglobulinemia. *Am J Hematol* 20:267, 1985.
185. Halapi E, Werner A, Wahlstrom J, et al: T cell repertoire in patients with multiple myeloma and monoclonal gammopathy of undetermined significance: Clonal CD8+ T cell expansions are found preferentially in patients with a low tumor burden. *Eur J Immunol* 27:2245, 1997.
186. Corso A, Castelli G, Pagnucco G, et al: Bone marrow T-cell subsets in patients with monoclonal gammopathies: Correlation with clinical stage and disease. *Haematologica* 82:43, 1997.
187. Billadeau D, Greipp P, Ahmann G, et al: Detection of B-cells clonally related to the tumor population in multiple myeloma and MGUS. *Curr Top Microbiol Immunol* 194:9, 1995.
188. Miguel-Garcia A, Matutes E, Tarin F, et al: Circulating Ki 67 positive lymphocytes in multiple myeloma and benign monoclonal gammopathy. *J Clin Pathol* 48:835, 1995.
189. Billadeau D, Van Ness B, Kimlinger T, et al: Clonal circulation cells are common in plasma cell proliferative disorders: A comparison of monoclonal gammopathy, smoldering myeloma, and active myeloma. *Blood* 88:289, 1996.
190. Isaksson E, Bjockholm M, Holm G, et al: Blood clonal B-cell excess in patients with monoclonal gammopathy of undetermined significance (MGUS): Association with malignant transformation. *Br J Haematol* 92:71, 1996.
191. Lindstrom FD, Hardy WR, Eberle BJ, Williams RC Jr: Multiple myeloma and benign monoclonal gammopathy: Differentiation by immunofluorescence of lymphocytes. *Ann Intern Med* 78:837, 1973.
192. Sawanoborj M, Suzuki K, Nakagawa Y, et al: Natural killer cell frequency and serum cytokine levels in monoclonal gammopathies: Correlation of bone marrow granular lymphocytes to prognosis. *Acta Haematol* 98:150, 1997.
193. Greipp PR, Kyle RA: Clinical, morphological and cell kinetic differences among multiple myeloma, monoclonal gammopathy of undetermined significance and smoldering myeloma. *Blood* 62:166, 1983.
194. Leo E, Kropff M, Lindemann A, et al: DNA aneuploidy, increased proliferation and nuclear area of plasma cells in monoclonal gammopathy of undetermined significance and multiple myeloma. *Anal Quant Cytol Histol* 17:113, 1995.
195. Pérez-Persona E, Vidriales MB, Mateo G, et al: New criteria to identify risk of progression in monoclonal gammopathy of uncertain significance and smoldering multiple myeloma based on multiparameter flow cytometry analysis of bone marrow plasma cells. *Blood* 110:2586, 2007.
196. Turesson I: Nucleolar size in benign and malignant plasma cell proliferation. *Acta Med Scand* 197:7, 1975.
197. Dehou MF, Schots R, Lacor P, Arras N, et al: Diagnostic and prognostic value of the MB2 monoclonal antibody in paraffin-embedded bone marrow sections of patients with multiple myeloma and monoclonal gammopathy of undetermined significance. *J Clin Pathol* 94:287, 1990.
198. Boccadoro M, Gavarotti P, Fossati G: Low plasma cell 3(H)-thymidine incorporation in MGUS, smoldering myeloma and remission phase myeloma: Reliable identification of patients not requiring therapy. *Br J Haematol* 58:689, 1984.
199. Amiel A, Kirgner I, Gaber E, et al: Replication pattern in cancer: Asynchronous replication in multiple myeloma and in monoclonal gammopathy. *Cancer Genet Cytogenet* 108:32, 1999.
200. Almeida J, Orfao A, Mateo G, et al: Immunophenotype and DNA content characteristics of plasma cells in multiple myeloma and monoclonal gammopathy of undetermined significance. *Pathol Biol* 47:119, 1999.
201. Yasuda N, Kanoh T, Uchino H: J chain synthesis in human myeloma cells: Light and electron microscopic studies. *Clin Exp Immunol* 40:573, 1980.
202. Cassuto JP, Hammore JC, Pastorelli E, et al: Plasma cell acid phosphatase, a discriminative test for benign and malignant monoclonal gammopathies. *Biomedicine* 27:97, 1977.
203. Sonneveld P, Durie BGM, Lokhorst HM, et al: Analysis of multidrug-resistance (MDR-1) glycoprotein and CD56 expression to separate monoclonal gammopathy from multiple myeloma. *Br J Haematol* 83:63, 1993.
204. Zandecki N, Facon T, Bernard F, et al: CD19 and immunophenotype of bone marrow plasma cells in monoclonal gammopathy of undetermined significance. *J Clin Pathol* 48:548, 1995.
205. Ely SA, Knowles DM: Expression of CD56/neural adhesion molecule correlates with the presence of lytic bone lesions in multiple myeloma and distinguishes myeloma from monoclonal gammopathy of undetermined significance and lymphomas with plasmacytoid differentiation. *Am J Pathol* 160:1293, 2002.
206. Sezer O, Heider U, Zavrski I, Possinger K: Differentiation of monoclonal gammopathy of undetermined significance and multiple myeloma using flow cytometric characteristics of plasma cells. *Haematologica* 86:837, 2001.
207. Majumdar G, Heard SE, Singh AK: Use of cytoplasmic 5-prime nucleotidase for differentiating malignant from benign monoclonal gammopathies. *J Clin Pathol* 43:891, 1990.
208. Van de Berg BC, Michaux L, Lecouvet FE, et al: Nonmyelomatous monoclonal gammopathy: Correlation of bone marrow MR images with laboratory findings and spontaneous clinical outcome. *Radiology* 202:249, 1997.
209. Bellaiche L, Laredo J-D, Lioté F, et al: Magnetic resonance appearance of monoclonal gammopathies of unknown significance and multiple myeloma. *Spine* 22:2551, 1997.
210. Laroche M, Attal M, Pouilles JM, et al: Dual-energy x-ray absorption in patients with multiple myeloma and benign gammopathies. *Clin Exp Rheumatol* 14:108, 1996.
211. Bataille R, Chappard D, Basle M: Quantifiable excess of bone resorption in monoclonal gammopathy is an early symptom of malignancy: A prospective study of 87 bone biopsies. *Blood* 87:4762, 1996.
212. Pecherstorfer M, Seibel MJ, Woitge HW, et al: Bone resorption in multiple myeloma

and in monoclonal gammopathy of undetermined significance: Quantification by urinary pyridinium cross-links of collagen. *Blood* 90:3743, 1997.
213. Ong F, Kaiser U, Seelen PJ, et al: Serum neural cell adhesion molecule differentiates multiple myeloma from paraproteinemias due to other causes. *Blood* 87:712, 1996.
214. Lacy MQ, Donovan KA, Heimbach JK, et al: Comparison of interleukin-1 beta expression by in situ hybridization in monoclonal gammopathy of undetermined significance and multiple myeloma. *Blood* 93:300, 1999.
215. Greco C, Ameglio F, Alvino S, et al: Selection of patients with monoclonal gammopathy of undetermined significance is mandatory for a reliable use of interleukin-6 and other nonspecific multiple myeloma serum markers. *Acta Haematol* 92:1, 1994.
216. Mathiot C, Mary JY, Tartour E, et al: Soluble CD16 (sCD16), a marker of malignancy in individuals with monoclonal gammopathy of undetermined significance (MGUS). *Br J Haematol* 95:660, 1996.
217. Gaillard JP, Bataille R, Brailly H, et al: Increased and highly stable levels of functional soluble interleukin-6 receptor levels in sera of patients with monoclonal gammopathy. *Eur J Immunol* 23:820, 1993.
218. DuVillard L, Guiguet M, Casasnovas R-O, et al: Diagnostic value of serum IL-6 level in monoclonal gammopathies. *Br J Haematol* 89:243, 1995.
219. Cozzolino F, Torcia M, Aldinucci D, et al: Production of interleukin-1 by bone marrow myeloma cells. *Blood* 74:380, 1989.
220. Donovan KA, Lacy MQ, Kline MP, et al: Contrast in cytokine expression between patients with monoclonal gammopathy of undetermined significance or multiple myeloma. *Leukemia* 12:593, 1998.
221. Diamond T, Levy S, Smith A, et al: Non-invasive markers of bone turnover and plasma cytokines differ in osteoporotic patients with multiple myeloma and monoclonal gammopathies of undetermined significance. *Intern Med* 31:272, 2001.
222. Seidl S, Ackerman J, Kaufmann H, et al: DNA methylation analysis identifies the E-cadherin gene as a potential marker of disease progression in patients with monoclonal gammopathy. *Cancer* 100:2598, 2004.
223. Pasqualetti P, Festucci V, Collacciani A, Casale R: The natural history of monoclonal gammopathy of undetermined significance. *Acta Haematol* 97:174, 1997.
224. Gregersen H, Ibsen JS, Mellemkjaer L, et al: Mortality and causes of death in patients with monoclonal gammopathy of undetermined significance. *Br J Haematol* 112:353, 2001.
225. Kyle RA: A long-term study of the prognosis in monoclonal gammopathy of undetermined significance. *N Engl J Med* 346:564, 2002.
226. Pasqualetti P, Casale R: Risk of malignant transformation in patients with monoclonal gammopathy of undetermined significance. *Biomed Pharmacother* 51:74, 1997.
227. Morra E, Cesana C, Klersy C, et al: Clinical characteristics and factors predicting evolution of asymptomatic IgM monoclonal gammopathies and IgM-related disorders. *Leukemia* 18:1512, 2004.
228. Kyle RA, Therneau TM, Rajkumar SV, et al: Long-term follow-up of IgM monoclonal gammopathy of undetermined significance. *Blood* 102:3759, 2003.
229. Gregersen H, Mellemkjaer L, Ibsen JS, et al: The impact of M-component type and immunoglobulin concentration on risk of malignant transformation in patients with monoclonal gammopathy of undetermined significance. *Haematologica* 86:1172, 2001.
230. Montoto S, Rozman K, Rosinol L, et al: Malignant transformation in IgM monoclonal gammopathy of undetermined significance. *Semin Oncol* 30:178, 2003.
231. Van De Donk N, De Weerdt O, Eureling M, et al: Malignant transformation of monoclonal gammopathy of undetermined significance: Cumulative incidence and prognostic factors. *Leuk Lymphoma* 42:609, 2001.
232. Cesana C, Klersy C, Barbarano L, et al: Prognostic factors for malignant transformation in monoclonal gammopathy of undetermined significance and smoldering multiple myeloma. *J Clin Oncol* 15:1625, 2002.
233. Sackmann F, Pavlovsky MA, Corrado C, et al: Prognostic factors in monoclonal gammopathy of undetermined significance. *Haematologica* 93:153, 2008.
234. Rosiñol L, Cibeira MT, Montoto S, et al: Monoclonal gammopathy of undetermined significance: predictors of malignant transformation and recognition of an evolving type characterized by a progressive increase in M protein size. *Mayo Clin Proc* 82:428, 2007.
235. Zhan F, Barlogie B, Arzoumanian V, et al: Gene-expression signature of benign monoclonal gammopathy evident in multiple myeloma is linked to good prognosis. *Blood* 109:1692, 2007.
236. Kyle RA, Rajkumar SV: Monoclonal gammopathy of undetermined significance and smoldering multiple myeloma. *Hematol Oncol Clin North Am* 21:1093, 2007.
237. Barlogie B, van Rhee F, Shaughnessy JD Jr, et al: Seven year median time to progression with thalidomide for smoldering myeloma: Partial response identifies subset requiring earlier salvage therapy for symptomatic disease. *Blood* 112:3122, 2008.
238. Olteanu H, Wang HY, Chen W, et al: Immunophenotypic studies of monoclonal gammopathy of undetermined significance. *BMC Clin Pathol* 8:13, 2008.

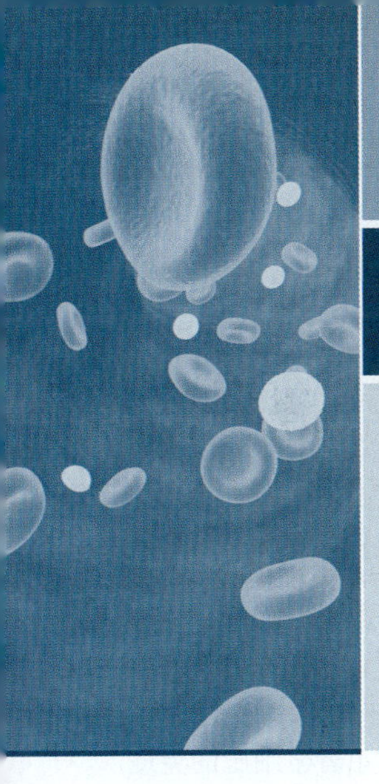

第109章

骨 髓 瘤

Frits van Rhee, Elias Anaissie, Edgardo Angtuaco, Twyla Bartel, Joshua Epstein, Bijay Nair, John Shaughnessy, Shmuel Yaccoby, Bart Barlogie

摘 要

骨髓瘤是发生于终末分化阶段B细胞(浆细胞)的恶性疾病,恶性浆细胞(骨髓瘤细胞)能产生完整和(或)部分(轻链)单克隆免疫球蛋白。骨髓瘤细胞与骨髓微环境的相互作用,即可激活细胞存活信号,又可降低这种具有复杂染色体结构的低增生性肿瘤对治疗的反应。骨髓瘤的临床表现与多种因素有关,如瘤体(导致压迫脊髓)、细胞因子(导致贫血)、骨损伤(导致疼痛)、蛋白沉积于内脏器官(导致肾脏和心脏损害)和免疫抑制(导致感染)。骨髓瘤的生物学行为具有高度的异质性,既可表现为惰性病程,也可表现为伴有髓外浸润、具有高度侵袭性的疾病。MRI是疾病分期、鉴别骨的孤立性骨髓瘤及了解骨髓浸润程度和特征的重要检测手段。骨髓浸润的MRI特征包括弥漫型、微结节型和巨灶型。脱氧葡萄糖正电子发射断层扫描(PET-CT)可以对全身代谢进行功能性成像,监测髓内和髓外病灶。骨髓瘤患者的预后与β_2-微球蛋白(骨髓瘤细胞膜上脱落的HLA分子轻链)、血清C反应蛋白水平(反映内源性IL-6活性)以及骨髓瘤细胞标记指数有关。基因表达谱和其他遗传学资料表明,骨髓瘤是一种异质性疾病,至少有7种亚型。基因表达谱可鉴定出约15%的进展性骨髓瘤患者,对现有的治疗预后不良。免疫调节药物,如沙利度胺、雷那度胺以及蛋白酶体抑制剂硼替佐米,可同时靶向骨髓瘤和基质细胞,提高了进展性或复发性骨髓瘤患者的疗效。目前联合美法仑和泼尼松的MP方案是初治多发性骨髓瘤患者的治疗选择。对于经基因表达谱界定的低危骨髓瘤患者,联合新型药物、美法仑为预处理的自体造血干细胞移植(auto-HSCT)的疗效显著,10年生存率超过60%,部分获得长期完全缓解的患者可能治愈。

本章使用的简写和缩略词:auto-HSCT,自体造血干细胞移植(autologous hematopoietic stem cell transplantation);β_2M,β_2微球蛋白(β_2-microglobulin);CT,计算机断层扫描(computed tomography);del,缺失(deletion);FDG,氟脱氧葡萄糖(fluorodeoxyglucose);FISH,荧光原位免疫杂交(fluorescence *in situ* hybridization);GVHD,移植物抗宿主病(graft-versus-host disease);GVM,移植物抗骨髓瘤效应(graft versus-myeloma effect);ISS,国际分期系统(International Staging System);LCDD,轻链沉积病(light-chain deposition disease);MIP,巨噬细胞炎性蛋白(macrophage inflammatory protein);MP,美法仑、泼尼松(melphalanprednisone);MRI,磁共振成像(magnetic resonance imaging);PET,正电子发射断层扫描(positron emission tomography);SCID,重症联合免疫缺陷(severe combined immunodeficiency);TGF-β,转化生长因子β(transforming growth factor-β);VTE,静脉血栓栓塞(venous thromboembolism)。

定义

骨髓瘤约占恶性疾病的1%,占血液肿瘤的10%。在美国恶性血液病的发病中排名中,骨髓瘤位列第二[1]。任意时间点,骨髓瘤患者达50 000人,每年新诊断患者15 000例。中位发病年龄约65岁,20岁以内的患者罕见。骨髓瘤是能产生异常免疫球蛋白或免疫球蛋白片段的浆细胞肿瘤。临床表现具有异质性,包括形成浆细胞瘤、产生单克隆免疫球蛋白、正常免疫球蛋白减少引起的低丙种球蛋白血症、造血功能受损导致的贫血和全血细胞减少、溶骨性骨病、高钙血症以及肾功能不全。临床表现还与肿块压迫、骨髓瘤细胞或骨髓基质细胞释放细胞因子有关,也可发生骨髓瘤蛋白沉积症[AL型淀粉样变性和轻链沉积病(LCDD)]。

骨髓瘤是浆细胞肿瘤的一种。浆细胞肿瘤包括:临床表现倾向于良性的疾病如原发性单克隆丙种球蛋白血症和冒烟型骨髓瘤;少见的疾病,如Castleman病和α重链病;巨球蛋白血症;比较容易治愈的软组织孤立性浆细胞瘤;以及常规剂量化疗尚无法治愈的弥漫性B细胞恶性疾病,如骨髓瘤。浆细胞肿瘤具有相同的形态学特征,且大多数能产生免疫球蛋白。大多数浆细胞肿瘤源于单克隆细胞的扩增,并分泌单克隆蛋白。但某些疾病,如Castleman病或血管免疫母细胞性淋巴增生性疾病(T细胞淋巴瘤)也可产生寡克隆和多克隆蛋白。

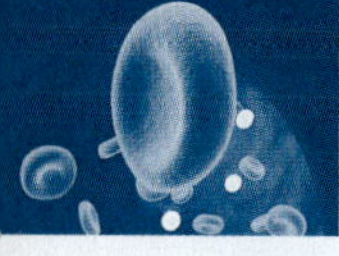

病因学和发病机制

遗传易感性

骨髓瘤的病因不明[2]。已有多个报道提示骨髓瘤的家族性聚集现象[3-6]。研究表明,在单克隆丙种球蛋白血症或骨髓瘤患者的一级亲属中,此类疾病的发病风险增加1~2倍,这可能与共同的环境因素和(或)遗传易感性有关[7]。对骨髓瘤患者亲属进一步研究,可能会发现肿瘤的易感基因位点。在对一个家系进行的研究中发现,*p*16基因杂合子可能易患黑色素瘤、骨髓瘤和胰腺癌[8]。原发性单克隆丙种球蛋白血症和骨髓瘤的发病率具有种族差异,这一结果也支持家族易感性的观点。美国和非洲的黑人发病率最高,欧洲后裔发病率次之,日本和西班牙(拉丁美洲)后裔发病率最低[9-13]。每年约有1%的单克隆丙种球蛋白血症会进展为骨髓瘤,随着时间的增长进展率并不增加,这符合多次打击遗传模式的原则,即原发性单克隆丙种球蛋白血症是初始事件,骨髓瘤为二次事件。

环境暴露

尽管从科学和医学的角度,尚不足以明确骨髓瘤发病与接触化学物质的关系,在暴露于辐射和化学物质的人群中,骨髓瘤的发病率确有增加[14]。对原子弹幸存者的研究显示,在接触辐射后15~20年[15],骨髓瘤的发病率增加。在接触辐射剂量0.1Gy[16]以上16年后的长崎人中,单克隆丙种球蛋白血症的发病风险也会增加[17]。研究骨髓瘤和自身免疫疾病或感染之间关系的流行病学结果十分有趣。一项对400万欧洲裔和非洲裔美国男性老兵的回顾性研究结果表明,在自身免疫疾病或炎性疾病患者中,原发性单克隆丙种球蛋白血症和骨髓瘤的发病风险增加,这项结果提示,在浆细胞肿瘤的发病中,免疫介导的机制可能具有一定的作用[18]。人类疱疹病毒8型,又称卡波西肉瘤相关疱疹病毒,与胸膜腔淋巴瘤[19]、卡波西肉瘤[20]和Castleman病[21]的发病有关。有人在骨髓瘤的骨髓树突状细胞中发现病毒的存在[22-25],但这些结果并未得到进一步的证实[26-28]。在单克隆丙种球蛋白血症进展为骨髓瘤的过程中,骨髓微环境起到重要作用。例如,伴有高水平DKK1(WNT信号抑制剂)的患者更容易进展为骨髓瘤,对干细胞抗原SOX2可产生免疫反应者的进展危险则降低[29]。

发病机制

遗传学改变

大多数甚至全部症状性骨髓瘤是由良性前驱疾病演变而来的。原发性单克隆丙球蛋白血症,又称为意义未明的单克隆丙球蛋白血症[30],经过克隆演变,每年以1%的比例进展为侵袭性疾病,如淋巴瘤、淀粉样变性或骨髓瘤,进展为骨髓瘤的患者通常会经历惰性期或冒烟期。对Walter Reed Army医学中心接受移植的30例患者进行的研究表明,在先前保存的血液样本中,其中27名患者(90%)可检测出单克隆丙种球蛋白[31]。

原发性单克隆丙球蛋白血症和骨髓瘤患者浆细胞的免疫球蛋白基因可变区已发生体细胞突变,高度提示恶变发生于淋巴结后生发中心较为成熟的B细胞(图109-1)[32-36]。瘤细胞随后归巢于骨髓,并仅在骨髓存活、增殖,直至发生髓外浸润,此时的瘤细胞已具有体外建系的能力[37,38]。初发骨髓瘤患者的克隆性细胞就可在外周血液中出现,说明血行转移是该病播散的重要途径之一[39-48]。

超二倍体骨髓瘤通常表现为奇数染色体的三体,如3号、5号、7号、9号、11号、15号、19号和21号染色体,而非超二倍体则与14q32的免疫球蛋白重链基因(IgH)易位有关[49-51]。采用间期荧光原位杂交(FISH)[52,53]和其他分子遗传学研究方法,

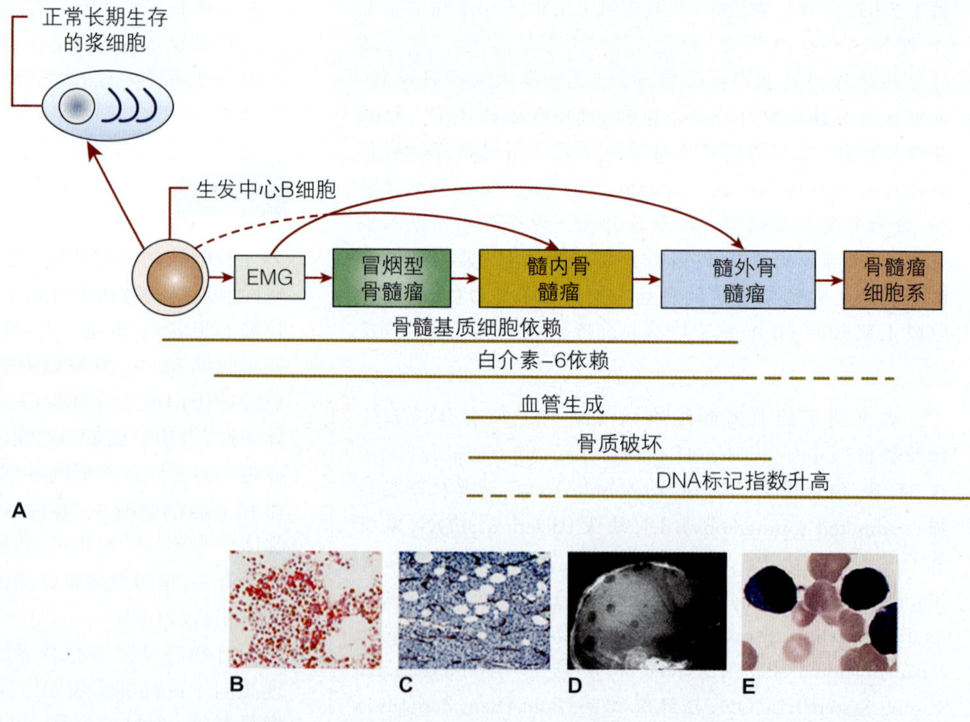

图109-1 骨髓瘤的不同阶段:A. 骨髓瘤源自正常生发中心B细胞。至少有30%~50%源自良性浆细胞肿瘤(原发性单克隆丙种球蛋白血症,EMG)。并不一定经历冒烟型骨髓瘤阶段。发病时骨髓瘤局限于骨髓(髓内),但随时间进展,肿瘤可获得在髓外生长的能力(如血液、胸膜液和皮肤)。其中部分髓外骨髓瘤可在体外形成永生化的细胞系。由EMG向骨髓瘤转化时,表现为多个病灶内的骨髓瘤细胞增多,同时伴有新生血管和溶骨性损伤。B. EMG患者增生指数低下。浆细胞表达syndecan,呈亮红染色(10%),核增殖指标Ki67阴性(阳性显示为棕色)。C. 对骨髓活检组织行CD34染色,可以分辨出内皮细胞,从而显现增生血管的分布。D. 颅骨平片显示典型的"穿凿样"溶骨病灶。颅骨病变可无症状,但广泛的脊柱侵犯可引起压缩性骨折,导致疼痛和身高减低(诊断时平均减低5cm)。E. 浆细胞白血病患者血涂片中可见浆细胞。

已鉴定出5种涉及*IgH*基因(14q32)[33]位点的原发性、重现性染色体重排,包括:① 11q13,*cyclin D1*[54-62];② 4P16.3,成纤维细胞生长因子FGF-R3和MMSET[63-68];③ 6p21,cyclin D3[69];④ 16q23,*c-MAF*[70];⑤ 20q11,*MAF-B*[71]。与IgH相关的易位约占骨髓瘤基因异常的40%,且在非超二倍体基因型的患者中更为常见[72]。毗邻的免疫球蛋白增强子可导致交互易位的癌基因高表达。这些易位源于生发中心B细胞在发育过程中,IgH重组转换发生错误时。在单克隆丙球蛋白血症患者中,也可检测到IgH相关的易位,并伴有RB1的缺失[73-77]。超二倍体在骨髓瘤中占60%。运用荧光原位杂交和比较基因组杂交检测基因拷贝数的变化,对预测疾病的进展和预后有重要意义。基因拷贝数的变化包括1q获得、1p丢失、13p和17p缺失。*AGO2*基因位于8q24,对微小RNA的调节和表达有着重要影响。*AGO2*的基因获得也是预后不良因素,这同时提示微小RNA对骨髓瘤细胞生长有重要的调节作用。*NRAS*或*KRAS*癌基因的突变性激活[78-87],*CDKN2A*、*CDKN2C*、*CDKN1B*和(或)*PTEN*肿瘤抑制基因的失活也与疾病进展有关,*TP53*[88-95]失活和*c-MYC*继发性易位[32,78-99]则是晚期分子事件。

采用流式细胞仪[100]检测DNA和间期FISH技术[52],骨髓瘤通常表现为非整倍体[101]。在具有正常二倍体中期染色体组型(源自正常造血细胞)的未治患者中,65%~70%为低增生性和基质依赖性[102]骨髓瘤,[103-106]另1/3患者通常伴有复杂的多种细胞遗传学异常。尽管这种结果反映了中期细胞遗传学分析技术的缺陷,但另一方面,也说明某些骨髓瘤获得了不依赖骨髓微环境的体外有丝分裂能力,因此,基质独立性骨髓瘤可定义为预后不良的"恶性骨髓瘤"[107]。

对纯化的CD138⁺的骨髓瘤细胞基因表达谱的研究,加深了对骨髓瘤的认识。对全程治疗2(Total Therapy 2,TT2)和全程治疗3(Total Therapy 3,TT3)中的入组患者,通过分析纯化的骨髓瘤细胞的基因表达谱,可以确定至少7个亚组,其中4个亚组以涉及IgH的易位和原癌基因为特征(图109-2)。[108]MF组伴有t(14;16)(q32;23)和t(14;20)(q32;11),分别导致MAF和MAFB原癌基因的过度表达,约占骨髓瘤的6%。因MAF和MAFB失调导致相似的下游信号通路改变,故将这两种异常归为一个亚组。在骨髓瘤骨病中起重要作用的*DKK1*基因,在MF组骨髓瘤中低表达,因此骨髓瘤骨病的发生率也较低。MS组伴t(4;14)(p16;q32),可导致*FGFR3*和*MMSET*基因过度表达。MS亚组中25%患者的FGFR3阴性,因此*MMSET*基因产物对调节下游转录事件具有重要作用。临床上,蛋白酶体抑制剂硼替佐米对MMSET阳性患者的疗效显著;t(11;14)(q13;q32)和t(6;14)(p21;q32)在骨髓瘤患者中约占17%和2%,上述易位分别激活cyclin D1和cyclin D3(CD-1和CD-2亚组)。CD-2亚组以过表达CD20、B细胞早期标记VPREB和B细胞转录因子PAX-5为特征,形态学表现为淋巴样浆细胞,用流式细胞仪或免疫组化可检测到浆细胞有CD20表达。CD-1亚组则无此形态学特征,此组缓解速度更快,但易早期复发,由于肿瘤细胞对细胞毒性治疗敏感,长期生存率高。基因表达谱定义的超二倍体亚组(HY),核型异常表现为奇数染色体三体。此组骨病的发生率高,这与Wnt信号通路拮抗剂*FRZB*和*DKK1*基因的过度表达有关。其他过度表达的基因还包括巨噬细胞炎症蛋白(MIP)-1α化学因子受体、*NCAM1*、*TNFSF10*和干扰素诱导基因。而CD52(campath-1)和1号染色体上的基因如细胞周期调节基因*CKS1B*则低表达。*CKS1B*高表达患者的生存率低。低骨病亚组(LB)的FRZB和DKK1表达低下,在MRI上表现为少量局灶性骨损伤。IL-6受体、CCDN2和CST6基因高表达。高增殖亚组(PR)过度表达细胞周期及增殖相关基因、肿瘤睾丸抗原基因。该亚组还具有其他的高危特征,如与骨髓瘤细胞系类似的高增殖指数、高比例的细胞遗传学异常(约70%~85%)。总之,在MAF/MAFB和MMSET亚组中,基因表达谱定义的高危患者更多,侵袭性更强。

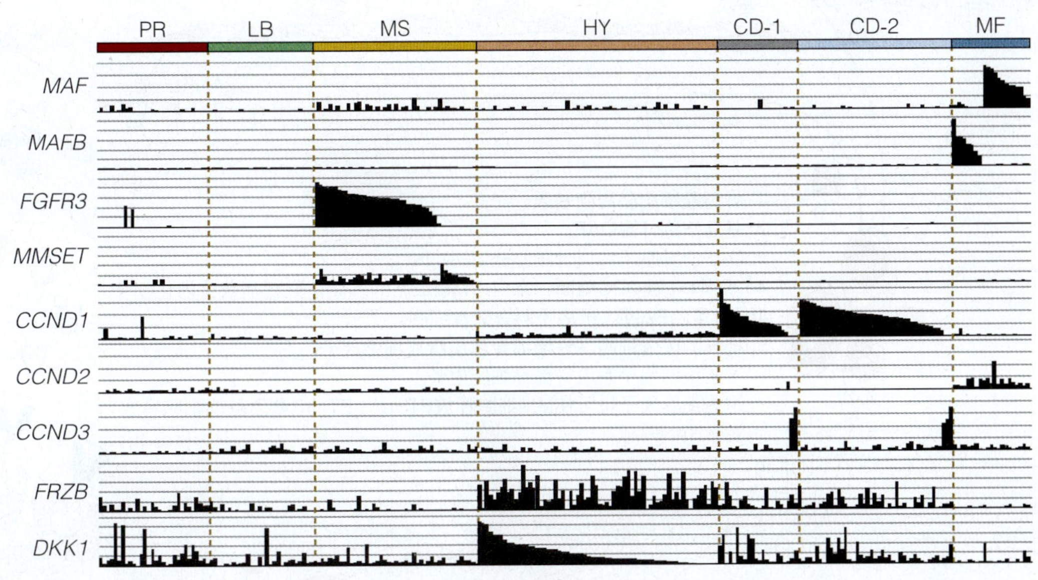

图109-2 各骨髓瘤亚组独特的基因表达谱特征。源自256例新诊断骨髓瘤纯化浆细胞的生物芯片信号(表达水平:纵轴)包括*MAF*、*MAFB*、*FGFR3*、*MMSET*、*CCDN1*、*CCDN2*、*CCDN3*、*FRZB*和*DDK1*基因。基因表达水平与条形图高度正相关,代表某一个体患者。分为7个亚组(PR,高增殖亚组;LB,低骨病亚组;MS,MMSET亚组;HY,超二倍体亚组;MF,c-MAF/MAFB亚组)。高表达*CCND1*、*MAF*、*MAFB*、*FGFR3*和*MMSET*与特定亚群相关。在LB和MF亚群中,*FRZB*和*DKK1*显著低表达。

■ 细胞因子和趋化因子

骨髓瘤生长、存活因子IL-6的发现[109-114],以及认识到骨髓瘤细胞对基质细胞的依赖性[35,102,115],在骨髓瘤生物学研究中具有里程碑式的意义。骨髓瘤细胞之间存在细胞黏附介导的强大的信息交互作用(由很多细胞生长因子和趋化因子及其受体介导,如IL-6[116]、IL-15[117,118]、胰岛素样生长因子[119]和肝细胞生长因子[120])[121-123]。CD138(syndecan-1)[124-127]是浆细胞的表面标记,脱落并大量沉积于细胞外基质中,可与生长因子和血管生长因子结

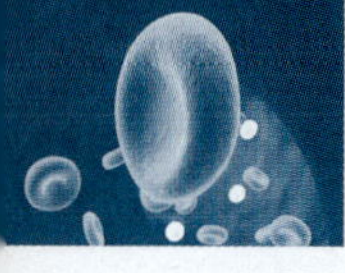

合，促进骨髓瘤的进展和侵袭。高可溶性 CD138 水平提示预后不良[128-131]。肝素酶可加快 syndecan-1 的脱落，促进骨髓瘤细胞向骨扩散[132,133]。

骨髓瘤细胞归巢由瘤细胞表达的趋化因子受体介导，包括 CXCR4、CXCR3、CCR1、CCR2 和 CCR5，髓内和髓外骨髓瘤细胞受体的表达谱不同[134,135]。

骨髓瘤细胞生长和存活信号由 PI3K/AKT、STAT3、RAS/MAPK 和 NF-κB[136-142] 通路介导（图 109-3）。因此，研究骨髓瘤细胞和骨髓微环境的相互作用，将有助于阐明疾病进展和耐药的机制，并且为临床提供新的治疗模式[143]。

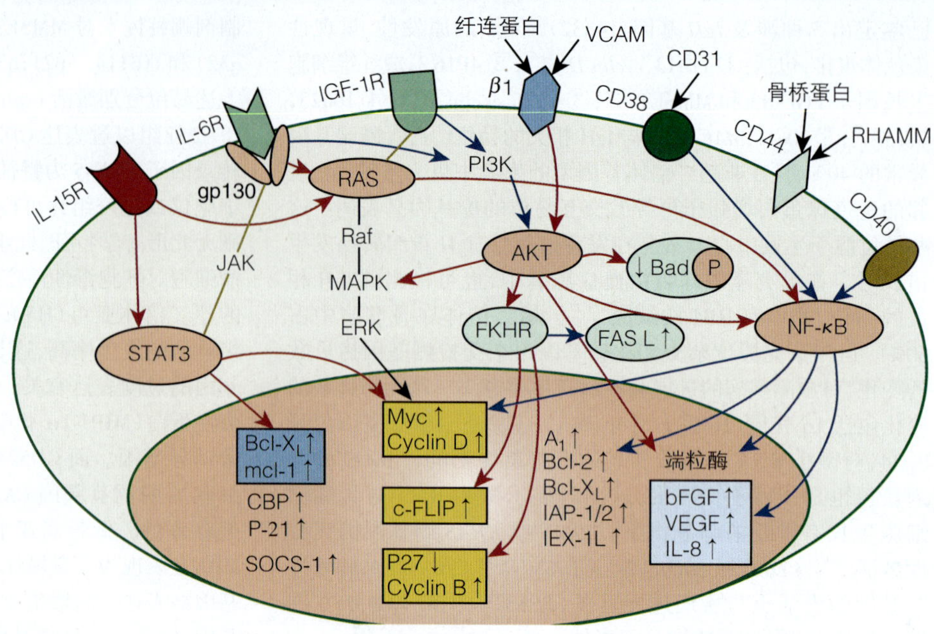

图 109-3　微环境产生的细胞因子可与骨髓瘤细胞受体结合，促进骨髓瘤细胞的存活和增殖。bFGF，碱性纤维母细胞生长因子；CRP，C 反应蛋白；ERK，细胞外受体激酶；gp130，糖蛋白 130；IAP，凋亡抑制剂；IEX，早期即刻反应基因 X-1；IGF，胰岛素样生长因子；IL，白介素；JAK，Janus 激酶；MAPK，丝裂原激活的蛋白激酶；NF-κB，核因子 -κB；PI3K，磷脂酰肌醇 3'- 激酶；RHAMM，透明质酸介导运动的受体；SOCS-1，细胞因子合成 1 抑制剂；VCAM，血管细胞黏附因子；VEGF，血管内皮生长因子。

■ 骨代谢

溶骨性骨病源于破骨细胞和成骨细胞数量和功能的失衡，约 70%~80% 患者最终会发生骨病，是进展性骨髓瘤的标志[144]。发生骨病的潜在机制包括：NF-κB 受体激活剂配体（RANKL）[145] 介导的破骨细胞前体细胞的活化、MIP-1α/β 趋化因子以及 IL-3 通路[146]。与骨髓瘤细胞接触后，基质细胞高表达 RANKL，而 RANKL 诱饵受体——骨保护素受抑，并经黏结蛋白聚糖介导，通过骨髓瘤细胞的内化作用使之失活（图 109-4）[147,148]。骨髓瘤细胞分泌的 MIP-1α 可直接促进破骨细胞前体细胞成熟为破骨细胞[149,150]，并进一步被基质细胞产生的 RANKL 激活（由 MIP-1α 诱导），

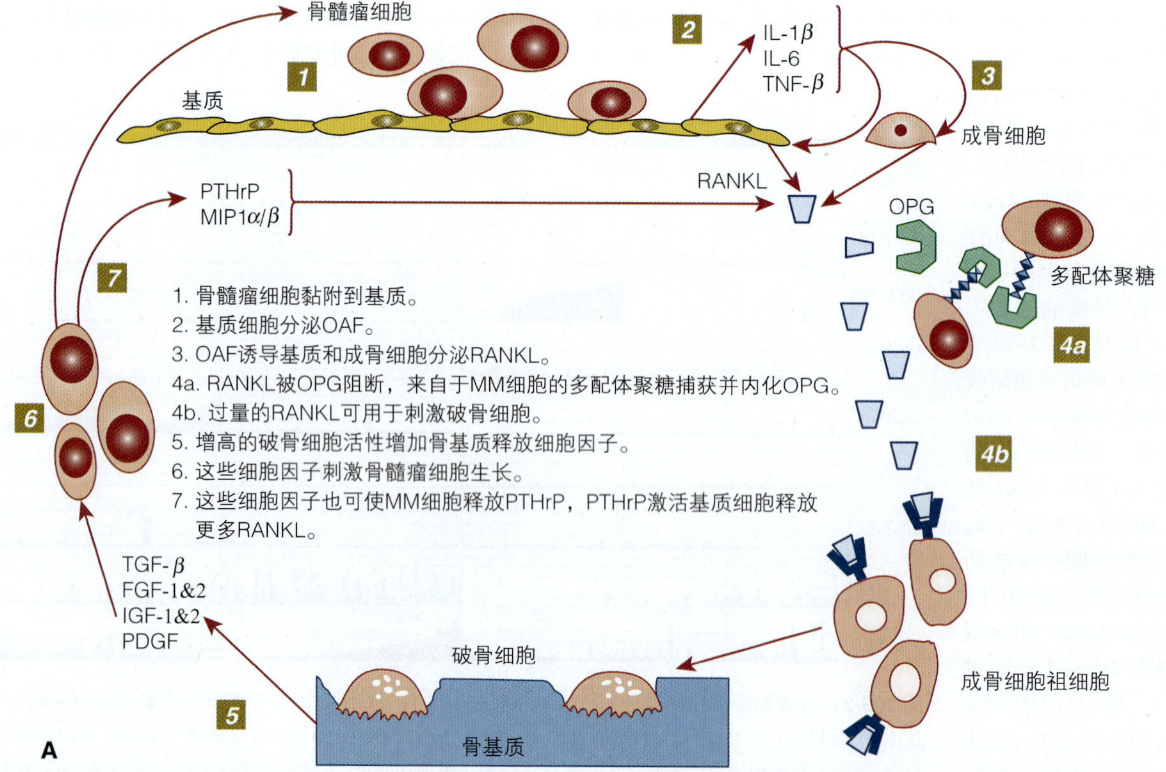

图 109-4　骨髓瘤中骨破坏的机制。A. 破骨细胞活化及间充质前体细胞向成熟成骨细胞分化受阻，骨破坏增加，形成减少，从而引起骨质的破坏。有新观点为骨髓微环境在骨髓瘤中作用的。

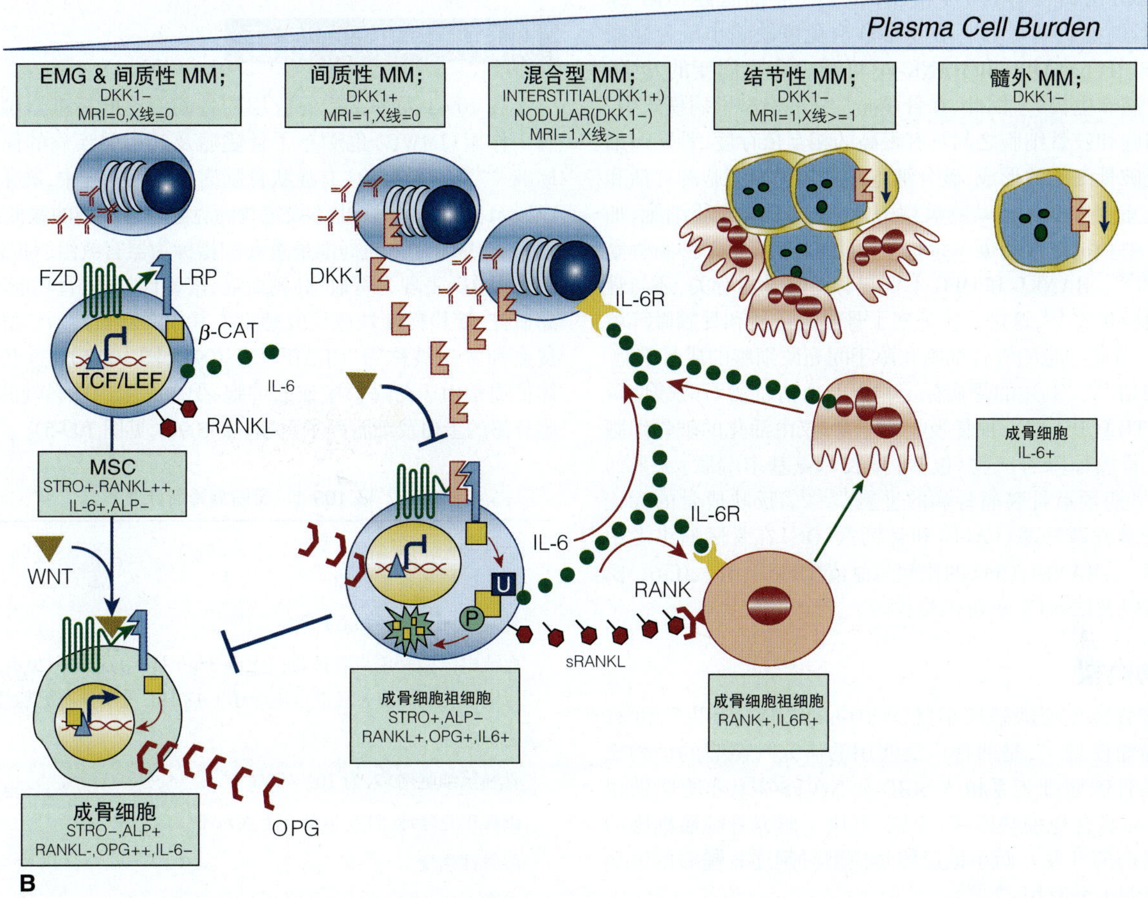

图 109-4(续) B. 骨髓瘤的自然病程中，某骨髓瘤亚型 DKK1 的表达与骨髓微环境密切作用的模型。在骨髓瘤早期阶段(图中疾病进展的方向为由左向右)，骨髓瘤浆细胞核蓝，胞质为紫色，呈弥漫间质性生长，MRI 或放射影像学手段检测不到骨病灶，骨髓瘤浆细胞也不表达 DKK1。间充质干细胞又称为骨髓基质细胞(MSCs)，以 STRO-1 阳性、IL-6 阳性、NF-κB 受体激活物配体(RANKL)阳性和碱性磷酸酶(ALP)阴性为特征。间充质干细胞表达 Wnt 受体 FZD 和 LRP5，通过稳定胞质 β-Catenin 对 Wnt 信号起反应，而 β-Catenin 移入核内后，可激活 TCF/LEF 转化因子，诱导靶基因表达，使 MSCs 分化为成熟成骨细胞。成骨细胞以 ALP 阳性、骨保护素阳性、STRO 阳性、RANKL 阴性和 IL-6 阴性为特征。随着疾病进展，骨髓瘤浆细胞开始合成 DKK1。DKK1 的活化机制不明。骨髓瘤产生的 DKK1 是 Wnt 信号通路的强抑制剂，可与 MSCs 上 LRP 共同受体结合，阻止 Wnt 信号传导，通过 GSK3B 磷酸化 β-Catenin，随后经泛素 - 蛋白酶体途径降解。Wnt 的拮抗信号可阻止 MSCs 终末分化为成骨细胞。Gregory 和他的同事已证实 DKK1 由 MSCs 产生，并诱导这些细胞重返细胞周期。骨髓瘤浆细胞产生的 DKK1 可能阻止 MSCs 分化，并诱导其增殖。骨髓瘤浆细胞通过 Wnt 通路诱导瘤细胞增殖。人们尚不清楚 DKK1 是否同样可下调浆细胞中 Wnt 信号传导，以及这是否会影响骨髓瘤细胞增殖。成骨细胞的前体细胞而不是成熟的成骨细胞，可产生大量的 RANKL，这提示在骨髓瘤患者中，DKK1 介导的成骨细胞分化受阻可导致 RANKL 显著升高。在此阶段，浆细胞呈间质性或混合间质性以及结节性生长，MRI 可发现局灶性病变。尽管间质性生长的浆细胞有 DKK1 的表达，但在局灶性病变的细胞中，用免疫组化方法难以检测到 DKK1 表达或表达显著降低。随着疾病的进一步进展，骨髓瘤浆细胞可由间质性生长为主(DKK1 阳性)转为结节性生长，大片浆细胞(DKK1 阴性)成簇，并表现出侵袭性形态学特征(高核质比以及明显的核仁)。从间质性转变为结节性生长过程中，伴随着 DKK1 表达的下调。不成熟成骨细胞和 MSCs 长期接触高水平 DKK1，可大量产生 RANKL 和 IL-6，使破骨细胞前体细胞向成熟破骨细胞分化，成熟破骨细胞也可分泌 IL-6。成骨细胞减少而破骨细胞增加，此时，放射影像学已可发现溶骨性病灶，且溶骨性病灶就位于结节性浆细胞瘤附近。这些结节中浆细胞 DKK1 表达减少，可能是由于与破骨细胞的直接接触。破骨细胞抑制骨髓瘤浆细胞表达 DKK1 的分子意义尚不明了。随着疾病的进展，间质性生长转为大结节性生长。在疾病终末期，浆细胞具有高增殖活性，并出现髓外浸润。各阶段骨髓瘤的髓外病灶中，浆细胞均不表达 DKK1。EMG，特发性单克隆丙种球蛋白病；FGF，成纤维细胞生长因子；IGF，胰岛素样生长因子；IL，白细胞介素；OAF，破骨细胞激活因子；OPG，骨保护素；PDGF，血小板衍生生长因子；PTHrP，甲状旁腺素相关蛋白；TGF，转化生长因子；TNF，肿瘤坏死因子。

促进骨的吸收[151,152]。骨髓瘤细胞产生的DKK1和FRZB可干扰WNT信号，抑制成骨细胞成熟，促进骨质的破坏[153]。

RANKL诱饵受体（OPG和RANK-Fc）可靶向RANKL途径，治疗骨髓瘤骨病[147,154]。在重症联合免疫缺陷小鼠骨髓瘤模型中（SCID-hu），OPG和RANK-Fc可减少溶骨病变的发生，并抑制骨髓瘤生长[147]。因此，在骨髓瘤骨病的新型发病模式中，骨髓瘤细胞和破骨细胞之间具有很高的相互依存度，骨髓瘤细胞可促进破骨细胞的形成，破骨细胞又对骨髓瘤细胞的存活和生长至关重要。在上述动物模型中，注射骨髓间充质细胞、加入DKK1中和抗体或转染Wnt3a，均可增加骨密度并抑制骨髓瘤生长[155-158]。RANKL和OPG不仅与骨髓瘤骨病有关，还与骨髓瘤的预后相关[159]，这进一步证实了骨髓瘤进展和骨髓微环境（尤其源于造血细胞的破骨细胞和源于间充质细胞的成骨细胞）的关系密切[160]。上述的骨病标记物以及血清抗酒石酸酸性磷酸酶5b（TRACP5b）（一种骨吸收标记物，仅由活化的破骨细胞产生[161]）、骨胶原降解产物（包括Ⅰ型胶原氨基末端肽）水平的增高，可早期预示骨髓瘤骨病的进展[162,163]。反映成骨的标记物——骨碱性磷酸酶（bALP）和骨钙素（OC）在骨髓瘤患者中表达受抑。s-RANKL/OPG的比例与血清TRACP-5b、IL-6、β_2微球蛋白以及尿NTX密切相关[159]。

■ 动物模型

重症联合免疫缺陷病小鼠（SCID-hu/SCID-rab）[164,165]和5T小鼠骨髓瘤模型[166]，是两种广泛使用的研究骨髓瘤的动物模型。将人骨髓瘤细胞系植入SCID和NOD/SCID（非肥胖糖尿病型/重症联合免疫缺陷病）小鼠，可用于研究骨髓瘤细胞的归巢和新药的开发。而小鼠遗传学模型对阐述骨髓瘤的发病和进展机制十分有用[168,169]。

SCID-hu/SCID-rab小鼠模型为人原代骨髓瘤细胞的生长和扩增提供了微环境支持。将原代骨髓瘤细胞植入人胎骨（SCID-hu小鼠模型）或兔骨（SCID-rab小鼠模型）的SCID小鼠，可出现骨髓瘤特征性的临床表现，包括循环单克隆免疫球蛋白升高、溶骨病变、病灶附近的成骨受抑以及出现新生血管。在人/兔SCID小鼠模型中，原代骨髓瘤细胞只能生长在移植骨中，而源自髓外病变患者的骨髓瘤细胞则可在移植骨的外层生长。

目前SCID-hu/SCID-rab动物模型主要用于研究骨髓瘤重要的生物学问题以及新型靶向制剂的研发：①$CD138^+CD45^-$或$CD138^+$表型的成熟骨髓瘤细胞保留自我更新能力和移植潜能[161,165]；②通过阻断破骨因子RANKL的活性，揭示了源于髓内的骨髓瘤细胞的生长依赖于破骨细胞活性和骨髓微环境，髓外病灶瘤细胞的生长则无此依赖性[170]；③骨髓瘤生长和骨质破坏的关系密切；④靶向骨髓微环境（如破骨细胞、成骨细胞和内皮细胞）的药物，如双磷酸盐、沙利度胺和硼替佐咪，对骨髓瘤细胞生长具有抑制作用[170-172]；⑤运用药理学方法，活化经典Wnt信号通路，在抑制溶骨并促进成骨的同时，也抑制骨髓瘤生长，从而揭示了Wnt信号通路在骨髓瘤发病机制中的重要作用[155,158]；⑥SCID-hu模型中，针对骨髓瘤特定的生长和存活因子的靶向治疗，如靶向APRIL（一种增殖诱导配体）、成纤维细胞活化蛋白（FAP）[174]和黏结蛋白聚糖-1[175]，可抑制骨髓瘤细胞的生长。

在5T小鼠骨髓瘤模型中[176-178]，上述部分结果也具有可重复性，如骨髓瘤生长与新生血管及破骨细胞的关系[179-182]。在SCID-hu/SCID-rab动物模型中，不同患者的骨髓瘤细胞对治疗的反应不同，这反映了骨髓瘤的异质性，也说明动物模型对于研究重要的生物学问题以及骨髓瘤新药的研发十分重要。

临床和实验室特征

表109-1列举了广泛应用的骨髓瘤诊断标准。国际骨髓瘤工作组（IMWG）也颁布了骨髓瘤及其相关疾病的简化分类标准[183-185]。在IMWG有症状骨髓瘤的诊断标准中，既未设定血或尿M蛋白的水平，也不设定骨髓克隆性浆细胞的最低比例（表109-2）。IMWG诊断标准最重要的指标为器官或组织损伤（终末器官损伤），表现为贫血、高钙血症、溶骨性损伤、肾功能不全、高黏血症、淀粉样变性或反复感染。其中高钙血症、肾功能不全、贫血和骨病被称为"CRAB"（表109-3，图109-5）。这些症状和体征通常由于荷瘤效应或瘤细胞、受瘤细胞产物影响的正常细胞分泌的蛋白及细胞因子引起（表109-4，见图109-5）。

表109-1　骨髓瘤诊断标准＊

主要标准
组织活检为浆细胞瘤
骨髓浆细胞增多，超过30%
血清电泳检测单克隆球蛋白大于35g/L（IgG）或大于20g/L（IgA）；尿电泳检测κ或λ轻链分泌大于1.0g/24h，且不伴有淀粉样变性。
次要标准
骨髓浆细胞增多，为10%~30%
出现单克隆球蛋白，但低于上述水平
溶骨性病变
正常IgM < 0.5g/L，IgA < 1g/L，IgG < 6g/L

＊浆细胞骨髓瘤的诊断需要：满足至少一条主要标准和一条次要标准时；或在有症状的侵袭性患者中，至少满足三条次要标准。当出现以下非特异症状时，特别是新近出现的症状，支持浆细胞骨髓瘤诊断，如贫血、高钙血症、氮质血症、骨质脱钙或低白蛋白血症。

表109-2　骨髓瘤分类简化标准

血清和（或）尿液中出现M蛋白
骨髓（克隆性）浆细胞＊或浆细胞瘤
相关器官或组织损伤（ROTI），终末器官损伤，包括骨病灶

＊使用流式细胞仪可发现大多数浆细胞（超过90%）具有"肿瘤"性表型。

注：部分伴有相关器官或组织损伤的患者可能无症状。

表109-3　需治疗的骨髓瘤的诊断标准

血和（或）尿中出现单克隆免疫球蛋白＊，加上骨髓中出现克隆细胞和（或）克隆性浆细胞瘤，加上以下一条或多条＊＊：
钙离子水平升高（ > 2.65mmol/L）
肾功能不全（肌酐水平 > 117μmol/L或更高）
贫血（血红蛋白 < 100g/L或低于正常值20g/L）
骨病（溶骨病变或骨质减少）

＊对于无法检测到单克隆免疫球蛋白的患者，可用血清游离轻链比率异常代替。对无法检测到单克隆免疫球蛋白以及血清游离轻链比率正常的患者，骨髓克隆性浆细胞的基线比例必须大于10%。这些患者即"非分泌型骨髓瘤"。若浆细胞 > 30%和（或）出现骨髓瘤相关性骨病，同时，伴有经活检证实的淀粉样变性和（或）LCDD，则分别称为"骨髓瘤伴有可证实的淀粉样变性"或"骨髓瘤伴有可证实的LCDD"。

＊＊必须与潜在的骨髓瘤相关。

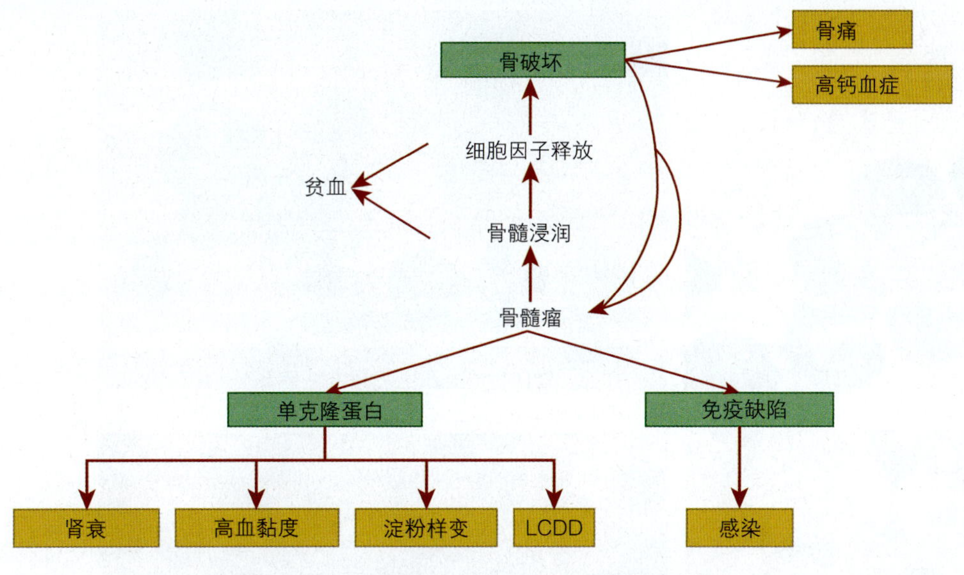

图 109-5 骨髓瘤的临床表现。LCDD，轻链沉积病。

常辅助细胞和（或）骨髓瘤细胞产生大量的 IL-6，诱导肝脏产生更多的铁调节肽，阻止巨噬细胞铁的释放以及小肠对铁的吸收，也可能是导致贫血的原因[190]。

即使瘤细胞广泛浸润骨髓，在疾病早期血小板减少也少见[191]。这可能与 IL-6 的促血小板生成作用有关[192]。但在治疗后或通过自身免疫机制（自身免疫机制也会引起贫血或因子Ⅷ缺乏[193-195]）可能会导致血小板减少。对于长期使用烷化剂的患者，应考虑可能伴发骨髓增生异常综合征。

据报道，分别有 15% 和超过 30% 的 IgG 型、IgA 型骨髓瘤患者发生出血[196,197]。在凝血的过程中，骨髓瘤蛋白的抗体片段（Fab）可能与纤维蛋白结合，阻止纤维蛋白的聚集。这可能是骨髓瘤最常见的凝血障碍[198]。对于原发性淀粉样变患者，出血还可能与微循环缺氧和血栓形成、外周血管淀粉样变和（或）获得性凝血病[199]（如Ⅹ因子缺乏）有关。与系统性轻链淀粉样变性（AL）相关的Ⅹ因子缺乏，在体外并未检测到明显的Ⅹ因子抑制剂（参见第 110 章）[200]。由于淀粉样物质可能沉积于脾脏，当出现血小板增多症时，应警惕脾功能减退。由于免疫球蛋白增多、获得性蛋白 C 抵抗增强和促炎因子合成增加（如 IL-6）引起的纤维蛋白溶解和纤维蛋白结构缺陷，会导致高凝状态的发生。据报道，狼疮抗凝物质与骨髓瘤有关，但狼疮抗凝物质与单克隆免疫球蛋白的直接关系尚未证实[201]。血栓栓塞性疾病与使用抗骨髓瘤新药沙利度胺和雷那度胺有关，尤其是合用糖皮质激素和（或）多柔比星的患者[202]。促红细胞生成素也是导致血栓栓塞性疾病的潜在危险因素。低分子量肝素、阿司匹林或足剂量华法林抗凝可显著降低血栓栓塞性疾病的发生，尤其是对治疗初期的高瘤负荷患者，更是如此[202]。

表 109-4 症状性骨髓瘤

症状和实验室特征	发生率（%）
骨痛（脊柱、胸骨，长骨较少见）	65
虚弱和疲劳	50
贫血	65
肾功能不全	20
高钙血症	20
标准电泳检测到血清单克隆免疫球蛋白峰	80
血或尿免疫固定电泳检测到单克隆免疫球蛋白峰	97
单克隆 IgG	50
单克隆 IgA	20
仅有单克隆轻链	20
尿单克隆轻链	75
骨髓浆细胞增多 > 10%	90

■ 血液学异常

骨髓浆细胞增多是最明显且最具有诊断意义的指标。在光学显微镜下，肿瘤性浆细胞（骨髓瘤细胞）形态学特征迥异。骨髓瘤细胞既可表现为正常浆细胞的形态，又可呈现为体积巨大、核仁明显、易于见到的双核或多核细胞，以及含免疫球蛋白结晶包涵体、Russell 小体或其他包涵体的异常细胞（图 109-6）。浆细胞占有核细胞的比例可从 8%~10% 的诊断下限高至骨髓标本几乎全为骨髓瘤细胞（图 109-6）。在不同部位的骨髓活检标本中，偶尔可发现浆细胞比例明显不一。2/3 以上的患者出现不同程度的贫血。

瘤细胞浸润骨髓是导致贫血的主要原因，贫血的程度与瘤负荷和骨髓的浸润程度有关。骨髓瘤细胞过度表达的 FAS 配体、MIP-1α 和 TNF 相关凋亡诱导配体可激活未成熟红细胞的死亡信号[186]。大多数患者出现与贫血程度不相符的低促红细胞生成素水平，在肾功能不全的患者中，促红细胞生成素水平更低[187]。异常的促红细胞生成素反应可能与某些细胞因子产物有关，如 IL-1 和 TNF-β[188]，或血黏度增高[189]。骨髓基质、正

■ 免疫球蛋白异常

采用免疫固定电泳，在大多数患者中可检测出骨髓瘤细胞分泌的单克隆免疫球蛋白。骨髓瘤细胞产生的免疫球蛋白具有独特型（参见第 77 章和第 107 章）[41]。约 60% 骨髓瘤患者可检得单克隆 IgG（通常 > 35g/L），20% 为单克隆 IgA（通常 > 20g/L），20% 只有单克隆免疫球蛋白轻链。IgG 型、IgA 型，尤其 IgD 型骨髓瘤可伴有过量的尿轻链蛋白。

非分泌型骨髓瘤较为少见，尽管大多数患者瘤细胞的胞质存在免疫球蛋白，但在血清中无法检测到。单克隆 IgD、IgE、IgM 或两种克隆以上的骨髓瘤罕见。由于 80% 的 IgD 型骨髓瘤的轻链为 λ 型，当血清单克隆免疫球蛋白很低，同时伴有过量的血清 λ 轻链和轻链蛋白尿时，应警惕是否为 IgD 型骨髓瘤。正常免疫球蛋白受抑是有症状骨髓瘤的典型表现[203]。即使是轻链型、非分泌型、IgD 或 IgE 型骨髓瘤，其多克隆血清 IgG、IgA 和 IgM 也常常低于正常水平。

得益于血清 κ、λ 游离轻链的定量检测方法，在曾被诊断为非分泌型骨髓瘤患者中，约 1/2 到 2/3 的患者得以重新分型，

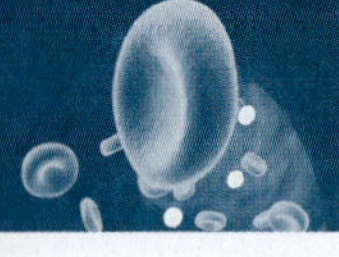

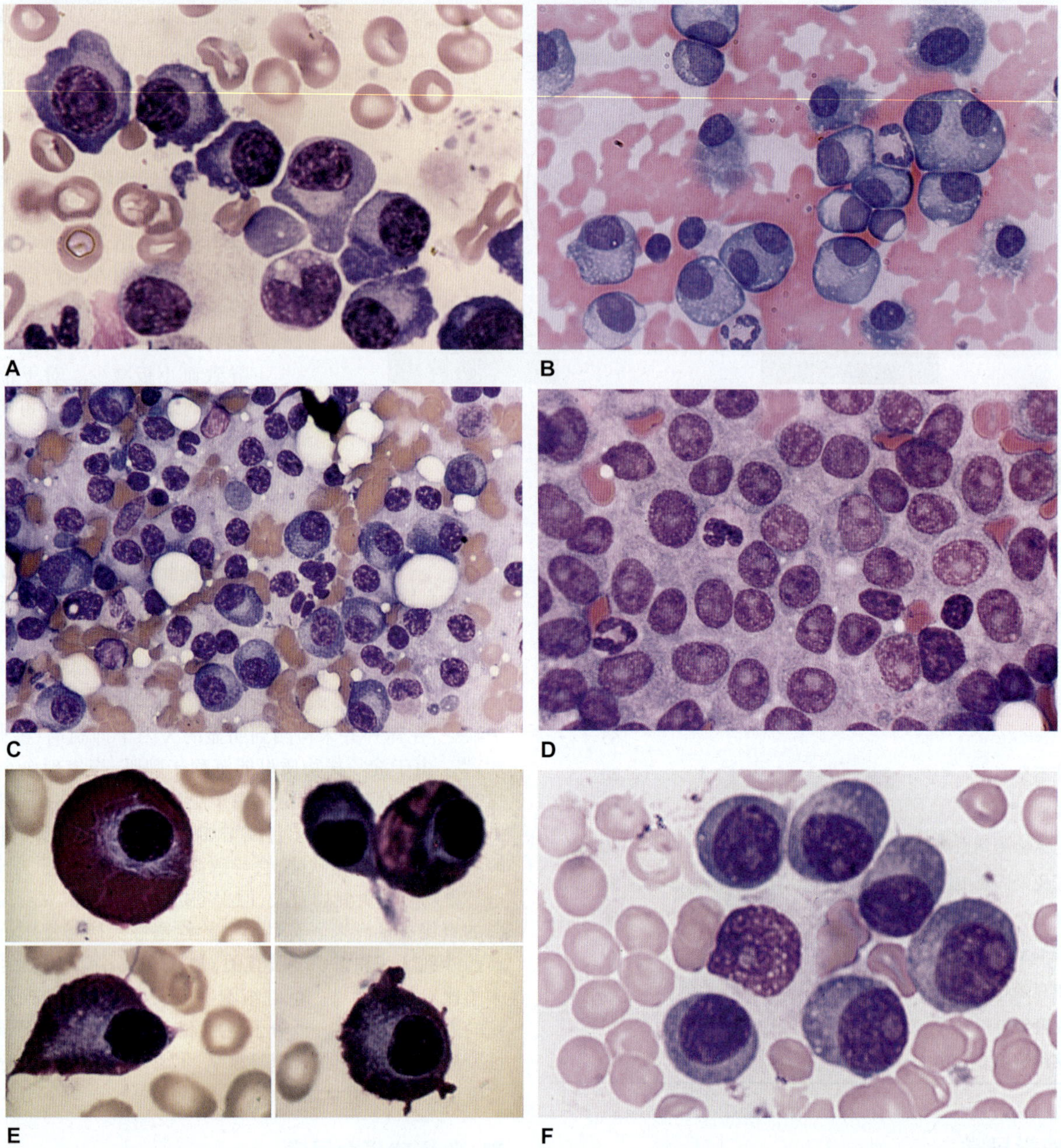

图 109-6　骨髓瘤的骨髓和血液涂片。A. 骨髓涂片。肿瘤性浆细胞(骨髓瘤)浸润。总体来讲,这些细胞在外观上与正常浆细胞相似,伴有特征性的核质比,核染色质短粗块状,胞质强嗜碱性,以及明显的核窝或核周淡染区(高尔基体区)。B. 骨髓涂片。恶性浆细胞浸润,核体积巨大,伴有双核。C. 骨髓活检印片。大量的瘤样浆细胞。D. 骨髓涂片。伴有明显大核仁的原浆细胞大量浸润。E. 骨髓涂片。"火焰状"浆细胞伴红紫色胞质染色,常见于 IgA 型骨髓瘤细胞。F. 血涂片。浆细胞白血病。血中原浆细胞显著增多。

这种检测方法也可用于疗效评估[204,205]。使用基于抗体方法的血清游离轻链技术,可以检测出过去无法识别的隐蔽的轻链决定簇(图 109-7)。游离轻链的半衰期为 2~4 小时,因此可在治疗后的几天内进行疗效评估。完整免疫球蛋白的半衰期为 17~21 天,出现明显反应的时间也更长。

血清游离轻链基线值有预后价值,因为高水平的游离轻链反映了更高的肿瘤负荷,或与 IgH 易位有关[206-208]。伴有高水平游离轻链的意义未明的单克隆免疫球蛋白血症、冒烟型骨髓瘤患者,进展为症状型骨髓瘤的比例更高[209,210]。对于基线游离轻链水平较高的患者,即使获得较高的接近完全缓解率(n-CR),其总生存期和无事件生存期也更短。治疗后游离轻链下降迅速者的总生存和无事件生存也更差,这可能反映了骨髓瘤细胞具有高增殖能力,容易被联合化疗快速杀灭。此种侵袭性骨髓瘤以瘤细胞的高增殖活性为特征,尽管起效迅速,但易于导致早期复发和疾病相关性死亡[208]。在国际统一疗效标准中,κ 和 λ 轻链比率用于判断严格意义的完全缓解(sCR)[211]。

对纳入全程治疗 1、2、3 所有患者的多因素分析结果表明,IgA 同种型是不良预后因素。IgD 对预后的影响具有临界的统计学意义,这可能与其发病率低有关。其他不良预后因素包括:血清 β_2M、LDH 水平(反映肿瘤负荷)、中期分裂象细胞遗传学异常,以及在基因表达谱分析中具有较高侵袭性和高增殖活性的亚组[212]。

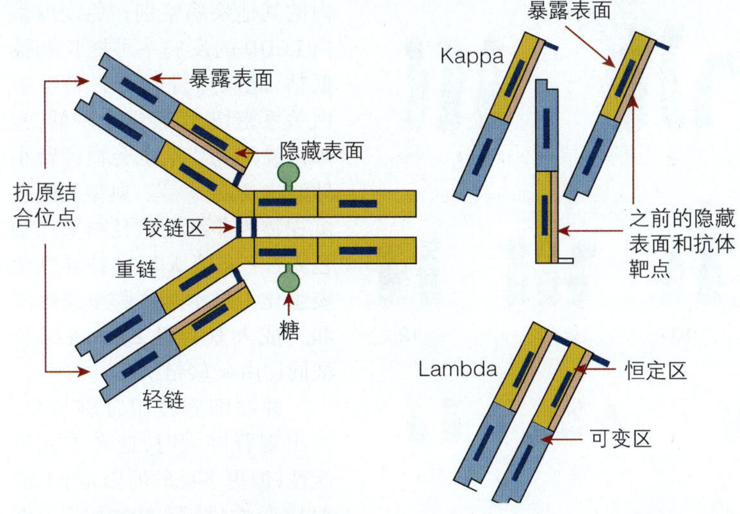

图 109-7 游离轻链的检测原理。抗体分子由轻链和重链组成。游离轻链检测可通过免疫学方法识别隐藏的抗原表面(红色)。

■ 骨髓表现

对个体患者而言,骨髓瘤细胞可表现为均匀散在(弥漫浸润)或灶性分布(如局灶性 / 结节性浸润)。但通常情况下,不同部位采集的骨髓标本,骨髓瘤细胞的比例变化较大,上述骨髓瘤细胞的分布模式也可混合存在[213,214]。多发性浆细胞瘤患者,如巨灶性骨髓瘤,其随机采集的骨髓穿刺和活检样本可无异常发现。从细胞学角度讲,骨髓瘤细胞主要由不同成熟程度的浆细胞组成[215,216]。低度恶性的细胞在形态学上通常与正常浆细胞相似,伴有块状染色质、核偏位以及核周凹陷。侵袭性骨髓瘤细胞表现为细胞核居中的大细胞,核染色质疏松并有明显的核孔,提示转录活性较高。在浆母细胞性骨髓瘤中,这类细胞占绝大多数,反映出较高的有丝分裂能力。

破骨细胞通常增多,成骨细胞减少。淀粉样沉积物在刚果红染色后可呈弥漫或局灶分布,有时仅见于血管周围[217-219]。运用 CD131 或 CD34 单抗可定量检测骨髓微血管密度。烷化剂具有潜在的致白血病作用,长期接受烷化剂治疗,如美法仑或亚硝脲,可出现继发性骨髓异常增生,但在老年人群中,骨髓异常增生综合征也可伴发于骨髓瘤(见第 88 章)[220,221]。对于骨髓增生活跃伴全血细胞减少的患者,应鼓励进行细胞遗传学和间期 FISH 检查,以明确是否存在与治疗相关性骨髓增生异常综合征有关的遗传学异常,如 -5,5q-,-7,7q-,t(1;7)(q10;p10),+8,20q-,以及由拓扑异构酶Ⅱ抑制剂诱发的涉及 11q23 或 21q22 的异常[222]。

高发生率的非整倍体 DNA 和普遍存在的轻链限制性是骨髓瘤的特征,借助双色流式细胞仪技术,用碘化丙啶着色核 DNA 和抗 -κ、抗 -λ 轻链抗体标记胞质免疫球蛋白,可用于骨髓浸润的定量分析(图 109-8)[223]。

流式细胞仪检测到的典型成熟浆细胞表型为 CD138$^+$ CD45^{-}[112,224],常同时表达 CD56$^+$(神经细胞黏附分子)[225,226]。不到 20% 的患者表达 CD20$^+$ 或 D117$^+$(KIT)[227],但对利妥昔单抗或伊马替尼的靶向治疗无效。鉴于流式细胞仪技术的高敏感性,可用来检测、定量微小残留病变,敏感性可达到在每 10 000~100 000 个细胞中,检测出 1 个骨髓瘤细胞的水平[228]。

采用中期细胞遗传学方法,可发现约 1/3 新诊断的骨髓瘤患者伴有细胞遗传学的异常,这些患者的预后较差。与超二倍体核型相比,低二倍体和 1 号染色体异常患者的预后更差(图 109-9)[229-235]。对于与不良预后相关的 13 号染色体[236-238]和 *P*53 缺失[89],间期 FISH 的检测率更高。然而,综合分析中期核型检测结果,FISH 确定的 13 号染色体缺失与预后的关系尚不明了[239]。

对大多数骨髓瘤而言,成熟浆细胞是主要的肿瘤细胞,因此,处于细胞周期的细胞比例通常很低[101,240-243]。采用氚化胸腺嘧啶或溴脱氧尿苷技术,测得的浆细胞标记指数平均为 0.5%。只有不到 5% 的骨髓瘤患者浆细胞标记指数大于 5%[244,245]。浆细胞溴脱氧尿苷标记指数已成为骨髓瘤患者一项重要的预后指标。初诊时浆细胞标记指数大于 0.5% 的患者,其无事件生存期和总生存期显著缩短[246]。

■ 肾病

初诊时约 30%~50% 的骨髓瘤患者会出现不同类型的肾损伤,病程中接近 10% 的患者需接受血液透析治疗。管型肾病是骨髓瘤肾损害最常见的类型,也称作骨髓瘤肾。当超出肾小管的轻链吸收阈值时,轻链在远端肾小管与尿调节素(Tamm-Horsfall 蛋白)结合形成管型,损害肾功能。管型阻塞远端肾小管以及部分髓袢升支,导致间质性肾炎的发生[247]。管型形成与轻链的合成速率直接相关,并且,尿总蛋白通常与分泌的轻链和(或)免疫球蛋白量相当。不同轻链的肾毒性差异显著(如 λ 型比 κ 型的肾毒性更高),部分患者仅分泌极少量的轻链,但在其他骨髓瘤症状出现之前,就已有肾功能的损害。

高钙血症是导致骨髓瘤肾病的第二大原因。高尿钙会引

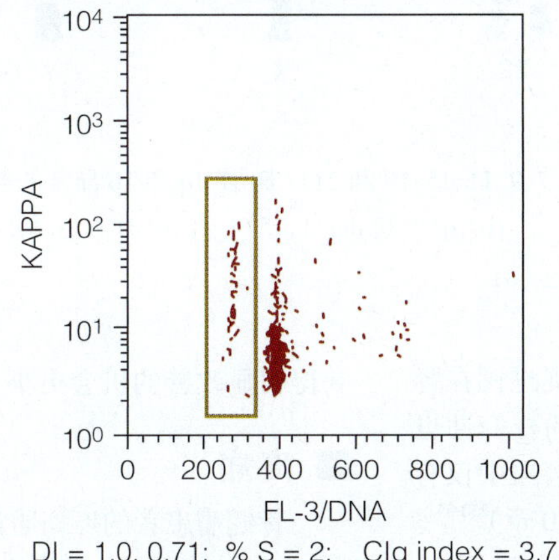

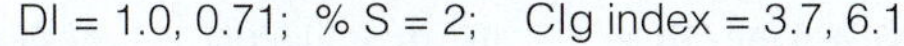

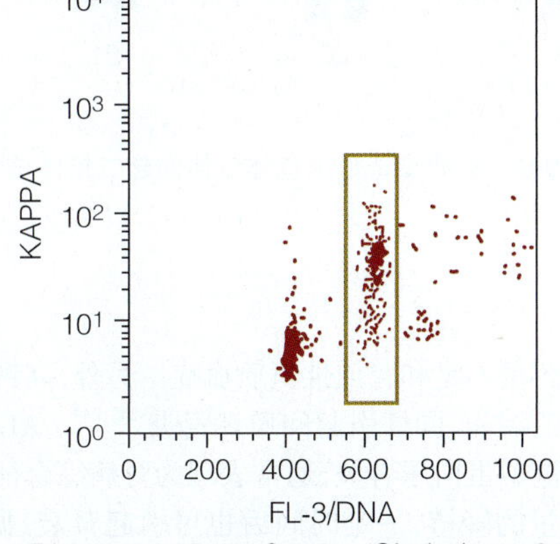

图 109-8 对两例骨髓瘤病例的核 DNA 成分(碘化丙啶)和胞质免疫球蛋白轻链成分(异硫氰酸荧光素标记的抗 κ 单克隆抗体)进行流式细胞仪分析。左图显示出现 κ 限制性亚二倍体克隆(DNA 指数为 0.71)。右图显示出现 κ 限制性超二倍体克隆(DNA 指数为 1.5)。

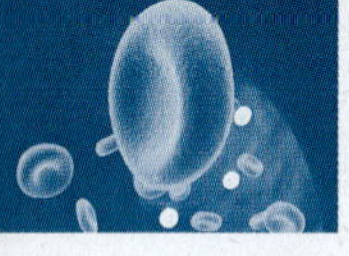

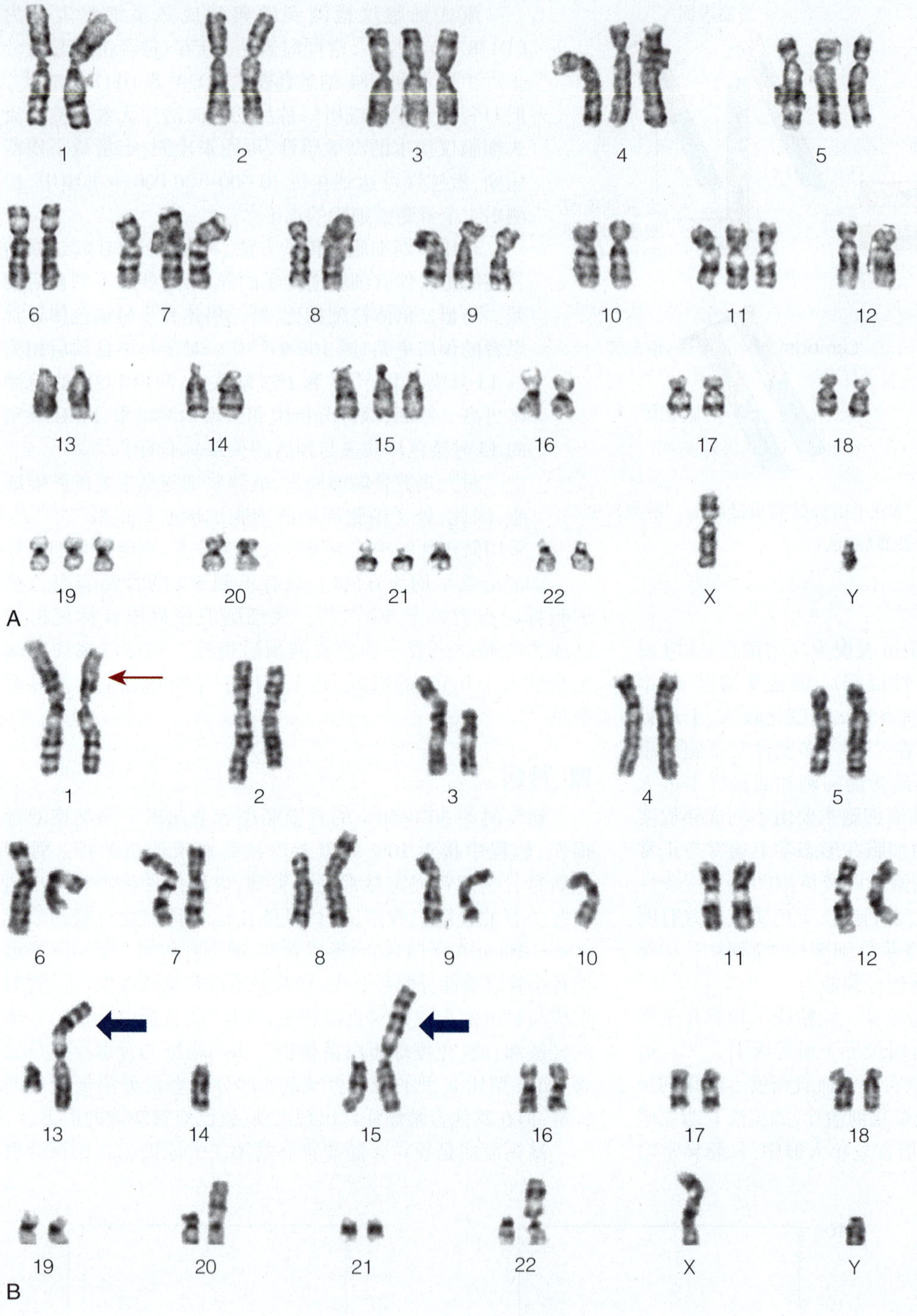

图 109-9　A. 典型奇数染色体三体的超二倍体核型(3、5、7、9、11、15、19 和 21)。B. 伴 1q 和 1p 异常的复杂亚二倍体核型。存在 del(1)(p11p12)以及涉及 der(1;13)(q10;q10)和 der(1;15)(q10;q10)的 1q 跳跃易位。

起血容量不足和肾前性氮质血症。另外,高钙血症促进钙在肾小管的沉积,同样引起间质性肾炎[248,249]。AL 型淀粉样变性也与轻链型蛋白尿有关,通常表现为肾病综合征。尽管尿中仅有极少量的轻链,一定时间后也可引起肾衰(见第 110 章)[250-252]。淀粉样沉积可发生于肾脏的各个部位,但主要为肾小球,可通过刚果红染色进行检测。与 κ 轻链型患者相比,λ 轻链更容易发生 AL 淀粉样变性,λ 轻链可变区属于 λ 第Ⅵ亚群的患者更是如此。骨髓瘤的肾病综合征尚需与包括肾静脉血栓在内的其他疾病鉴别。免疫球蛋白 LCDD 的发病率可能长期被低估,此病与骨髓瘤 κ 轻链蛋白关系密切,但轻链水平低,常难以检测到。这也会损害肾小球滤过功能[252,253]。典型的轻链沉积物为非纤毛状且刚果红染色阴性。κ 或 λ 轻链特异性免疫组化可显示基底膜呈线性浸润。成人获得性 Fanconi 综合征同样由 κ 轻链引起。

肿瘤细胞侵犯肾脏少见,当出现肾肿大时,应考虑此可能性,但更多见的原因是 AL 淀粉样变性(见第 110 章)[250]。促进骨髓瘤肾衰竭发病的其他因素包括:经常服用非甾体类抗炎药止痛、使用肾毒性抗炎药以及造影剂[254]。加重肾功能损害的另一原因是双磷酸盐治疗,当快速给药时更容易出现。因此,建议在使用双磷酸盐之前检测肾功能。非特异性蛋白尿(如白蛋白尿)的出现是肾衰竭的前兆。

肾活检有助于对骨髓瘤肾病类型做出精确诊断。活检标本应快速冷冻以利于免疫组化研究,以及电子显微镜检查和刚果红染色。

骨髓瘤肾损害以支持治疗为主,如水化,使用降钙素和缓慢输注单剂双磷酸盐以快速纠正高钙血症,并进行细胞毒化疗。血浆置换清除轻链的疗效尚有争议。新型透析过滤器可高效清除轻链,赋予了血液透析新的功能。

总体来讲,对于管型肾病引起的肾损伤,约有 50% 患者的肾功能可逆。肾功能不全诊断 6 个月后,获得改善的可能性较小。LCDD 和淀粉样变性导致的肾功能损害者,肾功能获得明显改善的机会更小。

■ 疼痛

骨髓瘤患者的疼痛通常源于骨质疏松部位的脊椎压缩性骨折,更多见的原因与溶骨性病灶有关,溶骨性损害也可导致长骨和肋骨的病理性骨折。局部疼痛也可能由肿瘤压迫脊髓和神经根引起。疼痛的程度也与淀粉样物质在不同解剖部位的沉积有关,如淀粉样物质在腕管综合征中沉积于正中神经鞘[255]。

■ 感染

骨髓瘤患者容易发生感染,感染也是导致死亡的首要原因。感染不仅与骨髓瘤本身的免疫功能障碍有关,同时也受到其他因素的影响,包括治疗方式和疗程(如细胞毒药物、糖皮质激素、自体/异体造血干细胞移植),年龄和伴随疾病。据报道,骨髓瘤患者的固有免疫和适应性免疫均存在广泛的异常[256]。低丙种球蛋白血症说明 $CD19^+$ B 淋巴细胞受抑,是患者对肺炎链球菌和流感嗜血杆菌等荚膜微生物易感。

骨髓瘤患者中易见的反复感染与细胞免疫功能缺陷有关[203,257,258]。树突状细胞是高度特异性的抗原提呈细胞,对诱导体液和细胞免疫极为重要(参见第19章)。骨髓瘤患者树突状细胞的功能异常,低表达重要的共刺激分子 B7.1,表现为未成熟型[259,260]。它们激活抗原特异性T细胞的能力和将个体独特型提呈给自体T细胞的能力均有下降[260]。这可能与骨髓瘤微环境中大量的细胞因子有关,包括转化生长因子(TGF)-β、IL-6 和 IL-10[259,260]。TGF-β 和 IL-10 可诱导抗原特异性T细胞耐受,并将免疫反应诱至无效的 Th-2 型。TGF-β 也可诱导免疫抑制性 Treg 细胞的产生[261]。骨髓瘤细胞的旁分泌和自分泌生长因子 IL-6,能抑制 $CD34^+$ 祖细胞向树突状细胞的分化[260]。骨髓瘤细胞脱落的 β_2-微球蛋白可反映肿瘤负荷,根据国际分期系统(ISS),伴有高水平 β_2-微球蛋白患者的预后不良。β_2-微球蛋白具有多种免疫抑制功能,包括使树突状细胞分泌 IL-2 减少,以及共刺激分子和黏附分子表达减少,这些都不利于诱导抗原特异性T细胞的产生[262]。树突状细胞还可能促进骨髓瘤的生长[263]。

T细胞功能异常包括 $CD4^+/CD8^+$ T细胞比值倒置,T细胞基因谱系严重受损,以及细胞内信号转导异常引起的T细胞活化受抑[264-266]。

感染的预防包括使用抗病毒药物,以阻止单纯疱疹病毒和水痘带状疱疹病毒的再激活。用氟喹诺酮、氟康唑预防细菌及真菌感染。$CD4^+$ T细胞计数持续低下的患者,应预防卡氏肺孢子虫。作为综合性预防措施,静脉输注免疫球蛋白并无益处。但用于预防反复细菌感染有效。疾控中心指南建议,免疫缺陷患者在冬季可服用奥司他韦预防流感。

■ 神经病变

神经系统的异常通常由骨髓瘤压迫脊髓或脑神经引起。多发性神经炎见于淀粉样物质在神经或血管周围发生沉积的患者[255],以及骨硬化型骨髓瘤患者。多发性神经炎还可作为 POEMS 综合征的一种临床表现(多发性神经病变、器官肿大、内分泌病变、单克隆丙种球蛋白和皮肤改变)[267,268]。导致 POEMS 综合征的体液和细胞免疫机制尚不明确,但血管内皮生长因子似乎具有重要的作用。

■ 高黏血症

不到10%的骨髓瘤患者会发生高黏血症[269-272]。尽管高黏血症在 Waldenström 巨球蛋白血症患者中更为多见(参见第111章)[273],但由于骨髓瘤的发病率是巨球蛋白血症的10倍以上,因此,在临床上见到的高黏血症多为骨髓瘤患者[199]。高黏血症的症状由循环障碍引起,可导致脑、肺、肾脏和其他器官功能不全。高黏血症患者容易发生出血。

虽然临床症状和相对血黏度普遍相关,但不同患者的血清免疫球蛋白水平和症状的关系并不恒定。这可能与不同免疫球蛋白分子的类别和亚类的生化属性有关(参见第77章)。IgA 分子倾向于形成多聚体,因此,与 IgG 型骨髓瘤相比,IgA 型更易出现高黏血症[272]。约1/4的 IgA 型骨髓瘤患者伴有高黏血症。在 IgG 型骨髓瘤中,IgG3 亚类者则更易发生此症[274]。

■ 髓外病变

骨髓瘤患者在初诊时很少以浆细胞白血病为表现(血中骨髓瘤细胞 > 2000/μl),但在终末期患者中,约有5%可表现为浆细胞白血病[275-278]。运用恰当的检测方法[如流式细胞仪测定 $CD138^+/CD45^-$ 或 DNA/胞质免疫球蛋白(cIg)],大多数患者的外周血中可检得低水平浆细胞。得益于大剂量美法仑和先进的挽救治疗,患者缓解时间延长的同时,也观察到更多类型的髓外病变。出现血清 LDH 升高时[279,280],应考虑可能出现内脏器官浸润,如肝脏、淋巴结、脾、肾、乳房、胸膜、脑膜及皮肤,并进一步通过 CT 或 PET 扫描确诊。在全程治疗3的临床试验中,在治疗前采用 PET-CT,对239患者进行全身扫描的结果表明,共14例患者出现髓外病变[281]。这些患者几乎都伴有复杂的遗传学异常、高肿瘤标记指数以及高度恶性的免疫母细胞形态改变[234]。

■ 脊髓压迫

脊髓压迫症的传统治疗为局部放疗和(或)椎板切除减压术。虽然局部放疗可能治愈真正意义上的孤立性浆细胞瘤,但局部放疗在脊髓压迫症中的疗效,尚有待于对长期随访结果和潜在病因的进一步分析。对于伴发于多发性骨髓瘤的脊髓压迫症患者,化疗方案包括大剂量地塞米松脉冲式治疗,联合口服地塞米松及每日1次的沙利度胺,以及持续4天输注顺铂、多柔比星、环磷酰胺、依托泊苷(DT PACE)。DT PACE 是一种有效的治疗方案。若一周内症状无缓解且 MRI 显示肿瘤无缩小,应辅以局部放疗。

若 MRI 检查未见浆细胞瘤浸润,脊髓压迫症由椎体骨折引起,放疗对这些患者可能无效,可实施椎板切除减压术。脊髓局部放疗的剂量不宜超过 30Gy,对肋骨骨折的患者不主张进行过多的局部放疗。

骨髓瘤患者初始评价

最简单的评估项目包括全血细胞计数、外周血涂片是否出现红细胞缗钱状排列以及循环中的骨髓瘤细胞,以及检测是否有高钙血症、肾功能不全,血清 β_2M、C反应蛋白以及 LDH 水平升高等(表109-5)。骨髓瘤蛋白研究包括血清蛋白电泳对血清蛋白电泳图案定量,联合免疫球蛋白水平浊度定量,血清游离轻链测定,24小时尿进行总尿蛋白定量以及确定具体的尿蛋白,如尿蛋白电泳检测轻链。尿中轻链又被称为本周蛋白,由英国生理学家化学家 Henry Bence Jones 的名字而来。在19世纪中期,他对一例疑似骨髓瘤病例的生化特征进行描述。1850年,William MacIntyre 医生报告中描述了一例“伴有尿液中出现动物有机物质的软和脆骨症”,被一致认为是首次对伴有骨髓和骨以及尿液发现的骨髓瘤病例报道。William MacIntyre 医生和他的同事 Watson 医生请 Bence Jones 进一步分析尿蛋白成分。William MacIntyre 和 Watson 在对该患者进行诊疗的过程中，发现其尿液中存在一种蛋白质，在酸性环境中加热后出现沉淀，煮沸后又溶解。Bence Jones 证实了他们的发现。直到 100 年之后，随着蛋白化学和免疫学研究发展到足够水平，人们认识到此蛋白为免疫球蛋白分子的单克隆 κ 或 λ 链。

表 109-5 多发性骨髓瘤的评估

全血计数和分类；血涂片检测
生化筛查，包括钙离子、肌酐、乳酸脱氢酶、BNP、前 BNP
β_2- 微球蛋白，C 反应蛋白
血清蛋白电泳、免疫固定电泳、免疫球蛋白定量、血清游离轻链
收集 24 小时尿进行电泳、免疫固定电泳、免疫球蛋白定量(包括轻链)
骨髓抽吸和环钻活检后进行中期细胞遗传学、FISH、免疫表型分析；基因微阵列、浆细胞标记指数(根据具体情况)
骨扫描和 MRI；CT-PET(根据具体情况)
超声心动图检查，评估心脏舒张功能以及室间隔厚度；EKG

可使用血清和尿液免疫固定技术以确定免疫球蛋白重链和轻链同种型。血清游离轻链测定对于浆细胞单克隆免疫球蛋白患者和仅伴有轻链蛋白尿的患者的监测以及可能被误认为是非分泌型骨髓瘤患者的诊断和监测有重要作用。骨髓抽吸和活检应包括遗传学研究(FISH，细胞遗传学和基因表达图谱)、流式细胞仪、cIgDNA 和浆细胞标记指数。放射学检查常包括全身骨扫描以检测脊柱压迫性骨折、骨质减少以及长骨和骨盆的先兆骨折。MRI 和 CT-PET 比放射线骨检查更敏感，能更早发现骨病，骨病变程度以及髓外疾病。MRI 和 CT-PET 检查结果均对提示预后有重要意义[281,282]。使用超声心动图和心电图进行心脏评估有助于发现心脏淀粉样变和(或)早期轻链沉积病(LCDD)。在某些筛选出的病例中，心脏 MRI 可有助于显示心肌浸润。测量脑钠肽和 B 型钠尿肽前体 N 末端是检测由淀粉样变或 LCDD 引起的心肌功能障碍的有效筛查检测方法。

■ 分期

Salmon-Durie 分期系统已使用超过 30 年，但正在被一种能更好反应骨髓瘤生物特性的新分期系统所替代[283]。S-D 系统将骨髓瘤细胞团块与骨病程度、血红素、钙离子以及血清和尿液单克隆免疫球蛋白水平关联起来(表 109-6)。然而，使用全身骨扫描检测骨髓瘤骨病依赖于观察者的经验并有潜在的主观性。

美国西南肿瘤工作组引入 ISS(国际分期标准)。ISS 基于两种易获得的参数：血清 β_2- 微球蛋白和白蛋白，分为 3 期。Ⅰ期定义为 β_2- 微球蛋白 < 3.5mg/L 且白蛋白≥35g/L；Ⅲ期定义为 β_2- 微球蛋白≥5.5mg/L[284]；其余归为Ⅱ期。β_2- 微球蛋白与肿物和肾功能损伤有关，低水平白蛋白反映了在肝脏骨髓瘤微环境下产生的 IL-6 的作用[285-287]。对超过 11 000 名接受标准治疗或 auto-HSCT 后美法仑大剂量化疗的患者进行分析，发现不同 ISS 分期对预后有提示作用(表 109-7，图 109-10)。ISS 的一项不足为它并没有涉及细胞遗传学问题。

表 109-6 骨髓瘤肿物评估

Ⅰ. 高肿瘤负荷(Ⅲ期)(> 1.2×10^{12} 骨髓瘤细胞 /m^2)*
至少满足一项
A. 血红蛋白 < 85g/L，血细胞比容 <25%
B. 血清钙离子 > 12g/dl
C. 血或尿骨髓瘤蛋白水平高
1. IgG 峰值 > 70g/L
2. IgA 峰值 > 50g/L
3. 尿轻链 > 12g/24h
D. 骨骼检查发现 > 3 处骨病灶(不认可骨扫描结果)
Ⅱ. 低肿瘤负荷(Ⅰ期)(< 6.0×10^{12} 骨髓瘤细胞 /m^2)*
必须满足所有
A. 血红蛋白 > 100g/L 或血细胞比容 > 32%
B. 血清钙离子正常
C. 血或尿骨髓瘤蛋白量较低
1. IgG 峰值 < 50g/L
2. IgA 峰值 < 30g/L
3. 尿轻链 < 4g/24h
D. 无骨病灶或骨质疏松
Ⅲ. 中等高肿瘤负荷(Ⅱ期)[$(0.6\sim1.2) \times 10^{12}$ 骨髓瘤细胞 /m^2]*
不满足Ⅰ期和Ⅲ期的患者归于此类
A. 无肾衰竭(肌酐小于或等于 2mg/dl)
B. 肾衰竭(肌酐大于 2mg/dl)

* 肿瘤性浆细胞估计值。

表 109-7 国际分期系统(ISS)

Ⅰ期	28%	β_2M < 3.5 ALB≥35
Ⅱ期	39%	β_2M < 3.5 ALB < 35 或 β_2M 3.5~5.5
Ⅲ期	33%	β_2M > 5.5

%，骨髓瘤患者所占比重；ALB，血清白蛋白，g/L；β_2M，β_2- 微球蛋白，mg/L。

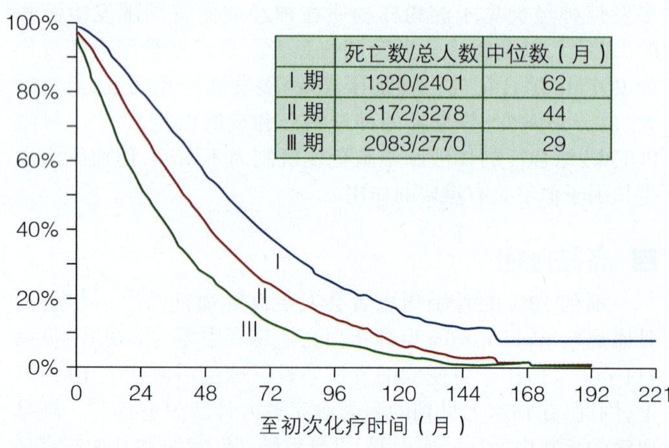

图 109-10 国际分期系统。初治骨髓瘤患者按 ISS 进行分期的生存曲线。

■ 预后

骨髓瘤的预后取决于3个因素：①宿主因素；②肿瘤生物学特征和肿瘤负荷；③治疗方法。如患者年龄偏大、有伴发疾病、体能状态（PS）不佳等会影响总体疗效，且增加治疗相关性疾病的患病率和死亡率。使用含新药的联合方案或将新药加入基于大剂量美法仑的自体造血干细胞移植（auto-HSCT），可克服某些不良预后因素。

细胞遗传学、基因表达谱以及影像学技术（MRI和CT-PET）的发展，使我们对肿瘤生物学有了更深入的了解。并且，与标准的预后相比，这些预后因素的意义更大。

鉴于骨髓瘤细胞增殖能力低下[241]，且瘤细胞增殖具有基质依赖性[288]，因此2/3的未治患者的中期细胞核型分析为正常2倍体，其实这些中期分裂象来源于正常的造血干细胞[289]。另1/3患者的骨髓瘤细胞，获得了不依赖于骨髓微环境的体外生长能力，因而预后不良[107]。抑制中期分裂象细胞遗传学异常细胞的生长，是获得长期生存的关键。预后不良的细胞遗传学异常包括低二倍体、13q-及17p13-（抑癌基因p53的位点）[229-235,290]。1q获得或1p缺失发生于1号染色体的串联重复和跳跃易位，代表了更具侵袭性和晚期的骨髓瘤[50,291-293]。40%的初诊患者伴有1q21的获得（1q21扩增），在复发患者中上升至70%，提示1q21扩增与骨髓瘤的进展关系密切。复发时$1q21^{+}$的细胞比例及基因拷贝数均有增加，提示耐药的发生具有基因-剂量效应（图109-11A）[294]。*CKS1B*基因位于1q21，控制细胞周期G1期向S期的转变，与auto-HSCT后较短的无进展生存时间有关[295,296]。低二倍体和高β_2-微球蛋白水平可用于界定预后不良的患者群体[233,238]。相比之下，超二倍体约占细胞遗传学异常患者的1/2，表现为非随机获得3、5、7、9、11、15、19号染色体，这些患者对化疗敏感，生存期更长。伴有t(11;14)的患者提示预后良好[297]。

间期FISH不依赖于细胞周期，对异常细胞的检出率可增加到80%~90%[51]。间期FISH也可用于检测细胞遗传学的缄默易位，如t(4;14)、t(14;16)、t(14;20)，还可对保存的样本进行检测。13q-对预后的不利影响源于与17p-和t(4;14)的高度

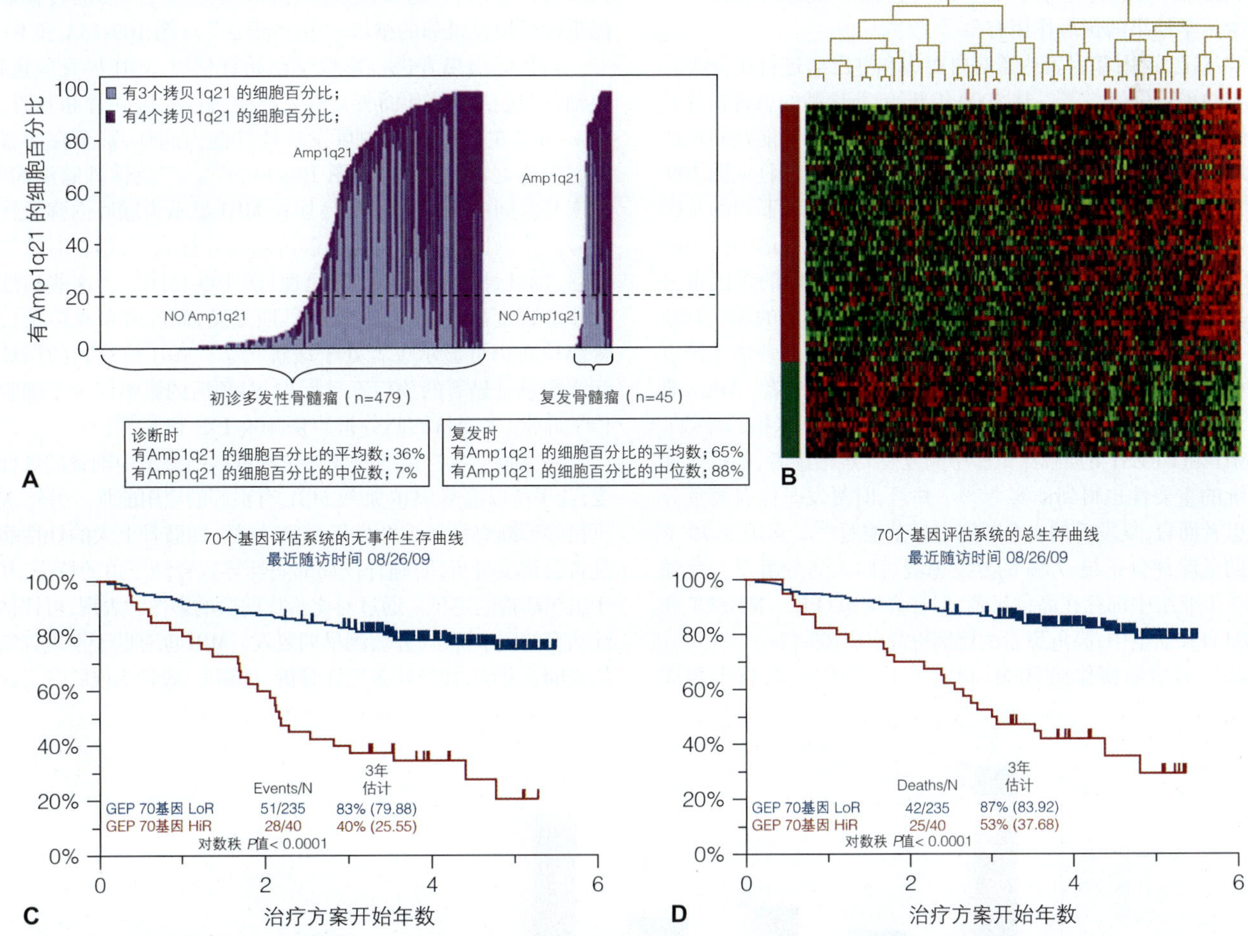

图109-11 A. 诊断和复发时伴Amp1q21的细胞比例。伴Amp1q21的细胞比例由Y轴的直方高度表示。在每个样本中，伴3种或3种以上的1q21拷贝的比例分别由蓝色和紫色标示。共有479例新诊断的多发性骨髓瘤和45例复发多发性骨髓瘤，按Amp1q21细胞比例由低向高在X轴上由左向右排列。诊断和复发时伴Amp1q21的平均/中位细胞比例分别为36%/65%和7%/88%。B. 351例新诊断患者中，其70个基因热图表达图谱高度相似。上方的红直方代表发生疾病相关性死亡的患者。左侧的红色条（表达上调）用于识别水平排列的51个基因，可鉴定出位于表达谱上1/4伴有疾病相关性早期死亡高风险的患者。绿色条（表达下调）用于识别水平排列的19个基因，可鉴定出位于表达谱下1/4伴有疾病相关性早期死亡高风险的患者。C. 全程治疗3中，经70个基因评估系统定义为低危的患者具有更长的OS。D. 全程治疗3中，经70个基因评估系统定义为低危的患者具有更长的EFS。

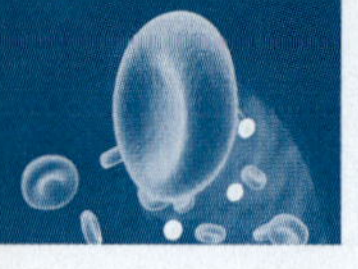

相关性[298]。ECOG 进行的 E9486/9487 临床试验中，接受常规化疗的患者可分为 3 个不同的预后组别：预后不良组伴有 t(4;14) 和(或)t(14;16) 和(或)17p-；中等预后组伴 13q-，并且无 t(4;14)、t(14;16) 和 17p-；预后良好组则伴有 t(11;14) 或不伴有任何异常[299]。17p-、t(4;14) 和 t(14;16) 对接受 auto-HSCT 的患者具有类似的预后价值[300-302]。IFM99 中近 1000 名患者的 FISH 检测结果显示[296]，13q-、t(4;14) 和 17p- 是 OS 以及 EFS 的不良预后因素。多因素分析提示，仅 17p- 和 t(4;14) 是 OS 和 EFS 的独立预后因素。对于不伴 t(4;14) 和 17p- 的患者，无论有无 13q-，OS 和 EFS 都相似。对于 ISS 各期患者，t(4;14) 和 17p- 的预后价值均得以体现。不伴 t(4;14) 和 17p- 且 $β_2$- 微球蛋白 < 4mg/L 的患者，4 年 OS 约为 83%，并可从序贯 auto-HSCT 中获益。与此相反，伴 t(4;14) 或 17p- 且 $β_2$- 微球蛋白 < 4mg/L 患者的预后不良，auto-HSCT 后的 OS 仅为 19 个月。对这些患者应考虑其他治疗措施。

上述资料提示，中期遗传学和 FISH 检测可界定出不适合 auto-HSCT 或标准治疗的患者。即使运用先进的细胞遗传学技术，个体患者的预后判断仍具有高度的不确定性。全程治疗 2 的资料显示，当危害比小于等于 2.0 时，标准预后因素和中期细胞遗传学结果的预后作用有限[53,303,304]。

临床上，运用基因表达谱对白血病和淋巴瘤进行亚分类具有重要的预后价值[305-309]。从 2000 年开始，新诊断的患者常规进行基因表达谱分析，并依据人类全基因组数据，有可能判断疾病的结局。已鉴定出 70 种与疾病相关的早期死亡基因(见图 109-11B)[310]。其中 30% 与 1 号染色体有关，表达上调和下调的基因分别定位于 1q 和 1p。计算得出的高危分数与较差的 OS、EFS 和 DOR(缓解持续时间) 相关。对两个患者资料库的多因素分析结果表明，此 70 个基因的危险评分系统具有重要的预后判断价值(见图 109-11C 和 D)。另一含 17 个基因的预后评估系统也具有相同的作用[310]。对于接受 auto-HSCT 的初诊患者、APEX Ⅲ期研究中的复发患者(比较硼替佐米与大剂量地塞米松的疗效)、SUMMIT 和 CREST Ⅱ期临床试验中的复发 / 难治患者，此危险评分系统的重要性也得到证实[311-313]。并且，对复发时伴有高危分数的患者而言，复发后的生存时间也显著缩短[212]。运用此 70 个基因的危险评分系统，75% 的复发患者可归入高危组[310]。骨髓瘤的 7 个亚组中都存在高危患者，但在高增殖(PR)、MMSET 和 MAF/MAFB 亚组中，高危患者的比例更高(图 109-12)。

法国骨髓瘤协作组(IFM) 制定了 15 基因模型，将细胞周期调控基因、DNA 复制修复基因和纺锤体组装基因表达上调者定义为高危患者，其 3 年 OS 为 43%[314]。而低危患者则具有异质性，或表现为超二倍体，低危患者的 3 年 OS 为 91%，显著优于高危组。将阿肯色大学医学中心的 17 基因评分系统与 IFM 的 15 基因评分系统进行比较，结果显示，前者能预测所有患者的预后(全程治疗 2、3，*n*=532；Mayo Clinic 的初诊患者，*n*=57；APEX 试验中的复发患者，*n*=264；IFM，*n*=250)，而后者对纳入全程治疗 2、3 的患者无预测价值。

在基因水平上，骨髓瘤是一种非常复杂的疾病，至少可分为 7 个亚组，且每个亚组又可再分为高危组和低危组。基因表达谱数据对如何评价将来临床试验的结果具有重要意义。在不久的将来，基因微阵列资料也可能为人们所用，并最终实现个体化的治疗理念。

■ 影像学研究

放射学研究应包括胸片，以明确心肺状态，以及包含肋骨和长骨在内的全骨骼系统检查。骨质至少丢失 50%~70% 时，X 线上才会出现溶骨性病灶，因此已是骨质破坏的晚期。CT 扫描时，这些病灶通常涉及髓腔，而其他恶性肿瘤的转移灶多侵犯椎弓根及毗邻的椎体(“椎弓根征”)(图 109-13A 和 B)。

对骨髓瘤患者进行影像学初始评估时，MRI 检查应包括：中轴骨(包括颅骨和面骨)、整个脊柱、骨盆、肩胛骨和胸骨，在 60%~70% 的初诊患者中可发现灶性髓内病灶，甚至在溶骨性损害发生之前就可出现(图 109-13C)[317]。广泛性骨髓浸润时，短恢复时间反转序列(STIR) 加权 MRI 显示为髓腔内弥漫性高信号。弥漫性高信号可掩盖髓内的局灶性病变，但在有效的治疗后，局灶性病变也可得以显现(图 109-13D)。当这些病灶在 MRI 上再度出现时，往往提示早期复发，而此时单克隆蛋白和骨髓检测仍可显示患者处于缓解状态。MRI 检测到的局灶性病变数量是显著的预后不良标志，对预后的影响仅次于细胞遗传学异常(多变量回归分析)(图 109-13E 和 F)[282]。

磁共振全身扩散加权成像技术可以凸显出中轴骨的灶性病变，几乎可以媲美 STIR 加权 MRI，有很好的应用前景。另外，MRI 可精确诊断脊柱压缩性骨折，判断脊柱、四肢骨上大的灶性病变是否会诱发骨折，明确脊柱局部病灶导致脊髓压迫的特征，并用于组织活检的定位。通过对比治疗前后的影像学表现，可评估局灶病变的缓解程度，并监测早期复发。MRI 也有助于发现骨髓瘤的晚期合并症，如脊柱多发性骨折、骨髓炎、股骨头或肱骨头缺血

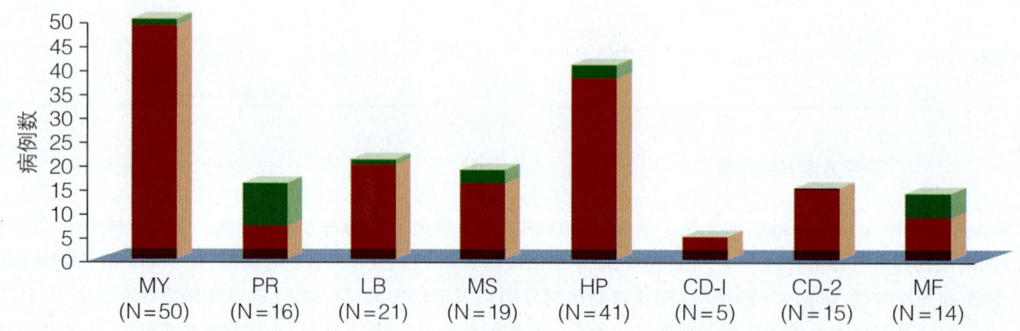

图 109-12　在所有骨髓瘤亚组中均存在经 70 个基因评估系统定义的高危患者。MY，髓系；PR，高增殖；LB，低骨病；MS，MMSET；HP，超二倍体；MF，c-MAF/MAFB。在 MF、PR 和 MS 亚组中高危患者更多。MAF，肌腱膜纤维肉瘤同源原癌基因；MAFB，肌腱膜纤维肉瘤同源原癌基因 B；MMSET，多发性骨髓瘤 SET 结构域。

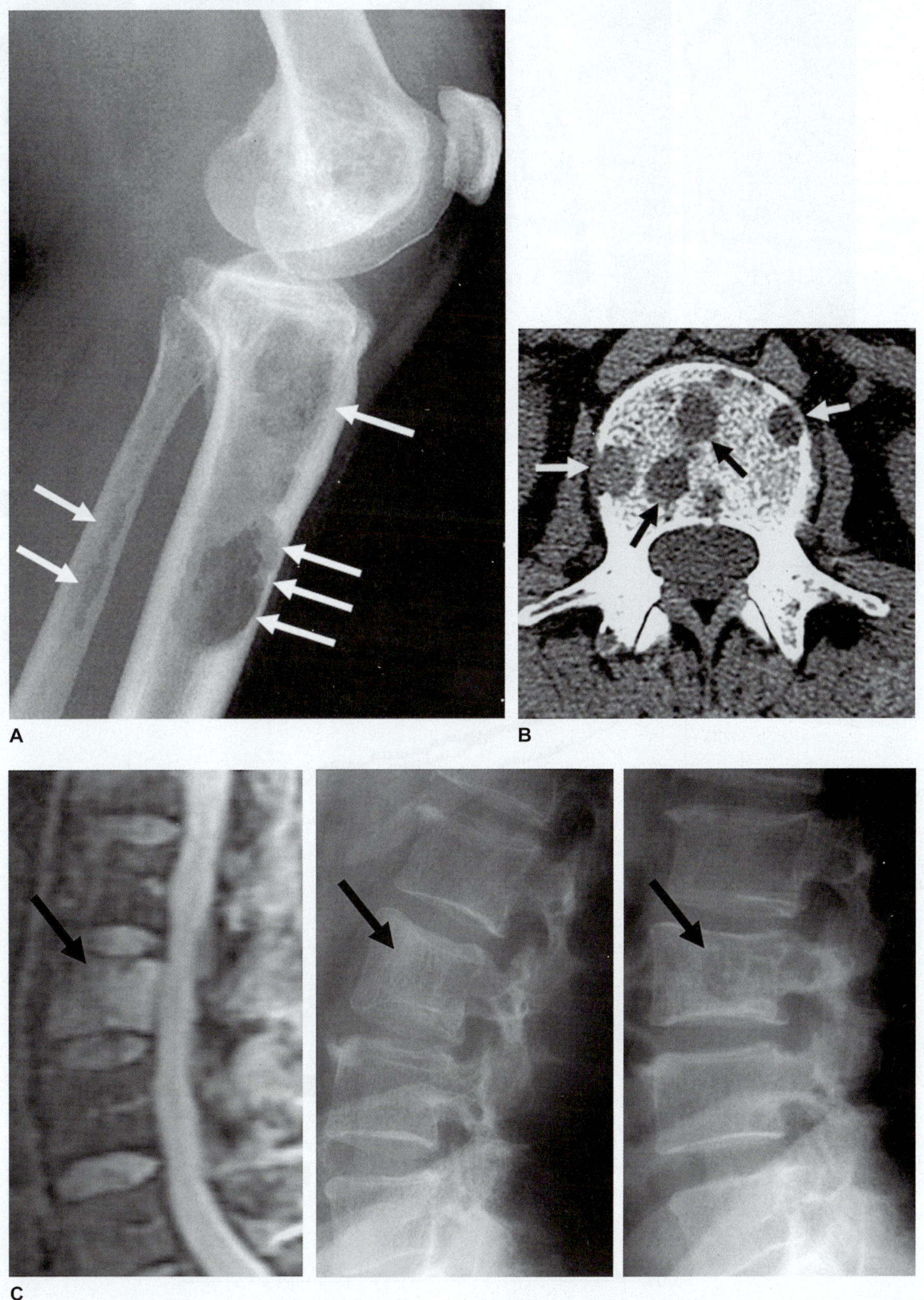

图 109-13 A. 胫、腓骨侧位片可见典型的局灶性溶骨病变(箭头)。B. 腰椎 CT 扫描显示椎体红髓腔内浸润灶。C. 在出现明显的放射学改变前数月,MRI 即可检测到髓内病灶。左图为 STIR- 加权 MRI,显示 L3 处局灶性病变;中间为同时拍摄的 X 线片,未见病灶;右侧为 1 年后的 X 线片,此时病灶可见。

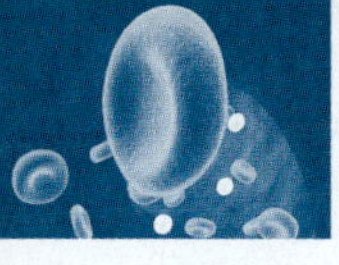

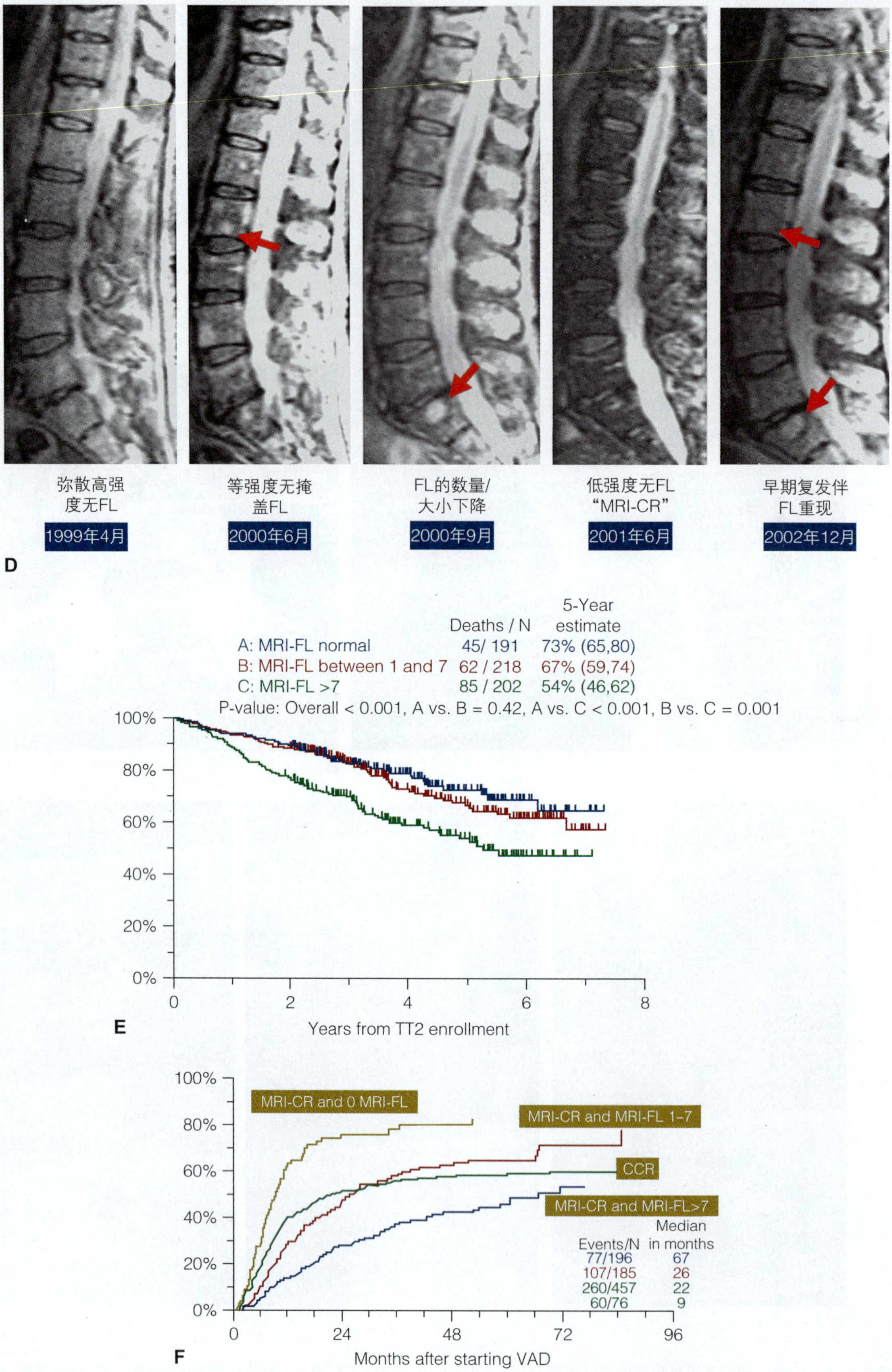

弥散高强度无FL
1999年4月

等强度无掩盖FL
2000年6月

FL的数量/大小下降
2000年9月

低强度无FL
"MRI-CR"
2001年6月

早期复发伴FL重现
2002年12月

D

	Deaths / N	5-Year estimate
A: MRI-FL normal	45/ 191	73% (65,80)
B: MRI-FL between 1 and 7	62 / 218	67% (59,74)
C: MRI-FL >7	85 / 202	54% (46,62)

P-value: Overall < 0.001, A vs. B = 0.42, A vs. C < 0.001, B vs. C = 0.001

Years from TT2 enrollment

E

MRI-CR and 0 MRI-FL
MRI-CR and MRI-FL 1-7
CCR
MRI-CR and MRI-FL>7

Events/N	Median in months
77/196	67
107/185	26
260/457	22
60/76	9

Months after starting VAD

F

图 109-13(续)　D. 治疗前 STIR- 加权 MRI 显示弥漫性强化。有效的治疗之后，局灶性病变显现出来，并逐渐缩少直至消失。最后一幅图显示局灶性病变再次出现，提示复发，而此时蛋白或骨髓尚未显示复发的证据。FL，局灶性病变；MRI-CR，磁共振成像 - 完全缓解。E. 全程治疗 2 的 OS 不仅仅受 MRI 定义的局灶性病变数量的不利影响。F. 对于具有 7 个以上 MRI 定义的局灶性病变的患者，获得 MRI 意义上的完全缓解所需的时间更长。CCR，临床完全缓解。

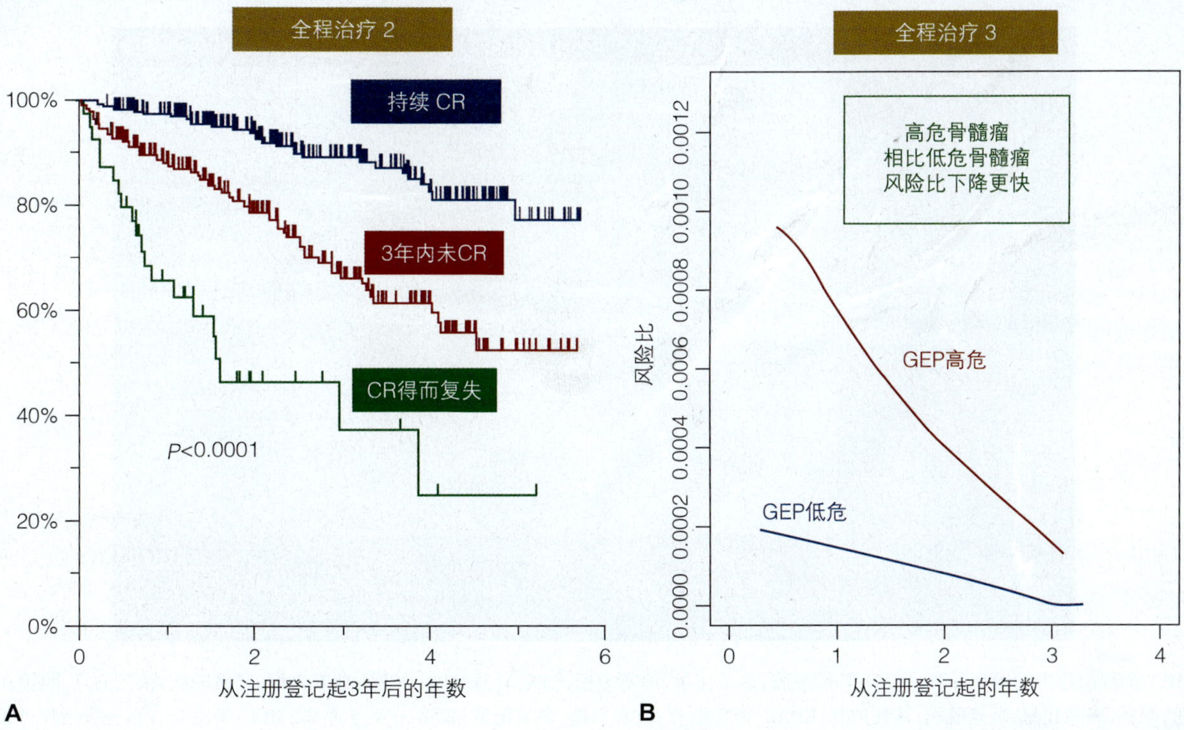

图 109-14 完全缓解持续时间比完全缓解率更有意义。A. 全程治疗 2 中，CR 得而复失者的生存率最低。持续完全缓解者的预后最好。B. 70 个基因危险模型定义的高危患者，若完全缓解持续 3 年，则第 3 年的复发风险与低危骨髓瘤患者相同。提示在高危患者中保持 CR 是长期生存的关键。

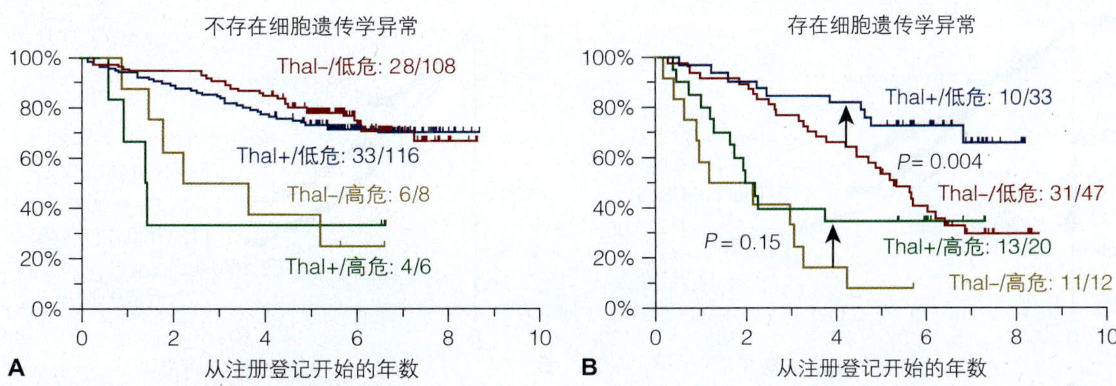

图 109-15 全程治疗 2 中，随机对比接受沙利度胺作为一线治疗（$Thal^+$）或不接受沙利度胺治疗（$Thal^-$）患者的长期随访结果，结果表明，既有细胞遗传学异常，同时经 70 个基因评估系统定义为低危的患者，可从沙利度胺治疗中获益（图 B）。不伴有细胞遗传学异常的患者，无论 70 个基因危险评分如何，均未从沙利度胺治疗中获益（图 A）。

随机接受标准的全程治疗 3 方案，或减量版本的全程治疗 3 方案。后者的目的是减少全程治疗 3 方案的毒性，但保留高效性；对高危患者则进入全程治疗 5 的单臂研究，联合美法仑和 VTD-PACE，采取提高剂量密度但降低剂量强度的方案，依赖于药物间协同而非剂量递增效应。

■ 不适合移植患者的治疗

传统的自体移植年龄上限为 65 岁，但如器官功能良好，65 岁以上的人群也可考虑。对于特定的患者，在考虑是否适合移植时，生理状况比实际年龄更为重要（见第 8 章）。长期以来，老年患者的标准治疗方案是美法仑加泼尼松（MP）。沙利度胺、雷那度胺和硼替佐米等新药的问世改变了这一现状。四项随机对照试验显示，与单用 MP 方案相比，美法仑、泼尼松和沙利度胺（MPT）方案的优势显著。四项研究均显示出更好的 EFS。法国的两项研究还显示出生存期的优势[349-352]。基于以上结果，MPT 方案已成为不适合移植患者新的标准治疗。但 MPT 方案的毒副反应更大，如感染、神经病变和血栓栓塞，需同时接受预防性抗血栓和抗菌治疗[353]。

在老年患者中，联合硼替佐米、美法仑和泼尼松（VMP）也可作为初治方案。西班牙一项大型的Ⅰ/Ⅱ期临床研究结果表明，VMP 组的 CR 和 PR 分别为 32% 和 89%，16 个月 OS 为 91%，显著优于接受 MP 治疗的历史对照组（66%）[354]。一项大型的Ⅲ期随机对照研究（VISTA）结果证实了上述结论，VMP 组的有效率更高，CR 率为 33%，TTP（24 个月 vs. 16 个月）及 OS

	TT1	TT2(±沙利度胺)	TT3(硼替佐米-沙利度胺)
	5疗程	4疗程	2疗程
诱导	VAD x 4 CTX EDAP	VAD DCEP CAD DCEP	VTD-PACE x 2
二次移植	MEL200 x 2	MEL200 x 2	MEL200 x 2
巩固	无	D-PACE x 4	VTD-PACE x 2
维持	IFN 不确定	IFN + DEX 不确定	VRD 3年
中位随访时间	14年	7年	4年

图 109-16　全程治疗中的治疗方案。CAD：环磷酰胺，多柔比星，地塞米松；CTX：环磷酰胺；DCEP：地塞米松，环磷酰胺，依托泊苷，顺铂；DPACE：地塞米松，顺铂，多柔比星，环磷酰胺，依托泊苷；EDAP：依托泊苷，地塞米松，多柔比星，顺铂；IFN：干扰素；MEL：美法仑；TT：全程治疗；VAD：硼替佐米，多柔比星，地塞米松；VRD：硼替佐米，雷那度胺，地塞米松；VTDPACE：硼替佐米，沙利度胺，地塞米松，顺铂，多柔比星，环磷酰胺，依托泊苷。

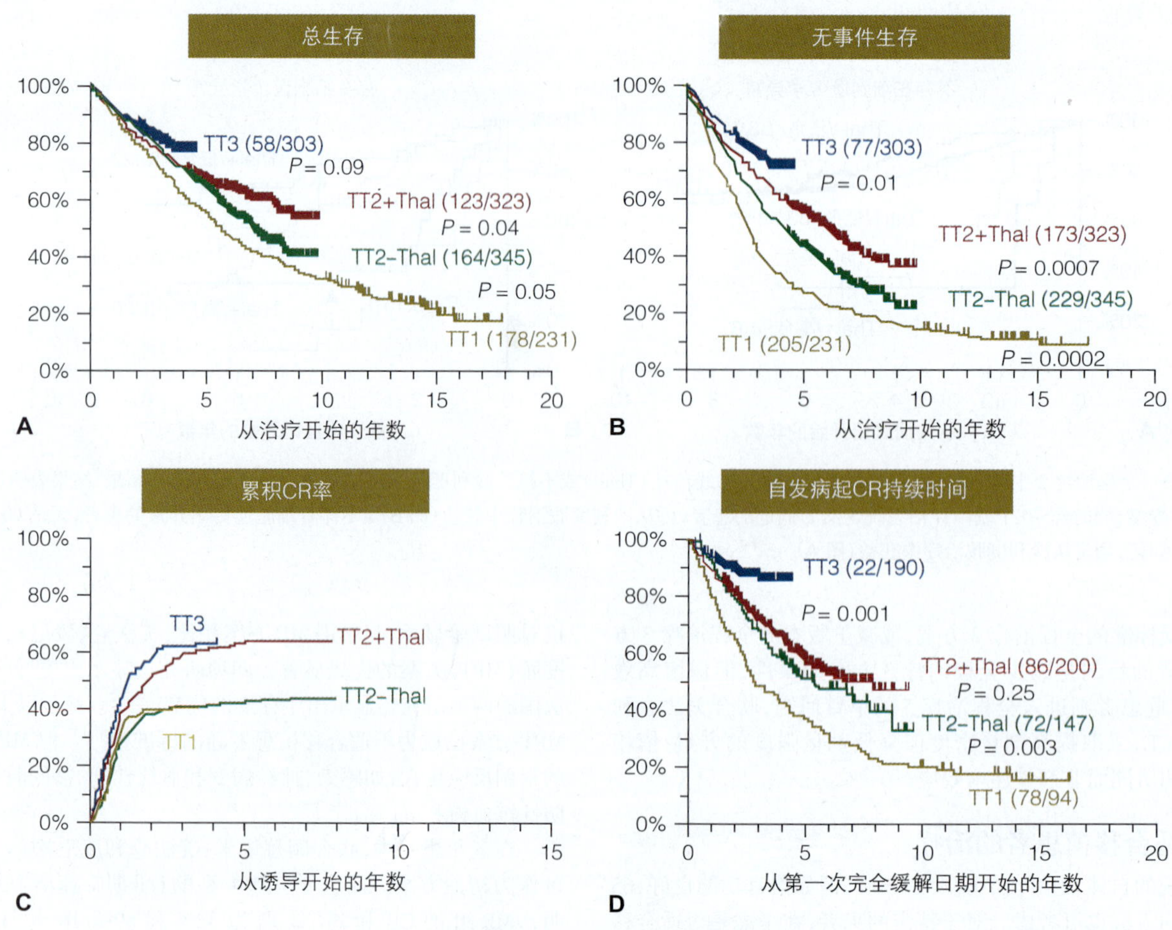

图 109-17　全程治疗系列研究结果提示，OS、EFS、CR 均获得进一步改善。需注意的是，全程治疗 3 和全程治疗 2（沙利度胺组）的 CR 率相似，但全程治疗 3 的 OS 和 CR 持续时间更长。

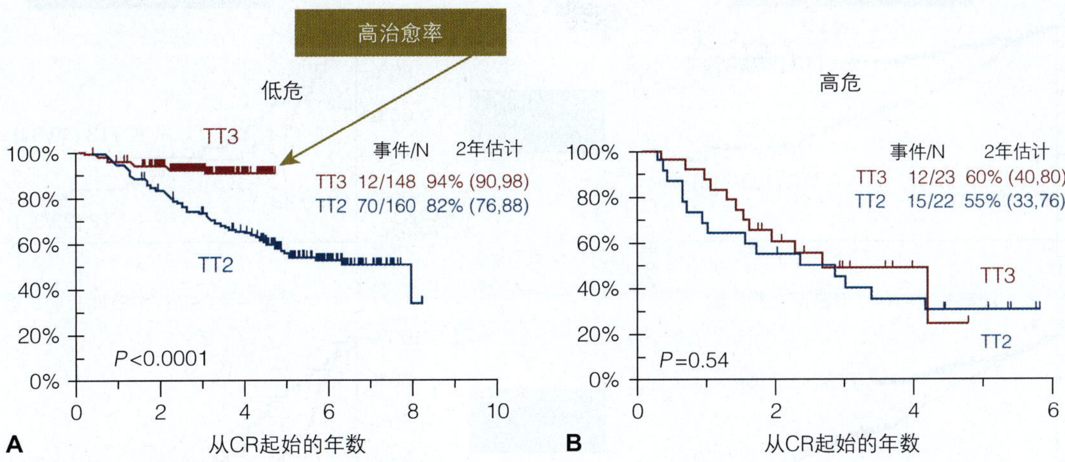

图 109-18 在全程治疗 3 研究中，由 70 个基因危险评分定义的低危患者占 85%，完全缓解持续时间较长，有可能治愈（图 A）。对于高危患者则未观察到这种疗效（图 B）。

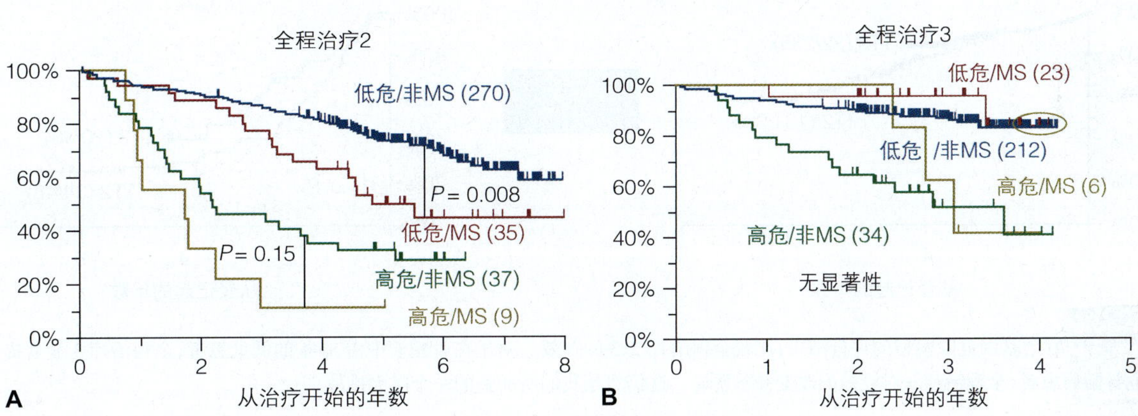

图 109-19 在全程治疗 2 中，MMSET（MS）型骨髓瘤［以 t(4;14) 为特征］是不良预后因素（图 A）。在全程治疗 3 中，硼替佐米可以克服此不良预后因素（图 B）。

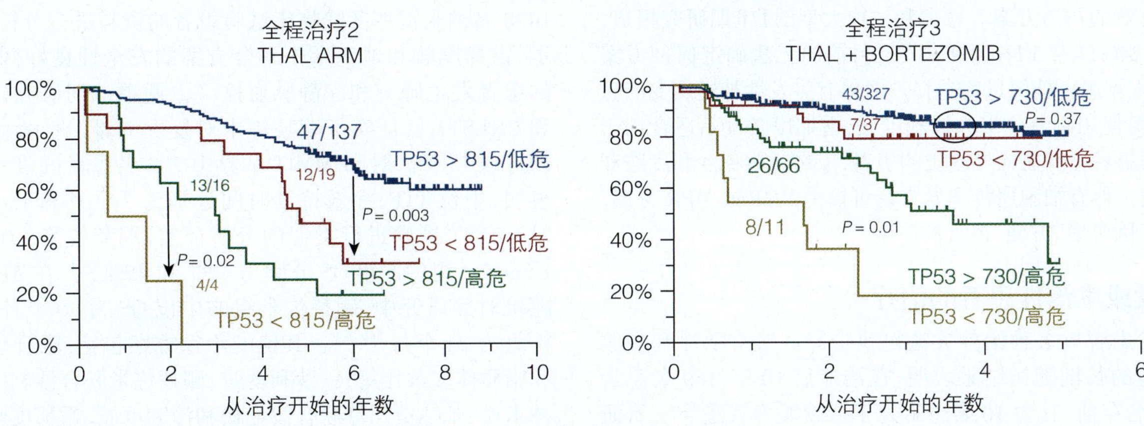

图 109-20 硼替佐米可克服 p53 缺失导致的预后不良，但仅限于 70 个基因危险模型定义的低危患者（图 B）。在全程治疗 2 中，p53 缺失为不良预后因子，与 70 个基因危险评分无关（图 A）。

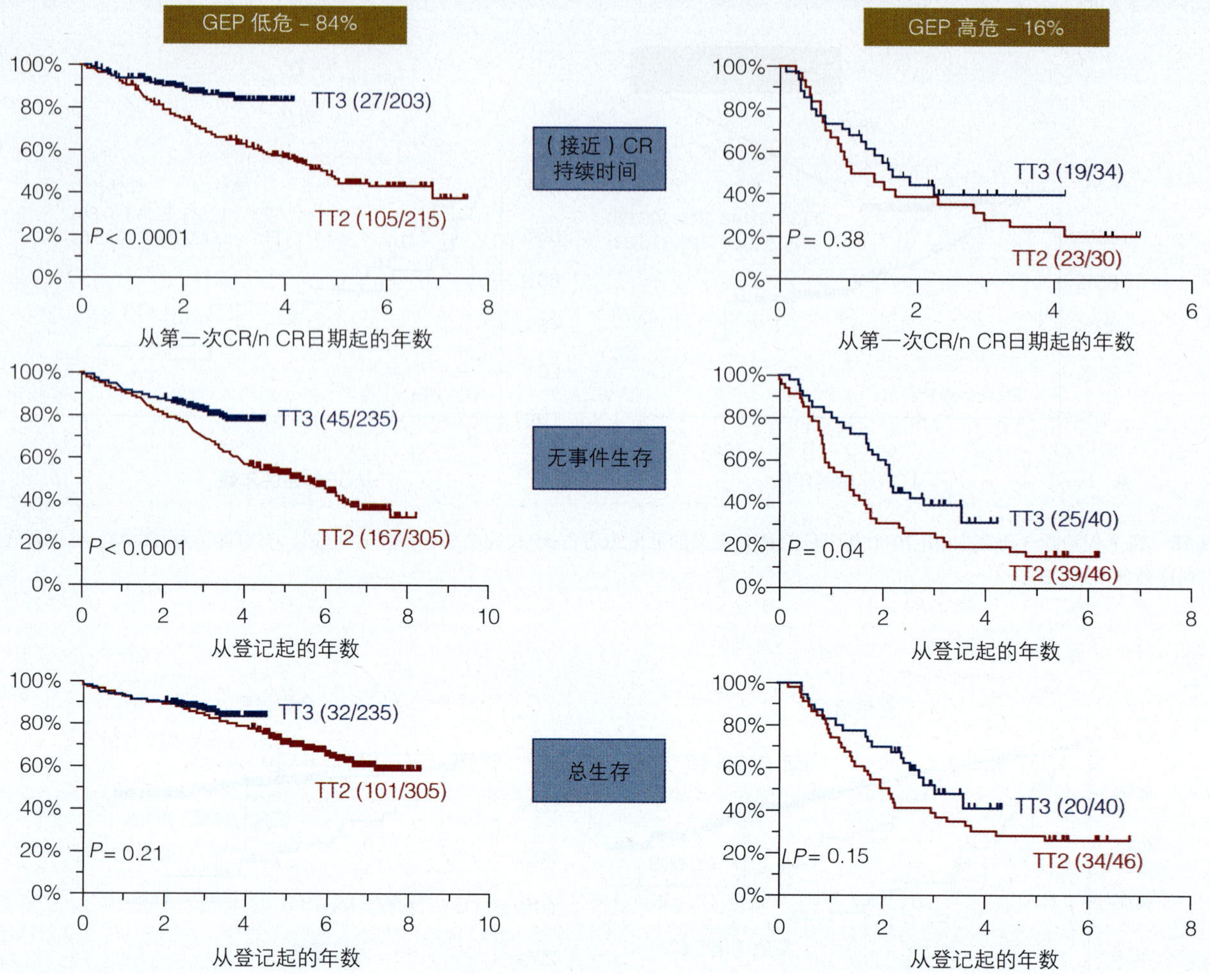

GEP 低危 - 84%

GEP 高危 - 16%

(接近)CR 持续时间

TT3 (27/203)
TT2 (105/215)
P< 0.0001
从第一次CR/n CR日期起的年数

TT3 (19/34)
TT2 (23/30)
P= 0.38
从第一次CR/n CR日期起的年数

无事件生存

TT3 (45/235)
TT2 (167/305)
P< 0.0001
从登记起的年数

TT3 (25/40)
TT2 (39/46)
P= 0.04
从登记起的年数

总生存

TT3 (32/235)
TT2 (101/305)
P= 0.21
从登记起的年数

TT3 (20/40)
TT2 (34/46)
LP= 0.15
从登记起的年数

图 109-21　基于 70 个基因危险模型的评分结果，比较全程治疗 2、3 的疗效。对于在骨髓瘤中占 85% 的低危患者，全程治疗 3 显著提高了疗效，但对于高危骨髓瘤患者，全程治疗 3 对疗效的改变并不明显。这仍然是我们所面临的一个巨大挑战。

更长。并且 VMP 可以克服某些不良的细胞遗传学特征，如 17p-、t(4;14) 和 t(14;16)[355]。硼替佐米严重的毒副反应包括周围神经病变、短暂的血细胞减少和带状疱疹，后者需要进行抗病毒预防。联合美法仑、泼尼松和雷那度胺(MPR)也可能是老年患者有效的初治方案。意大利一项大型的Ⅰ/Ⅱ期研究报道，CR 率为 24%，1 年 EFS 为 92%[356]。目前尚无法确定何种方案更好，需根据患者情况进行选择。对伴有多发性神经病变的患者，应避免使用硼替佐米和沙利度胺，雷那度胺也不适合用于肾损伤的患者。有血栓栓塞史的患者，应尽量避免沙利度胺和雷那度胺。伴有细胞遗传学异常者可接受 VMP 或 MPR 方案。MPT 方案因价廉、方便，也常被使用。

■ 复发或难治性患者的治疗

复发患者有多种治疗方法可供选择。对首项沙利度胺临床试验的长期随访结果表明，在治疗后 10 年，169 名患者中有 17 名存活，其中 10 名患者处于持续缓解状态[357]。有研究提示，联合沙利度胺和地塞米松的疗效优于地塞米松单药治疗[358-360]。已用过沙利度胺的复发患者，最好接受其他新药治疗。并且，沙利度胺对细胞遗传学异常患者的长期疗效不佳[357,361]。雷那度胺是沙利度胺的类似物，作用更强且不会出现镇静、周围神经病变和严重便秘。在 2 项大型的Ⅲ期随机对照研究中，与地塞米松或安慰剂相比，雷那度胺联合大剂量地塞米松的有效率更高，至疾病进展时间(TTP)更长[362,363]。对于无论是否接受过硼替佐米治疗的患者、沙利度胺无效的患者以及 auto-HSCT 后复发的患者，该方案同样有效。对 1438 名纳入雷那度胺临床试验患者的资料进行分析，结果显示，雷那度胺和地塞米松联合方案的安全性良好，低于 10% 的患者发生肺炎和深静脉血栓[364]。两项二期研究(SUMMTI 和 CREST)，已证实了硼替佐米对复发或难治性骨髓瘤患者的疗效[365,366]。对 SUMMIT 试验中 202 名患者的进一步随访表明，中位 TTP、疗效持续时间分别为 7 个月和 13 个月[367]。对 CREST 试验进行类似的分析证实，硼替佐米 1.0mg/m² 和 1.3mg/m² 组的 5 年 OS 分别为 32% 和 45%[368]。在 APEX Ⅲ期随机对照研究中，硼替佐米组的中位 OS 为 30 个月，地塞米松组为 24 个月[369,370]。其他的治疗方案包括：联合硼替佐米和脂质体多柔比星 ± 沙利度胺、硼替佐米联合沙利度胺和地塞米松、苯达莫司汀联合泼尼松和沙利度胺、雷那度胺联合多柔比星和地塞米松[371-375]。

复发或难治患者在选择治疗方案时，需考虑多种的因素，包括：距离末次化疗的时间，曾经接触过的新药种类或联合方案，药物相关的并发症，如神经病变、肾功能障碍、机体代偿能力的下降。根据全程治疗 2 的研究结果，70 个基因的危险评

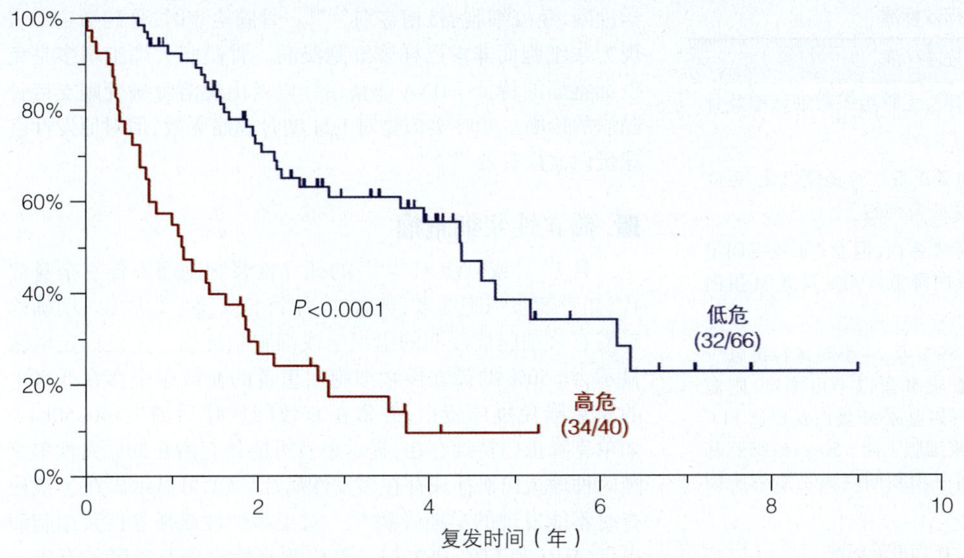

图 109-22　全程治疗 2 中，基于 70 个基因危险模型定义的低危患者，复发后的 OS 显著长于相对应的高危患者。

分是复发患者最重要的预后评价指标（图 109-22）。对于 70 个基因评估系统定义的低危患者，复发后 3 年的 OS 为 71%，而高危者仅为 17%。低危复发患者对合理的新药联合方案几乎均可获得疗效。高危复发常以骨髓瘤快速生长为特点，预后不良，需要立即使用强效联合方案再次诱导（如 VTD-PACE），接着尝试实验性治疗或挽救性移植。对于从初次移植中获益 3 年以上的患者，挽救性移植尤其值得考虑[376]。

■ 异基因造血干细胞移植

骨髓瘤的异基因移植是一种广受关注的治疗方法，由于移植物未受骨髓瘤干细胞污染，移植物抗骨髓瘤（GVM）效应可消除残余骨髓瘤细胞，因而具有治愈骨髓瘤的可能[377,378]。在接受异基因移植的患者中可观察到分子水平的缓解，这也预示着更长的生存期[379,380]。尽管通过优化患者选择和改善支持治疗措施，早期清髓性异基因移植的治疗相关性死亡率高达 30%~50%，因此不鼓励采用此项治疗[381-389]。减低剂量强度的预处理方案可降低移植相关性死亡率，并可以突破异基因移植的年龄限制[390-395]。为了最大限度减少肿瘤负荷的同时保留 GVM 效应，可先接受 auto-HSCT，3 个月后进行减低强度的异基因移植，即“序贯自体 - 小移植”。目前尚无将二次自体移植和序贯自体 - 减低强度的异基因移植进行随机对照的前瞻性研究。在依赖于“遗传学”的随机研究中，只有具有 HLA 相合同胞供者的患者，才有机会进入序贯自体 - 减低强度的异基因移植组。目前已经有 3 项随机试验和 1 项单中心研究的结果发表，后者提供了对 102 名患者的长期随访数据[396-400]。所有研究均报道了较高的移植后患病率和死亡率。其中 43%~74% 的患者发生慢性 GVHD（cGVHD），移植后死亡率为 11%~18%。在 5 年后有 1/3 的患者仍在接受免疫抑制治疗[401]。供者淋巴细胞输注的疗效有限。同时，GVHD 并不能减少复发、改善 CR 率、延长 CR 时间或 OS[396,399,400]。5 年 OS 从 35%~64% 不等，并且仅在一项研究中观察到平台期出现[396]。应该将上述结果与二次移植的资料进行比较（全程治疗 2 和一项法国的大型研究），这两项二次自体移植的 5 年 OS 类似，约为 65%，同时无需关心上述的高移植相关死亡率（11%~18%）或慢性 GVHD[343,402]。全程治疗 2 中，间期细胞遗传学正常的患者（低危患者）中约 2/3 存活时间超过 7 年[343,402]。在全程治疗 3 中，进行二次自体移植的前后，接受沙利度胺和硼替佐米进行诱导、巩固和维持治疗。早期结果显示，OS 优于全程治疗 2，对基因表达谱定义的低危患者（约 85%）疗效更为明显[347]。

有人建议仅对高危患者采用序贯自体 - 减低强度的异基因移植。对这些患者而言，较高的移植相关疾病的患病率和死亡率更易接受。但相关的研究缺少对分裂期细胞遗传学异常和基因表达谱的详细资料。已有文献报道，13- 和 17p- 也是骨髓瘤异体移植的不良预后因素[403]。而克隆性中期细胞遗传学异常会显著增加复发危险，提示丧失了 GVM 效应[404,405]。总而言之，目前的自体移植策略对低危患者十分合适，联合运用新药时尤其如此，这不能成为患者可以耐受异体移植相关毒性的理由。而高危患者也不会从目前的异体移植方法中获益。因此，不建议对骨髓瘤进行常规异基因移植。异基因移植仅限于具有特定目标的临床试验，如降低慢性 GVHD、区分 GVM 和 GVHD、通过减少毒性放大 GVM 效应以改善患者预后，以及增强免疫效应细胞的抗骨髓瘤作用[406]。

监测疾病标记物作为疗效和复发的证据

由欧洲骨髓移植登记中心制定的疗效评估标准，又称 EBMT 标准，曾广泛应用。现已被国际骨髓瘤工作组（IMWG）的新标准所取代即国际统一疗效标准（IURC）（表 109-8）[211,407]。新疗效标准包含了血清游离轻链的检测，因此，对曾被认为是低分泌或非分泌型骨髓瘤的患者，也可以进行疗效评估。通过对 CR 更为严格的定义，列出了严格的完全缓解（sCR），即通过免疫组化或免疫荧光方法，在骨髓中不能检测出单克隆浆细胞；并且游离轻链比例正常。之前使用的接近完全缓解（nCR）（仅血清免疫固定电泳为阳性），在新分类中被归入非常好的部分缓解（VGPR），摒弃微小缓解（MR）的分类。

生存终点包括无进展生存（PFS）、无事件生存（EFS）和无病生存（DFS）。PFS 指从治疗开始到骨髓瘤进展或死亡的时间，包括所有的患者，可用来代替 OS。对于 EFS，需要对事件进行准确定义（如明显的药物毒性、死亡等）。现在使用至疾病进展时间（TTP）而非“疾病稳定”来描述治疗的有效性。TTP 从治疗开始时进行计算，重要的是，它包含了所有参加临床试验的患者。缓解持续时间（DOR）从出现疗效开始计算，仅包括有疗效的患者。建议进行长期随访以充分评价新疗法的疗效。例如，在全程治疗 2 中，当随访到 10 年后 OS 才显示出差异。新标准的不足包括疗效由单克隆免疫球蛋白和骨髓评估决定，现代影像学技术 MRI、CT-PET 等证实的骨骼动态改变不包括在疗效标准中。

表 109-8　IMWG 疗效标准

疗效亚类 *	疗效标准
CR	血和尿免疫固定电泳阴性，无软组织浆细胞瘤及骨髓中浆细胞 < 5%[†]
sCR	在 CR 的基础上，FLC 比率正常以及免疫组化、免疫荧光[‡]证实骨髓中无单克隆浆细胞[†]
VGPR	常规蛋白电泳不能检出 M 蛋白，但血 / 尿免疫固定电泳阳性；或血清 M 蛋白降低≥90% 及尿 M 蛋白 <100mg/24h
PR	血清 M 蛋白降低 50%~89% 及 24 小时尿轻链减少 <90%（或 <200mg）；如血尿 M 蛋白不可测定，则血清 FLC 之差降低 >50%；如血尿 M 蛋白及血清 FLC 均不可测定，则骨髓中浆细胞下降 >50%（浆细胞基线须 >30%）。上述任何一项须同时满足浆细胞瘤缩小 >50%
SD	不符合 CR，VGPR，PR 及疾病进展标准

CR，complete response，完全缓解；FLC，free light chain，血清游离轻链；PR，partial response，部分缓解；sCR，stringent complete response，严格的完全缓解；SD，stable disease，疾病稳定；VGPR，very good partial response，非常好的部分缓解。

* 所有的疗效类型均要求在新治疗开始前进行连续 2 次评估；如果已进行了放射学检查，则对 PR 和 SD 还要求没有已知的进展性或新的骨病灶。放射学检查不是必须的。

† 不需要重复骨髓活检证实。

‡ 根据 κ/λ>4∶1 或 <1∶2 来判断克隆性浆细胞的存在。也可通过检测表型异常的浆细胞，来判断克隆性浆细胞的存在。敏感性为 10^{-3}，异常表型包括：① CD38 弱阳性和 CD56 强阳性，$CD19^-$ 和 $CD45^-$；② CD38 弱阳性，$CD138^+$，$CD56^{++}$ 和 $CD117^+$。

注：SD 不建议用作疗效指标，描述病情稳定最好使用 TTP。

如今骨髓瘤存活常超过 10 年，因此疾病特征可随病程进展而改变。多次复发的患者会出现克隆演化，之前分泌的完整免疫球蛋白分子减少，转换为仅分泌轻链（"本周逃逸"），或完全失去分泌免疫球蛋白的能力。出现这种情况常常与髓外扩散有关，这些患者的 LDH 水平会升高，CT-PET 检查时能发现髓外病灶。偶尔，患者会出现无法解释的贫血或全细胞减少，并伴有骨髓瘤蛋白的消失，此时必须进行骨髓检查，以明确有无复发。

目前很多诱导方案可快速减少肿瘤细胞，单克隆免疫球蛋白在治疗后的数月内即可减少 50% 以上。因此，在诱导期至少每月对骨髓瘤蛋白进行一次评价。在 2~4 个疗程的诱导治疗之后，大剂量美法仑联合自体移植之前，应重新进行评估，包括骨髓细胞遗传学检测、对原有病灶的 MRI 和（或）CT-PET 检查，以了解髓内或髓外病灶是否减少。在第一年至少每月进行一次疾病检测，之后至少每隔一个月进行一次。骨髓活检，包括细胞遗传学检查，至少每半年进行一次，对于初诊时具有细胞遗传学异常的患者，应缩短复查间隔时间。针对髓外病灶部位的 MRI 检查，每 3~6 个月一次。

特殊类型的骨髓瘤

IgM 型骨髓瘤

IgM 型骨髓瘤少见，需与原发性巨球蛋白血症（组织病理学诊断，免疫细胞瘤）相鉴别[61,408]。骨髓检查时，骨髓瘤主要表现为浆细胞而非淋巴样浆细胞浸润。骨髓肥大细胞增多是免疫细胞瘤的特征。DNA 非整倍体以及出现溶骨病变则支持骨髓瘤的诊断。嘌呤类似物对 IgM 型骨髓瘤无效，但对原发性巨球蛋白血症有效[409,410]。

孤立性浆细胞瘤

骨[411-413]或软组织[414,415]的孤立性浆细胞瘤不伴有全身症状（如骨髓浆细胞增多、贫血、溶骨病变或软组织病灶），明确诊断需有浆细胞瘤浸润的组织学或细胞学证据。免疫固定电泳显示，约 50% 的孤立性浆细胞瘤患者的血或尿中存在低水平的单克隆免疫球蛋白，并常在有效的放疗后消失（40~50Gy）。如单克隆蛋白持续存在，提示患者可能伴有潜在的原发性单克隆丙种球蛋白血症或存在多发性病灶。CT 可显示出在 X 线检查时不能发现的早期骨病[416]。对于多灶性或孤立性浆细胞瘤患者，MRI 和 FDG-PET 扫描是检测浆髓瘤侵及骨髓的有效手段，可表现为骨髓的巨灶型或孤立性浆细胞瘤[413,417-420]。在原发性单克隆丙种球蛋白血症中，如 MRI 检测到孤立性病灶（经细胞学证实），则应诊断为孤立性浆细胞瘤。与大多骨髓瘤患者不同，孤立性浆细胞瘤或原发性单克隆丙种球蛋白血症患者的血清免疫球蛋白水平正常。

先进的成像技术如 MRI 和 PET，在多发性孤立性浆细胞瘤刚发生时即可被发现。约 5% 的孤立性浆细胞瘤，在经历一定时间后也可进展为多发性孤立性浆细胞瘤（表 109-9）。随机部位的骨髓检查无阳性结果。

表 109-9　多发性孤立性浆细胞瘤（± 复发性）

血和（或）尿单克隆免疫球蛋白阴性 *
1 处以上的局灶性骨破坏或髓外克隆性浆细胞瘤（也可是复发）
骨髓正常
骨骼放射学检查正常和脊柱、骨盆 MRI 正常（如果进行检查）
无相关器官或组织损害（除局灶性骨破坏外无终末器官损伤）

* 有时可出现少量单克隆免疫球蛋白。

局部放疗通常可治愈软组织孤立性浆细胞瘤（剂量 ≥4.5Gy）。但绝大多数骨孤立性浆细胞瘤无法经局部放疗治愈[421]。这些进展为骨髓瘤的患者，也可能在发病时就已存在全身多个病灶，但标准放射线成像检查无法发现，MRI[422] 和 CT-PET[423] 检查则会显示出来。

局部放疗联合大剂量地塞米松，对播撒性骨髓瘤的局灶病变具有一定的疗效。对绝大多数患者而言，尤其是新诊断患者，全身化疗可快速有效地控制局灶病变（包括脊髓压迫），疗效与局部放疗相似。应避免对富含骨髓的骨骼进行放疗，以保存足够数量的造血干细胞。

AL 淀粉样变性

当出现充血性心衰、肾病综合征、吸收障碍、凝血障碍、皮疹（"浣熊眼"样口腔黏膜疹）或神经病变等临床特征时，应注意是否为原发性淀粉样变性（参见第 110 章）。LCDD 也可有相似的临床表现。AL 淀粉样变性和 LCDD 的主要区别在于沉积蛋白的结构：前者为纤维样，后者为颗粒状。LCDD 常与 κ 轻链亚型有关，而AL淀粉样变性则与λ轻链亚型有关。

原发性AL淀粉样变性和免疫球蛋白沉积病具有原发性丙种球蛋白血症的典型血液学特点，但伴有浸润正常组织的临床表现，也可继发于典型的骨髓瘤。当出现可疑临床表现时，需进一步检查相关的器官。心肌淀粉样变性在心电图上表现为低电压、心律不齐，超声心动图显示室间隔增厚（超过12mm）、舒张功能障碍或超声波反射光点，相关的标记物水平升高，如B型钠尿肽、B型钠尿肽前体N末端肽、心肌肌钙蛋白[424,425]。胃肠道受累可表现为白蛋白和前白蛋白降低。累及肾脏可表现为非特异性蛋白尿、24小时尿蛋白增高和低单克隆免疫球蛋白。淀粉样变性还可表现为腕管综合征和周围神经病，检测神经传导功能有助于诊断。体位性低血压患者应警惕系统性淀粉样变性，低血压与淀粉样物质沉积于自主神经系统的滋养血管或沉积于肾上腺导致肾上腺功能减退有关。原发性淀粉样变性偶尔会以瘤体的形式出现，这种肿瘤主要包含淀粉样成分或掺杂浆细胞瘤。MRI通常有助于鉴别浆细胞肿瘤和淀粉样瘤。前者在T1加权图像上表现为低信号，STIR-加权的图像上表现为高信号；后者均为低信号。

合适的活组织检查可证实淀粉样变或LCDD的存在及严重程度。可通过皮下脂肪针吸活检或直肠黏膜活检[426]，但对病变部位的组织进行活检，效果更好。也可对骨髓活检标本进行检测[252]。活检组织进行刚果红染色后，在偏振光下可见围绕血管的淀粉样物质，呈现经典的苹果绿双折射[427]。硫黄素T染色也是一种有效的染色方法，AL淀粉样变可产生强黄绿荧光。LCDD则需对未固定组织进行免疫荧光分析，一旦怀疑为LCDD，应避免用多聚甲醛固定。

对于AL淀粉样变性和免疫球蛋白沉积病的患者，肿瘤负荷往往较低，但即使少量骨髓瘤蛋白的沉积也可引起不良后果，可导致肾脏、心脏、胃肠道、肝脏、脾和周围神经以及自主神经系统的损害。目前，AL淀粉样变性的治疗方案大多针对单克隆浆细胞。但治疗骨髓瘤的标准方案（MP）收效甚微，大剂量地塞米松联合干扰素起效快、反应更好，对AL淀粉样变性的疗效令人鼓舞[428,429]。地塞米松联合美法仑也可获得相似的结果[430]。波士顿大学研究组率先运用大剂量美法仑+auto-HSCT治疗AL淀粉样变性（见图109-16）[431]，对特定的患者有较好的疗效。另一项针对312名患者的研究结果表明，大剂量美法仑（100~200mg/m^2）+auto-HSCT的中位OS为4.6年，治疗相关性死亡率13%，器官功能也有明显改善[432]。异基因移植对AL淀粉样变的疗效尚不明确。

心肌淀粉样变仍是临床面临的挑战。目前的治疗方案为减低剂量的美法仑（70~100mg/m^2）联合干细胞支持，以避免发生心衰，可重复进行数个疗程。心衰与心律不齐有关，可由水钠潴留和细胞因子引起[433]。人们广泛存在这样的误解，认为大剂量地塞米松单独或联合小剂量沙利度胺，比合适剂量的美法仑+干细胞支持更安全、更易耐受。由于美法仑损害造血干细胞，即使按50~70mg/m^{2}给药，也最好有自体干细胞的支持。沙利度胺、雷那度胺、硼替佐米等新药联合其他制剂，如美法仑、地塞米松或环磷酰胺，对AL淀粉样变性的疗效令人鼓舞。

■ 冒烟型骨髓瘤

冒烟型骨髓瘤不需要治疗，但要长期随访[434-436]。在一些研究机构，冒烟型骨髓瘤的诊断一旦确立，在仔细监测疾病标记物2~3个月后，会给予沙利度胺联合双磷酸盐治疗[437]。这种治疗延缓了进展为症状性骨髓瘤的时间，约20%~30%的患者获得了部分缓解，结果令人鼓舞[438]。西南肿瘤工作组已启动了一项冒烟型骨髓瘤的临床试验，入组病例为易发生早期进展的高危患者（IgA型，尿轻链>1g/d，伴有溶骨病变），评估沙利度胺联合地塞米松和唑来膦酸的疗效。这项次级预防试验旨在通过靶向骨髓瘤细胞和骨髓微环境，以控制疾病进展。

骨髓瘤新疗法的紧急并发症

■ 静脉血栓

骨髓瘤患者发生深静脉血栓和肺栓塞的风险增高，当伴有已知的危险因素[静脉血栓（VTE）病史、卧床制动、脱水等]时，尤其如此[353]。遗传易感性包括高同型半胱氨酸，抗凝血酶Ⅲ、蛋白C和蛋白S缺陷，以及凝血因子Ⅴ Leiden和（或）凝血酶原基因突变。对于反复出现VTE的患者，应怀疑是否有遗传学异常。在骨髓瘤诊断后的3~4个月内，VTE的发病率最高。在单用地塞米松或MP患者中，VTE的发病率约为3%~4%，但当地塞米松、美法仑与新药联合时，发病率明显升高[327,349,351]。骨髓瘤患者体内存在大量的促凝物质，包括内皮损伤、副蛋白影响纤维蛋白结构、血友病因子多聚体水平升高、Ⅷ因子水平升高、蛋白S降低和获得性活化蛋白C抵抗[439,440]。单核苷酸多态性分析发现，有18种多态性与沙利度胺引起的VTE有关。这些多态性涉及药物运输和代谢过程中的重要通路，以及DNA修复和细胞因子途径[441]。引起VTE的确切机制仍不明了，但与治疗方案密切相关。

在单用沙利度胺治疗的新诊断或复发患者中，VTE的发病率约为2%~4%，这与单用地塞米松或MP方案的发病率相似，提示单用沙利度胺并未增加VTE的风险。当沙利度胺联合地塞米松、美法仑、多柔比星或环磷酰胺中的一种或多种药物时，VTE的发病风险显著增高[202,353]。在未进行抗凝预防的患者中，MPT导致的VTE为12%~20%。在新诊断的患者中，沙利度胺和地塞米松引起的VTE为14%~26%[327,349,351,442]。大多数VTE发生在治疗开始的12个月内，口服化疗方案主要引起深静脉血栓或肺栓塞。而静脉化疗时，近50%患者的导管相关性血栓发生率增加[441]。

至少在复发患者中，单用雷那度胺并不增加VTE的发生率。当雷那度胺联合地塞米松时，发生VTE的风险显著增加[353]。雷那度胺相关VTE的危险因素有三：较高剂量的地塞米松、促红细胞生成素治疗以及同时给予其他药物。联合雷那度胺和环磷酰胺方案的VTE发生率为14%[444]。至少在复发或难治性患者中，硼替佐米并不增加VTE的发病风险[445]。

VTE的预防基于对已知危险因素的评估：①骨髓瘤相关的（高黏血症、新诊断患者）；②治疗相关的[大剂量地塞米松（≥480mg/月）、多柔比星、多药联合化疗]；③个体因素（年龄、VTE病史、遗传性血栓形成倾向、肥胖、卧床制动、中心静脉导管、感染、手术、促红细胞生成素治疗）；④伴发疾病相关因素（急性感染、糖尿病、心脏或肾脏功能障碍）。在VTE风险评估中，治疗相关性危险因素最为重要。建议使用以下方法进行预防：

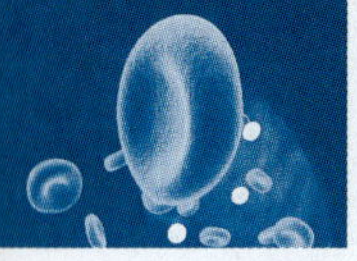

①对伴一项或不伴危险因素的患者，给予阿司匹林，325mg/d的标准剂量或81mg/d的低剂量；②伴有治疗相关危险因素或其他2项以上危险因素的患者，给予低分子量肝素（LMWH），每日一次，或全剂量华法林。建议的预防性治疗时间为6~12个月[353]。

对VTE的治疗，应给予标准治疗剂量的LMWH。随访期可口服抗凝药物。如患者不适合口服抗凝药治疗，应继续给予LMWH直至抗肿瘤治疗结束。最佳的抗凝维持时间尚不清楚，有文献报道，在停止抗凝治疗的患者中，有10%出现VTE复发[446]。这一结果表明，对于某些患者应长期接受预防性治疗。有报道认为接受抗凝治疗患者的生存期受益，提示抗凝剂可能阻止骨髓瘤的进展[443]。

■ 周围神经病变

硼替佐米[447,448]和沙利度胺[449,450]相关的周围神经病变需与其他病因鉴别，如副蛋白性神经病变、使用神经毒性化疗药物（长春新碱或顺铂）、糖尿病以及AL淀粉样变性。AL淀粉样变性患者的外周神经对神经毒性药物极为敏感。周围神经病变的临床表现包括：双侧脚趾和（或）手指的刺痛、麻木、感觉缺失和（或）从肢体末端逐渐向近端发展的疼痛。典型表现呈手套-袜子样分布。体格检查时可发现感觉丧失、深肌腱反射以及肢端肌力降低，下肢尤为明显。若出现明显的肌无力或非对称性体征，则要请神经科会诊，进行肌电图和神经传导检测。

硼替佐米抑制NF-κB的活性，可阻断神经生长因子介导的神经元存活信号的转录。硼替佐米引起的神经病变的其他机制，与线粒体凋亡通路激活导致的线粒体和内质网损伤有关[447,451,452]。选择性更强的第二代蛋白酶体抑制剂，如carfilzomib的神经毒性较低[453]。接受硼替佐米治疗的初治患者中，约20%发生3或4级的神经毒性，复发患者中约为30%[454-456]。出现硼替佐米相关的2级神经病变时，应将硼替佐米剂量减半；发生3/4级神经病变者，则应停止用药。神经症状可在3个月内缓解或消失，某些患者可能需2年才能获得最大程度的缓解[365,454,457,458]。初步的结果表明，联合雷那度胺和硼替佐米对神经具有保护作用。热休克蛋白90（HSP-90）抑制剂也有类似的作用[459]。

在接受沙利度胺治疗的患者中，75%的患者会发生神经病变[449,450,460-465]。神经病变的发生与沙利度胺的剂量、剂量强度、累积剂量大于等于400mg以及治疗时间有关。降低沙利度胺剂量、停止沙利度胺治疗或改用雷那度胺常可改善神经症状。沙利度胺可引起轴突长度依赖性神经病变，因此，神经症状的改善往往需经历很长时间[466]。治疗沙利度胺和硼替佐米相关性神经病变的药物包括：加巴喷丁、普加巴林或三环类抗抑郁药。

■ 颌骨坏死

双磷酸盐是一类合成的、稳定的无机焦磷酸盐的类似物[467]。羟磷灰石是破骨细胞诱导的骨重吸收处主要的含钙骨盐，可与双磷酸盐结合，使破骨细胞暴露于高浓度的双磷酸盐环境中[468]。双磷酸盐用于治疗骨髓瘤骨病，最常用的双磷酸盐包括帕米膦酸钠和唑来膦酸，二者均可诱导破骨细胞的死亡，减少骨事件发生，如病理性骨折和高钙血症，并改善骨质疏松，但不能延长OS[469,470]。目前，多数专家建议双磷酸盐的使用时间为2年，对于伴有活动性骨病的特定患者，疗程也可延长[468,471,472]。颌骨坏死（ONJ）是一种严重的“骨病”，与双磷酸盐治疗有关。典型的表现为下、上颌骨的感染伴有骨坏死。ONJ以颌面部骨质暴露并在8周内无法愈合为特征。ONJ常表现为受损部位的疼痛和(或)麻木、软组织肿胀、流涎和牙齿松动，也可无症状。其确切病因不清，可能由多因素造成。随着双磷酸盐使用时间的延长，ONJ的发病风险也增加。对于使用双磷酸盐4年的患者，ONJ的发生率为5%~15%[473-475]。导致ONJ的另一种易患因素为有创牙科手术，如拔牙[6,476]。ONJ的总体发病率约为5%。约50%的患者在出现ONJ之前都接受过口腔治疗[476]。尽管发生ONJ的遗传易感性尚未阐明，全基因组单核苷酸多态性分析显示，在双磷酸盐的治疗过程中，细胞色素P45-2C多肽的多态性与发生ONJ的风险增加有关[477,478]。为了预防ONJ的发生，在接受双磷酸盐静脉给药之前，患者应进行口腔评估。在治疗过程中保持口腔高度清洁，并避免口腔手术[479]。对于接受双磷酸盐治疗的患者，口腔手术之前给予预防性抗生素治疗，可降低ONJ的发病率[480]。ONJ的治疗多采取保守疗法（如停用双磷酸盐、限制性清创术、抗生素治疗、局部口腔清洗）[481]。对于难治性病例，可手术切除坏死骨。对97名ONJ患者的随访结果表明，有75%患者的ONJ愈合。对于自发性ONJ患者，创面不能愈合或ONJ复发的风险更高[6]。

展望

自2006年本书的上一版本问世至今，骨髓瘤基础和治疗领域的研究已取得了极大进展。应用能同时反映骨髓瘤转录物组以及骨髓微环境相关基因识别的基因表达谱，可对骨髓瘤进行分子水平的分类，这与在淋巴瘤和白细胞中进行的研究相似。由基因表达谱定义的危险模型已在多项研究中得到证实，并且能对当前治疗无效的患者进行准确甄别。这些由基因表达定义的高危骨髓瘤患者尤其需要新的治疗手段。包括硼替佐米、沙利度胺和雷那度胺在内的新药，已用于当前的治疗方案中，单用新药或联合地塞米松、低剂量美法仑和脂质体多柔比星，可获得与auto-HSCT相似的CR率。但由于随访时间较短，新药的长期疗效尚有待观察。一些新药的拥护者越来越热衷于联合多种药物，进行“全程治疗样的”的临床验证。auto-HSCT的疗效业已受到一些质疑，人们正在设计或进行一些临床试验，比较基于美法仑的自体移植在一线治疗或在复发患者中的疗效差异。真正的争论可能并非在“移植实施者”和“小说家”之间面对面进行。在编撰此文时，新药联合基于美法仑的自体移植，已在骨髓瘤治疗领域获得了极大的进展。在新诊断的骨髓瘤患者中，基因表达谱定义的低危患者约占85%，这些患者的疗效很好，并很可能获得治愈。DNA微阵列技术的进展迅速，在不久的将来，社区肿瘤学家即可甄别出高危患者。应鼓励高危患者参与新的临床试验。针对骨髓瘤细胞和肿瘤微环境的药物基因组学研究，最终会制定出先进的、个体化的靶向治疗方案。目前已有多种新药用于临床试验，并有可能进一步改善骨髓瘤患者的疗效。

翻译：黄禾菁，傅卫军

校对：侯　健

参考文献

1. SEER: *Surveillance Epidemiology & End Results* [online]. Available at: http://seer.cancer.gov/csr/1975_2006/results_merged/sect_18_myeloma.pdf.
2. Bataille R, Harousseau JL: Multiple myeloma. *N Engl J Med* 336:1657, 1997.
3. Lynch HT, Sanger WG, Pirruccello S, et al: Familial multiple myeloma: A family study and review of the literature. *J Natl Cancer Inst* 93:1479, 2001.
4. Grosbois B, Jego P, Attal M, et al: Familial multiple myeloma: Report of fifteen families. *Br J Haematol* 105:768, 1999.
5. Bourguet CC, Grufferman S, Delzell E, et al: Multiple myeloma and family history of cancer. A case-control study. *Cancer* 56:2133, 1985.
6. Badros A, Terpos E, Katodritou E, et al: Natural history of osteonecrosis of the jaw in patients with multiple myeloma. *J Clin Oncol* 26:5904, 2008.
7. Vachon CM, Kyle RA, Therneau TM, et al: Increased risk of monoclonal gammopathy in first-degree relatives of patients with multiple myeloma or monoclonal gammopathy of undetermined significance. *Blood* 114:785, 2009.
8. Lynch HT, Ferrara K, Barlogie B, et al: Familial myeloma. *N Engl J Med* 359:152, 2008.
9. Kyle RA, Therneau TM, Rajkumar SV, et al: Prevalence of monoclonal gammopathy of undetermined significance. *N Engl J Med* 354:1362, 2006.
10. Landgren O, Gridley G, Turesson I, et al: Risk of monoclonal gammopathy of undetermined significance (MGUS) and subsequent multiple myeloma among African American and white veterans in the United States. *Blood* 107:904, 2006.
11. Cohen HJ, Crawford J, Rao MK, et al: Racial differences in the prevalence of monoclonal gammopathy in a community-based sample of the elderly. *Am J Med* 104:439, 1998.
12. Iwanaga M, Tagawa M, Tsukasaki K, et al: Prevalence of monoclonal gammopathy of undetermined significance: Study of 52,802 persons in Nagasaki City, Japan. *Mayo Clin Proc* 82:1474, 2007.
13. Ruiz-Delgado GJ, Ruiz-Arguelles GJ: Genetic predisposition for monoclonal gammopathy of undetermined significance. *Mayo Clin Proc* 83:601; author reply 602, 2008.
14. Riedel DA, Pottern LM: The epidemiology of multiple myeloma. *Hematol Oncol Clin North Am* 6:225, 1992.
15. Ichimaru M, Ishimaru T, Mikami M, Matsunaga M: Multiple myeloma among atomic bomb survivors in Hiroshima and Nagasaki, 1950–76: Relationship to radiation dose absorbed by marrow. *J Natl Cancer Inst* 69:323, 1982.
16. Iwanaga M, Tagawa M, Tsukasaki K, et al: Relationship between monoclonal gammopathy of undetermined significance and radiation exposure in Nagasaki atomic bomb survivors. *Blood* 113:1639, 2009.
17. Gramenzi A, Buttino I, D'Avanzo B, et al: Medical history and the risk of multiple myeloma. *Br J Cancer* 63:769, 1991.
18. Brown LM, Gridley G, Check D, Landgren O: Risk of multiple myeloma and monoclonal gammopathy of undetermined significance among white and black male United States veterans with prior autoimmune, infectious, inflammatory, and allergic disorders. *Blood* 111:3388, 2008.
19. Said W, Chien K, Takeuchi S, et al: Kaposi's sarcoma-associated herpesvirus (KSHV or HHV8) in primary effusion lymphoma: Ultrastructural demonstration of herpesvirus in lymphoma cells. *Blood* 87:4937, 1996.
20. Schalling M, Ekman M, Kaaya EE, et al: A role for a new herpes virus (KSHV) in different forms of Kaposi's sarcoma. *Nat Med* 1:707, 1995.
21. Soulier J, Grollet L, Oksenhendler E, et al: Kaposi's sarcoma-associated herpesvirus-like DNA sequences in multicentric Castleman's disease. *Blood* 86:1276, 1995.
22. Rettig MB, Ma HJ, Vescio RA, et al: Kaposi's sarcoma-associated herpesvirus infection of bone marrow dendritic cells from multiple myeloma patients. *Science* 276:1851, 1997.
23. Said JW, Rettig MR, Heppner K, et al: Localization of Kaposi's sarcoma-associated herpesvirus in bone marrow biopsy samples from patients with multiple myeloma [see comments]. *Blood* 90:4278, 1997.
24. Chauhan D, Bharti A, Raje N, et al: Detection of Kaposi's sarcoma herpesvirus DNA sequences in multiple myeloma bone marrow stromal cells. *Blood* 93:1482, 1999.
25. Raje N, Gong J, Chauhan D, et al: Bone marrow and peripheral blood dendritic cells from patients with multiple myeloma are phenotypically and functionally normal despite the detection of Kaposi's sarcoma herpesvirus gene sequences. *Blood* 93:1487, 1999.
26. Tarte K, Olsen SJ, Yang Lu Z, et al: Clinical-grade functional dendritic cells from patients with multiple myeloma are not infected with Kaposi's sarcoma-associated herpesvirus. *Blood* 91:1852, 1998.
27. Yi Q, Ekman M, Anton D, et al: Blood dendritic cells from myeloma patients are not infected with Kaposi's sarcoma-associated herpesvirus (KSHV/HHV-8). *Blood* 92:402, 1998.
28. Tisdale JF, Stewart AK, Dickstein B, et al: Molecular and serological examination of the relationship of human herpesvirus 8 to multiple myeloma: Orf 26 sequences in bone marrow stroma are not restricted to myeloma patients and other regions of the genome are not detected. *Blood* 92:2681, 1998.
29. Spisek R, Kukreja A, Chen LC, et al: Frequent and specific immunity to the embryonal stem cell-associated antigen SOX2 in patients with monoclonal gammopathy. *J Exp Med* 204:831, 2007.
30. Kyle RA, Therneau TM, Rajkumar SV, et al: A long-term study of prognosis in monoclonal gammopathy of undetermined significance. *N Engl J Med* 346:564, 2002.
31. Weiss BM, Abadie J, Verma P, et al: A monoclonal gammopathy precedes multiple myeloma in most patients. *Blood* 113:5418, 2009.
32. Kuehl WM, Bergsagel PL: Multiple myeloma: Evolving genetic events and host interactions. *Nat Rev Cancer* 2:175, 2002.
33. Bergsagel PL, Kuehl WM: Chromosome translocations in multiple myeloma. *Oncogene* 20:5611, 2001.
34. Barlogie B, Epstein J, Selvanayagam P, Alexanian R: Plasma cell myeloma—New biological insights and advances in therapy. *Blood* 73:865, 1989.
35. Hallek M, Bergsagel PL, Anderson KC: Multiple myeloma: Increasing evidence for a multistep transformation process. *Blood* 91:3, 1998.
36. MacLennan I, Chan E: The origin of bone marrow plasma cells, in *Epidemiology and Biology of Multiple Myeloma*, edited by G Obrams, M Potter, p 129. Springer, Berlin, Germany, 1991.
37. Okuno Y, Takahashi T, Suzuki A, et al: Establishment and characterization of four myeloma cell lines which are responsive to interleukin-6 for their growth. *Leukemia* 5:585, 1991.
38. Durie BG, Vela E, Baum V, et al: Establishment of two new myeloma cell lines from bilateral pleural effusions: Evidence for sequential *in vivo* clonal change. *Blood* 66:548, 1985.
39. Bast EJ, van Camp B, Reynaert P, et al: Idiotypic peripheral blood lymphocytes in monoclonal gammopathy. *Clin Exp Immunol* 47:677, 1982.
40. Berenson J, Wong R, Kim K, et al: Evidence for peripheral blood B lymphocyte but not T lymphocyte involvement in multiple myeloma. *Blood* 70:1550, 1987.
41. Mellstedt H, Holm G, Pettersson D, Peest D: Idiotype-bearing lymphoid cells in plasma cell neoplasia. *Clin Haematol* 11:65, 1982.
42. Pilarski LM, Jensen GS: Monoclonal circulating B cells in multiple myeloma. A continuously differentiating, possibly invasive, population as defined by expression of CD45 isoforms and adhesion molecules. *Hematol Oncol Clin North Am* 6:297, 1992.
43. Pilarski LM, Mant MJ, Ruether BA: Pre-B cells in peripheral blood of multiple myeloma patients. *Blood* 66:416, 1985.
44. Ruiz-Arguelles GJ, Katzmann JA, Greipp PR, et al: Multiple myeloma: Circulating lymphocytes that express plasma cell antigens. *Blood* 64:352, 1984.
45. Berenson JR, Lichtenstein AK: Clonal rearrangement of immunoglobulin genes in the peripheral blood of multiple myeloma patients. *Br J Haematol* 73:425, 1989.
46. Corradini P, Boccadoro M, Voena C, Pileri A: Evidence for a bone marrow B cell transcribing malignant plasma cell VDJ joined to C mu sequence in immunoglobulin (IgG)- and IgA-secreting multiple myelomas. *J Exp Med* 178:1091, 1993.
47. Billadeau D, Ahmann G, Greipp P, Van Ness B: The bone marrow of multiple myeloma patients contains B cell populations at different stages of differentiation that are clonally related to the malignant plasma cell. *J Exp Med* 178:1023, 1993.
48. Chen BJ, Epstein J: Circulating clonal lymphocytes in myeloma constitute a minor subpopulation of B cells. *Blood* 87:1972, 1996.
49. Bergsagel PL, Kuehl WM, Zhan F, et al: Cyclin D dysregulation: An early and unifying pathogenic event in multiple myeloma. *Blood* 106:296, 2005.
50. Cremer FW, Bila J, Buck I, et al: Delineation of distinct subgroups of multiple myeloma and a model for clonal evolution based on interphase cytogenetics. *Genes Chromosomes Cancer* 44:194, 2005.
51. Fonseca R, Barlogie B, Bataille R, et al: Genetics and cytogenetics of multiple myeloma: A workshop report. *Cancer Res* 64:1546, 2004.
52. Zandecki M, Lai JL, Facon T: Multiple myeloma: Almost all patients are cytogenetically abnormal. *Br J Haematol* 94:217, 1996.
53. Tabernero D, San Miguel JF, Garcia-Sanz M, et al: Incidence of chromosome numerical changes in multiple myeloma: Fluorescence in situ hybridization analysis using 15 chromosome-specific probes. *Am J Pathol* 149:153, 1996.
54. Raynaud SD, Bekri S, Leroux D, et al: Expanded range of 11q13 breakpoints with differing patterns of cyclin D1 expression in B-cell malignancies. *Genes Chromosomes Cancer* 8:80, 1993.
55. Meeus P, Stul MS, Mecucci C, et al: Molecular breakpoints of t(11;14)(q13;q32) in multiple myeloma. *Cancer Genet Cytogenet* 83:25, 1995.
56. Vaandrager JW, Kluin P, Schuuring E: The t(11;14)(q13;q32) in multiple myeloma cell line KMS12 has its 11q13 breakpoint 330 kb centromeric from the cyclin D1 gene. *Blood* 89:349, 1997.
57. Vasef MA, Medeiros LJ, Yospur LS, et al: Cyclin D1 protein in multiple myeloma and plasmacytoma: An immunohistochemical study using fixed, paraffin-embedded tissue sections. *Mod Pathol* 10:927, 1997.
58. Ronchetti D, Finelli P, Richelda R, et al: Molecular analysis of 11q13 breakpoints in multiple myeloma. *Blood* 93:1330, 1999.
59. Hoyer JD, Hanson CA, Fonseca R, et al: The (11;14)(q13;q32) translocation in multiple myeloma. A morphologic and immunohistochemical study. *Am J Clin Pathol* 113:831, 2000.
60. Janssen JW, Vaandrager JW, Heuser T, et al: Concurrent activation of a novel putative transforming gene, myeov, and cyclin D1 in a subset of multiple myeloma cell lines with t(11;14)(q13;q32). *Blood* 95:2691, 2000.
61. Avet-Loiseau H, Garand R, Lode L, et al: Translocation t(11;14)(q13;q32) is the hallmark of IgM, IgE, and nonsecretory multiple myeloma variants. *Blood* 101:1570, 2003.
62. Robillard N, Avet-Loiseau H, Garand R, et al: CD20 is associated with a small mature plasma cell morphology and t(11;14) in multiple myeloma. *Blood* 102:1070, 2003.
63. Chesi M, Nardini E, Lim RS, et al: The t(4;14) translocation in myeloma dysregulates both FGFR3 and a novel gene, MMSET, resulting in IgH/MMSET hybrid transcripts. *Blood* 92:3025, 1998.
64. Richelda R, Ronchetti D, Baldini L, et al: A novel chromosomal translocation t(4; 14)(p16.3; q32) in multiple myeloma involves the fibroblast growth-factor receptor 3 gene. *Blood* 90:4062, 1997.
65. Intini D, Baldini L, Fabris S, et al: Analysis of FGFR3 gene mutations in multiple myeloma patients with t(4;14). *Br J Haematol* 114:362, 2001.
66. Chesi M, Brents LA, Ely SA, et al: Activated fibroblast growth factor receptor 3 is an oncogene that contributes to tumor progression in multiple myeloma. *Blood* 97:729, 2001.

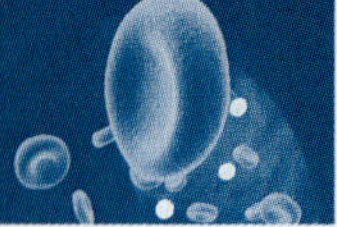

67. Ronchetti D, Greco A, Compasso S, et al: Deregulated FGFR3 mutants in multiple myeloma cell lines with t(4;14): Comparative analysis of Y373C, K650E and the novel G384D mutations. *Oncogene* 20:3553, 2001.
68. Perfetti V, Coluccia AM, Intini D, et al: Translocation T(4;14)(p16.3;q32) is a recurrent genetic lesion in primary amyloidosis. *Am J Pathol* 158:1599, 2001.
69. Shaughnessy J Jr, Gabrea A, Qi Y, et al: Cyclin D3 at 6p21 is dysregulated by recurrent chromosomal translocations to immunoglobulin loci in multiple myeloma. *Blood* 98:217, 2001.
70. Chesi M, Bergsagel PL, Shonukan OO, et al: Frequent dysregulation of the c-maf proto-oncogene at 16q23 by translocation to an Ig locus in multiple myeloma. *Blood* 91:4457, 1998.
71. Hanamura I, Iida S, Akano Y, et al: Ectopic expression of MAFB gene in human myeloma cells carrying (14;20)(q32;q11) chromosomal translocations. *Jpn J Cancer Res* 92:638, 2001.
72. Fonseca R, Harrington D, Oken MM, et al: Biological and prognostic significance of interphase fluorescence in situ hybridization detection of chromosome 13 abnormalities (delta13) in multiple myeloma: An eastern cooperative oncology group study. *Cancer Res* 62:715, 2002.
73. Dao DD, Sawyer JR, Epstein J, et al: Deletion of the retinoblastoma gene in multiple myeloma. *Leukemia* 8:1280, 1994.
74. Avet-Loiseau H, Facon T, Daviet A, et al: 14q32 translocations and monosomy 13 observed in monoclonal gammopathy of undetermined significance delineate a multistep process for the oncogenesis of multiple myeloma. Intergroupe Francophone du Myelome. *Cancer Res* 59:4546, 1999.
75. Drach J, Angerler J, Schuster J, et al: Interphase fluorescence in situ hybridization identifies chromosomal abnormalities in plasma cells from patients with monoclonal gammopathy of undetermined significance. *Blood* 86:3915, 1995.
76. Zandecki M, Obein V, Bernardi F, et al: Monoclonal gammopathy of undetermined significance: Chromosome changes are a common finding within bone marrow plasma cells. *Br J Haematol* 90:693, 1995.
77. Rasillo A, Tabernero MD, Sanchez ML, et al: Fluorescence in situ hybridization analysis of aneuploidization patterns in monoclonal gammopathy of undetermined significance versus multiple myeloma and plasma cell leukemia. *Cancer* 97:601, 2003.
78. Ernst TJ, Gazdar A, Ritz J, Shipp MA: Identification of a second transforming gene, rasn, in a human multiple myeloma line with a rearranged c-myc allele. *Blood* 72:1163, 1988.
79. Neri A, Murphy JP, Cro L, et al: Ras oncogene mutation in multiple myeloma. *J Exp Med* 170:1715, 1989.
80. Paquette RL, Berenson J, Lichtenstein A, et al: Oncogenes in multiple myeloma: Point mutation of N-ras. *Oncogene* 5:1659, 1990.
81. Portier M, Moles JP, Mazars GR, et al: p53 and RAS gene mutations in multiple myeloma. *Oncogene* 7:2539, 1992.
82. Liu P, Leong T, Quam L, et al: Activating mutations of N- and K-ras in multiple myeloma show different clinical associations: Analysis of the Eastern Cooperative Oncology Group Phase III Trial. *Blood* 88:2699, 1996.
83. Bezieau S, Devilder MC, Avet-Loiseau H, et al: High incidence of N and K-Ras activating mutations in multiple myeloma and primary plasma cell leukemia at diagnosis. *Hum Mutat* 18:212, 2001.
84. Bezieau S, Avet-Loiseau H, Moisan JP, Bataille R: Activating Ras mutations in patients with plasma-cell disorders: A reappraisal. *Blood* 100:1101; author reply 1103, 2002.
85. Corradini P, Ladetto M, Voena C, et al: Mutational activation of N- and K-ras oncogenes in plasma cell dyscrasias. *Blood* 81:2708, 1993.
86. Matozaki S, Nakagawa T, Nakao Y, Fujita T: RAS gene mutations in multiple myeloma and related monoclonal gammopathies. *Kobe J Med Sci* 37:35, 1991.
87. Crowder C, Kopantzev E, Williams K, et al: An unusual H-Ras mutant isolated from a human multiple myeloma line leads to transformation and factor-independent cell growth. *Oncogene* 22:649, 2003.
88. Neri A, Baldini L, Trecca D, et al: p53 gene mutations in multiple myeloma are associated with advanced forms of malignancy. *Blood* 81:128, 1993.
89. Drach J, Ackermann J, Fritz E, et al: Presence of a p53 gene deletion in patients with multiple myeloma predicts for short survival after conventional-dose chemotherapy. *Blood* 92:802, 1998.
90. Schultheis B, Kramer A, Willer A, et al: Analysis of p73 and p53 gene deletions in multiple myeloma. *Leukemia* 13:2099, 1999.
91. Mazars GR, Portier M, Zhang XG, et al: Mutations of the p53 gene in human myeloma cell lines. *Oncogene* 7:1015, 1992.
92. Corradini P, Inghirami G, Astolfi M, et al: Inactivation of tumor suppressor genes, p53 and Rb1, in plasma cell dyscrasias. *Leukemia* 8:758, 1994.
93. Preudhomme C, Facon T, Zandecki M, et al: Rare occurrence of P53 gene mutations in multiple myeloma. *Br J Haematol* 81:440, 1992.
94. Ackermann J, Meidlinger P, Zojer N, et al: Absence of p53 deletions in bone marrow plasma cells of patients with monoclonal gammopathy of undetermined significance. *Br J Haematol* 103:1161, 1998.
95. Teoh G, Urashima M, Ogata A, et al: MDM2 protein overexpression promotes proliferation and survival of multiple myeloma cells. *Blood* 90:1982, 1997.
96. Greil R, Fasching B, Loidl P, Huber H: Expression of the c-myc proto-oncogene in multiple myeloma and chronic lymphocytic leukemia: An *in situ* analysis. *Blood* 78:180, 1991.
97. Sawyer JR, Lukacs JL, Thomas EL, et al: Multicolour spectral karyotyping identifies new translocations and a recurring pathway for chromosome loss in multiple myeloma. *Br J Haematol* 112:167, 2001.
98. Shou Y, Martelli ML, Gabrea A, et al: Diverse karyotypic abnormalities of the c-myc locus associated with c-myc dysregulation and tumor progression in multiple myeloma. *Proc Natl Acad Sci U S A* 97:228, 2000.
99. Avet-Loiseau H, Gerson F, Magrangeas F, et al: Rearrangements of the c-myc oncogene are present in 15% of primary human multiple myeloma tumors. *Blood* 98:3082, 2001.
100. Latreille J, Barlogie B, Dosik G, et al: Cellular DNA content as a marker of human multiple myeloma. *Blood* 55:403, 1980.
101. Latreille J, Barlogie B, Johnston D, et al: Ploidy and proliferative characteristics in monoclonal gammopathies. *Blood* 59:43, 1982.
102. Caligaris-Cappio F, Bergui L, Gregoretti MG, et al: Role of bone marrow stromal cells in the growth of human multiple myeloma. *Blood* 77:2688, 1991.
103. Dewald GW, Kyle RA, Hicks GA, Greipp PR: The clinical significance of cytogenetic studies in 100 patients with multiple myeloma, plasma cell leukemia, or amyloidosis. *Blood* 66:380, 1985.
104. Gould J, Alexanian R, Goodacre A, et al: Plasma cell karyotype in multiple myeloma. *Blood* 71:453, 1988.
105. Sawyer JR, Waldron JA, Jagannath S, Barlogie B: Cytogenetic findings in 200 patients with multiple myeloma. *Cancer Genet Cytogenet* 82:41, 1995.
106. Van Den Berghe H: Chromosomes in plasma-cell malignancies. *Eur J Haematol Suppl* 51:47, 1989.
107. Shaughnessy J, Jacobson J, Sawyer J, et al: Continuous absence of metaphase-defined cytogenetic abnormalities, especially of chromosome 13 and hypodiploidy, ensures long-term survival in multiple myeloma treated with Total Therapy I: Interpretation in the context of global gene expression. *Blood* 101:3849, 2003.
108. Zhan F, Huang Y, Colla S, et al: The molecular classification of multiple myeloma. *Blood* 108:2020, 2006.
109. Kawano M, Hirano T, Matsuda T, et al: Autocrine generation and requirement of BSF-2/IL-6 for human multiple myelomas. *Nature* 332:83, 1988.
110. Klein B, Zhang XG, Jourdan M, et al: Paracrine rather than autocrine regulation of myeloma-cell growth and differentiation by interleukin-6. *Blood* 73:517, 1989.
111. Thomas X, Xiao HQ, Chang R, Epstein J: Circulating B lymphocytes in multiple myeloma patients contain an autocrine IL-6 driven pre-myeloma cell population. *Curr Top Microbiol Immunol* 182:201, 1992.
112. Hata H, Xiao H, Petrucci MT, et al: Interleukin-6 gene expression in multiple myeloma: A characteristic of immature tumor cells. *Blood* 81:3357, 1993.
113. Brandt SJ, Bodine DM, Dunbar CE, Nienhuis AW: Dysregulated interleukin 6 expression produces a syndrome resembling Castleman's disease in mice. *J Clin Invest* 86:592, 1990.
114. Suematsu S, Matsusaka T, Matsuda T, et al: Generation of plasmacytomas with the chromosomal translocation t(12;15) in interleukin 6 transgenic mice. *Proc Natl Acad Sci U S A* 89:232, 1992.
115. Grigorieva I, Thomas X, Epstein J: The bone marrow stromal environment is a major factor in myeloma cell resistance to dexamethasone. *Exp Hematol* 26:597, 1998.
116. Bataille R, Klein B: The bone-resorbing activity of interleukin-6. *J Bone Miner Res* 6:1143, 1991.
117. Hjorth-Hansen H, Waage A, Borset M: Interleukin-15 blocks apoptosis and induces proliferation of the human myeloma cell line OH-2 and freshly isolated myeloma cells. *Br J Haematol* 106:28, 1999.
118. Tinhofer I, Marschitz I, Henn T, et al: Expression of functional interleukin-15 receptor and autocrine production of interleukin-15 as mechanisms of tumor propagation in multiple myeloma. *Blood* 95:610, 2000.
119. Xu F, Gardner A, Tu Y, et al: Multiple myeloma cells are protected against dexamethasone-induced apoptosis by insulin-like growth factors. *Br J Haematol* 97:429, 1997.
120. Borset M, Hjorth-Hansen H, Seidel C, et al: Hepatocyte growth factor and its receptor c-met in multiple myeloma. *Blood* 88:3998, 1996.
121. Anderson KC: Moving disease biology from the laboratory to the clinic. *Semin Oncol* 29:17, 2002.
122. Tricot G: New insights into role of microenvironment in multiple myeloma. *Lancet* 355:248, 2000.
123. Roodman GD: Role of the bone marrow microenvironment in multiple myeloma. *J Bone Miner Res* 17:1921, 2002.
124. Ridley RC, Xiao H, Hata H, et al: Expression of syndecan regulates human myeloma plasma cell adhesion to type I collagen. *Blood* 81:767, 1993.
125. Wijdenes J, Vooijs WC, Clement C, et al: A plasmocyte selective monoclonal antibody (B-B4) recognizes syndecan-1. *Br J Haematol* 94:318, 1996.
126. Dhodapkar MV, Kelly T, Theus A, et al: Elevated levels of shed syndecan-1 correlate with tumour mass and decreased matrix metalloproteinase-9 activity in the serum of patients with multiple myeloma. *Br J Haematol* 99:368, 1997.
127. Dhodapkar MV, Abe E, Theus A, et al: Syndecan-1 is a multifunctional regulator of myeloma pathobiology: Control of tumor cell survival, growth, and bone cell differentiation. *Blood* 91:2679, 1998.
128. Borset M, Hjertner O, Yaccoby S, et al: Syndecan-1 is targeted to the uropods of polarized myeloma cells where it promotes adhesion and sequesters heparin-binding proteins. *Blood* 96:2528, 2000.
129. Aref S, Goda T, El-Sherbiny M: Syndecan-1 in multiple myeloma: Relationship to conventional prognostic factors. *Hematology* 8:221, 2003.
130. Rigolin GM, Tieghi A, Ciccone M, et al: Soluble urokinase-type plasminogen activator receptor (suPAR) as an independent factor predicting worse prognosis and extra-bone marrow involvement in multiple myeloma patients. *Br J Haematol* 120:953, 2003.
131. Seidel C, Sundan A, Hjorth M, et al: Serum syndecan-1: A new independent prognostic marker in multiple myeloma. *Blood* 95:388, 2000.
132. Yang Y, Macleod V, Miao HQ, et al: Heparanase enhances syndecan-1 shedding: A novel mechanism for stimulation of tumor growth and metastasis. *J Biol Chem* 282:13326, 2007.
133. Yang Y, MacLeod V, Bendre M, et al: Heparanase promotes the spontaneous metastasis of myeloma cells to bone. *Blood* 105:1303, 2005.
134. Alsayed Y, Ngo H, Runnels J, et al: Mechanisms of regulation of CXCR4/SDF-1

(CXCL12)-dependent migration and homing in multiple myeloma. *Blood* 109:2708, 2007.

135. Trentin L, Miorin M, Facco M, et al: Multiple myeloma plasma cells show different chemokine receptor profiles at sites of disease activity. *Br J Haematol* 138:594, 2007.
136. Kishimoto T, Akira S, Narazaki M, Taga T: Interleukin-6 family of cytokines and gp130. *Blood* 86:1243, 1995.
137. Chauhan D, Uchiyama H, Akbarali Y, et al: Multiple myeloma cell adhesion-induced interleukin-6 expression in bone marrow stromal cells involves activation of NF-kappa B: *Blood* 87:1104, 1996.
138. Feinman R, Koury J, Thames M, et al: Role of NF-kappaB in the rescue of multiple myeloma cells from glucocorticoid-induced apoptosis by bcl-2. *Blood* 93:3044, 1999.
139. Ge NL, Rudikoff S: Insulin-like growth factor I is a dual effector of multiple myeloma cell growth. *Blood* 96:2856, 2000.
140. Hideshima T, Nakamura N, Chauhan D, Anderson KC: Biologic sequelae of interleukin-6 induced PI3-K/Akt signaling in multiple myeloma. *Oncogene* 20:5991, 2001.
141. Mitsiades N, Mitsiades CS, Poulaki V, et al: Biologic sequelae of nuclear factor-kappaB blockade in multiple myeloma: Therapeutic applications. *Blood* 99:4079, 2002.
142. Pene F, Claessens YE, Muller O, et al: Role of the phosphatidylinositol 3-kinase/Akt and mTOR/P70S6-kinase pathways in the proliferation and apoptosis in multiple myeloma. *Oncogene* 21:6587, 2002.
143. Damiano JS, Cress AE, Hazlehurst LA, et al: Cell adhesion mediated drug resistance (CAM-DR): Role of integrins and resistance to apoptosis in human myeloma cell lines. *Blood* 93:1658, 1999.
144. Bataille R, Chappard D, Marcelli C, et al: Mechanisms of bone destruction in multiple myeloma: The importance of an unbalanced process in determining the severity of lytic bone disease. *J Clin Oncol* 7:1909, 1989.
145. Hofbauer LC, Heufelder AE: Osteoprotegerin and its cognate ligand: A new paradigm of osteoclastogenesis. *Eur J Endocrinol* 139:152, 1998.
146. Lee JW, Chung HY, Ehrlich LA, et al: IL-3 expression by myeloma cells increases both osteoclast formation and growth of myeloma cells. *Blood* 103:2308, 2004.
147. Pearse RN, Sordillo EM, Yaccoby S, et al: Multiple myeloma disrupts the TRANCE/osteoprotegerin cytokine axis to trigger bone destruction and promote tumor progression. *Proc Natl Acad Sci U S A* 98:11581, 2001.
148. Standal T, Seidel C, Hjertner O, et al: Osteoprotegerin is bound, internalized, and degraded by multiple myeloma cells. *Blood* 100:3002, 2002.
149. Choi SJ, Cruz JC, Craig F, et al: Macrophage inflammatory protein 1-alpha is a potential osteoclast stimulatory factor in multiple myeloma. *Blood* 96:671, 2000.
150. Abe M, Hiura K, Wilde J, Moriyama K, et al: Role for macrophage inflammatory protein (MIP)-1alpha and MIP-1beta in the development of osteolytic lesions in multiple myeloma. *Blood* 100:2195, 2002.
151. Han Z, Boyle DL, Chang L, et al: c-Jun N-terminal kinase is required for metalloproteinase expression and joint destruction in inflammatory arthritis. *J Clin Invest* 108:73, 2001.
152. Oyajobi BO, Franchin G, Williams PJ, et al: Dual effects of macrophage inflammatory protein-1alpha on osteolysis and tumor burden in the murine 5TGM1 model of myeloma bone disease. *Blood* 102:311, 2003.
153. Tian E, Zhan F, Walker R, et al: The role of the Wnt-signaling antagonist DKK1 in the development of osteolytic lesions in multiple myeloma. *N Engl J Med* 349:2483, 2003.
154. Body JJ, Greipp P, Coleman RE, et al: A phase I study of AMGN-0007, a recombinant osteoprotegerin construct, in patients with multiple myeloma or breast carcinoma related bone metastases. *Cancer* 97:887, 2003.
155. Yaccoby S, Ling W, Zhan F, et al: Antibody-based inhibition of DKK1 suppresses tumor-induced bone resorption and multiple myeloma growth *in vivo*. *Blood* 109:2106, 2007.
156. Yaccoby S, Wezeman MJ, Zangari M, et al: Inhibitory effects of osteoblasts and increased bone formation on myeloma in novel culture systems and a myelomatous mouse model. *Haematologica* 91:192, 2006.
157. Yaccoby S, Wezeman M, Henderson A, Barlogie B, Epstein J: Role and fate of osteoblasts in myeloma. *Hematol J* 4(Suppl 1) s38, 2003.
158. Qiang YW, Shaughnessy JD Jr, Yaccoby S: Wnt3a signaling within bone inhibits multiple myeloma bone disease and tumor growth. *Blood* 112:374, 2008.
159. Terpos E, Szydlo R, Apperley JF, et al: Soluble receptor activator of nuclear factor kappaB ligand-osteoprotegerin ratio predicts survival in multiple myeloma: Proposal for a novel prognostic index. *Blood* 102:1064, 2003.
160. Bataille R, Chappard D, Marcelli C, et al: Recruitment of new osteoblasts and osteoclasts is the earliest critical event in the pathogenesis of human multiple myeloma. *J Clin Invest* 88:62, 1991.
161. Yaccoby S, Epstein J: The proliferative potential of myeloma plasma cells manifest in the SCID-hu host. *Blood* 94:3576, 1999.
162. Mundy GR: Metastasis to bone: Causes, consequences and therapeutic opportunities. *Nat Rev Cancer* 2:584, 2002.
163. Sezer O, Heider U, Zavrski I, et al: RANK ligand and osteoprotegerin in myeloma bone disease. *Blood* 101:2094, 2003.
164. Yaccoby S, Barlogie B, Epstein J: Primary myeloma cells growing in SCID-hu mice: A model for studying the biology and treatment of myeloma and its manifestations. *Blood* 92:2908, 1998.
165. Yata K, Yaccoby S: The SCID-rab model: A novel *in vivo* system for primary human myeloma demonstrating growth of CD138-expressing malignant cells. *Leukemia* 18:1891, 2004.
166. Vanderkerken K, Asosingh K, Croucher P, Van Camp B: Multiple myeloma biology: Lessons from the 5TMM models. *Immunol Rev* 194:196, 2003.
167. Mitsiades CS, Anderson KC, Carrasco DR: Mouse models of human myeloma. *Hematol Oncol Clin North Am* 21:1051, viii, 2007.
168. Horie Y, Suzuki A, Kataoka E, et al: Hepatocyte-specific Pten deficiency results in steatohepatitis and hepatocellular carcinomas. *J Clin Invest* 113:1774, 2004.
169. Chesi M, Robbiani DF, Sebag M, et al: AID-dependent activation of a MYC transgene induces multiple myeloma in a conditional mouse model of post-germinal center malignancies. *Cancer Cell* 13:167, 2008.
170. Yaccoby S, Pearse RN, Johnson CL, et al: Myeloma interacts with the bone marrow microenvironment to induce osteoclastogenesis and is dependent on osteoclast activity. *Br J Haematol* 116:278, 2002.
171. Yaccoby S, Johnson C, Mahaffey S, et al: Antimyeloma efficacy of thalidomide in the SCID-hu model. *Blood* 100:4162, 2002.
172. Pennisi A, Li X, Ling W, Khan S, et al: The proteasome inhibitor, bortezomib suppresses primary myeloma and stimulates bone formation in myelomatous and nonmyelomatous bones *in vivo*. *Am J Hematol* 84:6, 2009.
173. Yaccoby S, Pennisi A, Li X, et al: Atacicept (TACI-Ig) inhibits growth of TACI (high) primary myeloma cells in SCID-hu mice and in coculture with osteoclasts. *Leukemia* 22:406, 2008.
174. Pennisi A, Li X, Ling W, et al: Inhibitor of DASH proteases affects expression of adhesion molecules in osteoclasts and reduces myeloma growth and bone disease. *Br J Haematol* 145:775, 2009.
175. Yang Y, MacLeod V, Dai Y, et al: The syndecan-1 heparan sulfate proteoglycan is a viable target for myeloma therapy. *Blood* 110:2041, 2007.
176. Radl J: Animal model of human disease. Benign monoclonal gammopathy (idiopathic paraproteinemia). *Am J Pathol* 105:91, 1981.
177. Radl J, Croese JW, Zurcher C, et al: Animal model of human disease. Multiple myeloma. *Am J Pathol* 132:593, 1988.
178. Radl J: Four major mechanisms in the development of monoclonal gammopathies. Postulations and facts, in *Third EURAGE Symposium on Monoclonal Gammopathies: Clinical Significance and Basic Mechanisms*. Brussels, Belgium, 1991.
179. Van Valckenborgh E, De Raeve H, Devy L, et al: Murine 5T multiple myeloma cells induce angiogenesis *in vitro* and *in vivo*. *Br J Cancer* 86:796, 2002.
180. Asosingh K, De Raeve H, Van Riet I, et al: Multiple myeloma tumor progression in the 5T2MM murine model is a multistage and dynamic process of differentiation, proliferation, invasion, and apoptosis. *Blood* 101:3136, 2003.
181. Vanderkerken K, De Leenheer E, Shipman C, et al: Recombinant osteoprotegerin decreases tumor burden and increases survival in a murine model of multiple myeloma. *Cancer Res* 63:287, 2003.
182. Asosingh K, De Raeve H, Menu E, et al: Angiogenic switch during 5T2MM murine myeloma tumorigenesis: Role of CD45 heterogeneity. *Blood* 103:3131, 2004.
183. Greipp P, San Miguel J, Durie B: A new international staging system for multiple myeloma from the International Myeloma Working Group. *Blood* 102:190a, 2003.
184. Kyle RA, Rajkumar SV: Criteria for diagnosis, staging, risk stratification and response assessment of multiple myeloma. *Leukemia* 23:3, 2009.
185. Criteria for the classification of monoclonal gammopathies, multiple myeloma and related disorders: A report of the International Myeloma Working Group. *Br J Haematol* 121:749, 2003.
186. Silvestris F, Cafforio P, Tucci M, Dammacco F: Negative regulation of erythroblast maturation by Fas-L(+)/TRAIL(+) highly malignant plasma cells: A major pathogenetic mechanism of anemia in multiple myeloma. *Blood* 99:1305, 2002.
187. Ludwig H, Pecherstorfer M, Leitgeb C, Fritz E: Recombinant human erythropoietin for the treatment of chronic anemia in multiple myeloma and squamous cell carcinoma. *Stem Cells* 11:348, 1993.
188. Faquin WC, Schneider TJ, Goldberg MA: Effect of inflammatory cytokines on hypoxia-induced erythropoietin production. *Blood* 79:1987, 1992.
189. Singh A, Eckardt KU, Zimmermann A, et al: Increased plasma viscosity as a reason for inappropriate erythropoietin formation. *J Clin Invest* 91:251, 1993.
190. Kawabata H, Tomosugi N, Kanda J, et al: Anti-interleukin 6 receptor antibody tocilizumab reduces the level of serum hepcidin in patients with multicentric Castleman's disease. *Haematologica* 92:857, 2007.
191. Barlogie B, Gale RP: Multiple myeloma and chronic lymphocytic leukemia: Parallels and contrasts. *Am J Med* 93:443, 1992.
192. Kerr R, Stirling D, Ludlam CA: Interleukin 6 and haemostasis. *Br J Haematol* 115:3, 2001.
193. Glueck HI, Hong R: A circulating anticoagulant in gamma-1A-multiple myeloma: Its modification by penicillin. *J Clin Invest* 44:1866, 1965.
194. Wenz B, Friedman G: Acquired factor VIII inhibitor in a patient with malignant lymphoma. *Am J Med Sci* 268:295, 1974.
195. Kelsey PR, Leyland MJ: Acquired inhibitor to human factor VIII associated with paraproteinaemia and subsequent development of chronic lymphatic leukaemia. *Br Med J (Clin Res Ed)* 285:174, 1982.
196. Perkins HA, MacKenzie MR, Fudenberg HH: Hemostatic defects in dysproteinemias. *Blood* 35:695, 1970.
197. Lackner H: Hemostatic abnormalities associated with dysproteinemias. *Semin Hematol* 10:125, 1973.
198. Coleman M, Vigliano EM, Weksler ME, Nachman RL: Inhibition of fibrin monomer polymerization by lambda myeloma globulins. *Blood* 39:210, 1972.
199. Kelsey P, Delamore I: Clinical features of multiple myeloma, in *Multiple Myeloma and Other Paraproteinaemias*, edited by I Delamore, p 117. Churchill Livingstone, Edinburgh, Scotland, 1986.
200. Furie B, Greene E, Furie BC: Syndrome of acquired factor X deficiency and systemic amyloidosis *in vivo* studies of the metabolic fate of factor X. *N Engl J Med* 297:81, 1977.
201. Kunkel LA: Acquired circulating anticoagulants in malignancy. *Semin Thromb Hemost* 18:416, 1992.
202. Zangari M, Siegel E, Barlogie B, Anaissie E, et al: Thrombogenic activity of doxorubicin in myeloma patients receiving thalidomide: Implications for therapy. *Blood* 100:1168, 2002.
203. Broder S, Humphrey R, Durm M, Blackman M, et al: Impaired synthesis of polyclonal (non-paraprotein) immunoglobulins by circulating lymphocytes from patients with multiple myeloma: Role of suppressor cells. *N Engl J Med* 293:887, 1975.

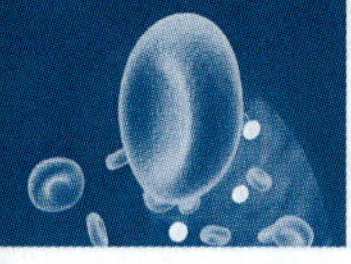

凝血因子

许多凝血异常在AL中出现。凝血因子X可与淀粉样纤维蛋白结合，引发它从血中被迅速地清除，结果延长了凝血酶原和部分凝血活酶时间[46]。组织和尿液中纤溶酶原激活物的浓度会提高而组织纤溶酶原激活物抑制剂的水平降低，可能导致高纤溶状态的发生[47]。

AA淀粉样变性

AA淀粉样变性可发生在任何年龄段。主要的临床表现是蛋白尿合并或不合并肾功能不全[5]。芬兰的一项研究发现在风湿性关节炎患者中，AA淀粉样变性是肾病综合征的最常见病因[48]。在疾病的进程中，常出现肝大、脾肿大、自主神经病变；心肌病偶见。在慢性炎症性疾病，淀粉样蛋白的进展相对要慢，生存期常超过10年。相反，未经治疗的感染诸如骨髓炎、结核病或麻风病能引起迅速进展的淀粉样蛋白综合征，但随着感染的有效治疗，上述症状会减轻。

Aβ_2M淀粉样变性

在Aβ_2M淀粉样变性可发生于几种风湿性疾病，包括腕管综合征、持续性关节渗液、脊柱关节病、囊性骨损害。腕管综合征常是首发症状。在血透时间超过12年的近50%的患者均会出现持续性关节渗液伴轻微不适。多累及双侧大关节(双肩关节、膝关节、腕关节和髋关节)。滑液是非炎性的，如果对沉淀物用刚果红染色法检测会发现淀粉样β_2-微球蛋白沉积物。脊椎关节病的椎间盘和椎旁发生侵蚀破坏性改变与淀粉样β_2-微球蛋白沉积物有关。骨囊性损害往往在股骨头、髋臼、肱骨、胫骨平台、椎体、腕骨发生病理性骨折。虽然内脏组织淀粉样β_2-微球蛋白沉积物不常见，但确实也偶尔出现在胃肠道、心脏、肌腱和臀部的皮下组织。

ATTR家族性淀粉样变

ATTR淀粉样变与AL淀粉样变的临床特征近似，所以仅仅根据临床依据不能可靠地鉴别这样的疾病。家族史使ATTR更可能，但许多患者因为缺乏先证者或TTR突变而表现为偶发。由于是一个家族，疾病会表现为相同的症候群。对于ATTR缬氨酸-30-蛋氨酸，四肢出现周围神经病变、感觉神经病并进展至运动神经病。这种情形随不同的TTR变异体而变化。自主神经病变表现为胃肠道症状的腹泻和体重减轻以及直立性低血压。存在TTR T60A和一些其他突变的患者会出现与AL淀粉样变性引起的类似的心肌增厚，但心衰少见且预后较好。由淀粉状蛋白沉积物导致的玻璃体混浊是ATTR淀粉样变的特异性症状。

缬氨酸-122-异亮氨酸变异体，是非洲美洲人共有的等位基因，与心肌病相关。一项大规模调查发现25%的患淀粉样变性的黑人存在这种TTR变异体。源于医生对该病的认识不够以及在未经心内膜活检时很难区分心肌病是由淀粉样变性还是高血压引起，导致对这种疾病不易做出诊断[10]。

其他类型的淀粉样变性

遗传性肾淀粉样变性

遗传性肾淀粉样变性(AApoAⅠ，AApoAⅡ，AFib，ALys)与AL肾受累相似并且当肾活检发现淀粉样蛋白沉积物时应多加考虑[49]。在临床上区分遗传性肾淀粉样变和以肾损为主要临床表现的AL往往需要通过家族史和免疫球蛋白检测。确诊需要对活检物用候选的淀粉样蛋白的前体蛋白的特异性抗体进行免疫组化染色。

中枢神经系统的局限性淀粉样变

AL病及任何原发中枢神经系统淀粉样变在临床上都只会出现轻微的意识模糊，因为AL沉积物在中枢神经系统中很罕见，尽管在脑血管中可见。原发中枢神经淀粉样变包括胱蛋白酶抑制剂C淀粉样变(ACys)；冰岛型遗传性脑出血伴淀粉样变性的前体是胱蛋白酶抑制剂C；Aβ淀粉样变包括荷兰型遗传性脑出血伴淀粉样变性，阿尔茨海默病和唐氏综合征；PrP淀粉样变有克雅病，Gerstmann-Straüssler-Scheinker病，严重的家族性失眠症，牛海绵状脑病，库鲁病，山羊和绵羊的羊瘙痒症；不列颠或丹麦型是家族性的不列颠或丹麦痴呆[50]。

局限性轻链淀粉样变

局限性淀粉样蛋白沉积物包括被称为淀粉样瘤的淀粉样蛋白块，可出现在非系统性疾病的各个部位。在一些患者中，在组织结构上表现浆细胞包绕沉积物。一例DNA测序显示这种浆细胞产生这些沉积的轻链[51]。气管支气管树是局限性AL的最好发部位，且并不进展为系统性疾病，其原理不明[52]。局限性AL病还可累及泌尿道[53]、纵隔、腹膜后腔、乳房和皮肤(斑块或结节)。

其他局限性淀粉样变

四种多肽激素在组织特异性局限性淀粉样变性中被定义为纤维的前体。心钠素淀粉样变(AANF)好发于老年人，常并发充血性心力衰竭。其前体蛋白是在心房合成的心钠素，能调节水盐平衡。淀粉样蛋白沉积局限于心房且被认为临床意义较小[54]。降钙素淀粉样变(ACal)的前体是降钙素，是甲状腺合成的钙调节激素。患甲状腺管道样癌的患者可能在肿瘤中产生局限性淀粉样蛋白沉积物。发病机制是局部降钙素生成增加，导致肽的一个局部高浓度，聚合后促成原纤维的形成[55]。胰岛细胞淀粉样蛋白多肽淀粉样变(AIAPP)的前体是一种多肽(IAPP)，即淀粉状蛋白毒素。IAPP是β细胞分泌的一种蛋白，它存在于分泌颗粒中并与胰岛素一同释放。正常情况下，IAPP调节骨骼肌中胰岛素的活性。IAPP淀粉状蛋白可出现于胰岛素瘤和2型糖尿病患者的胰腺中[56]。催乳素淀粉样蛋白(Apro)中可发现催乳素或其碎片。这类沉积可发生于老年人并在淀粉样瘤中罕见，以及患垂体肿瘤的患者[57]。在患有常染色体显性遗传的角膜淀粉样变的患者的原纤维中可发现三种蛋白(钙结合微丝蛋白、角膜上皮蛋白、乳铁蛋白)[58]。大动脉的平滑肌细胞可产生乳黏素的完整片段medin，形成的淀粉样蛋白可出现于所有老年人的大动脉[59]。在胰岛素的注射部位的原纤维中能发现胰岛素[60]。局部皮肤的淀粉样变中能发现细胞角蛋白[61]。

治疗与预后

理论上淀粉样变性的治疗宗旨是干扰其中任何一个致病

过程：使前体蛋白的产生减少或分解增加；阻滞纤维前体中间体的产生；抑制纤维前体分子转为纤维的交互作用；减慢沉积；使沉积物易于游离。目前，AL 的标准治疗仅是这些策略中的一项，即通过化疗或偶尔的放疗或对局限性淀粉样变的浆细胞瘤行外科手术来减少单克隆轻链前体的产生。在无特异性治疗或特异性治疗实施期间维持器官功能等支持治疗也相当重要。

■ AL 淀粉样变性

疗效评估

AL 淀粉样变性的血液学和器官的疗效标准是统一的[62]。血液学的完全缓解定义为用免疫固定电泳测定血清和尿液中无单克隆蛋白，用免疫组化检测血清游离轻链比例正常及骨髓活检浆细胞少于 5% 且在免疫组化上没有克隆性证据。血液学缓解与生存优势、生活质量的提高，以及器官功能改善显著相关[63-65]。器官功能的改善可能在治疗后 3~6 个月才显现出来，当然也可能更晚。蛋白尿减轻要在疾病持续改善超过 2 年以上逐步显现[66]。血液学缓解并非临床缓解的先决条件，然而，血液学完全缓解的临床缓解率比血液学部分缓解的高。一份报告中指出，无论患者是否在治疗后达到完全缓解，血清游离轻链浓度降低大于 90% 的患者非常有可能出现临床好转和生存期延长[67]。

大剂量美法仑和自体造血干细胞移植

目前许多中心认为，以大剂量静脉注射美法仑化疗（HDM）为预处理方案的自体造血干细胞移植（autoSCT）是治疗 AL 淀粉样变最有效的治疗方法。表 110-2 概述了关于 HDM/autoSCT 的单中心和多中心研究结果。尽管不是对照研究，但这些研究获得了令人鼓舞的血液学和临床缓解。血液学的完全缓解率（25%~67%）远超过去的标准治疗即周期性口服美法仑和泼尼松的完全缓解率。一项病例配对的对照研究显示，相比传统的口服美法仑和泼尼松，HDM/autoSCT 更具优势[68]。地塞米松已取代泼尼松并曾在单中心的研究中表现较高的有效率[69]。将这种疗法与 HDM/autoSCT 进行对比的一项多中心的试验在法国开展，结果没有显现出 HDM/autoSCT 的优势[70]。但是在这项研究中，许多随机分配 HDM/autoSCT 疗法的患者实际上并没有进行移植，移植的毒性过大，并且随访时间短。因此，最佳治疗仍然是个疑问，尤其是随着移植技术日益精湛和治疗药物的进展。移植前应对患者进行仔细地筛选，例如进展期心脏病、多器官受累、低血压和体能状况差是 HDM/autoSCT 预后不好的因素。如果合理地选择移植患者则可看到显著的结果。来自波士顿大学医学中心淀粉样蛋白治疗和研究计划的最新结果显示：1994~2007 年间的进行 HDM/autoSCT 的 497 名 AL 淀粉样变患者中位生存达 73 个月（图 110-5），5 年生存率是 55%。

表 110-2 AL 淀粉样变性行 HDM/AUTOSCT 的单个或多中心研究结果

	患者数	TRM	血液学 CR 率	器官反应率
单中心临床试验				
Gertz 等，2007[63]	270	11%	33%	NR
Mollee 等，2004[108]	20	35%	28%	肾脏 46% 心脏 25% 肝脏 50%
Schonland 等，2005[109]	41	7%	50%	40%
Skinner 等，2004[110]	277	13%	40%	44%
Chow 等，2005[111]	15	0%	67%	27%
多中心临床试验				
Moreau 等，1998[112]	21	43%	25%	83%
Gertz 等，2004[113]	28	14%	未提及	75%
Goodman 等，2006[77]	92	23%	83%（CR+PR）	48%
Vesole 等，2006[114]	114	18%	36%	肾脏 46% 肝脏 58% 心脏 47%

CR，完全反应；NR，没有报道；PR，部分缓解；TRM，治疗相关死亡率。

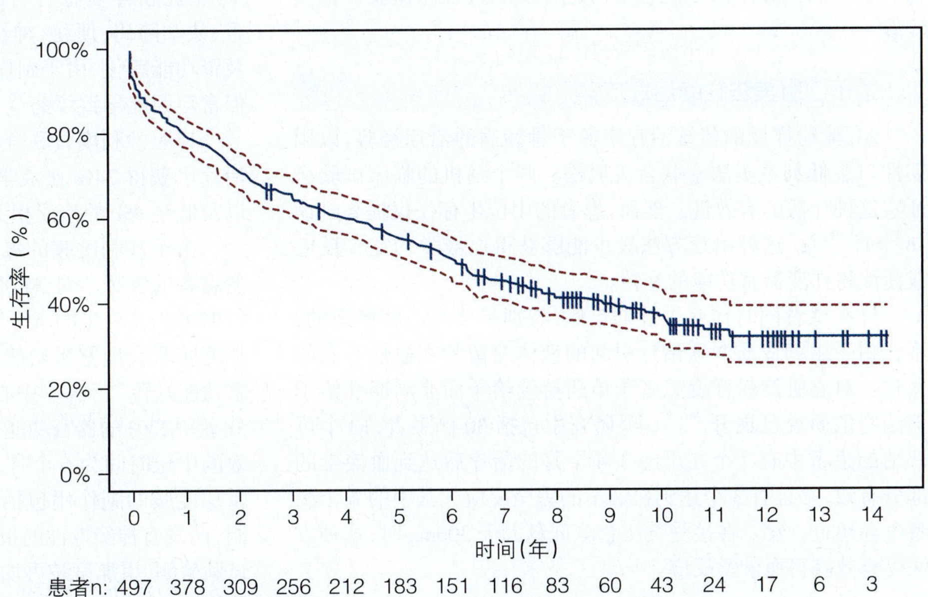

图 110-5 波士顿大学医学中心在 1994~2007 年间对 497 名 AL 型淀粉样变性患者予高剂量美法仑和自体干细胞移植术的总体生存图。

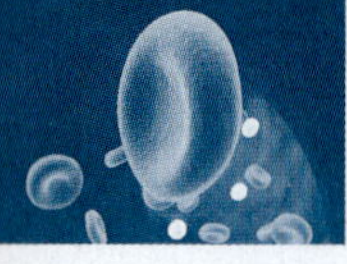

AL 淀粉样变予 HDM/autoSCT 的特殊问题

AL 淀粉样变实施 HDM/autoSCT 存在一些特别的问题。在血细胞减少期，胃肠道的淀粉样蛋白沉积使胃肠道易于出血；并且在出现淀粉样蛋白相关的凝血病诸如凝血因子X缺乏时会恶化。全身性水肿常出现于肾病综合征的患者，并且在使用粒细胞集落刺激因子时会恶化。心源性低血压或自主神经系统受累，淀粉样心肌病患者出现房性或室性心律失常，因巨舌导致气管内插管困难，以及自发的脾脏、肝脏和食管破裂，都是在这些患者治疗中可能出现的问题。

心脏移植术后 HDM/AutoSCT

由于淀粉样心肌病导致严重收缩或舒张期心衰的患者不能耐受长期的化疗和糖皮质激素治疗。因此可能需要心脏移植术以挽救生命。由于淀粉样蛋白除了可能再在其他器官中进展外，还极有可能在移植的心脏中再现[71]，所以应在抗浆细胞治疗后再行心脏移植术。只有经严格筛选且无明显器官受累的患者才能在 HDM/AutoSCT 后行心脏移植的双重移植治疗方案中获益[72,73]。

异基因骨髓移植术

AL 淀粉样变性可行同种异体骨髓移植。一份欧洲合作组织的关于血和骨髓移植的报告描述了 19 个经历异基因移植的患者[74]。该组包括 4 个同源的、8 个经减低强度预处理的和标准剂量预处理的异基因移植，其中 10 个移植物中去除了 T 细胞。在 19 个患者中有 10 例出现血液学的完全缓解。然而随访时期短，治疗相关死亡率为 40%，到随访 36 个月时只有 4 例患者存活。这份报告记录的数据来自 11 个中心。但是，患者的筛选和经过评估的可能接受异体移植的患者的总数情况不清。尽管如此，这也是最大规模的报道。对于医生而言，一定要考虑异体移植是否可行，以及潜在的移植物抗肿瘤效应。毕竟该项研究中完全缓解的 7 个患者中有 5 个发生慢性移植物抗宿主病。异基因骨髓移植需进一步通过临床试验评估其疗效。

基于口服美法仑的治疗方案

AL 淀粉样变的传统治疗来源于骨髓瘤的治疗经验，以周期性口服低剂量美法仑联合泼尼松。两个随机的临床试验已证实这种疗法的有效性。然而，患者的中位生存仅仅提高到约 18 个月[34,75]。这种治疗方法较少能够获得血液学的完全反应或使淀粉样变器官功能的好转。

许多患者同时伴有进展期疾病，特别是伴有心脏疾病的，不能耐受由糖皮质激素治疗引起的液体潴留和充血性心衰的恶化。对心脏淀粉样变患者予单药持续给予而非周期性给予美法仑的研究已展开[76]。一项研究中包括 30 例患者，13 个可评估的患者中有 7 个在历经 3~4 个月的治疗后达到血液学的部分有效，并且有 3 个达到血液学的完全反应。其中的 6 个患者生存超过一年。在接受美法仑总剂量大于 300mg 时，这种方法可有效获得血液学反应。

含高剂量地塞米松的治疗方案

在 AL 淀粉样变时，快速取得治疗反应是必要的，可阻滞器官衰竭的进程。骨髓瘤时静脉输注长春新碱、多柔比星（阿霉素）以及地塞米松（VAD）可很快获得治疗反应。然而，这种方案在 AL 变患者中具有潜在的问题：长春新碱能恶化自主或周围神经病变；多柔比星能恶化心肌病；以及强效的高剂量地塞米松能使肾和心淀粉样变的患者出现严重的液体潴留或引起严重的甚至致命性的室性心律失常。在英国国家淀粉样变性研究中心，98 名 AL 病患者接受平均 4 个周期的标准 VAD 或环磷酰胺、长春新碱、多柔比星（阿霉素）、甲泼尼龙（CVAMP）治疗。血液学的有效率为 54%，42% 的患者出现器官功能好转，治疗相关的死亡率仅 7%。尽管如此，缓解并不持久，有 21% 的患者在中位时间 20 个月（范围：7~54 个月）后出现血液学的复发[77]。

来自骨髓瘤的治疗经验表明，VAD 方案中，降低浆细胞的效应大部分（80%）依赖于地塞米松，同时尽量减弱了长春新碱和多柔比星（阿霉素）的潜在毒性。AL 患者可从高剂量地塞米松冲击疗法（正如 VAD 方案中的用法）中获益，取得不同的治疗反应[78]。一项来自西南肿瘤协作组的试验中，87 名患者中 53% 获得血液学反应，其中完全反应率为 24%。45% 的患者出现器官功能好转。中位 PFS 和 OS 分别为 27 个月和 31 个月。

在 AL 患者中使用地塞米松（用法同 VAD 方案）需重视其毒性。一个低毒方案（40mg/d，4 天一疗程，21 天一周期）可促使 35% 的患者在平均 4 个月后获得器官好转，且没有明显的毒性[79]。美法仑和地塞米松的联合化疗在中位 4.5 个月后可获得 67% 的血液学反应，33% 完全反应，48% 的受累器官出现功能改善。治疗相关的死亡率低(4%)。中位缓解期时间 24 个月(范围：12~48 个月)。由于在骨髓瘤患者发现地塞米松每周给药一次的毒性小于 4 天冲击疗法，此方案也已被采纳。

免疫调节剂

所谓的免疫调节剂，诸如沙利度胺被认为能调节骨髓的微环境和细胞因子环境，从而导致浆细胞肿瘤的消退。单独给予沙利度胺或联合地塞米松本就可以对近半数的患者有效，但 AL 型淀粉样变患者对此耐受低，会引发严重的疲乏、水肿加重、认知障碍、便秘、神经病、心动过缓、血栓栓塞的并发症，以及肾功能恶化。由于副作用最高剂量通常仅限于 200~300mg/d，但常会因此导致停药[80-82]。

口服沙利度胺联合环磷酰胺和地塞米松（CTD 方案），诱导治疗可获得 74% 血液学反应（21% 完全反应；53% 部分反应），以及低至 4% 的治疗相关死亡率和 41 个月的中位总生存期[83]。

由于沙利度胺的毒性，第二代药雷那度胺受到 AL 淀粉样变患者的青睐。对 34 名符合 HDM/autoSCT 后无缓解或不适合行 HDM/autoSCT 的 AL 淀粉样变患者进行了一项小型研究，雷那度胺联合地塞米松能获得 67% 的血液学有效率及显著的器官功能好转[84]。另一中心的研究显示患者获得 41% 的血液学有效率和 23% 的器官功能好转[85]。这两项研究表明获得血液学疗效的中位时间为 6 个月。雷那度胺与沙利度胺的毒性谱不同。雷那度胺的副作用包括血栓栓塞的并发症、骨髓抑制、免疫抑制，还没有神经毒性的报告。不幸的是，来自骨髓瘤治疗的大量试验表明，雷那度胺可加重肾淀粉样变患者的氮质血症[86]。

蛋白酶抑制剂

蛋白酶抑制剂能抑制合成大量免疫球蛋白和结构以及细

胞周期活性蛋白的浆细胞。第一代静脉给药的蛋白酶抑制剂硼替佐米已经被批准用于骨髓瘤的治疗。这个药与地塞米松联用后，能迅速降低循环中单克隆蛋白的浓度，这使其也成为了 AL 型淀粉样变患者很好的治疗选择[87,88]，并且一个多中心的国际性Ⅰ/Ⅱ期试验也已经顺利完成[89]。在中位时间一个月时获得了 50%~80% 血液学反应。

试验性治疗

由于上述药物表现出很好的疗效，一系列的联合治疗方案的临床试验已经开展。诸如硼替佐米联合美法仑或雷那度胺和地塞米松，同样还有美法仑或环磷酰胺和雷那度胺与地塞米松。蛋白酶抑制剂和 IMiDs 作为诱导治疗或联合 HDM/autoSCT 的试验也在进行中。第三代 IMiDs 和口服蛋白酶抑制剂正在研制中并有可能用于 AL 型淀粉样变。

在 AL 淀粉样变小鼠的体内外实验中，多柔比星的碘化衍生物 4- 碘 - 脱氧多柔比星（IDOX），对淀粉样纤维蛋白显示出很高的亲和力，能结合它后使其分解[90]。在一项小规模的非对照研究中，IDOX 对 AL 型淀粉样变显示出肯定的疗效，但多中心试验的结果并未证实它的疗效，可能是因为其效应并未到达预期的水平[91]。IDOX 联合化疗去抑制淀粉样蛋白前体产生并促使淀粉样蛋白重吸收的治疗策略是否合理，还需进一步的研究。

打破血清淀粉样蛋白 -P（SAP）和淀粉样蛋白的相互作用，促进其分解是治疗的另一个研究方向。因为 SAP 表达于所有类型的淀粉样蛋白沉积物中，靶向 SAP- 淀粉样蛋白的交互作用有广泛的应用前景。在体外研究中，SAP 本身很难被蛋白分解，且体外证实 SAP 与淀粉样纤维蛋白的结合保护其不被分解。SAP 在循环和组织中存在一个动态平衡，在循环中是游离的而在组织中与淀粉样蛋白结合。可假设如果去除循环中的游离 SAP 可能使组织中的 SAP 到循环中去，进而促进组织中的淀粉样蛋白容易被分解。与 SAP 高亲和力的回文结构化合物 R-1-{6-［R-2-carboxy-pyrrolidin-1-yl］-6-oxo-hexanoyl} pyrrolidine-2-carboxylic acid（CPHPC），使两个 SAP 分子在其表面结合点交叉连接[92]。在小鼠模型中，CPHPC 去除了循环和淀粉样蛋白沉积物中的 SAP，在人类的研究中证实了它能迅速清除循环中的 SAP。然而，在体内 CPHPC 对淀粉样蛋白沉积物的影响未知，且目前正处于二期试验中。

抗肿瘤坏死因子 -α 的治疗诸如依那西普，在一项包括 16 名进展期 AL 的研究中显示，可使大部分 AL 长期患者的症状得以改善，半数达到客观反应，尤其对于伴有巨舌症状的患者有显著疗效[93]。然而这种疗法不能根治浆细胞瘤，因此从中受益有限。

主动和被动的免疫疗法是另一追寻途径。基于树状细胞的独特型疫苗有很好的耐受性但临床效果有限。特异性针对淀粉样蛋白相关表位的抗轻链鼠单克隆抗体的这种被动免疫疗法能显著降低鼠的 AL 负荷[94]。针对 AL 病患者的人源化抗体制备正处于Ⅰ/Ⅱ期临床试验中。

支持治疗

除外针对浆细胞病的特异性治疗，支持疗法能减轻症状和维持器官功能，它在这类疾病中发挥了重要作用且需要多学科专家的通力合作。治疗淀粉样心肌病的主要原则是限钠和谨慎使用利尿剂。对于自主神经系统受累或肾病综合征的患者，保持避免心衰和血管内血容量不足的平衡显得格外重要。严重肾病综合征患者常出现利尿剂抵抗，美托拉宗或螺内酯可能需要与髓袢利尿剂联用。β 受体阻滞剂和血管紧张素转化酶抑制剂能帮助适用的患者控制心率和降低后负荷。然而，这些药物需谨慎使用，起始剂量应低，在出现低血压时应停药。地高辛是淀粉样心肌病的禁忌，因为地高辛能与淀粉样纤维蛋白结合并导致严重的地高辛毒性。钙拮抗剂能加重淀粉样心肌病的充血性心衰，一般来说应避免。复发性晕厥患者可能需要植入永久起搏器并用胺碘酮控制室性心律失常，在某些患者可以使用植入型除颤器。直立性低血压可加重且难以处理。合身的高腰弹力袜和米多君对此有效。氟氢可的松的应用因其与液体潴留相关而受质疑。持续注入去甲肾上腺素被认为对严重的常规治疗无效的难治性低血压有效。淀粉样蛋白相关的肾疾病，正如其他原因引起的肾病综合征，其支持性治疗包括限盐、利尿剂的使用、治疗继发性高脂血症。适宜蛋白的摄入是需要的。血管紧张素转化酶抑制剂或血管紧张素受体对蛋白尿的影响还未证实，但是如果不是因为低血压而被限用，这些药的使用是合理的。血液透析和腹膜透析均应用于淀粉样变相关的终末期肾脏疾病。对于自主神经系统受累的患者，腹泻是一个常见的且难以对付的问题。洛哌丁胺、鸦片和奥曲肽可减轻某些患者的腹泻。对于因肾病综合征导致的营养不良和蛋白缺乏的患者，应强制性地适当的给予口服或静脉内营养。神经性疼痛很难控制。加巴喷丁尽管耐受性较好，但常常无法减轻疼痛。其他镇痛药常作为辅助用药。度洛西汀可能对神经性疼痛有效。无肾毒性镇痛药可作为辅助用药。AL 型淀粉样变发生出血是常见的和多因素的，源于毛细血管脆性和凝血病，前者因淀粉样物质沉积于血管壁引起，后者是因为凝血因子吸附于淀粉样蛋白沉积物，特别是凝血因子Ⅹ。凝血因子Ⅹ难以通过血浆置换，且当患者出现因凝血因子Ⅹ缺乏所致的致命性出血时需用重组因子Ⅶ治疗。

评估预后和治疗反应的标记物

AL 型淀粉样变的疾病进展速度是因人而异的，依赖于器官受累程度。是否出现显著的心脏受累的临床表现是决定转归的一个重要的因素。血清氨基末端 - 钠尿肽前体（NT-proBNP）的浓度单独或结合心肌肌钙蛋白已作为淀粉样变相关的心功能不全的敏感指标，且可作为强力治疗后预计生存期的有效指标[95,96]。循环中高游离轻链水平与预后不好相关[97]，从根本上治疗浆细胞瘤可大幅降低 NT-proBNP 的水平并延长生存期。

局限性 AL 型淀粉样变性的治疗

局限性 AL 型淀粉样变性（最常见于气管支气管树、肺或泌尿生殖道）的治疗还没有系统的研究。因为极少进展至系统性疾病，因此不建议采用化疗。通过局灶性放疗破灭产生 AL 前体的浆细胞，就可取得临床效果。对于大块巨舌患者，外科切除术作用不大，激光技术往往能到达缓解效果，尽管就其有效性的正式研究还未见报道。

■ AA 型淀粉样变性

AA 型淀粉样变性的主要治疗是从根本上处理炎症性或感染性疾病。抑制或消除炎症或感染的疗法也能减少血清淀粉

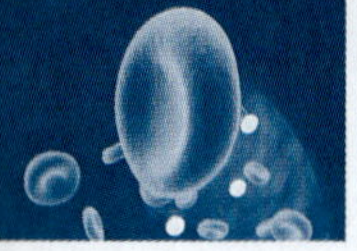

样蛋白 α(SAA 蛋白)。秋水仙碱 1.2~1.8mg/d 适用于治疗家族性地中海热。秋水仙碱对其他原因引起的 AA 淀粉样变或其他类型淀粉样变性无效。一项多中心的试验应用一种新的抗淀粉样蛋白药物 eprodisate 已完成,并发现能显著延缓 AA 淀粉样变患者肾功能的恶化[22]。Eprodisate 能干扰 AA 淀粉样蛋白和葡糖氨基聚糖类的相互作用,因此预防纤维的生成以及沉积。

■ $A\beta_2M$ 淀粉样变性

$A\beta_2M$ 淀粉样变性的治疗困难在于为 11 000Da 的 β_2- 微球蛋白分子太大而难以通过透析膜。然而,符合铜在 $A\beta_2M$ 原纤维形成起始中的作用的假设,无铜透析膜似乎能减少疾病的发生[98]。此外,不卧床的慢性腹膜透析患者的血浆 β_2M 水平低于那些血液透析患者,且不会那么快出现淀粉样蛋白沉积。透析超过 15 年的患者关节病症状很常见并且非常普遍,可能接近 100%。在 $A\beta_2M$ 后接受肾移植的患者症状可以得以改善。

■ ATTR 家族性淀粉样变

在没有干预的情况下,ATTR 病发作后的生存期为 5~15 年。原位肝移植能消除 TTR 变异体产生的主要来源并被正常的 TTR 替代,是 ATTR 淀粉样变的主要治疗方法[99]。肝移植能阻止疾病恶化且使自主和周围神经病得到少许改善[100]。在肝移植后心肌病不会好转,且在一些患者中显现出恶化的迹象[101]。远期疗效和移植时机还在评估中。关于非甾体类抗炎药二氟尼柳治疗 ATTR 疗效的国际的多中心的随机的安慰剂对照的临床试验正在进行中。实验室结果提示二氟尼柳能使 TTRs 变异体稳定并防止其解折叠和聚积[102]。

■ AL 型淀粉样变性以及与其他免疫球蛋白沉积病的关系

AL 是由单克隆浆细胞或淋巴组织增殖性疾病引发的。大多数的单克隆浆细胞病患者,无论是骨髓瘤还是原发性单克隆丙种球蛋白病,分泌的单克隆免疫球蛋白(Ig)在体液中是可溶的。AL 型淀粉样变性中免疫球蛋白(Ig)轻链的理化特性促使其沉积,成为淀粉样纤维蛋白和沉积物。10%~20% 的骨髓瘤患者有 AL 的临床证据[42],尽管有更多的患者存在亚临床的沉积。

在一些克隆性浆细胞病的患者会出现非纤维的聚积和 Ig 轻链或重链的沉积。这些疾病称为"单克隆免疫球蛋白沉积病"(MIDD)[103]。Ig 沉积物不结合刚果红,不包含 P 成分或其他淀粉样纤维蛋白成分,且不像淀粉样蛋白沉积物具有纤维的超微结构。心、肾是 MIDD 的好发部位[104]。非淀粉样变 MIDD 的病理学诊断依赖于用免疫组化鉴定组织中的非嗜刚果性 Ig 沉积物,具体用特异性的抗 H 和抗 L 血清,且显现出其独特的超微结构为非结晶的蛋白质聚集体。MIDD 诊断率低,可能源于适合的免疫组化染色未能常规应用。

一旦 AL 患者 MIDD 诊断成立,应明确患者是否患骨髓瘤(例如:测定血尿单克隆蛋白,骨髓吸出活检,骨骼检查)。因为 MIDD 是一种类似的单克隆浆细胞病,对骨髓瘤和 AL 有效的治疗方案应被采纳,以降低终末器官的损害[105-107]。

淀粉样变性的治疗首先基于淀粉样变综合征的临床范畴怀疑存在系统的蛋白沉积病,然后予以适当的活检和对淀粉样变类型进行筛选试验。对于疑难病例和血清蛋白变异体的鉴定,淀粉样变参考中心能提供专科的诊断技术。AL、AA、ATTR 淀粉样变的有效治疗方法将随着未来的发展而不断改进。因此及时的和准确的诊断已成为重点。对淀粉样蛋白的生物物理特性以及在各类疾病中蛋白错误折叠的机制的认知,将进一步有助于开发更多的特效和低毒性的抗纤维的药物。

翻译:颜文青,姜　华
校对:侯　健

参考文献

1. Virchow VR: Ueber einem Gehirn and Rueckenmark des Menchen auf gefundene Substanz mit chemischen reaction der Cellulose. *Virchows Arch Pathol Anat* 6:135, 1854.
2. Cohen AS, Calkins E: Electron microscopic observations on a fibrous component in amyloid of diverse origins. *Nature* 183:1202, 1959.
3. Westermark P, Benson MD, Buxbaum JN, et al: A primer of amyloid nomenclature. *Amyloid* 14:179, 2007.
4. Simms RW, Prout MN, Cohen AS: The epidemiology of AL and AA amyloidosis. *Baillieres Clin Rheumatol* 8:627, 1994.
5. Gertz MA, Kyle RA: Secondary systemic amyloidosis: Response and survival in 64 patients. *Medicine (Baltimore)* 70:246, 1991.
6. Livneh A, Langevitz P, Shinar Y, et al: MEFV mutation analysis in patients suffering from amyloidosis of familial Mediterranean fever. *Amyloid* 6:1, 1999.
7. Drueke TB: Beta2-microglobulin and amyloidosis. *Nephrol Dial Transplant* 15 Suppl 1:17, 2000.
8. Benson MD. Amyloidosis, in *The Metabolic and Molecular Bases of Inherited Disease*, 8th ed., vol. IV, edited by CR Scriver, AL Beaudet, WS Sly, D Valle, p 5345. McGraw Hill, New York, 2001.
9. Connors LH, Lim A, Prokaeva T, et al: Tabulation of human transthyretin (TTR) variants, 2003. *Amyloid* 10:160, 2003.
10. Jacobson DR, Pastore RD, Yaghoubian R, et al: Variant-sequence transthyretin (isoleucine 122) in late-onset cardiac amyloidosis in black Americans [see comments]. *N Engl J Med* 336:466, 1997.
11. Kyle RA, Spittell PC, Gertz MA, et al: The premortem recognition of systemic senile amyloidosis with cardiac involvement. *Am J Med* 101:395, 1996.
12. Ng B, Connors LH, Davidoff R, et al: Senile systemic amyloidosis presenting with heart failure: A comparison with light chain–associated amyloidosis. *Arch Intern Med* 165:1425, 2005.
13. Lansbury PT Jr: Evolution of amyloid: What normal protein folding may tell us about fibrillogenesis and disease. *Proc Natl Acad Sci U S A* 96:3342, 1999.
14. Conway KA, Harper JD, Lansbury PT: Accelerated *in vitro* fibril formation by a mutant alpha-synuclein linked to early-onset Parkinson disease. *Nat Med* 4:1318, 1998.
15. Karpuj MV, Garren H, Slunt H, et al: Transglutaminase aggregates huntingtin into nonamyloidogenic polymers, and its enzymatic activity increases in Huntington's disease brain nuclei. *Proc Natl Acad Sci U S A* 96:7388, 1999.
16. Ishihara T, Takahashi M, Koga M, et al: Amyloid fibril formation in the rough endoplasmic reticulum of plasma cells from a patient with localized A lambda amyloidosis. *Lab Invest* 64:265, 1991.
17. Botto M, Hawkins PN, Bickerstaff MC, et al: Amyloid deposition is delayed in mice with targeted deletion of the serum amyloid P component gene. *Nat Med* 3:855, 1997.
18. Hawkins PN, Lavender JP, Pepys MB: Evaluation of systemic amyloidosis by scintigraphy with 123I-labeled serum amyloid P component. *N Engl J Med* 323:508, 1990.
19. Gallo G, Wisniewski T, Choi-Miura NH, et al: Potential role of apolipoprotein-E in fibrillogenesis. *Am J Pathol* 145:526, 1994.
20. Kisilevsky R: The relation of proteoglycans, serum amyloid P and apo E to amyloidosis current status, 2000. *Amyloid* 7:23, 2000.
21. Kisilevsky R, Lemieux LJ, Fraser PE, et al: Arresting amyloidosis in vivo using small-molecule anionic sulphonates or sulphates: Implications for Alzheimer's disease. *Nat Med* 1:143, 1995.
22. Dember LM, Hawkins PN, Hazenberg BP, et al: Eprodisate for the treatment of renal disease in AA amyloidosis. *N Engl J Med* 356:2349, 2007.
23. Hayman SR, Bailey RJ, Jalal SM, et al. Translocations involving the immunoglobulin heavy-chain locus are possible early genetic events in patients with primary systemic amyloidosis. *Blood* 98:2266, 2001.
24. Lavatelli F, Perlman DH, Spencer B, et al. Amyloidogenic and associated proteins in systemic amyloidosis proteome of adipose tissue. *Mol Cell Proteomics* 7:1570, 2008.
25. Solomon A, Frangione B, Franklin EC: Bence Jones proteins and light chains of immunoglobulins. Preferential association of the V lambda VI subgroup of human light chains with amyloidosis AL (lambda). *J Clin Invest* 70:453, 1982.
26. Teng J, Russell WJ, Gu X, et al: Different types of glomerulopathic light chains interact with mesangial cells using a common receptor but exhibit different intracellular trafficking patterns. *Lab Invest* 84:440, 2004.
27. Sanchorawala V, Blanchard E, Seldin DC, et al: AL amyloidosis associated with B-cell lymphoproliferative disorders: Frequency and treatment outcomes. *Am J Hematol* 81:692, 2006.
28. Husby G, Marhang G, Dowton B, et al: Serum amyloid A (SAA): Biochemistry, genetics, and the pathogenesis of AA amyloidosis. *Amyloid: Int J Exp Clin Invest* 1:119, 1994.

29. Johan K, Westermark G, Engstrom U, et al: Acceleration of amyloid protein A amyloidosis by amyloid-like synthetic fibrils. *Proc Natl Acad Sci U S A* 95:2558, 1998.
30. Zingraff J, Drueke T: Beta2-microglobulin amyloidosis: Past and future. *Artif Organs* 22:581, 1998.
31. Hammarstrom P, Wiseman RL, Powers ET, Kelly JW: Prevention of transthyretin amyloid disease by changing protein misfolding energetics. *Science* 299:713, 2003.
32. Suhr OB, Svendsen IH, Ohlsson PI, et al: Impact of age and amyloidosis on thiol conjugation of transthyretin in hereditary transthyretin amyloidosis. *Amyloid* 6:187, 1999.
33. Libbey CA, Skinner M, Cohen AS: Use of abdominal fat tissue aspirate in the diagnosis of systemic amyloidosis. *Arch Intern Med* 143:1549, 1983.
34. Skinner M, Anderson J, Simms R, et al: Treatment of 100 patients with primary amyloidosis: A randomized trial of melphalan, prednisone, and colchicine versus colchicine only. *Am J Med* 100:290, 1996.
35. Abraham RS, Katzmann JA, Clark RJ, et al: Quantitative analysis of serum free light chains. A new marker for the diagnostic evaluation of primary systemic amyloidosis. *Am J Clin Pathol* 119:274, 2003.
36. Akar H, Seldin DC, Magnani B, et al: Quantitative serum free light chain assay in the diagnostic evaluation of AL amyloidosis. *Amyloid* 12:210, 2005.
37. Swan N, Skinner M, O'Hara CJ: Bone marrow core biopsy specimens in AL (primary) amyloidosis. A morphologic and immunohistochemical study of 100 cases. *Am J Clin Pathol* 120:610, 2003.
38. Arbustini E, Verga L, Concardi M, et al: Electron and immuno-electron microscopy of abdominal fat identifies and characterizes amyloid fibrils in suspected cardiac amyloidosis. *Amyloid* 9:108, 2002.
39. Lim A, Wally J, Walsh MT, et al: Identification and location of a cysteinyl posttranslational modification in an amyloidogenic kappa1 light chain protein by electrospray ionization and matrix-assisted laser desorption/ionization mass spectrometry. *Anal Biochem* 295:45, 2001.
40. Connors LH, Ericsson T, Skare J, et al: A simple screening test for variant transthyretins associated with familial transthyretin amyloidosis using isoelectric focusing. *Biochim Biophys Acta* 1407:185, 1998.
41. Falk RH, Comenzo RL, Skinner M: The systemic amyloidoses. *N Engl J Med* 337:898, 1997.
42. Kyle RA: Primary systemic amyloidosis: Clinical and laboratory features in 474 cases. *Semin Hematol* 32:45, 1995.
43. Falk RH: Diagnosis and management of the cardiac amyloidoses. *Circulation* 112:2047, 2005.
44. Dember LM: Emerging treatment approaches for the systemic amyloidoses. *Kidney Int* 68:1377, 2005.
45. Park MA, Mueller PS, Kyle RA, et al: Primary (AL) hepatic amyloidosis: Clinical features and natural history in 98 patients. *Medicine* (Baltimore) 82:291, 2003.
46. Lucas FV, Fishleder AJ, Becker RC, et al: Acquired factor X deficiency in systemic amyloidosis. *Cleve Clin J Med* 54:399, 1987.
47. Sane DC, Pizzo SV, Greenberg CS: Elevated urokinase-type plasminogen activator level and bleeding in amyloidosis: Case report and literature review. *Am J Hematol* 31:53, 1989.
48. Helin HJ, Korpela MM, Mustonen JT, Pasternack AI: Renal biopsy findings and clinicopathologic correlations in rheumatoid arthritis. *Arthritis Rheum* 38:242, 1995.
49. Hawkins PN. Hereditary systemic amyloidosis with renal involvement. *J Nephrol* 16:443, 2003.
50. Revesz T, Ghiso J, Lashley T, et al: Cerebral amyloid angiopathies: A pathologic, biochemical, and genetic view. *J Neuropathol Exp Neurol* 62:885, 2003.
51. Yood RA, Skinner M, Rubinow A, et al: Bleeding manifestations in 100 patients with amyloidosis. *JAMA* 249:1322, 1983.
52. Berk JL, O'Regan A, Skinner M: Pulmonary and tracheobronchial amyloidosis. *Semin Respir Crit Care Med* 23:155, 2002.
53. Tirzaman O, Wahner-Roedler DL, Malek RS, et al: Primary localized amyloidosis of the urinary bladder: A case series of 31 patients. *Mayo Clin Proc* 75:1264, 2000.
54. Looi LM: Isolated atrial amyloidosis: A clinicopathologic study indicating increased prevalence in chronic heart disease. *Hum Pathol* 24:602, 1993.
55. Saad MF, Ordonez NG, Rashid RK, et al: Medullary carcinoma of the thyroid. A study of the clinical features and prognostic factors in 161 patients. *Medicine* (Baltimore) 63:319, 1984.
56. Kahn SE, Andrikopoulos S, Verchere CB: Islet amyloid: A long-recognized but underappreciated pathological feature of type 2 diabetes. *Diabetes* 48:241, 1999.
57. Westermark P, Eriksson L, Engstrom U, et al: Prolactin-derived amyloid in the aging pituitary gland. *Am J Pathol* 150:67, 1997.
58. Klintworth GK: The molecular genetics of the corneal dystrophies—Current status. *Front Biosci* 8:d687, 2003.
59. Haggqvist B, Naslund J, Sletten K, et al: Medin: An integral fragment of aortic smooth muscle cell-produced lactadherin forms the most common human amyloid. *Proc Natl Acad Sci U S A* 96:8669, 1999.
60. Storkel S, Schneider HM, Muntefering H, Kashiwagi S: Iatrogenic, insulin-dependent, local amyloidosis. *Lab Invest* 48:108, 1983.
61. Chang YT, Liu HN, Wang WJ, et al: A study of cytokeratin profiles in localized cutaneous amyloids. *Arch Dermatol Res* 296:83, 2004.
62. Gertz MA, Comenzo R, Falk RH, et al: Definition of organ involvement and treatment response in immunoglobulin light chain amyloidosis (AL): A consensus opinion from the 10th International Symposium on Amyloid and Amyloidosis, Tours, France, 18–22 April 2004. *Am J Hematol* 79:319, 2005.
63. Gertz MA, Lacy MQ, Dispenzieri A, et al: Effect of hematologic response on outcome of patients undergoing transplantation for primary amyloidosis: Importance of achieving a complete response. *Haematologica* 92:1415, 2007.
64. Skinner M, Sanchorawala V, Seldin DC, et al: High-dose melphalan and autologous stem-cell transplantation in patients with AL amyloidosis: An 8-year study. *Ann Intern Med* 140:85, 2004.
65. Seldin DC, Anderson JJ, Sanchorawala V, et al: Improvement in quality of life of patients with AL amyloidosis treated with high-dose melphalan and autologous stem cell transplantation. *Blood* 104:1888, 2004.
66. Dember LM, Sanchorawala V, Seldin DC, et al: Effect of dose-intensive intravenous melphalan and autologous blood stem-cell transplantation on al amyloidosis-associated renal disease. *Ann Intern Med* 134:746, 2001.
67. Sanchorawala V, Seldin DC, Magnani B, et al: Serum free light-chain responses after high-dose intravenous melphalan and autologous stem cell transplantation for AL (primary) amyloidosis. *Bone Marrow Transplant* 36:597, 2005.
68. Dispenzieri A, Kyle RA, Lacy MQ, et al: Superior survival in primary systemic amyloidosis patients undergoing peripheral blood stem cell transplantation: A case-control study. *Blood* 103:3960, 2004.
69. Palladini G, Perfetti V, Obici L, et al: Association of melphalan and high-dose dexamethasone is effective and well tolerated in patients with AL (primary) amyloidosis who are ineligible for stem cell transplantation. *Blood* 103:2936, 2004.
70. Jaccard A, Moreau P, Leblond V, et al: High-dose melphalan versus melphalan plus dexamethasone for AL amyloidosis. *N Engl J Med* 357:1083, 2007.
71. Dubrey SW, Burke MM, Hawkins PN, Banner NR: Cardiac transplantation for amyloid heart disease: The United Kingdom experience. *J Heart Lung Transplant* 23:1142, 2004.
72. Gillmore JD, Goodman HJ, Lachmann HJ, et al: Sequential heart and autologous stem cell transplantation for systemic AL amyloidosis. *Blood* 107:1227, 2006.
73. Lacy MQ, Dispenzieri A, Hayman SR, et al: Autologous stem cell transplant after heart transplant for light chain (Al) amyloid cardiomyopathy. *J Heart Lung Transplant* 27:823, 2008.
74. Schonland SO, Lokhorst H, Buzyn A, et al: Allogeneic and syngeneic hematopoietic cell transplantation in patients with amyloid light-chain amyloidosis: A report from the European Group for Blood and Marrow Transplantation. *Blood* 107:2578, 2006.
75. Kyle RA, Gertz MA, Greipp PR, et al: A trial of three regimens for primary amyloidosis: Colchicine alone, melphalan and prednisone, and melphalan, prednisone, and colchicine. *N Engl J Med* 336:1202, 1997.
76. Sanchorawala V, Wright DG, Seldin DC, et al: Low-dose continuous oral melphalan for the treatment of primary systemic (AL) amyloidosis. *Br J Haematol* 117:886, 2002.
77. Goodman HJ, Gillmore JD, Lachmann HJ, et al: Outcome of autologous stem cell transplantation for AL amyloidosis in the UK. *Br J Haematol* 134:417, 2006.
78. Dhodapkar MV, Hussein MA, Rasmussen E, et al: Clinical efficacy of high-dose dexamethasone with maintenance dexamethasone/alpha interferon in patients with primary systemic amyloidosis: Results of United States Intergroup Trial Southwest Oncology Group (SWOG) S9628. *Blood* 104:3520, 2004.
79. Palladini G, Anesi E, Perfetti V, et al: A modified high-dose dexamethasone regimen for primary systemic (AL) amyloidosis. *Br J Haematol* 113:1044, 2001.
80. Palladini G, Perfetti V, Perlini S, et al: The combination of thalidomide and intermediate-dose dexamethasone is an effective but toxic treatment for patients with primary amyloidosis (AL). *Blood* 105:2949, 2005.
81. Dispenzieri A, Lacy MQ, Rajkumar SV, et al: Poor tolerance to high doses of thalidomide in patients with primary systemic amyloidosis. *Amyloid* 10:257, 2003.
82. Seldin DC, Choufani EB, Dember LM, et al: Tolerability and efficacy of thalidomide for the treatment of patients with light chain–associated (AL) amyloidosis. *Clin Lymphoma* 3:241, 2003.
83. Wechalekar AD, Goodman HJ, Lachmann HJ, et al: Safety and efficacy of risk-adapted cyclophosphamide, thalidomide, and dexamethasone in systemic AL amyloidosis. *Blood* 109:457, 2007.
84. Sanchorawala V, Wright DG, Rosenzweig M, et al: Lenalidomide and dexamethasone in the treatment of AL amyloidosis: Results of a phase 2 trial. *Blood* 109:492, 2007.
85. Dispenzieri A, Lacy MQ, Zeldenrust SR, et al: The activity of lenalidomide with or without dexamethasone in patients with primary systemic amyloidosis. *Blood* 109:465, 2007.
86. Batts ED, Sanchorawala V, Hegerfeldt Y, Lazarus HM: Azotemia associated with use of lenalidomide in plasma cell dyscrasias. *Leuk Lymphoma* 49:1108, 2008.
87. Kastritis E, Anagnostopoulos A, Roussou M, et al: Treatment of light chain (AL) amyloidosis with the combination of bortezomib and dexamethasone. *Haematologica* 92:1351, 2007.
88. Wechalekar AD, Lachmann HJ, Offer M, et al: Efficacy of bortezomib in systemic AL amyloidosis with relapsed/refractory clonal disease. *Haematologica* 93:295, 2008.
89. Reece DE, Rodriguez GP, Chen C, et al: Phase I-II trial of bortezomib plus oral cyclophosphamide and prednisone in relapsed and refractory multiple myeloma. *J Clin Oncol* 26:4777, 2008.
90. Merlini G, Ascari E, Amboldi N, et al: Interaction of the anthracycline 4′-iodo-4′-deoxydoxorubicin with amyloid fibrils: Inhibition of amyloidogenesis. *Proc Natl Acad Sci U S A* 92:2959, 1995.
91. Gertz MA, Lacy MQ, Dispenzieri A, et al: A multicenter phase II trial of 4-iodo-4deoxydoxorubicin (IDOX) in primary amyloidosis (AL). *Amyloid* 9:24, 2002.
92. Pepys MB, Herbert J, Hutchinson WL, et al: Targeted pharmacological depletion of serum amyloid P component for treatment of human amyloidosis. *Nature* 417:254, 2002.
93. Hussein MA, Juturi JV, Rybicki L, et al: Etanercept therapy in patients with advanced primary amyloidosis. *Med Oncol* 20:283, 2003.
94. Hrncic R, Wall J, Wolfenbarger DA, et al: Antibody-mediated resolution of light chain–associated amyloid deposits. *Am J Pathol* 157:1239, 2000.
95. Dispenzieri A, Gertz MA, Kyle RA, et al: Serum cardiac troponins and N-terminal pro-brain natriuretic peptide: A staging system for primary systemic amyloidosis.

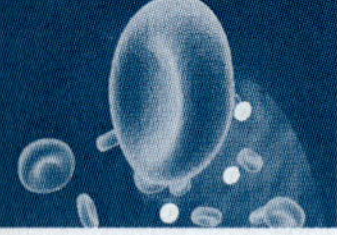

J Clin Oncol 22:3751, 2004.

96. Dispenzieri A, Gertz MA, Kyle RA, et al: Prognostication of survival using cardiac troponins and N-terminal pro-brain natriuretic peptide in patients with primary systemic amyloidosis undergoing peripheral blood stem cell transplantation. *Blood* 104:1881, 2004.
97. Palladini G, Lavatelli F, Russo P, et al: Circulating amyloidogenic free light chains and serum N-terminal natriuretic peptide type B decrease simultaneously in association with improvement of survival in AL. *Blood* 107:3854, 2006.
98. Morgan CJ, Gelfand M, Atreya C, Miranker AD: Kidney dialysis-associated amyloidosis: A molecular role for copper in fiber formation. *J Mol Biol* 309:339, 2001.
99. Lewis WD, Skinner M, Simms RW, et al: Orthotopic liver transplantation for familial amyloidotic polyneuropathy. *Clin Transplant* 8:107, 1994.
100. Bergethon PR, Sabin TD, Lewis D, et al: Improvement in the polyneuropathy associated with familial amyloid polyneuropathy after liver transplantation. *Neurology* 47:944, 1996.
101. Dubrey SW, Davidoff R, Skinner M, et al: Progression of ventricular wall thickening after liver transplantation for familial amyloidosis. *Transplantation* 64:74, 1997.
102. Sekijima Y, Dendle MA, Kelly JW: Orally administered diflunisal stabilizes transthyretin against dissociation required for amyloidogenesis. *Amyloid* 13:236, 2006.
103. Buxbaum J, Gallo G: Nonamyloidotic monoclonal immunoglobulin deposition disease. Light-chain, heavy-chain, and light- and heavy-chain deposition diseases. *Hematol Oncol Clin North Am* 13:1235, 1999.
104. Pozzi C, D'Amico M, Fogazzi GB, et al: Light chain deposition disease with renal involvement: Clinical characteristics and prognostic factors. *Am J Kidney Dis* 42:1154, 2003.
105. Weichman K, Dember LM, Prokaeva T, et al: Clinical and molecular characteristics of patients with non-amyloid light chain deposition disorders, and outcome following treatment with high-dose melphalan and autologous stem cell transplantation. *Bone Marrow Transplant* 38:339, 2006.
106. Salant DJ, Sanchorawala V, D'Agati VD: A case of atypical light chain deposition disease—Diagnosis and treatment. *Clin J Am Soc Nephrol* 2:858, 2007.
107. Hassoun H, Flombaum C, D'Agati VD, et al: High-dose melphalan and auto-SCT in patients with monoclonal Ig deposition disease. *Bone Marrow Transplant* 42:405, 2008.
108. Mollee PN, Wechalekar AD, Pereira DL, et al: Autologous stem cell transplantation in primary systemic amyloidosis: The impact of selection criteria on outcome. *Bone Marrow Transplant* 33:271, 2004.
109. Schonland SO, Perz JB, Hundemer M, et al: Indications for high-dose chemotherapy with autologous stem cell support in patients with systemic amyloid light chain amyloidosis. *Transplantation* 80(Suppl):S160, 2005.
110. Skinner M, Sanchorawala V, Seldin DC, et al: High-dose melphalan and autologous stem-cell transplantation in patients with AL amyloidosis: An 8-year study. *Ann Intern Med* 140:85, 2004.
111. Chow LQ, Bahlis N, Russell J, et al: Autologous transplantation for primary systemic AL amyloidosis is feasible outside a major amyloidosis referral centre: The Calgary BMT Program experience. *Bone Marrow Transplant* 36:591, 2005.
112. Moreau P, Leblond V, Bourquelot P, et al: Prognostic factors for survival and response after high-dose therapy and autologous stem cell transplantation in systemic AL amyloidosis: A report on 21 patients. *Br J Haematol* 101:766, 1998.
113. Gertz MA, Blood E, Vesole DH, et al: A multicenter phase 2 trial of stem cell transplantation for immunoglobulin light-chain amyloidosis (E4A97): An Eastern Cooperative Oncology Group Study. *Bone Marrow Transplant* 34:149, 2004.
114. Vesole DH, Pérez WS, Akasheh M, et al: Plasma Cell Disorders Working Committee of the Center for International Blood and Marrow Transplant Research. High-dose therapy and autologous hematopoietic stem cell transplantation for patients with primary systemic amyloidosis: A Center for International Blood and Marrow Transplant Research Study. *Mayo Clin Proc* 81:880, 2006.

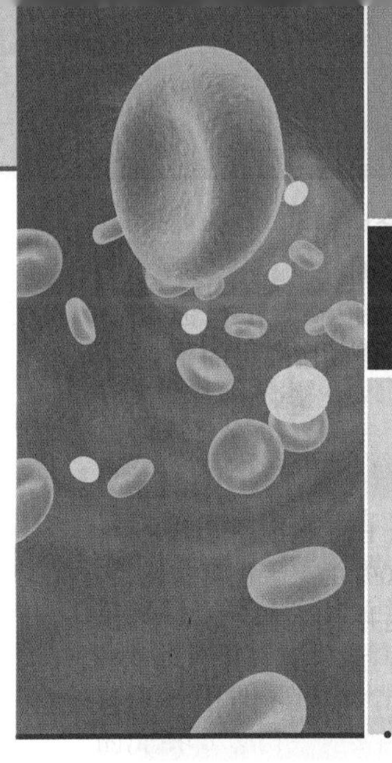

第 111 章

巨球蛋白血症

Steven P. Treon, Giampaolo Merlini

摘 要

华氏巨球蛋白血症是一种克隆性淋巴系统肿瘤，骨髓中大量淋巴浆样细胞聚集，并分泌 IgM。20% 的患者存在家族性发病倾向，提示遗传因素在发病过程中起重要作用。患者多经历漫长的惰性病程，对无症状者应该定期随访。临床上如出现疾病相关的 Hb＜100g/L、血小板＜100×10^9/L、淋巴结肿大、器官巨大症、系统性高黏血症、继发性神经病变、淀粉样变、冷球蛋白血症、冷凝集素疾病，或者存在疾病进展的证据，应该考虑治疗。在年轻患者中应避免使用核苷酸类似物和烷化剂，以减少发生二次肿瘤的风险，尤其是骨髓增生异常综合征或急性髓细胞性白血病。血浆分离术对高黏血症有效，对血浆高 IgM 患者，血浆分离术可作为利妥昔单抗治疗之前的预防性治疗。环磷酰胺联合糖皮质激素和利妥昔单抗是合适的初始治疗方案。而硼替佐米联合糖皮质激素及利妥昔单抗，对伴有症状性高黏血症且需快速控制病情的患者可能更有裨益。

对复发或耐药患者，可以重复一线方案，或者使用硼替佐米、阿仑单抗或者自体干细胞移植，对有相合供者的年轻患者，也可考虑异体干细胞移植。

本章使用的简写和缩略词：CD16，FCγⅢA 受体(FCγⅢA receptor)；CD40L，CD40 配体(CD40 ligand)；CDR，补体决定区(complement determination region)；CHOP，环磷酰胺、多柔比星、长春新碱、泼尼松(cyclophosphamide，doxorubicin，vincristine，prednisone)；GM_1，神经节苷脂 M_1(ganglioside M_1)；HCV，丙型肝炎病毒(hepatitis C virus)；Ig，免疫球蛋白(immunoglobulin)；IL，白介素(interleukin)；κ，kappa 轻链(kappa light chain)；λ，lamda 轻链(lambda light chain)；LPL，淋巴浆细胞样淋巴瘤(lymphoplasmacytic lymphoma)；MAG，髓磷脂相关糖蛋白(myelin-associated glycoprotein)；R-CHOP，环磷酰胺、多柔比星、长春新碱、泼尼松、利妥昔单抗(cyclophosphamide，doxorubicin，vincristine，prednisone，rituximab)；R-CP，环磷酰胺、泼尼松、利妥昔单抗(cyclophosphamide，prednisone，rituximab)；R-CVP，环磷酰胺、长春新碱、泼尼松、利妥昔单抗(cyclophosphamide，vincristine，prednisone，rituximab)；sCD27，可溶性 CD27(soluble CD27)；WM，华氏巨球蛋白血症(Waldenström macroglobulinemia)。

定义和历史

华氏巨球蛋白血症(Waldenström macroglobulinemia，WM)是淋巴肿瘤的一种，骨髓中淋巴细胞、淋巴浆样细胞和浆细胞大量聚集，并分泌单克隆 IgM[1]。根据欧美淋巴瘤修订方案(REAL)和 WHO 的分类，WM 与淋巴浆细胞样淋巴瘤(LPL)相对应[2,3]，多数 LPL 病例即 WM。不到 5% 的华氏巨球蛋白血症为 IgA 型、IgG 型或者不分泌的 LPL。

在 1944 年，一位名为 Jan Waldenström 的瑞典内科学家，在 *Acta Medica Scandinavica* 上报道了三例病例，他预想该病与骨髓瘤相关，但却不伴有骨的浸润，且在小淋巴细胞浸润背景下只有少量的浆细胞。这些患者的血浆蛋白浓度增高、血黏度升高，出血明显并伴有视网膜出血。他几乎描述了该病的每一个异常特征，并与同事合作，运用超离心和电泳技术，发现了大量分子量高达一百万的异常蛋白，这些蛋白并非小分子蛋白的聚合物。鉴于他对此病做了如此透彻的阐释，所以用他的名字命名该病，以示敬意。

流行病学

在美国，年龄校正的发病率(WM)男性为 3.4/100 万人，女性为 1.7/100 万人，发病率随年龄呈几何级增长[4,5]。欧洲裔美国人的发病率更高，非洲裔美国人约占所有患者的 5%。

遗传因素参与 WM 的发病，约 20% 的患者是中欧后裔，在具有德系犹太种族背景的人群中，发病率更高。常有报道家族性聚集现象，如 WM 本身或与其他 B 细胞增生性疾病的多代聚集[6-10]。在三级转诊中心就诊的 257 例 WM 患者中，约 20% 患者的一级亲属罹患 WM 或者其他 B 细胞疾病[7]。家族聚集性 WM 伴发其他免疫紊乱的患者也有报道，这些免疫紊乱包括

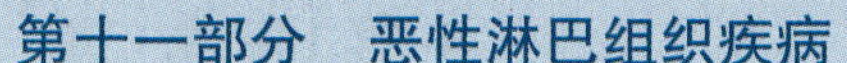

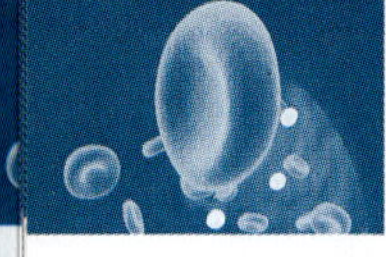

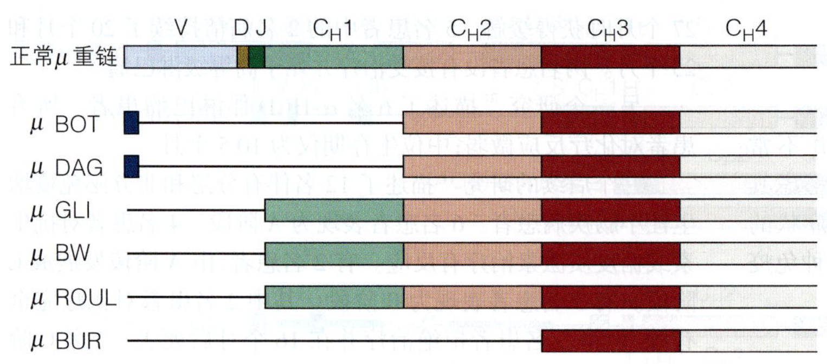

图 112-5　μ 重链病的各种蛋白结构与正常重链蛋白质结构的对比。■表示罕见氨基酸序列；盒子表示编码区；直线表示缺失区域；V 表示可变区域；J 表示连接区域；C_H1，C_H2，C_H3，C_H4 表示重链的恒定区域。BOT[82]，DAG[83]，GLI[81]，BW[80]，ROUL[78]，BUR[84]。

病例中 V_H 区域是缺失的。序列以 C_H1 开头的有 3 名患者，以 C_H2 开头的有两名患者，以 C_H3 开头的有三名患者。目前只有一个 μ-HCD 蛋白基因的序列（图 112-6）。

蛋白质的检测

对 μ-HCD 的患者进行血清蛋白电泳时，发现少于一半（19 名患者中只有 8 名）的患者血清中出现单克隆峰[75]。μ-HCD 的诊断要依赖异常的重链来确定。可以采用血清与尿液的免疫固定法。当上述检测得到模棱两可的结果时，二维的凝胶电泳是一种额外的有效手段。毛细血管免疫分型电泳与高分辨率的二维电泳相结合的应用已成功地发现一名 μ-HCD 患者[85]，然而另外 1 次毛细血管区带电泳法却未能发现该 μ-HCD 蛋白[86]。

33 例 μ-HCD 的患者中有三例发现了双克隆丙种球蛋白病。22 名 μ-HCD 患者中有 10 名患有低丙种球蛋白血症[75]。有一例的高丙种球蛋白血症为多克隆的[76]。与 γ- 和 α- 重链病中血清和尿液常检测不到单克隆轻链不同的是，有超过一半以上的患者（22 名中有 14 名）可检测到本周蛋白尿[75]。仅仅在两名患者的尿液中发现了 μ-HCD 蛋白[75]。已有 3 例未分泌 μ-HCD 的报道[87-89]，μ-HCs 可被免疫荧光检测到，1 例位于增殖的淋巴细胞表面，另外 2 例在骨髓浆细胞表面。

血液学异常

贫血是普遍的，但淋巴细胞增多症和血小板减少症是少见的。一名患者直接抗球蛋白试验表现阳性[76]。骨髓检查通常显示淋巴细胞、浆细胞或者浆细胞样淋巴细胞的增生。在 20 名患者中有 18 名有浆细胞增多症；其中又有 13 名被发现有含有空泡的浆细胞[75]。这种在淋巴浆细胞增殖性疾病患者的骨髓中出现含有空泡的浆细胞常常提示有 μ-HCD 的可能。

其他表现

在 15 名患者中发现有 3 名有溶骨性骨损害[75]，另外有 3 名发现有骨质疏松症。没有相关的细胞遗传学的报道。

病理学

在一篇包括 27 例 μ-HCD 的综述中，有 22 名患者（81%）伴有淋巴浆细胞增殖性疾病，包括慢性淋巴细胞性白血病、淋巴瘤、原发性巨球蛋白血症或者骨髓瘤[75]。

■ 鉴别诊断

需要与 μ-HCD 鉴别的疾病包括所有淋巴浆细胞增殖性疾病。没有考虑到 μ-HCD 的话，这种疾病很难被诊断。在患有淋巴浆细胞增殖性疾病的患者体内发现本周蛋白尿和在骨髓中发现含有液泡的浆细胞，则需要进一步排除 μ-HCD。

■ 治疗

没有针对 μ-HCD 的特异性治疗。在表面上正常的人的血清中找到 μ-HCD 蛋白，应该认为是意义未明的单克隆丙种球蛋白病，并且该患者必须密切随访，观察其是否进展至有症状的淋巴浆细胞增殖性疾病。一旦如此，则需要给予化疗。许多化学药物已经被用于本病的治疗。最初，环磷酰胺、长春新碱、泼尼松加或不加多柔比星是一种合理的选择。在对两名 μ-HCD 患者的治疗中氟达拉滨被认为有效。其中一名患者有“明显的血液学反应”[90]，而另一名患者也有部分反应[77]。在 1 例 μ-HCD 的患者，长春新碱、环磷酰胺、泼尼松与多柔比星联合化疗加上利妥昔单抗体可以获得肿瘤完全缓解[91]。

■ 病程与预后

μ-HCD 的病程是各种各样的。因为这是个罕见的疾病，所以没有大规模的单中心的系统性治疗的报道。从诊断开始到死亡的中位生存时间是 24 个月（时间范围：<1 个月 ~11 年）[75]。因为有几例在能够识别 μ-HCD 蛋白之前已经有 μ-HCD 表现，所以大多数患者的病程要比被报道的时间长。有 1 例患者，没有给予特别治疗，2 年后血液学指标转为正常且 μ-HC 消失[92]。

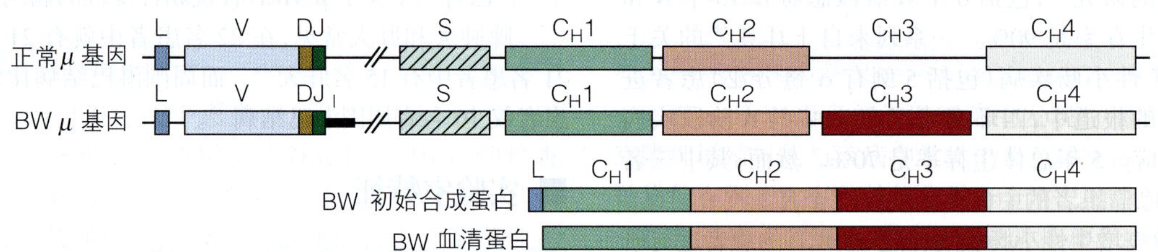

图 112-6　μ- 重链疾病蛋白基因与正常的 μ 基因的结构比较。盒子表示编码区域；▨表示转换区；■表示插入的非编码序列；L 表示引导区；V 表示可变区；D 表示多样性部分；J 表示连接区；S 表示转换区；C_H1、C_H2、C_H3、C_H4 表示重链的恒定区；I 表示插入的序列；BW[80]。

翻译：颜文青，姜　华

校对：侯　健

参考文献

1. Franklin EC, Lowenstein J, Bigelow B, Meltzer M: Heavy chain disease: A new disorder of serum gamma-globulins: Report of the first case. *Am J Med* 37:332, 1964.
2. Fermand JP, Brouet JC: Heavy-chain diseases. *Hematol Oncol Clin North Am* 13:1281, 1999.
3. Fermand JP, Brouet JC, Danon F, Seligmann M: Gamma heavy chain "disease": Heterogeneity of the clinicopathologic features: Report of 16 cases and review of the literature. *Medicine (Baltimore)* 68:321, 1989.
4. Wahner-Roedler DL, Witzig TE, Loehrer LL, Kyle RA: Gamma-heavy chain disease: Review of 23 cases. *Medicine (Baltimore)* 82:236, 2003.
5. Wester SM, Banks PM, Li CY: The histopathology of gamma heavy-chain disease. *Am J Clin Pathol* 78:427, 1982.
6. Yunokawa K, Hagiyama Y, Mochizuki Y, et al: Hypertrophic spinal pachymeningitis associated with heavy-chain disease: Case report. *J Neurosurg Spine* 7:459, 2007.
7. Alexander A, Anicito I, Buxbaum J: Gamma heavy chain disease in man: Genomic sequence reveals two noncontiguous deletions in a single gene. *J Clin Invest* 82:1244, 1988.
8. Guglielmi P, Bakhshi A, Cogne M, et al: Multiple genomic defects result in an alternative RNA splice creating a human gamma H chain disease protein. *J Immunol* 141:1762, 1988.
9. Prelli F, Frangione B: Franklin's disease: Ig gamma 2 H chain mutant BUR. *J Immunol* 148:949, 1992.
10. Cooper SM, Franklin EC, Frangione B: Molecular defect in a gamma-2 heavy chain. *Science* 176:187, 1972.
11. Frangione B, Franklin EC, Smithies O: Unusual genes at the aminoterminus of human immunoglobulin variants. *Nature* 273:400, 1978.
12. Terry WD, Ohms J: Implications of heavy chain disease protein sequences for multiple gene theories of immunoglobulin synthesis. *Proc Natl Acad Sci U S A* 66:558, 1970.
13. Hauke G, Schiltz E, Bross KJ, et al: Unusual sequence of immunoglobulin L-chain rearrangements in a gamma heavy chain disease patient. *Scand J Immunol* 36:463, 1992.
14. Frangione B, Rosenwasser E, Prelli F, Franklin EC: Primary structure of human gamma 3 immunoglobulin deletion mutant: Gamma 3 heavy-chain disease protein Wis. *Biochemistry* 19:4304, 1980.
15. Frangione B: A new immunoglobulin variant: Gamma3 heavy chain disease protein CHI. *Proc Natl Acad Sci U S A* 73:1552, 1976.
16. Frangione B, Franklin EC: Correlation between fragmented immunoglobulin genes and heavy chain deletion mutants. *Nature* 281:600, 1979.
17. Wolfenstein-Todel C, Frangione B, Prelli F, Franklin EC: The amino acid sequence of "heavy chain disease" protein ZUC: Structure of the Fc fragment of immunoglobulin G3. *Biochem Biophys Res Commun* 71:907, 1976.
18. Arnaud P, Wang AC, Gianazza E, et al: Gamma heavy chain disease protein CHA: Immunological and structural studies. *Mol Immunol* 18:379, 1981.
19. Smith LL, Barton BP, Garver FA, et al: Physicochemical and immunochemical properties of gamma l heavy chain disease protein BAZ. *Immunochemistry* 15:323, 1978.
20. Rabin BS, Moon J: Clinical findings in a case of newly defined gamma heavy chain disease protein. *Clin Exp Immunol* 14:563, 1973.
21. Franklin EC, Prelli F, Frangione B: Human heavy chain disease protein WIS: Implications for the organization of immunoglobulin genes. *Proc Natl Acad Sci U S A* 76:452, 1979.
22. Frangione B, Lee L, Haber E, Bloch KJ: Protein Hal: Partial deletion of a "γ" immunoglobulin gene(s) and apparent reinitiation at an internal AUG codon. *Proc Natl Acad Sci U S A* 70:1073, 1973.
23. Franklin EC, Kyle R, Seligmann M, Frangione B: Correlation of protein structure and immunoglobulin gene organization in the light of two new deleted heavy chain disease proteins. *Mol Immunol* 16:919, 1979.
24. Sala P, Tonutti E, Pizzolitto S, et al: Immunochemical and structural characterization of an IgG1 heavy chain disease. *Ric Clin Lab* 19:59, 1989.
25. Franklin EC, Frangione B: The molecular defect in a protein (CRA) found in gamma-1 heavy chain disease, and its genetic implications. *Proc Natl Acad Sci U S A* 68:187, 1971.
26. Nabeshima Y, Ikenaka T: N- and C-terminal amino acid sequences of a gamma-heavy chain disease protein YOK. *Immunochemistry* 13:245, 1976.
27. Biewenga J, Frangione B, Franklin EC, van Loghem E: A gamma l heavy-chain disease protein (EST) lacking the entire VH and CH1 domains. *Scand J Immunol* 11:601, 1980.
28. Sun T, Peng S, Narurkar L: Modified immunoselection technique for definitive diagnosis of heavy-chain disease. *Clin Chem* 40:664, 1994.
29. Luraschi P, Infusino I, Zorzoli I, et al: Heavy chain disease can be detected by capillary zone electrophoresis. *Clin Chem* 51:247, 2005.
30. Lee MT, Parwani A, Humphrey R, et al: Gamma heavy chain disease in a patient with diabetes and chronic renal insufficiency: Diagnostic assessment of the heavy chain fragment. *J Clin Lab Anal* 22:146, 2008.
31. Lebreton JP, Fontaine M, Rousseaux J, et al: Deleted IgG1 and IgG2 H chains in a patient with an IgG subclass imbalance. *Clin Exp Immunol* 47:206, 1982.
32. Keller H, Spengler GA, Skvaril F, et al: [Heavy chain disease: A case of IgG-heavy-chain-fragment and IgM-type K-paraproteinemia with plasma cell leukemia (German)]. *Schweiz Med Wochenschr* 100:1012, 1970.
33. Woods R, Blumenschein GR, Terry WD: A new type of human gamma heavy chain disease protein: Immunochemical and physical characteristics. *Immunochemistry* 7:373, 1970.
34. Grogan TM, Muller-Hermelink HK, Van Camp B, et al: Plasma cell neoplasms, in *World Health Organization Classification of Tumours: Pathology and Genetics of Tumours of Haematopoietic and Lymphoid Tissues*, edited by ES Jaffe, NL Harris, H Stein, JW Vardiman, p 154. IARC Press, Lyon, France, 2001.
35. Agrawal S, Abboudi Z, Matutes E, Catovsky D: First report of fludarabine in gamma-heavy chain disease. *Br J Haematol* 88:653, 1994.
36. Ishikawa K, Hirai M, Tsutsumi H, et al: [Successful treatment of heavy-chain disease with etoposide (Japanese)]. *Nippon Ronen Igakkai Zasshi* 34:221, 1997.
37. Munshi NC, Digumarthy S, Rahemtullah A: Case records of the Massachusetts General Hospital: Case 13–2008: A 46-year-old man with rheumatoid arthritis and lymphadenopathy. *N Engl J Med* 358:1838, 2008.
38. Takano H, Nagata K, Mikoshiba M, et al: Combination of rituximab and chemotherapy showing anti-tumor effect in gamma heavy chain disease expressing CD20. *Am J Hematol* 83:938, 2008.
39. Jacobson E, Sharp G, Rimmer J, MacPherson B: A 59-year-old woman with immunotactoid glomerulopathy, heavy-chain disease, and non-Hodgkin lymphoma. *Arch Pathol Lab Med* 128:689, 2004.
40. Galanti LM, Doyen C, Vander Maelen C, et al: Biological diagnosis of a gamma-1-heavy chain disease in an asymptomatic patient. *Eur J Haematol* 54:202, 1995.
41. Seligmann M, Danon F, Hurez D, et al: Alpha-chain disease: A new immunoglobulin abnormality. *Science* 162:1396, 1968.
42. Makni S, Zouari R, Barbouch MR, et al: [Monoclonal gammopathies in Tunisia (French)]. *Rev Fr Transfus Hemobiol* 33:31, 1990.
43. Mseddi-Hdiji S, Haddouk S, Ben Ayed M, et al: [Monoclonal gammopathies in Tunisia: Epidemiological, immunochemical and etiological analysis of 288 cases (French)]. *Pathol Biol (Paris)* 53:19, 2005.
44. Lankarani KB, Masoompour SM, Masoompour MB, et al: Changing epidemiology of IPSID in southern Iran. *Gut* 54:311, 2005.
45. Economidou I, Manousos ON, Triantafillidis JK, et al: Immunoproliferative small intestinal disease in Greece: Presentation of 13 cases including two from Albania. *Eur J Gastroenterol Hepatol* 18:1029, 2006.
46. Lecuit M, Abachin E, Martin A, et al: Immunoproliferative small intestinal disease associated with *Campylobacter jejuni*. *N Engl J Med* 350:239, 2004.
47. Tracy RP, Kyle RA, Leitch JM: Alpha heavy-chain disease presenting as goiter. *Am J Clin Pathol* 82:336, 1984.
48. Kim SK, Park IK, Park BH, et al: A case report: Isolated α heavy chain monoclonal gammopathy in a patient with polyneuropathy, organomegaly, endocrinopathy, monoclonal gammopathy and skin change syndrome. *Int J Clin Pract Suppl* 147:26, 2005.
49. Cogne M, Preud'homme JL: Gene deletions force nonsecretory alpha-chain disease plasma cells to produce membrane-form alpha-chain only. *J Immunol* 145:2455, 1990.
50. Tsapis A, Bentaboulet M, Pellet P, et al: The productive gene for alpha-H chain disease protein MAL is highly modified by insertion-deletion processes. *J Immunol* 143:3821, 1989.
51. Bentaboulet M, Mihaesco E, Gendron MC, et al: Genomic alterations in a case of alpha heavy chain disease leading to the generation of composite exons from the JH region. *Eur J Immunol* 19:2093, 1989.
52. Wolfenstein-Todel C, Mihaesco E, Frangione B: "Alpha chain disease" protein def: Internal deletion of a human immunoglobulin A1 heavy chain. *Proc Natl Acad Sci U S A* 71:974, 1974.
53. Wolfenstein-Todel C, Mihaesco E, Frangione B: Variant of a human immunoglobulin: "alpha chain disease" protein AIT. *Biochem Biophys Res Commun* 65:47, 1975.
54. Fakhfakh F, Dellagi K, Ayadi H, et al: Alpha heavy chain disease alpha mRNA contain nucleotide sequences of unknown origins. *Eur J Immunol* 22:3037, 1992.
55. Rambaud JC, Halphen M, Galian A, Tsapis A: Immunoproliferative small intestinal disease (IPSID): Relationships with alpha-chain disease and "Mediterranean" lymphomas. *Springer Semin Immunopathol* 12:239, 1990.
56. Tashiro T, Sato H, Takahashi T, et al: Non-secretory alpha chain disease involving stomach, small intestine and colon. *Intern Med* 34:255, 1995.
57. Galian A, Lecestre MJ, Scotto J, et al: Pathological study of alpha-chain disease, with special emphasis on evolution. *Cancer* 39:2081, 1977.
58. Al-Saleem T, Al-Mondhiry H: Immunoproliferative small intestinal disease (IPSID): A model for mature B-cell neoplasms. *Blood* 105:2274, 2005.
59. Salem PA, Estephan FF: Immunoproliferative small intestinal disease: Current concepts. *Cancer J* 11:374, 2005.
60. Martin IG, Aldoori MI: Immunoproliferative small intestinal disease: Mediterranean lymphoma and alpha heavy chain disease. *Br J Surg* 81:20, 1994.
61. Isaacson PG: Gastrointestinal lymphoma. *Hum Pathol* 25:1020, 1994.
62. Berger R, Bernheim A, Tsapis A, et al: Cytogenetic studies in four cases of alpha chain disease. *Cancer Genet Cytogenet* 22:219, 1986.
63. Pellet P, Tsapis A, Brouet JC: Alpha heavy chain disease of patient MAL: Structure of the non-functional rearranged alpha gene translocated on chromosome 9. *Eur J Immunol* 20:2731, 1990.
64. Khojasteh A, Saalabian MJ, Haghshenass M: Randomized comparison of abdominal irradiation (AI) vs CHOP vs C-MOPP for the treatment of immunoproliferative small intestinal disease (IPSID) associated lymphoma (AL) [abstract]. *Proc Annu Meeting Am Soc Clin Oncol* 2:207, 1983.
65. Salimi M, Spinelli JJ: Chemotherapy of Mediterranean abdominal lymphoma: Retrospective comparison of chemotherapy protocols in Iranian patients. *Am J Clin Oncol* 19:18, 1996.
66. Ben-Ayed F, Halphen M, Najjar T, et al: Treatment of alpha chain disease: Results of a prospective study in 21 Tunisian patients by the Tunisian-French Intestinal Lymphoma Study Group. *Cancer* 63:1251, 1989.
67. Hubmann R, Kaiser W, Radaszkiewicz T, et al: Malabsorption associated with a high-grade-malignant non-Hodgkin's lymphoma, alpha-heavy-chain disease and immunoproliferative small intestinal disease. *Z Gastroenterol* 33:209, 1995.
68. Akbulut H, Soykan I, Yakaryilmaz F, et al: Five-year results of the treatment of 23

patients with immunoproliferative small intestinal disease: A Turkish experience. *Cancer* 80:8, 1997.

69. Price SK: Immunoproliferative small intestinal disease: A study of 13 cases with alpha heavy-chain disease. *Histopathology* 17:7, 1990.
70. Shih LY, Liaw SJ, Dunn P, Kuo TT: Primary small-intestinal lymphomas in Taiwan: Immunoproliferative small-intestinal disease and nonimmunoproliferative small-intestinal disease. *J Clin Oncol* 12:1375, 1994.
71. Malik IA, Shamsi Z, Shafquat A, et al: Clinicopathological features and management of immunoproliferative small intestinal disease and primary small intestinal lymphoma in Pakistan. *Med Pediatr Oncol* 25:400, 1995.
72. Demirer T, Uzunalimoglu O, Anderson T, et al: Flow cytometric measurement of proliferation-associated nuclear antigen P105 and DNA content in immuno-proliferative small intestinal disease (IPSID). *J Surg Oncol* 58:25, 1995.
73. Vaiphei K, Kumari N, Sinha SK, et al: Roles of syndecan-1, bcl6 and p53 in diagnosis and prognostication of immunoproliferative small intestinal disease. *World J Gastroenterol* 12:3602, 2006.
74. Forte FA, Prelli F, Yount W, et al: Heavy chain disease of the μ type: Report of the first case [abstract]. *Blood* 34:831, 1969.
75. Wahner-Roedler DL, Kyle RA: Mu-heavy chain disease: Presentation as a benign monoclonal gammopathy. *Am J Hematol* 40:56, 1992.
76. Witzens M, Egerer G, Stahl D, et al: A case of mu heavy-chain disease associated with hyperglobulinemia, anemia, and a positive Coombs test. *Ann Hematol* 77:231, 1998.
77. Yanai M, Maeda A, Watanabe N, et al: Successful treatment of mu-heavy chain disease with fludarabine monophosphate: A case report. *Int J Hematol* 79:174, 2004.
78. Cogne M, Aucouturier P, Brizard A, et al: Complete variable region deletion in a mu heavy chain disease protein (ROUL): Correlation with light chain secretion. *Leuk Res* 17:527, 1993.
79. Kinoshita K, Yamagata T, Nozaki Y, et al: Mu-heavy chain disease associated with systemic amyloidosis. *Hematology* 9:135, 2004.
80. Bakhshi A, Guglielmi P, Siebenlist U, et al: A DNA insertion/deletion necessitates an aberrant RNA splice accounting for a mu heavy chain disease protein. *Proc Natl Acad Sci U S A* 83:2689, 1986.
81. Franklin EC, Frangione B, Prelli F: The defect in mu heavy chain disease protein GLI. *J Immunol* 116:1194, 1976.
82. Barnikol-Watanabe S, Mihaesco E, Mihaesco C, et al: The primary structure of mu-chain-disease protein BOT: Peculiar amino-acid sequence of the N-terminal 42 positions. *Hoppe Seylers Z Physiol Chem* 365:105, 1984.
83. Mihaesco C, Ferrara P, Guillemot JC, et al: A new extra sequence at the amino terminal of a mu heavy chain disease protein (DAG). *Mol Immunol* 27:771, 1990.
84. Lebreton JP, Ropartz C, Rousseaus J, et al: Immunochemical and biochemical study of a human Fcmu-like fragment (mu-chain disease). *Eur J Immunol* 5:179, 1975.
85. Maisnar V, Tichy M, Stulik J, et al: Capillary immunotyping electrophoresis and high resolution two-dimensional electrophoresis for the detection of mu-heavy chain disease. *Clin Chim Acta* 389:171, 2008.
86. Marien G, Verhoef G, Bossuyt X: Detection of heavy chain disease by capillary zone electrophoresis. *Clin Chem* 51:1302, 2005.
87. Gordon J, Hamblin TJ, Smith JL, et al. A human B-cell lymphoma synthesizing and expressing surface mu-chain in the absence of detectable light chain. *Blood* 58:552, 1981.
88. Guglielmo P, Granata P, Di Raimondo F, et al: "Mu" heavy chain type "non-excretory" myeloma. *Scand J Haematol* 29:36, 1982.
89. Leglise MC, Briere J, Abgrall JF, Hurez D. Non-secretory myeloma of heavy mu-chain type [French]. *Nouv Rev Fr Hematol* 25:103, 1983.
90. Preud'homme JL, Bauwens M, Dumont G, et al: Cast nephropathy in mu heavy chain disease. *Clin Nephrol* 48:118, 1997.
91. Maeda A, Mori M, Torii S, et al: Multiple extranodal tumors in mu-heavy chain disease. *Int J Hematol* 84:286, 2006.
92. Wetter O, Schmidt CG, Linder KH, Leene W: [Heavy chain disease: Humoral and cellular findings in six patients with mu chain disease (German; author's transl)]. *J Cancer Res Clin Oncol* 94:207, 1979.

12

第十二部分

止血和血栓

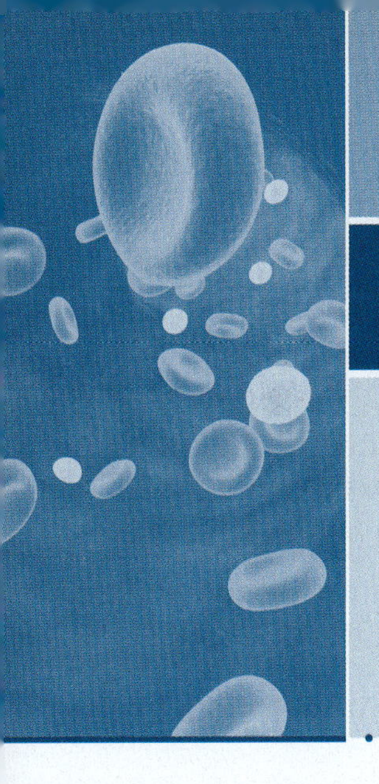

第113章

巨核细胞生成和血小板生成

Kenneth Kaushansky

摘　要

成年人每天约产生 1×10^{11} 个血小板并可在需求增加时增高10~20倍，而在外源性促血小板生成素模拟药物的刺激下还可再增高5~10倍。血小板的产生依赖于造血干细胞和祖细胞向巨核系定向细胞的增殖和分化、成熟成为大的多倍体巨核细胞以及最终裂解为血小板。对巨核细胞生成和血小板生成形成外部影响的是支持性骨髓基质，其组成包括内皮细胞和其他细胞、基质糖胺聚糖以及包含促血小板生成素、干细胞因子和基质细胞衍生因子-1在内的激素和细胞因子蛋白家族。上述过程中所必需的细胞因子的作用已被确定；而对血小板生成中的两个最不寻常的方面即核内有丝分裂和前血小板形成也已获得了一些认识；同时并产生了一些特异性改变血小板产生的制剂。本章集中阐述巨核细胞发育、其前体和产物，以及控制这些细胞的存活、增殖和分化的造血生长因子和转录活性分子。

血小板生成的动力学

血小板数正常的人其血小板的循环寿命约为10天。不过在中度或重度血小板减少症患者可各缩短为7天或5天，因为在维持血管完整性的日常功能中从血小板总群体中消耗了一个更高比例的血小板[1]。基于 2×10^{11} 个血小板/L的"正常"水平、5L的血容量和10天的半寿期，每天应产生出 1×10^{11} 个血小板。如按一个巨核细胞约产生1000个血小板计，每天在骨髓中大约要生成 1×10^{8} 个巨核细胞。

本章使用的简写和缩略词：CAMT，先天性无巨核细胞性血小板减少症(congenital amegakaryocytic thrombocytopenia)；FGF，成纤维细胞生长因子(fibroblast growth factor)；GP，糖蛋白(glycoprotein)；HPS，Hermansky-Pudlak综合征(Hermansky-Pudlak syndrome)；IFN，干扰素(interferon)；ITP，免疫性血小板减少性紫癜(immune thrombocytopenic purpura) IL，白介素(interleukin)；MAPK，丝裂原活化的蛋白激酶(mitogen-activated protein kinase)；P4P，聚磷酸-4-磷酸酶(polyphosphate-4-phosphatase)；PI3K，磷脂酰肌醇3激酶(phosphoinositol 3 kinase)；RACK，RhoA激酶(RhoA kinase)；SDF，基质细胞衍生因子(stromal cell-derived factor)；TGF，转化生长因子(transforming growth factor)。

一些独立的证据指出，从巨核祖细胞到释放血小板至循环中所需的经过时间从4~7天不等。例如单采血小板后，血小板计数会先下降，到4天时明显恢复和7天时完全恢复[2]。在多数生理和病理状态下，血小板数反相关于血浆的血小板生成素水平。例如，肝功能衰竭时由于脾肿大和血小板生成素缺乏而导致中度血小板减少。在原位肝移植的第一周内血小板计数明显增高，其动力学与注射血小板生成素类似[3,4]。这意味着在人类经血小板生成素刺激后的巨核细胞扩增需时3~4天，外加血小板释放所需的约12小时[5]，由此导致一个对血小板减少的相对活跃的反应。

血小板生成的细胞生理学

由巨核细胞膜延伸而裂解所形成的血小板称为前血小板，在此过程中消耗了几乎全部胞质补充的膜、细胞器、颗粒和可溶性大分子。尽管由于此过程起初只能在体外观察因而形成了争议，但是前血小板的形成和裂解已通过原位显微镜研究在活体动物中确证[6]。据估计，每个巨核细胞估计可产生约1000~3000个血小板[7]，直到残留的核质被骨髓巨噬细胞吞噬和消除[8]。巨核细胞发育的连续过程可被任意地划分为四个阶段，区分这些阶段的主要标准是胞质的质和量及其外形大小和分叶状况，还有核的染色质样式(表113-1)。

表113-1　巨核细胞的成熟阶段

名　称	大小(μm)	形态学
巨核母细胞(Ⅰ期)	>10	分叶核、嗜碱性细胞质
嗜碱性巨核细胞(Ⅱ期)	>20	马蹄铁状核、嗜碱性细胞质、嗜天青颗粒围绕中心体
颗粒性巨核细胞(Ⅲ期)	>25~50	大的多分叶核、嗜酸性细胞质、多量嗜天青颗粒
成熟巨核细胞(Ⅳ期)	>25~50	固缩核、10~12个嗜天青颗粒组成的集群

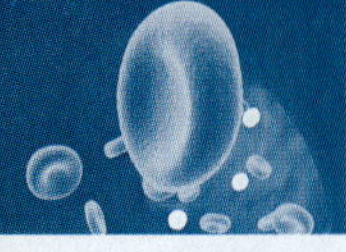

巨核母细胞

Ⅰ期巨核细胞亦称巨核母细胞在定向产生血小板的所有细胞中约占20%。其在人类骨髓中的外周直径(即相对于骨髓平涂片上的细胞外形尺寸的体内实际尺寸)为8~24μm。巨核母细胞包含一个相对大的而最少凹陷的核，具有松散组织的染色质和多个核仁，较少的嗜碱性胞质含有小高尔基复合物、少量线粒体和α颗粒及丰富的游离核糖体(图113-1)。

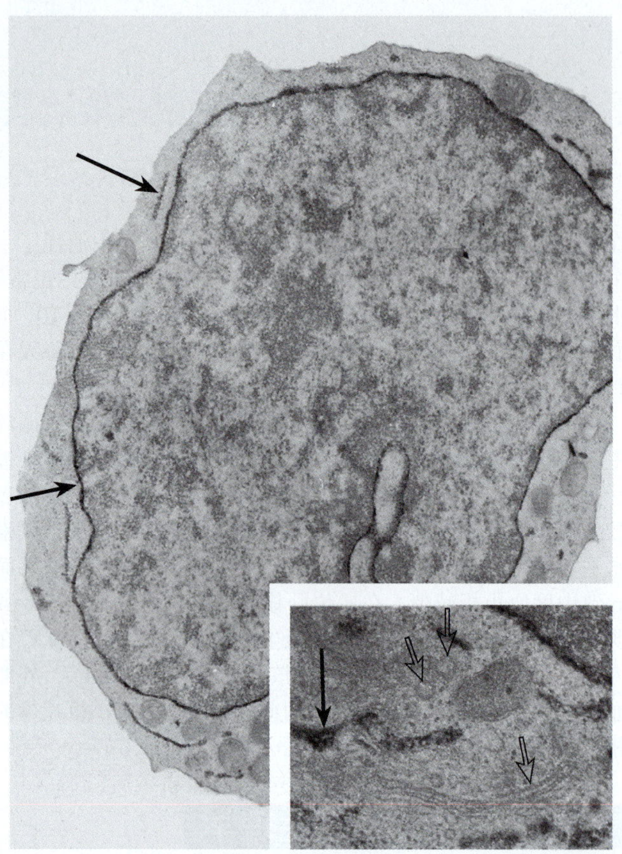

图113-1　以血小板过氧化物酶染色的正常人类巨核母细胞的电镜图。小细胞(<9μm)在核外周区及内质网(箭头)展示致密的血小板过氧化物酶染色(放大倍数 ×12 150)。(插入图)高尔基区的放大图。高尔基体的球囊和囊泡中没有血小板过氧化物酶(空心箭头)，而内质网含有血小板过氧化物酶活性(实心箭头)(放大倍数 ×25 000)。

表面黏附分子的表达

虽然已有实验清楚显示，整合素 α_{IIb} 基因早在红-巨核系祖细胞阶段[9]并可能在共同的髓系祖细胞已经表达，但是细胞表面蛋白还是被认为只在巨核细胞发育的早期阶段出现并具主要功能。整合素 $\alpha_{IIb}\beta_3$ 是一个含有两个亚单位的整合性跨膜蛋白，但其中仅α亚单位是巨核系特异性的。由于缺失整合素 $\alpha_{IIb}\beta_3$ 的缺陷型血小板在止血时无法运用纤维蛋白原和其他黏附性配体，从而导致Glanzmann血小板无力症(参见第121章)。巨核细胞和血小板在胞质膜中含有的整合素 $\alpha_{IIb}\beta_3$ 差不多两倍于其细胞表面的含量，因而颗粒区作为一个可动员池在血小板活化时可以向外释放。颗粒中的整合素含量在巨核细胞发育的早期和中期是增高的。此外，发育中的巨核细胞并不合成但在其α颗粒中却含有纤维蛋白原而Glanzmann血小板无力症患者的血小板则不含有。因此很明显，在血小板形成之前整合素 $\alpha_{IIb}\beta_3$ 就至少在结合和摄入纤维蛋白原的层面上开始发挥其功能了。

糖蛋白(GP)Ⅰb-Ⅸ复合物的表达仅稍晚于整合素 $\alpha_{IIb}\beta_3$ 的出现[10]。即使据报道内皮细胞也表达GPⅠb[11]，而其表达水平极低，因此GPⅠb仍可被看做第二种巨核细胞特异性蛋白。虽然糖蛋白Ⅴ也以1∶2∶2比例与GPⅠb和GPⅨ表达于复合物中[12]，但是GPⅤ的基因去除对血小板黏附仅有极小影响[13]。并且与GPⅠb和GPⅨ不同，并没有GPⅤ的突变与Bernard-Soulier病相关联(参见第121章)[14]。因此作为von Willebrand因子受体的GPⅠb-Ⅴ-Ⅸ复合物看来并不需要GPⅤ，而其更可能作为凝血酶的靶点在血小板活化中起作用[15]。

分界膜

巨核母细胞的另一特征是其分界膜的初期发育，从浆膜凹陷直至最终发育成为一个穿越细胞质的、高度分支的互联系统。基于运用电子致密示踪剂的研究得知，分界膜系统处于与细胞外空间的开放交流中[16]。生化分析指出在巨核细胞发育的各个阶段，这些膜的构成与浆膜非常相似。在巨核母细胞向Ⅲ/Ⅳ期巨核细胞发育的72小时过程中，分界膜系统显著增长。近几十年来关于分界膜系统的作用一直存有争议。如词面所指，许多人认为分界膜系统将巨核细胞的胞质划分为“血小板领域”，沿其分裂界面最终将裂解为成熟血小板。与此不同，现行的观念认为这些膜为前血小板突起的发生提供了物质基础，这种结构在Ⅳ期巨核细胞形成并在裂解时形成成熟血小板[17]。

核内有丝分裂

巨核细胞发育最具特征性的性质之一是核内有丝分裂。作为有丝分裂的一种特殊形式，核内有丝分裂时DNA被重复复制但并不发生核或胞质分裂，以致产生的细胞呈高多倍体化。在完成扩增巨核前体细胞数量所需的多次标准细胞分裂后，核内有丝分裂始于巨核母细胞期(图113-2)并在巨核细胞发育的Ⅱ期末尾结束[18]。在核内有丝分裂期，每一轮的DNA合成可产生正好翻倍数目的所有染色体，导致细胞含有的DNA量可8~128倍于一个单个的、高分叶核的正常整套染色体。尽管在多年中知之甚少，但是在细胞培养中产生大量正常巨核细胞的能力使得我们可以开始阐明这一难以捉摸的过程。核内有丝分裂并不单单是有丝分裂的缺失而更可能包含流产的有丝分裂的重复周期[19]。核内有丝分裂的细胞周期动力学也是不同寻常，以短的 G_1 期、相对正常的DNA合成期、短的 G_2 期和非常短的核内有丝分裂期为其特征[20]。处于核内有丝分裂期巨核细胞表现为染色体浓缩、核膜破裂以及复制染色体组装时多个有丝分裂纺锤体形成(在晚期)。然而染色体分离起始后，单个的染色体无法完成向细胞对极的正常移动、纺锤体解离、核膜沿全染色体组再形成、细胞再次进入 G_1 期。

基因表达的调控

作为一些研究的重点关注，整合素 α_{IIb}、GPⅠb、GPⅥ、GPⅨ和血小板第4因子基因的启动子在巨核母细胞的发育阶段是具有活性的。这些基因的5′端侧翼区都含有GATA-1以及Ets

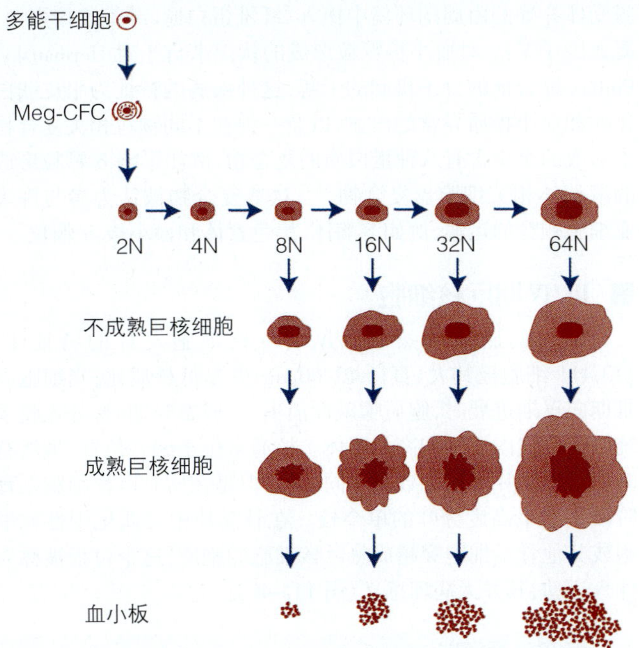

图 113-2 巨核细胞的来源和发育。多能干细胞产生可发生有丝分裂的定向于巨核细胞分化的祖细胞[巨核细胞集落形成单位(CFU-MK)],CFU-MK 最终停止有丝分裂而进入核内有丝分裂。核内有丝分裂时胞质和细胞核都不分裂而 DNA 复制仍继续进行,导致形成不成熟的多倍体祖细胞,继而增大并成熟为形态学可鉴别的成熟巨核细胞并最终裂解为血小板。本图内容并不意味核内有丝分裂和血小板形成为续贯发生,而事实上它们可以同时发生。Meg-CFC:巨核细胞集落形成细胞。

转录因子家族成员(例如 Fli-1)的保守序列,剔除这些序列至少会在成熟造血细胞中降低或消除报告基因的表达[21-24]。MafB 也能在巨核母细胞分化中增强 GATA-1 和 Ets 的活性[25],这一过程是由血小板生成素刺激的主要下游事件之一即 ERK1/2 的活化所诱导的[26]。

运用减数克隆的方法在正常和 GATA-1 敲低的巨核细胞中首次鉴别到,在巨核细胞中 GATA-1 的另一靶标为聚磷酸盐 -4- 磷酸酶(P4P)[27]。有别于在 GATA-1 缺陷的红系祖细胞中观察到的大量死亡现象[28],GATA-1 敲低小鼠的巨核细胞的无法解释的特性之一是,在 GATA-1 敲低骨髓中异常发育的巨核母细胞十分丰富,其体外增殖能力要远高于对照细胞[29]。P4P 催化 $PI_{3,4}P$ 和 $PI_{3,4,5}P$ 的 D-4 位磷酸的水解。这些膜磷脂是磷脂酰肌醇 3 激酶(PI3K)对膜磷脂作用后的产物,在对巨核细胞生长因子的增殖和存活反应中起重要作用。当被重新引入敲低小鼠时,P4P 可减少敲低细胞旺盛生长特性[27]。这些发现与敲除了水解 $PI_{3,4,5}P$ 的 D-3 和 D-5 位磷酸的酶 PTEN 或 SHIP 的小鼠的细胞产生的表型相同。

另一个对巨核母细胞的分化至关重要的转录因子是 RUNX1(又称为 CBFA2 和 AML1),该基因与常见于家族性血小板病 / 急性髓性白血病倾向的血小板减少症(参见第 119 章)有关[30]。在此疾病中,RUNX1 的单倍缺陷与血小板减少症相关联。由于将小鼠去除此基因会导致明显的巨核系成熟障碍[31],因此几乎可以肯定上述人类疾病源于此基因的改变。在正常的巨核母细胞分化中,RUNX1 水平升高;而反观其水平在红系分化中却下降。作为对 ERK1/2 磷酸化作用的响应,RUNX1 与 CBFβ 形成复合物并与 GATA-1 一起在巨核母细胞样细胞中诱导整合素 α_{IIb} 和整合素 α_2 的表达[32],这提供了巨核细胞发育的分子水平解释的一个开端。

细胞因子依赖

影响巨核母细胞的存活和增殖的细胞因子、激素和趋化因子包括血小板生成素、白细胞介素(IL)-3、干细胞因子(又称肥大细胞生长因子、钢铁因子和 c-kit 配体)和基质细胞衍生因子(SDF)-1。血小板生成素最为关键(详见以下"激素和细胞因子"中的更为全面的讨论),因为将小鼠的 *TPO* 基因去除会导致循环中的血小板水平低至约为正常的 10%。编码血小板生成素受体基因 *cMpl* 的纯合或复合杂合突变导致先天性无巨核细胞性血小板减少症,由于巨核祖细胞和巨核母细胞的近乎缺失,此类患者的血小板水平仅约为正常的 10%(参见第 119 章)。对干细胞因子在巨核母细胞发育中的重要性的认识来自体外和体内的实验发现。干细胞因子或其受体 c-kit 表达的遗传学减弱引起循环中血小板水平下降 50%[33]。一些细胞因子协同血小板生成素在半固体或悬浮培养中提高巨核细胞产生[34]。IL-3 在体内对正常或加速的巨核细胞生成作出贡献的证据较弱,*IL-3* 基因去除并不能影响血小板数量,甚至在联合血小板生成素受体缺陷时亦如此[35]。但是 IL-3 能在血小板生成素缺失时体外诱导骨髓祖细胞生长为含有未成熟巨核细胞的集落[36]。趋化因子 SDF-1 似乎在巨核细胞增殖中起作用。在体外,SDF-1 协同血小板生成素支持巨核祖细胞的存活和增殖[37],联合应用成纤维细胞生长因子(FGF)-4 和 SDF-1 可以恢复 *TPO* 和 *c-mpl* 缺陷小鼠的巨核细胞生成[38]。

■ 信号转导

巨核母细胞的存活和增殖依赖至少两条血小板生成素诱导的信号通路:PI3K 和丝裂原激活蛋白激酶(MAPK;参见第 14 章)。PI3K 的化学抑制剂可以消除由血小板生成素造成的有利于巨核祖细胞存活和增殖的作用[39],尽管这条通路的构成性活化并不足以导致类似血小板生成素介导的生长。而 MAPK 是另一条重要的由血小板生成素激活的信号通路,运用纯化的骨髓巨核祖细胞和模式细胞株,一些研究组表明对 MAPK 的抑制阻断巨核母细胞的成熟[26,40-42]是由于其活化 Ets 转录因子的作用。

■ Ⅱ期巨核细胞

Ⅱ期巨核细胞含有一个分叶核以及更丰富但较弱嗜碱性的细胞质,而在超微结构水平,这些细胞质含有更丰富的 α 颗粒和细胞器。在此发育阶段,分界膜系统开始扩展。Ⅱ期巨核细胞约占骨髓巨核细胞数的 25%,其直径可大至 30μm;期间核内有丝分裂最为显著,产生倍体值为 8~64N 的细胞。

核内有丝分裂

鉴于普遍认为巨核母细胞在其成熟的早期能通过细胞分裂而扩增,因此当这些细胞开始经历核内有丝分裂,在中晚后期时细胞偏离正常细胞周期。如同正常有丝分裂的细胞,核内有丝分裂的巨核细胞将染色质浓缩成染色体、形成纺锤体、溶解核膜、在中期板上组装染色体、然后染色体在细胞分裂后期

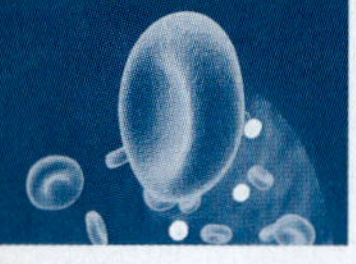

的较早阶段发生分离。然而此时分离的染色体并不移向细胞的相对极以形成分裂沟，而是染色体快速地去浓缩、核膜沿整套染色体再形成，核内有丝分裂细胞如此再次进入 G1 然后 S 期。不少试图在生物化学水平理解这一过程的尝试是用白血病细胞株完成的。在 cyclin B、cdc2、细胞周期激酶抑制物以及光激酶中发生的变化被认为与核内有丝分裂有关[43,44]。可惜的是，虽然这些假说可能可以解释在不同的白血病细胞株中发生的核内有丝分裂，但其仍未能在应用正常核内有丝分裂的巨核细胞的研究中加以证实[19,45,46]。核内有丝分裂在细胞分裂后期的较晚阶段脱离正常的有丝分裂细胞周期，这时分裂沟内陷中止并且细胞无法分裂[47]。另有研究指出，小 G 蛋白 RhoA 的异常定位及其激酶 RACK 的功能降低也可能是导致这一现象的原因[47,48]。

细胞质发育

在巨核细胞发育的早期，细胞质获得了丰富的微丝和微管的网络。接近Ⅲ期和Ⅳ期，在细胞外周积累起来的蛋白质建立起了一个缺乏细胞器的外周区。以生物化学角度而言，巨核细胞的细胞骨架由下列蛋白构成：肌动蛋白（actin）、α- 辅肌动蛋白（actinin）、细丝蛋白（filamin）、在一些巨大血小板减少综合征（参见第 119 章）中发生突变的非肌肉肌球蛋白（myosin）[49]（包括 *MYH9* 基因产物）、β_1- 微管蛋白（tubulin）、踝蛋白（talin）和一些其他肌动蛋白结合蛋白。同血小板一样，巨核细胞可以通过变形、在胞质周围输送细胞器和分泌颗粒来对外界刺激作出反应，这些功能依赖于细胞的微丝和微管系统。另外，在血小板形成的晚期，微管发挥了关键的作用[50]。

基因表达的调控

如前所示，GATA-1 对原始的多能祖细胞定向到红系 - 巨核系分化途径至关重要。不过，此转录因子对稍后发生的巨核细胞生成中的胞质发育同样是关键性的。有关 GATA 蛋白影响巨核细胞发育的第一个具有说服力的证据来自在白血病细胞株中过表达 GATA-1 的研究，其显示这种转录因子可导致部分的巨核细胞分化[51]。GATA-1 表达的降低也能通过减少分界膜和血小板特异性颗粒而损害小鼠巨核细胞发育[29]。

血小板颗粒的形成

虽然要到分化晚期才会变得更显著（图 113-3），但是血小板特异性的 α 颗粒在Ⅱ期巨核细胞就已开始以 200~500nm 的圆形或卵圆形细胞器的形式在邻近高尔基体的区域形成。在 α 颗粒中可以区分出三个不同的区域：①一个位于中央的、电子致密的类核区，含有纤维蛋白原、血小板第 4 因子、β- 血小板球蛋白（thromboglobulin）、转化生长因子 -β_1、玻连蛋白（vitronectin）和组织纤溶酶原激活物样纤溶酶原激活物；②一个外周区，含有微管和 von Willebrand 因子（其布局与在内皮细胞中见到的 Weibel-Palade 体很相似）；③颗粒膜，含有许多对细胞滚动（P- 选择素）、牢固黏附（糖蛋白Ⅰb-Ⅴ-Ⅸ）和聚集（整合素 $\alpha_{IIb}\beta_3$）十分关键的血小板受体。存在于 α 颗粒中的蛋白质来自巨核细胞的从头合成（例如糖蛋白Ⅰb-Ⅴ-Ⅸ、糖蛋白Ⅳ、整合素 $\alpha_{IIb}\beta_3$、von Willebrand 因子、P- 选择素、β- 血小板球蛋白、血小板衍生的生长因子）、通过非特异性胞饮而来的周围环境中的蛋白质（白蛋白和免疫球蛋白 G）、或是通过细胞表面膜受体介导的由周围环境中摄入（纤维蛋白原、纤维连接蛋白、凝血因子Ⅴ）。对血小板颗粒形成的认识来自于对 Hermansky-Pudlak 综合征的分子机制的了解，这种疾病的特征为眼皮肤白化病和血小板质异常的出血，以及一种在不同颗粒相关复合物中形成的至少含有八种蛋白质的复合物，例如影响 δ 颗粒形成的溶酶体相关细胞器复合物[52]。这些复合物被认为参与许多亚细胞颗粒的运输，例如溶酶体、黑色素体和血小板 δ 颗粒。

Ⅲ/Ⅳ期巨核细胞

持续的胞质成熟是Ⅲ/Ⅳ期巨核细胞发育的特征（图 113-4）。细胞极其大（直径 40~60μm）并呈低核质比；当细胞由Ⅲ期向Ⅳ期进展时，胞质嗜碱性消失；在成熟晚期时，分界膜系统逐步取代内质网和高尔基体。核通常位于偏心位置，虽然有时在活检切片中可见数个不同的核，但是在所有巨核细胞发育阶段仍是呈高度分叶的单个核。在骨髓片中可偶见中性粒细胞或其他骨髓细胞穿越成熟巨核细胞的胞质，这个过程被称为伸入运动，其并无病理意义（图 113-4C）。

前血小板形成

仔细的显微镜研究已将骨髓巨核细胞定位于窦状内皮细胞的近腔表面。在特殊制备的标本中，可见巨核细胞在内皮细胞间和窦内腔伸展成狭长的突起，此结构被称为前血小板突起（图 113-5）[53]。这种突起在体内和体外都能被复制[6]，其由 β- 微管蛋白细胞骨架和转运通路组成，把细胞器和血小板组分从巨核细胞输送至终端突出即生成的血小板[17]。

膜的构成

血小板膜多数的特征出现在巨核细胞发育的Ⅲ和Ⅳ期。巨核细胞膜脂类的构成随发育渐进性地变化，相比较于不成熟细胞，其磷脂和胆固醇的含量大约增高 4 倍。巨核细胞含有与血小板大致相同数量的中性脂肪和磷脂，但含有相对较多的磷脂酰肌醇和较少的磷脂酰丝氨酸和花生四烯酸。

基因表达的调控

在巨核细胞成熟的最后阶段起主要作用的一个转录因子是 NF-E2。NF-E2 是一个起初曾被描述为红系特异性的属于基本的亮氨酸拉链转录因子家族的异二聚体蛋白，此二聚体由一个广泛表达的 p18 亚单位和一个仅表达于红系细胞和巨核细胞的 45kDa 蛋白（p45）组成[54,55]。NF-E2 结合串联的 AP-1 样基序，如见于 β- 球蛋白基因座位控制区域的第二脱氧核糖核酸酶（DNAse）超敏区并且是 β- 球蛋白表达所需的基序[56]。但是，基因去除 p45 对红细胞生成并无明显影响；然而 p45 缺陷小鼠呈现明显的巨核细胞发育改变和严重血小板减少症[57]，可导致出生后即广泛出血而死亡。对这些动物的检查揭示骨髓巨核细胞仍可适度扩增但由于胞质成熟缺陷包括血小板颗粒和分界膜的显著减少而不能产生血小板。因此，GATA-1 或 NF-E2 的缺失导致细胞成熟后期的障碍。由于 p45 NF-E2 由 GATA-1/FOG 诱导[58]，GATA 缺陷小鼠的胞质发育缺失可能只是一种间接效应。

几乎所有对巨核细胞生成的研究都注重于骨髓，然而巨核细胞裂解的最后阶段也被认为可以发生在肺，其理论基于在肺静脉血中血小板水平要超过肺动脉血[59]。这一过程是否代表

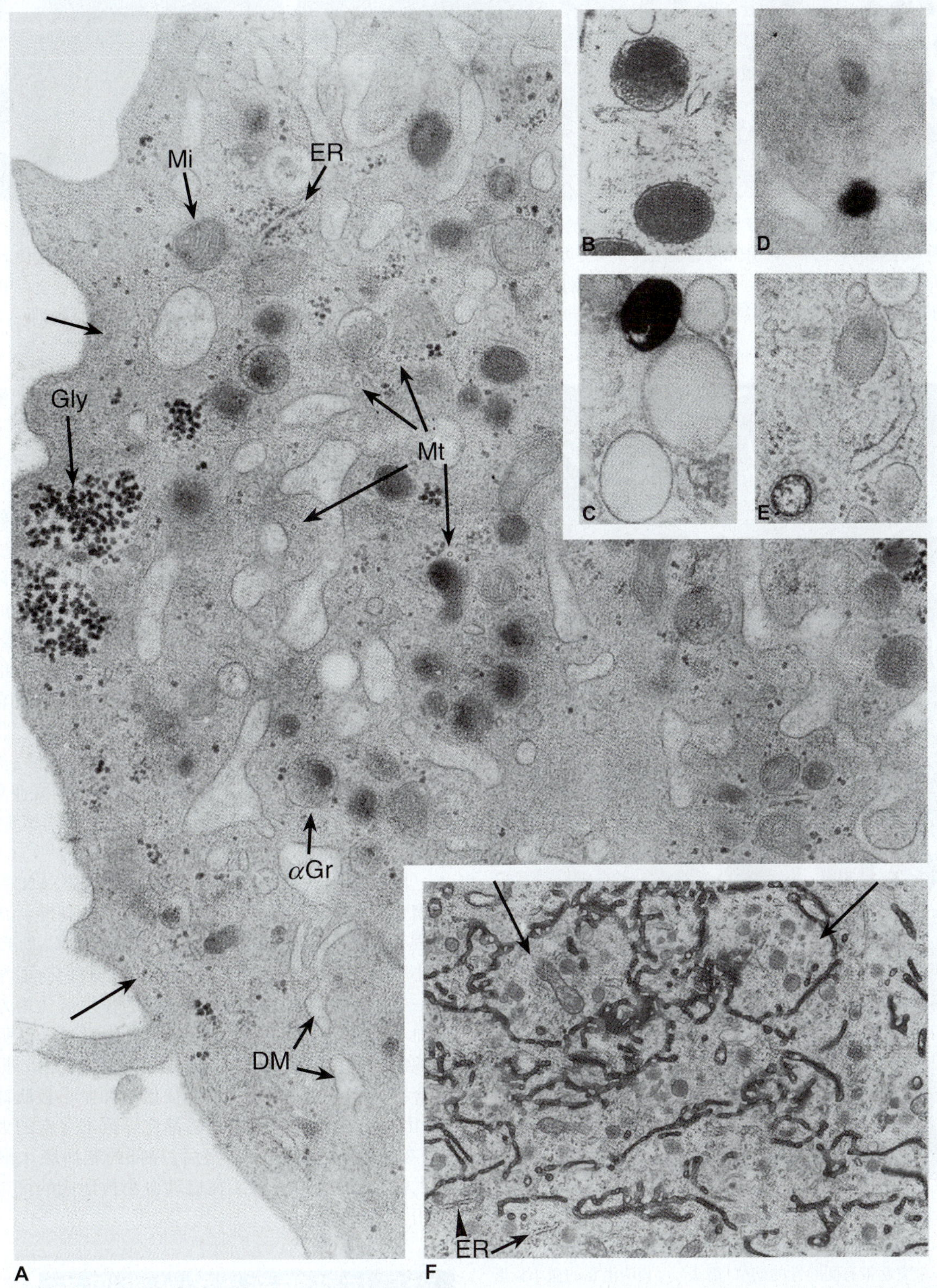

图 113-3　A. 成熟巨核细胞胞质的超微结构。大多数的颗粒是 α 颗粒（αGr）呈致密类核样，分界膜（DM）略扩张，横截面的微管（Mt）呈分散状。在外周，纵向微管在细胞膜下延伸（箭头），还可见糖原（Gly）、内质网的小扁平囊（ER）和游离核糖体的致密聚集（放大倍数 ×30 320）。B. α 颗粒的形态学。致密类核位于顶部，在对极的清晰区可见四个横向管状结构与颗粒膜相邻（放大倍数 ×37 200）。C. 根据在固定剂中加入钙后形成的黑色沉积可将致密体与 α 颗粒区分开来（放大倍数 ×37 200）。D. 应用 β- 糖基磷酸盐为底物及铈为捕获剂的细胞化学法检测酸性磷酸盐。致密的铈 - 磷酸盐沉淀可见于溶酶体颗粒中，而 α 颗粒则无反应（放大倍数 ×37 320）。E. 用碱性二氨基联苯胺法显示微过氧化物酶。注意反应颗粒要小于 α 颗粒。F. 致密的示踪剂在成熟中的巨核细胞的分界膜系统内腔的分布（箭头）。与对细胞外空间开放的分界膜系统不同，内质网（ER）未被标记（放大倍数 ×9700）。

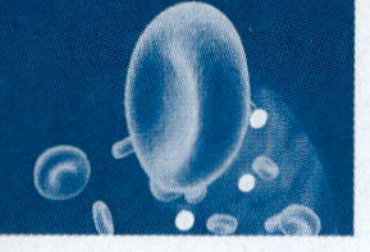

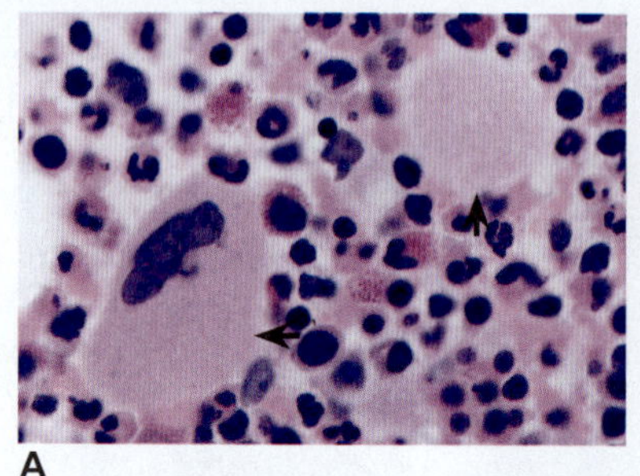

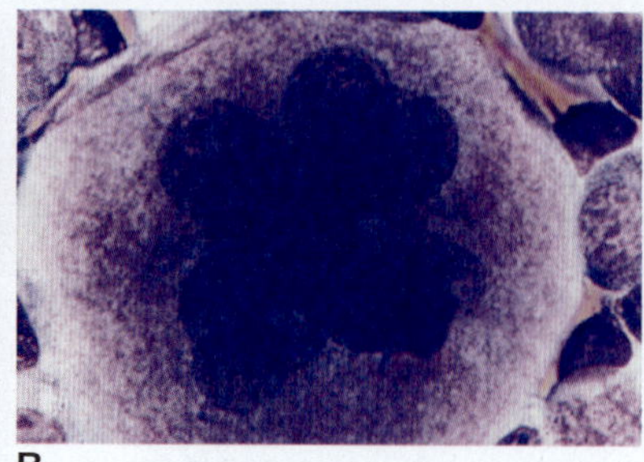

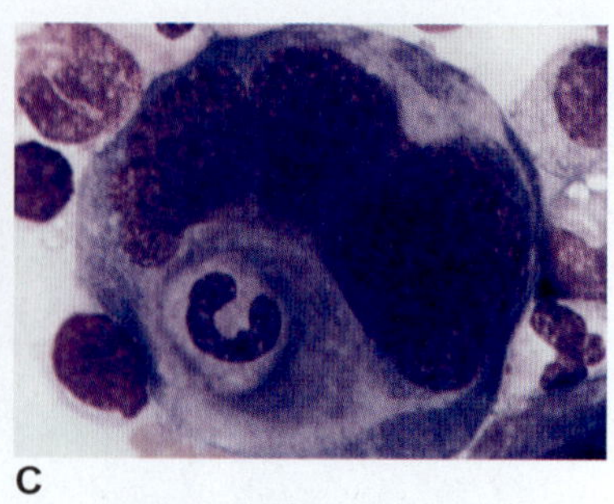

图 113-4　巨核细胞的形态学。A. 正常人骨髓活检。明显可见两个巨核细胞，一个在细胞核水平（水平箭头）而另一个则在细胞核上或下水平切开（垂直箭头）。B. 正常人骨髓抽吸。成熟（Ⅲ期）巨核细胞具有一个多叶核和丰富胞质。C. 正常人骨髓抽吸。成熟巨核细胞胞质中插入一个中性粒细胞。许多超微结构研究证实这种现象代表骨髓细胞进入巨核细胞胞质的管道系统是通过其对细胞外界的开放口进行的（伸入运动）。

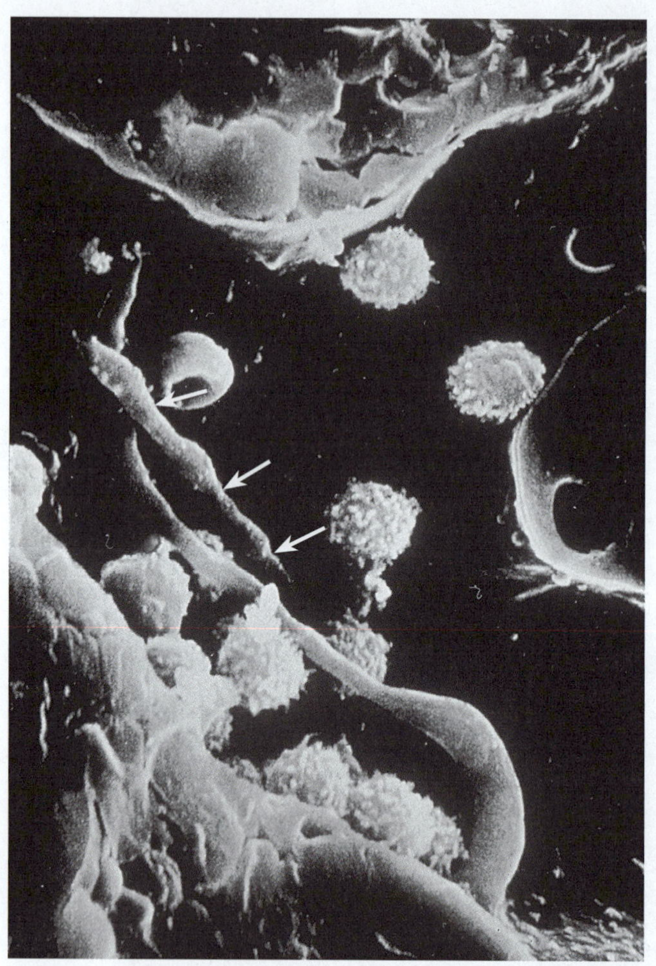

图 113-5　骨髓窦中的巨核细胞前血小板突起。扫描电镜显示从腔内观察在两个汇合的骨髓窦中有两个前血小板突起突出于内衬的内皮细胞，其中一个突起带有间断性的缩窄（箭头），可表明潜在的血小板形成位置。其他细胞包括淋巴细胞和红细胞（放大倍数 ×3000）。

完整巨核细胞在肺中的游走和裂解或仅仅是也可释放入血的巨核细胞胞质大片段的体积缩小仍不清楚。一些数据支持如下观点即肺部的巨核细胞对血小板成熟有贡献[60]，但是在给予大剂量血小板生成素以致血小板数高至 $4\times10^6/\mu m^3$ 的小鼠中，无论是完整巨核细胞或是裸核均不能在其肺中发现[61]。另有研究发现犬肺中含有的巨核细胞为 $2.5/cm^2$[62]，据此推断人类肺中约含 6000 个巨核细胞，仅够提供日常血小板产量的一小部分（<0.1%）。

■ 血小板的形成

大量研究已表明血小板生成素是巨核细胞成熟的基本调控因子[36,63]，然而尽管其在生成血小板赖以产生的完全成熟的巨核细胞时很重要，但在血小板形成的最后阶段去除此细胞因子并无不利影响[64]。虽然在无血清条件下可实现前血小板形成[65]，但是多数研究者报道，血浆和（或）含有整合素配体（如纤维连接蛋白或玻连蛋白）的培养基质可明显刺激此过程[64,66]。以上发现提示，正常的血小板形成可能需要外部的信号。有报道认为凝血酶 - 抗凝血酶复合物在有或无高密度脂蛋白颗粒的存在下介导血浆对前血小板形成的促进作用[67]；然而另有数据却提示，凝血酶原及其由巨核细胞诱导的向凝血酶的转化抑制上述过程[68]。虽然此过程所需的细胞因子尚属未知，但现已明确蛋白激酶 C-α 的激活对其发生是必需的[66]。

巨核细胞的细胞骨架成分包括肌动蛋白和微管蛋白的集聚重组参与了血小板的形成，这是一个高度活跃和能动的过程，其间突起的末端分支并生出血小板[5]。所形成的每个血小板的大小十分有意义，但遗憾的是我们对血小板形成的这一方面所知甚少，只是微管蛋白的作用被认为是血小板从前血小板突起分离的适当位点的测量装置。很明显血小板形成的机制以某些方式受到转录因子 GATA-1、糖蛋白Ⅰb-Ⅸ复合物、Wiskott-Aldrich 综合征蛋白和血小板肌球蛋白的影响，因为上述基因的任一缺陷都将导致不寻常的大或小血小板（参见第 119 章）[69,70]。最后，局部的胞质膜水解作为一种凋亡的亚致死形式，可能在启动血小板形成的终末阶段时起作用[71]。

对巨核细胞产生的外来调节

■ 激素和细胞因子

最初应用替换造血活性法鉴定出一些细胞因子影响巨核细胞发育，IL-3、粒细胞 - 巨噬细胞集落刺激因子以及干细胞因子支持巨核细胞祖细胞在含血浆培养中的增殖[72-74]。数个研究组在 1994 年报道了血小板生成素的纯化和（或）克隆[75]，现已明确，这种细胞因子是巨核细胞生成的基本调节因子但并不能解释血小板生成的完整过程。

白介素 -3

IL-3 是一种几乎仅由 T 淋巴细胞产生的 25~30kDa 的蛋白质[76]，成熟的人类蛋白含有 133 个氨基酸，而 N- 连接的碳水化合物是其分子量大于预计的原因。粒细胞 - 巨噬细胞集落刺激因子是一种也由 T 淋巴细胞产生的 18~30kDa 的蛋白质，不过内皮细胞、单核细胞和成纤维细胞也能产生。类似 IL-3，粒细胞 - 巨噬细胞集落刺激因子也被 N- 连接和 O- 连接的碳水化合物高度修饰[77]。虽然上述两种蛋白质没有序列同源性，但是其三维结构却高度相关[78]，并且这两种细胞因子的受体还共享一个相同的亚单位[79]。然而，IL-3 和粒细胞 - 巨噬细胞集落刺激因子在稳态血小板生成中的生理关联性尚未确定。在小鼠和人类中使用这些细胞因子只对血小板生成起极小的作用，此外两者的基因去除对巨核细胞生成并无影响，即便联合去除其他巨核细胞生成细胞因子时还是如此[80,81]。

IL-6 和相关细胞因子

由不同的实验室用不同的方法（肝细胞生长、骨髓瘤细胞生长、免疫球蛋白分泌、抗病毒活性）克隆的 IL-6 增高巨核细胞成熟。IL-6 是一种由 T 淋巴细胞、成纤维细胞、巨噬细胞和基质细胞在对炎性刺激应答时产生的 26kDa 多肽[82]。成熟的蛋白含有 184 个氨基酸，含有两个二硫键并且被 N- 连接和 O- 连接的碳水化合物修饰。虽然 IL-6 单独并不影响体外的巨核细胞生成，但是它却能提高由 IL-3 或干细胞因子而获得的巨核细胞集落数[83]并且本质上具有分化作用[84,85]。在小鼠、非人类灵长类或患者中使用 IL-6 会导致一定程度的血小板增多[86-88]，提示其有利于体内巨核细胞生成，选择性的副肿瘤性血小板增多症病例的肿瘤细胞能产生 IL-6 也支持这一结论[89]。但是，去除此细胞因子的基因并不能显著影响基础的血小板产生[90]，而有证据提示 IL-6 提高刺激血小板生成素的产生而间接影响血小板产生[91]。

IL-6 通过一个异二聚化受体发挥作用，该受体由一个称为 GP130 的信号转导亚单位和一个被称为 IL-6Rα 的亲和力转换亚单位组成。GP130 也在包括 IL-11 和白血病抑制因子在内的其他一些细胞因子中作为信号转导亚单位而起作用，因此这些细胞因子通过和 IL-6 类似的方式也能刺激巨核细胞生成的发现并不令人惊奇，IL-11 和白血病抑制因子以协同 IL-3 和干细胞因子作用的方式增高巨核细胞形成。IL-11 是一种起初由一个长臂猿骨髓基质细胞株克隆而来的 23kDa 的多肽，其活性可支持一种 IL-6 反应性骨髓瘤细胞株的增殖[92,93]。白血病抑制因子显示广泛的活性[94]，包括：①诱导急性期肝反应；②在神经元中诱导肾上腺素能到胆碱能的转换；③抑制脂肪细胞的脂蛋白脂肪酶；④维持胚胎细胞的多向潜能性。

像 IL-6 一样，IL-11 和白血病抑制因子增高巨核细胞的体外成熟[95,96]，并增强 IL-3 和干细胞因子对原始造血细胞的作用。与在体外研究中的发现相一致，在啮齿类、非人类灵长类或人类中使用重组 IL-11 或白血病抑制因子可产生一定程度的血小板增多[97-100]。尽管在体内和体外研究中获得如上发现，但是基因去除白血病抑制因子或 IL-11 受体对血小板生成并无作用[101]，即便是在联合去除血小板生成素受体时依然如此[102]。

干细胞因子

与造血细胞因子家族不同，干细胞因子与如巨噬细胞集落刺激因子和 flt-3 配体等利用蛋白质酪氨酸激酶受体的其他造血蛋白质更紧密地相关[103]，然而干细胞因子在与其他细胞因子联合应用时能刺激巨核细胞集落生长[104]。此外，基因去除其受体 c-kit 会减少巨核细胞的产生[105]，并且在免疫抑制治疗后会发生反跳性血小板增多症[106,107]。

干细胞因子起初是用一些不同的生物学方法鉴定的（除此名称，还曾被命名为 c-kit 配体、肥大细胞生长因子和钢铁因子）[108]，随后的研究指出此细胞因子主要作用于原始的造血、黑色素和生殖细胞系。干细胞因子是一个由两个经非共价键连接的相同多肽组成的二聚体蛋白，可溶形式的单体含有 165 个残基[109]，其来源于对该分子的膜结合剪接形式的蛋白水解酶切割[110]。膜结合形式比可溶性细胞因子更具活性，因为带有受体的细胞响应膜结合干细胞因子的胞内信号转导是延长的[111]。此外，一种自然发生的突变等位基因（Sl^d）使得只产生可溶性而没有膜结合形式的干细胞因子，最终导致一个几乎和删除整个基因相同的表型[112]，再次指出了骨髓基质细胞上存在膜结合型干细胞因子的重要性。

FLT-3 配体

最初 flt-3 配体是被作为一个蛋白质酪氨酸激酶家族受体新成员的配体而被鉴定的[103]，而这个生长因子也能影响巨核细胞形成。和与其最密切相关的干细胞因子一样，flt-3 配体也有可溶性和膜结合性两种形式，也是非共价键连接的二聚体并且也主要影响原始的造血细胞[113]。虽然有研究显示，flt-3 配体本身并不支持巨核细胞集落形成。但是另有研究提示，其可协同其他巨核细胞刺激剂增高培养中的巨核细胞祖细胞增殖[114,115]。在小鼠中使用 flt-3 配体可扩增能在体外产生巨核细胞的骨髓和脾脏的祖细胞数量[116]，但是对 flt-3 配体或其受体的基因去除均不能造成一个血小板表型。

血小板生成素

血小板生成素一词被首次创造于 1958 年，用于描述血小板产生的主要调控因子[117]。发现血小板生成素的主要原动力来自 1986 年对可诱导造血细胞大量扩增的骨髓增生性白血病病毒（MPLV）的鉴定[118]，相应的病毒性癌基因鉴定于 1990 年[119]，其细胞性同源体 c-Mpl 于 1992 年克隆[120]。基于这种造血细胞因子受体基序存在两套拷贝[121]以及 c-Mpl 和 IL-4 受体的融合体能在因子依赖性细胞中转导信号[122]，很明显 c-Mpl 编码一种生长因子受体，但其配体当时仍属未知。利用三种不同的策略，四个互不相关的研究组得以克隆了此相应激素的互补 DNA 并于 1994 年报道了他们的结果（综述于参考文献 75）。血小板生成素基因编码一个 36kDa 的多肽[123]，并被预测在经历广泛的翻译后修饰后形成一个约为 50~70kDa 的蛋白质。

血小板生成素在预测多肽的氨基端半侧与红细胞生成的主要调控因子红细胞生成素有明显的同源性，这两种蛋白质比造血细胞因子家族中的任意两种其他细胞因子都更紧密地关联，它们共享 20% 的相同氨基酸、另外 25% 的保守性置换以及四个半胱氨酸中的三个的位置相同。与家族中的任何其他细胞因子都不同的是，血小板生成素包含一个与任何已知蛋白质

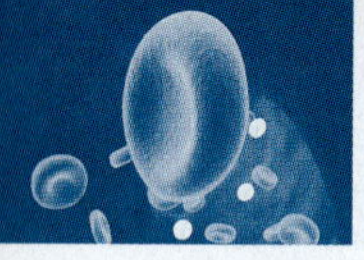

都无同源性的共 181 个残基的羧基端延伸。两种功能被归于此区域：延长该激素的循环半寿期[3]，以及帮助其从正常合成该激素的细胞分泌[124]。

血小板生成素的生物活性已在对小鼠、大鼠、狗、非人类灵长类和人类的体外和体内研究中得以证明。将骨髓细胞单独与血小板生成素以及联合其他细胞因子培养都能刺激巨核细胞存活和增殖[34]。在体内，血小板生成素以对数 - 线性的方式刺激血小板生成至十倍高于基线的水平[3,61,125]而并不影响血中红细胞或白细胞数。除此以外，由于其对造血干细胞的作用（参见第 16 章），骨髓和脾脏中的红系和髓系祖细胞以及混合髓系祖细胞的数量也会增加[126,127]，这种效应在骨髓抑制性治疗后应用该激素时特别引人注目[126,128,129]，可能是因血小板生成素与在此特定条件下循环中高水平的其他造血细胞因子的协同作用所致。

基于基因研究现已明确，血小板生成素是血小板生成的主要调控因子。去除 *c-Mpl* 或 *Tpo* 基因的小鼠出现严重的血小板减少，其原因是巨核细胞祖细胞和成熟巨核细胞数量的严重下降以及残存巨核细胞的倍体减少[130]。在人类也可见同样的结果，先天性无巨核细胞性血小板减少症（CAMT）患者表现为多种血小板生成素受体 *c-Mpl* 的纯合型或混合杂合型无义突变或严重错义突变（参见第 119 章）[131,132]。血小板生成素对造血干细胞的作用突出体现在患 CAMT 的儿童中，几乎所有 CAMT 患儿在出生后五年内都会因干细胞的耗竭而发生再生障碍性贫血。

血小板生成素基因有一种与众不同的 5′ 侧翼结构。有别于大多数以信使核糖核酸（mRNA）上的第一个 ATG 密码子启动编码多肽翻译的基因，血小板生成素的翻译由位于其全长转录本第 3 外显子的第 8 个 ATG 密码子启动[133]。但是，由于血小板生成素 mRNA 的第 8 个 ATG 插入在短的第 7 个 ATG 的开放阅读框内，因此在核糖体启动机制的作用下，其翻译特别低效[134]。由此，任何特定数量的 mRNA 只能产生极少量的血小板生成素蛋白。虽然这种分子布局并无已知的病理学后果，但还是构成了一种不同寻常的疾病形式即翻译效率疾病的发病基础。4 例常染色体显性遗传的家族性血小板增多症与围绕启动密码子区域的突变有关联。其中两个家族在 3 号内含子的剪接供体序列的不同核苷酸上发生单突变，导致对血小板生成素最初转录本的不同剪接，以致去除了第 7 个和第 8 个 ATG 密码子，并通过融合第 5 开放阅读框和血小板生成素编码序列创造了一个新的氨基端。这种新的血小板生成素 mRNA 能被有效率地翻译，导致超过生理水平的激素产生和血小板生成的非克隆性扩张[135,136]。在另一种突变的血小板生成素等位基因，第 7 开放阅读框内的一个单核苷酸删除使得其与血小板生成素编码序列发生融合，以致由第 7 个 ATG 密码子启动的翻译增高[137]。第 4 种突变发生在第 7 开放阅读框内，导致该短肽的非成熟终止并阻止其影响由寻常的第 8 启动密码子启动的翻译[138]，同样增高血小板生成素产生（综述于参考文献 139）。值得注意的是，一般认为反应性血小板增多症不会导致高凝状态（参见第 120 章），而这些家系中的一些患者发生了血栓形成，这就提出了一个生理问题即为什么增高水平的血小板生成素对血小板的慢性刺激可以导致高凝状态。

对血小板生成素产生的生理性调控备受关注。实验性诱导产生的免疫介导血小板减少症会导致相对快速的血小板水平的恢复，并随之发生短时间的反跳性血小板增多[140]。在这些实验中以及在多数自然发生的血小板减少症中，血浆激素浓度反向于血小板计数而变化，在严重血小板减少症起病后 24 小时内达最高水平[141]。两个互不排斥的模型在解释这些发现中获得进展。在第一种模型中，血小板生成素的产生是构成性的，然而其消耗以至于可以影响巨核细胞生成的血中残余量则取决于可以接触血浆的血小板和巨核细胞上所表达的 c-Mpl 受体量[142]，这样血小板增多状态造成的血小板生成素消耗增加（通过增加血小板的 c-Mpl 受体量）会减少巨核细胞生成。相反，血小板减少降低了血中血小板生成素的破坏，导致此激素的血中水平升高，以此来控制巨核细胞生成和血小板恢复。这个模型是基于调控巨噬细胞集落刺激因子的机制之一[143]。在实验动物和血小板减少症或血小板增多症患者的肝脏和肾脏中血小板生成素特异性 mRNA 的不变水平支持该模型[144,145]。此外，血小板生成素剔除小鼠呈现出基因剂量效应[146]，杂合子小鼠的血细胞水平介于野生型和纯合子缺陷型动物之间，提示存留的血小板生成素等位基因的活性调控不能补偿由失去一个等位基因造成的中度（正常的 60%）血小板减少。

第二种模型提示血小板生成素的表达是一个调控的事件，非常低的血小板水平能够诱导产生血小板生成素特异性 mRNA。有研究显示至少在骨髓中，血小板生成素的 mRNA 水平可响应中度或重度血小板减少而发生调变[145,147]。决定这种形式的血小板生成素调控的信号正在探索中，但是至少部分是由转录增高来介导的[148]。骨髓基质细胞产生血小板生成素是由 CD40 配体、血小板衍生的生长因子、成纤维细胞生长因子、TGF-β、血小板因子 -4 和血小板敏感蛋白调节的[149,150]。

人类血小板生成素基因的 5′ 侧翼区中没有 TATA 盒或 CAAT 基序，因而通过一个 50 核苷酸的区域中的多个位点来指导转录启动[151]。在一种肝细胞株中进行的报告基因分析发现，血小板生成素基因的高水平表达由一个 Ets2 转录因子结合基序决定。其 5′ 侧翼区还包含 SP-1、AP-2、核因子 -κB 的结合位点[152]，尽管这些转录因子对血小板生成素基因在稳定态或炎症条件下表达的贡献尚未研究。

基质细胞衍生因子 -1

趋化因子是一个快速增长中的、在血细胞生理学中起多种作用的分子类别的成员[153]。根据半胱氨酸残基靠近蛋白氨基端的距离，鉴定出四类 8~12kDa 的多肽，最初被定义为诱导白细胞趋化的物质。此外还发现了一个同样快速增长的趋化因子受体家族，根据其对应的不同亚家族的趋化因子而分类。所有的趋化因子受体都是通过异三聚化的 G 蛋白传递信号的七跨膜受体家族的成员。

多数工作均围绕 CC 和 CXC 趋化因子亚家族进行，对处于所有发育水平的造血祖细胞而言，单独应用这些分子可对细胞增殖产生一定的抑制效果；而如果联合使用则有强大的抑制作用[154]。在许多层面上，CXC 趋化因子 SDF-1 及其受体 CXCR4 相对于由大部分趋化因子和趋化因子受体家族共享的许多性质来说是个明显的例外。例如，虽然其他所有已知的 CXC 趋化因子基因均位于人类 14 号染色体长臂，而 SDF-1 却位于 10 号染色体长臂[155]。除此而外，多数趋化因子受体能被多个配体激活，如趋化因子 MIP（巨噬细胞炎性蛋白）-1α 能结合并激活 CCR1 和 CCR5，而 IL-8 可结合 CXCR1 和 CXCR2[156]。相比之下，基因去除 CXCR4 和 SDF-1 所造成的表型则几乎是相同的[157,158]，CXCR4 看来是 SDF-1 的唯一受体而 SDF-1 则是 CXCR4 的唯一配体。

骨髓基质是 SDF-1 的基本来源而大多数已知表达 CXCR4 的细胞类型均为造血系来源。SDF-1 或 CXCR4 缺陷的新生小鼠的主要表型之一就是骨髓发育不全，并认为是继发于围产期的造血干细胞归巢失败（参见第 16 章）[159]。另外，巨核细胞对 SDF-1 浓度梯度产生应答而表达 CXCR4[160] 并迁移[161]。有研究组已展示 SDF-1 可增高血小板生成素诱导的悬浮培养中的巨核细胞生长[37,160]，晚近研究还表明，SDF-1 协同其他刺激剂对巨核细胞生长的作用可延伸到细胞表面黏附[38]。

转化生长因子 -β

除很多巨核细胞生成的正性因子以外，还有一些物质可下调其发育。现已鉴定了五个 TGF-β 的同型体，所有都是由 112 个残基的多肽借二硫键形成的同二聚体[162]。TGF-$β_1$ 是在造血组织中发现的 TGF 的主要类型，血小板 α 颗粒是这种细胞因子的一个特别丰富的来源。一般而言，转化生长因子是造血的抑制剂[163,164]，特别对巨核细胞发育是如此[165,166]。TGF-β 对生长的抑制作用中了解最佳的是其对于细胞周期进程作用。当结合到五种受体之一后，阻止细胞周期进程的两条通路被激活。pRb 被低磷酸化[167]，可以拮抗 G1 期的细胞周期蛋白依赖性激酶的作用；包括 p27 和 p15INK 在内的细胞周期抑制因子被上调，影响细胞周期进程[168,169]。相对于其对细胞增殖的负性作用，TGF-β 增高巨核细胞分化。

■ 干扰素 -α

第二类负性影响血小板生成细胞因子是干扰素（IFNs），是一类最初因其在哺乳类细胞中诱导抗病毒状态而被定义的蛋白质[170]。用生化分离可发现三类 IFNs：IFN-α，由 17 个不同但是高度同源的分子组成的家族；IFN-β，一种与不同的 IFN-α 同型体较远关联的单个分子；IFN-γ，一种和其他成员共享功能但结构不同的独特分子。IFNs 对造血有强烈的抑制作用[171]。

IFN-α/β 亚家族的基因集簇于 9 号染色体短臂，编码 165~172 个残基的多肽，其中 35% 在 IFN-α 家族分子间是相同的。α/β 型的 IFNs 是应病毒或其他感染性因素以及炎性细胞因子的刺激由在成纤维细胞和白细胞中的转录上调而产生的。一旦结合到 IFN 受体，一个由激酶和胞内中介因子组成的瀑布便被触发。这个过程由 JAKs（Janus 家族激酶）、STAT（转录的转导子和激活子）因子以及 p38 MAPK（参见第 14 章）始动，导致基因转录的改变。

IFN-α 抑制巨核细胞生成，其临床应用在相当数量接受慢性病毒性肝炎治疗的患者中引发中度或严重血小板减少症[172,173]。IFN-α 的抑制作用的机制是多因素的。一些研究提示 IFN-α 的一种对生长因子诱导的增殖通路的直接抑制作用，如 IFN-α 增高双链 RNA 激活的蛋白激酶活性而抑制翻译启动因子 -2，意味着生长因子反应所必需的生长因子诱导的蛋白合成减少[174]。IFN-β 诱导细胞周期抑制因子 $p27^{kip1}$ 的表达，使细胞停留在 G0/G1 期[175]。另有研究显示，IFN-α 诱导一个基于 SOCS（细胞因子信号转导抑制物）-1 的反馈机制，可以交叉反应并抑制血小板生成素的信号转导[176]。如此，除巨核细胞生成的众多正性中介因子以外，有些细胞因子阻断巨核细胞发育的过程并导致血小板减少症。

■ 巨核细胞微环境

第 4 章详细论述了骨髓微环境在造血中的作用，本章仅讨论对巨核细胞生长特别重要的方面。骨髓中的细胞浓度估计为 10^9/ml，因此细胞 - 细胞和细胞 - 基质的相互作用将会发生[177]。对于血小板生成特别重要的一种相互作用发生在骨髓窦内皮细胞和成熟的巨核细胞之间。运用原位显微镜录像的研究指出，前血小板突起从血窦向血管内腔伸展，在此地，流动血液的剪切力可使单个血小板释放[6]。骨髓基质细胞以许多其他方式影响造血，大概最主要的是通过产生一些能正性或负性影响巨核细胞生长的细胞因子[145,178-180]。基质细胞是许多细胞外基质蛋白和糖黏蛋白的来源，这些分子或者直接影响造血细胞或者间接地通过在实现功能过程中结合生长因子及将其呈递来影响造血细胞[181,182]。基质细胞也带有作为决定细胞命运关键介导因子的细胞表面受体即 Notch 蛋白的配体[183]，Notch 与其配体 Delta 和 Jagged 作为造血祖细胞增殖调控因子起重要作用[184]，而且还在影响在红细胞生成和巨核细胞生成之间做细胞系命运选择中发挥潜在的作用[185]。由存在于造血细胞上的整合素及基质细胞上的反受体介导的细胞 - 细胞相互作用对巨核细胞生成十分重要[186]，其作用的产生可以通过使造血细胞靠近产生可溶性或细胞结合性细胞因子的基质细胞或更直接地触发或增强细胞内信号转导、促进进入细胞周期以及防止程序性细胞死亡。

用天然细胞因子对血小板生成的治疗性操作

血小板减少症是一种多源性的主要临床问题（参见第 119 章）。基本的骨髓疾病、某些感染以及具有高骨髓转移倾向的实体肿瘤均直接影响血小板产生，几乎所有的白血病、进展期淋巴瘤和骨髓瘤最终都因此机制导致血小板减少。在肝功能衰竭患者中，脾亢和血小板生成素缺乏在血小板清除及生成减少中起作用。由感染、肿瘤或严重受伤启动的消耗性凝血障碍是严重血小板减少的发病原因。在其他患者中，自身免疫性血小板减少可在疾病过程中发生或就是其基本疾病。但是，发生明显血小板减少的最常见原因是医源性的：在恶性疾病患者中使用治疗性或姑息性化疗或放疗。世界范围内年均约三十多万接受化疗的患者会发生有临床意义的血小板减少症。多数化疗制剂的骨髓抑制效应在停止治疗后 1~3 周内恢复，然而有些药物包括丝裂霉素 C（mitomycin C）或亚硝基脲类（nitrosoureas）能产生时间延长的骨髓抑制。另外，由于其剂量限制性毒性，IFN-α 在慢性丙型肝炎中的广泛使用使得大量患者发生血小板减少症。肿瘤或治疗相关的血小板减少症经常延迟非常需要的附加治疗，可能需要进行复杂的血小板输注（参见第 141 章），并显著提高发病率而且偶致死亡。鉴于对巨核细胞生成和血小板生成的体液性基础的不断增加的认识，出于治疗效果的考虑，已做了不少尝试以期控制这些过程。

■ 白介素 -11

IL-11 在 IL-3 存在时促进巨核祖细胞生长[187,188]，主要是促进巨核细胞成熟而不是增殖[189,190]。已在小鼠、大鼠和亚人灵

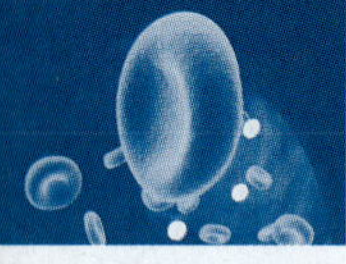

长类中评估了 IL-11 的前临床功效，可见其对正常或细胞减灭治疗后的动物具有中等活性[98,191,192]。

IL-11 的首个临床试验于 1993 和 1994 年以摘要形式报道[193,194]，随机化的临床试验在数年后报道[195-197]，多数研究指出 IL-11 改善药物诱导的血小板减少症。例如，在经历多疗程蒽环类抗生素（anthracycline）为基础的化疗的进展期乳腺癌患者中使用 IL-11 可显著减少血小板输注的需要至 27%。但是，在接受自体干细胞移植的患者中使用该药并未增高血小板恢复或其他造血指数。虽然急性期反应的化学证据在这些研究中治疗的许多患者受到注意，该药基本还是可以接受的，即便作为其主要副作用的体液潴留通常需要共用利尿剂。IL-11（奥普瑞白介素即 oprelvekin，或 Neumega）已于 1998 年被美国食品药品管理局批准用于已确证既往药物诱导性血小板减少症病史的化疗患者（参见第 119 章）。

■ 干扰素 -α

有如本章较前提及（见上文"激素和细胞因子"），IFN 通过多种机制抑制造血和血小板生成，因此 IFN-α 被用于许多类型的骨髓增生性疾病以减少血小板数。首个报道的临床试验在混合这些类型的患者中进行，并发现平均血小板计数从 1050×10^9/L 显著下降至 340×10^9/L[198]。IFN 的长期治疗也被证明是有效和安全的[199]。在上述及另外的研究中，IFN（200 万 ~500 万单位，每周 3 次）明确有效地将多数骨髓增生性疾病患者的血小板数降至正常。更为积极的方案（每天 200 万 ~600 万单位）导致完全的血液学缓解，但是没有相关的克隆性疾病受到影响的证据[200]。而相应报道的精力下降、减重、肌痛和抑郁致使约三分之一使用中低剂量各种类型 IFN-α 的患者停药也就显得不足为奇了[201]。值得关注的是，可能与其对免疫系统的作用相关，相当数量的应用 IFN 治疗血小板增多症的患者会对所使用的药物产生抗体，以致降低了药效[202]。

■ 血小板生成素

以临床角度看，血小板生成素最重要的活性应该是其对巨核细胞生成的作用，得以改善因自然发生或医源性骨髓衰竭造成的血小板减少症。就此而言，对此细胞因子进行的临床前试验报道了许多颇有前途的结果[126,128,129,203]。总体上，在啮齿类、狗和非人类灵长类中，几乎任何骨髓抑制或免疫介导的血小板破坏模型都对注射血小板生成素反应良好。除对血小板恢复的良好效果以外，这些研究中的很多还报道了增高的全系造血祖细胞的恢复、红细胞或白细胞或两者一起的加速恢复。相对这些总体而言良性的结果，一个唯一的例外出现在干细胞移植的动物模型中。有报道指出，在这些模型中仅可见极小甚至可忽略不计的血细胞恢复的加速，除非给干细胞供体使用该激素[204,205]。

在接受细胞毒治疗的癌症患者中进行了一些临床试验并显示了不同的结果，即该激素在许多患者中有效[206-208]，但并不是指所有的临床情况[209,210]。一般而言，该激素在接受足以产生具有临床重要性的血小板减少的中度积极化疗方案的患者是有效的。但是，这种激素对在急性髓细胞性白血病或干细胞移植时使用的大剂量长程细胞毒疗法时无效，除非像在动物实验中一样给干细胞供体用药[211]。据报道血小板生成素也能升高免疫介导血小板减少症患者的血小板水平[212]。而给药时间也能显著影响总需药量及其功效[213]，例如，在骨髓抑制治疗前及治疗后即刻各用一剂药物与任何其他多次用药疗法一样有效。这种疗法可以显著减轻血小板触底计数以及减少补充血小板生成素的化疗周期中对血小板输注的需要。然而，适用修饰型的重组血小板生成素可导致针对该药的抗体产生，通过交叉反应及中和该天然激素造成血小板减少症[214]。虽然这种作用在应用非修饰的重组血小板生成素时未见报道，但是在血小板减少症患者中应用血小板生成素的尝试还是因此集中到了可以结合并激活血小板生成素受体的小肽或有机模拟物上（综述于参考文献 218）[215-217]。在临床试验中测试了两种血小板生成素模拟制剂（参见第 119 章），已检测了两种主要指征即特发性免疫性血小板减少症（ITP）和在慢性丙型肝炎治疗中发生的 IFN 诱导的血小板减少症。这些临床试验的结果非常有希望，例如在一个对一种在免疫球蛋白框架中带有 4 个拷贝的 c-Mpl 受体刺激肽的肽体进行的随机对照的Ⅲ期临床试验中，84% 经重度预治疗的 ITP 患者对治疗有反应，其程度因患者事前有无接受过脾切而轻微上下波动[219]。同样，给 ITP 患者使用一种小分子量的口服血小板生成素有机模拟物使 81% 的患者的血小板计数超过 50×10^9/L[220]。这些研究已使得美国 FDA 批准此两种血小板生成素激动剂用于 ITP 患者，同样的分子被用于有一定肝功能不全的接受 IFN/ 利巴韦林（ribavirin）治疗丙型肝炎的患者[75]，这些患者中的 75% 完成了 3 个月的疗程而未减 IFN 剂量；对比之下，被给予安慰剂的患者中为 6%[221]。虽然这些结果仍需进一步确定，但现已明确血小板生成素模拟物将在血小板减少症治疗中发挥重要作用。

翻译：奚闻达
校对：奚晓东

参考文献

1. Hanson SR, Slichter SJ: Platelet kinetics in patients with bone marrow hypoplasia: Evidence for a fixed platelet requirement. *Blood* 66:1105, 1985.
2. Dettke M, Hlousek M, Kurz M, et al: Increase in endogenous thrombopoietin in healthy donors after automated plateletpheresis. *Transfusion* 38:449, 1998.
3. Harker LA, Marzec UM, Hunt P, et al: Dose-response effects of pegylated human megakaryocyte growth and development factor on platelet production and function in nonhuman primates. *Blood* 88:511, 1996.
4. O'Malley CJ, Rasko JE, Basser RL, et al: Administration of pegylated recombinant human megakaryocyte growth and development factor to humans stimulates the production of functional platelets that show no evidence of *in vivo* activation. *Blood* 88:3288, 1996.
5. Italiano JE Jr, Lecine P, Shivdasani RA, Hartwig JH: Blood platelets are assembled principally at the ends of proplatelet processes produced by differentiated megakaryocytes. *J Cell Biol* 147:1299, 1999.
6. Junt T, Schulze H, Chen Z, et al. Dynamic visualization of thrombopoiesis within bone marrow. *Science* 317:1767, 2007.
7. Harker LA, Finch CA: Thrombokinetics in man. *J Clin Invest* 48:963, 1969.
8. Radley JM, Haller CJ: Fate of senescent megakaryocytes in the bone marrow. *Br J Haematol* 53:277, 1983.
9. Tronik-Le Roux D, Roullot V, Schweitzer A, et al: Suppression of erythro-megakaryocytopoiesis and the induction of reversible thrombocytopenia in mice transgenic for the thymidine kinase gene targeted by the platelet glycoprotein alpha IIb promoter. *J Exp Med* 181:2141, 1995.
10. Debili N, Robin C, Schiavon V, et al: Different expression of CD41 on human lymphoid and myeloid progenitors from adults and neonates. *Blood* 97:2023, 2001.
11. Wu G, Essex DW, Meloni FJ, et al: Human endothelial cells in culture and in vivo express on their surface all four components of the glycoprotein Ib/IX/V complex. *Blood* 90:2660, 1997.
12. Hickey MJ, Hagen FS, Yagi M, Roth GJ: Human platelet glycoprotein V: Characterization of the polypeptide and the related Ib-V-IX receptor system of adhesive, leucine-rich glycoproteins. *Proc Natl Acad Sci U S A* 90:8327, 1993.
13. Kahn ML, Diacovo TG, Bainton DF, et al: Glycoprotein V-deficient platelets have undiminished thrombin responsiveness and do not exhibit a Bernard-Soulier phenotype. *Blood* 94:4112, 1999.
14. Lopez JA, Andrews RK, Afshar-Kharghan V, Berndt MC: Bernard-Soulier syndrome. *Blood* 91:4397, 1998.
15. Ramakrishnan V, DeGuzman F, Bao M, et al: A thrombin receptor function for

platelet glycoprotein Ib-IX unmasked by cleavage of glycoprotein V. *Proc Natl Acad Sci U S A* 98:1823, 2001.
16. Breton-Gorius J, Reyes F: Ultrastructure of human bone marrow cell maturation. *Int Rev Cytol* 46:251, 1976.
17. Italiano JE Jr, Shivdasani RA: Megakaryocytes and beyond: The birth of platelets. *J Thromb Haemost* 1:1174, 2003.
18. Ebbe S, Stohlman F Jr: Megakaryocytopoiesis in the rat. *Blood* 26:20, 1965.
19. Vitrat N, Cohen-Solal K, Pique C, et al: Endomitosis of human megakaryocytes are due to abortive mitosis. *Blood* 91:3711, 1998.
20. Odell TT Jr, Reiter RS: Generation cycle of rat megakaryocytes. *Exp Cell Res* 53:321, 1968.
21. Lemarchandel V, Ghysdael J, Mignotte V, et al: GATA and Ets *cis*-acting sequences mediate megakaryocyte-specific expression. *Mol Cell Biol* 13:668, 1993.
22. Bastian LS, Kwiatkowski BA, Breininger J, et al: Regulation of the megakaryocytic glycoprotein IX promoter by the oncogenic Ets transcription factor Fli-1. *Blood* 93:2637, 1999.
23. Ramachandran B, Surrey S, Schwartz E: Megakaryocyte-specific positive regulatory sequence 5′ to the human PF4 gene. *Exp Hematol* 23:49, 1995.
24. Furihata K, Kunicki TJ: Characterization of human glycoprotein VI gene 5′ regulatory and promoter regions. *Arterioscler Thromb Vasc Biol* 22:1733, 2002.
25. Sevinsky JR, Whalen AM, Ahn NG: Extracellular signal-regulated kinase induces the megakaryocyte GPIIb/CD41 gene through MafB/Kreisler. *Mol Cell Biol* 24:4534, 2004.
26. Rojnuckarin P, Drachman JG, Kaushansky K: Thrombopoietin-induced activation of the mitogen-activated protein kinase (MAPK) pathway in normal megakaryocytes: Role in endomitosis. *Blood* 94:1273, 1999.
27. Vyas P, Norris FA, Joseph R, et al: Inositol polyphosphate 4-phosphatase type I regulates cell growth downstream of transcription factor GATA-1. *Proc Natl Acad Sci U S A* 97:13696, 2000.
28. Pevny L, Simon MC, Robertson E, et al: Erythroid differentiation in chimaeric mice blocked by a targeted mutation in the gene for transcription factor GATA-1. *Nature* 349:257, 1991.
29. Shivdasani RA, Fujiwara Y, McDevitt MA, Orkin SH: A lineage-selective knockout establishes the critical role of transcription factor GATA-1 in megakaryocyte growth and platelet development. *EMBO J* 16:3965, 1997.
30. Song WJ, Sullivan MG, Legare RD, et al: Haploinsufficiency of CBFA2 causes familial thrombocytopenia with propensity to develop acute myelogenous leukaemia. *Nat Genet* 23:166, 1999.
31. Ichikawa M, Asai T, Saito T, et al: AML-1 is required for megakaryocytic maturation and lymphocytic differentiation, but not for maintenance of hematopoietic stem cells in adult hematopoiesis. *Nat Med* 10:299, 2004.
32. Elagib KE, Racke FK, Mogass M, et al: RUNX1 and GATA-1 coexpression and cooperation in megakaryocytic differentiation. *Blood* 101:4333, 2003.
33. Ebbe S, Phalen E, Stohlman F Jr: Abnormalities of megakaryocytes in W-WV mice. *Blood* 42:857, 1973.
34. Broudy VC, Lin NL, Kaushansky K: Thrombopoietin (c-mpl ligand) acts synergistically with erythropoietin, stem cell factor, and interleukin-11 to enhance murine megakaryocyte colony growth and increases megakaryocyte ploidy *in vitro*. *Blood* 85:1719, 1995.
35. Gainsford T, Roberts AW, Kimura S, et al: Cytokine production and function in c-mpl–deficient mice: No physiologic role for interleukin-3 in residual megakaryocyte and platelet production. *Blood* 91:2745, 1998.
36. Kaushansky K, Broudy VC, Lin N, et al: Thrombopoietin, the Mp1 ligand, is essential for full megakaryocyte development. *Proc Natl Acad Sci U S A* 92:3234, 1995.
37. Hodohara K, Fujii N, Yamamoto N, Kaushansky K: Stromal cell-derived factor-1 (SDF-1) acts together with thrombopoietin to enhance the development of megakaryocytic progenitor cells (CFU-MK). *Blood* 95:769, 2000.
38. Avecilla ST, Hattori K, Heissig B, et al: Chemokine-mediated interaction of hematopoietic progenitors with the bone marrow vascular niche is required for thrombopoiesis. *Nat Med* 10:64, 2004.
39. Geddis AE, Fox NE, Kaushansky K: Phosphatidylinositol 3-kinase is necessary but not sufficient for thrombopoietin-induced proliferation in engineered Mp1-bearing cell lines as well as in primary megakaryocytic progenitors. *J Biol Chem* 276:34473, 2001.
40. Miyazaki R, Ogata H, Kobayashi Y: Requirement of thrombopoietin-induced activation of ERK for megakaryocyte differentiation and of p38 for erythroid differentiation. *Ann Hematol* 80:284, 2001.
41. Pettiford SM, Herbst R: The protein tyrosine phosphatase HePTP regulates nuclear translocation of ERK2 and can modulate megakaryocytic differentiation of K562 cells. *Leukemia* 17:366, 2003.
42. Dorsey JF, Cunnick JM, Mane SM, Wu J: Regulation of the Erk2-Elk1 signaling pathway and megakaryocytic differentiation of Bcr-Abl(+) K562 leukemic cells by Gab2. *Blood* 99:1388, 2002.
43. Zhang Y, Nagata Y, Yu G, et al: Aberrant quantity and localization of Aurora-B/AIM-1 and survivin during megakaryocyte polyploidization and the consequences of Aurora-B/AIM-1-deregulated expression. *Blood* 103:3717, 2004.
44. Matsumura I, Tanaka H, Kawasaki A, et al: Increased D-type cyclin expression together with decreased cdc2 activity confers megakaryocytic differentiation of a human thrombopoietin-dependent hematopoietic cell line. *J Biol Chem* 275:5553, 2000.
45. Carow CE, Fox NE, Kaushansky K: Kinetics of endomitosis in primary murine megakaryocytes. *J Cell Physiol* 188:291, 2001.
46. Geddis AE, Kaushansky K: Megakaryocytes express functional aurora kinase B in endomitosis. *Blood 104:1017*, 2004.
47. Geddis AE, Fox NE, Tkachenko E, Kaushansky K. Endomitotic megakaryocytes that form a bipolar spindle exhibit cleavage furrow ingression followed by furrow regression. *Cell Cycle* 6:455, 2007.
48. Lordier L, Jalil A, Aurade F, et al: Megakaryocyte endomitosis is a failure of late cytokinesis related to defects in the contractile ring and Rho/Rock signaling. *Blood* 112:3164, 2008.
49. Seri M, Cusano R, Gangarossa S, et al: Mutations in MYH9 result in the May-Hegglin anomaly, and Fechtner and Sebastian syndromes. The May-Hegglin/Fechtner Syndrome Consortium. *Nat Genet* 26:103, 2000.
50. Hartwig J, Italiano J Jr: The birth of the platelet. *J Thromb Haemost* 1:1580, 2003.
51. Visvader JE, Elefanty AG, Strasser A, Adams JM: GATA-1 but not SCL induces megakaryocytic differentiation in an early myeloid line. *EMBO J* 11:4557, 1992.
52. Huizing M, Parkes JM, Helip-Wooley A, White JG, Gahl WA: Platelet alpha granules in BLOC-2 and BLOC-3 subtypes of Hermansky-Pudlak syndrome. *Platelets* 18:150, 2007.
53. Tavassoli M, Aoki M: Localization of megakaryocytes in the bone marrow. *Blood Cells* 15:3, 1989.
54. Becker RP, De Bruyn P: The transmural passage of blood cells into myeloid sinusoids and the entry of platelets into sinusoidal circulation; a scanning electron microscope investigation. *Am J Anat* 145:183–205, 1975.
55. Andrews NC, Erdjument-Bromage H, Davidson MB, et al: Erythroid transcription factor NF-E2 is a haematopoietic-specific basic-leucine zipper protein. *Nature* 362:722, 1993.
56. Bean TL, Ney PA: Multiple regions of p45 NF-E2 are required for beta-globin gene expression in erythroid cells. *Nucleic Acids Res* 25:2509, 1997.
57. Shivdasani RA, Rosenblatt MF, Zucker-Franklin D, et al: Transcription factor NF-E2 is required for platelet formation independent of the actions of thrombopoietin/MGDF in megakaryocyte development. *Cell* 81:695, 1995.
58. Querfurth E, Schuster M, Kulessa H, et al: Antagonism between C/EBPbeta and FOG in eosinophil lineage commitment of multipotent hematopoietic progenitors. *Genes Dev* 14:2515, 2000.
59. Howell WH DD: The production of blood platelets in the lungs. *J Exp Med* 65:177, 1939.
60. Slater DN, Trowbridge EA, Martin JF: The megakaryocyte in thrombocytopenia: A microscopic study which supports the theory that platelets are produced in the pulmonary circulation. *Thromb Res* 31:163, 1983.
61. Kaushansky K, Lok S, Holly RD, et al: Promotion of megakaryocyte progenitor expansion and differentiation by the c-Mpl ligand thrombopoietin. *Nature* 369:568, 1994.
62. Kaufman RM, Airo R, Pollack S, et al: Origin of pulmonary megakaryocytes. *Blood* 25:767, 1965.
63. Harker LA, Marzec UM, Kelly AB: Effects of Mpl ligands on platelet production and function in nonhuman primates. *Stem Cells* 16(Suppl 2):107, 1998.
64. Choi ES, Nichol JL, Hokom MM, et al: Platelets generated *in vitro* from proplatelet-displaying human megakaryocytes are functional. *Blood* 85:402, 1995.
65. Norol F, Vitrat N, Cramer E, et al: Effects of cytokines on platelet production from blood and marrow CD34+ cells. *Blood* 91:830, 1998.
66. Rojnuckarin P, Kaushansky K: Actin reorganization and proplatelet formation in murine megakaryocytes: The role of protein kinase C alpha. *Blood* 97:154, 2001.
67. Ishida Y, Yano K, Ito T, et al: Purification of proplatelet formation (PPF) stimulating factor: Thrombin/antithrombin III complex stimulates PPF of megakaryocytes in vitro and platelet production *in vivo*. *Thromb Haemost* 85:349, 2001.
68. Hunt P, Hokom MM, Wiemann B, et al: Megakaryocyte proplatelet-like process formation *in vitro* is inhibited by serum prothrombin, a process which is blocked by matrix-bound glycosaminoglycans. *Exp Hematol* 21:372, 1993.
69. Geddis AE, Kaushansky K: Inherited thrombocytopenias: Toward a molecular understanding of disorders of platelet production. *Curr Opin Pediatr* 16:15, 2004.
70. Eckly A, Strassel C, Freund M, et al: Abnormal megakaryocyte morphology and proplatelet formation in mice with megakaryocyte-restricted MYH9 inactivation. *Blood* 113(14):3182, 2009.
71. De Botton S, Sabri S, Daugas E, et al: Platelet formation is the consequence of caspase activation within megakaryocytes. *Blood* 100:1310, 2002.
72. Quesenberry PJ, Ihle JN, McGrath E: The effect of interleukin 3 and GM-CSA-2 on megakaryocyte and myeloid clonal colony formation. *Blood* 65:214, 1985.
73. Kaushansky K, O'Hara PJ, Berkner K, et al: Genomic cloning, characterization, and multilineage growth-promoting activity of human granulocyte-macrophage colony-stimulating factor. *Proc Natl Acad Sci U S A* 83:3101, 1986.
74. Briddell RA, Bruno E, Cooper RJ, et al: Effect of c-kit ligand on in vitro human megakaryocytopoiesis. *Blood* 78:2854, 1991.
75. Kaushansky K: Thrombopoietin: The primary regulator of platelet production. *Blood* 86:419, 1995.
76. Yang YC, Ciarletta AB, Temple PA, et al: Human IL-3 (multi-CSF): Identification by expression cloning of a novel hematopoietic growth factor related to murine IL-3. *Cell* 47:3, 1986.
77. Wong GG, Witek JS, Temple PA, et al: Human GM-CSF: Molecular cloning of the complementary DNA and purification of the natural and recombinant proteins. *Science* 228:810, 1985.
78. Feng Y, Klein BK, Vu L, et al: 1H 13C, and 15N NMR resonance assignments, secondary structure, and backbone topology of a variant of human interleukin-3. *Biochemistry* 34:6540, 1995.
79. Lopez AF, Eglinton JM, Gillis D, et al: Reciprocal inhibition of binding between interleukin 3 and granulocyte-macrophage colony-stimulating factor to human eosinophils. *Proc Natl Acad Sci U S A* 86:7022, 1989.
80. Scott CL, Robb L, Mansfield R, et al: Granulocyte-macrophage colony-stimulating factor is not responsible for residual thrombopoiesis in Mpl null mice. *Exp Hematol* 28:1001, 2000.
81. Chen Q, Solar G, Eaton DL, de Sauvage FJ: IL-3 does not contribute to platelet production in c-Mpl–deficient mice. *Stem Cells* 16(Suppl 2):31, 1998.
82. Kishimoto T: The biology of interleukin-6. *Blood* 74:1, 1989.
83. Quesenberry PJ, McGrath HE, Williams ME, et al: Multifactor stimulation of megakaryocytopoiesis: Effects of interleukin 6. *Exp Hematol* 19:35, 1991.
84. Williams N, De Giorgio T, Banu N, et al: Recombinant interleukin 6 stimulates immature murine megakaryocytes. *Exp Hematol* 18:69, 1990.
85. Mei RL, Burstein SA: Megakaryocytic maturation in murine long-term bone marrow culture: Role of interleukin-6. *Blood* 78:1438, 1991.
86. Ishibashi T, Kimura H, Shikama Y, et al: Interleukin-6 is a potent thrombopoietic factor *in vivo* in mice. *Blood* 74:1241, 1989.

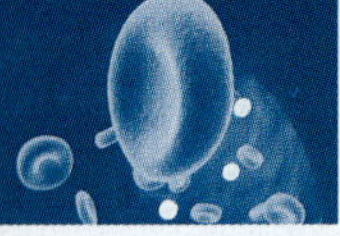

87. Asano S, Okano A, Ozawa K, et al: *In vivo* effects of recombinant human interleukin-6 in primates: Stimulated production of platelets. *Blood* 75:1602, 1990.
88. van Gameren MM, Willemse PH, Mulder NH, et al: Effects of recombinant human interleukin-6 in cancer patients: A phase I–II study. *Blood* 84:1434, 1994.
89. Blay JY, Favrot M, Rossi JF, Wijdenes J: Role of interleukin-6 in paraneoplastic thrombocytosis. *Blood* 82:2261, 1993.
90. Bernad A, Kopf M, Kulbacki R, et al: Interleukin-6 is required *in vivo* for the regulation of stem cells and committed progenitors of the hematopoietic system. *Immunity* 1:725, 1994.
91. Kaser A, Brandacher G, Steurer W, et al: Interleukin-6 stimulates thrombopoiesis through thrombopoietin: Role in inflammatory thrombocytosis. *Blood* 98:2720, 2001.
92. Du X, Williams DA: Interleukin-11: Review of molecular, cell biology, and clinical use. *Blood* 89:3897, 1997.
93. Gough NM: Molecular genetics of leukemia inhibitory factor (LIF) and its receptor. *Growth Factors* 7:175, 1992.
94. Hilton DJ: LIF: Lots of interesting functions. *Trends Biochem Sci* 17:72, 1992.
95. Debili N, Masse JM, Katz A, et al: Effects of the recombinant hematopoietic growth factors interleukin-3, interleukin-6, stem cell factor, and leukemia inhibitory factor on the megakaryocytic differentiation of CD34+ cells. *Blood* 82:84, 1993.
96. Teramura M, Kobayashi S, Hoshino S, et al: Interleukin-11 enhances human megakaryocytopoiesis in vitro. *Blood* 79:327, 1992.
97. Metcalf D, Nicola NA, Gearing DP: Effects of injected leukemia inhibitory factor on hematopoietic and other tissues in mice. *Blood* 76:50, 1990.
98. Neben TY, Loebelenz J, Hayes L, et al: Recombinant human interleukin-11 stimulates megakaryocytopoiesis and increases peripheral platelets in normal and splenectomized mice. *Blood* 81:901, 1993.
99. Farese AM, Myers LA, MacVittie TJ: Therapeutic efficacy of recombinant human leukemia inhibitory factor in a primate model of radiation-induced marrow aplasia. *Blood* 84:3675, 1994.
100. Gordon MS, McCaskill-Stevens WJ, Battiato LA, et al: A phase I trial of recombinant human interleukin-11 (Neumega rhIL-11 growth factor) in women with breast cancer receiving chemotherapy. *Blood* 87:3615, 1996.
101. Nandurkar HH, Robb L, Tarlinton D, et al: Adult mice with targeted mutation of the interleukin-11 receptor (IL11Ra) display normal hematopoiesis. *Blood* 90:2148, 1997.
102. Gainsford T, Nandurkar H, Metcalf D, et al: The residual megakaryocyte and platelet production in c-Mpl–deficient mice is not dependent on the actions of interleukin-6, interleukin-11, or leukemia inhibitory factor. *Blood* 95:528, 2000.
103. Lyman SD, James L, Vanden Bos T, et al: Molecular cloning of a ligand for the flt3/flk-2 tyrosine kinase receptor: A proliferative factor for primitive hematopoietic cells. *Cell* 75:1157, 1993.
104. Avraham H, Vannier E, Cowley S, et al: Effects of the stem cell factor, c-kit ligand, on human megakaryocytic cells. *Blood* 79:365, 1992.
105. Ebbe S, Phalen E, Stohlman F Jr: Abnormalities of megakaryocytes in S1-S1d mice. *Blood* 42:865, 1973.
106. Arnold J, Ellis S, Radley JM, Williams N: Compensatory mechanisms in platelet production: The response of Sl/Sld mice to 5-fluorouracil. *Exp Hematol* 19:24, 1991.
107. Hunt P, Zsebo KM, Hokom MM, et al: Evidence that stem cell factor is involved in the rebound thrombocytosis that follows 5-fluorouracil treatment. *Blood* 80:904, 1992.
108. Broudy VC: Stem cell factor and hematopoiesis. *Blood* 90:1345, 1997.
109. Langley KE, Bennett LG, Wypych J, et al: Soluble stem cell factor in human serum. *Blood* 81:656, 1993.
110. Cheng HJ, Flanagan JG: Transmembrane kit ligand cleavage does not require a signal in the cytoplasmic domain and occurs at a site dependent on spacing from the membrane. *Mol Biol Cell* 5:943, 1994.
111. Miyazawa K, Williams DA, Gotoh A, et al: Membrane-bound Steel factor induces more persistent tyrosine kinase activation and longer life span of c-kit gene-encoded protein than its soluble form. *Blood* 85:641, 1995.
112. Flanagan JG, Chan DC, Leder P: Transmembrane form of the kit ligand growth factor is determined by alternative splicing and is missing in the Sld mutant. *Cell* 64:1025, 1991.
113. Lyman SD, Jacobsen SE: c-kit ligand and Flt3 ligand: Stem/progenitor cell factors with overlapping yet distinct activities. *Blood* 91:1101, 1998.
114. Ramsfjell V, Borge OJ, Veiby OP, et al: Thrombopoietin, but not erythropoietin, directly stimulates multilineage growth of primitive murine bone marrow progenitor cells in synergy with early acting cytokines: Distinct interactions with the ligands for c-kit and FLT3. *Blood* 88:4481, 1996.
115. Piacibello W, Garetto L, Sanavio F, et al: The effects of human FLT3 ligand on in vitro human megakaryocytopoiesis. *Exp Hematol* 24:340, 1996.
116. Brasel K, McKenna HJ, Morrissey PJ, et al: Hematologic effects of flt3 ligand in vivo in mice. *Blood* 88:2004, 1996.
117. Kelemen E CI, Tanos B: Demonstration and some properties of human thrombopoietin in thrombocythemic sera. *Acta Haematol* 20:350, 1958.
118. Wendling F, Varlet P, Charon M, Tambourin P: MPLV: A retrovirus complex inducing an acute myeloproliferative leukemic disorder in adult mice. *Virology* 149:242, 1986.
119. Souyri M, Vigon I, Penciolelli JF, et al: A putative truncated cytokine receptor gene transduced by the myeloproliferative leukemia virus immortalizes hematopoietic progenitors. *Cell* 63:1137, 1990.
120. Vigon I, Mornon JP, Cocault L, et al: Molecular cloning and characterization of MPL, the human homolog of the v-Mpl oncogene: Identification of a member of the hematopoietic growth factor receptor super-family. *Proc Natl Acad Sci U S A* 89:5640, 1992.
121. Cosman D: The hematopoietin receptor superfamily. *Cytokine* 5:95, 1993.
122. Skoda RC, Seldin DC, Chiang MK, et al: Murine c-Mpl: A member of the hematopoietic growth factor receptor superfamily that transduces a proliferative signal. *EMBO J* 12:2645, 1993.
123. Lok S, Kaushansky K, Holly RD, et al: Cloning and expression of murine thrombopoietin cDNA and stimulation of platelet production *in vivo*. *Nature* 369:565, 1994.
124. Linden HM, Kaushansky K: The glycan domain of thrombopoietin enhances its secretion. *Biochemistry* 39:3044, 2000.
125. Basser RL, Rasko JE, Clarke K, et al: Thrombopoietic effects of pegylated recombinant human megakaryocyte growth and development factor (PEG-rHuMGDF) in patients with advanced cancer. *Lancet* 348:1279, 1996.
126. Kaushansky K, Broudy VC, Grossmann A, et al: Thrombopoietin expands erythroid progenitors, increases red cell production, and enhances erythroid recovery after myelosuppressive therapy. *J Clin Invest* 96:1683, 1995.
127. Farese AM, Hunt P, Boone T, MacVittie TJ: Recombinant human megakaryocyte growth and development factor stimulates thrombocytopoiesis in normal nonhuman primates. *Blood* 86:54, 1995.
128. Akahori H, Shibuya K, Obuchi M, et al: Effect of recombinant human thrombopoietin in nonhuman primates with chemotherapy-induced thrombocytopenia. *Br J Haematol* 94:722, 1996.
129. Neelis KJ, Hartong SC, Egeland T, et al: The efficacy of single-dose administration of thrombopoietin with coadministration of either granulocyte/macrophage or granulocyte colony-stimulating factor in myelosuppressed rhesus monkeys. *Blood* 90:2565, 1997.
130. Gurney AL, Carver-Moore K, de Sauvage FJ, Moore MW: Thrombocytopenia in c-Mpl–deficient mice. *Science* 265:1445, 1994.
131. van den Oudenrijn S, Bruin M, Folman CC, et al: Mutations in the thrombopoietin receptor, Mpl, in children with congenital amegakaryocytic thrombocytopenia. *Br J Haematol* 110:441, 2000.
132. Ballmaier M, Germeshausen M, Schulze H, et al: c-mpl mutations are the cause of congenital amegakaryocytic thrombocytopenia. *Blood* 97:139, 2001.
133. Sohma Y, Akahori H, Seki N, et al: Molecular cloning and chromosomal localization of the human thrombopoietin gene. *FEBS Lett* 353:57, 1994.
134. Morris D: *cis*-Acting mRNA structures in gene-specific translational control, in *Post-Transcriptional Gene Regulation*, edited by JB Harford, DR Morris, p 165. Wiley-Liss, New York, 1997.
135. Wiestner A, Schlemper RJ, Van der Maas AP, Skoda RC: An activating splice donor mutation in the thrombopoietin gene causes hereditary thrombocythaemia. *Nat Genet* 18:49, 1998.
136. Jorgensen MJ, Raskind WH, Wolff JF, et al: Familial thrombocytosis associated with overproduction of thrombopoietin due to a novel splice donor site mutation. *Blood* 92:205a, 1998.
137. Kondo T, Okabe M, Sanada M, et al: Familial essential thrombocythemia associated with one-base deletion in the 5′-untranslated region of the thrombopoietin gene. *Blood* 92:1091, 1998.
138. Ghilardi N, Wiestner A, Kikuchi M, et al: Hereditary thrombocythaemia in a Japanese family is caused by a novel point mutation in the thrombopoietin gene. *Br J Haematol* 107:310, 1999.
139. Cazzola M, Skoda RC: Translational pathophysiology: A novel molecular mechanism of human disease. *Blood* 95:3280, 2000.
140. Odell TT Jr, McDonald TP, Detwiler TC: Stimulation of platelet production by serum of platelet-depleted rats. *Proc Soc Exp Biol Med* 108:428, 1961.
141. Nichol JL, Hokom MM, Hornkohl A, et al: Megakaryocyte growth and development factor. Analyses of in vitro effects on human megakaryopoiesis and endogenous serum levels during chemotherapy-induced thrombocytopenia. *J Clin Invest* 95:2973, 1995.
142. Kuter DJ, Rosenberg RD: The reciprocal relationship of thrombopoietin (c-Mpl ligand) to changes in the platelet mass during busulfan-induced thrombocytopenia in the rabbit. *Blood* 85:2720, 1995.
143. Bartocci A, Mastrogiannis DS, Migliorati G, et al: Macrophages specifically regulate the concentration of their own growth factor in the circulation. *Proc Natl Acad Sci U S A* 84:6179, 1987.
144. Emmons RV, Reid DM, Cohen RL, et al: Human thrombopoietin levels are high when thrombocytopenia is due to megakaryocyte deficiency and low when due to increased platelet destruction. *Blood* 87:4068, 1996.
145. McCarty JM, Sprugel KH, Fox NE, et al: Murine thrombopoietin mRNA levels are modulated by platelet count. *Blood* 86:3668, 1995.
146. de Sauvage FJ, Carver-Moore K, Luoh SM, et al: Physiological regulation of early and late stages of megakaryocytopoiesis by thrombopoietin. *J Exp Med* 183:651, 1996.
147. Sungaran R, Markovic B, Chong BH: Localization and regulation of thrombopoietin mRNa expression in human kidney, liver, bone marrow, and spleen using in situ hybridization. *Blood* 89:101, 1997.
148. McIntosh B, Kaushansky K: Marrow stromal production of thrombopoietin is regulated by transcriptional mechanisms in response to platelet products. *Exp Hematol* 36:799, 2008.
149. Solanilla A, Dechanet J, El Andaloussi A, et al: CD40-ligand stimulates myelopoiesis by regulating flt3-ligand and thrombopoietin production in bone marrow stromal cells. *Blood* 95:3758, 2000.
150. Sungaran R, Chisholm OT, Markovic B, et al: The role of platelet alpha-granular proteins in the regulation of thrombopoietin messenger RNA expression in human bone marrow stromal cells. *Blood* 95:3094, 2000.
151. Kamura T, Handa H, Hamasaki N, Kitajima S: Characterization of the human thrombopoietin gene promoter. A possible role of an Ets transcription factor, E4TF1/GABP. *J Biol Chem* 272:11361, 1997.
152. Chang MS, McNinch J, Basu R, et al: Cloning and characterization of the human megakaryocyte growth and development factor (MGDF) gene. *J Biol Chem* 270:511, 1995.
153. Rollins BJ: Chemokines. *Blood* 90:909, 1997.
154. Broxmeyer HE, Mantel CR, Aronica SM: Biology and mechanisms of action of synergistically stimulated myeloid progenitor cell proliferation and suppression by chemokines. *Stem Cells* 15(Suppl 1):69, discussion 15(Suppl 1):78, 1997.
155. Shirozu M, Nakano T, Inazawa J, et al: Structure and chromosomal localization of the human stromal cell-derived factor 1 (SDF1) gene. *Genomics* 28:495, 1995.
156. Luster AD: Chemokines—Chemotactic cytokines that mediate inflammation. *N Engl*

J Med 338:436, 1998.
157. Nagasawa T, Hirota S, Tachibana K, et al: Defects of B-cell lymphopoiesis and bone-marrow myelopoiesis in mice lacking the CXC chemokine PBSF/SDF-1. *Nature* 382:635, 1996.
158. Ma Q, Jones D, Borghesani PR, et al: Impaired B-lymphopoiesis, myelopoiesis, and derailed cerebellar neuron migration in CXCR4- and SDF-1-deficient mice. *Proc Natl Acad Sci U S A* 95:9448, 1998.
159. Aiuti A, Webb IJ, Bleul C, et al: The chemokine SDF-1 is a chemoattractant for human CD34+ hematopoietic progenitor cells and provides a new mechanism to explain the mobilization of CD34+ progenitors to peripheral blood. *J Exp Med* 185:111, 1997.
160. Wang JF, Liu ZY, Groopman JE: The alpha-chemokine receptor CXCR4 is expressed on the megakaryocytic lineage from progenitor to platelets and modulates migration and adhesion. *Blood* 92:756, 1998.
161. Hamada T, Mohle R, Hesselgesser J, et al: Transendothelial migration of megakaryocytes in response to stromal cell-derived factor 1 (SDF-1) enhances platelet formation. *J Exp Med* 188:539, 1998.
162. Daopin S, Piez KA, Ogawa Y, Davies DR: Crystal structure of transforming growth factor-beta 2: An unusual fold for the superfamily. *Science* 257:369, 1992.
163. Keller JR, Mantel C, Sing GK, et al: Transforming growth factor beta 1 selectively regulates early murine hematopoietic progenitors and inhibits the growth of IL-3-dependent myeloid leukemia cell lines. *J Exp Med* 168:737, 1988.
164. Dybedal I, Jacobsen SE: Transforming growth factor beta (TGF-beta), a potent inhibitor of erythropoiesis: Neutralizing TGF-beta antibodies show erythropoietin as a potent stimulator of murine burst-forming unit erythroid colony formation in the absence of a burst-promoting activity. *Blood* 86:949, 1995.
165. Ishibashi T, Miller SL, Burstein SA: Type beta transforming growth factor is a potent inhibitor of murine megakaryocytopoiesis *in vitro*. *Blood* 69:1737, 1987.
166. Kuter DJ, Gminski DM, Rosenberg RD: Transforming growth factor beta inhibits megakaryocyte growth and endomitosis. *Blood* 79:619, 1992.
167. Laiho M, DeCaprio JA, Ludlow JW, et al: Growth inhibition by TGF-beta linked to suppression of retinoblastoma protein phosphorylation. *Cell* 62:175, 1990.
168. Polyak K, Kato JY, Solomon MJ, et al: p27Kip1, a cyclin-Cdk inhibitor, links transforming growth factor-beta and contact inhibition to cell cycle arrest. *Genes Dev* 8:9, 1994.
169. Teofili L, Martini M, Di Mario A, et al: Expression of p15(ink4b) gene during megakaryocytic differentiation of normal and myelodysplastic hematopoietic progenitors. *Blood* 98:495, 2001.
170. Theofilopoulos AN, Baccala R, Beutler B, Kono DH: Type I interferons (/) in immunity and autoimmunity. *Annu Rev Immunol* 23:307, 2005.
171. Broxmeyer HE, Cooper S, Rubin BY, Taylor MW: The synergistic influence of human interferon-gamma and interferon-alpha on suppression of hematopoietic progenitor cells is additive with the enhanced sensitivity of these cells to inhibition by interferons at low oxygen tension *in vitro*. *J Immunol* 135:2502, 1985.
172. Fattovich G, Giustina G, Favarato S, Ruol A: A survey of adverse events in 11,241 patients with chronic viral hepatitis treated with alfa interferon. *J Hepatol* 24:38, 1996.
173. Dusheiko G: Side effects of alpha interferon in chronic hepatitis C. *Hepatology* 26(Suppl 1):112S, 1997.
174. Jaster R, Tschirch E, Bittorf T, Brock J: Interferon-alpha inhibits proliferation of Ba/F3 cells by interfering with interleukin-3 action. *Cell Signal* 11:769, 1999.
175. Kuniyasu H, Yasui W, Kitahara K, et al: Growth inhibitory effect of interferon-beta is associated with the induction of cyclin-dependent kinase inhibitor p27Kip1 in a human gastric carcinoma cell line. *Cell Growth Differ* 8:47, 1997.
176. Wang Q, Miyakawa Y, Fox N, Kaushansky K: Interferon-alpha directly represses megakaryopoiesis by inhibiting thrombopoietin-induced signaling through induction of SOCS-1. *Blood* 96:2093, 2000.
177. Long MW: Blood cell cytoadhesion molecules. *Exp Hematol* 20:288, 1992.
178. Toksoz D, Zsebo KM, Smith KA, et al: Support of human hematopoiesis in long-term bone marrow cultures by murine stromal cells selectively expressing the membrane-bound and secreted forms of the human homolog of the steel gene product, stem cell factor. *Proc Natl Acad Sci U S A* 89:7350, 1992.
179. Yang L, Yang YC: Regulation of interleukin (IL)-11 gene expression in IL-1 induced primate bone marrow stromal cells. *J Biol Chem* 269:32732, 1994.
180. Linenberger ML, Jacobson FW, Bennett LG, et al: Stem cell factor production by human marrow stromal fibroblasts. *Exp Hematol* 23:1104, 1995.
181. Gordon MY, Riley GP, Watt SM, Greaves MF: Compartmentalization of a haematopoietic growth factor (GM-CSF) by glycosaminoglycans in the bone marrow microenvironment. *Nature* 326:403, 1987.
182. Roberts R, Gallagher J, Spooncer E, et al: Heparan sulphate bound growth factors: A mechanism for stromal cell mediated haemopoiesis. *Nature* 332:376, 1988.
183. Artavanis-Tsakonas S, Matsuno K, Fortini ME: Notch signaling. *Science* 268:225, 1995.
184. Karanu FN, Murdoch B, Miyabayashi T, et al: Human homologues of Delta-1 and Delta-4 function as mitogenic regulators of primitive human hematopoietic cells. *Blood* 97:1960, 2001.
185. Lam LT, Ronchini C, Norton J, et al: Suppression of erythroid but not megakaryocytic differentiation of human K562 erythroleukemic cells by notch-1. *J Biol Chem* 275:19676, 2000.
186. Fox NE, Kaushansky K: Engagement of integrin a4b1 enhances thrombopoietin-induced megakaryopoiesis. *Exp Hematol* 33:94, 2005.
187. Bruno E, Briddell RA, Cooper RJ, Hoffman R: Effects of recombinant interleukin 11 on human megakaryocyte progenitor cells. *Exp Hematol* 19:378, 1991.
188. Neben S, Turner K: The biology of interleukin 11. *Stem Cells* 11(Suppl 2):156, 1993.
189. Burstein SA, Mei RL, Henthorn J, et al: Leukemia inhibitory factor and interleukin-11 promote maturation of murine and human megakaryocytes in vitro. *J Cell Physiol* 153:305, 1992.
190. Yonemura Y, Kawakita M, Masuda T, et al: Synergistic effects of interleukin 3 and interleukin 11 on murine megakaryopoiesis in serum-free culture. *Exp Hematol* 20:1011, 1992.
191. Yonemura Y, Kawakita M, Masuda T, et al: Effect of recombinant human interleukin-11 on rat megakaryopoiesis and thrombopoiesis *in vivo*: Comparative study with interleukin-6. *Br J Haematol* 84:16, 1993.
192. Schlerman FJ, Bree AG, Kaviani MD, et al: Thrombopoietic activity of recombinant human interleukin 11 (rHuIL-11) in normal and myelosup-pressed nonhuman primates. *Stem Cells* 14:517, 1996.
193. Gordon MS SG, Battiato L, et al : The in vivo effects of subcutaneously (SC) administered recombinant human interleukin-11 (Neumega rhIL-11 growth factor; rhIL-11) in women with breast cancer (BC). *Blood* 82(Suppl 1):498a, 1993.
194. Champlin RE MR, Kaye JA, et al: Recombinant human interleukin eleven (rhIL-11) following autologous BMT for breast cancer. *Blood* 84(suppl 1):395a, 1994.
195. Tepler I, Elias L, Smith JW 2nd, et al: A randomized placebo-controlled trial of recombinant human interleukin-11 in cancer patients with severe thrombocytopenia due to chemotherapy. *Blood* 87:3607, 1996.
196. Isaacs C, Robert NJ, Bailey FA, et al: Randomized placebo-controlled study of recombinant human interleukin-11 to prevent chemotherapy-induced thrombocytopenia in patients with breast cancer receiving dose-intensive cyclophosphamide and doxorubicin. *J Clin Oncol* 15:3368, 1997.
197. Vredenburgh JJ, Hussein A, Fisher D, et al: A randomized trial of recombinant human interleukin-11 following autologous bone marrow transplantation with peripheral blood progenitor cell support in patients with breast cancer. *Biol Blood Marrow Transplant* 4:134, 1998.
198. Tichelli A, Gratwohl A, Berger C, et al: Treatment of thrombocytosis in myeloproliferative disorders with interferon alpha-2a. *Blut* 58:15, 1989.
199. Gisslinger H, Ludwig H, Linkesch W, et al: Long-term interferon therapy for thrombocytosis in myeloproliferative diseases. *Lancet* 1:634, 1989.
200. Sacchi S, Gugliotta L, Papineschi F, et al: Alfa-interferon in the treatment of essential thrombocythemia: Clinical results and evaluation of its biological effects on the hematopoietic neoplastic clone. Italian Cooperative Group on ET. *Leukemia* 12:289, 1998.
201. Taylor PC, Dolan G, Ng JP, et al: Efficacy of recombinant interferon-alpha (rIFN-alpha) in polycythaemia vera: A study of 17 patients and an analysis of published data. *Br J Haematol* 92:55, 1996.
202. Tornebohm-Roche E, Merup M, Lockner D, Paul C: Alpha-2a interferon therapy and antibody formation in patients with essential thrombocythemia and polycythemia vera with thrombocytosis. *Am J Hematol* 48:163, 1995.
203. Hokom MM, Lacey D, Kinstler OB, et al: Pegylated megakaryocyte growth and development factor abrogates the lethal thrombocytopenia associated with carboplatin and irradiation in mice. *Blood* 86:4486, 1995.
204. Fibbe WE, Heemskerk DP, Laterveer L, et al: Accelerated reconstitution of platelets and erythrocytes after syngeneic transplantation of bone marrow cells derived from thrombopoietin pretreated donor mice. *Blood* 86:3308, 1995.
205. Molineux G, Hartley C, McElroy P, et al: Megakaryocyte growth and development factor accelerates platelet recovery in peripheral blood progenitor cell transplant recipients. *Blood* 88:366, 1996.
206. Fanucchi M, Glaspy J, Crawford J, et al: Effects of polyethylene glycol conjugated recombinant human megakaryocyte growth and development factor on platelet counts after chemotherapy for lung cancer. *N Engl J Med* 336:404, 1997.
207. Vadhan-Raj S, Murray LJ, Bueso-Ramos C, et al: Stimulation of megakaryocyte and platelet production by a single dose of recombinant human thrombopoietin in patients with cancer. *Ann Intern Med* 126:673, 1997.
208. Basser RL, Underhill C, Davis I, et al: Enhancement of platelet recovery after myelosuppressive chemotherapy by recombinant human megakaryocyte growth and development factor in patients with advanced cancer. *J Clin Oncol* 18:2852, 2000.
209. Archimbaud E, Ottmann OG, Yin JA, et al: A randomized, double-blind, placebo-controlled study with pegylated recombinant human megakaryocyte growth and development factor (PEG-rHuMGDF) as an adjunct to chemotherapy for adults with *de novo* acute myeloid leukemia. *Blood* 94:3694, 1999.
210. Bolwell B, Vredenburgh J, Overmoyer B, et al: Phase 1 study of pegylated recombinant human megakaryocyte growth and development factor (PEG-rHuMGDF) in breast cancer patients after autologous peripheral blood progenitor cell (PBPC) transplantation. *Bone Marrow Transplant* 26:141, 2000.
211. Somlo G, Sniecinski I, Ter Veer A, et al: Recombinant human thrombopoietin in combination with granulocyte colony-stimulating factor enhances mobilization of peripheral blood progenitor cells, increases peripheral blood platelet concentration, and accelerates hematopoietic recovery following high-dose chemotherapy. *Blood* 93:2798, 1999.
212. Nomura S, Dan K, Hotta T, et al: Effects of pegylated recombinant human megakaryocyte growth and development factor in patients with idiopathic thrombocytopenic purpura. *Blood* 100:728, 2002.
213. Vadhan-Raj S, Patel S, Bueso-Ramos C, et al: Importance of predosing of recombinant human thrombopoietin to reduce chemotherapy-induced early thrombocytopenia. *J Clin Oncol* 21:3158, 2003.
214. Li J, Yang C, Xia Y, et al: Thrombocytopenia caused by the development of antibodies to thrombopoietin. *Blood* 98:3241, 2001.
215. Kimura T, Kaburaki H, Tsujino T, et al: A non-peptide compound which can mimic the effect of thrombopoietin via c-Mpl. *FEBS Lett* 428:250, 1998.
216. de Serres M, Yeager RL, Dillberger JE, et al: Pharmacokinetics and hematological effects of the PEGylated thrombopoietin peptide mimetic GW395058 in rats and monkeys after intravenous or subcutaneous administration. *Stem Cells* 17:316, 1999.
217. Broudy VC, Lin NL: AMG531 stimulates megakaryopoiesis *in vitro* by binding to Mpl. *Cytokine* 25:52, 2004.
218. Kaushansky K: Hematopoietic growth factor mimetics. *Ann N Y Acad Sci* 938:131, 2001.
219. Kuter DJ, Bussel JB, Lyons RM, et al: Efficacy of romiplostim in patients with chronic immune thrombocytopenic purpura: A double-blind randomised controlled trial. *Lancet* 371:395, 2008.
220. Bussel JB, Cheng G, Saleh MN, et al: Eltrombopag for the treatment of chronic idiopathic thrombocytopenic purpura. *N Engl J Med* 357:2237, 2007.
221. McHutchison JG, Dusheiko G, Shiffman ML, et al: Eltrombopag for thrombocytopenia in patients with cirrhosis associated with hepatitis C. *N Engl J Med* 357:2227, 2007.

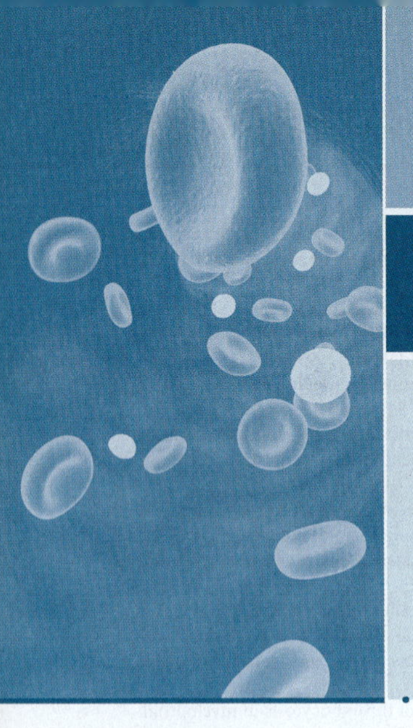

第114章

血小板形态、生物化学和功能

Susan S. Smyth, Sidney Whiteheart, Joseph E. Italiano Jr., Barry S. Coller

摘 要

成年人体内平均大约有一万亿个循环血小板，这些无核的细胞小碎片黏附到受损的血管壁上，相互聚集，促进凝血酶的产生，进而形成血小板栓子，并通过凝血酶将纤维蛋白原转换成纤维蛋白来加强血栓，发挥止血作用。血小板执行上述功能依赖于细胞膜表面的黏附性糖蛋白表面受体。这些受体最主要的是GPⅠb/Ⅸ/Ⅴ复合体和整合素$\alpha_{Ⅱb}\beta_3$（GPⅡb/Ⅲa）。GPⅠb/Ⅸ/Ⅴ复合体通过与VWF因子的结合，特异性地在高剪切力的情况下促进血小板的黏附；而整合素$\alpha_{Ⅱb}\beta_3$（GPⅡb/Ⅲa）是血小板特异性受体，通过结合纤维蛋白原或者VWF介导血小板聚集。其他的黏附性糖蛋白受体还包括胶原受体（如$\alpha_2\beta_1$、GPⅥ），纤连蛋白受体[（$\alpha_5\beta_1$（GPⅠc*/Ⅱa）]，以及层黏连蛋白受体[$\alpha_6\beta_1$（GPⅠc/Ⅱa）]等，这些受体都能促进血小板黏附，但是它们的确切作用机制目前并不清楚。血小板活化后的形态改变则是一系列复杂的血小板细胞膜骨架及细胞骨架重组的结果。血小板活化时，还可以释放α颗粒、致密颗粒，以及溶酶体的内容物。血小板的激活过程涉及许多激动剂[如腺苷二磷酸（ADP）、去甲肾上腺素、凝血酶、胶原、血栓烷A_2、血管加压素、5-羟色胺、血小板激活因子、溶血磷脂酸、鞘胺醇-1-磷酸和凝血酶敏感蛋白]受体的激活和一系列信号通路的活化（包括磷酸肌醇代谢、花生四烯酸的释放及转换成血栓烷A_2，以及大量靶蛋白的磷酸化）。血小板活化使胞内钙离子浓度增加，而钙离子浓度的增加进一步使血小板活化。血小板活化导致$\alpha_{Ⅱb}\beta_3$受体构象的改变，从而导致和高亲和力的配体结合并介导血小板聚集。

活化的血小板表面既表达P-选择素，介导血小板与白细胞的相互作用，也表达CD40配体，激活许多促炎细胞，并释放趋化因子和可溶性CD40配体，启动炎症反应。血小板还可通过其表面暴露带负电荷的磷脂，生成血小板微颗粒，释放和活化血小板因子Ⅴ，以及可能通过暴露活化的促凝血因子受体等方式产生促凝血活性。血小板是一系列重要分子的贮存库，这些分子在血小板活化后被释放出来，可以影响血小板功能、炎症、先天免疫、细胞增殖、血管张性、纤维蛋白溶解和伤口愈合。血小板还可以在活化时合成其他血管活性物质和促血小板活化物质。通过协同的生化相互作用，血小板还可受到其他的血细胞和内皮细胞的影响和调控。

血小板质与量的异常可导致出血性疾患（参见第119~122章）。在病理状态下，血小板性血栓形成能够导致血管栓塞和缺血性组织坏死，例如心肌梗死和卒中（参见第135章）。血小板还可促进肿瘤的生长和转移。

本章使用的简写和缩略词：ADMIDAS，相邻的金属离子依赖性黏结位点（adjacent to metal ion-dependent adhesion site）；AP3，活化蛋白3（activator protein 3）；APP，淀粉样前体蛋白（amyloid precursor protein）；CIB，钙离子整合素结合蛋白（calcium and integrin binding protein）；COX，环氧化酶（cyclooxygenase）；DAG，二酰甘油（diacylglycerol）；DTS，致密管道系统（dense tubular system）；FAK，黏着斑激酶（focal adhesion kinase）；GP，糖蛋白（glycoprotein）；GPI，磷脂酰肌醇（glycosyl phosphatidylinosito）；ITAM，免疫受体酪氨酸活化基序（immunoreceptor tyrosine-based activation motif）；ITIM，免疫受体酪氨酸抑制基序（immunoreceptor tyrosine-based inhibitory motif）；LPS，脂多糖（lipopolysaccharide）；MIDAS，金属离子依赖性黏附位点（metal ion-dependent adhesion site）；NO，一氧化氮（nitric oxide）；PAF，血小板活化因子（platelet-activating factor）；PAR，蛋白酶活化受体（protease-activated receptor）；PDGF，血小板源生长因子（platelet-derived growth factor）；PG，前列腺素（prostaglandin）；PLC，磷脂酶C（phospholipase C）；SR，肌质网（sarcoplasmic reticulum）；TGF，转化生长因子（transforming growth factor）；TLR，toll样受体（toll-like receptor）；TLT，TREM样转录产物-1（TREM-like transcript-1）；TREM，髓样细胞触发受体表达（triggering receptors express on myeloid cells）；VEGF，血管内皮细胞生长因子（vascular endothelial growth factor）；VWF，血管性血友病因子（von Willebrand factor）。

血小板的形态和生物化学

■ 光镜形态

用强钙离子螯合剂 EDTA 抗凝血的血涂片，经瑞士染色后，血小板呈现为含紫红色颗粒的蓝灰色椭圆形或圆形的细胞碎片（参见第 2 章）。血小板的平均直径存在个体差异，正常范围从 1.5~3.0μm 不等，相当于红细胞直径的 1/4~1/3。单一个体中，血小板的大小也存在着相当大的可变性，在一份正常的血样中，偶尔可见血小板的直径超过红细胞的 1/3。总体而言，血小板的大小遵循对数正态分布，平均体积大约是 7fl[1]。当用未抗凝血制备血片时，血小板发生不同程度的活化和伸展，常可见到血小板聚集。这种涂片中的血小板常可以见到从胞体伸出的 3 或 4 条细长的指状突起（丝状伪足），而且胞体中常见颗粒缺失。

■ 电镜形态及生物化学

电镜观察可见血小板外表面有一层厚度约 14~20nm 的形态模糊的包被结构（糖被），这层结构由膜糖蛋白（GPs）、糖脂、黏多糖以及吸附的血浆蛋白构成（图 114-1）[2]。由于血小板因其表面的净负电荷，而可在电场中移动：附着在蛋白和脂类的唾液酸残基使血小板和绝大多数其他细胞表面带净负电荷[3]。这个由表面负电荷所创造的静电排斥作用可以阻止静息血小板与其他的血小板或者表面有负电荷的内皮细胞附着。

血小板表面有许多凹陷，是贯穿血小板的开放管道系统的开口，该精密的管道系统是由遍布整个血小板表面的质膜凹陷所组成（参见图 114-1 和下文“膜系统”）。血小板颗粒内容物可通过与质膜或者开放管道系统的任意区域融合而释放。与此类似，在颗粒与质膜或者开放管道系统融合后，包含在颗粒膜中的糖蛋白也参入质膜中。

质膜

质膜是由磷脂双分子层构成的一个三层的单位结构，在磷脂双分子层上嵌有胆固醇、糖脂和糖蛋白[2-4]。通过冷冻蚀刻技术制备的血小板可观察到其细胞膜外小叶比内小叶嵌有更多的跨膜颗粒。这与在红细胞中的发现正好相反；这些颗粒可能是介导血小板相互作用的表面受体。质膜含有钠、钙 ATP 酶，这些离子泵可以控制血小板胞内的离子环境。大约 57% 的血小板磷脂都位于质膜上（表 114-1）。这些磷脂不对称地存在于质膜上，大量的带负电荷的磷脂几乎只存在于血小板的内小叶，然而其他的磷脂则均匀地分布于内小叶和外小叶之间[5]。带负电荷的磷脂，尤其是磷脂酰丝氨酸，能加速凝血过程中的数个步骤，所以在静息血小板中，它们只存在于胞膜的内小叶，与外部的凝血因子分开，这是防止不恰当凝血的调控机制[6,7]。在由选择性激活剂引起的血小板活化过程中，氨磷脂也可以暴露于血小板表面或者微颗粒表面。（参见“血小板促凝活性”），触发基于细胞表面的凝血反应[6-9]。

静息血小板上不对称磷脂的分布可以通过一个 ATP 依赖的氨磷脂移位酶来维持，此酶的作用是将磷脂酰丝氨酸和磷脂酰乙醇胺从外小叶转到内小叶[6,10]。带负电荷的磷脂与细胞骨架或者其他细胞质成分相互作用也可以促进这种不对称性[6,7,11,12]。

表 114-1 血小板脂质

Ⅰ. 脂质占血小板干重的 17%，主要存在于细胞膜
Ⅱ. 细胞膜
  A. 蛋白质 57%
  B. 脂质 35%
  C. 糖 8%
Ⅲ. 细胞膜脂类
  A. 磷脂 75%
  B. 中性脂质 20%
  C. 糖脂 5%
Ⅳ. 磷脂类
  A. 磷脂酰胆碱（PC）38%
  B. 磷脂酰乙醇胺（PE）27%
  C. 鞘磷脂 17%
  D. 磷脂酰丝氨酸 10%
  E. 磷脂酰肌醇 5%
Ⅴ. 细胞膜磷脂的不对称性（每一个磷脂在细胞外小叶的百分比）
  A. 不带电荷的磷脂
    1. 磷脂酰胆碱 45%
    2. 鞘磷脂 93%
  B. 带负电荷的磷脂
    1. 磷脂酰乙醇胺 20%
    2. 磷脂酰肌醇 16%
    3. 磷脂酰丝氨酸 9%
Ⅵ. 中性脂类
  A. 胆固醇 95%
  B. 胆固醇：磷脂 =0.5 在摩尔水平上
Ⅶ. 糖脂类
  A. 神经节苷脂［总脂类的 0.5%；总唾液酸的 0.6%；主要是血液苷脂（hematoside）GM3］
  B. 中性糖脂类（64% 的乳糖神经酰胺）
  C. 神经酰胺（A 和 B）
Ⅷ. 花生四烯酸（29;4）
  A. 42% 的脂肪酸在磷脂酰肌醇中
  B. 32% 的脂肪酸在磷脂酰乙醇胺中
  C. 23% 的脂肪酸在磷脂酰丝氨酸中

脂筏是富含胆固醇和鞘磷脂的动态膜微区，对于信号转导、胞内转运十分重要。在血小板中，脂筏上的胆固醇 / 磷脂摩尔浓度比是细胞膜上两者浓度比的两倍，整个脂筏的脂质中鞘磷脂占多数[13]。血小板脂筏包含标记蛋白 1 型和 2 型筏蛋白（flotillin）、stomatin 和神经节苷脂 GM_1；但是缺乏陷窝蛋白（caveolin）。其他的蛋白质，例如 CD36、CD63、CD9、$\alpha_{IIb}\beta_3$、葡萄糖转运蛋白 GLUT-3 存在于静息血小板的脂筏上[13]。而血小板活化后，GP Ⅵ、Fcγ 链、FcγRⅡa、GPⅠb/Ⅸ/Ⅴ[14,15]，与酪氨酸激酶[16]、磷脂酸、磷脂酰肌醇激酶产物一样，会聚集到脂筏中[17,18]。凝血因子Ⅺ也可结合于面向细胞外侧的脂筏并被活化[19]。血小板上的钙离子通道 hTRPc1 也和脂筏相关，在血小板活化时，钙通道促进细胞内钙池所调控的钙离子进入细胞[20]。血小板低温的不利效应，至少部分是由于温度依赖性脂筏的融合[21]。表格 114-1 列出了血小板胞膜的脂质组成。富含花生四烯酸的选择性磷脂丰富了底物储备库，有利血小板凝集过程中的重要介质——血栓烷 A_2 生成（TXA_2；参见下面的“血小板激

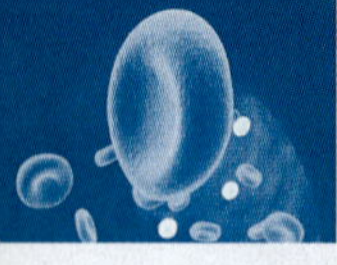

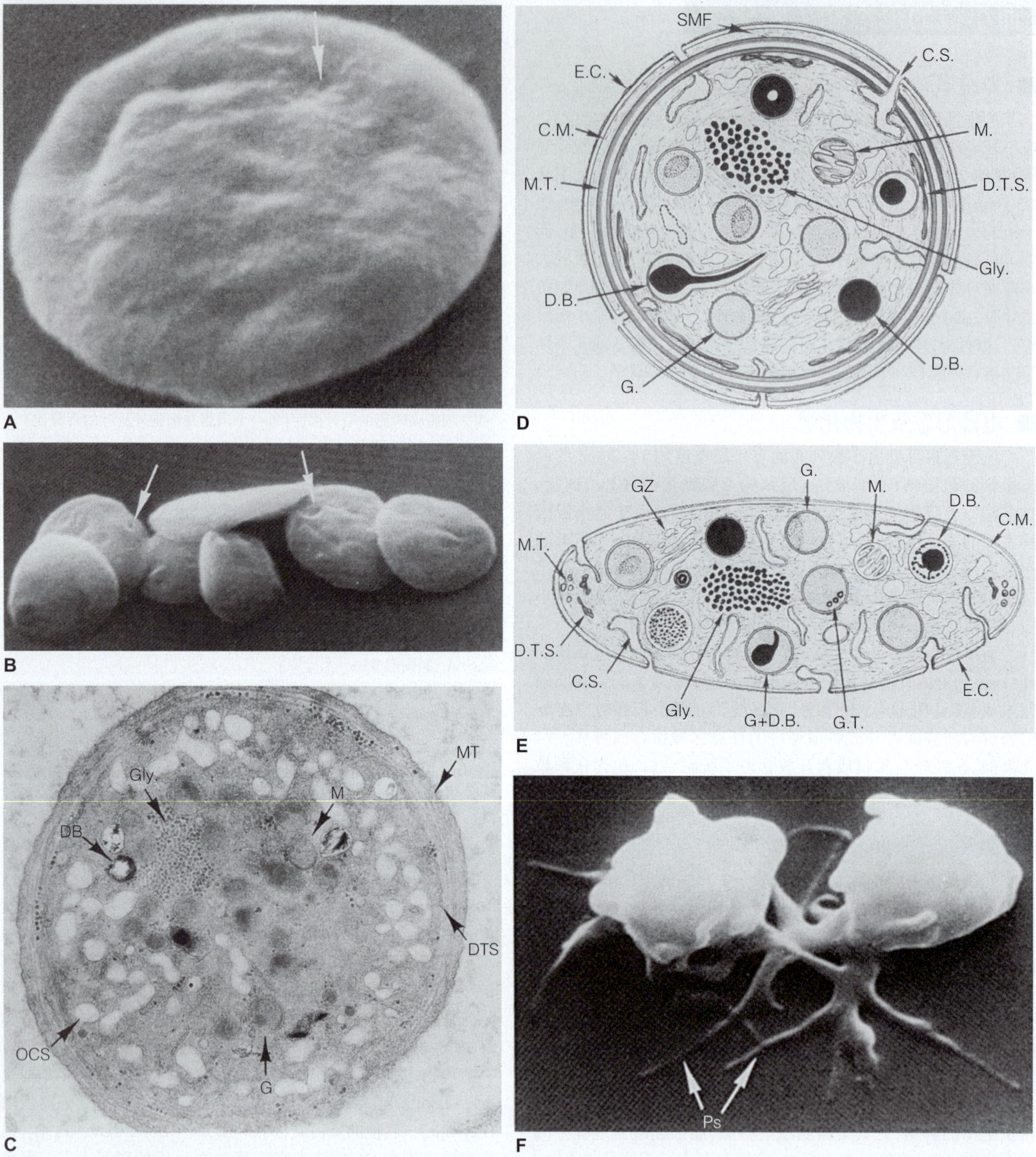

图 114-1 A、B. 盘状血小板。用戊二醛固定和临界点干燥处理后的标本中的血小板在扫描电镜下呈现完好的双凸面形状。血小板表面明显的压痕(箭头所示),为与细胞外界交流的开放的管道系统通道(OCS)所在部位。(A: ×13 200;B: ×35 000。)C~E. 盘状血小板超微结构赤道平面观(C、D)或者横截面观(E)。膜超微结构的成分包括外部的外衣(E.C.),三层单位膜(C.M.)以及含有膜骨架特化纤维丝(SMF)的膜下区。质膜的凹痕形成了与外部连接的开放管道系统通道的管壁(C.S. 和 OCS)。微管(M.T.)在赤道截面上显示为质膜下的连续环带结构,在横截面上显示为血小板两侧末端的小圆柱面。糖原颗粒(Gly)显示为细胞质中显著的点状结构,残余的高尔基体区(GZ)也显而易见。许多细胞器如线粒体(M),致密颗粒[致密体(D.B.)],α 颗粒(G),都含有电子密度区域(拟核小体)。致密管状系统(DTS 和 D.T.S.)为血小板肌浆网的类似结构,可吸收钙离子(C: ×30 000)。F. 血小板形状改变。血小板用腺苷二磷酸(ADP)刺激,然后固定,在电子显微镜下可观察到血小板失去盘状形状,形成带有长突起的棘状球体,这些长突起称为丝状伪足或伪足(Ps)。(×17 000)

活和聚集中的信号通路”)。

质膜上的糖蛋白讨论如下。

细胞骨架成分

静息血小板的圆盘形状是通过完美的且高度特化的细胞骨架所维持的。这个骨架系统可以维持血小板在循环高剪切应力下的形状和完整性。功能上,血小板细胞骨架是一些在特定离子条件下不溶于非离子型去垢剂 Triton X-100 的蛋白质。三种主要的细胞骨架成分是血影蛋白膜骨架、边缘微管线圈、肌动蛋白细胞骨架。

胞膜骨架 静息血小板的胞膜和开放管道系统是通过一个高度结构化的细胞骨架系统(见图 114-1,图 114-2)所支持的。这个细胞膜下的二维网状结构与红细胞的相应部分非常相似(参见第 45 章),因此,两者都涉及长的血影蛋白链的自组装,通过与肌动蛋白纤维的结合产生三角形的孔状结构。血小板含有大约 2000 个血影蛋白分子[22-25],由之形成网状结构包裹在质膜和开放的管道系统表面。红细胞膜骨架中血影蛋白主要和短的肌动蛋白纤维结合,然而,在血小板中,血影蛋白与近浆膜处的肌动蛋白纤维的末端结合形成一个网状结构。结果,格状血影蛋白通过与肌动蛋白纤维连接而形成一个连续的网状结构。进一步讲,红细胞中大量存在的原肌球调节蛋白,并没有在血小板中显著表达,因此,不可能起到对肌动蛋白纤维尖端的加帽作用,但是,这些末端在静息血小板中呈自由状态存在。最终,血小板大量表达内收蛋白,起到了绝大多数肌动蛋白纤维尖端的加帽作用,构成了静息血小板的细胞骨架[26]。这个过程有助于蛋白复合体定位于基于血影蛋白的膜骨架,因为血影蛋白对内收蛋白 - 肌动蛋白复合体的亲和力大于单独的内收蛋白或者肌动蛋白[27-29]。

血小板血影蛋白 - 肌动蛋白纤维网通过和细丝蛋白 A(肌动蛋白结合蛋白)相互作用而被强化。细丝蛋白 A 是一个非共价二聚体,由两个分子量为 280 000 的相同分子聚合而成,可以将 GPⅠb/Ⅸ/Ⅴ复合体固定在肌动蛋白纤维一侧(参见下面的“肌动蛋白纤维”)。通过和跨膜糖蛋白 GPⅠbα 和膜下的肌动蛋白相互作用,细丝蛋白 A 将这些组分连接到血影蛋白网,可能有助于膜骨架参与维持血小板的盘状形状。另外,GPⅠbα 和膜骨架的连接限制了血影蛋白网的扩张,帮助受体在血小板呈线性排列,加强受体间的协作(见图 114-2)[30]。细丝蛋白也结合在整合素受体的 β_3 亚基胞质区上,使这个受体保持低亲和力状态[31-33]。膜骨架上还存在其他蛋白,包括踝蛋白、纽蛋白、肌营养不良相关蛋白、涉及信号转导的分子,还有蛋白酶 C 的几个同工酶[30]。

踝蛋白被磷酸化或者被钙蛋白酶切割后能结合到 β_3 的胞膜内段结构域上,调控 $\alpha_{IIb}\beta_3$ 的活化(参见 $\alpha_{IIb}\beta_3$;图 114-3)[34-38]。细丝蛋白结合 LIM-1 蛋白(Migfilin)是一个 373 个氨基酸的蛋白质,分子量是 50 000,能够取代细丝蛋白和 β_3 的胞内段结构域结合,从而促进踝蛋白的结合和 $\alpha_{IIb}\beta_3$ 活化[31]。而且,$\alpha_{IIb}\beta_3$ 通过 β_3 连接到膜骨架,可导致肌动蛋白 - 肌球蛋白收缩,以产生足够的力量,诱导 $\alpha_{IIb}\beta_3$ 构象改变,导致其与高亲和力配体的结合[39]。血小板还表达波形蛋白(Mr 58 000),作为中间丝的重要组成成分,波形蛋白也参与组成细胞骨架。当血小板激活时,玻连蛋白 - 纤溶酶原激活物抑制剂 -1(PAI-1)复合物可以巧妙地结合到波形蛋白表面以抑制纤溶[40]。血小板活化时,$\alpha_{IIb}\beta_3$ 和 $\alpha_2\beta_1$ 结合到细胞骨架上。因此,细胞骨架可以影响受体是否可在细胞膜平面自由移动;细胞骨架也可将受体从血小板表面移动到内部,反过来也可通过开放管道系统将受体从细胞内移动到胞膜表面[30,41]。膜骨架对于血小板黏附后的铺展可能也起了重要作用。

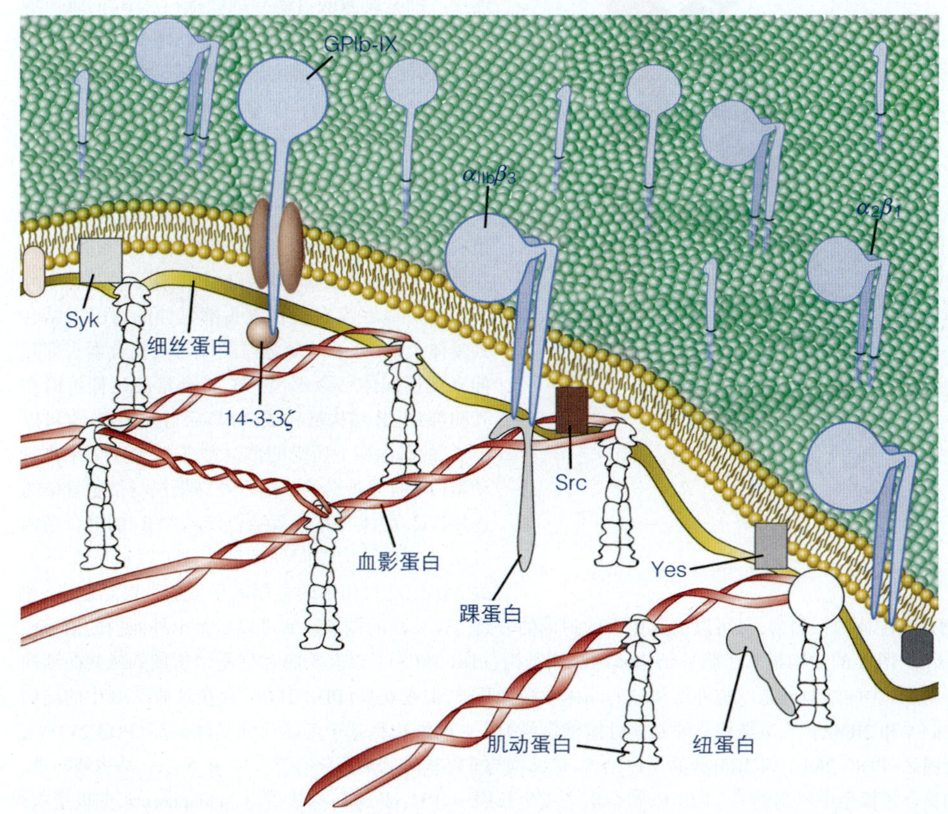

图 114-2 确定和假设的特定血小板跨膜糖蛋白和膜骨架之间连接的图解。尽管有证据表明 $\alpha_{IIb}\beta_3$ 和踝蛋白及 SrC 之间,以及 GPⅠbα 和 14-3-3ζ 及细丝蛋白之间存在直接相互作用。其余的相互作用还只是一种假说,该假说是基于裂解血小板后发现的膜骨架蛋白质而确立的[504]。

微管 静息血小板中最明显的特点之一是边缘的盘绕微管线圈(见图 114-1)。微管系统位于细胞膜的下方,在从巨核细胞形成血小板及维持血小板的盘状结构中起重要作用[2,42-44]。微管是最大的细胞骨架纤维(25nm),是由 13 个 αβ 微管二聚体初纤维(每一个为 110 000kDa)组成的一个具有极性的空心聚合物,且和一些高分子量的蛋白质结合(微管结合蛋白)[44-46]。运动蛋白和驱动蛋白家族中的马达蛋白也和微管相连[47-49]。在细胞中,αβ 微管亚基处于一个动态平衡中,这种微管的可逆性组装和去组装经常可以观

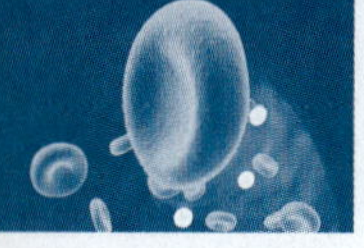

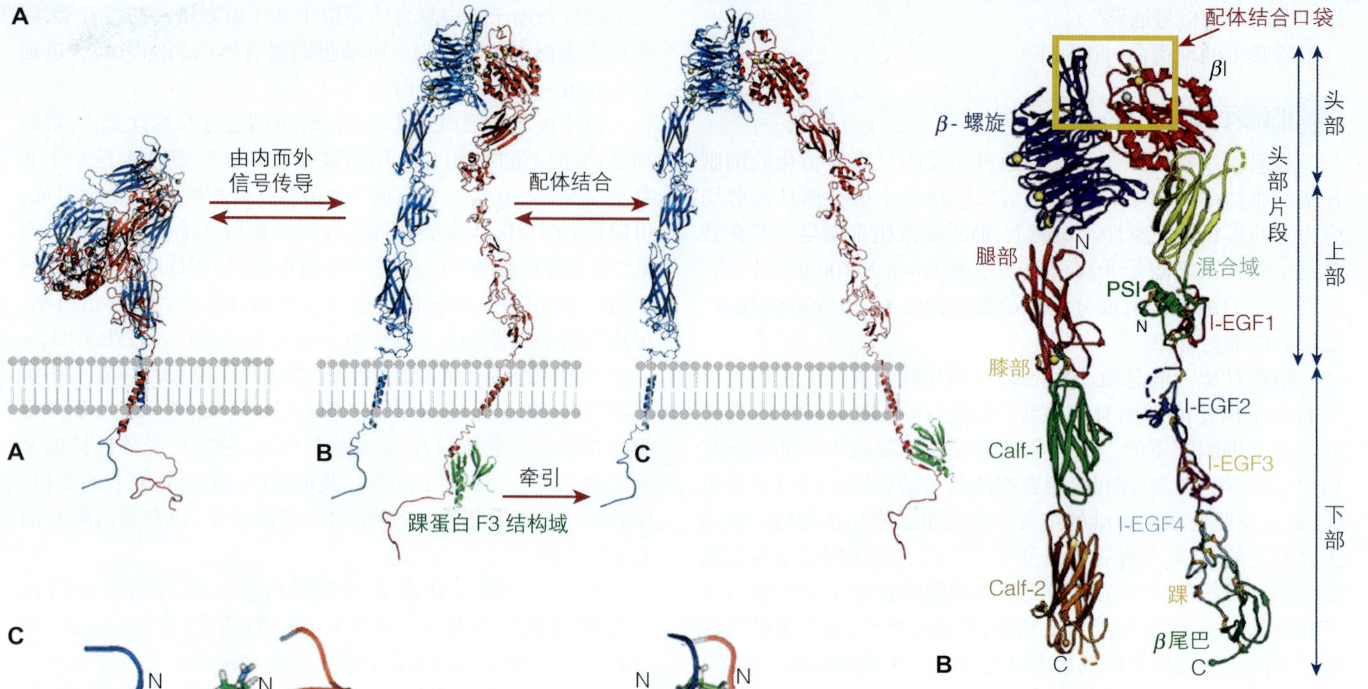

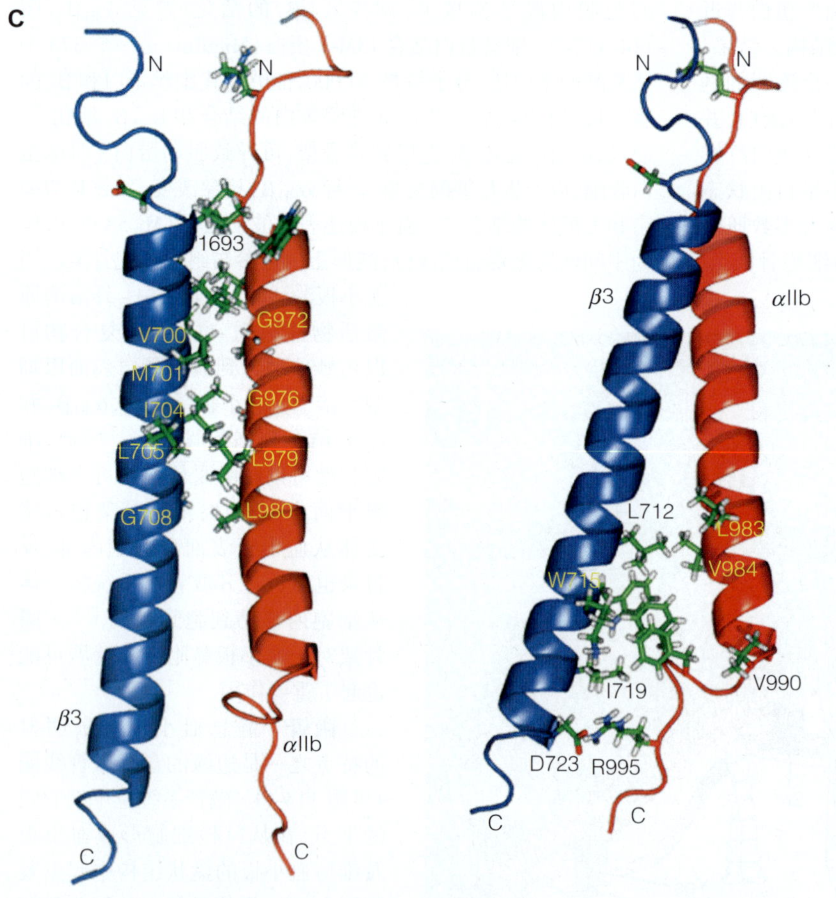

图 114-3　整合素结构和活化。A. 整合素 $\alpha_{IIb}\beta_3$ 由内而外和由外而内活化通路模型。蓝色是 α 亚基，红色是 β 亚基。A 图显示弯曲的未活化受体。在静息条件下，β_3 的胞内结构域似乎与细丝蛋白连接。细胞刺激既可诱导细丝蛋白从 β_3 的胞质域替换，还可引起踝蛋白头部和棒状结构域之间的构象改变，使踝蛋白头部结构域暴露。踝蛋白头部的 FERM F3 结构域结合于 β_3 的胞内域，从而解开了 α 亚基和 β 亚基的胞质域和跨膜结构域之间的连接。kindlin-3 结合到 β_3 的胞内域可以促进踝蛋白结合，似乎有利于受体向高亲和力状态的转化。踝蛋白的结合然后导致受体胞外结构域末端的分离，并且减少整合素头部与尾部的相互作用。尽管小分子配体可以在没有整合素头部延伸的情况下结合到受体上，大分子的糖蛋白配体需要整合素头部延伸来接近配体结合部位。B. 整合素的延伸可以在其腿部（见 B 结构域构成）分离后自发出现，也可以由 β_3 的胞内域上所受的牵引力造成，牵引力来自肌动蛋白 - 肌球蛋白的收缩以及踝蛋白与细胞骨架的连接。C. 配体与整合素结合伴随着 β_3 的混合结构域从 βA（I）结构域向外摆动。这可以通过改变 β_3 的 ADMIDAS（相邻的金属离子依赖性黏结位点）和 MIDAS（金属离子依赖性黏附位点）区域来增加与配体的亲和力，又可以引起更大的腿部的分离。这一步的构象改变可以启始由外而内的信号传递。配体结合的整合素可以聚簇（图中未显示）。图 A 的结构是基于胞外结构域的晶体结构（PDB 3FCS）[39] 以及跨膜和胞质结构域的磁共振结构（PDB 2K9J）[696]，该结构与非结构性胞液区结合。B 中的结构也是以胞外结构域的晶体结构为基础，但在亚基（PDB 3FCS）存在延伸 [39]，B 中的结构也基于跨膜和胞质域的磁共振结构（PDBs 2K1A 和 2RMZ）[696]，该结构与非结构性胞液区结合。C 的结构是基于配体化的受体头部（PDB 2VDN）、延伸的胞外结构域（PDB3FCS）[39] 和单体的跨膜区（PDBs 2K1A 和 2RMZ）的晶体结构，该结构与非结构性胞液区结合 [36,1570]。B. $\alpha_{IIb}\beta_3$ 结构域构成。单独的结构域和配体 - 受体口袋是在延伸的整合素模型中鉴定的 [39]。I-EGF，整合素表皮生长因子；PSI，plexins，丛状蛋白，semaphorins，壁板蛋白；integrins：整合素。C. 整合素跨膜复合体。$\alpha_{IIb}\beta_3$（红色）和 β_3（蓝色）跨膜复合体的部分磁共振结构。左图描绘了膜外部分的接触，右图描绘膜内部分的接触。请注意，α_{IIb} 螺旋区域在 990 位的缬氨酸处终止，剩余的 5 个残留物（GFFKR）重新进入膜中；两个芳香苯丙氨酸残基与 β_3 形成一个疏水性连接，α_{IIb} 995 位的精氨酸和 β_3 的 723 位的天冬氨酸形成一个盐桥。

察到。微管蛋白聚合的临界浓度是 5μM，血小板的微管浓度远高于此（70μM），因此 60% 的血小板微管是以聚合物的形式存在[46,50,51]。在血小板横截面的锥形端上大约可观察到 8~12 个由微管组成的单独的中空结构（见图 114-1）。在鼠的静息血小板中直接观察微管的形成，结果表明血小板的环状线圈至少由 8 个活跃的聚合微管组成[52]。微管的动态变化使血小板形状在其生命周期和活化时发生必要的形状改变。

血小板包含四种不同的微管蛋白亚型（β_1，β_2，β_4，β_5），其中 β_1 占主导地位，而且 β_1 特异存在于血小板和巨核细胞。小鼠中 β_1 微管蛋白敲除缺失导致血小板减少症，血小板和微管形态异常[44]。β_1 微管缺失的血小板是球形，可能是微管线圈过少（约 2~3 个，正常约为 8 个）的边缘带异常的结果[53]。人类 β_1 微管蛋白（Q43P）异质性遗传改变和巨型血小板减少症相关（参见第 121 章）[54]。但两者的因果关系尚未确定。β_1 微管蛋白分子上特化部位的一个异质性突变（R207H）也和巨型血小板减少症有关（参见第 121 章）[55]。

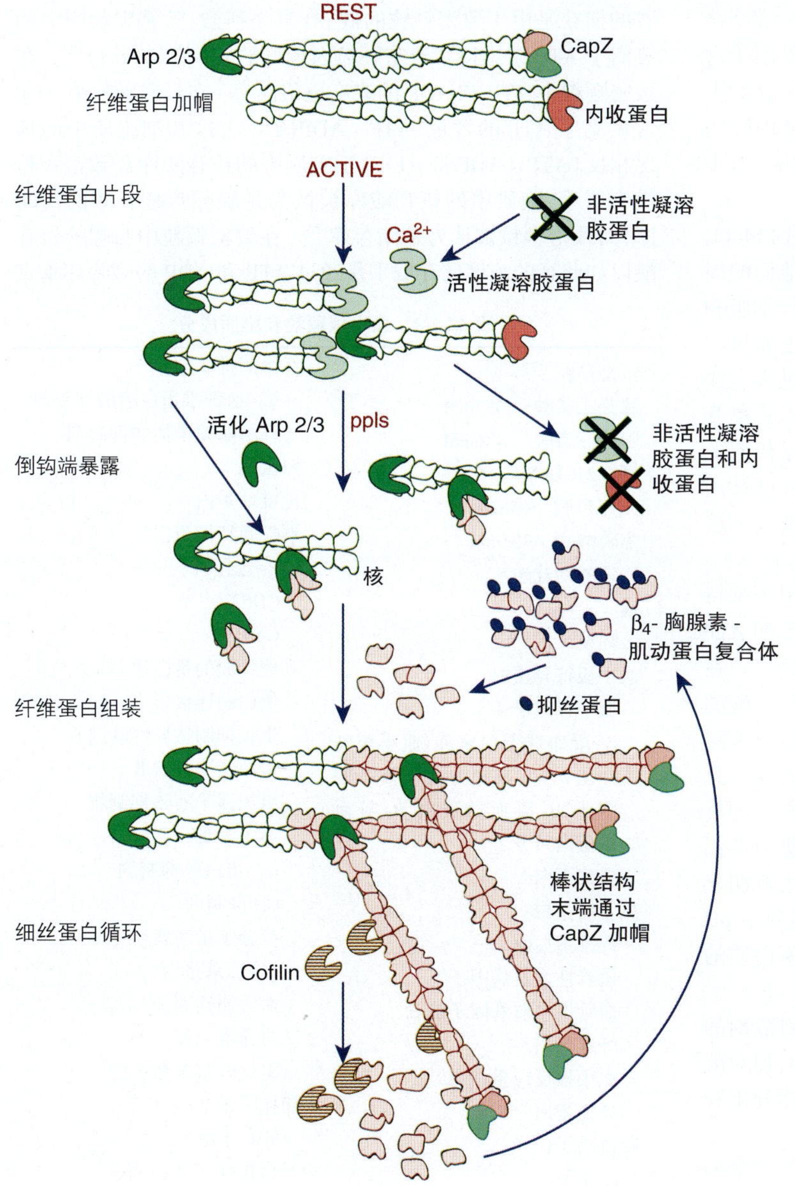

图 114-4　血小板肌动蛋白组装的调控。在静息细胞中 40% 的肌动蛋白是丝状的。剩余的肌动蛋白是可溶的（60%），并且和 β_4- 胸腺素以 1∶1 的比例构成一个复合体。这些原丝纤维很稳定，因为他们通过 CapZ 在尖状尾部加帽。当钙离子上升到微摩尔水平时，形状开始改变，凝溶胶蛋白开始活化。凝溶胶蛋白结合到肌动蛋白丝上，纵横交错，引起原丝纤维断裂成片段。断裂后，凝溶胶蛋白仍然结合在刺状原丝纤维的末端。当封盖蛋白从刺丝片段末端解离时，肌动蛋白组装开始，通过多磷酸肌醇逐步形成。当血小板中的肌动蛋白相关蛋白（Arp2/3）复合体活化成核后，开始合成细丝蛋白。肌动蛋白单体和 β_4- 胸腺素以复合物形式贮存，是肌动蛋白聚合的来源。抑丝蛋白可促进肌动蛋白从 β_4- 胸腺素转移到肌动蛋白丝的刺状末端。一旦组装结束，CapZ 将尖状的原丝纤维末端重新加帽[46]。

肌动蛋白纤维　肌动蛋白是血小板中含量最丰富的蛋白质，平均每个血小板中表达 2 百万个肌动蛋白分子[56]。和微管一样，肌动蛋白处于一个单体 - 聚合物的形成平衡中。在静息血小板中，40% 的肌动蛋白亚基相互聚合，形成 2000~5000 条线性肌动蛋白纤维（图 114-4）[25]。血小板胞质中的其余肌动蛋白与 β_4 胸腺素以 1∶1 的形式储存。在血小板活化过程中，这种储存的肌动蛋白可以转化成纤维丝，驱动细胞铺展[57]。肌动蛋白丝在细胞内部纵横交错，通过大量表达的肌动蛋白交联蛋白（比如细丝蛋白和 α 辅肌动蛋白）在不同点相互连接，形成一个刚性的细胞质网状结构[58-60]。细丝蛋白以同种二聚体的形式存在于溶液中，二聚体亚单位主要是由 24 个重复单位组成，每个单位是由约 100 个氨基酸组成，并折叠成免疫球蛋白 G 样 β 桶状结构[61,62]。有三个细丝蛋白基因，分别位于 X 染色体、3 号染色体和 7 号染色体上[63,64]。血小板表达细丝蛋白 A（X 染色体）和细丝蛋白 B（3 号染色体），其中细丝蛋白 A 约占细丝蛋白总量的 90%。

细丝蛋白属原生型支架蛋白，能够吸引结合伙伴，包括小的鸟苷三磷酸酶（GTPase）、RalA、Rac、Rho 和 Cdc-42[65]，把这些蛋白固定在邻近的胞膜上[66]。静息血小板中近 90% 的细丝蛋白都通过它的第二个棒状结构域的结合位点和 GPⅠb-Ⅸ-Ⅴ复合体中的 GPⅠbα 亚基的胞质尾部相连[67,68]。这种连接有三种结果。第一，将细丝蛋白的自我连接结构域及相关的结合蛋白固定在胞膜上，同时将肌动蛋白结合位点置于细胞质中。第二，由于大部分细丝蛋白片段结合在肌动蛋白上，它使 GPⅠb-Ⅸ-Ⅴ复合体在血小板的质膜表面排列成一排，位于肌动蛋白丝上面。第三，细丝蛋白将肌动蛋白丝和 GPⅠb-Ⅸ-Ⅴ复合体连接，并穿过血影蛋白网的孔洞，限制了血影蛋白分子在格架中的运动，并使血影蛋白分子格架保持在压缩状态。细丝蛋白和 GPⅠbα 的连接对于巨核细胞形成并释放盘状血小板是必须的，因为血小板缺失这种连接，血小板数量减少，并且形态巨大和脆弱。缺乏 GPⅠb 的血小板体积巨大（Bernard-Soulier 综合征，参见第 121 章），或许是细胞骨架构建异常所致。

细胞器

过氧化物酶体　过氧化物酶体是血小板中非常小的细胞器。认为他们与脂质代谢（尤其是缩醛磷脂的形成）有关，也可能参与血小板激活因子（PAF）的合成[69]。他们包含辅酶 A（CoA）：二羟丙酮磷酸酰

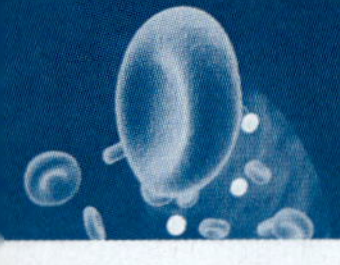

基转移酶，可催化磷脂醚生成的第一步。该酶活性缺乏已在脑肾齐薇格综合征中得到证实，并且，血小板的该酶活性可用于疾病诊断[70,71]。

线粒体和血小板能量学　血小板含有4~7个相对较小的线粒体；像在其他组织中一样，他们参与氧化能量代谢[72,73]。线粒体的BCL-2家族蛋白质，包括BCL-XL和BAK，直接影响线粒体的寿命，这些蛋白质的变化能够引起血小板减少（参见第113章和第119章）[74]。线粒体酶的异常，包括还原型烟酰胺腺嘌呤二核苷酸（NADH）辅酶Q还原酶（复合物Ⅰ），被认为是与老化的病理生理和神经退行性疾病相关，包括老年痴呆/精神分裂症和某种帕金森病。血小板线粒体酶学分析已用于这些疾病的研究[75-80]。另外，高血糖引起的线粒体过氧化物的生成可能和糖尿病中血小板聚集的增强相关[81]。线粒体内叶的电势能缺失与血小板表面的促凝血活性相关[82-85]（参见"血小板促凝活性"）。

电镜观察可见血小板有很大的糖原储存量（见图114-1）。糖原可以被分解成葡萄糖-1-磷酸，血小板也可以从他们的周围环境中吸收葡萄糖，血小板糖酵解速度大大超过了红细胞和骨骼肌[86]。在静息血小板中氧化能量代谢或许有助于能量产生，但是据估计，糖酵解产生的丙酮酸，只有不到1%进入三羧酸循环。剩余的或者转化成乳酸或者仍以丙酮酸的形式离开血小板[87]。血小板线粒体能够氧化脂肪酸，但是对能量代谢的重要性不明[88-91]。血小板能主动代谢醋酸盐，这一特性已被用来改善血小板的储存[91,92]。氨基酸也作为能量来源进入三羧酸循环，但是具体作用不明。

和所有的细胞一样，血小板所消耗的ATP主要用于维持离子和渗透压平衡[93,94]。此外，静息血小板中高达40%的ATP转化为ADP，供能用于肌动蛋白连续的聚合和解聚过程[95]。在静息血小板中微管的连续聚合和解聚过程涉及鸟苷三磷酸酶转化为鸟苷二磷酸，消耗能量[52]。磷脂酰肌醇的持续去磷酸化和再磷酸化作用对于信号转导十分重要，据估计，消耗了总ATP产量的7%[96]。蛋白质的磷酸化也作为一种连续发生的过程而消耗ATP，但是此过程在静息血小板中的ATP使用量仍然不清楚。刺激血小板导致糖酵解活性和氧化ATP生成明显增加，原因可能是血小板活化时ATP的突然减少或胞质中pH的增加[89]。增加的ATP至少部分用于磷脂酰肌醇和蛋白质的磷酸化。

耗竭代谢库中的ATP和ADP可降低血小板对刺激剂的反应，但是反应结果并不一致：对形态改变的影响很小，但对凝集、分泌α颗粒和致密颗粒、花生四烯酸分泌和溶酶体分泌有重要的作用[97-100]。

溶酶体　溶酶体来自于内涵体的膜系统，通过一个复杂的膜和蛋白质的分选和转运机制生成[101]。血小板溶酶体含有典型的溶酶体酸性水解酶（例如β葡萄糖醛酸酶，组织蛋白酶，芳基硫酸酯酶，β氨基己糖苷酶，β半乳糖苷酶，乙酰肝素酶，β甘油磷酸酯酶，胰肽酶和胶原酶）[72]。活化时，血小板分泌这些酶，然而，溶酶体组分的释放和α颗粒和致密颗粒相比是缓慢的和不完全的[97,98,102]。因此，与其他颗粒释放相比，溶酶体酶的释放需要更强的激动剂诱导。血小板溶酶体膜上存在的蛋白质包括溶酶体连接膜蛋白（LAMP）-1、LAMP-2和CD63（LAMP-3），他们在血小板细胞膜上的出现可作为血小板高度活化的标志[103,104]。从血小板溶酶体释放的弹性蛋白酶和胶原蛋白酶参与血栓形成部位的血管损伤[105]。乙酰肝素酶可以切割来自内皮细胞表面的肝素样分子，由此产生的可溶性肝素样分子可以抑制平滑肌细胞的生长[106]。

致密颗粒　血小板大约含有3~8个高电子密度的颗粒，直径是20~30nm（见图114-1）[2,107]。非染色玻片电镜观察所见致密颗粒的内源性电子密度是由于大量钙离子存在所致（表114-2）[2,72]；由于这些致密颗粒是高度易渗性，其在透射电镜观察也是致密的[107]。致密颗粒包含高浓度的5-羟色胺，它是通过一个膜载体从胞质中转运并且固定在致密颗粒中。5-羟色胺的捕获是由于致密颗粒的低pH环境所致，致密颗粒膜上的氢离子ATP泵维持了致密颗粒内较低的pH值（约6.1）[107]。在致密颗粒中ATP和ADP的浓度也很高[72]。在致密颗粒中ADP含量高于ATP的含量（ATP：ADP=2：3），这和细胞质中的情况相反（ATP：ADP=8：1）由于胞质中的核苷酸库和致密颗粒没有联系，胞质中的核苷酸库被认为是腺嘌呤核苷酸的代谢库，而致密颗粒被认为是储存库[72]。在致密颗粒中腺嘌呤核苷酸以如此高的浓度储存似乎是通过ATP和ADP的嘌呤环垂直

表114-2　血小板颗粒和胞质成分

致密颗粒[1574]	纤维酶抑制剂：
腺苷二磷酸　653mM	α_2-血纤维蛋白溶酶抑制剂
腺苷三磷酸　436mM	纤溶酶原激活物抑制剂
钙　2181mM	白蛋白
5-羟色胺　65mM	免疫球蛋白
焦磷酸盐　326mM	颗粒膜特异蛋白：
二磷酸鸟苷酸	P-选择素
镁	CD63
α颗粒[20,129,132]	GMP33
血小板特异蛋白：	其他释放的蛋白质[120,132]
血小板因子4	蛋白酶连接素Ⅰ
β-凝血球蛋白家族（血小板碱性蛋白，低亲和力血小板第四因子，β-凝血球蛋白，β-凝血球蛋白-F）	生长抑制特异性基因6
	蛋白酶连接素Ⅱ
	组织因子通路抑制物
	因子XⅢ
多聚蛋白	α_1-蛋白酶抑制剂
黏着糖蛋白：	Cl-抑制剂
纤维蛋白原	高分子量激肽原
血管性血友病因子	α_2-巨球蛋白
血管性血友病因子前肽	血管通透因子
纤连蛋白	白介素-1β
血小板反应蛋白-1	组氨酸富含糖蛋白
玻连蛋白	趋化因子：
凝血因子：	MIP-Ⅰα
因子Ⅴ	趋化因子RANTES
蛋白S	细胞趋化蛋白酶3
因子Ⅺ	GROα
丝裂原因子：	血小板第四因子
血小板源生长因子	可提取性抗原-78
转化生长因子	NAP-2
内皮细胞生长因子	白细胞介素-8
表皮生长因子	TARC
类胰岛素生长因子-1	
血管生成因子：	
多诱导剂及抑制剂（见正文）	

叠加聚积实现的，并通过钙离子和磷酸基团间的相互作用而得到加固[108,109]。5-羟色胺的羟环平面也可以进入到这些堆叠中，提供了捕获机制的分子基础。然而，5-羟色胺与腺嘌呤核苷酸的捕获机制是不同的，因为致密颗粒中的5-羟色胺和外部5-羟色胺容易交换[72]。源于血小板的5-羟色胺的运输和递送在血管痉挛、血小板凝血活性和肝脏再生等各种生命现象中起重要作用[110]。

致密颗粒膜上表达的糖蛋白也在血小板细胞膜、α颗粒膜和溶酶体膜上表达，包括CD36、LAMP-2、CD63、P-选择素、整合素 $\alpha_{IIb}\beta_3$ 和GPⅠb/Ⅸ八个不同基因的异常和Hermansky-Pudlak综合征有关（参见第121章），其特征为缺少致密颗粒，推测这些基因与致密颗粒的形成有关。和溶酶体一样，致密颗粒也被认为由内涵体通过产生囊泡而形成。Hermansky-Pudlak综合征相关的八个基因被认为参与了影响膜结构的分选或运输，该作用是由8个基因参与的蛋白质复合体而实现[111,112]。这些复合体包括3个溶酶体相关细胞器生物发生复合体（BLOCs）和激活蛋白3（AP3）复合体的生物合成[101]。以此类似，*LYST*基因产物被认为和致密颗粒膜相连，在Chédiak-Higashi综合征（没有正常的致密颗粒）中，该基产物有异常（参见第121章）[113]。*LYST*基因产物也是激活蛋白3（AP3）的一部分[101]。

Hermansky-Pudlak综合征患者的出血时间延长以及他们的血小板在体外检测中的功能异常都表明释放的致密颗粒成分通过一个正反馈机制促进血小板活化。致密颗粒释放的血小板强激活剂ADP（图114-5）和弱激活剂5-羟色胺（参见“血小板激活和聚集中的信号通路”）可以解释血小板聚集的正反馈途径效应。ATP是一种ADP的部分拮抗剂，但是在胞质中，ATP迅速代谢为ADP（$T_{1/2}$=1.5分钟），ADP迅速代谢为AMP（$T_{1/2}$=4分钟），然后代谢为血小板抑制剂腺苷[72,114]，因此很难预测ATP释放后的综合作用。在体内，这一现象比较复杂，内皮细胞和淋巴细胞上表达的ATP二磷酸水解酶（ATPDase）（CD39；ecto-ADPase）将ATP和ADP转化为AMP，可限制ADP存在的数量[115]。从血小板释放的ATP也可以作为血小板外侧蛋白激酶的一个高能磷酸源，它可以使包括CD36（GPⅣ）在内的一些蛋白质磷酸化[116-119]。

α颗粒　血小板的一个重要功能是储存和释放装备在α颗粒中的多种生物活性物质。α颗粒是血小板里含量最多的一种颗粒，大约每个血小板有50~80个[120,121]。它们的横切面直径大约为200nm，其内部存在电子密度差异，通常含有偏心

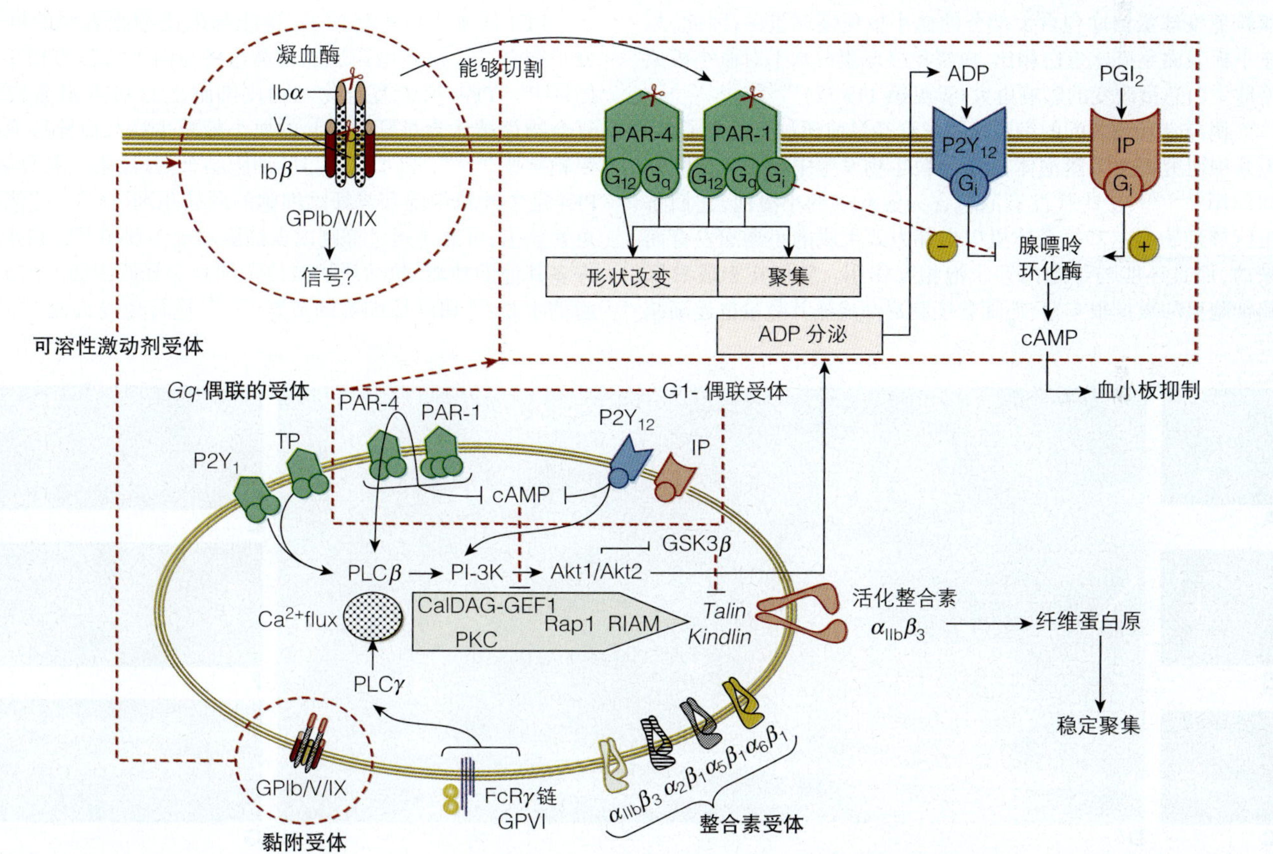

图114-5　G蛋白偶联受体在血小板活化中的作用。在静息条件下，由内皮细胞产生的前列腺环素通过结合到血小板的IP受体上和增加环腺苷一磷酸来抑制血小板的活化。当内皮剥脱，胶原和GP Ⅵ相互作用可以借助FcRγ链起始信号转导。另外，GP Ⅰb/Ⅴ/Ⅸ复合体能够介导血小板黏附到新暴露的或者沉积的von Willebrand因子上，直接导致血小板活化（图中未显示）。GP Ⅰb/Ⅴ/Ⅸ复合体也可以促进蛋白酶激活受体1（PAR-1）的切割，从而有助于凝血酶活化血小板。pro-MMP-1由胶原诱导释放，并且活化为MMP-1，它可以将PAR-1切割和活化。切割的PAR-1与PAR-4协同，通过 G_q、G_{12} 和 G_i 家族分子起始胞内信号通路。这引起ADP的释放，以及随后的 $P2Y_{12}$ 和 $P2Y_1$ 的活化。许多信号可以起始血栓烷 A_2 的合成，血栓烷 A_2 可以从血小板中出来，与他们的受体TP结合，从而进一步活化血小板或者活化循环的其他血小板。最终，磷脂酶C（PLC）的 $\beta\gamma$ 亚型活化以及钙离子释放，引发一系列过程。这一过程最终引起踝蛋白和kindlin与 β_3 胞质域结合，从而把糖蛋白受体 $\alpha_{IIb}\beta_3$ 激活至高亲和力状态。CalDAG-GEF1：钙-甘油二酯调节鸟嘌呤核苷酸交换因子1；PKC：蛋白激酶C；RIAM，：Rap1-GTP相互作用接头分子[1571]。

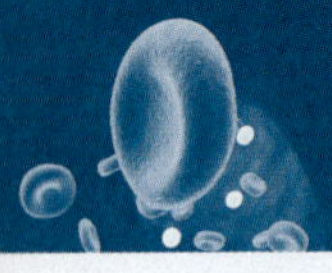

分布的电子密度加重区域，被称为类核，其中富集了β-凝血球蛋白、血小板因子4和蛋白聚糖（见图114-1）[122]。较低电子密度区包含一些管状构件，其中富集血管性血友病因子（VWF）、多聚蛋白和因子V。通过蛋白质组学分析鉴定，人血小板活化时释放的蛋白质有300多种，大多数都贮存在α颗粒中[123-125]。α颗粒里的蛋白质包括黏附蛋白、凝血因子、蛋白酶抑制剂、趋化因子和新生血管调节蛋白。α颗粒中一些最重要的蛋白质列在表114-2中，下文也会详细介绍。血小板包含不同亚群的α颗粒，并且在血小板活化过程中释放不同的内含物。举例来说，一些α颗粒含有促血管生成的蛋白质，如血管内皮生长因子（VEGF），反之，其他一些含有抗血管生成的因子，如内皮抑素（图114-6）[126]。当人血小板暴露于特异性刺激剂蛋白水解酶活化受体（PAR）-1或PAR-4时，这两种α颗粒亚类就会被分别诱导经历不同的脱颗粒过程。纤维蛋白原和VWF集中在不同的α颗粒中[127]，玻璃活化血小板导致含纤维蛋白原颗粒的选择性释放。

α颗粒中的蛋白主要是通过生物合成（主要在巨核细胞水平）和内吞作用（在巨核细胞和循环的血小板水平）获得。几乎所有的血浆蛋白都能被α颗粒非特异性地少量摄入，因此这些蛋白的血浆水平决定了它们的血小板水平[128,129]。例如，α颗粒免疫球蛋白库包含大部分的血小板免疫球蛋白；因此，与血小板表面免疫球蛋白相比，血浆免疫球蛋白水平对血小板免疫球蛋白总量改变的影响更大（参见第119章）[128,129]。

调控α颗粒装配的细胞生物学途径目前还没有完全了解。但几项研究提出多囊泡体在α颗粒生物发生中起着关键的中间作用[111,130]。这些膜性囊泡包含为数众多的小囊泡，它们是由巨核细胞高尔基复合体里以出芽方式生成的小囊泡发育而来的，而且还能与细胞内吞小泡相互作用。它们在未成熟巨核细胞里的数量很丰富，而随着细胞逐渐成熟其数量也逐渐减少，这就意味着它们是α颗粒和（或）致密颗粒的前体。多泡体可能作为一个分选中心使蛋白质分别进入不同的α颗粒。

血小板特异性蛋白（血小板因子4和β-凝血球蛋白家族）在α颗粒中的浓度比在血浆中的浓度大约高20 000倍（当表示为血小板因子4和β-凝血球蛋白家族分别占血小板总蛋白或血浆总蛋白的比例时；如表114-2所示）[131,132]。这些分子量7000~11 000的蛋白质与肝素结合，但结合的亲和力却各有不同。它们相互之间及与“相互分泌的细胞因子”家族其他成员之间有氨基酸序列同源性，如白介素（IL）-8［中性粒细胞活化肽1（NAP1）］，其在炎症、细胞生长和恶性转化过程中呈活化状态（图114-7）[133-135]。

血小板因子4（PF4）是一种不包含谷氨酸-亮氨酸-精氨酸（ELR）保守序列的CXC趋化因子（CXCL4）[136,137]。它与肝素呈高亲和力结合，并能中和肝素的抗凝血效应[131,138-140]。PF4-肝素复合物是肝素引起血小板减少症的靶抗原，与医疗有重要的相关性。PF4四聚体与蛋白多糖形成复合物[141,142]。PF4的特定赖氨酸残基（氨基酸61、62、65和66）已被证明能与肝素结合，X射线结晶学指出这些赖氨酸存在于PF4四聚体的表面，能与这一核心周围的带阴性电荷的肝素分子相互作用[143-145]。

PF4从血小板中释放后，也能与内皮细胞表面的肝素样分子结合[144]。肝素给药后能动员这些与内皮结合的PF4进入循环[144]。PF4-肝素复合物和内皮细胞上的PF4-肝素样分子复合物也被认为是肝素引起的血小板减少症与血栓形成的主要靶抗原[146,147]。PF4也能与肝细胞结合，并被摄入和分解[148]。PF4是中性粒细胞和成纤维细胞的弱趋化剂[136,149]。它能抑制血管新生，可能是通过抑制内皮细胞增殖实现的[150]。PF4还有许多其他的功能，包括从嗜碱性粒细胞中释放组胺[151]、抑制肿瘤的生长[152]和巨核细胞的成熟[153-155]、逆转免疫抑制[149,156]、增

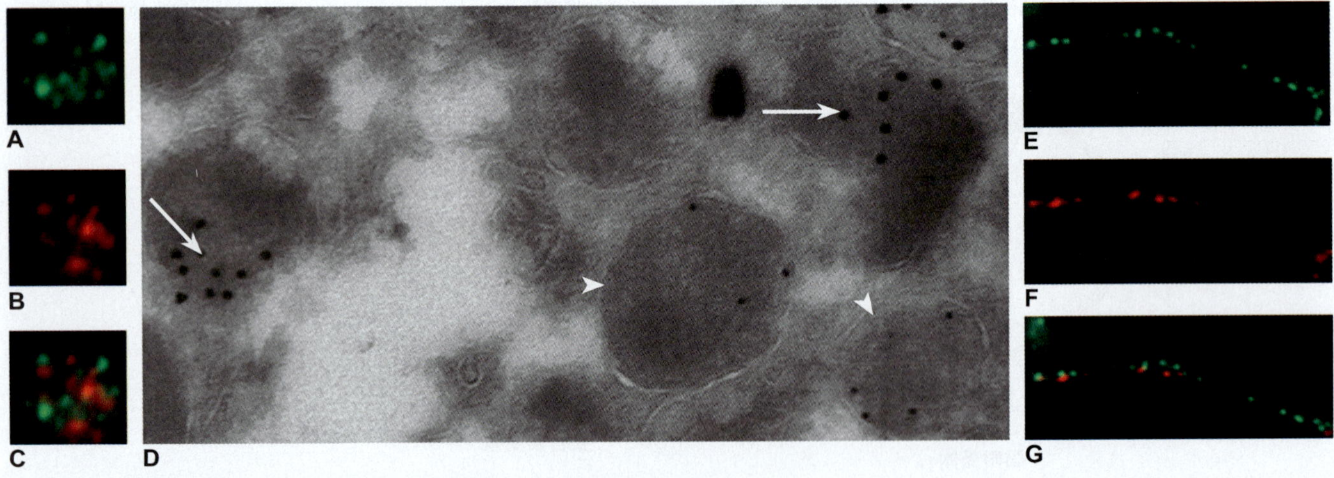

图114-6　血小板中含有相互分离的不同的α颗粒群。A~C. 在静息血小板中，促血管生成调节因子和抗血管生成调节因子位于不同的α颗粒中，用抗血管内皮细胞生长因子（VEGF）的抗体（A）和抗内皮抑素的抗体（B）以及两种抗体的叠加（C）进行双重免疫荧光显微镜检查静息状态的血小板。D. 人静息血小板的超薄冰冻切片在免疫电镜下进行血小板内蛋白定位。用抗VGEF抗体和抗内皮抑素抗体对血小板切片进行双重免疫金标记，图中大的金颗粒代表抗VGEF染色（15nm，完整箭头所示）小的金颗粒（5nm，不完整箭头所示）代表内皮抑素染色，两种颗粒明显地出现在α颗粒的不同群体中。E~G. 在巨核细胞血小板前体中，促血管生成蛋白和抗血管生成调节蛋白也被分配到不同的α颗粒中。巨核细胞通过把自身的细胞质变成长的延伸突起（血小板前体）来形成血小板生产的流水线。可见不同的α颗粒沿着血小板前体排列，图中显示的是用抗血管内皮细胞生长因子（VEGF）的抗体（E）和抗内皮抑素的抗体（F）以及两种抗体的叠加（G）进行的血小板前体双重免疫荧光显微镜检查的实验结果[126]。

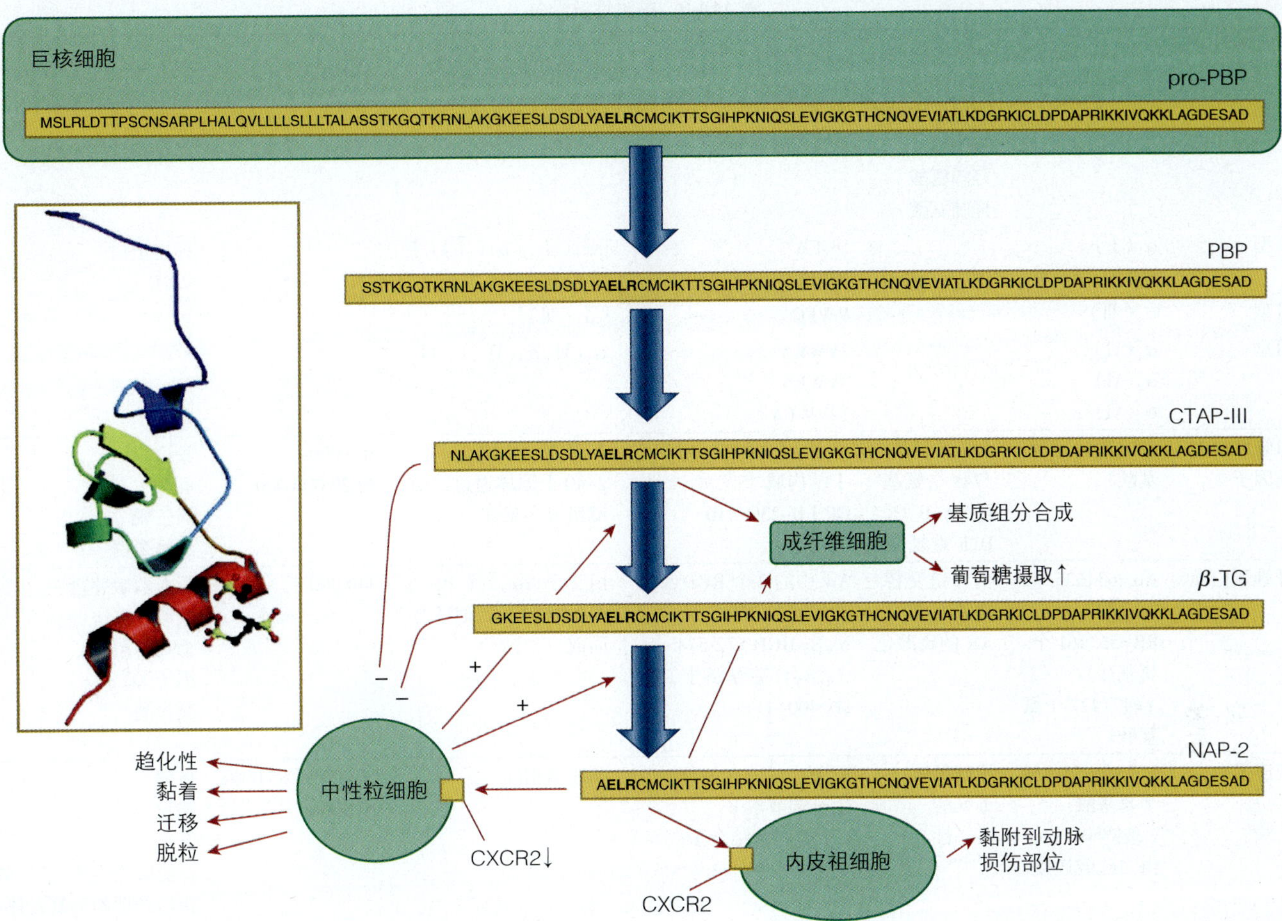

图 114-7　血小板特异蛋白 β- 凝血球蛋白家族（细胞因子 CXCL7）的不同长度截断蛋白氨基酸序列。从巨核细胞中的 pro-PBP 开始，经过连续的蛋白质水解修饰（蓝色箭号）产生具有不同生物学功能的 CXCL7 肽段，如短红箭头所示。从趋化性上来讲，中性粒细胞激活肽 2（NAP-2）是 CXCL7 最活跃的形式。进一步切除 ELR 结构域（粗体 ELR 表示）会导致 NAP-2 失去活性。插图描绘了结缔组织激活肽Ⅲ（CTAP-Ⅲ）和肝素类似物聚乙烯磺酸（和螺旋结构相邻的球棍模型）形成的复合物的三级结构，由蛋白质数据库（PDB）提供。

强成纤维细胞与底层分子的附着[157]、增强血小板聚集[158]、抑制接触活化[159]，以及加强多形核白细胞对激活肽 f- 蛋氨酸 - 亮氨酸 - 苯丙氨酸的反应和单核细胞对脂多糖的反应[160,161]。

β- 凝血球蛋白家族蛋白是 CXC 趋化因子，含有谷氨酸 - 亮氨酸 - 精氨酸（ELR）保守序列[136]。它们包括血小板碱性蛋白、低亲和力 PF4[结缔组织活化肽Ⅲ（CTAP-Ⅲ）]、β- 凝血球蛋白和 β- 球蛋白 -F（NAP2、CXCL7）（见表 114-2 和图 114-7）[132,162-164]。所有这些蛋白质都有一样的羧基端，但是氨基端的长度却不一样，推测它们这可能是由于其母分子血小板碱性蛋白分子被水解造成的（见图 114-7）。这些蛋白质能与肝素结合，但亲和力比 PF4 差，因此中和肝素的能力也较小。而且，与 PF4 不同，它们不是被肝而是被肾从循环中清除[165]。CTAP-Ⅲ是一种弱的成纤维细胞有丝分裂原，而 β- 凝血球蛋白则是成纤维细胞的化学趋化物[136]。β- 凝血球蛋白 -F NAP2（CXCL7）能与 CXCR2 结合、对粒细胞有趋化作用、激活粒细胞发生内吞作用[136,137,164]。血小板 α 颗粒还包含其他趋化因子（见表 114-2），可以不同程度地激活白细胞和血小板[137]。

α 颗粒中的黏附糖蛋白和在血浆和细胞外基质中的其他糖蛋白的生化特性在表 114-3 和其他章节（参见第 115 和 126 章纤维蛋白原和第 127 章 VWF）中都有详细介绍。它们在 α 颗粒中的相对浓度差别很大。它们在血小板 α 颗粒中的定位使它们在血管损伤部位从血小板释放出来的局部浓度达到高水平。

多聚蛋白是由二硫键连接的同源多聚体组成的一个家族，分子量从 450 000 到数百万[166]。分子量为 450 000 的多聚体被认为是由单个分子量为 167 000[167] 或 15 500[166] 亚单位组成的三聚体，是在巨核细胞和内皮细胞中合成的，储存在 α 颗粒的低电子密度区和内皮细胞的致密核心颗粒区[168]。在血小板中它与 VWF 共存，但在内皮细胞中不是。虽然多聚蛋白的多聚结构类似 VWF，但是据推导，其亚基的氨基酸序列跟 VWF 是不同源的[166]。多聚蛋白前体的亚基含有 1228 个氨基酸。它在合成过程中经历了糖基化和水解。它由数个结构域组成，包括一个氨基端区域，其中包括一个 RGD 序列、连续线圈序列、表皮生长因子样域和一个与补体蛋白 C1q 中类似的羧基端球状头部。多聚蛋白能结合因子Ⅴ和因子Ⅴa，而且血小板的所有有生物活性的因子Ⅴ都与多聚蛋白结合[122]。凝血酶激活血小板时，因子Ⅴ与多聚蛋白分离，而高分子量的多聚蛋白多聚体结合血小板。多聚蛋白在血浆中的浓度很低，但仍可能作为一种黏附细胞外基质蛋白。

与血浆相比，纤维蛋白原在 α 颗粒中浓度很高。巨核细

表 114-3　黏附性糖蛋白

蛋白质	亚基,kDa	特有的结构特征和修饰	同源结构域和结合区域	成熟蛋白质组成	成熟蛋白分子量	已知的相互作用
胶原	95~180	Gly-Pro-X 重复序列 羟赖氨酸 羟脯氨酸	RGD 右手的三股螺旋	原胶原 =3 条链		变异的 凝血酶敏感蛋白
Ⅰ型	α_1(Ⅰ) α_2(Ⅰ)		DGEA[†] VWFC	[α_1(Ⅰ)]$_2\alpha_2$(Ⅰ)(主要成分)[α_1(Ⅰ)]$_3$		纤连蛋白 VWF
Ⅲ型	α_1(Ⅲ)		VWFC	[α_1(Ⅲ)]$_3$		
Ⅵ型	α_1(Ⅵ) α_2(Ⅵ) α_3(Ⅵ)		3VWFA 3VWFA 12VWFA	α_1(Ⅵ)α_2(Ⅵ)α_3(Ⅵ)		
血管性血友病因子	220(2050 个氨基酸)	大的前肽段(741 个氨基酸);A、B、C、D、E 重复	$\alpha_{Ⅱb}\beta_3$-RGD 1789~1791 Ⅰ结构域 GPⅠb-230~310	二聚体 = 原体 2~40 个原体通过二硫键组成多聚体	880 000~约 20 000 000	胶原 肝素 因子Ⅷ 纤维蛋白
纤维蛋白原	Aα=63(625 个氨基酸) Bβ=56(461 个氨基酸) γ=47(427 个氨基酸)	由 γ 链交替拼接而成 Aα 的磷酸化	Aα 中的 2 个 RGD(95~97 和 572~574) $\alpha_V\beta_3$-RGD 572-574 $\alpha_{Ⅱb}\beta_3$-C 端 γ 链十二聚体(400~411)	由 2 个 Aα,2 个 Bβ,2 个 γ 通过二硫键结合而成	340 000	凝血酶敏感蛋白 胶原? 葡萄球菌 因子ⅩⅢ 凝血酶
玻连蛋白	1 条链 =75(458 个氨基酸) 2 条链 =65+10 由二硫键连接	甲硫氨酸→苏氨酸 多态性	RGD 生长调节素 B 2 个血红素结合蛋白	和亚基相同	75 000 和 65 000+10 000	玻璃 塑料 肝素 丝氨酸蛋白酶:丝氨酸蛋白酶抑制剂复合体 PAI-1 uPAR 因子ⅩⅢ
纤连蛋白	220(2355 个氨基酸)	Ⅰ型、Ⅱ型、Ⅲ型重复交替连接形式	RGD(1493~1495)	通过二硫键形成异二聚体	440 000	纤维蛋白 肝素 胶原 DNA 葡萄球菌
凝血酶敏感蛋白 1	180(1150 个氨基酸)		RGD(有功能的?) VTCG[†] α1(Ⅰ)胶原 表皮生长因子 疟疾抗原	通过二硫键形成三聚体	450 000	钙 纤溶酶原 胶原 纤维蛋白原 富含组氨酸的糖蛋白 纤连蛋白 层黏连蛋白 肝素
骨桥蛋白	32(298 个氨基酸)	磷酸化 硫酸化	RGD			羟基磷灰石 斑块成分
层黏连蛋白	A=400 B_1=215(1765 个氨基酸) B_2 = 205(1576 个氨基酸)		YIGSR[†] RGD(有功能的?) EGF	A、B_1、B_2 之间通过二硫键连接	850 000	Ⅳ型胶原 巢蛋白 骨连接素 硫酸肝素 C1q 纤溶酶原 纤溶酶
多聚素	155kDa 或 167kDa	较大的前肽段(1228 个氨基酸)	在 N 端区域的 RGD EGF		450 000~约 5 000 000	因子Ⅴ

EGF,表皮生长因子;PAI-1,纤溶酶原激活剂 1;RGD,精氨酸 - 甘氨酸 - 天冬氨酸序列;uPAR,尿嘧啶型纤维酶原激活剂受体。

已知的血小板受体	电镜结构	血浆浓度，μg/ml	血小板浓度*，μg/ml	血小板/血浆比率	合成部位
$\alpha_2\beta_1$（GPⅠa/Ⅱa；CD49b/CD29；VLA-2） GPⅥ GPⅣ（CD36）？	原胶原 = 棒状卷曲，15×3000；其他形式有不同程度的纤维组成	—	—	—	成纤维细胞
GPⅠb（CD42b，c） $\alpha_{\text{Ⅱb}}\beta_3$（GPⅡb/Ⅲa；CD41/CD61）	椭圆形，结节状卷曲，长度5000Å，但是有一些 11 000Å	10	34	3.4	内皮细胞 巨核细胞
$\alpha_{\text{Ⅱb}}\beta_3$（GPⅡb/Ⅲa；CD41/CD61） $\alpha_V\beta_3$（CD51/CD61）	三个结节状结构，不对称的；直径 475Å	3000	7300	2.4	肝细胞
$\alpha_{\text{Ⅱb}}\beta_3$（GPⅡb/Ⅲa；CD41/CD61） $\alpha_V\beta_3$（CD51/CD61）		350	800	2.3	肝细胞？
$\alpha_5\beta_1$（GPⅠc*/Ⅱa（CD49e/CD29；VLA-5） $\alpha_{\text{Ⅱb}}\beta_3$（GPⅡb/Ⅲa；CD41/CD61）	反向平行延伸的二聚体结构	300	315	1.1	肝细胞 成纤维细胞 内皮细胞？ 巨核细胞 单核细胞等
GPⅣ（CD36） $\alpha_{\text{Ⅱb}}\beta_3$（GPⅡb/Ⅲa；CD41/CD61）？ 整合素相关蛋白（CD47）	3 个不对称的哑铃状体，在附近的较小的球状区域结合	0.16	4900	30 625	巨核细胞 多种培养细胞
$\alpha_V\beta_3$		—	—	—	骨细胞 其他细胞？
$\alpha_6\beta_1$（GPⅠc/Ⅱa；CD49/CD29；VLA-6）	十字状结构	—	—	—	成纤维细胞 许多其他类型的细胞
未知	未知	—	—	—	巨核细胞 内皮细胞

* 假设富集的血小板密度为 10^{11} 个 /ml。

†DGEA、VTCG 和 YIGSR 是一些与功能有关的其他氨基酸序列。

胞并不合成纤维蛋白原，血小板中的纤维蛋白原是通过涉及 $\alpha_{IIb}\beta_3$ 受体的过程从血浆中摄入的[169]。由于 γ 链序列改变的纤维蛋白原分子不存储在 α 颗粒，即使是在异聚体形式（例如包含一个正常的纤维蛋白原分子和一个不正常的 γ 链变异的纤维蛋白原分子）时也是如此。这种摄入可能需要单个纤维蛋白原通过 γ 链羧基端序列同时结合两个不同的 $\alpha_{IIb}\beta_3$ 受体（参见下述的"GPⅡb/Ⅲa；纤维蛋白原受体；CD41/CD61"和第 121 章）[169,170]。

储存在血小板 α 颗粒中的 VWF 对止血过程更加重要，因为在某些病理性出血状态下，α 颗粒中的 VWF 与症状的相关性比血浆 VWF 好（参见第 127 章）。VWF 存在在巨核细胞和内皮细胞（参见第 117 章和第 127 章）。血小板 VWF 的多聚结构被认为更倾向于反映内皮细胞的 VWF，而不是血浆 VWF，因为血小板含有高分子量的 VWF 多聚体（参见第 127 章）。

纤连蛋白存在于 α 颗粒中，但这种黏附蛋白在正常情况下对血小板功能没有明显作用。小鼠模型实验发现，纤连蛋白有两种相互矛盾的效应，一是在缺乏纤维蛋白原和 VWF 的小鼠身上，支持血小板血栓形成，二是抑制血小板聚集和血栓形成[171,172]；前者的作用可能是由不溶性纤维连接蛋白纤维丝介导的，而后者可能是可溶性纤维连接蛋白介导的[173]。

玻连蛋白，它的名字来自于它与玻璃结合的特性，其还能够与 PAI-1、尿激酶受体（uPAR）、胶原蛋白和肝素结合；在凝血系统和补体系统，它还与丝氨酸蛋白酶和丝氨酸蛋白酶抑制蛋白形成三元复合物。它在血小板内的表达水平显示它是浓集的[174]，但巨核细胞似乎并不合成玻连蛋白。PAI-1 与玻连蛋白结合能稳定 PAI-1 的活性构象，但推测在血小板 α 颗粒中大约只有 5%PAI-1 是有活性的，这些 PAI-1 与玻连蛋白形成复合物[40]。根据诱发血栓形成的方法各异，玻连蛋白缺失的小鼠研究表明，玻连蛋白有抑制血栓形成或促血栓的表型[175-177]。

血小板反应素 -1 是血液中一种独特的黏附蛋白，它几乎只存在于血小板内部[178-180]，大约占血小板释放蛋白质的 20%，它可由巨核细胞、培养的内皮细胞和其他培养的细胞合成[181,182]。虽然整合素 $\alpha_{Ib}\beta_3$、糖蛋白Ⅰb/Ⅸ、$\alpha_V\beta_3$、蛋白聚糖、整合素相关蛋白（CD47 或 IAP）和 CD36（糖蛋白Ⅳ）都被认为是血小板反应素的受体[183-189]，但是 CD47 似乎是血小板反应素启动血小板活化的最重要的受体（参见下文"血小板激活和聚集中的信号通路"）[187,188,190]。CD36（GPⅣ）的磷酸化状态可能会影响其与血小板反应素的结合能力[185]。血小板反应素含有一个精氨酸 - 甘氨酸 - 天冬氨酸（RGD）序列，可介导其与血小板的结合，但其他序列也可能参与其与血小板的结合[179]。血小板反应素构象随周围环境的钙离子浓度而变化。血小板反应素可以与许多其他黏附蛋白反应，包括纤维连接蛋白和纤维蛋白原[191-193]，而且它还是细胞外基质的成分[194]。血小板反应素能稳定已形成的血小板聚集体[195]；它也可作为血管新生的负调节子，调节纤维蛋白溶解，并有利于由血小板释放的转化生长因子（TGF）-β_1 的激活[196,197,197a]。

全血中的凝血因子Ⅴ大约有 20% 来源于血小板，而且几乎都存在于 α 颗粒[198-200]。人血小板中的凝血因子Ⅴ是从血浆摄取的，而不是由巨核细胞合成的，这与在小鼠中的情况截然相反。当因子Ⅴ储存在 α 颗粒时，其与多聚蛋白联合[201,202]。血小板来源的因子Ⅴ似乎经过独特的翻译后修饰和蛋白水解激活，这能导致蛋白 C 对因子Ⅴ的水解失活[203-205]。有关缺乏血浆和血小板因子Ⅴ或含有其抑制剂的患者的研究证据表明血小板来源的因子Ⅴ在止血过程中起着重要的作用[200,206,207]。血小板活化时会形成微颗粒，这些微颗粒富含因子Ⅴ，能有力地促进凝血[208]。

蛋白 S（参见第 116 章）、纤溶酶原激活物抑制剂（参见第 136 章）和 α_2- 纤溶酶抑制剂（参见第 136 章）也存在于 α 颗粒中，而且能从血小板中释放。同样地，在 α 颗粒中也发现了组织因子途径抑制剂、α_1- 蛋白酶抑制剂和 C-1 抑制剂（参见第 116 章）。

Gas6 是一个 75kDa 的含有 γ- 羧基酸的维生素 K 依赖性蛋白，在结构上与蛋白 S 类似[209,210]。Gas6 最初作为一种生长抑制特定基因，从静态的成纤维细胞中分离出来，但后来发现能增强数种激动剂引起的血小板聚集和分泌[211]。Gas6 缺失的小鼠血小板聚集有异常，但可防止实验性血栓形成[211]。Gas6 存在在 α 颗粒中，随血小板活化而分泌。血小板也表达 Mer，即 Gas6 的一种酪氨酸激酶受体。Mer 缺失的小鼠表现出血小板聚集异常和血栓形成的抑制，但还没达到 Gas6 缺陷的程度。Mer 同家族的其他 Gas6 受体被发现对血小板血栓稳定性起作用[212-216]。

血小板衍生生长因子（PDGF）是一个以二硫键相连的分子量为 30 000 的二聚体分子，对平滑肌细胞有促有丝分裂作用[217]。血小板 α 颗粒包含一个由同型二聚体 PDGF-BB（30%）和异型二聚体 PDGF-AB（70%）组成的混合物；不同的聚体形式似乎有不同的功能活性[218]。PDGF 对正常细胞增殖起作用，以及在动脉粥样硬化的发展、肿瘤生长、创伤修复和纤维增殖反应中也起作用[219-221]。自从在血小板中被发现并被命名为血小板衍生生长因子后，其他组织也被发现能产生同样的因子；因此，尽管名字是 PDGF，但它并不完全来自血小板。PDGF 与猴肉瘤病毒转化蛋白 p28sis 在结构上有相关性[222,223]，这一发现真正显示病毒致癌作用与正常细胞生长途径之间的关联。PDGF 受体是酪氨酸家族[224]。局部应用重组人 PDGF-BB 可用于改善糖尿病患者的足部溃疡愈合[225]。

血小板含有高浓度的重要血管生成刺激剂 VEGF，并能在体外刺激和出血损伤止血过程中释放 VEGF[226-228]。巨核细胞表达三种 VEGF 异构体（121、165 和 189 位氨基酸）的信使 RNA（mRNA）[229]，血小板免疫印迹可发现分子量为 34 000 和 44 000 的 VEGF 蛋白条带[230]。血小板和巨核细胞也表达 VEGF 受体，称为 KDR[231]。血小板也表达另一个在结构上与 VEGF 相关的内皮细胞生长因子，VEGF-C[232]。已有报道称，在恶性肿瘤患者中血小板的 VEGF 水平有所提高，因此，血小板的 VEGF 水平升高可作为一种癌症的生物标记[126,233]。据推测，血小板 VEGF 也在肿瘤生长[234]和镰状红细胞病增殖性视网膜病中起作用[235,236]。

血小板中也可检测到表皮生长因子，但是凝血酶或胶原蛋白刺激引起其释放的动力学与其他颗粒蛋白不同[237]。

所有周围组织中，淀粉样前体蛋白（APP）在血小板中含量最高，它包含自积累的 40~43 个氨基酸多肽——Aβ 的序列，Aβ 与老年痴呆发病机制有很强的关联[238-240]。血小板中 APP 以含 Kunitz 蛋白酶抑制剂结构域（APP770 和 APP751）的异构体为主。尽管合成之初作为膜蛋白，但是血小板 APP 能被 α-、β-、γ- 分泌酶剪切成小片段，这些小片段也可由神经元产生，同时，APP 还产生可溶性的 APPα、APPβ、Aβ 肽段，以及相应的剩余 C 末端膜相关片段[241,242]。血小板中存在的钙蛋白酶也能剪切血小板 APP[243]。大约有 90% 的血小板 APP 是可溶性的，储存在 α 颗粒中，但当凝血酶刺激时，全长 APP 在血小板表面表达增加了 3 倍[244]。血浆 sAPPS 和 Aβ 主要来源于血小板[241,245]。血小板释放的 APPs 是因子Ⅺa[246] 和Ⅸa[247,248] 的强效抑制剂，而且能抑制由 ADP 和肾上腺素引起的血小板聚集。相反，Aβ 能增强 ADP 引起的血小板聚集和支持血小板黏附。老年痴呆脑内的 Aβ 可能来自血浆 Aβ，但目前没有确凿证据[239]。已报道老年痴呆患者的血小板 APP 代谢有所改变[249-254]。

因子ⅩⅢ存在于血小板胞质中，但与血浆的因子ⅩⅢ不同，只有"a"亚基（参见第 115 章）[255-258]。血小板因子ⅩⅢ大约占有全血因子ⅩⅢ的 50%[255,256]，而且可能为血浆因子ⅩⅢ库提供因子ⅩⅢ[259]。血小板活化后，因子ⅩⅢ重新分配到血小板周围，与细胞骨架联合，同时经过转谷氨酰胺酶反应而交联丝蛋白和黏着斑蛋白[260]。凝血酶刺激后它还能使胸腺素 β_4 与纤维蛋白交联[261]，而且，因子ⅩⅢ还与钙蛋白酶协同，降低胶原蛋白刺激血栓形成中整合素 $\alpha_{IIb}\beta_3$ 的黏附功能[262]。胶原蛋白和凝血酶刺激血小板后，转谷氨酰胺酶介导的 5- 羟色胺与 α 颗粒之间的共轭导致产生一个血小板亚群，这个亚群被纤维蛋白原、血小板反应素、Ⅴ因子、VWF 和纤维连接蛋白包被，包被的形成可能直接通过配体 - 受体之间的反应，或者通过 5- 羟色胺结合物和血小板表面纤维蛋白原或血小板反应素之间的相互作用（"包被的"血小板）[263,264]。

血小板 α 颗粒含有高浓度的 TGF-β_1，一种分子量为 25 000 的同型二聚体蛋白质，它能促进某些特定细胞的生长，也能抑制其他一些细胞的生长[265-268]。例如，TGF-β 能增加骨髓基质细胞血小板生成素的产生。反过来，血小板生成素能诱导巨核细胞生成增多和巨核细胞 TGF-β 受体的表达。TGF-β 和这些受体的相互作用能抑制巨核细胞成熟[269]。TGF-β_1 也能诱导细胞外基质蛋白，PAI-1 和金属蛋白酶的合成。它也涉及创伤愈合、恶性肿瘤和组织纤维化[270]。另外，TGF-β_1 还被报道能通过非转录效应增加血小板聚集[271]。TGF-β_1 能抑制内皮细胞的迁移，但是它是单核细胞和成纤维细胞的一种化学趋化因子。TGF-β 存在三种亚型（TGF-β_1、TGF-β_2 和 TGF-β_3），但血小板中只有 TGF-β_1。TGF-β_1 从血小板释放后能刺激平滑肌细胞表达和释放 VEGF，从而可能支持血管损伤后的重新内皮化[272]。

血小板释放的 TGF-β_1 是非活化状态的（潜在的），因为它与其前体蛋白（潜伏期相关蛋白 LAP）的剩余部分形成复合物。LAP 依序与另一种蛋白——潜在的 TGF-β- 结合蛋白 -1（LTBP-1）共价结合，把这个复合物定位在细胞外基质[273]。TGF-β_1 的激活是一个复杂的过程，被认为牵扯到 LAP 的构象变化，导致其掩盖 TGF-β_1 活性部位能力的改变[273]。TGF-β_1 的活化可以通过几种不同的机制，包括酸化；由纤溶酶（一种 furin 类蛋白酶）或其他酶介导的水解；与整合素 $\alpha_V\beta_6$ 相互作用；与血小板反应素 -1 或来自血小板反应素 -1 的小肽相互作用；或者接触搅拌或剪切[179,197,273-275]。可是，生理性活化剂还不清楚。血小板反应素 -1 激活 TGF-β_1 引起较多关注，因为 TGF-β_1 和血小板反应素 -1 都存在于 α 颗粒中。鼠实验数据显示血小板反应素对 TGF-β_1 的包装或活化作用不大[276-278]。经凝血酶刺激后，从血小板释放的 TGF-β_1 只有一小部分能够被活化，但这一数额足以激活纤溶酶原激活物抑制剂 -1 的合成[274-276,279]。活化的 TGF-β 可以与三种不同的细胞表面蛋白质结合，一个蛋白多糖（β- 聚糖）和两个丝氨酸 / 苏氨酸激酶[270,280]。

血小板也能释放一些蛋白质，影响巨噬细胞摄入氧化的低密度脂蛋白，提供血小板活化和动脉粥样硬化之间的另一个可能的关联[281]。

外切体 除 α 颗粒内容物外，活化的血小板还释放来源于胞膜的微颗粒（详见下文"血小板促凝活性"）和源自内膜多泡体的外切体[282]。外切体（40~100nm）小于微颗粒（100~1000nm），富集 CD63 和四次跨膜蛋白（tetraspanins）（参见下文"血小板膜糖蛋白，血小板黏附以及血小板聚集"），而膜蛋白如 GPⅠb/Ⅸ和血小板内皮细胞黏附分子（PECAM）-1 相对较少。与微颗粒不同，外切体并没有高凝活性，因为外切体不能在表面表达带负电荷磷脂或结合凝血酶原和Ⅹ因子。它们可能含有烟酰胺腺嘌呤二核苷酸（磷酸）[NAD（P）H]氧化酶活性，这有可能产生活性氧，促进脓毒血症的血管内皮细胞凋亡[283]。

核糖体，信使 RNA 和蛋白质翻译 血小板只包含相对较少数量的核糖体，仅有高尔基体残迹（见图 114-1）和小量 mRNA[284,285]。因为他们缺乏细胞核，不能合成 mRNA，但许多蛋白质转录产物的 mRNA 存在于血小板的功能性多聚核糖体中[217]。血小板 mRNA 的 PCR 扩增可以对血小板膜糖蛋白进行分子生物学分析，识别出在血小板中合成的血浆蛋白，如 VWF[215,216]。虽然数量上不够丰富，但转录数据谱研究已发现的血小板转录产物接近 3000 种（详见下文"血小板蛋白质组、转录组和分泌组"）[286]。

血小板合成蛋白质的能力为它们提供了联系止血、炎症和先天性免疫这些过程的一种机制。血小板有一些独特的细胞核外机制，在血小板活化后将mRNA翻译成蛋白质[287]。这种"信号依赖"的蛋白质翻译途径涉及哺乳动物的西罗莫司（雷帕霉素，rapamycin）靶点（mTOR）以及 mRNA 和 eIF4E（蛋白真核细胞起始因子 4E）的再分配[288]。这一机制始于血小板整合素参与，促进细胞骨架重组，以及将 eIF4E 从膜骨架和胞质重分布到细胞骨架核心（mRNA 的集中区）。随着血小板活化，信号依赖途径导致 B 细胞淋巴瘤 3 蛋白（BCL-3）的合成。新合成的 BCL-3 接着调节血块收缩[289]。

活化的血小板还能合成 IL-1β 和组织因子。这些蛋白质的合成过程不同于涉及 mTOR 和 eIF4E 的翻译过程，它需要对存在于成熟血小板中前体 mRNA 进行剪切[290,291]。在血小板形成过程中，剪切因子和前体 mRNA 从巨核细胞胞体转运到血小板前体中。前体 mRNA 剪切为成熟 RNA 给血小板提供了一个机制，即在缺乏细胞核以及没有新的转录过程的情况下，改变它们的蛋白质组学组成。

膜系统

开放管道系统 与表面连接的开放管道系统是一系列精细的管道结构，开始于质膜的凹陷并贯穿血小板内部[2,292]。示踪法研究显示开放管道系统与血小板外周是连续的，即使是血小板切片电镜下观察，该开放管道系统的成分似乎呈闭合的囊泡或空泡[2,292,293]。

开放管道系统有多种功能。它为血小板外的成分进入血小板内部提供了一种机制。同时也为颗粒内容物的释放提供了一条潜在途径，即不需要颗粒与质膜本身融合[293,294]。后一项功能尤其重要，因为在多数情况下，血小板活化后血小板颗

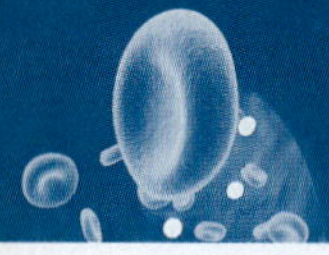

粒是移动到血小板中心而不是外周[2,295]。然而，经由开放管道系统发生的分泌，与直接跟质膜融合发生的分泌的相对频率仍然存在争论[2,296]。

开放管道系统也代表膜的广泛内部储存。与静息血小板相比，血小板黏附后的丝足形成和血小板铺展需要大量增加表面的胞膜面积，但在这些过程发生的短时间内不可能合成大量新的膜，因此，在这种情况下增加的胞膜极有可能来自于开放管道系统。α 颗粒膜、致密颗粒膜，以及溶酶体膜（较小程度）也能增加胞膜，但它们的贡献仅限于刺激物足以诱导这些颗粒与胞膜融合的情况（释放反应）。最后，开放管道系统的膜也可能作为质膜糖蛋白的储存位点。例如，在特定情况下，凝血酶刺激血小板活化导致血小板表面 GPⅠb/Ⅸ连续的、选择性的丢失，电子显微镜得到的数据显示刺激后的 GPⅠb/Ⅸ被隔绝于开放管道系统中[41,297,298]。纤溶酶也可以产生类似凝血酶的现象[41,299]。血小板活化导致表面 $\alpha_b\beta_3$ 的增多，尽管这些 $\alpha_b\beta_3$ 受体大多来自 α 颗粒膜，但是至少有一些是来自于致密颗粒膜和开放管道系统的[41,300]。同样的，糖蛋白Ⅵ、$P2Y_1$ ADP 受体和血栓烷 A_2 受体和可能其他受体也存在于开放管道系统，而且一旦血小板活化它们就能被募集到血小板表面[301,302]。

致密管道系统/肌质网 致密管道系统（DTS）是由残留内质网组成的一种闭合管道网络结构，组织细胞化学鉴定发现其有过氧化物酶活性[2,303-305]。DTS 的通道不如开放管道系统广泛，而且趋向于簇集在接近开放管道系统的区域[2]。DTS 类似于肌肉的肌质网，因为它能捕捉钙离子，并在血小板活化时分离和释放钙离子（Ca^{2+}），从而引起形状改变、颗粒集中和分泌[306-309]。钙网织蛋白为一种在致密管道系统/肌浆网发现的钙结合蛋白，可能帮助储存钙离子[310,311]。钙离子从致密管道系统/肌浆网的释放涉及信使分子三磷酸肌醇（IP3）和致密管道系统/肌浆网膜的 IP3 Ⅱ型受体的结合（图 114-8）[312,313]。环磷腺苷（cAMP）能抑制致密管道系统/肌浆网中 Ca^{2+} 的释放，通过增强钙泵机制[314]或者通过抑制 IP3 诱导的 Ca^{2+} 释放[315]。NO 在高浓度时抑制致密管道系统/肌浆网对 Ca^{2+} 的摄入，而低浓度时通过肌内质网 Ca^{2+} ATP 酶 SERCA26 和 SERCA3 的作用来刺激 Ca^{2+} 的摄入[316,317]。胞内钙池的钙离子消耗能激活钙池操纵的钙进入（SOCE）途径使 Ca^{2+} 进入血小板（参见文献 308 的综述）。致密管道系统/肌浆网中 Ca^{2+} 的消耗是通过间质作用分子 1（STIM1）实现的，它是致密管道系统/肌浆网中的一种含有 Ca^{2+} 结合基序（EF 手）的跨膜蛋白[318-320]。Ca^{2+} 不能与 STIM1 结合的话就会导致血小板膜上的钙释放激活的钙离子通道（CRAC）Orai 1 的易位和活化[321,322]，从而允许 Ca^{2+} 进入血小板。虽然 STIM1 和 Orai 1 缺失的小鼠表现出血小板功能异常[318-320]，但人类的这些蛋白突变主要表现出免疫功能障碍，没有明显的止血或血栓形成的异常[323-325]。人类的典型瞬间受体电位 1（hTRPC1）也被发现能调节血小板 SOCE，但是这种蛋白缺失的小鼠并没有血小板 Ca^{2+} 内流缺陷[326-328]。

DTS 膜可能还是前列腺素（PG）和血栓烷合成的主要位点[307,329]；事实上，用来鉴定致密管道系统的过氧化物酶是 PG 合成的一个酶元件[329,330]。

■ 血小板蛋白质组、转录组和分泌组

大量的蛋白组学和基因组学研究已被用来整理分类血小板上表达的蛋白质和 mRNA[331]。对完整血小板[332-335]、血小板膜[336,337]、血小板脂筏[338]、血小板颗粒[123,339]、释放的微颗粒和活化后分泌的蛋白质[124]进行蛋白质组学分析后已经鉴别了数百种血小板蛋白质，而且确定了不同剪接方式的蛋白质[340a]。血小板蛋白质组学包括蛋白质相互作用和磷酸化的数据的主要来源可在网站上获得，http://plateletweb.bioapps.biozentram.uni-wuerzburg.de.[340b,340c]。另外的蛋白质组学分析已经发现了血小板活化过程中蛋白磷酸化的变化[341-344]。微数列[125,345,346]和基因表达系列分析技术（SAGE）[337,347]已经鉴定了血小板和前体巨核细胞上表达的近 2000 种 mRNA。这些研究证实了以前的一些关于血小板/巨核细胞特异性蛋白表达的数据，而且还鉴定了很多以前不知道的与血小板相关的新蛋白质。尽管这些技术仍有待于精炼，而且提高血小板分离纯度仍是一个较大挑战，但是分析大量的蛋白质和 mRNA 转录产物能提供以前的方法所不能得到的信息。举例来说，结合蛋白质组学和基因组学对蛋白质-蛋白质相互作用的数据进行分类后，新的相互作用组图谱就产生了[347]。

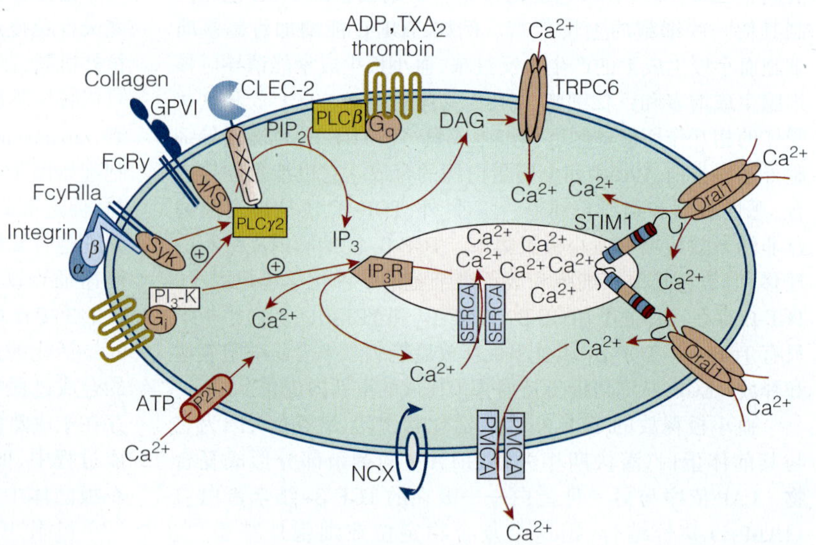

图 114-8 血小板钙平衡。一旦受体激活，不同亚型的磷脂酶 C 将磷脂酰肌醇 -4,5 二磷酸（PIP_2）水解成肌醇 -1,4,5- 三磷酸（IP_3）和二酰甘油（DAG）。IP_3 从致密管道系统/肌浆网（DTS/SR）释放 Ca^{2+}。跨膜蛋白 STIM1 通过它的 EF 手性区域内 Ca^{2+} 结合的下降而感知胞内 Ca^{2+} 的减少，然后打开质膜上的 Orai1 Ca^{2+} 通道使 Ca^{2+} 进入，这个过程叫做钙池操纵的钙进入（SOCE），然而 DAG 通过标准的瞬时感受器电位通道 6（TRPC6）介导非 SOCE 方式的 Ca^{2+} 进入。另外，还有一个直接的由受体操作的 Ca^{2+}（ROC）通道 $P2X_1$ 和一个 Na^+/Ca^{2+} 交换器（NCX）来帮助提高血小板胞质内 Ca^{2+} 浓度。抵消机制是指在 Ca^{2+}ATP 酶的参与下补充致密管道系统/肌浆网中的 Ca^{2+} 贮存量（SERCAs）。质膜 Ca^{2+}ATP 酶（PMCAs）通过质膜将 Ca^{2+} 泵出细胞。因为在一些著作中对于 TRPC1 的定位和作用还存在争议，所以该蛋白并未在图中描绘。ADP，腺苷二磷酸；ATP，腺苷三磷酸；CLEC-2，C 型凝集素样受体 2；FcγRⅡa，Ⅱa 型 Fcγ 受体；FcRγ，Fc 受体 γ 链；GP Ⅵ，Ⅵ型糖蛋白；IP_3R，IP_3 受体；PI_3-K，磷脂酰肌醇（-3）激酶；Syk，脾脏酪氨酸激酶；TXA_2，血栓烷 A_2。

迄今为止，从活化血小板中分泌的蛋白质和小分子已有 300 多种[124]。此“分泌组”可通过颗粒来源或拟功能而被分类。致密核颗粒是血小板活化中起关键作用的小分子（如 ADP、5-羟色胺和钙）的来源。α 颗粒包含黏附糖蛋白、血小板特异性蛋白和影响细胞生长、炎症和伤口愈合的因子（在上文“致密颗粒”和“α 颗粒”中有讨论）。血小板也能释放溶酶体酶（如组织蛋白酶和己糖胺酶）。功能上，“分泌组”可被分为更多种类，包括黏附蛋白（如纤维蛋白原、VWF 和血小板反应素，由 α 颗粒分泌，在聚集中起作用）、丝裂原[如胰岛素样生长因子（IGF）-1、VEGF 和碱性成纤维细胞生长因子（bFGF），可以促进伤口愈合和脉管再生]、化学趋化因子和细胞因子[如 RANTES（受活化调节，正常 T 细胞表达，血小板可分泌），IL-8 和 MIP1α，能激活经过的中性粒细胞和单核细胞，导致一系统炎症反应]。因此，血小板分泌在建立血管损伤部位的微环境中起中枢作用，这里的血管损伤包括炎症和创伤伴随的血管损伤。

■ 血小板基因组

血小板糖蛋白编码序列变异是在鉴定自身免疫新生儿紫癜和输液后紫癜的抗原时被发现的（参见第 119 章和第 138 章）[331,348]。在这些研究过程中，率先发现了现在称为的单核苷酸多态性。随后的人群研究确定了单核苷酸多态性频率在不同血小板蛋白和不同人群间存在相当可观的变异性[349-351]。血小板功能上的变异，尤其是对刺激剂活化的反应，与某些核苷酸多态性有关联[349,350]。而且，这些与增强的血小板功能相关的核苷酸多态性已经被用做心血管疾病风险增加的潜在标记。虽然很多这样的关联已经建立，但是数据仍很复杂，且证据并不充分，只为关键信号通路提供了一个视角[349,350,350a]。其他研究已经开始尝试依照血小板对刺激剂活化的敏感程度来区分表面上正常的个体群，然后利用基因图谱技术来确定造成血小板不同敏感性的基因[352]。这些研究仍在起始阶段，但很有希望定义出血小板活化的重要途径。另外，进行中的全基因组学关联研究可能揭示一些新的信息，从而能最终对基因组变异性和血小板功能间的相互作用有更好的了解。

血小板生理学和生物化学

■ 血小板黏附、聚集和血小板血栓形成概述

止血系统是处在精细的控制机制之下的，以免出现不充分的止血反应而导致出血，或者出现轻微的刺激就导致不必要的血栓形成的情况。进化压力可能倾向于提供一种更有效的止血系统，拥有此更有效止血系统的个体更加有可能在达到性成熟之前或分娩时避免死于出血。但这套有效的止血系统可能不太适合于现代人类，现代人类的特点是寿命长和伴随的血管疾病不断地累积，例如损坏的动脉粥样斑块容易导致血小板纤维蛋白血栓的沉积，从而成为大多数心肌梗死和许多卒中的原因。

血小板的主要功能是封闭血管系统中的孔洞，因此由正常情况下被内皮隔离的血管壁下成分的暴露来起始血小板沉积和活化的信号是恰当的（表 114-4 和图 114-9）[353]。其他一些可能控制血小板反应的参数是：①损伤的深度，较深的损伤暴露更多的血小板活性物质和组织因子[354-357]（参见第 115 章）；②血管床，黏膜皮肤组织的血管床止血尤其依赖于血小板，而肌肉和关节部位的血管床则更多地依赖于凝血机制；③个体年龄，因为随着年龄的增长，血管壁成分也可能改变；④血细胞比容，因为红细胞数量的增加可通过以下方式增强血小板与血管壁的相互作用，即通过强制血小板流向血流周围（因为红细胞不成比例地占据中轴区域），通过红细胞翻转 - 落下运动而放射状地传递定向能量给血小板，以及可能通过在血管损伤位点释放血小板激活剂 ADP[358-360]；⑤血流速度和血管大小，它将决定在给定的时间间隔内通过单个点的血小板数量、血小板与血管壁或其他血小板相互作用的时间、血小板活化物质稀释的比率、从血管壁或另一个血小板中拉出一个血小板的力度（剪切率）[355,358,360,361]。血小板释放的血栓烷 A_2 和 5- 羟色胺对伴随血管损伤产生的血管痉挛反应起重要作用，这两种物质可减少出血并通过对血流的限制而促进血小板和纤维蛋白沉积。

表 114-4　血管壁上一些与止血活动有关的成分

Ⅰ. 内皮下层
　血管性血友病因子
　胶原（Ⅳ、Ⅴ、Ⅵ型）
　纤连蛋白
　凝血酶敏感蛋白
　层黏连蛋白
　玻连蛋白
　纤维蛋白原（纤维蛋白）
Ⅱ. 中膜
　胶原（Ⅰ型和Ⅲ型）
Ⅲ. 外膜
　胶原（Ⅰ型和Ⅲ型）
　组织因子

血小板性血栓可以迅速从血流中募集组织因子；组织因子与含脂类的小囊泡结合，并可能来源于白细胞膜，白细胞膜上含有 PSGL-1，是活化的血小板表面表达的 P- 选择素的配体[362,363]。循环中不同剪接形式的组织因子可能与血小板血栓的形成有关[364]。一些研究者已经报道了组织因子存在在血小板 α 颗粒中，并能在血小板活化时在表面表达，但是此结果没有得到完全确认[365,366]。活化的血小板可能通过一个需要前体 mRNA 剪切的过程产生组织因子[367,368]。另外，活化的血小板和白细胞之间的相互作用可影响组织因子表达、定位和功能。活化血小板表达 P- 选择素，通过与 PSGL-1 结合而募集中性粒细胞和白细胞（图 114-10）。血小板含 P- 选择素微颗粒的产生，以及血小板和（或）血小板来源的微颗粒与白细胞的结合可引起白细胞合成和“解密”组织因子。组织因子的“解密”可使组织因子抗原单位活性增加，组织因子“解密”可能是源于表面磷脂酰丝氨酸的同时表达或者氧化还原酶蛋白质二硫键异构酶（PDI）的释放[69,370]。所有这些机制都可以在血小板血栓表面起始凝血过程[369,371-373]。另外，血小板、白细胞和内皮细胞间的相互接近可以促进跨细胞代谢，导致血管活性物质的生成，此类物质是某种细胞本身不能合成的（图 114-11）。

血流剪切率差异性地影响血小板黏附到表面；在高剪切率

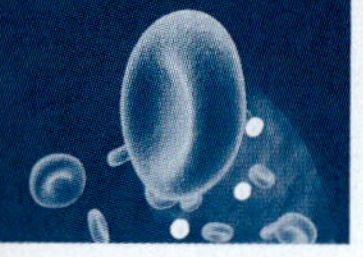

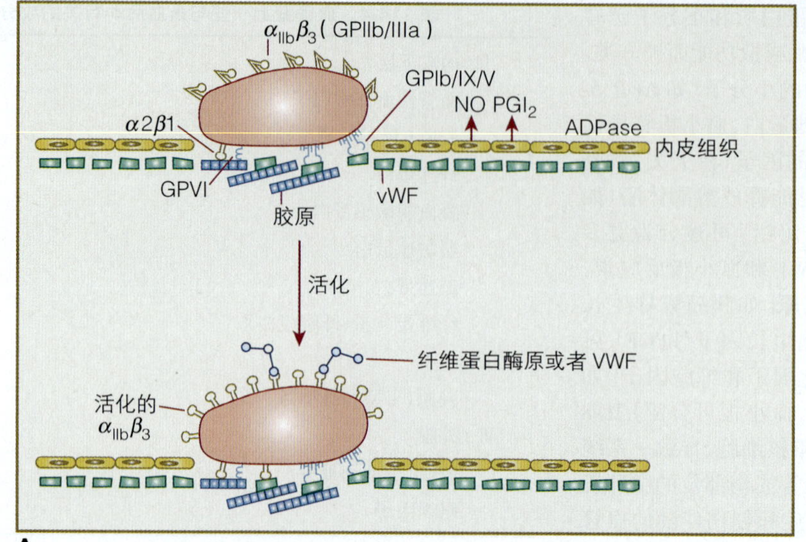

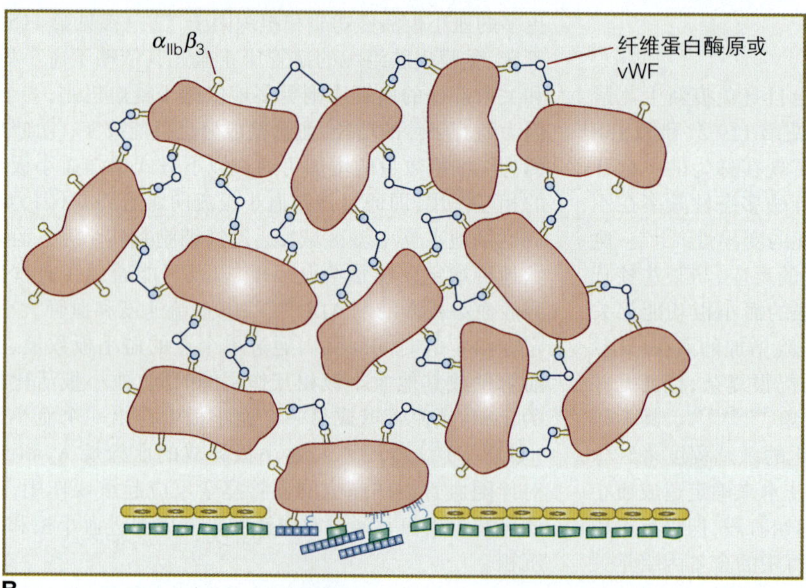

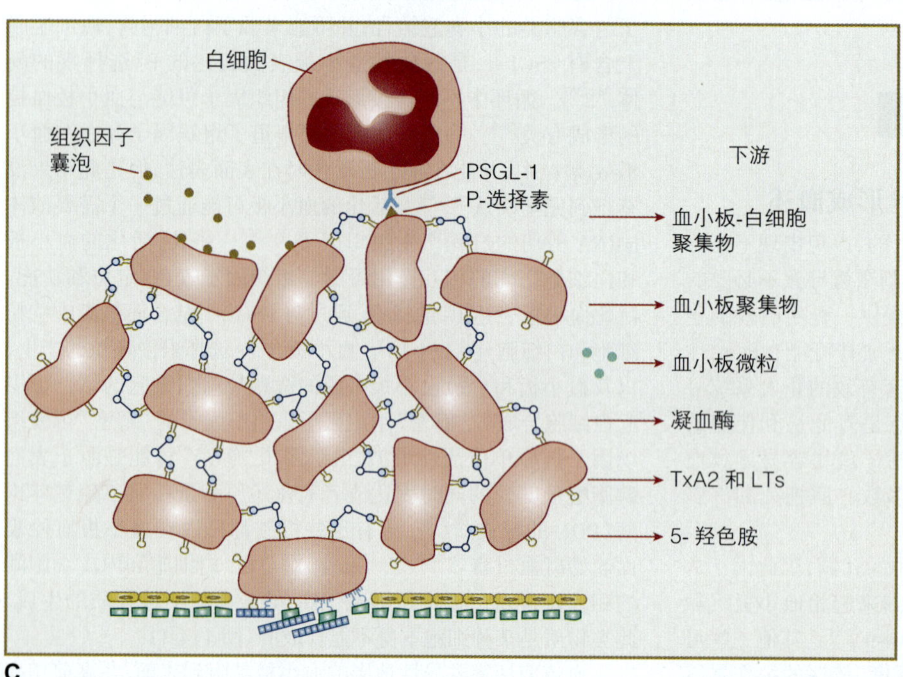

图 114-9　血小板黏附、激活、聚集和血小板-白细胞间的相互作用。A. 内皮细胞限制血小板的沉积，因为它能将血小板从内皮下区域的黏着性蛋白上分离开，并产生两个抑制血小板功能的物质[一氧化氮(NO)和前列环素(PGI_2)]和一个能够强有力分解血小板释放的 ADP 的酶(CD39)。血小板黏附开始于内皮细胞的缺失(或是粥样硬化病变斑块破裂和斑块受侵蚀的情况下)，这使在内皮下的一些黏着性糖蛋白暴露出来，例如胶原、VWF，以及其他一些黏着性糖蛋白(见表 114-4)。而且，VWF 和其他一些可能的黏着性糖蛋白沉积在受损区域，部分结合到胶原上。血小板依赖于受体和黏着性糖蛋白的结合附着到内皮下基质。在这一过程中 GPⅠb 和 VWF 结合起了显著的作用，但是 $\alpha_2\beta_1$(GPⅠa/Ⅱa)和 GPⅥ与胶原和其他受体的结合(见表 114-5)可能也起了一定的作用。血小板黏附后，经过了一个活化过程，导致 $\alpha_{IIb}\beta_3$ 受体构象的改变，包括头部的延伸，腿部的分离(见图 114-5)，结果使血小板有能力结合高亲和力的选择性多价黏附蛋白，最著名的是纤维蛋白原和 VWF，包括和内皮下胶原结合的 VWF。B. 当多价黏附性糖蛋白同时和两个不同的血小板表面上的 $\alpha_{IIb}\beta_3$ 受体结合后，血小板聚集反应就会发生，从而导致受体相互交联。成簇的受体可能有助于维持聚集物的稳定性(图中未显示)。C. 血小板黏附和聚集以后，通过与循环中的带有组织因子的小囊泡结合，暴露带负电荷的磷脂表面(图中未显示)，释放血小板因子Ⅴ(图中未显示)和高促凝活性的微颗粒等反应帮助起始凝血过程。活化的血小板表面也表达 P-选择素，通过血小板 P-选择素和表达在白细胞表面的 P-选择素糖蛋白配体-1(PSGL-1)之间的相互作用来募集白细胞。血小板和白细胞间的一些其他相互作用在图 114-10 和图 114-11 中专门描述。血栓形成是动态循环过程，伴随着血小板持续地黏附，聚集，并从血栓中剥离，栓塞下游血管。血小板-白细胞聚集体、血小板聚集体、血小板微颗粒、凝血酶、血栓烷 A2、白三烯、5-羟色胺都会到达下游影响微血管。最终血管会被完全阻塞或者失去对血栓生成的反应性，变得钝化。

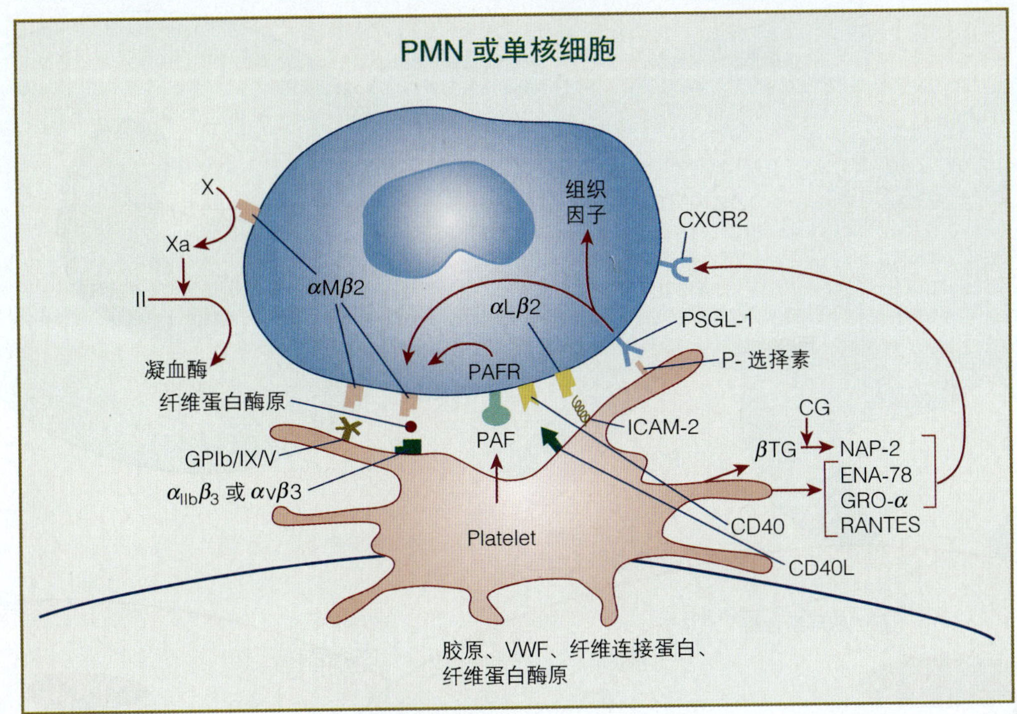

图 114-10 血小板 - 白细胞之间的相互作用。在血小板和白细胞(包括中性白细胞和单核细胞)之间可发生许多相互作用。血小板 P- 选择素和白细胞 P- 选择素糖蛋白配体 -1(PSGL-1)之间的相互作用可能是最重要的起始反应(能够导致单核细胞合成组织因子),但是同时,纤维蛋白原结合并活化白细胞表面的 $\alpha_M\beta_2$ 和血小板上的 $\alpha_{IIb}\beta_3$ 或 $\alpha_V\beta_3$ 也在一定情况下对小板 - 白细胞之间的相互作用有影响。血小板能够释放血小板活化因子(PAF),PAF 能够和白细胞上的 PAF 受体(PAFR)相互作用,导致 $\alpha_M\beta_2$ 活化和纤维蛋白原与X因子的结合。白细胞 $\alpha_M\beta_2$ 也能够和血小板接连黏附分子 -3(JAM-3)或 GPⅠb 相互作用。血小板能释放炎症趋化因子[例如,ENA-78,GRO-α 和 RANTES(受活化调节,正常 T 细胞表达,血小板可分泌)],而且由血小板释放的 β- 凝血球蛋白(βTG)能够被白细胞组织蛋白酶 G(CG)修饰,转化成强效的 CXC 趋化因子中性粒细胞活化蛋白(NAP)-2。反过来,一些趋化因子通过和趋化因子受体 CXCR2 结合而使白细胞活化。血小板含有高效的免疫刺激分子 CD40 配体(CD40L),一旦血小板激活,既可在血小板表面表达 CD40L,又可将其释放进入血液循环。血小板与某些白细胞表面都表达的 CD36 分子和凝血酶敏感蛋白的相互作用,以及血小板上的 CD40 分子表达未在图中显示。PMN,多形核细胞;VWF,血管性血友病因子。

时,依赖 VWF 的黏附是最重要的,这种黏附是由高剪切率导致的 VWF 和(或)血小板 GPⅠb 的构象改变引起[359,360,374-379]。某点的剪切率反映的是该点的流速差和该点到血管壁距离函数的比值,在脉管系统各处差别相当大,在小动脉最高,而在大动脉和静脉最低;在严重的异常狭窄的动脉粥样硬化的动脉里剪切率非常高[360,361,379]。非常高的剪切率能引起血小板聚集,其机制涉及伴随着 VWF 与 GPⅠb/Ⅸ结合产生的胞内信号转导,继而导致 $\alpha_b\beta_3$ 的活化[380-383]。血小板在动脉血栓中的作用比在静脉血栓中更加显著,可能是因为在不同血管床上剪切率的不同引起的[355]。

紧邻内皮组织的内皮下层含有大量的黏附蛋白[353,355](见表 114-4),而且血小板也有很多这些蛋白质的受体(见表 114-3,表 114-5)。GPⅠb/Ⅸ是一种受体复合物,它在介导血小板黏附于固定在内皮下的 VWF 尤其重要,此受体在高剪切率情况下支配着黏附过程(参见第 127 章)[360,383]。GPⅠb/Ⅸ可能还经由与其他蛋白质而不是 VWF 来调节黏附,因为在模型系统中发现丢失 GPⅠb/Ⅸ比丢失 VWF 对血栓形成有更大的影响[384,385]。内皮下的 VWF 有三种不同来源:内皮细胞合成、血浆中的沉积和血小板 α 颗粒的释放[377,386]。沉积在内皮下的固有的 VWF 与Ⅵ型胶原蛋白有关[387],但它能与多种类型胶原蛋白结合。血浆 VWF 经它的 A3 区域与血管深度损伤后暴露的Ⅰ型和Ⅲ型胶原蛋白结合,黏附的 VWF 也可以继续募集循环中的其他 VWF 或者从邻近内皮细胞释放的 VWF[359,360,375,388]。GPⅠbα 和 VWF 之间的相互作用自身并不能引起稳固的血小板黏附;然而,它能导致牵引和缓慢易位,可能是因为 VWF 和 GPⅠbα 间的结合形成和解离都非常迅速[353,360,375,377]。通过 GPⅠbα-VWF 相互作用起始的血小板黏附最终由 VWF 和 $\alpha_{IIb}\beta_3$ 相互作用来稳固[353,360,377,389]。金属蛋白酶 ADAMTS-13(一种带有血小板反应素 13 区域的解聚素和金属蛋白酶)能通过剪切 VWF 亚基来调节 VWF 多聚体的大小,而且因为大的多聚体能增强 VWF 与血小板作用的能力,所以 ADAMTS-13 能影响血小板沉积和血栓形成[390]。

活体显微镜检查和体外流动小室研究发现,当层流被异常狭窄的损伤打断时,没有活化或只有轻微活化的盘状血小板只能形成血小板聚集物的起始层,但是稳定的血栓发生发展需要产生和(或)释放可溶的活化剂[361]。起重建和稳定作用的膜的牵引,在血小板与基质蛋白以及血小板间相互作用中起重要的作用。

$\alpha_6\beta_1$(GPⅠc/Ⅱa)受体和层黏连蛋白,$\alpha_5\beta_1$(GPⅠc*/Ⅱa)受体和纤维连接蛋白,以及 $\alpha_V\beta_3$ 受体和玻璃黏连蛋白或其他基质蛋白质之间的相互作用在起始血小板黏附过程中的作用仍不清楚,但是一些实验支持前两种在小鼠中的作用[391]。即使

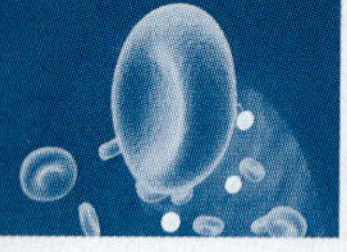

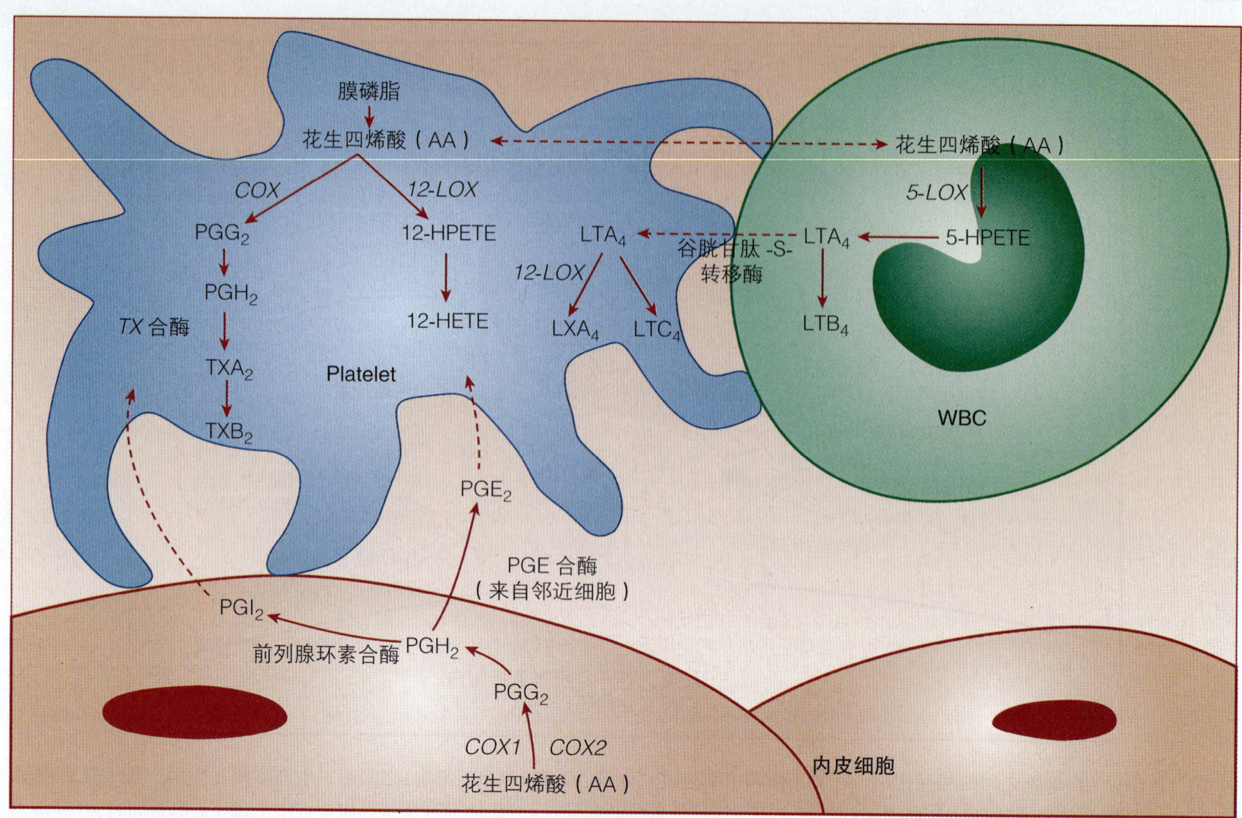

图 114-11　跨细胞的花生酸类物质代谢的选择性演示。在血小板 - 白细胞（WBC）相互作用的位点，活化的血小板和白细胞都能产生游离的花生四烯酸（AA）并且在细胞之间交换。在血小板中，环加氧酶 1（COX-1），即阿司匹林作用靶点，产生主要的 AA 代谢产物前列腺素（PG）G_2，即 PGH_2 的前体，反过来可以被血栓烷（TX）合酶转化成 TXA_2。TXA_2 和 PGH_2 通过结合到 TP 受体来促进血小板活化和炎症反应。TXA_2 被迅速地转化成 TXB_2。血小板也表达血小板型 12- 脂氧合酶（LOX），它能使 AA 转化成相对不稳定的中间产物 12- 过氧氢 -5，8，10，14- 二十碳四烯酸（12-HPETE），紧接着被转化成 12- 羟基二十碳四烯酸（12-HETE）。来自大部分哺乳类动物的血小板不具有 5-LOX，因此，不能从 AA 产生白细胞三烯 A_4（LTA_4）。可是，由白细胞产生的 LTA_4 能被转移至相互作用的血小板上，被血小板的谷胱甘肽 -S- 转移酶代谢成 LTC_4 或被血小板 12-LOX 转化成抗炎介质脂氧素（LXA_4）。在内皮细胞中，AA 也能从膜磷脂释放，但不像在血小板中，它是连续被 COX-1 或 COX-2 和前列环素合酶代谢成 PGI_2，它能通过抑制性的血小板前列腺素类受体（IP）的作用来抑制血小板活化。内皮细胞也能作为 PGH_2 的一个来源，PGH_2 被 PGE 合酶代谢成 PGE_2。在高浓度时，PGE_2 抑制血小板活化，在低浓度时（$<10^{-6}$M），它能通过 EP3 受体激活血小板。

在血小板未活化下，整合素 $\alpha_b\beta_3$ 可作为固定的纤维蛋白原的黏附受体[392,393]，但是 $\alpha_b\beta_3$ 与 VWF 和纤维连接蛋白的黏附，以及血小板血栓形成则需要血小板活化[393]。血小板可以通过 GPⅥ，$\alpha_2\beta_1$（GPⅠa/Ⅱa），以及其他参与血小板 - 胶原蛋白相互作用的受体［如 CD36（GPⅣ），P65］直接与暴露的Ⅰ型、Ⅲ型和Ⅵ型胶原蛋白结合[391,394-405]。血小板与胶原蛋白的相互作用在低剪切率下最为明显。GPⅥ在结合完整的纤维型胶原中较重要，$\alpha_2\beta_1$ 则在结合经过蛋白酶切割而形成螺旋结构的胶原蛋白中较重要[405,406]。事实上，血小板上 $\alpha_2\beta_1$ 受体的密度影响血小板在胶原蛋白包被的表面上形成血栓的效率[407-410]。另外，不论是从血小板释放还是血液循环中的纤维蛋白原、纤维连接蛋白和 VWF，也都可能结合于胶原，然后这些蛋白质可与血小板 $\alpha_b\beta_3$，$\alpha_5\beta_1$（GPⅠc*/Ⅱ）和（或）GPⅠb/Ⅸ作用，完成由胶原蛋白暴露起始的一种三明治机制[360,397]。

根据血管床、可利用的黏附糖蛋白和剪切率条件，包括 GPⅠbα、$\alpha_2\beta_1$（GPⅠa/Ⅱa）、GP Ⅵ和 $\alpha_b\beta_3$ 在内的血小板各种受体的组合作用，可将由 GPⅠbα 和 VWF 启动的血小板牵拉和缓慢易位，转换成为稳定的血小板黏附。

血小板血栓块的形成依赖于血小板的活化以及黏附。血小板通过 GPⅠb/Ⅸ与 VWF 黏附这一过程本身可起始活化过程，它是经由与 FcRγ 链、FcγRⅡA 或 14-3-3ζ 介导的信号实现的[353,359,360,377,383,400,405,411]。表 114-6 和图 114-12 列举了生理性和病理性的血小板活化剂，可分为强和弱活化剂。大部分这些活化剂是在血管损伤部位释放或合成的，导致局部的反应。另外，红细胞和血小板间的协同生化作用可以增强血小板的活化[412]。

有推测称血管损伤导致红细胞 ADP 的释放，从而导致血小板的活化。血小板与内皮下结构尤其是高剪切力下的 VWF 的黏附，自身能引起血小板活化，包括 TXA_2 的产生、ADP 和 5-羟色胺的释放，以及血小板面向血管腔侧 $\alpha_{Ⅱb}\beta_3$ 受体的活化结合构象[377]。这些正反馈机制确保了充分的止血反应。根据黏附表面的性质，血小板也发生程度不同的铺展反应，而且至少部分通过 $\alpha_{Ⅱb}\beta_3$ 结合和簇集的过程开始锚定，导致了“胞外 - 胞内”（outside-in）信号通路、细胞骨架重组和酪氨酸磷酸化；这些反应也参与起始动释放反应[413-419]。当暴露在胶原蛋白时，一些血小板直接黏附，另一些则通过血小板 - 血小板相互作用

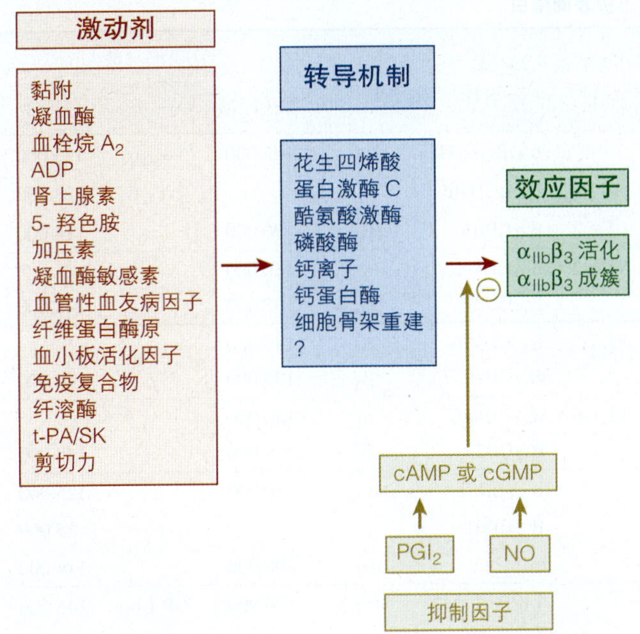

图 114-12 血小板活化和聚集。许多不同的物质和现象能起始血小板活化，选择了一组列为激动剂。事实上，所有这些激动剂都是在血管损伤部位释放、合成、存在或出现的，提供了对血小板激活反应的时间空间限制。这些激动剂能单独或与其他一种或多种激动剂联合而启动聚集。这里省略了一些已经确定的能将激动剂信号转换为 $\alpha_{IIb}\beta_3$ 受体构象改变的信号转导机制，以及能导致配体结合、受体簇集和血小板聚集的相关改变。省略了能增强血小板聚集稳定性的其他受体 - 配体相互作用。内皮细胞产生的两种抑制剂，前列腺环素（PGI_2）和氧化亚氮（NO），能分别经由增加环腺苷一磷酸（cAMP）和环鸟苷一磷酸（cGMP）而抑制信号转导。省略了能抑制 ADP 诱导的血小板活化内皮 ADPase（CD39）。ADP，腺苷二磷酸；PAF，血小板活化因子；SK，链激酶；t-PA，组织型纤溶酶原激活物。

黏附到已经黏附的血小板上[416]。

黏附的血小板上血管腔侧的活化 $\alpha_{IIb}\beta_3$ 受体可以结合 VWF、纤维蛋白原或可能是其他黏附糖蛋白，并等待与另一个已由循环中释放的 ADP 和 TXA_2 导致 $\alpha_{IIb}\beta_3$ 受体活化的血小板反应。另一种情况是，一个活化血小板与 VWF 或纤维蛋白原结合但仍在循环，在这种状况下血小板 - 配体复合物可直接与黏附血小板血管腔侧活化的 $\alpha_{IIb}\beta_3$ 受体结合。黏附受体与血小板受体的结合不断地重复，致使另外的血小板层的募集，最终形成一个止血栓块。活体显微镜动态检测鼠肠系膜和提睾肌循环发现内皮细胞损伤后，血小板血栓形成最初是一个非常动态的过程，伴随很多血小板沉积但是随后被血流带走在下游发生栓塞[420]。如果所有沉积的血小板都能稳定黏附，血栓成长的速度会比观察到的实际情况快很多[421-423]。这个过程与小鼠颈动脉中的情况类似，小鼠颈动脉是相对较大的血管但仍小于 1mm[424]。

某些蛋白质的抑制或通过基因敲除后，在体内血栓形成过程中血小板栓塞形成有所增加，证明了这些机制参与了血小板聚集物的稳定。这些机制包括纤维蛋白原缺失（可能通过限制纤维素形成）[423]、瘦素[425-427]、CD40 配体[428]、生长抑制特异性基因 6 产物（Gas6）和它的受体（Axl，Sky 和 Mer）[213-216,429]、Eph 激酶和 ephrins[430]、因子Ⅻ[431]、纤溶酶原激活物抑制剂 -1、玻连蛋白[177]，以及纤维蛋白原的选择性区域抑制[424]。至于每一种机制如何精细地对血栓稳定起作用仍有待确定。

聚集的血小板能通过一种或多种不同的机制来促进凝血酶的产生，包括募集血中的组织因子，合成或活化组织因子，形成促凝的微泡，暴露活化的因子Ⅴ，暴露负电荷磷脂，以及可能的接触系统的活化（参见下文的“血小板促凝活性”）。由此而产生的凝血酶进一步激活血小板，导致更广泛的脱颗粒；它也进一步激活凝血和启动纤维蛋白丝条沉积，从而加强血小板血栓以及作为另外的 VWF 的沉积位点[432]。凝血酶还能通过启动血小板介导的血块收缩来帮助巩固栓块（参见下文“血小板激活和聚集中的信号通路”）。最后，凝血酶影响表面膜受体，如下调 GPⅠb/Ⅸ和上调 $\alpha_{IIb}\beta_3$，以及可能促进由血小板黏附向血小板聚集的转换[41,297,298,433]。

从血小板释放的血管活性物质、有丝分裂剂，以及化学趋化因子，能促进炎症反应，就像活化的血小板和内皮细胞表面出现 P- 选择素一样，因为 P- 选择素能募集中性粒细胞到损伤区域（参见下文“血小板 - 白细胞的相互作用，血小板 - 组织因子的相互作用及血小板在炎症反应中的作用”）[434-436]。血小板自身能在表面表达 P- 选择素的活化的内皮细胞上滚动[436,437]，并且 GPⅠbα 和血小板 PSGL-1 都是内皮细胞 P- 选择素的相应受体[383,438,439]。血小板表面以及来源于活化血小板的微颗粒表面也表达 CD40 配体[440]。CD40 配体能与淋巴细胞、单核细胞和内皮细胞上的 CD40 相互作用，导致细胞活化和增强炎症和免疫反应。另外，活化的血小板释放一种可溶性 CD40 配体，它可参与血栓形成。血浆可溶性 CD40 配体的水平也可作为血小板活化、血管疾病的标记，以及发生经皮冠状动脉介入治疗后再狭窄倾向的标记[441-446]。在起到止血和启动炎症反应后，血小板 - 纤维蛋白血栓最终很可能是通过栓塞形成、纤维蛋白溶解和巨噬细胞清除碎片的联合作用而被溶解。

几种抑制因子能平衡血小板活化，进而阻止过度的血小板沉积（表 114-7）。流动的血液的稀释效应可能是最重要的；因此，血管表面产生的血小板和凝血因子可能集中滞留的局部区域的变化是促血栓的[355,358]。内皮细胞能合成两种血小板活化的强力抑制剂，前列腺环素和氧化亚氮（NO；参见下文“血小板抑制通路”和第 117 章）[447-450]。基础的前列腺环素合成水平可能太低不足以影响血小板聚集的形成，但是活化的内皮细胞可产生大量的前列腺环素。活化的血小板也能通过产生和释放内过氧化物酶中间体和复合物促进前列腺环素的合成，这些物质能通过受体介导的机制激活内皮细胞前列腺环素的产生。另外，活化的血小板能释放微颗粒，它们可将花生四烯酸转移到内皮细胞[451]。因此，在血管损伤或炎症部位前列腺环素的产生可能提供了一种限制血小板积聚的机制。内皮细胞合成的 NO 是体外血小板黏附和聚集的强力抑制剂。虽然在某些血栓模型中，由于 NO 的抗纤溶作用，NO 缺失对血栓的影响很小甚至相互矛盾[454,455]，动物模型数据显示 NO 缺失容易导致动物的血栓形成[448,450,452,453]。另外的解释机制是，NO 可能对血小板产生双相反应，在低浓度时分泌增强而在高浓度时抑制血小板功能[456,457]。NO 合成在损伤部位有所增加，因为活化的血小板可释放 NO，所以它很可能对血小板起抑制作用，尤其在协同前列腺环素抑制效应时[448,450]。内皮细胞和淋巴细胞也含有 CD39，一种外在 ATP 二磷酸水解酶（ecto-ADPase），能水解 ATP

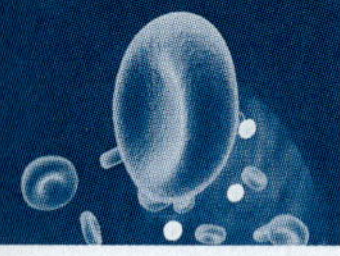

表 114-5 重要的血小板表面蛋白

基因家族	通用名	血小板糖蛋白链名称	整合素名称	VLA[†]名称	CD[†]名称	分子量			
						非还原型		还原型	
整合素	纤维蛋白原/受体		$\alpha_{IIb}\beta_3$		$\alpha_{IIb}\beta_3$:CD41a	α_{IIb}	145 000	$\alpha_{IIb}\alpha$	125 000
					α_{IIb}:CD4lb			$\alpha_{IIb}\beta$	23 000
					β_3:CD61	β_3	90 000		114 000
	胶原受体	GPⅠa/Ⅱa	$\alpha_2\beta_1$	VLA-2	α_2:CD49b	α_2	150 000		
					β_1:CD29	β_1	138 000		148 000
	纤连蛋白受体	GPⅠc*/Ⅱa	$\alpha_5\beta_1$	VLA-5	α_5:CD49e	α_5	140 000		
					β_1:CD29	β_1	138 000		148 000
	层黏连蛋白受体	GPⅠc/Ⅱa	$\alpha_6\beta_1$	VLA-6	α_6:CD49f	α_6	140 000		
					β_1:CD29	β_1	138 000		148 000
	玻连蛋白受体	α_V/GPⅢa	$\alpha_V\beta_3$		α_V:CD51	α_V	150 000	α_V	125 000
					β_3:CD61			α_V	25 000
						β_3	90 000		114 000
富含亮氨酸的重复糖蛋白类	VWF 受体	GPⅠb/Ⅸ			Ⅰb/Ⅸ:CD42	GPⅠb	170 000	GPⅠbα	145 000
					Ⅰbα:CD42b			GPⅠbβ	22 000
					Ⅰbβ:CD42c				
					Ⅸ:CD42a	GPⅨ	17 000		17 000
		GPⅤ				GPⅤ	82 000		82 000
免疫球蛋白家族细胞黏附分子	PECAM-Ⅰ				CD31		130 000		
	Fcγ-RⅡ				CD32		40 000		
	HLA-Class1								
	ICAM-2				CD102				59 000
	GP Ⅵ						62 000		65 000
	IAP				CD47		50 000		
选择素	P-选择素（GMP 140;PADGEM）				CD62P		140 000		
四旋蛋白	p24				CD9		24 000		
					CD63				
	PETA-3				CD151		27 000		
	Lamp 3（granulophysin）				CD63		53 000		
其他	GPⅣ				CD36		88 000		
	Lamp 1				CD107a		110 000		
	Lamp 2				CD107b		120 000		
	67kDa 层黏连蛋白受体						67 000		
	ADP P2X1 受体						70 000		
	唾液酸蛋白，涎福林				CD43		90 000		
7 个穿膜区（G 蛋白偶联的）	PAR-1						70 000		
	PAR-4								
	血栓烷 A_2 受体								55 000
	肾上腺素能受体-α_2								64 000
	血管加压素受体						125 000		
	ADP $P2Y_1$ 受体								
	ADP $P2Y_{12}$ 受体								

Fib，纤维蛋白原；Fn，纤连蛋白；GP，糖蛋白；HLA，人白细胞抗原；IAP，整合素缔连蛋白；ICAM，细胞间黏附分子；Lamp，溶酶体缔连的膜蛋白；PAR，活化的蛋白酶受体；PECAM，血小板内皮细胞黏附分子；PSGL-1，P-选择素糖蛋白配体-1；TSP，凝血酶敏感蛋白；TX，血栓烷；Vn，玻连蛋白；VWF，血管性血友病因子。

氨基酸	碳水化合物	脂质	磷酸化	染色体	配体	血小板特异性	功能	在血小板表面(S)或内部(I)的分子
α_{IIb} 1039	+	−	−	17	Fib，VWF，Fn，Vn，？TSP	+ +	黏附，聚集，蛋白质运输	(S)80 000 (I)40 000
β_3 762	+	−	+	17				
α_2 1152				5	胶原	−	黏附	(S)1 000
β_1 778				10		−		
α_5 1008				12	Fn	−	黏附	(S)1 000
β_1 778				10				
α_6 1067				2	层黏连蛋白	−	黏附	(S)1 000
β_3 778				10				
α_V 1048				2	Vn，Fib，VWF Fn，？TSP，Osp	−	黏附？蛋白运输？	(S)100
GPⅢa 762	+	−		17				
GPⅠbα 610(8)*	+	−		1	VWF，凝血酶	+？	黏附(高剪切力)，凝血酶活化？	(S)25 000
GPⅠbβ 181(1)*	+	+	−	22		+？		(S)25 000
GPⅨ 160(1)*	+	+	+	3		+？		(S)25 000
GPⅤ 544(15)*	+	+	+	3		+？		(S)12 500
PECAM-1 738	+	?	+	17	肝素	−	黏附？	(S)8000
FcγRⅡ 324	+		+	1	免疫复合物	−	结合免疫复合物	(S)约1000
HLA	+			6	−		组织相容性	(S)
ICAM-2 274				17	LFA-1	−	血小板 - 白细胞黏附	(S)2600
GP Ⅵ 316	+	−		?	胶原	+	激活	(S)约 2000
IAP 287	+			3	TSP	−	激活	
P- 选择素 830	+	+	+	1	Sialyl-Le^x PSGL-1		血小板 - 白细胞黏附	(I)20 000
CD9 228	+				?	−	激活	(S)40 000
CD151 253	+	−	−	11	?	−	激活	(I)约 2000
Lamp 3 238	+							(I)10 000
GPⅣ 471	+		+	7	胶原，TSP	−	黏附	(S)20 000
Lamp 1 389	+			13	?	−	?	(I)1200
Lamp 2 381	+			X	?			
67kDa 295 ?				X	层黏连蛋白	−	黏附	
$P2X_1$ 399	+			17	ATP，ADP	−	激活	(S)13~130
CD43 400	+		+	16	ICAM-1	−	黏附	
PAR-1 425				5	凝血酶	−	激活	(S)约 1800
PAR-4 385	+		+	19	凝血酶	−	激活	
TXA_2 343				19	PGH_2/ 血栓烷 A_2	−	激活	约 200
肾上腺素能 -α_2 450				10	肾上腺素	−	激活	约 250
加压素 418				X？	加压素	−	激活	约 75
$P2Y_1$ 373	+			3	ADP	−	激活	
$P2Y_{12}$ 342				3	ADP	+	激活	

* 富含亮氨酸重复的数量。

[†]CD，分化族(见第 15 章)；VLA，极晚期抗原。

表 114-6 血小板活化的生理和病理因素[355]

强激活因素
与血管损伤后暴露的正常血管的胶原蛋白和其他成分的黏附
与动脉粥样硬化斑块破裂后血管壁上暴露成分的黏附
凝血酶
体外高浓度的胶原蛋白
腺苷二磷酸
弱激活因素
肾上腺素
血栓烷 A_2/ 前列腺素 H_2
5- 羟色胺
血小板活化因子
加压素(vasopressin)
凝血酶敏感蛋白 -1
其他激活因素
剪切力
血栓溶解剂(纤溶酶)

表 114-7 阻止或抑制血小板活化的因素[355]

流动的血液
前列腺环素(PGI_2)
一氧化氮(NO)
内皮细胞 CD39(ATP 二磷酸水解酶;表面 ADP 酶)
血小板脱敏感
白细胞 - 血小板相互作用 *
凝血酶产生和凝血酶作用的抑制剂

* 激活和抑制两种作用。

和 ADP 为 AMP,因此抑制了释放的 ADP 的效应[115,119]。它们还含有 CD73,能转换 AMP 成为血小板抑制剂——腺苷。在一定条件下,白细胞显然能通过与血小板的生化作用而限制血小板的活化[458],但活化的粒细胞释放的组织蛋白酶 G 能激活血小板[459,460]。

因为凝血酶是血小板的一种强效激动剂,因此限制凝血酶产生的调控机制也被认为是血小板聚集的控制机制(参见第 116 章)。如果血小板曾暴露在低浓度的某些激动剂中,也可以对那些激动剂引起的刺激不敏感(同源脱敏作用)。在释放的血小板激动剂周围,一些血小板可能会被这种机制所抑制[461-463]。

$\alpha_{IIb}\beta_3$ 受体在决定血小板聚集程度上占据中心作用,部分原因是它在血小板表面的密度格外高(受体之间的间隔可能小于 20nm)[419,464-467]。这使得它可以快速地起始血小板聚集。另一方面,在静息的血小板上,此受体并不处在高亲和力结合配体的状态,而是需要通过集中在血管受损部位的激动剂激活,包括 ADP、5- 羟色胺、凝血酶、胶原蛋白和 TXA_2[415,465,466]。这种机制使血小板能在含有高浓度的 $\alpha_{IIb}\beta_3$ 配体——纤维蛋白原和 VWF 的血浆中循环而不形成血小板血栓。

因此,血小板黏附受到内皮下基质暴露的调控,因为固着的 VWF 的血小板受体 GPⅠb/Ⅸ 以及固着的纤维蛋白原的血小板受体 $\alpha_{IIb}\beta_3$ 总是能与这些黏附配体相互结合[378,392,393,468]。ADAMTS-13 可调节 VWF 多聚体大小,可能是血栓形成的一种重要的调节物[390]。相反,$\alpha_{IIb}\beta_3$ 可结合液相 VWF[469] 或纤维蛋白原[465,466,470,471],调节血小板聚集,而 $\alpha_{IIb}\beta_3$ 的这一调节能力处于精细的活化机制控制之下,从而限制了对血管损伤位点的反应。

在体内,$\alpha_{IIb}\beta_3$ 受体的激动剂可能以联合的方式起作用。事实上,激动剂的混合物很可能随激活过程的展开而发生变化,比如胶原蛋白在开始时较重要,凝血酶在后期较重要,而其他激动剂在整个过程中处于变化中。根据其机制的不同,多种激动剂引起的血小板活化效应可能是相加的或协同的(参见下文"血小板激活和聚集中的信号通路")[472,473]。例如,虽然肾上腺素本身是一种相对弱的血小板激动剂,但是它可能在增强血小板对其他激动剂的反应中扮演重要角色,包括其克服阿司匹林抑制血小板血栓形成的能力[474]。正如心肌梗死一样,吸烟或血管塌陷可导致肾上腺素水平的改变,影响血小板血栓形成[474-476]。血小板在体外还可被剪切力激活,而这种现象的体内意义不明,但它为动脉粥样硬化血管病产生的血管狭窄和血小板活化之间提供了另一潜在的联系[360,381,382,477]。

■ 血小板能量代谢

在电镜下可见血小板含有大量的糖原(见图 114-1)。糖原能裂解成葡萄糖 -1- 磷酸盐,血小板也能从周围介质中摄入葡萄糖。两种来源的葡萄糖都能被转换成葡萄糖 -6- 磷酸盐,它能进入糖酵解或己糖一磷酸盐旁路。血小板糖酵解速度显著超过红细胞和骨骼肌[86]。氧化代谢可为静息血小板提供能量,但是据估计只有不到 1% 的由糖酵解产生的丙酮酸真正的进入了三羧酸循环,而其余的以乳酸盐或丙酮酸盐形式离开血小板[87]。血小板线粒体能进行脂肪酸的 β 氧化,但目前还不清楚这个过程对能量产生的贡献有多大[88-91]。血小板能主动地进行醋酸盐代谢,这个能力已被用来改善血小板的贮存条件[91,92]。氨基酸也能作为能量来源进入三羧酸循环,但这个过程对血小板能量代谢的作用还不确定。

像所有细胞一样,血小板消耗的 ATP 部分被用来维持离子和渗透压的平衡[93,94]。另外,肌动蛋白连续的聚合和解聚涉及 ATP 向 ADP 的转换,这可能占静息血小板 ATP 消耗的 40%[95]。在信号转导中有重要作用的肌醇磷酸盐,经历着不断的脱磷酸化和再磷酸化;这些反应估计占总 ATP 消耗的 7%[96]。蛋白质磷酸化也作为一项持续的活动发生着,但它消耗 ATP 的份额还不清楚。

血小板 ATP 和 ADP 代谢库的耗竭能减弱血小板对刺激的反应能力,但效应并不一致:形状改变只受到微小的影响,却对血小板聚集、α 颗粒和致密颗粒分泌、花生四烯酸释放和溶酶体分泌产生显著的抑制效应[97-100]。

血小板刺激伴随着糖酵解活性和氧化 ATP 形成显著增加,可能是通过血小板活化时 ATP 突然下降的一种反馈机制,或由于细胞质 pH 值升高所致[89]。增加的 ATP 至少部分被用于磷酸肌醇磷酸化和蛋白质磷酸化。

■ 血小板形态的变化、铺展、收缩、分泌以及血块收缩

概要

细胞骨架决定血小板的结构和对刺激物做出反应的能力，这种反应是通过形状的改变和应力的产生来完成的；就此而言，血小板细胞骨架可以被认为是类似于动物的骨骼和肌肉。表 114-8 列出的是参与血小板收缩系统的主要组成。这些元件被认为有助于在血小板活化后的形状改变、分泌和血块收缩。

当血小板暴露于各种刺激剂时，几秒钟内它的形状就能发生剧烈变化。血小板形状改变发生在一系列固定顺序的事件之后，在这些事件中静息的血小板的细胞骨架发生了解聚和重

表 114-8　血小板的细胞骨架蛋白 *

蛋白质	性　质	蛋白质	性　质
肌动蛋白[1575]	分子量 =42 000	Migfilin[31,702]	分子量 =50 000；与 kindlin-2 和 VASP（血管扩张剂刺激的磷蛋白）结合
	占血小板蛋白的 20%~30%（0.55M；每个血小板 2×10^6）		能够将细丝蛋白从 β_3 胞内区移走，并促进与踝蛋白的结合
	β 和 γ 亚型存在的比例为 5∶1		
	肌动蛋白单体（G- 肌动蛋白）与钙 -ATP 或 ADP 复合物结合	踝蛋白[37,1582,1583]	分子量 =235 000
	聚合作用需要能量（ATP → ADP）并产生 F- 肌动蛋白纤维丝		占血小板蛋白的 3%
			与整合素 β_3 的胞内尾区结合激活 $\alpha_{IIb}\beta_3$；也和黏着斑蛋白和 α 辅肌动蛋白结合；被钙蛋白酶切割和激活
	F- 肌动蛋白纤维丝由两条相互缠绕的链条组成，基于它们与肌球蛋白片段反应的能力而带有极性（“头部”和“杆部”）	α- 辅肌动蛋白[1576]	分子量 =100 000 和 102 000 二聚体
			以 1∶10 比例结合肌动蛋白；结合钙离子
	聚合的稳态：单体从头部脱落时其他单体结合到杆部（“退车现象”）		与 F- 肌动蛋白形成凝胶；协调肌动蛋白结合蛋白；促进肌动蛋白聚合
抑制蛋白[1576]	分子量 =15 200	钮蛋白[523,1584,1585]	分子量 =130 000
	与肌动蛋白单体形成 1:1 的可逆复合物抑制肌动蛋白聚合		与踝蛋白结合；可能在黏附位点上使肌动蛋白连接到膜蛋白上
	可能有助于肌动蛋白单体与 ATP 的再装配	肌球蛋白 Ⅱ[1586,158]	分子量 =480 000（2 × 200 000；2 × 20 000；2 × 16 000）
凝溶胶蛋白[1577]	分子量 =81 000（5μM，2×10^4/ 血小板）		
	能与肌动蛋白纤维丝的杆部结合		占血小板蛋白的 2%~5%；325nm × 111nm 丝状肌球蛋白轻链（分子量 =20 000）；磷酸化；为 ATP 酶活性所需
	切断肌动蛋白纤维		
	促进成核		
	产生较短的纤维丝使凝胶态向溶胶态转化	肌球蛋白轻链激酶[1588]	分子量 =105 000
胸腺素 β_4[517,518]	分子量 =5000（0.55M，2×10^6/ 血小板）		磷酸化肌球蛋白轻链并激活肌动球蛋白 ATP 酶导致收缩
	结合肌动蛋白单体		
	抑制肌动蛋白聚合	钙调蛋白[1589]	分子量 =17 000
原肌球蛋白[1578]	分子量 =28 000；35nm 长的棒状二聚体		结合 4 个钙并激活肌球蛋白轻链激酶
	结合于肌动蛋白丝的凹槽内（6 肌动蛋白∶1 原肌球蛋白）	CapZ[46,481]	分子量 =36 000 和 32 000（5μM；2×10^6/ 血小板）
	并不是所有的肌动蛋白丝都结合有原肌球蛋白		异源二聚体
			与肌动蛋白丝的带刺末端结合
钙介质素[1759]	分子量 =80 000；不对称	微丝切割蛋白[46,481]	分子量 20 000
	与肌动蛋白、原肌球蛋白、肌球蛋白和钙调蛋白结合		加速肌动蛋白丝的解聚
	可能控制着肌动蛋白丝的成束和肌动球蛋白 ATP 酶	肌动蛋白丝束蛋白（L- 丝束蛋白）	分子量 =68 000
			使肌动蛋白丝成束
			在微绒毛中发现

续表

蛋白质	性 质
细丝蛋白 A(X) 和 B(3)(肌动蛋白结合蛋白)[30,46,481,504,1580,1581]	细丝蛋白 A/B=10/1 分子量 =260 000 亚基;尾尾相接的二聚体;由 24 免疫球蛋白样结构域组成的 162nm 长的柔性杆状结构;磷酸化 占血小板蛋白 2%~3% 以每 14 个肌动蛋白分子结合有 1 个肌动蛋白结合蛋白分子的方式结合 与糖蛋白Ⅰbα 和整合素 β 亚单位胞内区结合并且连接糖蛋白Ⅰb/Ⅸ到肌动蛋白上 与小 GTP 酶 ralA、ras、rho、cdc-42 结合,也和激酶、磷酸酶以及交换因子 Trio 和 Toll 结合 与肌动蛋白丝交叉连接形成凝胶态 去磷酸化导致活性丢失

蛋白质	性 质
VASP[46,481]	分子量 =50 000 四聚体 与肌动蛋白抑制蛋白、纽蛋白、斑联蛋白结合
GTP 酶[46,492,504]	Cdc42:丝状伪足 Rho:应力纤维 Rac:片状伪足和皱褶 Rap1b:控制 $\alpha_{IIb}\beta_3$
酪氨酸激酶	pp60src pp125Fak:$\alpha_{IIb}\beta_3$ 信号 pp72syk:糖蛋白Ⅵ信号
接头蛋白	14-3-3ζ:与糖蛋白Ⅰb 结合 血小板白细胞 C 激酶底物:激活磷酸化
磷酸肌醇激酶	磷酸肌醇 -3 激酶 4,5- 二磷酸肌醇激酶
血影蛋白	α,β 异源二聚体形成头 - 头相连的四聚体 与肌动蛋白丝结合
α,γ 内收蛋白	覆盖肌动蛋白丝的杆部并和膜收缩蛋白相结合 随着血小板活化而被磷酸化和被钙蛋白酶切割

* 参见 Fox[504];Daniel1[590];Furman,Gardner,and Goldschmidt-Clermont[515];Hartwig[46];Hartwig,Barkalow,and Azim[481]。

组。血小板活化后的第一个显著的变化是微管圈的解聚,并从圆盘状转变成球状。新的肌动蛋白丝聚合产生了丝状伪足和片状伪足,由细胞膜向外延伸。同时,细胞内的细胞器和颗粒以及解聚了的微管圈被压缩到血小板中心。一旦形状变化完成,肌动蛋白细胞骨架作为一个收缩平台,在血小板 - 血小板之间以及血小板 - 相邻纤维蛋白丝之间产生收缩张力。

血小板形状变化

许多不同的激动剂都能使血小板形状发生变化。这包括血小板正常的圆盘形状(直径约 1.5~2.5μm,宽约 0.5~0.9μm)的消失,转变为一个棘状球体,并伴有长数微米且顶端端点处直径只有 0.1μm 的细丝状伪足从血小板伸出(见图 114-1)[2,478]。现在普遍认为,在凝集仪中添加一定的刺激剂后血小板聚集的初始阶段中的光透射下降是血小板发生形状改变的一种体现[479],但是这种解释受到另一种意见的挑战,即光透射下降的现象是由微聚集引起的而非血小板形状改变[480]。虽然血小板形状改变的原因还不明确,但有一种可能性就是形状改变在不需要减少表面电荷密度的情况下,减少了两个带负电荷的血小板之间,或者是血小板和一个带负电荷的表面 / 细胞之间的静电排斥。因此,在形状改变之后,血小板丝状伪足的顶端能够更加轻易地接近和接触一个表面或一个细胞,因为此时大部分排斥性的表面电荷都与这个顶端有了一定的距离[3]。

血小板被激活后所观察到的第一个现象就是血小板的形状从圆盘状变成球状。刺激剂结合特异性受体激活磷脂酶 Cβ,后者能水解与膜结合的磷酯酰肌醇 -4,5- 二磷酸产生 1-4,5- 三磷酸肌醇(IP_3)和甘油二酯。IP_3 随后与致密管道系统(DTS/SR)上的受体结合,使细胞内钙浓度上升 5~10μM(见图 114-8)。虽然钙离子可以影响许多肌动蛋白结合蛋白的活性,但其中被激活的主要蛋白质之一就是凝溶胶蛋白,它在血小板中的浓度大约在 5μM。静息血小板中的肌动蛋白丝相对稳定,因为他们的正极端(这个末端可以通过添加额外的肌动蛋白单体而增长)被 CapZ 蛋白和 α,γ- 内收蛋白所覆盖(见图 114-4)。钙激活的凝溶胶蛋白可以切断已经存在的肌动蛋白丝并给新形成的正极端加上帽子。这使肌动蛋白丝的数量增加了大约 10 倍,同时凝溶胶蛋白取代原来的 CapZ 蛋白和 α,γ- 内收蛋白作为肌动蛋白丝加帽蛋白[481]。由于肌动蛋白丝的切断,由肌动蛋白、细丝蛋白 A(一种肌动蛋白结合蛋白)、GPⅠb/Ⅸ和血影蛋白组成的膜骨架释放了对血影蛋白网络的限制。通过开放管道系统的膜融合入质膜,以及后来的胞内颗粒内容物释放后伴随的颗粒膜融合入质膜,使得膜骨架膨胀(但不产生伪足;图 114-13)。

推动片状伪足和丝状伪足形成的力量来自于新肌动蛋白的聚合,这使得丝状肌动蛋白的量加倍。丝状肌动蛋白的聚合爆发是由于受体激活后正极端的成核位点的产生。这些成核位点是通过 Arp2/3 复合物的激活或暴露预先存在的肌动蛋白纤维的正极端原位合成的[482]。因为正极端对肌动蛋白的亲和力比肌动蛋白分隔蛋白更高,所以他们有能力启动肌动蛋白丝的聚合。

血小板含有两种蛋白质,其主要功能是连接和分隔肌动蛋白单体(见图 114-4)。第一种是肌动蛋白抑制蛋白,浓度为 50μM。肌动蛋白抑制蛋白能使肌动蛋白单体与肌动蛋白丝的负极端隔开,但不隔开正极端。肌动蛋白抑制蛋白也可以

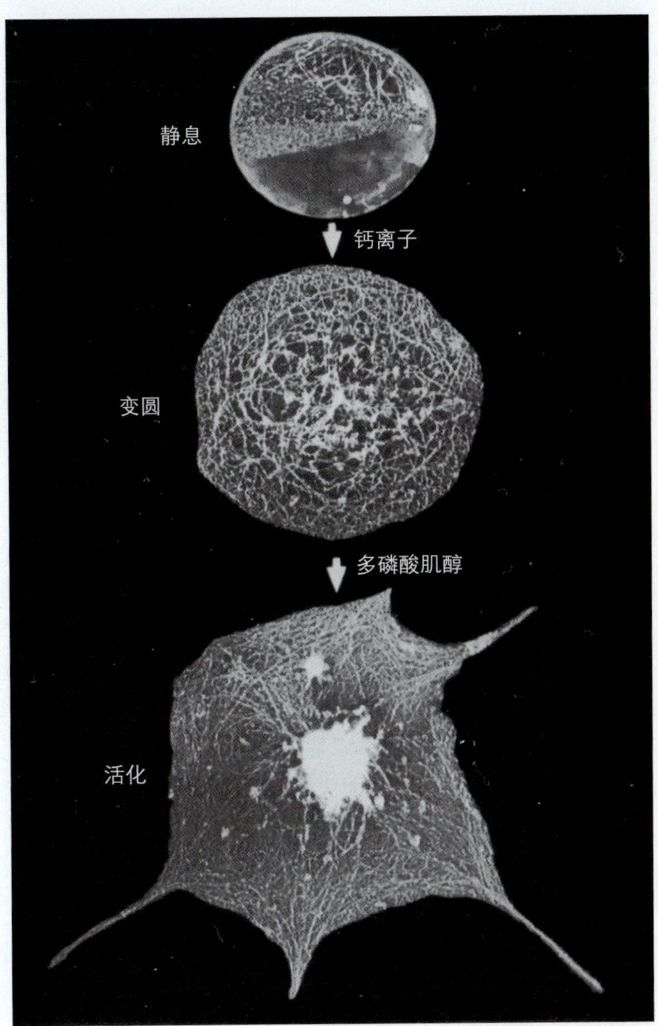

图 114-13　血小板形状变化的控制。静息的血小板为小的圆盘状。血小板改变形状分两步：第一步，钙离子暂时性地激活血小板凝溶胶蛋白，后者结合、切断并盖住肌动蛋白丝。内源性纤维丝的片段化促使细胞变成球状。第二步，球状的细胞伸出片状伪足和丝状伪足。肌动蛋白丝的聚合驱使了细胞伪足的突起。

作为肌动蛋白丝聚合中的主要转移因子。第二种参与肌动蛋白单体的分隔和刺激肌动蛋白聚合的蛋白是胸腺素 -β_4，它的量更多，在血小板中的浓度为 55μM，与肌动蛋白等摩尔量。胸腺素 -β_4 与肌动蛋白分子的亲和力大于肌动蛋白丝的负极端，从而能有效地竞争来自负极端上的分子。而胸腺素 -β_4 对肌动蛋白单体的亲和力比肌动蛋白丝的正极端对肌动蛋白亲和力低，这就使得当自由正极端存在时，纤维丝发生装配。胸腺素 -β_4 保证了一个巨大的未聚合的肌动蛋白储存库，60% 的血小板总肌动蛋白与胸腺素 -β_4 相连。胸腺素 -β_4 与肌动蛋白单体的亲和力受到结合在肌动蛋白上的核苷酸的调节 [483]。

外加刺激剂后，血小板肌动蛋白的装配反应开始于自由的正极端的形成（见图 114-4）。正极端的产生是通过纤维丝末端的去帽和基于 Arp2/3 复合物的纤维丝的重新组装。血小板含有高浓度正极端加帽蛋白，后者可以调节这些末端的易接近性的，从而调节肌动蛋白的动态反应。血小板含有凝溶胶蛋白 [484] 和 capZ[485] 各 5μM，以及 3μM 的内收蛋白 [486]。肌动蛋白丝的去帽似乎是通过加帽蛋白的失活来完成的，加帽蛋白可被血小板活化过程中产生的磷酸醇类所抑制，包括磷脂酰肌醇 -3，4- 二磷酸（$PI_{3,4}P_2$）、$PI_{4,5}P_2$ 和 $PI_{3,4,5}P_3$[481]。去帽后的肌动蛋白丝作为一个核心，储备于胸腺素 -β_4 储存库中的肌动蛋白单体不断地装配到纤维丝的正极端。肌动蛋白抑制蛋白通过促进肌动蛋白从肌动蛋白 - 胸腺素 -β_4 复合物中释放出来并转移到肌动蛋白丝的正极端加快了肌动蛋白的聚合。除了暴露的新纤维丝末端作为成核位点的一个来源外，新的成核位点是通过 Arp2/3 复合物而活化产生的。Arp2/3 复合物模拟肌动蛋白丝的负极端，同时刺激肌动蛋白丝正极端的组装。Arp2/3 复合物是由 7 个多肽组成，其中两个含有肌动蛋白相关序列，Arp2 和 Arp3[487,488]。血小板含有高浓度的 Arp2/3 复合物（2~10μM）。大约有 30% 的 Arp2/3 复合物结合在静息血小板的细胞骨架上。一旦血小板被激活，Arp2/3 复合物重新分布，细胞骨架中的量增加 3 倍并集中于片状伪足区域内的肌动蛋白丝组装中。Arp2/3 复合物的活性受几个信号通路的调控，包括 Wiskott-Aldrich 综合征蛋白（Wiskott-Aldrich syndrome protein，WASP）家庭成员。WASP 基因的突变导致了 Wiskott-Aldrich 综合征，这是一种 X 染色体连锁隐性遗传病，以血小板减少和 T 细胞免疫缺陷为特征（参见第 121 章）。

发生这些变化的同时，周边的微管圈开始收缩和断裂，并最终被压缩到了细胞的中心。随着丝状伪足的形成，血小板颗粒和细胞器移动到细胞中心，四周被微管圈包裹着，导致了电子密度的增加。肌球蛋白Ⅱ经肌球蛋白轻链激酶磷酸化后被活化，通过它与肌动蛋白纤维之间的相互作用帮助产生内收力量。

血小板的铺展与表面诱导活化

在血小板黏附于表面后，经历不同程度的铺展和活化。血小板铺展与活化的形式主要取决于它处于怎样的蛋白表面，胶原蛋白能一致地引起最大活化 [399,489]。除了表面的性质外，蛋白质的密度，特别是在与纤维蛋白原的反应中，可以显著影响黏附的血小板中的信号系统的活化 [490]。血小板的活化可导致血小板颗粒内容物的释放和暴露活化的 $\alpha_b\beta_3$ 受体于血管腔侧表面，使它们可以结合黏附性糖蛋白配体并募集其他血小板 [491]。如果表面黏附的血小板密度充分的话，血小板也可以形成横向联合体，这个过程似乎依赖于 $\alpha_b\beta_3$[416]。一般而言，血小板铺展导致的是扁平的片状伪足发展而不是刺突状的丝状伪足（见图 114-1）[481,492]。血小板铺展的不同形态反映了肌动蛋白丝网络组装的差异。片状伪足的超微结构观察揭示它们充满了肌动蛋白丝，这些肌动蛋白丝交织成相互垂直的网络。这种组织结构由肌动蛋白纤维束交联细丝蛋白 A 而成。与此相反，丝状伪足由致密的束状长肌动蛋白丝组成。这些结构上的差异反映了黏附过程中启动的不同信号，磷酸肌醇类以及小 GTP 酶分子 Rac 和 Cdc42 似乎在此过程中特别重要 [46]。在血小板中，Rac 可因凝血酶受体聚集（ligation）而激活，并刺激肌动蛋白丝的去帽 [493]。组装肌动蛋白束联系于细胞质膜的丝状伪足顶端所牵涉的蛋白质包括，小 GTP 酶 Cdc42、交换蛋白 WASP、钮蛋白、血管舒张剂刺激的磷酸化蛋白、斑联蛋白以及肌动蛋白抑制蛋白 [311]。Pleckstrin 是血小板活化过程中被磷酸化的一种血小板蛋白，它似乎通过结合磷酸肌醇类并通过一个交换因子影响 Rac 参与了这个过程[494,495]。Pleckstrin 敲除的小鼠中，由蛋白激酶 C 介导的血小板颗粒分泌、$\alpha_b\beta_3$ 的活化和血小板聚集存在缺陷。但是凝血酶可以通过磷酸肌醇 -3 激酶相关信号途径克服这一缺陷[496]。黏附后的信号来源于与黏附过程相关受体的胞质面上的蛋白复合物组装，包括黏着斑激酶。黏着斑激酶能被整合素与配体结合所激活，并与一些细胞骨架蛋白共定位。巨核细胞和血小板中缺失黏着斑激酶会导致血小板铺展缺陷[497]。这些复合物随后引起局部的细胞骨架重排，同时引起可作用于整个血小板的信号分子的生成，随后产生一系列效应，包括新蛋白的翻译[415,418,419,498]。信号的性质和范围决定了已黏附的血小板是否能募集额外的血小板或白细胞。特别是铺展后的血小板向微颗粒形成的促凝形式的转变与中性粒细胞的募集相关[499]。此外，铺展的血小板能够在它的表面聚集纤连蛋白，这可能对稳定血小板 - 血小板的相互作用非常重要[500]。

血小板膜糖蛋白受到与血小板形态改变和铺展相关的细胞骨架重排的影响。在一定条件下，悬液中血小板的活化导致糖蛋白Ⅰb/Ⅸ受体从血小板表面移动到开放管道系统中[297,298]。而在黏附的血小板中，糖蛋白Ⅰb 的内化要缓慢得多[311]。$\alpha_b\beta_3$ 活化的初始效应就是血小板表面受体数量增加，这是因为 α 颗粒（也可能是致密颗粒和开放的管道系统）上的 $\alpha_b\beta_3$ 加入到了质膜上。内向外信号的激活使 $\alpha_b\beta_3$ 从非活性构象转变成活性构象，这一过程与细胞骨架变化，特别是踝蛋白与整合素 β_3 胞质区域的结合紧密相关（见图 114-3，图 114-14）[34,37,501,502]。酪氨酸激酶，包括黏着斑激酶[413,503] 和 Src[503]，连同一个 85kDa 的酪氨酸磷酸化蛋白 cortactin 和小 GTP 结合蛋白例如 Rho、RAC、Cdc42 一起，可能在这个过程中发挥一定的作用[22,481,492,504]。当 $\alpha_b\beta_3$ 附着于细胞骨架如肌动蛋白和肌球蛋白时，由细胞骨架对 $\alpha_b\beta_3$ 作用所产生的应力就可能提供构象发生变化所需的能量，导致高亲和力构象的生成[39]。$\alpha_b\beta_3$ 活化之后，更多的 $\alpha_b\beta_3$ 分子与细胞骨架相结合，这可能是与踝蛋白和其他细胞骨架蛋白的相互作用，以及配体诱导的 $\alpha_b\beta_3$ 聚集的结果，最终导致在受体胞质区域的蛋白复合物（包含细胞骨架蛋白）的形成（图 114-14）[37,415,505]。当配体包被的珠子被添加到黏附的血小板中，并结合到整合素 $\alpha_b\beta_3$ 受体时，珠子转运到了血小板的中心，这表明当有配体结合到整合素 $\alpha_b\beta_3$ 上时，细胞骨架可以使整合素 $\alpha_b\beta_3$ 发生迁移[506,507]。

血小板含有钙蛋白酶，这是一种钙依赖性的含巯基的中性蛋白酶，由两个能够优先切割细胞骨架蛋白尤其是细丝蛋白和踝蛋白的亚基组成[492,508]。但是也有报告称其能切割 β_3 的胞质区域和一些信号传导相关分子，包括激酶类和磷酸酶类［参见下面的“钙依赖的蛋白酶（钙蛋白酶）”一节］。mu- 钙蛋白酶只需微摩尔级的钙，而 m- 钙蛋白酶需要毫摩尔级的钙才能被激活。有研究提示钙蛋白酶参与了血小板活化后细胞骨架的重组，可能特异性通过对 β_3 胞质尾和踝蛋白的切割来调节配体与 $\alpha_b\beta_3$ 的结合[37,509-511]。钙蛋白酶切割 β_3 的胞质尾可能促使整合素的功能从促进血小板铺展转变为介导血块收缩功能[512]。钙蛋白酶也参与了血小板的铺展、微颗粒的形成和血小板促凝活性的产生[492,510,513]。缺乏 mu- 钙蛋白酶的小鼠的血小板聚集和血块收缩能力下降，但出血时间正常[514]。

血小板收缩和分泌

涉及肌动蛋白和肌球蛋白的血小板收缩机制被认为能促进颗粒的分泌，但细节仍不清楚[107,515]。事实上，肌球蛋白重链基因 *Myh9* 几乎完全破坏的小鼠的血小板颗粒分泌有缺陷，但缺陷只针对低浓度的选择性刺激剂的反应[516]。静息血小板的细胞骨架包括上文所述的紧临细胞质膜下的膜骨架，以及由 2000~5000 线性肌动蛋白聚合物组成的花边状细胞质肌动蛋白丝网络，其中还包含了 α- 肌动蛋白、细丝蛋白（肌动蛋白结合蛋白）A 和 B、原肌球蛋白、钮蛋白和钙介质素[22,46,63,504,517-521]。收缩反应也被认为是由细胞内钙的增加所引发的，胞内钙的增加导致钙 - 钙调蛋白复合体形成，随后激活肌球蛋白轻链激酶。磷酸酶和环腺苷酸（cAMP）激酶的可以调节这个反应（参见下面“血小板激活和聚集中的信号通路”一节）。在血小板形态改变启动后，肌动蛋白集中地组装成为密集的丝状物，并且可能与磷酸化的肌球蛋白丝连接[522,523]。细胞器在收缩环中的集中与颗粒分泌相关[2]。但是血小板释放其颗粒内容物是通过颗粒膜与血小板中心的开放管道系统融合还是直接与细胞质膜融合还存在争论[2,296]。

血小板颗粒分泌过程是一个蛋白质 - 蛋白质相互作用的复杂过程，在这个过程中颗粒能连接并锚定在细胞膜的内侧，随后两个相对的脂双层发生融合介导内容物释放[524]。连接和锚定被认为部分是通过 Rab 家族的小 GTP 结合蛋白介导的。据报道，血小板包含有至少 11 种 Rabs，尽管其中只有少数与功能有关。Rab27a 和 b 对颗粒的生物起源和分泌都很重要[525]，而 Rab4 似乎在颗粒分泌中扮演一定的作用[526]。α 颗粒相联系的 Rab6 在凝血酶刺激后以

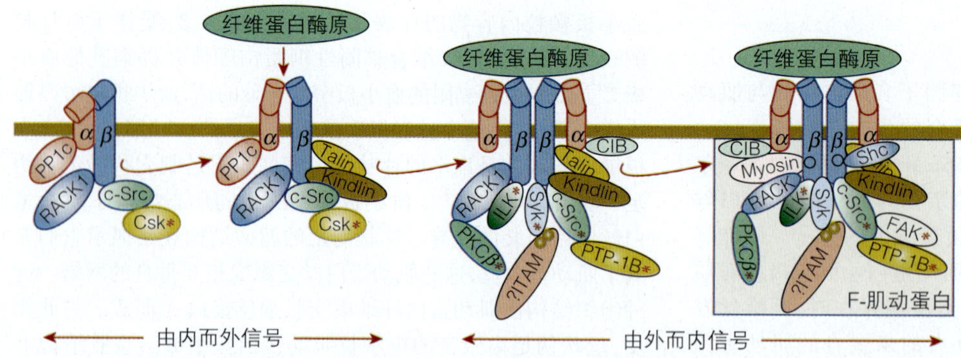

图 114-14 蛋白与整合素 $\alpha_b\beta_3$ 的胞内区域相互作用调节“内向外”和“外向内”信号。上图所显示的只是部分而非全部的已报道过的与 $\alpha_b\beta_3$ 胞内区域相关的蛋白质，他们大部分都处在一个动态的形式中。其中有一些与静息的血小板相关，而另外一些则在整合素内向外或外向内信号传递过程中募集或脱离整合素，导致丝状肌动蛋白的组装。除此之外，几个蛋白还有酶功能，在纤维蛋白原结合到 $\alpha_b\beta_3$ 后转变成酶活性形式（星号）。大部分附加的接头分子、酶和底物在这没有显示出来，它们可能更多是通过间接的方式被募集的。CIB：钙离子和整合素结合 1；Csk：c-Src 酪氨酸激酶；ILK：整合素关联激酶；ITAM：一个或多个免疫受体酪氨酸激活基序；PKCβ：蛋白激酶 Cβ；PP1c：蛋白磷酸酶 1c；RACK1：活化的 C 激酶受体；Syk：脾酪氨酸激酶。

蛋白激酶 C(PKC)依赖性的方式被磷酸化,并且这种磷酸化似乎增加了它的 GTP 结合量[527]。

血小板颗粒与细胞膜的融合类似于神经元的胞吐。详细研究表明:一个被称为可溶性 N- 乙基马来酰亚胺敏感因子受体(SNAREs)的膜整合素是一个重要的核心组分[528]。现在普遍认为囊泡/颗粒和靶膜之间的融合受到来自带有"货物"的颗粒或囊泡的可溶性 N- 乙基马来酰亚胺敏感因子受体蛋白(v-SNARE)结合到另一侧的靶膜上的蛋白复合物(t-SNARE)的调控。结果,跨脂双层复合物的形成能够保证最低限度的膜融合[529]。在人类的血小板中,v-SNAREs 包括囊泡相关膜蛋白(VAMP)-2/突触泡蛋白、VAMP-3/细胞短蛋白聚糖、VAMP-7/TI-VAMP 和 VAMP-8/endobrevin,且后者最为丰富[530-534]。t-SNAREs 有两类:可溶性 *N*- 乙基马来酰亚胺敏感因子附着蛋白(SNAP)-23/25/29 型和突触融合蛋白型。人类血小板含有突触融合蛋白 2、4、7 和 11[530-534],也含有可溶性 SNAP-23、25 和 29[535,536]。利用体外实验和转基因小鼠对其功能进行研究证实,VAMP-8 是主要的 v-SNARE,为血小板三类颗粒分泌所必需[530,533]。VAMP-2 或 VAMP-3 还可以在较高的水平的刺激中起作用。至于 t-SNAREs、SNAP-23 和突触融合蛋白 2 是每个分泌活动所必需的。突触融合蛋白 4 似乎也发挥了作用,但只体现在 α 颗粒和溶酶体的释放中[537-540]。

虽然 SNARE 蛋白足以调节膜融合,但是他们效率很低,因此需要其他辅助蛋白来控制它们的反应地点和时间。大多数辅助蛋白可能对第二信使如甘油二酯(DAG)和 Ca^{2+} 敏感,而其他则可能是作为激酶如蛋白激酶 C 的底物。Munc18 家庭(a、b 和 c)能够控制突触融合蛋白,并已证明在血小板分泌过程中至关重要[541-543]。研究表明,Munc18a 和 c 在血小板活化后可被蛋白激酶 C 磷酸化,由此影响了 Munc18 和突触融合蛋白间的亲和力[542,543]。至少 Munc13 家庭的两个成员存在于血小板中(Munc13-1 和 Munc13-4;Schraw TD、Ren Q 和 Whiteheart SW,未发表的数据)[544]。Munc13-4 似乎在致密颗粒的释放中有非常重要的作用,可能是通过其与 Rab27 相互作用发挥功能[545,546]。Munc13s 含有 Ca^{2+} 和 DAG 结合位点,因此可能受到血小板活化过程中产生的第二信使的调节。

Munc13-4 受到特别的关注,因为它与家族性的嗜血细胞性淋巴组织细胞增多症(FHL)和 Griscelli 综合征相关。Munc13-4 在 3 型 FHL 中发生了突变[547],并与 2 型 Griscelli 综合征中发生突变的蛋白质 Rab27a 相互作用[548]。这两种疾病的共同特征是 T 细胞无法适当地组织毒素分泌和靶细胞杀伤所需的细胞毒性突触[547]。对于家族性的嗜血细胞性淋巴组织细胞增多症的患者,现在还不清楚他们的出血时间是否有缺陷,因为他们在生命周期的早期就普遍接受了骨髓移植手术。

血块收缩

当血液在试管中开始凝结时,纤维蛋白网四处延伸,使几乎所有的血清变成凝胶样的状态。如果存在血小板的话,几分钟至几小时内,血块就会收缩,挤出绝大部分的血清[549]。这个过程被认为是模拟了体内血栓巩固和可能的伤口愈合增强的现象。血块收缩也涉及降低溶栓效率的问题,这可能部分解释了富含血小板的血栓对纤溶药物的耐药性[550]。血块收缩需要血小板的参与是不争的事实,就像 $\alpha_b\beta_3$ 和收缩机制涉及肌动蛋白和肌球蛋白一样[551,552]。事实上,当几乎完全的选择性破坏小鼠巨核细胞的肌球蛋白 *Myh9* 基因时,产生的表型为巨血小板减少症、血块收缩缺失、对低浓度的激动剂诱导的分泌减少、出血时间延长以及血栓形成受阻[516]。但这种小鼠并没有自发性的出血症状[516]。肌球蛋白的激活涉及肌球蛋白轻链的磷酸化,这个过程受到钙调节的肌球蛋白轻链激酶的活性和 Rho 激酶调节的肌球蛋白磷酸酶的活性控制。钙蛋白酶切割整合素 β_3 的胞质尾,可能促进了 RhoA 的活性,并作为一个分子开关使血小板由铺展转换成血块收缩[512]。虽然有这些数据存在,但还没有一个能够描述血块收缩过程细节的动物模型为大家所接受[553]。假定的机制包括血小板丝状伪足沿着纤维蛋白条移动假说,丝状伪足牵引纤维蛋白条假说,膜骨架蛋白驱动纤维蛋白内化假说[551-556]。

血小板 $\alpha_b\beta_3$ 为血块收缩所需要,主要通过对 Glanzmann 血小板机能不全症(参见第 121 章)患者的血小板的研究,以及通过对正常人的血小板进行 $\alpha_b\beta_3$ 受体阻断[554,557-562]或阻断与 $\alpha_b\beta_3$ 受体相互作用的纤维蛋白原 γ 链 C 末端序列证实[563]。血块收缩与 $\alpha_b\beta_3$ 依赖性的蛋白质酪氨酸磷酸化的降低呈时间相关,可能是激活了一个或多个磷酸酶[564],并且同时需要 $\alpha_b\beta_3$ 介导的分裂原激活的蛋白激酶(MAPK)的激活[565]以及诸如 Bcl-3 蛋白的翻译,后者为配体与 $\alpha_b\beta_3$ 的结合所促进[289]。但是 $\alpha_b\beta_3$ 的抑制实验结果显示,抑制血块收缩能力的不同并不与阻断纤维蛋白原结合血小板的能力相关[554,562],患有 Glanzmann 血小板无力症的患者在血块收缩缺陷的程度上也是不同的。一些 $\alpha_b\beta_3$ 突变体,例如 β_3 的 L262P 突变,干扰了其与纤维蛋白原的相互作用,但不妨碍其与纤维蛋白的相互作用和血块收缩[566]。值得特别注意的是,缺乏 γ 链 C 末端序列(400~411,可介导与 $\alpha_b\beta_3$ 结合)和两个含 RGD 多肽区域的纤维蛋白原,仍然能支持血块收缩[567,568]。众所周知,当纤维蛋白原转化为纤维蛋白时,新的位点暴露于分子表面。因此,这一矛盾的一个可能的解释是,纤维蛋白原的 γ 链中其他的 $\alpha_b\beta_3$ 结合序列(例如 316~322,370~383,或其他区域)或可以介导血块收缩[569,570]。也有可能是糖蛋白Ⅰb/Ⅸ凭借 GPⅠb 连接到凝血酶和(或)连有纤维蛋白的 VWF 上帮助了血块的收缩[571,572]。因此,虽然 $\alpha_b\beta_3$ 为血块收缩所需要,但这个过程并非只简单反映纤维蛋白原结合到 $\alpha_b\beta_3$。

■ 血小板促凝活性

在静息的血小板中,带负电荷的磷脂包括磷脂酰丝氨酸几乎完全存在于胞膜内侧。用来解释这种不对称的假设机制包括氨基磷脂移位酶(翻转酶)和(或)负电荷磷脂与细胞质元素包括细胞骨架分子及其伴侣蛋白之间的联合而引起的单向的酶的移动[10,12,573,574]。当血小板被强刺激剂激活时,带负电的磷脂重新分配到血小板细胞膜的外侧,这个运动被归因于细胞膜上的一个或多个可以改变细胞膜磷脂分布的酶在起作用。血小板含有能被钙激活的质膜酶(磷脂 scramblase 1),分子量约为 35 000,能在模式系统中逆转膜脂双层中带负电荷磷脂的不对称分布,但这种酶在体内的作用还不确定,因为缺乏这种酶的小鼠的血小板一旦被激活,它们的带负电荷也是可以被重新分配的[573,575-578]。而一个高度同源的磷脂 scramblase 3 也被证实存在于血小板及其他细胞,但它的作用也不确定[577]。血小板中存在一个可以促进脂质的向外运输的"外翻酶"(floppase)活性的假设被提出,除了多药耐药蛋白 1(ABCC1)在红细胞中

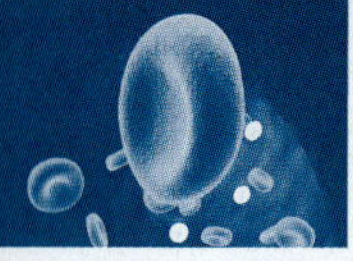

被证实有类似的这种活性外[579]，在血小板中还没有发现与这种活性相关的特异分子[580]。floppase也是一个血小板激活后逆转磷脂的不对称性的候选分子。由于血小板受到强刺激剂刺激而诱导的活化也能导致微颗粒的形成，这些微颗粒的表面富含负电荷磷脂，这可能是产生微颗粒的膜分子重组过程也同时导致了带负电荷的磷脂暴露于微颗粒和血小板膜表面。微颗粒也含有丰富的因子Ⅴa，因此大大地增加了凝血酶生成[8,451,581]。

在体外诱导微颗粒形成可通过钙离子载体A23187、补体C5b-9、胶原蛋白加凝血酶激活血小板，加组织因子到重新钙化的富血小板血浆中，或高剪切应力等途径[451,582-587]。将血小板与来自肝素诱发的血小板减少症患者的血清共孵育也可诱导产生微颗粒[588,589]，这至少部分解释了与这种疾病相关的血栓的形成(参见第119章)。细胞内钙离子的上升、钙蛋白酶的激活、细胞骨架的重组、蛋白质的磷酸化和磷脂易位都与微颗粒的形成有关。$\alpha_b\beta_3$的抑制，也许还有$\alpha_V\beta_3$的抑制，能在存在或缺乏纤维蛋白的情况下抑制组织因子诱导的血小板促凝活性和微颗粒的形成[590]，而对糖蛋白Ⅰb的抑制只有在纤维蛋白存在时才能抑制组织因子诱导的微颗粒形成[591]。

通过对伴有凝血和纤溶系统活化的患者，以及糖尿病、镰状细胞贫血症、人类免疫缺陷病毒感染、不稳定心绞痛、伴血栓形成的肝素诱导的血小板减少症和呼吸窘迫综合征患者的研究发现血小板微颗粒的循环水平有所增加，这些证明了血小板微颗粒的生物学意义[451,592]。微颗粒可以通过其表面上的受体结合到纤维蛋白血栓上，这些受体包括$\alpha_b\beta_3$、糖蛋白Ⅰb/Ⅸ、P-选择素，可能还有P-选择素糖蛋白配体-1[593]。

微颗粒结合Ⅷ因子、Ⅴa因子和Ⅹa因子，使它们在微颗粒表面形成因子Ⅹa(factor Ⅹase)和凝血酶原复合物[451]。它们还可以结合蛋白S来促进Ⅴa因子和Ⅷa因子的灭活，有助于抗凝[594,595]。此外，微颗粒可以通过供应花生四烯酸激活血小板。它们还可以类似的方式激活血管内皮细胞和单核细胞，导致单核细胞对内皮细胞的附着增强，加速动脉粥样硬化的进程[451]。

通过对有血小板微颗粒形成缺陷相关并有显著出血症状的斯科特综合征(参见第121章)患者的观察，得到了血小板微颗粒对血小板促凝活性的重要性的证据[596-598]。来自于被研究最密集的患者的血小板的加速因子Ⅹ和凝血酶原活化能力存在障碍。此外，这个患者的血小板既有因子Ⅴ结合异常又有带负电荷的磷脂异常暴露。在流动小室的研究中，她的血小板不能支持正常的纤维蛋白沉积。鉴于患者的红细胞在钙离子载体A23187的刺激下也没有正常的囊泡形成，微颗粒的形成缺陷似乎是主要的异常[596,599]。虽然磷脂爬行酶的异常被认为是这个患者异常的一个可能的原因，但是并没有发现磷脂scramblase 1的突变[580,600,601]。在斯科特综合征患者的淋巴细胞中报道过ABCA1基因的一个杂合子的错义突变，伴有正常的和突变的等位基因的mRNA表达减少[602]。

血小板活化导致血小板促凝活性的提高，与细胞凋亡有些相似的特征，包括：带负电荷的磷脂暴露于细胞表面和微颗粒形成。血小板含有凋亡相关蛋白半胱氨酸天门冬酶前体-3(caspase-3)和半胱氨酸天门冬酶前体-9(procaspase-9)，也含有天冬氨酸特异性半胱氨酸蛋白酶激活中APAF-1和细胞色素c[603-605]。但是关于caspase和钙蛋白酶在血小板促凝活性的相对作用的数据尚存在一些矛盾[580,603]。线粒体的变化可能与血小板的促凝活性中的凋亡现象相关[83]。在细胞凋亡和细胞坏死中，高水平的钙促进线粒体通透性转换孔的开放，这反过来又导致线粒体膜电位的损失和线粒体外膜的破裂。凝血酶加convulxin能刺激血小板降低线粒体的膜电位和提高促凝活性。亲环蛋白D(cyclophilin D)是通透性转换孔中的一个关键组成部分，当它缺失时，磷脂酰丝氨酸的暴露和凝血酶的生成将受到抑制。虽然血小板的活化和细胞凋亡的启动都会导致磷脂酰丝氨酸的暴露，但与凋亡相关的磷脂酰丝氨酸的暴露被认为是另外的酶(可能是ABC1 ATP结合蛋白)介导的[606]。这个通路在斯科特综合征患者的淋巴细胞中是正常的。

虽然对于静息血小板是否含有组织因子还存在一些矛盾的数据，但活化的血小板能通过mRNA前体剪接成成熟的mRNA并翻译合成组织因子[291,368]。此外，血小板血栓还可以通过结合白细胞衍生的含组织因子的微颗粒或者通过结合一种经变异性剪切产生的可溶性组织因子来募集血液中的组织因子[268,271,452-455]。白细胞衍生的微颗粒表面的P-选择素糖蛋白配体-1和活化的血小板表面的P-选择素之间的相互作用似乎在微颗粒与血小板血栓的结合中发挥了重要的作用[455]。血小板与白细胞或白细胞衍生的微颗粒之间的相互作用，据报道提高了(解密)组织因子活性，可能是通过提供带负电荷的磷脂[369]和(或)氧化还原酶PDI来达到的[370]。

血小板致密颗粒含有多聚磷酸盐，是一个无机磷酸盐的线性聚合物。它在血小板活化后被释放，并促进了血块的收缩。多聚磷酸盐加速了因子Ⅴ的活化[607]并改变了纤维蛋白凝块的结构。在多聚磷酸盐的存在下，纤维蛋白凝块形成更厚的纤维，并且阻碍纤溶[608]。

无可辩驳的证据表明血小板能够加速凝血酶的形成，但其中的确切机制仍然存在争议[596,597,609-611]。研究最多的是血小板对因子Ⅸa和因子Ⅷa诱导的因子Ⅹ活化，以及因子Ⅹa和Ⅴa诱导的凝血酶原的活化的影响[597,611]。血小板能够加速这两种反应，特别是当血小板被凝血酶或其他刺激剂激活时。血小板也能够加速凝血酶诱导的因子Ⅷ的活化[583]。极有可能是血小板上的因子Ⅷa充当了因子Ⅸa的一种结合位点，而血小板上的因子Ⅴa充当了因子Ⅹa的一种结合位点[584]。效应细胞蛋白酶受体1(EPR-1)或一个类似的分子可作为活化的血小板中因子Ⅹa的另一个结合位点[585]。血小板上也可能存在因子Ⅸa的一个单独的受体。已有研究提示，活化的血小板中只有大约10%暴露了存在于血小板中的平均约6000个的Ⅸa因子结合位点[612]。活化血小板中高表达因子Ⅴa和因子Ⅹa的血小板(包被血小板)百分比支持了只有一个血小板亚群在活化后发展为促凝表型的概念[263,264,611,613]。但是，目前还不清楚是否因子Ⅷa和Ⅴa能和血小板上特异的受体结合，或者是非特异性地与血小板活化后暴露在血小板质膜磷脂双层外侧的带负电的磷脂结合，尤其是与磷脂酰丝氨酸结合[573,584,596,609,611]。Ⅸa因子/Ⅷa因子/血小板复合物的组装提高了Ⅹ因子活化的催化效率(k_{cat}/K_m)达2.4×10^6倍[611]。凝血酶原能结合到活化的血小板上的大约20 000个位点上，以此获得的总分子量(kDa)与它的血浆浓度(约0.15μM)相当[614]。整合素$\alpha_b\beta_3$通过一个依赖RGD序列的机制结合到凝血酶原上，可能有助于凝血酶原定位到未活化和活化的血小板的表面[615]。因子Ⅺ已被证实既结合糖蛋白Ⅰbα又结合载脂蛋白E受体2(ApoER2，LRP8)，载脂蛋白E受体2是低密度脂蛋白(LDL)受体家族的一员。并且已证实 GPⅠbα 能与 ApoER2 形成复合体[615a,615b,615c,615d]。二聚化的Ⅺ因子可能需要同时与多个受体相互作用，推测它可能同时结合 β_2 糖蛋白Ⅰ-抗 β_2 糖蛋白Ⅰ抗体复合物和蛋白C[615c,615d]。

活化的凝血因子结合到血小板表面似乎保护了他们受到来自血小板和血浆的抑制剂导致的失活[200]。例如，血小板微颗粒的存在抵抗了活化的蛋白 C 的抗凝血效应，这一发现同时有理论和实际意义[616]。血小板中因子Ⅴ可能与多聚素结合[166]，有较大的存量[198,617]，并且因子Ⅴ能被血小板蛋白酶激活，这些都有助于血小板促凝活性的产生[204,205,618]。魁北克血小板综合征患者的血小板 α 颗粒中因子Ⅴ发生了蛋白酶解，因而导致了出血，这揭示了血小板因子Ⅴ在正常的止血中的潜在重要性（参见第 121 章），研究其他血小板因子Ⅴ异常的患者也得到相似的结果[597]。对血浆中含有因子Ⅴ抑制剂的出血患者输注含因子Ⅴ的血小板后能有效止血，进一步支持了上述理论[207,611,619]。

除了止血作用外，血小板促凝活性可能在先天性免疫中扮演一个重要的作用。比如因子Ⅴ介导的凝血酶生成防止了 A 组链球菌的感染。可能是因为凝血能防止细菌播散，降低血浆或血小板中因子Ⅴ的水平增加了感染 A 组链球菌小鼠的死亡率[620]。

血小板的作用除了加速凝血因子Ⅹ和凝血酶原的活化外，血小板和凝血系统间还有其他的联系，包括：①纤维蛋白原定位于 α 颗粒或血小板表面，能与局部产生的凝血酶相互作用[169,200]；②细胞内存在的 VWF，与结合到血小板上（通过 GPⅠb/Ⅸ和 $\alpha_{\text{Ⅱb}}\beta_3$）的细胞外 VWF，可增强因子Ⅷ通过 VWF 的共定位（参见第 127 章）；③因子Ⅺ可被血小板表面的凝血酶活化[621,622]，因子Ⅺ的二聚体的结构使得它可以同时与血小板以及因子Ⅸ相互作用[623]；④一个Ⅺ因子样蛋白与血小板膜相连，这种蛋白可能是缺失外显子 5 的变异性剪切的Ⅺ因子；该因子表达水平与出血症状的相关性似乎比血浆因子Ⅺ更好[200,624]；⑤胞质中存在因子ⅩⅢ（参见 115 章）；⑥存在凝血抑制剂（α_1-蛋白酶抑制剂，C-1 抑制剂，组织因子途径抑制剂，凝血酶抑制剂蛋白酶 nexin Ⅰ，以及因子Ⅸa 和因子Ⅺa 抑制剂 nexin Ⅱ或 β-淀粉样前体蛋白）[200,247]；⑦ ADP 刺激的血小板能增强Ⅻ因子的活性[200]。

■ 血小板膜糖蛋白，血小板黏附以及血小板聚集

血小板膜糖蛋白类介导血小板和其外在环境的相互作用。受体可以接受血小板外的信号并将信号传递至血小板内。此外，受体还可以接受血小板内的信号并影响其外在的结构域。血小板糖蛋白受体分属几种不同的受体家族（整合素类、富亮氨酸糖蛋白、免疫球蛋白细胞黏附分子、选择素类、四次跨膜受体以及七次跨膜受体，见表 114-5）。整合素家族中的 $\alpha_{\text{Ⅱb}}\beta_3$ 是血小板中特有的一类分子。富亮氨酸糖蛋白 GPⅠb/Ⅸ和 GPⅤ高度特异性地表达于血小板和细胞因子激活的内皮细胞[625,626]。剩下的其他受体在其他细胞类型中均有表达。

整合素类

整合素受体是一类异二聚体复合物，包含三个或四个二价阳离子结合区域的亚单位，由富含二硫键的 αβ 亚单位组成。两种亚单位都是跨膜类糖蛋白，由不同的基因编码。目前已知存在 18 种 α 亚单位和 8 种 β 亚单位[464,627-629]。主要的整合素受体家族由于其 β 亚单位的不同：β_1、β_2、β_3，而分成 3 类。整合素广泛分布于不同的细胞类型，不同的整合素具有独特的配体结合特性。整合素受体可以介导细胞间或蛋白与细胞间的相互作用；参与细胞内的蛋白质运输；此外，它们还可以参与由外向内或由内向外的信号转导。

$\alpha_{\text{Ⅱb}}\beta_3$（GPⅡbⅢa；纤维蛋白原受体；CD41/CD61） $\alpha_{\text{Ⅱb}}\beta_3$ 属于 β_3 整合素受体家族的一员，是一类主要的血小板受体，在一个静息的血小板表面存在着 80 000~100 000 个受体分子（见图 114-3）[464,465,471,627,630]。还有 20 000~40 000 个受体分子储存在血小板中的 α 颗粒膜上，在致密颗粒及开放管道系统的内膜中也存在受体分子；当血小板被激活或在释放反应中，这些存储的受体分子可以转移到血小板的质膜上[631-633]。血小板表面的 $\alpha_{\text{Ⅱb}}\beta_3$ 分子之间的平均距离小于 20nm，是所有类型细胞中表达最稠密的黏附及聚集受体之一。

静息血小板上的 $\alpha_{\text{Ⅱb}}\beta_3$ 同溶液中的纤维蛋白原亲和力很低，但当血小板被 ADP、肾上腺素、凝血酶或其他的激动剂激活时，$\alpha_{\text{Ⅱb}}\beta_3$ 同纤维蛋白原亲和力相对增强[465,466,470]。介导激活的信号转导机制将在下面论述。血小板激活引起的 $\alpha_{\text{Ⅱb}}\beta_3$ 受体自身的变化是 $\alpha_{\text{Ⅱb}}\beta_3$ 与纤维蛋白原亲和力改变的主要原因[634,635]，但 $\alpha_{\text{Ⅱb}}\beta_3$ 周围微环境的改变也可能参与其中。α 颗粒中的 $\alpha_{\text{Ⅱb}}\beta_3$ 受体似乎可以在 α 颗粒与质膜间循环[636]。这种循环有助于解释 $\alpha_{\text{Ⅱb}}\beta_3$ 从质膜吸收纤维蛋白原，并将其转运到 α 颗粒中聚集存储[169,174]。

其他整合素受体的数据共同证明了在配体纤连蛋白中存在着由 RGD 组成的细胞识别序列[637,638]，这个序列对配体同 $\alpha_V\beta_3$ 及 $\alpha_{\text{Ⅱb}}\beta_3$ 的结合同样重要。纤维蛋白原在其两个 Aα 链（氨基酸 572~574）的 C 末端包含着一个 RGD 序列，在氨基酸 95~97 的位置也存在一个 RGD 序列[639]。除此之外，其两个 γ 链的 C 末端 12 个氨基酸的区域包含着一个 Lys-Gln-Ala-Gly-Asp-Val 的序列，这个序列可能在纤维蛋白原同血小板的结合发挥着至关重要的作用[393,640-642]。VWF 分子的 C 末端也包含一个 RGD 序列，这个序列介导 VWF 同 $\alpha_{\text{Ⅱb}}\beta_3$ 的结合[375,378]。含有 RGD 或 γ 链的小合成肽可以抑制纤维蛋白原同血小板的结合，这些发现已被开发用于生产抑制血小板性血栓形成的治疗药物（替罗非班和依替巴肽）。同样的，抑制配体同 $\alpha_{\text{Ⅱb}}\beta_3$ 结合的单克隆抗体已被开发，其中一个小鼠和人的嵌合 Fab 片段已被开发成药物（阿昔单抗），是一种有效的抗血小板药物。

纤维蛋白原同 $\alpha_{\text{Ⅱb}}\beta_3$ 的结合是一个多级分步骤的过程[465,643-648]。①起始阶段很可能依赖于 γ 链的 C 末端区域，并且还依赖于二价阳离子；②后续的相互作用加强了纤维蛋白原的结合和内化[650]，即使将二价阳离子去掉这种作用也是不可逆的[651]；③纤维蛋白原的结合诱导受体发生变化（配体诱导的结合位点），并可以被抗体识别[241]；④纤维蛋白原同 $\alpha_{\text{Ⅱb}}\beta_3$ 的结合引起纤维蛋白原（受体诱导的结合位点）发生改变，同样可以被抗体识别，同时还可能暴露 Aα 链 95~98 位的 Arg-Gly-Asp-Phe（RGDF）序列[652,653]；⑤纤维蛋白原的结合引起受体聚簇[505,654]。

电子显微镜显示，$\alpha_{\text{Ⅱb}}\beta_3$ 受体似乎具有一个 8~12nm 的球形头部和 18nm 长的尾部，尾部代表着两个亚基的 C 末端，包含它们的疏水跨膜区域。有关 $\alpha_{\text{Ⅱb}}\beta_3$ 和相关的受体 $\alpha_V\beta_3$ 的晶体学、电子显微镜和生化数据显示：未激活的受体展示弯曲的构象，激活的受体不但头部伸展，同时 β_3 亚单位的尾部还向

外摆动(见图 114-3)[39,657-663]。因此,已发表的 $\alpha_{IIb}\beta_3$ 电子照片很可能是受体的伸展(激活)形式。

$\alpha_{IIb}\beta_3$ 具有所有整合素受体的基本结构特征(见表 114-5)[419]。α 亚单位 α_{IIb},是具有 4 个特征性二价阳离子结合位点的跨膜蛋白(见图 114-3)。成熟的 α_{IIb} 包含一个跨膜结构域,全长为 1008 个氨基酸[464,627,664];加工过程中,α_{IIb} 被切割成由二硫键连接的一个重链和一个轻链形式。β 亚单位 β_3,包含 762 个氨基酸并富含半胱氨酸残基,在其跨膜区域的附近具有一个特征性的半胱氨酸残基富集区域[464,627,665]。α_{IIb} 在其胞质尾含有一个 20 个氨基酸的序列,β_3 在其胞质尾含有一个 47 个酸的序列。编码 α_{IIb} 和 β_3 的基因非常接近,均在 17 号染色体的 q21.32 上,但它们的调节结构域不同[666,667]。α_{IIb} 和 β_3 均在巨核细胞合成,在粗面内质网形成一个钙依赖的非共价复合物[627,668]。钙连蛋白很可能是 α_{IIb} 的伴侣分子[669],但 β_3 折叠或者 $\alpha_{IIb}\beta_3$ 复合物形成的伴侣分子暂时还不清楚。$\alpha_{IIb}\beta_3$ 复合物接着在高尔基体接受进一步的加工,高尔基体是碳水结构成熟和前体 GPⅡb 分子被弗林蛋白酶或类似的酶切割成其重链和轻链形式的场所[627,670,671]。大约 15% 的 α_{IIb} 和 β_3 的组成是碳水化合物[672]。成熟的 $\alpha_{IIb}\beta_3$ 复合物被转运到质膜、α 颗粒的膜及致密颗粒中。如果 α_{IIb} 和 β_3 没有形成复合物,很可能存在两种原因:一是两种亚单位的结构异常,二是其中的一个亚单位合成失败。在此情况下,已合成的亚单位迅速被降解,并不表达在膜表面(参见第 121 章)。α_{IIb} 似乎从内质网逆转运回细胞质中,泛素化和巨核细胞蛋白体切割作用参与其中[669]。

α_{IIb} 和 β_3 均由一系列结构域所组成。α_{IIb} 的 N 端区域包括一个 7 叶 β 螺旋结构域,每叶由 4 个 β 折叠链联系成环。这个螺旋和 β_3 的 BA 结构域相互作用,形成在电镜下可见的球形头部。7 叶 β 螺旋结构的第 4~7 叶上的发卡环结构从与 β_3 的结合界面向外伸展,并与螺旋结构区上带有的 4 个钙离子相互作用。此外,α_{IIb} 还有一个特有的"帽子"亚结构域,由 7 叶 β 螺旋结构的第 1~3 叶上的 4 个环状结构组成,这个亚结构域与配体结合的特异性有关。α_{IIb} 其余的细胞外结构包括一个大腿、一个膝盖和两个小腿结构域[39],同 α_V 亚单位的相关结构很相似[660,662]。α_{IIb} 的胞质结构域可以同 β_3 的胞质结构域相互作用,并且这种作用对 $\alpha_{IIb}\beta_3$ 受体的激活发挥着重要的作用[471,673-676]。α_{IIb} 的胞质结构域在靠近膜的部位存在着一个 GFFKR 序列,这个序列被认为控制着 $\alpha_{IIb}\beta_3$ 受体的由内向外信号的激活。因为这个区域的突变或敲除将导致受体变成更利于同纤维蛋白原结合的构象[471,677-679]。许多研究采用基因突变或磁共振波谱法识别了不同的跨膜和胞质结构域,它们分别对异型或同型二聚体的形成有不同作用[676,680-683]。将这个区域的构象破坏也导致受体形成持续的高亲和力[36,684],这同样支持了 $\alpha_{IIb}\beta_3$ 由内向外的激活需要跨膜区结构同胞质结构域分离的结论。

β_3 亚单位的结构域并不是线性排列的,因为 β_3 的第一个区域[PSI(丛状蛋白、旗语蛋白和整合素)]插入了一个杂交结构域,这个结构域自身又插入了一个 βA 结构域,βA 结构域同 VWF 的 A 结构域以及整合素的 I 结构域具有同源性,这些结构域均可以同配体结合(见图 114-3)[657,685]。PSI 区域的两次插入可以解释为什么 C13 到 C435 具有一个长的二硫键的扩展。也可以解释为什么 β_3 亚单位不是通过分子的 N 末端,而是通过 βA 结构域(通过 261 位的 Arg 以及其他的残基同 α_{IIb}"笼子"中的疏水残基结合)同 α_{IIb} 的螺旋接触。PSI 结构域包含了 Leu33,它决定了 PlA1(HPA-1a)的特异性,相对的 Pro33 的多态性决定了 PlA2(HPA-1b)的特异性(见第 138 章)。β_3 的腿部由 4 个富含二硫键的整合素上皮生长因子功能区所组成。这个区域可以与未激活时"下弯"的 α_{IIb} 的茎部区域以及球形头部相互作用,但不能与激活状态的上述部位相互作用。整合素上皮生长因子功能区内的位点突变,包括半胱氨酸残基突变,可以激活受体,同时也可以引起受体同单克隆抗体的结合。β_3 中正确的二硫键配对的重要性被后续数据所证实:特定的还原剂可以引起 $\alpha_{IIb}\beta_3$ 的激活、纤维蛋白原的结合以及血小板的激活,而且在血小板表面及血小板分泌物中发现了可以催化蛋白的硫醇基团与二硫化物交换的酶(PDI)[690,692-694]。此外,β_3 自身区域也具有和 PDI 相同的共有序列(CGXC),也被认为参与了催化反应[695]。有实验证实 $\alpha_{IIb}\beta_3$ 可以在二硫键没有改变的情况下达到低水平的激活,但是最大程度的激活除了需要硫醇的来源,例如质膜的谷胱甘肽或膜的 NAD(P)H 氧化还原酶类的系统外,仍然需要 PDI 或类似的活力 690。尽管如此,目前仍然不清楚在体内生理或病理条件下,是否二硫键的改变可以引起激活。

α_{IIb} 和 β_3 的跨膜结构均是基于磁共振及结构模型的研究提出的假设[681,682,696-700]。α_{IIb} 的跨膜螺旋比 β_3 的跨膜螺旋短,所以它们横跨细胞膜时形成大约 25° 角。α_{IIb} 和 β_3 的细胞外结构域在靠近膜的位点附近的联系使得跨膜螺旋直接紧靠在最接近膜外结构域的膜区域(外膜环)。在靠近胞质的跨膜区尾部,螺旋结构被紧接在序列(991GFFKR995)后面的 α_{IIb} 的残基组成的内膜环紧密结合在一起。此时,F992 残基再浸润入膜,F993 残基填补空白,并与 β_3 的 W715 残基及 I719 残基相互作用,同时,α_{IIb} 的 R995 残基同 β_3 的 723 残基(或许还有 726 残基)之间形成盐桥。需要注意是,这些区域在许多其他的整合素受体中均是保守的,所以内在的机制可能同许多其他受体相同。

由内向外的信号传递伴随着踝蛋白的 F3 结构域同 β_3 的胞质结构域结合,并使内膜环结构断裂(见图 114-3 和图 114-14)[37,415,502,673-675,677-680,684,701,701a]。当 β_3 的胞质结构域中的丝蛋白被 migfilin 取代时,将促进这一过程,因为丝蛋白会阻止踝蛋白的结合[31,702]。踝蛋白的结合可以导致跨膜螺旋的分离以及 β_3 的胞质结构域重组为更为伸展的螺旋。之后,或者由于自发的原因或者由细胞骨架通过踝蛋白对 β_3 的牵引,$\alpha_{IIb}\beta_3$ 的细胞外结构域链分离,头部伸展,β_3 向外摆动。由外到内的信号可能起始于 α_{IIb} 和 β_3 近膜区的细胞外结构域之间的相互作用消失,这一过程可能由配体结合产生的更为剧烈的 β_3 的向外摆动所导致,使外膜环断裂以及产生后续的跨膜螺旋的解离。这一过程很可能促进胞质结构域与细胞骨架成分或信号分子之间产生相互作用。

β_3 的尾部也包含着两个 NXXY 基序,但血小板激活时,这些基序中的 Y747 和 Y759 将被磷酸化,这将为信号分子提供锚定位点[419]。小鼠及重组体系中的研究证实这些位点在凝块收缩及血小板聚集块的稳定性方面发挥着一定作用。

一系列的蛋白被证明可以直接或者通过与其他蛋白的相互作用同 α_{IIb} 和(或)β_3 的胞质结构域结合,其他蛋白主要包括信号分子(src,shc,FAK,paxillin 和 ILK,这些均可以与 β_3 结合)、细胞骨架蛋白 kindlin3[kindlin,骨架蛋白,α 肌动蛋白和

肌球蛋白可以同 β_3 结合，丝蛋白和踝蛋白可以与 α_{IIb} 和(或) β_3 结合]以及其他的一些蛋白[β_3-endonexin 和 CD98 同 β_3 结合，钙离子整合素结合蛋白(CIB)以及肌钙网蛋白可以与 α_{IIb} 结合](见图 114-13)[471,502,675,701,705-719] 这些相互作用对于介导由内向外或由外向内的信号传递发挥着重要的作用[419]。β_3 胞质结构域的肌动蛋白与肌球蛋白之间的相互运动可以为 $\alpha_{IIb}\beta_3$ 由弯曲构象转变为伸展构象提供能量[39]。根据 $\alpha_V\beta_3$ 的晶体结构分析，以前把伸展构象称为配体联系的金属结合部位(LIMBS)[662,663]。

α_{IIb} 螺旋区和 β_3 的 βA 结构域之间的联接部位是配体同 $\alpha_{IIb}\beta_3$ 的结合位点(见图 114-14)。β_3 的这个区域包含 3 个二价阳离子结合位点：金属离子依赖的黏着位点(MIDAS)，紧靠 MIDAS 的位点(ADMIDAS)以及 syMBS(协同金属结合部位)[39]。基于 $\alpha_V\beta_3$ 的晶体结构分析，syMBS 起初被定义为 LIMBS。

$\alpha_V\beta_3$ 的晶体结构证实：RGD 多肽与 $\alpha_V\beta_3$ 之间的结合主要通过多肽中的精氨酸残基和 α_V 中的两个天门冬氨酸残基(D150 和 D218)，以及多肽中的精氨酸残基和 MIDAS 阳离子[663]。$\alpha_{IIb}\beta_3$ 的结合情形与 $\alpha_V\beta_3$ 类似，但存在一些不同，表现为 α_{IIb} 中仅有一个天门冬氨酸残基(D224)可以同精氨酸残基(或纤维蛋白原中 γ 链的赖氨酸残基)相互作用，α_{IIb} 中的 D224 与 MIDAS 阳离子的距离更远，而且 α_{IIb} 的帽端亚结构域可以提供 Phe160 与 Tyr190 形成一个疏水的外部[39,657]。这样，$\alpha_{IIb}\beta_3$ 的结合部位可以更好地结合比较长的纤维蛋白原 γ 链的 C 末端多肽，从而使得多肽的精氨酸残基和 C 末端的缬氨酸羧基可以分别与 MIDAS 及 ADMIDAS 的阳离子相互作用[649]。这同时可以解释为什么 $\alpha_{IIb}\beta_3$ 可以同具有较长赖氨酸残基(KGD 多肽)的多肽结合[720]。$\alpha_{IIb}\beta_3$ 受体与药物依替巴肽及替罗非班的作用也有晶体结构显示。依替巴肽及替罗非班可以阻断配体同 $\alpha_{IIb}\beta_3$ 的结合，已成为有效地抗血栓药物，而且相对于 $\alpha_V\beta_3$，这些药物对 $\alpha_{IIb}\beta_3$ 的特异性更强[657]。这些药物特异性的部分基础就是它们可以特异性的同 α_{IIb} 的外部相互作用，以及它们正负电荷之间的更长距离[657]。$\alpha_{IIb}\beta_3$ 的第三种拮抗药物阿昔单抗是一种嵌合了鼠源抗 Fab 段的单克隆抗体[659]。它的表位位于 β_3 的某个靠近 MIDAS 的区域，提示它可以在空间上干涉配体的结合，或干扰结合位点，也可能两种机制都存在[659]。

血小板激活时 $\alpha_{IIb}\beta_3$ 的两种主要变化包括：β_3 头部的伸展以及杂交结构域和 PSI 结构域的向外摆动(见图 114-3)[39,657]。头部的伸展可以使配体更加接近受体的结合位点，也可以在血小板聚集时使受体更突出于血小板表面[721]，从而促进纤维蛋白原在血小板之间建立桥梁。β_3 杂交结构域和 PSI 结构域的摆动似乎可以增强配体的结合，但精确的机制目前还不清楚[649]。摆动的同时伴随着 ADMIDAS 金属离子以及 α_1-β_1 环围绕着 MIDAS 的运动。α_1-β_1 环围绕着 MIDAS 的运动可以使 α_1-β_1 环的两个核心氮同配体的羧基氧相互作用，从而增强同 MIDAS 金属离子的结合[36,649]。通过突变造成的杂交结构域及 PSI 结构域的摆动可以导致持续性的配体同 $\alpha_{IIb}\beta_3$ 的结合[722]。

纤维蛋白原同血小板 $\alpha_{IIb}\beta_3$ 的结合可以使血小板被激活，很可能是纤维蛋白原将两个不同血小板之间的 $\alpha_{IIb}\beta_3$ 分子交联导致的[656]。纤维蛋白原的二聚体和相对刚性的结构，以及结合部位在 γ 链末端的定位都与这样的一个模型一致，即一个纤维蛋白原分子上的两个结合部位可能相距大于 45nm。当纤维蛋白原结合后的短时间内，可以通过螯合二价阳离子将它从血小板上解离下来，但一小时后，结合就变得不可逆[651]。仅仅纤维蛋白原的结合并不会导致血小板的聚集，血小板的聚集还需要其他的必要机制(可能是由配体和(或)细胞骨架介导的受体聚簇)，但具体机制目前还不清楚[2,651,723,724]。配体与 $\alpha_{IIb}\beta_3$ 结合后，通过 $\alpha_{IIb}\beta_3$ 介导的由外到内信号通路将导致一系列的磷酸化事件发生，血小板骨架改变，血小板铺展，甚至引起蛋白的翻译[415,498,725]。

除了纤维蛋白原，其他的一些蛋白也可以与激活的血小板表面的 $\alpha_{IIb}\beta_3$ 结合，比如 VWF、纤连蛋白、玻连蛋白、凝血酶敏感蛋白以及凝血酶原[183,615,726]；这些蛋白在与血小板起始作用的区域均含有一个 RGD 序列。但是导致这些配体与 $\alpha_{IIb}\beta_3$ 的结合所需的二价阳离子的偏好以及有效激活试剂上有微小的差异[634]。这些其他类的配体与 $\alpha_{IIb}\beta_3$ 的结合均可以被包含 RGD 序列的多肽所抑制，暗示了蛋白的 RGD 序列与 $\alpha_{IIb}\beta_3$ 中的 RGD 结合位点间存在着普遍的作用[727,728]。

体外用聚集仪检测发现血小板的聚集主要依靠纤维蛋白原同 $\alpha_{IIb}\beta_3$ 的结合。目前还不清楚在体内纤维蛋白原是否是血小板聚集的最重要配体，因为在流动条件下的模型系统中的研究发现：在高剪切力条件下 VWF 是最主要的配体[469]。在聚集仪中，在纤维蛋白原浓度很低的情况下，VWF 可以替代纤维蛋白原的作用[729]。在双缺失纤维蛋白原和 VWF 的小鼠体内，当血管受损时仍然可以形成血小板性血栓[171,423,730]。起初，纤连蛋白被认为支持了这种血栓(双缺失纤维蛋白原和 VWF)的形成，但同时缺失纤维蛋白原、VWF 及纤连蛋白的小鼠却可以增加血小板聚集及血栓形成，提示纤连蛋白在某些情形下可能发挥着抑制血栓形成的角色[172]。

尽管静息的血小板不能大量结合可溶性的纤维蛋白原(或者其他的黏附糖蛋白)，但是它们可以黏附在固定的纤维蛋白原表面[392,393]。这种不依赖激活的黏附可能是由于纤维蛋白原在固定在某一表面时会发生结构的改变所导致[653,731]。也可能是由于少量 $\alpha_{IIb}\beta_3$ 受体短暂处于合适的构象从而与纤维蛋白原结合，而纤维蛋白原的固定可能导致局部的纤维蛋白原密度升高，从而促进黏附的动力学。最后，也有可能低亲和力的纤维蛋白原与 $\alpha_{IIb}\beta_3$ 的结合也能起始 $\alpha_{IIb}\beta_3$ 与细胞骨架的相互作用，随之的肌动蛋白 - 肌球蛋白引起的收缩可能提供能量使构象改变导致高亲和力的结合[39]。

纤维蛋白原和(或)纤维蛋白都被确认表达在损伤的血管表面；因此很可能在这种情况下 $\alpha_{IIb}\beta_3$ 介导血小板之间的结合[732]。相反，静息血小板表面的 $\alpha_{IIb}\beta_3$ 似乎并不能介导血小板与 VWF 或纤连蛋白的结合[393]；当血小板被激活时，$\alpha_{IIb}\beta_3$ 可以与这些糖蛋白结合[727]。流动条件下的血小板聚集模型中，剪切力最大的血栓尖端部位，$\alpha_{IIb}\beta_3$ 与 GPⅠb/Ⅸ、VWF 及纤维蛋白原协同作用[389,405,411]。$\alpha_{IIb}\beta_3$ 还可以参与黏附后血小板的铺展[414,416,491]，此外，血块收缩以及从血浆中吸收纤维蛋白原贮存到血小板的 α 颗粒都必须依赖 $\alpha_{IIb}\beta_3$[169,174]。

还不完全确定的 $\alpha_{IIb}\beta_3$ 功能包括：与纤溶酶原的结合[733]，穿血小板膜的钙离子转运(参见下面的"钙")[734-736] 导致寄生虫的细胞毒的 IgE 同血小板的结合[737]，以及与导致莱姆病的 *Borrelia* 螺旋体菌属的螺旋菌[738]、汉坦病毒属[739] 以及其他的病原体的相互作用[739a]。$\alpha_{IIb}\beta_3$ 还可以介导活化的ⅩⅢ因子(ⅩⅢa)与血小板的结合，但这主要是 FⅩⅢ与纤维蛋白原相互作用的

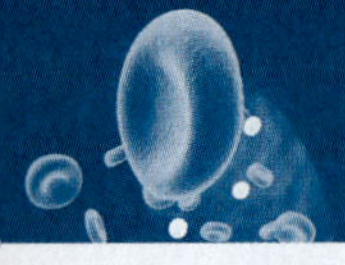

结果[256]。F XⅢa 与钙蛋白酶还参与抑制血小板与胶原黏附后的血小板之间的相互作用[740]。

$\alpha_2\beta_1$（GPⅠa/Ⅱa，胶原受体，VLA-2，CD49b/CD29） 整合素 $\alpha_2\beta_1$（GPⅠa/Ⅱa）遍布于不同细胞类型，可以介导同胶原的结合[396-398,741-744]。α_2 亚单位（GPⅠa）包含一个 191 氨基酸的区域，这个区域插入到 β 螺旋的 N 端区域（Ⅰ结构域）。这与其他能与胶原结合的蛋白的类似区域同源，这些蛋白包括 VWF 及软骨基质蛋白等[745]。这个区域含有 MIDAS 结构域，α_2 Ⅰ结构域与包含Ⅰ型胶原序列 GFOGER（O 代表羟脯氨酸）的胶原相关多肽形成的复合物的晶体数据显示，多肽中的谷氨酸可以与 MIDAS 中的 Mg^{2+} 配对[746-748]。

$\alpha_2\beta_1$ 与 GP Ⅵ似乎均参与了血小板与胶原间的相互作用（参见胶原：GP Ⅵ与 $\alpha_2\beta_1$）[744,749,750]。$\alpha_2\beta_1$ 与 GPⅥ水平下降的患者具有出血缺陷，但是这些受体下降的精确的作用还不清楚（参见第 121 章）。同 $\alpha_{Ⅱb}\beta_3$ 一样，尽管在没有外在激活剂的条件下 $\alpha_2\beta_1$ 可以与胶原相互黏附，但由内至外的激活信号似乎可以增强它同配体的亲和力[751]。GP Ⅵ与胶原的相互作用及 GPⅠb 同 VWF 的结合后介导的信号均可以有力地刺激 $\alpha_2\beta_1$ 的激活[746,752,753]。因此，可能的情况是：GPⅠb 介导了同 VWF 和胶原的黏附后，GPⅥ介导激活 $\alpha_2\beta_1$，从而使激活的 $\alpha_2\beta_1$ 促进了同胶原的更紧密的黏附，稳定了胶原表面形成的血栓块，发挥了促凝活性[403,754]。此外，$\alpha_2\beta_1$ 的亲和力可能还受二硫键变更的调节：抑制血小板蛋白质二硫化异构酶及巯基封闭药物都可以抑制 $\alpha_2\beta_1$ 介导的血小板同Ⅰ型胶原及相关多肽 GFOGER 的结合[690,755]。胶原的状态也会影响是由 $\alpha_2\beta_1$ 还是由 GP Ⅵ来介导同胶原的相互作用，因为 GP Ⅵ似乎介导同纤维状胶原的结合，$\alpha_2\beta_1$ 趋向于同蛋白酶处理过的胶原结合[405,406]。

镁和锰可以促进配体同 $\alpha_2\beta_1$ 的结合，钙会抑制配体同 $\alpha_2\beta_1$ 的结合，在正常人的血液中，钙离子十分丰富，而镁的含量却很低，因此并不能提供合适的阳离子浓度来发挥受体的功能[397]。然而在肝素化的血液中，整合素 $\alpha_2\beta_1$ 却可以介导血小板和胶原的黏附[397,398]。有提示Ⅰ型胶原的区域是潜在的 $\alpha_2\beta_1$ 的结合位点[756]；Ⅰ型胶原的 α_1 链的 502~516 多肽序列包含着一个甘氨酸 - 谷氨酸 - 精氨酸（Gly-Glu-Arg，GER）序列，可能特别重要[757]，但其他的区域可能也很重要[758]。在Ⅲ型胶原中，α_1 的 522~528 氨基酸片段也包含着 $\alpha_2\beta_1$ 的结合区域[759]。

α2 基因具有 3 个不同的等位基因，主要表现在 807 位核苷酸（T 或 C）及 1648 位核苷酸（G 或 A）的不同[349]。807 位的碱基替换不会影响氨基酸的序列，但是 1648 位的替换可以使谷氨酸（Glu）变为赖氨酸（Lys），导致 Br^b 和 Br^a 的同种异型抗原形成（HPA-5a 和 HPA-5b，参见第 138 章）。等位基因 1（T-G）存在于 39% 的个体中，等位基因 2（C-G）个体为 53%，等位基因 3（C-A）个体为 7%[408,760]。具有等位基因 1 的个体同具有等位基因 2 的个体相比，具有较高的血小板 $\alpha_2\beta_1$ 密度，具有等位基因 3 的个体具有最低的血小板 $\alpha_2\beta_1$ 密度。$\alpha_2\beta_1$ 的密度与流动条件下在胶原表面沉积的血小板密切相关。基因多态性与心血管疾病的致死率和致残率（包括发展为心肌梗死[761,762]、卒中[763]的风险）已被广泛研究，尽管有研究提示它们可能与心血管疾病风险有联系[349,350,764-766]，但还没有形成确切的结论。

整合素 $\alpha_2\beta_1$ 同膜骨架蛋白间也可能有联系[767]。$\alpha_2\beta_1$ 的配体特异性似乎取决于细胞类型，因为在内皮细胞中可以作为层黏连蛋白的受体也可以作为胶原的受体[768,769]。配体与 $\alpha_2\beta_1$ 的结合还可起始血小板的蛋白合成[498]。$\alpha_2\beta_1$ 还可以参与巨细胞的发育及血小板的形成。尤其重要的是：同胶原作用后导致的巨核细胞表面激活的 $\alpha_2\beta_1$ 受体缺失参与了血小板生成中从骨髓到外周循环的转变阶段[751]。

$\alpha_5\beta_1$（GPⅠc*/Ⅱa，纤连蛋白受体，VLA-5，CD49e/CD29） β_1 家族的 $\alpha_5\beta_1$ 是一种广泛表达在不同细胞系的受体，可以介导同纤连蛋白的黏附[629,637,638]。$\alpha_5\beta_1$ 同细胞外基质的相互作用尤其重要，来自其他细胞而不是血小板的数据显示，$\alpha_5\beta_1$ 在发育生物学及肿瘤转移过程中发挥着重要作用。纤连蛋白中的 RGD 序列对于细胞黏附起着关键性的作用，纤连蛋白中的其他区域可能也有所贡献。包含 RGD 序列的多肽可以抑制 $\alpha_5\beta_1$ 介导的细胞黏附。同其他的整合素受体类似，$\alpha_5\beta_1$ 介导的黏附需要二价阳离子的存在。整合素 $\alpha_5\beta_1$ 可以介导静息血小板与纤连蛋白的黏附[770,771]，但是它的亲和力可能受激活的调节[772]。$\alpha_5\beta_1$ 在血小板中的生物学作用目前还不清楚。尽管它可能参与止血和（或）血栓形成，也可能 $\alpha_5\beta_1$ 的作用同在其他造血祖细胞中相似，仅仅限制于巨核细胞同骨髓基质的结合[773]，$\alpha_5\beta_1$ 并不是血小板上唯一的纤连蛋白受体，因为在适当的刺激下，$\alpha_{Ⅱb}\beta_3$ 也可以与纤连蛋白结合[183,629]。

$\alpha_6\beta_1$（GPⅠc/Ⅱa；层黏连蛋白受体；VLA-6；CD49f/CD29） 基底膜或细胞外基质表达层黏连蛋白，$\alpha_6\beta_1$ 整合素受体可以介导血小板和层黏连蛋白的黏附[629,774,775]。在镁离子和锰离子存在情况下，这种黏附更明显；而钙离子不能促进黏附。在静息血小板中这种受体就具有活性，但是它在血小板中的生理学作用目前还不清楚。$\alpha_6\beta_1$ 似乎可以通过 PI3 激酶通路诱导血小板形态学的改变[776]。另一种 67 000kDa 的层黏连蛋白受体在血小板表面已经被识别，在其他类型细胞中同样存在[777]。

$\alpha_V\beta_3$（玻连蛋白受体；CD51/CD61） $\alpha_V\beta_3$ 同 $\alpha_{Ⅱb}\beta_3$（GPⅡb/Ⅲa）具有相同的 β_3 亚单位（见图 114-3）[628,629,665,778,779]。α_V 同 $\alpha_{Ⅱb}$ 亚单位具有 36% 的相同序列[780]。然而整合素 α_V 在血小板表面的表达密度同 $\alpha_{Ⅱb}\beta_3$ 有很大不同，每个血小板分子表面仅仅有大约 50~100 个 $\alpha_V\beta_3$ 受体[781]。$\alpha_V\beta_3$ 外部结构域本身的晶体结构，以及 $\alpha_V\beta_3$ 结合了包含多种配体共同的 RGD 细胞识别序列的多肽的晶体结构已在高分辨率下得到了解析[662,663]。这种 RGD 多肽可以抑制配体与 $\alpha_V\beta_3$ 的结合。主要的发现主要包括：①受体形成弯曲的构象，在这种构象下，球形头部由 α_V 的 β 螺旋的 N 端结构域与 β_3 的 βA 结构域组成，球形头部与 α_V 与 β_3 亚单位的腿部很接近。②包含 RGD 序列的多肽可以与头部结合，通过精氨酸残基（R）与 α_V 接触，通过天门冬氨酸残基（D）与 β_3 的 MIDAS 区域接触。目前发现弯曲的构象是未激活的构象，当被激活时，头部将伸展，将相互作用，同时还伴随着以 β_3 的 βA 及杂交区域之间为支点的腿部分离[657,658,778,779]。$\alpha_V\beta_3$ 可以介导同玻连蛋白的黏附，但只在有镁离子和锰离子存在的情况下，钙离子不支持这种黏附[781]。$\alpha_V\beta_3$ 还可以介导与纤维蛋白原、VWF、凝血酶原及凝血酶敏感蛋白的相互作用[184,782-785]。血小板受刺激时可以激活 $\alpha_V\beta_3$，激活方式与 $\alpha_{Ⅱb}\beta_3$ 及 $\alpha_2\beta_1$ 类似。激活的 $\alpha_V\beta_3$ 可以独特地黏附骨桥蛋白，骨桥蛋白在动脉粥样硬化斑块中具有很高浓度[786]。$\alpha_V\beta_3$ 在血小板生理学中的作用目前还没确定，但是它很可能促进血小板的促凝活性[590]。

$\alpha_V\beta_3$ 在内皮细胞[640,784]、破骨细胞[787]、平滑肌细胞以及其他的细胞类型中同样存在，它还参与骨质吸收[788-790]、内皮细胞与基质的相互作用[640,784]淋巴细胞凋亡[791]、新生血管形成[792]、肿瘤血管新生[792-794]以及血管损伤后的内膜增生[795-797]。

$\alpha_V\beta_3$ 的存在或缺失可以帮助确定 Glanzmann 患者是由于 α_{IIb}(如果 $\alpha_V\beta_3$ 含量正常或增高)还是 β_3(如果 $\alpha_V\beta_3$ 含量减少或缺失)的异常(参见第 121 章)。

富含亮氨酸重复单位的糖蛋白受体

GPIb/GPⅨ/V(CD42) GPIb 由 GPIbα(CD42b)(610 个氨基酸)与 GPIbβ(CD42c)(122 个氨基酸)通过二硫键连接在一起[374,383,625,798-801]。GPIb 似乎与 GPⅨ(160 个氨基酸)按 1∶1、与 GPⅨ/V 按 2∶1 形成复合物存在于血小板的表面(图 114-15)。GPIbα 的基因存在于 17 号染色体的短臂上,GPIbβ 存在于 22 号染色体的长臂上。GPⅨ基因位于 3 号染色体的长臂[802-804]。GPⅨ为 GPIb 的有效表面表达所需[805],但除此之外的其他功能并不清楚。GPIb/GPⅨ表达在巨噬细胞或血小板表面;目前对 GPIb/GPⅨ是否持续性或受细胞因子刺激后表达在内皮细胞还存在争议[626,806-812]。GPIb/GPⅨ的启动子缺乏 TATA 或 CAAT 重复序列,但是具有与 GATA 和 ETS 家族转录因子的结合位点,ETS 家族转录因子与辅因子 FOG(friend of GATA-1)一起可能负责 GPIb/GPⅨ的限制性表达[813-821]。

GPIbα 的遗传多态性可以影响 13 个氨基酸重复单位的数目(1、2、3、4),并造成 GPIbα 分子量的变化[822]。2 次重复的突变体最常见,但是不同数目的 13 个氨基酸重复单位的出现频率有相当大的人种差异。分子量的多态性与 Sib 和 Ko 同种异型抗原密切相关,这两种抗原可以导致 GPIbα 145 位氨基酸 T→M 的转变,M 可以导致 3 或 4 个重复单位出现,而 T 导致 1 或 2 个重复单位出现(参见第 138 章)[760]。部分报道提示导致多个重复序列出现的等位基因与血管性疾病间存在联系[349,350,760,823-825]。另外的两种 GPIbα 的多态性包括:①起始密码子(RS 体系)开始的 -5 位的 C 或 T 多态性;②编码第 358 位精氨酸 Arg 的密码子的第三个碱基的核苷酸二态性[799,826,827]。只有 8%~17% 的个体的 -5 位为 C,与此相似的包围着 ATG 起始密码子的序列可能更有利于翻译。事实上,这种多态性与血小板表面 GPIb 的高表达密切相关,而且很可能是缺血性血管疾病的危险因素[828-836]。GPIb 被认为是一类自身免疫血小板减少症或奎宁和奎尼丁诱导血小板减少症的目标抗原(参见第 119 章)。

图 114-15 GPⅠb/GPⅨ/V 复合物与相关蛋白示意图。复合物由 4 个多肽链组成,每个多肽链由各自的基因所编码,图示为假设的排列,依据两个拷贝的 GPⅠbα、GPⅠbβ、GPⅨ和一个拷贝的 GPV 组成的化学计量关系,以及 GPV 主要与 GPⅠbα 相互作用。GPⅠbα 的 N 端区域由亮氨酸重复单位组成,可以与一系列的配体结合,比如 VWF(A1 结构域)及已确定的在血小板生理学中具有重要作用的凝血酶。黏蛋白样区域富含碳水化合物结构,提供了 GPⅠbα 较为伸展的构象,使这个受体成为从血小板表面伸展最远的受体。凝血酶可以切割 GPV。一系列蛋白,尤其是钙蛋白酶,可以在接近其插入膜的区域切割 GPⅠbα。切割后的产物糖萼蛋白可以在血浆中循环。受体复合物的细胞质结构域可以与许多蛋白,包括 14-3-3ζ、钙调蛋白及细丝蛋白联系在一起。细丝蛋白与复合物的相互作用,可以将复合物与血小板膜骨架的短的肌动蛋白结构联系在一起。蛋白激酶 A 磷酸化 GPⅠbα 与 GPⅠbβ 可能控制着复合物与 14-3-3ζ 的相互作用。FC 受体 γ 链(FcRα 链)可能也与复合物相互作用参与了信号传递,但 FC 受体 γ 链与 GPⅠb/GPⅨ/V 复合物的化学计量关系尚不清楚。在 VWF 与 GPⅠb/Ⅸ/V 复合物结合后,许多中间信号分子和 ADP 可能参与了 $\alpha_{IIb}\beta_3$ 的激活[1572]。

GPIbα 具有很多的 O 连接的以唾液酸残基结尾的糖链[837],唾液酸残基对于血小板膜的负电荷贡献巨大[3]。电子显微分析显示 GPIb 具有一个长的能弯曲的棒结构(大约 60nm)以及两个直径为 9nm 和 16nm 的球形结构域[838]。因此,GPIb 可能比 $\alpha_{IIb}\beta_3$ 从血小板表面伸展得更远,这可能解释它在血小板黏附发挥最初的作用,也可能解释因为增多的 13 个氨基酸重复单位的数目而具有更长的 GPIb 分子的个体,有更高的心血管疾病的患病风险。这种伸展可能对剪切力诱导的构象改变比较敏感[625]。GPIb 的细胞外结构域易受一系列蛋白酶的切割,主要包括:血小板钙蛋白酶及 ADAM17(肿瘤坏死因子-α 转换酶,TACE)[839,839a],形成糖萼蛋白的可溶片段。糖萼蛋白在正常血浆中的浓度为 1~3μg/ml[840]。ADAM17/TACE 在体内起初主要负责形成糖萼蛋白,TACE 缺失的小鼠体内糖萼蛋白的含量明显下降[839a]。血浆中的糖萼蛋白的含量与血小板生成相关,因此血浆中的糖萼蛋白的含量可以区分血小板减少症是因为血小板破坏增加还是血小板生成减少[841-847]。ADAM17 还可能负责激活后 GPV 的蛋白脱落[847a]。

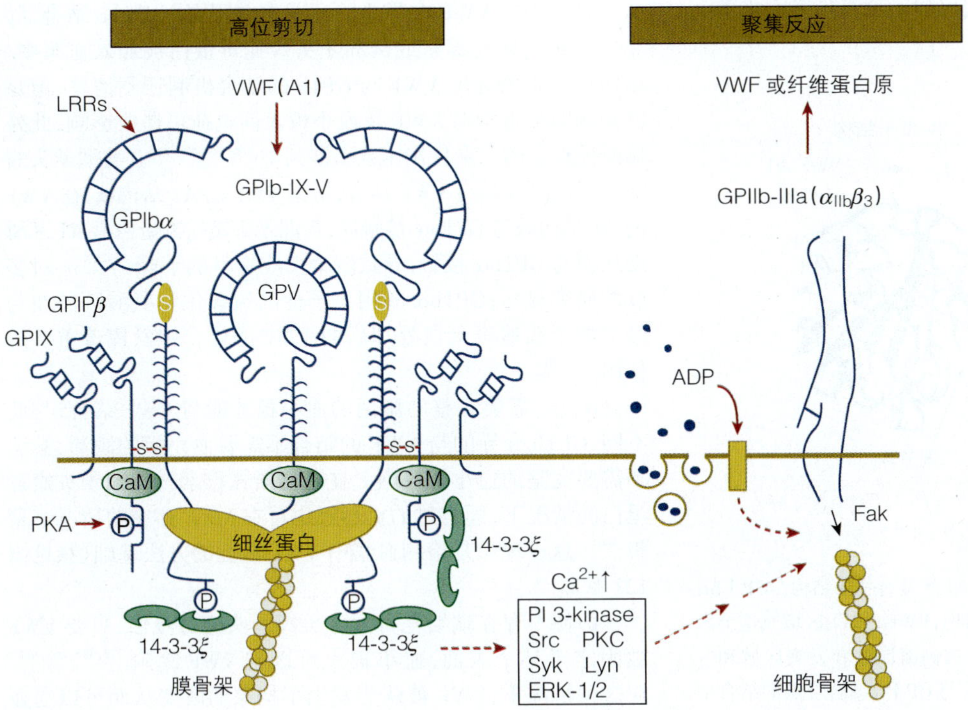

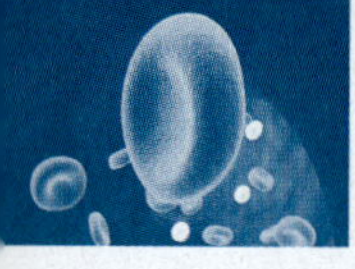

GPⅠbβ 与 GPⅨ在它们的细胞质结构域具有自由的巯醇基，这些巯基会发生棕榈酰化作用，可以部分地增强受体与细胞膜的锚定[848,849]。GPⅠbαC 末端的倒数第二位的丝氨酸残基会发生磷酸化，为信号复合蛋白 14-3-3 ζ 提供附着位点[850]。类似地，当蛋白激酶 A 通过 cAMP 激活 GPⅠbβ，GPⅠbβ 细胞质结构域的 166 位丝氨酸也可以磷酸化，为 14-3-3 ζ 提供另一个附着位点（见图 114-15）[851-853]。GPⅠbα 的胞质结构域与细丝蛋白 A（肌动蛋白结合蛋白）结合在一起，从而将 GPⅠb 与血小板的细胞骨架连接[376,767,854]。细胞骨架的改变会影响 GPⅠb 的功能活性[855-857]。GPⅠbα 可通过 14-3-3 ζ 与 PI3 激酶结合，参与 GPⅠb 介导的信号转导，导致 $\alpha_{Ⅱb}\beta_3$ 的激活[376,858,858a]。GPⅠb 邻近于 FcγRⅡA 及 Fc 受体的 γ 链。这两种受体通过 src 家族激酶磷酸化胞质受体酪氨酸的激活基序（ITAM）并募集酪氨酸激酶 syk，从而起始信号传递[859-862]。

GPⅠbα 在其细胞外区域的 N 端具有 8 个富含亮氨酸的重复单位，GPⅠbβ 与 GPⅨ含有一个重复单位[374,798,804]。这些重复单位的序列一致，具有 24 个氨基酸，7 个亮氨酸被规则隔开；在其侧面还有清晰的二硫化物环序列[625]。在其他的蛋白中也具有类似的亮氨酸重复序列。

GPⅠbαN 端（氨基酸残基 1~305）本身的晶体结构，以及与 VWF 的 A1 区域形成复合物后的晶体结构，这提供了这些蛋白间相互作用的重要信息（图 114-16）。

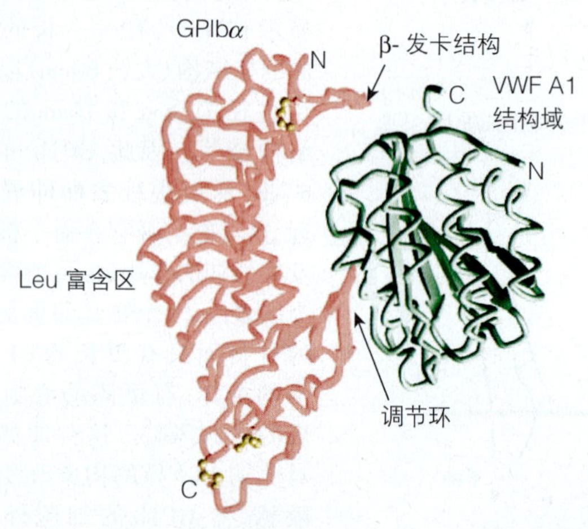

图 114-16　GPⅠbα 的 N 端与 VWF 的 A1 区复合物的结构。GPⅠbα 的 N 端亮氨酸重复单位折叠形成凹面结构，VWF 的 A1 区填充这个区域。GPⅠbα 的 N 端半胱氨酸重复单位在侧面形成 β 发夹区域和一个 C 端的调节环。后者在 VWF 的 A1 区与 GPⅠb 结合位点的结合中发挥着重要的作用[865]。

GPⅠbα N 端区域采取了弯曲的形状：N 端的 β 发夹侧翼序列（手指）包括一个 C4-C17 二硫环（H1-D18），8 个亮氨酸重复单位（K19-W204），一个 β 转换区（V227-S241）。C 端的硫酸化阴离子区域（D269-D287），276 位 Y、278 位 Y 及 279 位 Y 在翻译后都发生硫酸化[863-865]。VWF 的 A1 区通过两个区域与 GPⅠbα 的凹面相互作用：一是 N 端的 β 发夹加上第一个亮氨酸重复单位（同 VWF 的 A1 区的 $\alpha_1\beta_2$，$\beta_3\alpha_2$ 和 $\alpha_3\beta_4$ 相互作用），另一个更广泛的相互作用区是 5~8 的亮氨酸重复单位加上一个 β 转换区（与 VWF 的 A1 区域的 α_3 螺旋、$\alpha_3\beta_4$ 环及 β_3 作用）。未与 GPⅠbα 结合的 VWFA1 区的结构域与结合后的结构域不同：未结合的 $\alpha_1\beta_2$ 环将突出，从而阻止与 GPⅠbα 的相互作用[865]。这一发现与其他发现提示不同大小的 VWF 片段会导致与 GPⅠbα 的不同相互作用，同时提示 VWF 和 GPⅠbα 两者的其他区域在结合与受体激活中都发挥着一定的作用。GPⅠbα 在 β 发夹区域的 239 位存在自然发生的 M-V 突变，从而导致血小板类型（假性）VWF 病。此突变型受体的晶体结构已经获得，这个结构中，β 发夹显示了一个更稳定的构象，从而能通过增强结合速率而将结合亲和力提高 6 倍。其他的自发突变或诱导的点突变（G233V，V234G，D235V，K237V）能引起和假性 VWF 病相似的 VWF 结合增强，也是通过影响 β 发夹区域。许多引起 VWF 与 GPⅠbα 结合减少的 Bernard-Soulier 综合征的突变定位在亮氨酸重复单位 5、6、7 的凹面（L129P、A156V 和 L179del）以及亮氨酸重复单位 2 的侧面（C65R 和 L57P）[863]。

基于与 Nogo 受体和 GPⅠb 受体的同源性，GPⅠbβ 的分子模型已被提出[866]。预测了 4 个保守的二硫键（C1-C7，C5-C14，C68-C93 和 C70-C116），以及和与 GPⅠbα 交联的未配对的 C122。GPⅠbβ 具有一个疏水面，据预测可以与 GPⅠbα 的疏水面相互作用，GPⅠbβ 一个亲水的 β 层可能参与了与 VWF 的结合。

血浆中的 VWF 在静止的情况下并不会与 GPⅠb 结合，除非抗生素瑞斯托霉素或美洲矛头蝮蛇毒蛋白被加入血浆中。瑞斯托霉素诱导的 VWF 与 GPⅠb 的结合机制还不清楚，但是已知瑞斯托霉素对 VWF 及血小板表面电荷可造成影响，此外瑞斯托霉素的二聚化作用也牵涉其中[386,625,867,868]。美洲矛头蝮蛇毒蛋白刚开始与 VWF 结合，暴露 VWF 的 A1 结构域，在 VWF 的 A1 结构域与 GPⅠbα 接触后，美洲矛头蝮蛇毒蛋白沿 A1 区滑动从而与 GPⅠbα 接触，导致解聚反应速率的下降[869,870]。对多肽的研究显示：GPⅠbα 的阴离子性的硫酸化酪氨酸区域在与经美洲矛头蝮毒蛋白处理后的 VWF 的结合中发挥着重要的作用[625,870]。

$\alpha_{Ⅱb}\beta_3$ 需要完整的激活的血小板才能与 VWF 结合，与此不同，GPⅠb 介导的与 VWF 的结合不需要血小板的激活，甚至不需要完整的血小板代谢。在有瑞斯托霉素或美洲矛头蝮毒蛋白的情况下，固定过的血小板也可在 VWF 存在的情况下聚集[386]。这一现象是检测血浆中 VWF 活性的方法基础（参见第 127 章）。

即使不存在瑞斯托霉素或美洲矛头蝮毒蛋白，只要 VWF 被固定于某个表面，血小板也可以与 VWF 黏附[377,386,468,871]。在这种情况下，VWF 被认为发生了构象的改变从而可以与血小板发生直接的相互作用。可能没有必要推测 VWF 发生了构象的改变，因为在高密度 VWF 包被的表面，VWF 与 GPⅠb 的相互作用同时具有高的结合率和高的解离率，从而使血小板发生拴合和位移，但在溶液状态中只有很低限度的 VWF 与 GPⅠb 相互作用[375]。类似地，瑞斯托霉素或美洲矛头蝮毒蛋白不存在时，纤维蛋白上所结合的 VWF 也可以与血小板的 GPⅠb 相互作用[432,872]。VWF 的 C1C2 结构域上似乎具有纤维蛋白的结合位点[572]。

剪切力是 GPⅠb 介导的血小板与固着的 VWF 和内皮下表面结合的重要因素[374,377,468,871,873,874]。血小板中缺失 GPⅠb 或 GPⅠb 被单克隆抗体封闭时[468,873]，在所有剪切速率下同内皮下表面的黏附均下降，但血液中缺乏 VWF 的患者主要在高剪切力时黏附才下降[377,378,468]。有一个可能相关的现象:高剪切力能诱导血小板发生依赖 VWF 与 GPⅠb 结合的聚集,接着发生血小板活化以及 $\alpha_{Ⅱb}\beta_3$ 依赖的血小板聚集[380,382,875]。体内在狭窄化的血管内是否有足够高的剪切力和持续时间从而产生类似水平的血小板激活目前还不清楚。剪切力是否作用于 GPⅠb 或 VWF 或二者皆有目前也不清楚[374,375,382,625],但剪切力诱导的 VWF 结构的改变,从而使 VWF 具有较为伸展的构象已得到了证实[876]。增强的剪切力开始时延长 GPⅠb 与 VWF 的结合寿命,接着缩短结合寿命[877]。

GPⅠb 也可以作为凝血酶的结合位点[625,878,879]。根据生化数据推测:216~240 位以及 269~287 位间的氨基酸是凝血酶的结合位点,269~287 位间的氨基酸与一种凝血酶结合蛋白 - 水蛭素结构类似[625,880]。269~287 位间的氨基酸中的硫酸化的 3 个酪氨酸残基对于与凝血酶的结合至关重要[376]。

凝血酶与 GPⅠb 负电荷尾部之间的相互作用有两种稍微不同的晶体结构已经被报道,但在这两种不同的情形下都显示,两个分子的凝血酶各通过凝血酶上的不同区域(外部Ⅰ与Ⅱ)与每分子 GPⅠb 结合[881-884]。这提供了游离的凝血酶和黏附到纤维蛋白的凝血酶可以使 GPⅠb/Ⅸ/Ⅴ复合物形成聚簇的可能。

凝血酶与血小板 GPⅠb 结合的功能意义目前还不清楚,但推测 GPⅠb 是凝血酶的高亲和力结合位点[878,885]。如果推测属实,似乎并不是所有的 GPⅠb 都发挥着这种功能,因为在血小板表面仅有大约 50 个高亲和力凝血酶结合位点和大约 25 000 个 GPⅠb 分子[878,879]。可能的解释认为:在激活的血小板中,仅有存在于脂筏的 GPⅠb 可以发挥作用[15]。缺乏 GPⅠb 的血小板(Bernard-Soulier 症)对凝血酶刺激的应答减弱(参见第 121 章)。可能的模型认为凝血酶与 GPⅠb 的结合促进了凝血酶与其一种或多种凝血酶受体之间的相互作用,目前已有实验支持这一假说[886,887]。

GPⅠb 还被证明可以通过不依赖阳离子的方式与 P- 选择素相互作用[376,383,438]。尽管 GPⅠb 与 P- 选择素的配体 PSGL-1(二者均为唾黏蛋白,具有类似的阴离子 / 硫酸化的酪氨酸序列)与 P- 选择素的相互作用具有一系列的共同特征,但 GPⅠb 与 P- 选择素的相互作用似乎与 P- 选择素与肝素的相互作用更接近[378,383]。动物炎症的肠系膜小静脉中,血小板能在激活内皮表面滚动,很可能是血小板的 GPⅠb 与内皮的 P- 选择素在相互作用[376]。PSGL-1,白细胞中的 P- 选择素配体,在血小板表面也有表达,很可能也参与上述的作用。

GPⅠb 与高分子量激肽原和Ⅻ因子可以结合,这种结合会干扰凝血酶诱导的血小板激活[889,890]。Ⅺ因子也可以结合于 GPⅠb,然后被凝血酶激活[891]。白细胞中的整合素受体 $\alpha_M\beta_2$,被激活后也可以通过自身的Ⅰ结构域与 GPⅠbα 结合[892],这种相互作用被认为在白细胞穿过血管损伤部位的血小板血栓的迁移过程中发挥着重要作用。

GPⅠb/Ⅸ/Ⅴ复合物中的第三类糖蛋白Ⅴ,分子量为 82 000,具有 544 个氨基酸,包括 15 个亮氨酸重复单位[893-896]。GPⅤ似乎可以与 GPⅠb/Ⅸ形成非共价的复合物,但是血小板表面的 GPⅤ数量大约只有 GPⅠb,GPⅨ的 50%[897],因此 GPⅠb/Ⅸ/Ⅴ复合物的基本组成被认为是两个 GPⅠb、两个 GPⅨ分子及一个 GPⅤ分子[383,625,799]。GPⅤ在 Bernard-Soulier 症的患者中缺失(参见第 121 章),但 GPⅤ对于 GPⅠb/Ⅸ复合物的表面表达并不是必需的[898]。在凝血酶切割作用下,一个分子量为 69 000 的可溶性片段会从 GPⅤ上断裂,但切割与凝血酶诱导的血小板激活并不是相关的[899]。与野生型小鼠相比,缺乏 GPⅤ的小鼠血小板似乎对凝血酶和 ADP 的刺激更敏感,暗示 GPⅤ可能会抑制血小板的激活[900]。缺乏 GPⅤ的血小板也会与固定的 VWF 黏附,在美洲矛头蝮毒蛋白存在时也可以与 VWF 结合,这意味着 GPⅤ对于 VWF 与 GPⅠb/Ⅸ/Ⅴ复合物的相互作用不是必需的[900]。据推测,凝血酶的蛋白切割作用去除部分的 GPⅤ可以使 GPⅤ与 GPⅠbα 更容易结合,从而促进血小板的激活。对此的支持证据有,GPⅤ缺失的情形下,凝血酶激活血小板不需要蛋白水解作用,提示凝血酶的非蛋白水解作用直接由 GPⅠbα 介导[901]。

免疫球蛋白家族的细胞表面黏附受体及相关膜蛋白

PECAM-1(CD31) PECAM-1 的分子量为 130 000,是一种属于免疫球蛋白基因家族的跨膜蛋白,含有六个 C2 组免疫球蛋白样结构域[902,903]。除了血小板和内皮细胞,它也表达在单核细胞、粒细胞及一些淋巴细胞亚群。大约有 8000 个 PECAM-1 分子表达在血小板的表面[904]。PECAM 能通过免疫球蛋白样重复序列上的同类分子间结合结构域促进嗜同种受体反应。PECAM 的胞质尾区长度为 118 个氨基酸,含有丝氨酸、苏氨酸、酪氨酸等磷酸化位点。

早期研究表明,能交联血小板表面 PECAM-1 分子的抗体可增强血小板黏附和聚集体形成[905],这显示 PECAM-1 可能是一个协同性刺激受体激动剂,与血小板 $\alpha_{Ⅱb}\beta_3$ 协同作用[905]。最近的证据表明,PECAM 事实上是属于免疫受体酪氨酸抑制基序(ITIM)家族的抑制性受体的一员。Ig-ITIM 蛋白质包含 XYXXL 共识序列,能在磷酸化后通过其 SH2 结构域招募和活化诸如 SHP1 和 SHP2 一类的磷酸酶[906]。PECAM 含有两个 ITIM 结构域,并且似乎介导负调控胶原诱导(由带有 ITAM 结构的 GP Ⅵ /FcRγ 链复合体和 GPⅠb/Ⅸ/Ⅴ信号介导)的血小板活化。缺乏 PECAM-1 的小鼠血小板对阈下剂量的胶原有高反应性,且相对于野生型小鼠,体外能在 VWF 上形成较大的血栓,在体内实验条件下也能形成较大的血栓。

在血管内皮细胞,PECAM-1 定位于血管内皮细胞之间相互接触的部分,它很可能参与控制白细胞的迁移[907]。它在同型和异型的黏附作用中也有一定作用,且后者可能是由位于第二免疫球蛋白结构域的聚糖的相互作用介导的[908]。在大鼠的缺血 - 再灌注损伤模型中,PECAM-1 抗体能降低中性粒细胞聚集和降低心肌梗死面积[909]。

TREM 样转录子 -1 TREM 样转录子 -1(TLT-1)受体的胞外部分和髓细胞表达的触发受体(TREM)家族是同源的。和那些受体一样,它包含一个 V 型免疫球蛋白集域,但其胞质区要长得多且带有能够被磷酸化和结合 SHP-1 的典型 ITIM 结构域[910]。磷酸酶可以将信号分子去磷酸化,从而抑制血小板活化。PECAM-1 也具有类似的结合 SHP-1 能力。TLT-1 在血小板和巨核细胞的表达受到限制。它主要在未活化的血小板在膜 α 颗粒膜表达,血小板被激活时则融合加入血小板质膜。

GP Ⅵ GP Ⅵ是由 316 个氨基酸残基(图 114-17)构成的分子量为 62 000 的跨膜糖蛋白。它属于免疫球蛋白超家族,且是血小板的主要胶原蛋白受体(图 114-17)[395,629,911,912]。血小板表面的 GP Ⅵ与 FcRγ 链结合形成复合体。因为后者是一二

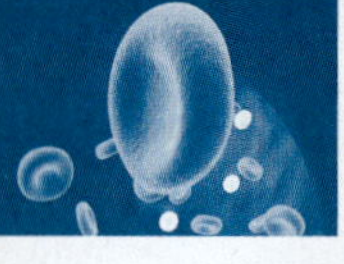

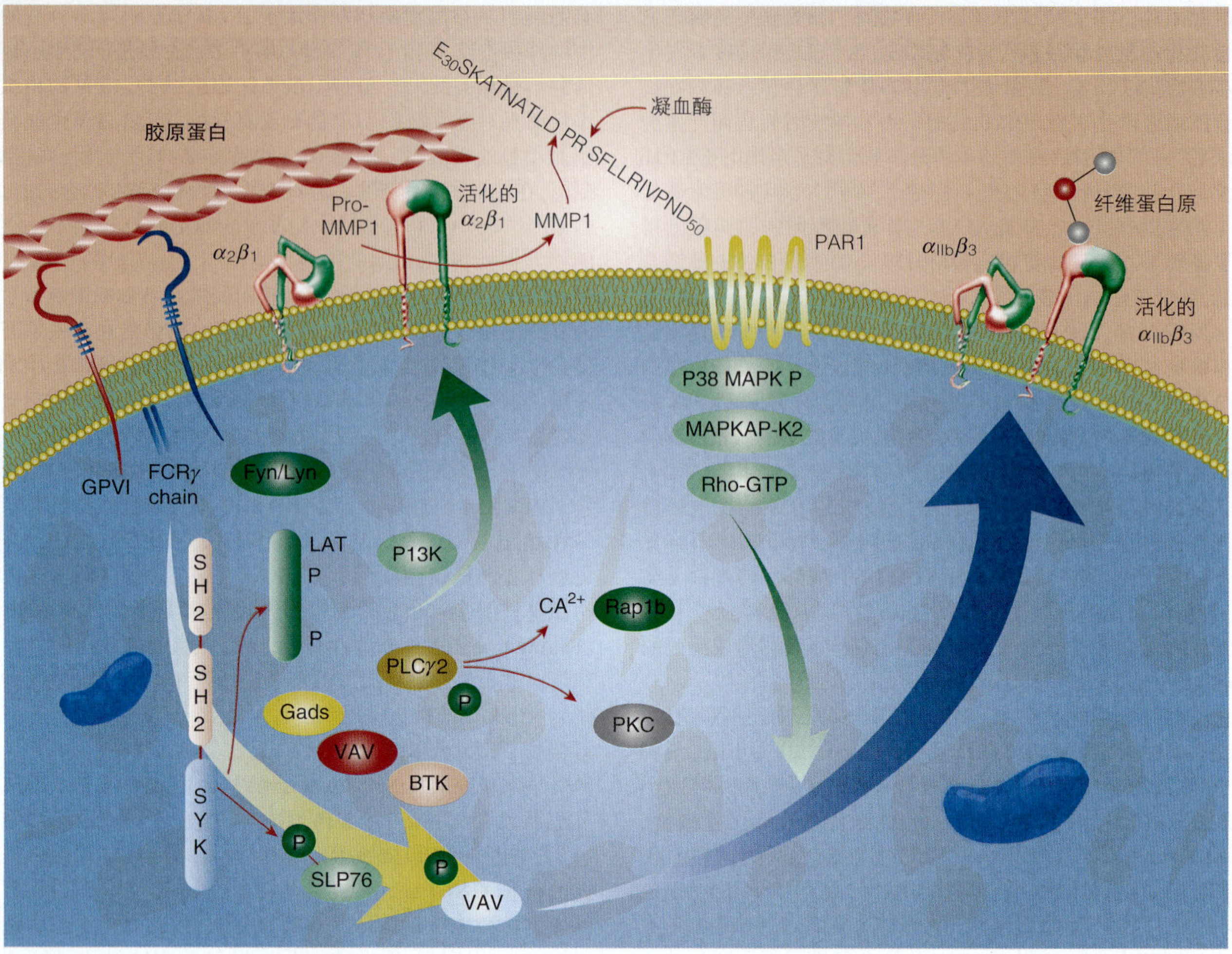

图 114-17　胶原和凝血酶引起的血小板激活。血小板胶原受体 GP Ⅵ在形态上和功能上都和含有 ITAM 的 FcRγ 链相偶联。胶原结合 GP Ⅵ后，通过细胞内巯基的氧化而使 GP Ⅵ二聚化，进而 FcRγ 链内的酪氨酸激酶基序被 Scr 家族激酶 Fyn 和(或)Lyn 磷酸化。这个过程能募集酪氨酸激酶 Syk 并使 SyK 被 Fyn 和 Lyn 磷酸化和激活，继而磷酸化连接蛋白 LAP 和 SLP76。而后，信号传导分子包括 Gads、VAV、BTK 和 PLCγ2 等的级联反应能够被形成，进而导致下游蛋白分子 PKC 和 PI3K 的激活。最终整合素 $\alpha_2\beta_1$ 和 $\alpha_{Ⅱb}\beta_3$ 被转换成高亲和(活性)状态。活化的 $\alpha_2\beta_1$ 能促进胶原的黏附和强化细胞内信号传导途径。在血小板与胶原结合后基质金属蛋白酶(MMP)1 前体能够被剪切形成 MMP1 的活性形式。随后，MMP1 能够通过剪切凝血酶受体 PAR-1 的 N- 端区域后产生链接配体和其分子上另外一个区域结合，从而活化凝血酶受体。活化的 PAR-1 能够起始 MAPK 介导的和 Rho-GTP 介导的信号传导途径，强化胶原诱导的血小板活性。

聚体，所以一个 FcRγ 链可结合两个 GPⅤ分子并与之形成一个高亲和性复合体[911]。GP Ⅵ胞外区包含两个 C2 样免疫球蛋白结构域且包含对 GP Ⅵ结合 FcRγ 链起关键作用的精氨酸残基。51 个氨基酸的胞质域包含一个富含脯氨酸序列，能结合 Src 家族酪氨酸激酶的 SH3(Src 同源 3)结构域。GP Ⅵ信号通过包含一个 ITAM 的 FcRγ 链传导信号。GP Ⅵ胞质尾部含有一个未成对的硫醇位点，该位点可在配体结合后氧化，使 GP Ⅵ形成二聚体，这可能是信号传导的需要[913]。当 GP Ⅵ结合胶原蛋白，FcRγ 链 ITAM 结构域被 Src 激酶 Fyn 和(或)Lyn 磷酸化，导致大的信号转导复合体蛋白质的形成[801,914]。(对于作为胶原蛋白受体 GP Ⅵ的作用，参见下文"血小板激活和聚集中的信号通路"。)体外实验中，胶原表面稳定的血小板血栓的形成需要 GP Ⅵ的参与。但 GP Ⅵ缺失的小鼠出血表型相对轻微，而且不是所有的实验模型都使小鼠免于血栓的形成。GP Ⅵ和 FCRγ 链在三氯化铁介导的小鼠在动脉血栓形成中似乎发挥重要作用，但在激光诱导的血栓形成中则无作用，这也许是因为前者造成的损伤能诱发胶原蛋白在受损血管的暴露。遗传性和后天获得性人血小板 GP Ⅵ缺陷已有报告(参见第 121 章)，且与 GP Ⅵ缺陷相关的出血症状不一[915]。两个变异性剪接形式和一些遗传多态性 GP Ⅵ已被确定，但其功能的相关性还没有明确确立。

Fc 受体 γ 链　Fc 受体 γ(FcRγ)链[916]分子量为 20 000，以同源二聚体的形式存在。它与 GPⅥ[917]和 GPⅠb/Ⅸ[860]直接相连且功能上密切相关(见图 114-12、图 114-14 和图 114-17)。在小鼠血小板表面 FcRγ 链缺乏导致 GPⅥ表达的缺乏。FcRγ 链以及 FcγRⅡA，是目前仅知道的两种带有 ITAMs 的血小板蛋白[914]。ITAM 结构域的磷酸化可以引起带有 SH2 结构域的蛋白质的募集，这个过程对通过 GPⅥ/FcRγ 链通路由胶原蛋白介导的信号转导必不可少[801,914,918]。该 FcRγ 链也可能有助于 GPⅠB/Ⅸ介导 VWF 结合后的细胞内信号转导[383,860,862]。

Fcγ 受体ⅡA(FcγRⅡA；CD32)　FcγRⅡA 是一种广泛分布于造血细胞的低亲和力免疫球蛋白受体，其分子量是 40 000[629]。三种不同的 mRNA 转录产物（A、B 和 C）产生分子量相近的 FcγRⅡA 分子[919]，这些 FcγRⅡA 分子在不同的细胞表达。FcγRⅡA 含有 ITAM 的结构域，因此它可能对转导与其结合的蛋白，如 GPⅠB 和部分整合素，以及免疫复合物直接刺激的信号有重要作用。交联 FcγRⅡA 能引发酪氨酸磷酸化、磷酸肌醇代谢、激活磷脂酶 C（PLC）γ_2、钙信号传导和细胞骨架重排[746,747]。FcγRⅡA 和 GPⅠb-Ⅸ-Ⅴ复合体[477]非常接近，且伴随 VWF 结合到 GPⅠb 的信号转导可能至少部分是通过 FcγRⅡA 介导[691,753]。FcγRⅡA 也可能在介导整合素 $\alpha Ⅱ_b\beta_3$ 内向外信号传导过程中起作用[920]。

某些疾病中，血小板 FcγRⅡA 可以与产生的免疫复合物结合[921,922]。它可以提供除自身受体之外，抗体结合到血小板的第二个结合位点（参见下文"CD9"）。抗体可以利用这第二种结合而成为桥梁，导致血小板血小板之间的衔接，即抗体一端与一个血小板上的抗原结合而另一端与另一血小板上的 FcγRⅡA 结合[923]。抗体也可能与同一血小板上的抗原和 FcγRⅡA 结合。这些相互作用可以通过 FcγRⅡA 的结合来活化血小板，紧接 FcγRⅡA 受体交联，这可能会导致酪氨酸磷酸化、磷酸肌醇代谢、Cγ_2 激活磷脂酶、钙信号和细胞骨架重排[924,925]。这种相互作用在肝素诱导的血小板减少症中发挥重要作用（参见第 119 章）。FcγRⅡA 和 C1q 受体之间的协同作用也有报道[926]。

FcγRⅡA 在血小板上的表达显示出很大的个体间差异（600~1500 分子 / 血小板），且这种表达的变异与 FcγRⅡA 介导的功能相关[922]。这种受体密度变化可以解释免疫介导的疾病例如肝素诱导的血小板减少并伴有血栓症的患者之间的个体差异[927]。FcγRⅡA 内的 H131R 多态性能够影响不同 IgG 亚类的结合[928,929]。由于 R131 位点与活化依赖性的抗体 - 血小板结合有关，H131R 多态性可能有重要的临床意义[930]。H131R 多态性与肝素诱发的血小板减少症和免疫性血小板减少症之间的多种相关性已经被发现，但是不同研究间的数据并不一致[931-936]。

ICAM-2（CD102）　细胞黏附分子 -2（ICAM-2）属于免疫球蛋白受体家族，是一种位于淋巴细胞和粒细胞上的 β_2 整合素 $\alpha_L\beta_2$（LFA-1）的血管内皮细胞配体[937]。大约有 2600 分子的 ICAM-2 表达在血小板的表面和开放管道系统上[937]。血小板 ICAM-2 可能有助于血小板 - 白细胞相互作用（参见下文"血小板 - 白细胞的相互作用，血小板 - 组织因子的相互作用及血小板在炎症反应中的作用"）。

FcεRⅠ　血小板表达高亲和力 IgE 受体 FcεRⅠ且其可能参与了包括疟疾在内的寄生虫疾病和过敏现象的防御过程[938-941]。

交界黏附分子 -1（JAM-1；F11）　在通过一个针对 JAM-1 的单克隆抗体交联 FcγRⅡA 起始血小板的活化过程中发现 JAM-1 在血小板上的存在[942-946]。JAM-1 属于免疫球蛋白超家族，含有两个免疫球蛋白结构域[946-947]。它能够通过包括结合 FcγRⅡA 在内等几种通路介导血小板的活化[948]。虽然其在血小板中的生理作用尚不确切，但是它能够与白细胞上的 $\alpha_L\beta_1$ 受体作用，在内皮细胞中它也参与紧密连接体的形成和白细胞的募集与迁移[947]。

交界黏附分子 -3（JAM-3）　JAM-3 跨膜蛋白的分子量为 43 000，含有 279 个氨基酸。在其胞外结构域含有两个 C2 型免疫球蛋白结构域，其胞质结构域有三个潜在的酪氨酸磷酸化位点[947,949]。它在血小板上有表达，但在粒细胞、单核细胞、淋巴细胞和红细胞上没有表达。它和 JAM-1 有 32% 的同源序列。基于单克隆抗体结合实验的研究发现血小板上大约有 1600 分子的 JAM-3。血小板的 JAM-3 作为一个白细胞的 $\alpha_M\beta_2$ 和 $\alpha_X\beta_2$ 的对应受体并在某些情况下促进血小板 - 白细胞相互作用[949]。其在血小板中的生理作用尚不清楚确切。

含有外源性凝集素的受体

P- 选择素（GMP140；PADGEM；CD62P）　P- 选择素是一种分子量为 140 000 的糖蛋白，它表达于静息血小板 α 颗粒膜上，当血小板活化时则转移到血小板胞质膜上[434-436,950]。大约有 13 000 分子的 P- 选择素能够通过抗体检测法在血小板表面检测到。因此 P- 选择素在循环血小板上的表达可以被用来作为体内血小板活化的一个研究指标[104,634]。P- 选择素也表达在内皮细胞 Weibel-Palade 体膜上；正如其在血小板中的那样，当内皮细胞活化时，P- 选择素就加入质膜中[434,950]。

P- 选择素有模块化结构，其中的氨基端区域有钙依赖性凝集素结构域，能结合碳水化合物。邻近凝集素结构域的是一个表皮生长因子域，随后是与补体调节蛋白（苏希结构域，"sushi"域）同源的九个重复序列、一个跨膜结构域和一段胞质区结构域[435,950]。胞质结构域包含丝氨酸、苏氨酸、酪氨酸、组氨酸等能够被磷酸化的氨基酸残基。此外，半胱氨酸残基能被棕榈酸或硬脂酸酰化。变异性剪切可以产生被切除苏希结构域的 P- 选择素。选择素家族也包含表达在活化的内皮细胞表面的 E- 选择素（ELAM-1；CD62E）和只表达在髓系和淋巴样细胞上的 L- 选择素（LAM-1；CD62L）[951]。

可溶性 P- 选择素存在于人类和小鼠血浆中。变异性剪接可产生一个缺乏跨膜结构域的可溶性人 P- 选择素[952]。在小鼠中，至少一部分可溶性 P- 选择素来自受不明蛋白酶水解剪切的细胞表面 P- 选择素[953]。

P- 选择素识别配体需要特异的糖类和蛋白质结构。岩藻糖和唾液酸是重要的糖类组分，它们与唾液酸 -3- 岩藻糖 -N- 乙酰半乳糖胺［sLe^x（sialyl Lewis X）；CD15S］都是配体结构的首选。髓系细胞和肿瘤细胞表面的硫苷脂类也可作为 P- 选择蛋白的配体[958,959]。P- 选择素糖蛋白配体 -1（PSGL-1）是一种黏蛋白样的跨膜糖蛋白，为同源二聚体，是 P- 选择素的重要的配体。其分子量为 220 000，它表达在中性粒细胞、单核细胞、淋巴细胞，并且在血小板上少量表达[439,960-962]。PSGL-1 与 P- 选择素的最佳结合既需要阴离子区的酪氨酸残基硫酸化，也需要分支的岩藻糖基化的 O- 联糖类。

P- 选择蛋白可介导中性白细胞和单核细胞黏附到血小板和内皮细胞。因此，中性白细胞和单核细胞可以被募集到有血小板沉积和活化的血管损伤部位（参见下文"血小板 - 白细胞的相互作用，血小板 - 组织因子的相互作用及血小板在炎症反应中的作用"）。在体内，血小板 P- 选择素也能够把含有 PSGL-1 和组织因子的单核细胞源性促凝微颗粒募集到正在增长的血栓中[963]。单核细胞上 P- 选择素与 PSGL-1 的结合能够触发组织因子的合成[964]，向小鼠体内注入 P- 选择素嵌合分子能引起促凝血微颗粒的生成[965]。人体中的可溶性 P- 选择素可通过增加血浆中表达组织因子的微颗粒促进血液的高凝状态。实际上，可溶性 P- 选择蛋白水平最高的健康女性未来患心血

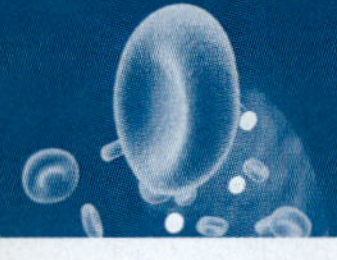

管疾病的风险明显升高[966]。

在完整的血管中，中性粒细胞上的PSGL-1与内皮细胞上的P-选择素的高速结合与解离能够引起白细胞在内皮细胞表面的滚动，这是白细胞迁移的起始步骤(参见第66章)[967]。内皮细胞活化后的P-选择素的快速上调使快速反应成为可能。有报道血小板也可以在活化的内皮细胞表面滚动，此过程似乎是内皮P-选择素与血小板GPⅠbα[376,888]或PSGL-1[437,439]相互作用的结果。由于它们从内皮Weibel-Palade小体共同释放，P-选择蛋白可以把超大VWF约束在活化的内皮细胞表面进而促进血小板GPⅠbα介导的血小板滚动[968]。

在动物模型中，通过靶向P-选择蛋白和PSGL-1的遗传学和药理学实验显示这些受体能够调节溶栓治疗、再狭窄、下肢深静脉血栓形成、脑缺血和梗死、动脉粥样硬化、肿瘤转移，以及血栓性肾小球肾炎等过程[372,969,970]。

CLEC-2　podoplanin是一种唾液酸糖蛋白，表达于各种肿瘤细胞和淋巴内皮细胞，能够引起血小板聚集[971-973]。podoplanin在血小板上的受体CLEC-2是一种C型凝集素样受体，选择性的暴露于巨核细胞和血小板上，CLEC-2能够与podoplanin和血小板活化性蛇毒蛋白rhodocytin结合[974,975]。CLEC-2胞质尾区含有一个带有单一YITL序列的非典型ITAM；当血小板活化时，这个非典型ITAM能够被src激酶类酪氨酸磷酸化。反过来，这又能够引起Syk的活化最终引起PLCγ2的活化。这个信号传导系统与GPⅥ和FcRγ链类似。小鼠血小板上用抗体介导的CLEC-2下调能够减少血小板的聚集，延长出血时间，防止实验性血栓的形成[975a]。在实验性肿瘤模型中，对podoplanin/CLEC-2系统的抑制能够减少肿瘤细胞的转移。关于血小板在淋巴管的形成中的作用的假设已经提出但目前还没有直接的实验数据支持此假说。HIV-1也能够和CLEC-2结合。一项关于CLEC-2的内源性血管配体的研究正在进行。

tetraspanins

tetraspanins是一个有四次跨膜结构域的蛋白家族，它们含有对形成二硫键起决定性作用的保守的半胱氨酸残基。这一类蛋白质的胞外的和胞内的环上含有能够介导和其他蛋白质相互作用的基序[976]。虽然tetraspanins的特异性作用目前还不清楚，但是这类蛋白质能够和几种膜蛋白结合，并且已经有了它们能够调节整合素功能的报道。已知tetraspanins的寡聚体能够促进较大的膜蛋白复合物形成，这些膜蛋白复合物可以作为几种血小板信号活动的支架平台[977]。CD9是血小板中最丰富的一种tetraspanin(约40 000分子/血小板)，而后则是CD151、Tspan9和CD63[978]。TSSC6的表达水平目前未知。

CD9(5H9；BA2；P24；GIG2；MIC3；MRP-1；BTCC-1；DRAP-27；TSPAN-29)　CD9是一种含有228个氨基酸残基的tetraspanin，表达在血小板内皮细胞、平滑肌细胞、培养的成纤维细胞、一些淋巴母细胞、嗜酸性粒细胞、嗜碱性粒细胞及其他细胞上[979-981]。它和$\alpha_{IIb}\beta_3$都处于静息血小板α颗粒内表面和活化血小板的伪足突起上[982]CD9的特异性单克隆抗体结合于血小板上能够引起血小板的聚集，这种作用的发挥需要通过结合血小板FcγRⅡA的机制来触发磷脂酰肌醇代谢[983-985]。通过这类抗体结合所诱导的血小板活化能够引起CD9和$\alpha_{IIb}\beta_3$的结合，且需要外部钙离子参与[986]。

CD63(Granulophysin；LAMP-3)　CD63的分子量为53 000，主要表达在血小板的溶酶体和致密颗粒膜上[103,987]。CD63也表达在内皮细胞的Weibel-Palade小体、其他细胞的溶酶体膜和黑素小体膜上。当血小板被激活时，它出现在膜表面，这使之成为血小板活化的重要指标[103,104]。CD63的明显减少或缺乏致密颗粒的人患有Hermansky-Pudlak综合征[987]，患者的临床表现为眼皮肤白化病和血小板致密颗粒的缺陷(参见第121章)。CD6的氨基酸序列已经从其互补DNA推导出来[988]。

CD151(GP27；MER2；RAPH；SFA1；PETA-3；TSPAN24)　CD151是一种分子量为27 000的糖蛋白，表达在血小板、内皮细胞和许多其他细胞上[989-991]。CD151的抗体，正如CD9的抗体，能够通过结合CD151和FcγRⅡA起始血小板的聚集[989]。CD151的在血小板中的生理作用仍有待确立，但它可能参与FcγRⅡA一起作为信号转导复合体[989]。CD151似乎与$\alpha_{IIb}\beta_3$有功能性的联系，在小鼠中，CD151的缺失能够削弱血小板的聚集和凝血块收缩[992]。

CDTSSC6(PHMX；PHEMX；FLJ17158；FLJ97586；MGC22455；TSPAN32)　TSSC6是一种含有340个氨基酸残基构成的tetraspanin，表达在骨髓、脾脏、胸腺和一些类型的造血细胞上[993]。在血小板内也存在，并且有报道显示它能够与$\alpha_{IIb}\beta_3$相互作用。小鼠的TSSC6缺陷能够引起出血时间的轻微延长且能显著地增加再出血[997]。血小板TSSC6的缺失能够削弱血小板的聚集和凝血块收缩。

磷脂酰肌醇-锚定蛋白(CD55；CD59；CD109；prion protein)

至少有五种不同的蛋白质通过糖基磷脂酰肌醇(GPI)链定位于膜上。其中包括参与调节补体的蛋白(CD55，衰变加速因子；CD59，膜活性溶解抑制物)[994]；CD109，一种即带有ABO寡糖和异体抗原(GOV)的参与新生儿异免疫血小板减少症的蛋白[995]，和另外一种分子量为500 000的不明蛋白质。患有阵发性睡眠性血红蛋白尿的患者就有糖基磷脂酰肌醇锚着点(GPI anchor)的异常并因此引起各种GPI连接蛋白的缺乏。阵发性睡眠性血红蛋白尿的诊断可以通过评估这些蛋白质在血小板的表达来确定[996-998]。阵发性睡眠性血红蛋白尿患者已有报告指出其有血小板功能异常[996]，提示这几种蛋白质中可能有至少一种参与血小板功能，但目前还不能确定哪种特异的血小板功能可以归于这类蛋白质的作用。特别有趣的是存在一种正常的朊病毒蛋白，是一种分子量27 000~30 000的GPI锚定连接蛋白，血小板激活时能够被上调而且从血小板表面脱落[999-1002]。事实上，正常血液的朊病毒蛋白大多在血小板中。

酪氨酸激酶受体

Eph激酶和Ephrin配体　Eph激酶受体组成了细胞表面相关酪氨酸激酶的最大家族，在哺乳动物中发现有14个成员。Eph激酶有一个保守的结构，这个结构包含一个N端胞外ephrin结合结构域、两个纤维连接蛋白Ⅱ型重复序列、胞内激酶结构域、无效α基序(SAM)和PDZ结合结构域。总共有八种ephrins经鉴定都是作为Eph激酶的细胞表面配体。在一般情况下，Eph A激酶识别含有一个GPI膜锚定序列(ephrin A家族)的ephrins，而Eph B激酶和带有一个跨膜结构域(ephrin B家族)的配体结合。Eph受体和ephrins似乎在细胞相互接触部位存在着信号的双向传导。血小板含有两种Eph激酶(EphA4和EphB1)和ephrinB1[1003]。ephrinA3的信使RNA在血小板内也能够检测到，但是 ephrinA3 蛋白在血小板内存在的证据仍然不足。在血小板内强迫性聚簇 Eph 激酶或 ephrins 都能够和其他血小板刺激物协同促进血小板的细胞骨架重组、黏附、颗粒分泌以及 Rap1b 的活化 [1003,1004]。在血小板相互接触以后，Eph 激酶与 ephrin 的相互作用能够稳定血小板聚集和血栓形成 [1005]。

Ep 血小板生成素受体(c-mpl;cd110)　血小板生成素受体(c-mpl)的分子量为 80 000~84 000，在血小板表面低水平表达(约 25~224 分子 / 血小板)，但其与血小板生成素却有高亲和力(Kd 约 0.50nM) [1006-1009]。血小板生成素的稳态血浆水平部分是由血小板和巨核细胞维持的，这种作用的实现是通过血小板和巨核细胞通过其上的血小板生成素受体结合血小板生成素，然后内化和降解这种生长因子。虽然血小板生成素的主要功能是支持造血干细胞的存活和增殖，以及刺激巨核细胞的生长和成熟(参见第 113 章)，但它也能够增敏激动剂对血小板的活化作用 [1010-1015]。血小板生成素受体的变异与遗传性血小板减少症(参见第 119 章)和髓性增殖性疾病(参见第 85~87 章)相关 [1016,1017]。它也能通过影响其他系的祖细胞对造血产生影响。

清道夫受体　CD36(GPⅣ)　CD36(GPⅣ)是一种分子量为 88 000 的糖蛋白，在血小板上高水平表达但变动性很大(约 20 000 分子 / 血小板) [186,1018-1022]。CD36(GPⅣ)互补 DNA 的核苷酸序列编码的是一个含有 471 个氨基酸残基，分子量为 53 000，且含有十个潜在的 N- 连接糖基化位点的蛋白 [1023]。它的不寻常之处在于有两个假定的跨膜结构域和两个短的胞质尾巴。其胞质区能与胞内 Src 家族酪氨酸激酶结合并且能够被其磷酸化 [1024]。CD36(GPⅣ)的抗体据报道能够引起新生儿同种免疫性血小板减少症(参见第 119 章) [1025]。生化数据表明，它可能形成二聚体和多聚态 [1026]。人骨髓增殖性疾病中 CD36(GPⅣ)在血小板表面表达增加 [1027]。CD36(GPⅣ)也在吞噬细胞(中性粒细胞例外)、脂肪和肌肉细胞、心肌细胞和微血管内皮细胞等多种细胞上表达。该蛋白细胞外区域的磷酸化状态可控制其配体结合特性 [185]，这或许能够为在不同条件下得到的不同结果提供解释 [185,186,1028]。

CD36(GPⅣ)在心脏、脂肪和肌肉的长链脂肪酸运输中起着重要作用，且可能促进动脉粥样硬化与胰岛素敏感性 [1029,1030]。血管内皮细胞和血小板一氧化氮能影响低密度脂蛋白(LDL)，产生氧化的低密度脂蛋白，氧化的低密度脂蛋白能结合到 CD36(GPⅣ)，可能在清道夫受体 -A 的协同作用下，通过部分由 Src 激酶和丝裂原活化蛋白激酶介导的信号转导途径提高血小板对激动剂的反应性 [1031-1033]。血小板 CD36(GPⅣ)表达的变异也许可以解释氧化型 LDLs 水平升高所致的不同血小板高反应性。CD36(GPⅣ)也能够促进微颗粒与血小板的结合，进而能够增强模型系统中血小板介导的血栓形成 [1034]。因此，据报道 CD36(GPⅣ)能够促进动脉粥样硬化形成、糖尿病、代谢综合征血管发生和炎症等过程 [1035-1038]。据推测它是凝血酶敏感蛋白 [1039] 和胶原 [1040,1041] 的血小板受体，但它们之间相互作用的生理意义还不清楚，因为患有遗传性 CD36(GPⅣ)缺乏(Naka 阴性)的个体并没有出血症状(参见第 121 章) [1042]。有报道 CD36(GPⅣ)可能在由凝血酶敏感蛋白介导的血小板与镰刀状红细胞的相互作用中，在凋亡、天然免疫中起作用，而且在恶性疟原虫感染的红细胞与内皮细胞和单核细胞的结合中也起了作用 [1021,1023]。

清道夫受体 -B1(CLA-1)　清道夫受体 -B1(CLA-1)表达在血小板、内皮细胞和肝细胞上，与 CD36(GPⅣ)相关 [1022]。它能够从高密度脂蛋白胆固醇上转运胆固醇酯，且能够促进游离胆固醇在细胞和脂蛋白之间的双向流动。氧化型的高密度脂蛋白能够通过与 SR-BI 的结合来抑制血小板的聚集，而非氧化型的高密度脂蛋白不具有此种作用 [1044]。SR-BI 有许多其他的脂质配体，但是它们在生理状态下的相互作用目前还不清楚。

其他

CD40 配体(CD40L;CD154)与 CD40　CD40 配体(CD40L;CD154)是一种分子量为 33 000 的属于肿瘤坏死因子家族(TNF)的三聚体跨膜蛋白。当血小板处于静息状态时，它定位于血小板的 α 颗粒，当血小板活化时它迅速出现在血小板膜上。在血小板活化的数分钟至数小时内，18 000Da 的 CD40L 片段从血小板表面释放，此过程可能部分是由结合于 $\alpha_{IIb}\beta_3$ 的基质金属蛋白酶(MMP-2)介导 [1045]。CD40L 的这种可溶形式以三聚体的形式参与循环。血浆中可溶性 CD40L 是由活化的血小板释放的，因此其可以作为体内血小板活化的指标。可溶性 CD40L 水平的升高能够在急性冠状动脉综合征中观察到；在冠状动脉旁路手术和外周血管疾病的经皮冠脉介入中同样也能够观察到 [443](回顾参考文献 444 和 1046 的相关内容)。而且，可溶性 CD40L 水平的升高和急性冠状动脉综合征的心血管疾病再发生相关 [443,1047]，也和经皮冠脉介入后的再狭窄相关 [446]。CD40L，和它的相应受体 CD40(程度较小)，在动物模型中参与到了动脉粥样硬化的进展。

CD40L 的胞外部分能够与分子量为 48 000 的跨膜蛋白受体 CD40 结合。大约有 600~1000 分子的 CD40 表达在处于活化和静息状态的血小板上 [445]，虽然存在 CD40L 通过与 CD40 结合来起始血小板活化的报道 [1048]，但血小板中 CD40-CD40L 相互作用的生理功能仍不清楚。CD40L 也含有一段能够与 $\alpha_{IIb}\beta_3$ 结合的 KGD 序列(小鼠中 RGD 序列)。在小鼠中，CD40L-$\alpha_{IIb}\beta_3$ 相互作用能够稳定血栓的形成 [445]，这种作用可能是通过活化受体介导的信号传导起作用的 [441]。另外，$\alpha_{IIb}\beta_3$ 拮抗剂能够阻止可溶性 CD40L 从活化血小板中的释放。与血小板关联的 CD40L 和可溶 CD40L 均能够刺激白细胞释放促炎症细胞因子；CD40L 可能也能够抑制血管受损后的内皮细胞迁移 [1049]。CD40L 对血管重新内皮化过程的抑制作用或许可以在一定程度上解释可溶性 CD40L 水平的升高和临床冠脉再狭窄率升高之间的关联性 [446]。最后，血小板 CD40L 可能也可以作为抗原提呈细胞的协同刺激信号，调节适应性免疫过程 [1050,105]。

Fas 配体、LIGHT 和 TRAIL　Fas 配体(FasL)、LIGHT、TNF- 相关性凋亡诱导配体(TRAIL)和 CD40L，都是属于 TNF 家族的细胞因子 [1052]。和激活依赖性的血小板 CD40L 的表达和释放类似，血小板也能在其表面表达和释放 FasL、LIGHT 和 TRAIL 这些受体的可溶形式 [1052-1054]。Fas 受体(Apo-1，CD95)能广泛地表达在正常和恶性细胞上。Fas 与 FasL 的啮合起始信号能够引起细胞凋亡，且这个过程对胚胎发育、细胞稳态和免疫调节都起着重要作用 [1052]。在血小板表面表达的 FasL 具有生物活性且能够起始细胞凋亡。可溶性 FasL 可以抑制由细胞表面 FasL 诱导的细胞凋亡的作用 [1052]。类似的，源于血小板的 LIGHT 具有生物活性且能够起始单核细胞和内皮细胞的炎症反应 [1054]。

LAMP-1 和 LAMP-2(CD107a,CD107b) LAMP-1 和 LAMP-2 是溶酶体相关膜蛋白,有着 30% 的同源性。它们的分子量分别为 110 000 和 120 000,并完整地包含在溶酶体膜中,但血小板发生释放反应时,它们就会融入细胞膜中[1055]。两种蛋白质中各有两个由二硫键连接形成的含有 36~38 个氨基酸的胞外环。这些环被一个富有脯氨酸和丝氨酸并与 IgA 的铰链区享有同源性的区域间隔开。每个糖蛋白中都有多个 N- 连接糖基化位点,它们的构成中含有超过 60% 的糖类,糖类残基中的聚半乳糖多糖具有唾液酸化的 Lewis^x 结构,被认为可与选择素相互作用(参见上文"含有外源性凝集素的受体")。

C1q 受体 C1q 是一种分子量为 460 000 的糖蛋白,由六个球形结构域连接于一段胶原样的短三重螺旋构成[1056-1058]。血小板有几种 C1q 受体,其中有一种受体针对胶原样的区域(cC1qR,未降解的分子量为 60 000~67 000,降解后分子量为 72 000~75 000),另一种针对球状域(gC1qR,分子量 28 000~33 000)[1059,1060]。第三种是分子量为 126 000 的受体,能促进吞噬作用[1061]。循环中 C1q 和 C1r 及 C1s 构成一种钙依赖性复合物,但当与免疫复合物相互作用后可导致复合物解离,释放出游离的 C1q,同时它的胶原样结构域被暴露。cC1q 受体与钙网蛋白有同源序列,能在低胶原浓度下调节血小板与胶原的相互作用。它还能使免疫复合物定位,且当 cC1q 被聚集的 C1q 引起交联时,它能启动血小板的活化、聚集、分泌和血小板凝血活性的表达[1062]。因而,C1q 单体与血小板结合可抑制胶原诱导的血小板聚集反应,但对血小板与胶原的黏附作用影响甚微[1063]。C1q 的多聚体能促进血小板黏附,还能通过 $\alpha_{\text{IIb}}\beta_3$ 的活性促进血小板聚集[1062]。C1q 还能增强由聚集的 IgG 诱导的血小板聚集[926]。gC1qR 受体能自我聚集形成炸面圈样的三级复合物机构。除了结合 C1q,在内皮细胞上,gC1qR 受体还能结合金黄色葡萄球菌蛋白 A,成为高分子量激肽原的受体[1060]。因此,它可能参与了接触活化。

GMP-33(凝血酶敏感蛋白 N 端片段) 是一种分子量为 33 000 的膜蛋白,主要存在 α 颗粒膜中,当血小板发生释放反应时,它可融入细胞膜中。大约有 4000 个抗 GMP-33 的抗体分子可与未活化的血小板结合,有 1900 个抗体分子可与活化血小板结合[1065]。后来的研究证明这种抗原是凝血酶敏感蛋白 N 端的膜连接片段[1066]。

唾液酸蛋白,载唾液酸蛋白(CD43) 是一种分子量为 9000 的糖蛋白,可能作为 ICAM-1 的一种配体[1067]。它表达于骨髓细胞和一些淋巴细胞上,唾液酸蛋白的异常在 Wiskott-Aldrich 综合征中有叙述(参见第 121 章)。

Toll- 样受体 1、2、4、6 Toll- 样受体(TLRs)由于它们具有感应原虫、真菌病毒和细菌等的产物包括内毒素[脂多糖(LPS)]的能力而参与了先天免疫,进而活化细胞内信号转导途径而起始炎症反应[1068]。TLRs 1、2、4 和 6 已在血小板和富含血小板的冠状动脉血栓上被发现。TLR-2 在探测细菌脂蛋白锚定基序中起作用,且有报道指出由玻连蛋白、TLR-2 和含有 β_3 的整合素组成的复合体参与了识别过程。LPS 信号转导的所有复合体组分,包括相对高水平的 TLR-4[1069] 和 CD14,以及 MD2 和 MyD88(骨髓细胞分化因子 88),都能够在血小板上发现[1070]。结合于血小板的 LPS 能够通过 TLR-4 复合体信号转导刺激分泌和增强激动剂引起的激活[1070]。和血小板 TLR-4 结合的 LPS 能引起 CD40L[1071] 的释放和调节血小板细胞因子的释放[1072,1073]。在实验动物模型中,TLR-4 可以介导 LPS 诱导的血小板减少症[1069]。由包括毒性大肠埃希杆菌在内的革兰阴性细菌产生的 LPS,能与血小板 TLR-4 相互作用而引起溶血性尿毒性综合征(参见第 119 章)[1071]。结合血小板 TLR-4 的配体也能够促进血小板 - 中性粒细胞的相互作用、中性粒细胞激活和中性粒细胞外陷阱的形成(能够从循环系统中捕获和分离细菌)[1074]。

过氧化物酶体增生物激活受体 过氧化物酶体增生物激活受体(PPARs)属于配体活化的转录因子的细胞核激素受体家族[1075]。PPARγ 是 PPAR 家族三个成员之一且广泛表达在白色脂肪组织、巨噬细胞、B 和 T 淋巴细胞、平滑肌细胞、成纤维细胞和内皮细胞上。它参与了代谢、胰岛素应答、脂肪细胞分化、免疫功能和炎症等诸多过程。噻唑烷二酮类胰岛素增敏剂就是通过作用于 PPAR 而被用来治疗 2 型糖尿病。PPARβ/δ 和 PPARγ 都能表达在血小板上。PPARγ 激动剂能减少凝血酶诱导的血小板聚集和 ATP、血栓烷和 CD40L 的释放[1075]。因此,PPARγ 能够下调血小板活性。活化的血小板能够释放与类维生素 A X 受体结合的 PPARγ[1076]。选择性噻唑烷二酮类的治疗能导致血小板活化标记的降低,包括血小板聚集和 P-选择素的表达。PPARβ 配体可以和一氧化氮协同作用抑制血小板功能[1077,1078]。

基质金属蛋白酶 血小板包含有 MMPs,也含有 MMPs 的活化剂和抑制剂[1079]。MMP-1 能够被胶原所活化,随后在距离 N 端凝血酶裂解位点两个氨基酸的位点上裂解 PAR-1[1080]。这个裂解和凝血酶的裂解一样,能够通过产生与受体链接的配体来活化 PAR-1。因此,MMP-1 能够增进由 GP Ⅵ和 $\alpha_2\beta_1$ 介导的胶原诱导的血小板活化。有提示 MMP-2 能够促进血小板的聚集。MMP-2 在静息的血小板内以非活化形式存在,而当血小板活化时则被剪切成其活化形式,可能是被 MTI-MMP 剪切的[1045]。活化后它能够通过结合 $\alpha_{\text{IIb}}\beta_3$ 运动到血小板表面且在表面剪切 CD40 配体。血小板内其他相关的蛋白有 MMP-1、3、9 和 14,ADAM-10 和 17 和 ITMP1、2 和 3。血小板内也含有可以剪切 VWF 的 ADAMTS-13,进而控制止血和血栓形成。

■ 血小板和溶栓

血小板与纤溶系统的相互作用很复杂,表 114-9 列出了部分已有的报道[1081-1085]。血小板的促纤溶效应[196,733,1086-1092] 和抗纤溶[1093-1101] 效应都已有叙述,因而很难推测其净效应。由于已知在动物模型中富血小板血栓能抵抗溶栓作用,所以血小板的抗纤溶效应在体内占主导地位[1102]。

纤溶物质对血小板的效应也很复杂,有相当多的证据显示纤溶物质能在给药后很快激活血小板[1103-1109],或是通过纤溶酶的直接效应[1110-1113](可能是作用于 PAR-4)[1114],或是通过反常的凝血酶生成的间接效应[1083,1115-1118]。对后一种凝血酶效应的解释很复杂,因为组织型纤溶酶原活化因子有从纤维蛋白素原释放纤维蛋白肽的能力(一种评价凝血酶活性生物标记)[1119]。

溶栓物质刺激血小板激活,可延长被栓塞血管再灌注所需的时间,并可能与复灌注后的再栓塞有关[355,1081]。在动物模型及人体中,强的抗血小板制剂实际上可以加速再灌注,消除再栓塞,缩小心肌梗死的面积[1120-1122]。在人体研究中,$\alpha_{\text{IIb}}\beta_3$ 拮抗剂和纤维蛋白溶解剂联合使用增强冠状动脉溶栓的益处被较多的出血增加所抵消[1123]。当急性 ST 段升高的心肌梗死患者

表 114-9　血小板和溶栓[355]

血小板的促纤溶效应
组织型纤溶酶原激活物(t-PA)和单链尿激酶型 t-PA,位于血小板内或表面。
未活化的血小板结合纤溶酶原,并且结合可被凝血酶增强。
凝血酶敏感蛋白,是一种纤溶酶原结合蛋白,表达于活化后的血小板表面。
t-PA 对纤溶酶原的活化可被血小板增强。
血块溶解在某些模型系统中能被血小板所促进。
血小板的抗纤溶效应
血小板微颗粒中存在的纤溶酶原活化抑制物 -1 和 α_2- 抗纤溶酶。
血小板可释放一种能刺激细胞释放纤溶抑制物的蛋白质。
血小板含有因子Ⅻ,它能与纤维蛋白交联从而抵抗纤溶,并能使 α_2- 抗纤溶酶与纤维蛋白交联而加强其抗纤溶效应。
血小板 $\alpha_{Ⅱb}\beta_3$ 能结合血浆因子Ⅻa,令 FⅫa 固着于血栓形成的位置。
血小板能促进血块回缩反应,减弱了纤溶效应。
溶栓物质的活化血小板效应
链激酶和 t-PA 能于体内及体外活化血小板。
大剂量的纤溶酶能引起血小板聚集。
溶栓物质能产生强烈的血小板激动剂凝血酶或将它从血栓中释放。
溶栓物质可钝化伴有急性血栓形成的前列环素升高。
溶栓物质的抑制血小板效应
小剂量的纤溶酶能抑制血小板的活化和聚集。
血小板能被 t-PA 通过选择性溶解血小板结合的纤维蛋白原而解聚。
纤溶酶能致血小板糖蛋白Ⅰb 的重分布和(或)切割。
通过血浆纤维蛋白原消耗抑制血小板聚集,严重的话产生纤维蛋白(原)降解产物。
血浆 VWF 蛋白溶解。
出血时间延长。

用经皮冠状介入法治疗时,$\alpha_{Ⅱb}\beta_3$ 拮抗剂和减少剂量的纤溶剂联合使用能够引起较快的再灌注,但是临床效果不稳定且出血增加[1124,1125]。在卒中的实验模型中,出乎意料,早期应用 $\alpha_{Ⅱb}\beta_3$ 拮抗剂可减少溶栓治疗引起的出血。这可能是因为 $\alpha_{Ⅱb}\beta_3$ 拮抗剂抑制了微循环中血小板聚集和减少了能够破坏脉管系统和降低血管完整性的因子的释放[105,1126,1127]。然而,在人体试验中,单独使用强效的 $\alpha_{Ⅱb}\beta_3$ 拮抗剂不能提高临床效果[1128,1129]。

在溶栓药物长期使用时,可能通过多种机制产生对血小板功能的抑制[299,1106,1130-1140]。这可解释一些在上述治疗过程中观察到的出血现象和出血时间延长。这种抑制的一种可能机制是由于溶栓药物使血小板对再次刺激发生了耐受。

■ 血小板 - 白细胞的相互作用、血小板 - 组织因子的相互作用及血小板在炎症反应中的作用

白细胞可与活化的血小板结合,在模型系统中还可穿过血小板单分子层迁移(综述见参考文献 1141;见图 114-9 和图 114-11)。动物模型和人体组织的研究证实血管受损后的数小时内,白细胞被血小板血栓网住并且(或者)在黏附或聚集的血小板顶端暂时形成单细胞层[1142,1143]。这类相互作用在已有显示白细胞沉积在黏附或聚集的血小板上的血管受损或炎症区域可能有着重要作用。血小板募集白细胞的作用和一些系统的炎症过程相关联,这些过程包括血管受损后的内膜增生的发展[1144]、局部缺血再灌注损伤、同种异体免疫介导的移植排异反应[1145]、肥胖[1146]和急性肺损伤[1147]。通过诸如 RANTES(CCL5)的化学趋化因子的沉积[1148,1149]或者通过直接与粒性白细胞的相互作用[1150],血小板能够增强粒性白细胞向炎症的或动脉粥样硬化的内皮组织的募集,进而促进动脉粥样硬化的发生发展。

血小板 - 白细胞间的相互作用的许多机制已被阐明,但其起始作用主要是由表达于活化血小板表面的 P- 选择素(CD62P)和中性粒细胞、单核细胞表面的 P- 选择素糖蛋白配体 -1(PSGL-1)间的相互作用介导的[950,954,1151-1155]。P- 选择素 -PSGL-1 相互作用以其相互作用速率的快速升降为特点,这能够促进白细胞向黏附的血小板的栓合和滚动。这些瞬间的相互作用能够被随后发生的主要由活化的白细胞 β_2 整合素所介导接触所稳固。血小板表面固定的和释放的化学趋化因子能够通过 G 蛋白偶联受体活化白细胞 β_2 整合素来促进白细胞的黏附和固定。血小板能够合成和释放 PAF 来活化白细胞的 $\alpha_M\beta_2$。由活化的血小板释放的 CC 趋化因子(CCL5)和 CXC 趋化因子(ENA78,GRO-α)也能活化白细胞。通过白细胞组织蛋白酶 G 作用于由血小板分泌的 β- 凝血球蛋白,能产生趋化因子中性粒细胞活化肽 -2(NAP-2)(见图 114-7)[137,1156]。白细胞上活化的 $\alpha_M\beta_2$ 既能够与血小板 GPⅠbα 相互作用;也能够与血小板上结合的纤维蛋白原相互作用(通过其 γ 链上的氨基酸 190~202[1157] 和 377~395[1158])。CD36(GPⅣ)受体表达在单核细胞和血小板上,凝血酶敏感蛋白能作为连接 CD36(GPⅣ)受体的桥梁[1159]。血小板表面也有 ICAM-2,是白细胞整合素受体 $\alpha_L\beta_2$ 的配体;虽然这个配体 - 受体相互作用看起来在血小板 - 白细胞吸附作用中起的作用不大,但其在白细胞栓合中却可能有着重要作用[1156]。血小板 JAM-3 也起着白细胞 $\alpha_M\beta_2$ 对应受体的作用[949]。

类花生酸类物质的跨细胞代谢作用能导致独特产物的生成(参见下文"前列腺素 $_{H2}$/ 血栓烷素 $_{A2}$ 和其他花生四烯酸代谢物:促凝类前列腺素受体",图 114-11 和第 117 章)且白细胞能够改变血小板的活性[1160]。白细胞和血小板之间互补的紧密关系使得后者参与炎症反应,包括释放白细胞趋化因子;释放能够影响成纤维细胞和平滑肌细胞的 PDGF;释放能够刺激也能够抑制细胞生长的 TGF-β1;和释放能激活中性粒细胞并有抗血管生成活性的 PF-4。血小板合成的细胞因子 IL-1β 是炎症反应的重要介质[1161]。血小板也含有能够结合 IgG 和免疫复合物的 FcγⅡA 受体,进而引起补体的激活。血小板活化后表面表达 CD40 配体,这种分子能与 CD40 结合,CD40 是位于白细胞和内皮细胞上的肿瘤坏死因子家族的一员,这种结合引起它们的活化和许多致炎分子的合成[参见上文"CD40 配体(CD40L;CD154)与 CD40"][440,1162,1163]。血小板 CD40 配体也能够促进内皮细胞的凝血活性[1164]。最后,血小板 - 白细胞相互作用能促进活性氧族的产生,但是血小板也能够产生停止活性氧族生产的信号[1165]。

血小板 - 白细胞相互作用在起始依赖于 P- 选择素途径的凝血和纤维蛋白生成中起着重要作用。事实上,血小板 - 白细胞聚集体比单一的血小板或白细胞更能促进凝血酶的生成[1166,1167]。血小板和白细胞的共同孵育能够产生组织因子活性,这在一定程度上是通过 P- 选择素 -PSGL-1 的作用。组织因子活性的诱导既包括新生蛋白的合成也涉及潜在组织因

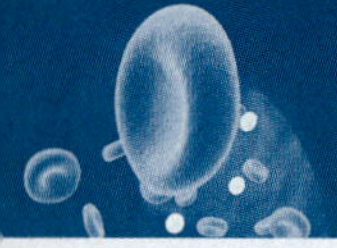

子的暴露（"解码"），组织因子的"解码"可能通过P-选择素介导产生含有组织因子的白细胞微颗粒来发生。体内血小板血栓形成的实时图像表明在白细胞和血栓连接以前组织因子就在正在生长的血栓内积累了。血栓内组织因子的积累和纤维蛋白的形成既依赖于血小板P-选择素也依赖于PSGL-1。根据这些观察资料，结合血液循环中组织因子抗原的发现[362]，可以得出这样一个模型，血小板P-选择素可以招募含有组织因子的白细胞微颗粒到富含血小板的血栓中。中性粒细胞衍生的微颗粒能够表达活性整合素$\alpha_M\beta_2$，能够通过结合GPⅠbα与血小板相互作用。反过来，这个过程能够起始血小板P-选择素的表达，P-选择素能够增强血小板与含有PSGL-1的中性粒细胞微颗粒间的相互作用[1168]。在小鼠体内，可溶性P-选择素水平的升高能够促进高凝状态并伴随着白细胞衍生的微颗粒水平的升高[1169]，且一种P-选择素免疫球蛋白嵌合体分子能够在体外升高白细胞衍生的微颗粒水平和使血友病A小鼠出血时间正常化[965]。

几组临床观察数据支持血小板-白细胞相互作用在血管疾病中的潜在作用，这些临床观察包括不稳定性心绞痛患者[1170]和冠状动脉血管成形术后[1171]循环的血小板-白细胞聚集体的出现；冠状动脉血管成形术后的血小板-白细胞聚集体的出现似乎与血管缺血并发症的较差预后相关[1171]。循环的血小板-白细胞聚集体可能是系统性血小板活化的最灵敏指标，其能够反映出血小板表面P-选择素的表达[1172]。包括多种不同的串联重复的PSGL-1的多态现象显示出较长的PSGL-1分子能够形成血小板-白细胞聚集体；在一些研究中，较长的PSGL-1分子和一些形式的血栓性血管疾病风险的增高是相关联的[1173-1178]。

血小板能够能够通过几种途径对天然免疫和适应性免疫起作用。细菌内毒素和toll样受体结合能够活化血小板（参见上文"toll-样受体1、2、4和6"），增强血小板-中性粒细胞相互作用，和通过刺激由DNA、组蛋白和酶组成的中性粒细胞胞外陷阱的生成促进细菌的捕获[1074]。这些陷阱的生成赋予机体对包括革兰阳性细菌（金黄色酿脓葡萄球菌、肺炎链球菌和A组链球菌属）和革兰阴性细菌[沙门菌、弗氏志贺菌和大肠埃希杆菌]在内的各种病原微生物的抗性。血小板减少症经常出现在血液细菌感染（败血病）中，且血小板减少症的严重性反映出感染的严重性。血小板因子Ⅴ通过促进凝血酶生成和纤维素沉积网罗清除细菌，促使机体产生对A组链球菌感染的抗性[620]。血小板也能够影响淋巴细胞的功能[1179]。它们也能够增强溶细胞毒性T细胞增殖和B细胞抗体的产生。血小板也能够抑制辅助T细胞反应，并且能够通过TGF-β_1的释放增加调节性T细胞。最后，血小板能够和疟疾感染的红细胞结合并抑制寄生虫的生长和破坏红细胞内疟原虫[941]。

■ 血小板激活和聚集中的信号通路

概要

通常情况下血小板处于静止状态，但是当在血管损伤或者出现动脉粥样硬化的情况下，血小板很容易被暴露的激活剂激活。表114-10中列出了随着血小板激活会出现的一些现象。激活剂在产生这些现象中有着内在的不同，随着剂量的不同以及各激活剂之间的协同效应，反应变得更为复杂。激活剂的种类繁多（见表114-6）包括很多可溶性小分子和大分子物、酶类和固定的黏附性糖蛋白。根据能否刺激起完全的血小板活化（包括释放反应，不依赖于血小板聚集本身的影响），这些激活剂可以分为强型和弱型。低剂量的强激活剂作用和弱激活剂类似。大部分的激活剂在血管损伤部位释放、合成或者形成的，这也无疑是为把反应局限化服务的。

表114-10　和血小板活化相关的现象

血小板内钙离子的增加
形态改变
$\alpha_{Ⅱb}\beta_3$向高亲和力配体结合构型转变
花生四烯酸代谢物产生（如，血栓烷A_2）
选择性血小板蛋白磷酸化
血小板聚集
血小板凝血活性的诱导
α颗粒内容物的释放
致密颗粒内容物的释放
溶酶体内容物的释放
溶酶体膜中所含蛋白的表面表达
α颗粒膜中所含蛋白的表面表达（如P-选择素）
从血液中募集含有组织因子的微泡
通过P-选择素募集循环系统中的中性粒细胞和单核细胞

激活剂通常和两种类型的受体结合：七次跨膜G-蛋白偶联受体以及可以导致目的蛋白磷酸化的受体。在这两种情况下，一系列的信号转导最终导致了血小板激活。表114-10列出了血小板对各种激活剂的生理反应，最终均导致$\alpha_{Ⅱb}\beta_3$受体形成高配体亲和力的状态使血小板聚集。同时，配体与血小板结合以及血小板聚集本身的信号进一步放大使得血小板聚集物稳定和血凝块收缩的信号。在这一部分将介绍在血小板激活早期阶段中导致形态改变、颗粒释放、血小板聚集涉及的主要的激活剂、受体、信号通路，以及聚集后的信号转导事件。

激活剂诱导的血小板活化

许多血小板激活剂通过结合七次跨膜G-蛋白偶联受体触发血小板激活，当这种受体被激活后Gα亚基上的GDP被GTP置换，释放出β/γ复合物形式。游离的Gα亚基，以及在某些情况下的β/γ复合物，能够激活一些相对普遍的下游通路，从而激活正反馈回路。这些通路的激活通常互相交叉，一个比较常见的通路包括一种或几种磷脂酶C（PLC）的激活，导致磷脂酰肌醇水解。共有三种磷脂酶C（PLC）（β，γ，δ），每一种又有许多同工酶。在血小板中研究最深的PLCs是PLC_β和$PLC_{\gamma2}$。PLC_β通常是在七个跨膜G-蛋白偶联受体下游激活的，而$PLC_{\gamma2}$可以被酪氨酸磷酸化激活，是另一类刺激剂受体的下游信号。任意一种类型的PLC都作用于磷脂，水解磷脂的甘油骨架和磷脂基团之间部分。PLC_β对磷酸肌醇比较有特异性，而PLC_γ也能水解其他类型的磷脂。任何一类PLC对一种特定磷酸肌醇磷脂酰4,5-二磷酸（PIP_2）的水解，都对血小板的功能有决定作用，因为它有两个重要的产物IP_3和DAG。IP_3能够跟致密管道系统/肌浆网上的特定受体结合，导致Ca^{2+}的释放(见图 114-7)。细胞内 Ca^{2+} 的增加对细胞骨架再生中涉及的一系列信号酶和蛋白的激活很重要(见下述“钙离子”部分)。Ca^{2+} 的增加同样的对颗粒融合和释放很重要。DAG 能够跟 PKC 结合并参与其激活。对很多激活剂来讲,要想使得 $\alpha_{IIb}\beta_3$ 转变为一个高亲和力的纤维蛋白原受体,并带动随后的血小板激活,必须同时激活一到多种 PKC 的同工酶[717,1181,1182]。PKC 激活的一个后果就是使 ADP 从致密颗粒释放出来。释放的 ADP 可以和其自身的七个跨膜 G- 蛋白偶联受体作用,使得许多激活剂的作用得以发挥。然而 PKC 导致 $\alpha_{IIb}\beta_3$ 激活的具体机制还不是很清楚。

很多受体的激活可以导致磷脂酶 A_2(PLA_2)的激活,导致花生四烯酸从膜脂库中释放,花生四烯酸能够快速地转化为前列腺素类产物,PGH_2 和 TX_{A2},这些产物本身就是血小板聚集的强激活剂(参见下文“前列腺素 $_{H2}$/ 血栓烷素 $_{A2}$ 和其他花生四烯酸代谢物:促凝类前列腺素受体”)。

ADP:$P2Y_1$、$P2Y_{12}$ 和 P2X,ADP 和 ATP 的嘌呤受体 血小板表达 ADP 和 ATP 的受体。这两种核苷酸在血小板致密颗粒中都有表达,并且当血小板被足够浓度的大部分激活剂激活时释放。这些核苷酸的另一个来源是红细胞,受损的或者受到较大剪切力的红细胞可以释放 ADP 和 ATP,使它们在局部的浓度提高。ADP 是一种特别重要的生理性激活剂,不只是因为其独立地激活血小板聚集,而是因为分泌的 ADP 能够有助于其他激活剂对血小板的全面激活。已经令人信服地在实验中证实,分泌的 ADP 能够迅速地被降解或者抑制。并且次最大量的 ADP 能够和其他激活剂产生协同作用,ADP 和肾上腺素的协同作用是研究得最好的(参见“肾上腺素:α_{2a} 肾上腺素能受体”)。ADP 刺激本身诱导或者促进血小板的一系列反应:形态改变,颗粒释放,TXA_2 产生,$\alpha_{IIb}\beta_3$ 的激活和血小板聚集[1183,1184]。最近的药理学、克隆和序列研究提示 ADP 主要通过至少两种受体发挥对血小板的作用。受体 $P2Y_1$ 和 $P2Y_{12}$ 是 G- 蛋白偶联的使 ADP 发挥作用的主要受体。

血小板 $P2Y_{12}$ 受体是噻吩吡啶类药物(包括噻氯吡啶、氯吡格雷和普拉格雷)的作用靶点,这类药物可用于急性冠脉综合征和外周血管疾病,并可用于预防经皮冠脉干预术后的血栓预防,现在 $P2Y_{12}$ 受体已经被克隆出来,并且有详细的序列信息。$P2Y_{12}$ 受体可以和 $G\alpha i$[1186-1188] 偶联,抑制腺苷酸环化酶的活性,腺苷酸环化酶是一类能产生 cAMP 的酶,cAMP 可以激活 A 型蛋白激酶,A 型蛋白激酶能抑制一系列的血小板活化。VASP 被 $P2Y_{12}$ 介导的蛋白激酶 A 激活所磷酸化,所以联合应用 ADP 和刺激 cAMP 形成的试剂时,VASP 磷酸化的程度可以作为受体阻断效率的指标(参见下述“一氧化氮”部分)[1189]。单独 cAMP 的降低好像不能充分激活血小板[1190,1191],并且 ADP 激活血小板需要 $P2Y_1$ 和 $P2Y_{12}$ 受体信号通路的协同作用(或者也包括下面将要讲到的 $P2X_1$ ATP 受体)。对 $P2Y_{12}$ 敲除小鼠的研究表明 $P2Y_{12}$ 对血栓中很多步骤,包括血小板黏附和激活、血栓形成以及血栓稳定性都有作用。$P2Y_{12}$ 敲除小鼠的血小板对 ADP 只有很微弱的反应,对其他激活剂如胶原和凝血酶的反应也相当减弱。一种人群中分布较少的 $P2Y_{12}$ 单倍型(H_2)与增强的 ADP- 诱导的血小板激活相关,并显示出对氯吡格雷抵抗[1194,1195]。

血小板 $P2Y_1$ 受体,是血小板上另一种 G- 蛋白偶联 ADP 受体,也已经被克隆出来,序列也已清晰,据预测,它像大部分其他异三聚体 G- 蛋白偶联受体一样,也具有七次跨膜的特点[1196]。来自 $P2Y_1$ 抑制剂和 P_2Y_1 敲除小鼠的数据显示这个受体的激活是血小板激活的必要但不充分条件。因此 $P2Y_1$ 敲除小鼠的血小板不能够在 ADP 刺激下变形或聚集,然而,此情况下 ADP 刺激确实能够通过 $P2Y_{12}$ 导致 cAMP 下降[1197,1198]。$P2Y_1$ 偶联于包含 $G_{\alpha q}$ 异三聚体 G 蛋白,$G_{\alpha q}$ 缺失的小鼠血小板不能因 ADP 的刺激而聚集,以及 $G_{\alpha q}$ 异常的患者具有出血和血小板功能异常(参见第 121 章)[1199] 血小板功能,$G_{\alpha q}$ 的重要性由此可见。PLCβ 的激活和随后的磷脂酰肌醇水解与血小板变形和激活都有关。

$P2X_1$,是血小板上第三种嘌呤核苷酸受体,是 P2X 家族的成员,P2X 家族是配体门控性离子通道而非 G- 蛋白偶联受体。人们预测这个受体跨膜两次,并且大部分位于细胞外。虽然 $P2X_1$ 被认为同时是 ATP 和 ADP 的受体,但大部分现在的证据显示它是一个被 ADP 拮抗的 ATP 受体[1202,1203]。因为 ATP 能够拮抗 $P2Y_{12}$ 受体,$P2X_1$ 被 ATP 激活后对血小板活化的总体作用还不清晰。然而,血小板受激活剂如胶原[1204] 刺激后能够释放 ATP,ATP 可以和 $P2X_1$ 结合,造成快速的 Ca^{2+} 内流,但靠兴奋这个受体导致的 Ca^{2+} 内流却不足够血小板变形和聚集[1190]。$P2X_1$ 却确实可以和 P2Y 血小板 ADP 受体产生协同作用,这种协同作用,可能是 ATP 激活该受体后特定下游信号通路活化的结果,包括 Ca^{2+} 内流和细胞外信号调节激酶(ERK)2 活化[1024]。转基因小鼠的实验数据可以支持这个受体的重要生物作用:$P2X_1$ 敲除小鼠体内血栓形成受限[1206],但高表达 $P2X_1$ 的小鼠更容易形成血栓[1207]。有人描述了巨核细胞样细胞系中变异的 P2X1 [P(2X1del)],即缺少 17 位氨基酸[1208],但其功能作用还不确定[1202,1203]。

有好几种抗血小板药物抑制 ADP- 诱导的血小板活化。噻氯吡啶、氯吡格雷和普拉格雷的代谢产物抑制 $P2Y_{12}$ 受体[1209](参见第 135 章),而可溶性 CD39 分解 ADP 和 ATP[1210]。

肾上腺素:α_{2a} 肾上腺素能受体 当将肾上腺素加入富血小板血浆的时候,可以独特地不需要产生形态改变,就产生第一相聚集,经过一个平台期,然后产生第二波聚集。有很多数据显示肾上腺素能和其他激活剂如 ADP 或者 TXA_2 产生协同作用,但关于肾上腺素是否能在缺少 ADP,或者 TXA_2 释放的情况下,充分地导致血小板聚集还存在争议[1211-1213]。即使是阿司匹林处理的血小板,肾上腺素也能产生细胞内钙离子的增加[1211],很可能是通过打开一个细胞外通道或者导致钙离子从膜性来源中释放[1212,1213];肾上腺素似乎不能动员细胞内钙或者产生可检测到的 IP_3。对分离纯化的肾上腺素能受体和其核苷酸序列进行分析显示,其受体是一个七次跨膜 G- 蛋白偶联受体,α_{2a} 肾上腺素受体,分子量 64 000[1214,1215],它能和 $G_{\alpha i}$ 家族成员,主要是 $G_{\alpha z}$ 偶联抑制腺苷酸环化酶活性,进而抑制 cAMP 的产生[1216],但肾上腺素导致的 cAMP 的减少很可能不足够启动血小板聚集,可能需要其他的效应物来进行血小板活化[1217-1220]。一个具有慢性出血异常的患者的血小板具有较少量的 $G_{\alpha i}$,显示肾上腺素诱导的血小板聚集受限,提示 $G_{\alpha i}$ 可能也对肾上腺素介导的反应有影响[1221]。α_{2a} 的多态性被认为和增强的血小板反应性和信号有关[1222,1223]。

肾上腺素诱导的血小板激活,其生理和病理意义尚不清楚,但交感神经刺激可能增强血小板活化。值得一提的是,动物实验中,把肾上腺素注入循环能增强血小板血栓形成并且能

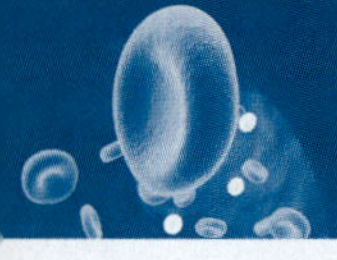

克服阿司匹林的抑制作用[1225,1226]。因此，交感神经兴奋的增强可能可以解释急性冠脉综合征时对抗血小板药物的抵抗[1227]。

前列腺素 H_2/ 血栓烷素 A_2 和其他花生四烯酸代谢物：促凝类前列腺素受体　花生四烯酸（AA）代谢为 TXA_2 是刺激剂诱导血小板活化和聚集（见图 114-11）的一条基本途径。很多激活剂能够刺激质膜上的磷酸卵磷脂（PC）和脑磷脂（PE）释放花生四烯酸[1228]。大部分 AA 是由于 PLA_2 活化释放出来的，但是有些也是由 PLA_2 产生的 PLC 和 DAG 激酶的协调作用释放的，或者由于 DAG 脂酶产生的 PLC 的作用。PLA_2 是一种细胞质酶，在血小板内有许多亚型[1229]。PLA_2 作用于三酰甘油如 PC 和 PE 的 C2 位，产生游离的 AA 和溶血磷脂，溶血磷脂也是一种血小板激活剂。有些 PLA_2 异构酶能够被激活剂诱导血小板活化后细胞内钙离子浓度的升高所激活；而其他 PLA_2 异构酶活化却不依赖钙离子。对小鼠[1230]和一个同时具有复发性小肠溃疡和血小板功能异常的患者[1231]的研究表明，胞质 $PLA_{2\alpha}$ 是导致 AA 释放主要的磷脂酶，AA 的释放对血小板内类花生酸的生物合成是必须的。配体与整合素 $\alpha_{IIb}\beta_3$ 结合，可通过一种或多种中间蛋白活化胞质 PLA_2[1232]。

花生四烯酸随后被环氧化酶代谢，产生前列腺素和血栓烷；被脂氧化酶代谢产生白细胞三烯和羟基二十碳四烯酸。血小板内主要的环氧化酶 COX-1 可以将 AA 转化为 PGG_2，继而转化为 PGH_2[1233,1234]。血栓烷合成酶接着将 PGH_2 转化为 TXA_2，TXA_2 迅速自发转化为无活性的 TXB_2。TXA_2 和其前体 PGH_2，能够激活血小板血栓烷受体，进而导致血小板聚集[1235-1237]。COX-2 是一种可诱导的环氧化酶，在很多可介导炎症反应的细胞中以及巨核细胞中都存在，但在正常血小板中只有痕量表达[1238,1239]。环氧化酶抑制剂如阿司匹林能够通过抑制 COX-1 和下调 TXA_2 抑制血小板功能[1235]。有假设有些对阿司匹林具有抗性的患者可能高表达 COX-2，COX-2 不像 COX-1 能被阿司匹林完全抑制[1236]。选择性的 COX-2 抑制剂增加血栓危险，可能是因为其抑制前列环素的产生，而不能代偿性地抑制 COX-1 所产生的血栓烷[1240]。

血栓烷 A_2（TXA_2）是一种强效的血小板激活剂，它能够通过与 G- 蛋白偶联受体 - 血栓烷前列腺素受体（TP）的特定成员结合发挥作用。在人血小板中有两种形式的 TP（Tpα 和 TPβ），他们是通过 TP 基因的外显子 3 的不同剪切产生的，TPβ，而不是 Tpα，在激活剂刺激血小板时产生内化[1241]。虽然 Tpα 和 TPβ mRNA 都可以在血小板裂解液中检测到，但 Tpα 似乎是主要的形式[1242]。TXA_2 受体主要分布在血小板质膜上，在 SDS-PAGE 中是从分子量 55 000~57 000 的宽带，分子量不同是由于糖基化程度不同造成的[1242]。药理研究表明两种不同的 TXA_2 受体亚型，具有和激活剂配体的不同亲和力。低亲和力位点可能介导血小板聚集和颗粒释放，而高亲和力位点可能和血小板形态改变有关。TP 敲除的小鼠的研究表明此基因位点和大部分 TXA_2 生物活性有关[1247]。敲除小鼠的出血时间延长，证实此途径在正常凝血中的重要性。TP 敲除的小鼠血小板对胶原而非 ADP 刺激导致的聚集延迟，表明血栓烷 A_2 的产生对胶原刺激血小板的重要性。TXA_2 途径激活 $G_{\alpha q}$[1199,1248]，$G\alpha_{12}$ 和 $G\alpha_{13}$[1249,1250]，$G\alpha_{11}$[1251]，以及 $G\alpha i_2$[1252,1253]。

Gαq 的激活是聚集和分泌必须的，而 $G\alpha_{12/13}$ 途径主要和形态改变和聚集有关[1254-1256]。目前还不清楚 TP 是直接和 Gαi 偶联[1257]，还是通过释放 ADP 间接激活此通路[1253,1254]。PGH_2/TXA_2 诱导的血小板聚集的一个重要部分其实是通过分泌的 ADP，因清除 ADP 能部分（30%）[1258]或者完全[1257]抑制稳定的 PGH_2/TXA_2 类似物所诱导的血小板聚集。

通过脂氧化酶和其他酶类的顺序作用，花生四烯酸还可以转化为白三烯类和脂氧素。大部分动物的血小板缺少脂氧化酶 5-LOX，但是具有脂氧化酶 12-LOX。被胞质 PLA_2A 释放的花生四烯酸能被 12-LOX 氧化，产生羟基过氧化二十碳四烯酸（12-HPETE）。12-HPETE 在血小板中的的产生要比血栓烷的产生慢而持久。12-LOX 敲除小鼠的血小板对 ADP 的刺激更敏感，提示其在 ADP 诱导的血小板活化中的抑制作用[1260]。血小板中 12-LOX 的活性可以通过 GP Ⅵ胶原受体调节[1261]。因为缺乏 5-LOX，血小板不能产生 LTB_4，也不拥有 LTB_4 受体，但它们通过包括白细胞的跨细胞代谢产生白三烯和脂氧素。白细胞花生四烯酸的代谢，有些是来自血小板的，通过 5-LOX 产生 LTA_4，然后释放并在血小板内被谷胱甘肽 -S- 转移酶转变为 LTC_4。血小板 LTC_4 的产生，需要由 P- 选择素介导黏附到白细胞[1264]。白细胞来源的 LTA_4 也可以被血小板 12-LOX 转换成抗炎代谢物脂氧素（LX）A_4[1265]。

凝血酶　凝血酶是由存在于血液循环中的无活性形式 - 凝血酶原转化而来的。当与激活血小板和其他细胞表面的凝血酶原酶（FⅩa，FⅤa，Ca^{2+}）接触时，凝血酶原可被切割转化为凝血酶[1266]（参见第 115 章），凝血酶是最强的血小板激活剂之一。凝血酶激活血小板需要其蛋白水解活性[1267]。PAR-1 是存在于血小板和其他细胞上的一种七次跨膜 G- 蛋白偶联受体[1268,1270]，凝血酶可以通过切割该受体 N 末端细胞外 41 个氨基酸的片段，激活 PAR-1（见图 114-17），去除这段肽段后，能够形成一个新的氨基末端，可以作为配体与 PAR-1 的另一区域结合，激活受体，启动信号传导，可以和新的氨基端配体结合的小肽也能够激活 PAR-1。PAR-1 切割下来的 41 个氨基酸的产物也能诱导血小板激活，但机制尚不清楚[1271]。当血小板被胶原激活时，PAR-1 也能被 MMP-1 切割为活性形式，但切割位点比凝血酶的切割位点要靠氨基端两个氨基酸[1080]。

PAR-1 的克隆实验和在小鼠中基因敲除的实验使人们发现了 PAR 家族的其他成员[1270,1272,1273]：PAR-1 和 PAR-4 是人血小板上主要的凝血酶信号受体；PAR-3 和 PAR-4 在小鼠血小板中介导凝血酶的激活作用；PAR-2 是胰岛素和其他蛋白酶的受体。人们发现了 PAR 家族成员内源性的小肽序列激活剂，分别为 PAR-1（SFLLR）、PAR2（SLIGK）和 PAR4（GYPGQV）。在人血小板，对凝血酶的完全反应需要 PAR-1 和 PAR-4[1273,1274]。PAR 家族的各个成员在活化和脱敏作用中有着不同的动力学特点，PAR-1 介导大部分的凝血酶信号转导，而 PAR-4 只对高剂量的凝血酶反应[1274-1277]，PAR-3 和 PAR-4 都可以作为小鼠血小板上的凝血酶受体，PAR-4 是主要的信号转导分子[1278]而 PAR-3 作为凝血酶切割激活 PAR-4 时的辅助因子[1279]，PAR-3 或者 PAR-4 的缺失都能导致出血异常和在小鼠实验中防止血栓形成[1278,1280]。一种口服 PAR-1 抑制剂（SCH530348）正在作为抗血栓药物开发（参见第 135 章）[1281]。

当血小板与低于激活浓度的凝血酶接触时，对随后加入的激活浓度的凝血酶变得相对不敏感，这个过程称为同源脱敏，包括了迅速的受体内化和凝血酶受体信号系统的变化[1282]。将凝血酶受体运输至溶酶体取决于胞质尾区的 PAR-1 序列识别，并且需要磷酸化。和 PAR-1 相比，激活依赖的 PAR-4 受体内化的程度较低，并且 PAR-4 信号的终止发生更慢[1276]，导致两个受体产生的信号类型不同。

凝血酶可以和 GPⅠbα 结合，缺少 GPⅠb/Ⅸ复合物的患者（Bernard-Soulier syndrome）凝血酶诱导的血小板聚集活性降低（参见第 121 章）。GPⅠbα 上的一个含有有三个硫酸化酪氨酸和大量阴离子性氨基酸的区域和高亲和力的凝血酶抑制剂水蛭素同源，是凝血酶结合位点。GPⅠbα 的细胞外氨基端凝血酶结合区域的晶体结构显示，两个凝血酶分子可以和一个 GPⅠbα 分子结合[882,883]。这种二价反应可能使得凝血酶作为连接相同或者不同血小板之间 GPⅠbα 受体的桥梁。虽然 GPⅠb 在凝血酶信号通路的生理作用还不完全为人所知，凝血酶结合可能增强信号受体多聚体化和（或）增强 PAR 切割。

速激肽：P 物质和 Endokinins A 和 B 速激肽神经递质 P 物质可在微摩尔浓度下刺激血小板聚集和释放反应，并增强较低浓度的其他激活剂引起的聚集[1284]。血小板表达两个 P 物质的七个跨膜 G- 蛋白偶联受体（NK1 和 NK2），已经证明 NK1 介导对 P 物质的反应[1285]。另外，相关的速激肽 Endokinins A 和 B（GKASQFFGLM-NH2）的 C 末端的酰胺化肽段可以启动血小板聚集。在血小板中也已发现了 P 物质，当血小板激活时可以释放 P 物质。

趋化因子（chemokine）：趋化因子受体 CCR1、CCR3、CCR4、CXCR1 和 CXCR4 根据单克隆抗体结合和（或）mRNA 表达实验，血小板和（或）巨核细胞表达七次跨膜 G- 蛋白偶联的趋化因子受体 CCR1、CCR3、CCR4、CXCR1 和 CXCR4（见参考文献 137 和 1286 的综述）。这些受体可能巨核细胞形成和血小板产生中发挥一定作用。另外，很多趋化因子，特别是血小板因子Ⅳ（platelet factor 4，CXCL4），CXCL12，CCL13 和 CCL22，被发现能不同程度增强其他激活剂诱导的聚集作用，或者完全启动血小板黏附、活化和聚集。因为需要高于血浆浓度的趋化因子来显示这些作用，这些受体对血小板生理具体发挥什么作用还不清楚，但很可能在炎症局部发挥作用，因为炎症局部区域趋化因子的浓度较高。

脂质介质（血小板活化因子，溶血磷脂酸和鞘氨醇 1 磷酸盐） 血小板活化因子（1-O- 十六烷基 -2- 乙酰 - 甘油 -3- 磷酸胆碱和 1-O- 十八烷基 -2- 乙酰 -sn- 甘油 -3- 磷脂酰胆碱的混合物[1287]）是一种血小板、白细胞和其他细胞产生的磷脂醚。PAF 是一种强效的血小板激活剂和炎症诱导剂。细胞对 PAF 的反应是由其七次跨膜 G- 蛋白偶联受体介导的[1288,1289]。PAF 能诱导依赖 G- 蛋白的腺苷酸环化酶抑制和 PLC 活化[1290]，PLC 能够导致磷酸肌醇代谢，导致 PKC 的激活和细胞内 Ca^{2+} 增加[1289]。PAF 还能间接激活 PLA_2，导致花生四烯酸从血小板膜的释放[1291]。所有这些效应促进了血小板对 PAF 的反应，PAF 被 PAF 乙酰水解酶代谢，PAF 乙酰水解酶可能在炎症和动脉粥样硬化中发挥重要作用[1292]。

LDLs 可以活化血小板，氧化 LDLs 激活血小板的能力更强。氧化 LDLs 中的一个活性成分是氧化磷酸磷脂酰胆碱（oxPC36），在饮食导致的高血脂症患者中升高。oxPC36 的信号转导通过 CD36（GPⅣ）受体[1032]，并通过有丝分裂原激活蛋白（MAP）激酶 p38 和 c-Jun N 末端激酶（JNK）[1033] 的磷酸化介导。无高脂血症时，氧化 LDL 活化血小板可能还需要清道夫受体 A[1293]。随着高脂血症而带来的 oxPC36 水平升高，可能解释了动脉粥样硬化小鼠的高凝血倾向（体内实验的断尾凝血时间缩短，三氯化铁和光化学刺激更容易产生血栓，体外实验中的血小板聚集能力增加）[1032,1294]。

活化血小板可能通过溶血磷脂酶（lysophospholipase D，lysoPLD）催化的溶血磷脂酰胆碱（lysophosphophosphatidylcholine，LPC）水解在血液中产生溶血磷脂酸（lysophosphatidic acid，LPA）[1296]。Autotaxin 最开始被认识为肿瘤细胞来源的迁移因子，显示介导了血清中大部分的 lysoPLD 活性，并且介导了从 LPC 产生 LPA[1297]。LDL 的轻微氧化产生 LPA，动脉粥样硬化病变破裂后暴露的促血栓性的脂质核中的氧化 LDL 的 LPA 成分可能是重要的血小板激活剂[1298]。

在人血小板中，LPA 可引发形态改变[1299]、血小板 - 单核细胞聚集体形成[1300] 和纤连蛋白 - 基质聚集[1301]；还可以加强 ADP 诱导的血小板聚集。LPA 信号通路和 Rho 活化[1299]、src 激酶活性和钙内流偶联，基本不活化依赖 Gαq 的通路[1303]。在全血中血小板对 LPA 的部分反应可以被 $P2Y_1$ 和 $P2Y_{12}$ 受体拮抗剂减弱，提示释放的 ADP 可能在介导 LPA 反应中起着重要作用[1302]。血小板上的 LPA 受体现在还没发现。

和 LPA 相比，鞘氨醇 1 磷酸盐（Sphingosine 1-phosphate，S1P）是较弱的血小板激活剂，需要较高的浓度（>10μM）才能激活血小板聚集[1304]，很可能是污染物或者 SIP 的代谢产物发挥的作用[1305]。S1P 可引发血小板形态改变[1306]，活化蛋白激酶，刺激纤维蛋白 - 基质聚集[1301]。不过矛盾的是，有报道称 S1P 能抑制凝血酶和肾上腺素诱导的血小板聚集[1307]。

5- 羟色胺 在循环系统中，血小板是主要的 5- 羟色胺［5-hydroxytryptophan（5HT）］储存部位，因为血小板能够吸收 5- 羟色胺并将其储存在致密颗粒中。在血小板激活过程中，致密颗粒释放 5- 羟色胺可能放大血小板聚集和颗粒释放效应。5- 羟色胺受体是七次跨膜 G- 蛋白偶联受体，有七个亚家族分别从 $5HT_1$ 到 $5HT_7$[1308]，介导 5- 羟色胺对血小板作用的 $5HT_{2A}$ 受体亚型和存在于脑额叶皮层的 $5HT_{2A}$ 受体是一样的[1309-1312]。$5HT_2$ 受体阻断剂 ketanserin 可阻断 5- 羟色胺对血小板和神经元的激活作用[1313]。人们发现了在受体中自然存在的两种氨基酸置换[1314]。在 5- 羟色胺刺激时，H452Y 杂合子患者的血小板钙离子的反应比 H452 纯合子的患者要迟钝[1314]。$5HT_{2A}$ 基因（在外显子 1 中 T102C 和在启动子区中 -1438A/G）的沉默多态性已经被认为与非致命性的急性心肌梗死和 $5HT_{2A}$ 受体介导的血小板小聚集体形成增强有关[1315]。许多研究都对血小板 5- 羟色胺转运蛋白活性和 $5HT_{2A}$ 受体与一些神经紊乱疾病进行了关联[1316-1320]。其中有研究关注血小板和脑中 $5HT_{2A}$ 受体的关系[1321]。高反应性的 $5HT_{2A}$ 受体可能与抑郁和增加心血管疾病危险有关[1322]。

在体外血小板中加入微摩尔量的 5- 羟色胺，会导致细胞内钙增加、磷脂酶 C 活化、蛋白磷酸化和微弱的聚集[1323,1324]。在全血中，5- 羟色胺本身并不能导致血小板聚集，但它能增强 ADP 和凝血酶诱导的聚集[1325]。血小板中释放的 5- 羟色胺可导致内皮损伤的血管收缩，进一步增加血栓形成。抑制 5- 羟色胺的活性对血栓和血管损伤的动物模型有保护作用，但这种作用是来自对血小板聚集的作用，还是对血管收缩的作用，还不清楚[1327]。5- 羟色胺敲除的小鼠出血时间延长，提示 5- 羟色胺在止血中有一定生理作用[1328]。

有报道描述了 5- 羟色胺能将促凝血蛋白和活化的血小板连接起来。5- 羟色胺可以通过转谷氨酰胺酶依赖的反应结合

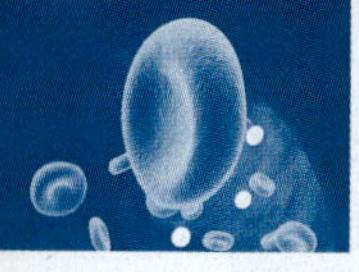

到包括纤维蛋白素原、VWF、凝血酶敏感蛋白、纤连蛋白和 α_2-抗纤溶酶等的多种底物上，这些5-羟色胺化的蛋白可能是通过与纤维蛋白原或者血小板凝血酶敏感蛋白，和一种称为"包被"血小板的活化血小板亚群结合[1328,1329]。组织转谷氨酰胺酶也可以催化5-羟色胺加到小G-蛋白Rab4和RhoA的反应，使它们持续活化，从而促进 α 颗粒释放[1330]。

5-羟色胺载体蛋白SERT，能吸收和释放5-羟色胺，帮助血小板储存5-羟色胺。小鼠血小板ADP和凝血酶诱导的正常聚集需要SERT的表达[1331]。另外，配体与 $\alpha_{IIb}\beta_3$ 的结合能增强SERT的活性。有个案报道显示5-羟色胺重摄取抑制剂(SSRI)的应用和出血异常的关系[1332]。关于SSRI的应用能保护心肌梗死或减少急性血栓并发症方面的报道有冲突，在小鼠中，血小板释放5-羟色胺是肝部分切除术后肝脏再生所必需的[110]。

加压素：V_1-型受体　加压素诱导血小板形态改变、聚集和致密颗粒的释放[1333]。这些都是通过诱导血小板内钙增加和磷脂酶C活化产生的[1334]。加压素与血小板结合的结合位点在药理学上称为 V_1 型受体，与放射标记的加压素结合的Kd值为1~10 nM[1336]。和激活腺苷酸环化酶的 V_2 型受体不同，V_1 型受体激活磷脂酶C[1337]，可能是通过与Gαq11偶联[1338]。每个血小板上有不到100个加压素结合位点[1339]，并且关于生理浓度的加压素能否足够地直接激活血小板还有争议，它可能增强其他激活剂诱导的激活。加压素 V_{1a} 受体拮抗剂抑制加压素诱导的血小板聚集[1342,1343]。

血管紧张素Ⅱ：AT1-型受体　血小板表达血管紧张素Ⅱ(AngⅡ)AT-1型受体[1344]。富血小板血浆中给予AngⅡ可导致形态改变但不能导致血小板聚集[1345,1346]。正常志愿者静注AngⅡ后可导致血小板活化，通过血浆β-球蛋白水平和血小板表面P-选择素和纤维蛋白原结合位点的表达来评价[1347]。特定的AT1受体拮抗剂，如氯沙坦和伊贝沙坦能竞争性地抑制血小板上的 TXA_2 受体[1345,1348,1349]。AT1受体拮抗剂刺激分离的血小板释放一氧化氮[1350]。用氯沙坦治疗的患高血压的大鼠，血小板功能减弱[1351]，但人服用AT1受体拮抗剂后的数据却不一致[1352-1355]。

凝血酶敏感蛋白：整合素相关的蛋白(integrin-associated protein，CD47)　凝血酶敏感蛋白(TSP)是一个大的二硫键连接的三聚体(亚基分子量160 000)，存在于血小板 α 颗粒和内皮膜下细胞外基质中。凝血酶刺激后血小板能迅速释出TSP。除了作为一种黏附蛋白，TSP也能作为激活剂激活 $\alpha_{IIb}\beta_3$ 介导的血小板聚集[1356,1357]。血小板上有很多可能的TSP受体，包括CD36(GPⅣ)、$\alpha_{IIb}\beta_3$、$\alpha_V\beta_3$ 和整合素相关蛋白(CD47或者IAP)。在这些受体中，整合素相关蛋白CD47可能是主要的TSP信号受体。CD47最初是和整合素 $\alpha_{IIb}\beta_3$、$\alpha_V\beta_3$、$\alpha_2\beta_1$ 一起被纯化下来而被发现的[1359]。CD47的序列显示其有一个免疫球蛋白样细胞外区域、五个跨膜区域和一个短的胞内区[190,1357,1358]。CD47可能产生不依赖整合素的信号，并通过下游作用影响整合素功能。CD47物理性和功能性地与大G-蛋白Gαi结合，这是值得注意的，因为所有已知的大G-蛋白只与七次跨膜而不是五次跨膜区域受体结合。进一步的下游信号可能包括酪氨酸激酶激活，包括Syk、Lyn、Fak和PLCγ2(见图114-14)[1356]。CD47敲除小鼠的研究显示它可能可以阻断一氧化氮对血小板的抑制作用[1361]，这可能有助于在较低剪切力的情况下刺激血小板与活化内皮细胞黏附[1362]。

其他的TSP结合位点对TSP激活血小板的整体作用还不清楚。CD36(GPⅣ)可以和几种酪氨酸激酶包括Fyn、Lyn和Yes一起被纯化[1363]。但是，TSP是否与CD36结合激活这些激酶以及激酶的激活是否继而促进观察到血小板反应有关还不清楚。

TSP-1可以作为VWF的切割酶，在 α 颗粒中可以减小VWF多聚体大小[1364,1365]。但相应的TSP-1也可以与ADAMTS-13竞争性地与血浆VWF的A3区域结合，降低VWF切割的速度，有利于VWF多聚体的形成[1365]。TSP-1也有一个很小但很重要的作用，就是促进血小板释放的TGF-β1转变为活性形式。

胶原：GP Ⅵ和 $\alpha_2\beta_1$　在血管损伤的情况下，内皮膜下的胶原与血流接触，增强血小板黏附和活化，因此导致正常止血。胶原也是动脉粥样硬化斑块中最重要的血栓形成物质之一，在斑块破裂的时候，人们认为胶原可以诱导血小板聚集和血栓形成，导致局部缺血损伤[1366]。在内皮膜下中胶原的类型包括Ⅰ、Ⅲ、Ⅳ、Ⅴ、Ⅵ、Ⅷ、XⅢ[367]，最多的是Ⅰ和Ⅲ型(>95%)。在模拟正常生理血流的情况下，血小板和Ⅰ、Ⅲ和Ⅳ型紧密黏附，和Ⅵ、Ⅷ型结合很弱，和Ⅴ不结合。但是，在静息情况下，血小板和Ⅰ型和Ⅷ型胶原结合[1042]。胶原通常情况下是不溶于酸的纤维，但在蛋白水解后可形成螺旋状的微纤维。胶原表面性质的不同影响其被血小板的识别的能力(参见下文)[1368]。

胶原诱导的血小板活化很可能包括很多受体，最重要的有GP Ⅵ(见图114-17)和整合素 $\alpha_2\beta_1$，能间接通过对MMP-1的活化而激活PAR-1(见图114-17)[1080]。GP Ⅵ是属于免疫球蛋白超家族的分子量62 000的糖蛋白[395,1369-1371]，(参见上文"血小板膜糖蛋白、血小板黏附以及血小板聚集")其作用与FcRγ链一致，后者启动细胞内信号[629,911,1372-1375]。血小板上其他的胶原受体包括CD36(GPⅣ)[1020]和一个分子量65 000的蛋白叫做GP65[1376]。$\alpha_2\beta_1$ 的 α_2 亚基的Ⅰ(插入)区域和其他蛋白的胶原结合区域同源，能够介导受体与胶原的结合。整合素 $\alpha_2\beta_1$ 能识别螺旋状微纤维，而不能识别不溶于酸形式的胶原，这种形式的胶原单体形成带状样式[1368]。所有胶原受体的可能内在联系现在还是未知的，但GP Ⅵ似乎与血小板与不溶性胶原的结合有关，GP Ⅵ和 $\alpha_2\beta_1$ 协同作用识别胶原螺旋状微纤维，可能通过集合细胞内蛋白成复合物[749,1377,1378]。

GP Ⅵ二聚体与FcRγ链二聚体形成稳定复合物，FcRγ链在GP Ⅵ缺失的血小板中不存在[911,917]。GP Ⅵ的晶体结构是一个二聚体形式，胶原结合区域平行定向，其间距为5.5nm，刚好与胶原三螺旋的定向契合[1375]。分子对接试验提示胶原与分子表面上的一个小沟结合。胶原或者能使GP Ⅵ交联的抗体都能使FcRγ链的酪氨酸磷酸化[917]。对此过程起作用的激酶可能包括Fyn和(或)Lyn[801,914,1379]。FcRγ链上ITAM的酪氨酸磷酸化增加其对包含SH2区域的蛋白的亲和力，导致这些蛋白被募集到FcRγ链[801,914]。非受体型酪氨酸激酶Syk包含两个邻近的SH2区域和一个酪氨酸激酶区域。正常小鼠的血小板中，Syk与FcRγ链物理性地相连，在胶原刺激时被磷酸化并活化。缺失FcRγ链的小鼠血小板中，胶原不能诱导Syk磷酸化和活化[1372]。类似的，缺失GP Ⅵ的血小板或者阻断了 $\alpha_2\beta_1$ 的血小板中，胶原诱导的Syk磷酸化也被抑制，证明GP Ⅵ、$\alpha_2\beta_1$ 和Syk都在血小板对胶原的反应中起作用。$\alpha_2\beta_1$ 的β亚基也有类似ITAM模序的酪氨酸，所以Syk也可能和这个胶原受体结合。除 Syk 外，Src 也在对胶原的反应中酪氨酸磷酸化。虽然在血小板中 Src 是大量存在的激酶，它在血小板信号中的作用还不清楚，因为 Src 缺失的小鼠并无任何明显的出血异常[1382]。而 Syk，在胶原活化血小板中发挥了很重要的作用，因为缺失 Syk 的小鼠血小板在胶原刺激下不聚集或分泌[1372]。胶原刺激血小板后也能导致酪氨酸磷酸化和 PLCγ2 的活化[1383]，PLCγ2 的活化导致磷脂酰肌醇水解，导致 $\alpha_{IIb}\beta_3$ 活化。PLCγ2 的活化发生 Syk 的下游，这可以由选择性的 Syk 抑制剂预处理或者 Syk 敲除小鼠的血小板不能被胶原活化证明。Syk 是否直接活化 PLCγ2 还不清楚，但是 Bruton 酪氨酸激酶（BTK）可能在 Syk 和 PLCγ2 之间，因为缺失 BTK 的患者不仅表现 B 细胞缺失的性联无丙种球蛋白血症，也表现出血小板对胶原的低反应和 PLCγ2 磷酸化降低[1384]。通过 GP Ⅵ的信号也能活化另一个主要胶原受体 $\alpha_2\beta_1$[1385,1386]，这可能是通过踝蛋白和 β_1 胞内区结合，消除 α_2 胞内区的抑制作用，和（或）细胞外二硫酸交换[755]。

GP Ⅵ信号的中间过程包括小 G- 蛋白 Rap-1 的活化，Rap-1 参与血小板和巨核细胞的整合素活化[1387]。GP Ⅵ诱导的 Rap-1 全面活化显示了包括依赖 ADP 释放（对 $P2Y_{12}$ADP 受体的作用）和 ADP 受体非依赖的途径[1388]。GP Ⅵ信号也能导致至少一种负性血小板功能调节剂的激活，c-CBL，是通过 Src 酪氨酸激酶磷酸化激活的。缺失 c-CBL 的血小板对 GP Ⅵ引起的血小板聚集反应有增强作用[1389]。虽然 GP Ⅵ介导的信号传导通过 FcRγ 发挥作用，GP Ⅵ的胞质区也含有一个高度碱性的区域，能够和钙调素结合，也含有一个富含脯氨酸蛋白区域可以和 Src 结合，这些区域也显示对 GP Ⅵ介导的信号转导起作用[1390]。

$\alpha_2\beta_1$ 整合素也能不依赖 GP Ⅵ对胶原产生信号转导，诱导磷酸化，活化很多与 GP Ⅵ信号通路中一样的成分，如 Src、Syk、SLP-76 和 $PLC\gamma_2$。其他组分包括质膜钙 -ATP 酶和黏着斑激酶或称 FAK[1391]。但是分别进行的研究都表明 $\alpha_2\beta_1$ 要参与信号转导必须以活性构象存在[751,1392]。因此，似乎是胶原通过 GP Ⅵ诱导 $\alpha_2\beta_1$ 活化，使得两种受体都参与对胶原的完全反应[1392]。

MMP-1 的非活性形式（MMP-1 前体）和 $\alpha_2\beta_1$ 及 $\alpha_{II}\beta_3$ 结合[1393]。在胶原活化时，MMP-1 活化然后切割 PAR-1 的 N 末端，产生一个新的 N 末端，这个新的 N 末端能插入受体，通过 p38MAPK、Rho-GTP 启动下游信号通路。值得注意的是，MMP-1 切割 PAR-1 比凝血酶的切割位点更靠近 N 末端两个氨基酸（见图 114-17）。PAR-1、$\alpha_2\beta_1$ 和 GP Ⅵ的联合活化可能导致胶原表面的高促血栓活性。

每个人血小板上的 GP Ⅵ和 $\alpha_2\beta_1$ 表达量不同，但它们的表达水平之间有没有关系还不清楚[349,1394-1396]。这些受体的表达量和血小板被凝血酶刺激的能力有关。GP Ⅵ在开放管道系统的膜上和 α 颗粒中存在，但这些储库在静息血小板膜表面检测不到，在激活的血小板中，这些储库膜与血小板膜融合，使血小板表面 GP Ⅵ增加大概 60%[1397]。

CD36（GPⅣ）也能与胶原结合，CD36 的抗体能部分抑制血小板对胶原的黏附[1398-1399]。缺失 CD36 的患者的血小板在一个实验中对胶原的反应正常[1400]，但在另一实验中，在流动情况下，对胶原的黏附有轻微的缺陷[1401]。

胶原刺激的血小板有几种不同的反应。一般来说 cAMP 的升高抑制血小板聚集，但胶原激活的血小板对 cAMP 的抑制相对耐受[1402]。这可能是由于胶原刺激的 PLCγ 亚型对 cAMP 介导的抑制不敏感，而其他激活剂如凝血酶激活 PLCβ，则可以被 cAMP 抑制。另外，磷酸酶抑制可以下调胶原诱导的，而不是凝血酶或者 ADP 诱导的血小板聚集，提示一种或多种磷酸酶在胶原诱导的血小板聚集中起关键作用。

GPⅠb/Ⅸ/Ⅴ　GPⅠb/Ⅸ/Ⅴ复合物增强血小板与 VWF 的初始反应，特别是在高剪切力的情况下，导致血小板栓合。GPⅠb/Ⅸ/Ⅴ也能启动活化 $\alpha_{IIb}\beta_3$ 受体的信号通路，导致血小板的牢固黏附和聚集[383]。研究表明 $\alpha_{IIb}\beta_3$ 的抗体能部分抑制瑞斯托霉素诱导的血小板聚集，这是 GPⅠb/Ⅸ/Ⅴ复合物可以作为信号通路受体的最初证据[557]。接着，可以观测到瑞斯托霉素诱导的血小板与 VWF 的结合，导致 PIP_2 代谢，PKC 活化，钙离子内流增加。类似的，剪切力通过 VWF 与 GPⅠb/Ⅸ/Ⅴ复合物的结合启动信号[1404]。在同时表达 GPⅠb/Ⅸ和 $\alpha_{IIb}\beta_3$ 的中国仓鼠卵巢细胞（CHO），VWF 与 GPⅠb/Ⅸ的结合可以导致 $\alpha_{IIb}\beta_3$ 的活化[1405,1406]。在血小板中，GPⅠb/Ⅸ/Ⅴ复合物与带 ITAM 模序的信号蛋白结合，如 FcγRⅡA 受体和 FcRγ 链；但是仅仅 GPⅠb/Ⅸ/Ⅴ的参与不足以活化 $\alpha_{IIb}\beta_3$[1407]。GPⅠb/Ⅸ/Ⅴ复合物参与引发的信号途径还未完全被理解，但是可能包括 Src 和 PI3K 的活化，连接蛋白 SLP-76 和 ADAP（SLAP-130）的募集[1407]，最后导致 PLCγ2[1409]、PKC 和 $\alpha_{IIb}\beta_3$ 的活化。通过 GPⅠb/Ⅸ/Ⅴ复合物信号传导通路也导致花生四烯酸的释放和 TXA_2 的产生。也有人报道依赖 cGMP 和 MAPK 通路的 GPⅠb/Ⅸ介导的 $\alpha_{IIb}\beta_3$ 活化[1410]。GPⅠb/Ⅸ/Ⅴ复合物可以和包括丝蛋白（肌动蛋白结合蛋白）、钙调素和 14-3-3 ζ 的细胞内蛋白结合。14-3-3 ζ 可以和 GPⅠbα 和 cRaf 结合，这可能将 GPⅠb/Ⅸ/Ⅴ信号通路和 Raf/MEK（促有丝分裂剂 - 活化的激酶）/MAPK 信号通路联系起来；另外，14-3-3 ζ 蛋白以二聚体形式存在，使它能连接 GPⅠb 分子并使其二聚体化[1412]。在 CHO 细胞中，GPⅠb/Ⅸ的聚簇增强了通过 $\alpha_{IIb}\beta_3$ 的黏附[1414]。

GPⅠb/Ⅸ/Ⅴ复合物显示至少与一种 cAMP 依赖的抑制信号的传达有关，cAMP 水平的提高可活化蛋白激酶 A，诱导 GPⅠbβ 166 位丝氨酸磷酸化[853]。cAMP 水平的提高，通常也能抑制激活剂诱导的肌动蛋白聚合。但是 Bernard-Soulier 综合征患者的血小板，因缺少 GPⅠb/Ⅸ/Ⅴ，在胶原刺激后，即使 cAMP 水平升高，肌动蛋白聚合也正常进行，提示 cAMP 诱导的抑制作用可能需要 GPⅠbβ 磷酸化[1415]。

GPⅤ是一个分子量 82 000 的膜结合蛋白，它是富亮氨酸重复序列家族的一员，可以和 GPⅠb/Ⅸ结合，是凝血酶的底物[1416]。GPⅤ缺失的血小板对凝血酶的刺激反应增强[1417]，糖蛋白Ⅴ缺失的小鼠在遭受血管损伤的时候血栓块形成加速[1418]。无蛋白水解酶活性的凝血酶选择性地活化缺失 GPⅤ的血小板，在 GPⅤ缺陷的小鼠形成血栓，而在正常小鼠中不形成[901]。总体来讲，这些研究表明 GPⅤ可以作为凝血酶 -GPⅠb/Ⅸ通路的负性调节剂，在其缺失情况下，凝血酶可以作为 GPⅠb/Ⅸ的配体。

其他中间信号分子

钙离子　细胞内钙离子的增加对血小板生理有多种作用[1220,1419]。静息血小板的钙离子浓度（100~500nM）和血浆内相比（约 2mM）很低。血小板与大部分刺激剂接触后，都伴随着快速、短暂的细胞内 Ca^{2+} 增加到微摩尔水平随后稍慢恢复

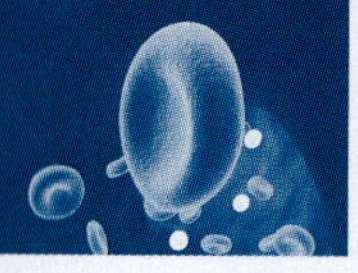

到正常水平。胞质 Ca^{2+} 浓度在任何时候都是 Ca^{2+} 通过胞质膜被动内流和主动 Ca^{2+} 流出的速度平衡和 Ca^{2+} 通过致密管道系统/肌浆网主动地释放和(或)吸收(参见“致密管道系统/肌质网”)的结果,致密管道系统/肌浆网是血小板中 Ca^{2+} 的储库,类似于肌肉中的肌质网。主动 Ca^{2+} 内流和外流是通过几种泵介导的(见图 114-8),胞质内 Ca^{2+} 浓度翻转迅速,因它是细胞质膜上的 Na^+/Ca^{2+} 转运体转运的;致密管道系统/肌浆网中的 Ca^{2+} 库浓度变化稍慢,它是通过 Ca^{2+}/Mg^{2+} ATP 酶[(肌/内质网 Ca^{2+} ATP 酶 3(SERCA3)]调节的,SERCA3 也在质膜上存在[1420]。在激活剂刺激时,大部分 Ca^{2+} 内流是通过质膜上受体门控钙离子通道(在参考文献 1421 中有综述)进入血小板细胞质内的。例如胶原,可以导致 Na^+ 内流入血小板,翻转 Na^+/Ca^{2+} 转运体,增加 Ca^{2+} 内流,促进血小板聚集[1422]。在刺激剂激活时血小板能迅速从细胞内致密管道系统/肌浆网中释放 Ca^{2+},这主要是磷酸肌醇循环中产生 IP_3 的结果[1421,1423]。细胞内 Ca^{2+} 储库 Ca^{2+} 的释放导致 STIM1 从致密管道系统/肌浆网中易位,接着活化质膜 Ca^{2+} 通道 Orai1,导致 SOCE[308]。二酰基甘油(DAG)也能激活 TRPC6 介导的非 SOCE 途径导致钙离子内流[308,1421]。TRPC1 的作用还不确定。$\alpha_{IIb}\beta_3$ 也参与钙内流[1424]。

钙离子浓度升高可诱导一系列下游事件,包括活化钙离子敏感的 PLA_2[1425] 和 PKC[1426];活化依赖钙调素的酶如肌球蛋白轻链激酶(可磷酸化肌球蛋白轻链)并促进细胞骨架重排导致血小板形态改变;活化凝溶胶蛋白(辅助肌动蛋白切割和重排)并促进血小板分泌和聚集。另外 Ca^{2+} 离子很可能直接控制分泌机制,通过介导膜融合过程导致脱颗粒和释放反应。Ca^{2+} 还可活化钙离子依赖的蛋白酶或钙蛋白酶,从而在聚集后过程中起重要作用。钙离子结合蛋白 CIB[1428] 可以与膜上邻近 α_{IIb}[1429] 的位置结合,辅助血小板铺展[417]。

磷酸肌醇-3-激酶 PI3Ks 是一个脂类激酶家族,可以磷酸化磷酸肌醇的肌醇环上的 D-3 蛋白-蛋白羟基(综述见参考文献 1430,1431)。Ⅰ型 PI3Ks 是包括连接区和催化亚基的异源二聚体 P 复合物,催化亚基可分别利用磷脂酰肌(Ptdlns)、Ptdlns(4)和 Ptdlns(4,5)P_2 作为底物产生 Ptdlns(3)P、Ptdlns(3,4)P_2 和 Ptdlns(3,4,5)P_3。Ⅰa 型(PI3Kα、PI3Kβ 和 PI3Kδ)和Ⅰb 型(PI3Kγ)有着不同的亚基和调节特点。Ⅰa 型 PI3K 的催化亚基分子量在 110 000~120 000 之间,连接亚基,p85(PI3K p85α),有两个 SH2 区域、一个断裂点聚簇区同源区域、一个富脯氨酸区域和一个 SH3 区域。这一型的 PI3K 除了脂类激酶活性外,具备内源性的丝氨酸-苏氨酸蛋白激酶活性,而且至少部分是通过 p85 亚基结合到酪氨酸被磷酸化的蛋白进行调节的。虽然血小板有 PI3Kα、PI3Kδ,人们认为Ⅰa 成员中对血小板功能有作用的最主要的是 PI3Kβ。Ⅰb 型(PI3Kγ)已经从血小板和中性粒细胞中分离出来,包含调节性 p101 亚基和 p110γ 亚基;后者可被 G 蛋白异二聚体 β/γ 亚基活化。PI3K 的两种形式都与血小板活化后的细胞骨架连接。

在血小板中,包括凝血酶、TXA_2、LPA、ADP 和胶原等一系列的刺激剂都能刺激产生 3-磷酸化磷酸肌醇,3-磷酸化磷酸肌醇可能介导 $\alpha_{IIb}\beta_3$ 活化前的早期信号,也可能参与了稳定纤维蛋白结合和血小板聚集的后期信号[1430-1432]。凝血酶刺激 Ptdlns(3,4,5)P_3 和 Ptdlns(3,4)P_2 的快速聚集和随后 Ptdlns(3,4)P_2 的产生,后者需要纤维蛋白原与 $\alpha_{IIb}\beta_3$ 结合和钙蛋白酶的活性[1434]。胶原可增强 PI3K 通过 SH2 区域与酪氨酸磷酸化形式的 FcRγ 链和调节蛋白 LAT(linker for activation of T cells)的结合,以此调节 PI3K[1435]。敲除 PI3K p85α 的小鼠血小板对 ADP、凝血酶、U46619 和 PMA(phorbol myristate acetate)聚集正常,但对胶原和胶原相关肽(CRP)反应受损,PI3K 效应蛋白 BTK、Tec、Akt 和 PLCγ2 的酪氨酸磷酸化下降[1436]。FcγRⅡA 诱导的血小板聚集需要 PI3K 活性,PI3K 是 PLCγ2 的上游通路。敲除 PI3Kβ 的小鼠可导致胚胎期死亡,但表达无激酶活性的 PI3Kβ 的转基因小鼠已经产生。这些小鼠对 G-蛋白偶联受体、胶原和整合素介导的信号通路都有缺陷[1438]。PI3Kγ 缺失的小鼠血小板对凝血酶和胶原聚集正常,但对 ADP 的反应受损,且保护了小鼠免于 ADP 诱导的血栓栓塞[1439]。表达无激酶活性的 PI3Kγ 的小鼠血小板对 G-蛋白偶联受体介导的 Rap1 活化和血小板聚集受损,但通过 GP Ⅵ活化的途径正常[1438]。一个可解释上述发现的模式是,PI3Kβ 是 G-蛋白偶联受体、胶原以及整合素结合配体所诱导的通路的共同中间信号,而 PI3Kγ 主要作用于 G-蛋白偶联受体启动的通路。PI3K 的生物学功能是通过其磷脂产物发挥的,这些磷脂产物可以和蛋白的特定序列结合。在 pleckstrin 和其他血小板蛋白中存在 pleckstrin 同源(PH)序列,PH 序列参与信号转导,可以识别 PI(3,4)P2 或者 PI(3,4,5)P3。PI(3,4,5)P3 和 PLCγ 的 PH 序列的氨基酸末端结合可以增强其活性[1441]。PI(3,4,5)P3 和 BTK 的 PH 序列结合能够将 BTK 靶向质膜后进一步磷酸化和活化[1443]。PI(3,4)P2 或者 PI(3,4,5)P3 识别丝氨酸/苏氨酸激酶 Akt(或蛋白激酶 B)的 PH 序列可改变 Akt 的构型,使其能够在丝氨酸和苏氨酸位置上被 Akt 激酶(PDK1)磷酸化并活化[1444,1445]。Akt 活化是二相性的,可在血小板聚集前或者之后活化[1434]。在人血小板中有两种 Akt:Akt1 和 Akt2,Akt 在血小板中很多底物,其中很重要的一个是糖原合成酶激酶-3β,它可以被 Akt 介导的磷酸化灭活。糖原合成酶激酶-3β 在小鼠中抑制血小板功能和血栓形成[1447]。Akt 活化还能刺激一氧化氮产生和随之的 PKG 依赖的脱颗粒[1448]。最后,Akt 还可活化 cAMP 依赖的磷酸二酯酶(PDE3A),这可在凝血酶刺激后降低血小板 cAMP 水平[1449]。Akt 介导的这些作用都能促进血小板活化。缺失 Akt2 小鼠血小板在低剂量的 U46619 和凝血酶刺激时表现出聚集、分泌和纤维蛋白原结合能力的降低,但对胶原的信号影响很小[1450]。Akt2 敲除的小鼠出血时间正常,但在实验性血栓模型中受到保护,Akt1 敲除的小鼠也一样[1451,1452]。有趣的是,PI3Kβ 或者 PI3Kγ 激酶失活的血小板中,ADP 导致的 Akt 活化消失,但聚集功能只受轻微影响,这就对 Akt 在这些过程中所起的作用提出疑问。

小 G-蛋白 小 GTP 酶中的 Ras 超家族是细胞内信号转导者,作为开关辅助对细胞外刺激的反应。血小板上存在 Ras 亚家族(Ras、Ral 和 Rap),Rho 亚家族(Rho、Rac 和 Cdc42),Rab 亚家族(Rab1、3、4、6、8、11、27、31 和 32)[1453-1456] 和 Arf 亚家族(Arf1 或 3 和 6)[1457] 的许多成员。

Rho 家族 GTP 酶是细胞骨架重塑的调节蛋白:Cdc42 调节丝状伪足形成,Rac 调节片状伪足和膜边缘波动,Rho 调节黏着和张力丝形成[1458-1459]。血小板上有 Cdc42[1460]、Rac1[1461] 和 RhoA[1454]。静息血小板上这些 GTP 酶的 GTP 结合形式水平很低,但活化后很快都转化为 GTP 结合形式。因此 Rho 家族 GTP 酶受到由受体介导的信号活化。在受到胶原、凝血酶或 ADP 刺激时，Cdc42 和 Rac1 在激活的早期（约 10 秒）被活化，在 30 秒后达到高峰[1463-1465,1467]。这种时间效应与这些 GTP 酶在丝状伪足和片状伪足形成的早期作用是一致的。RhoA 的全面活化需要依赖于整合素的二次信号转导，但 Cdc42 或 Rac1[1463,1465] 则不需要，提示 RhoA 在血小板活化的早期（黏附 / 聚集）和后期（血块凝缩）中都发挥作用。下面是每个亚家族的详细描述。

Ras 血小板包含至少一种 Ras（H-Ras）[1468]。虽然它在有核细胞中的作用被大量研究，包括在增殖、分化和细胞生存中的作用[1469,1470]，它在血小板信号转导中确切作用还不清楚。血小板中确实有 Ras 的大部分下游效应器：Raf-1、MEK（MAPK/ERK kinase）和 ERK[1471]。已知 Ras 和 ERK 在血小板激活后可被活化[1468]。

Rho C3 胞外酶处理灭活 RhoA 后，可抑制血小板形态改变[1472-1474]、黏附 / 聚集[1462,1474-1476] 和黏着斑形成。胞外酶处理的血小板也表现出张力纤维形成降低，这个过程由 Rho 激酶（ROCK）依赖的肌球蛋白轻链（MLC）磷酸化介导[1462,1472,1476]。

Rac 在有核细胞中，Rac1 通过活化三个下游效应蛋白重塑肌动蛋白；这三个效应器分别为：PIP5K Ⅰα（磷脂酰肌醇 4- 磷酸 5- 激酶 type Ⅰα）、PAK（p21-Cdc42/Rac- 活化激酶）和 SCAR/WAVE（suppressor of cyclic AMP receptor/WASP-family verprolin-homologous protein）[1477]。Rac1 在片状伪足形成和聚集中的作用已经在 Rac1 缺失的小鼠血小板得到验证。缺失 Rac1 不影响血小板生成或者丝状伪足形成[1478-1480]，但确实影响在凝血酶和胶原刺激时的片状伪足形成[1478]。Rac1 缺失的血小板在低剂量凝血酶或胶原刺激时，或在流动情况下遭受剪切力时，聚集降低[1478,1480]。

Cdc42 Cdc42 对血小板功能较不清楚，Wiskott-Aldrich 综合征是由 WASP 缺陷造成的，WASP 是 Cdc42 的下游效应器，但是患者的血小板形态改变，包括丝足形成和 Arp2/3 活化都正常[1481]（见第 121 章）。有研究表明，Cdc42 可能在 GP Ⅵ 介导的整合素 $\alpha_2\beta_1$ 活化和随后的血小板黏附于胶原表面起作用[1482]。

Rap 在有核细胞中，Rap GTP 酶参与细胞黏附、细胞 - 细胞连接形成和细胞极性形成[1483]。在血小板中，刺激导致 Rap1a、Rap1b 和 Rap2 活化[1484,1485]。Rap1b 缺失的小鼠血小板聚集功能有缺陷，在 ADP 或 PAR4 肽刺激时 $\alpha_{\rm IIb}\beta_3$ 活化降低[1486]。随着 CalDAG-GEF1 作为一种血小板 Rap1 交换因子的重要功能被发现，Rap1 在整合素信号转导中的功能成为了研究的重点[1487]。CalDAG-GEF1 缺失的血小板 Rap1b 和 $\alpha_{\rm IIb}\beta_3$ 活化都降低[1488]。CalDAG-GEF1 缺失的血小板 $\alpha_{\rm IIb}\beta_3$ 活化可以被 PKC 抑制剂完全抑制，提示 CalDAG-GEF1 和 PKC 可独立活化 $\alpha_{\rm IIb}\beta_3$[1489]。用重组了 $\alpha_{\rm IIb}\beta_3$、踝蛋白和 Rap1GTP 连接蛋白分子（Rap1GTP-interacting adapter molecule，RIAM）的 CHO 细胞进行的研究表明，$\alpha_{\rm IIb}\beta_3$ 的活化需要依赖 RIAMRap1-GTP 的将踝蛋白募集到 β_3 整合素[1490]。Rap2 的功能还不确定，CalDAG-GEF1 不与其反应[1491]。

Ral 在有核细胞中，Ral GTP 酶（RalA 和 RalB）可募集叫做"胞吐囊"（exocyst）的多亚基复合物来靶向分泌小泡到特定的膜区域，从而在胞吐作用中起作用[1492]。血小板 RalA 和 RalB 都结合在致密颗粒上[1493]，血小板活化时，以钙离子依赖的形式迅速被活化[1494]。Sec5 是胞吐囊复合物中的 RalA 下游效应蛋白，重组的 Sec5 的 Ral 反应区域肽段可抑制 5- 羟色胺从致密颗粒中释放，揭示 Ral- 胞吐囊在血小板颗粒释放中的作用[1495]。

Rab Rab GTP 酶是 GTP 酶的最大家族，在人类基因组中已发现了 63 个成员[1496]。高度分散于各个细胞器膜，通过协调小泡转运（包括小泡形成和聚合到目的细胞器）来发挥作用[1496]。Rab 被认为在颗粒的生物合成和分泌中发挥作用（详见上述）。

Arf 有核细胞中，Arf 家族 GTP 酶在分泌和细胞骨架形成中发挥作用。血小板中包括 Arf1 或 3 和 Arf6，Arf6 的功能研究显示，不同于其他 GTP 酶，它在静息血小板中是 GTP- 结合状态，活化后转化为 GDP- 结合状态[1457]。抑制这种转变的抑制剂可干扰聚集、分泌和血块凝缩。进一步的分析显示血小板 Rho 家族蛋白活化需要 Arf6-GTP 到 Arf6-GDP 的转变。

钙依赖的蛋白酶（钙蛋白酶） 在配体结合后整合素聚集成簇，血小板聚集，称为钙蛋白酶的中性半胱氨酸蛋白酶因细胞内钙离子增加而活化[492]。在血小板中最重要和研究最多的钙蛋白酶是 μ- 钙蛋白酶（钙蛋白酶 -1）和 m- 钙蛋白酶（钙蛋白酶 -2），钙蛋白酶 -1 可被微摩尔浓度的钙离子活化，代表了 80% 的血小板半胱氨酸蛋白酶活性；钙蛋白酶 -2 需要毫摩尔水平的钙离子活化[1497]。每种钙蛋白酶都是由一个共同的 30 000 分子量的调节亚基和一个独特的 80 000 分子量的催化亚基配对组成的。活化的钙蛋白酶 -1 可切割很多的蛋白[492]，包括细胞骨架蛋白[如 filamin（肌动蛋白结合蛋白）]、酪氨酸激酶（如 BTK，Src，Syk 和 FAK）、酪氨酸磷酸酶如[protein tyrosine phosphatase1B（PTP1B），也称为 PTPN1]、SHP-1 和 PTPMEG），其他重要的血小板蛋白如 β_3、SNAP-23、Vav、phospholipaseCβ（PLCβ），以及特定亚型的 PKC[1497]。钙蛋白酶在体外切割踝蛋白使踝蛋白活化 $\alpha_{\rm IIb}\beta_3$[34]，但在完整血小板中，钙蛋白酶通过踝蛋白活化 $\alpha_{\rm IIb}\beta_3$ 的作用还不确定。钙蛋白酶似乎还处于小 G- 蛋白 Rac 和 RhoA（参见上述 Rho 和 Rac）活化的上游，影响它们的激活。钙蛋白酶在血小板分泌中的全部作用还不确定，虽然 t-SNARE、SNAP-23 能被钙蛋白酶介导的切割灭活[1498]。因此，钙蛋白酶通过它们对结构和信号分子的作用，影响血小板功能的很多方面。缺失钙蛋白酶 -1 的小鼠血小板聚集异常，血块凝缩减少，许多种血小板蛋白（包括 β_3 和 $\alpha_{\rm IIb}\beta_3$）的酪氨酸磷酸化降低。这些血小板异常可以通过抑制酪氨酸磷酸酶或者敲除 PTP1B 逆转，提示通过对激酶和磷酸酶的作用是钙蛋白酶 -1 在血小板功能中主要作用方式[1499]。

由内到外活化 $\alpha_{\rm IIb}\beta_3$ 和通过激活 $\alpha_{\rm IIb}\beta_3$ 的由外到内的信号途径

$\alpha_{\rm IIb}\beta_3$ 的活性状态被定义为高亲和力构象的形成，即通过相对较高的亲和力能够结合到像纤维蛋白原和 VWF 一样的大的可溶性黏附蛋白上。$\alpha_{\rm IIb}\beta_3$ 活性状态的精确调控，使 $\alpha_{\rm IIb}\beta_3$ 的活化只出现在血管损伤处，是维持正常的止血作用所必需的。晶体和电镜研究表明 $\alpha_{\rm IIb}\beta_3$ 和相关的整合素 $\alpha_V\beta_3$ 的胞外区域在整合素未活化时呈现一个弯曲的形态，而整合素活化时成为一个伸展的构象[39,658,622]。$\alpha_{\rm IIb}\beta_3$ 的活性状态是通过整合素的胞质结构域与特定的胞内结合蛋白相协调而控制的。因此，在基础情况下，$\alpha_{\rm IIb}$ 和 β_3 胞质结构域的连接维持了受体的非活化状态。干扰胞质结构域的连接导致了长距离的构象改变，将整合素的胞外部分转化成活化状态[1500]。$\alpha_{\rm IIb}$ 和 β_3 跨膜区域的相互作用和胞质结构近膜区域的相互作用涉及

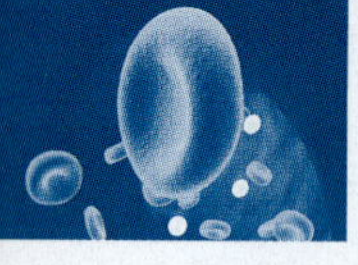

上、下膜扣，以及每个亚基上的酸性和碱性氨基酸残基之间的盐桥[674,679,696,697]（参见上面的 $\alpha_{IIb}\beta_3$ 部分）。打破这些连接的突变导致 $\alpha_{IIb}\beta_3$ 活化[679,696,697]。细胞骨架的限制似乎进一步维持 $\alpha_{IIb}\beta_3$ 的非活性构象，低剂量的肌动蛋白解聚剂可激活整合素[501]。在刺激剂激活血小板时，细胞骨架连接蛋白踝蛋白和 kindlin 与 β_3 结合在 $\alpha_{IIb}\beta_3$ 转化成活化构象中起关键作用，这和其他的几个整合素一样[37]。一个模型表明细丝蛋白结合到 β_3 的胞质区尾巴上，通过阻止踝蛋白的结合而维持受体处于一个非活性状态。细胞骨架受体蛋白 migfilin 能够将细丝蛋白从 β_3 亚基上取代，促进踝蛋白的连接[31]。踝蛋白本身也存在一种构象，这种构象适应于结合到 β_3 上的多结合位点上。当 PIP_2 结合到踝蛋白时，踝蛋白对于 β 整合素的亲和力增加[1501]。PIP2 可以由磷脂酰肌醇通过一个磷脂酰肌醇磷酸盐激酶 1γ（PIPKI）产生，这个酶可以结合在踝蛋白上[1502,1503]。踝蛋白是由一个分子量为 47 000 的头部结构与和分子量为 190 000 的棒状结构域组成的。头部结构中还有一个“FERM”结构域，它是以 4.1 蛋白、埃兹蛋白、根蛋白、膜突蛋白命名的，这个结构域可以促进和大多数蛋白质的胞质结构域的特异性结合。FERM 结构域的 F3 部分，与磷酸化酪氨酸结合域相似[1504]，能够依次结合到 β_3 的膜近端和远端部位，除了可以建立和磷脂头部的静电作用，还可以打破 β_3 与膜和 α_{IIb} 的连接[4,88,502,696,700,1504-1506]。当 PIPKI 结合于踝蛋白时，这个结合位点是不可以被利用的，因此推测当踝蛋白和 β_3 结合时，任何的预结合的 PIPKI 将会从踝蛋白上被替代下来[1507]。踝蛋白结合后，跨膜结构域和胞质结构域的重组打断了 α_{IIb} 和 β_3 的结合，并且这个作用被传递到胞外结构域[696,697,1500]。β_3 的胞质结构域也可以结合到可将其连接到细胞骨架的蛋白上，如 α- 辅肌动蛋白、ICAP1、细丝蛋白、Src 以及 skelemin。已经提出 β_3 亚基通过细胞骨架和肌动蛋白 - 肌球蛋白收缩装置的结合可以提供能量用于形成 $\alpha_{IIb}\beta_3$ 的伸展构象，这个构象中 β_3 的混合结构域从 βA（I-like）区域向外摆动。踝蛋白的棒状结构域已经证实可以和 β_3 连接[1508]，而且，踝蛋白的一个未知结构域也已经证实可以和 α_{IIb} 结合[701]。虽然这些相互作用可能有助于稳定整合素或随后聚簇整合素，但其确切的作用尚不清楚。

黏着斑蛋白（他们含有磷酸化酪氨酸结合结构域）中的 kindlin 家族成员是整合素激活蛋白[1509-1511]，可能的作用是促进踝蛋白和整合素的连接。kindlin-2 结合整合素 β_3 的 C 末端一个含有保守序列（752）T 和 NITY（759）的功能域部位，并且在一个重组表达系统中，和踝蛋白协作促进 $\alpha_{IIb}\beta_3$ 的激活[1510]。kindlin-2 分布广泛，而 kindlin-3 只在包括血小板的造血细胞中表达。在小鼠中 kindlin-3 的缺失导致了严重的出血，并且血小板上的 $\alpha_{IIb}\beta_3$ 的激活存在缺陷[1511]。在白细胞黏附缺陷症（LAD）-Ⅲ的患者中，已报道了 kindlin-3 的突变，这种病的主要特点是白细胞和血小板整合素的活化和功能异常（参见第 121 章）[1512-1515]。事实上，这种病的血小板聚集缺陷与 Glanzmann 综合征相似，而出血症状比 Glanzmann 综合征更严重。突变分析还发现在 kindlin 和整合素 β_1 结合中起作用的 NXXY 功能结构域（Tyr795）和这个结构域之前的苏氨酸区域[1516]。最后，基于模式系统现已提出，在邻近的 $\alpha_{IIb}\beta_3$ 受体之间，α_{IIb} 跨膜结构域和胞质结构域可以形成同二聚体，β_3 的跨膜结构域和胞质结构域可以形成同三聚体，导致受体活化状态的稳定和 $\alpha_{IIb}\beta_3$ 受体的聚簇[505,1517]。但是目前尚不清楚在生物体条件下是否有利于这些连接形成[696,697]。

血小板聚集是通过两个阶段进展，一个起始的可逆聚集阶段，这个阶段在较低浓度的激活剂刺激的时候经常可以观察到，随后是一个更强的不可逆的聚集阶段。这个不可逆聚集阶段与血小板生成血栓素 A_2 和释放 ADP 相关。在聚集起始阶段，纤维蛋白原结合 $\alpha_{IIb}\beta_3$ 和血小板 - 血小板的接触可以起始特异性的信号转导活动，产生正反馈循环，促进不可逆性聚集，维持分泌活动，并起始血块收缩等后续事件[704]。

纤维蛋白原或者 VWF 结合到 $\alpha_{IIb}\beta_3$ 的胞外区域可远程地传递构象变化到整合素胞质结构域，这也许是通过 β_3 βA 和疏水结构域之间的一个关键作用[657]，此作用诱导信号从血小板外部进入内部（外到内信号）[684,688]。这些构象的改变和整合素聚簇一起[654]可能形成了 $\alpha_{IIb}\beta_3$ 的外到内信号转导的基础，这些构象的改变可能通过改变胞质结构域之间的连接，启动募集有酶活性的蛋白到胞质尾部，形成能够产生信号分子的复合物。

和 β_3 胞质尾部结构持续相连的一个重要的信号分子是酪氨酸激酶 Src[1518-1520]。在静息血小板中，Src 通过他的 SH3 结构域结合到整合素的 C 末端，而不依赖于它的催化活性[1518]。在未激活的血小板中，Src 以其最低的活性状态存在，它的活性在某种程度上是通过酪氨酸激酶调节剂 CsK 所抑制的，CsK 能将 Src529 位点的酪氨酸磷酸化。血小板黏附到固定的纤维蛋白原上增加了和 $\alpha_{IIb}\beta_3$ 连接的 Src 的活性，这是部分通过 CsK 和 Src 解离并使 Src 的 529 位点去磷酸化的结果[1519]。完全的 Src 活化依赖于 $\alpha_{IIb}\beta_3$ 的聚合以及 Src418 位点的酪氨酸转磷酸化。Src 的活化为后续的几个信号事件所必需，如酪氨酸激酶 Syk 的激活。Syk 和 Src 一起，是血小板在纤维蛋白原上铺展所必需的[1518]。Syk 通过它的 N 末端结合在未磷酸化的 β_3 上[1521,1522]。这些事件有的已经在活的血小板中被实时观察到[1523]。Src 活化的负调控蛋白包括 PECAM-1，它可以通过它的 ITIMs 序列募集磷酸酶 SHP-1 和 SHP-2[1520,1524-1526]；还包括癌胚抗原相关的细胞黏附分子 1（CEACAM-1），它也有 ITIMs 序列[1527]；或许还有 G6b-B[337,1528,1529] 和 TLT-1[910]。

当多个激动剂中的任何一个刺激血小板产生聚集时，β_3 的胞质结构域酪氨酸被磷酸化[703,711]。β_3 的胞质结构域上存在着两个潜在酪氨酸磷酸化位点，这两个位点在血小板活化时都被使用。已经证实几个膜分子特异地结合于 β_3 的酪氨酸磷酸化的胞质结构域。一个合成的 β_3 的胞质结构域多肽，在两个酪氨酸磷酸化位点上含有磷酸基团，可与收缩性的蛋白肌球蛋白结合[703]，这个结合可以促进细胞骨架张力从血小板内部到外部的传递，最终起始血块回缩。重组的、不能被磷酸化的突变 β_3 在细胞系表达时，无法支持广泛的血块收缩[703]。其他可结合在双位点磷酸化的 β_3 的胞质结构域的蛋白包括衔接蛋白 SHC[712]，在血小板聚集过程中，它也经历酪氨酸磷酸化[712]。因此，SHC 可以将双位点磷酸化的 β_3 连接到 Ras/Raf/MAPK 通路[712,1530]。含有不能被磷酸化的突变 β_3 小鼠表现出轻度出血异常，尾部切除后偶尔可见重复出血。而且当被剪接力激活时，这些小鼠的血小板形成异常的松散血栓[704]。其他的 β_3 胞质域结合蛋白也已经被报道，这些蛋白包括踝蛋白和 skelemin，skelemin 是调节肌球蛋白的蛋白家族成员[709]。

有些发生于 $\alpha_{IIb}\beta_3$ 下游的信号事件只需要整合素的聚簇，而其他则同时要求聚簇、配体结合和（或）血小板聚集。例如，

Syk 可以不依赖细胞骨架的组装被 $\alpha_{IIb}\beta_3$ 聚簇本身所活化，而 FAK 激活则同时需要整合素聚簇、配体结合到 $\alpha_{IIb}\beta_3$ 上以及细胞骨架的组装[1531]。在细胞系中进行的研究表明，$\alpha_{IIb}\beta_3$ 下游的 SyK 活化可导致 Rac 鸟嘌呤核苷酸交换因子 -Vav1 的活化以及片状伪足形成。SyK 和 Vav1 协作活化 JNK、ERK2 和 Akt[1531]。在血小板中，这些通路可能都与血小板聚集后事件相关。

除了已被很好描述的 $\alpha_{IIb}\beta_3$ 配体纤维蛋白原和 VWF 外，其他蛋白质也能通过结合到 $\alpha_{IIb}\beta_3$ 上引起信号转导。这些蛋白其中之一是 CD40L，一个肿瘤坏死因子家族成员，在多种细胞中表达，包括活化的血小板[参见上面的"CD40 配体（CD40L；CD154）与 CD40"]。血小板也是一种可溶性 CD40L 的主要来源[442]。除了结合到传统受体 -CD40 分子，CD40L 还结合到血小板上的 $\alpha_{IIb}\beta_3$ 引起信号转导[441]，在小鼠中，CD40L-$\alpha_{IIb}\beta_3$ 引起的信号对正常的动脉血栓形成是必须的[445]。CD40L 也可以通过结合到血小板上的 CD40 分子起始血小板聚集[1408]。

血小板抑制通路

前列腺素　抑制血小板活化的前列腺素包括前列腺素 E_2（PGE_2）和前列腺素（PGI_2，也称为前列腺环素），PGE_2 在高浓度下，PGI_2 在低浓度下起抑制血小板活化作用（引用自参考文献 1532 和 1533；见图 114-11）。在脉管系统中，内皮产生 PGE_2 和 PGI_2，这对于维持脉管系统的通畅起重要作用[1534]。前列腺素通过结合它的 G 蛋白偶联受体开始其抑制作用[1535,1536]。前列腺素结合到其受体，把 G 蛋白 α 亚基转换成 GTP 结合的活性形式，然后激活腺苷环化酶并催化 cAMP 形成。细胞中 cAMP 的存在水平也取决于磷酸二酯酶对其的降解。生化研究和转基因小鼠研究证明了血小板中磷酸二酯酶 3A 亚型起主要功能[1537-1539]。因此，抑制磷酸二酯酶的试剂，包括茶碱、咖啡因、西洛他唑，能提高 cAMP 在血小板和其他细胞中的水平[1540]。cAMP 然后激活蛋白激酶 A（PKA），它可以将特异的靶蛋白磷酸化。蛋白激酶 A 通过几个通路抑制血小板活化。一个机制涉及磷酸化血管扩张刺激磷蛋白（VASP）（在下文"一氧化氮"）。另一个机制项涉及 PKA 对 Gα13 的磷酸化和抑制作用，Gα13 可以与血栓烷 A_2 受体配对，因此这一机制可以削弱血栓烷 A_2 激活通路[1541]。蛋白激酶 A 还可将 GPIbβ 的 166 位的丝氨酸磷酸化，因而对 GPIb 结合 VWF 的能力起负调控[1542]。此外，蛋白激酶 A 可以激活和抑制三磷酸肌醇受体，这可以抑制由激动剂诱导的胞内钙离子动员[1543]。蛋白激酶 A 也可以通过抑制 PLC 和 PLA_2 两者的活性影响磷酸肌醇的代谢[1544]。此外，蛋白激酶 A 可以磷酸化 Raf 激酶的三个位点，继而通过抑制 Raf 与它的活化蛋白（GTP 结合的 Ras）的结合而抑制 Raf 激酶功能[1545,1546]。最后，小 G 蛋白 -Rap1b（Rap1b 可以促进 $\alpha_{IIb}\beta_3$ 的活化[1387]。）能被蛋白激酶 A 磷酸化，但这个磷酸化作用并不抑制血小板的功能[1548]，相反可能可以促进 Rap1b 的活化[1549]。

高浓度的 PGE_2 与低浓度的 PGE_2 作用相反，与高浓度的 PGE_2 的抑制作用相比，低浓度的 PGE_2 通过与 EP3 受体作用，降低血小板内的 cAMP 水平[1550,1551]，从而加强激动剂诱导的血小板聚合。缺少 EP3 受体的小鼠对花生四烯酸诱导血栓形成起保护作用[1552]；因此存在于动脉粥样硬化病变的 PGE_2 有可能促进动脉粥样硬化。

一氧化氮　在内皮细胞中、血小板和其他细胞中，L- 精氨酸通过一氧化氮合酶形成一氧化氮。剪切应力以及血小板激动剂（如凝血酶、ADP）[1553] 能加强一氧化氮的形成，一氧化氮很容易扩散到血小板中[1554,1555]。与 PGE_2 和和 PGI_2 相似，一氧化氮预处理的血小板抑制血小板活化，并且可以在聚集起始后不久，扭转血小板聚集。然而，一氧化氮并不是通过升高 cAMP 浓度，而是通过升高 cGMP[1556] 浓度而发挥作用。在血小板活化过程中，血小板中的一氧化氮合成酶活性增加，表明一氧化氮产生是一个正常的限制血小板聚集的负反馈机制。一氧化氮和 PGI_2 协同作用，共同抑制血小板活化[1557]。

细胞内 cGMP 水平提高可激活 cGMP 依赖的蛋白激酶（PKG），它的下游目标蛋白包括 ERK 和血栓烷 A_2 受体[1558]。在小鼠中，PKG 缺失导致在缺血性损伤后血小板沿着受损血管的聚集加剧，表明蛋白激酶 G 对血小板沉积起着重要的作用[1559]。VASP 是一个富含脯氨酸的受肌动蛋白调节的 Ena/VASP 蛋白家族成员，在 cAMP 或者 cGMP 升高时被磷酸化[1560]，蛋白激酶 A 和蛋白激酶 G 都可以在体外将 VASP 磷酸化[1561]。VASP 缺失的小鼠研究确定了 VASP 的功能是抑制血小板：取自 VASP 敲除小鼠的血小板在刺激后 P- 选择素表达增多，$\alpha_{IIb}\beta_3$ 活化加强[1562]，而且在血管损伤和动脉粥样硬化部位，缺失 VASP 的小鼠血小板黏附加强[1563]。VASP 缺失的血小板黏附的增强不能被一氧化氮纠正，表明在 cGMP 介导的通路中，VASP 可能是一个关键的血小板功能负调控者。

细胞内 cGMP 水平升高也可以通过抑制磷酸二酯酶活性，从而增加 cAMP 的水平[1564]。cGMP 和 cAMP 依赖途径之间的相互作用可能协同促进一氧化氮对血小板功能的抑制作用。

CD39（ATP 二磷酸水解酶；外源磷酸腺苷酶）　血管内皮通过产生前列腺环素和一氧化氮外，还通过表达 CD39/NTPDase1，一种质膜相连的胞外核苷酸酶（ATP 二磷酸水解酶；ATP 酶；外源 ADP 酶，EC 3.6.1.5），来调节血小板功能。该核苷酸酶能将胞外的 ATP 转换成 ADP，以及将 ADP 转换成 AMP[119,1565,1566]。CD39 抑制由受损组织、红细胞、活化血小板释放的 ADP 的活化血小板作用。而且，由 CD39 产生的 AMP 被一个外源的 5′ - 核苷酸酶（CD73，EC 3.1.3.5）降解成腺苷，而腺苷结合到血小板上的 A2a 的腺苷受体上后促进 cAMP 产生，由此抑制由 ADP 诱导的血小板活化[1567]。腺苷脱氨基酶（EC 3.5.4.4）继续将腺苷降解为肌苷。CD39 是一个分子量为 95 000 的细胞表面糖蛋白，在内皮细胞，活化的自然杀伤细胞、B 细胞、单核细胞以及 T 细胞表达（参见第 117 章）。也许少量存在于血小板和红细胞上。它存在于慢性淋巴细胞白血病中的淋巴细胞中，这也许可部分解释这个疾病对血栓的保护[1568]。CD39 存在于细胞膜上的一个脂筏样的小窝中，并且胆固醇的浓度可以调控此酶活性。它包含 2 个普遍的跨膜结构域，两者被一个胞外结构域分隔，此胞外结构域含有 6 个糖基化位点以及一个有 ATP 酶活性的腺苷三磷酸双磷酸酶样结构域。一个与 CD39 相关的分子，NTPDase2，表达在内皮细胞的基底面，一些血管的动脉外膜和微血管周细胞，对于 ATP 有相对高的选择性，因此，它能通过降解 ATP，增加 ADP 的生成，从而增强血小板聚集[1566]。NTPDases 的生理学作用较复杂，因为他们能产生不同的促血栓或抗血栓产物。据推测，富含单核细胞 CD39/NTPDase1 的微颗粒在血栓中的募集可以限制血小板血栓的大小。CD39/NTPDase1 也被认为在缺血再灌注及同种异体移

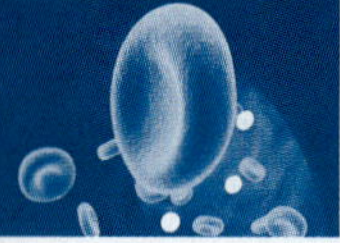

植排斥中起作用。小鼠模型表明，通过用基因治疗增加 CD39/NTPDase，可以调节移植排斥及血栓形成。一个可溶性的重组 CD39 已在体外被证明抑制血小板聚集和黏附，有可能被发展成为潜在的体内抗栓药物[1210]。

翻译：胡 虎

校对：朱 力

参考文献

1. Holme S, Heaton A, Konchuba A, et al: Light scatter and total protein signal distribution of platelets by flow cytometry as parameters of size. *J Lab Clin Med* 112:223, 1988.
2. White JG: Anatomy and structural organization of the platelet, in *Hemostasis and Thrombosis: Basic Principles and Clinical Practice*, 3rd ed, edited by RW Colman, J Hirsh, VJ Marder, EW Salzman, p 397. JB Lippincott, Philadelphia, 1993.
3. Coller BS: Biochemical and electrostatic considerations in primary platelet aggregation. *Ann N Y Acad Sci* 416:693, 1984.
4. van Joost T, van Ulsen J, Vuzevski VD, et al: Purpuric contact dermatitis to benzoyl peroxide. *J Am Acad Dermatol* 22:359, 1990.
5. Schick PK: Megakaryocyte and platelet lipids, in *Hemostasis and Thrombosis: Basic Principles and Clinical Practice*, 3 ed, edited by RW Colman, J Hirsh, VJ Marder, EW Salzman, p 574. JB Lippincott, Philadelphia, 1993.
6. Heemskerk JW, Bevers EM, Lindhout T: Platelet activation and blood coagulation. *Thromb Haemost* 88:186, 2002.
7. Solum NO: Procoagulant expression in platelets and defects leading to clinical disorders. *Arterioscler Thromb Vasc Biol* 19:2841, 1999.
8. Sims PJ, Faioni EM, Wiedmer T, et al: Complement proteins C5b-9 cause release of membrane vesicles from the platelet surface that are enriched in the membrane receptor for coagulation factor Va and express prothrombinase activity. *J Biol Chem* 263:18205, 1988.
9. Sims PJ, Wiedmer T, Esmon CT, et al: Assembly of the platelet prothrombinase complex is linked to vesiculation on the platelet plasma membrane. Studies in Scott syndrome: An isolated defect in platelet procoagulant activity. *J Biol Chem* 264:137, 1989.
10. Bevers EM, Tilly RHJ, Senden JMG, et al: Exposure of endogenous phosphatidylserine at the outer surface of stimulated platelets is reversed by restoration of aminophospholipid translocase activity. *Biochemistry* 28:2382, 1989.
11. Tuszynski GP, Mauco GP, Koshy A, et al: The platelet cytoskeleton contains elements of the prothrombinase complex. *J Biol Chem* 259:6947, 1984.
12. Comfurius P, Bevers EM, Zwaal RFA: The involvement of cytoskeleton in the regulation of transbilayer movement of phospholipids in human blood platelets. *Biochim Biophys Acta* 815:143, 1985.
13. Bodin S, Tronchere H, Payrastre B: Lipid rafts are critical membrane domains in blood platelet activation processes. *Biochim Biophys Acta* 1610:247, 2003.
14. Locke D, Chen H, Liu Y, et al: Lipid rafts orchestrate signaling by the platelet receptor glycoprotein VI. *J Biol Chem* 277:18801, 2002.
15. Shrimpton CN, Borthakur G, Larrucea S, et al: Localization of the adhesion receptor glycoprotein Ib-IX-V complex to lipid rafts is required for platelet adhesion and activation. *J Exp Med* 196:1057, 2002.
16. Heijnen HF, Van Lier M, Waaijenborg S, et al: Concentration of rafts in platelet filopodia correlates with recruitment of c-Src and CD63 to these domains. *J Thromb Haemost* 1:1161, 2003.
17. Bodin S, Tronchere H, Payrastre B: Lipid rafts are critical membrane domains in blood platelet activation processes. *Biochim Biophys Acta* 1610:247, 2003.
18. Bodin S, Giuriato S, Ragab J, et al: Production of phosphatidylinositol 3,4,5-trisphosphate and phosphatidic acid in platelet rafts: Evidence for a critical role of cholesterol-enriched domains in human platelet activation. *Biochemistry* 40:15290, 2001.
19. Baglia FA, Shrimpton CN, Lopez JA, et al: The glycoprotein Ib-IX-V complex mediates localization of factor XI to lipid rafts on the platelet membrane. *J Biol Chem* 278:21744, 2003.
20. Brownlow SL, Harper AG, Harper MT, et al: A role for hTRPC1 and lipid raft domains in store-mediated calcium entry in human platelets. *Cell Calcium* 35:107, 2004.
21. Lopez JA, del Conde I, Shrimpton CN: Receptors, rafts, and microvesicles in thrombosis and inflammation. *J Thromb Haemost* 3:1737, 2005.
22. Fox JE: The platelet cytoskeleton. *Thromb Haemost* 70:884, 1993.
23. Fox JEB, Boyles JK, Berndt MC, et al: Identification of a membrane skeleton in platelets. *J Cell Biol* 106:1525, 1988.
24. Fox JEB, Reynolds CC, Morrow JS, et al: Spectrin is associated with membrane-bound actin filaments in platelets and is hydrolyzed by the Ca2+-dependent protease during platelet activation. *Blood* 69:537, 1987.
25. Hartwig JH, DeSisto M: The cytoskeleton of the resting human blood platelet: Structure of the membrane skeleton and its attachment to actin filaments. *J Cell Biol* 112:407, 1991.
26. Barkalow K, Italiano JE Jr, Matsuoka Y, et al: A-Adducin dissociates from F-actin filaments and spectrin during platelet activation. *J Cell Biol* 161:557, 2003.
27. Kaiser HW, O'Keefe E, Bennett V: Adducin: Ca++-dependent association with sites of cell-cell contact. *J Cell Biol* 109:557, 1989.
28. Kuhlman PA, Hughes CA, Bennett V, et al: A new function for adducin. Calcium/calmodulin-regulated capping of the barbed ends of actin filaments. *J Biol Chem* 271:7986, 1996.
29. Matsuoka Y, Li X, Bennett V: Adducin: Structure, function, and regulation. *Cell Mol Life Sci* 57:884, 2000.
30. Fox JE: The platelet cytoskeleton. *Thromb Haemost* 70:884, 1993.
31. Ithychanda SS, Das M, Ma YQ, et al: Migfilin, a molecular switch in regulation of integrin activation. *J Biol Chem* 284:4713, 2009.
32. Kiema T, Lad Y, Jiang P, et al: The molecular basis of filamin binding to integrins and competition with talin. *Mol Cell* 21:337, 2006.
33. Calderwood DA, Huttenlocher A, Kiosses WB, et al: Increased filamin binding to beta-integrin cytoplasmic domains inhibits cell migration. *Nat Cell Biol* 3:1060, 2001.
34. Yan B, Calderwood DA, Yaspan B, et al: Calpain cleavage promotes talin binding to the beta 3 integrin cytoplasmic domain. *J Biol Chem* 276:28164, 2001.
35. Ulmer TS, Yaspan B, Ginsberg MH, et al: NMR analysis of structure and dynamics of the cytosolic tails of integrin alpha IIb beta 3 in aqueous solution. *Biochemistry* 40:7498, 2001.
36. Vinogradova O, Velyvis A, Velyviene A, et al: A Structural mechanism of integrin alpha(IIb)beta(3) "inside-out" activation as regulated by its cytoplasmic face. *Cell* 110:587, 2002.
37. Tadokoro S, Shattil SJ, Eto K, et al: Talin binding to integrin beta tails: A final common step in integrin activation. *Science* 302:103, 2003.
38. Tremuth L, Kreis S, Melchior C, et al: A fluorescence cell biology approach to map the second integrin-binding site of talin to a 130-amino acid sequence within the rod domain. *J Biol Chem* 279:22258, 2004.
39. Zhu J, Luo BH, Xiao T, et al: Structure of a complete integrin ectodomain in a physiologic resting state and activation and deactivation by applied forces. *Mol Cell* 32:849, 2008.
40. Podor TJ, Singh D, Chindemi P, et al: Vimentin exposed on activated platelets and platelet microparticles localizes vitronectin and plasminogen activator inhibitor complexes on their surface. *J Biol Chem* 277:7529, 2002.
41. Nurden P, Heilmann E, Pannocchia A, et al: Two-way trafficking of membrane glycoproteins on thrombin-activated human platelets. *Semin Hematol* 31:240, 1994.
42. Cramer EM, Norol F, Guichard J, et al: Ultrastructure of platelet formation by human megakaryocytes cultured with the Mpl ligand. *Blood* 89:2336, 1997.
43. Italiano JE Jr, Lecine P, Shivdasani RA, et al: Blood platelets are assembled principally at the ends of proplatelet processes produced by differentiated megakaryocytes. *J Cell Biol* 147:1299, 1999.
44. Italiano JE, Hartwig JH: Megakaryocyte development and platelet formation, in *Platelets*, edited by AD Michelson, p 23. Academic Press, San Diego, 2007.
45. Crawford N, Scrutton MC: Biochemistry of the blood platelet, in *Haemostasis and Thrombosis*, 3rd ed, edited by AL Bloom, CD Forbes, DP Thomas, EGD Tuddenham, p 89. Churchill Livingstone, Edinburgh, Scotland, 1994.
46. Hartwig JH: Platelet structure, in *Platelets*, 2nd ed, edited by AD Michelson, p 75. Academic Press, San Diego, 2007.
47. Sheetz MP: Microtubule motor complexes moving membranous organelles. *Cell Struct Funct* 21:369, 1996.
48. Miki H, Okada Y, Hirokawa N: Analysis of the kinesin superfamily: Insights into structure and function. *Trends Cell Biol* 15:467, 2005.
49. Pfister KK, Shah PR, Hummerich H, et al: Genetic analysis of the cytoplasmic dynein subunit families. *PLoS Genet* 2:e1, 2006.
50. Kenney DM, Linck RW: The cytoskeleton of unstimulated blood platelets: Structure and composition of the isolated marginal microtubular band. *J Cell Sci* 78:1, 1985.
51. Kenney DM, Linck RW: The cytoskeleton of unstimulated blood platelets: Structure and composition of the isolated marginal microtubular band. *J Cell Sci* 78:1, 1985.
52. Patel-Hett S, Richardson JL, Schulze H, et al: Visualization of microtubule growth in living platelets reveals a dynamic marginal band with multiple microtubules. *Blood* 111:4605, 2008.
53. Italiano JE Jr, Bergmeier W, Tiwari S, et al: Mechanisms and implications of platelet discoid shape. *Blood* 101:4789, 2003.
54. Freson K, De Vos R, Wittevrognel C, et al: The β1-tubulin Q43P functional polymorphism reduces the risk of cardiovascular disease in men by modulating platelet function and structure. *Blood* 106:2356, 2005.
55. Kunishima S, Kobayashi R, Itoh TJ, et al: Mutation of the beta1-tubulin gene associated with congenital macrothrombocytopenia affecting microtubule assembly. *Blood* 113:458, 2009.
56. Nachmias VT, Yoshida K: The cytoskeleton of the blood platelet: A dynamic structure. *Adv Cell Biol* 2:181, 1988.
57. Safer D, Nachmias VT: Beta thymosins as actin binding peptides. *Bioessays* 16:473, 1994.
58. Rosenberg S, Stracher A: Effect of actin-binding protein on the sedimentation properties of actin. *J Cell Biol* 94:51, 1982.
59. Rosenberg S, Stracher A, Lucas RC: Isolation and characterization of actin and actin-binding protein from human platelets. *J Cell Biol* 91:201, 1981.
60. Rosenberg S, Stracher A, Burridge K: Isolation and characterization of a calcium-sensitive alpha-actinin-like protein from human platelet cytoskeletons. *J Biol Chem* 256:12986, 1981.
61. Fucini P, Renner C, Herberhold C, et al: The repeating segments of the F-actin cross-linking gelation factor (ABP-120) have an immunoglobulin-like fold. *Nat Struct Biol* 4:223, 1997.
62. Gorlin JB, Yamin R, Egan S, et al: Human endothelial actin-binding protein (ABP-280, non-muscle filamin): A molecular leaf spring. *J Cell Biol* 111:1089, 1990.
63. Gorlin JB, Henske E, Warren ST, et al: Actin-binding protein (ABP-280) filamin gene (FLN) maps telomeric to the color vision locus (R/GCP) and centromeric to G6PD in Xq28. *Genomics* 17:496, 1993.
64. Takafuta T, Wu G, Murphy GF, et al: Human beta-filamin is a new protein that interacts with the cytoplasmic tail of glycoprotein 1ba. *J Biol Chem* 273:17531, 1998.
65. Ohta Y, Suzuki N, Nakamura S, et al: The small GTPase RalA targets filamin to induce filopodia. *Proc Natl Acad Sci U S A* 96:2122, 1999.

66. Stossel TP, Condeelis J, Cooley L, et al: Filamins as integrators of cell mechanics and signalling. *Nat Rev Mol Cell Biol* 2:138, 2001.
67. Kovacsovics TJ, Hartwig JH: Thrombin-induced GPIb-IX centralization on the platelet surface requires actin assembly and myosin II activation. *Blood* 87:618, 1996.
68. Meyer SC, Zuerbig S, Cunningham CC, et al: Identification of the region in actin-binding protein that binds to the cytoplasmic domain of glycoprotein IBalpha. *J Biol Chem* 272:2914, 1997.
69. van den BH, de Vet EC, Zomer AW: The role of peroxisomes in ether lipid synthesis. Back to the roots of PAF. *Adv Exp Med Biol* 416:33, 1996.
70. Wanders RJ, van Weringh G, Schrakamp G, et al: Deficiency of acyl-CoA:dihydroxy-acetone phosphate acyltransferase in thrombocytes of Zellweger patients: A simple postnatal diagnostic test. *Clin Chim Acta* 151:217, 1985.
71. van den BH, Schrakamp G, Hardeman D, et al: Ether lipid synthesis and its deficiency in peroxisomal disorders. *Biochimie* 75:183, 1993.
72. Holmsen H: Platelet secretion and energy metabolism, in *Hemostasis and Thrombosis: Basic Principles and Clinical Practice*, 3rd ed, edited by RW Colman, J Hirsh, VJ Marder, EW Salzman, p 524. JB Lippincott, Philadelphia, 1993.
73. Shuster RC, Rubenstein AJ, Wallace DC: Mitochondrial DNA in anucleate human blood cells. *Biochem Biophys Res Commun* 155:1360, 1988.
74. Mason KD, Carpinelli MR, Fletcher JI, et al: Programmed anuclear cell death delimits platelet life span. *Cell* 128:1173, 2007.
75. Schapira AH: Mitochondrial dysfunction in neurodegenerative disorders. *Biochim Biophys Acta* 1366:225, 1998.
76. Lenaz G, Bovina C, Castelluccio C, et al: Mitochondrial complex I defects in aging. *Mol Cell Biochem* 174:329, 1997.
77. Cardoso SM, Proenca MT, Santos S, et al: Cytochrome c oxidase is decreased in Alzheimer's disease platelets. *Neurobiol Aging* 25:105, 2004.
78. Mancuso M, Filosto M, Bosetti F, et al: Decreased platelet cytochrome c oxidase activity is accompanied by increased blood lactate concentration during exercise in patients with Alzheimer disease. *Exp Neurol* 182:421, 2003.
79. Lenaz G, D'Aurelio M, Merlo PM, et al: Mitochondrial bioenergetics in aging. *Biochim Biophys Acta* 1459:397, 2000.
80. Dror N, Klein E, Karry R, et al: State-dependent alterations in mitochondrial complex I activity in platelets: A potential peripheral marker for schizophrenia. *Mol Psychiatry* 7:995, 2002.
81. Yamagishi SI, Edelstein D, Du XL, et al: Hyperglycemia potentiates collagen-induced platelet activation through mitochondrial superoxide overproduction. *Diabetes* 50:1491, 2001.
82. Dale GL, Friese P: Bax activators potentiate coated-platelet formation. *J Thromb Haemost* 4:2664, 2006.
83. Jobe SM, Wilson KM, Leo L, et al: Critical role for the mitochondrial permeability transition pore and cyclophilin D in platelet activation and thrombosis. *Blood* 111:1257, 2008.
84. Leung R, Gwozdz AM, Wang H, et al: Persistence of procoagulant surface expression on activated human platelets: Involvement of apoptosis and aminophospholipid translocase activity. *J Thromb Haemost* 5:560, 2007.
85. Remenyi G, Szasz R, Friese P, et al: Role of mitochondrial permeability transition pore in coated-platelet formation. *Arterioscler Thromb Vasc Biol* 25:467, 2005.
86. Karpatkin S, Langer RM: Biochemical energetics of simulated platelet plug formation: Effect of thrombin, adenosine diphosphate, and epinephrine on intra- and extracellular adenine nucleotide kinetics. *J Clin Invest* 47:2158, 1968.
87. Akkerman JWN, Gorter G, Schrama L, et al: A novel technique for rapid determination of energy consumption in platelets: Determination of different energy consumption associated with three secretory responses. *Biochem J* 210:145, 1983.
88. Akkerman JWN, Holmsen H: Interrelationships among platelet responses: Studies on the burst in protein liberation, lactate production and oxygen uptake during platelet aggregation and Ca++ secretion. *Blood* 57:956, 1981.
89. Akkerman JWN, Verhgoeven AJM: Energy metabolism and function, in *Platelet Responses and Metabolism*, 3rd ed, edited by H Holmsen, p 69. CRC Press, Boca Raton, FL, 1987.
90. Holmsen H, Farstad M: Energy metabolism, in *Platelet Responses and Metabolism*, 2nd ed, edited by H Holmsen, p 245. CRC Press, Boca Raton, FL, 1987.
91. Guppy M, Abas L, Neylon C, et al: Fuel choices by human platelets in human plasma. *Eur J Biochem* 244:161, 1997.
92. Shimizu T, Murphy S: Roles of acetate and phosphate in the successful storage of platelet concentrates prepared with an acetate-containing additive solution. *Transfusion* 33:304, 1993.
93. Simons ER, Greenberg-Sperssky SM: Transmembrane monovalent cation gradients, in *Platelet Responses and Metabolism*, 3rd ed, edited by H Holmsen, p 31. CRC Press, Boca Raton, FL, 1987.
94. Dean WL: Structure, function and subcellular localization of a human platelet Ca^{++}-ATPase. *Cell Calcium* 10:289, 1989.
95. Daniel JL, Molish IR, Robkin L, et al: Nucleotide exchange between cytosolic ATP and F-actin-bound ADP may be a major ATP-utilizing process in unstimulated platelets. *Eur J Biochem* 156:677, 1986.
96. Verhoeven AJM, Tysnes O-B, Aarbakke GM, et al: Turnover of the phosphomonoester groups of polyphosphoinositol lipids in unstimulated platelets. *Eur J Biochem* 166:3, 1987.
97. Holmsen H, Kaplan KL, Dangelmaier CA: Differential energy requirements for platelet responses: A simultaneous study of aggregation three secretory processes, arachidonate liberation, phosphatidylinositol turnover and phosphatidate production. *Biochem J* 208:9, 1982.
98. Verhoeven AJM, Mommersteeg ME, Akkerman JWN: Quantification of energy consumption in platelets during thrombin-induced aggregation and secretion: Tight coupling between platelet responses and the increment in energy consumption. *Biochem J* 221:777, 1984.
99. Holmsen H, Kaplan KL, Dangelmaier CA: Differential requirements for platelet responses: A simultaneous study of dense granule, α-granule and acid hydrolase secretion, arachidonate liberation, phosphatidylinositol turnover and phosphatidate formation. *Biochem J* 208:9, 1982.
100. Akkerman JW, Gorter G, Soons H, et al: Close correlation between platelet responses and adenylate energy charge during transient substrate depletion. *Biochim Biophys Acta* 760:34, 1983.
101. Huizing M, Helip-Wooley A, Westbroek W, et al: Disorders of lysosome-related organelle biogenesis: Clinical and molecular genetics. *Annu Rev Genomics Hum Genet* 9:359, 2008.
102. Ciferri S, Emiliani C, Guglielmini G, et al: Platelets release their lysosomal content in vivo in humans upon activation. *Thromb Haemost* 83:157, 2000.
103. Nieuwenhuis HK, van Osterhout JJG, Rozemuller E, et al: Studies with a monoclonal antibody against activated platelets: Evidence that a secreted 53,000 molecular weight lysosome-like granule protein is exposed on the surface of activated platelets in the circulation. *Blood* 70:838, 1987.
104. Abrams C, Shattil SJ: Immunological detection of activated platelets in clinical disorders. *Thromb Haemost* 65:467, 1991.
105. Zhang ZG, Zhang L, Tsang W, et al: Dynamic platelet accumulation at the site of the occluded middle cerebral artery and in downstream microvessels is associated with loss of microvascular integrity after embolic middle cerebral artery occlusion. *Brain Res* 912:181, 2001.
106. Castellot JJ, Favreau LV, Karnovsky MJ, et al: Inhibition of vascular smooth muscle cell growth by endothelial cell derived heparin. Possible role of a platelet endoglucosidase. *J Biol Chem* 257:11256, 1982.
107. McNicol A, Israels SJ: Platelet dense granules: Structure, function and implications for haemostasis. *Thromb Res* 95:1, 1999.
108. Ugurbil K, Holmsen H, Shulman RG: Adenine nucleotide storage pools and secretion in platelets as studied by 31P nuclear magnetic resonance. *Proc Natl Acad Sci U S A* 76:2227, 1979.
109. Ugurbil K, Fukami MH, Holmsen H: 31P-NMR studies of nucleotide and amine storage in the dense granules of pig platelets. *Biochemistry* 23:4097, 1984.
110. Lesurtel M, Graf R, Aleil B, et al: Platelet-derived serotonin mediates liver regeneration. *Science* 312:104, 2006.
111. Gunay-Aygun M, Huizing M, Gahl WA: Molecular defects that affect platelet dense granules. *Semin Thromb Hemost* 30:537, 2004.
112. Youssefian T, Cramer EM: Megakaryocyte dense granule components are sorted in multivesicular bodies. *Blood* 95:4004, 2000.
113. Nagle DL, Karim MA, Woolf EA, et al: Identification and mutation analysis of the complete gene for Chédiak-Higashi syndrome. *Nat Genet* 14:307, 1996.
114. FitzGerald GA: Dipyridamole. *N Engl J Med* 316:1247, 1987.
115. Marcus AJ, Safier LB, Hajjar KA, et al: Inhibition of platelet function by an aspirin-insensitive endothelial cell ADPase. Thromboregulation by endothelial cells. *J Clin Invest* 88:1690, 1991.
116. Naik UP, Kornecki E, Ehrlich YH: Phosphorylation and dephosphorylation of human platelet surface proteins by an ecto-protein kinase/phosphatase system. *Biochim Biophys Acta* 1092:256, 1991.
117. Kalafatis M, Rand MD, Jenny RJ, et al: Phosphorylation of factor Va and factor VIIIa by activated platelets. *Blood* 81:704, 1993.
118. Hatmi M, Gavaret JM, Elalamy I, et al: Evidence for cAMP-dependent platelet ecto-protein kinase activity that phosphorylates platelet glycoprotein IV (CD36). *J Biol Chem* 271:24776, 1996.
119. Marcus AJ, Broekman MJ, Drosopoulos JH, et al: The endothelial cell ecto-ADPase responsible for inhibition of platelet function is CD39. *J Clin Invest* 99:1351, 1997.
120. Harrison P, Cramer EM: Platelet α granules. *Blood Rev* 7:52, 1993.
121. Reed GL: Platetet secretion, in *Platelets*, 2nd ed, edited by AD Michelson, p 309. Academic Press, San Diego, 2007.
122. Hayward CP, Furmaniak-Kazmierczak E, Cieutat AM, et al: Factor V is complexed with multimerin in resting platelet lysates and colocalizes with multimerin in platelet alpha-granules. *J Biol Chem* 270:19217, 1995.
123. Maynard DM, Heijnen HF, Horne MK, et al: Proteomic analysis of platelet alpha-granules using mass spectrometry. *J Thromb Haemost* 5:1945, 2007.
124. Coppinger JA, Cagney G, Toomey S, et al: Characterization of the proteins released from activated platelets leads to localization of novel platelet proteins in human atherosclerotic lesions. *Blood* 103:2096, 2004.
125. McRedmond JP, Park SD, Reilly DF, et al: Integration of proteomics and genomics in platelets: A profile of platelet proteins and platelet-specific genes. *Mol Cell Proteomics* 3:133, 2004.
126. Italiano JE Jr, Richardson JL, Patel-Hett S, et al: Angiogenesis is regulated by a novel mechanism: Pro- and antiangiogenic proteins are organized into separate platelet alpha granules and differentially released. *Blood* 111:1227, 2008.
127. Sehgal S, Storrie B: Evidence that differential packaging of the major platelet granule proteins von Willebrand factor and fibrinogen can support their differential release. *J Thromb Haemost* 5:2009, 2007.
128. George JN: Platelet immunoglobulin G: Its significance for the evaluation of thrombocytopenia and for understanding the origin of alpha-granule protein. *Blood* 76:859, 1990.
129. George JN: Platelet IgG: Measurement, interpretation, and clinical significance. *Prog Hemost Thromb* 10:97–126:97, 1991.
130. Heijnen HF, Debili N, Vainchencker W, et al: Multivesicular bodies are an intermediate stage in the formation of platelet alpha-granules. *Blood* 91:2313, 1998.
131. Niewiarowski S, Holt JC, Cook JJ: Biochemistry and physiology of secreted platelet proteins, in *Hemostasis and Thrombosis: Basic Principles and Clinical Practice*, 3rd ed, edited by RW Colman, J Hirsh, VJ Marder, EW Salzman, p 546. JB Lippincott, Philadelphia, 1993.
132. Niewiarowski S: Secreted platelet proteins, in *Haemostasis and Thrombosis*, 3rd ed,

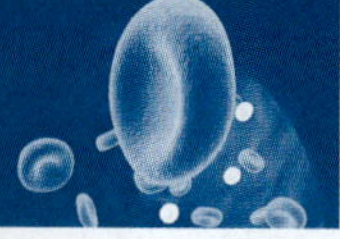

edited by AL Bloom, CD Forbes, DP Thomas, EGD Tuddenham, p 167. Churchill Livingstone, Edinburgh, Scotland, 1994.

133. Kawahara RS, Deuel TF: Platelet-derived growth factor-inducible gene JE is a member of a family of small inducible genes related to platelet factor 4. *J Biol Chem* 264:679, 1989.
134. Brown KD, Zurawski SM, Mosmann TR, et al: A family of small inducible proteins secreted by leukocytes are members of a new super-family that includes leukocyte and fibroblast-derived inflammatory agents, growth factors, and indicators of various activation processes. *J Immunol* 142:679, 1989.
135. Oppenheim JJ, Zachariae COC, Mukaida N, et al: Properties of the novel proinflammatory supergene "intercrine" cytokine family. *Annu Rev Immunol* 9:617, 1991.
136. Rollins BJ: Chemokines. *Blood* 90:909, 1997.
137. Gear AR, Camerini D: Platelet chemokines and chemokine receptors: Linking hemostasis, inflammation, and host defense. *Microcirculation* 10:335, 2003.
138. Handin RI, Cohen HJ: Purification and binding properties of human platelet factor 4. *J Biol Chem* 58:731, 1976.
139. Loscalzo J, Melnick B, Handin RI: The interaction of platelet factor 4 and glycosaminoglycans. *Arch Biochem Biophys* 240:446, 1985.
140. Rucinski B, Niewiarowski S, Strzyzewski M, et al: Human platelet factor 4 and its C-terminal peptides: Heparin binding and clearance from the circulation. *Thromb Haemost* 63:493, 1990.
141. Barber AG, Kaser-Glanzmann R, Jakabova M, et al: Chromatography of chondroitin sulfate proteoglycan carrier for heparin neutralizing activity (platelet factor 4) released from human blood platelets. *Biochim Biophys Acta* 286:312, 1972.
142. Huang SS, Huang JS, Deuel TF: Proteoglycan carrier of human platelet factor 4: Isolation and characterization. *J Biol Chem* 257:11546, 1982.
143. Cowan SW, Bakshi EN, Machim KJ, et al: Binding of heparin to human platelet factor 4. *Biochem J* 234:485, 1986.
144. Busch C, Dawes J, Pepper DW, et al: Binding of platelet factor 4 to cultured human umbilical vein endothelial cells. *Thromb Res* 19:129, 1980.
145. Clore GM, Gronenborn AM: Three-dimensional structures of alpha and beta chemokines. *FASEB J* 9:57, 1995.
146. Visentin GP, Ford SE, Scott JP, et al: Antibodies from patients with heparin-induced thrombocytopenia/thrombosis are specific for platelet factor 4 complexed with heparin or bound to endothelial cells. *J Clin Invest* 93:81, 1994.
147. Warkentin TE: Heparin-induced thrombocytopenia. *Curr Hematol Rep* 1:63, 2002.
148. Rucinski B, Stewart GJ, DeFeo PA, et al: Uptake and processing of human platelet factor 4 by hepatocytes. *Proc Soc Exp Biol Med* 186:361, 1987.
149. Deuel TF, Senior RM, Change D, et al: Platelet factor 4 is chemotactic for neutrophils and monocytes. *Proc Natl Acad Sci U S A* 78:4854, 1981.
150. Maione TE, Gray GS, Petro J, et al: Inhibition of angiogenesis by recombinant human platelet factor-4 and related peptides. *Science* 247:77, 1990.
151. Brindley LL, Sweet JM, Goetzl EJ: Stimulation of histamine release from human basophils by human platelet factor 4. *J Clin Invest* 72:1218, 1983.
152. Maione TE, Gray GS, Petro J, et al: Inhibition of angiogenesis by recombinant human platelet factor-4 and related peptides. *Science* 247:77, 1990.
153. Gewirtz AM, Calabretta B, Rucinski B, et al: Inhibition of human megakaryocytopoiesis *in vitro* by platelet factor 4 and a synthetic C-terminal PF4 peptide. *J Clin Invest* 83:1477, 1989.
154. Han ZC, Sensebe L, Abgrall JF, et al: Platelet factor 4 inhibits human megakaryocytopoiesis *in vitro*. *Blood* 75:1234, 1990.
155. Lambert MP, Rauova L, Bailey M, et al: Platelet factor 4 is a negative autocrine *in vivo* regulator of megakaryopoiesis: Clinical and therapeutic implications. *Blood* 110:1153, 2007.
156. Katz IR, Thorbecke GJ, Bell MK, et al: Protease-induced immunoregulatory activity of platelet factor 4. *Proc Natl Acad Sci U S A* 83:3491, 1986.
157. Beyth RJ, Culp LA: Complementary adhesive responses of human skin fibroblasts to the cell-binding domain of fibronectin and the heparin sulfate-binding protein, platelet factor 4. *Exp Cell Res* 155:537, 1984.
158. Capitanio AM, Niewiarowski S, Rucinski B, et al: Interaction of platelet factor 4 with human platelets. *Biochim Biophys Acta* 839:161, 1985.
159. Dumenco LL, Everson B, Culp LA, et al: Inhibition of the activation of Hageman factor (Factor XII) by platelet factor 4. *J Lab Clin Med* 112:394, 1988.
160. Engstad CS, Lia K, Rekdal O, et al: A novel biological effect of platelet factor 4 (PF4): Enhancement of LPS-induced tissue factor activity in monocytes. *J Leukoc Biol* 58:575, 1995.
161. Aziz KA, Cawley JC, Zuzel M: Platelets prime PMN via released PF4: Mechanism of priming and synergy with GM-CSF. *Br J Haematol* 91:846, 1995.
162. Castor CW, Miller JW, Walz D: Structural and biological characteristics of connective tissue activating peptide (CTAP III), a major human platelet-derived growth factor. *Proc Natl Acad Sci U S A* 80:765, 1983.
163. Holt JC, Harrie ME, Holt AM, et al: Characterization of human platelet basic protein, a precursor form of low-affinity platelet factor 4 and beta-thromboglobulin. *Biochemistry* 25:1988, 1986.
164. Walz A, Dewald B, von Tscharner V, et al: Effects of the neutrophil-activating peptide NAP-2, platelet basic protein, connective tissue-activating peptide III and platelet factor 4 on human neutrophils. *J Exp Med* 170:1745, 1989.
165. Bastl CP, Musial J, Kloczewiak M, et al: Role of kidney in the catabolic clearance of human platelet antiheparin proteins from rat circulation. *Blood* 57:233, 1981.
166. Hayward CP: Multimerin: A bench-to-bedside chronology of a unique platelet and endothelial cell protein—from discovery to function to abnormalities in disease. *Clin Invest Med* 20:176, 1997.
167. Polgar J, Magnenat E, Wells TN, et al: Platelet glycoprotein Ia* is the processed form of multimerin—Isolation and determination of N-terminal sequences of stored and released forms. *Thromb Haemost* 80:645, 1998.
168. Hayward CP, Cramer EM, Song Z, et al: Studies of multimerin in human endothelial cells. *Blood* 91:1304, 1998.
169. Harrison P: Platelet α-granular fibrinogen. *Platelets* 3:1, 1992.
170. Coller BS, Seligsohn U, West SM, et al: Absence of the γ-Leu 427 (γ') variant in the platelet alpha-granular fibrinogen pool supports the role of glycoprotein IIb/IIIa in mediating fibrinogen uptake in platelets/megakaryocytes. *Blood* 79:3394, 1992.
171. Ni H, Yuen PS, Papalia JM, et al: Plasma fibronectin promotes thrombus growth and stability in injured arterioles. *Proc Natl Acad Sci U S A* 100:2415, 2003.
172. Reheman A, Yang H, Zhu G, et al: Plasma fibronectin depletion enhances platelet aggregation and thrombus formation in mice lacking fibrinogen and von Willebrand factor. *Blood* 113:1809, 2009.
173. Cho J, Mosher DF: Role of fibronectin assembly in platelet thrombus formation. *J Thromb Haemost* 4:1461, 2006.
174. Coller BS, Seligsohn U, West SM, et al: Platelet fibrinogen and vitronectin in Glanzmann thrombasthenia: Evidence consistent with specific roles for glycoprotein IIb/IIIA and $\alpha V\beta 3$ integrins in platelet protein trafficking. *Blood* 78:2603, 1991.
175. Fay WP, Parker AC, Ansari MN, et al: Vitronectin inhibits the thrombotic response to arterial injury in mice. *Blood* 93:1825, 1999.
176. Eitzman DT, Westrick RJ, Nabel EG, et al: Plasminogen activator inhibitor-1 and vitronectin promote vascular thrombosis in mice. *Blood* 95:577, 2000.
177. Konstantinides S, Schafer K, Thinnes T, et al: Plasminogen activator inhibitor-1 and its cofactor vitronectin stabilize arterial thrombi after vascular injury in mice. *Circulation* 103:576, 2001.
178. Baenziger NL, Brodie GN, Majerus PW: A thrombin-sensitive protein of human platelet membranes. *Proc Natl Acad Sci U S A* 68:240, 1971.
179. Lawler J, Hynes RO: The structure of human thrombospondin, an adhesive glycoprotein with multiple calcium-binding sites and homologies with several different proteins. *J Cell Biol* 103:1635, 1986.
180. Adams JC, Lawler J: The thrombospondins. *Int J Biochem Cell Biol* 36:961, 2004.
181. Mosher DF, Doyle MJ, Jaffe EA: Synthesis and secretion of thrombospondin by cultured human endothelial cells. *J Cell Biol* 93:343, 1982.
182. Schwartz BS: Monocyte synthesis of thrombospondin. *J Biol Chem* 264:7512, 1989.
183. Plow EF, McEver RP, Coller BS, et al: Related binding mechanisms for fibrinogen, fibronectin, von Willebrand factor and thrombospondin on thrombin-stimulated human platelets. *Blood* 66:724, 1985.
184. Lawler J, Hynes RO: An integrin receptor on normal and thrombasthenic platelets which binds thrombospondin. *Blood* 74:2022, 1989.
185. Asch AS, Liu I, Briccetti FM, et al: Analysis of CD36 binding domains: Ligand specificity controlled by dephosphorylation of an ectodomain. *Science* 262:1436, 1993.
186. Aiken ML, Ginsberg MH, Byers-Ward V, et al: Effects of OKM5, a monoclonal antibody to glycoprotein IV, on platelet aggregation and thrombospondin surface expression. *Blood* 76:2501, 1990.
187. Chung J, Wang XQ, Lindberg FP, et al: Thrombospondin-1 acts via IAP/CD47 to synergize with collagen in alpha2beta1-mediated platelet activation. *Blood* 94:642, 1999.
188. Chung J, Gao AG, Frazier WA: Thrombospondin acts via integrin-associated protein to activate the platelet integrin $\alpha IIb\beta 3$. *J Biol Chem* 272:14740, 1997.
189. Jurk K, Clemetson KJ, de Groot PG, et al: Thrombospondin-1 mediates platelet adhesion at high shear via glycoprotein Ib (GPIb): An alternative/backup mechanism to von Willebrand factor. *FASEB J* 17:1490, 2003.
190. Gao AG, Lindberg FP, Finn MB, et al: Integrin-associated protein is a receptor for the C-terminal domain of thrombospondin. *J Biol Chem* 271:21, 1996.
191. Leung LLK, Nachman RL: Complex formation of platelet thrombospondin with fibrinogen. *J Clin Invest* 70:542, 1982.
192. Tuszynski GP, Srivastava S, Switalska HI, et al: The interaction of human platelet thrombospondin with fibrinogen. *J Biol Chem* 260:12240, 1985.
193. Elzie CA, Murphy-Ullrich JE: The N-terminus of thrombospondin: The domain stands apart. *Int J Biochem Cell Biol* 36:1090, 2004.
194. Dardik R, Lahav J: Functional changes in the conformation of thrombospondin-1 during complexation with fibronectin or heparin. *Exp Cell Res* 248:407, 1999.
195. Leung LLK: Role of thrombospondin in platelet aggregation. *J Clin Invest* 74:1764, 1984.
196. Silverstein RL, Leung LLK, Harpel PC, et al: Complex formation of platelet thrombospondin with plasminogen. *J Clin Invest* 74:1625, 1984.
197. Schultz-Cherry S, Murphy-Ullrich JE: Thrombospondin causes activation of latent transforming growth factor-beta secreted by endothelial cells by a novel mechanism. *J Cell Biol* 122:923, 1993.

197a. Ahamed J, Janczak CA, Wittkowski KM, Coller BS: *In vitro* and *in vivo* evidence that thrombospondin-1 (TSP-1) contributes to stirring- and shear-dependent activation of platelet-derived TGF-beta1. *PLoS One* 4:e6608, 2009.

198. Tracy PB, Eide LC, Bowie EJW, et al: Radioimmunoassay of factor V in human plasma and platelets. *Blood* 60:59, 1982.
199. Chesney CM, Pifer D, Colman RW: Subcellular localization and secretion of factor V from human platelets. *Proc Natl Acad Sci U S A* 78:5180, 1981.
200. Bouchard BA, Butenas S, Mann KG, et al: Interactions between platelets and the coagulation system, in *Platelets*, edited by AD Michelson, p 229. Academic Press, San Diego, 2002.
201. Camire RM, Pollak ES, Kaushansky K, et al: Secretable human platelet-derived factor V originates from the plasma pool. *Blood* 92:3035, 1998.
202. Yang TL, Pipe SW, Yang A, et al: Biosynthetic origin and functional significance of murine platelet factor V. *Blood* 102:2851, 2003.
203. Kane WH, Mruk JS, Majerus PW: Activation of coagulation factor V by a platelet protease. *J Clin Invest* 70:1092, 1982.
204. Tracy PB, Nesheim ME, Mann KG: Proteolytic alterations of factor Va bound to platelets. *J Biol Chem* 662:669, 1983.
205. Gould WR, Silveira JR, Tracy PB: Unique *in vivo* modifications of coagulation factor V produce a physically and functionally distinct platelet-derived cofactor: Characterization of purified platelet-derived factor V/Va. *J Biol Chem* 279:2383, 2004.

206. Tracy PB, Giles AR, Mann KG, et al: Factor V (Quebec): A bleeding diathesis associated with a qualitative platelet factor V deficiency. *J Clin Invest* 74:1221, 1984.
207. Nesheim ME, Nichols WL, Cole TL, et al: Isolation and study of an acquired inhibitor of human coagulation factor V. *J Clin Invest* 405:415, 1986.
208. Bode AP, Sandberg H, Dombrose FA, et al: Association of factor V activity with membranous vesicles released from human platelets: Requirement for platelet stimulation. *Thromb Res* 39:49, 1985.
209. Manfioletti G, Brancolini C, Avanzi G, et al: The protein encoded by a growth arrest-specific gene (gas6) is a new member of the vitamin K-dependent proteins related to protein S, a negative coregulator in the blood coagulation cascade. *Mol Cell Biol* 13:4976, 1993.
210. Melaragno MG, Fridell YW, Berk BC: The Gas6/Axl system: A novel regulator of vascular cell function. *Trends Cardiovasc Med* 9:250, 1999.
211. Angelillo-Scherrer A, de Frutos P, Aparicio C, et al: Deficiency or inhibition of Gas6 causes platelet dysfunction and protects mice against thrombosis. *Nat Med* 7:215, 2001.
212. Chen C, Li Q, Darrow AL, et al: Mer receptor tyrosine kinase signaling participates in platelet function. *Arterioscler Thromb Vasc Biol* 24:1118, 2004.
213. Gould WR, Baxi SM, Schroeder R, et al: Gas6 receptors Axl, Sky and Mer enhance platelet activation and regulate thrombotic responses. *J Thromb Haemost* 3:733, 2005.
214. Saller F, Burnier L, Schapira M, et al: Role of the growth arrest-specific gene 6 (gas6) product in thrombus stabilization. *Blood Cells Mol Dis* 36:373, 2006.
215. Angelillo-Scherrer A, Burnier L, Flores N, et al: Role of Gas6 receptors in platelet signaling during thrombus stabilization and implications for antithrombotic therapy. *J Clin Invest* 115:237, 2005.
216. Maree AO, Jneid H, Palacios IF, et al: Growth arrest specific gene (GAS) 6 modulates platelet thrombus formation and vascular wall homeostasis and represents an attractive drug target. *Curr Pharm Des* 13:2656, 2007.
217. Deuel TF, Huang SS, Huang JS: Platelet derived growth factor: Purification, characterization and role in normal and abnormal cell growth, in *Biochemistry of Platelets*, edited by DR Phillips, MA Shuman, p 347. Academic Press, London, 1986.
218. Heldin C-H, Westermark B: Platelet-derived growth factor: Three isoforms and two receptor types. *Trends Genet* 5:108, 1989.
219. Ross R: Peptide regulatory factors. Platelet-derived growth factor. *Lancet* 1:1179, 1989.
220. Madtes DK, Raines EW, Ross R: Modulation of local concentrations of platelet-derived growth factor. *Am Rev Respir Dis* 140:1118, 1989.
221. Berk BC, Alexander RW: Vasoactive effects of growth factors. *Biochem Pharmacol* 38:219, 1989.
222. Waterfield MD, Scrace GT, Whittle N, et al: Platelet-derived growth factor is structurally related to the putative transforming protein p28-sis of simian sarcoma virus. *Nature* 304:35, 1983.
223. Doolittle RF, Hunkapiller MW, Hood LE, et al: Simian sarcoma virus onc gene, v-sis, is derived from the gene (or genes) encoding a platelet-derived growth factor. *Science* 22:275, 1983.
224. Williams LT: Signal transduction by the platelet-derived growth factor receptor. *Science* 24:1564, 1989.
225. Nagai MK, Embil JM: Becaplermin: Recombinant platelet derived growth factor, a new treatment for healing diabetic foot ulcers. *Expert Opin Biol Ther* 2:211, 2002.
226. Maloney JP, Silliman CC, Ambruso DR, et al: In vitro release of vascular endothelial growth factor during platelet aggregation. *Am J Physiol* 275:H1054, 1998.
227. Weltermann A, Wolzt M, Petersmann K, et al: Large amounts of vascular endothelial growth factor at the site of hemostatic plug formation *in vivo*. *Arterioscler Thromb Vasc Biol* 19:1757, 1999.
228. Webb NJ, Bottomley MJ, Watson CJ, et al: Vascular endothelial growth factor (VEGF) is released from platelets during blood clotting: Implications for measurement of circulating VEGF levels in clinical disease. *Clin Sci (Lond)* 94:395, 1998.
229. Mohle R, Green D, Moore MA, et al: Constitutive production and thrombin-induced release of vascular endothelial growth factor by human megakaryocytes and platelets. *Proc Natl Acad Sci U S A* 94:663, 1997.
230. Amirkhosravi A, Amaya M, Siddiqui F, et al: Blockade of GPIIb/IIIa inhibits the release of vascular endothelial growth factor (VEGF) from tumor cell-activated platelets and experimental metastasis. *Platelets* 10:285, 1999.
231. Katoh O, Tauchi H, Kawaishi K, et al: Expression of the vascular endothelial growth factor (VEGF) receptor gene, KDR, in hematopoietic cells and inhibitory effect of VEGF on apoptotic cell death caused by ionizing radiation. *Cancer Res* 55:5687, 1995.
232. Wartiovaara U, Salven P, Mikkola H, et al: Peripheral blood platelets express VEGF-C and VEGF which are released during platelet activation. *Thromb Haemost* 80:171, 1998.
233. Salven P, Orpana A, Joensuu H: Leukocytes and platelets of patients with cancer contain high levels of vascular endothelial growth factor. *Clin Cancer Res* 5:487, 1999.
234. Verheul HM, Pinedo HM: Tumor growth: A putative role for platelets? *Oncologist* 3:II, 1998.
235. Solovey A, Gui L, Ramakrishnan S, et al: Sickle cell anemia as a possible state of enhanced anti-apoptotic tone: Survival effect of vascular endothelial growth factor on circulating and unanchored endothelial cells. *Blood* 93:3824, 1999.
236. Cao J, Mathews MK, McLeod DS, et al: Angiogenic factors in human proliferative sickle cell retinopathy. *Br J Ophthalmol* 83:838, 1999.
237. Kiuru J, Viinikka L, Myllyla G, et al: Cytoskeleton-dependent release of human platelet epidermal growth factor. *Life Sci* 49:1997, 1991.
238. Busch AI, Martins RN, Rumble B, et al: The amyloid precursor protein of Alzheimer's disease is released by human platelets. *J Biol Chem* 265:15977, 1990.
239. Li Q, Beyreuther K, Masters CL: Alzheimer's disease, in *Platelets*, 2nd ed, edited by AD Michelson, p 779. Academic Press, San Diego, 2007.
240. Bush AI, Martins RN, Rumble B, et al: The amyloid precursor protein of Alzheimer's disease is released by human platelets. *J Biol Chem* 265:15977, 1990.
241. Li QX, Whyte S, Tanner JE, et al: Secretion of Alzheimer's disease Aβ amyloid peptide by activated human platelets. *Lab Invest* 78:461, 1998.
242. Li Q, Cappai R, Evin G, et al: Products of the Alzheimer's disease amyloid precursor protein generated by β-secretase are present in human platelets, and secreted upon degranulation. *Am J Alzheimers Dis* 13:236, 1998.
243. Li QX, Evin G, Small DH, et al: Proteolytic processing of Alzheimer's disease beta A4 amyloid precursor protein in human platelets. *J Biol Chem* 270:14140, 1995.
244. Li QX, Berndt MC, Bush AI, et al: Membrane-associated forms of the beta A4 amyloid protein precursor of Alzheimer's disease in human platelet and brain: Surface expression on the activated human platelet. *Blood* 84:133, 1994.
245. Van Nostrand WE, Schmaier AH, Farrow JS, et al: Protease nexin-2/amyloid beta-protein precursor in blood is a platelet-specific protein. *Biochem Biophys Res Commun* 175:15, 1991.
246. Scandura JM, Zhang Y, Van Nostrand WE, et al: Progress curve analysis of the kinetics with which blood coagulation factor XIa is inhibited by protease nexin-2. *Biochemistry* 36:412, 1997.
247. Schmaier AH, Dahl LD, Rozemuller AJM, et al: Protease nexin-2/amyloid β protein precursor. A tight-binding inhibitor of coagulation factor IXa. *J Clin Invest* 92:2540, 1993.
248. Schmaier AH, Dahl LD, Hasan AA, et al: Factor IXa inhibition by protease nexin-2/amyloid beta-protein precursor on phospholipid vesicles and cell membranes. *Biochemistry* 34:1171, 1995.
249. Rosenberg RN, Baskin F, Fosmire JA, et al: Altered amyloid protein processing in platelets of patients with Alzheimer disease. *Arch Neurol* 54:139, 1997.
250. Borroni B, Akkawi N, Martini G, et al: Microvascular damage and platelet abnormalities in early Alzheimer's disease. *J Neurol Sci* 203–204:189, 2002.
251. Di Luca M, Pastorino L, Bianchetti A, et al: Differential level of platelet amyloid beta precursor protein isoforms: An early marker for Alzheimer disease. *Arch Neurol* 55:1195, 1998.
252. Baskin F, Rosenberg RN, Iyer L, et al: Platelet APP isoform ratios correlate with declining cognition in AD. *Neurology* 54:1907, 2000.
253. Davies TA, Long HJ, Tibbles HE, et al: Moderate and advanced Alzheimer's patients exhibit platelet activation differences. *Neurobiol Aging* 18:155, 1997.
254. Davies TA, Fine RE, Johnson RJ, et al: Non-age related differences in thrombin responses by platelets from male patients with advanced Alzheimer's disease. *Biochem Biophys Res Commun* 194:537, 1993.
255. McDonagh J, McDonagh RP, Jr, Delage JM, et al: Factor XIII in human plasma and platelets. *J Clin Invest* 48:940, 1969.
256. Devine DV, Bishop PD: Platelet-associated factor XIII in platelet activation, adhesion, and clot stabilization. *Semin Thromb Hemost* 22:409, 1996.
257. Lorand L, Graham RM: Transglutaminases: Crosslinking enzymes with pleiotropic functions. *Nat Rev Mol Cell Biol* 4:140, 2003.
258. Adany R, Bardos H: Factor XIII subunit A as an intracellular transglutaminase. *Cell Mol Life Sci* 60:1049, 2003.
259. Inbal A, Muszbek L, Lubetsky A, et al: Platelets but not monocytes contribute to the plasma levels of factor XIII subunit A in patients undergoing autologous peripheral blood stem cell transplantation. *Blood Coagul Fibrinolysis* 15:249, 2004.
260. Serrano K, Devine DV: Intracellular factor XIII crosslinks platelet cytoskeletal elements upon platelet activation. *Thromb Haemost* 88:315, 2002.
261. Huff T, Otto AM, Muller CS, et al: Thymosin beta4 is released from human blood platelets and attached by factor XIIIa (transglutaminase) to fibrin and collagen. *FASEB J* 16:691, 2002.
262. Kulkarni S, Jackson SP: Platelet factor XIII and calpain negatively regulate integrin alpha IIbbeta 3 adhesive function and thrombus growth. *J Biol Chem* 279:30697, 2004.
263. Szasz R, Dale GL: Thrombospondin and fibrinogen bind serotonin-derivatized proteins on COAT-platelets. *Blood* 100:2827, 2002.
264. Szasz R, Dale GL: COAT platelets. *Curr Opin Hematol* 10:351, 2003.
265. Massague J: TGFbeta in Cancer. *Cell* 134:215, 2008.
266. ten Dijke P, Arthur HM: Extracellular control of TGFbeta signalling in vascular development and disease. *Nat Rev Mol Cell Biol* 8:857, 2007.
267. Rubtsov YP, Rudensky AY: TGFbeta signalling in control of T-cell-mediated self-reactivity. *Nat Rev Immunol* 7:443, 2007.
268. Leask A: TGFbeta, cardiac fibroblasts, and the fibrotic response. *Cardiovasc Res* 74:207, 2007.
269. Sakamaki S, Hirayama Y, Matsunaga T, et al: Transforming growth factor-beta1 (TGF-beta1) induces thrombopoietin from bone marrow stromal cells, which stimulates the expression of TGF- beta receptor on megakaryocytes and, in turn, renders them susceptible to suppression by TGF-beta itself with high specificity. *Blood* 94:1961, 1999.
270. Shi Y, Massague J: Mechanisms of TGF-beta signaling from cell membrane to the nucleus. *Cell* 113:685, 2003.
271. Hoying JB, Yin M, Diebold R, et al: Transforming growth factor beta1 enhances platelet aggregation through a non-transcriptional effect on the fibrinogen receptor. *J Biol Chem* 274:31008, 1999.
272. Kronemann N, Bouloumi A, Bassus S, et al: Aggregating human platelets stimulate expression of vascular endothelial growth factor in cultured vascular smooth muscle cells through a synergistic effect of transforming growth factor-beta(1) and platelet-derived growth factor(AB). *Circulation* 100:855, 1999.
273. Annes JP, Munger JS, Rifkin DB: Making sense of latent TGFbeta activation. *J Cell Sci* 116:217, 2003.
274. Blakytny R, Ludlow A, Martin GE, et al: Latent TGF-beta1 activation by platelets. *J Cell Physiol* 199:67, 2004.
275. Ahamed J, Burg N, Yoshinaga K, et al: *In vitro* and *in vivo* evidence for shear-induced activation of latent transforming growth factor-beta1. *Blood* 112:3650, 2008.
276. Abdelouahed M, Ludlow A, Brunner G, et al: Activation of platelet-transforming growth factor beta-1 in the absence of thrombospondin-1. *J Biol Chem* 275:17933, 2000.

277. Crawford SE, Stellmach V, Murphy-Ullrich JE, et al: Thrombospondin-1 is a major activator of TGF-beta1 *in vivo*. *Cell* 93:1159, 1998.
278. Ahamed J, Janczak CA, Wittkowski KM, Coller BS: *In vitro* and *in vivo* evidence that thrombospondin-1 (TSP-1) contributes to stirring- and shear-dependent activation of platelet-derived TGF-β1. *PLoS ONE* 4:e6608, 2009.
279. Slivka SR, Loskutoff DJ: Platelets stimulate endothelial cells to synthesize type 1 plasminogen activator inhibitor. Evaluation of the role of transforming growth factor beta. *Blood* 77:1013, 1991.
280. Lin HY, Wang XF, Ng-Eaton E, et al: Expression cloning of the TGF-beta type II receptor, a functional transmembrane serine/threonine kinase. *Cell* 68:775, 1992.
281. Fuhrman B, Brook GJ, Aviram M: Proteins derived from platelet alpha granules modulate the uptake of oxidized low density lipoprotein by macrophages. *Biochim Biophys Acta* 1127:15, 1992.
282. Heijnen HF, Schiel AE, Fijnheer R, et al: Activated platelets release two types of membrane vesicles: Microvesicles by surface shedding and exosomes derived from exocytosis of multivesicular bodies and alpha-granules. *Blood* 94:3791, 1999.
283. Janiszewski M, Do Carmo AO, Pedro MA, et al: Platelet-derived exosomes of septic individuals possess proapoptotic NAD(P)H oxidase activity: A novel vascular redox pathway. *Crit Care Med* 32:818, 2004.
284. Ts'ao CH: Rough endoplasmic reticulum and ribosomes in blood platelets. *Scand J Haematol* 8:134, 1971.
285. Booyse FM, Hoveke TP, Rafelson ME Jr: Studies on human platelets. II. Protein synthetic activity of various platelet populations. *Biochim Biophys Acta* 157:660, 1968.
286. Gnatenko DV, Perrotta PL, Bahou WF: Proteomic approaches to dissect platelet function: Half the story. *Blood* 108:3983, 2006.
287. Weyrich AS, Schwertz H, Kraiss LW, et al: Protein synthesis by platelets: Historical and new perspectives. *J Thromb Haemost* 7:241, 2009.
288. Weyrich AS, Dixon DA, Pabla R, et al: Signal-dependent translation of a regulatory protein, Bcl-3, in activated human platelets. *Proc Natl Acad Sci U S A* 95:5556, 1998.
289. Weyrich AS, Denis MM, Schwertz H, et al: MTOR-dependent synthesis of Bcl-3 controls the retraction of fibrin clots by activated human platelets. *Blood* 109:1975, 2007.
290. Denis MM, Tolley ND, Bunting M, et al: Escaping the nuclear confines: Signal-dependent pre-mRNA splicing in anucleate platelets. *Cell* 122:379, 2005.
291. Schwertz H, Tolley ND, Foulks JM, et al: Signal-dependent splicing of tissue factor pre-mRNA modulates the thrombogenicity of human platelets. *J Exp Med* 203:2433, 2006.
292. Behnke O: The morphology of blood platelet membrane systems. *Ser Haematol* 3:3, 1970.
293. White JG: Electron microscopic studies of platelet secretion. *Prog Hemost Thromb* 2:49, 1974.
294. Suzuki H, Yamazaki H, Tanoue K: Immunocytochemical studies on co-localization of alpha-granule membrane alphaIIbbeta3 integrin and intragranular fibrinogen of human platelets and their cell-surface expression during the thrombin-induced release reaction. *J Electron Microsc (Tokyo)* 52:183, 2003.
295. Stenberg PE, Shuman MA, Levine SP, et al: Redistribution of α granules and their contents in thrombin-stimulated platelets. *J Cell Biol* 98:748, 1984.
296. Ginsberg MH, Taylor L, Painter RG: The mechanism of thrombin-induced platelet factor 4 secretion. *Blood* 55:661, 1980.
297. George JN, Pickett EB, Saucerman S, et al: Platelet surface glycoproteins. Studies on resting and activated platelets and platelet membrane microparticles in normal subjects, and observations in patients during adult respiratory distress syndrome and cardiac surgery. *J Clin Invest* 78:340, 1986.
298. Michelson AD: Thrombin-induced down-regulation of the platelet membrane glycoprotein Ib-IX complex. *Semin Thromb Hemost* 18:18, 1992.
299. Michelson AD, Barnard MR: Plasmin-induced redistribution of platelet glycoprotein Ib. *Blood* 76:2005, 1990.
300. Suzuki H, Nakamura S, Itoh Y, et al: Immunocytochemical evidence for the translocation of α-granule membrane glycoprotein IIb/IIIa (integrin αIIbβ3) of human platelets to the surface membrane during the release reaction. *Histochemistry* 97:381, 1992.
301. Suzuki H, Murasaki K, Kodama K, et al: Intracellular localization of glycoprotein VI in human platelets and its surface expression upon activation. *Br J Haematol* 121:904, 2003.
302. Nurden P, Poujol C, Winckler J, et al: Immunolocalization of P2Y1 and TPalpha receptors in platelets showed a major pool associated with the membranes of alpha-granules and the open canalicular system. *Blood* 101:1400, 2003.
303. Breton-Gorius J, Guichard J: Ultrastructural localization of peroxidase activity in human platelets and megakaryocytes. *Am J Pathol* 66:277, 1972.
304. White JG: Interaction of membrane systems in blood platelets. *Am J Pathol* 66:295, 1972.
305. Cramer EM: Platelets and megakaryocytes: Anatomy and structural organization, in *Hemostasis and Thrombosis: Basic Principles in Clinical Practice*, edited by RW Colman, J Hirsh, VJ Marder, AW Clowes, JN George, p 411. Lippincott, Williams & Wilkins, Philadelphia, 2001.
306. Robblee LS, Shepro D, Belamarich FA: Calcium uptake and associated adenosine triphosphate activity of isolated platelet membranes. *J Gen Physiol* 61:462, 1973.
307. Menashi S, Davis C, Crawford N: Calcium uptake associated with an intracellular membrane fraction prepared from human blood platelets by high-voltage, free-flow electrophoresis. *FEBS Lett* 140:298, 1982.
308. Bergmeier W, Stefanini L: Novel molecules in calcium signaling in platelets. *J Thromb Haemost* 7:187, 2009.
309. Varga-Szabo D, Braun A, Nieswandt B: Calcium signaling in platelets. *J Thromb Haemost* 7:1057, 2009.
310. Michalak M, Mariani P, Opas M: Calreticulin, a multifunctional Ca2+ binding chaperone of the endoplasmic reticulum. *Biochem Cell Biol* 76:779, 1998.
311. Hartwig JH: Platelet morphology, in *Thrombosis and Hemorrhage*, 2nd ed, edited by J Loscalzo, AI Schafer, p 207. Williams & Wilkins, Baltimore, MD, 1999.
312. Brownlow SL, Sage SO: Rapid agonist-evoked coupling of type II Ins(1,4,5)P3 receptor with human transient receptor potential (hTRPC1) channels in human platelets. *Biochem J* 375:697, 2003.
313. van Gorp RM, Feijge MA, Vuist WM, et al: Irregular spiking in free calcium concentration in single, human platelets. Regulation by modulation of the inositol trisphosphate receptors. *Eur J Biochem* 269:1543, 2002.
314. Kaser-Glanzmann R, Jakabova M, George JN, et al: Further characterization of calcium accumulating vesicles from human blood platelets. *Biochim Biophys Acta* 542:357, 1978.
315. Tertyshnikova S, Fein A: Inhibition of inositol 1,4,5-trisphosphate-induced Ca2+ release by cAMP- dependent protein kinase in a living cell. *Proc Natl Acad Sci U S A* 95:1613, 1998.
316. Pernollet MG, Lantoine F, Devynck MA: Nitric oxide inhibits ATP-dependent Ca2+ uptake into platelet membrane vesicles. *Biochem Biophys Res Commun* 222:780, 1996.
317. Teijeiro RG, Silveira JR, Sotelo JR, et al: Calcium efflux from platelet vesicles of the dense tubular system. Analysis of the possible contribution of the Ca2+ pump. *Mol Cell Biochem* 199:7, 1999.
318. Grosse J, Braun A, Varga-Szabo D, et al: An EF hand mutation in Stim1 causes premature platelet activation and bleeding in mice. *J Clin Invest* 117:3540, 2007.
319. Dziadek MA, Johnstone LS: Biochemical properties and cellular localisation of STIM proteins. *Cell Calcium* 42:123, 2007.
320. Varga-Szabo D, Braun A, Kleinschnitz C, et al: The calcium sensor STIM1 is an essential mediator of arterial thrombosis and ischemic brain infarction. *J Exp Med* 205:1583, 2008.
321. Braun A, Varga-Szabo D, Kleinschnitz C, et al: Orai1 (CRACM1) is the platelet SOC channel and essential for pathological thrombus formation. *Blood* 113:2056, 2009.
322. Bergmeier W, Oh-Hora M, McCarl CA, et al: R93W mutation in Orai1 causes impaired calcium influx in platelets. *Blood* 113:675, 2009.
323. Feske S, Muller JM, Graf D, et al: Severe combined immunodeficiency due to defective binding of the nuclear factor of activated T cells in T lymphocytes of two male siblings. *Eur J Immunol* 26:2119, 1996.
324. Feske S, Gwack Y, Prakriya M, et al: A mutation in Orai1 causes immune deficiency by abrogating CRAC channel function. *Nature* 441:179, 2006.
325. Picard C, McCarl CA, Papolos A, et al: STIM1 mutation associated with a syndrome of immunodeficiency and autoimmunity. *N Engl J Med* 360:1971, 2009.
326. Redondo PC, Jardin I, Lopez JJ, et al: Intracellular Ca2+ store depletion induces the formation of macromolecular complexes involving hTRPC1, hTRPC6, the type II IP3 receptor and SERCA3 in human platelets. *Biochim Biophys Acta* 1783:1163, 2008.
327. Sage SO, Brownlow SL, Rosado JA: TRP channels and calcium entry in human platelets. *Blood* 100:4245, 2002.
328. Varga-Szabo D, Authi KS, Braun A, et al: Store-operated Ca(2+) entry in platelets occurs independently of transient receptor potential (TRP) C1. *Pflugers Arch* 457:377, 2008.
329. Gerrard JM, White JG, Rao GHR, et al: Localization of platelet prostaglandin production in the platelet dense tubular system. *Am J Pathol* 83:283, 1976.
330. Picot D, Loll PJ, Garavito RM: The X-ray crystal structure of the membrane protein prostaglandin H_2 synthase-1. *Nature* 367:243, 1994.
331. Garcia A, Senis Y, Tomlinson MG, et al: Platelet genomics and proteomics, in *Platelets*, 2nd ed, edited by AD Michelson, p 99. Academic Press, San Diego, 2007.
332. Garcia A, Prabhakar S, Brock CJ, et al: Extensive analysis of the human platelet proteome by two-dimensional gel electrophoresis and mass spectrometry. *Proteomics* 4:656, 2004.
333. Marcus K, Immler D, Sternberger J, et al: Identification of platelet proteins separated by two-dimensional gel electrophoresis and analyzed by matrix assisted laser desorption/ionization-time of flight-mass spectrometry and detection of tyrosine-phosphorylated proteins. *Electrophoresis* 21:2622, 2000.
334. Martens L, Van Damme P, Van Damme J, et al: The human platelet proteome mapped by peptide-centric proteomics: A functional protein profile. *Proteomics* 5:3193, 2005.
335. O'Neill EE, Brock CJ, von Kriegsheim AF, et al: Towards complete analysis of the platelet proteome. *Proteomics* 2:288, 2002.
336. Moebius J, Zahedi RP, Lewandrowski U, et al: The human platelet membrane proteome reveals several new potential membrane proteins. *Mol Cell Proteomics* 4:1754, 2005.
337. Senis YA, Tomlinson MG, Garcia A, et al: A comprehensive proteomics and genomics analysis reveals novel transmembrane proteins in human platelets and mouse megakaryocytes including G6b-B, a novel immunoreceptor tyrosine-based inhibitory motif protein. *Mol Cell Proteomics* 6:548, 2007.
338. Maguire PB, Foy M, Fitzgerald DJ: Using proteomics to identify potential therapeutic targets in platelets. *Biochem Soc Trans* 33:409, 2005.
339. Hernandez-Ruiz L, Valverde F, Jimenez-Nunez MD, et al: Organellar proteomics of human platelet dense granules reveals that 14-3-3zeta is a granule protein related to atherosclerosis. *J Proteome Res* 6:4449, 2007.
340. Garcia BA, Smalley DM, Cho H, et al: The platelet microparticle proteome. *J Proteome Res* 4:1516, 2005.
340a. Power KA, McRedmond JP, de Stefani A, et al: High-throughput proteomics detection of novel splice isoforms in human platelets. *PLoS One* 4:e5001, 2009.
340b. Dittrich M, Birschmann I, Mietner S, et al: Platelet protein interactions: Map, signaling components, and phosphorylation groundstate. *Arterioscler Thromb Vasc Biol* 28:1326, 2008.
340c. Cagney G, McRedmond J: A central resource for platelet proteomics. *Arterioscler Thromb Vasc Biol* 28:1214, 2008.
341. Foy M, Harney DF, Wynne K, et al: Enrichment of phosphotyrosine proteome of human platelets by immunoprecipitation. *Methods Mol Biol* 357:313, 2007.
342. Garcia A, Senis YA, Antrobus R, et al: A global proteomics approach identifies novel

phosphorylated signaling proteins in GPVI-activated platelets: Involvement of G6f, a novel platelet Grb2-binding membrane adapter. *Proteomics* 6:5332, 2006.

343. Maguire PB, Wynne KJ, Harney DF, et al: Identification of the phosphotyrosine proteome from thrombin activated platelets. *Proteomics* 2:642, 2002.

344. Zahedi RP, Lewandrowski U, Wiesner J, et al: Phosphoproteome of resting human platelets. *J Proteome Res* 7:526, 2008.

344a. Qureshi AH, Chaoji V, Maiguel D, Faridi MH, et al: Proteomic and phospho-proteomic profile of human platelets in basal, resting state: Insights into integrin signaling. *PLoS One* 4:e7627, 2009.

345. Bugert P, Dugrillon A, Gunaydin A, et al: Messenger RNA profiling of human platelets by microarray hybridization. *Thromb Haemost* 90:738, 2003.

346. Gnatenko DV, Dunn JJ, McCorkle SR, et al: Transcript profiling of human platelets using microarray and serial analysis of gene expression. *Blood* 101:2285, 2003.

347. Dittrich M, Birschmann I, Mietner S, et al: Platelet protein interactions: Map, signaling components, and phosphorylation ground state. *Arterioscler Thromb Vasc Biol* 28:1326, 2008.

348. Newman PJ, Valentin N: Human platelet alloantigens: Recent findings, new perspectives. *Thromb Haemost* 74:234, 1995.

349. Yee DL, Bray PF: Clinical and functional consequences of platelet membrane glycoprotein polymorphisms. *Semin Thromb Hemost* 30:591, 2004.

350. Vijayan KV, Bray PF: Molecular mechanisms of prothrombotic risk due to genetic variations in platelet genes: Enhanced outside-in signaling through the Pro33 variant of integrin beta3. *Exp Biol Med (Maywood)* 231:505, 2006.

350a. Jones CI, Bray S, Garner SF, et al: A functional genomics approach reveals novel quantitative trait loci associated with platelet signaling pathways. *Blood* 114:1405, 2009.

351. Afshar-Kharghan V, Vijayan KV, Bray PF: Platelet polymorphisms, in *Platelets*, 2nd ed, edited by AD Michelson, p 281. Academic Press, San Diego, 2007.

352. Bray PF: Platelet hyperreactivity: Predictive and intrinsic properties. *Hematol Oncol Clin North Am* 21:633, 2007.

353. Ruggeri ZM: Platelets in atherothrombosis. *Nat Med* 8:1227, 2002.

354. Badimon L, Badimon JJ, Turitto VT, et al: Platelet thrombus formation on collagen type I. A model of deep vessel injury. Influence of blood rheology, von Willebrand factor, and blood coagulation. *Circulation* 78:1431, 1988.

355. Coller BS: Platelets in cardiovascular thrombosis and thrombolysis, in *The Heart and Cardiovascular System*, 2nd ed, edited by HA Fozzard, RB Jennings, AM Katz, HE Morgan, E Haber, p 219. Raven Press, New York, 1991.

356. Weiss HJ, Turitto VT, Baumgartner HR, et al: Evidence for the presence of tissue factor activity on subendothelium. *Blood* 73:968, 1989.

357. Wilcox JN, Smith KM, Schwartz SM, et al: Localization of tissue factor in the normal vessel wall and in the atherosclerotic plaque. *Proc Natl Acad Sci U S A* 86:2839, 1989.

358. Goldsmith HL, Turitto VT: Rheological aspects of thrombosis and haemostasis: Basic principles and applications. *Thromb Haemost* 55:415, 1986.

359. de Groot PG, Sixma JJ: Perfusion chambers, in *Platelets*, edited by AD Michelson, p 575. Academic Press, San Diego, 2007.

360. Savage B, Ruggeri ZM: Platelet thrombus formation in flowing blood, in *Platelets*, edited by AD Michelson, p 359. Academic Press, San Diego, 2007.

361. Jackson SP, Nesbitt WS, Westein E: Dynamics of platelet thrombus formation. *J Thromb Haemost* 7:17, 2009.

362. Giesen PL, Rauch U, Bohrmann B, et al: Blood-borne tissue factor: Another view of thrombosis. *Proc Natl Acad Sci U S A* 96:2311, 1999.

363. Furie B, Furie BC: Role of platelet P-selectin and microparticle PSGL-1 in thrombus formation. *Trends Mol Med* 10:171, 2004.

364. Bogdanov VY, Balasubramanian V, Hathcock J, et al: Alternatively spliced human tissue factor: A circulating, soluble, thrombogenic protein. *Nat Med* 9:458, 2003.

365. Engelmann B, Luther T, Muller I: Intravascular tissue factor pathway—A model for rapid initiation of coagulation within the blood vessel. *Thromb Haemost* 89:3, 2003.

366. Mezzano D, Matus V, Saez CG, et al: Tissue factor storage, synthesis and function in normal and activated human platelets. *Thromb Res* 122 Suppl 1:S31, 2008.

367. Schwertz H, Tolley ND, Foulks JM, et al: Signal-dependent splicing of tissue factor pre-mRNA modulates the thrombogenicity of human platelets. *J Exp Med* 203:2433, 2006.

368. Panes O, Matus V, Saez CG, et al: Human platelets synthesize and express functional tissue factor. *Blood* 109:5242, 2007.

369. Osterud B: The role of platelets in decrypting monocyte tissue factor. *Semin Hematol* 38:2, 2001.

370. Reinhardt C, von Bruhl ML, Manukyan D, et al: Protein disulfide isomerase acts as an injury response signal that enhances fibrin generation via tissue factor activation. *J Clin Invest* 118:1110, 2008.

371. Muller I, Klocke A, Alex M, et al: Intravascular tissue factor initiates coagulation via circulating microvesicles and platelets. *FASEB J* 17:476, 2003.

372. Cambien B, Wagner DD: A new role in hemostasis for the adhesion receptor P-selectin. *Trends Mol Med* 10:179, 2004.

373. Scholz T, Temmler U, Krause S, et al: Transfer of tissue factor from platelets to monocytes: Role of platelet-derived microvesicles and CD62P. *Thromb Haemost* 88:1033, 2002.

374. Roth GJ: Developing relationships: Arterial platelet adhesion, glycoprotein Ib, and leucine-rich glycoproteins. *Blood* 77:5, 1991.

375. Ruggeri ZM: Structure and function of von Willebrand factor. *Thromb Haemost* 82:576, 1999.

376. Andrews RK, Shen Y, Gardiner EE, et al: The glycoprotein Ib-IX-V complex in platelet adhesion and signaling. *Thromb Haemost* 82:357, 1999.

377. Ruggeri ZM: Von Willebrand factor, platelets and endothelial cell interactions. *J Thromb Haemost* 1:1335, 2003.

378. Savage B, Ruggeri ZM: Platelet thrombus formation in flowing blood, in *Platelets*, edited by AD Michelson, p 215. Academic Press, San Diego, 2002.

379. Mailhac A, Badimon JJ, Fallon JT, et al: Effect of an eccentric severe stenosis on fibrin(ogen) deposition on severely damaged vessel wall in arterial thrombosis. Relative contribution of fibrin(ogen) and platelets. *Circulation* 90:988, 1994.

380. Moake JL, Turner NA, Stathopoulos NA, et al: Involvement of large plasma von Willebrand factor (vWF) multimers and unusually large vWF forms derived from endothelial cells in shear stress-induced platelet aggregation. *J Clin Invest* 78:1456, 1986.

381. Ikeda Y, Handa M, Kawano K, et al: The role of von Willebrand factor and fibrinogen in platelet aggregation under varying shear stress. *J Clin Invest* 87:1234, 1991.

382. Ruggeri ZM: Mechanisms of shear-induced platelet adhesion and aggregation. *Thromb Haemost* 70:119, 1993.

383. Andrews RK, Lopez JA, Berndt MC: The GPIb-IX-V complex, in *Platelets*, edited by AD Michelson, p 145. Academic Press, San Diego, 2007.

384. Bergmeier W, Piffath CL, Goerge T, et al: The role of platelet adhesion receptor GPIbalpha far exceeds that of its main ligand, von Willebrand factor, in arterial thrombosis. *Proc Natl Acad Sci U S A* 103:16900, 2006.

385. Bergmeier W, Chauhan AK, Wagner DD: Glycoprotein Ibalpha and von Willebrand factor in primary platelet adhesion and thrombus formation: Lessons from mutant mice. *Thromb Haemost* 99:264, 2008.

386. Coller BS: Platelet von Willebrand factor interactions, in *Platelet Glycoproteins*, edited by J George, D Phillips, A Nurden, p 215. Plenum, New York, 1985.

387. Rand JH, Patel ND, Schwartz E, et al: 150-kD von Willebrand factor binding protein extracted from human vascular subendothelium is type VI collagen. *J Clin Invest* 88:253, 1991.

388. Savage B, Sixma JJ, Ruggeri ZM: Functional self-association of von Willebrand factor during platelet adhesion under flow. *Proc Natl Acad Sci U S A* 99:425, 2002.

389. Goto S, Ikeda Y, Saldivar E, et al: Distinct mechanisms of platelet aggregation as a consequence of different shearing flow conditions. *J Clin Invest* 101:479, 1998.

390. Donadelli R, Orje JN, Capoferri C, et al: Size regulation of von Willebrand factor-mediated platelet thrombi by ADAMTS13 in flowing blood. *Blood* 107:1943, 2006.

391. Gruner S, Prostredna M, Schulte V, et al: Multiple integrin-ligand interactions synergize in shear-resistant platelet adhesion at sites of arterial injury *in vivo*. *Blood* 102:4021, 2003.

392. Coller BS: Interaction of normal, thrombasthenic, and Bernard-Soulier platelets with immobilized fibrinogen: Defective platelet-fibrinogen interaction in thrombasthenia. *Blood* 55:169, 1980.

393. Savage B, Ruggeri ZM: Selective recognition of adhesive sites in surface-bound fibrinogen by glycoprotein IIb-IIIa on nonactivated platelets. *J Biol Chem* 266:11227, 1991.

394. Chiang TM, Rinaldy A, Kang AH: Cloning, characterization, and functional studies of a nonintegrin platelet receptor for type I collagen. *J Clin Invest* 100:514, 1997.

395. Clemetson JM, Polgar J, Magnenat E, et al: The platelet collagen receptor glycoprotein VI is a member of the immunoglobulin superfamily closely related to FcalphaR and the natural killer receptors. *J Biol Chem* 274:29019, 1999.

396. Clemetson KJ: Platelet collagen receptors: A new target for inhibition? *Haemostasis* 29:16, 1999.

397. Coller BS, Beer JH, Scudder LE, et al: Collagen-platelet interactions: Evidence for a direct interaction of collagen with platelet GPIa/IIa and an indirect interaction with platelet GPIIb/IIa mediated by adhesive proteins. *Blood* 74:182, 1989.

398. Saelman EU, Nieuwenhuis HK, Hese KM, et al: Platelet adhesion to collagen types I through VIII under conditions of stasis and flow is mediated by GPIa/IIa ($\alpha 2\beta 1$-integrin). *Blood* 83:1244, 1994.

399. Watson SP: Collagen receptor signaling in platelets and megakaryocytes. *Thromb Haemost* 82:376, 1999.

400. Nakamura T, Kambayashi J, Okuma M, et al: Activation of the GP IIb-IIIa complex induced by platelet adhesion to collagen is mediated by both alpha2beta1 integrin and GP VI. *J Biol Chem* 274:11897, 1999.

401. Matsuno K, Diaz-Ricart M, Montgomery RR, et al: Inhibition of platelet adhesion to collagen by monoclonal anti-CD36 antibodies. *Br J Haematol* 92:960, 1996.

402. Nieswandt B, Watson SP: Platelet-collagen interaction: Is GPVI the central receptor? *Blood* 102:449, 2003.

403. Kuijpers MJ, Schulte V, Bergmeier W, et al: Complementary roles of glycoprotein VI and alpha2beta1 integrin in collagen-induced thrombus formation in flowing whole blood *ex vivo*. *FASEB J* 17:685, 2003.

404. Kato K, Kanaji T, Russell S, et al: The contribution of glycoprotein VI to stable platelet adhesion and thrombus formation illustrated by targeted gene deletion. *Blood* 102:1701, 2003.

405. Savage B, Almus-Jacobs F, Ruggeri ZM: Specific synergy of multiple substrate-receptor interactions in platelet thrombus formation under flow. *Cell* 94:657, 1998.

406. Savage B, Ginsberg MH, Ruggeri ZM: Influence of fibrillar collagen structure on the mechanisms of platelet thrombus formation under flow. *Blood* 94:2704, 1999.

407. Kunicki TJ, Orchekowski R, Annis D, et al: Variability of integrin alpha 2 beta 1 activity on human platelets. *Blood* 82:2693, 1993.

408. Kritzik M, Savage B, Nugent DJ, et al: Nucleotide polymorphisms in the alpha2 gene define multiple alleles that are associated with differences in platelet alpha2 beta1 density. *Blood* 92:2382, 1998.

409. Roest M, Sixma JJ, Wu YP, et al: Platelet adhesion to collagen in healthy volunteers is influenced by variation of both alpha(2)beta(1) density and von Willebrand factor. *Blood* 96:1433, 2000.

410. Henrita vZ, Saelman EU, Schut-Hese KM, et al: Platelet adhesion to collagen type IV under flow conditions. *Blood* 88:3862, 1996.

411. Ruggeri ZM, Dent JA, Saldivar E: Contribution of distinct adhesive interactions to platelet aggregation in flowing blood. *Blood* 94:172, 1999.

412. Santos MT, Valles J, Marcus AJ, et al: Enhancement of platelet reactivity and modulation of eicosanoid production by intact erythrocytes. A new approach to platelet activation and recruitment. *J Clin Invest* 87:571, 1991.

413. Shattil S: Regulation of platelet anchorage and signaling by integrin $\alpha IIb\beta 3$. *Thromb Haemost* 70:224, 1993.

414. Weiss HJ, Turitto VT, Baumgartner HR: Further evidence that glycoprotein IIb-IIIa

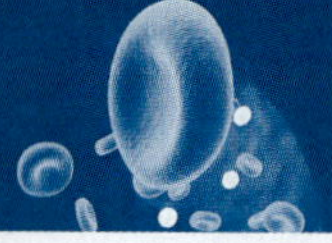

mediates platelet spreading on subendothelium. *Thromb Haemost* 65:202, 1991.
415. Shattil SJ: Signaling through platelet integrin αIIbβ3: Inside-out, outside-in and sideways. *Thromb Haemost* 82:318, 1999.
416. Patel D, Vaananen H, Jirouskova M, et al: The dynamics of GPIIb/IIIa-mediated platelet-platelet interactions in platelet adhesion/thrombus formation on collagen in vitro as revealed by videomicroscopy. *Blood* 101:929, 2003.
417. Naik UP, Naik MU: Association of CIB with GPIIb/IIIa during outside-in signaling is required for platelet spreading on fibrinogen. *Blood* 102:1355, 2003.
418. Shattil SJ, Newman PJ: Integrins: Dynamic scaffolds for adhesion and signaling in platelets. *Blood* 104:1606, 2004.
419. Coller BS, Shattil SJ: The GPIIb/IIIa (integrin alphaIIbbeta3) odyssey: A technology-driven saga of a receptor with twists, turns, and even a bend. *Blood* 112:3011, 2008.
420. Dubois C, Atkinson B, Furie B, et al: Real-time imaging of platelets during thrombus formation, in *Platelets*, edited by AD Michelson, p 611. Academic Press, San Diego, 2007.
421. Denis CC, Methia N, Frenette PS, et al: A mouse model of severe von Willebrand disease: Defects in hemostasis and thrombosis. *Proc Natl Acad Sci U S A* 95:9524, 1998.
422. Celi A, Merrill-Skoloff G, Gross P, et al: Thrombus formation: Direct real-time observation and digital analysis of thrombus assembly in a living mouse by confocal and widefield intravital microscopy. *J Thromb Haemost* 1:60, 2003.
423. Ni H, Denis CV, Subbarao S, et al: Persistence of platelet thrombus formation in arterioles of mice lacking both von Willebrand factor and fibrinogen. *J Clin Invest* 106:385, 2000.
424. Jirouskova M, Chereshnev I, Vaananen H, et al: Antibody blockade or mutation of the fibrinogen gamma-chain C-terminus is more effective in inhibiting murine arterial thrombus formation than complete absence of fibrinogen. *Blood* 103:1995, 2004.
425. Giandomenico G, Dellas C, Czekay RP, et al: The leptin receptor system of human platelets. *J Thromb Haemost* 3:1042, 2005.
426. Konstantinides S, Schafer K, Koschnick S, et al: Leptin-dependent platelet aggregation and arterial thrombosis suggests a mechanism for atherothrombotic disease in obesity. *J Clin Invest* 108:1533, 2001.
427. Konstantinides S, Schafer K, Neels JG, et al: Inhibition of endogenous leptin protects mice from arterial and venous thrombosis. *Arterioscler Thromb Vasc Biol* 24:2196, 2004.
428. Andre P, Prasad KS, Denis CV, et al: CD40L stabilizes arterial thrombi by a beta3 integrin—dependent mechanism. *Nat Med* 8:247, 2002.
429. Balogh I, Hafizi S, Stenhoff J, et al: Analysis of Gas6 in human platelets and plasma. *Arterioscler Thromb Vasc Biol* 25:1280, 2005.
430. Prevost N, Woulfe DS, Jiang H, et al: Eph kinases and ephrins support thrombus growth and stability by regulating integrin outside-in signaling in platelets. *Proc Natl Acad Sci U S A* 102:9820, 2005.
431. Renne T, Pozgajova M, Gruner S, et al: Defective thrombus formation in mice lacking coagulation factor XII. *J Exp Med* 202:271, 2005.
432. Loscalzo J, Inbal A, Handin RI: Von Willebrand protein facilitates platelet incorporation into polymerizing fibrin. *J Clin Invest* 78:1112, 1986.
433. Michelson AD, Barnard MR: Thrombin-induced changes in platelet membrane glycoproteins Ib, IX, and IIb-IIIa complex. *Blood* 70:1673, 1987.
434. McEver RP, Beckstead JH, Moore KL, et al: GMP-140, a platelet-granule membrane protein, is also synthesized by vascular endothelial cells and is localized in Weibel-Palade bodies. *J Clin Invest* 84:92, 1989.
435. McEver RP: Properties of GMP-140, an inducible granule membrane protein of platelets and endothelium. *Blood Cells* 16:73, 1990.
436. McEver RP: P-selectin/PSGL-1 and other interactions between platelets, leukocytes, and endothelium, in *Platelets*, 2nd ed, edited by AD Michelson, p 231. Academic Press, San Diego, 2007.
437. Frenette PS, Johnson RC, Hynes RO, et al: Platelets roll on stimulated endothelium *in vivo*: An interaction mediated by endothelial P-selectin. *Proc Natl Acad Sci U S A* 92:7450, 1995.
438. Romo GM, Dong JF, Schade AJ, et al: The glycoprotein Ib-IX-V complex is a platelet counterreceptor for P-selectin. *J Exp Med* 190:803, 1999.
439. Frenette PS, Denis CV, Weiss L, et al: P-Selectin glycoprotein ligand 1 (PSGL-1) is expressed on platelets and can mediate platelet-endothelial interactions *in vivo*. *J Exp Med* 191:1413, 2000.
440. Henn V, Slupsky JR, Grafe M, et al: CD40 ligand on activated platelets triggers an inflammatory reaction of endothelial cells. *Nature* 391:591, 1998.
441. Prasad KS, Andre P, He M, et al: Soluble CD40 ligand induces beta3 integrin tyrosine phosphorylation and triggers platelet activation by outside-in signaling. *Proc Natl Acad Sci U S A* 100:12367, 2003.
442. Prasad KS, Andre P, Yan Y, et al: The platelet CD40L/GP IIb-IIIa axis in atherothrombotic disease. *Curr Opin Hematol* 10:356, 2003.
443. Heeschen C, Dimmeler S, Hamm CW, et al: Soluble CD40 ligand in acute coronary syndromes. *N Engl J Med* 348:1104, 2003.
444. Andre P, Nannizzi-Alaimo L, Prasad SK, et al: Platelet-derived CD40L: The switch-hitting player of cardiovascular disease. *Circulation* 106:896, 2002.
445. Andre P, Prasad KS, Denis CV, et al: CD40L stabilizes arterial thrombi by a beta3 integrin-dependent mechanism. *Nat Med* 8:247, 2002.
446. Cipollone F, Ferri C, Desideri G, et al: Preprocedural level of soluble CD40L is predictive of enhanced inflammatory response and restenosis after coronary angioplasty. *Circulation* 108:2776, 2003.
447. Luscher TF: Platelet-vessel wall interaction: Role of nitric oxide, prostaglandins and endothelins. *Baillieres Clin Haematol* 6:609, 1993.
448. Loscalzo J: Nitric oxide insufficiency, platelet activation, and arterial thrombosis. *Circ Res* 88:756, 2001.
449. Mitchell JA, Ali F, Bailey L, et al: Role of nitric oxide and prostacyclin as vasoactive hormones released by the endothelium. *Exp Physiol* 93:141, 2008.
450. Rex S, Freedman JE: Inhibition of platelet function by the endothelium, in *Platelets*, edited by AD Michelson, p 251. Academic Press, San Diego, 2007.
451. Barry OP, FitzGerald GA: Mechanisms of cellular activation by platelet microparticles. *Thromb Haemost* 82:794, 1999.
452. Freedman JE, Loscalzo J, Barnard MR, et al: Nitric oxide released from activated platelets inhibits platelet recruitment. *J Clin Invest* 100:350, 1997.
453. Freedman JE, Sauter R, Battinelli EM, et al: Deficient platelet-derived nitric oxide and enhanced hemostasis in mice lacking the NOSIII gene. *Circ Res* 84:1416, 1999.
454. Iafrati MD, Vitseva O, Tanriverdi K, et al: Compensatory mechanisms influence hemostasis in setting of eNOS deficiency. *Am J Physiol Heart Circ Physiol* 288:H1627, 2005.
455. Ozuyaman B, Godecke A, Kusters S, et al: Endothelial nitric oxide synthase plays a minor role in inhibition of arterial thrombus formation. *Thromb Haemost* 93:1161, 2005.
456. Marjanovic JA, Li Z, Stojanovic A, et al: Stimulatory roles of nitric-oxide synthase 3 and guanylyl cyclase in platelet activation. *J Biol Chem* 280:37430, 2005.
457. Marjanovic JA, Stojanovic A, Brovkovych VM, et al: Signaling-mediated functional activation of inducible nitric-oxide synthase and its role in stimulating platelet activation. *J Biol Chem* 283:28827, 2008.
458. Valles J, Santos MT, Marcus AJE, et al: Down-regulation of human platelet reactivity by neutrophils. Participation of lipoxygenase derivatives and adhesive proteins. *J Clin Invest* 92:1357, 1993.
459. Selak MA: Cathepsin G and thrombin: Evidence for two different platelet receptors. *Biochem J* 297:269, 1994.
460. Molino M, Di Lallo M, Martelli N, et al: Effects of leukocyte-derived cathepsin G on platelet membrane glycoprotein Ib-IX and IIb-IIIa complexes: A comparison with thrombin. *Blood* 82:2442, 1993.
461. Peerschke EI: Ca^{2+} mobilization and fibrinogen binding of platelets refractory to adenosine diphosphate stimulation. *J Lab Clin Med* 106:111, 1985.
462. Murray R, FitzGerald GA: Regulation of thromboxane receptor activation in human platelets. *Proc Natl Acad Sci U S A* 86:124, 1989.
463. Coughlin SR: Protease-activated receptors and platelet function. *Thromb Haemost* 82:353, 1999.
464. Phillips DR, Charo IF, Parise LV, et al: The platelet membrane glycoprotein IIb-IIIa complex. *Blood* 71:831, 1988.
465. Plow EF, Ginsberg MH: Cellular adhesion: GPIIb-IIIa as a prototypic adhesion receptor. *Prog Hemost Thromb* 9:117, 1989.
466. Peerschke EI: The platelet fibrinogen receptor. *Semin Hematol* 22:241, 1985.
467. Plow EF, Pesho MM, Ma YQ: Integrin αIIbβ3, in *Platelets*, edited by AD Michelson, p 179. Academic Press, San Diego, 2007.
468. Sixma JJ: Interaction of blood platelets with the vessel wall, in *Haemostasis and Thrombosis*, 3rd ed, edited by AL Bloom, CD Forbes, DP Thomas, EGD Tuddenham, p 259. Churchill Livingstone, Edinburgh, Scotland, 1994.
469. Weiss HJ, Hawiger J, Ruggeri ZM, et al: Fibrinogen-independent platelet adhesion and thrombus formation on subendothelium mediated by glycoprotein IIb-IIIa complex at high shear rate. *J Clin Invest* 83:288, 1989.
470. Bennett JS: The platelet-fibrinogen interaction, in *Platelet Membrane Glycoproteins*, edited by JN George, AT Nurden, DR Phillips, p 193. Plenum, New York, 1985.
471. Plow EF, Pesho MM, Ma YQ: Integrin αIIbβ3, in *Platelets*, edited by AD Michelson, p 165. Academic Press, San Diego, 2007.
472. Steen VM, Holmsen H: Syntergism between thrombin and epinephrine in human platelets: Different dose-response relationships for aggregation and dense granule secretion. *Thromb Haemost* 54:680, 1985.
473. Ware JA, Smith M, Salzman EW: Synergism of platelet-aggregating agents. Role of elevation of cytoplasmic calcium. *J Clin Invest* 80:267, 1987.
474. Folts JD, Rowe GG: Epinephrine potentiation of *in vivo* stimuli reverses aspirin inhibition of platelet thrombus formation in stenosed canine coronary arteries. *Thromb Res* 50:507, 1988.
475. Folts JD, Bonebrake FC: The effects of cigarette smoke and nicotine on platelet thrombus formation in stenosed dog coronary arteries: Inhibition with phentolamine. *Circulation* 65:465, 1989.
476. Hjemdahl P, Chronos NA, Wilson DJ, et al: Epinephrine sensitizes human platelets *in vivo* and *in vitro* as studied by fibrinogen binding and P-selectin expression. *Arterioscler Thromb* 14:77, 1994.
477. Moake JL, Turner NA, Stathopoulos NA, et al: Shear-induced platelet aggregation can be mediated by vWF released from platelets, as well as by exogenous large or unusually large vWF multimers, requires adenosine diphosphate, and is resistant to aspirin. *Blood* 71:1366, 1988.
478. Nachmias VT: Platelet and megakaryocyte shape change: Triggered alterations in the cytoskeleton. *Semin Hematol* 20:261, 1983.
479. Maurer-Spurej E, Devine DV: Platelet aggregation is not initiated by platelet shape change. *Lab Invest* 81:1517, 2001.
480. Born GV, Dearnley R, Foulks JG, et al: Quantification of the morphological reaction of platelets to aggregating agents and of its reversal by aggregation inhibitors. *J Physiol* 280:193, 1978.
481. Hartwig JH, Barkalow K, Azim A, et al: The elegant platelet: Signals controlling actin assembly. *Thromb Haemost* 82:392, 1999.
482. Falet H, Hoffmeister KM, Neujahr R, et al: Importance of free actin filament barbed ends for Arp2/3 complex function in platelets and fibroblasts. *Proc Natl Acad Sci U S A* 99:16782, 2002.
483. Carlier MF, Didry D, Erk I, et al: Tbeta 4 is not a simple G-actin sequestering protein and interacts with F-actin at high concentration. *J Biol Chem* 271:9231, 1996.
484. Lind SE, Yin HL, Stossel TP: Human platelets contain gelsolin. A regulator of actin filament length. *J Clin Invest* 69:1384, 1982.
485. Barkalow K, Hartwig JH: The role of actin filament barbed-end exposure in cytoskeletal dynamics and cell motility. *Biochem Soc Trans* 23:451, 1995.

486. Barkalow KL, Italiano JE Jr, Chou DE, et al: Alpha-adducin dissociates from F-actin and spectrin during platelet activation. *J Cell Biol* 161:557, 2003.
487. Machesky LM, Gould KL: The Arp2/3 complex: A multifunctional actin organizer. *Curr Opin Cell Biol* 11:117, 1999.
488. Mullins RD, Heuser JA, Pollard TD: The interaction of Arp2/3 complex with actin: Nucleation, high affinity pointed end capping, and formation of branching networks of filaments. *Proc Natl Acad Sci U S A* 95:6181, 1998.
489. Heemskerk JW, Vuist WM, Feijge MA, et al: Collagen but not fibrinogen surfaces induce bleb formation, exposure of phosphatidylserine, and procoagulant activity of adherent platelets: Evidence for regulation by protein tyrosine kinase-dependent Ca2+ responses. *Blood* 90:2615, 1997.
490. Jirouskova M, Jaiswal JK, Coller BS: Ligand density dramatically affects integrin {alpha}IIb{beta}3-mediated platelet signaling and spreading. *Blood* 109:5269, 2007.
491. Coller BS, Kutok JL, Scudder LE, et al: Studies of activated GPIIb/IIIa receptors on the luminal surface of adherent platelets. Paradoxical loss of luminal receptors when platelets adhere to high density fibrinogen. *J Clin Invest* 92:2796, 1993.
492. Fox JEB: On the role of calpain and Rho proteins in regulating integrin-induced signaling. *Thromb Haemost* 82:391, 1999.
493. Hartwig JH, Bokoch GM, Carpenter CL, et al: Thrombin receptor ligation and activated Rac uncap actin filament barbed ends through phosphoinositide synthesis in permeabilized human platelets. *Cell* 82:643, 1995.
494. Ma AD, Abrams CS: Pleckstrin homology domains and phospholipid-induced cytoskeletal reorganization. *Thromb Haemost* 82:399, 1999.
495. Lemmon MA, Ferguson KM, Abrams CS: Pleckstrin homology domains and the cytoskeleton. *FEBS Lett* 513:71, 2002.
496. Lian L, Wang Y, Flick M, et al: Loss of pleckstrin defines a novel pathway for PKC-mediated exocytosis. *Blood* 113:3577, 2009.
497. Hitchcock IS, Fox NE, Prevost N, et al: Roles of focal adhesion kinase (FAK) in megakaryopoiesis and platelet function: Studies using a megakaryocyte lineage specific FAK knockout. *Blood* 111:596, 2008.
498. Pabla R, Weyrich AS, Dixon DA, et al: Integrin-dependent control of translation: Engagement of integrin alphaIIbbeta3 regulates synthesis of proteins in activated human platelets. *J Cell Biol* 144:175, 1999.
499. Kulkarni S, Woollard KJ, Thomas S, et al: Conversion of platelets from a proaggregatory to a proinflammatory adhesive phenotype: Role of PAF in spatially regulating neutrophil adhesion and spreading. *Blood* 110:1879, 2007.
500. Cho J, Mosher DF: Role of fibronectin assembly in platelet thrombus formation. *J Thromb Haemost* 4:1461, 2006.
501. Bennett JS, Zigmond S, Vilaire G, et al: The platelet cytoskeleton regulates the affinity of the integrin alpha(IIb)beta(3) for fibrinogen. *J Biol Chem* 274:25301, 1999.
502. Patil S, Jedsadayanmata A, Wencel-Drake JD, et al: Identification of a talin-binding site in the integrin beta(3) subunit distinct from the NPLY regulatory motif of post-ligand binding functions. The talin n-terminal head domain interacts with the membrane-proximal region of the beta(3) cytoplasmic tail. *J Biol Chem* 274:28575, 1999.
503. Shattil SJ, Brugge JS: Protein tyrosine phosphorylation and the adhesive functions of platelets. *Curr Opin Cell Biol* 3:869, 1991.
504. Fox JEB: Platelet cytoskeleton, in *Hemostasis and Thrombosis: Basic Principles and Clinical Practice*, edited by RW Colman, J Hirsh, VJ Marder, AW Clowes, JN George, p 429. Lippincott Williams & Wilkins, Philadelphia, 2001.
505. Li R, Mitra N, Gratkowski H, et al: Activation of integrin alphaIIbbeta3 by modulation of transmembrane helix associations. *Science* 300:795, 2003.
506. Olorundare OE, Simmons SR, Albrecht RM: Cytochalasin D and E: Effects on fibrinogen receptor movement and cytoskeletal reorganization in fully spread, surface-activated platelets: A correlative light and electron microscopic investigation. *Blood* 79:99, 1992.
507. White JG: Induction of patching and its reversal on surface-activated human platelets. *Br J Haematol* 76:108, 1990.
508. Fox JEB, Goll DE, Reynolds CC, et al: Identification of two proteins (actin-binding protein and P235) that are hydrolyzed by endogenous Ca^{++}-dependent protease during platelet aggregation. *J Biol Chem* 260:1060, 1985.
509. Fox JE, Reynolds CC, Phillips DR: Calcium-dependent proteolysis occurs during platelet aggregation. *J Biol Chem* 258:9973, 1983.
510. Fox JE, Taylor RG, Taffarel M, et al: Evidence that activation of platelet calpain is induced as a consequence of binding of adhesive ligand to the integrin, glycoprotein IIb-IIIa. *J Cell Biol* 120:1501, 1993.
511. Xi X, Bodnar RJ, Li Z, et al: Critical roles for the COOH-terminal NITY and RGT sequences of the integrin beta3 cytoplasmic domain in inside-out and outside-in signaling. *J Cell Biol* 162:329, 2003.
512. Flevaris P, Stojanovic A, Gong H, et al: A molecular switch that controls cell spreading and retraction. *J Cell Biol* 179:553, 2007.
513. Dachary-Prigent J, Freyssinet J-M, Pasquet J-M, et al: Annexin V as a probe of aminophospholipid exposure and platelet membrane vesiculation: A flow cytometry study showing a role for free sulfhydryl groups. *Blood* 81:2554, 1993.
514. Azam M, Andrabi SS, Sahr KE, et al: Disruption of the mouse mu-calpain gene reveals an essential role in platelet function. *Mol Cell Biol* 21:2213, 2001.
515. Furman MI, Gardner TM, Goldschmidt-Clermont PJ: Mechanisms of cytoskeletal reorganization during platelet activation. *Thromb Haemost* 70:229, 1993.
516. Leon C, Eckly A, Hechler B, et al: Megakaryocyte-restricted MYH9 inactivation dramatically affects hemostasis while preserving platelet aggregation and secretion. *Blood* 110:3183, 2007.
517. Weber A, Nachmias VT, Pennise CR, et al: Interaction of thymosin-β-4 with muscle and platelet actin. Implications for actin sequestration in resting platelets. *Biochemistry* 31:6179, 1992.
518. Nachmias VT, Yoshida K: The cytoskeleton of the blood platelets: A dynamic structure. *Adv Cyclic Nucleotide Res* 2:181, 1999.
519. Fox JEB, Boyles JK, Reynolds CC, et al: Actin filament content and organization in unstimulated platelets. *J Cell Biol* 98:1985, 1984.
520. Escolar G, Krumwiede M, White JG: Organization of the actin cytoskeleton of resting and activated platelets in suspension. *Am J Pathol* 123:86, 1986.
521. Takafuta T, Wu G, Murphy GF, et al: Human beta-filamin is a new protein that interacts with the cytoplasmic tail of glycoprotein Ibalpha. *J Biol Chem* 273:17531, 1998.
522. Nachmias VT: Cytoskeleton of human platelets at rest and after spreading. *J Cell Biol* 86:795, 1980.
523. Gonnella PA, Nachmias VT: Platelet activation and microfilament bundling. *J Biol Chem* 89:146, 1981.
524. Ren Q, Ye S, Whiteheart SW: The platelet release reaction: Just when you thought platelet secretion was simple. *Curr Opin Hematol* 15:537, 2008.
525. Tolmachova T, Abrink M, Futter CE, et al: Rab27b regulates number and secretion of platelet dense granules. *Proc Natl Acad Sci U S A* 104:5872, 2007.
526. Shirakawa R, Yoshioka A, Horiuchi H, et al: Small GTPase Rab4 regulates Ca2+-induced alpha-granule secretion in platelets. *J Biol Chem* 275:33844, 2000.
527. Fitzgerald ML, Reed GL: Rab6 is phosphorylated in thrombin-activated platelets by a protein kinase C-dependent mechanism: Effects on GTP/GDP binding and cellular distribution. *Biochem J* 342(Pt 2):353, 1999.
528. Sudhof TC, Rothman JE: Membrane fusion: Grappling with SNARE and SM proteins. *Science* 323:474, 2009.
529. Weber T, Zemelman BV, McNew JA, et al: SNAREpins: Minimal machinery for membrane fusion. *Cell* 92:759, 1998.
530. Ren Q, Barber HK, Crawford GL, et al: Endobrevin/VAMP-8 is the primary v-SNARE for the platelet release reaction. *Mol Biol Cell* 18:24, 2007.
531. Bernstein AM, Whiteheart SW: Identification of a cellubrevin/vesicle associated membrane protein 3 homologue in human platelets. *Blood* 93:571, 1999.
532. Lemons PP, Chen D, Bernstein AM, et al: Regulated secretion in platelets: Identification of elements of the platelet exocytosis machinery. *Blood* 90:1490, 1997.
533. Polgar J, Chung SH, Reed GL: Vesicle-associated membrane protein 3 (VAMP-3) and VAMP-8 are present in human platelets and are required for granule secretion. *Blood* 100:1081, 2002.
534. Graham GJ, Ren Q, Dilks JR, et al: Endobrevin/VAMP-8-dependent dense granule release mediates thrombus formation *in vivo*. *Blood* 114:932, 2009.
535. Flaumenhaft R, Croce K, Chen E, et al: Proteins of the exocytotic core complex mediate platelet alpha-granule secretion. Roles of vesicle-associated membrane protein, SNAP-23, and syntaxin 4. *J Biol Chem* 274:2492, 1999.
536. Polgar J, Lane WS, Chung SH, et al: Phosphorylation of SNAP-23 in activated human platelets. *J Biol Chem* 278:44369, 2003.
537. Chen D, Bernstein AM, Lemons PP, et al: Molecular mechanisms of platelet exocytosis: Role of SNAP-23 and syntaxin 2 in dense core granule release. *Blood* 95:921, 2000.
538. Lemons PP, Chen D, Whiteheart SW: Molecular mechanisms of platelet exocytosis: Requirements for alpha-granule release. *Biochem Biophys Res Commun* 267:875, 2000.
539. Chen D, Lemons PP, Schraw T, et al: Molecular mechanisms of platelet exocytosis: Role of SNAP-23 and syntaxin 2 and 4 in lysosome release. *Blood* 96:1782, 2000.
540. Flaumenhaft R, Furie B, Furie BC: Alpha-granule secretion from alpha-toxin permeabilized, MgATP-exposed platelets is induced independently by H+ and Ca2+. *J Cell Physiol* 179:1, 1999.
541. Houng A, Polgar J, Reed GL: Munc18-syntaxin complexes and exocytosis in human platelets. *J Biol Chem* 278:19627, 2003.
542. Reed GL, Houng AK, Fitzgerald ML: Human platelets contain SNARE proteins and a Sec1p homologue that interacts with syntaxin 4 and is phosphorylated after thrombin activation: Implications for platelet secretion. *Blood* 93:2617, 1999.
543. Schraw TD, Lemons PP, Dean WL, et al: A role for Sec1/Munc18 proteins in platelet exocytosis. *Biochem J* 374:207, 2003.
544. Shirakawa R, Higashi T, Tabuchi A, et al: Munc13-4 is a GTP-Rab27-binding protein regulating dense core granule secretion in platelets. *J Biol Chem* 279:10730, 2004.
545. Vu T-KH, Hung DT, Wheaton VI, et al: Molecular cloning of a functional thrombin receptor reveals a novel proteolytic mechanism of receptor activation. *Cell* 64:1057, 1991.
546. Shirakawa R, Higashi T, Kondo H, et al: Purification and functional analysis of a Rab27 effector munc 13-4 using a semi-intact platelet dense-granule secretion assay. *Methods Enzymol* 403:778, 2005.
547. Feldmann J, Callebaut I, Raposo G, et al: Munc13-4 is essential for cytolytic granules fusion and is mutated in a form of familial hemophagocytic lymphohistiocytosis (FHL3). *Cell* 115:461, 2003.
548. Neeft M, Wieffer M, de Jong AS, et al: Munc13-4 is an effector of rab27a and controls secretion of lysosomes in hematopoietic cells. *Mol Biol Cell* 16:731, 2005.
549. Budtz-Olsen OE: *Clot Retraction*. Charles Thomas, Springfield, IL, 1951.
550. Kunitada S, FitzGerald GA, Fitzgerald DJ: Inhibition of clot lysis and decreased binding of tissue-type plasminogen activator as a consequence of clot retraction. *Blood* 79:1420, 1992.
551. Pollard TD, Fujiwara K, Handin R, et al: Contractile proteins in platelet activation and contraction. *Ann N Y Acad Sci* 283:218, 1977.
552. Cohen I, Gerrard JM, White JG: Ultrastructure of clots during isometric contraction. *J Cell Biol* 91:775, 1982.
553. Cohen I: The mechanism of clot retraction, in *Platelet Membrane Glycoproteins*, edited by JN George, AT Nurden, DR Phillips, p 299. Plenum Press, New York, 1985.
554. Carr ME Jr, Carr SL, Hantgan RR, et al: Glycoprotein IIb/IIIa blockade inhibits platelet-mediated force development and reduces gel elastic modulus. *Thromb Haemost* 73:499, 1995.
555. Leistikow EA: Platelet internalization in early thrombogenesis. *Semin Thromb Hemost* 22:289, 1996.
556. Morgenstern E, Daub M, Dierichs R: A new model for *in vitro* clot formation that

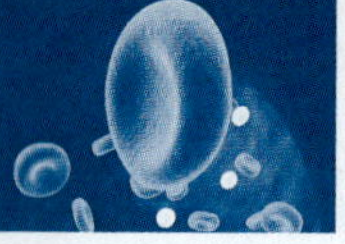

considers the mode of the fibrin(ogen) contacts to platelets and the arrangement of the platelet cytoskeleton. *Ann N Y Acad Sci* 936:449, 2001.

557. Coller BS, Peerschke EI, Scudder LE, et al: A murine monoclonal antibody that completely blocks the binding of fibrinogen to platelets produces a thrombasthenic-like state in normal platelets and binds to glycoproteins IIb and/or IIIa. *J Clin Invest* 72:325, 1983.
558. Collet JP, Montalescot G, Lesty C, et al: A structural and dynamic investigation of the facilitating effect of glycoprotein IIb/IIIa inhibitors in dissolving platelet-rich clots. *Circ Res* 90:428, 2002.
559. Huang TC, Jordan RE, Hantgan RR, et al: Differential effects of c7E3 Fab on thrombus formation and rt-PA-mediated thrombolysis under flow conditions. *Thromb Res* 102:411, 2001.
560. Braaten JV, Jerome WG, Hantgan RR: Uncoupling fibrin from integrin receptors hastens fibrinolysis at the platelet-fibrin interface. *Blood* 83:982, 1994.
561. Seiffert D, Pedicord DL, Kieras CJ, et al: Regulation of clot retraction by glycoprotein IIb/IIIa antagonists. *Thromb Res* 108:181, 2002.
562. Mousa SA, Khurana S, Forsythe MS: Comparative *in vitro* efficacy of different platelet glycoprotein IIb/IIIa antagonists on platelet-mediated clot strength induced by tissue factor with use of thromboelastography: Differentiation among glycoprotein IIb/IIIa antagonists. *Arterioscler Thromb Vasc Biol* 20:1162, 2000.
563. Jirouskova M, Smyth SS, Kudryk B, et al: A hamster antibody to the mouse fibrinogen gamma chain inhibits platelet-fibrinogen interactions and FXIIIa-mediated fibrin cross-linking, and facilitates thrombolysis. *Thromb Haemost* 86:1047, 2001.
564. Osdoit S, Rosa JP: Fibrin clot retraction by human platelets correlates with alpha(IIb)beta(3) integrin-dependent protein tyrosine dephosphorylation. *J Biol Chem* 276:6703, 2001.
565. Flevaris P, Li Z, Zhang G, et al: Two distinct roles of mitogen-activated protein kinases in platelets and a novel Rac1-MAPK-dependent integrin outside-in retractile signaling pathway. *Blood* 113:893, 2009.
566. Ward CM, Kestin AS, Newman PJ: A Leu262Pro mutation in the integrin beta(3) subunit results in an alpha(IIb)-beta(3) complex that binds fibrin but not fibrinogen. *Blood* 96:161, 2000.
567. Rooney MM, Farrell DH, van Hemel BM, et al: The contribution of the three hypothesized integrin-binding sites in fibrinogen to platelet-mediated clot retraction. *Blood* 92:2374, 1998.
568. Rooney MM, Parise LV, Lord ST: Dissecting clot retraction and platelet aggregation. Clot retraction does not require an intact fibrinogen gamma chain C terminus. *J Biol Chem* 271:8553, 1996.
569. Podolnikova NP, Yakubenko VP, Volkov GL, et al: Identification of a novel binding site for platelet integrins alpha IIb beta 3 (GPIIbIIIa) and alpha 5 beta 1 in the gamma C-domain of fibrinogen. *J Biol Chem* 278:32251, 2003.
570. Remijn JA, Ijsseldijk MJ, de Groot PG: Role of the fibrinogen gamma-chain sequence gamma316–322 in platelet-mediated clot retraction. *J Thromb Haemost* 1:2245, 2003.
571. Dubois C, Steiner B, Kieffer N, et al: Thrombin binding to GPIbalpha induces platelet aggregation and fibrin clot retraction supported by resting alphaIIbbeta3 interaction with polymerized fibrin. *Thromb Haemost* 89:853, 2003.
572. Keuren JF, Baruch D, Legendre P, et al: Von Willebrand factor C1C2 domain is involved in platelet adhesion to polymerized fibrin at high shear rate. *Blood* 103:1741, 2004.
573. Bevers EM, Comfurius P, Dekkers DW, et al: Lipid translocation across the plasma membrane of mammalian cells. *Biochim Biophys Acta* 1439:317, 1999.
574. Pomorski T, Menon AK: Lipid flippases and their biological functions. *Cell Mol Life Sci* 63:2908, 2006.
575. Zhou Q, Zhao J, Stout JG, et al: Molecular cloning of human plasma membrane phospholipid scramblase. A protein mediating transbilayer movement of plasma membrane phospholipids. *J Biol Chem* 272:18240, 1997.
576. Zhou Q, Sims PJ, Wiedmer T: Identity of a conserved motif in phospholipid scramblase that is required for Ca2+-accelerated transbilayer movement of membrane phospholipids. *Biochemistry* 37:2356, 1998.
577. Zhou Q, Zhao J, Wiedmer T, et al: Normal hemostasis but defective hematopoietic response to growth factors in mice deficient in phospholipid scramblase 1. *Blood* 99:4030, 2002.
578. Sahu SK, Gummadi SN, Manoj N, et al: Phospholipid scramblases: An overview. *Arch Biochem Biophys* 462:103, 2007.
579. Dekkers DW, Comfurius P, van Gool RG, et al: Multidrug resistance protein 1 regulates lipid asymmetry in erythrocyte membranes. *Biochem J* 350 Pt 2:531, 2000.
580. Zwaal RF, Comfurius P, Bevers EM: Scott syndrome, a bleeding disorder caused by defective scrambling of membrane phospholipids. *Biochim Biophys Acta* 1636:119, 2004.
581. Thiagarajan P, Tait JF: Collagen-induced exposure of anionic phospholipid in platelets and platelet-derived microparticles. *J Biol Chem* 266:24302, 1991.
582. Miyazaki Y, Nomura S, Miyake T, et al: High shear stress can initiate both platelet aggregation and shedding of procoagulant containing microparticles. *Blood* 88:3456, 1996.
583. Hultin MB: Modulation of thrombin-mediated activation of factor VIII:C by calcium ions, phospholipid, and platelets. *Blood* 66:53, 1985.
584. Nesheim ME, Furmaniak-Kazmierczak E, Henin C, et al: On the existence of platelet receptors for factors V(a) and factor VIII (a). *Thromb Haemost* 70:80, 1993.
585. Bouchard BA, Catcher CS, Thrash BR, et al: Effector cell protease receptor-1, a platelet activation-dependent membrane protein, regulates prothrombinase-catalyzed thrombin generation. *J Biol Chem* 272:9244, 1997.
586. Enjeti AK, Lincz LF, Seldon M: Microparticles in health and disease. *Semin Thromb Hemost* 34:683, 2008.
587. Piccin A, Murphy WG, Smith OP: Circulating microparticles: Pathophysiology and clinical implications. *Blood Rev* 21:157, 2007.
588. Lee DH, Warkentin TE, Denomme GA, et al: A diagnostic test for heparin-induced thrombocytopenia: Detection of platelet microparticles using flow cytometry. *Br J Haematol* 95:724, 1996.
589. Kelton JG: Heparin-induced thrombocytopenia: An overview. *Blood Rev* 16:77, 2002.
590. Reverter JC, Beguin S, Kessels H, et al: Inhibition of platelet-mediated, tissue factor-induced thrombin generation by the mouse/human chimeric 7E3 antibody. Potential implications for the effect of c7E3 Fab treatment on acute thrombosis and "clinical restenosis." *J Clin Invest* 98:863, 1996.
591. Beguin S, Kumar R, Keularts I, et al: Fibrin-dependent platelet procoagulant activity requires GPIb receptors and von Willebrand factor. *Blood* 93:564, 1999.
592. George JN, Pickett EB, Saucerman S, et al: Platelet surface glycoproteins. Studies on resting and activated platelets and platelet membrane microparticles in normal subjects, and observations in patients during adult respiratory distress syndrome and cardiac surgery. *J Clin Invest* 78:340, 1986.
593. Siljander P, Carpen O, Lassila R: Platelet-derived microparticles associate with fibrin during thrombosis. *Blood* 87:4651, 1996.
594. Dahlback B, Wiedmer T, Sims PJ: Binding of anticoagulant vitamin K-dependent protein S to platelet-derived microparticles. *Biochemistry* 31:12769, 1992.
595. Tans G, Rosing J, Thomassen MC, et al: Comparison of anticoagulant and procoagulant activities of stimulated platelets and platelet-derived microparticles. *Blood* 77:2641, 1991.
596. Weiss HJ: Scott syndrome—A disorder of platelet coagulant activity. *Semin Hematol* 31:312, 1994.
597. Weiss HJ, Lages B: Platelet prothrombinase activity and intracellular calcium responses in patients with storage pool deficiency, glycoprotein IIb-IIIa deficiency, or impaired platelet coagulant activity—A comparison with Scott syndrome. *Blood* 89:1599, 1997.
598. Toti F, Satta N, Fressinaud E, et al: Scott syndrome, characterized by impaired transmembrane migration of procoagulant phosphatidylserine and hemorrhagic complications, is an inherited disorder. *Blood* 87:1409, 1996.
599. Zhou Q, Sims PJ, Wiedmer T: Expression of proteins controlling transbilayer movement of plasma membrane phospholipids in the B lymphocytes from a patient with Scott syndrome. *Blood* 92:1707, 1998.
600. Tubman VN, Levine JE, Campagna DR, et al: X-linked gray platelet syndrome due to a GATA1 Arg216Gln mutation. *Blood* 109:3297, 2007.
601. Steinberg MH, Kelton JG, Coller BS: Plasma glycocalicin: An aid in the classification of thrombocytopenic disorders. *N Engl J Med* 317:1037, 1987.
602. Albrecht C, McVey JH, Elliott JI, et al: A novel missense mutation in ABCA1 results in altered protein trafficking and reduced phosphatidylserine translocation in a patient with Scott syndrome. *Blood* 106:542, 2005.
603. Shcherbina A, Remold-O'Donnell E: Role of caspase in a subset of human platelet activation responses. *Blood* 93:4222, 1999.
604. Wolf BB, Goldstein JC, Stennicke HR, et al: Calpain functions in a caspase-independent manner to promote apoptosis-like events during platelet activation. *Blood* 94:1683, 1999.
605. Augereau O, Rossignol R, DeGiorgi F, et al: Apoptotic-like mitochondrial events associated to phosphatidylserine exposure in blood platelets induced by local anaesthetics. *Thromb Haemost* 92:104, 2004.
606. Hamon Y, Broccardo C, Chambenoit O, et al: ABC1 promotes engulfment of apoptotic cells and transbilayer redistribution of phosphatidylserine. *Nat Cell Biol* 2:399, 2000.
607. Smith SA, Mutch NJ, Baskar D, et al: Polyphosphate modulates blood coagulation and fibrinolysis. *Proc Natl Acad Sci U S A* 103:903, 2006.
608. Smith SA, Morrissey JH: Polyphosphate enhances fibrin clot structure. *Blood* 112:2810, 2008.
609. Zwaal RFA, Comfurius P, Bevers EM: Platelet procoagulant activity and microvesicle formation. Its putative role of hemostasis and thrombosis. *Biochim Biophys Acta* 1180:1, 1992.
610. Swords NA, Tracy PB, Mann KG: Intact platelet membranes, not platelet-released microvesicles, support the procoagulant activity of adherent platelets. *Arterioscler Thromb* 13:1613, 1993.
611. Bouchard BA, Butenas S, Mann KG, et al: Interactions between platelets and the coagulation system, in *Platelets*, edited by AD Michelson, p 377. Academic Press, San Diego, 2007.
612. London FS, Marcinkiewicz M, Walsh PN: A subpopulation of platelets responds to thrombin- or SFLLRN-stimulation with binding sites for factor IXa. *J Biol Chem* 279:19854, 2004.
613. Alberio L, Safa O, Clemetson KJ, et al: Surface expression and functional characterization of alpha-granule factor V in human platelets: Effects of ionophore A23187, thrombin, collagen, and convulxin. *Blood* 95:1694, 2000.
614. Scandura JM, Ahmad SS, Walsh PN: A binding site expressed on the surface of activated human platelets is shared by factor X and prothrombin. *Biochemistry* 35:8890, 1996.
615. Byzova TV, Plow EF: Networking in the hemostatic system. Integrin alphaiibbeta3 binds prothrombin and influences its activation. *J Biol Chem* 272:27183, 1997.

615a. Baglia FA, Shrimpton CN, Emsley J, et al: Factor XI interacts with the leucine-rich repeats of glycoprotein Ibα on the activated platelet. *J Biol Chem* 279:49323, 2004.

615b. Pennings MT, Derksen RH, van Lummel M, et al: Platelet adhesion to dimeric beta-glycoprotein I under conditions of flow is mediated by at least two receptors: Glycoprotein Ibα and apolipoprotein E receptor 2. *J Thromb Haemost* 5:369, 2006.

615c. White-Adams TC, Berny MA, Tucker EI, et al: Identification of coagulation factor XI as a ligand for platelet apolipoprotein E receptor 2 (ApoER2). *Arterioscler Thromb Vasc Biol* 29:1602, 2009.

615d. Lisman T: Factor XI binding to platelets: glycoprotein Ibα has an accomplice. *Arterioscler Thromb Vasc Biol* 29:1409, 2009.

616. Taube J, McWilliam N, Luddington R, et al: Activated protein C resistance: Effect of

platelet activation, platelet-derived microparticles, and atherogenic lipoproteins. *Blood* 93:3792, 1999.

617. Chiu HC, Schick P, Colman RW: Biosynthesis of coagulation factor V by megakaryocytes. *J Clin Invest* 75:339, 1985.
618. Osterud B, Rapaport SI, Lavine KK: Factor V activity of platelets: Evidence for an activated factor V molecule and for a platelet activator. *Blood* 49:834, 1977.
619. Chediak J, Ashenhurst JB, Garlick I, et al: Successful management of bleeding in a patient with factor V inhibitor by platelet transfusions. *Blood* 56:835, 1980.
620. Sun H, Wang X, Degen JL, et al: Reduced thrombin generation increases host susceptibility to group A streptococcal infection. *Blood* 113:1358, 2009.
621. Baglia FA, Walsh PN: Thrombin-mediated feedback activation of factor XI on the activated platelet surface is preferred over contact activation by factor XIIa or factor XIa. *J Biol Chem* 275:20514, 2000.
622. Oliver JA, Monroe DM, Roberts HR, et al: Thrombin activates factor XI on activated platelets in the absence of factor XII. *Arterioscler Thromb Vasc Biol* 19:170, 1999.
623. Gailani D, Ho D, Sun MF, et al: Model for a factor IX activation complex on blood platelets: Dimeric conformation of factor XIa is essential. *Blood* 97:3117, 2001.
624. Walsh PN: Platelets and factor XI bypass the contact system of blood coagulation. *Thromb Haemost* 82:234, 1999.
625. Lopez JA: The platelet glycoprotein Ib-IX complex. *Blood Coagul Fibrinolysis* 5:97, 1994.
626. Wu G, Essex DW, Meloni FJ, et al: Human endothelial cells in culture and *in vivo* express on their surface all four components of the glycoprotein Ib/IX/V complex. *Blood* 90:2660, 1997.
627. Bennett JS: The molecular biology of platelet membrane proteins. *Semin Hematol* 27:186, 1990.
628. Hynes R: Integrins. Bidirectional, allosteric signaling machines. *Cell* 110:673, 2002.
629. Kasirer-Friede A, Kahn ML, Shattil SJ: Platelet integrins and immunoreceptors. *Immunol Rev* 218:247, 2007.
630. Wagner CL, Mascelli MA, Neblock DS, et al: Analysis of GPIIb/IIIa receptor number by quantification of 7E3 binding to human platelets. *Blood* 88:907, 1996.
631. Woods VL Jr, Wolff LE, Keller DM: Resting platelets contain a substantial centrally located pool of glycoprotein IIb-IIIa complexes which may be accessible to some but not other extracellular proteins. *J Biol Chem* 261:15242, 1986.
632. Cramer ER, Savidge GF, Vainchenker W, et al: α Granule pool of glycoprotein IIb-IIIa in normal and pathologic platelets and megakaryocytes. *Blood* 75:1220, 1990.
633. Youssefian T, Masse JM, Rendu F, et al: Platelet and megakaryocyte dense granules contain glycoproteins Ib and IIb-IIIa. *Blood* 89:4047, 1997.
634. Coller BS: Activation-specific platelet antigens, in *Platelet Immunobiology: Molecular and Clinical Aspects*, edited by TJ Kunicki, JN George, p 166. JB Lippincott, Philadelphia, 1989.
635. Sims PJ, Ginsberg MH, Plow EF, et al: Effect of platelet activation on the conformation of the plasma membrane glycoprotein IIb-IIIa complex. *J Biol Chem* 266:7345, 1991.
636. Wencel-Drake JD: Plasma membrane GPIIb/IIIa. Evidence for a cycling receptor pool. *Am J Clin Pathol* 136:61, 1990.
637. Hynes RO: Integrins: A family of cell surface receptors. *Cell* 48:549, 1987.
638. Ruoslahti E: Fibronectin and its receptors. *Annu Rev Biochem* 57:375, 1988.
639. Doolittle RF, Watt KWK, Cottrell BA, et al: The amino acid sequence of the alpha-chain of human fibrinogen. *Nature* 280:464, 1979.
640. Cheresh DA, Berliner SA, Vicente V, et al: Recognition of distinct adhesive sites on fibrinogen by related integrins on platelets and endothelial cells. *Cell* 58:945, 1989.
641. Farrell DH, Thiagarajan P, Chung DW, et al: Role of fibrinogen α and γ chain sites in platelet aggregation. *Proc Natl Acad Sci U S A* 89:10729, 1992.
642. Farrell DH, Thiagarajan P: Binding of recombinant fibrinogen mutants to platelets. *J Biol Chem* 269:226, 1994.
643. Muller B, Zerwes HG, Tangemann K, et al: Two-step binding mechanism of fibrinogen to alpha IIb beta 3 integrin reconstituted into planar lipid bilayers. *J Biol Chem* 268:6800, 1993.
644. Huber W, Hurst J, Schlatter D, et al: Determination of kinetic constants for the interaction between the platelet glycoprotein IIb-IIIa and fibrinogen by means of surface plasmon resonance. *Eur J Biochem* 227:647, 1995.
645. Goldsmith HL, McIntosh FA, Shahin J, et al: Time and force dependence of the rupture of glycoprotein IIb-IIIa-fibrinogen bonds between latex spheres. *Biophys J* 78:1195, 2000.
646. Litvinov RI, Bennett JS, Weisel JW, et al: Multi-step fibrinogen binding to the integrin (alpha)IIb(beta)3 detected using force spectroscopy. *Biophys J* 89:2824, 2005.
647. Hsieh CF, Chang BJ, Pai CH, et al: Stepped changes of monovalent ligand-binding force during ligand-induced clustering of integrin alphaIIB beta3. *J Biol Chem* 281:25466, 2006.
648. Peerschke EI: Reversible and irreversible binding of fibrinogen to platelets. *Platelets* 8:311, 1997.
649. Springer TA, Zhu J, Xiao T: Structural basis for distinctive recognition of fibrinogen gammaC peptide by the platelet integrin alphaIIbbeta3. *J Cell Biol* 182:791, 2008.
650. Wencel-Drake JD, Boudignon-Proudhon C, Dieter MG, et al: Internalization of bound fibrinogen modulates platelet aggregation. *Blood* 87:602, 1996.
651. Peerschke EIB: Events occurring after thrombin-induced fibrinogen binding to platelets. *Semin Thromb Hemost* 18:34, 1992.
652. Zamarron C, Ginsberg MH, Plow EF: A receptor-induced binding site in fibrinogen elicited by its interaction with platelet membrane glycoprotein IIb-IIIa. *J Biol Chem* 266:17106, 1991.
653. Ugarova TP, Budzynski AZ, Shattil SJ, et al: Conformational changes in fibrinogen elecited by its interaction with platelet membrane glycoprotein GPIIb-IIIa. *J Biol Chem* 268:21080, 1993.
654. Hato T, Pampori N, Shattil SJ: Complementary roles for receptor clustering and conformational change in the adhesive and signaling functions of integrin alphaIIb beta3. *J Cell Biol* 141:1685, 1998.
655. Carrell NA, Fitzgerald LA, Steiner B, et al: Structure of human platelet membrane glycoproteins IIb and IIIa as determined by electron microscopy. *J Biol Chem* 260:1743, 1985.
656. Weisel JW, Nagaswami C, Vilaire G, et al: Examination of the platelet membrane glycoprotein IIb-IIIa complex and its interaction with fibrinogen and other ligands by electron microscopy. *J Biol Chem* 267:16637, 1992.
657. Xiao T, Takagi J, Coller BS, et al: Structural basis for allostery in integrins and binding to fibrinogen-mimetic therapeutics. *Nature* 432:59, 2004.
658. Takagi J, Petre BM, Walz T, et al: Global conformational rearrangements in integrin extracellular domains in outside-in and inside-out signaling. *Cell* 110:599, 2002.
659. Artoni A, Li J, Mitchell B, et al: Integrin $\beta 3$ regions controlling binding of murine mAb 7E3: Implications for the mechanism of integrin αIIb$\beta 3$ activation. *Proc Natl Acad Sci U S A* 101:13114, 2004.
660. Arnaout M, Goodman S, Xiong J: Coming to grips with integrin binding to ligands. *Curr Opin Cell Biol* 14:641, 2002.
661. Arnaout MA: Integrin structure: New twists and turns in dynamic cell adhesion. *Immunol Rev* 186:125, 2002.
662. Xiong JP, Stehle T, Diefenbach B, et al: Crystal structure of the extracellular segment of integrin alphaVbeta3. *Science* 294:339, 2001.
663. Xiong JP, Stehle T, Zhang R, et al: Crystal structure of the extracellular segment of integrin alpha Vbeta3 in complex with an Arg-Gly-Asp ligand. *Science* 296:151, 2002.
664. Poncz M, Eisman R, Heidenreich R, et al: Structure of the platelet membrane glycoprotein IIb. Homology to the alpha subunits of the vitronectin and fibronectin membrane receptors. *J Biol Chem* 262:8476, 1987.
665. Fitzgerald LA, Steiner B, Rall SC, Jr., et al: Protein sequence of endothelial glycoprotein IIIa derived from a cDNA clone. Identity with platelet glycoprotein IIIa and similarity to "integrin". *J Biol Chem* 262:3936, 1987.
666. Bray PF, Barsh G, Rosa JP, et al: Physical linkage of the genes for platelet membrane glycoproteins IIb and IIIa. *Proc Natl Acad Sci U S A* 85:8683, 1988.
667. Thornton MA, Poncz M, Korostishevsky M, et al: The human platelet alphaIIb gene is not closely linked to its integrin partner beta3. *Blood* 94:2039, 1999.
668. Steiner B, Parise LV, Leung B, et al: Ca(2+) dependent structural transitions of the platelet glycoprotein IIb-IIIa complex. Preparation of stable glycoprotein IIb and IIIa monomers. *J Biol Chem* 266:14986, 1991.
669. Mitchell WB, Li J, French DL, et al: AlphaIIbbeta3 biogenesis is controlled by engagement of alphaIIb in the calnexin cycle via the N15-linked glycan. *Blood* 107:2713, 2006.
670. Duperray A, Troesch A, Berthier R, et al: Biosynthesis and assembly of platelet GPIIb-IIIa in human megakaryocytes: Evidence that assembly between pro-GPIIb and GPIIIa is a prerequisite for expression of the complex on the cell surface. *Blood* 74:1603, 1989.
671. O'Toole TE, Loftus JC, Plow EF, et al: Efficient surface expression of platelet GPIIb-IIIa requires both subunits. *Blood* 74:14, 1989.
672. McEver RP, Baenziger JU, Majerus PW: Isolation and structural characterization of the polypeptide subunits of membrane glycoprotein IIb-IIIa from human platelets. *Blood* 59:80, 1982.
673. Muir TW, Williams MJ, Ginsberg MH, et al: Design and chemical synthesis of a neoprotein structural model for the cytoplasmic domain of a multisubunit cell-surface receptor: Integrin alpha IIb beta 3 (platelet GPIIb-IIIa). *Biochemistry* 33:7701, 1994.
674. Haas TA, Plow EF: The cytoplasmic domain of alphaIIb beta3. A ternary complex of the integrin alpha and beta subunits and a divalent cation. *J Biol Chem* 271:6017, 1996.
675. Vallar L, Melchior C, Plancon S, et al: Divalent cations differentially regulate integrin alphaIIb cytoplasmic tail binding to beta3 and to calcium- and integrin-binding protein. *J Biol Chem* 274:17257, 1999.
676. Kim C, Lau TL, Ulmer TS, et al: Interactions of platelet integrin {alpha}IIb and {beta}3 transmembrane domains in mammalian cell membranes and their role in integrin activation. *Blood* 113:4747, 2009.
677. O'Toole TE, Mandelman D, Forsyth J, et al: Modulation of the affinity of integrin αIIb$\beta 3$ (GPIIb- IIIa) by the cytoplasmic domain of alpha IIb. *Science* 254:845, 1991.
678. O'Toole TE, Katagiri Y, Faull RJ, et al: Integrin cytoplasmic domains mediate inside-out signal transduction. *J Cell Biol* 124:1047, 1994.
679. Hughes PE, Diaz-Gonzalez F, Leong L, et al: Breaking the integrin hinge. A defined structural constraint regulates integrin signaling. *J Biol Chem* 271:6571, 1996.
680. Kim M, Carman CV, Springer TA: Bidirectional transmembrane signaling by cytoplasmic domain separation in integrins. *Science* 301:1720, 2003.
681. Luo BH, Carman CV, Takagi J, et al: Disrupting integrin transmembrane domain heterodimerization increases ligand binding affinity, not valency or clustering. *Proc Natl Acad Sci U S A* 102:3679, 2005.
682. Li W, Metcalf DG, Gorelik R, et al: A push-pull mechanism for regulating integrin function. *Proc Natl Acad Sci U S A* 102:1424, 2005.
683. Partridge AW, Liu S, Kim S, et al: Transmembrane domain helix packing stabilizes integrin alphaIIbbeta3 in the low affinity state. *J Biol Chem* 280:7294, 2005.
684. Leisner TM, Wencel-Drake JD, Wang W, et al: Bidirectional transmembrane modulation of integrin alphaIIbbeta3 conformations. *J Biol Chem* 274:12945, 1999.
685. Xiong JP, Stehle T, Goodman SL, et al: A novel adaptation of the integrin PSI domain revealed from its crystal structure. *J Biol Chem* 279:40252, 2004.
686. Kashiwagi H, Tomiyama Y, Tadokoro S, et al: A mutation in the extracellular cysteine-rich repeat region of the beta3 subunit activates integrins alphaIIbbeta3 and alphaVbeta3. *Blood* 93:2559, 1999.
687. Frelinger AL, III, Du XP, Plow EF, et al: Monoclonal antibodies to ligand-occupied conformers of integrin alpha IIb beta 3 (glycoprotein IIb-IIIa) alter receptor affinity,

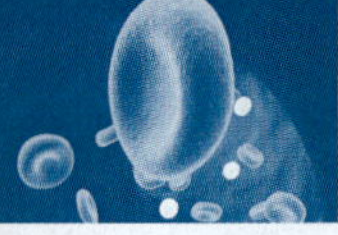

specificity, and function. *J Biol Chem* 266:17106, 1991.

688. Du X, Gu M, Weisel JW, et al: Long range propagation of conformational changes in integrin alpha IIb beta 3. *J Biol Chem* 268:23087, 1993.
689. Kamata T, Ambo H, Puzon-McLaughlin W, et al: Critical cysteine residues for regulation of integrin alphaIIbbeta3 are clustered in the epidermal growth factor domains of the beta3 subunit. *Biochem J* 378:1079, 2004.
690. Essex DW: The role of thiols and disulfides in platelet function. *Antioxid Redox Signal* 6:736, 2004.
691. Zucker MB, Masiello NC: Platelet aggregation caused by dithiothreitol. *Thromb Haemost* 51:119, 1984.
692. Chen K, Detwiler TC, Essex DW: Characterization of protein disulphide isomerase released from activated platelets. *Br J Haematol* 90:425, 1995.
693. Essex DW, Chen K, Swiatkowska M: Localization of protein disulfide isomerase to the external surface of the platelet plasma membrane. *Blood* 86:2168, 1995.
694. Essex DW: Redox control of platelet function. *Antioxid Redox Signal* 11:1191, 2009.
695. O'Neill S, Robinson A, Deering A, et al: The platelet integrin alpha IIbbeta 3 has an endogenous thiol isomerase activity. *J Biol Chem* 275:36984, 2000.
696. Lau TL, Kim C, Ginsberg MH, et al: The structure of the integrin alphaIIbbeta3 transmembrane complex explains integrin transmembrane signalling. *EMBO J* 28:1351, 2009.
697. Zhu J, Luo BH, Barth P, et al: The structure of a receptor with two associating transmembrane domains on the cell surface: Integrin alphaIIbbeta3. *Mol Cell* 34:234, 2009.
698. Gottschalk KE: A coiled-coil structure of the alphaIIbbeta3 integrin transmembrane and cytoplasmic domains in its resting state. *Structure* 13:703, 2005.
699. Luo BH, Springer TA, Takagi J: A specific interface between integrin transmembrane helices and affinity for ligand. *PLoS Biol* 2:776, 2004.
700. Wegener KL, Partridge AW, Han J, et al: Structural basis of integrin activation by talin. *Cell* 128:171, 2007.
701. Knezevic I, Leisner TM, Lam SC: Direct binding of the platelet integrin alphaIIbbeta3 (GPIIb-IIIa) to talin. Evidence that interaction is mediated through the cytoplasmic domains of both alphaIIb and beta3. *J Biol Chem* 271:16416, 1996.
701a. Anthis NJ, Wegener KL, Feng Y, et al: The structure of an integrin/talin complex reveals the basis of inside-out signal transduction. *Embo J* 28:3623, 2009.
702. He P, Zhang H, Yun CC: IRBIT, inositol 1,4,5-triphosphate (IP3) receptor-binding protein released with IP3, binds Na+/H+ exchanger NHE3 and activates NHE3 activity in response to calcium. *J Biol Chem* 283:33544, 2008.
703. Jenkins AL, Nannizzi-Alaimo L, Silver D, et al: Tyrosine phosphorylation of the beta3 cytoplasmic domain mediates integrin-cytoskeletal interactions. *J Biol Chem* 273:13878, 1998.
704. Law DA, DeGuzmann FR, Heiser P, et al: Integrin cytoplasmic tyrosine motif is required for outside-in alphaIIbbeta3 signalling and platelet function. *Nature* 401:808, 1999.
705. Shattil SJ, O'Toole T, Eigenthaler M, et al: Beta 3-endonexin, a novel polypeptide that interacts specifically with the cytoplasmic tail of the integrin beta 3 subunit. *J Cell Biol* 131:807, 1995.
706. Eigenthaler M, Hofferer L, Shattil SJ, et al: A conserved sequence motif in the integrin beta3 cytoplasmic domain is required for its specific interaction with beta3-endonexin. *J Biol Chem* 272:7693, 1997.
707. Calderwood DA, Zent R, Grant R, et al: The talin head domain binds to integrin {beta} subunit cytoplasmic tails and regulates integrin activation. *J Biol Chem* 274:28071, 1999.
708. Zent R, Fenczik CA, Calderwood DA, et al: Class- and splice variant-specific association of CD98 with integrin beta cytoplasmic domains. *J Biol Chem* 275:5059, 2000.
709. Reddy KB, Gascard P, Price MG, et al: Identification of an interaction between the m-band protein skelemin and beta-integrin subunits. Colocalization of a skelemin-like protein with beta1- and beta3-integrins in non-muscle cells. *J Biol Chem* 273:35039, 1998.
710. Calderwood DA, Shattil SJ, Ginsberg MH: Integrins and actin filaments: Reciprocal regulation of cell adhesion and signaling. *J Biol Chem* 275:22607, 2000.
711. Law DA, Nannizzi-Alaimo L, Phillips DR: Outside-in integrin signal transduction. Alpha IIb beta 3-(GP IIb IIIa) tyrosine phosphorylation induced by platelet aggregation. *J Biol Chem* 271:10811, 1996.
712. Cowan KJ, Law DA, Phillips DR: Identification of shc as the primary protein binding to the tyrosine-phosphorylated beta 3 subunit of alpha IIbbeta 3 during outside-in integrin platelet signaling. *J Biol Chem* 275:36423, 2000.
713. Schaller MD, Otey CA, Hildebrand JD, et al: Focal adhesion kinase and paxillin bind to peptides mimicking beta integrin cytoplasmic domains. *J Cell Biol* 130:1181, 1995.
714. Hannigan GE, Leung-Hagesteijn C, Fitz-Gibbon L, et al: Regulation of cell adhesion and anchorage-dependent growth by a new beta 1-integrin-linked protein kinase. *Nature* 379:91, 1996.
715. Otey CA, Pavalko FM, Burridge K: An interaction between alpha-actinin and the beta 1 integrin subunit *in vitro*. *J Cell Biol* 111:721, 1990.
716. Naik UP, Patel PM, Parise LV: Identification of a novel calcium-binding protein that interacts with the integrin alphaIIb cytoplasmic domain. *J Biol Chem* 272:4651, 1997.
717. Shock DD, Naik UP, Brittain JE, et al: Calcium-dependent properties of CIB binding to the integrin alphaIIb cytoplasmic domain and translocation to the platelet cytoskeleton. *Biochem J* 342:729, 1999.
718. Leung-Hagesteijn CY, Milankov K, Michalak M, et al: Cell attachment to extracellular matrix substrates is inhibited upon downregulation of expression of calreticulin, an intracellular integrin alpha-subunit-binding protein. *J Cell Sci* 107(Pt 3):589, 1994.
719. Rojiani MV, Finlay BB, Gray V, et al: *In vitro* interaction of a polypeptide homologous to human Ro/SS-A antigen (calreticulin) with a highly conserved amino acid sequence in the cytoplasmic domain of integrin alpha subunits. *Biochemistry* 30:9859, 1991.
720. Scarborough RM, Naughton MA, Teng W, et al: Design of potent and specific integrin antagonists. Peptide antagonists with high specificity for glycoprotein IIb-IIIa. *J Biol Chem* 268:1066, 1993.
721. Beer JH, Springer KT, Coller BS: Immobilized Arg-Gly-Asp (RGD) peptides of varying lengths as structural probes of the platelet GPIIb/IIIa receptor. *Blood* 79:117, 1992.
722. Luo BH, Springer TA, Takagi J: Stabilizing the open conformation of the integrin headpiece with a glycan wedge increases affinity for ligand. *Proc Natl Acad Sci U S A* 100:2403, 2003.
723. Heilmann E, Hourdille P, Pruvost A, et al: Thrombin-induced platelet aggregates have a dynamic structure: Time-dependent redistribution of GPIIb/IIIa complexes and secreted adhesive proteins. *Arterioscler Thromb* 11:704, 1991.
724. Isenberg WM, McEver RP, Phillips DR, et al: The platelet fibrinogen receptor: An immunogold-surface replica study of agonist-induced ligand binding and receptor clustering. *J Cell Biol* 104:1655, 1987.
725. Prevost N, Shattil SJ: Outside-in signaling by integrin αIIbβ3, in *Platelets*, edited by AD Michelson, p 347. Academic Press, San Diego, 2007.
726. Asch E, Podack E: Vitronectin binds to activated human platelets and plays a role in platelet aggregation. *J Clin Invest* 85:1372, 1990.
727. Haverstick DM, Cowan JF, Yamada KM, et al: Inhibition of platelet adhesion to fibronectin, fibrinogen, and von Willebrand factor substrates by a synthetic tetrapeptide derived from the cell-binding domain of fibronectin. *Blood* 66:946, 1985.
728. Plow EF, D'Souza SE, Ginsberg MH: Ligand binding to GPIIb-IIIa: A status report. *Semin Thromb Hemost* 18:324, 1992.
729. Schullek J, Jordan J, Montgomery RR: Interaction of von Willebrand factor with human platelets in the plasma milieu. *J Clin Invest* 73:421, 1984.
730. Ni H, Papalia JM, Degen JL, et al: Control of thrombus embolization and fibronectin internalization by integrin alpha IIb beta 3 engagement of the fibrinogen gamma chain. *Blood* 102:3609, 2003.
731. Moskowitz KA, Kudryk B, Coller BS: Fibrinogen coating density affects the conformation of immobilized fibrinogen: Implications for platelet adhesion and spreading. *Thromb Haemost* 79:824, 1998.
732. Hatton MW, Moar SL, Richardson M: Deendothelialization *in vivo* initiates a thrombogenic reaction at the rabbit aorta surface. Correlation of uptake of fibrinogen and antithrombin III with thrombin generation by the exposed subendothelium. *Am J Pathol* 135:499, 1989.
733. Miles LA, Ginsberg MH, White JG, et al: Plasminogen interacts with human platelets through two distinct mechanisms. *J Clin Invest* 77:2001, 1986.
734. Peerschke EI, Grant RA, Zucker MB: Decreased association of 45-calcium with platelets unable to aggregate due to thrombasthenia or prolonged calcium deprivation. *Br J Haematol* 46:247, 1980.
735. Powling MJ, Hardisty RM: Glycoprotein IIb-IIIa complex and Ca^{++} influx into stimulated platelets. *Blood* 66:731, 1985.
736. Rybak MEM, Renzulli LA: Effect of calcium channel blockers on platelet GPIIb-IIIa as a calcium channel in liposomes: Comparison with effects on the intact platelet. *Thromb Haemost* 67:131, 1991.
737. Ameisen JC, Joseph M, Caen JP, et al: A role for glycoprotein IIb-IIIa complexes in the binding of IgE to human platelets and platelet IgE-dependent cytolytic function. *Br J Haematol* 64:21, 1986.
738. Coburn J, Barthold SW, Leong JM: Diverse Lyme disease spirochetes bind integrin alpha IIb beta 3 on human platelets. *Infect Immun* 62:5559, 1994.
739. Gavrilovskaya IN, Brown EJ, Ginsberg MH, et al: Cellular entry of hantaviruses which cause hemorrhagic fever with renal syndrome is mediated by beta3 integrins. *J Virol* 73:3951, 1999.
739a. Scibelli A, Roperto S, Manna L, et al: Engagement integrins as a cellular route of invasion by bacterial pathogens. *Vet J* 173:478, 2007.
740. Kulkarni S, Jackson SP: Platelet factor XIII and calpain negatively regulate integrin alphaIIbbeta3 adhesive function and thrombus growth. *J Biol Chem* 279:30697, 2004.
741. Pischel KD, Hemler MD, Huang C, et al: Use of the monoclonal antibody 12F1 to characterize the differentiation antigen VLA-2. *J Immunol* 138:226, 1987.
742. Kunicki DJ, Nugent DJ, Staats SJ, et al: The human fibroblast II extracellular matrix receptor mediates platelet adhesion to collagen and is identical to the platelet glycoprotein Ia-IIa complex. *J Biol Chem* 263:4516, 1988.
743. Staatz WD, Rajpara SM, Wayner EA, et al: The membrane glycoprotein Ia-IIa (VLA-2) complex mediates the Mg^{++}-dependent adhesion of platelets to collagen. *J Cell Biol* 108:1917, 1989.
744. Barnes MJ, Knight CG, Farndale RW: The collagen-platelet interaction. *Curr Opin Hematol* 5:314, 1998.
745. Takada Y, Hemler ME: The primary structure of the VLA-2/collagen receptor α2 subunit (platelet GPIa): Homology to other integrins and the presence of a possible collagen-binding domain. *J Cell Biol* 109:397, 1987.
746. Clemetson KJ: Platelet receptors, in *Platelets*, edited by AD Michelson, p 65. Academic Press, San Diego, 2002.
747. Emsley J, King SL, Bergelson JM, et al: Crystal structure of the I domain from integrin alpha2beta1. *J Biol Chem* 272:28512, 1997.
748. Emsley J, Knight CG, Farndale RW, et al: Structural basis of collagen recognition by integrin alpha2beta1. *Cell* 101:47, 2000.
749. Nieuwenhuis HK, Akkerman JWN, Houdijk WPM, et al: Human blood platelets showing no response to collagen fail to express surface glycoprotein Ia. *Nature* 318:470, 1985.
750. Sarratt KL, Chen H, Zutter MM, et al: GPVI and alpha2beta1 play independent critical roles during platelet adhesion and aggregate formation to collagen under flow. *Blood* 106:1268, 2005.
751. Zou Z, Schmaier AA, Cheng L, et al: Negative regulation of activated {alpha}2 integrins during thrombopoiesis. *Blood* 113:6271, 2009.
752. Schoolmeester A, Vanhoorelbeke K, Katsutani S, et al: Monoclonal antibody IAC-1 is

specific for activated alpha2beta1 and binds to amino acids 199 to 201 of the integrin alpha2 I-domain. *Blood* 104:390, 2004.
753. Cruz MA, Chen J, Whitelock JL, et al: The platelet glycoprotein Ib-von Willebrand factor interaction activates the collagen receptor alpha2beta1 to bind collagen: Activation-dependent conformational change of the alpha2-I domain. *Blood* 105:1986, 2005.
754. He L, Pappan LK, Grenache DG, et al: The contributions of the alpha 2 beta 1 integrin to vascular thrombosis *in vivo*. *Blood* 102:3652, 2003.
755. Lahav J, Wijnen EM, Hess O, et al: Enzymatically catalyzed disulfide exchange is required for platelet adhesion to collagen via integrin alpha2beta1. *Blood* 102:2085, 2003.
756. Staatz WD, Walsh JJ, Pexton T, et al: The $\alpha_2\beta_1$ integrin cell surface collagen receptor binds to the α1(I)-CB3 peptide of collagen. *J Biol Chem* 265:4778, 1990.
757. Knight CG, Morton LF, Onley DJ, et al: Identification in collagen type I of an integrin alpha2 beta1-binding site containing an essential GER sequence. *J Biol Chem* 273:33287, 1998.
758. Santoro SA, Walsh JJ, Staatz WD, et al: Distinct determinants on collagen support $\alpha2\beta1$ integrin-mediated platelet adhesion and platelet activation. *Cell Regul* 2:905, 1991.
759. Verkleij MW, Ijsseldijk MJ, Heijnen-Snyder GJ, et al: Adhesive domains in the collagen III fragment alpha1(III)CB4 that support alpha2b. *Thromb Haemost* 82:1137, 1999.
760. Bray PF: Integrin polymorphisms as risk factors for thrombosis. *Thromb Haemost* 82:337, 1999.
761. Moshfegh K, Wuillemin WA, Redondo M, et al: Association of two silent polymorphisms of platelet glycoprotein Ia/IIa receptor with risk of myocardial infarction: A case-control study. *Lancet* 353:351, 1999.
762. Santoso S, Kunicki TJ, Kroll H, et al: Association of the platelet glycoprotein Ia C807T gene polymorphism with nonfatal myocardial infarction in younger patients. *Blood* 93:2449, 1999.
763. Carlsson LE, Santoso S, Spitzer C, et al: The alpha2 gene coding sequence T807/A873 of the platelet collagen receptor integrin alpha2beta1 might be a genetic risk factor for the development of stroke in younger patients. *Blood* 93:3583, 1999.
764. von Beckerath N, Koch W, Mehilli J, et al: Glycoprotein Ia gene C807T polymorphism and risk for major adverse cardiac events within the first 30 days after coronary artery stenting. *Blood* 95:3297, 2000.
765. Matsubara Y, Murata M, Maruyama T, et al: Association between diabetic retinopathy and genetic variations in alpha2beta1 integrin, a platelet receptor for collagen. *Blood* 95:1560, 2000.
766. Roest M, Banga JD, Grobbee DE, et al: Homozygosity for 807 T polymorphism in alpha(2) subunit of platelet alpha(2)beta(1) is associated with increased risk of cardiovascular mortality in high-risk women. *Circulation* 102:1645, 2000.
767. Fox JEB: Linkage of a membrane skeleton to integral membrane glycoproteins in human platelets. Identification of one of the glycoproteins as glycoprotein Ib. *J Clin Invest* 76:1673, 1985.
768. Elices MJ, Hemler ME: The integrin VLA-2 can be a laminin as well as a collagen receptor. *Proc Natl Acad Sci U S A* 86:9906, 1989.
769. Kirchhofer D, Languinol R, Ruoslahti E, et al: $\alpha2\beta1$ Integrins from different cell types show different binding specificities. *J Biol Chem* 265:615, 1990.
770. Piotrowicz RS, Orchekowski RP, Nugent DJ, et al: Glycoprotein Ic-IIa functions as an activation-independent fibronectin receptor on human platelets. *J Cell Biol* 106:1359, 1988.
771. Wayner EA, Carter WG, Piotrowicz RS, et al: The function of multiple extracellular matrix receptors in mediating cell adhesion to extracellular matrix: Preparation of monoclonal antibodies to the fibronectin receptor that specifically inhibit cell adhesion of fibronectin and react with platelet glycoproteins Ic-IIa. *J Cell Biol* 107:1881, 1988.
772. Garcia AJ, Huber F, Boettiger D: Force required to break alpha5beta1 integrin-fibronectin bonds in intact adherent cells is sensitive to integrin activation state. *J Biol Chem* 273:10988, 1998.
773. Vuillet-Gaugler MH, Breton-Gorius J, Vainchenker W, et al: Loss of attachment to fibronectin with terminal human erythroid differentiation. *Blood* 75:865, 1990.
774. Sonnenberg A, Modderman PW, Hogervorst F: Laminin receptor on platelets is the integrin VLA-6. *Nature* 336:487, 1988.
775. Hindriks G, Ijsseldijk MJ, Sonnenberg A, et al: Platelet adhesion to laminin: Role of Ca2+ and Mg2+ ions, shear rate, and platelet membrane glycoproteins. *Blood* 79:928, 1992.
776. Chang JC, Chang HH, Lin CT, et al: The integrin alpha6beta1 modulation of PI3K and Cdc42 activities induces dynamic filopodium formation in human platelets. *J Biomed Sci* 12:881, 2005.
777. Tandon NN, Holland EA, Kralisz U, et al: Interaction of human platelets with laminin and identification of the 67 kDa laminin receptor on platelets. *Biochem J* 274:535, 1991.
778. Luo BH, Carman CV, Springer TA: Structural basis of integrin regulation and signaling. *Annu Rev Immunol* 25:619, 2007.
779. Arnaout MA, Goodman SL, Xiong JP: Structure and mechanics of integrin-based cell adhesion. *Curr Opin Cell Biol* 19:495, 2007.
780. Fitzgerald LA, Poncz M, Steiner B, et al: Comparison of cDNA-derived protein sequences of the human fibronectin and vitronectin receptor α subunits and platelet glycoprotein IIb. *Biochemistry* 26:8158, 1987.
781. Coller BS, Cheresh DA, Asch E, et al: Platelet vitronectin receptor expression differentiates Iraqi-Jewish from Arab Patients with Glanzmann thrombasthenia in Israel. *Blood* 77:75, 1991.
782. Kieffer N, Fitzgerald LA, Wolf D, et al: Adhesive properties of the $\beta3$ integrins. Comparison of GPIIb-IIIa and the vitronectin receptor individually expressed in human melanoma cells. *J Cell Biol* 113:451, 1991.
783. Lam SC, Plow EF, D'Souza SE, et al: Isolation and characterization of a platelet membrane protein related to the vitronectin receptor. *J Biol Chem* 264:3742, 1989.
784. Charo IF, Bekeart LS, Phillips DR: Platelet glycoprotein IIb-IIIa-like proteins mediate endothelial cell attachment to adhesive proteins and the extracellular matrix. *J Biol Chem* 262:9935, 1987.
785. Byzova TV, Plow EF: Activation of alphaVbeta3 on vascular cells controls recognition of prothrombin. *J Cell Biol* 143:2081, 1998.
786. Bennett JS, Chan C, Vilaire G, et al: Agonist-activated alphavbeta3 on platelets and lymphocytes binds to the matrix protein osteopontin. *J Biol Chem* 272:8137, 1997.
787. Beckstead JH, Stenberg PE, McEver RP, et al: Immunohistochemical localization of membrane and alpha-granule proteins in human megakaryocytes: Application to plastic-embedded bone marrow biopsy specimens. *Blood* 67:285, 1986.
788. Davies J, Warwick J, Totty N, et al: The osteoclast functional antigen, implicated in the regulation of bone resorption is biochemically related to the vitronectin receptor. *J Cell Biol* 109:1817, 1989.
789. McHugh KP, Hodivala-Dilke K, Zheng MH, et al: Mice lacking beta3 integrins are osteosclerotic because of dysfunctional osteoclasts. *J Clin Invest* 105:433, 2000.
790. Feng X, Novack DV, Faccio R, et al: A Glanzmann's mutation in beta 3 integrin specifically impairs osteoclast function. *J Clin Invest* 107:1137, 2001.
791. Savill J, Dransfield I, Hogg N, et al: Vitronectin receptor-mediated phagocytosis of cells undergoing apoptosis. *Nature* 343:170, 1990.
792. Brooks PC, Clark RA, Cheresh DA: Requirement of vascular integrin $\alpha V\beta3$ for angiogenesis. *Science* 264:569, 1994.
793. Varner JA, Cheresh DA: Integrins and cancer. *Curr Opin Cell Biol* 8:724, 1996.
794. Trikha M, Zhou Z, Nemeth JA, et al: CNTO 95, a fully human monoclonal antibody that inhibits alphav integrins, has antitumor and antiangiogenic activity *in vivo*. *Int J Cancer* 110:326, 2004.
795. Choi ET, Engel L, Callow AD, et al: Inhibition of neointimal hyperplasia by blocking $\alpha_v\beta_3$ integrin with a small peptide antagonist GpenGRGDSPCA. *J Vasc Surg* 19:125, 1994.
796. Sajid M, Stouffer GA: The role of alpha(v)beta3 integrins in vascular healing. *Thromb Haemost* 87:187, 2002.
797. Stouffer GA, Smyth SS: Effects of thrombin on interactions between beta3-integrins and extracellular matrix in platelets and vascular cells. *Arterioscler Thromb Vasc Biol* 23:1971, 2003.
798. Lopez JH, Chung DW, Fujikawa K, et al: The α and β chains of human platelet glycoprotein Ib are both transmembrane proteins containing a leucine-rich amino acid sequence. *Proc Natl Acad Sci U S A* 85:2135, 1988.
799. Lopez JA, Andrews RK, Afshar-Kharghan V, et al: Bernard-Soulier syndrome. *Blood* 91:4397, 1998.
800. Clemetson KJ, Clemetson JM: Platelet GPIb complex as a target for anti-thrombotic drug development. *Thromb Haemost* 99:473, 2008.
801. Ozaki Y, Asazuma N, Suzuki-Inoue K, et al: Platelet GPIb-IX-V-dependent signaling. *J Thromb Haemost* 3:1745, 2005.
802. Du X, Beutler L, Ruan C, et al: Glycoprotein Ib and glycoprotein IX are fully complexed in the intact platelet membrane. *Blood* 69:1524, 1987.
803. Hickey MJ, Williams SA, Roth GJ: Human platelet GPIX: An adhesive prototype of leucine-rich glycoproteins with flank-center-flank structures. *Proc Natl Acad Sci U S A* 86:6773, 1989.
804. Hickey MJ, Deaven LL, Roth GJ: Human platelet glycoprotein IX. Characterization of cDNA and localization of the gene to chromosome 3. *FEBS Lett* 274:189, 1991.
805. Lopez JA, Leung B, Reynolds CC, et al: Efficient plasma membrane expression of a functional platelet glycoprotein Ib-IX complex requires the presence of its three subunits. *J Biol Chem* 267:12851, 1992.
806. Sprandio JD, Shapiro SS, Thiagarajan P, et al: Cultured human umbilical vein endothelial cells contain a membrane glycoprotein immunologically related to platelet glycoprotein Ib. *Blood* 71:234, 1988.
807. Asch AS, Adelman B, Fujimoto M, et al: Identification and isolation of a platelet GPIb-like protein in human umbilical vein endothelial cells and bovine aortic smooth muscle cells. *J Clin Invest* 81:1600, 1988.
808. Konkle BA, Shapiro SS, Asch AS, et al: Cytokine-enhanced expression of glycoprotein Ib alpha in human endothelium. *J Biol Chem* 265:19833, 1990.
809. Rajagopalan V, Essex DW, Shapiro SS, et al: Tumor necrosis factor-alpha modulation of glycoprotein Ib-alpha expression in human endothelial and erythroleukemia cells. *Blood* 80:153, 1992.
810. Bombeli T, Schwartz BR, Harlan JM: Adhesion of activated platelets to endothelial cells: Evidence for a GPIIbIIIa-dependent bridging mechanism and novel roles for endothelial intercellular adhesion molecule 1 (ICAM-1), alphavbeta3 integrin, and GPIbalpha. *J Exp Med* 187:329, 1998.
811. Tan L, Kowalska MA, Romo GM, et al: Identification and characterization of endothelial glycoprotein Ib using viper venom proteins modulating cell adhesion. *Blood* 93:2605, 1999.
812. Perrault C, Lankhof H, Pidard D, et al: Relative importance of the glycoprotein Ib-binding domain and the RGD sequence of von Willebrand factor for its interaction with endothelial cells. *Blood* 90:2335, 1997.
813. Uzan G, Prenant M, Prandini MH, et al: Tissue-specific expression of the platelet GPIIb gene. *J Biol Chem* 266:8932, 1991.
814. Prandini MH, Uzan G, Martin F, et al: Characterization of a specific erythromegakaryocytic enhancer within the glycoprotein IIb promoter. *J Biol Chem* 267:10370, 1992.
815. Lemarchandel V, Ghysdael J, Mignotte V, et al: GATA and Ets cis-acting sequences mediate megakaryocyte-specific expression. *Mol Cell Biol* 13:668, 1993.
816. Martin F, Prandini MH, Thevenon D, et al: The transcription factor GATA-1 regulates the promoter activity of the platelet glycoprotein IIb gene. *J Biol Chem* 268:21606, 1993.
817. Block KL, Poncz M: Platelet glycoprotein IIb gene expression as a model of megakaryocyte-specific expression. *Stem Cells* 13:135, 1995.
818. Hashimoto Y, Ware J: Identification of essential GATA and Ets binding motifs within the promoter of the platelet glycoprotein Ib alpha gene. *J Biol Chem* 270:24532, 1995.

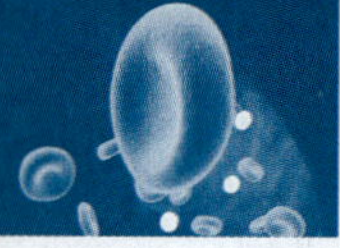

819. Bastian LS, Yagi M, Chan C, et al: Analysis of the megakaryocyte glycoprotein IX promoter identifies positive and negative regulatory domains and functional GATA and Ets sites. *J Biol Chem* 271:18554, 1996.
820. Tsang AP, Visvader JE, Turner CA, et al: FOG, a multitype zinc finger protein, acts as a cofactor for transcription factor GATA-1 in erythroid and megakaryocytic differentiation. *Cell* 90:109, 1997.
821. Krause DS, Perkins AS: Gotta find GATA a friend. *Nat Med* 3:960, 1997.
822. Lopez JA, Ludwig EW, McCarthy BJ: Polymorphism of human glycoprotein Ibα results from a variable number of repeats of a 13-amino acid sequence in the mucin-like macroglycopeptide region. Structure function implications. *J Biol Chem* 267:10055, 1992.
823. Murata M, Matsubara Y, Kawano K, et al: Coronary artery disease and polymorphisms in a receptor mediating shear stress-dependent platelet activation. *Circulation* 96:3281, 1997.
824. Gonzalez-Conejero R, Lozano ML, Rivera J, et al: Polymorphisms of platelet membrane glycoprotein Ib associated with arterial thrombotic disease. *Blood* 92:2771, 1998.
825. Carlsson LE, Greinacher A, Spitzer C, et al: Polymorphisms of the human platelet antigens HPA-1, HPA-2, HPA-3, and HPA-5 on the platelet receptors for fibrinogen (GPIIb/IIIa), von Willebrand factor (GPIb/IX), and collagen (GPIa/IIa) are not correlated with an increased risk for stroke. *Stroke* 28:1392, 1997.
826. Kaski S, Kekomaki R, Partanen J: Systematic screening for genetic polymorphism in human platelet glycoprotein Ibalpha. *Immunogenetics* 44:170, 1996.
827. Suzuki K, Hayashi T, Akiba J, et al: StyI polymorphism at nucleotide 1610 in the human platelet glycoprotein Ib alpha gene. *Jpn J Hum Genet* 41:419, 1996.
828. Afshar-Kharghan V, Li CQ, Khoshnevis-Asl M, et al: Kozak sequence polymorphism of the glycoprotein (GP) Ibalpha gene is a major determinant of the plasma membrane levels of the platelet GP Ib-IX-V complex. *Blood* 94:186, 1999.
829. Baker RI, Eikelboom J, Lofthouse E, et al: Platelet glycoprotein Ibalpha Kozak polymorphism is associated with an increased risk of ischemic stroke. *Blood* 98:36, 2001.
830. Meisel C, Afshar-Kharghan V, Cascorbi I, et al: Role of Kozak sequence polymorphism of platelet glycoprotein Ibalpha as a risk factor for coronary artery disease and catheter interventions. *J Am Coll Cardiol* 38:1023, 2001.
831. Douglas H, Michaelides K, Gorog DA, et al: Platelet membrane glycoprotein Ibalpha gene -5T/C Kozak sequence polymorphism as an independent risk factor for the occurrence of coronary thrombosis. *Heart* 87:70, 2002.
832. Kenny D, Muckian C, Fitzgerald DJ, et al: Platelet glycoprotein Ib alpha receptor polymorphisms and recurrent ischaemic events in acute coronary syndrome patients. *J Thromb Thrombolysis* 13:13, 2002.
833. Rosenberg N, Zivelin A, Chetrit A, et al: Effects of platelet membrane glycoprotein polymorphisms on the risk of myocardial infarction in young males. *Isr Med Assoc J* 4:411, 2002.
834. Jilma-Stohlawetz P, Homoncik M, Jilma B, et al: Glycoprotein Ib polymorphisms influence platelet plug formation under high shear rates. *Br J Haematol* 120:652, 2003.
835. Carlsson LE, Lubenow N, Blumentritt C, et al: Platelet receptor and clotting factor polymorphisms as genetic risk factors for thromboembolic complications in heparin-induced thrombocytopenia. *Pharmacogenetics* 13:253, 2003.
836. Ozelo MC, Origa AF, Aranha FJ, et al: Platelet glycoprotein Ibα polymorphisms modulate the risk for myocardial infarction. *Thromb Haemost* 92:384, 2004.
837. Tsuji T, Tsunehisa S, Watanabe Y, et al: The carbohydrate moiety of human platelet glycocalicin. *J Biol Chem* 258:6335, 1983.
838. Fox JEB, Aggerbeck LP, Berndt MC: Structure of the glycoprotein Ib-IX complex from platelet membranes. *J Biol Chem* 263:4882, 1988.
839. Solum NO, Hagen I, Filion-Myklebust C, et al: Platelet glycocalicin: Its membrane association in solvent and aqueous media. *Biochim Biophys Acta* 597:235, 1990.
839a. Bergmeier W, Piffath CL, Cheng G, et al: Tumor necrosis factor-α-converting enzyme (ADAM17) mediates GPIbα shedding from platelets *in vitro* and *in vivo*. *Circ Res* 95:677, 2004.
840. Coller BS, Kalomiris EL, Steinberg M, et al: Evidence that glycocalicin circulates in normal plasma. *J Clin Invest* 73:794, 1984.
841. Kurata Y, Hayashi S, Kiyoi T, et al: Diagnostic value of tests for reticulated platelets, plasma glycocalicin, and thrombopoietin levels for discriminating between hyperdestructive and hypoplastic thrombocytopenia. *Am J Clin Pathol* 115:656, 2001.
842. Steinberg MH, Kelton JG, Coller BS: Plasma glycocalicin. An aid in the classification of thrombocytopenic disorders. *N Engl J Med* 317:1037, 1987.
843. Kunishima S, Kobayashi S, Takagi A, et al: Rapid detection of plasma glycocalicin by a latex agglutination test. A useful adjunct in the differential diagnosis of thrombocytopenia. *Am J Clin Pathol* 100:579, 1993.
844. Kunishima S, Kobayashi S, Naoe T: Increased but highly dispersed levels of plasma glycocalicin in patients with disseminated intravascular coagulation. *Eur J Haematol* 56:173, 1996.
845. Beer JH, Buchi L, Steiner B: Glycocalicin: A new assay—the normal plasma levels and its potential usefulness in selected diseases. *Blood* 83:691, 1994.
846. Steffan A, Pradella P, Cordiano I, et al: Glycocalicin in the diagnosis and management of immune thrombocytopenia. *Eur J Haematol* 61:77, 1998.
847. Himmelfarb J, Nelson S, McMonagle E, et al: Elevated plasma glycocalicin levels and decreased ristocetin-induced platelet agglutination in hemodialysis patients. *Am J Kidney Dis* 32:132, 1998.
847a. Rabie T, Strehl A, Ludwig A, et al: Evidence for a role of ADAM17 (TACE) in the regulation of platelet glycoprotein V. *J Biol Chem* 280:14462, 2005.
848. Kalomiris EL, Coller BS: Thiol-specific probes indicate that the alpha chain of platelet glycoprotein Ib is a transmembrane protein with a reactive endofacial sulfhydryl group. *Biochemistry* 24:5430, 1985.
849. Muszbek L, Laposata M: Glycoprotein Ib and glycoprotein IX in human platelets are acylated with palmitic acid through thioester linkages. *J Biol Chem* 264:9716, 1989.
850. Du X, Fox JE, Pei S: Identification of a binding sequence for the 14-3-3 protein within the cytoplasmic domain of the adhesion receptor, platelet glycoprotein Ib alpha. *J Biol Chem* 271:7362, 1996.
851. Calverley DC, Kavanagh TJ, Roth GJ: Human signaling protein 14-3-3zeta interacts with platelet glycoprotein Ib subunits Ibalpha and Ibbeta. *Blood* 91:1295, 1998.
852. Andrews RK, Harris SJ, McNally T, et al: Binding of purified 14-3-3 zeta signaling protein to discrete amino acid sequences within the cytoplasmic domain of the platelet membrane glycoprotein Ib-IX-V complex. *Biochemistry* 37:638, 1998.
853. Wardell MR, Reynolds CC, Berndt MC, et al: Platelet glycoprotein Ib beta is phosphorylated on serine 166 by cyclic AMP-dependent protein kinase. *J Biol Chem* 264:15656, 1989.
854. Andrews RK, Fox JE: Identification of a region in the cytoplasmic domain of the platelet membrane glycoprotein Ib-IX complex that binds to purified actin-binding protein. *J Biol Chem* 267:18605, 1992.
855. Coller BS: Inhibition of von Willebrand factor-dependent platelet function by increased platelet cyclic AMP and its prevention by cytoskeleton-disrupting agents. *Blood* 57:846, 1981.
856. Coller BS: Effects of tertiary amine local anesthetics on von Willebrand factor-dependent platelet function: Alteration of membrane reactivity and degradation of GPIb by a calcium-dependent protease(s). *Blood* 248:1355, 1982.
857. Dong JF, Li CQ, Sae-Tung G, et al: The cytoplasmic domain of glycoprotein (GP) Ibalpha constrains the lateral diffusion of the GP Ib-IX complex and modulates von Willebrand factor binding. *Biochemistry* 36:12421, 1997.
858. Munday AD, Berndt MC, Mitchell CA: Phosphoinositide 3-kinase forms a complex with platelet membrane glycoprotein Ib-IX-V complex and 14-3-3zeta. *Blood* 96:577, 2000.
858a. Mu FT, Cranmer SL, Andrews RK, et al: Functional association of PI3-kinase with platelet glycoprotein Ibα, the major ligand-binding subunit of the glycoprotein Ib-IX-V complex. *J Thromb Haemostas* ePublished, 2009.
859. Sullam PM, Hyun WC, Szollosi J, et al: Physical proximity and functional interplay of the glycoprotein Ib-IX-V complex and the Fc receptor FcgammaRIIA on the platelet plasma membrane. *J Biol Chem* 273:5331, 1998.
860. Falati S, Edmead CE, Poole AW: Glycoprotein Ib-V-IX, a receptor for von Willebrand factor, couples physically and functionally to the Fc receptor γ-chain, Fyn, and Lyn to activate human platelets. *Blood* 94:1648, 1999.
861. Watson SP, Asazuma N, Atkinson B, et al: The role of ITAM- and ITIM-coupled receptors in platelet activation by collagen. *Thromb Haemost* 86:276, 2001.
862. Wu Y, Suzuki-Inoue K, Satoh K, et al: Role of Fc receptor gamma-chain in platelet glycoprotein Ib-mediated signaling. *Blood* 97:3836, 2001.
863. Uff S, Clemetson JM, Harrison T, et al: Crystal structure of the platelet glycoprotein Ib(alpha) N-terminal domain reveals an unmasking mechanism for receptor activation. *J Biol Chem* 277:35657, 2002.
864. Huizinga EG, Tsuji S, Romijn RA, et al: Structures of glycoprotein Ibalpha and its complex with von Willebrand factor A1 domain. *Science* 297:1176, 2002.
865. Dumas JJ, Kumar R, McDonagh T, et al: Crystal structure of the wild-type von Willebrand factor A1-glycoprotein Ibalpha complex reveals conformation differences with a complex bearing von Willebrand disease mutations. *J Biol Chem* 279:23327, 2004.
866. Tang J, Stern-Nezer S, Liu PC, et al: Mutation in the leucine-rich repeat C-flanking region of platelet glycoprotein Ibbeta impairs assembly of von Willebrand factor receptor. *Thromb Haemost* 92:75, 2004.
867. Scott JP, Montgomery RR, Retzinger GS: Dimeric ristocetin flocculates proteins, binds to platelets, and mediates von Willebrand factor-dependent agglutination of platelets. *J Biol Chem* 266:8149, 1991.
868. Berndt MC, Ward CM, Booth WJ, et al: Identification of aspartic acid 514 through glutamic acid 542 as a glycoprotein Ib-IX complex receptor recognition sequence in von Willebrand factor. Mechanism of modulation of von Willebrand factor by ristocetin and botrocetin. *Biochemistry* 31:11144, 1992.
869. Andrews RK, Booth WJ, Gorman JJ, et al: Purification of botrocetin from *Bothrops jararaca* venom. Analysis of the botrocetin-mediated interaction between von Willebrand factor and the human platelet membrane glycoprotein Ib-IX complex. *Biochemistry* 28:8317, 1989.
870. Fukuda K, Doggett T, Laurenzi IJ, et al: The snake venom protein botrocetin acts as a biological brace to promote dysfunctional platelet aggregation. *Nat Struct Mol Biol* 12:152, 2005.
871. Olson JD, Zaleski A, Herrmann D, et al: Adhesion of platelets to purified solid-phase von Willebrand factor: Effect of wall shear rate, ADP, thrombin, and ristocetin. *J Lab Clin Med* 114:6, 1989.
872. Parker RI, Gralnick HR: Fibrin monomer induces binding of endogenous vWF to the glycocalicin portion of platelet glycoprotein Ib. *Blood* 70:1589, 1987.
873. Sakariassen KS, Fressinaud E, Grima JP, et al: Role of platelet membrane glycoproteins and von Willebrand factor in adhesion of platelets to subendothelium and collagen. *Ann N Y Acad Sci* 516:52, 1987.
874. Sakariassen KS, Nievelstein PFEM, Coller BS, et al: The role of platelet membrane glycoproteins Ib and IIb-IIIa in platelet adherence to human artery subendothelium. *Br J Haematol* 63:681, 1986.
875. Ikeda Y, Murata M, Araki Y, et al: Importance of fibrinogen and platelet membrane glycoprotein IIb/IIIa in shear-induced platelet aggregation. *Thromb Res* 51:157, 1988.
876. Siedlecki CA, Lestini BJ, Kottke-Marchant KK, et al: Shear-dependent changes in the three-dimensional structure of human von Willebrand factor. *Blood* 88:2939, 1996.
877. Yago T, Lou J, Wu T, et al: Platelet glycoprotein Ibalpha forms catch bonds with human WT vWF but not with type 2B von Willebrand disease vWF. *J Clin Invest* 118:3195, 2008.
878. Jamieson GA: The activation of platelets by thrombin: A model for activation by high and moderate affinity receptor pathways. *Prog Clin Biol Res* 283:137, 1988.
879. Ruggeri Z: The platelet glycoprotein Ib-IX complex. *Prog Hemost Thromb* 10:35,

1991.
880. Katagiri Y, Hayashi Y, Yamamoto K, et al: Localization of von Willebrand factor and thrombin-interactive domains in human platelet glycoprotein Ib. *Thromb Haemost* 63:122, 1990.
881. Vanhoorelbeke K, Ulrichts H, Romijn RA, et al: The GPIbalpha-thrombin interaction: Far from crystal clear. *Trends Mol Med* 10:33, 2004.
882. Celikel R, McClintock RA, Roberts JR, et al: Modulation of alpha-thrombin function by distinct interactions with platelet glycoprotein Ibalpha. *Science* 301:218, 2003.
883. Dumas JJ, Kumar R, Seehra J, et al: Crystal structure of the GpIbalpha-thrombin complex essential for platelet aggregation. *Science* 301:222, 2003.
884. Adams TE, Huntington JA: Thrombin-cofactor interactions: Structural insights into regulatory mechanisms. *Arterioscler Thromb Vasc Biol* 26:1738, 2006.
885. Harmon JT, Jamieson GA: The glycocalicin portion of platelet glycoprotein Ib expresses both high and moderate affinity receptor sites of thrombin. A soluble radioreceptor assay for the injection of thrombin with platelets. *J Biol Chem* 261:13224, 1986.
886. Adam F, Verbeuren TJ, Fauchere JL, et al: Thrombin-induced platelet PAR4 activation: Role of glycoprotein Ib and ADP. *J Thromb Haemost* 1:798, 2003.
887. De Candia E, Hall SW, Rutella S, et al: Binding of thrombin to glycoprotein Ib accelerates the hydrolysis of Par-1 on intact platelets. *J Biol Chem* 276:4692, 2001.
888. Frenette PS, Moyna C, Hartwell DW, et al: Platelet-endothelial interactions in inflamed mesenteric venules. *Blood* 91:1318, 1998.
889. Bradford HN, Dela Cadena RA, Kunapuli SP, et al: Human kininogens regulate thrombin binding to platelets through the glycoprotein Ib-IX-V complex. *Blood* 90:1508, 1997.
890. Bradford HN, Pixley RA, Colman RW: Human factor XII binding to the glycoprotein Ib-IX-V complex inhibits thrombin-induced platelet aggregation. *J Biol Chem* 275:22756, 2000.
891. Baglia FA, Badellino KO, Li CQ, et al: Factor XI binding to the platelet glycoprotein Ib-IX-V complex promotes factor XI activation by thrombin. *J Biol Chem* 277:1662, 2002.
892. Simon DI, Chen Z, Xu H, et al: Platelet glycoprotein Ibα is a counterreceptor for the leukocyte integrin Mac-1 (CD11b/CD18). *J Exp Med* 192:193, 2000.
893. Berndt MC, Phillips DR: Purification and preliminary physiochemical characterization of human platelet membrane glycoprotein V. *J Biol Chem* 256:59, 1981.
894. Zafar RS, Walz DA: Platelet membrane glycoprotein V: Characterization of the thrombin-sensitive glycoprotein from human platelets. *Thromb Res* 53:31, 1989.
895. Shimomura T, Fujimura K, Maehama S, et al: Rapid purification and characterization of human platelet glycoprotein V: The amino acid sequence contains leucine-rich repetitive modules as in glycoprotein Ib. *Blood* 75:2349, 1990.
896. Lanza F, Morales M, De La Salle C, et al: Cloning and characterization of the gene encoding the human platelet glycoprotein V. A member of the leucine-rich glycoprotein family cleaved during thrombin-induced platelet activation. *J Biol Chem* 268:20801, 1993.
897. Modderman PW, Admiraal LG, Sonnenberg A, et al: Glycoproteins V and Ib-IX form a noncovalent complex in the platelet membrane. *J Biol Chem* 267:364, 1992.
898. Dong JF, Gao S, Lopez JA: Synthesis, assembly, and intracellular transport of the platelet glycoprotein Ib-IX-V complex. *J Biol Chem* 273:31449, 1998.
899. McGowan EB, Ding A, Detwiler TC: Correlation of thrombin-induced glycoprotein V hydrolysis and platelet activation. *J Biol Chem* 258:11243, 1983.
900. Ramakrishnan V, Reeves PS, DeGuzman F, et al: Increased thrombin responsiveness in platelets from mice lacking glycoprotein V. *Proc Natl Acad Sci U S A* 96:13336, 1999.
901. Ramakrishnan V, DeGuzman F, Bao M, et al: A thrombin receptor function for platelet glycoprotein Ib-IX unmasked by cleavage of glycoprotein V. *Proc Natl Acad Sci U S A* 98:1823, 2001.
902. Newman PJ, Berndt MC, Gorski J, et al: PECAM-1 (CD31) cloning and relation to adhesion molecules of the immunoglobulin gene superfamily. *Science* 247:1219, 1990.
903. Novinska MS, Rathore V, Newman DK, et al: PECAM-1, in *Platelets*, 2nd ed, edited by AD Michelson, p 221. Academic Press, San Diego, 2007.
904. Metzelaar MJ, Korteweg J, Sixma JJ, et al: Biochemical characterization of PECAM-1 (CD31 antigen) on human platelets. *Thromb Haemost* 66:700, 1991.
905. Varon D, Jackson DE, Shenkman B, et al: Platelet/endothelial cell adhesion molecule-1 serves as a costimulatory agonist receptor that modulates integrin-dependent adhesion and aggregation of human platelets. *Blood* 91:500, 1998.
906. Jackson DE, Ward CM, Wang R, et al: The protein-tyrosine phosphatase SHP-2 binds platelet/endothelial cell adhesion molecule-1 (PECAM-1) and forms a distinct signaling complex during platelet aggregation. Evidence for a mechanistic link between PECAM-1- and integrin-mediated cellular signaling. *J Biol Chem* 272:6986, 1997.
907. Albelda SM, Muller WA, Buck CA, et al: Molecular and cellular properties of PECAM-1 (endoCAM/CD31): A novel vascular cell-cell adhesion molecule. *J Cell Biol* 114:1059, 1991.
908. DeLisser HM, Yan HC, Newman PJ, et al: Platelet/endothelial cell adhesion molecule-1 (CD31)-mediated cellular aggregation involves cell surface glycosaminoglycans. *J Biol Chem* 268:16037, 1993.
909. Gumina RJ, el Schultz J, Yao Z, et al: Antibody to platelet/endothelial cell adhesion molecule-1 reduces myocardial infarct size in a rat model of ischemia-reperfusion injury. *Circulation* 94:3327, 1996.
910. Washington AV, Schubert RL, Quigley L, et al: A TREM family member, TLT-1, is found exclusively in the {alpha}-granules of megakaryocytes and platelets. *Blood* 104:1042, 2004.
911. Moroi M, Jung SM: Platelet glycoprotein VI: Its structure and function. *Thromb Res* 114:221, 2004.
912. Kahn ML: Platelet-collagen responses: Molecular basis and therapeutic promise. *Semin Thromb Hemost* 30:419, 2004.
913. Arthur JF, Gardiner EE, Kenny D, et al: Platelet receptor redox regulation. *Platelets* 19:1, 2008.
914. Watson SP, Asazuma N, Atkinson B, et al: The role of ITAM- and ITIM-coupled receptors in platelet activation by collagen. *Thromb Haemost* 86:276, 2001.
915. Arthur JF, Dunkley S, Andrews RK: Platelet glycoprotein VI-related clinical defects. *Br J Haematol* 139:363, 2007.
916. Gibbins J, Asselin J, Farndale R, et al: Tyrosine phosphorylation of the Fc receptor gamma-chain in collagen- stimulated platelets. *J Biol Chem* 271:18095, 1996.
917. Tsuji M, Ezumi Y, Arai M, et al: A novel association of Fc receptor gamma-chain with glycoprotein VI and their co-expression as a collagen receptor in human platelets. *J Biol Chem* 272:23528, 1997.
918. Chacko GW, Duchemin AM, Coggeshall KM, et al: Clustering of the platelet Fc gamma receptor induces noncovalent association with the tyrosine kinase p72syk. *J Biol Chem* 269:32435, 1994.
919. Qiu WQ, de Bruin D, Brownstein BH, et al: Organization of the human and mouse low-affinity Fc gamma R genes: Duplication and recombination. *Science* 248:732, 1990.
920. Boylan B, Gao C, Rathore V, et al: Identification of FcgammaRIIa as the ITAM-bearing receptor mediating alphaIIbbeta3 outside-in integrin signaling in human platelets. *Blood* 112:2780, 2008.
921. Rosenfeld SI, Looney RJ, Leddy JP, et al: Human platelet Fc receptor for immunoglobulin G. Identification as a 40,000-molecular-weight membrane protein shared by monocytes. *J Clin Invest* 76:2317, 1985.
922. Rosenfeld SI, Ryan DH, Looney RJ, et al: Human Fc gamma receptors: Stable interdonor variation in quantitative expression on platelets correlates with functional responses. *J Immunol* 138:2869, 1987.
923. Anderson GP, van de Winkel JG, Anderson CL: Anti-GPIIb/IIIa (CD41) monoclonal antibody-induced platelet activation requires Fc receptor-dependent cell-cell interaction. *Br J Haematol* 79:75, 1991.
924. Hildreth JE, Derr D, Azorsa DO: Characterization of a novel self-associating Mr 40,000 platelet glycoprotein. *Blood* 77:121, 1991.
925. Gratacap MP, Payrastre B, Viala C, et al: Phosphatidylinositol 3,4,5-trisphosphate-dependent stimulation of phospholipase C-gamma2 is an early key event in FcgammaRIIA-mediated activation of human platelets. *J Biol Chem* 273:24314, 1998.
926. Peerschke EI, Ghebrehiwet B: C1q augments platelet activation in response to aggregated Ig. *J Immunol* 159:5594, 1997.
927. Chong BH, Pilgrim RL, Cooley MA, et al: Increased expression of platelet IgG Fc receptors in immune heparin-induced thrombocytopenia. *Blood* 81:988, 1993.
928. Parren PW, Warmerdam PA, Boeije LC, et al: On the interaction of IgG subclasses with the low affinity Fc gamma RIIa (CD32) on human monocytes, neutrophils, and platelets. Analysis of a functional polymorphism to human IgG2. *J Clin Invest* 90:1537, 1992.
929. Warmerdam PA, Parren PW, Vlug A, et al: Polymorphism of the human Fc gamma receptor II (CD32): Molecular basis and functional aspects. *Immunobiology* 185:175, 1992.
930. Chen J, Dong JF, Sun C, et al: Platelet FcgammaRIIA His131Arg polymorphism and platelet function: Antibodies to platelet-bound fibrinogen induce platelet activation. *J Thromb Haemost* 1:355, 2003.
931. Denomme GA, Warkentin TE, Horsewood P, et al: Activation of platelets by sera containing IgG1 heparin-dependent antibodies: An explanation for the predominance of the Fc gammaRIIa "low responder" (his131) gene in patients with heparin-induced thrombocytopenia. *J Lab Clin Med* 130:278, 1997.
932. Carlsson LE, Santoso S, Baurichter G, et al: Heparin-induced thrombocytopenia: New insights into the impact of the FcgammaRIIa-R-H131 polymorphism. *Blood* 92:1526, 1998.
933. Williams Y, Lynch S, McCann S, et al: Correlation of platelet Fc gammaRIIA polymorphism in refractory idiopathic (immune) thrombocytopenic purpura. *Br J Haematol* 101:779, 1998.
934. Trikalinos TA, Karassa FB, Ioannidis JP: Meta-analysis of the association between low-affinity Fcgamma receptor gene polymorphisms and hematologic and autoimmune disease. *Blood* 98:1634, 2001.
935. Gruel Y, Pouplard C, Lasne D, et al: The homozygous FcgammaRIIIa-158V genotype is a risk factor for heparin-induced thrombocytopenia in patients with antibodies to heparin-platelet factor 4 complexes. *Blood* 104:2791, 2004.
936. Kannan M, Saxena R, Adiguzel C, et al: An update on the prevalence and characterization of H-PF4 antibodies in Asian-Indian patients. *Semin Thromb Hemost* 35:337, 2009.
937. Diacovo TG, deFougerolles AR, Bainton DF, et al: A functional integrin ligand on the surface of platelets: Intercellular adhesion molecule-2. *J Clin Invest* 94:1243, 1994.
938. Joseph M, Gounni AS, Kusnierz JP, et al: Expression and functions of the high-affinity IgE receptor on human platelets and megakaryocyte precursors. *Eur J Immunol* 27:2212, 1997.
939. Hasegawa S, Pawankar R, Suzuki K, et al: Functional expression of the high affinity receptor for IgE (FcepsilonRI) in human platelets and its intracellular expression in human megakaryocytes. *Blood* 93:2543, 1999.
940. Kasperska-Zajac A, Rogala B: Platelet function in anaphylaxis. *J Investig Allergol Clin Immunol* 16:1, 2006.
941. McMorran BJ, Marshall VM, de GC, et al: Platelets kill intraerythrocytic malarial parasites and mediate survival to infection. *Science* 323:797, 2009.
942. Gupta SK, Pillarisetti K, Ohlstein EH: Platelet agonist F11 receptor is a member of the immunoglobulin superfamily and identical with junctional adhesion molecule (JAM): Regulation of expression in human endothelial cells and macrophages. *IUBMB Life* 50:51, 2000.
943. Naik UP, Naik MU, Eckfeld K, et al: Characterization and chromosomal localization of JAM-1, a platelet receptor for a stimulatory monoclonal antibody. *J Cell Sci*

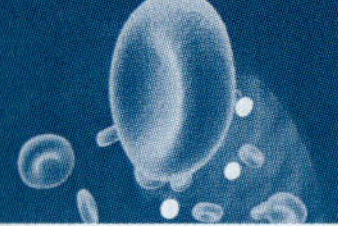

114:539, 2001.
944. Kornecki E, Walkowiak B, Naik UP, et al: Activation of human platelets by a stimulatory monoclonal antibody. *J Biol Chem* 265:10042, 1990.
945. Sobocka MB, Sobocki T, Banerjee P, et al: Cloning of the human platelet F11 receptor: A cell adhesion molecule member of the immunoglobulin superfamily involved in platelet aggregation. *Blood* 95:2600, 2000.
946. Sobocki T, Sobocka MB, Babinska A, et al: Genomic structure, organization and promoter analysis of the human F11R/F11 receptor/junctional adhesion molecule-1/JAM-A. *Gene* 366:128, 2006.
947. Naik UP, Eckfeld K: Junctional adhesion molecule 1 (JAM-1). *J Biol Regul Homeost Agents* 17:341, 2003.
948. Sugano Y, Takeuchi M, Hirata A, et al: Junctional adhesion molecule-A, JAM-A, is a novel cell-surface marker for long-term repopulating hematopoietic stem cells. *Blood* 111:1167, 2008.
949. Santoso S, Sachs UJ, Kroll H, et al: The junctional adhesion molecule 3 (JAM-3) on human platelets is a counterreceptor for the leukocyte integrin Mac-1. *J Exp Med* 196:679, 2002.
950. Larsen E, Celi A, Gilbert GE, et al: PADGEM protein: A receptor that mediates the interaction of activated platelets with neutrophils and monocytes. *Cell* 59:305, 1989.
951. Haskard DO: Adhesive proteins, in *Haemostasis and Thrombosis*, 3 ed, edited by AL Bloom, CD Forbes, DP Thomas, EGD Tuddenham, p 233. Churchill Livingstone, Edinburgh, Scotland, 1994.
952. Ishiwata N, Takio K, Katayama M, et al: Alternatively spliced isoform of P-selectin is present *in vivo* as a soluble molecule. *J Biol Chem* 269:23708, 1994.
953. Hartwell DW, Mayadas TN, Berger G, et al: Role of P-selectin cytoplasmic domain in granular targeting *in vivo* and in early inflammatory responses. *J Cell Biol* 143:1129, 1998.
954. Hamburger SA, McEver RP: GMP-140 mediates adhesion of stimulated platelets to neutrophils. *Blood* 75:550, 1990.
955. Geng JG, Bevilacqua P, Moore KL, et al: Rapid neutrophil adhesion to activated endothelium mediated by GMP-140. *Nature* 343:757, 1990.
956. Handa K, Nudelman ED, Stroud MR, et al: Selectin GMP-140 (CD62;PADGEM) binds to sialosyl-Le(a) and sialosyl-Le(x), and sulfated glycans modulate this binding. *Biochem Biophys Res Commun* 181:1223, 1991.
957. Polley MJ, Phillips ML, Wayner E, et al: CD62 and endothelial cell-leukocyte adhesion molecule I (ELAM-1) recognize the same carbohydrate ligand, sialyl-Lewis^x. *Proc Natl Acad Sci U S A* 88:6224, 1991.
958. Aruffo A, Kolanus W, Walz G, et al: CD62/P-selectin recognition of myeloid and tumor cell sulfatides. *Cell* 67:35, 1991.
959. Stone JP, Wagner DD: P-selectin mediates adhesion of platelets to neuroblastoma and small cell lung cancer. *J Clin Invest* 92:804, 1993.
960. Sako D, Chang XJ, Barone KM, et al: Expression cloning of a functional glycoprotein ligand for P-selectin. *Cell* 75:1179, 1993.
961. Yang J, Furie BC, Furie B: The biology of P-selectin glycoprotein ligand-1: Its role as a selectin counterreceptor in leukocyte-endothelial and leukocyte-platelet interaction. *Thromb Haemost* 81:1, 1999.
962. McEver RP, Cummings RD: Perspectives series: Cell adhesion in vascular biology. Role of PSGL-1 binding to selectins in leukocyte recruitment. *J Clin Invest* 100:485, 1997.
963. Falati S, Liu Q, Gross P, et al: Accumulation of tissue factor into developing thrombi *in vivo* is dependent upon microparticle P-selectin glycoprotein ligand 1 and platelet P-selectin. *J Exp Med* 197:1585, 2003.
964. Celi A, Pellegrini G, Lorenzet R, et al: P-selectin induces the expression of tissue factor on monocytes. *Proc Natl Acad Sci U S A* 91:8767, 1994.
965. Hrachovinova I, Cambien B, Hafezi-Moghadam A, et al: Interaction of P-selectin and PSGL-1 generates microparticles that correct hemostasis in a mouse model of hemophilia A. *Nat Med* 9:1020, 2003.
966. Ridker PM, Buring JE, Rifai N: Soluble P-selectin and the risk of future cardiovascular events. *Circulation* 103:491, 2001.
967. Mayadas TN, Johnson RC, Rayburn H, et al: Leukocyte rolling and extravasation are severely compromised in P selectin-deficient mice. *Cell* 74:541, 1993.
968. Padilla A, Moake JL, Bernardo A, et al: P-selectin anchors newly released ultralarge von Willebrand factor multimers to the endothelial cell surface. *Blood* 103:2150, 2004.
969. Ludwig RJ, Schon MP, Boehncke WH: P-selectin: A common therapeutic target for cardiovascular disorders, inflammation and tumour metastasis. *Expert Opin Ther Targets* 11:1103, 2007.
970. Polgar J, Matuskova J, Wagner DD: The P-selectin, tissue factor, coagulation triad. *J Thromb Haemost* 3:1590, 2005.
971. Ozaki Y, Suzuki-Inoue K, Inoue O: Novel interactions in platelet biology: CLEC-2/podoplanin and laminin/GPVI. *J Thromb Haemost* 7:191, 2009.
972. Tsuruo T, Fujita N: Platelet aggregation in the formation of tumor metastasis. *Proc Jpn Acad Ser B Phys Biol Sci* 84:189, 2008.
973. Schacht V, Ramirez MI, Hong YK, et al: T1alpha/podoplanin deficiency disrupts normal lymphatic vasculature formation and causes lymphedema. *EMBO J* 22:3546, 2003.
974. Suzuki-Inoue K, Kato Y, Inoue O, et al: Involvement of the snake toxin receptor CLEC-2, in podoplanin-mediated platelet activation, by cancer cells. *J Biol Chem* 282:25993, 2007.
975. Christou CM, Pearce AC, Watson AA, et al: Renal cells activate the platelet receptor CLEC-2 through podoplanin. *Biochem J* 411:133, 2008.
975a. May F, Hagedorn I, Pleines I, et al: CLEC-2 is an essential platelet activating receptor in hemostasis and thrombosis. *Blood* 114:3364, 2009.
976. Hemler ME: Tetraspanin functions and associated microdomains. *Nat Rev Mol Cell Biol* 6:801, 2005.
977. Goschnick MW, Lau LM, Wee JL, et al: Impaired "outside-in" integrin alphaIIbbeta3 signaling and thrombus stability in TSSC6-deficient mice. *Blood* 108:1911, 2006.
978. Protty MB, Watkins NA, Colombo D, et al: Identification of Tspan9 as a novel platelet tetraspanin and the collagen receptor GPVI as a component of tetraspanin microdomains. *Biochem J* 417:391, 2009.
979. Boucheix C, Benoit P, Frachet P, et al: Molecular cloning of the CD9 antigen. A new family of cell surface proteins. *J Biol Chem* 266:117, 1991.
980. Lanza F, Wolf D, Fox CF, et al: CDNA cloning and expression of platelet p24/CD9. Evidence for a new family of multiple membrane-spanning proteins. *J Biol Chem* 266:10638, 1991.
981. Hato T, Ikeda K, Yasukawa M, et al: Exposure of platelet fibrinogen receptors by a monoclonal antibody to CD9 antigen. *Blood* 72:224, 1988.
982. Brisson C, Azorsa DO, Jennings LK, et al: Co-localization of CD9 and GPIIb-IIIa (alpha IIb beta 3 integrin) on activated platelet pseudopods and alpha-granule membranes. *Histochem J* 29:153, 1997.
983. Jennings LK, Fox CF, Kouns WC, et al: The activation of human platelets mediated by anti-human platelet p24/CD9 monoclonal antibodies. *J Biol Chem* 265:3815, 1990.
984. Hato T, Sumida M, Yasukawa M, et al: Induction of platelet Ca2+ influx and mobilization by a monoclonal antibody to CD9 antigen. *Blood* 75:1087, 1990.
985. Worthington RE, Carroll RC, Boucheix C: Platelet activation by CD9 monoclonal antibodies is mediated by the Fc gamma II receptor. *Br J Haematol* 74:216, 1990.
986. Slupsky JR, Seehafer JG, Tang SC, et al: Evidence that monoclonal antibodies against CD9 antigen induce specific association between CD9 and the platelet glycoprotein IIb-IIIa complex. *J Biol Chem* 264:12289, 1989.
987. Nishibori M, Cham B, McNicol A, et al: The protein CD63 is in platelet dense granules, is deficient in a patient with Hermansky-Pudlak syndrome, and appears identical to granulophysin. *J Clin Invest* 91:1775, 1993.
988. Metzelaar MJ, Wijngaard PL, Peters PJ, et al: CD63 antigen. A novel lysosomal membrane glycoprotein, cloned by a screening procedure for intracellular antigens in eukaryotic cells. *J Biol Chem* 266:3239, 1991.
989. Roberts JJ, Rodgers SE, Drury J, et al: Platelet activation induced by a murine monoclonal antibody directed against a novel tetra-span antigen. *Br J Haematol* 89:853, 1995.
990. Fitter S, Tetaz TJ, Berndt MC, et al: Molecular cloning of cDNA encoding a novel platelet-endothelial cell tetra-span antigen, PETA-3. *Blood* 86:1348, 1995.
991. Sincock PM, Mayrhofer G, Ashman LK: Localization of the transmembrane 4 superfamily (TM4SF) member PETA-3 (CD151) in normal human tissues: Comparison with CD9, CD63, and alpha5beta1 integrin. *J Histochem Cytochem* 45:515, 1997.
992. Lau LM, Wee JL, Wright MD, et al: The tetraspanin superfamily member, CD151 regulates outside-in integrin {alpha}IIb{beta}3 signalling and platelet function. *Blood* 104:2368, 2004.
993. Robb L, Tarrant J, Groom J, et al: Molecular characterisation of mouse and human TSSC6: Evidence that TSSC6 is a genuine member of the tetraspanin superfamily and is expressed specifically in haematopoietic organs. *Biochim Biophys Acta* 1522:31, 2001.
994. Polgar J, Clemetson JM, Gengenbacher D, et al: Additional GPI-anchored glycoproteins on human platelets that are absent or deficient in paroxysmal nocturnal haemoglobinuria. *FEBS Lett* 327:49, 1993.
995. Kelton JG, Smith JW, Horsewood P, et al: ABH antigens on human platelets: Expression on the glycosyl phosphatidylinositol-anchored protein CD109. *J Lab Clin Med* 132:142, 1998.
996. Grunewald M, Grunewald A, Schmid A, et al: The platelet function defect of paroxysmal nocturnal haemoglobinuria. *Platelets* 15:145, 2004.
997. Hernandez-Campo PM, Martin-Ayuso M, Almeida J, et al: Comparative analysis of different flow cytometry-based immunophenotypic methods for the analysis of CD59 and CD55 expression on major peripheral blood cell subsets. *Cytometry* 50:191, 2002.
998. Jin JY, Tooze JA, Marsh JC, et al: Glycosylphosphatidyl-inositol (GPI)-linked protein deficiency on the platelets of patients with aplastic anaemia and paroxysmal nocturnal haemoglobinuria: Two distinct patterns correlating with expression on neutrophils. *Br J Haematol* 96:493, 1997.
999. Holada K, Mondoro TH, Muller J, et al: Increased expression of phosphatidylinositol-specific phospholipase C resistant prion proteins on the surface of activated platelets. *Br J Haematol* 103:276, 1998.
1000. Barclay GR, Hope J, Birkett CR, et al: Distribution of cell-associated prion protein in normal adult blood determined by flow cytometry. *Br J Haematol* 107:804, 1999.
1001. Starke R, Cramer E, Harrison P: Expression of cell-associated prion protein on normal human platelets. *Br J Haematol* 110:748, 2000.
1002. MacGregor I, Hope J, Barnard G, et al: Application of a time-resolved fluoroimmunoassay for the analysis of normal prion protein in human blood and its components. *Vox Sang* 77:88, 1999.
1003. Prevost N, Woulfe D, Tanaka T, et al: Interactions between Eph kinases and ephrins provide a mechanism to support platelet aggregation once cell-to-cell contact has occurred. *Proc Natl Acad Sci U S A* 99:9219, 2002.
1004. Prevost N, Woulfe DS, Tognolini M, et al: Signaling by ephrinB1 and Eph kinases in platelets promotes Rap1 activation, platelet adhesion, and aggregation via effector pathways that do not require phosphorylation of ephrinB1. *Blood* 103:1348, 2004.
1005. Prevost N, Woulfe DS, Jiang H, et al: Eph kinases and ephrins support thrombus growth and stability by regulating integrin outside-in signaling in platelets. *Proc Natl Acad Sci U S A* 102:9820, 2005.
1006. Fielder PJ, Hass P, Nagel M, et al: Human platelets as a model for the binding and degradation of thrombopoietin. *Blood* 89:2782, 1997.
1007. dem Borne AE, Folman C, Linthorst GE, et al: Thrombopoietin and its receptor: Structure, function and role in the regulation of platelet production. *Baillieres Clin Haematol* 11:409, 1998.
1008. Kaushansky K: Thrombopoietin: A tool for understanding thrombopoiesis. *J Thromb Haemost* 1:1587, 2003.

1009. Kaushansky K: Historical review: Megakaryopoiesis and thrombopoiesis. *Blood* 111:981, 2008.
1010. Ezumi Y, Takayama H, Okuma M: Thrombopoietin, c-Mpl ligand, induces tyrosine phosphorylation of Tyk2, JAK2, and STAT3, and enhances agonists-induced aggregation in platelets *in vitro*. *FEBS Lett* 374:48, 1995.
1011. Chen J, Herceg-Harjacek L, Groopman JE, et al: Regulation of platelet activation in vitro by the c-Mpl ligand, thrombopoietin. *Blood* 86:4054, 1995.
1012. Kojima H, Hamazaki Y, Nagata Y, et al: Modulation of platelet activation *in vitro* by thrombopoietin. *Thromb Haemost* 74:1541, 1995.
1013. Rodriguez-Linares B, Watson SP: Thrombopoietin potentiates activation of human platelets in association with JAK2 and TYK2 phosphorylation. *Biochem J* 316(Pt 1):93, 1996.
1014. Oda A, Miyakawa Y, Druker BJ, et al: Thrombopoietin primes human platelet aggregation induced by shear stress and by multiple agonists. *Blood* 87:4664, 1996.
1015. Kubota Y, Arai T, Tanaka T, et al: Thrombopoietin modulates platelet activation in vitro through protein-tyrosine phosphorylation. *Stem Cells* 14:439, 1996.
1016. Fox NE, Chen R, Hitchcock I, et al: Compound heterozygous c-Mpl mutations in a child with congenital amegakaryocytic thrombocytopenia: Functional characterization and a review of the literature. *Exp Hematol* 37:495, 2009.
1017. Kilpivaara O, Levine RL: JAK2 and MPL mutations in myeloproliferative neoplasms: Discovery and science. *Leukemia* 22:1813, 2008.
1018. Tandon NN, Lipsky RH, Burgess WH, et al: Isolation and characterization of platelet glycoprotein IV (CD36). *J Biol Chem* 264:7570, 1989.
1019. Legrand C, Pidard D, Beiso P, et al: Interaction of a monoclonal antibody to glycoprotein IV (CD36) with human platelets and its effect on platelet function. *Platelets* 2:99, 1991.
1020. Daviet L, McGregor JL: Vascular biology of CD36: Roles of this new adhesion molecule family in different disease states. *Thromb Haemost* 78:65, 1997.
1021. Febbraio M, Silverstein RL: CD36: Implications in cardiovascular disease. *Int J Biochem Cell Biol* 39:2012, 2007.
1022. Valiyaveettil M, Podrez EA: Platelet hyperreactivity, scavenger receptors and atherothrombosis. *J Thromb Haemost* 7:218, 2009.
1023. Oquendo P, Hundt E, Lawler J, et al: CD36 directly mediates cytoadherence of *Plasmodium falciparum* infected erythrocytes. *Cell* 58:95, 1989.
1024. Huang MM, Bolen JB, Barnwell JW, et al: Membrane glycoprotein IV (CD36) is physically associated with the Fyn, Lyn, and Yes protein-tyrosine kinases in human platelets. *Proc Natl Acad Sci U S A* 88:7844, 1991.
1025. Taketani T, Ito K, Mishima S, et al: Neonatal isoimmune thrombocytopenia caused by type I CD36 deficiency having novel splicing isoforms of the CD36 gene. *Eur J Haematol* 81:70, 2008.
1026. Thorne RF, Meldrum CJ, Harris SJ, et al: CD36 forms covalently associated dimers and multimers in platelets and transfected COS-7 cells. *Biochem Biophys Res Commun* 240:812, 1997.
1027. Thibert V, Bellucci S, Cristofari M, et al: Increased platelet CD36 constitutes a common marker in myeloproliferative disorders. *Br J Haematol* 91:618, 1995.
1028. Aiken JW, Ginsberg MH, Plow EF: Mechanisms for expression of thrombospondin on the platelet surface. *Semin Thromb Hemost* 13:307, 1987.
1029. Yamashita S, Hirano K, Kuwasako T, et al: Physiological and pathological roles of a multi-ligand receptor CD36 in atherogenesis; insights from CD36-deficient patients. *Mol Cell Biochem* 299:19, 2007.
1030. Collot-Teixeira S, Martin J, McDermott-Roe C, et al: CD36 and macrophages in atherosclerosis. *Cardiovasc Res* 75:468, 2007.
1031. Korporaal SJ, Van EM, Adelmeijer J, et al: Platelet activation by oxidized low density lipoprotein is mediated by CD36 and scavenger receptor-A. *Arterioscler Thromb Vasc Biol* 27:2476, 2007.
1032. Podrez EA, Byzova TV, Febbraio M, et al: Platelet CD36 links hyperlipidemia, oxidant stress and a prothrombotic phenotype. *Nat Med* 13:1086, 2007.
1033. Chen K, Febbraio M, Li W, et al: A specific CD36-dependent signaling pathway is required for platelet activation by oxidized low-density lipoprotein. *Circ Res* 102:1512, 2008.
1034. Ghosh A, Li W, Febbraio M, et al: Platelet CD36 mediates interactions with endothelial cell-derived microparticles and contributes to thrombosis in mice. *J Clin Invest* 118:1934, 2008.
1035. Hirano K, Kuwasako T, Nakagawa-Toyama Y, et al: Pathophysiology of human genetic CD36 deficiency. *Trends Cardiovasc Med* 13:136, 2003.
1036. Hajjar DP, Gotto AM: Targeting CD36: Modulating inflammation and atherogenesis. *Curr Atheroscler Rep* 5:155, 2003.
1037. Pravenec M, Kurtz TW: Genetics of Cd36 and the hypertension metabolic syndrome. *Semin Nephrol* 22:148, 2002.
1038. Su X, Abumrad NA: Cellular fatty acid uptake: A pathway under construction. *Trends Endocrinol Metab* 20:72, 2009.
1039. Asch AS, Barnwell J, Silverstein RL, et al: Isolation of the thrombospondin membrane receptor. *J Clin Invest* 79:1054, 1987.
1040. Tandon NN, Kralisz U, Jamieson GA: Identification of glycoprotein IV (CD36) as a primary receptor for platelet-collagen adhesion. *J Biol Chem* 264:7576, 1989.
1041. Diaz-Ricart M, Tandon NN, Gomez-Ortiz G, et al: Antibodies to CD36 (GPIV) inhibit platelet adhesion to subendothelial surfaces under flow conditions. *Arterioscler Thromb Vasc Biol* 16:883, 1996.
1042. Saelman EU, Kehrel B, Hese KM, et al: Platelet adhesion to collagen and endothelial cell matrix under flow conditions is not dependent on platelet glycoprotein IV. *Blood* 83:3240, 1994.
1043. Wun T, Paglieroni T, Field CL, et al: Platelet-erythrocyte adhesion in sickle cell disease. *J Investig Med* 47:121, 1999.
1044. Valiyaveettil M, Kar N, Ashraf MZ, et al: Oxidized high-density lipoprotein inhibits platelet activation and aggregation via scavenger receptor BI. *Blood* 111:1962, 2008.
1045. Choi WS, Jeon OH, Kim HH, et al: MMP-2 regulates human platelet activation by interacting with integrin alphaIIbbeta3. *J Thromb Haemost* 6:517, 2008.
1046. Aukrust P, Damas JK, Solum NO: Soluble CD40 ligand and platelets: Self-perpetuating pathogenic loop in thrombosis and inflammation? *J Am Coll Cardiol* 43:2326, 2004.
1047. Varo N, de Lemos JA, Libby P, et al: Soluble CD40L: Risk prediction after acute coronary syndromes. *Circulation* 108:1049, 2003.
1048. Inwald DP, McDowall A, Peters MJ, et al: CD40 is constitutively expressed on platelets and provides a novel mechanism for platelet activation. *Circ Res* 92:1041, 2003.
1049. Urbich C, Dernbach E, Aicher A, et al: CD40 ligand inhibits endothelial cell migration by increasing production of endothelial reactive oxygen species. *Circulation* 106:981, 2002.
1050. Czapiga M, Kirk AD, Lekstrom-Himes J: Platelets deliver costimulatory signals to antigen-presenting cells: A potential bridge between injury and immune activation. *Exp Hematol* 32:135, 2004.
1051. Elzey BD, Tian J, Jensen RJ, et al: Platelet-mediated modulation of adaptive immunity. A communication link between innate and adaptive immune compartments. *Immunity* 19:9, 2003.
1052. Ahmad R, Menezes J, Knafo L, et al: Activated human platelets express Fas-L and induce apoptosis in Fas-positive tumor cells. *J Leukoc Biol* 69:123, 2001.
1053. Crist SA, Elzey BD, Ludwig AT, et al: Expression of TNF-related apoptosis-inducing ligand (TRAIL) in megakaryocytes and platelets. *Exp Hematol* 32:1073, 2004.
1054. Otterdal K, Smith C, Oie E, et al: Platelet-derived LIGHT induces inflammatory responses in endothelial cells and monocytes. *Blood* 108:928, 2006.
1055. Silverstein RL, Febbraio M: Identification of lysosome-associated membrane protein-2 as an activation-dependent platelet surface glycoprotein. *Blood* 80:1470, 1992.
1056. Peerschke EIB, Ghebrehiwet B: Human blood platelets possess specific binding sites for C1q. *J Immunol* 138:1537, 1987.
1057. Peerschke EI, Ghebrehiwet B: Platelet receptors for the complement component C1q: Implications for hemostasis and thrombosis. *Immunobiology* 199:239, 1998.
1058. Ghebrehiwet B, Lim BL, Kumar R, et al: GC1q-R/p33, a member of a new class of multifunctional and multicompartmental cellular proteins, is involved in inflammation and infection. *Immunol Rev* 180:65, 2001.
1059. Ghebrehiwet B, Lim BL, Peerschke EI, et al: Isolation, cDNA cloning, and overexpression of a 33-kD cell surface glycoprotein that binds to the globular "heads" of C1q. *J Exp Med* 179:1809, 1994.
1060. Herwald H, Dedio J, Kellner R, et al: Isolation and characterization of the kininogen-binding protein p33 from endothelial cells. Identity with the gC1q receptor. *J Biol Chem* 271:13040, 1996.
1061. Nepomuceno RR, Tenner AJ: C1qRP, the C1q receptor that enhances phagocytosis, is detected specifically in human cells of myeloid lineage, endothelial cells, and platelets. *J Immunol* 160:1929, 1998.
1062. Peerschke EI, Reid KB, Ghebrehiwet B: Platelet activation by C1q results in the induction of alpha IIb/beta 3 integrins (GPIIb-IIIa) and the expression of P-selectin and procoagulant activity. *J Exp Med* 178:579, 1993.
1063. Peerschke EI, Ghebrehiwet B: Platelet membrane receptors for the complement component C1q. *Semin Hematol* 31:320, 1994.
1064. Jiang J, Zhang Y, Krainer AR, et al: Crystal structure of human p32, a doughnut-shaped acidic mitochondrial matrix protein. *Proc Natl Acad Sci U S A* 96:3572, 1999.
1065. Metzelaar MJ, Heijnen HF, Sixma JJ, et al: Identification of a 33-Kd protein associated with the alpha-granule membrane (GMP-33) that is expressed on the surface of activated platelets. *Blood* 79:372, 1992.
1066. Damas C, Vink T, Nieuwenhuis HK, et al: The 33-kDa platelet alpha-granule membrane protein (GMP-33) is an N-terminal proteolytic fragment of thrombospondin. *Thromb Haemost* 86:887, 2001.
1067. Rosenstein Y, Park JK, Hahn WC, et al: CD43, a molecule defective in Wiskott-Aldrich syndrome, binds ICAM-1. *Nature* 354:233, 1991.
1068. Beutler B: Inferences, questions and possibilities in toll-like receptor signalling. *Nature* 430:257, 2004.
1068a. Gerold G, Abu Ajaj K, Bienert M, et al: A Toll-like receptor 2-integrin $\beta 3$ complex senses bacterial lipopeptides via vitronectin. *Nat Immun* 9:7671, 2008.
1069. Semple JW, Aslam R, Kim M, et al: Platelet-bound lipopolysaccharide enhances Fc receptor-mediated phagocytosis of IgG-opsonized platelets. *Blood* 109:4803, 2007.
1070. Zhang G, Han J, Welch EJ, et al: Lipopolysaccharide stimulates platelet secretion and potentiates platelet aggregation via TLR4/MyD88 and the cGMP-dependent protein kinase pathway. *J Immunol* 182:7997, 2009.
1071. Stahl AL, Svensson M, Morgelin M, et al: Lipopolysaccharide from enterohemorrhagic *Escherichia coli* binds to platelets through TLR4 and CD62 and is detected on circulating platelets in patients with hemolytic uremic syndrome. *Blood* 108:167, 2006.
1072. Cognasse F, Hamzeh-Cognasse H, Lafarge S, et al: Toll-like receptor 4 ligand can differentially modulate the release of cytokines by human platelets. *Br J Haematol* 141:84, 2008.
1073. Scott T, Owens MD: Thrombocytes respond to lipopolysaccharide through Toll-like receptor-4, and MAP kinase and NF-kappaB pathways leading to expression of interleukin-6 and cyclooxygenase-2 with production of prostaglandin E2. *Mol Immunol* 45:1001, 2008.
1074. Clark SR, Ma AC, Tavener SA, et al: Platelet TLR4 activates neutrophil extracellular traps to ensnare bacteria in septic blood. *Nat Med* 13:463, 2007.
1075. Akbiyik F, Ray DM, Gettings KF, et al: Human bone marrow megakaryocytes and platelets express PPARgamma, and PPARgamma agonists blunt platelet release of CD40 ligand and thromboxanes. *Blood* 104:1361, 2004.
1076. Ray DM, Spinelli SL, Pollock SJ, et al: Peroxisome proliferator-activated receptor gamma and retinoid X receptor transcription factors are released from activated human platelets and shed in microparticles. *Thromb Haemost* 99:86, 2008.
1077. Borchert M, Schondorf T, Lubben G, et al: Review of the pleiotropic effects of peroxisome proliferator-activated receptor gamma agonists on platelet function. *Diabetes*

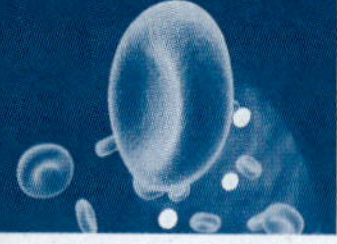

Technol Ther 9:410, 2007.

1078. Ali FY, Davidson SJ, Moraes LA, et al: Role of nuclear receptor signaling in platelets: Antithrombotic effects of PPARbeta. *FASEB J* 20:326, 2006.
1079. Santos-Martinez MJ, Medina C, Gilmer JF, et al: Matrix metalloproteinases in platelet function: Coming of age. *J Thromb Haemost* 6:514, 2008.
1080. Trivedi V, Boire A, Tchernychev B, et al: Platelet matrix metalloprotease-1 mediates thrombogenesis by activating PAR1 at a cryptic ligand site. *Cell* 137:332, 2009.
1081. Coller BS: Platelets and thrombolytic therapy. *N Engl J Med* 322:33, 1990.
1082. Coller BS: Augmentation of thrombolysis with antiplatelet drugs. Overview. *Coron Artery Dis* 6:911, 1995.
1083. Korbut R, Gryglewski RJ: Platelets in fibrinolytic system. *J Physiol Pharmacol* 46:409, 1995.
1084. Kolev K, Machovich R: Molecular and cellular modulation of fibrinolysis. *Thromb Haemost* 89:610, 2003.
1085. Maron BA, Loscalzo J: The role of platelets in fibrinolysis, in *Platelets*, 2nd ed, edited by AD Michelson, p 415. Academic Press, San Diego, 2007.
1086. Thorsen S, Brakman P, Astrup T: Influence of platelets on fibrinolysis: A critical review, in *Hematologic Reviews*, 3rd ed, edited by JL Ambrole, p 123. Marcel Dekker, New York, 1972.
1087. Carroll RC, Radcliffe RD, Taylor FB, et al: Plasminogen, plasminogen activator and platelets in the regulation of clot lysis. *J Lab Clin Med* 100:986, 1982.
1088. Miles LA, Plow EF: Binding and activation of plasminogen on the platelet surface. *J Biol Chem* 260:4303, 1985.
1089. Stricker RB, Wong D, Shiu DT, et al: Activation of plasminogen by tissue plasminogen activator on normal and thrombasthenic platelets: Effects on surface proteins and platelet aggregation. *Blood* 68:275, 1986.
1090. Jeanneau C, Sultan Y: Tissue plasminogen activator in human megakaryocytes and platelets: Immunocytochemical localization, immunoblotting and zymographic analysis. *Thrombosis Haemostasis* 19:529, 1988.
1091. Park S, Harker LA, Marzec UM, et al: Demonstration of single chain urokinase-type plasminogen activator on human platelet membrane. *Blood* 73:1421, 1989.
1092. de Haan J, van Oeveren W: Platelets and soluble fibrin promote plasminogen activation causing downregulation of platelet glycoprotein Ib/IX complexes: Protection by aprotinin. *Thromb Res* 92:171, 1998.
1093. Plow EF, Collen D: The presence and release of α_2-antiplasmin from human platelets. *Blood* 58:1069, 1981.
1094. Smariga PE, Maynard JR: Purification of a platelet protein which stimulates fibrinolytic inhibition and tissue factor in human fibroblasts. *J Biol Chem* 257:11960, 1982.
1095. Erickson LA, Ginsberg MH, Loskutoff DJ: Detection and partial characterization of an inhibitor of plasminogen activator in human platelets. *J Clin Invest* 74:1465, 1984.
1096. Kruithof EKO, Tran-Thang C, Bachmann F: Studies on the release of plasminogen activator inhibitor from human platelets. *Thromb Haemost* 55:201, 1986.
1097. Francis CW, Marder VJ: Rapid formation of large molecular weight alpha-polymers in cross-linked fibrin induced by high factor XIII concentrations: Role of platelet factor XIII. *J Clin Invest* 80:1459, 1987.
1098. Fay WP, Eitzman DT, Shapiro AD, et al: Platelets inhibit fibrinolysis *in vitro* by both plasminogen activator inhibitor-1 dependent and independent mechanisms. *Blood* 83:351, 1994.
1099. Cox AD, Devine DV: Factor XIIIa binding to activated platelets is mediated through activation of glycoprotein IIb-IIIa. *Blood* 83:1006, 1994.
1100. Kawasaki T, Dewerchin M, Lijnen HR, et al: Vascular release of plasminogen activator inhibitor-1 impairs fibrinolysis during acute arterial thrombosis in mice. *Blood* 96:153, 2000.
1101. Binder BR, Christ G, Gruber F, et al: Plasminogen activator inhibitor 1: Physiological and pathophysiological roles. *News Physiol Sci* 17:56, 2002.
1102. Jang I-K, Gold HK, Ziskind AA, et al: Differential sensitivity of erythrocyte-rich and platelet-rich arterial thrombi to lysis with recombinant tissue-type plasminogen activator. A possible explanation for resistance to coronary thrombolysis. *Circulation* 79:920, 1989.
1103. Ohlstein EH, Storer B, Fujita T, et al: Tissue-type plasminogen activator and streptokinase induce platelet hyperaggregability in the rabbit. *Thromb Res* 46:575, 1987.
1104. Fitzgerald DJ, Catella F, Roy L, et al: Marked platelet activation *in vivo* after intravenous streptokinase in patients with acute myocardial infarction. *Circulation* 77:142, 1988.
1105. Shebuski RJ: Principles underlying the use of conjunctive agents with plasminogen activators. *Ann N Y Acad Sci* 667:382, 1992.
1106. Rudd MA, George D, Amarante P, et al: Temporal effects of thrombolytic agents on platelet function *in vivo* and their modulation by prostaglandins. *Circ Res* 67:1175, 1990.
1107. Kerins DM, Roy L, FitzGerald GA, et al: Platelet and vascular function during coronary thrombolysis with tissue-type plasminogen activator. *Circulation* 80:1718, 1990.
1108. Fitzgerald DJ, Wright F, FitzGerald GA: Increased thromboxane biosynthesis during coronary thrombolysis: Evidence that platelet activation and thromboxane A_2 modulate the response to tissue-type plasminogen activator *in vivo*. *Circ Res* 65:83, 1989.
1109. Penny WF, Ware JA: Platelet activation and subsequent inhibition by plasmin and recombinant tissue-type plasminogen activator. *Blood* 79:91, 1992.
1110. Niewiarowski S, Senyi AF, Gillies P: Plasmin-induced platelet aggregation and platelet release reaction. *J Clin Invest* 52:1647, 1973.
1111. Schafer AI, Maas AK, Ware JA, et al: Platelet protein phosphorylation, elevation of cytosolic calcium, and inositol phospholipid breakdown in platelet activation induced by plasmin. *J Clin Invest* 78:73, 1986.
1112. Ervin AL, Peerschke EI: Platelet activation by sustained exposure to low-dose plasmin. *Blood Coagul Fibrinolysis* 12:415, 2001.
1113. Ishii-Watabe A, Uchida E, Mizuguchi H, et al: On the mechanism of plasmin-induced platelet aggregation. Implications of the dual role of granule ADP. *Biochem Pharmacol* 59:1345, 2000.
1114. Quinton TM, Kim S, Derian CK, et al: Plasmin-mediated activation of platelets occurs by cleavage of protease-activated receptor 4. *J Biol Chem* 279:18434, 2004.
1115. Eisenberg PR, Sherman LA, Jaffe AS: Paradoxic elevation of fibrinopeptide A after streptokinase: Evidence for continued thrombosis despite intense fibrinolysis. *J Am Coll Cardiol* 10:527, 1987.
1116. Owen J, Friedman KD, Grossman BA, et al: Thrombolytic therapy with tissue plasminogen activator or streptokinase induces transient thrombin activity. *Blood* 72:616, 1988.
1117. Leopold JA, Loscalzo J: Platelet activation by fibrinolytic agents: A potential mechanism for resistance to thrombolysis and reocclusion after successful thrombolysis. *Coron Artery Dis* 6:923, 1995.
1118. Szczeklik A: Thrombin generation in myocardial infarction and hypercholesterolemia: Effects of aspirin. *Thromb Haemost* 74:77, 1995.
1119. Weitz JI, Cruickshank MK, Though D, et al: Human tissue-type plasminogen activator releases fibrinopeptides A and B from fibrinogen. *J Clin Invest* 82:1700, 1988.
1120. Coller BS: Inhibitors of the platelet glycoprotein IIb/IIIa receptor as conjunctive therapy for coronary artery thrombolysis. *Coron Artery Dis* 3:1016, 1992.
1121. Eccleston D, Topol EJ: Inhibitors of platelet glycoprotein IIb/IIIa as augmenters of thrombolysis. *Coron Artery Dis* 6:947, 1995.
1122. O'Donnell CJ, Jonas MA, Hennekens CH: Aspirin augmentation of the efficacy of thrombolysis. *Coron Artery Dis* 6:936, 1995.
1123. Topol EJ: Reperfusion therapy for acute myocardial infarction with fibrinolytic therapy or combination reduced fibrinolytic therapy and platelet glycoprotein IIb/IIIa inhibition: The GUSTO V randomised trial. *Lancet* 357:1905, 2001.
1124. Di MC, Dudek D, Piscione F, et al: Immediate angioplasty versus standard therapy with rescue angioplasty after thrombolysis in the Combined Abciximab REteplase Stent Study in Acute Myocardial Infarction (CARESS-in-AMI): An open, prospective, randomised, multicentre trial. *Lancet* 371:559, 2008.
1125. Ellis SG, Tendera M, de Belder MA, et al: Facilitated PCI in patients with ST-elevation myocardial infarction. *N Engl J Med* 358:2205, 2008.
1126. Lapchak PA, Araujo DM, Song D, et al: The nonpeptide glycoprotein IIb/IIIa platelet receptor antagonist SM-20302 reduces tissue plasminogen activator-induced intracerebral hemorrhage after thromboembolic stroke. *Stroke* 33:147, 2002.
1127. Zhang L, Zhang ZG, Zhang R, et al: Adjuvant treatment with a glycoprotein IIb/IIIa receptor inhibitor increases the therapeutic window for low-dose tissue plasminogen activator administration in a rat model of embolic stroke. *Circulation* 107:2837, 2003.
1128. Adams HP Jr, Effron MB, Torner J, et al: Emergency administration of abciximab for treatment of patients with acute ischemic stroke: Results of an international phase III trial: Abciximab in Emergency Treatment of Stroke Trial (AbESTT-II). *Stroke* 39:87, 2008.
1129. Mandava P, Thiagarajan P, Kent TA: Glycoprotein IIb/IIIa antagonists in acute ischaemic stroke: Current status and future directions. *Drugs* 68:1019, 2008.
1130. Kowalski E, Kopec M, Wegrzynowicz A: Influence of fibrinogen degradation products (FDP) on platelet aggregation, adhesiveness and viscous metamorphosis. *Thromb Diath Haemorrh* 10:406, 1963.
1131. Schafer AL, Adelman B: Plasmin inhibition of platelet function and of arachidonic acid metabolism. *J Clin Invest* 75:456, 1985.
1132. Adelman B, Michelson AD, Loscalzo J, et al: Plasmin effect on platelet glycoprotein Ib-von Willebrand factor interactions. *Blood* 64:32, 1985.
1133. Loscalzo J, Vaughan DE: Tissue plasminogen activator promotes platelet disaggregation in plasma. *J Clin Invest* 79:1749, 1987.
1134. Schafer AL, Zavoico GB, Loscalzo J, et al: Synergistic inhibition of platelet activation by plasmin and prostaglandin I_2. *Blood* 69:1504, 1987.
1135. Adnot S, Ferry N, Nanoune J, et al: Plasmin: A possible physiological modulator of human platelet adenylate cyclase system. *Clin Sci* 72:467, 1987.
1136. Gimple LW, Gold HK, Leinbach RC, et al: Correlation between template bleeding times and spontaneous bleeding during treatment of acute myocardial infarction with recombinant tissue-type plasminogen activator. *Circulation* 80:581, 1989.
1137. Michelson AD, Gore JM, Rybak ME, et al: Effect of *in vivo* infusion of recombinant tissue-type plasminogen activator on platelet glycoprotein Ib. *Thromb Res* 60:421, 1990.
1138. Federici AB, Berkowitz SD, Mannucci PM, et al: Proteolysis of von Willebrand factor in patients undergoing thrombolytic therapy [abstract]. *Circulation* 78(Suppl II):II-120, 1988.
1139. Johnstone MT, Andrews T, Ware JA, et al: Bleeding time prolongation with streptokinase and its reduction with 1-desamino-8-D-arginine vasopressin. *Circulation* 82:2142, 1990.
1140. Kamat SG, Schafer AI: Antiplatelet effects of fibrinolytic agents: A potential contributor to the hemostatic defect after thrombolysis. *Coron Artery Dis* 6:930, 1995.
1141. Coller BS: Binding of abciximab to $\alpha V\beta 3$ and activated $\alpha M\beta 2$ receptors: With a review of platelet-leukocyte interactions. *Thromb Haemost* 82:326, 1999.
1142. Farb A, Sangiorgi G, Carter AJ, et al: Pathology of acute and chronic coronary stenting in humans. *Circulation* 99:44, 1999.
1143. Merhi Y, Provost P, Chauvet P, et al: Selectin blockade reduces neutrophil interaction with platelets at the site of deep arterial injury by angioplasty in pigs. *Arterioscler Thromb Vasc Biol* 19:372, 1999.
1144. Smyth SS, Reis ED, Zhang W, et al: β3-Integrin-deficient mice, but not P-selectin-deficient mice, develop intimal hyperplasia after vascular injury: Correlation with leukocyte recruitment to adherent platelets 1 hour after injury. *Circulation* 103:2501, 2001.
1145. Wehner J, Morrell CN, Reynolds T, et al: Antibody and complement in transplant vasculopathy. *Circ Res* 100:191, 2007.
1146. Nishimura S, Manabe I, Nagasaki M, et al: *In vivo* imaging in mice reveals local cell dynamics and inflammation in obese adipose tissue. *J Clin Invest* 118:710, 2008.
1147. Bozza FA, Shah AM, Weyrich AS, et al: Amicus or adversary: Platelets in lung biology, acute injury, and inflammation. *Am J Respir Cell Mol Biol* 40:123, 2009.

1148. von Hundelshausen P, Weber KS, Huo Y, et al: RANTES deposition by platelets triggers monocyte arrest on inflamed and atherosclerotic endothelium. *Circulation* 103:1772, 2001.
1149. Schober A, Manka D, von Hundelshausen P, et al: Deposition of platelet RANTES triggering monocyte recruitment requires P-selectin and is involved in neointima formation after arterial injury. *Circulation* 106:1523, 2002.
1150. Huo Y, Schober A, Forlow SB, et al: Circulating activated platelets exacerbate atherosclerosis in mice deficient in apolipoprotein E. *Nat Med* 9:61, 2003.
1151. Yeo EL, Sheppard JA, Feuerstein IA: Role of P-selectin and leukocyte activation in polymorphonuclear cell adhesion to surface adherent activated platelets under physiologic shear conditions (an injury vessel wall model). *Blood* 83:2498, 1994.
1152. Diacovo TG, Roth SJ, Buccola JM, et al: Neutrophil rolling, arrest, and transmigration across activated, surface-adherent platelets via sequential action of P-selectin and the beta 2-integrin CD11b/CD18. *Blood* 88:146, 1996.
1153. Sheikh S, Nash GB: Continuous activation and deactivation of integrin CD11b/CD18 during *de novo* expression enables rolling neutrophils to immobilize on platelets. *Blood* 87:5040, 1996.
1154. Kirchhofer D, Riederer MA, Baumgartner HR: Specific accumulation of circulating monocytes and polymorphonuclear leukocytes on platelet thrombi in a vascular injury model. *Blood* 89:1270, 1997.
1155. Konstantopoulos K, Neelamegham S, Burns AR, et al: Venous levels of shear support neutrophil-platelet adhesion and neutrophil aggregation in blood via P-selectin and beta2-integrin. *Circulation* 98:873, 1998.
1156. Weber C, Springer TA: Neutrophil accumulation on activated, surface-adherent platelets in flow is mediated by interaction of Mac-1 with fibrinogen bound to alphaIIbbeta3 and stimulated by platelet-activating factor. *J Clin Invest* 100:2085, 1997.
1157. Altieri DC, Plescia J, Plow EF: The structural motif glycine 190-valine 202 of the fibrinogen gamma chain interacts with CD11b/CD18 integrin (alpha M beta 2, Mac-1) and promotes leukocyte adhesion. *J Biol Chem* 268:1847, 1993.
1158. Ugarova TP, Solovjov DA, Zhang L, et al: Identification of a novel recognition sequence for integrin alphaM beta2 within the gamma-chain of fibrinogen. *J Biol Chem* 273:22519, 1998.
1159. Silverstein RL, Asch AS, Nachman RL: Glycoprotein IV mediates thrombospondin-dependent platelet-monocyte and platelet-U937 cell adhesion. *J Clin Invest* 84:546, 1989.
1160. Marcus AJ, Safier LB: Thromboregulation: Multicellular modulation of platelet reactivity in hemostasis and thrombosis. *FASEB J* 7:516, 1993.
1161. Lindemann S, Tolley ND, Dixon DA, et al: Activated platelets mediate inflammatory signaling by regulated interleukin 1beta synthesis. *J Cell Biol* 154:485, 2001.
1162. Alderson MR, Armitage RJ, Tough TW, et al: CD40 expression by human monocytes: Regulation by cytokines and activation of monocytes by the ligand for CD40. *J Exp Med* 178:669, 1993.
1163. Yellin MJ, Brett J, Baum D, et al: Functional interactions of T cells with endothelial cells: The role of CD40L-CD40-mediated signals. *J Exp Med* 182:1857, 1995.
1164. Slupsky JR, Kalbas M, Willuweit A, et al: Activated platelets induce tissue factor expression on human umbilical vein endothelial cells by ligation of CD40. *Thromb Haemost* 80:1008, 1998.
1165. Del PD, Frega G, Savini I, et al: The plasma membrane redox system in human platelet functions and platelet-leukocyte interactions. *Thromb Haemost* 101:284, 2009.
1166. Goel MS, Diamond SL: Neutrophil cathepsin G promotes prothrombinase and fibrin formation under flow conditions by activating fibrinogen-adherent platelets. *J Biol Chem* 278:9458, 2003.
1167. Goel MS, Diamond SL: Neutrophil enhancement of fibrin deposition under flow through platelet-dependent and -independent mechanisms. *Arterioscler Thromb Vasc Biol* 21:2093, 2001.
1168. Pluskota E, Woody NM, Szpak D, et al: Expression, activation, and function of integrin alphaMbeta2 (Mac-1) on neutrophil-derived microparticles. *Blood* 112:2327, 2008.
1169. Andre P, Hartwell D, Hrachovinova I, et al: Pro-coagulant state resulting from high levels of soluble P-selectin in blood. *Proc Natl Acad Sci U S A* 97:13835, 2000.
1170. Ott I, Neumann FJ, Gawaz M, et al: Increased neutrophil-platelet adhesion in patients with unstable angina. *Circulation* 94:1239, 1996.
1171. Mickelson JK, Lakkis NM, Villarreal-Levy G, et al: Leukocyte activation with platelet adhesion after coronary angioplasty: A mechanism for recurrent disease? *J Am Coll Cardiol* 28:345, 1996.
1172. Michelson AD, Barnard MR, Krueger LA, et al: Circulating monocyte-platelet aggregates are a more sensitive marker of *in vivo* platelet activation than platelet surface P-selectin: Studies in baboons, human coronary intervention, and human acute myocardial infarction. *Circulation* 104:1533, 2001.
1173. Lozano ML, Gonzalez-Conejero R, Corral J, et al: Polymorphisms of P-selectin glycoprotein ligand-1 are associated with neutrophil-platelet adhesion and with ischaemic cerebrovascular disease. *Br J Haematol* 115:969, 2001.
1174. Bugert P, Hoffmann MM, Winkelmann BR, et al: The variable number of tandem repeat polymorphism in the P-selectin glycoprotein ligand-1 gene is not associated with coronary heart disease. *J Mol Med* 81:495, 2003.
1175. Roldan V, Gonzalez-Conejero R, Marin F, et al: Short alleles of P-selectin glycoprotein ligand-1 protect against premature myocardial infarction. *Am Heart J* 148:602, 2004.
1176. Ozben B, Diz-Kucukkaya R, Bilge AK, et al: The association of P-selectin glycoprotein ligand-1 VNTR polymorphisms with coronary stent restenosis. *J Thromb Thrombolysis* 23:181, 2007.
1177. Diz-Kucukkaya R, Inanc M, fshar-Kharghan V, et al: P-selectin glycoprotein ligand-1 VNTR polymorphisms and risk of thrombosis in the antiphospholipid syndrome. *Ann Rheum Dis* 66:1378, 2007.
1178. Tauxe C, Xie X, Joffraud M, et al: P-selectin glycoprotein ligand-1 decameric repeats regulate selectin-dependent rolling under flow conditions. *J Biol Chem* 283:28536, 2008.
1179. Li N: Platelet-lymphocyte cross-talk. *J Leukoc Biol* 83:1069, 2008.
1180. Pawelczyk T: Isozymes delta of phosphoinositide-specific phospholipase C. *Acta Biochim Pol* 46:91, 1999.
1181. Hirata T, Ushikubi F, Kakizuka A, et al: Two thromboxane A2 receptor isoforms in human platelets. Opposite coupling to adenylyl cyclase with different sensitivity to Arg60 to Leu mutation. *J Clin Invest* 97:949, 1996.
1182. Murphy CT, Westwick J: Selective inhibition of protein kinase C. Effect on platelet-activating-factor-induced platelet functional responses. *Biochem J* 283:159, 1992.
1183. Kunapuli SP: Funcional characterization of platelet ADP. *Platelets* 9:343, 1998.
1184. Cattaneo M: The platelet P2 receptors, in *Platelets*, 2nd ed, edited by AD Michelson, p 201. Academic Press, San Diego, 2007.
1185. Murugappa S, Kunapuli SP: The role of ADP receptors in platelet function. *Front Biosci* 11:1977, 2006.
1186. Hollopeter G, Jantzen HM, Vincent D, et al: Identification of the platelet ADP receptor targeted by antithrombotic drugs. *Nature* 409:202, 2001.
1187. Conley PB, Delaney SM: Scientific and therapeutic insights into the role of the platelet P2Y12 receptor in thrombosis. *Curr Opin Hematol* 10:333, 2003.
1188. Dorsam RT, Kunapuli SP: Central role of the P2Y12 receptor in platelet activation. *J Clin Invest* 113:340, 2004.
1189. Aleil B, Ravanat C, Cazenave JP, et al: Flow cytometric analysis of intraplatelet VASP phosphorylation for the detection of clopidogrel resistance in patients with ischemic cardiovascular diseases. *J Thromb Haemost* 3:85, 2005.
1190. Jin J, Daniel JL, Kunapuli SP: Molecular basis for ADP-induced platelet activation. II. The P2Y1 receptor mediates ADP-induced intracellular calcium mobilization and shape change in platelets. *J Biol Chem* 273:2030, 1998.
1191. Mills DC, Puri R, Hu CJ, et al: Clopidogrel inhibits the binding of ADP analogues to the receptor mediating inhibition of platelet adenylate cyclase. *Arterioscler Thromb* 12:430, 1992.
1192. Andre P, Delaney SM, LaRocca T, et al: P2Y12 regulates platelet adhesion/activation, thrombus growth, and thrombus stability in injured arteries. *J Clin Invest* 112:398, 2003.
1193. Foster CJ, Prosser DM, Agans JM, et al: Molecular identification and characterization of the platelet ADP receptor targeted by thienopyridine antithrombotic drugs. *J Clin Invest* 107:1591, 2001.
1194. Fontana P, Dupont A, Gandrille S, et al: Adenosine diphosphate-induced platelet aggregation is associated with P2Y12 gene sequence variations in healthy subjects. *Circulation* 108:989, 2003.
1195. Staritz P, Kurz K, Stoll M, et al: Platelet reactivity and clopidogrel resistance are associated with the H2 haplotype of the P2Y(12)-ADP receptor gene. *Int J Cardiol* 133:341, 2009.
1196. Henderson DJ, Elliot DG, Smith GM, et al: Cloning and characterisation of a bovine P2Y receptor. *Biochem Biophys Res Commun* 212:648, 1995.
1197. Fabre JE, Nguyen M, Latour A, et al: Decreased platelet aggregation, increased bleeding time and resistance to thromboembolism in $P2Y_1$-deficient mice. *Nat Med* 5:1199, 1999.
1198. Leon C, Hechler B, Freund M, et al: Defective platelet aggregation and increased resistance to thrombosis in purinergic P2Y(1) receptor-null mice. *J Clin Invest* 104:1731, 1999.
1199. Offermanns S, Toombs CF, Hu YH, et al: Defective platelet activation in G alpha(q)-deficient mice. *Nature* 389:183, 1997.
1200. MacKenzie AB, Mahaut-Smith MP, Sage SO: Activation of receptor-operated cation channels via P2X1 not P2T purinoceptors in human platelets. *J Biol Chem* 271:2879, 1996.
1201. Valera S, Hussy N, Evans RJ, et al: A new class of ligand-gated ion channel defined by P2x receptor for extracellular ATP. *Nature* 371:516, 1994.
1202. Oury C, Toth-Zsamboki E, Vermylen J, et al: Does the P(2X1del) variant lacking 17 amino acids in its extracellular domain represent a relevant functional ion channel in platelets? *Blood* 99:2275, 2002.
1203. Vial C, Pitt SJ, Roberts J, et al: Lack of evidence for functional ADP-activated human P2X1 receptors supports a role for ATP during hemostasis and thrombosis. *Blood* 102:3646, 2003.
1204. Oury C, Toth-Zsamboki E, Vermylen J, et al: P2X(1)-mediated activation of extracellular signal-regulated kinase 2 contributes to platelet secretion and aggregation induced by collagen. *Blood* 100:2499, 2002.
1205. Vial C, Rolf MG, Mahaut-Smith MP, et al: A study of P2X1 receptor function in murine megakaryocytes and human platelets reveals synergy with P2Y receptors. *Br J Pharmacol* 135:363, 2002.
1206. Hechler B, Lenain N, Marchese P, et al: A role of the fast ATP-gated P2X1 cation channel in thrombosis of small arteries *in vivo*. *J Exp Med* 198:661, 2003.
1207. Oury C, Kuijpers MJ, Toth-Zsamboki E, et al: Overexpression of the platelet P2X1 ion channel in transgenic mice generates a novel prothrombotic phenotype. *Blood* 101:3969, 2003.
1208. Greco NJ, Tonon G, Chen W, et al: Novel structurally altered P(2X1) receptor is preferentially activated by adenosine diphosphate in platelets and megakaryocytic cells. *Blood* 98:100, 2001.
1209. Raju NC, Eikelboom JW, Hirsh J: Platelet ADP-receptor antagonists for cardiovascular disease: Past, present and future. *Nat Clin Pract Cardiovasc Med* 5:766, 2008.
1210. Gayle RB3, Maliszewski CR, Gimpel SD, et al: Inhibition of platelet function by recombinant soluble ecto-ADPase/CD39. *J Clin Invest* 101:1851, 1998.
1211. Banga HS, Simons ER, Brass LF, et al: Activation of phospholipases A and C in human platelets exposed to epinephrine: Role of glycoproteins IIb/IIIa and dual role of epinephrine. *Proc Natl Acad Sci U S A* 83:9197, 1986.
1212. Shattil SJ, Budzynski A, Scrutton MC: Epinephrine induces platelet fibrinogen receptor expression, fibrinogen binding, and aggregation in whole blood in the absence of

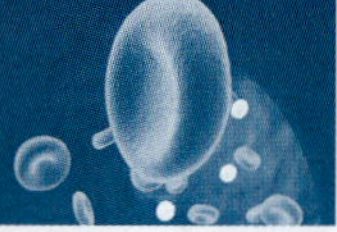

other excitatory agonists. *Blood* 73:150, 1989.

1213. Lanza F, Beretz A, Stierle A, et al: Epinephrine potentiates human platelet activation but is not an aggregating agent. *Am J Physiol* 255:1276, 1988.
1214. Regan JW, Nakata H, DeMarinis RM, et al: Purification and characterization of the human platelet alpha 2- adrenergic receptor. *J Biol Chem* 261:3894, 1986.
1215. Kobilka BK, Matsui H, Kobilka TS, et al: Cloning, sequencing, and expression of the gene coding for the human platelet alpha 2-adrenergic receptor. *Science* 238:650, 1987.
1216. Yang J, Wu J, Kowalska MA, et al: Loss of signaling through the G protein, Gz, results in abnormal platelet activation and altered responses to psychoactive drugs. *Proc Natl Acad Sci U S A* 97:9984, 2000.
1217. Homcy CJ, Graham RM: Molecular characterization of adrenergic receptors. *Circ Res* 56:635, 1985.
1218. Yang J, Wu J, Jiang H, et al: Signaling through Gi family members in platelets. Redundancy and specificity in the regulation of adenylyl cyclase and other effectors. *J Biol Chem* 277:46035, 2002.
1219. Haslam RJ, Davidson MM, Fox JE, et al: Cyclic nucleotides in platelet function. *Thromb Haemost* 40:232, 1978.
1220. Salzman EW, Ware JA: Ionized calcium as an intracellular messenger in blood platelets. *Prog Hemost Thromb* 9:177, 1989.
1221. Patel YM, Patel K, Rahman S, et al: Evidence for a role for Galphai1 in mediating weak agonist-induced platelet aggregation in human platelets: Reduced Galphai1 expression and defective Gi signaling in the platelets of a patient with a chronic bleeding disorder. *Blood* 101:4828, 2003.
1222. Freeman K, Farrow S, Schmaier A, et al: Genetic polymorphism of the alpha 2-adrenergic receptor is associated with increased platelet aggregation, baroreceptor sensitivity, and salt excretion in normotensive humans. *Am J Hypertens* 8:863, 1995.
1223. Small KM, Forbes SL, Brown KM, et al: An asn to lys polymorphism in the third intracellular loop of the human alpha 2A-adrenergic receptor imparts enhanced agonist-promoted Gi coupling. *J Biol Chem* 275:38518, 2000.
1224. von KR, Dimsdale JE: Effects of sympathetic activation by adrenergic infusions on hemostasis *in vivo*. *Eur J Haematol* 65:357, 2000.
1225. Folts JD, Rowe GG: Epinephrine potentiation of *in vivo* stimuli reverses aspirin inhibition of platelet thrombus formation in stenosed canine coronary arteries. *Thromb Res* 50:507, 1988.
1226. Bertha BG, Folts JD: Inhibition of epinephrine-exacerbated coronary thrombus formation by prostacyclin in the dog. *J Lab Clin Med* 103:204, 1984.
1227. Sibbing D, von BO, Schomig A, et al: Platelet function in clopidogrel-treated patients with acute coronary syndrome. *Blood Coagul Fibrinolysis* 18:335, 2007.
1228. Marcus A: Platelet eicosanoid metabolism, in *Hemostasis and Thrombosis; Basic Principles and Clinical Practice,* 2nd ed, edited by RW Colman, J Hirsch, VJ Marder, EW Salzman, p 676. JB Lippincott, Philadelphia, 1987.
1229. Puri RN: Phospholipase A2: Its role in ADP- and thrombin-induced platelet activation mechanisms. *Int J Biochem Cell Biol* 30:1107, 1998.
1230. Wong DA, Kita Y, Uozumi N, et al: Discrete role for cytosolic phospholipase A(2)alpha in platelets: Studies using single and double mutant mice of cytosolic and group IIA secretory phospholipase A(2). *J Exp Med* 196:349, 2002.
1231. Adler DH, Cogan JD, Phillips JA, et al: Inherited human cPLA(2alpha)deficiency is associated with impaired eicosanoid biosynthesis, small intestinal ulceration, and platelet dysfunction. *J Clin Invest* 118:2121, 2008.
1232. Prevost N, Mitsios JV, Kato H, et al: Group IVA cytosolic phospholipase A2 (cPLA2alpha) and integrin alphaIIbbeta3 reinforce each other's functions during alphaIIbbeta3 signaling in platelets. *Blood* 113:447, 2009.
1233. Crofford LJ: COX-1 and COX-2 tissue expression: Implications and predictions. *J Rheumatol* 24:15, 1997.
1234. Warner TD, Mitchell JA: Cyclooxygenases: New forms, new inhibitors, and lessons from the clinic. *FASEB J* 18:790, 2004.
1235. Dubois RN, Abramson SB, Crofford L, et al: Cyclooxygenase in biology and disease. *FASEB J* 12:1063, 1998.
1236. Smith JB, Willis AL: Aspirin selectively inhibits prostaglandin production in human platelets. *Nat New Biol* 231:235, 1971.
1237. Svensson J, Hamberg M, Samuelsson B: On the formation and effects of thromboxane A2 in human platelets. *Acta Physiol Scand* 98:285, 1976.
1238. Weber AA, Zimmermann KC, Meyer-Kirchrath J, et al: Cyclooxygenase-2 in human platelets as a possible factor in aspirin resistance. *Lancet* 353:900, 1999.
1239. Rocca B, Secchiero P, Ciabattoni G, et al: Cyclooxygenase-2 expression is induced during human megakaryopoiesis and characterizes newly formed platelets. *Proc Natl Acad Sci U S A* 99:7634, 2002.
1240. Funk CD, FitzGerald GA: COX-2 inhibitors and cardiovascular risk. *J Cardiovasc Pharmacol* 50:470, 2007.
1241. Parent JL, Labrecque P, Orsini MJ, et al: Internalization of the TXA2 receptor alpha and beta isoforms. Role of the differentially spliced COOH terminus in agonist-promoted receptor internalization. *J Biol Chem* 274:8941, 1999.
1242. Habib A, FitzGerald GA, Maclouf J: Phosphorylation of the thromboxane receptor alpha, the predominant isoform expressed in human platelets. *J Biol Chem* 274:2645, 1999.
1243. Komiotis D, Wencel-Drake JD, Dieter JP, et al: Labeling of human platelet plasma membrane thromboxane A2/prostaglandin H2 receptors using SQB, a novel biotinylated receptor probe. *Biochem Pharmacol* 52:763, 1996.
1244. Kim SO, Lim CT, Lam SC, et al: Purification of the human blood platelet thromboxane A2/prostaglandin H2 receptor protein. *Biochem Pharmacol* 43:313, 1992.
1245. Ushikubi F, Nakajima M, Hirata M, et al: Purification of the thromboxane A2/prostaglandin H2 receptor from human blood platelets. *J Biol Chem* 264:16496, 1989.
1246. Takahara K, Murray R, FitzGerald GA, et al: The response to thromboxane A2 analogues in human platelets. Discrimination of two binding sites linked to distinct effector systems. *J Biol Chem* 265:6836, 1990.
1247. Thomas DW, Mannon RB, Mannon PJ, et al: Coagulation defects and altered hemodynamic responses in mice lacking receptors for thromboxane A2. *J Clin Invest* 102:1994, 1998.
1248. Gabbeta J, Yang X, Kowalska MA, et al: Platelet signal transduction defect with Galpha subunit dysfunction and diminished Galphaq in a patient with abnormal platelet responses. *Proc Natl Acad Sci U S A* 94:8750, 1997.
1249. Djellas Y, Manganello JM, Antonakis K, et al: Identification of Galpha13 as one of the G-proteins that couple to human platelet thromboxane A2 receptors. *J Biol Chem* 274:14325, 1999.
1250. Allan CJ, Higashiura K, Martin M, et al: Characterization of the cloned HEL cell thromboxane A2 receptor: Evidence that the affinity state can be altered by G alpha 13 and G alpha q. *J Pharmacol Exp Ther* 277:1132, 1996.
1251. Nakahata N, Miyamoto A, Ohkubo S, et al: Gq/11 communicates with thromboxane A2 receptors in human astrocytoma cells, rabbit astrocytes and human platelets. *Res Commun Mol Pathol Pharmacol* 87:243, 1995.
1252. Ushikubi F, Nakamura K, Narumiya S: Functional reconstitution of platelet thromboxane A2 receptors with Gq and Gi2 in phospholipid vesicles. *Mol Pharmacol* 46:808, 1994.
1253. Paul BZ, Jin J, Kunapuli SP: Molecular mechanism of thromboxane A(2)-induced platelet aggregation. Essential role for p2t(ac) and alpha(2a) receptors. *J Biol Chem* 274:29108, 1999.
1254. Klages B, Brandt U, Simon MI, et al: Activation of G12/G13 results in shape change and Rho/Rho-kinase-mediated myosin light chain phosphorylation in mouse platelets. *J Cell Biol* 144:745, 1999.
1255. Nieswandt B, Schulte V, Zywietz A, et al: Costimulation of Gi- and G12/G13-mediated signaling pathways induces integrin alpha IIbbeta 3 activation in platelets. *J Biol Chem* 277:39493, 2002.
1256. Dorsam RT, Kim S, Jin J, et al: Coordinated signaling through both G12/13 and G(i) pathways is sufficient to activate GPIIb/IIIa in human platelets. *J Biol Chem* 277:47588, 2002.
1257. Pulcinelli FM, Ashby B, Gazzaniga PP, et al: Protein kinase C activation is not a key step in ADP-mediated exposure of fibrinogen receptors on human platelets. *FEBS Lett* 364:87, 1995.
1258. Knezevic I, Dieter JP, Le Breton GC: Mechanism of inositol 1,4,5-trisphosphate-induced aggregation in saponin-permeabilized platelets. *J Pharmacol Exp Ther* 260:947, 1992.
1259. Nugteren DH: Arachidonate lipoxygenase in blood platelets. *Biochim Biophys Acta* 380:299, 1975.
1260. Johnson EN, Brass LF, Funk CD: Increased platelet sensitivity to ADP in mice lacking platelet-type 12-lipoxygenase. *Proc Natl Acad Sci U S A* 95:3100, 1998.
1261. Coffey MJ, Jarvis GE, Gibbins JM, et al: Platelet 12-lipoxygenase activation via glycoprotein VI: Involvement of multiple signaling pathways in agonist control of H(P)ETE synthesis. *Circ Res* 94:1598, 2004.
1262. Dasari VR, Jin J, Kunapuli SP: Distribution of leukotriene B4 receptors in human hematopoietic cells. *Immunopharmacology* 48:157, 2000.
1263. Maclouf JA, Murphy RC: Transcellular metabolism of neutrophil-derived leukotriene A4 by human platelets. A potential cellular source of leukotriene C4. *J Biol Chem* 263:174, 1988.
1264. Maugeri N, Evangelista V, Celardo A, et al: Polymorphonuclear leukocyte-platelet interaction: Role of P-selectin in thromboxane B2 and leukotriene C4 cooperative synthesis. *Thromb Haemost* 72:450, 1994.
1265. Levy BD, Bertram S, Tai HH, et al: Agonist-induced lipoxin A4 generation: Detection by a novel lipoxin A4-ELISA. *Lipids* 28:1047, 1993.
1266. Ofosu FA, Liu L, Freedman J: Control mechanisms in thrombin generation. *Semin Thromb Hemost* 22:303, 1996.
1267. Phillips DR: Thrombin interaction with human platelets. Potentiation of thrombin-induced aggregation and release by inactivated thrombin. *Thromb Diath Haemorrh* 32:207, 1974.
1268. Hung DT, Vu TK, Wheaton VI, et al: Cloned platelet thrombin receptor is necessary for thrombin-induced platelet activation. *J Clin Invest* 89:1350, 1992.
1269. Vu TK, Hung DT, Wheaton VI, et al: Molecular cloning of a functional thrombin receptor reveals a novel proteolytic mechanism of receptor activation. *Cell* 64:1057, 1991.
1270. Bahou W: Thrombin receptors, in *Platelets*, 2nd ed, edited by AD Michelson, p 179. Academic Press, San Diego, 2007.
1271. Furman MI, Liu L, Benoit SE, et al: The cleaved peptide of the thrombin receptor is a strong platelet agonist. *Proc Natl Acad Sci U S A* 95:3082, 1998.
1272. Ishihara H, Zeng D, Connolly AJ, et al: Antibodies to protease-activated receptor 3 inhibit activation of mouse platelets by thrombin. *Blood* 91:4152, 1998.
1273. Kahn ML, Zheng YW, Huang W, et al: A dual thrombin receptor system for platelet activation. *Nature* 394:690, 1998.
1274. Kahn ML, Nakanishi-Matsui M, Shapiro MJ, et al: Protease-activated receptors 1 and 4 mediate activation of human platelets by thrombin. *J Clin Invest* 103:879, 1999.
1275. Andrade-Gordon P, Maryanoff BE, Derian CK, et al: Design, synthesis, and biological characterization of a peptide-mimetic antagonist for a tethered-ligand receptor. *Proc Natl Acad Sci U S A* 96:12257, 1999.
1276. Shapiro MJ, Weiss EJ, Faruqi TR, et al: Protease-activated receptors 1 and 4 are shut off with distinct kinetics after activation by thrombin. *J Biol Chem* 275:25216, 2000.
1277. Covic L, Gresser AL, Kuliopulos A: Biphasic kinetics of activation and signaling for PAR1 and PAR4 thrombin receptors in platelets. *Biochemistry* 39:5458, 2000.
1278. Sambrano GR, Weiss EJ, Zheng YW, et al: Role of thrombin signalling in platelets in haemostasis and thrombosis. *Nature* 413:74, 2001.
1279. Nakanishi-Matsui M, Zheng YW, Sulciner DJ, et al: PAR3 is a cofactor for PAR4 activation by thrombin. *Nature* 404:609, 2000.
1280. Weiss EJ, Hamilton JR, Lease KE, et al: Protection against thrombosis in mice lacking PAR3. *Blood* 100:3240, 2002.

1281. Becker RC, Moliterno DJ, Jennings LK, et al: Safety and tolerability of SCH 530348 in patients undergoing non-urgent percutaneous coronary intervention: A randomised, double-blind, placebo-controlled phase II study. *Lancet* 373:919, 2009.
1282. Hoxie JA, Ahuja M, Belmonte E, et al: Internalization and recycling of activated thrombin receptors. *J Biol Chem* 268:13756, 1993.
1283. Trejo J, Coughlin SR: The cytoplasmic tails of protease-activated receptor-1 and substance P receptor specify sorting to lysosomes versus recycling. *J Biol Chem* 274:2216, 1999.
1284. Gibbins JM: Tweaking the gain on platelet regulation: The tachykinin connection. *Atherosclerosis* 206:1, 2009.
1285. Graham GJ, Stevens JM, Page NM, et al: Tachykinins regulate the function of platelets. *Blood* 104:1058, 2004.
1286. Gleissner CA, von HP, Ley K: Platelet chemokines in vascular disease. *Arterioscler Thromb Vasc Biol* 28:1920, 2008.
1287. McIntyre TM, Zimmerman GA, Prescott SM: Biologically active oxidized phospholipids. *J Biol Chem* 274:25189, 1999.
1288. Honda Z, Nakamura M, Miki I, et al: Cloning by functional expression of platelet-activating factor receptor from guinea-pig lung. *Nature* 349:342, 1991.
1289. Nakamura M, Honda Z, Izumi T, et al: Molecular cloning and expression of platelet-activating factor receptor from human leukocytes. *J Biol Chem* 266:20400, 1991.
1290. Carlson SA, Chatterjee TK, Fisher RA: The third intracellular domain of the platelet-activating factor receptor is a critical determinant in receptor coupling to phosphoinositide phospholipase C-activating G proteins. Studies using intracellular domain minigenes and receptor chimeras. *J Biol Chem* 271:23146, 1996.
1291. Chao W, Liu H, Hanahan DJ, et al: Protein tyrosine phosphorylation and regulation of the receptor for platelet-activating factor in rat Kupffer cells. Effect of sodium vanadate. *Biochem J* 288:777, 1992.
1292. Stafforini DM: Biology of platelet-activating factor acetylhydrolase (PAF-AH, lipoprotein associated phospholipase A2). *Cardiovasc Drugs Ther* 23:73, 2009.
1293. Korporaal SJ, Van EM, Adelmeijer J, et al: Platelet activation by oxidized low density lipoprotein is mediated by CD36 and scavenger receptor-A. *Arterioscler Thromb Vasc Biol* 27:2476, 2007.
1294. Eitzman DT, Westrick RJ, Xu Z, et al: Hyperlipidemia promotes thrombosis after injury to atherosclerotic vessels in apolipoprotein E-deficient mice. *Arterioscler Thromb Vasc Biol* 20:1831, 2000.
1295. Sano T, Baker D, Virag T, et al: Multiple mechanisms linked to platelet activation result in lysophosphatidic acid and sphingosine 1-phosphate generation in blood. *J Biol Chem* 277:21197, 2002.
1296. Smyth SS, Cheng HY, Miriyala S, et al: Roles of lysophosphatidic acid in cardiovascular physiology and disease. *Biochim Biophys Acta* 1781:563, 2008.
1297. Umezu-Goto M, Kishi Y, Taira A, et al: Autotaxin has lysophospholipase D activity leading to tumor cell growth and motility by lysophosphatidic acid production. *J Cell Biol* 158:227, 2002.
1298. Siess W, Zangl KJ, Essler M, et al: Lysophosphatidic acid mediates the rapid activation of platelets and endothelial cells by mildly oxidized low density lipoprotein and accumulates in human atherosclerotic lesions. *Proc Natl Acad Sci U S A* 96:6931, 1999.
1299. Retzer M, Essler M: Lysophosphatidic acid-induced platelet shape change proceeds via Rho/Rho kinase-mediated myosin light-chain and moesin phosphorylation. *Cell Signal* 12:645, 2000.
1300. Haseruck N, Erl W, Pandey D, et al: The plaque lipid lysophosphatidic acid stimulates platelet activation and platelet-monocyte aggregate formation in whole blood: Involvement of P2Y1 and P2Y12 receptors. *Blood* 103:2585, 2004.
1301. Olorundare OE, Peyruchaud O, Albrecht RM, et al: Assembly of a fibronectin matrix by adherent platelets stimulated by lysophosphatidic acid and other agonists. *Blood* 98:117, 2001.
1302. Maschberger P, Bauer M, Baumann-Siemons J, et al: Mildly oxidized low density lipoprotein rapidly stimulates via activation of the lysophosphatidic acid receptor Src family and Syk tyrosine kinases and Ca2+ influx in human platelets. *J Biol Chem* 275:19159, 2000.
1303. Siess W: Athero- and thrombogenic actions of lysophosphatidic acid and sphingosine-1-phosphate. *Biochim Biophys Acta* 1582:204, 2002.
1304. Motohashi K, Shibata S, Ozaki Y, et al: Identification of lysophospholipid receptors in human platelets: The relation of two agonists, lysophosphatidic acid and sphingosine 1-phosphate. *FEBS Lett* 468:189, 2000.
1305. Siess W, Tigyi G: Thrombogenic and atherogenic activities of lysophosphatidic acid. *J Cell Biochem* 92:1086, 2004.
1306. Yatomi Y, Ruan F, Hakomori S, et al: Sphingosine-1-phosphate: A platelet-activating sphingolipid released from agonist-stimulated human platelets. *Blood* 86:193, 1995.
1307. Nugent D, Xu Y: Sphingosine-1-phosphate: Characterization of its inhibition of platelet aggregation. *Platelets* 11:226, 2000.
1308. Hoyer D, Clarke DE, Fozard JR, et al: International Union of Pharmacology classification of receptors for 5-hydroxytryptamine (serotonin). *Pharmacol Rev* 46:157, 1994.
1309. De Clerck F, Xhonneux B, Leysen J, et al: Evidence for functional 5-HT2 receptor sites on human blood platelets. *Biochem Pharmacol* 33:2807, 1984.
1310. Cook EH, Jr, Fletcher KE, Wainwright M, et al: Primary structure of the human platelet serotonin 5-HT2A receptor: Identify with frontal cortex serotonin 5-HT2A receptor. *J Neurochem* 63:465, 1994.
1311. Roth BL, Willins DL, Kristiansen K, et al: 5-Hydroxytryptamine2-family receptors (5-hydroxytryptamine2A, 5-hydroxytryptamine2B, 5-hydroxytryptamine2C): Where structure meets function. *Pharmacol Ther* 79:231, 1998.
1312. Allen JA, Yadav PN, Roth BL: Insights into the regulation of 5-HT2A serotonin receptors by scaffolding proteins and kinases. *Neuropharmacology* 55:961, 2008.
1313. Leysen JE, Eens A, Gommeren W, et al: Identification of nonserotonergic [3H]ketanserin binding sites associated with nerve terminals in rat brain and with platelets; relation with release of biogenic amine metabolites induced by ketans. *J Pharmacol Exp Ther* 244:310, 1988.
1314. Ozaki N, Manji H, Lubierman V, et al: A naturally occurring amino acid substitution of the human serotonin 5- HT2A receptor influences amplitude and timing of intracellular calcium mobilization. *J Neurochem* 68:2186, 1997.
1315. Shimizu M, Kanazawa K, Matsuda Y, et al: Serotonin-2A receptor gene polymorphisms are associated with serotonin-induced platelet aggregation. *Thromb Res* 112:137, 2003.
1316. Arora RC, Meltzer HY: Serotonin2 receptor binding in blood platelets of schizophrenic patients. *Psychiatry Res* 47:111, 1993.
1317. Coccaro EF, Kavoussi RJ, Sheline YI, et al: Impulsive aggression in personality disorder correlates with platelet 5-HT2A receptor binding. *Neuropsychopharmacology* 16:211, 1997.
1318. Pandey GN: Altered serotonin function in suicide. Evidence from platelet and neuroendocrine studies. *Ann N Y Acad Sci* 836:182, 1997.
1319. Wolfe BE, Metzger E, Jimerson DC: Research update on serotonin function in bulimia nervosa and anorexia nervosa. *Psychopharmacol Bull* 33:345, 1997.
1320. Tomiyoshi R, Kamei K, Muraoka S, et al: Serotonin-induced platelet intracellular Ca2+ responses in untreated depressed patients and imipramine responders in remission. *Biol Psychiatry* 45:1042, 1999.
1321. Cho R, Kapur S, Du L, et al: Relationship between central and peripheral serotonin 5-HT2A receptors: A positron emission tomography study in healthy individuals. *Neurosci Lett* 261:139, 1999.
1322. Schins A, Honig A, Crijns H, et al: Increased coronary events in depressed cardiovascular patients: 5-HT2A receptor as missing link? *Psychosom Med* 65:729, 2003.
1323. de Chaffoy dC, Leysen JE, De Clerck F, et al: Evidence that phospholipid turnover is the signal transducing system coupled to serotonin-S2 receptor sites. *J Biol Chem* 260:7603, 1985.
1324. Erne P, Pletscher A: Rapid intracellular release of calcium in human platelets by stimulation of 5-HT2-receptors. *Br J Pharmacol* 84:545, 1985.
1325. Li N, Wallen NH, Ladjevardi M, et al: Effects of serotonin on platelet activation in whole blood. *Blood Coagul Fibrinolysis* 8:517, 1997.
1326. Houston DS, Shepherd JT, Vanhoutte PM: Aggregating human platelets cause direct contraction and endothelium- dependent relaxation of isolated canine coronary arteries. Role of serotonin, thromboxane A2, and adenine nucleotides. *J Clin Invest* 78:539, 1986.
1327. Golino P, Ashton J, Glas-Grewaalt P, et al: Mediation or reocclusion by thromboxane A2 and serotonin after thrombolysis with tissue-type plasminogen activator in a canine preparation of coronary thrombosis. *Circulation* 77:678, 1988.
1328. Alberio LJ, Clemetson KJ: All platelets are not equal: COAT platelets. *Curr Hematol Rep* 3:338, 2004.
1329. Dale GL, Friese P, Batar P, et al: Stimulated platelets use serotonin to enhance their retention of procoagulant proteins on the cell surface. *Nature* 415:175, 2002.
1330. Walther DJ, Peter JU, Winter S, et al: Serotonylation of small GTPases is a signal transduction pathway that triggers platelet alpha-granule release. *Cell* 115:851, 2003.
1331. Carneiro AM, Cook EH, Murphy DL, et al: Interactions between integrin alphaIIbbeta3 and the serotonin transporter regulate serotonin transport and platelet aggregation in mice and humans. *J Clin Invest* 118:1544, 2008.
1332. McCloskey DJ, Postolache TT, Vittone BJ, et al: Selective serotonin reuptake inhibitors: Measurement of effect on platelet function. *Transl Res* 151:168, 2008.
1333. Haslam RJ, Rosson GM: Aggregation of human blood platelets by vasopressin. *Am J Physiol* 223:958, 1972.
1334. Pollock WK, MacIntyre DE: Desensitization and antagonism of vasopressin-induced phosphoinositide metabolism and elevation of cytosolic free calcium concentration in human platelets. *Biochem J* 234:67, 1986.
1335. Thomas ME, Osmani AH, Scrutton MC: Some properties of the human platelet vasopressin receptor. *Thromb Res* 32:557, 1983.
1336. Thibonnier M, Roberts JM: Characterization of human platelet vasopressin receptors. *J Clin Invest* 76:1857, 1985.
1337. Siess W, Stifel M, Binder H, et al: Activation of V1-receptors by vasopressin stimulates inositol phospholipid hydrolysis and arachidonate metabolism in human platelets. *Biochem J* 233:83, 1986.
1338. Thibonnier M, Goraya T, Berti-Mattera L: G protein coupling of human platelet V1 vascular vasopressin receptors. *Am J Physiol* 264:C1336, 1993.
1339. Berrettini WH, Post RM, Worthington EK, et al: Human platelet vasopressin receptors. *Life Sci* 30:425, 1982.
1340. Siess W: Molecular mechanisms of platelet activation. *Physiol Rev* 69:58, 1989.
1341. Wun T, Paglieroni T, Lachant NA: Physiologic concentrations of arginine vasopressin activate human platelets *in vitro*. *Br J Haematol* 92:968, 1996.
1342. Serradeil-Le Gal C, Wagnon J, Valette G, et al: Nonpeptide vasopressin receptor antagonists: Development of selective and orally active V1a, V2 and V1b receptor ligands. *Prog Brain Res* 139:197, 2002.
1343. Gunnet JW, Wines P, Xiang M, et al: Pharmacological characterization of RWJ-676070, a dual vasopressin V(1A)/V(2) receptor antagonist. *Eur J Pharmacol* 590:333, 2008.
1344. Crabos M, Bertschin S, Buhler FR, et al: Identification of AT1 receptors on human platelets and decreased angiotensin II binding in hypertension. *J Hypertens Suppl* 11 Suppl 5:S230, 1993.
1345. Lopez-Farre A, Sanchez dM, Monton M, et al: Angiotensin II AT(1) receptor antagonists and platelet activation. *Nephrol Dial Transplant* 16 Suppl 1:45, 2001.
1346. Jagroop IA, Mikhailidis DP: Angiotensin II can induce and potentiate shape change in human platelets: Effect of losartan. *J Hum Hypertens* 14:581, 2000.
1347. Larsson PT, Schwieler JH, Wallen NH: Platelet activation during angiotensin II infusion in healthy volunteers. *Blood Coagul Fibrinolysis* 11:61, 2000.
1348. Li P, Fukuhara M, Diz DI, et al: Novel angiotensin II AT(1) receptor antagonist irbesartan prevents thromboxane A(2)-induced vasoconstriction in canine coronary arteries and human platelet aggregation. *J Pharmacol Exp Ther* 292:238, 2000.

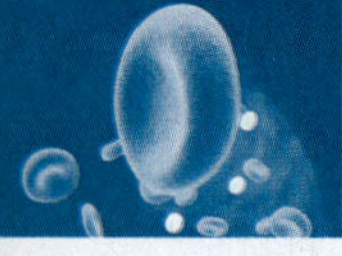

1349. Monton M, Jimenez A, Nunez A, et al: Comparative effects of angiotensin II AT-1-type receptor antagonists *in vitro* on human platelet activation. *J Cardiovasc Pharmacol* 35:906, 2000.
1350. Kalinowski L, Matys T, Chabielska E, et al: Angiotensin II AT1 receptor antagonists inhibit platelet adhesion and aggregation by nitric oxide release. *Hypertension* 40:521, 2002.
1351. Jimenez AM, Monton M, Garcia R, et al: Inhibition of platelet activation in stroke-prone spontaneously hypertensive rats: Comparison of losartan, candesartan, and valsartan. *J Cardiovasc Pharmacol* 37:406, 2001.
1352. Owens P, Kelly L, Nallen R, et al: Comparison of antihypertensive and metabolic effects of losartan and losartan in combination with hydrochlorothiazide—A randomized controlled trial. *J Hypertens* 18:339, 2000.
1353. Schieffer B, Bunte C, Witte J, et al: Comparative effects of AT1-antagonism and angiotensin-converting enzyme inhibition on markers of inflammation and platelet aggregation in patients with coronary artery disease. *J Am Coll Cardiol* 44:362, 2004.
1354. Yamada K, Hirayama T, Hasegawa Y: Antiplatelet effect of losartan and telmisartan in patients with ischemic stroke. *J Stroke Cerebrovasc Dis* 16:225, 2007.
1355. Serebruany VL, Pokov AN, Malinin AI, et al: Valsartan inhibits platelet activity at different doses in mild to moderate hypertensives: Valsartan Inhibits Platelets (VIP) trial. *Am Heart J* 151:92, 2006.
1356. Chung J, Gao AG, Frazier WA: Thrombospondin acts via integrin-associated protein to activate the platelet integrin alphaIIbbeta3. *J Biol Chem* 272:14740, 1997.
1357. Dorahy DJ, Thorne RF, Fecondo JV, et al: Stimulation of platelet activation and aggregation by a carboxyl-terminal peptide from thrombospondin binding to the integrin-associated protein receptor. *J Biol Chem* 272:1323, 1997.
1358. Lindberg FP, Gresham HD, Schwarz E, et al: Molecular cloning of integrin-associated protein: An immunoglobulin family member with multiple membrane-spanning domains implicated in alpha v beta 3-dependent ligand binding. *J Cell Biol* 123:485, 1993.
1359. Wang XQ, Frazier WA: The thrombospondin receptor CD47 (IAP) modulates and associates with alpha2 beta1 integrin in vascular smooth muscle cells. *Mol Biol Cell* 9:865, 1998.
1360. Frazier WA, Gao AG, Dimitry J, et al: The thrombospondin receptor integrin-associated protein (CD47) functionally couples to heterotrimeric Gi. *J Biol Chem* 274:8554, 1999.
1361. Isenberg JS, Romeo MJ, Yu C, et al: Thrombospondin-1 stimulates platelet aggregation by blocking the antithrombotic activity of nitric oxide/cGMP signaling. *Blood* 111:613, 2008.
1362. Lagadec P, Dejoux O, Ticchioni M, et al: Involvement of a CD47-dependent pathway in platelet adhesion on inflamed vascular endothelium under flow. *Blood* 101:4836, 2003.
1363. Huang MM, Bolen JB, Barnwell JW, et al: Membrane glycoprotein IV (CD36) is physically associated with the Fyn, Lyn, and Yes protein-tyrosine kinases in human platelets. *Proc Natl Acad Sci U S A* 88:7844, 1991.
1364. Pimanda JE, Annis DS, Raftery M, et al: The von Willebrand factor-reducing activity of thrombospondin-1 is located in the calcium-binding/C-terminal sequence and requires a free thiol at position 974. *Blood* 100:2832, 2002.
1365. Pimanda JE, Ganderton T, Maekawa A, et al: Role of thrombospondin-1 in control of von Willebrand factor multimer size in mice. *J Biol Chem* 279:21439, 2004.
1366. van Zanten GH, de Graaf S, Slootweg PJ, et al: Increased platelet deposition on atherosclerotic coronary arteries. *J Clin Invest* 93:615, 1994.
1367. van der Rest M, Garrone R: Collagen family of proteins. *FASEB J* 5:2814, 1991.
1368. Ruggeri ZM, Mendolicchio GL: Adhesion mechanisms in platelet function. *Circ Res* 100:1673, 2007.
1369. Ichinohe T, Takayama H, Ezumi Y, et al: Collagen-stimulated activation of Syk but not c-Src is severely compromised in human platelets lacking membrane glycoprotein VI. *J Biol Chem* 272:63, 1997.
1370. Ishibashi T, Ichinohe T, Sugiyama T, et al: Functional significance of platelet membrane glycoprotein p62 (GP VI), a putative collagen receptor. *Int J Hematol* 62:107, 1995.
1371. Kehrel B, Wierwille S, Clemetson KJ, et al: Glycoprotein VI is a major collagen receptor for platelet activation: It recognizes the platelet-activating quaternary structure of collagen, whereas CD36, glycoprotein IIb/IIIa, and von Willebrand factor do not. *Blood* 91:491, 1998.
1372. Poole A, Gibbins JM, Turner M, et al: The Fc receptor gamma-chain and the tyrosine kinase Syk are essential for activation of mouse platelets by collagen. *EMBO J* 16:2333, 1997.
1373. Clemetson KJ, Clemetson JM: Platelet receptors, in *Platelets*, 2nd ed, edited by AD Michelson, p 117. Academic Press, San Diego, 2007.
1374. Stout JG, Basse F, Luhm RA, et al: Scott syndrome erythrocytes contain a membrane protein capable of mediating Ca2+-dependent transbilayer migration of membrane phospholipids. *J Clin Invest* 99:2232, 1997.
1375. Horii K, Kahn ML, Herr AB: Structural basis for platelet collagen responses by the immune-type receptor glycoprotein VI. *Blood* 108:936, 2006.
1376. Chiang TM: Collagen-platelet interaction: Platelet non-integrin receptors. *Histol Histopathol* 14:579, 1999.
1377. Keely PJ, Parise LV: The alpha2beta1 integrin is a necessary co-receptor for collagen-induced activation of Syk and the subsequent phosphorylation of phospholipase Cgamma2 in platelets. *J Biol Chem* 271:26668, 1996.
1378. Sugiyama T, Okuma M, Ushikubi F, et al: A novel platelet aggregating factor found in a patient with defective collagen-induced platelet aggregation and autoimmune thrombocytopenia. *Blood* 69:1712, 1987.
1379. Briddon SJ, Watson SP: Evidence for the involvement of p59fyn and p53/56lyn in collagen receptor signalling in human platelets. *Biochem J* 338:203, 1999.
1380. Fujii C, Yanagi S, Sada K, et al: Involvement of protein-tyrosine kinase p72syk in collagen-induced signal transduction in platelets. *Eur J Biochem* 226:243, 1994.
1381. Shattil SJ, Ginsberg MH, Brugge JS: Adhesive signaling in platelets. *Curr Opin Cell Biol* 6:695, 1994.
1382. Soriano P, Montgomery C, Geske R, et al: Targeted disruption of the c-src proto-oncogene leads to osteopetrosis in mice. *Cell* 64:693, 1991.
1383. Daniel JL, Dangelmaier C, Smith JB: Evidence for a role for tyrosine phosphorylation of phospholipase Cg2 in collagen-induced platelet cytosolic calcium mobilization. *Biochem J* 302:617, 1994.
1384. Quek LS, Bolen J, Watson SP: A role for Bruton's tyrosine kinase (Btk) in platelet activation by collagen. *Curr Biol* 8:1137, 1998.
1385. Jung SM, Moroi M: Platelet collagen receptor integrin alpha2beta1 activation involves differential participation of ADP-receptor subtypes P2Y1 and P2Y12 but not intracellular calcium change. *Eur J Biochem* 268:3513, 2001.
1386. Wang Z, Leisner TM, Parise LV: Platelet alpha2beta1 integrin activation: Contribution of ligand internalization and the alpha2-cytoplasmic domain. *Blood* 102:1307, 2003.
1387. Bertoni A, Tadokoro S, Eto K, et al: Relationships between Rap1b, affinity modulation of integrin alpha IIbbeta 3, and the actin cytoskeleton. *J Biol Chem* 277:25715, 2002.
1388. Larson MK, Chen H, Kahn ML, et al: Identification of P2Y12-dependent and -independent mechanisms of glycoprotein VI-mediated Rap1 activation in platelets. *Blood* 101:1409, 2003.
1389. Auger JM, Best D, Snell DC, et al: C-Cbl negatively regulates platelet activation by glycoprotein VI. *J Thromb Haemost* 1:2419, 2003.
1390. Locke D, Liu C, Peng X, et al: Fc Rgamma -independent signaling by the platelet collagen receptor glycoprotein VI. *J Biol Chem* 278:15441, 2003.
1391. Inoue O, Suzuki-Inoue K, Dean WL, et al: Integrin alpha2beta1 mediates outside-in regulation of platelet spreading on collagen through activation of Src kinases and PLCgamma2. *J Cell Biol* 160:769, 2003.
1392. Chen H, Kahn ML: Reciprocal signaling by integrin and nonintegrin receptors during collagen activation of platelets. *Mol Cell Biol* 23:4764, 2003.
1393. Galt SW, Lindemann S, Allen L, et al: Outside-in signals delivered by matrix metalloproteinase-1 regulate platelet function. *Circ Res* 90:1093, 2002.
1394. Best D, Senis YA, Jarvis GE, et al: GPVI levels in platelets: Relationship to platelet function at high shear. *Blood* 102:2811, 2003.
1395. Chen H, Locke D, Liu Y, et al: The platelet receptor GPVI mediates both adhesion and signaling responses to collagen in a receptor density-dependent fashion. *J Biol Chem* 277:3011, 2002.
1396. Furihata K, Clemetson KJ, Deguchi H, et al: Variation in human platelet glycoprotein VI content modulates glycoprotein VI-specific prothrombinase activity. *Arterioscler Thromb Vasc Biol* 21:1857, 2001.
1397. Suzuki H, Murasaki K, Kodama K, et al: Intracellular localization of glycoprotein VI in human platelets and its surface expression upon activation. *Br J Haematol* 121:904, 2003.
1398. Nakamura T, Jamieson GA, Okuma M, et al: Platelet adhesion to type I collagen fibrils: Role of GPVI in divalent cation-dependent and -independent adhesion and thromboxane A2 generation. *J Biol Chem* 273:4338, 1998.
1399. Matsuno K, az-Ricart M, Montgomery RR, et al: Inhibition of platelet adhesion to collagen by monoclonal anti-CD36 antibodies. *Br J Haematol* 92:960, 1996.
1400. Daniel JL, Dangelmaier C, Strouse R, et al: Collagen induces normal signal transduction in platelets deficient in CD36 (platelet glycoprotein IV). *Thromb Haemost* 71:353, 1994.
1401. az-Ricart M, Tandon NN, Carretero M, et al: Platelets lacking functional CD36 (glycoprotein IV) show reduced adhesion to collagen in flowing whole blood. *Blood* 82:491, 1993.
1402. Smith JB, Selak MA, Dangelmaier C, et al: Cytosolic calcium as a second messenger for collagen-induced platelet responses. *Biochem J* 288:925, 1992.
1403. Greenwalt DE, Tandon NN: Platelet shape change and Ca2+ mobilization induced by collagen, but not thrombin or ADP, are inhibited by phenylarsine oxide. *Br J Haematol* 88:830, 1994.
1404. Chow TW, Hellums JD, Moake JL, et al: Shear stress-induced von Willebrand factor binding to platelet glycoprotein Ib initiates calcium influx associated with aggregation. *Blood* 80:113, 1992.
1405. Gu M, Xi X, Englund GD, et al: Analysis of the roles of 14-3-3 in the platelet glycoprotein Ib-IX-mediated activation of integrin alpha(IIb)beta(3) using a reconstituted mammalian cell expression model. *J Cell Biol* 147:1085, 1999.
1406. Zaffran Y, Meyer SC, Negrescu E, et al: Signaling across the platelet adhesion receptor glycoprotein Ib-IX induces alpha IIbbeta 3 activation both in platelets and a transfected Chinese hamster ovary cell system. *J Biol Chem* 275:16779, 2000.
1407. Kasirer-Friede A, Cozzi MR, Mazzucato M, et al: Signaling through GP Ib-IX-V activates {alpha}IIb{beta}3 independently of other receptors. *Blood* 103:3403, 2004.
1408. Marshall SJ, Senis YA, Auger JM, et al: GPIb-dependent platelet activation is dependent on Src kinases but not MAP kinase or cGMP-dependent kinase. *Blood* 103:2601, 2004.
1409. Mangin P, Yuan Y, Goncalves I, et al: Signaling role for phospholipase C gamma 2 in platelet glycoprotein Ib alpha calcium flux and cytoskeletal reorganization. Involvement of a pathway distinct from FcR gamma chain and Fc gamma RIIA. *J Biol Chem* 278:32880, 2003.
1410. Li Z, Xi X, Gu M, et al: A stimulatory role for cGMP-dependent protein kinase in platelet activation. *Cell* 112:77, 2003.
1411. Andrews RK, Munday AD, Mitchell CA, et al: Interaction of calmodulin with the cytoplasmic domain of the platelet membrane glycoprotein Ib-IX-V complex. *Blood* 98:681, 2001.
1412. Gu M, Du X: A novel ligand-binding site in the zeta-form 14-3-3 protein recognizing the platelet glycoprotein Ibalpha and distinct from the c-Raf-binding site. *J Biol Chem* 273:33465, 1998.
1413. Du X, Harris SJ, Tetaz TJ, et al: Association of a phospholipase A2 (14-3-3 protein) with the platelet glycoprotein Ib-IX complex. *J Biol Chem* 269:18287, 1994.
1414. Kasirer-Friede A, Ware J, Leng L, et al: Lateral clustering of platelet GP Ib-IX complexes leads to up-regulation of the adhesive function of integrin alpha IIbbeta 3. *J*

Biol Chem 277:11949, 2002.

1415. Fox JE, Berndt MC: Cyclic AMP-dependent phosphorylation of glycoprotein Ib inhibits collagen-induced polymerization of actin in platelets. *J Biol Chem* 264:9520, 1989.
1416. Phillips DR, Agin PP: Thrombin-induced alterations in the surface structure of the human platelet plasma membrane. *Ser Haematol* 6:292, 1973.
1417. Ramakrishnan V, Reeves PS, DeGuzman F, et al: Increased thrombin responsiveness in platelets from mice lacking glycoprotein V. *Proc Natl Acad Sci U S A* 96:13336, 1999.
1418. Ni H, Ramakrishnan V, Ruggeri ZM, et al: Increased thrombogenesis and embolus formation in mice lacking glycoprotein V. *Blood* 98:368, 2001.
1419. Rink TJ: Cytosolic calcium in platelet activation. *Experientia* 44:97, 1988.
1420. Kovacs T, Felfoldi F, Papp B, et al: All three splice variants of the human sarco/endoplasmic reticulum Ca2+-ATPase 3 gene are translated to proteins: A study of their co-expression in platelets and lymphoid cells. *Biochem J* 358:559, 2001.
1421. Hassock SR, Zhu MX, Trost C, et al: Expression and role of TRPC proteins in human platelets: Evidence that TRPC6 forms the store-independent calcium entry channel. *Blood* 100:2801, 2002.
1422. Roberts DE, McNicol A, Bose R: Mechanism of collagen activation in human platelets. *J Biol Chem* 279:19421, 2004.
1423. Jones GD, Gear AR: Subsecond calcium dynamics in ADP- and thrombin-stimulated platelets: A continuous-flow approach using indo-1. *Blood* 71:1539, 1988.
1424. Rybak ME, Renzulli LA: Effect of calcium channel blockers on platelet GPIIb-IIIa as a calcium channel in liposomes: Comparison with effects on the intact platelet. *Thromb Haemost* 67:131, 1992.
1425. Dessen A, Tang J, Schmidt H, et al: Crystal structure of human cytosolic phospholipase A2 reveals a novel topology and catalytic mechanism. *Cell* 97:349, 1999.
1426. Khan WA, Blobe G, Halpern A, et al: Selective regulation of protein kinase C isoenzymes by oleic acid in human platelets. *J Biol Chem* 268:5063, 1993.
1427. Scholey JM, Taylor KA, Kendrick-Jones J: Regulation of non-muscle myosin assembly by calmodulin-dependent light chain kinase. *Nature* 287:233, 1980.
1428. Naik MU, Naik UP: Calcium-and integrin-binding protein regulates focal adhesion kinase activity during platelet spreading on immobilized fibrinogen. *Blood* 102:3629, 2003.
1429. Barry WT, Boudignon-Proudhon C, Shock DD, et al: Molecular basis of CIB binding to the integrin alpha IIb cytoplasmic domain. *J Biol Chem* 277:28877, 2002.
1430. Zhang J, Zhang J, Shattil SJ, et al: Phosphoinositide 3-kinase gamma and p85/phosphoinositide 3-kinase in platelets. Relative activation by thrombin receptor or beta-phorbol myristate acetate and roles in promoting the ligand-binding function of alphaIIbbeta3 integrin. *J Biol Chem* 271:6265, 1996.
1431. Rittenhouse SE: Phosphoinositide 3-kinase activation and platelet function. *Blood* 88:4401, 1996.
1432. Hartwig JH, Kung S, Kovacsovics T, et al: D3 phosphoinositides and outside-in integrin signaling by glycoprotein IIb-IIIa mediate platelet actin assembly and filopodial extension induced by phorbol 12-myristate 13-acetate. *J Biol Chem* 271:32986, 1996.
1433. Kucera GL, Rittenhouse SE: Human platelets form 3-phosphorylated phosphoinositides in response to alpha-thrombin, U46619, or GTP gamma S. *J Biol Chem* 265:5345, 1990.
1434. Banfic H, Downes CP, Rittenhouse SE: Biphasic activation of PKBalpha/Akt in platelets. Evidence for stimulation both by phosphatidylinositol 3,4-bisphosphate, produced via a novel pathway, and by phosphatidylinositol 3,4,5-trisphosphate. *J Biol Chem* 273:11630, 1998.
1435. Gibbins JM, Briddon S, Shutes A, et al: The p85 subunit of phosphatidylinositol 3-kinase associates with the Fc receptor gamma-chain and linker for activator of T cells (LAT) in platelets stimulated by collagen and convulxin. *J Biol Chem* 273:34437, 1998.
1436. Watanabe N, Nakajima H, Suzuki H, et al: Functional phenotype of phosphoinositide 3-kinase p85alpha-null platelets characterized by an impaired response to GP VI stimulation. *Blood* 102:541, 2003.
1437. Gratacap MP, Payrastre B, Viala C, et al: Phosphatidylinositol 3,4,5-trisphosphate-dependent stimulation of phospholipase C-gamma2 is an early key event in FcgammaRIIA-mediated activation of human platelets. *J Biol Chem* 273:24314, 1998.
1438. Canobbio I, Stefanini L, Cipolla L, et al: Genetic evidence for a predominant role of PI3K{beta} catalytic activity in platelets. *Blood* 114:2193, 2009.
1439. Hirsch E, Bosco O, Tropel P, et al: Resistance to thromboembolism in PI3Kgamma-deficient mice. *FASEB J* 15:2019, 2001.
1440. Leevers SJ, Vanhaesebroeck B, Waterfield MD: Signalling through phosphoinositide 3-kinases: The lipids take centre stage. *Curr Opin Cell Biol* 11:219, 1999.
1441. Bae YS, Cantley LG, Chen CS, et al: Activation of phospholipase C-gamma by phosphatidylinositol 3,4,5- trisphosphate. *J Biol Chem* 273:4465, 1998.
1442. Salim K, Bottomley MJ, Querfurth E, et al: Distinct specificity in the recognition of phosphoinositides by the pleckstrin homology domains of dynamin and Bruton's tyrosine kinase. *EMBO J* 15:6241, 1996.
1443. Li Z, Wahl MI, Eguinoa A, et al: Phosphatidylinositol 3-kinase-gamma activates Bruton's tyrosine kinase in concert with Src family kinases. *Proc Natl Acad Sci U S A* 94:13820, 1997.
1444. Alessi DR, James SR, Downes CP, et al: Characterization of a 3-phosphoinositide-dependent protein kinase which phosphorylates and activates protein kinase Balpha. *Curr Biol* 7:261, 1997.
1445. Stokoe D, Stephens LR, Copeland T, et al: Dual role of phosphatidylinositol-3,4,5-trisphosphate in the activation of protein kinase B. *Science* 277:567, 1997.
1446. Kroner C, Eybrechts K, Akkerman JW: Dual regulation of platelet protein kinase B. *J Biol Chem* 275:27790, 2000.
1447. Li D, August S, Woulfe DS: GSK3beta is a negative regulator of platelet function and thrombosis. *Blood* 111:3522, 2008.
1448. Stojanovic A, Marjanovic JA, Brovkovych VM, et al: A phosphoinositide 3-kinase-AKT-nitric oxide-cGMP signaling pathway in stimulating platelet secretion and aggregation. *J Biol Chem* 281:16333, 2006.
1449. Zhang W, Colman RW: Thrombin regulates intracellular cyclic AMP concentration in human platelets through phosphorylation/activation of phosphodiesterase 3A. *Blood* 110:1475, 2007.
1450. Woulfe D, Jiang H, Morgans A, et al: Defects in secretion, aggregation, and thrombus formation in platelets from mice lacking Akt2. *J Clin Invest* 113:441, 2004.
1451. Chen J, De S, Damron D, et al: Impaired platelet response to thrombin and collagen in AKT-1 deficient mice. *Blood* 104:1703, 2004.
1452. Woulfe D, Jiang H, Morgans A, et al: Defects in secretion, aggregation, and thrombus formation in platelets from mice lacking Akt2. *J Clin Invest* 113:441, 2004.
1453. Karniguian A, Zahraoui A, Tavitian A: Identification of small GTP-binding rab proteins in human platelets: Thrombin-induced phosphorylation of rab3B, rab6, and rab8 proteins. *Proc Natl Acad Sci U S A* 90:7647, 1993.
1454. Richards-Smith B, Novak EK, Jang EK, et al: Analyses of proteins involved in vesicular trafficking in platelets of mouse models of Hermansky Pudlak syndrome. *Mol Genet Metab* 68:14, 1999.
1455. Wilson SM, Yip R, Swing DA, et al: A mutation in Rab27a causes the vesicle transport defects observed in ashen mice. *Proc Natl Acad Sci U S A* 97:7933, 2000.
1456. Bao X, Faris AE, Jang EK, et al: Molecular cloning, bacterial expression and properties of Rab31 and Rab32. *Eur J Biochem* 269:259, 2002.
1457. Choi W, Karim ZA, Whiteheart SW: Arf6 plays an early role in platelet activation by collagen and convulxin. *Blood* 107:3145, 2006.
1458. Hall A: Rho GTPases and the actin cytoskeleton. *Science* 279:509, 1998.
1459. Bishop AL, Hall A: Rho GTPases and their effector proteins. *Biochem J* 348 Pt 2:241, 2000.
1460. Polakis PG, Snyderman R, Evans T: Characterization of G25K, a GTP-binding protein containing a novel putative nucleotide binding domain. *Biochem Biophys Res Commun* 160:25, 1989.
1461. Polakis PG, Weber RF, Nevins B, et al: Identification of the ral and rac1 gene products, low molecular mass GTP-binding proteins from human platelets. *J Biol Chem* 264:16383, 1989.
1462. Schoenwaelder SM, Hughan SC, Boniface K, et al: RhoA sustains integrin alpha IIbbeta 3 adhesion contacts under high shear. *J Biol Chem* 277:14738, 2002.
1463. Soulet C, Gendreau S, Missy K, et al: Characterisation of Rac activation in thrombin-and collagen-stimulated human blood platelets. *FEBS Lett* 507:253, 2001.
1464. Vidal C, Geny B, Melle J, et al: Cdc42/Rac1-dependent activation of the p21-activated kinase (PAK) regulates human platelet lamellipodia spreading: Implication of the cortical-actin binding protein cortactin. *Blood* 100:4462, 2002.
1465. Soulet C, Hechler B, Gratacap MP, et al: A differential role of the platelet ADP receptors P2Y1 and P2Y12 in Rac activation. *J Thromb Haemost* 3:2296, 2005.
1466. Moers A, Wettschureck N, Offermanns S: G13-mediated signaling as a potential target for antiplatelet drugs. *Drug News Perspect* 17:493, 2004.
1467. Azim AC, Barkalow K, Chou J, et al: Activation of the small GTPases, rac and cdc42, after ligation of the platelet PAR-1 receptor. *Blood* 95:959, 2000.
1468. Shock DD, He K, Wencel-Drake JD, et al: Ras activation in platelets after stimulation of the thrombin receptor, thromboxane A2 receptor or protein kinase C. *Biochem J* 321(Pt 2):525, 1997.
1469. Omerovic J, Hammond DE, Clague MJ, et al: Ras isoform abundance and signalling in human cancer cell lines. *Oncogene* 27:2754, 2008.
1470. Omerovic J, Laude AJ, Prior IA: Ras proteins: Paradigms for compartmentalised and isoform-specific signalling. *Cell Mol Life Sci* 64:2575, 2007.
1471. Tulasne D, Bori T, Watson SP: Regulation of RAS in human platelets. Evidence that activation of RAS is not sufficient to lead to ERK1-2 phosphorylation. *Eur J Biochem* 269:1511, 2002.
1472. Bauer M, Retzer M, Wilde JI, et al: Dichotomous regulation of myosin phosphorylation and shape change by Rho-kinase and calcium in intact human platelets. *Blood* 94:1665, 1999.
1473. Nemoto Y, Namba T, Teru-uchi T, et al: A rho gene product in human blood platelets. I. Identification of the platelet substrate for botulinum C3 ADP-ribosyltransferase as rhoA protein. *J Biol Chem* 267:20916, 1992.
1474. Morii N, Teru-uchi T, Tominaga T, et al: A rho gene product in human blood platelets. II. Effects of the ADP-ribosylation by botulinum C3 ADP-ribosyltransferase on platelet aggregation. *J Biol Chem* 267:20921, 1992.
1475. Leng L, Kashiwagi H, Ren XD, et al: RhoA and the function of platelet integrin alphaIIbbeta3. *Blood* 91:4206, 1998.
1476. Klages B, Brandt U, Simon MI, et al: Activation of G12/G13 results in shape change and Rho/Rho-kinase-mediated myosin light chain phosphorylation in mouse platelets. *J Cell Biol* 144:745, 1999.
1477. Schwartz M: Rho signalling at a glance. *J Cell Sci* 117:5457, 2004.
1478. McCarty OJ, Larson MK, Auger JM, et al: Rac1 is essential for platelet lamellipodia formation and aggregate stability under flow. *J Biol Chem* 280:39474, 2005.
1479. Akbar H, Kim J, Funk K, et al: Genetic and pharmacologic evidence that Rac1 GTPase is involved in regulation of platelet secretion and aggregation. *J Thromb Haemost* 5:1747, 2007.
1480. Pleines I, Elvers M, Strehl A, et al: Rac1 is essential for phospholipase C-gamma2 activation in platelets. *Pflugers Arch* 457:1173, 2009.
1481. Falet H, Hoffmeister KM, Neujahr R, et al: Normal Arp2/3 complex activation in platelets lacking WASP. *Blood* 100:2113, 2002.
1482. Pula G, Poole AW: Critical roles for the actin cytoskeleton and cdc42 in regulating platelet integrin alpha2beta1. *Platelets* 19:199, 2008.
1483. Kooistra MR, Dube N, Bos JL: Rap1: A key regulator in cell-cell junction formation. *J Cell Sci* 120:17, 2007.
1484. Franke B, Akkerman JW, Bos JL: Rapid Ca2+-mediated activation of Rap1 in human platelets. *EMBO J* 16:252, 1997.

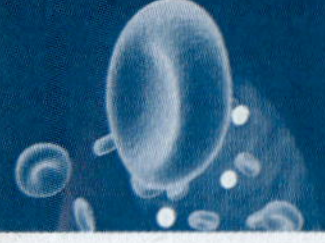

1485. Greco F, Sinigaglia F, Balduini C, et al: Activation of the small GTPase Rap2B in agonist-stimulated human platelets. *J Thromb Haemost* 2:2223, 2004.
1486. Chrzanowska-Wodnicka M, Smyth SS, Schoenwaelder SM, et al: Rap1b is required for normal platelet function and hemostasis in mice. *J Clin Invest* 115:680, 2005.
1487. Eto K, Murphy R, Kerrigan SW, et al: Megakaryocytes derived from embryonic stem cells implicate CalDAG-GEFI in integrin signaling. *Proc Natl Acad Sci U S A* 99:12819, 2002.
1488. Crittenden JR, Bergmeier W, Zhang Y, et al: CalDAG-GEFI integrates signaling for platelet aggregation and thrombus formation. *Nat Med* 10:982, 2004.
1489. Cifuni SM, Wagner DD, Bergmeier W: CalDAG-GEFI and protein kinase C represent alternative pathways leading to activation of integrin alphaIIbbeta3 in platelets. *Blood* 112:1696, 2008.
1490. Watanabe N, Bodin L, Pandey M, et al: Mechanisms and consequences of agonist-induced talin recruitment to platelet integrin alphaIIbbeta3. *J Cell Biol* 181:1211, 2008.
1491. Cullen PJ, Lockyer PJ: Integration of calcium and Ras signalling. *Nat Rev Mol Cell Biol* 3:339, 2002.
1492. Bodemann BO, White MA: Ral GTPases and cancer: Linchpin support of the tumorigenic platform. *Nat Rev Cancer* 8:133, 2008.
1493. Mark BL, Jilkina O, Bhullar RP: Association of Ral GTP-binding protein with human platelet dense granules. *Biochem Biophys Res Commun* 225:40, 1996.
1494. Wolthuis RM, Franke B, van Triest M, et al: Activation of the small GTPase Ral in platelets. *Mol Cell Biol* 18:2486, 1998.
1495. Kawato M, Shirakawa R, Kondo H, et al: Regulation of platelet dense granule secretion by the Ral GTPase-exocyst pathway. *J Biol Chem* 283:166, 2008.
1496. Zerial M, McBride H: Rab proteins as membrane organizers. *Nat Rev Mol Cell Biol* 2:107, 2001.
1497. Kuchay SM, Chishti AH: Calpain-mediated regulation of platelet signaling pathways. *Curr Opin Hematol* 14:249, 2007.
1498. Lai KC, Flaumenhaft R: SNARE protein degradation upon platelet activation: Calpain cleaves SNAP-23. *J Cell Physiol* 194:206, 2003.
1499. Kuchay SM, Kim N, Grunz EA, et al: Double knockouts reveal that protein tyrosine phosphatase 1B is a physiological target of calpain-1 in platelets. *Mol Cell Biol* 27:6038, 2007.
1500. Vinogradova O, Vaynberg J, Kong X, et al: Membrane-mediated structural transitions at the cytoplasmic face during integrin activation. *Proc Natl Acad Sci U S A* 101:4094, 2004.
1501. Martel V, Racaud-Sultan C, Dupe S, et al: Conformation, localization, and integrin binding of talin depend on its interaction with phosphoinositides. *J Biol Chem* 276:21217, 2001.
1502. Di Paolo G, Pellegrini L, Letinic K, et al: Recruitment and regulation of phosphatidylinositol phosphate kinase type 1 gamma by the FERM domain of talin. *Nature* 420:85, 2002.
1503. Ling K, Doughman RL, Firestone AJ, et al: Type I gamma phosphatidylinositol phosphate kinase targets and regulates focal adhesions. *Nature* 420:89, 2002.
1504. Calderwood DA, Yan B, de Pereda JM, et al: The phosphotyrosine binding-like domain of talin activates integrins. *J Biol Chem* 277:21749, 2002.
1505. Garcia-Alvarez B, de Pereda JM, Calderwood DA, et al: Structural determinants of integrin recognition by talin. *Mol Cell* 11:49, 2003.
1506. Wegener KL, Campbell ID: Transmembrane and cytoplasmic domains in integrin activation and protein-protein interactions [review]. *Mol Membr Biol* 25:376, 2008.
1507. Ling K, Doughman RL, Iyer VV, et al: Tyrosine phosphorylation of type Igamma phosphatidylinositol phosphate kinase by Src regulates an integrin-talin switch. *J Cell Biol* 163:1339, 2003.
1508. Xing B, Jedsadayanmata A, Lam SC: Localization of an integrin binding site to the C terminus of talin. *J Biol Chem* 276:44373, 2001.
1509. Montanez E, Ussar S, Schifferer M, et al: Kindlin-2 controls bidirectional signaling of integrins. *Genes Dev* 22:1325, 2008.
1510. Ma YQ, Qin J, Wu C, et al: Kindlin-2 (Mig-2): A co-activator of beta3 integrins. *J Cell Biol* 181:439, 2008.
1511. Moser M, Nieswandt B, Ussar S, et al: Kindlin-3 is essential for integrin activation and platelet aggregation. *Nat Med* 14:325, 2008.
1512. Kuijpers TW, van de Vijver E, Weterman MA, et al: LAD-1/variant syndrome is caused by mutations in FERMT3. *Blood* 113:3740, 2008.
1513. Mory A, Feigelson SW, Yarali N, et al: Kindlin-3: A new gene involved in the pathogenesis of LAD-III. *Blood* 112:2591, 2008.
1514. Svensson L, Howarth K, McDowall A, et al: Leukocyte adhesion deficiency-III is caused by mutations in KINDLIN3 affecting integrin activation. *Nat Med* 15:306, 2009.
1515. Malinin NL, Zhang L, Choi J, et al: A point mutation in KINDLIN3 ablates activation of three integrin subfamilies in humans. *Nat Med* 15:313, 2009.
1516. Harburger DS, Bouaouina M, Calderwood DA: Kindlin-1 and -2 directly bind the C-terminal region of beta integrin cytoplasmic tails and exert integrin-specific activation effects. *J Biol Chem* 284:11485, 2009.
1517. Li R, Babu CR, Lear JD, et al: Oligomerization of the integrin alphaIIbbeta3: Roles of the transmembrane and cytoplasmic domains. *Proc Natl Acad Sci U S A* 98:12462, 2001.
1518. Arias-Salgado EG, Lizano S, Sarkar S, et al: Src kinase activation by direct interaction with the integrin beta cytoplasmic domain. *Proc Natl Acad Sci U S A* 100:13298, 2003.
1519. Obergfell A, Eto K, Mocsai A, et al: Coordinate interactions of Csk, Src, and Syk kinases with [alpha]IIb[beta]3 initiate integrin signaling to the cytoskeleton. *J Cell Biol* 157:265, 2002.
1520. Newman DK: The Y's that bind: Negative regulators of Src family kinase activity in platelets. *J Thromb Haemost* 7:195, 2009.
1521. Woodside DG, Obergfell A, Leng L, et al: Activation of Syk protein tyrosine kinase through interaction with integrin beta cytoplasmic domains. *Curr Biol* 11:1799, 2001.
1522. Woodside DG, Obergfell A, Talapatra A, et al: The N-terminal SH2 domains of Syk and ZAP-70 mediate phosphotyrosine-independent binding to integrin beta cytoplasmic domains. *J Biol Chem* 277:39401, 2002.
1523. De Virgilio M, Kiosses WB, Shattil SJ: Proximal, selective, and dynamic interactions between integrin {alpha}IIb{beta}3 and protein tyrosine kinases in living cells. *J Cell Biol* 165:305, 2004.
1524. Patil S, Newman DK, Newman PJ. PECAM-1 serves as an inhibitory receptor that modulates platelet responses to collagen [abstract]. *Blood* 96:446a, 2009.
1525. Falati S, Patil S, Gross PL, et al: Platelet PECAM-1 inhibits thrombus formation in vivo. *Blood* 107:535, 2006.
1526. Newman PJ, Newman DK: Signal transduction pathways mediated by PECAM-1: New roles for an old molecule in platelet and vascular cell biology. *Arterioscler Thromb Vasc Biol* 23:953, 2003.
1527. Wong C, Liu Y, Yip J, et al: CEACAM1 negatively regulates platelet-collagen interactions and thrombus growth *in vitro* and *in vivo*. *Blood* 113:1818, 2009.
1528. Newland SA, Macaulay IC, Floto AR, et al: The novel inhibitory receptor G6B is expressed on the surface of platelets and attenuates platelet function *in vitro*. *Blood* 109:4806, 2007.
1529. Mori J, Pearce AC, Spalton JC, et al: G6b-B inhibits constitutive and agonist-induced signaling by glycoprotein VI and CLEC-2. *J Biol Chem* 283:35419, 2008.
1530. Kumar G, Wang S, Gupta S, et al: The membrane immunoglobulin receptor utilizes a Shc/Grb2/hSOS complex for activation of the mitogen-activated protein kinase cascade in a B-cell line. *Biochem J* 307:215, 1995.
1531. Miranti CK, Leng L, Maschberger P, et al: Identification of a novel integrin signaling pathway involving the kinase Syk and the guanine nucleotide exchange factor Vav1. *Curr Biol* 8:1289, 1998.
1532. Majerus PW: Arachidonate metabolism in vascular disorders. *J Clin Invest* 72:1521, 1983.
1533. Moncada S, Whittle BJ: Biological actions of prostacyclin and its pharmacological use in platelet studies. *Adv Exp Med Biol* 192:337, 1985.
1534. Marcus AJ: The role of lipids in platelet function: With particular reference to the arachidonic acid pathway. *J Lipid Res* 19:793, 1978.
1535. Katsuyama M, Sugimoto Y, Namba T, et al: Cloning and expression of a cDNA for the human prostacyclin receptor. *FEBS Lett* 344:74, 1994.
1536. Kunapuli SP, Fen MG, Bastepe M, et al: Cloning and expression of a prostaglandin E receptor EP3 subtype from human erythroleukaemia cells. *Biochem J* 298(Pt 2):263, 1994.
1537. Hung SH, Zhang W, Pixley RA, et al: New insights from the structure-function analysis of the catalytic region of human platelet phosphodiesterase 3A: A role for the unique 44-amino acid insert. *J Biol Chem* 281:29236, 2006.
1538. Feijge MA, Ansink K, Vanschoonbeek K, et al: Control of platelet activation by cyclic AMP turnover and cyclic nucleotide phosphodiesterase type-3. *Biochem Pharmacol* 67:1559, 2004.
1539. Sun B, Li H, Shakur Y, et al: Role of phosphodiesterase type 3A and 3B in regulating platelet and cardiac function using subtype-selective knockout mice. *Cell Signal* 19:1765, 2007.
1540. Chapman TM, Goa KL: Cilostazol: A review of its use in intermittent claudication. *Am J Cardiovasc Drugs* 3:117, 2003.
1541. Manganello JM, Huang JS, Kozasa T, et al: Protein kinase A-mediated phosphorylation of the Galpha13 switch I region alters the Galphabetagamma13-G protein-coupled receptor complex and inhibits Rho activation. *J Biol Chem* 278:124, 2003.
1542. Bodnar RJ, Xi X, Li Z, et al: Regulation of glycoprotein Ib-IX-von Willebrand factor interaction by cAMP-dependent protein kinase-mediated phosphorylation at Ser 166 of glycoprotein Ib(beta). *J Biol Chem* 277:47080, 2002.
1543. Cavallini L, Coassin M, Borean A, et al: Prostacyclin and sodium nitroprusside inhibit the activity of the platelet inositol 1,4,5-trisphosphate receptor and promote its phosphorylation. *J Biol Chem* 271:5545, 1996.
1544. Nishimura T, Yamamoto T, Komuro Y, et al: Antiplatelet functions of a stable prostacyclin analog, SM-10906 are exerted by its inhibitory effect on inositol 1,4,5-trisphosphate production and cytosolic Ca2++ increase in rat platelets stimulated by thrombin. *Thromb Res* 79:307, 1995.
1545. Cook SJ, McCormick F: Inhibition by cAMP of Ras-dependent activation of Raf. *Science* 262:1069, 1993.
1546. Dumaz N, Marais R: Protein kinase A blocks Raf-1 activity by stimulating 14-3-3 binding and blocking Raf-1 interaction with Ras. *J Biol Chem* 278:29819, 2003.
1547. Fischer TH, Collins JH, Gatling MN, et al: The localization of the cAMP-dependent protein kinase phosphorylation site in the platelet rat protein, rap 1B. *FEBS Lett* 2832:173, 1991.
1548. Siess W, Grunberg B: Phosphorylation of rap1B by protein kinase A is not involved in platelet inhibition by cyclic AMP. *Cell Signal* 5:209, 1993.
1549. Lou L, Urbani J, Ribeiro-Neto F, et al: CAMP inhibition of Akt is mediated by activated and phosphorylated Rap1b. *J Biol Chem* 277:32799, 2002.
1550. Fabre JE, Nguyen M, Athirakul K, et al: Activation of the murine EP3 receptor for PGE2 inhibits cAMP production and promotes platelet aggregation. *J Clin Invest* 107:603, 2001.
1551. Shio H, Ramwell P: Effect of prostaglandin E2 and aspirin on the secondary aggregation of human platelets. *Nat New Biol* 236:45, 1972.
1552. Gross S, Tilly P, Hentsch D, et al: Vascular wall-produced prostaglandin E2 exacerbates arterial thrombosis and atherothrombosis through platelet EP3 receptors. *J Exp Med* 204:311, 2007.
1553. Luscher TF, Diederich D, Siebenmann R, et al: Difference between endothelium-dependent relaxation in arterial and in venous coronary bypass grafts. *N Engl J Med* 319:462, 1988.
1554. Goretski J, Hollocher TC: Trapping of nitric oxide produced during denitrification

by extracellular hemoglobin. *J Biol Chem* 263:2316, 1988.
1555. Loscalzo J, Welch G: Nitric oxide and its role in the cardiovascular system. *Prog Cardiovasc Dis* 38:87, 1995.
1556. Mellion BT, Ignarro LJ, Ohlstein EH, et al: Evidence for the inhibitory role of guanosine 3′, 5′-monophosphate in ADP-induced human platelet aggregation in the presence of nitric oxide and related vasodilators. *Blood* 57:946, 1981.
1557. Radomski MW, Palmer RM, Moncada S: Modulation of platelet aggregation by an L-arginine-nitric oxide pathway. *Trends Pharmacol Sci* 12:87, 1991.
1558. Wang GR, Zhu Y, Halushka PV, et al: Mechanism of platelet inhibition by nitric oxide: *In vivo* phosphorylation of thromboxane receptor by cyclic GMP-dependent protein kinase. *Proc Natl Acad Sci U S A* 95:4888, 1998.
1559. Massberg S, Sausbier M, Klatt P, et al: Increased adhesion and aggregation of platelets lacking cyclic guanosine 3′,5′-monophosphate kinase I. *J Exp Med* 189:1255, 1999.
1560. Aszodi A, Pfeifer A, Ahmad M, et al: The vasodilator-stimulated phosphoprotein (VASP) is involved in cGMP- and cAMP-mediated inhibition of agonist-induced platelet aggregation, but is dispensable for smooth muscle function. *EMBO J* 18:37, 1999.
1561. Butt E, Abel K, Krieger M, et al: CAMP- and cGMP-dependent protein kinase phosphorylation sites of the focal adhesion vasodilator-stimulated phosphoprotein (VASP) *in vitro* and in intact human platelets. *J Biol Chem* 269:14509, 1994.
1562. Hauser W, Knobeloch KP, Eigenthaler M, et al: Megakaryocyte hyperplasia and enhanced agonist-induced platelet activation in vasodilator-stimulated phosphoprotein knockout mice. *Proc Natl Acad Sci U S A* 96:8120, 1999.
1563. Massberg S, Gruner S, Konrad I, et al: Enhanced *in vivo* platelet adhesion in vasodilator-stimulated phosphoprotein (VASP)-deficient mice. *Blood* 103:136, 2004.
1564. Maurice DH, Haslam RJ: Molecular basis of the synergistic inhibition of platelet function by nitrovasodilators and activators of adenylate cyclase: Inhibition of cyclic AMP breakdown by cyclic GMP. *Mol Pharmacol* 37:671, 1990.
1565. Kaczmarek E, Koziak K, Sevigny J, et al: Identification and characterization of CD39/vascular ATP diphosphohydrolase. *J Biol Chem* 271:33116, 1996.
1566. Atkinson B, Dwyer K, Enjyoji K, et al: Ecto-nucleotidases of the CD39/NTPDase family modulate platelet activation and thrombus formation: Potential as therapeutic targets. *Blood Cells Mol Dis* 36:217, 2006.
1567. Le F, Townsend-Nicholson A, Baker E, et al: Characterization and chromosomal localization of the human A2a adenosine receptor gene: ADORA2A. *Biochem Biophys Res Commun* 223:461, 1996.
1568. Pulte D, Olson KE, Broekman MJ, et al: CD39 activity correlates with stage and inhibits platelet reactivity in chronic lymphocytic leukemia. *J Transl Med* 5:23, 2007.
1569. White JG: Platelet ultrastructure, in *Hemostasis and Thrombosis*, 3rd ed, edited by AL Bloom, CD Forbes, PT Duncan, EGD Tuddenham, p 49. Churchill Livingstone, Edinburgh, 1994.
1570. Li R, Babu CR, Valentine K, et al: Characterization of the monomeric form of the transmembrane and cytoplasmic domains of the integrin beta 3 subunit by NMR spectroscopy. *Biochemistry* 41:15618, 2002.
1571. Smyth SS, Woulfe DS, Weitz JI, et al: G-protein-coupled receptors as signaling targets for antiplatelet therapy. *Arterioscler Thromb Vasc Biol* 29:449, 2009.
1572. Andrews RK, Gardiner EE, Shen Y, et al: Glycoprotein Ib-IX-V. *Int J Biochem Cell Biol* 35:1170, 2003.
1573. Coller BS: Disorders of platelets, in *Disorders of Hemostasis*, edited by OD Ratnoff, CD Forbes, p 73. Grune & Stratton, Orlando, FL, 1984.
1574. Holmsen H, Weiss HJ: Secretable storage pools in platelets. *Annu Rev Med* 30:119, 1979.
1575. Pollard TD: Actin. *Curr Opin Cell Biol* 2:33, 1990.
1576. Vandekerckhove J: Actin-binding proteins. *Curr Opin Cell Biol* 2:41, 1990.
1577. Weeds AG, Gooch J, Pope B, et al: Preparation and characterization of pig plasma and platelet gelsolins. *Eur J Biochem* 161:69, 1986.
1578. Smillie LB: Structure and function of tropomyosins from muscle and non-muscle. *Trends Biochem Sci* 4:151, 1981.
1579. Vandekerckhove J: Structural principles of actin-binding proteins. *Curr Opin Cell Biol* 1:15, 1989.
1580. Lind SE, Stossel TP: The microfilament network of the platelet. *Prog Hemost Thromb* 6:63, 1982.
1581. Chen M, Stracher A: In situ phosphorylation of platelet actin-binding protein by cAMP-dependent protein kinase stabilizes it against proteolysis by calpain. *J Biol Chem* 264:14282, 1989.
1582. Beckerle MC, Miller DE, Bertagnolli ME, et al: Activation-dependent redistribution of the adhesion plaque protein, talin, in intact human platelets. *J Cell Biol* 109:3333, 1989.
1583. O'Halloran T, Beckerle MC, Burridge K: Identification of talin as a major cytoplasmic protein implicated in platelet activation. *Nature* 317:449, 1985.
1584. Koteliansky VE, Gneushev GN, Glukhova MA, et al: Identification and isolation of vinculin from platelets. *FEBS Lett* 165:26, 1984.
1585. Langer B, Gonnella PA, Nachmias VT: α-actinin and vinculin in normal and thrombasthenic platelets. *Blood* 63:606, 1984.
1586. Lucas RC, Rosenberg S, Shafiq S, et al: The isolation and characterization of a cytoskeleton and a contractile apparatus from platelets, in *Protides of Biological Fluids*, edited by H Peeters, p 465. Pergamon Press, New York, 1975.
1587. Wang L-L, Bryan J: Isolation of calcium-dependent platelet proteins that interact with actin. *Cell* 25:637, 1981.
1588. Hathaway DR, Adelstein RS: Human platelet myosin light chain kinase requires the calcium binding protein calmodulin for activity. *Proc Natl Acad Sci U S A* 76:1653, 1979.
1589. Wolff DJ, Brostrom CO: Properties and functions of the calcium-dependent regulator protein. *Adv Cyclic Nucleotide Res* 11:27, 1979.
1590. Daniel JL: Platelet contractile proteins, in *Hemostasis and Thrombosis: Basic Principles and Clinical Practice*, 3rd ed, edited by RW Colman, J Hirsh, VJ Marder, EW Salzman, p 557. Philadelphia, JB Lippincott, Philadelphia, 1993.

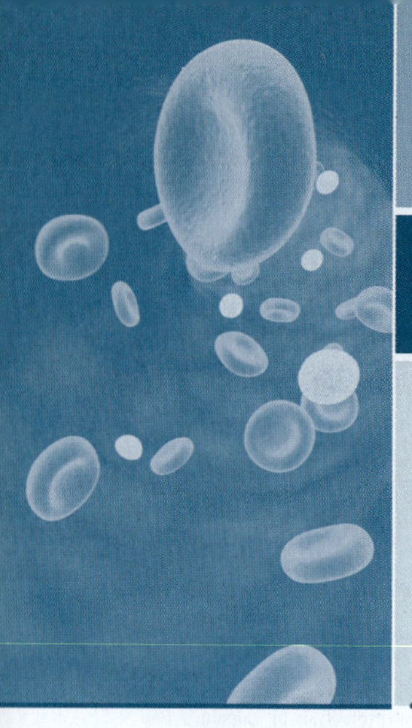

第115章 凝血因子和止血途径的分子生物学和生物化学

Dougald M. Monroe Ⅲ, Maureane Hoffman, Harold R. Roberts

摘 要

血液凝固是一个受到精确调控的平衡系统。正常情况下，血液以流动状态存在于脉管系统中，也可以快速形成凝块以封堵伤口。止血功能受损时，即会出现出血或血栓症状。本章介绍了凝血系统中的各种因子的分子生化学特征以及在生物体内这些因子与细胞及因子与因子之间的相互作用。我们把这些凝血因子分为以下几类：①维生素K依赖的凝血因子（凝血酶原、凝血因子Ⅶ、凝血因子Ⅸ、凝血因子Ⅹ、蛋白C）；②可溶性辅因子（蛋白S、凝血因子Ⅴ、凝血因子Ⅷ、血管性血友病因子）；③凝血因子Ⅺ和其他"接触"因子；④细胞相关的辅因子（组织因子和血栓调节蛋白）；⑤纤维蛋白原；⑥凝血因子XIII和凝血酶可活化的纤溶抑制物（TAFI）；⑦血浆凝血蛋白酶抑制物。表115-1罗列了本章中介绍的凝血因子的主要特征。基于目前细胞和细胞之间以及细胞和蛋白之间的相互作用调控凝血过程的理解，本章将讲述凝血途径的模式。从而强调细胞以及血浆蛋白酶抑制物使血管损伤引发的凝血反应局限在损伤局部的重要性。

凝血因子的分子生物学、生物化学以及寿命

■ 维生素K依赖的酶原（凝血酶原、凝血因子Ⅶ、Ⅸ、Ⅹ和蛋白C）

共同结构和功能特点

维生素K依赖的凝血因子酶原是水解活化后表现出酶活性的丝氨酸蛋白酶前体。它们有相似的蛋白结构域（图115-1）。每一个成熟的维生素K依赖的凝血酶原蛋白其氨基端都是由9~12个GLA构成的γ-羧基谷氨酸结构域。其后是疏水结构域。除凝血酶原以外的因子都包含有两个表皮生长因子样结构域，其羧基端都是由丝氨酸蛋白酶所构成。凝血酶

本章中出现的简写和缩写词：ADAMTS，具有凝血酶致敏蛋白基序的解聚素和金属蛋白酶（a disintegrin and metalloproteinase with thrombospondin motifs）；APC，活化蛋白C（activated protein C）；APTT，活化部分的凝血活酶时间（activated partial thromboplastin time）；AT，抗凝血酶（antithrombin）；BiP，免疫球蛋白结合蛋白（immunoglobulin-binding protein）；CYP2C9，代谢华法林的细胞色素P450复合物（cytochrome P450 complex that metabolizes warfarin）；C/EB，CCAAT/增强子结合蛋白（CCAAT/enhancer binding protein）；EGF，表皮生长因子（epidermal growth factor）；EPCR，内皮细胞蛋白C受体（endothelial cell protein C receptor）；ERGIC，内质网-高尔基体的间隔（endoplasmic reticulum-Golgi intermediate compartment）；GLA，γ-羧基谷氨酸（γ-carboxyglutamic acid）；HC Ⅱ，肝素辅因子Ⅱ（heparin cofactor II）；HK，高分子激肽原（high-molecular-weight kininogen）；HNF，肝脏核因子（hepatic nuclear factor）；IL，白细胞介素（interleukin）；LMAN-1，甘露糖结合的植物凝集素基因产物（mannose-binding lectin-1 gene product）；MCFD2，多凝血缺陷蛋白2（multiple coagulation deficiency protein 2）；MZF，骨髓富集的转录因子（myeloid-enriched transcription factor）；NF-κB，活化B细胞的核因子κ轻链增强子（nuclear factor kappa-light-chain-enhancer of activated B cells）；PAR，蛋白水解活化受体（proteolytically activated receptor）；PK，激肽释放酶原（prekallikrein）；PS，磷脂酰丝氨酸（phosphatidylserine）；RFLP，限制性片段长度多态性（restriction fragment length polymorphism）；SCR，短共同重复序列（short consensus repeat）；Serpin，丝氨酸蛋白酶抑制物（serine protease inhibitor）；TAFI，凝血酶可活化的纤溶抑制物（thrombin-activatable fibrinolytic inhibitor）；TF，组织因子（tissue factor）；TFPI，组织因子途径抑制物（tissue factor pathway inhibitor）；TM，血栓调节蛋白（thrombomodulin）；VKORC1，维生素K环氧化物还原酶复合物1（vitamin K epoxide reductase complex 1）；VWF，血管性血友病因子（von Willebrand factor）；ZPI，蛋白Z依赖的蛋白酶抑制物（protein Z-dependent protease inhibitor）。

表 115-1　凝血因子的特征

	因子	浓度	血浆半衰期(小时)	染色体
酶原				
GLA[a]	凝血酶原(因子Ⅱ)	100~150μg/ml	60~70	11p11-q12
	因子Ⅶ	0.5μg/ml	3~6	13q34
	因子Ⅸ	4~5μg/ml	18~24	Xq27.1-q27.2
	因子Ⅹ	8~10μg/ml	30~40	13q34
	蛋白 C	4~5μg/ml	6	2q13-q14
非 GLA	因子Ⅺ	5μg/ml	52	4q32-q35
	因子Ⅻ	30μg/ml	60 小时	5q33
	prekallikrein	50μg/ml	35	4q35
	因子ⅩⅢ-A 链[b,c]	10μg/ml	240	6p24-p25
	因子ⅩⅢ-B 链[b]	22μg/ml		1q31-q32.1
	凝血酶活化的纤溶抑制物	6μg/ml		13q14
辅因子				
可溶性	因子Ⅴ[c]	5~10μg/ml	12	1q21-q25
	因子Ⅷ	0.1~0.2μg/ml	8~12	Xq28
	VWF	10μg/ml	12	12p13.2
	蛋白 S	25μg/ml[d]	42	3p11.1-q11.2
	蛋白 Z	2~3μg/ml	60	13q34
	高分子量激肽原	70μg/ml	150	3q26
细胞性	组织因子	—	—	1p21-p22
	血栓调节蛋白	—	—	20p12-cen
结构蛋白	纤维蛋白原	2000~4000μg/ml	72~120	
	Aα 链			4q23-q32
	Bβ 链			4q23-q33
	γ 链			4q23-q34
抑制物	抗凝血酶	150~400μg/ml	72	1q23-q25
	组织因子途径抑制物	0.1μg/ml	8	2q31-q32.1
	蛋白 Z 依赖的蛋白酶抑制物	1~1.6μg/ml	e	14q32

[a] γ- 羧基谷氨酸。

[b] 所有的因子ⅩⅢ的 A 链都是与因子ⅩⅢ的 B 链组成复合物；而只有一半的因子ⅩⅢ的 B 链和因子ⅩⅢ的 A 链形成复合物，其余在血浆中以游离形式存在。

[c] 血小板上携带有很大一部分活化的因子ⅩⅢ(具有几乎一半的因子ⅩⅢ活性)和因子Ⅴ(循环中 20% 的因子Ⅴ)。

[d] 大约 60% 的蛋白 S 与 C4b 补体结合蛋白形成复合物。

[e] 蛋白 Z 依赖的蛋白酶抑制物与蛋白 Z 形成复合物在血液中循环。

原有两个 kringle 结构域来代替表皮生长因子样结构域。至少部分相应的功能与相应的结构域相关。

除了在成熟的蛋白中发现的功能结构域以外，在合成时，每种维生素 K 依赖的因子在氨基端都有一段信号肽，后者可以将其定向转运入内质网。在信号肽之后还有一段 19~25 个氨基酸的前肽，可被 γ 谷氨酰羧化酶识别，从而催化这些分子氨基端部分的谷氨酸残基羧基化。定位于内质网后，其信号序列被微粒体的信号肽酶去除。在成熟蛋白分泌之前，前肽在羧基化之后被切除。

这些蛋白不仅同源，它们的基因结构也有着高度的相似性。这些维生素 K 依赖的因子的编码序列的长度也很相似。然而，内含子的长度差异很大，因此导致基因的整体长度有很大差别(凝血酶原基因为 20kb，凝血因子Ⅶ基因为 13kb，凝血因子Ⅸ基因为 33kb，凝血因子Ⅹ基因为 25kb，蛋白 C 基因为 10kb)。尽管这些维生素 K 依赖因子的 cDNA 已经测序成功，但对非编码序列的了解还有较大差异。这些维生素 K 依赖的凝血因子酶原主要是在肝脏合成的，因此它们都存在着调控元件以控制肝脏特异的表达。只是这些因子的调控元件有所不同。

对于凝血因子Ⅶ、Ⅸ、Ⅹ和蛋白 C、蛋白 Z 而言，它们的内

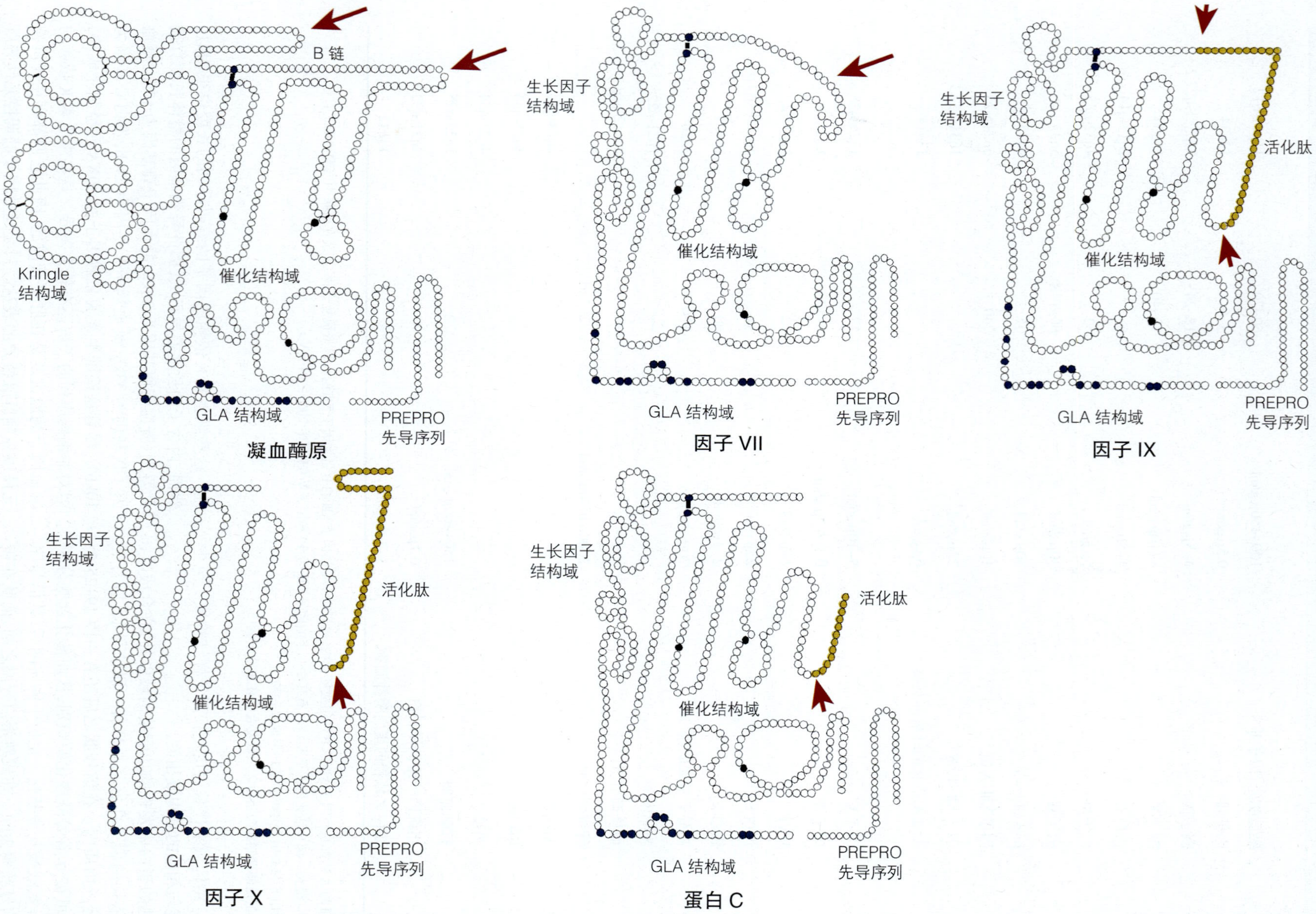

B 链
Kringle 结构域
催化结构域
GLA 结构域
PREPRO 先导序列
凝血酶原

生长因子结构域
催化结构域
GLA 结构域
PREPRO 先导序列
因子 VII

生长因子结构域
活化肽
催化结构域
GLA 结构域
PREPRO 先导序列
因子 IX

生长因子结构域
活化肽
催化结构域
GLA 结构域
PREPRO 先导序列
因子 X

生长因子结构域
活化肽
催化结构域
GLA 结构域
PREPRO 先导序列
蛋白 C

图 115-1 包含 GLA 结构域的酶原之间的比较。图中表示了这些包含 GLA 结构域的酶原的基本结构元素。每一个圆圈代表一个氨基酸。前导序列包含信号肽和指导谷氨酰基羧化的元素。小片段前导序列从成熟蛋白中切除。所有包含 GLA 结构域的 GLA 位点用蓝色圆圈标明。凝血酶原在两个 Kringle 结构域之后是一个指环。因子Ⅶ、Ⅸ、X 和蛋白 C 都有表皮生长因子样结构域。凝血酶原、因子Ⅶ和Ⅸ在循环中以单链形式存在。因子 X 和蛋白 C 以二硫键连接的双链形式存在。所有包含 GLA 结构域的酶原都含有催化区。催化区中的活化位点 His、Asp 和 Ser 用黑色圆圈标明。酶原变为其活性形式的剪切位点用箭头表示。因子Ⅸ、X 和蛋白 C 的剪切掉的活性肽用黄色圆圈表示。在剪切之后，所有的分子都变为二硫键连接的双链形式分子。连接催化区及其余部分的二硫键用粗线表示。除凝血酶原外，这些酶原的催化区在活化之后仍然和 GLA 结构域相连接。

含子在基因中的定位是相同的[1-3]，表明这些酶原都由共同的祖基因复制进化而来。基因分子中构成"功能"结构域的部分往往被完整地编码在单独的外显子内，也就是说，一个外显子编码信号肽，下一个外显子编码前肽和 GLA 结构，以此类推。这种模块化的设计表示出不同的蛋白外显子是通过怎样的移动和剪切组成完整的功能单位来生产具有新功能的蛋白。

GLA 结构域是维生素 K 依赖因子的特征性结构，它可以介导蛋白与膜脂质的相互作用。GLA 结构域是以在成熟蛋白开始的 42 个氨基酸经过修饰后而命名的。GLA 结构域是特异性的 γ- 谷氨酰基羧化酶在内质网中对谷氨酸残基经过翻译后修饰而成[4]（图 115-2）。这个羧化过程需要氧气、二氧化碳和还原的维生素 K。对于每一个羧化的谷氨酰基而言，一个还原的维生素 K 分子转变成环氧化物形式。前肽序列是 γ- 羧基化所必需的，而且在维生素 K 依赖因子中它们具有高度保守性。位于 −18、−17、−16、−15 和 −10 的氨基酸是被羧化酶特异识别的[5,6]。羧化酶的突变会导致这些包含 GLA 的因子含量减少[7]。

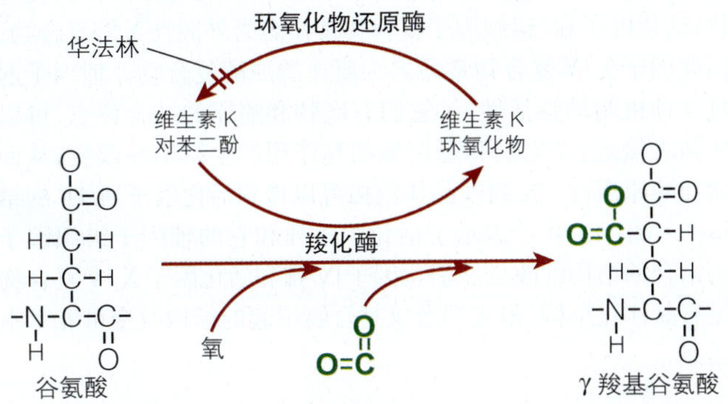

图 115-2　维生素 K 羧化酶活性。谷氨酰基在特异性羧化酶作用下转变为 γ- 羧化谷氨酰基。这个过程需要氧气、二氧化碳（图中用绿色表示）和以对苯二酚形式存在的还原型维生素 K。二氧化碳被结合到 γ 碳原子，提供了该残基的第二个羧化物。这个过程中，还原型的维生素 K 转变为环氧化物。还原型的维生素 K 在一种特异性的环氧化物还原酶作用下可以循环利用，这个过程可以被华法林所阻断。

尽管 γ- 谷氨酰羧基化酶直接影响到维生素 K 依赖因子的修饰，但一种游离的酶原复合物——维生素 K 环氧化物还原酶，可以将维生素 K 的环氧化物形式转变为还原形式。华法林可以抑制维生素 K 环氧化物还原酶的活性，阻止维生素 K 转变为其还原形式。因此华法林的作用是通过抑制 γ- 谷氨酰羧基化，导致循环中出现异型的低羧基化的含 GLA 因子。这种低羧基化形式的因子活性降低。由于华法林是通过抑制还原酶而不是用过抑制羧基化阻止维生素 K 的循环利用，因此华法林中毒可以用补充维生素 K 得到暂时的缓解。环氧化物还原酶的基因已经被测序成功[8]。它的基因突变被认为与华法林抵抗和维生素 K 依赖的凝血因子联合缺陷（2 型）有关[9,10]。

维生素 K 环氧化物还原酶复合物 1（VKORC1）和代谢华法林的细胞色素 P450 复合物（CYP2C9）中的基因变异与要达到抗凝疗效的华法林服用剂量有关[11]。有意思的是，γ- 谷氨酰羧化酶的基因多态性与个体间华法林的敏感性并不相关[12]。在不同个体之间服用华法林的剂量有很大差异，无论是抗凝剂量过度还是不足都会造成很严重的临床后果。因此，华法林治疗剂量的个体化也体现了药物基因组学在临床应用中的前景。

GLA 结构域的钙离子结合形式与磷脂膜表面可以发生相互作用。带有阴离子电荷的脂类，主要是磷脂酰丝氨酸（PS），负责与钙离子的结合。即使是在没有适合的蛋白辅因子存在的情况下，和磷脂的结合也能促进包含 GLA 结构域蛋白酶的水解活性。PS 与合成的磷脂膜活性有关。PS 在细胞膜（如血小板）上调节凝血功能的作用十分复杂。在与血流接触过程中，PS 通常不暴露于细胞膜外。然而，活化的细胞（尤其是血小板）常常会有 PS 在细胞外膜的暴露。因为细胞活化有利于提高凝血功能，所以就假设细胞膜外 PS 的暴露是细胞凝血反应所必需的。然而，也有一些研究表明细胞的凝血功能和 PS 暴露量并没有直接的关系。这个结果与细胞的凝血功能直接和 PS 的表达相关的研究相反。从这些研究来看，可以得出以下推论，PS 的暴露对细胞的凝血功能是必需的，但是其他特征，比如细胞受体和（或）结合蛋白，PS 的暴露也是必需的[13]。

含有 GLA 结构域蛋白的前 42 个氨基酸具有高度的同源性。这意味着 GLA 结构域的三维结构是高度保守的，很少有特异性的相互作用。曾经一度认为这类蛋白和磷脂的结合是由钙离子"桥"介导负电荷的 GLA 残基和负电荷的磷脂之间的结合。这个机制对为何结合同时需要钙离子和磷脂做了一个很好的解释。然而，现在普遍认为，这种结合是由 GLA 结构域前 10 个氨基酸的疏水残基的膜插入所介导的。钙离子对于该反应的发生是必需的，这是因为钙离子与某些 GLA 残基的结合可以诱导构象的巨大改变，从而在接触部位暴露疏水氨基酸残基。疏水性的片段位于含 GLA 结构的蛋白酶表面伸出的结构性区域的顶端，就像船的龙骨。这些结构允许"龙骨"插入到磷脂中[14,15]。计算机模型研究进一步改进了这种假设[16]。模型表明"龙骨"插入膜的程度比想象的还要深。这些疏水的结构被埋在其中，但是如图 115-3 所示"龙骨"插入的程度要足

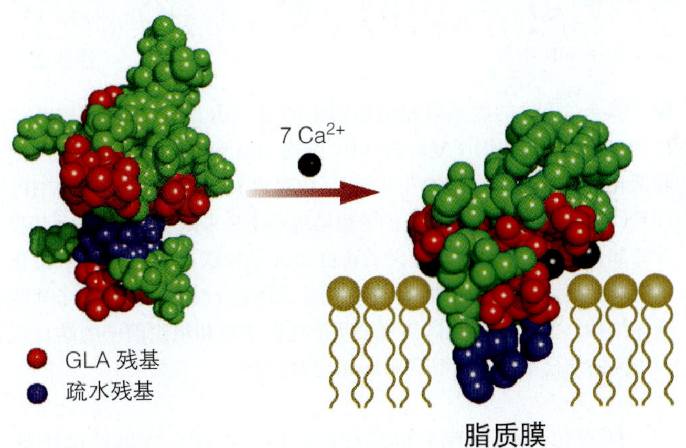

图 115-3　钙离子和 GLA 结构域的结合改变了 GLA 结构域的构型。这幅图表示的是凝血酶原的 GLA 结构域的分子模型。钙离子结合形式是通过凝血酶原 X 射线晶体结构衍射得到的（PDB 结构 2PF2）[14]。非钙离子结合形式是通过因子 X 的磁共振显像所得到的模型（PDB 结构 1WHE）[15]。每一个圆圈表示一个氨基酸。GLA 用红色标出。图中深蓝色表示的疏水区在膜插入中被认为是有重要作用的（6，7，9 残基）。在没有钙离子存在的情况下，带有负电荷的 GLA 暴露于溶液中，疏水区包埋在内部。当钙离子与 GLA 结合后提供了充分的能量改变 GLA 的结构并使疏水区暴露（6，7，9 残基）。7 个钙离子中只有 3 个可以被看到。如图所示疏水区插入膜内。这个模型表明，GLA 结构插入到膜中，该处钙离子与带有负电的磷脂头部相互作用[16]。分子模型利用 PyMol 程序制作。

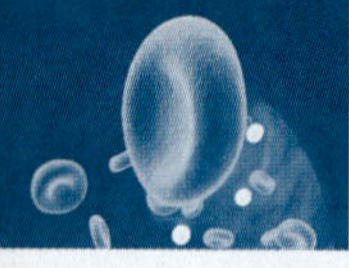

以保证 GLA 残基可以通过钙离子桥与细胞膜外的 PS 分子发生相互作用。此外，GLA 残基中的赖氨酸和精氨酸也能与膜内的 PS 首基直接作用。

这些维生素 K 依赖凝血因子的 GLA 结构域的高度同源性提示钙离子 -GLA 与磷脂形成复合物的亲和力也非常相似。但是事实并非如此。因子Ⅸ和因子Ⅹ与含磷脂酰胆碱 / 磷脂酰丝氨酸泡囊的结合程度要远远强于Ⅶ因子。对于这种显著差异，其原因并不明确，但也许和 GLA 结构域中带正电荷的氨基酸的不同相关，而这些氨基酸可能直接与 PS 相互作用。

维生素 K 依赖凝血因子的第一个 EGF 结构域含有一个钙离子结合位点，不包含 GLA 残基，但是包含一个 β- 羧基天冬氨酸。这个保守的天冬氨酸位点被一个目前还不太了解的 β- 羧基化酶进行了翻译后修饰。钙离子和 EGF-1 结构域的结合对反应活性来说是非常重要的，同时相对于分子的其他部位来说，该结合可能更有助于 GLA 结构域的定向。EGF-1 和 EGF-2 结构域至少能部分将在脂膜表面上的丝氨酸蛋白酶结构域从空间上分开。活化的因子Ⅶ和它的辅因子（组织因子）的相互作用至少部分是受组织因子和活化因子Ⅶ的两个 EGF 结构域的直接 - 相互作用所调节的，如图 115-4 所示。

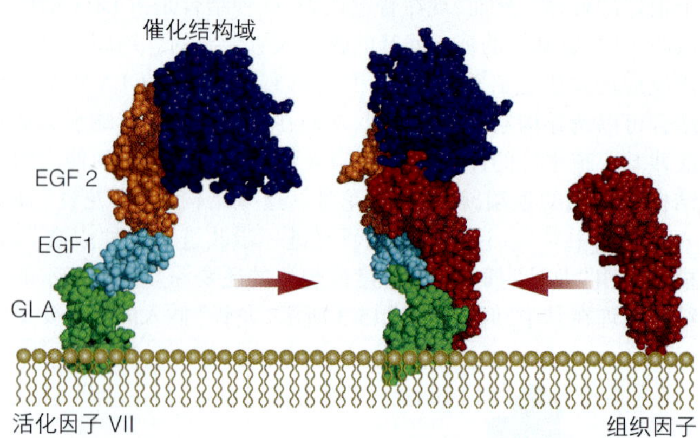

图 115-4　活化的因子Ⅶ和组织因子的复合物。组织因子（PDB 结构 2HFT）[21] 和组织因子复合物（PDB 结构 1DAN）[22] 的晶体模型在图中和活化因子Ⅶ的游离结构一并表示（构建自 PDB 结构 1QHK、1WHF、1RFN[23] 和 1DAN）。组织因子的跨膜结构图中尚未阐明，故只表示其膜外的部分。图中表示了活化因子Ⅶ的 GLA 结构域、EGF 结构域和催化结构域。钙离子用黑色表示，与组织因子的结合改变了活化因子Ⅶ的整体结构。复合物的晶体模型表明活化因子Ⅶ和组织因子的结合是多角度的结合。分子模型是用 PyMol 程序制作。

所有包含 GLA 酶原的活化都经历了至少一次肽段的剪切（见图 115-1）。活化形式常在因子的名称后加字母“a”来表示，除了蛋白 C 是缩写为 APC。剪切后的活化形式产生一个新的氨基末端，该末端折叠后与丝氨酸蛋白酶结构域中的特异性残基相互作用。这种相互作用改变了蛋白的构象，从而使活化位点（His、Ser、Asp）排列成行，同时使因子的蛋白酶活性得以表达。

所有含 GLA 蛋白酶的丝氨酸蛋白酶结构域间及其与糜蛋白酶、胰蛋白酶之间都具有高度的同源性；它们都有胰蛋白酶样的活性，都可以在精氨酰残基羧基端进行特异性的剪切。然而和胰蛋白酶所不同的是，胰蛋白酶除切割精氨酸和赖氨酸残基之外没有很高的特异性，但是活化的凝血因子有广泛的底物特异性口袋，因此每个活化的凝血因子只能识别一小部分的氨基酸序列。尽管蛋白 C、凝血酶原和凝血因子Ⅶ、Ⅸ和Ⅹ的蛋白酶结构域具有高度同源性，但是这些因子都有特定的凝血功能，由非高度同源的表面环状结构调节。

因子Ⅶ、Ⅸ和Ⅹ的活化形式各自有一个特定的辅因子。组织因子是活化Ⅶ因子的辅因子；活化的因子Ⅷ是活化因子Ⅸ的辅因子；活化的因子Ⅴ是活化因子Ⅹ的辅因子。这些因子和辅因子在细胞膜表面形成蛋白水解的活化复合物。凝血酶执行凝血功能不需要辅因子。然而，当它一旦和辅因子血栓调节蛋白（TM）相互作用时，它的功能就从凝血（形成纤维蛋白原）变成了抗凝（剪切形成活化蛋白 C）。尽管每一种蛋白没有辅因子也能表现一定的活性，但是辅因子的存在可以使这种活性大大增强。表 115-2 列出了活化因子Ⅸ在钙离子、活化血小板和活化因子Ⅷ等辅因子存在的条件下活性增强的情况 [18,19]。因此，活化因子Ⅶ、Ⅸ和Ⅹ的生理凝血活性只表现为完整促凝复合物的一部分（表 115-3）。复合物常常以它的生理性底物所命名：活化因子Ⅸ/Ⅷ复合物常常命名为Ⅹ酶或内源性Ⅹ酶复合物；活化因子Ⅶ/ 组织因子复合物常命名为外源性Ⅹ酶复合物；活化因子Ⅹ/Ⅴ复合物常命名为凝血酶原酶复合物。辅因子通过 2 种机制增强活性：①它们有底物和酶原的结合位点，可以使两者接近；②它们和蛋白酶相互作用产生结构性改变，从而增加酶原活性。X 射线晶体扫描可以得到活化因子Ⅶ/TF 的结构 [20]。图 115-4[21-23] 表示了活化因子Ⅶ和它的辅因子组织因子相结合的结构性改变。活化因子Ⅸ/Ⅷ和活化因子Ⅹ/Ⅴ复合物没有晶体化结构，但它们形成复合物引起的结构改变可能基本类似。

表 115-2　辅因子增强活化Ⅸ因子的活性比较

条　件	相对速率 [b]
活化因子Ⅸ/Ca^{2+}	1
活化因子Ⅸ/Ca^{2+}/ 血小板 [a]	150[18]
活化因子Ⅸ/Ca^{2+}/ 活化Ⅷ因子	250[19]
活化因子Ⅸ/Ca^{2+}/ 血小板 [a]/ 活化因子Ⅷ	9 000 000[18]

[a] 被凝血酶活化的血小板。

[b] 速率用 K_{cat}/K_m 表示。

表 115-3　蛋白酶 / 辅因子复合物

酶原	辅因子	底物	细胞定位
活化因子Ⅶ	组织因子	因子Ⅹ 因子Ⅸ	许多细胞 [a]
活化因子Ⅸ	活化因子Ⅷ	因子Ⅹ	血小板
活化因子Ⅹ	活化因子Ⅴ	凝血酶原	血小板 [b]
凝血酶	血栓调节蛋白	蛋白 C	内皮细胞
活化蛋白 C	蛋白 S	活化因子Ⅴ 活化因子Ⅷ	内皮细胞

[a] TF 在许多血管外细胞中持续性表达（例如间质细胞、上皮细胞和星状胶质细胞），而且在炎症时能诱导其他细胞的表达（如单核细胞和内皮细胞）。

[b] 许多其他细胞有低水平的活化因子Ⅹ/ 活化因子Ⅴ活性。

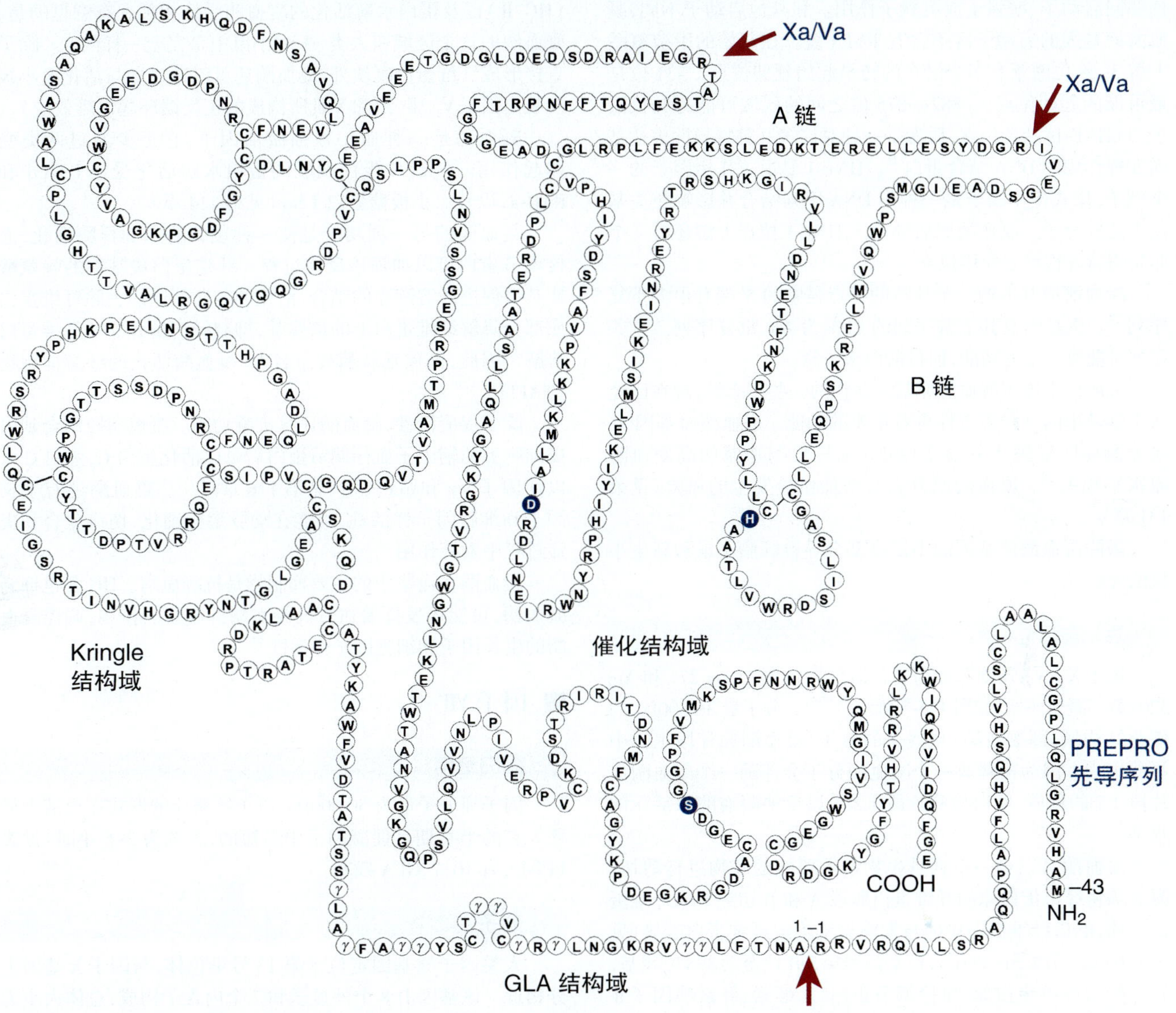

图 115-5 凝血酶原的结构域。凝血酶原的每一个氨基酸都在图中有所表示。GLA 残基用 γ 表示。剪切产生前导序列的位点用箭头表示。活化位点 His、Asp 和 Ser 用蓝色圆圈表示。活化因子 X/ 活化因子 V 剪切部位用箭头表示。剪切掉 GLA 和 Kringle 结构域之后剩余的凝血酶由较小 A 链与催化结构域（B 链；二硫键以粗线表示）以二硫键连接。

■ 凝血酶原（因子Ⅱ）

蛋白结构

和其他维生素 K 依赖的酶原一样，血浆中的凝血酶原主要是在肝脏中合成。血浆中它以单链形式存在，分子量为 72 000，血浆中半衰期为 60 小时。图 115-5 是其结构示意图。凝血酶原有 10 个 GLA 残基。和其他维生素 K 依赖的酶原不同的是，它没有 EGF 样结构域，被 2 个 Kringle 结构域所替代。Kringle 结构域的特征是有 3 个二硫键，像丹麦语中的一种糕点“Kringle”。Kringle 结构域的主要功能是结合其他蛋白如活化物、底物、辅因子或受体[24]。

分子生物学 人凝血酶原基因定位于 11 号染色体近着丝粒处[25]。该基因已完成测序，由 14 个外显子和 13 个内含子构成（图 115-6）。凝血酶原 5′ 端包括启动子区和两个甚至更多的顺式作用增强子序列。顺式作用序列是 DNA 的一部分，其发

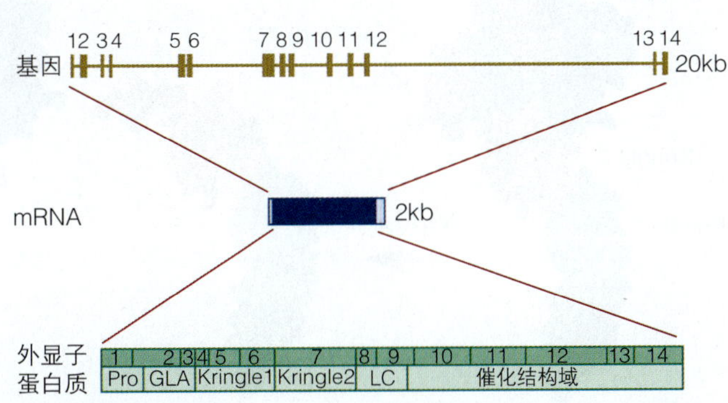

图 115-6 凝血酶原蛋白质与基因结构的关系。图中显示了外显子、内含子、信使核糖核酸（mRNA）和蛋白结构。1 号外显子上游的启动子元件未在图中显示，但在正文中进行了讨论。包括 5′ 端和 3′ 端非翻译区（以淡蓝色显示）在内的 mRNA 大小为 2kb。在蛋白水平，Pro 为前导序列；GLA 为 GLA 结构域。图中显示了 Kringles 1 和 2。LC 指轻链，又名 A 链。

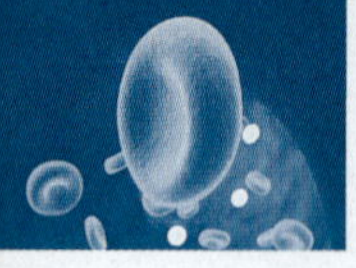

挥如同启动子、增强子或沉默子作用。和其他启动子不同，凝血酶原基因的启动子区不含有 TATA 盒。在起始的甲硫氨酸上游 3~38 位碱基有多个潜在的转录起始延伸位点。-31 位是最可能的起始位点。-887~-875 位之间的区域可能为肝核因子 -1（HNF-1）结合位点，后者是一种对许多肝脏特异性表达基因发挥作用的 DNA 结合蛋白[26]。HNF-1 是反式作用因子的一个例子，反式作用因子是一种与 DNA 序列结合并影响相关基因表达的分子。凝血酶原启动子区 HNF-1 位点上游还有一个非组织特异性增强作用位点。

凝血酶原基因的一个独特的特点是它的 5′ 端有很多重复序列[27]。该基因及其上游序列的 41% 为 Alu 重复序列。这些序列可能有一定的功能，但目前尚未了解。

文献已报道了凝血酶原基因存在的一些多态性，现在已经认识到其中的一种多态性有着重要的功能。凝血酶原基因 3′ 端非翻译区 G 到 A 的突变（20210 G→A）与血浆的高凝血酶原水平相关[28]。凝血酶原升高会增加血栓发生的风险（见第 131 章）。

敲除凝血酶原基因的小鼠模型会导致胚胎小鼠和新生小鼠的死亡[29]。

活化与活性

因子Ⅹa/Ⅴa 凝血酶原酶复合物在两个位置（Arg 271 和 Arg 320）剪切凝血酶原，如图 115-7 所示[14,30-32]。分子量 36 600Da 的催化结构域（即凝血酶）从残余的分子（凝血酶原片段 1.2）中释放出来。因为每释放一个凝血酶分子会伴随一个凝血酶原片段 1.2 的释放，所以检测片段 1.2 可以反映凝血酶原活化的水平。

凝血酶可以对一系列具生物学重要性的底物进行剪切。凝血酶将纤维蛋白原的纤维蛋白肽段 A 和 B 切除形成纤维蛋白单体，然后纤维蛋白单体自发性聚集形成纤维蛋白凝块（见第 126 章）。阴离子的外结合位点横跨第 387 位至第 398 位残基，且与结合纤维蛋白原、血栓调节蛋白、水蛭素、肝素辅因子Ⅱ（HC Ⅱ）以及蛋白水解活化的凝血酶受体相关。有意思的是，凝血酶的这个区域在人类、牛和小鼠中是完全一样的[33]。除了直接形成纤维蛋白凝块外，凝血酶还可以通过参与活化血小板和凝血因子Ⅴ、Ⅷ、Ⅺ和ⅩⅢ所构成的正反馈环起促凝效应。

凝血酶是一种血小板强激活因子，它至少通过两类受体起作用。包括 G 蛋白偶联的蛋白水解活化受体 PAR-1 和 PAR-4，以及血小板糖蛋白Ⅰbα（见第 114 章）。

凝血酶的另一项功能是使一种羧肽酶原 B 样酶活化，血栓调节蛋白可以加强该反应过程。纤维蛋白羧基端的赖氨酸残基可促进纤溶酶原的结合，活化的羧肽酶通过去除纤维蛋白或部分降解纤维蛋白上的该残基，抑制纤溶酶介导的纤维蛋白溶解。因此，该羧基肽酶被命名为“凝血酶活化的纤溶抑制物（TAFI）”[34,35]。

除了促凝活性，凝血酶还有抗凝功能。凝血酶原结合到内皮细胞上的辅因子血栓调节蛋白后可以活化蛋白 C，蛋白 C 可以使因子Ⅴa 和Ⅷa 失活（见第 116 章）[36,37]。凝血酶还有生长因子和细胞因子样活性，可能在动脉粥样硬化、伤口愈合和炎症过程中发挥作用[38]。

凝血酶在血浆中的主要抑制物是抗凝血酶。HC Ⅱ也抑制凝血酶，可能还发挥着血管外凝血酶抑制物的作用，调控凝血酶的生长因子和细胞因子样活性[38]。

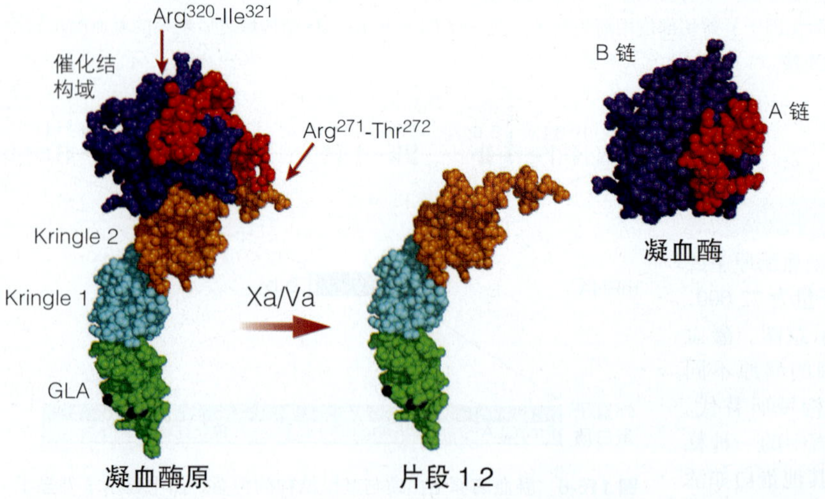

图 115-7 凝血酶原的活化。图示为根据 4 个晶体结构（PDB 结构 2PF2，1HAG，1AOH，1HAI）构建的凝血酶原模型[14,30-32]。图中显示了 GLA 结构域，两个 Kringle 结构域和催化结构域。钙离子以黑色显示。因子Ⅹa/Ⅴa 剪切后从残余分子片段 1.2 上释放出了凝血酶（有一个小的 A 链和具有催化活性的 B 链）。分子模型由 PyMol 软件生成。

■ 因子Ⅶ

蛋白结构

因子Ⅶ分子量为 50 000Da，以单链酶原的形式在血液中循环。它的半衰期是促凝因子中最短的，大约为 3~6 小时（见表 115-1），有 10 个 GLA 残基。

分子生物学

人类因子Ⅶ基因定位于第 13 号染色体，与因子Ⅹ基因十分相近。该基因由 8 个外显子和 7 个内含子构成，总体大小为 13kb，结构上与其他维生素 K 依赖的因子（图 115-8）类似[1,2]。

因子Ⅶ基因的主要转录起始位点为 -51。另外还有三个次要起始位点已见报道[39]。一个激素反应原件和顺式作用因子 HNF-4 和 Sp-1 的结合位点定位于因子Ⅶ基因起始区 -233~-58 位。

与 TF 缺失小鼠的宫内致死性不同，缺失因子Ⅶ的小鼠胚胎可以正常发育，且没有出血的征象。但是，因子Ⅶ缺失的新生小鼠有时会因腹腔内或颅内出血而死亡[40]。

活化与活性

因子Ⅶ与组织因子在亚纳摩尔水平以 1kD 的分子量结合。一旦与辅因子结合，因子Ⅶ可以被很多能够剪切 Arg152 和 Ile153 的蛋白酶活化。一般认为因子Ⅶ的生理活化因子为因子Ⅹa，尽管会出现显著的Ⅶa 自身活化[41]。和凝血酶原不同的是，因子Ⅶ的催化结构域与分子的其他部分由一个二硫键连接，因此蛋白上

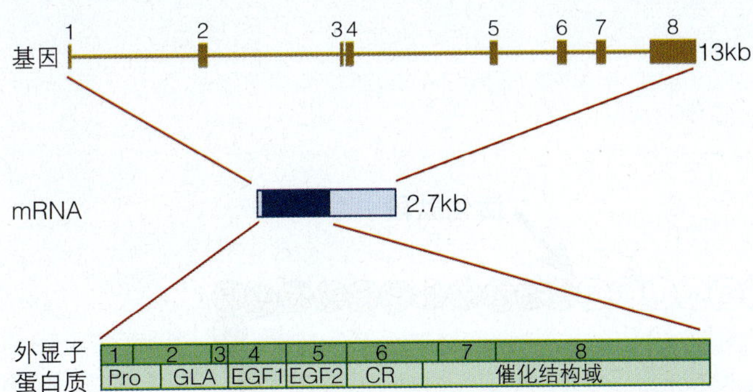

图 115-8 因子Ⅶ蛋白质与基因结构的关系。图中显示了外显子、内含子、信使核糖核酸（mRNA）和蛋白结构。自外显子 1 开始的启动子区原件未在图中显示，但在正文中进行了讨论。mRNA 大小为 2.7kb，5′ 端有一小段未翻译区，3′ 端未翻译区相对较大（未翻译区以淡蓝色显示）。在蛋白水平，Pro 为前导序列；GLA 为 GLA 结构域；EGF 为表皮生长因子样结构域；CR 为连接区，蛋白水解区就在该区域内。

没有任何一个部分被剪切掉（见图 115-1）。因子Ⅶa/TF 复合体可以激活因子Ⅸ和Ⅹ。Ⅶa/TF 复合体与Ⅹa 形成复合物后可以被组织因子途径抑制物（TFPI）抑制活性。抗凝血酶仅在肝素存在时方可抑制其活性。

■ 因子Ⅸ

蛋白结构

因子Ⅸ在肝细胞内合成，分子量 57kD，血浆半衰期为 18~24 小时，以单链酶原形式进入血液循环。因子Ⅸ有 12 个 GLA 结构域。仅有约 40% 因子Ⅸ的 EGF-1 结构域内的天冬氨酸 64 是羟化的。所有其他含 GLA 的酶原有完全羟化的同源残基（图 115-9）。因子Ⅸ含有多数存在于活化肽段中的 N- 和 O- 偶联的糖链。成熟分子的 155 位酪氨酸残基发生硫酸化，158 位丝氨酸则发生磷酸化。因子Ⅸ和其他维生素 K 依赖的因子不同，其可以在体外环境中有效地与胶原蛋白Ⅳ相结合[42]。在体内环境中二者似乎也能结合，这就能解释因子Ⅸ注射到乙型血友病患者体内仅能回复到预期效价的 50%（见第 124 章）[43]。该观察结果的生理相关性尚有待明确，但研究显示缺乏胶原蛋白Ⅳ结合能力的因子Ⅸ突变体有更好的回收率，但却伴有轻度出血倾向[44,44a]。

分子生物学

因子Ⅸ基因位于Ⅹ染色体长臂的末端位置 Xq27.1-q27.2[45]。因此，因子Ⅸ缺陷（B 型血友病）是性连锁的。因子Ⅸ基因含有 8 个外显子、7 个内含子和一段 1.4kb 长的 3′ 端非翻译区，全基因大小为 33kb（图 155-10）。

因子Ⅸ基因内或侧翼区内的多态性已报道 8 个。通过限制性片段长度多态性分析可以利用这些多态性对 B 型血友病进行产前诊断和携带者诊断[46]。

因子Ⅸ的 5′ 端非翻译区启动子活性在主要转录起始位点的上游 274bp 处[47]。已发现了一些反式作用因子的结合位点，包括 CCAAT/ 增强子结合蛋白（C/EBP）[48]、D 点结合蛋白[49]、HNF-4[50] 和 HNF-1[51]。

活化与活性

因子Ⅸ可以被Ⅺa 或Ⅶa/TF 复合物激活。完全活化需要剪切两个键（Arg145 和 Arg180）释放出分子量 10kD 的活化肽段（见图 115-9）。产生一段 17kD 的轻链，与包括 Asp、His 和 Ser 活性位点的分子量为 30kD 的重链相连。

因子Ⅸa 与辅因子Ⅷa 在磷脂膜表面形成复合物后可激活因子Ⅹ。生理条件下，这样的活性主要在活化的血小板表面表达，有初步证据提示血小板为因子Ⅸa 表达一种受体 / 结合蛋白，促进因子Ⅸa/Ⅷa 复合体的形成[52]。

因子Ⅸa 的主要血浆抑制因子可能为抗凝血酶。抗凝血酶抑制因子Ⅸa 的速度比其抑制凝血酶要慢。但在肝素存在时，其抑制能力会增强。

■ 因子Ⅹ

蛋白结构

因子Ⅹ以二硫键链接的 59kD 双链酶原形式（见图 115-1）进入血液循环，血浆半衰期约为 34~40 小时。在细胞内加工时，蛋白轻链和重链之间的一段三氨基酸序列（Arg140-Lys141-Arg142）被剪切。产生 17kD 的轻链和 40kD 的重链。轻链含有包括 11 个 GLA 残基的 GLA 结构域和两个 EGF 结构域。重链含有 52 个氨基酸构成的活化肽段以及催化结构域。和其他维生素 K 依赖的因子一样，因子Ⅹ在肝脏内合成。

分子生物学

人类因子Ⅹ基因位于染色体 13q34-qter[53]，邻近因子Ⅶ基因。基因由 8 个外显子和 7 个内含子组成，大小为 25kb（图 115-11）。3′ 端非翻译区通常很短，大约只有 10 个碱基。已发现很多可能发挥作用的多态性[54]。

因子Ⅹ的启动子区已完成测序和分析。因子Ⅹ缺乏典型的 TATA 盒，但却在 -120~-116 位有 CCAAT 序列。因子Ⅹ可能有多个转录起始位点[55]。该发现与已见报道的其他缺乏 TATA 盒的具有多重起始位点的启动子相吻合。在因子Ⅹ中也发现了和因子Ⅸ基因一样的 HNF-4 结合位点[56]。但和因子Ⅸ基因不同的是，因子Ⅹ基因中尚未发现 C/EBP 的结合位点。

通过靶向基因破坏诱导的完全缺失因子Ⅹ的小鼠模型常常是在胚胎期死亡。存活下来的缺陷小鼠大多数在出生后 5 周内因出血而死亡[57]。

活化与活性

因子Ⅶa/TF 或Ⅸa/Ⅷa 剪切重链的 Arg194-Ile195 键后，因子Ⅹ可以全面活化为因子Ⅹaα。进一步的自身催化剪切发生在重链的羧基端，释放出一段 19 个氨基酸的多肽，产生“β 因子Ⅹa”，后者具有酶活性。

剪切两个肽键后，因子Ⅹa 在磷脂表面与因子Ⅴa 形成复合体活化凝血酶原为凝血酶。因子Ⅹa 可能还在活化因子Ⅶ[58]、Ⅷ[59] 和Ⅴ[60] 的过程中发挥着生理作用。尽管任何表达阴离子的磷脂膜表面都能支持凝血酶原酶复合体组合，但活化的血小板表面对此特别合适。在血小板表面形成凝血酶原酶严格意义上并不是磷脂成分的功能，但很可能是由一个或多个特异结合蛋白所协调[61]。

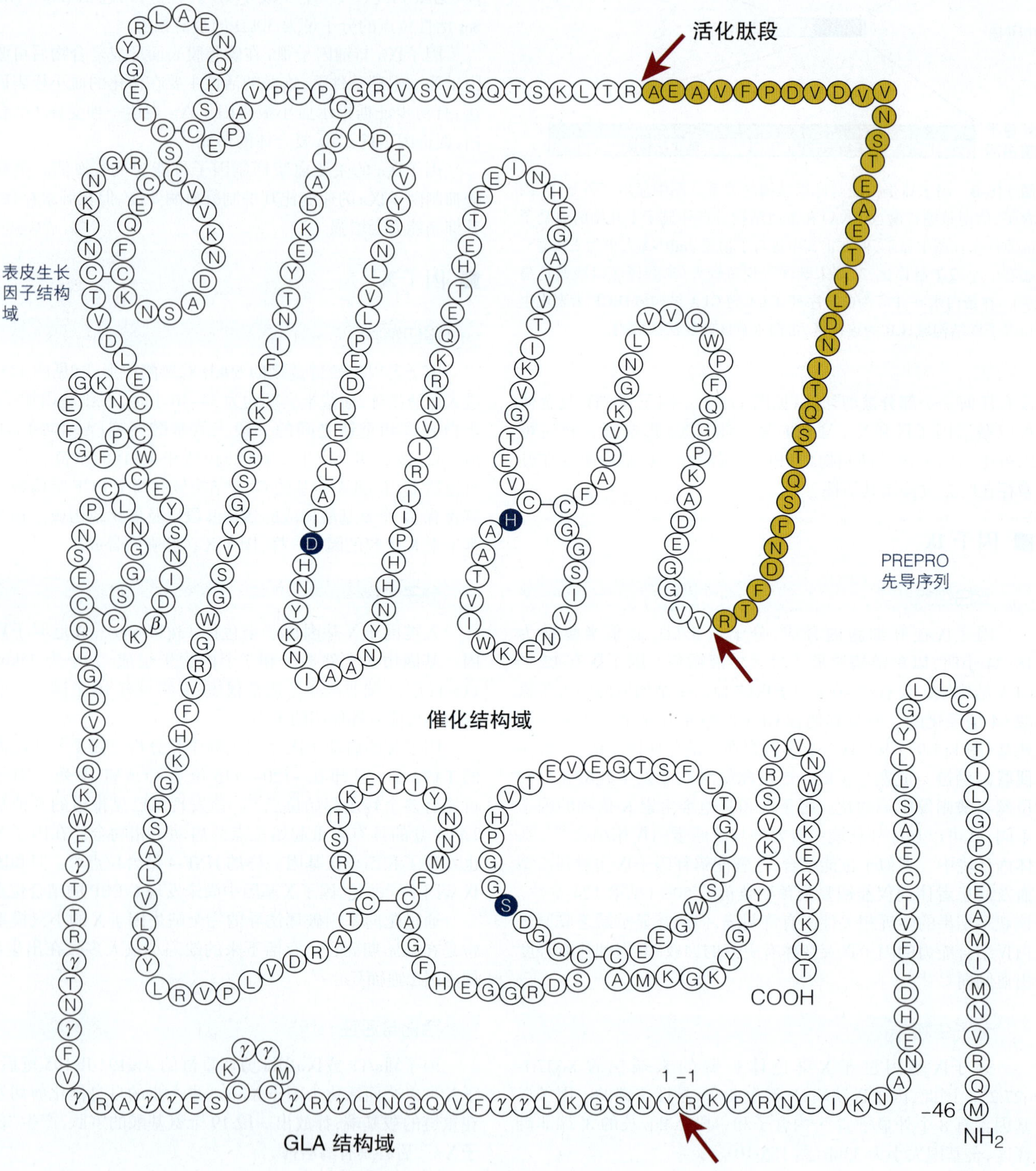

活化肽段

表皮生长因子结构域

PREPRO 先导序列

催化结构域

COOH

1 –1

–46

NH_2

GLA 结构域

图 115-9　因子Ⅸ的结构域。图中显示了因子Ⅸ的每个氨基酸。GLA 残基以 γ 显示。箭头指示了去除前导序列的剪切位点。活性位点 His、Asp、Ser 以蓝色圆圈标出。因子Ⅺa 和因子Ⅶa/组织因子去除活化肽段(黄色显示)的剪切位点以箭头指出。

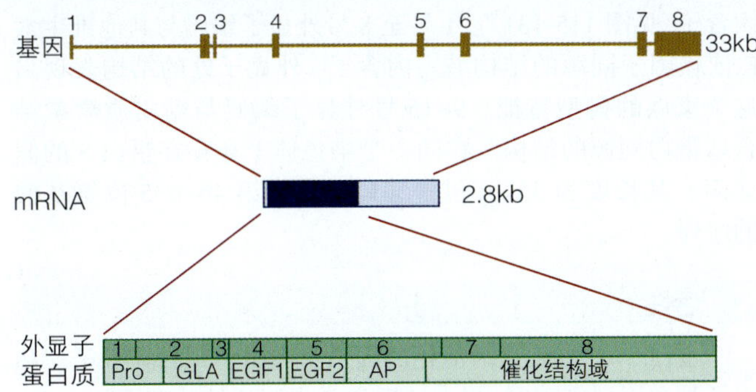

图 115-10 因子Ⅸ蛋白质与基因结构的关系。图中显示了外显子、内含子、信使核糖核酸(mRNA)和蛋白结构。外显子 1 上游启动原件未在图中显示,但在正文中进行了讨论。mRNA 大小为 2.8kb,5′端有一小段未翻译区,3′端未翻译区相对较大(未翻译区以淡蓝色显示)。在蛋白水平,Pro 为前导序列;GLA 为 GLA 结构域;EGF 为表皮生长因子样结构域;AP 为剪切成两条链后释放出的活化肽。

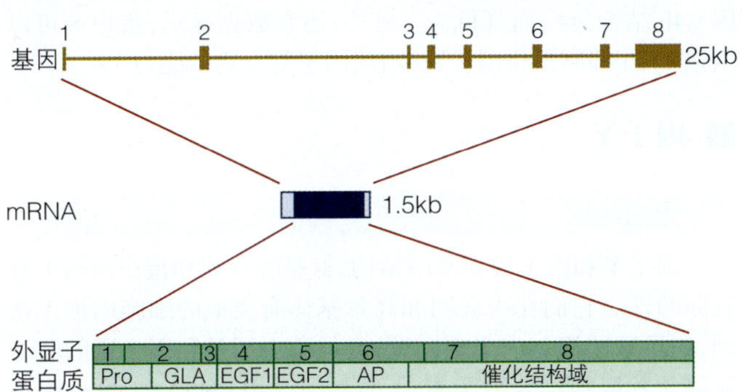

图 115-11 因子Ⅹ蛋白质与基因结构的关系。图中显示了外显子、内含子、信使核糖核酸(mRNA)和蛋白结构。外显子 1 上游启动原件未在图中显示,但在正文中进行了讨论。mRNA 大小为 1.5kb,有相对较大的 5′端非翻译区与相对较小的 3′端非翻译区。在蛋白水平,Pro 为前导序列;GLA 为 GLA 结构域;EGF 为表皮生长因子样结构域;AP 为活化肽。在分泌之前,该结构域发生剪切后形成循环中的双链形式的因子Ⅹ。第二次剪切后形成活化肽,具有活化因子Ⅹ的活性。

因子Ⅹ和凝血酶一样,其具有与凝血并非直接相关的生物活性。有报道发现,其对平滑肌细胞有促有丝分裂活性[62]。因子Ⅹa 还有受体介导的促炎症活性[63]。因子Ⅹa 的主要血浆抑制因子是丝氨酸蛋白酶抑制因子(Serpin)抗凝血酶。肝素可以加速抗凝血酶对因子Ⅹa 的抑制。组织因子途径抑制因子(TFPI)也是因子Ⅹa 的强抑制因子,见表 115-4。

表 115-4 TFPI 和 AT 对凝血因子的抑制作用的特点

抑制物	蛋白酶	达到 50% 抑制的时间[a](分钟) - 肝素	 + 肝素
抗凝血酶	凝血酶	1.5	<0.1
	活化因子Ⅹ	4	<0.1
	活化因子Ⅸ	60	0.6
组织因子途径抑制物	活化因子Ⅹ	0.3	<0.1

[a] 血浆中达到 50% 抑制的时间。体内,内皮和其他细胞上的糖胺聚糖分子可以加速这种抑制速率。

■ 蛋白 C

蛋白结构

和其他维生素 K 依赖的酶原不同,蛋白 C 并非促凝因子,活化后通过灭活因子Ⅴa 和Ⅷa 来进行抗凝(见第 116 章)。蛋白 C 以含有 9 个 GLA 残基的双链二硫键连接的酶原形式进入血液循环(见图 115-1)。分子量为 59kD,血浆半衰很短,约为 6 小时。

分子生物学

人类蛋白 C 基因位于染色体 2q13-14[64]。最初报道其由 8 个外显子构成,分子量约为 10kb[65]。其他研究人员发现其有 9 个外显子和 8 个内含子[66],1 号外显子即 5′端非编码区(图 115-12)。因此,1 号外显子从基因转录为信使核糖核酸(mRNA),但不翻译成蛋白质。蛋白 C 基因结构和其他维生素 K 依赖因子的基因结构非常类似,特别与因子Ⅸ有极高的同源性。

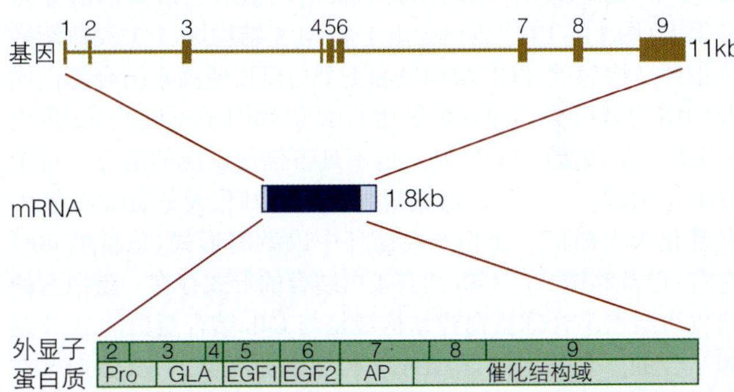

图 115-12 蛋白 C 蛋白质与基因结构的关系。图中显示了外显子、内含子、信使核糖核酸(mRNA)和蛋白结构。mRNA 大小为 1.8kb,1 号外显子编码一小段 5′端未翻译区,3′端未翻译区相对较小(淡蓝色表示)。在蛋白水平,Pro 为前导序列;GLA 为 GLA 结构域;EGF 为表皮生长因子样结构域;AP 为活化肽。在分泌之前,该结构域发生剪切后形成循环中的双链形式的蛋白 C。第二次剪切后形成非常小的活化肽,产生活化蛋白 C。

活化与活性

蛋白 C 被凝血酶和细胞表面辅因子血栓调节蛋白形成的复合物所活化。在 Arg169 和 Leu170 位点剪切后释放出 12 个氨基酸的活性肽,产生了分子量为 56 000 的 APC。蛋白 C 的活化部分受内皮细胞蛋白 C 受体(EPCR)的调节[67]。EPCR 将蛋白 C 聚集于内皮细胞膜上,因此增加了凝血酶 - 血栓调节蛋白复合物对蛋白 C 的活化作用[68]。EPCR 由大血管的内皮所表达。

APC 与它的辅因子蛋白 S 形成复合物可以对活化的因子Ⅴ和因子Ⅷ进行灭活。数据显示,这种灭活作用更有可能是发生在内皮细胞上而不是血小板表面[69]。因此,APC 主要是抑制完整内皮细胞上凝血酶的生成,因为这可能导致血栓发生。也有报道说因子Ⅴ会作为 APC 灭活活化因子Ⅴ和活化因子Ⅷ的辅因子[70]。APC 的主要抑制物是丝氨酸蛋白 C 抑制物,也被叫做纤溶酶原激活抑制物 -3(PAI-3)和 SERPINA5[71]。

APC 除了有抗凝功能之外,还有各种各样的抗炎作用(参

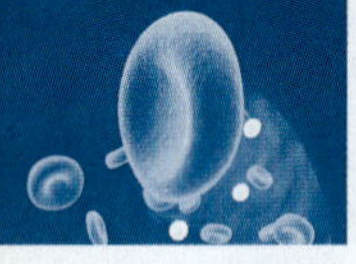

见第 116 章)。它可以抑制炎症动物模型的炎症细胞因子的产生,抑制白细胞黏附和趋化作用,减少内皮细胞凋亡,促进内皮细胞屏障功能,使严重炎症反应常有的低血压反应最小化[72]。APC 的这些功能大多数需要结合 EPCR 和剪切蛋白水解活化受体(PAR)-1。尽管 APC 的抗炎功能需要蛋白水解活性,但是它不受对凝血酶抑制反应的调控。总之,蛋白 C 系统在调节不当或过度的凝血和炎症反应中都有重要作用。

可溶性辅因子(蛋白 S、V因子、Ⅷ因子和血管性血友病因子)

蛋白 S

蛋白结构

蛋白 S 是分子量为 75 000 的单链糖蛋白,血浆中半衰期大约为 42 小时。它的合成需要依赖维生素 K,在其氨基端包含 11 个 GLA 残基。它的结构和其他依赖维生素 K 的酶原差异很大(图 115-13)。蛋白 S 由 1 个 GLA 结构域、1 个凝血酶敏感指环结构、4 个 EGF 结构域和 1 个与糖皮质激素结合蛋白同源的结构域组成。和其他维生素 K 依赖因子不同的是,蛋白 S 没有丝氨酸蛋白酶结构域,也不具备催化反应的潜力。每个 EGF 结构域包含一个修饰氨基酸、β- 羟基化天冬氨酸或者 β- 羟基化天冬酰胺。蛋白 S 在循环中以游离形式(总量的 40% 左右)以及和调节性 C4b 结合蛋白结合的形式存在。蛋白 S 的糖皮质激素结合球蛋白样结构域是与 C4b 结合蛋白的 β 亚基相结合的。和其他包含 GLA 结构域酶原相同的是,蛋白 S 在合成时以信号肽引导其至内质网,前肽结合 γ- 谷氨酰羧化酶。成熟蛋白分泌之后信号肽和前肽被切去。

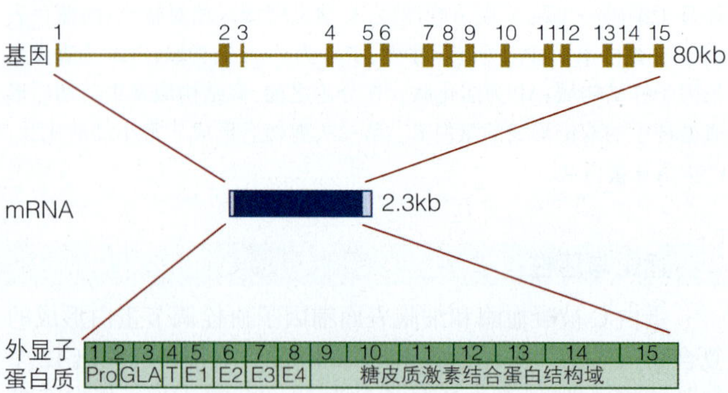

图 115-13　蛋白 S 蛋白质与基因结构的关系。图中显示了外显子、内含子、信使核糖核酸(mRNA)和蛋白结构。mRNA 大小为 2.3kb,包括 5′ 端和 3′ 端的未翻译区(未翻译区以淡蓝色显示)。在蛋白水平,Pro 为前导序列;GLA 为 GLA 结构域;T 为凝血酶敏感的指环结构域;E 代表表皮生长因子样结构域。

蛋白 S 主要在肝脏细胞内合成[74],也有部分在内皮细胞[75]、巨核细胞[76]、睾丸间质细胞[77]和成骨细胞[78]内合成。

分子生物学

人类蛋白 S 基因位于 3 号染色体,横跨着丝粒从 p11.1 至 q11.2。它的基因长度为 80kb 左右,包含 15 个外显子和 14 个内含子(见图 115-13)[79]。1 号至 8 号外显子编码与其他维生素 K 依赖因子同源的结构域。内含子 - 外显子处的结构表现出这个家族的典型特征。9~15 号外显子编码与糖皮质激素结合球蛋白同源的结构。在同一个染色体上还存在蛋白 S 的假基因。其长度为 55kb,包含编码蛋白 S 第 46~635 位氨基酸的序列。

活性

蛋白 S 是 APC 灭活活化的因子Ⅴ和因子Ⅷ的辅因子。和因子Ⅴ和因子Ⅷ不同,蛋白 S 不具备水解活性。直至不久前,蛋白 S 被认为只有在游离形式下才具备作为 APC 辅因子的能力,与 C4b 结合蛋白的结合形式不能作为 APC 的辅因子。然而,又有更新的数据显示与 C4b 结合蛋白结合的蛋白 S 实际上可以表现出 APC 辅因子的活性[80]。

单独的蛋白 S 由于可以和活化的因子Ⅴ[81]结合竞争活化的因子Ⅹ而表现出一种低水平的抗凝活性,而且这种活性不会因 C4b 结合蛋白而降低[82]。另外,还有数据显示,蛋白 S 可以增强 TFPI 抑制活化因子Ⅶ/ 组织因子复合物的能力[83]。

因子Ⅴ

蛋白结构

因子Ⅴ和因子Ⅷ在基因结构、氨基酸序列和蛋白结构上具有同源性。它们在内质网和高尔基体有类似的细胞内加工机制,如果这些机制内出现问题,会导致因子Ⅴ和因子Ⅷ的联合缺陷。甘露糖结合凝集素 -1 的基因产物 LMAN1[也称为内质网 - 高尔基体的间区(ERGIC)-53]是在高尔基体间区发现的一种蛋白,有利于因子Ⅴ和因子Ⅷ的分泌[84]。LMAN1 的基因突变会导致遗传性因子Ⅴ和因子Ⅷ的联合缺陷,占联合缺陷病例的三分之二(参见第 125 章)。对于 LMAN1 基因没有缺陷的患者的分析得到,另外一种蛋白,MCFD2(多凝血缺陷蛋白 2),也是导致部分因子Ⅴ和因子Ⅷ联合缺陷的原因[86]。MCFD2 的基因产物是一种分子量为 16 000 定位于 ERGIC 的蛋白,通过直接的依赖钙离子的形式与 LMAN1 相互作用。MCFD2-LMAN1 的复合物形成一种特异性的内质网 - 高尔基体转运受体,对一些特定蛋白包括因子Ⅴ和因子Ⅷ进行转运。

因子Ⅴ是一个很大的糖蛋白,分子量为 330 000,其血浆半衰期大约为 12 个小时,也有一些报道为 36 个小时[87]。因子Ⅴ包括如下结构域:A1-A2-B-A3-C1-C2(图 115-14)。3 个 A 结构域与铜结合血浆蛋白铜蓝蛋白有高度的同源性。C 结构域与脂肪球蛋白有一些同源性。因子Ⅴ的 C2 结构域与脂类的膜结构相结合[88]。因子Ⅴ的 A 和 C 结构域与因子Ⅷ有 40% 的同源性。相比之下,两者的 B 结构域同源性不高,而且与其他蛋白也少有同源性。与因子Ⅷ不同的是,因子Ⅴ的 B 结构域在凝血酶的活化上很重要。因子Ⅴ的酸性区域大部分为 Asp 和 Glu 残基。这些区域对促进活化很重要,也许是由于其能提供可以与凝血酶阴离子结合位点相结合的场所。

因子Ⅴ的 696、698、1494、1510 和 1565 位点是 5 个潜在的酪氨酸硫化位点。因子Ⅴ的硫化对因子Ⅴ的活性发挥起了一定作用,它能增加凝血酶对其活化,同时促进活化因子Ⅹ对凝血酶原的充分活化[89]。因子Ⅴ同时包含 N 糖链和 O 糖链,这些结构大部分集中在 B 结构域内。

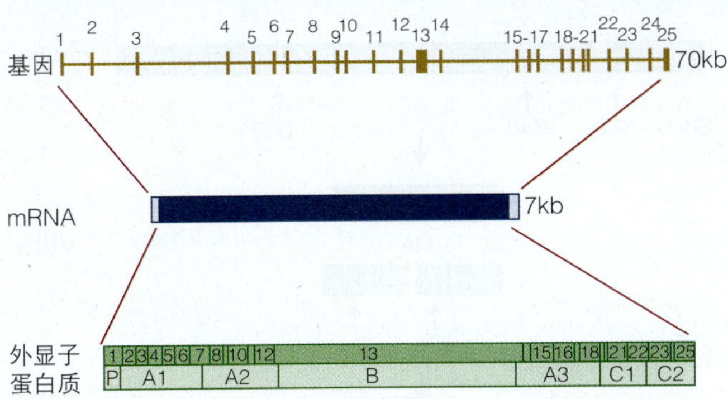

图 115-14 因子Ⅴ蛋白质与基因结构的关系。图中显示了外显子、内含子、信使核糖核酸(mRNA)和蛋白结构。mRNA 大小为 7kb,包括 5′端和 3′端的未翻译区(未翻译区以淡蓝色显示)。在蛋白水平,P 为前导序列。A 结构域与血浆铜蓝蛋白同源。C 结构域与脂肪球蛋白同源。B 结构域活化后被释放出去,与已知的其他蛋白没有显著的同源性。

分子生物学

因子Ⅴ的基因定位于 1 号染色体 q21~25。与白细胞黏附分子选择素家族的基因相邻。因子Ⅴ的基因长达 70kb,包含 25 个外显子(见图 115-14)。基因结构与因子Ⅷ非常相似,在 24 个外显子和内含子的分界中有 21 个的位置相同[90]。因子Ⅴ基因转录和翻译的调控机制尚不清楚。

活化和活性

因子Ⅴ以单链形式在血液中循环。循环中的因子Ⅴ有 20% 在血小板的 α 颗粒中发现,此处的因子Ⅴ是由血浆中摄入的[91]。血小板上的因子Ⅴ已经足以完成凝血功能,至少在小鼠上是这样[92]。有意思的是,小鼠的血小板上的因子Ⅴ的来源和人类是不同的。小鼠的血小板上的因子Ⅴ在巨核细胞中合成并在血小板从骨髓释放出来前被包装在血小板的 α 颗粒内[92,93]。小鼠和人类血小板的差别提醒我们,在没有确切证据之前不能把任意一种动物模型假想成人类的生物学和病理生理学模型。

血小板上的因子Ⅴ具有异质性,因为其 B 结构域是被钙蛋白酶和其他血小板蛋白酶剪切的。这种剪切产生一部分活化的血小板因子Ⅴ。活化的血小板因子Ⅴ对与活化蛋白 C 的灭活作用更具抵抗性[69,94]。因子Ⅴ在血小板上而非在血浆中与一种多聚蛋白(多聚素)形成复合体[95]。该多聚素有大量的重复结构,有些分子量达到几百万。多聚素有一个结构特征就是它可以调节黏附作用。尽管多聚素与因子Ⅴ的相互作用同血管性血友病因子(VWF)与因子Ⅷ的作用非常类似,但是多聚素与 VWF 没有结构上的同源性。

因子Ⅴ仅在某些位置被剪切后才能表现出完整的辅因子活性(图 115-15)。在体内,因子Ⅴ首先被凝血酶活化,尽管它也可以被活化的因子Ⅹ所激活[60],但是活化的因子Ⅹ更易活化从血小板 α 颗粒中释放出来的因子Ⅴ[94]。凝血酶在因子Ⅴ的 Arg709 和 Arg1545 剪切形成一个包括 A1-A2 重链(分子量 110 000)和 A3-C1-C2 轻链(分子量 73 000)的双链的异二聚体结构。两条链通过金属离子以非共价键形式连接(可能是钙离子)。APC 通过在 Arg306 和 Arg506 位对其剪切实现对活化因子Ⅴ的催化灭活,剪切掉 A2 片段[87](图 115-15)。因子Ⅴ的 506

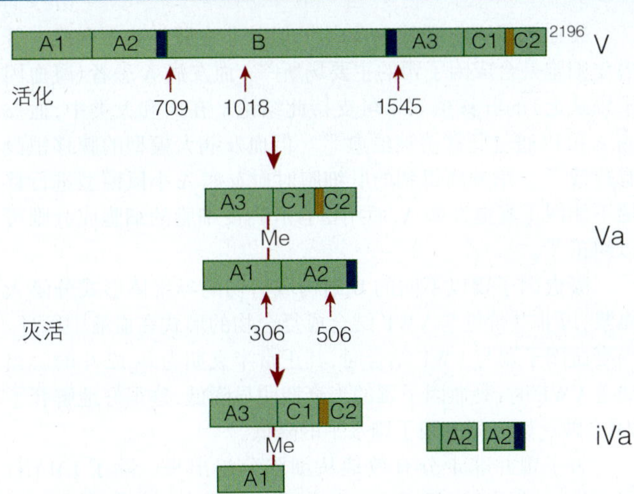

图 115-15 因子Ⅴ的活化与灭活。因子Ⅴ表达完整的辅因子活性需要凝血酶或者活化因子Ⅹ的剪切。图中深蓝色表示的酸性区被认为是与凝血酶的阴离子位点结合的部位,可以增强凝血酶对因子Ⅴ的活化作用。1018 位的剪切可以增强在 1545 位的剪切。轻链和重链是金属离子(Me)以非共价键形式连接的。C2 结构域(图中用金色表示)上的位点可以调节与膜的结合。因子Ⅴ在 306 位和 506 位的剪切去除两段 A2 的片段使因子Ⅴ灭活(iVa)。

位 Arg 突变为 Gln 导致 APC 抵抗,从而增加了形成静脉血栓的风险(参见第 131 章)[96]。小鼠的因子Ⅴ基因缺陷会导致将近一半的纯合性因子Ⅴ缺陷胚胎在胚胎期的第 9~10 天死亡。剩余的因子Ⅴ缺陷胚胎在出生后的 2 小时内死于广泛性出血。

■ 因子Ⅷ

蛋白结构

因子Ⅷ蛋白的结构域由 A1-A2-B-A3-C1-C2 构成,与因子Ⅴ相似(图 115-16)。因子Ⅷ的 B 结构域对于稳定性和活化并没有很重要的作用。B 区缺失的因子Ⅷ已成功应用于典型血友病患者的治疗。

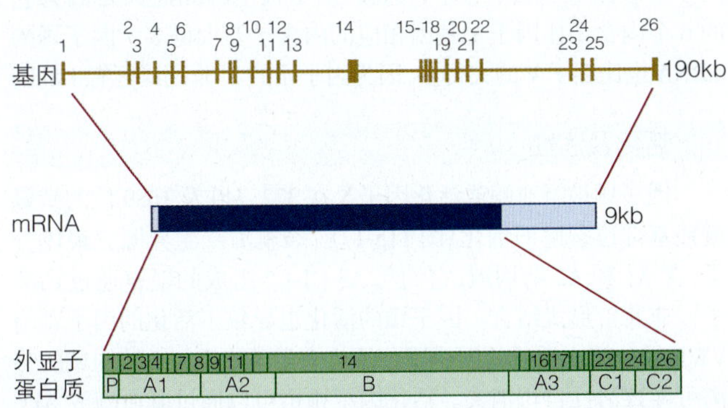

图 115-16 因子Ⅷ蛋白质与基因结构的关系。图中显示了外显子、内含子、信使核糖核酸(mRNA)和蛋白结构。1 号外显子上游启动子原件未在图中显示,但在正文中进行了讨论。mRNA 大小为 9kb,5′端有一小段非翻译区,3′端非翻译区相对较大(非翻译区以淡蓝色显示)。在蛋白水平,P 为前导序列。A 结构域与血浆铜蓝蛋白同源。C 结构域与脂肪球蛋白同源。B 结构域在活化后被剪切掉,与已知的其他蛋白没有显著的同源性。

凝血因子Ⅷ在肝脏中合成[98]，但并非在肝细胞中合成。肝内皮细胞是合成因子Ⅷ的主要场所[99]。血友病A患者(凝血因子Ⅷ缺乏)的肝移植效果可支持此结论。在人和犬类中，血友病A可以通过肝移植被治愈[100]。但血友病犬模型的脾移植没有疗效[101]。用分离得到的肝细胞对血友病A小鼠模型进行移植不能纠正其血友病A，而用富含肝内皮细胞的细胞成分则可以纠正[102]。

凝血因子Ⅷ以不同的B结构域剪切的异聚体形式分泌入血浆，以非共价键与VWF结合成复合物的形式在血液中循环。当凝血因子Ⅷ与VWF结合时，其正常半衰期为8~12小时。当缺乏VWF时，凝血因子Ⅷ的半衰期明显降低，这很好地解释了VWF缺乏患者凝血因子Ⅷ水平的降低。

因子Ⅷ并非十分有效地从细胞分泌出来。除了LMAN1和MCFD2蛋白，已经证实一些分子伴侣蛋白参与大分子凝血因子Ⅷ分泌及或降解途径的转运调节。钙联蛋白和钙网织蛋白作为伴侣蛋白，优先与含单糖基化的N链接寡糖的糖蛋白相互作用。这些蛋白与含大量糖基化的凝血因子Ⅷ的B结构域结合并增加其细胞内的降解及分泌[103]。因子Ⅴ与钙网织蛋白结合而非钙联蛋白结合。因子Ⅷ也通过它的A1结构域与其他伴侣蛋白[免疫球蛋白结合蛋白(BiP)]反应，但因子Ⅴ不能。因子Ⅷ与BiP的结合增强了它的稳定性，但同时也阻碍了它的分泌[104]。

因子Ⅷ有6个被硫化修饰的酪氨酸残基(346、718、719、723、1664和1680残基)。这些残基的硫化是其被凝血酶活化、其与活化的因子Ⅸ形成复合物表现出最大的活性，及活化的因子Ⅷ与VWF最大亲和所必需的。因子Ⅷ的酸性区域通过与凝血酶的阴离子结合位点作用来促进活化。另外，因子Ⅷ与VWF的结合位点位于因子Ⅷ轻链的酸性结构域[105]。

分子生物学

因子Ⅷ的基因位于X染色体q28。缺乏因子Ⅷ导致典型性联遗传的血友病A。因子Ⅷ基因包含26个外显子(见图115-16)，比因子Ⅴ基因多一个外显子。因子Ⅴ基因的5号外显子相当于因子Ⅷ基因的5号及6号外显子[106]。因子Ⅷ基因比因子Ⅴ基因大得多，约有190kb。因子Ⅷ基因如此大是因为它的6个内含子比因子Ⅴ基因相应的内含子要大得多。因子Ⅷ的mRNA也比因子Ⅴ的大得多，因为因子Ⅷ的3′非翻译区有1.8kb。

活化及活性

因子Ⅷ被凝血酶或活化因子Ⅹ在372、740及1689位的精氨酰残基部位裂解而活化(图115-17)。裂解后产生异源三聚体分子，含A1和A2结构域，它们与A3-C1-C2组成的轻链通过钙离子以非共价形式结合。因子Ⅷ的活化也导致了活化的因子Ⅷ与VWF的分离。活化的因子Ⅷ分子热力学不稳定，A2结构域的分离可导致活性自行消失。活化因子Ⅷ也可以通过凝血酶或APC进一步对336及562位的精氨酰残基裂解而被灭活(图115-17)。

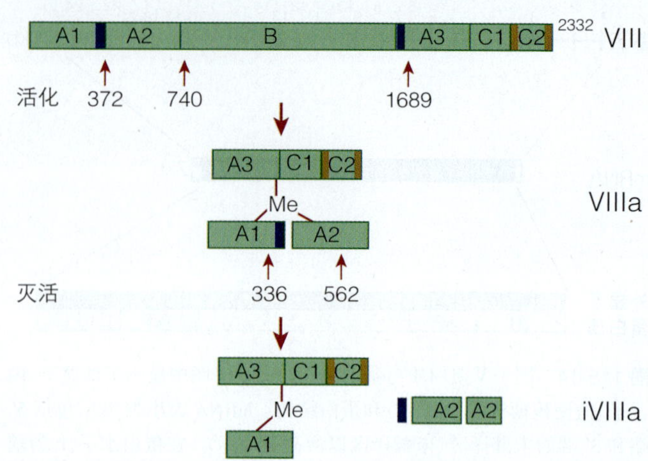

图115-17 因子Ⅷ的活化及灭活。为了获得辅因子活性，因子Ⅷ需要被凝血酶或活化的因子Ⅹ裂解。酸性结构域，以深蓝色显示，被认为与凝血酶的阴离子结合位点结合并增强凝血酶对因子Ⅷ的活化。A3结构域中的酸性结构域介导VWF的结合。活化因子Ⅷ的各链受金属离子(Me)的介导，以非共价键的形式相互作用结合。活化因子Ⅷ热力学不稳定，因为A2结构域可以自发性地脱离复合物。膜的结合是通过C2结构域中的位点进行的(金色显示部位)。336及562位残基的裂解使A2片段脱落，并导致活化的因子Ⅷ灭活(iⅧa)。

VWF

第127章将详细讨论VWF的结构、分子生物学及其活性。

蛋白结构及活性

VWF是一种大分子多聚体糖蛋白，是因子Ⅷ的载体，是正常的血小板与血管壁黏附所必需的成分。VWF被合成时为前多肽原，含一条由22个氨基酸组成的信号肽，一条称为VWF抗原Ⅱ的由741个氨基酸组成的前导肽及成熟的VWF多肽链[107]。成熟的VWF蛋白包含3个A结构域、3个B结构域、2个C结构域及4个D结构域。A结构域和参与细胞外基质或细胞黏附功能的蛋白家族结构同源[108]。因子Ⅷ与VWF的氨基端结合，结合部位在VWF成熟蛋白亚单位的起始部位的272个氨基酸内[109]。

在内质网中，前VWF单体形成由二硫键稳定的二聚体。此二聚体移动到高尔基体并组装成为高分子量的多聚体，同样也是通过二硫键作用而结合。前肽是形成多聚体所必需的。它通常在成熟的VWF多聚体分泌前被去除。从内皮细胞分泌出来后，VWF被一个称为ADAMTS13的金属蛋白酶蛋白进行进一步的裂解[110]。体内循环的VWF多聚体分子量范围可以从500 000~20 000 000以上[111]。高分子量的多聚体对于促进血小板的黏附是最有效的，然而所有的多聚体都可以与因子Ⅷ结合，增强其稳定性。血浆中VWF的半衰期约为12小时。

分子生物学

VWF基因位于12号染色体，约为180kb。它含52个外显子[112]。VWF仅在内皮细胞及巨核细胞中合成。

因子Ⅺ和接触因子

因子Ⅺ

蛋白结构

FⅪ与FⅫ，高分子量激肽原(high-molecular-weight kininogen,

HK）和激肽释放酶原（prekallikrein PK）有时被归类为接触因子。FXI是以丝氨酸蛋白酶原的前体形式存在的，它与非酶性辅因子高分子量激肽原结合成复合物循环于血液中。

FXI在肝脏中合成，在血浆中的半衰期约为 52 小时。FXI以单链的形式合成，但通过 Cys321 位残基形成的二硫键连接聚合成同二聚体在血液中循环。每个单体分子量为 80kD，含糖量为 5%，包含四个重复序列，命名为 Apple 结构域，见图 115-18。每个 Apple 结构域含 90 或 91 个氨基酸残基，并由三个二硫键相互连接。FXI每个 Apple 结构域有不同的功能，包括与高分子量激肽原、凝血酶原、血小板、FIX、凝血酶、活化FXII结合的部位。

分子生物学

人类 F11 基因总长度为 23kb，位于第 4 号染色体长臂上（4q32-35）[118]，包含 15 个外显子和 14 个内含子（图 115-19）[119]。F11 基因缺乏经典的 CAAT 和 TATA 盒，这可以解释 F11 中发现的多个转录起始位点。1 号外显子编码 5′ 非翻译区，5′ 非翻译区能转录为 mRNA 但不能翻译成蛋白质。2 号外显子编码信号肽，每个 Apple 结构域由两个外显子编码。轻链由五个外显子编码，形成与激肽释放酶原、组织型纤溶酶原激活物、尿激酶以及 FXII同源的类似结构。肝脏特异性表达的肝细胞核因子 -4α（HNF-4α）的结合位点位于 −375~−363bp[120]。

活化与活性

在体外 FXI能被多种机制激活。在体外，FXI能被 FXIIa 激活。在液相和电荷接触表面，凝血酶甚至能在缺乏接触因子的情况下激活 FXI[121,122]。在活化的血小板表面，凝血酶同样能激活 FXI，而且这条途径更像体内生理性止血的机制[123]。至少在小鼠模型中发现，FXI可能在血栓过程中比在止血过程中发挥更显著的作用[124]。

在接下来提到的以细胞为基础的凝血机制中，FXI起类似“助推器”的作用，增强了血小板表面凝血酶的生成。FXI基因敲除的小鼠并不会导致胚胎期的死亡[125]。但是人类 FXI的缺乏会导致出血倾向，尽管这种出血倾向不像血友病 A 或 B 那

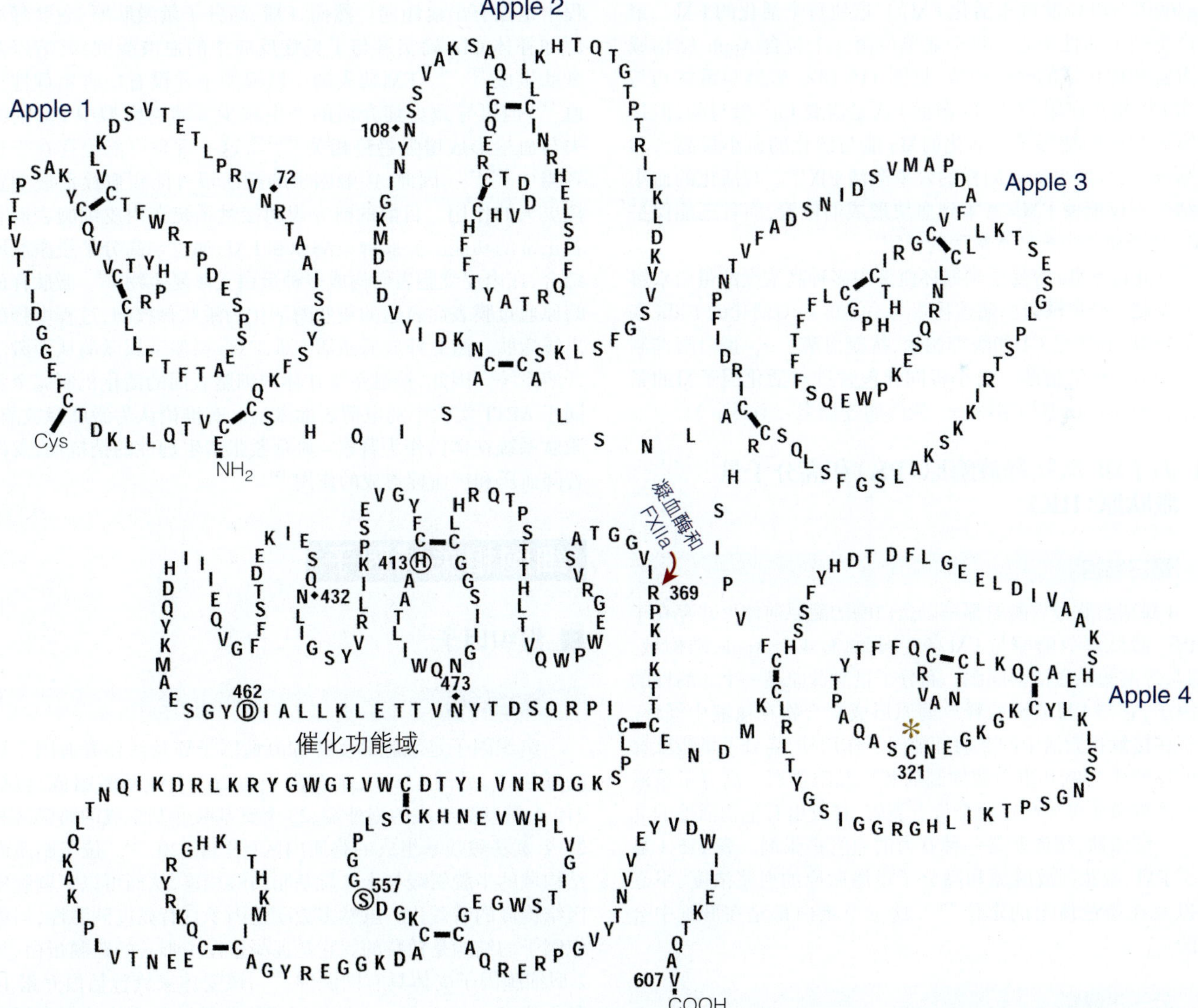

图 115-18 FXI结构域示意图。FXI以二聚体形式在体内循环。图中显示了一个 FXI单体的全部氨基酸。连接 FXI单体的二硫键如图用星号所示，位于第四个 Apple 结构域的 Cys321 位残基。Apple 结构域（A1~A4）是以示意图的外形命名的。图示 A1 结构域中有一个游离的 Cys。活化位点 His、Asp 和 Ser 见图中圈示，凝血酶和 FXIIa 的切割位点如箭头所示。

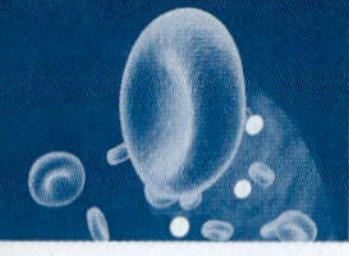

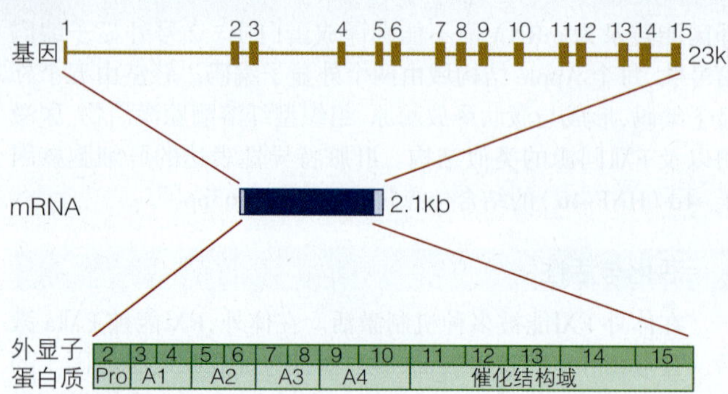

图 115-19　FⅪ蛋白质与基因结构的关系。外显子、内含子、mRNA 和蛋白质结构如图所示。mRNA 全长 2.1kb，包含一个小的 5′ 和 3′ 非翻译区（蓝色区域）。蛋白质结构图中，Pro 代表前导序列；A 代表 Apple 结构域。

么严重。这说明 FⅪ在生理性止血中发挥重要作用，不同于接触系统的其他因子（见下文）。

无论是 FⅫa 或者凝血酶都是通过裂解 FⅪ亚单位上 Arg369-Ile370 位肽键来活化 FⅪ的，这使每个活化的 FⅪ二聚体产生两个活性中心。每个亚单位由一个包含 Apple 结构域的重链和催化域的轻链组成（见图 115-18）。轻链与重链均与底物 FⅨ相互作用[127]，FⅪa 激活 FⅨ是需要 Ca^{2+} 参与的，但是不需要其他的辅因子。活化的Ⅺa 能与活化的血小板高亲和力结合，结合后也能以同样的效率激活 FⅨ[128]。与活化的血小板结合不仅能使 FⅪa 富集到血块形成的位置，而且还能保护 FⅪa 免受血浆中蛋白水解酶的作用。

活化的 FⅪa 容易受到循环血液中多种高浓度的蛋白水解酶的抑制。丝氨酸蛋白酶连接素 -1（nexin 1）对活化的 FⅪa 亲和力最高，其次是 C1 酯酶抑制物、抗凝血酶、α_1- 蛋白酶抑制剂以及 α_2- 抗纤溶酶。血小板同样包含针对活化因子Ⅺ的紧密结合的 Kunitz 型抑制物——蛋白酶连接素 -2（nexin 2）。

■ 因子Ⅻ、激肽释放酶原（PK）和高分子量激肽原（HK）

蛋白结构

FⅫ和激肽释放酶原都是以蛋白酶的酶原前体形式存在于体内。激肽释放酶原与 FⅪ高度同源，有 4 个 Apple 结构域。FⅫ与纤溶酶原激活剂同源。高分子量激肽原是一个非酶性的辅因子，它与 FⅪ或激肽释放酶原形成复合物在血液中循环。除了在接触相激活中的非酶性辅因子作用外，高分子量激肽释放酶还能作为硫基蛋白酶抑制剂和抗黏附蛋白。高分子量激肽原能被激肽释放酶在两个位点裂解，释放出有生物活性的九肽——缓激肽，缓激肽是一种有力的血管扩张剂。表 115-1 显示了 FⅫ、激肽释放酶原和高分子量激肽原的血浆浓度、半衰期以及在染色体上的定位[131]。这三个蛋白都是在肝脏中合成的。

分子生物学

FⅫ的基因位于第 5 号染色体（5q33-qter），基因总长度大约 12kb。包含 14 个外显子。内含子 - 外显子的结构与丝氨酸蛋白酶家族的纤溶酶原激活物类似。基因中部分与纤维连接蛋白及组织型纤溶酶原活化剂的结构域同源。激肽释放酶原（PK）的基因位于第 4 号染色体（4q35），靠近 FⅪ基因，基因总长 30kb，包含 15 个外显子和 14 个内含子，与 FⅪ基因同源[132]。高分子量激肽原（HK）的基因位于第 3 号染色体，基因总长 27kb，包含 11 个外显子。高分子量激肽原与低分子量激肽原是同一个基因选择性剪接的不同产物。两种蛋白都能作为缓激肽的前体，但是低分子量激肽原不与凝血因子相互作用。

活化与活性

FⅫ、高分子量激肽原和激肽释放酶原对血液凝固的接触相激活有着重要作用，可以从活化部分凝血酶原时间（APTT）反映出。在临床实验检测中，血浆与玻璃、白陶土、硅藻土、鞣花酸等提供负电荷的异物表面接触。表面激活包括蛋白质与蛋白质、蛋白质与异物表面的相互作用，表面激活使 FⅫ活化为 FⅫa。FⅫa 激活 FⅪ，FⅪa 激活 FⅨ。尽管 FⅫ、高分子量激肽原和激肽释放酶原对正常的 APTT 值的产生很重要，但他们并不是生理性止血所必需的。缺乏三个蛋白质中的任何一种的个体并不产生出血倾向，即使是明显的外伤或者手术过程中也没有出血倾向。然而，FⅫ、高分子量激肽原、激肽释放原和补体 C1q 确实参与了炎症反应中的血液凝固，纤溶以及激肽生成[133,134]。FⅫ缺失的小鼠模型中并没有损害生理性止血[135]，但可导致炎症介质的产生减少。动物模型中 FⅫ的缺失与血栓形成增强趋势相关[136,137]，这一现象可能也存在于患者当中[138,139]。因此，接触因子的激活很可能在血栓形成中发挥更大的作用。目前的研究表明接触系统在内皮细胞表面有着正常的功能。激肽释放酶原和 FⅪ，通过与高分子量激肽原结合，在内皮细胞表面构成多种蛋白受体复合物[140]。激肽释放酶原通过膜表面表达的羧肽酶活化为激肽释放酶，过程中释放出缓激肽。激肽释放酶激活 FⅫ，FⅫa 能激活尿激酶从而激活纤溶系统。因此，接触系统在体内细胞表面的活化机制完全不同于 APTT 实验中的电荷表面激活。有推论认为激肽释放酶 / 激肽系统在体内作为肾素 - 血管紧张素生理性的拮抗剂，发挥着降血压和抗血栓形成的作用[141]。

细胞相关辅因子

■ 组织因子

蛋白结构

组织因子是细胞的受体和凝血因子Ⅶ及活化凝血因子Ⅶ的辅因子（见图 115-4），组织因子由 263 个氨基酸组成，包括 219 个氨基酸组成的胞外端、23 个氨基酸残基组成的跨膜区和 21 个氨基酸残基组成的胞质内区（图 115-20）[142]。位于胞质内结构域的半胱氨酸与十二烷基脂肪酸相连，从而可以下调胞质区结构域的磷酸化。虽然多数凝血因子具有高度同源性，但组织因子的结构是独特的。它是促凝蛋白中唯一的跨膜蛋白，与 2 型细胞因子受体具有同源性[144]。该受体家族包括白介素 10 和干扰素 -α、β 和 γ。组织因子的胞外区与活化的凝血因子Ⅶ形成结晶状复合物，同时胞外区折叠成一种细胞因子受体特有的同源单位（见图 115-4）[22,145]。这些结构显示组织因子可能是一种具有信号传导和促凝等多种功能的蛋白质。

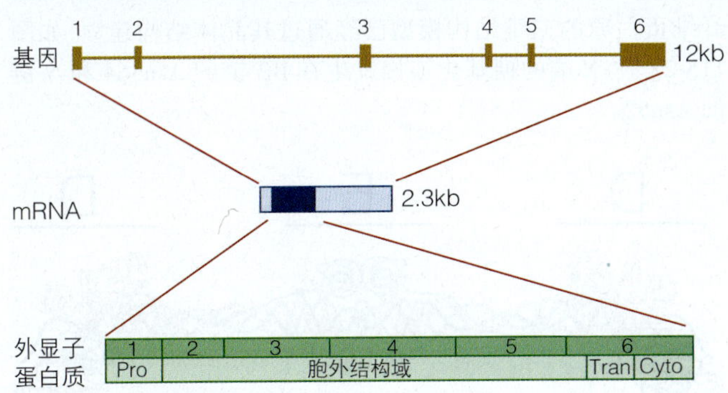

图 115-20　组织因子蛋白质与基因结构的关系。该图中显示了外显子、内含子、信使 RNA 及蛋白结构。浅蓝色表示全长 2.3kb 的信使 RNA，包括 5′ 端非翻译区和长的 3′ 端非翻译区。Pro 代表前蛋白前导序列，Tran 代表跨膜区，Cyto 代表胞质区。

分子生物学

人组织因子基因位于 1 号染色体 1p21-22[146]。基因全长约 12kb[147]，由 6 个外显子和 5 个内含子组成。1 号外显子编码信号肽，2~5 号外显子编码胞外区。6 号外显子编码跨膜区及胞质内区，及一个相对较长的 3′ 端非翻译区。在人及鼠类中发现了组织因子的一种缺乏膜锚定区的异常剪切形式[148,149]。据报道这种剪切形式的组织因子存在于血液中，具有辅因子的活性，但其在血栓或者止血过程中的作用尚不明确。

组织因子基因的翻译起始区已经有明确的规定，具有启动子活性的区域为 -383~-121 碱基区，为翻译起始区域[150]。该启动子区含有一个与 Sp-1 有公认结合位点的血清效应元件，及有与 AP-1 和核因子 κB（NF-κB）结合位点的脂多糖反应元件。

组织因子固定表达于许多血管外组织。尽管在正常情况下，流动血液中的细胞并不表达组织因子，但是细菌代谢产物、炎症细胞因子及在单核细胞表面的 P- 选择素糖蛋白配体 -1 可诱导血液单核细胞中组织因子的表达[151-154]。据报道，血小板中存在少量的组织因子，但是这种现象的生理及病理性意义还不清楚[155]。

活化及活性

活化因子Ⅶ/ 组织因子复合物被认为是生理状态下血液凝固的重要启动剂。组织因子广泛表达于血管周围的外皮细胞、表皮、间质和神经胶质细胞[156,157]。正常情况下，单核细胞无组织因子活性，但当其暴露于血管介质及胶原时也能表达组织因子[158]。一般认为，血管破损后，血液与血管外组织因子接触，血液中的凝血因子Ⅶ与血管外的组织因子结合就会诱发血液凝固。然而事实是血管周围的组织因子在血管未受损时已与活化因子Ⅶ发生结合[159]。血管损伤促使细胞外活化的凝血因子Ⅶ与组织因子形成的复合物与血小板结合，同时诱发血小板表面大量凝血酶生成。

活化凝血因子Ⅶ与组织因子结合后其蛋白水解活性将显著提高约三个数量级。同时组织因子与活化的凝血因子Ⅶ形成的复合物将激活凝血因子Ⅸ和Ⅹ。然而，同活化因子Ⅸ或活化因子Ⅹ结合至其辅因子不同的是，活化因子Ⅶ与组织因子的结合并不严格需要钙离子，且带负电荷磷脂的存在只能轻微增高其反应的亲和性。然而，带负电荷的磷脂可以增强活化因子Ⅶ/ 组织因子复合物对因子Ⅸ或因子Ⅹ的裂解[165]。这种增强作用是由于同底物的结合增强，而非磷脂本身对活化因子Ⅶ/ 组织因子复合物催化效率的影响。

活化因子Ⅶ与组织因子在细胞上的结合的亲和力很高（20~80pM）。活化因子Ⅶ与合成磷脂小体的组织因子结合可增强其蛋白水解活性。然而，活化凝血因子Ⅶ与细胞来源的组织因子的结合并不总是与其蛋白水解活性的增强相关。这些表明细胞并非以依赖合成磷脂小体的方式调节组织因子的辅因子活性。

组织因子表达活性并不是通过蛋白水解活化。然而，组织因子以一种潜在加密的形式存在。即细胞表面检测到组织因子抗原并不代表其凝血活性。目前有一种假说认为组织因子可形成二聚体从而封闭底物在组织因子上的结合位点。二聚化的组织因子仍然可以与因子Ⅶ结合，但将失去活性，因为它既不能与因子Ⅸ结合，也不能与因子Ⅹ结合。控制组织因子"加密"的生理调节剂还不明确，这种"加密"是不是体内一种重要的调节形式也需要进一步证实。

组织因子除了作为凝血因子的辅因子，在细胞信号通路中它也起着重要作用。这种信号通路发生于活化的凝血因子Ⅶ与组织因子结合后的蛋白水解活化以及活化因子Ⅶ/ 组织因子 / 活化因子Ⅹ复合物的形成。这条细胞信号通路在创伤愈合、炎症及脉管形成过程中细胞的迁移起着重要作用。其对脉管形成的重要性发现于一个组织因子基因敲除小鼠，该小鼠在胚胎形成期部分由于卵黄囊血管系统形成障碍而死亡[170]。

■ 血栓调节蛋白

蛋白结构

血栓调节蛋白是分子量为 78 000 的跨膜蛋白，它是凝血酶的细胞辅因子。血栓调节蛋白前导序列后面是一段与无唾液酸糖蛋白受体同源的植物凝集素样结构域（图 115-21）[173]。然而血栓调节蛋白无已知的植物凝集素样活性。植物凝集素样结构域后面是 6 个表皮生长因子样结构域，其第 4、第 5 及第 6 结构域均与凝血酶结合及蛋白 C 激活活性相关（图 115-21）[174]。表皮生长因子样结构域后面是富含丝氨酸及苏氨酸的

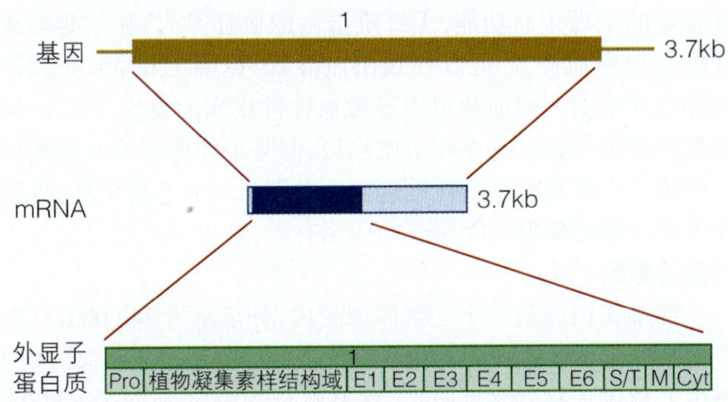

图 115-21　血栓调节蛋白的蛋白质与基因结构的关系。血栓调节蛋白基因无内含子。该基因位于 20 号染色体（p12-centromere），其 mRNA 与其基因大小一致，含一段小的 5′ 端非翻译区及一段大的 3′ 端非翻译区（图中浅蓝色显示部分）。蛋白质中，pro 代表前导序列，E 代表表皮生长因子样的结构域，S/T 代表丝氨酸及苏氨酸富集区域，M 代表跨膜区，Cyt 代表胞质区域。

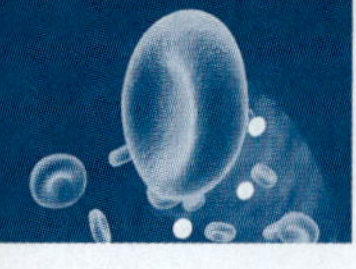

区域，也是O-联的糖基化位点。硫酸软骨素与该区域492位苏氨酸结合[175]从而提高血栓调节蛋白的抗凝活性。丝氨酸及苏氨酸结构域后面依次是23个氨基酸的跨膜结构域和短的胞质尾区。

分子生物学

人血栓调节蛋白基因位于20号染色体p12-cen[176]，全长约3.5kb。该基因只有一个外显子，无内含子（见图115-21）。无内含子基因十分罕见，包括视紫质、血管生成因子、线粒体基因、干扰素-α和肾上腺能受体-β。该基因内含子缺失的意义目前还不太清楚。

活化和活性

凝血酶可在无辅因子的情况下激活多种底物，包括纤维蛋白原、FⅤ和FⅧ以及蛋白酶激活的凝血酶受体。但当凝血酶与其辅因子凝血酶调节蛋白结合后，可定位在内皮细胞表面并诱导自身的蛋白构象发生改变，从而可使其对蛋白C的激活作用提高1000~2000倍。凝血酶与TM结合后将不会激活血小板，也不会裂解纤维蛋白原、激活FⅤ和FⅧ。因此，TM可将凝血酶的促凝活性改变成抗凝活性。TM亦可以提高凝血酶对TAFI的活化能力[34]。

TM在血管内皮细胞表面表达。与EPCR结合后，TM在防止发生于微循环完整内皮细胞的血栓形成中发挥重要的作用[178]，TM或EPCR基因敲除的小鼠模型可表现为胚胎期死亡，伴有胎盘纤维蛋白沉积[179,180]。间皮细胞、单核-巨噬细胞系、鳞状上皮细胞、巨核细胞、恶性细胞等中也可检测到TM蛋白，具体功能不详。不同部位的内皮细胞，TM的表达水平不同，且炎症细胞因子对二者表达的调控作用相反。因此，在炎症形成部位可因同时发生TF水平的升高和TM水平的降低导致血栓易发。

蛋白C抑制剂是凝血酶/TM复合物的有效抑制因子。

■ 纤维蛋白原

蛋白质结构

纤维蛋白原可转换为纤维蛋白，形成一种网状结构，将初始形成的血小板栓子变成稳固的止血血栓。纤维蛋白原有非常重要的生理止血功能，无纤维蛋白原血症[187,188]和一些异常纤维蛋白原血症[189]可以导致出血症状（见第126章），而其他的异常纤维蛋白原血症可以导致血栓性疾病的发生[188,190]。虽然无纤维蛋白原血症存在出血趋势，但并不像典型的血友病那么严重。小鼠实验显示纤维连接蛋白可引起血小板聚集，推测纤维蛋白原的黏附功能所起的作用有限，这也可能是出血并不严重的原因[191]。

纤维蛋白原是一个二聚体糖蛋白，分子量为340 000，存在于血浆和血小板的α颗粒中。纤维蛋白原的每个亚基都包括3条由二硫键连接的多肽链[192]，多肽链分别命名为Aα(66 500)、Bβ(52 000)和γ(46 500)。凝血酶分别在Aα链Arg16-Gly17和Bβ链Arg14-Gly15处裂解Aα链和Bβ链，从氨基端释放纤维蛋白肽A和肽B[193]。纤维蛋白原的中央球状区域被命名为E-结构域，它含有经二硫键连接的6条链的氨基末端，因此也称为N端二硫键结[194]。三条链羧基末端的球状区域组成D结构域，与E结构域之间通过螺旋的卷曲螺旋结构相互连接。纤维蛋白原的三维结构模型已经通过其晶体结构建立，如图115-22[195]。N端的糖基化连接发生在Bβ链的Asn364和γ链的Asn52。

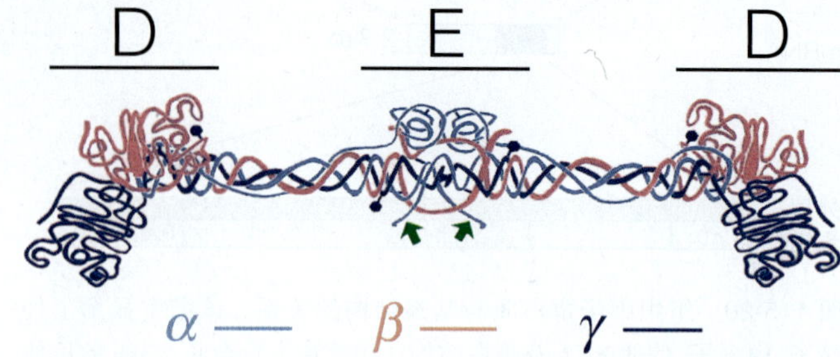

图115-22 纤维蛋白原结构。纤维蛋白原是一种二聚体结构，每个二聚体由三条链组成：Aα链用蓝色表示，Bβ链用粉红色表示，γ链用蓝黑色表示。连接两个二聚体的二硫键位于中央E结构域。D结构域主要由Bβ链和γ链的羟基末端组成。连接两个结构域的螺旋区域由三条链内部缠绕而成[195a]。

由于纤维蛋白原在生物合成过程中和合成后都会发生大量不同位点的修饰，因此在血液循环中其是以非均一性复合物的形式存在。选择性剪切、特定氨基酸的硫酸化、磷酸化和羟基化，以及不同程度的糖基化和蛋白水解都可以形成纤维蛋白原的各种正常变异体。通过这些机制产生的不同的纤维蛋白原变异体种类估计超过一百万个[196]，其中一些变异体可能有非常重要的功能序列，例如，一个伴有γ链选择性剪切位点的纤维蛋白原变异体，其水平与降低静脉血栓的风险相关[197,198]，但能提高心肌梗死的风险[199]。

正常人血浆纤维蛋白原的半衰期是3~5天，消耗引起的代谢只占全部代谢的一小部分。血浆纤维蛋白原由肝脏合成，研究表明它是一种急性时相反应蛋白，严重的炎症反应可以导致其合成量增加20倍。在急性时相反应过程中，白介素-6(IL-6)是增加纤维蛋白原合成的重要调节剂[203]，纤维蛋白(原)降解产物可上调IL-6的分泌。

分子生物学

编码纤维蛋白原3条链的基因位于4号染色体的q23-q32[204]（图115-23），全长50kb。3条链的编码基因序列已全部明确，其基因组序列具有高度同源性，提示由同一个祖先基因复制衍生而来[205,206]。同源序列可扩展到基因的上游，故而推测3条链的共同调控元件位于这个区域，有助于对3条链的合成进行调节[207]。

纤维蛋白原链在组织特异性表达和mRNA急性时相调节的研究结果惊人。结果显示γ链的表达受到泛素如SP1的调节，而Aα和Bβ基因的转录则需要肝脏特异性因子HNF-1的参与[208]。Bβ链启动子区包含一个IL-6反应元件[209]，这个元件也出现在另两条链的上游序列。由于3条链基因启动子区域的不同，因此组织分布也不同。3条链的mRNA最高表达水平均出现在肝脏。但是，γ链的转录可在一些不表达另2条链的器官中存在。Aα和Bβ的mRNA可在肾脏出现，与肾脏中存在HNF-1相吻合。

由于血小板的α颗粒中也存在纤维蛋白原，因此最初曾认为巨核细胞可合成纤维蛋白原。然而，尽管一些骨髓祖细胞

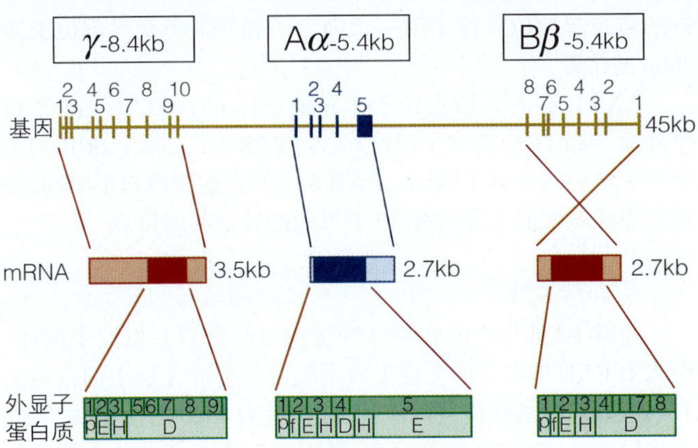

图 115-23　纤维蛋白原基因结构与蛋白结构关系图。上图所示为纤维蛋白原 3 条链的外显子、内含子、mRNA 和蛋白质结构。Bβ 链的蛋白翻译方向与 Aα 链及 γ 链的方向相反。mRNA 的 5′ 和 3′ 端非编码区用浅色表示。在蛋白质中，P 表示蛋白前导序列，f 表示纤维蛋白肽(Aα 链的肽 A 和 Bβ 链的肽 B)；E 表示 E 结构域的氨基酸残基，H 表示螺旋连接区的氨基酸残基，D 表示 D 结构域的氨基酸残基。

存在 γ 链的转录，但血小板中的纤维蛋白原则大部分是从血浆中内吞而来(见第 114 章)[211,212]。

活化与活性

凝血酶与纤维蛋白原的中央结构区结合[213]，纤维蛋白原经蛋白水解后释放出 2 个纤维蛋白肽 A(Aα1-16)和 2 个肽 B(Bβ1-14)。纤维蛋白肽的释放可使 E 结构域中的结合位点暴露，其他纤维蛋白单体的 D 结构域中有与之相互补的位点[214,215]。这些互补结合位置导致双链原纤维初步形成，双链原纤维为交叉重叠结构(图 115-24)。原纤维随后聚集成由 14~22 原纤维组成的粗纤维蛋白，其原纤维的分支互联形成粗纤维蛋白的网状结构[216]。半交错重叠的纤维蛋白单体使其在电镜下呈现独特的交叉带结构[217]。钙离子可通过结合人纤维蛋白原上的位点而增强纤维侧面的延长[218,219]。

在纤维蛋白聚集过程中，其他血浆蛋白也结合到网状结构的表面。这些包括纤维蛋白降解系统中的蛋白和多种黏附蛋白如纤维连接蛋白、凝血酶敏感蛋白和 VWF。这些表面蛋白影响纤维蛋白的产生、交联和降解。纤维蛋白(原)也有特异的整合素结合位点，该位点是与血小板结合所必需(见第 114 章和第 126 章)。凝血酶既启动纤维蛋白原的聚集，也激活凝血因子 XIII，因子 XIII 通过交联稳固纤维蛋白多聚体。活化的因子 XIII 也交联其他蛋白质到纤维蛋白网上，例如，纤溶酶原激活物 -1、玻连蛋白、纤维蛋白连接蛋白和抗纤溶酶 -α_2。

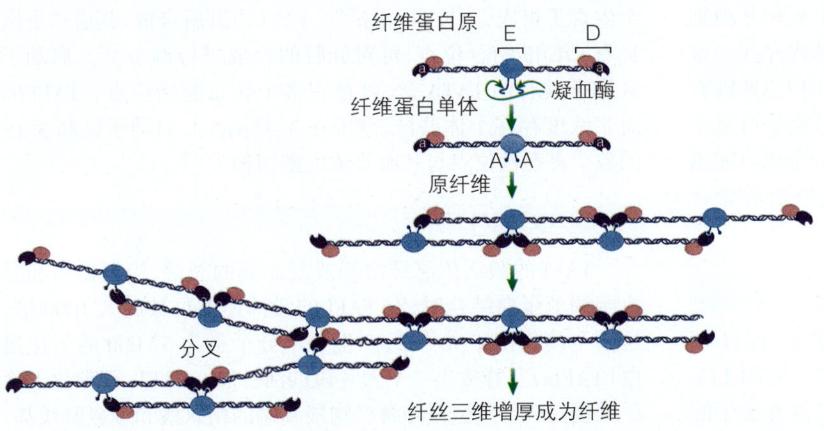

图 115-24　纤维蛋白原的切割和纤维蛋白的聚合。纤维蛋白原的结构如图所示，图中标明凝血酶对纤维蛋白肽 A 的酶切位点。肽 B 的酶切位点未在该图中标出。纤维蛋白肽 A 的释放暴露 E 结构域的结合位点，该位点是 D 结构域的互补位点。纤维蛋白单体以半交叉重叠的方式聚集。聚集也能产生分支结构[195]。

纤维蛋白网一旦形成，就能被纤维蛋白溶解系统降解。纤溶酶通过裂解纤维蛋白和纤维蛋白原中特定的精氨酸和赖氨酸键，产生一系列的可溶性降解产物[220]。纤溶酶消化纤维蛋白原，最先裂解 Aα 的极性附属物和 Bβ1~42 片段，产生片段 X (250kD)，片段 X 仍然可以形成一个凝块，但生成速度很慢。纤溶酶进一步从片段 X 中释放 D 片段(100kD)，同时片段 X 转变成为片段 Y(150kD)，片段 Y 被进一步裂解成片段 D 和片段 E (50kD)。纤溶酶裂解交联的纤维蛋白过程中也产生类似片段，但有两个除外：① Bβ15~42 从缺 1~14 的纤维蛋白 Bβ 链中释放，② D 二聚体和其他共价交联键的降解产物从交联的纤维蛋白多聚体中裂解。单克隆抗体识别纤维蛋白 D 二聚体片段有助于鉴别纤维蛋白原降解产物中的纤维蛋白降解产物[221]。虽然大 X 片段仍能聚集成一个微弱的凝块[222]，但更小的 Y 片段和 D 片段可以抑制正常纤维蛋白单体的聚集[223]。这种抑制作用能延长凝血酶时间。因此，当使用依赖凝血酶的凝固法检测纤维蛋白浓度时，会导致假性低值。

另外，除在稳定血小板栓子中表现出明显的促凝作用外，纤维蛋白也是凝血酶产生的重要抑制剂。纤维蛋白在纤维蛋白凝块发展的过程中分离凝血酶，降低与纤维蛋白结合的凝血酶的催化功能，从而表现出“抗凝血酶 I ”的功能[224]。

■ 因子 XIII

蛋白结构

F XIII 是一个分子量为 320 000 的糖蛋白，由 A 和 B 两个亚单位构成，血浆中的半衰期为 10 天左右。它是一种转谷氨酰胺酶原，在钙离子的存在下可以被凝血酶活化[225]。A 链包含一个半胱氨酸活化位点，而 B 链则是作为一种载体蛋白，不能被酶活化。目前，A 和 B 两个亚单位的 cDNA 和蛋白质序列都已经明确[226-228]。

F XIII A 链是转谷氨酰胺酶原家族唯一的成员，该家族是由钙和巯基依赖的酶所组成，存在于人体的所有组织和体液中。F XIII a 可以使一个蛋白的谷氨酰胺 γ- 碳与另一个蛋白 ε- 氨基的赖氨酸发生交联。A 链由 731 个氨基酸构成，分子量为 80 000(图 115-25)。

F XIII B 链与补体调节蛋白同源。最初合成的产物为包含信号肽的具有 661 个氨基酸残基的蛋白。成熟的 B 链则含有 641 个氨基酸残基，分子量为 76 500，含 8.5% 的碳水化合物。B 链包含 10 个短共同序列(SCR，也可以称为 GP-1 或 Sushi 结构域；图 115-26)。每个 SCR 有 60~70 个氨基酸，包含 4 个保守的半胱

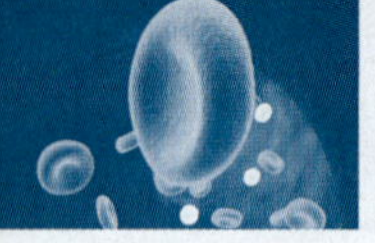

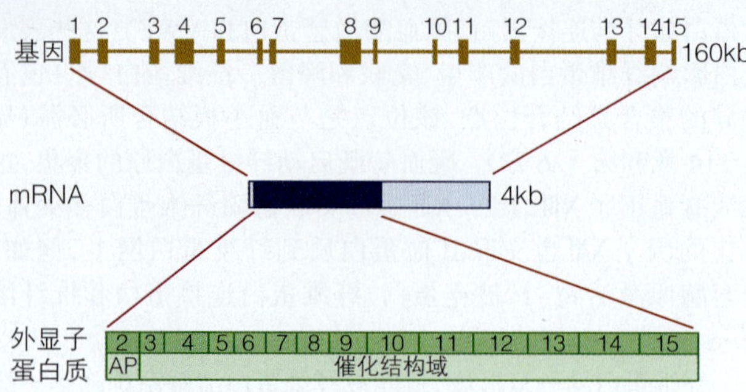

图 115-25 FⅩⅢA 链基因结构和蛋白结构的关系。FⅩⅢA 链的外显子、信使 RNA(mRNA)、蛋白质结构如图示。信使 RNA 大小为 4kb 包含外显子 1 上的 5′ 端非翻译序列和一个大片段的 3′ 端非翻译区(浅蓝色标注)。在蛋白质结构中,AP 表示活化肽。

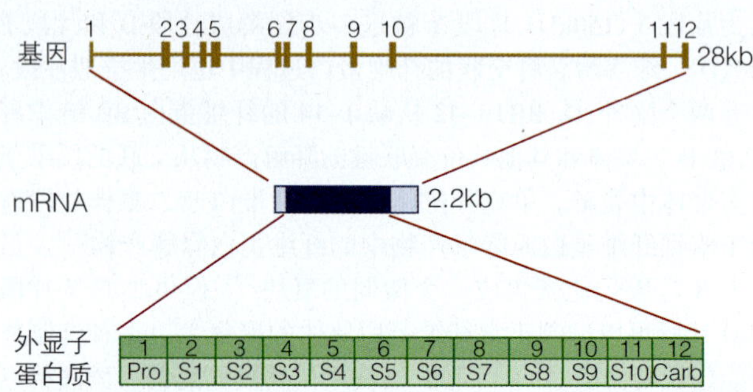

图 115-26 FⅩⅢB 链基因结构和蛋白结构的关系。FⅩⅢB 链的外显子、内含子、信使 RNA(mRNA)、蛋白质结构都做了标注。信使 RNA 大小为 2.2kb 包含较短的 3′ 端和 5′ 端非翻译区(浅蓝色标注)。在蛋白质结构中,Pro 表示前肽;S 表示 sushi(SCR)结构域;Carb 表示羧基末端区域。

氨酸残基和特征性的二硫键[229]。在血浆中,B 亚单位的分子含量比 A 亚单位高。所以,所有循环中的 A 亚单位都能与 B 亚单位结合,而 B 亚单位也可部分以游离的形式存在于循环中。

除了存在于血浆,FⅩⅢ也存在于血小板、单核细胞以及单核细胞源性的巨噬细胞中。血浆中的 FⅩⅢ是一个由 2 个 A 链和 2 个 B 链构成(A2B2)的异四倍体;而在血小板和其他细胞中,FⅩⅢ则缺少 B 结构域,仅以 A2 二聚体的形式存在。单核细胞和巨噬细胞可以合成 FⅩⅢ[230],血小板中的 FⅩⅢ极有可能是由巨核细胞合成的[231]。骨髓起源的细胞可能是血浆中 FⅩⅢA 亚单位合成的主要部位,然而肝细胞对它的合成可能也起了一定的作用[225]。血浆中 FⅩⅢ的 B 亚单位是在肝脏中合成的。

分子生物学

FⅩⅢA 链的基因定位于 6 号染色体 p24~p25[232],包含 15 个外显子和 14 个内含子,片段长度大于 160kb[227](见图 115-25)。纤维蛋白结合结构域由外显子 2~12 编码,7 号外显子的 314 位半胱氨酸的巯基是活性位点。虽然 FⅩⅢA 链的基因结构与其他转谷氨酰胺酶原的基因结构非常相似,但它有独特的调节机制。转录是通过一个髓样富集的转录因子(MZF-1 样蛋白)和两个普遍存在的转录因子(NF-1 和 SP-1)[233]所调节。髓样富集的转录因子 GATA-1 如同 Ets-1 发挥增强子的作用。A 链的转录起始位点位于第一个内含子和外显子交界部位上游 76bp 的位置[233]。

FⅩⅢB 链的基因定位于 1 号染色体 q31~q32.1。包含 12 个外显子和 11 个内含子,片段大小约 28kb[226]。每个 SCR 均是由一个单独的外显子编码。FⅩⅢB 链的表达调控尚不明确,在起始甲硫氨酸的上游共有 30 个可能的转录起始位点。

活化与活性

血浆 FⅩⅢ与它的底物纤维蛋白原结合后在血液中循环。血浆中 FⅩⅢ被激活的关键步骤是凝血酶裂解 A 链中的精氨酸 37- 谷氨酸 38 的肽键,释放一段分子量为 4500 的活化肽,并进一步导致 A、B 亚单位的分离,暴露出游离 A 亚单位上的活化位点。在血小板中,FⅩⅢ的激活通过一个非蛋白酶解途径:血小板活化过程中胞质内的 Ca^{2+} 浓度增加,在没有 B 亚基存在的情况下,酶原本身即可作为一个活化的构象。血浆中 FⅩⅢa 的主要生理功能是使纤维蛋白的 α 和 γ 链交联稳定纤维蛋白栓子[234]。在没有 FⅩⅢ存在时,血块可以形成,但其强度不足以起到止血作用。FⅩⅢa 还有其他的蛋白底物,包括凝血和纤溶系统的其他成分,以及多种粘连和收缩蛋白。FⅩⅢa 还可以通过使纤维蛋白与抗纤溶酶 -α_2 交联保护纤维蛋白不被纤溶酶溶解[235]。血浆中的 FⅩⅢ还参与创伤愈合和损伤修复,而且对维持妊娠是必需的。

■ 凝血酶活化的纤溶抑制物(TAFI)

蛋白结构

TAFI 是一种锌离子结合金属蛋白酶的酶原前体,在文献中又被称为羧基肽酶 B、R 和 U。TAFI 分子量为 60 000,其中 20% 为碳水化合物,连接到起始的 92 个氨基酸的 4 个区域。与羧基肽酶 A 的其他家族成员进行序列比对发现,TAFI 的活化位点(Glu271 和 Arg125)以及锌结合位点(His67、Glu70 和 His196)为保守位点。

分子生物学

TAFI 基因定位于 13 号染色体 q14,由 11 个外显子和 10 个内含子组成,全长约 48kb[236]。TAFI 由肝脏合成,其启动子区具有 C/EBP 结合位点,可对肝脏的合成进行调节[237]。启动子区缺乏共有的 TATA 盒,且存在多个转录起始位点。TAFI 的血浆浓度存在个体差异,范围在 4~15μg/ml,启动子区和 3′ 区的数个多态性位点与其血浆浓度密切相关[238]。

活化与活性

TAFI 的激活依靠纤溶酶或凝血酶的裂解,当凝血酶和凝血酶调节蛋白结合时,对 TAFI 的激活速度可被放大 1000 倍。这两个酶作用于 Arg-92,产生一个分子量为 37 000 的活化蛋白(TAFIa)并释放出一个大片段的活性肽。TAFIa 可催化去除纤维蛋白或纤维蛋白降解产物羧基端的精氨酸和赖氨酸残基,这些残基对纤溶酶原结合和活化十分重要。TAFIa 对这些残基位点的去除可使纤溶酶的催化形式减少,从而降低血凝块的溶解。TAFIa 可能具有抗炎功能,因为其对缓激肽有剪切作用。TAFI 的一个多态性位点的纯合状态可能与某些个体的低血压有关[239]。

TAFIa 的抑制物目前还未明确，但该分子具有热不稳定性，在 37℃时其半衰期小于 15 分钟[240]。

抑制物

血浆中存在多种蛋白酶抑制物，其中 TFPI、AT 是最特异性的凝血因子抑制物（见表 115-4）。蛋白 Z/ 蛋白 Z 依赖性蛋白酶抑制物系统可能也对凝固系统起着潜在的重要调节作用[241]。

凝血因子抑制物将在第 116 章详细介绍。

■ 组织因子途径抑制物

蛋白结构及活性

TFPI 是一条单链多肽，分子量为 34 000~40 000，取决于羧基端蛋白的水解程度。TFPI 包含 3 个 Kunitz 型蛋白酶抑制物区域。第二个 Kunitz 区域结合并抑制 FⅩa；这个过程需要第一个 Kunitz 区域结合并抑制 F Ⅶa/TF 复合物。第三个 Kunitz 区域的功能尚不清楚，但可能和 TFPI 与糖胺聚糖的结合有关。因此，TFPI 是独特的凝血蛋白酶抑制物。其作用主要体现在以下两方面：① TFPI 可抑制 FⅩa 和 FⅦa/TF 复合物；② TFPI 须同时结合 FⅩa 才能抑制 FⅦa/TF 复合物[242,243]。

血浆 TFPI 的主要合成部位是血管内皮细胞[244]。大部分循环中的 TFPI 都与脂蛋白相结合。另一部分 TFPI 在内皮细胞与硫酸乙酰肝素结合。应用肝素可释放内皮细胞结合的 TFPI，使其血浆浓度成倍上升[245]。还有一部分的 TFPI 以选择性剪接形式（TFPI-β），通过糖基磷脂酰肌醇连接机制锚定在内皮细胞上[246]。

血浆中的 TFPI 含量约为 2.5nM，而 AT 含量约为 2μM。但两者与血浆 FⅩa 反应的速率相近。由此可见，在体内，TFPI 对 FⅩa 的抑制作用非常重要。

分子生物学

人类 TFPI 基因位于第 2 号染色体（2q31~q32.1），包括 9 个外显子，大小 70kb。前两个外显子编码 5′ 非翻译区，编码区从 3 号外显子开始。TFPI 基因的启动子区域无 TATA 盒。与转录因子 GATA-2、AP-1、NF-1 结合位点一致的 DNA 序列位于 TFPI 的 5′ 非翻译区，从而认为与 GATA-2 结合是内皮细胞表达 TFPI 的一个必需条件。

TFPI 以 α 和 β 两种选择性剪接形式合成。TFPI-β 缺少 3 号 Kunitz 区域，而带有一个独特的羧基末端。TFPI-α 是循环中的主要形式。尽管 TFPI-β 的一个重要片段通过糖基磷脂酰肌醇连接在内皮细胞上[246]，血浆中仍发现有 TFPI-β，其抑制活性类似于 TFPI-α。

■ 抗凝血酶

蛋白结构及活性

AT 属于丝氨酸蛋白酶抑制物大家族（serpins）的成员之一，系统命名为 SERPINC1。这类抑制物是靶蛋白酶的“自杀性”底物：通过暴露的表面结构（活性部位反应环）作用于靶蛋白酶。靶蛋白酶切割 AT 反应性位点环上的一个氨基酸序列，两者形成一个 1∶1 的共价复合物，从而阻断靶蛋白酶的活性位点。AT 是重要的生理性凝血酶抑制物，其缺乏可显著增加血栓风险。AT 主要抑制凝血酶、FⅩa、FⅨa[248-250]。肝素可加速 AT 的抗凝活性。AT 对 FⅦa 无抑制作用，但在肝素或细胞表面糖胺聚糖存在的情况下，FⅦa/TF 复合物可被 AT 抑制[251,252]。

肝素及相关分子可通过两种不同机制加速 AT 的抗凝活性，如图 115-27。图中间部分显示：与肝素分子上特异性戊糖结合后，AT 分子发生构象变化，反应环更易接触靶蛋白酶。从而使 AT 的抗凝活性增强。另外，如右图显示，较大的肝素分子可以同时结合 AT 和靶蛋白酶。这有助于使 2 个分子连接，促进反应进行，再次增强 AT 对蛋白酶的抑制率。

蛋白酶 - 丝氨酸蛋白酶抑制剂复合物在循环中通过受体介导的细胞吞噬作用在肝脏被清除[253]。

分子生物学

AT 基因位于 1 号染色体长臂。包含 7 个外显子，基因长

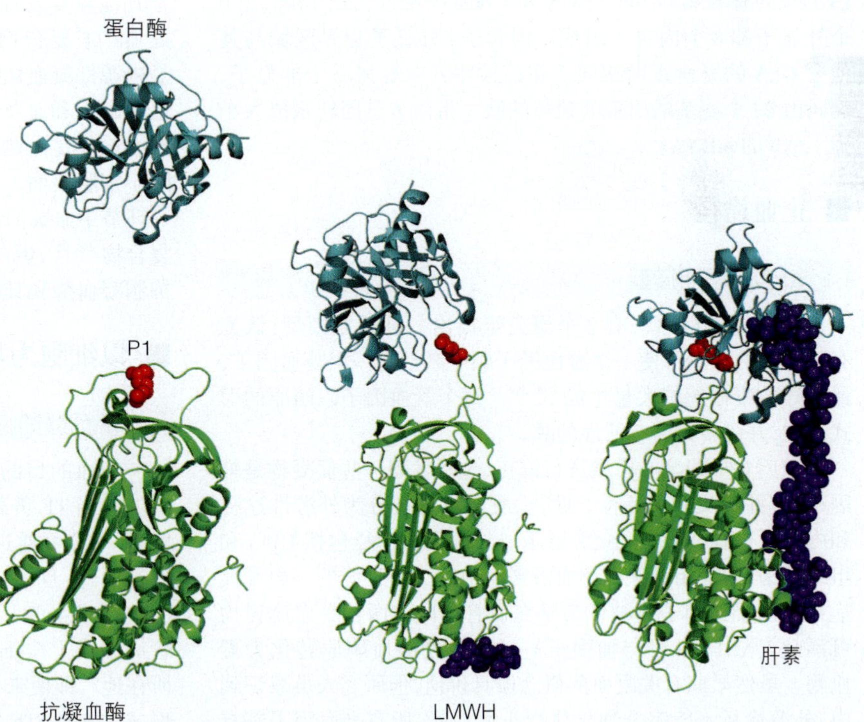

图 115-27　糖胺聚糖对抗凝血酶的抑制作用。左图：蛋白酶（蓝绿色）和抗凝血酶（绿色），红球代表 P1 残基的反应环，其能与目标蛋白酶（凝血酶）结合。图中间部分：特异戊糖序列与抗凝血酶的结合，改变反应环的灵活性，增加了 P1 残基的暴露部分，从而增强了与目标蛋白酶的反应速率（别构效应）。右图：如果肝素分子（蓝色）足够长，则目标蛋白酶（凝血酶）能与肝素以适当的方向结合，其同时也能与抗凝血酶的 P1 残基结合（模板效应）。模型通过 PDB 结构中的 1T1F、2GD4 和 1TB6，由 PyMol 程序创建。

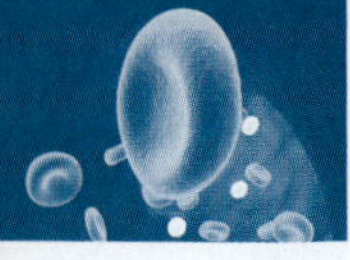

度为 13.5kb。AT 的转录调节机制尚不清楚。-89~-68 区域可以与鼠肝源性转录因子结合，但其中涉及的特异性转录因子尚不清楚。

■ 蛋白 Z/ 蛋白 Z 依赖蛋白酶抑制剂

蛋白结构及活性

蛋白 Z 依赖蛋白酶抑制剂(ZPI)是分子量为 72 000 的丝氨酸蛋白酶抑制剂(系统命名法中的 SERPINA10)，对凝血因子Ⅺa 和Ⅹa 起抑制作用。在维生素 K 依赖的血浆蛋白 Z255 的存在下，ZPI 对Ⅹa 的抑制作用增强 1000 倍。蛋白 Z 是分子量为 62 000 的血浆糖蛋白，如同其他含 GLA 的蛋白，蛋白 Z 含一个 GLA 结构域、一个疏水区和两个 EGF 结构域；然而，蛋白 Z 的羧基末端含有这样一个区域，虽然它与其他含 GLA 蛋白的催化区域同源，但由于无胰蛋白酶样丝氨酸蛋白酶催化三联体中特有的组氨酸和丝氨酸蛋白酶残基，故无催化活性。在正常血浆中，ZPI 的摩尔分子数多于蛋白 Z，因此所有循环中的蛋白 Z 都与 ZPI 结合成复合物[256]。

蛋白 Z/ZPI 在凝血系统中的生理作用尚不明确。在小鼠模型中，蛋白 Z 的缺乏不会导致血栓的形成。Ⅴ因子 Leiden 突变表型是已知的血栓形成风险因子，如果小鼠同时表达Ⅴ因子 Leiden 突变表型，则会大大加重血栓的形成[257]。

分子生物学

ZPI 基因在染色体中的位置目前未知。蛋白 Z 基因位于 13 号染色体长臂(q34)，与 FⅩ和 FⅦ基因接近[3]，长 14kb，由 9 个外显子和 8 个内含子组成。内含子 / 外显子交界区域与其他含 GLA 的凝血蛋白相同。在前导序列中有另一个外显子，编码由 22 个氨基酸组成的独特的肽。蛋白 Z 基因转录成大小为 1.6kb 的 mRNA。

■ 止血途径

凝血的早期模型

20 世纪 60 年代，有 2 个研究组提出一种凝血模型：认为有一系列的步骤可使一个凝血因子顺序激活另一个凝血因子，最终导致凝血酶的大量生成[258,259]。每个凝血因子以酶原的形式存在，并可转化为有活性的酶。

随后对早期瀑布模型进行修正，包括发现一些促凝物是辅因子，其并不具有酶活性。此外，凝血过程被分为外源性途径和内源性途径，如图 115-28 所示。外源凝血途径包括 FⅦa 和组织因子，后者相对于循环血液来说被认为是外源的。内源性途径中的凝血因子均被认为是在血管内的。两种凝血途径均可活化 FⅩ，FⅩa 可与辅因子Ⅴa 结合，使凝血酶原转化为凝血酶。虽然早期有关凝血的概念极具价值，但研究人员意识到内、外源途径不能完全独立执行止血功能，所有凝血因子都有一定的内在联系，只有这样才能解释体内止血的过程。

■ 凝血模型的修正

几个研究小组的重要发现对凝血早期模型进行了修正。其中一个主要的发现就是Ⅶa/TF 复合物不仅可以激活 FⅩ，也可激活 FⅨ[162]；另外的发现就是凝血酶可直接激活 FⅪ[121,122]，结合其他重要发现，得出这样的结论：体内止血主要是源于损伤处Ⅶa/TF 复合物的形成[260,262]。这使人们相信尽管 FⅧ和 FⅨ是内源性凝血途径的成分，但是由于 FⅧ和 FⅨ的缺乏而引起的血友病 A 和血友病 B 实际上是由于Ⅶa/TF 途径异常所致。体内凝血途径是由调控机制来调节的，其中之一就是将凝血反应局限于细胞表面。另外，早期及近年来的研究均强调凝血过程每一环节中血浆抑制物的作用。其中包括：TFPI 可抑制Ⅶa/TF/Ⅹa 复合物[243,263]，蛋白 C 和蛋白 S 可灭活 FⅤa、FⅧa[178,264,265]，AT 可抑制凝血酶和其他凝血蛋白酶[266]。

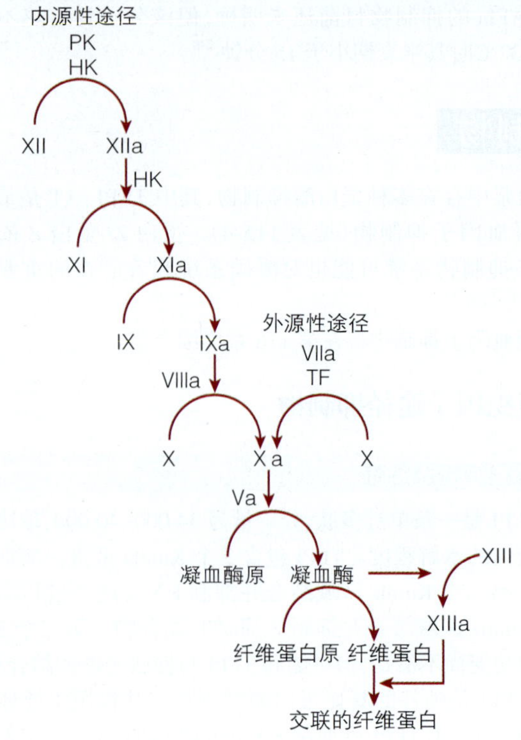

图 115-28　凝血的“瀑布”（级联）模型。该模型表明了从图顶端的各种凝血因子连续激活到图底部凝血酶的产生和纤维蛋白形成的过程。内、外源凝血途径如图所示。

■ 以细胞为基础的凝血模式

TF 负载细胞的作用

止血的目的是产生纤维蛋白栓以封闭血管壁的损伤及破口处。当 TF 负载细胞暴露于受损处的血液时，这一过程即被触发。TF 可通过其跨膜结构域锚定于细胞上，作为血浆 FⅦ的受体。一旦结合 TF，酶原因子 FⅦ可通过尚未明了的机制(可能包括自身激活及 FⅩa 的参与)，快速转化为 FⅦa。TF 在血管周围及上皮细胞表达，该两处被认为是形成“止血封套”的所在地。即使未有损伤，TF 或许也已与 FⅦ(a)形成复合物[159]。形成的 FⅦa/TF 复合物催化 2 个极为重要的反应：① FⅩ活化为 FⅩa；② FⅨ活化为 FⅨa。形成于 TF 负载细胞上的 FⅩa 和 FⅨa 各自在血凝过程中具有非常独特的功能[13]。当血管受损，血小板随血流到达受损处，并与血管外的成分结合形成初期止血血栓，同时其也被部分激活。血小板在接近 FⅦa/TF 复合物的局部汇集。

在 TF 负载细胞上形成的 FⅩa 可与活化血小板释放的辅

因子 FⅤa 相互作用，形成凝血酶原酶复合物，该复合物足以在 TF 负载细胞附近产生少量的凝血酶（图 115-29）。尽管这一数量的凝血酶并不足以凝结纤维蛋白原，但已足够启动凝血系统，随后引起凝血酶大量的生成。基于细胞模型的试验表明，即使是在缺乏血小板的情况下，如果 TF 负载细胞暴露于血浆中的促凝物，也会有痕量凝血酶形成。少量的 FⅤa 是凝血酶原酶在 TF 负载细胞上结合所必需，其可来源于血小板的释放或被 FⅩa[60] 及非凝血蛋白酶所活化[267]。产生于 TF 负载细胞上的少量凝血酶能有如下作用：①活化血小板；②激活 FⅤ；③活化 FⅧ并使 FⅧ从 VWF 上分离；④活化 FⅪ（图 115-30）[123,268]。Ⅶa/TF 激活的 FⅩa 的活性严格限制在 TF 负载细胞上，扩散出细胞表面的 FⅩa 可被 TFPI 或 AT 快速抑制。

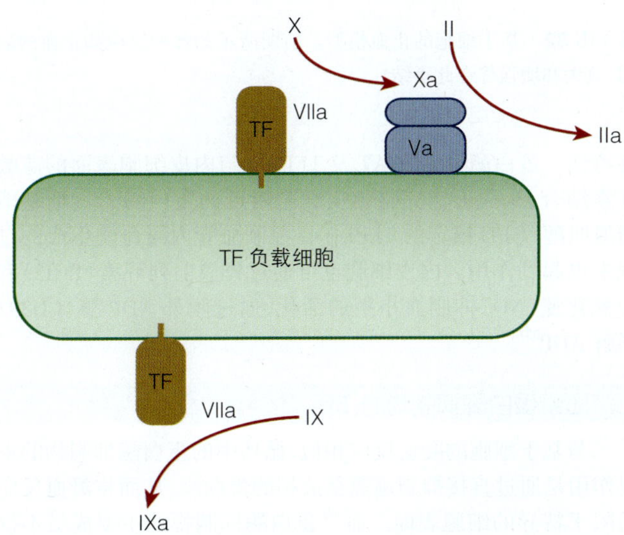

图 115-29　TF 负载细胞的作用。初期：FⅦa 结合 TF，激活 FⅩ 和 FⅨ，产生 FⅩa 和 FⅨa。FⅦa/TF 激活的 FⅩa 和 FⅨa 在凝血中发挥不同的作用。FⅩa 可结合到 TF 负载细胞上的凝血酶原酶复合物上，产生少量的凝血酶。

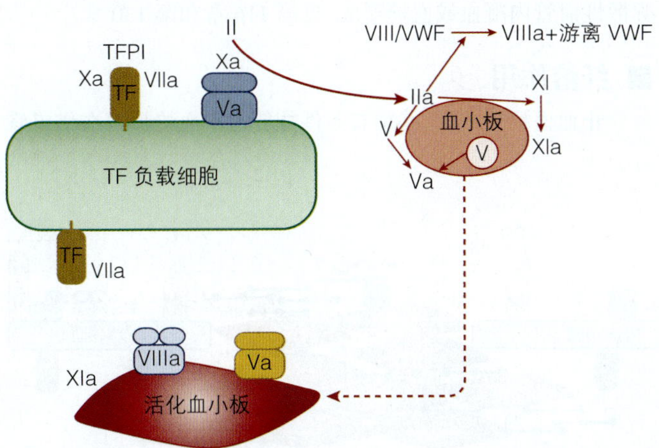

图 115-30　由 TF 负载细胞产生凝血酶的作用：放大。FⅩa 最初由 TF 负载细胞产生，当 TFPI 与 FⅩa 反应而灭活 FⅦa/TF 复合物时，随后 FⅩa 的产生将完全终止。TF 负载细胞产生的少量凝血酶在促进血小板参与随后的凝血步骤中起关键作用（见图 115-28）。凝血酶有如下作用：活化血小板、使 α 颗粒释放 FⅤ、活化 FⅤ、活化 FⅧ并使其从 VWF 中释放、活化 FⅪ。

与 FⅩa 不同的是，由 FⅦa/TF 所激活的 FⅨa，其主要活性位点位于距离 TF 负载细胞很近的活化血小板上。因为其并不被 TFPI 所抑制，而且相对于 FⅩa，其被 AT 抑制慢得多，故 FⅨa 可扩散至邻近细胞表面（见表 115-4）。

除了在血管外 TF 锚定细胞之外，很多报道表明，在循环的血液中存在 TF 抗原及活化 TF 蛋白。组织因子以与所谓的微粒[269] 相结合的方式或以选择性剪接的形式存在，后者不与膜发生结合。微粒为一种膜状小囊泡，能从很多种细胞上脱落，在细胞炎症及凋亡的情况下尤其如此。据报道，微粒的存在与多种炎症及血栓前状态相关，如动脉粥样硬化性血管疾病、炎症感染及肿瘤。对选择性剪接状态的 TF 的研究现在较少，对于其能否有效促进 FⅩa 及凝血酶的产生尚不明确[270]。

TF mRNA 在高度活化的血小板内存在并被转录[271]。这一过程非常缓慢，在常规止血中不起作用，但能在血栓、炎症及其后的伤口修复中起作用。

有数据表明在血流中形成的血栓在发展过程中可聚集大量 TF[158]。该 TF 聚集方式与伤口处的 TF 聚集方式大不相同，后者其 TF 只存在于损伤组织处血栓凝块的周围[272]。由血流淤滞引发的血栓动物模型中，含 TF 的微粒以剂量依赖方式对血栓的形成起促进作用[273]。小鼠动物模型研究表明微粒中的 TF 促进体内血栓的形成[274]。然而，其他小鼠血栓模型实验研究表明，血流中的 TF 对血栓形成未有显著的作用[275]。

因此，根据现有的数据，暂时可得出这样的结论：正常个体中，血液中的 TF 处于低水平，而在某些疾病状态下，TF 水平则升高；血液中的 TF 在常规止血中不起主要作用，而在某些情况下则促进血栓形成。

活化血小板的作用

血小板可黏附和聚集在 TF 暴露处，从而将凝血反应局限于损伤部位。血小板的定位与活化受到 VWF、凝血酶、血小板受体及血管壁成分如胶原的介导[276]（见第 114 章）。

一旦血小板活化，作为辅因子的 FⅤa 和 FⅧa 可快速定位于血小板膜表面（见图 115-30）。辅因子结合部分是由血小板膜表面的磷脂酰丝氨酸（PS）暴露所介导，这一过程是通过“翻转”机制产生的，即位于膜双层内面的 PS 翻转至外侧[277]。另外，辅因子似乎在与相应的酶结合前就已结合到血小板表面[278]。

由 FⅦa/TF 复合物所形成的 FⅨa 可结合到活化血小板表面（图 115-31）。活化血小板上的特异位点与 FⅨa 结合，促进 FⅨa/Ⅷa 复合物的形成[279,280]。一旦血小板“十因子酶”复合物组装完成，血浆中的 FⅩ 可被募集至血小板表面并被活化成 FⅩa。FⅩa 与 FⅤa 结合产生大量的凝血酶，足以凝固纤维蛋白原，从而形成止血栓子（图 115-31）。凝血酶激活 FⅩⅢ，使纤维蛋白交联形成稳固且不可穿透的止血血栓。凝血酶亦激活 TAFI，从而使纤维蛋白凝块更加稳固。

凝血酶可直接激活 FⅪ[121,122,280]。当 FⅪ和凝血酶与血小板表面结合时，这一反应得以增强，该反应避开了 FⅫ在止血过程中的作用。与血小板结合的 FⅪa 随后可使更多的 FⅨ活化成 FⅨa。因此，FⅪ的活化似乎能增强血小板十因子酶的活性，并以“助推”机制促进凝血酶的生成。由 FⅪa 引起的凝血酶生成的增强可能保证了 TAFI 的活化[282]。

FⅪ在止血中的作用也引起了大多数人的兴趣，因为 FⅪ缺陷不像 FⅨ、Ⅷ缺陷那样可引起严重的出血。这可解释为

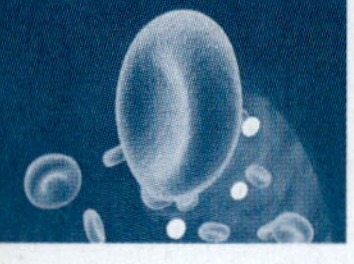

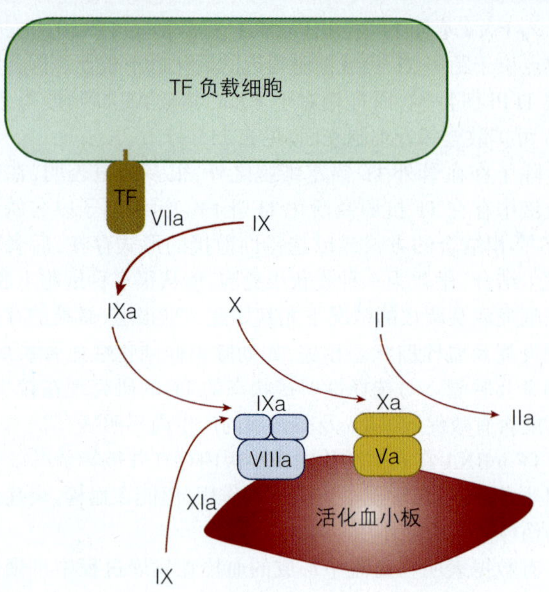

图 115-31　血小板的作用:增强反应。TF 负载细胞产生的 FXIa 仅被血浆抑制物所缓慢抑制,因此其可到达致敏的血小板表面结合 FⅧa。这种 FⅨa 可活化血小板表面的 FX。FXa 与 FVa 形成的复合物活化凝血酶原,从而导致可裂解纤维蛋白原的凝血酶大量产生。另有一些 FⅨa 可由血小板表面的 FXIa 提供。

FXI是凝血酶产生的"增强子"或"促进子"。在 FⅨ、Ⅷ缺陷的患者中,其血小板表面产生 FXa 的能力显著下降。因此,可以推测,FⅨ或Ⅷ缺陷的患者,因为十因子酶及凝血酶原酶的活性明显降低,其产生的凝血酶对于止血来说是不够的。相反,FXI缺陷的患者往往仍有基本的十因子酶活性,只是缺乏产生额外 FⅨa 来促进血小板表面 FX 活化的能力。

我们对于血小板促进凝血酶生成这方面的知识已得到了扩展。有实验证明存在多种活化血小板,其中一种被称为 COAT 活化血小板,即胶原和凝血酶活化的血小板[283]。这种血小板通过增强其与十因子酶及凝血酶原酶复合物的结合,从而促进凝血酶的生成[284,285]。这些发现的体内机制尚未明了。

尽管该模型中每一步都被描述为一个个单独的反应,包括起始、放大、增强,但它们应被看做是一系列连续的反应。如图 115-32。

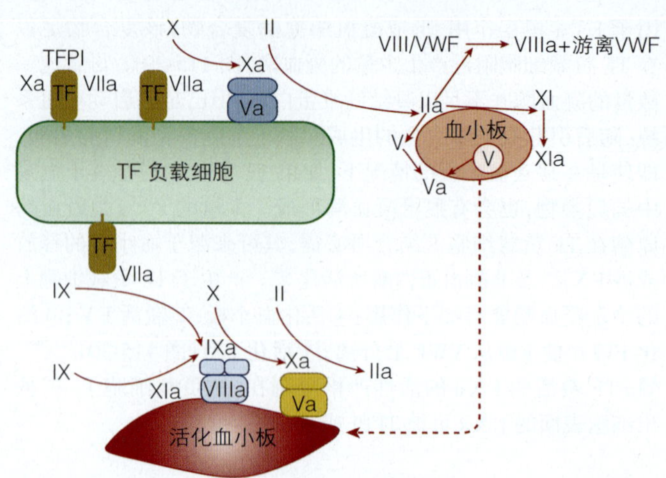

图 115-32　基于细胞的止血模型。前图所示的各种反应如止血的启动、放大和增强等在此小结。

内皮细胞的作用

一旦纤维蛋白/血小板凝块在损伤部位形成,凝血过程必然被终止以避免邻近血管正常区域发生血栓栓塞。若凝血机制未得以控制,即便是适度的促凝刺激也可导致整个血管分支产生凝块。

内皮细胞的主要作用是限制损伤部位的凝血反应,阻止血栓扩展至完整的内皮细胞(见第 116 章)。内皮细胞有 2 个主要的抗凝-抗血栓活性,如图 115-33。凝血酶生成激活 PC、PS 及 TM 系统[69]。在凝血过程中产生的一些凝血酶可自行消散或在受损部位的下游被清除。在完整的内皮细胞处,凝血酶与内皮细胞表面的 TM 结合。凝血酶/TM 复合物与 EPCR 结合,激活与辅因子 PS 结合的 PC,后者灭活附近内皮细胞表面的 FVa 及 FⅧa。这可防止血管中过多凝血酶的生成。内皮细胞也有其他抗凝特性。蛋白酶抑制物 AT 及 TFPI 可与内皮细胞表面的硫酸肝素结合,从而灭活完整内皮细胞附近的蛋白酶[286]。糖基磷脂酰肌醇(GPI)锚定的 TFPI-β 在控制血管内凝血酶生成的过程中也起到作用。内皮细胞也可通过释放前列环素(PGI2)和一氧化氮(NO)抑制血小板的活化,通过膜外 ADP 酶(CD39)降解 ADP[287]。

血浆蛋白酶抑制物的作用

与基于细胞的凝血反应相似,循环中的蛋白酶抑制物的重要作用是通过直接抑制逃逸至液相的蛋白酶,从而将凝血反应局限于特异的细胞表面。血浆蛋白酶抑制物的主要成员不仅可将血栓局限于特定部位,而且其在凝血过程中也起到阈值效应的作用[288]。因此,在抑制物存在时,凝血反应只在促凝因子产生超过抑制物时发生。假若刺激不够强烈,则该凝血反应体系将回到基线,而不是继续进行凝血反应。在病理条件下,促发凝血的因素可能足够强,足以抑制凝血调节机制,从而引起弥散性血管内凝血或血栓形成(见第 116 章和第 130 章)。

■ 纤溶作用

止血血栓形成后,必须有条件能使这些血栓最终在伤口修

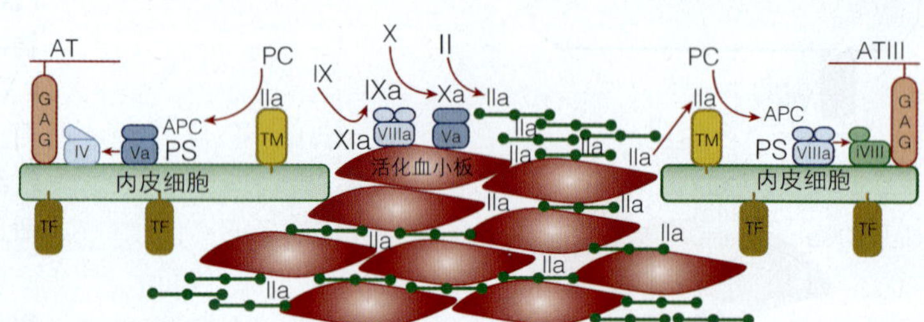

图 115-33　内皮细胞的作用。受损部位的血小板上产生的活化凝血蛋白定位伤口局部,有利于损伤的局限。移至内皮细胞表面的活化凝血因子,很快被内皮细胞表面糖胺聚糖(GAG)相联的 AT 所抑制。此外,到达内皮细胞表面的凝血酶可与 TM 结合。一旦结合,凝血酶不能再切割纤维蛋白原。取而代之的是,该凝血酶可活化蛋白 C,使内皮细胞表面形成 APC/PS 复合物,灭活促凝因子 FⅧa(Ⅷi)和 FVa(Vi,图中未示)。

复后被清除。血栓溶解由纤溶系统完成，详见第 136 章的讨论。此外，在血管内非正常形成的微血栓也可通过纤溶降解。

基于凝血和抗凝的概念

只有在 TF 负载细胞上或在该细胞附近形成足够多的凝血酶激活血小板和辅因子时，凝血过程才会继续。然而，微血栓为何不会沿着完整的血管系统持续延伸，人们对此感到惊讶。每时每刻可能都存在低水平的凝血因子活化[289]。30 年前已发现在正常个体中，纤维蛋白肽被持续地以低水平的方式从纤维蛋白原切除[290]。同时也发现正常个体血液中，有低水平的 FⅦa 及 FⅨ和 FⅩ的活化肽[291-293]，这被称为是基础凝血。有人认为循环中的 TF 导致基础凝血的发生[294]。本章作者的解释倾向于认为每天日常活动造成血管的微小损伤以及由于凝血因子渗透至血管外，导致基础凝血的发生[159]。

基础凝血必须通过抗凝和纤溶系统的基础活性，使其与之达到平衡。正常人体内存在低水平的蛋白 C 活化肽和组织纤溶酶活化剂活性可证明这一点[295]。

作为宿主防御机制中一部分的血液凝固

止血过程仅是整个宿主对损伤反应的一部分。虽然宿主反应的各个部分看似完全独立，但实际上凝血、纤溶、炎症、免疫反应及损伤修复在整个损伤反应中均相互关联。这些关联可反映在许多凝血、免疫 / 炎症系统中的蛋白在结构上相近。例如，TF 在结构上与细胞因子 2 受体类似[296]。另外，在宿主对损伤的反应中，一些凝血蛋白具有多种活性。凝血酶不仅可作为促凝物使纤维蛋白原凝固，也在作为生长因子和细胞因子，促进单核细胞、成纤维细胞、内皮细胞进入新近受损区并在该区增殖。由于凝血酶的生成，血液凝固不仅使血流在短时间内停止，而且为长时间的损伤组织清除及伤口修复奠定基础[38]。血小板也在损伤反应中有多重作用，其在活化时可释放生长因子及细胞因子，其中有些因子在损伤修复及动脉粥样硬化中起关键作用。FⅩa、TF、纤维蛋白原片段有类似炎症介导物及生长调节因子的作用。接触因子（FⅫ、PK 及 HK）在凝血反应及其他宿主防御机制中起桥梁作用。有研究发现，血友病患者其伤口修复能力受损，从而强调了凝血系统在宿主损伤反应中的作用[297]。毫无疑问，这些多功能分子的数量将随着对凝血机制的深入认识而增加。

翻译：吴瑛婷，陆晔玲

校对：王学锋

参考文献

1. Leytus S, Foster D, Kurachi K, Davie E: Gene for human factor X, a blood coagulation factor whose gene organization is essentially identical to that of factor IX and protein C. *Biochemistry* 25:5098, 1986.
2. Yoshitake S, Schach BG, Forter DC, et al: Nucleotide sequence of the gene for human factor IX (antihemophilic factor B). *Biochemistry* 24:3736, 1985.
3. Fujimaki K, Yamazaki T, Taniwaki M, Ichinose A: The gene for human protein Z is localized to chromosome 13 at band q34 and is coded by eight regular exons and one alternative exon. *Biochemistry* 37:6838, 1998.
4. Wu SM, Cheung WF, Frazier D, Stafford DW: Cloning and expression of the cDNA for human gamma-glutamyl carboxylase. *Science* 254:1634, 1991.
5. Jorgensen M, Cantor A, Furie B, et al: Recognition site directing vitamin K-dependent gamma-carboxylation residues on the propeptide of factor IX. *Cell* 48:185, 1987.
6. Huber P, Schmitz T, Griffin J, et al: Identification of amino acids in the gamma-carboxylation recognition site on the propeptide of prothrombin. *J Biol Chem* 265:12467, 1990.
7. Brenner B, Sánchez-Vega B, Wu SM, et al: A missense mutation in gamma-glutamyl carboxylase gene causes combined deficiency of all vitamin K-dependent blood coagulation factors. *Blood* 92:4554, 1998.
8. Li T, Chang CY, Jin DY, et al: Identification of the gene for vitamin K epoxide reductase. *Nature* 427:541, 2004.
9. Oldenburg J, von Brederlow B, Fregin A, et al: Congenital deficiency of vitamin K dependent coagulation factors in two families presents as a genetic defect of the vitamin K-epoxide-reductase-complex. *Thromb Haemost* 84:937, 2000.
10. Rost S, Fregin A, Ivaskevicius V, et al: Mutations in VKORC1 cause warfarin resistance and multiple coagulation factor deficiency type 2. *Nature* 427:537, 2004.
11. Kamali F: Genetic influences on the response to warfarin. *Curr Opin Hematol* 13:357, 2006.
12. Cooper GM, Johnson JA, Langaee TY, et al: KA genome-wide scan for common genetic variants with a large influence on warfarin maintenance dose. *Blood* 112:1022, 2008.
13. Monroe DM, Hoffman M, Roberts HR: Platelets and thrombin generation. *Arterioscler Thromb Vasc Biol* 22:1381, 2002.
14. Soriano-Garcia M, Padmanabhan K, de Vos AM, Tulinsky A: The Ca^{2+} ion and membrane binding structure of the Gla domain of Ca-prothrombin fragment 1. *Biochemistry* 31:2554, 1992.
15. Sunnerhagen M, Forsen S, Hoffren AM, et al: Structure of the Ca(2+)-free Gla domain sheds light on membrane binding of blood coagulation proteins. *Nat Struct Biol* 2:504, 1995.
16. Ohkubo YZ, Tajkhorshid E: Distinct structural and adhesive roles of Ca2+ in membrane binding of blood coagulation factors. *Structure* 16:72, 2008.
17. Nelsestuen G, Kisiel W, RG DS: Interaction of vitamin K-dependent proteins with membranes. *Biochemistry* 12:2134, 1978.
18. Rawal-Sheikh R, Ahmad SS, Ashby B, Walsh PN: Kinetics of coagulation factor X activation by platelet-bound factor IXa. *Biochemistry* 29:2606, 1990.
19. Gilbert GE, Arena AA: Partial activation of the factor VIIIa-factor IXa enzyme complex by dihexanoic phosphatidylserine at submicellar concentrations. *Biochemistry* 36:10768, 1997.
20. Kirchhofer D, Guha A, Nemerson Y, et al: Activation of blood coagulation factor VIIa with cleaved tissue factor extracellular domain and crystallization of the active complex. *Proteins* 22:419, 1995.
21. Muller Y, Ultsch M, de Vos A: The crystal structure of the extracellular domain of tissue factor refined to 1.7 Å resolution. *J Mol Biol* 256:144, 1996.
22. Banner DW, D'Arcy A, Chene C, et al: The crystal structure of the complex of blood coagulation factor VIIa with human soluble tissue factor. *Nature* 380:41, 1996.
23. Brandstetter H, Bauer M, Huber R, et al: X-ray structure of clotting factor IXa: Active site and module structure related to Xase activity and hemophilia B. *Proc Natl Acad Sci U S A* 92:9796, 1995.
24. Patthy L, Trexler M, Vali Z, et al: Kringles: Modules specialized for protein binding. Homology of the gelatin-binding region of fibronectin with the kringle structure of proteases. *FEBS Lett* 171:131, 1984.
25. Royle N, Irwin D, Koschinsky ML, et al: Human genes encoding prothrombin and ceruloplasmin map to 11p11-q12 and 3q21-q24, respectively. *Somat Cell Mol Genet.* 13:285, 1987.
26. Chow B-C, Ting V, Tufaro F, MacGillivray R: Characterization of a novel liver-specific enhancer in the human prothrombin gene. *J Biol Chem* 266:18927, 1991.
27. Degen S: The prothrombin gene and its liver-specific expression. *Semin Thromb Hemost* 18:230, 1992.
28. Poort S, Rosendaal F, Bertina R: A common genetic variant in the 3′-untranslated region of the prothrombin gene is associated with elevated plasma prothrombin levels and an increase in venous thrombosis. *Blood* 88:3698, 1996.
29. Sun WY, Witte DP, Degen JL, et al: Prothrombin deficiency results in embryonic and neonatal lethality in mice. *Proc Natl Acad Sci U S A* 95:7597, 1998.
30. Bode W, Mayr I, Baumann U, et al: The refined 1.9 Å crystal structure of human alpha-thrombin: Interaction with D-Phe-Pro-Arg chloromethylketone and significance of the Try-Pro-Pro-Trp insertion segment. *EMBO J* 8:3467, 1989.
31. Martin PD, Malkowski MG, Box J, et al: New insights into the regulation of the blood clotting cascade derived from the X-ray crystal structure of bovine meizothrombin des F1 in complex with PPACK. *Structure* 5:1681, 1997.
32. Vijayalakshmi J, Padmanabhan KP, Mann KG, Tulinsky A: The isomorphous structures of prethrombin2, hirugen-, and PPACK-thrombin: Changes accompanying activation and exosite binding to thrombin. *Protein Sci* 3:2254, 1994.
33. Banefield D, MacGillivray R: Partial characterization of vertebrate prothrombin cDNAs: Amplification and sequence analysis of the B chain of thrombin from nine different species. *Proc Natl Acad Sci U S A* 89:2779, 1992.
34. Nesheim M: Fibrinolysis and the plasma carboxypeptidase. *Curr Opin Hematol* 5:309, 1998.
35. Boffa MB, Nesheim ME, Koschinsky ML: Thrombin activatable fibrinolysis inhibitor (TAFI): Molecular genetics of an emerging potential risk factor for thrombotic disorders. *Curr Drug Targets Cardiovasc Haematol Disord* 1:59, 2001.
36. Dittman W, Nelson S: Thrombomodulin, in *Molecular Basis of Thrombosis and Hemostasis*, edited by KA High, HR Roberts, p 425. Marcel Dekker, New York, 1995.
37. Esmon CT: The protein C pathway. *Chest* 124:26S, 2003.
38. Church FC, Hoffman MR: Heparin cofactor II and thrombin: Heparin-binding proteins linking hemostasis and inflammation. *Trends Cardiovasc Med* 4:140, 1994.
39. Pollak E, Hung H, Godin W, et al: Functional characterization of the human factor VII 5′-flanking region. *J Biol Chem* 271:1738, 1996.
40. Rosen ED, Chan JC, Idusogie E, et al: Mice lacking factor VII develop normally but suffer fatal perinatal bleeding. *Nature* 390:290, 1997.
41. Hedner U, Kisiel W: Use of human factor VIIa in the treatment of two hemophilia A patients with high-titer inhibitors. *J Clin Invest* 71:1836, 1983.
42. Wolberg AS, Stafford DW, Erie DA: Human factor IX binds to specific sites on the collagenous domain of collagen IV. *J Biol Chem* 272:16717, 1997.
43. Cheung WF, van den Born J, Kuhn K, et al: Identification of the endothelial cell binding site for factor IX. *Proc Natl Acad Sci U S A* 93:11068, 1996.

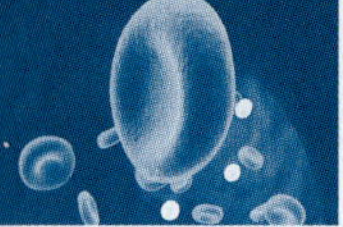

44. Gui T, Lin HF, Jin DY, et al: Circulating and binding characteristics of wild-type factor IX and certain Gla domain mutants *in vivo*. *Blood* 100:153, 2002.
44a. Gui T, Reheman A, Ni H, et al: Abnormal hemostasis in a knock-in mouse carrying a variant of Factor IX with impaired binding to collagen type IV. *J Thromb Haemost* 2009:epub ahead of press.
45. Camerino G, Grzeschik K, Jaye M, et al: Regional localization on the human X chromosome and polymorphism of the coagulation factor IX gene (hemophilia B locus). *Proc Natl Acad Sci U S A* 81:498, 1984.
46. Winship P, Rees D, Alkan M: Detection of polymorphisms at cytosine phosphoguanidine dinucleotides and diagnosis of haemophilia B carriers. *Lancet* 1:631, 1989.
47. High K, Roberts H: Factor IX, in *Molecular Basis of Thrombosis and Hemostasis*, edited by KA High, HR Roberts, p 215. Marcel Dekker, New York, 1995.
48. Landschulz W, Johnson P, McKnight S: Homologous recognition of a promoter domain common to the MSV LTR and the HSV tk gene. *Cell* 44:565, 1986.
49. Mueller C, Maire P, Schibler U: DBP, a liver-enriched transcriptional activator, is expressed late in ontogeny and its tissue specificity is determined posttranslationally. *Cell* 61:279, 1990.
50. Sladek F, Zhong W, Lai E, Darnell JJ: Liver-enriched transcription factor NHF-4 is a novel member of the steroid hormone receptor superfamily. *Genes Dev* 4:2353, 1990.
51. Paonessa G, Gounari F, Frank R, Cortese R: Purification of a NF1-like DNA-binding protein from rat liver and cloning of the corresponding cDNA. *EMBO J* 7:3115, 1988.
52. London FS, Walsh PN: Activation dependent appearance of a platelet protein that recognizes coagulation factor IXa. *Circulation* 86:1465, 1992.
53. Scambler P, Williamson R: The structural gene for human coagulation factor X is located on chromosome 13q34. *Cytogenet Cell Genet* 39:231, 1985.
54. Watzke H, High K: Factor X, in *Molecular Basis of Thrombosis and Hemostasis*, edited by KA High, HR Roberts, p 239. Marcel Dekker, New York, 1995.
55. Huang M, Hung H, Stanfield-Oakley S, High K: Characterization of the human coagulation factor X promoter. *J Biol Chem* 267:15440, 1992.
56. Hung H, High K: Liver-enriched transcription factor HNF-4 and ubiquitous factor NF-Y are critical for expression of blood coagulation factor X. *J Biol Chem* 271:2323, 1996.
57. Dewerchin M, Liang Z, Moons L, et al: Blood coagulation factor X deficiency causes partial embryonic lethality and fatal neonatal bleeding in mice. *Thromb Haemost* 83:185, 2000.
58. Rao L, Rapaport SI: Activation of factor VII bound to tissue factor: A key early step in the tissue factor pathway of blood coagulation. *Proc Natl Acad Sci U S A* 85:6687, 1988.
59. Neuenschwander PF, Jesty J: Thrombin-activated and factor Xa-activated human factor VIII: Differences in cofactor activity and decay rate. *Arch Biochem Biophys* 296:426, 1992.
60. Monkovic DD, Tracy PB: Activation of human factor V by factor Xa and thrombin. *Biochemistry* 29:1118, 1990.
61. Bouchard BA, Catcher CS, Thrash BR, et al: Effector cell protease receptor-1, a platelet activation-dependent membrane protein, regulates prothrombinase-catalyzed thrombin generation. *J Biol Chem* 272:9244, 1997.
62. Gasic GP, Arenas CP, Gasic TB, Gasic GJ: Coagulation factors X, Xa, and protein S as potent mitogens of cultured aortic smooth muscle cells. *Proc Natl Acad Sci U S A* 89:2317, 1992.
63. Altieri DC, Edgington TS: Identification of effector cell protease receptor-1. A leukocyte-distributed receptor for the serine protease factor Xa. *J Immunol* 145:246, 1990.
64. Patrucchini P, Aiello V, Palazzi P, et al: Sublocalization of the human protein C gene on chromosome 2q13-q14. *Hum Genet* 81:191, 1989.
65. Foster D, Yoshitake S, Davie E: The nucleotide sequence for the gene for human protein C. *Proc Natl Acad Sci U S A* 82:4673, 1985.
66. Plutzky J, Hoskins J, Long G, Crabtree G: Evolution and organization of the human protein C gene. *Proc Natl Acad Sci U S A* 83:546, 1986.
67. Esmon CT: Inflammation and thrombosis. *J Thromb Haemost* 1:1343, 2003.
68. Stearns-Kurosawa DJ, Kurosawa S, Mollica JS, et al: The endothelial cell protein C receptor augments protein C activation by the thrombin-thrombomodulin complex. *Proc Natl Acad Sci U S A* 93:10212, 1996.
69. Oliver JA, Monroe DM, Church FC, et al: Activated protein C cleaves factor Va more efficiently on endothelium than on platelet surfaces. *Blood* 100:539, 2002.
70. Shen L, Dahlbäck B: Factor V and protein S as synergistic cofactors to activated protein C in degradation of factor VIIIa. *J Biol Chem* 269:18735, 1994.
71. Cooper S, Church F: PCI: Protein C inhibitor? *Adv Exp Med Biol* 425:45, 1997.
72. Esmon CT: Inflammation and the activated protein C anticoagulant pathway. *Semin Thromb Hemost* 32 Suppl 1:49, 2006.
73. Kerschen EJ, Fernandez JA, Cooley BC, et al: Endotoxemia and sepsis mortality reduction by non-anticoagulant activated protein C. *J Exp Med* 204:2439, 2007.
74. Fair D, Marlar R: Biosynthesis and secretion of factor VII, protein C, protein S and the protein inhibitor from a human hepatoma cell line. *Blood* 6:64, 1986.
75. Fair D, Marlar R, Levin E: Human endothelial cells synthesize protein S. *Blood* 67:1168, 1986.
76. Ogura M, Tanabe N, Nishioka J, et al: Biosynthesis and secretion of functional protein S by a human megakaryoblastic cell line. *Blood* 70:301, 1987.
77. Dahlback B: Protein S and C4b-binding protein: Components involved in the regulation of the protein C anticoagulant system. *Thromb Haemost* 66:49, 1991.
78. Maillard C, Berruyer M, Serre C, et al: Protein S, a vitamin K-dependent protein, is a bone matrix component synthesized and secreted by osteoblasts. *Endocrinology* 130:1599, 1992.
79. Edenbrandt C-M, Lundvall A, Wydro R, Stenflo J: Molecular analysis of the gene for vitamin K-dependent protein S and its pseudogene: Cloning and partial characterization. *Biochemistry* 29:7861, 1990.
80. Castoldi E, Hackeng TM: Regulation of coagulation by protein S. *Curr Opin Hematol* 15:529, 2008.
81. Hackeng T, van't Veer C, Meijers J, Bouma B: Human protein S inhibits prothrombinase complex activity on endothelial cells and platelets via direct interactions with factors Va and Xa. *J Biol Chem* 269:21051, 1994.
82. Rezende SM, Simmonds RE, Lane DA: Coagulation, inflammation, and apoptosis: Different roles for protein S and the protein S-C4b binding protein complex. *Blood* 103:1192, 2004.
83. Hackeng TM, Sere KM, Tans G, Rosing J: Protein S stimulates inhibition of the tissue factor pathway by tissue factor pathway inhibitor. *Proc Natl Acad Sci U S A* 103:3106, 2006.
84. Moussalli M, Pipe SW, Hauri HP, et al: Mannose-dependent endoplasmic reticulum (ER)-Golgi intermediate compartment-53-mediated ER to Golgi trafficking of coagulation factors V and VIII. *J Biol Chem* 274:32539, 1999.
85. Nichols W, Seligsohn U, Zivelin A, et al: Mutations in the ER-Golgi intermediate compartment protein ERGIC-53 cause combined deficiency of coagulation factors V and VIII. *Cell* 93:61, 1998.
86. Zhang B, Ginsburg D: Familial multiple coagulation factor deficiencies: New biological insights from rare genetic bleeding disorders. *J Thromb Haemost* 2:1564, 2004.
87. Ortel T, Keller F, Kane W: Factor V, in *Molecular Basis of Thrombosis and Hemostasis*, edited by KA High, HR Roberts, p 19. Marcel Dekker, New York, 1995.
88. Ortel TL, Quinn-Allen MA, Keller FG, et al: Localization of functionally important epitopes within the second C-type domain of coagulation factor V using recombinant chimeras. *J Biol Chem* 269:15898, 1994.
89. Pittman DD, Tomkinson KN, Michnick D, et al: Posttranslational sulfation of factor V is required for efficient thrombin cleavage and activation and for full procoagulant activity. *Biochemistry* 33:6592, 1994.
90. Cripe L, Moore K, Kane W: Structure of the gene for human factor V. *Biochemistry* 31:3777, 1992.
91. Gould WR, Simioni P, Silveira JR, et al: Megakaryocytes endocytose and subsequently modify human factor V in vivo to form the entire pool of a unique platelet-derived cofactor. *J Thromb Haemost* 3:450, 2005.
92. Sun H, Yang TL, Yang A, et al: The murine platelet and plasma factor V pools are biosynthetically distinct and sufficient for minimal hemostasis. *Blood* 102:2856, 2003.
93. Yang TL, Pipe SW, Yang A, Ginsburg D: Biosynthetic origin and functional significance of murine platelet factor V. *Blood* 102:2851, 2003.
94. Gould WR, Silveira JR, Tracy PB: Unique in vivo modifications of coagulation factor V produce a physically and functionally distinct platelet-derived cofactor: Characterization of purified platelet-derived factor V/Va. *J Biol Chem* 279:2383, 2004.
95. Hayward C: Multimerin: A bench-to-bedside chronology of a unique platelet and endothelial cell protein—From discovery to function to abnormalities in disease. *Clin Invest Med* 20:176, 1997.
96. Bertina RM, Koeleman BP, Koster T, et al: Mutation in blood coagulation factor V associated with resistance to activated protein C. *Nature* 369:64, 1994.
97. Cui J, O'Shea KS, Purkayastha A, et al: Fatal haemorrhage and incomplete block to embryogenesis in mice lacking coagulation factor V. *Nature* 384:66, 1996.
98. Shaw E, Giddings JC, Peake IR, Bloom AL: Synthesis of procoagulant factor VIII, factor VIII related antigen and other coagulation factors by the isolated perfused rat liver. *Br J Haematol* 41:585, 1979.
99. Hellman L, Smedsrod B, Sandberg H, Pettersson U: Secretion of coagulant factor VIII activity and antigen by in vitro cultivated rat liver sinusoidal endothelial cells. *Br J Haematol* 73:348, 1989.
100. Bontempo FA, Lewis JH, Gorenc TJ, et al: Liver transplantation in hemophilia A. *Blood* 69:1721, 1987.
101. Marchioro TL, Hougie C, Ragde H, et al: Hemophilia: Role of organ homografts. *Science* 163:188, 1969.
102. Kumaran V, Benten D, Follenzi A, et al: Transplantation of endothelial cells corrects the phenotype in hemophilia A mice. *J Thromb Haemost* 3:2022, 2005.
103. Pipe S, Morris J, Shah J, Kaufman R: Differential interaction of coagulation factor VIII and factor V with protein chaperones calnexin and calreticulin. *J Biol Chem* 273:8537, 1998.
104. Swaroop M, Moussalli M, Pipe S, Kaufman R: Mutagenesis of a potential immunoglobulin-binding protein-binding site enhances secretion of coagulation factor VIII. *J Biol Chem* 272:24121, 1997.
105. Lollar P, Hill-Eubanks E, Parker C: Association of the FVIII light chain with von Willebrand factor. *J Biol Chem* 263:10451, 1988.
106. Gitschier J, Wood W, Goralka T, et al: Characterization of the human factor VIII gene. *Nature* 312:326, 1984.
107. Bonthron D, Handin R, Kaufman R, et al: Structure of pre-pro-von Willebrand factor and its expression in heterologous cells. *Nature* 324:270, 1986.
108. Colombatti A, Bonaldo P: The superfamily of proteins with von Willebrand factor type A-domains: One theme common to components of extracellular matrix, hemostasis, cellular adhesion, and defense mechanisms. *Blood* 77:2305, 1991.
109. Foster P, Fulcher C, Marti T, et al: A major factor VIII binding domain resides within the amino-terminal 272 amino acid residues of von Willebrand factor. *J Biol Chem* 262:8443, 1987.
110. Dong JF, Moake JL, Nolasco L, et al: ADAMTS-13 rapidly cleaves newly secreted ultralarge von Willebrand factor multimers on the endothelial surface under flowing conditions. *Blood* 100:4033, 2002.
111. Zimmerman T, Roberts J, Edgington T: Factor VIII-related antigen: Multiple molecular forms in human plasma. *Proc Natl Acad Sci U S A* 72:5121, 1975.
112. Mancuso D, Tuley E, Westfield L, et al: Structure of the gene for human von Willebrand factor. *J Biol Chem* 264:19514, 1989.
113. Fujikawa K, Chung DW: Factor XI, in *Molecular Basis of Thrombosis and Hemostasis*, edited by KA High, HR Roberts, p 257. Marcel Dekker, New York, 1995.
114. Baglia FA, Seaman FS, Walsh PN: The Apple 1 and Apple 4 domains of factor XI act synergistically to. *Blood* 85:2078, 1995.
115. Baglia FA, Jameson BA, Walsh PN: Identification and characterization of a binding site

for platelets in the Apple 3 domain of coagulation factor XI. *J Biol Chem* 270:6734, 1995.
116. Baglia FA, Jameson BA, Walsh PN: Identification and characterization of a binding site for factor XIIa in the Apple 4 domain of coagulation factor XI. *J Biol Chem* 268:3838, 1993.
117. Baglia FA, Walsh PN: A binding site for thrombin in the apple 1 domain of factor XI. *J Biol Chem* 271:3652, 1996.
118. Kato A, Asaki R, Davie E, Aoki N: Factor XI gene (F11) is located on the distal end of the long arm of chromosome 4. *Cytogenet Cell Genet* 52:77, 1989.
119. Asakai R, Davie E, Chung D: Organization of the gene for human factor XI. *Biochemistry* 26:7221, 1987.
120. Tarumi T, Kravtsov DV, Zhao M, et al: Cloning and characterization of the human factor XI gene promoter: Transcription factor hepatocyte nuclear factor 4alpha (HNF-4alpha) is required for hepatocyte-specific expression of factor XI. *J Biol Chem* 277:18510, 2002.
121. Gailani D, Broze Jr. GJ: Factor XI activation in a revised model of blood coagulation. *Science* 253:909, 1991.
122. Naito K, Fujikawa K: Activation of human blood coagulation factor XI independent of factor XII. Factor XI is activated by thrombin and factor XIa in the presence of negatively charged surfaces. *J Biol Chem* 266:7353, 1991.
123. Oliver J, Monroe D, Roberts H, Hoffman M: Thrombin activates factor XI on activated platelets in the absence of factor XII. *Arterioscler Thromb Vasc Biol* 19:170, 1999.
124. Rosen ED, Gailani D, Castellino FJ: FXI is essential for thrombus formation following FeCl3-induced injury of the carotid artery in the mouse. *Thromb Haemost* 87:774, 2002.
125. Gailani D, Lasky NM, Broze GJ Jr: A murine model of factor XI deficiency. *Blood Coagul Fibrinolysis* 8:134, 1997.
126. Ragni MV, Sinha D, Seaman F, et al: Comparison of bleeding tendency, factor XI coagulant activity, and factor XI antigen in 25 factor XI-deficient kindreds. *Blood* 65:719, 1985.
127. Sinha D, Seaman FS, Walsh PN: Role of calcium ions and the heavy chain of factor XIa in the activation of human coagulation factor IX. *Biochemistry* 26:3768, 1987.
128. Sinha D, Seaman FS, Koshy A, et al: Blood coagulation factor XIa binds specifically to a site on activated human platelets distinct from that for factor XI. *J Clin Invest* 73:1550, 1984.
129. Knauer DJ, Majumdar D, Fong PC, Knauer MF: SERPIN regulation of factor XIa. The novel observation that protease nexin 1 in the presence of heparin is a more potent inhibitor of factor XIa than C1 inhibitor. *J Biol Chem* 275:37340, 2000.
130. Cronlund AL, Walsh PN: A low molecular weight platelet inhibitor of factor XIa: Purification, characterization, and possible role in blood coagulation. *Biochemistry* 31:1685, 1992.
131. Saito H, Kojima T: Factor XII, prekallikrein and high-molecular-weight kininogen, in *Molecular Basis of Thrombosis and Hemostasis*, edited by KA High, HR Roberts, p 269. Marcel Dekker, New York, 1995.
132. Yu H, Anderson PJ, Freedman BI, et al: Genomic structure of the human plasma prekallikrein gene, identification of allelic variants, and analysis in end-stage renal disease. *Genomics* 69:225, 2000.
133. Colman RW: Biologic activities of the contact factors in vivo—potentiation of hypotension, inflammation, and fibrinolysis, and inhibition of cell adhesion, angiogenesis and thrombosis. *Thromb Haemost* 82:1568, 1999.
134. Schmaier AH: The plasma kallikrein-kinin system counterbalances the renin-angiotensin system. *J Clin Invest* 109:1007, 2002.
135. Pauer HU, Renne T, Hemmerlein B, et al: Targeted deletion of murine coagulation factor XII gene—A model for contact phase activation *in vivo*. *Thromb Haemost* 92:503, 2004.
136. Renne T, Gailani D: Role of Factor XII in hemostasis and thrombosis: Clinical implications. *Expert Rev Cardiovasc Ther* 5:733, 2007.
137. Kleinschnitz C, Stoll G, Bendszus M, et al: Targeting coagulation factor XII provides protection from pathological thrombosis in cerebral ischemia without interfering with hemostasis. *J Exp Med* 203:513, 2006.
138. Castaman G, Ruggeri M, Tosetto A, et al: Thrombosis in patients with heterozygous and homozygous factor XII deficiency is not explained by the associated presence of factor V Leiden. *Thromb Haemost* 76:275, 1996.
139. Dyerberg J, Stoffersen E: Recurrent thrombosis in a patient with factor XII deficiency. *Acta Haematol* 63:278, 1980.
140. Mahdi F, Madar ZS, Figueroa CD, Schmaier AH: Factor XII interacts with the multiprotein assembly of urokinase plasminogen activator receptor, gC1qR, and cytokeratin 1 on endothelial cell membranes. *Blood* 99:3585, 2002.
141. Shariat-Madar Z, Mahdi F, Schmaier AH: Assembly and activation of the plasma kallikrein/kinin system: A new interpretation. *Int Immunopharmacol* 2:1841, 2002.
142. Morrissey JH, Fakhrai H, Edgington TS: Molecular cloning of the cDNA for tissue factor, the cellular receptor for the initiation of the coagulation protease cascade. *Cell* 50:129, 1987.
143. Dorfleutner A, Ruf W: Regulation of tissue factor cytoplasmic domain phosphorylation by palmitoylation. *Blood* 102:3998, 2003.
144. Martin D, Boys C, Ruf W: Tissue factor: Molecular recognition and cofactor function. *FASEB J* 9:852, 1995.
145. Minazzo AS, Darlington RC, Ross JB: Loop dynamics of the extracellular domain of human tissue factor and activation of factor VIIa. *Biophys J* 96:681, 2009.
146. Kao F-T, Hartz J, Horton R, et al: Regional assignment of human tissue factor gene (F3) to chromosome 1p21–22. *Somat Cell Mol Genet* 14:407, 1988.
147. Mackman N, Morrissey JH, Fowler B, Edgington TS: Complete sequence of the human tissue factor gene, a highly regulated cellular receptor that initiates the coagulation protease cascade. *Biochemistry* 28:1755, 1989.
148. Bogdanov VY, Balasubramanian V, Hathcock J, et al: Alternatively spliced human tissue factor: A circulating, soluble, thrombogenic protein. *Nat Med* 9:458, 2003.
149. Bogdanov VY, Kirk RI, Miller C, et al: Identification and characterization of murine alternatively spliced tissue factor. *J Thromb Haemost* 4:158, 2006.
150. Mackman N, Fowler B, Edgington TS, Morrissey JH: Functional analysis of the human tissue factor promoter and induction by serum. *Proc Natl Acad Sci U S A* 87:2254, 1990.
151. Gregory SA, Morrissey JH, Edgington TS: Regulation of tissue factor gene expression in the monocyte procoagulant response to endotoxin. *Mol Cell Biol* 9:2752, 1989.
152. Schecter AD, Rollins BJ, Zhang YJ, et al: Tissue factor is induced by monocyte chemoattractant protein-1 in human aortic smooth muscle and THP-1 cells. *J Biol Chem* 272:28568, 1997.
153. Conway EM, Bach R, Rosenberg RD, Konigsberg WH: Tumor necrosis factor enhances expression of tissue factor mRNA in endothelial cells. *Thromb Res* 53:231, 1989.
154. Hoffman M, Cooper S: Thrombin enhances monocyte secretion of tumor necrosis factor and Interleukin-1 beta by two distinct mechanisms. *Blood Cells Mol Dis* 21:156, 1995.
155. Key NS: Platelet tissue factor: How did it get there and is it important? *Semin Hematol* 45: S16, 2008.
156. Drake TA, Morrissey JH, Edgington TS: Selective cellular expression of tissue factor in human tissues. Implications for disorders of hemostasis and thrombosis. *Am J Pathol* 134:1087, 1989.
157. Eddleston M, de la Torre J, Oldstone M, et al: Astrocytes are the primary source of tissue factor in the murine central nervous system. A role for astrocytes in cerebral hemostasis. *J Clin Invest* 92:349, 1993.
158. Giesen PLA, Rauch U, Bohrmann B, et al: Blood-borne tissue factor: Another view of thrombosis. *Proc Natl Acad Sci U S A* 96:2311, 1999.
159. Hoffman M, Colina CM, McDonald AG, et al: Tissue factor around dermal vessels has bound factor VII in the absence of injury. *J Thromb Haemost* 5:1403, 2007.
160. Shigematsu Y, Miyata T, Higashi S: Expression of human soluble tissue factor in yeast and enzymatic properties of its complex with factor VIIa. *J Biol Chem* 267:21329, 1992.
161. Lawson JH, Butenas S, Mann KG: The evaluation of complex-dependent alterations in human factor VIIa. *J Biol Chem* 267:4834, 1992.
162. Østerud B, Rapaport SI: Activation of factor IX by the reaction product of tissue factor and factor VII: Additional pathway for initiating blood coagulation. *Proc Natl Acad Sci U S A* 74:5260, 1977.
163. Neuenschwander PF, Morrissey JH: Roles of the membrane-interactive regions of factor VIIa-tissue factor. *J Biol Chem* 269:8007, 1994.
164. Neuenschwander PF, Morrissey JH: Deletion of the membrane anchoring region of tissue factor abolishes autoactivation of factor VII but not cofactor function. Analysis of a mutant with a selective deficiency in activity. *J Biol Chem* 267:14477, 1992.
165. Krishnaswamy S, Field KA, Edgington TS, et al: Role of the membrane surface in the activation of human coagulation factor X. *J Biol Chem* 267:26110, 1992.
166. Bach R, Moldow C: Mechanism of tissue factor activation on HL-60 cells. *Blood* 89:3270, 1997.
167. Bach R, Rifkin DB: Expression of tissue factor procoagulant activity: Regulation by cytosolic calcium. *Proc Natl Acad Sci U S A* 87:6995, 1990.
168. Versteeg HH, Sorensen BB, Slofstra SH, et al: VIIa/tissue factor interaction results in a tissue factor cytoplasmic domain-independent activation of protein synthesis, p70, and p90 S6 kinase phosphorylation. *J Biol Chem* 277:27065, 2002.
169. Riewald M, Ruf W: Mechanistic coupling of protease signaling and initiation of coagulation by tissue factor. *Proc Natl Acad Sci U S A* 98:7742, 2001.
170. Mackman N: Role of tissue factor in hemostasis, thrombosis, and vascular development. *Arterioscler Thromb Vasc Biol* 24:1015, 2004.
171. Wen D, Dittman W, Ye R, et al: Human thrombomodulin: Complete cDNA sequence and chromosome localization of the gene. *Biochemistry* 26:4350, 1987.
172. Esmon N, Owen W, Esmon C: Isolation of a membrane-bound cofactor for thrombin-catalyzed activation of protein C. *J Biol Chem* 257:859, 1982.
173. Patthy L: Detecting distant homologies of mosaic proteins: Analysis of thrombomodulin, thrombospondin, complement components C9, C8 alpha, C8 beta, vitronectin and plasma cell membrane glycoprotein PC-1. *J Mol Biol* 202:689, 1988.
174. Stearns D, Kurosawa S, Esmon C: Microthrombomodulin. Residues 310–486 from the epidermal growth factor homology domain of rabbit thrombomodulin will accelerate protein C activation. *J Biol Chem* 264:3352, 1989.
175. Parkinson J, Vlahos C, Yan S, Bang N: Recombinant human thrombomodulin: Regulation of cofactor activity and anticoagulant function by a glycosaminoglycan side chain. *Biochem J* 283:151, 1992.
176. Espinosa R, Sadler J, LeBeau M: Regional localization of the human thrombomodulin gene to 20p12-cen. *Genomics* 5:649, 1989.
177. Esmon C, Esmon N, Hams K: Complex formation between thrombin and thrombomodulin inhibits both thrombin-catalyzed fibrin formation and factor V activation. *J Biol Chem* 257:7944, 1982.
178. Cadroy Y, Diquelou A, Dupouy D, et al: The thrombomodulin/protein C/protein S anticoagulant pathway modulates the thrombogenic properties of the normal resting and stimulated endothelium. *Arterioscler Thromb Vasc Biol* 17:520, 1997.
179. Healy AM, Rayburn HB, Rosenberg RD, Weiler H: Absence of the blood-clotting regulator thrombomodulin causes embryonic lethality in mice before development of a functional cardiovascular system. *Proc Natl Acad Sci U S A* 92:850, 1995.
180. Gu JM, Crawley JT, Ferrell G, et al: Disruption of the endothelial cell protein C receptor gene in mice causes placental thrombosis and early embryonic lethality. *J Biol Chem* 277:43335, 2002.
181. Verhagen HJ, Heijnen-Snyder GJ, Pronk A, et al: Thrombomodulin activity on mesothelial cells: Perspectives for mesothelial cells as an alternative for endothelial cells for cell seeding on vascular grafts. *Br J Haematol* 95:542, 1996.
182. McCachren SS, Diggs J, Weinberg JB, Dittman WA: Thrombomodulin expression by human blood monocytes and by human synovial tissue lining macrophages. *Blood* 78:3128, 1991.
183. Raife TJ, Demetroulis EM, Lentz SR: Regulation of thrombomodulin expression by

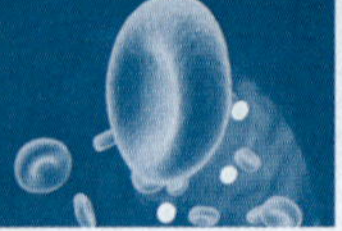

all-trans retinoic acid and tumor necrosis factor-alpha: Differential responses in keratinocytes and endothelial cells. *Blood* 88:2043, 1996.

184. Ishii H, Nakana M, Tsubouchi J, et al: Distribution of thrombomodulin in human tissues and characterization of thrombomodulin in plasma. *Nippon Ketsueki Gakkai Zasshi* 51:1218, 1998.
185. Dichek D, Quertermous T: Variability in mRNA levels in HUVECs of different lineage and time in culture. *In Vitro Cell Dev Biol* 25:289, 1989.
186. Rezaie A, Cooper S, Church F, Esmon C: Protein C inhibitor is a potent inhibitor of the thrombin-thrombomodulin complex. *J Biol Chem* 270:25336, 1995.
187. Neerman-Arbez M: The molecular basis of inherited afibrinogenaemia. *Thromb Haemost* 86:154, 2001.
188. Hanss M, Biot F: A database for human fibrinogen variants. *Ann N Y Acad Sci* 936:89, 2001.
189. Carrell N, McDonagh J. Functional defects in abnormal fibrinogens, in *Fibrinogen: Structural Variants and Interaction*, edited by A Henschen, B Hesse, J McDonagh, T Saldeen, p 155. Walter DeGruyter, Berlin, 1985.
190. Egeberg O: Inherited fibrinogen abnormality causing thrombophilia. *Thromb Diath Haemorrh* 17:176, 1967.
191. Ni H, Papalia JM, Degen JL, Wagner DD: Control of thrombus embolization and fibronectin internalization by integrin alpha IIb beta 3 engagement of the fibrinogen gamma chain. *Blood* 102:3609, 2003.
192. Gardlund B, Hessel B, Marguerie G, et al: Primary structure of human fibrinogen. Characterization of disulfide-containing cyanogen-bromide fragments. *Eur J Biochem* 77:595, 1977.
193. Blomback B: Studies on the action of thrombotic enzymes on bovine fibrinogen as measured by N-terminal analysis. *Ark Kemi* 12:321, 1958.
194. Blomback B, Blomback M, Henschen A, et al: N-terminal disulfide knot of human fibrinogen. *Nature* 218:130, 1968.
195. Doolittle RF: Determining the crystal structure of fibrinogen. *J Thromb Haemost* 2:683, 2004.
195a. Côté HC, Lord ST, Pratt KP: gamma-Chain dysfibrinogenemias: Molecular structure-function relationships of naturally occurring mutations in the gamma chain of human fibrinogen. *Blood* 92:2195, 1998.
196. Henschen AH: Human fibrinogen—Structural variants and functional sites. *Thromb Haemost* 70:42, 1993.
197. Mosesson MW, Cooley BC, Hernandez I, et al: Thrombosis risk modification in transgenic mice containing the human fibrinogen thrombin-binding gamma′ chain sequence. *J Thromb Haemost* 7:102, 2009.
198. Uitte de Willige S, de Visser MC, Houwing-Duistermaat JJ, et al: Genetic variation in the fibrinogen gamma gene increases the risk for deep venous thrombosis by reducing plasma fibrinogen gamma′ levels. *Blood* 106:4176, 2005.
199. Mannila MN, Lovely RS, Kazmierczak SC, et al: Elevated plasma fibrinogen gamma′ concentration is associated with myocardial infarction: Effects of variation in fibrinogen genes and environmental factors. *J Thromb Haemost* 5:766, 2007.
200. Collen D, Tytgat C, Claeys H: Metabolism and distribution of fibrinogen I. Fibrinogen turnover in physiological conditions in humans. *Br J Haematol* 22:681, 1972.
201. Reeve K, Franks J: Fibrinogen synthesis, distribution and degradation. *Semin Thromb Hemost* 1:129, 1974.
202. Fuller G, Otto J, Woloski B: The effects of hepatocyte-stimulating factor on fibrinogen biosynthesis in hepatocyte monolayers. *J Cell Biol* 101:1481, 1985.
203. Huber P, Laurent M, Dalmon J: Human beta-fibrinogen gene expression. Upstream sequences involved in its tissue specific expression and its dexamethasone and interleukin-6 stimulation. *J Biol Chem* 265:5695, 1990.
204. Chung D, Harris I, Davie E: Nucleotide sequences of the three genes coding for human fibrinogen, in *Advances in Experimental Medicine and Biology*, edited by C Liu, S Chien S, p 39. Plenum, New York, 1990.
205. Doolittle R, Watt KW, Cottrell BA, et al: The amino acid sequence of the alpha-chain of human fibrinogen. *Nature* 280:464, 1979.
206. Kant I, Fornace A, Saxe D: Evolution and organization of the fibrinogen locus on chromosome 4: Gene duplication accompanied by transposition and inversion. *Proc Natl Acad Sci U S A* 82:2344, 1985.
207. Morgan J, Courtois G, Fourel G: Spl, a CAAT binding factor and the adenovirus major late promoter transcription factor interact with functional regions of the gamma-fibrinogen promoter. *Mol Cell Biol* 8:2628, 1988.
208. Courtois G, Morgan J, Campbell L, et al: Interaction of a liver-specific nuclear factor with the fibrinogen and a1 antitrypsin promoters. *Science* 238:688, 1987.
209. Dalmon J, Laurent M, Courtois G: The human b fibrinogen promoter contains a HAF-1 dependent IL-6 responsive element. *Mol Cell Biol* 13:1183, 1993.
210. Haidaris P, Courtney M: Molecular biology and regulation of the fibrinogen gene: Tissue-specific and ubiquitous expression of fibrinogen gamma-chain mRNA. *Blood Coagul Fibrinolysis* 1:433, 1990.
211. Handagama PJ, Shuman MA, Bainton DF: *In vivo* defibrination results in markedly decreased amounts of fibrinogen in rat megakaryocytes and platelets. *Am J Pathol* 137:1393, 1990.
212. Louache F, Debili N, Cramer E, et al: Fibrinogen is not synthesized by human megakaryocytes. *Blood* 77:311, 1991.
213. Vali Z, Scheraga H: Localization of the binding site on fibrin for the secondary binding site of thrombin. *Biochemistry* 27:1956, 1988.
214. Olexa S, Budzynaski A: Evidence for four different polymerization sites involved in human fibrin formation. *Proc Natl Acad Sci U S A* 77:1374, 1980.
215. Kaczmarek E, McDonagh J: Thrombin binding to the A alpha-, B beta-, and gamma-chains of fibrinogen and to their remnants contained in fragment E. *J Biol Chem* 263:13896, 1988.
216. Weisel I, Phillips G, Cohen C: The structure of fibrinogen and fibrin: II. Architecture of the fibrin clot. *Ann N Y Acad Sci* 408:367, 1983.
217. Hantgan R, Fowler R, Erickson H, Hermans J: Fibrin assembly: A comparison of electron microscopic and light scattering results. *Thromb Haemost* 44:119, 1980.
218. Dang C, Shin C, Bell W: Fibrinogen sialic acid residues are low affinity calcium-binding sites that influence fibrin assembly. *J Biol Chem* 264:1989, 1989.
219. Nieuwenhuizen W, van Ruijven-Vermneer J, Nooijen W: Recalculation of calcium-binding properties of human and rat fibrin(ogen) and their degradation products. *Thromb Res* 22:653, 1981.
220. Marder V, Budzynski A: Degradation products of fibrinogen and crosslinked fibrin: Projected clinical applications. *Thromb Diath Haemorrh* 32:49, 1974.
221. Elms M, Bunce I, Bundesen P, et al: Measurement of cross-linked fibrin degradation products: An immunoassay using monoclonal antibodies. *Thromb Haemost* 50:591, 1983.
222. Hermans J, McDonagh J: Fibrin: Structure and interactions. *Semin Thromb Hemost* 8:11, 1982.
223. Williams J, Hantgan R, Hermanns J, McDonagh J: Characterization of the inhibition of fibrin assembly by fibrinogen fragment D. *Biochemistry* 197:661, 1981.
224. Mosesson MW: Update on antithrombin I (fibrin). *Thromb Haemost* 98:105, 2007.
225. Lai T-S, Greenberg C: Factor XIII, in *Molecular Basis of Thrombosis and Hemostasis*, edited by KA High, HR Roberts, p 287. Marcel Dekker, New York, 1995.
226. Bottenus R, Ichinose A, Davie E: Nucleotide sequence of the gene for the b subunit of human factor XIII. *Biochemistry* 29:11195, 1990.
227. Ichinose A, Davie E: Characterization of the gene for the a subunit of human factor XIII (plasma transglutaminase) a blood coagulation factor. *Proc Natl Acad Sci U S A* 85:5829, 1988.
228. Ichinose A: Amino acid sequence of the b subunit of human factor XIII, a protein composed of 109 repetitive segments. *Biochemistry* 25:4633, 1986.
229. Ichinose A, Bottenus R, Davie E: Structure of transglutaminase. *J Biol Chem* 265:13411, 1990.
230. Henricksson P, Becker S, McDonagh J: Identification of intracellular factor XIII in human monocytes and macrophages. *J Clin Invest* 76:528, 1985.
231. McDonagh J, McDonagh R, Deleage J, Wagner R: Factor XIII in human plasma and platelets. *J Clin Invest* 48:940, 1969.
232. Weisberg L, Shiu D, Greenberg C, et al: Localization of the gene for coagulation factor XIII a-chain to chromosome 6 and identification of sites of synthesis. *J Clin Invest* 79:649, 1987.
233. Kida M, Souri M, Yamamoto M, et al: Transcriptional regulation of cell type-specific expression of the TATA-less A subunit gene for human coagulation factor XIII. *J Biol Chem* 274:6138, 1999.
234. Lewis KB, Teller DC, Fry J, et al: Crosslinking kinetics of the human transglutaminase, factor XIII[A2], acting on fibrin gels and gamma-chain peptides. *Biochemistry* 36:995, 1997.
235. Sakata Y, Aoki N: Cross-linking of alpha 2-plasmin inhibitor to fibrin by fibrin-stabilizing factor. *J Clin Invest* 65:290, 1980.
236. Boffa MB, Reid TS, Joo E, et al: Characterization of the gene encoding human TAFI (thrombin-activatable fibrinolysis inhibitor; plasma procarboxypeptidase B). *Biochemistry* 38:6547, 1999.
237. Boffa MB, Hamill JD, Bastajian N, et al: A role for CCAAT/enhancer-binding protein in hepatic expression of thrombin-activatable fibrinolysis inhibitor. *J Biol Chem* 277:25329, 2002.
238. Henry M, Aubert H, Morange PE, et al: Identification of polymorphisms in the promoter and the 3′ region of the TAFI gene: Evidence that plasma TAFI antigen levels are strongly genetically controlled. *Blood* 97:2053, 2001.
239. Koschinsky ML, Boffa MB, Nesheim ME, et al: Association of a single nucleotide polymorphism in CPB2 encoding the thrombin-activatable fibrinolysis inhibitor (TAF1) with blood pressure. *Clin Genet* 60:345, 2001.
240. Schneider M, Boffa M, Stewart R, et al: Two naturally occurring variants of TAFI (Thr-325 and Ile-325) differ substantially with respect to thermal stability and antifibrinolytic activity of the enzyme. *J Biol Chem* 277:1021, 2002.
241. Broze GJ Jr: Protein Z-dependent regulation of coagulation. *Thromb Haemost* 86:8, 2001.
242. Broze GJ Jr, Warren LA, Novotny WF, et al: The lipoprotein-associated coagulation inhibitor that inhibits the factor VII-tissue factor complex also inhibits factor Xa: Insight into its possible mechanism of action. *Blood* 71:335, 1988.
243. Warn-Cramer B, Rao L, Maki S, Rapaport SI: Modifications of extrinsic pathway inhibitor (EPI) and factor Xa that affect their ability to interact and to inhibit factor VIIa/tissue factor: Evidence for a two-step model of inhibition. *Thromb Haemost* 60:453, 1988.
244. Ameri A, Kuppuswamy M, Basu S, Bajaj S: Expression of tissue factor pathway inhibitor by cultured endothelial cells in response to inflammatory mediators. *Blood* 79:3219, 1992.
245. Sandset P, Abildgaard U, Larsen M: Heparin induces release of extrinsic coagulation pathway inhibitor (EPI). *Thromb Res* 50:803, 1988.
246. Zhang J, Piro O, Lu L, Broze GJ Jr: Glycosyl phosphatidylinositol anchorage of tissue factor pathway inhibitor. *Circulation* 108:623, 2003.
247. Chang J-Y, Monroe DM, Oliver JA, Roberts HR: TFPIbeta, a second product from the mouse tissue factor pathway inhibitor (TFPI) gene. *Thromb Haemost* 81:45, 1999.
248. Griffith MJ: Measurement of the heparin enhanced-antithrombin III/thrombin reaction rate in the presence of synthetic substrates. *Thromb Res* 25:245, 1982.
249. Fuchs HE, Trapp HG, Griffith MJ, et al: Regulation of Factor IXa *in vitro* in human and mouse plasma and *in vivo* in the mouse. *J Clin Invest* 73:1696, 1984.
250. Sheffield W, Wu Y, Blajchman M: Antithrombin: Structure and function, in *Molecular Basis of Thrombosis and Hemostasis*, edited by KA High, HR Roberts, p 355. Marcel Dekker, New York, 1995.
251. Hamamoto T, Kisiel W: The effect of cell surface glycosaminoglycans (GAGs) on the inactivation of factor VIIa—Tissue factor activity by antithrombin III. *Int J Hematol* 68:67, 1998.
252. Rao LV, Rapaport SI, Hoang AD: Binding of factor VIIa to tissue factor permits rapid

antithrombin III/heparin inhibition of factor VIIa. *Blood* 81:2600, 1993.
253. Pizzo S: Serpin receptor 1: A hepatic receptor that mediates the clearance of antithrombin II protease complexes. *Am J Med* 87:10S, 1989.
254. Ochoa A, Brunel F, Mendelson D, et al: Different liver nuclear proteins bind to similar DNA sequences in the 5′ flanking regions of three hepatic genes. *Nucleic Acids Res* 17:116, 1989.
255. Han X, Fiehler R, Broze GJ Jr: Isolation of a protein Z-dependent plasma protease inhibitor. *Proc Natl Acad Sci U S A* 95:9250, 1998.
256. Tabatabai A, Fiehler R, Broze GJ Jr: Protein Z circulates in plasma in a complex with protein Z-dependent protease inhibitor. *Thromb Haemost* 85:655, 2001.
257. Yin ZF, Huang ZF, Cui J, et al: Prothrombotic phenotype of protein Z deficiency. *Proc Natl Acad Sci U S A* 97:6734, 2000.
258. MacFarlane RG: An enzyme cascade in the blood clotting mechanism, and its function as a biological amplifier. *Nature* 202:498, 1964.
259. Davie EW, Ratnoff OD: Waterfall sequence for intrinsic blood clotting. *Science* 145:1310, 1964.
260. Nemerson Y, Esnouf MP: Activation of a proteolytic system by a membrane lipoprotein: Mechanism of action of tissue factor. *Proc Natl Acad Sci U S A* 70:310, 1973.
261. Nemerson Y: The tissue factor pathway of blood coagulation. *Semin Hematol* 29:170, 1992.
262. Repke D, Gemmell CH, Guha A, et al: Hemophilia as a defect of the tissue factor pathway of blood coagulation: Effect of factors VIII and IX on factor X activation in a continuous-flow reactor. *Proc Natl Acad Sci U S A* 87:7623, 1990.
263. Broze GJ Jr, Girard TJ, Novotny WF: Regulation of coagulation by a multivalent Kunitz-type inhibitor. *Biochemistry* 29:7539, 1990.
264. Hockin MF, Kalafatis M, Shatos M, Mann KG: Protein C activation and factor Va inactivation on human umbilical vein endothelial cells. *Arterioscler Thromb Vasc Biol* 17:2765, 1997.
265. Fay PJ, Smudzin TM, Walker FJ: Activated protein C-catalyzed inactivation of human factor VIII and VIIIa. *J Biol Chem* 266:20139, 1991.
266. Pieters J, Willems G, Hemker HC, Lindhout T: Inhibition of factor IXa and factor Xa by antithrombin III/heparin during factor X activation. *J Biol Chem* 263:15313, 1988.
267. Allen DH, Tracy PB: Human coagulation factor V is activated to the functional cofactor by elastase and cathepsin G expressed at the monocyte surface. *J Biol Chem* 270:1408, 1995.
268. Monroe DM, Hoffman M, Roberts HR: Transmission of a procoagulant signal from tissue factor-bearing cells to platelets. *Blood Coagul Fibrinolysis* 7:459, 1996.
269. Eilertsen KE, Osterud B: Tissue factor: (Patho)physiology and cellular biology. *Blood Coagul Fibrinolysis* 15:521, 2004.
270. Censarek P, Bobbe A, Grandoch M, et al: Alternatively spliced human tissue factor (asHTF) is not pro-coagulant. *Thromb Haemost* 97:11, 2007.
271. Schwertz H, Tolley ND, Foulks JM, et al: Signal-dependent splicing of tissue factor pre-mRNA modulates the thrombogenicity of human platelets. *J Exp Med* 203:2433, 2006.
272. Hoffman M, Whinna HC, Monroe DM: Circulating tissue factor accumulates in thrombi, but not in hemostatic plugs. *J Thromb Haemost* 4:2092, 2006.
273. Biro E, Sturk-Maquelin KN, Vogel GM, et al: Human cell-derived microparticles promote thrombus formation *in vivo* in a tissue factor-dependent manner. *J Thromb Haemost* 1:2561, 2003.
274. Chou J, Mackman N, Merrill-Skoloff G, et al: Hematopoietic cell-derived microparticle tissue factor contributes to fibrin formation during thrombus propagation. *Blood* 104:3190, 2004.
275. Day SM, Reeve JL, Pedersen B, et al: Macrovascular thrombosis is driven by tissue factor derived primarily from the blood vessel wall. *Blood* 105:192, 2005.
276. Falati S, Gross P, Merrill-Skoloff G, et al: Real-time *in vivo* imaging of platelets, tissue factor and fibrin during arterial thrombus formation in the mouse. *Nat Med* 8:1175, 2002.
277. Williamson P, Bevers EM, Smeets EF, et al: Continuous analysis of the mechanism of activated transbilayer lipid movement in platelets. *Biochemistry* 34:10448, 1995.
278. Monroe DM, Roberts HR, Hoffman M: Platelet procoagulant complex assembly in a tissue factor-initiated system. *Br J Haematol* 88:364, 1994.
279. Ahmad SS, Rawala-Sheikh R, Walsh PN: Platelet receptor occupancy with factor IXa promotes factor X activation. *J Biol Chem* 264:20012, 1989.
280. Ahmad SS, Rawala-Sheikh R, Ashby B, Walsh PN: Platelet receptor-mediated factor X activation by factor IX. High-affinity factor IXa receptors induced by factor VIII are deficient on platelets in Scott syndrome. *J Clin Invest* 84:824, 1998.
280a. Kravtsov DV, Matafonov A, Tucker EI: Factor XI contributes to thrombin generation in the absence of factor XII. *Blood* 114:452, 2009.
281. Baglia FA, Walsh PN: Prothrombin is a cofactor for the binding of factor XI to the platelet surface and for platelet-mediated factor XI activation by thrombin. *Biochemistry* 37:2271, 1998.
282. von dem Borne PA, Bajzar L, Meijers JC, et al: Thrombin-mediated activation of factor XI results in a thrombin-activatable fibrinolysis inhibitor-dependent inhibition of fibrinolysis. *J Clin Invest* 99:2323, 1997.
283. Alberio L, Safa O, Clemetson KJ, et al: Surface expression and functional characterization of alpha-granule factor V in human platelets: Effects of ionophore A23187, thrombin, collagen, and convulxin. *Blood* 95:1694, 2000.
284. Dale GL, Friese P, Batar P, et al: Stimulated platelets use serotonin to enhance their retention of procoagulant proteins on the cell surface. *Nature* 415:175, 2002.
285. Kempton CL, Hoffman M, Roberts HR, Monroe DM: Platelet heterogeneity: Variation in coagulation complexes on platelet subpopulations. *Arterioscler Thromb Vasc Biol* 25:861, 2005.
286. de Agostini A, Watkins S, Slayter H, et al: Localization of the anticoagulantly active heparan sulphate proteoglycans in vascular endothelium: Antithrombin binding on cultured endothelial cells and perfused rat aorta. *J Cell Biol* 111:1293, 1990.
287. Marcus AJ, Broekman MJ, Drosopoulos JHF, et al: The endothelial cell ecto-ADPase responsible for inhibition of platelet function is CD39. *J Clin Invest* 99:1351, 1997.
288. Jesty J, Beltrami E, Willems G: Mathematical analysis of a proteolytic positive-feedback loop: Dependence of lag time and enzyme yields on the initial conditions and kinetic parameters. *Biochemistry* 32:6266, 1993.
289. Brakman P, Albrechtsen OK, Astrup T: A comparative study of coagulation and fibrinolysis in blood from normal men and women. *Br J Haematol* 12:74, 1966.
290. Nossel H, Yudelman I, Canfield Rea: Measurement of fibrinopeptide A in human blood. *J Clin Invest* 54:43, 1974.
291. Bauer KA, Kass BL, ten Cate H, et al: Factor IX is activated *in vivo* by the tissue factor mechanism. *Blood* 76:731, 1990.
292. Bauer KA, Kass BL, ten Cate H, et al: Detection of factor X activation in humans. *Blood* 74:2007, 1989.
293. Morrissey JH: Tissue factor modulation of factor VIIa activity: Use in measuring trace levels of factor VIIa in plasma. *Thromb Haemost* 74:185, 1995.
294. Jesty J, Beltrami E: Positive feedbacks of coagulation: Their role in threshold regulation. *Arterioscler Thromb Vasc Biol* 25:2463, 2005.
295. Conard J, Bauer KA, Gruber A, et al: Normalization of markers of coagulation activation with a purified protein C concentrate in adults with homozygous protein C deficiency. *Blood* 82:1159, 1993.
296. Harlos K, Martin DM, O'Brien DP, et al: Crystal structure of the extracellular region of human tissue factor. *Nature* 370:662, 1994.
297. Hoffman M, Harger A, Lenkowski A, et al: Cutaneous wound healing is impaired in hemophilia B. *Blood* 108:3053, 2006.

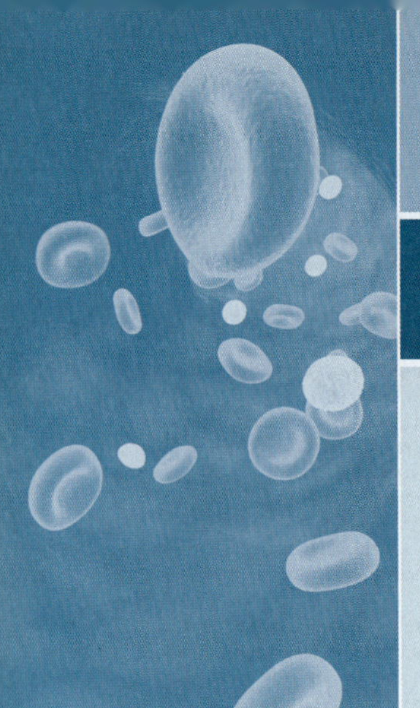

第116章

凝血反应的调控

John H. Griffin

摘要

凝血系统类似于一台空载的强力引擎，时刻维持活性状态，既生成极低水平的凝血酶，又处于凝血酶爆发性生成一触即发的临界点状态。凝血因子Ⅴ、Ⅷ、Ⅺ和Ⅶ正反馈激活机制赋予凝血过程独特的阈值性质，使得血液凝固呈现对相应刺激的非线性方式反应。显性凝血过程可视为一种对不同强度刺激表现为全或无反应现象的阈值系统；而一整套与之拮抗的反应体系决定了局部或全身性的凝血酶生成的最终上调或下调。细胞及体液抗凝机制与血浆凝血抑制物协同作用防止在缺乏高度促凝刺激背景下大量凝血酶生成。本章着重阐述抗凝机制及遗传性易栓症相关血浆蛋白缺陷。主要的易栓症相关蛋白包括蛋白C抗凝系统，该抗凝系统由多种辅因子和效应分子组成，如凝血酶调节蛋白、内皮细胞蛋白C受体、蛋白S、高密度脂蛋白和凝血因子Ⅴ。活化蛋白C发挥多重维持凝血稳态的保护性作用，包括蛋白水解灭活凝血因子Ⅴa和Ⅷa，直接干预蛋白酶活化受体-1、内皮细胞蛋白C受体和载脂蛋白E受体2参与的细胞信号转导途径。因子Ⅴ Leiden突变通过损害蛋白C系统的抗凝活性而导致遗传性活化蛋白C抵抗，其原因在于因子Ⅴ Leiden不能被活化蛋白C适当地裂解。血浆蛋白酶抑制物也是阻断凝血过程的关键因素。抗凝血酶在生理性硫酸肝素和药物性肝素刺激下，可抑制凝血酶和因子Ⅹa、Ⅸa、Ⅺa和Ⅻa。组织因子途径抑制物可中和外源性凝血途径因子Ⅶa和Ⅹa活性。其他血浆蛋白酶抑制物亦可中和多种凝血蛋白酶。

本章使用的简写和缩略词：APC，活化蛋白C（activated protein C）；apoER2，载脂蛋白E受体2（apolipoprotein E receptor 2）；EPCR，内皮细胞蛋白C受体（endothelial cell protein C receptor）；GLA，γ羧基谷氨酸（γ-carboxyglutamic acid）；HDL，高密度脂蛋白（high-density lipoprotein）；NMDA，N-甲基-D-天冬氨酸（*N*-methyl-D-aspartate）；PAR-1，蛋白酶活化受体-1（protease activated receptor-1）；serpin，丝氨酸蛋白酶抑制剂（serine protease inhibitor）；SHBG，性激素结合类球蛋白（sex-hormone-binding globulin-like）；TFPI，组织因子途径抑制物（tissue factor pathway inhibitor）；ZPI，蛋白Z依赖性蛋白酶抑制物（protein Z-dependent protease inhibitor）。

凝血反应调控对于正常止血是必不可少的。作为应对血管损伤的机体防御体系繁复纠结网络的组成部分，凝血因子（参见第115章）与血管内皮细胞和血细胞，尤其血小板，协同作用以生成保护性纤维蛋白-血小板凝块即止血栓。当保护性止血栓扩展超越使机体受益的限度，或血栓不适当地发生在血管病变部位，或血栓栓子栓塞在血管床的其他部位，病理性血栓形成即已发生。对正常止血而言，促凝因素和抗凝因素必须与血管成分及细胞表面发生相互作用，包括血管壁（参见第117章）和血小板（参见第114章）。此外纤溶系统的作用必须与凝血反应整合以确保血栓适时形成和消散（参见第136章）。本章凝血反应调控着重阐述下调凝血反应及抗凝蛋白的主要生理机制，以及基于对遗传性易栓症考量识别所获得的具有临床意义的易栓症相关缺陷的发病机制（参见第131章）。第115章详尽表述了凝血因子及生理性止血途径。

凝血途径和蛋白C途径

自凝血瀑布反应模式确立以来已历经数十年之久[1,2]（见图115-28），虽几经重要的修正，但凝血反应过程中蛋白酶原序贯转化生成活化丝氨酸蛋白酶的基本框架仍然适用。在过去二十余年，促凝途径理论主要观念上的进展强调了影响凝血酶生成的正反馈和负反馈调节机制，详见于图116-1。

在正反馈调节反应，促凝性凝血酶活化血小板和因子Ⅴ、Ⅷ和Ⅺ（参见第115章）[3-7]。微量组织因子经外源性凝血途径生成少量凝血酶，继而凝血酶可激活因子Ⅺ、Ⅷ和Ⅴ并借此活化内源性凝血途径各个步骤从而放大凝血酶生成（见图116-1）。

在负反馈调节反应，由内皮细胞表面生成的抗凝性活化蛋白C[8,9]（图116-2）（APC）可下调凝血反应（见图116-1，图116-3）。除此之外，APC还可通过涉及某类受体的反应而发挥细胞保护效应，参与这类反应的受体包括内皮细胞蛋白C受体

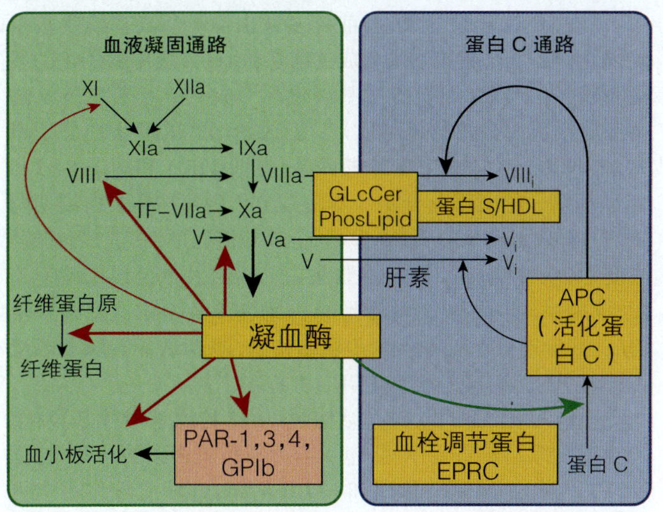

图 116-1　凝血途径和蛋白 C 抗凝途径。凝血酶发挥促凝作用（左）抑或抗凝作用（右）取决于相应辅因子和反应表面。促凝性凝血酶可使纤维蛋白原形成纤维蛋白凝块，激活血小板和因子Ⅴ，Ⅷ，Ⅺ和ⅩⅢ。内皮细胞蛋白 C 受体可增强凝血酶调节蛋白结合型的凝血酶诱导的酶原形式蛋白 C 向活化型蛋白 C 即活化蛋白 C（APC）转化的反应。APC 与其非酶性辅因子蛋白 S 结合通过高选择性蛋白酶解作用灭活因子Ⅴa 和Ⅷa（如作用于因子Ⅴa 的 Arg506 和 Arg306 位点），生成灭活形式（i）因子Ⅴi 和Ⅷi，该抗凝作用可通过血小板或内皮细胞的磷脂表面而增强。高密度脂蛋白（HDL）也可发挥蛋白 S 依赖性 APC 抗凝辅因子活性。同样，中性糖苷神经鞘脂诸如葡糖神经酰胺也可增强 APC 抗凝活性[8]。

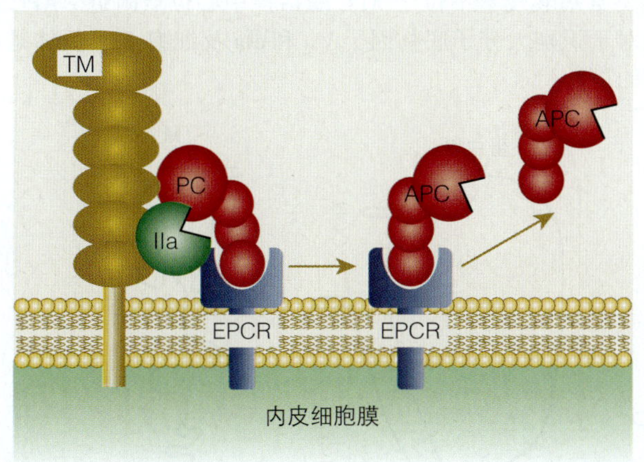

图 116-2　内皮细胞表面蛋白 C 活化。在内皮细胞表面，当蛋白 C 与内皮细胞蛋白 C 受体（EPCR）结合，通过凝血酶：凝血酶调节蛋白复合物（Ⅱa：TM）限制性蛋白水解，生成活化蛋白 C（APC）。凝血酶酶解作用使得蛋白 C 释放出十二肽（158~169 位氨基酸残基），从而生成多功能蛋白酶 APC。

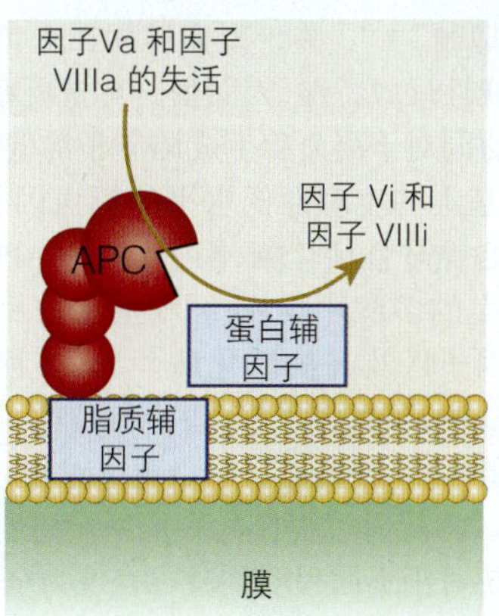

图 116-3　活化蛋白 C（APC）在含磷脂的膜表面通过蛋白水解灭活因子Ⅴa 和Ⅷa 发挥抗凝作用，磷脂来源于细胞、脂蛋白或细胞微粒。多种脂质和蛋白辅因子（见图 116-1 图文）可加速因子Ⅴa 和Ⅷa 的灭活，生成不可逆性失活形式的因子Ⅴi 和Ⅷi。

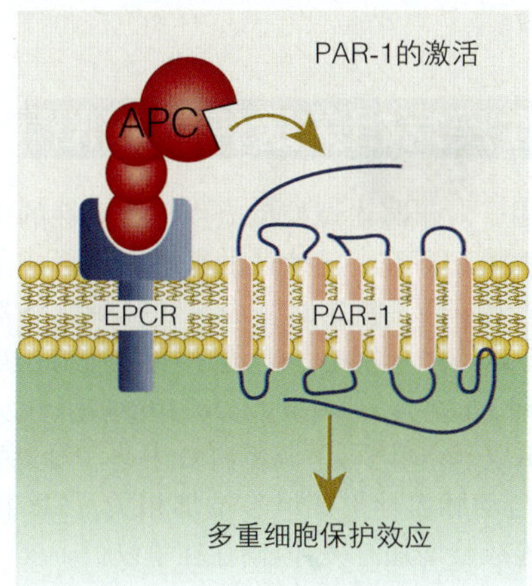

图 116-4　活化蛋白 C（APC）对细胞信号及多种细胞保护效应启动模式。APC 对细胞的直接效应系通过 APC 与内皮细胞蛋白 C 受体（EPCR）结合介导的 G 蛋白偶联受体（PAR-1）活化及蛋白酶活化性受体 -1 活化方式所启动。APC 的 γ- 羧基谷氨酸结构域与 EPCR 结合有助于 APC 蛋白酶结构域定位从而有效裂解 PAR-1 胞外 N 末端尾部，PAR-1 激活引起 G 蛋白偶联受体活化并发挥抗炎、抗凋亡效应、基因表达谱改变和稳定内皮细胞连接。

（EPCR）（图 116-4）和蛋白酶活化受体 -1（PAR-1）[9]，载脂蛋白 E 受体 -2（apoER2）也可能参与其中。APC 细胞保护效应包括抗炎和抗凋亡作用，以及基因表达谱改变和内皮细胞屏障的稳定（参见下述的“活化蛋白 C 功能”）。由于炎症、凋亡、血管屏障破坏明显有助于促进凝血酶生成，因此 APC 对细胞的直接保护效应可间接地下调凝血酶生成[9]。

活化蛋白 C（APC）通过蛋白 C 细胞途径生成。凝血酶与凝血酶调节蛋白结合使得结合的凝血酶功能由促凝特性转变为抗凝特性，具抗凝活性的凝血酶可将酶原形式蛋白 C 转化为具抗凝活性的丝氨酸蛋白酶，即活化蛋白 C（见图 116-1 和图 116-2）。EPCR 与蛋白 C 结合可增强这种表面依赖性反应[8,10,11]。蛋白 C 的非酶辅因子——蛋白 S，像其他潜在的脂质及蛋白辅因子一样，可辅助活化蛋白 C 通过高选择性蛋白水解作用灭活因子Ⅴa 和Ⅷa，生成无活性形式（i）凝血因子，即因子Ⅴi 和Ⅷi（见图 116-3，图 115-15，图 115-17）。蛋白 S 也可直接抑制因子Ⅷa、Ⅹa 和Ⅴa[12-15]。因此 APC 和蛋白 S 可抑制内源性凝血途径多个环节。

在凝血途径的每一环节，每一种凝血蛋白酶均可被一种或多种血浆蛋白酶抑制物通过带负电糖胺聚糖（如硫酸类肝素或肝素）激发的反应抑制其活性（参见下文“凝血蛋白酶通过蛋白酶抑制物的抑制"）[16]。鉴于凝血过程在正负反馈反应调控下呈现高度非线性反应特性，因而蛋白C抗凝系统与血浆蛋白酶抑制物相互协同对于凝血酶生成调节非常重要。

机体存在基本的生理性低水平的凝血因子持续性活化。正常人血浆中含循环性活化酶，因子Ⅶa[17]、APC[18]及多种凝血蛋白酶作用产生的多肽片段，即纤维蛋白肽片段[19,20]、凝血酶原片段1+2[21]、因子Ⅸ及X的活化肽[22,23]。多种凝血因子活化需要正反馈反应激活（如因子Ⅴ，Ⅷ，Ⅺ和Ⅶ），从而赋予凝血途径以特殊的阈值特性，使凝血反应呈现出对相应刺激表现为非线性反应方式。将凝血过程作为阈值系统进行的理论分析结果提示凝血系统对于不同程度刺激可表现为全或无反应，这种全或无的反应方式取决于凝血激活与凝血反应抑制的净效应。在很大程度上取决于凝血酶生成的上调和下调[24,25]。凝血系统处于活化但又相对的"惰性"状态，游离于泛化性或爆发性凝血酶生成的"边缘"并维持平衡态。各种细胞和体液抗凝机制协同作用形成了凝血激活的阈值系统，多种凝血抑制物以互补作用方式从而防止了在缺乏高度促凝刺激背景下的大量凝血酶的生成。

血栓性疾病相关遗传性缺陷

特定因子对于凝血调控反应生理重要性的证据源于临床观察和动物模型研究。已确认的静脉血栓形成主要遗传性危险因素包括因子Ⅴ、蛋白C、蛋白S和抗凝血酶蛋白的结构缺陷（参见第131章）。除此之外，也存在与血栓疾病相关的基因调节性缺陷，如凝血酶原基因G20210A多态性及蛋白C基因调节元件缺陷，该缺陷可下调蛋白C表达。凝血酶调节蛋白缺陷也可能与动脉血栓形成风险增加相关。EPCR遗传性缺陷可能与血栓风险增加有关，但仍存在争议。

蛋白C途径构成

图116-5提供了蛋白C、蛋白S、凝血酶调节蛋白和EPCR的结构草图。这些蛋白分子含多个结构域，每一结构域可介导不同的分子功能。上述因子的分子量、正常血浆浓度、基因的染色体定位及基因结构见表115-1和表116-1。因子Ⅴa和Ⅷa作为APC底物也参与蛋白C途径的抗凝反应。而且因子Ⅴ（非因子Ⅴ Leiden）可充当APC参与灭活因子Ⅷa辅因子（参见"活化蛋白C辅因子——因子Ⅴ"）[26,27]。

■ 蛋白C

1976年Stenflo将牛血浆维生素K依赖蛋白命名为牛"蛋白C"[28]，该组分出现在经阴离子交换柱洗脱液中的第三峰（C峰）。蛋白C之前被称为抗凝因子自身凝血酶原Ⅱ-A[29]，是一种血浆丝氨酸蛋白酶原，可由凝血酶转化为活性形式的丝氨酸蛋白酶。

蛋白C在肝脏合成，其前体多肽由461个氨基酸残基组成，包括42个氨基酸残基组成的前多肽原（含羧化酶催化的谷氨酸羧化信号肽，谷氨酸残基羧化可形成9个γ羧基谷氨酸及促成熟蛋白分泌的信号肽）[30-32]。成熟形式的糖蛋白分子量为62 000Da，含419个氨基酸残基（见图115-1和图116-5）和*N*-联糖基。绝大部分分泌性蛋白C分子由弗林样蛋白内切酶裂解并释放Lys156-Arg157肽段，生成双链酶原，其正常血循环浓度为70nM（4μg/ml）[33]。血浆蛋白C轻链及重链经二硫键连接，以维系丝氨酸蛋白酶球形结构域（170~419位氨基酸残基构成）共价连接于N端3个串联结构域；即GLA结构域和表皮生长因子（EGF）样结构域EGF1和EGF2[30-34]。

蛋白C和APC的GLA结构域（1~42位氨基酸残基）对多功能的发挥起着重要作用，包括与含磷脂膜表面的结合（见图115-3）、与凝血酶调节蛋白和EPCR的结合；因此羧化不全可影响APC的抗凝活性[35-38]。位于轻链的两个EGF结构域可能有助于APC与蛋白S和蛋白C与凝血酶调节蛋白之间的相互作用。

蛋白C的丝氨酸蛋白酶结构域与其他胰蛋白酶样蛋白酶同源，而且三维分子模拟[39]及X线晶体成像结构分析[34]显示活化蛋白C和丝氨酸蛋白酶家族成员分子结构的相似性，该结构分析以糜蛋白酶作为该蛋白家族成员的分子结构原型。APC的胰蛋白酶样蛋白酶结构域通过与因子Ⅴa和Ⅷa高度特异性的相互作用（通过在因子Ⅴa和Ⅷa的2个含Arg肽键位点将其裂解）发挥抗凝活性（参见"活化蛋白C底物——因子Ⅴa和Ⅷa"节）。此类空间构象特异性相互作用不仅包括APC的酶激活部位结构域，还包括许多称之为表位的APC残基，因该类氨基酸残基不位于APC酶活性中心位点附近。APC表位对于识别大分子底物因子Ⅴa和Ⅷa及细胞APC受体是必需的[40-49]。

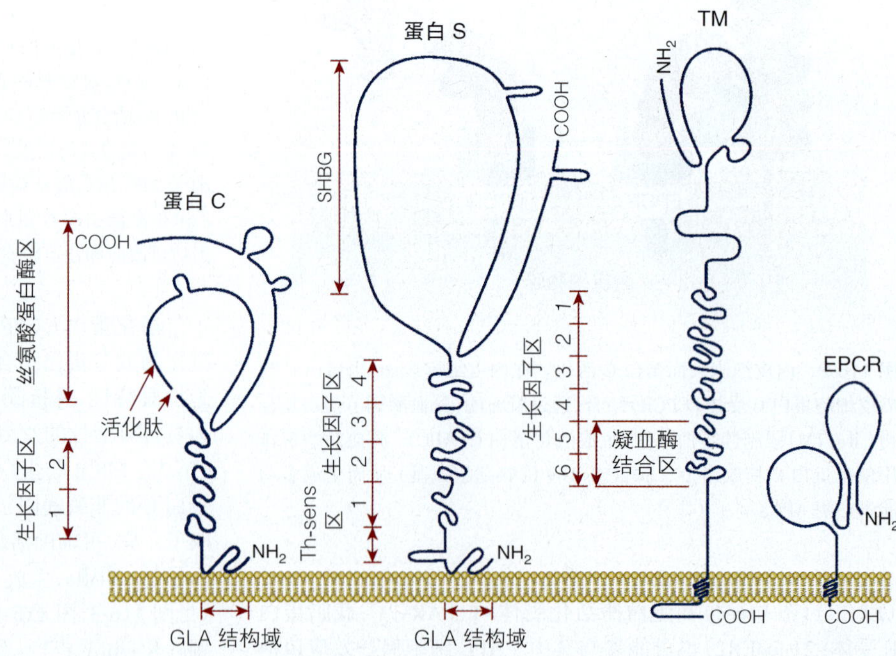

图116-5　膜结合蛋白C、蛋白S、凝血酶调节蛋白和内皮细胞蛋白C受体（EPCR）。每种蛋白均为多结构域蛋白，延伸至细胞膜表面，而且不同结构域调节每种蛋白的不同功能。蛋白C和蛋白S可通过氨基端γ羧基谷氨酸（GLA）结构域（含9~10个GLA残基，可结合4~6个Ca^{2+}）与磷脂膜呈可逆性结合。TM和EPCR为膜整合蛋白，通过单个疏水性跨膜序列嵌入细胞膜。

表 116-1 凝血调节分子的特征

	分子量(kDa)	血浆浓度(μg/ml)	半衰期(h)	染色体	基因(kb)	外显子(N)	功能
蛋白 C	62	4	6	2q13-14	11	9	抗凝蛋白酶
蛋白 S	75	26	42	3p11.1-11.2	80	15	APC 辅因子和凝血抑制因子
凝血酶调节蛋白	60-105	0.020	ND	20p11.2-cen	3.7	1	凝血酶 / 蛋白 C 受体
内皮蛋白 C 受体(EPCR)	46	0.098	ND	20q11.2	6	4	蛋白 C/APC 受体
蛋白酶活化受体 -1(PAR-1)	68	NA	NA	5q13	27	2	G- 蛋白 - 偶联受体
抗凝血酶	58	150	70	1q23-25	14	7	蛋白酶抑制物
组织因子途径抑制物(TFPI)	34	0.1	ND	2q31-32.1	85	9	蛋白酶抑制物
肝素辅因子Ⅱ	66	70	60	22q11	16	5	蛋白酶抑制物
蛋白 Z	70	1.7	60	13q34		9	血浆蛋白
蛋白 Z 依赖性蛋白酶抑制物(ZPI)	72	1.5		14q32.13		5	蛋白酶抑制物

NA,不适用;ND,未定。

蛋白 C 和活化蛋白 C 治疗

纯化的血浆蛋白 C 浓缩物(Ceprotin)是一种经 FDA 批准用于治疗蛋白 C 缺乏患者的蛋白 C 制剂[50-52]。重组 APC(Xigris)由 FDA 批准应用于治疗严重败血症,可降低严重败血症患者由各种原因导致的 28 天死亡率[53]。继临床前在狒狒进行的 APC 抗栓和败血症研究之后,活化蛋白 C 已成功应用于成人严重败血症的治疗[54,55]。各种临床前期研究提示 APC 疗法可能适用于多种临床疾病状态[9,56,57],包括缺血性脑卒中[58]、伤口愈合[57]以及糖尿病的胰岛移植[59]。动物创伤模型研究已初步阐明 APC 在体内发挥有益效应的机制,这种治疗作用显然与 APC 的抗凝作用无关(参见下述“活化蛋白 C 的直接细胞作用”)。

蛋白 C 基因

蛋白 C 基因包含 9 个外显子和 8 个内含子,位于染色体 2q14-21,全长 11kb(见图 115-12 和表 116-1)[60-63]。蛋白 C 基因与因子Ⅶ、Ⅸ、Ⅹ基因结构同源(参见第 115 章)。

蛋白 C 突变

与血栓形成相关的遗传性蛋白 C 缺乏可由多种突变引起(参见蛋白 C 突变数据库[64,65])。基于蛋白 C 分子的三维结构,遗传性蛋白 C 缺陷的分子结构基础已被作出合理的解释[39,66,67]。Ⅰ型蛋白 C 缺乏以蛋白 C 抗原和活性平行下降为特征,大多数引起Ⅰ型蛋白 C 缺乏的突变累及参与形成双折叠球形结构域疏水核心的氨基酸残基,该折叠的球形结构域是丝氨酸蛋白酶特征性结构域。这类突变影响蛋白折叠和加工过程,这类不稳定分子不易被分泌和(或)半衰期极短。相反,大多数引起Ⅱ型蛋白 C 缺乏(抗凝活性或酶活性下降但抗原水平正常)的突变与血循环中功能缺陷的蛋白 C 分子有关。该类突变累及其极性表面的氨基酸残基,并不影响多肽链折叠和热动力学稳定。这些极性氨基酸残基可能参与对抗凝活性表达有重要意义的“蛋白 - 蛋白”之间的相互作用。

蛋白 C 基因敲除的纯合子小鼠表现出与人蛋白 C 重度缺乏相似的临床表型(参见第 131 章),并伴有围产期脑和肝脏的消耗性凝血病,出现宫内或出生后不久的死亡或广泛血栓形成[68]。

■ 蛋白 S

血浆“蛋白 S”,因纪念其被发现的所在地西雅图(Seattle)而得名,是一种维生素 K 依赖性糖蛋白[69,70]。肝细胞、神经母细胞瘤细胞、肾细胞、睾丸、巨核细胞和内皮细胞均可合成蛋白 S;蛋白 S 也存在于血小板 α 颗粒中[71]。

蛋白 S 以一种含 676 个氨基酸残基的前体蛋白被合成。成熟的分泌型蛋白 S 是一种含 635 个氨基酸残基及 3 个 N 连糖基侧链的单链糖蛋白(见图 115-13 和图 116-5)[72-74]。成熟蛋白 S 氨基端区域的 11 个 GLA 结构域有助于 Ca^{2+} 介导的蛋白与膜磷脂结合。凝血酶敏感区域由 47~72 位氨基酸残基组成,与 GLA 结构域毗邻(见图 116-5)。

蛋白 S 羧基端的第 270~635 位氨基酸残基构成性激素结合球蛋白样(SHBG)结构域,该结构域含 C4b- 结合蛋白结合位点(参见“蛋白 S 的‘活化蛋白 C- 非依赖性’抗凝活性”)[75],因子Ⅴ和Ⅴa 的结合位点[76,77]。蛋白 S 像同系物 gas6 一样,也可与受体酪氨酸激酶结合,如 Axl,从而启动细胞信号[78],因此,就蛋白 S 的多种活性表达而言,不同的蛋白 S 结构域对不同的蛋白质呈现出多种不同结合部位。

蛋白 S 基因

蛋白 S 基因由 15 个外显子及 14 个内含子组成,定位于染色体 3p11.1-11.2,全长 80kb(见图 115-13 和表 116-1)[62,79-81]。蛋白 S 基因与其他维生素 K 依赖蛋白基因在 GLA 和 EGF 结构域的同源性低,而编码 240~635 位氨基酸残基的基因片段与 SHBG 家族基因存在显著同源性。人基因组存在一种蛋白 S 假基因,该基因位于 3 号染色体,邻近正常蛋白 S 基因;含有几个终止密码子,缺乏翻译功能。

蛋白 S 突变

与静脉血栓形成相关的遗传性蛋白 S 缺乏的分子基

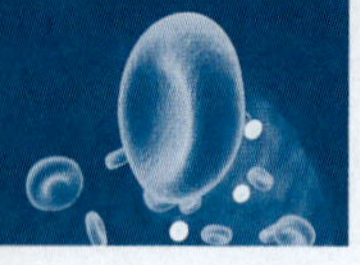

础涉及 100 多种基因突变(参见第 131 章)[82]。一种与日本人种静脉血栓形成风险密切相关的蛋白 S 多态性被称为蛋白 S Tokushima,该突变累及 K155E,导致 APC 辅因子活性丧失[83,84]。但蛋白 S-K155E 显然不存在于白种人。相比较而言,因子Ⅴ Leiden 突变和凝血酶原 G20210A 多态性系白种人血栓形成的危险因素,而日本人种则否[85]。另一蛋白 S 单核苷酸多态性 S460P 约见于 1% 的白种人,也称之为蛋白 S Heerlen,该突变可引起 Asn458 位残基缺乏 N 连糖基侧链,并不影响蛋白 S 的功能活性[86]。

■ 凝血酶调节蛋白

凝血酶调节蛋白最初作为结合蛋白 C 和凝血酶的内皮细胞表面受体,进而加速蛋白 C 活化而被发现[87,88]。这是因为与凝血酶调节蛋白结合的凝血酶失去了活化纤维蛋白原及激活血小板的功能,凝血酶与凝血酶调节蛋白结合可使促凝活性的凝血酶转化为抗凝活性的凝血酶[89,90]。凝血酶调节蛋白是一种多结构域跨膜蛋白,由 1 个 N 末端凝集素样结构域、6 个 EGF 结构域、1 个富含丝氨酸 / 苏氨酸结构域、1 个单一的跨膜序列及 1 个细胞内 C 端尾组成(见图 116-5)[7-9,87-93]。EGF 结构域 4、5 和 6 对于蛋白 C 活化至关重要,EGF 结构域 5 和 6 与凝血酶结合,而结构域 4 与蛋白 C 结合。成熟形式凝血酶调节蛋白含 557 个氨基酸残基和不同数量的 N- 和 O- 糖基修饰,由于糖基化的不同,其分子量大小不尽相同。葡糖氨基聚糖类,尤其是硫酸软骨素,当共价吸附于凝血酶调节蛋白的富含丝氨酸 / 苏氨酸结构域,显然有助于凝血酶调节蛋白功能的发挥,包括增强凝血酶介导的蛋白 C 活化或加速蛋白酶抑制物介导的凝血酶灭活。凝血酶调节蛋白对凝血酶底物特异性调节涉及凝血酶与凝血酶调节蛋白结合后出现的空间构象改变。

血循环中低水平的血浆可溶性凝血酶调节蛋白可能来源于锚定于细胞表面的凝血酶调节蛋白有限水解。虽然循环性凝血酶调节蛋白血浆水平变化见于不同的临床状态,但其功能意义仍不清楚。

凝血酶调节蛋白基因

凝血酶调节蛋白基因缺乏内含子,该基因位于染色体 20p12,全长 3.7kb(见图 115-21、图 116-5 和表 116-1)[92,95]。小鼠凝血酶调节蛋白基因敲除可致胚胎期死亡[96]。多种炎性因子可下调凝血酶调节蛋白基因表达,包括内毒素、白介素 -1 和肿瘤坏死因子 -α,而维 A 酸可上调凝血酶调节蛋白基因表达[7-9,97,98]。凝血酶调节蛋白是炎症、凝血酶生成、内皮凝血相互制约和平衡的关键因素。

凝血酶调节蛋白突变

凝血酶调节蛋白突变在非典型溶血尿毒综合征患者已得到证明[99],该蛋白突变还可能与动脉血栓和心肌梗死风险有关,但缺乏支持该类突变与静脉血栓形成风险增加相关联的证据(参见第 131 章)[100-104]。非典型溶血尿毒综合征与补体过度活化密切相关,而凝血酶调节蛋白凝集素样结构域可抑制补体活化[105]。除促进凝血酶介导的蛋白 C 活化外,凝血酶调节蛋白也可促进羧肽酶活化。羧肽酶亦称为凝血酶可活化的纤溶抑制因子,是活化补体成分 C5a 的强效抑制因子[106]。

■ 内皮细胞蛋白 C 受体

EPCR 通过其 GLA 结构域以相似亲和力分别与蛋白 C 和 APC 结合,介导该酶原的多重活性和激活蛋白酶[10,11,38,97,107-117]。成熟 EPCR 糖蛋白分子含 221 个氨基酸残基和 N 连糖基侧链,分子量为 46 000Da。EPCR 是一种整合膜蛋白,结构与 CD1/ 主要组织相容性复合物Ⅰ类分子同源。EPCR 氨基端是细胞外结构域的一部分,胞外结构域与单一跨膜序列连接,单一跨膜序列再与胞质内 Arg-Arg-Cys-COOH 短尾序列连接(见图 116-5)。胞质尾序列可被棕榈酸酯化,这种修饰有助于将 EPCR 定位于特定脂筏或细胞质膜微囊。在血管中,EPCR 主要定位于大血管表面,与凝血酶调节蛋白优势分布于微循环形成鲜明对照。EPCR 可使凝血酶:凝血酶调节蛋白复合物介导的蛋白 C 活化速率增加 4 倍,具体过程见图 116-2。通过 X 线晶体衍射分析或分子模拟推断确定的 EPCR 三维结构显示蛋白的总体折叠情况与先前的预测吻合,而且多项研究确定了 EPCR 与蛋白 C-GLA 结构域的结合部位[117-118]。

可溶性 EPCR 正常血浆浓度为 100ng/ml,在纯化反应混合物中,相对高水平的可溶性 EPCR 可抑制 APC 抗因子Ⅴa 的抗凝活性,但不影响 APC 与蛋白酶抑制物的反应[11,97,108,119]。在 DIC 及系统性红斑狼疮患者血浆可溶性 EPCR 水平升高,而且 EPCR 水平升高与循环凝血酶调节蛋白水平变化无相关性[120]。由于可溶性 EPCR 和膜结合 EPCR 以相似的亲和力与蛋白 C 和 APC 结合,据此推测膜磷脂对于 EPCR 与蛋白 C 及 APC 的 GLA 结构域的结合在热力学意义上并无贡献,通过 EPCR 晶体学结构分析似乎也证实了这一推测,尽管 EPCR 晶体结构显示出未曾预期到的磷脂可结合于膜表面 EPCR 分子的凹槽中[117]。

APC 可发挥多种细胞保护作用,该作用与 APC 的抗凝活性无关(参见下文"活化蛋白 C 的直接细胞作用")[9,56,57,97]。EPCR 通过抑制 APC 作用的靶因子Ⅴa 和Ⅷa,从而调节 APC 活性(见图 115-3)和促进 PAR-1 的裂解(见图 116-4)和发挥细胞保护功能,APC 细胞保护功能可能还涉及 APC 与 apoER2 的结合[121]。通过小鼠 EPCR 基因敲除导致的胚胎期死亡模型确立了 EPCR 的生理重要性[122]。

内皮细胞蛋白 C 受体基因

EPCR 基因由 4 个外显子和 3 个内含子组成,定位于染色体 20q11.2,全长 6kb(见表 116-1)[123]。

■ 蛋白酶活化受体 -1

PAR-1,初始作为高亲和力人血小板的凝血酶受体被发现,是 G 蛋白偶联受体亚家族 4 成员中的原型之一,具有独特的激活机制,即由蛋白酶活化[124-130]。PAR 分子含 7 个跨膜螺旋结构域和细胞外 N 末端尾。胞外 N 末端尾可被活化蛋白酶裂解,由此生成的新的氨基末端可作为触发偶联 G 蛋白活化的黏附配体。人血小板需通过 PAR-1 和 PAR-3 作用才能被凝血酶活化;而有趣的是鼠血小板需要通过 PAR-3 和 PAR-4(而非 PAR-1)以发挥凝血酶的正常激活效应。多种血浆蛋白酶可激活 PAR-1,活化的 PAR-1 对于 APC 发挥其细胞保护功能通常是必需的(参见"活化蛋白 C 发挥细胞生理效应的细胞受体")[9,56,57]。

蛋白酶活化受体-1基因

PAR-1基因仅含2个内含子，定位于染色体5q13，全长25kb（见表116-1）[125]。许多因素可上调或下调PAR-1基因的表达[124-130]。

蛋白C活化

当蛋白C的Arg169-Leu170之间的肽键被凝血酶裂解，蛋白C即被活化，由无活性的酶原形式转为有活性的蛋白酶，凝血酶调节蛋白和EPCR可加速蛋白C的活化（见图116-2和“凝血酶调节蛋白”）[7,9,88,91,97]。当给动物输注凝血酶，可产生APC的抗凝作用[131,132]。有趣的是，当将凝血酶输注给患高脂血症合并存在动脉粥样硬化的猴[133]，结果显示：与血脂正常对照猴相比，高脂血症猴体内产生的APC极微，对APC基本无应答反应，提示高脂血症和血管疾病可影响蛋白C活化。

缺血可引起体内蛋白C活化，猪冠脉前降支短暂阻塞可引起APC生成[134]。当进行常规动脉内膜切除术的患者发生脑缺血时，脑静脉血中APC水平升高[135]。在进行心肺旁路手术期间，蛋白C被显著激活，主要发生在主动脉钳夹松开后瞬间的缺血血管床[136]。链激酶治疗急性心肌梗死时循环APC水平增高[137]。

正常人循环APC浓度与血循环中蛋白C酶原浓度水平显著相关[138]。基于对蛋白C缺乏个体输注蛋白C的研究结果，循环中的活化蛋白C水平在很大程度上取决于蛋白C浓度。在实验动物观察到的凝血酶输注反应中，EPCR对于蛋白C的活化是必需的[140]。在细胞膜表面，EPCR和凝血酶调节蛋白的空间位置应该非常接近（见图116-2），尽管这一点并未得到实验证实。

凝血酶调节蛋白和EPCR在血管的相对分布密度存在明显差异，前者大量分布于小血管，而在大血管分布较少；而后者主要分布在大血管，而小血管含量较低[96,97]。凝血酶调节蛋白水平在不同组织表达明显不同[141]，以致于不同器官纤维蛋白沉积趋势各不相同[91,142,143]。先前报道称脑组织缺乏凝血酶调节蛋白[144]；但有资料表明脑组织可表达低水平的凝血酶调节蛋白[145]，而且在颈动脉阻塞患者可出现脑特异性的蛋白C活化[135]。

蛋白C的水解性裂解和活化可受meizothrombin、纤溶酶或因子Xa的影响[146-149]。在培养的内皮细胞表面，带负电的硫酸化多糖在存在含磷脂酰乙醇胺磷脂囊泡条件下，能够增强Xa介导的蛋白C活化速率，该活化速率接近于“凝血酶：凝血酶调节蛋白”复合物激活蛋白C的速率[149]。目前仍无证据显示meizothrombin、纤溶酶或因子Xa诱导的蛋白C活化现象是否具有生理学意义或药理学关联。

血小板因子4也可激活蛋白C。体内和体外的研究资料均提示血小板因子4在促进APC生成及保护性的抗败血症性休克效应方面发挥了生理学作用[150-153]。

活化蛋白C功能

见于新生儿暴发性紫癜的严重蛋白C缺乏的临床表型提示APC可发挥多种重要的生理功能，包括强力的抗凝和抗炎作用（参见第131章）。新近研究进展表明APC的抗炎作用仅仅是其与细胞受体相互作用并提供多种细胞保护功能的表现之一[9,56,57]。APC具有的血管内抗凝活性和启动细胞信号的两种不同功能受不同的分子相互作用调节，这两种功能均具有临床意义。

■ 活化蛋白C抗凝功能

活化蛋白C（APC）的直接抗凝活性机制涉及凝血因子Ⅴ和Ⅷ，这两种同源的凝血辅因子以非活性形式存在于血循环中；通过有限的蛋白水解转化为活化辅因子（参见的115章和图115-15、图115-17）。正常人血浆APC浓度为40pmol/L。健康非吸烟成人APC水平与血浆纤维蛋白肽A（纤维蛋白原经凝血酶裂解的产物）浓度呈反变关系，提示APC是凝血酶基础活性的重要调节因子[18,154]。

因子Ⅴ和Ⅷ均以前体凝血辅因子的方式合成，因子Ⅷ系一单链大分子蛋白质，前体分子量330 000Da，含3个同源A结构域（A1、A2和A3）和2个同源C结构域（C1和C2），在C结构域，存在一种非常大的DNA插入片段，属非同源性结构域，被称为B结构域，该结构域与A2和A3结构域相连（参见第115章）。在因子Ⅴ/Ⅴa和Ⅷ/Ⅷa中，A结构域形成血浆铜蓝蛋白样异质三聚体结构，而C结构域形成头尾相接的异质二聚体结构；无活性的因子Ⅴ和Ⅷ的前体形式的激活需要有限的蛋白水解过程[27,155-163]。因子Ⅴ通过凝血酶、因子Xa或其他蛋白酶的裂解激活位点包括Arg709、Arg1018和Arg1545。因子Ⅴ的B结构域可阻断因子Xa与Ⅴa结合，而在Arg1545位点裂解因子Ⅴ可释出B结构域，因此Arg1545位点的裂解是生成活化因子Ⅴa的关键步骤[160-163]。各种不同形式的因子Ⅴa均由两条多肽链组成（见图115-15），一条含A1-A2结构域，另一条由A3-C1-C2结构域组成。尽管因子Ⅷ活化总体上与因子Ⅴ活化过程相似，但仍有些许差异，因子Ⅷ的激活涉及一种多肽链异质三聚体的形成，分别含有A1结构域、A2结构域及A3-C1-C2结构域（见图115-17）。与异质二聚体形式的因子Ⅴa相比，异质三聚体形式的因子Ⅷ A2结构域易发生自发性解离，因此因子Ⅷ具有内在不稳定性[164]。

活化蛋白C底物——因子Ⅴa和Ⅷa

因子Ⅴa和Ⅷa通过APC的不可逆性蛋白水解作用而灭活。APC对因子Ⅴa的蛋白水解位点分别位于Arg506及Arg306，而对因子Ⅷa的蛋白水解位点为Arg562及Arg362（见图115-15和图115-17）[27,165-168]。目前最常见的静脉血栓形成危险因素鉴定包括因子Ⅴ 506位精氨酸突变为谷氨酰胺，该突变（即FⅤ leiden）可引起蛋白C抵抗（参见第131章）。因子Ⅴa和因子Ⅷa的APC依赖性灭活的复杂性可由于存在多种分子形式的因子Ⅴa和因子Ⅷa而变得更加扑朔迷离。这是因为不同形式的因子Ⅴa和因子Ⅷa的生成既可源于不同的蛋白酶的有限水解，也取决于因子Ⅴa和Ⅷa对APC及APC辅因子反应敏感性的差异。

活化蛋白C抵抗

APC抵抗定义为血浆样本对APC抗凝活性反应的异常下降（参见第131章），活化蛋白C抗凝途径中多种潜在的异常因素可导致活化蛋白C抵抗。这类异常因素包括APC辅因子缺陷、APC底物缺陷或其他干扰蛋白C抗凝途径正常功能的分

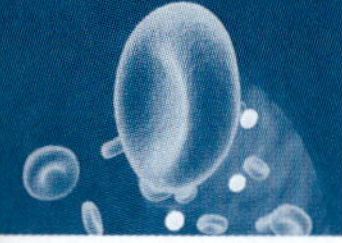

活化蛋白 C 抑制

血液中循环 APC 浓度稳定维持在已经界定的正常值范围，有助于抗血栓监视机制和稳定细胞信号[18,137,139]。循环 APC 水平取决于 APC 生成和 APC 抑制 / 清除这一对“拮抗机制”的平衡。APC 生成可受下述因素影响，包括：蛋白 C 酶原浓度、内源性凝血酶浓度以及 EPCR 和凝血酶调节蛋白利用度等。循环 APC 清除有两种形式，即 APC 被蛋白酶抑制物所抑制，及以 APC：抑制剂复合物形式被清除[270-279]。APC 主要的血浆抑制物包括 α_1- 抗胰蛋白酶、蛋白 C 抑制物和 α_2- 巨球蛋白。

蛋白 S 的“活化蛋白 C- 非依赖性”抗凝活性

由于遗传性蛋白 S 缺乏[280,281]与增加的静脉血栓形成风险密切相关（参见第 131 章），说明蛋白 S 是一种重要的抗凝因子[82,203]。除了作为 APC 的抗凝辅因子，蛋白 S 还可在无需 APC 参与条件下抑制凝血反应。蛋白 S 的 APC 非依赖性抗凝作用的可能机制包括：①蛋白 S 可与促凝因子Ⅹa 和Ⅴa 直接结合，因此抑制了凝血活酶复合物的形成（即形成所谓的蛋白 S- 因子Ⅴa- 因子Ⅹa 三聚体复合物[83]）[12-15]。蛋白 S 的凝血酶敏感结构域和 EGF3 结构域可能是因子Ⅹa 的结合位点，这显然有助于蛋白 S 的非 APC 依赖性抗凝作用[282,283]（参见图 116-5）。②蛋白 S 亦可与因子Ⅷa 结合，抑制因子Ⅸa- 因子Ⅷa 复合物介导的因子Ⅹ活化[284-286]。③蛋白 S 可与 TFPI 结合从而增强其抑制因子Ⅹa 的能力[287-289]。Zn^{2+} 离子可能在蛋白 S 依赖性抗凝活性中发挥关键作用[290]。但上述各种机制究竟何者更为重要以及各自的生理意义如何仍难以确定。

C4b 结合蛋白可明显影响蛋白 S 活性，C4b 结合蛋白是一种血浆蛋白质，通过与 C4b 结合，该蛋白质可明显增强对补体“瀑布”的灭活和促进蛋白酶因子 I 的水解灭活。C4b 结合蛋白可以高亲和力与蛋白 S 形成可逆性结合[291-293]，这种复合物形成可影响蛋白 S 的部分抗凝作用[82,203,204,281,294-296]。当 APC 靶向作用因子Ⅴa，蛋白 S 的抗凝辅因子活性在很大程度上由于 C4b 结合蛋白而被中和。其机制在于结合形式的蛋白 S 仅仅裂解底物的 Arg306 位点和 Arg506 位点中的一个而非两个。然而 C4b 结合蛋白与蛋白 S 结合并不影响其作为 APC 辅因子灭活因子Ⅷa 及抑制 APC 非依赖性凝血活酶的能力。究其原因是 C4b 结合蛋白可阻断蛋白 S 与因子Ⅴa 结合，而显然不影响其与因子Ⅹa 的结合。

由于 C4b 结合蛋白对蛋白 S 活性及血浆浓度的影响，故对蛋白 S 临床分析的结果解释需同时评估游离蛋白 S 和结合蛋白 S 水平；正常人血浆中 C4b 结合蛋白 - 蛋白 S 复合物浓度为 240nM，而游离蛋白 S 血浆浓度为 120nM[292]。C4b 结合蛋白是一种异质多聚体，含 6~7 条 α 链并与单一 β 链以二硫键连接，β 链可与蛋白 S 结合[297-299]。β 链 30~45 位氨基酸残基以高亲和力与蛋白 S 羧基端的 SHBG 结构域结合[75,300,301]。在急性时相反应，C4b 结合蛋白 α 链（而非 β 链）水平升高，因此 C4b 结合蛋白急性时相反应改变并不影响游离蛋白 S 和结合蛋白 S 水平[302]。

蛋白 S 抗血栓作用另一潜在机制基于其非 APC 依赖性细胞相互作用，这有助于蛋白 S 的抗血栓效应。蛋白 S 也可促进凋亡细胞的清除[78,82,203,303-306]。这种抗凋亡作用可能有助于其抗血栓作用，正如前已述及的 APC 的间接抗血栓活性。蛋白 S 通过活化一种或多种跨膜酪氨酸激酶受体直接作用于细胞[78,203,304]。蛋白 S 还是一种强有效的神经保护剂，在鼠卒中模型中，蛋白 S 可保护脑血管内皮细胞对抗缺血性损伤，还可保护神经元免于 NMDA 诱导的兴奋性毒素损伤，其机制可能通过跨膜酪氨酸激酶受体介导[307]。

凝血蛋白酶通过蛋白酶抑制物的抑制

抗凝血酶，最初命名为抗凝血酶Ⅲ，是临床上最熟悉的凝血因子蛋白酶抑制物。抗凝血酶能够中和所有凝血反应中的凝血蛋白酶类，肝素及相关的葡糖氨基聚糖可增强这种作用（参见第 115 章）[16]。但抗凝血酶并不抑制抗凝蛋白酶 APC。TFPI 可中和因子Ⅶa 和Ⅹa，两者均系外源性凝血途径蛋白酶[6,288,289,308-310]。除此之外，其他血浆蛋白酶抑制物诸如 α_1- 抗胰蛋白酶、肝素辅因子Ⅱ、蛋白 C 抑制物、α_2- 巨球蛋白或蛋白 Z 依赖性蛋白酶抑制物，可抑制不同的凝血蛋白酶，但上述蛋白酶抑制物抗凝反应的临床联系仍不明了，而抗凝血酶与易栓症的临床联系已基本得以确认（参见 131 章）。抗凝血酶对肝素靶向于凝血酶和因子Ⅹa 的肝素抗凝治疗非常关键。

抗凝血酶和肝素

抗凝血酶在肝脏合成，正常血浆浓度 150μg/ml，是一种典型的丝氨酸蛋白酶抑制物超家族（SERPIN）成员，故代号为 SERPINC1[311-313]。基于 X 线晶体结构研究[314-318]，不同反应阶段的 serpin- 蛋白酶复合物空间构象已被揭示，肝素影响凝血酶与抗凝血酶反应的机制也相当明晰。

抗凝血酶的蛋白酶中和作用是抗凝血酶与凝血蛋白酶形成稳定复合物的结果，这种复合物形成是抑制性 serpin 特征性的分子机制[311-319]。随着一种蛋白酶结合到 serpin 的“反应部位环”，serpin 的单个肽键被裂解并伴有酰基酶中间产物形成。这种相对稳定的酶 -serpin 复合物可脱酰基裂解，也可形成更稳定的酶 -serpin 共价复合物。欲拆开酶 -serpin 共价复合物，去酰基化可起到这一作用。去酰基化可释放出裂解产物，重建蛋白酶活性部位的丝氨酸残基。但 serpin 在其活性位点氨基酸残基裂解后即发生重要的构象改变，并使蛋白酶活性位点发生扭曲，将酶锁定于酶 -serpin 复合物中，而复合物中 serpin 和酶实质上均已发生变构[16,311-319]。天然 serpin 蛋白分子主体结构特点为大分子的 5 链 β 片层，这种结构决定了其椭圆体构象蛋白特征。当蛋白酶裂解反应中心环的反应残基，延伸的环部可部分或完全插入 5 链 β 片层结构，从而形成非常稳定的 6 链 β 片层结构。如果这种插入反应发生在去酰基化之前，蛋白酶仍可通过其活性位点丝氨酸残基共价黏附于反应中心的 P1 残基，即形成稳定的蛋白酶 - 抑制物共价复合物，形成复合物的两种蛋白均发生构象变化[317]。

肝素通过两种不同机制加速抗凝血酶和凝血酶或抗凝血酶与其他凝血因子之间的反应速率，机制一是改变抗凝血酶的空间构型；机制二是凝血酶和抗凝血酶在空间位置上的“邻近效应”[16,318-324]。作为第一种机制，肝素分子内一种特有的戊糖序列与抗凝血酶结合，并引起一种明显的构型变化，使抗凝血酶由中等活性的天然构象转变为活性相对较高的构象。这种戊糖含一种特异葡糖胺硫化序列和艾杜糖醛酸残基[16,318-324]，当其存在于大分子肝素、低分子肝素或人工合成的戊糖分子中，它可改变抗凝血酶构象，明显加速抗凝血酶反应，尤其是灭活因子Xa的反应。人工合成戊糖如磺达肝素，系天然戊糖序列同系物，常被称作间接因子Xa抑制剂，具有重要临床应用价值。作为肝素作用的第二种机制亦称为邻近效应，未分级肝素或低分子肝素可同时与抗凝血酶及其靶蛋白酶结合，促进蛋白酶与抑制物之间频繁而呈几何级数的接触碰撞，从而极大地增加反应速率。硫酸类肝素在某种程度上亦以上述方式发挥作用。

抗凝血酶前体蛋白含 464 个氨基酸残基，当裂解释放前信号肽后形成含 432 个氨基酸残基的成熟抗凝血酶分子[325]。抗凝血酶分子含 4 个 N 连糖基连接位点，其中 Asn135 位点糖基化具有可变性，可产生对肝素具有高亲和力的 β 亚型抗凝血酶[326,327]。肝素与抗凝血酶的结合通常由抗凝血酶 N 末端多个带正电荷的精氨酸和赖氨酸残基介导，包括 Lys11、Arg13、Asn45、Arg46、Arg47、Glu113、Lys114、Lys125 和 Arg129，而含容易裂开的 Arg393-Ser394 肽键的反应中心环靠近羧基末端[318]。

■ 抗凝血酶基因

抗凝血酶基因含 7 个外显子及 6 个内含子，全长 13.4kb，位于染色体 1q23-25（见表 116-1）[328-330]。

■ 抗凝血酶突变

遗传性抗凝血酶缺陷是静脉血栓形成的危险因素（参见第 131 章）。多于 100 种不同的抗凝血酶突变与血栓形成有关。一种全面的突变数据库已发表，并通过 Lane 及其同事允许可由以下链接网页获取[331]：http://www1.imperial.ac.uk/medicine/about/divisions/is/haemo/coag/antithrombin/。

导致抗凝血酶缺乏的突变散布于整个基因，Ⅰ型分子缺陷以抗凝血酶抗原及活性水平平行下降为特征；Ⅱ型分子缺陷仅有循环性分子功能缺陷，即血浆抗凝血酶活性下降而抗原水平正常或接近正常。Ⅱ型缺陷可根据其功能缺陷是否累及反应中心（可在不加肝素情况下测定）或与肝素结合缺陷（仅在加肝素状态下测定），抑或同时具有上述两种缺陷而进一步分类。反应中心缺陷亚类存在最高的静脉血栓形成风险，而“肝素结合部位缺陷”亚类与静脉血栓形成的联系相对较弱（参见第 131 章）。例如一种称为抗凝血酶 London 的罕见变异体，由于变异分子反应中心 Arg 残基丢失，而该分子与肝素有较高亲和力，因此该变异体与早发的血栓形成症状有关[331]。

组织因子途径抑制物

TFPI 又称为脂蛋白相关凝血抑制物或外源性凝血途径抑制物。可预测的成熟 TFPI 蛋白序列由 276 个氨基酸残基组成，分子量为 34 000Da，而经翻译后修饰生成的蛋白分子量为 43 000Da；TFPI 是一种结构复杂蛋白质[6,288,289,308-310,333-340]，全长成熟型 TFPI 含酸性 N 末端序列，3 个同源但又有区别的 Kunitz 型蛋白酶抑制剂结构域和一个带正电荷的 C 末端碱性氨基酸序列。虽然 TFPI 的正常血浆浓度仅为 2.5nM，但 TFPI 是外源性凝血途径的重要抑制物，可与蛋白 C 途径及抗凝血酶协同作用抑制凝血酶生成。TFPI 由内皮细胞及平滑肌细胞合成[6,288,289]，血浆中半数以上 TFPI 与脂蛋白结合，尤其是低密度脂蛋白。当输注肝素时，大量 TFPI 被释出[340]。血液中和内皮细胞上存在多种形式的 TFPI 分子，这不仅由于其可与脂蛋白结合，还因为 TFPI 翻译过程中存在两种交替的剪接方式，分别命名为 TFPIα 和 TFPIβ[333,334]，TFPIα 是一全长蛋白分子，而 TFPIβ 含一种无关序列，该序列取代了原有第三个 Kunitz 型结构域和 C 末端序列。每种形式的 TFPI，尤其是 TFPIβ，通过加入有助于 TFPI 锚定在细胞膜的磷脂酰肌醇基团而被共价修饰。TFPI 与脂蛋白相互作用极大地减低了其可测定的抗凝活性，而且当 TFPI 锚定于细胞表面，脂蛋白（a）可抑制其活性[6,288,289]。TFPIα 羧基端和第三个 Kunitz 结构域对于 TFPIα 与内皮表面的正常结合是必需的。目前仍无任何一种蛋白酶被确定为第三个 Kunitz 型蛋白酶抑制结构域的靶底物。

TFPI 可通过较为复杂的机制中和因子Xa 和Ⅶa，关于作用机制目前有两种不同观点[6,288,289]。两种观点均认可 Kunitz 结构域以高亲和力与因子Ⅶa 和Xa 呈可逆结合。观点一认为初始由 TFPI 第二个 Kunitz 型抑制剂结构域与因子Xa 活化中心反应并抑制其活性，继而该二元复合物与组织因子-Ⅶa 复合物中的因子Ⅶa 反应并在膜表面形成四元蛋白复合物，同时复合物内因子Ⅶa 和Xa 均被灭活。另一机制认为（图 116-6）TFPI 首先与组织因子-Ⅶa 复合物中的因子Ⅶa 反应（此时组织因子-Ⅶa 已激活生成因子Xa），随后在因子Xa 从“组织因子-因子Ⅶa-因子Xa”三元复合物中解离之前迅速与其发生反应。可能上述两种观点都是有根据的。但也存在争议，因为一些反应动力学研究显示 TFPI 与因子Ⅶa 作用需要因子Xa 参与，这在动力学意义上有利于反应进行。只有在生成少量的因子Xa 前提下，TFPI 才会阻断组织因子启动的外源性凝血途径。由此 TFPI 才能提供负反馈调节由“组织因子-Ⅶa 复合物”介导的因子Xa 生成。TFPI 其他特性包括在缺乏因子Ⅶa 状态下抑制因子Xa，蛋白 S 可加速这一反应[287-289]。

动物模型研究显示了 TFPI 作为凝血抑制物的生理重要性，TFPI 基因敲除小鼠死于新生儿期出血，伴纤维蛋白形成征象，提示发生了消耗性凝血病[342]。

■ TFPI 基因

TFPI 基因序列通过其 cDNA 克隆而确立，基因含 9 个外显子，全长 85kb，位于染色体 2q31-32.1（见表 116-1）[343,344]。

■ TFPI 突变

研究提示遗传性 TFPI 异常与静脉血栓形成风险存在有限的关联，在这点上 TFPI 测定和报道的低危血栓事件的关联限制了 TFPI 的临床意义及应用[289]（参见第 131 章）。

其他蛋白酶抑制物

■ 肝素辅因子Ⅱ

肝素辅因子Ⅱ是一种丝氨酸蛋白酶抑制物，在体内体外均可通过“邻近”效应机制抑制凝血酶，硫酸皮肤素可增强这一抑制反应[345]。几份资料报道肝素辅因子Ⅱ缺乏与静脉血栓形成存在关联，但缺乏有意义的临床联系依据[346]。奇怪的是，有

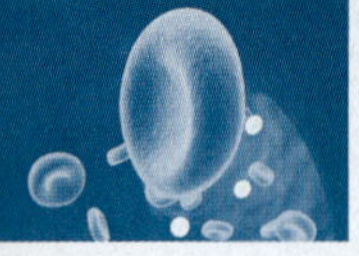

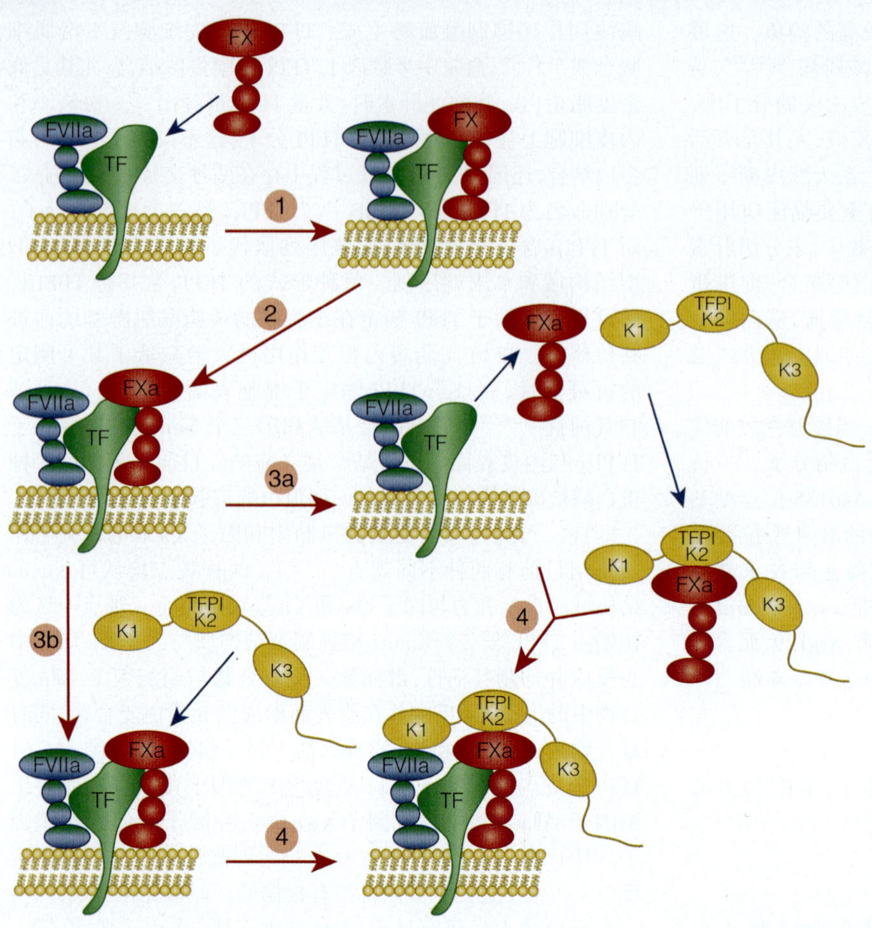

图 116-6　组织因子途径抑制物对因子Ⅶa 和Ⅹa 的抑制。游离 TFPI 是多价蛋白酶抑制剂，含三个 Kunitz 型蛋白酶抑制剂结构域。TFPI 的 Kunitz-1（K1）结构域抑制因子Ⅶa 复合物和因子Ⅶa；而 Kunitz-1（K2）结构域抑制因子Ⅹa 复合物和因子Ⅹa。TFPI 和蛋白酶及组织因子（TF）组成的复合物被认为是高效率的抑制性复合物。该图描述了这种四元复合物的形成途径。因子Ⅹ结合到膜结合组织因子 - 因子Ⅶa（步骤 1），进而被激活为因子Ⅹa（步骤 2）。然后因子Ⅹa 可解离（步骤 3a）并与 TFPI 在液相中或其他表面发生反应形成复合物，TFPI-Ⅹa 复合物可与"组织因子 - 因子Ⅶa"结合形成四元复合物（步骤 4）。此外，与组织因子 - 因子Ⅶa 复合物结合的因子Ⅹa（步骤 3b）也可与 TFPI（备选步骤 4）结合生成膜结合四元复合物。

报道在无症状个体出现了严重的肝素辅因子Ⅱ缺乏[347]。

■ 蛋白 Z- 依赖性蛋白酶抑制物

蛋白 Z- 依赖性蛋白酶抑制物（ZPI）是一种血浆丝氨酸蛋白酶抑制物（serpin），可抑制因子Ⅹa、Ⅺa 和Ⅸa[348-351]。蛋白 Z 通过 ZPI 抑制因子Ⅹa 而非因子Ⅺa。蛋白 Z 是一种维生素 K 依赖蛋白，含一个 GLA 结构域、两个 EGF 样结构域和一个蛋白酶样结构域[352]。由于蛋白酶样结构域 3 个三联氨基酸残基活性部位中的 2 个存在突变，因而该结构域无任何蛋白酶活性。蛋白 Z 刺激因子Ⅹa 受抑的主要假说是基于一种结构模型，即由 ZPI、蛋白 Z 及因子Ⅹa 三种蛋白质通过 2 个 GLA 结构域在磷脂膜表面聚合的模型（图 116-7）[352]。这一假定的三元复合物中，蛋白 Z 的蛋白酶样结构域和第二个 EGF 样结构域与 ZPI 结合成一直线队列，从而有助于 ZPI 反应中心环与因子Ⅹa 反应。

血浆中 ZPI 摩尔浓度稍高于蛋白 Z，ZPI 可以非共价与蛋白 Z 结合，据推测（但未证实）几乎所有血浆蛋白 Z 均与 ZPI 结合[353-358]。如果 ZPI 是生理性凝血抑制因子，蛋白 Z 或 ZPI 缺陷均将与血栓形成存在联系。但蛋白 Z 基因敲除小鼠并未产生显性血栓表型，只有当蛋白 Z 缺乏同时合并因子Ⅴ Leiden 突变的实验小鼠才显示高凝状态或易栓倾向[354]。这一实验鼠模型的观察结果也得到了一临床报道的印证：即在因子Ⅴ leiden 杂合突变个体中当同时存在低于正常下限的蛋白 Z 水平，则与静脉血栓形成相关联[355]。有文献报道蛋白 Z 或 ZPI 缺陷与静脉血栓形成存在关联，但仍未得到一致确认[353,355-358]。蛋白 Z

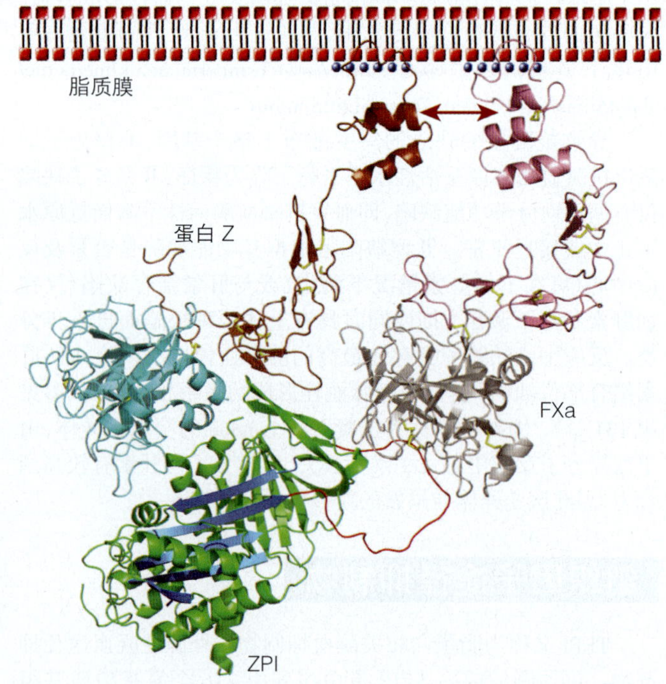

图 116-7　蛋白 Z 介导的蛋白 Z 依赖性蛋白酶抑制物（ZPI）抑制因子Ⅹa 的作用机制。该图描绘了位于磷脂膜表面的蛋白 Z/ZPI/ 因子Ⅹa 三元复合物模型。ZPI 被标注为绿色，其活性中心环标注为红色。蛋白 Z 的（青色）蛋白酶样结构域与 ZPI（绿色）结合，将活性中心环（红色）靶向定位于因子Ⅹa 蛋白酶结构域（灰色）活性位点。蛋白 Z 和因子Ⅹa 的 GLA 结构域与脂质膜结合。蛋白 Z 的 N 末端结构域[GLA，表皮生长因子（EGF1 和 EGF2）]标注为棕色。

或 ZPI 缺陷与外周动脉性疾病关联也已见于报道[359]。总之，目前仍缺乏血栓形成与蛋白 Z 或 ZPI 缺陷之间存在相关性的令人信服的证据。

■ 其他次要蛋白酶抑制物

血浆凝血酶不仅可由抗凝血酶抑制，也可通过急性时相反应物、巨球蛋白 -α_2 而受到抑制。但巨球蛋白 -α_2 与出血或血栓形成缺陷并无关联。在纯化反应混合物中，蛋白 C 抑制物在存在凝血酶调节蛋白条件下可中和凝血酶[360]，但仍无研究证实上述反应具有生理学意义，或者与血栓形成存在关联。

翻译：张广森

参考文献

1. MacFarlane RG: An enzyme cascade in the blood clotting mechanism and its function as a biological amplifier. *Nature* 202:498, 1964.
2. Davie EW, Ratnoff OD: Waterfall sequence for intrinsic blood clotting. *Science* 145:1310, 1964.
3. Davie EW, Fujikawa K, Kisiel W: The coagulation cascade: Initiation, maintenance, and regulation. *Biochemistry* 30:10363, 1991.
4. Furie B, Furie BC: Mechanisms of thrombus formation. *N Engl J Med* 359:938, 2008.
5. Lammle B, Griffin JH: Formation of the fibrin clot: The balance of procoagulant and inhibitory factors. *Clin Haematol* 14:281, 1985.
6. Broze GJ Jr: Tissue factor pathway inhibitor and the revised theory of coagulation. *Annu Rev Med* 46:103, 1995.
7. Van de Wouwer M, Collen D, Conway EM: Thrombomodulin-protein C-EPCR system integrated to regulate coagulation and inflammation. *Arterioscler Thromb Vasc Biol* 24:1, 2004.
8. Griffin JH: The thrombin paradox. *Nature* 378:337, 1995.
9. Mosnier LO, Zlokovic BV, Griffin JH: The protein C cellular pathway. *Blood* 109:3161, 2007.
10. Fukudome K, Esmon CT: Identification, cloning, and regulation of a novel endothelial cell protein C/activated protein C receptor. *J Biol Chem* 269:26486, 1994.
11. Esmon CT: Structure and functions of the endothelial cell protein C receptor. *Crit Care Med* 32(5 Suppl):S298, 2004.
12. Mitchell CA, Kelemen SM, Salem HH: The anticoagulant properties of a modified form of protein S. *Thromb Haemost* 60:298, 1988.
13. Heeb MJ, Mesters RM, Tans G, et al: Binding of protein S to factor Va associated with inhibition of prothrombinase that is independent of activated protein C. *J Biol Chem* 268:2872, 1993.
14. Heeb MJ, Rosing J, Bakker HM, et al: Protein S binds to and inhibits factor Xa. *Proc Natl Acad Sci U S A* 91:2728, 1994.
15. Hackeng TM, van't Veer C, Meijers JCM, Bouma BN: Human protein S inhibits prothrombinase complex activity on endothelial cells and platelets via direct interactions with factors Va and Xa. *J Biol Chem* 269:21051, 1994.
16. Huntington JA: Mechanisms of glycosaminoglycan activation of the serpins in hemostasis. *J Thromb Haemost* 1:1535, 2003.
17. Morrissey JH, Macik BG, Neuenschwander PF, Comp PC: Quantitation of activated factor VII levels in plasma using a tissue factor mutant selectively deficient in promoting factor VII activation. *Blood* 81:734, 1993.
18. Gruber A, Griffin JH: Direct detection of activated protein C in blood from human subjects. *Blood* 79:2340, 1992.
19. Nossel HL, Yudelman I, Canfield RE, et al: Measurement of fibrinopeptide A in human blood. *J Clin Invest* 54:43, 1974.
20. Nossel HL: Radioimmunoassay of fibrinopeptides in relation to intravascular coagulation and thrombosis. *N Engl J Med* 295:428, 1976.
21. Bauer KA, Rosenberg RD: The pathophysiology of the prethrombotic state in humans: Insights gained from studies using markers of hemostatic system activation. *Blood* 70:343, 1987.
22. Bauer KA, Kass BL, ten Cate H, et al: Detection of factor X activation in humans. *Blood* 74:2007, 1989.
23. Bauer KA, Kass BL, ten Cate H, et al: Factor IX is activated *in vivo* by the tissue factor mechanism. *Blood* 76:731, 1990.
24. Jesty J, Beltrami E, Willems G: Mathematical analysis of a proteolytic positive-feedback loop: Dependence of lag time and enzyme yields on the initial conditions and kinetic parameters. *Biochemistry* 32:6266, 1993.
25. Beltrami E, Jesty J: Mathematical analysis of activation thresholds in enzyme-catalyzed positive feedbacks: Application to the feedbacks of blood coagulation. *Proc Natl Acad Sci U S A* 92:8744, 1995.
26. Shen L, Dahlbäck B: Factor V and protein S as synergistic cofactors to activated protein C in degradation of factor VIIIa. *J Biol Chem* 269:18735, 1994.
27. Nicolaes, GA, Dahlback, B: Factor V and thrombotic disease: Description of a Janus-faced protein. *Arterioscler Thromb Vasc Biol* 22:530, 2002.
28. Stenflo JA: A new vitamin K-dependent protein: Purification from bovine plasma and preliminary characterization. *J Biol Chem* 251:355, 1976.
29. Seegers WH, Novoa E, Henry RL, Hassouna HI: Relationship of "new" vitamin K-dependent protein C and "old" autoprothrombin II-A. *Thromb Res* 8:543, 1976.
30. Kisiel W: Human plasma protein C. Isolation, characterization and mechanism of activation by α-thrombin. *J Clin Invest* 64:761, 1979.
31. Foster D, Davie EW: Characterization of a cDNA coding for human protein C. *Proc Natl Acad Sci U S A* 81:4766, 1984.
32. Beckman RJ, Schmidt RJ, Santerre RF, et al: The structure and evolution of a 461 amino acid human protein C precursor and its messenger RNA, based upon the DNA sequence of cloned human liver cDNA's. *Nucleic Acids Res* 13:5233, 1985.
33. Griffin JH, Evatt B, Zimmerman TS, et al: Deficiency of protein C in congenital thrombotic disease. *J Clin Invest* 68:1370, 1981.
34. Mather T, Oganessyan V, Hof P, et al: The 2.8 Å crystal structure of Gla-domainless activated protein C. *EMBO J* 15:6822, 1996.
35. Kurosawa S, Galvin JB, Esmon NL, Esmon CT: Proteolytic formation and properties of functional domains of thrombomodulin. *J Biol Chem* 262:2206, 1987.
36. Jhingan A, Zhang L, Christiansen WT, Castellino FJ: The activities of recombinant gamma-carboxyglutamic-acid-deficient mutants of activated human protein C toward human coagulation factor Va and factor VIII in purified systems and in plasma. *Biochemistry* 33:1869, 1994.
37. Zhang L, Castellino FJ: The binding energy of human coagulation protein C to acidic phospholipid vesicles contains a major contribution from leucine 5 in the gamma-carboxyglutamic acid domain. *J Biol Chem* 269:3590, 1994.
38. Regan LM, Mollica JS, Rezaie AR, Esmon CT: The interaction between the endothelial cell protein C receptor and protein C is dictated by the gamma-carboxyglutamic acid domain of protein C. *J Biol Chem* 272:26279, 1997.
39. Greengard JS, Fisher CL, Villoutreix B, Griffin JH: Structural basis for type I and type II deficiencies of antithrombotic plasma protein C: Patterns revealed by three-dimensional molecular modeling of mutations of the protease domain. *Proteins* 18:367, 1994.
40. Gale AJ, Heeb MJ, Griffin JH: The autolysis loop of activated protein C interacts with factor Va and differentiates between the Arg506 and Arg306 cleavage sites. *Blood* 96:585, 2000.
41. Friedrich U, Nicolaes GA, Villoutreix BO, Dahlback B: Secondary substrate-binding exosite in the serine protease domain of activated protein C important for cleavage at Arg-506 but not at Arg- 306 in factor Va. *J Biol Chem* 276:23105, 2001.
42. Rezaie AR: Exosite-dependent regulation of the protein C anticoagulant pathway. *Trends Cardiovasc Med* 13:8, 2003.
43. Gale AJ, Griffin JH: Characterization of a thrombomodulin binding site on protein C and its comparison to an activated protein C binding site for factor Va. *Proteins* 54:433, 2004.
44. Gale AJ, Tsavaler A, Griffin JH: Molecular characterization of an extended binding site for coagulation factor Va in the positive exosite of activated protein C. *J Biol Chem* 277:28836, 2002.
45. Mosnier LO, Gale AJ, Yegneswaran S, Griffin JH: Activated protein C variants with normal cytoprotective but reduced anticoagulant activity. *Blood* 104:1740, 2004.
46. Mosnier LO, Yang XV, Griffin JH: Activated protein C mutant with minimal anticoagulant activity, normal cytoprotective activity, and preservation of thrombin activatable fibrinolysis inhibitor-dependent cytoprotective functions. *J Biol Chem* 282:33022, 2007.
47. Mosnier LO, Zampolli A, Kerschen EJ, et al: Hyperantithrombotic, noncytoprotective Glu149Ala-activated protein C mutant. *Blood* 113:5970, 2009.
48. Bae JS, Yang L, Manithody C, Rezaie AR: Engineering a disulfide bond to stabilize the calcium-binding loop of activated protein C eliminates its anticoagulant but not its protective signaling properties. *J Biol Chem* 282:9251, 2007.
49. Yang L, Bae JS, Manithody C, Rezaie AR: Identification of a specific exosite on activated protein C for interaction with protease-activated receptor 1. *J Biol Chem* 282:25493, 2007.
50. Dreyfus M, Magny JF, Bridey F, et al: Treatment of homozygous protein C deficiency and neonatal purpura fulminans with a purified protein C concentrate. *N Engl J Med* 325:1565, 1991.
51. Rivard GE, David M, Farrell C, Schwarz HP: Treatment of purpura fulminans in meningococcemia with protein C concentrate. *J Pediatr* 126:646, 1995.
52. Tcheng WY, Dovat S, Gurel Z et al: Severe congenital protein C deficiency: Description of a new mutation and prophylactic protein C therapy and *in vivo* pharmacokinetics. *J Pediatr Hematol Oncol* 30:166, 2008.
53. Bernard GR, Vincent JL, Laterre PF, et al: Efficacy and safety of recombinant human activated protein C for severe sepsis. *N Engl J Med* 344:699, 2001.
54. Gruber A, Griffin JH, Harker LA, Hanson SR: Inhibition of platelet-dependent thrombus formation by human activated protein C in a primate model. *Blood* 73:639, 1989.
55. Taylor FB, Chang A, Esmon CT, et al: Protein C prevents the coagulopathic and lethal effects of *Escherichia coli* infusion in the baboon. *J Clin Invest* 79:918, 1987.
56. Toltl LJ, Swystun LL, Pepler L, Liaw PC: Protective effects of activated protein C in sepsis. *Thromb Haemost* 100:582, 2008.
57. Jackson C, Whitmont K, Tritton S et al: New therapeutic applications for the anticoagulant, activated protein C. *Expert Opin Biol Ther* 8:1109, 2008.
58. Griffin JH, Fernandez JA, Liu D et al: Activated protein C and ischemic stroke. *Crit Care Med* 32:S247, 2004.
59. Contreras JL, Eckstein C, Smyth CA, et al: Activated protein C preserves functional islet mass after intraportal transplantation: A novel link between endothelial cell activation, thrombosis, inflammation, and islet cell death. *Diabetes* 53:2804, 2004.
60. Foster DC, Yoshitake S, Davie EW: The nucleotide sequence of the gene for human protein C. *Proc Natl Acad Sci U S A* 82:4673, 1985.
61. Rocchi M, Roncuzzi L, Santamaria R, et al: Mapping through somatic cell hybrids and cDNA probes of protein C to chromosome 2, factor X to chromosome 13, and alpha 1-acid glycoprotein to chromosome 9. *Hum Genet* 74:30, 1986.
62. Long GL, Marshall A, Gardner JC, Naylor SL: Genes for human vitamin K–dependent plasma proteins C and S are located on chromosomes 2 and 3, respectively. *Somat Cell Mol Genet* 140:93, 1988.

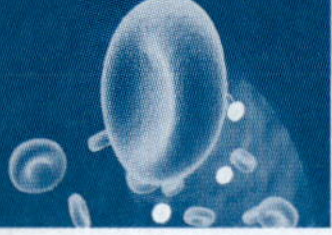

63. Patracchini P, Aiello V, Palazzi P, et al: Sublocalization of the human protein C gene on chromosome 2q13-q14. *Hum Genet* 81:191, 1989.
64. D'Ursi P, Marino F, Caprera A, et al: ProCMD: A database and 3D web resource for protein C mutants. *BMC Bioinformatics* 8(Suppl 1):S11, 2007.
65. Saunders RE, Perkins SJ: CoagMDB: A database analysis of missense mutations within four conserved domains in five vitamin K-dependent coagulation serine proteases using a text-mining tool. *Hum Mutat* 29:333, 2008.
66. Greengard JS, Griffin JH, Fisher CL: Possible structural implications of 20 mutations in the protein C protease domain. *Thromb Haemost* 72:869, 1994.
67. Rovida E, Merati G, D'Ursi P, et al: Identification and computationally-based structural interpretation of naturally occurring variants of human protein C. *Hum Mutat* 28:345, 2007.
68. Jalbert LR, Rosen ED, Moons L, et al: Inactivation of the gene for anticoagulant protein C causes lethal perinatal consumptive coagulopathy in mice. *J Clin Invest* 102:1481, 1998.
69. DiScipio RG, Hermodson MA, Yates SG, Davie EW: A comparison of human prothrombin, factor IX (Christmas factor), factor X (Stuart factor), and protein S. *Biochemistry* 16:698, 1977.
70. DiScipio RG, Davie EW: Characterization of protein S, a gamma-carboxyglutamic acid containing protein from bovine and human plasma. *Biochemistry* 18:899, 1979.
71. Schwarz HP, Heeb MJ, Wencel-Drake JD, Griffin JH: Identification and characterization of protein S in human platelets. *Blood* 66:1452, 1985.
72. Lundwall A, Dackowski W, Cohen E, et al: Isolation and sequence of the cDNA for human protein S, a regulator of blood coagulation. *Proc Natl Acad Sci U S A* 83:6716, 1986.
73. Ploos van Amstel HK, van der Zanden L, Reitsma PH, Bertina RM: Human protein S cDNA encodes Phe-16 and Tyr 222 in consensus sequences for the post-translational processing. *FEBS Lett* 222:186, 1987.
74. Hoskins J, Norman DK, Beckmann RJ, Long GL: Cloning and characterization of human liver cDNA encoding a protein S precursor. *Proc Natl Acad Sci U S A* 84:349, 1987.
75. Fernández JA, Heeb MJ, Griffin JH: Identification of residues 413–433 of plasma protein S as essential for binding to C4b-binding protein. *J Biol Chem* 268:16788, 1993.
76. Heeb MJ, Kojima Y, Tans G, et al: C-terminal residues 621–635 of protein S are essential for binding to factor Va. *J Biol Chem* 274:36187, 1999.
77. Nyberg P, Dahlback B, Garcia DF: The SHBG-like region of protein S is crucial for factor V–dependent APC-cofactor function. *FEBS Lett* 433:28, 1998.
78. Hafizi S, Dahlback B: Gas6 and protein S. *FEBS J* 273:5231, 2006.
79. Ploos van Amstel JK, Van der Zanden AL, Bakker E, et al: Two genes homologous with human protein S cDNA are located on chromosome 3. *Thromb Haemost* 58:982, 1987.
80. Watkins PC, Eddy R, Fukushima Y, et al: The gene for protein S maps near the centromere of human chromosome 3. *Blood* 71:238, 1988.
81. Schmidel DK, Tatro AV, Phelps LG, et al: Organization of the human protein S gene. *Biochemistry* 29:7845, 1990.
82. de Frutos P, Fuentes-Prior P, Hurtado B, Sala N: Molecular basis of protein S deficiency. *Thromb Haemost* 98:543, 2007.
83. Hayashi T, Nishioka J, Suzuki K: Molecular mechanism of the dysfunction of protein S (Tokushima) (Lys155ÆGlu) for the regulation of the blood coagulation system. *Biochim Biophys Acta* 1272:159, 1995.
84. Kimura R, Honda S, Kawasaki T, et al. Protein S-K196E mutation as a genetic risk factor for deep vein thrombosis in Japanese subjects. *Blood* 107:1737, 2006.
85. Pecheniuk NM, Elias DJ, Xu X, Griffin JH: Failure to validate association of gene polymorphisms in EPCR, PAR-1, FSAP and protein S Tokushima with venous thromboembolism among Californians of European ancestry. *Thromb Haemost* 99:453, 2008.
86. Bertina RM, Ploos van Amstel HK, van Wijngaarden A, et al: Heerlen polymorphism of protein S, an immunologic polymorphism due to dimorphism of residue 460. *Blood* 76:538, 1990.
87. Esmon CT, Owen WG: Identification of an endothelial cell cofactor for thrombin-catalyzed activation of protein C. *Proc Natl Acad Sci U S A* 78:2249, 1981.
88. Esmon CT, Owen WG: The discovery of thrombomodulin. *J Thromb Haemost* 2:209, 2004.
89. Esmon CT, Esmon NL, Harris KW: Complex formation between thrombin and thrombomodulin inhibits both thrombin-catalyzed fibrin formation and factor V activation. *J Biol Chem* 257:7944, 1982.
90. Esmon NL, Carroll RC, Esmon CT: Thrombomodulin blocks the ability of thrombin to activate platelets. *J Biol Chem* 258:12238, 1983.
91. Esmon CT: The roles of protein C and thrombomodulin in the regulation of blood coagulation. *J Biol Chem* 264:4743, 1989.
92. Jackman RW, Beeler DL, Fritze L, et al: Human thrombomodulin gene is intron depleted: Nucleic acid sequences of the cDNA and gene predict protein structure and suggest sites of regulatory control. *Proc Natl Acad Sci U S A* 84:6425, 1987.
93. Sadler JE, Lentz SR, Sheehan JP, et al: Structure-function relationships of the thrombin-thrombomodulin interaction. *Haemostasis* 23(Suppl 1):183, 1993.
94. Shirai T, Shiojiri S, Ito H, et al: Gene structure of human thrombomodulin, a cofactor for thrombin-catalyzed activation of protein C. *J Biochem* 103:281, 1988.
95. Esmon CT: Cell mediated events that control blood coagulation and vascular injury. *Annu Rev Cell Biol* 9:1, 1993.
96. Healy AM, Rayburn HB, Rosenberg RD, Weiler H: Absence of the blood-clotting regulator thrombomodulin causes embryonic lethality in mice before development of a functional cardiovascular system. *Proc Natl Acad Sci U S A* 92:850, 1995.
97. Esmon CT: Inflammation and the activated protein C anticoagulant pathway. *Semin Thromb Hemost* 32(Suppl 1):49, 2006.
98. Schouten M, Wiersinga, Levi M, van der Poll T: Inflammation, endothelium, and coagulation in sepsis. *J Leukoc Biol* 83:536, 2008.
99. Delvaeye M, Noris M, De Vriese A, et al: Thrombomodulin mutations in atypical hemolytic-uremic syndrome. *N Engl J Med* 361:345, 2009.
100. Norlund L, Holm J, Zoller B, Ohlin AK: A common thrombomodulin amino acid dimorphism is associated with myocardial infarction. *Thromb Haemost* 77:248, 1997.
101. Ireland H, Kunz G, Kyriakoulis K, et al: Thrombomodulin gene mutations associated with myocardial infarction. *Circulation* 96:15, 1997.
102. Doggen CJ, Kunz G, Rosendaal FR, et al: A mutation in the thrombomodulin gene, 127G to A coding for Ala25Thr, and the risk of myocardial infarction in men. *Thromb Haemost* 80:743, 1998.
103. Wu KK: Soluble thrombomodulin and coronary heart disease. *Curr Opin Lipidol* 14:373, 2003.
104. Ohlin AK, Marlar RA: Thrombomodulin gene defects in families with thromboembolic disease—A report on four families. *Thromb Haemost* 81:338, 1999.
105. Van de Wouwer M, Plaisance S, De Vriese A, et al. The lectin-like domain of thrombomodulin interferes with complement activation and protects against arthritis. *J Thromb Haemost* 4:1813, 2006.
106. Myles T, Nishimura T, Yun TH, et al: Thrombin activatable fibrinolysis inhibitor: A potential regulator of vascular inflammation. *J Biol Chem* 278:51059, 2003.
107. Fukudome K, Esmon CT: Molecular cloning and expression of murine and bovine endothelial cell protein C–activated protein C receptor (EPCR). The structural and functional conservation in human, bovine, and murine EPCR. *J Biol Chem* 270:5571, 1995.
108. Regan LM, Stearns-Kurosawa DJ, Kurosawa S, et al: The endothelial cell protein C receptor. Inhibition of activated protein C anticoagulant function without modulation of reaction with proteinase inhibitors. *J Biol Chem* 271:17499, 1996.
109. Fukudome K, Kurosawa S, Stearns-Kurosawa DJ, et al: The endothelial cell protein C receptor. Cell surface expression and direct ligand binding by the soluble receptor. *J Biol Chem* 271:17491, 1996.
110. Stearns-Kurosawa DJ, Kurosawa S, Mollica JS, et al: The endothelial cell protein C receptor augments protein C activation by the thrombin–thrombomodulin complex. *Proc Natl Acad Sci U S A* 93:10212, 1996.
111. Laszik Z, Mitro A, Taylor FB Jr, et al: Human protein C receptor is present primarily on endothelium of large blood vessels: Implications for the control of the protein C pathway. *Circulation* 96:3633, 1997.
112. Xu J, Esmon NL, Esmon CT: Reconstitution of the human endothelial cell protein C receptor with thrombomodulin in phosphatidylcholine vesicles enhances protein C activation. *J Biol Chem* 274:6704, 1999.
113. Fukudome K, Ye X, Tsuneyoshi N, et al: Activation mechanism of anticoagulant protein C in large blood vessels involving the endothelial cell protein C receptor. *J Exp Med* 187:1029, 1998.
114. Liang Z, Rosen ED, Castellino FJ: Nucleotide structure and characterization of the murine gene encoding the endothelial cell protein C receptor. *Thromb Haemost* 81:585, 1999.
115. Ye X, Fukudome K, Tsuneyoshi N, et al: The endothelial cell protein C receptor (EPCR) functions as a primary receptor for protein C activation on endothelial cells in arteries, veins, and capillaries. *Biochem Biophys Res Commun* 259:671, 1999.
116. Simmonds RE, Lane DA: Structural and functional implications of the intron/exon organization of the human endothelial cell protein C–activated protein C receptor (EPCR) gene: Comparison with the structure of CD1/major histocompatibility complex alpha1 and alpha2 domains. *Blood* 94:632, 1999.
117. Oganesyan V, Oganesyan N, Terzyan S, et al: The crystal structure of the endothelial protein C receptor and a bound phospholipid. *J Biol Chem* 277:24851, 2002.
118. Villoutreix BO, Blom AM, Dahlback B: Structural prediction and analysis of endothelial cell protein C–activated protein C receptor. *Protein Eng* 12:833, 1999.
119. Kurosawa S, Stearns-Kurosawa DJ, Hidari N, Esmon CT: Identification of functional endothelial protein C receptor in human plasma. *J Clin Invest* 100:411, 1997.
120. Kurosawa S, Stearns-Kurosawa DJ, Carson CW, et al: Plasma levels of endothelial cell protein C receptor are elevated in patients with sepsis and systemic lupus erythematosus: Lack of correlation with thrombomodulin suggests involvement of different pathological processes [letter]. *Blood* 91:725, 1998.
121. Yang XV, Banerjee Y, Fernández JA et al: Activated protein C ligation of ApoER2 (LRP8) causes Dab1-dependent signaling in U937 cells. *Proc Natl Acad Sci U S A* 106:274, 2009.
122. Gu JM, Crawley JT, Ferrell G et al: Disruption of the endothelial cell protein C receptor gene in mice causes placental thrombosis and early embryonic lethality. *J Biol Chem* 277:43335, 2002.
123. Hayashi T, Nakamura H, Okada A, et al: Organization and chromosomal localization of the human endothelial protein C receptor gene. *Gene* 238:367, 1999.
124. Vu TK, Hung DT, Wheaton VI, Coughlin SR: Molecular cloning of a functional thrombin receptor reveals a novel proteolytic mechanism of receptor activation. *Cell* 64:1057, 1991.
125. Kahn ML, Nakanishi-Matsui M, Shapiro MJ, et al: Protease-activated receptors 1 and 4 mediate activation of human platelets by thrombin. *J Clin Invest* 103:879, 1999.
126. Coughlin SR: Thrombin signaling and protease-activated receptors. *Nature* 407:258, 2000.
127. Macfarlane SR, Seatter MJ, Kanke T, et al: Proteinase-activated receptors. *Pharmacol Rev* 53:245, 2001.
128. Steinhoff M, Buddenkotte J, Shpacovitch V, et al: Proteinase-activated receptors: Transducers of proteinase-mediated signaling in inflammation and immune response. *Endocr Rev* 26:1, 2005.
129. Leger AJ, Covic L, Kuliopulos A: Protease-activated receptors in cardiovascular diseases. *Circulation* 114:1070, 2006.
130. Traynelis SF, Trejo J. Protease-activated receptor signaling: New roles and regulatory mechanisms. *Curr Opin Hematol* 14:230, 2007.
131. Comp PC, Jacocks RM, Ferrell GL, Esmon CT: Activation of protein C *in vivo*. *J Clin Invest* 70:127, 1982.
132. Hanson SR, Griffin JH, Harker LA, et al: Antithrombotic effects of thrombin-induced activation of endogenous protein C in primates. *J Clin Invest* 92:2003, 1993.
133. Lentz SR, Fernandez JA, Griffin JH, et al: Impaired anticoagulant response to infusion of thrombin in atherosclerotic monkeys associated with acquired defects in the protein C system. *Arterioscler Thromb Vasc Biol* 19:1744, 1999.
134. Snow TR, Deal MT, Dickey DT, Esmon CT: Protein C activation following coronary

artery occlusion in the in situ porcine heart. *Circulation* 84:293, 1991.
135. Macko RF, Killewich LA, Fernandez JA, et al: Brain-specific protein C activation during carotid artery occlusion in humans. *Stroke* 30:542, 1999.
136. Petaja J, Pesonen E, Fernandez JA, et al: Cardiopulmonary bypass and activation of antithrombotic plasma protein C. *J Thorac Cardiovasc Surg* 118:422, 1999.
137. Gruber A, Pal A, Kiss RG, et al: Generation of activated protein C during thrombolysis. *Lancet* 342:1275, 1993.
138. Macko RF, Ameriso SF, Gruber A, et al: Impairments of the protein C system and fibrinolysis in infection-associated stroke. *Stroke* 27:2005, 1996.
139. Conard J, Bauer KA, Gruber A, et al: Normalization of markers of coagulation activation with a purified protein C concentrate in adults with homozygous protein C deficiency. *Blood* 82:1159, 1993.
140. Taylor FB Jr, Peer GT, Lockhart MS, et al: Endothelial cell protein C receptor plays an important role in protein C activation *in vivo*. *Blood* 97:1685, 2001.
141. Bajaj MS, Kuppuswamy MN, Manepalli AN, Bajaj SP: Transcriptional expression of tissue factor pathway inhibitor, thrombomodulin and von Willebrand factor in normal human tissues. *Thromb Haemost* 82:1047, 1999.
142. Christie PD, Edelberg JM, Picard MH, et al: A murine model of myocardial microvascular thrombosis. *J Clin Invest* 104:533, 1999.
143. Healy AM, Rayburn HB, Rosenberg RD, Weiler H: Absence of the blood-clotting regulator thrombomodulin causes embryonic lethality in mice before development of a functional cardiovascular system. *Proc Natl Acad Sci U S A* 92:850, 1995.
144. Ishii H, Salem HH, Bell CE, et al: Thrombomodulin, an endothelial anticoagulant protein, is absent from the human brain. *Blood* 67:362, 1986.
145. Wong VL, Hofman FM, Ishii H, Fisher M: Regional distribution of thrombomodulin in human brain. *Brain Res* 556:1, 1991.
146. Hackeng TM, Tans G, Koppelman SJ, et al: Protein C activation on endothelial cells by prothrombin activation products generated *in situ*: Meizothrombin is a better protein C activator than α-thrombin. *Biochem J* 319:399, 1996.
147. Varadi K, Philapitsch A, Santa T, Schwarz HP: Activation and inactivation of human protein C by plasmin. *Thromb Haemost* 71:615, 1994.
148. Haley PE, Doyle MF, Mann KG: The activation of bovine protein C by factor Xa. *J Biol Chem* 264:16303, 1989.
149. Rezaie AR: Rapid activation of protein C by factor Xa and thrombin in the presence of polyanionic compounds. *Blood* 91:4572, 1998.
150. Slungaard A, Key NS: Platelet factor 4 stimulates thrombomodulin protein C-activating cofactor activity. A structure-function analysis. *J Biol Chem* 269:25549, 1994.
151. Dudek AZ, Pennell CA, Decker TD, et al: Platelet factor 4 binds to glycanated forms of thrombomodulin and to protein C. A potential mechanism for enhancing generation of activated protein C. *J Biol Chem* 272:31785, 1997.
152. Slungaard A, Fernandez JA, Griffin JH, et al: Platelet factor 4 enhances generation of activated protein C *in vitro* and *in vivo*. *Blood* 102:146, 2003.
153. Kowalska MA, Mahmud SA, Lambert MP, et al: Endogenous platelet factor 4 stimulates activated protein C generation *in vivo* and improves survival after thrombin or lipopolysaccharide challenge. *Blood* 110:1903, 2007.
154. Fernandez JA, Petaja J, Gruber A, Griffin JH: Activated protein C correlates inversely with thrombin levels in resting healthy individuals. *Am J Hematol* 56:29, 1997.
155. Villoutreix BO, Dahlback B: Structural investigation of the A domains of human blood coagulation factor V by molecular modeling. *Protein Sci* 7:1317, 1998.
156. Pellequer JL, Gale AJ, Griffin JH, Getzoff ED: Homology modeling of factor Va, a cofactor of the prothrombinase complex. *Protein Sci* 7:159, 1998.
157. Pellequer JL, Gale AJ, Griffin JH, Getzoff ED: Homology models of the C domains of blood coagulation factors V and VIII: A proposed membrane binding mode for FV and FVIII C2 domains. *Blood Cells Mol Dis* 24:448, 1998.
158. Autin L, Steen M, Dahlbäck B, Villoutreix BO: Proposed structural models of the prothrombinase (FXa-FVa) complex. *Proteins* 63:440, 2006.
159. Adams TE, Hockin MF, Mann KG, Everse SJ: The crystal structure of activated protein C-inactivated bovine factor Va: Implications for cofactor function. *Proc Natl Acad Sci U S A* 101:8918, 2004.
160. Camire RM, Kalafatis M, Tracy PB: Proteolysis of factor V by cathepsin G and elastase indicates that cleavage at Arg1545 optimizes cofactor function by facilitating factor Xa binding. *Biochemistry* 37:11896, 1998.
161. Steen M, Dahlback B: Thrombin-mediated proteolysis of factor V resulting in gradual B-domain release and exposure of the factor Xa-binding site. *J Biol Chem* 277:38424, 2002.
162. Toso R, Camire RM: Removal of B-domain sequences from factor V rather than specific proteolysis underlies the mechanism by which cofactor function is realized. *J Biol Chem* 279:21643, 2004.
163. Thorelli E, Kaufman RJ, Dahlbäck B: Cleavage requirements for activation of factor V by factor Xa. *Eur J Biochem* 247:12, 1997.
164. Fay PJ: Regulation of factor VIIIa in the intrinsic factor Xase. *Thromb Haemost* 82:193, 1999.
165. Marlar RA, Kleiss AJ, Griffin JH: Mechanism of action of human activated protein C, a thrombin-dependent anticoagulant enzyme. *Blood* 59:1067, 1982.
166. Suzuki K, Stenflo JA, Dahlbäck B, Teodorsson B: Inactivation of human coagulation factor V by activated protein C. *J Biol Chem* 258:1914, 1983.
167. Fulcher CA, Gardiner JE, Griffin JH, Zimmerman TS: Proteolytic inactivation of activated human factor VIII procoagulant protein by activated protein C and its analogy to factor V. *Blood* 63:486, 1984.
168. Kalafatis M, Rand MD, Mann KG: The mechanism of inactivation of human factor V and human factor Va by activated protein C. *J Biol Chem* 269:31869, 1994.
169. Dahlbäck B, Carlsson M, Svensson PJ: Familial thrombophilia due to a previously unrecognized mechanism characterized by poor anticoagulant response to activated protein C: Prediction of a cofactor to activated protein C. *Proc Natl Acad Sci U S A* 90:1004, 1993.
170. Bertina RM, Koeleman BPC, Koster T, et al: Mutation in blood coagulation factor V associated with resistance to activated protein C. *Nature* 369:64, 1994.
171. Greengard JS, Sun X, Xu X, et al: Activated protein C resistance caused by Arg506Gln mutation in factor Va. *Lancet* 343:1361, 1994.
172. Sun X, Evatt B, Griffin JH: Blood coagulation factor Va abnormality associated with resistance to activated protein C in venous thrombophilia. *Blood* 83:3120, 1994.
173. Zivelin A, Griffin JH, Xi X, et al: A single genetic origin for a common Caucasian risk factor for venous thrombosis. *Blood* 89:397, 1997.
174. Zivelin A, Mor-Cohen R, Kovalsky V, et al: Prothrombin 20210G>A is an ancestral prothrombotic mutation that occurred in whites approximately 24,000 years ago. *Blood* 107:4666, 2006.
175. Heeb MJ, Kojima Y, Greengard J, Griffin JH: Activated protein C resistance: Molecular mechanisms based on studies using purified Gln506-factor V. *Blood* 85:3405, 1995.
176. Kalafatis M, Bertina RM, Rand MD, Mann KG: Characterization of the molecular defect in factor VR506Q. *J Biol Chem* 270:4053, 1995.
177. Rosing J, Hoekema L, Nicolaes GA, et al: Effects of protein S and factor Xa on peptide bond cleavages during inactivation of factor Va and factor VaR506Q by activated protein C. *J Biol Chem* 270:27852, 1995.
178. Gale AJ, Xu X, Pellequer JL, et al: Interdomain engineered disulfide bond permitting elucidation of mechanisms of inactivation of coagulation factor Va by activated protein C. *Protein Sci* 11:2091, 2002.
179. Maurissen LF, Thomassen MC, Nicolaes GA, et al: Re-evaluation of the role of the protein S-C4b binding protein complex in activated protein C-catalyzed factor Va-inactivation. *Blood* 111:3034, 2008.
180. Bernardi F, Faioni EM, Castoldi E, et al: A factor V genetic component differing from factor V R506Q contributes to the activated protein C resistance phenotype. *Blood* 90:1552, 1997.
181. Faioni EM, Franchi F, Bucciarelli P, et al: Coinheritance of the HR2 haplotype in the factor V gene confers an increased risk of venous thromboembolism to carriers of factor V R506Q (factor V Leiden). *Blood* 94:3062, 1999.
182. Rosing J, Bakker H, Thomassen MC, et al: Characterization of two forms of human factor Va with different cofactor activities. *J Biol Chem* 268:21130, 1993.
183. Hoekema L, Nicolaes GA, Hemker HC, et al: Human factor Va1 and factor Va2: Properties in the procoagulant and anticoagulant pathways. *Biochemistry* 36:3331, 1997.
184. Kim SW, Ortel TL, Quinn-Allen MA, et al: Partial glycosylation at asparagine-2181 of the second C-type domain of human factor V modulates assembly of the prothrombinase complex. *Biochemistry* 38:11448, 1999.
185. Nicolaes GA, Villoutreix BO, Dahlback B: Partial glycosylation of Asn2181 in human factor V as a cause of molecular and functional heterogeneity. Modulation of glycosylation efficiency by mutagenesis of the consensus sequence for N-linked glycosylation. *Biochemistry* 38:13584, 1999.
186. Fernández JA, Hackeng TM, Kojima K, Griffin JH: The carbohydrate moiety of factor V modulates inactivation by activated protein C. *Blood* 89:4348, 1997.
187. Fisher M, Fernández JA, Ameriso SF, et al: Activated protein C resistance in ischemic stroke not due to factor V arginine506Æglutamine mutation. *Stroke* 27:1163, 1996.
188. Van der Bom JG, Bots ML, Haverkate F, et al: Reduced response to activated protein C is associated with increased risk for cerebrovascular disease. *Ann Intern Med* 125:265, 1996.
189. De Visser MC, Rosendaal FR, Bertina RM: A reduced sensitivity for activated protein C in the absence of factor V Leiden increases the risk of venous thrombosis. *Blood* 93:1271, 1999.
190. Rodeghiero F, Tosetto A: Activated protein C resistance and factor V Leiden mutation are independent risk factors for venous thromboembolism. *Ann Intern Med* 130:643, 1999.
191. Kiechl S, Muigg A, Santer P, et al: Poor response to activated protein C as a prominent risk predictor of advanced atherosclerosis and arterial disease. *Circulation* 99:614, 1999.
192. Griffin JH, Kojima K, Banka CL, et al: High-density lipoprotein enhancement of anticoagulant activities of plasma protein S and activated protein C. *J Clin Invest* 103:219, 1999.
193. Curvers J, Thomassen MC, Nicolaes GA, et al: Acquired APC resistance and oral contraceptives: Differences between two functional tests. *Br J Haematol* 105:88, 1999.
194. Smirnov MD, Safa O, Esmon NL, Esmon CT: Inhibition of activated protein C anticoagulant activity by prothrombin. *Blood* 94:3839, 1999.
195. Brugge JM, Tans G, Rosing J, Castoldi E: Protein S levels modulate the activated protein C resistance phenotype induced by elevated prothrombin levels. *Thromb Haemost* 95:236, 2006.
196. Neuenschwander P, Jesty J: A comparison of phospholipid and platelets in the activation of human factor VIII by thrombin and factor Xa, and in the activation of factor X. *Blood* 72:1761, 1988.
197. Keller FG, Ortel TL, Quinn-Allen MA, Kane WH: Thrombin-catalyzed activation of recombinant human factor V. *Biochemistry* 34:4118, 1995.
198. Safa O, Morrissey JH, Esmon CT, Esmon NL: Factor VIIa/tissue factor generates a form of factor V with unchanged specific activity, resistance to activation by thrombin, and increased sensitivity to activated protein C. *Biochemistry* 38:1829, 1999.
199. Bakker HM, Tans G, Jannssen-Claessen T, et al: The effect of phospholipids, calcium ions and protein S on rate constants of human factor Va inactivation by activated human protein C. *Eur J Biochem* 208:171, 1992.
200. Smirnov MD, Esmon C: Phosphatidylethanolamine incorporation into vesicles selectively enhances factor Va inactivation by activated protein C. *J Biol Chem* 269:816, 1994.
201. Smirnov MD, Triplett DT, Comp PC, et al: On the role of phosphatidylethanolamine in the inhibition of activated protein C activity by antiphospholipid antibodies. *J Clin Invest* 95:309, 1995.
202. Fernández JA, Kojima K, Hackeng TM, Griffin JH: Cardiolipin, a protein C pathway cofactor: Implications for anticardiolipin antibody syndrome. *Thromb Haemost*

73(6):1392, 1995.
203. Rezende SM, Simmonds RE, Lane DA: Coagulation, inflammation, and apoptosis: Different roles for protein S and the protein S-C4b binding protein complex. *Blood* 103:1192, 2004.
204. Nishioka J, Suzuki K: Inhibition of cofactor activity of protein S by a complex of protein S and C4b-binding protein: Evidence for inactive ternary complex formation between protein S, C4b-binding protein, and activated protein C. *J Biol Chem* 265:9072, 1990.
205. Yegneswaran S, Wood GM, Esmon CT, Johnson AE: Protein S alters the active site location of activated protein C above the membrane surface. A fluorescence resonance energy transfer study of topography. *J Biol Chem* 272:25013, 1997.
206. Yegneswaran S, Smirnov MD, Safa O, et al: Relocating the active site of activated protein C eliminates the need for its protein S cofactor. A fluorescence resonance energy transfer study. *J Biol Chem* 274:5462, 1999.
207. Gardiner JE, McGann MA, Berridge CW, et al: Protein S as a cofactor for activated protein C in plasma and in the inactivation of purified factor VIII:C. *Circulation* 70:205a, 1984.
208. Koedam JA, Meijers JCM, Sixma JJ, Bouma BN: Inactivation of human factor VIII by activated protein C. Cofactor activity of protein S and protective effect of von Willebrand factor. *J Clin Invest* 82:1236, 1988.
209. Solymoss S, Tucker MM, Tracy PB: Kinetics of inactivation of membrane-bound factor Va by activated protein C: Protein S modulates factor Xa protection. *J Biol Chem* 263:14884, 1988.
210. Dahlback B, Hildebrand B, Malm J: Characterization of functionally important domains in human vitamin K-dependent protein S using monoclonal antibodies. *J Biol Chem* 265:8127, 1990.
211. Saller F, Villoutreix BO, Amelot A et al: The gamma-carboxyglutamic acid domain of anticoagulant protein S is involved in activated protein C cofactor activity, independently of phospholipid binding. *Blood* 105:122, 2005.
212. Saller F, Kaabache T, Aiach M, et al: The protein S thrombin-sensitive region modulates phospholipid binding and the gamma-carboxyglutamic acid-rich (Gla) domain conformation in a non-specific manner. *J Thromb Haemost* 4:704, 2006.
213. Suzuki K, Nishioka J, Hashimoto S: Regulation of activated protein C by thrombin-modified protein S. *J Biochem* 94:699, 1983.
214. Walker FJ: Regulation of vitamin K-dependent protein S: Inactivation by thrombin. *J Biol Chem* 259:10335, 1984.
215. Dahlbäck B, Lundwall A, Stenflo JA: Localization of thrombin cleavage sites in the amino-terminal region of bovine protein S. *J Biol Chem* 261:5111, 1986.
216. Váradi K, Rosing J, Tans G, et al: Factor V enhances the cofactor function of protein S in the APC-mediated inactivation of factor VIII: Influence of the factor VR506Q mutation. *Thromb Haemost* 76:208, 1996.
217. Thorelli E, Kaufman RJ, Dahlback B: Cleavage of factor V at Arg 506 by activated protein C and the expression of anticoagulant activity of factor V. *Blood* 93:2552, 1999.
218. Pajkrt D, Lerch PG, van der Poll T, et al: Differential effects of reconstituted high-density lipoprotein on coagulation, fibrinolysis and platelet activation during human endotoxemia. *Thromb Haemost* 77:303, 1997.
219. Li D, Weng S, Yang B, et al: Inhibition of arterial thrombus formation by ApoA1 Milano. *Arterioscler Thromb Vasc Biol* 19:378, 1999.
220. Griffin JH, Fernandez JA, Deguchi H: Plasma lipoproteins, hemostasis and thrombosis. *Thromb Haemost* 86:386, 2001.
221. Mineo C, Deguchi H, Griffin JH, Shaul PW. Endothelial and antithrombotic actions of HDL. *Circ Res* 98:1352, 2006.
222. Deguchi H, Pecheniuk NM, Elias DJ, et al: High density lipoprotein deficiency and dyslipoproteinemia associated with venous thrombosis in males. *Circulation* 112:893, 2005.
223. Eichinger S, Pecheniuk NM, Hron G et al: High-density lipoprotein and the risk of recurrent venous thromboembolism. *Circulation* 115:1609, 2007.
224. Deguchi H, Fernandez JA, Pabinger I, et al: Plasma glucosylceramide deficiency as potential risk factor for venous thrombosis and modulator of anticoagulant protein C pathway. *Blood* 97:1907, 2001.
225. Deguchi H, Fernandez JA, Griffin JH: Neutral glycosphingolipid-dependent inactivation of coagulation factor Va by activated protein C and protein S. *J Biol Chem* 277:8861, 2002.
226. Yegneswaran S, Deguchi H, Griffin JH: Glucosylceramide, a neutral glycosphingolipid anticoagulant cofactor, enhances the interaction of human- and bovine-activated protein C with negatively charged phospholipid vesicles. *J Biol Chem* 278:14614, 2003.
227. Deguchi H, Yegneswaran S, Griffin JH: Sphingolipids as bioactive regulators of thrombin generation. *J Biol Chem* 279:12036, 2004.
228. Esmon CT: Interactions between the innate immune and blood coagulation systems. *Trends Immunol* 25:536, 2004.
229. Levi M, van der Poll T, Buller HR: Bidirectional relation between inflammation and coagulation. *Circulation* 109:2698, 2004.
230. Joyce DE, Gelbert L, Ciaccia A, et al: Gene expression profile of antithrombotic protein C defines new mechanisms modulating inflammation and apoptosis. *J Biol Chem* 276:11199, 2001.
231. Riewald M, Petrovan RJ, Donner A, et al: Activation of endothelial cell protease activated receptor 1 by the protein C pathway. *Science* 296:1880, 2002.
232. Mosnier LO, Griffin JH: Inhibition of staurosporine-induced apoptosis of endothelial cells by activated protein C requires protease activated receptor-1 and endothelial cell protein C receptor. *Biochem J* 373:65, 2003.
233. Cheng T, Liu D, Griffin JH, et al: Activated protein C blocks p53-mediated apoptosis in ischemic human brain endothelium and is neuroprotective. *Nat Med* 9:338, 2003.
234. Feistritzer C, Riewald M: Endothelial barrier protection by activated protein C through PAR1-dependent sphingosine 1-phosphate receptor-1 crossactivation. *Blood* 105:3178, 2005.
235. Finigan JH, Dudek SM, Singleton PA et al: Activated protein C mediates novel lung endothelial barrier enhancement: Role of sphingosine 1-phosphate receptor transactivation. *J Biol Chem* 280:17286, 2005.
236. Giesen PL, Rauch U, Bohrmann B, et al: Blood-borne tissue factor: Another view of thrombosis. *Proc Natl Acad Sci U S A* 96:2311, 1999.
237. Nieuwland R, Berckmans RJ, McGregor S, et al: Cellular origin and procoagulant properties of microparticles in meningococcal sepsis. *Blood* 95:930, 2000.
238. Berckmans RJ, Neiuwland R, Boing AN, et al: Cell-derived microparticles circulate in healthy humans and support low grade thrombin generation. *Thromb Haemost* 85:639, 2001.
239. Shet AS, Aras O, Gupta KMJH, et al: Sickle blood contains tissue factor positive microparticles derived from endothelial cells and monocytes. *Blood* 102:2678, 2003.
240. Freyssinet JM: Cellular microparticles: What are they bad or good for? *J Thromb Haemost* 1:1655, 2003.
241. Chou J, Mackman N, Merrill-Skoloff G, et al: Hematopoietic cell-derived microparticle tissue factor contributes to fibrin formation during thrombus propagation. *Blood* 104:3190, 2004.
242. Morel O, Toti F, Hugel B et al: Procoagulant microparticles: Disrupting the vascular homeostasis equation? *Arterioscler Thromb Vasc Biol* 26:2594, 2006.
243. Mackman N, Tilley RE, Key NS: Role of the extrinsic pathway of blood coagulation in hemostasis and thrombosis. *Arterioscler Thromb Vasc Biol* 27:1687, 2007.
244. George FD: Microparticles in vascular diseases. *Thromb Res* 122(Suppl 1):S55, 2008.
245. Nomura S, Ozaki Y, Ikeda Y: Function and role of microparticles in various clinical settings. *Thromb Res* 123:8, 2008.
246. Casciola-Rosen L, Rosen A, Petri M, Schlissel M: Surface blebs on apoptotic cells are sites of enhanced procoagulant activity: Implications for coagulation events and antigenic spread in systemic lupus erythematosus. *Proc Natl Acad Sci U S A* 93:1624, 1996.
247. Bombeli T, Karsan A, Tait JF, Harlan JM: Apoptotic vascular endothelial cells become procoagulant. *Blood* 89:2429, 1997.
248. Wang J, Weiss I, Svoboda K, Kwaan HC: Thrombogenic role of cells undergoing apoptosis. *Br J Haematol* 115:382, 2001.
249. Diamant M, Tushuizen ME, Sturk A, Nieuwland R. Cellular microparticles: New players in the field of vascular disease? *Eur J Clin Invest* 34:392, 2004.
250. Shu F, Kobayashi H, Fukudome K, et al: Activated protein C suppresses tissue factor expression on U937 cells in the endothelial protein C receptor-dependent manner. *FEBS Lett* 477:208, 2000.
251. Warren BL, Eid A, Singer P, et al: For the KyberSept trail study group. High-dose antithrombin III in severe sepsis: A randomized controlled trial. *JAMA* 286:1869, 2001.
252. Abraham E, Reinhart K, Opal S, et al: For the OPTIMIST trial study group. Efficacy and safety of tifacogin (recombinant tissue factor pathway inhibitor) in severe sepsis: A randomized controlled trail. *JAMA* 290:238, 2003.
253. Kerschen EJ, Fernandez JA, Cooley BC et al: Endotoxemia and sepsis mortality reduction by non-anticoagulant activated protein C. *J Exp Med* 204:2439, 2007.
254. Niessen F, Furlan-Freguia C, Fernandez JA et al: Endogenous EPCR/aPC-PAR1 signaling prevents inflammation-induced vascular leakage and lethality. *Blood* 113:2859, 2009.
255. Schuepbach RA, Feistritzer C, Fernández JA, et al: Protection of vascular barrier integrity by activated protein C in murine models depends on protease-activated receptor-1. *Thromb Haemost* 101:724, 2009.
256. Shibata M, Kumar SR, Amar A, et al: Anti-inflammatory, antithrombotic, and neuroprotective effects of activated protein C in a murine model of focal ischemic stroke. *Circulation* 103:1799, 2001.
257. Fernández JA, Xu X, Liu D, et al: Recombinant murine-activated protein C is neuroprotective in a murine ischemic stroke model. *Blood Cells Mol Dis* 30:271, 2003.
258. Liu D, Cheng T, Guo H, et al: Tissue plasminogen activator neurovascular toxicity is controlled by activated protein C. *Nat Med* 10:1379, 2004.
259. Guo H, Liu D, Gelbard H, et al: Activated protein C prevents neuronal apoptosis via protease activated receptors 1 and 3. *Neuron* 41:563, 2004.
260. Domotor E, Benzakour O, Griffin JH, et al: Activated protein C alters cytosolic calcium flux in human brain endothelium via binding to endothelial protein C receptor and activation of protease activated receptor-1. *Blood* 101:4797, 2003.
261. Zlokovic BV, Zhang C, Liu D, et al: Functional recovery after embolic stroke in rodents by activated protein C. *Ann Neurol* 58:474, 2005.
262. Cheng T, Petraglia AL, Li Z, et al: Activated protein C inhibits tissue plasminogen activator-induced brain hemorrhage. *Nat Med* 12:1278, 2006.
263. Thiyagarajan M, Fernández JA, Lane SM, et al: Activated protein C promotes neovascularization and neurogenesis in postischemic brain via protease-activated receptor 1. *J Neurosci* 28:12788, 2008.
264. Guo H, Singh I, Wang Y, et al: Neuroprotective activities of activated protein C mutant with reduced anticoagulant activity. *Eur J Neurosci* 29:1119, 2009.
265. Guo H, Wang Y, Singh I, et al: Species-dependent neuroprotection by activated protein C mutants with reduced anticoagulant activity. *J Neurochem* 109:116, 2009.
266. Riewald M, Ruf W: Protease-activated receptor-1 signaling by activated protein C in cytokine-perturbed endothelial cells is distinct from thrombin signaling. *J Biol Chem* 280:19808, 2005.
267. Chesebro BB, Rahn P, Carles M, et al: Increase in activated protein c mediates acute traumatic coagulopathy in mice. *Shock* 32:659, 2009.
268. Finigan JH, Boueiz A, Wilkinson E, et al: Activated protein C protects against ventilator-induced pulmonary capillary leak. *Am J Physiol Lung Cell Mol Physiol* 296:L1002, 2009.
269. Xu J, Ji Y, Zhang X, et al: Endogenous activated protein C signaling is critical to protection of mice from lipopolysaccharide-induced septic shock. *J Thromb Haemost* 7:851, 2009.
270. Heeb MJ, Gruber A, Griffin JH: Identification of divalent metal ion–dependent inhibition of activated protein C by α_2-macroglobulin and α_2-antiplasmin in blood and comparisons to inhibition of factor Xa, thrombin, and plasmin. *J Biol Chem* 226:17606, 1991.
271. Okajima K, Koga S, Kaji M, et al: Effect of protein C and activated protein C on coagulation and fibrinolysis in normal human subjects. *Thromb Haemost* 63:48, 1990.
272. Heeb MJ, Griffin JH: Physiologic inhibition of human activated protein C by α_1-antitrypsin. *J Biol Chem* 263:11613, 1988.

273. Heeb MJ, España F, Geiger M, et al: Immunological identity of heparin-dependent plasma and urinary protein C inhibitor and plasminogen activator inhibitor-3. *J Biol Chem* 262:15813, 1987.
274. Heeb MJ, España F, Griffin JH: Inhibition and complexation of activated protein C by two major inhibitors in plasma. *Blood* 73:446, 1989.
275. España F, Vicente V, Tabernero D, et al: Determination of plasma protein C inhibitor and of two activated protein C-inhibitor complexes in normals and in patients with intravascular coagulation and thrombotic disease. *Thromb Res* 59:593, 1990.
276. España F, Gilabert J, Aznar J, et al: Complexes of activated protein C with α_1-antitrypsin in normal pregnancy and in severe preeclampsia. *Am J Obstet Gynecol* 164:1310, 1991.
277. Scully MF, Toh CH, Hoogendoorn H, et al: Activation of protein C and its distribution between its inhibitors, protein C inhibitor, α_1-antitrypsin and α_2-macroglobulin, in patients with disseminated intravascular coagulation. *Thromb Haemost* 69:448, 1993.
278. Strandberg K, Astermark J, Björgell O, et al: Complexes between activated protein C and protein C inhibitor measured with a new method: Comparison of performance with other markers of hypercoagulability in the diagnosis of deep vein thrombosis. *Thromb Haemost* 86:1400, 2001.
279. Bhiladvala P, Strandberg K, Stenflo J, Holm J: Early identification of acute myocardial infarction by activated protein C–protein C inhibitor complex. *Thromb Res* 118:213, 2006.
280. Schwarz HP, Fischer M, Hopmeier P, et al: Plasma protein S deficiency in familial thrombotic disease. *Blood* 646:1297, 1984.
281. Comp PC, Nixon RR, Cooper MR, Esmon CT: Familial protein S deficiency is associated with recurrent thrombosis. *J Clin Invest* 74:2082, 1984.
282. Stenberg Y, Muranyi A, Steen C, et al: EGF-like module pair 3–4 in vitamin K–dependent protein S: Modulation of calcium affinity of module 4 by module 3 and interaction with factor X. *J Mol Biol* 293:653, 1999.
283. Yegneswaran S, Hackeng T, Johnson AE, Griffin JH: Phospholipid-dependent protein S interaction with factor Xa mediated through the thrombin-sensitive region of protein S. *Thromb Haemost* 82:428, 1999.
284. Van't Veer C, Hackeng TM, Biesbroeck D, et al: Increased prothrombin activation in protein S-deficient plasma under flow conditions on endothelial cell matrix: An independent anticoagulant function of protein S in plasma. *Blood* 85:1815, 1995.
285. Koppelman SJ, Hackeng TM, Sixma JJ, Bouma BN: Inhibition of the intrinsic factor X activating complex by protein S: Evidence for a specific binding of protein S to factor VIII. *Blood* 86:1062, 1995.
286. Koppelman SJ, van't Veer C, Sixma JJ, Bouma BN: Synergistic inhibition of the intrinsic factor X activation by protein S and C4b-binding protein. *Blood* 86:2653, 1995.
287. Hackeng TM, Sere KM, Tans G, Rosing J: Protein S stimulates inhibition of the tissue factor pathway by tissue factor pathway inhibitor. *Proc Natl Acad Sci U S A* 103:3106, 2006.
288. Hackeng TM, Rosing J: Protein S as cofactor for TFPI. *Arterioscler Thromb Vasc Biol* 29:2015, 2009.
289. Crawley JT, Lane DA: The haemostatic role of tissue factor pathway inhibitor. *Arterioscler Thromb Vasc Biol* 28:233, 2008.
290. Heeb MJ, Prashun D, Griffin JH, Bouma BN: Plasma protein S contains zinc essential for efficient activated protein C-independent anticoagulant activity and binding to factor Xa, but not for efficient binding to tissue factor pathway inhibitor. *FASEB J* 23:2244, 2009.
291. Dahlbäck B: Purification of human C4b-binding protein and formation of its complex with vitamin K-dependent protein S. *Biochem J* 209:847, 1983.
292. Griffin JH, Gruber A, Fernández JA: Reevaluation of total, free and bound protein S and C4b-binding protein levels in plasma anticoagulated with citrate or hirudin. *Blood* 79:32003, 1992.
293. Schwarz HP, Muntean W, Watzke H, et al: Low total protein S antigen but high protein S activity due to decreased C4b-binding protein in neonates. *Blood* 71:562, 1988.
294. Dahlbäck B: Inhibition of the protein Ca cofactor function of human and bovine protein S by C4b-binding protein. *J Biol Chem* 261:12022, 1986.
295. Maurissen LF, Thomassen MC, Nicolaes GA, et al: Re-evaluation of the role of the protein S-C4b binding protein complex in activated protein C-catalyzed factor Va-inactivation. *Blood* 111:3034, 2008.
296. van de Poel RH, Meijers JC, Bouma BN: C4b-binding protein inhibits the factor V-dependent but not the factor V-independent cofactor activity of protein S in the activated protein C-mediated inactivation of factor VIIIa. *Thromb Haemost* 85:761, 2001.
297. Hillarp A, Dahlbäck B: Novel subunit in C4b-binding protein required for protein S binding. *J Biol Chem* 263:12759, 1988.
298. Hillarp A, Hessing M, Dahlbäck B: Protein S binding in relation to the subunit composition of human C4b-binding protein. *FEBS Lett* 259:53, 1989.
299. Hillarp A, Dahlbäck B: Cloning of cDNA coding for the beta chain of human complement component C4b-binding protein: Sequence homology with the alpha chain. *Proc Natl Acad Sci U S A* 87:1183, 1990.
300. Fernández JA, Griffin JH: A protein S binding site on C4b-binding protein involves β chain residues 31–45. *J Biol Chem* 269:2535, 1994.
301. Fernández JA, Griffin JH, Chang GTG, et al: Involvement of amino acid residues 423–429 of human protein S in binding to C4b-binding protein. *Blood Cells Mol Dis* 24:101, 1998.
302. García de Frutos P, Alim RI, et al: Differential regulation of α and β chains of C4b-binding protein during acute-phase response resulting in stable plasma levels of free anticoagulant protein S. *Blood* 84:815, 1994.
303. Anderson HA, Maylock CA, Williams JA, et al: Serum-derived protein S binds to phosphatidylserine and stimulates the phagocytosis of apoptotic cells. *Nat Immunol* 4:87, 2003.
304. Prasad D, Rothlin CV, Burrola P, et al: TAM receptor function in the retinal pigment epithelium. *Mol Cell Neurosci* 33:96, 2006.
305. Uehara H, Shacter E: Auto-oxidation and oligomerization of protein S on the apoptotic cell surface is required for Mer tyrosine kinase-mediated phagocytosis of apoptotic cells. *J Immunol* 180:2522, 2008.
306. McColl A, Bournazos S, Franz S, et al: Glucocorticoids induce protein S-dependent phagocytosis of apoptotic neutrophils by human macrophages. *J Immunol* 183:2167, 2009.
307. Liu D, Guo H, Griffin JH, et al: Protein S confers neuronal protection during ischemic/hypoxic injury in mice. *Circulation* 107:1791, 2003.
308. Wun TC, Kretzmer KK, Girard TJ, et al: Cloning and characterization of a cDNA coding for the lipoprotein-associated coagulation inhibitor shows that it consists of three tandem Kunitz-type inhibitory domains. *J Biol Chem* 263:6001, 1988.
309. Bajaj MS, Birktoft JJ, Steer SA, Bajaj SP: Structure and biology of tissue factor pathway inhibitor. *Thromb Haemost* 86:959, 2001.
310. Rao LV, Rapaport SI: Studies of a mechanism inhibiting the initiation of the extrinsic pathway of coagulation. *Blood* 69:645, 1987.
311. Gettins PG: Serpin structure, mechanism, and function. *Chem Rev* 102:4751, 2002.
312. Whisstock JC, Bottomley SP: Molecular gymnastics: Serpin structure, folding and misfolding. *Curr Opin Struct Biol* 16:761, 2006.
313. Rau JC, Beaulieu LM, Huntington JA, Church FC: Serpins in thrombosis, hemostasis and fibrinolysis. *J Thromb Haemost* 5(Suppl 1):102, 2007.
314. Schreuder HA, de Boer B, Dijkema R, et al: The intact and cleaved human antithrombin III complex as a model for serpin-proteinase interactions. *Nat Struct Biol* 1:48, 1994.
315. Whisstock J, Skinner R, Lesk AM: An atlas of serpin conformations. *Trends Biochem Sci* 23:63, 1998.
316. Skinner R, Abrahams JP, Whisstock JC, et al: The 2.6 Å structure of antithrombin indicates a conformational change at the heparin binding site. *J Mol Biol* 266:601, 1997.
317. Huntington JA, Read RJ, Carrell RW: Structure of a serpin-protease complex shows inhibition by deformation. *Nature* 407:923, 2000.
318. Li W, Johnson DJ, Esmon CT, Huntington JA: Structure of the antithrombin-thrombin-heparin ternary complex reveals the antithrombotic mechanism of heparin. *Nat Struct Mol Biol* 11:857, 2004.
319. Huber R, Carrell RW: Implications of the three-dimensional structure of α_1-antitrypsin for structure and function of serpins. *Biochemistry* 28:8951, 1989.
320. Rosenberg RD, Rosenberg JS: Natural anticoagulant mechanisms. *J Clin Invest* 74:1, 1984.
321. Olson ST, Bjork I, Sheffer R, et al: Role of the antithrombin-binding pentasaccharide in heparin acceleration of antithrombin-proteinase reactions. Resolution of the antithrombin conformational change contribution to heparin rate enhancement. *J Biol Chem* 267:12528, 1992.
322. Choay J, Petitou M, Lormeau JC, et al: Structure-activity relationship in heparin: A synthetic pentasaccharide with high affinity for antithrombin III and eliciting high anti-factor Xa activity. *Biochem Biophys Res Commun* 116:492, 1983.
323. Bourin MC, Lindahl U: Glycosaminoglycans and the regulation of blood coagulation. *Biochem J* 289:313, 1993.
324. Hirsh J, O'Donnell M, Eikelboom JW: Beyond unfractionated heparin and warfarin: Current and future advances. *Circulation* 1165:552, 2007.
325. Olds RJ, Lane DA, Chowdhury V, et al: Complete nucleotide sequence of the antithrombin gene: Evidence for homologous recombination causing thrombophilia. *Biochemistry* 32:4216, 1993.
326. Picard V, Ersdal-Badju E, Bock SC: Partial glycosylation of antithrombin III asparagine-135 is caused by the serine in the third position of its N-glycosylation consensus sequence and is responsible for production of the beta-antithrombin III isoform with enhanced heparin affinity. *Biochemistry* 34:8433, 1995.
327. Turko IV, Fan B, Gettins PG: Carbohydrate isoforms of antithrombin variant N135Q with different heparin affinities. *FEBS Lett* 335:9, 1993.
328. Bock SC, Harris JF, Balazs I, Trent JM: Assignment of the human antithrombin III structural gene to chromosome 1q23–25. *Cytogenet Cell Genet* 39:67, 1985.
329. Chandra T, Stackhouse R, Kidd VJ, Woo SL: Isolation and sequence characterization of a cDNA clone of human antithrombin III. *Proc Natl Acad Sci U S A* 80:1845, 1983.
330. Prochownik EV, Markham AF, Orkin SH: Isolation of a cDNA clone for human antithrombin III. *J Biol Chem* 258:8389, 1983.
331. Lane DA, Bayston T, Olds RJ, et al: Antithrombin mutation database: 2nd (1997) update. For the Plasma Coagulation Inhibitors Subcommittee of the Scientific and Standardization Committee of the International Society on Thrombosis and Haemostasis. *Thromb Haemost* 77:197, 1997.
332. Raja SM, Chhablani N, Swanson R, et al: Deletion of P1 arginine in a novel antithrombin variant (antithrombin London) abolishes inhibitory activity but enhances heparin affinity and is associated with early onset thrombosis. *J Biol Chem* 278:13688, 2003.
333. Chang JY, Monroe DM, Oliver JA, Roberts HR: TFPIbeta, a second product from the mouse tissue factor pathway inhibitor (TFPI) gene. *Thromb Haemost* 81:45, 1999.
334. Zhang J, Piro O, Lu L, Broze GJ: Glycosyl phosphatidylinositol anchorage of tissue factor pathway inhibitor. *Circulation* 108:623, 2003.
335. Caplice NM, Panetta C, Peterson TE, et al: Lipoprotein (a) binds and inactivates tissue factor pathway inhibitor: A novel link between lipoproteins and thrombosis. Blood 98:2980, 2001.
336. Piro O, Broze GJ Jr: Role for the Kunitz-3 domain of tissue factor pathway inhibitor-alpha in cell surface binding. *Circulation* 110:3567, 2004.
337. Piro O, Broze GJ Jr: Comparison of cell-surface TFPIappha and beta. *J Thromb Haemost* 3:2677, 2005.
338. Kato H: Regulation of functions of vascular wall cells by tissue factor pathway inhibitor: Basic and clinical aspects. *Arterioscler Thromb Vasc Biol* 22:539, 2002.
339. Girard TJ, Warren LA, Novotny WF, et al: Functional significance of the Kunitz-type inhibitory domains of lipoprotein-associated coagulation inhibitor. *Nature* 338:518, 1989.
340. Lesnik P, Vonica A, Guerin M, et al: Anticoagulant activity of tissue factor pathway inhibitor in human plasma is preferentially associated with dense subspecies of LDL and HDL and with Lp(a). *Arterioscler Thromb* 13:1066, 1993.
341. Sandset PM, Abildgaard U, Larsen ML: Heparin induces release of extrinsic coagulation pathway inhibitor (EPI). *Thromb Res* 50:803, 1988.

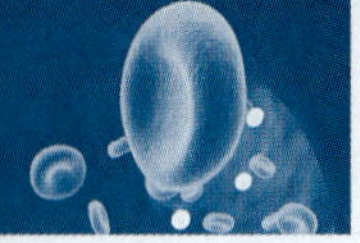

342. Huang ZF, Broze G Jr: Consequences of tissue factor pathway inhibitor gene-disruption in mice. *Thromb Haemost* 78:699, 1997.
343. Van der Logt CP, Reitsma PH, Bertina RM: Intron-exon organization of the human gene coding for the lipoprotein-associated coagulation inhibitor: The factor Xa dependent inhibitor of the extrinsic pathway of coagulation. Biochemistry 30:1571, 1991.
344. Girard TJ, Eddy R, Wesselschmidt RL, et al: Structure of the human lipoprotein-associated coagulation inhibitor gene. Intron/exon gene organization and localization of the gene to chromosome 2. *J Biol Chem* 266:5036, 1991.
345. Tollefsen DM, Majerus DW, Blank MK: Heparin cofactor II. Purification and properties of a heparin-dependent inhibitor of thrombin in human plasma. *J Biol Chem* 257:2162, 1982.
346. Bertina RM, van der Linden IK, Engesser L, et al: Hereditary heparin cofactor II deficiency and the risk of development of thrombosis. *Thromb Haemost* 57:196, 1987.
347. Corral J, Aznar J, Gonzalez-Conejero R, et al: Homozygous deficiency of heparin cofactor II: Relevance of P17 glutamate residue in serpins, relationship with conformational diseases, and role in thrombosis. *Circulation* 110:1303, 2004.
348. Broze GJ: Protein Z dependent regulation of coagulation. *Thromb Haemost* 86:813, 2001.
349. Han X, Huang Z-F, Fiehler R, Broze GJ: The protein Z-dependent protease inhibitor is a serpin. *Biochemistry* 38:11073, 1999.
350. Han X, Fiehler R, Broze GJ: Characterization of the protein Z-dependent protease inhibitor. *Blood* 99:3049, 2000.
351. Heeb MJ, Cabral KM, Ruan L: Down-regulation of factor IXa in the factor Xase complex by protein Z-dependent protease inhibitor. *J Biol Chem* 280:33819, 2005.
352. Wei Z, Yan Y, Carrell RW, Zhou A: Crystal structure of protein Z-dependent inhibitor complex shows how protein Z functions as a cofactor in the membrane inhibition of factor X. *Blood* 114:3662, 2009.
353. Corral J, González-Conejero R, Hernández-Espinosa D, Vicente V: Protein Z/Z-dependent protease inhibitor (PZ/ZPI) anticoagulant system and thrombosis. *Br J Haematol* 137:99, 2007.
354. Yin Z-F, Huang Z-F, Cui J, et al: Prothrombotic phenotype of protein Z deficiency. *Proc Natl Acad Sci U S A* 97:6734, 2000.
355. Kemkes-Matthes B, Nees M, Kuhnel G, et al: Protein Z influences the prothrombotic phenotype in factor V Leiden patients. *Thromb Res* 106:183, 2002.
356. Water N, Tan T, Ashton F, et al: Mutations within the protein Z-dependent protease inhibitor gene are associated with venous thromboembolic disease: A new form of thrombophilia. *Br J Haematol* 127:190, 2004.
357. Vasse M: Protein Z, a protein seeking a pathology. *Thromb Haemost* 100:548, 2008.
358. Dentali F, Gianni M, Lussana F, et al: Polymorphisms of the Z protein protease inhibitor and risk of venous thromboembolism: A meta-analysis. *Br J Haematol* 143:284, 2008.
359. Sofi F, Cesari F, Tu Y, et al: Protein Z-dependent protease inhibitor and protein Z in peripheral arterial disease patients. *J Thromb Haemost* 7:731, 2009.
360. Rezaie AR, Cooper ST, Church FC, Esmon CT: Protein C inhibitor is a potent inhibitor of the thrombin-thrombomodulin complex. *J Biol Chem* 270:25336, 1995.

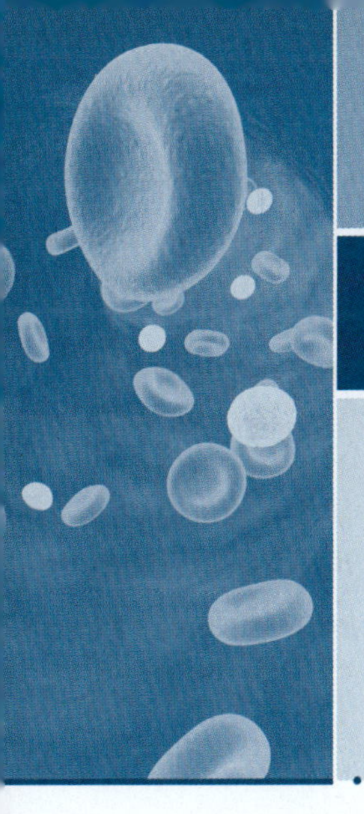

第117章

血管在止血中的功能

Katherine A. Hajjar, Aaron J. Marcus, William A. Muller

摘　要

血管及其固有的内皮在维持血管的流动性、停止出血（止血）、防止血管阻塞现象（血栓形成）及调节炎症过程等方面起关键作用。内皮组织分布在体内的各个部位，与血液的流动性和血细胞功能密切相关。然而，不同的血管床之间的内皮细胞的形态学、基因表达谱及其功能各不相同。例如，在直行的动脉段，内皮细胞朝着血流方向并行排列，而在动脉和静脉的分支或弯曲部位则不是这样。同样地，毛细血管后微静脉的内皮组织主要是调节白细胞的黏附和迁移，而微动脉的内皮组织在调节血管张力中起重要作用。最近的蛋白组学研究发现内皮细胞有着独特的表达和合成血栓调节分子的能力，此类分子可按出现的时间顺序进行分类。早期的血栓调节因子出现时间早于凝血酶形成，而晚期的血栓调节因子则出现在凝血酶形成之后。本章节主要是综述血管壁的某些抗血栓机制和讨论其对血管健康和疾病的影响。

内皮

内皮是介于流动的血液和血管壁之间的一种动态的界面，它能产生许多种调节血液流动性的因子（图117-1）。内皮细胞易受血流的剪切力、血液可溶性因子、循环中来自各类细胞的信号以及血管中细胞之间的相互作用的影响，由此造就了内皮细胞区域特异性表现型[1]。除了调节血管渗透性和脆性外，内皮细胞通过其抗血栓和促纤溶作用来调节血流状态。以上所有的活动起到维持血管腔内血液循环畅通（图117-1）[2]。

■ 内皮细胞的异质性

内皮细胞的异质性是由两个机制所介导的[3]，第一个机制涉及细胞外环境中的生物化学和生物力学信号，细胞外环境启动了细胞内转录后和（或）翻译后信号的转变。内皮细胞净输入信号和输出信号（细胞的表现型）在整个血管树有所不同。第二个机制，内皮细胞的位点特异性是遗传程序化的，不依赖

本章使用的简写和缩略词：ADAMTS，带有凝血酶敏感蛋白重复体的去整合素和金属蛋白酶（a disintegrin and metalloproteinase with thrombospondin repeats）；ADP，腺苷二磷酸（adenosine diphosphate）；APC，激活的蛋白C（activated protein C）；Apo（a），载脂蛋白（a）[apolipoprotein（a）]；ApoE，载脂蛋白E（apolipoprotein E）；CD，分化簇（cluster of differentiation）；CD39/ENTPD1，三磷酸二磷酸核酸外切酶1（ectonucleotidase triphosphate diphosphohydrolase 1）；COX，环加氧酶（cyclooxygenase）；DDAVP，乙酸去氨加压素（desmopressin acetate）；EPCR，内皮细胞蛋白C受体（endothelial cell protein C receptor）；ET-1，内皮素-1（endothelin-1）；GP，糖蛋白（glycoprotein）；HC，高半胱氨酸（homocysteine）；ICAM，细胞间黏附分子（intercellular adhesion molecule）；IFN，干扰素（interferon）；IL，白介素（interleukin）；JAM，连接黏附分子（junctional adhesion molecule）；LFA，淋巴细胞功能相关抗原（lymphocyte function-associated antigen）；Lp（a），脂蛋白（a）[lipoprotein（a）]；Mac-1，巨噬细胞-1（macrophage-1）；MAdCAM-1，黏膜定居因子细胞黏附分子-1（mucosal addressin cell adhesion molecule-1）；MHC，主要组织相容性复合物（major histocompatibility complex）；NK，自然杀伤细胞（natural killer）；NO，一氧化氮（nitric oxide）；NOS，一氧化氮合成酶（nitric oxide synthase）；p11，蛋白p11，膜联蛋白A2结合蛋白（protein p11, the annexin A2 binding partner）；PAF，血小板活化因子（PAF, platelet-activating factor）；PAI-1，纤溶酶原激活物抑制物1（plasminogen activator inhibitor-1）；PECAM，血小板/内皮细胞黏附分子（platelet/endothelial cell adhesion molecule）；PGI2，前列环素（prostaglandin I2）；PSGL-1，P-选择糖蛋白配体-1（P-selectin glycoprotein ligand-1）；TAFI，凝血酶激活的纤溶酶抑制剂（thrombin-activatable fibrinolysis inhibitor）；TF，组织因子（tissue factor）；TM，血栓调节蛋白（thrombomodulin）；TNF-α，肿瘤坏死因子-α（tumor necrosis factor-α）；t-PA，组织型纤溶酶原激活物（tissue-type plasminogen activator）；u-PA，尿激酶溶酶原激活剂（urokinase plasminogen activator）；uPAR，尿激酶受体（urokinase receptor）；VCAM，血管细胞黏附分子（vascular cell adhesion molecule）；VLA-1，迟发抗原-1（very-late antigen-1）；VWF，von Willebrand因子（von Willebrand factor）。

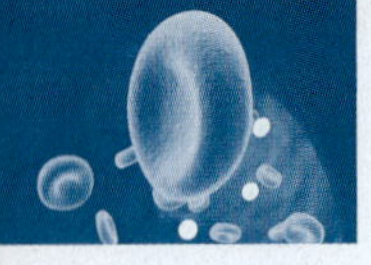

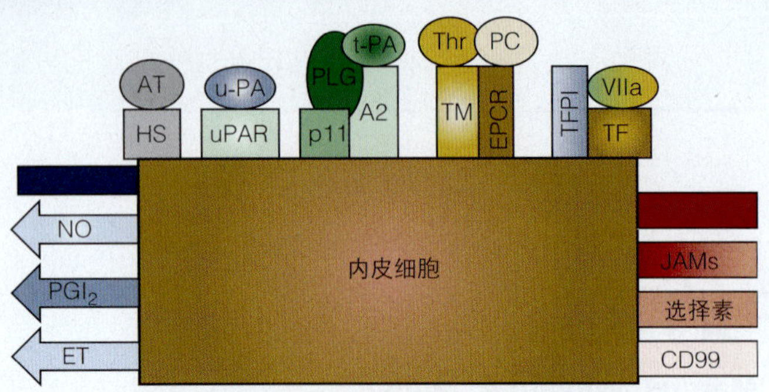

图 117-1 血栓调节分子图表描述。箭头代表内皮细胞在液态阶段时分泌并发挥效应的产物。矩形代表细胞表面连接分子。图的左边表示血栓调节分子的血小板激活、聚集、血管收缩作用。图的顶部是凝血和(或)纤溶系统的调节因子。图的右边代表由炎症介质调节其表达及活性的炎症分子。A2,膜联蛋白 A2;AT,抗凝血酶;CAMs,细胞黏附分子;CD39/ENTPD1,腺苷三磷酸双磷酸酶;EPCR,内皮细胞蛋白 C 受体;ET,内皮素;HS,硫酸乙酰肝素;NO,一氧化氮;PC,蛋白 C;PGI_2,前列环素;PLG,纤溶酶原;TF,组织因子;TFPI,组织因子通路抑制物;TM,血栓调节蛋白;t-PA,组织型纤溶酶原激活物;u-PA,尿激酶纤溶酶原激活物;uPAR,u-PA 受体;Ⅶ a,Ⅶ a 因子。这些分子将在后文中讨论。

于细胞外环境。尽管对内皮细胞异质性的解释仍存在一定程度上是推测性的,但其表型的变异性至少使其达到两个目的:①它能使内皮细胞适应周围组织的特殊需要。例如,血脑屏障间的紧密连接能够保护神经元,避免出现血液供应组成成分的波动。相反,肝窦间隙内的不连续的有孔的内皮细胞能使肝细胞的代谢系统容易利用营养丰富的肝门静脉血。②它能提供给内皮细胞在不同微环境中生存的特异机制。例如,肾脏内髓内皮细胞必须要在极度低氧高渗的局部环境中生存。由此可以推测,肾脏内髓内皮细胞在低氧微环境做的适应性反应显然不同于肺毛细血管床内含氧量丰富的内皮细胞。

由于对突然改变的微环境反应的需要,翻译调控机制在调节内皮细胞表型和功能方面起到重要的作用,其调节内皮细胞内 10% 的基因表达[4]。与转录控制路径相比,翻译控制途径对环境因素的反应提供了更为快速的机制。由于内皮细胞与血液和组织紧密相连,它易于受到需要快速功能和表型反应的细胞外各种各样的激动剂和抑制剂的影响。这些刺激与败血症、炎症、缺血再灌注损伤和由支架、气囊导管、移植措施引起的机械创伤相关。

■ 内皮细胞血栓调节分子的产生

在血栓形成的早起阶段,血栓调节复合物控制着血小板和血管的反应性(表 117-1)[5]。这些复合物包括花生酸类、一氧化氮、内皮素、CD39 三磷酸盐去磷酸酶 1。内皮细胞去花生四烯酸类物质是来源于饮食中必须脂肪酸的碳氢化合物。最重要的花生四烯酸类物质是前列环素(PGI_2),它能够阻断血小板的反应性,诱导血管舒张,并刺激细胞介素的产生[6]。一氧化氮是当血管扩张剂结合到内皮细胞的膜表面受体后由内皮细胞所产生和释放的天然气体,是一种短效的血管扩张剂和血小板反应抑制剂。它通过激活鸟苷酸环化酶,使环磷鸟苷生成增多,从而抑制了血小板的功能并诱导血管舒张[7,8]。内皮素是个短效的多肽,它通过结合平滑肌细胞上的 G 蛋白偶联受体来调节血管舒张和收缩节律。内皮细胞 CD39/ENTPD1 是一种膜偶联的腺苷三磷酸酶,在初始的血小板释放过程中能够代谢成腺苷二磷酸(ADP)。这就能够进一步地抑制血小板的活化和重新分布,并具有一定的治疗潜力[9,10]。

后续形成的血栓调节因子能够抑制过度的凝血酶形成,或者是促进血管内血栓溶解(表 117-2)。抗凝血酶是一种天然的

表 117-1 早期促血栓和抗血栓调节分子与人内皮细胞的关系

组类	类型	作用点	阿司匹林敏感性	作用方式
类花生酸类物质	PGI_2,PGD_2	液相自体有效物质	敏感	提高血小板 cAMP
硝基类血管扩张剂	EDRF/NO	液相自体有效物质	不敏感	提高血小板 cAMP
核苷酸酶	CD39/ENTPD1	内皮细胞表面	不敏感	酶的作用清除分泌的 ADP
促凝血素	TXA_2	液相血管收缩剂	敏感	降低血小板 cAMP 和血小板激动剂
内皮素	ET-1,ET-2	液相血管收缩剂	不敏感	直接缩血管肽

ADP,腺苷二磷酸;cAMP,环磷酸腺苷;cGMP,环磷酸鸟苷;EDRF,内皮衍生舒张因子;ET,内皮素;NO,一氧化氮;PGD_2,前列腺素 D_2;PGI_2,前列环素;TXA_2,促血凝素 A_2。

表 117-2 不同时期的内皮细胞血栓调节蛋白

早期血栓调节蛋白	内皮细胞 / 肝素蛋白聚糖
一氧化氮(NO)	组织因子途径抑制物
类花生酸(前列腺环素和前列腺素 D_2)	血栓调节蛋白 - 蛋白 C- 蛋白 -S 途径
内皮细胞 CD39/ENTPDase1	纤维蛋白溶解系统(纤溶酶原激活物、抑制物和受体)
内皮素	炎性血栓调节蛋白
晚期血栓调节蛋白	血栓调节蛋白 - 蛋白 C- 蛋白 -S 途径
内皮素	细胞黏附分子
抗凝血酶	选择素

抗凝血剂，它作为循环中的凝血酶抑制剂和第十因子抑制剂起抗凝作用，而内皮细胞的肝素蛋白聚多糖能够作为抗凝血酶辅助因子。组织因子通路抑制剂能够抑制第七因子和组织因子之间形成复合物。血管壁的血栓调节蛋白 / 内皮细胞蛋白 C 受体（EPCR）/ 蛋白 C 系统通过直接对凝血酶的抗凝效应来调节止血过程（见第 116 章）。由凝血酶介导的蛋白 C 激活和活化蛋白 C 与 EPCR 的交互作用引起的细胞信号与炎症过程相关。纤维蛋白溶解系统与血管内皮细胞息息相关，内皮细胞不仅合成和分泌纤溶系统的各种成分，而且通过表达受体来调节纤溶酶原前体转变成血纤溶酶的过程。纤溶蛋白合成和装配系统的异常可能在血栓性疾病的病因病理学中起重要作用[11]。

在炎症反应方面，组织因子的表达增加以及血栓调节蛋白 /EPCR/ 蛋白 C 系统调控异常可引起血栓调节平衡失调和病理性改变。此外，由内皮细胞黏附分子构成的一类特殊的糖蛋白能够起到调节内皮细胞和白细胞之间生理性相互作用。这类糖蛋白包括两类分子家族的成员，细胞黏附分子[MAdCAM-1（黏膜定位细胞黏附分子 -1），ICAM-1（细胞间黏附分子 -1），VCAM-1（血管细胞黏附分子 -1），以及 PECAM-1（血小板内皮黏附分子 -1）]和选择素类（P 和 E）。这些分子能够有序地组成一个动力学界面，调节内皮细胞和循环中的各种类型的白细胞之间多种相互作用[12]。

血栓调节是指循环中的血细胞和血管壁的细胞相互作用从而抑制血栓形成的过程[13,14]。血栓调节过程是通过细胞间的接近或接触来完成的。这个过程可以是细胞相关的，或通过激动剂诱导的从细胞释放到液体中复合物。血栓调节系统是一个错综复杂的抗血栓体系，它能抑制或取消血小板的聚集、凝血因子的激活和纤维蛋白的形成，以保持血流通畅[15]。

体内的生理防御机制能够促进内皮表面和血细胞的抗血栓作用，但这种作用会被异常增高的血液剪切力、血液湍流、损伤、炎症和严重动脉粥样硬化所破坏[16]。这些因素能够使内皮细胞转变为促血栓形成和抗纤溶的表现型[17]。这种转变伴有白细胞和内皮细胞黏附分子的上调，组织因子表达的增加，以及血管中单核细胞 / 巨噬细胞的聚集[18]。这些情况通常发生在冠状血管和脑血管的动脉粥样硬化的裂缝破裂的表面[18]。

以上的事件与早期的血栓调节系统——花生四烯酸类物质 PGI_2、一氧化氮（NO）以及 CD39/ENTPD1 密切相关。由于这些系统在止血和抗血栓的早期容易达到活性峰值，因此在治疗学中他们能够成为新的靶标。图 117-2~ 图 117-4 描述了这一事件发生的过程，从血小板的激活、血液凝固、血栓形成到动脉粥样硬化的形成过程。这些过程涉及血小板、白细胞和内皮细胞之间的相互作用。这些级联反应突出了由血小板启动和加速的动脉粥样硬化形成分子机制和炎症通路[18,19]。

血栓调节的另一方面涉及内皮细胞 - 血小板轴，这种反应轴可以防止非生理和免疫创伤情况下红细胞和其他血液细胞的外渗[1]。血小板和内皮细胞间的功能性与生理性的接触对维持血管的完整性和细胞的渗透性起着重要的作用[20]。一旦血小板激活，血小板就能释放存储颗粒、促血管血栓的细胞介素和生长因子，它们结合在内皮细胞的特定受体上，导致细胞

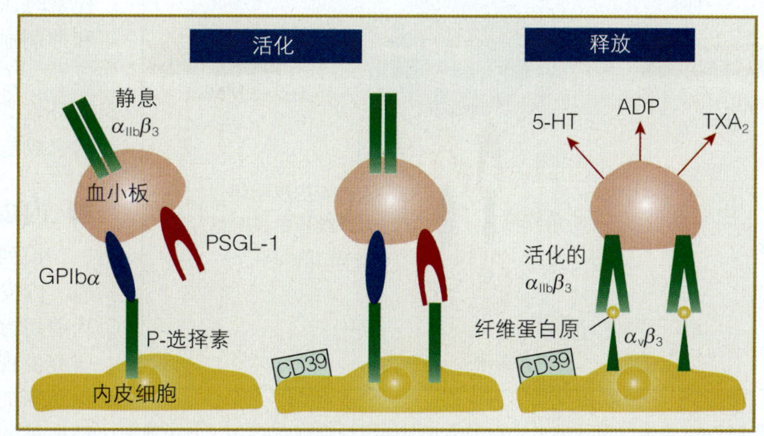

图 117-2　血管壁损伤或断裂后，血小板黏附在受损内皮细胞的表面。在血小板黏附的同时，血小板和内皮细胞一起被激活。P- 选择素在内皮细胞表面表达。血小板表面受体 GP1bα（糖蛋白 1bα）和 PSGL-1（P- 选择素糖蛋白配体 1）与内皮细胞表面的 P- 选择素相互作用，因而调节血小板的滚动。牢固的黏附是通过 β_3 整合素调节的。与此同时，血小板被激活并释放。内皮表面的酶 CD39 通过代谢，调控过度分泌的腺苷二磷酸（ADP）的量。5-HT，5- 羟色氨；TXA_2，血栓素 A_2。

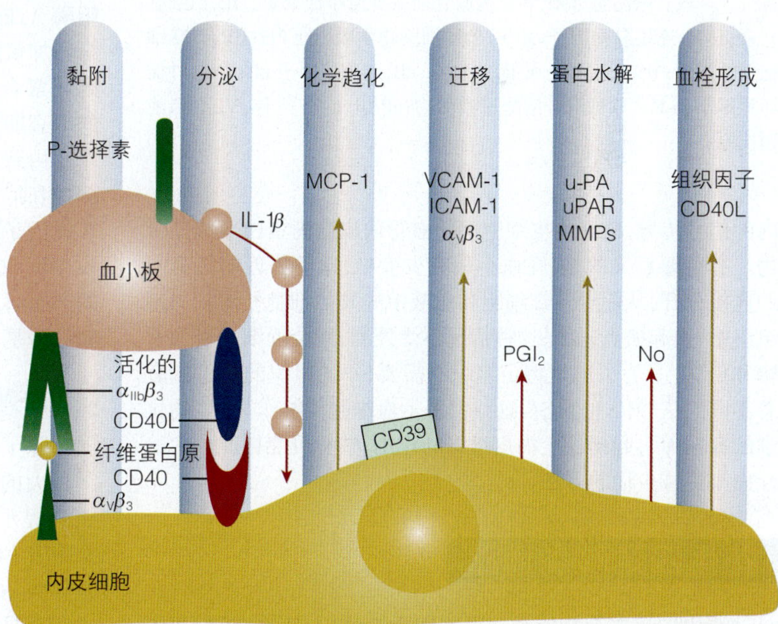

图 117-3　黏附激活的血小板诱导内皮细胞介导的炎症反应。血小板通过黏附包括 $\alpha_{IIb}\beta_3$ 使得 P- 选择素（CD62P）暴露及血小板 CD40L 和白细胞介素（IL）-1β 释放，刺激内皮细胞对促进促血栓形成和动脉粥样硬化的炎症反应做出应答。IL-8 和 MCP-1（单核细胞趋化蛋白 1）是中性粒细胞和单核细胞的基本化学趋化物。血栓调节分子 CD39/ENTPD1 是由底物激活并代谢血小板 ADP，因而对血小板的活化和聚集发挥抑制作用。ICAM，细胞间黏附分子；MMP，基质金属蛋白酶；NO，一氧化氮；PGI_2，前列环素 I_2；u-PA，尿激酶纤溶酶原激活物；uPAR，u-PA 受体；VCAM，血管细胞黏附分子。

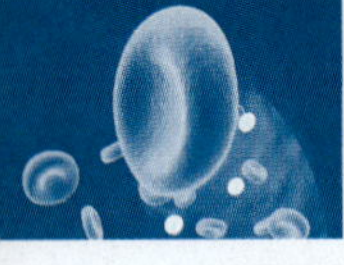

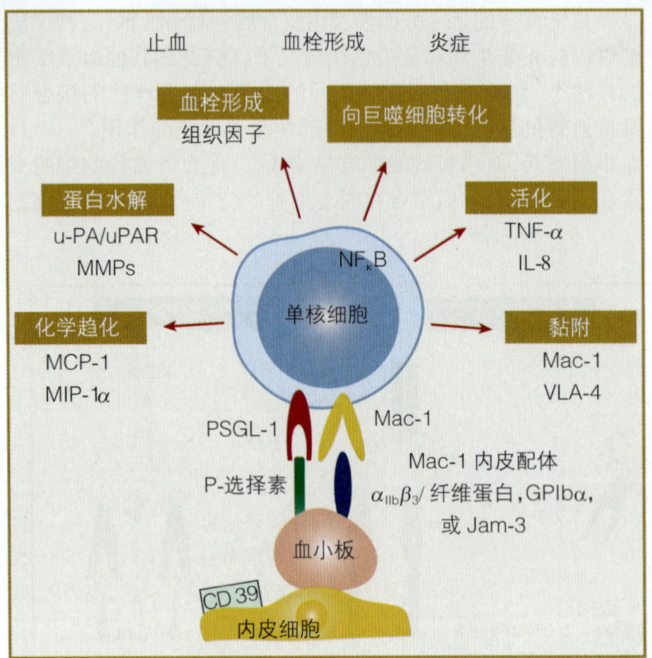

图 117-4　黏附 / 激活的血小板聚集并引起单核细胞内的 NF-κB 炎症性反应。血小板与单核细胞之间主要通过单核细胞 PSGL-1（P- 选择素糖蛋白配体 1）与 P- 选择素相互作用，以及单核细胞 Mac-1（$\alpha_M\beta_2$）与 $\alpha_{IIb}\beta_3$（和纤维蛋白原桥连）或 GP1bα（糖蛋白 1bα）相互作用。血小板通过这个机制启动了单核细胞趋化因子、细胞因子及促血凝组织因子的分泌。这些物质上调及激活黏附受体和蛋白酶。同时他们诱导单核细胞转化为巨噬细胞。因此血小板 - 单核细胞作用造成促血管壁血栓形成及促动脉粥样硬化区域并最终促进斑块形成。CD39/ENTPD1 通过 5'- 核苷酸酶将 AMP 转化为腺苷而减少血小板聚集。IL，白细胞介素；JAM，连接黏附因子；MCP，单核细胞化学吸引蛋白；MIP，巨噬细胞炎性蛋白；MMP，基质金属蛋白酶；NF-κB，细胞核因子 κB；TNF，肿瘤坏死因子；u-PA，尿激酶纤溶酶原激活物；uPAR，u-PA 受体；VLA，极晚期抗原。

内的信号传导，稳定内皮细胞间的血管内皮黏附蛋白形成复合物。有重要意义的是，在血小板减少症中，这种邻近的细胞间的连接分开，从而导致红细胞和血液中的其他细胞外渗到周围组织中，引起瘀点，如果这种情况不受控制，则会逐渐发展为紫癜和瘀斑[1]。为了满足特定组织的需要，不同组织的血管床有着不同的信号传递通路。这些都提示血细胞能够作为“生物化学的存储库”，起到稳定内皮组织的作用，并有可能据此产生治疗血小板减少症的方法。

花生四烯酸类通路

花生四烯酸类物质是一组来源于饮食中必需脂肪酸花生四烯酸的生物活性物质。花生四烯酸经氧和酶的进一步作用后转化产生花生酸类（以往归类为前列腺素类）和羟酸类，例如白三烯。花生四烯酸类属于自体活性物质，是一种作用短暂的内源性生理活性物质，它能够作用于细胞的瞬间环境从而促进或抑制细胞的功能。来自不同细胞的花生四烯酸通路的中间体能相互作用，并产生具有新的生物活性的新物质[21]。最基本的临床问题是这种短效的自体有效物质是否比体内经典的只有几秒活性的自体活性物有更长的寿命，或它们是否以基线水平连续不断地被释放。

1975 年，Hamberg、Svensson、Samuelsson 发现了一种来源于激活的血小板的新的花生四烯酸类物质，名叫血栓素。这也是除了血清素（5- 羟色氨）以外的由活化血小板释放的第二个血管收缩药[22]。此外，血栓素能够依靠血小板致密颗粒释放的 ADP 来促进血小板的聚集。当试图研究来自于动脉组织的血栓素时，Moncada 和同事们鉴定出一种短效的显示出血管舒张和抑制血小板聚集作用的自体有效物质，其作用与血栓素相反[23]。这种新的物质被命名为 PGX[23]，后来被命名为 PGI_2 或前列环素[24]。与血栓素类似，它的生物半衰期接近 10~20 秒，它的合成能被乙酰基水杨酸（阿司匹林）所抑制[24]。

■ 内皮细胞前列环素的生物合成

前列环素是由内皮细胞产生的最重要的花生四烯酸类物质。内皮细胞受到各种刺激，如激素、生物化学物质，或者表现为剪切力形式的物理力，都能引起前列环素的释放。通过动态研究发现有两种前列环素生成的过程：①快速释放过程，不依赖于新的环加氧酶（COX）信使 RNA 或蛋白的合成；②依赖于环加氧酶 -2 表达增加的缓慢释放过程。这两种类型刺激的机制各不相同且相互独立，将在下文中阐述。

由凝血酶、组胺、缓激肽、离子载体等诱发的 PGI_2 的快速产生反应峰时间为 10 分钟。这些激动剂能够激活磷脂酶 C，并产生三磷酸肌醇和二酰甘油。三磷酸肌醇能够使细胞内钙离子增加，后者能够转移磷脂酶 A 到核膜外和细胞内质网中。然后，磷脂酶 A 作用于位于浆膜上的环加氧酶 -1。前列环素合酶与环加氧酶 -1 均位于内皮细胞的相同部位。胞内活化磷脂酶 A_2 能够催化膜磷脂花生四烯酸的释放，游离花生四烯酸与环加氧酶 -1 相互作用并转化为内过氧化物前列腺素 H_2。前列环素合成酶使前列腺素 H_2 转化为前列环素。环加氧酶 -1 的半衰期接近 10 分钟，它能够自我失活。

由致炎因子和生长因子刺激引起的前列环素产生是一个缓慢和持久的过程，这些刺激因素为脂多糖、白细胞介素、肿瘤坏死因子和血小板衍生的生长因子。PGI_2 产生于这些激动剂作用后 30~60 分钟，这样刚好与环加氧化酶 -2 诱导前列环素的产生时间相平行。因此，环加氧酶 1 和环加氧酶 2 的效应时间过程是不同的[25]。

前列环素 G/H 合成酶的两个亚型

除了 COX-1，在类花生酸的活动中，对 COX-2 的识别也是一种大的进展[26]。从 3T3 成纤维细胞来源的早期反应基因的克隆提示 COX-2 的 cDNA 与 COX-1 具有高度同源性[27,28]，这意味着 COX 有两种不同的形式，COX-1（固有的）和 COX-2（可诱导的），COX-2 系产生于单核细胞、中性白细胞和内皮细胞的中间至早期时相基因[26,29,30]。促血栓形成物、炎症和有丝分裂刺激可诱导内皮细胞产生 COX-2，炎症刺激也可诱导中性白细胞产生 COX-2[31,32]。

在某一生物品系中，产生的 COX-1 和 COX-2 的氨基酸序列中有 60% 的同源性，COX-1 含有 576 个氨基酸残基，而 COX-2 有 587 个，COX-2 C 末端的 18 个氨基酸序列在 COX-1 缺如，因此，针对 C 末端序列的抗体能够通过免疫印染法来鉴定组织中的 COX-2。两种 COX 酶的催化活性是相似的，所有对 COX-1 活性至关重要的氨基酸在 COX-2 中都是同样存在的。COX-1 的活性部位比 COX-2 稍微较大，这种差异有利于设计不同的 COX 抑制剂。COX-2 含有甘露糖和 C 末端 18 个氨基酸序列的 N 的糖基化位点，而 COX-1 需要 N 末端第 410 的天门冬氨酸的糖基化位点折叠而形成活化构象。

COX-1 基因位于基因组 DNA 的 9 号染色体，约 22kb；而 COX-2 位于 1 号染色体，约 8kb。COX-2 的转录过程通过多种信号传递机制，可由蛋白激酶 A、蛋白激酶 C、酪氨酸激酶以及由生长因子、内毒素、细胞因子激活的信号通路启动[29,33-35]。COX-1 和 COX-2 的发现导致了由 COX 诱导的自体分泌物质的结构和功能的新概念。

前列环素作为一种自体分泌物

前列环素是由内皮细胞受到各种各样激动剂的激活后释放的。前列环素通过提高血管的抗血栓能力和抑制其炎症反应从而在维持血管完整性方面起到重要的作用。为了适应频繁的促血栓形成和炎症反应的攻击，前列环素的产生受到动态的调控[25]。前列环素的半衰期为 3 分钟，其半衰期的长短取决于 6-keto-$PGF_{1\alpha}$ 的水解作用，这与它作为自体分泌素的分类相一致。前列环素以旁分泌的方式通过增加环磷酸腺苷的水平作用于血小板[37]。血小板上有特定的前列环素受体，被命名为 I 型前列腺素受体，它是一个与腺苷酸环化酶偶联的经 7 次跨膜的 G 蛋白偶联受体。腺苷酸环化酶结合并激活蛋白激酶 A，后者能够抑制血小板活化和分布[38]。内皮细胞受到物理或化学的干扰会导致 PGI_2 的产生增加。前列环素的激活能够增加血小板中环磷酸腺苷的浓度，从而防止血小板变形，抑制血小板分泌和分布，使血管假性血友病因子和纤维蛋白原结合到血小板表面受损。PGI_2 还能抑制血小板对内皮下膜的黏附，尤其是在高剪切力时[39]。

前列环素的发现提示了血管内皮细胞能够起到保护血液流动性的作用。这也意味着内皮细胞释放的前列环素能够抵消过量的血栓素的效应。此外，在前列腺素合成过程中，来源于花生四烯酸的中间产物能与其他细胞和组织相互作用。因此，体外培养的人内皮细胞来源的血小板衍生的内过氧化物也能够合成前列环素[40]。由于前列环素的毒性物质（低血压和腹泻）低阈值，它的治疗窗很狭窄。然而，它是血栓调控的重要物质之一[5,41]。

一氧化氮

在 NADPH 和氧的存在下，血管内皮细胞中的一氧化氮合酶（NOS）能够催化 L- 精氨酸合成一氧化氮（NO）[42]。L- 精氨酸被转化为瓜氨酸和一氧化氮。内皮细胞一氧化氮合酶（eNOS 或者 NOS3 基因产物）异构体具有基本的酶功能，并被受体激动剂通过提高细胞内 Ca^{2+} 浓度而进一步激活。主要的刺激物包括 ADP、凝血酶、缓激肽和切应力[39]。由于 eNOS 基因启动子包含一个切应力反应的共有顺序（GAGACC），切应力能诱导其转录性激活[39]。NO 能激活鸟苷酸环化酶，因此产生环磷酸鸟苷。在血液样本中可测到 NO 氧化形成的亚硝酸盐和硝酸盐。血液循环中的 NO 活性受到红细胞作用后迅速失活[8,43,44]。它的半衰期为 5~10 分钟。NO 能使肺血管系统血管扩张，对充血性心衰患者，吸入 NO 能够降低肺动脉高压并增加肺换气[7,8,43-50]。由血管壁中被激活后释放的神经末梢乙酰胆碱能够促使内皮细胞产生和释放 NO。NO 的作用同样可解释硝酸甘油的效应，硝酸甘油作为 NO 的供体用于治疗冠心病引起的心绞痛已经有 100 年的历史了[50]。

在存在含有硫醇的氨基酸高半胱氨酸的情况下，内皮细胞产生 NO 的过程将受到损伤。饮食诱导短尾猴产生高同型半胱氨酸血症（11μM）的实验显示，动物下肢血流量大大降低，并伴有对内皮细胞依赖性血管扩张剂的反应受损[47]。同样，体外实验也发现在高半胱氨酸存在的情况下内皮细胞产生 NO 的功能受到显著抑制，这可能是由于谷胱甘肽过氧化物酶受影响所致[48,49]。

■ 一氧化氮合酶的结构和生化性质

NOS 有两种异构体：①基本型，该型的合成受钙离子和钙调蛋白控制；②诱导型，该型受细胞介素的诱导和转录后调节[43]。尽管含有十四酰化共有序列的膜结合 NOS 已经从牛主动脉内皮细胞分离出来，但基本和诱导的两种形式大部分都是在细胞质中[43]。内皮细胞 NOS 相对分子量是 144 000，并有 57% 的氨基酸序列与神经性 NOS 相同。辅助因子（6R-4 氢 -L- 生物蝶呤，H_4B）参与诱导型和基本型 NOS 反应。现在认为 H_4B 使蝶呤的可结合 NOS 亚基保持最大活性的方式来稳定酶[7,8,43,50]。

■ 一氧化氮阻断血小板的聚集和分泌

ADP、胶原、肾上腺素以及凝血酶等激动剂引起的血小板活化和募集能被 NO 所阻断。体内经由内皮细胞形成 NO 同样能发生阻断现象[7]。重要的是无论在体内还是体外，NO 的抑制活动都不能被阿司匹林所影响。因此，NO 的产生并不是由内皮细胞花生酸类的参与所致。

NOS 除了存在基本异构体（eNOS，NOS3 的基因产物）外，当内皮细胞受到细胞因子等激动剂刺激后将会表达诱导型 NOS——iNOS——属于 NOS2 的基因产物。通过这一机制，NO 能进一步抑制血小板反应性，并通过诱导血管平滑肌的舒张降低血管紧张度。该反应的生化机制是 NO 结合到鸟苷酸环化酶的血红素辅基上。通过检测表面 P- 选择素的表达可以显示 NO 对血小板活性的抑制效应。NO 抑制血小板内钙离子的活动度这一性质导致了血小板膜 $\alpha_{IIb}\beta_3$ 的构象改变，这对纤维蛋白原的结合和随后的血小板聚集都是必须的。NO 还有许多别的效应，包括抑制白细胞对内皮细胞表面的黏附、抑制平滑肌细胞的迁移、减少平滑肌细胞的增殖。这些现象表明 NO 分泌到微环境中是血管对损伤的反应物的主要成分[39]。

CD39/ENTPD1 抑制血小板的激活和募集

除了 PGI_2 和 NO 对血小板的抑制外，通过内皮细胞 CD39/ENTPD1 的作用还可抑制血小板的功能，CD39/ENTPD1 是一种含有腺苷二磷酸酶和腺苷三磷酸酶活性的胞外腺苷三磷酸双磷酸酶。这个复合物的基因标志是 ENTPD1——外表三磷酸核苷二磷酸水解酶 1[51]。CD39 主要集中在内皮细胞和白细胞。在内皮细胞中，CD39 分子的主要部分面对血管腔，这是酶活性主要存在的位置[9,10,52]。这个酶具有 N 端和 C 端的跨膜区域，其小部分锚定在细胞质[53]。除了 CD39 以外，CD73（5' 核酸磷

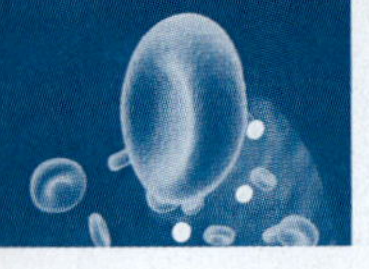

酸酶)存在于血管细胞，并使CD39代谢产生的腺苷一磷酸转化为腺苷(图117-5)。与其他所有已知的血小板抑制剂不同，CD39和CD73合作能够使有的促凝的富有ADP/ATP的局部环境转化为抗凝血的富有腺苷的环境[15]。这就可以解释当血小板在运动和接近内皮细胞时，即使类花生酸和NO的产生被阻断，血小板对所有的激动剂便失去了反应[41]。有一点非常重要：CD39和CD73并不对血小板本身发挥作用，它是通过逐步地使激活的血小板分泌的ATP和ADP代谢为腺苷一磷酸，最后变为腺苷[10,54]。

大部分血小板激动剂在15~20秒间会激发致密颗粒内容物的分泌。治疗性给予可溶性的CD39能加强ATP和ADP的代谢，这就减少了后续的自我放大效应和募集反应及随后的血栓形成[6,24,55]。由于CD39和CD73通常一起起作用，理论上它们会提高内源性的腺苷水平并增加局部微环境中的血小板激活阈值。在小鼠模型中，应用可溶性的CD39可改善卒中的程度并逆转过度的血小板反应，甚至在卒中后三小时给药仍然有效。这与当前有效的治疗方式引起的出血综合征无关[56]。可溶性的CD39被认为并不影响促进止血的主要信号通路。在心肌缺血动物模型、动脉粥样硬化的发展[58]、白细胞促炎症反应的调节[59]，以及抑制转移和在移植的过程中[60,61]，可溶性的CD39均能显示出其治疗效果[57]。

可溶性CD39治疗能够抑制血栓的形成，并不会引起现有抗血小板治疗出现的出血现象[62]。由于它在体内具有稳定性而且缺乏毒性，推测可溶性的CD39可能对血小板活性阈值低的患者(如糖尿病)或对现有治疗存在抵抗的患者都有着显著的意义[6]。对于血液流动性，CD39代表了一种主要控制系统，通过发展可溶性的CD39和合成的CD73复合物能够进一步加强CD39的效果[63]。

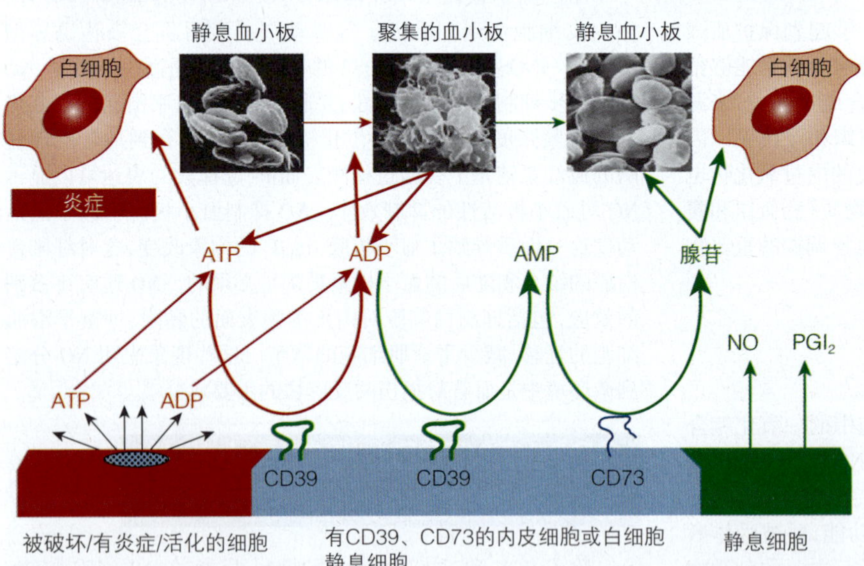

图117-5 释放的血小板ADP的生化转换和放大是止血的主要调控系统：ADP→AMP→腺苷。同时，血管损伤导致的内皮细胞紊乱启动血栓调节过程。这包括新合成的前列腺环素以及一氧化氮，两者均在液相抑制血小板活性。腺苷三磷酸双磷酸酶CD39为细胞相关的抑制性血栓调节蛋白。CD39被底物活化，CD73与CD39协同完成反应，形成腺苷[321,322]。这一系列生物化学反应的总过程类似于作为生物化学放大器的凝血酶联放大/瀑布反应。ADP从该系统中早期代谢耗竭也可作为一种生物保护，避免血小板过度聚集，引起血栓形成[18,19,321,322]。ADP，腺苷二磷酸；AMP，腺苷一磷酸；ATP，腺苷三磷酸；NO，一氧化氮；PGI_2，前列环素。

内皮素：一种内皮的血管收缩剂

内皮细胞除了能合成两种重要的血管扩张剂(PGI_2，NO)以外，还能产生具有强血管收缩能力的内皮素(ETs)。内皮素是由多种细胞所产生的一组21氨基酸组成的多肽[64,65]。内皮素-1(ET-1)并不储存在细胞中，是由无活性的前体——前内皮素原-1所形成。前内皮素原-1编码基因的转录可被切应力、低氧或缺血所诱导。前内皮素原-1经内皮素-1转化酶剪切形成有活性的肽。由激活的内皮细胞所释放的ET-1可与平滑肌细胞上的G蛋白偶联受体结合，由此产生的细胞内钙浓度增加导致平滑肌的收缩。当其他的血栓调节因子例如NO的浓度降低时，ET-1的活性将会被放大，导致更强的血管收缩[64,65]。

据报道在肝肾综合征，即患严重肝疾病的患者发生肾损伤时，存在着ET-1的释放。这种功能紊乱表现为强烈持久的肾血管收缩。低氧、氧化损伤、内毒素血症以及晚期的肝脏疾病等因素都能促使内皮素的产生。肾的血管收缩作用已经被归因于肾脏的交感神经和肾素血管紧张素系统的激活[50,64,65]。ET受体的拮抗剂可能在以下疾病的治疗中有治疗潜力，如肝肾综合征、新生儿持续的肺动脉高压、充血性心脏病患者的分流相关性肺动脉高压，以及门静脉压高压等[42,66-69]。

蛋白C通路

蛋白C通路[70]在预防血栓形成方面起着关键的作用，并且如第116章所述它是宿主炎症反应整体中的一个部分。当凝血酶与内皮细胞受体蛋白血栓调节素(TM)在细胞表面结合时，该通路被激活。尽管凝血酶能够缓慢地激活蛋白C，钙离子浓度在生理状态时此反应被显著抑制。一旦凝血酶与血栓调节蛋白结合，蛋白C激活的速度就会显著加强[71]，并不受钙离子的影响。关于这个激活反应的详细生物化学过程已见于其他综述文献[72,73]。内皮细胞蛋白C受体(EPCR)主要存在于大血管中，它能与蛋白C结合并通过凝血酶-血栓调节蛋白复合物的形成进一步增加蛋白C的活性[74]。推测起来，有活化蛋白C(APC)能够从EPCR蛋白分离，并与蛋白S相互作用在内皮细胞或其他膜表面来发挥其抗凝血作用。APC的功能详见第116章。

到目前为止，血栓调节素最广为人知的功能是它对蛋白C激活的作用。当凝血酶与血栓调节素结合时，它就丧失使纤维蛋白原凝结及激活血小板和激活凝血因子Ⅴ和Ⅷ的功能[79]，也不再与蛋白酶激活的受体发生相互作用[80,81]。相反，凝血酶与血栓调节素的结合成为直接抗凝物。

通过凝血酶的作用,血栓调节素还可以提高血小板羧肽酶原 B 的活性。这种羧基肽酶,作为凝血酶激活的纤维蛋白溶解抑制剂(TAFI)或羧肽酶 R[82],通过纤溶酶的作用能够部分抑制纤维蛋白降解,这可能是由于移除纤维蛋白羧端的赖氨酸残基,从而降低了纤维蛋白与某些形式的纤溶酶原与纤溶酶的结合(见第 136 章)。然而,TAFI 有其外部的抗纤维蛋白溶解的作用。TAFI 是一种酶类,其主要作用是去除补体 5a 的 C 末端精氨酸[83-85],从而导致补体的失活。补体 5a 是一种在补体激活过程中产生的强效过敏毒素,其他的血管活性物质很可能也是通过 TAFI 以相似的机制被失活。

血栓调节素通过与凝血酶的结合加速了尿激酶原蛋白的水解失活[86,87](尿激酶原又称单链尿激酶型纤溶酶原活化剂),这一过程对纤维蛋白溶解和组织重塑都有影响[88]。除了血栓调节素的这些抗纤维蛋白溶解的效应,许多体内的实验显示给予可溶性的血栓调节素会导致抗血栓形成和(或)抗炎症反应的效应[89]。

血栓调节素对正常胎儿发育至关重要,而这与其止血方面的作用无关。当小鼠血栓调节素基因通过同源重组法去除掉后,胚胎在发育有功能性的心血管系统之前的 8.5 天时就会死亡[90]。这就意味着血栓调节素通路除了具有抗凝和促纤溶作用以外还有其他的功能。除了 EPCR[92],血栓调节素在胎盘的大滋养细胞中亦有高表达[91]。如果血栓调节素的表达量在这些细胞中得以维持,血栓调节素基因缺失的胚胎将会存活[93,94]。

EPCR 是一种有 220 个氨基酸的 1 型跨膜蛋白[95-98]。EPCR 有两个细胞外的结构域,它们与主要组织相容性复合物(MHC)1 分子的 α 和 β 域有着结构上的同源性,特别显著的是 CD1d 家族。由于在细胞外域存在着 3 种半胱氨酸残基,EPCR 与其他蛋白存在交联的可能性。人 EPCR 的胞质功能区长为三个氨基酸——精氨酸 - 精氨酸 - 半胱氨酸。用棕榈酸盐可使半胱氨酸的末端乙酰化从而可能引起功能性的结果[99]。EPCR 与蛋白 C 和 APC 的结合具有相似的亲和力,其亲和常数大约 30nM[95]。结合需要钙离子的存在并受镁离子的影响。此外,正常人血浆中一种可溶性的 EPCR 能以同样的亲和力结合蛋白 C 和 APC[100]。

EPCR 能通过体内体外凝血酶 -TM 复合物来增强蛋白 C 的活性,主要是通过降低蛋白 C 的 K_m 值[74,101,102]。由于凝血酶与 TM 的结合完成了从促凝血物质到抗凝剂的功能转变,可以推测 APC 与 EPCR 的结合也通过相似的转变机制使其从抗凝分子转变为抗炎分子[103,104]。APC 能抗感染性休克[75],这需要 APC 与 EPCR 的相互作用[105]。通过同源重组敲除掉 *EPCR* 基因能够导致早期的胚胎在 9.5 天左右死亡[106]。此时 EPCR 在胎盘的大滋养细胞高表达,而在胚胎自身却无表达[92]。与 TM 基因敲除的动物[107]不同,EPCR 敲除的胎盘在母胎界面显示出明显的纤维素沉积。

血管的纤溶作用

纤溶酶是人体内主要的凝血块溶解蛋白酶,它形成于纤维蛋白溶酶原内单个肽键的断裂(见第 136 章)。这个反应过程受血管壁细胞的严格调控,包括内皮细胞、平滑肌细胞、巨噬细胞;这些细胞表达纤溶酶原激活物,纤溶酶原激活物抑制剂和溶纤维蛋白受体。我们要考虑到在维持血管通畅性方面血管细胞和纤溶系统之间的相互影响。此外,我们还总结了血管细胞是如何利用纤溶系统去完成对血管损伤的重塑反应的。

■ 内皮细胞产生的纤溶蛋白

产生纤溶酶是血管的一个特性。1958 年,Todd 证明了人体组织中的纤维蛋白溶解活性是局部分布的,与血管息息相关,尤其是静脉和静脉窦,其次是与动脉[108]。这个活性过程主要局限于血管壁,并依赖完整的内皮细胞[109]。现在我们知道纤维蛋白溶酶原激活物活性还可能与某些特定的血管外细胞有关[110]。

各种来源(脐静脉、脐动脉、肺动脉以及大静脉)的培养内皮细胞能合成组织纤溶酶原激活物(t-PA),由此内皮细胞看似是血液中 t-PA 的主要来源[111],但是体内 t-PA 的表达仅限于特定解剖位置的小血管。这种表达模式可能反映了内皮细胞的异质性;在特定组织,内皮细胞的特异性决定了对各种各样环境的反应[112]。例如狒狒,在其股动脉和静脉、颈动脉、大动脉都既检测不到 t-PA 抗原也检测不到 t-PA mRNA,然而在毛细血管前微动脉、毛细血管后微静脉以及血管的滋养血管,直径从 7~30μm[113],都有阳性表达。同样,在小鼠的肺脏,当肺循环血管一致表达阴性时,支气管源性血管则显示内皮细胞相关的 t-PA 抗原[114]。肺血管分支处的 t-PA 的表达可能反映了层状剪切力的刺激[115]。此外,位于小动脉壁的外周交感神经元可能是循环中 t-PA 的重要来源[116]。

尽管体外的研究报道内皮细胞 t-PA 的表达受一系列因子的调控,但在体内研究中仅少部分得到证实。凝血酶[117]、组胺[118,119]、氧基[120]、佛波十四烷乙酸酯[121]、1- 二氨基 -8- 二 - 精氨酸 - 加压素[122],以及从循环腺苷一磷酸[123]释放的丁酸均能提高体外培养的内皮细胞的 t-PA mRNA 水平。凝血酶和组胺都通过受体介导的蛋白 C 通路的活化起作用[111]。层状的切应力既能刺激 t-PA 的分泌又能刺激 mRNA 水平的稳定表达[125]。高渗压和重复的伸展同样能加强 t-PA 的表达[126,127]。此外,分化因子如维生素 A 酸类[128,129]和丁酸盐[123],都能刺激体外内皮细胞内 t-PA 的转录。

在体内,t-PA 的循环半衰期大约 5 分钟。注入 DDAVP、缓激肽、血小板活化因子(PAF)、内皮缩血管肽或凝血酶都和 t-PA 的急性释放有关系,突然增加的纤溶活性在几分钟内就可检测到[111]。暴露在高氧环境中,可使小鼠肺中小血管内皮细胞的 t-PA mRNA 水平上调 4.5 倍[114]。在人类,恶性肿瘤患者 TNF 的注入与 t-PA 的增加有关[130],但用 TNF 处理培养的内皮细胞却无此效应或反而降低 t-PA 产生的量[131]。静脉闭塞引起的 t-PA 释放不足与深静脉血栓性血管疾病[132]和白色萎缩症及其他皮肤血管炎症[133]有关。

在体内,尿激酶纤维蛋白溶酶原激活剂(u-PA)不是静息内皮细胞的产物,而是主要产生于肾小管上皮细胞[135]。然而,在卵巢滤泡、黄体、母体蜕膜内发生的创伤修复和生理性血管新生都能强烈刺激内皮细胞 u-PA mRNA 的表达[136]。培养基中传代的内皮细胞确实合成 u-PA[137],其 mRNA 的表达在受到肿瘤坏死因子的刺激后能提高 5~30 倍[138]。在体外,作为对白介素 -1 和脂多糖的反应 u-PA 也有小幅增加[139-141]。

u-PA 与血管壁的相关性反应了它与 u-PA 受体(uPAR)的联系(图 117-6)。在成年的小鼠中,正常情况下在大血管

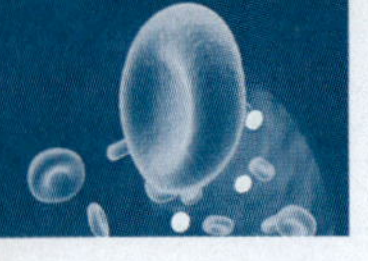

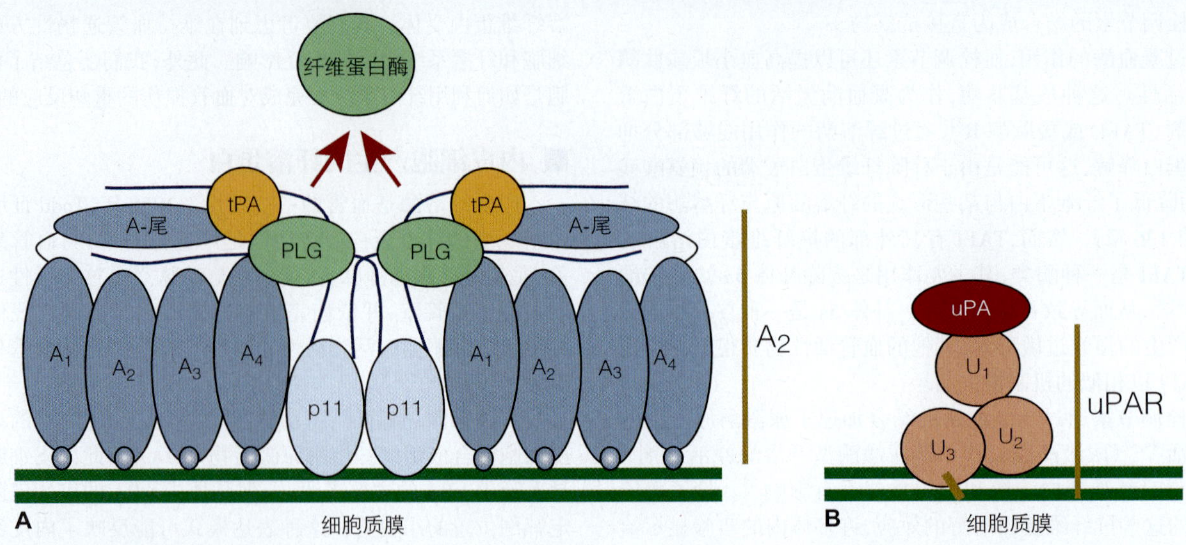

图 117-6 内皮细胞纤维蛋白溶解受体的二维结构示意图。A. 膜联蛋白 A2 由一个亲水的氨基末端结构域(A- 尾,约 3kDa)[323,324] 以及一个位于膜面的羧基末端中心结构域组成。尾部结构域包含一个需要连接 t-PA 的残端。中心结构域由四个同源膜蛋白重复体组成(A1、A2、A3 和 A4),且每个膜蛋白都包含 5 个 α- 螺旋并构成了钙离子依赖性磷脂结合位点。其中重复体 A2 蛋白在膜联蛋白 A2 与内皮细胞表面的反应中最为重要。纤溶酶原的结合需要 A4 螺旋内第 307 位点的赖氨酸残基。B. uPAR 是分子量为 55~60Da 包含三个二硫键结构域的糖基磷脂酰肌醇蛋白($U_1U_2U_3$)[326]。结构域 1 包含结合 uPA 的序列,结构域 2 和 3 则调节该受体与基质蛋白的反应,如介质蛋白。结构域 3 包含膜锚着点。t-PA,组织型纤溶酶原激活物;u-PA,尿激酶纤溶酶原激活物;uPAR,u-PA 受体。

或小血管内皮细胞中用原位杂交的方法不能检测出 uPAR mRNA[142]。然而,通过内毒素的刺激,其表达可以在大动脉、动脉、静脉以及很多器官如心、肾、脑和肝[142]等的毛细血管的内膜中检测到,然而这种刺激却导致肾小管中 uPAR mRNA 表达的显著降低[135]。确切地讲,uPAR 有一系列非蛋白水解的功能,诸如直接的细胞迁移,到细胞的黏附、分化和增殖[143]。

纤溶酶原激活物抑制剂(PAI-1)很可能充当内皮细胞附近纤溶酶产生的主要调节物。在体外,PAI-1 显示主要与培养的人脐静脉内皮细胞的基质有关,而不是与质膜的外表面有关[144,145]。凝血酶、白介素 -1、转化生长因子 -β、肿瘤坏死因子以及内毒素都能诱导稳态 PAI-1 的 mRNA 显著增加[117,139,140,146]。此外,低密度脂蛋白样颗粒——脂蛋白(a)——其包含对纤维蛋白溶酶原的同源性载脂蛋白,同样能诱导 PAI-1 的 mRNA 增加 2~4 倍,同时不影响 t-PA 的 mRNA 水平[147]。肝素结合生长因子 1(内皮细胞生长因子)被认为是一种培养的内皮细胞产生的 PAI-1 mRNA 的下调因子;该因子对 t-PA 无效[148]。这些研究都提示体外内皮细胞合成和分泌的 PAI-1 的调控可能与 t-PA 无关。

从流行病学来讲,循环中 PAI-1 的兴奋水平与患心肌梗死的风险有关[132]。尽管体内静息的内皮细胞不表达或很少表达 PAI-1,肝脏是血浆 PAI-1 的主要来源,卵巢的蜕膜新生血管分芽处的内皮细胞表达 PAI-1,此处也表达 u-PA[136]。此外,炎性细胞因子能够很强地诱导包括肝脏在内的很多组织产生 PAI-1。在患恶性肿瘤的大鼠和人类体内,注射 TNF 能够导致血浆 PAI-1 浓度的显著增加[111,130]。

相反,内皮细胞 t-PA 和纤溶酶原的复合受体、膜联蛋白 A2/p11 复合物在体内特征性表达,并与很多组织的血管有联系(见图 117-6)。在成年的鸡中,真皮、肺脏、肾小球、胰、肝脏和脑膜的血管内皮细胞在免疫组化试验中染色都呈强阳性[149]。发育中的小鼠的大脑血管也呈强的杂交反应[150],在大鼠体内[151]和人类体内[152],至今大部分已被研究组织中血管内皮细胞表达膜联蛋白 A2。

有以下证据证实膜联蛋白 A2 在维持血管的通畅性中起作用:①过度表达膜联蛋白 A2 的早幼粒细胞性白血病患者通常有纤溶引起的出血性疾病[153];②全身性注射膜联蛋白 A2 能够减少继发于血管损伤的血管闭塞[154];③膜联蛋白 A2 缺陷的小鼠显示微血管的纤维素沉积和血管损伤引起的动脉血栓清除缺陷[155]。神经元样 PC12 细胞的膜联蛋白 A2 的表达在受到神经生长因子的刺激后会转录上调,提示受体酪氨酸激酶调节的潜力[156]。此外,体外人单核细胞到巨噬细胞的转变与膜联蛋白 A2 和 mRNA 表达的数倍增加相关,甚至能导致细胞表面表达的显著增加(8~10 倍)[157]。这些数据提示膜联蛋白在血管系统内部和外部存在的很多细胞类型中均受调节。

■ 纤溶酶的非纤溶性血管功能

在体外通过把分子量 168 000 的蛋白裂解成重链和轻链,纤溶酶能使牛Ⅴa 因子失活[158]。这种脂质依赖的失活反应导致了一系列的纤溶酶特异的分解,这与活化的蛋白 C 所产生的反应有所不同[159]。促凝血片段的产生过程早于纤溶酶引起的人Ⅴ因子的失活过程,这些片段随后被降解为无活性的形式[160]。纤溶酶还能使Ⅷa 失活,该因子是在结构上与因子Ⅴ同源的促凝辅助因子[161]。Ⅹ因子是以明确的模式被降解,降解的部分产物能刺激 t-PA 依赖的纤溶酶原活化[162]。

纤溶酶对体外血小板功能的效应是复杂的。血小板 $\alpha_{IIb}\beta_3$ 和糖蛋白Ⅰb 分别是纤维蛋白原和 von Willebrand 因子的细胞表面受体,均为纤溶酶的底物[163,164]。因此,止血栓附近的纤溶酶形成能够影响激动剂的黏附作用和引起较弱的聚集反应。纤溶酶的产生与血小板活化和血小板抑制及解聚过程都相关联[165-168]。纤溶酶的最终效应似乎依赖于包被条件,尤其是纤溶酶处理的剂量和持续时间。这些发现显示纤维蛋白溶酶原与血小板的相互作用具有潜在意义,这种相互作用增强凝血酶介导的血小板纤维蛋白原转变为纤维蛋白[169]。在体内,注射 t-PA 用于溶栓 90 分钟后,出现了延长的出血时间,暗示了产生的纤溶酶造成血小板功能受损[170]。然而,还有证据证实在成功的溶栓治疗后,血小板在血栓再次形成中还起到作用[171]。

■ 血管损伤中纤维蛋白溶解的功能

大量血管疾病的转基因小鼠模型被用来研究动脉粥样硬化血管疾病的纤溶系统的复杂作用(表 117-3)[172,173]。在小鼠体内,纤溶酶原缺乏症的总体效应包括发育不全、血管内外部的纤维素沉积、早产儿死亡[174,175]。此外,小鼠显示损伤的皮肤愈合不良[176],该反应似乎主要依赖于纤溶酶的纤溶作用,因缺乏纤维蛋白原不会有这些损伤[177]。基于这些结果,当纤溶酶原缺乏时,在动脉粥样硬化症的易感老鼠中可发现粥样斑块形成增多(图 117-7)。事实上,与 ApoE 单独缺陷的动物相比,纤溶酶原和载脂蛋白 E(ApoE)双重缺陷的小鼠对动脉粥样硬化的发生显示更强的易感性[178]。正如在 ApoE 单独缺陷的老鼠一样,ApoE 缺陷兼有 u-PA 或者 t-PA 缺陷的小鼠更倾向显示出早期的脂纹和后期的斑块,这也暗示如果完全去除纤溶酶产生活性,能促动脉粥样硬化的形成[179]。ApoE 和 PAI-1 双重缺陷的小鼠对主动脉根部早期斑块大小无影响[180,181],但能减少颈动脉叉处早期斑块的大小[180,181],导致基质沉积加速从而增加晚期斑块的大小[182]。因此,在早期斑块形成过程中,纤维蛋白溶酶的作用并不是促进细胞的侵入,在早期动脉受损阶段纤溶酶降解纤维蛋白和其他的基质组分的作用超过了其稍后促进细胞侵入的作用。

表 117-3　患有心血管病的转基因鼠模型的纤维蛋白溶解系统

基因型	结果	参考文献
动脉粥样硬化形成:		
PLG$^{-/-}$ ApoE$^{-/-}$	动脉粥样硬化形成加剧	178
t-PA$^{-/-}$ ApoE$^{-/-}$	未改变	179
u-PA$^{-/-}$ ApoE$^{-/-}$	未改变	179
PAI-1$^{-/-}$ ApoE$^{-/-}$	早期斑块减少而晚期斑块增加	180~182
种植性动脉硬化:		
PLG$^{-/-}$	在移植模型中减少了白细胞损害;降低了病变程度	185
冠脉结扎		
u-PA$^{-/-}$	避免心室破裂;但血运重建差,并死于心衰	186
t-PA$^{-/-}$	无保护作用	186
u-PAR$^{-/-}$	无保护作用	186
主动脉瘤:		
u-PA$^{-/-}$ApoE$^{-/-}$	保护作用	179
t-PA$^{-/-}$ApoE$^{-/-}$	无保护作用	179
早期氧化损害:		
PAI-1$^{-/-}$	减弱血栓性栓塞(孟加拉玫瑰)	194
PAI-1$^{-/-}$	减弱血栓栓塞($FeCl_3$)	195
u-PA$^{-/-}$	促进血栓形成($FeCl_3$)	196
t-PA$^{-/-}$	促进血栓形成($FeCl_3$)	196
A2$^{-/-}$	促进血栓形成($FeCl_3$)	155
伴有严重血栓形成的狭窄:		
PAI-1$^{-/-}$	无新内膜(铜套)	199
PAI-1$^{-/-}$	减少新内膜(结扎)	317
	减少新内膜($FeCl_3$)	317
PAI-1$^{-/-}$ApoE$^{-/-}$	减少新内膜($FeCl_3$)	198
不伴有严重血栓形成的狭窄:		
PLG$^{-/-}$	减少新内膜(电的)	187,188
t-PA$^{-/-}$	无变化(电或机械的)	187,189
u-PA$^{-/-}$	减少新内膜(电或机械的)	187,189
u-PA$^{-/-}$t-PA$^{-/-}$	减少新内膜(电或机械的)	187,189
u-PAR$^{-/-}$	无边变化(电的)	190
PAI-1$^{-/-}$	增加新内膜(结扎)	318
PAI-1$^{-/-}$	增加新内膜(电或机械的)	191

ApoE,载脂蛋白 E;PAI-1,纤溶酶原激活抑制物 1;PLG,纤溶酶原;t-PA,组织型纤溶酶原激活物;u-PA,尿激酶纤溶酶原激活物;uPAR,u-PA 受体。

一旦动脉粥样斑块形成后,纤溶酶通过介导白细胞的侵入影响斑块的进展[183]。在腹膜腔内,纤溶酶原的存在与否明显影响炎性细胞的募集[184]。在移植相关的动脉硬化症中,纤溶酶原缺陷的小鼠的病变范围会显著减小,至少在部分程度上反映出侵入巨噬细胞量的减少,主动脉中层的坏死、弹性板层的断裂以及外膜的重塑均有减轻[185]。

在动脉瘤的形成过程中,纤维蛋白溶解系统起着重要的作用(见图 117-7)。在大动脉疾病的模型中,不是 t-PA 的缺陷而是 u-PA 的缺陷与中层破坏的降低和下游纤溶酶依赖的基质金属蛋白酶活性的降低相关[179]。同样,不是 t-PA 缺陷的而是 u-PA 缺陷的小鼠免于遭受心室壁瘤继发的心脏破裂。在同一个研究中,短暂应用 PAI-1 或者金属蛋白酶的抑制剂,TIMP-1,能够完全避免野生型小鼠出现主动脉破裂[186]。

对血管危象干预引起的急性动脉损伤后,会发生血管重塑反应,导致继发的血管狭窄称为再狭窄(见图 117-7)。这个过程反映了白细胞的侵袭、平滑肌细胞的增殖和迁移、细胞外基质的沉积和再内皮化,在很多阶段都可能需要纤溶酶的活性。在对基因靶向小鼠的电和机械损伤研究中显示再狭窄的启动步骤,即新内膜的形成,需要完整的纤溶酶原和 u-PA 的表达,而不是 t-PA 的表达[187-189]。uPAR 的缺失对新内膜的形成没有影响[190],然而 PAI-1 的缺失与增多的新生内膜性狭窄有关[191]。在这些并不诱导严重血栓形成的损伤模型中,普遍认为当纤维蛋白溶解被减弱时,血管的阻塞以及平滑肌细胞和白细胞的迁移将会减少[192]。与以上假说相一致,发现静脉分段移植到动脉循环的狭窄不需要纤溶酶原背景的存在,提示纤溶酶的蛋白水解在新内膜形成中非常重要,其结构性屏障阻碍了细胞的侵袭[193]。

另一方面,在三氯化铁,四碘四氯荧光素和铜套模型中,动脉损伤后的数分钟内可观察到血栓形成。在这些系统中,PAI-1 的缺乏与损伤的动脉中较晚和较轻的血栓性阻塞有关[194,195],而 u-PA 或者膜联蛋白 A2 的缺乏与快速显著的血栓性闭塞相关[155,196]。同时,PAI-1 的缺乏导致了血管狭窄发生率降低,无论 ApoE 是否存在[197,198,199]。在大鼠颈动脉的气囊损伤中发现,转导 PAI-1 的表达基因能够导致血管狭窄的发生增加,再次提示最初清除血栓对血管的开放性和内膜的再生有长期效应[200]。在这些模型中发现,纤溶系统的主导作用可能是清除最初形成的血栓,因这种血栓能为稍晚的再血管狭窄提供一个临时的支架。

纤溶系统同样调节生长因子的活性。在动脉粥样硬化症

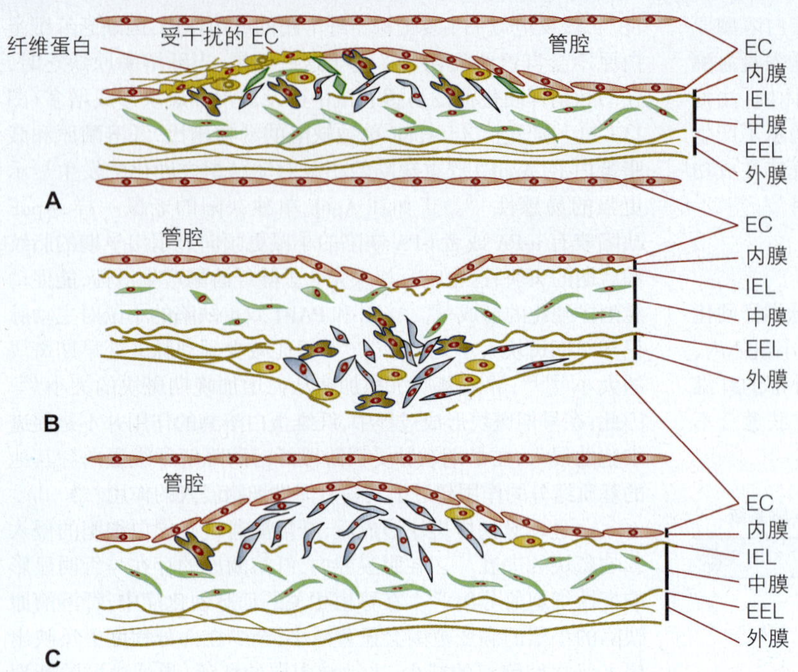

图 117-7　纤溶系统在血管病中的作用示意图。A. 斑块形成。动脉粥样斑块被认为是为适应内皮细胞(橙色)受损或功能紊乱而形成。损伤发生后,受损的内皮细胞无法吸收血管表面的纤维蛋白,并可能促进的白细胞(蓝色)的黏附和侵入。再者,由血管中膜产生的平滑肌细胞(绿色)侵入到不断发展的斑块内。内皮细胞可能通过细胞表面的受体,导致纤溶酶的局灶性活化进而维持血管表面的血栓持续状态。白细胞、巨噬细胞以及平滑肌细胞(棕色、蓝色、黄色的细胞)可能利用纤溶酶迁移到不断发展的斑块内。B. 动脉瘤。动脉壁弹性层的破碎溶解可能是纤溶酶依赖通路介导的基质金属蛋白酶激活的结果,平滑肌细胞可能调节该过程。细胞沿血管动脉外膜方向向外迁移导致基质进一步降解及斑块破裂的可能。C. 再狭窄。为适应血管损伤,平滑肌细胞增生以及白细胞侵入到内皮下间隙共同促进了增厚的新生内膜的形成。在以上三个过程中细胞的迁移可能需要与细胞表面相联系的纤溶酶的激活。EC,内皮细胞;EEL,弹性外膜;IEL,弹性内膜。

患者的体循环中的转化生长因子 β 水平降低,这可能反映了纤溶酶活性受到损伤[201]。在体外,u-PA 介导的纤溶酶活性似乎产生了有活性的转化生长因子 β,这种因子对平滑肌细胞起到抗细胞凋亡的作用[202]。此外,碱性成纤维生长因子和血小板衍生的生长因子的体外促有丝分裂和趋化性效应分别依赖 u-PA 和 t-PA 的作用[203]。

■ 纤溶的装配和血管性疾病

纤溶酶原和纤溶酶原活化物能够在细胞表面受体上通过一种加强纤维蛋白溶酶活性的方式装配完成(参见第 136 章)。内皮细胞纤溶受体主要是 uPAR 和膜联蛋白 A2/P11 复合物(见图 117-6)。两者在基因靶向小鼠的血管止血中起重要作用。

脂蛋白(a)

脂蛋白(a)[LP(a)]是一种低密度脂蛋白颗粒,它是动脉粥样硬化的独立风险因子[204-207]。LP(a)除了载脂蛋白 B-100 外,还包含一个二硫键的载脂蛋白(a)[apo(a)]。Apo(a)与纤溶酶原有着惊人的同源性[208],包括类似纤溶酶原 Kringle 4 结构域的多重串联重复序列,一个类似纤溶酶原 Kringle 5 的区域,和一个拟蛋白酶片段[209]。此外,纤溶酶原和载脂蛋白(a)在遗传学上都位于 6 号染色体,很可能来源于一个共同的祖先基因[210]。

尽管脂蛋白(a)水平仅仅短时间与饮食有关[211,212],血浆中的水平似乎符合孟德尔遗传定律[213-215]。血浆中脂蛋白(a)的浓度似乎与编码脂蛋白(a)基因的结构域 Kringle 4 和 Kringle 5 的比率呈反相关,Kringle 5 编码脂蛋白(a)基因的结构域[216,217]。此外,脂蛋白(a)似乎代表外伤和心肌梗死后[214],以及肿瘤患者[215]的急性期反应物,在调节可溶性炎性介质合成和装配中起作用。载脂蛋白(a)有一个与 Kringle 4 有高亲和力的赖氨酸结合位点,这与纤溶酶原 Kringle 1 非常相似,Kringle 1 拥有赖氨酸结合氨基酸四联体,这种四联体是由阴离子的天冬氨酸 -55 和天冬氨酸 -57 加上阳离子的精氨酸 -34 和精氨酸 -71 所构成[218]。最初克隆的脂蛋白(a)的 Kringle 37 与纤溶酶原的 Kringle 4 具有相似度,后者拥有四个赖氨酸结合氨基酸中的三个(天冬氨酸 55、天冬氨酸 57 和精氨酸 71)[219]。在体内,脂蛋白 a 与纤溶酶在组织学上一起集中在动脉粥样硬化组织中[220]。

当脂蛋白 a 在转基因老鼠中过度表达时[221],细胞相关的纤溶酶活性降低以致动物对 t-PA 的溶栓作用产生抵抗性[222]。有三种可能的机制来解释脂蛋白 a 的促血栓形成和致动脉粥样硬化的效应。首先,脂蛋白 a 和载脂蛋白 a 抑制了赖氨酸纤维蛋白溶酶原与内皮细胞的结合(ID_{50}=30 倍过量)[223]。在体外载脂蛋白 a 与膜联蛋白 A2 结合[224],通过 t-PA 的作用能够抑制内皮细胞表面 95% 的纤溶酶原活化作用。载脂蛋白 a 和纤溶酶原在内皮细胞表面的解离常数相类似,暗示体内的受体停留时间是由载脂蛋白 a 主要决定的,因为纤维蛋白溶酶原的浓度未出现明显改变[225-227]。此外,在动脉粥样硬化病变中,抗载脂蛋白 a 交叉反应的物质能够被检测到[223]。其次,在体外暴露于载脂蛋白 a 的内皮细胞与增长的 PAI-1 的水平相关,PAI-1 未发现与低密度脂蛋白或纤维蛋白溶酶原相关[147],但据报道是与极低密度脂蛋白相关[228]。再次,在纤维蛋白原存在的情况下,载脂蛋白 a 可能作为 t-PA 的竞争性抑制剂[229],或者作为 t-PA 诱导纤溶酶产生的纤维蛋白依赖增强的非竞争性抑制剂[230]。

当脂蛋白 a 在高脂饮食的小鼠中过表达时,可以观测到含有脂类和抗脂蛋白 a 的交叉反应物质存在于动脉粥样硬化病变部位[231]。在表达脂蛋白 a 的赖氨酸结合片段突变小鼠中,脂类和脂蛋白 a 的沉积会减少[232]。这些数据都表明脂蛋白 a 的赖氨酸结合部位在体内粥样硬化形成中起到作用,很可能通过与纤维蛋白溶酶原竞争细胞表面的受体而起作用。

高半胱氨酸

高半胱氨酸是一种含硫醇的氨基酸,它在维生素 B_6、B_{12}、叶酸等营养缺乏以及在胱硫醚 B 合成酶、亚甲基四氢叶酸酯及甲硫氨酸合酶等遗传缺陷的情况下蓄积[233]。针对包含 4000 例患者的 27 项研究的分析显示高半胱氨酸是冠状动脉、脑和外周动脉粥样硬化的独立风险因子[234]。在随后的 10 项前瞻性研究中的 8 项显示高半胱氨酸是冠状动脉性心脏病、动脉粥样硬化、心血管并发症和死亡的危险因素[235]。在体外，半胱氨酸处理的内皮细胞比未处理的细胞结合 t-PA 的量要少于 50%，激活纤溶酶原的程度也少于 50%[236]。质谱法研究显示，高半胱氨酸能够在纯化的膜联蛋白 A2 的末端形成一个和半胱氨酸 9 结合的共价产物，这种产物能直接使膜联蛋白 A2 的 t-PA 结合域失活[237]。高半胱氨酸处理的膜联蛋白 A2 能够进一步抑制其结合 t-PA 的能力，半数最大效应值接近 11μM，该值接近于血浆中半胱氨酸的正常上限水平（14μM）。这种作用在饮食诱导的高同型半胱氨酸血症的小鼠体内实验中得到证实，这种模型中 HC 可诱导 A2 的衍生，从而导致纤溶活性和血管生成能力的缺失[327]。因此，抑制内皮细胞的 t-PA- 膜联蛋白 A2 有助于高半胱氨酸的促血栓形成和促动脉粥样硬化效应。

抗磷脂综合征

抗磷脂综合征是一种自身免疫性疾病，特征为血栓形成、习惯性流产、抗磷脂抗体的持续阳性[238,239]。阳性抗体包括狼疮抗凝物、抗心肌磷脂抗体，或直接抗 β_2 糖蛋白Ⅰ的抗体。与红斑狼疮患者及非免疫源性血栓形成或健康对照相比，患抗磷脂综合征的大部分患者表达抗膜联蛋白 A2 抗体阳性（22.6% vs. 6.3%，1.4%，0%），这就提示这种蛋白的致病作用。这种抗体通过抑制 t-PA 依赖的细胞表面纤溶酶的产生，诱导产生促血栓形成的内皮细胞表现型，并诱导促凝血分子的表达，如组织因子[240]。这些不利的信号事件需要 β_2 糖蛋白Ⅰ与细胞表面膜联蛋白 A2 的交联[241,242]，以及骨髓的分化蛋白 88（MyD88）和核因子 κB- 依赖的通路[243]。更多的证据显示膜联蛋白 A2 对体内抗磷脂抗体的致病效应是必需的[244]。

黏附分子的作用

促炎的环境同样能促进血栓形成。在炎症的过程中，内皮细胞能表达调节白细胞的表面结合分子。这些相互作用在止血和血栓形成中有直接和间接的作用，许多促炎反应的细胞因子和生物活性分子同样能触发这些过程。此外，炎症反应自身能够引起黏附分子和介质的表达，它们继而促进止血反应。这些过程并不局限在内皮细胞的表面。从血小板、白细胞和内皮细胞衍生的膜微粒能够产生循环中的组织因子、促炎的脂类和其他分子，这些分子都具有远程调节血栓形成和炎症过程的能力[245-248]。

■ 炎症环境中分子的改变

瞬时改变

在炎症部位，局部组织内肥大细胞脱颗粒产生的组胺刺激内皮细胞表面表达 P- 选择素。这个改变过程在数分钟内发生，它是由 Weibel-Palade 小体的快速融合所引起，并由质膜携带 P- 选择素到其表面。伴随着 P- 选择素的表达，Weibel-Palade 小体的结合也引起了血管假性血友病因子（VWF）释放到局部的微环境中。除了具有诱导血小板 α 颗粒的释放和血小板表面 P- 选择素的表达作用以外，凝血酶还能引起炎症范围内内皮细胞表面 P- 选择素的释放。

P- 选择素能够作为 P- 选择糖蛋白配体 1（PSGL-1）的受体，也可能是 L 选择蛋白或其他不确定蛋白的配体。PSGL-1 是一个包含果糖 O 结合的寡糖类唾黏蛋白，以及含有一个不常见的硫酸化的酪氨酸残基[249]。PSGL-1 的二聚化作用对 P- 选择素的最佳识别是必要的[250]。P- 选择素和其配体之间的黏附作用导致了对经过的白细胞的黏附及白细胞在内皮细胞表面的滚动，这是白细胞迁出的第一步。L 选择蛋白是黏附分子选择素家族的另外一个成员，稳定地表达在大部分白细胞表面。它与炎症反应引起的内皮细胞表达的唾液化和岩藻糖化的糖蛋白配体结合，同时也与毛细血管后微静脉细胞表达的 CD34 结合。

炎症区域内的白细胞和内皮细胞低亲和力可逆性结合导致了白细胞沿着内腔表面的滚动。这些阶段能够减慢白细胞的运动并使其与一系列的化学介质相互作用，这些介质能引起白细胞迁移的下一个阶段——与内皮细胞的紧密结合。这些介质包括表面结合炎症趋化因子[251]、内皮细胞对炎症细胞引起反应表达的新黏附分子[252]、PAF[253]、可溶性的炎症趋化因子[254]，以及与白细胞 CD31 交互连接的配体[255-257]。能够引起紧密黏附的化学信号的种类很多（见参考文献 258），并且按照炎症刺激物性质的不同和累及组织的不同以及反应特性的不同会有所变化。然而，通过所谓"内向外信号传递"刺激白细胞整合素分子的活性，这些化学信号均能起作用。这个过程包含有这些非均一二聚体表面分子的构象改变和（或）双链簇群的聚集，使配体的内皮细胞表面受体增加[259]。经鉴定的配体是黏附分子第三家族即免疫球蛋白基因超家族的成员[258]。然而免疫球蛋白基因超家族的成员并未发生构象的改变，有证据显示 ICAM-1 的活性形式是其二聚体[260,261]。

表 117-4 列出了一些常见的参与炎症反应的成对的白细胞 / 内皮细胞黏附分子。黏膜定居因子 MAdCAM-1 是非常有趣的，它是由肠系膜淋巴结和淋巴集结的毛细血管后微静脉的内皮细胞表达的唯一的分子，它有着黏蛋白和免疫球蛋白超家族分子的结构特征。它能与记忆 T 细胞亚型表达的 L 选择蛋白和白细胞整合素 $\alpha_4\beta_7$ 结合。通过其黏蛋白（糖类）域，它可与 L 选择蛋白相互结合，通过其免疫球蛋白域可与白细胞整合素 $\alpha_4\beta_7$ 结合。然而，L 选择蛋白经鉴定的蛋白配体（MAdCAM-1 和 CD34）在淋巴细胞归巢的背景下仅与 L 选择蛋白结合。在炎症反应过程中，毛细血管后小静脉中，它们在白细胞滚动和黏附中的作用还未得到证实。

PAF 是由炎症部位的白细胞和肥大细胞急性产生和分泌产生的。此外，在经刺激的内皮细胞表面 PAF 也有很快地产生和表达。PAF（1- 烷基 -2- 乙酰基 - 甘油 -3- 磷酸胆碱）是由质膜中的磷脂酰胆碱所产生的。尽管作为中性白细胞的激动剂的作用已得到证实[253]，但 PAF 在该炎症部位则表现为血小板活化的弱激动剂。

通过活体显微镜可观测到滚动现象，发现白细胞能在其他已经紧密附着的白细胞上滚动。这些相互作用通过 L 选择蛋白和 PSGL-1 得到促进，从而放大了炎症的过程[262,263]。

黏附的白细胞通过前方的重复的黏附作用和后背部的解黏附作用迁移到附近的内皮细胞间的连接处[258,264]。在连接处，白细胞和内皮细胞之间额外的独特分子间相互作用能调节大量中性白细胞、单核细胞和自然杀伤细胞（NK）的穿内皮细胞迁移。为了更全面了解穿内皮细胞迁移过程，有关分子的概要以及对结合黏附分子（JAM）家族的命名法的解释，读者可以参照最近的综述[265-267]。白细胞上的血小板 / 内皮细胞黏附分子 -1

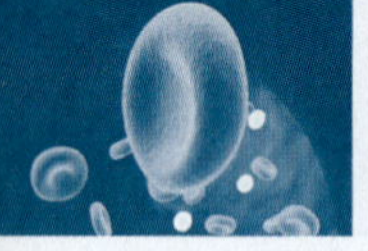

表 117-4 炎症中常见的白细胞 - 内皮细胞黏附分子对

白细胞分子	CD 和整合素	白细胞表达 *	肌动蛋白	内皮	CD 编号
L- 选择素	CD62L	PMN, MO, T, B, NK	牵张，滚动	MAdCAM-1[†]	待定
				GP105-120	CD34
PSGL-1	CD162	PMN, MO, T, B, NK	牵张，滚动	P- 选择素	CD62P
Sialyl Lewis[X]	CD15s	PMN, MO, T, B, NK	牵张，滚动	E- 选择素	CD62E
ESL-1, CLA[‡]	CD11a/CD18 ($\alpha_L\beta_2$)	PMN, MO, T, B, NK	紧密黏附	ICAM-1	CD54
				ICAM-2	CD102
				ICAM-3	CD50
			黏附，血细胞渗出	JAM-A	待定
LFA-1	CD11b/CD18	PMN, MO, NK	紧密黏附	ICAM-1	CD54
Mac-1	CD49d/CD29	MO, B, Eo[§] >NK, T	紧密黏附[¶]	VCAM-1	CD106
			滚动		
VLA-4	CD31	T 细胞亚型	血细胞渗出	PECAM-1	CD31
CD99	CD99	所有白细胞不同程度	血细胞渗出	CD99	CD99
JAM-C?	待定	T	血细胞渗出	JAM-C?	待定

GP，糖蛋白；ICAM，胞间黏附分子；JAM，结合黏附分子；PECAM，血小板 - 内皮细胞黏附分子；VCAM，血管内皮细胞黏附分子。

*B，B 淋巴细胞；Eo，嗜酸性粒细胞；Mo，单核细胞；NK，自然杀伤细胞；PMN，中性粒细胞；T，T 淋巴细胞。

†MAdCAM-1（黏膜定居细胞黏附分子）与 CD34 被认为可以通过毛细血管后微静脉收集 T 细胞到淋巴结。蛋白结构包含 L- 选择素配体（包括 CD15s），在炎症部位未被确定。

‡ESL-1（E 选择素配体）是在老鼠身上确定的与成纤维细胞生长因子受体具有同源性的蛋白。CLA（皮肤淋巴细胞抗原）是与 PSGL-1 有关的定居皮肤的 T 细胞表面的分子，它可以通过在皮肤小静脉表达的 E- 选择素将 T 细胞导向皮肤。

§ 极晚期抗原（VLV）-4 表达只限于嗜酸性粒细胞和嗜碱性粒细胞，成人中性粒细胞正常情况下不表达。

¶尽管普遍认为 VLV-4/VCAM 的相互作用在白细胞紧密连接到内皮细胞的过程中很重要，仍有报道白细胞也可以利用 VLV-4 转运 VCAM[319,320]。

(PECAM/CD31）以同种亲和的方式与集中在内皮细胞连接处相同的分子接触[268-270]，但该相互作用相关信号转导还未被清楚地阐明。然而，伴随迁移过程，内皮细胞质的细胞内钙离子浓度会有短暂的升高，这对过程的推进是必要的[271]。阻断白细胞 PECAM 或内皮细胞 PECAM 的功能能使白细胞停留在细胞连接，白细胞紧密结合在内皮细胞顶面[270,272,273]，当内皮细胞内钙离子浓度的升高被细胞内螯合剂所阻断时，可以看到相似的现象。这种螯合剂是双丙烯酰胺乙烷 - 乙二醇双乙胺醚 -N，N 四乙酸（tetraacetoxymethylester，MAPTAM）[271]。

抗 PECAM 的试剂不能完全阻止白细胞渗出；因此，跨内皮细胞迁移的不依赖于 PECAM 的旁路必定存在。白细胞整合素 $\alpha_4\beta_1$［极晚期抗原（VLA）-4］和 $\alpha_L\beta_2/\alpha_M\beta_2$［淋巴细胞相关功能抗原（LFA）-1/ 巨噬细胞（Mac）-1］及其内皮细胞反受体 VCAM-1 和 ICAM-1 在迁移过程中被涉及[258]。此外，在白细胞的募集反应中，内皮细胞上的白细胞 LFA-1 和 JAM-1 的相互作用也被牵涉[274]。相似的是，对抗 JAM-C 的抗体阻碍了淋巴细胞横穿内皮细胞单层的迁移过程，这也提示了其在淋巴细胞迁移中的作用[275]。此外，在某些特定的条件下，还存在绕过细胞间连接的穿过内皮细胞的通路[276,277]。

CD99 是一种表达在白细胞、血小板和红细胞表面的糖蛋白，它集中在内皮细胞边界处，控制着白细胞渗出的步骤，此步骤远离 PECAM 所控制的步骤[278]，PECAM 干扰了白细胞渗出过程中白细胞 CD99 和内皮细胞 CD99 嗜同种受体反应，被阻止的单核细胞停在渗出的中途。它们的前沿低于单层内皮细胞，然而延伸的伪足却遗留在内皮细胞的顶端表面。这些数据在体内实验中得到了证实[279,280]。

在许多急性炎症反应的起始阶段，组胺的释放会引起血管渗透性的短暂增高。内皮间的连接很快被重建，结合处与接下来抵达的白细胞紧密相连。在白细胞渗出过程中，白细胞穿过内皮细胞的通道，以阿米巴方式穿过紧密连接的内皮细胞。体内外的研究显示，在血细胞渗出阶段，白细胞穿透血管壁时并未突破血管通透性的屏障[271,281]。这就避免了内皮下胶原和 VWF 沉积物暴露于循环中的血小板。尽管还不知道 PECAM-1 能否介导血小板和内皮细胞的结合，但 PECAM-1 被认为可维持血细胞渗出过程中内皮细胞和白细胞的紧密排列[270]。

急性改变

除了内皮细胞的快速反应刺激外，炎症区域内释放的细胞因子和炎性介质能激活周围的内皮细胞产生新的基因程序。新合成的 mRNA 和蛋白质导致了暴露于足量介质后数小时内确立炎症表现型。这些改变能诱导内皮细胞促凝血和促黏附特性的产生。

受到炎性细胞因子如肿瘤坏死因子或白介素 -1 的刺激后，血管内皮细胞能够在其表面表达很多重要的黏附分子。细胞因子刺激后数小时内能诱导 E 选择蛋白的表达，其表达峰值在 4~6 小时；然而在体内干扰素 -γ 的存在下，其表达可维持超过数天[282,283]。E 选择蛋白介导白细胞的滚动；这些细胞有唾液化的岩藻糖基化糖受体，受体类似唾液化的 Lewis X 抗原。这个分子对某些血管床观测到的缓慢滚动现象是重要的[284]。由凝血酶或组胺刺激的内皮细胞表面 P- 选择素的表达是短暂的，但在受到白介素 -3[285]、白介素 -4，或人内皮细胞受肿瘤蛋白 M 的刺激以及鼠的内皮细胞[286]（而不是人的内皮细胞）受肿瘤坏死因子的刺激后，表达时间得到延长[287,288]。表达时间能持续数小时到数天。这个延长的表达过程需要新生的 mRNA 和蛋白合成。

一般而言，免疫球蛋白超家族成员 ICAM-1 和 VCAM-1 的表达受到相同的刺激所诱导产生，该刺激能产生 E 选择蛋白。在体外证实一些特例存在。例如，白介素 -4 诱导微血管内皮细胞产生 VCAM-1，而不是 E 选择蛋白或者 ICAM-1[289,290]。如以上讨论的，这些分子能够作为紧密黏附步骤中白细胞整合素的反受体。

慢性改变

干扰素 -γ 对内皮细胞的延长的刺激能够导致其表面 MHC Ⅱ型分子[人白细胞抗原（HLA)-DR 和 -DQ]的表达，在体外这个过程需要数天。在人类组织如皮肤和肠中 MHC Ⅱ型分子很容易被观察到，甚至在无明显炎症时也能观测到，被认为是由于慢性暴露于亚临床炎症和抗原刺激的区域所引起的。细胞因子同样能诱导内皮细胞上 CD40 配体的表达。内皮细胞Ⅱ型分子表达的意义如下：当共刺激分子如 CD40、ICAM 或 LFA-3 被炎症刺激所诱导产生时，内皮细胞变成（至少在体外）抗原递呈细胞，能够刺激 $CD4^+$ 记忆 T 细胞。尽管这个过程不能对正常宿主形成主要威胁，但是，当内皮细胞属于外来 MHC Ⅱ类的器官移植物时，该机制可能刺激宿主产生移植排斥反应[291-293]。

与这些改变相比，作为对炎症介质的反应，黏附分子 ICAM-2 的表达并未改变。作为体外[294]体内[295]对干扰素 -γ 的反应，PECAM-1 显示了独一无二的表达形式。它的分布（但不是绝对数量的 PECAM）在表面改变，该分子不再集中在细胞间隙，而是变为扩散性覆盖在细胞表面。体外实验发现，当人脐静脉内皮细胞慢性暴露于高剂量的干扰素 -γ 和肿瘤坏死因子复合物时，能够导致总的 PECAM-1 表达量的降低[296]。在体内也存在这样一个细胞因子的环境，但迄今为止未见有相似的表型报道。

血栓形成环境中的黏附分子

除了对血栓和止血有密切的相互黏附作用外，这样的环境使白细胞暴露于一些能提高对血管壁黏附和募集作用的配体中。例如，在体外，凝血酶能诱导人脐静脉内皮细胞表达 E 选择蛋白和分泌白介素 -8[297]。这些改变在经典意义上都是由炎性细胞因子如白介素 -1 和肿瘤坏死因子所诱导的。表 117-5 列出了一些在炎症和止血 / 血栓形成方面有双重作用的炎性介质。

白细胞 - 血小板和内皮细胞 - 血小板的相互作用

活化的血小板以 P- 选择素依赖的方式与循环淋巴细胞结合。这种相互作用使血小板在内皮细胞上的滚动过程变得更容易[298]，而且在 L 选择蛋白缺席的情况下使淋巴细胞归巢到外周淋巴结，这是由于附着在血小板上的 P- 选择素与外周淋巴结的位置有着相互作用[299]。在体外，凭借白细胞上的 PSGL-1 与血小板膜上脱颗粒的 P- 选择素相互作用，中性粒白细胞能在固定的血小板上滚动[300]。此外，在 P- 选择素依赖的滚动之后，$\alpha_M\beta_2$（CD11b/CD18）依赖的中性白细胞与血小板的附着及紧密结合过程也已有阐述[300,301]。这个过程的内皮细胞的配体至今还不清楚。在活化的血小板表面能够发现 ICAM-2，但 ICAM-2 不是 $\alpha_M\beta_2$ 的配体。实际上，阻止这种黏附过程的抗体既不是针对 ICAM-2 的抗体也不是针对中性粒细胞受体 α_L（CD11）的抗体[301,302]。另一方面，据报道中性粒细胞 $\alpha_M\beta_2$ 与纤维蛋白原结合，后者可能存在于结合 $\alpha_{IIb}\beta_3$ 的激活的血小板的表面。另两个血小板表面的分子，GPⅠbα 和 JAM-C，经证实能作为白细胞 CD11b/CD18 的配体。GPⅠbα 是 GPⅠb- Ⅸ - Ⅴ复合物的一部分，血小板 VWF 受体[303,304]和 JAM-C 最初被认为是上皮和内皮细胞紧密连接的一种成分。

血小板与激活的内皮细胞相互作用。血小板表达 PSGL-1，利用这个因子血小板能与激活的内皮细胞表面的 P- 选择素相互作用[305]。激活的血小板同样能够凭借纤维蛋白原、纤维蛋白、VWF 与内皮细胞结合，能够形成血小板 $\alpha_{IIb}\beta_3$ 和内皮细胞 $\alpha_V\beta_3$ 和 ICAM-1 之间的分子桥梁。

在炎症的条件下 VWF 的水平会得到提高。VWF 分子储存在 Weibel-Palade 小体中，在内皮细胞激活时得到释放。VWF 在正常情况下被内皮细胞表面蛋白酶分解，主要是非金属蛋白酶 ADAMTS13（一种带有凝血酶敏感蛋白重复体 13 的解聚素和非金属蛋白酶）。在血栓性血小板减少性紫癜患者的

表 117-5 炎症介质在血栓形成与止血中的双重作用

介质	炎症中的作用	在血栓形成或止血中的作用
组胺，凝血酶	诱导血管内皮表达 P- 选择素	Weibel-Palade 体脱颗粒；释放 VWF
血小板活化因子	激活白细胞介素	激活血小板
P- 选择素糖蛋白配体 1（PSGL-1）的表达	白细胞黏附到内皮细胞 P- 选择素	血小板与白细胞通过 P- 选择素相互黏附
附着的血小板	白细胞在 P- 选择素上转动；紧密连接到血小板膜上	血栓形成
纤维蛋白原	白细胞通过 CD11b/CD18 黏附到纤维蛋白原上	血小板通过 α_{IIb} / β_{III} 与 VWF 和基质建立桥连结构
凝血酶	诱导内皮细胞 E- 选择素的表达和 IL-8 的分泌	纤维蛋白原形成和血小板聚集
白细胞介素 CD11b/CD18	血小板黏附到内皮；吞噬作用	因子Ⅹ的黏附激活，GP1bα 作用的血小板黏附；JAM-C 作用的血小板黏附

IL，白细胞介素；JAM，结合黏附分子；VWF，von Willebrand 因子。

血液中可发现 VWF 多聚体[306]。血栓性血小板减少性紫癜的大部分患者都有 ADAMTS-13(带有凝血酶敏感蛋白域 13 的解聚素和金属蛋白酶)的先天性或后天性缺乏或活性降低(见第 133 章)[307]。来自老鼠实验数据显示 ADAMTS-13 在缓解炎症的过程中起着自身平衡的作用[308]。在无明显炎症存在的情况下,ADAMTS-13 缺陷的小鼠显示出小静脉上血小板依赖的滚动现象;在炎症模型中,该动物模型显示出较慢的滚动和大量的白细胞渗出现象。该研究为以下实验提供了证据:血小板与 ADAMTS-13 缺陷的小鼠内皮细胞的 VWF 的结合支持血小板被覆内皮细胞上白细胞缓慢的滚动现象[308]。

白细胞 - 内皮细胞基质的相互作用促进凝血

能够促进表达新生 E 选择蛋白和 VCAM-1 的促进炎症刺激,同样能刺激和提高白细胞募集反应的 ICAM-1 表达,以及刺激内皮细胞组织因子(TF)的合成和表达[309]。此外,单核细胞与内皮细胞的交互反应刺激了单核细胞组织因子的产生。由于组织因子的诱导作用,单核细胞系与培养基中的细胞因子激活内皮细胞的黏附能导致促凝血活性快速增高。这种效应能被直接拮抗内皮细胞 E 选择蛋白的单克隆抗体部分阻断,并能被单核细胞系交联的 Lewis X 所模拟[310]。组织因子基因表达的增加能够被交联的 α_4 或 β_1 整合蛋白链、单核细胞系的 VLA-4 成分诱导产生[311]。

血液中单核细胞和人内皮细胞的长时间的相互作用的研究显示,在穿内皮细胞迁移的数小时之内,胶原基质中的单核细胞在其表面表达功能性的组织因子[312]。此外,数天过后,接近一半的单核细胞分化为不成熟的树突细胞,产生更大量的组织因子,沿着接近腔与腔的方向从后方穿过完整的内皮细胞表层移行。单核细胞表面的组织因子参与了移行的过程,因为可溶性的组织因子片段能阻断移行的过程。在体外,相同的组织因子片段阻断了内皮细胞与组织因子的黏附作用。因此,移行的树突状细胞的组织因子表达被认为直接参与该过程的黏附步骤,很有可能有促凝血的作用[312]。白细胞与固定在血栓上的血小板表面 P- 选择素的结合能够促进纤维蛋白原到纤维蛋白的转变过程[313]。白细胞整合素 CD11b/CD18 被证实能够与纤维蛋白原结合[314]。该整合蛋白有与凝血因子X结合的构象[315]。在激活的情况下,单核细胞能够激活未活化的因子X变为活化状态 Xa[316],这也限定了一种不依赖于组织因子激活因子X的通路。

翻译:周泉生

校对:朱　力

参考文献

1. Nachman RL, Rafii S: Platelets, petechiae, and preservation of the vascular wall. *N Engl J Med* 359:1261, 2008.
2. Furie B, Furie BC: Mechanisms of thrombus formation. *N Engl J Med* 359:938, 2008.
3. Aird WC: The endothelium in health and disease, in *Endothelial Biomedicine*, edited by WC Aird, p 1111. Cambridge University Press, Cambridge, 2007.
4. Brant-Zawadzki PB, Schmid DI, Jiang H, et al: Translational control in endothelial cells. *J Vasc Surg* 45 Suppl A:A8, 2007.
5. Marcus AJ, Safier LB, Hajjar KA, et al: Inhibition of platelet function by an aspirin-insensitive endothelial cell ADPase. Thromboregulation by endothelial cells. *J Clin Invest* 88:1690, 1991.
6. Marcus AJ, Broekman MJ, Drosopoulos JH, et al: Role of CD39 (NTPDase-1) in thromboregulation, cerebroprotection, and cardioprotection. *Semin Thromb Hemost* 31:234, 2005.
7. Broekman MJ, Eiroa AM, Marcus AJ: Inhibition of human platelet reactivity by endothelium-derived relaxing factor from human umbilical vein endothelial cells in suspension. Blockade of aggregation and secretion by an aspirin-insensitive mechanism. *Blood* 78:1033, 1991.
8. Moncada S, Higgs EA: Molecular mechanisms and therapeutic strategies related to nitric oxide. *FASEB J* 9:1319, 1995.
9. Kaczmarek E, Koziak K, Sevigny J, et al: Identification and characterization of CD39 vascular ATP diphosphohydrolase. *J Biol Chem* 271:33116, 1996.
10. Marcus AJ, Broekman MJ, Drosopoulos JHF, et al: The endothelial cell ecto-ADPase responsible for inhibition of platelet function is CD39. *J Clin Invest* 99:1351, 1997.
11. Dahlback B: Advances in understanding pathogenic mechanisms of thrombophilic disorders. *Blood* 112:19, 2008.
12. Esmon CT: Inflammation and the activated protein C anticoagulant pathway. *Semin Thromb Hemost* 32 Suppl 1:49, 2006.
13. Marcus AJ, Safier LB: Thromboregulation: Multicellular modulation of platelet reactivity in hemostasis and thrombosis. *FASEB J* 7:516, 1993.
14. Pulte D, Olson KE, Broekman MJ, et al: CD39 activity correlates with stage and inhibits platelet recovery in chronic lymphocytic leukemia. *J Transl Med* 5:23, 2007.
15. Hyman MC, Ptrovic-Djergovic D, Visovatti SH, et al: Self-regulation of inflammatory cell trafficking in mice by the leukocyte surface apyrase CD39. *J Clin Invest* 119:1136, 2009.
16. Ross R: Atherosclerosis: An inflammatory disease. *N Engl J Med* 340:115, 1999.
17. Garlanda C, Dejana E: Heterogeneity of endothelial cells: Specific markers. *Arterioscler Thromb Vasc Biol* 17:1193, 1997.
18. Gawaz M, Langer H, May AE: Platelets in inflammation and atherogenesis. *J Clin Invest* 115:3378, 2005.
19. May AE, Langer H, Seizer P, et al: Platelet-leukocyte interactions in inflammation and atherothrombosis. *Semin Thromb Hemost* 33:123, 2007.
20. Brass LF, Zhu L, Stalker TJ: Novel therapeutic targets at the platelet vascular interface. *Arterioscler Thromb Vasc Biol* 28:s43, 2008.
21. Marcus AJ: Transcellular metabolism of eicosanoids. *Prog Hemost Thromb* 8:127, 1986.
22. Hamberg M, Svensson J, Samuelsson B: Thromboxanes: A new group of biologically active compounds derived from prostaglandin endoperoxides. *Proc Natl Acad Sci U S A* 72:2994, 1975.
23. Moncada S, Gryglewski R, Bunting S, et al: An enzyme isolated from arteries transforms prostaglandin endoperoxides to an unstable substance that inhibits platelet aggregation. *Nature* 263:663, 1976.
24. Woulfe D, Yang J, Brass L: ADP and platelets: The end of the beginning. *J Clin Invest* 107:1503, 2001.
25. Wu KK: Endothelial eicosanoids, in *Endothelial Biomedicine*, edited by WC Aird, p 1004. Cambridge University Press, Cambridge, 2009.
26. McAdam BF, Catella-Lawson F, Mardini IA, et al: Systemic biosynthesis of prostacyclin by cyclooxygenase (COX)-2: The human pharmacology of a selective inhibitor of COX-2. *Proc Natl Acad Sci U S A* 96:272, 1999.
27. Herschman HR: Prostaglandin synthase 2. *Biochim Biophys Acta* 1299:125, 1996.
28. Maclouf J, Folco G, Patrono C: Eicosanoids and iso-eicosanoids: Constitutive, inducible and transcellular biosynthesis in vascular disease. *Thromb Haemost* 79:691, 1998.
29. Smith WL, DeWitt DL: Prostaglandin endoperoxide H synthases-1 and -2. *Adv Immunol* 62:167, 1996.
30. Xie WL, Chipman JG, Robertson DL, et al: Expression of a mitogen-responsive gene encoding prostaglandin synthase is regulated by mRNA splicing. *Proc Natl Acad Sci U S A* 88:2692, 1991.
31. Kurumbail RG, Stevens Am, Gierse JK, et al: Structural basis for selective inhibition of cyclooxygenase-2 by anti-inflammatory agents [published erratum appears in *Nature* 385:555, 1997]. *Nature* 384:644, 1996.
32. Pouliot M, Gilbert C, Borgeat P, et al: Expression and activity of prostaglandin endoperoxide synthase-2 in agonist-activated human neutrophils. *FASEB J* 12:1109, 1998.
33. DeWitt DL, Smith WL: Cloning of sheep and mouse prostaglandin endoperoxide synthases. *Methods Enzymol* 187:469, 1990.
34. Dubois RN, Abramson SB, Crofford L, et al: Cyclooxygenase in biology and disease. *FASEB J* 12:1063, 1998.
35. Lipsky LPE, Abramson SB, Crofford L, et al: The classification of cyclooxygenase inhibitors. *J Rheumatol* 25:2298, 1998.
36. Marnett LJ: The COXIB experience: A look in the rear-view mirror. *Annu Rev Pharmacol Toxicol* 49:265, 2008.
37. Moncada S, Vane JR: Pharmacology and endogenous roles of prostaglandin endoperoxides, thromboxane A2, and prostacyclin. *Pharmacol Rev* 30:293, 1978.
38. Narumiya S, FitzGerald GA: Genetic and pharmacologic analysis prostanoid receptor function. *J Clin Invest* 108:25, 2001.
39. Cines DB, Pollak ES, Buck CA, et al: Endothelial cells in physiology and in the pathophysiology of vascular disorders. *Blood* 91:3527, 1998.
40. Marcus AJ, Weksler BB, Jaffe EA, et al: Synthesis of prostacyclin from platelet-derived endoperoxides by cultured human endothelial cells. *J Clin Invest* 66:979, 1980.
41. Marcus AJ, Broekman MJ, Drosopoulos JH, et al: Heterologous cell-cell interactions: Thromboregulation, cerebroprotection and cardioprotection by CD39 (NTPDase-1). *J Thromb Haemost* 1:2497, 2003.
42. Pepine CJ: Impact of nitric oxide on cardiovascular medicine: Untapped potential utility. *Am J Med* 122:S10-S15, 2009.
43. Marletta MA: Nitric oxide synthase structure and mechanism. *J Biol Chem* 268:12231, 1993.
44. Moncada S, Palmer RMJ, Higgs EA: Nitric oxide: Physiology, pathophysiology, and pharmacology. *Pharmacol Rev* 43:109, 1991.
45. Furchgott RF, Zawadzki JV: The obligatory role of endothelial cells in the relaxation of arterial smooth muscle by acetylcholine. *Nature* 288:373, 1980.
46. Matsumoto A, Momomura S, Sugiura S, et al: Effect of inhaled nitric oxide on gas

exchange in patients with congestive heart failure. *Ann Intern Med* 130:40, 1999.

47. Lentz SR, Sobey CG, Piegers DJ, et al: Vascular dysfunction in monkeys with diet-induced hyperhomocyst(e)inemia. *J Clin Invest* 98:24, 1996.
48. Stamler JS, Osborne JA, Jaraki O, et al: Adverse vascular effects of homocysteine are modulated by endothelium-derived relaxing factor and related oxides of nitrogen. *J Clin Invest* 91:308, 1993.
49. Upchurch GR Jr, Welch GN, Fabian AJ, et al: Homocyst(e)ine decrease bioavailable nitric oxide by a mechanism involving glutathione peroxidase. *J Biol Chem* 272:17012, 1997.
50. Voetsch B, Loscalzo J: Genetic determinants of arterial thrombosis. *Arterioscler Thromb Vasc Biol* 24:216, 2004.
51. Robson SC, Sevigny J, Zimmermann H: The E-NTPDase family of ectonucleotidases: Structure function relationships and pathophysiological significance. *Purinergic Signal* 2:409, 2006.
52. Gayle RB, Maliszewski CR, Gimpel SD, et al: Inhibition of platelet function by recombinant soluble ecto-ADPase/CD39. *J Clin Invest* 101:1851, 1998.
53. Handa M, Guidotti G: Purification and cloning of a soluble ATP-diphosphohydrolase (apyrase) from potato tubers (*Solanum tuberosum*). *Biochem Biophys Res Commun* 218:916, 1996.
54. Colgan S, Eltzschig H, Eckle T, et al: Physiological roles for ecto-5'-nucleotidase (CD73). *Purinergic Signal* 2:351, 2006.
55. Atkinson BT, Jarvis GE, Watson SP: Activation of GPVI by collagen is regulated by alpha2beta1 and secondary mediators. *J Thromb Haemost* 1:1278, 2003.
56. Pinsky DJ, Broekman MJ, Peschon JJ, et al: Elucidation of the thromboregulatory role of CD39/ectoapyrase in the ischemic brain. *J Clin Invest* 109:1031, 2002.
57. Marcus AJ, Broekman MJ, Drosopoulos JHF, et al: Metabolic control of excessive extracellular nucleotide accumulation by CD39/ectonucleotidase-1: Implications for ischemic vascular diseases. *J Pharmacol Exp Ther* 305:9, 2003.
58. Koziak K, Bojakowska M, Robson SC, et al: Overexpression of CD39/nucleoside triphosphate diphosphohydrolase-1 decreases smooth muscle cell proliferation and prevents neointima formation after angioplasty. *J Thromb Haemost* 6:1191, 2008.
59. Deaglio S, Dwyer KM, Gao W, et al: Adenosine generation catalyzed by CD39 and CD73 expressed on regulatory T cells mediates immune suppression. *J Exp Med* 204:1257, 2007.
60. Uluckan O, Eagleton MC, Floyd DH, et al: APT102, a novel ADPase, cooperates with aspirin to disrupt bone metastasis in mice. *J Cell Biochem* 104:1311, 2008.
61. Dwyer KM, Robson SC, Nandurkar HH, et al: Thromboregulatory manifestations in human CD39 transgenic mice and the implications for thrombotic disease and transplantation. *J Clin Invest* 113:1440, 2004.
62. Serebrauny VL, Malinin AI, Ferguson JJ, et al: Bleeding risks of combination vs. single antiplatelet therapy: A meta-analysis of 18 randomized trials comprising 129,314 patients. *Fundam Clin Pharmacol* 22:315, 2008.
63. Fung CY, Marcus AJ, Broekman MJ, et al: P2X1 receptor inhibition and soluble CD39 administration as novel approaches to widen the cardiovascular therapeutic window. *Trends Cardiovasc Med* 19:1, 2009.
64. Moore K, Wendon J, Frazer M, et al: Plasma endothelin immunoreactivity in liver disease and the hepatorenal syndrome. *N Engl J Med* 327:1774, 1992.
65. Rubanyi GM, Polokoff MA: Endothelins: Molecular biology, biochemistry, pharmacology, physiology, and pathophysiology. *Pharmacol Rev* 46:325, 1994.
66. Fine N, Dias B, Shoemaker G, et al: Endothelin receptor antagonist therapy in congenital heart disease with shunt-associated pulmonary arterial hypertension: A qualitative systematic review. *Can J Cardiol* 25:e63, 2009.
67. Konduri GG, Kim UO: Advances in the diagnosis and management of persistent pulmonary hypertension of the newborn. *Pediatr Clin North Am* 56:579, 2009.
68. Pitts KR: Endothelin receptor antagonism in portal hypertension. *Expert Opin Investig Drugs* 18:135, 2009.
69. Steiner MK, Preston IR: Optimizing endothelin receptor antagonism use in the management of pulmonary arterial hypertension. *Vasc Health Risk Manag* 4:943, 2008.
70. Hajjar KA, Esmon NL, Marcus AJ, et al: Vascular function in hemostasis, in *Williams Hematology*, 7th ed, edited by MA Lichtman, E Beutler, TJ Kipps, U Seligsohn, K Kaushansky, JT Prchal, p 1715. McGraw-Hill, New York, 2006.
71. Esmon CT, Owen WG: Identification of an endothelial cell cofactor for thrombin-catalyzed activation of protein C. *Proc Natl Acad Sci U S A* 78:2249, 1981.
72. Esmon CT: Anticoagulant properties of vascular cells: Thrombomodulin and protein C activation pathway, in *Vascular Control of Hemostasis*, edited by VWM Van Hinsbergh, p 9. Harwood Academic, Newark, New Jersey, 1996.
73. Esmon CT: Regulation of blood coagulation. *Biochim Biophys Acta* 1477:349, 2000.
74. Stearns-Kurosawa DJ, Kurosawa S, Mollica JS, et al: The endothelial cell protein C receptor augments protein C activation by the thrombin-thrombomodulin complex. *Proc Natl Acad Sci U S A* 93:10212, 1996.
75. Esmon CT: Protein C pathway in sepsis. *Ann Med* 34:598, 2002.
76. Esmon CT: Inflammation and thrombosis. *J Thromb Haemost* 1:1343, 2003.
77. Esmon CT: The protein C pathway. *Chest* 124:26S, 2003.
78. Esmon CT: Protein C, protein S, and thrombomodulin, in *Hemostasis and Thrombosis: Basic Principles and Clinical Practice*, 5th ed, edited by RW Colman, J Hirsh, VJ Marder, AW Clowes, JN George, p 249. Lippincott Williams & Wilkins, Philadelphia, 2005.
79. Esmon CT: The roles of protein C and thrombomodulin in the regulation of blood coagulation. *J Biol Chem* 264:4743, 1989.
80. Grinnell BW, Berg DT: Surface thrombomodulin modulates thrombin receptor responses on vascular smooth muscle cells. *Am J Physiol* 270:H603, 1996.
81. Lafay M, Laguna R, Le Bonniec BF, et al: Thrombomodulin modulates the mitogenic response to thrombin of human umbilical vein endothelial cells. *Thromb Haemost* 79:848, 1998.
82. Bajzar L, Manuel R, Nesheim M: Purification and characterization of TAFI, a thrombin activatable fibrinolysis inhibitor. *J Biol Chem* 270:14477, 1995.
83. Campbell W, Okada N, Okada H: Carboxypeptidase R is an inactivator of complement-derived inflammatory peptides and an inhibitor of fibrinolysis. *Immunol Rev* 180:162, 2001.
84. Campbell WD, Lazoura E, Okada N, et al: Inactivation of C3a and C5a octapeptides by carboxypeptidase R and carboxypeptidase N. *Microbiol Immunol* 46:131, 2002.
85. Ikeguchi H, Fujita Y, Kato T, et al: Effects of human soluble thrombomodulin on experimental glomerulonephritis. *Kidney Int* 61:490, 2002.
86. de Munk GAW, Groeneveld E, Rijken DC: Acceleration of the thrombin inactivation of single chain urokinase-type plasminogen activator (pro-urokinase) by thrombomodulin. *J Clin Invest* 88:1680, 1991.
87. Molinari A, Giogetti C, Lansen J, et al: Thrombomodulin is a cofactor for thrombin degradation of recombinant single-chain urokinase plasminogen activator in vitro and in a perfused rabbit heart model. *Thromb Haemost* 67:226, 1992.
88. Preissner KT, May AE, Wohn KD, et al: Molecular crosstalk between adhesion receptors and proteolytic cascades in vascular remodeling. *Thromb Haemost* 78:88, 1997.
89. Esmon CT: Anticoagulant protein C/thrombomodulin pathway, in *The Metabolic and Molecular Bases of Inherited Disease*, edited by CR Scriver, AL Beaudet, WS Sly, D Valle, p 4327. McGraw-Hill, New York, 1999.
90. Healy AM, Rayburn HB, Rosenberg RD, et al: Absence of the blood-clotting regulator thrombomodulin causes embryonic lethality in mice before development of a functional cardiovascular system. *Proc Natl Acad Sci U S A* 92:850, 1995.
91. Weiler-Guettler H, Aird WC, Rayburn H, et al: Developmentally regulated gene expression of thrombomodulin in postimplantation mouse embryos. *Development* 122:2271, 1996.
92. Crawley JTB, Gu AM, Ferrell G, et al: Distribution of endothelial cell protein C/activated protein C receptor (EPCR) during mouse embryo development. *Thromb Haemost* 88:259, 2002.
93. Isermann B, Hendrickson SB, Hutley K, et al: Tissue-restricted expression of thrombomodulin in the placenta rescues thrombomodulin-deficient mice from early lethality and reveals a secondary developmental block. *Development* 128:827, 2001.
94. Isermann B, Hendrickson SB, Zogg M, et al: Endothelium-specific loss of murine thrombomodulin disrupts the protein C anticoagulant pathway and causes juvenile-onset thrombosis. *J Clin Invest* 108:537, 2001.
95. Fukodome K, Esmon CT: Identification, cloning, and regulation of a novel endothelial cell protein C/activated protein C receptor. *J Biol Chem* 269:26486, 1994.
96. Esmon CT, Gu J, Xu J, et al: Regulation and functions of the protein C anticoagulant pathway. *Haematologica* 84:363, 1999.
97. Esmon CT, Xu J, Gu J, et al: Endothelial protein C receptor. *Thromb Haemost* 82:251, 1999.
98. Esmon CT: The endothelial cell protein C receptor. *Curr Opin Hematol* 13:382, 2006.
99. Xu J, Liaw PCY, Esmon CT: A novel transmembrane domain of the endothelial cell protein C receptor (EPCR) dictates receptor localization of sphingolipid-cholesterol rich regions on plasma membrane while EPCR palmitoylation modulates intracellular trafficking patterns. *Suppl Thromb Haemost* 1999:695a, 1999.
100. Kurosawa S, Stearns-Kurosawa DJ, Hidari N, et al: Identification of functional endothelial protein C receptor in human plasma. *J Clin Invest* 100:411, 1997.
101. Fukudome K, Ye X, Tsuneyoshi N, et al: Activation mechanism of anticoagulant protein C in large blood vessels involving the endothelial cell protein C receptor. *J Exp Med* 187:1029, 1998.
102. Taylor FB Jr, Peer GT, Lockhart MS, et al: Endothelial cell protein C receptor plays an important role in protein C activation *in vivo*. *Blood* 97:1685, 2001.
103. Esmon CT, Taylor FB, Snow TR: Inflammation and coagulation: Linked processes potentially regulated through a common pathway mediated by protein C. *Thromb Haemost* 66:160, 1991.
104. Esmon CT, Schwarz HP: An update on clinical and basic aspects of the protein C anticoagulant pathway. *Trends Cardiovasc Med* 5:141, 1995.
105. Taylor FB, Stearns-Kurosawa DJ, Kurasawa S, et al: The endothelial cell protein C receptor aids in host defense against *Escherichia coli* sepsis. *Blood* 95:1680, 2000.
106. Gu JM, Crawley JTB, Ferrell G, et al: Disruption of the endothelial cell protein C receptor gene in mice causes placental thrombosis and early embryonic lethality. *J Biol Chem* 277:43335, 2002.
107. Weiler H, Isermann B: Thrombomodulin. *J Thromb Haemost* 1:1515, 2003.
108. Todd AS: Fibrinolysis autographs. *Nature* 181:495, 1958.
109. Todd AS: Localization of fibrinolytic activity in tissues. *Br Med Bull* 20:210, 1964.
110. Pandolfi M: Histochemistry of tissue plasminogen activator. *Thromb Diath Haemorrh* 34:661, 1975.
111. Van Hinsbergh VWM, Kooistra T, Emeis JJ, et al: Regulation of plasminogen activator production by endothelial cells: Role in fibrinolysis and local proteolysis. *Int J Radiat Biol* 60:261, 1991.
112. Augustin HG, Kozian DH, Johnson RC: Differentiation of endothelial cells: Analysis of the constitutive and activated endothelial cell phenotypes. *Bioessays* 16:901, 1994.
113. Levin EG, del Zoppo GJ: Localization of tissue plasminogen activator in the endothelium of a limited number of vessels. *Am J Pathol* 144:855, 1994.
114. Levin EG, Santell L, Osborn KG: The expression of endothelial tissue plasminogen activator *in vivo*: A function defined by vessel size and anatomic location. *J Cell Sci* 110:139, 1997.
115. Levin EG, Osborn KG, Schleuning WD: Vessel-specific gene expression in the lung: Tissue plasminogen activator is limited to bronchial arteries and pulmonary vessels of discrete size. *Chest* 114:68S, 1998.
116. O'Rourke J, Jiang X, Hao Z, et al: Distribution of sympathetic tissue plasminogen activator (tPA) to a distant microvasculature. *J Neurosci* 79:727, 2005.
117. Dichek D, Quertermous T: Thrombin regulation of mRNA levels of tissue plasminogen activator inhibitor-1 in cultured human umbilical vein endothelial cells. *Blood* 74:222, 1989.
118. Hanss M, Collen D: Secretion of tissue-type plasminogen activator and plasminogen activator inhibitor by cultured human endothelial cells: Modulation by thrombin, endotoxin, and histamine. *J Lab Clin Med* 109:97, 1987.

119. Levin EG, Santell L: Stimulation and desensitization of tissue plasminogen activator release from human endothelial cells. *J Biol Chem* 263:9360, 1988.
120. Shatos MA, Doherty JM, Orfeo T, et al: Modulation of the fibrinolytic response of cultured human vascular endothelium by extracellularly generated oxygen radicals. *J Biol Chem* 267:597, 1992.
121. Levin EG, Marotti KR, Santell L: Protein kinase C and the stimulation of tissue plasminogen activator release from human endothelial cells. *J Biol Chem* 264:16030, 1989.
122. Cugno M, Uziel L, Fabrizi I, et al: Fibrinolytic response in normal subjects to venous occlusion and DDAVP infusion. *Thromb Res* 56:625, 1989.
123. Kooistra T, Van den Berg J, Tons A, et al: Butyrate stimulates tissue type plasminogen activator synthesis in cultured human endothelial cells. *Biochem J* 247:605, 1987.
124. Diamond SL, Eskin SG, McIntire LV: Fluid flow stimulates tissue plasminogen activator secretion by cultured human endothelial cells. *Science* 243:1483, 1989.
125. Diamond SL, Sharefkin JB, Dieffenbach C, et al: Tissue plasminogen activator messenger RNA levels increase in cultured human endothelial cells exposed to laminar shear stress. *J Cell Physiol* 143:364, 1990.
126. Levin EG, Santell L, Saljooque F: Hyperosmotic stress stimulates tissue plasminogen activator expression by a PKC-dependent pathway. *Am J Physiol* 265:C387-C396, 1993.
127. Iba T, Shin T, Sonoda T, et al: Stimulation of endothelial secretion of tissue-type plasminogen activator by repetitive stretch. *J Surg Res* 50:457, 1991.
128. Thompson EA, Nelles L, Collen D: Effect of retinoic acid on the synthesis of tissue-type plasminogen activator and plasminogen activator inhibitor 1 in human endothelial cells. *Eur J Biochem* 201:627, 1991.
129. Bulens F, Ibanez-Tallon I, Van Acker P, et al: Retinoic acid induction of human tissue-type plasminogen activator gene expression via a direct repeat element (DR5) located at – 7 kilobases. *J Biol Chem* 270:7167, 1995.
130. Van Hinsbergh VWM, Bauer KA, Kooistra T, et al: Progress of fibrinolysis during tumor necrosis factor infusions in humans. Concomitant increase in tissue-type plasminogen activator, plasminogen activator inhibitor type-1, and fibrin(ogen) degradation products. *Blood* 76:2284, 1990.
131. Schleef RR, Bevilacqua MP, Sawdey M, et al: Cytokine activation of vascular endothelium: Effects on tissue-type plasminogen activator and type 1 plasminogen activator inhibitor. *J Biol Chem* 263:5797, 1988.
132. Hamsten A, Wiman B, De Faire U, et al: Increased plasma levels of a rapid inhibitor of tissue plasminogen activator in young survivors of myocardial infarction. *N Engl J Med* 313:1557, 1985.
133. Pizzo SV, Murray JC, Gonias SL: Atrophie blanche: A disorder associated with defective release of tissue plasminogen activator. *Arch Pathol Lab Med* 110:517, 1986.
134. Kristensen P, Larson LI, Nielsen LS, et al: Human endothelial cells contain one type of plasminogen activator. *FEBS Lett* 168:33, 1984.
135. Yamamoto K, Loskutoff DJ: Fibrin deposition in tissues from endotoxin-treated mice correlates with decreases in the expression of urokinase-type but not tissue-type plasminogen activator. *J Clin Invest* 97:2440, 1996.
136. Bacharach E, Itin A, Keshet E: In vivo patterns of expression of urokinase and its inhibitor PAI-1 suggest a concerted role in regulating physiological angiogenesis. *Proc Natl Acad Sci U S A* 89:10686, 1992.
137. Booyse FM, Scheinbuks J, Radek J, et al: Immunological identification and comparison of plasminogen activator forms in cultured normal human endothelial cells and smooth muscle cells. *Thromb Res* 24:495, 1981.
138. Van Hinsbergh VWM, Van den Berg EA, Fiers W, et al: Tumor necrosis factor induces the production of urokinase-type plasminogen activator by human endothelial cells. *Blood* 75:1991, 1990.
139. Sawdey M, Podor TJ, Loskutoff DJ: Regulation of type-1 plasminogen activator inhibitor gene expression in cultured bovine aortic endothelial cells. *J Biol Chem* 264:10396, 1989.
140. Van den Berg EA, Sprengers ED, Jaye M, et al: Regulation of plasminogen activator inhibitor-1 mRNA in human endothelial cells. *Thromb Haemost* 60:63, 1988.
141. Ellis V, Scully MF, Kakkar VV: Plasminogen activation by single-chain urokinase in functional isolation. *J Biol Chem* 262:14998, 1987.
142. Almus-Jacobs F, Varki N, Sawdey MS, et al: Endotoxin stimulates expression of the murine urokinase receptor gene *in vivo*. *Am J Pathol* 147:688, 1995.
143. Blasi F, Carmeliet P: UPAR: A versatile signalling orchestrator. *Nat Rev Mol Cell Biol* 3:932, 2002.
144. Schleef RR, Podor TJ, Dunne E, et al: The majority of type 1 plasminogen activator inhibitor associated with cultured human endothelial cells is located under the cells and is accessible to solution-phase tissue-type plasminogen activator. *J Cell Biol* 110:155, 1990.
145. Levin EG, Santell L: Association of a plasminogen activator inhibitor (PAI-1) with the growth substratum and membrane of human endothelial cells. *J Cell Biol* 105:2543, 1987.
146. Medina R, Socher SH, Han JH, et al: Interleukin-1, endotoxin, or tumor necrosis factor/cachectin enhance the level of plasminogen activator inhibitor messenger RNA in bovine aortic endothelial cells. *Thromb Res* 54:41, 1989.
147. Etingin OR, Hajjar DP, Hajjar KA, et al: Lipoprotein(a) regulates plasminogen activator inhibitor-1 expression in endothelial cells. *J Biol Chem* 266:2459, 1990.
148. Konkle B, Ginsburg D: The addition of endothelial cell growth factor and heparin to human endothelial cell cultures decrease plasminogen activator. *J Clin Invest* 82:579, 1988.
149. Greenberg ME, Brackenbury R, Edelman GM: Changes in the distribution of the 34-kdalton tyrosine kinase substrate during differentiation and maturation of chicken tissues. *J Cell Biol* 98:473, 1984.
150. Hamre KM, Chepenik KP, Goldowitz D: The annexins: Specific markers of midline structures and sensory neurons in the developing murine central nervous system. *J Comp Neurol* 352:421, 1995.
151. Gould KL, Cooper JA, Hunter T: The 46,000-dalton tyrosine kinase substrate is widespread, whereas the 36,000-dalton substrate is only expressed at high levels in certain rodent tissues. *J Cell Biol* 98:487, 1984.
152. Dreier R, Schmid KW, Gerke V, et al: Differential expression of annexins I, II, and IV in human tissues: An immunohistochemical study. *Histochem Cell Biol* 110:137, 1998.
153. Menell JS, Cesarman GM, Jacovina AT, et al: Annexin II and bleeding in acute promyelocytic leukemia. *N Engl J Med* 340:994, 1999.
154. Ishii H, Yoshida M, Hiraoka M, et al: Recombinant annexin II modulates impaired fibrinolytic activity in vitro and in rat carotid artery. *Circ Res* 89:1240, 2001.
155. Ling Q, Jacovina AT, Deora AB, et al: Annexin II is a key regulator of fibrin homeostasis and neoangiogenesis . *J Clin Invest* 113:38, 2004.
156. Jacovina AT, Zhong F, Khazanova E, et al: Neuritogenesis and the nerve growth factor-induced differentiation of PC-12 cells requires annexin II-mediated plasmin generation. *J Biol Chem* 276:49350, 2001.
157. Brownstein C, Deora AB, Jacovina AT, et al: Annexin II mediates plasminogen-dependent matrix invasion by human monocytes: Enhanced expression by macrophages. *Blood* 103:317, 2004.
158. Omar MN, Mann KG: Inactivation of Factor Va by plasmin. *J Biol Chem* 262:9750, 1987.
159. Esmon CT: The regulation of natural anticoagulant pathways. *Science* 235:1348, 1987.
160. Lee CD, Mann KG: Activation/inactivation of human factor V by plasmin. *Blood* 73:185, 1989.
161. McKee PA, Anderson JC, Switzer ME: Molecular structural studies of human factor VIII. *Ann N Y Acad Sci* 240:8, 1975.
162. Moser TL, Stack MS, Asplin I, et al: Angiostatin binds ATP synthase on the surface of human endothelial cells. *Proc Natl Acad Sci U S A* 96:2811, 1999.
163. Stricker RB, Wong D, Shiu DT, et al: Activation of plasminogen by tissue plasminogen activator on normal and thrombasthenic platelets: Effects on surface proteins and platelet aggregation. *Blood* 68:275, 1986.
164. Adelman B, Michelson AD, Greenberg J, et al: Proteolysis of platelet glycoprotein by plasmin is facilitated by plasmin lysine-binding regions. *Blood* 68:1280, 1986.
165. Schafer AI, Adelman B: Plasmin inhibition of platelet function and of arachidonate metabolism. *J Clin Invest* 75:456, 1985.
166. Puri RN, Zhou FX, Colman RF, et al: Plasmin-induced platelet aggregation is accompanied by cleavage of aggregin and indirectly mediated by calpain. *Am J Physiol* 259:C862-C868, 1990.
167. Schafer AI, Maas AK, Ware JA, et al: Platelet protein phosphorylation, elevation of cytosolic calcium, and inositol phospholipid breakdown in platelet activation induced by plasmin. *J Clin Invest* 78:73, 1986.
168. Loscalzo J, Vaughan DE: Tissue plasminogen activator promotes platelet disaggregation. *J Clin Invest* 79:1749, 1986.
169. Miles LA, Ginsberg MA, White JG, et al: Plasminogen interacts with platelets through two distinct mechanisms. *J Clin Invest* 77:2001, 1986.
170. Gimple LW, Gold HK, Leinbach RC, et al: Correlation between template bleeding times and spontaneous bleeding during treatment of acute myocardial infarction with recombinant human issue type plasminogen activator. *Circulation* 80:581, 1989.
171. Coller BS: Platelets and thrombolytic therapy. *N Engl J Med* 322:33, 1990.
172. Fay WP, Garg N, Sunkar M: Vascular function of the plasminogen activation system. *Arterioscler Thromb Vasc Biol* 27:1231, 2007.
173. Libby P, Aikawa M, Jain MK: Vascular endothelium and atherosclerosis. *Handb Exp Pharmacol* 176 Part 2:285, 2006.
174. Ploplis VA, Carmeliet P, Vazirzadeh S, et al: Effects of disruption of the plasminogen gene on thrombosis, growth, and health in mice. *Circulation* 92:2585, 1995.
175. Bugge TH, Flick MJ, Daugherty CC, et al: Plasminogen deficiency causes severe thrombosis but is compatible with development and reproduction. *Genes Dev* 9:794, 1995.
176. Romer J, Bugge TH, Pyke C, et al: Impaired wound healing in mice with a disrupted plasminogen gene. *Nat Med* 2:287, 1996.
177. Bugge TH, Kombrinck KW, Flick MJ, et al: Loss of fibrinogen rescues mice from the pleiotropic effects of plasminogen deficiency. *Cell* 87:709, 1996.
178. Xiao Q, Danton MJS, Witte DP, et al: Plasminogen deficiency accelerates vessel wall disease in mice predisposed to atherosclerosis. *Proc Natl Acad Sci U S A* 94:10335, 1997.
179. Carmeliet P, Moons L, Lijnen R, et al: Urokinase-generated plasmin activates matrix metalloproteinases during aneurysm formation. *Nat Genet* 17:439, 1997.
180. Eitzman DT, Westrick RJ, Xu Z, et al: Plasminogen activator inhibitor-1 deficiency protects against atherosclerosis progression in the mouse carotid artery. *Blood* 96:4212, 2000.
181. Sjoland H, Eitzman DT, Gordon D, et al: Atherosclerosis progression in LDL receptor-deficient and apolipoprotein E-deficient mice is independent of genetic alterations in plasminogen activator inhibitor-1. *Arterioscler Thromb Vasc Biol* 20:846, 1999.
182. Luttun A, Lupu F, Storkebaum E, et al: Lack of plasminogen activator inhibitor-1 promotes growth and abnormal remodeling of advanced atherosclerotic plaque in apolipoprotein E-deficient mice. *Arterioscler Thromb Vasc Biol* 22:499, 2002.
183. Plow EF, Ploplis VA, Busuttil S, et al: A role of plasminogen in atherosclerosis and restenosis models in mice. *Thromb Haemost* 82 Suppl:4, 1999.
184. Ploplis VA, French EL, Carmeliet P, et al: Plasminogen deficiency differentially affects recruitment of inflammatory cell populations in mice. *Blood* 91:2005, 1998.
185. Moons L, Wi C, Ploplis V, et al: Reduced transplant arteriosclerosis in plasminogen-deficient mice. *J Clin Invest* 102:1788, 1998.
186. Heymans S, Luttun A, Nuyens D, et al: Inhibition of plasminogen activators or matrix metalloproteinases prevents cardiac rupture but impairs therapeutic angiogenesis and causes cardiac failure. *Nat Med* 5:1135, 2003.
187. Lijnen HR, Van Hoef B, Lupu F, et al: Function of the plasminogen/plasmin and matrix metalloproteinase systems after vascular injury in mice with targeted inactivation of fibrinolytic system genes. *Arterioscler Thromb Vasc Biol* 18:1035, 1998.
188. Carmeliet P, Moons L, Ploplis VA, et al: Impaired arterial neointima formation in mice with disruption of the plasminogen gene. *J Clin Invest* 99:200, 1997.

189. Carmeliet P, Moons L, Herbert JM, et al: Urokinase but not tissue plasminogen activator mediates arterial neointima formation in mice. *Circ Res* 81:829, 1997.
190. Carmeliet P, Moons L, Dewerchin M, et al: Receptor-independent role of urokinase-type plasminogen activator in pericellular plasmin and matrix metalloproteinase proteolysis during vascular wound healing in mice. *J Cell Biol* 140:233, 1998.
191. Carmeliet P, Moons L, Lijnen R, et al: Inhibitory role of plasminogen activator inhibitor-1 in arterial wound healing and neointima formation. *Circulation* 96:3180, 1997.
192. Konstantinides S, Schafer K, Loskutoff DJ: Do PAI-1 and vitronectin promote or inhibit neointima formation? *Arterioscler Thromb Vasc Biol* 22:1943, 2002.
193. Shi C, Patel A, Zhang D, et al: Plasminogen is not required for neointima formation in a mouse model of vein graft stenosis. *Circ Res* 84:883, 1999.
194. Eitzman DT, Westrick RJ, Nabel EG, et al: Plasminogen activator inhibitor-1 and vitronectin promote vascular thrombosis in mice. *Blood* 95:577, 2000.
195. Konstantinides S, Schafer K, Thinnes T, et al: Plasminogen activator inhibitor-1 and its cofactor vitronectin stabilize arterial thrombi following vascular injury in mice. *Circulation* 103:576, 2001.
196. Schafer K, Konstantinides S, Riedel C, et al: Different mechanisms of increased luminal stenosis after arterial injury in mice deficient for urokinase- or tissue-type plasminogen activator. *Circulation* 106:1847, 2002.
197. Schafer K, Muller K, Hecker A, et al: Enhanced thrombosis in atherosclerosis-prone mice is associated with increased arterial expression of plasminogen activator. *Arterioscler Thromb Vasc Biol* 23:2097, 2003.
198. Zhu Y, Farrehi PM, Fay WP: Plasminogen activator inhibitor type 1 enhances neointima formation after oxidative vascular injury in atherosclerosis-prone mice. *Circulation* 103:3105, 2001.
199. Ploplis VA, Cornelissen I, Sandoval-Cooper MJ, et al: Remodeling of the vessel wall after copper-induced injury is highly attenuated in mice with a total deficiency of plasminogen activator inhibitor-1. *Am J Pathol* 158:107, 2001.
200. DeYoung MB, Tom C, Dichek DA: Plasminogen activator inhibitor type 1 increases neointima formation in balloon-injured rat carotid arteries. *Circulation* 104:1972, 2001.
201. Grainger DJ, Kemp PR, Metcalfe JC, et al: The serum concentration of active transforming growth factor-β is severely depressed in advanced atherosclerosis. *Nat Med* 1:74, 1995.
202. Herbert JM, Carmeliet P: Involvement of u-PA in the anti-apoptotic activity of TGF-beta for vascular smooth muscle cells. *FEBS Lett* 413:401, 1997.
203. Herbert JM, Lamarche I, Carmeliet P: Urokinase and tissue-type plasminogen activator are required for the mitogenic and chemotactic effects of bovine fibroblast growth factor and platelet-derived growth factor-BB for vascular smooth muscle cells. *J Biol Chem* 272:23585, 1997.
204. Scanu AM, Fless GM: Lipoprotein(a) heterogeneity and biologic relevance. *J Clin Invest* 85:1709, 1990.
205. Utermann G: The mysteries of lipoprotein(a). *Science* 246:904, 1989.
206. Loscalzo J: Lipoprotein(a), a unique risk factor for atherothrombotic disease. *Arteriosclerosis* 10:672, 1990.
207. Hajjar KA, Nachman RL: The role of lipoprotein(a) in atherogenesis and thrombosis. *Annu Rev Med* 47:423, 1996.
208. Bauer PI, Machovich R, Buki KG, et al: Interaction of plasmin with endothelial cells. *Biochem J* 218:119, 1984.
209. McLean JW, Tomlinson JE, Kuang WJ, et al: CDNA sequence of human apolipoprotein(a) is homologous to plasminogen. *Nature* 330:132, 1987.
210. Weitkamp LR, Guttormsen SA, Schultz JS: Linkage between the loci for the Lp(a) lipoprotein (Lp) and plasminogen (PLG). *Hum Genet* 79:80, 1988.
211. Neven L, Khalil A, Pfaffinger D, et al: Rhesus monkey model of familial hypercholesterolemia: Relation between plasma Lp(a) levels, apo(a) isoforms and LDL-receptor function. *J Lipid Res* 31:633, 1990.
212. Pfaffinger D, Schuelke J, Kim C, et al: Relationship between apo(a) isoforms and Lp(a) density in subjects with different apo(a) phenotype: A study before and after a fatty meal. *J Lipid Res* 32:679, 1991.
213. Utermann G, Menzel HJ, Kraft HG, et al: Lp(a) glycoprotein phenotypes. *J Clin Invest* 80:458, 1987.
214. Maeda S, Abe A, Seishima M, et al: Transient changes of serum lipoprotein(a) as an acute phase protein. *Atherosclerosis* 78:145, 1989.
215. Wright LC, Sullivan DR, Muller M, et al: Elevated apolipoprotein(a) levels in cancer patients. *Int J Cancer* 43:241, 1989.
216. Gavish D, Azrolan N, Breslow JL: Fish oil reduces plasma Lp(a) levels and affects post-prandial association of apo(a) with triglyceride rich lipoproteins. *J Clin Invest* 84:2021, 1989.
217. Koschinsky ML, Beisiegel U, Henne-Bruns D, et al: Apolipoprotein(a) size heterogeneity is related to variable number of repeat sequences in its mRNA. *Biochemistry* 29:640, 1990.
218. Lerch PG, Rickli EE, Lergier W, et al: Localization of individual lysine-binding regions in human plasminogen and investigations on their complex-forming properties. *Eur J Biochem* 107:7, 1980.
219. Armstrong VW, Harrach B, Robenek H, et al: Heterogeneity of human lipoprotein Lp(a): Cytochemical and biochemical studies on the interaction of two Lp(a) species with the LDL receptor. *J Lipid Res* 31:429, 1990.
220. Wolf K, Rith M, Niendorf A, et al: Thrombosis: Cellular elements of the vasculature. *Circulation* 80:522, 1989.
221. Grainger DJ, Kemp PR, Liu AC, et al: Activation of transforming growth factor-beta is inhibited in transgenic apolipoprotein(a) mice. *Nature* 370:460, 1994.
222. Palabrica TM, Liu AC, Aronovitz MJ, et al: Antifibrinolytic activity of apolipoprotein(a) *in vivo*: Human apolipoprotein(a) transgenic mice are resistant to tissue plasminogen activator-mediated thrombolysis. *Nat Med* 1:256, 1995.
223. Petros AM, Ramesh V, Llinas M: NMR studies of aliphatic ligand binding to human plasminogen kringle 4. *Biochemistry* 28:1368, 1989.
224. Hajjar KA: The endothelial cell tissue plasminogen activator receptor: Specific interaction with plasminogen. *J Biol Chem* 266:21962, 1991.
225. Hajjar KA, Gavish D, Breslow J, et al: Lipoprotein(a) modulation of endothelial cell surface fibrinolysis and its potential role in atherosclerosis. *Nature* 339:303, 1989.
226. Gonzales-Gronow M, Edelberg JM, Pizzo SV: Further characterization of the cellular plasminogen binding site: Evidence that plasminogen 2 and lipoprotein a compete for the same site. *Biochemistry* 28:2374, 1989.
227. Miles LA, Fless GM, Levin EG, et al: A potential basis for the thrombotic risks associated with lipoprotein(a). *Nature* 339:301, 1989.
228. Stiko-Rahm A, Wiman B, Hamsten A, et al: Secretion of plasminogen activator inhibitor-1 from cultured human umbilical vein endothelial cells is induced by very low density lipoprotein. *Arteriosclerosis* 10:1067, 1990.
229. Edelberg JM, Gonzalez-Gronow M, Pizzo SV: Lipoprotein(a) inhibition of plasminogen activation by tissue-type plasminogen activator. *Thromb Res* 57:155, 1990.
230. Loscalzo J, Weinfeld M, Fless G, et al: Lipoprotein(a), fibrin binding, and plasminogen activation. *Arteriosclerosis* 10:240, 1990.
231. Lawn RM, Wade DP, Hammer RE, et al: Atherogenesis in transgenic mice expressing human apolipoprotein(a). *Nature* 360:670, 1992.
232. Boonmark NW, Lou XJ, Schwartz K, et al: Modification of apolipoprotein(a) lysine binding site reduces atherosclerosis in transgenic mice. *J Clin Invest* 100:558, 1997.
233. Kraus JP: Molecular basis of phenotype expression in homocystinuria. *J Inherit Metab Dis* 17:383, 1994.
234. Boushey CJ, Beresford SAA, Omenn GS, et al: A quantitative assessment of plasma homocysteine as a risk factor for vascular disease. *JAMA* 274:1049, 1995.
235. Refsum H, Ueland PM, Nygard O, et al: Homocysteine and cardiovascular disease. *Annu Rev Med* 49:31, 1998.
236. Hajjar KA: Homocysteine-induced modulation of tissue plasminogen activator binding to its endothelial cell membrane receptor. *J Clin Invest* 91:2873, 1993.
237. Hajjar KA, Mauri L, Jacovina AT, et al: Tissue plasminogen activator binding to the annexin II tail domain: Direct modulation by homocysteine. *J Biol Chem* 273:9987, 1998.
238. Miyakis S, Lockshin MD, Atsumi T, et al: International consensus statement on an update of the classification criteria for definite antiphospholipid syndrome (APS). *J Thromb Haemost* 4:295, 2006.
239. Cockrell.E., Espinola RG, McCrae KR: Annexin A2: Biology and relevance to the antiphospholipid syndrome. *Lupus* 17:943, 2008.
240. Cesarman-Maus G, Rios-Luna NP, Deora AB, et al: Autoantibodies against the fibrinolytic receptor, annexin 2, in antiphospholipid syndrome. *Blood* 107:4375, 2006.
241. Ma K, Simantov R, Zhang JC, et al: High affinity binding of beta 2-glycoprotein I to human enodhtelial cells is mediated by annexin II. *J Biol Chem* 275:15541, 2000.
242. Zhang J, McCrae KR: Annexin A2 mediates endothelial cell activation by antiphospholipid/anti-{beta}2-glycoprotein I antibodies. *Blood* 105:1964, 2005.
243. Raschi E, Testoni C, Bosisio D, et al: Role of the My88 transduction signaling pathway in endothelial activation by antiphospholipid antibodies. *Blood* 101:3295, 2003.
244. Romay-Penabad Z, Montiel-Manzano MG, Shilagard T, et al: Annexin A2 is involved in antiphospholipid antibody-mediated pathogenic effects in vitro and in vivo. *Blood* 114:3074, 2009.
245. Ardoin SP, Shanahan JC, Pisetsky DS: The role of microparticles in inflammation and thrombosis. *Scand J Immunol* 66:159, 2007.
246. George FD: Microparticles in vascular diseases. *Thromb Res* 122:S55, 2008.
247. Lechner D, Weltermann A: Circulating tissue factor-exposing microparticles. *Thromb Res* 122:S47-S54, 2008.
248. Peerschke EI, Yin W, Ghebrehiwet B: Platelet mediated complement activation. *Adv Exp Med Biol* 632:81, 2008.
249. Wilkins PP, Moore KL, McEver RP, et al: Tyrosine sulfation of P-selectin glycoprotein ligand-1 is required for high affinity binding to P-selectin. *J Biol Chem* 270:22677, 1995.
250. Snapp KR, Craig R, Herron M, et al: Dimerization of P-selectin glycoprotein ligand-1 (PSGL-1) required for optimal recognition of P-selectin. *J Cell Biol* 142:263, 1998.
251. Tanaka Y, Adams Dh, Hubscher S, et al: T-cell adhesion induced by proteoglycan-immobilized cytokine MIP-1 beta. *Nature* 361:79, 1993.
252. Lo SK, Lee S, Ramos RA, et al: Endothelial-leukocyte adhesion molecule 1 stimulates the adhesive activity of leukocyte integrin CD3 [CD11B/CD18, Mac-1, alpha m beta 2] on human neutrophils. *J Exp Med* 173:1493, 1991.
253. Lorant DE, Patel KD, McIntyre TM, et al: Coexpression of GMP-140 and PAF by endothelium stimulated by histamine or thrombin: A juxtacrine system for adhesion and activation of neutrophils. *J Cell Biol* 115:223, 1991.
254. Huber AR, Kunkel SL, Todd RF, et al: Regulation of transendothelial neutrophil migration by endogenous interleukin-8. *Science* 254:99, 1991.
255. Tanaka Y, Albelda SM, Horgan KJ, et al: CD31 expressed on distinctive T cell subsets is a preferential amplifier of beta 1 integrin-mediated adhesion. *J Exp Med* 176:245, 1992.
256. Piali L, Albelda SM, Baldwin HS, et al: Murine platelet endothelial cell adhesion molecule (PECAM-1/CD31) modulates beta2 integrins on lymphokine-activated killer cells. *Eur J Immunol* 23:2464, 1993.
257. Berman ME, Muller WA: Ligation of platelet/endothelial cell adhesion molecule 1 (PECAM-1/CD31) on monocytes and neutrophils increases binding capacity of leukocyte CR3 (CD11b/CD18). *J Immunol* 154:299, 1995.
258. Carlos TM, Harlan JM: Leukocyte-endothelial cell adhesion molecules. *Blood* 84:2068, 1994.
259. Hynes RO: Integrins: Versatility, modulation, and signalling in cell adhesion. *Cell* 69:11, 1992.
260. Miller J, Knorr R, Ferrone M, et al: Intercellular adhesion molecule-1 dimerization and its consequences for adhesion mediated by lymphocyte function associated molecule-1. *J Exp Med* 182:1231, 1995.
261. Reilly PL, Woska RJR, Jeanfavre DD, et al: The native structure of intercellular adhesion molecule-1(ICAM-1) is a dimer. Correlation with binding to LFA-1. *J Immunol* 155:529, 1995.

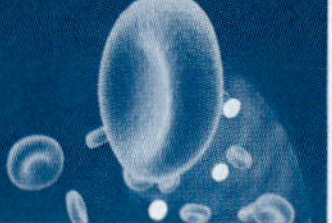

262. Bargatze RF, Kurk S, Butcher EC, et al: Neutrophils roll on adherent neutrophils bound to cytokine-induced endothelial cells via L-selectin on the rolling cells. *J Exp Med* 180:1785, 1994.
263. Walcheck B, Moore KL, McEver RP, et al: Neutrophil-neutrophil interactions under hydrodynamic shear stress involve L-selectin and PSGL-1. *J Clin Invest* 98:1081, 1996.
264. Muller WA: Migration of leukocytes across the vascular intima. Molecules and mechanisms. *Trends Cardiovasc Med* 5:15, 1995.
265. Muller WA: Leukocyte-endothelial cell interactions in leukocyte transmigration and the inflammatory response. *Trends Immunol* 24:326, 2003.
266. Ley K, Laudanna C, Cybulsky MI, et al: Getting to the site of inflammation: The leukocyte adhesion cascade updated. *Nat Rev Immunol* 218:178, 2007.
267. Vestweber D: Adhesion and signaling molecules controlling the transmigration of leukocytes through endothelium. *Immunol Rev* 218:178, 2007.
268. Muller WA, Ratti CM, McDonnell SL, et al: A human endothelial cell-restricted, externally disposed plasmalemmal protein enriched in intercellular junctions. *J Exp Med* 170:399, 1989.
269. Newman PJ, Berndt MC, Gorski J, et al: PECAM-1 [CD31] cloning and relation to adhesion molecules of the immunoglobulin gene superfamily. *Science* 247:1219, 1990.
270. Muller WA, Weigl SA, Deng X, et al: PECAM-1 is required for transendothelial migration of leukocytes. *J Exp Med* 178:449, 1993.
271. Huang AJ, Manning JE, Bandak TM, et al: Endothelial cell cytosolic free calcium regulates neutrophil migration across monolayers of endothelial cells. *J Cell Biol* 120:1371, 1993.
272. Liao F, Huynh HK, Eiroa A, et al: Migration of monocytes across endothelium and passage through extracellular matrix involve separate molecular domains of PECAM-1. *J Exp Med* 182:1337, 1995.
273. Liao F, Ali J, Greene T, et al: Soluble domain 1 of platelet-endothelial cell adhesion molecule (PECAM) is sufficient to block transendothelial migration in vitro and in vivo. *J Exp Med* 185:1349, 1997.
274. Ostermann G, Weber KSC, Zernecke A, et al: JAM-1 is a ligand for the b2 integrin LFA-1 involved in transendothelial migration of leukocytes. *Nat Immunol* 3:151, 2002.
275. Johnson-Leger C, Aurrand-Lions M, Beltraminelli N, et al: Junctional adhesion molecule-2 (JAM-2) promotes lymphocyte transendothelial migration. *Blood* 100:2479, 2002.
276. Feng D, Nagy JA, Pyne K, et al: Neutrophils emigrate from venules by a transendothelial cell pathway in response to fMLP. *J Exp Med* 187:903, 1999.
277. Carman CV, Springer TA: Trans-cellular migration: Cell-cell contacts get intimate. *Curr Opin Cell Biol* 20:533, 2008.
278. Schenkel AR, Mamdouh Z, Chen X, et al: CD99 plays a major role in the migration of monocytes through endothelial junctions. *Nat Immunol* 3:2479, 2002.
279. Bixel MG, Petri B, Khandoga AG, et al: A CD99-related antigen on endothelial cells mediates neutrophil, but not lymphocyte extravasation *in vivo*. *Blood* 109:5327, 2009.
280. Dufour EM, Deroche A, Bae Y, et al: CD99 is essential for leukocyte diapedesis in vivo. *Cell Commun Adhes* 15:351, 2008.
281. Marchesi VT, Florey HW: Electron micrographic observations on the emigration of leukocytes. *Q J Exp Physiol Cogn Med Sci* 45:343, 1960.
282. Leeuwenberg JFM, Von Asmuth EJ, Jeunhomme TM, et al: IFN-gamma regulates the expression of the adhesion molecule ELAM-1 and IL-6 production by human endothelial cells *in vitro*. *J Immunol* 145:2110, 1990.
283. Strindall J, Lundblad A, Pahlsson P: Interferon-gamma enhancement of E-selectin expression on endothelial cells is inhibited by monensin. *Scand J Immunol* 46:338, 1997.
284. Ley K, Arbones ML, Bosse R, et al: Sequential contribution of L- and P-selectin to leukocyte rolling *in vivo*. *J Exp Med* 181:669, 1995.
285. Khew-Goodall Y, Butcher E, Litwin MS, et al: Chronic expression of P-selectin on endothelial cells stimulated by the T-cell cytokine, interleukin-3. *Blood* 87:1432, 1999.
286. Yao L, Pan J, Setiadi H, et al: Interleukin-4 or oncostatin M induces a prolonged increase in P-selectin mRNA and protein in human endothelial cells. *J Exp Med* 184:81, 1996.
287. Jung U, Ley K: Regulation of E-selectin, P-selectin, and intercellular adhesion molecule-1 expression in mouse cremaster vasculature. *Microcirculation* 4:311, 1997.
288. Pan J, Xia L, Yao L, et al: Tumor necrosis factor-alpha- or lipopolysaccharide-induced expression of the murine P-selectin gene in endothelial cells involves novel kappaB sites and a variant activating transcription factor/cAMP response element. *J Biol Chem* 273:10067, 1998.
289. Masinovsky B, Urdal D, Gallatin WM: IL-4 acts synergistically with IL-1 beta to promote lymphocyte adhesion to microvascular endothelium by induction of vascular cell adhesion molecule-1. *J Immunol* 145:2886, 1990.
290. Blease K, Seybold J, Adcock IM, et al: Interleukin-4 and lipopolysaccharide synergize to induce vascular adhesion molecule-1 expression in human lung microvascular endothelial cells. *Am J Respir Cell Mol Biol* 18:620, 1998.
291. Pober JS, Collins T, Gimbrone M, et al: Inducible expression of class II major histocompatibility complex antigens and the immunogenicity of vascular endothelium. *Transplantation* 41:141, 1986.
292. Savage COS, Hughes CCW, McIntyre BW, et al: Human CD4+ cells proliferate to HLA-DR+ allogeneic vascular endothelium. Identification of accessory interactions. *Transplantation* 56:128, 1993.
293. Pober JS, Orosz CG, Rose ML, et al: Can graft endothelial cells initiate a host anti-graft immune response? *Transplantation* 61:343, 1996.
294. Romer LH, McLean NV, Horng-Chin Y, et al: IFN-gamma and TNF-alpha induce redistribution of PECAM-1 [CD31] on human endothelial cells. *J Immunol* 154:6582, 1995.
295. Tang Q, Hendricks RL: Interferon gamma regulates platelet endothelial cell adhesion molecule-1 expression and neutrophil infiltration into herpes simplex virus-infected mouse corneas. *J Exp Med* 184:1435, 1996.
296. Rival Y, Del Maschio A, Rabiet MJ, et al: Inhibition of platelet endothelial cell adhesion molecule-1 synthesis and leukocyte transmigration in endothelial cells by the combined action of TNFα and IFNγ. *J Immunol* 157:1233, 1996.
297. Kaplanski G, Fabrigoule M, Boulay V, et al: Thrombin induces endothelial type II activation in vitro: IL-1- and TNF-alpha-independent IL-8 secretion and E-selectin expression. *J Immunol* 158:5435, 1997.
298. Diacovo TG, Puri KD, Warnock RA, et al: Platelet-mediated lymphocyte delivery to high endothelial venules. *Science* 273:252, 1996.
299. Diacovo TG, Catalina MD, Siegelman MH, et al: Circulating activated platelets reconstitute lymphocyte homing and immunity in L-selectin-deficient mice. *J Exp Med* 187:197, 1998.
300. Buttrum SM, Hatton R, Nash GB: Selectin-mediated rolling of neutrophils on immobilized platelets. *Blood* 82:1165, 1993.
301. Diacovo TG, Roth SJ, Buccola JM, et al: Neutrophil rolling, arrest, and transmigration across activated, surface-adherent platelets via sequential action of P-selectin and the beta 2-integrin CD11b/CD18. *Blood* 88:146, 1996.
302. Diacovo TG, de Fougerolles AR, Bainton DF, et al: A functional integrin ligand on the surface of platelets: Intercellular adhesion molecule-2. *J Clin Invest* 94:1243, 1994.
303. Simon DI, Chen Z, Xu H, et al: Platelet glycoprotein Iba is a counterreceptor for the leukocyte integrin Mac-1 (CD11b/CD18). *J Exp Med* 192:193, 2000.
304. Santoso S, Sachs UJ, Kroll H, et al: The junctional adhesion molecule 3 (JAM-3) on human platelets is a counterreceptor for the leukocyte integrin Mac-1. *J Exp Med* 196:679, 2002.
305. Frenette PS, Denis CV, Weiss L, et al: P-selectin glycoprotein ligand 1 (PSGL-) is expressed on platelets and can mediate platelet-endothelial interactions *in vivo*. *J Exp Med* 191:1413, 2000.
306. Moake JL, Rudy.C.K., Troll JH, et al: Unusually large plasma factor VIII:von Willebrand factor multimers in chronic relapsing thrombotic thrombocytopenic purpura. *N Engl J Med* 307:1432, 1982.
307. Zheng XL, Sadler JE: Pathogenesis of thrombotic microangiopathies. *Annu Rev Pathol* 3:249, 2008.
308. Chauhan AK, Kisucka J, Brill A, et al: ADAMTS13: A new link between thrombosis and inflammation. *J Exp Med* 205:2065, 2008.
309. Altieri DC: Cogulation assembly on leukocytes in transmembrane signaling and cell adhesion. *Blood* 81:569, 1993.
310. Lo SK, Cheung A, Zheng Q, et al: Induction of tissue factor in monocytes by adhesion to endothelial cells. *J Immunol* 154:4768, 1995.
311. Fan ST, Mackman N, Cui MZ, et al: Integrin regulation of an inflammatory effector gene: Direct induction of the tissue factor promoter by engagement of β_1 or α_4 integrin chains. *J Immunol* 154:3266, 1995.
312. Randolph GJ, Luther T, Albrecht S, et al: Role of tissue factor adhesion of mononuclear phagocytes to and trafficking through endothelium. *Blood* 92:4167, 1998.
313. Palabrica T, Lobb R, Furie BC, et al: Leukocyte accumulation promoting fibrin deposition is mediated *in vivo* by P-selectin on adherent platelets. *Nature* 359:848, 1992.
314. Wright SD, Weitz JI, Huang AJ, et al: Complement receptor type [CR3, CD11b/CD18] of human polymorphonuclear leukocytes recognizes fibrinogen. *Proc Natl Acad Sci U S A* 85:7734, 1988.
315. Altieri DC, Morrisey JH, Edgington TS: Adhesive receptor Mac-1 coordinates the activation of factor X on stimulated cells of monocytic and myeloid differentiation: An alternative initiation of the coagulation protease cascade. *Proc Natl Acad Sci U S A* 85:7462, 1988.
316. Altieri DC, Edgington TS: The saturable high affinity association of factor X to ADP-stimulated monocytes defines a novel function of the Mac-1 receptor. *J Biol Chem* 263:7007, 1988.
317. Peng L, Bhatia N, Parker AC, et al: Endogenous vitronectin and plasminogen activator inhibitor-1 promote neointima formation in murine carotid arteries. *Arterioscler Thromb Vasc Biol* 22:934, 2002.
318. de Waard V, Armitage RJ, Carmeliet P, et al: Plasminogen activator inhibitor-1 and vitronectin protect against stenosis in a murine carotid ligation model. *Arterioscler Thromb Vasc Biol* 22:1978, 2002.
319. Alon R, Fassner PD, Carr MW, et al: The integrin VLA-4 supports tethering and rolling on VCAM-1. *J Cell Biol* 128:1243, 1995.
320. Berlin CBRF, Campbell JJ, Von Andrian UH, et al: Alpha 4 integrins mediate lymphocyte attachment and rolling under physiologic flow. *Cell* 80:413, 1995.
321. Davie EW, Ratnoff OD: Waterfall sequence for intrinsic blood clotting. *Science* 145:1310, 1964.
322. MacFarlane RG: An enzyme cascade in the blood clotting mechanism, and its function as a biochemical amplifier. *Nature* 202:498, 1964.
323. Huber R, Berendes R, Burger A, et al: Crystal and molecular structure of human annexin V after refinement: Implications for structure, membrane binding and ion channel formation of the annexin family of proteins. *J Mol Biol* 223:683, 1992.
324. Huang K-S, Wallner BP, Mattaliano RJ, et al: Two human 35 kd inhibitors of phospholipase A2 are related to substrates of pp60 v-src and of the epidermal growth factor receptor/kinase. *Cell* 46:191, 1986.
325. Gerke V, Creutz CE, Moss SE: Annexins: Linking Ca++ signalling to membrane dynamics. *Nat Rev Mol Cell Biol* 6:449, 2005.
326. Blasi F, Conese M, Moller LB, et al: The urokinase receptor: Structure, regulation and inhibitor-mediated internalization. *Fibrinolysis* 8:182, 1994.
327. Jacovina AT, Deora AB, Ling Q, et al: Homocysteine inhibits neoangiogenesis through blockade of annexin A2-dependent angiogenesis. *J Clin Invest* 119:3385, 2009.

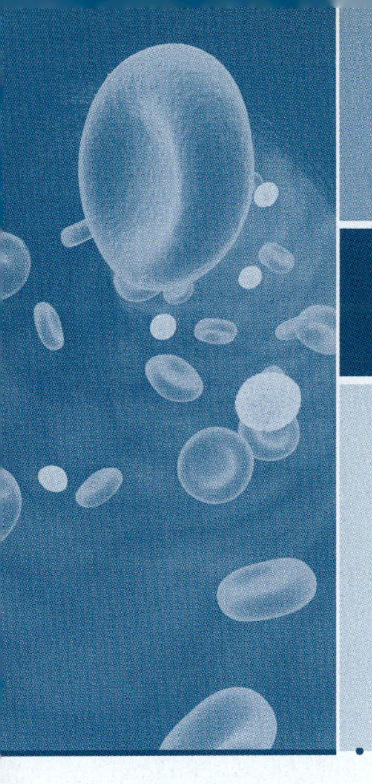

第118章

出血性疾病的分类、临床表现及评估

Uri Seligsohn, Kenneth Kaushansky

摘 要

出现下列情况时通常要考虑出血性疾病可能:①患者本人或其医生怀疑该患者有出血倾向;②家族成员中至少有一人有出血倾向;③发现血凝常规检查结果异常;④术前检查发现凝血象异常;⑤患者术中、术后或外伤后发生无法解释的弥漫性出血。为了评估上述任何一种情况可能导致的出血性疾病,这就要求医生必须掌握各类出血性疾病的相关知识。病史、体检结果以及一些基本的实验室止血功能检查有助于医生作出初步诊断,而确诊则需进行更加特异的检查。本章将对出血性疾病的诊断步骤作一简述。

出血性疾病的分类

出血性疾病可被简单地分为遗传性和获得性两大类(表118-1)。此外,还可以根据发病机制进行分类。在获得性出血性疾病中,血小板减少症是最常见的类型,其发病原因可能是抗体或其他消耗性进程导致的血小板产生减少、破坏过多,或者脾功能亢进所致血小板在脾脏内滞留过多(见第119章),但是,如果脾功能亢进是导致出血性疾病的唯一原因,这种情况一般很少引起严重病理性出血。

出血史

出血史能帮助医生确定进一步的诊断措施和预测将来出血的可能性,在出血性患者的病情评估中具有很重要的作用。

本章使用的简写和缩略词:APTT,活化的部分凝血活酶时间(activated partial thromboplastin time);BT,出血时间(bleeding time);DIC,弥散性血管内凝血(disseminated intravascular coagulation);ELISA,酶联免疫吸附试验(enzyme-linked immunosorbent assay);PT,凝血酶原时间(prothrombin time);RCF,瑞斯托霉素辅因子(ristocetin cofactor)。

询问患者有关的病史时要有系统性和技巧性,通常,以下几点值得注意:

1. 患者对出血症状的敏感度往往是不同的。有的人可能会忽略明显的症状,而有的人可能对很小的出血也很留意。在进行标注问卷调查时,许多健康人可能会表示有过度出血或瘀斑的表现[1-2]。这种情况在女性中更常发生。因此,一些专家认为,问患者"你易发生出血症状吗?"这样的问题实际上是毫无价值的。

2. 重症出血性疾病患者必定有严重的出血史,例如,重型血友病A或血友病B、3型血管性血友病和Glanzmann血小板无力症。

3. 特异性出血类型有助于识别出血性疾病(表118-2)。例如不明原因的关节积血和肌肉出血提示血友病,而黏膜出血(鼻出血、牙龈出血、月经过多)则更常见于血小板质异常性疾病、血小板减少症或血管性血友病。

4. 评估出血程度时应充分考虑外伤及任何可能引起出血的诱因。不能仅凭无显著出血史来排除轻度出血性疾病,因为患者可能从未经历过如拔牙、手术、外伤或分娩等情况。例如,很大一部分轻型血管性血友病或血友病患者可能无出血史,但在手术或其他介入性操作后发生过度出血的危险性却很大。因而,诊断时要充分考虑到这种情况,尤其是老年患者。

5. 尽可能从患者主观叙述的出血史中甄别出客观事实,这些事实包括:①既往因出血而就诊的病史;②既往实验室检查结果;③既往为控制出血而输注血制品情况;④贫血史和(或)铁剂治疗史。

6. 尽管自我用药问卷调查能够提供有用的信息,但不能代替医患交流。询问病史,尤其是与出血有关的细节有助于深化对疾病的认识,这个过程涉及收集资料、建立假设、提出新问题、收集新资料、建立新假说。当然,这样的过程还是存在一定的局限性[3-4]。

7. 询问出血史时应考虑到是否有服药史,尤其是非处方药如阿司匹林和非类固醇类消炎药等影响出血症状的药物。对于血小板减少症患者来说,服药史尤为重要,因为药物引起的血小板减少症是很常见的(见第119章和表118-1)。药物还能影响肝肾功能进而影响止血功能。随着草药及可选择药物的使用增多又产生了新的问题,因为患者对其所服用的药物可

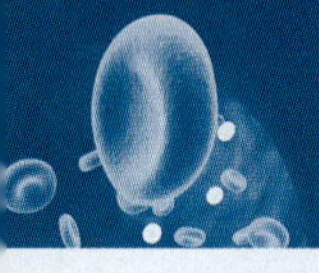

表 118-1　出血性疾病的分类

主要类型	疾病	举　例
获得性	血小板减少症	自身和同种免疫性血小板减少，药物诱导，脾功能亢进症，发育不良（原发性，骨髓抑制治疗，骨髓痨性骨髓浸润），DIC，血栓性血小板减少性紫癜，溶血尿毒综合征（见第 119、130、133 章）
	肝病	肝硬化，急性肝衰竭，肝移植（见第 129 章），促血小板生成素减少
	肾衰竭	
	维生素 K 缺乏	吸收不良综合征，新生儿出血症，长期抗生素治疗，营养不良，长期胆道阻塞
	血液病	急性白血病（尤其是早幼粒细胞白血病），骨髓增生异常，克隆性免疫球蛋白病，原发性血小板增多症（见第 87~89、108 章）
	获得性抗凝血因子抗体	抗因子Ⅴ、Ⅷ、ⅩⅢ的中和性抗体，抗体 - 因子复合物的加速清除，例如获得性血管性血友病、抗磷脂抗体所致的低凝血酶原血症（见第 127、128、132 章）
	DIC	急性（败血症，恶性肿瘤，外伤，产科并发症）和慢性（恶性肿瘤，巨大血管瘤，孕产物滞留）（见第 130 章）
	药物	抗血小板药物，抗凝剂，抗凝血酶药物，溶栓药物，肝毒性与肾毒性药物（见第 23、134~136 章）
	血管	不可触及性紫癜（"老年性"、日晒和人为的紫癜），使用糖皮质激素，维生素 C 缺乏，受虐待的儿童，血栓栓子，暴发性紫癜；可触性紫癜（过敏性紫癜，血管炎，异常蛋白血症）（见第 123 章），淀粉样变性
遗传性	凝血因子缺乏	血友病 A（因子Ⅷ缺乏），血友病 B（因子Ⅸ缺乏），纤维蛋白原、因子Ⅱ、Ⅴ、Ⅶ、Ⅹ、Ⅺ、ⅩⅢ缺乏及血管性血友病（见第 124~127 章）
	血小板疾病	血小板无力症，Bernard-Soulier 综合征，血小板颗粒性疾病（见第 121 章）
	纤溶疾病	$α_2$- 抗纤溶酶缺乏，纤溶酶原激活剂抑制物 -1 缺乏（见第 136 章）
	血管	出血性毛细血管扩张症（见第 123 章）
	结缔组织病	Ehlers-Danlos 综合征（见第 123 章）

表 118-2　与特异性出血性疾病相关的典型的临床表现

临床表现	出血性疾病
黏膜出血	血小板减少症，血小板功能障碍，血管性血友病
新生儿头部血肿，关节积血，血尿，肌内、颅内和腹膜后出血	重型血友病 A、B；重症因子Ⅶ、Ⅹ或ⅩⅢ缺乏；重症 3 型血管性血友病；无纤维蛋白原血症
损伤相关的出血和轻度自发性出血	轻度和中度血友病 A、B；重症因子Ⅺ缺乏；纤维蛋白原、因子Ⅱ、Ⅴ、Ⅶ或Ⅹ中度缺乏；因子Ⅴ、Ⅷ联合缺乏；$α_2$- 抗纤溶酶缺乏
脐带残段出血和习惯性流产出血	无纤维蛋白原血症，低纤维蛋白原血症，异常纤维蛋白原血症，因子ⅩⅢ缺乏
伤口不易愈合	因子ⅩⅢ缺乏
新生儿面部紫癜	血小板无力症，重度血小板减少症
反复发作的严重鼻出血及慢性缺铁性贫血	遗传性出血性毛细血管扩张症

能不甚了解，而且对其所服用药物中特殊活性成分的剂量也很难确定。如银杏和人参是最常用的草药，这些草药能引起血小板功能障碍从而诱发出血[5]。另外，食品添加剂也有类似的作用[5-6]。

8. 怀疑以下几种情况时应了解患者的营养史：①维生素 K 缺乏症，特别是服用广谱抗生素的患者；②维生素 C 缺乏症，特别是有坏血病症状如皮肤出血的患者（毛囊周围性紫癜）；③常见的营养不良和（或）吸收不良。

9. 人体某些组织局部有高水平的纤溶活性，如尿道、子宫内膜以及鼻腔、口腔黏膜等。止血功能异常的患者外伤后这些部位尤易发生长时间的渗血，其中，拔牙后出血不止是最常见的情况之一。

10. 如出血症状仅累及一个器官或系统时（如血尿、呕血、黑便、咯血），此时，局部原因如新生物、溃疡、血管发育异常等引起出血的可能性更大，而非全身止血功能异常所致。因此，对所涉及的器官或系统要进行仔细的解剖学评价。

11. 出血也可见于各种血管性疾病，如遗传性出血性毛细血管扩张、Cushing 病、坏血病、Ehlers-Danlos 综合征。许多原发性皮肤病也可能出现紫癜或出血性表现，因此应注意鉴别诊断（见第 123 章）。

12. 当考虑遗传性疾病时，家族史尤为重要。患者通常不会主动提供婚配史，因此常需要就此特别询问。怀疑遗传性疾病时，应绘制至少包括两代人的遗传图谱。性连锁遗传性疾病提示血友病 A 或 B 的可能（见第 124 章），而血管性血友病的最常见遗传类型是常染色体显性遗传（见第 127 章），所有其他类型的凝血因子缺陷（见第 125 章）、遗传性血小板疾病（见第 121 章）以及罕见的重症的 3 型血管性血友病均是常染色体隐性遗传。此外，人类遗传学信息对诊断也很有帮助，如凝血因子Ⅺ缺陷在北欧犹太人中发生率较高（见第 125 章）。

13. 病史还应包括那些影响止血功能的器官和疾病史，

如肝硬化、肾功能不全、骨髓增生性肿瘤(如原发性血小板增多症)、急性白血病、骨髓增生异常综合征、系统性红斑狼疮和 Gaucher 病(见表 118-1)。

临床表现

在明确诊断或实施治疗前,要仔细分析患者的出血症状。以下将讨论一些较常见的出血症状,同时表 118-2 总结了特异性出血性疾病中的一些典型临床表现。

1. 鼻出血是血小板疾病和血管性血友病最常见的症状之一,也是遗传性出血性毛细血管扩张症最常见的症状。后者的鼻出血常随着年龄的增加而加重。正常儿童常发生鼻出血,但通常在青春期之前都能自愈。处于干燥的空气加热环境中,即使在正常人也能引起鼻出血。如果只有一个鼻腔出血,则局部血管因素致出血的可能性要大于凝血系统的异常。

2. 牙龈出血也是血小板质或量异常性疾病和血管性血友病的常见症状。正常个体如果使用硬质牙刷和牙齿保健品刷牙,偶尔也会发生牙龈出血。这时,很难鉴别出血是否异常。此外,止血功能正常个体如有牙龈疾患也可能频发牙龈出血。

3. 口腔黏膜血泡是重度血小板减少症的常见症状,好发于易被牙齿咬伤的颊黏膜。

4. 皮肤出血表现如瘀点、瘀斑是出血性疾病的常见体征,然而,皮肤出血也可见于没有出血性疾病的正常个体中。大片瘀斑在女性中更为常见,而且瘀斑的严重程度常随月经周期而变化,虽然不同的个体变化不同。瘀斑的一些特点有助于确定皮肤出血严重程度,如瘀斑的大小、瘀斑的发生频率、瘀斑是否自发发生还是创伤后出现的,以及瘀斑出现的部位。另外,瘀斑的颜色也能提供一些信息:如手和手臂背侧表面的红色瘀斑提示皮肤缺乏可支撑组织,常见于 Cushing 综合征、糖皮质激素治疗、老年性紫癜及慢性阳光暴晒所致的损伤等;乌黑色瘀斑见于华法林中毒所致的皮肤坏死和类似的疾病。皮肤瘀斑也常发生于 Ehlers-Danlos 综合征患者,这类患者还表现为皮肤疏松、极度的韧带松弛和拇指可过度屈伸[8]。

5. 拔牙是对止血功能最常见的考验,也有助于评价出血的风险。拔除磨牙比拔除其他的牙齿更易出血。对大量出血是否需要血制品或者拔除部位是否需要包扎或缝合等客观资料的获取是非常有价值的。

6. 血小板疾病或血管性血友病患者微小伤口大量出血比较常见。

7. 咯血并不是出血性疾病的提示症状,而且即使在重症出血性疾病患者中也很少发生。实际上,这类患者上呼吸道感染后出现痰中血丝的症状更常见。

8. 与咯血一样,呕血并不能提示患有出血性疾病,然而,出血性疾病患者可以因上消化道解剖结构异常的出现呕血。一些出血性疾病患者的呕血更多的是综合作用的结果,如合并有肝脏疾病引起的凝血因子合成缺陷和食管静脉曲张、胃炎患者服用阿司匹林类药物等。

9. 血尿也并不能提示患有出血性疾病(血友病除外)。但是,出血性疾病能加重其他疾病包括单纯尿道感染引起的血尿。

10. 便血的常见病因是痔疮,但当各种不同的隐性因素如憩室、痔疮、血管发育不良等存在时,血管性血友病和血小板疾病能导致便血反复发作。精确地确定出血的部位通常是很难的。黑便也非出血性疾病的提示症状,但出血性疾病患者会反复发作黑便。

11. 血小板疾病和血管性血友病的女性患者常表现为月经过多。如果患者经量过多持续三天以上或者经期超过六七天,则可认为月经过多。然而,要想在月经过多(每周期出血达 80ml)与正常月经之间作一个客观评价可以通过每周期使用的卫生巾数量绘制的图标来判定[7]。

12. 产后出血。分娩具有很大的出血风险,出血性疾病患者分娩过程中或产后常发生大量出血需要输血控制。

13. 习惯性的自发性流产患者提示可能患有纤维蛋白原质或量的异常(见第 126 章)、凝血因子 XⅢ缺陷(见第 125 章)或抗磷脂综合征(见第 132 章)。

14. 关节积血是血友病的特征性表现,除了凝血因子Ⅶ严重缺陷及 3 型血管性血友病(见第 125 章和第 127 章)外,其他出血性疾病较少出现。由于积血关节表面的肤色没有变化,所以患者可能不会意识到如疼痛、肿胀以及运动受限等症状是由关节出血造成的。

15. 出血性疾病患者手术可引起大量的出血,而涉及局部高纤溶活性的组织器官的手术如尿道、鼻腔、扁桃体或口腔等更易出血。

16. 男性包皮环切术后过量出血常见于血友病 A 或 B、血小板无力症。而且常常是患者的首发症状。

17. 脐带残端出血常见于凝血因子 XⅢ缺陷(见第 125 章)或无纤维蛋白原血症(见第 126 章)。

体格检查

体格检查对于鉴别出血或其后遗症是必要的,同时可以发现能引起止血功能紊乱的可能病因(见表 118-1)。必须仔细检查皮肤是否有瘀点、瘀斑,在流体静水压最高的腿部或者因维生素 C 缺乏的皮肤毛囊周围可能更明显。

毛细血管扩张病变形态不一,小到针尖样加压后褪色的红色斑点,大到几厘米的樱桃样血管瘤。许多正常个体随着年龄的增大也发生毛细血管扩张症。遗传性毛细血管扩张症患者口唇及舌缘(包括舌下)有较多的鲜红色病灶,但并非所有的患者均有此典型表现。因此,对全身皮肤进行系统性检查是很有必要的。肝病患者的蜘蛛痣样毛细血管扩张与遗传性毛细血管扩张症是有区别的,肝病性毛细血管扩张呈匐形,伪足较长,常集中于肩部、胸部和面部。

不可触及性紫癜与可触性紫癜的鉴别诊断详见第 123 章。注意在静脉穿刺点、注射点以及动静脉导管插入点周围的血肿、瘀斑和渗漏。关节变形和关节运动功能受限常提示患有重型血友病 A 或 B、严重的凝血因子Ⅶ缺乏症或者 3 型血管性血友病(见第 124 章、第 125 章和第 127 章)。皮肤弹性的过度增加和关节的过度伸展是 Ehlers-Danlos 综合征的典型症状,仅有拇指过度伸展则为其变异型之一[8]。

基于出血史、体格检查和基本实验室检查结果的评价

病史和体格检查为判别患者是否存在止血功能缺陷甚至可能的原因提供了重要的信息。然而进行一些基本的实验室

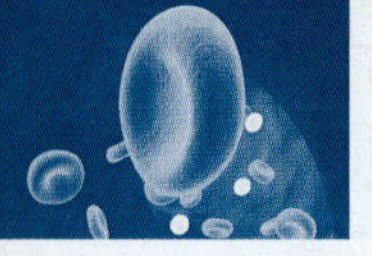

检查包括凝血酶原时间(PT)、活化的部分凝血活酶时间(APTT)和血小板计数是很重要的,这是因为:①病史有时是不可靠的;②轻度出血性疾病患者可能由于从未经历过引起出血的风险因而没有明显的出血症状;③获得性止血功能缺陷患者可能尚未表现出任何症状;④实验室检查可能会暴露不止一种因素的异常[9]。

图 118-1 显示了结合患者的出血史和初步的出凝血实验室检查结果的诊断路径。如仅有 APTT 延长见于凝血因子Ⅷ、Ⅸ、Ⅺ、Ⅻ缺乏或存在上述某种凝血因子抑制物,这种抑制物可以是特异性的,如抗Ⅷ因子抗体;也可能是非特异性的,如肝素或狼疮型抗凝物(图 118-1A)。仅有 PT 延长提示凝血因子Ⅶ缺乏或存在抑制物(图 118-1B)。当 PT 和 APTT 均表现为异常时可能为纤维蛋白原、凝血酶原、凝血因子Ⅴ或ⅩⅩ缺陷或存在其中某一凝血因子的抑制物或者凝血因子的联合缺陷(图 118-1C)。

为了区分是否是凝血因子缺陷还是抑制物的存在,将患者血浆和正常血浆按 1∶1 的比例混合后重复进行 PT 和(或)APTT 实验是非常有效的。若 PT 和 APTT 延长得以纠正则提示可能存在凝血因子缺陷,因为在相关性的凝血因子活性达到 50% 以上的情况下,大多凝血功能检查结果是正常的;若 PT 和 APTT 仍然显著延长则提示可能存在抑制物。有些抑制因子如抗凝血因子Ⅷ抗体发挥其抑制活性需要一段时间,而其他抑制物如狼疮抗凝物或肝素则不需要。因此,在进行凝血功能检查之前最好让混合物在 37℃温育 1~2 个小时。

当初步的实验室检查(PT、APTT、血小板计数)中任何一项出现异常而患者又确实有出血的症状时,可用出血时间(BT)、瑞斯托霉素辅因子活性(RCF)以及血涂片等进一步检查来鉴别各种止血功能异常。尽管出血时间检查对于诊断是有价值的,但由于该项检测在很大程度上依赖于检测人员的操作,因此检查结果应当由其作出评判。图 118-2 就是根据上述这些进一步检查结果进行的推论。通常 1 型和 2 型血管性血友病患者的初步的实验室检查结果是正常的,因为其凝血因子Ⅷ的水平(>30U/dl)足以维持正常的 APTT(见第 127 章)。血涂片检查对于鉴别 Bernard-Soulier 综合征和血管性血友病是很有用的,前者特征性的表现为巨大血小板(见第 121 章)。轻型血管性血友病与正常人鉴别是很困难的,因为血浆 VWF 水平正常值范围分布很广,且与 ABO 血型部分相关。事实上,一些研究者已经就"VWF 水平低于 35% 定义为血管性血友病"[10] 提出质疑。因此,判断是否是血管性血友病应当依据出血评分、血浆 VWF 水平、伴有 VWF 水平降低的家族成员的数目[11]。

瑞斯托霉素诱导的血小板聚集试验有助于把ⅡB 型或血小板型血管性血友病与其他类型血管性血友病区别开,ⅡB 型和血小板型血管性血友病对低浓度的瑞斯托霉素反应性增强,而其他类型血管性血友病的反应性则减弱。血块退缩功能不良和非抗凝血制作的血涂片中血小板散在不聚为血小板无力症的典型表现(见第 121 章)。

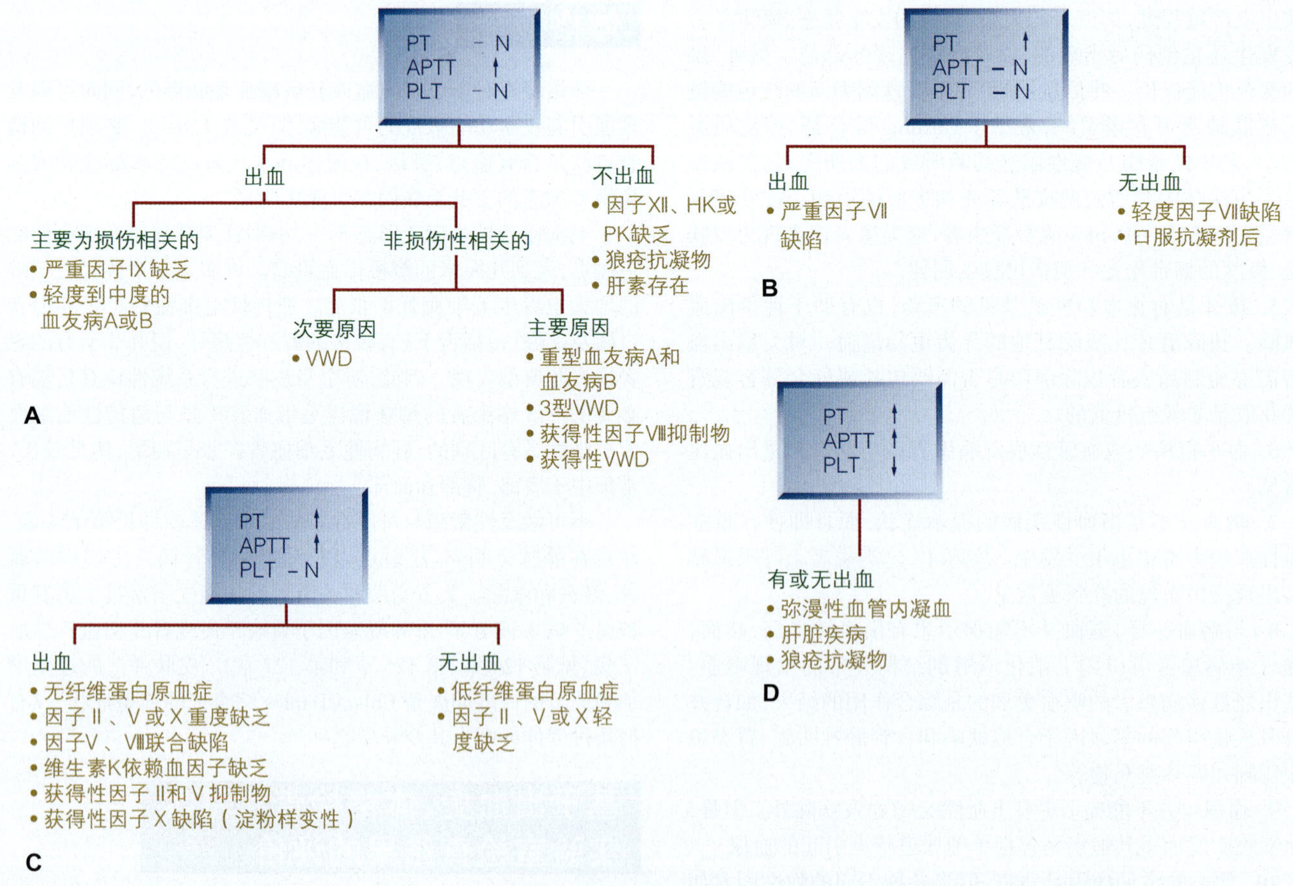

图 118-1　依据患者的出血史和初步的出凝血实验室检查结果建立的出血性疾病诊断步骤。APTT,活化的部分凝血活酶时间;BT,出血时间;DIC,弥散性血管内凝血;HK,高分子量激肽原;N,正常;PK,前激肽释放酶;PLT,血小板;PT,凝血酶原时间;VWD,血管性血友病。

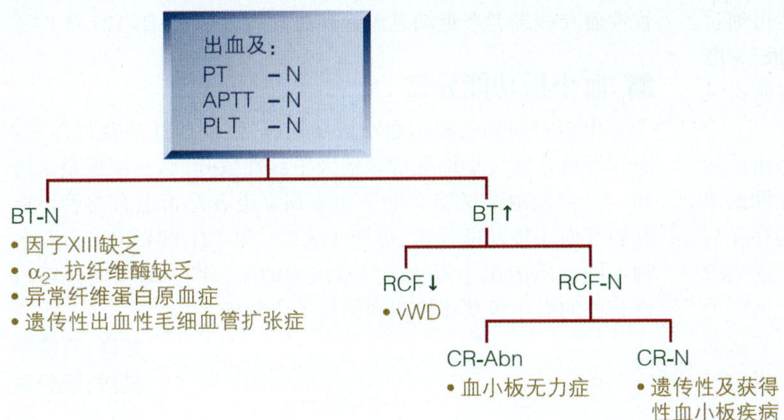

图 118-2　经初步诊断有出血体征而初步的出凝血实验室检查正常的患者可进行进一步的实验室检查。Abn，异常；APTT，活化的部分凝血活酶时间；BT，出血时间；CR，血凝块退缩试验；N，正常；PK，前激肽释放酶；PLT，血小板；PT，凝血酶原时间；RCF，瑞斯托霉素辅因子；VWD，血管性血友病。

另一个可用于鉴别出血性疾病的简单试验是凝血酶时间测定（也就是加入凝血酶后血浆凝固时间）。凝血酶时间延长见于：①无纤维蛋白原血症、低纤维蛋白原血症和异常纤维蛋白原血症（见第 126 章）；②肝素存在；③弥散性血管内凝血（DIC）引起的纤维蛋白（原）降解产物增加，增加的降解产物抑制纤维蛋白单体聚集（见图 118-1D 和第 130 章）；④淀粉样变性或凝血酶抑制物的存在[12]。

止血功能的术前评估

手术对止血功能提出巨大挑战，因此仔细评价每一位患者出血的风险是很重要的。风险评估应根据患者出血史、体格检查、基础疾病、手术的类型和部位、初步的止血功能检查结果（PT、APTT、血小板计数）来进行。一些研究认为，无选择性的凝血功能筛查对于预测围术期出血并没有显著价值，无出血史的手术患者无需进行常规的凝血功能筛查[13]。然而，这一结论并没有考虑具有轻中度出血性疾病患者，尽管这类患者可能以前从未经历出血性风险挑战而无出血史，然而，一旦手术就可能引起大量出血。询问获得一份"很好的"出血史需要一定的专业技巧，这种技巧并不是所有的医师都能掌握的。因此，无论什么原因，如果手术期间或手术后发生大出血，术前的基本检查对于确定出血原因就成为必要的参考。

表 118-3　术中出血风险评估

影响因素	出血危险性	
	低危险性	高危险性
出血史	无	有*
基础疾病或诱因（见表 118-1）	缺乏	存在
初步的出凝血检查	正常	异常
手术类型	小手术	大手术
	手术局部无纤溶活性，预期不会诱发止血功能缺陷	手术局部有纤溶活性†，预期可能诱发止血功能缺陷‡
	局部止血措施有效	局部止血措施无效§

*自发出血史或者外伤相关性的异常出血史。
†前列腺手术，扁桃体手术，口鼻手术。
‡开放性的心脏手术或颅脑手术。
§肝、肺、肾活检。

表 118-3 列出了出血的低危和高危情况。在高危情况下分析每一种潜在的能引起出血的危险因素是很关键的。除了考虑手术损伤的程度外，还应注意手术部位局部的纤溶活性的大小，例如，前列腺手术由于尿液内纤溶活性高导致延迟出血的危险性很大。某些手术操作本身也能引起止血功能异常，如需要体外循环的手术［因为体外循环和（或）抗凝可导致血小板功能异常］和施行广泛性的恶性肿瘤和脑损伤的手术（可引起弥散性血管内凝血）。另外，还要考虑到局部止血措施的效能，如肝、肺、肾穿刺活检这种被认为是很小的操作也由于无法采取有效的局部止血措施（如直接加压）而存在着相当大的出血危险性。

明确诊断的特殊检查

按图 118-1 和图 118-2 中的步骤进行评价即可建立一个暂时的假设性诊断，而确诊则需要进一步的检查。

■ 血小板减少症

当实验室检查提示血小板计数降低时，应首先进行血涂片检查以排除由于抗凝剂诱导血小板聚集而导致的假性血小板减少[14]。通过血涂片检查还可以发现许多疾病：巨大血小板，见于遗传性血小板减少症；巨大血小板伴有白细胞内出现 Döhle 小体，见于 May-Hegglin 畸形及其他 MYH9 血小板综合征；中等程度的血小板体积增大，见于免疫性血小板减少性紫癜或其他引起血小板寿命缩短的疾病；血小板体积变小，见于 Wiskott-Aldrich 综合；破碎红细胞及毛刺细胞，见于溶血尿毒综合征和血栓性血小板减少性紫癜，偶见于弥散性血管内凝血；红细胞缗钱状排列，见于单克隆性免疫球蛋白血症；巨红细胞症和（或）中性粒细胞核分叶过多，见于维生素 B_{12} 或叶酸缺乏；异常白细胞，见于白血病和骨髓增生性疾病。血小板减少症的诊断和鉴别诊断详见第 119 章。

■ 凝血因子缺乏

凝血因子通常是通过检测其凝血活性来评价。最常见的检测方法是将患者血浆与一份已知某种乏因子血浆（底物血浆）混匀后，测定稀释后的患者血浆纠正凝固时间的能力，然后将所得结果与稀释的正常参考血浆纠正底物血浆的凝固时间的能力相比。因子Ⅱ、Ⅴ、Ⅶ、Ⅹ的活性测定通常采用以 PT 为基础的测定方法，而因子Ⅷ、Ⅸ、Ⅺ、Ⅻ、激肽释放酶原以及高分子量激肽原的检测则是以 APTT 为基础的。最常用的检测血浆中纤维蛋白原水平的方法就是测定凝血酶使稀释的患者血浆凝固所需的时间（Clauss 方法）[15]。有几种检测转谷氨酰胺酶的方法可供测定因子XⅢ的活性[16]。但通常只需一个简单的定性方法即观察纤维蛋白凝块在 5M 尿素中溶解时间就足够了（见第

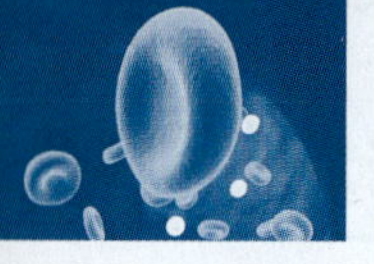

125 章)。血管性血友病因子的瑞斯托霉素辅因子活性可通过测定患者血浆支持瑞斯托霉素诱导的正常血小板混悬液(甲醛固定)聚集能力来衡量[17]。同凝血因子测定一样,再将所得结果与正常参考值相比较。

为了确定凝血因子活性的缺乏是由量的减少还是由质的异常所引起的,可进行免疫学检查。这种方法使用特异性的单克隆或多克隆抗体测定蛋白质的存在,以评估蛋白质的存在与否而不依赖蛋白质的功能。电子免疫检测、酶联免疫吸附实验(ELISA)和放射免疫法等方法均已被成功应用。交叉免疫电泳既测定了电场中蛋白质的免疫活性又测定了蛋白质的泳动率,因而能检测出电泳迁移率异常的蛋白质,如与抗原蛋白本身的电泳迁移率不同的抗原抗体复合物,例如,系统性红斑狼疮患者或抗磷脂综合征患者体内就存在抗凝血酶原-凝血酶原复合物。特殊类型的血管性血友病的诊断还需检测血浆中VWF的多聚体分布,如有可能还应检测血小板中VWF的多聚体分布。

■ 凝血因子抑制物

若怀疑患者血浆与正常人血浆1:1混合后PT或APTT延长是由于凝血因子抑制物导致的,则需进一步确定抑制物的性质及其滴度。在无需温育的抑制物(也就是即刻型)中,最常见的原因就是样本中含有肝素。若延长的凝血酶时间(TT)可被甲苯胺蓝或其他中和肝素的试剂纠正则可证实肝素的存在。狼疮型抗凝物也不需温育,有几种特异性检测方法可供选择(见第132章)。检测狼疮型抗凝物时,APTT延长较PT延长更显著,然而,APTT试剂对检测狼疮型抗凝物的敏感性取决于试剂中磷脂酰丝氨酸的含量。

特异性凝血因子免疫球蛋白抑制物的产生见于遗传性凝血因子缺陷患者进行因子替代治疗后(见第124章和第125章)或无凝血因子缺陷患者自发产生(见第128章)。为检测抑制凝血因子活性抗体,通常是将患者血浆与正常血浆在37℃孵育2小时后测定某种特定凝血因子的活性来实现的。用于定量检测凝血因子Ⅷ抑制物的Bethesda实验经过改良后可用于其他凝血因子抑制物的检测[18](见第124章)。一些抑制物虽然不能直接中和凝血因子活性,但可通过与凝血因子结合形成复合物迅速从循环中清除而引起血浆中凝血因子的水平降低。用这些患者血浆与正常血浆1:1混合进行检测时,其凝固时间不会延长,因而易与遗传性缺陷性疾病相混淆,因此,确定此种类型的抑制物存在需要更精确的检测方法,这种类型的抑制物常导致某些因子的严重缺乏,如在一些抗磷脂综合征患者严重缺乏凝血酶原(见第132章),一些获得性血管性血友病患者严重缺乏血管性血友病因子(见第127章)[19]。

■ 血小板功能异常

出血时间延长提示血小板功能异常(遗传性或获得性)或血管性血友病。瑞斯托霉素辅因子活性试验、血小板聚集试验和(或)血块退缩试验有助于初步判定患者是否患有血管性血友病或血小板功能异常(见图118-2)。第121章列出了诊断各种不同性质的血小板功能异常疾病的流程图。必要时还需进行其他的血小板功能检测和膜糖蛋白分析。

翻译:赵晓娟
校对:阮长耿

参考文献

1. Miller CH, Graham JB, Goldin LR, Elston RC: Genetics of classic von Willebrand's disease: II. Optimal assignment of the heterozygous genotype (diagnosis) by discriminant analysis. *Blood* 54:137, 1979.
2. Wahlberg T, Blomback M, Hall P, Axelsson G: Application of indicators, predictors and diagnostic indices in coagulation disorders: I. Evaluation of a self-administered questionnaire with binary questions. *Methods Inf Med* 19:194, 1980.
3. Eikenboom JCJ, Rosendaal FR, Briet E: Value of the patient interview: All but consensus among haemostasis experts. *Haemostasis* 22:221, 1992.
4. Sramek A, Eikenboom JC, Briet E, et al: Usefulness of patient interview in bleeding disorders. *Arch Intern Med* 155:1409, 1995.
5. Dinehart SM, Henry L: Dietary supplements: Altered coagulation and effects on bruising. *Dermatol Surg* 31:819, 2005.
6. Basila D, Yuan C-S: Effects of dietary supplements on coagulation and platelet function. *Thromb Res* 117:49, 2005.
7. Janssen CAH, Scholten PC, Heintz APM: A simple visual assessment technique to discriminate between menorrhagia and normal menstrual blood loss. *Obstet Gynecol* 85:977, 1995.
8. Kaplinsky C, Kenet G, Seligsohn U, Rechavi G: Association between hyperflexibility of the thumb and an unexplained bleeding tendency: Is it a rule of thumb? *Br J Haematol* 101:260, 1998.
9. Rapaport SI: Preoperative hemostatic evaluation: Which tests, if any? *Blood* 61:229, 1983.
10. Sadler JE: Von Willebrand disease type 1: A diagnosis in search of a disease. *Blood* 101:2089, 2003.
11. Tosetto A, Castaman G, Rodeghiero F: Evidence-based diagnosis of type 1 von Willebrand disease: a Bayes theorem approach. *Blood* 111:3998, 2008.
12. Gastineau DA, Gertz MA, Daniels TM, et al: Inhibitor of the thrombin time in systemic amyloidosis: A common coagulation abnormality. *Blood* 77:2637, 1991.
13. Chee YL, Crawford JC, Watson HG, Greaves M: Guidelines on the assessment of bleeding risk prior to surgery or invasive procedures. *Br J Haematol* 140:496, 2008.
14. Payne BA, Pierre RV: Pseudothrombocytopenia: A laboratory artifact with potentially serious consequences. *Mayo Clin Proc* 59:123, 1984.
15. Clauss A: Gerinnungsphysiologische schnell methodes zur des fibrinogens. *Acta Haematol* 17:327, 1957.
16. Fickenscher K, Aab A, Stuber W: A photometric assay for blood coagulation factor XIII. *Thromb Haemost* 65:535, 1991.
17. McFarlane DE, Stibbe J, Kirby EP, et al: A method for assaying von Willebrand factor (ristocetin cofactor). *Thromb Diath Haemorrh* 34:306, 1975.
18. Kasper CK, Aledort L, Aronson D, et al: Proceedings: A more uniform measurement of factor VIII inhibitors. *Thromb Diath Haemorrh* 34:612, 1975.
19. Inbal A, Bank I, Zivelin A, et al: Acquired von Willebrand disease in a patient with angiodysplasia resulting from immune-mediated clearance of von Willebrand factor. *Br J Haematol* 96:179, 1997.

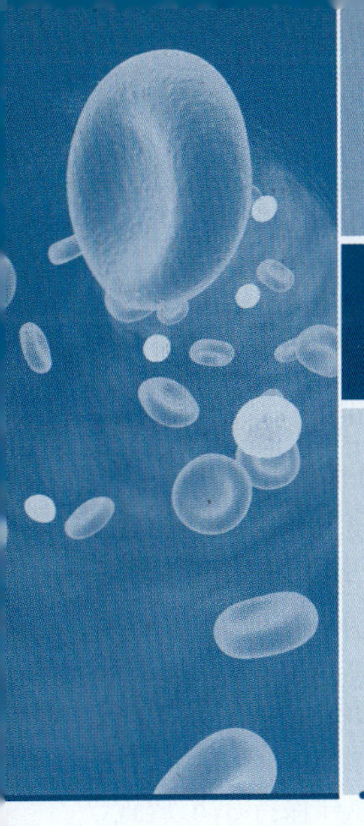

第119章

血小板减少症

Reyhan Diz-Küçükkaya, Junmei Chen, Amy Geddis, José A. López

摘 要

血小板减少是医学实践中需要血液学会诊的最常见且可能是最致命的原因之一。虽然正常人血小板计数(150×10^9~400×10^9/L)远远超过避免病理性出血所需的最低限度(<50×10^9/L),但仍存在一些疾病致使血小板破坏增多或生成减少,从而增加了病理性出血的风险。本章讨论内容包括:血小板减少症的诊断方法,根据不同作用机制进行的各种病因分类以及目前已知的发病机制、治疗与预后。绝大多数血小板减少症患者可明确病因并得到有效治疗。

血小板动力学

血小板动力学研究已被用于确定各种血小板减少状态,尤其是合并复杂临床表现的病理生理机制。例如,人类免疫缺陷病毒(human immunodeficiency virus,HIV)感染患者出现的血小板减少涉及诸多因素,包括自身免疫机制或药物毒性引起的血小板破坏或因病毒、骨髓恶性疾病、机会性感染直接影响巨核细胞而导致的血小板生成减少。

血小板动力学研究采用自体血小板,经放射性同位素体外标记后回输入患者。^{111}铟(^{111}In)羟基喹啉是最常用的放射性同位素,它能够有效地结合于血小板,甚至对血小板计数较低

本章使用的简写和缩略词:ADAMTS,一种含凝血酶敏感蛋白重复区的解聚素和金属蛋白酶(a disintegrin and metalloproteinase with thrombospondin repeats);ALL,急性淋巴细胞白血病(acute lymphocytic leukemia);APLA,抗磷脂抗体(antiphospholipid antibody);APS,抗磷脂抗体综合征(antiphospholipid antibody syndrome);CAMT,先天性无巨核细胞血小板减少症(congenital amegakaryocytic thrombocytopenia);CTP,周期性血小板减少症(cyclic thrombocytopenia);DIC,弥散性血管内凝血(disseminated intravascular coagulation);EDTA,乙二胺四乙酸(ethylenediaminetetraacetic acid);Flt,fms样酪氨酸激酶(fms-like tyrosine kinase);FOG,GATA1辅因子(friend of GATA1);FPS/AML,家族性血小板综合征伴急性髓性白血病易感性(familial platelet syndrome with predisposition to acute myelogenous leukemia);GP,糖蛋白(glycoprotein);HAART,高效抗逆转录病毒治疗(highly active antiretroviral therapy);HELLP,溶血,肝酶增高,血小板计数降低(hemolysis,elevated liver enzymes,and low platelet count);HIT,肝素诱导性血小板减少症(heparin-induced thrombocytopenia);HLA,人类白细胞抗原(human leukocyte antigen);HPA,人类血小板抗原(human platelet antigen);HSC,造血干细胞(hematopoietic stem cell);HUS,溶血尿毒症综合征(hemolytic uremic syndrome);Ig,免疫球蛋白(immunoglobulin);IL,白细胞介素(interleukin);ITP,免疫性血小板减少性紫癜(immune thrombocytopenic purpura);IVIg,静脉注射免疫球蛋白(intravenous immunoglobulin);KMS,卡萨巴赫-梅里特综合征(Kasabach-Merritt syndrome);MACA,改良抗原捕获酶联免疫吸附法(modified antigen-capture enzyme-linked immunoadsorbent assay);MDS,骨髓增生异常综合征(myelodysplastic syndrome);NAIT,新生儿同种免疫性血小板减少症(neonatal alloimmune thrombocytopenia);NICU,新生儿重症监护室(neonatal intensive care unit);NMMHC,非肌肉肌球蛋白重链(nonmuscle myosin heavy chain);PAICA,血小板相关抗体特性检测技术(platelet-associated IgG characterization assay);PAIgG,血小板相关免疫球蛋白G(platelet-associated immunoglobulin G);RAEB,难治性贫血伴原始细胞增多(refractory anemia with excess blasts);SLE,系统性红斑狼疮(systemic lupus erythematosus);TAR,血小板减少伴桡骨缺失(thrombocytopenia with absent radii);TPO,促血小板生成素(thrombopoietin);TTP,血栓性血小板减少性紫癜(thrombotic thrombocytopenic purpura);VEGF,血管内皮生长因子(vascular endothelial growth factor);VWF,血管性假性血友病因子(von Willebrand factor);WAS,维斯科特-奥尔德里奇综合征(Wiskott-Aldrich syndrome);WASP,WAS蛋白(WAS protein)。

的受试者仍可进行动力学研究[1-3]。在注射放射标记血小板的数天内，采集患者血样并根据其放射活性计算血小板回收、存活及更新情况。血小板回收率取决于注射1小时后血液中检测到的放射标记血小板的比例。血小板经过正常脾脏大约需10~12分钟；在与循环血小板达到平衡前的第1个小时内，接近1/3的再输注血小板被扣留[4]。初始血小板回收率正常值为50%~70%。脾切除患者初始血小板回收率较高，而免疫性血小板减少性紫癜(immune thrombocytopenic purpura，ITP)或脾功能亢进患者该值较低[4-6]。

通常以放射活性测定结果对应的正常对照时间绘制标准曲线，根据标准曲线计算血小板平均寿命[2]。正常状态下，人血小板在血液循环中平均寿命为7~10天[7,8]。因血小板破坏导致的血小板减少症患者血小板存活率显著下降[9,10]。骨髓衰竭所致的血小板减少症患者血小板存活率下降缓和，这是因为人体每天血小板消耗量固定，该部分在减少的血小板生成总量中所占比例是日渐增加的[11]。血小板更新率可用于衡量稳定状态下血小板生成与破坏的净效应[10]。有些学者应用^{111}In羟基喹啉研究得知，正常状态下人类每日血小板更新范围为40×10^9~50×10^9/L[10]。尽管期望ITP患者有高的血小板更新，但以血小板生成衡量血小板更新，发现其在该病中并非总是增加[10]。血小板生成较低的原因可能是抗体结合于巨核细胞使其发育受抑或破坏增加，从而引起骨髓对血小板减少程度呈不适当反应[12]。

所谓血小板生成率是指进入血液循环以维持血小板计数的血小板数量。血小板生成率由血小板平均寿命、血小板计数、血容量和初始血小板回收率计算得到。每天正常血小板生成率从160×10^9~280×10^9不等。

血小板动力学研究通常也可测量肝脏和脾脏血小板的摄取量，根据连接到计算机数据采集系统的γ射线照相机检测到的器官放射活性来估计。注射后第1个小时采集图像，连续采集5~7天。正常人肝脾对血小板的摄取通常持续5天。因此，若超过这个期限，血小板扣留增多则预示着其破坏增加。ITP和脾脏扣留增多的患者对脾切除术的治疗反应优于仅由肝脏扣留或肝脾同时摄取的患者[13]。通过扫描可确定脾脏大小及血小板扣留的其他部位，如与血小板减少相关的副脾或先天性血管瘤。

假性血小板减少

假性血小板减少是指由血小板发生体外聚集而导致的血小板减少，在临床并不常见。由于血小板聚集成团，血细胞自动计数仪无法分辨血小板团和单个血小板，因此计数的血小板比实际数值要低很多。假性血小板减少的发生率约为0.09%~0.21%，占所有血小板减少症的15%~30%[14-21]。研究发现假性血小板减少的发生与抗凝剂乙二胺四乙酸(ethylenediaminetraacetic，EDTA)、血小板冷凝集素[22]及多发性骨髓瘤(multiple myeloma)有关[23]。最近一项研究报道了一个非常有趣的现象，抗凝剂EDTA存在时可出现体外血小板吞噬现象，导致假性血小板减少[24]。第1章图1-6H介绍了一例血小板于体外发生聚集同时伴有血小板-中性粒细胞卫星现象(见下文“血小板卫星现象”)。表119-1总结了血小板减少的分类。

抗体介导的血小板聚集

体内抗血小板抗体的存在或采血过程中发生血小板活化均可引起体外血小板聚集。因为正常人体内也可检测到抗血小板抗体，所以认为抗血小板抗体并不介导病理过程。有假说提出抗体的存在与清除衰老及受损的血小板有关。钙离子螯合剂可引起血小板膜糖蛋白的暴露及分子修饰，进而被抗血小板抗体识别、结合，引起血小板聚集。最常见的钙离子螯合剂为EDTA，其他抗凝剂如枸橼酸钠(sodium citrate)、草酸钠(sodium oxalate)、枸橼酸右旋糖(acid citrate dextrose)、肝素(heparin)亦可引起血小板聚集成团，导致假性血小板减少。抗血小板抗体多见IgG型，也有IgM型和IgA型[25-27]。大多数抗体的最佳反应温度为室温(22℃)，所以将血样保持37℃放置，即可避免发生血小板聚集。但仍有20%的抗体(多见IgM型)在22℃和37℃均可与血小板结合[26]。通常在采血后60分钟内可以观察到明显的血小板聚集现象，但有时也需要将标本放置2~3个小时才能出现。如果将假性血小板减少患者的血浆与正常人血样共同孵育，同时加入EDTA，即可观察到血小板聚集。

已证实大多数患者的抗血小板抗体的作用靶点是血小板膜GPⅡb/Ⅲa。格兰茨曼血小板无力症(Glanzmann thrombasthenia)患者的血小板因缺乏膜GPⅡb/Ⅲa复合物，即使与假性血小板减少患者的血清共同作用，也不会发生血小板聚集[28-31]。同样，如果用抗GPⅡb/Ⅲa抗体预先处理EDTA抗凝的正常血液标本，血小板聚集现象可明显减少[32]。正常情况下，抗原表位隐藏在血小板膜GPⅡb的亚单位中，低温及钙离子螯合剂可以改变GPⅡb/Ⅲa的分子构象，暴露隐藏的抗原表位，这些抗原表位被抗血小板抗体识别并结合后，发生血小板聚集[29]。

血小板卫星现象

抗血小板抗体可以同时识别血小板膜GPⅡb/Ⅲa及淋巴细胞表面的Fcγ受体Ⅲ(FcγRⅢ)，将血小板黏附于中性粒细胞及单核细胞上，即所谓的血小板-淋巴细胞卫星现象[28]，此为导致假性血小板减少的另一个原因(图119-1)。如果将抗体作用于Ⅰ型格兰茨曼血小板无力症患者的血小板或先天性FcγRⅢ缺乏症患者的中性粒细胞，就不会出现血小板卫星现象[28]。卫星现象的典型表现是血小板围绕在淋巴细胞周围，形成玫瑰花形。中性粒细胞最常受累，偶见单核细胞[33,34]。正常人体内也可检测到抗血小板抗体，目前尚不明确抗体的出现是否与某种临床状态、疾病或药物有关。抗血小板抗体仅能引起血小板的聚集成团，而在EDTA的作用下，血小板及白细胞表面暴露出新的抗原表位，分别与抗血小板抗体结合，出现血小板卫星现象。

抗磷脂抗体

某些假性血小板减少患者的抗血小板抗体与带负电荷的膜磷脂有交叉反应性，表现出抗磷脂活性[26]。用心磷脂或活化的正常血小板吸附这些患者的血清，则不会再出现血小板聚集。提示抗血小板抗体可以同时识别血小板膜磷脂和经EDTA作用后暴露的新抗原表位。但也可能带负电荷的血小板膜磷脂即为抗体的作用靶点。

表 119-1　血小板减少的分类

假性血小板减少	细小病毒(参见第 35 章)
血小板聚集	巨细胞病毒(参见第 35 章)
血小板卫星现象	其他
抗磷脂抗体	放疗与化疗(参见第 20 章)
GPⅡa-Ⅲa 拮抗剂	叶酸及维生素 B_{12} 缺乏(参见第 41 章)
巨大血小板	阵发性睡眠性血红蛋白尿(参见第 40 章)
其他原因	获得性再生障碍性贫血(参见第 34 章)
血小板生成障碍	骨髓增生异常综合征(参见第 88 章)
先天性因素	获得性纯巨核细胞性血小板减少
常染色体显性遗传	血小板破坏加速
MYH9 相关的	免疫相关血小板减少
May-Hegglin 异常	自身免疫性血小板减少性紫癜
Fechtner 综合征	特发性
Epstein 综合征	继发性(感染、妊娠相关的、淋巴系统增殖性疾病、胶原血管病)
Sebastian 综合征	异体免疫性血小板减少
地中海巨大血小板减少	新生儿血小板减少
具急性髓细胞白血病倾向的家族性血小板减少	输血后紫癜
10 号染色体连锁的血小板减少	非免疫性血小板减少
Paris-Trousseau 综合征	血栓性微血管病
血小板减少伴桡骨骨性连接	血栓性血小板减少性紫癜及溶血尿毒症综合征
常染色体隐性遗传	弥散性血管内凝血
先天性无巨核细胞性血小板减少	Kasabach-Merritt 综合征
血小板减少伴桡骨缺失	血小板破坏增多
Bernard-Soulier 综合征(参见第 121 章)	噬血细胞增多
灰色血小板综合征(参见第 121 章)	血小板分布或游走异常
X 染色体连锁的血小板减少	脾大(参见第 55 章)
Wiskott-Aldrich 综合征	脾亢(参见第 55 章)
X 染色体连锁的血小板减少症	低体温
X 染色体连锁的红细胞增生异常伴血小板减少	大量输血
获得性血小板减少	药物相关性血小板减少
骨髓浸润(参见第 44 章)	肝素相关性血小板减少(参见第 133 章)
感染性疾病	其他药物相关性血小板减少
HIV(参见第 83 章)	

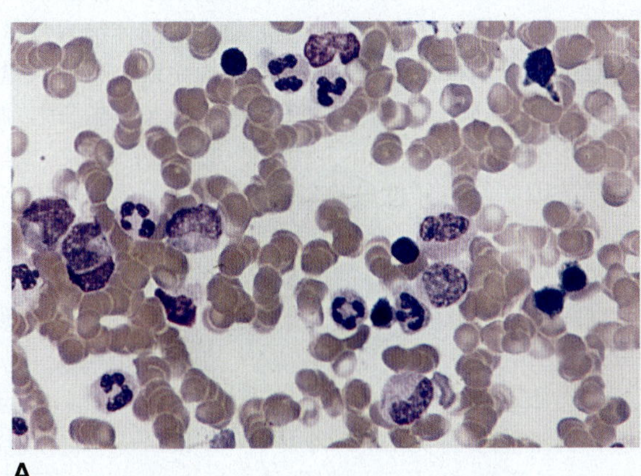

A

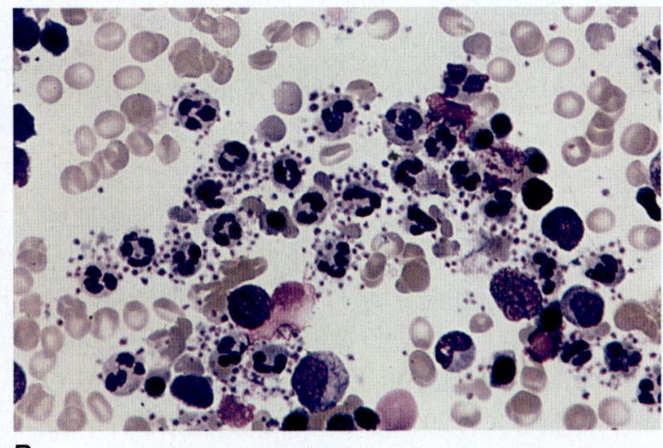

B

图 119-1　血小板卫星现象。A. 未经抗凝的骨髓片。无血小板卫星现象。B. 同一患者经 Na_2-EDTA 抗凝的骨髓涂片。可以观察到血小板黏附于成熟中性粒细胞表面。中性粒细胞前体细胞缺乏与血小板相互作用的表面特征,这些表面特征只在粒细胞接近成熟的阶段才会表达。

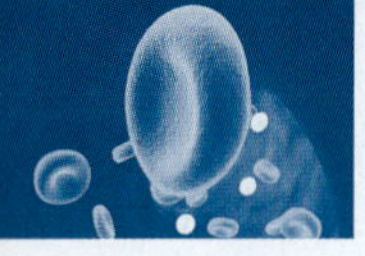

GPⅡb/Ⅲa 拮抗剂

急性冠脉综合征的患者应用阿昔单抗等 GPⅡb/Ⅲa 拮抗剂治疗时常会出现血小板减少[35-37]。阿昔单抗引起的血小板减少分为真性和假性。其导致血小板聚集成团的机制不清，因其为单价抗体，所以不可能引起血小板交联。可能的机制是血小板与阿昔单抗结合后，在 EDTA 作用下暴露的新抗原表位被其他凝集素识别并结合。应用阿昔单抗治疗的患者中约 0.3%~1% 发生真性血小板减少[38]，具体机制尚不完全清楚。可能原因包括阿昔单抗与 GPⅡb/Ⅲa 结合后暴露了新的抗原表位被体内抗体识别，或者阿昔单抗引起血小板活化，活化的血小板继而与外周循环隔离。在部分阿昔单抗治疗的患者体内可以检测到高滴度水平的抗体。

在四项大型的随机对照临床试验的结果中可以了解到阿昔单抗相关的血小板减少及假性血小板减少的发生情况[36]。这四项研究分别为：c7E3Fab 在不稳定性反复发作性心绞痛中的抗血小板治疗（CAPTURE）、评价 c7E3 对局部缺血并发症的预防作用（EPIC）、评价经皮透射冠状动脉成形术对 c7E3GPⅡb/Ⅲa 受体拮抗剂的远期疗效的改善作用（EPILOG）及支架植入术后应用 GPⅡb/Ⅲa 阻滞剂的疗效评价（EPISTENT）。研究显示：接受冠脉介入手术并应用阿昔单抗治疗后发生的血小板减低中假性血小板减少超过 1/3。可见，假性血小板减少仅限于实验室检查异常，临床上并不会加重出血或晕厥，也无需血小板输注或血管再通治疗。

其他相关因素

部分研究表明血小板凝集素多出现在住院患者体内或与某些疾病状态有关，如自身免疫性疾病（autoimmune diseases）、恶性肿瘤（malignancy）、肝病（liver disease）、脓毒血症（sepsis）[21,39-42]。但其他研究并未发现其与特殊疾病或药物有关[26]。

有研究报道在 EDTA 作用下，假性血小板减少患者的血小板抗体能够引起供者血小板的体外聚集。如果将供者血小板加温至 37℃或预先加入阿司匹林、前列腺素 E_1、腺苷三磷酸双磷脂酶、抗 GPⅡb/Ⅲa 单抗（可封闭纤维蛋白原、VWF 或 RGD 肽段的结合位点，阻断其与 GPⅡb/Ⅲa 上黏附分子的结合），可避免发生血小板聚集[29]。尚不清楚体内是否也存在类似反应，即使存在，抗体的反应速度一定非常缓慢，否则即会导致严重的出血。

诊断

血细胞自动计数仪通过体积识别血小板，其将体积在 2~20fl 的细胞划定为血小板。而血小板团的体积多超过 20fl，因此常被划定为淋巴细胞[14]。如此，计数的结果就会出现假性血小板减少同时伴有假性淋巴细胞增多[1,8,17,20]。抗凝血采集后上机检测的时间越晚，越容易发生血小板聚集，导致血小板计数减少[17]。所以应用血细胞自动计数仪测定后，必须将外周血片在显微镜下重新镜检确实。

为避免 EDTA 引起的血小板聚集，可将血样加温至 37℃保存。即便如此，仍有大约 20% 的标本发生血小板凝集[26]。还可换用枸橼酸钠抗凝，其钙离子螯合作用比 EDTA 低得多，但 10%~20% 的标本依旧出现血小板聚集。所以对于这部分患者，必须将采集血样保存入草酸铵中，然后涂片在显微镜下手工计数，才能获得准确的血小板计数[26]。

意义

血小板凝集素不会引起机体出血或血栓形成，所以并无临床意义。有证据显示假性血小板减少可经过胎盘传播，但是在新生儿中发生的抗体介导的假性血小板减少可以自发缓解[43]。怀孕期间体内出现血小板凝集素并不会引发其他并发症[43,44]。将假性血小板减少患者的血液制品输给受血者，后者血小板仍可获得满意的提升，说明假性血小板减少的良性病征[19]。因而，假性血小板减少本身并无临床意义，关键要尽早将其与其他血小板减少进行鉴别，以避免不必要的检查和治疗。

血小板生成障碍所致的血小板减少

先天性血小板生成障碍所致的血小板减少

MYH9 相关的血小板减少综合征

遗传学 May-Hegglin 异常（May-Hegglin anomaly）、Fechtner 综合征（Fechtner syndrome）Sebastian 综合征（Sebastian syndrome）和 Epstein 综合征（Epstein syndrome）为常染色体显性遗传的巨血小板减少症（macrothrombocytopenias），由位于染色体 22q12-13 的 *MYH9* 基因突变所致[45-49]。此基因编码非肌性肌球蛋白重链（nonmuscle myosin heavy chain，NMMHC）-ⅡA，表达于血小板、肾、白细胞和耳蜗[50-54]。培育的 *MYH9* 敲除小鼠不能繁育出纯合子个体，强烈支持此基因在发育中的重要作用[55]。除血小板和白细胞外，在表达 MYH9 基因产物的其他细胞中，其他 NMMHC 独特型（ⅡB 和ⅡC）也表达，并且这些产物可补偿ⅡA 型缺乏所致的功能障碍，表明 NMMHC-ⅡA 对血小板和白细胞的重要意义[56]。某些研究显示 NMMHC-ⅡA N 端启动子区的突变较 C 端终止区的突变对蛋白的影响更为显著。这些启动子区的突变可导致严重的血小板减少，早期（40 岁前）即可出现肾炎和耳聋[57]，而终止区的突变可出现轻度的血小板减少，听力和肾损害仅处于亚临床状态或于老年时期出现。

血小板减少和血小板功能障碍的发病机制 NMMHC-ⅡA 蛋白是造血细胞重要的细胞骨架收缩蛋白[52]。*MYH9* 基因某一突变可使巨核细胞骨架蛋白结构高度不稳定[58]。*MYH9* 缺陷干细胞分化的巨核细胞产生的血小板前体细胞数量正常，但可能由于血小板前体细胞成熟障碍，导致血小板数量减少[59]。令人意想不到的是，当把 *MYH9* 基因插入这些细胞，血小板前体细胞的数量减少，提示 NMMHC-ⅡA 确实是血小板生成的负性调节因子。特异性敲除巨核细胞 / 血小板 *MYH9* 小鼠的出血时间显著延长，血栓形成和机化障碍[60]。有趣的是，几乎所有的血小板增敏剂诱导的血小板聚集试验都接近正常，但血块收缩障碍。患者的血小板聚集试验也接近正常，而血块收缩无异常[61]。

临床表现 MYH9 异常患者具有血小板减少、巨大血小板和白细胞中可见 Döhle 小体样（Döhle body-like）包涵物（图 119-2）三联征，以及不同程度的高频感觉神经性耳聋、肾炎和白内障[46]，而 Epstein 综合征患者无包涵物。部分患者的肾小球损害表现为血尿和蛋白尿。部分患者表现为选择性高频听

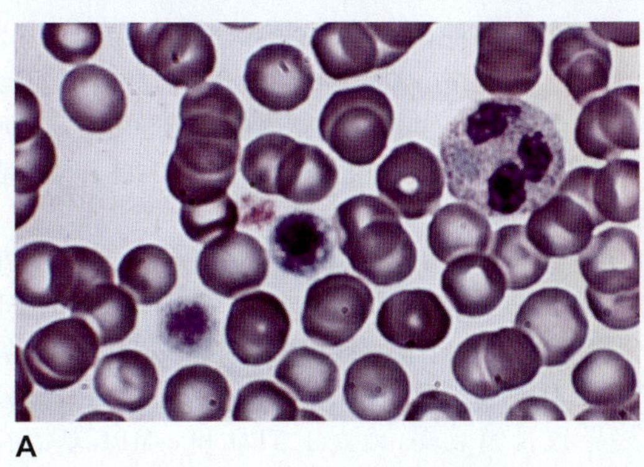
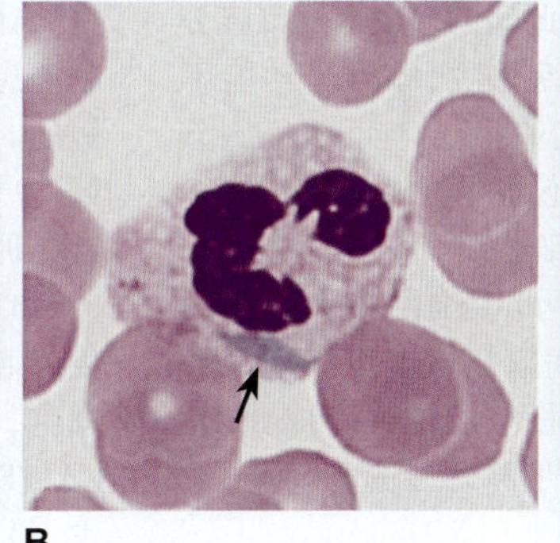
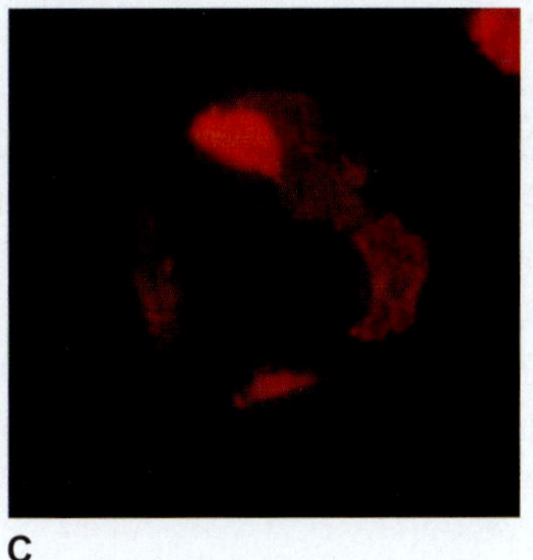

A　B　C

图 119-2　*MYH9* 异常。A. 血涂片。May-Hegglin 异常患者。巨大血小板，血小板减少，中性粒细胞胞质内淡蓝色的包涵体。2 个巨大血小板直径接近红细胞。中性粒细胞胞质内 9 点处一个大的灰蓝色的包涵体。B. 血涂片。*MYH9* 基因 38 外显子突变（E1841K）的中性粒细胞。这种突变导致巨血小板减少症和中性粒细胞内 Döhle 小体样包涵物（箭头所指）。C. 血涂片。B 图患者中性粒细胞非肌性肌球蛋白 A 的免疫荧光分析。中性粒细胞中的荧光小体显示包涵体含有析出的非肌性肌球蛋白重链，具有患病家庭特征性。

力丧失和白内障。患者可有轻度出血史，也可以全无症状而偶然被发现。尽管表面上患者的血小板数量和常规血小板功能试验正常，但有出血倾向。May-Hegglin 异常患者血小板表面 GPⅠb/Ⅸ/Ⅴ表达减少可解释这种表现[50]。

MYH9 相关疾病的一个特征性表现为瑞 - 吉染色（Wright-Giemsa stain）的血涂片可见中性蓝色包涵体，它是由 NMMHC-ⅡA 细胞质聚集物构成，可由免疫细胞化学染色检测出（见图 119-2）[62-65]。

治疗　*MYH9* 相关异常患者可被误诊为 ITP，从而接受如糖皮质激素（glucocorticoid）、静脉输注免疫球蛋白（intravenous immunoglobulin，IVIg）或脾切除术（splenectomysplenectomy）等不适当的治疗。因此，应告知患者及其家属避免接受对其有危险的针对 ITP 的治疗。*MYH9* 相关疾病的治疗通常为支持治疗，血小板输注仅在难以控制的出血、大手术前、难产等特殊情况时给予。在手术操作前和术后 24 小时可给予 1- 脱氨 -8-d- 精氨酸血管加压素（1-deamino-8-D-arginine vasopressin，DDAVP）（0.3μg/kg）和氨甲环酸（tranexamic acid）[56]。应用这些措施时要注意的是，血小板功能障碍并不能避免术后静脉血栓形成，当静脉血栓形成风险高时，术后要预防血栓形成[66,67]。因为患者具有巨大血小板，但功能障碍，而红细胞在血小板 - 内皮止血反应中是必需的，因此纠正贫血也很重要[56]。封闭肾素 - 血管紧张素系统可延缓蛋白尿和肾功能损害的出现，从而预防肾脏病变[68]。

地中海巨血小板减少症

地中海巨血小板减少症（Mediterranean macrothrombocytopenia）是一种轻型先天性血小板减少症，为常染色体显性遗传[69]。此病最初发现于意大利和巴尔干半岛，在 145 个无症状的受试者中检测到[69]。因为这种巨血小板减少症未出现于在欧洲北部，所以被命名为地中海巨血小板减少症。其中许多患者具有和杂合型 Bernard-Soulier 综合征（Bernard-Soulier syndrome）相同的临床和分子学特征表现[70]。基因连锁分析显示 GPⅠbα 基因杂合型 Ala156Val 错义替代（也被称为 Bolzano 突变），这种异常也可见于 Bernard-Soulier 综合征患者。真正的常染色体遗传性血小板减少而非突变所致的患者其血小板糖蛋白正常，而突变所致的患者其血小板糖蛋白异常，这与杂合型 Bernard-Soulier 综合征相似[70]。地中海巨血小板减少症的临床表现多样，出血的严重程度与血小板数量和功能都相关。

另一相关综合征伴随口形红细胞增多和溶血（地中海口形红细胞增多 / 巨血小板减 Mediterranean stomatocytosis/macrothrombocytopenia），为常染色体隐性遗传，由 *ABCG5* 和 *ABCG8* 基因突变所致，这 2 个基因编码肠道甾醇转运子 ABC 夹的 2 个亚基[71]。由于肠道无限制吸收胆固醇和植物固醇，患者表现为不同程度的植物固醇血症（谷固醇血症）。除了溶血，所有患者均存在瑞斯托霉素（ristocetin）介导的血小板聚集障碍，可能是由于血小板内异常的甾醇影响了 GPⅠb/Ⅸ/Ⅴ复合物的功能。这也提示巨大血小板反映了巨核细胞内异常的 GPⅠb/Ⅸ/Ⅴ复合物功能异常。

急性髓细胞性白血病相关的家族性血小板综合征

发病机制　急性髓细胞性白血病相关的家族性血小板综合征（familial platelet syndrome with predisposition to acute myelogenous leukemia，FPS/AML）是一种罕见的常染色体显性遗传病，特征为血小板功能和数量缺陷，导致病理性出血并易发展为 AML[72]。数个系谱的遗传分析揭示病因为转录蛋白 Runx-1（也称为 AML1 和 CBFA2）突变[73]。Runx-1 结合转录复合物，调节许多重要的造血基因。Runx-1 突变通常与散发的白血病和骨髓增生异常综合征（myelodysplastic syndromes，MDSs）发病有关，也证实了这种转录蛋白在正常血细胞生成中的重要作用[74]。对于 *Runx*-1 异常表达的动物和 FPS/AML 患者的遗传学研究显示 *Runx*-1 全长缩短导致未分化的造血干细胞（hematopoietic stem cells，HSCs）异常增殖[75]。在动物模型中，胚胎血细胞生成至少需要一种有功能的 Runx-1 拷贝。相反，一个等位基因点突变的患者易在成年发展为 AML[73,75]。该病血小板减少的原因不明，可能与 Runx-1 和巨核细胞转录蛋白 GATA-1 和 Fli-1 的相互作用有关（见第 113 章）[76,77]。

临床特征　FPS/AML 患者为轻中度血小板减少。血小板的大小和形态正常，但可能有功能缺陷，从而导致出血时间延长，或出现出血症状。骨髓中巨核细胞祖细胞可减少。

10 号染色体相关的常染色体显性遗传的血小板减少症

位于 10 号染色体短臂 10p11-12 的基因缺陷可导致常染

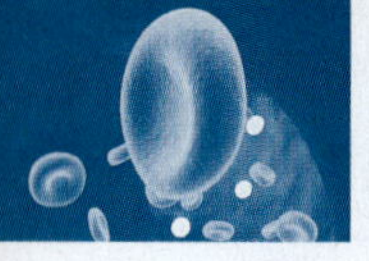

色体显性遗传的血小板减少症[78,79]。对此病的一个大的家族分析显示，基因 *FLJ14813a* 中出现错义突变[80]，编码了功能不明的酪氨酸激酶。系谱研究显示，血小板减少与巨核细胞分化不全有关。在体外，患者的巨核细胞前体生成的多倍体细胞减少，应用电镜分析发现细胞核和细胞质分化延迟[78]。因此，新的激酶（可能是一种酪氨酸激酶）影响巨核细胞核内有丝分裂并最终导致成熟障碍。患病家族成员可终生存在中度血小板减少，出血的风险与血小板减少的程度成比例，但不会发展为造血系统恶性肿瘤或再生障碍性贫血（aplastic anemia）[78]。

Paris-Trousseau 综合征

Paris-Trousseau 综合征（Paris-Trousseau syndrome）及其变异的 Jacobsen 综合征（Jacobsen syndrome）为具有先天畸形的综合征。患者具有特征性的三角形头畸形、面部畸形、心脏缺陷和精神发育迟缓[81]。这两种疾病是由于包含 *FLI1* 基因的 11 号染色体长臂 23 区（11q23）缺失[82]所致，其基因产物为巨核细胞生成相关的转录蛋白[9,83]。尽管存在一个正常等位基因，可能由于在巨核细胞分化中 *FLI1* 单等位基因短暂表达，Paris-Trousseau 综合征为显性遗传[83,84]。患者具有轻到中度血小板减少和功能异常[81]。血涂片显示部分血小板中可见巨大的 α 颗粒[82]。骨髓检查显示巨核细胞有 2 个不同的亚群，一个为巨核细胞生成障碍所致的未成熟的巨核细胞前体扩增，一个为小巨核细胞[83]。出血症状通常为轻度。

桡尺骨融合伴血小板减少症

临床特征　无巨核细胞的血小板减少伴桡尺骨融合（radioulnar synostosis）的患者出生时即有严重的正常细胞性血小板减少而骨髓中无巨核细胞，近端桡尺骨融合，以及其他骨骼异常，如指（趾）弯曲和浅髋臼[85]。出血程度与血小板减少程度成比例。部分患者可发展为再生不良性贫血和全血细胞减少，提示缺陷并不局限于巨核细胞前体。

发病机制　对血小板减少伴桡尺骨融合的患者进行遗传分析显示 *HoxA11* 突变[86]。Hox 基因族为保守的 DNA 结合域，称为同源异形盒，功能是帮助调节转录活性。最初了解这些基因是因为它们在胚胎发育和细胞决定中起作用。研究表明，Hox 族中 A 群和 B 群表达于 HSCs。通过改变小鼠 HoxB4 和 HoxA9 表达水平，发现这些基因对于维持适当的 HSCs 数量具有重要作用[87]。虽然 *HoxA10* 和 *HoxA11* 缺陷均可导致前臂异常并在 HSCs 上检测出这些基因表达，但在巨核细胞上只检测出 *HoxA10* 表达[88]。*HoxA11* 遗传缺陷小鼠前臂缺失和生育能力下降，但没有造血功能异常的报道。因此，HoxA11 功能缺乏是否影响人类血小板生成还不清楚，但伴发的再生障碍性贫血提示 HSC 水平的缺陷。

先天性无巨核细胞性血小板减少症

先天性无巨核细胞性血小板减少症（congenital amegakaryocytic thrombocytopenia，CAMT）是一种罕见疾病，大多数患儿在出生时有显著的血小板减少但无临床异常。显著的血小板减少导致这些患儿出现出血症状。大多数患儿在 3~5 岁前可发展成为再生障碍性贫血。CAMT 是由于促血小板生成素（thrombopoietin，TPO）受体 c-Mpl 突变所致，引起促血小板生成素生成减少（Ⅰ型 CAMT）或功能降低（Ⅱ型 CAMT）[89,90]。第一位明确其发病机制的患者为 2 种 *c-MPL* 基因突变的杂合型，这 2 种基因编码截短的 c-MPL 受体多肽，其缺乏细胞内信号转导所必需的所有区域[91]。对 8 位 CAMT 患者进行序列分析发现这 8 位患者均为这 2 种基因无义或错义突变[92]。

TPO 受体基因突变显著影响巨核细胞生成，导致患儿出生时骨髓中巨核细胞前体细胞减少。TPO 不但作用于巨核细胞，也影响多能造血干细胞和祖细胞[93-95]。随着年龄增长，CAMT 患儿血液和骨髓中 $CD34^+$ 细胞和造血祖细胞逐渐减少，最终导致骨髓衰竭，确立了 TPO 和 c-MPL 基因在人类 HSC 发育中的重要作用[96]。骨髓移植是治愈 CAMT 的唯一方法。

血小板减少 - 桡骨缺失综合征

血小板减少 - 桡骨缺失（thrombocytopenia and absent radii，TAR）综合征是一种罕见疾病，最初发现于 1959 年[97]，发生率约为 1/10 万 ~1/5 万。TAR 的遗传类型仍不明确。这种疾病的特征为双侧拇指存在而双侧桡骨缺失和血小板减少（图 119-3）[98]。一项对 34 例 TAR 综合征患者的研究显示，所有的患者都有血小板减少和双侧桡骨缺失，其中 47% 的患者具有下肢短小畸形，47% 具有牛奶不耐受，23% 具有肾脏异常，15% 有心脏异常[99]，结果与以前的报道一致[100]。

TAR 综合征的血小板减少通常为中度，血小板数量约为 $50 \times 10^9/L$。尽管偶有早期血小板显著减少，但随着年龄增长，TAR 患者的血小板数量多可升高。因此，如有显著的临床指征，不能以单次血小板数量正常而轻易排除诊断。血小板减少的原因不明，但多数研究者认为病变直接影响巨核细胞，使巨核细胞在生成早期停滞[101]。血清 TPO 水平正常[102]，骨髓增生度正常或升高。巨核细胞数量减少或缺乏，或显示未成熟。

通常只在患者幼年血小板数量严重减少时给予血小板输注和支持治疗。低龄患儿死亡最常见的原因为出血。一项 77 位患者的调查显示，只有一例 14 个月的患儿出现血小板减少相关性死亡[100]。

Wiskott-Aldrich 综合征

定义、遗传学和发病机制　Wiskott-Aldrich 综合征（Wiskott-Aldrich syndrome，WAS）是一种罕见的伴 X 染色体的免疫缺陷性疾病，特征为微血小板减少、湿疹（eczema）、反复感染、T 细胞缺乏，易发展为自身免疫性疾病和淋巴系统增殖性疾病（参见第 82 章）[103,104]。它是由位于 X 染色体短臂（Xp11.22）的 *WASP* 基因突变[105-107]引起。*WASP* 基因产物为 WASP 蛋白（WAS protein，WASP），在造血细胞上表达。WASP 调节肌动蛋白聚合和重组。肌动蛋白重组发生在细胞运动和细胞间相互作用时的细胞骨架和信号传导通路中[108]。微血小板减少是 WASP 相关性疾病最普遍的表现，但血小板生成减少和大小异常的机制不完全明确。即使轻型患者的血小板也普遍缺乏 WASP 突变体，提示 WASP 缺乏对于血小板减少具有直接作用[109]。某些患者在脾切除后血小板数量显著升高[110]。因为存在细胞骨架中间物，大的血小板在移行通过脾窦时遭到选择性破坏，导致微血小板减少出现[111]。某些研究显示有血小板生成减少，但机制不明。

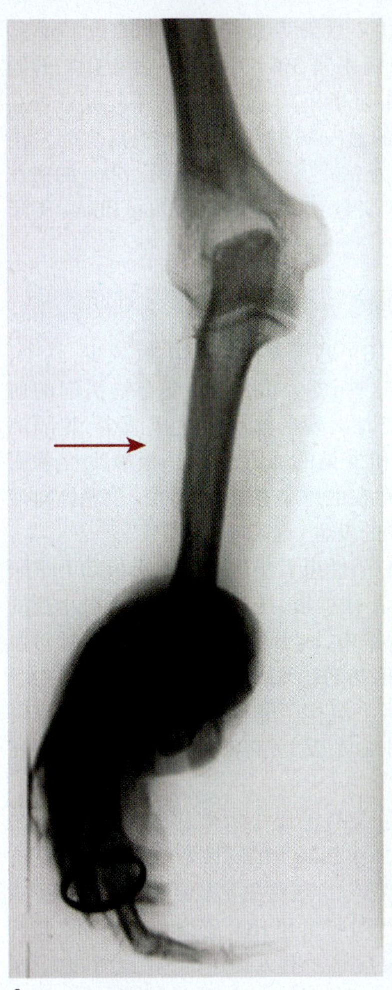
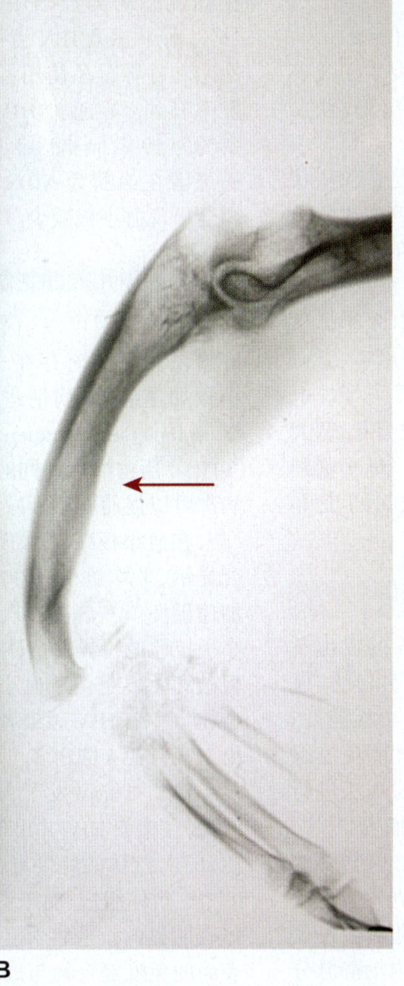

图 119-3 血小板减少并桡骨缺失（TAR 综合征）。右前臂 X 线图像。一位 48 岁女性患者，血小板数量（85~100）× 10^9/L。出血时间为 11 分钟。无 von Willebrand 病实验室证据。骨髓检查正常。双侧前臂短小，双腕弓形成角畸形而双手正常。无前臂畸形家族史。A. 右臂前 - 后位图像。B. 右臂侧位图像。桡骨缺如并弓形畸形，尺骨肥大（箭头所指）。手腕成角畸形。

临床表现 遗传缺陷所致细胞免疫和体液免疫缺陷，导致自身免疫性疾病高发，发展为血液系统恶性肿瘤的风险增高。这是常见的临床表现，但由于突变的位置和情况不同，此病具有多种多样的表现[108,111]。已发现了超过 300 种突变，临床表现从仅有轻度微血小板减少［也称为伴 X 染色体的血小板减少（X-linked thrombocytopenia）］到所有表现都出现的综合征[112,113]。

治疗 造血干细胞移植可治愈重症 WAS 患者，纠正血小板减少和免疫缺陷。因为有发展为造血系统恶性肿瘤的风险，即使是轻型患者，也应考虑移植[114,115]。在急性出血和出现并发症时给予支持治疗，包括血小板输注、抗生素，严重湿疹时可全身性应用糖皮质激素。轻型患者出现严重的血小板减少时脾切除术可能有效，但已有免疫缺陷的患者手术感染的风险增高。应用泼尼松龙（prednisolone）或甲泼尼龙（methylprednisolone）冲击疗法，某些患者的血小板数量可短暂性升高。由于血小板减少不是由于体液免疫系统介导的，不存在血小板自身抗体，因此对 IVIg 治疗无效。应用逆转录病毒介导转染 *WASP* 基因的基因治疗已在积极研究中，已在动物实验中取得了一定成效[116-118]。

X 连锁遗传伴异常红系造血的血小板减少症

一种家族性伴 X 染色体遗传疾病，有血小板减少和异常红系造血及珠蛋白生成障碍性贫血[119]。GATA-1（按核糖核苷酸结合序列命名鸟嘌呤 - 腺嘌呤 - 胸腺嘧啶 - 腺嘌呤）是一种包括 2 个锌指结构的转录因子，羧基端指为 DNA 结合部位，氨基端指稳定与 DNA 结合，并与 GATA-1 辅助因子（friend of GATA-1，FOG-1）相互作用。在某些家族，氨基端指突变与巨血小板减少和多种红系造血异常相关，而在另一些家族，氨基端指突变使 GATA-1 与 FOG-1 的相互作用中断，导致巨血小板减少伴红系生成不良性贫血（dyserythropoietic anemia）或 β- 地中海贫血（β-thalassemia）[120]。尽管 GATA-1 首先公认的是在红细胞生成中具有重要作用，随后发现 GATA-1 和 FOG-1 在巨核细胞生成中也具有关键作用[121,122]，因为在所有典型的红细胞系和巨核细胞系特异性基因 5' 侧翼区均发现了 GATA-1 共有基序[123]。虽然 GATA-1 缺陷小鼠因严重贫血死于胚胎期，但巨核细胞 - 特异的转录因子缺失小鼠可生成足够的红细胞而得以生存，揭示了转录因子在巨核细胞生成中的作用。这些小鼠显示了低倍体巨核细胞前体细胞过度增殖，导致巨核细胞成熟不良，与血小板特异性基因低表达相关[124]。第 113 章介绍了 GATA-1 和 FOG 在巨核细胞生成的作用

Fanconi 贫血

Fanconi 贫血（Fanconi anemia）患者偶有严重血小板减少，但常伴有贫血和畸形，通常不难诊断。第 34 章详细介绍此病。

血小板捕获导致的血小板减少

■ Kasabach-Merritt 综合征

定义

Kasabach-Merritt 综合征（卡萨巴赫 - 梅里特综合征）（KMS）是指血管肿瘤、Kaposi 样血管内皮瘤（Kaposi-like hemangioendothelioma）或丛状血管瘤，伴发血小板捕获（platelet trapping）引起的显著血小板减少[125-128]。该综合征主要发生于婴儿期，但是也有数例成人发病的报道[129]。发生该综合征的血管肿瘤应该与血管畸形相区别，如经典的良性血管瘤。良性血管瘤通常浅表且多发，往往与严重的血小板减少或弥散性血管内凝血（disseminated intravascular coagulopathy，DIC）无关，并在儿童期消失。另一方面，Kaposi 样血管内皮瘤和丛状血管瘤是低度恶性血管肿瘤，常有较高发病率和死亡率。

组织病理学

血管肿瘤常是单发的，直径可以达 20cm，可以发生于浅表或侵入内脏和腹膜后腔[130-132]。浅表血管肿瘤可因局部皮肤发生红到紫的颜色改变而被发现。

常伴 KMS 的组织学类型为，Kaposi 样血管内皮瘤和丛状血管瘤或血管网状细胞瘤[125,126,133,134]。Kaposi 样血管内皮瘤是局部侵犯、低度恶性的肿瘤，以浸润结构不良血管和迷走淋巴管的管层和小叶为特征。该肿瘤主要是由圆胖形、球形、椭圆形和(或)梭状且伴有含铁血黄素沉积的内皮细胞组成[125]。丛状血管瘤是以出现血管丛、毛细血管扩张、淋巴血管增生、微血栓形成和含铁血黄素沉积为特征的病理改变[125,126,135,136]。电镜下观察可见异常血管内皮细胞且伴有显著的胞质突起，宽大的胞间隙，纤维蛋白沉积和血管内血小板聚集[126]。对于鉴别 KMS 相关血管肿瘤和良性毛细血管瘤来说，肿瘤组织学是非常有帮助的[137]。

临床表现

KMS 中的血小板减少通常很严重，并且与 DIC 的发生有关[138]。其成因包括血管瘤内异常增殖的内皮细胞引起的“血小板捕获”(platelet trapping)[139,140]和 DIC 导致的血小板消耗。利用 CD61 抗体(血小板和巨核细胞标记物)进行肿瘤免疫组化染色[141]，和通过 ^{51}Cr 标记血小板及 ^{111}In 血小板闪烁法进行核素研究以监测资料效果，已经证实存在血小板捕获[143,144]。血小板如何被捕获尚不明确。但是，血小板在扭曲的、异常的血管内发生的，初始性物理捕获或许为血小板黏附到异常血管内皮提供了帮助，并进而诱导血小板活化和聚集，随后激发了凝血瀑布、纤维蛋白沉积和微血栓形成。由血管瘤内动静脉分流造成的过度流量和剪切率可进一步增加血小板的活化程度。血栓不断形成又引起血小板消耗和纤溶瀑布的激活。最终导致严重的血小板减少和 DIC。

治疗和病程

治疗主要依靠肿瘤的根除。已经出现了几种特异性治疗方法，但疗效均未肯定[145]。这些治疗包括，大剂量糖皮质激素[145]、干扰素-α[145,146]、长春新碱[147]、环磷酰胺[148]、联合化疗[149]和放疗[150-152]。对于重症病例，可以尝试动脉血管栓塞[153,154]、手术切除[155,156]和充气加压(pneumatic compression)等治疗。

重度 KMS 的死亡率约为 12%；当并发腹膜后或腹膜内肿瘤时死亡率更高。患者往往死于 DIC、血小板减少、免疫受抑继发感染产生的并发症。

血小板生成受损导致的获得性血小板减少

■ HIV 感染相关性血小板减少

患病率

通过对 HIV 患者群的研究显示，HIV 感染者中常见血小板减少(见第 83 章)[157]。在感染 HIV 的吸毒者中，血小板减少的患病率大约为 36.9%，而未感染 HIV 的吸毒者仅有 8.7%[158]。在同性恋的男性当中，HIV 感染者血小板减少的患病率是 16%，而未感染 HIV 者患病率是 3%。可能，未感染 HIV 的同性恋和静脉毒品使用者中血小板减少的高患病率与其肝炎高发率有关。在感染 HIV 的血友病患者中，血小板减少的发生率约为 19%，而非感染者为 3%[159]。一项研究显示，50% 的血友病患者在诊断为 AIDS 定义性疾病(AIDS-defining illness)1 年内会出现血小板减少[159]。

病因学和病理生理学

诸多原因可以引起 HIV 感染相关性血小板减少，其中，许多诱因可同时存在。这些诱因包括免疫复合物引起的血小板加速破坏、病情进展时出现的血小板生成减少、脾隔离症(splenic sequestration)和少见的血栓性血小板减少性紫癜(TTP)。药物治疗和同时存在的感染，如丙型肝炎，及恶性血液病都可以促使血小板减少的发生(见第 83 章)[160-163]。

在血小板减少的 HIV 阳性患者中进行的血小板动力学研究显示，平均血小板寿命往往很短，这也间接证明了血小板的加速破坏[10,164]。在 ITP 患者中，血小板破坏是因为存在针对血小板抗原的特异性抗体，但与 ITP 不同，在 HIV 感染者中，血小板破坏主要是由于血小板上沉积了非特异性的补体和免疫复合物[165,166]。HIV 感染者中血小板上结合的 Ig 和补体成分要高出 ITP 患者 4 倍之多[167-170]。

HIV 可能激发了大量参与了血小板破坏的免疫复合物。因为，在感染 HIV 并出现血小板减少的同性恋中发现了含有抗 $F(ab')_2$ 抗体的免疫复合物[171]。这些免疫复合物由抗 $F(ab')_2$ 的 IgG 抗体组成，对来源于对照组和 HIV 感染者的 $F(ab')_2$ 抗体有明显的反应性和免疫应答。有人提出部分结合到血小板表面的免疫复合物与抗 $F(ab')_2$ 的 IgG 抗体相似[171]。

已经发现在 HIV 感染者中，无论是否合并血小板减少，其体内均存在抗 CD4 和抗 CD4 受体 gp120 的抗体[172]。研究显示，利用亲和纯化技术分离的抗 CD4 和抗 gp120 抗体通过其特异性决定区可以形成免疫复合物[172-174]。该免疫复合物能与血小板结合，推测其可能在 HIV 相关性血小板减少中发挥作用。

已经从感染 HIV 的血小板减少患者中分离出抗血小板 GPⅢa 的高亲和力抗体[175]。这些抗体与 GPⅢa 分子的特定区域发生应答，该区域位于 GPⅢa 的第 49~66 位氨基酸。该发现亦被体内试验证实：给予这种抗血小板抗体将导致全身性的、显著的血小板减少，如同时给予 GPⅢa_{49-66} 白蛋白偶联物则可以防止血小板减少的发生[175]。这一免疫显性表位的存在是 HIV 相关性血小板减少所独有的，并且反映了抗体与特定 HIV 抗原的交叉反应性。一些研究提示抗 HIV 病毒 gp120 和 p24 的抗体可以与血小板糖蛋白发生交叉反应[176-181]。

无论 HIV 感染者是否出现了血小板减少均检测到抗 GPⅢa_{49-66} 的独特型抗体[182]。研究发现，这些患者血浆中的抗体(通常是 IgM 型)是以免疫复合物的组成成分存在着。它们可以阻断抗 GPⅢa_{49-66} 抗体诱导的血小板破坏。抗独特型抗体的水平似乎和血小板破坏的水平呈负相关。因此，没有血小板减少的 HIV 感染者其抗体水平要高于有血小板减少的 HIV 感染者。

研究指出，GPⅢa_{49-66} 抗体介导的血小板减少不依赖于补体[183]。抗 GPⅢa_{49-66} 抗体可以促进活性氧分子(reactive oxygen species)如 H_2O_2 的产生，以抑制烟酰胺腺嘌呤二核苷酸

(nicotinamide adenine dinucleotide phosphate, NADPH) 通路，进而诱导血小板裂解。利用活性氧分子抑制剂的体外实验，及利用缺乏 NADPH 氧化酶的 p47phox 缺失小鼠进行的体内实验，均观察到上述结果[183,184]。

有报道称，在 HIV 相关性血小板减少者中存在包含踝蛋白头部(Talin-H)的循环免疫复合物[185]。踝蛋白 H 是踝蛋白的断裂产物，是血小板活化时在钙蛋白酶(calpain)或 HIV-1 蛋白酶作用下产生的。血小板减少的 HIV 患者的血清中可以检测到抗踝蛋白抗体，但在未感染 HIV 的 ITP 的患者中却检测不到。该抗体存在高度变异性，提示 talin-H 上免疫显性表位的暴露导致了抗原驱动的、亲和力成熟的免疫反应。此抗体在引发血小板减少中的作用尚不明确。但是，该抗体抗细胞骨架抗原表明它们并不是引起血小板减少的原因。

观察发现在 HIV 患者中除了血小板破坏增加，生成减少似乎也是血小板减少原因之一[164,186,187]。当 HIV 患者接受抗病毒药物——齐多夫定(zidovudine)治疗后血小板生成增加，此发现提示病毒感染对血小板生成有直接影响[188]。血小板减少的 HIV 感染者 TPO 水平升高，同样支持了这一看法，即无效的血小板生成参与了 HIV 相关血小板减少的发生[189,190]。血小板生成减少似乎发生于巨核细胞水平，因为观察到此类患者骨髓中巨核细胞系祖细胞(megakaryocyte progenitors)数量减少[186,191]。

尚不清楚 HIV 是如何降低巨核细胞生成的。抗病毒治疗的反应提示，病毒感染了骨髓中的巨核细胞或巨核系祖细胞。HIV-1 进入细胞需要病毒包膜糖蛋白 gp120 和 CD4 及宿主细胞上的共同受体，即 CC 趋化因子受体 5(C-C chemokine receptor-5, CCR5) 或 CXC 趋化因子受体 4(CXC chemokine receptor-4, CXCR4)间的连续相互作用[192]。所有这些受体均表达于巨核细胞[193,194]。CD4 是 HIV-1 在 T 细胞上的受体，利用流式细胞技术在 25% 左右的人巨核细胞上可检测到，其分布和 CD4 T 细胞相当[195]。体外试验发现，抗 CD4 抗体可以抑制 HIV 感染巨核细胞系[196]。

一项研究揭示了 HIV 感染者骨髓中 HIV 病毒的生物特性，并在 HIV-1 膜糖蛋白 gp120 的第三个高变区(hypervariable loop)(V3)发现了独特的氨基酸，以此可以将存在或不存在血小板减少的患者区分开来[197]。该研究提示某一个特定的 HIV-1 菌株与血小板减少的发生存在因果关系，可能是通过感染巨核细胞或巨核祖细胞，抑或感染骨髓微环境细胞诱导血小板减少发生[197,198]。

巨核细胞生成受损可能是因为感染 HIV 的 T 淋巴细胞引起造血调控缺陷。因为在体外培养中发现，来源于 HIV 感染者的 T 细胞能降低中性粒细胞、红细胞、单核 / 巨噬细胞、巨核细胞的集落形成单位的生长[199]。但将培养体系中的 T 细胞去除后，集落生长显著增强。重新加入 T 细胞后，集落的生长再次受抑。这一效应依赖于 T4 和 T8 的比率[199]。

HIV 感染者存在发生血栓性微血管病(thrombotic microangiopathy)的高风险[200,201]。一项来源于纽约的队列研究(cohort study)显示，1/3 诊为 TTP 的患者同时感染了 HIV。在 HIV 感染者中 TTP 的发病率远高于一般人群，提示了它们的因果关联性。HIV 的致病性同样得到另一研究的支持，此研究观察到自从高效抗逆转录病毒治疗(HAART)应用后，HIV 相关性 TTP 的发病率出现了下降[202]。但是，HIV 相关性 TTP 和 VWF- 裂解酶 ADAMTS13(a disintegrin and metalloproteinase with thrombospondin repeats 13)活性减低的关系并不一致，因为仅有部分患者呈现出 ADAMTS 的低活性并出现抑制因子[203-205]。有研究指出，对于易感人群来说 HIV 感染本身会引发 TTP[205]，因为发现血浆 VWF 水平随着 HIV 感染的进展而升高，并在 AIDS 晚期达到顶峰[206]。在其他病例中发现 HIV 感染的临床症状可能会掩盖 TTP 的临床特征，例如患有广泛 Kaposi 肉瘤的患者[205]。

临床经过

有血小板减少的 HIV 感染者，会出现临床出血(当然，血友病患者除外)。其血小板计数很少低于 50×10^9/L，且常可自行缓解[159,207-210]。早期的血小板减少往往是在血常规检查后发现[209]。血小板生成减少在疾病晚期会更明显，骨髓穿刺可以协助排除浸润性病变，尽管这样的病变并不常见。有研究检测了 42 例 HIV 患者的骨髓，发现存在三系病态造血，及浆细胞和嗜酸性粒细胞增多、巨核细胞增多、铁升高和纤维化[211]。在两例患者中发现肉芽肿。另有研究复习了 85 例 HIV 患者不同时期的骨髓活检，发现 72.9% 的患者存在骨髓细胞增多，78.8% 存在骨髓增生异常，97.7% 存在浆细胞增生，27% 存在淋巴浸润，11.7% 的患者存在伴或不伴肉芽肿的组织细胞增多症[212]。晚期 AIDS 患者中有 28.2%存在骨髓增生减低。药物治疗的患者偶尔会出现机会性感染，如水分支杆菌(*Mycobacterium avium*)，新型隐球菌(*Cryptococcus neoformans*)，刚地弓形虫(*Toxoplasma gondii*)和杜氏利什曼原虫(*Leishmania donovani*)[212]。此外，在 7 例患者中发现了恶性肿瘤，其中 3 例为淋巴瘤[212]。

治疗

对于 HIV 感染相关性血小板减少症来说，抗逆转录病毒治疗是第一线和最有效的治疗[209,213]。尽管之前使用齐多夫定已能使血小板计数得到改善，现今抗逆转录病毒联合治疗在升高血小板计数方面更为有效，因为这些方案可以提升 CD4 细胞数量并降低 HIV 病毒水平[217]。一项回顾性研究比较了经齐多夫定治疗的严重血小板减少患者和经 HAART 治疗的患者。结果显示，6 个月后，HARRT 组的血小板计数获得了更完全和稳定的恢复[218]。即使对齐多夫定耐药的血小板减少患者也取得了改善。

严重的症状性血小板减少和重症 ITP 的治疗是相似的。一项回顾性研究对 208 例经泼尼松、脾切除和其他治疗方式的疗效进行了分析[219]。与 ITP 治疗一样，对初始治疗的患者使用 1 个月的泼尼松；难治的和复发的患者采取脾切除，和(或)其他治疗方式。研究结果显示：38.8% 的患者对于泼尼松治疗完全有效，18.7% 的患者获得了长于 6 个月的持续缓解，仅有小部分患者维持在缓解状态。63 例患者进行了脾切除，其中 47 例获得了初期效果，41 例取得持续缓解，12 例获得持续的部分缓解。在 87 例未经治疗的患者中，有 8 例自发性缓解。似乎接受了脾切除的患者更易获得持续的完全缓解。相似的，另一研究显示 185 例 HIV 感染患者接受脾切除后，平均血小板计数从 18×10^9/L 升高到 223×10^9/L，其中 82 例患者获得持续缓解[220]。AIDS 进展率和无 AIDS 生存期均不受脾切除的影响。因此，正如 ITP 一样，脾切除是一项有效的治疗手段，并且对 HIV 疾病的进展没有负面影响[221,222]。

其他治疗方法，如 IVIg[223,224] 抗 D[225]，巨核细胞生长因子[226]，

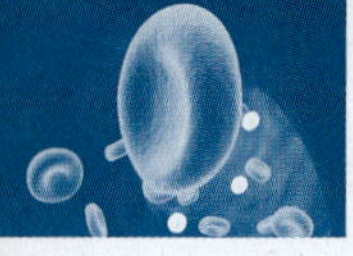

及干扰素-α[227]已经采用，并且据报道在一些特殊的病例中取得了成功。TPO模拟剂如eltrombopag和romiplostim或许同样有效[228]。

对于HIV相关的血栓性微血管病，血浆交换可能还不够，还应该同时应用强力抗逆病毒治疗[203]。也有人提出，在没有严重ADAMTS-13活性抑制或可检测到的抑制因子存在时，血浆交换在本综合征中可能没有作用[203]。

■ 化学治疗和放射治疗

造血系统似乎可以在接受一定剂量化疗和放疗后迅速恢复。但接受强烈治疗的患者对于其他治疗的耐受力下降，表现为血细胞计数接近低限，尤其是血小板[229]。在接受治疗5年后仍可观察到骨髓功能受抑。在治疗的最后阶段可以出现增生不良综合征和MDS。我们需要及时关注恢复期的严重血小板减少。最近美国临床肿瘤学会对血小板输注的建议包括，当血小板低于10×10^9/L(毒性4级)，或合并坏死性肿瘤且血小板低于20×10^9/L时(如结肠、直肠或膀胱肿瘤)或体力状况下降时，需预防性输注血小板[230]。已经完成的几项试验评估了存在低增生性血小板减少患者输注血小板的合理剂量，以及接受治疗性血小板输注(仅在显著出血时给予)的患者是否可以和接受预防性血小板输注(当达到特定的血小板计数的输血指征时给予)的患者一样，取得同样的疗效[231]。所以，目前为止，关于接受血小板输注治疗的起始点是否可以更低及血小板输注的合理剂量仍未达成共识。

接受过多次血小板输注的患者可能会产生血小板输注无效，表现为输注血小板后其计数升高未达预期。当血小板输注1小时后，血小板计数升高低于7×10^9/L，或输注20小时后，血小板计数升高低于20×10^9/L，会增加血小板输注无效的概率(platelet refractoriness)[232]。不到一半的血液恶性疾病患者中可以发生真正的输注无效，原因是针对输注血小板中白细胞上的人淋巴细胞抗原(HLA)所发生的同种异体免疫反应。血小板输注后，造成血小板升高不充分的其他潜在诱因包括发热、感染、出血、自身抗体和脾大。为降低异基因血小板输注带来的风险，可采取其他方法，包括常规输注低白细胞血小板[233]，经重组人TPO或TPO模拟剂处理后采集的深低温处理的自体血小板[234]。血小板输注无效的患者可以使用HLA相合血小板或高浓度血小板[233]。

生长因子注射已经用于治疗血小板减少，如IL-1、IL-4、IL-6、IL-13[235-237]或IL-11[238-244]，其机制为刺激未定向祖细胞。多项研究显示，在化疗后注射重组人TPO可以减轻血小板下降的程度，缩短血小板减少时间[245-252]；然而，仍需要进行其他试验验证此类药物对血小板减少、骨髓抑制状态是否有益。

■ 营养缺乏和酒精所致血小板减少

在美国，轻度血小板减少发生于20%左右的维生素B_{12}(Vit B_{12})缺乏性巨幼细胞贫血的患者[253]。伴随着酒精滥用的高发率，血小板减少在叶酸缺乏者中更高(见第41章)。对印度139例患者进行的大规模研究，检测了巨幼细胞性贫血相关的血细胞减少[254]。该研究显示：76%的患者存在单纯性维生素B_{12}缺乏，7%存在单纯性叶酸缺乏，9%的患者两者都有，8%的患者维生素水平正常。一半以上有血小板减少的患者同时合并中性粒细胞减少。所以作者提出血细胞减少倾向于来源于单纯性贫血的进展，或者倾向成为贫血伴血小板减少及全血细胞减少，其细胞减少的程度与维生素缺乏的严重度有关。有时在巨幼细胞性贫血患者中可见严重的血小板减少，当伴有发热、肝脾肿大时，其症状提示可能发生急性白血病。这些状况中，血小板减少的原发机制是血小板无效生成[255]；而骨髓中巨核细胞数量往往正常或增加。巨核细胞的形态异常并不如红系和髓系的特征性缺陷那么典型，但是可能会看到更大、更分散的核片段(nuclear segments)，而不是多倍体单个核(polyploid single nuclei)[256]。

如果维生素B_{12}缺乏是由抗壁细胞自身抗体或内因子造成或者是由ITP造成时，血小板减少常与之相关。其他各种不同的自身免疫性疾病可与恶性贫血共存，其中包括自身免疫性白癜风及甲状腺炎[259]。

血小板功能异常有时与维生素B_{12}缺乏有关[260-261]。据报道，不同的激动剂刺激下血小板聚集能力下降，颗粒分泌腺苷二磷酸(adenosine diphosphate)及腺苷三磷酸(adenosine triphosphate)减少，同时，维生素缺乏被认为可导致获得性储存池病(见第41章)[261]。

有报道称血小板减少与铁缺乏有关，尽管铁缺乏通常与血小板增多关系更为密切(见第42章)。一项研究描述了在6例14个月至17岁铁缺乏的孩子中，血小板计数的范围可以为$(11\sim102) \times 10^9$/L。所有患者补充铁剂后，血小板计数恢复正常。另有一项个案报道，一名多产妇女的血小板为9×10^9/L，因铁缺乏造成月经过多和严重贫血。其骨髓中并没发现任何潜在造血异常，所有的症状在补铁后得到改善[262]。这些研究表明严重的铁缺乏能降低血小板计数。

饮酒患者中血小板减少通常是因为肝纤维化导致的TPO缺乏(肝脏是循环TPO的主要来源)，充血性脾肿大，和(或)叶酸缺乏。某些患者中，血小板减少主要是由于酒精对骨髓血小板生成的直接抑制作用[263-267]。要达到血小板生成受抑足以引起血小板减少的程度，需要在数天内消耗大量乙醇[263]。然而，对摄取乙醇的豚鼠进行研究显示：在4周的观察中，尽管血中乙醇从未达到检出水平，豚鼠平均血小板计数却下降了16%[265]。摄入乙醇豚鼠的血小板也少于对照鼠。

因摄入乙醇导致的血小板减少通常伴有骨髓巨核细胞数量减少。有时可查见空泡状的原红细胞和粒细胞前体细胞，其实它们是多核原红细胞和巨幼红细胞[266]。成熟巨核细胞的外周空泡化也可看到[264]。一般情况下，在停止摄入乙醇5~20天血小板减少就可以恢复，有时会出现反跳性血小板增多。

■ 阵发性睡眠性血红蛋白尿

阵发性睡眠性血红蛋白尿(PNH)患者出现血小板减少主要因骨髓衰竭所致(见第40章)。自体放射性标记血小板的动力学研究[268]和体外PNH患者$CD34^+$细胞的研究显示，PNH患者出现血小板生成减少[269,270]。这证实了巨核系祖细胞存在增生和分化受抑，与再生障碍性贫血所观察到的一样，提示PNH存在干细胞水平的缺陷[270]。血小板减少可能与进行性血栓形成造成的血小板消耗有关。患者出现血栓形成倾向的分子基础尚不清楚。已经提出的几个理论，包括补体损伤及活化的血小板释放出的、过多的血小板微泡[271,272]；C5b-C9损伤的血小板上凝血激酶活性增加[273]；补体损伤的、CD55和CD59缺乏单核细胞和巨噬细胞表达组织因子增多[274]；因糖基磷脂酰肌醇锚定的尿激酶型纤溶酶原激活物受体(glycosylphosphatidylinositol anchored urokinase plasminogen activator)与单核细胞及中性粒细胞分离,导致的对纤溶刺激抵抗[275,276],受损的内皮细胞释放微粒增多[277]。

■ 骨髓增生异常综合征

骨髓增生异常综合征是克隆性骨髓性疾病,其特征是血细胞减少,伴有以三系发育不良为表现的骨髓细胞数目增多(见第 88 章)[278-280]。约 50% 的患者可以出现血小板减少,且常伴有其他细胞减低。低于 5% 的患者以单纯性血小板减少为初始表现[281]。患有寡原始细胞髓性白血病[oligoblastic myelogenous leukemia,即难治性贫血伴原始细胞增多(RAEB)]的患者血小板减少的发生率较克隆性细胞减少(难治性贫血伴环形铁幼粒;见第 88 章)的患者高[282]。此外,MDS 患者的血小板常常存在功能异常(见第 88 章、第 132 章),这会增加血小板相关性出血性疾病的发生率。

MDS患者骨髓中可出现巨核细胞或微单个核巨核细胞,提示巨核细胞生成发生异常。正常的巨核细胞直径为 25~35μm,最多为 16 倍体,然而,微巨核细胞的直径小于 20μm,且最多有 4 倍体或 8 倍体[283-288]。MDS 中巨核细胞形态异常与巨核细胞生成异常的关系仍不清楚。

免疫组化显示患病者骨髓中巨核细胞祖细胞数量增加,提示 MDS 中巨核细胞成熟受阻[286]。除此之外,通过计数巨核细胞裸核,在所有 MDS 分型中均能发现凋亡比例升高[289]。对 MDS 患者骨髓活检进行免疫组化检查,提示巨核细胞凋亡不依赖于 caspase 3 或组织蛋白酶 D(cathepsin D)[290]。高危 MDS 患者如 RAEB,巨核细胞生成异常似乎更严重且临床表现更明显[282,291]。对 MDS 患者单个核细胞的巨核细胞集落形成单位的数量和生长进行体外实验后发现,巨核细胞存在增殖和分化异常[292,293]。体外试验发现,尽管 MDS 患者巨核细胞表达 TPO 受体,给予 TPO 仅能克服一个细胞亚群的潜在成熟缺陷[294]。这些结果提示,对 TPO 反应降低可能是受体功能异常或下游信号传导通路异常,而非 TPO 受体表达减少造成的[295]。与该假说一致的是,RAEB 或 RAEB-T 患者骨髓中存在 TPO 对原始细胞增殖的诱导作用[296-298]。大量的研究正在进行,旨在发掘出 MDS 患者造血不足及白血病进展的分子机制[281]。在实现这一目标前,除化疗和骨髓移植外支持治疗仍将是治疗的主要手段。

■ 再生障碍性贫血

再生障碍性贫血(再障)是由骨髓衰竭导致的全血细胞减少(见第 34 章)。部分患有 MDS 或无巨核性血小板减少(amegakaryocytic thrombocytopenia)的患者也可出现血小板计数降低,随后发展为全血细胞减少和再障[299-301]。在再障中,血液检查会表现为细胞计数明显下降、网织红细胞减少和循环原始细胞缺乏。

大量的研究数据支持一个假说,即再障是由自身抗体对 HSC 的攻击造成的[302-304]。可以产生 INF-α、TNF 和 IL-2 的活化的 1 型辅助性 T 细胞(T-helper type 1),是造成造血细胞受抑的责任者。该活化过程导致 Fas 介导的细胞周期受阻和 $CD34^+$ 细胞死亡。大多数情况下再障是特发性的,然而,对某些药物、化学制剂和病毒的特殊反应也参与了再障的发病[305-306]。

抗血小板异体抗体的产生,是在重症再障患者血小板减少进行支持治疗中的主要问题。少白细胞血小板对于预防患者产生异体抗体很有帮助。除非血管完整性被破坏及将要面临手术,否则血小板计数高于 10×10^9/L 足以应对灾难性出血。据报道,对部分再障患者进行 rhIL-11 和 rhTPO 的实验性治疗取得疗效[305,306]。

■ 获得性单纯无巨核细胞性血小板减少

由单纯性巨核细胞再生障碍或增生低下造成的血小板减少是很罕见的[307]。多数情况无巨核细胞性血小板减少发生于 MDS 和再障的晚期,并且与其他系的轻微异常有关[308-312]。更为常见的是由巨核细胞发育的自身免疫抑制,抑或为特发性的[313],或与自身免疫性疾病如 SLE[314]、嗜酸性粒细胞性筋膜炎(eosinophilic fasciitis)相关的,再或与感染如乙肝病毒感染有关[301]。有报道称抗 TPO 抗体[315],即抗 TPO 受体抗体[316],亦可引起血小板减少。接受减弱自身免疫反应的治疗,如 ATG,可取得持久的缓解[317]。

■ 周期性血小板减少症

周期性血小板减少(cyclic thrombocytopenia,CTP)是一种罕见的获得性疾病,其特征是间断的血小板计数降低,有时随之而来的是未经治疗的反跳性血小板增多(>500×10^9/L)[318]。每一个间歇周期可以有 3~6 周,并且女性较男性更易发生。血小板计数可以在很大区间内波动。在已报道的病例中,中位最低值和最高值分别为 10×10^9/L[范围:(1~90)$\times10^9$/L]和 330×10^9/L[范围:(72~2300)$\times10^9$/L][319]。反跳性血小板增多是 CTP 重要的独有的特征。尽管有报道说某些患者与骨髓增殖性疾病有关,大部分 CTP 仍是特发的[320,321]。病理生理仍不明确,几个潜在的机制已经被提出,包括自身免疫性血小板破坏、巨核细胞系增生减低或再生障碍、感染和性激素紊乱。尽管大部分参与研究的患有 CTP 的绝经前妇女在月经期血小板计数减低,但子宫切除和双侧附件切除并不能影响血小板波动过程[319]。

CTP 的临床表现与 ITP 相似。出血倾向可从无症状性,到容易产生瘀伤、牙龈出血、反复的鼻出血、月经过多和血尿;更严重的出血包括消化道和中枢神经系统出血[319]。CTP 很少作为血小板减少的鉴别诊断,因此患者通常被诊为 ITP 并以 ITP 进行治疗。CTP 是一种罕见疾病,但是对糖皮质激素、脾切除和 IVIg 治疗无效的 ITP 患者且伴有反跳性血小板增多时,应当考虑该病。有报道称性激素及环孢素治疗对 CTP 有效。女性患者口服避孕药或许对延长月经周期及保护低血小板间期有益。抗纤溶药物,如小剂量氨基己酸或氨甲环酸对减轻出血症状会有所帮助。

血小板破坏加速所致的血小板减少

■ 成人免疫性(特发性)血小板减少性紫癜

定义与分类

免疫性(自身免疫性、特发性)血小板减少性紫癜(ITP)是一种常见的获得性自身免疫性疾病,由于血小板自身抗体的存在，导致血小板破坏加速或血小板生成障碍，出现血小板减少。诊断 ITP 需要外周血涂片证实血小板减少，同时排除其他原因所致的血小板减少。大部分 ITP 患者骨髓巨核细胞数量正常或增加[322]。根据有无导致血小板减少的其他疾病，免疫性血小板减少（ITP）可分为原发性 ITP 与继发性 ITP；根据患者年龄可分为成人 ITP 与儿童 ITP；根据血小板减少的持续时间可分为急性 ITP 与慢性 ITP。某些感染性疾病、淋巴系统增殖性疾病、自身免疫病以及药物诱导的血小板减少的患者，其血小板减少可能为自身抗体所致（表 119-2）。

成人 ITP 与儿童 ITP 在临床表现及治疗等方面均有不同。儿童 ITP 多为急性起病，发病无性别差异，常发生于病毒感染或疫苗接种后，虽然多为重度血小板减少，但常于几周到 6 个月内自发缓解[323]。儿童血小板减少患者的诊疗方法将在以后的章节中讲述（见下文"儿童血小板减少的治疗策略"）。与儿童 ITP 相比，成人 ITP 多为慢性隐袭性起病，女性多见，很少自发缓解（表 119-3）。

表 119-2　免疫介导的血小板减少的病因

1. 原发性 ITP
   A. 特发性：自身免疫性血小板减少性紫癜
2. 继发性 ITP
   A. 自身免疫性疾病：系统性红斑狼疮（SLE）、抗磷脂抗体综合征、自身免疫性肝炎、自身免疫性甲状腺炎
   B. 淋巴系统增殖性疾病：慢性淋巴细胞白血病、霍奇金淋巴瘤、大颗粒淋巴细胞白血病
   C. 感染性疾病：艾滋病（HIV）、丙型肝炎、幽门螺杆菌感染
   D. 骨髓增生异常综合征
   E. 无丙种球蛋白血症、低丙种球蛋白血症、IgA 缺乏
   F. 药物：奎宁、金、肝素、青霉素、普鲁卡因胺、甲基多巴、磺胺甲噁唑

表 119-3　儿童 ITP 与成人 ITP 的临床特点

	儿童 ITP	成人 ITP
发病		
发病高峰年龄	2~4 岁	15~40 岁
性别（女：男）	相等	1.2~1.7
临床表现		
起病	急（多 <1 周）	隐袭（多 >2 个月）
出血症状	紫癜（<10% 有严重出血）	紫癜（典型患者出血不重）
血小板计数	常 $<20\times10^9$/L	常 $<20\times10^9$/L
病程		
自发缓解	83%	2%
慢性病程	24%	43%
对切脾的反应	71%	66%
最终的完全缓解率	89%	64%
发病率与死亡率		
颅内出血	<1%	3%
出血导致的死亡	<1%	4%
慢性难治性疾病导致的死亡	2%	5%

发病

ITP 是一种临床上较为常见的出血性疾病。由于不同的研究中调查人群的性别以及年龄构成不同，诊断时患者的血小板计数的标准不同，所以人口统计学研究所得到的 ITP 的发病率差别较大。一项研究报道，当诊断 ITP 的标准为 $<100\times10^9$/L 时，ITP 的年发病率为 5.5/10 万人；当诊断 ITP 的标准为 $<50\times10^9$/L 时，ITP 的年发病率为 3.2/10 万人[324]。估计女：男的比例为 1.7。ITP 的发病率随年龄的增加而增加，60 岁以上人群的发病率为 60 岁以下人群的 2 倍[324,325]。

发病机制

50 多年前，Harrington 等首次证实 ITP 患者的血小板减少可能由血小板抗体所致。他们把 ITP 患者的血浆输注到健康志愿者（包括 Harrington 本人）体内后，可使受血者产生严重的血小板减少[326,327]。随后 Shulman 等[328]进一步研究证实 ITP 患者血浆致血小板减少的作用为剂量依赖性，并且与血浆中的免疫球蛋白有关。另外还提出血小板经脾脏清除为 ITP 患者血小板减少的主要机制。

20 世纪 70 年代初期，两个研究组发现慢性 ITP 患者血小板血小板相关免疫球蛋白（platelet-associated immunoglobulin G，PAIgG）升高[329,330]。但后来的研究发现 PAIgG 的升高不仅在 ITP，在非免疫性血小板减少患者也升高[331,332]。1982 年，研究人员发现 ITP 患者的自身抗体不能与缺乏 GPⅡb/Ⅲa 患者（血小板无力症）的血小板结合，由此发现了第一个血小板自身抗体的靶抗原[333]。20 世纪 80 年代末，出现了两种血小板靶抗原的特异性检测方法：免疫珠法（immunobead assay）[334]和单克隆抗体俘获特异血小板抗原法（MAIPA）[335]。通过上述检测方法发现，ITP 患者大部分血小板特异性自身抗体是针对 GPⅡb/Ⅲa（约 80%），其他的是抗 GPⅠb/Ⅸ复合体以及其他血小板糖蛋白，如 GPⅣ、GPⅠa/Ⅱa[336,337]。另外部分患者的血清有识别多种靶抗原的抗体。大部分血小板自身抗体为 IgG，也有 IgM 和 IgA 型。抗体包被的血小板通过 Fcγ 受体与抗原提呈细胞（APC）结合，主要在脾脏，但也可在单核巨噬细胞系统的其他脏器[338,339]。已证明，血小板的破坏进一步扩大了免疫反应。其机制包括：活化的 APC 提呈血小板抗原，激活 CD4+ T 细胞克隆和抗原特异性 T 细胞克隆，这些 T 细胞克隆具有不同的抗原特异性，诱导不同的 B 细胞克隆产生针对不同血小板抗原的抗体[337-339]。

早期关于 PAIgG 的研究认为，ITP 患者的抗体是多克隆的[340]。然而，后来的研究通过免疫球蛋白的重链和轻链基因重排的 DNA 分析以及外周血和脾脏 B 细胞表面 Ig 轻链流式分析，发现至少部分 ITP 患者存在克隆性 B 细胞增殖[341,342]。

虽然大部分 ITP 是自身抗体介导的，但是自身抗体的产生受 T 辅助细胞及其分泌的细胞因子的调控。T 细胞反应异常会导致自身反应性 B 细胞克隆的分化及自身抗体的分泌。ITP 患者 GPⅡb/Ⅲa 反应性 CD4+ T 细胞，促进了可与正常血小板结合的 GPⅡb/Ⅲa 特异性自身抗体的产生[343]，GPⅡb/Ⅲa 反应性 CD4+ T 细胞对化学修饰的 GPⅡb/Ⅲa 以及重组 GPⅡb/Ⅲa 片段有反应，但对自体的 GPⅡb/Ⅲa 无反应。也就是说 ITP 患者自身反应性 CD4+ T 辅助细胞可识别修饰的 GPⅡb/Ⅲa 分子（神秘的抗原表位理论[27]）。目前已确定自身反应性 T 细胞所识别的特异性 GPⅡb/Ⅲa 片段[338,344,345]，但是引发上述异常的最根本的

原因仍不清楚。

研究提示 CD8$^+$ 细胞毒 T 细胞通过细胞介导的血小板破坏，参与 ITP 的发病；另外，CD8$^+$ 细胞毒 T 细胞通过抑制巨核细胞凋亡，从而使 ITP 患者血小板生成障碍 [346,347]。

另外，补体活化可能是部分 ITP 患者血小板减少的原因之一。已证实 ITP 患者血小板表面血小板相关补体 C3、C4 和 C9 升高 [348,349]。体外研究发现，在抗血小板抗体存在下，C3、C4 可与血小板结合，溶解血小板 [350]。

关于幽门螺杆菌(Hp)在 ITP 发病中的作用目前仍有争议。日本及意大利的研究发现，抗生素清除 Hp 的治疗可使 ITP 患者血小板计数明显升高。然而，欧美的研究未发现此类升高 [351]。即使 Hp 根除治疗失败，应用 Hp 根除治疗的 ITP 患者血小板计数明显高于未行 Hp 根除治疗的患者 [352]。所以推测，导致 ITP 患者血小板升高的因素不是 Hp 根除治疗而是抗生素本身。但是，最近的荟萃分析发现，伴有 Hp 感染的 ITP 患者进行 Hp 根除治疗血小板升高的可能性比未感染患者高 14.5 倍 [353]，支持 Hp 感染与 ITP 的因果关系。

血小板的生成与破坏

早期关于血小板寿命的研究发现，ITP 患者血小板寿命缩短，在脾切除治疗有效后血小板寿命恢复正常 [354]。血小板输注只能暂时提高患者血小板计数，并且输注的血小板寿命也缩短，提示 ITP 患者血小板减少的主要原因是血小板破坏。抗体包被的血小板被组织中的巨噬细胞破坏，这些巨噬细胞主要存在于脾脏，少数分布于肝脏和骨髓。但是，后来的研究发现单以血小板寿命缩短的程度不足以解释 ITP 患者血小板减少，提示 ITP 患者可能同时伴有血小板生成障碍 [12]。这些研究证实了更早期即 1915 年 Frank 等的发现：ITP 患者血小板生成障碍 [355]。随后 Dameshek 和 Miller 的研究发现，虽然 ITP 患者骨髓巨核细胞数量增加，但急、慢性 ITP 患者血小板生成明显减少 [356]。上述研究者把血小板生成减少的机制归结为“脾脏活性异常”。后来的研究发现，GP 特异性自身抗体影响巨核细胞的成熟，使血小板生成减少，是部分 ITP 患者血小板重度减少的原因 [357]。体外实验发现 GPⅠb 特异性自身抗体抑制巨核细胞的增殖 [357]，并且 GPⅠb 单克隆抗体抑制血小板生成 [358]，提示抗 GPⅠb/Ⅸ/Ⅴ复合体自身抗体可能通过减少血小板的生成导致 ITP 患者血小板减少。

ITP 患者血小板减少的严重程度，反映了血小板破坏与血小板生成之间的平衡关系。大部分 ITP 患者巨核细胞数量正常或升高。

ITP 患者血小板生成代偿性增加，多表现为血涂片可见大血小板，全自动血细胞计数仪示血小板平均体积升高。年轻血小板体积大，血小板内颗粒增多，体内及体外实验中均表现为功能增强 [359-361]，可以解释 ITP 患者即使血小板减少程度等于或重于骨髓抑制或再生障碍性贫血的患者，其出血时间的延长多轻于后者。虽然平均血小板体积升高，电镜下观察 ITP 血小板的超微结构与正常血小板相同 [362]。

ITP 患者血小板体积增大，功能增强的原因可能与 TPO 的作用有关，TPO 是巨核细胞增殖及血小板生成的主要调节因子。TPO 主要由肝脏合成，但其他脏器(肾、肌肉)，包括 ITP 患者的骨髓，也合成 TPO[363]。这一蛋白类激素促进巨核细胞克隆生成，并促进巨核细胞体积、数量增加以及倍性增加，促进血小板生成(见第 113 章)[363-365]。TPO 还有维持干细胞生存发育的作用。肝脏合成 TPO 不受调节，但是暴露于巨核细胞的 TPO 浓度受血小板数量的制约。血小板表面有 TPO 受体，这些受体结合 TPO 后使血循环中 TPO 水平下降，至少部分解释了 TPO 与血小板数目之间的负相关关系，在再生障碍性贫血或急性白血病等因巨核细胞增生不良所致血小板减少的患者 TPO 水平明显升高。ITP 患者 TPO 水平的变化与 ITP 的关系不明。大部分研究发现，ITP 患者血浆或血清 TPO 水平正常或轻度升高，但 TPO 水平多低于巨核细胞增生不良所致血小板减少的患者 [363-365,367,368]。

遗传因素

有报道 ITP 可发生于同卵双胞胎 [369] 和部分家族 [370]，与其他自身免疫性疾病相似，遗传因素可能影响到 ITP 的发展以及对治疗的反应。几项研究分析了 ITP 患者 HLAⅠ类和 HLA Ⅱ类等位基因出现的频率，但结果不尽一致。部分研究者报道 HLA AW32、DRW2 和 DRB1*0410 出现频率增加 [339,371-373]。研究的焦点是与免疫耐受和体液免疫调节异常相关的基因异常，但仍未得出确定性的结果。例如：有研究提示细胞毒 T 淋巴细胞抗原(cytotoxic T-lymphocyte antigen，CTLA)-4、肿瘤坏死因子(tumor necrosis factor)和 Fcγ 受体ⅡA 和ⅢA 的多态性可能影响 ITP 的发展以及对治疗的反应 [157,373,374]，但至今未发现明确的联系。

临床表现

成人 ITP 多为慢性 ITP。传统的慢性 ITP 是指血小板计数低于 $150 \times 10^9/L$，持续 6 个月以上，排除其他原因引起的血小板减少。很大一部分患者是在查血常规时偶然发现血小板减少。ITP 患者的症状和体征，取决于其血小板计数，接近 1/3 患者诊断时的血小板计数大于 $30 \times 10^9/L$，并且无明显出血 [375]，但是血小板计数低于该值的 ITP 患者多有出血症状。通常表现为紫癜(瘀斑和出血点)、鼻出血、月经量过多和牙龈出血。血尿、咯血和胃肠道出血相对少见。颅内出血罕见，并且常发生于血小板低于 $10 \times 10^9/L$ 的患者，出血通常与创伤或血管损伤有关。60 岁以上患者合并威胁生命的并发症概率高；但即便是重度血小板减少的患者死亡率也较低 [375-378]。

ITP 患者的紫癜不高于皮面，按压后不褪色，常发生于四肢的远端以及受压部位的皮肤(如扎紧的皮带周围和长袜口以及止血带)。血疱可发生于口腔黏膜，多反映急性重度血小板减少，术后、创伤后以及拔牙后出血不止常见。

体格检查除了与血小板减少有关的出血，患者的其他病史及体检均正常。家族史对于鉴别 ITP 与家族性血小板减少综合征十分重要。脾一般不大，但部分患者脾脏可触及。据文献报道，ITP 患者中，脾脏可触及患者的比例与正常人的比例相近 [379]。发热、体重明显减轻、脾脏明显增大、肝大和淋巴结肿大等症状不支持 ITP 的诊断，多提示存在其他疾病，如淋巴系统增殖性疾病所致的免疫性血小板破坏。

实验室检查

血小板计数与形态　血小板减少是指全血小板计数低于 $150 \times 10^9/L$。血涂片多为单纯的血小板减少，没有白细胞和红细胞的异常。ITP 患者血涂片常见血小板大小不均、平均血小

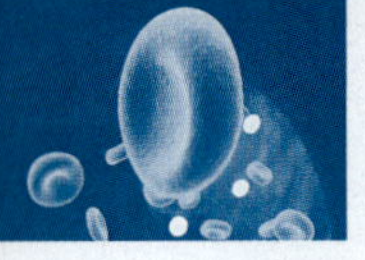

板体积和血小板分布宽度增大。可能出现异常增大或变小的血小板，前者反映了血小板生成加速，后者为血小板微粒反映了血小板的破坏[381]。发现巨大血小板应考虑遗传性血小板疾病，该病常会被误诊为ITP[382]。血小板低于$100\times10^9/L$时，ITP患者的出血时间与血小板计数负相关，但在轻中度血小板减少患者出血时间可正常[383]。电镜下观察血小板超微结构与正常血小板相同[362]。

其他血液异常　ITP患者血红蛋白和血细胞比容多正常。出现贫血的原因可能很多（如出血患者铁缺乏所致，在地方病地区与轻度地中海贫血有关），需要进一步检查。直接抗人球蛋白实验（Coombs test）阳性、网织红细胞增多的自身免疫性溶血性贫血，可伴有ITP，称为Evans综合征[384]。后者可同时出现免疫性粒细胞减少[385]。不应出现异形红细胞或裂细胞。白细胞计数与分类多正常。在儿童ITP可出现异型淋巴细胞和嗜酸性粒细胞，伴有幼稚细胞的白细胞增多或减少不支持ITP的诊断[385]。

骨髓检查对于成人ITP并不是必须做的，骨髓多表现为巨核细胞数量正常或增多，形态正常。但巨核细胞数量减少不能排除ITP的诊断，ITP患者骨髓红系和髓系增生正常。美国血液学会的ITP指南中指出，对于60岁以下临床表现典型、一线治疗反应良好并且不考虑做脾切除的初诊患者不需要做骨髓检查[322]。但部分血液学家认为，对于儿童和40岁以上成人，骨髓检查在鉴别白血病和骨髓增生异常综合征时是有价值的[339,385]。

血小板抗体的检测　ITP的发生是由于患者体内存在血小板自身抗体，应用特异性的方法检测这一抗体，可能为诊断提供有用的线索，例如Coombs试验可用于诊断自身免疫性溶血性贫血。出现了许多血小板自身抗体的检测方法，但目前的检测方法的敏感性和特异性不够，不能广泛应用于临床。血小板自身抗体的检测方法主要有三类：

第一代实验方法是在发现正常人输注ITP患者的血浆后可发生血小板减少这一现象之后产生的[326]。在这一类的实验中，将正常血小板与ITP患者的血清一同孵育后，检测血小板的变化，如血小板聚集、黏附，血小板颗粒的释放或血小板溶解。第一代实验方法的敏感性和特异性很差，对ITP的诊断没有价值[386,387]。

第二代实验方法是检测血小板膜表面结合的PAIgG及其他抗体，包括血小板颗粒以及开放的微管系统内的抗体。此类方法中血小板总PAIgG及表面结合的PAIgG可以通过不同的实验方法检测出来[388]。ITP患者PAIgG升高，但在正常人以及非免疫性血小板减少患者也升高。正常血小板α颗粒中含有免疫球蛋白，血浆免疫球蛋白水平影响血小板内免疫球蛋白的含量[389-391]。虽然二代实验方法的敏感性很高，报道的敏感性高达91%，但特异性很低。PAIgG不能鉴别免疫性血小板减少和非免疫性血小板减少[332,388,389]。

第三代实验方法是检测血小板糖蛋白特异性自身抗体。广泛应用的主要有三种实验方法：免疫印迹、免疫沉淀法以及糖蛋白固定法。在免疫印迹法中，电泳分离血小板膜蛋白，转移到膜上，再与患者血清共同孵育。血清中的自身抗体与血小板蛋白结合，然后通过同位素标记的或酶结合的抗人IgG检测出来。根据电泳迁移率不同可以识别不同的血小板自身抗原[387,392]。免疫印迹法的敏感性很低，并且正常血清的非特异性结合会造成假阳性结果[393]。免疫沉淀法中，应用葡萄球菌蛋白A包被的Sepharose微珠，俘获血清中血小板糖蛋白-自身抗体复合物。这种方法可用于识别未知的血小板抗原，但敏感性很低[387]。糖蛋白固定实验主要有五种实验方法：微量滴定法、免疫珠法、改良的抗原俘获酶联免疫吸附法（MACA）、单克隆抗体特异性俘获血小板抗原法（MAIPA）、血小板相关IgG鉴定法（PAICA）。微量滴定法是一种间接实验，敏感性和特异性均很低[387,394]。免疫珠法、MACA、MAIPA和PAICA的特异性和敏感性均高于微量滴定法[335]。PAICA比其他三种方法的优势是可检测细胞表面及细胞内的自身抗体。上述实验方法可用于鉴别免疫性与非免疫性血小板减少，以及监测治疗反应。虽然三代实验方法较特异，但敏感性较低，不能用于筛查ITP。

鉴别诊断

ITP的诊断主要依赖临床表现，没有特异性的实验室参数能够准确地诊断ITP。诊断主要依靠：病史、体格检查、血细胞计数以及血涂片。美国血液学会关于ITP的指南，对于典型患者，无需进一步的检查即可诊断。一般不需要做其他的实验室检查，如狼疮抗凝物、抗血小板抗体、直接抗球蛋白试验、网织红细胞计数、尿液分析以及甲状腺功能检查等。仅在患者的临床表现提示存在其他疾病时，再进行相关检查。不需要做出血时间、血小板生存实验、血清补体、腹部超声、CT和PAIgG检测[386]。ITP患者常出现抗磷脂抗体（狼疮抗凝物和抗心磷脂抗体）[395]。虽然有些研究者报道这些自身抗体没有临床意义[219,396]，但有学者发现抗磷脂抗体阳性的患者发生血栓的风险升高[397,398]（见“系统性红斑狼疮和其他自身免疫性疾病患者的血小板减少”和“抗磷脂综合征患者的血小板减少”）。

治疗、病程和预后

在糖皮质激素用于ITP的治疗之前，人们对中、重度血小板减少的ITP患者的自然病程所知甚少，提示不予治疗的话，典型成人ITP与儿童ITP不同，是一种慢性疾病，很少自发缓解。即使应用糖皮质激素治疗，很少完全缓解。在分析了12个系列研究中共1761例ITP患者后，得出糖皮质激素治疗ITP的完全缓解率为25%，死亡率为5%，主要死亡原因为颅内出血[376]。60岁以上患者的出血的风险增加[324]。

ITP的治疗包括，糖皮质激素、脾切除术、静脉输注免疫球蛋白（IVIg）、抗（Rh）D抗体、达那唑以及抗肿瘤药物如长春新碱和硫唑嘌呤。患者的症状以及对初始治疗的反应可作为继续治疗的依据。

初始治疗

观察　因为大部分ITP患者是在常规查体时发现的，患者出血的症状和体征对于决定是否开始治疗是非常重要的。对于血小板计数大于$50\times10^9/L$且没有出血的ITP患者，可定期随访观察。这些患者发生有临床意义出血的风险低，可以安全地进行侵袭性的操作。血小板计数在$(30\sim50)\times10^9/L$的这部分ITP患者一般不会出现临床意义的出血，多表现为出血倾向，通常不需要治疗。但是需要仔细随访，因为临床病程较难预测。对于血小板计数低于$10\times10^9/L$的患者不需随访，需要随访的条件为血小板计数在$(10\sim50)\times10^9/L$之间且伴有明显黏膜出血或存在导致出血的危险因素,如未控制的高血压、消化性溃疡或从事可能增加患者出血危险的工作或活动。

重度血小板减少患者急性出血的紧急治疗　幸运的是即使是重度血小板减少,成人 ITP 一般不会出现严重出血。但是血小板计数低于 $10\times10^9/L$ 的患者,可能出现致命性出血。对于出现颅内出血或胃肠道出血、月经量增多、体内血肿或急症手术的患者,需要进行紧急治疗。患者出现广泛的出血或黏膜血疱是发生致命性出血的先兆,需要治疗。出现上述症状的患者应住院密切观察。可以大剂量静脉应用糖皮质激素(甲泼尼龙 1g/d,1~3 天),静脉输注免疫球蛋白[1g/(kg·d),2 天],或者大剂量糖皮质激素联合免疫球蛋白[322]。大部分患者在免疫球蛋白应用 2~3 天内血小板计数开始上升[322,339,376]。因为输注的血小板很快被破坏,血小板输注并不能升高患者的血小板计数,但是输注的血小板可以在出血部位形成血小板血栓,促进止血。在免疫球蛋白输注后再进行血小板输注,可以提升患者的血小板计数,因为免疫球蛋白能够促进血小板存活[400]。氨基己酸具有抑制纤溶的作用可用于减轻患者出血[400],对于不伴血尿的 ITP 患者是安全的。伴有血尿的患者应用氨基己酸可能导致肾小球、肾盂和输尿管血栓。氨基己酸不影响 ITP 患者血小板计数及血小板功能;一般给予静脉输注(首剂 0.1g/kg 滴注 30 分钟以上,然后持续静脉滴注 0.5~1g/h 或每 2~4 小时间歇应用等效剂量)。因为氨基己酸能在胃肠道迅速吸收,所以紧急情况下也可口服氨基己酸,剂量同上。老年患者的治疗可应用长春新碱联合糖皮质激素和 IVIg。

糖皮质激素治疗　血小板计数低于 $20\times10^9/L$ 以及血小板计数在 $(20\sim50)\times10^9/L$ 之间伴出血的患者,初始治疗推荐糖皮质激素。通常口服泼尼松 1~2mg/(kg·d)。糖皮质激素通过以下几种机制升高患者血小板计数:包括抑制抗体包被的血小板被巨噬细胞吞噬,减少自身抗体的产生以及促进骨髓血小板的生成[401,402]。糖皮质激素还能减轻毛细血管的渗出。虽然对初始治疗的持续时间尚无一致性的结论,一般治疗应持续至患者血小板计数到达安全范围。ITP 患者通常在糖皮质激素治疗的 3 周内出现治疗反应。接近 2/3 的患者血小板计数在 1 周内升至 $50\times10^9/L$ 以上,但在泼尼松减量时下降[322,376]。所以,泼尼松治疗有效的患者,继续应用泼尼松 1mg/(kg·d)至少 3 周后再开始减量。

何种剂量的糖皮质激素能使患者获得更好的治疗反应,目前尚在观察中。除了泼尼松 1~2mg/(kg·d)的剂量,也有报道应用较低剂量[403,404]或更高剂量[405-408]泼尼松可以获得好的治疗效果。口服或静脉应用大剂量甲泼尼龙或地塞米松也可用于初始治疗。

糖皮质激素治疗的主要弊端是,治疗引起的副作用可能比疾病本身对患者的损害更大。激素面容、体重增加、毛囊炎、高血糖、高血压、白内障、骨质疏松、机会性感染以及性功能障碍是糖皮质激素常见的副作用,这些副作用可以很严重[322,409]。一项研究报道了应用短疗程的大剂量激素治疗(地塞米松 40mg/d,口服 4 天)初诊的 ITP 患者,与标准剂量的激素治疗相比,该方案治疗有效且患者耐受性良好[408]。但该方案作为治疗初诊 ITP 的一线治疗,尚未得到广泛验证。

糖皮质激素治疗后患者较少获得持续缓解,各研究报道的持续缓解率 5%~30%[322,339]。如果糖皮质激素治疗 3 周患者仍没有治疗反应,应该考虑其他治疗。

脾切除术　1916 年 Kaznelson 首次报道脾切除治疗 ITP 有效[410]。成人 ITP 患者脾切除适用于标准药物治疗 4~6 周后,患者血小板计数仍低于 $10\times10^9/L$ 或者血小板计数低于 $30\times10^9/L$ 且伴出血。也适用于对初始治疗有反应但在 3 个月后血小板计数低于 $30\times10^9/L$ 或仍需继续服用糖皮质激素以维持安全的血小板计数[322,41]。因为脾切除术后的患者易发生严重的细菌败血症,所以至少在术前 2 周给患者接种多价的肺炎双球菌疫苗、B 型流感嗜血杆菌和四价的脑膜炎球菌多糖疫苗[411]。对于血小板计数低于 $50\times10^9/L$ 尤其是低于 $30\times10^9/L$ 的患者,术前可能需要糖皮质激素或 IVIg 治疗使患者血小板计数升至安全水平以减少术中的出血风险。重度血小板减少患者围术期可能需要输注血小板。

脾切除后 2/3 患者的血小板升至正常[322,410]。剩余 1/3 患者血小板计数不能升至正常或仅有暂时性的血小板升高,这部分患者大多在脾切除术后 6 个月内复发。患者患病时间对脾切除的效果没有影响,甚至可以在诊断 ITP 几年后行脾切除[412,413]。脾切除后患者血小板升至正常的时间以及血小板升高的幅度,可以预测患者能否获得长期缓解。大部分患者在脾切除后 10 天内血小板升至正常。血小板计数 3 天内升至正常或者在术后第 10 天血小板计数高于 $500\times10^9/L$ 的患者一般能够获得长期缓解。年轻患者脾切除的反应较好。

即使是在血小板重度减少的患者,脾切除的相关死亡率也很低(<1%)。老年患者以及合并其他疾病的患者,脾切除的相关死亡率增加[322,414]。脾切除后败血症是脾切除相关死亡的主要原因。应该告知脾切除后的患者注意自身发生感染的症状和体征,任何发热的情况都应谨慎对待,应用广谱抗生素治疗。每 3~5 年重复接种四价的脑膜炎球菌多糖疫苗和多价肺炎双球菌疫苗,B 型流感嗜血杆菌只需接种一剂[415]。

腹腔镜脾切除始于 1991 年。因为 ITP 患者脾脏的体积和血管分布正常,可以用腹腔镜脾切除代替开腹脾切除。相比于开腹脾切除,腹腔镜脾切除更经济并且是安全的。长期疗效、短期疗效以及并发症与开腹脾切除相似。缺点是残存脾组织的概率大,尤其是存在副脾的患者;并且可能增加脾组织植入的风险[339,416]。术前进行 B 超或 CT 等影像学检查对发现副脾的意义不大。在腹腔镜脾切除过程中应用手持式 γ 探针,可帮助发现副脾的存在[417]。脾区放疗或脾动脉栓塞,可用于糖皮质激素治疗无效但有手术禁忌证的 ITP 患者[322,418]。脾切除治疗无效的 ITP 患者,尤其是血涂片没有切脾后的表现(如没有瘢痕红细胞,红细胞内没有 Howell-Jolly 小体;见第 55 章),应进一步检查是否存在副脾。这些患者要进行放射性核素扫描或磁共振检查以筛检残存的脾组织。

静脉输注丙种球蛋白(IVIg)　1981 年 IVIg 首次用于治疗儿童 ITP[419]。IVIg 可以使 75% 的慢性 ITP 患者血小板升高,50% 患者血小板计数升至正常[322,409]。但 IVIg 升高血小板的作用是暂时的,只能维持 3~4 周,患者是否切脾对 IVIg 的效果没有影响。多次应用 IVIg 后患者可能出现治疗抵抗[420]。

IVIG 的作用机制可能为封闭单核巨噬细胞系统的 Fc 受体,减缓抗体包被血小板的清除,抗独特型抗体效应中和抗血小板抗体,调节细胞因子,免疫调节作用(增强抑制 T 细胞的功能以及减少自身抗体的产生),中和补体以及启动树突状细胞[409,421,422]。推荐总剂量为 2g/kg,可以 0.4g/(kg·d)用 5 天,也可以 1g/(kg·d)用 2 天。维持治疗 0.5~1g/kg 单剂应用。副作

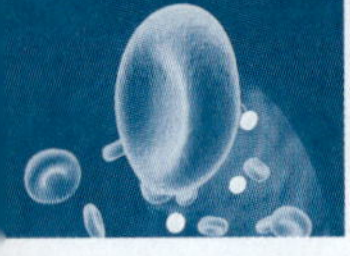

用包括头痛、背痛、恶心、发热、无菌性脑膜炎、同种免疫性溶血、肝炎、肾衰竭、肺功能不全以及血栓形成。先天性IgA缺乏的患者可能出现过敏反应；所以IVIg前要检测患者IgA水平。IVIg治疗的费用高，不应作为成人ITP患者的初始治疗，只在患者发生致命性出血时应用[322]。

抗D治疗(Anti-D)　Anti-D是一种多克隆丙种球蛋白，其中含有高滴度的抗红细胞Rh(D)的抗体。可以通过静脉输注给ITP患者。Anti-D与Rh阳性红细胞结合，随后在脾脏破坏。这一过程竞争性地结合脾脏细胞的Fc受体，从而使循环中抗体包被的血小板存活下来[423,424]。Anti-D也能调节Fcγ受体的表达以及调节包括IL-6、IL-10、TNFα等多种细胞因子的生成[425]。所有Rh阳性患者输注Anti-D后都会出现直接抗球蛋白试验阳性、血清珠蛋白水平降低、轻度一过性溶血，一般不需要输血治疗[424]，但也可出现严重溶血。Anti-D对Rh阴性患者无效，也不适于切脾后难治性ITP的治疗。

推荐剂量为1次静脉滴注50~100μg/kg，静注时间大于3~5分钟[225,423,426]。Anti-D治疗的副作用除了IVIg治疗的副作用外，还有自身免疫性溶血性贫血。患者输注后可能出现：头痛、无力、畏寒、发热、腹痛、腹泻、呕吐、头晕和肌痛。有可能发生急性过敏反应，包括Ⅰ型变态反应(IgE介导)和Ⅲ型变态反应(免疫复合物介导)[225,322,423,424,427]。虽然报道的Anti-D治疗RH阳性未切脾的ITP患者，可使70%患者血小板升高[225]，并且使患者避免进行脾切除[427]。一项随机对照研究比较了Anti-D与传统治疗，发现两组患者的自发缓解率或脾切除率均无明显差异[426]。

初始治疗无效的ITP患者的治疗。大约1/3的ITP患者脾切除无效或短期内病情复发。脾切除后血小板中、重度减少的ITP患者，可选择的治疗方法有很多；其治疗宜个体化。相对于血小板计数，出血症状的出现才是开始治疗的时机。血小板计数大于$30\times10^9/L$且没有出血的ITP患者，可不治疗，定期随访观察，因为这些患者发生出血的风险很低。血小板计数小于$30\times10^9/L$的ITP患者，治疗方案不统一。如果患者没有出血的体征且没有增加出血风险的因素(如未控制的高血压、消化性溃疡)，可以不治疗，定期随访观察。对这些患者进行治疗的主要目的是预防出血。

利妥昔单抗　利妥昔单抗是一种人鼠嵌合的抗CD20单抗(rituximab)，可与B淋巴细胞结合，引起Fc受体介导的细胞溶解，清除血液、淋巴结以及骨髓中的B淋巴细胞[428-432]。剂量与治疗B细胞淋巴瘤相同：$375mg/m^2$。利妥昔单抗治疗ITP的最佳剂量和疗程目前尚不确定，大部分研究采用每周一次，共四次。由于初步治疗取得了较好的效果，利妥昔单抗已经成为难治性ITP治疗的有效方法。但是关于利妥昔单抗治疗ITP的文献报道大部分不是对照资料，最初的报道多为个案报道，并且在利妥昔单抗的剂量以及疗效判断方面差别很大。一项荟萃分析包含了19项回顾性研究(共313例患者)分析了治疗效果，29项研究(共306例患者)分析了治疗的安全性。完全缓解(血小板计数大于$150\times10^9/L$)率为46.6%，缓解(血小板计数大于$50\times10^9/L$)率为62.5%，部分缓解[血小板计数在$(50\sim150)\times10^9/L$之间]率为24%[431]。

文献报道应用利妥昔单抗治疗ITP，其反应形式不尽相同。虽然多数患者在4~6周内出现治疗反应(早期反应)，但也有患者治疗反应出现在几个月以后(晚期反应)。早期反应患者血小板升高的机制可能是利妥昔单抗包被的B淋巴细胞与致敏血小板竞争结合Fcγ受体，减少血小板的破坏；晚期反应患者血小板升高的机制是B细胞被清除后，血小板自身抗体的产生减少[430,432]。利妥昔单抗治疗获完全缓解的患者中，1/3患者的缓解期超过一年，并且脾切除不影响ITP患者对利妥昔单抗的治疗反应[430,433]。

一项利妥昔单抗治疗ITP的荟萃分析，包含306例患者，66例(21.6%)患者出现轻至中度不良反应，10例(3.7%)出现威胁生命的重度不良反应，9例(2.9%)死亡[431]。该死亡率高于ITP患者的预期死亡率。因此需要进行更多的利妥昔单抗治疗ITP的对照研究，以期识别出高危患者亚群，同时提高治疗的有效性和安全性。

TPO类似物　ITP患者巨核细胞生成血小板障碍，应用重组TPO后实验小鼠以及人骨髓中巨核细胞大量生成，并且ITP患者TPO水平正常或轻度升高，上述现象提示可以通过刺激巨核细胞增殖与发育来治疗难治性ITP。最早应用的两种重组TPO治疗肿瘤或化疗相关的血小板减少，由于部分患者体内产生中和性TPO自身抗体限制了其应用。从此以后人们开始研究TPO类似物(TPO拟肽、非肽类TPO类似物和TPO激动剂抗体)刺激血小板生成[366]。

TPO拟肽(TPO受体结合多肽与免疫球蛋白共价结合)romiplostim(AMG531-Nplate)与TPO受体的TPO结合位点发生高亲和力的结合，促进巨核细胞增殖和分化。每周一次皮下注射，剂量为1~3μg/kg，可使患者产生剂量依赖的血小板升高，一般注射后第5天开始上升，第12~15天达高峰[366,433]。

非肽类TPO类似物eltrombopag(Promacta)是一种小分子物质，可以与TPO受体的跨膜部分结合，促进巨核细胞增殖和分化。建议50~75mg/d，口服一次，因为食物会影响eltrombopag的吸收，所以应在饭前2小时或饭后2小时服用。二价阳离子如钙离子也会影响到该药的吸收，所以不能与乳制品或抗酸药物同时服用。健康志愿者服用10天，血小板计数第8天开始上升，16天升至最高。

早期的临床试验，应用romiplostim或eltrombopag治疗难治性ITP患者6周，80%的患者血小板上升，治疗效果与患者是否切脾无关。患者的药物耐受性良好，最常见的不良发应是轻度头痛。停药后血小板回落。

在两个平行安慰剂对照的临床试验(包括了脾切除后患者以及未行脾切除的患者)评价了romiplostim长期给药的情况，共用药24周[434]。应用romiplostim后42例切脾后的患者中16例患者血小板持续反应，41例未切脾的患者中25例持续反应；安慰剂组42例患者(21例脾切除后患者，21例未行脾切除的患者)中仅1例持续反应。所有患者对药物的耐受性良好。但是也应注意到长期用药带来的副作用，包括骨髓网状纤维和胶原沉积、血栓形成、肿瘤细胞生长、干细胞消耗以及中和性抗体的产生[366,433]。

长春碱类(vinca alkaloids)　长春新碱(vincristine)和长春碱(vinblastine)可使大约70%的ITP患者在治疗的5~21天内出现血小板一过性升高，但仅有10%的患者持续反应[322,339,377,435]。推荐剂量长春新碱为1~2mg，长春碱为0.1mg/kg(最大剂量10mg)，静脉推注，每周一次，至少用3周。长春碱可与血小板微管结合，运送到脾脏，抑制脾脏巨噬细胞的吞噬作用。长春碱类可能还有促进巨核细胞增殖的作用。副作用主要有周围神经炎、中性粒细胞减少、下颌痛、脱发以及便秘等。

环磷酰胺（cyclophosphamide） 环磷酰胺可以口服 50~200mg/d，也可以静脉应用 1~1.5g/m² 每四周重复[439,440]。环磷酰胺治疗 2~3 个月，可使 60%~80% 的 ITP 患者血小板升高，其中 20%~40% 患者持续缓解 2~3 年[322]。其升血小板作用与免疫抑制有关。主要副作用有：骨髓抑制、出血性膀胱炎、不孕不育、脱发以及第二肿瘤。

硫唑嘌呤（azathioprine） 硫唑嘌呤是一种嘌呤类似物，口服经胃肠道吸收后转化为 6- 巯基嘌呤，通过免疫抑制作用升高 ITP 患者血小板。常用剂量为 50~250mg/d，至少应用 4 个月，才能评估其治疗效果。文献报道，硫唑嘌呤可使 45% 的难治性 ITP 患者血小板持续正常[441]。与其他免疫抑制剂相同，硫唑嘌呤的主要副作用有：骨髓抑制以及增加第二肿瘤和致畸的风险[322,435]。

达那唑（danazol） 达那唑是一种人工合成的雄激素衍生物，与其他雄激素相比其男性化作用较弱，用于治疗难治性 ITP。常用剂量为 400~800mg/d，至少用 6 个月，报道的有效率在 10%~80% 之间[322,435]。通过达那唑的抗雌激素作用，推测其能够减少巨噬细胞表面的 Fc 受体数量[377]。孕妇及伴有肝脏疾病的患者不能应用达那唑。副作用主要有：体重增加、水肿、皮脂溢出、多毛、继发性停经、嗓音的变化、痤疮、肝毒性、头痛、嗜睡、肌痛以及血小板减少。因为达那唑导致的肝功能损害较常见，所以应用达那唑治疗的患者应每月复查肝功能[322,377,435]。

其他治疗 还有很多研究用其他方法治疗难治性 ITP，包括干扰素[442]、氨苯砜[443]、金黄色葡萄球菌蛋白 A 免疫吸附[444]、环孢素[445]、维生素 C[445]、秋水仙碱[446] 和血浆置换等，但都没有明确的证据证明其有效。

辅助治疗 辅助治疗包括应用可以减轻患者出血症状的药物，如氨基己酸可用于月经量增多的女性，控制其出血。

抗磷脂综合征患者的血小板减少

抗磷脂综合征（antiphospholipid syndrome，APS）的特点为抗磷脂抗体（antiphospholipid antibody，APLAs）阳性，反复动静脉血栓形成及孕期相应的特征性表现（参见第 132 章）[448]。APS 可累及心、脑、肾、皮肤、肺及胎盘等各器官系统。女性患者多见，特别是育龄期女性，女：男 =5：1[449]。APLA［狼疮抗凝物（lupus anticoagulant）、抗心磷脂抗体（anticardiolipin antibodies）、抗 β_2- 糖蛋白Ⅰ抗体（anti-β_2-glycoprotein Ⅰ antibodies）］是一类异质性抗体，可与阴离子磷脂和阴离子磷脂 - 蛋白复合物作用。众多证据表明 APLA 与血栓形成相关，但机制仍不明。可能涉及内皮细胞损伤、凋亡，内皮细胞释放前列环素（prostacyclin）受抑，抑制蛋白 C- 蛋白 S 抗凝系统，诱导组织因子（tissue factor）释放，活化血小板，干扰抗凝血酶（antithrombin）活性，降低纤溶活性，抑制膜联蛋白Ⅴ（annexin Ⅴ）与膜磷脂结合，从而减弱膜联蛋白Ⅴ的抗血栓形成作用等[450-453]。APS 是获得性易栓症的最常见病因之一[454,455]。

约 20%~40% 的 APS 患者出现血小板减少，多为轻度减少［(70~120)×10⁹/L］，不需要临床治疗。5%~10% 的患者血小板重度减少（<50×10⁹/L）[456-458]。最初定义 APS 分类时，将血小板减少纳入其临床诊断标准[459]，但最近提出的分类标准中该项已删除[460]。因 APLA 阳性的 ITP 患者血栓形成危险增加[397]，故 ITP 患者检测 APLA，特别是狼疮抗凝物，可筛选出患 APS 的高危群体。

APS 患者血小板减少的机制不明。可能包括：APLA 相关的直接血小板破坏作用，血小板糖蛋白抗体介导的免疫性血小板破坏，血小板聚集和消耗等。有证据表明 APLA 可结合于血小板膜表面并引起血小板破坏，但二者之间的联系并不确定。有学者提出 APS 患者血小板减少系抗血小板糖蛋白抗体所致，而非 APLA。血小板计数正常的 APS 患者鲜见抗血小板糖蛋白抗体[461,462]。而约 40% 伴血小板减少的 APS 患者可查见抗 GPⅡb/Ⅲa 或 GPⅠbⅨ/Ⅴ复合物抗体[463]。此类抗体与抗磷脂抗体或抗 β_2- 糖蛋白Ⅰ抗体无交叉作用[464]。免疫抑制治疗可增加此类患者的血小板计数，降低抗糖蛋白抗体滴度，但并不降低 APLA 滴度[396]。上述资料提示，血小板减少是 APS 伴随的一种继发性免疫现象。但也有反对的证据，血小板减少 APS 患者体内的血小板抗原与 ITP 患者的血小板抗原不同，前者与膜糖蛋白抗体几乎无反应[465]。血小板 CD40 抗原是另一可能的抗体靶点。13% 的 APS 和 12% 的 ITP 患者体内可查到抗 CD40 抗体，但健康对照无此抗体；提示此抗体与血小板减少相关[466]。血小板活化、聚集和消耗（APS 相关的血栓性微血管病）也可能引起 APS 患者血小板减少[458]。

评估 APS 患者血小板减少的另一临床重要性在于评估此类患者日后血栓形成的危险性大小。有研究按血小板计数不同，将 APS 患者分为 3 组：血小板计数正常组、轻中度减少组［(50~100)×10⁹/L］、重度减少组（<50×10⁹/L），日后血栓形成的发生率分别为 40%、32%、9%[467]。提示血小板轻中度减少并不能预防 APS 患者的血栓形成。此类患者应考虑预防性抗栓治疗[456,467]。

APS 患者常见血小板减少，却极少有出血表现，包括血小板重度减少者。血小板轻中度减少的 APS 患者若有出血表现，则应评估是否存在抗凝血酶原抗体[468] 和其他可能影响出凝血系统的疾病，如 DIC、肝功能不全、尿毒症（uremia）等。重度血小板减少需要治疗，治疗策略同 ITP。仅 15% 的患者对糖皮质激素有效[456]，严重出血和重症 APS 者可予 IVIg 和环磷酰胺等免疫抑制剂治疗。也可考虑切脾治疗，切脾后约 2/3 的患者可持续缓解[219,469,470]。同 ITP 患者切脾治疗一样，手术前也应接种疫苗。因血栓形成风险增高，手术后患者应短期预防性应用抗凝剂。抗 CD20 单抗（rituximab，利妥昔单抗）治疗 APS 患者的难治性血小板减少的疗效差异较大[471,472]。利妥昔单抗治疗的剂量和疗程尚未达成共识，一般沿用 ITP 的治疗方案（参见前文"治疗、病程和预后"中 ITP 的治疗）。

有报告阿司匹林（aspirin）[473,474]、华法林（warfarin）[475,476] 和抗疟药[477] 可有效治疗血小板减少。抑制血小板活化、聚集和消耗有助于增加 APS 患者的血小板计数。

系统性红斑狼疮和其他自身免疫性疾病患者的血小板减少

系统性红斑狼疮（systemic lupus erythematosus，SLE）是一种复杂的自身免疫性疾病，育龄期女性患者居多。SLE 的自身免疫性攻击无器官特异性，可累及机体各组织。其诊断标准依照美国风湿病学会制定的 SLE 分类系统。11 条标准中满足 4 条即可诊断 SLE[478,479]。

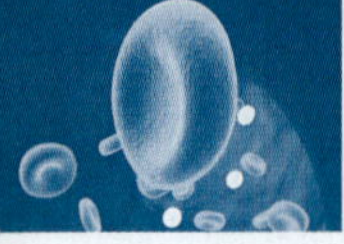

■ 血小板减少的发病率

SLE患者常见血小板减少，发病率约20%~40%[480]。结节性多动脉炎(polyarteritis nodosa)、类风湿关节炎(rheumatoid arthritis)、干燥综合征(Sjögren syndrome)等多种自身免疫性疾病均可伴免疫性血小板破坏，但发生率低于SLE。SLE患者血小板减少的原因很多，包括血小板破坏[ITP、DIC、TTP或溶血尿毒症综合征(TTP-HUS)、败血症]、无效造血[巨幼细胞性贫血(megaloblastic anemia)]、血小板分布异常[脾亢(hypersplenism)]、骨髓增生低下(药物或感染所致)、治疗相关的稀释性血小板减少等。严重的血小板减少相对少见，发生率约5%[480]。即便血小板重度减少，临床出血也并不常见，但也有报道有致命性胃肠道出血、脑出血、肺出血。

■ 血小板减少的发病机制

在可能引起SLE患者血小板减少的众多因素中，自身抗体引起的血小板破坏是主要机制。高达60%的SLE患者体内存在抗血小板抗体[481,482]。抗血小板抗体的存在与血小板减少相关，并增加疾病的严重程度[482]，但血小板破坏的机制尚不清楚。除了抗血小板抗体外，抗磷脂抗体(参见前文"抗磷脂综合征患者的血小板减少")和循环免疫复合物可与血小板非特异性结合，加速了血小板的破坏[483]。特异性抗血小板抗体，特别是抗GPⅡb/Ⅲa抗体，在SLE患者血小板减少的发病机制中发挥重要作用[462,481,482]。

一般而言，伴血小板减少的SLE患者骨髓巨核细胞数量正常或增多，血小板生成不受影响。但也有报道此类患者巨核细胞数量减少，甚至缺如[314,484]。SLE患者血浆TPO水平升高，且存在抗TPO抗体和抗TPO受体抗体[485,486]，后者与骨髓巨核细胞减少和血小板减少相关[486]。

SLE患者血小板减少与多种严重器官病变相关，包括神经精神性疾病[487]、肾脏病变[488,489]和APS[490]，是预后差的独立预后因素[489,491,492]。对至少一名患者合并血小板减少的SLE家族研究表明，此类家族成员存在定位于染色体11p13和1q22-23的连锁遗传[493]。相对于血小板正常的SLE家族，血小板减少的SLE家族患者(其中包括血小板正常的SLE患者)更易合并严重的狼疮症状。因此，家族性SLE患者，家族成员中出现血小板减少，预示着重症狼疮。

■ 血小板减少的治疗

尽管血小板减少是SLE的常见表现，但完善的重度血小板减少的治疗策略尚未确立。因SLE症状体征的严重程度差异很大，既可很轻，易于控制，也可重至致命，故重度血小板减少的治疗应个体化。重度血小板减少的一线治疗一般为糖皮质激素，但长期缓解率低。因大多血小板重度减少的SLE患者同时合并肾炎和神经系统症状，需免疫抑制剂治疗或免疫抑制剂与糖皮质激素联合治疗，故免疫抑制剂和抗疟药也可作为一线选择[494-497]。联合治疗的毒副作用明显增加。

众所周知，B淋巴细胞在SLE发病中起重要作用。活动性SLE患者常见淋巴细胞减少，但产自身抗体的B细胞数量增多，且B细胞对炎性细胞因子敏感性增加[498]。基于此，提出SLE的B细胞靶向治疗。如已经证明利妥昔单抗可有效治疗难治性SLE，特别是狼疮肾及重度血小板减少者[498]。

因IVIg价格昂贵，且疗效短暂，仅用于急重症出血的治疗[499,500]。若其他治疗无效，可考虑切脾。有病例报告提出，与其他自身免疫性疾病相比，SLE患者切脾的并发症较多，且不能改善血小板减少[501-503]。但大宗研究显示，切脾可使61%的伴重度血小板减少的SLE患者的血小板减少持续缓解[495]。

妊娠期血小板减少

对妊娠妇女全血细胞计数进行评估，显示血小板减少是妊娠期常见的血液系统问题，发生率仅次于贫血。表119-4列举了妊娠期血小板减少的主要原因(参见第7章)。

表119-4　妊娠期血小板减少的原因

假性血小板减少
妊娠性血小板减少
自身免疫性血小板减少
抗磷脂综合征(antiphospholipid syndrome)和系统性红斑狼疮(systemic lupus erythematosus，SLE)
叶酸缺乏
子痫前期，子痫
HELLP(溶血、肝酶升高、血小板减少)综合征
血栓性血小板减少性紫癜(TTP)
弥散性血管内凝血
脾功能亢进
病毒感染(HIV、巨细胞病毒、EB病毒)
药物诱导血小板减少
骨髓功能异常(再生障碍性贫血、白血病)
急性脂肪肝
遗传性疾病[Ⅱb型血管型血友病(type b von Willebrand disease)、梅-黑异常(May-Hegglin anomaly)、遗传性巨大血小板减少症(hereditary macrothrombocytopenia)]

正常妊娠期血小板计数可下降，可能存在轻度血小板减少，即血小板计数在(120~150)×10^9/L，尤其是在妊娠晚期[504,505]。研究血小板减少的原因并排除与其相关的严重疾病是非常重要的(见表119-4)。详细的病史询问、血压测量、多次血细胞计数及血涂片检查是诊断假性血小板减少、白血病、微血管病如TTP、HELLP综合征(微血管病性溶血、肝酶升高、血小板减少)和DIC等引起妊娠期血小板减少的疾病的关键。妊娠晚期体格检查较困难，腹部超声可用于检测器官肿大。

■ 妊娠性血小板减少

健康妊娠妇女中有5%~7%可发生妊娠性血小板减少，大约占孕期血小板减少病例的74%[390,506,507]。妊娠血小板减少症是一种良性病变，不会增加出血的危险，也不会引起胎儿的血小板计数降低。其血小板计数通常高于70×10^9/L[390,504-506]，且在分娩后恢复正常水平。其发病机制尚不明确，其中包括血液稀释、亚临床凝血病的代偿状态、内皮细胞损伤及免疫性破坏。有学者提出，胎盘消耗血小板和激素引起巨核系造血下降是妊娠性血小板减少的原因，其依据是患者分娩后血小板计数迅速恢复正常，而且在某些原发性血小板增多症的患者，孕期存在一过性血小板恢复正常的现象[232,507-509]。

妊娠性血小板减少很难与免疫性血小板减少（immune thrombocytopenia，ITP）相鉴别，原因是 ITP 也常发生于年轻妇女，且常因妊娠而加重。目前的检查方法无法鉴别这两种疾病。若患者有与妊娠无关的 ITP 病史，或在妊娠早期有重度血小板减少伴有出血，可支持 ITP 的诊断。健康妊娠妇女，其妊娠晚期的血小板计数高于 75×10⁹/L 时，孕妇和新生儿出血的危险性很小，不需要严密监测。[510]

■ 免疫性血小板减少性紫癜

ITP 约占所有妊娠相关血小板减少患者的 4%~5%[390,507]，通常可引起妊娠早期中度或重度血小板减少，尚无可行的方法与妊娠性血小板减少相区别，PAIgG 在两者中均升高[511]。妊娠妇女诊断为 ITP，需排除其他可能引起血小板减少的原因。当临床症状与实验室检查足以诊断时，不必行骨髓穿刺[505]。ITP 的诊断对胎儿十分重要，抗血小板抗体可引起胎儿血小板减少及出血[506]。

依据美国血液病学会的 ITP 指南，血小板计数高于 50×10^9/L 的 ITP 患者可以妊娠，但当患者脾切除术后血小板计数仍低于 10×10^9/L 时，应告知患者妊娠对于胎儿将有高风险[390]。妊娠期 ITP 可加重，但分娩后血小板通常会恢复至妊娠前水平。

妊娠期 ITP 的治疗不同于非妊娠妇女，因为药物的副作用可影响胎儿发育及妊娠过程，母亲和胎儿需要血液科、产科及新生儿科专家之间的密切合作与监护。尽管糖皮质激素（glucocorticoid）并无致畸作用，但可诱发糖尿病、骨质疏松、高血压或精神疾病。对于胎儿的副作用很小，因为约 90% 的糖皮质激素在胎盘中代谢[505]。细胞毒药物，如长春碱类（vinca alkaloids）、巯嘌呤（azathioprine）、环磷酰胺（cyclophosphamide）有潜在的致畸作用。切脾可诱发早产。静脉免疫球蛋白对胎儿是安全的，但常对母亲产生副作用。抗-(Rh)D 治疗妊娠妇女 ITP 的经验有限。血小板计数及出血表现对于患者的治疗选择非常重要。如果血小板计数高于 30×10^9/L 且无出血表现，可无需治疗。如果在妊娠期任何时间血小板计数低于 10×10^9/L，或妊娠晚期血小板计数（10~30）$\times10^9$/L 或有出血表现则需要治疗。患者无危及生命的出血症状时，糖皮质激素可作为一线治疗，起始剂量为 1mg/(kg·d)，然后小剂量维持，使血小板计数维持在 50×10^9/L 以上。若血小板计数在 50×10^9/L 以上，可行经阴分娩。如需行剖宫产或硬膜外麻醉，血小板计数应维持在 80×10^9/L 以上[505]。若糖皮质激素治疗无效，有危及生命的出血或血小板计数低于 10×10^9/L 时，可考虑静脉免疫球蛋白治疗，400mg/(kg·d) 连用 5 天，或 1g/(kg·d) 连用 2 天。但免疫球蛋白价格昂贵，疗效短暂。当患者对标准剂量的糖皮质激素和静脉免疫球蛋白治疗无效，仍有出血表现时，给予大剂量糖皮质激素（1g/d）与静脉免疫球蛋白［1~2g/(kg·d)］联用可提高血小板计数。当患者对糖皮质激素和静脉免疫球蛋白治疗无效，且血小板计数低于 10×10^9/L，或有出血症状时，可于妊娠中期行切脾治疗。分娩时如果血小板计数低于 30×10^9/L，需给予血小板输注以预防产妇出血[390,505]。

ITP 妊娠患者中，产后新生儿发生严重血小板减少（血小板计数 $<20\times10^9$/L）者占 4%，发生中度血小板减少（血小板计数 $<50\times10^9$/L）者占 9%[512]。新生儿中发生严重出血的比例不到 1%。由于早期研究报道血小板减少的新生儿发生颅内出血的危险增加，部分专家建议 ITP 产妇应行剖宫产手术，以避免胎儿通过骨盆时产生创伤[513]。然而，由于颅内出血的发生非常罕见，还没有资料证实剖宫产是减少血小板减少患儿发生颅内出血的有效方法[232]。产前胎儿血小板计数，如经皮脐静脉采血或扩张宫颈后胎儿头皮静脉采血，因其致死率和致残率较高（2%）不作为常规推荐[512,514,515]。分娩时母亲与婴儿的血小板计数不相关。但是，患 ITP 的经产妇，其第一胎出生时的血小板计数是预测下次妊娠时血小板减少严重程度的重要指标，可进一步指导产科治疗[232,514,516]。另一方面，ITP 患者所产双卵双胞胎血小板减少的程度不一致，也提示了胎儿因素的重要性[517]。尽管母亲患有 ITP 时，其新生儿发生血小板减少的概率较高，但仅有一小部分新生儿出现严重血小板减少，偶尔发生的颅内出血常与其他危险因素，如早产和同种免疫性血小板减少有关。通过对 6770 例晚期妊娠孕妇和其 6103 例新生儿的血小板计数进行分析，发现仅有 1 例血小板减少的孕妇，其新生儿患有严重血小板减少[510]。关于孕妇产前治疗对于胎儿血小板计数的影响尚无对照研究。通过产前胎儿多次血标本检测的比较，糖皮质激素及静脉免疫球蛋白并不能提高新生儿血小板计数[518]。IgG 抗体，尤其是 IgG_4 可通过母乳传播。尽管 ITP 并非母乳喂养的禁忌证[339]，但若新生儿血小板计数在出生数周后仍不能恢复正常，则应尝试停止母乳喂养[232]。

■ 子痫前期、子痫和 HELLP 综合征

子痫前期（preeclampsia）是指妊娠期出现高血压和蛋白尿，可发生于 5%~8% 的妊娠妇女。妊娠中期较常见，是孕妇及胎儿致死和致残的主要原因（见第 7 章）[519,520]。子痫是指围产期孕妇在子痫前期的基础上发生急性中枢神经系统病变[520-522]。近 50% 子痫前期妇女可伴发血小板减少，而且血小板减少的程度与子痫前期的严重程度相一致[523]。

发病机制

已有多种理论试图阐述子痫前期的发病机制，以至于该病被称为一种“理论性疾病”[524]。其中，胎盘因素已成为较明确的病因学说，因为类似的情况也可在腹腔妊娠和葡萄胎时产生[525]。胎盘滋养细胞层对子宫螺旋动脉侵入不足被认为是该病的诱发因素。正常植入时，这些细胞在形态上由上皮细胞向内皮细胞转化，这一过程称为假性血管生成（pseudovasculogenesis）[526,527]。而子痫前期发生时，其转化过程缺陷，致使胎盘血液灌注减少，胎盘缺氧。此外，血管内皮细胞生长因子（VEGF）的模型和可溶性受体 fms- 样酪氨酸激酶 -1（Flt1）的产生增多[528]，继而引起羊水[529]及母体[530]循环中可溶性 Flt1（sFlt1）升高，其机制尚不明。sFlt1 是 Flt1 mRNA 异位剪切形式的产物，缺少全长受体所带有的跨膜区和胞内区。大量资料证实 sFlt1 在子痫前期的发病中起关键作用，它通过与 VEGF 和相关的胎盘生长因子结合，阻止其对血管内皮细胞发挥作用。在大鼠中表达 sFlt1 可产生类似子痫前期的综合征，如与肾小球内皮细胞增生有关的高血压和蛋白尿（肿胀的内皮细胞致肾小球毛细血管阻塞）。

另一种表达于内皮细胞和胎盘合胞体滋养层的血管生长受体，称为内皮因子（endoglin），是一种强有力的血管生长因子——转化生长因子 -β 的共同受体，其 mRNA 在子痫前期的胎盘中表达升高[531]。通过蛋白水解作用产生的可溶性胞外区

水平在子痫前期患者外周血中升高。在妊娠大鼠中，可溶性内皮因子与 sFlt1 发挥协同作用，使血管损伤及产生类似 HELLP 的综合征[531]。

以上结果有力地证实了适宜水平的 VEGF 样血管生长因子可维持血管内皮细胞的正常功能，而子痫前期或子痫时功能失调。

尽管有很多病例显示有纤维蛋白降解产物和凝血酶 - 抗凝血酶复合物的水平升高，提示有凝血系统的激活，但子痫前期与血小板减少之间的关系尚不明确[507]。另有报道子痫前期中 VWF 裂解酶 ADAMTS-13 降低[532]，导致 VWF 包括高黏性超大分子量 VWF 的升高[533]。

HELLP 综合征是一种与子痫前期或子痫有关的疾病，常见于围产期，以微血管性溶血性贫血、肝酶升高及血小板减少为特征。本病好发于 25 岁以上的白种妇女，是妊娠期间发生严重肝脏疾病的最常见原因[534]。微血管病性溶血是因红细胞通过被血小板 - 纤维蛋白沉积物阻塞的小动脉时被剪切所致。血管内皮细胞的损伤和活化，使血小板黏附、聚集增多，导致血小板减少（见第 114 章）。HELLP 与 TTP 有一些相似之处，如微血管病性溶血和血小板减少，但 TTP 的主要特点是中枢神经系统受累，而 HELLP 主要表现为严重的肝功能损害（见第 7 章、第 49 章和第 124 章）[535]。鉴于两种疾病常相互混淆，有研究通过检测 ADAMTS-13 的活性相鉴别，TTP 中 ADAMTS-13 常缺乏或严重降低[532]。一项对 17 例 HELLP 综合征患者的队列研究发现，其血浆 ADAMTS-13 的活性呈轻度到中度降低，无 1 例出现严重缺乏。

胎儿分娩（中止妊娠）是治疗子痫前期、子痫及 HELLP 综合征的最有效措施。大多数患者血小板计数的最低值及血清乳酸脱氢酶的高峰值常出现于产后第 1 天，但部分患者于产后 5~7 天出现。对于严重血小板减少和微血管病性溶血性贫血的患者，血浆置换可用于胎儿不能分娩或分娩后病情仍得不到改善者。这种治疗是经验性的，因为 HELLP 综合征与 TTP 临床特点相似。如果产后 3 日内自发缓解，可仅限于支持治疗[532]。若 3 日后血小板减少及溶血（根据血清乳酸脱氢酶水平）持续性加重，可能诊断为 TTP-HUS，应行血浆置换（见第 133 章）。这时，TTP-HUS 不能与非典型的子痫前期、子痫或 HEEPL 综合征相鉴别，血浆置换对二者均有益[536]。早期血浆置换治疗适用于严重的临床表现，如神经系统异常或急性无尿性肾衰。

和 TTP-HUS 一样，再次妊娠时 HELLP 综合征的发生是一个问题。如果两次妊娠间没有出现持续性的高血压，再次妊娠时 HELLP 综合征的发生并不常见（3%），但是不太严重的并发症如子痫前期（19%）和早产（21%）却比较常见[537]。

■ 新生儿同种免疫性血小板减少症

胎儿 - 新生儿同种免疫性血小板减少（NAIT）是由母体产生的针对胎儿继承自父亲的血小板抗原的同种抗体透过胎盘所致。NAIT 在很多方面与新生儿同种免疫性溶血性贫血（新生儿 Rh 溶血性疾病）相似，均为母体针对胎儿血细胞抗原的同种抗体透过胎盘，破坏抗原阳性细胞，严重者可使新生儿或胎儿致残或致死。但是，新生儿同种免疫性溶血性贫血很少发生于第一胎，而 NAIT 有 40%~60% 发生于第一胎[505]。母亲患有 ITP 时，其抗血小板抗体可经胎盘传至新生儿，但很少引起胎儿严重血小板减少或出血，包括颅内出血，而 NAIT 患儿的血小板减少更严重，颅内出血的发生率更高（10%~20%）[232]。NAIT 母亲的血小板计数正常，这是与 ITP 主要的鉴别诊断依据。

患病率和发病机制

据估计 NAIT 在存活的新生中发生率为 1/2000~1/500[232,505,538]。母体产生针对人类血小板抗原（HPAs）的同种抗体是导致血小板破坏的主要原因。在白种人中，涉及的主要抗原为 HPA-1a 或 Pl^{A1}（占 78%）和 HPA-5b 或 Br^{a}（占 19%）[539]，然而，这些抗原在亚洲人中很少见。大多数亚洲患者中导致血小板破坏的主要抗原为 HPA-4a（占 80%）和 HPA-3a（占 15%）。除了抗 HPA 系统的抗体外，现有抗 HLA-2 抗体的报道，但其是否对 NAIT 的发病起作用仍不明确[538,540,541]。

鉴于白种人中 HPA-1a 的阴性率仅为 2.5%，NAIT 在白种人的发生率比预期的要低。当 HPA-1a 阴性的妊娠母亲接触到 HPA-1a 阳性的血小板时，仅有 10% 可产生免疫反应。HPA 同种免疫与特定类型的 HLAⅡ类抗原的存在密切相关，当 HPA-1a 阴性的母亲表达 HLA-B8、HLA-DR3 和 HLA-DR52a 抗原时出现的风险增加[505,542,543]。HPA-1a 阴性的母亲中携带 HLA-DRB3*0101 等位基因时患 NAIT 的危险性增加 140 倍[543]。

存在 HPA-1a 同种抗体的 NAIT 患者临床症状较严重[232]。HPA-1（Pl^{A}）抗原表达于血小板 GPⅠ-Ⅱa，有学者提出抗 HPA-1a 抗体可妨碍血小板聚集，是出血症状严重的原因[544]。

临床表现

IgG 同种抗体于妊娠 14 周即可通过胎盘，并随孕龄增加而升高[538]。这些抗体与胎儿血小板结合破坏血小板。病情严重时可出现颅内出血和脑积水，致胎儿死亡。疾病发生在第一胎时较难作出诊断，超声扫描除了检查到出血和脑积水外，无法提供其他帮助。在母亲孕史中不明原因的胎儿死亡，或继往妊娠中出现胎儿脑积水或出血提示 NAIT 的可能。其诊断依靠胎儿血标本。

通常胎儿出生后诊断 NAIT 是可行的。如果一个血小板减少的新生儿伴有广泛紫癜或内脏出血，但没有败血症、骨骼异常或其他可引起血小板减少的系统性疾病包括母亲患有 ITP 者，应高度怀疑该病。该病患儿可无临床症状（占 13%~59%），或有出血表现（占 18%~65%），或有颅内出血（占 22%~23%）[545]。在一项对 88 例由抗 HPA-1a 抗体所致 NAIT 婴儿的病例研究中，90% 伴有紫癜、66% 伴有血肿、30% 伴胃肠出血及 14% 伴有颅内出血。出血可能延迟，因为血小板计数通常于初始几天内呈进行性下降。死亡或神经系统损害见于 25% 的患儿。血小板计数常于 1~2 周内恢复正常[546]。

NAIT 的诊断通常可通过检测母体循环中与胎儿抗原结合的同种抗体（常用 MAIPA）或通过基因分型或酶联免疫吸附方法对父母和新生儿的血小板进行分型。以上检测方法有可能无法做出诊断，因为自身 HPA 抗原在 NAIT 的发病中也会起作用[232,505,538]。

治疗

出生后 患病新生儿可给予静脉免疫球蛋白（IVIg）、糖皮质激素（单用或与 IVIg 合用），及血小板输注。静脉免疫球蛋白和（或）糖皮质激素可迅速提升血小板，常于 24~72 小时后达峰值[539]。严重出血的患者应给予血小板输注。大多数情况下输注血小板时应确保 ABO 和 Rh(D) 血型相合以及 HPA-1a 阴性[547]。给患儿输注洗涤及照射后的母亲的血小板可作为备选措施,但有时不宜使用。为消除母体同种抗体而洗涤血小板和为预防移植物抗宿主病(graft-versus-host disease)而照射血小板时可破坏血小板[232]。有时还需反复输注血小板[505]。这种情况下可输注 HPA-1a 阴性供者的血小板。通常输注后血小板计数可迅速升高[232,538]。

出生前 高危 NAIT 的治疗包括每周给予孕妇 IVIg 单用或合用糖皮质激素、连续子宫内血小板输注、子宫内应用 IVIg 以及早期分娩(满 32 周妊娠后)。孕妇行静脉免疫球蛋白治疗,剂量为每周 1g/kg,伴或不伴随糖皮质激素治疗,能增加胎儿血小板计数[548],但并非所有研究都支持这一结论[538,544]。直接给胎儿输注静脉免疫球蛋白未必都能提高胎儿血小板计数[549]。对于静脉免疫球蛋白和糖皮质激素治疗无效的患者,可连续输注配型相合的血小板。这一措施仅仅暂时升高胎儿血小板,因为输注的血小板也会成为靶抗原被破坏[505]。持续血小板输注将增加出血的累积风险,引起治疗相关出血和流产[544]。对于血小板严重减少的胎儿,通过剖宫产早期分娩,有助于减少颅内出血的风险[544]。

目前,对于出生前 NAIT 患儿的治疗措施仍不能令人满意。新型治疗策略,包括疫苗以及与抗 HPA-1a 抗体竞争性结合的分子仍在研发中[547]。

血小板异常分布和储存

■ 脾脏肿大

脾脏肿大(脾大)可使体内 90% 的血小板在脾脏内发生可逆性淤滞而导致血小板减少[550,551],可以将这个过程看做是正常脾脏储存池的扩大,因为在正常情况下,人体大约 1/3 的血小板被储存在脾脏中(参见第 55 章)。在脾脏内,血小板的寿命一般正常或轻度缩短。因此,在脾大患者,即使那些静脉血血小板计数只有正常 20% 的患者,其体内血小板总数仍然是正常的[550]。

下面一系列的证据支持,在单纯脾大患者,脾脏对血小板的储存作用是导致血小板减少的主要原因。①将放射性核素标记的血小板输入脾功能亢进(脾亢)患者的体内后,仅有 10%~30% 的血小板能够再次出现在循环中,而在正常对照,其比例达 60%~80%;在无脾的患者,其比例高达 90%~100%[550,552]。②静脉注射肾上腺素(epinephrine)可引起正常对照和脾大患者血小板计数立即升高,并且在脾大患者,其血小板计数升高的程度大约比正常对照高 30%~40%[550,553,554]。肾上腺素导致脾动脉收缩,可使脾脏血流和被动排空下降 5 倍。③脾大患者在切脾之后,从脾脏内可冲洗出大量的血小板,约是外周循环的 3~7 倍。④通过血小板单采从外周血中移除大量血小板因脾脏储存池的快速补充而不会出现血小板减少[551,555]。

由于脾脏储存池增加而导致的血小板减少并不刺激血小板生成,从而证实了参与调节血小板生成的是体内血小板总数而不是血小板的血液浓度。

由脾脏储存池增加而导致的血小板减少最常见于伴有门脉高压和充血性脾大的慢性肝病患者。患有肝硬化和门脉高压的患者,常有中度的血小板减少。然而,在这一部分患者,血小板减少通常是由于脾脏储存池的增大和肝脏合成 TPO 减少两方面的原因引起的。

与脾大相关的血小板减少多无重要临床意义。症状和体征多与原发病有关,并且,出血主要是由于肝脏疾病导致的凝血异常引起。这些表现与相对较轻的血小板减少、几乎正常的全血血小板容量[550]及从脾脏动员血小板补充损失的能力是一致的[555]。

因脾脏储存池增大而导致的血小板减少多无临床意义,因此,一般不需治疗。然而,当因其他疾病进行切脾时,血小板计数可恢复正常,甚至出现血小板增多症[550]。那些因门脉高压行门体分流术的患者,血小板计数也可恢复正常[556]。脾大相关的血小板减少患者,多不需要血小板输注,即使输注血小板也不能明显提升血小板数目,其中 90% 的血小板将被扣留在脾脏中。

■ 脾功能亢进

脾功能亢进与单纯脾大不同,前者常伴有血小板、白细胞和红细胞在脾脏内破坏增加,骨髓内相应系列的造血前体细胞增多,脾切除后,三系可恢复正常(参见第 55 章)[561]。

影像学检查,如 CT 扫描可用来确定脾脏大小及区分脾大是脾脏本身的疾病还是其他脏器疾病引起。磁共振(MRI)能够分析血流的变化,对于检测门静脉和脾静脉血栓形成是非常有用的。当衡量一个患者需不需要切脾时,用放射性核素标记血小板或红细胞进行血细胞寿命检测可能有助于脾功能亢进的诊断。大部分脾大患者是因基础疾病而不是血小板减少而需要治疗。

■ 与大量输血有关的血小板减少

在血小板成分输血时代来临以前,血小板减少患者输注储存血常伴有严重的出血。接受大量输血的患者,血小板减少的程度与输入红细胞的量相关,但并非单因血小板稀释引起。由于脾脏可向外周血释放血小板,输血后的血小板计数可能高于预测值,也可能因为微血管损害消耗了血小板而使血小板计数低于预测值[562]。当体内的血液逐渐被红细胞浓缩液和血浆替代品替换时,先是出现纤维蛋白原的缺乏,之后才是血小板的减少[563]。如将 24 小时内输血等于或大于 10 个单位红细胞定义为大量输血,研究发现,在所有接受 15 个单位红细胞输注的患者,均有轻度的血小板减少[(47~100)× 10^9/L],而在输入 20 个单位红细胞后,血小板减少进一步加重[(25~61)× 10^9/L][563,564]。一些出血性疾病因大量血液丢失和低血压可触发 DIC,而 DIC 也会导致血小板减少(参见第 140 章)。血小板减少是否需要处理应视其严重程度和疾病的基础状态而定。大量输血后的患者应该输注新鲜冰冻血浆以补充凝血因子,同时还应补充血小板(参见第 140 章)[565]。虽然需要输注的血小板与所输红细胞的准确比例还不清楚,但有两项研究已显示,大量输血后的创伤患者,随着血小板浓缩液输注量的增加,其生存情况也得到改善[566,567]。

■ 低温所致血小板减少

不管是动物还是人类,在体温低于 25℃时,可以出现暂时的血小板减少[568]。血小板减少程度与体温下降程度相关,因此,接受常温系统灌注(35~37℃)的心脏手术患者,其血小板减少

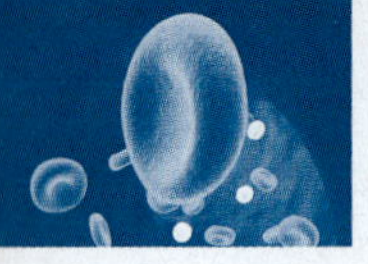

程度要低于接受中低温系统灌注(25~29℃)的患者[569]。低温可能导致血小板储存在脾脏和肝脏中,也可能激活血小板进而被清除而导致血小板计数降低[570]。寒冷可诱导GPⅠb复合物的聚集和其碳水化合物链的重排,并以此作为巨噬细胞整合素$\alpha_M\beta_2$的配体介导血小板被肝脏巨噬细胞清除[571,572]。以狗为研究对象,在低温下,体内放射性核素标记的血小板被扣留在脾脏、肝脏和其他组织中,当体温恢复正常后,血小板重新回到外周循环中[568,573]。这些研究的临床意义可以通过一些病例报道来阐明,患者多为老年人,因住在供暖不足的房间内,如果出现昏迷,可出现低体温。曾有报道,一位69岁的老年女性,在8年期间因反复低体温(31~34℃)而住院13次,且每次发作均出现血小板减少[$(7\sim39)\times10^9$/L]。除了保暖使其恢复体温外无需给予任何其他治疗,患者的血小板计数可在4~10天内恢复正常[574]。然而,也有一篇有关75个低温患者(26~35℃)的综述显示,只有3个患者出现了血小板减少[574]。

■ 药物诱导的血小板减少

在1865年,Vipan首先报道服用奎宁(quinine)后可出现血小板减少,此后相继发现许多药物均可导致血小板减少。任何接受西药、中草药或应用碘化放射造影剂的患者,如出现血小板减少,都应该考虑到药物的因素[575]。在服用某一特定药物的患者中,仅有一小部分患者会出现药物诱导的血小板减少,尽管它有时可能是致命的,但通常并不严重。遗传和环境因素均影响患者对药物的易感性。对于药物诱导的血小板减少,停用相关药物是主要的治疗措施,糖皮质激素对某些患者可能有效。

药物可以通过几种不同的机制引起血小板减少,其中药物依赖性骨髓抑制和免疫介导的血小板破坏是两种最常见的原因。在最严重的、威胁生命的药物诱导的免疫性血小板减少症中,肝素(heparin)诱导的血小板减少症(HIT)是其中之一。HIT是一种免疫介导的疾病,当血小板因子4(PF4)与肝素结合后,位于PF4上的一个新表位暴露出来并被抗体识别,进而激活血小板和凝血系统,最终导致血栓形成。在接受肝素治疗的患者中,约有5%的患者会出现HIT(参见第133章)。在这一章,我们只讨论肝素以外的通过免疫介导的血小板破坏引起单纯血小板减少的其他药物。在第34章我们将讨论药物诱导的再生障碍性贫血。

病因学

有关药物诱导的血小板减少的综述经常罗列出大量的相关药物,其中许多药都是常用药,对于判断首先停用哪种药物也没有任何帮助。为了明确哪种药物最可能导致了血小板减少,有研究者对所有已发表的病例报道进行了系统的总结和分析,明确并举例说明了药物和血小板减少之间的因果关系[576]。这篇综述将与血小板减少明确相关或可能相关的药物同那些证据不足的药物区别开来[576]。表119-5列举了一些有明确证据(既往应用某种药物出现血小板减少的患者,再次应用这种药物后又出现了血小板减少)证明能够导致血小板减少的药物和至少有两篇报道(在这些报道中,除了缺乏再次用药的证据,其他确切的证据都有)证明与血小板减少有因果关系的药物。奎宁是最常被引用的导致血小板减少的药物,其他常被引用的药物与一篇病例对照研究中的药物相似[577]。这篇系统性综述提到的一个值得注意的问题是有许多病例报道并没有提供充分的临床信息证明药物与血小板减少之间的因果关系[390]。

发病机理

人们通常认为,血小板减少是由于药物依赖性抗体介导的免疫性血小板破坏而引起[575],这些抗体中的大部分,只有在相关药物存在的情况下,才能与血小板结合。药物可能触发不同的免疫机制,就像表119-6描述的那样。

接受青霉素(penicillin)和头孢菌素(cephalosporin)治疗的患者,药物可与膜蛋白共价结合诱导产生半抗原依赖性抗体。在奎宁诱导的血小板减少,只有存在可溶性奎宁的情况下,抗体才与膜蛋白结合。接受替罗非班(tirofiban)或依替巴肽(eptifibatide)治疗的患者,药物与GPⅡb/Ⅲa($\alpha_{Ⅱb}\beta_3$整合素)结合形成一个构象依赖性新表位,诱导抗体产生。然而,金制剂和普鲁卡因胺(procainamide)可能诱导真正的自身抗体,并且,金制剂诱导产生的抗体有着独特的靶目标:GPⅤ[578],这些抗体不依赖于药物的存在就可结合和破坏血小板。在HIT,肝素-PF4复合物诱导产生自身抗体。

最初的试验研究发现,药物-抗体复合物通过血小板表面的Fcγ受体与血小板结合,这一机制在HIT中被确认(见本章的后半部分),但对于其他药物,药物依赖性抗体可能通过Fab段与血小板结合[579]。

血小板表面糖蛋白(GPⅠb/Ⅸ/Ⅴ和GPⅡb/Ⅲa)是主要的靶抗原。不同的药物可能选择性的诱导产生针对一种糖蛋白的药物依赖性抗体,也可能在同一个患者诱导产生针对两种糖蛋白上多个表位的药物依赖性抗体。例如,有研究者研究了15例患有奎宁诱导的血小板减少的患者的血清发现,在奎宁存在的情况下,抗体可以与GPⅠb/Ⅸ上两个不同的区域结合,一个在GPⅠbα上,另一个在GPⅨ上。一些患者仅有一种抗体,也有一些患者同时存在两种抗体[580]。奎尼丁(quinidine)和雷尼替丁(ranitidine)依赖性抗血小板抗体的靶抗原可能位于GPⅠb/Ⅸ上的同一区域[580,581]。明确患者体内与药物依赖性抗体相互作用的特异性抗原表位,不但能够阐明药物依赖性血小板减少的发病机制,而且也能确定GPⅠb/Ⅸ上的抗原多态性,后者决定了药物依赖性抗血小板抗体产生的敏感性。磺胺类(sulfonamides)、奎尼丁和奎宁经常导致药物诱导的血小板减少,在一项针对15例因服用磺胺甲噁唑(sulfamethoxazole)或磺胺异噁唑(sulfisoxazole)出现血小板减少的患者的研究中发现,抗原表位位于GPⅡb/Ⅲa[582]。一些应用奎尼丁和奎宁的患者,其体内的抗血小板抗体也与GPⅡb/Ⅲa反应[583]。

药物诱导的抗体,除了对血小板表面糖蛋白的不同表位具有特异性外,对于药物的结构也有高度特异性。例如,奎尼丁和奎宁结构相似,但在奎尼丁和奎宁依赖性抗体之间并无交叉反应,而磺胺甲噁唑和磺胺异噁唑亦如此。因此,药物与血小板结合形成的新抗原所呈现出的不同表位对药物结构的轻微改变是敏感的。

导致血小板破坏的机制已经清楚,如前所述,既往因应用某种药物出现过血小板减少的敏感患者,当再次接触这种药物后,体内已存在的特异性抗体可立即与血小板产生反应。但也有例外情况,有些初次应用针对血小板GPⅡb/Ⅲa的抗血栓药物(尤其是阿昔单抗)的患者,也可能立即出现急性血小板减少。

表 119-5　引起血小板减少的药物

病例报道篇数:1			
阿德福韦(1,0)	己烯雌酚(1,0)	右旋糖酐铁(0,1)	土霉素(0,1)
阿拉曲沙星(0,1)	二氟尼柳(0,1)	异烟肼(1,0)	青霉胺(0,1)
阿苯达唑(0,1)	洋地黄毒苷(0,1)	异维甲酸(0,1)	青霉素(0,1)
阿普洛尔(1,0)	地尔硫䓬(0,1)	伊曲康唑(0,1)	己酮可可碱(1,0)
氨氯地平(0,1)	多塞平(0,1)	锂(1,0)	哌嗪(0,1)
阿那白滞素(0,1)	依氟尿氨酸(1,0)	洛匹那韦 / 利托那韦(1,0)	扑米酮(0,1)
阿帕西林(0,1)	依替米贝(0,1)	氯沙坦(0,1)	吡嗪酰胺(0,1)
阿司匹林(0,1)	法莫替丁(0,1)	美海洛林(0,1)	重组乙肝病毒疫苗(0,1)
阿伐他汀(1,0)	非尔氨酯(0,1)	美洛昔康(0,1)	利福平(1,0)
铋(0,1)	非诺洛芬(0,1)	甲丙氨酯(0,1)	利妥昔单抗(1,0)
布康唑(0,1)	非普拉宗(0,1)	美沙拉秦(1,0)	罗非昔布(0,1)
头孢孟多(0,1)	非那雄胺(0,1)	醋甲唑咪(0,1)	罗格列酮(0,1)
头孢噻吩(1,0)	福美坦(0,1)	美西律(0,1)	葡萄糖酸锑钠(0,1)
氯苯那敏(0,1)	G-CSF(非格司亭)(0,1)	米诺地尔	磺胺嘧啶(0,1)
氯丙嗪(1,0)	氟哌啶醇(1,0)	米氮平(0,1)	磺胺甲噁唑(0,1)
环丙沙星(0,1)	氨力农(1,0)	吗啡(0,1)	磺胺噻唑(1,0)
克拉霉素(0,1)	吲哚美辛(0,1)	萘甲唑林	苏拉明(0,1)
氯吡格雷(0,1)	英夫利昔单抗(0,1)	美舒宁(0,1)	替考拉宁(1,0)
去铁胺(1,0)	流感疫苗(0,1)	硝酸甘油(1,0)	替沃噻吨(1,0)
去郁敏(0,1)	干扰素 2b(0,1)	新生霉素(1,0)	噻加宾(0,1)
安定(1,0)	碘酸胺酸(0,1)	奥曲肽(1,0)	托美丁(1,0)
二氮嗪(1,0)	碘帕醇(0,1)	奥卡西平(0,1)	曲尼斯特(0,1)
病例报道篇数:2~4			
乙酰唑胺(1,2)	阿维甲酸(0,2)	甲氧西林(2,0)	磺胺吡啶(0,2)
氨鲁米特(2,1)	氟康唑(0,2)	萘普生(0,4)	舒林酸(0,2)
对氨基水杨酸(2,1)	格列本脲(0,2)	奥沙利铂(0,2)	磺胺甲氧嗪(0,3)
两性霉素(2,1)	布洛芬(0,2)	氧烯洛尔(2,1)	柳氮磺吡啶(1,2)
氨苄西林(0,2)	茚地那韦(3,0)	羟布宗(0,2)	他莫昔芬(2,1)
卡托普利(0,2)	干扰素(0,4)	苯妥英(0,3)	特比萘酚(0,2)
氯氮䓬(0,2)	磺番酸(1,1)	哌拉西林(1,1)	噻氯匹定(0,3)
氯噻嗪(1,3)	左旋咪唑(2,0)	罗昔非班(0,2)	曲妥珠单抗(0,2)
地高辛(3,0)	甲氯灭酸(2,0)	辛伐他汀(0,2)	万古霉素(3,0)
乙胺丁醇(1,1)			
病例报道篇数:5~10			
阿昔单抗 c7e3 Fab(1,6)	达那唑(3,4)	氢氯噻嗪(0,5)	普鲁卡因胺(0,7)
胺碘酮(2,0)	泛影葡胺 / 二乙酰氨基三碘苯甲酸钠(3,2)	干扰素 -α(1,6)	雷尼替丁(0,5)
对乙酰氨基酚(3,4)	双氯芬酸(2,3)	洛曲非班(0,5)	利福平(5,5)
卡马西平(0,10)	依法珠单抗(瑞体肽)(0,6)	甲基多巴(3,3)	磺胺异噁唑(1,4)
氯磺丙脲(0,5)	依替巴肽(0,7)	萘啶酸(1,5)	替罗非班(1,6)
西咪替丁(1,5)			
病例报道篇数:>10			
金制剂(0,11)	奎尼丁(26,32)	奎宁(14.9)	磺胺甲噁唑(3,12)

注:表中所列能引起血小板减少的药物均由一个或多个病例报道支持,并且均有Ⅰ级(确定)或Ⅱ级(可疑)临床证据。此表格根据每种药物相关病例报道的总数进行分类,并且在每种药物后面分别注明了Ⅰ级证据病例数和Ⅱ级证据病例数。表中所列的引用文章,区分证据等级的方法学及全部的最新资料可在 www.ouhsc.edu/platelets 网站上查询。

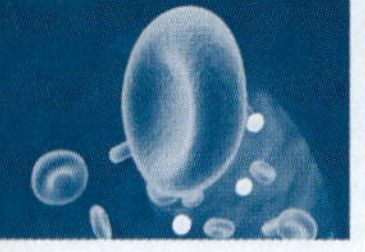
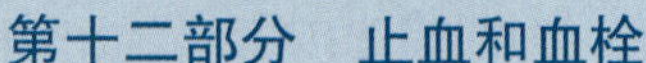

表 119-6 药物诱导的免疫性血小板减少的发病机制

类型	机制	发生概率	举例
半抗原依赖性抗体	肝素与膜蛋白共价结合并诱导药物特异性免疫反应	非常少见	青霉素,可能包含某些头孢类抗生素
奎宁类药物	药物诱导的抗体在可溶性药物存在的情况下可与膜蛋白结合	奎宁:每周 26/100 万,其他药物可能低于此发病率	奎宁、磺胺类抗生素、非甾体类消炎药
非班型药物	药物与 GPⅡb/Ⅲa 结合诱导产生一个能被抗体识别的构象依赖性新表位	0.2%~0.5%	替罗非班、依替巴肽
药物特异性抗体	抗体能够识别抗血小板膜糖蛋白Ⅲa 嵌合抗体 Fab 段的鼠源部分	初次应用 0.5%~1.0%,再次应用 10%~14%	阿昔单抗
自身抗体	药物诱导的抗体在缺乏药物存在的情况下与自身血小板反应	金制剂:1.0%,普鲁卡因胺和其他药物非常少见	金制剂,普鲁卡因胺
免疫复合物	药物与 PF4 结合,形成抗体特异性免疫复合物,再通过 Fc 受体激活血小板	用普通肝素治疗 7 天约有 3%~6% 的患者出现,而低分子肝素少见	肝素

阿昔单抗是一种人源化的缺乏 Fc 段的单克隆抗体,因此,它所导致的血小板减少并不是由于巨噬细胞吞噬而引起的。一般认为,那些初次接受 GPⅡb/Ⅲa 抑制剂就出现血小板减少的患者,其体内已经存在针对 GPⅡb/Ⅲa 和药物复合物的抗体,这些抗体可能与体外导致 EDTA 依赖性血小板聚集和假性血小板减少的抗体是相同的(见前面“假性血小板减少”)[29,585,586]。

■ 诊断

如果患者在停药以后,血小板减少能够恢复,且再次接触此药后,血小板减少会再次出现,即可确诊为药物诱导的血小板减少。血小板最快在 5~7 天可恢复[576]。但金(gold)诱导的血小板减少除外,因为金在体内存留时间比较长,血小板减少可持续几个月,而与特发性血小板减少性紫癜(ITP)难以鉴别[587]。再次应用某种可疑药物是危险的,因为即使服用非常小的剂量,也可能迅速出现严重的血小板减少,然而,当患者同时服用多种药物,且每种药物都是治疗必须的时候,可在密切观察病情的基础上,将这些药物逐个试用。一般来说,应从最小剂量开始,用药期间,因可能出现血小板减少导致的出血,医生要密切观察病情。如果患者服用某种药物后,血小板减少再次出现,建议患者佩戴药物警示腕带。对于一般的药物,尤其是那些非处方药来说,在密切观察下试用并获得确定证据要比将来随便用药安全得多。

实验室检查可以检测药物依赖性抗体,抗体阳性有助于临床诊断。但是,当临床上需要立即做出决定是否停用某种药物时,常常无法立即获得化验结果,因此,抗体检测目前主要应用于科学研究中,而且,如抗体检测阴性,目前也无实验室检查能够进一步明确是否继续应用某种无副作用的可疑药物。

可以用流式细胞术[582]、MAIPA[588] 和固相红细胞黏附实验检测药物依赖性抗体[589]。强阳性结果好判断,但是阳性和阴性结果的判断是主观的,因此不能作为临床确定性诊断指标。有报道显示,某些肝素依赖性抗体阳性的患者,并无血小板减少[590-593],而一些临床上患有明显的药物诱导的血小板减少的患者,用多种实验方法均未检测到抗体[582,594]。

■ 临床和实验室表现

对于新发血小板减少的患者,应该掌握患者的全部用药情况,不仅仅是处方药,也包括非处方药如含对乙酰氨基酚(acetaminophen)的药物[576]及可能含有奎宁的一些饮品(滋补汤药)等都应考虑在内[595,596]。

在药物诱导的血小板减少的病例,血小板计数明显降低。有报道研究了 247 例确诊或疑似药物诱导的血小板减少的患者,发现 23 例(9%)出现了主要脏器的出血,其中 2 例因出血死亡[576],68 例(28%)出现了显性但是次要脏器的出血,96 例(39%)除皮肤紫癜或者皮肤轻微出血,无其他部位出血[576]。从开始服药到血小板开始下降的时间在 1 天至 3 年不等,但中位时间仅 14 天。如再次接触敏感药物,几分钟内就可出现急性血小板减少,但也有患者在 3 天内发病[576]。患者可能出现其他与药物相关的症状和体征,如恶心、呕吐、皮疹、发热和肝功能异常[597]。血象检查可能会发现白细胞减少,暗示药物依赖性抗体针对多种细胞[597]。有系统性副作用如 TTP-HUS 的情况将在第 133 章描述。

治疗

最重要的治疗措施是停用敏感药物。由于早期很难与 ITP 鉴别,所以常给予泼尼松治疗,但泼尼松似乎并不影响疾病的恢复[597]。对于合并重要脏器出血的患者,急救措施同 ITP:包括血小板输注、注射大剂量甲泼尼龙,如果可能,可给予 IVIg[390]。

儿童血小板减少的治疗策略

儿童和成人血小板减少的诊断和治疗在很多情况下都是相似的,但新生儿及小儿 ITP 中的血小板减少则有必要做进一步的讨论。

■ 新生儿血小板减少

血小板减少尽管在健康新生儿相对少见,但在新生儿重症监护室(NICU)中还是较为常见的,其中约 25%~30% 的住院患儿会不同程度地出现血小板减少[598,599]。新生儿血小板减少的治疗较年长儿和成人有所不同,因此有必要制定相对特异的诊断标准。

胎儿在母体内成熟的过程中血小板数会逐渐增长到成

人水平，最近的研究证明[600]足月儿的血小板正常参考值可以降低到 123×10^9/L，而小于 32 周妊娠的早产儿则更会低至 104×10^9/L。另外，新生儿的巨核细胞较成人体积更小，染色体倍数更低，导致新生儿产板能力及血小板消耗后代偿增加的能力都受到限制[601]，这些因素综合起来可以解释新生儿对血小板减少的易感性，尤其是目前成人的正常值已修订为 $(150\sim450)\times10^9$/L，而新生儿阶段血小板计数低于 50×10^9/L 则定义为重症血小板减少。这种诊断的差异是由新生儿发病前身体状况的评估决定的。除此以外，血小板减少发生的发病时间（例如生后 72 小时之内还是 72 小时之后）对鉴别血小板减少潜在的病因十分重要。

存在原发病的新生儿发生血小板减少大部分归因于其潜在的原发病[598,599]：导致新生儿生后 72 小时之内出现血小板减少的原因包括新生儿窒息、慢性胎盘功能不全（妊娠诱发的高血压、胎儿宫内发育迟缓）以及相对少见的 TORCH 感染（比如弓形虫、HIV、风疹、巨细胞病毒及单纯疱疹病毒感染）、败血症及血栓形成（尤其是肾静脉血栓）。而如果血小板减少发生于生后 72 小时或更晚，败血症和坏死性小肠结肠炎则是最重要的原因。其治疗以对症支持为主，包括需要时可以给予血小板输注，同时应进行相应的对因治疗。

无原发病的新生儿出现血小板减少可根据病因分为免疫性血小板减少症和非免疫性血小板减少症。免疫性血小板减少是新生儿由于母体自身或同种抗体通过胎盘传递而被动获得，其中非常重要的是母亲的血小板计数是否正常。如果母亲本身就存在免疫性血小板减少，则胎儿同时患有该病的概率大约占 10%，患儿与母体存在共同的血小板抗原从而刺激产生的抗体导致血小板减少[602]。新生儿自身免疫性血小板减少通常症状轻微，但严重者可出现罕见的颅内出血（1% 或者更低）；血小板数通常会在 1~3 周内恢复。而血小板低于 30×10^9/L 或已有出血风险的患儿则需要干预，治疗包括静脉输注免疫球蛋白、血小板输注，有时也需要应用糖皮质激素。尽管再次妊娠出生的新生儿仍然存在患有该病的风险，但其严重程度并不增加。

如果母亲的血小板数正常，则胎儿考虑患有同种免疫性血小板减少症。新生儿同种免疫性血小板减少症（NAIT），类似于新生儿溶血性疾病，存在于父亲或胎儿体内而母亲缺乏的血小板抗原进入母体刺激产生相应的抗体，从而引起新生儿血小板减少。新生儿同种免疫性血小板减少的讨论详见上节。

非免疫性血小板破坏是临床症状良好的婴儿发生血小板减少的另一潜在病因，其中皮肤血管瘤在体格检查中易于发现，而深部组织或内脏器官的（如肝脏）的血管畸形则较为隐匿。这种损伤通常会在新生儿出生后一年的时间内随生长逐渐增加。红细胞、血小板及凝血因子的消耗已在前文中有所描述（详见"Kasabach-Merritt 综合征"）。其他导致非免疫性血小板减少罕见而重要的原因包括缺乏 ADAMTS-13 的先天性血栓性血小板减少性紫癜，以及血小板型血管性假血友病（von Willebrand 病ⅡB 型）[605]。先天性血栓性血小板减少性紫癜可通过血浆输注补充 ADAMTS-13 使血小板减少得到改善，而 von Willebrand 病ⅡB 型则可补充经血浆来源的Ⅷ因子——von willebrand 因子复合物，如果存在黏膜出血则需应用抗溶栓药物来治疗。

对于那些不明原因的持续性血小板减少，需要考虑先天性因素。在众多先天遗传缺陷中，仅一小部分会在新生儿时期导致显著的血小板减少[606-608]。另外，遗传方式和相关的先天异常有助于明确诊断。出生即患有严重的血小板减少症而无其他异常的儿童应考虑先天性无巨核性血小板减少症（congenital amegakaryocytic thrombocytopenia，CAMT）[609]，该病是一种常染色体隐性遗传病，突变发生在促血小板生成素（TPO）受体 c-Mpl 上。其与 NAIT 的鉴别是血小板减少在生后最初几周内持续存在不易缓解。骨髓检查显示巨核细胞缺乏；血小板大小和致密颗粒正常。在少数病例中，如果早期行骨髓检查，巨核细胞有可能只是轻微减少，因此需要进一步复查以明确诊断[610,611]。尽管 CAMT 是以血小板减少为主要表现，但几乎所有患儿会在 10 岁前发展为全血细胞减少或者再生障碍性贫血[612]，其确诊需 c-Mpl 的基因分析。鉴于 CAMT 患儿的血小板形态正常，男孩发生微血小板减少症应高度怀疑 X 染色体遗传的 Wiskott-Aldrich 综合征（WAS）。其典型的综合征包括湿疹和免疫缺陷，但仅造成部分 WAS 蛋白损坏的突变可只表现为血小板减少[613]。

其他先天性血小板减少都有相关的形态学异常有利于明确诊断。比如在血小板减少伴桡骨缺如（thrombocytopenia with absent radii，TAR）中桡骨缺失和血小板减少是伴发的，CAMT 会伴有桡尺骨融合[614-615]，桡骨缺失在临床上可以观察到，而桡尺骨融合却不易被发现，因此前臂摄片有助于诊断新生儿病因不明的血小板减少。尽管 TAR 患儿的血小板数在生后一年内趋于改善，但伴有无巨核细胞及桡尺骨融合综合征的患儿会迅速发展为骨髓衰竭。Paris Trousseau 综合征在新生儿期也会出现显著的血小板减少[616]，这些患儿通常会伴有神经及心血管系统的异常，血小板也存在 α 巨球蛋白颗粒的缺失。该综合征的诊断依赖于通过细胞遗传学或者荧光原位杂交确定染色体 11q23 的末端缺失。

新生儿的输血参数较难确立和实施[617]，更为重要的是，临床上影响出血的因素除了血小板数目外还包括孕龄、分娩方式、合并的疾病等。早产儿，尤其是小于 32 周或体重少于 1500g 者在生后的第一周，因为生发基质不成熟而发生颅内出血的可能性会大大增加[618]。产程延长、臀位、应用产钳或胎头吸引都会增加出血的风险[619,620]。败血症、坏死性小肠结肠炎或 KMS 所引起的 DIC 会导致额外的凝血因子缺乏，从而加重血小板减少带来的出血风险。因此，出血风险不能仅仅依据血小板数目，而是要综合患儿的全面状况进行评估。治疗指南建议，在生后的第一周内，新生儿应当预防性输注使血小板数目维持在 50×10^9/L 以上，这样可以使此后血小板降至 30×10^9/L 时不发生出血[598,599]。如果存在显著的胃肠道或颅内出血，则强烈建议通过输注使血小板维持在 $(50\sim100)\times10^9$/L 以上。同时有必要注意输血的潜在不良反应。有研究显示给予 NICU 的患儿血小板输注会带来诸多不良影响[621-623]，尽管输血是当前疾病加重的一个标志，但仍然仅限于真正存在出血风险的患儿。

■ 免疫性血小板减少性紫癜

儿童 ITP 和成人 ITP 基本机制相似，但在诱因、诊断、临床过程、出血风险、经验治疗的效果及治疗副作用等诸多方面存在差异。

儿童 ITP 可以是对外界抗原暴露（如感染）产生的多克隆

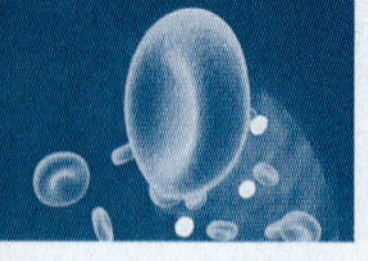

的免疫应答，也可以由于先天免疫缺陷或失调而产生异常的免疫反应[624]，相比较而言，青少年ITP发病机制与成人更为相似一些[625]。大约2/3的ITP患儿在发病前近6周内存在病毒感染或疫苗接种史[626]。风疹、麻疹、水痘、流感、EB病毒感染、HIV感染等均由特异性病毒所致，然而众多病毒感染是无法明确诊断的；其发病机制跟血小板抗原与病毒存在抗原交叉性有关[626-628]。在病毒感染过程中产生的抗独特型抗体与血小板抗原发生反应，也许可以解释病毒感染与血小板减少存在的时间差[629]。接种疫苗与血小板减少之间的关系在儿科尤为重要。在麻疹、腮腺炎、风疹疫苗接种的儿童中，临床上有意义的血小板减少症（$<50\times10^9/L$）的发生率在1∶30 000和1∶40 000之间。多数患儿会在一个月内恢复[630-633]。而接种疫苗并不会使既往有非疫苗相关性血小板减少的患儿出现复发[630,631,633,634]，但对于接种前6周内出现ITP的患儿再次出现血小板减少的风险则会大大增加[635-637]。在这种情况下，检测风疹和麻疹疫苗的滴度十分必要：如果存在保护性免疫，则不必接受强化接种[638]。重要的是，疫苗接种后血小板减少的程度比病毒感染后要轻，因此如果患儿体内不存在保护性免疫，接种疫苗的利弊应根据个体因素和疾病的流行程度而权衡。跟成人ITP相似，小儿ITP是一种临床诊断，基于无其他原因的独立表现的血小板减少。贫血、粒细胞减少、血片上非典型表现、淋巴结疾病、脾肿大、骨痛及发热等症状应高度怀疑再生障碍性贫血或白血病，需要骨髓检查进一步确诊[625,639]。对于小儿ITP一个重要的鉴别诊断就是急性淋巴细胞白血病（ALL），因为ALL对糖皮质激素较为敏感，对疑似ITP患儿应用含有这类药物的经验性治疗会延误ALL的诊断。另外，在大部分ALL的治疗方案中，确诊ALL之前应用糖皮质激素治疗会引发相反的风险出现[640]。然而，一个儿童肿瘤组织对2000名白血病患儿的研究证实孤立的血小板减少很少作为白血病的初发表现[641]，因此，对于满足ITP临床诊断标准的患儿，骨髓检查不是必需的。然而多数小儿血液病专家仍然建议在应用糖皮质激素前行骨髓细胞学检查，尤其是初发的ITP或考虑有可能成为难治性ITP的患儿[642,643]。另一种罕见但重要的鉴别诊断是排除先天或遗传性血小板减少综合征。鉴别基因病变造成的患儿血小板减少，需从以下几个方面考虑：①患儿1岁之前发病；②呈亚急性表现的血小板减少；③血小板体积异常增大或缩小、颗粒过少等；④患儿其他家庭成员存在血小板减少症或其他相关的先天异常。这些患儿对ITP的常规治疗往往反应不理想。

出血是ITP患儿最常见的首发症状，多数呈现急性病程的患儿血小板数都低于$20\times10^9/L$，甚至很多低于$10\times10^9/L$，其中2.9%的ITP患儿在诊断时存在严重的出血[644]，而在那些血小板数低于$10\times10^9/L$的患儿出血风险大大增加[645]。颅内出血的发生率在小儿ITP非常低[646,647]，约占0.1%~1%。尽管血小板数目会随着治疗而回升，但治疗是否会防止严重出血尚未可知。在血小板计数低于$20\times10^9/L$的患儿中，只有0.6%的人会在确诊28天内出现严重出血，且这类出血不易被治疗所影响[644]。出血的风险受年龄相关的因素影响，其决定因素因人而异。幼儿通常喜欢活动，易跌倒，很难限制他们玩耍；而青少年也难以避免其接触高风险运动，而这些因素都有可能诱发或加重出血。

尽管临床表现严重，但儿童ITP的血小板减少往往存在自限性，不管治疗与否，多数患儿的血小板会在诊断后的6周至6个月内回升[649-651]。尽管有报道称IVIg可以迅速改善血小板减少，但通常不认为该治疗会影响小儿ITP的病程[652]。而在成人，抗CD20可以持续影响T细胞亚群，从而影响自身免疫应答[653]。通常意义上讲，血小板减少超过6个月即被定义为慢性，然而国际儿童ITP研究组认为自诊断起第6个月仍存在血小板减少的患儿中亦有25%会在一年内恢复[654]，而病程超过6个月的也并不意味着疾病会终身存在。自发缓解有时甚至会在诊断后几年出现，因此使治疗变得复杂化。

儿童ITP的治疗目前仍存在争议，尚缺乏随机研究进行有效的指导。既然最终缓解的概率很高，又缺乏治疗可以防止严重出血及缩短病程的证据，且考虑到药物副作用及治疗费用，部分小儿血液病专家认为无出血的儿童如果可以做到严密随访的话，不管血小板数目多少，都可以不采取药物治疗；另外的专家则建议血小板计数低于$(10\sim20)\times10^9/L$应采取治疗，这样可以把严重出血的风险降到最低[642,643,655-658]。为便于临床研究，应制定评分系统使出血症状的量化更一致，包括瘀点、瘀斑、鼻出血及口腔黏膜出血等[659,660]，个体化的风险因素及生活质量评估有助于制定相应的治疗方案[661]。对于新确诊的儿童，其治疗目标是防止出血，同时等待疾病的自发缓解。一线治疗包括IVIg和抗（Rh）D免疫球蛋白输注，糖皮质激素治疗也是有效的，但是初诊ITP患者应避免使用，因为应用糖皮质激素可以影响骨髓活检检查的结果，而且长期应用有很大的副作用。更高的剂量、脉冲式激素给予方式，或许可减轻长期服药副作用[662,663]。尽管存在争议，但因为脾切除后败血症的发生，小儿血液病专家往往建议推迟手术，除非严重出血急需提高血小板数量，否则手术应延至ITP病程持续超过一年或大于5周岁[643,664,665]。优于脾切除的方法，包括利用肺炎双球菌及脑膜炎双球菌进行免疫。近来抗CD20单抗也被认为是弥补脾切除不足的治疗方法，但研究证实，跟成人一样，只有大约30%的患儿对该治疗存在长期的反应[666]，而且它对发育中的免疫系统的影响也是不确定的。而更新研究的TPO受体拮抗剂对小儿ITP的治疗效果尚无定论。

因此，儿童ITP的诊断和治疗都与成人有所不同。所幸的是，即使在新生儿期十分严重的血小板减少或儿童时期的ITP多数最终能够得到缓解，但重要的是建立明确的诊断和干预标准，从而在防止严重出血的同时，避免不必要的治疗。

翻译：叶静静，王 琳，董孝媛，张晓琳，秦 平，王 文，彭 军，石 艳，张爱军

校对：侯 明

参考文献

1. Recommended methods for radioisotope platelet survival studies: By the panel on Diagnostic Application of Radioisotopes in Hematology, International Committee for Standardization in Hematology. *Blood* 50:1137, 1977.
2. Recommended method for indium-111 platelet survival studies. International Committee for Standardization in Hematology. Panel on Diagnostic Applications of Radionuclides. *J Nucl Med* 29:564, 1988.
3. Heyns AP, Badenhorst PN, Wessels P, et al: Indium-111-labelled human platelets: A method for use in severe thrombocytopenia. *Thromb Haemost* 52:226, 1984.
4. Brubaker DB, Marcus C, Holmes E: Intravascular and total body platelet equilibrium in healthy volunteers and in thrombocytopenic patients transfused with single donor platelets. *Am J Hematol* 58:165, 1998.
5. Heyns AD, Lotter MG, Badenhorst PN, et al: Kinetics and fate of (111)Indium-oxine labelled blood platelets in asplenic subjects. *Thromb Haemost* 44:100, 1980.
6. Aster RH: Pooling of platelets in the spleen: Role in the pathogenesis of "hypersplenic" thrombocytopenia. *J Clin Invest* 45:645, 1966.
7. Hill-Zobel RL, McCandless B, Kang SA, et al: Organ distribution and fate of human

platelets: Studies of asplenic and splenomegalic patients. *Am J Hematol* 23:231, 1986.
8. Heyns AD, Lotter MG, Badenhorst PN, et al: Kinetics, distribution and sites of destruction of 111indium-labelled human platelets. *Br J Haematol* 44:269, 1980.
9. Heyns AD, Lotter MG, Badenhorst PN, et al: Kinetics and sites of destruction of 111Indium-oxine-labeled platelets in idiopathic thrombocytopenic purpura: A quantitative study. *Am J Hematol* 12:167, 1982.
10. Leissinger CA: Platelet kinetics in immune thrombocytopenic purpura and human immunodeficiency virus thrombocytopenia. *Curr Opin Hematol* 8:299, 2001.
11. Hanson SR, Slichter SJ: Platelet kinetics in patients with bone marrow hypoplasia: Evidence for a fixed platelet requirement. *Blood* 66:1105, 1985.
12. Ballem PJ, Segal GM, Stratton JR, et al: Mechanisms of thrombocytopenia in chronic autoimmune thrombocytopenic purpura. Evidence of both impaired platelet production and increased platelet clearance. *J Clin Invest* 80:33, 1987.
13. Lamy T, Moisan A, Dauriac C, et al: Splenectomy in idiopathic thrombocytopenic purpura: Its correlation with the sequestration of autologous indium-111-labeled platelets. *J Nucl Med* 34:182, 1993.
14. Yoneyama A, Nakahara K: [EDTA-dependent pseudothrombocytopenia—differentiation from true thrombocytopenia]. *Nippon Rinsho* 61:569, 2003.
15. Garcia Suarez J, Merino JL, Rodriguez M, et al: [Pseudothrombocytopenia: Incidence, causes and methods of detection]. *Sangre (Barc)* 36:197, 1991.
16. Payne BA, Pierre RV: Pseudothrombocytopenia: A laboratory artifact with potentially serious consequences. *Mayo Clin Proc* 59:123, 1984.
17. Savage RA: Pseudoleukocytosis due to EDTA-induced platelet clumping. *Am J Clin Pathol* 81:317, 1984.
18. Vicari A, Banfi G, Bonini PA: EDTA-dependent pseudothrombocytopaenia: A 12-month epidemiological study. *Scand J Clin Lab Invest* 48:537, 1988.
19. Sweeney JD, Holme S, Heaton WA, et al: Pseudothrombocytopenia in plateletpheresis donors. *Transfusion* 35:46, 1995.
20. Bartels PC, Schoorl M, Lombarts AJ: Screening for EDTA-dependent deviations in platelet counts and abnormalities in platelet distribution histograms in pseudothrombocytopenia. *Scand J Clin Lab Invest* 57:629, 1997.
21. Bragnani G, Bianconcini G, Brogna R, Zoli G: [Pseudothrombocytopenia: Clinical comment on 37 cases]. *Minerva Med* 92:13, 2001.
22. Kurata Y, Hayashi S, Jouzaki K, et al: [Four cases of pseudothrombocytopenia due to platelet cold agglutinins]. *Rinsho Ketsueki* 47:781, 2006.
23. Reed BW, Go RS: Pseudothrombocytopenia associated with multiple myeloma. *Mayo Clin Proc* 81:869, 2006.
24. Campbell V, Fosbury E, Bain BJ: Platelet phagocytosis as a cause of pseudothrombocytopenia. *Am J Hematol* 84:362, 2009.
25. Onder O, Weinstein A, Hoyer LW: Pseudothrombocytopenia caused by platelet agglutinins that are reactive in blood anticoagulated with chelating agents. *Blood* 56:177, 1980.
26. Bizzaro N: EDTA-dependent pseudothrombocytopenia: A clinical and epidemiological study of 112 cases, with 10-year follow-up. *Am J Hematol* 50:103, 1995.
27. Hoyt RH, Durie BG: Pseudothrombocytopenia induced by a monoclonal IgM kappa platelet agglutinin. *Am J Hematol* 31:50, 1989.
28. Bizzaro N, Goldschmeding R, dem Borne AE: Platelet satellitism is Fc gamma RIII (CD16) receptor-mediated. *Am J Clin Pathol* 103:740, 1995.
29. Casonato A, Bertomoro A, Pontara E, et al: EDTA dependent pseudothrombocytopenia caused by antibodies against the cytoadhesive receptor of platelet GPIIB-IIIA. *J Clin Pathol* 47:625, 1994.
30. Nomura S, Nagata H, Oda K, et al: Effects of EDTA on the membrane glycoproteins IIb-IIIa complex—Analysis using flow cytometry. *Thromb Res* 47:47, 1987.
31. Schrezenmeier H, Muller H, Gunsilius E, et al: Anticoagulant-induced pseudothrombocytopenia and pseudoleucocytosis. *Thromb Haemost* 73:506, 1995.
32. Ryo R, Sugano W, Goto M, et al: Platelet release reaction during EDTA-induced platelet agglutinations and inhibition of EDTA-induced platelet agglutination by anti-glycoprotein IIb/IIIa complex monoclonal antibody. *Thromb Res* 74:265, 1994.
33. Cohen AM, Lewinski UH, Klein B, Djaldetti M: Satellitism of platelets to monocytes. *Acta Haematol* 64:61, 1980.
34. Djaldetti M, Fishman P: Satellitism of platelets to monocytes in a patient with hypogammaglobulinaemia. *Scand J Haematol* 21:305, 1978.
35. Schell DA, Ganti AK, Levitt R, Potti A: Thrombocytopenia associated with c7E3 Fab (abciximab). *Ann Hematol* 81:76, 2002.
36. Sane DC, Damaraju LV, Topol EJ, et al: Occurrence and clinical significance of pseudothrombocytopenia during abciximab therapy. *J Am Coll Cardiol* 36:75, 2000.
37. Pinton P: [Abciximab-induced thrombopenia during treatment of acute coronary syndromes by angioplasty]. *Ann Cardiol Angeiol (Paris)* 47:351, 1998.
38. Berkowitz SD, Sane DC, Sigmon KN, et al: Occurrence and clinical significance of thrombocytopenia in a population undergoing high-risk percutaneous coronary revascularization. Evaluation of c7E3 for the Prevention of Ischemic Complications (EPIC) Study Group. *J Am Coll Cardiol* 32:311, 1998.
39. Berkman N, Michaeli Y, Or R, Eldor A: EDTA-dependent pseudothrombocytopenia: A clinical study of 18 patients and a review of the literature. *Am J Hematol* 36:195, 1991.
40. Mori M, Kudo H, Yoshitake S, et al: Transient EDTA-dependent pseudothrombocytopenia in a patient with sepsis. *Intensive Care Med* 26:218, 2000.
41. Bizzaro N, Fiorin F: Coexistence of erythrocyte agglutination and EDTA-dependent platelet clumping in a patient with thymoma and plasmocytoma. *Arch Pathol Lab Med* 123:159, 1999.
42. Matarazzo M, Conturso V, Di Martino M, et al: EDTA-dependent pseudothrombocytopenia in a case of liver cirrhosis. *Panminerva Med* 42:155, 2000.
43. Chiurazzi F, Villa MR, Rotoli B: Transplacental transmission of EDTA-dependent pseudothrombocytopenia. *Haematologica* 84:664, 1999.
44. Solanki DL, Blackburn BC: Spurious thrombocytopenia during pregnancy. *Obstet Gynecol* 65:14S, 1985.
45. Kelley MJ, Jawien W, Ortel TL, Korczak JF: Mutation of MYH9, encoding non-muscle myosin heavy chain A, in May-Hegglin anomaly. *Nat Genet* 26:106, 2000.
46. Seri M, Pecci A, Di Bari F, et al: MYH9-related disease: May-Hegglin anomaly, Sebastian syndrome, Fechtner syndrome, and Epstein syndrome are not distinct entities but represent a variable expression of a single illness. *Medicine (Baltimore)* 82:203, 2003.
47. Heath KE, Campos-Barros A, Toren A, et al: Nonmuscle myosin heavy chain IIA mutations define a spectrum of autosomal dominant macrothrombocytopenias: May-Hegglin anomaly and Fechtner, Sebastian, Epstein, and Alport-like syndromes. *Am J Hum Genet* 69:1033, 2001.
48. Balduini CL, Iolascon A, Savoia A: Inherited thrombocytopenias: From genes to therapy. *Haematologica* 87:860, 2002.
49. Shao XR, Li JZ, Ma J, et al: [Clinical and molecular-biological study of a May-Hegglin anomaly family]. *Zhonghua Xue Ye Xue Za Zhi* 25:548, 2004.
50. Di Pumpo M, Noris P, Pecci A, et al: Defective expression of GPIb/IX/V complex in platelets from patients with May-Hegglin anomaly and Sebastian syndrome. *Haematologica* 87:943, 2002.
51. Ghiggeri GM, Caridi G, Magrini U, et al: Genetics, clinical and pathological features of glomerulonephritis associated with mutations of nonmuscle myosin IIA (Fechtner syndrome). *Am J Kidney Dis* 41:95, 2003.
52. Toothaker LE, Gonzalez DA, Tung N, et al: Cellular myosin heavy chain in human leukocytes: Isolation of 5' cDNA clones, characterization of the protein, chromosomal localization, and upregulation during myeloid differentiation. *Blood* 78:1826, 1991.
53. D'Apolito M, Guarnieri V, Boncristiano M, et al: Cloning of the murine non-muscle myosin heavy chain IIA gene ortholog of human MYH9 responsible for May-Hegglin, Sebastian, Fechtner, and Epstein syndromes. *Gene* 286:215, 2002.
54. Arrondel C, Vodovar N, Knebelmann B, et al: Expression of the nonmuscle myosin heavy chain IIA in the human kidney and screening for MYH9 mutations in Epstein and Fechtner syndromes. *J Am Soc Nephrol* 13:65, 2002.
55. Matsushita T, Hayashi H, Kunishima S, et al: Targeted disruption of mouse ortholog of the human MYH9 responsible for macrothrombocytopenia with different organ involvement: Hematological, nephrological, and otological studies of heterozygous KO mice. *Biochem Biophys Res Commun* 325:1163, 2004.
56. Althaus K, Greinacher A: MYH9-related platelet disorders. *Semin Thromb Hemost* 35:189, 2009.
57. Pecci A, Panza E, Pujol-Moix N, et al: Position of nonmuscle myosin heavy chain IIA (NMMHC-IIA) mutations predicts the natural history of MYH9-related disease. *Hum Mutat* 29:409, 2008.
58. Deutsch S, Rideau A, Bochaton-Piallat ML, et al: Asp1424Asn MYH9 mutation results in an unstable protein responsible for the phenotypes in May-Hegglin anomaly/Fechtner syndrome. *Blood* 102:529, 2003.
59. Chen Z, Naveiras O, Balduini A, et al: The May-Hegglin anomaly gene MYH9 is a negative regulator of platelet biogenesis modulated by the Rho-ROCK pathway. *Blood* 110:171, 2007.
60. Leon C, Eckly A, Hechler B, et al: Megakaryocyte-restricted MYH9 inactivation dramatically affects hemostasis while preserving platelet aggregation and secretion. *Blood* 110:3183, 2007.
61. Canobbio I, Noris P, Pecci A, et al: Altered cytoskeleton organization in platelets from patients with MYH9-related disease. *J Thromb Haemost* 3:1026, 2005.
62. Pujol-Moix N, Kelley MJ, Hernandez A, et al: Ultrastructural analysis of granulocyte inclusions in genetically confirmed MYH9-related disorders. *Haematologica* 89:330, 2004.
63. Kunishima S: [May-Hegglin anomaly—From genome research to clinical laboratory]. *Rinsho Byori* 51:898, 2003.
64. Kunishima S, Matsushita T, Kojima T, et al: Immunofluorescence analysis of neutrophil nonmuscle myosin heavy chain-A in MYH9 disorders: Association of subcellular localization with MYH9 mutations. *Lab Invest* 83:115, 2003.
65. Pecci A, Noris P, Invernizzi R, et al: Immunocytochemistry for the heavy chain of the non-muscle myosin IIA as a diagnostic tool for MYH9-related disorders. *Br J Haematol* 117:164, 2002.
66. Heller PG, Pecci A, Glembotsky AC, et al: Unexplained recurrent venous thrombosis in a patient with MYH9-related disease. *Platelets* 17:274, 2006.
67. Selleng K, Lubenow LE, Greinacher A, Warkentin TE: Perioperative management of MYH9 hereditary macrothrombocytopenia (Fechtner syndrome). *Eur J Haematol* 79:263, 2007.
68. Pecci A, Granata A, Fiore CE, Balduini CL: Renin-angiotensin system blockade is effective in reducing proteinuria of patients with progressive nephropathy caused by MYH9 mutations (Fechtner-Epstein syndrome). *Nephrol Dial Transplant* 23:2690, 2008.
69. Behrens WE: Mediterranean macrothrombocytopenia. *Blood* 46:199, 1975.
70. Savoia A, Balduini CL, Savino M, et al: Autosomal dominant macrothrombocytopenia in Italy is most frequently a type of heterozygous Bernard-Soulier syndrome. *Blood* 97:1330, 2001.
71. Rees DC, Iolascon A, Carella M, et al: Stomatocytic haemolysis and macrothrombocytopenia (Mediterranean stomatocytosis/macrothrombocytopenia) is the haematological presentation of phytosterolaemia. *Br J Haematol* 130:297, 2005.
72. Minelli A, Maserati E, Rossi G, et al: Familial platelet disorder with propensity to acute myelogenous leukemia: Genetic heterogeneity and progression to leukemia via acquisition of clonal chromosome anomalies. *Genes Chromosomes Cancer* 40:165, 2004.
73. Song WJ, Sullivan MG, Legare RD, et al: Haploinsufficiency of CBFA2 causes familial thrombocytopenia with propensity to develop acute myelogenous leukaemia. *Nat Genet* 23:166, 1999.
74. Okuda T, van Deursen J, Hiebert SW, et al: AML1, the target of multiple chromosomal translocations in human leukemia, is essential for normal fetal liver hematopoi-

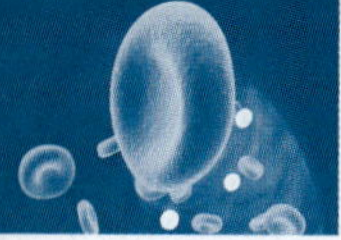

esis. *Cell* 84:321, 1996.

75. Michaud J, Wu F, Osato M, et al: *In vitro* analyses of known and novel RUNX1/AML1 mutations in dominant familial platelet disorder with predisposition to acute myelogenous leukemia: Implications for mechanisms of pathogenesis. *Blood* 99:1364, 2002.
76. Elagib KE, Racke FK, Mogass M, et al: RUNX1 and GATA-1 coexpression and cooperation in megakaryocytic differentiation. *Blood* 101:4333, 2003.
77. Geddis AE, Kaushansky K: Inherited thrombocytopenias: Toward a molecular understanding of disorders of platelet production. *Curr Opin Pediatr* 16:15, 2004.
78. Drachman JG, Jarvik GP, Mehaffey MG: Autosomal dominant thrombocytopenia: Incomplete megakaryocyte differentiation and linkage to human chromosome 10. *Blood* 96:118, 2000.
79. Savoia A, Del Vecchio M, Totaro A, et al: An autosomal dominant thrombocytopenia gene maps to chromosomal region 10p. *Am J Hum Genet* 65:1401, 1999.
80. Gandhi MJ, Cummings CL, Drachman JG: FLJ14813 missense mutation: A candidate for autosomal dominant thrombocytopenia on human chromosome 10. *Hum Hered* 55:66, 2003.
81. Grossfeld PD, Mattina T, Lai Z, et al: The 11q terminal deletion disorder: A prospective study of 110 cases. *Am J Med Genet* 129A:51, 2004.
82. Favier R, Jondeau K, Boutard P, et al: Paris-Trousseau syndrome: Clinical, hematological, molecular data of ten new cases. *Thromb Haemost* 90:893, 2003.
83. Raslova H, Komura E, Le Couedic JP, et al: FLI1 monoallelic expression combined with its hemizygous loss underlies Paris-Trousseau/Jacobsen thrombopenia. *J Clin Invest* 114:77, 2004.
84. Shivdasani RA: Lonely in Paris: When one gene copy isn't enough. *J Clin Invest* 114:17, 2004.
85. Thompson AA, Woodruff K, Feig SA, et al: Congenital thrombocytopenia and radio-ulnar synostosis: A new familial syndrome. *Br J Haematol* 113:866, 2001.
86. Thompson AA, Nguyen LT: Amegakaryocytic thrombocytopenia and radio-ulnar synostosis are associated with HOXA11 mutation. *Nat Genet* 26:397, 2000.
87. Sauvageau G, Iscove NN, Humphries RK: *In vitro* and *in vivo* expansion of hematopoietic stem cells. *Oncogene* 23:7223, 2004.
88. Thorsteinsdottir U, Sauvageau G, Hough MR, et al: Overexpression of HOXA10 in murine hematopoietic cells perturbs both myeloid and lymphoid differentiation and leads to acute myeloid leukemia. *Mol Cell Biol* 17:495, 1997.
89. van den Oudenrijn S, de Haas M, dem Borne AE: Screening for c-mpl mutations in patients with congenital amegakaryocytic thrombocytopenia identifies a polymorphism. *Blood* 97:3675, 2001.
90. Tonelli R, Scardovi AL, Pession A, et al: Compound heterozygosity for two different amino-acid substitution mutations in the thrombopoietin receptor (c-mpl gene) in congenital amegakaryocytic thrombocytopenia (CAMT). *Hum Genet* 107:225, 2000.
91. Ihara K, Ishii E, Eguchi M, et al: Identification of mutations in the c-mpl gene in congenital amegakaryocytic thrombocytopenia. *Proc Natl Acad Sci U S A* 96:3132, 1999.
92. Ballmaier M, Germeshausen M, Schulze H, et al: c-mpl mutations are the cause of congenital amegakaryocytic thrombocytopenia. *Blood* 97:139, 2001.
93. Germeshausen M, Schulze H, Gaudig A, et al: [Congenital amegakaryocytic thrombocytopenia (CAMT)—A defect of the thrombopoietin receptor c-Mpl]. *Klin Padiatr* 213:155, 2001.
94. Germeshausen M, Ballmaier M, Welte K: Implications of mutations in hematopoietic growth factor receptor genes in congenital cytopenias. *Ann N Y Acad Sci* 938:305; discussion 320, 2001.
95. van den Oudenrijn S, Bruin M, Folman CC, et al: Mutations in the thrombopoietin receptor, Mpl, in children with congenital amegakaryocytic thrombocytopenia. *Br J Haematol* 110:441, 2000.
96. Ballmaier M, Germeshausen M, Krukemeier S, Welte K: Thrombopoietin is essential for the maintenance of normal hematopoiesis in humans: Development of aplastic anemia in patients with congenital amegakaryocytic thrombocytopenia. *Ann N Y Acad Sci* 996:17, 2003.
97. Shaw S: Congenital hypoplastic thrombocytopenia with skeletal deformities in siblings. *Blood* 14:374, 1959.
98. Hall JG: Thrombocytopenia and absent radius (TAR) syndrome. *J Med Genet* 24:79, 1987.
99. Greenhalgh KL, Howell RT, Bottani A, et al: Thrombocytopenia-absent radius syndrome: A clinical genetic study. *J Med Genet* 39:876, 2002.
100. Hedberg VA, Lipton JM: Thrombocytopenia with absent radii. A review of 100 cases. *Am J Pediatr Hematol Oncol* 10:51, 1988.
101. Letestu R, Vitrat N, Masse A, et al: Existence of a differentiation blockage at the stage of a megakaryocyte precursor in the thrombocytopenia and absent radii (TAR) syndrome. *Blood* 95:1633, 2000.
102. Ballmaier M, Schulze H, Strauss G, et al: Thrombopoietin in patients with congenital thrombocytopenia and absent radii: Elevated serum levels, normal receptor expression, but defective reactivity to thrombopoietin. *Blood* 90:612, 1997.
103. Ochs HD: The Wiskott-Aldrich syndrome. *Clin Rev Allergy Immunol* 20:61, 2001.
104. Rengan R, Ochs HD: Molecular biology of the Wiskott-Aldrich syndrome. *Rev Immunogenet* 2:243, 2000.
105. Derry JM, Kerns JA, Weinberg KI, et al: WASP gene mutations in Wiskott-Aldrich syndrome and X-linked thrombocytopenia. *Hum Mol Genet* 4:1127, 1995.
106. Derry JM, Ochs HD, Francke U: Isolation of a novel gene mutated in Wiskott-Aldrich syndrome. *Cell* 78:635, 1994.
107. Villa A, Notarangelo L, Macchi P, et al: X-linked thrombocytopenia and Wiskott-Aldrich syndrome are allelic diseases with mutations in the WASP gene. *Nat Genet* 9:414, 1995.
108. Imai K, Nonoyama S, Ochs HD: WASP (Wiskott-Aldrich syndrome protein) gene mutations and phenotype. *Curr Opin Allergy Clin Immunol* 3:427, 2003.
109. Burns S, Cory GO, Vainchenker W, Thrasher AJ: Mechanisms of WASp-mediated haematological and immunological disease. *Blood* 104:3454, 2004.
110. Notarangelo LD, Mazza C, Giliani S, et al: Missense mutations of the WASP gene cause intermittent X-linked thrombocytopenia. *Blood* 99:2268, 2002.
111. Zhu Q, Watanabe C, Liu T, et al: Wiskott-Aldrich syndrome/X-linked thrombocytopenia: WASP gene mutations, protein expression, and phenotype. *Blood* 90:2680, 1997.
112. Shcherbina A, Rosen FS, Remold-O'Donnell E: WASP levels in platelets and lymphocytes of Wiskott-Aldrich syndrome patients correlate with cell dysfunction. *J Immunol* 163:6314, 1999.
113. Lum LG, Tubergen DG, Corash L, Blaese RM: Splenectomy in the management of the thrombocytopenia of the Wiskott-Aldrich syndrome. *N Engl J Med* 302:892, 1980.
114. Filipovich AH, Stone JV, Tomany SC, et al: Impact of donor type on outcome of bone marrow transplantation for Wiskott-Aldrich syndrome: Collaborative study of the International Bone Marrow Transplant Registry and the National Marrow Donor Program. *Blood* 97:1598, 2001.
115. Drachman JG: Inherited thrombocytopenia: When a low platelet count does not mean ITP. *Blood* 103:390, 2004.
116. Strom TS, Gabbard W, Kelly PF, Cunningham JM, Nienhuis AW: Functional correction of T cells derived from patients with the Wiskott-Aldrich syndrome (WAS) by transduction with an oncoretroviral vector encoding the WAS protein. *Gene Ther* 10:803, 2003.
117. Wada T, Jagadeesh GJ, Nelson DL, Candotti F: Retrovirus-mediated WASP gene transfer corrects Wiskott-Aldrich syndrome T-cell dysfunction. *Hum Gene Ther* 13:1039, 2002.
118. Klein C, Nguyen D, Liu CH, et al: Gene therapy for Wiskott-Aldrich syndrome: Rescue of T-cell signaling and amelioration of colitis upon transplantation of retrovirally transduced hematopoietic stem cells in mice. *Blood* 101:2159, 2003.
119. Freson K, Devriendt K, Matthijs G, et al: Platelet characteristics in patients with X-linked macrothrombocytopenia because of a novel GATA1 mutation. *Blood* 98:85, 2001.
120. Mehaffey MG, Newton AL, Gandhi MJ, et al: X-linked thrombocytopenia caused by a novel mutation of GATA-1. *Blood* 98:2681, 2001.
121. Shivdasani RA, Fujiwara Y, McDevitt MA, Orkin SH: A lineage-selective knockout establishes the critical role of transcription factor GATA-1 in megakaryocyte growth and platelet development. *EMBO J* 16:3965, 1997.
122. Tsang AP, Fujiwara Y, Hom DB, Orkin SH: Failure of megakaryopoiesis and arrested erythropoiesis in mice lacking the GATA-1 transcriptional cofactor FOG. *Genes Dev* 12:1176, 1998.
123. Orkin SH: GATA-binding transcription factors in hematopoietic cells. *Blood* 80:575, 1992.
124. Vyas P, Ault K, Jackson CW, et al: Consequences of GATA-1 deficiency in megakaryocytes and platelets. *Blood* 93:2867, 1999.
125. Enjolras O, Wassef M, Mazoyer E, et al: Infants with Kasabach-Merritt syndrome do not have "true" hemangiomas. *J Pediatr* 130:631, 1997.
126. Sarkar M, Mulliken JB, Kozakewich HP, et al: Thrombocytopenic coagulopathy (Kasabach-Merritt phenomenon) is associated with Kaposiform hemangioendothelioma and not with common infantile hemangioma. *Plast Reconstr Surg* 100:1377, 1997.
127. Vin-Christian K, McCalmont TH, Frieden IJ: Kaposiform hemangioendothelioma. An aggressive, locally invasive vascular tumor that can mimic hemangioma of infancy. *Arch Dermatol* 133:1573, 1997.
128. Hall GW: Kasabach-Merritt syndrome: Pathogenesis and management. *Br J Haematol* 112:851, 2001.
129. Cooper JG, Edwards SL, Holmes JD: Kaposiform haemangioendothelioma: Case report and review of the literature. *Br J Plast Surg* 55:163, 2002.
130. Hoeger PH, Helmke K, Winkler K: Chronic consumption coagulopathy due to an occult splenic haemangioma: Kasabach-Merritt syndrome. *Eur J Pediatr* 154:365, 1995.
131. Brasanac D, Janic D, Boricic I, et al: Retroperitoneal kaposiform hemangioendothelioma with tufted angioma-like features in an infant with Kasabach-Merritt syndrome. *Pathol Int* 53:627, 2003.
132. Mukhtar IA, Letts M: Hemangioma of the radius associated with Kasabach-Merritt syndrome: Case report and literature review. *J Pediatr Orthop* 24:87, 2004.
133. Fukunaga M, Ushigome S, Ishikawa E: Kaposiform haemangioendothelioma associated with Kasabach-Merritt syndrome. *Histopathology* 28:281, 1996.
134. Alvarez-Mendoza A, Lourdes TS, Ridaura-Sanz C, Ruiz-Maldonado R: Histopathology of vascular lesions found in Kasabach-Merritt syndrome: Review based on 13 cases. *Pediatr Dev Pathol* 3:556, 2000.
135. Jones EW, Orkin M: Tufted angioma (angioblastoma). A benign progressive angioma, not to be confused with Kaposi's sarcoma or low-grade angiosarcoma. *J Am Acad Dermatol* 20:214, 1989.
136. Wong SN, Tay YK: Tufted angioma: A report of five cases. *Pediatr Dermatol* 19:388, 2002.
137. Mueller BU, Mulliken JB: The infant with a vascular tumor. *Semin Perinatol* 23:332, 1999.
138. Mazoyer E, Enjolras O, Laurian C, et al: Coagulation abnormalities associated with extensive venous malformations of the limbs: Differentiation from Kasabach-Merritt syndrome. *Clin Lab Haematol* 24:243, 2002.
139. Lyons LL, North PE, Mac-Moune LF, et al: Kaposiform hemangioendothelioma: A study of 33 cases emphasizing its pathologic, immunophenotypic, and biologic uniqueness from juvenile hemangioma. *Am J Surg Pathol* 28:559, 2004.
140. Gilon E, Ramot B, Sheba C: Multiple hemangiomata associated with thrombocytopenia: Remarks on the pathogenesis of the thrombocytopenia in this syndrome. *Blood* 14:74, 1959.
141. Seo SK, Suh JC, Na GY, et al: Kasabach-Merritt syndrome: Identification of platelet trapping in a tufted angioma by immunohistochemistry technique using monoclonal antibody to CD61. *Pediatr Dermatol* 16:392, 1999.
142. Brizel HE, Raccuglia G: Giant hemangioma with thrombocytopenia. Radioisotopic demonstration of platelet sequestration. *Blood* 26:751, 1965.

143. Shulkin BL, Argenta LC, Cho KJ, Castle VP: Kasabach-Merritt syndrome: Treatment with epsilon-aminocaproic acid and assessment by indium 111 platelet scintigraphy. *J Pediatr* 117:746, 1990.
144. Warrell RP Jr, Kempin SJ, Benua RS, et al: Intratumoral consumption of indium-111 labeled platelets in a patient with hemangiomatosis and intravascular coagulation (Kasabach-Merritt syndrome). *Cancer* 52:2256, 1983.
145. Wananukul S, Nuchprayoon I, Seksarn P: Treatment of Kasabach-Merritt syndrome: A stepwise regimen of prednisolone, dipyridamole, and interferon. *Int J Dermatol* 42:741, 2003.
146. MacArthur CJ, Senders CW, Katz J: The use of interferon alfa-2a for life-threatening hemangiomas. *Arch Otolaryngol Head Neck Surg* 121:690, 1995.
147. Haisley-Royster C, Enjolras O, Frieden IJ, et al: Kasabach-Merritt phenomenon: A retrospective study of treatment with vincristine. *J Pediatr Hematol Oncol* 24:459, 2002.
148. Blei F, Karp N, Rofsky N, et al: Successful multimodal therapy for kaposiform hemangioendothelioma complicated by Kasabach-Merritt phenomenon: Case report and review of the literature. *Pediatr Hematol Oncol* 15:295, 1998.
149. Hu B, Lachman R, Phillips J, et al: Kasabach-Merritt syndrome-associated kaposiform hemangioendothelioma successfully treated with cyclophosphamide, vincristine, and actinomycin D. *J Pediatr Hematol Oncol* 20:567, 1998.
150. Frevel T, Rabe H, Uckert F, Harms E: Giant cavernous haemangioma with Kasabach-Merritt syndrome: A case report and review. *Eur J Pediatr* 161:243, 2002.
151. Atahan IL, Cengiz M, Ozyar E, Gurkaynak M: Radiotherapy in the management of Kasabach-Merritt syndrome: A case report. *Pediatr Hematol Oncol* 18:471, 2001.
152. Ogino I, Torikai K, Kobayasi S, et al: Radiation therapy for life- or function-threatening infant hemangioma. *Radiology* 218:834, 2001.
153. Billio A, Pescosta N, Rosanelli C, et al: Treatment of Kasabach-Merritt syndrome by embolisation of a giant liver hemangioma. *Am J Hematol* 66:140, 2001.
154. Hosono S, Ohno T, Kimoto H, et al: Successful transcutaneous arterial embolization of a giant hemangioma associated with high-output cardiac failure and Kasabach-Merritt syndrome in a neonate: A case report. *J Perinat Med* 27:399, 1999.
155. Zukerberg LR, Nickoloff BJ, Weiss SW: Kaposiform hemangioendothelioma of infancy and childhood. An aggressive neoplasm associated with Kasabach-Merritt syndrome and lymphangiomatosis. *Am J Surg Pathol* 17:321, 1993.
156. George M, Singhal V, Sharma V, Nopper AJ: Successful surgical excision of a complex vascular lesion in an infant with Kasabach-Merritt syndrome. *Pediatr Dermatol* 19:340, 2002.
157. Pavkovic M, Georgievski B, Cevreska L, et al: CTLA-4 exon 1 polymorphism in patients with autoimmune blood disorders. *Am J Hematol* 72:147, 2003.
158. Mientjes GH, van Ameijden EJ, Mulder JW, et al: Prevalence of thrombocytopenia in HIV-infected and non-HIV infected drug users and homosexual men. *Br J Haematol* 82:615, 1992.
159. Ehmann WC, Rabkin CS, Eyster ME, Goedert JJ: Thrombocytopenia in HIV-infected and uninfected hemophiliacs. Multicenter Hemophilia Cohort study. *Am J Hematol* 54:296, 1997.
160. Ciernik IF, Cone RW, Fehr J, Weber R: Impaired liver function and retroviral activity are risk factors contributing to HIV-associated thrombocytopenia. Swiss HIV Cohort Study. *AIDS* 13:1913, 1999.
161. Dominguez A, Gamallo G, Garcia R, et al: Pathophysiology of HIV related thrombocytopenia: An analysis of 41 patients. *J Clin Pathol* 47:999, 1994.
162. Louache F, Vainchenker W: Thrombocytopenia in HIV infection. *Curr Opin Hematol* 1:369, 1994.
163. Brook MG, Ayles H, Harrison C, et al: Diagnostic utility of bone marrow sampling in HIV positive patients. *Genitourin Med* 73:117, 1997.
164. Van W, V, Kotze HF, Heyns AP: Kinetics of indium-111-labelled platelets in HIV-infected patients with and without associated thrombocytopaenia. *Eur J Haematol* 62:332, 1999.
165. Kamiyama M, Arkel YS, Chen K, Shido K: Inhibition of platelet GPIIb/IIIa binding to fibrinogen by serum factors: Studies of circulating immune complexes and platelet antibodies in patients with hemophilia, immune thrombocytopenic purpura, human immunodeficiency virus-related immune thrombocytopenic purpura, and systemic lupus erythematosus. *J Lab Clin Med* 117:209, 1991.
166. Karpatkin S, Nardi MA, Hymes KB: Sequestration of anti-platelet GPIIIa antibody in rheumatoid factor immune complexes of human immunodeficiency virus 1 thrombocytopenic patients. *Proc Natl Acad Sci U S A* 92:2263, 1995.
167. Karpatkin S, Nardi M, Lennette ET, et al: Anti-human immunodeficiency virus type 1 antibody complexes on platelets of seropositive thrombocytopenic homosexuals and narcotic addicts. *Proc Natl Acad Sci U S A* 85:9763, 1988.
168. Fabris F, Cordiano I, Casonato A, et al: "Anti-platelet antibodies" in HIV infected haemophiliacs. *Folia Haematol Int Mag Klin Morphol Blutforsch* 117:709, 1990.
169. Bettaieb A, Oksenhendler E, Fromont P, et al: Immunochemical analysis of platelet autoantibodies in HIV-related thrombocytopenic purpura: A study of 68 patients. *Br J Haematol* 73:241, 1989.
170. Quadri MI, Lee CA, Goodall AH, et al: Antibodies to platelet glycoproteins in haemophiliacs infected with HIV. *Clin Lab Haematol* 14:109, 1992.
171. Yu JR, Lennette ET, Karpatkin S: Anti-F(ab')2 antibodies in thrombocytopenic patients at risk for acquired immunodeficiency syndrome. *J Clin Invest* 77:1756, 1986.
172. Karpatkin S, Nardi MA, Kouri YH: Internal-image anti-idiotype HIV-1GP120 antibody in human immunodeficiency virus 1 (HIV-1)-seropositive individuals with thrombocytopenia. *Proc Natl Acad Sci U S A* 89:1487, 1992.
173. Karpatkin S, Nardi M: Autoimmune anti-HIV-1GP120 antibody with antiidiotype-like activity in sera and immune complexes of HIV-1-related immunologic thrombocytopenia. *J Clin Invest* 89:356, 1992.
174. Karpatkin S, Nardi MA, Liu LX, et al: Production of a human anti-CD4 monoclonal antibody with antiidiotype to anti-HIV type 1 glycoprotein 120. *AIDS Res Hum Retroviruses* 11:509, 1995.
175. Nardi MA, Liu LX, Karpatkin S: GPIIIa-(49-66) is a major pathophysiologically relevant antigenic determinant for anti-platelet GPIIIa of HIV-1-related immunologic thrombocytopenia. *Proc Natl Acad Sci U S A* 94:7589, 1997.
176. Chia WK, Blanchette V, Mody M, et al: Characterization of HIV-1-specific antibodies and HIV-1-crossreactive antibodies to platelets in HIV-1-infected haemophiliac patients. *Br J Haematol* 103:1014, 1998.
177. Gonzalez-Conejero R, Rivera J, Rosillo MC, et al: Association of autoantibodies against platelet glycoproteins Ib/IX and IIb/IIIa, and platelet-reactive anti-HIV antibodies in thrombocytopenic narcotic addicts. *Br J Haematol* 93:464, 1996.
178. Samuel H, Nardi M, Karpatkin M, et al: Differentiation of autoimmune thrombocytopenia from thrombocytopenia associated with immune complex disease: Systemic lupus erythematosus, hepatitis-cirrhosis, and HIV-1 infection by platelet and serum immunological measurements. *Br J Haematol* 105:1086, 1999.
179. Bettaieb A, Oksenhendler E, Duedari N, Bierling P: Cross-reactive antibodies between HIV-GP120 and platelet GPIIIa (CD61) in HIV-related immune thrombocytopenic purpura. *Clin Exp Immunol* 103:19, 1996.
180. Bettaieb A, Fromont P, Louache F, et al: Presence of cross-reactive antibody between human immunodeficiency virus (HIV) and platelet glycoproteins in HIV-related immune thrombocytopenic purpura. *Blood* 80:162, 1992.
181. Hohmann AW, Booth K, Peters V, et al: Common epitope on HIV p24 and human platelets. *Lancet* 342:1274, 1993.
182. Nardi M, Karpatkin S: Antiidiotype antibody against platelet anti-GPIIIa contributes to the regulation of thrombocytopenia in HIV-1-ITP patients. *J Exp Med* 191:2093, 2000.
183. Nardi M, Feinmark SJ, Hu L, et al: Complement-independent Ab-induced peroxide lysis of platelets requires 12-lipoxygenase and a platelet NADPH oxidase pathway. *J Clin Invest* 113:973, 2004.
184. Nardi M, Tomlinson S, Greco MA, Karpatkin S: Complement-independent, peroxide-induced antibody lysis of platelets in HIV-1-related immune thrombocytopenia. *Cell* 106:551, 2001.
185. Koefoed K, Ditzel HJ: Identification of talin head domain as an immunodominant epitope of the antiplatelet antibody response in patients with HIV-1-associated thrombocytopenia. *Blood* 104:4054, 2004.
186. Cole JL, Marzec UM, Gunthel CJ, et al: Ineffective platelet production in thrombocytopenic human immunodeficiency virus-infected patients. *Blood* 91:3239, 1998.
187. Chelucci C, Federico M, Guerriero R, et al: Productive human immunodeficiency virus-1 infection of purified megakaryocytic progenitors/precursors and maturing megakaryocytes. *Blood* 91:1225, 1998.
188. Ballem PJ, Belzberg A, Devine DV, et al: Kinetic studies of the mechanism of thrombocytopenia in patients with human immunodeficiency virus infection. *N Engl J Med* 327:1779, 1992.
189. Espanol I, Muniz-Diaz E, Margall N, et al: Serum thrombopoietin levels in thrombocytopenic and non-thrombocytopenic patients with human immunodeficiency virus (HIV-1) infection. *Eur J Haematol* 63:245, 1999.
190. Young G, Loechelt BJ, Rakusan TA, et al: Thrombopoietin levels in HIV-associated thrombocytopenia in children. *J Pediatr* 133:765, 1998.
191. Zauli G, Catani L, Gibellini D, et al: Impaired survival of bone marrow GPIIb/IIa+ megakaryocytic cells as an additional pathogenetic mechanism of HIV-1-related thrombocytopenia. *Br J Haematol* 92:711, 1996.
192. Sato T, Sekine H, Kakuda H, et al: HIV infection of megakaryocytic cell lines. *Leuk Lymphoma* 36:397, 2000.
193. Kowalska MA, Ratajczak J, Hoxie J, et al: Megakaryocyte precursors, megakaryocytes and platelets express the HIV co-receptor CXCR4 on their surface: Determination of response to stromal-derived factor-1 by megakaryocytes and platelets. *Br J Haematol* 104:220, 1999.
194. Riviere C, Subra F, Cohen-Solal K, et al: Phenotypic and functional evidence for the expression of CXCR4 receptor during megakaryocytopoiesis. *Blood* 93:1511, 1999.
195. Basch RS, Kouri YH, Karpatkin S: Expression of CD4 by human megakaryocytes. *Proc Natl Acad Sci U S A* 87:8085, 1990.
196. Kouri YH, Borkowsky W, Nardi M, et al: Human megakaryocytes have a CD4 molecule capable of binding human immunodeficiency virus-1. *Blood* 81:2664, 1993.
197. Voulgaropoulou F, Tan B, Soares M, et al: Distinct human immunodeficiency virus strains in the bone marrow are associated with the development of thrombocytopenia. *J Virol* 73:3497, 1999.
198. Voulgaropoulou F, Pontow SE, Ratner L: Productive infection of CD34+-cell-derived megakaryocytes by X4 and R5 HIV-1 isolates. *Virology* 269:78, 2000.
199. Stella CC, Ganser A, Hoelzer D: Defective *in vitro* growth of the hemopoietic progenitor cells in the acquired immunodeficiency syndrome. *J Clin Invest* 80:286, 1987.
200. Ahmed S, Sadiq A, Siddiqui AK, et al: Thrombotic thrombocytopenic purpura: A rare cause of thrombocytopenia in HIV-infected hemophiliacs. *Ann Hematol* 83:253, 2004.
201. Sutor GC, Schmidt RE, Albrecht H: Thrombotic microangiopathies and HIV infection: Report of two typical cases, features of HUS and TTP, and review of the literature. *Infection* 27:12, 1999.
202. Gervasoni C, Ridolfo AL, Vaccarezza M, et al: Thrombotic microangiopathy in patients with acquired immunodeficiency syndrome before and during the era of introduction of highly active antiretroviral therapy. *Clin Infect Dis* 35:1534, 2002.
203. Brecher ME, Hay SN, Park YA: Is it HIV TTP or HIV-associated thrombotic microangiopathy? *J Clin Apher* 23:186, 2008.
204. Gunther K, Garizio D, Nesara P: ADAMTS13 activity and the presence of acquired inhibitors in human immunodeficiency virus-related thrombotic thrombocytopenic purpura. *Transfusion* 47:1710, 2007.
205. Benjamin M, Terrell DR, Vesely SK, et al: Frequency and significance of HIV infection among patients diagnosed with thrombotic thrombocytopenic purpura. *Clin Infect Dis* 48:1129, 2009.
206. Aukrust P, Bjornsen S, Lunden B, et al: Persistently elevated levels of von Willebrand factor antigen in HIV infection. Downregulation during highly active antiretroviral therapy. *Thromb Haemost* 84:183, 2000.

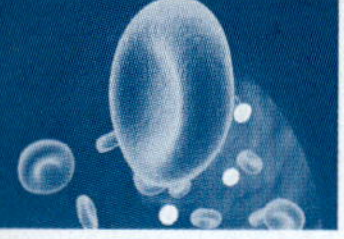

207. Peltier JY, Lambin P, Doinel C, et al: Frequency and prognostic importance of thrombocytopenia in symptom-free HIV-infected individuals: A 5-year prospective study. *AIDS* 5:381, 1991.
208. Glatt AE, Anand A: Thrombocytopenia in patients infected with human immunodeficiency virus: Treatment update. *Clin Infect Dis* 21:415, 1995.
209. Scaradavou A: HIV-related thrombocytopenia. *Blood Rev* 16:73, 2002.
210. Mannucci PM, Gringeri A: [HIV-related thrombocytopenias]. *Ann Ital Med Int* 15:20, 2000.
211. Sitalakshmi S, Srikrishna A, Damodar P: Haematological changes in HIV infection. *Indian J Pathol Microbiol* 46:180, 2003.
212. Diebold J, Tabbara W, Marche C, et al: [Bone marrow changes at several stages of HIV infection, studied on bone marrow biopsies in 85 patients]. *Arch Anat Cytol Pathol* 39:137, 1991.
213. Ananworanich J, Phanuphak N, Nuesch R, et al: Recurring thrombocytopenia associated with structured treatment interruption in patients with human immunodeficiency virus infection. *Clin Infect Dis* 37:723, 2003.
214. Ballem PJ, Belzberg A, Devine D, et al: Pathophysiology of thrombocytopenia associated with HIV infection in homosexual men. A preliminary report. *Blut* 59:111, 1989.
215. Panzer S, Stain C, Benda H, Mannhalter C: Effects of 3-azidothymidine on platelet counts, indium-111-labelled platelet kinetics, and antiplatelet antibodies. *Vox Sang* 57:120, 1989.
216. Zidovudine for the treatment of thrombocytopenia associated with human immunodeficiency virus (HIV). A prospective study. The Swiss Group for Clinical Studies on the Acquired Immunodeficiency Syndrome (AIDS). *Ann Intern Med* 109:718, 1988.
217. Aboulafia DM, Bundow D, Waide S, et al: Initial observations on the efficacy of highly active antiretroviral therapy in the treatment of HIV-associated autoimmune thrombocytopenia. *Am J Med Sci* 320:117, 2000.
218. Carbonara S, Fiorentino G, Serio G, et al: Response of severe HIV-associated thrombocytopenia to highly active antiretroviral therapy including protease inhibitors. *J Infect* 42:251, 2001.
219. Stasi R, Stipa E, Masi M, et al: Long-term observation of 208 adults with chronic idiopathic thrombocytopenic purpura. *Am J Med* 98:436, 1995.
220. Oksenhendler E, Bierling P, Chevret S, et al: Splenectomy is safe and effective in human immunodeficiency virus-related immune thrombocytopenia. *Blood* 82:29, 1993.
221. Marroni M, Gresele P: Detrimental effects of high-dose dexamethasone in severe, refractory, HIV-related thrombocytopenia. *Ann Pharmacother* 34:1139, 2000.
222. Brown SA, Majumdar G, Harrington C, et al: Effect of splenectomy on HIV-related thrombocytopenia and progression of HIV infection in patients with severe haemophilia. *Blood Coagul Fibrinolysis* 5:393, 1994.
223. Majluf-Cruz A, Luna-Castanos G, Huitron S, Nieto-Cisneros L: Usefulness of a low-dose intravenous immunoglobulin regimen for the treatment of thrombocytopenia associated with AIDS. *Am J Hematol* 59:127, 1998.
224. Jahnke L, Applebaum S, Sherman LA, et al: An evaluation of intravenous immunoglobulin in the treatment of human immunodeficiency virus-associated thrombocytopenia. *Transfusion* 34:759, 1994.
225. Scaradavou A, Woo B, Woloski BM, et al: Intravenous anti-D treatment of immune thrombocytopenic purpura: Experience in 272 patients. *Blood* 89:2689, 1997.
226. Harker LA, Marzec UM, Novembre F, et al: Treatment of thrombocytopenia in chimpanzees infected with human immunodeficiency virus by pegylated recombinant human megakaryocyte growth and development factor. *Blood* 91:4427, 1998.
227. Marroni M, Gresele P, Landonio G, et al: Interferon-alpha is effective in the treatment of HIV-1-related, severe, zidovudine-resistant thrombocytopenia. A prospective, placebo-controlled, double-blind trial. *Ann Intern Med* 121:423, 1994.
228. Stasi R: Therapeutic strategies for hepatitis- and other infection-related immune thrombocytopenias. *Semin Hematol* 46:S15, 2009.
229. Neben S, Hellman S, Montgomery M, et al: Hematopoietic stem cell deficit of transplanted bone marrow previously exposed to cytotoxic agents. *Exp Hematol* 21:156, 1993.
230. Schiffer CA, Anderson KC, Bennett CL, et al: Platelet transfusion for patients with cancer: Clinical practice guidelines of the American Society of Clinical Oncology. *J Clin Oncol* 19:1519, 2001.
231. Blajchman MA, Slichter SJ, Heddle NM, Murphy MF: New strategies for the optimal use of platelet transfusions. *Hematology Am Soc Hematol Educ Program* 198, 2008.
232. Bishop JF, Matthews JP, Yuen K, et al: The definition of refractoriness to platelet transfusions. *Transfus Med* 2:35, 1992.
233. Helleberg C, Taaning EB, Johnsen HE: [Transfusion-refractory thrombocytopenia during chemotherapy: Pathogenesis, frequency and treatment]. *Ugeskr Laeger* 157:5082, 1995.
234. Vadhan-Raj S, Kavanagh JJ, Freedman RS, et al: Safety and efficacy of transfusions of autologous cryopreserved platelets derived from recombinant human thrombopoietin to support chemotherapy-associated severe thrombocytopenia: A randomised cross-over study. *Lancet* 359:2145, 2002.
235. Leonardi V, Danova M, Fincato G, Palmeri S: Interleukin 3 in the treatment of chemotherapy induced thrombocytopenia. *Oncol Rep* 5:1459, 1998.
236. Farber L, Haus U, Fuchsel G, et al: Treatment of prolonged chemotherapy induced severe thrombocytopenia with recombinant human interleukin-3—A report on four cases. *Anticancer Drugs* 8:288, 1997.
237. Meden H, Fock M, Kuhn W: Effect of recombinant human interleukin-3 (rhIL-3) on persisting chemotherapy-induced thrombocytopenia. *Anticancer Drugs* 5:483, 1994.
238. Chu DT, Xu BH, Song ST, et al: [Recombinant human interleukin-11 in the prevention of chemotherapy-induced thrombocytopenia]. *Zhonghua Zhong Liu Za Zhi* 25:272, 2003.
239. Sun XF, Guan ZZ, Huang H, et al: [Clinical study of rhIL-11 for prevention and treatment of chemotherapy-induced thrombocytopenia]. *Ai Zheng* 21:892, 2002.
240. Chu DT, Xu BH, Song ST, et al: [Recombinant Human Interleukin 11 (Mega) Promotes Thrombopoiesis in Cancer Patients with Chemotherapy-Induced Myelosuppression]. *Zhongguo Shi Yan Xue Ye Xue Za Zhi* 9:314, 2001.
241. Smith JW: Tolerability and side-effect profile of rhIL-11. *Oncology (Williston Park)* 14:41, 2000.
242. Kaye JA: FDA licensure of NEUMEGA to prevent severe chemotherapy-induced thrombocytopenia. *Stem Cells* 16 Suppl 2:207, 1998.
243. Tepler I, Elias L, Smith JW, et al: A randomized placebo-controlled trial of recombinant human interleukin-11 in cancer patients with severe thrombocytopenia due to chemotherapy. *Blood* 87:3607, 1996.
244. Kaye JA: Clinical development of recombinant human interleukin-11 to treat chemotherapy-induced thrombocytopenia. *Curr Opin Hematol* 3:209, 1996.
245. Nichol JL, Hokom MM, Hornkohl A, et al: Megakaryocyte growth and development factor. Analyses of in vitro effects on human megakaryopoiesis and endogenous serum levels during chemotherapy-induced thrombocytopenia. *J Clin Invest* 95:2973, 1995.
246. Bai CM, Xu GX, Zhao YQ, et al: [A multi-center clinical trial of recombinant human thrombopoietin in the treatment of chemotherapy-induced thrombocytopenia in patients with solid tumor]. *Zhongguo Yi Xue Ke Xue Yuan Xue Bao* 26:437, 2004.
247. Bai CM, Zou XY, Zhao YQ, et al: [The clinical study of recombinant human thrombopoietin in the treatment of chemotherapy-induced severe thrombocytopenia]. *Zhonghua Yi Xue Za Zhi* 84:397, 2004.
248. Vadhan-Raj S, Patel S, Bueso-Ramos C, et al: Importance of predosing of recombinant human thrombopoietin to reduce chemotherapy-induced early thrombocytopenia. *J Clin Oncol* 21:3158, 2003.
249. Vadhan-Raj S: Clinical experience with recombinant human thrombopoietin in chemotherapy-induced thrombocytopenia. *Semin Hematol* 37:28, 2000.
250. Nash RA, Kurzrock R, DiPersio J, et al: A phase I trial of recombinant human thrombopoietin in patients with delayed platelet recovery after hematopoietic stem cell transplantation. *Biol Blood Marrow Transplant* 6:25, 2000.
251. Shinjo K, Takeshita A, Nakamura S, et al: Serum thrombopoietin levels in patients correlate inversely with platelet counts during chemotherapy-induced thrombocytopenia. *Leukemia* 12:295, 1998.
252. Heits F, Katschinski DM, Wilmsen U, et al: Serum thrombopoietin and interleukin 6 concentrations in tumour patients and response to chemotherapy-induced thrombocytopenia. *Eur J Haematol* 59:53, 1997.
253. Stabler SP, Allen RH, Savage DG, Lindenbaum J: Clinical spectrum and diagnosis of cobalamin deficiency. *Blood* 76:871, 1990.
254. Sarode R, Garewal G, Marwaha N, et al: Pancytopenia in nutritional megaloblastic anaemia. A study from north-west India. *Trop Geogr Med* 41:331, 1989.
255. Slichter SJ, Harker LA: Thrombocytopenia: Mechanisms and management of defects in platelet production. *Clin Haematol* 7:523, 1978.
256. Epstein RD: Cells of the megakaryocytic series in pernicious anemia: In particular, the effect of specific therapy. *Am J Pathol* 25:239, 1949.
257. Rabinowitz AP, Sacks Y, Carmel R: Autoimmune cytopenias in pernicious anemia: A report of four cases and review of the literature. *Eur J Haematol* 44:18, 1990.
258. Junca J, Flores A, Granada ML, et al: The relationship between idiopathic thrombocytopenic purpura and pernicious anaemia. *Br J Haematol* 111:513, 2000.
259. Dittmar M, Kahaly GJ: Polyglandular autoimmune syndromes: Immunogenetics and long-term follow-up. *J Clin Endocrinol Metab* 88:2983, 2003.
260. Ingeberg S, Stoffersen E: Platelet dysfunction in patients with vitamin B12 deficiency. *Acta Haematol* 61:75, 1979.
261. Terade H, Niikura H, Mori H, et al: [Megaloblastic anemia and platelet function—A qualitative platelet defect in pernicious anemia]. *Rinsho Ketsueki* 31:254, 1990.
262. Berger M, Brass LF: Severe thrombocytopenia in iron deficiency anemia. *Am J Hematol* 24:425, 1987.
263. Sullivan LW, Adams WH, Liu YK: Induction of thrombocytopenia by thrombopheresis in man: Patterns of recovery in normal subjects during ethanol ingestion and abstinence. *Blood* 49:197, 1977.
264. Latvala J, Parkkila S, Niemela O: Excess alcohol consumption is common in patients with cytopenia: Studies in blood and bone marrow cells. *Alcohol Clin Exp Res* 28:619, 2004.
265. Smith CM, Tobin JD Jr, Burris SM, White JG: Alcohol consumption in the guinea pig is associated with reduced megakaryocyte deformability and platelet size. *J Lab Clin Med* 120:699, 1992.
266. Michot F, Gut J: Alcohol-induced bone marrow damage. A bone marrow study in alcohol-dependent individuals. *Acta Haematol* 78:252, 1987.
267. Wolber EM, Jelkmann W: Thrombopoietin: The novel hepatic hormone. *News Physiol Sci* 17:6, 2002.
268. Louwes H, Vellenga E, de Wolf JT: Abnormal platelet adhesion on abdominal vessels in asymptomatic patients with paroxysmal nocturnal hemoglobinuria. *Ann Hematol* 80:573, 2001.
269. Elebute MO, Rizzo S, Tooze JA, et al: Evaluation of the haemopoietic reservoir in de novo haemolytic paroxysmal nocturnal haemoglobinuria. *Br J Haematol* 123:552, 2003.
270. Nishimura J, Ware RE, Burnette A, et al: The hematopoietic defect in PNH is not due to defective stroma, but is due to defective progenitor cells. *Blood Cells Mol Dis* 29:159, 2002.
271. Hugel B, Socie G, Vu T, et al: Elevated levels of circulating procoagulant microparticles in patients with paroxysmal nocturnal hemoglobinuria and aplastic anemia. *Blood* 93:3451, 1999.
272. Gralnick HR, Vail M, McKeown LP, et al: Activated platelets in paroxysmal nocturnal haemoglobinuria. *Br J Haematol* 91:697, 1995.
273. Wiedmer T, Hall SE, Ortel TL, et al: Complement-induced vesiculation and exposure of membrane prothrombinase sites in platelets of paroxysmal nocturnal hemoglobinuria. *Blood* 82:1192, 1993.
274. Liebman HA, Feinstein DI: Thrombosis in patients with paroxysmal nocturnal hemoglobinuria is associated with markedly elevated plasma levels of leukocyte-derived tissue factor. *Thromb Res* 111:235, 2003.
275. Ninomiya H, Hasegawa Y, Nagasawa T, Abe T: Excess soluble urokinase-type plasminogen activator receptor in the plasma of patients with paroxysmal nocturnal hemoglobinuria inhibits cell-associated fibrinolytic activity. *Int J Hematol* 65:285, 1997.

276. Grunewald M, Siegemund A, Grunewald A, et al: Plasmatic coagulation and fibrinolytic system alterations in PNH: Relation to clone size. *Blood Coagul Fibrinolysis* 14:685, 2003.
277. Simak J, Holada K, Risitano AM, et al: Elevated circulating endothelial membrane microparticles in paroxysmal nocturnal haemoglobinuria. *Br J Haematol* 125:804, 2004.
278. Williams JL: The myelodysplastic syndromes and myeloproliferative disorders. *Clin Lab Sci* 17:223, 2004.
279. Lawrence LW: Refractory anemia and the myelodysplastic syndromes. *Clin Lab Sci* 17:178, 2004.
280. Bain B: The WHO classification of the myelodysplastic syndromes. *Exp Oncol* 26:166, 2004.
281. Hofmann WK, Kalina U, Koschmieder S, et al: Defective megakaryocytic development in myelodysplastic syndromes. *Leuk Lymphoma* 38:13, 2000.
282. Hofmann WK, Ottmann OG, Ganser A, Hoelzer D: Myelodysplastic syndromes: Clinical features. *Semin Hematol* 33:177, 1996.
283. Kobayashi Y, Takahashi Y, Chikayama S, et al: Comparison of the DNA content of megakaryocytes identified immunologically with that identified morphologically. *Histochem Cell Biol* 108:115, 1997.
284. Kobayashi Y, Uoshima N, Kimura S, et al: Relationship between morphological classification of the degree of maturation and the ploidy of micromegakaryocytes in myelodysplastic syndrome patients. *Int J Hematol* 61:117, 1995.
285. Ohshima K, Kikuchi M, Takeshita M: A megakaryocyte analysis of the bone marrow in patients with myelodysplastic syndrome, myeloproliferative disorder and allied disorders. *J Pathol* 177:181, 1995.
286. Thiele J, Quitmann H, Wagner S, Fischer R: Dysmegakaryopoiesis in myelodysplastic syndromes (MDS): An immunomorphometric study of bone marrow trephine biopsy specimens. *J Clin Pathol* 44:300, 1991.
287. Mori H, Niikura H, Terada H, Fujita K: [Morphological analysis of the megakaryocytes in myelodysplastic syndrome]. *Rinsho Byori* 38:1347, 1990.
288. Thiele J, Titius BR, Kopsidis C, Fischer R: Atypical micromegakaryocytes, promegakaryoblasts and megakaryoblasts: A critical evaluation by immunohistochemistry, cytochemistry and morphometry of bone marrow trephines in chronic myeloid leukemia and myelodysplastic syndromes. *Virchows Arch B Cell Pathol Incl Mol Pathol* 62:275, 1992.
289. Hatfill SJ, Fester ED, Steytler JG: Apoptotic megakaryocyte dysplasia in the myelodysplastic syndromes. *Hematol Pathol* 6:87, 1992.
290. Houwerzijl EJ, Blom NR, van der Want JJ, et al: Increased peripheral platelet destruction and caspase-3-independent programmed cell death of bone marrow megakaryocytes in myelodysplastic patients. *Blood* 105:3472, 2005.
291. Hofmann WK, Kalina U, Wagner S, et al: Characterization of defective megakaryocytic development in patients with myelodysplastic syndromes. *Exp Hematol* 27:395, 1999.
292. Wang W, Matsuo T, Yoshida S, et al: Colony-forming unit-megakaryocyte (CFR-meg) numbers and serum thrombopoietin concentrations in thrombocytopenic disorders: An inverse correlation in myelodysplastic syndromes. *Leukemia* 14:1751, 2000.
293. Dan K, An E, Futaki M, et al: Megakaryocyte, erythroid and granulocyte-macrophage colony formation in myelodysplastic syndromes. *Acta Haematol* 89:113, 1993.
294. Adams JA, Liu Yin JA, Brereton ML, et al: The in vitro effect of pegylated recombinant human megakaryocyte growth and development factor (PEG rHuMGDF) on megakaryopoiesis in normal subjects and patients with myelodysplasia and acute myeloid leukaemia. *Br J Haematol* 99:139, 1997.
295. Kalina U, Hofmann WK, Koschmieder S, et al: Alteration of c-mpl–mediated signal transduction in CD34(+) cells from patients with myelodysplastic syndromes. *Exp Hematol* 28:1158, 2000.
296. Luo SS, Ogata K, Yokose N, Kato T, Dan K: Effect of thrombopoietin on proliferation of blasts from patients with myelodysplastic syndromes. *Stem Cells* 18:112, 2000.
297. Fontenay-Roupie M, Dupont JM, Picard F, et al: Analysis of megakaryocyte growth and development factor (thrombopoietin) effects on blast cell and megakaryocyte growth in myelodysplasia. *Leuk Res* 22:527, 1998.
298. Hashimoto S, Toba K, Fuse I, et al: Thrombopoietin activates the growth of megakaryoblasts in patients with chronic myeloproliferative disorders and myelodysplastic syndrome. *Eur J Haematol* 64:225, 2000.
299. Nishikawa M: [Thrombocytopenia due to deficient platelet production]. *Nippon Rinsho* 61:575, 2003.
300. King JA, Elkhalifa MY, Latour LF: Rapid progression of acquired amegakaryocytic thrombocytopenia to aplastic anemia. *South Med J* 90:91, 1997.
301. Slater LM, Katz J, Walter B, Armentrout SA: Aplastic anemia occurring as amegakaryocytic thrombocytopenia with and without an inhibitor of granulopoiesis. *Am J Hematol* 18:251, 1985.
302. Kondo Y, Molldrem JJ: Immune-induced cytopenia: Bone marrow failure syndrome. *Curr Hematol Rep* 3:178, 2004.
303. Maciejewski JP, Risitano A, Kook H, et al: Immune pathophysiology of aplastic anemia. *Int J Hematol* 76 Suppl 1:207, 2002.
304. Nakao S: Immune mechanism of aplastic anemia. *Int J Hematol* 66:127, 1997.
305. Kurzrock R, Cortes J, Thomas DA, et al: Pilot study of low-dose interleukin-11 in patients with bone marrow failure. *J Clin Oncol* 19:4165, 2001.
306. Wang WX, Gong CL: [Clinical report on treatment of thrombocytopenia with rhIL-11 (Mega) in 10 chronic aplastic anemia patients]. *Zhongguo Shi Yan Xue Ye Xue Za Zhi* 10:375, 2002.
307. Hoffman R: Acquired pure amegakaryocytic thrombocytopenic purpura. *Semin Hematol* 28:303, 1991.
308. Antonijevic N, Terzic T, Jovanovic V, et al: [Acquired amegakaryocytic thrombocytopenia: Three case reports and a literature review]. *Med Pregl* 57:292, 2004.
309. Dewulf G, Gouin I, Pautas E, et al: [Myelodisplasic syndromes diagnosed in a geriatric hospital: Morphological profile in 100 patients]. *Ann Biol Clin (Paris)* 62:197, 2004.
310. Rochant H: [Myelodysplastic syndromes: Unusual and mild forms]. *Pathol Biol (Paris)* 45:579, 1997.
311. Kini J, Khadilkar UN, Dayal JP: A study of the haematologic spectrum of myelodysplastic syndrome. *Indian J Pathol Microbiol* 44:9, 2001.
312. Nand S, Godwin JE: Hypoplastic myelodysplastic syndrome. *Cancer* 62:958, 1988.
313. Zafar T, Yasin F, Anwar M, Saleem M: Acquired amegakaryocytic thrombocytopenic purpura (AATP): A hospital based study. *J Pak Med Assoc* 49:114, 1999.
314. Nagasawa T, Sakurai T, Kashiwagi H, Abe T: Cell-mediated amegakaryocytic thrombocytopenia associated with systemic lupus erythematosus. *Blood* 67:479, 1986.
315. Shiozaki H, Miyawaki S, Kuwaki T, et al: Autoantibodies neutralizing thrombopoietin in a patient with amegakaryocytic thrombocytopenic purpura. *Blood* 95:2187, 2000.
316. Katsumata Y, Suzuki T, Kuwana M, et al: Anti–c-Mpl (thrombopoietin receptor) autoantibody-induced amegakaryocytic thrombocytopenia in a patient with systemic sclerosis. *Arthritis Rheum* 48:1647, 2003.
317. Leach JW, Hussein KK, George JN: Acquired pure megakaryocytic aplasia report of two cases with long-term responses to antithymocyte globulin and cyclosporine. *Am J Hematol* 62:115, 1999.
318. Balduini CL, Stella CC, Rosti V, et al: Acquired cyclic thrombocytopenia-thrombocytosis with periodic defect of platelet function. *Br J Haematol* 85:718, 1993.
319. Go RS: Idiopathic cyclic thrombocytopenia. *Blood Rev* 19:53, 2005.
320. Steensma DP, Harrison CN, Tefferi A: Hydroxyurea-associated platelet count oscillations in polycythemia vera: A report of four new cases and a review. *Leuk Lymphoma* 42:1243, 2001.
321. Abe Y, Hirase N, Muta K, et al: Adult onset cyclic hematopoiesis in a patient with myelodysplastic syndrome. *Int J Hematol* 71:40, 2000.
322. George JN, Woolf SH, Raskob GE: Idiopathic thrombocytopenic purpura: A guideline for diagnosis and management of children and adults. American Society of Hematology. *Ann Med* 30:38, 1998.
323. Lusher JM, Iyer R: Idiopathic thrombocytopenic purpura in children. *Semin Thromb Hemost* 3:175, 1977.
324. Frederiksen H, Schmidt K: The incidence of idiopathic thrombocytopenic purpura in adults increases with age. *Blood* 94:909, 1999.
325. Neylon AJ, Saunders PW, Howard MR, et al: Clinically significant newly presenting autoimmune thrombocytopenic purpura in adults: A prospective study of a population-based cohort of 245 patients. *Br J Haematol* 122:966, 2003.
326. Harrington WJ, Minnich V, Hollingsworth JW, Moore CV: Demonstration of a thrombocytopenic factor in the blood of patients with thrombocytopenic purpura. *J Lab Clin Med* 38:1, 1951.
327. Altman LK: Black and blue at the flick of a feather, in *Who Goes First?*, p 273. Random House, New York, 1987.
328. Shulman NR, Weinrach RS, Libre EP, Andrews HL: The role of the reticuloendothelial system in the pathogenesis of idiopathic thrombocytopenic purpura. *Trans Assoc Am Physicians* 78:374, 1965.
329. McMillan R, Smith RS, Longmire RL, et al: Immunoglobulins associated with human platelets. *Blood* 37:316, 1971.
330. Dixon R, Rosse W, Ebbert L: Quantitative determination of antibody in idiopathic thrombocytopenic purpura. Correlation of serum and platelet-bound antibody with clinical response. *N Engl J Med* 292:230, 1975.
331. Mueller-Eckhardt C, Mueller-Eckhardt G, Kayser W, et al: Platelet associated IgG, platelet survival, and platelet sequestration in thrombocytopenic states. *Br J Haematol* 52:49, 1982.
332. Kelton JG, Powers PJ, Carter CJ: A prospective study of the usefulness of the measurement of platelet-associated IgG for the diagnosis of idiopathic thrombocytopenic purpura. *Blood* 60:1050, 1982.
333. van Leeuwen EF, van der Ven JT, Engelfriet CP, dem Borne AE: Specificity of autoantibodies in autoimmune thrombocytopenia. *Blood* 59:23, 1982.
334. McMillan R, Tani P, Millard F, et al: Platelet-associated and plasma anti-glycoprotein autoantibodies in chronic ITP. *Blood* 70:1040, 1987.
335. Kiefel V, Santoso S, Weisheit M, Mueller-Eckhardt C: Monoclonal antibody-specific immobilization of platelet antigens (MAIPA): A new tool for the identification of platelet-reactive antibodies. *Blood* 70:1722, 1987.
336. Kiefel V, Santoso S, Kaufmann E, Mueller-Eckhardt C: Autoantibodies against platelet glycoprotein Ib/IX: A frequent finding in autoimmune thrombocytopenic purpura. *Br J Haematol* 79:256, 1991.
337. He R, Reid DM, Jones CE, Shulman NR: Spectrum of Ig classes, specificities, and titers of serum antiglycoproteins in chronic idiopathic thrombocytopenic purpura. *Blood* 83:1024, 1994.
338. McMillan R: Autoantibodies and autoantigens in chronic immune thrombocytopenic purpura. *Semin Hematol* 37:239, 2000.
339. Cines DB, Blanchette VS: Immune thrombocytopenic purpura. *N Engl J Med* 346:995, 2002.
340. Hymes K, Schur PH, Karpatkin S: Heavy-chain subclass of round antiplatelet IgG in autoimmune thrombocytopenic purpura. *Blood* 56:84, 1980.
341. van der HD, de Jong D, Limpens J, et al: Clonal B-cell populations in patients with idiopathic thrombocytopenic purpura. *Blood* 76:2321, 1990.
342. McMillan R, Lopez-Dee J, Bowditch R: Clonal restriction of platelet-associated anti-GPIIb/IIIa autoantibodies in patients with chronic ITP. *Thromb Haemost* 85:821, 2001.
343. Kuwana M, Kaburaki J, Ikeda Y: Autoreactive T cells to platelet GPIIb-IIIa in immune thrombocytopenic purpura. Role in production of anti-platelet autoantibody. *J Clin Invest* 102:1393, 1998.
344. Kuwana M, Kaburaki J, Kitasato H, et al: Immunodominant epitopes on glycoprotein IIb-IIIa recognized by autoreactive T cells in patients with immune thrombocytopenic purpura. *Blood* 98:130, 2001.
345. Semple JW: Pathogenic T-cell responses in patients with autoimmune thrombocytopenic purpura. *J Pediatr Hematol Oncol* 25 Suppl 1:S11, 2003.
346. Zhang F, Chu X, Wang L, et al: Cell-mediated lysis of autologous platelets in chronic

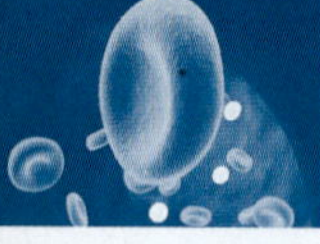

idiopathic thrombocytopenic purpura. *Eur J Haematol* 76:427, 2006.

347. Li S, Wang L, Zhao C, et al: CD8+ T cells suppress autologous megakaryocyte apoptosis in idiopathic thrombocytopenic purpura. *Br J Haematol* 139:605, 2007.
348. Hauch TW, Rosse WF: Platelet-bound complement (C3) in immune thrombocytopenia. *Blood* 50:1129, 1977.
349. Kurata Y, Curd JG, Tamerius JD, McMillan R: Platelet-associated complement in chronic ITP. *Br J Haematol* 60:723, 1985.
350. Tsubakio T, Tani P, Curd JG, McMillan R: Complement activation in vitro by antiplatelet antibodies in chronic immune thrombocytopenic purpura. *Br J Haematol* 63:293, 1986.
351. Jackson S, Beck PL, Pineo GF, Poon MC: Helicobacter pylori eradication: Novel therapy for immune thrombocytopenic purpura? A review of the literature. *Am J Hematol* 78:142, 2005.
352. Franchini M, Cruciani M, Mengoli C, et al: Effect of Helicobacter pylori eradication on platelet count in idiopathic thrombocytopenic purpura: A systematic review and meta-analysis. *J Antimicrob Chemother* 60:237, 2007.
353. Arnold DM, Bernotas A, Nazi I, et al: Platelet count response to *H. pylori* treatment in patients with immune thrombocytopenic purpura with and without *H. pylori* infection: A systematic review. *Haematologica* 94:850, 2009.
354. Aster RH, Keene WR: Sites of platelet destruction in idiopathic thrombocytopenic purpura. *Br J Haematol* 16:61, 1969.
355. Frank E: Die essentielle Thrombopenie (Konstitutionelle Purpura-Pseudoha¨mophilie), I: Klinisches Bild. *Berl Klin Wochenschr* 52:454, 1915.
356. Dameshek W, Miller EB: The megakaryocytes in idiopathic thrombocytopenic purpura, a form of hypersplenism. *Blood* 1:27, 1946.
357. Chang M, Nakagawa PA, Williams SA, et al: Immune thrombocytopenic purpura (ITP) plasma and purified ITP monoclonal autoantibodies inhibit megakaryocytopoiesis in vitro. *Blood* 102:887, 2003.
358. Takahashi R, Sekine N, Nakatake T: Influence of monoclonal antiplatelet glycoprotein antibodies on *in vitro* human megakaryocyte colony formation and proplatelet formation. *Blood* 93:1951, 1999.
359. Bessman JD: The relation of megakaryocyte ploidy to platelet volume. *Am J Hematol* 16:161, 1984.
360. Thompson CB, Jakubowski JA: The pathophysiology and clinical relevance of platelet heterogeneity. *Blood* 72:1, 1988.
361. Saxon BR, Mody M, Blanchette VS, Freedman J: Reticulated platelet counts in the assessment of thrombocytopenic disorders. *Acta Paediatr Suppl* 424:65, 1998.
362. Hughes M, Webert K, Kelton JG: The use of electron microscopy in the investigation of the ultrastructural morphology of immune thrombocytopenic purpura platelets. *Semin Hematol* 37:222, 2000.
363. Kaushansky K: Thrombopoietin: The primary regulator of megakaryocyte and platelet production. *Thromb Haemost* 74:521, 1995.
364. Chang M, Qian JX, Lee SM, et al: Tissue uptake of circulating thrombopoietin is increased in immune-mediated compared with irradiated thrombocytopenic mice. *Blood* 93:2515, 1999.
365. Kosugi S, Kurata Y, Tomiyama Y, et al: Circulating thrombopoietin level in chronic immune thrombocytopenic purpura. *Br J Haematol* 93:704, 1996.
366. Kuter DJ: Thrombopoietin and thrombopoietin mimetics in the treatment of thrombocytopenia. *Annu Rev Med* 60:193, 2009.
367. Porcelijn L, Folman CC, Bossers B, et al: The diagnostic value of thrombopoietin level measurements in thrombocytopenia. *Thromb Haemost* 79:1101, 1998.
368. Gouin-Thibault I, Cassinat B, Chomienne C, et al: Is the thrombopoietin assay useful for differential diagnosis of thrombocytopenia? Analysis of a cohort of 160 patients with thrombocytopenia and defined platelet life span. *Clin Chem* 47:1660, 2001.
369. Laster AJ, Conley CL, Kickler TS, et al: Chronic immune thrombocytopenic purpura in monozygotic twins: Genetic factors predisposing to ITP. *N Engl J Med* 307:1495, 1982.
370. Bizzaro N: Familial association of autoimmune thrombocytopenia and hyperthyroidism. *Am J Hematol* 39:294, 1992.
371. Karpatkin S, Fotino M, Winchester R: Hereditary autoimmune thrombocytopenic purpura: An immunologic and genetic study. *Ann Intern Med* 94:781, 1981.
372. Stanworth SJ, Turner DM, Brown J, et al: Major histocompatibility complex susceptibility genes and immune thrombocytopenic purpura in Caucasian adults. *Hematology* 7:119, 2002.
373. Evers KG, Thouet R, Haase W, Kruger J: HLA frequencies and haplotypes in children with idiopathic thrombocytopenic purpura (ITP). *Eur J Pediatr* 129:267, 1978.
374. Foster CB, Zhu S, Erichsen HC, et al: Polymorphisms in inflammatory cytokines and Fcgamma receptors in childhood chronic immune thrombocytopenic purpura: A pilot study. *Br J Haematol* 113:596, 2001.
375. Cortelazzo S, Finazzi G, Buelli M, et al: High risk of severe bleeding in aged patients with chronic idiopathic thrombocytopenic purpura. *Blood* 77:31, 1991.
376. George JN, el Harake MA, Raskob GE: Chronic idiopathic thrombocytopenic purpura. *N Engl J Med* 331:1207, 1994.
377. McMillan R: Therapy for adults with refractory chronic immune thrombocytopenic purpura. *Ann Intern Med* 126:307, 1997.
378. Schattner E, Bussel J: Mortality in immune thrombocytopenic purpura: Report of seven cases and consideration of prognostic indicators. *Am J Hematol* 46:120, 1994.
379. McIntyre OR, Ebaugh FG Jr: Palpable spleens in college freshmen. *Ann Intern Med* 66:301, 1967.
380. Burstein SA, Downs T, Friese P, et al: Thrombocytopoiesis in normal and sublethally irradiated dogs: Response to human interleukin-6. *Blood* 80:420, 1992.
381. Khan I, Zucker-Franklin D, Karpatkin S: Microthrombocytosis and platelet fragmentation associated with idiopathic/autoimmune thrombocytopenic purpura. *Br J Haematol* 31:449, 1975.
382. Lopez JA, Andrews RK, Afshar-Kharghan V, Berndt MC: Bernard-Soulier syndrome. *Blood* 91:4397, 1998.
383. Rodgers RP, Levin J: A critical reappraisal of the bleeding time. *Semin Thromb Hemost* 16:1, 1990.
384. Evans RS, Takahashi K, Duane RT, et al: Primary thrombocytopenic purpura and acquired hemolytic anemia; evidence for a common etiology. *AMA Arch Intern Med* 87:48, 1951.
385. Vesely S, Buchanan GR, Cohen A, et al: Self-reported diagnostic and management strategies in childhood idiopathic thrombocytopenic purpura: Results of a survey of practicing pediatric hematology/oncology specialists. *J Pediatr Hematol Oncol* 22:55, 2000.
386. George JN, Raskob GE: Idiopathic thrombocytopenic purpura: Diagnosis and management. *Am J Med Sci* 316:87, 1998.
387. Chong BH, Keng TB: Advances in the diagnosis of idiopathic thrombocytopenic purpura. *Semin Hematol* 37:249, 2000.
388. Kelton JG, Murphy WG, Lucarelli A, et al: A prospective comparison of four techniques for measuring platelet-associated IgG. *Br J Haematol* 71:97, 1989.
389. George JN, Saucerman S, Levine SP, et al: Immunoglobulin G is a platelet alpha granule-secreted protein. *J Clin Invest* 76:2020, 1985.
390. George JN, Saucerman S: Platelet IgG, IgA, IgM, and albumin: Correlation of platelet and plasma concentrations in normal subjects and in patients with ITP or dysproteinemia. *Blood* 72:362, 1988.
391. Kelton JG, Denomme G: The quantitation of platelet-associated IgG on cohorts of platelets separated from healthy individuals by buoyant density centrifugation. *Blood* 60:136, 1982.
392. Beardsley DS, Spiegel JE, Jacobs MM, et al: Platelet membrane glycoprotein IIIa contains target antigens that bind anti-platelet antibodies in immune thrombocytopenias. *J Clin Invest* 74:1701, 1984.
393. Reid DM, Jones CE, Vostal JG, Shulman NR: Western blot identification of platelet proteins that bind normal serum immunoglobulins. Characteristics of a 95-Kd reactive protein. *Blood* 75:2194, 1990.
394. Nomura S, Yanabu M, Soga T, et al: Analysis of idiopathic thrombocytopenic purpura patients with antiglycoprotein IIb/IIIa or Ib autoantibodies. *Acta Haematol* 86:25, 1991.
395. Harris EN, Gharavi AE, Hegde U, et al: Anticardiolipin antibodies in autoimmune thrombocytopenic purpura. *Br J Haematol* 59:231, 1985.
396. Stasi R, Stipa E, Masi M, et al: Prevalence and clinical significance of elevated antiphospholipid antibodies in patients with idiopathic thrombocytopenic purpura. *Blood* 84:4203, 1994.
397. Diz-Kucukkaya R, Hacihanefioglu A, Yenerel M, et al: Antiphospholipid antibodies and antiphospholipid syndrome in patients presenting with immune thrombocytopenic purpura: A prospective cohort study. *Blood* 98:1760, 2001.
398. Funauchi M, Hamada K, Enomoto H, et al: Characteristics of the clinical findings in patients with idiopathic thrombocytopenic purpura who are positive for anti-phospholipid antibodies. *Intern Med* 36:882, 1997.
399. Lacey JV, Penner JA: Management of idiopathic thrombocytopenic purpura in the adult. *Semin Thromb Hemost* 3:160, 1977.
400. Baumann MA, Menitove JE, Aster RH, Anderson T: Urgent treatment of idiopathic thrombocytopenic purpura with single-dose gammaglobulin infusion followed by platelet transfusion. *Ann Intern Med* 104:808, 1986.
401. Gernsheimer T, Stratton J, Ballem PJ, Slichter SJ: Mechanisms of response to treatment in autoimmune thrombocytopenic purpura. *N Engl J Med* 320:974, 1989.
402. Bussel JB: Fc receptor blockade and immune thrombocytopenic purpura. *Semin Hematol* 37:261, 2000.
403. Mazzucconi MG, Francesconi M, Fidani P, et al: Treatment of idiopathic thrombocytopenic purpura (ITP): Results of a multicentric protocol. *Haematologica* 70:329, 1985.
404. Bellucci S, Charpak Y, Chastang C, Tobelem G: Low doses v conventional doses of corticoids in immune thrombocytopenic purpura (ITP): Results of a randomized clinical trial in 160 children, 223 adults. *Blood* 71:1165, 1988.
405. Ozsoylu S, Irken G, Karabent A: High-dose intravenous methylprednisolone for acute childhood idiopathic thrombocytopenic purpura. *Eur J Haematol* 42:431, 1989.
406. Ozsoylu S, Sayli TR, Ozturk G: Oral megadose methylprednisolone versus intravenous immunoglobulin for acute childhood idiopathic thrombocytopenic purpura. *Pediatr Hematol Oncol* 10:317, 1993.
407. Albayrak D, Islek I, Kalayci AG, Gurses N: Acute immune thrombocytopenic purpura: A comparative study of very high oral doses of methylprednisolone and intravenously administered immune globulin. *J Pediatr* 125:1004, 1994.
408. Cheng Y, Wong RS, Soo YO, et al: Initial treatment of immune thrombocytopenic purpura with high-dose dexamethasone. *N Engl J Med* 349:831, 2003.
409. George JN, Vesely SK: Immune thrombocytopenic purpura—Let the treatment fit the patient. *N Engl J Med* 349:903, 2003.
410. Bell WR Jr: Long-term outcome of splenectomy for idiopathic thrombocytopenic purpura. *Semin Hematol* 37:22, 2000.
411. Atkinson WL, Pickering LK, Schwartz B, et al: General recommendations on immunization. Recommendations of the Advisory Committee on Immunization Practices (ACIP) and the American Academy of Family Physicians (AAFP). *MMWR Recomm Rep* 51:1, 2002.
412. Najean Y, Rain JD, Billotey C: The site of destruction of autologous 111In-labelled platelets and the efficiency of splenectomy in children and adults with idiopathic thrombocytopenic purpura: A study of 578 patients with 268 splenectomies. *Br J Haematol* 97:547, 1997.
413. Pizzuto J, Ambriz R: Therapeutic experience on 934 adults with idiopathic thrombocytopenic purpura: Multicentric Trial of the Cooperative Latin American group on Hemostasis and Thrombosis. *Blood* 64:1179, 1984.
414. Lortan JE: Management of asplenic patients. *Br J Haematol* 84:566, 1993.
415. Melles DC, de MS: Prevention of infections in hyposplenic and asplenic patients: An update. *Neth J Med* 62:45, 2004.
416. Marcaccio MJ: Laparoscopic splenectomy in chronic idiopathic thrombocytopenic purpura. *Semin Hematol* 37:267, 2000.
417. Barbaros U, Dinccag A, Erbil Y, et al: Handheld gamma probe used to detect acces-

sory spleens during initial laparoscopic splenectomies. *Surg Endosc* 21:115, 2007.
418. Callis M, Palacios C, Lopez A, et al: Splenic irradiation as management of ITP. *Br J Haematol* 105:843, 1999.
419. Imbach P, Barandun S, d'Apuzzo V, et al: High-dose intravenous gammaglobulin for idiopathic thrombocytopenic purpura in childhood. *Lancet* 1:1228, 1981.
420. Bussel JB, Pham LC, Aledort L, Nachman R: Maintenance treatment of adults with chronic refractory immune thrombocytopenic purpura using repeated intravenous infusions of gammaglobulin. *Blood* 72:121, 1988.
421. Berchtold P, Dale GL, Tani P, McMillan R: Inhibition of autoantibody binding to platelet glycoprotein IIb/IIIa by anti-idiotypic antibodies in intravenous gammaglobulin. *Blood* 74:2414, 1989.
422. Ramamurthi A, Lewis R: Design of a novel apparatus to study nitric oxide (NO) inhibition of platelet adhesion. *Ann Biomed Eng* 26:1036, 1998.
423. Hong F, Ruiz R, Price H, et al: Safety profile of WinRho anti-D. *Semin Hematol* 35:9, 1998.
424. Ware RE, Zimmerman SA: Anti-D: Mechanisms of action. *Semin Hematol* 35:14, 1998.
425. Crow AR, Lazarus AH: The mechanisms of action of intravenous immunoglobulin and polyclonal anti-D immunoglobulin in the amelioration of immune thrombocytopenic purpura: What do we really know? *Transfus Med Rev* 22:103, 2008.
426. George JN, Raskob GE, Vesely SK, et al: Initial management of immune thrombocytopenic purpura in adults: A randomized controlled trial comparing intermittent anti-D with routine care. *Am J Hematol* 74:161, 2003.
427. Waintraub SE, Brody JI: Use of anti-D in immune thrombocytopenic purpura as a means to prevent splenectomy: Case reports from two University Hospital Medical Centers. *Semin Hematol* 37:45, 2000.
428. Stasi R, Pagano A, Stipa E, Amadori S: Rituximab chimeric anti-CD20 monoclonal antibody treatment for adults with chronic idiopathic thrombocytopenic purpura. *Blood* 98:952, 2001.
429. Narang M, Penner JA, Williams D: Refractory autoimmune thrombocytopenic purpura: Responses to treatment with a recombinant antibody to lymphocyte membrane antigen CD20 (rituximab). *Am J Hematol* 74:263, 2003.
430. Cooper N, Stasi R, Cunningham-Rundles S, et al: The efficacy and safety of B-cell depletion with anti-CD20 monoclonal antibody in adults with chronic immune thrombocytopenic purpura. *Br J Haematol* 125:232, 2004.
431. Arnold DM, Dentali F, Crowther MA, et al: Systematic review: Efficacy and safety of rituximab for adults with idiopathic thrombocytopenic purpura. *Ann Intern Med* 146:25, 2007.
432. Garvey B: Rituximab in the treatment of autoimmune haematological disorders. *Br J Haematol* 141:149, 2008.
433. Psaila B, Bussel JB: Refractory immune thrombocytopenic purpura: Current strategies for investigation and management. *Br J Haematol* 143:16, 2008.
434. Kuter DJ, Bussel JB, Lyons RM, et al: Efficacy of romiplostim in patients with chronic immune thrombocytopenic purpura: A double-blind randomised controlled trial. *Lancet* 371:395, 2008.
435. Blanchette V, Freedman J, Garvey B: Management of chronic immune thrombocytopenic purpura in children and adults. *Semin Hematol* 35:36, 1998.
436. Ahn YS, Byrnes JJ, Harrington WJ, et al: The treatment of idiopathic thrombocytopenia with vinblastine-loaded platelets. *N Engl J Med* 298:1101, 1978.
437. Jackson CW, Edwards CC: Evidence that stimulation of megakaryocytopoiesis by low dose vincristine results from an effect on platelets. *Br J Haematol* 36:97, 1977.
438. Tangun Y, Atamer T: More on vincristine in treatment of ITP. *N Engl J Med* 297:894, 1977.
439. Verlin M, Laros RK Jr, Penner JA: Treatment of refractory thrombocytopenic purpura with cyclophosphamine. *Am J Hematol* 1:97, 1976.
440. Reiner A, Gernsheimer T, Slichter SJ: Pulse cyclophosphamide therapy for refractory autoimmune thrombocytopenic purpura. *Blood* 85:351, 1995.
441. Quiquandon I, Fenaux P, Caulier MT, et al: Re-evaluation of the role of azathioprine in the treatment of adult chronic idiopathic thrombocytopenic purpura: A report on 53 cases. *Br J Haematol* 74:223, 1990.
442. Sekreta CM, Baker DE: Interferon alfa therapy in adults with chronic idiopathic thrombocytopenic purpura. *Ann Pharmacother* 30:1176, 1996.
443. Godeau B, Durand JM, Roudot-Thoraval F, et al: Dapsone for chronic autoimmune thrombocytopenic purpura: A report of 66 cases. *Br J Haematol* 97:336, 1997.
444. Snyder HW Jr, Cochran SK, Balint JP, Jr., et al: Experience with protein A-immunoadsorption in treatment-resistant adult immune thrombocytopenic purpura. *Blood* 79:2237, 1992.
445. Emilia G, Messora C, Longo G, Bertesi M: Long-term salvage treatment by cyclosporin in refractory autoimmune haematological disorders. *Br J Haematol* 93:341, 1996.
446. Strother SV, Zuckerman KS, LoBuglio AF: Colchicine therapy for refractory idiopathic thrombocytopenic purpura. *Arch Intern Med* 144:2198, 1984.
447. Bussel JB, Saal S, Gordon B: Combined plasma exchange and intravenous gammaglobulin in the treatment of patients with refractory immune thrombocytopenic purpura. *Transfusion* 28:38, 1988.
448. Miyakis S, Lockshin MD, Atsumi T, et al: International consensus statement on an update of the classification criteria for definite antiphospholipid syndrome (APS). *J Thromb Haemost* 4:295, 2006.
449. Cervera R, Piette JC, Font J, et al: Antiphospholipid syndrome: Clinical and immunologic manifestations and patterns of disease expression in a cohort of 1,000 patients. *Arthritis Rheum* 46:1019, 2002.
450. Oosting JD, Derksen RH, Bobbink IW, et al: Antiphospholipid antibodies directed against a combination of phospholipids with prothrombin, protein C, or protein S: An explanation for their pathogenic mechanism? *Blood* 81:2618, 1993.
451. D'Cruz D, Hughes G: Antibodies, thrombosis and the endothelium. *Br J Rheumatol* 33:2, 1994.
452. Santoro SA: Antiphospholipid antibodies and thrombotic predisposition: Underlying pathogenetic mechanisms. *Blood* 83:2389, 1994.
453. Rand JH, Wu XX: Antibody-mediated interference with annexins in the antiphospholipid syndrome. *Thromb Res* 114:383, 2004.
454. Asherson RA, Khamashta MA, Ordi-Ros J, et al: The "primary" antiphospholipid syndrome: Major clinical and serological features. *Medicine (Baltimore)* 68:366, 1989.
455. Alarcon-Segovia D, Deleze M, Oria CV, et al: Antiphospholipid antibodies and the antiphospholipid syndrome in systemic lupus erythematosus. A prospective analysis of 500 consecutive patients. *Medicine (Baltimore)* 68:353, 1989.
456. Galli M, Finazzi G, Barbui T: Thrombocytopenia in the antiphospholipid syndrome. *Br J Haematol* 93:1, 1996.
457. Cuadrado MJ, Mujic F, Munoz E, Khamashta MA, Hughes GR: Thrombocytopenia in the antiphospholipid syndrome. *Ann Rheum Dis* 56:194, 1997.
458. Uthman I, Godeau B, Taher A, Khamashta M: The hematologic manifestations of the antiphospholipid syndrome. *Blood Rev* 22:187, 2008.
459. Harris EN: Antiphospholipid antibodies. *Br J Haematol* 74:1, 1990.
460. Wilson WA, Gharavi AE, Koike T, et al: International consensus statement on preliminary classification criteria for definite antiphospholipid syndrome: Report of an international workshop. *Arthritis Rheum* 42:1309, 1999.
461. Godeau B, Piette JC, Fromont P, et al: Specific antiplatelet glycoprotein autoantibodies are associated with the thrombocytopenia of primary antiphospholipid syndrome. *Br J Haematol* 98:873, 1997.
462. Macchi L, Rispal P, Clofent-Sanchez G, et al: Anti-platelet antibodies in patients with systemic lupus erythematosus and the primary antiphospholipid antibody syndrome: Their relationship with the observed thrombocytopenia. *Br J Haematol* 98:336, 1997.
463. Galli M, Daldossi M, Barbui T: Anti-glycoprotein Ib/IX and IIb/IIIa antibodies in patients with antiphospholipid antibodies. *Thromb Haemost* 71:571, 1994.
464. Lipp E, von Felten A, Sax H, et al: Antibodies against platelet glycoproteins and antiphospholipid antibodies in autoimmune thrombocytopenia. *Eur J Haematol* 60:283, 1998.
465. Fabris F, Steffan A, Cordiano I, et al: Specific antiplatelet autoantibodies in patients with antiphospholipid antibodies and thrombocytopenia. *Eur J Haematol* 53:232, 1994.
466. Nakamura M, Tanaka Y, Satoh T, et al: Autoantibody to CD40 ligand in systemic lupus erythematosus: Association with thrombocytopenia but not thromboembolism. *Rheumatology (Oxford)* 45:150, 2006.
467. Thrombosis and thrombocytopenia in antiphospholipid syndrome (idiopathic and secondary to SLE): First report from the Italian Registry. Italian Registry of Antiphospholipid Antibodies (IR-APA). *Haematologica* 78:313, 1993.
468. Bernini JC, Buchanan GR, Ashcraft J: Hypoprothrombinemia and severe hemorrhage associated with a lupus anticoagulant. *J Pediatr* 123:937, 1993.
469. Font J, Jimenez S, Cervera R, et al: Splenectomy for refractory Evans' syndrome associated with antiphospholipid antibodies: Report of two cases. *Ann Rheum Dis* 59:920, 2000.
470. Hakim AJ, Machin SJ, Isenberg DA: Autoimmune thrombocytopenia in primary antiphospholipid syndrome and systemic lupus erythematosus: The response to splenectomy. *Semin Arthritis Rheum* 28:20, 1998.
471. Ames PR, Tommasino C, Fossati G, et al: Limited effect of rituximab on thrombocytopaenia and anticardiolipin antibodies in a patient with primary antiphospholipid syndrome. *Ann Hematol* 86:227, 2007.
472. Ahn ER, Lander G, Bidot CJ, Jy W, Ahn YS: Long-term remission from life-threatening hypercoagulable state associated with lupus anticoagulant (LA) following rituximab therapy. *Am J Hematol* 78:127, 2005.
473. Alarcon-Segovia D, Sanchez-Guerrero J: Correction of thrombocytopenia with small dose aspirin in the primary antiphospholipid syndrome. *J Rheumatol* 16:1359, 1989.
474. Alliot C, Messouak D, Albert F, Barrios M: Correction of thrombocytopenia with aspirin in the primary antiphospholipid syndrome. *Am J Hematol* 68:215, 2001.
475. Wisbey HL, Klestov AC: Thrombocytopenia corrected by warfarin in antiphospholipid syndrome. *J Rheumatol* 23:769, 1996.
476. Ames PR, Orefice G, Brancaccio V: Reversal of thrombocytopenia following oral anticoagulation in two patients with primary antiphospholipid syndrome. *Lupus* 4:491, 1995.
477. Suarez IM, Diaz RA, Aguayo Canela D, Pujol de la Llave E: Correction of severe thrombocytopenia with chloroquine in the primary antiphospholipid syndrome. *Lupus* 5:81, 1996.
478. Tan EM, Cohen AS, Fries JF, et al: The 1982 revised criteria for the classification of systemic lupus erythematosus. *Arthritis Rheum* 25:1271, 1982.
479. Hochberg MC: Updating the American College of Rheumatology revised criteria for the classification of systemic lupus erythematosus. *Arthritis Rheum* 40:1725, 1997.
480. Rabinowitz Y, Dameshek W: Systemic lupus erythematosus after "idiopathic" thrombocytopenic purpura: A review. *Ann Intern Med* 52:1, 1960.
481. Michel M, Lee K, Piette JC, et al: Platelet autoantibodies and lupus-associated thrombocytopenia. *Br J Haematol* 119:354, 2002.
482. Pujol M, Ribera A, Vilardell M, et al: High prevalence of platelet autoantibodies in patients with systemic lupus erythematosus. *Br J Haematol* 89:137, 1995.
483. McMillan R: Immune thrombocytopenia. *Clin Haematol* 12:69, 1983.
484. Griner PF, Hoyer LW: Amegakaryocytic thrombocytopenia in systemic lupus erythematosus. *Arch Intern Med* 125:328, 1970.
485. Fureder W, Firbas U, Nichol JL, et al: Serum thrombopoietin levels and anti-thrombopoietin antibodies in systemic lupus erythematosus. *Lupus* 11:221, 2002.
486. Kuwana M, Okazaki Y, Kajihara M, et al: Autoantibody to c-Mpl (thrombopoietin receptor) in systemic lupus erythematosus: Relationship to thrombocytopenia with megakaryocytic hypoplasia. *Arthritis Rheum* 46:2148, 2002.
487. Feinglass EJ, Arnett FC, Dorsch CA, et al: Neuropsychiatric manifestations of systemic lupus erythematosus: Diagnosis, clinical spectrum, and relationship to other features of the disease. *Medicine (Baltimore)* 55:323, 1976.
488. Miller MH, Urowitz MB, Gladman DD: The significance of thrombocytopenia in systemic lupus erythematosus. *Arthritis Rheum* 26:1181, 1983.
489. Mok CC, Lee KW, Ho CT, et al: A prospective study of survival and prognostic indicators of systemic lupus erythematosus in a southern Chinese population. *Rheumatology (Oxford)* 39:399, 2000.

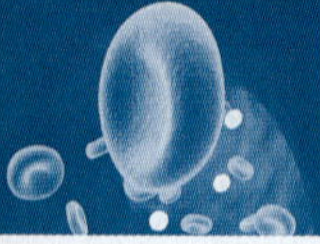

490. Drenkard C, Villa AR, Alarcon-Segovia D, Perez-Vazquez ME: Influence of the antiphospholipid syndrome in the survival of patients with systemic lupus erythematosus. *J Rheumatol* 21:1067, 1994.
491. Reveille JD, Bartolucci A, Alarcon GS: Prognosis in systemic lupus erythematosus. Negative impact of increasing age at onset, black race, and thrombocytopenia, as well as causes of death. *Arthritis Rheum* 33:37, 1990.
492. Abu-Shakra M, Urowitz MB, Gladman DD, Gough J: Mortality studies in systemic lupus erythematosus. Results from a single center. II. Predictor variables for mortality. *J Rheumatol* 22:1265, 1995.
493. Scofield RH, Bruner GR, Kelly JA, et al: Thrombocytopenia identifies a severe familial phenotype of systemic lupus erythematosus and reveals genetic linkages at 1q22 and 11p13. *Blood* 101:992, 2003.
494. Boumpas DT, Austin HA, III, Fessler BJ, et al: Systemic lupus erythematosus: Emerging concepts. Part 1: Renal, neuropsychiatric, cardiovascular, pulmonary, and hematologic disease. *Ann Intern Med* 122:940, 1995.
495. Arnal C, Piette JC, Leone J, et al: Treatment of severe immune thrombocytopenia associated with systemic lupus erythematosus: 59 cases. *J Rheumatol* 29:75, 2002.
496. Boumpas DT, Barez S, Klippel JH, Balow JE: Intermittent cyclophosphamide for the treatment of autoimmune thrombocytopenia in systemic lupus erythematosus. *Ann Intern Med* 112:674, 1990.
497. Roach BA, Hutchinson GJ: Treatment of refractory, systemic lupus erythematosus-associated thrombocytopenia with intermittent low-dose intravenous cyclophosphamide. *Arthritis Rheum* 36:682, 1993.
498. Ding C, Foote S, Jones G: B-cell–targeted therapy for systemic lupus erythematosus: An update. *BioDrugs* 22:239, 2008.
499. Maier WP, Gordon DS, Howard RF, et al: Intravenous immunoglobulin therapy in systemic lupus erythematosus-associated thrombocytopenia. *Arthritis Rheum* 33:1233, 1990.
500. Cohen MG, Li EK: Limited effects of intravenous IgG in treating systemic lupus erythematosus—associated thrombocytopenia. *Arthritis Rheum* 34:787, 1991.
501. Hall S, McCormick JL Jr, Greipp PR, et al: Splenectomy does not cure the thrombocytopenia of systemic lupus erythematosus. *Ann Intern Med* 102:325, 1985.
502. Rivero SJ, Alger M, Alarcon-Segovia D: Splenectomy for hemocytopenia in systemic lupus erythematosus. A controlled appraisal. *Arch Intern Med* 139:773, 1979.
503. Alarcon-Segovia D: Splenectomy has a limited role in the management of lupus with thrombocytopenia. *J Rheumatol* 29:1, 2002.
504. Burrows RF, Kelton JG: Incidentally detected thrombocytopenia in healthy mothers and their infants. *N Engl J Med* 319:142, 1988.
505. Letsky EA, Greaves M: Guidelines on the investigation and management of thrombocytopenia in pregnancy and neonatal alloimmune thrombocytopenia. Maternal and Neonatal Haemostasis Working Party of the Haemostasis and Thrombosis Task Force of the British Society for Haematology. *Br J Haematol* 95:21, 1996.
506. Burrows RF, Kelton JG: Fetal thrombocytopenia and its relation to maternal thrombocytopenia. *N Engl J Med* 329:1463, 1993.
507. McCrae KR, Samuels P, Schreiber AD: Pregnancy-associated thrombocytopenia: Pathogenesis and management. *Blood* 80:2697, 1992.
508. Shehata N, Burrows R, Kelton JG: Gestational thrombocytopenia. *Clin Obstet Gynecol* 42:327, 1999.
509. Kaplan C, Forestier F, Dreyfus M, et al: Maternal thrombocytopenia during pregnancy: Diagnosis and etiology. *Semin Thromb Hemost* 21:85, 1995.
510. Boehlen F, Hohlfeld P, Extermann P, et al: Platelet count at term pregnancy: A reappraisal of the threshold. *Obstet Gynecol* 95:29, 2000.
511. Lescale KB, Eddleman KA, Cines DB, et al: Antiplatelet antibody testing in thrombocytopenic pregnant women. *Am J Obstet Gynecol* 174:1014, 1996.
512. Gill KK, Kelton JG: Management of idiopathic thrombocytopenic purpura in pregnancy. *Semin Hematol* 37:275, 2000.
513. al Mofada SM, Osman ME, Kides E, et al: Risk of thrombocytopenia in the infants of mothers with idiopathic thrombocytopenia. *Am J Perinatol* 11:423, 1994.
514. Webert KE, Mittal R, Sigouin C, et al: A retrospective 11-year analysis of obstetric patients with idiopathic thrombocytopenic purpura. *Blood* 102:4306, 2003.
515. Stamilio DM, Macones GA: Selection of delivery method in pregnancies complicated by autoimmune thrombocytopenia: A decision analysis. *Obstet Gynecol* 94:41, 1999.
516. Christiaens GC, Nieuwenhuis HK, Bussel JB: Comparison of platelet counts in first and second newborns of mothers with immune thrombocytopenic purpura. *Obstet Gynecol* 90:546, 1997.
517. Moise KJ Jr, Cotton DB: Discordant fetal platelet counts in a twin gestation complicated by idiopathic thrombocytopenic purpura. *Am J Obstet Gynecol* 156:1141, 1987.
518. Kaplan C, Daffos F, Forestier F, et al: Fetal platelet counts in thrombocytopenic pregnancy. *Lancet* 336:979, 1990.
519. Silver RM, Branch DW, Scott JR: Maternal thrombocytopenia in pregnancy: Time for a reassessment. *Am J Obstet Gynecol* 173:479, 1995.
520. Mushambi MC, Halligan AW, Williamson K: Recent developments in the pathophysiology and management of pre-eclampsia. *Br J Anaesth* 76:133, 1996.
521. Leitch CR, Cameron AD, Walker JJ: The changing pattern of eclampsia over a 60-year period. *Br J Obstet Gynaecol* 104:917, 1997.
522. Thomas SV: Neurological aspects of eclampsia. *J Neurol Sci* 155:37, 1998.
523. McCrae KR: Thrombocytopenia in pregnancy: Differential diagnosis, pathogenesis, and management. *Blood Rev* 17:7, 2003.
524. Schlembach D: Pre-eclampsia—Still a disease of theories. *Fukushima J Med Sci* 49:69, 2003.
525. Brittain PC, Bayliss P: Partial hydatidiform molar pregnancy presenting with severe preeclampsia prior to twenty weeks gestation: A case report and review of the literature. *Mil Med* 160:42, 1995.
526. Luttun A, Carmeliet P: Soluble VEGF receptor Flt1: The elusive preeclampsia factor discovered? *J Clin Invest* 111:600, 2003.
527. Torry DS, Hinrichs M, Torry RJ: Determinants of placental vascularity. *Am J Reprod Immunol* 51:257, 2004.
528. Maynard SE, Min JY, Merchan J, et al: Excess placental soluble fms-like tyrosine kinase 1 (sFlt1) may contribute to endothelial dysfunction, hypertension, and proteinuria in preeclampsia. *J Clin Invest* 111:649, 2003.
529. Vuorela P, Helske S, Hornig C, et al: Amniotic fluid—Soluble vascular endothelial growth factor receptor-1 in preeclampsia. *Obstet Gynecol* 95:353, 2000.
530. Zhou Y, McMaster M, Woo K, et al: Vascular endothelial growth factor ligands and receptors that regulate human cytotrophoblast survival are dysregulated in severe preeclampsia and hemolysis, elevated liver enzymes, and low platelets syndrome. *Am J Pathol* 160:1405, 2002.
531. Venkatesha S, Toporsian M, Lam C, et al: Soluble endoglin contributes to the pathogenesis of preeclampsia. *Nat Med* 12:642, 2006.
532. Lattuada A, Rossi E, Calzarossa C, et al: Mild to moderate reduction of a von Willebrand factor cleaving protease (ADAMTS-13) in pregnant women with HELLP microangiopathic syndrome. *Haematologica* 88:1029, 2003.
533. Hulstein JJ, van Runnard Heimel PJ, Franx A, et al: Acute activation of the endothelium results in increased levels of active von Willebrand factor in hemolysis, elevated liver enzymes and low platelets (HELLP) syndrome. *J Thromb Haemost* 4:2569, 2006.
534. Tank PD, Nadanwar YS, Mayadeo NM: Outcome of pregnancy with severe liver disease. *Int J Gynaecol Obstet* 76:27, 2002.
535. Egerman RS, Sibai BM: HELLP syndrome. *Clin Obstet Gynecol* 42:381, 1999.
536. Martin JN Jr, Files JC, Blake PG, et al: Postpartum plasma exchange for atypical preeclampsia-eclampsia as HELLP (hemolysis, elevated liver enzymes, and low platelets) syndrome. *Am J Obstet Gynecol* 172:1107, 1995.
537. Sibai BM, Ramadan MK, Chari RS, Friedman SA: Pregnancies complicated by HELLP syndrome (hemolysis, elevated liver enzymes, and low platelets): Subsequent pregnancy outcome and long-term prognosis. *Am J Obstet Gynecol* 172:125, 1995.
538. Kaplan C: Alloimmune thrombocytopenia of the fetus and the newborn. *Blood Rev* 16:69, 2002.
539. Mueller-Eckhardt C, Kiefel V, Grubert A, et al: 348 cases of suspected neonatal alloimmune thrombocytopenia. *Lancet* 1:363, 1989.
540. Grainger JD, Morrell G, Yates J, Deleacy D: Neonatal alloimmune thrombocytopenia with significant HLA antibodies. *Arch Dis Child Fetal Neonatal Ed* 86:F200, 2002.
541. Chow MP, Sun KJ, Yung CH, et al: Neonatal alloimmune thrombocytopenia due to HLA-A2 antibody. *Acta Haematol* 87:153, 1992.
542. Davoren A, McParland P, Crowley J, et al: Antenatal screening for human platelet antigen-1a: Results of a prospective study at a large maternity hospital in Ireland. *BJOG* 110:492, 2003.
543. Williamson LM, Hackett G, Rennie J, et al: The natural history of fetomaternal alloimmunization to the platelet-specific antigen HPA-1a (PlA1, Zwa) as determined by antenatal screening. *Blood* 92:2280, 1998.
544. Jolly MC, Letsky EA, Fisk NM: The management of fetal alloimmune thrombocytopenia. *Prenat Diagn* 22:96, 2002.
545. Murphy MF, Hambley H, Nicolaides K, Waters AH: Severe fetomaternal alloimmune thrombocytopenia presenting with fetal hydrocephalus. *Prenat Diagn* 16:1152, 1996.
546. Kaplan C, Murphy MF, Kroll H, Waters AH: Feto-maternal alloimmune thrombocytopenia: Antenatal therapy with IVIgG and steroids—More questions than answers. European Working Group on FMAIT. *Br J Haematol* 100:62, 1998.
547. Ouwehand WH, Smith G, Ranasinghe E: Management of severe alloimmune thrombocytopenia in the newborn. *Arch Dis Child Fetal Neonatal Ed* 82:F173, 2000.
548. Porcelijn L, Kanhai HH: Fetal thrombocytopenia. *Curr Opin Obstet Gynecol* 10:117, 1998.
549. Weiner E, Zosmer N, Bajoria R, et al: Direct fetal administration of immunoglobulins: Another disappointing therapy in alloimmune thrombocytopenia. *Fetal Diagn Ther* 9:159, 1994.
550. Aster RH: Platelet sequestration studies in man. *Br J Haematol* 22:259, 1972.
551. Wadenvik H, Denfors I, Kutti J: Splenic blood flow and intrasplenic platelet kinetics in relation to spleen volume. *Br J Haematol* 67:181, 1987.
552. Savage B, McFadden PR, Hanson SR, Harker LA: The relation of platelet density to platelet age: Survival of low- and high-density 111indium-labeled platelets in baboons. *Blood* 68:386, 1986.
553. Wadenvik H, Kutti J: The effect of an adrenaline infusion on the splenic blood flow and intrasplenic platelet kinetics. *Br J Haematol* 67:187, 1987.
554. Vilen L, Freden K, Kutti J: Presence of a non-splenic platelet pool in man. *Scand J Haematol* 24:137, 1980.
555. Heyns AD, Badenhorst PN, Lotter MG, Pieters H, Wessels P: Kinetics and mobilization from the spleen of indium-111-labeled platelets during platelet apheresis. *Transfusion* 25:215, 1985.
556. Lawrence SP, Lezotte DC, Durham JD, et al: Course of thrombocytopenia of chronic liver disease after transjugular intrahepatic portosystemic shunts (TIPS). A retrospective analysis. *Dig Dis Sci* 40:1575, 1995.
557. Peck-Radosavljevic M: Hypersplenism. *Eur J Gastroenterol Hepatol* 13:317, 2001.
558. Eichner ER: Splenic function: Normal, too much and too little. *Am J Med* 66:311, 1979.
559. Jacob HS: Hypersplenism: Mechanisms and management. *Br J Haematol* 27:1, 1974.
560. Cooney DP, Smith BA: The pathophysiology of hypersplenic thrombocytopenia. *Arch Intern Med* 121:332, 1968.
561. McCormick PA, Murphy KM: Splenomegaly, hypersplenism and coagulation abnormalities in liver disease. *Baillieres Best Pract Res Clin Gastroenterol* 14:1009, 2000.
562. Reed RL, Ciavarella D, Heimbach DM, et al: Prophylactic platelet administration during massive transfusion. A prospective, randomized, double-blind clinical study. *Ann Surg* 203:40, 1986.
563. Hiippala ST, Myllyla GJ, Vahtera EM: Hemostatic factors and replacement of major blood loss with plasma-poor red cell concentrates. *Anesth Analg* 81:360, 1995.
564. Leslie SD, Toy PT: Laboratory hemostatic abnormalities in massively transfused patients given red blood cells and crystalloid. *Am J Clin Pathol* 96:770, 1991.
565. Hardy JF, de MP, Samama CM: The coagulopathy of massive transfusion. *Vox Sang*

89:123, 2005.
566. Cosgriff N, Moore EE, Sauaia A, et al: Predicting life-threatening coagulopathy in the massively transfused trauma patient: Hypothermia and acidoses revisited. *J Trauma* 42:857, 1997.
567. Cinat ME, Wallace WC, Nastanski F, et al: Improved survival following massive transfusion in patients who have undergone trauma. *Arch Surg* 134:964, 1999.
568. Villalobos TJ, Adelson E, Riley PA Jr, Crosby WH: A cause of the thrombocytopenia and leukopenia that occur in dogs during deep hypothermia. *J Clin Invest* 37:1, 1958.
569. Yau TM, Carson S, Weisel RD, et al: The effect of warm heart surgery on postoperative bleeding. *J Thorac Cardiovasc Surg* 103:1155, 1992.
570. Pina-Cabral JM, Ribeiro-da-Silva A, Almeida-Dias A: Platelet sequestration during hypothermia in dogs treated with sulphinpyrazone and ticlopidine—Reversibility accelerated after intra-abdominal rewarming. *Thromb Haemost* 54:838, 1985.
571. Hoffmeister KM, Felbinger TW, Falet H, et al: The clearance mechanism of chilled blood platelets. *Cell* 112:87, 2003.
572. Hoffmeister KM, Josefsson EC, Isaac NA, et al: Glycosylation restores survival of chilled blood platelets. *Science* 301:1531, 2003.
573. Reddick RL, Poole BL, Penick GD: Thrombocytopenia of hibernation. Mechanism of induction and recovery. *Lab Invest* 28:270, 1973.
574. Chan KM, Beard K: A patient with recurrent hypothermia associated with thrombocytopenia. *Postgrad Med J* 69:227, 1993.
575. Aster RH, Bougie DW: Drug-induced immune thrombocytopenia. *N Engl J Med* 357:580, 2007.
576. George JN, Raskob GE, Shah SR, et al: Drug-induced thrombocytopenia: A systematic review of published case reports. *Ann Intern Med* 129:886, 1998.
577. Kaufman DW, Kelly JP, Johannes CB, et al: Acute thrombocytopenic purpura in relation to the use of drugs. *Blood* 82:2714, 1993.
578. Garner SF, Campbell K, Metcalfe P, et al: Glycoprotein V: The predominant target antigen in gold-induced autoimmune thrombocytopenia. *Blood* 100:344, 2002.
579. Christie DJ, Mullen PC, Aster RH: Fab-mediated binding of drug-dependent antibodies to platelets in quinidine- and quinine-induced thrombocytopenia. *J Clin Invest* 75:310, 1985.
580. Lopez JA, Li CQ, Weisman S, Chambers M: The glycoprotein Ib-IX complex-specific monoclonal antibody SZ1 binds to a conformation-sensitive epitope on glycoprotein IX: Implications for the target antigen of quinine/quinidine-dependent autoantibodies. *Blood* 85:1254, 1995.
581. Chong BH, Du X, Berndt MC, et al: Characterization of the binding domains on platelet glycoproteins Ib-IX and IIb/IIIa complexes for the quinine/quinidine-dependent antibodies. *Blood* 77:2190, 1991.
582. Curtis BR, McFarland JG, Wu GG, et al: Antibodies in sulfonamide-induced immune thrombocytopenia recognize calcium-dependent epitopes on the glycoprotein IIb/IIIa complex. *Blood* 84:176, 1994.
583. Visentin GP, Newman PJ, Aster RH: Characteristics of quinine- and quinidine-induced antibodies specific for platelet glycoproteins IIb and IIIa. *Blood* 77:2668, 1991.
584. Berkowitz SD, Harrington RA, Rund MM, Tcheng JE: Acute profound thrombocytopenia after C7E3 Fab (abciximab) therapy. *Circulation* 95:809, 1997.
585. Fiorin F, Steffan A, Pradella P, et al: IgG platelet antibodies in EDTA-dependent pseudothrombocytopenia bind to platelet membrane glycoprotein IIb. *Am J Clin Pathol* 110:178, 1998.
586. Cancio LC, Cohen DJ: Heparin-induced thrombocytopenia and thrombosis. *J Am Coll Surg* 186:76, 1998.
587. Coblyn JS, Weinblatt M, Holdsworth D, Glass D: Gold-induced thrombocytopenia. A clinical and immunogenetic study of twenty-three patients. *Ann Intern Med* 95:178, 1981.
588. Nieminen U, Kekomaki R: Quinidine-induced thrombocytopenic purpura: Clinical presentation in relation to drug-dependent and drug-independent platelet antibodies. *Br J Haematol* 80:77, 1992.
589. Leach MF, Cooper LK, AuBuchon JP: Detection of drug-dependent, platelet-reactive antibodies by solid-phase red cell adherence assays. *Br J Haematol* 97:755, 1997.
590. Visentin GP, Malik M, Cyganiak KA, Aster RH: Patients treated with unfractionated heparin during open heart surgery are at high risk to form antibodies reactive with heparin:platelet factor 4 complexes. *J Lab Clin Med* 128:376, 1996.
591. Boon DM, van Vliet HH, Zietse R, Kappers-Klunne MC: The presence of antibodies against a PF4-heparin complex in patients on haemodialysis. *Thromb Haemost* 76:480, 1996.
592. Kappers-Klunne MC, Boon DM, Hop WC, et al: Heparin-induced thrombocytopenia and thrombosis: A prospective analysis of the incidence in patients with heart and cerebrovascular diseases. *Br J Haematol* 96:442, 1997.
593. Bauer TL, Arepally G, Konkle BA, et al: Prevalence of heparin-associated antibodies without thrombosis in patients undergoing cardiopulmonary bypass surgery. *Circulation* 95:1242, 1997.
594. Gentilini G, Curtis BR, Aster RH: An antibody from a patient with ranitidine-induced thrombocytopenia recognizes a site on glycoprotein IX that is a favored target for drug-induced antibodies. *Blood* 92:2359, 1998.
595. Belkin GA: Cocktail purpura. An unusual case of quinine sensitivity. *Ann Intern Med* 66:583, 1967.
596. Siroty RR: Purpura on the rocks—With a twist. *JAMA* 235:2521, 1976.
597. Pedersen-Bjergaard U, Andersen M, Hansen PB: Drug-induced thrombocytopenia: Clinical data on 309 cases and the effect of corticosteroid therapy. *Eur J Clin Pharmacol* 52:183, 1997.
598. Roberts I, Murray NA: Neonatal thrombocytopenia. *Semin Fetal Neonatal Med* 13:256, 2008.
599. Bussel JB, Sola-Visner M: Current approaches to the evaluation and management of the fetus and neonate with immune thrombocytopenia. *Semin Perinatol* 33:35, 2009.
600. Wiedmeier SE, Henry E, Sola-Visner MC, Christensen RD: Platelet reference ranges for neonates, defined using data from over 47,000 patients in a multihospital health-care system. *J Perinatol* 29:130, 2009.
601. Sola-Visner M, Sallmon H, Brown R: New insights into the mechanisms of nonimmune thrombocytopenia in neonates. *Semin Perinatol* 33:43, 2009.
602. Bussel JB: Immune thrombocytopenia in pregnancy: Autoimmune and alloimmune. *J Reprod Immunol* 37:35, 1997.
603. Schiff DE, Roberts WD, Willert J, Tsai HM: Thrombocytopenia and severe hyperbilirubinemia in the neonatal period secondary to congenital thrombotic thrombocytopenic purpura and ADAMTS13 deficiency. *J Pediatr Hematol Oncol* 26:535, 2004.
604. Levy GG, Nichols WC, Lian EC, et al: Mutations in a member of the ADAMTS gene family cause thrombotic thrombocytopenic purpura. *Nature* 413:488, 2001.
605. Donner M, Kristoffersson AC, Lenk H, et al: Type IIB von Willebrand's disease: Gene mutations and clinical presentation in nine families from Denmark, Germany and Sweden. *Br J Haematol* 82:58, 1992.
606. Noris P, Pecci A, Di Bari F, et al: Application of a diagnostic algorithm for inherited thrombocytopenias to 46 consecutive patients. *Haematologica* 89:1219, 2004.
607. Balduini CL, Savoia A: Inherited thrombocytopenias: Molecular mechanisms. *Semin Thromb Hemost* 30:513, 2004.
608. Geddis AE, Kaushansky K: Inherited thrombocytopenias: Toward a molecular understanding of disorders of platelet production. *Curr Opin Pediatr* 16:15, 2004.
609. Geddis AE: Congenital amegakaryocytic thrombocytopenia and thrombocytopenia with absent radii. *Hematol Oncol Clin North Am* 23:321, 2009.
610. Fox NE, Chen R, Hitchcock I, et al: Compound heterozygous c-Mpl mutations in a child with congenital amegakaryocytic thrombocytopenia: Functional characterization and a review of the literature. *Exp Hematol* 37:495, 2009.
611. Rose MJ, Nicol KK, Skeens MA, et al: Congenital amegakaryocytic thrombocytopenia: The diagnostic importance of combining pathology with molecular genetics. *Pediatr Blood Cancer* 50:1263, 2008.
612. King S, Germeshausen M, Strauss G, et al: Congenital amegakaryocytic thrombocytopenia: A retrospective clinical analysis of 20 patients. *Br J Haematol* 131:636, 2005.
613. Ochs HD: Mutations of the Wiskott-Aldrich syndrome protein affect protein expression and dictate the clinical phenotypes. *Immunol Res* 44:84, 2009.
614. Greenhalgh KL, Howell RT, Bottani A, et al: Thrombocytopenia-absent radius syndrome: A clinical genetic study. *J Med Genet* 39:876, 2002.
615. Thompson AA, Nguyen LT: Amegakaryocytic thrombocytopenia and radio-ulnar synostosis are associated with HOXA11 mutation. *Nat Genet* 26:397, 2000.
616. Grossfeld PD, Mattina T, Lai Z, et al: The 11q terminal deletion disorder: A prospective study of 110 cases. *Am J Med Genet A* 129:51, 2004.
617. Josephson CD, Su LL, Christensen RD, et al: Platelet transfusion practices among neonatologists in the United States and Canada: Results of a survey. *Pediatrics* 123:278, 2009.
618. Volpe JJ: Intracranial hemorrhage: Germinal matrix-intraventricular hemorrhage, in *Neurology of the Newborn*, 4th ed, p 428. WB Saunders, Philadelphia, 2001.
619. Towner D, Castro MA, Eby-Wilkens E, Gilbert WM: Effect of mode of delivery in nulliparous women on neonatal intracranial injury. *N Engl J Med* 341:1709, 1999.
620. Gardella C, Taylor M, Benedetti T, et al: The effect of sequential use of vacuum and forceps for assisted vaginal delivery on neonatal and maternal outcomes. *Am J Obstet Gynecol* 185:896, 2001.
621. Garcia MG, Duenas E, Sola MC, et al: Epidemiologic and outcome studies of patients who received platelet transfusions in the neonatal intensive care unit. *J Perinatol* 21:415, 2001.
622. Baer VL, Lambert DK, Henry E, et al: Do platelet transfusions in the NICU adversely affect survival? Analysis of 1600 thrombocytopenic neonates in a multihospital healthcare system. *J Perinatol* 27:790, 2007.
623. Kenton AB, Hegemier S, Smith EO, et al: Platelet transfusions in infants with necrotizing enterocolitis do not lower mortality but may increase morbidity. *J Perinatol* 25:173, 2005.
624. Nugent DJ: Controversies in the treatment of pediatric immune thrombocytopenias. *Blood Rev* 16:15, 2002.
625. Blanchette V, Carcao M: Approach to the investigation and management of immune thrombocytopenic purpura in children. *Semin Hematol* 37:299, 2000.
626. Rand ML, Wright JF: Virus-associated idiopathic thrombocytopenic purpura. *Transfus Sci* 19:253, 1998.
627. Winiarski J: Antibodies to platelet membrane glycoprotein antigens in three cases of infectious mononucleosis-induced thrombocytopenic purpura. *Eur J Haematol* 43:29, 1989.
628. Taub JW, Warrier I, Holtkamp C, et al: Characterization of autoantibodies against the platelet glycoprotein antigens IIb/IIIa in childhood idiopathic thrombocytopenia purpura. *Am J Hematol* 48:104, 1995.
629. Karpatkin S, Nardi MA, Kouri YH: Internal-image anti-idiotype HIV-1GP120 antibody in human immunodeficiency virus 1 (HIV-1)-seropositive individuals with thrombocytopenia. *Proc Natl Acad Sci U S A* 89:1487, 1992.
630. Rajantie J, Zeller B, Treutiger I, Rosthoj S: Vaccination associated thrombocytopenic purpura in children. *Vaccine* 25:1838, 2007.
631. Miller E, Waight P, Farrington CP, et al: Idiopathic thrombocytopenic purpura and MMR vaccine. *Arch Dis Child* 84:227, 2001.
632. Nieminen U, Peltola H, Syrjala MT, et al: Acute thrombocytopenic purpura following measles, mumps and rubella vaccination. A report on 23 patients. *Acta Paediatr* 82:267, 1993.
633. France EK, Glanz J, Xu S, et al: Risk of immune thrombocytopenic purpura after measles-mumps-rubella immunization in children. *Pediatrics* 121:E687, 2008.
634. Stowe J, Kafatos G, Andrews N, Miller E: Idiopathic thrombocytopenic purpura and the second dose of MMR. *Arch Dis Child* 93:182, 2008.
635. Kelton JG: Vaccination-Associated relapse of immune thrombocytopenia. *JAMA* 245:369, 1981.
636. Vlacha V, Forman EN, Miron D, Peter G: Recurrent thrombocytopenic purpura after repeated measles-mumps-rubella vaccination. *Pediatrics* 97:738, 1996.

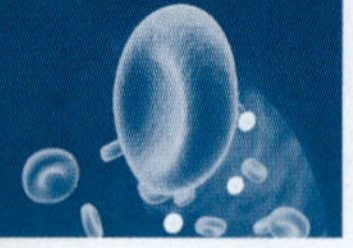

637. Drachtman RA, Murphy S, Ettinger LJ: Exacerbation of chronic idiopathic thrombocytopenic purpura following measles-mumps-rubella immunization. *Arch Pediatr Adolesc Med* 148:326, 1994.
638. Bibby AC, Farrell A, Cummins M, Erlewyn-Lajeunesse M: Is MMR immunisation safe in chronic Idiopathic thrombocytopenic purpura? *Arch Dis Child* 93:354, 2008.
639. Geddis AE, Balduini CL: Diagnosis of immune thrombocytopenic purpura in children. *Curr Opin Hematol* 14:520, 2007.
640. Revesz T, Kardos G, Kajtar P, Schuler D: The adverse effect of prolonged prednisolone pretreatment in children with acute lymphoblastic leukemia. *Cancer* 55:1637, 1985.
641. Dubansky AS, Boyett JM, Falletta J, et al: Isolated thrombocytopenia in children with acute lymphoblastic leukemia: A rare event in a Pediatric Oncology Group Study. *Pediatrics* 84:1068, 1989.
642. Vesely S, Buchanan GR, Cohen A, et al: Self-reported diagnostic and management strategies in childhood idiopathic thrombocytopenic purpura: Results of a survey of practicing pediatric hematology/oncology specialists. *J Pediatr Hematol Oncol* 22:55, 2000.
643. George JN, Woolf SH, Raskob GE, et al: Idiopathic thrombocytopenic purpura: A practice guideline developed by explicit methods for the American Society of Hematology. *Blood* 88:3, 1996.
644. Neunert CE, Buchanan GR, Imbach P, et al: Severe hemorrhage in children with newly diagnosed immune thrombocytopenic purpura. *Blood* 112:4003, 2008.
645. Bolton-Maggs PH, Moon I: Assessment of UK practice for management of acute childhood idiopathic thrombocytopenic purpura against published guidelines. *Lancet* 350:620, 1997.
646. Medeiros D, Buchanan GR: Current controversies in the management of idiopathic thrombocytopenic purpura during childhood. *Pediatr Clin North Am* 43:757, 1996.
647. Butros LJ, Bussel JB: Intracranial hemorrhage in immune thrombocytopenic purpura: A retrospective analysis. *J Pediatr Hematol Oncol* 25:660, 2003.
648. Kuhne T, Buchanan GR, Zimmerman S, et al: A prospective comparative study of 2540 infants and children with newly diagnosed idiopathic thrombocytopenic purpura (ITP) from the Intercontinental Childhood ITP Study Group. *J Pediatr* 143:605, 2003.
649. Buchanan GR, Holtkamp CA: Prednisone therapy for children with newly diagnosed idiopathic thrombocytopenic purpura. A randomized clinical trial. *Am J Pediatr Hematol Oncol* 6:355, 1984.
650. Lusher JM, Emami A, Ravindranath Y, Warrier AI: Idiopathic thrombocytopenic purpura in children. The case for management without corticosteroids. *Am J Pediatr Hematol Oncol* 6:149, 1984.
651. Kuhne T, Imbach P, Bolton-Maggs PH, et al: Newly diagnosed idiopathic thrombocytopenic purpura in childhood: An observational study. *Lancet* 358:2122, 2001.
652. Tamminga R, Berchtold W, Bruin M, et al: Possible lower rate of chronic ITP after IVIG for acute childhood ITP an analysis from registry I of the Intercontinental Cooperative ITP Study Group (ICIS). *Br J Haematol* 146:180, 2009.
653. Stasi R, Del Poeta G, Stipa E, et al: Response to B-cell depleting therapy with rituximab reverts the abnormalities of T-cell subsets in patients with idiopathic thrombocytopenic purpura. *Blood* 110:2924, 2007.
654. Imbach P, Kuhne T, Muller D, et al: Childhood ITP: 12 months follow-up data from the prospective registry I of the Intercontinental Childhood ITP Study Group (ICIS). *Pediatr Blood Cancer* 46:351, 2006.
655. Dickerhoff R, von Ruecker A: The clinical course of immune thrombocytopenic purpura in children who did not receive intravenous immunoglobulins or sustained prednisone treatment. *J Pediatr* 137:629, 2000.
656. George JN: Initial management of immune thrombocytopenic purpura in children: Is supportive counseling without therapeutic intervention sufficient? *J Pediatr* 137:598, 2000.
657. Tarantino MD, Bolton-Maggs PH: Update on the management of immune thrombocytopenic purpura in children. *Curr Opin Hematol* 14:526, 2007.
658. Nugent DJ: Immune thrombocytopenic purpura: Why treat? *J Pediatr* 134:3, 1999.
659. Page LK, Psaila B, Provan D, et al: The immune thrombocytopenic purpura (ITP) bleeding score: Assessment of bleeding in patients with ITP. *Br J Haematol* 138:245, 2007.
660. Edslev PW, Rosthoj S, Treutiger I, et al: A clinical score predicting a brief and uneventful course of newly diagnosed idiopathic thrombocytopenic purpura in children. *Br J Haematol* 138:513, 2007.
661. Bolton-Maggs P, Tarantino MD, Buchanan GR, et al: The child with immune thrombocytopenic purpura: Is pharmacotherapy or watchful waiting the best initial management? A panel discussion from the 2002 meeting of the American Society of Pediatric Hematology/Oncology. *J Pediatr Hematol Oncol* 26:146, 2004.
662. Carcao MD, Zipursky A, Butchart S, et al: Short-course oral prednisone therapy in children presenting with acute immune thrombocytopenic purpura (ITP). *Acta Paediatr Suppl* 424:71, 1998.
663. Yetgin S, Yenicesu IC, Ersoy F: The effects of megadose methylprednisolone therapy on the immune system in childhood immune thrombocytopenia. *Pediatr Hematol Oncol* 22:401, 2005.
664. Eden OB, Lilleyman JS: Guidelines for management of idiopathic thrombocytopenic purpura. The British Paediatric Haematology Group. *Arch Dis Child* 67:1056, 1992.
665. Neunert CE, Bright BC, Buchanan GR: Severe chronic refractory immune thrombocytopenic purpura during childhood: A survey of physician management. *Pediatr Blood Cancer* 51:513, 2008.
666. Mueller BU, Bennett CM, Feldman HA, et al: One year follow-up of children and adolescents with chronic immune thrombocytopenic purpura (ITP) treated with rituximab. *Pediatr Blood Cancer* 52:259, 2009.

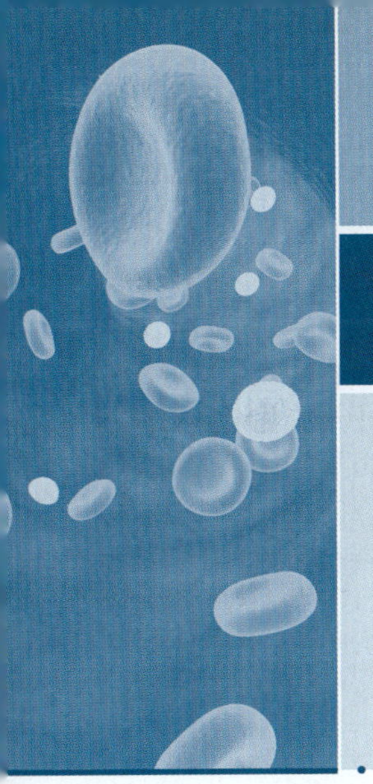

第120章

反应性血小板增多症

Kenneth Kaushansky

摘 要

引起血小板增多的三个主要病理生理因素是：①克隆性，包括特发性(或称原发性)血小板增多及其他骨髓增殖性疾病；②家族性，包括罕见的由促血小板生成素及其受体突变导致非克隆性的骨髓增殖；③反应性血小板增多继发于多种急慢性疾病。

绝大多数临床实验室计数的血小板正常值的上限是(350~450)×10⁹/L。一项对10 000名18~65岁的健康人的取样研究发现，仅有1%血小板计数超过400×10⁹/L，而且在这99例中只有8例在6个月至1年后确诊为血小板增多症[1]。然而非常明确的是，包括癌症在内的许多疾病的临床特征可表现为血小板增多，较高的血小板计数与疾病的发病和死亡有关。一项在健康挪威人中进行的长达12年的纵向(随访)研究表明，血小板计数在正常值高限1/4范围内的受试者，心血管疾病的发病率增加2倍[2]。但是其发生机制究竟是由血小板计数本身的原因，还是炎症反应导致血小板增多以及动脉粥样硬化的加速形成，目前尚无法确定。引起血小板增多的原因可以大概分为3种：①反应性，或继发性；②克隆性，包括原发性血小板增多症及其他骨髓增殖性疾病；③家族性(见表87-1)。本章重点介绍反应性血小板增多的病因及发病机制，克隆性和家族性血小板增多参见第87章。

本章使用的简写和缩略词：EPO，促红细胞生成素(erythropoietin)；ESA，红细胞生成刺激剂(erythropoiesis-stimulating agent)；FGF，成纤维细胞生长因子(fibroblast growth factor)；GM-CSF，粒细胞-巨噬细胞集落刺激因子(granulocyte-macrophage colony-stimulating factor)；IFN，干扰素(interferon)；IL，白细胞介素(interleukin)；LIF，白血病抑制因子(leukemia inhibitory factor)；SCF，干细胞因子(stem cell factor)；SDF，基质细胞衍生因子(stromal cell-derived factor)；STAT，信号转导与转录活化蛋白(signal transducer and activator of transcription)；TPO，促血小板生成素(thrombopoietin)。

正常血小板生成

血小板产生的调控机制已在第113章中详细讨论过，在此为进一步探讨反应性血小板增多提供正确的背景资料再简单讨论一下。促血小板生成素(TPO)，其配体为巨核细胞生长因子受体c-mpl，是巨核细胞生长、增殖和发育的主要体液调控因子，但是它并不作用于血小板生成的最终步骤即巨核细胞释放血小板。虽然TPO调控巨核细胞由干细胞至成熟巨核细胞的整个发育阶段[3]，但是体内体外试验均证实其他细胞因子如白细胞介素(IL)-6[4]、IL-3[5,6]、IL-11[7]、白血病抑制因子(LIF)[8,9]、成纤维细胞生长因子(FGF)-4[10]、基质细胞衍生因子(SDF)-1[10,11]、干扰素(IFN)-γ[12]以及粒细胞-巨噬细胞集落刺激因子(GM-CSF)[13]等亦可影响血小板生成，其相互之间及与TPO之间有协同作用[11,12,14]。

血小板生成主要由体液因子调节，TPO水平与血小板计数呈负相关[15,16]。其他在体外试验中显示具有影响巨核细胞生成的细胞因子水平与血小板计数无关[17]。虽然TPO水平具有非常重要的意义，但是其调节机制相当复杂，目前尚未完全阐述清楚。利用基因敲除小鼠进行的研究发现，肝脏可制造产生将近半数的TPO[18]。不过，血小板数并不直接影响肝脏生成TPO；而是通过耗竭TPO受体(c-mpl)影响TPO血浆水平[19]。当血小板计数降低时，血浆游离TPO水平升高，刺激巨核细胞生成；而当血小板水平升高时，血浆游离TPO水平降低，从而减少血小板产生。这样的调节机制可使血小板数维持在一个稳定的水平。另外，骨髓基质细胞也可产生TPO[20,21]，血小板产物可下调TPO表达[22]。

病理状态下的血小板生成增加

■ 炎症反应时的血小板生成

炎症是继发性血小板增多的最常见原因。一项研究发现，80%的血小板增多患者是继发于一种或多种炎症反应的。表120-1中列举了与反应性血小板增多有关的临床病症，其中最常见的是炎症性肠病和类风湿关节炎[23]，而且同时存在的血沉增快或C-反应蛋白升高，也可造成血小板增多。虽然炎症反

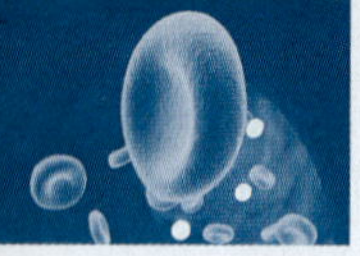

应导致血小板增多的患者可出现多种细胞因子分泌增加，但是IL-6和IFN-γ应是引起血小板增多的主要因素。

表120-1　引起血小板增多的主要原因

反应性（继发性）血小板增多
A. 一过性的反应过程
1. 急性失血
2. 血小板减少后的恢复（“反弹”）
3. 急性感染/炎症
4. 运动
B. 持续的过程
1. 铁缺乏
2. 脾切除术后，无脾状态
3. 恶性肿瘤
4. 慢性炎性疾病（炎症性肠病，类风湿关节炎，结核，慢性肺炎）
5. 药物反应（长春新碱，肾上腺素，维甲酸，部分抗生素，细胞因子和生长因子）
6. 溶血性贫血

白细胞介素-6

IL-6已被多组研究人员克隆重组，具有抗病毒活性，及促进骨髓瘤细胞增殖、肝细胞增殖以及免疫球蛋白分泌的作用[24]。体内、体外试验发现IL-6还能够影响巨核细胞的增殖分化[4,25,26]。IL-6基因位于人第7号染色体的短臂，编码26kDa多肽，可由T细胞、成纤维细胞、巨噬细胞以及基质细胞分泌产生，是炎症反应的重要调控因子[27]。

IL-6的生成依赖于IL-1和肿瘤坏死因子(TNF)-γ的存在，由淋巴细胞和单核细胞在对微生物的吞噬作用、与免疫复合物结合后或其他内在的免疫刺激下产生。IL-6的产生主要通过转录增强调节，IL-6启动子活化受核因子-κB(NF-κB)、衔接蛋白(AP)-1、CCAAT/增强子结合蛋白(C/EBP)α和C/EBPβ影响。

IL-6并不是稳定的血小板生成必须的因素，它可清除*c-mpl*以及IL-6受体(gp130)的信号传导组件，引起并不严重的血小板减少[29]，但是IL-6与炎症引起的血小板生成有关，主要是通过刺激肝脏产生TPO[30]。许多研究发现炎症状态下TPO水平升高[31,32]，但是TPO并不是唯一受此影响的细胞因子[33]，尤其是血小板增多会下调TPO水平。肝细胞在IL-6刺激下可增加TPO mRNA和蛋白的产生[34,35]。

干扰素-γ

IFN-γ是引起炎性血小板生成的第二位的细胞因子。干扰素首先被人们认识是可诱导哺乳动物细胞的抗病毒活性，可分为三型：IFN-α，一族包括17种不同但高度同源的分子；IFN-β，单一亚型，与IFN-α的多种亚型相似；和IFN-γ，单一亚型，与其他两型功能相近结构不同。其中IFN-γ可引起多种复杂的血液学效应，包括直接抑制红系集落形成细胞的增殖、激活巨噬细胞分泌多种炎性细胞因子[36,37]。

通过T细胞抗原交联化和炎性因子TNF-α、IL-12和IL-15刺激，激活的T淋巴细胞和自然杀伤细胞(NK)可分泌IFN-γ[38]。其主要的血液学效应包括激活巨噬细胞的炎症反应(如分泌TNF-α、增强肿瘤杀伤)、上调主要组织相容性复合物(MHC)Ⅰ类和Ⅱ类分子增强抗原识别能力[37]、抑制干细胞和红系祖细胞的增殖反应[39,40]。上述效应与IFN-γ引发再生障碍性贫血有关[41]，在第34章详细讨论。与IFN-γ抑制红系生成不同的是，IFN-γ可刺激巨核细胞生长分化[42,43]。可能与它刺激巨核细胞的信号转导与转录活化蛋白(STAT)-1有关，转基因小鼠试验证实了这点[44]。上述研究发现提示IFN-γ与人炎症状态下出现的血小板增多有关。

铁缺乏引起的血小板增多

虽然研究发现大多数炎症相关的血小板增多同时合并TPO分泌增加，但是铁缺乏导致的血小板增多时TPO水平并无升高[45]，反而促红细胞生成素(EPO)水平上升，后者可能与缺铁引起的血小板增加有关，或至少部分相关。与此假设相对应，人或动物注射EPO后血小板计数可有轻度增加[46]。虽然有研究认为可能是EPO和TPO受体的交叉反应所致[47]，但是EPO和TPO受体直接结合的实验研究并未有相同发现，从而推翻了上述假设[48]。巨核细胞祖细胞表达EPO受体，EPO与受体结合后可诱发一系列与TPO类似的细胞内生化信号反应(参见第14章)。

贫血之外的其他病理生理机制也参与铁缺乏引起的血小板增多。例如，许多缺铁性贫血患者并不出现血小板增多[45]。而且，几乎所有种类的贫血都存在EPO水平的升高，但是除了慢性炎症导致的贫血外只有缺铁性贫血经常合并血小板增多，炎症状态下铁调节蛋白水平发生变化导致贫血(参见第37章)，并引起血小板增多(参见前述“炎症反应时的血小板生成”)。虽有很多证据表明缺铁性贫血引起EPO水平升高从而导致反应性血小板增多，但是EPO水平的升高并不能够完全解释该现象。

促红细胞生成素的应用与心血管疾病发病率增加

一些研究发现大剂量应用EPO或其他红细胞刺激剂(ESA)可造成心血管疾病发病率增加[49]，并能促使肾功能不全患者提前进展到需要血液透析的阶段[50]，当然也有不同的研究结果发表[51]。虽然已经在第16章讨论过，在此继续探讨的原因是医源性应用EPO可引起红系造血祖细胞快速增殖，导致功能性铁缺乏。由于铁缺乏可引起血小板增多，所以推测注射EPO和ESA导致的心血管疾病发病率和死亡率增加继发于血小板增多。与此相一致的研究结果是在健康挪威人中进行的一项纵向研究发现血小板计数在正常值高限的群体罹患心血管疾病的概率增加[2]。肾功能不全患者应用大剂量EPO(>20 000U/周)、血红蛋白超过130g/L时，容易发生功能性铁缺乏和血小板增多，而血小板计数超过300×10^9/L者3年死亡率显著增高[52]。有研究者认为，EPO可直接引起血小板生成增加，与铁缺乏无关，以及直接增强血管对血小板的反应性。此假设依据是巨核细胞和血小板都表达EPO受体[53]，而TPO在与受体结合后可产生与EPO相似的信号传导通路(参见第14章)，所以TPO激活血小板并增强血小板聚集[54]。另有研究者发现EPO

受体的一种特殊亚型表达于血管内皮细胞，由经典 EPO 受体及 GM-CSF、IL-3、IL-5 的 β 亚基构成[55]，EPO 与此种受体结合可介导心血管事件。鉴于 ESA 在癌症、肾功能不全、骨髓增生异常综合征等疾病中的广泛应用，进一步证实或推翻上述研究发现具有相当重要的意义。

反应性血小板增多的临床特征

继发性血小板增多的临床特征首先应是引起反应的原发病的表现，以炎症反应和缺铁性贫血较为多见，而由血小板增多本身直接引起的症状非常罕见。虽然病理性的血栓形成是原发性血小板增多症的主要表现（参见第 87 章），但是反应性血小板增多则几乎没有，除非由原发病（如血管炎）或与血小板增多几乎完全无关的临床病症（如动脉粥样硬化）引起。目前尚不清楚其原因，可能的原因有反应性血小板增多患者的血小板数平均值低于原发性血小板增多症患者[56]；反应性血小板增多的平均血小板体积较小[56]；骨髓增殖性疾病患者血小板或其他血细胞活化的信号传导，或存在 JAK2 基因突变[57]；以及 TPO 受体活化[58]。因为反应性血小板增多很少出现心血管并发症，所以，除非在极特别情况下，一般不推荐进行针对性治疗。

翻译：赵川莉
校对：侯　明

参考文献

1. Ruggeri M, Tosetto A, Frezzato M, Rodeghiero F: The rate of progression to polycythemia vera or essential thrombocythemia in patients with erythrocytosis or thrombocytosis. *Ann Intern Med* 139:470, 2003.
2. Thaulow E, Erikssen J, Sandvik L, et al: Blood platelet count and function are related to total and cardiovascular death in apparently healthy men. *Circulation* 84:613, 1991.
3. Kaushansky K: The molecular mechanisms that control thrombopoiesis. *J Clin Invest* 115:3339, 2005.
4. Williams N, De Giorgio T, Banu N, et al: Recombinant interleukin 6 stimulates immature megakaryocytes. *Exp Hematol* 18:69, 1990.
5. Yonemura Y, Kawakita M, Masuda T, et al: Synergistic effects of interleukin 3 and interleukin 11 on murine megakaryopoiesis in serum-free culture. *Exp Hematol* 20:1011, 1992.
6. Carrington PA, Hill RJ, Stenberg PE, et al: Multiple in vivo effects of interleukin 3 and interleukin 6 on mouse megakaryocytopoiesis. *Blood* 77:34, 1991.
7. Schlerman FJ, Bree AG, Kaviani MD, et al: Thrombopoietic activity of recombinant human interleukin 11 in normal and myelosuppressed nonhuman primates. *Stem Cells* 14:517, 1996.
8. Debili N, Massé J-M, Katz A, et al: Effects of the recombinant hematopoietic growth factors interleukin-3, interleukin-6, stem cell factor, and leukemia inhibitory factor on the megakaryocytic differentiation of CD34+ cells. *Blood* 82:84, 1993.
9. Farese A, Myers LA, MacVittie TJ: Therapeutic efficacy of recombinant leukemia inhibitory factor in a primate model of radiation-induced marrow aplasia. *Blood* 84:3675, 1994.
10. Avecilla ST, Hattori K, Heissig B, et al: Chemokine-mediated interaction of hematopoietic progenitors with the bone marrow vascular niche is required for thrombopoiesis. *Nat Med* 10:64, 2004.
11. Hodohara K, Fujii N, Yamamoto N, Kaushansky K: Stromal cell derived factor 1 acts synergistically with thrombopoietin to enhance the development of megakaryocytic progenitor cells. *Blood* 95:769, 2000.
12. Tsuji-Takayama K, Tahata H, Izumi N, et al: IFN-gamma in combination with IL-3 accelerates platelet recovery in mice with 5-fluorouracil-induced marrow aplasia. *J Interferon Cytokine Res* 16:447, 1996.
13. Kaushansky K, O'Hara PJ, Berkner K, et al: Genomic cloning, characterization, and multilineage expression of human granulocyte-macrophage colony-stimulating factor. *Proc Natl Acad Sci U S A* 83:3101, 1986.
14. Broudy VC, Lin NL, Kaushansky K: Thrombopoietin (c-mpl ligand) acts synergistically with erythropoietin, stem cell factor, and IL-11 to enhance murine megakaryocyte colony growth and increases megakaryocyte ploidy in vitro. *Blood* 85:1719, 1995.
15. Kuter DJ, Rosenberg RD: The reciprocal relationship of thrombopoietin (c-Mpl Ligand) to changes in the platelet mass during busulfan-induced thrombocytopenia in the rabbit. *Blood* 85:2720, 1995.
16. Kuter DJ: The physiology of platelet production. *Stem Cells* 14(Suppl 1):88, 1996.
17. Cockrell EM, Gorman J, Hord JD, et al: Endogenous interleukin-11 (IL-11) levels in newly diagnosed children with acquired severe aplastic anemia (SAA). *Cytokine* 28:55, 2004.
18. Qian S, Fu F, Li W, et al: Primary role of the liver in thrombopoietin production shown by tissue-specific knockout. *Blood* 92:2189, 1998.
19. Fielder PJ, Hass P, Nagel M, et al: Human platelets as a model for the binding and degradation of thrombopoietin. *Blood* 89: 2782, 1997.
20. McCarty JM, Sprugel KH, Fox NE, et al: Murine thrombopoietin mRNA levels are modulated by platelet count. *Blood* 86:3668, 1995.
21. Sungaran R, Markovic B, Chong BH: Localization and regulation of thrombopoietin mRNA expression in human kidney, liver, bone marrow and spleen using in situ hybridization. *Blood* 89:101, 1997.
22. McIntosh B, Kaushansky K: Marrow stromal production of thrombopoietin is regulated by transcriptional mechanisms in response to platelet products. *Exp Hematol* 36:799, 2008.
23. Griesshammer M, Bangerter M, Sauer T, et al: Aetiology and clinical significance of thrombocytosis: analysis of 732 patients with an elevated platelet count. *J Intern Med* 245:295, 1999.
24. Kishimoto T: The biology of interleukin-6. *Blood* 74:1, 1989.
25. Asano S, Okano A, Ozawa K, et al: In vivo effects of recombinant human interleukin 6 in primates: Stimulated production of platelets. *Blood* 75:1602, 1990.
26. Ishibashi T, Kimura H, Shikama Y, et al: Interleukin-6 is a potent thrombopoietic factor in vivo in mice. *Blood* 74:1241, 1989.
27. Naka T, Nishimoto N, Kishimoto T: The paradigm of IL-6: from basic science to medicine. *Arthritis Res* 4(Suppl 3):S233, 2002.
28. Sehgal PB: Regulation of IL6 gene expression. *Res Immunol* 143:724, 1992.
29. Gainsford T, Nandurkar H, Metcalf D, et al: The residual megakaryocyte and platelet production in c-Mpl-deficient mice is not dependent on the actions of interleukin-6, interleukin-11, or leukemia inhibitory factor. *Blood* 95: 528, 2000.
30. Wolber EM, Fandrey J, Frackowski U, Jelkmann W: Hepatic thrombopoietin mRNA is increased in acute inflammation. *Thromb Haemost* 86:1421, 2001.
31. Heits F, Stahl M, Ludwig D, et al: Elevated serum thrombopoietin and interleukin-6 concentrations in thrombocytosis associated with inflammatory bowel disease. *J Interferon Cytokine Res* 19:757, 1999.
32. Ishiguro A, Suzuki Y, Mito M, et al: Elevation of serum thrombopoietin precedes thrombocytosis in acute infections. *Br J Haematol* 116:612, 2002.
33. Ceresa IF, Noris P, Ambaglio C, et al: Thrombopoietin is not uniquely responsible for thrombocytosis in inflammatory disorders. *Platelets* 18:579, 2007.
34. Wolber EM, Jelkmann W: Interleukin-6 increases thrombopoietin production in human hepatoma cells HepG2 and Hep3B. *J Interferon Cytokine Res* 20:499, 2000.
35. Kaser A, Brandacher G, Steurer W, et al: Interleukin-6 stimulates thrombopoiesis through thrombopoietin: Role in inflammatory thrombocytosis. *Blood* 98:2720, 2001.
36. Theofilopoulos AN, Baccala R, Beutler B, Kono DH: Type I interferons (alpha/beta) in immunity and autoimmunity. *Annu Rev Immunol* 23:307, 2005.
37. Young HA, Bream JH: IFN-gamma: Recent advances in understanding regulation of expression, biological functions, and clinical applications. *Curr Top Microbiol Immunol* 316:97, 2007.
38. Schoenborn JR, Wilson CB: Regulation of interferon-gamma during innate and adaptive immune responses. *Adv Immunol* 96:41, 2007.
39. Choi I, Muta K, Wickrema A, et al: Interferon gamma delays apoptosis of mature erythroid progenitor cells in the absence of erythropoietin. *Blood* 95:3742, 2000.
40. Yu JM, Emmons RV, Hanazono Y, et al: Expression of interferon-gamma by stromal cells inhibits murine long-term repopulating hematopoietic stem cell activity. *Exp Hematol* 27:895, 1999.
41. Young NS, Scheinberg P, Calado RT: Aplastic anemia. *Curr Opin Hematol* 15:162, 2008.
42. Tsuji-Takayama K, Tahata H, Harashima A, et al: Interferon-gamma enhances megakaryocyte colony-stimulating activity in murine bone marrow cells. *J Interferon Cytokine Res* 16:701, 1996.
43. Griffin CG, Grant BW: Effects of recombinant interferons on human megakaryocyte growth. *Exp Hematol* 18:1013, 1990.
44. Huang Z, Richmond TD, Muntean AG, et al: STAT1 promotes megakaryopoiesis downstream of GATA-1 in mice. *J Clin Invest* 117:3890, 2007.
45. Akan H, Güven N, Aydogdu I, et al: Thrombopoietic cytokines in patients with iron deficiency anemia with or without thrombocytosis. *Acta Haematol* 103:152, 2000.
46. Loo M, Beguin Y: The effect of recombinant human erythropoietin on platelet counts is strongly modulated by the adequacy of iron supply. *Blood* 93:3286, 1999.
47. Bilic E, Bilic E: Amino acid sequence homology of thrombopoietin and erythropoietin may explain thrombocytosis in children with iron deficiency anemia. *J Pediatr Hematol Oncol* 25:675, 2003.
48. Geddis AE, Kaushansky K: Cross reactivity between erythropoietin and thrombopoietin at the level of Mpl does not account for the thrombocytosis seen in iron deficiency. *J Pediatr Hematol Oncol* 25:919, 2003.
49. Singh AK, Szczech L, Tang KL, et al: Correction of anemia with epoetin alfa in chronic kidney disease. *N Engl J Med* 355:2085, 2006.
50. Drüeke TB, Locatelli F, Clyne N, et al: Normalization of hemoglobin level in patients with chronic kidney disease and anemia. *N Engl J Med* 355:2071, 2006.
51. Rossert J, Levin A, Roger SD, et al: Effect of early correction of anemia on the progression of CKD. *Am J Kidney Dis* 47:738, 2006.
52. Streja E, Kovesdy CP, Greenland S, et al: Erythropoietin, iron depletion, and relative thrombocytosis: A possible explanation for hemoglobin-survival paradox in hemodialysis. *Am J Kidney Dis* 52:727, 2008.

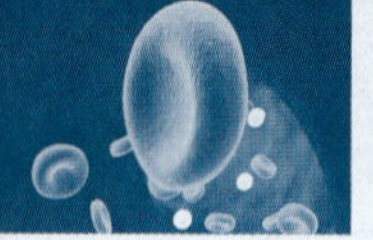

53. Geddis AE, Fox NE, Hitchcock, I: Erythropoietin stimulates thrombopoiesis in the absence of c-Mpl signaling. *Blood* 112(Suppl 1): 2451, 2008.
54. Rodríguez-Liñares B, Watson SP: Thrombopoietin potentiates activation of human platelets in association with JAK2 and TYK2 phosphorylation. *Biochem J* 316:93, 1996.
55. Brines M, Grasso G, Fiordaliso F, et al: Erythropoietin mediates tissue protection through an erythropoietin and common beta-subunit heteroreceptor. *Proc Natl Acad Sci U S A* 101:14907, 2004.
56. Osselaer JC, Jamart J, Scheiff JM: Platelet distribution width for differential diagnosis of thrombocytosis. *Clin Chem* 43:1072, 1997.
57. Kaushansky K: On the molecular origins of the chronic myeloproliferative disorders: It all makes sense. *Blood* 105:4187, 2005.
58. Pikman Y, Lee BH, Mercher T, et al: MPLW515L is a novel somatic activating mutation in myelofibrosis with myeloid metaplasia. *PLoS Med* 3:e270, 2006.

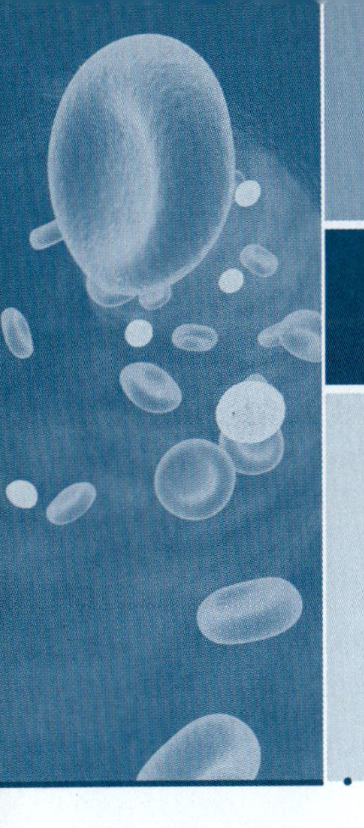

第121章

遗传性血小板质量性疾病

Barry S. Coller, Deborah L. French, A. Koneti Rao

摘 要

血小板功能异常的主要表现为皮肤黏膜出血过度，其中瘀斑、瘀点、鼻出血、牙龈出血、月经过多等最为常见。由于血小板数量上与质量上的异常均可引起上述症状，故应计血小板数以排除血小板减少症(参见第119章)。若血小板计数正常的患者出现出血时间延长，则提示可能为血小板质量异常疾病、von Willebrand病(参见第127章)或无纤维蛋白原血症(参见第126章)。第122章讨论获得性血小板异常，而本章则讨论遗传性的血小板质量性异常。

遗传性血小板质量性疾病可按缺陷存在的主要位点分类(表121-1，图121-1)。因此血小板糖蛋白、血小板颗粒以及信号转导和分泌的异常均可造成出血素质与出血时间延长。Glanzmann血小板无力症的发生由整合素两个亚单位之一的α_{IIb}[糖蛋白(GP)Ⅱb]或β_3(GPⅢa)发生异常所导致的$\alpha_{IIb}\beta_3$(GPⅡb-Ⅲa)受体缺失或功能障碍引起。由此造成血小板聚集的严重缺陷以及血小板黏附和血小板促凝活动的继发缺陷。Bernard-Soulier综合征

本章使用的简写和缩略词：ADP，腺苷二磷酸(adenosine diphosphate)；ATP，腺苷三磷酸(adenosine triphosphate)；BLOC，溶酶体相关细胞器复合物的生物发生(biogenesis of lysosome-related organelles complex)；cAMP，环化腺苷一磷酸(cyclic adenosine monophosphate)；EDTA，乙二胺四乙酸(ethylenediaminetetraacetic acid)；HLA，人类白细胞抗原(human leukocyte antigen)；HPS，Hermansky-Pudlak综合征(Hermansky-Pudlak syndrome)；Ig，免疫球蛋白(immunoglobulin)；LAD，白细胞黏附缺陷(leukocyte adhesion deficiency)；MIDAS，金属离子依赖性黏附位点(metal ion-dependent adhesion site)；PAR，蛋白酶激活受体(protease-activated receptor)；PKC，蛋白激酶C(protein kinase C)；PLC，磷脂酶C(phospholipase C)；rFⅦa，重组因子Ⅶa(recombinant factor Ⅶa)。

表121-1 血小板功能的遗传性疾病

Ⅰ. 糖蛋白黏附受体的异常
- A. $\alpha_{IIb}\beta_3$(糖蛋白Ⅱb/Ⅲa；CD41/CD61)：Glanzmann血小板无力症
- B. 糖蛋白Ⅰb(CD42b，c)/Ⅸ(CD42a)/Ⅴ：Bernard-Soulier综合征
- C. 糖蛋白GPⅠb(CD42b)：血小板型(假性)von Willebrand病
- D. $\alpha_2\beta_1$(糖蛋白Ⅰa/Ⅱa；极晚抗原[VLA]-2；CD49b/CD29)
- E. CD36(糖蛋白Ⅳ)
- F. 糖蛋白Ⅵ

Ⅱ. 血小板颗粒的异常
- A. δ-储存池缺陷
- B. 灰色血小板综合征(α-储存池缺陷)
- C. α，δ-储存池缺陷
- D. 魁北克血小板病

Ⅲ. 血小板促凝活性的异常(Scott综合征)

Ⅳ. 血小板信号转导和分泌的异常
- A. 血小板激动剂受体或激动剂特异性信号转导的缺陷(血栓烷A_2受体缺陷、腺苷二磷酸[ADP]受体缺陷[$P2Y_{12}$，$P2Y_1$，$P2X_1$]、肾上腺素受体缺陷、血小板活化因子受体缺陷)
- B. 鸟苷三磷酸(GTP)结合蛋白的缺陷(Gαq缺陷、Gαs超功能和超大Gαs的基因变异、Gαi1缺陷)
- C. 磷脂酶C(PLC)-β_2的缺陷以及PLC活化缺陷
- D. 蛋白磷酸化缺陷：蛋白激酶C(PKC)-θ缺陷
- E. 花生四烯酸代谢和血栓烷产生缺陷[磷脂酶A_2缺陷、环氧化酶(前列腺素H_2合成酶)缺陷、血栓烷合成酶缺陷]

Ⅴ. 细胞骨架结构性蛋白的异常：β_1微管蛋白

Ⅵ. 细胞骨架连接蛋白的异常
- A. 威-奥综合征蛋白(WASP)
- B. Kindlin-3：白细胞黏附缺陷-Ⅲ(LAD-Ⅲ)、LAD-1变异、整合素活化缺陷病的缺陷(IADD)

Ⅶ. 转录因子的异常导致功能缺陷
- A. RUNX1(具有发生急性髓性白血病倾向的家族性血小板功能障碍)
- B. GATA-1
- C. FLI1(有巨大α颗粒和血小板减少的二形异形血小板、Paris-Trousseau/Jacobsen综合征)

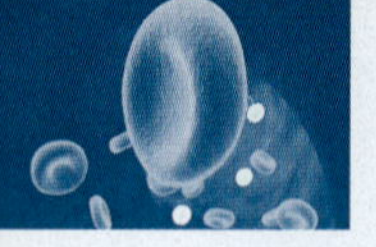

由GPⅠbα、GPⅠbβ或GPⅨ异常造成的血小板GPⅠb/Ⅸ/V复合物缺失引起，以巨血小板和轻度血小板减少为特点。其主要缺陷发生在血小板黏附，原因是血小板与von Willebrand因子的相互作用减少，同时也存在$\alpha_{IIb}\beta_3$激活及凝血酶诱导的聚集异常。当GPⅠbα发生功能获得性缺陷[血小板型(假性)von Willebrand病]而耗尽高分子量von Willebrand多聚体时也可导致出血病症。遗传性的激动剂受体或信号转导相关蛋白缺陷同样也可导致出血症状。若血小板促凝活性即血小板促进凝血酶生成的能力(参见第114章)发生异常，也可导致出血倾向，但独特的是这一血小板缺陷通常很少产生皮肤黏膜出血或出血时间延长。

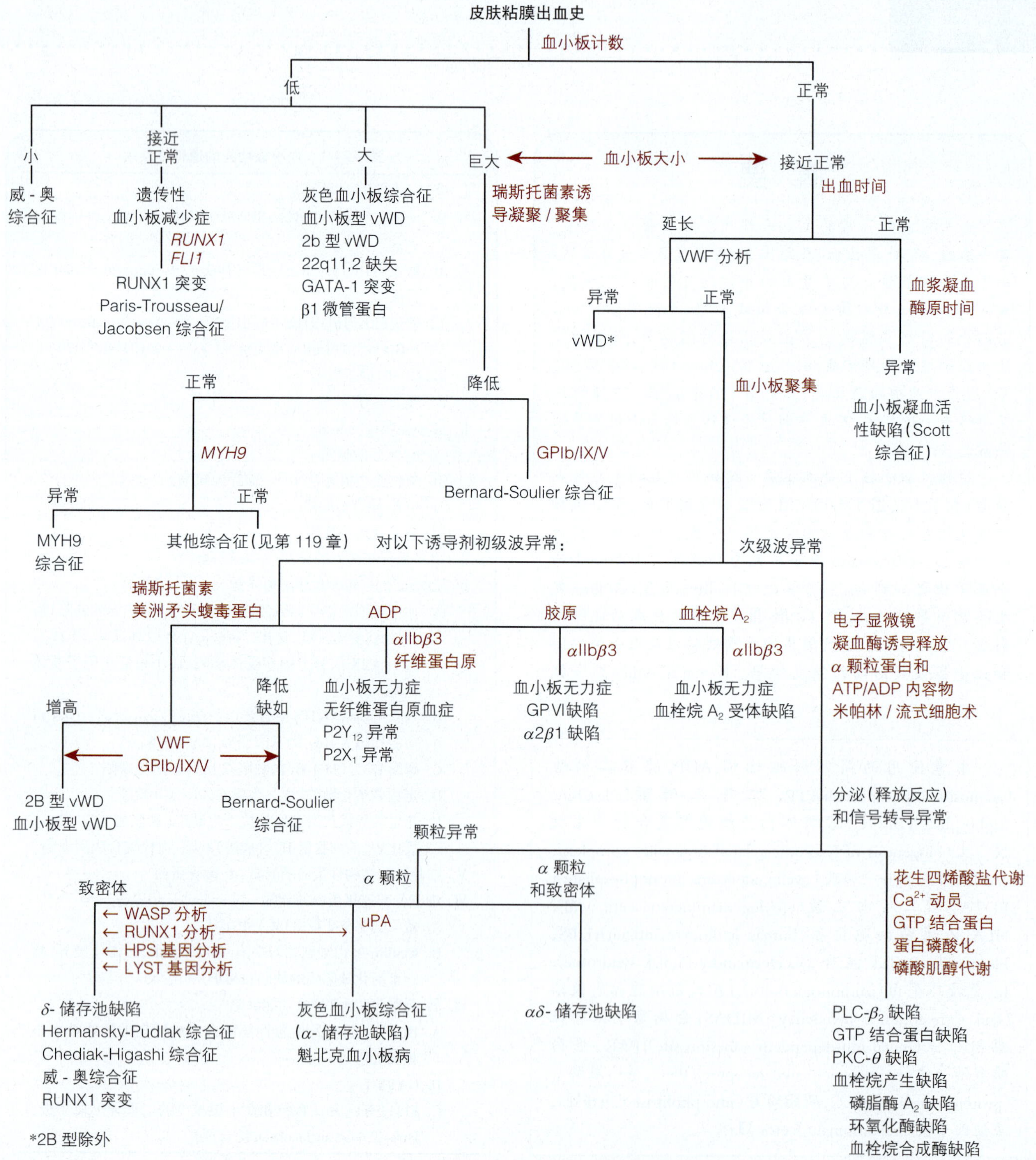

图 121-1 对患者的遗传性血小板数量或功能异常的评估。血小板数减少可见于患单纯的(遗传性或获得性)血小板数量异常疾病以及患伴有血小板减少症的遗传性血小板质量异常疾病的患者。血小板大小[由血涂片和(或)血小板平均容积测定]有助于区分遗传性血小板数量异常综合征和获得性血小板减少症以及遗传性质量数量联合异常血小板减少症(参见第 19 章)。威-奥综合征以血小板体积极小为特征。Paris-Trousseau/Jacobsen 综合征是一种罕见的遗传性血小板减少症,表现为循环中仅有部分血小板含有巨大 α 颗粒且染色体 11q23.3-24 缺失对转录因子 FLI1 造成影响。转录因子 RUNX-1 突变与家族性血小板减少症、血小板功能异常及白血病易感性相关。缺乏紫色颗粒的大型血小板可见于灰色血小板综合征(α 贮存池缺如),但是需要确保染色成功。灰色血小板综合征的确诊需行 α 颗粒内容物的生化分析。血小板型(假性)von Willebrand 病(VWD)及 2b 型 VWD 患者可见中度血小板减少以及大型血小板。下述对糖蛋白(GP)Ib 功能与生化的研究即可确立诊断,因 22q11.2 缺失而致的 GPIbβ 半合子患者、转录因子 GATA-1 或 β_1 微管蛋白(R318W)中发生突变的患者以及部分与 Bernard-Soulier 综合征相关的 GPIb/Ⅸ缺陷的杂合子患者会不同程度地出现血小板减少及大型血小板。Bernard-Soulier 综合征中的血小板本身确实巨大;通过对 GPIb/Ⅸ/Ⅴ复合物的生化和功能分析可对其确诊。

已发展出多种评估血小板功能的方法,并不断有新兴的研究手段开发形成[564,799-805]。绝大多数患有血小板质量异常疾病的患者出血时间延长(尽管程度各异),但血小板促凝活性疾病(Scott 综合征)除外,其首选的筛选实验为血清凝血酶原时间。可以通过对血小板促凝活性、微颗粒形成和磷脂转运等相关进行检验来作出诊断。

血小板聚集可将患者区分为初级血小板聚集波[依赖于纤维蛋白原、von Willebrand 因子、二者各自的受体,或者是胶原或腺苷二磷酸(ADP)激动剂受体中]缺陷的和次级聚集波缺陷的。低剂量瑞斯托霉素导致的瑞斯托霉素诱导血小板聚集增强是血小板型 VWD 患者(其 GPIb 受体带有一种缺陷,可使 von Willebrand 因子易于结合)以及 2b 型 VWD 患者(其有 von Willebrand 因子内部缺陷;参见第 127 章)的典型表现。该两种疾病可通过分析患者 von Willebrand 因子与正常血小板的结合,或者纯化的 von Willebrand 因子、冷沉淀物或缺乏唾液酸基 von Willebrand 因子聚集患者血小板的能力加以区分。血小板型 VWD 的确诊需行 GPIb 遗传分析。

如在多数 VWD 病例中可见的血浆中缺乏功能性 von Willebrand 因子(参见第 127 章),或如在 Bernard-Soulier 综合征中可见的血小板缺乏功能性 GPIb/Ⅸ复合物,均导致瑞斯托霉素及美洲矛头蝮毒蛋白无法诱导血小板聚集。如上在 VWD 而非 Bernard-Soulier 综合征中的缺陷可通过加入正常血浆或纯化的 von Willebrand 因子加以纠正。通过对 von Willebrand 因子和血小板 GPIb/Ⅸ复合物 805a 的直接分析可用以确定诊断。

若患者血浆中缺乏纤维蛋白原(无纤维蛋白原血症;参见第 126 章)或因血小板 $\alpha_{IIb}\beta_3$ 受体异常而无法结合纤维蛋白原(Glanzmann 血小板无力症;Glanzmann Thromb)即无法响应 ADP 或肾上腺素引发初级血小板聚集波。对血浆纤维蛋白原及血小板 $\alpha_{IIb}\beta_3$ 受体进行分析即可鉴别二者。血小板 $\alpha_2\beta_1$(GPⅠa/Ⅱa)或 GPⅥ异常的患者中可见对胶原的初始反应单独缺陷,可通过血小板糖蛋白分析来将其与其他疾病进行区分。因为针对 GPⅥ的抗体能引发循环内血小板的受体耗竭,所以对血小板 GPⅥ水平下降的患者应采取查找 GPⅥ抗体的措施。其他存在于一个或多个 ADP 受体或是血栓烷 A_2(TXA_2)受体上的单独缺陷会相应造成应 ADP 或血栓烷类似物 U46619 的血小板聚集减弱;肾上腺素受体单独缺陷会引起应该激动剂的初期聚集发生缺陷。

一组异质的血小板缺陷可引发异常的应 ADP 和肾上腺素的次级血小板聚集波,且对低剂量胶原和凝血酶反应减弱。可将其大致分为颗粒缺陷和血小板分泌或释放反应缺陷。在实际运用中,该两组可由其在大剂量凝血酶时的致密颗粒内容物释放的基础上加以区分。凝血酶的激活可以克服大部或全部的释放反应异常,所以取自这类疾病患者的血小板可以释放出正常量颗粒内容物;与此相对,颗粒内容物减少的患者即便在大剂量凝血酶下仍有释放反应异常。α 颗粒内容物及致密体内容物可通过免疫学和生物化学的方法测量;使用电镜即可确诊颗粒缺陷。分析各颗粒缺陷发生的异常所牵涉的基因或蛋白质[威-奥综合征(WASP),Hermansky-Pudlak 综合征(HPS),Chédiak-Higashi 综合征(LYST),Paris-Trousseau/Jacobson 综合征](FLI1),以及有白血病倾向的遗传性血小板疾病(RUNX1)]可作出诊断。Quebec 血小板病以 α 颗粒内尿激酶纤溶酶原活化剂(uPA)水平上升以及若干 α 颗粒蛋白的降解为特征。诊断可由免疫印迹分析或 uPA 活性分析来作出。分泌异常可因颗粒内容物释放的调控机制有缺陷而发生,其中包括连接表面受体与细胞内酶的鸟苷三磷酸(GTP)结合蛋白水平、磷脂酶 C 活化以及蛋白磷酸化[蛋白激酶(CPKC)-θ]的异常。其亦可因由磷脂酶 A_2(PLA_2)、环氧化酶或血栓烷合成酶不足而导致的血栓烷 A_2 合成缺陷而发生。需要针对信号转导机制、磷酸酰肌醇代谢、Ca^{2+} 动员、蛋白磷酸化以及血栓烷生成进行具体研究来定义这些缺陷。

糖蛋白黏附受体异常

■ $\alpha_{IIb}\beta_3$(糖蛋白Ⅱb/Ⅲa;CD41/CD61):Glanzmann 血小板无力症

定义和历史

Glanzmann 血小板无力症是一种因血小板糖蛋白 α_{IIb}(GPⅡb;CD41)和(或)β_3(GPⅢa,CD61)的数量或质量异常而发生血小板对多种生理激动剂的聚集反应严重减弱或缺如为特征的遗传性出血疾病[1-4]。

1918 年,瑞士儿科医生 Eduard Glanzmann 描述了一组患者,其具有出血症状和血小板功能缺陷,即收缩血块的能力不足(“无力”的血小板,或血小板无力症)。后续的研究表明,血小板无力症患者出血时间延长,且其血小板无法响应如腺苷二磷酸(ADP)、肾上腺素、胶原、凝血酶[6-9]等生理激动剂而发生聚集,并且血小板纤维蛋白原水平显著下降[6,8-10]。20 世纪 70 年代中期,Nurden 和 Caen[11] 以及 Phillips 及其同事[12] 发现无力血小板中 α_{IIb} 和 β_3 含量均不足。随后的研究证明 α_{IIb} 与 β_3 在血小板膜中构成一个钙离子依赖的复合物,可对纤维蛋白原和其他各种黏附性糖蛋白发挥受体作用[13-16]。通过对互补 DNA 的克隆与测序,α_{IIb}[17] 和 β_3[18] 被鉴定为两个单独的蛋白亚单位,是整合素受体超家族[19] 成员,并使得对该病患者的分子生物学鉴定成为可能。现已通过对部分患者的 DNA 缺陷进行鉴定得到了 $\alpha_{IIb}\beta_3$ 受体结构-功能关系的相关信息,并得以进行基于 DNA 的携带者检测和产前诊断（Glanzmann 血小板无力症患者及其分子生物学缺陷数据库可参见 http://med.mssm.edu/glanzmanndb）。

病因学和发病机制

Glanzmann 血小板无力症是一种全球分布广泛而罕见的常染色体隐性遗传疾病。在近亲婚配普遍存在的地区可鉴定出多组该病患者，而在若干人群中通过分析相应突变周边区的 DNA 多态性可鉴定出初始突变。这其中包括 42 名南部印度患者；39 名来自以色列的伊拉克犹太裔患者；46 名来自以色列、约旦、沙特阿拉伯的阿拉伯患者；30 名意大利患者；以及来自 3 个吉卜赛家族的少数患者[10,20-27]。Glanzmann 血小板无力症突变率最高的人群可能为伊拉克犹太人，在该人群中引发 Glanzmann 血小板无力症的最常见突变的发生率为 6/700[27]。

所有可在活体内作用的激动剂（ADP，肾上腺素，凝血酶，胶原，血栓烷 A_2；参见第 114 章）诱导的血小板聚集需要血小板 $\alpha_{IIb}\beta_3$ 受体的参与[13-16]。因此，该受体发生异常即可导致血管损伤发生部位无法正常形成血小板栓子，由此引发过量流血及淤伤。

$\alpha_{IIb}\beta_3$ 受体同时负责从血浆摄取纤维蛋白原至血小板的 α 颗粒[28-31]，因此 Glanzmann 血小板无力患者的血小板纤维蛋白原含量显著降低[6,8,9,32,33]。可能因需通过该受体与纤维蛋白发生接触，完好的 $\alpha_{IIb}\beta_3$ 受体[34-36]是血块回缩过程中的必要条件，因此 Glanzmann 血小板无力患者通常会有血块回缩功能异常[6]。

无论 α_{IIb} 或是 β_3 的缺陷均能造成相同的功能缺陷，因为二个亚单位都是受体功能所需的（参见第 114 章）。生物合成的研究提示 α_{IIb} 和 β_3 在粗面内质网中的蛋白质合成后即形成复合物[37-39]；随后的翻译后加工[40]以及血小板膜的运输均要求该复合物的完整性（图 121-2）[41,42]。复合物的形成可防止各糖蛋白受到蛋白质水解作用的消化[37-40]，所以若 α_{IIb} 或 β_3 二者之一缺失或无法正常构成复合物，则另一亚单位就会很快被降解。因此，两个糖蛋白中任意一个出现不足即可导致二者同时不足。由于在将 pro-α_{IIb} 由蛋白质水解处理分解成 $\alpha_{IIb}\alpha$ 和 $\alpha_{IIb}\beta$ 亚单位成分的过程中，复合物的构成与小泡运输都发挥作用[40]，若复合物的构成和（或）小泡运输不正常，极少量剩余的 α_{IIb} 会是 pro-α_{IIb} 而非成熟的 α_{IIb}[43]。据报道，pro-α_{IIb} 可与膜结合内质网的伴侣蛋白钙联蛋白结合，提供了对蛋白质是否已折叠完全进行评估的可能机制（钙联结蛋白循环），同时或许能够解释受体如何产生弯曲的构型[44,45]。

β_3［糖蛋白（GP）Ⅲa］也可与 α_V- 整合素（CD51）亚单位组合形成 $\alpha_V\beta_3$ "玻连蛋白受体"（图 121-2；参见第 114 章）[18,46,47]。尽管其通用名如此，该受体与 $\alpha_{IIb}\beta_3$ 相同可以结合许多黏附性糖蛋白，虽然在配体选择倾向及结合序列上有一些差异[47-51]。少量的 $\alpha_V\beta_3$ 受体存在于血小板上（50~100/ 血小板）[50,52,53]；破骨细胞，上皮细胞，巨噬细胞，血管平滑肌和子宫细胞等也都有 $\alpha_V\beta_3$ 受体[54-56]。一般而言，β_3 缺陷的 Glanzmann 血小板无力症患者也存在 $\alpha_V\beta_3$ 缺陷，而 α_{IIb} 缺陷的患者的血小板 $\alpha_V\beta_3$ 受体量正常或增加[50,53,55,57-59]。这一规律也有例外，即若患者存在 β_3（H280P）缺陷，由此干扰了 $\alpha_{IIb}\beta_3$ 的生物发生，其程度远超 $\alpha_V\beta_3$ 的生物发生[60]。目前尚无证据指出在缺少 $\alpha_{IIb}\beta_3$ 受体的基础上同时缺少 $\alpha_V\beta_3$ 受体的患者出血倾向更为严重或发生任何其他异常，可能是因为包含 α_V 与另外的 β 亚单位联合的其他受体可替代 $\alpha_V\beta_3$[53]。有报告指出伊拉克犹太裔 Glanzmann 血小板无力症患者的破骨细胞其上调的 $\alpha_2\beta_1$ 可能为一种潜在的代偿机制，以此可解释虽然破骨细胞 $\alpha_V\beta_3$ 缺陷但未见骨骼系统改变的现象。

超过 100 名 Glanzmann 血小板无力症患者的分子生物学异常已被鉴定[60a]并在一持续更新的因特网数据库中列出[61]（http://med.mssm.edu/glanzmanndb）。图 121-3 中包括了特别有意义的突变的信息。值得注意的是，许多带有已被鉴定突变的患者为复合杂合子而非纯合子，表明在人群中有相当一部分无症状携带者。在近亲婚配常见的地区，该疾病更可能是由初始基因发生纯合子突变引起的，但尽管在这些条件下也可能存在一个以上的突变。因此，在近亲婚配行为从公元前 586 年存在至今的伊拉克犹太人群中，不止一个家族中可鉴定出两种不同的突变[27]。多数错义突变导致 $\alpha_{IIb}\beta_3$ 在血小板表面表达减少，这或许反映了正确的折叠及复合物形成过程中对结构的严格要求。

$\alpha_{IIb}\beta_3$ 中发生于 β_3（GPⅢa）金属离子依赖性黏附位点一级与 α_{IIb}（GPⅡb）β- 螺旋桨状结构间界面的突变 一个金属

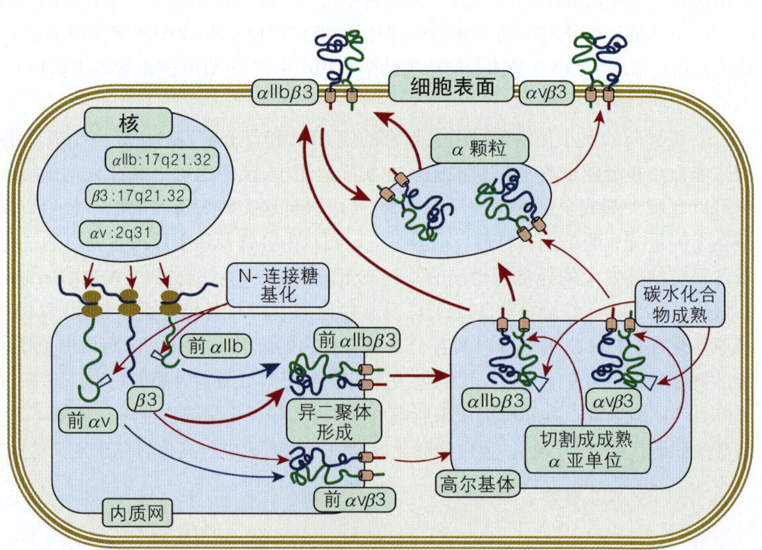

图 121-2　整合素受体 $\alpha_{IIb}\beta_3$ 和 $\alpha_V\beta_3$ 的生物发生。α_{IIb}（染色体定位 17q21.32；基因名称 *ITGA2B*；30 外显子）、α_V（2q31；*ITGAV*；30 外显子）和 β_3（17q21.32；*ITGB3*；14 外显子）的核基因被转录成信使 RNA 后由附着在内质网（ER）膜上的核糖体翻译。蛋白质在内质网中发生初级糖基化作用并形成 $\alpha_{IIb}\beta_3$ 和 $\alpha_V\beta_3$ 异二聚体。一般认为 $\alpha_{IIb}\beta_3$ 复合物的形成量较 $\alpha_V\beta_3$ 复合物多得多，因为血小板 $\alpha_{IIb}\beta_3$ 受体的最终拷贝数大约为 100 000，而于 $\alpha_V\beta_3$ 仅有 50~100。图中箭头宽度的差异概要地表现了 $\alpha_{IIb}\beta_3$ 与 $\alpha_V\beta_3$ 复合物形成比。异二聚物被运输至高尔基体，碳氢链结构在此通过修饰而进入成熟结构，而 α_{IIb} 和 α_V 在二硫键形成的环内发生蛋白水解，由此形成受体亚单位的双链形式。成熟的 $\alpha_{IIb}\beta_3$ 受体被运输至 α 颗粒膜，在此进入出入质膜的循环，这一过程导致了纤维蛋白原并可能还有其他胞质蛋白的细胞内摄。$\alpha_{IIb}\beta_3$ 可被直接运输至质膜，在总共约 100 000 个 $\alpha_{IIb}\beta_3$ 受体中的约三分之二在任意时刻都位于表面，而剩余的三分之一可通过血小板活化使之到达表面。$\alpha_V\beta_3$ 在质膜与 α 颗粒之间的分布以及 $\alpha_V\beta_3$ 受体在 α 颗粒与质膜之间可能存在的循环还未明确。

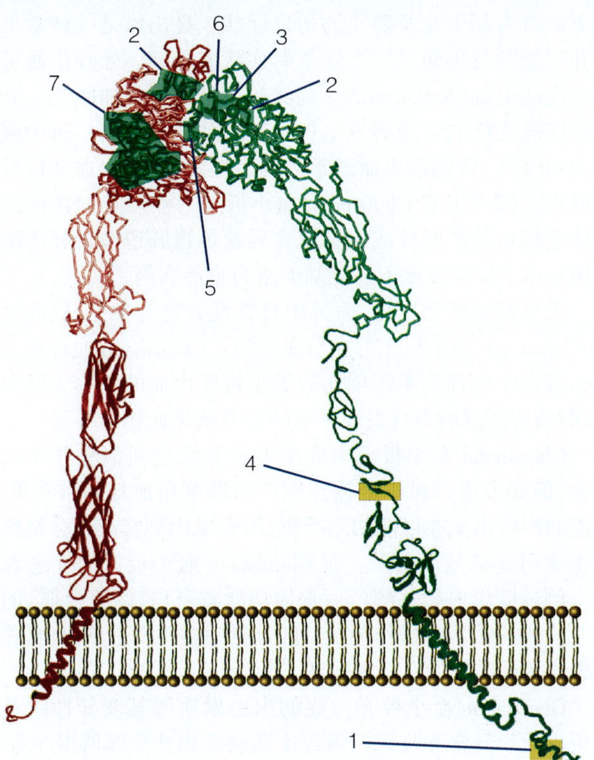

图 121-3　图解 $\alpha_{IIb}\beta_3$ 结构及引发 Glanzmann 血小板无力症的部分突变鉴别。在 http://med.mssm.edu/glanzmanndb 网站中完整地列出了已报道的 Glanzmann 血小板无力症突变清单。图 114-3 和图 114-13 中可见 $\alpha_{IIb}\beta_3$ 的结构细节。图中所示 $\alpha_{IIb}\beta_3$ 结构由 $\alpha_{IIb}\beta_3$ 的顶部[68]、$\alpha_V\beta_3$ 的胞外功能区[67]以及跨膜和胞内功能区的数据综合而成[806]。在已鉴别的错义突变中包括：①干扰内向外及外向内信号转导（β_3S752P）[98]；②干扰配体与 β_3 金属离子依赖性黏附位点（MIDAS）（β_3D119Y 和 D119N）或者 α_{IIb} 配体结合位点部分（Y143H，P145L/A，插入 R160/T161）[71,85,86,88,94]的结合；③导致产生对二价阳离子螯合所致解离敏感的受体（R214W，R214Q，R216Q）[73-75]；④导致产生构成性活化的受体（β_3C560R）；⑤改变 α_{IIb} 与 β_3 之间的界面，破坏配体结合（β_3L262Y）[78]；⑥导致产生与 α_V 较 α_{IIb} 更有效地形成复合物的 β_3 蛋白（S162L，R216Q，H280P）[60]；或⑦改变 α_{IIb} 螺旋桨状结构，阻碍正常的 $\alpha_{IIb}\beta_3$ 复合物的形成、处理和（或）运输[59,82-84,807]。

配位点，或金属离子依赖性黏附位点（MIDAS）功能区[62]，其在六个整合素受体 α- 链亚单位中高度保守且为配体结合所需[63]，也同时存在于 β_3 亚单位的 βA（或Ⅰ类）功能区[64,65]。诱变及分子建模实验提示有一高度保守的 DxSxS 氨基酸序列[66]基序与附加的配位残基集合至 β_3 亚单位的三维结构中，借此在 MIDAS 功能区形成阳离子结合团[62]，而这被 $\alpha_V\beta_3$ 及随后 $\alpha_{IIb}\beta_3$ 的晶体结构所证实（见图 114-3 及图 121-3）[67,68]。由此，β_3 MIDAS 是由 Asp[119]、Ser[121]、Ser[123]、Glu[220] 与 Asp[251] 构成的。一个原先在 $\alpha_V\beta_3$ 中被称作配体相关金属结合位点（LIMBS）[69]，而如今在 $\alpha_{IIb}\beta_3$ 中被称为协同金属结合位点（SyMBS）[65]的区域，结合了一个 Ca^{2+}，且为配体与 MIDAS 的结合所需。其由 D158、N215、D217、P219 和 E220 的原子组成。β_3 的 214 和 216 残基相当接近 SyMBS 残基以及其与 α_{IIb} 的界面的位置。邻近 MIDAS 功能区有一金属离子位点，被称为 ADMIDAS（邻近金属离子依赖性黏附位点），在未结合配体的 $\alpha_V\beta_3$ 和 $\alpha_{IIb}\beta_3$ 中，钙离子与 Ser[123]、Asp[126]、Asp[127] 和 Met[335] 配位，但在 $\alpha_V\beta_3$ 和 $\alpha_{IIb}\beta_3$ 二者的配体结合结构中 Asp[251] 替代了 Met[33]。晶体结构同时表明了包含 RGD 细胞黏附序列的肽配体与 $\alpha_{IIb}\beta_3$ 及 $\alpha_V\beta_3$ 发生相互作用，部分是由 RGD 肽中的天门冬氨酸对 MIDAS 中的金属离子的配位[69,70]。低分子量药品依替巴肽（eptifibatide）和替罗非班（tirofiban）可阻滞 α_{IIb} 与配体结合，其负电荷区能与 MIDAS 阳离子相互作用[68]。纤维蛋白原 γ- 链羧基末端的十二肽介导与 $\alpha_{IIb}\beta_3$ 的结合，而复合物的晶体结构表明天门冬氨酸羧基氧与 MIDAS 的阳离子团配位，而羧基末端的缬氨酸与 ADMIDAS 中的邻近阳离子团相互作用[68,70]。Glanzmann 血小板无力症患者的多个突变被鉴定位于 MIDAS 功能区的阳离子结合团内（见图 121-3）。两个突变即 D119Y（Cam 变异）[71]和 D119N（患者 NR）[72]，位于保守的 DxSxS 氨基酸基序内且能导致 $\alpha_{IIb}\beta_3$ 与配体结合发生严重异常，但不对 $\alpha_{IIb}\beta_3$ 的表面表达产生影响。R214 与 R216 残基突变导致 $\alpha_{IIb}\beta_3$ 受体异常而无法结合配体，且可能由于其位于 α_{IIb}-β_3 界面而对钙螯合作用导致的分离非常敏感[20,73-75]。由 D217V 突变破坏 SyMBS 也能引发 Glanzmann 血小板无力症，尽管 $\alpha_{IIb}\beta_3$ 表达量维持正常[76]。对 MIDAS 功能区、SyMBS 以及邻近残基的重要性的进一步支持来自于下列研究，当 D119N、R214W、D217N、E220Q 和 E220K 突变被由活体外引入中国仓鼠卵巢（CHO）细胞，结果显示可导致功能异常[77]。

α_{IIb} 的 β- 螺旋桨状结构和 β_3 间的界面同时部分参与了包含于一个四氨基酸 3_{10} 螺旋中的 β_3 R261 与 α_{IIb} 的 β- 螺旋桨状结构中内外排列成环的多个疏水残基的相互作用，构成笼状结构[67]。在邻近 R261 处发生 β_3 L262Y 突变可导致螺旋结构的破坏以及产生不稳定的 $\alpha_{IIb}\beta_3$ 复合物，其虽能在血小板表面表达但无法结合纤维蛋白原[78]。发生该突变的患者的血小板仍能够结合纤维蛋白并支持血块回缩，提示纤维蛋白原和纤维蛋白的结合条件存在差异。

$\alpha_{IIb}\beta_3$ 中发生于 GPⅡb（α- 链）β- 螺旋桨状结构序列内的突变　基于其与另一整合素 α 亚单位的同源性推测，α_{IIb} 氨基末端的 450 个氨基酸以及 α_V 中的同源区域，其中包含了最小配体结合序列[79]，可能折叠成七重复（叶）β- 螺旋桨状结构，包括四个阳离子结合位点[80]，而 α_V 与 α_{IIb} 二者的晶体结构证实了这一推测[67,68]。螺旋桨状结构的上表面与 β_3 亚单位 β-A（或Ⅰ类）功能区相互作用组合成 $\alpha_{IIb}\beta_3$ 复合物首部，即配体结合位点。每一重复结构（叶）含 4 条由环状结构连接的 β 股。β- 发夹结构中的 α_{IIb} 钙离子结合位点呈环状位于螺旋桨状结构的底面。α_{IIb} 中的配体结合被局限至 β_3 内邻近 MIDAS 功能区中一疏水（F160，Y190，F231）且带负电荷的（D224）袋状结构，由连接第 2 叶与第 3 叶（残基 144-171）、第 3 叶中的 β2 股与 β3 股（残基 186-193）以及第 3 叶与第 4 叶（残基 223-236）的各环组成。α_{IIb} 包含一个独特的"帽"亚功能区，由 β 螺旋桨状结构的环中的四个插入构成（残基 72-88、111-126、147-166、200-217），其发挥类似存在于某些整合素受体中的Ⅰ功能区的配体结合作用[68]。

位于 α_{IIb} β- 螺旋桨状结构的 Glanzmann 血小板无力症错义突变（见图 121-3）主要影响 $\alpha_{IIb}\beta_3$ 复合物运输至细胞表面[59,81-84]，但数种错义突变和一种插入可产生功能缺陷的受体。因此，Y143H 影响可溶配体结合而不是黏附或血块回缩[85]，而已在数个家族中被鉴别出的 P145A[20,86] 以及 P145L 可阻止配体结合。残基 161 和 162 处的二氨基酸插入以及 T176I 的错义突变也能对配体结合产生影响[87-89]。位置靠近但并不在 Y190 所在环内的 L183P 突变可同时影响受体的表达和功能[90]。

$\alpha_{IIb}\beta_3$ 中影响受体激活的突变　数个 β_3 错义突变(C560R, V193M)可造成受体的高亲和配体结合状态,但反常的是其导致出血素质[91,92]。β_3 第三 I-EGF 功能区的 S527F 突变也与构成性活化的受体相关,可能是由于其可防止受体形成弯曲的非活性构象[93]。β_3 胞质区在整合素活化和配体结合的调控中起功能性作用[94-96]。在该区域内已鉴别到两个 Glanzmann 血小板无力症突变。其中之一为导致 β_3 羧基末端 39 个残基缺失的 R724X 无义突变(患者 RM)[97],另一个是 β_3S752P 错义突变(患者 P 或 Paris I)[94,96,98]。其中后者的与众不同在于其总体而言较轻的过度出血史,但却有出血时间的延长而且其血小板不能应 ADP 而聚集。这些突变不足以严重影响血小板 $\alpha_{IIb}\beta_3$ 复合物的表面表达,但两个突变型受体均对激动剂刺激不敏感。对这些突变在哺乳动物细胞内表达的研究显示其对固相化纤维蛋白原的黏附正常,但细胞伸展异常。表达 S752P 突变型受体的细胞黏着斑形成减少,而表达 R724X 突变型受体的细胞其黏着斑激酶 $pp125^{FAK}$ 的酪氨酸磷酸化低于可测范围。这些突变为 β_3 胞质尾区在内向外信号转导(即导致 $\alpha_{IIb}\beta_3$ 形成高亲和力配体结合构象的血小板信号)及外向内信号转导(即由于 $\alpha_{IIb}\beta_3$ 结合配体而向血小板内部的信号转导;详见图 114-3 及图 114-4)中发挥的作用提供了证据。

临床特点

有两篇综述以 232 名 Glanzmann 血小板无力症患者的临床表现为主题,表 121-2 对其中 177 名患者的情况进行了概括[10,21]。几乎所有病人都发生月经过多,特别是在初潮时。紫癜在产后即可表现,但多不显著。啼哭引起的面部瘀斑及结膜下出血可为新生儿及婴儿的初发症状。鼻出血是一种常见症状并可能危及生命[10,21,99],成年后症状多减轻。牙龈出血可能造成慢性失血(及铁),而当牙齿维护不佳时特别如此[100]。有一篇综述提及有 12% 患者发生胃肠道出血[10],而在另一篇中则报道为 49%[21]。胃肠道出血通常为间歇性发作,且出血部位常不易确定。同时患有 Glanzmann 血小板无力症以及如遗传性出血性毛细血管扩张症或血管发育异常等胃肠道血管异常的患者通常由于反复出血不易控制而成为难治病例。

表 121-2　Glanzmann 血小板无力症患者的出血

	出现症状的患者人数	发生率(%)
症状		
月经过多	54/55	98
易发瘀斑,紫癜	152/177	86
鼻出血	129/177	73
牙龈出血	97/177	55
胃肠道出血	22/177	12
血尿	10/177	6
关节积血	5/177	3
颅内出血	3/177	2
内脏血肿	1/177	1
严重程度		
需红细胞输注		
文献报道病例 *	32/48	67
巴黎病例	54/64	84

* 数据来自由 George 等人对 177 名患者的综述,其中 113 名来自文献报道,64 名在巴黎接受相关研究。

关节积血极为罕见,而其中自发性者更为少见,借此可鉴别 Glanzmann 血小板无力症与血友病。Glanzmann 血小板无力症患者在中枢神经系统创伤后发生过度出血的风险无疑会增加,但值得注意的是自发性中枢神经系统出血相当罕见[10,21]。

Glanzmann 血小板无力症患者在妊娠期间似乎并无过度出血,但如不进行血小板输注则产后即刻出血却非常多见[10]。迟发的产后出血亦可能相当严重;但若采用剖宫产术分娩则其发生率可能有所下降[10]。在 Glanzmann 血小板无力症患者中有一例过度出血相关的产后垂体功能减退(希恩综合征)的报道[101]。外科手术的操作包括口腔外科中多并发过量出血,除非事先给予预防性的血小板输注[10,21,102]。

Glanzmann 血小板无力症的出血素质因其变异性以及血小板生化学异常和临床严重程度间缺乏相关性而值得注意[10]。即使在诸如大多数人均有相似的遗传异常以及极其类似的血小板功能以及生化指标的伊拉克犹太人的患者群体中,其临床严重度范围也相当广泛[21,27]。此外,出血症状的严重度在个别患者的一生中也可有显著差异。因此,除血小板缺陷本身之外的因素在决定出血风险中起着重要的作用。

以报道病例的缺乏来判断,动脉血栓形成在 Glanzmann 血小板无力症患者中似乎非常少见,但是有报道指出数位患者静脉血栓形成和肺栓子形成,其中一名同时也有凝血因子 VLeiden 突变[102a-d]。据颈动脉内膜 - 中膜比判断,Glanzmann 血小板无力症无法对动脉粥样硬化的发展形成保护[102e]。Glanzmann 血小板无力症携带者通常无症状且血小板功能试验结果普遍正常[10,21],虽然至少有一例杂合子出现出血时间延长的报道[103]。

实验检查特点

表 121-3 提供了 Glanzmann 血小板无力症患者典型性的实验室数据。患者血小板计数及血小板形态正常,出血时间延长,血块回缩减少或缺如,且响应生理刺激的血小板聚集反应异常。Glanzmann 血小板无力症患者的血小板在大剂量瑞斯托霉素诱导聚集时初始坡度正常(或近乎正常),反映了血浆 von Willebrand 因子水平正常且血小板 GPⅠb/Ⅸ含量正常;然而,在较低剂量瑞斯托霉素下通常 GPⅠb/Ⅸ介导的 $\alpha_{IIb}\beta_3$ 激活(参见第 114 章)参与聚集反应,患者出现次级聚集波减弱[104]。在大剂量瑞斯托霉素下观察到的周期性聚集[105]的有趣现象很有可能反映了瑞斯托霉素诱导的 von Willebrand 因子与 GPⅠb/Ⅸ的结合以及释放的 ADP 和胶原对该作用的抑制之间的复杂相互作用[106]。Glanzmann 血小板无力症的血小板可响应 ADP 和凝血酶而发生正常的变形,证明其有能力响应这些制剂而发生代谢性以及细胞骨架的变化。类似地,大剂量凝血酶和胶原产生致密体和 α- 颗粒内容物的正常释放[6,8,107];在低剂量的这些制剂存在时观察到的释放反应异常反映了通常应由血小板聚集

表 121-3 Glanzmann 血小板无力症患者实验检查特点

Ⅰ. 血小板计数：正常

Ⅱ. 出血时间：明显延长

Ⅲ. 血小板功能测定

  A. 血小板聚集

    1. 肾上腺素——无可见反应

    2. 腺苷二磷酸（ADP）与凝血酶——变形，但无聚集

    3. 胶原——变形，随后透光度不同程度增加，多半是由于与胶原纤维的渐进性黏附（假簇聚）

    4. 瑞斯托霉素——正常的初始聚集斜率；低剂量下，抑制次级波；大剂量下，周期性聚集 - 解聚

  B. 孔隙闭合时间（PFA-100）：延长

  C. 血块回缩：缺如或减少

  D. 血小板释放反应：肾上腺素和小剂量 ADP、凝血酶及胶原诱导时减少；大剂量凝血酶和胶原时正常

  E. 与玻璃的相互作用（血小板滞留试验）：缺如或减少

  F. 血小板促凝活性：不同程度异常

  G. 微粒形成：不同程度异常

  H. 在流动室中与去内皮血管的离体相互作用：血小板血栓形成及血小板伸展缺陷显著异常。高剪切率下血小板黏附减弱

Ⅳ. $\alpha_{IIb}\beta_3$ 和 $\alpha_V\beta_3$ 受体检测：数量及功能完整性

  A. $\alpha_{IIb}\beta_3$ 含量：减少或缺如，变异型者除外

  B. $\alpha_V\beta_3$ 含量：在 β_3 缺陷患者中减少或缺如；在 α_{IIb} 缺陷患者中正常或增加

  C. 纤维蛋白原及其他黏附性糖蛋白与血小板 $\alpha_{IIb}\beta_3$ 的结合：减少或缺如

  D. 血小板纤维蛋白原含量：显著下降，部分变异型者除外

Ⅴ. 血小板促凝活性：正常或下降

引发的释放反应升高的缺失 [6,104,108-110]。

全血或者富血小板血浆中的血小板可黏附于玻璃是由于纤维蛋白原首先沉积于玻璃表面，而后血小板即黏附于固相化纤维蛋白原 [111,112]。Glanzmann 血小板无力症患者的血小板无法黏附于玻璃 [6,8,111]，此即形成了其在玻璃珠滞留试验中反应异常的基础 [113]。血小板促凝活性的相关报道在正常或异常间变化不定 [6-9,114-116]，可能由评估该活性所采用的方法不同或患者个体差异所造成。在部分患者中可鉴定出血小板微粒形成及凝血酶生成支持的缺陷 [115-118]，但并非所有患者均有该异常表现 [119]。已证明 $\alpha_{IIb}\beta_3$ 和 $\alpha_V\beta_3$ 可结合凝血酶原，或许能由此解释部分已鉴定出的异常表现 [120,121]。

在流动室研究中，无力症血小板在中低剪切率下能正常黏附于去内皮血管，可是其无法正常伸展或是形成血小板血栓 [122-124]，而黏附缺陷发生于较高剪切率下。在无力症血小板中可观察到这些表面上的纤维蛋白形成有反常性增加，但该现象现在尚无明确解释 [125]。与正常血液不同，几乎所有 Glanzmann 血小板无力症患者的血液在 ADP 或者肾上腺素存在时均无法于高剪切率下封闭胶原包被膜上的 150μm 的孔隙（PFA-100）[126,127]。

血小板 $\alpha_{IIb}\beta_3$ 和 $\alpha_V\beta_3$ 可通过若干技术包括单克隆抗体结合（采用流式细胞术或放射性标记结合）、免疫印迹以及表面标记后进行十二烷基硫酸钠聚丙烯酰胺凝胶电泳（SDS-PAGE）中的任意一种定量。基于此类研究的结果，Glanzmann 血小板无力症的患者可根据 $\alpha_{IIb}\beta_3$ 含量而再划分为不足正常 $\alpha_{IIb}\beta_3$ 5% 的（Ⅰ型），5%~20% 间的（Ⅱ型），或者是 50% 及以上的（变异型）[10,128]。在一篇综述中论及的 64 个病例中，78% 为Ⅰ型，14% 为Ⅱ型，8% 为变异型 [10]。将 Glanzmann 血小板无力症亚型划分为Ⅰ型、Ⅱ型和变异型早于将 $\alpha_{IIb}\beta_3$ 异常鉴定为 Glanzmann 血小板无力症的病因且其基于功能性数据。随着现有更为精确的实验室分析以及对 Glanzmann 血小板无力症所表现出的多样化临床和功能异常的认识，此种分类仅可提供有限的信息。

对 $\alpha_V\beta_3$ 含量的测定在技术上要求较测定 $\alpha_{IIb}\beta_3$ 更高，因为每个血小板上的 $\alpha_V\beta_3$ 受体是如此之少 [53]。但是，$\alpha_V\beta_3$ 的水平在对患者的缺陷是发生于 α_{IIb} 还是 β_3 中进行初步评估时颇有功用，因为总体来说 $\alpha_V\beta_3$ 受体缺乏的患者 β_3 发生缺陷更多于 α_{IIb} [129]。然而，已有研究描述了一种差别性地影响 $\alpha_{IIb}\beta_3$ 多于 $\alpha_V\beta_3$ 的 β_3 错义突变（H280P）[60]。

纤维蛋白原结合试验可评估 $\alpha_{IIb}\beta_3$ 复合物的功能 [13,14]。早期研究所采用的方法为将放射性同位素标记的纤维蛋白原加至悬浮于缓冲剂的血小板（通过洗涤或是凝胶过滤制备），随后测量血小板受 ADP[13,14] 或与之类似的激动剂刺激时结合的放射性。纤维蛋白原亦可由荧光分子标记后采用流式细胞术测量纤维蛋白原结合。上述技术在检测变异型 Glanzmann 血小板无力症患者的 $\alpha_{IIb}\beta_3$ 质量异常最为有用。一种单克隆抗体（PAC1）与血小板的结合可提供类似的信息，因为该抗体仅结合激活状态下的 $\alpha_{IIb}\beta_3$ [130]。

Glanzmann 血小板无力症携带者的血小板功能基本正常 [22]。但是，其血小板仅含约为正常值 60% 的 $\alpha_{IIb}\beta_3$ 受体；然而正常人和携带者的测定值的部分重叠使得无法通过上述方法确诊携带者 [131]。最为精确的携带者检测实在缺陷已知的条件下进行 DNA 分析，而聚合酶链反应技术的进步使其甚至能对取自随机尿样内细胞的 DNA 进行检测 [132]。

血小板纤维蛋白原在 $\alpha_{IIb}\beta_3$ 显著减少的患者中降至正常值的约 10%[6,9,32,33]，而在具有有效量 $\alpha_{IIb}\beta_3$ 的患者中下降水平不定 [128,133,134]，其存在可为功能缺陷的本质提供新见解。

鉴别诊断

相对于关节积血和肌肉出血，皮肤黏膜出血史有助于鉴别血小板功能性疾病（包括 von Willebrand 病和无纤维蛋白原血症）与血友病及相关病症。质量性血小板功能性疾病与血小板减少症的症状本质相同，所以其鉴别需通过实验室检查，最重要的即血小板计数。类似地，von Willebrand 病、无纤维蛋白原血症及各血小板质量异常疾病的症状也常难以区分，同样需通过实验室检验得出明确诊断。遗传性疾病，如 Glanzmann 血小板无力症，通常于出生时即存在或于童年的早期起病。因此，病史在遗传性与获得性异常的鉴别中可有一定帮助。图 121-1 为一描述在评估皮肤黏膜出血患者时可采取的一系列逻辑性步骤的流程图。

$\alpha_{IIb}\beta_3$ 自身抗体可产生 Glanzmann 病的表型及许多特征性实验检查异常 [135-143]。采用患者血浆和正常血小板进行混合试验应可鉴定这些获得性自身免疫疾病。

治疗、病程和预后

治疗包含预防性措施及针对特定出血事件的处理。牙齿卫生对于尽量减少牙龈出血尤其重要 [100]。应避免使用抗血小

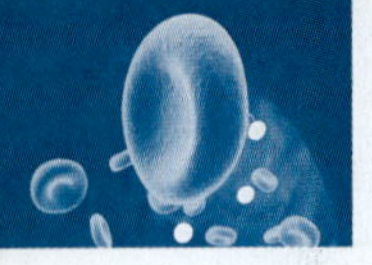

板药。若患者持续性出血致贫血和铁耗竭的，可能需要使用铁剂和叶酸。乙肝疫苗应早期接种，并应采用小号针头并对注射部位延长直接按压时间以防止过量流血。

抗纤溶药可对出现牙龈出血或正在行拔牙术的患者有用。基于相关研究，对血友病A或血友病B患者推荐使用6-氨基己酸（口服，一次40mg/kg，每日四次）[10]或者氨甲环酸（口服，一次0.5~1.0g，每日四次）[144,145]；氨甲环酸通常较6-氨基己酸产生的胃肠道副作用少。以上制剂在发生弥散性血管内凝血时禁忌使用。氨甲环酸漱口药（5%溶液，一次10ml，每日四次）能有效控制采用口服抗凝剂处理的患者和血友病患者的牙龈出血[146]，作者之一（BC）认为此对Glanzmann血小板无力症有益。

抗纤溶药和去氨加压素同样可能对控制具有相对轻微出血症状患者的月经出血有效[147,147a]。去氨加压素（DDAVP；参见第127章）通常无法使Glanzmann血小板无力症患者出血时间转为正常[10,148]，但也有例外的报告[149]。单例报告提示其或能改善止血，即使是在未使出血时间正常的情况下[149,150]。非甾体类抗炎药常作为减少月经出血的用药[150a]，因其有抗血小板作用而应该尽量避免使用[147a]。对于月经过多症状更为严重的病例，应考虑采用激素疗法来抑制月经，但也必须考虑这种疗法的远期后果。月经过多常在初潮时最为严重并可导致须行紧急子宫切除术[147a,151]，因此应指导患者在月经初潮时立即求医。针对月经过多和遗传性出血性疾病患者的医学及必要时外科的处理原则提供了一个分阶式个体化途径的构架[147a,152]。

外用药也能帮助阻止Glanzmann血小板无力症患者的出血。在氨甲环酸[153]或外用凝血酶中浸泡的明胶海绵（一类可溶性的氧化再生纤维素）可能有效[154]。由纤维蛋白原和凝血酶（外源性或源自患者本人的血浆）制备的纤维蛋白组织黏着剂，无论含有或不含有抗纤维蛋白溶解药或其他成分[154]已在Glanzmann血小板无力症患者中成功运用，且在一次研究中消除了在拔牙时对血小板输注的需要[155,156]。在本文写作时，有人凝血酶（由血浆及重组制备）和牛凝血酶可供使用，也是作为一种以患者本人的血浆为凝血酶的来源的方法[154]。牛凝血酶诱导了对自身的抗体形成并污染了因子Ⅴ和Ⅺ；至少部分因子Ⅴ的抗体与人因子Ⅴ有交叉反应而引起严重出血[157-159]。也有牛外用凝血酶造成免疫球蛋白（Ig）E介导的过敏反应的报道[160,161]。人凝血酶产品有不同程度的引发感染和对凝血酶和（或）生产过程中所用产品的变态反应的风险[154]。一种牛来源的微原纤维胶原止血剂被用于在出血的正常个体中保障止血。然而，现已在部分使用该止血剂的患者中鉴别出抗牛（及兔）组织因子的抗体，但其不与人组织因子交叉反应也不诱导出血素质[162]。聚乙二醇类聚合物也被用于达成止血目的[154]。针对牙科相关操作，定制的软丙烯酸树脂或明胶夹板可帮助防止过度出血[156,163]。

控制鼻出血尤其困难[99,164]。若局部性措施无法控制出血，应考虑血小板输注或重组因子Ⅶa（rFⅦa；参见下文）。鼻出血主要发生于前段鼻中隔的Kiesselbach区，其由源于颈内动脉及颈外动脉二者的终末分支接受供血[164]。鼻腔后段出血可于鼻中隔或鼻腔壁侧面发生，此二者均由源于颈外动脉的蝶腭动脉的分支供血。增湿霜预防鼻出血的功效现有争议。美国耳鼻咽喉-头颈外科学会推荐的鼻出血治疗方案可至www.entnet.org/healthinformation/nosebleeds.cfm/参阅。

前段出血推荐采用的自施家庭治疗法包括了由对鼻中隔压迫鼻翼来捏挤鼻外侧15分钟以堵塞中隔血管[164]。若此法未能控制出血，由医务人员局部给予麻醉剂如利多卡因合并一种血管收缩药如去氧肾上腺素（phenylephrine）或羟甲唑啉（oxymetazoline）一般对止血有效。对此无效的出血，硝酸银烧灼可能有效，需注意一次仅烧灼鼻中隔一侧以防止发生中隔穿孔。若化学烧灼无效，有时电热烧灼术有效。若Kiesselbach区出血即便以上手段干涉而仍持续，可尝试采用一系列材质中的一种在前段填塞1~3天，注意取出填塞物时需特别小心。此外，有多种无需除去的且含有包括微原纤维胶原以及凝血酶等前止血剂的可吸收或可降解材料可以选用[154]。它们通常较少造成不适且可能减少再次出血，尽管其价格更为昂贵。针对难治性前鼻中隔出血，推荐使用烧灼术或结扎夹进行筛前和筛后动脉的外部结扎。

针对后段出血，在蝶腭动脉周围（但非其内）经腭注射利多卡因和肾上腺素可能有效。若该法不能控制出血，应考虑使用充气气囊或双腔气囊导管进行后段填塞。抗生素预防通常用以防止罕见的中毒性休克综合征。若上述所有方法均无效，可考虑采用经皮栓塞术或蝶腭动脉外科结扎术治疗鼻后段出血，其中后者若在内镜下实施则产生的副作用较前者少

无出血素质的患者发生产后出血可给予rFⅦa加以控制[165-169]。一例有血小板输注不应的Glanzmann血小板无力症患者在产后出血时对rFⅦa响应迅速[170]。

有报道称红细胞生成素改善一名Glanzmann血小板无力症患者出血时间及玻璃珠柱法血小板滞留，甚至并未造成血红蛋白浓度显著增高[149]。与其对血红蛋白的影响无关，促红细胞生成素对血小板功能的正性作用在尿毒症中亦有报道[171-173]。

血小板输注（参见第141章）是治疗Glanzmann血小板无力症严重出血久经时间考验的疗法并且在手术或其他主要的止血应激前作为预防措施。在Glanzmann血小板无力症中也可通过非血制品rFⅦa达到成功控制出血，因此血小板输注与rFⅦa二者间的选择取决于多个因素，包括出血的性质，先前对各疗法的反应，伴发疾病以及费用[165]。在术前判断输血对止血的影响可能较困难，因为血小板计数增量可能很难建立在正常基线水平之上而且出血时间于再现性有较大的局限性且需要相当的操作技巧。推荐采用胶原包被薄膜在ADP或肾上腺素的条件下的孔隙闭合时间的缩短（PFA-100）以监控治疗[174,175]，因此现在可能应用现有的一种或多种另外的血小板功能试验，其中部分可在床旁进行[176]。

因为患者可能终生需要接受输血治疗，乙肝疫苗应在诊断当时立即给予，且血小板及比容血细胞二者的一切输注均应经白细胞分离滤器后给予以降低同种异体免疫[177]及传染巨细胞病毒的危险[178]。在采血时行白细胞分离可减少输血发热反应[179,180]。即便对血小板不应的患者，白细胞分离滤器可能改善循环中输注的血小板的恢复[181]。

即使是在患者病程的早期，仅采用人类白细胞抗原（HLA）匹配的血小板是合理的，以使同种异体免疫的风险降至最低[182]。在血小板输注时最好匹配ABO血型，因为它可能改善血小板反应且降低溶血性输血反应的风险，该反应在向A型个体输注O型血小板的罕见情况时有过报道[183]。使用由对单一个体血浆分离置换法制备的血小板较之于合并的取自全血捐献的血小板浓缩物可减少供者接触数，但或许会增加发生严重肺损伤反应的可能性，因为使用该取自单个个体的血液制品

(约 200ml) 较合并的供者血小板(每单位约 40~60ml) 输注的血浆更多。采用家族成员的血小板可能较为方便,但若考虑来自家族成员的造血干细胞移植,建议可尽量避免来自家族成员的捐献。取自家族成员的血液应经照射处理以防止输血相关移植物抗宿主病。类似地,若考虑移植,且患者尚未发生巨细胞病毒感染,较为合适的是选择没有巨细胞病毒感染证据的供者的血液和(或)采用白细胞分离。只要可能,有生育能力的女性若 Rh 阴性即应给予 Rh 阴性血小板。若必须给予 Rh 阳性血小板,则采用由血浆分离置换法制备的血小板可能更可取,因为其红细胞污染的可能更少,但现在尚未明确这意味着免疫下降[183]。有生育能力的 Rh 阴性女性若接受 Rh 阳性血小板也应接受抗 D 治疗以中和 Rh 抗原[184]。

血小板的同种异体免疫在 Glanzmann 血小板无力症患者中造成了几个不同的问题,具体取决于所涉及的抗原。除针对非 $\alpha_{IIb}\beta_3$ 的血小板蛋白如 HLA 决定簇的抗体外,患者可产生数类不同的 α_{IIb} 和(或) β_3 抗体,其中包括了针对:① α_{IIb} 和 β_3 上已被较好鉴定的多态性同种异体抗原[185,186](参见第 138 章);② $\alpha_{IIb}\beta_3$ 未参与配体结合的其他区域;以及③ $\alpha_{IIb}\beta_3$ 的配体结合区域的抗体。因为大多数 Glanzmann 血小板无力症患者的血小板缺乏 $\alpha_{IIb}\beta_3$,由此也缺乏 $\alpha_{IIb}\beta_3$ 同种异体抗原,抗这些决定簇以及抗 $\alpha_{IIb}\beta_3$ 其余非配体结合区的抗体的产生在理论上可能为输血或是妊娠所致。此类抗体可造成血小板输血不应性、发生输血后紫癜的倾向或是生育新生儿同种免疫血小板减少症患儿的倾向(参见第 119 章)[185]。一份报道称,发现 Pl^{A2} (HPA1b/b) 供者的血小板对多次输血的 Glanzmann 血小板无力症患者的血清的反应性较含 Pl^{A1} 同种异体抗原的血小板更低,而 Pl^{A2} 供者血小板在注入患者体内时引起良好的血小板增量[186]。有一例可能为新生儿血小板减少症的 Glanzmann 血小板无力症患者病例报道,但无法除外自身抗体[187]。

抑制 $\alpha_{IIb}\beta_3$ 功能的抗体的产生有可能进一步使得血小板输注无效,即便血小板是循环的。已有数例此类病例的报道[10,187-191],患者产生的抗体诱导正常血小板发生无力症样缺陷。若带有阻滞配体结合的 $\alpha_{IIb}\beta_3$ 抗体的患者发生严重出血,使用 rFⅦa(参见下文)和(或)尝试机械性去除有害的血浆抗体是合理的,但后一种疗法的功效尚未阐明,且其充其量仅提供短期效益[191-193]。但是值得注意的是,有报道称至少有一名存在抑制性抗体十五年以上的患者未曾发生显著出血[10,194]。

有数例 Glanzmann 血小板无力症患者进行异基因造血干细胞移植的报道。首例为一名发生过数次严重胃肠道出血的 5 岁男性[195],移植术 16 年后,其出血素质已治愈并且生存状况良好,只是有轻微的移植物抗宿主病[196]。第二例患者曾多次入院接受控制出血的治疗,但仅接受过一次血小板输注,其于 2 岁半时接受了来自一名与其 HLA 相同且为 Glanzmann 血小板无力症杂合子的同胞的移植[197],她在移植术后 19 个月情况良好。第三例患者在五岁时接受了其同胞的骨髓移植且一切安好[198]。第四例患者为首例患者的姐妹,接受移植时 16 岁,病程亦无特殊变故[196]。亦有采用无关供者[199]配合以减低强度的预处理(三例)[200]及一例受者携带包括 $\alpha_{IIb}\beta_3$ 抗体在内的抗血小板抗体成功的报道[199,201]。已有一例在 Glanzmann 血小板无力症犬模型中成功进行非清髓性骨髓移植[202]。于孕 16 周时由一 16 周胚胎的胎肝细胞进行子宫内移植在 3 周后(妊娠终止时)可导致血小板同种异体抗原嵌合现象,提示此类疗法医治有 Glanzmann 血小板无力症的胎儿的潜在可能[203]。

对 Glanzmann 血小板无力症患者采用 rFⅦa 进行治疗虽未普遍成功但也堪称成果颇佳,但是已有与 rFⅦa 疗法相关的、罕见的血栓栓塞性并发症的报道[170,174,204-209]。其作用机制尚在调查研究中,但现有迹象提示药理剂量(90μg/kg)可产生约 20nM 的血浆浓度峰值,随后即可:①通过与血小板结合的组织因子、带负电荷的磷脂和(或) GPⅠbα 的相互作用结合血小板[210,211];②增强凝血酶的生成[212],从而导致血小板活化以及纤维蛋白形成;及③增强血小板的黏附和聚集,即使是在 $\alpha_{IIb}\beta_3$ 缺失或存在 $\alpha_{IIb}\beta_3$ 拮抗剂时[210,213,214]。这些现象中有一些甚至能在组织因子缺失的情况下发生[206,207]。最优剂量和疗程持续时间尚未明确,但超过 80μg/kg 的剂量以及少于 2.5 小时的用药间隔与结果改善有关联性[205]。因此,未响应血小板输注的,已知其具有与血小板输注不应性相关的抗体的或是具有抑制血小板功能的抗 $\alpha_{IIb}\beta_3$ 抗体的患者是最应考虑实施 rFⅦa 治疗的[214]。

由基因疗法途径纠正 Glanzmann 血小板无力症的巨核细胞内基因缺陷现已有进展[215,216]。有数个动物模型可供应用,包括 α_{IIb}- 和 β_3- 剔除鼠模型[217],以及两个涉及 α_{IIb} 突变的犬模型[218,219]。因此,随着造血干细胞移植及转基因的技术的改善,对以上疗法于每个 Glanzmann 血小板无力症患者个体的风险 - 效益比进行再评估将非常重要。

尽管 Glanzmann 血小板无力症是一种严重的疾病,但其生存率预后普遍良好。在一个病例系列的分析中,64 名患者中有 2 名死于出血,而另一系列中 43 名患者中有 3 名死于出血[10,21]。在日本进行的全国性调查在 1976 年鉴定出 98 名 Glanzmann 血小板无力症患者,而在 1991 年有 192 名[220],死亡率在该段时间间隔内有了实质性的下降。

■ 糖蛋白Ⅰb(CD42b,c)/Ⅸ(CD42a)/Ⅴ:Bernard-Soulier 综合征

定义和历史

Bernard-Soulier 综合征是一种以血小板减少、巨血小板以及血小板无法结合 GPⅠb 配体(最重要的是 von Willebrand 因子和凝血酶)为特点的遗传性血小板 GPⅠb/Ⅸ/Ⅴ复合物疾病[221,222]。

1948 年,Bernard 和 Soulier 描述了两名出现以皮肤黏膜出血为特点的严重出血疾病的来自近亲婚配家庭的儿童[223,224]。对患者血液的评估显示了不同程度的血小板减少和巨血小板。自 20 世纪 70 年代早期开始,Bernard-Soulier 综合征血小板被发现具有 von Willebrand 因子依赖性血小板黏附和凝集的功能缺陷[225-227]。1975 年,Nurden 和 Caen 将血小板 GPⅠb 中的一个变异鉴定为引起功能异常的原因[228]。随后的研究确认了 von Willebrand 因子 -GPⅠb 相互作用的缺陷[229-231]并且确认在血小板 GPⅤ和 GPⅨ中也有缺陷[232,233]。后续研究鉴别出了其他的 GPⅠb/Ⅸ复合物配体,包括凝血酶[234]、P- 选择素[235]、白细胞整合素 $\alpha_M\beta_2$[236]、高分子量激肽原[237]、凝血酶敏感蛋白 -1[238]、以及凝血因子Ⅺ[239]和Ⅻ[240](参见第 114 章),但这些相互作用对该疾病的确切贡献尚未明确定义。Bernard-Soulier 综合征中可鉴定到发生于 GPⅠbα、GPⅠbβ 和 GPⅨ的缺陷,而无 GPⅤ缺陷。现已有用针对 GPⅠbα[241]和 GPⅠbβ 的基因敲除产生的 Bernard-

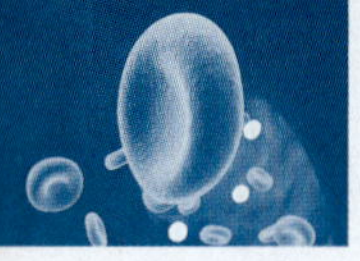

Soulier 综合征鼠模型[242]，而与人类相似地，GPV缺陷的小鼠未表现人 Bernard-Soulier 综合征的典型特征[243,244]。

病因学和发病机制

流行病学　这一患病率估计为少于百万分之一的罕见疾病在世界各国均有报道[20,221,224,232,245-335]。近亲婚配在出现患病儿童的家庭中很普遍[224]，因为该疾病的遗传通常以常染色体隐性模式遗传，也因为自发突变很少出现。然而，该疾病的常染色体显性形式也有报道[268,328]。此外，常染色体显性巨血小板减少症的一些形式可能源自特定 Bernard-Soulier 综合征突变的杂合子遗传[328]。

出血原因　Bernard-Soulier 综合征的六个不同的特征可能促成出血素质：血小板减少、血小板与 von Willebrand 因子相互作用异常、血小板与凝血酶相互作用异常、血小板促凝活性异常、血小板与 P- 选择素相互作用异常以及血小板与白细胞整合素 $\alpha_M\beta_2$ 相互作用异常。

血小板减少的病理生理学尚未明确。早期研究提示血小板存活显著缩短，推测是由于 GPIb 缺陷引起的血小板表面电荷的减少[336,337]。随后的研究采用 ^{111}In- 羟喹啉标记血小板的实验报道血小板存活缩短更为轻微或未缩短，提示了无效的血小板生成和(或)血小板生成减少可能促发血小板减少症[338,339]。Bernard-Soulier 综合征巨核细胞可鉴别到形态学异常，而其可能促成异常的血小板产生[340]。基于对其他巨大血小板综合征的观察(参见第 119 章)，Bernard-Soulier 血小板的巨大形态会趋向于减弱血小板减少症对止血的不利效应，因为血小板的整体体积仍能较好维持。但是，除去罕见的例外[341]，Bernard-Soulier 综合征的出血素质比巨血小板减少程度预期的更为严重，支持了同时存在血小板质量缺陷的结论[194,224]。

血小板 GPIb/IX复合物充当了 von Willebrand 因子的受体(参见第 114 章和第 127 章)[221,342,343]。该相互作用在血小板黏附到内皮下表面时至关重要，特别是在高剪切率条件下，其间 von Willebrand 因子充当了内皮下基质与血小板间的桥梁[123,124]。内皮下 von Willebrand 因子、血浆 von Willebrand 因子以及血小板 von Willebrand 因子相对应的作用尚未完全明确，但其可能均有利于血小板黏附[343]。von Willebrand 因子与 GPIb/IX的相互作用启动 $\alpha_{IIb}\beta_3$ 的活化[344]，而其亦能通过分子上不同的位点与 von Willebrand 因子结合。GPIb/IX与 von Willebrand 因子的相互作用同时也直接促成血小板 - 血小板的相互作用[345,346]。

GPIb/IX-von Willebrand 因子相互作用也能在高剪切率下的血小板悬液中发生；这可导致血小板活化，并随后引起 $\alpha_{IIb}\beta_3$ 介导的聚集[343,347-349]。然而，但是持续剪切率在体内是否有可能达到足以引起 von Willebrand 因子结合所需的水平则尚未确定。

Bernard Soulier 综合征患者血小板反应凝血酶的血小板活化减弱，特别是在有限的凝血酶浓度下[350-353]。Bernard-Soulier 血小板中缺少与凝血酶相互作用的两种不同的蛋白，即结合凝血酶的 GPIbα[234] 和凝血酶底物 GPV(参见第 114 章)。凝血酶与 GPIbα 相互作用的确切性质与其生物学后果尚未明确，但凝血酶与 GPIbα 的结合可启动血小板内信号转导，可能直接通过 GPIbα 交联或者是间接地通过增高其他凝血酶受体[蛋白酶激活受体(PARs)1 和 4]的活化或在血小板表面的其他凝血酶依赖性事件[234]。反常的是，缺乏 GPV的小鼠实际会出现对凝血酶活化敏感性增强以及不同程度的血栓形成增加，这可能是由于 GPV限制了凝血酶与 GPIb 接触[244,354,355]。因为凝血酶是血小板的主要生理激活剂之一，凝血酶与 GPIbα 结合的缺失可能促发出血素质。

若由以全血测定的血清凝血酶原时间来判定，Bernard-Soulier 血小板表现为支持凝血酶生成的缺陷[356]，但在其他血小板促凝活性试验中，Bernard-Soulier 血小板支持凝血的能力与正常血小板一样或更好[114,357]。胶原诱导促凝剂活性缺陷以及因子Ⅴ、Ⅷ和Ⅺ与 Bernard-Soulier 血小板的关联已有描述[357]，但其意义不明。类似地，GPIb/IX已被鉴定为其他涉及凝血的蛋白的结合位点，包括高分子量激肽原和因子Ⅻ，但这些相互作用对促凝异常的贡献也尚未明确[237,239,240]。膜脂质的异常也有报道[358]。Willebrand 因子与 GPIb/IX的结合被认为与纤维蛋白依赖性而不是非纤维蛋白依赖性的血小板促凝活性增高有关，因此纤维蛋白依赖性促凝剂活性在 Bernard-Soulier 综合征中可能出现异常[116]。这一发现可能部分解释了研究所见血清凝血酶原时间与部分其他试验结果的差异性，因为纤维蛋白形成仅在血清凝血酶原时间中发生。

Bernard-Soulier 综合征中生成巨血小板的机制尚未确定，然而因为在存在 GPIb/IX但其无法结合配体的变异型 Bernard-Soulier 综合征中可发现巨血小板，因此假定该异常是由 GPIb/IX无法与某未知骨髓配体结合而引起的[221]。而非因(除极少例外)无法结合 von Willebrand 因子造成[221a]，因为缺乏 von Willebrand 因子的患者并无巨大血小板。此外，在一个 Bernard-Soulier 综合征鼠模型中，恢复一种有 GPIb 跨膜区和胞质区但无配体结合域的受体后部分矫正了血小板减少以及大型血小板[359]。另外还有 GPIb/IX介导的信号转导的缺陷可引起巨血小板的说法，因为 Bernard-Soulier 综合征中有磷脂酶 C 缺乏的描述[221,360]。Bernard-Soulier 血小板质膜的机械性改变经微量滴管实验鉴定，显示质膜比正常者更易变形[361]。Bernard-Soulier 综合征的巨核细胞有倍体及体积增加，同时还有膜分隔系统、颗粒及微管的改变[339,340]。血小板的增大及可变形性可能反映了 GPIb/IX通过肌动蛋白结合蛋白(细丝蛋白 -1；参见第 114 章)与细胞骨架的正常相互作用的丧失。

Bernard-Soulier 血小板不仅缺乏已知以复合物形式相关联的 GPIbα，GPIbβ 和 GPIX，同时也缺乏 GPV(参见第 114 章)[221,233,362]。令人相当感兴趣的是以上所有蛋白均有高度保守的富亮氨酸区(参见第 114 章)[221,342,343]。对所有这些蛋白质的表面表达缺失的一种可能的解释是这些蛋白质需要在生物合成时形成复合物以被运输至表面[343]；有证据证明 GPIbα，GPIbβ 和 GPIX需同时都存在以达到最佳表面表达[363]，但来自 GPV缺陷小鼠的资料提示 GPIb/IX复合物的表面表达并不需要该糖蛋白[354]，而 GPV可能改善复合物其他成分的表达效率[364]。此外，在表达了一种嵌合体 GPIbα 分子的 Bernard-Soulier 小鼠，其中该分子的富亮氨酸重复区域被另一受体的外功能区所替代，研究数据显示复合物的形成不需要 GPIbα 富亮氨酸区域[359]。

在分子水平上，来自不同 Bernard-Soulier 综合征患者的血小板呈异质性，其中有很多其 GPIb 量低于可测限度，而其余则有不同的表达量，最高可至正常值的 50%[221,255,257,262,264,360,365,366]。GPIb 及其他缺陷蛋白在减少的一致程度上也变化不定[270,367]。

分子生物学缺陷 Bernard-Soulier 综合征的分子生物学基础已在若干患者中被确定，而缺陷的在线登记可至 www.bernardsoulier.org/[368]。截至本文写作时，已有 GPⅠbα 中 23 种，GPⅠbβ 中 16 种，以及 GPⅨ 中 11 种突变的描述。GPⅠbα，GPⅠbβ 和 GPⅨ中均鉴别出了缺陷，但 GPⅤ中没有。这些缺陷多可影响富亮氨酸重复单位或保守的侧翼序列，证实了这些结构单位在 GPⅠb/Ⅸ/Ⅴ复合物的生物发生及表面表达中的重要性（详见图 114-15，图 114-16 和图 121-4）。据描述三位纯合子患者其 GPⅠbα 的 492 位密码子最后两个碱基缺失，导致可改变跨膜区的移码并导致未成熟终止，而另一位患者则是此缺失以及一个 GPⅠbα 错义突变的杂合状态[283,285,286,310]。这些缺陷似乎导致 GPⅠbα 无法充分锚固而在血浆中出现 GPⅠbα 抗原。单体型分析提示高加索人中三个同样的突变可能衍生自一个共同的来源。另有 GPⅠbβ 突变其可影响启动子区的（133）一个 GATA-1 转录因子结合位点[369]、信号肽[324]以及跨膜区和胞内区[319]。有报告称在两个日本家庭中 GPⅠbβ 的一个纯合子 Y88C 缺陷引起 Bernard-Soulier 综合征并且此突变的杂合子有巨大血小板综合征[286,299]。类似的一例 GPⅠbβ R17C 突变的杂合患者也有巨大血小板综合征[302]。GPⅨ中的一个影响富亮氨酸重复单位 1 的 N45S 突变在至少十二名不同的白种人患者中有报道，包括来自一个瑞士大家庭临床表现各异的四位患者[292,303,335,369a]以及一名土耳其患者[370]。

数名 Bernard-Soulier 综合征患者报道有与 GPⅠbβ 以及染色体 22q11.2 上数个相邻基因的半合缺失相关联，即 DiGeorge/软腭 - 心 - 面综合征[278,311-314,371]。其余的 GPⅠbβ 等位基因中的半合子突变包括了 P96S 和 P29L[312,313]。在其他针对患有 22q11.2 缺失综合征的患者的研究中，血小板计数中度减少和血小板容积增加以及瑞斯托霉素诱导的血小板凝集减弱及血小板 GPⅠb/Ⅸ表达减少等各有不同的报道，与 GPⅠbβ 的半合子状态相符合[289,372-375]。

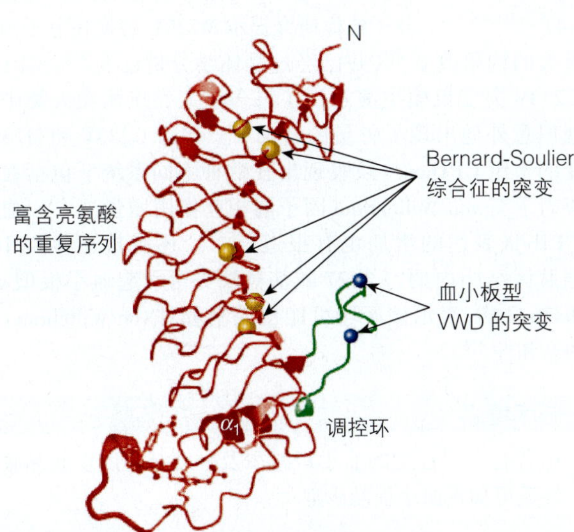

图 121-4 引起血小板型 von Willebrand 病和 Bernard-Soulier 综合征的 GPⅠbα 的 N- 端区域特定错义突变的定位。GPⅠbαN- 端区域侧面观的拓扑学带状图解。调控环着色为**绿色**而活化血小板型 von Willebrand 病（VWD）突变 G233V 和 M239V 标示为**蓝色小球**。五种造成 von Willebrand 因子结合缺失的 Bernard-Soulier 综合征突变呈现为**黄色小球**。L57F 和 C65R 定位至富亮氨酸重复单位（LRR）2 而 L129P，A156V 和 L179del 分别定位至 LRR5，LRR6 和 LRR7 β 股。图中显示了硫酸化酪氨酸残基 276、278 和 279 的分子结构。

已有数个变异型 Bernard-Soulier 综合征被研究者描述。一种常染色体显性形式已被归于第二富亮氨酸重复序列（L57F）的杂合突变[268]，该病患者有中度出血症状，中度血小板减少和巨血小板，残余的 GPⅠb 对蛋白水解异常敏感。"Bolzano" 缺陷曾在两名患者中被描述，涉及 GPⅠbα 的第六富亮氨酸重复序列（A156V）。该突变导致形成一种了无法结合 von Willebrand 因子但可结合凝血酶的 GPⅠbα 分子。一名患者的 Bolzano 缺陷为纯合，其 GPⅠb/Ⅸ/Ⅴ复合物接近正常水平[263]。而另一名患者则与一个 12 氨基酸缺失和一个氨基酸取代并存（Q181K）；该患者 GPⅠbα 血小板表达显著减少[293]。一位日本患者在 GPⅠbβ 杂合两个突变，其中一个在第 88 位氨基酸生成一个额外的 Cys，有轻微的出血疾病，相当数量的功能性血小板 GPⅠb/Ⅸ/Ⅴ复合物，和很大的血小板；值得注意的是，该患者未出现血小板减少症。现认为 GPⅠbβ 与 GPⅠbα 交联的缺陷为该异常的发生原因[286]。

临床特点

鼻出血是 Bernard-Soulier 综合征最为常见的症状（70%）；同样常见的有瘀斑（58%），月经过多（44%），牙龈出血（42%）以及胃肠道出血（22%）[224]。Bernard Soulier 综合征联合血管发育不良可导致特别严重的反复出血[376-378]。较低频率发生的出血症状包括创伤后出血（13%），血尿（7%），脑出血（4%）以及视网膜出血（2%）。各患者间的症状有相当的差异性[194]，即使是在同一家庭中的患者间[221,379]。包括了报道整个 1998 年中对 55 名患者临床特点的简短描述的一篇综述现已发表[221]。

实验检查特点

血小板数和形态学 几乎所有患者均存在血小板减少，但程度各异，血小板从约 20×10^9/L 至接近正常水平。在涂片上血小板形态巨大，其中超过三分之一通常直径大于 3.5μm，其中部分等大或大于淋巴细胞。通过电子显微镜检查血小板仅表现出囊泡结构和开放管道系统的细小变化[224]，但是巨核细胞在其分隔膜出现更显著的异常[340]。Bernard-Soulier 血小板膜较正常更易变形，可能由于 GPⅠb 通常与血小板细胞骨架相互作用（参见第 114 章）[380]。

出血时间和血小板聚集研究 出血时间几乎均延长但延长程度不定。胶原包被膜上的孔隙闭合时间在 ADP 或者肾上腺素存在时明显延长（PFA-100）[126]。

Bernard-Soulier 综合征的标志性发现是血小板无法响应瑞斯托霉素[226]或美洲矛头蝮毒蛋白[229,381]而发生聚集，两者是需要 von Willebrand 因子 -GPⅠb 相互作用的制剂。当 von Willebrand 病而非 Bernard-Soulier 综合征时，该缺陷可通过加入正常血浆（或 von Willebrand 因子）而纠正。

尽管 Bernard-Soulier 综合征中血小板巨大的形态以及血小板减少症致使在技术上难以进行血小板聚集研究，但一般来说，ADP、肾上腺素或胶原诱导的聚集或正常或增强[227,266,382]。凝血酶的聚集反应常有剂量依赖性，在大剂量凝血酶下基本正常[351]但在低剂量凝血酶下有特征性的滞后期延长和聚集减少[350,383]。

血小板促凝活性 Bernard-Soulier 血小板的促凝剂活性减

弱、正常、增强的报告均有[114,356,357]。评估血小板促凝活性的不同的试验中纤维蛋白水平高低不定可能可以解释这些结果的不一致性，因为GPⅠb-von Willebrand因子相互作用在存在纤维蛋白时增强血小板促凝活性，而在纤维蛋白缺失时不增强[116]。

血小板-凝血酶相互作用 对凝血酶的最大响应同时需要GPⅠb和七次穿膜域PAR-1和PAR-4受体[234,383]。现已报道了两种不同的凝血酶与GPⅠbα间相互作用的晶体结构；其一是两分子凝血酶结合到每个GPⅠbα分子，增加了游离凝血酶或黏附于纤维蛋白原的凝血酶可使GPⅠb/Ⅸ/Ⅴ复合物成簇的可能性[234,384,385]。在Bernard-Soulier综合征中血小板表面缺少的GPⅤ可被凝血酶裂解，但该裂解不一定也不足以引起凝血酶诱导的血小板活化[386,387]。实际上，缺乏GPⅤ的小鼠血小板对凝血酶的响应增强，可能是因为GPⅤ应该可以限制凝血酶靠近GPⅠbα或抑制GPⅠbα交联[354,355]。

与内皮下表面的离体相互作用 Bernard-Soulier血小板表现有与内皮下表面的黏附缺陷，特别是剪切率大于650s^{-1}时[123,124,225,388]。其结果与von Willebrand病患者类似。

剪切力诱导血小板聚集 与正常血小板不同，Bernard-Soulier血小板在高剪切率下不能聚集[347,348]。von Willebrand因子与GPⅠb的结合应该是此过程的起始相互作用[343]，随后$\alpha_{Ⅱb}\beta_3$活化，该活化过程的发生可能需通过信号转导其经由14-3-3ζ蛋白结合GPⅠbα胞质区[349,389]、Fcγ受体ⅡA、GPⅥ和(或)Fc受体γ链(参见第114章)[390-39]。有报道称病理性剪切应力增加α-肌动蛋白与GPⅠb/Ⅸ的结合可作为信号转导过程的一部分[392-394]。

鉴别诊断

这在上文中Glanzmann血小板无力症的鉴别诊断中已进行了讨论。有报道称获得性Bernard-Soulier综合征是自身抗体产生的后果[395-399]，可参与儿童骨髓增生异常综合征[400,401]，且可与急性髓性白血病相关联[394,401]。

治疗、病程和预后

Bernard-Soulier综合征的治疗本质上与Glanzmann血小板无力症相同(参见前文“$\alpha_{Ⅱb}\beta_3$(糖蛋白Ⅱb/Ⅲa；CD41/CD61)：Glanzmann血小板无力症”)。将其误诊为免疫性血小板减少症时曾行脾切除术，但这通常无法使血小板计数正常或是改善出血素质[293]。口服避孕药可控制月经过多[402]。报告称奥曲肽(octreotide)对处理胃血管发育不良的损害而引起的出血有利[378]。去氨加压素(DDAVP)对缩短出血时间有不同程度的效果[150,254,256,266,281,288,403-406]。在必要时血小板输注有效但有同种异体免疫包括GPⅠb功能区抗体生成的风险[407,408]。因子Ⅶa输注已在数名患者中有报道且可能有益，但其适当的指征、剂量及持续时间尚未明确[409-414]。患者可顺利进行妊娠及分娩，但可发生严重的迟发性出血，需即行紧急子宫切除术以控制出血[246,249,259,269,290,408,412,415-417]。曾有推测由母体同种异体免疫引起的新生儿血小板减少症的报道[408,418]。一对有严重出血性发作且已形成GPⅠb/Ⅸ/Ⅴ复合物抗体及血小板输注不应性的姐妹成功接受了来自HLA相同同胞的造血干细胞移植而另一名患者成功接受了一名HLA匹配同胞的移植[419,420]。同种异体造血干细胞移植也已成功进行[420]。对人巨核细胞进行针对GPⅠbα的转基因及其可与GPⅠbβ与GPⅨ形成复合物的报道对基因疗法研究提供了原理论证[422]。

与Glanzmann血小板无力症一样，Bernard-Soulier综合征患者的预后随着血小板输注支持发展得更易进行且其他支持性措施有效性提高而改善。

■ GPⅠbα(CD42b)：血小板型(假性)von Willebrand病

定义和历史

一组异源患者被描述有轻度至中度出血症状、不同程度增大的血小板、不同程度的血小板减少症以及减少的血浆高分子量von Willebrand因子多聚体。这些患者的基础缺陷被认为是异常血小板GPⅠb/Ⅸ受体与正常血浆von Willebrand因子间增强的相互作用[423-433]。因为这些患者具有部分von Willebrand病的特点，但缺陷发生在血小板GPⅠb/Ⅸ，该病因此同时被称为**假性von Willebrand病**和**血小板型von Willebrand病**。

病因学和发病机制

GPⅠb的质量异常致进行性的高分子量von Willebrand多聚体与血小板的体内结合，导致血浆高分子量多聚体耗尽被认为是此疾病发生的原因。此外，von Willebrand因子与血小板的结合可能造成血小板存活缩短，可能解释了不同程度血小板减少的发病原因。遗传表现为常染色体显性。

在两个家族中鉴定出了GPⅠb中的分子量异常[428]，但是这些异常可能是由一个现在已被鉴别的GPⅠb多态现象引起(参见第114章和第138章)而与功能性疾病无关。杂合性GPⅠbαDNA点突变(G233V，G233S，M239V)在几个不同家族中发现[429,434-438]。这些突变发生在富亮氨酸重复序列羧基端侧翼序列的一个β-发夹环中，此区域可能涉及配体结合(详见图121-4)[221,343,439,440]。分子建模研究提示M239V替换在分子内引起重大的构象改变[441]，并已经过晶体学分析证实[442]。GPⅠbα的G233V突变鼠模型演示出了许多该人类疾病在人类中的表现但意外地出现了骨量的增加[443]。包含G233V和M239V突变的重组GPⅠbα片段表现出在数种不同系统下包括在剪切应力下与von Willebrand因子的相互作用增强[444,445]。血小板GPⅠb/Ⅸ表达的增加也有报道[429,432]。还有报道称GPⅠbα巨糖肽区结构内的一个27碱基对缺失可引起血小板型von Willebrand病，表示该区域可能也控制着对von Willebrand因子的亲和性[430]。

临床特点

患者有不同程度的血小板减少及轻度至中度皮肤黏膜出血。妊娠可加重血小板减少症[429]。

实验检查特点及鉴别诊断

出血时间多延长，但并非绝对。轻度血小板减少及一定程度增大的血小板可见于部分而非所有患者。血浆von Willebrand因子水平不同程度下降，且血浆高分子量多聚体呈不成比例的下降。血小板von Willebrand因子多聚体正常。

血小板型von Willebrand病最具特性的实验室发现响应低浓度瑞斯托霉素[423-427,429,438]或美洲矛头蝮毒蛋白[446]的血小板聚集增强。相同的异常可见于2b型von Willebrand病患者中，即血浆高分子量 von Willebrand 因子多聚体的选择性耗竭（参见第 127 章）。但在血小板型 von Willebrand 病中，缺陷发生于血小板 GPⅠbα，而在 2b 型 von Willebrand 病中，缺陷发生于 von Willebrand 因子的分子中。以下是几种有助区分上述异常的试验：[425,447-449] ①正常 von Willebrand 因子（纯化的或冷沉淀中）可聚集血小板型 von Willebrand 病患者的血小板，而非 2b 型 von Willebrand 病患者血小板；②分离自血小板型 von Willebrand 病患者的血小板较正常或 2b 型 von Willebrand 病患者血小板可在较低浓度瑞斯托霉素下结合正常 von Willebrand 因子；③ 2b 型 von Willebrand 病患者的血浆 von Willebrand 因子可在低于正常的瑞斯托霉素浓度下结合正常血小板，反之需要高于正常的瑞斯托霉素浓度以使血小板型 von Willebrand 因子患者的血浆 von Willebrand 因子结合正常血小板 [448]；以及④缺乏唾液酸残基的 von Willebrand 因子（去唾液酸 von Willebrand 因子）在存在乙二胺四乙酸（EDTA）的条件下可凝聚血小板型 von Willebrand 病患者血小板 [450]。许多血小板型 von Willebrand 病患者最初被诊断为 2b 型 von Willebrand 病，以致得出血小板型 von Willebrand 病可能未被充分诊断的结论 [429,431]。

治疗、病程及预后

因为正常 von Willebrand 因子（特别是高分子量型）可与血小板型 von Willebrand 病患者血小板过度结合而可能造成血小板被快速从循环中清除，因此通过任何手段增加 von Willebrand 因子水平（去氨加压素注入或是冷沉淀 von Willebrand 因子替代或是 von Willebrand 因子浓缩物）都会形成潜在的血小板减少症致病风险 [447,451]。可能通过检测患者血小板是否能离体响应 von Willebrand 因子（如在冷沉淀中）而聚集以评估该风险 [424]。低剂量冷沉淀可成功支持止血，并且未在有发生血小板减少症风险的患者中诱发血小板减少 [426,451,452]。目前，von Willebrand 因子替代治疗通常较少使用冷沉淀而较多采用血浆来源的浓缩物，诸如在美国被批准用于 von Willebrand 病治疗的精制灭菌冻干人抗血友病因子（Humate-P），因为后者已被处理以降低病毒感染的风险。在适当情况下也应考虑血小板输注。Ⅶa 因子输注也可能有益，但该疗法尚处试验阶段；其理论上具有避免 von Willebrand 因子与异常 GPⅠbα 受体间过度相互作用的优势 [409,453]。

■ $\alpha_2\beta_1$（糖蛋白Ⅰa/Ⅱa；VLA-2；CD49B/CD29）

$\alpha_2\beta_1$（GPⅠa/Ⅱa）能在特定条件下介导血小板黏附胶原和血小板活化（参见第 114 章）。Nieuwenhuis 和同事 [454,455] 报告了一例严重创伤后淤伤和月经过多但无鼻出血、牙龈出血或扁桃体切除术或阑尾切除术后过量出血的女性患者，其血小板选择性地在胶原蛋白诱导下无法聚集或发生变形，出血时间显著延长，且患者血小板在内皮下表面无法正常黏附与伸展。患者的血小板仅含正常量约 15%~25% 的 GPⅠa[454,456]，同时 GPⅡa 的减少也很明显 [454]。要由此位患者对 GPⅠa/Ⅱa 在血小板功能中的生理作用下结论很困难，因为其 GPⅠa/Ⅱa 缺乏不完全，出血症状较轻并且多变，同时部分的血小板功能异常（例如：在存在二价螯合剂 EDTA 时血小板 - 胶原相互作用异常）很难归因于 GPⅠa/Ⅱa 的缺乏 [454,457]。

另外一位具有 GPⅠa 缺陷的患者也有描述 [458]。她有皮肤黏膜及手术后出血史。其出血时间延长，以及响应胶原蛋白的血小板聚集选择性地下降但并未消失。除了 GPⅠa 缺失，其完整的凝血酶敏感蛋白也极少甚至没有，而外源的凝血酶敏感蛋白可纠正这种血小板聚集缺陷。该患者的出血症状和血小板缺陷在其进入更年期后消失。

■ CD36（GPⅣ）

CD36（GPⅣ）是一种高度而多样化表达的血小板糖蛋白，其存在于许多细胞类型中并被证明参与长链脂肪酸输送（参见第 114 章）。大约 3% 的日本人，2% 的非洲裔美国人和 0.3% 的美国白人其血小板缺乏 CD36（GPⅣ）[459,460]。尽管 CD36（GPⅣ）涉及血小板与胶原、凝血酶敏感蛋白的相互作用 [461,462,462a] 以及血小板 - 单核细胞相互作用 [463]，但是缺乏 CD36（GPⅣ）的个体并不具备出血素质。取自这些患者的血小板能够通过另外的受体 [464] 结合凝血酶敏感蛋白，而对于它们是否在胶原黏附中尚有轻微缺陷仍有争议 [465,466]。CD36（GPⅣ）被认为是氧化型低密度脂蛋白（LDL）的受体，且有报道称极低密度脂蛋白与 CD36（GPⅣ）的结合可增强胶原诱导的血小板聚集和凝血酶生成 [467]。动物模型数据提示 CD36 表达可能在介导响应氧化型 LDL 而增强的血小板反应以及前血栓状态起着重要的作用 [468-470]。

在日本有两种形式的 CD36（GPⅣ）缺陷的描述：Ⅰ型，其中血小板与单核细胞二者均缺乏，和Ⅱ型，其仅血小板中缺乏 [471-473]。一个 C478T 突变导致的 P90S 置换以及异常的翻译后修饰是常见的可促成Ⅰ型以及Ⅱ型缺陷的异常。在Ⅰ型形式下，患者对此异常是纯合子的，然而在Ⅱ型缺陷中，患者是 P90S 异常和一个未经确认的血小板特异性表达缺陷的双重杂合子 [471,474,475]。其他关联于Ⅰ型缺陷的异常包括 5 号外显子中一个二核苷酸缺失（539-540）、一个与 4 号外显子缺失相对应的 161bp 缺失（331-491）、一个发生于密码子 317 的 1159 位点的核苷酸插入而造成的移码和未成熟终止以及剪接位点突变 [476-478]。CD36 缺陷在高加索人中十分罕见，但在 250 个非洲裔美国人中可发现有 2.4% 的存在 [478a]。在其他群体中已鉴定出其他突变。

CD36（GPⅣ）缺陷可因同种免疫造成血小板输注不应性且与输血后紫癜（参见第 119 章）[479] 以及由抗 -CD36 抗体的被动转运造成的血小板减少症有关 [479a]。CD36（GPⅣ）亦涉及单核细胞与氧化型 LDL 的结合以及动脉粥样硬化，尤其是糖尿病时和心肌长链脂肪酸摄取 [480-482]。在Ⅰ型 CD36（GPⅣ）缺陷的个体中心肌长链脂肪酸摄取的异常可由核医学研究证实且可能与肥厚型心肌病有联系 [480,483]。CD36（GPⅣ）在恶性疟原虫与红细胞的黏附中同样有所涉及，而有关在非洲和亚洲人群中各不相同的 CD36（GPⅣ）突变的报道称其诱发亦或防止脑型恶性疟疾 [484-487]。CD36（GPⅣ）介导的血小板与感染恶性疟原虫红细胞的凝集和疟疾的严重程度相关 [488]。

■ 糖蛋白Ⅵ

GPⅥ可介导血小板与胶原的黏附且对胶原诱导的信号转导十分重要（参见第 114 章）。现有对十二名有轻度至中度出血病症及不同程度血小板 GPⅥ或信号转导缺陷的患者的描述；其中一名伴发灰色血小板综合征（α- 颗粒缺乏）而以该病进行讨论 [489-497,497a]。其余的患者有血小板 - 胶原相互作用的选

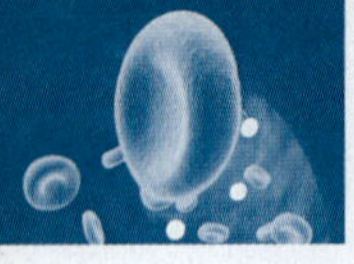

择性异常。与GPⅥ的自身抗体相关的血小板GPⅥ缺乏可见于数名患者的描述中，其中一名同时有系统性红斑狼疮而另一名同时存在 $\alpha_{IIb}\beta_3$ 抗体[498-501]。尽管在患者血浆中无法测得，GPⅥ抗体还是可在由患者血小板制备的洗脱物中检测到[501]。还有报道指出获得型GPⅥ特异性信号转导与骨髓增生异常综合征和慢性淋巴细胞白血病的相关性[495]。对小鼠和灵长类的研究表明GPⅥ的抗体可通过蛋白质水解脱落或环化腺苷一磷酸(cAMP)介导的内化机制造成血小板表面GPⅥ的丢失，尽管血小板仍继续循环[494,502]。因此，GPⅥ的缺乏可能最常见的是由自身抗体的存在而引发的[500]。早期报道为GPⅥ缺乏的患者其GPⅥ缺乏是否可能同时存在一个免疫的基础现尚不明。例外的是一名有终生"轻度"皮肤黏膜性、创伤后及手术后出血史的患者，同时伴有因一个16碱基移码突变以及一个S175N错义突变所致的明显的血小板膜GPⅥ缺陷。患者的血小板无法响应胶原、惊厥蛋白或胶原蛋白相关肽。值得注意的是，其FcRγ表达为正常。

血小板颗粒异常

一个涉及血小板颗粒的异质性疾病群已被描述，它们通常被地归类为影响致密颗粒(亦称致密体；δ-储存池缺陷)、α颗粒(α-储存池缺陷或灰色血小板综合征)或致密颗粒和α颗粒二者(αδ-储存池缺陷)的缺陷。

■ δ-储存池缺陷

定义和历史

根据Weiss及其合作者1969年的原始记载[503]及随后其他研究者的研究[504-507]，δ-储存池缺陷是以一种出血倾向、次级血小板聚集波异常和不同的血小板致密颗粒内容物缺陷为特征的异质性疾病。

病因学和发病机制

δ-储存池缺陷可作为一种基本的遗传性血小板疾病或只是某种多系统(综合征性)疾病的一个组成部分，诸如Hermansky-Pudlak综合征(HPS)[507-512](不同程度的眼皮肤白化、骨髓及其他组织中的单核巨噬细胞中的溶酶体中蜡样物质的过度堆积，不同程度的肺纤维化和炎性肠病以及出血素质)、Chédiak-Higashi综合征[513-516](局部眼皮肤白化、巨大溶酶体颗粒以及频繁的化脓性感染)、和威-奥综合征(参见后文"细胞骨架连接蛋白异常"及第82章)。也有其他疾病与δ-储存池缺陷相关(Ehlers-Danlos综合征、成骨不全、血小板减少症伴桡骨缺如)，但其间的关联仍未充分明确[505]。该病的遗传模式现尚未明确定义，但在部分患者中鉴定出其基本形式是常染色体显性模式[517]。多系统障碍相关形式的遗传遵循这些疾病特征性的常染色体隐性和X-联模式。

基本型人δ-储存池缺陷的病因学未知，但基于动物模型的数据，其最有可能是由造血前体细胞内在的缺陷造成的。对该病综合征性变异型患者的研究表明溶酶体相关细胞器(包括黑色素小体和致密颗粒)生物发生的缺陷构成了疾病的基础[507,518]。在与HPS相关的δ-储存池缺陷中，可能会有如同经血小板和巨核细胞的电子显微镜检查[519]鉴定的δ颗粒形成的整体故障以及缺失CD63 [granulophysin；ME491；溶酶体整合膜蛋白(LIMP)-1；溶酶体相关膜蛋白(LAMP)-3]、一种也见于黑色素小体中的分子量为40 000的溶酶体和致密颗粒膜蛋白[507,509,520,521]。(www.ncbi.nlm.nih.gov/bookshelf/br.fcgi?book=gene&part=hps在线提供对HPS临床发现的定时更新的综述。)

黑色素小体的缺陷解释了眼皮肤白化病而膜运输缺陷是一种脂蛋白复合物蜡样质脂褐素堆积的可能原因；肉芽肿性结肠炎和肺纤维化(在20世纪40~60年代通常为致命的)都有不同程度的表现。八个基因的异常涉及HPS的八个不同亚型的形成(图121-5)。在对不同类型HPS的患者进行的超微结构研究提示α颗粒和其他细胞器(除致密体外)未受影响[522]。HPS基因产物在被称作BLOC(溶酶体相关细胞器复合物的生物发生)的独特复合物中发挥作用。HPS的患者在波多黎各西北部中异常多见，每1800名个体中有一人受累；对这一地区的患者进行的连锁分析导致在这些患者中鉴定出异常基因(*HPS1*)。这个基因编码一个700氨基酸的蛋白质，和HPS4一起组成BLOC-3[509]。在波多黎各家族中发生的突变

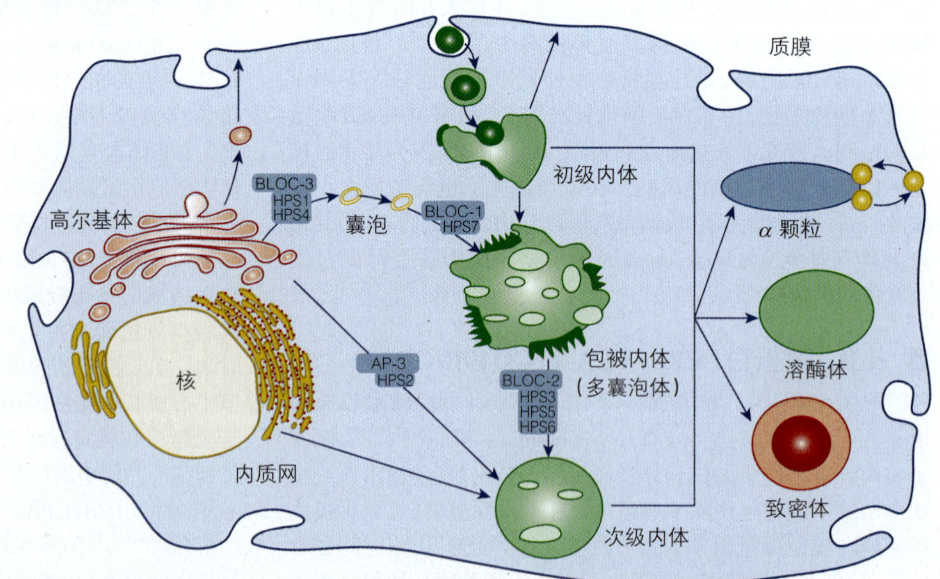

图121-5 血小板颗粒形成的假说模型和导致Hermansky-Pudlak综合征(HPS)缺陷的定位。初级内体来自浆膜的内陷而来自高尔基体和内质网的膜结合的结构参与包被内体和次级内体的产生。三种被称为溶酶体相关细胞器复合物的生物发生(BLOCs)的多蛋白复合物涉及不同内体的运输和转换。HPS-1和HPS-4基因产物与BLOC-3有关而HPS-1、-5、-6基因产物与BLOC-2有关、HPS-7和HPS-8基因产物与BLOC-1有关。HPS-2由连接蛋白复合物-3(AP-3)的突变形成。何种内体与α颗粒、溶酶体和致密颗粒有关尚未确定。α颗粒与浆膜间有着动态交换的关系，通过 $\alpha_{IIb}\beta_3$ 受体选择性的摄取纤维蛋白原。

是 15 号外显子中一个 16bp 的复制；在来自其他人种的患者中在同一基因上鉴定出了其他突变[509,523]。异四聚体复合物中 β3A 亚单位的突变、连接蛋白 -3（AP-3）、一组促进来自反式 - 高尔基体网络或次级内体的溶酶体系的小囊泡形成的蛋白，也被在 2 型 HPS 患者中鉴定出来；HPS-2 患者（全球共八例）具有粒细胞集落刺激因子敏感的中性粒细胞减少及儿童期感染[524,525]。

HPS3 基因中的缺陷会引起一种较温和的 HPS 形式而肺部受累通常极轻[526]。*HPS4* 编码一种与 BLOC-3 复合物中的 *HPS1* 蛋白相互作用的蛋白[527-530]。这一基因出现突变的患者倾向于发生严重疾病，且与有 *HPS1* 缺陷的患者相似，多有肺部受累。HPS-5 和 *HPS6* 的基因产物与 *HPS3* 基因产物相互作用形成 BLOC-2[531,532]，与 HPS3 患者相似，他们可免于发生肺纤维化的并发症。包括酪氨酸酶在内的黑色素细胞特异性蛋白的不正确运输可在 HPS-5 患者的黑色素小体中发现[533]。与 HPS-7 中有关的蛋白（*DTNBP1*）为 BLOC-1 的组成成分；仅有一名患者的报道[534]。类似地，也有报道一个家庭有 BLOC-1 蛋白的突变，HPS8（BLOS3）[535]。现有一例患者的报道，其患有 1 型眼皮肤白化病、有异常致密颗粒的部分黑色素小体 δ- 储存池缺陷、复发性横纹肌溶解以及出血素质，但已知 HPS 基因均正常[536]。

在其他形式的 δ- 储存池病中，通过一种叫 uranaffin 的特异性对含胺颗粒染色的染料，获取的数据提示有致密颗粒膜形成但其未正常填充[505,537,538]。致密颗粒中所含不同物质的缺陷也是异质性的，如一些患者即使腺嘌呤核苷酸分泌几乎完全缺失时能分泌相当数量的钙和焦磷酸盐[505]。

Chédiak-Higashi 综合征由 *LYST* 基因的突变造成。该基因编码了一估计分子量为 429kDa 的蛋白，根据结构域分析预测参与了小囊传送与微管相互作用；也存在一个 *HPS1*- 样的区域[539]。

人类 δ- 储存池缺陷的异质性与在患这些病症的动物模型中的相似异质性相匹配。因此，据报告包括致密颗粒缺陷在内的超出 20 例各不相同的遗传性小鼠缺陷[507,521,540-544]；其中，苍白耳朵（*ep*）与在小鼠中对应于人的 HPS-1 相关联、珍珠（*pe*）在小鼠中对应于人的 HPS-2(AP-3 复合物中 β3A 亚单位的突变)、可可就像人 HPS-3、亮耳朵（*le*）就像人 HPS-4、红宝石 - 眼 -2（*ru2*）就像人 HPS-5、红宝石 - 眼（*ru*）就像人 HPS-6、沙茶色（*sdy*）就像人 HPS-7、而降低色素（rp）就像人 HPS-8[532,541,545,546]。另一种小鼠的突变（浅色突变）从遗传上与蛋白质 4.2 相关[540]。米色小鼠和大鼠被用作 Chédiak-Higashi 综合征的模型[539,547]。这些动物的若干疾病同样以溶酶体、色素以及内耳功能异常为特征[540,541]。

临床特点

作为 HPS 一部分的 δ- 储存池缺陷患者可有严重甚至是致命的出血[509,548,549]。对于该病的其他各形式，出血倾向为轻度到中度[505]。

皮肤黏膜出血最为常见，另有过度淤伤和鼻出血以及分娩、拔牙及外科手术后出血增多。但若患者正在使用阿司匹林或其他抗血小板剂，出血症状严重性可能有相当的提高[504,505]。15% 的伴肉芽肿性结肠炎的 HPS 患者仅因炎性肠病即经历重于预期的胃肠出血。

实验检查特点

出血时间通常是延长的，而且致密颗粒缺乏和出血时间延长的严重程度间可能有部分相关性[550]；可是有 δ- 储存池缺陷的患者其出血时间可能是正常的。在一项报道中，δ- 储存池缺陷的患者应用胶原 /ADP 的孔隙闭合时间（PFA-100）正常而仅有少数胶原 / 肾上腺素闭合时间（PFA-100）延长；其敏感性与出血时间类似[551]。在另一报道中，19 名患者中的 13 名出现闭合时间异常，但闭合时间与出血症状无关[549]。

血小板聚集异常于该病有特征性。ADP 和肾上腺素诱导正常的初级聚集波，但次级波有不同程度的异常，其程度由低至高都有。在低胶原浓度下较在高浓度下更易辨别异常的血小板反应[505]。使用一种特别设计的仪器即生物发光凝集测定仪，源自血小板的 ATP 分泌可通过发光法与血小板聚集同时测量[552,553]。活化后的 ATP 释放在 δ- 储存池缺陷患者中缺失或减弱。高浓度的凝血酶引起血小板致密体内容物的最大释放，甚至在有与颗粒缺陷无关的分泌异常的患者中也是如此，因此该试剂可区别 δ- 储存池缺陷（释放减少）和血小板分泌异常。

更为精确的试验可进一步确定血小板异常的程度。血小板中的腺嘌呤核苷酸总含量减少，而血小板总 ATP 对 ADP 的比例上升因为其更加贴切地反映了细胞质腺嘌呤核苷酸“代谢”池中的该比例（约 8∶1），而非在致密颗粒“储存”池中的比例（约 2∶3；参见第 114 章）[505,550,554]。血小板 5- 羟色胺有不同程度的减少，其中水平最低的见于 HPS 患者[555]。δ- 储存池缺陷患者的血小板可吸收 5- 羟色胺，但因其无法储存于致密颗粒中，即迅速被代谢[555]。可鉴定到血小板分泌和花生四烯酸代谢的异常，但程度各异，而其是否是由聚集异常造成则尚不明确[505,556-558]。HPS 中有血浆及血小板 von Willebrand 因子活性水平下降伴血浆高分子量多聚体的减少和低分子量多聚体增多的报道[559,560]。HPS 中的 δ- 储存池病合并 von Willebrand 因子活性降低可造成更为严重的出血[559]，但在一项研究中并未鉴定出出血与 von Willebrand 因子水平间的关系[560]。

血小板致密颗粒的减少或缺失可由电镜术确认，可使用全标本包埋[561,562]或是加钙的固定血小板薄切片[519]，但要分析结果需一定的专业知识[563,564]。部分患者有异常颗粒[538,565,566]。Uranaffin 和锇可协助鉴定致密颗粒[537,567]。荧光的胺米帕林可在荧光显微镜或流式细胞术中用于致密颗粒的定量[568,569]。对 HPS 提取物中皮肤成纤维细胞的免疫印迹分析可鉴定造成缺陷的蛋白[570]。在 δ- 储存池缺陷时内皮下表面的血小板栓子形成下降，同时血小板黏附中的血细胞比容相关缺陷也有记录[124]。

鉴别诊断

参见上文 Glanzmann 血小板无力症“鉴别诊断”。

治疗、病程和预后

患者处理的一般原则与对 Glanzmann 血小板无力症的相应处理类似。应特别嘱咐患者避免使用阿司匹林及其他抗血小板剂。外科手术前短期疗程的糖皮质激素类可能可减少手术风险[505,571]，但该疗法的疗效尚不明。尽管在现有仅有报道的一个双盲法安慰剂对照试验下的三名有 δ- 储存池缺陷的患者中去氨加压素完全不能缩短出血时间[572]，但也有报道称其在部分患者中使出血时间缩短或致正常[148,573-577]。但是，尽管其无法使出血变得正常，其仍可能改善止血。有一名HPS的患者，使用去氨加压素在一次剖宫产后未能防止过度出血，但当另一次时却成功预防了过度出血[578]。妊娠期HPS患者应谨慎协调分娩，因为严重产后出血在出血性疾病和伴发的肺疾病中均有报道，后者可能影响对麻醉的选择[579]。有报道称冷沉淀可纠正δ-储存池缺陷患者的出血时间[580]，但是仍不清楚的是这种反应是否由血浆中von Willebrand因子的增加或输入了在冷沉淀中可见的血小板碎片和微粒所造成[581,582]。血小板输注被用于预防和治疗HPS患者的术后和产后出血，但大多数患者症状较轻而可能无需在分娩前进行血小板输注[578,583]。一名HPS患者在预防性使用去氨加压素、血小板输注、氨甲环酸和重组因子Ⅶa后顺利接受了甲状腺切除术；后两种处理是当前两种无法纠正出血时间时使用的[584]。但是，为达到止血是否必须要以上全部各措施现尚不明。

HPS患者遭受与他们的白化病、结肠炎以及肺纤维化相关的许多其他问题引起的痛苦。他们尤其应该避免日光照射。一种抗纤维化制剂吡非尼酮（pirfenidone）可能延缓肺纤维化进展[584]。

■ 灰色血小板综合征（α-储存池缺陷）

定义和历史

Raccuglia[585]在1971年报告了第一例灰色血小板综合征患者，一名终生有出血倾向的11岁女性。此后又有多名发生血小板α颗粒单独异常的患者被报道[491,586-607]，包括一名Goldenhar综合征患者[586]、一名Marfan综合征患者[598]、以及一名伴发TREM-样（髓系细胞表达触发受体）转录本-1（TLT-1）、P-选择素和GPⅥ缺陷的患者[491,606]。其遗传尚不明，但因为出现多例双亲正常而兄弟姊妹中不止一人患病，所以至少有部分病例可能由隐性遗传造成[600,603-605]。已报道了一个有24位患病成员的日本家庭，然而这些病人是[608]非典型的，其血小板因子Ⅳ仅有约50%的下降以并且其血小板颗粒性仅有部分损失；巧合的是他们也有明显的von Willebrand因子减少。

病因学和发病机制

使用α颗粒膜蛋白P-选择素（CD62P）以及其他α颗粒膜蛋白的抗体的研究表面灰色血小板中含有α颗粒膜，但该膜形成了异常的多孔结构而不是α颗粒[609,610]。当血小板受到凝血酶刺激时，P-选择素（CD62P）分子结合质膜，表明膜能够融合质膜。用抗α颗粒中含有的蛋白诸如纤维蛋白原和von Willebrand因子的抗体，可鉴别到灰色血小板中缩小且畸形的α颗粒，这如同von Willebrand因子缺乏高分子量多聚体的观察一样进一步支持了包装缺陷的观点[603,611]。由于α颗粒蛋白β-血小板球蛋白和血小板因子4在血浆中的水平正常或上升，提示缺陷并不在于α颗粒蛋白的合成[586]。一项对灰色血小板综合征患者巨核细胞的研究在早期巨核细胞中鉴定出von Willebrand因子、血小板衍生生长因子和血小板因子4，但是这些蛋白质在巨核细胞成熟的过程中不能被保留在α颗粒中[362]。在另一项研究中，观察到巨核细胞的P-选择素染色增强、von Willebrand染色减弱，以及广泛的中性粒细胞伸入运动（血细胞由巨核细胞中通过），这或许是中性粒细胞与P-选择素相互作用的结果[603]。假定中性粒细胞的伸入运动致使血小板衍生生长因子巨核细胞从血小板α颗粒漏出，而这可能和在部分患者中观察到的轻度网状纤维化有关[589,591,599,612,613]；骨髓纤维化会伴随脾大以及髓外造血的迹象[599,603]，然而纤维化并未表现出进展性。与肺纤维化的关联性也有报道[596]，这提出了肺内巨核细胞中生长因子外漏的可能性，但此仅为推理。在一个有3位患病兄弟姐妹的家庭中，中性粒细胞在血片上为灰色而电子显微镜检查证实次级颗粒数量减少[602]。

导致异常的颗粒形成的基本缺陷现尚未明确，但可能涉及细胞膜的产生、蛋白质靶向、颗粒形成、蛋白水解或蛋白滞留[606]。α颗粒与质膜间的持续往复循环的证据使其成为可能致使α颗粒异常的额外位点[614]。一种X-联形式的灰色血小板综合征已被描述为与一种*GATA-1*突变相关[615]，而巨型α颗粒则据报道与*FLI1*（Paris-Trousseau/Jacobson综合征）突变相关。这些疾病在下文“转录因子突变和相关血小板功能障碍”中讨论。

血小板减少的病理生理学并不确定，但是关于骨髓巨核细胞增多、血小板存活缩短以及血浆糖萼蛋白（一种GPⅠbα的碎片）水平提高与血小板计数相关的报道提示血小板存活减少和（或）无效的血小板生成在其中的作用[590,603,616]。

临床特征

灰色血小板综合征中的出血表现通常轻微，但记录有一例头部外伤患者严重出血[592]。

实验检查特点

血小板在血片上表现为大于正常、颜色苍白、幻影样、卵圆形（图121-6）。它们常常极难辨认。常见血小板减少且可能较为严重，计数可降至低于50×10^9/L。血小板聚集异常也是存在的，但异常的报道有相当的差异性。ADP及肾上腺素诱导的聚集正常或接近正常，而胶原及凝血酶诱导的聚集则常显较为异常，但这并不总是一致的；在一名患者中有伴发GPⅥ缺陷的报道，而若这一关联性更为普遍，则其可能解释胶原诱导的聚集中不同程度的异常[491,593,597,617]。已对一名患者的凝血酶诱导聚集的异常进行了进一步研究；发现有响应凝血酶受体活化肽的血小板聚集的异常以及正常数目的凝血酶PAR-1受体[597]，外加的异常还发生在磷脂酰肌醇代谢、蛋白质磷酸化、钙动员、血小板因子Ⅴa以及血小板分泌[618-620]。因此，是α颗粒蛋白质缺陷还是信号转导的缺陷亦或两者都是血小板聚集异常的问题之所在尚不清楚。α颗粒蛋白无法完全纠正聚集缺陷提示了信号转导缺陷可能是很重要[593]。

灰色血小板有α颗粒内容物缺陷，包括纤维蛋白原、von Willebrand因子、凝血酶敏感蛋白、血小板因子4、β-血小板球蛋白和血小板衍生生长因子；以上均可通过免疫测定或聚丙烯酰胺凝胶电泳加以分析。血小板IgG和白蛋白受到的影响相对并不严重。电镜证实了α颗粒选择性的缺失并伴有正常数目的致密颗粒[519,591,611]。

鉴别诊断

参见上文Glanzmann血小板无力症的“鉴别诊断”。骨髓增生异常及骨髓增殖性疾病中有时可见脱颗粒的血小板，但临

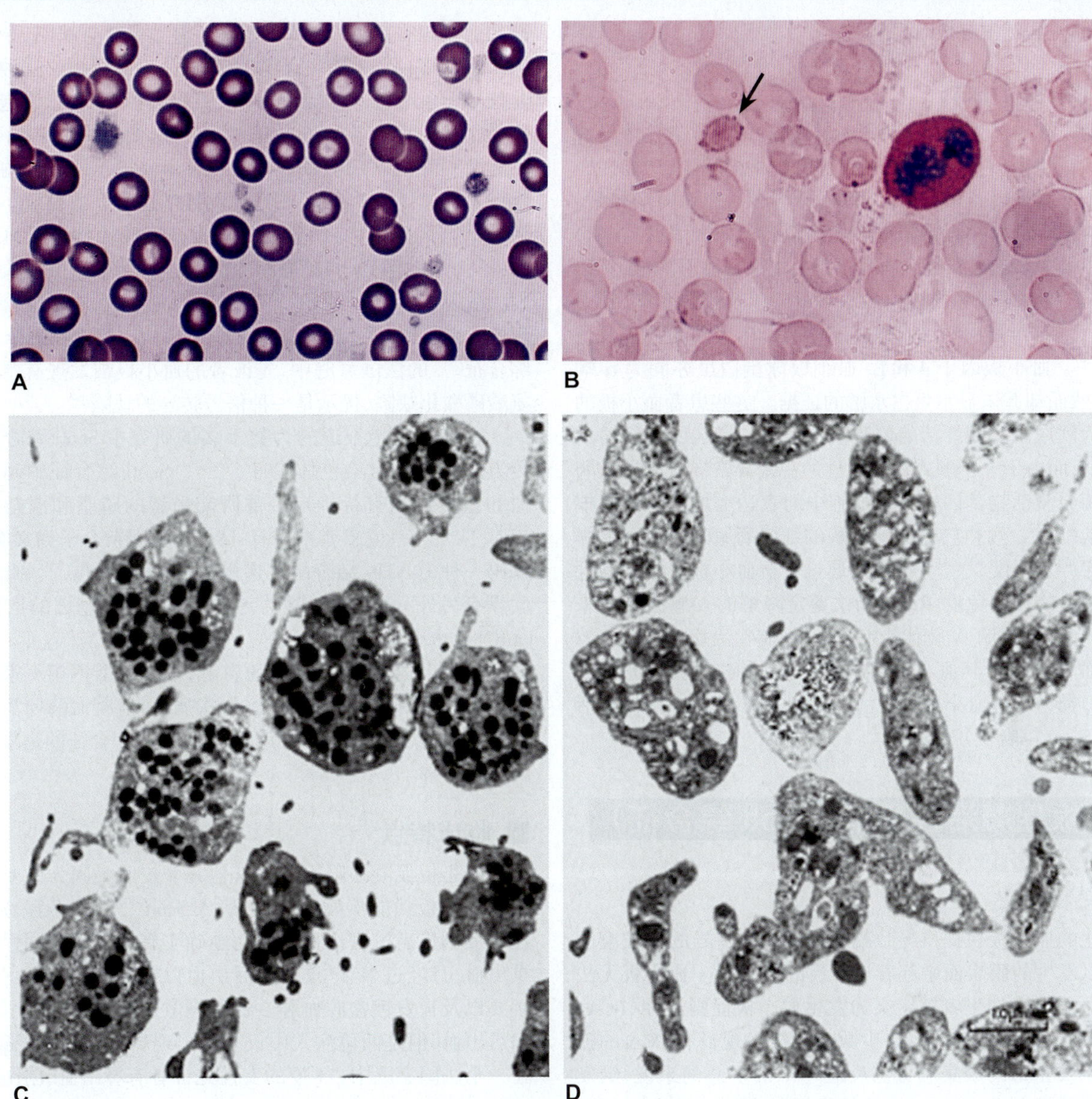

图 121-6　灰色血小板综合征（α 颗粒缺陷）。A. 血片。注意许多，但不是全部，灰染的、失去内部颗粒结构的血小板。两个是巨血小板，一个血小板非常大，几乎与红细胞相同（巨型血小板）。B. 血片，过碘酸 - 希夫（PAS）染碳水化合物。注意被 PAS 染色的大的"灰色血小板"（箭头）和典型的 PAS 染色中性粒细胞。C. 透射电子显微镜下具有丰富电子致密颗粒的正常人血小板。D. 透射电子显微镜下一例灰色血小板综合征患者的血小板。注意极度减少的电子致密 α 颗粒。

床情况应足以提供相关信息以明确诊断。部分正常个体的血小板若在体外用 EDTA 抗凝可发生脱颗粒而因此可能在涂片上显现灰色[621]。

治疗、病程和预后

处理该疾病的一般措施与对 Glanzmann 血小板无力症的相应处理类似。去氨加压素产生的出血时间纠正效果不一致[590,622]，然而一位患者拔牙后用去氨加压素治疗虽未能纠正出血时间，但却达到了可以接受的止血功能[590]。抗纤溶疗法也可能有益[592]。很少需要进行血小板输注但在严重出血时应给予。

血小板减少可促成止血缺陷。糖皮质激素治疗可能增加也可能不增加血小板计数但通常不能导致正常的计数[585,590]。这一效应的机制尚未知，但已提出了某一免疫机制或许促成了部分患者的血小板减少症的可能性。脾切除术在两名患者中导致了术后血小板计数即刻恢复正常[585,599]，但其中一名的计数随后即缓慢回落[586]。

■ αδ- 储存池缺陷

这一罕见的疾病以 α 及 δ 颗粒二者中度至重度的缺陷为特征，有报告称少数患者有异质表达[505,517]。一名严重受累的患者同时有血小板 P- 选择素（CD62P）的减少，这一点有异于患此病症的其他病人以及患灰色血小板综合征的病人[623]。临床及实验检查特点与 δ- 储存池缺陷类似。一般而言，致密颗粒的缺陷较 α 颗粒的缺陷更为严重。α_2- 肾上腺素受体的减少[624]与血小板 CD36（GPⅣ）[625]的增加，其与恶性血液疾病相

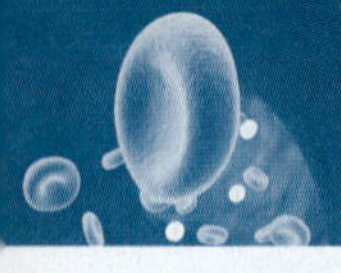

关联，在孤立病例中有报道[626]。

■ 魁北克血小板病

起初曾被描述为魁北克因子Ⅴ，早期对这种常染色体显性疾病的描述包括创伤后严重出血、轻度血小板减少、功能性血小板因子Ⅴ减少以及正常的血浆因子Ⅴ[627-629]。出血时间异常，肾上腺素诱导的血小板聚集亦如此。随后的研究表明这些患者的血小板中多聚素和凝血酶敏感蛋白水平明显下降（参见第114章），且有数种 α 颗粒蛋白的水平下降以及蛋白水解，其中包括因子Ⅴ、纤维蛋白原、von Willebrand 因子、纤连蛋白以及骨结合素[630]。血小板因子 4 和 β- 血小板球蛋白虽亦同为 α 颗粒蛋白，然而却并未显示蛋白水解的证据。这些患者血小板的缺陷似为因尿激酶型纤溶酶原激活物表达的增强所致纤溶酶产生过度；而由于一个顺式调控元件的一个异常导致的尿激酶型纤溶酶原激活物基因在巨核细胞中的表达增加可能是其根本的异常[631,632]。可供转变为纤溶酶的纤溶酶原的数量可能影响该病的严重程度[633,634]。诊断可通过分析血小板尿激酶型纤溶酶原激活物或用免疫印迹分析法鉴定降解的 α 颗粒蛋白来作出。即使不用因子Ⅴ替代治疗，纤溶抑制物治疗似乎能有效控制出血[635]。由于其血小板因子Ⅴ 的异常很突出，因此该缺陷也可归类为一种血小板促凝活性[参见下文“血小板促凝活性异常（Scott 综合征）”]缺陷[629]。

血小板促凝活性异常（Scott 综合征）

■ 定义和历史

活化的血小板在提供导致凝血酶生成的特异的血液凝固反应借以发生的膜表面中起着根本性的作用[629]。血小板无法促进凝血酶形成的患者被定义为发生血小板促凝活性（PCA；参见第 114 章）的缺陷。仅有少数患者被发现具有 PCA 的孤立缺陷以及正常的聚集和分泌反应[629,636-643]。总的来说，继发于血小板聚集异常的 PCA 缺陷较常见并在诸如储存池缺陷和血小板无力症等疾病中受到关注（参见上文“血小板颗粒异常”及“$\alpha_{IIb}\beta_3$（糖蛋白Ⅱb/Ⅲa；CD41/CD61）：Glanzmann 血小板无力症”）[644]。在 1979 年 Weiss 及同事描述了第一位患者后，有 PCA 孤立异常的患者即被称为患有 Scott 综合征[629,636,638-640]。

■ 病因学和发病机制

Scott 综合征中基本的功能性异常为血小板促进凝固反应的能力受损，而其基本的解剖学异常则为响应数种不同刺激的微囊泡形成的缺陷[637,645]。在静息状态下的血小板质膜上，磷脂为不对称分布，氨基磷脂的磷脂酰丝氨酸（PS）和磷脂酰乙醇胺在膜内侧集中而磷脂酰胆碱和鞘磷脂在膜外侧集中。当细胞活化作用时，随着 PS 向外侧面移动，这些脂类都有易位。这一过程由可运输脂类的若干膜蛋白调节，包括一种促进脂类向内定向传送的“外转酶”（氨基磷脂易位酶）、一种“内转酶”调节向外的定向传送，而一种“混杂酶”则促进脂类在两层之间混合[641]。活化诱导的 PS 表面表达对血小板加速血液凝固作用非常关键，特别是增强Xase 复合物的组装和催化活性而导致因子Ⅹ活化为Ⅹa 以及将凝血酶原复合物的组装和催化活性并将凝血酶原转化为凝血酶（参见第 115 章）。Scott 综合征的血小板在将 PS 向血小板膜外侧易位时有缺陷，导致因子Ⅴa-Ⅹa 和Ⅷa-Ⅸa[645-648] 结合减少和血液凝固受损。这种缺陷并非仅限于血小板，其红细胞和淋巴细胞均显示在微囊泡形成和促凝活性方面存在相同缺陷[641,642,649]。使用患者 Scott 的淋巴细胞及一骨髓瘤细胞系进行的互补研究提示该患者的细胞缺乏一功能基因产物[650]。在另两例被描述为有散发血小板促凝活性缺陷的病例中，最显著的异常是在胶原加上凝血酶诱导的、不加入因子Ⅴa 的凝血酶原酶活性。其中一位病人可能是因为 α 颗粒因子Ⅴ缺陷，不同于在 Quebec 血小板综合征中发现的异常。（参见上文“魁北克血小板病”）[639]。在一个患 Scott 综合征[638] 的法国家庭中，先证者的血小板被发现有蛋白质酪氨酸磷酸化缺陷，提示是一种信号转导的缺陷[640]。

在迄今为止报道的为数不多的研究中 Scott 综合征的遗传方式似乎是常染色体隐性[629,638]。Scott 综合征中确切的蛋白和遗传机制有待确定。被研究患者的磷脂和混杂酶水平正常[651,652]。一位患者报告有 *ABCA1* 基因杂合子错义突变，其编码一种为 ATP- 结合匣传递蛋白涉及 PS 易位[653]。此患者被假设有另外一种缺陷，因为突变和正常等位基因的信使 RNA（mRNA）水平均有降低。

除了上述 Scott 综合征的患者，来自三个不相干家庭的四位患者报道有异常的 PCA、出血疾病、血清凝血酶原消耗受损以及微粒形成减少[654]。但其不同于 Scott 综合征的是凝血酶原酶活性正常。

■ 临床特点

血小板促凝缺陷不同于其他并非皮肤黏膜为主要出血表现的血小板功能疾病。例如，病人 Scott[636,637] 并不容易碰伤或在表皮割伤后过度出血。然而她确实有拔牙后不同程度的严重出血、月经过多、严重的产后出血以致有输血及子宫切除的必要以及自发性盆腔血肿。在两例散发病例中曾发生外科手术后出血，但是两位病人中仅一位出现鼻出血和易于碰伤[639]。在一个法国家庭中，71 岁的女性先证者有鼻出血、创伤相关的血肿、拔牙后出血和严重的产后出血[638]。她的两个姐姐死于分娩时出血。

■ 实验检查特点

出血时间通常正常[637-639]。以凝血酶原的消耗所体现的、反映全血凝固的完全性的血清凝血酶原时间始终不正常，并被用作一种方便的筛查方法[636,638,639]。更为特异的对“血小板因子 3”的测定、所有血小板对加速血块形成作用所作贡献的现象学定义也是不正常的[644]。

应用常用激动剂时，Scott 综合征患者的血小板聚集和分泌正常。患者 Scott[645,647,648,651,652] 也有正常的血小板磷脂含量、血小板黏附到内皮下正常到增高并伴血栓形成减少、内皮下纤维蛋白形成严重受损、结合到血小板和血小板微粒的因子Ⅴa 减少以及血小板对因子Ⅹ活化和凝血酶原活化的加速作用的降低。负电荷磷脂类暴露和微粒脱落的异常，可通过包括膜联蛋白Ⅴ结合血小板表面和微粒在内的若干技术中的任何一项测量，在已描述的所有患者检查中均有一致的发现[638-642]。

■ 鉴别诊断

正常的出血时间、异常的血清凝血酶原时间，在许多报告的病例中特征性皮肤黏膜方式出血的缺失可将血小板促凝缺陷与其他质量型血小板疾病区分开来。参见上文 Glanzmann 血小板无力症的“鉴别诊断”。

■ 治疗、病程和预后

血小板或全血输注一直是预防和治疗出血发作的有效方法[636-639]。可能含有激活的凝血物质以致可能跳过部分激活步骤的凝血酶原复合物的浓缩物对病人 Scott 是有效的[505]。然而，这些制剂可能诱导血栓形成，因此在决定是否实施时需要认真加以考虑。

血小板信号转导和分泌异常

相当大百分比的有不同严重程度而多为轻度皮肤黏膜出血表现的患者，具有血小板聚集和分泌缺陷。这些病人中的大多数其血小板本身的异常并不被知晓。最普通的模式为 ADP、肾上腺素或胶原诱导的血小板聚集减弱并伴第二波聚集的缺失，以及致密颗粒内容物释放减少。在首轮分泌缺陷、活化缺陷或信号转导缺陷程式中，这种病人集结在一起，出于方便而非对其机制的了解，被列为基本分泌缺失、活化缺陷或信号转导缺陷[655,656]。血小板活化为一种复杂现象，涉及激动剂与受体的结合；通过 G 蛋白偶联受体以及其他类受体的信号转导；造成钙动员和靶蛋白磷酸化作用的磷酸肌醇代谢；引发血栓烷 A_2 产生的花生四烯酸代谢；$\alpha_{IIb}\beta_3$ 受体的活化；以及颗粒内容物的释放（参见第 114 章）。涉及以上任一过程的缺陷均可造成血小板功能受损[505,657]。

■ 血小板激动剂受体或激动剂特异性信号转导缺陷

血栓烷 A_2 受体缺陷

血小板含有两种不同的、可以激活磷脂酶 C（PLC）的血栓烷 A_2 受体亚型，但是其对腺苷酸环化酶的作用为一种激活而另一种抑制这种酶[658]。一种血栓烷 A_2 受体的突变（R601L）已经在日本几个互不相关家庭被描述为引起一种遗传性出血疾病[659,660]。这些病人的异常聚集反应并不限于血栓烷 A_2 而延伸至包括 ADP 在内的数个激动剂。此种变异处于受体的第一胞质环而对于重组变异受体的研究表明缺陷在于信号启动而非配体结合。值得注意的是这种突变似乎抑制两种 PLC 亚型活化并损害由其中一种亚型引起的腺苷酸环化酶活化。然而，它并不影响由另一种亚型产生的腺苷酸环化酶的抑制作用。显性和隐性遗传模式均已有报告，纯合子在 PLC 活化中出现更严重的异常。然而，杂合子家庭成员的异常聚集反应提示变异的一种显性负效应；此抑制作用可能被一种独立于 PLC 的机制所调节[660]。

ADP 受体缺陷（$P2Y_{12}$、$P2Y_1$ 和 $P2X_1$）

多个受体（$P2Y_{12}$、$P2Y_1$ 和 $P2X_1$）介导 ADP 与血小板的相互作用（参见第 114 章）[661,662]。$P2Y_1$ 受体诱导 PLC 活化、细胞内 Ca^{2+} 动员以及变形，而 $P2Y_{12}$ 受体则通过腺苷酸环化酶介导 cAMP 生成的抑制作用。ADP 诱导的血小板聚集需要 $P2Y_1$ 和 $P2Y1_2$ 受体两者的活化作用。$P2X_1$ 受体作为一种 ATP 和 ADP 闸门阳离子通道发挥作用（参见第 114 章）。已报道数位患者有 $P2Y_{12}$ 受体异常，以减弱的 ADP 诱导血小板聚集反应、受损的对前列腺素 E_1（PGE_1）诱导的 cAMP 上升的抑制作用以及正常的 ADP 刺激的变形为特征[663-667,667a]。患者症状的严重程度各不相同，其中部分表现有中等严重程度的手术及创伤相关性出血[668,669]。出血时间的延长也已有报道[669]。由于释放的 ADP 增强对其他激动剂如胶原和血栓烷 A_2 的反应，因此响应这些激动剂的血小板聚集在这些患者中也是异常的。血小板结合 ADP 或其拟似物 2- 甲硫基 -ADP（2MeS-ADP）[663-665,667] 在上述患者中除一例外均减少[669]。血小板 2MeS-ADP 结合的下降也在其他发生响应包括 ADP 在内的数种激动剂的聚集和分泌功能受损的患者中有所报道[670]。

这些患者中部分人的遗传缺陷已被定义。在数名患者中，$P2Y_{12}$ 基因中发生纯合子缺失或一个半合子缺失相关的单倍剂量不足[667a] 导致未成熟终止和 $P2Y_{12}$ 蛋白缺失[663,667a,671,672]。翻译起始密码子中一个纯合子错义突变在另一位患者病例中有描述[665]，而还有报道一位患者在一个 $P2Y_{12}$ 基因等位基因中有一个双核苷酸缺失（于氨基酸 240），结果导致一个移码和未成熟终止密码子[664,673]。尽管后一位患者拥有一个带有正常编码区的 $P2Y_{12}$ 等位基因，但患者的血小板仍缺乏 $P2Y_{12}$ 受体，提示正常等位基因受到抑制或在其转录调控中另有一个不相关的异常。相比之下，来自患者女儿的血小板拥有中等数量的 ADP- 结合位点以及血小板对 ADP 的正常反应，虽其也有一个移码等位基因以及一个正常等位基因，提示突变的等位基因并不以显性负方式起作用[664]。对另一位有异常 ADP 诱导聚集的患者的研究揭示出一种复合的杂合状态，一个等位基因包含 R256N 置换而另一个等位基因包含一个 R265W 置换[669]。前者的突变位于第六跨膜区，而后者位于受体的第三胞外环。血小板与 2MeS-ADP 的结合正常。在 CHO 细胞的表达研究中，两个突变均未影响 $P2Y_{12}$ 受体至细胞表面的迁移，但 ADP 诱导的腺苷酸环化酶抑制呈部分减弱，表明突变受体有功能性异常。在对 92 名 1 型 von Willebrand 病患者筛查中，鉴定出一位患者及其几位家庭成员的 $P2Y_{12}$ 第二胞外环中的一个杂合子突变[666]。此突变与 2MeS-ADP 结合减少以及 ADP 诱导的血小板聚集轻微缺陷相关。因此，很有可能更多的血小板缺陷促成了出血。在第三胞外环的另一杂合子突变，P258T，据报道与出血素质相关[674]。

一位有瘀点、瘀斑及严重鼻出血需氨甲环酸治疗和血小板输注史的六岁患者据报道为 $P2X_1$ 嘌呤能受体缺陷[675]。患者具有孤立的 ADP 诱导血小板聚集损害并且在 $P2X_1$ 的第二跨膜区的 4 亮氨酸残基（351-354）中有单个亮氨酸的杂合缺失。突变蛋白明显地造成对 $P2X_1$ 介导的钙通道活性的显性负效应。

一项对一位发生与 PLC 偶联并且介导 ADP 诱导的钙动员（参见第 114 章）的 $P2Y_1$ 血小板受体缺陷患者的初期报道，描述了应对 ADP 和其他激动剂的血小板聚集受损[676]。

肾上腺素受体缺陷

已有数位病人被报道为 α- 肾上腺素能受体或 α- 肾上腺素能特异性信号转导异常[655,656,677-680]，但是与出血表现的关系仍不明了，特别由于对肾上腺素的反应甚至在一些正常的个体也会减弱。

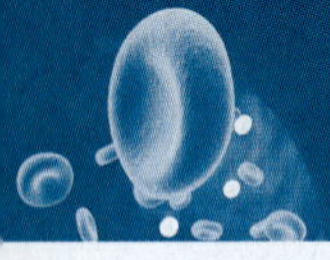

血小板激活因子受体缺陷

血小板激活因子受体缺陷或血小板激活因子特异性信号转导的缺陷已有报道[681]。

鸟苷三磷酸结合蛋白缺陷

鸟苷三磷酸结合蛋白是一类异三聚体蛋白(包括α、β和γ亚基)其连接表面受体和细胞内酶(参见第114章)。涉及Gαq、Gαi1和Gαs亚类蛋白的异常已在人类血小板中得到描述。

Gαq缺陷

Gαq在介导血小板对G蛋白偶联受体活化的反应中起着主要作用。一位病人被报有Gαq缺陷伴轻微出血疾病、应对许多激活剂血小板聚集和分泌异常以及应对血小板活化的鸟苷三磷酸酶活性减少(一种Gα-亚基功能障碍的反映)[682]结合到病人血小板膜制备物的^{35}S-GTγS与减少,并伴有血小板膜Gαq的选择性减少,而Gαi2、Gα12、Gα13和Gαz的水平正常。自Gαq的下游事件,包括钙动员、血小板活化时花生四烯酸从磷脂中的释放以及$\alpha_{IIb}\beta_3$受体活化均受损。此病人的Gαq编码序列正常,但是血小板中Gαq的mRNA水平降低,提示此基因的转录调控存在潜在缺陷。这种异常对血小板似乎是选择性的,因为病人的中性粒细胞有正常Gαq蛋白并且功能正常[683]。类似的血小板功能缺损在Gαq-缺陷小鼠中也曾被注意到[684]。

Gαs功能亢进和超大Gαs的遗传变异

Gαs活化提高血小板cAMP水平并抑制血小板聚集和分泌。两个无关家庭据报有可诱导的Gαs超活性[685]。这些病人有出血素质、出血时间延长、不同的精神发育迟滞和轻度骨骼畸形。生理激动剂引起的血小板聚集正常,但血小板显示出对可提升cAMP水平的物质[PGE_1,前列环素(PGI_2)]造成的抑制的敏感性增强。病人血小板的Gαs蛋白水平增高。Gαs基因(*GNAS1*)有多个替代性的起动子和外显子,包括与超大Gαs(XLαs)相关的。XLαs是印记基,因此仅从其父系等位基因表达。在这些病人的父系XLαs基因的1号外显子中鉴定出一个杂合子36碱基的插入和一个2碱基的替代。由于XLαs并非由寻常的血小板Gαs-偶联受体激活,因此导致cAMP水平增高和Gαs蛋白表达增强的机制仍不明了。值得注意的是2.2%的对照个体也有相同的多态性,但只有那些从父亲方遗传来的个体才有可诱导Gαs功能亢进和血小板Gαs蛋白增加的现象。

在一例假性甲状旁腺功能减退症Ib(PHPIb)伴有在包含有包括Gαs亚基在内的4个*GNAS1*剪接变异体的*GNAS1*基因簇中发生扰乱的印记作用和改变的甲基化作用的病人中也发现有血小板Gαs缺陷[686]。Gαs编码序列正常。正如从Gαs蛋白的缺陷而产生的预料,由Gαs关联受体活化引起的血小板cAMP形成减少。作者并没有指明病人是否有出血素质。

Gαi1缺陷

有报告称血小板Gαi1缺陷与出血疾病以及$\alpha_{IIb}\beta_3$活化、血小板聚集和一个或多个激动剂活化引起的致密颗粒分泌的异常相关[687]。与已知Gαi抑制腺苷酸环化酶活化及随之cAMP水平上升的功能一致,当患者血小板暴露于ADP、凝血酶或肾上腺素时并未显示能抑制福司柯林(forskolin)刺激的cAMP水平。相反,ADP、凝血酶和胶原诱导的Gαq介导Ca^{2+}动员和血小板白细胞C激酶底物磷酸化作用正常。血小板Gαi1蛋白降低75%,然而Gαi1家族其他成员(Gαi2、Gαi3、Gαiz)和Gαq正常。这些研究着重指出了Gαi1在人类血小板反应中的生理作用。

PLC-β_2缺陷和磷脂酶C活化缺陷

数位研究者描述了具有相对较轻出血素质以及虽然有正常的颗粒储存和血栓素A_2合成但血小板聚集和致密颗粒分泌仍受损的病人[672,688-690]。在刺激若干血小板G-蛋白偶联受体后发生的早期事件是导致细胞内介质IP_3(1,4,5-三磷酸肌醇)和甘油二酯(参见第114章)形成的PLC-β活化作用;前者对Ca^{2+}动员而后者对蛋白激酶C(PKC)诱导的蛋白磷酸化负责。在一些病人中已证实这些反应的一个或多个缺陷。在对八例病人在应对一些不同受体介导激活剂的血小板聚集和分泌异常的研究中,七例的Ca^{2+}动员和(或)血小板白细胞C激酶底物磷酸化不正常,提示由于上游早期信号转导事件异常而导致分泌和聚集受损[690]。实际上,在八例病人中鉴定出在PLC-β_2[691,692]、Gαq[682]和PKC-θ[693]水平上的特异缺陷。在另一项研究中描述八例病人应对ADP、肾上腺素和U44069[688]的血小板聚集的起始速率和程度下降;以后的研究证明了一例病人具有受损的磷脂酰肌醇水解作用、磷脂酸形成和血小板白细胞C激酶底物磷酸化作用[694,695]。

在被描述为PLC-β_2缺陷的两位相关病人中,血小板聚集和分泌受损并伴有ADP、胶原、血小板活化因子或凝血酶诱导的IP3和甘油二酯形成、钙动员和血小板白细胞C激酶底物磷酸化受损,表明PLC活化作用缺失[691]。人类血小板含有至少七个PLC同工酶而仅在PLC-β_2同工酶中观察到选择性减少[692]。血小板中的PLC-β_2基因编码序列正常但却有PLC-β_2的mRNA水平下降(中性粒细胞中并非如此)并与降低的血小板PLC-β_2蛋白水平相关联;提示在PLC-β_2基因调控中的造血细胞系特异性缺陷[696]。对这位病人的进一步研究证实在PLC-β_2基因第5启动子区的一个13碱基缺失,为缺损的转录调控提供了证据[697]。这些研究支持了PLC-β_2在止血中的重要性。尽管基本的蛋白异常并未确定,磷脂酰肌醇代谢和蛋白质磷酸化的缺陷在其他的这类病人中也有报道[694,695,698-701]。

蛋白质磷酸化缺陷:PKC-θ缺陷

PKC同工酶,是丝氨酸和苏氨酸特异蛋白激酶类的一个家族,磷酸化一群范围广泛的、涉及信号转导的蛋白质。PKC酶调控若干方面的血小板功能,包括$\alpha_{IIb}\beta_3$受体活化、血小板聚集和分泌以及血小板产生(参见第114章)。在对一位有终生皮肤黏膜出血现象、轻微血小板减少症和明显异常的血小板聚集(包括初级波)和多种激动剂引起的致密颗粒分泌的病人的描述中提及一种人类血小板PKC同工酶(PKC-θ)缺陷[693,702]。在患者血小板中,激动剂诱导的血小板白细胞C激酶底物和肌球蛋白轻链的磷酸化减弱。该个体在一个转录因子即核心结合因子A2(CBFA2,亦被称为RUNX1或AML1)中发生杂合子突变,并发现与家族性血小板功能缺陷、血小板减少症以及急性白血病易感性有关(参见下文:"转录因子突变和伴相关的血小板功能障碍")[693,703]。对此病人的血小板表达分析揭示若干基因的下调,包括肌球蛋白轻链(MYL9)和 12- 脂氧化酶(ALOX12),意味这些基因可能是 RUNX1 的转录目标。

■ 花生四烯酸代谢和血栓烷产生缺陷

从磷脂释放花生四烯酸缺陷和磷脂酶 A_2 缺陷

由磷脂酶 A_2(PLA_2)介导的游离花生四烯酸从磷脂的释放是血小板活化时血栓烷合成最初的和限速的步骤(参见图 114-11)。已经有数例病人被报有花生四烯酸释放的异常[698,705-707]。他们的血小板在应花生四烯酸作用时能正常聚集但在 ADP、肾上腺素和(或)胶原作用时却不能。其中一位病人的该缺陷与 Gαq 上游的一个异常相关联(参见上文"鸟苷三磷酸结合蛋白缺陷")[682]。另一例患者有 HPS 伴 δ- 贮池缺如和 PLA_2 活性异常[705]。一例患者被报具有一种调节花生四烯酸释放的主要酶即细胞质 PLA_2 的遗传缺陷,其反复发生小肠溃疡、类廿烷酸合成(包括血栓烷、12- 羟廿碳四烯酸和白三烯 B_4)显著降低和血小板功能障碍(参见图 114-11)[707]。此患者在 PLA_2 编码区有两个杂合子单个碱基对突变导致 S111P 和 R485H PLA_2 置换。

环氧化酶(前列腺素 H_2 合成酶 -1)缺陷

血小板环氧化酶(前列腺素 H_2 合成酶)活性的缺损导致血小板功能受损已在许多病人中得到鉴定[708-715]。这种病人的血小板无法从花生四烯酸合成血栓烷却能从环内过氧化物合成。假如环氧化酶活性在内皮细胞中亦不足的话,前列环素产生也会受损。所以有趣的是,环加氧酶缺乏患者的临床表现可能反映了血栓烷 A_2 和前列环素的竞争影响。一例血小板和血管壁均有缺陷的病人出现轻微出血疾患[710]。尽虽然一些病人的血小板环氧化酶蛋白减少,但在其他病例却有功能障碍分子的证据[714,715]。

血栓烷合成酶缺陷

推定的血小板血栓烷合成酶缺陷已经在两个家庭中得到确认,依据是环内过氧化物无法转换成血栓烷 A_2[716,717]。一位原为轻微的出血疾患的病人被发现与一起危及生命的出血和不定延长的出血时间相关[717]。

细胞骨架结构性蛋白异常:$β_1$ 微管蛋白

巨核细胞和血小板本质性和选择性地表达 $β_1$ 亚型微管蛋白。缺乏 $β_1$ 微管蛋白的小鼠患中度血小板减少症和异常球形血小板(参见第 114 章)。2005 年,在一群患隐性遗传形式的巨血小板减少症的病人中鉴定出一种杂合子 $β_1$ 微管蛋白 Q43P 多态性;由于遗传差异以及它存在于约 11% 的正常人群中,该多态性不能充分解释巨血小板减少症[718]。该多态性的杂合子个体其血小板计数正常、有相对较高的血小板平均容积值、异常圆形并带有异常边缘条纹的血小板以及血小板聚集、分泌及胶原黏附轻度异常。在一项研究中 Q43P 多态现象与降低的男子心脏血管疾病风险相关[718],但是在另一项研究中却与心肌梗死无关[719]。一项研究发现该多态性与降低的胶原诱导的血小板聚集和增高的男性脑内出血风险相关[720]。

后续报告来自一个家族的两位杂合子 R318W $β_1$- 微管蛋白突变的巨血小板减少症病人[721]。突变位于 α-β 微管蛋白要害接口。值得注意的是在此家庭也发现 Q43P 多态现象和 R207H 置换,但是均被判断与巨血小板减少症无关。

细胞骨架连接蛋白异常

■ 威 - 奥综合征蛋白

定义和历史

威 - 奥综合征影响着全世界 4/100 万的男性,是一种以小血小板、血小板减少、反复感染和湿疹为特征的 X 染色体相关遗传疾病,尽管只有少数病人显示所有典型表现[722-724]。此外,通常会出现不同的影响 T 淋巴细胞功能、免疫球蛋白水平、细胞免疫以及对多糖抗原反应性的免疫异常[725,726]。免疫缺陷可能对自身免疫现象以及与此病相关联的淋巴网状组织恶性肿瘤有很大关系。在成年之前死于感染、出血或恶性疾病很常见。

病因学和发病机制

威 - 奥综合征蛋白(WASP)已经被克隆而从互补 DNA 已推出其氨基酸序列。蛋白包含一个独特的 Wiskott 同源性结构域,其出现在许多其他基因中,将信号从细胞表面传送至肌动蛋白细胞骨架。许多其他结构域与大量的其他蛋白相互作用[725,727]。已在所有的造血干细胞衍生的细胞谱系中发现 WASP。来自 G 蛋白偶联受体的信号可能启动经由 WASP 的肌动蛋白集簇。多数而非所有患威 - 奥综合征的病人有 WASP 蛋白突变[723],其他基因也可能涉及。此外,一些没有威 - 奥综合征的其他相关特征的患 X 连锁血小板减少症的病人已发现 WASP 有突变[728]。值得注意的是,一例明显伴 X 连锁的严重先天性中性粒细胞减少症在一个 WASP 组成性激活突变的家庭中被发现[729]。2004 年以来一直在构建一个国际性的 WASP 突变数据库,可经由 http://homepage.mac.com/kohsukeimai/wasp/WASP base.html 进入。

一种膜糖蛋白涎福林蛋白(CD43、gp115、leukosialin)的缺陷也在威 - 奥综合征中描述[731],但是其重要性仍未明确。在一些患威 - 奥综合征的病人中也有血小板 GPⅠb 缺陷的报道[731,732],但并非是一项具普遍意义的发现[733,734]。一些而非所有病人,也有血小板整合素 $α_2$ 缺陷的记录[731]。同样,根据流式细胞术研究,即使在将血小板大小规格化之后,血小板 $α_{IIb}β_3$ 和 GPⅣ的减少也有报告[734]。

虽然经过广泛研究,威 - 奥综合征中血小板减少和小血小板后面的机制仍不确定。非一致的数据报道血小板存活缩短,并且在这些观测到存活缩短的研究中,和正常血小板相比该缺陷是否选择性发生在患者血小板则仍未明了[735-739]。据报道,骨髓巨核细胞数量在多数但并非所有病人中正常[735,738,740,741],同样巨核细胞生成和(或)前血小板形成的离体缺陷在部分而非所有研究中有描述[742-745]。此外,不成熟血小板(噻唑呈阳性;"网织状")水平的降低和增高在威 - 奥病人中均有报道[734,746]。脾切除术一贯能改善血小板计数[747,748],但是通常在自身免疫基础上会反复发生重度血小板减少症和出血[725,741,749]。

有人提出威 - 奥综合征和免疫性血小板减少症之间有特

殊的联系，在威-奥综合征中还发现了其他自身免疫疾病[750]。因此，免疫机制可能促成一些病人的血小板减少症[734,738,751-753]，而病人中其他有关血小板产生及去除的异常可能使他们对即便是低水平的免疫介导的成熟前去除特别易受影响[750]。而且根据来自鼠模型的数据，受调理素作用的威-奥血小板由于离体吞噬作用特别易于被清除[754]。这种观察也被用来解释静脉注射免疫球蛋白G无法增加威-奥综合征病人血小板计数的原因，由于这种导致吞噬作用提高的异常可能限制静脉内注射免疫球蛋白G的功效。增强的对威-奥血小板的吞噬作用也可能促成免疫性血小板减少症的发展[750]。

小血小板的原因尚不明了。虽然可能部分与由WASP缺陷引起的细胞膜和细胞骨架的连接异常相关，但其是在血小板进入循环之前和(或)之后表现出来的则仍不尽明确。威-奥血小板细胞骨架内在的缺陷也可能引起微粒发育更严重的偏差，可能促成血浆微粒变小和已被证实了的增加[755]。

以血小板减少和X染色体连锁遗传为特征的变异形式威-奥综合征已有报道[728,756]，其中一些与WASP突变相关[728,740,757]。XLT中的WASP突变主要位于分子的氨基末端，此区域藉由钙和整合素结合蛋白将WASP连接至$\alpha_{IIb}\beta_3$[757]。已有报道称XLT病人血小板对纤维蛋白原黏附降低并有$\alpha_{IIb}\beta_3$活化缺陷[757]。

多数威-奥综合征病人的血小板有质量和数量的异常。最常见的是腺嘌呤核苷酸存储池缺陷，造成在血小板活化和聚集中的正反馈机制降低[735,737,756]。血小板能量代谢异常已有描述[737,758]。

威-奥综合征血小板聚集已报道为降低、正常或增高[755,757,759,760]，这些研究由于低血小板计数而令人困惑。尽管WASP蛋白在细胞骨架重组中起作用，威-奥血小板的变形和肌动蛋白多聚化仍是正常的[760-762]。同样，尽管WASP应对胶原和胶原蛋白相关肽会发生酪氨酸磷酸化；但是应对后者的聚集据报道为正常[760,763]。尽管不可能调和所有已报告的发现，但WASP的亚细胞定位以及其与$\alpha_{IIb}\beta_3$的联系可能在功能是重要的。因此，虽然在有核细胞中WASP主要是一个胞质蛋白，当其被募集至血小板膜时则被激活，未活化的血小板中大约25%的WASP与膜骨架相关联。随着血小板活化WASP经历着短暂的磷酸化、重分布以及被钙蛋白酶(或一种类似的酶)裂解，所有这些变化需要$\alpha_{IIb}\beta_3$的外向内信号转导。血小板被激活时WASP与钙和整合素结合蛋白结合，而已知后一种蛋白结合α_{IIb}的细胞质区。抑制WASP和钙以及整合素结合蛋白的相互作用会抑制$\alpha_{IIb}\beta_3$的内向外信号转导和纤维蛋白原结合。由于细胞骨架的牵引涉及$\alpha_{IIb}\beta_3$的活化，失去WASP经由钙和整合素结合蛋白与α_{IIb}的结合可能对降低激活$\alpha_{IIb}\beta_3$的能力起作用。

临床特点

出血、反复感染、湿疹和淋巴网状组织的恶性肿瘤在临床现象中占优势。自身免疫疾病包括关节炎、脉管炎、自身免疫性溶血性贫血和免疫性血小板减少症使此病更为复杂化[749]。疾病的严重程度有很大不同，这甚至延伸到个别家族之间的差异[725]。WASP基因突变和临床表现之间的相互关系并不确切，但是细胞表达全长蛋白的患者可能具有更好的免疫功能[725,730]。

实验检查特点

血小板计数减少且幅度不定，在一项大研究项目中，44%的病人诊断时血小板计数≤20×10⁹/L，几乎所有病人的血小板体积均显著降低[722,741]。淋巴细胞减少和嗜酸性粒细胞增多可在少数病人中出现。出血时间通常比按血小板计数预期的延长很多，但当考虑到减少的血小板总体，出血时间延长可能并非是不恰当的。血小板聚集和致密体内容物的释放程度不同地出现异常。血小板超微结构的异常情况已有报道，但是总的来说血小板形态学应该是基本正常的[519]。

免疫学评估结果明显不同，但是一些病人的$CD8^+$ T细胞数量减少[722]。血清IgG水平一般正常，然而IgM的血清水平通常压低而IgA和IgE的血清水平通常又抬高[741]。抗原激发的免疫应答有不同缺陷，但是对多糖抗原是正常的[741]。

流式细胞术可用来评定WASP在血液单个核细胞中的数量异常，特定情况下在携带者检测中可能有用[764,765]。威-奥综合征的某些携带者中X灭活是非随机的，然而在解释这些研究的过程中仍需谨慎从事[766]。

治疗、病程和预后

脾切除术通常但并非不变地改善血小板减少并常常部分地，至少暂时地，纠正血小板大小的缺陷[722,747,748]，同时也能改善血小板功能。因此，失血过多的病人应考虑脾切除术。机会致病菌感染提出严峻的问题[725,741,747]。脾切除术后存在发生暴发性细菌性脓毒症的极大风险，但能通过使用肺炎球菌、脑膜炎球菌和流感嗜血菌疫苗，以及预防性抗生素和静脉注射免疫球蛋白来降低风险。威-奥综合征患者易出现IgG代谢过度因此可能需要大剂量和更频繁地使用IgG[741]。如果进行血小板输注以阻止出血，则血小板需经辐射以防止输血相关的移植物抗宿主病。更可取的是从没有巨细胞病毒的供者获取血小板。

用来自血液、脐带血或骨髓的造血干细胞重建造血可治愈此病[725,748]。当有组织匹配的供者时，应在出现明显免疫缺陷前进行干预治疗，否则预后会很差[725,748]。来自配型相合非血缘关系供体的移植可在年幼病人中成功，但是年龄在5~6岁之后的病人成功率下降[741]。

kindlin-3(白细胞黏附缺陷Ⅲ；LAD-1变异型；整合素活化缺陷病)

定义和历史／病因学和发病机制

一种以轻度Ⅰ型白细胞黏附缺陷和Glanzmann血小板无力症为特征的综合征在1997年第一次被描述并定名为白细胞黏附缺陷(LAD)-1变异型或LAD-Ⅲ。从那以后报道了超过十个家庭，其中数个来自土耳其[768-771]。病因学为细胞骨架连接蛋白kindlin-3(*FERMTS3*)的一种不足或缺陷。kindlin-3是一种仅在造血细胞中表达的蛋白并与结合于$\alpha_{IIb}\beta_3$受体的整合素β_3亚基胞质区的踝蛋白同源(参见第114章)。其在小鼠$\alpha_{IIb}\beta_3$的内向外活化中起作用[772]，并也参与白细胞整合素的功能，这可解释在免疫方面的缺陷。它也可能影响红细胞结构。有报告称一个整合素活化中重要的交换因子*CALDAGGE F1*的缺陷可导致LAD-Ⅲ，但不清楚其是否直接引起疾病[768,773]。

临床特点

此病以感染和无脓炎症易感性、伤口愈合差、脐带残端分离延迟和不同程度的骨硬化症为特征。数位病人报道出生时或不久后脑内出血以及相对严重的黏膜和胃肠道出血。因此，和 Glanzmann 血小板无力症病人相比其出血素质更为严重。有报道记载若干病人由于黏膜表面出血和可能的红细胞异常在婴儿期需要红细胞输注。

实验检查特点

如同在其他 LAD 综合征所见的一样，白细胞增多为其常有的发现。正常的血小板计数为通常所见，而血小板减少症也曾见于报道。血小板聚集研究显示与在 Glanzmann 血小板无力症中观察到的类似缺陷。

治疗、病程及预后

现在通过造血干细胞移植已经成功地恢复患危害生命的出血和感染性并发症的该病病人的造血功能。

转录因子突变和相关血小板功能障碍

转录因子调控血小板和巨核细胞的蛋白质表达并对巨核细胞生成和血小板产生发挥重要作用。若干报道显示在特异转录因子中发生突变的病人其血小板功能受损，而其均与先天性血小板减少症相关。

■ *RUNX1*（具有急性髓性白血病倾向的家族性血小板疾病）

遗传性血小板异常和急性髓性白血病易感性之间的联系在若干不同家庭均有报道，这些家庭在白血病发病之前有血小板减少症和异常血小板聚集反应而且与遗传突变和 *RUNX1* 基因（AML1，CBFA2）缺失相关连[693,774-785]。这个基因涉及散发突变和在超过 10% 的急性髓性白血病病人中可见的 t(8;21)、t(3;21) 和 t(12;21) 易位[775,786,787]。血小板缺陷和 RUNX1 突变相关的白血病易感性以常染色体显性遗传，病人出生时通常有轻度血小板减少和与其血小板减少程度不成比例的出血疾患。在发展成白血病之前，骨髓可能是正常的或显示巨核细胞轻度形态异常或与脊髓增生异常相一致的变化。白血病总的发病频率是 35% 并以 33 岁为发病年龄中值[785]。在对一级亲属中有一人以上患脊髓增生异常和（或）急性髓性白血病史的十个家庭的研究中，五个家庭鉴定出胚系 *RUNX1* 突变[785]。值得注意的是，一些携带突变的个体其血小板计数和功能正常。作者们也报道了来自家庭成员的对造血干细胞移植相对差的结果，并且建议对潜在的家庭供者进行突变筛查。

多数 *RUNX1* 突变影响 Runt 结构域[781,784]。一个例外涉及反式激活结构域（Y260X），在一个家庭中鉴定出仅有极为轻度的血小板减少和血小板 α 颗粒缺陷以及除致密颗粒之外的 α_2- 肾上腺素能受体缺陷[781]。在另一例患此综合征病人中鉴定出一种部分的 α 颗粒异常[774]。另一例有剪接位点突变导致移码和在 Runt 结构域提前终止的患者发现异常 $\alpha_{IIb}\beta_3$ 活化、降低的血小板肌球蛋白轻链和血小板白细胞 C 激酶底物磷酰化以及血小板蛋白激酶 C-θ 的选择性减少；病人还有 PF4、血小板白蛋白和 IgG 减少，提示 α 颗粒异常但是 α 颗粒纤维蛋白原和 β- 血小板球蛋白水平正常[693,702]。此病症可能更普遍地影响致密颗粒和 α 颗粒。最后这位病人的血小板表达谱显示若干基因包括 *MYL9*（肌球蛋白轻链）、*ALOX12*（12- 脂氧合酶）和 *PF4*（血小板因子 4）的下调，提示这些基因可能由 RUNX1 调控[704]。*ALOX12*、*PKC-θ* 和 *MYL9* 显示为 *RUNX1* 的直接转录靶[788-790]。*RUNX1* 单倍缺陷的病人显示巨核细胞生成受损和血小板生成素受体减少[791]。

GATA-1

GATA-1 是一种主要的调控红细胞生成和巨核细胞生成的转录因子。GATA-1 突变与下列异常有关：一种包括异常红系造血、贫血、血小板减少症以及大型血小板的 X 连锁综合征[792]；与 GPⅠbβ 异常相关的对胶原和瑞斯托霉素反应选择性受损[793,794]；血小板 Gαs 在蛋白和 mRNA 水平的降低[793]；以及一种类型的灰色血小板综合征（R216N）[615]。一些 GATA-1 突变影响该转录因子与另一巨核细胞共转录因子即 GATA 友蛋白（FOG）相互作用的位置。

■ *FLI1*［二型异形血小板伴巨大 α 颗粒和血小板减少症（Paris-Trousseau/Jacobsen 综合征）］

Paris-Trousseau 综合征作为 Jacobsen 综合征的一种变异型，是一种罕见的常染色体显性疾病[795-798]，其特征为：精神发育迟滞、先天性血小板减少症、循环血小板一个亚群中的巨大 α 颗粒以及与父系或母系来源的 11 号染色体远端（11q23.3-24）缺失相关的骨髓巨核细胞生成障碍。虽然血小板存活是正常的，由于巨核细胞发育受阻，骨髓巨核细胞有一个显著扩张。在被删除的基因里转录因子 *FLI1* 在巨核细胞发育中起着主要作用。引人注目的是，在巨核细胞发育的早期，在任何单个巨核细胞前体细胞中，两个 *FLI1* 等位基因中似乎仅有一个能得到表达，由此能解释其遗传方式以及含有正常血小板和具有异形巨大 α 颗粒的血小板的二型血小板群的存在[797,798]。它也能说明骨髓中异形巨核细胞的扩张。然而，这个基因缺损是否引起 α 颗粒和精神功能异常仍不明确。

翻译：奚闻达
校对：奚晓东

参考文献

1. Nurden P, Nurden AT: Congenital disorders associated with platelet dysfunctions. *Thromb Haemost* 99:253, 2008.
2. Nurden AT: Glanzmann thrombasthenia. *Orphanet J Rare Dis* 1:10, 2006.
3. Simon D, Kunicki T, Nugent D: Platelet function defects. *Haemophilia* 14:1240, 2008.
4. Salles II, Feys HB, Iserbyt BF, et al: Inherited traits affecting platelet function. *Blood Rev* 22:155, 2008.
5. Glanzmann E: Hereditäre hämmorhagische Thrombasthenie. *Ein Beitrag zur Pathologie der Blutplättchen Jahrbuch fur Kinderheilkunde und physiche Erziehung* 88:113, 1918.
6. Caen JP, Castaldi PA, Leclerc JC, et al: Congenital bleeding disorders with long bleeding time and normal platelet count. I. Glanzmann's thrombasthenia. *Am J Med* 41:4, 1966.
7. Hardisty RM, Dormandy KM, Hutton RA: Thrombasthenia: Studies on three cases. *Br J Haematol* 10:371, 1964.
8. Zucker MB, Pert JH, Hilgartner MW: Platelet function in a patient with thrombasthenia. *Blood* 28:524, 1966.
9. Weiss HJ, Kochwa S: Studies of platelet function and proteins in 3 patients with Glanzmann's thrombasthenia. *J Lab Clin Med* 71:153, 1968.
10. George JN, Caen JP, Nurden AT: Glanzmann's thrombasthenia: The spectrum of clinical disease. *Blood* 75:1383, 1990.
11. Nurden AT, Caen JP: An abnormal platelet glycoprotein pattern in three cases of

Glanzmann's thrombasthenia. *Br J Haematol* 28:253, 1974.
12. Phillips DR, Jenkins CS, Luscher EF, et al: Molecular differences of exposed surface proteins on thrombasthenic platelet plasma membranes. *Nature* 257:599, 1975.
13. Peerschke EI: The platelet fibrinogen receptor. *Semin Hematol* 22:241, 1985.
14. Bennett JS: The platelet-fibrinogen interaction, in *Platelet Membrane Glycoproteins*, edited by JN George, AT Nurden, DR Phillips, p 193. Plenum, New York, 1985.
15. Phillips DR, Charo IF, Parise LV, et al: The platelet membrane glycoprotein IIb-IIIa complex. *Blood* 71:831, 1988.
16. Plow EF, Ginsberg MH: Cellular adhesion: GPIIb-IIIa as a prototypic adhesion receptor. *Prog Hemost Thromb* 9:117, 1989.
17. Poncz M, Eisman R, Heidenreich R, et al: Structure of the platelet membrane glycoprotein IIb. Homology to the alpha subunits of the vitronectin and fibronectin membrane receptors. *J Biol Chem* 262:8476, 1987.
18. Fitzgerald LA, Steiner B, Rall SC Jr, et al: Protein sequence of endothelial glycoprotein IIIa derived from a cDNA clone. Identity with platelet glycoprotein IIIa and similarity to "integrin." *J Biol Chem* 262:3936, 1987.
19. Hynes RO: Integrins: Bidirectional, allosteric signaling machines. *Cell* 110:673, 2002.
20. D'Andrea G, Colaizzo D, Vecchione G, et al: Glanzmann's thrombasthenia: Identification of 19 new mutations in 30 patients. *Thromb Haemost* 87:1034, 2002.
21. Seligsohn U, Peretz H, Newman PJ, et al: Glanzmann thrombasthenia in Israel: Clinical, biochemical and molecular genetic characterization, in *Genetic Diversity Among Jews*, edited by B Bonné-Tamir, A Adam, p 275. Oxford University Press, New York, 1992.
22. Reichert N, Seligsohn U, Ramot B: Clinical and genetic studies of Glanzmann's thrombasthenia in Israel. *Thromb Diath Haemorrh* 34:806, 1975.
23. Awidi AS: Increased incidence of Glanzmann's thrombasthenia in Jordan as compared with Scandinavia. *Scand J Haematol* 30:218, 1983.
24. Khanduri U, Pulimood R, Sudarsanam A, et al: Glanzmann's thrombasthenia. A review and report of 42 cases from South India. *Thromb Haemost* 46:717, 1981.
25. Ahmed MA, Al Sohaibani MO, Al Mohaya SA, et al: Inherited bleeding disorders in the Eastern Province of Saudi Arabia. *Acta Haematol* 79:202, 1988.
26. Awidi AS: Rare inherited bleeding disorders secondary to coagulation factors in Jordan: A nine-year study. *Acta Haematol* 88:11, 1992.
27. Rosenberg N, Yatuv R, Orion Y, et al: Glanzmann thrombasthenia caused by an 11.2-kb deletion in the glycoprotein IIIa (beta3) is a second mutation in Iraqi Jews that stemmed from a distinct founder. *Blood* 89:3654, 1997.
28. Handagama PJ, Shuman MA, Bainton DF: Incorporation of intravenously injected albumin, immunoglobulin G, and fibrinogen in guinea pig megakaryocyte granules. *J Clin Invest* 84:73, 1989.
29. Harrison P, Wilbourn BR, Debili N, et al: Uptake of plasma fibrinogen into the alpha granules of human megakaryocytes and platelets. *J Clin Invest* 84:1320, 1989.
30. Handagama P, Rappolee DA, Werb Z, et al: Platelet alpha-granule fibrinogen, albumin, and immunoglobulin G are not synthesized by rat and mouse megakaryocytes. *J Clin Invest* 86:1364, 1990.
31. Harrison P: Platelet α-granular fibrinogen. *Platelets* 3:1, 1992.
32. Coller BS, Seligsohn U, West SM, et al: Platelet fibrinogen and vitronectin in Glanzmann thrombasthenia: Evidence consistent with specific roles for glycoprotein IIb/IIIA and $\alpha V\beta 3$ integrins in platelet protein trafficking. *Blood* 78:2603, 1991.
33. Disdier M, Legrand C, Bouillot C, et al: Quantitation of platelet fibrinogen and thrombospondin in Glanzmann's thrombasthenia by electroimmunoassay. *Thromb Res* 53:521, 1989.
34. Degos L, Dautigny A, Brouet JC, et al: A molecular defect in thrombasthenic platelets. *J Clin Invest* 56:236, 1975.
35. Cohen I, Gerrard JM, White JG: Ultrastructure of clots during isometric contraction. *J Cell Biol* 91:775, 1982.
36. Gartner TK, Ogilvie ML: Peptides and monoclonal antibodies which bind to platelet glycoproteins IIb and/or IIIa inhibit clot retraction. *Thromb Res* 49:43, 1988.
37. Duperray A, Troesch A, Berthier R, et al: Biosynthesis and assembly of platelet GPIIb-IIIa in human megakaryocytes: Evidence that assembly between pro-GPIIb and GPIIIa is a prerequisite for expression of the complex on the cell surface. *Blood* 74:1603, 1989.
38. Bodary SC, Napier MA, McLean JW: Expression of recombinant platelet glycoprotein IIbIIIa results in a functional fibrinogen-binding complex. *J Biol Chem* 264:18859, 1989.
39. O'Toole TE, Loftus JC, Plow EF, et al: Efficient surface expression of platelet GPIIb-IIIa requires both subunits. *Blood* 74:14, 1989.
40. Kolodziej MA, Vilaire G, Gonder D, et al: Study of the endoproteolytic cleavage of platelet glycoprotein IIb using oligonucleotide-mediated mutagenesis. *J Biol Chem* 266:23499, 1991.
41. Bennett JS: The molecular biology of platelet membrane proteins. *Semin Hematol* 27:186, 1990.
42. Kieffer N, Phillips DR: Platelet membrane glycoproteins: Functions in cellular interactions. *Annu Rev Cell Biol* 6:329, 1990.
43. Seligsohn U, Coller BS, Zivelin A, et al: Immunoblot analysis of platelet GPIIb in patients with Glanzmann thrombasthenia in Israel. *Br J Haematol* 72:415, 1989.
44. Mitchell WB, Li J, French DL, et al: AlphaIIbbeta3 biogenesis is controlled by engagement of alphaIIb in the calnexin cycle via the N15-linked glycan. *Blood* 107:2713, 2006.
45. Mitchell WB, Li J, Murcia M, et al: Mapping early conformational changes in alphaIIb and beta3 during biogenesis reveals a potential mechanism for alphaIIbbeta3 adopting its bent conformation. *Blood* 109:3725, 2007.
46. Zimrin AB, Eisman R, Vilaire G, et al: Structure of platelet glycoprotein IIIa. A common subunit for two different membrane receptors. *J Clin Invest* 81:1470, 1988.
47. Cheresh DA: Human endothelial cells synthesize and express an Arg-Gly-Asp-directed adhesion receptor involved in attachment to fibrinogen and von Willebrand factor. *Proc Natl Acad Sci U S A* 84:6471, 1987.
48. Smith JW, Cheresh DA: The Arg-Gly-Asp binding domain of the vitronectin receptor. *J Biol Chem* 263:18726, 1988.
49. Cheresh DA, Berliner SA, Vicente V, et al: Recognition of distinct adhesive sites on fibrinogen by related integrins on platelets and endothelial cells. *Cell* 58:945, 1989.
50. Lawler J, Hynes RO: An integrin receptor on normal and thrombasthenic platelets which binds thrombospondin. *Blood* 74:2022, 1989.
51. Yokoyama K, Zhang XP, Medved L, et al: Specific binding of integrin alpha v beta 3 to the fibrinogen gamma and alpha E chain C-terminal domains. *Biochemistry* 38:5872, 1999.
52. Lam SC, Plow EF, D'Souza SE, et al: Isolation and characterization of a platelet membrane protein related to the vitronectin receptor. *J Biol Chem* 264:3742, 1989.
53. Coller BS, Cheresh DA, Asch E, et al: Platelet vitronectin receptor expression differentiates Iraqi-Jewish from Arab Patients with Glanzmann thrombasthenia in Israel. *Blood* 77:75, 1991.
54. Beckstead JH, Stenberg PE, McEver RP, et al: Immunohistochemical localization of membrane and alpha-granule proteins in human megakaryocytes: Application to plastic-embedded bone marrow biopsy specimens. *Blood* 67:285, 1986.
55. Krissansen GW, Elliott MJ, Lucas CM, et al: Identification of a novel integrin beta subunit expressed on cultured monocytes (macrophages). *J Biol Chem* 265:823, 1990.
56. Byzova TV, Rabbani R, D'Souza SE, et al: Role of integrin alpha(v)beta3 in vascular biology. *Thromb Haemost* 80:726, 1998.
57. Newman PJ, Seligsohn U, Lyman S, et al: The molecular genetic basis of Glanzmann thrombasthenia in the Iraqi-Jewish and Arab populations in Israel. *Proc Natl Acad Sci U S A* 88:3160, 1991.
58. Burk CD, Newman PJ, Lyman S, et al: A deletion in the gene for glycoprotein IIb associated with Glanzmann's thrombasthenia. *J Clin Invest* 87:270, 1991.
59. Poncz M, Rifat S, Coller BS, et al: Glanzmann thrombasthenia secondary to a Gly273Asp mutation adjacent to the first calcium-binding domain of platelet glycoprotein IIb. *J Clin Invest* 93:172, 1994.
60. Tadokoro S, Tomiyama Y, Honda S, et al: Missense mutations in the beta(3) subunit have a different impact on the expression and function between alpha(IIb)beta(3) and alpha(v)beta(3). *Blood* 99:931, 2002.
60a. Nurden AT, Fiore M, Pillois X, Nurden P: Genetic testing in the diagnostic evaluation of inherited platelet disorders. *Semin Thromb Hemost* 35:204, 2009.
61. French DL, Coller BS: Hematologically important mutations: Glanzmann thrombasthenia. *Blood Cells Mol Dis* 23:39, 1997.
62. Lee JO, Rieu P, Arnaout MA, et al: Crystal structure of the A domain from the alpha subunit of integrin CR3 (CD11b/CD18). *Cell* 80:631, 1995.
63. Michishita M, Videm V, Arnaout MA: A novel divalent cation-binding site in the A domain of the beta 2 integrin CR3 (CD11b/CD18) is essential for ligand binding. *Cell* 72:857, 1993.
64. Collins Tozer EC, Liddington RC, Sutcliffe MJ, et al: Ligand binding to integrin $\alpha IIb\beta 3$ is dependent on a MIDAS-like domain in the beta3 subunit. *J Biol Chem* 271:21978, 1996.
65. Zhu J, Luo BH, Xiao T, et al: Structure of a complete integrin ectodomain in a physiologic resting state and activation and deactivation by applied forces. *Mol Cell* 32:849, 2008.
66. Bajt ML, Loftus JC: Mutation of a ligand binding domain of beta 3 integrin. Integral role of oxygenated residues in alpha IIb beta 3 (GPIIb-IIIa) receptor function. *J Biol Chem* 269:20913, 1994.
67. Xiong JP, Stehle T, Diefenbach B, et al: Crystal structure of the extracellular segment of integrin alphaVbeta3. *Science* 294:339, 2001.
68. Xiao T, Takagi J, Coller BS, et al: Structural basis for allostery in integrins and binding to fibrinogen-mimetic therapeutics. *Nature* 432:59, 2004.
69. Xiong JP, Stehle T, Zhang R, et al: Crystal structure of the extracellular segment of integrin alpha Vbeta3 in complex with an Arg-Gly-Asp ligand. *Science* 296:151, 2002.
70. Springer TA, Zhu J, Xiao T: Structural basis for distinctive recognition of fibrinogen gammaC peptide by the platelet integrin alphaIIbbeta3. *J Cell Biol* 182:791, 2008.
71. Loftus JC, O'Toole TE, Plow EF, et al: A $\beta 3$ integrin mutation abolishes ligand binding and alters divalent cation-dependent conformation. *Science* 249:915, 1990.
72. Ward CM, Chao YL, Kato GJ, et al: Substitution of Asn, but not Tyr, for ASP119 of the $\beta 3$ integrin subunit preserves fibrin binding and clot retraction. *Blood* 90:26a, 1997.
73. Fournier DJ, Kabral A, Castaldi PA, et al: A variant of Glanzmann's thrombasthenia characterized by abnormal glycoprotein IIb/IIIa complex formation. *Thromb Haemost* 62:977, 1989.
74. Newman PJ, Weyerbusch-Bottum S, Visentin GP, et al: Type II Glanzmann thrombasthenia due to a destabilizing amino acid substitution in platelet membrane glycoprotein IIIa. *Thromb Haemost* 69:1017, 1993.
75. Lanza F, Stierle A, Fournier D, et al: A new variant of Glanzmann's thrombasthenia (Strasbourg I). Platelets with functionally defective glycoprotein IIb-IIIa complexes and a glycoprotein IIIa Arg214Trp mutation. *J Clin Invest* 89:1995, 1992.
76. D'Andrea G, Bafunno V, Del VL, et al: A beta3 Asp217Val substitution in a patient with variant Glanzmann Thrombasthenia severely affects integrin alphaIIBbeta3 functions. *Blood Coagul Fibrinolysis* 19:657, 2008.
77. Baker EK, Tozer EC, Pfaff M, et al: A genetic analysis of integrin function: Glanzmann thrombasthenia in vitro. *Proc Natl Acad Sci U S A* 94:1973, 1997.
78. Ward CM, Kestin AS, Newman PJ: A Leu262Pro mutation in the integrin beta(3) subunit results in an alpha(IIb)-beta(3) complex that binds fibrin but not fibrinogen. *Blood* 96:161, 2000.
79. Loftus JC, Halloran CE, Ginsberg MH, et al: The amino-terminal one-third of alpha IIb defines the ligand recognition specificity of integrin alpha IIb beta 3. *J Biol Chem* 271:2033, 1996.
80. Springer TA: Folding of the N-terminal, ligand-binding region of integrin α-subunits into a β-propeller domain. *Proc Natl Acad Sci U S A* 94:65, 1997.

81. Ruan J, Peyruchaud O, Alberio L, et al: Double heterozygosity of the GPIIb gene in a Swiss patient with Glanzmann's thrombasthenia. *Br J Haematol* 102:918, 1998.
82. Wilcox DA, Paddock CM, Lyman S, et al: Glanzmann thrombasthenia resulting from a single amino acid substitution between the second and third calcium-binding domains of GPIIb. Role of the GPIIb amino terminus in integrin subunit association. *J Clin Invest* 95:1553, 1995.
83. Wilcox DA, Wautier JL, Pidard D, et al: A single amino acid substitution flanking the fourth calcium binding domain of alpha IIb prevents maturation of the alpha IIb beta 3 integrin complex. *J Biol Chem* 269:4450, 1994.
84. Basani RB, Vilaire G, Shattil SJ, et al: Glanzmann thrombasthenia due to a two amino acid deletion in the fourth calcium-binding domain of alpha IIb: Demonstration of the importance of calcium-binding domains in the conformation of alpha IIb beta 3. *Blood* 88:167, 1996.
85. Kiyoi T, Tomiyama Y, Honda S, et al: A naturally occurring Tyr143His alpha IIb mutation abolishes alpha IIb beta 3 function for soluble ligands but retains its ability for mediating cell adhesion and clot retraction: Comparison with other mutations causing ligand-binding defects. *Blood* 101:3485, 2003.
86. Basani RB, French DL, Vilaire G, et al: A naturally-occurring mutation near the amino terminus of αIIb defines a new region involved in ligand binding to αIIbβ3. *Blood* 95:180, 2000.
87. Westrup D, Santoso S, Becker-Hagendorff K, et al: Transfection of GPIIbIle176/IIIa (Frankfurt I) in mammalian cells. *Thromb Haemost* 77:671, 1997.
88. Honda S, Tomiyama Y, Shiraga M, et al: A two-amino acid insertion in the Cys146-Cys167 loop of the αIIb subunit is associated with a variant of Glanzmann thrombasthenia. *J Clin Invest* 102:1183, 1998.
89. Kirchmaier CM, Westrup D, Becker-Hagendorff K, et al: A new variant of Glanzmann thrombasthenia (Frankfurt I). *Thromb Haemost* 73:1058, 1995.
90. Grimaldi CM, Chen F, Wu C, et al: Glycoprotein IIb Leu214Pro mutation produces Glanzmann thrombasthenia with both quantitative and qualitative abnormalities in GPIIb/IIIa. *Blood* 91:1562, 1998.
91. Fullard J, Murphy R, O'Neill S, et al: A Val193Met mutation in GPIIIa results in a GPIIb/IIIa receptor with a constitutively high affinity for a small ligand. *Br J Haematol* 115:131, 2001.
92. Ruiz C, Liu CY, Sun QH, et al: A point mutation in the cysteine-rich domain of glycoprotein (GP) IIIa results in the expression of a GPIIb-IIIa (alphaIIbbeta3) integrin receptor locked in a high-affinity state and a Glanzmann thrombasthenia-like phenotype. *Blood* 98:2432, 2001.
93. Vanhoorelbeke K, De Meyer SF, Pareyn I, et al: The novel S527F mutation in the integrin beta3 chain induces a high affinity alphaIIbbeta3 receptor by hindering adoption of the bent conformation. *J Biol Chem* 284:14914, 2009.
94. Chen Y-P, Djaffar I, Pidard E: Ser752Pro mutation in the cytoplasmic domain of integrin β3 subunit and defective activation of platelet integrin αIIbβ3 (glycoprotein IIb-IIIa) in a variant of Glanzmann thrombasthenia. *Proc Natl Acad Sci U S A* 89:10169, 1992.
95. Ylanne J, Chen Y, O'Toole TE, et al: Distinct functions of integrin alpha and beta subunit cytoplasmic domains in cell spreading and formation of focal adhesions. *J Cell Biol* 122:223, 1993.
96. Ylanne J, Huuskonen J, O'Toole TE, et al: Mutation of the cytoplasmic domain of the integrin beta 3 subunit. Differential effects on cell spreading, recruitment to adhesion plaques, endocytosis, and phagocytosis. *J Biol Chem* 270:9550, 1995.
97. Wang R, Shattil SJ, Ambruso DR, et al: Truncation of the cytoplasmic domain of β3 in a variant form of Glanzmann thrombasthenia abrogates signaling through the integrin αIIbβ3 complex. *J Clin Invest* 100:2393, 1997.
98. Chen YP, O'Toole TE, Ylanne J, et al: A point mutation in the integrin beta 3 cytoplasmic domain (S752P) impairs bidirectional signaling through alpha IIb beta 3 (platelet glycoprotein IIb-IIIa). *Blood* 84:1857, 1994.
99. Guarisco JL, Cheney ML, Ohene-Frempong K, et al: Limited septoplasty as treatment for recurrent epistaxis in a child with Glanzmann's thrombasthenia. *Laryngoscope* 97:336, 1987.
100. Ranjith A, Nandakumar K: Glanzmann thrombasthenia: A rare hematological disorder with oral manifestations: A case report. *J Contemp Dent Pract* 9:107, 2008.
101. Bayraktaroglu T, Colak N, Nalcaci M, et al: Sheehan's syndrome associated with Glanzmann's thrombasthenia: Case report and literature review. *Exp Clin Endocrinol Diabetes* 116:549, 2008.
102. Seligsohn U, Rososhansky S: A Glanzmann's thrombasthenia cluster among Iraqi Jews in Israel. *Thromb Haemost* 52:230, 1984.
102a. Gruel Y, Pacouret G, Bellucci S, Caen J: Severe proximal deep vein thrombosis in a Glanzmann thrombasthenia variant successfully treated with a low molecular weight heparin. *Blood* 90:888, 1997.
102b. Ten Cate H, Brandjes DP, Smits PH, van Mourik JA: The role of platelets in venous thrombosis: A patient with Glanzmann's thrombasthenia and a factor V Leiden mutation suffering from deep vein thrombosis. *J Thromb Haemost* 1:394, 2003.
102c. Phillips R, Richards M: Venous thrombosis in Glanzmann's thrombasthenia. *Haemophilia* 13:758, 2007.
102d. Seretny M, Senadheera N, Miller E, et al: Pulmonary embolus in Glanzmann's thrombasthenia treated with warfarin. *Haemophilia* 14:1128, 2008.
102e. Shpilberg O, Rabi I, Schiller K, et al: Patients with Glanzmann thrombasthenia lacking platelet glycoprotein alpha(IIb)beta(3) (GPIIb/IIIa) and alpha(v)beta(3) receptors are not protected from atherosclerosis. *Circulation* 105:1044, 2002.
103. Ruan J, Schmugge M, Clemetson KJ, et al: Homozygous Cys542Arg substitution in GPIIIa in a Swiss patient with type I Glanzmann's thrombasthenia. *Br J Haematol* 105:523, 1999.
104. Coller BS, Peerschke EI, Scudder LE, et al: A murine monoclonal antibody that completely blocks the binding of fibrinogen to platelets produces a thrombasthenic-like state in normal platelets and binds to glycoproteins IIb and/or IIIa. *J Clin Invest* 72:325, 1983.
105. Chediak J, Telfer MC, Vander LB, et al: Cycles of agglutination-disagglutination induced by ristocetin in thrombasthenic platelets. *Br J Haematol* 43:113, 1979.
106. Grant RA, Zucker MB, McPherson J: ADP-induced inhibition of von Willebrand factor-mediated platelet agglutination. *Am J Physiol* 230:1406, 1976.
107. Malmsten C, Kindahl H, Samuelsson B, et al: Thromboxane synthesis and the platelet release reaction in Bernard- Soulier syndrome, thrombasthenia Glanzmann and Hermansky-Pudlak syndrome. *Br J Haematol* 35:511, 1977.
108. Charo IF, Feinman RD, Detwiler TC: Interrelations of platelet aggregation and secretion. *J Clin Invest* 60:866, 1977.
109. Heptinstall S, Taylor PM: The effects of citrate and extracellular calcium ions on the platelet release reaction induced by adenosine diphosphate and collagen. *Thromb Haemost* 42:778, 1979.
110. Caen JP, Cronberg S, Levy-Toledano S, et al: New data on Glanzmann's thrombasthenia. *Proc Soc Exp Biol Med* 136:1082, 1971.
111. Zucker MB, Vroman L: Platelet adhesion induced by fibrinogen adsorbed onto glass. *Proc Soc Exp Biol Med* 131:318, 1969.
112. Stanford MF, Munoz PC, Vroman L: Platelets adhere where flow has left fibrinogen on glass. *Ann N Y Acad Sci* 416:504, 1983.
113. Zucker MB, McPherson J: Reactions of platelets near surfaces *in vitro*: Lessons from the platelet retention test. *Ann N Y Acad Sci* 283:128, 1977.
114. Bevers EM, Comfurius P, Nieuwenhuis HK, et al: Platelet prothrombin converting activity in hereditary disorders of platelet function. *Br J Haematol* 63:335, 1986.
115. Reverter JC, Beguin S, Kessels H, et al: Inhibition of platelet-mediated, tissue factor-induced thrombin generation by the mouse/human chimeric 7E3 antibody. Potential implications for the effect of c7E3 Fab treatment on acute thrombosis and "clinical restenosis." *J Clin Invest* 98:863, 1996.
116. Beguin S, Kumar R, Keularts I, et al: Fibrin-dependent platelet procoagulant activity requires GPIb receptors and von Willebrand factor. *Blood* 93:564, 1999.
117. Gemmell CH, Sefton MV, Yeo EL: Platelet-derived microparticle formation involves glycoprotein IIb- IIIa. Inhibition by RGDS and a Glanzmann's thrombasthenia defect. *J Biol Chem* 268:14586, 1993.
118. Nomura S, Komiyama Y, Matsuura E, et al: Participation of $\alpha_{IIb}\beta_3$ in platelet microparticle generation by collagen plus thrombin. *Haemostasis* 26:31, 1996.
119. Nomura S, Komiyama Y, Murakami T, et al: Flow cytometric analysis of surface membrane proteins on activated platelets and platelet-derived microparticles from healthy and thrombasthenic individuals. *Int J Hematol* 58:203, 1993.
120. Byzova TV, Plow EF: Networking in the hemostatic system. Integrin alphaiibbeta3 binds prothrombin and influences its activation. *J Biol Chem* 272:27183, 1997.
121. Byzova TV, Plow EF: Activation of alphaVbeta3 on vascular cells controls recognition of prothrombin. *J Cell Biol* 143:2081, 1998.
122. Tschopp TB, Weiss HJ, Baumgartner HR: Interaction of thrombasthenic platelets with subendothelium: Normal adhesion, absent aggregation. *Experientia* 31:113, 1975.
123. Sakariassen KS, Nievelstein PFEM, Coller BS, et al: The role of platelet membrane glycoproteins Ib and IIb-IIIa in platelet adherence to human artery subendothelium. *Br J Haematol* 63:681, 1986.
124. Weiss HJ, Turitto VT, Baumgartner HR: Platelet adhesion and thrombus formation on subendothelium in platelets deficient in glycoproteins IIb-IIIa, Ib, and storage granules. *Blood* 67:322, 1986.
125. Weiss HJ, Turitto VT, Baumgartner HR: The role of shear rate and platelets in promoting fibrin formation on rabbit subendothelium: Studies utilizing patients with quantitative and qualitative platelet defects. *J Clin Invest* 78:1072, 1986.
126. Harrison P, Robinson M, Liesner R, et al: The PFA-100: A potential rapid screening tool for the assessment of platelet dysfunction. *Clin Lab Haematol* 24:225, 2002.
127. Buyukasik Y, Karakus S, Goker H, et al: Rational use of the PFA-100 device for screening of platelet function disorders and von Willebrand disease. *Blood Coagul Fibrinolysis* 13:349, 2002.
128. Lee H, Nurden AT, Thomaidis A, et al: Relationship between fibrinogen binding and platelet glycoprotein deficiencies in Glanzmann's thrombasthenia type I and type II. *Br J Haematol* 48:47, 1981.
129. Coller BS, Seligsohn U, Peretz H, et al: Glanzmann thrombasthenia: New insights from an historical perspective. *Semin Hematol* 31:301, 1994.
130. Shattil SJ, Hoxie JA, Cunningham M, et al: Changes in the platelet membrane glycoprotein IIb/IIIa complex during platelet activation. *J Biol Chem* 260:11107, 1985.
131. Coller BS, Seligsohn U, Zivelin A, et al: Immunologic and biochemical characterization of homozygous and heterozygous Glanzmann's thrombasthenia in Iraqi-Jewish and Arab populations of Israel: Comparison of techniques for carrier detection. *Br J Haematol* 62:723, 1986.
132. Peretz H, Seligsohn U, Zwang E, et al: Detection of the Glanzmann's thrombasthenia mutations in Arab and Iraqi-Jewish patients by polymerase chain reaction and restriction analysis of blood or urine samples. *Thromb Haemost* 66:500, 1991.
133. Karpatkin M, Howard L, Karpatkin S: Studies of the origin of platelet-associated fibrinogen. *J Lab Clin Med* 104:223, 1984.
134. Grimaldi CM, Chen F, Scudder LE, et al: A Cys374Tyr homozygous mutation of platelet glycoprotein IIIa (beta 3) in a Chinese patient with Glanzmann's thrombasthenia. *Blood* 88:1666, 1996.
135. Diminno G, Coraggio F, Cerbone AM, et al: A myeloma paraprotein with specificity for platelet glycoprotein IIIa in a patient with a fatal bleeding disorder. *J Clin Invest* 77:157, 1986.
136. Niessner H, Clemetson KJ, Panzer S, et al: Acquired thrombasthenia due to GPIIb/IIIa-specific platelet autoantibodies. *Blood* 68:571, 1986.
137. Kubota T, Tanoue K, Murohashi I, et al: Autoantibody against platelet glycoprotein IIb/IIIa in a patient with non-Hodgkin's lymphoma. *Thromb Res* 53:379, 1989.
138. Malik U, Dutcher JP, Oleksowicz L: Acquired Glanzmann's thrombasthenia associated with Hodgkin's lymphoma: A case report and review of the literature. *Cancer* 82:1764, 1998.
139. Macchi L, Nurden P, Marit G, et al: Autoimmune thrombocytopenic purpura (AITP) and acquired thrombasthenia due to autoantibodies to GP IIb-IIIa in a patient with an unusual platelet membrane glycoprotein composition. *Am J Hematol* 57:164, 1998.

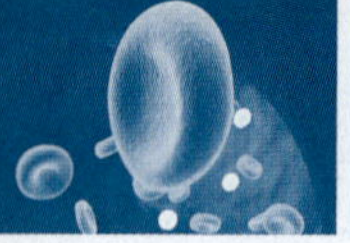

140. Thomas RV, Bessos H, Turner ML, et al: The successful use of plasma exchange and immunosuppression in the management of acquired Glanzmann's thrombasthenia. *Br J Haematol* 119:878, 2002.
141. Dinakaran S, Edwards MP, Hampton KK: Acquired Glanzmann's thrombasthenia causing prolonged bleeding following phacoemulsification. *Br J Ophthalmol* 87:1189, 2003.
142. Rawal A, Sarode R, Curtis BR, et al: Acquired Glanzmann's thrombasthenia as part of multiple-autoantibody syndrome in a pediatric heart transplant patient. *J Pediatr* 144:672, 2004.
143. Granel B, Swiader L, Veit V, et al: [Pseudo-Glanzmann thrombasthenia in the course of autoimmune thrombocytopenic purpura]. *Rev Med Interne* 19:823, 1998.
144. Ratnoff OD: Some therapeutic agents influencing hemostasis, in *Hemostasis and Thrombosis: Basic Principles and Clinical Practice*, 2nd ed, edited by RW Colman, J Hirsh, VJ Marder, EW Salzman, p 1026. Lippincott, Philadelphia, 1987.
145. Berliner S, Horowitz I, Martinowitz U, et al: Dental surgery in patients with severe factor XI deficiency without plasma replacement. *Blood Coagul Fibrinolysis* 3:465, 1992.
146. Sindet-Pedersen S, Ramstrom G, Bernvil S, et al: Hemostatic effect of tranexamic acid mouthwash in anticoagulant-treated patients undergoing oral surgery. *N Engl J Med* 320:840, 1989.
147. Rodeghiero F: Management of menorrhagia in women with inherited bleeding disorders: General principles and use of desmopressin. *Haemophilia* 14(Suppl 1):21, 2008.
147a. Rodeghiero F: Management of menorrhagia in women with inherited bleeding disorders: General principles and use of desmopressin. *Haemophilia* 14(Suppl 1):21, 2008.
148. Mannucci PM: Desmopressin (DDAVP) for treatment of disorders of hemostasis. *Prog Hemost Thromb* 8:19, 1986.
149. Lethagen S, Karlsson MK: Erythropoietin and desmopressin obviated transfusion in a thromboasthenic Jehovah's witness undergoing scoliosis surgery. *Thromb Haemost* 2:11, 1996.
150. DiMichele DM, Hathaway WE: Use of DDAVP in inherited and acquired platelet dysfunction. *Am J Hematol* 33:39, 1990.
150a. Lethaby A, Augood C, Duckitt K: Nonsteroidal anti-inflammatory drugs for heavy menstrual bleeding. *Cochrane Database Syst Rev* 2:CD000400, 2000.
151. Markovitch O, Ellis M, Holzinger M, et al: Severe juvenile vaginal bleeding due to Glanzmann's thrombasthenia: Case report and review of the literature. *Am J Hematol* 57:225, 1998.
152. Demers C, Derzko C, David M, et al: Gynaecological and obstetric management of women with inherited bleeding disorders. *Int J Gynaecol Obstet* 95:75, 2006.
153. Tengborn L, Petruson B: A patient with Glanzmann thrombasthenia and epistaxis successfully teated with recombinant factor VIIa. *Thromb Haemost* 75:981, 1996.
154. Spotnitz WD, Burks S: Hemostats, sealants, and adhesives: Components of the surgical toolbox. *Transfusion* 48:1502, 2008.
155. Rakocz M, Lavie G, Martinowitz U: Glanzmann's thrombasthenia: The use of autologous fibrin glue in tooth extractions. *ASDC J Dent Child* 62:129, 1995.
156. Chuansumrit A, Suwannuraks M, Sri-Udomporn N, et al: Recombinant activated factor VII combined with local measures in preventing bleeding from invasive dental procedures in patients with Glanzmann thrombasthenia. *Blood Coagul Fibrinolysis* 14:187, 2003.
157. Cmolik BL, Spero JA, Magovern GJ, et al: Redo cardiac surgery: Late bleeding complications from topical thrombin-induced factor V deficiency. *J Thorac Cardiovasc Surg* 105:222, 1993.
158. Banninger H, Hardegger T, Tobler A, et al: Fibrin glue in surgery: Frequent development of inhibitors of bovine thrombin and human factor V. *Br J Haematol* 85:528, 1993.
159. Streiff MB, Ness PM: Acquired FV inhibitors: A needless iatrogenic complication of bovine thrombin exposure. *Transfusion* 42:18, 2002.
160. Tadokoro K, Ohtoshi T, Takafuji S, et al: Topical thrombin-induced IgE-mediated anaphylaxis: RAST analysis and skin test studies. *J Allergy Clin Immunol* 88:620, 1991.
161. Wai Y, Tsui V, Peng Z, et al: Anaphylaxis from topical bovine thrombin (Thrombostat) during haemodialysis and evaluation of sensitization among a dialysis population. *Clin Exp Allergy* 33:1730, 2003.
162. Tsuda H, Higashi S, Iwanaga S, et al: Development of antitissue factor antibodies in patients after liver surgery. *Blood* 82:96, 1993.
163. Jasmin JR, Dupont D, Velin P: Multiple dental extractions in a child with Glanzmann's thrombasthenia: Report of case. *ASDC J Dent Child* 54:208, 1987.
164. Schlosser RJ: Clinical practice. Epistaxis. *N Engl J Med* 360:784, 2009.
165. Hedner U: Factor VIIa and its potential therapeutic use in bleeding-associated pathologies. *Thromb Haemost* 100:557, 2008.
166. Searle E, Pavord S, Alfirevic Z: Recombinant factor VIIa and other pro-haemostatic therapies in primary postpartum haemorrhage. *Best Pract Res Clin Obstet Gynaecol* 22:1075, 2008.
167. Nicklin J, Perrin L, Crandon A, et al: Re: Guidelines for the use of recombinant activated factor VII in massive obstetric haemorrhage. *Aust N Z J Obstet Gynaecol* 48:447, 2008.
168. Mechsner S, Baessler K, Brunne B, et al: Using recombinant activated factor VII, B-Lynch compression, and reversible embolization of the uterine arteries for treatment of severe conservatively intractable postpartum hemorrhage: New method for management of massive hemorrhage in cases of placenta increta. *Fertil Steril* 90:2012, 2008.
169. Franchini M, Franchi M, Bergamini V, et al: A critical review on the use of recombinant factor VIIa in life-threatening obstetric postpartum hemorrhage. *Semin Thromb Hemost* 34:104, 2008.
170. Sugihara S, Katsutani S, Hyodo H, et al: [Postpartum hemorrhage successfully treated with recombinant factor VIIa in Glanzmann thromboasthenia]. *Rinsho Ketsueki* 49:46, 2008.
171. Cases A, Escolar G, Reverter JC, et al: Recombinant human erythropoietin treatment improves platelet function in uremic patients. *Kidney Int* 42:668, 1992.
172. Tsao CJ, Kao RH, Cheng TY, et al: The effect of recombinant human erythropoietin on hemostatic status in chronic uremic patients. *Int J Hematol* 55:197, 1992.
173. Borawski J, Rydzewski A, Pawlak K, et al: Long-term effects of erythropoietin on platelet serotonin storage and platelet aggregation in hemodialysis patients with reference to ketanserin treatment. *Thromb Res* 90:171, 1998.
174. Bell JA, Savidge GF: Glanzmann's thrombasthenia proposed optimal management during surgery and delivery. *Clin Appl Thromb Hemost* 9:167, 2003.
175. Smith JW, Steinhubl SR, Lincoff AM, et al: Rapid platelet-function assay (RPFA): An automated and quantitative cartridge-based method. *Circulation* 99:620, 1999.
176. Gurbel PA, Becker RC, Mann KG, et al: Platelet function monitoring in patients with coronary artery disease. *J Am Coll Cardiol* 50:1822, 2007.
177. Leukocyte reduction and ultraviolet B irradiation of platelets to prevent alloimmunization and refractoriness to platelet transfusions. The Trial to Reduce Alloimmunization to Platelets Study Group. *N Engl J Med* 337:1861, 1997.
178. Bowden RA, Slichter SJ, Sayers M, et al: A comparison of filtered leukocyte-reduced and cytomegalovirus (CMV) seronegative blood products for the prevention of transfusion-associated CMV infection after marrow transplant. *Blood* 86:3598, 1995.
179. Heddle NM, Klama L, Meyer R, et al: A randomized controlled trial comparing plasma removal with white cell reduction to prevent reactions to platelets. *Transfusion* 39:231, 1999.
180. Heddle NM, Klama L, Singer J, et al: The role of the plasma from platelet concentrates in transfusion reactions. *N Engl J Med* 331:625, 1994.
181. Saarinen UM, Kekomaki R, Siimes MA, et al: Effective prophylaxis against platelet refractoriness in multitransfused patients by use of leukocyte-free blood components. *Blood* 75:512, 1990.
182. Slichter SJ: Platelet transfusions a constantly evolving therapy. *Thromb Haemost* 66:178, 1991.
183. Lozano M, Cid J: The clinical implications of platelet transfusions associated with ABO or Rh(D) incompatibility. *Transfus Med Rev* 17:57, 2003.
184. Anderson B, Shad AT, Gootenberg JE, et al: Successful prevention of post-transfusion Rh alloimmunization by intravenous Rho (D) immune globulin (WinRho SD). *Am J Hematol* 60:245, 1999.
185. Newman PJ, McFarland JG, Aster RH: The alloimmune thrombocytopenias, in *Thrombosis and Hemorrhage*, edited by J Loscalzo, AI Schafer, p 531. Blackwell Scientific, Boston, 1994.
186. Conte R, Cirillo D, Ricci F, et al: Platelet transfusion in a patient affected by Glanzmann's thrombasthenia with antibodies against GPIIb-IIIa. *Haematologica* 82:73, 1997.
187. Jallu V, Pico M, Chevaleyre J, et al: Characterization of an antibody to the integrin beta 3 subunit (GP IIIa) from a patient with neonatal thrombocytopenia and an inherited deficiency of GP IIb-IIIa complexes in platelets (Glanzmann's thrombasthenia). *Hum Antibodies Hybridomas* 3:93, 1992.
188. Levy-Toledano S, Tobelem G, Legrand C, et al: Acquired IgG antibody occurring in a thrombasthenic patient: Its effect on human platelet function. *Blood* 51:1065, 1978.
189. Rosa JP, Kieffer N, Didry D, et al: The human platelet membrane glycoprotein complex GP IIb-IIIa expresses antigenic sites not exposed on the dissociated glycoproteins. *Blood* 64:1246, 1984.
190. Coller BS, Peerschke EI, Seligsohn U, et al: Studies on the binding of an alloimmune and two murine monoclonal antibodies to the platelet glycoprotein IIb-IIIa complex receptor. *J Lab Clin Med* 107:384, 1986.
191. Martin I, Kriaa F, Proulle V, et al: Protein A Sepharose immunoadsorption can restore the efficacy of platelet concentrates in patients with Glanzmann's thrombasthenia and anti-glycoprotein IIb-IIIa antibodies. *Br J Haematol* 119:991, 2002.
192. Ito K, Yoshida H, Hatoyama H, et al: Antibody removal therapy used successfully at delivery of a pregnant patient with Glanzmann's thrombasthenia and multiple antiplatelet antibodies. *Vox Sang* 61:40, 1991.
193. Kriaa F, Laurian Y, Hiesse C, et al: Five years' experience at one centre with protein A immunoadsorption in patients with deleterious allo/autoantibodies (anti-HLA antibodies, autoimmune bleeding disorders) and post-transplant patients relapsing with focal glomerular sclerosis. *Nephrol Dial Transplant* 10 Suppl 6:108, 1995.
194. George JN, Nurden AT: Inherited disorders of the platelet membrane: Glanzmann's thrombasthenia and Bernard-Soulier syndrome., in *Hemostasis and Thrombosis: Basic Principles and Clinical Practice*, edited by RW Colman, J Hirsh, VJ Marder, EW Salzman, p 726. Lippincott, Philadelphia, 1987.
195. Bellucci S, Devergie A, Gluckman E, et al: Complete correction of Glanzmann's thrombasthenia by allogeneic bone marrow transplantation. *Br J Haematol* 59:635, 1985.
196. Bellucci S, Damaj G, Boval B, et al: Bone marrow transplantation in severe Glanzmann's thrombasthenia with antiplatelet alloimmunization. *Bone Marrow Transplant* 25:327, 2000.
197. Johnson A, Goodall AH, Downie CJ, et al: Bone marrow transplantation for Glanzmann's thrombasthenia. *Bone Marrow Transplant* 14:147, 1994.
198. McColl MD, Gibson BE: Sibling allogeneic bone marrow transplantation in a patient with type I Glanzmann's thrombasthenia. *Br J Haematol* 99:58, 1997.
199. Flood VH, Johnson FL, Boshkov LK, et al: Sustained engraftment post bone marrow transplant despite anti-platelet antibodies in Glanzmann thrombasthenia. *Pediatr Blood Cancer* 45:971, 2005.
200. Connor P, Khair K, Liesner R, et al: Stem cell transplantation for children with Glanzmann thrombasthenia. *Br J Haematol* 140:568, 2008.
201. Ishaqi MK, El-Hayek M, Gassas A, et al: Allogeneic stem cell transplantation for Glanzmann thrombasthenia. *Pediatr Blood Cancer* 52:682, 2009.
202. Niemeyer GP, Boudreaux MK, Goodman-Martin SA, et al: Correction of a large animal model of type I Glanzmann's thrombasthenia by nonmyeloablative bone marrow transplantation. *Exp Hematol* 31:1357, 2003.
203. Chen F, Xie Q, Jian Z, et al: Chimera formation of platelet GP II b Bak a/b by intrauterine transplantation of fetal liver stem cells. *Chin Med J (Engl)* 114:676, 2001.
204. d'Oiron R, Menart C, Trzeciak MC, et al: Use of recombinant factor VIIa in 3 patients with inherited type I Glanzmann's thrombasthenia undergoing invasive pro-

cedures. *Thromb Haemost* 83:644, 2000.
205. Poon MC, d'Oiron R, von Depka M, et al: Prophylactic and therapeutic recombinant factor VIIa administration to patients with Glanzmann's thrombasthenia: Results of an international survey. *J Thromb Haemost* 2:1096, 2004.
206. Lisman T, Adelmeijer J, Heijnen HF, et al: Recombinant factor VIIa restores aggregation of alphaIIbbeta3-deficient platelets via tissue factor-independent fibrin generation. *Blood* 103:1720, 2004.
207. Lisman T, Moschatsis S, Adelmeijer J, et al: Recombinant factor VIIa enhances deposition of platelets with congenital or acquired alpha IIb beta 3 deficiency to endothelial cell matrix and collagen under conditions of flow via tissue factor-independent thrombin generation. *Blood* 101:1864, 2003.
208. Poon MC: The evidence for the use of recombinant human activated factor VII in the treatment of bleeding patients with quantitative and qualitative platelet disorders. *Transfus Med Rev* 21:223, 2007.
209. Poon MC: Clinical use of recombinant human activated factor VII (rFVIIa) in the prevention and treatment of bleeding episodes in patients with Glanzmann's thrombasthenia. *Vasc Health Risk Manag* 3:655, 2007.
210. Hers I, Mumford A: Understanding the therapeutic action of recombinant factor VIIa in platelet disorders. *Platelets* 19:571, 2008.
211. Weeterings C, de Groot PG, Adelmeijer J, et al: The glycoprotein Ib-IX-V complex contributes to tissue factor-independent thrombin generation by recombinant factor VIIa on the activated platelet surface. *Blood* 112:3227, 2008.
212. Galan AM, Tonda R, Pino M, et al: Increased local procoagulant action: A mechanism contributing to the favorable hemostatic effect of recombinant FVIIa in PLT disorders. *Transfusion* 43:885, 2003.
213. Lisman T, Adelmeijer J, Cauwenberghs S, et al: Recombinant factor VIIa enhances platelet adhesion and activation under flow conditions at normal and reduced platelet count. *J Thromb Haemost* 3:742, 2005.
214. Croom KF, McCormack PL: Recombinant factor VIIa (eptacog alfa): A review of its use in congenital hemophilia with inhibitors, acquired hemophilia, and other congenital bleeding disorders. *BioDrugs* 22:121, 2008.
215. Wilcox DA, Olsen JC, Ishizawa L, et al: Integrin alphaIIb promoter-targeted expression of gene products in megakaryocytes derived from retrovirus-transduced human hematopoietic cells. *Proc Natl Acad Sci U S A* 96:9654, 1999.
216. Wilcox DA, White GC: Gene therapy for platelet disorders, in *Platelets*, edited by AD Michelson, p 927. Academic Press, San Diego, 2000.
217. Hodivala-Dilke KM, Tsakiris DA, Rayburn H, et al: Beta3-integrin-deficient mice are a model for Glanzmann thrombasthenia showing placental defects and reduced survival. *J Clin Invest* 103:229, 1999.
218. Boudreaux MK, Lipscomb DL: Clinical, biochemical, and molecular aspects of Glanzmann's thrombasthenia in humans and dogs. *Vet Pathol* 38:249, 2001.
219. Niemeyer GP, Boudreaux MK, Goodman-Martin SA, et al: Correction of a large animal model of type I Glanzmann's thrombasthenia by nonmyeloablative bone marrow transplantation. *Exp Hematol* 31:1357, 2003.
220. Yasunaga K, Nomura S: Statistical analysis of Glanzmann's thrombasthenia in Japan. *Acta Haematol* 89:165, 1993.
221. Lopez JA, Andrews RK, Afshar-Kharghan V, et al: Bernard-Soulier syndrome. *Blood* 91:4397, 1998.
221a. Nurden P, Nurden AT, La Marca S, et al: Platelet morphological changes in 2 patients with von Willebrand disease type 3 caused by large homozygous deletions of the von Willebrand factor gene. *Haematologica* 94:1627, 2009.
222. Lopez JA, Berndt MC: The GPIb-IX-V complex, in *Platelets*, edited by AD Michelson, p 85. Academic Press, San Diego, 2002.
223. Bernard J, Soulier J-P: Sur une nouvelle variete de dystrophie thrombocytaire-hemorragipare congenitale. *Sem Hop* 24:3217, 1948.
224. Bernard J: History of congenital hemorrhagic thrombocytopathic dystrophy. *Blood Cells* 9:179, 1983.
225. Weiss HJ, Tschopp TB, Baumgartner HR, et al: Decreased adhesion of giant (Bernard-Soulier) platelets to subendothelium. Further implications on the role of the von Willebrand factor in hemostasis. *Am J Med* 57:920, 1974.
226. Howard MA, Hutton RA, Hardisty RM: Hereditary giant platelet syndrome: A disorder of a new aspect of platelet function. *Br Med J* 2:586, 1973.
227. Bithell TC, Parekh SJ, Strong RR: Platelet-function studies in the Bernard-Soulier syndrome. *Ann N Y Acad Sci* 201:145, 1972.
228. Nurden AT, Caen JP: Specific roles for platelet surface glycoproteins in platelet function. *Nature* 255:720, 1975.
229. Howard MA, Perkin J, Salem HH, et al: The agglutination of human platelets by botrocetin: Evidence that botrocetin and ristocetin act at different sites on the factor VIII molecule and platelet membrane. *Br J Haematol* 57:25, 1984.
230. Moake JL, Olson JD, Troll JH, et al: Binding of radioiodinated human von Willebrand factor to Bernard- Soulier, thrombasthenic and von Willebrand's disease platelets. *Thromb Res* 19:21, 1980.
231. Zucker MB, Kim SJ, McPherson J, et al: Binding of factor VIII to platelets in the presence of ristocetin. *Br J Haematol* 35:535, 1977.
232. Berndt MC, Gregory C, Chong BH, et al: Additional glycoprotein defects in Bernard-Soulier's syndrome: Confirmation of genetic basis by parental analysis. *Blood* 62:800, 1983.
233. Clemetson KJ, McGregor JL, James E, et al: Characterization of the platelet membrane glycoprotein abnormalities in Bernard-Soulier syndrome and comparison with normal by surface-labeling techniques and high-resolution two-dimensional gel electrophoresis. *J Clin Invest* 70:304, 1982.
234. Vanhoorelbeke K, Ulrichts H, Romijn RA, et al: The GPIbalpha-thrombin interaction: Far from crystal clear. *Trends Mol Med* 10:33, 2004.
235. Romo GM, Dong JF, Schade AJ, et al: The glycoprotein Ib-IX-V complex is a platelet counterreceptor for P-selectin. *J Exp Med* 190:803, 1999.
236. Simon DI, Chen Z, Xu H, et al: Platelet glycoprotein Ibα is a counterreceptor for the leukocyte integrin Mac-1 (CD11b/CD18). *J Exp Med* 192:193, 2000.
237. Bradford HN, Dela Cadena RA, Kunapuli SP, et al: Human kininogens regulate thrombin binding to platelets through the glycoprotein Ib-IX-V complex. *Blood* 90:1508, 1997.
238. Jurk K, Clemetson KJ, de Groot PG, et al: Thrombospondin-1 mediates platelet adhesion at high shear via glycoprotein Ib (GPIb): An alternative/backup mechanism to von Willebrand factor. *FASEB J* 17:1490, 2003.
239. Baglia FA, Badellino KO, Li CQ, et al: Factor XI binding to the platelet glycoprotein Ib-IX-V complex promotes factor XI activation by thrombin. *J Biol Chem* 277:1662, 2002.
240. Bradford HN, Pixley RA, Colman RW: Human factor XII binding to the glycoprotein Ib-IX-V complex inhibits thrombin-induced platelet aggregation. *J Biol Chem* 275:22756, 2000.
241. Ware J, Russell S, Ruggeri ZM: Generation and rescue of a murine model of platelet dysfunction: The Bernard-Soulier syndrome. *Proc Natl Acad Sci U S A* 97:2803, 2000.
242. Kato K, Martinez C, Russell S, et al: Genetic deletion of mouse platelet glycoprotein Ibbeta produces a Bernard-Soulier phenotype with increased alpha-granule size. *Blood* 104:2339, 2004.
243. Ramakrishnan V, Reeves PS, DeGuzman F, et al: Increased thrombin responsiveness in platelets from mice lacking glycoprotein V. *Proc Natl Acad Sci U S A* 96:13336, 1999.
244. Nonne C, Hechler B, Cazenave JP, et al: Reassessment of *in vivo* thrombus formation in glycoprotein V deficient mice backcrossed on a C57Bl/6 strain. *J Thromb Haemost* 6:210, 2008.
245. McGill M, Jamieson GA, Drouin J, et al: Morphometric analysis of platelets in Bernard-Soulier syndrome: Size and configuration in patients and carriers. *Thromb Haemost* 52:37, 1984.
246. Michalas S, Malamitsi-Puchner A, Tsevrenis H: Pregnancy and delivery in Bernard-Soulier syndrome. *Acta Obstet Gynecol Scand* 63:185, 1984.
247. Suhasini G, Nanivadekar SA, Sawant PD, et al: Bernard-Soulier syndrome presenting as recurrent exsanguinating haematemesis. *Indian J Gastroenterol* 5:137, 1986.
248. Heslop HE, Hickton CM, Laird E, et al: Twin pregnancy and parturition in a patient with the Bernard Soulier syndrome. *Scand J Haematol* 37:71, 1986.
249. De Marco L, Fabris F, Casonato A, et al: Bernard-Soulier syndrome: Diagnosis by an ELISA method using monoclonal antibodies in 2 new unrelated patients. *Acta Haematol* 75:203, 1986.
250. Sheffer R, Ilan Y, Eldor A: [Bernard-Soulier syndrome]. *Harefuah* 111:119, 1986.
251. Ingerslev J, Stenbjerg S, Taaning E: A case of Bernard-Soulier syndrome: Study of platelet glycoprotein Ib in a kindred. *Eur J Haematol* 39:182, 1987.
252. Oki Y, Yoshioka K, Konishi M, et al: [A case of Bernard-Soulier syndrome]. *Nippon Naika Gakkai Zasshi* 76:1414, 1987.
253. de Moerloose P, Vogel JJ, Clemetson KJ, et al: [Bernard-Soulier syndrome in a Swiss family]. *Schweiz Med Wochenschr* 117:1817, 1987.
254. Cuthbert RJ, Watson HH, Handa SI, et al: DDAVP shortens the bleeding time in Bernard-Soulier syndrome. *Thromb Res* 49:649, 1988.
255. Drouin J, McGregor JL, Parmentier S, et al: Residual amounts of glycoprotein Ib concomitant with near-absence of glycoprotein IX in platelets of Bernard-Soulier patients. *Blood* 72:1086, 1988.
256. Mant MJ: DDAVP in Bernard-Soulier syndrome. *Thromb Res* 52:77, 1988.
257. Stevens MC, Blanchette VS, Freedman MH, et al: A variant form of Bernard-Soulier syndrome: Mild haemostatic defect associated with partial platelet GPIb deficiency. *Clin Lab Haematol* 10:443, 1988.
258. Shimamoto Y, Kaneoka H, Matsuzaki M, et al: [Genetic markers and thrombin reaction in a family of Bernard-Soulier syndrome]. *Nippon Ketsueki Gakkai Zasshi* 52:1155, 1989.
259. Peaceman AM, Katz AR, Laville M: Bernard-Soulier syndrome complicating pregnancy: A case report. *Obstet Gynecol* 73:457, 1989.
260. Nichols WL, Kaese SE, Gastineau DA, et al: Bernard-Soulier syndrome: Whole blood diagnostic assays of platelets. *Mayo Clin Proc* 64:522, 1989.
261. Ware J, Russell SR, Vicente V, et al: Nonsense mutation in the glycoprotein Ib alpha coding sequence associated with Bernard-Soulier syndrome. *Proc Natl Acad Sci U S A* 87:2026, 1990.
262. Finch CN, Miller JL, Lyle VA, et al: Evidence that an abnormality in the glycoprotein Ib alpha gene is not the cause of abnormal platelet function in a family with classic Bernard-Soulier disease. *Blood* 75:2357, 1990.
263. De Marco L, Mazzucato M, Fabris F, et al: Variant Bernard-Soulier syndrome type Bolzano. A congenital bleeding disorder due to a structural and functional abnormality of the platelet glycoprotein Ib-IX complex. *J Clin Invest* 86:25, 1990.
264. Poulsen LO, Taaning E: Variation in surface platelet glycoprotein Ib expression in Bernard- Soulier syndrome. *Haemostasis* 20:155, 1990.
265. Ware J, Russell SR, Vicente V, et al: Nonsense mutation in the glycoprotein Ib alpha coding sequence associated with Bernard-Soulier syndrome. *Proc Natl Acad Sci U S A* 87:2026, 1990.
266. Waldenstrom E, Holmberg L, Axelsson U, et al: Bernard-Soulier syndrome in two Swedish families: Effect of DDAVP on bleeding time. *Eur J Haematol* 46:182, 1991.
267. Humphries JE, Yirinec BA, Hess CE: Atherosclerosis and unstable angina in Bernard-Soulier syndrome. *Am J Clin Pathol* 97:652, 1992.
268. Miller JL, Lyle VA, Cunningham D: Mutation of leucine-57 to phenylalanine in a platelet glycoprotein Ib alpha leucine tandem repeat occurring in patients with an autosomal dominant variant of Bernard-Soulier disease. *Blood* 79:439, 1992.
269. Avila MA, Jacyntho C, Santos ML, et al: [Bernard-Soulier syndrome and pregnancy: A case report]. *J Gynecol Obstet Biol Reprod (Paris)* 21:73, 1992.
270. Wright SD, Michaelides K, Johnson DJ, et al: Double heterozygosity for mutations in the platelet glycoprotein IX gene in three siblings with Bernard-Soulier syndrome. *Blood* 81:2339, 1993.
271. Ware J, Russell SR, Marchese P, et al: Point mutation in a leucine-rich repeat of platelet

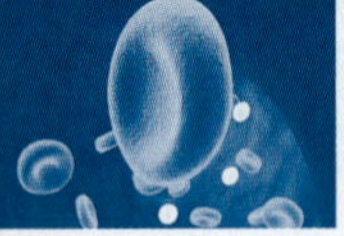

glycoprotein Ibalpha in the Bernard-Soulier syndrome. *J Clin Invest* 92:1213, 1993.

272. Simsek S, Admiraal LG, Modderman PW, et al: Identification of a homozygous single base pair deletion in the gene coding for the human platelet glycoprotein Ibalpha causing Bernard-Soulier syndrome. *Thromb Haemost* 72:444, 1994.
273. Simsek S, Noris P, Lozano M, et al: Cys209Ser mutation in the platelet membrane glycoprotein Ibalpha gene is associated with Bernard Soulier syndrome. *Br J Haematol* 88:839, 1994.
274. Kunishima S, Miura H, Fukutani H, et al: Bernard-Soulier syndrome Kagoshima: Ser 444-Stop mutation of glycoprotein (GP) Ibalpha resulting in circulating truncated GPIbalpha and surface expression of GPIbbeta and GPIX. *Blood* 84:3356, 1994.
275. Li C, Martin SE, Roth GJ: The genetic defect in two well-studied cases of Bernard-Soulier syndrome: A point mutation in the fifth leucine-rich repeat of platelet glycoprotein Ibα. *Blood* 86:3805, 1995.
276. De La Salle C, Baas M-J, Lanza F, et al: A three-base deletion removing a leucine residue in a leucine-rich repeat of platelet glycoprotein Ibalpha associated with a variant of Bernard-Soulier syndrome (Nancy I). *Br J Haematol* 89:386, 1995.
277. Noda M, Fujimura K, Takafuta T, et al: Heterogenous expression of glycoprotein Ib, IX and V in platelets from two patients with Bernard-Soulier syndrome caused by different genetic abnormalities. *Thromb Haemost* 74:1411, 1995.
278. Budarf ML, Konkle BA, Ludlow LB, et al: Identification of a patient with Bernard-Soulier syndrome and a deletion in the DiGeorge/Velo-cardio-facial chromosomal region in 22q11.2. *Hum Mol Genet* 4:763, 1995.
279. Ludlow LB, Schick BP, Budarf ML, et al: Identification of a mutation in a GATA binding site of the platelet glycoprotein Ibbeta promoter resulting in the Bernard-Soulier syndrome. *J Biol Chem* 271:22076, 1996.
280. Li C, Pasquale DN, Roth GJ: Bernard-Soulier syndrome with severe bleeding: Absent platelet glycoprotein Ib alpha due to a homozygous one-base deletion. *Thromb Haemost* 76:670, 1996.
281. Martinez-Murillo C, Quintana-Gonzalez S, Ambriz-Fernandez R, et al: [Utility of desmopressin in 4 cases of thrombocytopathies associated with giant platelets]. *Rev Invest Clin* 49:281, 1997.
282. Kanaji T, Okamura T, Kuroiwa M, et al: Molecular and genetic analysis of two patients with Bernard-Soulier syndrome: Identification of new mutations in glycoprotein Ibalpha gene. *Thromb Haemost* 77:1055, 1997.
283. Kenny D, Newman PJ, Morateck PA, et al: A dinucleotide deletion results in defective membrane anchoring and circulating soluble glycoprotein Ibalpha in a novel form of Bernard-Soulier syndrome. *Blood* 90:2626, 1997.
284. Afshar-Kharghan V, Lopez JA: Bernard-Soulier syndrome caused by a dinucleotide deletion and reading frameshift in the region encoding the glycoprotein Ibalpha transmembrane domain. *Blood* 90:2634, 1997.
285. Holmberg L, Karpman D, Nilsson I, et al: Bernard-Soulier syndrome Karlstad: Trp 498-Stop mutation resulting in a truncated glycoprotein Ibalpha that contains part of the transmembrane domain. *Br J Haematol* 98:57, 1997.
286. Kunishima S, Lopez JA, Kobayashi S, et al: Missense mutations of the glycoprotein (GP) Ib beta gene impairing the GPIb alpha/beta disulfide linkage in a family with giant platelet disorder. *Blood* 89:2404, 1997.
287. Noris P, Simsek S, Stibbe J, et al: A phenylalanine-55 to serine amino-acid substitution in the human glycoprotein IX leucine-rich repeat is associated with Bernard-Soulier syndrome. *Br J Haematol* 97:312, 1997.
288. Noris P, Arbustini E, Spedini P, et al: A new variant of Bernard-Soulier syndrome characterized by dysfunctional glycoprotein (GP) Ib and severely reduced amounts of GPIX and GPV. *Br J Haematol* 103:1004, 1998.
289. Van Geet C, Devriendt K, Eyskens B, et al: Velocardiofacial syndrome patients with a heterozygous chromosome 22q11 deletion have giant platelets. *Pediatr Res* 44:607, 1998.
290. Khalil A, Seoud M, Tannous R, et al: Bernard-Soulier syndrome in pregnancy: Case report and review of the literature. *Clin Lab Haematol* 20:125, 1998.
291. Kenny D, Morateck PA, Gill JC, et al: The critical interaction of glycoprotein (GP) Ibβ with GPIX-a genetic cause of Bernard-Soulier syndrome. *Blood* 93:2968, 1999.
292. Koskela S, Javela K, Jouppila J, et al: Variant Bernard-Soulier syndrome due to homozygous Asn45Ser mutation in the platelet glycoprotein (GP) IX in seven patients of five unrelated Finnish families. *Eur J Haematol* 62:256, 1999.
293. Margaglione M, D'Andrea G, Grandone E, et al: Compound heterozygosity (554–589 del, C515-T transition) in the platelet glycoprotein Ib alpha gene in a patient with a severe bleeding tendency. *Thromb Haemost* 81:486, 1999.
294. Sachs UJ, Kroll H, Matzdorff AC, et al: Bernard-Soulier syndrome due to the homozygous Asn-45Ser mutation in GPIX: An unexpected, frequent finding in Germany. *Br J Haematol* 123:127, 2003.
295. Watanabe R, Ishibashi T, Saitoh Y, et al: Bernard-Soulier syndrome with a homozygous 13 base pair deletion in the signal peptide-coding region of the platelet glycoprotein Ib(beta) gene. *Blood Coagul Fibrinolysis* 14:387, 2003.
296. Strassel C, Pasquet JM, Alessi MC, et al: A novel missense mutation shows that GPIbbeta has a dual role in controlling the processing and stability of the platelet GPIb-IX adhesion receptor. *Biochemistry* 42:4452, 2003.
297. Kunishima S, Matsushita T, Ito T, et al: Novel nonsense mutation in the platelet glycoprotein Ibbeta gene associated with Bernard-Soulier syndrome. *Am J Hematol* 71:279, 2002.
298. Lanza F, De La SC, Baas MJ, et al: A Leu7Pro mutation in the signal peptide of platelet glycoprotein (GP)IX in a case of Bernard-Soulier syndrome abolishes surface expression of the GPIb-V-IX complex. *Br J Haematol* 118:260, 2002.
299. Kurokawa Y, Ishida F, Kamijo T, et al: A missense mutation (Tyr88 to Cys) in the platelet membrane glycoprotein Ibbeta gene affects GPIb/IX complex expression—Bernard-Soulier syndrome in the homozygous form and giant platelets in the heterozygous form. *Thromb Haemost* 86:1249, 2001.
300. Gonzalez-Manchon C, Larrucea S, Pastor AL, et al: Compound heterozygosity of the GPIbalpha gene associated with Bernard-Soulier syndrome. *Thromb Haemost* 86:1385, 2001.
301. Wang Z, Shi J, Han Y: [A novel point mutation in the transmembrane domain of platelet glycoprotein IX gene identified in a Bernard-Soulier syndrome patient]. *Zhonghua Xue Ye Xue Za Zhi* 22:464, 2001.
302. Kunishima S, Naoe T, Kamiya T, et al: Novel heterozygous missense mutation in the platelet glycoprotein Ib beta gene associated with isolated giant platelet disorder. *Am J Hematol* 68:249, 2001.
303. Vanhoorelbeke K, Schlammadinger A, Delville JP, et al: Occurrence of the Asn45Ser mutation in the GPIX gene in a Belgian patient with Bernard Soulier syndrome. *Platelets* 12:114, 2001.
304. Rivera CE, Villagra J, Riordan M, et al: Identification of a new mutation in platelet glycoprotein IX (GPIX) in a patient with Bernard-Soulier syndrome. *Br J Haematol* 112:105, 2001.
305. Afshar-Kharghan V, Craig FE, Lopez JA: Bernard-Soulier syndrome in a patient doubly heterozygous for two frameshift mutations in the glycoprotein ib alpha gene. *Br J Haematol* 110:919, 2000.
306. Antonucci JV, Martin ES, Hulick PJ, et al: Bernard-Soulier syndrome: Common ancestry in two African American families with the GP Ib alpha Leu129Pro mutation. *Am J Hematol* 65:141, 2000.
307. Kunishima S, Tomiyama Y, Honda S, et al: Homozygous Pro74-->Arg mutation in the platelet glycoprotein Ibbeta gene associated with Bernard-Soulier syndrome. *Thromb Haemost* 84:112, 2000.
308. Moran N, Morateck PA, Deering A, et al: Surface expression of glycoprotein ib alpha is dependent on glycoprotein ib beta: Evidence from a novel mutation causing Bernard-Soulier syndrome. *Blood* 96:532, 2000.
309. Kunishima S, Tomiyama Y, Honda S, et al: Cys97Tyr mutation in the glycoprotein IX gene associated with Bernard-Soulier syndrome. *Br J Haematol* 107:539, 1999.
310. Koskela S, Partanen J, Salmi TT, et al: Molecular characterization of two mutations in platelet glycoprotein (GP) Ibalpha in two Finnish Bernard-Soulier syndrome families. *Eur J Haematol* 62:160, 1999.
311. Lascone MR, Sacchelli M, Vittorini S, et al: Complex conotruncal heart defect, severe bleeding disorder and 22q11 deletion: A new case of Bernard-Soulier syndrome and of 22q11 deletion syndrome? *Ital Heart J* 2:475, 2001.
312. Tang J, Stern-Nezer S, Liu PC, et al: Mutation in the leucine-rich repeat C-flanking region of platelet glycoprotein Ibbeta impairs assembly of von Willebrand factor receptor. *Thromb Haemost* 92:75, 2004.
313. Hillmann A, Nurden A, Nurden P, et al: A novel hemizygous Bernard-Soulier Syndrome (BSS) mutation in the amino terminal domain of glycoprotein (GP)Ibbeta—Platelet characterization and transfection studies. *Thromb Haemost* 88:1026, 2002.
314. Nakagawa M, Okuno M, Okamoto N, et al: Bernard-Soulier syndrome associated with 22q11.2 microdeletion. *Am J Med Genet* 99:286, 2001.
315. Bowers MJ, Orr NJ, Dempsey S, et al: Molecular genetics and transfusion management in a child with Bernard Soulier syndrome. *Blood Coagul Fibrinolysis* 17:409, 2006.
316. Kunishima S, Yamada T, Hamaguchi M, et al: Bernard-Soulier syndrome due to GPIX W127X mutation in Japan is frequently misdiagnosed as idiopathic thrombocytopenic purpura. *Int J Hematol* 83:366, 2006.
317. Prabu P, Parapia LA: Bernard-Soulier syndrome in pregnancy. *Clin Lab Haematol* 28:198, 2006.
318. Kunishima S, Imai T, Hamaguchi M, et al: Novel heterozygous missense mutation in the second leucine rich repeat of GPIbalpha affects GPIb/IX/V expression and results in macrothrombocytopenia in a patient initially misdiagnosed with idiopathic thrombocytopenic purpura. *Eur J Haematol* 76:348, 2006.
319. Strassel C, David T, Eckly A, et al: Synthesis of GPIb beta with novel transmembrane and cytoplasmic sequences in a Bernard-Soulier patient resulting in GPIb-defective signaling in CHO cells. *J Thromb Haemost* 4:217, 2006.
320. Picu M, Kahwash S, Crumbacher J, et al: An 8-year-old girl with thrombocytopenia. Bernard-Soulier syndrome variant. *Arch Pathol Lab Med* 129:e214, 2005.
321. Liang HP, Morel-Kopp MC, Clemetson JM, et al: A common ancestral glycoprotein (GP) 9 1828A>G (Asn45Ser) gene mutation occurring in European families from Australia and Northern Europe with Bernard-Soulier Syndrome (BSS). *Thromb Haemost* 94:599, 2005.
322. Drouin J, Carson NL, Laneuville O: Compound heterozygosity for a novel nine-nucleotide deletion and the Asn45Ser missense mutation in the glycoprotein IX gene in a patient with Bernard-Soulier syndrome. *Am J Hematol* 78:41, 2005.
323. Wang Z, Zhao X, Duan W, et al: A novel mutation in the transmembrane region of glycoprotein IX associated with Bernard-Soulier syndrome. *Thromb Haemost* 92:606, 2004.
324. Strassel C, Alessi MC, Juhan-Vague I, et al: A 13 base pair deletion in the GPIbbeta gene in a second unrelated Bernard-Soulier family due to slipped mispairing between direct repeats. *J Thromb Haemost* 2:1663, 2004.
325. Hadjkacem B, Elleuch H, Trigui R, et al: The same genetic defect in three Tunisian families with Bernard Soulier syndrome: A probable founder Stop mutation in GPIbbeta. *Ann Hematol* 2009 (Epub ahead of print).
326. Imai C, Kunishima S, Takachi T, et al: A novel homozygous 8-base pair deletion mutation in the glycoprotein Ibalpha gene in a patient with Bernard-Soulier syndrome. *Blood Coagul Fibrinolysis* 20:470, 2009.
327. Hadjkacem B, Elleuch H, Gargouri J, et al: Bernard-Soulier syndrome: Novel nonsense mutation in GPIbbeta gene affecting GPIb-IX complex expression. *Ann Hematol* 88:465, 2009.
328. Vettore S, Scandellari R, Moro S, et al: Novel point mutation in a leucine-rich repeat of the GPIbalpha chain of the platelet von Willebrand factor receptor, GPIb/IX/V, resulting in an inherited dominant form of Bernard-Soulier syndrome affecting two unrelated families: The N41H variant. *Haematologica* 93:1743, 2008.
329. Vettore S, Scandellari R, Scapin M, et al: A case of Bernard-Soulier Syndrome due to a homozygous four bases deletion (TGAG) of GPIbalpha gene: Lack of GPIbalpha

but absence of bleeding. *Platelets* 19:388, 2008.
330. Dagistan N, Kunishima S: First Turkish case of Bernard-Soulier syndrome associated with GPIX N45S. *Acta Haematol* 118:146, 2007.
331. Afrasiabi A, Lecchi A, Artoni A, et al: Genetic characterization of patients with Bernard-Soulier syndrome and their relatives from Southern Iran. *Platelets* 18:409, 2007.
332. Knofler R, Olivieri M, Weickardt S, et al: [First results of the THROMKID study: A quality project for the registration of children und adolescents with hereditary platelet function defects in Germany, Austria, and Switzerland]. *Hamostaseologie* 27:48, 2007.
333. Rosenberg N, Lalezari S, Landau M, et al: Trp207Gly in platelet glycoprotein Ibalpha is a novel mutation that disrupts the connection between the leucine-rich repeat domain and the disulfide loop structure and causes Bernard-Soulier syndrome. *J Thromb Haemost* 5:378, 2007.
334. Kunishima S, Sako M, Yamazaki T, et al: Molecular genetic analysis of a variant Bernard-Soulier syndrome due to compound heterozygosity for two novel glycoprotein Ibbeta mutations. *Eur J Haematol* 77:501, 2006.
335. Zieger B, Jenny A, Tsakiris DA, et al: A large Swiss family with Bernard-Soulier syndrome—Correlation phenotype and genotype. *Hamostaseologie* 29:161, 2009.
336. Grottum KA, Solum NO: Congenital thrombocytopenia with giant platelets: A defect in the platelet membrane. *Br J Haematol* 16:277, 1969.
337. Greenberg JP, Packham MA, Guccione MA, et al: Survival of rabbit-platelets treated in vitro with chymotrypsin, plasmin, trypsin, and neuraminidase. *Blood* 53:916, 1979.
338. Heyns Ad, Badenhorst PN, Wessels P, et al: Kinetics, *in vivo* redistribution and sites of sequestration of indium-111-labelled platelets in giant platelet syndromes. *Br J Haematol* 60:323, 1985.
339. Tomer A, Scharf RE, McMillan R, et al: Bernard-Soulier syndrome: Quantitative characterization of megakaryocytes and platelets by flow cytometric and platelet kinetic measurements. *Eur J Haematol* 52:193, 1994.
340. Nurden P, Nurden A: Giant platelets, megakaryocytes and the expression of glycoprotein Ib- IX complexes. *C R Acad Sci III* 319:717, 1996.
341. Vettore S, Scandellari R, Scapin M, et al: A case of Bernard-Soulier Syndrome due to a homozygous four bases deletion (TGAG) of GPIbalpha gene: Lack of GPIbalpha but absence of bleeding. *Platelets* 19:388, 2008.
342. Ruggeri Z: The platelet glycoprotein Ib-IX complex. *Prog Hemost Thromb* 10:35, 1991.
343. Roth GJ: Developing relationships: Arterial platelet adhesion, glycoprotein Ib, and leucine-rich glycoproteins. *Blood* 77:5, 1991.
344. Yap CL, Hughan SC, Cranmer SL, et al: Synergistic adhesive interactions and signaling mechanisms operating between platelet glycoprotein Ib/IX and integrin alpha IIbbeta 3. Studies in human platelets ans transfected Chinese hamster ovary cells. *J Biol Chem* 275:41377, 2000.
345. Wu YP, Vink T, Schiphorst M, et al: Platelet thrombus formation on collagen at high shear rates is mediated by von Willebrand factor-glycoprotein Ib interaction and inhibited by von Willebrand factor-glycoprotein IIb/IIIa interaction. *Arterioscler Thromb Vasc Biol* 20:1661, 2000.
346. Kulkarni S, Dopheide SM, Yap CL, et al: A revised model of platelet aggregation. *J Clin Invest* 105:783, 2000.
347. Ikeda Y, Handa M, Kawano K, et al: The role of von Willebrand factor and fibrinogen in platelet aggregation under varying shear stress. *J Clin Invest* 87:1234, 1991.
348. Peterson DM, Stathopoulos NA, Giorgio TD, et al: Shear-induced platelet aggregation requires von Willebrand factor and platelet membrane glycoproteins Ib and IIb-IIIa. *Blood* 69:625, 1987.
349. Ruggeri ZM: Mechanisms of shear-induced platelet adhesion and aggregation. *Thromb Haemost* 70:119, 1993.
350. Jamieson GA, Okumura T: Reduced thrombin binding and aggregation in Bernard-Soulier platelets. *J Clin Invest* 61:861, 1978.
351. Nurden AT, George JN, Phillips DR: Human platelet membrane glycoproteins, in *Biochemistry of the Platelet*, edited by M Shuman, DR Phillips, p 159. Academic Press, New York, 1986.
352. Jandrot-Perrus M, Rendu F, Caen JP, et al: The common pathway for alpha- and gamma-thrombin-induced platelet activation is independent of GPIb: A study of Bernard-Soulier platelets. *Br J Haematol* 75:385, 1990.
353. De Marco L, Mazzucato M, Masotti A, et al: Function of glycoprotein Ib alpha in platelet activation induced by alpha-thrombin. *J Biol Chem* 266:23776, 1991.
354. Ramakrishnan V, Reeves PS, DeGuzman F, et al: Increased thrombin responsiveness in platelets from mice lacking glycoprotein V. *Proc Natl Acad Sci U S A* 96:13336, 1999.
355. Ni H, Ramakrishnan V, Ruggeri ZM, et al: Increased thrombogenesis and embolus formation in mice lacking glycoprotein V. *Blood* 98:368, 2001.
356. Caen J, Bellucci S: The defective prothrombin consumption in Bernard-Soulier syndrome. Hypotheses from 1948 to 1982. *Blood Cells* 9:389, 1983.
357. Walsh PN, Mills DC, Pareti FI, et al: Hereditary giant platelet syndrome. Absence of collagen-induced coagulant activity and deficiency of factor-XI binding to platelets. *Br J Haematol* 29:639, 1975.
358. Perret B, Levy-Toledano S, Platavid M: Abnormal phospholipid organization in Bernard-Soulier platelets. *Thromb Res* 31:529, 1983.
359. Kanaji T, Russell S, Ware J: Amelioration of the macrothrombocytopenia associated with the murine Bernard-Soulier syndrome. *Blood* 100:2102, 2002.
360. McNicol A, Drouin J, Clemetson KJ, et al: Phospholipase C activity in platelets from Bernard-Soulier syndrome patients. *Arterioscler Thromb* 13:1567, 1993.
361. White JG, Burris SM, Hasegawa D, et al: Micropipette aspiration of human blood platelets: A defect in Bernard-Soulier's syndrome. *Blood* 63:1249, 1984.
362. Nurden AT: Congenital abnormalities of platelet membrane glycoproteins, in *Platelet Immunobiology, Molecular and Clinical Aspects*, edited by TJ Kunicki, JN George, p 95. Lippincott, Philadelphia, 1989.
363. Lopez JA, Leung B, Reynolds CC, et al: Efficient plasma membrane expression of a functional platelet glycoprotein Ib-IX complex requires the presence of its three subunits. *J Biol Chem* 267:12851, 1992.
364. Li CQ, Dong JF, Lanza F, et al: Expression of platelet glycoprotein (GP) V in heterologous cells and evidence for its association with GP Ib alpha in forming a GP Ib-IX-V complex on the cell surface. *J Biol Chem* 270:16302, 1995.
365. Nurden AT, Didry-Dupies V, Rosa JP: Molecular defects of platelets in Bernard Soulier Syndrome. *Blood Cells* 9:333, 1983.
366. Nurden AT: Inherited abnormalities of platelets. *Thromb Haemost* 82:468, 1999.
367. Nurden AT, Jallu V, Hourdille P: GP Ib and Bernard-Soulier platelets. *Blood* 73:2225, 1989.
368. Nurden AT, Nurden P: Inherited disorders of platelet function, in *Platelets*, edited by AD Michelson, p 1029. Academic Press, San Diego, 2007.
369. Ludlow LB, Schick BP, Budarf ML, et al: Identification of a mutation in a GATA binding site of the platelet glycoprotein Ibbeta promoter resulting in the Bernard-Soulier syndrome. *J Biol Chem* 271:22076, 1996.
369a. Zieger B, Jenny A, Tsakiris DA, et al: A large Swiss family with Bernard-Soulier syndrome—Correlation phenotype and genotype. *Haostaseologie* 29:161, 2009.
370. Dagistan N, Kunishima S: First Turkish case of Bernard-Soulier syndrome associated with GPIX N45S. *Acta Haematol* 118:146, 2007.
371. Liang HP, Morel-Kopp MC, Curtin J, et al: Heterozygous loss of platelet glycoprotein (GP) Ib-V-IX variably affects platelet function in velocardiofacial syndrome (VCFS) patients. *Thromb Haemost* 98:1298, 2007.
372. Lawrence S, McDonald-McGinn DM, Zackai E, et al: Thrombocytopenia in patients with chromosome 22q11.2 deletion syndrome. *J Pediatr* 143:277, 2003.
373. Kato T, Kosaka K, Kimura M, et al: Thrombocytopenia in patients with 22q11.2 deletion syndrome and its association with glycoprotein Ib-beta. *Genet Med* 5:113, 2003.
374. Latger-Cannard V, Bensoussan D, Gregoire MJ, et al: Frequency of thrombocytopenia and large platelets correlates neither with conotruncal cardiac anomalies nor immunological features in the chromosome 22q11.2 deletion syndrome. *Eur J Pediatr* 163:327, 2004.
375. Ryan AK, Goodship JA, Wilson DI, et al: Spectrum of clinical features associated with interstitial chromosome 22q11 deletions: A European collaborative study. *J Med Genet* 34:798, 1997.
376. Yuksel O, Koklu S, Ucar E, et al: Severe recurrent gastrointestinal bleeding due to angiodysplasia in a Bernard-Soulier patient: An onerous medical concomitance. *Dig Dis Sci* 49:885, 2004.
377. Okita R, Hihara J, Konishi K, et al: Intractable gastrointestinal bleeding from angiodysplasia in a patient of Bernard-Soulier syndrome—Report of a case. *Hiroshima J Med Sci* 54:113, 2005.
378. Kaya Z, Gursel T, Dalgic B, et al: Gastric angiodysplasia in a child with Bernard-Soulier syndrome: Efficacy of octreotide in long-term management. *Pediatr Hematol Oncol* 22:223, 2005.
379. George JN, Reimann TA, Moake JL, et al: Bernard-Soulier disease: A study of four patients and their parents. *Br J Haematol* 48:459, 1981.
380. Fox JEB: Linkage of a membrane skeleton to integral membrane glycoproteins in human platelets. Identification of one of the glycoproteins as glycoprotein Ib. *J Clin Invest* 76:1673, 1985.
381. Eaton LA Jr, Read MS, Brinkhous KM: Glycoprotein Ib bioassays. Activity levels in Bernard-Soulier syndrome and in stored blood bank platelets. *Arch Pathol Lab Med* 115:488, 1991.
382. Evensen SA, Solum NO, Grottum KA, et al: Familial bleeding disorder with a moderate thrombocytopenia and giant blood platelets. *Scand J Haematol* 13:203, 1974.
383. Greco NJ, Tandon NN, Jones GD, et al: Contributions of glycoprotein Ib and the seven transmembrane domain receptor to increases in platelet cytoplasmic [Ca^{2+}] induced by α-thrombin. *Biochemistry* 35:906, 1996.
384. Celikel R, McClintock RA, Roberts JR, et al: Modulation of alpha-thrombin function by distinct interactions with platelet glycoprotein Ibalpha. *Science* 301:218, 2003.
385. Dumas JJ, Kumar R, Seehra J, et al: Crystal structure of the GpIbalpha-thrombin complex essential for platelet aggregation. *Science* 301:222, 2003.
386. McGowan EB, Ding A, Detwiler TC: Correlation of thrombin-induced glycoprotein V hydrolysis and platelet activation. *J Biol Chem* 258:11243, 1983.
387. Bienz D, Schnippering W, Clemetson KJ: Glycoprotein V is not the thrombin activation receptor on human blood platelets. *Blood* 68:720, 1986.
388. Caen JP, Nurden AT, Jeanneau C, et al: Bernard-Soulier syndrome: A new platelet glycoprotein abnormality. Its relationship with platelet adhesion to subendothelium and with the factor VIII von Willebrand protein. *J Lab Clin Med* 87:586, 1976.
389. Andrews RK, Harris SJ, McNally T, et al: Binding of purified 14-3-3 zeta signaling protein to discrete amino acid sequences within the cytoplasmic domain of the platelet membrane glycoprotein Ib-IX-V complex. *Biochemistry* 37:638, 1998.
390. Sullam PM, Hyun WC, Szollosi J, et al: Physical proximity and functional interplay of the glycoprotein Ib-IX-V complex and the Fc receptor FcgammaRIIA on the platelet plasma membrane. *J Biol Chem* 273:5331, 1998.
391. Falati S, Edmead CE, Poole AW: Glycoprotein Ib-V-IX, a receptor for von Willebrand factor, couples physically and functionally to the Fc receptor γ-chain, Fyn, and Lyn to activate human platelets. *Blood* 94:1648, 1999.
392. Arthur JF, Gardiner EE, Matzaris M, et al: Glycoprotein VI is associated with GPIb-IX-V on the membrane of resting and activated platelets. *Thromb Haemost* 93:716, 2005.
393. Feng S, Resendiz JC, Christodoulides N, et al: Pathological shear stress stimulates the tyrosine phosphorylation of alpha-actinin associated with the glycoprotein Ib-IX complex. *Biochemistry* 41:1100, 2002.
394. Aziz KA: An acquired form of Bernard Soulier syndrome associated with acute myeloid leukemia. *Saudi Med J* 26:1095, 2005.
395. Stricker RB, Wong D, Saks SR, et al: Acquired Bernard-Soulier syndrome. Evidence for the role of a 210,000-molecular weight protein in the interaction of platelets with von Willebrand factor. *J Clin Invest* 76:1274, 1985.
396. Deckmyn H, Vanhoorelbeke K, Peerlinck K: Inhibitory and activating human anti-

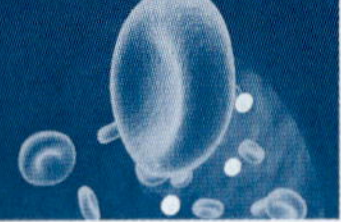

platelet antibodies. *Baillieres Clin Haematol* 11:343, 1998.
397. Devine DV, Currie MS, Rosse WF, et al: Pseudo-Bernard-Soulier syndrome: Thrombocytopenia caused by autoantibody to platelet glycoprotein Ib. *Blood* 70:428, 1987.
398. Varon D, Gitel SN, Varon N, et al: Immune Bernard Soulier-like syndrome associated with anti-glycoprotein- IX antibody. *Am J Hematol* 41:67, 1992.
399. Beales IL: An acquired-pseudo Bernard Soulier syndrome occurring with autoimmune chronic active hepatitis and anti-cardiolipin antibody. *Postgrad Med J* 70:305, 1994.
400. Berndt MC, Kabral A, Grimsley P, et al: An acquired Bernard-Soulier-like platelet defect associated with juvenile myelodysplastic syndrome. *Br J Haematol* 68:97, 1988.
401. Hicsonmez G, Gumruk F, Cetin M, et al: Bernard-Soulier-like functional platelet defect in myelodysplastic syndrome and in acute myeloblastic leukemia associated with trilineage myelodysplasia. *Turk J Pediatr* 37:425, 1995.
402. Sharma JB, Buckshee K, Sharma S: Puberty menorrhagia due to Bernard Soulier syndrome and its successful treatment by "Ovral" hormonal tablets. *Aust N Z J Obstet Gynaecol* 31:369, 1991.
403. Greinacher A, Potzsch B, Kiefel V, et al: Evidence that DDAVP transiently improves hemostasis in Bernard-Soulier syndrome independent of von Willebrand-factor. *Ann Hematol* 67:149, 1993.
404. Kemahli S, Canatan D, Uysal Z, et al: DDAVP shortens bleeding time in Bernard-Soulier syndrome. *Thromb Haemost* 71:675, 1994.
405. Greinacher A, Potzsch B, Kiefel V, et al: Evidence that DDAVP transiently improves hemostasis in Bernard-Soulier syndrome independent of von Willebrand-factor. *Ann Hematol* 67:149, 1993.
406. Saade G, Homsi R, Seoud M: Bernard-Soulier syndrome in pregnancy; a report of four pregnancies in one patient, and review of the literature. *Eur J Obstet Gynecol Reprod Biol* 40:149, 1991.
407. Degos L, Tobelem G, Lethielleux P, et al: Molecular defect in platelets from patients with Bernard-Soulier syndrome. *Blood* 50:899, 1977.
408. Peng TC, Kickler TS, Bell WR, et al: Obstetric complications in a patient with Bernard-Soulier syndrome. *Am J Obstet Gynecol* 165:425, 1991.
409. Poon M-C: Factor VIIa, in *Platelets*, 2nd ed, edited by AD Michelson, p 867. Academic Press, San Diego, 2007.
410. Peters M, Heijboer H: Treatment of a patient with Bernard-Soulier syndrome and recurrent nosebleeds with recombinant factor VIIa. *Thromb Haemost* 80:352, 1998.
411. Tonda R, Galan AM, Pino M, et al: Hemostatic effect of activated recombinant factor VIIa in Bernard-Soulier syndrome: Studies in an *in vitro* model. *Transfusion* 44:1790, 2004.
412. Kriplani A, Singh BM, Sowbernika R, et al: Successful pregnancy outcome in Bernard-Soulier syndrome. *J Obstet Gynaecol Res* 31:52, 2005.
413. Hacihanefioglu A, Tarkun P, Gonullu E: Use of recombinant factor VIIa in the management and prophylaxis of bleeding episodes in two patients with Bernard-Soulier syndrome. *Thromb Res* 120:455, 2007.
414. Ozelo MC, Svirin P, Larina L: Use of recombinant factor VIIa in the management of severe bleeding episodes in patients with Bernard-Soulier syndrome. *Ann Hematol* 84:816, 2005.
415. Prabu P, Parapia LA: Bernard-Soulier syndrome in pregnancy. *Clin Lab Haematol* 28:198, 2006.
416. Rahimi G, Rellecke S, Mallmann P, et al: Course of pregnancy and birth in a patient with Bernard-Soulier syndrome—A case report. *J Perinat Med* 33:264, 2005.
417. Kriplani A, Singh BM, Sowbernika R, et al: Successful pregnancy outcome in Bernard-Soulier syndrome. *J Obstet Gynaecol Res* 31:52, 2005.
418. Uotila J, Tammela O, Makipernaa A: Fetomaternal platelet immunization associated with maternal Bernard-Soulier syndrome. *Am J Perinatol* 25:219, 2008.
419. Locatelli F, Rossi G, Balduini C: Hematopoietic stem-cell transplantation for the Bernard-Soulier syndrome. *Ann Intern Med* 138:79, 2003.
420. Rieger C, Rank A, Fiegl M, et al: Allogeneic stem cell transplantation as a new treatment option for patients with severe Bernard-Soulier Syndrome. *Thromb Haemost* 95:190, 2006.
421. Rieger C, Rank A, Fiegl M, et al: Allogeneic stem cell transplantation as a new treatment option for patients with severe Bernard-Soulier Syndrome. *Thromb Haemost* 95:190, 2006.
422. Shi Q, Wilcox DA, Morateck PA, et al: Targeting platelet GPIbalpha transgene expression to human megakaryocytes and forming a complete complex with endogenous GPIbbeta and GPIX. *J Thromb Haemost* 2:1989, 2004.
423. Takahashi H: Studies on the pathophysiology and treatment of von Willebrand's disease. IV. Mechanism of increased ristocetin-induced platelet aggregation in von Willebrand's disease. *Thromb Res* 19:857, 1980.
424. Krizek DM, Rick ME, Williams SB, et al: Cryoprecipitate transfusion in variant von Willebrand's disease and thrombocytopenia. *Ann Intern Med* 98:484, 1983.
425. Weiss HJ, Meyer D, Rabinowitz R, et al: Pseudo-von Willebrand's disease. An intrinsic platelet defect with aggregation by unmodified human factor VIII/von Willebrand factor and enhanced adsorption of its high-molecular-weight multimers. *N Engl J Med* 306:326, 1982.
426. Miller JL, Castella A: Platelet-type von Willebrand's disease: Characterization of a new bleeding disorder. *Blood* 60:790, 1982.
427. Gralnick HR, Williams SB, Shafer BC, et al: Factor VIII/von Willebrand factor binding to von Willebrand's disease platelets. *Blood* 60:328, 1982.
428. Takahashi H, Handa M, Watanabe K, et al: Further characterization of platelet-type von Willebrand's disease in Japan. *Blood* 64:1254, 1984.
429. Nurden P, Lanza F, Bonnafous-Faurie C, et al: A second report of platelet-type von Willebrand disease with a Gly233Ser mutation in the GPIBA gene. *Thromb Haemost* 97:319, 2007.
430. Othman M, Notley C, Lavender FL, et al: Identification and functional characterization of a novel 27-bp deletion in the macroglycopeptide-coding region of the GPIBA gene resulting in platelet-type von Willebrand disease. *Blood* 105:4330, 2005.
431. Enayat MS, Guilliatt AM, Lester W, et al: Distinguishing between type 2B and pseudo-von Willebrand disease and its clinical importance. *Br J Haematol* 133:664, 2006.
432. Bryckaert MC, Pietu G, Ruan C, et al: Abnormality of glycoprotein Ib in two cases of "pseudo"-von Willebrand's disease. *J Lab Clin Med* 106:393, 1985.
433. Ozelo MC, Svirin P, Larina L: Use of recombinant factor VIIa in the management of severe bleeding episodes in patients with Bernard-Soulier syndrome. *Ann Hematol* 84:816, 2005.
434. Miller JL, Cunningham D, Lyle VA, et al: Mutation in the gene encoding the alpha chain of platelet glycoprotein Ib in platelet-type von Willebrand disease. *Proc Natl Acad Sci U S A* 88:4761, 1991.
435. Russell SD, Roth GJ: Pseudo-von Willebrand disease: A mutation in the platelet glycoprotein Ib alpha gene associated with a hyperactive surface receptor. *Blood* 81:1787, 1993.
436. Takahashi H, Murata M, Moriki T, et al: Substitution of Val for Met at residue 239 of platelet glycoprotein Ib alpha in Japanese patients with platelet-type von Willebrand disease. *Blood* 85:727, 1995.
437. Kunishima S, Heaton DC, Naoe T, et al: De novo mutation of the platelet glycoprotein Ib alpha gene in a patient with pseudo-von Willebrand disease. *Blood Coagul Fibrinolysis* 8:311, 1997.
438. Matsubara Y, Murata M, Sugita K, et al: Identification of a novel point mutation in platelet glycoprotein Ibalpha, Gly to Ser at residue 233, in a Japanese family with platelet-type von Willebrand disease. *J Thromb Haemost* 1:2198, 2003.
439. Uff S, Clemetson JM, Harrison T, et al: Crystal structure of the platelet glycoprotein Ib(alpha) N-terminal domain reveals an unmasking mechanism for receptor activation. *J Biol Chem* 277:35657, 2002.
440. Huizinga EG, Tsuji S, Romijn RA, et al: Structures of glycoprotein Ibalpha and its complex with von Willebrand factor A1 domain. *Science* 297:1176, 2002.
441. Pincus MR, Carty RP, Miller JL: Structural implications of the substitution of Val for Met at residue 239 in the alpha chain of human platelet glycoprotein Ib. *J Protein Chem* 13:629, 1994.
442. Dumas JJ, Kumar R, McDonagh T, et al: Crystal structure of the wild-type von Willebrand factor A1-glycoprotein Ibalpha complex reveals conformation differences with a complex bearing von Willebrand disease mutations. *J Biol Chem* 279:23327, 2004.
443. Suva LJ, Hartman E, Dilley JD, et al: Platelet dysfunction and a high bone mass phenotype in a murine model of platelet-type von Willebrand disease. *Am J Pathol* 172:430, 2008.
444. Doggett TA, Girdhar G, Lawshe A, et al: Alterations in the intrinsic properties of the GPIbalpha-VWF tether bond define the kinetics of the platelet-type von Willebrand disease mutation, Gly233Val. *Blood* 102:152, 2003.
445. Tait AS, Cranmer SL, Jackson SP, et al: Phenotype changes resulting in high-affinity binding of von Willebrand factor to recombinant glycoprotein Ib-IX: Analysis of the platelet-type von Willebrand disease mutations. *Blood* 98:1812, 2001.
446. Takahashi H, Nagayama R, Hattori A, et al: Botrocetin- and polybrene-induced platelet aggregation in platelet-type von Willebrand disease. *Am J Hematol* 18:179, 1985.
447. Miller JL, Kupinski JM, Castella A, et al: Von Willebrand factor binds to platelets and induces aggregation in platelet-type but not type IIB von Willebrand disease. *J Clin Invest* 72:1532, 1983.
448. Scott JP, Montgomery RR: The rapid differentiation of type IIb von Willebrand's disease from platelet-type (pseudo-) von Willebrand's disease by the "neutral" monoclonal antibody binding assay. *Am J Clin Pathol* 96:723, 1991.
449. Miller JL: Sorting out heightened interactions between platelets and von Willebrand factor. "IIB or not IIB?" is becoming an increasingly answerable question in the molecular era. *Am J Clin Pathol* 96:681, 1991.
450. Miller JL, Ruggeri ZM, Lyle VA: Unique interactions of asialo von Willebrand factor with platelets in platelet-type von Willebrand disease. *Blood* 70:1804, 1987.
451. Takahashi H: Replacement therapy in platelet-type von Willebrand disease. *Am J Hematol* 18:351, 1985.
452. Miller JL: Platelet-type von Willebrand's disease. *Clin Lab Med* 4:319, 1984.
453. Fressinaud E, Signaud-Fiks M, Le Boterff C, Piot B. Use of recombinant factor VIIa (NovoSeven) for dental extraction in a patient affected by platelet-type (pseudo-) von Willebrand disease. *Haemophilia* 4:299, 1998.
454. Nieuwenhuis HK, Akkerman JWN, Houdijk WPM, et al: Human blood platelets showing no response to collagen fail to express surface glycoprotein Ia. *Nature* 318:470, 1985.
455. Nieuwenhuis HK, Sakariassen KS, Houdijk WPM, et al: Deficiency of platelet membrane glycoprotein Ia associated with a decreased platelet adhesion to subendothelium: A defect in platelet spreading. *Blood* 68:692, 1986.
456. Beer JH, Nieuwenhuis HK, Sixma JJ, Coller BS: Deficiency of antibody 6F1 binding to the platelets of a patient with an isolated defect in platelet-collagen interaction. *Circulation* 78(Suppl):II-308, 1988.
457. Coller BS, Beer JH, Scudder LE, et al: Collagen-platelet interactions: Evidence for a direct interaction of collagen with platelet GPIa/IIa and an indirect interaction with platelet GPIIb/IIa mediated by adhesive proteins. *Blood* 74:182, 1989.
458. Kehrel B, Balleisen L, Kokott R, et al: Deficiency of intact thrombospondin and membrane glycoprotein Ia in platelets with defective collagen-induced aggregation and spontaneous loss of disorder. *Blood* 71:1074, 1988.
459. Yamamoto N, Ikeda H, Tandon NN, et al: A platelet membrane glycoprotein (GP) deficiency in healthy blood donors: Nak[a]-platelets lack detectable GPIV (CD36). *Blood* 76:1698, 1990.
460. Curtis BR, Aster RH: Incidence of the Nak(a)-negative platelet phenotype in African Americans is similar to that of Asians. *Transfusion* 36:331, 1996.
461. Asch AS, Barnwell J, Silverstein RL, et al: Isolation of the thrombospondin membrane receptor. *J Clin Invest* 79:1054, 1987.
462. Tandon NN, Kralisz U, Jamieson GA: Identification of glycoprotein IV (CD36) as a primary receptor for platelet-collagen adhesion. *J Biol Chem* 264:7576, 1989.
462a. Matsuno K, Diaz-Ricart M, Montgomery RR, et al: Inhibition of platelet adhesion to collagen by monoclonal anti-CD36 antibodies. *Br J Haematol* 92:960, 1996.

463. Silverstein RL, Asch AS, Nachman RL: Glycoprotein IV mediates thrombospondin-dependent platelet-monocyte and platelet-U937 cell adhesion. *J Clin Invest* 84:546, 1989.
464. Kehrel B, Kronenberg A, Schwippert B, et al: Thrombospondin binds normally to glycoprotein IIIb deficient platelets. *Biochem Biophys Res Commun* 179:985, 1991.
465. Tandon NN, Ockenhouse CF, Greco NJ, et al: Adhesive functions of platelets lacking glycoprotein IV (CD36). *Blood* 78:2809, 1991.
466. Saelman EU, Kehrel B, Hese KM, et al: Platelet adhesion to collagen and endothelial cell matrix under flow conditions is not dependent on platelet glycoprotein IV. *Blood* 83:3240, 1994.
467. Englyst NA, Taube JM, Aitman TJ, et al: A novel role for CD36 in VLDL-enhanced platelet activation. *Diabetes* 52:1248, 2003.
468. Korporaal SJ, Van EM, Adelmeijer J, et al: Platelet activation by oxidized low density lipoprotein is mediated by CD36 and scavenger receptor-A. *Arterioscler Thromb Vasc Biol* 27:2476, 2007.
469. Podrez EA, Byzova TV, Febbraio M, et al: Platelet CD36 links hyperlipidemia, oxidant stress and a prothrombotic phenotype. *Nat Med* 13:1086, 2007.
470. Chen K, Febbraio M, Li W, et al: A specific CD36-dependent signaling pathway is required for platelet activation by oxidized low-density lipoprotein. *Circ Res* 102:1512, 2008.
471. Kashiwagi H, Tomiyama Y, Honda S, et al: Molecular basis of CD36 deficiency. Evidence that a 478CT substitution (proline90serine) in CD36 cDNA accounts for CD36 deficiency. *J Clin Invest* 95:1040, 1995.
472. Hirano K, Kuwasako T, Nakagawa-Toyama Y, et al: Pathophysiology of human genetic CD36 deficiency. *Trends Cardiovasc Med* 13:136, 2003.
473. Febbraio M, Silverstein RL: CD36: Implications in cardiovascular disease. *Int J Biochem Cell Biol* 39:2012, 2007.
474. Kashiwagi H, Tomiyama Y, Kosugi S, et al: Family studies of type II CD36 deficient subjects: Linkage of a CD36 allele to a platelet-specific mRNA expression defect(s) causing type II CD36 deficiency. *Thromb Haemost* 74:758, 1995.
475. Ikeda H: Platelet membrane protein CD36. *Hokkaido Igaku Zasshi* 74:99, 1999.
476. Kashiwagi H, Tomiyama Y, Kosugi S, et al: Identification of molecular defects in a subject with type I CD36 deficiency. *Blood* 83:3545, 1994.
477. Kashiwagi H, Tomiyama Y, Nozaki S, et al: A single nucleotide insertion in codon 317 of the CD36 gene leads to CD36 deficiency. *Arterioscler Thromb Vasc Biol* 16:1026, 1996.
478. Hanawa H, Watanabe K, Nakamura T, et al: Identification of cryptic splice site, exon skipping, and novel point mutations in type I CD36 deficiency. *J Med Genet* 39:286, 2002.
478a. Curtis BR, Aster RH: Incidence of the Nak(a)-negative platelet phenotype in African Americans is similar to that of Asians. *Transfusion* 36:331, 1996.
479. Bierling P, Godeau B, Fromont P, et al: Posttransfusion purpura-like syndrome associated with CD36 (Naka) isoimmunization. *Transfusion* 35:777, 1995.
479a. Morishita K, Wakamoto S, Miyazaki T: Life-threatening adverse reaction followed by thrombocytopenia after passive transfusion of fresh frozen plasma containing anti-CD36 (Nak) isoantibody. *Transfusion* 45:803, 2005.
480. Nozaki S, Tanaka T, Yamashita S, et al: CD36 mediates long-chain fatty acid transport in human myocardium: Complete myocardial accumulation defect of radiolabeled long-chain fatty acid analog in subjects with CD36 deficiency. *Mol Cell Biochem* 192:129, 1999.
481. Griffin E, Re A, Hamel N, et al: A link between diabetes and atherosclerosis: Glucose regulates expression of CD36 at the level of translation. *Nat Med* 7:840, 2001.
482. Coburn CT, Knapp FF Jr, Febbraio M, et al: Defective uptake and utilization of long chain fatty acids in muscle and adipose tissues of CD36 knockout mice. *J Biol Chem* 275:32523, 2000.
483. Okamoto F, Tanaka T, Sohmiya K, et al: CD36 abnormality and impaired myocardial long-chain fatty acid uptake in patients with hypertrophic cardiomyopathy. *Jpn Circ J* 62:499, 1998.
484. Aitman TJ, Cooper LD, Norsworthy PJ, et al: Malaria susceptibility and CD36 mutation. *Nature* 405:1015, 2000.
485. Omi K, Ohashi J, Patarapotikul J, et al: CD36 polymorphism is associated with protection from cerebral malaria. *Am J Hum Genet* 72:364, 2003.
486. Pain A, Urban BC, Kai O, et al: A non-sense mutation in CD36 gene is associated with protection from severe malaria. *Lancet* 357:1502, 2001.
487. Oquendo P, Hundt E, Lawler J, et al: CD36 directly mediates cytoadherence of Plasmodium falciparum parasitized erythrocytes. *Cell* 58:95, 1989.
488. Pain A, Ferguson DJ, Kai O, et al: Platelet-mediated clumping of Plasmodium falciparum-infected erythrocytes is a common adhesive phenotype and is associated with severe malaria. *Proc Natl Acad Sci U S A* 98:1805, 2001.
489. Moroi M, Jung SM, Okuma M, et al: A patient with platelets deficient in glycoprotein VI that lack both collagen-induced aggregation and adhesion. *J Clin Invest* 84:1440, 1989.
490. Ryo R, Yoshida A, Sugano W, et al: Deficiency of P62, a putative collagen receptor, in platelets from a patient with defective collagen-induced platelet aggregation. *Am J Hematol* 39:25, 1992.
491. Nurden P, Jandrot-Perrus M, Combrie R, et al: Severe deficiency of glycoprotein VI in a patient with gray platelet syndrome. *Blood* 104:107, 2004.
492. Arai M, Yamamoto N, Moroi M, et al: Platelets with 10% of the normal amount of glycoprotein VI have an impaired response to collagen that results in a mild bleeding tendency. *Br J Haematol* 89:124, 1995.
493. Arthur JF, Dunkley S, Andrews RK: Platelet glycoprotein VI-related clinical defects. *Br J Haematol* 139:363, 2007.
494. Chu XX, Hou M: [Advances in the studies of platelet glycoprotein VI (GPVI): Review]. *Zhongguo Shi Yan Xue Ye Xue Za Zhi* 14:1040, 2006.
495. Bellucci S, Huisse MG, Boval B, et al: Defective collagen-induced platelet activation in two patients with malignant haemopathies is related to a defect in the GPVI-coupled signalling pathway. *Thromb Haemost* 93:130, 2005.
496. Kojima H, Moroi M, Jung SM, et al: Characterization of a patient with glycoprotein (GP) VI deficiency possessing neither anti-GPVI autoantibody nor genetic aberration. *J Thromb Haemost* 4:2433, 2006.
497. Dunkley S, Arthur JF, Evans S, et al: A familial platelet function disorder associated with abnormal signalling through the glycoprotein VI pathway. *Br J Haematol* 137:569, 2007.
497a. Hermans C, Wittervrongel C, Thys C, et al: A compound heterozygous mutation in glycoprotein VI in a patient with a bleeding disorder. *J Thromb Haemostas* 7:1356, 2009.
498. Sugiyama T, Okuma M, Ushikubi F, et al: A novel platelet aggregating factor found in a patient with defective collagen-induced platelet aggregation and autoimmune thrombocytopenia. *Blood* 69:1712, 1987.
499. Takahashi H, Moroi M: Antibody against platelet membrane glycoprotein VI in a patient with systemic lupus erythematosus. *Am J Hematol* 67:262, 2001.
500. Boylan B, Chen H, Rathore V, et al: Anti-GPVI-associated ITP: An acquired platelet disorder caused by autoantibody-mediated clearance of the GPVI/FcR{gamma}-chain complex from the human platelet surface. *Blood* 104:1350, 2004.
501. Akiyama M, Kashiwagi H, Todo K, et al: Presence of platelet-associated anti-GPVI autoantibodies and restoration of GPVI expression in patients with GPVI deficiency. *J Thromb Haemost* 7:1373, 2009.
502. Nieswandt B, Schulte V, Bergmeier W, et al: Long-term antithrombotic protection by *in vivo* depletion of platelet glycoprotein VI in mice. *J Exp Med* 193:459, 2001.
503. Weiss HJ, Chervenick PA, Zalusky R, et al: A familial defect in platelet function associated with impaired release of adenosine diphosphate. *N Engl J Med* 281:1264, 1969.
504. Nieuwenhuis HK, Akkerman JW, Sixma JJ: Patients with a prolonged bleeding time and normal aggregation tests may have storage pool deficiency: Studies on one hundred six patients. *Blood* 70:620, 1987.
505. Weiss HJ: Inherited disorders of platelet granules and signal transduction, in *Hemostasis and Thrombosis: Basic Principles and Clinical Practice*, 3rd ed, edited by RW Colman, J Hirsh, VJ Marder, M Samama, p 673. Lippincott, Philadelphia, 1993.
506. Rao SV, O'Grady K, Pieper KS, et al: A comparison of the clinical impact of bleeding measured by two different classifications among patients with acute coronary syndromes. *J Am Coll Cardiol* 47:809, 2006.
507. Huizing M, Helip-Wooley A, Westbroek W, et al: Disorders of lysosome-related organelle biogenesis: Clinical and molecular genetics. *Annu Rev Genomics Hum Genet* 9:359, 2008.
508. Hermansky F, Pudlak P: Albinism associated with hemorrhagic diathesis and unusual pigmented reticular cells in the bone marrow: Report of two cases with histochemical studies. *Blood* 14:162, 1959.
509. Gahl WA, Brantly M, Kaiser-Kupfer MI, et al: Genetic defects and clinical characteristics of patients with a form of oculocutaneous albinism (Hermansky-Pudlak syndrome). *N Engl J Med* 338:1258, 1998.
510. Wei ML: Hermansky-Pudlak syndrome: A disease of protein trafficking and organelle function. *Pigment Cell Res* 19:19, 2006.
511. Di Pietro SM, Dell'Angelica EC: The cell biology of Hermansky-Pudlak syndrome: Recent advances. *Traffic* 6:525, 2005.
512. Gunay-Aygun M, Huizing M, Gahl WA: Molecular defects that affect platelet dense granules. *Semin Thromb Hemost* 30:537, 2004.
513. Buchanan GR, Handin RI: Platelet function in the Chédiak-Higashi syndrome. *Blood* 47:941, 1976.
514. Costa JL, Fauci AS, Wolff SM: A platelet abnormality in the Chédiak-Higashi syndrome of man. *Blood* 48:517, 1976.
515. Boxer GJ, Holmsen H, Robkin L, et al: Abnormal platelet function in Chédiak-Higashi syndrome. *Br J Haematol* 35:521, 1977.
516. Apitz-Castro R, Cruz MR, Ledezma E, et al: The storage pool deficiency in platelets from humans with the Chédiak-Higashi syndrome: Study of six patients. *Br J Haematol* 59:471, 1985.
517. Weiss HJ, Witte LD, Kaplan KL, et al: Heterogeneity in storage pool deficiency: Studies on granule-bound substances in 18 patients including variants deficient in alpha-granules, platelet factor 4, beta-thromboglobulin, and platelet-derived growth factor. *Blood* 54:1296, 1979.
518. Bonifacino JS: Insights into the biogenesis of lysosome-related organelles from the study of the Hermansky-Pudlak syndrome. *Ann N Y Acad Sci* 1038:103, 2004.
519. White JG: Inherited abnormalities of the platelet membrane and secretory granules. *Hum Pathol* 18:123, 1987.
520. Nishibori M, Cham B, McNicol A, et al: The protein CD63 is in platelet dense granules, is deficient in a patient with Hermansky-Pudlak syndrome, and appears identical to granulophysin. *J Clin Invest* 91:1775, 1993.
521. Huizing M, Boissy RE, Gahl WA: Hermansky-Pudlak syndrome: Vesicle formation from yeast to man. *Pigment Cell Res* 15:405, 2002.
522. Huizing M, Parkes JM, Helip-Wooley A, et al: Platelet alpha granules in BLOC-2 and BLOC-3 subtypes of Hermansky-Pudlak syndrome. *Platelets* 18:150, 2007.
523. Hermos CR, Huizing M, Kaiser-Kupfer MI, et al: Hermansky-Pudlak syndrome type 1: Gene organization, novel mutations, and clinical-molecular review of non-Puerto Rican cases. *Hum Mutat* 20:482, 2002.
524. Dell'Angelica EC, Shotelersuk V, Aguilar RC, et al: Altered trafficking of lysosomal proteins in Hermansky-Pudlak syndrome due to mutations in the beta 3A subunit of the AP-3 adaptor. *Mol Cell* 3:11, 1999.
525. Shotelersuk V, Dell'Angelica EC, Hartnell L, et al: A new variant of Hermansky-Pudlak syndrome due to mutations in a gene responsible for vesicle formation. *Am J Med* 108:423, 2000.
526. Huizing M, Anikster Y, Fitzpatrick DL, et al: Hermansky-Pudlak syndrome type 3 in Ashkenazi Jews and other non-Puerto Rican patients with hypopigmentation and platelet storage-pool deficiency. *Am J Hum Genet* 69:1022, 2001.
527. Nazarian R, Falcon-Perez JM, Dell'Angelica EC: Biogenesis of lysosome-related organelles complex 3 (BLOC-3): A complex containing the Hermansky-Pudlak syndrome (HPS) proteins HPS1 and HPS4. *Proc Natl Acad Sci U S A* 100:8770, 2003.

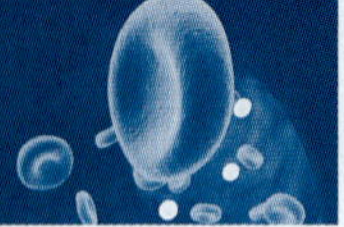

528. Martina JA, Moriyama K, Bonifacino JS: BLOC-3, a protein complex containing the Hermansky-Pudlak syndrome gene products HPS1 and HPS4. *J Biol Chem* 278:29376, 2003.
529. Suzuki T, Li W, Zhang Q, et al: Hermansky-Pudlak syndrome is caused by mutations in HPS4, the human homolog of the mouse light-ear gene. *Nat Genet* 30:321, 2002.
530. Anderson PD, Huizing M, Claassen DA, et al: Hermansky-Pudlak syndrome type 4 (HPS-4): Clinical and molecular characteristics. *Hum Genet* 113:10, 2003.
531. Huizing M, Helip-Wooley A, Dorward H, et al: Hermansky-Pudlak syndrome: A model for abnormal vesicle formation and trafficking. *Pigment Cell Res* 16:584, 2003.
532. Zhang Q, Zhao B, Li W, et al: Ru2 and Ru encode mouse orthologs of the genes mutated in human Hermansky-Pudlak syndrome types 5 and 6. *Nat Genet* 33:145, 2003.
533. Helip-Wooley A, Westbroek W, Dorward HM, et al: Improper trafficking of melanocyte-specific proteins in Hermansky-Pudlak syndrome type-5. *J Invest Dermatol* 127:1471, 2007.
534. Li W, Zhang Q, Oiso N, et al: Hermansky-Pudlak syndrome type 7 (HPS-7) results from mutant dysbindin, a member of the biogenesis of lysosome-related organelles complex 1 (BLOC-1). *Nat Genet* 35:84, 2003.
535. Morgan NV, Pasha S, Johnson CA, et al: A germline mutation in BLOC1S3/reduced pigmentation causes a novel variant of Hermansky-Pudlak syndrome (HPS8). *Am J Hum Genet* 78:160, 2006.
536. Contopoulos-Ioannidis D, Evangeliou A, ter LH, et al: Recurrent rhabdomyolysis in a patient with oculocutaneous albinism type 1 and platelet storage-pool deficiency. *Am J Med Genet A* 146A:3100, 2008.
537. Payne CM: A qualitative ultrastructural evaluation of the cell organelle specificity of the uranaffin reaction to normal human platelets. *Am J Clin Pathol* 31:62, 1984.
538. Weiss HJ, Lages B, Vicic W, et al: Heterogeneous abnormalities of platelet dense granule ultrastructure in 20 patients with congenital storage pool deficiency. *Br J Haematol* 83:282, 1993.
539. Huizing M, Anikster Y, Gahl WA: Hermansky-Pudlak syndrome and Chédiak-Higashi syndrome: Disorders of vesicle formation and trafficking. *Thromb Haemost* 86:233, 2001.
540. White RA, Peters LL, Adkison LR, et al: The murine pallid mutation is a platelet storage pool disease associated with the protein 4.2 (pallidin) gene. *Nat Genet* 2:80, 1992.
541. Swank RT, Novak EK, McGarry MP, et al: Mouse models of Hermansky Pudlak syndrome: A review. *Pigment Cell Res* 11:60, 1998.
542. Shotelersuk V, Gahl WA: Hermansky-Pudlak syndrome: Models for intracellular vesicle formation. *Mol Genet Metab* 65:85, 1998.
543. Novak EK, Gautam R, Reddington M, et al: The regulation of platelet-dense granules by Rab27a in the ashen mouse, a model of Hermansky-Pudlak and Griscelli syndromes, is granule-specific and dependent on genetic background. *Blood* 100:128, 2002.
544. Suzuki T, Oiso N, Gautam R, et al: The mouse organellar biogenesis mutant buff results from a mutation in Vps33a, a homologue of yeast vps33 and *Drosophila* carnation. *Proc Natl Acad Sci U S A* 100:1146, 2003.
545. Zhen L, Jiang S, Feng L, et al: Abnormal expression and subcellular distribution of subunit proteins of the AP-3 adaptor complex lead to platelet storage pool deficiency in the pearl mouse. *Blood* 94:146, 1999.
546. Gautam R, Chintala S, Li W, et al: The Hermansky-Pudlak syndrome 3 (cocoa) protein is a component of the biogenesis of lysosome-related organelles complex-2 (BLOC-2). *J Biol Chem* 279:12935, 2004.
547. Spritz RA: Genetic defects in Chédiak-Higashi syndrome and the beige mouse. *J Clin Immunol* 18:97, 1998.
548. Hardisty RM, Mills DC, Ketsa-Ard K: The platelet defect associated with albinism. *Br J Haematol* 23:679, 1972.
549. Harrison C, Khair K, Baxter B, et al: Hermansky-Pudlak syndrome: Infrequent bleeding and first report of Turkish and Pakistani kindreds. *Arch Dis Child* 86:297, 2002.
550. Akkerman JW, Nieuwenhuis HK, Mommersteeg-Leautaud ME, et al: ATP-ADP compartmentation in storage pool deficient platelets: Correlation between granule-bound ADP and the bleeding time. *Br J Haematol* 55:135, 1983.
551. Cattaneo M, Lecchi A, Agati B, et al: Evaluation of platelet function with the PFA-100 system in patients with congenital defects of platelet secretion. *Thromb Res* 96:213, 1999.
552. White MM, Foust JT, Mauer AM, et al: Assessment of lumiaggregometry for research and clinical laboratories. *Thromb Haemost* 67:572, 1992.
553. Cattaneo M: Light transmission aggregometry and ATP release for the diagnostic assessment of platelet function. *Semin Thromb Hemost* 35:158, 2009.
554. Pareti FI, Day HJ, Mills DC: Nucleotide and serotonin metabolism in platelets with defective secondary aggregation. *Blood* 44:789, 1974.
555. Weiss HJ, Tschopp TB, Rogers J, et al: Studies of platelet 5-hydroxytryptamine (serotonin) in storage pool disease and albinism. *J Clin Invest* 54:421, 1974.
556. Willis AL, Weiss HJ: A congenital defect in platelet prostaglandin production associated with impaired hemostasis in storage pool disease. *Prostaglandins* 4:783, 1973.
557. Holmsen H, Setkowsky CA, Lages B, et al: Content and thrombin-induced release of acid hydrolases in gel-filtered platelets from patients with storage pool disease. *Blood* 46:131, 1975.
558. Weiss HJ, Lages B: Platelet malondialdehyde production and aggregation responses induced by arachidonate, prostaglandin-G2, collagen, and epinephrine in 12 patients with storage pool deficiency. *Blood* 58:27, 1981.
559. Witkop CJ Jr, Bowie EJ, Krumwiede MD, et al: Synergistic effect of storage pool deficient platelets and low plasma von Willebrand factor on the severity of the hemorrhagic diathesis in Hermansky-Pudlak syndrome. *Am J Hematol* 44:256, 1993.
560. McKeown LP, Hansmann KE, Wilson O, et al: Platelet von Willebrand factor in Hermansky-Pudlak syndrome. *Am J Hematol* 59:115, 1998.
561. Israels SJ, McNicol A, Robertson C, et al: Platelet storage pool deficiency: Diagnosis in patients with prolonged bleeding times and normal platelet aggregation. *Br J Haematol* 75:118, 1990.
562. Witkop CJ, Krumwiede M, Sedano H, et al: Reliability of absent platelet dense bodies as a diagnostic criterion for Hermansky-Pudlak syndrome. *Am J Hematol* 26:305, 1987.
563. White JG: Electron opaque structures in human platelets: Which are or are not dense bodies? *Platelets* 19:455, 2008.
564. Hayward CP, Moffat KA, Spitzer E, et al: Results of an external proficiency testing exercise on platelet dense-granule deficiency testing by whole mount electron microscopy. *Am J Clin Pathol* 131:671, 2009.
565. White JG, Witkop CJ: Studies of platelets in a variant of the Hermansky-Pudlak syndrome. *Am J Pathol* 63:319, 1971.
566. Weiss HJ, Ames RP: Ultrastructural findings in storage-pool disease and aspirin-like defects in platelets. *Am J Pathol* 71:447, 1973.
567. Richards JG, DaPrada M: Uranaffin reaction: A new cytochemical technique for the localization of adenine nucleotides in organelles storing biogenic amines. *J Histochem Cytochem* 25:1322, 1977.
568. Lorez HP, Richards JG, Da Prada M, et al: Storage pool disease: Comparative fluorescence microscopical, cytochemical and biochemical studies on amine-storing organelles of human blood platelets. *Br J Haematol* 43:297, 1979.
569. Gordon N, Thom J, Cole C, et al: Rapid detection of hereditary and acquired platelet storage pool deficiency by flow cytometry. *Br J Haematol* 89:117, 1995.
570. Nazarian R, Huizing M, Helip-Wooley A, et al: An immunoblotting assay to facilitate the molecular diagnosis of Hermansky-Pudlak syndrome. *Mol Genet Metab* 93:134, 2008.
571. Mielke CH Jr, Levine PH, Zucker S: Preoperative prednisone therapy in platelet function disorders. *Thromb Res* 21:655, 1981.
572. Rao AK, Ghosh S, Sun L, et al: Mechanisms of platelet dysfunction and response to DDAVP in patients with congenital platelet function defects. A double-blind placebo-controlled trial. *Thromb Haemost* 74:1071, 1995.
573. Kobrinsky NL, Israels ED, Gerrard JM, et al: Shortening of bleeding time by 1-deamino-8-D-arginine vasopressin in various bleeding disorders. *Lancet* 1:1145, 1984.
574. Nieuwenhuis HK, Sixma JJ: 1-Desamino-8-D-arginine vasopressin (desmopressin) shortens the bleeding time in storage pool deficiency. *Ann Intern Med* 108:65, 1988.
575. Wijermans PW, van Dorp DB: Hermansky-Pudlak syndrome: Correction of bleeding time by 1-desamino-8D-arginine vasopressin. *Am J Hematol* 30:154, 1989.
576. van Dorp DB, Wijermans PW, Meire F, et al: The Hermansky-Pudlak syndrome. Variable reaction to 1-desamino-8D-arginine vasopressin for correction of the bleeding time. *Ophthalmic Paediatr Genet* 11:237, 1990.
577. Castaman G, Rodeghiero F: Consistency of responses to separate desmopressin infusion in patients with storage pool disease and isolated prolonged bleeding time. *Thromb Res* 69:407, 1993.
578. Zatik J, Poka R, Borsos A, et al: Variable response of Hermansky-Pudlak syndrome to prophylactic administration of 1-desamino 8D-arginine in subsequent pregnancies. *Eur J Obstet Gynecol Reprod Biol* 104:165, 2002.
579. Spencer J, Rosengren S: Hermansky-Pudlak syndrome in pregnancy. *Am J Perinatol* 26:617, 2009.
580. Gerritsen SW, Akkerman JW, Sixma JJ: Correction of the bleeding time in patients with storage pool deficiency by infusion of cryoprecipitate. *Br J Haematol* 40:153, 1978.
581. Coller BS, Hirschman RJ, Gralnick HR: Studies of the factor VIII/von Willebrand factor antigen on human platelets. *Thromb Res* 6:469, 1975.
582. George JN, Pickett EB, Heinz R: Platelet membrane microparticles in blood bank fresh frozen plasma and cryoprecipitate. *Blood* 68:307, 1986.
583. Wax JR, Rosengren S, Spector E, et al: DNA diagnosis and management of Hermansky-Pudlak syndrome in pregnancy. *Am J Perinatol* 18:159, 2001.
584. Pozo Pozo AI, Jimenez-Yuste V, Villar A, et al: Successful thyroidectomy in a patient with Hermansky-Pudlak syndrome treated with recombinant activated factor VII and platelet concentrates. *Blood Coagul Fibrinolysis* 13:551, 2002.
585. Raccuglia G: Gray platelet syndrome. A variety of qualitative platelet disorder. *Am J Med* 51:818, 1971.
586. Gerrard JM, Phillips DR, Rao GH, et al: Biochemical studies of two patients with the gray platelet syndrome. Selective deficiency of platelet alpha granules. *J Clin Invest* 66:102, 1980.
587. Levy-Toledano S, Caen JP, Breton-Gorius J, et al: Gray platelet syndrome: Alpha-granule deficiency. Its influence on platelet function. *J Lab Clin Med* 98:831, 1981.
588. Nurden AT, Kunicki TJ, Dupuis D, et al: Specific protein and glycoprotein deficiencies in platelets isolated from two patients with the gray platelet syndrome. *Blood* 59:709, 1982.
589. Coller BS, Hultin MB, Nurden AT. Isolated alpha-granule deficiency (gray platelet syndrome) with slight increase in bone marrow reticulin and possible glycoprotein and/or protease defect. *Thromb Haemost* 50:211, 1983.
590. Kohler M, Hellstern P, Morgenstern E, et al: Gray platelet syndrome: Selective alpha-granule deficiency and thrombocytopenia due to increased platelet turnover. *Blut* 50:331, 1985.
591. Berndt MC, Castaldi PA, Gordon S, et al: Morphological and biochemical confirmation of gray platelet syndrome in two siblings. *Aust N Z J Med* 13:387, 1983.
592. Gootenberg JE, Buchanan GR, Holtkamp CA, et al: Severe hemorrhage in a patient with gray platelet syndrome. *J Pediatr* 109:1017, 1986.
593. Srivastava PC, Powling MJ, Nokes TJ, et al: Grey platelet syndrome: Studies on platelet alpha-granules, lysosomes and defective response to thrombin. *Br J Haematol* 65:441, 1987.
594. Berrebi A, Klepfish A, Varon D, et al: Gray platelet syndrome in the elderly. *Am J Hematol* 28:270, 1988.
595. Wills EJ: Gray platelet syndrome. *Ultrastruct Pathol* 13:451, 1989.
596. Facon T, Goudemand J, Caron C, et al: Simultaneous occurrence of grey platelet syn-

drome and idiopathic pulmonary fibrosis: A role for abnormal megakaryocytes in the pathogenesis of pulmonary fibrosis? *Br J Haematol* 74:542, 1990.

597. Lages B, Sussman II, Levine SP, et al: Platelet alpha granule deficiency associated with decreased P-selectin and selective impairment of thrombin-induced activation in a new patient with gray platelet syndrome (alpha-storage pool deficiency). *J Lab Clin Med* 129:364, 1997.
598. Martinez-Murillo C, Payns BE, Arzate HG, et al: Gray-platelet syndrome associated with Marfan disease in a Mexican family. *Sangre (Barc)* 39:287, 1994.
599. Jantunen E, Hanninen A, Naukkarinen A, et al: Gray platelet syndrome with splenomegaly and signs of extramedullary hematopoiesis: A case report with review of the literature. *Am J Hematol* 46:218, 1994.
600. Alkhairy KS: The gray platelet syndrome of four members of a Palestinian Arab family. *Emirates Medical Journal* 13:137, 1995.
601. Lutz P, Roth-Pougheon A, Wiesel ML, et al: [Gray platelet syndrome]. *Arch Fr Pediatr* 49:637, 1992.
602. Drouin A, Favier R, Masse JM, et al: Newly recognized cellular abnormalities in the gray platelet syndrome. *Blood* 98:1382, 2001.
603. Falik-Zaccai TC, Anikster Y, Rivera CE, et al: A new genetic isolate of gray platelet syndrome (GPS): Clinical, cellular, and hematologic characteristics. *Mol Genet Metab* 74:303, 2001.
604. Elliott MA, White JG, Charlesworth JE, et al: Gray platelet syndrome (GPS) in a Native American female. *Thromb Haemost* 508:(Suppl S), 1999.
605. Laskey AL, Tobias JD: Anesthetic complications of the gray platelet syndrome. *Can J Anaesth* 47:1224, 2000.
606. Nurden AT, Nurden P, Bermejo E, et al: Phenotypic heterogeneity in the Gray platelet syndrome extends to the expression of TREM family member, TLT-1. *Thromb Haemost* 100:45, 2008.
607. Nurden AT, Nurden P: The gray platelet syndrome: Clinical spectrum of the disease. *Blood Rev* 21:21, 2007.
608. Mori K, Suzuki S, Sugai K: Electron microscopic and functional studies on platelets in gray platelet syndrome. *Tohoku J Exp Med* 143:261, 1984.
609. Berger G, Masse JM, Cramer EM: Alpha-granule membrane mirrors the platelet plasma membrane and contains the glycoproteins Ib, IX, and V. *Blood* 87:1385, 1996.
610. Rosa JP, George JN, Bainton DF, et al: Gray platelet syndrome. Demonstration of alpha granule membranes that can fuse with the cell surface. *J Clin Invest* 80:1138, 1987.
611. Cramer EM, Vainchenker W, Vinci G, et al: Gray platelet syndrome: Immunoelectron microscopic localization of fibrinogen and von Willebrand factor in platelets and megakaryocytes. *Blood* 66:1309, 1985.
612. Caen JP, Deschamps JF, Bodevin E, et al: Megakaryocytes and myelofibrosis in gray platelet syndrome. *Nouv Rev Fr Hematol* 29:109, 1987.
613. Schmitt A, Jouault H, Guichard J, et al: Pathologic interaction between megakaryocytes and polymorphonuclear leukocytes in myelofibrosis. *Blood* 96:1342, 2000.
614. Wencel-Drake JD: Plasma membrane GPIIb/IIIa. Evidence for a cycling receptor pool. *Am J Clin Pathol* 136:61, 1990.
615. Tubman VN, Levine JE, Campagna DR, et al: X-linked gray platelet syndrome due to a GATA1 Arg216Gln mutation. *Blood* 109:3297, 2007.
616. Steinberg MH, Kelton JG, Coller BS: Plasma glycocalicin: An aid in the classification of thrombocytopenic disorders. *N Engl J Med* 317:1037, 1987.
617. Greenberg-Sepersky SM, Simons ER, White JG: Studies of platelets from patients with the grey platelet syndrome. *Br J Haematol* 59:603, 1985.
618. Rendu F, Marche P, Hovig T, et al: Abnormal phosphoinositide metabolism and protein phosphorylation in platelets from a patient with the grey platelet syndrome. *Br J Haematol* 67:199, 1987.
619. Baruch D, Lindhout T, Dupuy E, et al: Thrombin-induced platelet factor Va formation in patients with a gray platelet syndrome. *Thromb Haemost* 58:768, 1987.
620. Enouf J, Lebret M, Bredoux R, et al: Abnormal calcium transport into microsomes of grey platelet syndrome. *Br J Haematol* 65:437, 1987.
621. Cockbill SR, Burmester HB, Heptinstall S: Pseudo grey platelet syndrome—Grey platelets due to degranulation in blood collected into EDTA. *Eur J Haematol* 41:326, 1988.
622. Pfueller SL, Howard MA, White JG, et al: Shortening of bleeding time by 1-deamino-8-arginine vasopressin (DDAVP) in the absence of platelet von Willebrand factor in Gray platelet syndrome. *Thromb Haemost* 58:1060, 1987.
623. Lages B, Shattil SJ, Bainton DF, et al: Decreased content and surface expression of alpha-granule membrane protein GMP-140 in one of two types of platelet alpha delta storage pool deficiency. *J Clin Invest* 87:919, 1991.
624. Weiss HJ, Lages B: The response of platelets to epinephrine in storage pool deficiency—Evidence pertaining to the role of adenosine diphosphate in mediating primary and secondary aggregation. *Blood* 72:1717, 1988.
625. Jamieson GA, Okumara T, Fishback B, et al: Platelet membrane glycoproteins in thrombasthenia, Bernard-Soulier syndrome, and storage pool disease. *J Lab Clin Med* 93:652, 1979.
626. Gerrard JM, McNicol A: Platelet storage pool deficiency, leukemia, and myelodysplastic syndromes. *Leuk Lymphoma* 8:277, 1992.
627. Tracy PB, Giles AR, Mann KG, et al: Factor V (Quebec): A bleeding diathesis associated with a qualitative platelet Factor V deficiency. *J Clin Invest* 74:1221, 1984.
628. Janeway CM, Rivard GE, Tracy PB, et al: Factor V Quebec revisited. *Blood* 87:3571, 1996.
629. Weiss HJ: Impaired platelet procoagulant mechanisms in patients with bleeding disorders. *Semin Thromb Hemost* 35:233, 2009.
630. Hayward CP, Rivard GE, Kane WH, et al: An autosomal dominant, qualitative platelet disorder associated with multimerin deficiency, abnormalities in platelet factor V, thrombospondin, von Willebrand factor, and fibrinogen and an epinephrine aggregation defect. *Blood* 87:4967, 1996.
631. Veljkovic DK, Rivard GE, Diamandis M, et al: Increased expression of urokinase plasminogen activator in Quebec platelet disorder is linked to megakaryocyte differentiation. *Blood* 113:1535, 2009.
632. Diamandis M, Paterson AD, Rommens JM, et al: Quebec platelet disorder is linked to the urokinase plasminogen activator gene (PLAU) and increases expression of the linked allele in megakaryocytes. *Blood* 113:1543, 2009.
633. Kahr WH, Zheng S, Sheth PM, et al: Platelets from patients with the Quebec platelet disorder contain and secrete abnormal amounts of urokinase-type plasminogen activator. *Blood* 98:257, 2001.
634. Sheth PM, Kahr WH, Haq MA, et al: Intracellular activation of the fibrinolytic cascade in the Quebec platelet disorder. *Thromb Haemost* 90:293, 2003.
635. McKay H, Derome F, Haq MA, et al: Bleeding Risks Associated with Inheritance of the Quebec Platelet Disorder. *Blood* 104:159, 2004.
636. Weiss HJ, Vicic WJ, Lages BA, et al: Isolated deficiency of platelet procoagulant activity. *Am J Med* 67:206, 1979.
637. Weiss HJ: Scott syndrome—A disorder of platelet coagulant activity. *Semin Hematol* 31:312, 1994.
638. Toti F, Satta N, Fressinaud E, et al: Scott syndrome, characterized by impaired transmembrane migration of procoagulant phosphatidylserine and hemorrhagic complications, is an inherited disorder. *Blood* 87:1409, 1996.
639. Weiss HJ, Lages B: Platelet prothrombinase activity and intracellular calcium responses in patients with storage pool deficiency, glycoprotein IIb-IIIa deficiency, or impaired platelet coagulant activity—A comparison with Scott syndrome. *Blood* 89:1599, 1997.
640. Dachary-Prigent J, Pasquet JM, Fressinaud E, et al: Aminophospholipid exposure, microvesiculation and abnormal protein tyrosine phosphorylation in the platelets of a patient with Scott syndrome: A study using physiologic agonists and local anaesthetics. *Br J Haematol* 99:959, 1997.
641. Zwaal RF, Comfurius P, Bevers EM: Scott syndrome, a bleeding disorder caused by defective scrambling of membrane phospholipids. *Biochim Biophys Acta* 1636:119, 2004.
642. Munnix IC, Harmsma M, Giddings JC, et al: Store-mediated calcium entry in the regulation of phosphatidylserine exposure in blood cells from Scott patients. *Thromb Haemost* 89:687, 2003.
643. Solum NO: Procoagulant expression in platelets and defects leading to clinical disorders. *Arterioscler Thromb Vasc Biol* 19:2841, 1999.
644. Weiss HJ: Platelet aggregation, adhesion and adenosine diphosphate release in thrombopathia (platelet factor 3 deficiency). A comparison with Glanzmann's thrombasthenia and von Willebrand's disease. *Am J Med* 43:570, 1967.
645. Sims PJ, Wiedmer T, Esmon CT, et al: Assembly of the platelet prothrombinase complex is linked to vesiculation on the platelet plasma membrane. Studies in Scott syndrome: An isolated defect in platelet procoagulant activity. *J Biol Chem* 264:137, 1989.
646. Miletich JP, Kane WH, Hofmann SL, et al: Deficiency of factor Xa-factor Va binding sites on the platelets of a patient with a bleeding disorder. *Blood* 54:1015, 1979.
647. Rosing J, Bevers EM, Comfurius P, et al: Impaired factor X and prothrombin activation associated with decreased phospholipid exposure in platelets from a patient with a bleeding disorder. *Blood* 65:1557, 1985.
648. Ahmad SS, Rawala-Sheikh R, Ashby B, et al: Platelet receptor-mediated factor X activation by factor IXa. High- affinity factor IXa receptors induced by factor VIII are deficient on platelets in Scott syndrome. *J Clin Invest* 84:824, 1989.
649. Bevers EM, Wiedmer T, Comfurius P, et al: Defective Ca(2+)-induced microvesiculation and deficient expression of procoagulant activity in erythrocytes from a patient with a bleeding disorder: A study of the red blood cells of Scott syndrome. *Blood* 79:380, 1992.
650. Kojima H, Newton-Nash D, Weiss HJ, et al: Production and characterization of transformed B-lymphocytes expressing the membrane defect of Scott syndrome. *J Clin Invest* 94:2237, 1994.
651. Zhou Q, Sims PJ, Wiedmer T: Expression of proteins controlling transbilayer movement of plasma membrane phospholipids in the B lymphocytes from a patient with Scott syndrome. *Blood* 92:1707, 1998.
652. Stout JG, Basse F, Luhm RA, et al: Scott syndrome erythrocytes contain a membrane protein capable of mediating Ca2+-dependent transbilayer migration of membrane phospholipids. *J Clin Invest* 99:2232, 1997.
653. Albrecht C, McVey JH, Elliott JI, et al: A novel missense mutation in ABCA1 results in altered protein trafficking and reduced phosphatidylserine translocation in a patient with Scott syndrome. *Blood* 106:542, 2005.
654. Castaman G, Yu-Feng L, Battistin E, et al: Characterization of a novel bleeding disorder with isolated prolonged bleeding time and deficiency of platelet microvesicle generation. *Br J Haematol* 96:458, 1997.
655. Rao AK: Hereditary disorders of platelet secretion and signal transduction, in *Hemostasis and Thrombosis: Basic Principles and Clinical Practice*, 5th ed, edited by RW Colman, VJ Marder, AW Clowes, JN George, SZ Goldhaber, p 961. Lippincott Williams & Wilkins, Philadelphia, 2006.
656. Rao AK, Jalagadugula G, Sun L: Inherited defects in platelet signaling mechanisms. *Semin Thromb Hemost* 30:525, 2004.
657. Rao AK: Inherited defects in platelet signaling mechanisms. *J Thromb Haemost* 1:671, 2003.
658. Hirata T, Ushikubi F, Kakizuka A, et al: Two thromboxane A2 receptor isoforms in human platelets. Opposite coupling to adenylyl cyclase with different sensitivity to Arg60 to Leu mutation. *J Clin Invest* 97:949, 1996.
659. Hirata T, Kakizuka A, Ushikubi F, et al: Arg60 to Leu mutation of the human thromboxane A2 receptor in a dominantly inherited bleeding disorder. *J Clin Invest* 94:1662, 1994.
660. Higuchi W, Fuse I, Hattori A, et al: Mutations of the platelet thromboxane A2 (TXA2) receptor in patients characterized by the absence of TXA2-induced platelet aggregation despite normal TXA2 binding activity. *Thromb Haemost* 82:1528, 1999.
661. Cattaneo M: The platelet P2 receptors, in *Platelets*, 2nd ed, edited by AD Michelson, p 201. Academic Press, San Diego, 2007.

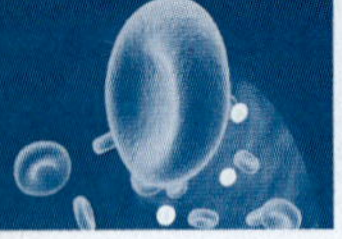

662. Gachet C: P2 receptors, platelet function and pharmacological implications. *Thromb Haemost* 99:466, 2008.
663. Cattaneo M, Lecchi A, Randi AM, et al: Identification of a new congenital defect of platelet function characterized by severe impairment of platelet responses to adenosine diphosphate. *Blood* 80:2787, 1992.
664. Nurden P, Savi P, Heilmann E, et al: An inherited bleeding disorder linked to a defective interaction between ADP and its receptor on platelets. Its influence on glycoprotein IIb-IIIa complex function. *J Clin Invest* 95:1612, 1995.
665. Shiraga M, Miyata S, Kato H, et al: Impaired platelet function in a patient with P2Y12 deficiency caused by a mutation in the translation initiation codon. *J Thromb Haemost* 3:2315, 2005.
666. Daly ME, Dawood BB, Lester WA, et al: Identification and characterization of a novel P2Y 12 variant in a patient diagnosed with type 1 von Willebrand disease in the European MCMDM-1VWD study. *Blood* 113:4110, 2009.
667. Cattaneo M, Lecchi A, Lombardi R, et al: Platelets from a patient heterozygous for the defect of P2CYC receptors for ADP have a secretion defect despite normal thromboxane A2 production and normal granule stores: Further evidence that some cases of platelet 'primary secretion defect' are heterozygous for a defect of P2CYC receptors. *Arterioscler Thromb Vasc Biol* 20:E101, 2000.
667a. Fontana G, Ware J, Cattaneo M: Haploinsufficiency of the platelet *P2Y12* gene in a family with congenital bleeding diathesis. *Haematologica* 94:581, 2009.
668. Nurden P, Savi P, Heilmann E, et al: An inherited bleeding disorder linked to a defective interaction between ADP and its receptor on platelets. Its influence on glycoprotein IIb-IIIa complex function. *J Clin Invest* 95:1612, 1995.
669. Cattaneo M, Zighetti ML, Lombardi R, et al: Molecular bases of defective signal transduction in the platelet P2Y12 receptor of a patient with congenital bleeding. *Proc Natl Acad Sci U S A* 100:1978, 2003.
670. Cattaneo M, Lombardi R, Zighetti ML, et al: Deficiency of (33)P-2MeS-ADP binding sites on platelets with secretion defect, normal granule stores and normal thromboxane A2 production. *Thromb Haemost* 77:986, 1997.
671. Cattaneo M, Lecchi A, Lombardi R, et al: Platelets from a patient heterozygous for the defect of P2(CYC) receptors for ADP have a secretion defect despite normal thromboxane A(2) production and normal granule stores: Further evidence that some cases of platelet 'Primary secretion Defect' are heterozygous for a defect of P2(CYC) receptors. *Arterioscler Thromb Vasc Biol* 20:E101, 2000.
672. Cattaneo M: Inherited platelet-based bleeding disorders. *J Thromb Haemost* 1:1628, 2003.
673. Hollopeter G, Jantzen HM, Vincent D, et al: Identification of the platelet ADP receptor targeted by antithrombotic drugs. *Nature* 409:202, 2001.
674. Remijn JA, Ijsseldijk MJ, Strunk AL, et al: Novel molecular defect in the platelet ADP receptor P2Y12 of a patient with haemorrhagic diathesis. *Clin Chem Lab Med* 45:187, 2007.
675. Oury C, Toth-Zsamboki E, Van Geet C, et al: A natural dominant negative P2X1 receptor due to deletion of a single amino acid residue. *J Biol Chem* 275:22611, 2000.
676. Oury C, Lenaerts T, Peerlinck K, Vermylen J. Congential deficiency of the phospholipase C coupled platelet P2Y1 receptor leads to a mild bleeding disorder. *Thromb Haemost* 82:20, 1999.
677. Rao AK: Congenital disorders of platelet function: Disorders of signal transduction and secretion. *Am J Med Sci* 316:69, 1998.
678. Scrutton MC, Clare KA, Hutton RA, et al: Depressed responsiveness to adrenaline in platelets from apparently normal human donors: A familial trait. *Br J Haematol* 49:303, 1981.
679. Tamponi G, Pannocchia A, Arduino C, et al: Congenital deficiency of alpha-2-adrenoceptors on human platelets: Description of two cases. *Thromb Haemost* 58:1012, 1987.
680. Rao AK, Willis J, Kowalska MA, et al: Differential requirements for platelet aggregation and inhibition of adenylate cyclase by epinephrine. Studies of a familial platelet alpha 2-adrenergic receptor defect. *Blood* 71:494, 1988.
681. Pelczar-Wissner CJ, McDonald EG, Sussman II: Absence of platelet activating factor (PAF) mediated platelet aggregation: A new platelet defect. *Am J Hematol* 16:419, 1984.
682. Gabbeta J, Yang X, Kowalska MA, et al: Platelet signal transduction defect with Galpha subunit dysfunction and diminished Galphaq in a patient with abnormal platelet responses. *Proc Natl Acad Sci U S A* 94:8750, 1997.
683. Gabbeta J, Vaidyula VR, Dhanasekaran DN, et al: Human platelet Gaq deficiency is associated with decreased Gaq gene expression in platelets but not neutrophils. *Thromb Haemost* 87:129, 2002.
684. Offermanns S, Toombs CF, Hu YH, et al: Defective platelet activation in G alpha(q)-deficient mice. *Nature* 389:183, 1997.
685. Freson K, Hoylaerts MF, Jaeken J, et al: Genetic variation of the extra-large stimulatory G protein alpha-subunit leads to Gs hyperfunction in platelets and is a risk factor for bleeding. *Thromb Haemost* 86:733, 2001.
686. Freson K, Thys C, Wittevrongel C, et al: Pseudohypoparathyroidism type Ib with disturbed imprinting in the GNAS1 cluster and Gsalpha deficiency in platelets. *Hum Mol Genet* 11:2741, 2002.
687. Patel YM, Patel K, Rahman S, et al: Evidence for a role for Galphai1 in mediating weak agonist-induced platelet aggregation in human platelets: Reduced Galphai1 expression and defective Gi signaling in the platelets of a patient with a chronic bleeding disorder. *Blood* 101:4828, 2003.
688. Lages B, Weiss HJ: Heterogeneous defects of platelet secretion and responses to weak agonists in patients with bleeding disorders. *Br J Haematol* 68:53, 1988.
689. Koike K, Rao AK, Holmsen H, et al: Platelet secretion defect in patients with the attention deficit disorder and easy bruising. *Blood* 63:427, 1984.
690. Yang X, Sun L, Gabbeta J, et al: Platelet activation with combination of ionophore A23187 and a direct protein kinase C activator induces normal secretion in patients with impaired receptor mediated secretion and abnormal signal transduction. *Thromb Res* 88:317, 1997.
691. Yang X, Sun L, Ghosh S, et al: Human platelet signaling defect characterized by impaired production of inositol-1,4,5-triphosphate and phosphatidic acid and diminished Pleckstrin phosphorylation: Evidence for defective phospholipase C activation. *Blood* 88:1676, 1996.
692. Lee SB, Rao AK, Lee KH, et al: Decreased expression of phospholipase C-beta 2 isozyme in human platelets with impaired function. *Blood* 88:1684, 1996.
693. Sun L, Mao G, Rao AK: Association of CBFA2 mutation with decreased platelet PKC-theta and impaired receptor-mediated activation of GPIIb-IIIa and pleckstrin phosphorylation: Proteins regulated by CBFA2 play a role in GPIIb-IIIa activation. *Blood* 103:948, 2004.
694. Lages B, Weiss HJ: Impairment of phosphatidylinositol metabolism in a patient with a bleeding disorder associated with defects of initial platelet responses. *Thromb Haemost* 59:175, 1988.
695. Speiser-Ellerton S, Weiss HJ: Studies on platelet protein phosphorylation in patients with impaired responses to platelet agonists. *J Lab Clin Med* 115:104, 1990.
696. Mao GF, Vaidyula VR, Kunapuli SP, et al: Lineage-specific defect in gene expression in human platelet phospholipase C-beta2 deficiency. *Blood* 99:905, 2002.
697. Mao GF, Kunapuli SP, Rao AK: NF-κB regulates platelet PLC-β2 expression studies in human platelet PLC-β2 deficiency. *Thromb Haemost* 5(Suppl 2):22, 2007.
698. Holmsen H, Walsh PN, Koike K, et al: Familial bleeding disorder associated with deficiencies in platelet signal processing and glycoproteins. *Br J Haematol* 67:335, 1987.
699. Cartwright J, Hampton KK, Macneil S, et al: A haemorrhagic platelet disorder associated with altered stimulus-response coupling and abnormal membrane phospholipid composition. *Br J Haematol* 88:129, 1994.
700. Fuse I, Mito M, Hattori A, et al: Defective signal transduction induced by thromboxane A2 in a patient with a mild bleeding disorder: Impaired phospholipase C activation despite normal phospholipase A2 activation. *Blood* 81:994, 1993.
701. Mitsui T: Defective signal transduction through the thromboxane A2 receptor in a patient with a mild bleeding disorder. Deficiency of the inositol 1,4,5-triphosphate formation despite normal G-protein activation. *Thromb Haemost* 77:991, 1997.
702. Gabbeta J, Yang X, Sun L, et al: Abnormal inside-out signal transduction-dependent activation of glycoprotein IIb-IIIa in a patient with impaired pleckstrin phosphorylation. *Blood* 87:1368, 1996.
703. Song WJ, Sullivan MG, Legare RD, et al: Haploinsufficiency of CBFA2 causes familial thrombocytopenia with propensity to develop acute myelogenous leukaemia. *Nat Genet* 23:166, 1999.
704. Sun L, Gorospe JR, Hoffman EP, et al: Decreased platelet expression of myosin regulatory light chain polypeptide (MYL9) and other genes with platelet dysfunction and CBFA2/RUNX1 mutation: Insights from platelet expression profiling. *J Thromb Haemost* 5:146, 2007.
705. Rendu F, Breton-Gorius J, Trugnan G, et al: Studies on a new variant of the Hermansky-Pudlak syndrome: Qualitative, ultrastructural, and functional abnormalities of the platelet-dense bodies associated with a phospholipase A defect. *Am J Hematol* 4:387, 1978.
706. Rao AK, Koike K, Willis J, et al: Platelet secretion defect associated with impaired liberation of arachidonic acid and normal myosin light chain phosphorylation. *Blood* 64:914, 1984.
707. Adler DH, Cogan JD, Phillips JA, et al: Inherited human cPLA(2alpha)deficiency is associated with impaired eicosanoid biosynthesis, small intestinal ulceration, and platelet dysfunction. *J Clin Invest* 118:2121, 2008.
708. Malmsten C, Hamberg M, Svensson J, et al: Physiological role of an endoperoxide in human platelets: Hemostatic defect due to platelet cyclo-oxygenase deficiency. *Proc Natl Acad Sci U S A* 72:1446, 1975.
709. Lagarde M, Byron PA, Vargaftig BB, et al: Impairment of platelet thromboxane A2 generation and of the platelet release reaction in two patients with congenital deficiency of platelet cyclo-oxygenase. *Br J Haematol* 38:251, 1978.
710. Pareti FI, Mannucci PM, D'Angelo A, et al: Congenital deficiency of thromboxane and prostacyclin. *Lancet* 1:898, 1980.
711. Rak K, Boda Z: Haemostatic balance in congenital deficiency of platelet cyclo-oxygenase. *Lancet* 2:44, 1980.
712. Horellou MH, Lecompte T, Lecrubier C, et al: Familial and constitutional bleeding disorder due to platelet cyclo- oxygenase deficiency. *Am J Hematol* 14:1, 1983.
713. Rao AK, Koike K, Day HJ, et al: Bleeding disorder associated with albumin-dependent partial deficiency in platelet thromboxane production. Effect of albumin on arachidonate metabolism in platelets. *Am J Clin Pathol* 83:687, 1985.
714. Roth GJ, Machuga R: Radioimmune assay of human platelet prostaglandin synthetase. *J Lab Clin Med* 99:187, 1982.
715. Matijevic-Aleksic N, McPhedran P, Wu KK: Bleeding disorder due to platelet prostaglandin H synthase-1 (PGHS-1) deficiency. *Br J Haematol* 92:212, 1996.
716. Defreyn G, Machin SJ, Carreras LO, et al: Familial bleeding tendency with partial platelet thromboxane synthetase deficiency: Reorientation of cyclic endoperoxide metabolism. *Br J Haematol* 49:29, 1981.
717. Mestel F, Oetliker O, Beck E, et al: Severe bleeding associated with defective thromboxane synthetase. *Lancet* 1:157, 1980.
718. Freson K, De Vos R, Wittevrongel C, et al: The β1-tubulin Q43P functional polymorphism reduces the risk of cardiovascular disease in men by modulating platelet function and structure. *Blood* 106:2356, 2005.
719. Navarro-Nunez L, Roldan V, Lozano ML, et al: TUBB1 Q43P polymorphism does not protect against acute coronary syndrome and premature myocardial infarction. *Thromb Haemost* 100:1211, 2008.
720. Navarro-Nunez L, Lozano ML, Rivera J, et al: The association of the beta1-tubulin Q43P polymorphism with intracerebral hemorrhage in men. *Haematologica* 92:513, 2007.
721. Kunishima S, Kobayashi R, Itoh TJ, et al: Mutation of the beta1-tubulin gene associated with congenital macrothrombocytopenia affecting microtubule assembly. *Blood*

113:458, 2009.
722. Sullivan KE, Mullen CA, Blaese RM, et al: A multiinstitutional survey of the Wiskott-Aldrich syndrome. *J Pediatr* 125:876, 1994.
723. Notarangelo LD, Miao CH, Ochs HD: Wiskott-Aldrich syndrome. *Curr Opin Hematol* 15:30, 2008.
724. Imai K, Morio T, Zhu Y, et al: Clinical course of patients with WASP gene mutations. *Blood* 103:456, 2004.
725. Sullivan KE: Recent advances in our understanding of Wiskott-Aldrich syndrome. *Curr Opin Hematol* 6:8, 1999.
726. Ochs HD: The Wiskott-Aldrich syndrome. *Semin Hematol* 35:332, 1998.
727. Notarangelo LD, Miao CH, Ochs HD: Wiskott-Aldrich syndrome. *Curr Opin Hematol* 15:30, 2008.
728. Thompson LJ, Lalloz MR, Layton DM: Unique and recurrent WAS gene mutations in Wiskott-Aldrich syndrome and X-linked thrombocytopenia. *Blood Cells Mol Dis* 25:218, 1999.
729. Devriendt K, Kim AS, Mathijs G, et al: Constitutively activating mutation in WASP causes X-linked severe congenital neutropenia. *Nat Genet* 27:313, 2001.
730. Zhu Q, Watanabe C, Liu T, et al: Wiskott-Aldrich syndrome/X-linked thrombocytopenia: WASP gene mutations, protein expression, and phenotype. *Blood* 90:2680, 1997.
731. Parkman R, Remold-O'Donnell E, Kenney DM, et al: Surface protein abnormalities in lymphocytes and platelets from patients with Wiskott-Aldrich syndrome. *Lancet* 2:1387, 1981.
732. Higgins EA, Siminovitch KA, Zhuang DL, et al: Aberrant O-linked oligosaccharide biosynthesis in lymphocytes and platelets from patients with the Wiskott-Aldrich syndrome. *J Biol Chem* 266:6280, 1991.
733. Pidard D, Didry D, Le Deist F, et al: Analysis of the membrane glycoproteins of platelets in the Wiskott- Aldrich syndrome. *Br J Haematol* 69:529, 1988.
734. Semple JW, Siminovitch KA, Mody M, et al: Flow cytometric analysis of platelets from children with the Wiskott-Aldrich syndrome reveals defects in platelet development, activation and structure. *Br J Haematol* 97:747, 1997.
735. Grottum KA, Hovig T, Holmsen H, et al: Wiskott-Aldrich syndrome: Qualitative platelet defects and short platelet survival. *Br J Haematol* 17:373, 1969.
736. Murphy S, Oski FA, Naiman JL, et al: Platelet size and kinetics in hereditary and acquired thrombocytopenia. *N Engl J Med* 286:499, 1972.
737. Baldini MG: Nature of the platelet defect in the Wiskott-Aldrich syndrome. *Ann N Y Acad Sci* 201:437, 1972.
738. Ochs HD, Slichter SJ, Harker LA, et al: The Wiskott-Aldrich syndrome: Studies of lymphocytes, granulocytes, and platelets. *Blood* 55:243, 1980.
739. Pearson HA, Shulman NR, Oski FA, et al: Platelet survival in Wiskott-Aldrich syndrome. *J Pediatr* 68:754, 1966.
740. Villa A, Notarangelo L, Macchi P, et al: X-linked thrombocytopenia and Wiskott-Aldrich syndrome are allelic diseases with mutations in the WASP gene. *Nat Genet* 9:414, 1995.
741. Ochs HD: The Wiskott-Aldrich syndrome. *Springer Semin Immunopathol* 19:435, 1998.
742. Kajiwara M, Nonoyama S, Eguchi M, et al: WASP is involved in proliferation and differentiation of human haemopoietic progenitors in vitro. *Br J Haematol* 107:254, 1999.
743. Haddad E, Cramer E, Riviere C, et al: The thrombocytopenia of Wiskott Aldrich syndrome is not related to a defect in proplatelet formation. *Blood* 94:509, 1999.
744. Luthi JN, Gandhi MJ, Drachman JG: X-linked thrombocytopenia caused by a mutation in the Wiskott-Aldrich syndrome (WAS) gene that disrupts interaction with the WAS protein (WASP)-interacting protein (WIP). *Exp Hematol* 31:150, 2003.
745. Schulze H, Korpal M, Hurov J, et al: Characterization of the megakaryocyte demarcation membrane system and its role in thrombopoiesis. *Blood* 107:3868, 2006.
746. Matzdorff A, Kemkes-Matthes B, Pralle H: Microparticles and reticulated platelets in Wiskott-Aldrich syndrome patients. *Br J Haematol* 109:673, 2000.
747. Litzman J, Jones A, Hann I, et al: Intravenous immunoglobulin, splenectomy, and antibiotic prophylaxis in Wiskott-Aldrich syndrome. *Arch Dis Child* 75:436, 1996.
748. Mullen CA, Anderson KD, Blaese RM: Splenectomy and/or bone marrow transplantation in the management of the Wiskott-Aldrich syndrome: Long-term follow-up of 62 cases. *Blood* 82:2961, 1993.
749. Akman IO, Ostrov BE, Neudorf S: Autoimmune manifestations of the Wiskott-Aldrich syndrome. *Semin Arthritis Rheum* 27:218, 1998.
750. Strom TS: The thrombocytopenia of WAS: A familial form of ITP? *Immunol Res* 44:42, 2009.
751. Corash L, Shafer B, Blaese RM: Platelet-associated immunoglobulin, platelet size, and the effect of splenectomy in the Wiskott-Aldrich syndrome. *Blood* 65:1439, 1985.
752. Kanegane H, Nomura K, Miyawaki T, et al: X-linked thrombocytopenia identified by flow cytometric demonstration of defective Wiskott-Aldrich syndrome protein in lymphocytes. *Blood* 95:1110, 2000.
753. Litzman J, Jones A, Hann I, et al: Intravenous immunoglobulin, splenectomy, and antibiotic prophylaxis in Wiskott-Aldrich syndrome. *Arch Dis Child* 75:436, 1996.
754. Prislovsky A, Marathe B, Hosni A, et al: Rapid platelet turnover in WASP() mice correlates with increased *ex vivo* phagocytosis of opsonized WASP() platelets. *Exp Hematol* 36:609, 2008.
755. Shcherbina A, Rosen FS, Remold-O'Donnell E: Pathological events in platelets of Wiskott-Aldrich syndrome patients. *Br J Haematol* 106:875, 1999.
756. Stormorken H, Hellum B, Egeland T, et al: X-linked thrombocytopenia and thrombocytopathia: Attenuated Wiskott-Aldrich syndrome. Functional and morphological studies of platelets and lymphocytes. *Thromb Haemost* 65:300, 1991.
757. Tsuboi S, Nonoyama S, Ochs HD: Wiskott-Aldrich syndrome protein is involved in alphaIIb beta3-mediated cell adhesion. *EMBO Rep* 7:506, 2006.
758. Verhoeven AJ, van Oostrum IE, van Haarlem H, et al: Impaired energy metabolism in platelets from patients with Wiskott-Aldrich syndrome. *Thromb Haemost* 61:10, 1989.
759. Marone G, Albini F, di ML, et al: The Wiskott-Aldrich syndrome: Studies of platelets, basophils and polymorphonuclear leucocytes. *Br J Haematol* 62:737, 1986.
760. Gross BS, Wilde JI, Quek L, et al: Regulation and function of WASp in platelets by the collagen receptor, glycoprotein VI. *Blood* 94:4166, 1999.
761. Rengan R, Ochs HD, Sweet LI, et al: Actin cytoskeletal function is spared, but apoptosis is increased, in WAS patient hematopoietic cells. *Blood* 95:1283, 2000.
762. Falet H, Hoffmeister KM, Neujahr R, et al: Normal Arp2/3 complex activation in platelets lacking WASp. *Blood* 100:2113, 2002.
763. Oda A, Ochs HD, Druker BJ, et al: Collagen induces tyrosine phosphorylation of Wiskott-Aldrich syndrome protein in human platelets. *Blood* 92:1852, 1998.
764. Yamada M, Ariga T, Kawamura N, et al: Determination of carrier status for the Wiskott-Aldrich syndrome by flow cytometric analysis of Wiskott-Aldrich syndrome protein expression in peripheral blood mononuclear cells. *J Immunol* 165:1119, 2000.
765. Yamada M, Ohtsu M, Kobayashi I, et al: Flow cytometric analysis of Wiskott-Aldrich syndrome (WAS) protein in lymphocytes from WAS patients and their familial carriers. *Blood* 93:756, 1999.
766. Wengler G, Gorlin JB, Williamson JM, et al: Nonrandom inactivation of the X chromosome in early lineage hematopoietic cells in carriers of Wiskott-Aldrich syndrome. *Blood* 85:2471, 1995.
767. Kuijpers TW, Van Lier RA, Hamann D, et al: Leukocyte adhesion deficiency type 1 (LAD-1)/variant. A novel immunodeficiency syndrome characterized by dysfunctional beta2 integrins. *J Clin Invest* 100:1725, 1997.
768. Kuijpers TW, van de Vijver E, Weterman MA, et al: LAD-1/variant syndrome is caused by mutations in FERMT3. *Blood* 113:4740, 2009.
769. Mory A, Feigelson SW, Yarali N, et al: Kindlin-3: A new gene involved in the pathogenesis of LAD-III. *Blood* 112:2591, 2008.
770. Svensson L, Howarth K, McDowall A, et al: Leukocyte adhesion deficiency-III is caused by mutations in KINDLIN3 affecting integrin activation. *Nat Med* 15:306, 2009.
771. Malinin NL, Zhang L, Choi J, et al: A point mutation in KINDLIN3 ablates activation of three integrin subfamilies in humans. *Nat Med* 15:313, 2009.
772. Moser M, Nieswandt B, Ussar S, et al: Kindlin-3 is essential for integrin activation and platelet aggregation. *Nat Med* 14:325, 2008.
773. Pasvolsky R, Feigelson SW, Kilic SS, et al: A LAD-III syndrome is associated with defective expression of the Rap-1 activator CalDAG-GEFI in lymphocytes, neutrophils, and platelets. *J Exp Med* 204:1571, 2007.
774. Gerrard JM, Israels ED, Biship AJ, et al: Inherited platelet-storage pool deficiency associated with a high incidence of acute myeloid leukaemia. *Br J Haematol* 79:246, 1991.
775. Ganly P, Walker LC, Morris CM: Familial mutations of the transcription factor RUNX1 (AML1, CBFA2) predispose to acute myeloid leukemia. *Leuk Lymphoma* 45:1, 2004.
776. Dowton SB, Beardsley D, Jamison D, et al: Studies of a familial platelet disorder. *Blood* 65:557, 1985.
777. Ho CY, Otterud B, Legare RD, et al: Linkage of a familial platelet disorder with a propensity to develop myeloid malignancies to human chromosome 21q22.1–22.2. *Blood* 87:5218, 1996.
778. Arepally G, Rebbeck TR, Song W, et al: Evidence for genetic homogeneity in a familial platelet disorder with predisposition to acute myelogenous leukemia (FPD/AML). *Blood* 92:2600, 1998.
779. Song WJ, Sullivan MG, Legare RD, et al: Haploinsufficiency of CBFA2 causes familial thrombocytopenia with propensity to develop acute myelogenous leukaemia. *Nat Genet* 23:166, 1999.
780. Buijs A, Poddighe P, van Wijk R, et al: A novel CBFA2 single-nucleotide mutation in familial platelet disorder with propensity to develop myeloid malignancies. *Blood* 98:2856, 2001.
781. Michaud J, Wu F, Osato M, et al: In vitro analyses of known and novel RUNX1/AML1 mutations in dominant familial platelet disorder with predisposition to acute myelogenous leukemia: Implications for mechanisms of pathogenesis. *Blood* 99:1364, 2002.
782. Walker LC, Stevens J, Campbell H, et al: A novel inherited mutation of the transcription factor RUNX1 causes thrombocytopenia and may predispose to acute myeloid leukaemia. *Br J Haematol* 117:878, 2002.
783. Minelli A, Maserati E, Rossi G, et al: Familial platelet disorder with propensity to acute myelogenous leukemia: Genetic heterogeneity and progression to leukemia via acquisition of clonal chromosome anomalies. *Genes Chromosomes Cancer* 40:165, 2004.
784. Matheny CJ, Speck ME, Cushing PR, et al: Disease mutations in RUNX1 and RUNX2 create nonfunctional, dominant-negative, or hypomorphic alleles. *EMBO J* 26:1163, 2007.
785. Owen CJ, Toze CL, Koochin A, et al: Five new pedigrees with inherited RUNX1 mutations causing familial platelet disorder with propensity to myeloid malignancy. *Blood* 112:4639, 2008.
786. Taketani T, Taki T, Takita J, et al: AML1/RUNX1 mutations are infrequent, but related to AML-M0, acquired trisomy 21, and leukemic transformation in pediatric hematologic malignancies. *Genes Chromosomes Cancer* 38:1, 2003.
787. Asou N: The role of a Runt domain transcription factor AML1/RUNX1 in leukemogenesis and its clinical implications. *Crit Rev Oncol Hematol* 45:129, 2003.
788. Jalagadugula GS, Kaur G, Mao G, et al: RUNX1/CBFA2 regulates myosin light chain9 (MYL9) in megakaryocytic cells: Decreased MYL9 expression in human RUNX1 haplodeficiency. *Blood* 112:645A, 2008.
789. Jalagadugula GS, Kaur G, Mao G, et al: Platelet/megakaryocyte PKC-θ, is a transcriptional target of RUNX1/CBFA2: Studies in human RUNX1 haplodeficiency. *Blood* 112:649A, 2008.
790. Kaur G, Jalagadugula G, Rao AK: CBFA2/RUNX1 regulates human platelet 12-lipoxygenase: Studies in runx1 haplodeficiency. *Blood* 118:1066A, 2007.
791. Heller PG, Glembotsky AC, Gandhi MJ, et al: Low Mpl receptor expression in a pedigree with familial platelet disorder with predisposition to acute myelogenous leukemia and a novel AML1 mutation. *Blood* 105:4664, 2005.

792. Geddis AE, Kaushansky K: Inherited thrombocytopenias: Toward a molecular understanding of disorders of platelet production. *Curr Opin Pediatr* 16:15, 2004.
793. Freson K, Devriendt K, Matthijs G, et al: Platelet characteristics in patients with X-linked macrothrombocytopenia because of a novel GATA1 mutation. *Blood* 98:85, 2001.
794. Hughan SC, Senis Y, Best D, et al: Selective impairment of platelet activation to collagen in the absence of GATA1. *Blood* 105:4369, 2005.
795. Breton-Gorius J, Favier R, Guichard J, et al: A new congenital dysmegakaryopoietic thrombocytopenia (Paris-Trousseau) associated with giant platelet alpha-granules and chromosome 11 deletion at 11q23. *Blood* 85:1805, 1995.
796. Favier R, Jondeau K, Boutard P, et al: Paris-Trousseau syndrome: Clinical, hematological, molecular data of ten new cases. *Thromb Haemost* 90:893, 2003.
797. Raslova H, Komura E, Le Couedic JP, et al: FLI1 monoallelic expression combined with its hemizygous loss underlies Paris-Trousseau/Jacobsen thrombopenia. *J Clin Invest* 114:77, 2004.
798. Shivdasani RA: Lonely in Paris: When one gene copy isn't enough. *J Clin Invest* 114:17, 2004.
799. Cattaneo M, Hayward CP, Moffat KA, et al: Results of a worldwide survey on the assessment of platelet function by light transmission aggregometry: A report from the platelet physiology subcommittee of the scientific and standardization committee of the International Society on Thrombosis and Haemostasis. *J Thromb Haemost* 7:1029, 2009.
800. Hayward CP, Pai M, Liu Y, et al: Diagnostic utility of light transmission platelet aggregometry: Results from a prospective study of individuals referred for bleeding disorder assessments. *J Thromb Haemost* 7:676, 2009.
801. Hayward CP, Moffat KA, Pai M, et al: An evaluation of methods for determining reference intervals for light transmission platelet aggregation tests on samples with normal or reduced platelet counts. *Thromb Haemost* 100:134, 2008.
802. Moffat KA, Ledford-Kraemer MR, Nichols WL, et al: Variability in clinical laboratory practice in testing for disorders of platelet function: Results of two surveys of the North American Specialized Coagulation Laboratory Association. *Thromb Haemost* 93:549, 2005.
803. Zhou L, Schmaier AH: Platelet aggregation testing in platelet-rich plasma: Description of procedures with the aim to develop standards in the field. *Am J Clin Pathol* 123:172, 2005.
804. Gurbel PA, Becker RC, Mann KG, et al: Platelet function monitoring in patients with coronary artery disease. *J Am Coll Cardiol* 50:1822, 2007.
805. Michelson AD: Methods for the measurement of platelet function. *Am J Cardiol* 103:20A, 2009.
805a. Miller JL: Glycoprotein analysis for the diagnostic evaluation of platelet disorders. *Semin Thromb Hemost* 35:224, 2009.
806. Vinogradova O, Velyvis A, Velyviene A, et al: A Structural mechanism of integrin alpha(IIb)beta(3) "inside-out" activation as regulated by its cytoplasmic face. *Cell* 110:587, 2002.
807. Mitchell WB, Li JH, Singh F, et al: Two novel mutations in the alpha IIb calcium-binding domains identify hydrophobic regions essential for alpha IIbbeta 3 biogenesis. *Blood* 101:2268, 2003.
808. Qin J, Vinogradova O, Plow EF: Integrin bidirectional signaling: A molecular view. *PLoS Biol* 2:726, 2004.
809. Coller BS: Inherited disorders of platelet function, in *Hemostasis and Thrombosis*, edited by AL Bloom, p 721. Churchill Livingstone, Edinburgh, Scotland, 1994.

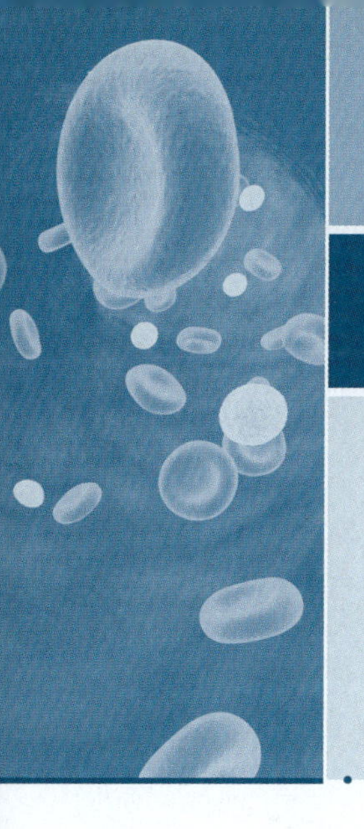

第122章

获得性血小板质量性疾病

Charles S. Abrams, Sanford J. Shattil, Joel S. Bennett

摘　要

获得性血小板质量性疾病是血小板体外功能异常和出血时间延长的常见原因并偶见于轻度出血素质。然而，在血小板减少症或另有止血异常时其临床重要性会增加。获得性血小板功能异常可便利地分类为源于药物、血液疾病以及全身性疾病，而药物是获得性血小板质量性功能异常的最常见原因。其中阿司匹林(aspirin)最受关注是因其频繁使用、其对前列腺素合成不可逆作用及其已被确证的对止血能力的作用，尽管就正常个体而言此作用极小。其他非甾体抗炎药可逆性地抑制血小板前列腺素合成，通常对止血作用不大。一些药物的抗血小板作用在防止动脉血栓形成中已经得到证实，但正如预计，使用中会发生过度出血的并发症。除了阿司匹林之外，这些药物包括主要拮抗腺苷二磷酸(ADP)刺激引起的血小板聚集的噻吩吡啶类药物(thienopyridines)噻氯匹定(ticlopidine)、氯吡格雷(clopidogrel)和普拉格雷(prasugrel)以及特异性抑制血小板整合素 $\alpha_{IIb}\beta_3$(糖蛋白Ⅱb/Ⅲa)受体的药物。其他用于治疗血栓形成的药物如肝素和纤溶制剂也可能损害体外和离体的血小板功能，但是这些观察的临床意义仍不确定。高剂量的β-内酰胺抗生素可损害血小板体外功能并延长出血时间，然而具有临床意义的出血在无伴发止血缺陷的情况下并不常见。同样，其他一些药品包括各种精神治疗药物、化疗药物和麻醉剂，以及一些食品和食品添加剂也在体外影响血小板功能，但是这些作用似乎并不具临床意义。与血小板功能异常相关血液疾病包括一些血小板本质性异常的过程，诸如骨髓增生异常综合征和骨髓增生性疾病、急性髓细胞性白血病以及十分罕见于慢性淋巴细胞性白血病，其异常血浆蛋白可以结合血小板并损害其功能的异常蛋白血症和获得性 von Willebrand 病。在全身性疾病中，由于血小板抑制性复合物在血浆中的潴留，肾衰竭与异常的血小板功能相关最为显著。出现抗血小板抗体时、心肺转流术后以及肝病或弥散性血管内凝血时，血小板功能也可能出现异常。

本章使用的简写和缩略词：ADP，腺苷二磷酸(adenosine diphosphate)；cAMP，环化腺苷一磷酸(cyclin adenosine monophosphate)；cGMP，环化鸟苷一磷酸(cyclic guanosine monophosphate)；COX，环氧化酶(cyclooxygenase)；DDAVP，去氨加压素或1-脱氨-8-D-精氨酸加压素(desmopressin or 1-desamino-8-D-arginine vasopressin)；GP，糖蛋白(glycoprotein)；Ig，免疫球蛋白(immunoglobulin)；ITP，特发性血小板减少性紫癜(idiopathic thrombocytopenic purpura)；NO，一氧化氮(nitric oxide)；PG，前列腺素(prostaglandin)；SLE，系统性红斑狼疮(systemic lupus erythematosus)；t-PA，组织型纤溶酶原激活物(tissue-type plasminogen activator)；VWF，von Willebrand 因子(von Willebrand factor)。

血小板功能可能受到药物及血液和非血液疾病的不利影响。由于阿司匹林和其他非甾体类抗感染制剂在当前医疗实践中的普遍使用，获得性血小板功能障碍比遗传性血小板功能异常要常见得多。获得性血小板功能疾病可根据其相关联的本身临床情况来分类(表122-1)。

对于获得性血小板功能疾病的临床意义有一个平衡的考虑十分重要。一方面其严重性通常较为缓和；而另一方面此原则存在重要的例外，特别是当血小板功能障碍与其他止血缺陷相伴时。如果患者并无出血史则很难预见未来出血的危险。并不奇怪的是，只要血小板计数不少于 10×10^9/L，血小板减少症患者极少或不会发生自发性出血。此外，血小板功能实验室检测包括出血时间和聚集的标准化和解释中的困难，是这些疾病的临床评估的问题之所在。这些试验在诊断血小板功能异常方面比预测出血风险更有用[1,2]。

影响血小板功能的药物

药物代表了血小板功能异常最常见的原因(表122-2)[3]。例如，在一项对72例出血时间延长的住院病人分析中，54%正接受大剂量的已知可延长出血时间的抗生素，10%正在服用阿司匹林或其他非甾体类的抗炎药[4]。一些药物可延长出血时间，引起或加剧出血素质。其他药物可能延长出血时间但不会引

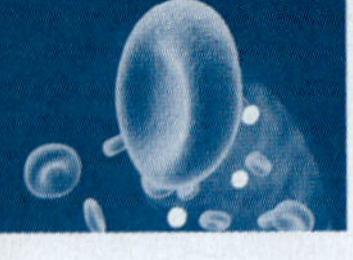

表 122-1　获得性血小板质量性疾病

影响血小板功能的药物
噻吩吡啶类（噻氯匹定、氯吡格雷和普拉格雷）
$\alpha_{IIb}\beta_3$ 受体拮抗剂
增高血小板环化腺苷一磷酸的药物
抗生素
抗凝血和抗纤溶制剂
心血管药物
血容扩充剂
精神药物和麻醉剂
抗肿瘤药
食品和食品添加剂
与异常血小板功能相关联的血液疾病
慢性骨髓增生性疾病
白血病和骨髓增生异常综合征
异常蛋白血症
获得性 von Willebrand 病
与异常血小板功能相关联的全身性疾病
尿毒症
抗血小板抗体
心肺转流术
肝病
弥散性血管内凝血

起出血，而许多仅影响血小板的离体功能或仅当在试管内加入血小板后。

■ 阿司匹林和其他非甾体类的抗炎药

阿司匹林

通过乙酰化 529 位的丝氨酸残基，阿司匹林不可逆地使环氧化酶（COX）亦称前列腺素环内过氧化物 H 合成酶失活[5]。已经鉴定两种环氧化酶亚型（COX-1 和 COX-2）[6]，以及一种 COX-1 剪接变体亦被称为 COX-1b（或 COX-3），其功能的重要性仍不确定[7]。COX-1 由包括血小板、胃黏膜和内皮细胞等多种组织构成性地表达（参见第 135 章）[6]，COX-2 在多数组织中无法检测，但其合成在诸如内皮细胞、成纤维细胞和单核细胞中可被生长因子、细胞因子、内毒素及激素迅速诱导[6]。血小板和内皮细胞均能表达 COX-1 和 COX-2[8]，尽管一般并不被认为 COX-2 的表达对血小板功能十分重要[9]。在心血管系统中，COX 产物调节血小板和血管壁间复杂的相互作用，其在血小板中的产物血栓烷 A_2 引起血管收缩并且是血小板聚集和分泌的激动剂[5]。这样，当阿司匹林通过灭活 COX-1 阻止血小板合成血栓烷 A_2，就会抑制依赖此物质的血小板反应。相应地，血小板对腺苷二磷酸（ADP）、肾上腺素、花生四烯酸和低剂量胶原和凝血酶的反应受到影响，但对较大剂量的胶原和凝血酶反应几乎没有作用[10,11]。另一方面，内皮细胞的前列腺素（PG）产物 PGI_2 引起平滑肌细胞松弛和血管舒张，并且通过增加血小板内环化腺苷一磷酸（cAMP）含量来减少血小板总体反应性[12]。

一剂 100mg 的阿司匹林或者每日服用 30mg 持续 7~10 天就能几乎完全抑制一个成年人的血小板前列腺素合成[5]。尽管

表 122-2　影响血小板功能的药物

非甾体类抗炎药
阿司匹林、布洛芬、舒林酸、萘普生、甲氯芬那酸、甲芬那酸、二氟尼柳、吡罗昔康、托美丁、佐美酸、磺吡酮、吲哚美辛、保泰松、塞来昔布
噻吩吡啶类
噻氯匹定、氯吡格雷和普拉格雷
$\alpha_{IIb}\beta_3$ 拮抗剂
阿昔单抗、替罗非班、依替巴肽
影响血小板环化腺苷一磷酸水平或功能的药物
前列环素、伊洛前列素、双嘧达莫、西洛他唑
抗生素
青霉素类
青霉素 G、羧苄西林、替卡西林、甲氧西林、氨苄西林、哌拉西林、阿洛西林、美洛西林、磺苄西林、替莫西林
头孢菌素类
头孢噻吩、拉氧头孢、头孢西丁、头孢噻肟、头孢唑林
呋喃妥因
咪康唑
抗凝剂、纤溶剂和抗纤溶剂
肝素
链激酶、组织型纤溶酶原激活物、尿激酶
ε- 氨基己酸
心血管药物
硝酸甘油、硝酸异山梨酯、普萘洛尔、硝普钠、硝苯地平、维拉帕米、地尔硫䓬、奎尼丁
血容扩充剂
右旋糖酐、羟乙基淀粉
精神药物和麻醉剂
精神药物
丙米嗪、阿米替林、去甲替林、氯丙嗪、异丙嗪、氟奋乃静、三氟拉嗪、氟哌啶醇
麻醉剂
局部
辛可卡因、丁卡因、赛克来因、布他卡因、辛可卡因、普鲁卡因、可卡因
全身
氟烷
肿瘤药
普卡霉素、柔红霉素、BCNU（卡莫司汀）
其他药物
酮色林
抗组胺药
苯海拉明、氯苯那敏、美吡拉敏
放射造影剂
碘帕醇、碘酞酸盐、碘克沙酸盐、泛影葡胺、泛影酸钠
食品和食品添加剂
ω-3 脂肪酸、乙醇、中国黑木耳、洋葱提取物、阿焦烯、小茴香子、姜黄根

小剂量的阿司匹林不可逆地抑制血小板和内皮细胞的 COX[13]，但其对内皮细胞的前列腺素合成没有持续作用，因为内皮细胞合成额外 COX 的能力不受阿司匹林影响[14,15]。体外研究同样表明红细胞的存在促成由激动剂刺激的血小板反应性[16]，这种作用可被剂量大于抑制血小板 COX-1 所需的阿司匹林所抑制[17]。一项临床试验的荟萃分析表明日服 50~1500mg 不等剂量的阿司匹林对防治有害的心血管和脑血管事件同等有效[18]，这就使得许多人建议处方最低有效剂量来使胃肠毒性降到最低。然而即便低剂量的阿司匹林也可与胃肠出血关联[19-21]。

阿司匹林是少数可能通过阻止聚集而非黏附来延长人类出血时间的药物之一。据在正常男女个体中的观察，其对出血时间的作用轻微（一般不超过服用阿司匹林前的出血时间的 1.2~2.0 倍）[22,23]，并需几乎所有循环血小板中的环氧化酶得到抑制[22]。出血时间对阿司匹林的敏感性取决于一些技术上的变数如前臂上切口的方向和施加于手臂的静水压等[24]。出血时间在停用阿司匹林后 1~4 天内可能仍维持延长；而血小板聚集测定则可能保持异常达一周，直至受影响的血小板被替换掉[25]。

阿司匹林的摄入对正常个体止血能力的意义应该是很小的，然而长期服用阿司匹林的患者可出现瘀斑、鼻出血和胃肠道失血[26]，而后者的发生看来是由于药物对胃黏膜的直接作用[27,28]。此外，当阿司匹林被用于血管性疾病的初级和二级预防时，出血性卒中的发病率增加，同时主要胃肠道及其他颅外出血也有增加[29]。阿司匹林也可能增加分娩时的母婴出血[30]。再者，有一些但并不是所有研究显示，术前服用阿司匹林会增加心胸手术后的失血量[31,32]。另一方面，回顾性分析证明对曾服用阿司匹林的患者施行硬膜外和脊椎麻醉是安全的[33]。虽然阿司匹林可能增加普外手术后的失血量[34]，但是摄入阿司匹林在此特定状况中的意义从未在一个前瞻性随机双盲的、具客观终点的研究中加以检测。很多外科医生要求他们的病人避免使用阿司匹林，特别是在对可容忍出血的限度较狭窄的心胸、整形或神经外科手术前[35]。阿司匹林引起出血时间的显著延长并在原有止血缺陷的个体如 von Willebrand 病、甲型血友病、摄入华法林（warfarin）、尿毒症或血小板功能性疾病中引发出血[36-38]。虽然乙醇摄入对出血时间没有直接作用，但却能加强阿司匹林的作用[39,40]。注入 DDAVP 对纠正因阿司匹林引起的出血时间延长有效[41,42]。

传统的非甾体类抗炎药

与阿司匹林不同，非甾体类抗炎药（NSAIDs）如布洛芬（ibuprofen）、萘普生（naproxen）、舒林酸（diclofenac）、双氯芬酸（sulindac）、吡罗昔康（piroxicam）、吲哚美辛（indomethacin）和磺吡酮（sulfinpyrazone）可逆性地抑制 COX 酶[43,44]，而且在给与治疗剂量时，这些药物可引起出血时间的一过性延长，而其通常并无临床意义[45-47]。鉴于 NSAIDs 对于血小板功能的作用较轻，布洛芬已被安全地用于甲型血友病患者[48,49]。但是当对接受齐多夫定（zidovudine）治疗感染 HIV 的血友病患者使用布洛芬时仍须十分注意，因为曾报道在此特定情况中有出血增加的现象[50]。另外，由于布洛芬可能还有其他 NSAIDs 可结合到 COX 并阻断其被阿司匹林乙酰化[44]，与 NSAIDs 共同使用可能会损害阿司匹林对血小板的不可逆作用。为此需服用这两种药物的患者应在服用其他 NSAIDs 至少 2 小时前服用阿司匹林。

环氧化酶-2 抑制物

COX-1 存在于胃黏膜中，其产物保护胃内衬细胞的完整性。在炎性细胞中，COX-2 产物如 PGE_2 和 PGI_2 引起痛觉增加并使炎症过程持续[12]。因此环氧化酶抑制剂被设计成相对于 COX-1 更特异作用于 COX-2，以图减轻疼痛和炎症并且比传统的 NSAIDs 更少对胃的副作用[12,51]。但是临床试验发现，使用环氧化酶抑制剂会伴有心血管毒性（心肌梗死、卒中、水肿、高血压加剧），部分是由于 PGI_2 合成的抑制[12,52-54]。由于这些结果，导致了罗非昔布（rofecoxib）和伐地考昔（valdecoxib）的退市（伐地考昔还与一些 Stevens-Johnson 综合征病例有关）以及有关严重心血管意外的黑盒警告被加入到唯一在美国上市的环氧化酶抑制剂塞来昔布（celecoxib）的处方信息中[53]。整个 2008 年的临床证据提示，日服塞来昔布 200mg 或更少并不造成过高的心血管风险[54]。由于传统的 NSAIDs 也可抑制 COX-2，并且有一些临床试验业已指出使用其中一些药物与过高的心血管意外相关[53,55]，因此相应警告同样被加入了其处方信息。若有指征，一些镇痛药如对醋氨酚（acetaminophen）、水杨酸钠（sodium salicylate）或水杨酸胆碱（choline salicylate）以及麻醉剂可被用于替代阿司匹林和 NSAIDs 治疗肌肉骨骼痛[53]。一个新近报道指出，对乙酰氨基酚可选择性地抑制 COX-2[56]，但其临床意义尚待确定。

■ 噻吩吡啶类

属噻吩吡啶类的噻氯匹定和氯吡格雷已作为抗血栓剂被应用于动脉疾病（参见第 135 章）它们在脑血管和心血管意外的二级预防中比阿司匹林更为有效[57-63]。

噻氯匹定和氯吡格雷在其抗血小板活性的机制和毒性特征方面与阿司匹林都不一样。这两种噻吩吡啶类药物作为前体药，其代谢产物竞争性地抑制血小板 P2Y12ADP 受体[64-72]。每日口服 250mg 噻氯匹定两次或 75mg 氯吡格雷一次可抑制人类离体血小板聚集和延长出血时间。其出血时间的延长程度等于或大于阿司匹林造成的程度，而且噻吩吡啶类和阿司匹林的作用可以叠加[62,73]。噻氯匹定和氯吡格雷对血小板聚集和出血时间的作用出现在首剂用药的 24~48 小时内，但在 4~6 天内达不到最大。300mg 负荷剂量的氯吡格雷加每日 75mg 的后续剂量可缩短达到最大抗血小板效果所需的时间[74]。一种称为 CYP2C19 的常见细胞色素 P450 多态性可造成病人的活性代谢物的水平降低，这会导致对血小板功能的抑制减弱并增高发生主要的不良心血管事件的风险[75-77]。由于多次用药延长了半寿期或其对血小板的不可逆作用，这些药剂的作用在停药后可持续 4~10 天[64]。

使用噻氯匹定可伴发可能会很严重的血液并发症，包括中性粒细胞减少症（在 2.4% 的个体中 $< 1.2 \times 10^9/L$）[64,78,79] 以及较不常见的再障和血小板减少症[80,81]。此外，在 5000 例接受噻氯匹定治疗的病人中至少有一例会发生血栓性血小板减少性紫癜[82-84]。一个大规模临床试验的结果提示，氯吡格雷引起的血液并发症较不常见[57]。还有一项研究指出，氯吡格雷还可能偶与血栓性血小板减少性紫癜相关联（270 000 例病人中 1 例）[85]，虽然该比率接近此病在普通人群中的发病率。由于其毒性特征，在美国噻氯匹定的使用已被氯吡格雷取代。

由于阿司匹林和氯吡格雷通过不同的机制抑制血小板，

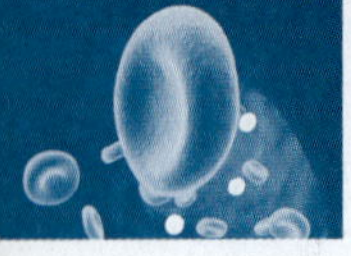

因此它们的抗血栓作用应该是可以累加的，这在理论上应对治疗与血小板活化相关的疾病如缺血性心脏病、外周血管病和缺血性卒中有所裨益[59,61,62,86,87]。通过分析12 562例急性冠脉综合征患者的结果，这个理论在CURE（Clopidogrel in Unstable Angina to Prevent Recurrent Ischemic Events）试验中被加以检验[62]。该研究显示，阿司匹林加用氯吡格雷把心血管死亡、心肌梗死和卒中的总和发生率从11.4%降低至9.3%。不过严重出血从2.7%升至3.7%部分抵消了双重疗法带来的好处。

CURE试验中的发现催生了一系列新的试验研究在各种有动脉血栓风险的病人中使用双重阻断是否比单个的抗血小板疗法更好。在心肌梗死或血管成形术中进行的研究似可肯定双重血小板阻断带来的一定的有益效果要胜过其出血风险的负面影响。但是在MATCH（Management of Atherothrombosis with Clopidogrel in High-Risk Patients with Recent Transient Ischemic Attack or Ischemic Stroke）研究中，接受双重抗血小板疗法预防卒中的病人发生的出血并发症可抵消任何有益效果[88,89]。

为确定在长期治疗中合用氯吡格雷和阿司匹林是否优于单用阿司匹林而设计了CHARISMA（Clopidogrel for High Atherothrombotic Risk and Ischemic Stabilization，Management and Avoidance）在处于心血管意外风险的大群体中进行研究[90]，如同在其他试验中的发现一样，双重抗血小板疗法最多也只能带来一般的获益。在全体病例中，合用氯吡格雷和阿司匹林的病例中少了94例缺血性事件，但代价是多了93例中度或重度出血事件。除特殊场合如血管成形术时外，双重抗血小板疗法对大多数病人来说似乎获益不大而且有时是危险的。

普拉格雷是另一种噻吩吡啶类药物前体药，在美国已被FDA顾问委员会批准并也在欧洲获批。如同氯吡格雷和噻氯匹定，普拉格雷也是由细胞色素P450代谢为P2Y12拮抗剂。与老的噻吩吡啶类药物形成对照，普拉格雷有效地转化为其活性代谢物[91]，由此，60mg负荷剂量的普拉格雷可比氯吡格雷和噻氯匹定对血小板活化产生快速和一致得多的抑制[92-94]。已有的证据表明，普拉格雷具有比氯吡格雷更强和更一致的对血小板功能的抑制[95]。

在Triton-TIMI 38（Trial to Assess Improvement in Therapeutic Outcomes by Optimizing Platelet Inhibition with Prasugrel-Thrombolysis in Myocardial Infarction）试验中，普拉格雷被与氯吡格雷在13 608例计划做经皮冠状动脉介入的急性冠脉综合征患者中进行比较。接受普拉格雷患者的缺血性事件发生率为9.9%，相比之下接受氯吡格雷患者为12.1%[96]，然而接受普拉格雷患者（2.4%）的大出血发生率相对于接受氯吡格雷患者（1.8%）也增高了。以上数据表明在推荐剂量下，普拉格雷在急性冠脉综合征患者中预防缺血性事件方面比氯吡格雷更有效，但是也与轻微增多的大出血事件相关。值得注意的是，当前尚有一些不属于噻吩吡啶家族成员的P2Y12受体拮抗剂正处于发展中，这些制剂包括坎格雷洛（cangrelor）[97]和替格瑞洛（ticagrelor）[98]。

■ $\alpha_{IIb}\beta_3$受体拮抗剂

特异性损害整合素$\alpha_{IIb}\beta_3$［糖蛋白（GP）Ⅱb/Ⅲa］功能的药物已作为缺血性冠状动脉病的特定状况中短期使用的抗血栓剂而被发展[99-101]。阿昔单抗（abciximab）、埃替非巴肽（eptifibatide）和替罗非班（tirofiban）是三种已经FDA批准的结构不同、但都可以快速损害血小板聚集的$\alpha_{IIb}\beta_3$抑制剂。阿昔单抗是一种人-鼠嵌合Fab片段，埃替非巴肽是一种环形七肽，而替罗非班是一种非肽模拟物。因为遗传性的$\alpha_{IIb}\beta_3$异常导致出血性疾病Glanzmann血小板无力症[102,103]，因此此类药物易造成病人出血并不奇怪。在对阿昔单抗在经皮冠脉成形术病人中的效用的临床试验EPIC（Evaluation of 7E3 for the Prevention of Ischemic Complications）中，给予阿昔单抗的病人中14%发生大出血，而给予安慰剂的病人中为7%[104]，然而这些病人也给予了阿司匹林和肝素。在后续的EPILOG（Evaluation in PTCA to Improve Long-term Outcome with Abciximab GPⅡb/Ⅲa Blockade）试验中，当肝素剂量被降低时大出血发生率在接受阿昔单抗的病人中降至2.0%，相比之下在只接受肝素和阿司匹林的病人中为3.1%[105]。虽然如此，在EPIC和EPILOG两个试验中，给予阿昔单抗和标准剂量肝素的病人中发生小出血还是显著多于单给予标准剂量肝素的病人，证明了$\alpha_{IIb}\beta_3$拮抗剂具有损害正常止血的能力。在对替罗非班的PRISM-PLUS（Platelet Receptor Inhibition in Ischemic Syndrome Management in Patients Limited by Unstable Signs and Symptoms）以及对埃替非巴肽的PURSUIT（Platelet Glycoprotein Ⅱb/Ⅲa in Unstable Angina：Receptor Suppression Using Integrilin Therapy）试验中，在接受所研究药物的病人发生大出血或小出血稍频繁于对照[106,107]。相似地，分别接受口服$\alpha_{IIb}\beta_3$抑制剂珍米洛非班（xemilofiban）和西拉非班（sibrafiban）30天和28天的病人频繁出现黏膜皮肤出血，这与Glanzmann血小板无力症患者相像[108,109]。虽然在急性冠脉综合征患者或经皮冠状动脉介入术后短期使用$\alpha_{IIb}\beta_3$拮抗剂通常有益，但是长期使用却反常地与死亡率增高相关联[110]。产生这种反常效果的原因尚不清楚，但有人将其归因于拮抗剂造成$\alpha_{IIb}\beta_3$构型改变导致其刺激血小板活化[111]。

通过按体重使用肝素（如在EPILOG中的70U/kg）、避免治疗接受治疗剂量华法令的病人、早期去除血管鞘和对血管针刺点的细致护理[112]，可将经皮冠状动脉介入术后给予$\alpha_{IIb}\beta_3$拮抗剂的病人的出血风险降至最低[105]。血小板输注可在接受阿昔单抗的病人中快速反转其血小板功能缺陷，本质上是通过降低$\alpha_{IIb}\beta_3$的总体阻断程度。血小板输注反转其他$\alpha_{IIb}\beta_3$拮抗剂效果的能力目前不太清楚，但当肝和肾功能正常时这些药物的半寿期较短。当发生需要处理的出血时，应考虑血小板输注以降低已结合血小板药物的浓度。

在少量使用过所有类型$\alpha_{IIb}\beta_3$拮抗剂的病人中观察到在启动治疗24小时内发生血小板减少[106,107,109,112,113]。在EPIC试验中，首次接受阿昔单抗的病人发生血小板数低于100×10^9/L和50×10^9/L的比率各为3.9%和0.9%[113]。使用阿昔单抗后极度血小板减少的发生已在后续发表的论文中被证实[104,105,114,115]。在接受埃替非巴肽、替罗非班以及各种基于或不基于RGD的小分子$\alpha_{IIb}\beta_3$抑制剂的病人中也曾报道血小板减少的发生。根据所研究的具体抑制剂，血小板减少在一些研究中的发生率在0~13%之间变动[106,107,109,113,116-119]。导致血小板数减少的机制还不清楚，不过其可能与预先存在的抗$\alpha_{IIb}\beta_3$抗体相关，其识别当$\alpha_{IIb}\beta_3$拮抗剂结合后才暴露的$\alpha_{IIb}\beta_3$上的表位（所谓配体诱导结合位点）或识别阿昔单抗中整合进治疗性Fab片段的鼠源序列[120]。目前尚不知对病人进行预存在抗体的预筛选和避免在抗体阳性个体中使用这些药物是否会降低严重血小板减少症的发生[121]。停药通常可很容易地反转血小板减少;但如有临床指征时,血小板输注也可反转之[112]。发生在接受 $\alpha_{IIb}\beta_3$ 拮抗剂病人中的血小板减少症必须根据临床情况与药物诱导血小板集簇所致的假性血小板减少症、与正接受肝素病人的肝素诱导血小板减少症以及其他原因引起的血小板减少症相鉴别[122,123]。特别重要的是要早期鉴别血小板减少症,因为 $\alpha_{IIb}\beta_3$ 拮抗剂以长时输注方式被使用,而一旦真正的血小板减少被确认,就应立即停药。在多数重度血小板减少症时,启动治疗后 2~4 小时获得的血小板计数就可提供血小板数显著下降的证据,尽管也可在使用阿昔单抗后观察到延迟的血小板减少症[120]。

■ 影响血小板环化核苷水平或功能的药物

嘧啶衍生物双嘧达莫(dipyridamole)抑制环化核苷磷酸二酯酶,导致胞内 cAMP 的积累。双嘧达莫还能抑制环化鸟苷一磷酸(cGMP)的分解,增强一氧化氮的效果[124]。虽然双嘧达莫在体外能抑制血小板功能,但其临床功效存在争议[125,126]。一项早期的荟萃分析未能证明在阿司匹林治疗时加入双嘧达莫的效益[127],但是许多早期的双嘧达莫试验使用的是生物利用度有限的剂型[128]。一个对五项主要研究的荟萃分析发现,在轻度卒中和一过性缺血发作的病人中阿司匹林加双嘧达莫预防卒中和其他心血管意外的效果优于单用阿司匹林(相对风险:0.77)[129]。剖析双嘧达莫不同剂型的子集分析表明,临床效益存在于释放延长形的药物,这项研究仍不足以确定这些临床效益能否被扩展到双嘧达莫的其他剂型。

静脉注射 PGE_1、前列环素或前列环素的稳定类似物刺激血小板腺苷酸环化酶,导致血小板内 cAMP 水平升高和血小板反应性下降[130-132],这些制剂引起一过性的出血时间延长并抑制血小板变形、聚集和释放。但是,由于短半寿期和包括外周血管扩张在内的副作用使其临床实用性受限[130,133]。一种磷酸二酯酶Ⅲ抑制剂西洛他唑(cilostazol)获准在美国用以治疗外周血管疾病[134],并可能在预防心脏支架闭塞中有用[135]。一氧化氮和有机硝酸酯如硝酸甘油在体外可能通过激活鸟苷酸环化酶也就是增高 cGMP 来抑制血小板功能[136],而其在体内对血小板功能的作用尚不确定。高浓度的咖啡因和茶碱也能在体外抑制血小板的磷酸二酯酶。

■ 抗生素

各种不同的青霉素类都含有一个 β- 内酰胺环和一个独特的侧链,多数青霉素类可在正常志愿者中引起剂量依赖性的出血时间延长[137]。由于它们降低血小板聚集和分泌以及瑞斯托霉素诱导的血小板凝聚,因此可能对血小板黏附和血小板活化都有影响。至少 50%~70% 接受大剂量(至少每日数克)羧苄西林(carbenicillin)、青霉素 G、替卡西林(ticarcillin)氨苄西林(ampicillin)、萘夫西林(nafcillin)和阿洛西林(azlocillin)的个体以及至少 25%~50% 接受哌拉西林(piperacillin)、阿洛西林(azlocillin)或美洛西林(mezlocillin)的病人的血小板检测呈异常[137-139]。这些抗生素的不同抗血小板作用可能与不同的血浓度和药物效能相关。它们对血小板的作用在用药后 1~3 天达最大并在停药后仍可维持数天,提示这些抗生素在体内对血小板的作用是不可逆的。

青霉素类可损害激动剂和 von Willebrand 因子(VWF)与血小板膜的相互作用[140]。许多青霉素类与洗涤血小板孵育可抑制 VWF 和激动剂如 ADP 和肾上腺素与其血小板受体的相互作用,虽然浓度高于其体内作用时所需[141]。青霉素类的体外抗血小板效能与其脂溶性和独立侧链的抑制效能有很好的相关性[142]。另外,青霉素 G 在体外对血小板功能的抑制作用被丙磺舒(probenecid)所加强[143]。当在静脉使用青霉素、苯唑西林(oxacillin)或美洛西林 3~17 天的病人或正常志愿者中测定血小板功能时可发现对激动剂诱导聚集的抑制,伴有低亲和力血栓烷 A_2 受体的 40% 的减少[144]。因此青霉素类可能是通过结合到一个或多个与血管壁的黏附性相互作用或刺激 - 反应偶联所必需的膜组分来抑制血小板功能的。

虽然有临床意义的出血与羧苄西林、青霉素 G、替卡西林和萘夫西林的使用相关联,但是其发生还是远不如出血时间延长常见[137,145],而同时存在止血缺陷(如血小板减少症、维生素 K 缺乏、尿毒症)的病人则特别易于发生这种并发症。另一方面,高剂量青霉素 G 并不能在血小板减少症的兔模型中增加胃肠道失血[146]。根据作者的经验,抗生素诱导的血小板功能障碍所致的出血不常见并且无法预测。因为 β- 内酰胺诱导的血小板功能障碍在停药后随时间而改善,所以这类药物应该仅被考虑为在适当的临床状况下出血的一种原因。类似模式的血小板功能障碍也被报道与头孢菌素类或相关抗生素而非其他抗生素相关联[137,147,148]。广谱抗生素由于杀死肠道菌群引起维生素 K 缺乏,因此也可导致出血倾向。呋喃妥因(nitrofurantoin)是一种结构上不相关的抗生素,在血药水平高于 20μM 时可引起出血时间轻微延长并损害血小板聚集[149]。抗真菌剂咪康唑(miconazole)在体外抑制人类和兔血小板的环氧化酶,在静脉注射后能抑制兔血小板的环氧化酶[150]。

■ 抗凝剂、纤溶剂、抗纤溶剂

肝素促使病人出血主要是通过其抗凝作用,但也可能影响血小板功能。例如,一次肝素注射(100U/kg)会在正常个体或心肺转流术前病人中引起出血时间显著延长,提示治疗剂量的肝素可能损害血小板功能[151]。肝素可能是通过抑制强烈的血小板激动剂凝血酶的产生和其作用来损害血小板功能。而矛盾之处在于,肝素也可以增高由其他血小板激动剂诱导的血小板聚集[152],然而该体外作用的临床意义尚不清楚。肝素结合到静止血小板上的一类高亲和力结合位点以及完全活化血小板上的另一类低亲和力结合位点[153]。另外发现高剂量肝素也可能通过结合到 VWF 的肝素结合功能区而损害 VWF 依赖性血小板功能[154]。这些对血小板功能的作用在肝素治疗的出血并发症中的贡献仍不清楚。

纤溶治疗中的出血主要是由于血管的结构性损伤以及所用药剂的纤维蛋白(原)溶解活性的联合作用,但是药理剂量的链激酶、尿激酶和组织型纤溶酶原激活物(t-PA)可以影响血小板功能[155]。高浓度纤溶酶导致离体血小板聚集[156]。另外,接受链激酶或 t-PA 进行冠脉溶栓治疗的病人可检测到其尿中排泄的血栓烷 A_2 代谢产物 2,3- 二正血栓烷 B_2 的明显增高,提示注射该药期间发生了血小板体内活化[157,158]。不过,一些体外研究表明,纤溶酶的产生对血小板功能有抑制作用。第一,非常高的纤维蛋白(原)降解产物水平,加上极低的纤维蛋白原水平可损害血小板聚集[159]。第二,纤溶酶原可结合到血小板[160]而后转化为纤溶酶,后者可酶解血小板 GPIb,损害血小板与 VWF 的相互作用[161,162]。第三，纤溶酶可抑制血小板的花生四烯酸代谢[163]。第四，可能是通过诱发可介导聚集形成的纤维蛋白原的溶解，t-PA 促进血小板聚集块的解聚[164]。最后，经起始活化后，与纤溶酶和重组 t-PA 体外孵育的血小板对其他激动剂的活化作用形成耐受[165]。这些体外和离体观察是否适用于体内情况以及是否具有临床意义则仍待确定[166]。抗纤溶药 ε- 氨基己酸在以≥24g/d 的剂量下给药数天后可增加出血时间[167]。

■ 心血管药物

使用硝普钠（nitroprusside，可增加血小板的 cGMP）[168-172]、硝酸甘油[173]和普萘洛尔（propranolol）[174,175]可降低血小板的离体聚集和分泌。硝普钠在以每分钟 6~8μg/kg 的输注速率给药时可增加出血时间至两倍[168,176]。在治疗肺动脉高压和成人呼吸窘迫综合征中被倡导使用的一氧化氮吸入可以损害激动剂诱导的离体血小板聚集，尽管其对出血时间的作用变化不定[177-179]。这些观察的临床意义仍不清楚。“钙通道阻断剂”如维拉帕米（verapamil）、硝苯地平（nifedipine）和地尔硫䓬（diltiazem）在被以极高剂量加入洗涤血小板时可抑制血小板聚集[180]，这种作用一般可见于肾上腺素诱导的聚集，而似乎与钙通道阻断无关。例如，维拉帕米在抑制血小板功能的浓度时其作用表现为 α_2- 肾上腺素能受体拮抗剂[181]。在治疗浓度上，钙通道阻断剂并不延长出血时间，尽管有一种制剂尼索地平（nisoldipine）被报道在口服 10 天后可抑制激动剂诱导的钙瞬变和血小板聚集[182]。在高浓度时，抗心律失常药奎尼丁（quinidine）据报可导致出血时间的轻微延长并能加强阿司匹林的作用[183]。

■ 血容扩充剂

右旋糖酐是一种在分子大小方面具有异质性的中性多糖，临床上使用的是分子量为 40 000 和 70 000 的两种制品。虽然输注右旋糖酐可能延长正常个体和 von Willebrand 病患者的出血时间，但是这并没有在大多数的正常个体中观察到[184-186]。注入的右旋糖酐可吸附到血小板表面并损害血小板的聚集、分泌和促凝活性。右旋糖酐需数小时才能达到最大效果，提示是由于其大分子特性带来的清除速率较低所致[184]。有而奇怪的是，这种药物被加入富血小板血浆时并无作用[184]。输注右旋糖酐使血浆 VWF 抗原水平和瑞斯托霉素辅因子活性有所下降[185]。尽管其在初期止血以及作为手术时血容扩充剂或预防血栓形成的使用中具有上述作用，前瞻性研究仍然表明只要不和低剂量肝素合用，右旋糖酐与明显的手术后出血并无关联[187,188]。另一种血容扩充剂羟乙基淀粉虽然总体而论是安全的，但仍可能延长出血时间并使病人易于出血，特别是当使用 6% 溶液的剂量超过 20ml/kg 时。而当与低剂量肝素同时使用，或给予具有止血缺陷的病人，或在大型心胸手术后使用，较低剂量的羟乙基淀粉仍可促成出血[189-192]。不同的羟乙基淀粉在每个右旋糖上的平均羟乙基基团数目的变化可能对其血管内存留和止血上的功效造成影响[193,194]。

■ 精神药物、麻醉剂和可卡因

服用抗抑郁剂或酚噻嗪类（phenothiazines）药物的病人的血小板可发生聚集反应的损害，但这并不与出血关联[195,196]。这种对聚集的作用被归因于对细胞内信号蛋白如蛋白激酶 C 的抑制[197]。选择性的 5- 羟色胺再摄取抑制剂如帕罗西汀（paroxetine）降低血小板中 5- 羟色胺的储存[198]，而氟西汀（fluoxetine）看来并不损害血小板体外聚集而且只是非常罕见地被报与临床出血相关[199,200]。用氟烷或丙泊酚（propofol）进行全身麻醉可导致出血时间延长，这很可能是由于其对钙信号转导的作用所致，但对外科手术止血而言并不能造成不良反应[201,202]。除与血小板减少的关联之外，可卡因还被报道可抑制血小板功能[203,204]或引起血小板活化[205]。海洛因也可降低血小板一氧化氮的产生[206]。而这些观察与临床的关联性则仍属未知。

■ 抗肿瘤和其他血液学药物

以 6~21mg 的总剂量使用普卡霉素（mithramycin）与皮肤黏膜出血、出血时间延长和血小板聚集降低有关[207]。在 48 小时内接受自体骨髓输注和大剂量化疗包括顺铂（cisplatin）、环磷酰胺（cyclophosphamide）以及 BCNU（卡莫司汀，carmustine）或美法仑（melphalan）的实体瘤病人据报出现血小板分泌和二相聚集的离体缺陷[208]。柔红霉素（daunorubicin）和 BCNU 二者当被加入到富血小板血浆时都能抑制血小板聚集和分泌，但作为单剂药却不能造成具有临床意义的血小板功能障碍[209-211]。对患癌症的血小板减少症病人使用重组形式的血小板生成素可引起功能正常的血小板的产生[212,213]，广谱蛋白酪氨酸激酶抑制剂达沙替尼（dasatinib）在体外损害胶原诱导的血小板活化并增加小鼠的尾出血时间，这大概能解释用这个药物治疗的慢性髓性白血病病人中一些出血的发生[214]。

■ 其他制剂

根据报道，免疫抑制药环孢素（cyclosporine A）增高 ADP 刺激的血小板聚集[215-217]，但其是否促成与此药相关联的血栓性血小板紫癜综合征则仍不清楚。抗组胺药[218]、5- 羟色胺拮抗剂酮色林（ketanserin）[219]和一些 X 线照片造影剂[220,221]可经由未知机制损害血小板离体聚集反应。

■ 食品和食品添加剂

某些食品和食品添加剂可影响血小板功能，例如富鱼油饮食可导致出血时间轻微延长，该鱼油含有 ω-3 脂肪酸（二十碳五烯酸、二十二碳六烯酸）[222]，这些脂肪酸通过降低血小板的花生四烯酸含量以及与花生四烯酸竞争环氧化酶来起作用[223,224]。食用中餐后的易发瘀斑倾向被归因为黑木耳的抗血小板作用[225]；洋葱抽提物的一个组分可抑制血小板的花生四烯酸代谢[226]；大蒜的一种组分阿焦烯（ajoene）是纤维蛋白原结合和血小板聚集的抑制剂[227,228]；两种常用调料的抽提物小茴香子（cumin）和姜黄根（turmeric）可抑制血小板聚集和类花生酸的生物合成[229]。

伴有异常血小板功能的血液疾病

■ 慢性骨髓增生性疾病

定义和历史

出血和血栓形成是影响慢性骨髓增生性疾病特别是原发

性血小板增多症、真性红细胞增多症和原发性骨髓纤维化的发病率和死亡率的最显著的因素[230-232]，多数骨髓增生性疾病中关于血小板、出血和血栓形成的信息来自对原发性血小板增多症和真性红细胞增多症。

病因学和发病机制

下列因素在骨髓增生性疾病的止血异常中起作用：①真性红细胞增多症时全血粘度增加。红细胞增多症伴有血管充血是血栓形成和出血的一个危险因素，特别是在手术后情况下[233-235]。②血小板功能的本质性缺陷。在骨髓增生性疾病中曾报道许多血小板功能的本质性缺陷，然而出血时间一般来说只是临床出血的一个较差的预测指标，它只在少数病人中延长，而出血时间正常的个体也可发生出血[236,237]。③血小板数升高。关于升高的血小板数本身对骨髓增生性疾病的出血和血栓形成风险的贡献仍有争议[238,239]。一些回顾性研究指出根据血小板增多的程度并不能可靠预报止血异常的风险[236]；而另一方面，代表慢性骨髓增生性疾病的一个潜在诱因的获得性 von Willebrand 病却以与血小板数的极端升高[如≥(1000~1500)×10^9/L]相关最为常见[240-242]。一些病例的 VWF 异常可因注射去氨加压素(DDAVP)而得到暂时纠正[243,244]，而其他则可被减细胞疗法部分或全部纠正[242,245,246]。④白细胞和(或)内皮细胞功能障碍可能在一些真性红细胞增多症[247,248]或原发性血小板增多症[249-251]个体中促成血栓形成的表型，其机制可能是通过白细胞 - 血小板以及白细胞 - 内皮细胞相互作用[241,252,253]。⑤增多的红细胞群在血细胞层的外周取代血小板，因此降低其与内皮细胞的相互作用，从而间接降低其止血功能。

在光学或电子显微镜下，这些疾病患者的血小板可能大于或小于正常、可能有异常形状以及可能呈现储存颗粒数量的减少[254]。在原发性血小板增多症中，血小板存活时间可略有下降[255]。已知骨髓增生性疾病患者的血小板具有许多功能性和生化性的异常，最常见的功能性异常是应肾上腺素、ADP 或胶原刺激的血小板聚集和释放减少[236]。肾上腺素诱导聚集的缺陷通常包括初级聚集波的缺失，而这在其他情况下是不常见的。这并不简单地只是血小板数增高的结果，因为在反应性血小板增多时不能见到此现象[232,256]。这样，血小板对肾上腺素反应性的丢失有助于从本来不明确的病例中确认骨髓增生性疾病。

骨髓增生性疾病中的血小板聚集和释放减少与下列一个或多个机制相关联：激动剂诱导的膜磷脂释放花生四烯酸减少[257,258]；花生四烯酸向前列腺素内过氧化物酶和脂氧化酶产物的转化减少[259]；血小板对血栓烷 A_2 的反应减弱[260]；致密颗粒或 α 颗粒缺陷[261,262]；整合素 $\alpha_2\beta_1$ 缺陷导致血小板对胶原反应性的各种变化[263]；α_2- 肾上腺素能受体数量减少伴有血小板对肾上腺素的反应减弱或缺失[264,265]。另一方面，已报道一例原发性血小板增多症和血栓形成的病人发生血小板自发聚集[266]，而原发性血小板增多症[267]和真性红细胞增多症[268]患者的血小板血栓烷生物合成是增加的。在一些骨髓增生性疾病和血栓形成的病人中曾报道血小板促凝活性下降[269]，还有特异性血小板膜异常包括 $\alpha_{IIb}\beta_3$ 表达和活化的降低[270]、GPIb/V/IX 复合物的数量减少导致一种获得型的 Bernard-Soulier 综合征[271]、PGD_2 受体的数量减少[272]、FcγRⅡa 受体的数量增加[273]、GPⅣ(CD36)增加并伴有[243,274]或不伴有[275] GPIb 的相应减少、以及在真性红细胞增多症[276]和原发性血小板增多症[277]中血小板生成素(c-Mpl)受体表达受损。

这些血小板体外功能缺陷的几个特征需要强调与临床状况的关系。第一，对某一特定骨髓增生性疾病而言没有任何缺陷是独特的。第二，它们的相关率在各种报道中变化很大。第三，没有任何缺陷可用作预测出血或血栓形成。第四，虽然慢性骨髓增生性疾病包含数个不同的临床病理实质，但是其表现为造血的克隆性异常。因此，巨核细胞及其后裔血小板在从一个异常的祖细胞克隆发育时，可能会获取基因的、生化的和结构的异常。其例证就是在真性红细胞增多症、原发性血小板增多症和原发性骨髓纤维化时对 JAK2 活化型突变(如 V617F 或 12 外显子)[278-282]或 c-Mpl(W515L/K)[283,284]。虽然这些白细胞和血小板蛋白的活化型突变可影响止血机制包括血小板的活化状态[285-287]在生物学来说是可能的，但是其存在或等位基因负荷对人类血小板的确切影响仍旧无法如同其对血栓形成危险的影响那样充分了解[241,288]。例如，一些研究推断，JAK2(V617F)突变或高的 JAK2(V617F)等位基因负荷的存在[289,290]可能赋予原发性血小板增多症以血栓形成增高的风险，但其他研究却未展示这样的关联性[291,292]。在将来的研究中分别集中于血小板和颗粒细胞的 JAK2(V617F)等位基因负荷[292,293]上可能是有益的。

临床和实验检查特征

出血发生在相当数量的骨髓增殖性疾病患者中并在其中造成高达 10% 的死亡，血栓形成也发生在三分之一病例中，造成其中 15%~40% 的死亡[237,241]。多数有症状的病人会有出血或血栓形成，然而一些人在患病过程中同时产生上述两种并发症。出血通常涉及皮肤或黏膜，但也可能发生在外科手术或创伤后。血栓形成可涉及动脉或静脉并可能发生在诸如腹壁血管或肝脏、肝门和肠系膜循环等不寻常的位置[294-297]。确实，已发生的或隐匿的骨髓增殖性疾病在患 Budd-Chiari 综合征或门静脉血栓形成的病人中占可观比例[294,298-300]。原发性血小板增多症病人可能会有因指动脉血栓形成、冠状动脉循环中的微血管阻塞和因脑血管阻塞引起的短暂的神经学的症状引起的局部缺血和手指及脚趾坏死[301]。一种被称作红斑性肢痛病的四肢发红和灼痛综合征与原发性血小板增多症和真性红细胞增多症相关，并被认为部分由微动脉血小板性血栓引起，尽管也可能含有血管病理和神经病理性的成分[302,303]。要预测无症状病人出血或血栓形成的风险仍有困难[238]，但是血小板增多病人白细胞数或被认为反映血小板更新增多的网织血小板数的增多[249-251]，与血栓形成的风险增高联系在一起[304]。血管并发症也更多地发生在年逾六旬的病人和有其他血管病危险因素的病人身上[305-308]。

治疗

对有症状的、六十岁以上的和即将进行手术的病人应该考虑治疗。可查阅已发表的由专家推荐的治疗原发性血小板增多症和真性红细胞增多症的总结，特别关注止血和血栓形成的危险因素[241,306,308,309]。治疗包括纠正红细胞增多症和维持一个正常红细胞群，即按男性血细胞比容 <45%、女性 <42% 估算[310]，以及治疗本身疾病[237,241,311-313]。使用血小板去除法或减

细胞制剂使血小板增多病人的血小板数降至 40×10⁹/L，通常被认为是临床改善的目标值[237,307,314]。

有效的减细胞制剂包括核糖核酸酶还原酶抑制剂羟基脲[315]、α干扰素和阿那格雷(anagrelide)[306,314,316,317]。在对114位六十岁以上或有血栓形成既往史的原发性血小板增多症"高危"个体的一个前瞻性随机临床试验中，羟基脲将新发血栓形成的发病率从24%显著降低至3.6%[315]。阿那格雷是一种咪唑喹唑啉衍生物，被认为通过特异性损害巨核细胞成熟而降低血小板数[318]，阿那格雷实质上对红细胞和白细胞数并无作用而其是否致白血病则仍不详。但是10%~20%的病人会发生神经系统、胃肠道和心脏副作用，尤其是液体潴留常常迫使停止用药[317,319,320]。在对809例原发性血小板增多症病人的随机临床试验中，羟基脲和阿那格雷被直接加以对比。相对于羟基脲治疗组，阿那格雷治疗组的动脉血栓形成、严重出血和骨髓纤维化转化的发生率增加，但是其静脉血栓形成率相对减少[321]。在二期研究中观察到，虽经阿那格雷治疗还是不能阻止骨髓纤维化的进展[322]。在慢性脊髓增生性病症急性出血发作期间，若病人有获得性储存池缺陷或获得性 von Willebrand 病时，DDAVP 注射可能暂时改善止血[244,262]。

低剂量阿司匹林(80~325mg/d)可能对原发性血小板增多症和血栓形成的病人有效，特别是那些红斑性肢痛病或手指或脑血管缺血的病人[241,303,313,323,324]。然而迄今为止的证据大部分仍然缺乏对照，而阿司匹林可能使骨髓增生性疾病病人的出血倾向加剧[306,325]。在一个双盲的、安慰剂对照的研究中，在518例被判定为对每日低剂量(100mg)阿司匹林无禁忌指征的真性红细胞增多症病人中，阿司匹林的受试者显示出非致命的动脉和静脉心血管端点事件的风险降低。虽然阿司匹林可被很好地耐受，但是阿司匹林对总体及心脏血管病的死亡率没有效果[326]。正如已被注意到的[310]，虽然一些人可能曾有残存的红细胞数增高，但这个研究人群曾被着重预治疗以使血小板数标准化。因此，此项研究所验证的阿司匹林的安全与有效与所有真性红细胞增多症病人没有关系。

由于明显增高的不成功妊娠、血栓形成或出血并发症以及羟基脲的潜在致畸性等风险，妊娠中的原发性血小板增多症和真性红细胞增多症特别具有挑战性[327]。在原发性血小板增多症中，妊娠早期流产的风险可能在JAK2(V617F)突变的妇女中更高[328]。已提出一种风险分层的妊娠护理方法，其中高风险被定义为先期大出血或血栓形成、先期妊娠并发症或血小板数高于 1500×10⁹/L[329]。低危险度个体推荐保持低于45%的血细胞比容并在怀孕期间接受100mg/d阿司匹林和分娩后持续六周皮下给予低分子量肝素4000U/d。如果存在先期严重出血或血小板高于 1500×10⁹/L 时，可考虑用α干扰素替代阿司匹林。此外，推荐高风险病人在怀孕期间自始至终接受低分子量肝素。

白血病和骨髓增生异常综合征

临床和实验检查特征

这些疾病中出血的最常见原因是血小板减少。但是异常的血小板体外功能已在急性髓性白血病，特别是在确诊急性白血病前曾发生骨髓增生异常综合征的病例中报道，在一些病人中血小板功能障碍可能具临床意义。在急性髓性白血病及其变异类型中，血小板可能比正常的大、形状异常并显示出颗粒数目明显变异。可能存在ADP、肾上腺素或胶原诱导的聚集反应和5-羟色胺释放下降、通过PAR1凝血酶受体的血小板活化引起的表面P-选择素表达降低以及血小板促凝活性降低。功能异常既可能是获得性储存池缺陷也可能是血小板通过一条或多条信号转导通路的活化过程有缺陷而造成[330-334]。这些缺陷对血小板来说是本质性的并可能与衍生出血小板的巨核细胞是来源于白血病干细胞这一事实相关。此外，治疗急性白血病的药物可能至少在体外影响血小板功能，急性白血病时的出血通常对血小板输注和治疗本身疾病有反应。类似的血小板体外异常可见于骨髓增生异常综合征，有时伴随按血小板减少的程度所预期的量不符的临床出血[330,335-338]。或许因为来自恶性克隆的血小板中混有残留的正常血小板群体，因此在这些病例中的血小板被一致累及的程度较小。

据报道患急性淋巴细胞白血病的儿童的血小板聚集减低[331]。除非白血病为双表型，否则将血小板缺陷归咎于白血病过程本身是困难的。完全缓解中的急性淋巴细胞性白血病儿童的血小板是正常的[339]。一个单独病例报告一位患B急性淋巴细胞性白血病和血小板减少症的病人，其严重出血被部分归咎于具有抗 $\alpha_{IIb}\beta_3$ 抗体的获得性 Glanzmann 血小板无力症[340]。毛细胞白血病是一种淋巴组织增生病，其血小板功能障碍偶可使临床现象复杂化。8%病人的死亡与出血相关，但是通常由血小板减少而非血小板功能障碍引起[341]。一些病人可能显示储存池缺陷或者血小板活化过程有缺陷，而这些异常在脾切除术后消失[342]。然而，解释这个结论应该谨慎，因为脾切除术通常同时纠正血小板减少。根据报道，获得性 von Willebrand 病与毛细胞白血病相关[343]。

异常蛋白血症

定义和历史

血小板功能障碍可见于大约三分之一的免疫球蛋白(Ig)A骨髓瘤或 Waldenström 巨球蛋白血症病人、15%的IgG骨髓瘤病人并偶见于原发性单克隆丙种球蛋白病中[344]。除血小板功能异常外，在一些疾病中其他出血原因也应该考虑，这些疾病包括高黏滞度综合征[345]、血小板减少症、淀粉样变性的并发症(如淀粉样蛋白血管病[346]或获得性因子X缺乏[347,348])，以及较罕见的循环性肝素样抗凝物或全身性纤维蛋白(原)溶解[352,353]。骨髓瘤蛋白也可通过妨碍纤维蛋白多聚化和妨碍其他凝血蛋白的功能影响体外凝血试验而非体内止血。

病因学和发病机制

异常蛋白血症病人的出血时间可能会延长，即便临床并没有出血。血小板缺陷由单克隆蛋白引起。曾有人提出，一些单克隆免疫球蛋白经与血小板表面相互作用而非特异性地阻碍血小板黏附或刺激-应答偶联。这种观念通过观察得到了支持，即当副蛋白在血浆中或在血小板膜上浓度十分高时，血小板功能障碍更为常见[354]；血小板聚集、分泌、血块回缩和血小板促凝剂活性均可受到影响；而且正常血小板在用纯化的单克隆免疫球蛋白孵育后会获得这些缺陷[355]。

单克隆蛋白与血小板或细胞外基质组分的特异性相互作用已在一些病例中被描述。一种IgA骨髓瘤蛋白抑制了主动脉结缔组织悬液聚集正常血小板的能力[356]，该病人的出血时间和出血素质经由血浆置换术去除此蛋白而得到纠正。另一例 IgD 骨髓瘤病人其免疫球蛋白二聚体结合于 VWF 的 A1 区域并抑制剪切力诱导的血小板聚集[357]。再一例病人中，一种 IgG 骨髓瘤蛋白特异地结合于血小板整合素 β_3 亚基，完整的免疫球蛋白及其 $F(ab')_2$ 片段都抑制纤维蛋白原结合活化血小板，因此诱导了一种血小板无力症样的状态[358]。据报一些患骨髓瘤、原发性单克隆丙种球蛋白病或慢性淋巴细胞白血病的病人有获得性形式的 von Willebrand 病，其 VWF 血浆水平降低和（或）VWF 高分子量多聚体缺乏[359-363]。

治疗

当异常蛋白血症病人发生具有临床意义的血小板功能障碍时，应该考虑减细胞疗法以降低单克隆免疫球蛋白产生及其血浆水平[344]。血浆置换术也能通过降低异常蛋白水平来控制出血并能在急性出血发作时拯救生命[364,365]。冷沉淀、DDAVP 和（或）血浆置换术对于获得性 von Willebrand 病人可能短暂起作用[360,361,366,367]。而高剂量静脉注射免疫球蛋白对于原发性单克隆丙种球蛋白病和获得性 von Willebrand 病特别有效，尽管必须以约三周的间隔来作间歇注射[362,363,368,369]。有关利妥昔单抗（rituximab）治疗获得性 von Willebrand 病的报告非常有限，而到目前为止其结果是令人失望的[370]。

■ 获得性 von Willebrand 病

获得性 von Willebrand 病是一种典型发生于自身免疫或克隆性血液病情况下的相对罕见的疾病（参见第 127 章）[371-374]。后者包含骨髓瘤[361,366]、Waldenström 巨球蛋白血症[375]、原发性单克隆丙种球蛋白病[363]、低度非霍奇金淋巴瘤[376,377]、慢性淋巴细胞白血病[378]和慢性骨髓增生性疾病，特别是和非常高的血小板计数相关[242]。在众多血液疾病中，存在一种特异性抗 VWF 抗体[361,366,379]；而在自体免疫性疾病中，抗 VWF 抗体是总体自身免疫反应的一部分[380]。当获得性 von Willebrand 病发生在其他诸如癌症（例如肾母细胞瘤）、甲状腺功能减退症或主动脉狭窄的临床情况时，可能是因 VWF 对肿瘤细胞非特异性直接吸附、剪切率诱导的对血小板的吸附[246,343,381-383]或 VWF 产生减少[384,385]。

在无个人或家庭出血史的病人中，黏膜皮肤出血和出血时间延长应该引起对患获得性 von Willebrand 病的怀疑，这对已知患有自身免疫疾病或淋巴增生性疾病或骨髓增生性疾病的患者尤其重要[246]。诊断性评价包括测量因子Ⅷ促凝活性、VWF 抗原、瑞斯托霉素辅助因子活性以及 VWF 多聚体分析[386]。能或不能检测到体外抑制因子的存在取决于抗体是否与 VWF 结合并中和其功能或仅导致 VWF 被单核 - 吞噬细胞系统加速清除[246]。考虑到这种病少见的发生率，病人护理的报告均为回顾性且大部分无对照，故应该仅对活动性出血病人或那些不治疗可能会出血的病人进行治疗。治疗包含对狼疮病人使用糖皮质激素[373,374]和注射 DDAVP[361,378,380]、含有 VWF 的因子Ⅷ浓缩物[387]、重组因子Ⅶa[388]或高剂量静脉注射免疫球蛋白[372,389,390]，后者对因淋巴增生疾病或因如上文讨论过的（参见上文“异常蛋白血症”）原发性单克隆丙种球蛋白病所致的获得性 von Willebrand 病患者特别有效。静脉注射免疫球蛋白可能通过阻断单核 - 吞噬细胞细胞而延迟 VWF 的清除，尽管尚可推测其他机制[302,362,363,368,369,391,392]。在某些情况下，对本身疾病的治疗是有效的[393]（例如甲状腺功能减退症[394,395]、主动脉狭窄以及其他高剪切力血管异常[396,397]和极度血小板增多[242,245,246,398]）。

与血小板功能异常相关的全身性疾病

■ 尿毒症

定义和历史

在前透析时代大约 50% 的尿毒症病人发生出血，是其约 30% 死亡病例的致死原因[399,400]。随着透析时代的到来，肾衰竭病人自发出血的频率减少[400]。数千例肾脏病患者经皮肾脏活检的经验支持了肾病患者止血缺陷通常较轻的观念，尽管高达 85% 患者在活检后经计算机化断层显像检出小型肾周血肿，仅有 5%~10% 病例观察到肉眼血尿并且通常是短暂的[401,402]。活检后严重出血需外科干预的甚至更为少见，且被归因于尿毒症性止血缺损以外的其他因素如肾脏或脾脏的针刺裂伤、血管异常、肝素抗凝作用或肾脏内存在淀粉状蛋白。

病因学和发病机制

尿毒症时的止血缺陷被归因于血小板功能缺损并可能是多因素造成[400,401-406]。一个主要的因素为肾衰竭相关的贫血[407]。降低的离体血细胞比容诱发血小板黏附缺陷，但将血细胞比容增加至≥30% 可纠正之[404]。在尿毒症病人中，通过红细胞输注或重组人促红细胞生成素等成功治疗将红细胞比容增加至 27%~30%，可部分或完全纠正延长的出血时间[403,408-412]。此外，贫血对初期止血的作用并非是尿毒症中独特的现象，正常个体的出血时间与红细胞比容相关，而任何病因造成的严重贫血患者其出血时间都可延长[407]。红细胞可能对止血起有利作用，因为它们在循环血流的外周替换血小板并且又能增高血小板的反应性[16]。

纠正贫血并不总能使出血时间恢复正常，因此也可能存在其他因素[403]。瑞斯托霉素诱导的血小板聚集是一种 VWF 与血小板 GPIb/IX/V结合的体外替代指标，其测定值在尿毒症时可能下降。然而，肾衰竭时 VWF 血浆浓度正常或增高[414]，且 VWF 质的异常并不能在所有病例中观察到[405,415]。混合尿毒症血小板和正常血浆或反之的研究并未证明一致的 GPIb/IX/V 数量或质量异常[405,415,416]。尽管如此，尿毒症血浆可以抑制正常血小板对去内皮细胞的人类脐动脉段的黏附，而尿毒症血小板在正常血浆存在时可以正常地黏附[405]。由于这种黏附缺陷不依赖 VWF，因此一种尚未确认的尿毒症血浆成分可能与其相关[405]。尿毒症血小板在兔血管内皮下组分上的伸展也显著地降低，这种缺陷因 VWF 与血小板 $\alpha_{IIb}\beta_3$ 结合受损而产生[417]。由于 VWF 和 $\alpha_{IIb}\beta_3$ 结合需要血小板的刺激，该观察表明一种尿毒症诱导的血小板信号转导缺陷。

许多报道描述了激动剂诱导的尿毒症病人血小板激活缺陷，包括纤维蛋白原结合、聚集和分泌的减少。这些异常在从尿毒症血浆分离后的血小板仍可能保留，并且在一些情况下，尿毒症血浆可将这些缺陷传递给正常血小板[418]。此外，活化血小板表达促凝活性的能力在尿毒症中也降低[419]，这些功能缺

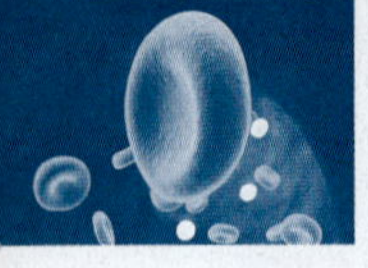

陷可能是由于尿毒症诱导的血小板生物化学异常，包括降低激动剂诱导的胞质游离钙增加[420]、减少血小板磷脂释放花生四烯酸[399]以及减少被释放的花生四烯酸转化为前列腺素内过氧化物和血栓烷A_2[421-424]。另外，亦可观察到血小板致密颗粒ADP和5-羟色胺的减少[425]，同时cAMP的水平也有增高[426]。由于ADP和5-羟色胺为血小板激动剂而cAMP为血小板功能抑制剂，因此这些异常可能有助于血小板激活缺陷的产生。

据报道许多可透析和不可透析的物质与尿毒症时血小板的功能缺陷相关，离体血小板聚集可能受到小的可透析物质诸如胍基琥珀酸和酚酸的抑制，一些尚未充分鉴定的"中分子"在达到在尿毒症血浆中的浓度时可起同样作用[427,428]。尿毒症病人的静脉和动脉片段据报比正常人的静脉和动脉片段产生更多的PGI_2，这是一种无法经过透析加以纠正的异常[429]。在尿毒症中可观察到一氧化氮（NO）代谢的改变。在一个尿毒症大鼠模型中，延长的出血时间和血小板黏附的缺陷被NO生成抑制剂改正[430]，提示增高的内皮细胞或血小板NO合成至少部分和尿毒症时血小板功能缺陷相关[431]。为何肾衰竭会增加NO合成并不完全清楚，尽管将内皮细胞暴露于胍基琥珀酸中可能模拟NO的作用，表明存留的胍基琥珀酸可能是相关的基质[432]。据报道尿毒症上调y^+L系统以输送L-精氨酸进入血小板，使血小板在即便是循环L-精氨酸浓度较低时维持或增强NO合成[433,434]。另一方面，尿毒症血浆中发现一些高浓度物质如尿素和甲状旁腺激素，似乎对血小板功能障碍并不起作用。

当肾衰竭病人显示出血倾向时必须考虑到当时的用药和血小板减少等因素，阿司匹林可非常显著地延长尿毒症病人的出血时间。与阿司匹林对COX的影响不同，这种影响是短暂的并与血中的阿司匹林水平相互关联[36,37]。在血液透析期间使用肝素将增高出血的可能性，在此情形下，使用乙烯-乙烯醇共聚物空心纤维型透析器或间歇性盐水输注和高血流速度可消除对肝素的需要[435]。延长出血时间的β-内酰胺类抗生素在尿毒症病人中可能效果更强并增加出血的发生[436]。

轻度血小板减少在慢性肾衰竭病人尤其是在透析病人中有报道[437]，被认为是骨髓生成减弱和血小板存活减少的后果[438]。血液透析病人的血清血小板生成素水平增加[437,439]，或许反映其巨核细胞的减少。但是当血小板计数少于$10\times10^9/L$时，则有必要考虑是否有全身性疾病或药物治疗，如多发性骨髓瘤、全身性脉管炎、溶血性尿毒症综合征、子痫、肾脏同种异体移植排斥或肝素均可能与其相关。

临床和实验检查特征

尽管有透析，尿毒症中的血小板功能异常仍是一个临床问题，因为其可能与手术、外伤后或与胃肠道解剖损伤相关连的出血有关[421,435]。出血时间常被用作尿毒症时出血风险的指征，但对文献的仔细回顾表明其作此用途并不合适[440,441]。

治疗

异常血小板聚集和出血时间延长在尿毒症病人中常见，但对他们自身而言并非是治疗性介入的指征。未接受特别治疗的尿毒症病人在活检或其他外科操作后发生过度出血的频率仍未知，不过可能并不常见。因此如果过程中确实发生出血，对尿毒症以外的出血原因的彻底搜寻应即启动，而非把尿毒症推断为病因。然而必须对尿毒症出血素质进行治疗时，尿毒症性血小板缺陷通常可成功治愈。

有几种治疗手段可以部分或完全纠正尿毒症病人的异常出血时间，而无对照观察表明其亦可改善止血。由于比较各种治疗法的前瞻性研究尚未进行，因此选择治疗方法应基于出血的严重性、对手术或创伤引起止血应激的预期严重性、治疗效果的预计持续时间以及治疗的风险。

治疗主要依靠透析，强化的透析能纠正许多病人的出血时间和出血倾向，但对其他人仅部分有效[442]，腹膜透析和血液透析同样有效[442,443]。如病人在透析时出血，增加透析强度可能是值得考虑的。

在尿毒症病人中通过输血或使用重组体人红细胞生成素治疗将血细胞比容增加27%~32%与出血时间的纠正相关联，并提示临床出血的减少[403,408-411]。许多报告表明促红细胞生成素对血小板有独立于红细胞比容增加的作用[412]，或许是能导致循环中的新生血小板数量增加[444]。

DDAVP是一种加压素类似物，其升压效应明显低于其抗利尿作用并可引起组织中储存的VWF的释放，据报道可缩短50%~75%尿毒症病人的出血时间。虽然未作对照试验，但在多数病例中，使用此药后可以安全施行外科手术[445]。DDAVP通常经静脉以0.3μg/kg的剂量在15~30分钟内注射（最大剂量20μg/kg），但是同剂量皮下注射也同样有效[445]。作为选择，此药也可鼻内给药[446]。用药后30~60分钟可见到出血时间的改善并可持续约4小时，大致和血浆VWF水平升高以及高分子量VWF多聚体在循环中出现相关联[445]。虽然常会发生快速耐受性，一些病人仍以12~24小时的间隔重复给药[447]。

DDAVP的副作用较轻且不常见，包括10%~15%的平均动脉压的下降、20%~30%的脉率增加、脸色潮红、水潴留、低钠血症，偶致癫痫发作。癫痫最常见于重复用药和无限量给予液体后[445]，水潴留和低钠血症未见于其肾脏对激素无反应的病人。若干动脉粥样硬化的尿毒症和非尿毒症病人被报道在使用DDAVP后发生卒中或心肌梗死，虽然这样的并发症似较罕见[448,449]。如果透析无效，首选DDAVP治疗尿毒症出血，尤其是只需要短期疗效时[445]。

在无对照和随机双盲法研究中，以0.6mg/kg的剂量静脉注射共轭雌激素类5天可缩短大多数但非所有尿毒症病人的出血时间[450-453]，并可能对因胃肠毛细血管扩张而出血的尿毒症病人也有效[454]。治疗中未发现VWF血浆水平或多聚体分布的变化，并设定共轭雌激素类的活性组分17β-雌二醇通过雌激素受体机制而发挥作用[455]。无对照研究表明冷沉淀注射能够缩短尿毒症病人的出血时间并改善出血症状[456]，但其他研究报告了一些不一致的结果[457]。

■ 抗血小板抗体

定义和历史

在包括免疫性血小板减少性紫癜（ITP）、系统性红斑狼疮（SLE）和血小板同种异体免疫等一些病理条件下，抗体结合到血小板可能因血小板存活降低而产生血小板减少。不太多见的是，出血时间就血小板减少的程度而言可能比预料的短，提示血小板功能有增强[458]，然而有时血小板功能却是受损的。虽然血小板数超过（30~40）$\times10^9/L$通常被视为"安全"的[459]，但是在免疫性血小板减少症患者中却不能总是这样假定。

病因学和发病机制

自身抗体或同种异体抗体损害血小板功能的机制通常并不明确，但和特定的血小板糖蛋白结合的抗体可能与其有关。多数抗血小板抗体为抗 $\alpha_{IIb}\beta_3$，但是也曾检测到抗 GPⅠb/Ⅸ/Ⅴ、$\alpha_2\beta_1$ 和 GPⅣ的抗体[460,461]。在多数实例中抗体结合的功能性后果被血小板减少所掩盖，然而一些血小板数正常而具有抗 $\alpha_{IIb}\beta_3$ 自身抗体的病人表现为血小板聚集缺失并具备类似血小板无力症的出血素质[462-465]。同样，两种 IgG 抗 GPⅠb 自身抗体被报道可选择性地抑制瑞斯托霉素诱导的血小板聚集[466,467]，另还有两种抗 $\alpha_2\beta_1$ 自身抗体损害胶原诱导的血小板聚集道[468,469]。最后，还有一例 ITP 患者被确定其抗 GPⅥ自身抗体可造成 GPⅥ从血小板表面脱落并使其对胶原刺激无反应[470]。

除了妨碍血小板功能以外，一些自身抗体能激活血小板并诱导聚集和分泌。在体外，经由把亚溶解量的补体膜攻击复合物（C5b-9）沉积到细胞表面[471]或通过和特定的膜抗原结合[472]，抗体能通过免疫复合物结合血小板 Fc 受体而激活血小板。这种现象的范例就是肝素诱发的血小板减少症，其抗体结合到因肝素结合而暴露于血小板因子Ⅳ分子上的新表位，通过与血小板 Fc 受体结合而激活血小板（参见第 133 章）[473]。

临床实验检查特征和治疗

任何出现皮肤黏膜出血的 ITP 或 SLE 病人如其血小板计数与通常会导致出血的数据不符（例如 $\geq 30\times10^9$/L~40×10^9/L）的应该被怀疑患有血小板功能障碍。在这些病例中，出血时间可能长于根据血小板计数所预期的数值。自身免疫血小板功能障碍的临床范围也可能包括一些通常是妇女的个体，其"易发瘀斑"并有正常的血小板数。这些病人可能是有"代偿性血小板溶解"的 ITP，因为相当一部分的病人有循环抗血小板抗体和巨血小板[474]。

具有抗血小板抗体的病人可能显示血小板体外功能不全，即使他们未表现出血时间延长或过量出血。这些异常包含 ADP、肾上腺素或胶原血小板聚集受损[475-478]，以及对内皮下基质的黏附受损[479]。最经常报道的异常是响应低浓度胶原的血小板聚集缺失和响应 ADP 或肾上腺素的第二波聚集缺失，这种缺陷模式也同样见于患先天性储存池疾病的个体。事实上，ITP 和 SLE 均可能与一种获得性形式的储存池病相关联，其表现为血小板致密颗粒和 α 颗粒组分的含量减少[480,481]。在一项报道中，ITP 的血小板也显示出活化缺陷，表现为花生四烯酸向血栓烷 A_2 转变受损[482]。由于抗体介导的血小板功能障碍和出血几乎总是发生在免疫性血小板减少的背景下，因此治疗的努力应该定位于处置这些病症。

■ 心肺转流术

定义和历史

心脏外科手术中循环的血液通过体外循环回路会引起许各种止血缺陷，其中最显著的是血小板减少症、血小板功能障碍和纤溶亢进[483-485]。极端的例子是体外循环后，这些缺陷可造成明显的术后持续数小时至数天的出血。约 5% 的病人在体外循环后会发生过度术后出血，而大致一半的出血是由于外科方面的原因；其余则大都起因于血小板质量缺陷和纤溶亢进。

病因学和发病机制

血小板减少是体外循环手术的一致特征[151,484]。典型情况下，体外循环启动 25 分钟时血小板数降至术前 50%，但血小板减少也可在五分钟之内发生并持续长达数天[483,485,486]。导致血小板减少的主要因素是来自于用胶体或晶体溶液灌洗泵而引起的血液稀释，但是通常会出现不能单单用血液稀释的更严重的出血[485-487]。黏附于回路中人造表面的血小板已经扫描电子显微镜照片显示[488]，这种相互作用的机制并不确定，但有可能是纤维蛋白原沉积在侧支回路以及血小板经由 $\alpha_{IIb}\beta_3$ 介导的黏附而造成的结果[489]。体外循环中的血小板减少症较少见的原因有弥散性血管内凝血、肝脏对受损血小板的处理和肝素诱导的血小板减少[490]。

体外循环回路诱导的质量性血小板缺陷[484,491]表现为出血时间延长、异常的血小板离体聚集、瑞斯托霉素诱导的血小板凝聚降低、血小板 α 颗粒缺陷、可溶性 CD40 配体释放和血小板微粒的产生等[483,485,486,492-495]。这些异常的严重性与体外循环持续时间相关，通常在 2~24 小时内消退[484]。

体外循环诱导的血小板功能缺陷可能因血小板活化和裂解[494,497]、体温过低、接触纤维蛋白原包被的合成物质表面、接触血液 - 空气界面、心脏切开吸引以及暴露于凝血酶、纤溶酶、ADP 或补体而引起[489,498-501]。诸如肝素、鱼精蛋白、$\alpha_{IIb}\beta_3$ 拮抗剂和阿司匹林等药物以及纤维蛋白降解物的产生亦可损害血小板功能[151,502-504]。有关这些缺陷的体内意义的争论依然存在。一些研究者提出全部的质量性血小板缺陷是源于体外循环手术中使用肝素，及其对凝血酶活性的抑制作用[502]，然而这仍无法解释在撤除肝素后仍可存在数小时的出血素质。

纤溶亢进也可能参与和心肺转流术相关的出血素质的形成[505,506]，这可能由心包腔内血栓形成以及随之而来的局部然后全身性的纤维蛋白溶解引起[505]。抗纤溶治疗将心肺体外循环手术失血降至最低的效果也支持了纤溶亢进与体外循环后出血的关联性。

治疗

对心脏外科手术病人的术前评估应该包含病人及家庭成员的出血史。一些作者推荐甚至无出血史者也要筛查凝血酶原时间、部分凝血酶原时间和出血时间[507]。然而，这种方法的有效性存有争议[508]。尽管同种异体基因血液成分的预防性输注并不是指定方法[484,509,510]，对贫血病人术前使用重组人红细胞生成素或对非贫血病人使用红细胞生成素加自体供血的研究表明这些方法是合理的[511-513]。细胞回收器目前常在体外循环手术中使用，收集到的洗涤自体红细胞在心肺转流术完成后再重新输入。再者，已通过重新输入集自胸管引流术的血液以使异体输血的使用减到最小[514]。使用这种技术输注大量血液的安全性尚未完全确定[515]。

许多策略被用来减少与心脏手术相关的止血异常情况，包括在心肺转流术装置的人工表面上包被肝素[516-520]、使用离心而不是蠕动泵[521]、使用一些药理学制剂[522]以及不通过体外循环进行冠状动脉手术[523,524]。非体外循环冠状动脉搭桥手术似乎能保护血小板功能，但也引起对有关术后血栓栓塞副作用的关切，因为同时存在正常的血小板功能、凝血酶产生延迟和纤维蛋白溶解减弱[525-527]。若干药理学策略被尝试用来辅助处置术

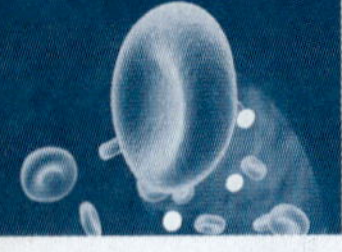

后出血。出血时间延长和过度失血的术后病人可能对 DDAVP 有反应，这已经由缩短的出血时间得到证明。然而，使用这种药剂的临床试验结果是相互矛盾的，一些研究显示失血减少而其他的研究未显示有益处[528,529]。基于体外循环手术中血小板的活化为术后血小板功能异常的主要原因的假设，注入诸如 PGE_1、前列环素（prostacyclin）或稳定型前列环素拟似药等血小板活化抑制剂已经在动物模型和人体内进行。通过增加血小板 cAMP 和减低血小板反应性，这些药剂防止体外循环诱导的血小板减少和血小板功能障碍。然而使用依前列醇以及拟似物地诺前列酮（iloprost）的随机比对临床试验并没有显示出一种明显的整体性益处，部分因为其明显毒性包括血压过低[130,133]。重组因子Ⅶa 治疗已被经验性地并且成功地用于治疗难以控制的术后出血[530,531]。主要基于在两项随机研究中使用帕瑞考昔（parecoxib）/伐地考昔（valdecoxib）治疗心脏术后疼痛病人遭遇心血管并发症，环氧化酶抑制剂和传统 NSAIDs 在这种情况下使用是禁忌的[532,533]。

在心肺转流术中使用 ε-氨基己酸或氨甲环酸（tranexamic acid）抑制纤溶可以降低纵隔失血和输血需求[522]。虽然广谱蛋白酶抑制剂抑肽酶（aprotinin，或 Trasylol）也适用于此目的，但是观察性研究[534-536]和盲目法临床试验[537]显示，与使用 ε-氨基己酸或不用抗纤溶药物相比，使用抑肽酶与严重终末器官损伤和更高死亡率相关。

心肺外科手术后失血的最重要的决定因素是外科操作自身。如果发生过度的非外科性术后出血，应该查证病人不再有体温过低且肝素作用已被完全逆转。此时药理制剂的使用，连同审慎的血小板、冷沉淀物、鲜冻血浆和红细胞的输注是适当的。

■ 其他疾病

由多种病因引起的慢性肝病据报可引起出血时间延长以及血小板聚集和促凝活性的降低（参见第 129 章）[538-540]，这类病人的出血时间延长可能对输注 DDAVP 有反应[541]。然而对 60 例肝硬化病人的研究显示，其聚集研究结果和出血时间与血小板减少程度是一致的，因此肝病特异性血小板功能缺陷的存在受到置疑[542]。与暴发或末期肝病相关的出血素质的病因是多因素的，包括凝血因子的产生减少、纤维蛋白溶解、异常纤维蛋白原血症、因脾功能亢进引起的血小板减少和血小板生成素缺陷[543,544]以及偶见的弥漫性血管内凝血[540]。因此，一些患严重肝病的病人中报道的出血时间延长可能是多因素的结果，包括血小板减少、低纤维蛋白原血症和贫血，而这些都不提示血小板功能的本质缺陷[545]。

弥漫性血管内凝血的病人可显示血小板聚集降低和获得性储存池缺陷[546,547]，这是由于血小板被凝血酶或其他激动剂体内活化的结果，或者是伴随弥漫性血管内凝血的纤维蛋白（原）降解产物水平提高和低纤维蛋白原水平也可促成血小板缺陷。尽管纯化的低分子量纤维蛋白原降解产物可损害血小板聚集，但是造成这个结果所需的降解物浓度不太可能在体内产生[548]。此外，因为血小板减少和其他止血缺陷是同时存在的，所以对血小板功能障碍在多数弥漫性血管内凝血患者中的意义的评估十分困难。

ADP 和肾上腺素引起的血小板聚集和分泌的减少已在巴特综合征中报道，这是一组罕见的、可能是因前列腺素 E_2 过度合成而引起的以厚的亨勒升支严重限制盐的重吸收为特征的遗传疾病[549-552]。然而，巴特综合征的评论未提及止血问题[550]，为此其血小板聚集异常的临床意义是有疑问的。

有一些独立的报告指出在一些其他的临床情况下的轻微出血时间延长和（或）离体血小板功能缺损，这些包括非血小板减少性紫癜伴嗜酸细胞过多[553-555]、变应性哮喘和花粉热[556]、急性呼吸衰竭[557]以及肾母细胞瘤阐释透明质酸[558]，其临床意义仍不清楚。

翻译：奚闻达
校对：奚晓东

参考文献

1. Rodgers RP, Levin J: A critical reappraisal of the bleeding time. *Semin Thromb Hemost* 16:1, 1990.
2. Carr ME Jr: *In vitro* assessment of platelet function. *Transfus Med Rev* 11:106, 1997.
3. George J, Shattil S: The clinical importance of acquired abnormalities of platelet function. *N Engl J Med* 324:27, 1991.
4. Wisloff F, Godal H: Prolonged bleeding time with adequate platelet count in hospital patients. *Scand J Haematol* 27:45, 1981.
5. Patrono C: Aspirin as an antiplatelet drug. *N Engl J Med* 330:1287, 1994.
6. Smith WL, DeWitt DL, Garavito RM: Cyclooxygenases: Structural, cellular, and molecular biology. *Annu Rev Biochem* 69:145, 2000.
7. Kis B, Snipes JA, Busija DW: Acetaminophen and the cyclooxygenase-3 puzzle: Sorting out facts, fictions, and uncertainties. *J Pharmacol Exp Ther* 315:1, 2005.
8. Smith W, Garavito R, DeWitt D: Prostaglandin endoperoxide H synthases (cyclooxygenases)-1 and -2. *Biol Chem* 271:33157, 1996.
9. Riondino S, Trifirò E, Principessa L, et al: Lack of biological relevance of platelet cyclooxygenase-2 dependent thromboxane A2 production. *Thromb Res* 122:359, 2008.
10. Weiss H, Aledort L: Impaired platelet/connective tissue reaction in man after aspirin ingestion. *Lancet* 2:495, 1967.
11. O'Brien JR: Effect of salicylates on human platelets. *Lancet* 1:1431, 1968.
12. Grosser T, Fries S, FitzGerald GA: Biological basis for the cardiovascular consequences of COX-2 inhibition: Therapeutic challenges and opportunities. *J Clin Invest* 116:4, 2006.
13. Kyrle PA, Eichler HG, Jager U, Lechner K: Inhibition of prostacyclin and thromboxane A2 generation by low-dose aspirin at the site of plug formation in man *in vivo*. *Circulation* 75:1025, 1987.
14. Clarke RJ, Mayo G, Price P, FitzGerald GA: Suppression of thromboxane A2 but not of systemic prostacyclin by controlled-release aspirin. *N Engl J Med* 325:1137, 1991.
15. Jaffe EA, Weksler BB: Recovery of endothelial cell prostacyclin production after inhibition by low doses of aspirin. *J Clin Invest* 63:532, 1979.
16. Marcus AJ, Safier LB: Thromboregulation: Multicellular modulation of platelet reactivity in hemostasis and thrombosis. *FASEB J* 7:516, 1993.
17. Rich JB: The efficacy and safety of aprotinin use in cardiac surgery. *Ann Thorac Surg* 66:S6, 1998.
18. Johnson ES, Lanes SF, Wentworth CE 3rd, et al: A metaregression analysis of the dose-response effect of aspirin on stroke. *Arch Intern Med* 159:1248, 1999.
19. A comparison of two doses of aspirin (30 mg vs. 283 mg a day) in patients after a transient ischemic attack or minor ischemic stroke. The Dutch TIA Trial Study Group. *N Engl J Med* 325:1261, 1991.
20. Derry S, Loke YK: Risk of gastrointestinal haemorrhage with long term use of aspirin: Meta-analysis. *BMJ* 321:1183, 2000.
21. Campbell CL, Smyth S, Montalescot G, Steinhubl SR: Aspirin dose for the prevention of cardiovascular disease: A systematic review. *JAMA* 297:2018, 2007.
22. Kallmann R, Nieuwenhuis HK, de Groot PG, et al: Effects of low doses of aspirin, 10 mg and 30 mg daily, on bleeding time, thromboxane production and 6-keto-PGF1a excretion in healthy subjects. *Thromb Res* 45:355, 1987.
23. Nakajima H, Takami H, Yamagata K, et al: Aspirin effects on colonic mucosal bleeding. *Dis Colon Rectum* 40:1484, 1997.
24. Mielke CH Jr: Aspirin prolongation of the template bleeding time: Influence of venostasis and direction of incision. *Blood* 60:1139, 1982.
25. Hirsh J, Salzman EW, Harker L, et al: Aspirin and other platelet active drugs. Relationship among dose, effectiveness, and side effects. *Chest* 95:12S,1989.
26. Final report on the aspirin component of the ongoing physicians' health study. Steering Committee of the Physicians' Health Study Research Group. *N Engl J Med* 321:129, 1989.
27. Page IH: Salicylate damage to the gastric mucosal barrier. *N Engl J Med* 276:1307, 1967.
28. Leonards JR, Levy G: The role of dosage form in aspirin-induced gastrointestinal bleeding. *Clin Pharmacol Ther* 8:400, 1967.
29. Baigent C, Blackwell L, Collins R, et al: Aspirin in the primary and secondary prevention of vascular disease: Collaborative meta-analysis of individual participant data from randomised trials. *Lancet* 373:1849, 2009.
30. Stuart MJ, Gross SJ, Elrad H, Graeber JE: Effects of acetylsalicylic-acid ingestion on maternal and neonatal hemostasis. *N Engl J Med* 307:909, 1982.
31. Ferraris VA, Ferraris SP, Lough FC, Berry WR: Preoperative aspirin ingestion

increases operative blood loss after coronary artery bypass grafting. *Ann Thorac Surg* 45:71, 1988.

32. Sethi GK, Copeland JG, Goldman S, et al: Implications of preoperative administration of aspirin in patients undergoing coronary artery bypass grafting. Department of Veterans Affairs Cooperative Study on Antiplatelet Therapy. *J Am Coll Cardiol* 15:15, 1990.
33. Horlocker TT, Wedel DJ, Offord KP: Does preoperative antiplatelet therapy increase the risk of hemorrhagic complications associated with regional anesthesia? *Anesth Analg* 70:631, 1990.
34. Kitchen L, Erichson RB, Sideropoulos H: Effect of drug-induced platelet dysfunction on surgical bleeding. *Am J Surg* 143:215, 1982.
35. Kennedy BM: Aspirin and surgery—A review. *Ir Med J* 77:363, 1984.
36. Livio M, Benigni A, Vigano G, et al: Moderate doses of aspirin and risk of bleeding in renal failure. *Lancet* 1:414, 1986.
37. Gaspari F, Vigano G, Orisio S, et al: Aspirin prolongs bleeding time in uremia by a mechanism distinct from platelet cyclooxygenase inhibition. *J Clin Invest* 79:1788, 1987.
38. Chesebro JH, Fuster V, Elveback LR, et al: Trial of combined warfarin plus dipyridamole or aspirin therapy in prosthetic heart valve replacement: Danger of aspirin compared with dipyridamole. *Am J Cardiol* 51:1537, 1983.
39. Deykin D, Janson P, McMahon L: Ethanol potentiation of aspirin-induced prolongation of the bleeding time. *N Engl J Med* 306:852, 1982.
40. Rosove MH, Hocking WG, Harwig SS, Perloff JK: Studies of beta-thromboglobulin, platelet factor 4, and fibrinopeptide A in erythrocytosis due to cyanotic congenital heart disease. *Thromb Res* 29:225, 1983.
41. Kobrinsky NL, Israels ED, Gerrard JM, et al: Shortening of bleeding time by 1-deamino-8-D-arginine vasopressin in various bleeding disorders. *Lancet* 1:1145, 1984.
42. Lethagen S, Rugarn P: The effect of DDAVP and placebo on platelet function and prolonged bleeding time induced by oral acetyl salicylic acid intake in healthy volunteers. *Thromb Haemost* 67:185, 1992.
43. Simon LS, Mills JA: Drug therapy: Nonsteroidal antiinflammatory drugs (first of two parts). *N Engl J Med* 302:1179, 1980.
44. Catella-Lawson F, Reilly MP, Kapoor SC, et al: Cyclooxygenase inhibitors and the antiplatelet effects of aspirin. *N Engl J Med* 345:1809, 2001.
45. Buchanan GR, Martin V, Levine PH, et al: The effects of "anti-platelet" drugs on bleeding time and platelet aggregation in normal human subjects. *Am J Clin Pathol* 68:355, 1977.
46. Nadell J, Bruno J, Varady J, Segre EJ: Effect of naproxen and of aspirin on bleeding time and platelet aggregation. *J Clin Pharmacol* 14:176, 1974.
47. Mielke CH Jr, Kahn SB, Muschek LD, et al: Effects of zomepirac on hemostasis in healthy adults and on platelet function *in vitro*. *J Clin Pharmacol* 20:409, 1980.
48. Thomas P, Hepburn B, Kim HC, Saidi P: Nonsteroidal anti-inflammatory drugs in the treatment of hemophilic arthropathy. *Am J Hematol* 12:131, 1982.
49. McIntyre BA, Philp RB, Inwood MJ: Effect of ibuprofen on platelet function in normal subjects and hemophiliac patients. *Clin Pharmacol Ther* 24:616, 1978.
50. Ragni MV, Miller BJ, Whalen R, Ptachcinski R: Bleeding tendency, platelet function, and pharmacokinetics of ibuprofen and zidovudine in HIV(+) hemophilic men. *Am J Hematol* 40:176, 1992.
51. FitzGerald GA, Patrono C: The coxibs, selective inhibitors of cyclooxygenase-2. *N Engl J Med* 345:433, 2001.
52. Kearney PM, Baigent C, Godwin J, et al: Do selective cyclo-oxygenase-2 inhibitors and traditional non-steroidal anti-inflammatory drugs increase the risk of atherothrombosis? Meta-analysis of randomised trials. *BMJ* 332:1302, 2006.
53. Antman EM, Bennett JS, Daugherty A, et al: Use of nonsteroidal antiinflammatory drugs: An update for clinicians: A scientific statement from the American Heart Association. *Circulation* 115:1634, 2007.
54. Solomon SD, Wittes J, Finn PV, et al: Cardiovascular risk of celecoxib in 6 randomized placebo-controlled trials: The cross trial safety analysis. *Circulation* 117:2104, 2008.
55. McGettigan P, Henry D: Cardiovascular risk and inhibition of cyclooxygenase: A systematic review of the observational studies of selective and nonselective inhibitors of cyclooxygenase 2. *JAMA* 296:1633, 2006.
56. Hinz B, Cheremina O, Brune K: Acetaminophen (paracetamol) is a selective cyclooxygenase-2 inhibitor in man. *FASEB J* 22:383, 2008.
57. A randomised, blinded, trial of clopidogrel versus aspirin in patients at risk of ischaemic events (CAPRIE). CAPRIE Steering Committee. *Lancet* 348:1329, 1996.
58. Rupprecht HJ, Darius H, Borkowski U, et al: Comparison of antiplatelet effects of aspirin, ticlopidine, or their combination after stent implantation. *Circulation* 97:1046, 1998.
59. Leon MB, Baim DS, Popma JJ, et al: A clinical trial comparing three antithrombotic-drug regimens after coronary-artery stenting. Stent Anticoagulation Restenosis Study Investigators. *N Engl J Med* 339:1665, 1998.
60. Sharis PJ, Cannon CP, Loscalzo J: The antiplatelet effects of ticlopidine and clopidogrel. *Ann Intern Med* 129:394, 1998.
61. Schomig A, Neumann FJ, Kastrati A, et al: A randomized comparison of antiplatelet and anticoagulant therapy after the placement of coronary-artery stents. *N Engl J Med* 334:1084, 1996.
62. Yusuf S, Zhao F, Mehta SR, et al: Effects of clopidogrel in addition to aspirin in patients with acute coronary syndromes without ST-segment elevation. *N Engl J Med* 345:494, 2001.
63. Bhatt DL, Chew DP, Hirsch AT, et al: Superiority of clopidogrel versus aspirin in patients with prior cardiac surgery. *Circulation* 103:363, 2001.
64. McTavish D, Faulds D, Goa KL: Ticlopidine. An updated review of its pharmacology and therapeutic use in platelet-dependent disorders. *Drugs* 40:238, 1990.
65. Hardisty RM, Powling MJ, Nokes TJ: The action of ticlopidine on human platelets. Studies on aggregation, secretion, calcium mobilization and membrane glycoproteins. *Thromb Haemost* 64:150, 1990.
66. Humbert M, Nurden P, Bihour C, et al: Ultrastructural studies of platelet aggregates from human subjects receiving clopidogrel and from a patient with an inherited defect of an ADP-dependent pathway of platelet activation. *Arterioscler Thromb Vasc Biol* 16:1532, 1996.
67. Hechler B, Eckly A, Ohlmann P, et al: The P2Y1 receptor, necessary but not sufficient to support full ADP-induced platelet aggregation, is not the target of the drug clopidogrel. *Br J Haematol* 103:858, 1998.
68. Geiger J, Honig-Liedl P, Schanzenbacher P, Walter U: Ligand specificity and ticlopidine effects distinguish three human platelet ADP receptors. *Eur J Pharmacol* 351:235, 1998.
69. Geiger J, Brich J, Honig-Liedl P, et al: Specific impairment of human platelet P2Y(AC) ADP receptor-mediated signaling by the antiplatelet drug clopidogrel. *Arterioscler Thromb Vasc Biol* 19:2007, 1999.
70. Savi P, Laplace MC, Maffrand JP, Herbert JM: Binding of [3H]-2-methylthio ADP to rat platelets—Effect of clopidogrel and ticlopidine. *J Pharmacol Exp Ther* 269:772, 1994.
71. Daniel JL, Dangelmaier C, Jin J, et al: Molecular basis for ADP-induced platelet activation. I. Evidence for three distinct ADP receptors on human platelets. *J Biol Chem* 273:2024, 1998.
72. Jantzen HM, Gousset L, Bhaskar V, et al: Evidence for two distinct G-protein-coupled ADP receptors mediating platelet activation. *Thromb Haemost* 81:111, 1999.
73. De Caterina R, Sicari R, Bernini W, et al: Benefit/risk profile of combined antiplatelet therapy with ticlopidine and aspirin. *Thromb Haemost* 65:504, 1991.
74. Helft G, Osende JI, Worthley SG, et al: Acute antithrombotic effect of a front-loaded regimen of clopidogrel in patients with atherosclerosis on aspirin. *Arterioscler Thromb Vasc Biol* 20:2316, 2000.
75. Collet JP, Hulot JS, Pena A, et al: Cytochrome P450 2C19 polymorphism in young patients treated with clopidogrel after myocardial infarction: A cohort study. *Lancet* 373:309, 2009.
76. Simon T, Verstuyft C, Mary-Krause M, et al: Genetic determinants of response to clopidogrel and cardiovascular events. *N Engl J Med* 360:363, 2009.
77. Mega JL, Close SL, Wiviott SD, et al: Cytochrome p-450 polymorphisms and response to clopidogrel. *N Engl J Med* 360:354, 2009.
78. Hass WK, Easton JD, Adams HP Jr, et al: A randomized trial comparing ticlopidine hydrochloride with aspirin for the prevention of stroke in high-risk patients. Ticlopidine Aspirin Stroke Study Group. *N Engl J Med* 321:501, 1989.
79. Gent M, Blakely JA, Easton JD, et al: The Canadian American Ticlopidine Study (CATS) in thromboembolic stroke. *Lancet* 1:1215, 1989.
80. Mataix R, Ojeda E, Perez MC, Jimenez S: Ticlopidine and severe aplastic anaemia. *Br J Haematol* 80:125, 1992.
81. Garnier G, Taillan B, Pesce A, et al: Ticlopidine and severe aplastic anaemia. *Br J Haematol* 81:459, 1992.
82. Bennett CL, Weinberg PD, Rozenberg-Ben-Dror K, et al: Thrombotic thrombocytopenic purpura associated with ticlopidine. A review of 60 cases. *Ann Intern Med* 128:541, 1998.
83. Steinhubl SR, Tan WA, Foody JM, Topol EJ: Incidence and clinical course of thrombotic thrombocytopenic purpura due to ticlopidine following coronary stenting. EPISTENT Investigators. Evaluation of Platelet IIb/IIIa Inhibitor for Stenting. *JAMA* 281:806, 1999.
84. Chen DK, Kim JS, Sutton DM: Thrombotic thrombocytopenic purpura associated with ticlopidine use: A report of 3 cases and review of the literature. *Arch Intern Med* 159:311, 1999.
85. Bennett CL, Connors JM, Carwile JM, et al: Thrombotic thrombocytopenic purpura associated with clopidogrel. *N Engl J Med* 342:1773, 2000.
86. Bossavy JP, Thalamas C, Sagnard L, et al: A double-blind randomized comparison of combined aspirin and ticlopidine therapy versus aspirin or ticlopidine alone on experimental arterial thrombogenesis in humans. *Blood* 92:1518, 1998.
87. Steinhubl SR, Berger PB, Mann JT 3rd, et al: Early and sustained dual oral antiplatelet therapy following percutaneous coronary intervention: A randomized controlled trial. *JAMA* 288:2411, 2002.
88. Diener HC, Bogousslavsky J, Brass LM, et al: Aspirin and clopidogrel compared with clopidogrel alone after recent ischaemic stroke or transient ischaemic attack in high-risk patients (MATCH): Randomised, double-blind, placebo-controlled trial. *Lancet* 364:331, 2004.
89. Rothwell PM: Lessons from MATCH for future randomised trials in secondary prevention of stroke. *Lancet* 364:305, 2004.
90. Bhatt DL, Fox KA, Hacke W, et al: Clopidogrel and aspirin versus aspirin alone for the prevention of atherothrombotic events. *N Engl J Med* 354:1706, 2006.
91. Sugidachi A, Ogawa T, Kurihara A, et al: The greater *in vivo* antiplatelet effects of prasugrel as compared to clopidogrel reflect more efficient generation of its active metabolite with similar antiplatelet activity to that of clopidogrel's active metabolite. *J Thromb Haemost* 5:1545, 2007.
92. Jernberg T, Payne CD, Winters KJ, et al: Prasugrel achieves greater inhibition of platelet aggregation and a lower rate of non-responders compared with clopidogrel in aspirin-treated patients with stable coronary artery disease. *Eur Heart J* 27:1166, 2006.
93. Brandt JT, Payne CD, Wiviott SD, et al: A comparison of prasugrel and clopidogrel loading doses on platelet function: Magnitude of platelet inhibition is related to active metabolite formation. *Am Heart J* 153:66 e9, 2007.
94. Wiviott SD, Trenk D, Frelinger AL, et al: Prasugrel compared with high loading- and maintenance-dose clopidogrel in patients with planned percutaneous coronary intervention: The Prasugrel in Comparison to Clopidogrel for Inhibition of Platelet Activation and Aggregation—Thrombolysis in Myocardial Infarction 44 trial. *Circulation* 116:2923, 2007.
95. Michelson AD, Frelinger AL 3rd, Braunwald E, et al: Pharmacodynamic assessment of platelet inhibition by prasugrel vs. clopidogrel in the TRITON-TIMI 38 trial. *Eur Heart J* 30:1753, 2009.
96. Wiviott SD, Braunwald E, McCabe CH, et al: Prasugrel versus clopidogrel in patients with acute coronary syndromes. *N Engl J Med* 357:2001, 2007.

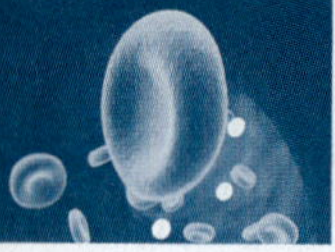

97. Greenbaum AB, Grines CL, Bittl JA, et al: Initial experience with an intravenous P2Y12 platelet receptor antagonist in patients undergoing percutaneous coronary intervention: Results from a 2-part, phase II, multicenter, randomized, placebo- and active-controlled trial. *Am Heart J* 151:689.e1, 2006.
98. Storey RF, Husted S, Harrington RA, et al: Inhibition of platelet aggregation by AZD6140, a reversible oral P2Y12 receptor antagonist, compared with clopidogrel in patients with acute coronary syndromes. *J Am Coll Cardiol* 50:1852, 2007.
99. Lefkovits J, Plow EF, Topol EJ: Platelet glycoprotein IIb/IIIa receptors in cardiovascular medicine. *N Engl J Med* 332:1553, 1995.
100. Nurden AT, Poujol C, Durrieu-Jais C, Nurden P: Platelet glycoprotein IIb/IIIa inhibitors: Basic and clinical aspects. *Arterioscler Thromb Vasc Biol* 19:2835, 1999.
101. Bennett JS, Mousa S: Platelet function inhibitors in the year 2000. *Thromb Haemost* 85:395, 2001.
102. French DL, Seligsohn U: Platelet glycoprotein IIb/IIIa receptors and Glanzmann's thrombasthenia. *Arterioscler Thromb Vasc Biol* 20:607, 2000.
103. Nurden AT: Inherited abnormalities of platelets. *Thromb Haemost* 82:468, 1999.
104. Use of a monoclonal antibody directed against the platelet glycoprotein IIb/IIIa receptor in high-risk coronary angioplasty. The EPIC Investigation. *N Engl J Med* 330:956, 1994.
105. Platelet glycoprotein IIb/IIIa receptor blockade and low-dose heparin during percutaneous coronary revascularization. The EPILOG Investigators. *N Engl J Med* 336:1689, 1997.
106. Inhibition of the platelet glycoprotein IIb/IIIa receptor with tirofiban in unstable angina and non-Q-wave myocardial infarction. Platelet Receptor Inhibition in Ischemic Syndrome Management in Patients Limited by Unstable Signs and Symptoms (PRISM-PLUS) Study Investigators. *N Engl J Med* 338:1488, 1998.
107. Inhibition of platelet glycoprotein IIb/IIIa with eptifibatide in patients with acute coronary syndromes. The PURSUIT Trial Investigators. Platelet Glycoprotein IIb/IIIa in Unstable Angina: Receptor Suppression Using Integrilin Therapy. *N Engl J Med* 339:436, 1998.
108. Simpfendorfer C, Kottke-Marchant K, Lowrie M, et al: First chronic platelet glycoprotein IIb/IIIa integrin blockade. A randomized, placebo-controlled pilot study of xemilofiban in unstable angina with percutaneous coronary interventions. *Circulation* 96:76, 1997.
109. Cannon CP, McCabe CH, Borzak S, et al: Randomized trial of an oral platelet glycoprotein IIb/IIIa antagonist, sibrafiban, in patients after an acute coronary syndrome: Results of the TIMI 12 trial. Thrombolysis in Myocardial Infarction. *Circulation* 97:340, 1998.
110. Chew DP, Bhatt DL, Sapp S, Topol EJ: Increased mortality with oral platelet glycoprotein IIb/IIIa antagonists: A meta-analysis of phase III multicenter randomized trials. *Circulation* 103:201, 2001.
111. Bassler N, Loeffler C, Mangin P, et al: A mechanistic model for paradoxical platelet activation by ligand-mimetic alphaIIb beta3 (GPIIb/IIIa) antagonists. *Arterioscler Thromb Vasc Biol* 27:e9, 2007.
112. Ferguson JJ, Kereiakes DJ, Adgey AA, et al: Safe use of platelet GP IIb/IIIa inhibitors. *Eur Heart J* 19 Suppl D:D40, 1998.
113. Berkowitz SD, Sane DC, Sigmon KN, et al: Occurrence and clinical significance of thrombocytopenia in a population undergoing high-risk percutaneous coronary revascularization. Evaluation of c7E3 for the Prevention of Ischemic Complications (EPIC) Study Group. *J Am Coll Cardiol* 32:311, 1998.
114. Randomised placebo-controlled trial of abciximab before and during coronary intervention in refractory unstable angina: The CAPTURE Study. *Lancet* 349:1429, 1997.
115. Jubelirer SJ, Koenig BA, Bates MC: Acute profound thrombocytopenia following C7E3 Fab (abciximab) therapy: Case reports, review of the literature and implications for therapy. *Am J Hematol* 61:205, 1999.
116. Giugliano RP, McCabe CH, Sequeira RF, et al: First report of an intravenous and oral glycoprotein IIb/IIIa inhibitor (RPR 109891) in patients with recent acute coronary syndromes: Results of the TIMI 15A and 15B trials. *Am Heart J* 140:81, 2000.
117. Comparison of sibrafiban with aspirin for prevention of cardiovascular events after acute coronary syndromes: A randomised trial. The SYMPHONY Investigators. Sibrafiban versus Aspirin to Yield Maximum Protection from Ischemic Heart Events Post-acute Coronary Syndromes. *Lancet* 355:337, 2000.
118. Hongo RH, Brent BN: Association of eptifibatide and acute profound thrombocytopenia. *Am J Cardiol* 88:428, 2001.
119. McClure MW, Berkowitz SD, Sparapani R, et al: Clinical significance of thrombocytopenia during a non-ST-elevation acute coronary syndrome. The platelet glycoprotein IIb/IIIa in unstable angina: Receptor suppression using integrilin therapy (PURSUIT) trial experience. *Circulation* 99:2892, 1999.
120. Aster RH: Immune thrombocytopenia caused by glycoprotein IIb/IIIa inhibitors. *Chest* 127(2 Suppl):535, 2005.
121. Brassard JA, Curtis BR, Cooper RA, et al: Acute thrombocytopenia in patients treated with the oral glycoprotein IIb/IIIa inhibitors xemilofiban and orbofiban: Evidence for an immune etiology. *Thromb Haemost* 88:892, 2002.
122. Christopoulos CG, Machin SJ: A new type of pseudothrombocytopenia: EDTA-mediated agglutination of platelets bearing Fab fragments of a chimaeric antibody. *Br J Haematol* 87:650, 1994.
123. Sane DC, Damaraju LV, Topol EJ, et al: Occurrence and clinical significance of pseudothrombocytopenia during abciximab therapy. *J Am Coll Cardiol* 36:75, 2000.
124. Ivy DD, Kinsella JP, Ziegler JW, Abman SH: Dipyridamole attenuates rebound pulmonary hypertension after inhaled nitric oxide withdrawal in postoperative congenital heart disease. *J Thorac Cardiovasc Surg* 115:875, 1998.
125. Gresele P, Arnout J, Deckmyn H, Vermylen J: Mechanism of the antiplatelet action of dipyridamole in whole blood: Modulation of adenosine concentration and activity. *Thromb Haemost* 55:12, 1986.
126. FitzGerald GA: Dipyridamole. *N Engl J Med* 316:1247, 1987.
127. Antithrombotic Trialists' Collaboration: Collaborative meta-analysis of randomised trials of antiplatelet therapy for prevention of death, myocardial infarction, and stroke in high risk patients. *BMJ* 324:71, 2002.
128. Reilly M, FitzGerald GA: Gathering intelligence on antiplatelet drugs: The view from 30,000 feet. When combined with other information overviews lead to conviction. *BMJ* 324:59, 2002.
129. Verro P, Gorelick PB, Nguyen D. Aspirin plus dipyridamole versus aspirin for prevention of vascular events after stroke or TIA: A meta-analysis. Stroke 39:1358, 2008.
130. Walker ID, Davidson JF, Faichney A, Wheately DJ, Davidson KG: A double-blind study of prostacyclin in cardiopulmonary bypass surgery. *Br J Haematol* 49:415, 1981.
131. Huddleston CB, Wareing TH, Clanton JA, Bender HW Jr: Amelioration of the deleterious effects of platelets activated during cardiopulmonary bypass: Comparison of a thromboxane synthetase inhibitor and a prostacyclin analogue. *J Thorac Cardiovasc Surg* 89:190, 1985.
132. Fisher CA, Kappa JR, Sinha AK, et al: Comparison of equimolar concentrations of iloprost, prostacyclin, and prostaglandin E_1 on human platelet function. *J Lab Clin Med* 109:184, 1987.
133. Fish KJ, Sarnquist FH, van Steennis C, et al: A prospective, randomized study of the effects of prostacyclin on platelets and blood loss during coronary bypass operations. *J Thorac Cardiovasc Surg* 91:436, 1986.
134. Sorkin EM, Markham A: Cilostazol. *Drugs Aging* 14:63, 1999.
135. Biondi-Zoccai GG, Lotrionte M, Anselmino M, et al: Systematic review and meta-analysis of randomized clinical trials appraising the impact of cilostazol after percutaneous coronary intervention. *Am Heart J* 155:1081, 2008.
136. Loscalzo J, Welch G: Nitric oxide and its role in the cardiovascular system. *Prog Cardiovasc Dis* 38:87, 1995.
137. Sattler FR, Weitekamp MR, Ballard JO: Potential for bleeding with the new beta-lactam antibiotics. *Ann Intern Med* 105:924, 1986.
138. Pillgram-Larsen J, Wisloff F, Jorgensen JJ, Godal HC, Semb G: Effect of high-dose ampicillin and cloxacillin on bleeding time and bleeding in open-heart surgery. *Scand J Thorac Cardiovasc Surg* 19:45, 1985.
139. Fass RJ, Copelan EA, Brandt JT, Moeschberger ML, Ashton JJ: Platelet-mediated bleeding caused by broad-spectrum penicillins. *J Infect Dis* 155:1242, 1987.
140. Cazenave JP, Packham MA, Guccione MA, Mustard JF: Effects of penicillin G on platelet aggregation, release, and adherence to collagen. *Proc Soc Exp Biol Med* 142:159, 1973.
141. Shattil SJ, Bennett JS, McDonough M, Turnbull J: Carbenicillin and penicillin G inhibit platelet function *in vitro* by impairing the interaction of agonists with the platelet surface. *J Clin Invest* 65:329, 1980.
142. Fletcher C, Pearson C, Choi SC, et al: *In vitro* comparison of antiplatelet effects of beta-lactam penicillins. *J Lab Clin Med* 108:217, 1986.
143. Packham MA, Rand ML, Perry DW, et al: Probenecid inhibits platelet responses to aggregating agents *in vitro* and has a synergistic inhibitory effect with penicillin G. *Thromb Haemost* 76:239, 1996.
144. Burroughs SF, Johnson GJ: Beta-lactam antibiotic-induced platelet dysfunction: Evidence for irreversible inhibition of platelet activation *in vitro* and *in vivo* after prolonged exposure to penicillin. *Blood* 75:1473, 1990.
145. Sattler FR, Weitekamp MR, Sayegh A, Ballard JO: Impaired hemostasis caused by beta-lactam antibiotics. *Am J Surg* 155:30, 1988.
146. Giles AR, Greenwood P, Tinlin S: A platelet release defect induced by aspirin or penicillin G does not increase gastrointestinal blood loss in thrombocytopenic rabbits. *Br J Haematol* 57:17, 1984.
147. Andrassy K, Koderisch J, Trenk D, et al: Hemostasis in patients with normal and impaired renal function under treatment with cefodizime. *Infection* 15:348, 1987.
148. Brown RB, Klar J, Lemeshow S, et al: Enhanced bleeding with cefoxitin or moxalactam. Statistical analysis within a defined population of 1493 patients. *Arch Intern Med* 146:2159, 1986.
149. Rossi EC, Levin NW: Inhibition of primary ADP-induced platelet aggregation in normal subjects after administration of nitrofurantoin (Furadantin). *J Clin Invest* 52:2457, 1973.
150. Ishikawa S, Manabe S, Wada O: Miconazole inhibition of platelet aggregation by inhibiting cyclooxygenase. *Biochem Pharmacol* 35:1787, 1986.
151. Khuri SF, Valeri CR, Loscalzo J, et al: Heparin causes platelet dysfunction and induces fibrinolysis before cardiopulmonary bypass [see comments]. *Ann Thorac Surg* 60:1008, 1995.
152. Salzman EW, Rosenberg RD, Smith MH, et al: Effect of heparin and heparin fractions on platelet aggregation. *J Clin Invest* 65:64, 1980.
153. Horne MK 3rd, Chao ES: Heparin binding to resting and activated platelets. *Blood* 74:238, 1989.
154. Sobel M, McNeill PM, Carlson PL, et al: Heparin inhibition of von Willebrand factor-dependent platelet function *in vitro* and *in vivo*. *J Clin Invest* 87:1787, 1991.
155. Coller BS: Platelets and thrombolytic therapy. *N Engl J Med* 322:33, 1990.
156. Niewiarowski S, Senyi AF, Gillies P: Plasmin-induced platelet aggregation and platelet release reaction. Effects on hemostasis. *J Clin Invest* 52:1647, 1973.
157. Fitzgerald DJ, Catella F, Roy L, FitzGerald GA: Marked platelet activation *in vivo* after intravenous streptokinase in patients with acute myocardial infarction. *Circulation* 77:142, 1988.
158. Kerins DM, Roy L, FitzGerald GA, Fitzgerald DJ: Platelet and vascular function during coronary thrombolysis with tissue-type plasminogen activator. *Circulation* 80:1718, 1989.
159. Thorsen LI, Brosstad F, Gogstad G, et al: Competitions between fibrinogen with its degradation products for interactions with the platelet-fibrinogen receptor. *Thromb Res* 44:611, 1986.
160. Miles LA, Ginsberg MH, White JG, Plow EF: Plasminogen interacts with human platelets through two distinct mechanisms. *J Clin Invest* 77:2001, 1986.
161. Adelman B, Michelson AD, Loscalzo J, et al: Plasmin effect on platelet glycoprotein Ib-von Willebrand factor interactions. *Blood* 65:32, 1985.
162. Stricker RB, Wong D, Shiu DT, et al: Activation of plasminogen by tissue plasmino-

gen activator on normal and thrombasthenic platelets: Effects on surface proteins and platelet aggregation. *Blood* 68:275, 1986.

163. Schafer AI, Adelman B: Plasmin inhibition of platelet function and of arachidonic acid metabolism. *J Clin Invest* 75:456, 1985.
164. Loscalzo J, Vaughan DE: Tissue plasminogen activator promotes platelet disaggregation in plasma. *J Clin Invest* 79:1749, 1987.
165. Penny WF, Ware JA: Platelet activation and subsequent inhibition by plasmin and recombinant tissue-type plasminogen activator. *Blood* 79:91, 1992.
166. Winters KJ, Eisenberg PR, Jaffe AS, Santoro SA: Dependence of plasmin-mediated degradation of platelet adhesive receptors on temperature and Ca2+. *Blood* 76:1546, 1990.
167. Green D, Ts'ao CH, Cerullo L, et al: Clinical and laboratory investigation of the effects of epsilon-aminocaproic acid on hemostasis. *J Lab Clin Med* 105:321, 1985.
168. Hines R, Barash PG: Infusion of sodium nitroprusside induces platelet dysfunction *in vitro*. *Anesthesiology* 70:611, 1989.
169. Kroll MH, Schafer AI: Biochemical mechanisms of platelet activation. *Blood* 74:1181, 1989.
170. Anfossi G, Russo I, Massucco P, et al: Studies on inhibition of human platelet function by sodium nitroprusside. Kinetic evaluation of the effect on aggregation and cyclic nucleotide content. *Thromb Res* 102:319, 2001.
171. Bozzo J, Hernandez MR, Galan AM, et al: Antiplatelet effects of sodium nitroprusside in flowing human blood: Studies under normoxic and hypoxic conditions. *Thromb Res* 97:217, 2000.
172. Jang EK, Azzam JE, Dickinson NT, et al: Roles for both cyclic GMP and cyclic AMP in the inhibition of collagen-induced platelet aggregation by nitroprusside. *Br J Haematol* 117:664, 2002.
173. Schafer AI, Alexander RW, Handin RI: Inhibition of platelet function by organic nitrate vasodilators. *Blood* 55:649, 1980.
174. Weksler BB, Gillick M, Pink J: Effect of propranolol on platelet function. *Blood* 49:185, 1977.
175. Leon R, Tiarks CY, Pechet L: Some observations on the *in vivo* effect of propranolol on platelet aggregation and release. *Am J Hematol* 5:117, 1978.
176. Hines R: Preservation of platelet function during trimethaphan infusion. *Anesthesiology* 72:834, 1990.
177. Hogman M, Frostell C, Arnberg H, Hedenstierna G: Bleeding time prolongation and NO inhalation. *Lancet* 341:1664, 1993.
178. Samama CM, Diaby M, Fellahi JL, et al: Inhibition of platelet aggregation by inhaled nitric oxide in patients with acute respiratory distress syndrome. *Anesthesiology* 83:56, 1995.
179. Gries A, Bode C, Peter K, et al: Inhaled nitric oxide inhibits human platelet aggregation, P-selectin expression, and fibrinogen binding *in vitro* and *in vivo*. *Circulation* 97:1481, 1998.
180. Ring ME, Corrigan JJ Jr, Fenster PE: Effects of oral diltiazem on platelet function: Alone and in combination with "low dose" aspirin. *Thromb Res* 44:391, 1986.
181. Barnathan ES, Addonizio VP, Shattil SJ: Interaction of verapamil with human platelet alpha-adrenergic receptors. *Am J Physiol* 242:H19, 1982.
182. Fujinishi A, Takahara K, Ohba C, et al: Effects of nisoldipine on cytosolic calcium, platelet aggregation, and coagulation/fibrinolysis in patients with coronary artery disease. *Angiology* 48:515, 1997.
183. Lawson D, Mehta J, Mehta P, et al: Cumulative effects of quinidine and aspirin on bleeding time and platelet α_2-adrenoceptors: Potential mechanism of bleeding diathesis in patients receiving this combination. *J Lab Clin Med* 108:581, 1986.
184. Weiss HJ: The effect of clinical dextran on platelet aggregation, adhesion, and ADP release in man: *In vivo* and *in vitro* studies. *J Lab Clin Med* 69:37, 1967.
185. Aberg M, Hedner U, Bergentz SE: Effect of dextran 70 on factor VIII and platelet function in von Willebrand's disease. *Thromb Res* 12:629, 1978.
186. Mishler JMt: Synthetic plasma volume expanders—Their pharmacology, safety and clinical efficacy. *Clin Haematol* 13:75, 1984.
187. Kelton JG, Hirsh J: Bleeding associated with antithrombotic therapy. *Semin Hematol* 17:259, 1980.
188. Korttila K, Lauritsalo K, Sarmo A, et al: Suitability of plasma expanders in patients receiving low-dose heparin for prevention of venous thrombosis after surgery. *Acta Anaesthesiol Scand* 27:104, 1983.
189. Cope JT, Banks D, Mauney MC, et al: Intraoperative hetastarch infusion impairs hemostasis after cardiac operations. *Ann Thorac Surg* 63:78, 1997.
190. Ruttmann TG, James MF, Aronson I: *In vivo* investigation into the effects of haemodilution with hydroxyethyl starch (200/0.5) and normal saline on coagulation. *Br J Anaesth* 80:612, 1998.
191. Roberts JS, Bratton SL: Colloid volume expanders. Problems, pitfalls and possibilities. *Drugs* 55:621, 1998.
192. Avorn J, Patel M, Levin R, Winkelmayer WC: Hetastarch and bleeding complications after coronary artery surgery. *Chest* 124:1437, 2003.
193. Treib J, Haass A, Pindur G: Coagulation disorders caused by hydroxyethyl starch. *Thromb Haemost* 78:974, 1997.
194. Scharbert G, Deusch E, Kress HG, et al: Inhibition of platelet function by hydroxyethyl starch solutions in chronic pain patients undergoing peridural anesthesia. *Anesth Analg* 99:823, 2004.
195. Svehla C, Spankova H, Mlejnkova M: The effect of tricyclic antidepressive drugs on adrenaline and adenosine diphosphate induced platelet aggregation. *J Pharm Pharmacol* 18:616, 1966.
196. Warlow C, Ogston D, Douglas AS: Platelet function after the administration of chlorpromazine to human subjects. *Haemostasis* 5:21, 1976.
197. Morishita S, Aoki S, Watanabe S: Different effect of desipramine on protein kinase C in platelets between bipolar and major depressive disorders. *Psychiatry Clin Neurosci* 53:11, 1999.
198. Hergovich N, Aigner M, Eichler HG, et al: Paroxetine decreases platelet serotonin storage and platelet function in human beings. *Clin Pharmacol Ther* 68:435, 2000.
199. Alderman CP, Seshadri P, Ben-Tovim DI: Effects of serotonin reuptake inhibitors on hemostasis. *Ann Pharmacother* 30:1232, 1996.
200. Pai VB, Kelly MW: Bruising associated with the use of fluoxetine. *Ann Pharmacother* 30:786, 1996.
201. Corbin F, Blaise G, Sauve R: Differential effect of halothane and forskolin on platelet cytosolic Ca2+ mobilization and aggregation. *Anesthesiology* 89:401, 1998.
202. Aoki H, Mizobe T, Nozuchi S, Hiramatsu N: *In vivo* and *in vitro* studies of the inhibitory effect of propofol on human platelet aggregation. *Anesthesiology* 88:362, 1998.
203. Heesch CM, Negus BH, Steiner M, et al: Effects of *in vivo* cocaine administration on human platelet aggregation. *Am J Cardiol* 78:237, 1996.
204. Jennings LK, White MM, Sauer CM, et al: Cocaine-induced platelet defects. *Stroke* 24:1352, 1993.
205. Togna G, Graziani M, Sorrentino C, Caprino L: Prostanoid production in the presence of platelet activation in hypoxic cocaine-treated rats. *Haemostasis* 26:311, 1996.
206. Batista A, Macedo T, Tavares P, et al: Nitric oxide production and nitric oxide synthase expression in platelets from heroin abusers before and after ultrarapid detoxification. *Ann N Y Acad Sci* 965:479, 2002.
207. Ahr DJ, Scialla SJ, Kimbali DB Jr: Acquired platelet dysfunction following mithramycin therapy. *Cancer* 41:448, 1978.
208. Panella TJ, Peters W, White JG, et al: Platelets acquire a secretion defect after high-dose chemotherapy. *Cancer* 65:1711, 1990.
209. Pogliani EM, Fantasia R, Lambertenghi-Deliliers G, Cofrancesco E: Daunorubicin and platelet function. *Thromb Haemost* 45:38, 1981.
210. McKenna R, Ahmad T, Ts'ao CH, Frischer H: Glutathione reductase deficiency and platelet dysfunction induced by 1,3-bis(2-chloroethyl)-1-nitrosourea. *J Lab Clin Med* 102:102, 1983.
211. Karolak L, Chandra A, Khan W, et al: High-dose chemotherapy-induced platelet defect: Inhibition of platelet signal transduction pathways. *Mol Pharmacol* 43:37, 1993.
212. O'Malley CJ, Rasko JE, Basser RL, et al: Administration of pegylated recombinant human megakaryocyte growth and development factor to humans stimulates the production of functional platelets that show no evidence of *in vivo* activation. *Blood* 88:3288, 1996.
213. Vadhan-Raj S, Murray LJ, Bueso-Ramos C, et al: Stimulation of megakaryocyte and platelet production by a single dose of recombinant human thrombopoietin in patients with cancer. *Ann Intern Med* 126:673, 1997.
214. Gratacap M-P, Martin V, Valera M-C, et al: The new tyrosine-kinase inhibitor and anticancer drug dasatinib reversibly affects platelet activation *in vitro* and *in vivo*. *Blood* 114:1884, 2009.
215. Vanrenterghem Y, Roels L, Lerut T, et al: Thromboembolic complications and haemostatic changes in cyclosporin-treated cadaveric kidney allograft recipients. *Lancet* 1:999, 1985.
216. Cohen H, Neild GH, Patel R, et al: Evidence for chronic platelet hyperaggregability and *in vivo* activation in cyclosporin-treated renal allograft recipients. *Thromb Res* 49:91, 1988.
217. Grace AA, Barradas MA, Mikhailidis DP, et al: Cyclosporine A enhances platelet aggregation. *Kidney Int* 32:889, 1987.
218. Thomson C, Forbes CD, Prentice CR: A comparison of the effects of antihistamines on platelet function. *Thromb Diath Haemorrh* 30:547, 1973.
219. Platelet function during long-term treatment with ketanserin of claudicating patients with peripheral atherosclerosis. A multi-center, double-blind, placebo-controlled trial. The PACK Trial Group. *Thromb Res* 55:13, 1989.
220. Parvez Z, Moncada R, Fareed J, Messmore HL: Antiplatelet action of intravascular contrast media. Implications in diagnostic procedures. *Invest Radiol* 19:208, 1984.
221. Rao AK, Rao VM, Willis J, et al: Inhibition of platelet function by contrast media: Iopamidol and ioxaglate versus iothalamate. Work in progress. *Radiology* 156:311, 1985.
222. Goodnight SH Jr, Harris WS, Connor WE: The effects of dietary omega 3 fatty acids on platelet composition and function in man: A prospective, controlled study. *Blood* 58:880, 1981.
223. Moncada S, Higgs EA: Arachidonate metabolism in blood cells and the vessel wall. *Clin Haematol* 15:273, 1986.
224. Leaf A, Weber PC: Cardiovascular effects of n-3 fatty acids. *N Engl J Med* 318:549, 1988.
225. Hammerschmidt DE: Szechwan purpura. *N Engl J Med* 302:1191, 1980.
226. Srivastava KC: Onion exerts antiaggregatory effects by altering arachidonic acid metabolism in platelets. *Prostaglandins Leukot Med* 24:43, 1986.
227. Apitz-Castro R, Ledezma E, Escalante J, Jain MK: The molecular basis of the antiplatelet action of ajoene: Direct interaction with the fibrinogen receptor. *Biochem Biophys Res Commun* 141:145, 1986.
228. Apitz-Castro R, Escalante J, Vargas R, Jain MK: Ajoene, the antiplatelet principle of garlic, synergistically potentiates the antiaggregatory action of prostacyclin, forskolin, indomethacin and dipyridamole on human platelets. *Thromb Res* 42:303, 1986.
229. Srivastava KC: Extracts from two frequently consumed spices—cumin (*Cuminum cyminum*) and turmeric (*Curcuma longa*)—inhibit platelet aggregation and alter eicosanoid biosynthesis in human blood platelets. *Prostaglandins Leukot Essent Fatty Acids* 37:57, 1989.
230. Pearson TC: The risk of thrombosis in essential thrombocythemia and polycythemia vera. *Semin Oncol* 29:16, 2002.
231. Kessler CM: Propensity for hemorrhage and thrombosis in chronic myeloproliferative disorders. *Semin Hematol* 41:10, 2004.
232. Schafer AI: Thrombocytosis. *N Engl J Med* 350:1211, 2004.
233. Wasserman LR, Gilbert HS: The treatment of polycythemia vera. *Med Clin North Am* 50:1501, 1966.
234. Murphy S: Polycythemia vera. *Dis Mon* 38:153, 1992.
235. Ruggeri M, Rodeghiero F, Tosetto A, et al: Postsurgery outcomes in patients with polycythemia vera and essential thrombocythemia: A retrospective survey. *Blood* 111:666, 2008.

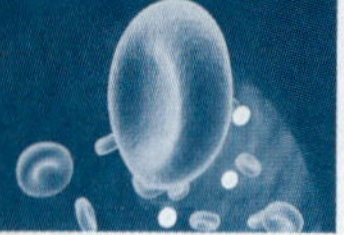

236. Schafer AI: Essential thrombocythemia. *Prog Hemost Thromb* 10:69, 1990.
237. Elliott MA, Tefferi A: Pathogenesis and management of bleeding in essential thrombocythemia and polycythemia vera. *Curr Hematol Rep* 3:344, 2004.
238. Kessler CM, Klein HG, Havlik RJ: Uncontrolled thrombocytosis in chronic myeloproliferative disorders. *Br J Haematol* 50:157, 1982.
239. McIntyre KJ, Hoagland HC, Silverstein MN, Petitt RM: Essential thrombocythemia in young adults. *Mayo Clin Proc* 66:149, 1991.
240. Michiels JJ, Berneman Z, Schroyens W, et al: The paradox of platelet activation and impaired function: Platelet-von Willebrand factor interactions, and the etiology of thrombotic and hemorrhagic manifestations in essential thrombocythemia and polycythemia vera. *Semin Thromb Hemost* 32:589, 2006.
241. Finazzi G, Barbui T: Evidence and expertise in the management of polycythemia vera and essential thrombocythemia. *Leukemia* 22:1494, 2008.
242. Budde U, Schaefer G, Mueller N, et al: Acquired von Willebrand's disease in the myeloproliferative syndrome. *Blood* 64:981, 1984.
243. Eche N, Sie P, Caranobe C, et al: Platelets in myeloproliferative disorders. III: Glycoprotein profile in relation to platelet function and platelet density. *Scand J Haematol* 26:123, 1981.
244. Mohri H, Ohkubo T: Acquired von Willebrand's syndrome due to an inhibitor of IgG specific for von Willebrand's factor in polycythemia rubra vera. *Acta Haematol* 78:258, 1987.
245. van Genderen PJ, Prins FJ, Lucas IS, et al: Decreased half-life time of plasma von Willebrand factor collagen binding activity in essential thrombocythaemia: Normalization after cytoreduction of the increased platelet count. *Br J Haematol* 99:832, 1997.
246. Tefferi A, Nichols WL: Acquired von Willebrand disease: Concise review of occurrence, diagnosis, pathogenesis, and treatment. *Am J Med* 103:536, 1997.
247. Landolfi R, Di Gennaro L, Barbui T, et al: Leukocytosis as a major thrombotic risk factor in patients with polycythemia vera. *Blood* 109:2446, 2007.
248. Gangat N, Strand J, Li CY, et al: Leucocytosis in polycythaemia vera predicts both inferior survival and leukaemic transformation. *Br J Haematol* 138:354, 2007.
249. Carobbio A, Finazzi G, Guerini V, et al: Leukocytosis is a risk factor for thrombosis in essential thrombocythemia: Interaction with treatment, standard risk factors, and Jak2 mutation status. *Blood* 109:2310, 2007.
250. Carobbio A, Finazzi G, Antonioli E, et al: Thrombocytosis and leukocytosis interaction in vascular complications of essential thrombocythemia. *Blood* 112:3135, 2008.
251. Carobbio A, Antonioli E, Guglielmelli P, et al: Leukocytosis and risk stratification assessment in essential thrombocythemia. *J Clin Oncol* 26:2732, 2008.
252. Villmow T, Kemkes-Matthes B, Matzdorff AC: Markers of platelet activation and platelet-leukocyte interaction in patients with myeloproliferative syndromes. *Thromb Res* 108:139, 2002.
253. Falanga A, Marchetti M, Vignoli A, et al: Leukocyte-platelet interaction in patients with essential thrombocythemia and polycythemia vera. *Exp Hematol* 33:523, 2005.
254. Maldonado JE, Pintado T, Pierre RV: Dysplastic platelets and circulating megakaryocytes in chronic myeloproliferative diseases. I. The platelets: Ultrastructure and peroxidase reaction. *Blood* 43:797, 1974.
255. Bautista AP, Buckler PW, Towler HM, et al: Measurement of platelet life-span in normal subjects and patients with myeloproliferative disease with indium oxine labelled platelets. *Br J Haematol* 58:679, 1984.
256. Ginsberg AD: Platelet function in patients with high platelet counts. *Ann Intern Med*82, 1975.
257. Jubelirer SJ, Russel F, Vaillancourt R, Deykin D: Platelet arachidonic acid metabolism and platelet function in ten patients with chronic myelogenous leukemia. *Blood* 56:728, 1980.
258. Pareti FI, Gugliotta L, Mannucci L, et al: Biochemical and metabolic aspects of platelet dysfunction in chronic myeloproliferative disorders. *Thromb Haemost* 47:84, 1982.
259. Schafer AI: Deficiency of platelet lipoxygenase activity in myeloproliferative disorders. *N Engl J Med* 306:381, 1982.
260. Ushikubi F, Okuma M, Kanaji K, et al: Hemorrhagic thrombocytopathy with platelet thromboxane A2 receptor abnormality: Defective signal transduction with normal binding activity. *Thromb Haemost* 57:158, 1987.
261. Malpass TW, Savage B, Hanson SR, et al: Correlation between prolonged bleeding time and depletion of platelet dense granule ADP in patients with myelodysplastic and myeloproliferative disorders. *J Lab Clin Med* 103:894, 1984.
262. Mohri H: Acquired von Willebrand disease and storage pool disease in chronic myelocytic leukemia. *Am J Hematol* 22:391, 1986.
263. Handa M, Watanabe K, Kawai Y, et al: Platelet unresponsiveness to collagen: Involvement of glycoprotein Ia-IIa (alpha 2 beta 1 integrin) deficiency associated with a myeloproliferative disorder. *Thromb Haemost* 73:521, 1995.
264. Kaywin P, McDonough M, Insel PA, Shattil SJ: Platelet function in essential thrombocythemia: Decreased epinephrine responsiveness associated with a deficiency of platelet alpha-adrenergic receptors. *N Engl J Med* 299:505, 1978.
265. Swart SS, Pearson D, Wood JK, Barnett DB: Functional significance of the platelet alpha2-adrenoceptor: Studies in patients with myeloproliferative disorders. *Thromb Res* 33:531, 1984.
266. Nurden P, Bihour C, Smith M, et al: Platelet activation and thrombosis: Studies in a patient with essential thrombocythemia. *Am J Hematol* 51:79, 1996.
267. Rocca B, Ciabattoni G, Tartaglione R, et al: Increased thromboxane biosynthesis in essential thrombocythemia. *Thromb Haemost* 74:1225, 1995.
268. Landolfi R, Ciabattoni G, Patrignani P, et al: Increased thromboxane biosynthesis in patients with polycythemia vera: Evidence for aspirin-suppressible platelet activation *in vivo*. *Blood* 80:1965, 1992.
269. Walsh PN, Murphy S, Barry WE: The role of platelets in the pathogenesis of thrombosis and hemorrhage in patients with thrombocytosis. *Thromb Haemost* 38:1085, 1977.
270. Kaplan R, Gabbeta J, Sun L, et al: Combined defect in membrane expression and activation of platelet GPIIb-IIIa complex without primary sequence abnormalities in myeloproliferative disease. *Br J Haematol* 111:954, 2000.
271. Berndt MC, Kabral A, Grimsley P, et al: An acquired Bernard-Soulier-like platelet defect associated with juvenile myelodysplastic syndrome. *Br J Haematol* 68:97, 1988.
272. Cooper B, Schafer AI, Puchalsky D, Handin RI: Platelet resistance to prostaglandin D2 in patients with myeloproliferative disorders. *Blood* 52:618, 1978.
273. Moore A, Nachman RL: Platelet Fc receptor. Increased expression in myeloproliferative disease. *J Clin Invest* 67:1064, 1981.
274. Bolin RB, Okumura T, Jamieson GA: Changes in distribution of platelet membrane glycoproteins in patients with myeloproliferative disorders. *Am J Hematol* 3:63, 1977.
275. Thibert V, Bellucci S, Cristofari M, et al: Increased platelet CD36 constitutes a common marker in myeloproliferative disorders. *Br J Haematol* 91:618, 1995.
276. Moliterno AR, Hankins WD, Spivak JL: Impaired expression of the thrombopoietin receptor by platelets from patients with polycythemia vera. *N Engl J Med* 338:572, 1998.
277. Li J, Xia Y, Kuter DJ: The platelet thrombopoietin receptor number and function are markedly decreased in patients with essential thrombocythaemia. *Br J Haematol* 111:943, 2000.
278. Baxter EJ, Scott LM, Campbell PJ, et al: Acquired mutation of the tyrosine kinase JAK2 in human myeloproliferative disorders. *Lancet* 365:1054, 2005.
279. Levine RL, Wadleigh M, Cools J, et al: Activating mutation in the tyrosine kinase JAK2 in polycythemia vera, essential thrombocythemia, and myeloid metaplasia with myelofibrosis. *Cancer Cell* 7:387, 2005.
280. James C, Ugo V, Le Couedic JP, et al: A unique clonal JAK2 mutation leading to constitutive signalling causes polycythaemia vera. *Nature* 434:1144, 2005.
281. Kralovics R, Passamonti F, Buser AS, et al: A gain-of-function mutation of JAK2 in myeloproliferative disorders. *N Engl J Med* 352:1779, 2005.
282. Scott LM, Tong W, Levine RL, et al: JAK2 exon 12 mutations in polycythemia vera and idiopathic erythrocytosis. *N Engl J Med* 356:459, 2007.
283. Pardanani AD, Levine RL, Lasho T, et al: MPL515 mutations in myeloproliferative and other myeloid disorders: A study of 1182 patients. *Blood* 108:3472, 2006.
284. Schnittger S, Bacher U, Haferlach C, et al: Characterization of 35 new cases with four different MPLW515 mutations and essential thrombocytosis or primary myelofibrosis. *Haematologica* 94:141, 2009.
285. Arellano-Rodrigo E, Alvarez-Larran A, Reverter JC, et al: Increased platelet and leukocyte activation as contributing mechanisms for thrombosis in essential thrombocythemia and correlation with the JAK2 mutational status. *Haematologica* 91:169, 2006.
286. Falanga A, Marchetti M, Vignoli A, et al: V617F JAK-2 mutation in patients with essential thrombocythemia: Relation to platelet, granulocyte, and plasma hemostatic and inflammatory molecules. *Exp Hematol* 35:702, 2007.
287. Robertson B, Urquhart C, Ford I, et al: Platelet and coagulation activation markers in myeloproliferative diseases: Relationships with JAK2 V6I7 F status, clonality, and antiphospholipid antibodies. *J Thromb Haemost* 5:1679, 2007.
288. Vannucchi AM, Antonioli E, Guglielmelli P, et al: Clinical correlates of JAK2V617F presence or allele burden in myeloproliferative neoplasms: A critical reappraisal. *Leukemia* 22:1299, 2008.
289. Campbell PJ, Scott LM, Buck G, et al: Definition of subtypes of essential thrombocythaemia and relation to polycythaemia vera based on JAK2 V617F mutation status: A prospective study. *Lancet* 366:1945, 2005.
290. Finazzi G, Rambaldi A, Guerini V, et al: Risk of thrombosis in patients with essential thrombocythemia and polycythemia vera according to JAK2 V617F mutation status. *Haematologica* 92:135, 2007.
291. Tefferi A, Strand JJ, Lasho TL, et al: Bone marrow JAK2V617F allele burden and clinical correlates in polycythemia vera. *Leukemia* 21:2074, 2007.
292. Pemmaraju N, Moliterno AR, Williams DM, et al: The quantitative JAK2 V617F neutrophil allele burden does not correlate with thrombotic risk in essential thrombocytosis. *Leukemia* 21:2210, 2007.
293. Bellosillo B, Martinez-Aviles L, Gimeno E, et al: A higher JAK2 V617F-mutated clone is observed in platelets than in granulocytes from essential thrombocythemia patients, but not in patients with polycythemia vera and primary myelofibrosis. *Leukemia* 21:1331, 2007.
294. Mitchell MC, Boitnott JK, Kaufman S, et al: Budd-Chiari syndrome: Etiology, diagnosis and management. *Medicine (Baltimore)* 61:199, 1982.
295. Murphy S: Thrombocytosis and thrombocythaemia. *Clin Haematol* 12:89, 1983.
296. Schafer AI: Bleeding and thrombosis in the myeloproliferative disorders. *Blood* 64:1, 1984.
297. Gangat N, Wolanskyj AP, Tefferi A: Abdominal vein thrombosis in essential thrombocythemia: Prevalence, clinical correlates, and prognostic implications. *Eur J Haematol* 77:327, 2006.
298. Valla D, Casadevall N, Huisse MG, et al: Etiology of portal vein thrombosis in adults. A prospective evaluation of primary myeloproliferative disorders. *Gastroenterology* 94:1063, 1988.
299. Hoekstra J, Janssen HL: Vascular liver disorders (II): Portal vein thrombosis. *Neth J Med* 67:46, 2009.
300. Hoekstra J, Janssen HL: Vascular liver disorders (I): Diagnosis, treatment and prognosis of Budd-Chiari syndrome. *Neth J Med* 66:334, 2008.
301. Singh AK, Wetherley-Mein G: Microvascular occlusive lesions in primary thrombocythaemia. *Br J Haematol* 36:553, 1977.
302. van Genderen PJ, Terpstra W, Michiels JJ, et al: High-dose intravenous immunoglobulin delays clearance of von Willebrand factor in acquired von Willebrand disease. *Thromb Haemost* 73:891, 1995.
303. Michiels JJ, Berneman ZN, Schroyens W, Van Vliet HH: Pathophysiology and treatment of platelet-mediated microvascular disturbances, major thrombosis and bleeding complications in essential thrombocythaemia and polycythaemia vera. *Platelets*

15:67, 2004.
304. Rinder HM, Schuster JE, Rinder CS, et al: Correlation of thrombosis with increased platelet turnover in thrombocytosis. *Blood* 91:1288, 1998.
305. Besses C, Cervantes F, Pereira A, et al: Major vascular complications in essential thrombocythemia: A study of the predictive factors in a series of 148 patients. *Leukemia* 13:150, 1999.
306. Barbui T, Barosi G, Grossi A, et al: Practice guidelines for the therapy of essential thrombocythemia. A statement from the Italian Society of Hematology, the Italian Society of Experimental Hematology and the Italian Group for Bone Marrow Transplantation. *Haematologica* 89:215, 2004.
307. De Stefano V, Za T, Rossi E, et al: Recurrent thrombosis in patients with polycythemia vera and essential thrombocythemia: Incidence, risk factors, and effect of treatments. *Haematologica* 93:372, 2008.
308. Tefferi A: Essential thrombocythemia, polycythemia vera, and myelofibrosis: Current management and the prospect of targeted therapy. *Am J Hematol* 83:491, 2008.
309. Schafer AI: Molecular basis of the diagnosis and treatment of polycythemia vera and essential thrombocythemia. *Blood* 107:4214, 2006.
310. Spivak J: Daily aspirin—Only half the answer. *N Engl J Med* 350:99, 2004.
311. Kaplan ME, Mack K, Goldberg JD, et al: Long-term management of polycythemia vera with hydroxyurea: A progress report. *Semin Hematol* 23:167, 1986.
312. Gilbert HS: Modern treatment strategies in polycythemia vera. *Semin Hematol* 40:26, 2003.
313. Finazzi G, Barbui T: How I treat patients with polycythemia vera. *Blood* 109:5104, 2007.
314. Barbui T, Finazzi G: Treatment indications and choice of a platelet-lowering agent in essential thrombocythemia. *Curr Hematol Rep* 2:248, 2003.
315. Cortelazzo S, Finazzi G, Ruggeri M, et al: Hydroxyurea for patients with essential thrombocythemia and a high risk of thrombosis. *N Engl J Med* 332:1132, 1995.
316. Pescatore SL, Lindley C: Anagrelide: A novel agent for the treatment of myeloproliferative disorders. *Expert Opin Pharmacother* 1:537, 2000.
317. Emadi A, Spivak JL: Anagrelide: 20 years later. *Expert Rev Anticancer Ther* 9:37, 2009.
318. Solberg LA Jr, Tefferi A, Oles KJ, et al: The effects of anagrelide on human megakaryocytopoiesis. *Br J Haematol* 99:174, 1997.
319. Fruchtman SM, Petitt RM, Gilbert HS, et al: Anagrelide: Analysis of long-term efficacy, safety and leukemogenic potential in myeloproliferative disorders. *Leuk Res* 29:481, 2005.
320. Wagstaff AJ, Keating GM: Anagrelide: A review of its use in the management of essential thrombocythaemia. *Drugs* 66:111, 2006.
321. Harrison CN, Campbell PJ, Buck G, et al: Hydroxyurea compared with anagrelide in high-risk essential thrombocythemia. *N Engl J Med* 353:33, 2005.
322. Hultdin M, Sundstrom G, Wahlin A, et al: Progression of bone marrow fibrosis in patients with essential thrombocythemia and polycythemia vera during anagrelide treatment. *Med Oncol* 24:63, 2007.
323. Michiels JJ, Abels J, Steketee J, et al: Erythromelalgia caused by platelet-mediated arteriolar inflammation and thrombosis in thrombocythemia. *Ann Intern Med* 102:466, 1985.
324. Michiels JJ, Berneman Z, Schroyens W, et al: Platelet-mediated erythromelalgic, cerebral, ocular and coronary microvascular ischemic and thrombotic manifestations in patients with essential thrombocythemia and polycythemia vera: A distinct aspirin-responsive and coumadin-resistant arterial thrombophilia. *Platelets* 17:528, 2006.
325. Van Genderen PJJ, Mulder PGH, Waleboer M, et al: Prevention and treatment of thrombotic complications in essential thrombocythaemia: Efficacy and safety of aspirin. *Br J Haematol* 97:179, 1997.
326. Landolfi R, Marchioli R, Kutti J, et al: Efficacy and safety of low-dose aspirin in polycythemia vera. *N Engl J Med* 350:114, 2004.
327. Gangat N, Wolanskyj AP, Schwager S, Tefferi A: Predictors of pregnancy outcome in essential thrombocythemia: A single institution study of 63 pregnancies. *Eur J Haematol* 82:350, 2009.
328. Passamonti F, Randi ML, Rumi E, et al: Increased risk of pregnancy complications in patients with essential thrombocythemia carrying the JAK2 (617V>F) mutation. *Blood* 110:485, 2007.
329. Barbui T, Finazzi G: Myeloproliferative disease in pregnancy and other management issues. *Hematology Am Soc Hematol Educ Program* 246, 2006.
330. Sultan Y, Caen JP: Platelet dysfunction in preleukemic states and in various types of leukemia. *Ann N Y Acad Sci* 201:300, 1972.
331. Cowan DH, Haut MJ: Platelet function in acute leukemia. *J Lab Clin Med* 79:893, 1972.
332. Cowan DH, Graham RC Jr, Baunach D: The platelet defect in leukemia. Platelet ultrastructure, adenine nucleotide metabolism, and the release reaction. *J Clin Invest* 56:188, 1975.
333. Foss B, Bruserud O: Platelet functions and clinical effects in acute myelogenous leukemia. *Thromb Haemost* 99:27, 2008.
334. Leinoe EB, Hoffmann MH, Kjaersgaard E, et al: Prediction of haemorrhage in the early stage of acute myeloid leukaemia by flow cytometric analysis of platelet function. *Br J Haematol* 128:526, 2005.
335. Meschengieser S, Blanco A, Maugeri N, et al: Platelet function and intraplatelet von Willebrand factor antigen and fibrinogen in myelodysplastic syndromes. *Thromb Res* 46:601, 1987.
336. Zeidman A, Sokolover N, Fradin Z, et al: Platelet function and its clinical significance in the myelodysplastic syndromes. *Hematol J* 5:234, 2004.
337. Bellucci S, Huisse MG, Boval B, et al: Defective collagen-induced platelet activation in two patients with malignant haemopathies is related to a defect in the GPVI-coupled signalling pathway. *Thromb Haemost* 93:130, 2005.
338. Girtovitis FI, Ntaios G, Papadopoulos A, et al: Defective platelet aggregation in myelodysplastic syndromes. *Acta Haematol* 118:117, 2007.
339. Pui CH, Jackson CW, Chesney C: Normal platelet function after therapy for acute lymphocytic leukemia. *Arch Intern Med* 143:73, 1983.
340. Andre JM, Galambrun C, Trzeciak MC, et al: Acquired Glanzmann's thrombasthenia associated with acute lymphoblastic leukemia. *J Pediatr Hematol Oncol* 27:554, 2005.
341. Westbrook CA, Golde DW: Clinical problems in hairy cell leukemia: Diagnosis and management. *Semin Oncol* 11:514, 1984.
342. Rosove MH, Naeim F, Harwig S, Zighelboim J: Severe platelet dysfunction in hairy cell leukemia with improvement after splenectomy. *Blood* 55:903, 1980.
343. Roussi JH, Houbouyan LL, Alterescu R, et al: Acquired Von Willebrand's syndrome associated with hairy cell leukaemia. *Br J Haematol* 46:503, 1980.
344. Lackner H: Hemostatic abnormalities associated with dysproteinemias. *Semin Hematol* 10:125, 1973.
345. Perkins HA, MacKenzie MR, Fudenberg HH: Hemostatic defects in dysproteinemias. *Blood* 35:695, 1970.
346. Rapoport M, Yona R, Kaufman S, et al: Unusual bleeding manifestations of amyloidosis in patients with multiple myeloma. *Clin Lab Haematol* 16:349, 1994.
347. Furie B, Greene E, Furie BC: Syndrome of acquired factor X deficiency and systemic amyloidosis *in vivo* studies of the metabolic fate of factor X. *N Engl J Med* 297:81, 1977.
348. McPherson RA, Onstad JW, Ugoretz RJ, Wolf PL: Coagulopathy in amyloidosis: Combined deficiency of factors IX and X. *Am J Hematol* 3:225, 1977.
349. Palmer RN, Rick ME, Rick PD, et al: Circulating heparan sulfate anticoagulant in a patient with a fatal bleeding disorder. *N Engl J Med* 310:1696, 1984.
350. Chapman GS, George CB, Danley DL: Heparin-like anticoagulant associated with plasma cell myeloma. *Am J Clin Pathol* 83:764, 1985.
351. Torjemane L, Guermazi S, Ladeb S, et al: Heparin-like anticoagulant associated with multiple myeloma and neutralized with protamine sulfate. *Blood Coagul Fibrinolysis* 18:279, 2007.
352. Liebman H, Chinowsky M, Valdin J, et al: Increased fibrinolysis and amyloidosis. *Arch Intern Med* 143:678, 1983.
353. Meyer K, Williams EC: Fibrinolysis and acquired alpha-2 plasmin inhibitor deficiency in amyloidosis. *Am J Med* 79:394, 1985.
354. McGrath KM, Stuart JJ, Richards F 2nd: Correlation between serum IgG, platelet membrane IgG, and platelet function in hypergammaglobulinaemic states. *Br J Haematol* 42:585, 1979.
355. Kasturi J, Saraya AK: Platelet functions in dysproteinaemia. *Acta Haematol* 59:104, 1978.
356. Vigliano EM, Horowitz HI: Bleeding syndrome in a patient with IgA myeloma: Interaction of protein and connective tissue. *Blood* 29:823, 1967.
357. Shinagawa A, Kojima H, Berndt MC, et al: Characterization of a myeloma patient with a life-threatening hemorrhagic diathesis: Presence of a lambda dimer protein inhibiting shear-induced platelet aggregation by binding to the A1 domain of von Willebrand factor. *Thromb Haemost* 93:889, 2005.
358. DiMinno G, Coraggio F, Cerbone AM, et al: A myeloma paraprotein with specificity for platelet glycoprotein IIIa in a patient with a fatal bleeding disorder. *J Clin Invest* 77:157, 1986.
359. Mannucci PM, Lombardi R, Bader R, et al: Studies of the pathophysiology of acquired von Willebrand's disease in seven patients with lymphoproliferative disorders or benign monoclonal gammopathies. *Blood* 64:614, 1984.
360. Takahashi H, Nagayama R, Tanabe Y, et al: DDAVP in acquired von Willebrand syndrome associated with multiple myeloma. *Am J Hematol* 22:421, 1986.
361. Mohri H, Noguchi T, Kodama F, et al: Acquired von Willebrand disease due to inhibitor of human myeloma protein specific for von Willebrand factor. *Am J Clin Pathol* 87:663, 1987.
362. Lamboley V, Zabraniecki L, Sie P, et al: Myeloma and monoclonal gammopathy of uncertain significance associated with acquired von Willebrand's syndrome. Seven new cases with a literature review. *Joint Bone Spine* 69:62, 2002.
363. Federici AB: Acquired von Willebrand syndrome: Is it an extremely rare disorder or do we see only the tip of the iceberg? *J Thromb Haemost* 6:565, 2008.
364. Wallace MR, Simon SR, Ershler WB, Burns SL: Hemorrhagic diathesis in multiple myeloma. *Acta Haematol* 72:340, 1984.
365. Hyman BT, Westrick MA: Multiple myeloma with polyneuropathy and coagulopathy. A case report of the polyneuropathy, organomegaly, endocrinopathy, M-protein, and skin change (POEMS) syndrome. *Arch Intern Med* 146:993, 1986.
366. Bovill EG, Ershler WB, Golden EA, et al: A human myeloma-produced monoclonal protein directed against the active subpopulation of von Willebrand factor. *Am J Clin Pathol* 85:115, 1986.
367. Silberstein LE, Abrahm J, Shattil SJ: The efficacy of intensive plasma exchange in acquired von Willebrand's disease. *Transfusion* 27:234, 1987.
368. Federici AB, Stabile F, Castaman G, et al: Treatment of acquired von Willebrand syndrome in patients with monoclonal gammopathy of uncertain significance: Comparison of three different therapeutic approaches. *Blood* 92:2707, 1998.
369. Federici AB: Use of intravenous immunoglobulin in patients with acquired von Willebrand syndrome. *Hum Immunol* 66:422, 2005.
370. Mazoyer E, Fain O, Dhote R, Laurian Y: Is rituximab effective in acquired von Willebrand syndrome? *Br J Haematol* 144:967, 2009.
371. Michiels JJ, Budde U, van der Planken M, et al: Acquired von Willebrand syndromes: Clinical features, aetiology, pathophysiology, classification and management. *Best Pract Res Clin Haematol* 14:401, 2001.
372. Kumar S, Pruthi RK, Nichols WL: Acquired von Willebrand disease. *Mayo Clin Proc* 77:181, 2002.
373. Michiels JJ, Berneman Z, Gadisseur A, et al: Immune-mediated etiology of acquired von Willebrand syndrome in systemic lupus erythematosus and in benign monoclonal gammopathy: Therapeutic implications. *Semin Thromb Hemost* 32:577, 2006.
374. Hong S, Lee J, Chi H, et al: Systemic lupus erythematosus complicated by acquired von Willebrand's syndrome. *Lupus* 17:846, 2008.
375. Mazurier C, Parquet-Gernez A, Descamps J, et al: Acquired von Willebrand's syndrome in the course of Waldenström's disease. *Thromb Haemost* 44:115, 1980.

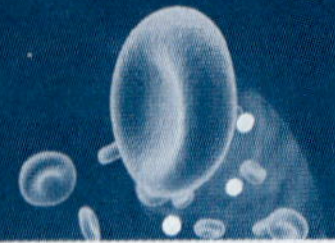

376. Handin RI, Martin V, Moloney WC: Antibody-induced von Willebrand's disease: A newly defined inhibitor syndrome. *Blood* 48:393, 1976.
377. Van Genderen PJJ, Vink T, Michiels JJ, et al: Acquired von Willebrand disease caused by an autoantibody selectively inhibiting the binding of von Willebrand factor to collagen. *Blood* 84:3378, 1994.
378. Goudemand J, Samor B, Caron C, et al: Acquired type II von Willebrand's disease: Demonstration of a complexed inhibitor of the von Willebrand factor-platelet interaction and response to treatment. *Br J Haematol* 68:227, 1988.
379. Mohri H, Hisanaga S, Mishima A, et al: Autoantibody inhibits binding of von Willebrand factor to glycoprotein Ib and collagen in multiple myeloma: Recognition sites present on the A1 loop and A3 domains of von Willebrand factor. *Blood Coagul Fibrinolysis* 9:91, 1998.
380. Igarashi N, Miura M, Kato E, et al: Acquired von Willebrand's syndrome with lupus-like serology. *Am J Pediatr Hematol Oncol* 11:32, 1989.
381. Scott JP, Montgomery RR, Tubergen DG, Hays T: Acquired von Willebrand's disease in association with Wilm's tumor: Regression following treatment. *Blood* 58:665, 1981.
382. Rao KP, Kizer J, Jones TJ, et al: Acquired von Willebrand's syndrome associated with an extranodal pulmonary lymphoma. *Arch Pathol Lab Med* 112:47, 1988.
383. Baxter PA, Nuchtern JG, Guillerman RP, et al: Acquired von Willebrand syndrome and Wilms tumor: Not always benign. *Pediatr Blood Cancer* 52:392, 2009.
384. Levesque H, Borg JY, Cailleux N, et al: Acquired von Willebrand's syndrome associated with decrease of plasminogen activator and its inhibitor during hypothyroidism. *Eur J Med* 2:287, 1993.
385. Aylesworth CA, Smallridge RC, Rick ME, Alving BM: Acquired von Willebrand's disease: A rare manifestation of postpartum thyroiditis. *Am J Hematol* 50:217, 1995.
386. Tiede A, Priesack J, Werwitzke S, et al: Diagnostic workup of patients with acquired von Willebrand syndrome: A retrospective single-centre cohort study. *J Thromb Haemost* 6:569, 2008.
387. Joist JH, Cowan JF, Zimmerman TS: Acquired von Willebrand's disease. Evidence for a quantitative and qualitative factor VIII disorder. *N Engl J Med* 298:988, 1978.
388. Sucker C, Scharf RE, Zotz RB: Use of recombinant factor VIIa in inherited and acquired von Willebrand disease. *Clin Appl Thromb Hemost* 15:27, 2009.
389. Macik BG, Gabriel DA, White GC 2nd, et al: The use of high-dose intravenous gamma-globulin in acquired von Willebrand syndrome. *Arch Pathol Lab Med* 112:143, 1988.
390. White LA, Chisholm M: Gastro-intestinal bleeding in acquired von Willebrand's disease: Efficacy of high-dose immuno-globulin where substitution treatments failed. *Br J Haematol* 84:332, 1993.
391. Rinder MR, Richard RE, Rinder HM: Acquired von Willebrand's disease: A concise review. *Am J Hematol* 54:139, 1997.
392. Van Genderen PJ, Papatsonis DN, Michiels JJ, et al: High-dose intravenous gammaglobulin therapy for acquired von Willebrand disease. *Postgrad Med J* 70:916, 1994.
393. Franchini M, Lippi G: Recent acquisitions in acquired and congenital von Willebrand disorders. *Clin Chim Acta* 377:62, 2007.
394. Oliveira MC, Kramer CK, Marroni CP, et al: Acquired factor VIII and von Willebrand factor (aFVIII-VWF) deficiency and hypothyroidism in a case with hypopituitarism. *Clin Appl Thromb Hemost* 16:107, 2010.
395. Manfredi E, van Zaane B, Gerdes VE, et al: Hypothyroidism and acquired von Willebrand's syndrome: A systematic review. *Haemophilia* 14:423, 2008.
396. Yoshida K, Tobe S, Kawata M: Acquired von Willebrand disease type IIA in patients with aortic valve stenosis. *Ann Thorac Surg* 81:1114, 2006.
397. Shimizu M, Masai H, Miwa Y: Occult gastrointestinal bleeding due to acquired von Willebrand syndrome in a patient with hypertrophic obstructive cardiomyopathy. *Intern Med* 46:481, 2007.
398. Budde U, Scharf RE, Franke P, et al: Elevated platelet count as a cause of abnormal von Willebrand factor multimer distribution in plasma. *Blood* 82:1749, 1993.
399. Rao AK: Uraemic platelets. *Lancet* 1:913, 1986.
400. Boccardo P, Remuzzi G, Galbusera M: Platelet dysfunction in renal failure. *Semin Thromb Hemost* 30:579, 2004.
401. Rosenbaum R, Hoffstein PE, Stanley RJ, Klahr S: Use of computerized tomography to diagnose complications of percutaneous renal biopsy. *Kidney Int* 14:87, 1978.
402. Diaz-Buxo JA, Donadio JVJ: Complications of percutaneous renal biopsy: An analysis of 1000 consecutive biopsies. *Clin Nephrol* 4:223, 1975.
403. Weigert AL, Schafer AI: Uremic bleeding: Pathogenesis and therapy. *Am J Med Sci* 316:94, 1998.
404. Castillo R, Lozano T, Escolar G, et al: Defective platelet adhesion on vessel subendothelium in uremic patients. *Blood* 68:337, 1986.
405. Zwaginga JJ, Ijsseldijk MJW, Beeser-Visser N, et al: High von Willebrand factor concentration compensates a relative adhesion defect in uremic blood. *Blood* 75:1498, 1990.
406. Zwaginga JJ, Ijsseldijk I, de Groot PG, et al: Defects in platelet adhesion and aggregate formation in uremic bleeding disorder can be attributed to factors in plasma. *Arterioscler Thromb* 11:733, 1991.
407. Valeri CR, Cassidy G, Pivacek LE, et al: Anemia-induced increase in the bleeding time: Implications for treatment of nonsurgical blood loss. *Transfusion* 41:977, 2001.
408. Livio M, Gotti E, Marchesi D, et al: Uraemic bleeding: Role of anaemia and beneficial effect of red cell transfusions. *Lancet* 2:1013, 1982.
409. Fernandez F, Goudable C, Sie P, et al: Low haematocrit and prolonged bleeding time in uraemic patients: Effect of red cell transfusions. *Br J Haematol* 59:139, 1985.
410. Moia M, Mannucci PM, Vizzotto L, et al: Improvement in the haemostatic defect of uraemia after treatment with recombinant human erythropoietin. *Lancet* 2:1227, 1987.
411. Vigano G, Benigni A, Mendogni D, et al: Recombinant human erythropoietin to correct uremic bleeding. *Am J Kidney Dis* 18:44, 1991.
412. Tang WW, Stead RA, Goodkin DA: Effects of epoetin alfa on hemostasis in chronic renal failure. *Am J Nephrol* 18:263, 1998.
413. Turrito VT, Weiss HJ: Red blood cells: Their dual role in thrombus formation. *Science* 207:541, 1980.
414. Casonato A, Pontara E, Vertolli UP, et al: Plasma and platelet von Willebrand factor abnormalities in patients with uremia: Lack of correlation with uremic bleeding. *Clin Appl Thromb Hemost* 7:81, 2001.
415. Sloand EM, Sloand JA, Prodouz K, et al: Reduction of platelet glycoprotein Ib in uremia. *Br J Haematol* 77:375, 1991.
416. Gralnick HR, McKeown LP, Williams SB, et al: Plasma and platelet von Willebrand factor defects in uremia. *Am J Med* 85:806, 1988.
417. Escolar G, Cases A, Bastida E, et al: Uremic platelets have a functional defect affecting the interaction of von Willebrand factor with glycoprotein IIb-IIIa. *Blood* 76:1336, 1990.
418. Di Minno G, Cerbone A, Usberti M, et al: Platelet dysfunction in uremia. II. Correction by arachidonic acid of the impaired exposure of fibrinogen receptors by adenosine diphosphate or collagen. *J Lab Clin Med* 108:246, 1986.
419. Rabiner SF, Hrodek O: Platelet factor 3 in normal subjects and patients with renal failure. *J Clin Invest* 47:901, 1968.
420. Ware JA, Clark BA, Smith M, Salzman EW: Abnormalities of cytoplasmic Ca^{2+} in platelets from patients with uremia. *Blood* 73:172, 1989.
421. Mannucci PM, Remuzzi G, Pusineri F, et al: Deamino-8-arginine vasopressin shortens the bleeding time in uremia. *N Engl J Med* 308:8, 1983.
422. Winter M, Frampton G, Bennett A, et al: Synthesis of thromboxane B_2 in uraemia and the effects of dialysis. *Thromb Res* 30:265, 1983.
423. Bloom A, Greaves M, Preston FE, Brown CB: Evidence against a platelet cyclooxygenase defect in uraemic subjects on chronic haemodialysis. *Br J Haematol* 62:143, 1986.
424. Remuzzi G, Benigni A, Dodesini P, et al: Reduced platelet thromboxane formation in uremia: Evidence for a functional cyclooxygenase defect. *J Clin Invest* 71:762, 1983.
425. Eknoyan G, Brown CH: Biochemical abnormalities of platelets in renal failure. Evidence for decreased platelet serotonin, adenosine diphosphate and Mg-dependent adenosine triphosphatase. *Am J Nephrol* 1:17, 1981.
426. Vlachoyannis J, Schoeppe W: Adenylate cyclase activity and cAMP content of human platelets in uraemia. *Eur J Clin Invest* 12:379, 1982.
427. Bazilinski N, Shaykh M, Dunea G, et al: Inhibition of platelet function by uremic middle molecules. *Nephron* 40:423, 1985.
428. Remuzzi G, Livio M, Marchiaro G, et al: Bleeding in renal failure: Altered platelet function in chronic uraemia only partially corrected by haemodialysis. *Nephron* 22:347, 1978.
429. Livio M, Benigni A, Remuzzi G: Coagulation abnormalities in uremia. *Semin Nephrol* 5:82, 1985.
430. Remuzzi G, Perico N, Zoja C, et al: Role of endothelium-derived nitric oxide in the bleeding tendency of uremia. *J Clin Invest* 86:1768, 1990.
431. Aiello S, Noris M, Todeschini M, et al: Renal and systemic nitric oxide synthesis in rats with renal mass reduction. *Kidney Int* 52:171, 1997.
432. Noris M, Remuzzi G: Uremic bleeding: Closing the circle after 30 years of controversies? *Blood* 94:2569, 1999.
433. Mendes Ribeiro AC, Brunini TM, Ellory JC, Mann GE: Abnormalities in L-arginine transport and nitric oxide biosynthesis in chronic renal and heart failure. *Cardiovasc Res* 49:697, 2001.
434. Brunini TM, Yaqoob MM, Novaes Malagris LE, et al: Increased nitric oxide synthesis in uraemic platelets is dependent on L-arginine transport via system y(+)L. *Pflugers Arch* 445:547, 2003.
435. Remuzzi G: Bleeding disorders in uremia: Pathophysiology and treatment. *Adv Nephrol Necker Hosp* 18:171, 1989.
436. Andrassy K, Ritz E: Uremia as a cause of bleeding. *Am J Nephrol* 5:313, 1985.
437. Ando M, Iwamoto Y, Suda A, et al: New insights into the thrombopoietic status of patients on dialysis through the evaluation of megakaryocytopoiesis in bone marrow and of endogenous thrombopoietin levels. *Blood* 97:915, 2001.
438. George CRP, Slichter SJ, Quadracci LJ: A kinetic evaluation of hemostasis in renal disease. *N Engl J Med* 291:1111, 1974.
439. Linthorst GE, Folman CC, van Olden RW, von dem Borne AE: Plasma thrombopoietin levels in patients with chronic renal failure. *Hematol J* 3:38, 2002.
440. Lind SE: The bleeding time does not predict surgical bleeding. *Blood* 77:2547, 1991.
441. Peterson P, Hayes TE, Arkin CF, et al: The preoperative bleeding time test lacks clinical benefit. *Arch Surg* 133:134, 1998.
442. Stewart JH, Castaldi PA: Uraemic bleeding: A reversible platelet defect corrected by dialysis. *Q J Med* 36:409, 1967.
443. Lindsay RM, Friesen M, Koens F, et al: Platelet function in patients on long-term peritoneal dialysis. *Clin Nephrol* 6:335, 1976.
444. Tassies D, Reventer JC, Cases A, et al: Effect of recombinant human erythropoietin treatment on circulating reticulated platelets in uremic patients: Association with early improvement in platelet function. *Am J Hematol* 59:105, 1998.
445. Mannucci PM: Desmopressin: A non-transfusional form of treatment for congenital and acquired bleeding disorders. *Blood* 72:1449, 1988.
446. Rose EH, Aledort LM: Nasal spray desmopressin (DDAVP) for mild hemophilia A and von Willebrand disease. *Ann Intern Med* 114:563, 1991.
447. Canavese C, Salomone M, Pacitti A, et al: Reduced response of uraemic bleeding time to repeated doses of desmopressin. *Lancet* 1:867, 1985.
448. Byrnes JJ, Larcada A, Moake JL: Thrombosis following desmopressin for uremic bleeding. *Am J Hematol* 28:63, 1988.
449. Mannucci PM: Desmopressin and thrombosis. *Lancet* 2:675, 1989.
450. Liu YK, Kosfeld RE, Marcum SG: Treatment of uremic bleeding with conjugated estrogen. *Lancet* 2:887, 1984.
451. Livio M, Mannucci PM, Vigano G, et al: Conjugated estrogens for the management of bleeding associated with renal failure. *N Engl J Med* 315:731, 1986.
452. Vigano G, Gaspari F, Locatelli M, et al: Dose-effect and pharmacokinetics of estrogens given to correct bleeding time in uremia. *Kidney Int* 34:853, 1988.
453. Heistinger M, Stockenhuber F, Schneider B, et al: Effect of conjugated estrogens on

platelet function and prostacyclin generation in CRF. *Kidney Int* 38:1181, 1990.
454. Bronner MH, Pate MD, Cunningham JT: Estrogen-progesterone therapy for bleeding of gastrointestinal telangiectasias in chronic renal failure. *Ann Intern Med* 105:371, 1986.
455. Vigano G, Zoja C, Corna D, et al: 17β-estradiol is the most active component of the conjugated estrogen mixture active on uremic bleeding by a receptor mechanism. *Mol Pharmacol* 252:344, 1990.
456. Janson PA, Jubelirer SJ, Weinstein MS, Deykin D: Treatment of bleeding tendency in uremia with cryoprecipitate. *N Engl J Med* 303:1318, 1980.
457. Triulzi DJ, Blumber N: Variability in response to cryoprecipitate treatment for hemostatic defects in uremia. *Yale J Biol Med* 63:1, 1990.
458. Thompson AR, Harker LA: Approach to bleeding disorders, in *Manual of Hemostasis and Thrombosis*, 3rd ed, edited by AR Thompson, LA Harker, p 57 FA Davis, Philadelphia, 1983.
459. George JN, Woolf SH, Raskob GE, et al: Idiopathic thrombocytopenic purpura: A practice guideline developed by explicit methods for the American Society of Hematology. *Blood* 88:3, 1996.
460. George JN, El-Harake MA, Raskob GE: Chronic idiopathic thrombocytopenic purpura. *N Engl J Med* 331:1207, 1994.
461. McMillan R: Antiplatelet antibodies in chronic adult immune thrombocytopenic purpura: Assays and epitopes. *J Pediatr Hematol Oncol* 25 Suppl 1:S57, 2003.
462. Meyer M, Kirchmaier CM, Schirmer A, et al: Acquired disorder of platelet function associated with autoantibodies against membrane glycoprotein IIb-IIIa complex-1. Glycoprotein analysis. *Thromb Haemost* 65:491, 1991.
463. Balduini CL, Grignani G, Sinigaglía F, et al: Severe platelet dysfunction in a patient with autoantibodies against membrane glycoproteins IIb-IIIa. *Haemostasis* 7:98, 1987.
464. Balduini CL, Bertolino G, Noris P, et al: Defect of platelet aggregation and adhesion induced by autoantibodies against platelet glycoprotein IIIa. *Thromb Haemost* 68:208, 1992.
465. Fuse I, Higuchi W, Narita M, et al: Overproduction of antiplatelet antibody against glycoprotein IIb after splenectomy in a patient with Evans syndrome resulting in acquired thrombasthenia [see comments]. *Acta Haematol* 99:83, 1998.
466. Stricker RB, Wong D, Saks SR, et al: Acquired Bernard-Soulier syndrome: Evidence for the role of a 210,000-molecular weight protein in the interaction of platelets with von Willebrand factor. *J Clin Invest* 76:1274, 1985.
467. Devine DV, Currie MS, Rosse WF, Greenberg CS: Pseudo-Bernard-Soulier syndrome: Thrombocytopenia caused by autoantibody to platelet glycoprotein Ib. *Blood* 70:428, 1987.
468. Deckmyn H, Zhang J, Van Houtte E, Vermylen J: Production and nucleotide sequence of an inhibitory human IgM autoantibody directed against platelet glycoprotein Ia/IIa. *Blood* 84:1968, 1994.
469. Dromigny A, Triadou P, Lesavre P, et al: Lack of platelet response to collagen associated with autoantibodies against glycoprotein (GP) Ia/IIa and Ib/IX leading to the discovery of SLE. *Hematol Cell Ther* 38:355, 1996.
470. Boylan B, Chen H, Rathore V, et al: Anti-GPVI-associated ITP: An acquired platelet disorder caused by autoantibody-mediated clearance of the GPVI/FcRgamma-chain complex from the human platelet surface. *Blood* 104:1350, 2004.
471. Wiedmer T, Ando B, Sims PJ: Complement C5b-9-stimulated platelet secretion is associated with a calcium-initiated activation of cellular protein kinases. *J Biol Chem* 262:13674, 1987.
472. Sugiyama T, Okuma M, Ushikubi F, et al: A novel platelet aggregating factor found in a patient with defective collagen-induced platelet aggregation and autoimmune thrombocytopenia. *Blood* 69:1712, 1987.
473. Warkentin TE: Heparin-induced thrombocytopenia: Pathogenesis and management. *Br J Haematol* 121:535, 2003.
474. Lackner H, Karpatkin S: On the "easy bruising" syndrome with normal platelet count: A study of 75 patients. *Ann Intern Med* 83:190, 1975.
475. Clancy R, Jenkins E, Firkin B: Qualitative platelet abnormalities in idiopathic thrombocytopenic purpura. *N Engl J Med* 286:622, 1972.
476. Heyns DA, Fraser J, Retief FP: Platelet aggregation in chronic idiopathic thrombocytopenic purpura. *J Clin Pathol* 31:1239, 1978.
477. Regan MG, Lackner H, Karpatkin S: Platelet function and coagulation profile in lupus erythematosus. *Am J Med* 81:462, 1974.
478. Dorsch CA, Meyerhoff J: Mechanisms of abnormal platelet aggregation in systemic lupus erythematosus. *Arthritis Rheum* 25:966, 1982.
479. Nieuwenhuis HK, Zwaginga JJ, Sixma JJ: Analysis of patients with a prolonged bleeding time. *Thromb Haemost* 58:527, 1987.
480. Weiss HJ, Rosove MH, Lages BA, Kaplan KL: Acquired storage pool deficiency with increased platelet-associated IgG. *Am J Med* 69:711, 1980.
481. Meyerhoff J, Dorsch CA: Decreased platelet serotonin levels in systemic lupus erythematosus. *Arthritis Rheum* 24:1495, 1981.
482. Stuart MJ, Kelton JG, Allen JB: Abnormal platelet function and arachidonate metabolism in chronic idiopathic thrombocytopenic purpura. *Blood* 58:326, 1981.
483. Harker LA, Malpass TW, Branson HE, et al: Mechanism of abnormal bleeding in patients undergoing cardiopulmonary bypass: Acquired transient platelet dysfunction associated with selective alpha-granule release. *Blood* 56:824, 1980.
484. Woodman RC, Harker LA: Bleeding complications associated with cardiopulmonary bypass. *Blood* 76:1680, 1990.
485. Mammen EF, Koets MH, Washington BC, et al: Hemostasis changes during cardiopulmonary bypass surgery. *Semin Thromb Hemost* 11:281, 1985.
486. Khuri SF, Wolfe JA, Josa M, et al: Hematologic changes during and after cardiopulmonary bypass and their relationship to the bleeding time and nonsurgical blood loss. *J Thorac Cardiovasc Surg* 104:94, 1992.
487. Martin JF, Daniel TD, Trowbridge EA: Acute and chronic changes in platelet volume and count after cardiopulmonary bypass induced thrombocytopenia in man. *Thromb Haemost* 57:55, 1987.
488. Chandler AB, Hutson MS: Platelet plug formation in an extracorporeal unit. *Am J Clin Pathol* 64:101, 1975.
489. Lindon JN, McManama, Kushner L: Does the conformation of adsorbed fibrinogen dictate platelet interactions with artificial surfaces? *Blood* 68:355, 1986.
490. Singer RL, Mannion JD, Bauer TL, et al: Complications from heparin-induced thrombocytopenia in patients undergoing cardiopulmonary bypass. *Chest* 104:1436, 1993.
491. Bick RL: Hemostasis defects associated with cardiac surgery, prosthetic devices, and other extracorporeal circuits. *N Engl J Med* 22:1446, 1986.
492. McKenna R, Bachmann F, Whittaker B, et al: The hemostatic mechanism after open heart surgery. II. Frequency of abnormal platelet functions during and after extracorporeal circulation. *J Thorac Cardiovasc Surg* 70:298, 1975.
493. Beurling-Harbury C, Galvan CA: Acquired decrease in platelet secretory ADP associated with increased post-operative bleeding in post-cardiopulmonary bypass patients and in patients with severe valvular heart disease. *Blood* 52:13, 1978.
494. Abrams CS, Ellison N, Budzynski AZ, Shattil S: Direct detection of activated platelets and platelet-derived microparticles in humans. *Blood* 75:128, 1990.
495. Nannizzi-Alaimo L, Rubenstein MH, Alves VL, et al: Cardiopulmonary bypass induces release of soluble CD40 ligand. *Circulation* 105:2849, 2002.
496. Wahba A, Rothe G, Lodes H, et al: The influence of the duration of cardiopulmonary bypass on coagulation, fibrinolysis and platelet function. *Thorac Cardiovasc Surg* 49:153, 2001.
497. George JN, Pickett EB, Saucerman S, et al: Platelet surface glycoproteins. Studies on resting and activated platelets and platelet membrane microparticles in normal subjects, and observations in patients during adult respiratory distress syndrome and cardiac surgery. *J Clin Invest* 78:340, 1986.
498. Bachmann F, McKenna R, Cole ER, Najafi H: The hemostatic mechanism after open heart surgery. I. Studies on plasma coagulation factors and fibrinolysis in 512 patients after extracorporeal circulation. *J Thorac Cardiovasc Surg* 70:76, 1975.
499. Gluszko P, Ricinski B, Musial J, et al: Fibrinogen receptors in platelet adhesion to surfaces of extracorporeal circuit. *Am J Physiol* 252:H615, 1987.
500. van den Dengen JJAM, Karliczek GF, Brenken W, et al: Clinical study of blood trauma during perfusion with membrane and bubble oxygenators. *Thorac Cardiovasc Surg* 83:108, 1982.
501. Edmunds LH Jr, Colman RW: Thrombin during cardiopulmonary bypass. *Ann Thorac Surg* 82:2315, 2006.
502. Kestin AS, Valeri CR, Khuri SF, et al: The platelet function defect of cardiopulmonary bypass. *Blood* 82:107, 1993.
503. Weksler BB, Pett SB, Alonso D, et al: Differential inhibition of aspirin of vascular prostaglandin synthesis in atherosclerotic patients. *N Engl J Med* 308:800, 1983.
504. Levy JH: Pharmacologic preservation of the hemostatic system during cardiac surgery. *Ann Thorac Surg* 72:S1814, 2001.
505. Tabuchi N, de Haan J, Boonstra PW, van Oeveren W: Activation of fibrinolysis in the pericardial cavity during cardiopulmonary bypass. *J Thorac Cardiovasc Surg* 106:828, 1993.
506. Hunt BJ, Parratt RN, Segal HC, et al: Activation of coagulation and fibrinolysis during cardiothoracic operations. *Ann Thorac Surg* 65:712, 1998.
507. Rapaport SI: Preoperative hemostatic evaluation: Which tests, if any? *Blood* 61:229, 1983.
508. Magovern JA, Sakert T, Benckart DH, et al: A model for predicting transfusion after coronary artery bypass grafting [see comments]. *Ann Thorac Surg* 61:27, 1996.
509. Simon TA, Akl BF, Murphy W: Controlled trial of routine administration of platelet concentrates in cardiopulmonary bypass surgery. *Ann Thorac Surg* 37:359, 1987.
510. Wasser MNJM, Houbiers JGA, D'Amaro J, et al: The effect of fresh versus stored blood on post-operative bleeding after coronary bypass surgery: A prospective randomized study. *Br J Haematol* 72:81, 1989.
511. Sowade O, Warnke H, Scigalla P, et al: Avoidance of allogeneic blood transfusions by treatment with epoetin beta (recombinant human erythropoietin) in patients undergoing open- heart surgery. *Blood* 89:411, 1997.
512. Shimpo H, Mizumoto T, Onoda K, et al: Erythropoietin in pediatric cardiac surgery: Clinical efficacy and effective dose. *Chest* 111:1565, 1997.
513. Schmoeckel M, Nollert G, Mempel M, et al: Effects of recombinant human erythropoietin on autologous blood donation before open heart surgery. *Thorac Cardiovasc Surg* 41:364, 1993.
514. Axford TC, Dearani JA, Ragno G, et al: Safety and therapeutic effectiveness of reinfused shed blood after open heart surgery [see comments]. *Ann Thorac Surg* 57:615, 1994.
515. Griffith LD, Billman GF, Daily PO, Lane TA: Apparent coagulopathy caused by infusion of shed mediastinal blood and its prevention by washing of the infusate [see comments]. *Ann Thorac Surg* 47:400, 1989.
516. Hsu LC: Heparin-coated cardiopulmonary bypass circuits: Current status. *Perfusion* 16:417, 2001.
517. Spijker HT, Graaff R, Boonstra PW, et al: On the influence of flow conditions and wettability on blood material interactions. *Biomaterials* 24:4717, 2003.
518. Lappegard KT, Fung M, Bergseth G, et al: Effect of complement inhibition and heparin coating on artificial surface-induced leukocyte and platelet activation. *Ann Thorac Surg* 77:932, 2004.
519. Weerwind PW, Caberg NE, Reutelingsperger CP, et al: Exposure of procoagulant phospholipids on the surface of platelets in patients undergoing cardiopulmonary bypass using non-coated and heparin-coated extracorporeal circuits. *Int J Artif Organs* 25:770, 2002.
520. Johnell M, Elgue G, Larsson R, et al: Coagulation, fibrinolysis, and cell activation in patients and shed mediastinal blood during coronary artery bypass grafting with a new heparin-coated surface. *J Thorac Cardiovasc Surg* 124:321, 2002.
521. Linneweber J, Chow TW, Kawamura M, et al: *In vitro* comparison of blood pump

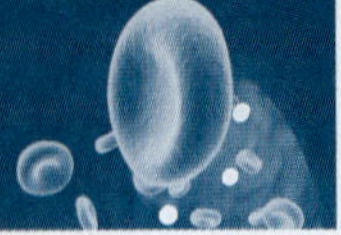

induced platelet microaggregates between a centrifugal and roller pump during cardiopulmonary bypass. *Int J Artif Organs* 25:549, 2002.
522. Despotis GJ, Avidan MS, Hogue CW Jr: Mechanisms and attenuation of hemostatic activation during extracorporeal circulation. *Ann Thorac Surg* 72:S1821, 2001.
523. Nuttall GA, Erchul DT, Haight TJ, et al: A comparison of bleeding and transfusion in patients who undergo coronary artery bypass grafting via sternotomy with and without cardiopulmonary bypass. *J Cardiothorac Vasc Anesth* 17:447, 2003.
524. Lo B, Fijnheer R, Castigliego D, et al: Activation of hemostasis after coronary artery bypass grafting with or without cardiopulmonary bypass. *Anesth Analg* 99:634, 2004.
525. Mariani MA, Gu YJ, Boonstra PW, et al: Procoagulant activity after off-pump coronary operation: Is the current anticoagulation adequate? *Ann Thorac Surg* 67:1370, 1999.
526. Paparella D, Galeone A, Venneri MT, et al: Activation of the coagulation system during coronary artery bypass grafting: Comparison between on-pump and off-pump techniques. *J Thorac Cardiovasc Surg* 131:290, 2006.
527. Vallely MP, Bannon PG, Bayfield MS, et al: Quantitative and temporal differences in coagulation, fibrinolysis and platelet activation after on-pump and off-pump coronary artery bypass surgery. *Heart Lung Circ* 18:123, 2009.
528. Hackmann T, Gascoyne R, Naiman SC, et al: A trial of desmopressin to reduce blood loss in uncomplicated cardiac surgery. *N Engl J Med* 321:1437, 1989.
529. Seear MD, Wadsworth LD, Rogers PC, et al: The effect of desmopressin acetate (DDAVP) on postoperative blood loss after cardiac operations in children [see comments]. *J Thorac Cardiovasc Surg* 98:217, 1989.
530. Pychynska-Pokorska M, Moll JJ, Krajewski W, Jarosik P: The use of recombinant coagulation factor VIIa in uncontrolled postoperative bleeding in children undergoing cardiac surgery with cardiopulmonary bypass. *Pediatr Crit Care Med* 5:246, 2004.
531. Herbertson M: Recombinant activated factor VII in cardiac surgery. *Blood Coagul Fibrinolysis* 15 Suppl 1:S31, 2004.
532. Ott E, Nussmeier NA, Duke PC, et al: Efficacy and safety of the cyclooxygenase 2 inhibitors parecoxib and valdecoxib in patients undergoing coronary artery bypass surgery. *J Thorac Cardiovasc Surg* 125:1481, 2003.
533. Nussmeier NA, Whelton AA, Brown MT, et al: Complications of the COX-2 inhibitors parecoxib and valdecoxib after cardiac surgery. *N Engl J Med* 352:1081, 2005.
534. Mangano DT, Tudor IC, Dietzel C: The risk associated with aprotinin in cardiac surgery. *N Engl J Med* 354:353, 2006.
535. Schneeweiss S, Seeger JD, Landon J, Walker AM: Aprotinin during coronary-artery bypass grafting and risk of death. *N Engl J Med* 358:771, 2008.
536. Shaw AD, Stafford-Smith M, White WD, et al: The effect of aprotinin on outcome after coronary-artery bypass grafting. *N Engl J Med* 358:784, 2008.
537. Fergusson DA, Hebert PC, Mazer CD, et al: A comparison of aprotinin and lysine analogues in high-risk cardiac surgery. *N Engl J Med* 358:2319, 2008.
538. Krauss JS, Jonah MH: Platelet dysfunction (thrombocytopathy) in extra-hepatic biliary obstruction. *South Med J* 75:506, 1982.
539. Hillbom M, Muuronen A, Neiman J: Liver disease and platelet function in alcoholics. *Br Med J* 295:581, 1987.
540. Amitrano L, Guardascione MA, Brancaccio V, Balzano A: Coagulation disorders in liver disease. *Semin Liver Dis* 22:83, 2002.
541. Mannucci PM, Vicente V, Vianello L, et al: Controlled trial of desmopressin in liver cirrhosis and other conditions associated with a prolonged bleeding time. *Blood* 67:1148, 1986.
542. Stein SF, Harker LA: Kinetic and functional studies of platelets, fibrinogen, and plasminogen in patients with hepatic cirrhosis. *J Lab Clin Med* 99:217, 1982.
543. Peck-Radosavljevic M, Wichlas M, Zacherl J, et al: Thrombopoietin induces rapid resolution of thrombocytopenia after orthotopic liver transplantation through increased platelet production. *Blood* 95:795, 2000.
544. Giannini E, Botta F, Borro P, et al: Relationship between thrombopoietin serum levels and liver function in patients with chronic liver disease related to hepatitis C virus infection. *Am J Gastroenterol* 98:2516, 2003.
545. Violi F, Leo R, Vezza E, et al: Bleeding time in patients with cirrhosis: Relation with degree of liver failure and clotting abnormalities. C.A.L.C. Group. Coagulation Abnormalities in Cirrhosis Study Group. *J Hepatol* 20:531, 1994.
546. Pareti FI, Capitanio A, Mannucci L: Acquired storage pool disease in platelets during disseminated intravascular coagulation. *Blood* 48:511, 1976.
547. Pareti FI, Capitanio A, Mannucci L, et al: Acquired dysfunction due to the circulation of "exhausted" platelets. *Am J Med* 69:235, 1980.
548. Solum NO, Rigollot C, Budzynski A, Marder VJ: A quantitative evaluation of the inhibition of platelet aggregation by low molecular weight degradation products of fibrinogen. *Br J Haematol* 24:619, 1973.
549. Stoff JS, Stemerman M, Steer M, et al: A defect in platelet aggregation in Bartter's syndrome. *Am J Med* 68:171, 1980.
550. van Wersch J, Rodriques Pereira R: Platelet aggregation in six families with Bartter's syndrome. *Clin Chim Acta* 130:363, 1983.
551. Nusing RM, Reinalter SC, Peters M, et al: Pathogenetic role of cyclooxygenase-2 in hyperprostaglandin E syndrome/antenatal Bartter syndrome: Therapeutic use of the cyclooxygenase-2 inhibitor nimesulide. *Clin Pharmacol Ther* 70:384, 2001.
552. Hebert SC: Bartter syndrome. *Curr Opin Nephrol Hypertens* 12:527, 2003.
553. Lim SH, Tan CE, Agasthian T, Chew LS: Acquired platelet dysfunction with eosinophilia: Review of seven adult cases. *J Clin Pathol* 42:950, 1989.
554. Poon MC, Ng SC, Coppes MJ: Acquired platelet dysfunction with eosinophilia in white children. *J Pediatr* 126:959, 1995.
555. Laosombat V, Wongchanchailert M, Sattayasevana B, et al: Acquired platelet dysfunction with eosinophilia in children in the south of Thailand. *Platelets* 12:5, 2001.
556. Szczeklik A, Milner PC, Birch J, et al: Prolonged bleeding time, reduced platelet aggregation, altered PAF-acether sensitivity and increased platelet mass are a trait of asthma and hay fever. *Thromb Haemost* 56:283, 1986.
557. Carvalho AC, Quinn DA, DeMarinis SM, et al: Platelet function in acute respiratory failure. *Am J Hematol* 25:377, 1987.
558. Bracey AW, Wu AH, Aceves J, et al: Platelet dysfunction associated with Wilms tumor and hyaluronic acid. *Am J Hematol* 24:247, 1987.

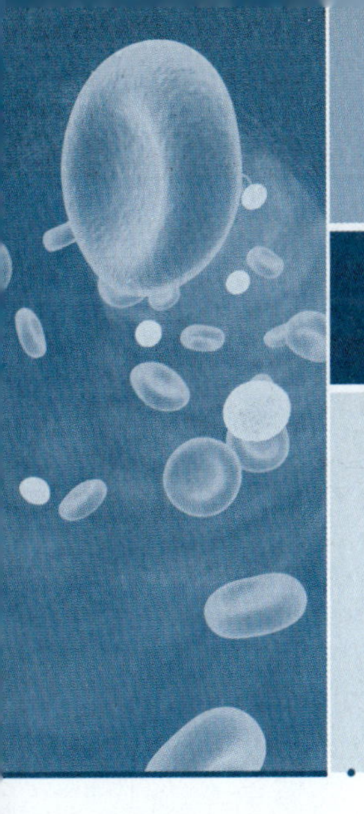

第123章

血管性紫癜

Doru T. Alexandrescu, Richard L. Gallo

摘　要

紫癜是红细胞外渗进入黏膜或皮肤出现的一种临床表现，可由多种病理状态引起，诸如风湿免疫性疾患、感染、皮肤病、创伤及血液系统疾病。血小板、凝血因子量或质的缺陷导致的紫癜不在本章讨论范畴，将在本书其他章节予以阐述。各种病因导致的非血小板减少性紫癜基于鉴别诊断目的可分为三类：①可触性紫癜或网状、非炎性紫癜，如Waldenström血症的高球蛋白血症性紫癜；②可触性或不可触性的炎性紫癜，如过敏性紫癜（Henoch-Schönlein purpura）；③不可触性和非炎性紫癜，如老年性紫癜。通过对紫癜大小、形状、是否突出皮肤表面、有无炎症反应等诸多性状的评价，可明显简化对特定疾病的鉴别诊断。

定义和诊断路径

紫癜一词来源于拉丁词“紫色”，是指皮肤黏膜由于表浅小血管内红细胞渗出和局部含铁血黄素沉着呈现出可见的出血表象[1]。紫癜定义上异于红斑在于压之不能完全褪色。通常采用玻片按压病变皮肤观察有无褪色来鉴别紫癜，临床上称之为玻片压诊法（图123-1）。某些特殊情况下，如静脉迂曲导致红细胞流动受阻，皮肤表现酷似紫癜，按压不能完全褪色，但并未发生出血[1]。

判断皮损是否突出皮肤表面（可触性）是评价紫癜性病变的首要步骤（图123-2）。皮损突出皮肤表面的病因各异，包括纤维蛋白沉积、局限性水肿、明显的细胞浸润和红细胞渗入皮下。

本章使用的简写和缩略词：ANCA，抗中性粒细胞胞质抗体（antineutrophil cytoplasmic antibody）；APS，抗磷脂综合征（antiphospholipid syndrome）；CREST，钙质沉着，雷诺现象，食管运动功能障碍，指端硬化，毛细血管扩张（calcinosis，Raynayud phenomenon，esophageal motor dysfunction，sclerodactyly，and telangiectasia）；CSS，Churg-Strauss综合征（Churg-Strauss syndrome）；DIC，弥散性血管内凝血（disseminated intravascular coagulation）；HCV，丙型肝炎病毒（hepatitis C virus）；HP，高丙种球蛋白血症性紫癜（hypergammaglobulinemic purpura）；HSP，Henoch-Schönlein紫癜（Henoch-Schönlein purpura）；MELAS，线粒体脑病，乳酸性酸中毒，类卒中综合征（mitochondrial encephalopathy，lactic acidosis，stroke-likes syndrome）；SLE，系统性红斑狼疮（systemic lupus erythematosus）；WG，Wegener韦格纳肉芽肿（granulomatosis）。

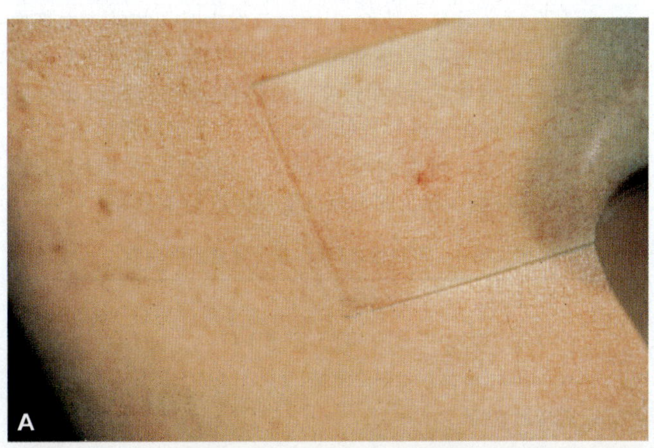

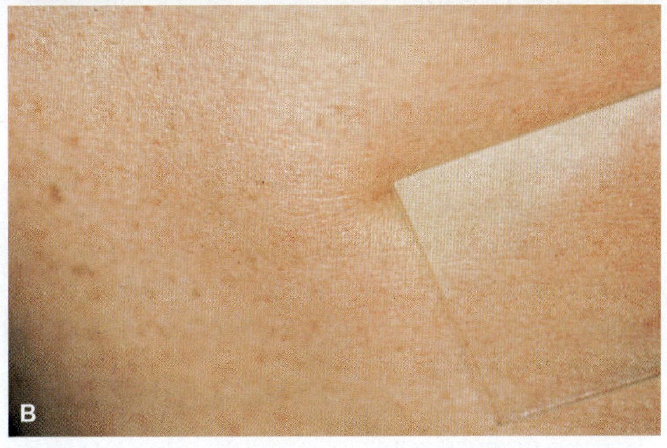

图123-1　A. 蜘蛛痣。B. 蜘蛛痣压之褪色。注意蜘蛛痣以玻片压之褪色。

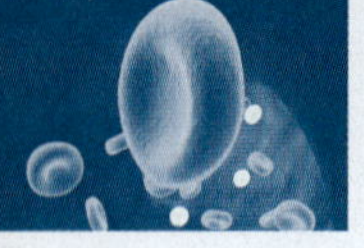

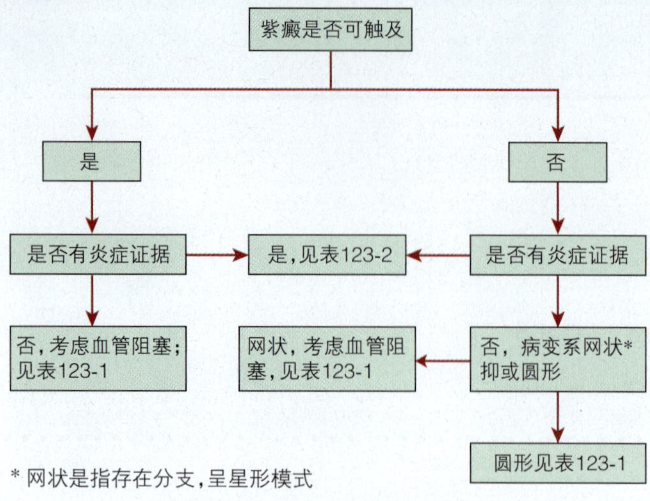

图 123-2　紫癜性病变诊断的临床路径。

继而应检查皮损有无炎性改变，炎性症状包括疼痛、红斑、皮温升高和局部肿胀，提示存在血管炎或合并免疫复合物相关性疾病。

紫癜形状呈圆形抑或网状（分枝状）对于病变的评估非常重要。无炎性改变的网状紫癜病变通常提示小血管阻塞；而存在炎性改变的网状紫癜性病变则支持免疫复合物形成相关血管炎的诊断[2]。微小的局灶性出血称为瘀点（<4mm）；直径大于4mm小于1cm的中等大小出血称为紫癜，而大于1cm的皮肤出血称为瘀斑[3]。

紫癜性病变通常为紫色，但因病变发生时间和外渗血液血红蛋白氧饱和度的差异，紫癜可呈现多种颜色。瘀斑初发时通常表现为蓝色或紫色，继而转变为浅褐色，最终随血红蛋白降解为胆红素而转为黄色[4]。皮肤出血常须与毛细血管扩张鉴别，毛细血管扩张是一种血管畸形，压之可褪色（见图 123-1）。表 123-1~123-3 对本章涉及的紫癜病变病因进行了分类。

表 123-1　可触性或网状、非炎性紫癜性病变

A. 异常蛋白血症
  1. 冷球蛋白血症（参见图 123-3，图 123-4）
  2. Waldenström 高球蛋白性紫癜（参见图 123-5）
  3. 轻链血管病
  4. 冷纤维蛋白原血症
B. 血栓性
  1. 肝素性坏死
  2. 香豆素性坏死（参见图 123-6）
  3. 蛋白 C 和蛋白 S 缺乏
  4. 阵发性睡眠性血红蛋白尿
  5. 抗磷脂综合征（参见图 123-8）
  6. 网状青斑
C. 栓塞性
  1. 胆固醇性栓子（参见图 123-9）
  2. 皮肤钙过敏
  3. 左房黏液瘤源性栓子
D. 昆虫叮咬

表 123-2　可触及性和非触及性、炎性紫癜性病变

A. 坏疽性脓皮病（参见图 123-7）
B. Sweet 综合征（参见图 123-10）
C. 白塞病
D. 血清病
E. Henoch-Schönlein 紫癜（参见图 123-12）
F. 感染
G. 多形性红斑（参见图 123-20）
H. 皮肤结节性多动脉炎（参见图 123-21）
I. 副肿瘤性血管炎
J. 药物诱导性血管炎
K. ANCA 相关性血管炎
  1. 韦格纳肉芽肿
  2. Churg-Strauss 综合征
  3. 显微镜下血管炎

表 123-3　非触性、非炎性、圆形紫癜性病变

A. 血管跨壁压梯度增高
B. 药物反应
C. 凝血功能异常
D. 非外伤性血管完整性破坏
  1. 老年性紫癜
  2. 糖皮质激素过度（库欣综合征，糖皮质激素治疗）
  3. 坏血病——维生素 C 缺乏（参见图 123-25）
  4. 系统性淀粉样变性
  5. 结缔组织疾病（Ehlers-Danlos 综合征，弹力纤维性假黄瘤）
  6. 线粒体性脑肌病伴乳酸酸中毒及卒中样综合征（MELAS）
E. 创伤
F. Waldenström 高球蛋白性紫癜（参见图 123-1 和图 123-5）
G. 进行性色素性皮肤病（参见图 123-26）

可触性或网状、非炎性紫癜病变（见表 123-1）

异常蛋白血症

冷球蛋白血症

冷球蛋白血症是指血浆中出现冷凝性免疫球蛋白[5]，常继发于几种特定的疾病状态。冷球蛋白通常以较低浓度存在于血浆中，因而约 90% 的冷球蛋白血症患者无症状或仅有轻微症状[6]。冷球蛋白血症临床表现是冷球蛋白在皮肤和肢体末端温度较低的表浅小静脉沉积所致。冷球蛋白血症综合征依据沉积免疫球蛋白种类差异区分为三个亚型。Ⅰ型冷球蛋白血症是由单克隆球蛋白 IgG、IgM 或 IgA 沉积所致，常见于淋巴增殖性疾病，如骨髓瘤、Waldenström 巨球蛋白血症或淋巴瘤。Ⅱ型冷球蛋白血症或称为混合型冷球蛋白血症，通常存在免疫复合物。免疫复合物由多克隆 IgG 与其单克隆 Igs 组成，典型的为具有特异性抗 IgG 活性的 IgM 抗体。暴露于外源性抗原可刺激机体生成免疫球蛋白以对抗细菌、病毒或真菌感染。混合型冷球蛋白血症常继发于丙型肝炎病毒（HCV）感染[7]，其他病因包括 HIV 感染、胶原血管性疾病、血液系统肿瘤等[8,9]。继发于 HCV 感染的冷球蛋白血症可出现活动性皮肤血管炎，该病发生与血浆 B 细胞诱集趋化因子 1（CXCL 13）[10] 水平升高有关。临床表现为下肢皮肤瘀点、可触性紫癜和坏死性皮肤溃疡。HCV 相关冷球蛋白血症一线治疗方案包括干扰素 -α，辅助性糖皮质激素治疗或血浆置换[11]。采用利巴韦林和干扰素 -α 直接干预 HCV 感染可缓解这种继发性淋巴增殖性疾病[12]。免疫复合物在血管壁的沉积可导致血管、神经、关节和皮肤等多部位组织损伤，表现为混合性冷球蛋白血症特征性的临床表现，包括乏力、关节疼痛和紫癜。这类紫癜常突出皮肤表面，可伴随出现局灶性出血性坏死（图 123-3），偶可出现毛囊脓疱样紫癜。其他皮肤表现包括下肢溃疡、荨麻疹、雷诺现象、指甲下紫癜（图 123-4）。Ⅲ型冷球蛋白血症与多克隆 IgG 和 IgM 复合物相关[6]，临床表现与混合型冷球蛋白血症相似，常继发于各种感染，系统性红斑狼疮（SLE）和链球菌感染后肾小球肾炎。

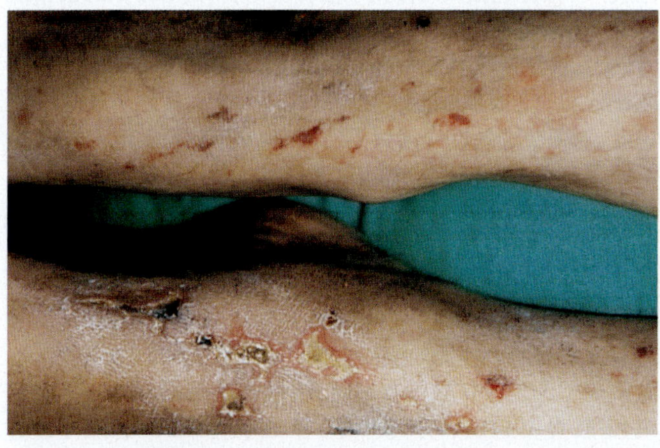

图 123-3　冷球蛋白血症：外周性紫癜。

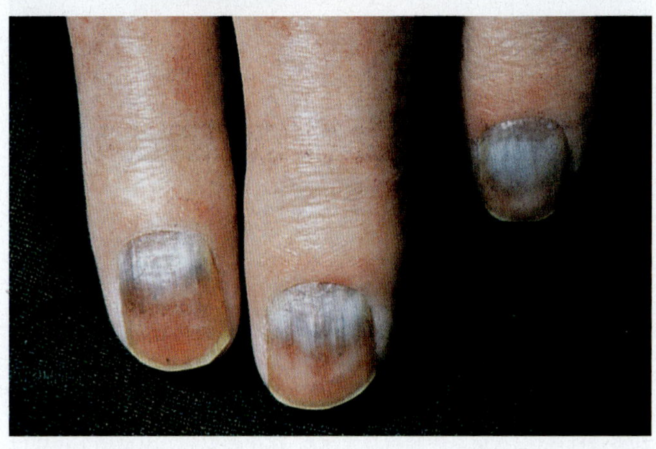

图 123-4　冷球蛋白血症：指甲下的紫癜。

Waldenström 高球蛋白血症性紫癜

血浆多克隆球蛋白水平升高，通常是 IgG1，显然是高球蛋白血症性紫癜各种皮肤表现的致病因素。Waldenström 首次描述了这一高球蛋白血症综合征，以反复发作性紫癜、高丙种球蛋白血症、红细胞沉降率增快和贫血为特征[13]。该病常见于青年妇女，发病与多种自身免疫性疾病相关，包括 SLE、类风湿关节炎、干燥综合征、丙型病毒性肝炎、多发性肌炎、结节病和多发性硬化。散在或密集成片融合的下肢瘀点是 Waldenström 高球蛋白血症最常见的皮肤表现（图 123-5），这类皮肤改变还可出现在身体其他部位[14]。皮肤病变常呈自限性，一般 7~10 天可缓解，但容易复发，复发与暴露于低温环境及组织静水压升高（如使用弹力长筒丝袜，长时间站立）有关[15]。临床表现还包括可触性紫癜、下肢小型红色斑疹，亦有发生皮肤网状紫癜[16] 及水肿、关节疼痛[17] 的报道。

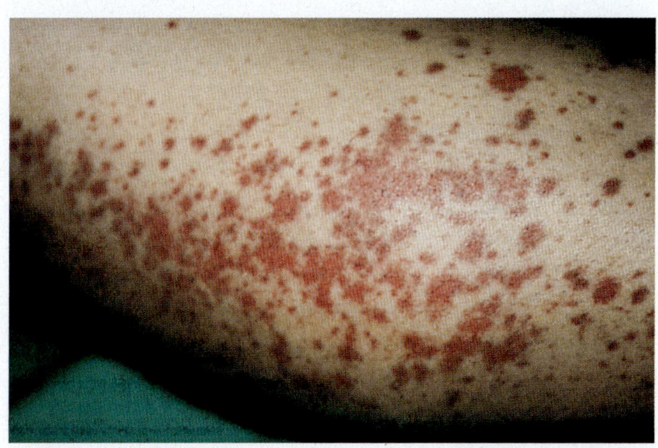

图 123-5　Waldenström 高球蛋白血症性紫癜：注意下肢散在分布和融合成片的瘀点共存。

常见的组织病理学表现为血管周围炎性浸润、出血、血管性坏死和白细胞分解性血管炎，血清学检测除多克隆 IgA 或 IgM、IgG 水平升高外，亦可检出冷球蛋白血症、类风湿因子或抗核抗体[18]。患者 IgG 亚型表达常不平衡，通常 IgG2 表达水平下降，导致免疫功能下降，可能与患者反复感染相关[17]。出现抗淋巴细胞抗体时可引起淋巴细胞计数下降。78% 的高球蛋白血症性紫癜患者血浆中可检测到 Ro/SSA 抗体，因而 Ro/SSA 抗体检测可应用于 Waldenström 高球蛋白血症疑似病例的诊断[19]。

轻链血管病

免疫球蛋白轻链形成的晶体样物质积聚于皮肤可出现出血性可触性紫癜，三分之二的轻链血管病患者可检测到非淀粉样单克隆 κ 型轻链[20]。1 例 82 岁的男性患者和 1 例 34 岁的女性患者通过直接免疫荧光法检测发现含 λ 型单克隆轻链蛋白的晶体样物质沉积于皮肤和其他多处组织，两名患者均出现亚急性缺血性坏死，并迅速发展为急进性肾衰竭[21]。虽然临床表现提示系统性血管炎，但并无炎症的组织病理学证据。亦有报道称 1 例 37 岁的多发性骨髓瘤患者也出现了轻链型血管病并存在相应皮肤改变，免疫组化分析证实血管内存在含 IgG 和轻

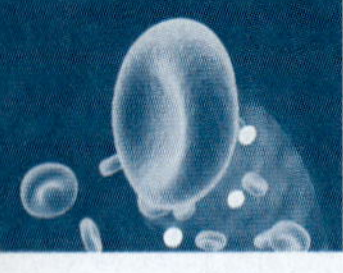

链蛋白的晶体样物质沉积，临床上表现为足坏疽和肠穿孔[22]。

冷纤维蛋白原血症

冷纤维蛋白原血症最初由Korst和Kratochvil在1955年报道，系血清异常蛋白血症的一种形式，以异常冷凝性纤维蛋白原形成为特征。皮肤表现为发绀、红斑、雷诺现象和鼻、耳及肢端可触性紫癜，也可出现组织缺血和坏疽[23]。冷纤维蛋白原血症发病可能与高水平的α_1抗胰蛋白酶和α_2巨球蛋白水解酶引起的纤溶抑制有关[24]。冷纤维蛋白原血症通常继发于血栓栓塞性疾病、转移性恶性肿瘤、感染和胶原血管病[25]。治疗方法包括保温、血浆置换、纤溶药物和司坦唑醇(具有纤溶活性的蛋白同化类固醇类药物)，或者采用糖皮质激素或细胞毒药物免疫抑制治疗。

■ 血栓性

肝素性坏死

肝素相关性皮肤反应个体差异较大，轻者表现为Ⅰ型荨麻疹性皮疹，重者可出现溃疡或坏死性紫癜团块[26]。皮下或静脉注射肝素均可发生皮肤反应，新近亦有低分子肝素(dalteparin)应用后出现皮肤反应的报道[27]。发病可能与药物相关性迟发型超敏反应有关。包括坏死性紫癜病变在内的皮肤改变通常出现在肝素治疗后1~2周内[28]。皮肤病变显然与肝素诱导性血小板减少密切相关，肝素诱导性血小板减少的发生是由于抗血小板因子4抗体介导血小板聚集，进而引起血栓形成和微循环阻塞[27]。尽管大多数患者并未出现血小板减少，但肝素治疗后出现皮肤反应仍应考虑监测血小板计数。

香豆素性坏死

痛性红斑或结节是香豆素治疗潜在的并发症(图123-6)。上述病变可迅速进展为出血或坏死，引起大片皮肤坏死伴黑痂产生，进而出现腐肉形成；其他皮肤改变如紫癜、水疱、斑丘疹或荨麻疹亦可见到[1]。香豆素诱导的坏死常见于围绝经期肥胖妇女，发生率在0.01%~0.1%，常发生于香豆素抗血管内血栓治疗后3~10日内[29,30]，也有迟发型香豆素相关性皮肤坏死的报道，用药后56天病人出现可触性紫癜，并迅速进展为出血性疱疮[31]。但非典型者可出现在用药几年后，如已报道的1例蛋白S缺乏患者[32]。虽然香豆素相关坏死好发于脂肪富集部位，如乳房、股部、臀部及肢端，但也可累及阴茎、手指及足趾等少见部位[33]。香豆素性坏死系维生素K依赖凝血因子水平急剧下降的结果，如蛋白C和蛋白S。组织病理学表现为纤维蛋白在皮肤或皮下小血管沉积所致的微血管阻塞，但血管炎并不常见[29]。治疗方法包括及时停用香豆素，偶需外科清创处理。有香豆素诱导的坏死局部发生耐甲氧西林金黄色葡萄球菌感染导致致命性脓毒败血症休克的报道[31]。蛋白C或蛋白S缺乏患者更容易发生香豆素性坏死，故在启动香豆素治疗前须给予肝素行预防性抗凝治疗[34]。

蛋白C和蛋白S缺乏

蛋白C和蛋白S缺乏的临床表现包括静脉血栓栓塞、华法林诱导的皮肤坏死和新生儿暴发性紫癜。遗传性或获得性蛋白C和蛋白S缺乏的临床表现为突出皮肤表面的坏死性紫癜和瘀斑[35,36]。与纯合型蛋白C缺乏相关的红斑性紫癜在胎儿出生数小时内即可发生，并可迅速进展为出血性坏死(参见第131章)[37]。获得性蛋白C缺乏与抗蛋白C自身抗体、抗生素应用、败血症性休克、HIV感染及肝脏疾病相关[38]。获得性蛋白S缺乏可继发于水痘感染，水痘感染可诱导抗蛋白S免疫球蛋白生成[39]。治疗包括及时停用华法林类药物，同时予以肝素和维生素K治疗。当患者需终身服用华法林预防血栓性疾病复发时，预先输注新鲜冰冻血浆补充蛋白C和蛋白S有助于清除静脉血栓和改善皮肤病变。对于既往曾发生过华法林性坏死的患者，对部分选择性病例如需再次启动华法林治疗，可在输注浓缩蛋白C制剂或新鲜冰冻血浆以维持稳态抗凝效果的前提下恢复华法林治疗[40]。

阵发性睡眠性血红蛋白尿

阵发性睡眠性血红蛋白尿(参见第40章)是一种由于细胞膜表面结合蛋白生成缺陷所致的克隆性血液系统疾病[41]。皮肤表现常继发于疾病的高凝状态；包括可触性紫癜、瘀点、瘀斑、下肢溃疡、斑块、坏死和血疱[42]。细小病毒B19感染对PNH的皮肤坏死[43]可能有着病因学上的意义，亦有发生坏疽性脓皮病(图123-7)[44]和暴发性紫癜[43]的报道。组织病理学表现为微

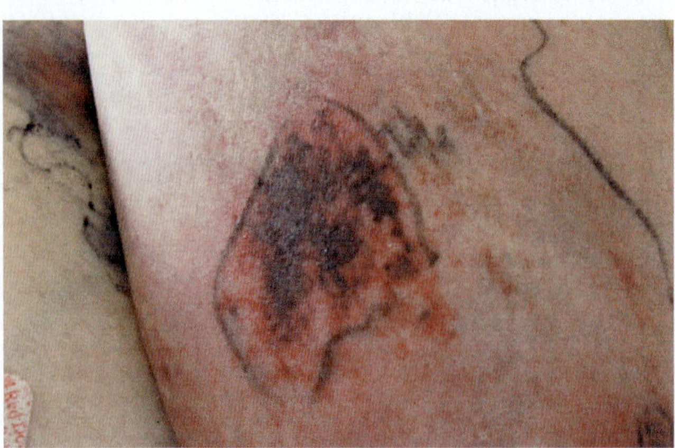

图123-6 香豆素性坏死。常发生在肢端和脂肪富集部位如臀部和乳房。发病系蛋白C快速清除所致，通常发生于香豆素起始治疗后3~10日内。病理特征为显微镜下小血管血栓栓塞。

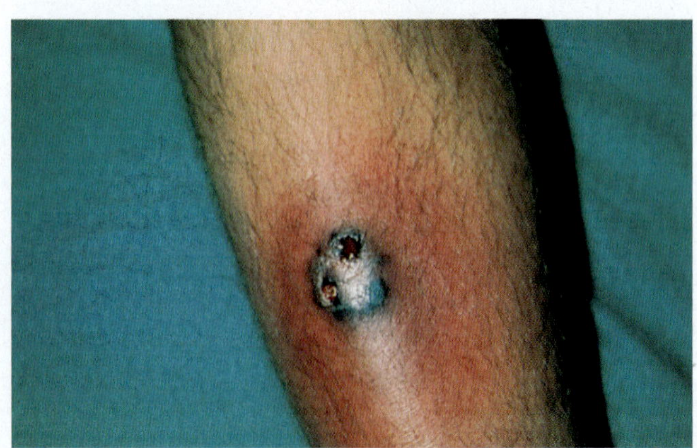

图123-7 坏疽性脓皮病。多种全身性疾病与坏疽性脓皮病相关，包括炎症性肠病、血液系统肿瘤及实体瘤，风湿类疾病。显微镜下病变以中心坏死、中性粒细胞浸润和血管周围及管壁内淋巴细胞浸润为特征。

循环内纤维蛋白血栓形成[42]。

抗磷脂综合征

抗磷脂综合征是以高凝状态为特征的一种疾病，该病的高凝状态与病人体内产生的抗磷脂抗体（如抗心磷脂抗体、狼疮抗凝物）有关（参见第 132 章）[46]。约 40% 的抗磷脂综合征患者出现皮肤改变，皮肤病变常常与大血管或微血管阻塞有关[47]，临床表现为瘀斑、网状青斑、下肢溃疡、疱疮，甲下线状出血、青斑性血管病、表浅静脉血栓形成、白色萎缩症和广泛坏死（图 123-8）[47,48]。网状青斑是抗磷脂综合征最常见的临床表现，继发于 SLE 的患者更易见，出现网状青斑通常预示着动脉受累[49]。亦有出现大疱性紫癜的报道[50]。治疗方法包括抗凝和抗血小板治疗，出现血小板减少时可辅以免疫抑制剂。采用阿司匹林预防血栓栓塞性事件发生的疗效仍不确定[51]。

青斑样脉管炎

青斑样脉管炎（又称节段性透明变性脉管炎）是一种慢性反复发作的血栓栓塞性疾病，1967 年 Bard 和 Winkelmann 首先描述了该病，以红斑性紫癜和下肢溃疡为首发表现，红斑性紫癜病变周边常出现瘀点及毛细血管扩张。继而病变愈合局部皮肤可遗留白色萎缩症，是指周边通常环以过度色素沉着区域和毛细血管扩张的象牙白色星型瘢痕。该类病变可能系高凝状态下真皮层和皮下组织小血管纤维蛋白血栓形成所致[52]。虽然大多数青斑样脉管炎患者起病无相关病因，但该病可继发于结节性多发性动脉炎、抗磷脂综合征和系统性红斑狼疮[53,54]。尽管现行治疗方法能否使患者恒定性地获益仍不确定，常规治疗包括中止口服避孕药、抗凝和抗血小板治疗、糖皮质激素和氨苯砜治疗等仍用于临床。酮色林（一种 S_2 血清素能受体阻断剂），补骨脂素联用长波紫外线照射，静脉注射免疫球蛋白据报道亦有成功的案例[55]。

■ 栓塞性

胆固醇结晶栓塞

胆固醇结晶栓塞又称粥样硬化栓塞，是一种以下肢疼痛、网状青斑但仍存在周围血管搏动为特征的栓塞综合征。其他常见皮肤改变包括坏疽、紫癜、溃疡、发绀和结节（图 123-9）[56]。临床症状还包括发热、肌痛和精神状态改变。实验室特点包括红细胞沉降率升高，嗜酸性粒细胞增多和急性肾衰竭。该病起病缓急差异较大，可由于粥样斑块因物理作用脱落时即发生，也可出现在抗凝治疗数月后[1]。实际上蓝趾综合征这种严重的栓塞事件相对罕见，大多数粥样硬化栓塞并无临床表现[57]。胆固醇结晶栓塞通常来自升主动脉粥样硬化斑块脱落，这可解释为什么在血管内手术操作或溶栓抗凝起始治疗后易于出现下

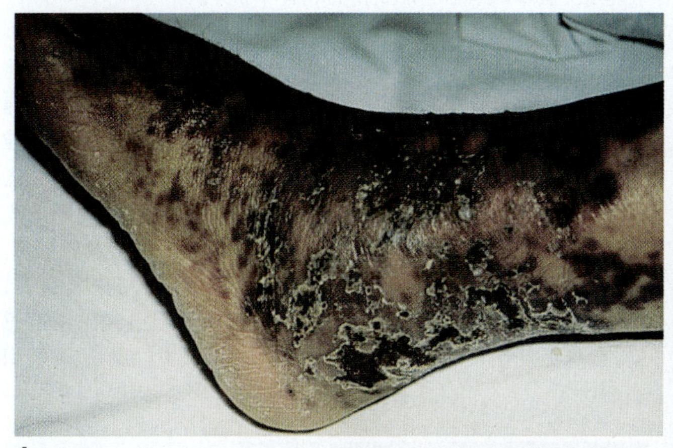

A

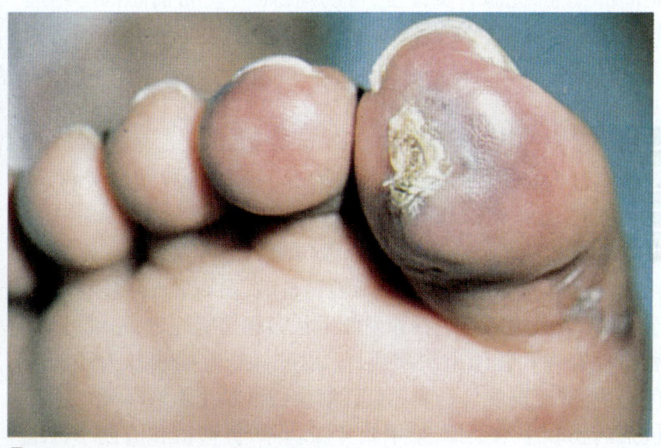

B

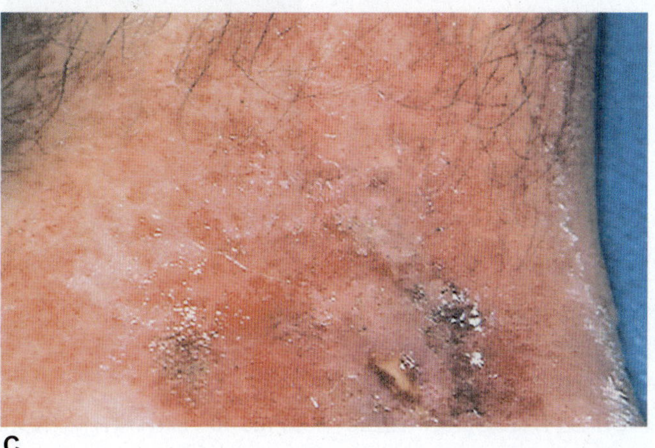

C

图 123-8 A. 抗磷脂抗体综合征。可见多种皮肤病变，包括瘀斑、网状青斑、下肢溃疡和大疱疮、甲下线状出血、表浅静脉血栓形成、白色萎缩症、如图所示的广泛坏死。B. 抗心磷脂抗体。C. 狼疮抗凝物。

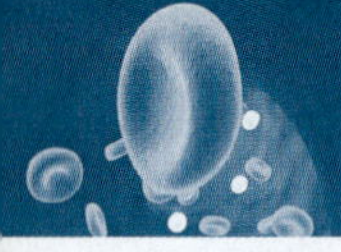

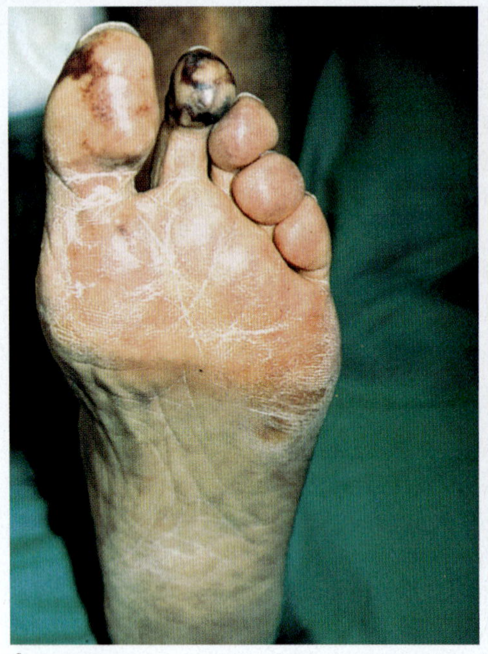

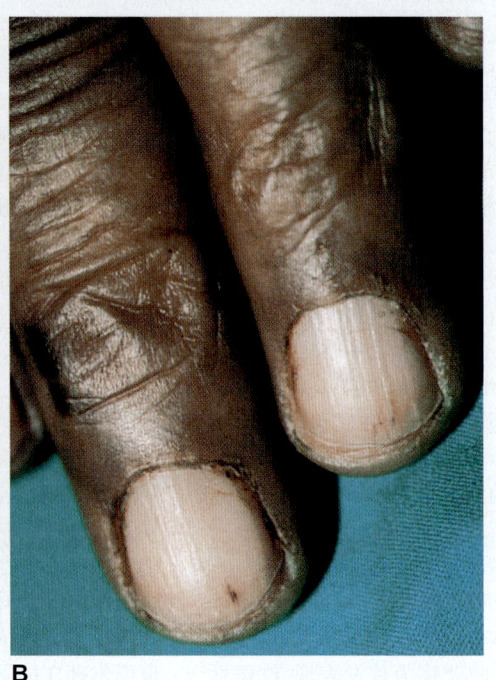

图 123-9　A. 胆固醇性栓子。B. 粥样硬化斑块破裂可引起微小栓子栓塞远端小动脉导致甲下线状出血。

肢栓塞的原因[56]。病理组织学检查在血管管腔内发现双折射胆固醇结晶，无脉管炎改变，可明确诊断[58]。目前胆固醇结晶栓子引起的栓塞性疾病仍无有效治疗方法，适当水化和透析或可减轻潜在的终末器官损伤。

皮肤钙过敏

钙过敏[59]（尿毒症性小动脉病）是一种血栓栓塞性疾病，可出现皮肤、皮下组织和血管钙化，常见于终末期肾脏疾病患者，典型者见于发生继发性甲状旁腺功能亢进者[60]。约 4 % 的依赖血液透析的肾脏疾病患者出现钙过敏，发病后 5 年生存率低于 50%[61]。其他病因包括原发性甲状旁腺功能亢进，恶性肿瘤、酒精性肝病和胶原组织疾病[62]。皮肤病变起始表现为淡紫红色斑块，继而进展为触痛坏疽性溃疡或网状出血性坏死。治疗包括药物和手术干预，如甲状旁腺切除、肾移植和清创术甚或截肢[61]。

心房黏液瘤源性栓子

左房黏液瘤源性栓子或右心房血栓通过反常栓塞过程可导致肢端紫癜性病变[63]。该类紫癜性病变包括可触性紫癜、网状青斑、红斑样斑丘疹，发绀、瘀点、甲下线状出血、溃疡和皮肤坏死[64]。

节肢动物叮咬

节肢动物叮咬引起的皮肤紫癜性改变并不少见，温带臭虫叮咬后可出现局灶性斑丘疹，而猎蝽叮咬后通常出现出血性大疱性荨麻疹[65]。一种叫褐皮斜蛛的棕色隐士蛛螯刺后也可出现皮肤病变，并可表现为紫癜性坏死，周边有红斑形成，可进展为溃疡形成。

可触性和非可触性，炎性紫癜性病变

坏疽性脓皮病

坏疽性脓皮病是一种特发性皮肤斑疹性疾病，皮肤病变早期表现为毛囊红斑性丘疹和脓疱，可有触痛，或为环以红斑的波动性结节，继而向四周扩展，形成溃疡，边缘呈紫色（见图 123-7）[66]。50% 的坏疽性脓皮病继发于相关疾病如炎性肠病（常见于溃疡性结肠炎）、关节炎、血液系统疾病和实体瘤[67]。四种主要的临床亚型包括溃疡型、脓疱型、大疱型、滋养型，均存在共同的组织病理学改变，表现为中心坏死性无菌性脓肿，伴中性粒细胞浸润及血管周围和管壁内淋巴细胞浸润。一线治疗方法包括创口护理和免疫抑制剂治疗，诸如糖皮质激素、环孢素、氨苯砜、硫唑嘌呤和英利昔单抗[68]。

Sweet 综合征

Sweet 综合征又称急性、发热性、中性粒细胞皮肤病。以痛性红斑和紫色丘疹、结节为特征性皮肤表现，伴发热和中性粒细胞计数升高（图 123-10）[69]。丘疹好发于面部、颈部和上肢皮肤，中心呈黄色，倾向于融合，形成边界清楚，边缘不规则的皮肤团块。其他受累器官包括中枢神经系统、肾脏、肺及骨骼[70]。Sweet 综合征发病机制与复杂的细胞因子调节网络失衡有关，在中年妇女表现尤为明显。其他表现包括呼吸道和泌尿道感染，自身免疫性疾病（如类风湿关节炎、SLE、炎性肠病）。组织

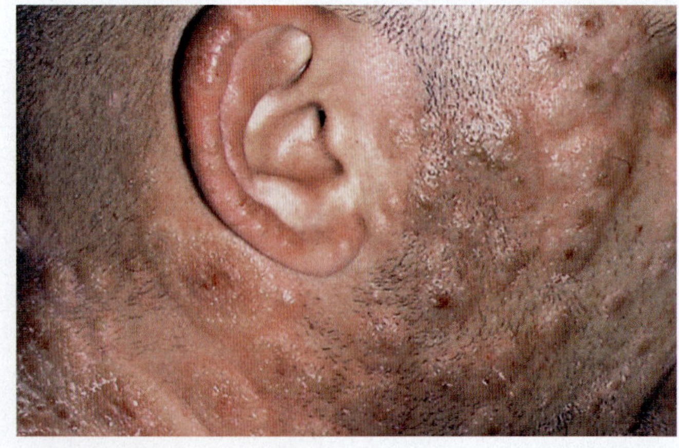

图 123-10　Sweet 综合征。病变以非血管炎性中性粒细胞浸润为特征，常见于颜面部。

病理学表现为表皮独特的非血管炎性中性粒细胞浸润及皮肤水肿。全身性糖皮质激素是标准的治疗方法，亦有氯法齐明、氨苯砜、秋水仙碱、吲哚美辛和环孢素治疗成功的病例报道[71]。

■ 白塞病

除了可以将白塞病归类为中性粒细胞性皮肤病外，白塞病也是一种可累及多器官系统的炎性疾病。临床上以慢性反复发作的皮肤改变为特征，表现为可触性紫癜、浸润性红斑、丘疹脓疱性病变及口腔黏膜和生殖器溃疡、关节疼痛等，亦可累及胃肠道及中枢神经系统[72]。遗传学研究发现白塞病与人类白细胞抗原 B51 相关[73]，组织学特征包括白细胞碎裂性或淋巴细胞性血管炎，因此早先将其分类为血管炎。治疗方法包括针对肿瘤坏死因子 -α 的定向治疗（英夫利昔单抗，依那西普）；免疫调节和免疫抑制剂，如沙利度胺、静脉滴注免疫球蛋白、氨苯砜及造血干细胞移植等[74,75]。

■ 血清病

血清病可归之于体内免疫复合物形成和沉积所致的全身性疾病，皮肤病变主要表现为荨麻疹样和麻疹样皮疹，可触性紫癜和多形性红斑也较为常见。感染或药物相关性血清病可出现特征性皮肤改变。例如骨髓衰竭患者应用抗胸腺球蛋白治疗，75% 的患者可发生双侧手足匍行性红斑和紫癜，呈带状分布（图 123-11）[76]。这些特征性皮肤改变通常先于血清病其他全身性表现（存在如发热、乏力）1~2 天出现。组织活检标本的直接免疫荧光检测可发现病变部位存在免疫球蛋白 IgM、IgE、IgA 和补体 C3 沉积。免疫球蛋白沉积显然可以激活中性粒细胞，引发溶酶体酶释放，进而引起皮肤脉管炎[77]。

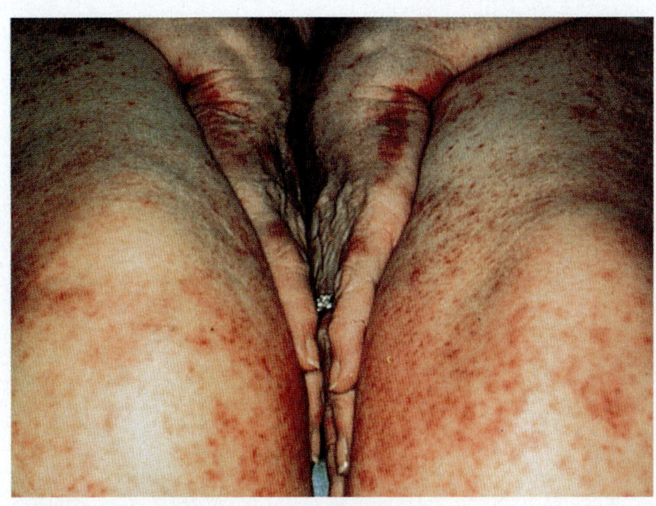

图 123-11 抗胸腺细胞球蛋白所致的血清病。病变由免疫球蛋白和中性粒细胞组成。

■ Henoch-Schönlein 紫癜

Henoch-Schönlein 紫癜（HSP）是以急起腹痛，下肢弥漫性荨麻疹样皮损和可触性紫癜为特征，主要发生于儿童的血管炎综合征。1801 年 William Heberden 医生首次描述了这一疾病[78]。HSP 通常好发于 2~20 岁年龄段人群[79]，90% 的患者发病年龄在 10 岁以下。环境因素可诱发 HSP 发病，诸如儿童的病毒感染（如上呼吸道感染、乙型肝炎病毒、丙型肝炎病毒、细小病毒 B19 和 HIV）及细菌感染（链球菌、金黄色葡萄球菌和沙门菌）。成人发病的诱因包括药物（非甾体类抗感染药，血管紧张素转换酶抑制剂和抗生素等）。食物过敏、接种疫苗和昆虫叮咬也为诱发因素[80]。HSP 白细胞裂解性血管炎的发病机制复杂，可能涉及 IgA_1 到免疫复合物及补体在血管壁的沉积。凝血酶调节蛋白、组织型纤溶酶原激活物和纤溶酶原激活物抑制剂 -1 水平的升高可能与 HSP 急性期内皮细胞损伤和纤溶激活有关[81]。

皮疹起始表现为急性荨麻疹性丘疹和团块，继而进展形成瘀点、瘀斑和下肢及臀部可触性或非可触性紫癜（图 123-12）。可触性紫癜是最常见的皮肤表现，在一个系列的报道可见于 98.6% 的患者[82]。临床上皮肤病变可表现为网状或各种图形的紫癜，各种炎性病变环以网状边缘或皮肤坏死[83]。其他常见表现包括局灶性皮下水肿、肾炎、关节炎和腹痛。

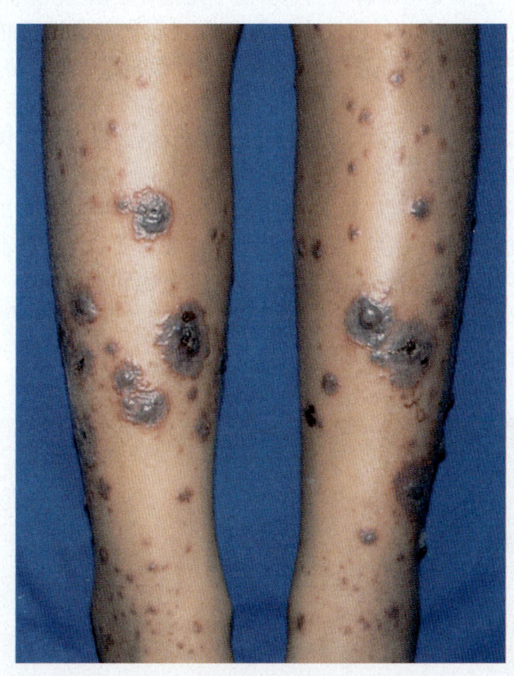

图 123-12 Henoch-Schönlein 紫癜。荨麻疹性丘疹和斑块可演变为可触性紫癜，病变以白细胞碎裂性血管炎为特征。

尽管 HSP 发病呈现慢性反复发作特征，但该病即使经历长程演变，在大多数患者仍呈良性过程[82]。HSP 此种自限性的病理过程可归因于免疫细胞凋亡增加，从而减弱了急性炎症反应的程度[84]。因而治疗上以支持疗法为主。包括糖皮质激素在内的免疫抑制剂仅适用于肾脏受累患者[78]。顽固性紫癜、严重的腹部症状及凝血因子XIII活性下降是肾脏受累的先兆，需要适时启动糖皮质激素治疗[85]。

■ 感染

仔细分析感染相关性皮损可为确定相应感染病原体提供重要线索。感染通过多种病理生理机制引起皮肤紫癜，包括：①直接侵袭血管进而导致血管阻塞；②败血症性栓子；③毒素的血管效应；④免疫复合物形成。虽然紫癜性皮损形态可能是非特异的，但许多病原微生物可引起特征性表现。

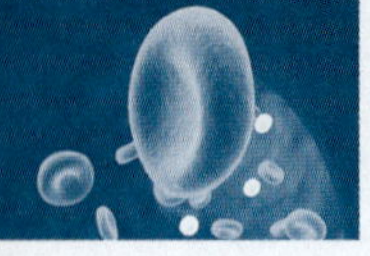

细菌性

革兰阳性和阴性菌感染因细菌毒力和宿主免疫状态差异可引起一系列不同表现方式的紫癜病变。皮肤病变可从单纯的斑疹，丘疹到大疱疮甚或溃疡、坏死。暴发性紫癜是一种出血性梗死综合征，临床表现包括发热、弥漫性血管内凝血、肢端紫癜和低血压。低血压常发生于由荚膜菌(肺炎链球菌、A 组和 B 组溶血性链球菌、金黄色葡萄球菌、脑膜炎奈瑟球菌、流感嗜血菌参见第 130 章)引起的细菌性败血症[87]。

暴发性紫癜常见于免疫功能缺陷的宿主，也见于免疫功能正常宿主的细菌感染[88]，常与无脾症及功能性脾功能减退有关[89]。患者发病年龄多低于 10 岁[90]，但成人亦可发病。皮肤表现为网状紫癜，系纤维蛋白诱导的微血管阻塞所致，通常迅速演变为皮肤坏死和焦痂形成。脑膜炎球菌菌血症引起的成人暴发性紫癜患者血浆抗凝血酶Ⅲ和蛋白 C、蛋白 S 水平显著下降，上述改变可解释为何患者易于发生纤维蛋白沉积和皮肤缺血性损害，诸如对称性末梢坏疽[91]。同样，坏疽性深脓疱病常见于免疫功能缺陷患者发生革兰阴性菌铜绿假单胞菌、克雷伯菌、大肠埃希杆菌引起的革兰阴性败血症(图 123-13)。皮肤改变起始表现为肢端红斑或紫癜性斑疹，继而转变为红斑性团块，环以紫癜，24~48 小时内迅速进展为出血性囊泡或大血疱，周边环以一圈正常皮肤，正常皮肤外缘再绕一圈红斑。出血性囊泡或大血疱可破裂，遗留中心性溃疡和坏死。无脾患者发生暴发性肺炎链球菌感染还可出现面部紫癜和网状青斑[92]。感染后暴发性紫癜还可见于链球菌，水痘带状疱疹感染[39]，发病与抗蛋白 S 抗体形成有关。

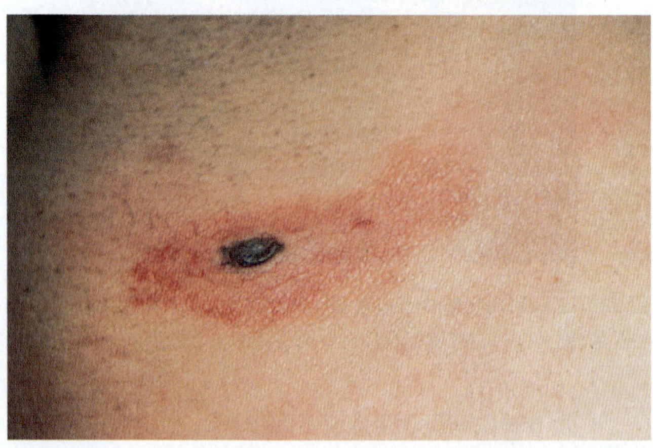

图 123-13　坏疽性深脓疱病。发病与革兰阴性菌败血症、弥散性真菌感染或其他严重感染性疾病相关，这些出血性疱疮是由红斑性病损演变而成的，这两种病变均在此图中显示。

20% 的以发热及瘀点收入院的儿童患者存在侵袭性细菌感染(脑膜炎奈瑟球菌、B 型流感嗜血菌和肺炎链球菌)，实际上约 7% 的患者诊断为脑膜炎球菌菌血症[93]。继发于脑膜炎奈瑟球菌的败血症可出现特征性紫癜病变，皮肤改变初始表现为斑丘疹，继而迅速进展出现数目众多的瘀点及紫色网状紫癜病变[94]。网状紫癜性皮肤病变常发生于感染向暴发性紫癜进展期。虽然其发病机制仍不清楚，患者出现瘀点和细菌性脑膜炎的症状及体征常提示脑膜炎球菌性脑膜炎[95]。

伯氏疏螺旋体感染可引起游走性红斑，游走性红斑系莱姆病特征性皮损，典型表现为非瘙痒性红斑伴蔓延性团块，病变中心偶可出现大血疱(图 123-14)。伯氏疏螺旋体感染其他的皮肤表现包括丘疹性荨麻疹、Henoch-Schönlein 样紫癜及硬斑病[96]。

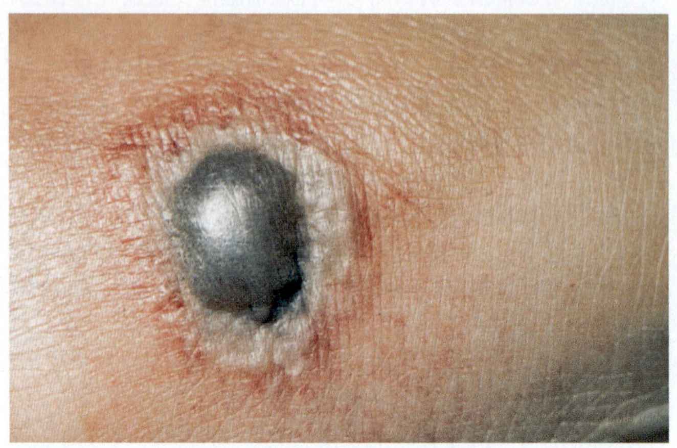

图 123-14　莱姆病。游走性红斑伴中心出血性水疱是其特征性皮损。

病毒性

病毒感染亦可出现紫癜性病变，例如儿童腺病毒和肠病毒感染可引起发热和皮肤瘀点[97]。细小病毒 B19 感染亦可出现瘀点或紫癜性丘疹，继而融合成片或形成团块，边界清楚，呈手套或袜套样分布，又称为手套袜套综合征[98]，除皮损之外，亦可出现特征性的发热及白细胞减少[99]。亦有细小病毒 B19 感染引起腋窝及胸部紫癜的报道(图 123-15)[100]。组织病理学显示紫癜性病变系表浅血管周围淋巴细胞浸润所致，继而进展为伴坏死性角蛋白细胞和出血性皮炎[101]。其他引起皮肤紫癜性病变的病毒包括麻疹和汉坦病毒，汉坦病毒可引起流行性出血热综合征合并肾衰竭，伴头痛、呕吐和皮肤黏膜瘀点瘀斑[102]。

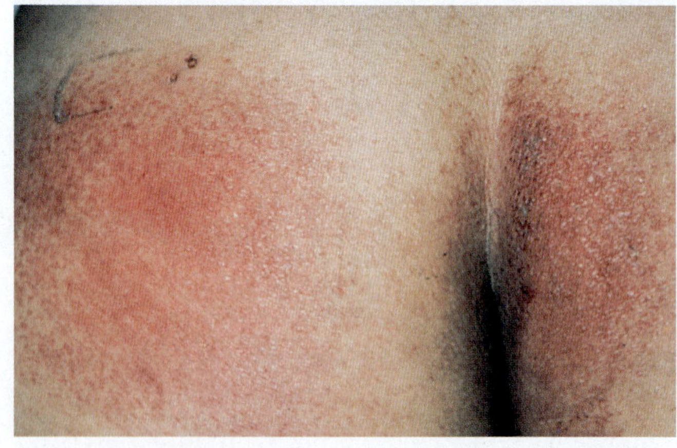

图 123-15　细小病毒 B19 感染所致红斑和瘀点。典型的颜面部掌掴样皮疹亦可出现于身体其他部位，有时皮疹部位散在分布病因不明的瘀点。

真菌

随着接受免疫抑制剂治疗的器官移植或肿瘤患者人数增

长，免疫缺陷人群的真菌感染日益受到关注。弥散性或局部侵袭性真菌感染可引起瘀点或出血性坏死。常见的真菌的病原菌包括念珠菌（图 123-16）、曲霉菌（图 123-17）、组织胞浆菌和镰刀菌[103]。免疫缺陷患者播散性念珠菌感染可表现为坏疽性深脓疱病，皮肤活检可明确诊断[104]。皮肤曲霉菌感染可发生于免疫功能正常人群，表现为暴发性斑丘疹、坏死性斑块或皮下肉芽肿[105]。

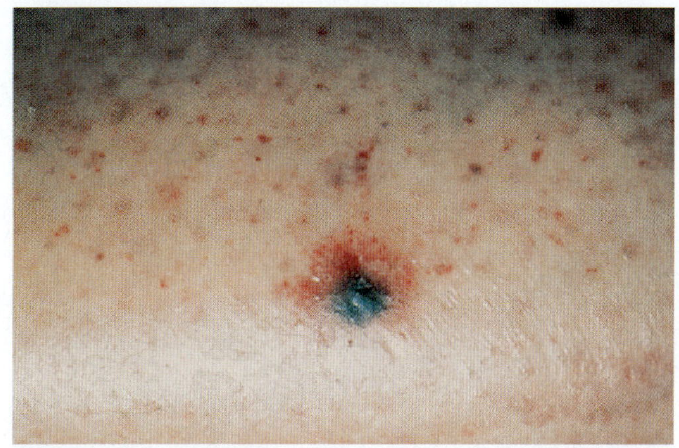

图 123-16　播散性念珠菌病。见于 1 例急性髓系白血病患者的紫癜性结节。坏疽性深脓疱病亦可发生于该病。

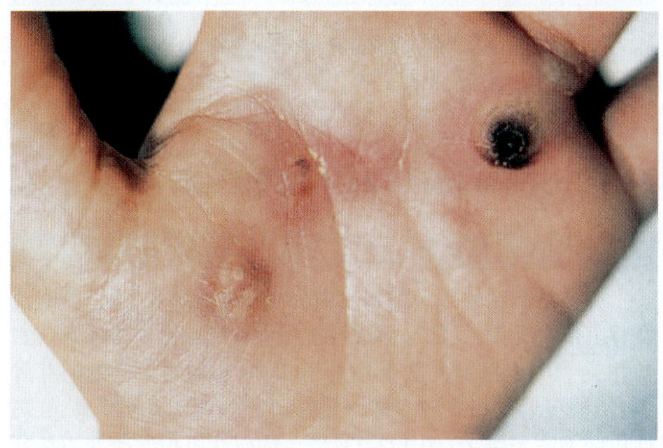

图 123-17　曲霉菌病：源于污染的输液贴皮肤接种所致的曲霉菌感染。

寄生虫性

免疫功能缺陷患者发生寄生虫感染易于发生紫癜性病变，如卡氏肺囊虫感染。播散性类圆线虫病皮肤表现以肛周匍行疹为特征，匐行性荨麻疹样皮疹是线形幼虫移行通过皮肤所致[106]。其他皮肤改变包括全身性瘀点和手臂、下肢及腹部广泛网状紫癜（图 123-18）及特征性脐周区域拇纹样皮肤改变[107]。

立克次体性

立克次体感染通过直接侵犯内皮细胞胞质和胞核可引起紫癜性病变，继而发生血管壁中层及内膜坏死，导致血栓形成和出血[86]。落基山斑疹热的皮损表现形式多样，从皮肤瘀点到肢端紫癜甚或出血性坏死均可发生（图 123-19）。非洲亚撒哈拉区的游客发生非洲立克次体感染可表现为斑丘疹、水疱疹及下肢皮肤焦痂[108]。

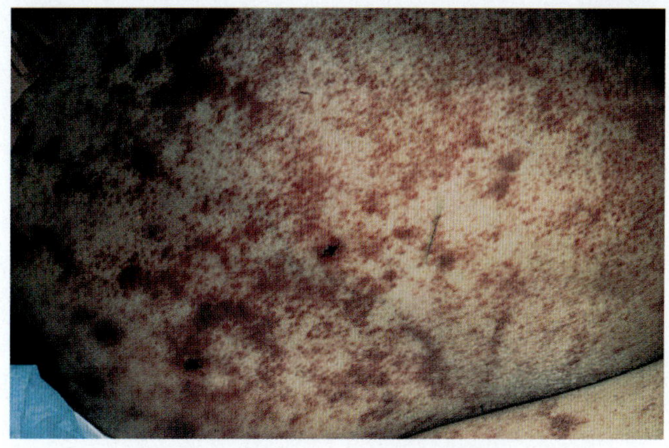

图 123-18　播散性类线圆虫病。

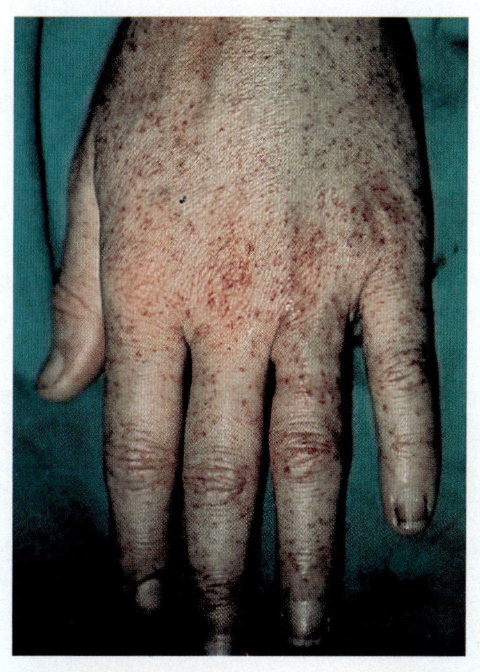

图 123-19　落基山斑疹热。该立克次体感染可出现手背皮肤瘀点。

■ 多形性红斑

多形性红斑是一种以分批出现，边界清楚的靶形红斑（皮肤病变中央消退）为特征的皮肤疾病[109]，发病常见于感染和药物诱发的机体高敏反应（图 123-20）。该病临床表型的严重程度从轻型到重型多形性红斑（重型又称为 Stevens-Johnson 综合征）。据报道多种病毒（最常见为单纯疱疹病毒、腺病毒、巨细胞病毒和 HIV）[110,111] 和药物（磺胺类、青霉素类、安非他酮、保泰松、苯妥英、NSAIDs、阿达木单抗）[112] 可引起多形性红斑。发病机制包括细胞过敏反应及组胺 -N- 甲基转移酶活性下降引起的组胺代谢受损[113]。对于轻型病例以支持疗法为主，糖皮质激素仅适用于重型病例。

■ 皮肤结节性多动脉炎

典型的结节性多发性动脉炎是一种全身性中小血管血管炎性疾病，通常累及皮肤、心脏、肝脏及肾脏。皮肤结节性多动脉炎预后相对良好，缺乏全身脏器受累的证据[114]，通常累及真

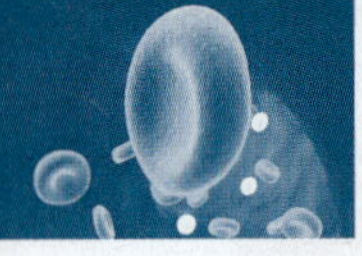

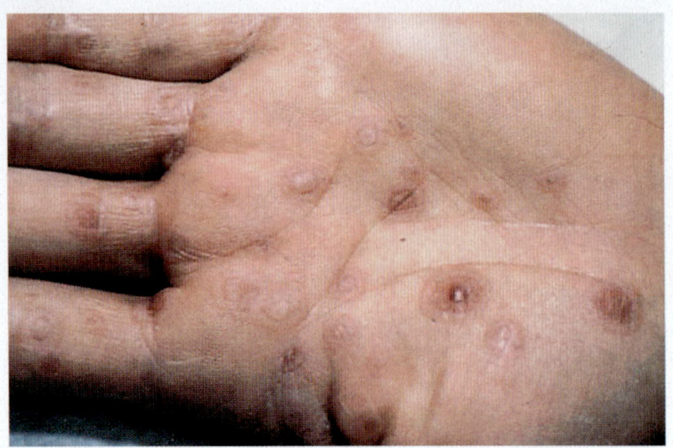

图 123-20　多形性红斑。该病变系对某种药物产生的高敏反应；皮损表现为特征性的靶形外观。

皮和脂膜[115]。皮肤改变表现为触痛性红斑结节，偶可伴随出现局限于四肢的网状紫癜及网状青斑，但躯干、颈部和面部皮肤亦可受累（图 123-21）。病变持续时间从数日至数月不等。受累皮肤的组织学表现为深部真皮动脉坏死，伴中性粒细胞及嗜酸性粒细胞浸润和纤维蛋白沉积。经典治疗措施包括单用非甾体类抗炎药，或单用糖皮质激素或二药联用。据报道通过长期随访发现部分病例可进展为系统型结节性多动脉炎。因此对良性的皮肤型结节性多动脉炎患者进行密切随访是必需的。

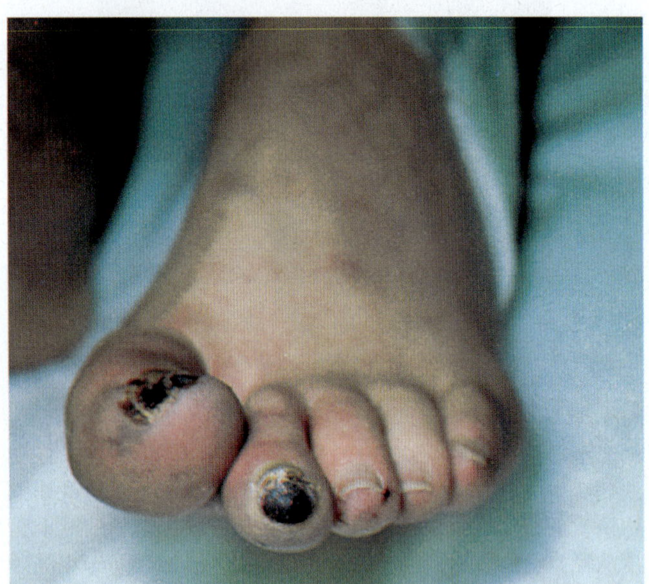

图 123-21　结节性多动脉炎。肢端紫癜伴触痛性红斑结节。

■ 副肿瘤性血管炎

常见的肿瘤相关性血管炎包括皮肤白细胞碎裂性血管炎、副肿瘤性血管炎和 Henoch-Schönlein 紫癜[119,120]。副肿瘤性血管炎最常见于血液系统肿瘤[121]，通常是副蛋白血症的结果[122]，但在肺癌、结肠癌、乳腺癌和宫颈癌患者中亦可见到[123,124]。实体瘤易于发生特定类型的副肿瘤性血管炎，如 Henoch-Schönlein 紫癜[125]。皮肤表现包括瘀点、荨麻疹和可触性紫癜，通常瘙痒难忍。在血液系统疾病中，皮肤病变常常先于恶性疾病平均 10 个月左右出现[126]。组织学表现为坏死性白细胞碎裂性血管炎伴中性粒细胞浸润。

■ 药物诱导性血管炎

据报道许多药物可引起血管炎并表现出红斑紫癜性皮损，近五分之一的皮肤血管炎患者发病为药物过敏所致[122]，涉及药物包括别嘌醇、头孢克洛、集落刺激因子、D- 青霉胺、呋塞米（图 123-22）、肼屈嗪、异维甲酸、甲氨蝶呤、苯妥英、米诺环素和丙硫氧嘧啶[127]。

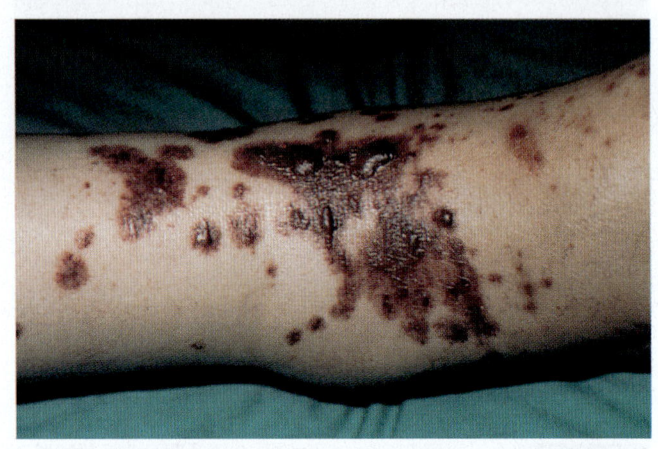

图 123-22　继发于呋塞米的白细胞碎裂性血管炎。

■ 抗中性粒细胞胞质抗体相关性血管炎

韦格纳肉芽肿

韦格纳肉芽肿是一种累及中小血管的血管炎，上下呼吸道及肾脏最常受累，发病与循环性抗中性粒细胞胞质抗体形成密切相关[128]。据报道皮肤受累见于 35%~50% 的韦格纳肉芽肿患者[129]，患者皮损表现多样，包括可触性紫癜、口腔溃疡、红斑性皮肤或皮下结节（图 123-23）[130]。特征性组织学改变为坏死性血管炎，栅状肉芽肿和肉芽肿性血管炎[131]。

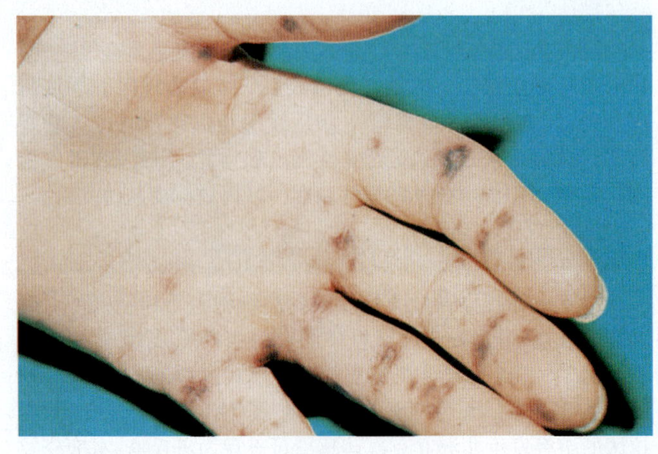

图 123-23　韦格纳肉芽肿。

Churg-Strauss 综合征

Churg-Strauss 综合征(CSS)特征性表现为肺部肉芽肿性炎性病变,伴有哮喘和嗜酸性粒细胞增多[132]。皮肤表现包括溃疡、丘疹、可触性紫癜、皮肤结节等。手指和脚趾坏死见于50%~80%的患者[130]。亦有仅限于皮肤病变的 Churg-Strauss 综合征病例的报道。实验室检查可有嗜酸性粒细胞增多,IgE 水平升高和核周 ANCA 阳性[116,130]。组织学表现为中小血管肉芽肿性炎症和坏死性血管炎改变[131]。

显微镜下脉管炎

显微镜下脉管炎是一种主要累及小血管的血管炎,发病与核周型 ANCA 密切相关。与其他小血管炎性疾病(如冷球蛋白性紫癜和 Henoch-Schönlein 紫癜)的区别在于显微镜下脉管炎发病过程中并无免疫复合物参与。皮肤改变见于40%~70%的患者,表现为紫癜、青斑、丘疹、荨麻疹、结节和溃疡[116,130]。组织学表现为小血管坏死性血管炎。

ANCA 阳性血管炎的治疗分为诱导期治疗和维持治疗,对于预后较好的 CSS 和显微镜下血管炎患者诱导期治疗单用糖皮质激素即可,而对于韦格纳肉芽肿患者需联用环磷酰胺作为诱导治疗方案。采用硫唑嘌呤或其他免疫抑制剂(麦考酚酯、甲氨蝶呤)维持治疗可预防复发。生物治疗对于难治复发病例有一定疗效,包括耗竭 B 淋巴细胞的利妥昔单抗、TNF-α 拮抗剂等[130,134-136]。

非可触性、非炎性、圆形紫癜病变(见表 123-3)

■ 跨壁压梯度增加

血管壁两侧跨壁压梯度急剧升高可引起红细胞外渗,可引起非可触性,非炎性瘀点和较大的紫癜性病变,例如癫痫发作紫癜[137]、举重[138]、剧烈呕吐后面部紫癜[139]、作延时 Valsalva 动作和分娩。血管外负压急剧下降也可引起血管壁两侧跨壁压增加导致紫癜性病变,该类紫癜边界清楚,外形类似于负压抽吸装置,例如由防毒面具、接吻或拔火罐引起抽吸性紫癜[140]。亦有登山者发生紫癜性皮损的报道,究其原因是由于高海拔地区大气压显著下降所致[141]。下肢尤其是内踝静脉瓣功能不全可引起斑疹或黄棕色紫癜斑。

■ 血小板减少症

弥散性血管内凝血

DIC 定义为过度活化的,失控的广泛性血管内凝血,病因包括败血症、创伤和恶性肿瘤等[142]。血小板减少导致瘀点和紫癜性斑块是 DIC 常见的临床表现(参见第 130 章)。

特发性血小板减少性紫癜

特发性血小板减少性紫癜是一种以自身抗体介导血小板破坏为特征的获得性疾病,通常表现为皮肤黏膜紫癜性病变和其他部位的异常出血[143]。

血栓性血小板减少性紫癜

血栓性血小板减少性紫癜是一种以非免疫性血小板消耗,器官损害和微血管性溶血为特征的疾病,发病显然与 VWF 裂解酶 -ADAMTS13(解离素和具有凝血酶敏感蛋白结构域的金属蛋白酶 13;参见第 133 章)[144] 缺陷有关,瘀点和紫癜性斑块较常见。

■ 药物反应

据报道许多药物可引起血管炎性或非血管炎性紫癜性皮损,先前已被某种药物致敏的患者再次用药几天后即可发生药物反应,而使用新药则发生在用药后两周内[145]。而且发生紫癜性病变患者用药清单上任何一种药物均可能是药物反应性紫癜的原因[146]。

■ 凝血机制异常

许多凝血机制异常性疾病可表现为皮肤青紫斑,这类状态不仅仅限于抗凝剂使用、维生素 K 缺乏和肝功能低下者(参见第 118 章)。

■ 非创伤性血管完整性受损

老年性紫癜

老年性紫癜又称光化性紫癜,是指老年人和日光晒伤的皮肤易发生青紫,通常出现于手背和前臂皮肤(图 123-24)。病因可能是皮肤细胞外基质成分退化,使得毛细血管失去支撑,易受剪切力损伤[147],但锌缺乏也可能是其致病因素[148]。

过度使用糖皮质激素

内源性糖皮质激素水平升高(库欣综合征)或外源性糖皮质激素过度应用可导致皮肤变薄和血管脆性增加。因而轻微伤或不易察觉的损伤即可引起鲜红色不可触性紫癜,呈线性或其他几何形状[149]。

维生素 C 缺乏症

食物摄入减少或吸收障碍可发生维生素 C(抗坏血酸)缺乏,进而引起正常的胶原合成障碍,导致血管脆性增加,易于发生瘀点、毛囊周围出血和较大的紫癜性斑块,常见于下肢(图 123-25)[150]。皮损特点包括毛囊过度角化性丘疹、伤口愈合延迟和体发卷曲或呈螺旋形[151]。维生素 C 缺乏症通常系临床诊断,治疗应在充分评估各种导致营养不良的因素后开始补充维生素 C 治疗。

系统性淀粉样变

系统性淀粉样变以克隆性浆细胞增殖和免疫球蛋白轻链在重要器官沉积为特征[152]。病变在显微镜下表现为 8~10 nm 原丝聚集形成的原纤维。淀粉样变可为原发性,亦可继发于多发性骨髓瘤(参见第 109 章和第 110 章)。特征性的临床表现为眶周拧捏性紫癜、"浣熊眼"和巨舌[153]。

当免疫球蛋白轻链聚集沉积于皮肤血管可表现为蜡质样紫癜性皮肤黏膜病变。掌指性紫癜可作为骨髓瘤相关系统性淀粉样变唯一的皮肤表现[154]。局部皮肤浆细胞浸润可引起一

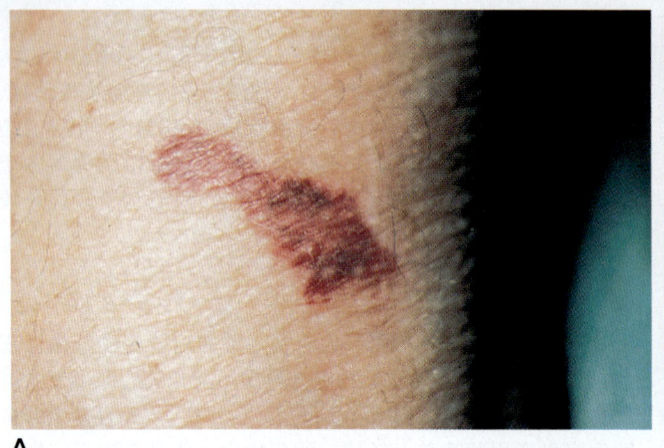
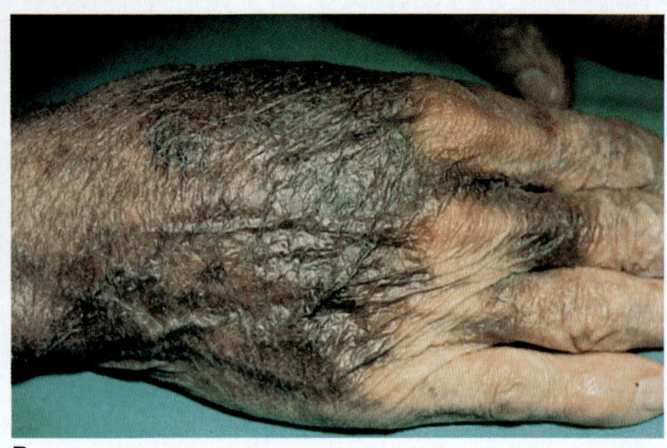

A　B

图 123-24　老年性紫癜。注意伴皮肤萎缩。

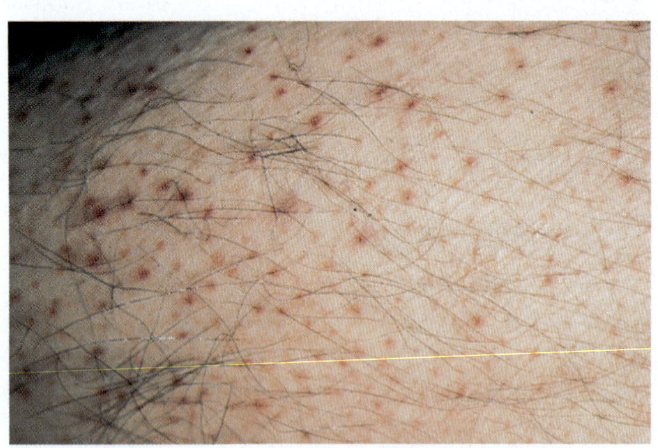

图 123-25　维生素 C 缺乏症特征性毛囊旁紫癜。

种特殊的原发性皮肤淀粉样变性，但病变局限[155]。

结缔组织疾病

Ehlers-Danlos 综合征

Ehlers-Danlos 综合征是一种罕见的常染色体显性遗传性疾病，发病机制系胶原合成酶突变，导致皮肤弹性丧失、伤口愈合延迟、皮肤易青紫、关节活动过度和全身性器官脆性增加[156]。皮肤表现包括皮肤菲薄和易于出现非可触性紫癜[157]。

弹力纤维性假黄瘤

弹力纤维性假黄瘤是一种以皮肤、视网膜和血管弹性蛋白碎裂和矿化为特征的遗传性疾病[158]。这种常染色体遗传性疾病与 ABCC6 基因突变有关。ABCC6 基因系一种 ATP 结合盒转运子，在结缔组织降解过程中发挥重要作用[159]。皮损表现为白色或黄色小丘疹，好发部位为颈部，呈现"鸡皮疙瘩"样外观[160]。

MELAS 综合征

MELAS 综合征（线粒体脑肌病伴乳酸性酸中毒、卒中样发作综合征）患者可出现手掌及足掌非可触性紫癜[161]。MELAS 综合征系线粒体性脑肌病家系中的一种[162]，与线粒体转运 RNA 突变有关，皮肤表现还包括多毛症、鱼鳞癣和白癜风[163]。

外伤

局灶性瘀斑及其他紫癜性病变可作为创伤的临床表现。紫癜的特征性表现常应用于法医学的案情推断。例如创伤性窒息以颈颜面发绀、肿胀、瘀点和结膜下出血为特征[164]。人工性紫癜，通常归因于蓄意的抽吸性紫癜在鉴别诊断时应予以考虑[165]。其他物理因素所致紫癜包括物理性治疗方法如刮痧。运动诱发性紫癜可引起下肢皮肤紫癜、红斑或荨麻疹性皮肤改变[166]。

进行性色素性皮肤病（Schamberg 病）

Schamberg 皮肤病又称之为进行性色素性紫癜，以黄色或棕色斑片样色素沉着，并呈密集分布的瘀点为特征，外观有如洒于皮肤上的胡椒粉，皮损好发于双侧胫前区呈慢性出疹过程（图 123-26）[167]。组织学变化显示为毛细血管管周树突状细胞浸润，提示细胞介导的免疫反应参与该病的发病过程。亦可见到外渗的红细胞及富含铁血黄素的巨噬细胞。

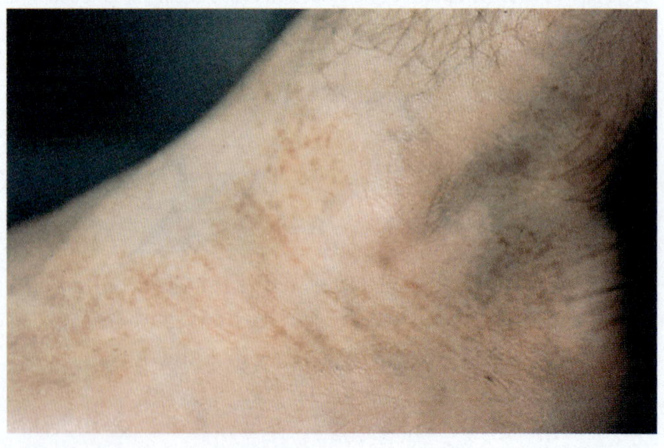

图 123-26　进行性色素性皮肤病。注意特征性的胡椒粉样瘀点。

翻译：邓明杨
校对：张广森

参考文献

1. Carlson JA, Chen KR: Cutaneous pseudovasculitis. *Am J Dermatopathol* 29:44, 2007.
2. Piette WW: The differential diagnosis of purpura from a morphologic perspective. *Adv Dermatol* 9:3, discussion 24, 1994.
3. Piette WW: Hematologic diseases, in *Fitzpatrick's Dermatology in General Medicine*, 6th ed, edited by IM Freedburg, AZ Eisen, K Wolff, KF Austen, LA Goldsmith, SI Katz, p 1523. McGraw-Hill, New York, 2003.
4. Stephenson T: Ageing of bruising in children. *J R Soc Med* 90:312, 1997.
5. Winfield JB: Cryoglobulinemia. *Hum Pathol* 14:350, 1983.
6. Galossi A, Guarisco R, Bellis L, Puoti C: Extrahepatic manifestations of chronic HCV infection. *J Gastrointestin Liver Dis* 16:65, 2007.
7. Agnello V, Romain PL: Mixed cryoglobulinemia secondary to hepatitis C virus infection. *Rheum Dis Clin North Am* 22:1, 1996.
8. Braun GS, Horster S, Wagner KS, et al: Cryoglobulinaemic vasculitis: Classification and clinical and therapeutic aspects. *Postgrad Med J* 83:87, 2007.
9. Sansonno D, Dammacco F: Hepatitis C virus, cryoglobulinaemia, and vasculitis: Immune complex relations. *Lancet Infect Dis* 5:227, 2005.
10. Sansonno D, Tucci FA, Troiani L, et al: Increased serum levels of the chemokine CXCL13 and up-regulation of its gene expression are distinctive features of HCV-related cryoglobulinemia and correlate with active cutaneous vasculitis. *Blood* 112:1620, 2008.
11. Dispenzieri A: Symptomatic cryoglobulinemia. *Curr Treat Options Oncol* 1:105, 2000.
12. Casato M, Mecucci C, Agnello V, et al: Regression of lymphoproliferative disorder after treatment for hepatitis C virus infection in a patient with partial trisomy 3, Bcl-2 overexpression, and type II cryoglobulinemia. *Blood* 99:2259, 2002.
13. Waldenström J: Clinical methods for determination of hyperproteinemia and their practical value for diagnosis. *Nord Med* 20:2288, 1943.
14. Finder KA, McCollough ML, Dixon SL, et al: Hypergammaglobulinemic purpura of Waldenstrom. *J Am Acad Dermatol* 23:669, 1990.
15. Malaviya AN, Kaushik P, Budhiraja S, et al: Hypergammaglobulinemic purpura of Waldenström: Report of 3 cases with a short review. *Clin Exp Rheumatol* 18:518, 2000.
16. Tan E, Ng SK, Tan SH, Wong GC: Hypergammaglobulinaemic purpura presenting as reticulate purpura. *Clin Exp Dermatol* 24:469, 1999.
17. Al-Mayouf SM, Ghonaium A, Bahabri S: Hypergammaglobulinaemic purpura associated with IgG subclass imbalance and recurrent infection. *Clin Rheumatol* 19:499, 2000.
18. Oosterkamp HM, van der Pijl H, Derksen J, et al: Arthritis and hypergammaglobulinemic purpura in hypersensitivity pneumonitis. *Am J Med* 100:478, 1996.
19. Miyagawa S, Fukumoto T, Kanauchi M, et al: Hypergammaglobulinaemic purpura of Waldenstrom and Ro/SSA autoantibodies. *Br J Dermatol* 134:919, 1996.
20. Pozzi C, D'Amico M, Fogazzi GB, et al: Light chain deposition disease with renal involvement: Clinical characteristics and prognostic factors. *Am J Kidney Dis* 42:1154, 2003.
21. Stone GC, Wall BA, Oppliger IR, et al: A vasculopathy with deposition of lambda light chain crystals. *Ann Intern Med* 110:275, 1989.
22. Usuda H, Emura I, Naito M: Crystal globulin-induced vasculopathy accompanying ischemic intestinal lesions of a patient with myeloma. *Pathol Int* 46:165, 1996.
23. Sankarasubbaiyan S, Scott G, Holley JL: Cryofibrinogenemia: An addition to the differential diagnosis of calciphylaxis in end-stage renal disease. *Am J Kidney Dis* 32:494, 1998.
24. Amdo TD, Welker JA. An approach to the diagnosis and treatment of cryofibrinogenemia. *Am J Med* 116:332, 2004.
25. Blain H, Cacoub P, Musset L, et al: Cryofibrinogenaemia: A study of 49 patients. *Clin Exp Immunol* 120:253, 2000.
26. Wutschert R, Piletta P, Bounameaux H: Adverse skin reactions to low molecular weight heparins: Frequency, management and prevention. *Drug Saf* 20:515, 1999.
27. Moore A, Lau E, Yang C, et al: Dalteparin-induced skin necrosis in a patient with metastatic lung adenocarcinoma. *Am J Clin Oncol* 30:329, 2007.
28. Chong BH: Heparin-induced thrombocytopenia. *J Thromb Haemost* 1:1471, 2003.
29. Chan YC, Valenti D, Mansfield AO, Stansby G: Warfarin induced skin necrosis. *Br J Surg* 87:266, 2000.
30. Harenberg J, Hoffmann U, Huhle G, et al: Cutaneous reactions to anticoagulants. Recognition and management. *Am J Clin Dermatol* 2:69, 2001.
31. Scarff CE, Baker C, Hill P, Foley P: Late-onset warfarin necrosis. *Australas J Dermatol* 43:202, 2002.
32. Ward CT, Chavalitanonda N: Atypical warfarin-induced skin necrosis. *Pharmacotherapy* 26:1175, 2006.
33. Stone MS, Rosen T: Acral purpura: An unusual sign of coumarin necrosis. *J Am Acad Dermatol* 14:797, 1986.
34. Segel GB, Francis CA: Anticoagulant proteins in childhood venous and arterial thrombosis: A review. *Blood Cells Mol Dis* 26:540, 2000.
35. Marlar RA, Neumann A: Neonatal purpura fulminans due to homozygous protein C or protein S deficiencies. *Semin Thromb Hemost* 16:299,1990.
36. Kemahli S, Alhenc-Gelas M, Gandrille S, et al: Homozygous protein C deficiency with a double variant His 202 to Tyr and Ala 346 to Thr. *Blood Coagul Fibrinolysis* 9:351, 1998.
37. Ezer U, Misirlioglu ED, Colba V, et al: Neonatal purpura fulminans due to homozygous protein C deficiency. *Pediatr Hematol Oncol* 18:453, 2001.
38. Gruber A, Blasko G, Sas G: Functional deficiency of protein C and skin necrosis in multiple myeloma. *Thromb Res* 42:579, 1986.
39. van Ommen CH, van Wijnen M, de Groot FG, et al: Postvaricella purpura fulminans caused by acquired protein s deficiency resulting from antiprotein s antibodies: Search for the epitopes. *J Pediatr Hematol Oncol* 24:413, 2002.
40. De Stefano V, Mastrangelo S, Schwarz HP, et al: Replacement therapy with a purified protein C concentrate during initiation of oral anticoagulation in severe protein C congenital deficiency. *Thromb Haemost* 70:247, 1993.
41. Hillman RS, Ault, KA: The dysplastic and sideroblastic anemias, in *Hematology in Clinical Practice*, 2nd ed, edited by J Morgan, P Hanley, p 151. McGraw-Hill, New York, 1998.
42. White JM, Watson K, Arya R, Du Vivier AW: Haemorrhagic bullae in a case of paroxysmal nocturnal haemoglobinuria. *Clin Exp Dermatol* 28:504, 2003.
43. Cholez C, Schmutz JL, Hulin C, et al: Cutaneous necrosis during paroxysmal nocturnal haemoglobinuria: Role of parvovirus B19? *J Eur Acad Dermatol Venereol* 19:381, 2005.
44. Goulden V, Bond L, Highet AS: Pyoderma gangrenosum associated with paroxysmal nocturnal haemoglobinuria. *Clin Exp Dermatol* 19:271, 1994.
45. Watt SG, Winhoven S, Hay CR, Lucas GS: Purpura fulminans in paroxysmal nocturnal haemoglobinuria. *Br J Haematol* 137:271, 2007.
46. Blume JE, Miller CC: Antiphospholipid syndrome: A review and update for the dermatologist. *Cutis* 78:409, 2006.
47. DiFrancesco LM, Burkart P, Hoehn JG: A cutaneous manifestation of antiphospholipid antibody syndrome. *Ann Plast Surg* 51:517, 2003.
48. Weinstein S, Piette W: Cutaneous manifestations of antiphospholipid antibody syndrome. *Hematol Oncol Clin North Am* 22:67, 2008.
49. Uthman IW, Khamashta MA: Livedo racemosa: A striking dermatological sign for the antiphospholipid syndrome. *J Rheumatol* 33:2379, 2006.
50. Martin L, Armingaud P, Georgescu V, et al: Acute bullous purpura associated with hyperhomocysteinemia and antiphospholipid antibodies. *J Am Acad Dermatol* 49:S161, 2003.
51. Hereng T, Lambert M, Hachulla E, et al: Influence of aspirin on the clinical outcomes of 103 anti-phospholipid antibodies-positive patients. *Lupus* 17:11, 2008.
52. Hairston BR, Davis MD, Pittelkow MR, Ahmed I. Livedoid vasculopathy: Further evidence for procoagulant pathogenesis. *Arch Dermatol* 142:1413, 2006.
53. Mimouni D, Ng PP, Rencic A, et al: Cutaneous polyarteritis nodosa in patients presenting with atrophie blanche. *Br J Dermatol* 148:789, 2003.
54. Acland KM, Darvay A, Wakelin SH, Russell-Jones R: Livedoid vasculitis: A manifestation of the antiphospholipid syndrome? *Br J Dermatol* 140:131, 1999.
55. Ravat FE, Evans AV, Russell-Jones R: Response of livedoid vasculitis to intravenous immunoglobulin. *Br J Dermatol* 147:166, 2002.
56. Donohue KG, Saap L, Falanga V: Cholesterol crystal embolization: An atherosclerotic disease with frequent and varied cutaneous manifestations. *J Eur Acad Dermatol Venereol* 17:504, 2003.
57. Jucgla A, Moreso F, Muniesa C, et al: Cholesterol embolism: Still an unrecognized entity with a high mortality rate. *J Am Acad Dermatol* 55:786, 2006.
58. Meyrier A: Cholesterol crystal embolism: Diagnosis and treatment. *Kidney Int* 69:1308, 2006.
59. Floege J: When man turns to stone: Extraosseous calcification in uremic patients. *Kidney Int* 65:2447, 2004.
60. Parker RW, Mouton CP, Young DW, Espino DV: Early recognition and treatment of calciphylaxis. *South Med J* 96:53, 2003.
61. Trent JT, Kirsner RS: Calciphylaxis: Diagnosis and treatment. *Adv Skin Wound Care* 14:309, 2001.
62. Nigwekar SU, Wolf M, Sterns RH, Hix JK: Calciphylaxis from nonuremic causes: A systematic review. *Clin J Am Soc Nephrol* 3:1139, 2008.
63. Alexandrescu DT, Wiernik PH: Cutaneous manifestations of a catheter-related thrombus. *Arch Dermatol* 141:1049, 2005.
64. García-F-Villalta MJ, Sanz-Sánchez T, Aragüés M, et al: Cutaneous embolization of cardiac myxoma. *Br J Dermatol* 147:379, 2002.
65. Zhu YI, Stiller MJ: Arthropods and skin diseases. *Int J Dermatol* 41:533, 2002.
66. Shankar S, Sterling JC, Rytina E: Pustular pyoderma gangrenosum. *Clin Exp Dermatol* 28:600, 2003.
67. Crowson AN, Mihm MC Jr, Magro C: Pyoderma gangrenosum: A review. *J Cutan Pathol* 30:97, 2003.
68. Gettler S, Rothe M, Grin C, Grant-Kels J: Optimal treatment of pyoderma gangrenosum. *Am J Clin Dermatol* 4:597, 2003.
69. Cohen PR, Kurzrock R: Sweet's syndrome: A neutrophilic dermatosis classically associated with acute onset and fever. *Clin Dermatol* 18:265, 2000.
70. Nobeyama Y, Kamide R: Sweet's syndrome with neurologic manifestation: Case report and literature review. *Int J Dermatol* 42:438, 2003.
71. Cohen PR, Kurzrock R: Sweet's syndrome: A review of current treatment options. *Am J Clin Dermatol* 3:117, 2002.
72. Chen KR, Kawahara Y, Miyakawa S, Nishikawa T: Cutaneous vasculitis in Behçet disease: A clinical and histopathologic study of 20 patients. *J Am Acad Dermatol* 36:689, 1997.
73. Yurdakul S, Hamuryudan V, Yazici H: Behçet syndrome. *Curr Opin Rheumatol* 16:38, 2004.
74. Olivieri I, Latanza L, Siringo S, et al: Successful treatment of severe Behçet's disease with infliximab in an Italian Olympic athlete. *J Rheumatol* 35:930, 2008.
75. Curigliano V, Giovinale M, Fonnesu C, et al: Efficacy of etanercept in the treatment of a patient with Behçet's disease. *Clin Rheumatol* 27:933, 2008.
76. Bielory L, Gascon P, Lawley TJ, et al: Human serum sickness: A prospective analysis of 35 patients treated with equine anti-thymocyte globulin for bone marrow failure. *Medicine (Baltimore)* 67:40, 1988.
77. Jegasothy BV: Immune complexes in the reactive inflammatory vascular dermatoses. *Dermatol Clin* 3:185, 1985.
78. Ballinger S: Henoch-Schönlein purpura. *Curr Opin Rheumatol* 15:591, 2003.
79. Saulsbury FT: Henoch-Schönlein purpura. *Curr Opin Rheumatol* 13:35, 2001.

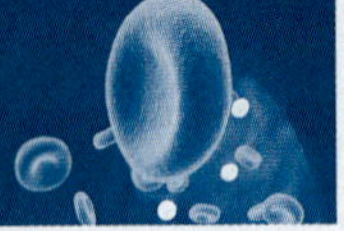

80. Eftychiou C, Samarkos M, Golfinopoulou S, et al: Henoch-Schönlein purpura associated with methicillin-resistant *Staphylococcus aureus* infection. *Am J Med* 119:85, 2006.
81. Besbas N, Saatci U, Ruacan S, et al: The role of cytokines in Henoch-Schönlein purpura. *Scand J Rheumatol* 26:456, 1997.
82. Fretzayas A, Sionti I, Moustaki M, et al: Henoch-Schönlein purpura: A long-term prospective study in Greek children. *J Clin Rheumatol* 14:324, 2008.
83. Carlson JA, Chen KR: Cutaneous vasculitis update: Small vessel neutrophilic vasculitis syndromes. *Am J Dermatopathol* 28:486, 2006.
84. Ozaltin F, Besbas N, Uckan D, et al: The role of apoptosis in childhood Henoch-Schönlein purpura. *Clin Rheumatol* 22:265, 2003.
85. Kaku Y, Nohara K, Honda S: Renal involvement in Henoch-Schönlein purpura: A multivariate analysis of prognostic factors. *Kidney Int* 53: 1755, 1998.
86. Kingston ME, Mackey D: Skin clues in the diagnosis of life-threatening infections. *Rev Infect Dis* 8:1, 1986.
87. Childers BJ, Cobanov B: Acute infectious purpura fulminans: A 15-year retrospective review of 28 consecutive cases. *Am Surg* 69:86, 2003.
88. Cnota JF, Barton LL, Rhee KH: Purpura fulminans associated with *Streptococcus pneumoniae* infection in a child. *Pediatr Emerg Care* 15:187, 1999.
89. Ward KM, Celebi JT, Gmyrek R, Grossman ME: Acute infectious purpura fulminans associated with asplenism or hyposplenism. *J Am Acad Dermatol* 47:493, 2002.
90. Betrosian AP, Berlet T, Agarwal B: Purpura fulminans in sepsis. *Am J Med Sci* 332:339, 2006.
91. Rintala E, Kauppila M, Seppala OP, et al: Protein C substitution in sepsis-associated purpura fulminans. *Crit Care Med* 28:2373, 2000.
92. Rusonis PA, Robinson HN, Lamberg SI: Livedo reticularis and purpura: Presenting features in fulminant pneumococcal septicemia in an asplenic patient. *J Am Acad Dermatol* 15:1120, 1986.
93. Baker RC, Seguin JH, Leslie N, et al: Fever and petechiae in children. *Pediatrics* 84:1051, 1989.
94. Baselga E, Drolet BA, Esterly NB: Purpura in infants and children. *J Am Acad Dermatol* 37:673, quiz 706, 1997.
95. Mancebo J, Domingo P, Blanch L, et al: The predictive value of petechiae in adults with bacterial meningitis. *JAMA* 256:2820, 1986.
96. Berger BW: Dermatologic manifestations of Lyme disease. *Rev Infect Dis* 11(Suppl 6):S1475, 1989.
97. Nielsen HE, Andersen EA, Andersen J, et al: Diagnostic assessment of haemorrhagic rash and fever. *Arch Dis Child* 85:160, 2001.
98. McNeely M, Friedman J, Pope E: Generalized petechial eruption induced by parvovirus B19 infection. *J Am Acad Dermatol* 52:S109, 2005.
99. Perez-Ferriols A, Martinez-Aparicio A, Aliaga-Boniche A: Papular-purpuric "gloves and socks" syndrome caused by measles virus. *J Am Acad Dermatol* 30:291, 1994.
100. Shiraishi H, Umetsu K, Yamamoto H, et al: Human parvovirus (HPV/B19) infection with purpura. *Microbiol Immunol* 33:369, 1989.
101. Smith SB, Libow LF, Elston DM, et al: Gloves and socks syndrome: Early and late histopathologic features. *J Am Acad Dermatol* 47:749, 2002.
102. Bruno P, Hassell LH, Brown J, et al: The protean manifestations of hemorrhagic fever with renal syndrome. A retrospective review of 26 cases from Korea. *Ann Intern Med* 113:385, 1990.
103. Helm TN, Longworth DL, Hall GS, et al: Case report and review of resolved fusariosis. *J Am Acad Dermatol* 23:393, 1990.
104. Fine JD, Miller JA, Harrist TJ, Haynes HA: Cutaneous lesions in disseminated candidiasis mimicking ecthyma gangrenosum. *Am J Med* 70: 1133, 1981.
105. Galimberti R, Kowalczuk A, Hidalgo Parra I, et al: Cutaneous aspergillosis: A report of six cases. *Br J Dermatol* 139:522, 1998.
106. von Kuster LC, Genta RM: Cutaneous manifestations of strongyloidiasis. *Arch Dermatol* 124:1826, 1988.
107. Ly MN, Bethel SL, Usmani AS, et al: Cutaneous Strongyloides stercoralis infection: An unusual presentation. *J Am Acad Dermatol* 49:S157, 2003.
108. Jensenius M, Fournier PE, Kelly P, et al: African tick bite fever. *Lancet Infect Dis* 3:557, 2003.
109. Lamoreux MR, Sternbach MR, Hsu WT: Erythema multiforme. *Am Fam Physician* 74:1883, 2006.
110. Ng PP, Sun YJ, Tan HH, Tan SH: Detection of herpes simplex virus genomic DNA in various subsets of erythema multiforme by polymerase chain reaction. *Dermatology* 207:349, 2003.
111. Schechner AJ, Pinson AG: Acute human immunodeficiency virus infection presenting with erythema multiforme. *Am J Emerg Med* 22:330, 2004.
112. Yang YH, Tsai MJ, Tsau YK, et al: Clinical observations of erythema multiforme in children. *Acta Paediatr Taiwan* 40:107, 1999.
113. Imamura S, Horio T, Yanase K, et al: Erythema multiforme: Pathomechanism of papular erythema and target lesion. *J Dermatol* 19:524, 1992.
114. Siberry GK, Cohen BA, Johnson B: Cutaneous polyarteritis nodosa. Reports of two cases in children and review of the literature. *Arch Dermatol* 130:884, 1994.
115. Díaz-Pérez JL, De Lagrán ZM, Díaz-Ramón JL, Winkelmann RK: Cutaneous polyarteritis nodosa. *Semin Cutan Med Surg* 26:77, 2007.
116. Kluger N, Pagnoux C, Guillevin L, et al: Comparison of cutaneous manifestations in systemic polyarteritis nodosa and microscopic polyangiitis. *Br J Dermatol* 159:615, 2008.
117. Minkowitz G, Smoller BR, McNutt NS: Benign cutaneous polyarteritis nodosa. Relationship to systemic polyarteritis nodosa and to hepatitis B infection. *Arch Dermatol* 127:1520, 1991.
118. Chen KR: Cutaneous polyarteritis nodosa: A clinical and histopathological study of 20 cases. *J Dermatol* 16:429, 1989.
119. Diez-Porres L, Rios-Blanco JJ, Robles-Marhuenda A, et al: ANCA-associated vasculitis as paraneoplastic syndrome with colon cancer: A case report. *Lupus* 14:632, 2005.
120. Solans-Laqué R, Bosch-Gil JA, Pérez-Bocanegra C, et al: Mitochondrial encephalopathy, lactic acidosis, and strokelike episodes: Basic concepts, clinical phenotype, and therapeutic management of MELAS syndrome. *Ann N Y Acad Sci* 1142:133, 2008.
121. Farrell AM, Stern SC, El-Ghariani K, et al: Splenic lymphoma with villous lymphocytes presenting as leucocytoclastic vasculitis. *Clin Exp Dermatol* 24:19, 1999.
122. Carlson JA, Ng BT, Chen KR: Cutaneous vasculitis update: Diagnostic criteria, classification, epidemiology, etiology, pathogenesis, evaluation and prognosis. *Am J Dermatopathol* 27:504, 2005.
123. Ponge T, Boutoille D, Moreau A, et al: Systemic vasculitis in a patient with small-cell neuroendocrine bronchial cancer. *Eur Respir J* 12:1228, 1998.
124. Nakajima H, Ikeda M, Yamamoto Y, Kodama H: Large annular purpura and paraneoplastic purpura in a patient with Sjögren's syndrome and cervical cancer. *J Dermatol* 27:40, 2000.
125. El Tal AK, Tannous Z: Cutaneous vascular disorders associated with internal malignancy. *Dermatol Clin* 26:45, 2008.
126. Greer JM, Longley S, Edwards NL, et al: Vasculitis associated with malignancy. Experience with 13 patients and literature review. *Medicine (Baltimore)* 67:220, 1988.
127. Wiik A: Drug-induced vasculitis. *Curr Opin Rheumatol* 20:35, 2008.
128. Seo P, Stone JH: The antineutrophil cytoplasmic antibody-associated vasculitides. *Am J Med* 117:39, 2004.
129. Daoud MS, Gibson LE, DeRemee RA, et al: Cutaneous Wegener's granulomatosis: Clinical, histopathologic, and immunopathologic features of thirty patients. *J Am Acad Dermatol* 31:605, 1994.
130. Puéchal X: Antineutrophil cytoplasmic antibody-associated vasculitides. *Joint Bone Spine* 74:427, 2007.
131. Csernok E, Gross WL: Primary vasculitides and vasculitis confined to skin: Clinical features and new pathogenic aspects. *Arch Dermatol Res* 292:427, 2000.
132. Keogh KA, Specks U: Churg-Strauss syndrome. *Semin Respir Crit Care Med* 27:148, 2006.
133. Khan NA, Shenoy PK, McClymont L, Palmer TJ: Exophthalmos and facial swelling: A case of limited Churg-Strauss syndrome. *J Laryngol Otol* 110:578, 1996.
134. Seo P, Specks U, Keogh KA: Efficacy of rituximab in limited Wegener's granulomatosis with refractory granulomatous manifestations. *J Rheumatol* 35:2017, 2008.
135. Sánchez-Cano D, Callejas-Rubio JL, Ortego-Centeno N: Effect of rituximab on refractory Wegener granulomatosis with predominant granulomatous disease. *J Clin Rheumatol* 14:92, 2008.
136. Josselin L, Mahr A, Cohen P, et al: Cholesterol embolism: Still an unrecognized entity with a high mortality rate. *J Am Acad Dermatol* 55:786, 2006.
137. Reis JJ, Kaplan PW: Postictal hemifacial purpura. *Seizure* 7:337, 1998.
138. Pierson JC, Suh PS: Powerlifter's purpura: A Valsalva-associated phenomenon. *Cutis* 70:93, 2002.
139. Alcalay J, Ingber A, Sandbank M: Mask phenomenon: Postemesis facial purpura. *Cutis* 38:28, 1986.
140. Metzker A, Merlob P: Suction purpura. *Arch Dermatol* 128:822, 1992.
141. Forster PJ: Microvascular fragility at high altitude. *Br Med J (Clin Res Ed)* 296:1004, 1988.
142. Toh CH, Dennis M: Disseminated intravascular coagulation: Old disease, new hope. *BMJ* 327:974, 2003.
143. Beardsley DS: Pathophysiology of immune thrombocytopenic purpura. *Blood Rev* 16:13, 2002.
144. Tsai HM: Advances in the pathogenesis, diagnosis, and treatment of thrombotic thrombocytopenic purpura. *J Am Soc Nephrol* 14:1072, 2003.
145. Bruinsma W: The file of side effects to the skin: A guide to drug eruptions. *Semin Dermatol* 8:141, 1989.
146. Stern, RS, Shear, NH: Cutaneous reactions to drugs and biological modifiers, in *Cutaneous Medicine and Surgery*, vol 1, edited by KA Arndt, PE LeBoit, JK Robinson, BU Wintroub, p 412. WB Saunders, Philadelphia, 1996.
147. Feinstein RJ, Halprin KM, Penneys NS, et al: Senile purpura. *Arch Dermatol* 108:229, 1973.
148. Haboubi NY, Haboubi NA, Gyde OH, et al: Zinc deficiency in senile purpura. *J Clin Pathol* 38:1189, 1985.
149. Del Rosso J, Friedlander SF. Corticosteroids: Options in the era of steroid-sparing therapy. *J Am Acad Dermatol* 53:S50, 2005.
150. Nguyen RT, Cowley DM, Muir JB: Scurvy: A cutaneous clinical diagnosis. *Australas J Dermatol* 44:48, 2003.
151. Olmedo JM, Yiannias JA, Windgassen EB, Gornet MK: Scurvy: A disease almost forgotten. *Int J Dermatol* 45:909, 2006.
152. Goldsbury C, Green J: Time-lapse atomic force microscopy in the characterization of amyloid-like fibril assembly and oligomeric intermediates. *Methods Mol Biol* 299:103, 2005.
153. Eder L, Bitterman H: Image in clinical medicine. Amyloid purpura. *N Engl J Med* 356:2406, 2007.
154. Vella FS, Simone B, Antonaci S: Palmodigital purpura as the only skin abnormality in myeloma-associated systemic amyloidosis. *Br J Haematol* 120:917, 2003.
155. Breathnach SM: Amyloid and amyloidosis. *J Am Acad Dermatol* 18:1, 1988.
156. Fernandes NF, Schwartz RA: A "hyperextensive" review of Ehlers-Danlos syndrome. *Cutis* 82:242, 2008.
157. Germain DP: Clinical and genetic features of vascular Ehlers-Danlos syndrome. *Ann Vasc Surg* 16:391, 2002.
158. Bercovitch L, Terry P: Pseudoxanthoma elasticum 2004. *J Am Acad Dermatol* 51:S13, 2004.
159. Hu X, Plomp AS, Van Soest S, et al: Pseudoxanthoma elasticum: A clinical, histopathological, and molecular update. *Surv Ophthalmol* 48:424, 2003.
160. Laube S, Moss C: Pseudoxanthoma elasticum. *Arch Dis Child* 90:754, 2005.
161. Horiguchi Y, Fujii T, Imamura S: Purpuric cutaneous manifestations in mitochondrial encephalomyopathy. *J Dermatol* 18:295, 1991.

162. Kubota Y, Ishii T, Sugihara H, et al: Skin manifestations of a patient with mitochondrial encephalomyopathy with lactic acidosis and strokelike episodes (MELAS syndrome). *J Am Acad Dermatol* 41:469, 1999.
163. Sproule DM, Kaufmann P: Mitochondrial encephalopathy, lactic acidosis, and strokelike episodes: Basic concepts, clinical phenotype, and therapeutic management of MELAS syndrome. *Ann N Y Acad Sci* 1142:133, 2008.
164. Kondo T, Betz P, Eisenmenger W: Retrospective study on skin reddenings and petechiae in the eyelids and the conjunctivae in forensic physical examinations. *Int J Legal Med* 110:204, 1997.
165. Urkin J, Katz M: Suction purpura. *Isr Med Assoc J* 2:711, 2000.
166. Ramelet AA: Exercise-induced purpura. *Dermatology* 208:293, 2004.
167. Tristani-Firouzi P, Meadows KP, Vanderhooft S: Pigmented purpuric eruptions of childhood: A series of cases and review of literature. *Pediatr Dermatol* 18:299, 2001.

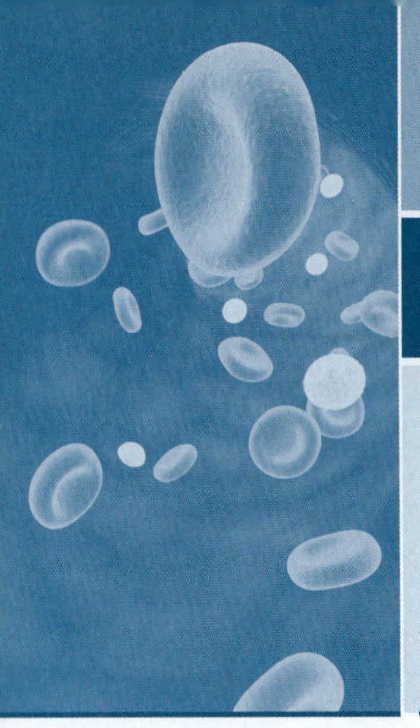

第124章

血友病A和血友病B

Harold R. Roberts, Nigel S. Key, Miguel A. Escobar

摘 要

血友病A和血友病B是唯一两种伴性遗传性出血性疾病。两种疾病的基因均在X染色体的长臂上。两种血友病都以重度、中度和轻度的出血性疾病方式呈现,因此至少在个体患者之间临床上难以区分。严重的血友病A和血友病B都以关节或其他组织反复出血为特征,如不早期或预防性地输注相应的因子Ⅷ或因子Ⅸ浓缩剂进行治疗,会导致不可逆的慢性血友病性关节炎。即使表型相似,两种疾病均具有遗传多样性,超过1000种的突变可以导致因子Ⅷ和因子Ⅸ分子的功能障碍,从而影响正常凝血酶的生成以及充足纤维蛋白凝块的形成。

尽管血友病A和血友病B在出血症状方面有很多的相似之处,但是两者还是有很多主要的不同点。血友病A是由于因子Ⅷ基因缺陷所致,临床上更为常见。因子Ⅷ基因为186kb,有26个外显子。最常见的突变是减数分裂时内含子22倒位互换所致,使得内含子22中的a_1基因和基因外5'相应序列发生同源重组,导致F8基因断裂,引起重度血友病A。这些患者体内易产生因子Ⅷ抗体,从而中和因子Ⅷ的凝血功能。大约有20%的重度血友病A的患者产生因子Ⅷ抗体,但只有3%或者更少的重度血友病B的患者产生抗因子Ⅸ的抗体。

在血友病A和血友病B中,大约有1/3的突变发生于CpG"热点区"。这些突变倾向于发生在外祖父的精子中,他们的女儿将会变成携带者,而他们的孙子将会有50%的概率患血友病。替代治疗适用于血友病A和血友病B患者。从血浆中获得或通过重组技术制得的安全、有效、高纯度的因子Ⅷ或因子Ⅸ浓缩剂可用于预防性治疗,防止出血,也可用于出血时的应急治疗。预防是一种选择性治疗措施,可以有效防止关节功能障碍性疾病和出血,使患者在有足够的替代治疗的基础上享有相对正常的寿命。对于体内有抑制剂的患者,活化因子Ⅶ和因子Ⅷ抑制剂旁路活性可以用来纠正因子Ⅷ或因子Ⅸ的缺乏。血友病A和血友病B都是基因治疗的较好候选,基因治疗的成功最终可能导致两种疾病的治愈。

本章使用的简写和缩略词:AAV,腺相关病毒(adeno-associated virus);APTT,活化部分凝血活酶时间(activated partial thromboplastin time);BT,出血时间(bleeding time);BU,Bethesda单位(Bethesda unit);cDNA,互补脱氧核糖核酸(complementary deoxyribonucleic acid);CGA,胞嘧啶-鸟嘌呤-腺嘌呤(cytosine,guanine,adenine);CJD,克雅病(Creutzfeldt-Jakob disease);COX,环氧合酶(cyclooxygenase);CRM,交叉反应物(cross-reacting material);CT,计算机X射线断层扫描(computerized tomography);DDAPV,1-去氨基-8-右旋-精氨酸加压素(1-desamino-8-D-arginine vasopressin,desmopressin);DVT,深部静脉血栓(deep vein thrombosis);EACA,ε-氨基己酸(ε-aminocaproic acid);FEIBA,因子Ⅷ抑制剂旁路活性(factor Ⅷ inhibitor bypassing activity);GLA,γ羧基谷氨酸(γ-carboxyglutamic acid);Ig,免疫球蛋白(immunoglobulin);PT,凝血酶原时间(prothrombin time);PTC,血浆凝血活酶成分(因子Ⅸ)[plasma thromboplastin component(factor Ⅸ)];RFLP,限制性片段长度多态性(restriction fragment length polymorphism);TCT,凝血酶凝固时间(thrombin clotting time);TF,组织因子(tissue factor);VNTR,变数串联重复序列(variable number of tandem repeats);VWD,血管性血友病(von Willebrand disease);VWF,血管性血友病因子(von Willebrand factor)。

血友病A(经典血友病,因子Ⅷ缺乏症)

定义和历史

血友病A是由于因子Ⅷ合成缺陷所引起的X-伴性遗传性疾病,发病率低于血管性血友病,但较其他遗传性凝血因子缺陷症常见。血友病A发生于世界上的各个种族[1]。据估计,每出生5000~7000个男婴中,有1名为血友病A的患者。该病在全世界各个种族中均有发生。

伴性遗传性血友病早在 2 世纪就被关注。当时，一名犹太人学者正确地推断出血友病携带者的儿子在进行包皮环切术后有流血的风险[2]。19 世纪，几位作者记载了疾病伴性遗传的方式，并将出血现象归结为血液凝固的延迟。Morawitz[3] 创立了血液凝固的经典理论，认为血液凝固包括两大主要反应：①通过一种被 Morawitz 称为是凝血酶原激酶的组织物质将凝血酶原转化成凝血酶；②通过凝血酶将纤维蛋白原转化为纤维蛋白。1911 年，Addis[4] 证实了在血友病患者的血液中，凝血酶的形成要比正常人慢，同时这种缺陷可以通过加入少量的正常人血浆而被纠正。然而，他错误地认为，血友病是由于凝血酶原缺乏所致。20 世纪 30~40 年代，随着蛋白纯化技术的发展，凝血酶原激酶被分离成了几个不同的成分。Brinkhous[5] 证实了血友病患者的血浆中凝血酶原成分正常，血友病的主要缺陷在于凝血酶原转化为凝血酶的延迟。这种缺陷可以通过少量含有抗血友病因子的正常人血浆而被纠正，这种抗血友病因子后来被命名为因子Ⅷ。1947 年，Pavlovsky[6] 观察到将一名血友病患者的血液输注至另一个有相同临床表型的患者体内时，受血者血液凝固延长的现象被纠正。当时，Pavlovsky 并没有意识到他正在处理两种不同类型的血友病。1952 年，Aggeler 和他的同事[7] 意识到了这个问题，并将一名患者描述为血浆凝血活酶成分（plasma thromboplastin component，PTC）缺乏者。血浆凝血活酶成分即为因子Ⅸ，其缺乏被认为是引起血友病 B 的原因。一个月之后，Biggs 和他的同事也描述了一姓 Christmas 的患者有相同的表现。因此，血友病 B 又称作“Christmas 病”[8]。血友病 A 和血友病 B 是仅有的两种伴性遗传性凝血因子缺陷症，血友病 B 一般没有血友病 A 严重，但在临床上难以区分，需要进行因子Ⅷ或因子Ⅸ的特殊检测才能将这两种疾病区分。1964 年，Davie、Ratnoff 以及 Macfarlane[9,10] 提出了凝血的瀑布学说，即每一种凝血因子以酶原形式存在，凝血过程中相继被激活，成为蛋白酶，后者激活下一个酶原，最终导致凝血酶的产生。最初，因子Ⅷ和因子Ⅸ被认为是酶原。但后来发现当因子Ⅷ被凝血酶激活时，实际上是活化因子Ⅸ所必需的辅因子。瀑布学假设已经被修正，更多强调了组织因子 - 因子Ⅶ复合物在凝血初期的重要作用（见第 115 章）[11]。

■ 病因学和发病机制

血友病 A 是由于因子Ⅷ基因缺陷，导致外周血因子Ⅷ水平缺失或下降。因子Ⅷ蛋白水平下降、异常结构蛋白或是两者同时存在均可导致因子Ⅷ的活性下降。Ⅷ因子作为活化因子Ⅸ的有效辅因子，必须先被凝血酶激活，产生由因子Ⅷ的 A1、A2、A3、C1 和 C2 区以及钙离子共同组成的异质三联体（见第 115 章）[12]。活化因子Ⅷ和活化因子Ⅸ结合在活化血小板的表面，形成因子Ⅹ激活复合物，又称为Ⅹ酶[13]。在活化因子Ⅷ的存在下，活化因子Ⅸ激活因子Ⅹ的速度明显加快。由于活化因子Ⅷ和活化因子Ⅸ都是形成Ⅹ酶所必需的，因此血友病 A 和血友病 B 具有相似的临床出血表现也不足为奇。活化因子Ⅷ和活化因子Ⅸ中任一缺乏，都会引起相似的血小板表面Ⅹ酶活性的下降，随后导致凝血酶生成的减少。血友病患者由于凝血酶生成减少，所以血块生成延迟。所形成的血块脆性增加且易被清除，对于纤维蛋白溶解高度易感，可以造成临床过度出血和伤口愈合不良[14]。

■ 遗传学

因子Ⅷ基因位于 X 染色体长臂（Xq-28），当其发生突变时，导致血友病 A 的发生。该病几乎全部发生于男性患者。图 124-1 说明了血友病 A 和血友病 B 的遗传方式。所有血友病男性患者的儿子均为正常，但女儿均为因子Ⅷ缺陷的基因携带者。携带者的儿子有 50% 的概率患血友病，而携带者的女儿有 50% 的概率自身成为携带者。

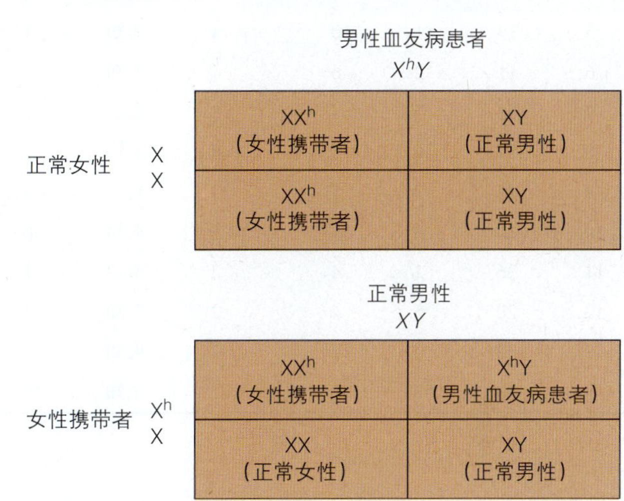

图 124-1 血友病 A 的遗传方式。男性血友病 A 患者的所有女儿均为携带者，而所有的儿子均为正常。携带者的女儿有 50% 的可能成为携带者，而她们的儿子有 50% 的可能患血友病。（X，正常；X^h，血友病基因异常的 X 染色体；X^hY，男性血友病患者；XX，正常女性；XX^h，女性携带者；XY，正常男性；Y，正常。）

因子Ⅷ基因长度为 186kb，包含 26 个外显子和 25 个内含子，其中外显子长度约为 9kb[15]。基因的大小和复杂性使其很难用常规基因测序的方法检测出引起血友病的特定突变点。尽管如此，因子Ⅷ基因现已被克隆、测序，大量的特定突变点也已被描述[15,16]。例如在 2008 年，有研究表明，超过 1000 种基因特定突变能够导致血友病的发生[16]。

因子Ⅷ基因的多种变化可以导致血友病 A 的发生，包括基因重排、错义突变（即单个碱基的置换导致分子内氨基酸的改变）、无义突变形成终止密码子、基因剪接位点异常、基因全部或部分缺失以及基因的插入[17]。表 124-1 对导致血友病发生的遗传性缺陷进行回顾和总结。

特有的“联合的基因倒位与互换”是血友病 A 最常见的突变之一，占患者人数的 40%~50%，该突变可以导致因子Ⅷ基因断裂[18,19]。图 124-2 和图 124-3 形象地描述了因子Ⅷ基因以及最初由 Gitschier 提出的“倒位与互换”机制[20]。在内含子 22 中有两个其他基因即：① F8A（α_1），在 5’端转录因子Ⅷ基因；② F8B，在 3’端转录因子Ⅷ基因。图 124-3 中的阴影方格显示了在 F8A 的 5’端有两个额外的与内含子 22 中 α_1 的同源性序列（α_2、α_3）。这两段额外序列的存在是部分因子Ⅷ基因（从外显子 1~ 外显子 22）发生倒位置换的关键，其机制是位于内含子 22 中的 F8A 序列和位于因子Ⅷ基因 5’端的 F8A 基因同源性额外序列中的一条发生同源性重组。在减数分裂期，位于内含子 22 中的 F8A 基因与位于内含子 22 5’端的 F8A 基因同源

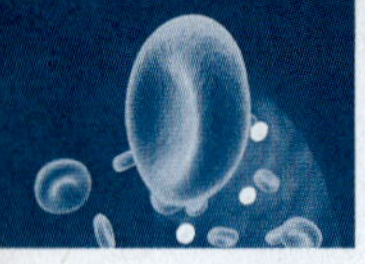

表 124-1 已报道的血友病 A 不同突变

外显子	点突变			缺失		插入	外显子	点突变			缺失		插入
	错义	无义（终止）	剪接位点	小片段	大片段			错义	无义（终止）	剪接位点	小片段	大片段	
1	15	2	4	2	未知	1	15	19	2	3	4	未知	0
2	10	1	5	8	未知	4	16	26	7	2	7	未知	0
3	25	0	6	5	未知	0	17	28	3	2	6	未知	5
4	35	7	4	1	未知	1	18	34	5	1	5	未知	4
5	13	1	10	4	未知	1	19	16	1	8	4	未知	4
6	11	2	6	4	未知	2	20	8	1	0	2	未知	2
7	38	5	4	8	未知	1	21	9	5	1	0	未知	1
8	27	6	1	8	未知	1	22	19	5	4	3	未知	1
9	27	3	5	7	未知	3	23	30	1	4	7	未知	0
10	10	3	3	5	未知	0	24	13	5	4	3	未知	2
11	36	1	4	2	未知	1	25	13	2	2	7	未知	3
12	20	5	4	2	未知	1	26	26	3	0	9	未知	0
13	32	3	2	7	未知	3	总计	583	131	95	197	135	80
14	43	52	6	77	未知	39							

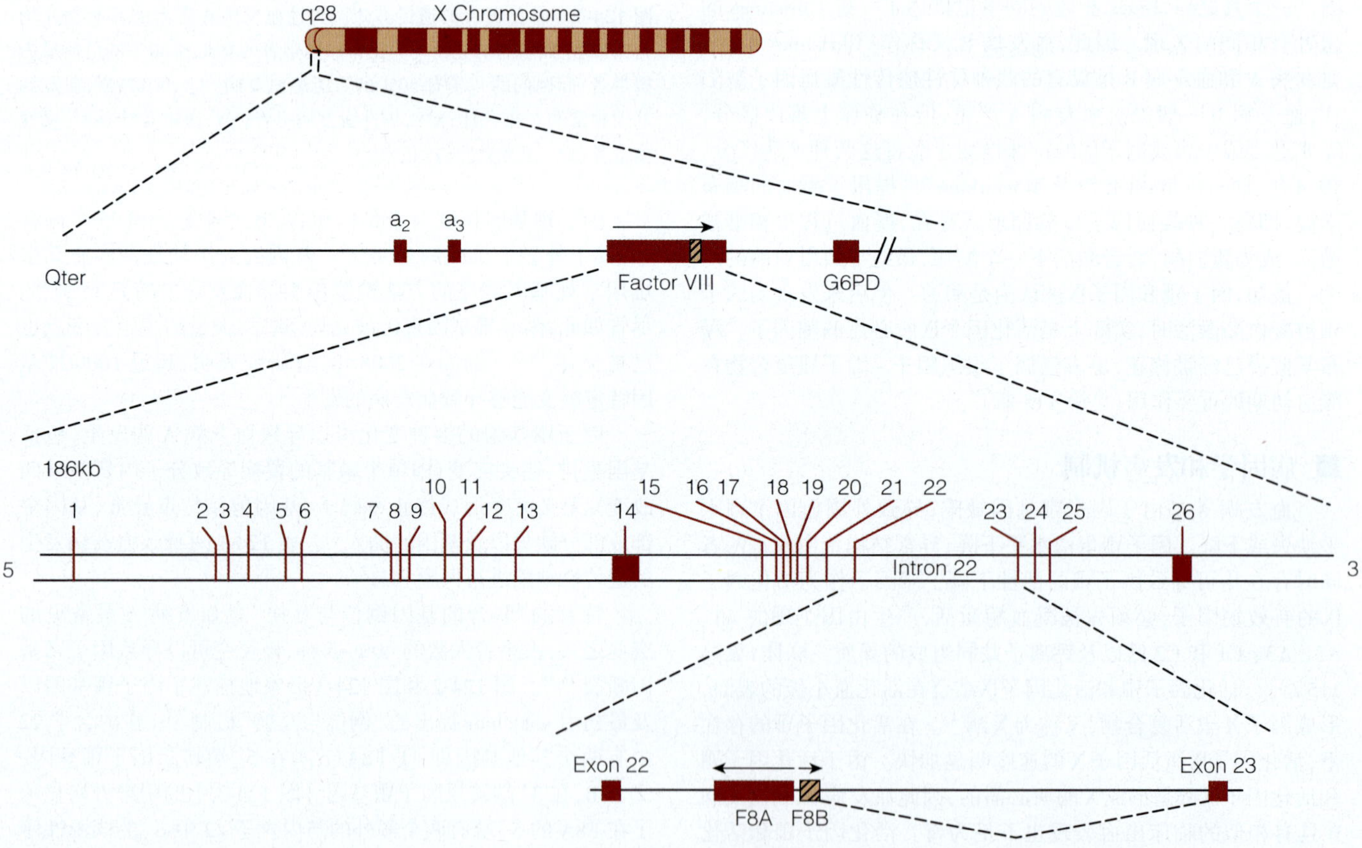

图 124-2 F8 基因示意图。F8 位于 X 染色体长臂 2 区 8 带。α_2、α_3 的两个基因位于 F8 的 5' 端。F8 上的阴影区域即相当于内含子 22。在内含子 22 中有两个嵌入基因，一个命名为 F8A，按整个 F8 相反方向进行转录，与 α_2、α_3 基因同源。

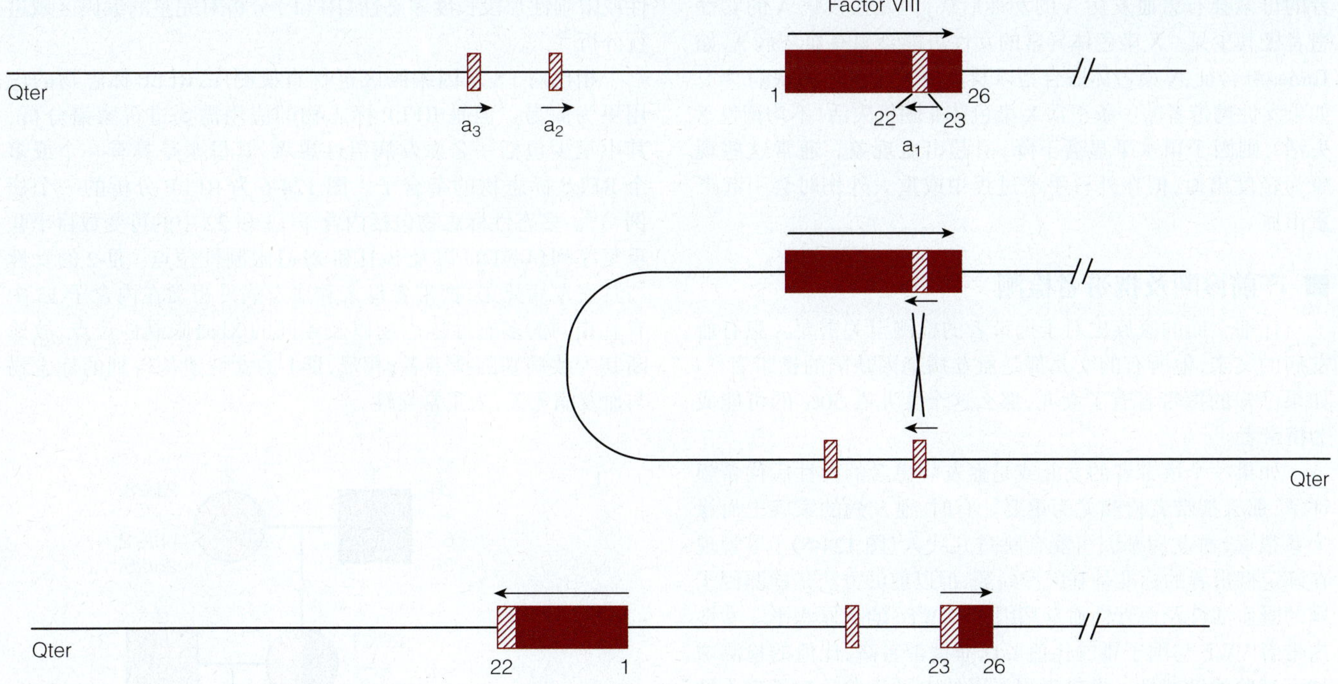

图 124-3　内含子 22 倒位互换图。该图显示 α_3 基因与其同源序列，即嵌入在内含子 22 中的 α_1 基因的倒位互换。中间部分：若嵌入在内含子 22 中的 α_1 基因与 F8 的基因外 α_3 基因发生倒位互换，则部分 F8 会以相反的方式从外显子 1 向外显子 22 的方向进行转录，与基因外 α_2 基因可以发生同源重组。一些个体有两种 α_2 或 α_3 基因，因此可以产生四种可能的"倒位互换"机制。

性额外序列中的一条序列发生同源序列互换。因此，完整的因子Ⅷ序列的转录被中断(图 124-3)。图 124-3 显示了常见的倒位互换。但是，同源重组可以发生于任何一个额外基因上。有时在内含子 22 的 5' 端会出现重复的 α_2 或 α_3 基因，从而出现四种可能的倒位类型。"倒位互换"变异可以导致重型血友病，其中约有 50% 的患者易在体内形成因子Ⅷ抗体，中和因子Ⅷ的凝血功能。

因子Ⅷ基因不同的插入物也已有报道，其中一些为 LINE (L1) 元素，即转位子序列，可以频繁地插入至整个基因组中[22]。这些插入物绝大多数会引起重型血友病。

很多血友病病例都没有疾病家族史，至少 30% 的血友病是由于自发性突变所致。绝大多数的突变发生于因子Ⅷ基因的 CpG 二核苷酸上[22]。血友病的自发性出现通常是由于正常男性的配子发生突变所致。例如，外祖父的精子发生突变会使其女儿携带血友病基因，进而使其外孙有患血友病的可能[17]。由于限制性内切酶 TaqⅠ可以识别序列 TCGA，CpG 在该位点的突变使 TaqⅠ的酶切位点丢失，从而能被直接检测出。精氨酸的密码子(CGA)经常由于 CG 对的突变而受到影响。C → T 的转变通常导致终止密码子(图 124-4)。终止密码子会导致截短型因子Ⅷ分子的合成，后者通常与重型血友病相关。然而，如图所示，G → A 的转变会引起错义突变，通常产生功能障碍性因子Ⅷ分子，可能与轻型、中型和重型血友病相关。一些错义突变会产生正常或接近于正常数量的Ⅷ因子抗原，但其凝血活性可能显著下降或者仅轻微下降。根据记载，许多其他单个碱基置换也会引起不同严重程度的血友病。

因子Ⅷ基因的大片段缺失几乎常常与重型血友病相关。另一方面，基因的小片段缺失不会改变基因的阅读框，可能引发轻型血友病。尽管抗体也会出现在无基因缺失的患者体内，但由于因子Ⅷ基因大片段缺失的患者无法检测出因子Ⅷ抗原，因此更易在其体内发展形成抗因子Ⅷ抗体[15,22]。

虽然有报道称患有血友病的父亲和身为血友病基因携带

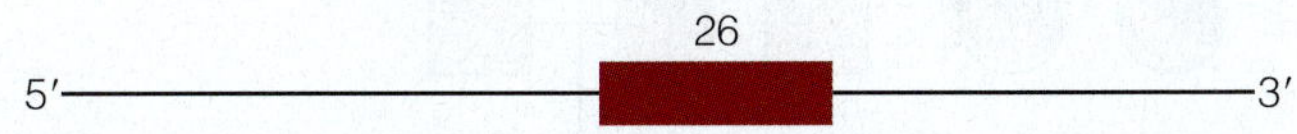

leu thr arg tyr leu arg ile his pro glu ser
CTG ACT CGC TAC CTT CGA ATT CAC CCC CAG AGT
CTG ACT CGC TAC CTT TGA ATT CAC CCC CAG AGT
leu thr arg tyr leu STOP

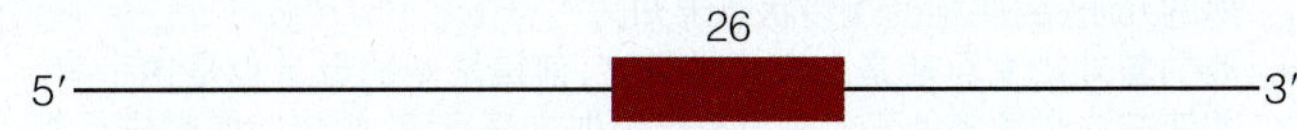

leu thr arg tyr leu arg ile his pro glu ser
CTG ACT CGC TAC CTT CGA ATT CAC CCC CAG AGT
CTG ACT CGC TAC CTT CAA ATT CAC CCC CAG AGT
leu thr arg tyr leu gln ile his pro glu ser

图 124-4　突变和 CG 对的举例。红盒子指的是内含子 26。C→T 的转变导致终止密码子(TGA)的产生。而 G→A 的转变使谷氨酰胺替代了精氨酸。

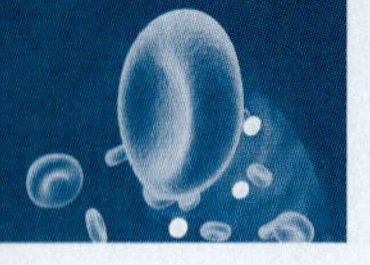

者的母亲会有患血友病A的女性后代，但是血友病A的女性患者极其少见。X染色体异常的女性可能会患有血友病A，如Turner综合征，X染色体嵌合型以及其他X染色体的缺陷[22,23]。如果女性携带者的一条正常X染色体非随机失活（不均衡性X失活），则因子Ⅷ水平显著下降，引起出血现象。通常这些现象为轻度出血，但在外科手术过程中或重大外伤时会引起严重出血。

■ 产前诊断及携带者检测

仔细全面的家族史对于携带者的检测至关重要。患有血友病的父亲，他所有的女儿都是血友病基因缺陷的携带者[24]。如果已知的携带者有了女儿，那么这个女儿有50%的可能成为携带者。

如果一个携带者的女儿或是血友病患者的女性后代希望怀孕，那么携带者检测尤为重要。有时，血友病的家族史血缘关系很远，血友病基因可能会跳过几代人（图124-5）。尽管现在确定携带者的标准是基因型检测，但以前的方法是检测因子Ⅷ的凝血活性及血管性血友病因子（VWF）的抗原水平。女性携带者VWF与因子Ⅷ的比值要比非携带者高，比值的检测增加了试验的敏感性。携带者因子Ⅷ的水平通常只有正常人的50%或是更少。将这些数据与家族史相结合，我们就可以计算出该女性是否为携带者的可能性[24]。然而，医生必须向受检者仔细地解释清楚该测试结果存在一定的出错率，用VWF与因子Ⅷ的比值来确定携带者无法保证其准确性。

内含子22倒位的携带者可以通过Southern印迹法技术进行确认[22]。如有可能，可以通过梯度凝胶电泳、单链构象多态

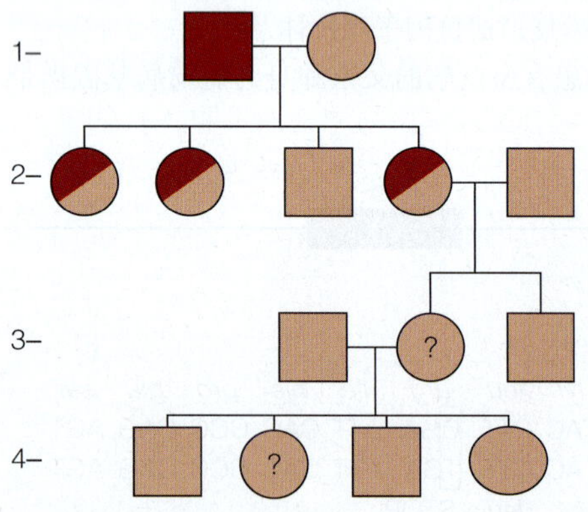

1. 曾祖父患有血友病A。
2. 他的所有女儿都为携带者。
3. 他的一个外甥女有50%的可能为携带者，但是由于她没有患血友病的儿子，因此她的遗传状态未知。
4. 他的曾外甥女可能是血友病携带者，前提是她的母亲也是携带者。即使在这个家族的三代中没有出现血友病患者，她依旧希望进行基因检测。

■ 男性血友病患者（已故）
□ 正常男性
◐ 女性携带者
? 状态未知

图124-5　血友病亲缘"跳"代现象举例。已确定携带者和潜在携带者。可以注意到，已故的男性血友病患者有血友病携带者的女儿，但是在随后的几代中，没有血友病男性出生。尽管如此，第3代和第4代的女性仍可能是携带者。如今DNA测序可对携带者进行检测。

性或限制性片段长度多态性（RFLP）分析对完整的编码区域进行分析[25]。

相比对F8基因编码区进行直接测序，RFLP标志物的应用更为简易。但是RFLP标志物的应用需要进行家谱分析，其中至少包括一名血友病男性患者，其母亲是具有一个或多个RFLP标志物的杂合子。图124-6为RFLP分析的一个病例[25-28]。多态性标志物包括内含子13和22中的可变数目串联重复序列（VNTR）以及BclⅠ和XbaⅠ限制性位点。Ⅲ-2的女性与其血友病兄弟，携带者母亲和血友病外祖父在内含子13中有着相同的多态性标志物以及相同的XbaⅠ限制性位点，故诊断其为致病基因携带者；相反，Ⅲ-1的女性遗传得到的标志物与血友病无关，为正常女性。

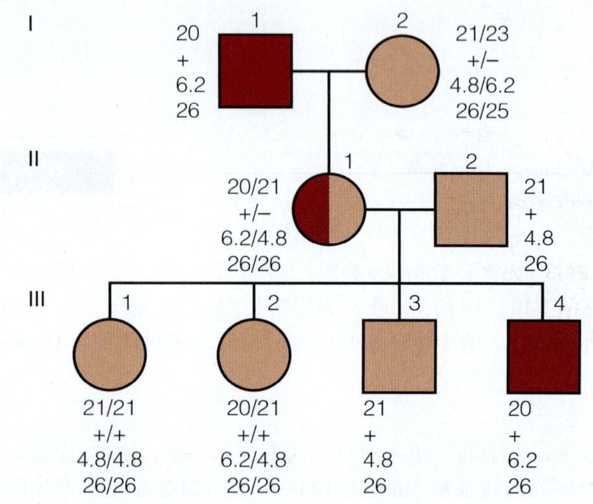

图124-6　应用RFLP和可变数目串联重复序列（VNTR）对血友病A携带者进行诊断。女性携带者（Ⅱ-1）在内含子13、XbaⅠ和BclⅠ位点具有多态性信息，但在内含子22位点没有信息。Ⅲ-2是血友病A携带者，具有与其患有血友病A的外祖父（Ⅰ-1）和兄弟（Ⅲ-3）相似的基因遗传信息。BclⅠ和XbaⅠ是VNTR限制性内切酶的酶切位点。

血友病的产前诊断现已几乎成为常规检测。女性携带者怀孕后，可以通过羊膜穿刺术（大约在16周孕期）或者绒毛膜取样（在10周孕期）获取细胞进行染色体分析。若胎儿为女性，其是否为携带者无需多虑，因为携带者通常没有出血倾向。若胎儿为男性，则需获取更多细胞，运用上述方法进行DNA分析。是否将男性血友病A胎儿足月生下，应该由其父母在获得适当咨询和相关血友病基因、临床和治疗等信息后作出决定。

■ 临床特征

血友病A以体内多种组织过度出血为特征，包括软组织血肿和关节内出血，导致严重的破坏性血友病性关节炎。周期性关节内出血是该疾病的一个特征。血友病A一般被分为轻度、中度和重度，尽管这些分类之间存在重叠。表124-2以临床表现的严重程度对血友病A进行分类。血浆因子Ⅷ浓度范

表 124-2 血友病的临床分型

分型	Ⅷ因子水平	临床特点
重度	≤正常的 1% (≤0.01U/ml)	1. 从婴儿早期就有自发性出血 2. 频繁的自发性关节内出血和其他出血，需要凝血因子替代治疗
中度	正常的 1%~5% (0.01~0.05U/ml)	1. 创伤或手术后出血 2. 偶尔有自发性关节内出血
轻度	正常的 6%~30% (0.06~0.3U/ml)	1. 创伤或手术后出血 2. 很少有自发性出血

围是以正常人的百分比以及单位/毫升标注。有些患者其因子Ⅷ水平与重度血友病相符，但可能仅表现出轻度症状，这是因为该患者除血友病 A 基因外，还同时伴有因子Ⅴ Leiden 突变（R506Q）[29,30]。重度血友病 A 患者（Ⅷ因子 <1%）即使在无外伤的情况下也会频繁地发生自发性出血。如果无有效的治疗，患者在青年期便会出现周期性关节内出血，导致慢性血友病性关节炎。周期性关节内出血是重度血友病的一项重要特征。重度血友病 A 患者常出现严重出血，最终导致重要脏器的损伤。然而，出血的发生是间断性的，有些患者几周甚至几个月都不会发生出血。除非是颅内出血，否则由于出血而导致的猝死极少。

中度血友病 A 患者偶然会出现血肿，若伴有已知的外伤，通常也会有关节内出血发生。这些患者的因子Ⅷ活性为正常的 1%~5%。

轻度血友病 A 患者因子Ⅷ水平为正常的 6%~30%，不会发生频繁性出血。轻度血友病 A 可能会漏诊，只有在术后、外伤、肢体接触性活动如受到冲击或摔倒后发生过度出血才会被发现。

绝大多数致病基因携带者有 50% 左右的因子Ⅷ活性，故没有出血症状，即使手术也不会出现出血症状。有些携带者由于不均衡性 X 染色体失活，Ⅷ因子活性小于 50%，可能会在受外伤（如生育或手术等）时发生过度出血。因此，推荐所有的携带者都进行因子Ⅷ水平的检测。

关节内出血

重度血友病 A 患者关节内出血约占所有出血的 75%[31,32]。正常的滑膜有极为少量的细胞，但是滑膜层下的毛细血管会由于机械性损伤而遭到破坏，这些机械性损伤通常与日常关节的使用相关。根据所累及关节使用频率的递减顺序，包括膝关节、肘关节、踝关节、肩关节、腕关节和髋关节。相比球窝关节，铰链关节更易受累及。关节内出血通常在患儿开始走路时便发生。

关节内出血以轻度不适为征兆，在几分钟或几小时之后，疼痛逐渐加剧。关节通常肿胀发热，运动受限。有时，患者会有轻度发热。然而，严重持续的发热则预示着关节感染。当替代治疗对关节出血没有作用时，则应怀疑其体内有因子Ⅷ抗体或关节感染。膝关节出血比肘部出血或肩部出血更易被体格检查发现。出血停止后的几天，血液再吸收，症状逐步减轻。若关节内出血能早期治疗，关节不会遭受慢性损伤，则疼痛在 6~8 小时之间有所缓解，在 12~24 小时之间消失。然而，关节内的反复出血最终会导致关节软骨的广泛性受损、滑膜增生以及其他邻近骨和组织的反应性改变。残余血液中的铁沉积是血友病性关节炎发病机制的主要因素[32]。慢性关节病变并发关节内的急性出血，其疼痛与推行性关节炎很难区分。

反复关节内出血的主要并发症是关节畸形，伴发肌肉和软组织萎缩（图 124-7）。图 124-8 显示了关节软骨和相邻骨质不同的进行性损伤的影像学改变。这种改变可能会发展为骨质疏松或软骨下骨囊肿，关节间隙进行性缩小。图 124-9 为正常膝关节的磁共振影像（MRI），图 124-10 和图 124-11 表现为血友病患者膝关节和踝关节的出血。

关节内反复出血可导致滑膜增生和炎症。滑膜增厚折叠，限制关节活动。结果导致反复性关节出血倾向，即所谓的出血靶关节[31]。最常累及的关节有膝关节、踝关节和肘部，可长期肿胀。慢性滑膜炎除非得到充分的治疗，否则可能会持续几个月甚至几年。

血友病性关节感染并不常见，但对所有具有发热、白细胞增多以及其他系统性临床表现的患者必须引起注意。由于关节感染会导致关节结构的改变和功能的快速丧失，因此必须作出快速诊断。疼痛肿胀的关节可能需要有经验的人员先对患者进行合适的因子替代治疗，随后用无菌操作技术对该关节进行抽吸。

血肿

软组织血肿也是血友病 A 的一个特点。无论有无外伤，出血都可能进入皮下结缔组织或肌肉。血肿一旦形成，可能就很稳定，但吸收缓慢。然而，对于中度或重度血友病患者，除非得到合适的治疗，否则血肿有进行性扩大和弥散至身体各个部位的倾向。腹膜后血肿形成于髂腰肌，在极为少见的情况下，可以穿过膈进入胸腔；有时甚至可以进入颈部软组织，损伤呼吸道。腹膜后血肿也会引起输尿管堵塞，导致肾功能损伤。图 124-11 是腹膜后出血患者的电子计算机 X 射线断层扫描图（CT）。其他的血肿则局部扩大，压迫邻近器官、血管和神

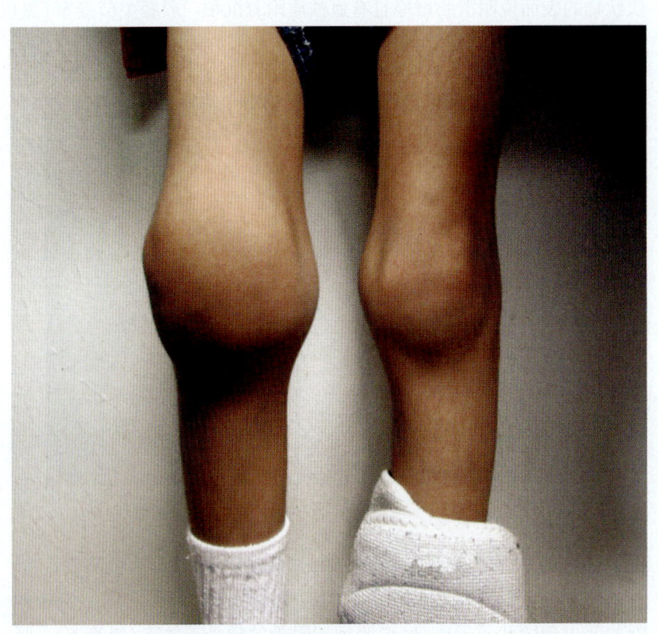

图 124-7 血友病性关节炎。可看到重度血友病 A 患者反复出血进入膝关节所产生的慢性影响。注意肌肉组织的水肿、畸形伴随萎缩。

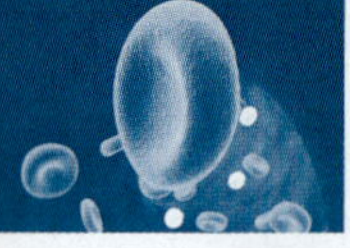

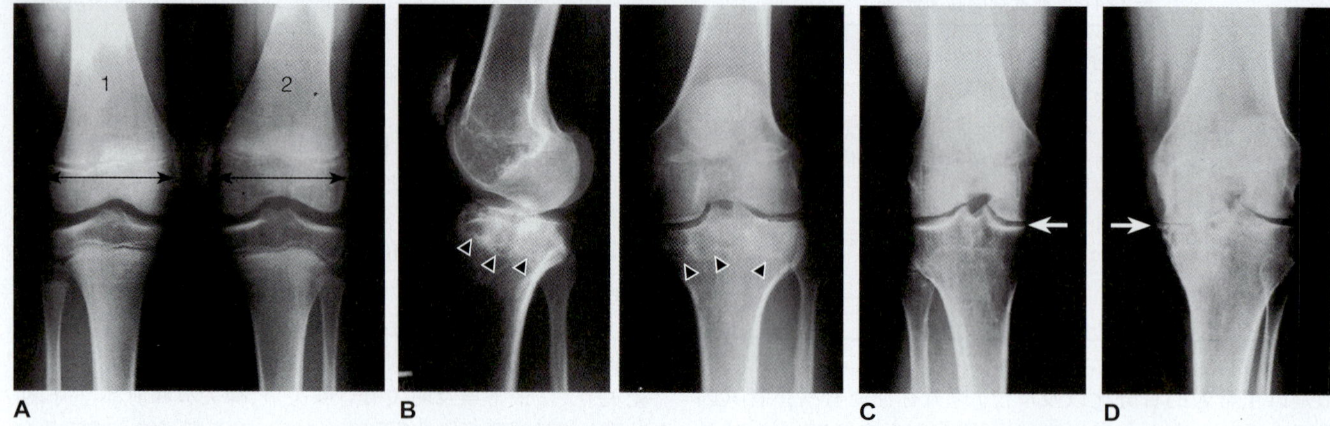

图 124-8 血友病性关节炎不同的影像学改变阶段。0 期,正常膝关节;1 期,关节内有液体(未显示)。A. 2 期,膝关节 2 上出现骨质疏松和骨骺过度增生。膝盖 2 中的骨骺比膝关节 1 中的更宽(箭头所指)。B. 3 期,软骨下骨囊肿(箭头所指)。关节空隙变得无规律。C. 4 期,突出的骨囊肿伴随关节空隙缩小(箭头所指)。D. 5 期,关节间隙消失伴随骨骺过度增生(箭头所指)。

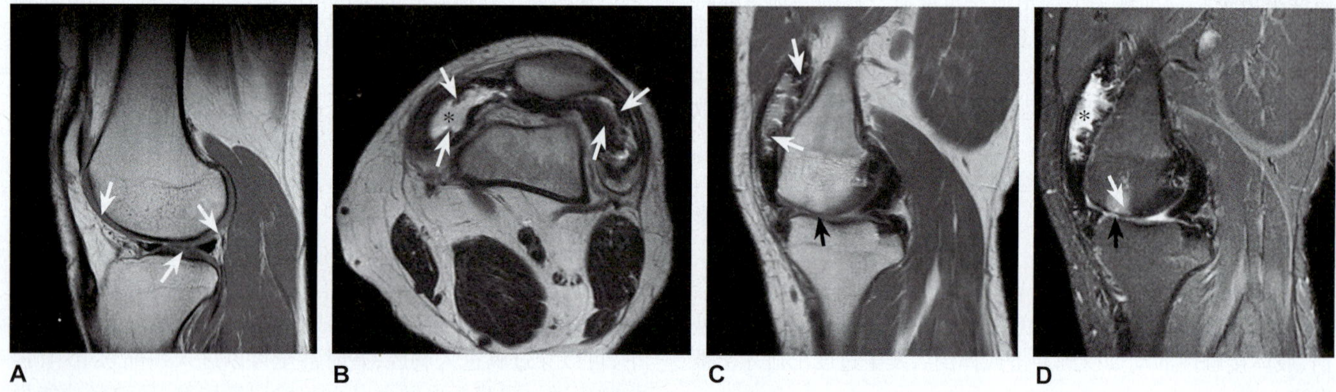

图 124-9 正常膝关节和血友病患者关节的 MRI。A. 正常膝关节的 MRI。B. 膝关节横向 T2 加权自旋回波图像显示关节积液(*)以及沿着髌上囊内侧滑膜的多灶性含铁血黄素沉积。C. 膝关节的矢状位 T2 加权自旋回波图像显示滑膜上含铁血黄素沉积形成的黑色斑点(白色箭头),伴随股胫关节变窄(黑色箭头)。D. 膝矢状位 STIR 图(短反转时间反转恢复序列)像(与 B 为同一患者)说明髌上囊中有渗出(星号)。囊肿不规则、起伏状物的表面说明滑膜增厚且有血铁质附着沉积。股胫关节变窄(黑色箭头)与股骨髁软骨下水肿(白色箭头)相关。

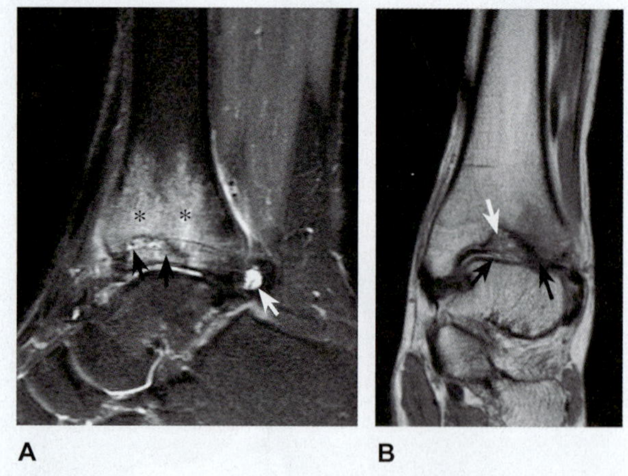

图 124-10 A. 踝关节的矢状位 STIR 图像说明有渗出(白色箭头)。胫骨末端水肿(星号)围绕其软骨下的病变残片。B. 与 A 为同一患者的踝关节出现冠状质子密度,说明远端胫骨的软骨下缺陷(黑箭头)。胫距骨关节会轻微变窄,在日后会更加明显。

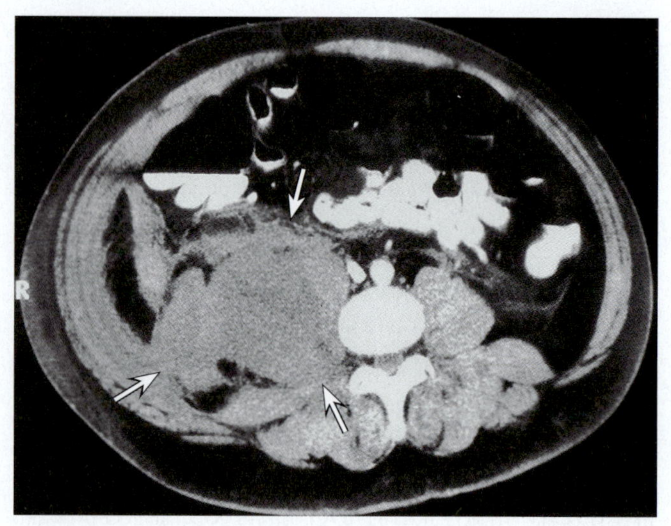

图 124-11 重度血友病患者腹膜后血肿的计算机 X 断层扫描图。血肿的区域如箭头所指。

经。腹部血肿的一个罕见但是致命的并发症是穿孔，血液流入结肠。皮下血肿可能会进入到肌肉。咽部及咽后血肿有时会并发普通感冒，血肿可能会扩大，从而阻塞呼吸道。呼吸道内或呼吸道周围存在血肿对生命安全造成威胁，要求立即输注因子Ⅷ。

出血进入肌肉的频率顺序如下：小腿、大腿、臀部及前臂。周期性血肿通常导致肌肉挛缩、神经麻痹和肌肉萎缩。出血进入舌部或系带在小孩中出现特别频繁，通常由于外伤而引起。

出血进入筋膜和肌肉可以引起所谓的骨筋膜室综合征。这是由于血肿进入有限的空间，压迫动脉血管，引起肌肉局部缺血损伤所致。骨筋膜室综合征倾向于发生在四肢末端，特别是屈肌，并需要在凝血因子替代治疗的基础上进行紧急筋膜切开术。出血进入心肌或勃起的阴茎非常少见，为什么这些组织似乎可以免受出血的侵害，这就提出了一个很有趣的问题。

假瘤（血囊肿）

假瘤是出现在软组织或骨中的血囊肿，它们是血友病少见却极其危险的并发症（图 124-12 和图 124-13）[33]。假瘤分为三型。第一型为简单囊肿，受到肌腱的限制，存在于肌肉的筋膜内。第二型假瘤最初于软组织（如肌腱）形成简单囊肿，但是它能影响相邻骨和骨膜的血供，导致骨中囊肿的形成和再吸收。第三型假瘤被认为源于骨膜下出血，使骨膜与骨皮质分离（图 124-13）。除非假瘤迅速生长或者压迫神经，绝大多数的假瘤不会引发疼痛。随着囊肿体积的扩大，它可以压迫并破坏相邻的肌肉、神经或骨。假瘤通常内部含有血性黏液或是黏滞的褐色物质，同时外周被纤维膜所包围。假瘤在几年内有扩大的倾向，并会最终发展为多腔。有些假瘤的体积会变得非常庞大，涉及许多重要器官，以至于无法进行手术。通常在晚期，假瘤也可以侵犯周边组织，渗入血管，穿过皮肤。连接假瘤的窦道预示着感染和败血症即将发生。假瘤通常形成于下半身，经常形成于大腿、臀部以及骨盆，但是可以在身体的任何部位发现，包括颞骨。在年轻患者中，手与足的小骨最为频繁地受到影响。CT 或 MRI 对于诊断具有很大的帮助。为了防止感染和出血的风险，假瘤的细针活检应该避免。最可靠的治疗是将全部假瘤手术性移除，因为如果不全面地清除，假瘤很有可能会重新形成。假瘤放射线疗法的成功案例已有报道。对于体内含有抑制剂的血友病患者，当手术治疗不可行时，放射线疗对其将具有重大意义[34]。

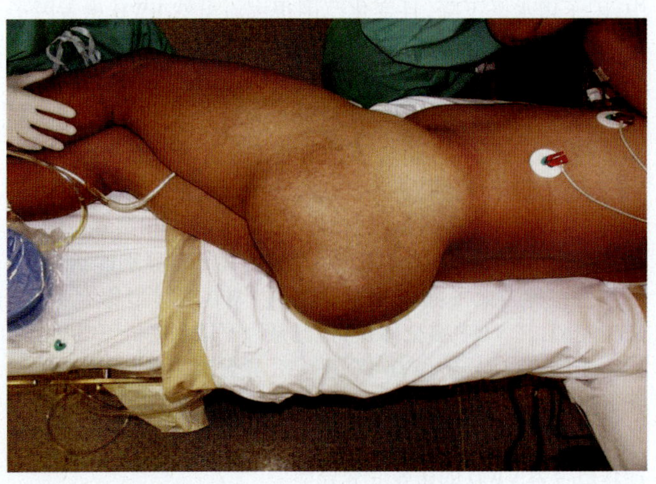

图 124-12 臀部假瘤的照片。

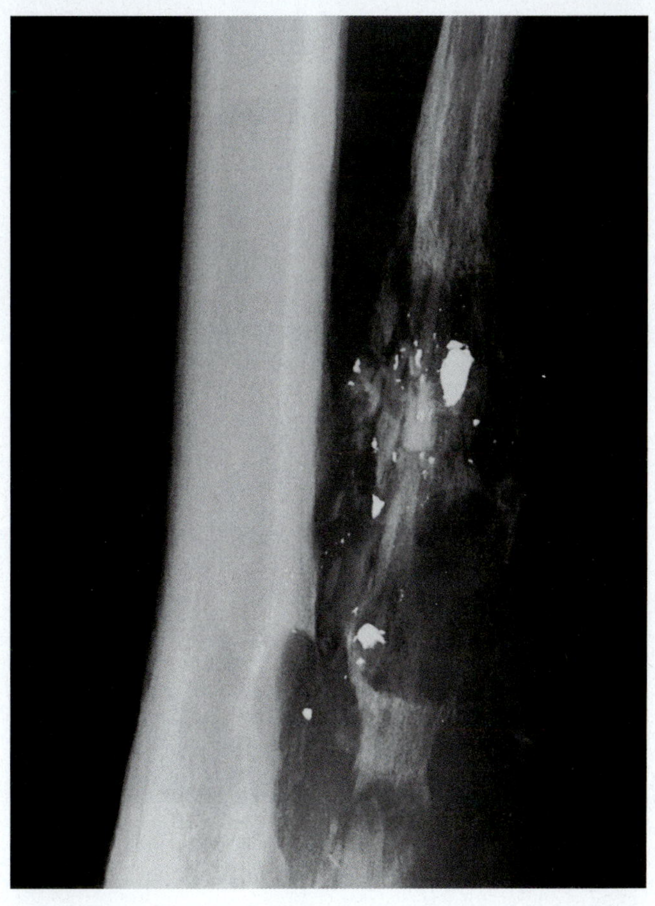

图 124-13 重度血友病患者腓骨的假瘤。注意骨囊肿和钙化等实质性损伤，胫骨也受累及。

血尿

许多重度血友病患者会经历血尿。尿液可呈棕色或红色，取决于出血的速率。绝大多数的出血来源于肾盂，通常涉及一个肾，偶尔会涉及两个肾。应该进行适当的检查，以排除肾结构性损伤。

神经系统并发症

颅内出血是血友病患者最为危险的出血状况之一[35]。如今，出血进入大脑已是引起血友病患者死亡的主要原因。出血进入中枢神经系统可能是自发性的，但是通常伴随有微小的外伤。症状在患者受到外伤后便会出现，偶尔也会出现延迟。例如，硬膜下血肿的症状可能要延迟几天或几周才会出现。当血友病患者出现异常头痛时，就应怀疑其是否有出血进入脑实质或者有硬膜下或硬膜外血肿（图 124-14）。当怀疑有颅内出血时，应该立即对患者进行因子Ⅷ治疗，而像 CT 扫描或 MRI 等诊断过程应该在患者开始进行因子Ⅷ治疗后才进行。尽管现在有些重度血友病患者即使没有进行替代治疗，也能安全进行腰椎穿刺，但是更为安全的做法是在穿刺之前，用替代疗法将因子Ⅷ的水平上升至正常的 50%。

椎管内出血是血友病患者的一个少见的神经系统并发症，

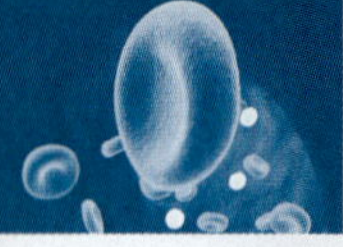

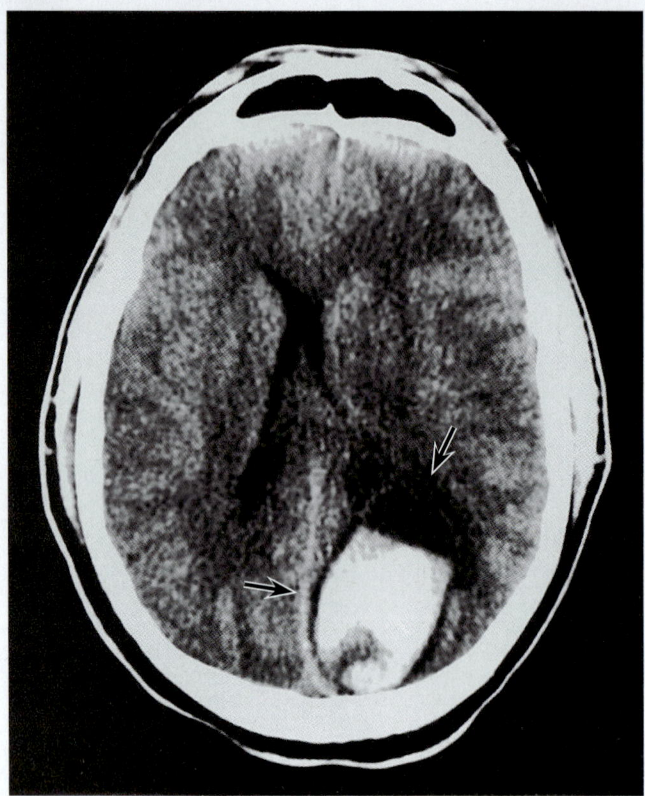

图 124-14　重度血友病患者脑内血肿的 CT 扫描。损伤部位如箭头所示，注意脑室受到压迫。

但可以导致瘫痪。出血可能是由于脊髓自身造成，但是更为常见的原因是由于硬膜外出血压迫神经所致[36]。

周围神经压迫是肌肉血肿最为常见的并发症，特别是肢体末端的肌肉血肿。髂腰肌中的血肿压迫股骨神经，导致大腿侧面及前部感觉丧失、四头肌无力、萎缩以及膝跳反射丧失。尺骨神经是第二个最易受到累及的周围神经。出血可能发生在任何的肌肉中，并可能压迫局部的神经血供。这种情况会引发永久性的肌肉神经缺陷以及多部位挛缩。

黏膜出血

黏膜出血在血友病中很常见。通常由于过敏反应或外伤而导致的鼻出血和咯血与局部结构损伤相关，例如上呼吸道和下呼吸道损伤。用烧灼或者鼻腔填塞的方法对鼻出血进行治疗，由于烧灼区斑块的脱落或填塞物移除时结构不牢固的血块的祛除，有时会引起再次出血。据研究发现，血友病 A 的成人患胃溃疡比正常男性更为常见[37]。为了缓解血友病性关节炎所带来的疼痛而摄入抗炎药物是引起上部胃肠道出血的常见原因，故在评估此类出血的病因时，应该明确阿司匹林或其他抗炎药物的用药史[38]。

牙科出血或外科手术出血

血友病患者在外科手术前后都要进行治疗，以防止出血。轻度或有时中度的血友病患者可能直到手术部位发生过量出血，方才意识到疾病的存在。出血可能延迟几个小时，有时甚至几天。这类患者在术后由于形成的血块不牢固，会有伤口愈合延迟的特点[14]。长时间的出血以及随后伤口血肿的感染都可能使伤口愈合变得进一步复杂。适当的因子Ⅷ替代治疗，有时配以抗纤溶治疗，可以预防术中及术后出血。

拔牙也是血友病患者最为常见的外科手术操作。乳牙脱落很少会引起过量出血，但是拔去恒牙就会引起过量出血，除非得到适当的治疗，否则会间歇性地持续几天甚至几周。对于未经治疗的重度血友病患者，浸润至咽部或舌下的血肿可能是牙科手术或是局部阻滞麻醉注射所引起，往往存在生命危险。

■ 实验室特征

重度血友病患者活化部分凝血活酶时间（APTT）延长，凝血酶原时间（PT）、凝血酶凝固时间（TCT）和出血时间（BT）正常，尽管有些研究人员已有报道说 BT 会有一些增加。不同 APTT 试剂和仪器的组合对因子Ⅷ的检测，呈现不同的敏感性。对于轻度血友病患者，特别是因子Ⅷ活性在正常水平 20% 以上的患者，其 APTT 值可能轻微延长或达到正常的上限。当将血友病患者的血浆与等量的正常人血浆相混合时，APTT 将被纠正。若血友病患者的血浆中还有抗因子Ⅷ抗体时，APTT 也会在相似的混合液中延长，但是需要将混合液放在 37℃孵育 1~2 小时以检测其延长。血友病 A 的最终明确诊断应该建立在因子Ⅷ活性特定检测的基础上。

功能性因子Ⅷ凝血活性的检测基于 APTT 的一期凝血法完成[39]。因子Ⅷ的显色法检测也被广泛地应用，但其结果常与一期法不一致[39]。免疫法检测因子Ⅷ抗原，尽管在实际中并不常用，但是可以检测出正常的和绝大多数异常的因子Ⅷ分子。如果因子Ⅷ抗原水平正常，但凝血活性下降，则该患者系因子Ⅷ分子功能障碍致病。这类患者为抗原阳性血友病患者，也被称作交叉反应物（CRM）阳性血友病患者[40]。若患者因子Ⅷ抗原及活性都几乎无法检测出，则称为 CRM 阴性。

因子Ⅷ活性用相对于正常人的百分比或者单位 / 毫升血浆来表示。即定义为，1U 因子Ⅷ相当于 1ml 正常人新鲜混合血浆中因子Ⅷ的含量；同时，1U/ml 因子Ⅷ活性相当于 100% 的正常人活性。

■ 鉴别诊断

血管性血友病（VWD）有时容易与血友病 A 相混淆。VWD 的主要缺陷在于血管性血友病因子（VWF）的活性下降。在体内，VWF 是因子Ⅷ的载体（见第 127 章）。因此，在 VWD 中，因子Ⅷ水平下降，且变化范围很大。虽然 VWD 患者因子Ⅷ的合成水平正常，但是由于作为因子Ⅷ载体分子的 VWF 水平下降或缺失，导致因子Ⅷ的半衰期明显缩短。VWD 的一些其他异常指标也可将其与血友病 A 区分开来，如出血时间延长、VWF 抗原水平下降以及用瑞斯托霉素辅因子试验检测出 VWF 活性下降。在Ⅲ型 VWD 中，因子Ⅷ水平可能非常低（小于正常的 5%），使得其很难与经典的血友病 A 相鉴别。BT 的延长以及家族史中无伴性遗传特点将有助于其鉴别诊断。

另一种与血友病 A 很难鉴别的 VWD 变异型称为 VWD- 诺曼底型，其 VWF 多聚体正常，但是因子Ⅷ水平低下[41,42]。几种突变均可以引起 VWD- 诺曼底型，导致因子Ⅷ与 VWF 的结合下降[43]。其结果使因子Ⅷ在血管内的存活时间缩短，进而使其活性下降。对于非伴性隐性遗传的轻度血友病患者，应该怀疑其是否为 VWD 的诺曼底变异型。

血友病 A 也应该与其他 APTT 延长的遗传性凝血因子缺

乏症相鉴别，包括因子Ⅸ、因子Ⅺ、因子Ⅻ、激肽释放酶原以及高分子量激肽原缺乏。仅因子Ⅷ和因子Ⅸ缺乏会引起慢性破坏性关节内出血，并伴有 X 性遗传性出血病的家族史。只有特定检测才能将血友病 A 与因子Ⅸ缺乏症（血友病 B）相鉴别。因子Ⅺ缺乏可发生于男性和女性，相比于血友病 A 和血友病 B 的出血严重程度，其出血表现较轻。因子Ⅺ缺乏在实验室筛查试验中易与轻度血友病 A 和血友病 B 相混淆，但是通过特定检测可以将其鉴别。因子Ⅻ、激肽释放酶原以及高分子量激肽原缺乏可以与血友病相鉴别，因为它们与出血不相关。轻度血友病 A 的因子Ⅷ水平大约是正常的 10%~20%，可以与Ⅴ因子和Ⅷ因子共同缺乏相鉴别[44,45]，后者 PT 和 APTT 均适度延长[45]。

■ 治疗

总论

适用于血友病 A 治疗的总原则包括避免使用阿司匹林、非甾体类抗炎药物以及其他干扰血小板聚集的药物。建议使用对乙酰氨基酚或相关的特效环氧合酶（COX）-2 抑制剂如塞来考昔，但是这些药物的过量或长期使用对身体有害。患者应被告知大量的含有阿司匹林或者其他抗血小板制剂的非处方止痛剂。应小心并只有在有明确指证的前提下才能使用成瘾性麻醉剂，因为药物依赖可成为血友病患者的主要问题。一般来说，除非患者接受足够的替代治疗，否则肌内注射应该避免。在缺乏预防性治疗的情况下，血友病 A 患者应尽早接受治疗，防止出血并发症的发生。血友病患者的手术应安排在一周的开始几天，避免"周末危机"。血库和药店应有大量的因子Ⅷ供应，确保在需要时及时用于治疗。所有血友病患者应该均可在家接受治疗，并在综合性血友病诊断和治疗中心进行定期检查。建议所有重度血友病患者采取预防性治疗，初期预防应在反复关节内出血发生之前开始。对于已有"靶"关节的患者来说，二期预防（每日疗法）可能是必需的。

因子Ⅷ替代疗法

血友病 A 患者的出血症状可以通过因子Ⅷ替代治疗得到控制。一些产品可以用来提高因子Ⅷ，使其达到止血水平（见图 124-3）。新鲜冷冻血浆和冷沉淀都含有因子Ⅷ，曾一度是唯一用于血友病治疗的产品。血浆的缺点在于需要大量输注，来达到并维持极低的因子Ⅷ水平。通过血浆输注可达到的因子Ⅷ最高水平为正常人的 20%，这对于止血来说通常是不够的。冷沉淀在 10ml 溶液中大约含有 80U 的因子Ⅷ，可用来维持正常的因子Ⅷ水平。但是，独立分装的冷沉淀必须混合，因子Ⅷ使用剂量应该进行估计，同时产品必须冷冻保存。几种商品化的冻干因子Ⅷ浓缩剂是以 2000~20 000 捐浆者的混合正常血浆来源的冷沉淀作为初始原料制成，无血浆和冷沉淀的缺点（表 124-3）。因子Ⅷ浓缩剂可以通过溶液加热、冻干后至 80℃ 高温并以有机 SD 法灭活脂包膜病毒，包括 HIV 病毒、乙型肝炎病毒和丙型肝炎病毒，但是不能灭活细小病毒和甲型肝炎病毒[46,47]。因为细小病毒是通过血细胞分子传播，血友病 A 患者通常不会感染细小病毒。然而，在接受过 SD 灭活或巴斯德消毒的血浆来源的浓缩剂输注至患者体内后，也发现了 B19 细小病毒的血清转换。

表 124-3 现可得的Ⅷ因子产品[a]

	来源	病毒灭活
中等纯度		
Humate P[b]	血浆	巴斯德杀菌法[c]
高纯度		
Koate DVI[b]	血浆	溶剂洗涤剂[d]，加热处理[i]
Alphanate[b]	血浆	溶剂洗涤剂，加热处理[i]
超纯度[e]		
Hemofil M	血浆	溶剂洗涤剂[d]
Monoclate P	血浆	巴斯德杀菌法[c]
重组		
Advate[h]	CHO 细胞[f]	溶剂洗涤剂[d]
Recombinate[e]	CHO 细胞[f]	
Kogenate FS[e]	BHK 细胞[g]	溶剂洗涤剂
Helixate FS[e]	BHK 细胞[g]	溶剂洗涤剂
Xyntha[h]	CHO 细胞[f]	溶剂洗涤剂，纳滤法

[a] 在欧洲可获得其他浓缩剂。

[b] 含有 VWF。

[c] 在 60℃条件下用巴斯德杀菌法杀菌 10 小时。

[d] 溶剂洗涤剂：磷酸三丁酯（TNBP）+ 聚山梨醇酯 80。

[e] 加入人清蛋白和少量 VWF。

[f] 中国仓鼠卵巢细胞。

[g] 婴儿仓鼠肾脏细胞。

[h] 生产过程中不加入人或动物蛋白。

[i] 在 80℃条件下加热处理 72 小时。

这些产品中的一些含有大量的血管性血友病因子（见表 124-3）。通过单克隆抗体技术和病毒灭活技术制备的血浆来源的因子Ⅷ浓缩剂具有高纯度特点。就病毒性疾病传播而言，已经非常安全。

通过重组 DNA 技术也可以制得Ⅷ因子，且安全有效（见表 124-3）。现有新的第三代因子Ⅷ产品，Advate 和 Xyntha，都是在没有暴露于动物和人蛋白的前提下制备而得的。这类产品的开发源于对新变异的克雅病经血传播的恐惧。由于文献报道[48-51]，血友病患者输注血浆来源的因子Ⅷ浓缩剂，且该浓缩剂中所含有的血浆来自于患有新变异克雅病的患者，则该血友病患者可能会感染克雅病。这项报道增加了人们对于这个问题的关注。尽管患者并没有患克雅病的临床症状，但是尸检结果表明患者脾脏存在朊病毒[49]。虽然现在的因子Ⅷ产品，无论是重组获得还是血浆来源的，都是安全有效的，但是有些医生和患者更倾向于使用在生产制备过程中接触人或动物蛋白的因子Ⅷ产品。有连续报道称存在有潜在的致病性病毒，可以感染人类。这类病毒具有病毒血症期，可以污染血液供应品，但是它们是否能被现有的技术灭活尚属未知。这些具有可传染性的病原体无法通过现有的科学技术加以灭活，从而污染血液供应品，引发了人们对于"艾滋样"危机的恐惧。为此，必须时刻保持警惕，确保安全血液的供应。

因子Ⅷ的使用剂量如下所述。若每毫升血浆中含有 1U 因子Ⅷ被认为是的 100 % 正常人水平，那么提高因子Ⅷ水平到达指定标准所需的剂量取决于患者的血浆容量（大约为每千克

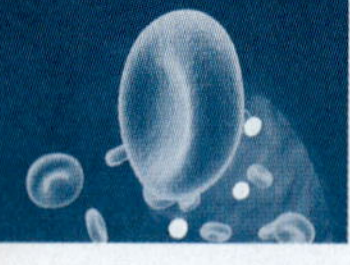

表 124-4 治疗出血的因子Ⅷ使用剂量*

出血部位	所需因子Ⅷ水平（正常的 %）	因子Ⅷ剂量†（U/kg）	剂量使用频率‡（间隔小时）	持续时间（天数）
关节内	30~50	约 25	12~24	1~2
浅表肌肉	30~50	约 25	12~24	1~2
胃肠道	约 50	约 25	12	7~10
鼻腔	30~50	约 25	12	直到消除
口腔黏膜	30~50	约 25	12	直到消除
泌尿道	30~100	约 25~50	12	直到消除
中枢神经系统	50~100	50	12	至少 7~10 天
咽后	50~100	50	12	至少 7~10 天
腹膜后	50~100	50	12	至少 7~10 天

* 轻度或中度血友病患者可能对 1- 脱氨 -8-d- 精氨酸血管加压素（DDAVP）产生反应，可在任何时候用来替代血液或血液制品。

† 住院患者可以连续输注因子Ⅷ。对于一个中等体型的成人来说，在最初的负荷量给药后，通常每小时输注 150U 就足够了。每隔 12~24 小时给药一次。

‡ 给药频率和持续时间可以根据严重程度和患者出血的持续时间进行调整。

体重的 5%）以及因子Ⅷ所需提高的水平。因此，一个 70kg 成人的血容量大约为 3500ml（5% × 70kg=3.5kg=3500g，大约相当于 3500ml）。为了达到正常因子Ⅷ水平，即 1U/ml（100%），应输注 3500U 因子Ⅷ。这个方案估计了回收率达 100% 时所需注射的剂量。尽管回收率可达接近 100%，但是此仍然取决于检测方法和所采用的因子Ⅷ的对照标准[53]。在初次注射因子Ⅷ后，根据因子Ⅷ 8~12 小时的半衰期，需要进行再次注射。因此，在注射 3500U 因子Ⅷ后，可在 12 小时之后可以再次注射 1750U。然而，在实际操作中，因子Ⅷ注射剂量基于以下理论，即每千克体重注射 1U 因子Ⅷ可使外周血因子Ⅷ水平大约上升 0.02U/ml。因此，假设患者原有的Ⅷ因子水平低于正常的 1%，要使患者Ⅷ因子水平恢复到 100%，则需注射的Ⅷ因子的剂量大约为 50U/kg。出血部位以及严重程度决定了因子Ⅷ注射的频率和剂量。

表 124-4 总结了不同类型出血所建议使用的Ⅷ因子剂量[53]。这些剂量数据并非基于严密的随机研究，因此不同血友病中心之间建议剂量值会有差异。由于因子Ⅷ价格昂贵，一些医生更倾向于使用低剂量疗法。

住院患者可以接受因子Ⅷ持续输注。在首剂负荷剂量给药后，可以 150~200U/h 的速度提高因子Ⅷ含量使其达到所需水平。因子Ⅷ水平可以通过静脉采血法方便监控，但是所选静脉并非经静脉输注因子Ⅷ的那条静脉[54]。对于选定的患者，院外治疗时可以使用泵装置连续输注因子Ⅷ[55]。

DDAPV（去氨加压素）

20 世纪 70 年代，人们发现 1- 去氨基 -8- 右旋 - 精氨酸加压素（DDAVP，去氨加压素）可以使正常人或轻度及中度血友病患者体内的因子Ⅷ水平暂时性升高。在经静脉或皮下注射一定剂量的 DDAPV 后（0.3μg/kg），对于绝大多数但并非所有的轻度或中度的血友病 A 患者来说，他们体内的因子Ⅷ水平将上升至基线水平的 2~3 倍。重型血友病 A 患者对于 DDAPV 没有反应[56]。也可以使用 DDAPV 浓缩型鼻内喷雾，成人每个鼻孔各喷 150μg，体重少于 50kg 的儿童仅在一个鼻孔内喷 150μg。患者对该药物的反应程度应在患者发生出血之前进行确定，因为有时轻度或中度血友病患者对该喷雾没有反应。DDAPV 的峰值反应通常发生于定量给药后的 30~60 分钟。轻度或中度血友病 A 患者以及血友病携带者的因子Ⅷ基线水平通常低于 0.5U/ml，可以使用 DDAPV 来代替血液制品治疗。DDAPV 提高因子Ⅷ水平的机制尚属未知。

DDAPV 的反复给药会导致患者对该制剂的反应性降低（快速抗药反应）。在很多患者中，第二次给药的反应性比第一次下降了 30%，在随后的给药过程中，反应率会变得更低[57]。由于 DDAPV 是强大的抗利尿剂，因此有报道称在给药之后，一些患者 24 小时进水量大约比平日超出 1L，从而导致低钠血症。目前尚无确信的证据表明 DDAPV 使用与血友病患者血栓病的发生相关。

抗纤溶制剂

抗纤溶制剂可以用来增加血友病 A 患者的止血功能，如 ε- 氨基已酸（EACA）和氨甲环酸[58,59]。纤溶抑制剂可作为黏膜出血的辅助疗法，特别对于牙科手术过程中的出血更是一种很有价值的辅助疗法。氨甲环酸的常规成人口服剂量为一天四次，每次 1g。成人 EACA 可给药 4~5g 负荷量，随后改为 1g/h 静脉输注。EACA 另一种给药方法为根据患者出血的严重程度，每隔 4~6 小时口服给药 4g，持续 2~8 天。若存在患者存在血尿，则不宜使用抗纤溶疗法，因为抗纤溶制剂可能会阻止血块溶解，从而阻塞输尿管。

纤维蛋白胶

纤维蛋白胶，又称纤维组织黏合剂，可用作血友病患者因子Ⅷ的辅助疗法[60]。简单地说，纤维蛋白胶含有纤维蛋白原、凝血酶和因子ⅩⅢ。一些商品化产品中也加入纤溶抑制剂。纤维蛋白原与ⅩⅢ因子混合物涂抹于受损部位，并与含有钙离子的人凝血酶溶液形成凝块。结果，纤维蛋白凝块交联并固定于相应组织上。对于接受牙科手术的患者，先用因子Ⅷ制剂，拔牙结束后在其牙槽内喷涂纤维蛋白胶，止血非常有效。纤维蛋白胶也可用于整形外科术或包皮环切术后的因子Ⅷ辅助疗法。在巨大假瘤移除术后，将纤维蛋白胶喷涂于手术创伤的表面将对有效控制出血具有重大的意义。一些血友病中心自行研制纤维蛋白胶，将冷沉淀作为纤维蛋白和因子ⅩⅢ的来源。有时，用牛凝血酶配制剂来使纤维蛋白溶液凝结。牛凝血酶由于含有少量的牛因子Ⅴ，因此会导致并发症。患者在接受此类产品后，体内会产生人抗牛因子Ⅴ以及人抗牛凝血酶抗体，这些抗体会和人因子Ⅴ以及人凝血酶发生交叉反应，导致短暂、但有时严重的出血性疾病[61]。

轻度或中度出血治疗

表面的切伤或擦伤有时可以通过局部压迫伤口控制出血，尽管血液缓慢渗出可能会间歇性地持续几个小时。局部凝血酶在此类出血中价值不大。一般来说，烧灼治疗应该避免，因为脱落时可能会引起再次出血。

当需要对鼻出血进行替代疗法时，因子Ⅷ水平应该至正常人的 30%~50%。对于血尿的治疗，患者应在指导下饮用大量的液体。若为单纯轻度的无痛性血尿，除非血尿持续出现，否则可能不需要进行因子Ⅷ替代治疗。明显的或迁延性血尿需要进行因子Ⅷ替代治疗。可能是由于尿液中含有丰富的尿激酶能快速溶解凝块，这类患者所需的因子Ⅷ水平为正常人的 50% 或更高。

需要进行内镜检查的血友病患者在检查前应先用因子Ⅷ进行治疗，使因子Ⅷ水平至少上升至 0.5U/ml。若内镜检查不复杂，则可能只需一次给药即可。若在内镜检查后发生严重的磨损或穿孔，则因子Ⅷ替代治疗需持续进行直至损伤部位完全愈合。对于逐渐扩大的软组织血肿，因子Ⅷ治疗应立即开展并持续直至血肿开始消退。通过有效的治疗，患者通常可以迅速地减轻疼痛。对于急性关节内出血的治疗，及时输注因子Ⅷ可减少关节广泛的退行变性、畸形和肌肉萎缩的发生。慢性滑膜炎和"靶"关节出血通常标志着患者需在 6~8 周内每天输注因子Ⅷ使其水平升高至正常人的 100%（二级预防）。

严重出血的非手术治疗

血友病 A 患者的任何出血都可能变得很严重，但是以下的出血情况很常见且通常会有生命威胁：咽后出血、腹膜后出血、中枢神经系统出血（无论是硬膜下出血、蛛网膜下出血还是血液流入脑实质）[62]。

对于咽喉出血治疗，特别是伴有咽喉压迫感、颈部疼痛、吞咽困难和呼吸困难时，患者应立即输注足量的因子Ⅷ使其到达正常水平（1.0U/ml）。接近于正常的因子Ⅷ水平需要维持直到出血停止，血肿开始消退。腹膜后出血需要早期治疗，疗程必须持续 7~10 天，否则会发生再次出血。

一旦出现颅内出血的征兆或有头部损伤后，患者就应立即输注足量的因子Ⅷ使其水平上升至正常。有头部损伤病史的患者，即使无症状，也应注射一个剂量的因子Ⅷ作为预防措施，且该次输注应在诊断性过程如做 CT 扫描之前完成。颅内出血的治疗应该最少持续 7~10 天，循环血液因子Ⅷ水平在此期间应保持在正常值。长期的二级预防对颅内出血特别是对于艾滋病患者来说十分重要，他们似乎有更高的出血复发率。根据血肿所在部位，可以抽空硬脑膜下或利用手术摘除脑实质的血肿。尽管给予了强有力的替代疗法，但是中枢神经系统导致的死亡率依旧很高。

术中因子Ⅷ替代疗法

对于重大外科手术来说，在术前就应将患者因子Ⅷ水平上升至正常水平并维持 7~10 天或一直维持到伤口完全愈合为止。治疗可在术前几小时开始，在术中也可连续输注因子Ⅷ。术后，因子Ⅷ水平在一天内至少监测 1~2 次，确保因子Ⅷ维持在足量水平。由于因子Ⅷ在手术中可能会被消耗，因此在术中应该监测因子Ⅷ的水平，所需的因子Ⅷ剂量可能比正常还多。骨和关节手术可能长时间需要因子Ⅷ保护。膝关节、臀部和肘关节的置换术现已成为可能，可能需要几周的替代疗法[63]。

家庭治疗

1977 年，家庭治疗引入美国。家庭治疗使用可获得的因子Ⅷ浓缩剂，是各类血友病治疗的一个重大进步[64,65]。目前主要是使用预防性方案在家中对患者进行治疗。6 岁及 6 岁以上的患者可以尝试在合适的时间段中自行注射正确剂量的因子Ⅷ。对患者或其家人进行家庭疗法的培训最好在当地综合性血友病诊断和治疗中心或其附属机构进行。患者应该具备充足的因子Ⅷ浓缩剂以及静脉注射所需的随身用具。家庭治疗使关节出血和血肿的及时治疗变成可能，大大改善了血友病相关的发病率和死亡率。此外，血友病 A 患者的生活质量也得以大大提升[65,66]。

预防性疗法

稳定安全的因子Ⅷ浓缩剂的出现使重度血友病 A 患者进行预防治疗变得可行。这种疗法现已成为所有重度血友病患者的一种治疗选择（但不幸的是，这种疗法不能应用于所有患者，也并非所有患者都能负担起这种治疗）。每隔一天按每千克体重输注 25~40U 因子Ⅷ可大大降低血友病性关节病的发生率以及其他由于出血产生的长期影响[66-68]。为使预防性治疗在小孩身上得以成功，患者必须进行选择以保证中央静脉导管装置使用时的可靠性[69,70]。分析预防性疗法的经济影响，将其效益和昂贵的因子Ⅷ浓缩剂做权衡之后可发现，预防性疗法的临床效益是可以得到保证的，患者的临床症状和生活质量都有了明显的改进[68,71]。

肝移植和基因治疗

正常的肝可成功移植入血友病患者的体内，并使之治愈[72,73]。肝移植不仅能治愈血友病，还能使很多老年血友病患者的慢性肝炎得到治疗。

基因替代疗法为经典血友病预防甚至最终治愈提供了理想的模式。在血友病患者中进行基因治疗试验包括将含有因子Ⅷ基因的质粒在活体外转导至人成纤维细胞中，随后将转导细胞植入患者体内；注入含有 B 区缺失因子Ⅷ互补脱氧核苷酸（cDNA）的逆转录病毒载体也已有尝试[74,75]。尽管两种试验中都没有发现严重的副作用，但是两种试验因子Ⅷ的表达水平都非常低（大约为正常的 1%），且仅能维持几个月至一年。虽然这些早期的结果令人失望，但是基因治疗仍然有希望能治愈血友病。因子Ⅷ是个表达困难的蛋白，因为它是个大分子蛋白，且必须穿过内质网 - 高尔基体，这就需要一种伴侣蛋白帮助其能适当折叠并进行其他转录后修饰[76,77]。将来可对因子Ⅷ进

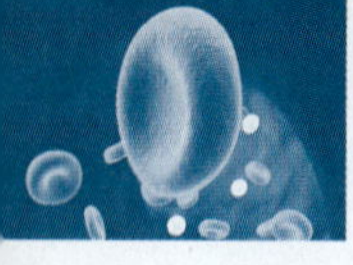

行分子操纵，使其能更容易表达因子Ⅷ蛋白，从而使因子Ⅷ基因治疗变得更加可行。血友病A大、小动物模型均已经问世，可用来测试基因治疗的最新方法[78,79]。发展更好的病毒或非病毒载体已成为可能，可为血友病患者在将来获得更成功的基因转移增加机会[80]。

■ 进程和预后

自20世纪60年代出现因子Ⅷ浓缩剂之后，血友病患者出血的发病率和死亡率明显下降，至20世纪70年代末期，血友病患者的寿命开始达到正常人水平。然而，替代疗法也出现了一些重大的并发症。1985年之前，最常见及最严重的并发症是由于乙型肝炎和丙型肝炎引起的慢性肝病，大约至1987年开始出现HIV感染[81]。因子Ⅷ浓缩剂原料血浆来源于数千名献血者，产品极易发生污染。随着1985年加热法和SD病毒灭活措施的问世，病毒对上述临床所需血制品的污染已完全清除。但是，艾滋病成为晚年血友病的主要死亡原因[81]。因输血相关的乙肝或丙肝引起的血友病A慢性肝病可能会由于HIV感染或使用肝细胞毒性相关的抗病毒药物而加速恶化[82]。幸运的是，1985年后，预防性治疗的血友病患者可以拥有几乎和正常人相等的寿命，且无并发肝炎、艾滋和其他目前认为通过血液传播的病毒性疾病的风险。然而，抗因子Ⅷ抗体的产生已经并将继续成为替代疗法中出现的更为严重的并发症。

因子Ⅷ抑制剂

除了因子Ⅷ输注引起的病毒感染，血友病A替代治疗的主要并发症是产生特异性抑制剂因子Ⅷ抗体，可以中和输入的因子Ⅷ[83]。重度血友病A患者产生抗因子Ⅷ抑制剂的真实发生频率众说纷纭。然而，大组的研究表明，抑制剂的产生频率在基因大缺失的血友病患者中大约占40%，在无义突变的血友病患者中大约占35%[84]。若将所有重度血友病A患者作为一个整体，经过长时间随访后发现，形成抑制剂的发生率大约为20%。先前未接受任何治疗的患者在接受来源于血浆或通过重组技术制得的高度纯化的Ⅷ因子后，对其体内抑制剂进行频繁检测，结果发现有频繁短暂的抗Ⅷ因子抑制剂的出现，这些抑制剂中有些滴度很低，且不需要同种产品治疗的中止。尽管争论依旧，但有些人认为应用高度纯化的产品所带来的抑制剂风险没有比早期研究报道的用含有VWF的中等纯度产品的风险更高[85-90]。而一些医生则相信，由于VWF是一种免疫调节剂，因此含有VWF的产品比高度纯化的产品更不易于产生抑制剂。抑制剂的突然出现似乎与血浆来源的中纯的因子Ⅷ浓缩剂相关。所幸的是，只要产品停止使用，受影响的患者其体内的抑制剂就会消失[91]。

表124-5列出了关系到抑制剂产生的几大因素。在幼年开始接受治疗的重型血友病患者身上，抑制物较易形成。很多患者的因子Ⅷ基因都有明显的基因重排或者是内含子22发生倒位。

因子Ⅷ抑制剂是一种抗体（几乎常常是同种抗体，尽管有些轻度血友病患者可能产生抗因子Ⅷ的自身抗体），绝大多数为免疫球蛋白(Ig)-G型，常常限定为IgG_4亚型[83]。最为常见的是抗体抗因子Ⅷ基因的A_2区和C区。这些抗体会干扰因子Ⅷ与其他止血成分的相互作用[83,92]。

因子Ⅷ抑制剂的早期诊断非常重要。当患者对于传统的因子Ⅷ剂量没有反应时，可以从临床角度怀疑抑制剂的存在，但仍需要实验室诊断加以确认。Ⅷ因子抑制剂为时间和温度依赖性。体内无抑制剂的患者，其血浆APTT延长可以通过与正常血浆1∶1混合后纠正，即使在37℃中孵育1~2小时后也无例外。相反，若患者体内存在抑制剂，将其血浆与正常血浆1∶1混合并在37℃中孵育1~2小时后，APTT值仍会显著延长。确诊试验如下所述：病人血浆在适当的稀释后，加入正常血浆，可特异性中和Ⅷ因子而非其他影响APTT的凝血因子（如Ⅸ因子、Ⅺ因子、Ⅻ因子、激肽释放酶原以及高分子量激肽原）。该抑制剂为因子Ⅷ特异性抑制剂，必须使其与其他凝血因子的抑制剂相区分，如狼疮抗凝物以及非特异性抑制剂。抑制剂的检测和定量最常用的方法为Bethesda检测法[93]。在抑制物阳性的情况下，患者血浆以不同比例稀释，与正常血浆进行等量混合并在37℃中孵育1~2小时后，混合物中因子Ⅷ活性会成倍下降。Bethesda检测法的改良法称为Nijmegen检测法，在此检测法中，所有样品的pH值在2小时孵育过后均为7.4[94]。

表124-5 血友病A患者产生抗-因子Ⅷ抗体的风险因素

疾病的严重程度：80%抑制剂阳性的血友病患者，Ⅷ因子活性<1%

早期接触因子Ⅷ浓缩剂：绝大多数高滴度抑制剂是在接触因子Ⅷ不到90天后产生的遗传因素：

1. 有产生抑制剂的家族史
2. 与人类白细胞抗原(HLA)Cw5抗原呈负相关
3. 分子缺陷：内含子22倒位互换、基因缺失以及无义点突变导致患者无因子Ⅷ抗原

Ⅷ因子制剂纯化方法

治疗因子Ⅷ抑制剂应该了解存在抑制剂的患者是“高”反应者还是“低”反应者，出血所需何种强度的治疗[83]。

高反应患者 大约有60%体内含抑制剂的患者为高反应者。高反应者即为体内抑制剂滴度的最低值大于5BU的患者或者初始滴度为5BU，但在注射因子Ⅷ后滴度上升超过10BU的患者。因此，高反应者若长时期未接受因子Ⅷ治疗，可能会有持续高水平的抑制剂，或者他们原先的抑制剂水平很低不能检测出，注射因子Ⅷ立即出现反应。

对于初始抑制剂滴度低于5BU的高反应者，一旦出现严重的出血，可以用人因子Ⅷ浓缩剂进行治疗（表124-6）。当初始滴度很低时，可以注射大剂量的充足因子Ⅷ来中和抑制剂，同时达到止血所需的因子Ⅷ水平。尽管也可以使用因子Ⅷ抑制剂的旁路制剂（见下），但是它们并不能像因子Ⅷ那样达到止血效果，并且它们的效果也不能用特定的实验室检测来全面监测。如果要使用人Ⅷ因子浓缩剂，可能先要使用10 000~15 000U负荷量，随后根据因子Ⅷ水平，每小时输注最高1000U的因子Ⅷ。患者大约在输注因子Ⅷ 5天后会有回忆应答。

对于初始抑制剂滴度小于5BU且有轻微出血的高反应者，可选用因子Ⅷ抑制剂旁路制剂。每隔2~3小时按每千克体重90~120μg或更高的剂量使用重组Ⅶa对绝大多数出血既安全又有效[95]。给药的频率根据重组Ⅶa血浆中的半衰期，大约2~3小时。已用体外技术对重组Ⅶa的作用机制进行研究。通过组织因子/Ⅶa途径启动凝血途径之后，假设建议剂量的Ⅶa即使在组织因子活性缺乏的情况下也能激活活化血小板上的X因子[94]。Xa随后与Va结合，将凝血酶原转化成凝血酶。由

表 124-6　血友病 A 患者抑制剂治疗

病人类型	初始滴度	轻度出血 *	严重出血 *
高反应者	<5BU	重组Ⅶa;FEIBA;凝血酶原复合物浓缩剂	人Ⅷ因子 †;重组Ⅶa;FEIBA;凝血酶原复合物浓缩剂
高反应者	>5BU	重组Ⅶa;FEIBA;凝血酶原复合物浓缩剂	重组Ⅶa;FEIBA;血浆置换
低反应者	<5BU	重组Ⅶa;FEIBA;凝血酶原复合物浓缩剂	高剂量人Ⅷ因子;重组Ⅶa;FEIBA

BU,Bethesda 单位,FEIBA:因子Ⅷ抑制剂旁路活性。

* 表格中列出治疗轻度出血和严重出血的制剂选择。

† 虽然高反应者会产生回忆反应,但是高剂量的因子Ⅷ可抑制初始低剂量的抑制剂。

于活化的血小板位于血管受损部位,因此通过Ⅶa 产生的凝血酶也同样位于出血部位。这个过程可能可以说明Ⅶa 之所以安全的原因[96]。若Ⅶa 制剂无法获得,也可使用活化或未活化的凝血酶原复合物浓缩剂。因子Ⅷ抑制剂旁路活性剂(FEIBA)是血浆来源的制剂,已经成功治疗了很多出血状况,既安全又有效[97]。

初始抑制剂滴度大于 5BU 的高反应患者即使对高剂量的因子Ⅷ也通常没有反应性。因此,应该使用重组活化Ⅶ因子或者 FEIBA。若这些制剂无法获得,可以考虑使用非活化的凝血酶原复合物浓缩剂或血浆置换治疗(见表 124-6)。

低反应患者　低反应患者即为即使受到因子Ⅷ刺激,抑制剂滴度依旧小于 5BU 的患者。对于严重出血,可以使用如上建议的大剂量人因子Ⅷ。对于轻微出血,则建议使用重组Ⅶa、FEIBA 或凝血酶原复合物浓缩剂(活化或非活化),因为有些低反应患者在受到反复的因子Ⅷ刺激后可能会转变成高反应患者。

非活化的或者活化的凝血酶原复合物浓缩剂中含有不同数量的活化因子,包括Ⅶa、Ⅸa 和Ⅹa。活化产品中的活化因子浓度高于未活化产品中活化因子的浓度。FEIBA 中含有大量凝血酶原和Ⅹa 复合物,可以与膜表面结合,在因子Ⅷ或因子Ⅸ缺乏的情况下促进凝血酶的产生[96,97]。

抑制剂患者的手术　既然关节替代已成为可能,那么有关体内含有抑制剂的血友病 A 和血友病 B 患者能否进行重大手术的问题也相继被提出。在使用Ⅶa 的情况下,体内含有抑制剂的患者已能成功进行膝关节及髋关节置换手术[98]。一般地,患者先输注负荷剂量的Ⅶa,随后间隔一定时间使用Ⅶa,同时使用纤维蛋白密封剂以及抗纤溶疗法,直至伤口完全愈合。FEIBA 也成功地应用于体内含有抑制剂的患者所进行的手术中[99]。

免疫抑制　对体内含有抑制剂的患者可以使用血浆去除法除去抗体,在血浆置换中利用亲和柱吸附抗体,以及静脉注射丙种球蛋白。Malmö 方案几乎结合了所有上述的这些方法,包括用琼脂糖凝胶柱吸附抗体、注射环磷酰胺、每天注射因子Ⅷ以及静脉注射丙种球蛋白[100]。

消除抑制剂最有希望的方法是使用免疫耐受法。该方法的基本原理就是每天注射因子Ⅷ,直到抑制剂的水平无法检测[101]。低剂量和高剂量的方案都已有描述(表 124-7)。在诱导免疫耐受过程中可以使用因子Ⅷ和旁路制剂处理紧急出血状况。

治疗因子Ⅷ抑制剂的其他方法包括使用免疫抑制药物,如环胞霉素和利妥昔单抗。然而这些药物尽管有时很有效,但是似乎对由于产生因子Ⅷ自身抗体而导致获得性血友病 A 患者更为有效。

表 124-7　血友病 A 抑制剂患者耐受方案举例

免疫耐受方案	剂量	最初反应
高剂量法	一天两次 100U/kg 因子Ⅷ直到抗体达到 1BU/ml,然后每天一次 150BU/kg 因子Ⅷ,直到因子Ⅷ的半衰期变为正常	21 位患者中有 16 位滴度降至 1BU/ml 以下
低剂量法	每天一次 50U/kg 因子Ⅷ	12 位患者中有 6 位有反应
荷兰方案	每天一次 25U/kg 因子Ⅷ	18 位患者中有 11 位有反应

传染性并发症

肝炎　在 1985 年前,几乎所有多次接受注射治疗的血友病患者都会感染一种或多种病毒,引起肝炎。尽管很多感染者没有急性症状出现,但是至少有 50% 发展为慢性迁延性或慢性活动性肝炎,最终导致肝硬化。丙肝病毒和乙肝病毒是最常见的与慢性肝病相关的病毒。1985 年前接受过浓缩剂治疗的许多成年血友病患者都会有抗乙肝表面抗原的抗体,他们中的一些在外周血中还存在乙肝表面抗原。抗原阳性的成年患者常有丁型肝炎的重叠感染,导致严重的活动性肝炎或者肝硬化,增加了肝细胞癌发生的风险[104-106]。用重组干扰素 -α 和利巴韦林进行抗病毒治疗可以降低病毒量,提高患者的生存率[107]。所有血友病患者都应该注射疫苗,防止甲肝和乙肝的发生。

人类免疫缺陷病毒　在 1985 年之前接受治疗的许多年长的重度血友病患者体内会有 HIV 抗体,预示着有该病毒的感染。在轻度血友病患者中,HIV 抗体的发生率相对较低。上述情况与使用未经病毒灭活因子Ⅷ浓缩剂相关。一项研究表明,在 1979~1985 年之间,只使用冷沉淀治疗的患者中有 14% 感染 HIV,而用因子Ⅷ浓缩剂治疗的患者有 88% 感染 HIV[108]。自 1985 年以来,献血人员的筛查和制备因子Ⅷ浓缩剂新技术的应用消除了 HIV 传播的风险。

新因子Ⅷ制剂传播病毒性疾病的风险　所有市售的因子Ⅷ浓缩剂,无论是血浆来源的还是重组产品,都可认为是有效安全的且无传染现知的病毒性疾病的风险。然而,有时会有例外发生。例如,SD 法不能灭活非脂包膜病毒,包括甲肝病毒和细小病毒。结果,会有患者在输注有些经 SD 法灭活产品后发生甲肝暴发。这些病毒性疾病的暴发与生产过程中的故

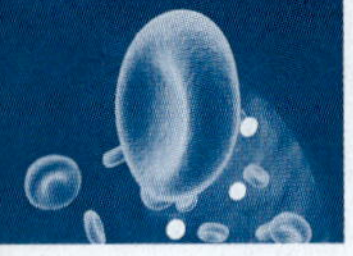

障相关。

蛋白酶传染性因子　朊病毒是一种传染性颗粒，由蛋白质物质组成，缺乏一个核酸基因组[109]。它们被认为是正常蛋白的变异体，伴有构象改变。朊病毒的“传染”本质可能在于它们能够结合其他蛋白，诱导这些蛋白发生构象改变，从而产生新的“传染性”颗粒。朊病毒是造成几种神经组织退化性疾病的主要原因，包括人患克雅病、羊瘙痒症以及母牛的海绵状脑病。朊病毒几乎对现如今所有的病毒灭活技术耐受。现已提出用含碘的柱色谱将朊病毒去除[110]。尽管朊病毒通常通过摄入被感染的神经组织进行传播，但是若母牛感染了一种朊病毒，患上牛海绵状脑组织病，那么人在食用了以此为原料的牛排后也会患上新变异的克雅病。据报道，这种类型的克雅病主要发生于英国和其他欧洲国家，且与牛疾病相关[111]。例如，在新变异的克雅病患者的扁桃体组织中发现朊病毒，这就引起了大家的关注，即这种类型的朊病毒是否可能会通过血液制品进行传播[112]。据报道，曾有一名血友病患者在输注了来源于献血者的血液制品后怀疑感染了新变异克雅病，该献血者后来被发现同样感染了新变异克雅病[113]。此血友病患者没有任何克雅病的症状，但是在尸检的脾脏中发现了死亡原因。由于目前缺乏有关血友病患者感染朊病毒的确凿数据，因此应继续保持警惕，因为这个原因，所以英国收回了有些血浆制品。

血友病 B（因子Ⅸ缺乏症，Christmas 因子缺乏症）

■ 病因学和发病机制

每出生 25 000~30 000 个男婴中有一名为血友病 B 的患者。同血友病 A 一样，血友病 B 发生于世界各个民族，且无地域差异。

因子Ⅸ是维生素 K 依赖的单链糖蛋白，由 415 个氨基酸构成。它被Ⅶa- 组织因子复合物或Ⅺa 因子激活，形成Ⅸa（见第 115 章）。一旦被激活，Ⅸa 在Ⅷa、磷脂（活化血小板）和钙离子的存在下，激活因子Ⅹ。Ⅷa 是活化因子Ⅸ的必要辅因子。因此，无论缺乏因子Ⅷ还是因子Ⅸ，都会导致相似的血小板表面激活因子Ⅹ活性缺乏。Ⅹa 在Ⅴa、活化血小板和钙离子的存在下将凝血酶原转换成凝血酶。因此，因子Ⅸ的缺乏将延迟凝血酶原转换成凝血酶，导致出血倾向。血友病 B 是由于因子Ⅸ的缺乏或功能障碍而引起的。血友病 B 的临床严重程度与因子Ⅸ功能性活性大致相关。

■ 遗传学和分子生物学

因子Ⅸ基因位于 X 染色体的长臂上。它的长度约为 33kb，比因子Ⅷ基因小很多[114]。由于因子Ⅸ基因较为简单，因此对其的研究较因子Ⅷ更为深入。图 124-15 是因子Ⅸ基因和蛋白产物的示意图。蛋白质由一条信号肽组成，使蛋白质从肝细胞分泌到血液循环中。前肽对于氨基末端的 12 个谷氨酸残基由细胞内维生素 K 依赖羧化酶进行翻译后修饰十分必要。在成熟蛋白进入外周血之前，前肽与其相分离。因子Ⅸ的氨基末端含有 12 个 γ- 羧基谷氨酸残基，后者是钙离子依赖性脂质结合所必需的。活化的肽链被Ⅶa/ 组织因子或者Ⅺa 从酶原形式的因子Ⅸ上分离下来，形成两条链的活化酶，即因子Ⅸαβ。催化中心（组氨酸 221，天冬氨酸 229，丝氨酸 365）位于重链上（见第 115 章）[114]。

据因子Ⅸ基因数据库报道，目前因子Ⅸ基因已有超过 1000 种不同的突变和缺失，包括超过 900 种的明显氨基酸置换和大量完整基因片段的缺失[115,116]。超过 30% 的因子Ⅸ基因突变发生在 CpG 二核苷酸区。这些突变常常涉及重要的精氨酸残基，

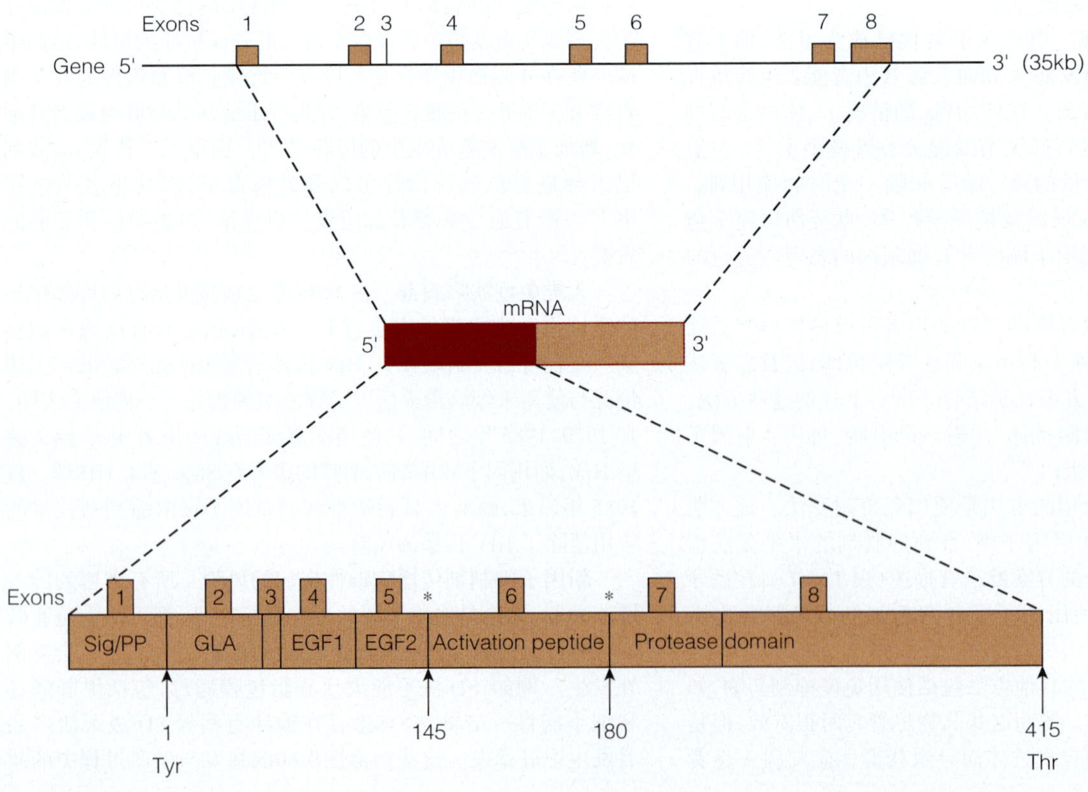

图 124-15　图为因子Ⅸ基因、mRNA 和蛋白质示意图。黄褐色的盒子表示外显子。浅色的 3' 部分没有被翻译。蛋白质图展现了编码各部分蛋白的结构域和外显子。Ⅺa 或Ⅶa- 组织因子复合物的酶切位点由星号标记。

表 124-8 Ⅸ因子基因启动子区域突变

核酸替代	核酸改变	因子Ⅸ活性百分数	因子Ⅸ抗原百分数	注解
-21	T→G	<1~70	—	HNF-4 结合位点破坏，因子Ⅸ活性在青春期后上升
-20	T→A	<1~60	<1~60	因子Ⅸ活性在青春期后上升
-20	T→C	9	—	因子Ⅸ活性在青春期后上升
-6	G→A	13~70	—	因子Ⅸ活性在青春期后上升
-5	A→T	3	—	因子Ⅸ活性在青春期后上升
6	T→A	<2~20	—	因子Ⅸ活性在青春期后上升
8	T→C	1~2	—	C/EBP 结合位点：因子Ⅸ凝血活性在青春期后上升
13	A→G	<1~60	<1~60	C/EBP 结合位点：因子Ⅸ凝血活性在青春期后上升
13	1 缺失	<1~60	<1~60	C/EBP 结合位点：因子Ⅸ凝血活性在青春期后上升

导致分子的功能障碍[116-119]。据报道，许多突变来源于多个家族，其中有些源于相同的“祖先”[120]。正如 X 染色体连锁隐性疾病的遗传学理论预测的那样，大约有三分之一的突变是导致血友病 B 的新突变。

因子Ⅸ基因调节区域突变已经明了。最有意思的突变发生在 5’端的启动子区域，导致血友病 B 的 Leyden 表型（表 124-8）[121]。该疾病的特点为在刚出生或在儿童的早期阶段，患者体内的因子Ⅸ抗原和活性水平均相当得低；青春期，显然由于对内源性雄激素生成的反应，因子Ⅸ的水平逐渐上升至正常的 60% 或是更高。因子Ⅸ基因在启动子区域的几种不同突变干扰了转录因子的结合，导致因子Ⅸ基因的转录下降[121-123]。青春期时的激素改变显然可以克服转录缺陷，并维持充足止血水平的因子Ⅸ。

血友病 Bm 是血友病 B 的一个独一无二的类型，其特点为因子Ⅸ的凝血活性缺陷以及牛脑 PT 延长。最初的牛脑 PT 延长的血友病 Bm 患者由于姓 Martin，因此称之为血友病 Bm[124]。血友病 Bm 患者中，一些错义突变影响位于 180、181、182 位点的蛋白质的氨基酸残基以及一些靠近活化位点区域的残基。这些突变导致了因子Ⅸ分子与牛脑组织因子异常地发生相互作用[124]。美国现如今已经不使用牛脑组织因子，然而，用重组的组织因子检测 PT，血友病 Bm 变异型的 PT 轻微延长，比如可在 13~14 秒。

血友病 B 的遗传与血友病 A 相似。所有血友病男性患者的女儿都将成为携带者，但是儿子均正常。女性携带者因子Ⅸ的水平可能在正常人的 10%~100% 之间，但是平均水平大约在正常人的 50%。血友病 B 携带者通常无临床症状，除非在 X 染色体极度失活、X 嵌合体、Turner 综合征或女性睾丸化的情况下才有临床症状[125]。当因子Ⅸ活性水平低于正常的 25% 时，特别是在创伤之后，可能会发生异常出血。

携带者检测和产前诊断

携带者检测和基因筛查可以通过使用 DNA 探针直接确定已知的突变点。与因子Ⅷ相同，CpG 二核苷酸对上的突变干扰了 TaqⅠ的酶切位点，因此可以从限制性内切酶谱上直接检测。限制性片段长度多样性分析（RFLP）使用更为常见。在怀孕后的 8~10 周通过绒毛膜绒毛取样获得 DNA 并对其进行 RFLP 分析可以可靠地完成产前检查[126]。这个过程也可以通过羊膜腔穿刺术获取胎儿细胞进行，且比检测胎儿血样中的因子Ⅸ抗原或活性更为准确。因子Ⅸ基因直接测序也可以用于携带者检测，但是绝大多数的临床实验室都无法进行这项检测。

■ 临床特点

尽管人们认为，血友病 B 患者从整体人群上来说比重度血友病 A 患者少，且严重的并发症也比他们少（见上述血友病 A“临床特点”），但是血友病 B 患者的出血在临床上仍然很难与血友病 A 相区别。若患者没有得到充分的治疗，就会引起反复的关节内出血，导致慢性破坏性出血性关节炎。血肿形成后可能会侵蚀进入周边组织。血尿、黏膜出血以及其他出血表现都在血友病 A 中有所描述。患者所面临的身体、心理、职业和社会等方面的问题也与血友病 A 所相似。血友病 B 的分类基于临床严重程度，并大致与因子Ⅸ凝血活性水平相关。重型患者的因子Ⅸ水平通常低于正常的 1%，中型患者的因子Ⅸ水平在正常的 1%~5% 之间，轻型患者的因子Ⅸ水平在正常的 5%~40% 之间。

相比血友病 A 患者，血友病 B 患者产生因子Ⅸ抑制物的发生率相对较低。只有大约 3% 的重型患者会产生抑制物。

■ 实验室特点

用于诊断血友病 A 的筛查试验也可同样用于血友病 B 的诊断。在绝大多数情况下，血友病 B 患者的 PT 正常，APTT 延长。然而，需要因子Ⅸ凝血活性的特异性检测来明确诊断。最常用的检测方法是基于 APTT 的一期凝血法。检测因子Ⅸ的抗原水平对疾病的进一步分型有重大意义。血友病 B 患者的 PT 通常正常，但有时会延长，特别是将牛脑组织凝血活酶作为组织因子来源时（血友病 Bm）。因为绝大多数 PT 试剂含有兔脑或人组织因子，因此血友病 Bm 患者的 PT 记录值通常正常，但有时会延长 1~2 秒。在所有血友病 B 的类型中，出血时间通常为正常。

■ 鉴别诊断

血友病 B 必须与血友病 A 相鉴别。两种均为 X 连锁隐性遗传性疾病，且都具有相同的出血和临床表现。唯一能将血友病B同血友病A相区分的方法为特异性检测患者血浆中的因子Ⅷ和因子Ⅸ。

遗传性或获得性其他维生素K依赖性因子缺陷、肝病以及过量使用华法林都应与血友病B相鉴别。在这些情况下，除因子Ⅸ以外，还有其他所有维生素K依赖性因子的含量都将下降，包括凝血酶原、因子Ⅶ和因子Ⅹ。非血友病患者体内出现针对因子Ⅸ的获得性抗体，非常少见。

■ 治疗

因子Ⅸ替代疗法

血友病B的基础治疗是因子Ⅸ替代治疗。现有几种产品可供使用(表124-9)。以前含因子Ⅸ的产品通常指的是如凝血酶原复合物浓缩剂之类的制剂。这些产品由数千人血浆混合制备而成，不仅含有因子Ⅸ，而且还含有凝血酶原、因子Ⅶ、因子Ⅹ、蛋白C和蛋白S。此外，这些产品可能含有少量的活化因子，如Ⅶa、Ⅸa和Ⅹa。部分产品可能与血栓栓塞相关，推测是活化成分污染所致。据报道，一些患者在输注了大剂量的凝血酶原复合物浓缩剂后发生深部静脉血栓或弥散性血管内凝血。但是，使用目前的高纯的因子Ⅸ制剂发生这些并发症的频率要比使用以往的制剂低。尽管价格要比高纯的因子Ⅸ制剂便宜很多，凝血酶原复合物浓缩剂并非血友病B替代疗法的最佳选择。当使用凝血酶原复合物浓缩剂进行替代治疗时，因子Ⅸ水平不宜超过正常人的50%，从而将产生血栓的风险最小化。因子Ⅸ缺乏的患者若肝功能障碍，使用这些药物可能会有危险。原因是制剂中的活化因子无法及时、有效地被受损的肝细胞清除，从而可能诱导血栓的形成。

表124-9　目前的市售因子Ⅸ产品*

	来源	病毒灭活
中等纯度(凝血酶原复合物浓缩剂)		
Profilnin SD	血浆	SD
Bebulin VH	血浆	蒸汽加热
高纯度		
Mononine	血浆	超滤、化学
AlphaNine	血浆	SD；病毒过滤
重组		
BeneFIX	CHO细胞	纳米滤法

*在欧洲还有其他因子Ⅸ浓缩制剂。

表124-9列举了高纯的因子Ⅸ产品。一些产品为血浆源性，一种(BeneFX)是通过重组DNA技术制备而得。尽管所有的因子Ⅸ浓缩剂都被认为是安全、有效的，但是重组产品依旧需要经过最终的病毒灭活步骤。此外，重组产品在制备的过程中不涉及人清蛋白或牛血清。因此，即使理论上存在传播风险的朊病毒类疾病在此制备过程中也将避免。尽管重组产品的主要缺点在于因子Ⅸ的血管内回收率比人血浆来源的高纯的因子Ⅸ要低，但是一些临床医生依旧将它作为一种很好的制剂[127]。重组因子Ⅸ产品被认为不会引起血栓的形成。几家制药公司最近开发了几种新的特异性因子Ⅸ制剂。据预测，在不久的将来，市场上的因子Ⅸ制剂的数量将会上升。

因子Ⅸ的使用剂量

因为血管内因子Ⅸ的回收率大约只有50%，重组产品的回收率更低，故所有因子Ⅸ产品的剂量计算方法与血友病A所使用的计算方法不同。导致这个结果的原因尚不明确，但是已经提出因子Ⅸ能与血管壁上的一些物质相结合的观点。事实上，因子Ⅸ能特异性结合血管壁上的一种物质，即Ⅳ型胶原[128]。如果每千克体重输注1U的因子Ⅸ可以使外周血因子Ⅸ水平上升正常人的1%或者0.01U/ml，那么根据这个假设可以估计因子Ⅸ的剂量[129]。因此，为了使重型血友病B患者因子Ⅸ水平达到正常人的100%(仅限高纯的因子Ⅸ)，必须按每千克体重100U因子Ⅸ的负荷剂量注射给药，随后每12~18小时按此一半的剂量给药。在负荷剂量前后应使用因子Ⅸ检测以调节药物剂量。在负荷剂量注射后，住院患者也可以接受因子Ⅸ的持续输注。因子Ⅸ每小时的输注剂量可以根据因子Ⅸ的半衰期(12~18小时)进行估算。因此，一个体重为60kg的成年人在接受6000U高纯的因子Ⅸ后，因子Ⅸ的水平应大约上升至正常的100%。在接下来的12~18小时，因子Ⅸ的水平将下降约50%。因此，在此期间，患者需要约3000U的因子Ⅸ或每小时输注250U的Ⅸ因子[129]。这些计算只是对平均反应的估计，因子Ⅸ给药过程还是需要通过检测因子Ⅸ来监测，以调整剂量。血友病B的预防性治疗也可以在确定的患者中实施，筛选的方法与血友病A患者中所描述的一致。因子Ⅸ的预防性剂量为25~40U/kg，每周两次。

尽管目前市售的因子Ⅸ制剂没有HIV、乙肝病毒和丙肝病毒传染的风险，但是在1985年前接受治疗的患者可能已经感染了这些疾病。

■ 进程和预后

除非获得适当的治疗，否则重度血友病B也会像血友病A一样地出现复发出血的并发症。因此，在未获得适当治疗的患者中，关节内出血和慢性血友病性关节炎很常见。在1985年前接受治疗的患者中，除了关节畸形之外，慢性活动性肝炎和慢性迁延性肝炎很常见。目前大约有50%年长的重症患者HIV阳性。1985年后接受治疗的患者不易接触到HIV，这些人有相对正常的期望寿命。

重度血友病B患者可能会产生抗因子Ⅸ的抑制性抗体，使治疗变得更为困难[130,131]。发生率在重度血友病B患者中约3%，抗体通常限于IgG_4亚型和κ轻链的免疫球蛋白成分[131]。通过将正常血浆与患者血浆混合后APTT延长的方法可以检测出绝大多数的抑制剂。不同于血友病A患者体内的抑制剂，抗因子Ⅸ的抑制性抗体不依赖时间和温度。因此，通常不需要将混合液在37℃中孵育2小时。用于检测因子Ⅷ抑制剂的改良Bethesda法可以用来定量检测因子Ⅸ抑制剂。许多含有抑制剂的患者往往伴有基因突变，导致外周血因子Ⅸ抗原的缺失，这些突变最常见的是缺失突变和无义突变。

■ 对含因子Ⅸ抑制性抗体患者的治疗

当抑制剂的滴度小于5BU/ml时，可能可以通过使用大剂量高纯的因子Ⅸ浓缩剂来中和因子Ⅸ抑制剂。然而，当抑制剂的滴度大于5BU/ml时，急性出血的患者应使用治疗因子Ⅷ抑制剂相同的旁路制剂(见表124-6)。可以每隔2~3小时静脉注射重组Ⅶa，剂量为 90~120μg/kg，也可以选择使用 FEIBA 或未活化的凝血酶原复合物浓缩剂（见表 124-6）。

每天输注大剂量纯化的因子Ⅸ制剂的血友病 B 患者可以诱导免疫耐受。但是，已有报道称患者会产生如过敏、肾病综合征等严重的副作用[132]。在这些病例，许多患者的年龄低于 12 岁，且由于因子Ⅸ基因大片段丢失而导致重度血友病 B 的发生。肾病综合征可能是短暂的，且可以通过停止因子Ⅸ替代治疗得以缓解。肾病综合征的发病机制尚属未知。体内含有因子Ⅸ抗体的血友病 B 患者若在因子Ⅸ输注后发生过敏反应，则应使用重组Ⅶa 进行治疗，因为未活化的凝血酶原复合物和 FEIBA 中都含有因子Ⅸ[132]。

■ 血友病 B 的基因治疗

血友病 B 的长期纠正在动物模型中已经实现[133]。将含有因子Ⅸ结构的腺病毒相关载体转导入肌细胞，会使血友病 B 狗的凝血缺陷表型得到纠正，持续时间超过 17 个月[133]。同样，有报道称，含有因子ⅨDNA 的腺相关病毒载体转导入肝细胞可纠正血友病鼠和狗的出血缺陷，持续时间分别约为 7 个月和 8 个月。在一项鼠的研究中获得高于正常 25% 的持续因子Ⅸ水平[134]，而在另一项研究中，因子Ⅸ水平超过了 100%[135]。动物实验的结果令人鼓舞，预示转基因技术纠正人类出血病的可能。人类血友病 B 基因治疗的临床试验并无进展，但动物研究还在继续[125]。最近血友病 A 和血友病 B 的狗的研究表明，在肝脏中插入Ⅶa 基因会导致Ⅶa 长期表达，使这些狗的出血症状得以消除[136]。早期的实验表明，血友病 B 鼠长期表达Ⅶa 也可以纠正出血缺陷，且低剂量表达较为安全；若高剂量表达，则可由于肺部或心脏血栓导致死亡[137]。虽然血友病患者的转基因试验现已暂停，但有关血友病新载体和动物模型的进一步研究结果依然令人鼓舞。

血友病 A 和血友病 B 相关的特殊问题

血友病 A 和血友病 B 患者有时会遇到一些罕见的问题。在 www.isth-forum.org 及一些摘要型出版物中上有相关讨论[138]。例如，戴自携式水下呼吸器潜水对重度血友病患者来说很危险，应该避免。需要进行眼部激光治疗的患者不需要接受替代治疗，因为这类激光治疗不会产生手术切口。无论是血友病 A 还是血友病 B 的携带者，在分娩时都可能出现出血问题，需要替代治疗。携带者的胎儿若患有血友病，在自然分娩困难的情况下，可以要求剖宫产。若胎儿为血友病患者，则在分娩过程中应避免使用产钳和机械器具。有些血友病患者可能有其他家族性出血性疾病，如血管性血友病（VWD）。

血友病患者若要进行心脏瓣膜置换术，在可能的情况下，最好使用生物性而非机械性心脏瓣膜。当然，心脏瓣膜置换术只有在进行针对重大手术的替代治疗之后才能开展。

因子Ⅷ或因子Ⅸ的缺陷似乎对阻止血栓的发生提供了保护[139]。但是已有报道称，即使没有接受治疗的血友病患者也可发生心肌梗死[139]。另有报道，深部静脉血栓（DVT）出现在接受替代治疗的血友病 A 或血友病 B 患者中。只要患者接受替代治疗，就可以使用 7~10 天的肝素治疗急性 DVT。在此之后，不推荐使用抗凝药物。自从出现高纯的因子产品Ⅸ，血友病 B 患者发生血栓的现象十分少见。

有心房颤动的血友病患者在可能的情况下应进行心脏复律。若心脏复律不成功，一些医生会建议使用阿司匹林进行治疗，但是即使是轻度血友病患者，也不建议使用香豆素治疗[140]。

翻译：周景艺，戴　菁

校对：王学锋

参考文献

1. Brinkhous KM: A short history of hemophilia, with some comments on the word "hemophilia," in *Handbook of Hemophilia*, edited by KM Brinkhous, HC Hemker, p 3. Elsevier, New York, 1975.
2. Katznelson JL: Hemophilia, with special reference to the Talmud. *Harofe Haivri Heb Med J* 1:165, 1958.
3. Morawitz P: Die Chemie der Blutgerinnung. *Ergeb Physiol* 4:307, 1905.
4. Addis T: The pathogenesis of hereditary haemophilia. *J Pathol Bacteriol* 15:427, 1911.
5. Brinkhous KM: A study of the clotting defect in hemophilia. The delayed formation of thrombin. *Am J Med Sci* 198:509, 1939.
6. Pavlovsky A: Contribution to the pathogenesis of hemophilia. *Blood* 2:185, 1947.
7. Aggeler PM, White SG, Glendenning MB: Plasma thromboplastin component (PTC) deficiency: A new disease resembling hemophilia. *Proc Soc Exp Biol Med* 79:692, 1952.
8. Biggs R, Douglas AS, Macfarlane AG, et al: Christmas disease: A condition previously mistaken for hemophilia. *Br Med J* 2:1378, 1952.

8a. Tagariello G, Lorio A, Santagustino E, et al: Comparison of the rates of joint arthroplasty in patients with severe factor VIII and IX deficiency: An index of different clinical severity of the 2 coagulation disorders. *Blood* 114:779, 2009.

9. Davie EW, Ratnoff OD: Waterfall sequence for intrinsic blood clotting. *Science* 145:1310, 1964.
10. Macfarlane RG: An enzyme cascade in the blood clotting mechanism, and its function as a biological amplifier. *Nature* 202:498, 1964.
11. Broze GR Jr: Tissue factor pathway inhibitor and the revised theory of coagulation. *Annu Rev Med* 46:103, 1995.
12. Fay PJ: Reconstitution of human factor VIII from isolated subunits. *Arch Biochem Biophys* 262:525, 1988.
13. Roberts HR: Contributions to the evolution of knowledge about hereditary hemorrhagic disorders. *Cell Mol Life Sci* 64:517, 2007.
14. Hoffman M, Hargen A, Lewkowski A, et al: Cutaneous wound healing is impaired in hemophilia B. *Blood* 108:3053, 2006.
15. Tuddenham EGD: Factor VIII, in *Molecular Basis of Thrombosis and Hemostasis*, edited by KA High, HR Roberts, p 167. Marcel Dekker, New York, 1995.
16. Hemophilia A mutation, structure, test and resource site (HAMSTeRS). Available at: http://europium.csc.mrc.ac.uk.
17. Tuddenham EGD, Cooper DN, Gitschier J, et al: Haemophilia A: Database of nucleotide substitutions, deletions, insertions and rearrangements of the factor VIII gene. *Nucleic Acids Res* 22:4851, 1996.
18. Lakich D, Kazazian HH, Antonarakis SE, Gitschier J: Inversions disrupting the factor VIII gene are a common cause of severe hemophilia A. *Nat Genet* 5:236, 1993.
19. Higuchi M, Kazazian HH Jr, Kasch L, et al: Molecular characterization of severe hemophilia A suggests that about half the mutations are not within the coding regions and splice junctions of the factor VIII gene. *Proc Natl Acad Sci U S A* 88:7405, 1991.
20. Gitschier J, Kogan S, Diamond C, Levinson B: Genetic basis of hemophilia A. *Thromb Haemost* 66:37, 1991.
21. Bagnall RD, Waseem N, Green PM, Giannelli F: Recurrent inversion breaking intron 1 of the factor VIII gene is a frequent cause of severe hemophilia A. *Blood* 99:168, 2002.
22. Antonarakis SE, Youssoufian H, Kazazian H: Molecular genetics of hemophilia in man (factor VIII deficiency). *Mol Biol Med* 4:81, 1987.
23. Mori PG, Pasino M, Vadala CR, et al: Haemophilia "A" in a 46Xi(Xq) female. *Br J Haematol* 43:143, 1979.
24. Green PP, Mannucci PM, Briet E, et al: Carrier detection in hemophilia A: A cooperative international study. *Blood* 67:1560, 1986.
25. Peake IR, Lillicrap DP, Boulyjenkov V, et al: Report of a joint WHO/WFH meeting on control of haemophilia: Carrier detection and prenatal diagnosis. *Blood Coagul Fibrinolysis* 4:313, 1993.
26. Ljung RC: Prenatal diagnosis of haemophilia. *Haemophilia* 5:84, 1999.
27. Goodeve AC, Peake IR: Diagnosis of hemophilia A and B carriers and prenatal diagnosis, in *Haemophilia*, edited by CD Forbes, L Aledort, R Madhok, p 63. Chapman & Hall, London, 1997.
28. Poon MC, Hoar DI, Low S, et al: Hemophilia A carrier detection by restriction fragment length polymorphism analysis and discriminant analysis based on ELISA of factor VIII and vWf. *J Lab Clin Med* 119:751, 1992.
29. Nichols WC, Amano K, Cacheris PM, et al: Moderation of hemophilia A phenotype by the factor V R506Q mutation. *Blood* 88:1183, 1996.
30. Arbini AA, Mannucci PM, Bauer K: Low prevalence of the factor V Leiden mutation among "severe" hemophiliacs with a "milder" bleeding diathesis. *Thromb Haemost* 74:1255, 1995.
31. Gilbert MS: Musculoskeletal complications of haemophilia: The joint. *Haemophilia* 6:34, 2000.
32. Jansen NA, Rosendaal G, Lafeber FP: Understanding haemophilic arthropathy: An

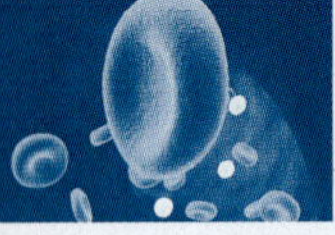

exploration of current issues. *Br J Haematol* 143:632, 2008.

33. Gilbert MS: The hemophilic pseudotumor. *Prog Clin Biol Res* 324:257, 1990.
34. Subasi M, Direr A, Kapukaya A, et al: Successful treatment of hemophilic pseudotumor by radiotherapy. *Ann Plast Surg* 59:338, 2007.
35. Hanley JP, Ludlam CA: Central and peripheral nervous system bleeding, in *Hemophilia*, edited by CD Forbes, L Aledort, R Madhok, p 87. Chapman & Hall, London, 1997.
36. Kulkarni R, Lusher J: Intracranial and intracranial hemorrhages in newborns with hemophilia: A review of the literature. *J Pediatr Hematol Oncol* 21:254, 1999.
37. Schulman S, Rehnberg AS, Hein M, et al: *Helicobacter pylori* causes gastrointestinal hemorrhage in patients with congenital disorders. *Thromb Haemost* 89:741, 2003.
38. Griffin PH, Chopra S: Spontaneous intramural gastric hematoma: A unique presentation for hemophilia. *Am J Gastroenterol* 80:430, 1985.
39. Cinotti S, Longo G, Messori A, et al: Reproducibility of one-stage, two-stage and chromogenic assays of factor VIII activity: A multi-center study. *Thromb Res* 61:385, 1991.
40. Hoyer LW, Breckenridge RT: Immunologic studies of antihemophilic factor (AHF, factor VIII): Cross-reacting material in a genetic variant of hemophilia A. *Blood* 32:962, 1968.
41. Morales-de la Vega A, Reyes-Maldonado E, Martinez-Murillo E, Quintano-Gonzalez S: Type 2N von Willebrand disease (Normandy). *Rev Med Inst Mex Seguro Soc* 46:55, 2008.
42. Tully EA, Gaucher C, Jorieux S, et al: Expression of von Willebrand factor "Normandy." An autosomal mutation that mimics hemophilia A. *Proc Natl Acad Sci U S A* 88:6377, 1991.
43. Jorieux S, Tuley EA, Gaucher C, et al: The mutation Arg (53)→Trp causes von Willebrand disease Normandy by abolishing binding to factor VIII. Studies with recombinant von Willebrand factor. *Blood* 79:563, 1992.
44. Seligsohn U, Zwang E, Zivelin A: Combined factor V and factor VIII deficiency among non-Ashkenazi Jews. *N Engl J Med* 307:1191, 1982.
45. Ginsberg D: Identifying novel genetic determinants of hemostatic balance. *J Thromb Haemost* 8:1561, 2005.
46. Santagostino E, Mannucci PM, Gringeri A, et al: Transmission of parvovirus B19 by coagulation factor concentrates exposed to 100 degrees C of heat after lyophilization. *Transfusion* 37:517, 1997.
47. Robertson BH, Alter MJ, Bell BP, et al: Hepatitis A virus sequence detected in clotting factor concentrates associated with disease transmission. *Biologicals* 26:95, 1998.
48. Llewelyn CA, Hewitt PE, Knight RS, et al: Possible transmission of variant Creutzfeldt-Jakob disease by blood transfusion. *Lancet* 363:411, 2004.
49. World Federation of Hemophilia website. Available at: www.wfh.org.
50. International Society on Thrombosis and Haemostasis website. Available at: www.med.unc.edu/isth/welcome.
51. Turner ML, Ludlam CA: An update on the assessment and management of the risk of transmission of variant Creutzfeldt-Jakob disease by blood and plasma products. *Br J Haematol* 144:14, 2009.
52. Ludlam CA, Powderly WG, Bozzette S, et al: Clinical perspectives of emerging pathogens in bleeding disorders. *Lancet* 367:252, 2006.
53. Escobar MA: Treatment on demand—*In vivo* dose finding studies. *Haemophilia* 9:360, 2003.
54. McMillan CW, Webster WP, Roberts HR, Blythe WB: Continuous intravenous infusion of factor VIII in classic hemophilia. *Br J Haematol* 18:659, 1972.
55. Schulman S: Continuous infusion. *Haemophilia* 9:368, 2003.
56. Rodeghiero F, Castaman G, Di Bona E, Ruggeri M: Consistency of responses to repeated DDAVP infusions in patients with von Willebrand's disease and hemophilia A. *Blood* 74:1997, 1989.
57. Mannucci PM, Bettega D, Cattaneo M: Patterns of development of tachyphylaxis in patients with haemophilia and von Willebrand disease after repeated doses of desmopressin (DDAVP). *Br J Haematol* 82:87, 1992.
58. Porte RJ, Leebeek FW: Pharmacological strategies to decrease transfusion requirements in patients undergoing surgery. *Drugs* 62:2193, 2002.
59. Ghosh K, Shetty S, Jijina F, Mohanty D: Role of epsilon amino caproic acid in the management of haemophilic patients with inhibitors. *Haemophilia* 10:58, 2004.
60. Martinowitz U, Saltz R: Fibrin sealant. *Curr Opin Hematol* 3:395, 1996.
61. Ortel TL, Charles LA, Keller FG, et al: Topical thrombin and acquired coagulation factor inhibitors: Clinical spectrum and laboratory diagnosis. *Am J Hematol* 45:128, 1994.
62. Revel-Vilk S, Golomb MR, Achonu C, et al: Effect of intracranial bleeds on the health and quality of life of boys with hemophilia. *J Pediatr* 144: 490, 2004.
63. Rodriguez-Merchan EC: Orthopaedic surgery in persons with haemophilia. *Thromb Haemost* 89:34, 2003.
64. Rabiner SF, Telfer MC: Home transfusion for patients with hemophilia A. *N Engl J Med* 283:1011, 1977.
65. Teitel JM, Barnard D, Israels S, et al: Home management of haemophilia. *Haemophilia* 10:118, 2004.
66. Manco-Johnson MJ, Riske B, Kasper CK: Advances in care of children with hemophilia. *Semin Thromb Hemost* 29:585, 2003.
67. Nilsson IM, Berntorp E, Lofqvist T, Pettersson H: Twenty-five years' experience of prophylactic treatment in severe haemophilia A and B. *J Intern Med* 232:25, 1992.
68. Manco-Johnson MJ, Abshire TC, Shapiro AD et al: Prophylaxis versus episodic treatment to prevent joint disease in boys with severe hemophilia. *N Engl J Med* 357:535, 2007.
69. Price VE, Carcao M, Connolly B, et al: A prospective, longitudinal study of central venous catheter-related deep venous thrombosis in boys with hemophilia. *J Thromb Haemost* 2:737, 2004.
70. Lofqvist T, Nilsson IM, Berntorp E, Pettersson H: Haemophilia prophylaxis in young patients—A long-term follow-up. *J Intern Med* 241:395, 1997.
71. Globe DR, Curtis RG, Koerper MA: Utilization of care in haemophilia: A resource-based method for cost analysis from the Haemophilia Utilization Group Study (HUGS). *Haemophilia* 10(Suppl 1):63, 2004.
72. Bontempo FA, Lewis JH, Gorenc TJ, et al: Liver transplantation in hemophilia A. *Blood* 69:1721, 1987.
73. Wilde J, Teixeira P, Bramhall SR, et al: Liver transplantation in haemophilia. *Br J Haematol* 117:952, 2002.
74. Roth DA, Tawa NE Jr, O'Brien JM, et al: Nonviral transfer of the gene encoding coagulation factor VIII in patients with severe hemophilia A. *N Engl J Med* 344:1735, 2001.
75. Powell JS, Ragni MV, White GC 2nd, et al: Phase 1 trial of FVIII gene transfer for severe hemophilia A using a retroviral construct administered by peripheral intravenous infusion. *Blood* 102:2038, 2003.
76. Pipe SW: Coagulation factors with improved properties for hemophilia gene therapy. *Semin Thromb Hemost* 30:227, 2004.
77. Kaufman RJ: Good things come in small packages for hemophilia. *J Thromb Haemost* 1:2472, 2003.
78. Wilcox DA, Shi Q, Nurden P, et al: Induction of megakaryocytes to synthesize and store a releasable pool of human factor VIII. *J Thromb Haemost* 1:274, 2003.
79. Miao HZ, Sirachainan N, Palmer L, et al: Bioengineering of coagulation factor VIII for improved secretion. *Blood* 103:3412, 2004.
80. Pierce GF, Lillicrap D, Pipe SW, Vandendriessche T: Gene therapy, bioengineered clotting factors and novel technologies for hemophilia treatment. *J Thromb Haemost* 5:901, 2007.
81. Levetow LB, Sox HCJ, Stoto MA: *HIV and the Blood Supply: An Analysis of Crisis Decision Making, Institute of Medicine*, p 1. National Academy Press, Washington, DC, 1994.
82. Santagostino E, De Filippi F, Rumi MG, et al: Sustained suppression of hepatitis C virus by high doses of interferon and ribavirin in adult hemophilic patients. *Transfusion* 44:790, 2004.
83. Lollar P: Pathogenic antibodies to coagulation factors: I. Factor VIII and factor IX. *J Thromb Haemost* 2:1082, 2004.
84. Goodeve A: The incidence of inhibitor development according to specific mutations—And treatment? *Blood Coagul Fibrinolysis* 14(Suppl 1):17, 2003.
85. Lusher JM: Is the incidence and prevalence of inhibitors greater with recombinant products? No. *J Thromb Haemost* 2:863, 2004.
86. Aledort L: Is the incidence and prevalence of inhibitors greater with recombinant products? Yes. *J Thromb Haemost* 2:861, 2004.
87. Hoots WK, Lusher J: High-titer inhibitor development in hemophilia A: Lack of product specificity. *J Thromb Haemost* 2:358, 2004.
88. Gouw SC, van der Bom JG, Auerswald G, et al: Recombinant versus plasma-derived factor VIII products and the development of inhibitors in previously untreated patients with severe hemophilia A: The CANAL cohort study. *Blood* 109:4693, 2007.
89. ter Avest PC, Fischer K, Mancuso ME, et al: Risk stratification for inhibitor development at first treatment for severe hemophilia A: A tool for clinical practice. *J Thromb Haemost* 6:2048, 2008.
90. Gouw SC, van den Berg HM, le Cessie S, van der Bom JG: Treatment characteristics and the risk of inhibitor development: a multicenter cohort study among previously untreated patients with severe hemophilia A. *Blood* 109:4648, 2007.
91. Peerlinck K, Arnout J, Gilles JH, et al: A higher than expected incidence of factor VIII inhibitors in multitransfused haemophilia A patients treated with an intermittent purity pasteurized factor VIII concentrate. *Thromb Haemost* 69:115, 1993.
92. Parker ET, Healey JF, Barrow RT, et al: Reduction of the inhibitory antibody response to human factor VIII in hemophilia A mice by mutagenesis of the A2 domain B cell epitope. *Blood* 104:704, 2004.
93. Kasper CK: Laboratory tests for factor VIII inhibitors, their variation, significance and interpretation. *Blood Coagul Fibrinolysis* 2:S7, 1991.
94. Verbruggen B, Novakova I, Wessels H, et al: The Nijmegen modification of the Bethesda assay for factor VIII:C inhibitors: Improved specificity and reliability and specificity. *Thromb Haemost* 73:247, 1995.
95. Roberts HR: The use of agents that by-pass factor VIII inhibitors in patients with hemophilia. *Vox Sang* 77(Suppl 1):38, 1999.
96. Monroe DM, Roberts HR: Mechanism of action of high-dose factor VIIa: Points of agreement and disagreement. *Arterioscler Thromb Vasc Biol* 23:8, 2003.
97. Varadi K, Negrier C, Berntorp E, et al: Monitoring the bioavailability of FEIBA with a thrombin generation assay. *J Thromb Haemost* 1:2374, 2003.
98. Tjønnfjord GE: Surgery in patients with hemophilia and inhibitors: A review of the Norwegian experience with FEIBA. *Semin Hematol* 43(2 Suppl 4):S18, 2006.
99. Toomey JR, Blackburn MN, Storer BL, et al: Comparing the antithrombotic efficacy of a humanized anti-factor IX(a) monoclonal antibody (SB 249417) to the low-molecular-weight heparin enoxaparin in a rat model of arterial thrombosis. *Thromb Res* 100:73, 2000.
100. Makris M: Systematic review of the management of patients with haemophilia A and inhibitors. *Blood Coagul Fibrinolysis* 15(Suppl 1):S25, 2004.
101. Brackmann HH, Effenberger W, Heiss L, et al: Immune tolerance induction: A role for recombinant activated factor VII (rVIIa)? *Eur J Haematol* 63:18, 1998.
102. Kempton CL, White CG II: How we treat a patient with a factor VIII inhibitor. *Blood* 113:11, 2009.
103. White CG II, Kempton CL, Grimsley A, et al: Cellular immune responses in hemophilia: why do inhibitors develop in some but not all hemophiliacs. *J Thromb Haemost* 3:1676, 2005.
104. Lemon SM, Becherer PR, Wang JG, et al: Hepatitis delta infection among multiply-transfused hemophiliacs. *Prog Clin Biol Res* 364:351, 1991.
105. Rosina F, Saracco G, Rizzetto M: Risk of post-transfusion infection with the hepatitis delta virus. A multicenter study. *N Engl J Med* 312:1488, 1985.
106. Gerritzen A, Brackmann H, Van Loo B, et al: Chronic delta hepatitis in haemophiliacs. *J Med Virol* 34:188, 1991.
107. Gotto J, Dusheiko GM: Hepatitis C and treatment with pegylated interferon and ribavirin. *Int J Biochem Cell Biol* 36:1874, 2004.

108. Gjerset GF, Clements MJ, Counts RB, et al: Treatment type and amount influenced human immunodeficiency virus seroprevalence of patients with congenital bleeding disorders. *Blood* 78:1623, 1991.
109. Prusiner SB: Molecular biology of prion diseases. *Science* 252:1515, 1991.
110. Shanbrom E, Owens W: Cascade iodination: a novel method to enhance the safety and efficacy of therapeutic proteins. *J Thromb Haemost* 2:836, 2004.
111. Lee CA, Ironside JW, Bell JE, et al: Retrospective neuropathological review of prion disease in U.K. haemophilic patients. *Thromb Haemost* 80:909, 1998.
112. Farrugia A: Risk of variant Creutzfeldt-Jakob disease from factor concentrates: Current perspectives. *Haemophilia* 8:350, 2002.
113. Report put on the World Federation of Hemophilia website. Available at: www.wfh.org.
114. Kurachi K, Davie EW: Isolation and characterization of a cDNA coding for factor IX. *Proc Natl Acad Sci U S A* 79:6461, 1982.
115. Noyes CM, Griffith MJ, Roberts HR, Lundblad RL: Identification of the molecular defect in factor IX Chapel Hill: Substitution of a histidine for an arginine at position 145. *Proc Natl Acad Sci U S A* 80:4200, 1983.
116. http://www.kcl.ac.uk/ip/petergreen/intro.html
117. Monroe DM, McCord DM, Huang MN, et al: Functional consequences of an arginine 180 to glutamine mutation in factor IX Hilo. *Blood* 73:1540, 1989.
118. Bertina RM, van der Linden IK, Mannucci PM, et al: Mutations in hemophilia Bm occur at the Arg180-Val activation site or in the catalytic domain of factor IX. *J Biol Chem* 265:10876, 1990.
119. Bottema CD, Ketterling RP, Ii S, et al: Missense mutations and evolutionary conservation of amino acids: Evidence that many of the amino acids in factor IX function as "spacer" elements. *Am J Hum Genet* 49:820, 1991.
120. Ketterling RP, Bottema CD, Phillips JA III, Sommer SS: Evidence that descendants of three founders constitute about 25% of hemophilia B in the United States. *Genomics* 10:1093, 1991.
121. Briet E, Bertina RM, van Tilburg NH, Veltkamp JJ: Hemophilia B Leyden: A sex-linked hereditary disorder that improves after puberty. *N Engl J Med* 306:788, 1982.
122. Crossley M, Ludwig M, Stowell KM, et al: Recovery from hemophilia B Leyden: An androgen-responsive element in the factor IX promoter. *Science* 257:377, 1992.
123. Reijnen MJ, Sladek FM, Bertina RM, Reitsma PH: Disruption of a binding site for hepatocyte nuclear factor 4 results in hemophilia B Leyden. *Proc Natl Acad Sci U S A* 89:6300, 1992.
124. Hamaguchi N, Roberts H, Stafford DW: Mutations in the catalytic region of factor IX that are related to the subclass hemophilia Bm. *Biochemistry* 32:6324, 1993.
125. Lusher JM, McMillan CW: Severe factor VIII and factor IX deficiency in females. *Am J Med* 65:637, 1978.
126. McGraw RA, Davis LM, Lundblad RL, et al: Structure and function of factor IX: Defects in haemophilia B. *Clin Haematol* 14:359, 1985.
127. White GC, Bebe A, Nielsen B: Recombinant factor IX. *Thromb Haemost* 78:261, 1997.
128. Wolberg AS, Stafford DW, Erie DA: Human factor IX binds to specific sites on the collagenous domain of collagen IV. *J Biol Chem* 272:16717, 1997.
129. Kim HC, McMillan CW, White GC, et al: Purified factor IX using monoclonal immunoaffinity technique: Clinical trials in hemophilia B and comparison to prothrombin complex concentrates. *Blood* 79:568, 1992.
130. Briet E, Reisner HM, Roberts HR: Inhibitors in Christmas disease, in *Factor VIII Inhibitors*, edited by LW Hoyer, p 408. Alan R. Liss, New York, 1984.
131. High KA: Factor IX: Molecular structure, epitopes, and mutations associated with inhibitor formation, in *Inhibitors to Coagulation Factors*, edited by LM Aledort, LW Hoyer, JM Lusher, HM Reisner, CG White, p 79. Plenum, New York, 1995.
132. Warrier I, Ewenstein BM, Koerper MA, et al: Factor IX inhibitors and anaphylaxis in hemophilia B. *J Pediatr Hematol Oncol* 19:23, 1997.
133. Herzog RW, Yang EY, Couto LB, et al: Long term correction of hemophilia B by gene transfer of blood coagulation factor IX mediated by adeno-associated viral vector. *Nat Med* 5:56, 1999.
134. Arruda VR, Schuettrumpf J, Herzog RW, et al: Safety and efficacy of factor IX gene transfer to skeletal muscle in murine and canine hemophilia B models by adeno-associated viral vector serotype 1. *Blood* 103:85, 2004.
135. Kaiser J: Gene therapy: Side effects sideline hemophilia trial. *Science* 304:1423, 2004.
136. Margaritis P, Roy E, Aljamali MN, Downey HD, et al: Successful treatment of canine hemophilia by continuous expression of canine FVIIa. *Blood* 113:3682, 2009.
137. Aljamali MN, Margaritis P, Schlachterman A, et al: Long-term expression of murine activated factor VII is safe, but elevated levels cause premature mortality. *J Clin Invest* 118:1825–34, 2008.
138. Roberts HR, Carrizosa D, Ma A (eds): *Haemophilia and Haemostasis: A Case-based Approach to Management*. Blackwell, Oxford, 2007.
139. Girolami A, Ruzzon E, Fabris F, et al: Myocardial infarction and other arterial occlusions in hemophilia A patients. A cardiological evaluation of all 42 cases reported in the literature. *Acta Haemotol* 116:120, 2006.
140. Brand B: Anticoagulation for atrial fibrillation in a haemophiliac, in *Haemophilia and Haemostasis: A Case-based Approach to Management*, edited by HR Roberts, D Carrizosa, A Ma, p. 43. Blackwell, Oxford, 2007.

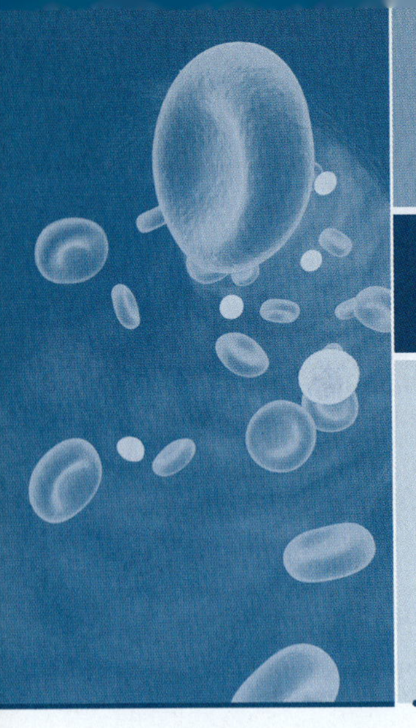

第125章

遗传性凝血因子Ⅱ、Ⅴ、Ⅶ、Ⅹ、Ⅺ及ⅩⅢ缺乏，以及凝血因子Ⅴ和Ⅷ联合性缺乏及维生素K依赖的凝血因子联合性缺乏

Uri Seligsohn, Ariella Zivelin, Ophira Salomon

摘　要

由一个或多个凝血因子遗传性缺陷所导致的出血性疾病较为罕见，分布于世界各地。引起这些缺陷的纯合子或复合杂合子突变基因会使机体产生不同严重程度的出血表现，同时也常常与个别凝血因子活性的降低程度相关。杂合突变所致的各种缺陷很少有出血倾向。在编码凝血因子Ⅱ、Ⅴ、Ⅶ、Ⅹ、Ⅺ和ⅩⅢ的基因中已发现很多突变。有些凝血因子的基因突变常导致无功能蛋白的生成，如凝血因子Ⅱ、Ⅶ和Ⅹ；而有些凝血因子的突变则常常导致蛋白质的生成量减少，如凝血因子Ⅴ、Ⅺ和ⅩⅢ。凝血因子Ⅴ和Ⅷ联合缺陷为常染色体隐性遗传，是由负责转运两个因子的蛋白基因编码发生突变所致，该转运蛋白可将因子Ⅴ和因子Ⅷ从内质网转运至高尔基体。维生素K依赖的凝血因子联合缺陷非常罕见，通常是由催化该类凝血因子蛋白中的谷氨酸残基发生γ羧基化的羧化酶发生基因突变或维生素K环氧化物还原酶基因发生突变所致。不同凝血因子缺乏症患者在出现自发性出血症状、外科手术中或手术后及预防颅内出血时，都必须给予相应的治疗。绝大多数的凝血因子缺乏都可采用血浆替代治疗，但也可以使用维生素K依赖凝血因子、凝血因子Ⅶ、Ⅺ和ⅩⅢ的特定浓缩制剂。

本章使用的简写和缩略词：APTT，活化部分凝血活酶时间（activated partial thromboplastin time）；CRM，交叉反应物（cross-reacting material）；DIC，弥散性血管内凝血（disseminated intravascular coagulation）；ELISA，酶联免疫吸附试验（enzyme-linked immunosorbent assay）；ERGIC，内质网-高尔基体中间区（endoplasmic reticulum-Golgi intermediate compartment）；GGCX，γ-谷氨酰基羧化酶（γ-glutamyl carboxylase）；Gla，γ-羧基谷氨酸（γ-carboxyglutamic acid）；HK，高分子量激肽原（high-molecular-weight kininogen）；LMAN1，甘露糖结合凝集素（mannose-binding lectin）；MCFD，多种因子联合缺乏（multiple combined-factor deficiency）；MRP，多重耐药蛋白（multidrug resistance protein）；PAR，蛋白酶激活受体（protease-activated receptor）；PK，激肽释放酶原（prekallikrein）；PT，凝血酶原时间（prothrombin time）；TAFI，凝血酶激活的纤溶抑制物（thrombin-activatable fibrinolysis inhibitor）；VKDFD，维生素K依赖的凝血因子缺乏（vitamin K-dependent factors deficiency）；VKORC1，维生素K环氧化物还原酶复合物1（vitamin K epoxide reductase complex）。

除了因子Ⅷ缺乏（血友病A）和因子Ⅸ缺乏（血友病B）以外，其他遗传性凝血因子缺乏在大多数人群中都是相当罕见的。近亲结婚所致某些特定基因突变的高发是不同人群发病率产生差异的原因之一。一些人群调查显示，上述缺陷中较常见的是因子Ⅺ和因子Ⅶ缺乏，其次是因子Ⅴ、因子Ⅹ缺乏和无纤维蛋白原血症，而因子Ⅱ（凝血酶原）缺乏、凝血因子Ⅴ和Ⅷ联合缺乏、因子ⅩⅢ缺乏和所有维生素K依赖的凝血因子缺乏是最少见的（表125-1）。纯合子或复合杂合基因突变使患者有不同严重程度的出血表现，且通常和凝血因子的缺乏程度相关。一些患者仅有轻微的皮肤瘀斑或只在创伤后表现出流血过多，而另一些患者通常由于其因子Ⅶ、因子ⅩⅢ或因子Ⅹ的活性仅为正常活性的1%，因此可出现与严重血友病A/B患者相似的颅内出血和关节腔出血等症状。杂合突变导致的凝血因子缺乏患者通常不会有出血的倾向，如果发生出血，可考虑是否存在其他止血异常的倾向。

对于这些因子缺乏症的研究极大地提高了人们对于凝血机制的病理生理学的了解（见第115章）。根据编码这些凝血因子的基因特征，可以确定许多引起不同凝血因子缺乏的基因突变（表125-2）。这一章将介绍除血友病（见第124章）、血管性血友病（见第127章）和遗传性纤维蛋白原异常（见第126章）以外的引起出血倾向的遗传性凝血因子缺乏症的临床、生化和遗传方面的特点。在本章中提到的引起凝血因子缺乏症的已报道的基因突变及其特点已编制成列表，作为本章的补充材料，并可在国际血栓和止血协会网站（www.isth.org）数据库中找到。该列表会定期更新。

表 125-1 罕见出血性疾病的相对发病率调查表 *

缺乏症	WHF 调查(2002)†		六国中心调查(2007)†		英国调查(2008年10月)		64个中心的联合调查(2008年8月)†	
	例数	%	例数	%	例数	%	例数	%
因子Ⅺ	2446	35.3	1947	39.4	1762	59.5	770	23.5
因子Ⅶ	1689	24.4	1050	21.3	580	19.6	927	28.3
无纤维蛋白原血症	644	9.3	496	10	203	6.9	241	7.4
因子Ⅹ	597	8.6	446	9	190	6.4	339	10.4
因子Ⅴ	79	11.1	415	8.4	129	4.4	233	7.1
因子ⅩⅢ	434	6.3	282	5.7	60	2	211	6.5
因子Ⅴ/因子Ⅷ	188	2.7	203	4.1	25	0.8	495	15.1
因子Ⅱ	167	2.4	101	2	13	0.4	55	1.7
总计	6934	100.1	4940	99.9	2962	100	3271	100

* 包括凝血因子部分缺陷的患者。

† 数据由 Flora Peyvandi 教授(意大利，米兰)提供。

‡ 数据由 Paula Bolton-Maggs 教授(英国，曼彻斯特)提供。

表 125-2 导致罕见出血性疾病的基因突变

缺陷因子	相关基因	突变总数	启动子区突变	错义突变	无义突变	剪切位点突变	插入/缺失	完全缺失
凝血酶原	F2	49		38	3	2	5	1
因子Ⅴ	F5	72		24	10	9	28	1
因子Ⅶ	F7	180*	11	115	13	19	19	3
因子Ⅹ	F10	95		74	1	9	9	2
因子Ⅺ	F11	152	1	99	21	16	12	3
因子ⅩⅢ	F13A1	99	1	45	7	15	28	3
因子ⅩⅢ	F13B1	4		1		1	2	
因子Ⅴ/因子Ⅷ联合	LMAN1	32		2	7	7	16	
因子Ⅴ/因子Ⅷ联合	MCFD2	15		5	1	3	5	1
维生素K依赖凝血因子	GGCX	8		6		2		
维生素K依赖凝血因子	VKORC1	1		1				

* 另有报道 41 种其他突变，但是由于患者信息没有公开，不包括在此表内。

因子Ⅱ缺乏症

■ 定义

遗传性因子Ⅱ(凝血酶原)缺乏症是最罕见的凝血因子缺乏症之一。它分为两型，Ⅰ型为凝血酶原生成缺乏(低凝血酶原血症)，Ⅱ型为生成功能障碍的凝血酶原(异常凝血酶原血症)。该病为常染色体隐性遗传，基因突变类型通常为复合杂合突变，临床表现以轻度到中度的出血倾向为特征。Ⅰ型和Ⅱ型凝血酶原缺乏都会影响血液凝固机制中最重要的酶——凝血酶的生成或功能。

■ 生化和分子特征

凝血酶原在结构上与其他维生素K依赖的凝血蛋白同源，如因子Ⅶ、因子Ⅸ、因子Ⅹ、蛋白C、S和Z以及骨γ-羧基谷氨酸(Gla)蛋白等，分子量约为72 000。肝脏合成的凝血酶原是由622个氨基酸残基组成的凝血酶前肽。血浆中的浓度为100~150μg/ml，半衰期为60~70小时(见第115章)。凝血酶原蛋白分别由以下结构域组成：前导肽(-43至-1氨基酸残基)，Gla区(1~37氨基酸残基)，Kringle1结构域(F1;38~155氨基酸残基)，Kringle2结构域(F2;156~271氨基酸残基)和催化结构域(272~579氨基酸残基)[1-3]。前导肽负责蛋白的加工、靶向定位和羧化，并在细胞分泌之前被切除。Gla区是成熟凝血酶原的氨基末端，包含10个谷氨酸残基，这些谷氨酸残基通过维生素K依赖的羧化酶对Gla的作用进行翻译后修饰，从而使得凝血酶原获得与钙离子以及含酸性磷脂的细胞膜结合的能力。Kringle结构域包含了两段高度折叠并通过二硫键连接的"Kringle"基序，其功能目前尚未明确(见第115章)[4]。这种基序在多种不同的蛋白中均存在，可能调节蛋白-蛋白的相互作用[5]，如Kringle 2结构域调节凝血酶原和活化因子Ⅴ(FⅤa)之间的相互作用。催化结构域包含了酶的活性位点，负责纤维蛋白原的裂解。丝氨酸蛋白酶家族特征性残基His363、Asp419和Ser525组成了一个与键的裂解有关的电荷传递体系。目前尚无凝血酶原的晶体结构，但是人α-凝血酶与D-Phe-Pro-Arg叶绿素甲基酮复合物(一种通过共价键与酶结合的过渡态类似物抑制剂)的晶体结构已经明确[6]。

凝血酶原的基因位于11号染色体，近着丝粒处[7]。它长度为20kb，由14个外显子和13个内含子组成。对其基因序列的比对可见，凝血酶原与其他维生素K依赖的丝氨酸蛋白酶在基因序列上具有高度的同源性，特别是在编码Gla结构域。凝血酶原基因的一个特征是在其上游序列和内含子中包含41个拷贝的Alu重复序列[8,9]。这些序列的功能目前仍未知。

凝血酶原在凝血过程中起着重要作用，同时参与了组织因子途径和接触活化的凝血途径。凝血酶原通过由活化的因子Ⅹ(FⅩa)、活化的因子Ⅴ(FⅤa)和血小板及其他细胞表面的磷脂组成的凝血酶原酶复合物激活，转化成具有蛋白水解作用的活性形式，即凝血酶(见第115章)。生成的凝血酶有两种形式：中间凝血酶(meizothrombin)，凝血酶原在320位氨基酸残基发生断裂时形成；α凝血酶，断裂首先发生在271位氨基酸残基，去除凝血酶原片段1.2，随后在320位氨基酸残基处发生断裂所形成。由活化因子Ⅹ的酶切作用所形成的α凝血酶A链(272~320氨基酸残基)由8号和9号外显子编码，而包含催化区域和调控元件的B链(321~579氨基酸残基)则由9~14号外显子编码。

凝血酶是一种多功能的丝氨酸蛋白酶。除了能使纤维蛋白原转化为纤维蛋白之外(见第126章)，还能：①通过裂解蛋白酶激活受体(PAR)-1和PAR-4激活血小板，触发血小板的黏附和聚集；②激活因子Ⅴ、因子Ⅷ和因子Ⅺ，所产生的FⅤa、FⅧa和FⅪa能促进更多的凝血酶生成；③激活因子ⅩⅢ，使纤维蛋白发生交联；④激活纤溶酶原使其变为纤溶酶，从而激活纤溶系统；⑤激活凝血酶可激活的纤溶抑制物(TFAI)，抑制纤维蛋白溶解；⑥在内皮细胞蛋白C受体存在的情况下，通过与凝血酶调节蛋白的结合激活蛋白C(见第116章)。凝血酶还能作为一种生长因子及其促血管生成的活性来加速创伤愈合[10]。

■ 遗传学

凝血酶原的异常为常染色体隐性遗传。在Ⅰ型缺陷的患者中，杂合子患者的凝血酶原水平大约是正常人的50%，而纯合子患者则低于正常人的10%。此类患者凝血酶原的活性和抗原水平的下降是一致的，称为交叉反应物质阴性(CRM⁻)。Ⅱ型缺陷的杂合突变的患者凝血酶原活性水平约为正常的50%，而抗原水平正常或接近正常。纯合突变的Ⅱ型缺陷患者的凝血酶原活性大约为正常的1%~20%，而抗原水平正常(CRM⁺)或部分降低(CRM^{red})。由一条可致Ⅰ型缺乏症的等位基因和另一条可致Ⅱ型缺乏症的等位基因构成的复合杂合子也已有报道，此类患者的凝血酶原活性和抗原水平分别约为正常人的1%~20%和13%~50%。研究发现凝血酶原基因敲除的小鼠可发生胚胎期及初生期的死亡，从而推测凝血酶原完全缺失的个体不易存活[11]。

现已发现49种基因突变可引起凝血酶原缺乏症，包括38种错义突变、3种无义突变、6种缺失/插入和2种剪接突变(见表125-2)。Ⅱ型凝血酶原缺乏症(异常凝血酶原血症)通常由错义突变所致，突变位点可散布于凝血酶原基因的任何区段。然而，很多突变位于催化结构域，导致凝血酶原功能障碍。[Arg418Trp(Tokishima，Molise)，Met337Thr(Himi Ⅰ)，Arg388His(Himi Ⅱ)，Arg382His，Arg382Cys(Quick Ⅰ，Corpus Christi)，Gly558Val(Quick Ⅱ)，Glu466Ala(Perija)，Lys556Thr(Scranton)][12-21]。其他一些突变可导致凝血酶原活化的异常减慢[Arg271Cys(Barcelona，Madrid，Obihirio)，Arg271His(Paual，Dhahran)，Arg320His(San，Antonio)，Arg457Gln(Puerto Rico)][22-25]。在Ⅰ型缺乏症患者中只找到了10种突变，其中5种为纯合突变。两种突变在不同人群中的聚集出现，提示其有共同祖先：在若干无血缘关系的波多黎各家系中报道的凝血酶原波多黎各-Ⅰ及凝血酶原佩里哈(Perija)，存在于委内瑞拉一个小村庄的35%印第安人群中[26,27]。

在凝血酶原的基因上也发现了很多的多态性位点。其中发生在3'非翻译区20 210位核苷酸的一个G>A改变，和血浆凝血酶原水平升高以及静脉血栓风险增加有关(见第131章)[28,29]。

■ 临床表现

遗传性Ⅰ型和Ⅱ型凝血酶原缺乏症都以轻、中度的黏膜和软组织出血为特征，出血程度通常与功能性凝血酶原缺乏的程度相关。凝血酶原水平低于1%时可发生自发性出血和创伤后出血。外科手术可能发生严重的出血。月经过多、鼻出血、牙龈出血、瘀斑和皮下血肿现象等均有可能发生。关节腔出血也可发生，但发生率比血友病低。凝血酶原水平为正常2%~5%的患者，其出血现象各异。有些个体在小创伤后即会发生出血，而有些可能没有症状。凝血酶原水平为正常5%~50%的患者通常只在经历重大的创伤和外科手术时才会有出血现象，有的甚至可不发生出血。

■ 鉴别诊断

遗传性低凝血酶原血症患者和异常凝血酶原血症患者其活化部分凝血活酶时间(APTT)和凝血酶原时间(PT)均有不同程度的延长。所有凝血酶原异常疾病的诊断都建立在凝血酶原功能水平降低的基础上。同时检测凝血酶原的功能水平和抗原水平可区分CRM⁻，CRM⁺和CRM^{red}三类不同的凝血酶原缺乏症。

获得性凝血酶原缺乏症通常发生在肝脏疾病患者，口服抗凝药治疗的患者，以及极少数抗凝血酶原抗体生成的患者。此类抗体为非中和性抗体，与循环中的凝血酶原结合后使其从循环中清除，进而导致严重的出血倾向。这种针对凝血酶原的抗体在狼疮抗凝物阳性(低凝血酶原血症-狼疮抗凝综合征)患者、恶性淋巴瘤患者和无潜在疾病的患者中都有过报道(见第132章)。家系调查对于诊断遗传性缺乏症有很大的帮助。

凝血酶原可被多种蛇毒酶激活，激活的方式可为凝血酶原异常的本质提供研究线索。如Taipan蝰蛇毒和Pseudonaja textilis蛇毒激活凝血酶原是不依赖因子Ⅴ的，若采用Taipan蝰蛇毒或Pseudonaja textilis蛇毒作为激活剂所测定的凝血酶原时间正常，而传统一期检测方法检测凝血酶原异常，则可反映凝血酶原结合因子Ⅴ的区域存在缺陷。Echis carnatus蛇毒可以在因子Ⅴ、磷脂和钙离子都缺乏的条件下激活凝血酶原，因此可以将它和其他激活物一起用来检测凝血酶原激活对于各成分的需求。

血浆凝血酶原免疫电泳是用来诊断异常凝血酶原血症的有效方法。APTT、PT 延长但凝血酶时间正常可发生在遗传性因子Ⅴ和因子Ⅹ缺乏症、获得性状况如维生素 K 缺乏、使用华法林治疗或私下使用华法林、肝病和狼疮抗凝物质阳性等情况，可通过了解病史和进行额外的因子水平检测来对上述不同疾病进行鉴别诊断(见第 118 章)。

■ 治疗

遗传性凝血酶原缺乏症患者的替代治疗包括注射含有凝血因子Ⅱ、Ⅶ、Ⅸ和Ⅹ的凝血酶原复合物浓缩制剂。这种浓缩制剂通过 SD 灭活或加热的处理过程，可去除 HIV、乙肝病毒、丙肝病毒和其他病毒，但无法去除细小病毒 B19 和甲肝病毒[30-32]；后者可采用干热和纳米过滤得到有效的去除[33]。然而其他可通过血液传播的物质并不能被完全清除，如引起克雅综合征的朊病毒及其变异体。因此这些浓缩剂的使用并不是完全没有风险的。除了以酶原形式存在的因子Ⅱ、因子Ⅶ、因子Ⅸ和因子Ⅹ外，凝血酶原复合物浓缩剂中还包括小部分这些凝血因子的活化形式，因此使用凝血酶原复合物也可能引起静脉血栓的形成、心肌梗死或脑卒中等[34]。由于血栓形成的危险似乎与使用剂量的增加有关，因此小剂量重复多次注射可能相对更为安全。

新鲜冰冻血浆治疗也非常有效，但是可能带来相对较低但仍不可忽略的感染 HIV、乙肝和丙肝的风险。现已有经 SD 灭活处理的新鲜冰冻血浆，其具有相对较高的安全性。但由于 SD 灭活处理的新鲜冰冻血浆是从大量混合血浆中制备而来，因此可能有传染那些不能被 SD 灭活破坏的传染性物质的风险。血容量过载也是使用血浆治疗时的一个限制因素，在使用时应认真考虑。

在许多情况下，通常需要决定是否需要治疗，而不是需要用什么方法进行治疗。瘀斑和轻度的表面出血基本不需要替代治疗。由于凝血酶原的半衰期是 60~70 小时，在很多病例中，单次治疗就足以用来预防外科手术出血或阻止自发性出血。

因子Ⅶ缺乏症

■ 定义和研究历史

1951 年，Alexander 和他的同事首先报道了遗传性凝血因子Ⅶ缺乏症[35]，它是一种常染色体隐性遗传疾病，存在于绝大多数人群中。在本章描述的罕见凝血因子缺乏症中，因子Ⅶ缺乏症的发病率相对较高(表 125-1)[36,37]。纯合子和复合杂合子患者常有轻重各异的临床症状。除罕见的只影响组织因子凝血途径的凝血因子Ⅹ缺乏症罕见病例外，因子Ⅶ缺乏症是唯一的一种能引起 PT 延长而 APTT 正常的凝血因子缺乏症，利用这一特点可对凝血因子Ⅶ缺乏症进行初步的诊断。

■ 生化和分子特征

人类因子Ⅶ是一条单链糖蛋白，分子量约 50 000，以酶原的形式从肝脏实质细胞分泌。成熟蛋白由 406 个氨基酸组成，构成 3 个结构域：氨基端由 10 个 Gla 残基组成的 Gla 结构域，位于中间的表皮生长因子结构域以及羧基端的丝氨酸蛋白酶结构域[38]。Gla 氨基酸残基的形成依赖维生素 K，从而使其能与钙离子相结合，并进一步与磷脂膜发生相互作用。因子Ⅶ的基因长度约 12.8kb[39]，位于染色体 13p34[40,41]，距因子Ⅹ基因上游约 2.8kb[42]。该基因含一个前导序列和 8 个编码成熟蛋白的外显子。5' 端侧翼区的启动子和沉默子都已明确[43,44]。血液循环中酶原形式的因子Ⅶ浓度极低(500ng/ml)[45]，其半衰期也是所有凝血因子中最短的(5 小时)[46]。

通过对 Arg152-Ile153 键的裂解，单链的因子Ⅶ转变为活化的因子Ⅶ(FⅦa)，产生由二硫键连接的双链分子。Ⅹa[47]、Ⅸa[48]、Ⅻa[48,49]、凝血酶[47]均可活化因子Ⅶ。因子Ⅶ自我激活反应中，Ⅶa 在组织因子存在情况下也可以活化因子Ⅶ[50]。因子Ⅶ和组织因子的结合可以显著地增强上述反应[51-55]。

使用重组可溶性组织因子可以灵敏地检测血浆中的因子Ⅶa[56]。正常人血浆中因子Ⅶa 的平均浓度是 3.6ng/ml，占血浆中总因子Ⅶ含量的 0.76%[56]。与其他活化的凝血因子相比，因子Ⅶa 的半衰期相对较长(约 2.5 小时)[57]。血浆中的因子Ⅸa 可活化因子Ⅶ，其可能与正常个体血浆中因子Ⅶa 的基础水平相关，但因子Ⅸa 的来源未知。这种假设在血友病患者中得到了证实，研究表明与重型血友病 A 患者相比，重型血友病 B 患者血循环中的因子Ⅶa 水平非常低[58,59]。与此同时，在给血友病 B 患者输注纯化的因子Ⅸ后，其血浆因子Ⅶa 水平在几小时内即可达到正常[60]。

当位于内皮下膜、组织、活化的单核细胞表面或微粒子上的组织因子暴露于血液中时，凝血酶就开始产生，预示着血液凝固开始发生(见第 115 章)。暴露的组织因子与循环中的因子Ⅶa 形成复合物，从而激活因子Ⅹ。因子Ⅹa 在因子Ⅴa、带负电荷的磷脂和钙离子存在的条件下，可使凝血酶原转化成凝血酶，其中因子Ⅴa 可能来源于激活的血小板。因子Ⅶa 和组织因子复合物也能激活因子Ⅸ[61]。一旦凝血因子Ⅷ被最初形成的凝血酶激活后，因子Ⅸa 在因子Ⅷa、带负电荷的磷脂和钙离子存在的条件下可快速激活因子Ⅹ，其速度是因子Ⅶa- 组织因子复合物激活因子Ⅹ的 50 倍[62]。

当因子Ⅶ完全缺失时，将会发生围产期的致死性出血，如基因敲除因子Ⅶ的小鼠一样[63]。缺少组织因子的小鼠会因为血管壁的异常而在胚胎时期死亡[64]，但含约 1% 人组织因子活性的转基因小鼠则可存活，并可正常发育且具有正常的止血功能[65]。

■ 遗传学

凝血因子Ⅶ缺乏症为常染色体隐性遗传。纯合突变和复合杂合突变患者有明显的临床表现，其中某些纯合突变的多态性与因子Ⅶ的水平降低相关[53,66,77]。

1971 年报道了凝血因子Ⅶ缺乏症的异质性，当时研究的 4 名患者中有 2 名有功能障碍的因子Ⅶ，其体内存在抗体中和物质而证实[68]。后续的研究证实了这些发现，并将凝血因子Ⅶ缺乏的患者分为 CRM^-、CRM^+(因子Ⅶ抗原水平正常)和 CRM^{red}(因子Ⅶ抗原水平降低)[69,70]三种类型，其中后两种类型占绝大多数[70]。因子Ⅶ缺乏症患者的血浆对于牛、兔和人等不同来源的组织因子表现出不同的反应性，进一步说明了因子Ⅶ缺乏症的异质性[70]。随着因子Ⅶ基因特征的阐明，因子Ⅶ缺乏症的异质性也得到了证实。目前，已报道的相关突变已超过 180 种(见表 125-2)，突变分布于整个因子Ⅶ基因，大多数为错义突

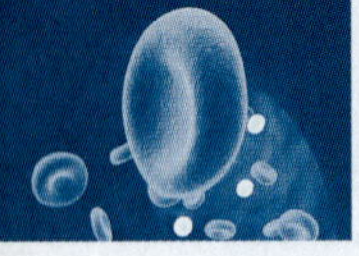

变。在启动子区有 11 种单个碱基替代,其中 4 种突变影响其与转录因子如肝细胞核因子 4 和 SP1 等的结合[71-74]。两名带有此类突变的纯合子患者表现出严重的出血倾向[71,72]。4 种突变(Phe24del,Asn57Asp,Arg79Gln,Gln100Arg)影响其与组织因子的结合[75-79]。Arg152Gln 突变位于裂解位点,阻断了因子Ⅶ酶原的激活[77],而其他位于催化结构域的突变则破坏了活化因子Ⅶ对其底物的催化活性。

大多数引起因子Ⅶ缺乏症的突变只是存在于不同的患者个体中。而在以色列,对来自 88 个无血缘关系的患者的 121 个突变等位基因进行分析发现,错义突变 Ala244Val 占 102 个(84%)[75],其中大多数患者为伊朗和摩洛哥 - 犹太种族,并且有一个相同的单倍型,与始祖效应相一致。在伊朗 - 犹太族和摩洛哥犹太族的总人口中,Ala244Val 等位基因的发生率分别为 0.023 和 0.025[67]。

在伊朗和摩洛哥犹太族人中,由多重耐药蛋白 -2(MRP2)基因突变引起的 Dubin-Johnson 综合征与因子Ⅶ缺乏症相关[80]。这种相关性说明这两个种族具有相近的血缘关系,且在这两个种族中 Ala244Val 突变的发生率都相对较高,同时,伊朗犹太族 MRP2 Ile173Phe 突变的发生率较高,摩洛哥犹太族 Arg1150His 突变的发生率较高[81]。

其他在某些人群高发的特定突变也已有报道:① Ala294Val 伴随 11128 核苷酸位存在 / 不存在 C 的缺失,在波兰和德国患者中较常见,但在其他欧洲人群也有发现[66,82,83]。带有 Ala294Val 突变的患者都有相同单倍体,提示来源于共同的祖先[82]。②来自于挪威的 12 个不相关的家庭携带有 Gln100Arg 突变[77]。③ IVS75G>A 在意大利拉齐奥区 6 个不相关的家系中被发现,所有患者带有相同的单倍体,提示存在始祖效应[84]。④ 10 个意大利患者和 4 个德国患者的一个单倍体上发现 Gly331Ser 突变[85]。广泛分布的 Arg304Gln 突变可能是一种较常见的突变类型[86]。

因子Ⅶ基因上的三种多态性和血浆因子Ⅶ水平的降低相关。第一种多态性,即 Arg353Gln 替代,可导致细胞分泌因子Ⅶ功能受损[87],杂合缺陷可引起血浆因子Ⅶ水平下降 20%~25%,纯合缺陷可引起血浆因子Ⅶ水平下降 40%~50%[88,89]。在不同人群中 Arg353Gln 多态性的等位基因发生率有很大差异[90-93]。第二个与血浆因子Ⅶ水平下降相关的多态性为 5’端上游 -323 位置 10 个核苷酸的插入,可使启动子活性降低 33%[44]。由于上述两种多态性位点存在连锁不平衡,因此很难就两者对因子Ⅶ水平的相对效应进行评定[89]。第三种与因子Ⅶ水平相关的多态性为 7 号内含子超变区 4 的多态性(HVR4)[94]。可变数量的串联重复序列(5~8 个拷贝的 37bp 序列)可明显影响剪切效率。可变的重复序列对于因子Ⅶ水平的影响相对于 10 个氨基酸的插入和 Arg353Gln 多态性来说相对较弱。

所有纯合 Ala244Val 突变患者中都存在纯合的 Arg353Gln 多态性[67,75]。在 COS-1 和 BHK 细胞的共表达研究中,这两种基因的改变对于因子Ⅶ分泌的减少具有叠加效应[75,95]。

■ 临床特征

纯合和复合杂合突变的凝血因子Ⅶ缺乏症患者均有出血的临床表现,因子Ⅶ部分缺陷的杂合突变患者可能有轻度的出血症状,如鼻出血、月经过多和瘀斑[37,96]。近期的一项研究发现在 499 名杂合突变患者中,19% 的患者有出血症状[66]。因子Ⅶ活性低于 1% 的患者,其临床表现不能与重型血友病 A 或血友病 B 相区分。这类患者常出现关节腔出血,并因此导致严重的关节疾病[46,66,97],也可能出现危及生命的颅内出血症状[46,98]。血浆因子Ⅶ水平稍高的患者也会出现严重的出血症状,不过这样的情况相对比较少见,因为当血浆因子Ⅶ含量大于 5% 时,绝大多数患者表现为较轻的临床症状,如鼻出血、牙龈出血、月经过多和瘀斑等。这些患者在没有事先治疗的情况下进行拔牙、扁桃体切除术和涉及泌尿生殖道的外科手术时常可伴有出血症状[46],相反下列外科操作如剖腹手术、疝修补手术、阑尾切除术及子宫切除术对于这些患者来说将比较安全[46]。这种明显的差异可能是由于受损组织局部纤溶程度不同所致。健康女性在怀孕时因子Ⅶ水平会升高[99],但在纯合突变患者中并不会出现这样的改变[100]。然而,除少数病例外,因子Ⅶ缺乏症患者一般不会出现产后出血[46,100]。在遗传性因子Ⅶ缺乏症患者中很少有发现因子Ⅶ的抑制物。

在一些因子Ⅶ缺乏症患者中会发生静脉和动脉血栓。有研究显示在 514 名严重或部分因子Ⅶ缺乏症患者中发现 7 名患者形成静脉血栓,1 名患者形成动脉血栓[102]。在这 8 名患者中,有 6 名患者的血栓形成于手术或分娩后。这些数据表明严重的因子Ⅶ缺陷不能阻止血栓的形成。

■ 实验室特征

因子Ⅶ缺乏症患者通常表现为有终身的轻度或重度的出血倾向,APTT 正常而 PT 延长(见第 118 章)。只有很罕见的组织因子凝血途径受损而内源性凝血途径健全的遗传性因子Ⅹ缺乏症的患者也可表现为 APTT 时间正常而 PT 延长(见本章“因子Ⅹ缺乏症”)。因子Ⅶ缺乏症中延长的 PT 可被正常血浆纠正(含因子Ⅶ),但不能被硫酸钡吸收过的血浆纠正(不含Ⅶ因子)。该病的确诊需用已知的乏因子Ⅶ血浆对血浆因子Ⅶ的活性进行特异性检测。商业化的酶联免疫吸附(ELISA)试剂盒可用来测定因子Ⅶ抗原。活化的因子Ⅶ可通过凝集法测定,即利用可溶性组织因子对未活化的Ⅶ不敏感的特点进行测定[56],或使用一种抗体通过 ELISA 方法进行测定,这种抗体对活化因子Ⅶ的反应性是未活化的 3000 倍[103]。杂合子携带者平均因子Ⅶ活性是降低的,但其活性范围和参考值范围有重叠。维生素 K 缺乏较常见。通过给患者注射维生素 K 制剂后同时检测因子Ⅶ活性和抗原,对杂合子患者的诊断比较容易。由于很多因子Ⅶ缺乏症患者是 CRM^+ 或 CRM^{red}[69,70],杂合子患者大多可表现为因子Ⅶ活性降低而抗原水平显著增高。更为明确的方法是在相关家系中确定突变基因,并在家系成员中追踪该突变基因。

■ 鉴别诊断

在诊断遗传性因子Ⅶ缺乏症时,必须去除获得性因子Ⅶ缺乏症的常见病因,包括肝病、维生素 K 缺乏、使用华法林或相关的抗凝剂和较为罕见的由狼疮抗凝物的所致的重度Ⅶ缺陷进而出现严重出血的症状[104]。另外必须与之鉴别的是极其少见的遗传性缺陷,如维生素 K 依赖的凝血因子联合缺乏症(见本章“维生素 K 依赖的凝血因子联合缺乏症”),凝血因子Ⅶ和Ⅹ联合缺陷[105],以及凝血因子Ⅶ与凝血因子Ⅴ、Ⅷ、Ⅹ或Ⅺ联合缺陷等[106]。

■ 治疗

轻度出血的患者不需要进行替代治疗。对皮肤损伤进行局部止血，对月经过多、鼻出血和牙龈出血者可使用抗纤溶制剂，通常能有效地阻止出血。替代疗法适用于有严重出血症状的患者，如关节腔出血和颅内出血。当患者需进行手术时，必须注意以下几点：①手术部位，某些手术的部位可能因为局部纤溶作用导致出血，如拔牙、扁桃体切除术、鼻腔手术和尿道介入手术等；②出血史，有过关节腔出血、颅内出血和其他严重出血症状的患者相对于没有此类症状的患者，在术中发生严重出血的风险更高；③因子Ⅶ基础水平，基础FⅦ水平较低（小于3%）的患者更有可能发生出血；④当因子Ⅶ的谷水平为正常人的20%~25%时，即使是在广泛创伤存在的情况下，机体一般也能有效止血[46,107]；⑤当采用血浆替代疗法时，应考虑到血浆容量的负荷；⑥因子Ⅶ较短的半衰期（约5小时）；⑦使用的血制品的安全性。

凝血酶原复合物浓缩剂含有活化的凝血因子Ⅶ，可以选用[57]，但存在血栓形成的风险[107]。特殊的因子Ⅶ浓缩剂在一些患者中已成功使用[108]。手术中使用的剂量约为每4~6小时8~40IU/kg。还可以使用重组Ⅶa，该制剂已成功治疗关节腔出血的患者，并在手术中也有很好的效果[109,110]。术中使用重组Ⅶa的剂量为每2~3小时20~25μg/kg。对于儿童和孕妇来说，Ⅶa的半衰期比正常的2.5小时更短，因此治疗此类病人更具挑战性。在重大手术中使用血浆治疗时，首次负载剂量为15ml/kg，随后每6小时注射4ml/kg，维持7~10天。为防止容量超负荷，可能有必要使用利尿剂或血浆置换法[111]。

因子Ⅹ缺乏症

凝血因子Ⅹ缺乏症有中度至重度出血倾向。它为常染色体隐性遗传，首次由Telfer[112]和Hougie[113]及其同事报道。

■ 生化和分子特征

编码因子Ⅹ的基因位于染色体13q34-qter，与编码因子Ⅶ的基因毗连[114,115]。基因长度约为25kb，有8个外显子[116]。因子Ⅹ的基因与其他维生素K依赖的丝氨酸蛋白酶的基因具有高度的同源性，表明这些所有的多结构域基因都是从同一个始祖基因进化而来的[117]。

因子Ⅹ基因编码的蛋白质长度为488个氨基酸，在蛋白质的N端有一个长度为23个氨基酸残基的信号肽。Gla结构域构成成熟因子Ⅹ蛋白的N端，其包含的11个Gla残基负责与钙离子和磷脂的结合[118]。靠近Gla结构域是一小段以疏水性氨基酸为主的芳香族氨基酸，紧接着是包含两个表皮生长因子单体的表皮生长因子结构域，调控蛋白间的相互作用。因子Ⅹ中的一段由52个高度糖基化氨基酸残基构成的活化肽将表皮生长因子结构域和C端的催化结构域分隔开来。因子Ⅹ的酶原形式在肝脏合成，血浆浓度为8~10μg/ml，半衰期为30~40小时（见第115章）。

因子Ⅹ的蛋白水解过程在内质网进行，因此循环中的因子Ⅹ是一种二硫键连接的双链蛋白，由大小为17kDa包含Gla结构域和表皮生长因子结构域的轻链和大小为40kDa包含活化和催化结构域的重链组成[119]。带负电的磷脂、活化Ⅸ因子和活化Ⅷ因子构成的复合物以及膜结合的活化因子Ⅶ-组织因子复合物均可激活因子Ⅹ[120]。因子Ⅹ也可由Russell蝰蛇毒以及胰蛋白酶激活[121]。每种方法都是通过蛋白水解作用及随后的去除活化肽完成因子Ⅹ的活化过程。随后，活化的因子Ⅹ可在带负电荷的磷脂、钙离子和活化Ⅴ因子的共同存在下，激活凝血酶原使其成为凝血酶。

■ 遗传学

凝血因子Ⅹ缺乏症是常染色体隐性遗传病。杂合子的因子Ⅹ水平约为正常人的50%，并大多没有临床症状。基因缺陷引起的凝血因子Ⅹ缺乏症可根据功能和免疫学分析分为CRM^+、CRM^-和CRM^{red}三类。

目前发现的引起因子Ⅹ缺乏症的95种突变包括大片段缺失、小的移码缺失、无义突变和错义突变等。基因缺失可能导致蛋白质合成障碍或合成的蛋白不稳定或功能异常。CRM^+或CRM^{red}变异体可通过多种方式影响因子Ⅹ的功能[122]。某些突变可能影响因子Ⅹ通过组织因子途径的激活，如位于Gla结构域的突变Glu7Gly（St.Louis Ⅱ）或Glu19Ala[122-124]，而因子Ⅹ通过活化因子Ⅸ的激活过程可能受到如Thr318Met（Roma）等突变的影响[122,125]。Pro343Ser（Friuli）突变对Russell蝰蛇毒激活因子Ⅹ几乎没有影响[126]，但却导致内源性和组织因子途径的激活水平只有正常情况下的5%~9%。错义突变也可能影响到蛋白质的合成和分泌，产生CRM^-的表型，例如在首次报道的2位因子Ⅹ缺乏症患者中的一位就是此类突变，即Val298Met突变[127]。Phe31Ser突变发生在阿尔及利亚的一群无关家系中，单倍型分析显示其与始祖效应一致[128]。

■ 临床表现

因子Ⅹ缺乏症患者的临床表现和因子Ⅹ的功能水平相关。当患者因子Ⅹ严重缺陷且有功能的因子Ⅹ水平低于正常的1%时，会出现自发性出血和创伤后出血。出血主要发生在关节和软组织，还有脐带和黏膜[129]。女性可出现月经过多现象。其他更为少见的症状包括颅内出血、肠内壁出血（类似急腹症的症状）、尿道出血和导致出血性假性囊肿和假性肿瘤的软组织出血。在一份对102名欧洲和拉丁美洲患者的研究中发现，3种突变与颅内出血有关（Gly380Arg、IVS7-1>A和Tyr163DelAT），Gly（-20）Arg突变与严重的关节出血有关[129]。轻度到中度因子Ⅹ缺乏的纯合子患者以及杂合子患者出血现象较少见，通常仅在外伤后、手术中和术后才出现。皮肤瘀斑可能是此类患者唯一的临床表现。

■ 鉴别诊断

因子Ⅹ缺乏症患者的诊断通常基于延长的APTT、PT和Russell蝰蛇毒时间。其中Russell蝰蛇毒时间是利用蛇毒对因子Ⅹ的直接激活作用来测定。但是对于带有只影响因子Ⅹ组织因子激活途径突变的患者，其表现为PT延长而APTT正常；而对于另一些可能只带有影响因子Ⅹ内源性激活途径突变的患者，则其表现为PT正常而APTT延长[122]。因子Ⅹ缺乏症的确诊必须依赖于独立的特异性因子Ⅹ水平的检测。

凝血酶原缺乏症、因子Ⅴ缺乏症、多种因子缺乏症、维生素K缺乏症、肝病和狼疮抗凝物质阳性患者都可表现为PT和APTT延长，凝血酶时间正常。通过检测因子Ⅹ水平和其他特定凝血因子(Ⅱ,Ⅴ,Ⅶ和Ⅸ)水平来将上述疾病与因子Ⅹ缺乏症相鉴别(见第118章)。凝血因子Ⅹ和Ⅶ/Ⅷ的联合缺乏症是极其少见的[130]。

遗传性因子Ⅹ缺乏症必须和其他获得性引起单独因子Ⅹ缺陷的疾病相区别,如系统性淀粉样变[131,132]。在此疾病中有时出现因子Ⅹ的缺陷可能是由于:①因子Ⅹ与淀粉样纤维丝选择性结合,当外源性输入的因子Ⅹ在循环中被迅速清除时,常被误认为是存在因子Ⅹ抑制物;②活性水平相对抗原水平降低更多的异常因子Ⅹ的存在。上述两种原因引起的淀粉样变相关的因子Ⅹ缺陷是主要的类型。获得性因子Ⅹ缺乏症伴随严重出血十分少见,这与无潜在自身免疫病的特异性抗体产生有关[133]。

■ 治疗

对于遗传性因子Ⅹ缺乏症患者的治疗通常是使用经加热和SD灭活处理后的凝血酶原复合物浓缩剂,该浓缩剂包含了凝血因子Ⅹ、Ⅱ、Ⅶ和Ⅸ。使用这些浓缩剂感染血源性病毒的风险较低,但是却存在血栓形成的风险,如静脉血栓、DIC和心肌梗死[34],这种风险和使用的剂量有关。因此,推荐使用剂量一般不超过2000U,如需要大剂量输注,应分批给药。

针对软组织、黏膜和关节出血,治疗的目标是将因子Ⅹ水平至少维持至正常的30%。对于更加严重的出血,应将因子Ⅹ水平维持在正常人的50%~100%。因子Ⅹ的生理半衰期为30~40小时[134,135],因此,如果需要持续治疗,可每24小时输注凝血酶原复合物浓缩剂,直至止血。对于有严重出血现象的患者,应预防性地规则输注凝血酶原复合物浓缩剂[136]。因子Ⅹ缺陷患者也可使用新鲜冰冻血浆进行治疗。关于血浆使用过程中的容量超载问题以及SD灭活处理过的血浆进行治疗的优点,在凝血酶原缺乏症的治疗中已经述及。

维生素K依赖的凝血因子联合缺乏症

1966年,McMillan和Roberts报道了第一例维生素K依赖的凝血因子缺乏症(VKDFD)[137]。这种常染色体隐性遗传的疾病是最少见的遗传性出血病,目前为止只在26个无亲缘关系的家系中报道[138,139]。此病分为两型:VKDFD1,由γ-谷氨酰羧化酶(GGCX)的基因突变引起;VKDFD2,由维生素K 2,3-环氧化物还原酶(VKORC1)的基因突变引起。

■ 生化和分子特征

维生素K依赖的蛋白如凝血因子Ⅱ、Ⅶ、Ⅸ、Ⅹ、蛋白C、S、Z和骨钙蛋白,必须在经过N端的谷氨酸残基的γ羧化作用后才能发挥其完整的功能。在GGCX和维生素K依赖蛋白共有的一段18个氨基酸残基组成的前导肽(在所有维生素K依赖的蛋白中保守)连接后,GGCX利用氧化还原维生素K(KH2),将CO2加至谷氨酸残基上。γ羧化作用的过程伴随维生素KH2转化为维生素K2,3-环氧化物。凝血因子Ⅱ、Ⅶ、Ⅸ和Ⅹ以及蛋白C和S中的Gla残基使这些蛋白能与磷脂膜发生钙依赖的相互作用。VKORC1是华法林抑制作用的目标酶,减少维生素K 2,3-环氧化物还原为KH2,通常后者为γ羧化作用补充必要的辅因子。GGCX和VKORC1蛋白都定位于内质网。GGCX基因长度为13kb,包含15个外显子,位于染色体2p12。其编码的蛋白由758个氨基酸残基组成(分子量约94 000),晶体结构已经明了[140]。VKORC1基因长度为5.2kb,包含3个外显子,位于染色体16p12[141-143],其编码的蛋白由163个氨基酸残基组成(分子量约18 000),有3个跨膜拓扑结构[144,145]。VKORC1和蛋白二硫化物异构酶形成的复合物可使维生素K 2,3-环氧化物发生还原反应[146]。

■ 遗传学

在19个无关家系的先证者中有8人曾被报道是有血缘关系的[138]。而在其他已报道的家系中无这样的情况出现。

在10个先证者中已建立VKDFD1的分子遗传学基础,其中7人为纯合子,3人为复合杂合子(见www.isth.org数据库)。目前在VKORC1基因上只发现一个突变能导致VKDFD2,即Arg98Trp替代突变。这个突变分别在来自黎巴嫩、德国和意大利的三个无关先证者中被发现[141,147,148]。已知的引起VKDFD1的GGCX基因突变有8个:Leu394Arg,Trp501Ser,Arg485Pro,His404Pro,Trp157Arg,Thr519Lys,IVS2-1G>T和IVS-1del nt.1056-1069[139,149-154]。在几个带有GGCX基因其他突变的家系中发现有弹性假黄瘤样的表型[155]。

■ 临床表现

VKFDF1和VKDFD2的临床表现相似。出血倾向的严重程度主要和凝血因子缺乏的程度相关。出血症状包括容易擦伤、脐带残端的出血、月经过多、血尿、胃肠道出血和出生后即出现的颅内出血等。在3个家系中发现患者出现类似华法林胚胎病的骨骼异常,这可能是由于骨钙蛋白和基质羧基谷氨酸蛋白的羧化作用受损而引起的[138]。

■ 诊断和鉴别诊断

VKDFD1和VKDFD2的患者都会出现PT和APTT的延长,杂合子携带者除外。循环中所有的维生素K依赖蛋白的活性范围为20~40U/dl,而其抗原水平正常或轻度降低。VKDFD1可通过检测血浆维生素K 2,3-环氧化物水平从而与VKDFD2进行鉴别;前者的维生素K 2,3-环氧化物水平很低或难以检测出,而后者的水平则很高。VKDFD1和VKDFD2患者都必须和由于肝病、维生素K缺乏或使用华法林等而导致的获得性凝血因子Ⅱ、Ⅶ、Ⅸ和Ⅹ缺陷患者相区分。目前可通过检测VKORC1和GGCX基因上的相关突变对VKDFD1和VKDFD2进行确诊。

■ 治疗

给予大剂量的维生素K至少可以部分纠正维生素K依赖因子的缺乏状态,从而改善或防止出血[138]。在急性出血时,可使用新鲜冰冻血浆和凝血酶原复合物浓缩制剂进行治疗。

因子Ⅴ缺乏症

■ 定义和历史

遗传性凝血因子Ⅴ缺乏症最初被称为副血友病[156],是一种较少见的遗传性出血性疾病,纯合和复合杂合突变的患者可表现为中度的出血倾向。

■ 生化和分子遗传学特征

人类血浆因子Ⅴ是一种高分子量（分子量约 330 000）的单链糖蛋白，由 2196 个氨基酸组成[157]。对长约 7kb 的因子Ⅴ cDNA 的分析表明，蛋白是根据以下结构域进行排列的：A1-A2-B-A3-C1-C2。A 和 C 结构域与因子Ⅷ相似的结构域有 40% 左右的同源性，而较大的 B 结构域与因子Ⅷ的 B 区无同源性。因子Ⅴ基因位于染色体 1q21-25[158]，有 25 个外显子。在经凝血酶[159]或活化因子Ⅹ[160]的几次蛋白水解切割作用后，因子Ⅴ转变成其活化形式。这些切割作用去除了 B 结构域，形成由重链（A1-A2 结构域）和轻链（A3-C1-C2 结构域）构成的活化因子Ⅴ。重链和轻链通过钙离子相互连接。轻链上含有与膜磷脂、凝血酶原和活化蛋白 C 的结合位点；轻链和重链对活化因子Ⅹ的结合都是必需的。

在钙离子存在的条件下，因子Ⅴa 和因子Ⅹa 在血小板磷脂表面形成凝血酶原酶复合物，催化凝血酶原转化为凝血酶。而缺少了活化因子Ⅴ的凝血酶原酶复合物将使凝血酶生成的速度降低 4 个数量级[161]。

凝血因子Ⅴ在肝脏合成[162]，血浆浓度约为 7μg/ml[163]，半衰期为 12~15 小时[164]。大约 20% 的因子Ⅴ存在于血小板的 α 颗粒中，并和一个很大的多聚蛋白形成复合体[165]。巨核细胞对血浆的因子Ⅴ的内吞作用形成了血小板因子Ⅴ池[166]。在吸收后，因子Ⅴ通过部分蛋白水解作用，形成部分激活的凝血因子Ⅴ辅因子[167]。由血小板活化导致的损伤部位因子Ⅴ的释放将产生有效的止血效果[166]。

在蛋白 S、钙离子和血小板或内皮细胞膜磷脂存在的情况下，蛋白 C 可对 Arg506、Arg306 和 Arg679 进行有限的蛋白水解，从而灭活活化因子Ⅴ[168]。当活化的因子Ⅹ和因子Ⅴ在血小板表面结合时，可部分保护活化因子Ⅴ不受这样的裂解作用[169]。当 Arg306 和 Arg506 位点发生突变时，活化蛋白 C 的灭活作用也会受到部分抑制（见第 116 章和第 131 章）。凝血因子Ⅴ作为蛋白辅因子，在蛋白 S 存在的情况下可加速活化蛋白 C 对活化因子Ⅷ的灭活作用（见第 116 章）。

凝血因子Ⅴ缺乏症为常染色体隐性遗传。杂合子患者的血浆因子Ⅴ活性约为正常水平的 25%~60%，通常无临床症状，但美国的注册记录表明 50% 的病例有轻度出血的症状[37]。

因子Ⅴ抗原的检测表明，大多数纯合子和复合杂合子患者因子Ⅴ是水平真实下降，而非功能异常。目前共发现 72 种因子Ⅴ突变，其中包括 24 种错义突变、28 种小片段缺失 / 插入突变、10 种无义突变、9 种剪接位点突变和 1 种整个基因缺失突变（见表 125-2）。大多数突变可形成截短蛋白，且突变分布于整个基因区域。某些突变有一些有趣的特征。如：Tyr1702Cys 突变在 8 个无亲缘关系的家系中被发现，其中的 6 个家系来自意大利，该突变等位基因在意大利人群中的发生频率为 0.002[170]；Ala221Val（New Brunswick）突变纯合子患者的活性和抗原水平分别为正常的 29% 和 39%，说明突变蛋白的稳定性下降[171]。另一些突变则导致蛋白从细胞内向外分泌障碍[172,173]。值得注意的是位于 13 号外显子的 Gln773ter 和 Arg1133ter 突变和一种 4 个碱基的缺失突变，这些突变可引起 B 结构域的部分截短和 A3、C1 和 C2 结构域的完全截短，带有这种突变的患者因子Ⅴ抗原和活性水平只占正常人的 1%，但无出血表现，或仅有轻微的出血倾向[174-176]。这个发现和因子Ⅴ基因敲除小鼠发生的胚胎发育异常和早期出血性死亡现象形成鲜明对比。

带有 Arg506Gln（因子Ⅴ Leiden 突变）和无效突变的复合杂合突变患者，尽管因子Ⅴ凝血活性降低，但是止血功能正常。由于表型上和活化蛋白 C 抵抗的纯合子相似，因此这些患者可能会有血栓症（见第 131 章）[178]。

在因子Ⅴ基因的若干个多态性中，13 号外显子上的 His1299Arg 最有意思，因为它与血浆因子Ⅴ水平降低和轻度的活化蛋白 C 抵抗相关[179]。His1299Arg 和其他一些编码氨基酸改变的多态性共分离，共同称为 R2 单倍型。在 2 例表现为静脉血栓的 Arg506Gln（因子ⅤLeiden 突变）杂合突变患者中，未发生 Leiden 突变的染色体所携带的 His1299Arg 多态性位点导致因子Ⅴ活性的降低，从而表现出假性纯合型活化蛋白 C 抵抗的表型[180]。其他的因子Ⅴ多态性或突变也被发现与静脉血栓的风险增高有关（见第 131 章）[181]。

因子Ⅴ魁北克（Quebec）缺乏症是常染色体显性遗传性疾病，伴有严重的出血症状[182]。患者血小板中因子Ⅴ活性仅为正常人的 2%~4%，因子Ⅴ抗原水平轻度降低，血浆因子Ⅴ活性中度降低，并有轻度的血小板减少。这些患者中失活的血小板因子Ⅴ是由于受到血小板 α 颗粒中一些蛋白的蛋白水解作用而引起，包括纤维蛋白原、血管性血友病因子、糖蛋白 G 和多聚蛋白因子Ⅴ复合物等[183]。因此，曾在两个无亲缘关系的家系中发现的因子Ⅴ魁北克缺乏症，是一种由于血小板缺陷引起的因子Ⅴ活性缺乏症。

■ 临床表现

因子Ⅴ水平为正常人 1%~10% 的纯合突变和复合杂合突变患者可表现有终生的出血倾向。常见临床表现有瘀斑、鼻出血、牙龈出血、小伤口出血和月经过多[36,37,184]。50% 的重度因子Ⅴ缺乏症孕妇会发生产后出血[185]。其他部位的出血则相对少见，但与损伤无关的关节腔出血和颅内出血也有报道[36]。外伤、拔牙和外科手术都有过度出血的风险。

在重度因子Ⅴ缺乏症患者体内发现的低浓度的组织因子途径抑制物可能可以改善其出血倾向[186]。因子Ⅴ水平在正常范围 2%~14% 的患者可出现静脉和动脉血栓形成[187]，这也证实了因子Ⅴ缺乏症和其他凝血因子缺乏症一样，不会阻止血栓的形成。因子Ⅴ缺乏症使活化蛋白 C 重要的作用底物减少，从而下调蛋白 C 系统的抑制功能。正如在之前“生化和分子遗传特征”中的介绍，这种现象在同时带有导致因子Ⅴ缺陷的基因突变和因子Ⅴ Leiden 突变的复合杂合突变患者中尤为突出。

目前已报道的只有两名遗传性凝血因子Ⅴ缺乏症患者在接受血浆输注治疗后产生抑制物[188,189]。其中一名患者的抑制物最终消失，而另一名患者的抑制物滴度始终维持在低水平[189]。

■ 鉴别诊断

遗传性凝血因子Ⅴ缺乏症必须和遗传性凝血因子Ⅴ及Ⅷ联合缺乏症、严重肝病或弥漫性血管内凝血（DIC）所致的获得性因子Ⅴ缺乏症相区别。遗传性凝血因子Ⅴ缺乏症患者和遗传性凝血因子Ⅴ/Ⅷ联合缺乏症患者均存在 PT 和 APTT 的延长，均为常染色体隐性遗传，出血表现相似，但可通过测定因子Ⅷ水平来鉴别（见第 118 章）。从严重肝病或 DIC 的临床表现也

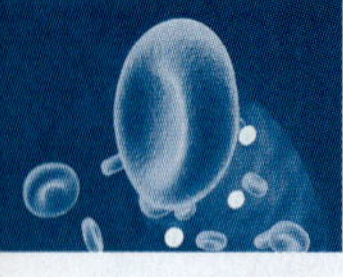

足够用来简单区分遗传性和获得性凝血因子Ⅴ缺乏症。有时也要考虑到极少数由于接触牛凝血酶制剂、某些药物或某些未知原因而产生的获得性因子Ⅴ抑制物(见第128章)[190]。

■ 治疗

出现鼻出血和牙龈出血症状的患者可能对氨甲环酸治疗有效(1g,每日4次),对于小伤口应进行局部止血。如果这些治疗无效,出现严重的自发性出血或需进行手术,应采用新鲜冰冻血浆替代疗法。准备采用血浆替代疗法时应注意以下几点:①因子Ⅴ半衰期大约为12~15小时;②因子Ⅴ水平为正常水平的25%时,足以应付重大手术;③当手术部位的局部纤溶活性较高,如泌尿生殖道、口腔和鼻腔时,可能发生出血过度或术后出血;④产后出血比较常见[185]。一次性输注新鲜冰冻血浆20ml/kg,随后每12小时输注5~10ml/kg并持续7天,可保证术中和术后的止血。为防止产后出血,可实行同样的治疗方案,不过需适当缩短治疗时间。

因子Ⅴ和Ⅷ联合缺乏症

■ 定义和历史

凝血因子Ⅴ和Ⅷ联合缺乏症于1954年首次报道[193],是一种常染色体隐性遗传的少见中度出血性疾病[194]。纯合突变患者血浆因子Ⅴ和因子Ⅷ水平为正常的5%~30%[195]。两种特定蛋白的缺陷都可引起凝血因子Ⅴ和Ⅷ联合缺乏症[196-198],一种是甘露糖结合凝集素(LMAN1),又称内质网高尔基体中间室蛋白(ERGIC)-53;另一种是多结合因子缺陷蛋白(MCFD2),它可形成一种特异性钙离子依赖的受体复合物,将因子Ⅴ和因子Ⅷ从内质网转移至高尔基体。此病在很多人群中都有发现,但在以色列和伊朗的犹尼斯人和中东犹太人中有相对较高的发病率[194,199]。

■ 生化和分子遗传学特征

凝血因子Ⅴ和Ⅷ是重要的凝血因子,以前体形式在血液中循环。在被凝血酶或因子Ⅹa特定蛋白水解并与带负电的磷脂表面接触后,因子Ⅴa和因子Ⅷa表现出强大的辅因子活性,分别辅助因子Ⅸa激活因子Ⅹ以及辅助因子Ⅹa激活凝血酶原。因子Ⅴa和因子Ⅷa的灭活是通过活化蛋白C在蛋白S和磷脂的帮助下裂解数个特定位点完成的(见第116章)。因子Ⅴ和因子Ⅷ有相似的结构域并具有部分的同源性(见第115章"凝血因子Ⅴ缺乏症")。

凝血因子Ⅴ和Ⅷ联合缺乏症的发病机制困扰了研究者长达40余年。后来研究证实凝血因子Ⅴ和Ⅷ联合缺乏症是由于两种作用于因子Ⅴ和因子Ⅷ蛋白胞内运转的蛋白质LMAN1和MCFD2其中的任何一个发生缺陷而引起[196,197]。LMAN1是一种1型跨膜蛋白,MCFD2是一种含EF-hand结构域的可溶性管腔蛋白。它们可形成一种稳定的钙离子依赖的复合物,将包含有因子Ⅴ和因子Ⅷ的COPⅡ包被小泡从内质网分离并转移至高尔基体。在9个无亲缘关系的犹太家系中进行纯合子分析及定位克隆后发现,LMAN1基因定位于18号染色体的长臂[196,200,201]。用相同方法分析其他凝血因子Ⅴ和Ⅷ联合缺陷家系证实MCFD2基因位于2号染色体的短臂[197]。在LMAN1基因上发现了32种可导致截短蛋白生产或蛋白质合成缺失的突变,而Cys475Arg替代突变则可破坏寡聚反应所需的二硫键[202]。相比之下,在MCFD2基因上发现的15种突变中,5种为错义突变,10种为无效突变。位于EF-2结构域的错义突变可导致MCFD2蛋白与LAMN1的结合障碍[202]。

在6个无亲缘关系的突尼斯犹太族家系中发现一种独特的创建者单倍型,即LMAN1基因9号内含子供位剪接位点发生突变[200,202]。这6个家系都来自古犹太群体,并在杰巴尔岛上已定居超过两千万年。对于现今生活在以色列的这个人群的调查显示,该突变等位基因的发生频率为0.0107[203]。在来源于中东的8个无亲缘关系的犹太家系中发现了另一个始祖效应,即在LMAN1基因1号外显子有G碱基的插入[202]。在对若干个无亲缘关系的意大利家系研究中发现的LMAN1 M1T突变也同样提示了另一种始祖效应的存在[202]。虽然LMAN1和MCFD2蛋白缺陷所导致的临床表现相同,但带有MCFD2突变的患者其因子Ⅴ和因子Ⅷ活性的平均水平明显更低[202],表明MCFD2在转移因子Ⅴ和因子Ⅷ中可能起到更为关键的作用。由于所有凝血因子Ⅴ和Ⅷ联合缺陷患者的血浆残留因子Ⅴ和因子Ⅷ水平为正常人的5%~30%,因此可能还存在其他细胞内转移因子Ⅴ和因子Ⅷ的机制。

■ 临床表现

纯合子患者表现为自发性和创伤后出血。常见的出血症状包括月经过多、鼻出血、瘀斑和牙龈出血[195,199]。大约20%的病例报道有与创伤无关的关节腔出血[195,199]。血尿、胃肠道出血和自发性的颅内出血较为少见[199]。在拔牙和外科手术时,若对缺乏的因子不进行替代治疗,几乎都会伴有严重的出血现象。但有趣的是,犹太婴儿患者在出生8天行包皮环切术时,6人中只有1人出现出血症状[194]。而穆斯林患者在5~7岁进行包皮环切术时会有过度出血症状[199]。17名孕妇患者中有13人发生产后出血[195,199]。

杂合子临床表现较轻,但因子Ⅴ和因子Ⅷ平均水平下降明显[194]。在一项161名杂合子患者的调查中发现,22人出现严重的出血症状[204]。但对因子Ⅴ或因子Ⅷ水平与出血倾向的相关性没有相关记录[195,204]。

■ 鉴别诊断

血友病A和因子Ⅴ缺乏症同时出现的可能性极低[205],只在5个家系中有过报道[206-210]。两种疾病同时发生与联合缺陷可以通过以下几点加以区分:①凝血因子Ⅴ和Ⅷ联合缺乏症患者的父母通常有血缘关系;②单独的因子Ⅴ和Ⅷ的缺陷可以在与患者有血缘关系的直系亲属中找到;③凝血因子Ⅴ和Ⅷ联合缺乏症患者因子Ⅴ和因子Ⅷ同步减少。遗传性凝血因子Ⅴ缺乏症与凝血因子Ⅴ和Ⅷ联合缺乏症可能因其相同遗传方式(常染色体隐性遗传)、相似的临床表现以及延长的PT和APTT而常常被混淆。因此,在确诊时检测因子Ⅴ和因子Ⅷ水平是很有必要的(见第118章)。

■ 治疗

对出现月经过多、鼻出血和牙龈出血等症状的患者,可使用抗纤溶制剂如氨甲环酸或氨基已酸等进行治疗。对有严重出血现象的或需手术(包括拔牙)的患者,应该使用新鲜冰冻血浆替代因子Ⅴ，同时使用冷凝蛋白或者因子Ⅷ制剂来补充因子Ⅷ。去氨加压素可以用来提高因子Ⅷ水平[195]，不过有时也可能无效[211]。同其他凝血因子缺乏症一样，手术患者的替代疗法应在术后至少维持 7 天。目前并不清楚因子Ⅴ和因子Ⅷ完成止血功能所需的最低限值，但因有些患者在 30% 的正常水平下仍出现严重的出血症状，所以在手术中和术后应保持患者因子Ⅴ和因子Ⅷ水平大于正常的 50%。容量过载是替代治疗中的一个严重问题，但可通过血浆置换和合并使用因子Ⅷ制剂得到解决[211]。

因子Ⅺ缺乏症

■ 定义和历史

凝血因子Ⅺ缺乏症最初由 Rosenthal 和他的同事于 1953 年在一对姐妹及其舅舅中发现，并被称为“新血友病”[212]。这种缺乏症曾被错误地认为是常染色体显性遗传，并有不同的表型。后来更多的研究证明，在绝大多数的病例中此病呈常染色体隐性遗传[213,214]。此病在纯合突变和复合杂合突变患者中主要表现为与创伤有关的轻度至中度的出血倾向。此病已在很多人群中都有相关报道，但在犹太民族，特别是德系犹太人中相对比较常见[214]。

直到 1991 年，因子Ⅺ一直被认为是接触凝血因子中的一员，具有启动内源性凝血途径的作用。试验证明当血液或血浆在体外与带负电荷的表面接触时，会发生一系列涉及因子Ⅻ、高分子量激肽原（HK）和激肽释放酶原（PK）的反应并生成 α 因子Ⅻa。α 因子Ⅻa 激活因子Ⅺ，随后因子Ⅺa 在钙离子的帮助下激活因子Ⅸ，产生导致凝血酶生成的一系列反应的发生。将接触激活凝血途径认为是体内最重要凝血途径显然是错误的，因为不同于因子Ⅺ缺乏，严重的因子Ⅻ、HK 和 PK 缺乏并不会引起出血倾向。1991 年的一项研究证明因子Ⅺ可跳过接触反应，而被凝血酶直接激活[215,216]。这项发现以及因子Ⅺ在内源性凝血系统（见第 115 章）和纤溶系统（见下文“生化和分子特征”）中参与的新发现都可解释为什么因子Ⅺ对止血有着十分重要的作用，而因子Ⅻ、HK 和 PK 可能没有这么重要的作用。

■ 生化和分子特征

凝血因子Ⅺ是由两条相同的 80kDa 的多肽链经二硫键连接而成的糖蛋白[217]。每一个亚单位都由 607 个氨基酸残基组成，C 端为丝氨酸蛋白酶结构域，N 端为由 90 或 91 个氨基酸组成的 4 个衔接重复序列，称为“apple 结构域”。已有的因子Ⅺ二聚体晶体结构清晰地显示了两个单体在第 4 个 apple 结构域的交界面，结构域中 Leu284、Ile290 和 Tyr3293 这三个残基是单体间通过非共价键连接所必需的。这种结合使每个单体在第 4 个 apple 结构域上的 Cys321 之间形成二硫键[219,220]。在血液中，因子Ⅺ首先通过第 2 个 apple 结构域，其次通过其他 apple 结构域，以非共价的方式与 HK 结合成复合物。正常血浆因子Ⅺ浓度为 5μg/ml。因子Ⅺ基因长度为 23kb，有 15 个外显子和 14 个内含子[222]，基因位于染色体 4q34-35[223]。

因子Ⅺ的激活包括对 Arg369-Ile370 键的裂解，形成由二硫键连接的由 4 个 apple 结构域组成的重链和包含催化结构域的轻链[217]，从而使得每一个被激活的分子都含有两个催化位点。通过 HK 的作用黏附到带负电荷表面的因子Ⅺ可以被 α 因子Ⅻa 激活[224]，或者通过因子Ⅺa 进行自我激活[216]，但这两种激活反应在止血中是否重要值得怀疑。在体内因子Ⅺ主要的激活物是凝血酶[215,216]。因子Ⅺ通过第 3 个 apple 结构域与包含糖蛋白Ⅰb-Ⅸ-Ⅴ复合物的位于血小板上的脂筏相结合。糖蛋白Ⅰb-Ⅸ-Ⅴ复合物也能结合凝血酶；从而使得底物和酶共定位于相同位置[225]。因子Ⅺ与膜的最佳结合需要 HK、Zn^{2+} 或凝血酶原和 Ca^{2+} 的参与（见第 115 章）。在血块形成后，纤维蛋白表面可以发生因子Ⅺ的激活[226]。活化的因子Ⅺ一旦形成，就可在钙离子存在的条件下，通过有限的蛋白水解作用激活因子Ⅸ[227]。因子Ⅸa 在因子Ⅷa、带负电的磷脂和钙离子存在的条件下激活因子Ⅹ。最后，通过凝血酶介导的因子Ⅺ激活产生更多的凝血酶。

凝血因子Ⅺ可以帮助凝血酶激活羧肽酶原 B。当羧肽酶原 B（即 TAFI）被激活时，可去除纤维蛋白末端的赖氨酸残基，使特定形式的纤溶酶原与纤维蛋白的结合受损，阻止血块中的组织型纤溶酶原激活物介导的纤溶酶的生产[228]。因此，激活的 TAFI 是纤维蛋白溶解的强效抑制剂。TAFI 激活需要大量的凝血酶，但当凝血酶和血栓调节蛋白结合的时候，激活反应将被急速放大[229]。因此，凝血酶生成受限时，如遗传性凝血因子Ⅷ、Ⅸ或Ⅺ缺乏症，不仅血块形成受损，而且会导致血块的过早溶解[230]。凝血酶对因子Ⅺ的激活。特别是在血块中的激活，对于 TAFI 的充分激活和保护血块不受蛋白溶解是非常重要的[230-232]。这些数据与临床观察结果相一致，因子Ⅺ缺陷的患者在局部纤维蛋白溶解活跃部位受伤后特别容易出血，但是这种情况可通过使用抗纤溶制剂进行有效预防[234]（见下文“治疗”）。

因子Ⅺ在肝脏合成。肝脏移植的受体因供体肝脏有因子Ⅺ缺乏的病史，可导致获得性因子Ⅺ缺乏症的发生[235]。

由于凝血因子Ⅺ的功能异常所导致的凝血因子Ⅺ缺乏症较为罕见。在对来自 125 个不同种族的患者的研究中发现，所有人因子Ⅺ的活性和抗原水平几乎都是一致的[236]。只有少数患者在因子Ⅺ活性降低的情况下，抗原水平是正常的[237-240]（见 www.isth.org 数据库）。

■ 遗传学

遗传特征

在大多数病例中，凝血因子Ⅺ缺乏症呈常染色体隐性遗传，一般纯合突变和复合杂合突变患者血浆因子Ⅺ水平低于正常人的 15%[213,214,223]。在杂合突变患者中，血浆因子Ⅺ水平为正常的 25%~70% 或更高[214,241]。在呈显性遗传的杂合突变患者的特殊病例中，其血浆因子Ⅺ水平大约为正常的 10%~20%，有严重出血倾向（见下文“突变”）。

突变

首次在 6 个患重型凝血因子Ⅺ缺乏症的德系犹太人中发现的三种突变分别被命名为Ⅰ、Ⅱ和Ⅲ型[242]。Ⅰ型突变是因子Ⅺ基因最后一个内含子剪接位点发生 G>A 突变；Ⅱ型突变是第 5 号外显子的 Glu117 发生 G>T 突变，形成终止密码子 TAA；Ⅲ型突变是第 9 号外显子发生 T>C 突变，使蛋白第 4 个 apple 结构域中的 Phe283 被 Leu 所替换。后来在另一个德系犹太人患者中发现的第四种突变被命名为Ⅳ型，是第 14 号外显子与内含子 N 端连接部位发生 14bp 的缺失所致[243]。在这 4 型突变中，Ⅱ型和Ⅲ型在犹太人中最常见。在不同来源的犹太人和非犹太人中，目前总共发现的突变有 152 种(见表 125-2)，包括 99 种错义突变，21 种无义突变，其余为缺失 / 插入(包括全基因缺失)和剪接位点突变。几种错义突变的表达可能导致因子Ⅺ从转染的细胞中分泌受损[244-246]。

因子Ⅺ同源二聚体的结构表明，对于杂合子中的某些特定突变，突变等位基因通过影响野生型突变杂合二聚体的分泌而表现出显性负效应。Gly400Val 或 Trp569Ser 共转染试验结果表明，野生型因子Ⅺ的分泌减少 50%[247]。此类突变的杂合子患者可表现有严重的出血倾向，且因子Ⅺ水平低至正常人的 10%。

位于活性丝氨酸前两个氨基酸位置的 Gly555Glu 突变可产生功能异常的蛋白，后者能被因子Ⅻa 或凝血酶正常激活，但是其活化形式无法激活因子Ⅸ并且可抵抗抗凝血酶的抑制作用[238]。

种族分布和发病率

大多数凝血因子Ⅺ缺乏症患者为犹太人[213,214,233,241]。一些在德系犹太家系中垂直传递的严重凝血因子Ⅺ缺乏症病例(与假显性一致)表明，该突变基因在这部分犹太人中出现频率较高。在以色列，对该人群的两个调查中证实了这种高频率的存在[214,248]。

Ⅱ型和Ⅲ型突变是犹太人中引起凝血因子Ⅺ缺乏症的主要原因[233,249]。在 295 例无血缘关系的重型凝血因子Ⅺ缺乏症患者体内发现的 590 种突变等位基因中，577 种突变(97.8%)为Ⅱ型(306)和Ⅲ型(271)突变。对德系犹太人群的这些突变基因进行筛查后发现，Ⅱ型突变的发生频率为 0.0217，而Ⅲ型突变的发生频率为 0.0254[250]。由此可推断在德系犹太人中，重型凝血因子Ⅺ缺乏症患者的比例为 1∶450，两种突变的杂合子发生频率为 1∶11。这些数据证明了凝血因子Ⅺ缺乏症是这个种族最常见的遗传病。有意思的是，伊拉克犹太人有相似的Ⅱ型突变等位基因发生频率，为 0.0167[250]，而在巴勒斯坦阿拉伯人、西班牙系犹太人和其他中东地区犹太人中的频率分别为 0.0065 和 0.0027[251]。与之形成鲜明对比的是，在 1343 名非德系犹太人和 33 名巴勒斯坦阿拉伯人中并没有发现Ⅲ型突变[251]。最近有研究表明Ⅱ型和Ⅲ型突变也流行于意大利人群中，但发生频率要低得多[252]。

第二个凝血因子Ⅺ缺乏症高发人群是居住于法国西南方的巴斯克人，主要突变为 Cys38Arg 替代突变[246]。这个突变等位基因在巴斯克人群中的发生频率为 0.005。第三个报道的高发人群是居住或来自于英国的白种人，Cys128stop 无义突变在此类人群中的发生频率约为 0.01，该突变可能导致截断蛋白的产生[253]。

始祖效应

基于因子Ⅺ基因多态性检查的单倍型分析表明，Ⅱ型和Ⅲ型突变有各自不同的始祖效应[251]。由于Ⅱ型突变在伊拉克犹太人和的德系犹太人中的发生频率相近，且结合Ⅱ型突变在巴勒斯坦阿拉伯人和西班牙系犹太人中的出现情况以及2000~2500 年前这些人群分布的历史资料，可推断Ⅱ型突变发生在远古时代。Ⅲ型突变仅限于德系犹太人中，因此可能源于某一个近代的祖先。已有报告证实了这样的假设[254]。单倍型分析表明巴斯克人中的 Cys348Arg 突变和英国白人中的 Cys128stop 突变同样存在始祖效应[246,253]。

■ 临床特征

纯合子和复合杂合子患者的出血表现

大多数纯合突变和复合杂合突变患者的出血症状都与创伤相关。大量出血可能在受伤时发生，或在受伤后的几个小时或几天内发生。一些严重的凝血因子Ⅺ缺乏症患者并非在所有外伤后出血[213]。另一些患者，其出血倾向的严重程度和止血过程及受伤部位相关[233,234,255]。当手术部位(尿道、扁桃体、鼻腔和牙槽)的纤溶活性高时，凝血因子Ⅺ缺乏症患者大多会出现与基因型无关的过度出血现象[233,256]。当手术涉及纤溶活性较低部位时，出血并发症的发生率会大大降低，如阑尾切除术、胆囊切除术、包皮环切术和整形手术等[256]。因子Ⅺ阻止血块溶解的功能，阐明了与部位相关出血倾向的原因(见上文"生化和分子特征")。

严重凝血因子Ⅺ缺乏症患者可发生自发性出血，如月经过多、牙龈出血、瘀斑和鼻出血等，但并不常见[255]。女性患者发生产后出血的概率仅为 24%[257]。

杂合子的出血症状

杂合子患者(带有引起显性负效应的突变患者除外)是否会有出血症状尚存在争议。在一项大规模的研究中发现，杂合子患者进行不同的手术后，即使是在涉及局部高纤溶活性部位的外科手术后，也无出血并发症的发生[213]。在另一项研究中，除一名因子Ⅺ水平为 25% 的患者之外，其余所有进行尿道手术的杂合子患者均无出血表现[248]。其他几项研究也证实了杂合子患者出现出血症状，特别是创伤后发生出血的概率分别为 33%[241]、48%[255] 和 20%[258]。对于出血倾向构成因素的不同定义可部分解释这些概率的差异[259]。但对于杂合子具有不同出血症状的更好解释为那些有出血症状的患者可能合并存在其他的止血缺陷。因此，有出血症状的杂合子患者通常都有较低水平的因子Ⅷ和 VWF 因子，若血型为 O 型，这与 VWF 因子水平的降低相关。此外，在另一项研究中，有出血倾向的杂合子患者也伴有血小板功能的异常[260]。一项在 45 个家系中评估患者出血风险的研究发现，纯合子和复合杂合子的出血 OR 值为 13.0，而杂合子只有 2.6[258]。因此可得出这样的结论，凝血因子Ⅺ缺乏症的杂合子患者存在较低的出血风险，但与纯合子和复合杂合子患者相比风险要低得多。

血栓症

虽然因子Ⅺ在促进血液凝固和阻止纤维蛋白溶解中起到了重要的作用，但是严重的凝血因子Ⅺ缺乏症并不能对心肌梗死的发生提供任何保护作用。在 96 例年龄超过 35 岁的无亲缘关系的严重凝血因子Ⅺ缺乏症患者中，16 例发生了心肌梗死[261]。相反，严重凝血因子Ⅺ缺乏症却能阻止缺血性休克的发生[262]。这一明显的差异可能与大脑和心肌的血管具有未知的不同特征有关。曾经有过两例因子Ⅺ缺乏症患者发生静脉血栓栓塞的报道[253,263]，但无法确定是否因子Ⅺ缺乏对静脉血栓的形成真的没有阻止作用。严重因子Ⅺ缺乏症患者输注因子Ⅺ浓缩制剂后形成血栓的病例也有报道（见下文"治疗"）。

凝血因子Ⅺ缺乏症合并其他疾病

在戈谢病的患者中发现过凝血因子Ⅺ缺乏症。鉴于对该两个疾病进行独立分析后发现，戈谢病和遗传性凝血因子Ⅺ缺乏症同时发生可能是因为两病的突变基因在德系犹太人人群中分别都有较高的发生频率。Noonan 综合征的患者也表现出凝血因子Ⅺ缺乏症和其他凝血因子及血小板功能的异常，但无法找到合理的解释[265]。还有很多其他遗传性止血性疾病都伴随有因子Ⅺ缺乏症，如 VWD[266,267]、因子Ⅷ缺乏症[241,268,269]和因子Ⅶ缺乏症[270]。由于犹太人中因子Ⅺ缺乏症的高患病率，因此这些凝血因子Ⅺ合并其他疾病的现象在犹太人群中较为多见。

获得性抑制物

曾有过在重型遗传性凝血因子Ⅺ缺乏症患者进行血浆替代治疗后出现中和因子Ⅺ活性的抑制物的病例。在对 118 位以色列患者进行检查后发现，7 位患者体内有针对因子Ⅺ的抑制物[271]。21 位带有 Glu117stop 纯合突变的患者群体在其体内形成抑制物之前都接受过血浆治疗。在其他 6 位输注血浆或因子Ⅺ浓缩制剂治疗后出现抑制物的患者中，5 位患者有相同的基因型，1 位患者带有另一种纯合的无效突变 Gln88stop[239]。因此，大约有三分之一带有无效突变的纯合子患者在接受血液制品治疗后可产生抑制物。

一名 Rh 阴性的且带有 Glu117stop 纯合突变的患者，在孕期接受抗 D 抗体治疗后体内出现了针对因子Ⅺ的抑制物[272]。这名患者在之前并没有接受过血浆衍生制剂的治疗。抑制物的产生是由于在抗 -D 免疫球蛋白的制备过程中存在少量的因子Ⅺ所致[272]。这种 IgG 型的抑制物可识别因子Ⅺ的不同表位，导致因子Ⅺ和 HK 的连接受损，使活化的因子Ⅻ和凝血酶无法激活因子Ⅺ，减少其对因子Ⅸ的激活。在产生因子Ⅺ抑制物后通常不会出现自发性出血症状。但是，曾有一例伴有高抑制物滴度的患者发生了自发性的出血[273]，在这种情况下，术中及术后的安全止血更富挑战性（见下文"治疗"）。

实验室特征

凝血因子Ⅺ缺乏症患者 APTT 延长、PT 正常（见第 118 章）。所有纯合突变和复合杂合突变患者的 APTT 都超出正常均值的 2 个标准差[274]。但是杂合突变患者的 APTT 与正常值范围有很大的重叠部分[233,274]。因此，在术前对患者进行止血异常的筛查可发现所有重型凝血因子Ⅺ缺乏症的患者（由于凝血因子Ⅺ缺乏症在犹太人群中的高发病率，因此特别推荐犹太人患者做此筛查）。实验室诊断则基于 APTT 一期法，通过使用乏因子Ⅺ血浆进行检测[213]，也可通过 ELISA 方法检测因子Ⅺ抗原[238]。对于目前已知的突变，可以通过聚合酶链反应和限制性内切酶消化，或者多重实时聚合酶链反应确定患者的基因型[233,252]。Ⅱ型纯合突变患者的平均因子Ⅺ水平为正常人的 1.2%，Ⅱ型和Ⅲ型复合杂合突变为正常人的 3.3%，Ⅲ型纯合突变为正常人的 9.7%[233]。虽然有研究表明Ⅱ型杂合突变患者的因子Ⅺ水平要明显低于Ⅲ型杂合突变患者[233]，但另一项研究发现携带两种基因型的患者，其体内的因子Ⅺ水平相似[249]。

治疗

对重症患者的治疗

重型凝血因子Ⅺ缺乏症患者在术前必须进行谨慎的评价并做好细致的准备。对于之前手术后没有大量出血现象的患者，并不能排除其有大出血的倾向。应在术前排除其他的止血功能异常和因子Ⅺ抑制物存在的情况。在术前的一周不能使用阿司匹林或其他抗血小板药物。

在选择治疗方式和治疗强度时，应考虑到以下几点：①患者的年龄和心血管疾病的病史，因为使用血浆治疗可能引起血容量过载，使用因子Ⅺ浓缩制剂可能诱发血栓症；②因子Ⅺ抑制物的存在，因为这样的患者不能使用血浆或因子Ⅺ浓缩制剂；③当在局部具有高纤溶活性的部位进行手术时，患者应考虑使用抗纤溶制剂，如口腔和下尿道手术；④应做 PT 和血小板计数检测；⑤输注血浆在安全性、输血传播疾病和发生过敏反应等方面的问题比输注因子Ⅺ制剂更为常见，但是因子Ⅺ浓缩制剂的使用可能会诱发血栓病；⑥因子Ⅺ的半衰期，在输注因子Ⅺ浓缩制剂后，其平均半衰期为 52 小时[275]，而输注血浆后为 45 小时[276]。

进行拔牙的患者不需要进行替代治疗。在术前 12 小时给予氨甲环酸（1g，每日 4 次），并维持至术后 7 天可有效防止出血[234]。以相同的方式使用 ε 氨基乙酸（5~6g，每日 4 次）也可达到相同的效果。重大手术和手术部位有纤溶活性增强的情况下，应输注 10 天左右的新鲜冰冻血浆，使因子Ⅺ谷水平维持在正常人的 45%[277]。如果手术部位局部纤溶活性不高，则应输注 5 天左右的新鲜冰冻血浆，使因子Ⅺ谷水平维持在正常的 30%。在前列腺切除术和膀胱手术后，持续使用含氨甲环酸 0.5~1g/L 的盐水冲洗膀胱可有效帮助止血。在鼻腔手术和扁桃体切除术时，除血浆替换治疗外，也可以考虑使用氨甲环酸和 ε 氨基乙酸，使用剂量与方法与拔牙一样。在分娩时及分娩后，除非出现大量出血，一般不考虑使用血浆替换疗法[257]。

两种病毒灭活的因子Ⅺ浓缩制剂也可用于凝血因子Ⅺ缺乏症患者的治疗[275,278,279]。然而使用这两种制剂会出现 DIC 的实验室检查结果异常[280,281]。在使用这种制剂的患者中，曾报道有发生肺栓塞和动脉血栓以及致死的病例[282,283]，虽然多为原本存在心血管疾病的老人且使用剂量超过 30U/kg。因此，使用这些浓缩制剂必须小心谨慎。

对部分因子Ⅺ缺乏症患者的治疗

没有出血史和任何止血功能异常的杂合子患者，若其因子Ⅺ水平大于 40%，在手术中则无需进行治疗[248]。但如果有过出血史，就应该对止凝血系统进行详细检查。如果发现其他的异常，除了采取 5 天的血浆替代疗法使因子Ⅺ谷水平维持在正常人的 45% 之外，还需采取适当措施纠正异常。

对存在因子Ⅺ抑制物患者的治疗

大多数患者在产生因子Ⅺ抑制物后并不会加重出血倾向。因此，当这样的患者进行拔牙时，使用氨甲环酸和纤维蛋白胶可能就足以达到止血效果[284]，但目前支持这种观点的证据较少。活化的凝血酶原复合物[273,282]和重组因子Ⅶa 已成功应用于重大手术中，体外实验表明适量加入中等量的重组因子Ⅶa

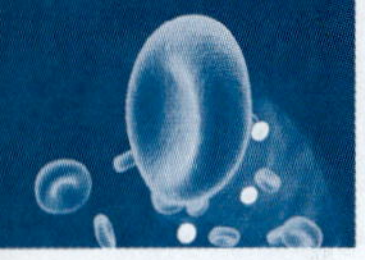

可纠正带有抑制物患者血浆凝血酶生成异常的情况[271,287]。最近一项研究表明，在手术结束时一次性使用低剂量的重组因子Ⅶa(15~30μg/kg)，并在术前2小时至术后7天，每天使用4次(1g)氨甲环酸，确保了3例带有抑制剂的患者正常止血[283]。

因子ⅩⅢ缺乏症

■ 定义和历史

因子ⅩⅢ(纤维蛋白稳定因子)是一种血浆转谷氨酰胺酶，可交联纤维蛋白原γ-谷氨酰基-ε-赖氨酸残基从而稳固纤维蛋白凝块。凝血因子ⅩⅢ的严重缺乏首先在1960年由Duckert和他的同事发现[289]，在一些患者中可引起中度至重度出血异常、反复流产和伤口愈合受损。

■ 生化和分子特征

血浆中的因子ⅩⅢ为分子量340 000的异四聚体，由两个催化A亚单位和两个载体B亚单位通过非共价键连接而成。血浆中A_2B_2四聚体的浓度约为22μg/ml，半衰期为9~14天[290]。A亚单位(分子量约82 000)包含一个活化肽即因子ⅩⅢ的催化位点，一个钙离子结合位点[291]。其结构上与组织转谷氨酰胺酶的α链[292]、角化细胞转谷氨酰胺酶的α链[293]和红细胞的4.2条带蛋白具有同源性[294]，虽然后者缺乏转谷氨酰胺酶活性。因子ⅩⅢA亚单位N端的前37个氨基酸组成活化肽，在钙离子存在的条件下凝血酶可切割Arg37-Gly38位点去除活化肽[295]。这类酶的结构中都有活化位点巯基残基，位于Cys314。在活化位点半胱氨酸残基的两侧分别是两个钙离子结合结构域，与钙调蛋白中标准的EF钙离子结构域具有较低的同源性。

根据X衍射晶体学分析得到了因子ⅩⅢA亚单位的三维结构可知，因子ⅩⅢA亚单位的三维结构依次可分为四个结构域：β-sandwich(Glu43-Phe184)，催化核心(Asn185-Arg515)和两个桶装结构域(Ser516-Thr628，Ile629-Arg727)[296]。其催化三联结构Cys314-His373-Asp396和木瓜蛋白酶样的半胱氨酸蛋白酶的三联结构Cys-His-Asp十分相似。

因子ⅩⅢ的两个B亚单位作为A亚单位的载体蛋白[297,298]，使其在血循环中保持稳定并调节钙离子依赖的因子ⅩⅢ的活化。B亚单位的分子量为76 500，由10个同源顺序或称为"sushi"的重复序列组成，每个序列大约含60个氨基酸[299]。

因子ⅩⅢA亚单位的基因位于染色体6p24-25[300,301]，长度超过170kb，由15个外显子组成[302]。B亚单位的基因位于染色体1q32-31.2[303]。有趣的是，其他编码含有"sushi"重复序列蛋白的基因也都位于1号染色体上。B亚单位的基因长度为28kb，由12个外显子组成[299]。

因子ⅩⅢ的A亚单位由巨核细胞合成并包装到新生成的血小板中[304]。胎盘、子宫和肝脏的单核细胞和组织细胞、巨噬细胞也可以合成A亚单位[290,305]。由于因子ⅩⅢ的A亚单位缺少信号肽序列，因此无法通过经典的高尔基体分泌途径进行分泌。值得相信的是，因子ⅩⅢA亚单位在细胞损伤时释放进入循环[302]。B亚单位在肝脏合成[306,307]。A、B亚单位的组装可能是在循环中发生的。

因子ⅩⅢ以是未活化的四聚体形式(A_2B_2)在血浆中循环。凝血酶切割A亚单位上的Arg37-Gly38肽链，释放4500kDa的活化肽，此活化肽是激活四聚体所必需的[308]。随后钙离子诱导A、B亚单位的解离。在去除了B亚单位的抑制作用后，A亚单位上的巯基残基活性位点被暴露，并被蛋白水解激活(活化因子ⅩⅢ，FⅩⅢa)[290]。纤维蛋白多聚体是因子ⅩⅢa生成的重要辅因子[309]。

活化的因子ⅩⅢ催化相邻纤维蛋白单体之间的肽键形成，保证凝块机械上和化学上的稳定性。形成的肽键由谷氨酰胺的γ-羰基和赖氨酸的ε-氨基之间的酰胺键组成。在纤维蛋白中，酰胺键位于Aα链序列之间和γ链序列之间[309,310]。活化的因子ⅩⅢ也可将$α_2$抗纤溶酶交联至纤维蛋白的α链上[312]，从而增强纤维蛋白对纤溶酶降解的抵抗能力；活化的因子ⅩⅢ还能将纤维连接蛋白交联至纤维蛋白的α链[312]，从而影响凝块的机械性质并增强细胞的黏附。很多其他的蛋白也都可以作为因子ⅩⅢa的底物，如因子Ⅴ、纤溶酶原激活抑制物2、胶原、血栓调节蛋白、血管性血友病因子、组蛋白、玻连蛋白、肌动蛋白、肌球蛋白和脂蛋白a等，但这些反应的生理学作用尚不明确[290]。

■ 遗传学

遗传性凝血因子ⅩⅢ缺乏症是常染色体隐性遗传性疾病。患者的父母一般没有症状，且通常有血缘关系。因子ⅩⅢA亚单位的缺乏是主要异常，发生频率为1/2 000 000~1/3 000 000[313]。在芬兰、瑞士、巴勒斯坦阿拉伯人群中流行率更高[314-316]。目前，已报道的引起因子ⅩⅢA亚单位缺乏的突变共有99种，其中1种在启动子区域，45种为错义突变，7种为无义突变，15种为剪接位点突变，28种为小片段插入/缺失突变，3种为大片段缺失突变(见表125-2)。对于欧洲人群中的剪接位点突变IVS5-1G>A和巴勒斯坦阿拉伯人中的Arg660Pro突变，其单倍型分析结果分别与其始祖效应相一致[316,317]。芬兰患者中的Arg661stop突变和瑞士患者中的Arg77Cys突变也可能是始祖效应的结果，虽然这两个突变位于CpG二核苷酸，因此都被认为是高发突变[314,315,317]。另一个在6个巴基斯坦家系中发现的Ser295Arg突变可能也来源于同一个祖先，但还需要进一步的确定[318]。

在A亚单位的基因上已发现6个常见的非同义多态性[319]。其中常见的G>T突变导致Val34Leu替代改变，从而影响因子ⅩⅢ的功能[309]。有些研究发现Leu34等位基因可保护机体阻止心肌梗死和静脉血栓的发生[309]。

已报道的引起B亚单位缺陷的突变共有4个。其中一个为错义突变(Cys430Phe)，其余均为小缺失/插入突变[320]。

■ 临床表现

凝血因子ⅩⅢ缺乏症引起血液凝块不稳定，且易于被纤溶酶降解，因此患者的出血倾向增加。因子ⅩⅢA亚单位基因敲除的小鼠表现为胸腔、腹膜和皮下组织的出血[321]。在人类中，出生最初几天的脐带断端出血较为常见，且此病颅内出血的发生率相比其他遗传性出血性疾病要高。因此，推荐用常规替代治疗预防颅内出血。瘀斑、肌肉血肿、创伤后长时间的出血和关节腔出血也是本病的特征[317,322]。

15%的因子ⅩⅢ缺乏症患者有伤口愈合延迟的情况。因子ⅩⅢ或其活化形式是以何种具体机制在伤口愈合中发挥其有效作用尚属未知。活化因子ⅩⅢ有促血管生长活性，因此在因子

ⅩⅢ缺乏时，伤口血管形成的减少可导致伤口不完全修复[323]。

患者和因子ⅩⅢA亚单位缺乏的小鼠常会发生习惯性流产[317,324]。女性患者细胞滋养层的形成受损[325]。众所周知，胚胎植入部位的因子ⅩⅢA亚单位的缺陷使纤维蛋白和纤维连接蛋白无法交联，而这种交联却是胚胎附着至子宫所必需的[326]。

针对因子ⅩⅢ的抑制物抗体在3例重型遗传性凝血因子ⅩⅢ缺乏症患者中已有过报道[37,317]。

■ 诊断

凝血因子ⅩⅢ缺乏症患者的PT和APTT均正常(见第118章)。由于纤维蛋白降解增加，纤维蛋白降解产物的水平也可能上升，导致凝血酶时间略微延长，这个结果可能是用简单凝血筛查试验诊断的唯一线索。通过血凝块在5M尿素、稀释的单氯醋酸和乙酸中的可溶性增强的特点可对因子ⅩⅢ缺乏症进行确诊。因子ⅩⅢ活性也可通过发色底物法(Dade-Behring，Germany)或掺入试验(Pentapharm，Switzerland)进行定量检测[315,317]。因子ⅩⅢA亚单位抗原可通过ELISA方法进行检测[327]。

■ 鉴别诊断

重型遗传性凝血因子ⅩⅢ缺乏症可简单通过凝血筛查试验结果正常和纤维蛋白溶解性增强与其他血浆凝血因子缺乏症相鉴别。极少见的α_2-抗纤溶酶缺乏症也能表现有出血倾向增加及血块可溶性增强，为了与此病相鉴别，需进行α_2-抗纤溶酶的特异性检测。但是α_2-抗纤溶酶缺乏症患者通常表现为更轻的出血症状，同时也不会出现脐带出血和颅内出血。

家族史和伴有终生出血史有助于区分遗传性凝血因子ⅩⅢ缺乏症和获得性因子ⅩⅢA亚单位抑制物(见第128章)[328]。获得性因子ⅩⅢA亚单位抑制物极其罕见，可以是先天性的、药物诱导的或与系统性红斑狼疮或淋巴组织异常增生相关。曾有报道显示在一例系统性红斑狼疮患者中发现针对因子ⅩⅢB亚单位的自身抗体，并伴随有严重的出血[329]。

■ 治疗

由于在有效止血过程中因子ⅩⅢ的需求量很少，且其半衰期长(9~14天)，因此血浆替代疗法对因子ⅩⅢ缺乏症患者有很好的效果[290]。也可使用血浆来源、病毒灭活的因子ⅩⅢ浓缩制剂进行治疗[330]。重组因子ⅩⅢ-A2已经成功通过了第一期的研究[331]。重组产物可与内源性血浆因子ⅩⅢB亚单位结合，其半衰期为8.5天。在没有因子ⅩⅢ浓缩制剂的情况下可使用新鲜冰冻血浆或经SD灭活处理的血浆。每5~6周使用10~20U/kg的因子ⅩⅢ浓缩制剂作为预防性治疗足以确保正常的止血[330,332]。患者在孕期需增加替代治疗的次数以防止流产。基于对8名重型凝血因子ⅩⅢ缺乏症患者怀孕期间的预防性治疗和相关文献的回顾，建议孕妇在妊娠早期因子ⅩⅢ浓缩制剂注射剂量为每周250U，妊娠23周时需增加至每周500U，并在分娩时注射1000U[333]。对于遗传性凝血因子ⅩⅢ缺乏症患者伤口愈合受损时，一次性输注10~20U/kg的因子ⅩⅢ浓缩制剂足以达到有效的缓解。

翻译：姚如恩，郁婷婷

校对：王学锋

参考文献

1. Walz DA, Hewett-Emmett D, Seegers WH: Amino acid sequence of human prothrombin fragments 1, and 2. *Proc Natl Acad Sci U S A* 74:1969, 1977.
2. Butkowski RJ, Elion J, Downing MR, Mann KG: Primary structure of human prethrombin 2, and alpha-thrombin. *J Biol Chem* 252:4942, 1977.
3. Degen SJ, MacGillivray RT, Davie EW: Characterization of the complementary deoxyribonucleic acid and gene coding for human prothrombin. *Biochemistry* 22:2087, 1983.
4. Degen SJ, Sun WY: The biology of prothrombin. *Crit Rev Eukaryot Gene Expr* 8:203, 1998.
5. Kotkow KJ, Deitcher SR, Furie B, Furie BC: The second kringle domain of prothrombin promotes factor Va-mediated prothrombin activation by prothrombinase. *J Biol Chem* 270:4551, 1995.
6. Bode W, Mayr I, Baumann U, et al: The refined 1.9, A crystal structure of human α-thrombin interaction with D-Phe-Pro-Arg chloromethylketone and significance of the Tyr-Pro-Pro-Trp insertion segment. *EMBO J* 8:3467, 1989.
7. Royle NJ, Irwin DM, Koschnsky ML, et al: Human genes encoding prothrombin and ceruloplasmin map to 11p11-q12, and 3q21–24, respectively. *Somat Cell Mol Genet* 13:285, 1987.
8. Degen SJ, Davie EW: Nucleotide sequence of the gene for human prothrombin. *Biochemistry* 26:6165, 1987.
9. Bancroft JD, Schaefer LA, Degen SJ: Characterization of the Alu-rich 5′-flanking region of the human prothrombin-encoding gene: Identification of a positive *cis*-acting element that regulates liver-specific expression. *Gene* 95:253, 1990.
10. Lane DA, Phillipu H, Huntington JA: Directing thrombin. *Blood* 106:2605, 2005.
11. Sun WY, Witte DP, Degen JL, et al: Prothrombin deficiency results in embryonic and neonatal lethality in mice. *Proc Natl Acad Sci U S A* 95:7597, 1998.
12. Miyata T, Moita T, Inomoto T, et al: Prothrombin Tokushima, a replacement of arginine-418, by tryptophan that impairs the fibrinogen clotting activity of derived thrombin Tokushima. *Biochemistry* 26:1117, 1987.
13. Morishita E, Saito M, Asakura H, et al: Prothrombin Himi: An abnormal prothrombin characterized by a defective thrombin activity. *Thromb Res* 62:697, 1991.
14. Akhavan S, De Cristofaro R, Peyvandi F, et al: Molecular and functional characterization of a natural homozygous Arg67His mutation in the prothrombin gene of a patient with a severe procoagulant defect contrasting with a mild hemorrhagic phenotype. *Blood* 100:1347, 2002.
15. O'Marcaigh AS, Nichols WL, Hassinger NL, et al: Genetic analysis and functional characterization of prothrombins Corpus Christi (Arg382-Cys), Dhahran (Arg271-His), and hypoprothrombinemia. *Blood* 88:2611, 1996.
16. Henriksen RA, Mann KG: Identification of the primary structural defect in the dysthrombin thrombin Quick I: Substitution of cysteine for arginine-382. *Biochemistry* 27:9160, 1988.
17. Henriksen RA, Mann KG: Substitution of valine for glycine-558, in the congenital dysthrombin thrombin Quick II alters primary substrate specificity. *Biochemistry* 28:2078, 1989.
18. Miyata T, Aruga R, Umeyama H, et al: Prothrombin Salakta: Substitution of glutamic acid-466, by alanine reduces the fibrinogen clotting activity and the esterase activity. *Biochemistry* 31:7457, 1992.
19. Henriksen RA, Dunham CK, Miller LD, et al: Prothrombin Greenville, Arg517Gln, identified in an individual heterozygous for dysprothrombinemia. *Blood* 91:2026, 1998.
20. Sekine O, Sugo T, Ebisawa K, et al: Substitution of Gly-548, to Ala in the substrate binding pocket of prothrombin Perija leads to the loss of thrombin proteolytic activity. *Thromb Haemost* 87:282, 2002.
21. Sun WY, Smirnow D, Jenkins ML, Degen SJ: Prothrombin Scranton: Substitution of an amino acid residue involved in the binding of Na^+ (Lys-556, to Thr) leads to dysprothrombinemia. *Thromb Haemost* 85:651, 2001.
22. Diuguid DL, Rabiet MJ, Furie BC, Furie B: Molecular defects of factor IX Chicago-2, (Arg 145His) and prothrombin Madrid (Arg 271Cys): Arginine mutations that preclude zymogen activation. *Blood* 74:193, 1989.
23. James HL, Kim DJ, Zheng DQ, Girolami A: Prothrombin Padua I: Incomplete activation due to an amino acid substitution at a factor Xa cleavage site. *Blood Coagul Fibrinolysis* 5:841, 1994.
24. Sun WY, Burkart MC, Holahan JR, Degen SJ: Prothrombin San Antonio: A single amino acid substitution at a factor Xa activation site (Arg320, to His) results in dysprothrombinemia. *Blood* 95:711, 2000.
25. Lefkowitz JB, Weller A, Nuss R, et al: A common mutation, Arg457Gln, links prothrombin deficiencies in the Puerto Rican population. *J Thromb Haemost* 1:2381, 2003.
26. Ruiz-Saez A, Luengo J, Rodriguez A, et al: Prothrombin Perija: A new congenital dysprothrombinemia in an Indian family. *Thromb Res* 44:587, 1986.
27. Ruiz-Saez A, Bosch N, Echenagucia M, et al: High prevalence of an abnormal prothrombin in an Indian population of Venezuela [abstract]. *Thromb Haemost* 73:1438, 1995.
28. Poort SR, Rosendaal FR, Reitsma PH, Bertina RM: A common genetic variation in the 3′-untranslated region of the prothrombin gene is associated with elevated plasma prothrombin levels and an increase in venous thrombosis. *Blood* 88:3698, 1996.
29. Gehring NH, Frede U, Neu-Yilik G, et al: Increased efficiency of mRNA 3′ end formation: A new genetic mechanism contributing to hereditary thrombophilia. *Nat Genet* 28:389, 2001.
30. Mannucci PM: Outbreak of hepatitis A among Italian patients with haemophilia. *Lancet* 339:819, 1992.
31. Gerritzen A, Schneweis KE, Brackmann HH, et al: Acute hepatitis A in haemophilias. *Lancet* 340:1231, 1992.

32. Ragni MV, Koch WC, Jorda JA: Parvovirus B19, infection in patients with hemophilia. *Transfusion* 36:238, 1996.
33. Jorquera JI: Safety procedures of coagulation factors. *Haemophilia* 13(Suppl 5):41, 2007.
34. Lusher JM: Thrombogenicity associated with factor IX complex concentrates. *Semin Hematol* 28:3, 1991.
35. Alexander B, Goldstein R, Landwehr G, Cook CD: Congenital SPCA deficiency: A hitherto unrecognized coagulation defect with hemorrhage rectified by serum and serum fractions. *J Clin Invest* 30:596, 1951.
36. Peyvandi F, Duga S, Akhavan S, Mannucci PM: Rare coagulation deficiencies. *Haemophilia* 8:308, 2002.
37. Acharya SS, Coughlin A, Dimichele DM: Rare Bleeding Disorder Registry: Deficiencies of factors II V, VII X, XIII, fibrinogen and dysfibrinogenemias. *J Thromb Haemost* 2:248, 2004.
38. Hagen FS, Gray CL, O'Hara P, et al: Characterization of a cDNA coding for human factor VII. *Proc Natl Acad Sci U S A* 83:2412, 1986.
39. O'Hara PJ, Grant FJ, Haldeman BA, et al: Nucleotide sequence of the gene coding for human factor VII, a vitamin K-dependent protein participating in blood coagulation. *Proc Natl Acad Sci U S A* 84:5158, 1987.
40. Ott R, Pfeiffer RA: Evidence that activities of coagulation factors VII and X are linked to chromosome 13, (q34). *Hum Hered* 34:123, 1984.
41. Gilgenkrantz S, Briquel ME, Andre E, et al: Structural genes of coagulation factors VII and X located on 13q34. *Ann Genet* 29:32, 1986.
42. Miao CH, Leytus SP, Chung DW, Davie EW: Liver-specific expression of the gene coding for human factor X, a blood coagulation factor. *J Biol Chem* 267:7395, 1992.
43. Greenberg D, Miao CH, Ho WT, et al: Liver-specific expression of the human factor VII gene. *Proc Natl Acad Sci U S A* 92:12347, 1995.
44. Pollak ES, Hung HL, Godin W, et al: Functional characterization of the human factor VII 5′-flanking region. *J Biol Chem* 271:1738, 1996.
45. Fair DS: Quantitation of factor VII in the plasma of normal and warfarin-treated individuals by radioimmunoassay. *Blood* 62:784, 1983.
46. Marder VJ, Shulman NR: Clinical aspects of congenital factor VII deficiency. *Am J Med* 37:182, 1964.
47. Radcliffe R, Nemerson Y: Activation and control of factor VII by activated factor X and thrombin: Isolation and characterization of a single chain form of factor VII. *J Biol Chem* 250:388, 1975.
48. Seligsohn U, Osterud B, Brown SF, et al: Activation of human factor VII in plasma and in purified systems: Roles of activated factor IX, kallikrein, and activated factor XII. *J Clin Invest* 64:1056, 1979.
49. Radcliffe R, Bagdasarian A, Colman R, Nemerson Y: Activation of bovine factor VII by Hageman factor fragments. *Blood* 50:611, 1977.
50. Nakagaki T, Foster DC, Berkner KL, Kisiel W: Initiation of the extrinsic pathway of blood coagulation: Evidence for the tissue factor dependent autoactivation of human coagulation factor VII. *Biochemistry* 30:10819, 1991.
51. Rapaport SI, Rao LV: The tissue factor pathway: How it has become a "prima ballerina." *Thromb Haemost* 74:7, 1995.
52. Banner DW, D'Arcy A, Chene C, et al: The crystal structure of the complex of blood coagulation factor VIIa with soluble tissue factor. *Nature* 380:41, 1996.
53. Cooper DN, Millar DS, Wacey A, et al: Inherited factor VII deficiency: Molecular genetics and pathophysiology. *Thromb Haemost* 78:151, 1997.
54. Edgington TS, Dickinson CD, Ruf W: The structural basis of function of the TF-VIIa complex in the cellular initiation of coagulation. *Thromb Haemost* 78:401, 1997.
55. Morrissey JH, Neuenschwander PF, Huang Q, et al: Factor VIIa–tissue factor: Functional importance of protein-membrane interactions. *Thromb Haemost* 78:112, 1997.
56. Morrissey JH, Macik BG, Neuenschwander PF, Comp PC: Quantitation of activated factor VII levels in plasma using a tissue factor mutant selectively deficient in promoting factor VII activation. *Blood* 81:734, 1993.
57. Seligsohn U, Kasper CK, Osterud B, Rapaport SI: Activated factor VII: Presence in factor IX concentrates and persistence in the circulation after infusion. *Blood* 53:828, 1979.
58. Miller BC, Hultin MB, Jesty J: Altered factor VII activity in hemophilia. *Blood* 65:845, 1985.
59. Wildgoose P, Nemerson Y, Hansen LL, et al: Measurement of basal levels of factor VIIa in hemophilia A and B patients. *Blood* 80:25, 1992.
60. Eichinger S, Mannucci PM, Tradati F, et al: Determinants of plasma factor VIIa levels in humans. *Blood* 86:3021, 1995.
61. Osterud B, Rapaport SI: Activation of factor IX by the reaction product of tissue factor and factor VII: Additional pathway for initiating blood coagulation. *Proc Natl Acad Sci U S A* 74:5260, 1977.
62. Butenas S, Van't Veer C, Mann KG: Evaluation of the initiation phase of blood coagulation using ultrasensitive assays for serine proteases. *J Biol Chem* 272:21527, 1997.
63. Rosen ED, Chan JC, Idusogie E, et al: Mice lacking factor VII develop normally but suffer fatal perinatal bleeding. *Nature* 390:290, 1997.
64. Carmeliet P, Mackman N, Moons L, et al: Role of tissue factor in embryonic blood vessel development. *Nature* 383:73, 1996.
65. Parry GC, Erlich JH, Carmeliet P, et al: Low levels of tissue factor are compatible with development and hemostasis in mice. *J Clin Invest* 101:560, 1998.
66. Herrmann FH, Wulff K, Auerswald G, et al: Factor VII deficiency: clinical manifestation of 717, subjects from Europe and Latin America with mutations in the factor 7, gene. *Haemophilia* 15:267, 2008.
67. Tamary H, Fromovich Y, Shalmon L, et al: Ala244Val is a common, probably ancient mutation causing factor VII deficiency in Moroccan and Iranian Jews. *Thromb Haemost* 76:283, 1996.
68. Goodnight SH Jr, Feinstein DI, Osterud B, Rapaport SI: Factor VII antibody-neutralizing material in hereditary and acquired factor VII deficiency. *Blood* 38:1, 1971.
69. Mariani G, Mazzucconi MG, Hermans J, et al: Factor VII deficiency: Immunological characterization of genetic variants and detection of carriers. *Br J Haematol* 48:7, 1981.
70. Triplett DA, Brandt JT, Batard MA, et al: Hereditary factor VII deficiency: Heterogeneity defined by combined functional and immuno-chemical analysis. *Blood* 66:1284, 1985.
71. Arbini AA, Pollak ES, Bayleran JK, et al: Severe factor VII deficiency due to a mutation disrupting a hepatocyte nuclear factor 4, binding site in the factor VII promoter. *Blood* 89:176, 1997.
72. Carew JA, Pollak ES, High KA, Bauer KA: Severe factor VII deficiency due to a mutation disrupting an Sp1, binding site in the factor VII promoter. *Blood* 92:1639, 1998.
73. Nagaizumi K, Inaba H, Suzuki T, et al: Two double heterozygous mutations in the F7, gene show different manifestations. *Br J Haematol* 119:1052, 2002.
74. Carew JA, Pollak ES, Lopaciuk S, Bauer KA: A new mutation in the HNF4, binding region of the factor VII promoter in a patient with severe factor VII deficiency. *Blood* 96:4370, 2000.
75. Fromovich-Amit Y, Zivelin A, Rosenberg N, et al: Characterization of mutations causing factor VII deficiency in 61, unrelated Israeli patients. *J Thromb Haemost* 2:1774, 2004.
76. Leonard BJN, Chen Q, Blajchman MA, et al: Factor VII deficiency caused by a structural variant N57D of the first epidermal growth factor domain. *Blood* 91:142, 1998.
77. Chaing S, Clarke B, Sridhara S, et al: Severe factor VII deficiency caused by mutations abolishing the cleavage site for activation and altering binding to tissue factor. *Blood* 83:3524, 1994.
78. Kavlie A, Orning L, Grindflek A, et al: Characterization of a factor VII molecule carrying a mutation in the second epidermal growth factor-like domain. *Thromb Haemost* 79:1136, 1998.
79. Kemball-Cook G, Johnson DJD, Takamiya O, et al: Coagulation factor VII $Gln^{100}Arg$. Amino acid substitution at the epidermal growth factor 2-protease domain interface results in severely reduced tissue factor binding and procoagulant function. *J Biol Chem* 273:8516, 1998.
80. Seligsohn U, Shani M, Ramot B, et al: Dubin-Johnson syndrome in Israel: II. Association with factor VII deficiency. *Q J Med* 39:569, 1970.
81. Mor-Cohen R, Zivelin A, Rosenberg N, et al: Identification and functional analysis of two novel mutations in the multidrug resistance protein 2, gene in Israeli patients with Dubin-Johnson syndrome. *J Biol Chem* 276:36923, 2001.
82. Wulff K, Herrmann FH: Twenty-two novel mutations of the factor VII gene in factor VII deficiency. *Hum Mutat* 15:489, 2000.
83. Giansily-Blaizot M, Aguilar-Martinez P, Biron-Andreani C, et al: Analysis of the genotypes and phenotypes of 37, unrelated patients with inherited factor VII deficiency. *Eur J Hum Genet* 9:105, 2001.
84. Bernardi F, Patracchini P, Gemmati D, et al: Molecular analysis of factor VII deficiency in Italy: A frequent mutation (FVII Lazio) in a repeated intronic region. *Hum Genet* 92:446, 1993.
85. Etro D, Pinotti M, Wulff K, et al: The Gly331Ser mutation in factor VII in Europe and the Middle East. *Haematologica* 88:1434, 2003.
86. Bernardi F, Liney DL, Patracchini P, et al: Molecular defects in CRM+ factor VII deficiencies: Modeling of missense mutations in the catalytic domain of FVII. *Br J Haematol* 86:610, 1994.
87. Hunault M, Arbini AA, Lopaciuk S, et al: The Arg353,Gln polymorphism reduces the level of coagulation factor VII: In vivo and in vitro studies. *Arterioscler Thromb Vasc Biol* 17:2825, 1997.
88. Green F, Kelleher C, Wilkes H, et al: A common genetic polymorphism associated with lower coagulation factor VII levels in healthy individuals. *Arterioscler Thromb* 11:540, 1991.
89. Bernardi F, Marchetti G, Pinotti M, et al: Factor VII gene polymorphisms contribute about one-third of the factor VII level variation in plasma. *Arterioscler Thromb Vasc Biol* 16:72, 1996.
90. Kario K, Narita N, Matsuo T, et al: Genetic determinants of plasma factor VII activity in the Japanese. *Thromb Haemost* 73:617, 1995.
91. Lane A, Cruickshank JK, Mitchell J, et al: Genetic and environmental determinants of factor VII coagulant activity in ethnic groups at differing risk of coronary heart disease. *Atherosclerosis* 94:43, 1992.
92. La Coviello L, Di Castelnuovo A, DeKnijff P, et al: Polymorphisms in the coagulation factor VII gene and the risk of myocardial infarction. *N Engl J Med* 338:79, 1998.
93. Saha N, Liu Y, Hong CK, et al: Association of factor VII genotype with plasma factor VII activity and antigen levels in healthy Indian adults and interaction with triglycerides. *Arterioscler Thromb* 14:1923, 1994.
94. Marchetti G, Gemmati D, Patracchini P, et al: PCR detection of a repeat polymorphism within the F7, gene. *Nucleic Acids Res* 19:4570, 1991.
95. Hunault M, Arbini AA, Carew JA, Bauer KA: Mechanism underlying factor VII deficiency in Jewish populations with the Ala244Val mutation. *Br J Haematol* 105:1101, 1999.
96. Hermann FH, Wulff K, Strey R, et al: Variability of clinical manifestation of factor VII-deficiency in homozygous and heterozygous subjects of the European F7, gene mutation A294V. *Haematologica* 93:1273, 2008.
97. Mariani G, Mazzucconi MG: Factor VII congenital deficiency: Clinical picture and classification of the variants. *Haemostasis* 13:169, 1983.
98. Mariani G, Herrman FH, Dolce A, et al: The International factor VII deficiency study group. Clinical phenotypes and factor VII genotype in congenital factor VII deficiency. *Thromb Haemost* 93:481, 2005.
99. de Moerloose P, Amiral J, Vissac AM, Reber G: Longitudinal study on activated factors XII and VII levels during normal pregnancy. *Br J Haematol* 100:40, 1998.
100. Kulkarni AA, Lee CA, Kadir RA: Pregnancy in women with congenital factor VII deficiency. *Haemophilia* 12:413, 2006.
101. Pruthi RK, Rodriguez V, Allen C, et al: Molecular analysis in a patient with severe factor VII deficiency and an inhibitor: report of a novel mutation (S103G). *Eur J Haematol* 79:354, 2007.
102. Mariani G, Herrmann FH, Schulman S, et al: Thrombosis in inherited factor VII deficiency. *J Thromb Haemost* 1:2153, 2003.

103. Philippou H, Adami A, Amersey RA, et al: A novel specific immunoassay for plasma two-chain factor VIIa: Investigation of FVIIa levels in normal individuals and in patients with acute coronary syndromes. *Blood* 89:767, 1997.
104. Lim S, Zuha R, Burt T, et al: Life-threatening bleeding in a patient with a lupus inhibitor and probable acquired factor VII deficiency. *Blood Coagul Fibrinolysis* 17:867, 2006.
105. Boxus G, Slacmeulder M, Ninane J: Combined hereditary deficiency in factors VII and X revealed by a prolonged partial thromboplastin time. *Arch Pediatr* 4:44, 1997.
106. Girolami A, Ruzzon E, Tezza F, et al: Congenital combined defects of factor VII: A critical review. *Acta Haematol* 117:51, 2007.
107. Cederbaum AI, Blatt PM, Roberts HR: Intravascular coagulation with use of human prothrombin complex concentrates. *Ann Intern Med* 84:683, 1976.
108. Perry DJ: Factor VII deficiency. *Blood Coagul Fibrinolysis* 14(Suppl 1):S47, 2003.
109. Mariani G, Konkle BA, Ingerslev J: Congenital factor VII deficiency: Therapy with recombinant activated factor VII—A critical appraisal. *Haemophilia* 12:19, 2006.
110. Tcheng WY, Donkin J, Konzal S, Wong WY: Recombinant factor VIIa in a patient with severe congenital factor VII deficiency. *Haemophilia* 10:295, 2004.
111. Briet E, Onvlee G: Hip surgery in a patient with severe factor VII deficiency. *Haemostasis* 17:273, 1987.
112. Telfer TP, Denson KW, Wright DW: A "new" coagulation defect. *Br J Haematol* 2:308, 1956.
113. Hougie C, Barrow EM, Graham JB: Stuart clotting defect: I. Segregation of an hereditary hemorrhagic state from the heterogeneous group heretofore called "stable factor" (SPCA, proconvertin, factor VII) deficiency. *J Clin Invest* 36:485, 1957.
114. Scambler PJ, Williamson R: The structural gene for human coagulation factor X is located on chromosome 13q34. *Cytogenet Cell Genet* 39:231, 1985.
115. Royle NJ, Fung MR, McGillivray RT, Hamerton JL: The gene for clotting factor 10, is mapped to 13q32-qter. *Cytogenet Cell Genet* 41:185, 1986.
116. Leytus SP, Foster DC, Kurachi K, Davie EW: Gene for human factor X: A blood coagulation factor whose gene organization is essentially identical with that of factor IX and protein C. *Biochemistry* 25:5098, 1986.
117. Neurath H: Evolution of proteolytic enzymes. *Science* 224:350, 1984.
118. McMullen BA, Fujikawa K, Kisiel W, et al: Complete amino acid sequence of the light chain of human blood coagulation factor X: Evidence for identification of residue 63, as beta-hydroxyaspartic acid. *Biochemistry* 22:2875, 1983.
119. Jackson CM: Characterization of two glycoprotein variants of bovine factor X and demonstration that the factor X zymogen contains two polypeptide chains. *Biochemistry* 11:4873, 1972.
120. Fujikawa K, Coan MH, Legaz ME, Davie EW: The mechanism of activation of bovine factor X (Stuart factor) by intrinsic and extrinsic pathways. *Biochemistry* 13:5290, 1974.
121. Fujikawa K, Legaz ME, Davie EW: Bovine factor X (Stuart factor): Mechanism of activation by protein from Russell's viper venom. *Biochemistry* 11:4892, 1972.
122. Girolami A, Scarparo P, Scandellari R, Allemand E: Congenital factor X deficiencies with a defect only or predominantly in the extrinsic or in the intrinsic system: A critical evaluation. *Am J Hematol* 83:668, 2008.
123. Rudolph AE, Mullane MP, Porche-Sorbet R, et al: Factor X St. Louis II. Identification of a glycine substitution at residue 7, and characterization of the recombinant protein. *J Biol Chem* 271:28601, 1996.
124. Pinotti M, Marchetti G, Baroni M, et al: Reduced activation of the Gla19Ala FX variant via the extrinsic coagulation pathway results in symptomatic CRMred FX deficiency. *Thromb Haemost* 88:236, 2002.
125. De Stefano V, Leone G, Ferrelli R, et al: Factor X Roma: A congenital factor X variant defective at different degrees in the intrinsic and the extrinsic activation. *Br J Haematol* 69:387, 1988.
126. James HL, Girolami A, Fair DS: Molecular defect in coagulation factor X_{Friuli} results from a substitution of serine for proline at position 343. *Blood* 77:317, 1991.
127. Cooper DN, Millar DS, Wacey A, et al: Inherited factor X deficiency: Molecular genetics and pathophysiology. *Thromb Haemost* 78:161, 1997.
128. Akhavan S, Chafa O, Obame FN, et al: Recurrence of a Phe31Ser mutation in the Gla domain of blood coagulation factor X, in unrelated Algerian families: a founder effect? *Eur J Haematol* 78:405, 2007.
129. Herrmann FH, Auerswald G, Ruiz-Saez A, et al: Factor X deficiency: clinical manifestation of 102, subjects from Europe and Latin America with mutations in the factor 10, gene. *Haemophilia* 12:479, 2006.
130. Girolami A, Ruzzon E, Tezza F, et al: Congenital FX deficiency combined with other clotting defects or with other abnormalities: A critical evaluation of the literature. *Haemophilia* 14:323, 2008.
131. Furie B, Voo L, McAdam KP, Furie BC: Mechanism of factor X deficiency in systemic amyloidosis. *N Engl J Med* 304:827, 1981.
132. Fair DS, Edgington TS: Heterogeneity of hereditary and acquired factor X deficiencies by combined immunochemical and functional analyses. *Br J Haematol* 59:235, 1985.
133. Rao LVM, Zivelin A, Iturbe I, Rapaport SI: Antibody-induced acute factor X deficiency: Clinical manifestations and properties of the antibody. *Thromb Haemost* 72:363, 1994.
134. Biggs R, Denson KWE: The fate of prothrombin and factors VIII, IX, and X transfused to patients deficient in these factors. *Br J Haematol* 9:532, 1963.
135. Roberts HR, Lechler E, Webster WP, Penick GD: Survival of transfused factor X in patients with Stuart disease. *Thromb Diath Haemorrh* 18:305, 1965.
136. Auerswald G: Prophylaxis in rare coagulation disorders—Factor X deficiency. *Thromb Res* 118(Suppl 1):S29, 2006.
137. McMillan CW, Roberts HR: Congenital combined deficiency of coagulation factors II, VII, IX and X: Report of a case. *N Engl J Med* 274:1313, 1966.
138. Girolami A, Scandellari R, Scapin M, Vettore S: Congenital bleeding disorders of the vitamin K-dependent clotting factors. *Vitam Horm* 78:281, 2008.
139. Darghouth D, Hallgren KW, Shtofman RL, et al: Compound heterozygosity of novel missense mutations in the gamma-glutamyl-carboxylase gene causes hereditary combined vitamin K-dependent coagulation factor deficiency. *Blood* 108:1925, 2006.
140. Schmidt-Krey I, Haase W, Mutucumarana V, et al: Two-dimensional crystallization of human vitamin K-dependent gamma-glutamyl carboxylase. *J Struct Biol* 157:437, 2007.
141. Rost S, Fregin A, Ivaskevicius V, et al: Mutations in VKORC1, cause warfarin resistance and multiple coagulation factor deficiency type 2. *Nature* 427:537, 2004.
142. Li T, Chang CY, Jin DY, et al: Identification of the gene for vitamin K epoxide reductase. *Nature* 427:541, 2004.
143. Fregin A, Rost S, Wolz W, et al: Homozygosity mapping of a second gene locus for hereditary combined deficiency of vitamin K-dependent clotting factors to the centromeric region of chromosome 16. *Blood* 100:3229, 2002.
144. Chu PH, Huang TY, Williams J, Stafford DW: Purified vitamin K epoxide reductase alone is sufficient for conversion of vitamin K epoxide to vitamin K and vitamin K to vitamin KH2. *Proc Natl Acad Sci U S A* 103:19308, 2006.
145. Garcia AA, Reitsma PH: VKORC1, and the vitamin K cycle. *Vitam Horm* 78:23, 2008.
146. Wallin R, Wajih N, Hutson SM: VKORC1: A warfarin-sensitive enzyme in vitamin K metabolism and biosynthesis of vitamin K-dependent blood coagulation factors. *Vitam Horm* 78:227, 2008.
147. Oldenburg J, von Brederlow B, Fregin A, et al: Congenital deficiency of vitamin K dependent coagulation factors in two families presents as a genetic defect of the vitamin K-epoxide-reductase-complex. *Thromb Haemost* 84:937, 2000.
148. Marchetti G, Caruso P, Lunghi B, et al: Vitamin K-induced modification of coagulation phenotype in VKORC1, homozygous deficiency. *J Thromb Haemost* 6:797, 2008.
149. Brenner B, Sanchez-Vega B, Wu SM, et al: A missense mutation in gamma-glutamyl carboxylase gene causes combined deficiency of all vitamin K-dependent blood coagulation factors. *Blood* 92:4554, 1998.
150. Spronk HM, Farah RA, Buchanan GR, et al: Novel mutation in the gamma-glutamyl carboxylase gene resulting in congenital combined deficiency of all vitamin K-dependent blood coagulation factors. *Blood* 96:3650, 2000.
151. Mousallem M, Spronk HM, Sacy R, et al: Congenital combined deficiencies of all vitamin K-dependent coagulation factors. *Thromb Haemost* 86:1334, 2001.
152. Rost S, Fregin A, Koch D, et al: Compound heterozygous mutations in the gamma-glutamyl carboxylase gene cause combined deficiency of all vitamin K-dependent blood coagulation factors. *Br J Haematol* 126:546, 2004.
153. Soute BA, Jin DY, Spronk HM, et al: Characteristics of recombinant W501S mutated human gamma-glutamyl carboxylase. *J Thromb Haemost* 2:597, 2004, .
154. Rost S, Geisen C, Fregin A, et al: Founder mutation Arg485Pro led to recurrent compound heterozygous GGCX genotypes in two German patients with VKCFD type 1. *Blood Coagul Fibrinolysis* 17:503, 2006.
155. Vanakker OM, Martin L, Gheduzzi D, et al: Pseudoxanthoma elasticum-like phenotype with cutis laxa and multiple coagulation factor deficiency represents a separate genetic entity. *J Invest Dermatol* 127:581, 2006.
156. Owren PA: Parahemophilia: Hemorrhagic diathesis due to absence of a previously unknown factor. *Lancet* 1:446, 1947.
157. Mann KG, Kalafatis M: Factor V: A combination of Dr Jekyll and Mr Hyde. *Blood* 101:20, 2003.
158. Wang H, Riddell DC, Guinto ER, et al: Localization of the gene encoding human factor V to chromosome 1q21–25. *Genomics* 2:324, 1988.
159. Suzuki K, Dahlback B, Stenflo J: Thrombin-catalyzed activation of human coagulation factor V. *J Biol Chem* 257:6556, 1982.
160. Foster WB, Nesheim ME, Mann KG: The factor Xa-catalyzed activation of factor V. *J Biol Chem* 258:13970, 1983.
161. Tracy PB, Mann KG: Abnormal formation of the prothrombinase complex: Factor V deficiency and related disorders. *Hum Pathol* 18:162, 1987.
162. Wilson DB, Salem HH, Mruk JS, et al: Biosynthesis of coagulation factor V by human hepatocellular carcinoma cell line. *J Clin Invest* 73:654, 1983.
163. Tracy PB, Eide LL, Bowie EJ, Mann KG: Radioimmunoassay of factor V in human plasma and platelets. *Blood* 60:59, 1982.
164. Seeler RA: Parahemophilia: Factor V deficiency. *Med Clin North Am* 56:119, 1972.
165. Hayward CP, Furmaniak-Kazmierczak E, Cieutat AM, et al: Factor V is complexed with multimerin in resting platelet lysates and colocalizes with multimerin in platelet alpha-granules. *J Biol Chem* 270:19217, 1995.
166. Gould WR, Simioni P, Silveira JR, et al: Megakaryocytes endocytose and subsequently modify human factor V in vivo to form the entire pool of a unique platelet-derived cofactor. *J Thromb Haemost* 3:450, 2005.
167. Gould WR, Silveira JR, Tracy PB: Unique in vivo modifications of coagulation factor V produce a physically and functionally distinct platelet-derived cofactor: Characterization of purified platelet-derived factor V/Va. *J Biol Chem* 279:2383, 2004.
168. Suzuki K, Stenflo J, Dahlback B, et al: Inactivation of human coagulation factor V by activated protein. C. *J Biol Chem* 258:1914, 1983.
169. Nesheim ME, Canfield WM, Kisiel W, et al: Studies of the capacity of factor Xa to protect factor Va from inactivation by activated protein C. *J Biol Chem* 257:1443, 1982.
170. Castoldi E, Lunghi B, Mingozzi F, et al: A missense mutation (Y1702C) in the coagulation factor V gene is a frequent cause of factor V deficiency in the Italian population. *Haematologica* 86:629, 2001.
171. Steen M, Miteva M, Villoutreix BO, et al: Factor V New Brunswick: Ala221Val associated with FV deficiency reproduced in vitro and functionally characterized. *Blood* 102:1316, 2003.
172. Duga S, Montefusco MC, Asselta R, et al: Arg2074Cys missense mutation in the C2, domain of factor V causing moderately severe factor V deficiency: Molecular characterization by expression of the recombinant protein. *Blood* 101:173, 2003.
173. Montefusco MC, Duga S, Asselta R, et al: Clinical and molecular characterization of 6 patients affected by severe deficiency of coagulation factor V: Broadening of the mutational spectrum of factor V gene and in vitro analysis of the newly identified missense mutations. *Blood* 102:3210, 2003.
174. Van Wijk R, Nieuwenhuis K, van den Berg M, et al: Five novel mutations in the gene for human blood coagulation factor V associated with type I factor V deficiency. *Blood* 98:358, 2001.
175. Van Wijk R, Montefusco MC, Duga S, et al: Coexistence of a novel homozygous non-

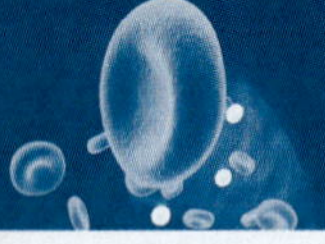

sense mutation in exon 13, of the factor V gene with the homozygous Leiden mutation in two unrelated patients with severe factor V deficiency. *Br J Haematol* 114:871, 2001.

176. Guasch JF, Cannegieter S, Reitsma PH, et al: Severe coagulation factor V deficiency caused by a 4 bp deletion in the factor V gene. *Br J Haematol* 101:32, 1998.
177. Cui J, O'Shea KS, Purkayastha A, et al: Fatal haemorrhage and incomplete block to embryogenesis in mice lacking coagulation factor V. *Nature* 384:66, 1996.
178. Guasch JF, Lensen RP, Bertina RM: Molecular characterization of a type I quantitative factor V deficiency in a thrombosis patient that is "pseudohomozygous" for activated protein C resistance. *Thromb Haemost* 77:252, 1997.
179. Lunghi B, Iacoviello L, Gemmati D, et al: Detection of new polymorphic markers in the factor V gene: Association with factor V levels in plasma. *Thromb Haemost* 75:45, 1996.
180. Castaman G, Lunghi B, Missiaglia E, et al: Phenotypic homozygous activated protein C resistance associated with compound heterozygosity for Arg506Gln (factor V Leiden) and His1299Arg substitutions in factor V. *Br J Haematol* 99:257, 1997.
181. Vos HL: Inherited defects of coagulation Factor V: The thrombotic side. *J Thromb Haemost* 4:35, 2006.
182. Tracy PB, Giles AR, Mann KG, et al: Factor V (Quebec): A bleeding diathesis associated with a qualitative platelet factor V deficiency. *J Clin Invest* 74:1221, 1984.
183. Hayward CP, Cramer EM, Kane WH, et al: Studies of a second family with the Quebec platelet disorder: Evidence that the degradation of the alpha-granule membrane and its soluble contents are not secondary to a defect in targeting proteins to alpha-granules. *Blood* 89:1243, 1997.
184. Asselta R, Tenchini ML, Duga S: Inherited defects of coagulation factor V: The hemorrhagic side. *J Thromb Haemost* 4:26, 2006.
185. Girolami A, Scandellari R, Lombardi AM, et al: Pregnancy and oral contraceptives in factor V deficiency: A study of 22, patients (five homozygotes and 17 heterozygotes) and review of the literature. *Haemophilia* 11:26, 2005.
186. Duckers C, Simioni P, Spiezia L, at al: Low plasma levels of tissue factor pathway inhibitor in patients with congenital factor V deficiency. *Blood* 112:3615, 2008.
187. Girolami A, Ruzzon E, Tezza F: Arterial and venous thrombosis in rare congenital bleeding disorders: A critical review. *Haemophilia* 12:345, 2006.
188. Fratantoni JC, Hilgartner M, Nachman RL: Nature of the defect in congenital factor V deficiency: Study in a patient with an acquired circulating anticoagulant. *Blood* 39:751, 1972.
189. Mazzucconi MG, Solinas S, Chistolini A, et al: Inhibitor to factor V in severe factor V congenital deficiency: A case report. *Nouv Rev Fr Hematol* 27:303, 1985.
190. Wiwanitkit V: Spectrum of bleeding in acquired factor V inhibitor: A summary of 33 cases. *Clin Appl Thromb Hemost* 12:485, 2006.
191. Webster WP, Roberts HR, Penick GD: Hemostasis in factor V deficiency. *Am J Med Sci* 248:194, 1964.
192. Tanis BC, van der Meer FJ, Bloem RM, Vlasveld LT: Successful excision of a pseudotumour in a congenitally factor V deficient patient. *Br J Haematol* 100:380, 1998.
193. Oeri J, Matter M, Isenschmid H, et al: [Congenital factor V deficiency (parahemophilia) with true hemophilia in two brothers]. *Bibl J Paediatr* 58:575, 1954.
194. Seligsohn U, Zivelin A, Zwang E: Combined factor V and factor VIII deficiency among non-Ashkenazi Jews. *N Engl J Med* 307:1191, 1982.
195. Seligsohn U: Combined factor V and factor VIII deficiency, in *Factor VIII: Von Willebrand Factor*, vol 2, edited by J Seghatchian, GT Savidge, p 89. CRC Press, Boca Raton, FL, 1989.
196. Nichols WC, Seligsohn U, Zivelin A, et al: Mutations in the ER-Golgi intermediate compartment protein ERGIC-53, cause combined deficiency of coagulation factors V and VIII. *Cell* 93:61, 1998.
197. Zhang B, Cunningham MA, Nichols WC, et al: Bleeding due to disruption of a cargo-specific ER-to-Golgi transport complex. *Nat Genet* 34:220, 2003.
198. Zhang B, McGee B, Yamaoka JS, et al: Combined deficiency of factor V and factor VIII is due to mutations in either LMAN1, or MCFD2. *Blood* 107:1903, 2006.
199. Peyvandi F, Tuddenham EG, Akhtari AM, et al: Bleeding symptoms in 27 Iranian patients with the combined deficiency of factor V and factor VIII. *Br J Haematol* 100:773, 1998.
200. Nichols WC, Seligsohn U, Zivelin A, et al: Linkage of combined factors V and VIII deficiency to chromosome 18q by homozygosity mapping. *J Clin Invest* 99:596, 1997.
201. Neerman-Arbez M, Antonarakis SE, Blouin JL, et al: The locus for combined factor V-factor VIII deficiency (F5F8D) maps to 18q21, between D18S849, and D18S1103. *Am J Hum Genet* 61:143, 1997.
202. Zhang B, Spreafico M, Zheng C, et al: Genotype-phenotype correlation in combined deficiency of factor V and factor VIII. *Blood* 111:5592, 2008.
203. Segal A, Zivelin A, Rosenberg N, et al: A mutation in LMAN 1, (ERGIC-53) causing combined factor V and factor VIII deficiency is prevalent in Jews originating from the island of Djerba in Tunisia. *Blood Coagul Fibrinolysis* 15:99, 2004.
204. Fischer RR, Giddings JC, Roisenberg I: Hereditary combined deficiency of clotting factors V and VIII with involvement of von Willebrand factor. *Clin Lab Haematol* 10:53, 1988.
205. Soff GA, Levin J, Bell WR: Familial multiple coagulation factor deficiencies: I. Review of the literature: Differentiation of single hereditary disorders associated with multiple factor deficiencies from coincidental concurrence of single factor deficiency states. *Semin Thromb Hemost* 7:112, 1981.
206. Gobbi F: Heredity of combined deficiency of AHG and proaccelerin. *Scand J Haematol* 3:222, 1966.
207. Girolami A, Gastaldi G, Patrassi G, Galletti A: Combined congenital deficiency of factor V and factor VIII: Report of a further case with some considerations on the hereditary transmission of this disorder. *Acta Haematol* 55:234, 1976.
208. Mazzone D, Fichera A, Pratico G, Sciacca F: Combined congenital deficiency of factor V and factor VIII. *Acta Haematol* 68:337, 1982.
209. Bartlett JA, Sweeney JD, Sadowsky D: Exodontia in combined factor V and factor VIII deficiency. *Br J Oral Maxillofac Surg* 43:537, 1985.
210. Tsurumi H, Takahashi T, Moriwaki H, Muto Y: Congenital combined deficiency of factor V and factor VIII with acquired ichthyosis, epidermodysplasia verruciformis, and immunological abnormalities. *Am J Hematol* 40:320, 1992.
211. Sallah AS, Angchaisuksiri P, Roberts HR: Use of plasma exchange in hereditary deficiency of factor V and factor VIII. *Am J Hematol* 52:229, 1996.
212. Rosenthal RL, Dreskin OH, Rosenthal N: A new hemophilia like disease caused by deficiency of a third plasma thromboplastin factor. *Proc Soc Exp Biol Med* 82:171, 1953.
213. Rapaport SI, Proctor RR, Patch NJ, Yettra M: The mode of inheritance of PTA deficiency: Evidence for the existence of major PTA deficiency and minor PTA deficiency. *Blood* 18:149, 1961.
214. Seligsohn U: High gene frequency of factor XI (PTA) deficiency in Ashkenazi-Jews. *Blood* 51:1223, 1978.
215. Gailani D, Broze GJ Jr: Factor XI activation in a revised model of blood coagulation. *Science* 253:909, 1991.
216. Naito K, Fujikawa K: Activation of human blood coagulation factor XI independent of factor XII: Factor XI is activated by thrombin and factor XIa in the presence of negatively charged surfaces. *J Biol Chem* 266:7353, 1991.
217. McMullen BA, Fujikawa K, Davie EW: Location of the disulfide bonds in human coagulation factor XI: The presence of tandem apple domains. *Biochemistry* 30:2056, 1991.
218. Papagrigoriou E, McEwan PA, Walsh PN, Emsley J: Crystal structure of the factor XI zymogen reveals a pathway for transactivation. *Nat Struct Mol Biol* 13:557, 2006.
219. Zucker M, Zivelin A, Landau M, et al: Three residues at the interface of factor XI monomers augment covalent dimerization of factor XI. *J Thromb Haemost* 7:970, 2009.
220. Wu W, Sinha D, Shikov S, et al: Factor XI homodimer structure is essential for normal proteolytic activation by factor XIIa, thrombin, and factor XIa. *J Biol Chem* 283:18655, 2008.
221. Renne T, Gailani D, Meijers JC, Muller-Esterl W: Characterization of the H-kininogen-binding site on factor XI: A comparison of factor XI and plasma prekallikrein. *J Biol Chem* 277:4892, 2002.
222. Asakai R, Davie EW, Chung DW: Organization of the gene for human factor XI. *Biochemistry* 26:7221, 1987.
223. Kato A, Asakai R, Davie EW, Aoki N: Factor XI gene (F11) is located on the distal end of the long arm of human chromosome 4. *Cytogenet Cell Genet* 52:77, 1989.
224. Bouma BN, Griffin JH: Human blood coagulation factor XI: Purification, properties, and mechanism of activation by activated factor XII. *J Biol Chem* 252:6432, 1977.
225. Baglia FA, Shrimpton CN, Lopez JA, Walsh PN: The glycoprotein Ib-IX-V complex mediates localization of factor XI to lipid rafts on the platelet membrane. *J Biol Chem* 278:21744, 2003.
226. Von dem Borne PA, Meijers JC, Bouma BN: Effect of heparin on the activation of factor XI by fibrin-bound thrombin. *Thromb Haemost* 76:347, 1996.
227. Osterud B, Bouma BN, Griffin JH: Human blood coagulation factor IX: Purification, properties, and mechanism of activation by activated factor XI. *J Biol Chem* 253:5946, 1978.
228. Bouma BN, Meijers JC: Thrombin-activatable fibrinolysis inhibitor (TAFI, plasma procarboxypeptidase B, procarboxypeptidase R, procarboxypeptidase U). *J Thromb Haemost* 1:1566, 2003.
229. Bajzar L, Morser J, Nesheim M: TAFI, or plasma procarboxypeptidase B, couples the coagulation and fibrinolytic cascades through the thrombin-thrombomodulin complex. *J Biol Chem* 271:16603, 1996.
230. Broze GJ Jr, Higuchi DA: Coagulation-dependent inhibition of fibrinolysis: Role of carboxypeptidase-U and the premature lysis of clots from hemophilic plasma. *Blood* 88:3815, 1996.
231. Von dem Borne PA, Bajzar L, Meijers JC, et al: Thrombin-mediated activation of factor XI results in a thrombin-activatable fibrinolysis inhibitor-dependent inhibition of fibrinolysis. *J Clin Invest* 99:2323, 1997.
232. Minnema MC, Friederich PW, Levi M, et al: Enhancement of rabbit jugular vein thrombolysis by neutralization of factor XI: In vivo evidence for a role of factor XI as an anti-fibrinolytic factor. *J Clin Invest* 101:10, 1998.
233. Asakai R, Chung DW, Davie EW, Seligsohn U: Factor XI deficiency in Ashkenazi Jews in Israel. *N Engl J Med* 325:153, 1991.
234. Berliner S, Horowitz I, Martinowitz U, et al: Dental surgery in patients with severe factor XI deficiency without plasma replacement. *Blood Coagul Fibrinolysis* 3:465, 1992.
235. Clarkson K, Rosenfeld B, Fair J, et al: Factor XI deficiency acquired by liver transplantation. *Ann Intern Med* 115:877, 1991.
236. Saito H, Ratnoff OD, Bouma BN, Seligsohn U: Failure to detect variant (CRM+) plasma thromboplastin antecedent (factor XI) molecules in hereditary plasma thromboplastin antecedent deficiency: A study of 125 patients of several ethnic backgrounds. *J Lab Clin Med* 106:718, 1985.
237. Mannhalter C, Hellstern P, Deutsch E: Identification of a defective factor XI cross-reacting material in a factor XI-deficient patient. *Blood* 70:31, 1987.
238. Zivelin A, Ogawa T, Bulvik S, et al: Severe Factor XI deficiency caused by a Gly^{555} to Glu mutation (factor XI-Glu555): A cross-reactive material positive variant defective in factor IX activation. *J Thromb Haemost* 2:1782, 2004.
239. Quelin F, Trossaert M, Sigaud M, et al: Molecular basis of severe factor XI deficiency in seven families from the west of France. Seven novel mutations, including an ancient Q88X mutation. *J Thromb Haemost* 2:71, 2004.
240. Martincic D, Zimmerman SA, Ware RE, et al: Identification of mutations and polymorphisms in the factor XI genes of an African-American family by dideoxy fingerprinting. *Blood* 92:3309, 1998.
241. Bolton-Maggs PH, Young Wan-Yin B, McCraw AH, et al: Inheritance and bleeding in factor XI deficiency. *Br J Haematol* 69:521, 1988.
242. Asakai R, Chung DW, Ratnoff OD, Davie EW: Factor XI (plasma thromboplastin antecedent) deficiency in Ashkenazi Jews is a bleeding disorder that can result from three types of point mutations. *Proc Natl Acad Sci U S A* 86:7667, 1989.
243. Peretz H, Zivelin A, Usher S, Seligsohn U: A 14-bp deletion (codon 554, del AAGg-

taacagagtg) at exon 14/intron N junction of the coagulation factor XI gene disrupts splicing and causes severe factor XI deficiency. *Hum Mutat* 8:77, 1996.
244. Meijers JC, Davie EW, Chung DW: Expression of human blood coagulation factor XI: Characterization of the defect in factor XI type III deficiency. *Blood* 79:1435, 1992.
245. Pugh RE, McVey JH, Tuddenham EGD, Hancock JF: Six point mutations that cause factor XI deficiency. *Blood* 85:1509, 1995.
246. Zivelin A, Bauduer F, Ducout L, et al: Factor XI deficiency in French Basques is caused predominantly by an ancestral Cys38Arg mutation in the factor XI gene. *Blood* 99:2448, 2002.
247. Kravtsov DV, Wu W, Meijers JC, et al: Dominant factor XI deficiency caused by mutations in the factor XI catalytic domain. *Blood* 104:128, 2004.
248. Sidi A, Seligsohn U, Jonas P, Many M: Factor XI deficiency: Detection and management during urological surgery. *J Urol* 119:528, 1978.
249. Hancock JF, Wieland K, Pugh RE, et al: A molecular genetic study of factor XI deficiency. *Blood* 77:1942, 1991.
250. Shpilberg O, Peretz H, Zivelin A, et al: One of the two common mutations causing factor XI deficiency in Ashkenazi Jews (type II) is also prevalent in Iraqi Jews, who represent the ancient gene pool of Jews. *Blood* 85:429, 1995.
251. Peretz H, Mulai A, Usher S, et al: The two common mutations causing factor XI deficiency in Jews stem from distinct founders: One of ancient Middle Eastern origin and another of more recent European origin. *Blood* 90:2654, 1997.
252. Zadra G, Asselta R, Tenchini ML, et al: Simultaneous genotyping of coagulation factor XI type II and type III mutations by multiplex real-time polymerase chain reaction to determine their prevalence in healthy and factor XI-deficient Italians. *Haematologica* 93:715, 2008.
253. Bolton-Maggs PHB, Peretz H, Butler R, et al: A common ancestral mutation (C128X) occurring in 11 non-Jewish families from the U.K. with factor XI deficiency. *J Thromb Haemost* 2:918, 2004.
254. Goldstein DB, Reich DE, Bradman N, et al: Age estimates of two common mutations causing factor XI deficiency: Recent genetic drift is not necessary for elevated disease incidence among Ashkenazi Jews. *Am J Hum Genet* 64:1071, 1999.
255. Bolton-Maggs PH, Patterson DA, Wensley RT, Tuddenham EG: Definition of the bleeding tendency in factor XI-deficient kindreds: A clinical and laboratory study. *Thromb Haemost* 73:194, 1995.
256. Salomon O, Steinberg DM, Seligsohn U: Variable bleeding manifestations characterize different types of surgery in patients with severe factor XI deficiency enabling parsimonious use of replacement therapy. *Haemophilia* 12:490, 2006.
257. Salomon O, Steinberg DM, Tamarin I, et al: Plasma replacement therapy during labor is not mandatory for women with severe factor XI deficiency. *Blood Coagul Fibrinolysis* 16:37, 2005.
258. Brenner B, Laor A, Lupo H, et al: Bleeding predictors in factor-XI deficient patients. *Blood Coagul Fibrinolysis* 8:511, 1997.
259. Eikenboon JC, Rosendaal FR, Briet E: Value of the patient interview: All but consensus among haemostasis experts. *Haemostasis* 22:221, 1992.
260. Peter MK, Meili EO, Von Felten A: Factor XI deficiency: Do patients with hemorrhagic diathesis also have hemostasis defects? *Schweiz Med Wochenschr* 126:999, 1996.
261. Salomon O, Steinberg DM, Dardik R, et al: Inherited factor XI deficiency confers no protection against acute myocardial infarction. *J Thromb Haemost* 1:658, 2003.
262. Salomon O, Steinberg DM, Koren-Morag N, et al: Reduced incidence of ischemic stroke in patients with severe factor XI deficiency. *Blood* 111:4113, 2008.
263. Brodsky JB, Burgess GE: Pulmonary embolism with factor XI deficiency. *JAMA* 534:1156, 1975.
264. Seligsohn U, Zitman D, Many A, Klibansky C: Coexistence of factor XI (plasma thromboplastin antecedent) deficiency and Gaucher's disease. *Isr J Med Sci* 12:1448, 1976.
265. Singer ST, Hurst D, Addiego JE Jr: Bleeding disorders in Noonan syndrome: Three case reports and review of the literature. *J Pediatr Hematol Oncol* 19:130, 1997.
266. Chediak J, Lambert E, Johnson EI, Telfer MC: Combined severe factor XI deficiency and von Willebrand's disease. *Am J Clin Pathol* 74:108, 1980.
267. Tavori S, Brenner B, Tatarsky I: The effect of combined factor XI deficiency with von Willebrand factor abnormalities on haemorrhagic diathesis. *Thromb Haemost* 63:36, 1990.
268. Lian EC, Deykin D, Harkness DR: Combined deficiencies of factor VIII (AHF) and factor XI (PTA). *Am J Hematol* 1:319, 1976.
269. Berg LP, Varon D, Martinowitz U, et al: Combined factor VIII/factor XI deficiency may cause intra-familial clinical variability in haemophilia A among Ashkenazi Jews. *Blood Coagul Fibrinolysis* 5:59, 1994.
270. Berube C, Ofosu FA, Kelton JG, Blajchman MA: A novel congenital haemostatic defect: Combined factor VII and factor XI deficiency. *Blood Coagul Fibrinolysis* 3:357, 1992.
271. Salomon O, Zivelin A, Livnat T, et al: Prevalence, causes, and characterization of factor XI inhibitors in patients with inherited factor XI deficiency. *Blood* 101:4783, 2003.
272. Zucker M, Zivelin A, Teitel J, Seligsohn U: Induction of an inhibitor antibody to factor XI in a patient with severe inherited factor XI deficiency by Rh immune globulin. *Blood* 111:1306, 2008.
273. Stern DM, Nossel HL, Owen J: Acquired antibody to factor XI in a patient with congenital factor XI deficiency. *J Clin Invest* 69:1270, 1982.
274. Seligsohn U, Modan M: Definition of the population at risk of bleeding due to factor XI deficiency in Ashkenazic Jews and the value of activated partial thromboplastin time in its detection. *Isr J Med Sci* 17:413, 1981.
275. Bolton-Maggs PHB, Wensley RT, Kernoff PBA, et al: Production and therapeutic use of a factor XI concentrate from human plasma. *Thromb Haemost* 67:314, 1992.
276. Inbal A, Epstein O, Blickstein D, et al: Evaluation of solvent/detergent treated plasma in the management of patients with hereditary and acquired coagulation disorders. *Blood Coagul Fibrinolysis* 4:599, 1993.
277. Seligsohn U: Factor XI deficiency. *Thromb Haemost* 70:68, 1993.
278. De Raucourt MH, Aurousseau MH, Denninger MH, et al: Use of a factor XI concentrate in three severe factor XI-deficient patients. *Blood Coagul Fibrinolysis* 6:486, 1995.
279. Aledort LM, Forster A, Maksoud J, Isola L: BPL factor XI concentrate: Clinical experience in the U.S.A. *Haemophilia* 3:59, 1997.
280. Mannucci PM, Bauer KA, Santagostino E, et al: Activation of the coagulation cascade after infusion of a factor XI concentrate in congenitally deficient patients. *Blood* 84:1314, 1994.
281. Richards EM, Makris MM, Cooper P, Preston FE: In vivo coagulation activation following infusion of highly purified factor XI concentrate. *Br J Haematol* 96:293, 1997.
282. Bolton-Maggs PHB, Colvin BT, Satchi G, et al: Thrombogenic potential of factor XI concentrate. *Lancet* 344:748, 1994.
283. Briggs N, Harman C, Dash CH: A decade of experience with factor XI concentrate. *Haemophilia* 2:14, 1996.
284. Rakocz M, Mazar A, Varon D, et al: Dental extractions in patients with bleeding disorders. *Oral Surg Oral Med Oral Pathol* 75:280, 1993.
285. Connelly NR, Brull SJ: Anesthetic management of a patient with factor XI deficiency and factor XI inhibitor undergoing a cesarean section. *Anesth Analg* 76:1365, 1993.
286. Hedner U: Factor VIIa in the treatment of haemophilia. *Blood Coagul Fibrinolysis* 1:307, 1990.
287 Livnat T, Zivelin A, Martinowitz U, et al: Prerequisites for recombinant factor VIIa-induced thrombin generation in plasmas deficient in factors VIII, IX or XI. *J Thromb Haemost* 4:192, 2006.
288. Livnat T, Tamarin I, Mor Y, et al: Recombinant activated factor VII and tranexamic acid are haemostatically effective during major surgery in factor XI-deficient patients with inhibitor antibodies. *Throm Haemost*, 102:487, 2009.
289. Duckert F, Jung E, Sherling DH: An undescribed congenital haemorrhagic diathesis probably due to fibrin stabilizing factor deficiency. *Thromb Diath Haemorrh* 5:179, 1960.
290. Muszbek L, Adany R, Mikkola H: Novel aspects of blood coagulation factor XIII: I. Structure, distribution, activation, and function. *Crit Rev Clin Lab Sci* 33:357, 1996.
291. Chung SI, Lewis MS, Folk JE: Relationships of the catalytic properties of human plasma and platelet transglutaminases (activated blood coagulation factor XIII) to their subunit structures. *J Biol Chem* 249:940, 1974.
292. Gentile V, Saydak M, Chiocca EA, et al: Isolation and characterization of cDNA clones to mouse macrophage and human endothelial cell tissue transglutaminases. *J Biol Chem* 266:478, 1991.
293. Phillips MA, Stewart BE, Qin Q, et al: Primary structure of keratinocyte transglutaminase. *Proc Natl Acad Sci U S A* 87:9333, 1990.
294. Sung LA, Chien S, Chang LS, et al: Molecular cloning of human protein 4.2: A major component of the erythrocyte membrane. *Proc Natl Acad Sci U S A* 87:955, 1990.
295. Lorand L, Graham RM: Transglutaminases: Crosslinking enzymes with pleiotropic functions. *Nat Rev Mol Cell Biol* 4:140, 2003.
296. Yee VC, Pedersen LC, Le Trong I, et al: Three-dimensional structure of a transglutaminase: Human blood coagulation factor XIII. *Proc Natl Acad Sci U S A* 91:7296, 1994.
297. Lorand L, Gray AJ, Brown K, Credo RB, et al: Dissociation of the subunit structure of fibrin stabilizing factor during activation of the zymogen. *Biochem Biophys Res Commun* 56:914, 1974.
298. Mary A, Achyuthan KE, Greenberg CS: B-chains prevent the proteolytic inactivation of the a-chains of plasma factor XIII. *Biochim Biophys Acta* 966:328, 1988.
299. Bottenus RE, Ichinose A, Davie EW: Nucleotide sequence of the gene for the b subunit of human factor XIII. *Biochemistry* 29:11195, 1990.
300. Board PG, Webb GC, McKee J, Ichinose A: Localization of the coagulation factor XIII A subunit gene (F13A) to chromosome bands 6p24-p25. *Cytogenet Cell Genet* 48:25, 1988.
301. Weisberg LJ, Shiu DT, Greenberg CS, et al: Localization of the gene for coagulation factor XIII a-chain to chromosome 6, and identification of sites of synthesis. *J Clin Invest* 79:649, 1987.
302. Ichinose A, Davie EW: Characterization of the gene for the a subunit of human factor XIII (plasma transglutaminase), a blood coagulation factor. *Proc Natl Acad Sci U S A* 85:5829, 1988.
303. Webb GC, Coggan M, Ichinose A, Board PG: Localization of the coagulation factor XIII B subunit gene (F13B) to chromosome bands 1q31–32.1, and restriction fragment length polymorphism at the locus. *Hum Genet* 81:157, 1989.
304. Adany R, Kiss A, Muszbek L: Factor XIII: A marker of mono- and megakaryocytopoiesis. *Br J Haematol* 67:167, 1987.
305. Inbal A, Muszbek L, Lubetsky A, et al: Platelets but not monocytes contribute to the plasma levels of factor XIII subunit A in patients undergoing autologous peripheral blood stem cell transplantation. *Blood Coagul Fibrinolysis* 15:249, 2004.
306. Wolpl A, Lattke H, Board PG, et al: Coagulation factor XIII A and B subunits in bone marrow and liver transplantation. *Transplantation* 43:151, 1987.
307. Nagy JA, Kradin RL, McDonagh J: Biosynthesis of factor XIII A and B subunits. *Adv Exp Med Biol* 231:29, 1988.
308. Takagi T, Doolittle RF: Amino acid sequence studies on factor XIII and the peptide released during its activation by thrombin. *Biochemistry* 13:750, 1974.
309. Ariens RA, Lai TS, Weisel JW, et al: Role of factor XIII in fibrin clot formation and effects of genetic polymorphisms. *Blood* 100:743, 2002.
310. Varadi A, Scheraga HA: Localization of segments essential for polymerization and for calcium binding in the gamma-chain of human fibrinogen. *Biochemistry* 25:519, 1986.
311. Sakata Y, Aoki N: Cross-linking of alpha 2-plasmin inhibitor to fibrin by fibrin-stabilizing factor. *J Clin Invest* 65:290, 1980.
312. Mosher DF, Schad PE, Vann JM: Cross-linking of collagen and fibronectin by factor XIIIa: Localization of participating glutaminyl residues to a tryptic fragment of fibronectin. *J Biol Chem* 255:1181, 1980.
313. Board PG, Losowsky MS, Miloszewski KJ: Factor XIII: Inherited and acquired deficiency. *Blood Rev* 7:229, 1993.
314. Mikkola H, Syrjala M, Rasi V, et al: Deficiency in the A-subunit of coagulation factor XIII: Two novel point mutations demonstrate different effects on transcript level. *Blood* 84:517, 1994.
315. Schroeder V, Durrer D, Meili E, et al: Congenital factor XIII deficiency in Switzer-

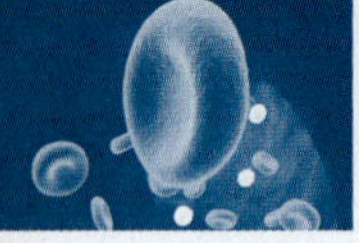

land: from the worldwide first case in 1960, to its molecular characterisation in 2005. *Swiss Med Wkly* 137:272, 2007.

316. Inbal A, Yee VC, Kornbrot N, et al: Factor XIII deficiency due to a Leu660Pro mutation in the factor XIII subunit-a gene in three unrelated Palestinian Arab families. *Thromb Haemost* 77:1062, 1997.
317. Ivaskevicius V, Seitz R, Kohler HP, et al: International registry on factor XIII deficiency: a basis formed mostly on European data. *Thromb Haemost* 97:914, 2007.
318. Aslam S, Standen GR, Khurshid M, Bilwani F: Molecular analysis of six factor XIII-A-deficient families in Southern Pakistan. *Br J Haematol* 109:463, 2000.
319. Cargill M, Altshuler D, Ireland J, et al: Characterization of single-nucleotide polymorphisms in coding regions of human genes. *Nat Genet* 22:231, 1999.
320. Ichinose A: Physiopathology and regulation of factor XIII. *Thromb Haemost* 86:57, 2001.
321. Lauer P, Metzner HJ, Zettlmeissl G, et al: Targeted inactivation of the mouse locus encoding coagulation factor XIII-A: Hemostatic abnormalities in mutant mice and characterization of the coagulation deficit. *Thromb Haemost* 88:967, 2002.
322. Lak M, Peyvandi F, Ali Sharifian A, et al: Pattern of symptoms in 93, Iranian patients with severe factor XIII deficiency. *J Thromb Haemost* 1:1852, 2003.
323. Dardik R, Loscalzo J, Inbal A: Factor XIII (FXIII) and angiogenesis. *J Thromb Haemost* 4:19, 2006.
324. Koseki-Kuno S, Yamakawa M, Dickneite G, Ichinose A: Factor XIII A subunit-deficient mice developed severe uterine bleeding events and subsequent spontaneous miscarriages. *Blood* 102:4410, 2003.
325. Asahina T, Kobayashi T, Okada Y, et al: Maternal blood coagulation factor XIII is associated with the development of cytotrophoblastic shell. *Placenta* 21:388, 2000.
326. Inbal A, Muszbek L: Coagulation factor deficiencies and pregnancy loss. *Semin Thromb Hemost* 29:171, 2003.
327. Katona E, Haramura G, Karpati L, et al: A simple, quick one-step ELISA assay for the determination of complex plasma factor XIII (A2B2). *Thromb Haemost* 83:268, 2000.
328. Nijenhuis AV, van Bergeijk L, Huijgens PC, Zweegman S: Acquired factor XIII deficiency due to an inhibitor: A case report and review of the literature. *Haematologica* 89:ECR14, 2004.
329. Ajzner E, Schlammadinger A, Kerenyi A, et al: Severe bleeding complications caused by an autoantibody against the B subunit of plasma factor XIII; a novel form of acquired factor XIII deficiency. *Blood* 113:723, 2009.
330. Gootenberg JE: Factor concentrates for the treatment of factor XIII deficiency. *Curr Opin Hematol* 5:372, 1998.
331. Lovejoy AE, Reynolds TC, Visich JE, et al: Safety and pharmacokinetics of recombinant factor XIII-A2, administration in patients with congenital factor XIII deficiency. *Blood* 108:57, 2006.
332. Nugent DJ: Prophylaxis in rare coagulation disorders—Factor XIII deficiency. *Thromb Res* 118(Suppl 1):S23, 2006.
333. Asahina T, Kobayashi T, Takeuchi K, Kanayama N: Congenital blood coagulation factor XIII deficiency and successful deliveries: a review of the literature. *Obstet Gynecol Surv* 62:255, 2007.

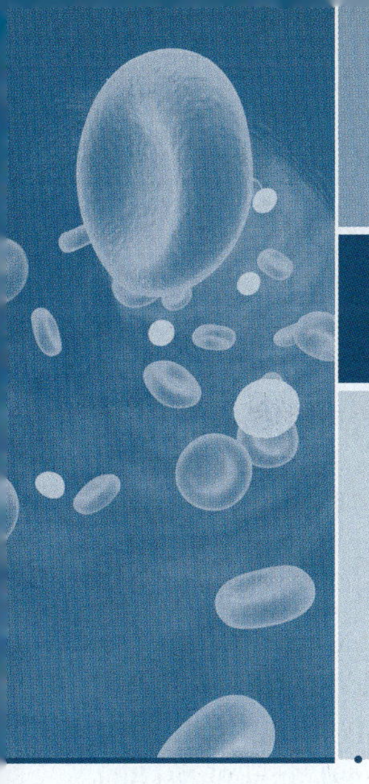

第126章

遗传性纤维蛋白原异常

Marguerite Neerman-Arbez, Philippe de Moerloose

摘 要

遗传性纤维蛋白原异常包括两大类血浆纤维蛋白原缺陷:①Ⅰ型缺陷(纤维蛋白原量的缺陷),无纤维蛋白原血症或低纤维蛋白原血症,血浆纤维蛋白原水平降低或缺陷;和②Ⅱ型缺陷(纤维蛋白原质的缺陷),异常纤维蛋白原血症或低异常纤维蛋白原血症,血浆纤维蛋白原抗原水平正常或降低,而活性却不成比例的明显降低。引起无纤维蛋白原血症的分子机制,大部分是由于编码纤维蛋白原肽链的三个基因发生无效(null)突变;某些病例是错义突变或引起截短的无义突变,这些突变虽然可以转录翻译成相应的肽链,但肽链在细胞内的组装或分泌受到损伤。在某些低纤维蛋白原血症病例中,突变的纤维蛋白原分子合成后以内含体(inclusion)的形式滞留在肝细胞的粗面内质网内,引起内质网贮存池病。无纤维蛋白原血症常表现为中、重度出血症状,而低纤维蛋白原血症常常无症状。血栓栓塞可以自发发生或在输注富纤维蛋白原制品后发生。由于纤维蛋白有抗凝血酶作用(被称为抗凝血酶Ⅰ),无纤维蛋白原血症患者由于缺乏纤维蛋白抗凝血酶作用而易发生血栓形成,生育期妇女常发生习惯性流产。纤维蛋白原分子结构异常而功能降低是遗传性异常纤维蛋白原血症的特征。异常纤维蛋白原血症通常表现为出血和(或)血栓,或者是无症状。低异常纤维蛋白原血症是该类型的一个亚类。某些发生于纤维蛋白原α链C末端的突变常伴有肾淀粉样变,其原因是由于纤维蛋白原α链C末端的异常片段沉积于肾脏。对于Ⅱ型纤维蛋白原异常患者发生血栓形成的原因往往是不确定的,可能涉及与钙离子结合能力下降、组织型纤溶酶原激活物介导的纤溶途径损伤、抗纤溶作用、纤维蛋白多聚化缺陷,或凝血酶与纤维蛋白结合减少。

本章使用的简写和缩略词:FFP,新鲜冰冻血浆(fresh-frozen plasma);FGA,纤维蛋白原α链基因(fibrinogen Aα-chain gene);FGB,纤维蛋白原β链基因(fibrinogen Bβ-chain gene);FGG,纤维蛋白原γ链基因(fibrinogen γ-chain gene);FpA,纤维蛋白肽A(fibrinopeptide A);FpB,纤维蛋白肽B(fibrinopeptide B);LMWH,低分子肝素(low-molecular-weight heparin);TAFI,凝血酶活化的纤溶抑制剂(thrombin-activatable fibrinolysis inhibitor);t-PA,组织型纤溶酶原激活物(tissue-type plasminogen activator)。

关于引起遗传性纤维蛋白原异常的一些突变已经被发表[1-5],在文章中,作者对于发病机制进行了详细和深入的阐述。为了解目前已注册遗传性纤维蛋白原异常[6]可访问下列网址:http://www.geht.org/databaseang/fibrinogen/。纤维蛋白原除了参与炎症、伤口愈合及血管新生等生物过程外,更重要的是作为不溶性的纤维蛋白凝块的前体分子在止血过程中起主要作用(图126-1)。纤维蛋白原结合纤维蛋白溶酶原、α_2-抗纤溶酶、纤维连接蛋白、因子ⅩⅢ和其他蛋白质。它还与血小板结合,并支撑血小板聚集。纤维蛋白原与凝血酶底物性结合转化为纤维蛋白,此外,纤维蛋白原还提供与凝血酶非底物性结合点,因此,纤维蛋白原有时被称为抗凝血酶Ⅰ[7]。纤维蛋白原还结合血管内皮细胞和其他细胞、血浆或组织基质成分如纤维连接蛋白和糖胺聚糖和肽类生长因子。纤维蛋白为纤溶系统的组装和活化提供了一个模板,而且是纤溶酶的主要底物(见第136章)。纤维蛋白原和纤维蛋白在血浆凝血因子ⅩⅢa催化作用下共价交联。

纤维蛋白原异常性疾病可以是获得性的也可以是遗传性的。获得性纤维蛋白原异常包括肝病、弥漫性血管内凝血、原发性纤溶异常或由某些药物引起的。遗传性纤维蛋白原异常比较少见,并可分为Ⅰ型和Ⅱ型。Ⅰ型紊乱是血液循环中纤维蛋白原量的异常:低纤维蛋白原血症特点是纤维蛋白原水平低于1.5g/L,无纤维蛋白原血症是完全或几乎完全缺乏纤维蛋白原。Ⅱ型紊乱是血液循环中纤维蛋白原质的异常:异常纤维蛋白原血症,纤维蛋白原抗原水平是正常的;而在低异常纤维蛋白原血症,纤维蛋白原抗原水平降低。

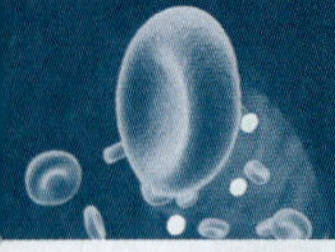

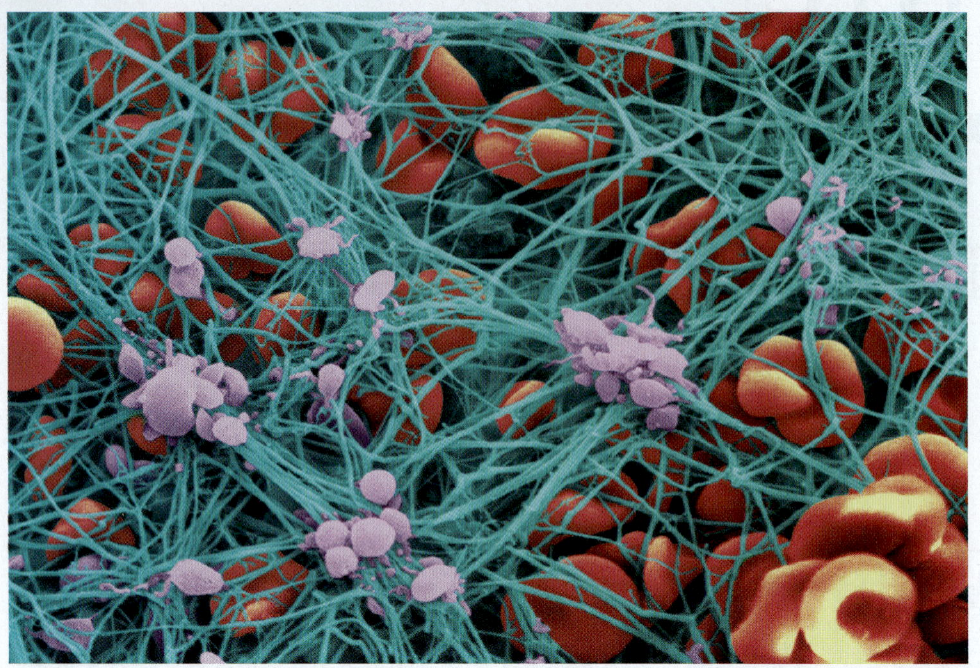

图 126-1　整个血液凝块扫描电镜的彩色照片。纤维蛋白网用绿色显示，网格中捕获的血小板和红细胞分别用紫色和红色显示。

结构和合成

纤维蛋白原是一种 340kDa 的糖蛋白，在肝细胞[8]中合成，血浆浓度为 1.5~3.5mg/ml（4~10μM）。每个纤维蛋白原分子的长度约为 45nm。核心结构由两个外侧的 D 区[9]和一个中心 E 区通过螺旋盘绕的区域连接而成（图 126-2）。纤维蛋白原分子是由 Aα、Bβ 和 γ 三条肽链组成的对称性异六聚体，E 区是由 Aα、Bβ 和 γ 六条肽链的所有氨基末端通过二硫键形成，D 区是由 Bβ 和 γ 链的 C 末端组成的球形区，Aα 链的 C 末端穿过 D 区后与 E 区非共价结合（图 126-2）。Bβ 和 γ 链的 C 末端序列在脊椎动物是高度保守的，是 FreD（纤维蛋白原相关结构域）蛋白质家族的成员。

编码纤维蛋白原的三个基因 FGB（编码 Bβ 链）、FGA（编码 Aα 链）和 FGG（编码 γ 链），从着丝粒到端粒依次排列在人类染色体 4 号染色体约 50kb 的区域[10]。FGA 和 FGG 的转录方向与 FGB 相反。由于剪接位点的不同[11]，纤维蛋白原 Aα 链有两种异构体：常见的 Aα 链，由外显子 1~5 编码，另一个异构体 AαE，比例约占 1%~2%，由外显子 1~6 编码。

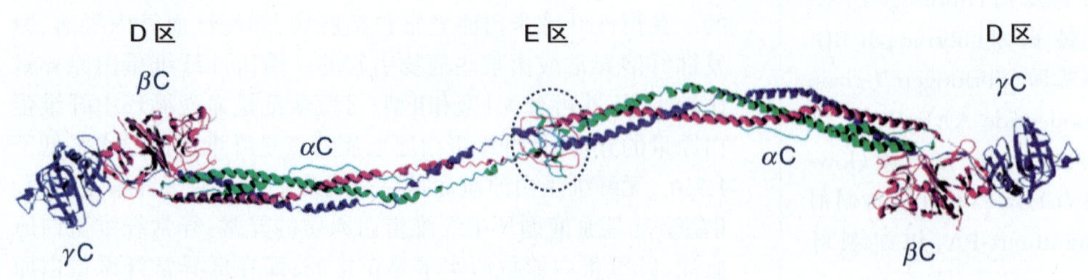

图 126-2　土鸡的纤维蛋白原色带示意图[28]（根据 PDB 文件 1M1J 修改，www.pdb.org/pdb/）。绿色的是 α 链，紫色的是 β 链，蓝色的是 γ 链。Bβ 链和 γ 链的球形 C 端形成 D 区，中心 E 区由三链的所有 N 末端组成。不同于 βC 和 γC 区，Aα 链（αC）的 C 末端是灵活的，往往是非共价结合在中央 E 区附近。

FGG 也因为剪接位点的不同产生两个转录产物：主要信使核糖核酸（mRNA）转录本包含 10 个外显子，编码主要的 γ 链（γA）；而少量的 γ' 链并不剪接出内含子 9 及开放阅读框架在外显子 10 相应的位置上用另 20 个密码子替代 4 个密码子。FGB 编码单个 1.9kb 的转录本和一个 1.5kb 的编码序列。每一个基因独立地被转录和翻译分别产生相应的多肽：644 个氨基酸（Aα）、491 个氨基酸（Bβ）和 437 个氨基酸（γ）。

在单链进入内质网（ER）腔的过程中，每个肽链的信号肽同时被切割，由此产生 610 个氨基酸（Aα）、461 个氨基酸（Bβ）和 411 个氨基酸（γ）的成熟肽。在内质网中的组装过程：首先形成 Aα-γ 和 Bβ-γ 中间体，然后再加入第三条肽链 Bβ 或 Aα 形成 AαBβγ 半分子，两个半分子间二聚化形成了功能性六聚体[12]。在高尔基复合体中，蛋白质经历一系列的翻译后修饰而成熟，包括 N- 连接的寡糖、磷酸化、羟基化和硫酸化[13]。

整个组装过程在几分钟内完成后，成熟的分子随后被分泌到血液循环，血浆半衰期约 4 天[14]。除了血浆中的纤维蛋白原，血小板的 α 颗粒中也存在纤维蛋白原。一般认为，巨核细胞和血小板中的纤维蛋白原是通过整合素 $\alpha_{IIb}\beta_3$[15] 介导的细胞内吞作用实现的。但是，$\alpha_{IIb}\beta_3$ 只与纤维蛋白原 γA 链 C 末端结合，而不能与 γ' 链结合，所以，血小板 α 颗粒中的纤维蛋白原分子只包含 γA 链，而缺乏 γ' 链[16]。

纤维蛋白原转化为纤维蛋白和纤维蛋白网络的形成

纤维蛋白原转化为纤维蛋白凝块[17,18]的过程分为三个不同的阶段：①凝血酶裂解纤维蛋白原产生纤维蛋白单体；②纤维蛋白单体自我装配形成有序的多聚体结构；和③因子ⅩⅢa 作用下纤维蛋白共价交联。在第一阶段，凝血酶先后切割纤维蛋白原 AαR35/G36（R16/G17）和 Bβ R44/G45（R14/G15）分别释放出 FPA 和 FPB，从而暴露出"A"和"B"两个结（knobs）[9]（或称 E_A 和 E_B 多聚化位点；图 126-3）。"A"结位于纤维蛋白 Aα 链的氨基末端，且最先的氨基酸序列为 GPRV。与纤维蛋白"A"结相互作用的互补位点叫做洞（hole）"a"（或称 Da）位于另一个纤维蛋白分子 γ 链氨基酸 363-405（337-379）片段内[19]。

一个结与另一个洞的相互

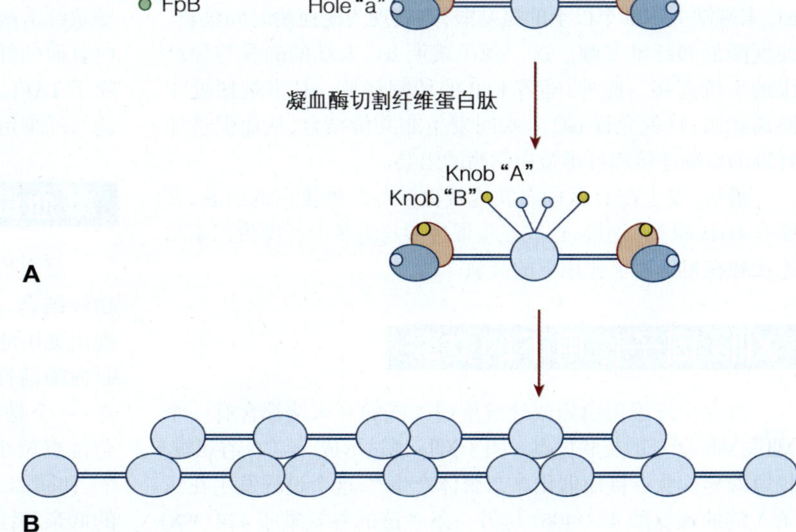

图 126-3　纤维蛋白原转化为纤维蛋白和纤维蛋白组装的第一步。A. 纤维蛋白原示意图显示了纤维蛋白肽 A（FpA）、纤维蛋白肽 B（FpB）以及互补的“a”洞和“b”洞，“a”洞和“b”洞分别位于 γ 链和 β 链球形 C 末端区。在凝血酶作用下，FpA 和 FpB 释放后分别暴露出“A”结和“B”结。球形 βC 和 γC 区被分别显示：紫色代表 βC，蓝色代表 γC。B. 纤维蛋白单体自我组装形成多聚结构。这里，D 区被简单化为一个球形单位。

作用形成双股的原纤维，这双股的原纤维以末端 - 中部方式交错重叠排列（见图 126-3）[17,18,20,21]。两个双股的原纤维通过侧支连接形成四股的“双边”（bilateral）纤维蛋白铰链（bilateral branch junctions），进一步的侧支连接形成纤维蛋白束。第二种类型的侧支连接称为“等边侧支”（equilateral branching；图 126-4），该种连接是由三个原纤维形成的铰链[22]。上述这两种类型的侧支连接为血凝块形成提供了网络框架，血凝块的最终结构还受几个变量影响，包括盐的浓度，pH 值，凝血酶浓度[23,24]。

FpB 的释放较 FpA 更晚些，FpB 的释放暴露出另一个多聚化位点“B”结（或 E_B），且最开始的氨基酸序列为 GHRP。GHRP 与互补位点“b”洞（或称 D_b）相互作用，D_b 位于 β 链 427-462（397-432）氨基酸片段内[25,26]。纤维蛋白的多聚化加速 FpB 的切割和释放，而 FpA 的释放却不受纤维蛋白多聚化的影响。“B”结与“b”洞的相互作用对原纤维的后续连接虽然不是必须的，但这种相互作用可诱导 βC 末端重排和 βC 之间的连接而促进纤维蛋白网络的形成[27,28]。

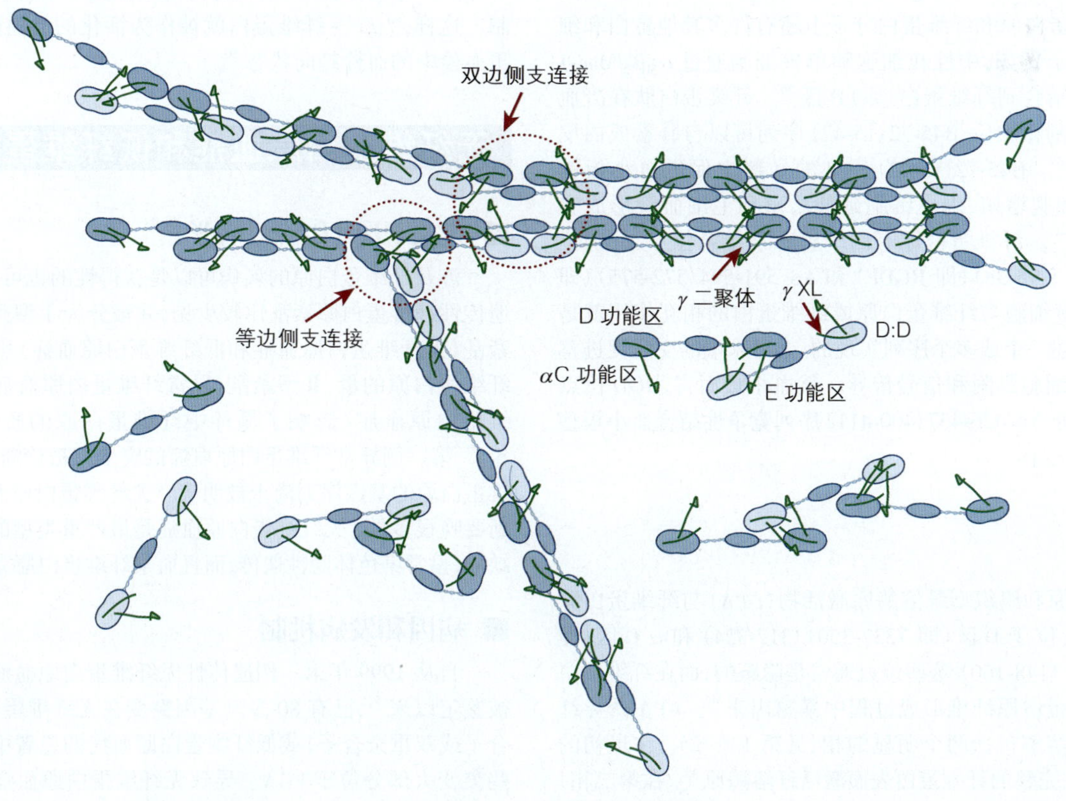

图 126-4　纤维蛋白组装和 γ 链交联。

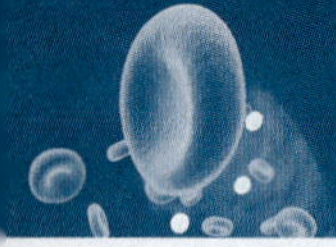

灵活的 αC 末端也参与纤维蛋白的多聚化[29,30]。在纤维蛋白原形成纤维蛋白凝块的过程中，若血浆纤维蛋白原分子的 αC 末端缺失 100 个以上的氨基酸，则表现为凝血酶时间延长、浊度降低和纤维变细。这一现象表明 αC 末端的确参与原纤维的后续连接。此外，随着 FpB 的切割释放，αC 末端便处于游离状态，这就允许 αC 末端间发生非共价结合，从而促进原纤维的后续连接和纤维蛋白网络的组装。

最后，发生在 D 区的自我连接也参与纤维蛋白的组装，其中有 D:D 和 γ_{XL} 连接，这些连接促进参与组装的纤维蛋白末端连接和在ⅩⅢa 因子作用下的交联[31,32]。

ⅩⅢa 因子作用下的交联

每一个纤维蛋白原或纤维蛋白 γ 链的 C 末端都含有一个ⅩⅢ或ⅩⅢa 因子的交联位点。因子ⅩⅢa 通过形成 ε-(γ-谷氨酰)赖氨酸异构肽连接而催化 γ 二聚体产生[33]，这个过程发生在一条 γ 链的赖氨酸 432(406) 与另一条 γ 链的谷氨酰胺 424(398) 或 425(399) 之间。交联增加血凝块抗变形的能力。同样的过程也发生在 α 链之间以及 α 链与 γ 链之间，尽管比例较低。在ⅩⅢa 作用下，α_2-抗纤溶酶共价结合于纤维蛋白原或纤维蛋白远端的 α 链，而且这一过程先于ⅩⅢa 对纤维蛋白的交联，这可能对体内的纤溶调控是有意义的[33]。纤维连接蛋白也参与纤维蛋白凝块的形成，纤维连接蛋白与纤维蛋白首先通过特定的位点发生非共价结合，然后在ⅩⅢa 因子作用下进行共价结合[34]。纤维连接蛋白的参与可能会影响到细胞在纤维蛋白凝块沉积处的黏附和迁移，从而参与伤口的愈合和其他的细胞依赖过程。

纤维蛋白(原)上的细胞和其他结合位点

在纤维蛋白原和纤维蛋白分子上还有许多其他蛋白和细胞结合位点。例如，中性粒细胞和单核细胞通过 $\alpha_M\beta_2$/Mac-1 整合素受体结合到纤维蛋白(原) D 区[35]。纤维蛋白肽在凝血酶作用下切割释放后，β45-72(15-42) 序列可以与肝素或内皮细胞结合[36,37]。β45-72(15-42) 序列的暴露也促进血小板铺展、成纤维细胞增殖、内皮细胞延伸增殖和毛细血管形成和 VWF 释放[36-43]。纤维蛋白原有两个整合素结合位点，分别位于 Aα114-117(95-98)(即 RGDF) 和 Aα 591-594(572-575)(即 RGDS)。许多细胞与纤维蛋白原或纤维蛋白的相互作用就是通过结合上述一个或多个序列实现的。αC 末端的交联促进整合素依赖的细胞黏附和信号传导。就血小板而言，RGD 位点与纤维蛋白原 γA 426-437(400-411) 序列竞争性结合血小板整合素 αⅡbβ3 受体。

纤溶

纤溶酶原和组织型纤溶酶原激活物(t-PA)与纤维蛋白原结合的位点位于 D 区(即 γ337-350)(312-324) 和 α C 区(即 Aα 167-179)(148-160)，这些位点通常是隐蔽的，而在纤维蛋白组装和纤维蛋白原纤维形成过程中暴露出来[44]。t-PA 诱导纤维蛋白凝块溶解包括两个明显的相(见第 136 章)。在最初的慢相，t-PA 在完整的纤维蛋白表面激活纤溶酶原[45]。在第二相，(由纤溶酶)发生部分降解的纤维蛋白产生 C 末端赖氨酸残基，导致纤溶酶原在凝块表面蓄积和随之的溶解速度增加[46]。而凝血酶活化的纤溶抑制剂(TAFI)则移去 C 末端赖氨酸残基，导致纤溶酶原的结合明显减少，所以，TAFI 是通过减少纤维蛋白表面的纤溶酶的活化来抑制第二相纤维蛋白凝块的溶解[47]。除了 TAFI，α_2-抗纤溶酶、脂蛋白(a)和组氨酸丰富的糖蛋白都能与纤维蛋白结合，并通过各种机制抑制纤溶。

凝血酶结合纤维蛋白原和纤维蛋白

凝血酶通过其纤维蛋白原识别位点与纤维蛋白原发生底物性结合，这种结合称为 exosite 1[48]。纤维蛋白凝块本身也表现出突出的凝血酶结合潜能，纤维蛋白与凝血酶结合被称为抗凝血酶活性 I[7]。在纤维蛋白上有两个非底物性凝血酶结合位点：一个是在 E 区的"低亲和力"位点，另一个"高亲和力"结合位点位于纤维蛋白(原)分子 γ' 链的 D 区。异二聚体 γA/γ' 和同源二聚体 γ'/γ' 约占总 γ 链的 8%。在纤维蛋白 E 区的低亲和性凝血酶结合活性反映凝血酶 exosite 1 结合，而在纤维蛋白(原)分子 γ' 链的 D 区的高亲和性凝血酶结合是通过 exosite 2 发生的；并且伴随着前者的结合，后者的结合作用增强。在纤维蛋白凝块形成过程中，抗凝血酶 I(纤维蛋白)通过隔离凝血酶来抑制其产生，而且也减少被纤维蛋白结合的凝血酶催化活性。血管血栓形成可能是由于缺乏抗凝血酶 I(就像在无纤维蛋白原血症中，见下文"无纤维蛋白原血症和低纤维蛋白原血症")、血浆 γ' 链比例减少[49]或凝血酶结合纤维蛋白的能力缺陷(就像某些异常纤维蛋白原血症，见下文"异常纤维蛋白原血症和低异常纤维蛋白原血症")。却有相反现象的报道，如当血浆 γ' 链水平明显升高时，动脉血栓形成的却易感性增加；而且，与结合了 γ_A/γ_A-纤维蛋白的凝血酶相比较，结合了 γ_A/γ'-纤维蛋白的凝血酶在很大程度上不易被抗凝血酶抑制。这样，γ_A/γ'-纤维蛋白就被作为活化的凝血酶池，而有利于血栓中的血栓趋向状态[50]。

无纤维蛋白原血症和低纤维蛋白血症

■ 定义，历史和流行病学

涉及纤维蛋白原的疾病可以是获得性的也可是遗传性的。遗传性纤维蛋白原紊乱比较少见，并被分为Ⅰ型和Ⅱ型。Ⅰ型紊乱(无纤维蛋白原血症和低纤维蛋白原血症)影响了循环中纤维蛋白原的量，Ⅱ型紊乱(异常纤维蛋白原血症和低异常纤维蛋白原血症)影响了循环中纤维蛋白原的质。早在 1968 年[51]，第一例异常纤维蛋白原血症的突变就被诊断，虽然那时纤维蛋白原的基因序列尚未被明确。无纤维蛋白原血症的分子诊断要晚很多[52]。无纤维蛋白原血症是最严重类型的纤维蛋白原缺陷，呈常染色体隐性遗传，而且血浆纤维蛋白原完全缺乏。

■ 病因和发病机制

自从 1999 年第一例遗传性无纤维蛋白原血症的基因突变被鉴定以来[52]，已有 80 多例基因突变在无纤维蛋白原血症(纯合子或双重杂合子)或低纤维蛋白原血症的患者中被鉴定[5]，这些突变大部分位于 FGA。导致无纤维蛋白原血症或低纤维蛋白原血症的突变被总结于表 126-1[52-121]。根据突变导致的结果，

表 126-1　突变导致无纤维蛋白原血症和低纤维蛋白原血症 *

突　变			病因和病理	临床症状	参考文献
cDNA	前体	成熟链			
FGA					
4.1kb 缺失	—	—	外显子 1 大片段缺失	AFIB	61
-1138C → T	—	—	启动子突变，增强子活性减少	HYPO	62
c.3_4 插入 C	F2Lfs	F-17Lfs	外显子 1 框移突变	AFIB	63
c. 54+1G → A	—	—	内含子 1 剪接点突变	AFIB	82
c. 54+3A → G	—	—	内含子 1 剪接点突变	AFIB	63
11kb 缺失	—	—	外显子 2~6 大片段缺失，复发	AFIB	52,57,63
c. 94G → T	G32X	G13X	外显子 2 无义突变，逃脱 NMD	AFIB	83
c. 117delT	V40Wfs	V21Wfs	外显子 2 无义突变，逃脱 NMD	AFIB	64,83
c. 180+2T → C	—	—	内含子 2 剪接点突变	HYPO	5
c. 191G → T	C64F	C45F	外显子 3 错义突变，损伤了纤维蛋白原分泌	HYPO	84
c. 196_197insT	S66Ffs	S47Ffs	外显子 3 框移突变	AFIB	82
c. 209T → G	M70R	M51R	外显子 3 错义突变，损伤了纤维蛋白原分泌	AFIB	85
c.229_231del3ins12	V77insPLMX	V58insPLMX	外显子 3 缺失插入，成熟前终止	AFIB	61
c. 285T → A	Y95X	Y76X	外显子 3 无义突变	AFIB	64
c. 356C → G	S119X	S100X	外显子 3 无义突变，逃脱 NMD	AFIB	83
c. 364+1_+4delGTAA	—	—	内含子 3 剪接点突变，引起外显子 3 跳跃	AFIB	64,86
1.2kb 缺失	—	—	外显子 4 大片段缺失	AFIB	59
c. 385C → T	R129X	R110X	外显子 4 无义突变，逃脱 NMD	AFIB	83
c. 431_432delAA	K144Sfs	K125Sfs	外显子 4 框移突变	AFIB	63
c. 448C → T	Q150X	Q131X	外显子 4 无义突变	AFIB	87
c. 502C → T	R168X	R148X	外显子 4 无义突变，逃脱 NMD	AFIB	88,83
c. 510+1G → T	—	—	内含子 3 剪接点突变，复发，引起剪接位点隐蔽	AFIB	63~65
15kb 缺失	—	—	外显子 5~6 大片段缺失	AFIB	60
c. 541C → T	R168X	R149X	外显子 5 无义突变	AFIB	5
c. 563_564insT	L188Ffs	L169Ffs	外显子 5 框移突变	AFIB	5
c. 607C → T	Q203X	Q184X	外显子 5 无义突变	AFIB	89
c. 609_610insTGA	L204X	L185X	外显子 5 插入终止密码子	AFIB	82
c. 635T → G	L212X	L166X	外显子 5 无义突变	AFIB	5
c. 711_712insT	K238X	K219X	外显子 5 框移突变	AFIB	90
c. 743G → A	W248X	W229X	外显子 5 无义突变	AFIB	5
c. 786_789delGAGA	E262Dfs	E243Dfs	外显子 5 框移突变，预测编码 157 个异常氨基酸	AFIB	91
c. 835delA	T279Pfs	T260Pfs	外显子 5 框移突变，预测编码 141 个异常氨基酸	AFIB	92
c. 885G → A	W295X	W276X	外显子 5 无义突变	AFIB	5
c. 934delA	S312Afs	S293Afs	外显子 5 框移突变，预测编码 108 个异常氨基酸	AFIB	64
c. 945delT	G316Efs	G297Efs	外显子 5 框移突变，预测编码 103 个异常氨基酸	AFIB	64

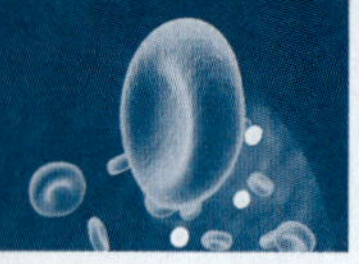

续表

突　变			病因和病理	临床症状	参考文献
cDNA	前体	成熟链			
c. 946G → T	G316X	G297X	外显子 5 无义突变	AFIB	63
c. 1001G → A	W334X	W315X	外显子 5 无义突变	AFIB	63
c. 1025delG	G342Efs	G323Efs	外显子 5 框移突变，预测编码 78 个异常氨基酸	AFIB	5
c. 1037delA	N346Tfs	N327Tfs	外显子 5 框移突变，预测编码 74 个异常氨基酸	AFIB	5
c. 1055delC	P352Lfs	P333Lfs	外显子 5 框移突变，预测编码 68 个异常氨基酸	AFIB	5
FGB					
c. 114+2076 → G	—	—	内含子 1 突变，导致夹杂了 50bp 隐含的外显子	AFIB	93,94
c. 139C → T	R47X	R17X	外显子 2 无义突变	AFIB	66,71
c. 213T → G	Y71X	Y41X	外显子 2 无义突变	HYPO	95
c. 248_249delAGinsT	K83Ifs	K53Ifs	外显子 2 框移突变	AFIB	5
c. 264delA	A89Pfs	A59Pfs	外显子 2 框移突变	HYPO	96
c. 605T → A	L202N	L172N	外显子 4 错义突变，导致异常剪接	AFIB	97
c. 854G → A	R285H	R255H（Merivale）（Merivale）	外显子 6 错义突变	HYPO	98
c. 880A → G	R294Gs	R264G（Nottingham Ⅱ）	外显子 6 错义突变	HYPO	99
c. 887G → A	W296X	W266X-	外显子 6 无义突变	AFIB	61
c. 958+1G → A	—	—	内含子 6 剪接点突变	HYPO	100
c. 958+13C → T	—	—	内含子 6 剪接点突变	AFIB	101
c. 1036G → T	D346Y	D316Y	外显子 7 错义突变	HYPO	102
c. 1148T → G	L383R	L353R	外显子 7 错义突变，损伤了纤维蛋白原分泌	AFIB	70
c. 1244+1G → T	—	—	内含子 7 剪接点突变	AFIB	101
c. 1245-1G → C	—	—	内含子 7 剪接点突变	HYPO	103
c. 1267C → T	Q423X	Q393X	外显子 8 无义突变	HYPO	104
364+1_+4delGTAA					
c. 1296G → A	W432X	W402X	外显子 8 无义突变	HYPO	105
c. 1289G → A	G430D	G400D	外显子 8 错义突变，损伤了纤维蛋白原分泌	AFIB	70
c. 1330G → C	G444Ss	G414S	外显子 8 错义突变，损伤了纤维蛋白原分泌	AFIB	71
c. 1346delG	G449Vfs	G419Vfs	外显子 8 框移突变	AFIB	106
c. 1391G → A	G464D	G434D	外显子 8 错义突变，损伤了纤维蛋白原分泌	AFIB	73
c. 1399T → G	W467D	W437D	外显子 8 错义突变，损伤了纤维蛋白原分泌隐蔽	AFIB	72
c. 1400G → A	W467X	W437X	外显子 8 无义突变，损伤了纤维蛋白原分泌	AFIB	68
c. 1409G → A	W470X	W440X	外显子 8 无义突变，损伤了纤维蛋白原分泌	HYPO	67,69
FGG					
c. 78+5G → A	—	—	内含子 1 剪接点突变	AFIB	108
c. 98delA	N33Tfs	N7Tfs	外显子 2 框移突变	AFIB	64
c. 123+1G → A	—	—	内含子 2 剪接点突变	HYPO	109
c. 124-3C → G	—	—	内含子 2 剪接点突变	AFIB	64
c. 307+5G → A	—	—	内含子 3 剪接点突变	AFIB	110

续表

突变			病因和病理	临床症状	参考文献
cDNA	前体	成熟链			
c. 400C → T	R134X	R108X	无义突变导致外显子 4 和 5 断裂，逃避 NMD	AFIB	111
c. 448delC	L150X	L124X	外显子 5 框移突变，预测产生终止密码子	AFIB	5
c. 535T → C	C179R	C153R（Matsumoto Ⅳ）	外显子 6 错义突变，损伤纤维蛋白原组装 / 分泌	HYPO	74
c. 666+660A → T	-s	—	内含子 6 突变，导致夹杂了 75bp 新的外显子	AFIB	112
c. 667A → T	R223Xs	R197X	外显子 7 无义突变	AFIB	64
c. 677G → T	G226V	G200V（Colombus）	外显子 7 错义突变	HYPO	113
c. 759G → T	W253C	W227C（Bratislava）	外显子 7 错义突变，损伤纤维蛋白原分泌	HYPO	75
c. 769G → T	E257Xs	E231X	外显子 7 无义突变	AFIB	114
c. 835T → G	W279G	W253G（Darlinghurst, homozygous）	外显子 7 错义突变	HYPO	115
c. 928G → C	G310Rs	G284R（Brescia）	外显子 8 错义突变，引起肝细胞 ER 贮存池病	HYPO	76
c. 944C → T	A315V	A289V（Dorfen）	外显子 8 错义突变	HYPO	116
c. 997C → T	H333Y	H307Y（Mannheim Ⅱ）	外显子 8 错义突变	HYPO	117
c. 1016C → A	S339N	S313N	外显子 8 错义突变	HYPO	118
c. 1100C → T	A367V	A341V（Tolaga Bay）	外显子 8 错义突变	HYPO	119
c. 1112A → G	N371S	N345S（Saint Germain Ⅱ）	外显子 8 错义突变	HYPO	120
c. 1116_1129+1del	del372-376	del346-350（Angers）	包含内含子 8 剪接供体位点的 15bp 的缺失，异常剪接引起 5 个氨基酸的框内缺失，导致肝细胞 ER 贮存池病	HYPO	80
c. 1190C → T	T397I	T371I	外显子 8 错义突变	HYPO	121
c. 1201C → T	R401W	R375W（Aguadilla）	外显子 8 错义突变，引起肝细胞 ER 贮存池病	HYPO	77~79

Aa，氨基酸；AFIB，无纤维蛋白原血症；bp，碱基；del，缺失；fs，框移；HYPO，低纤维蛋白原血症；ins，插入；NMD，无义介导的降解。

* 该表列出的突变都是已经通过功能分析被证实的或者毫无争议的能引起纤维蛋白原缺陷的。2009 年 1 月前由同行评审期刊出版的突变也列于表中。对于经常性的突变，由于空间有限，并非全部被引用。补充列表可以通过 www.geht.org/databaseang/fibrinogen/ 获得，该补充表格中也包括了以摘要形式发表或网上提交的的突变。除另有规定外，被鉴定出的突变中，无纤维蛋白原血症（AFIB）患者的基因突变都是纯合状态或双重杂合的，而在低纤维蛋白原血症（HYPO），突变都是杂合的。

把突变分为两类：无效突变导致纤维蛋白原不能被合成；另一种突变产生异常的纤维蛋白原链，并被阻留在细胞内。

大片段缺失

迄今，已鉴别了 4 个大片段缺失（>1kb）（见表 126-1）。运用微卫星分析、聚合酶链反应扩增和 Southern 印迹技术，对一个非近亲婚配的瑞士家系中两对患有无纤维蛋白原血症的兄弟进行研究[52]。首先，为了明确该病是否与 4 号染色体上的纤维蛋白原基因相关联，围绕着这些基因的五个微卫星标记的单倍体参数进行分析。在这些微卫星标记中，位于 FGA 基因 3 号内含子内的一个四核苷酸（TCTT）多态性标记 FGAi3 在四个患病兄弟中都是缺失的，而在携带者都是半合子状态。对开放微卫星标记的分析发现，这种缺失在三个古老的染色体上已存在，这就意味着 FGA 基因至少部分纯合缺失是该遗传性无纤维蛋白原血症家系的发病原因，而且这种突变要么是非常古老的（从祖先遗传的），要么是纤维蛋白原这个部位易受一些常见机制影响而发生缺失突变。

通过 PCR 扩增了纤维蛋白原三个基因，发现 FGG 基因和 FGB 基因在四个患者中都是完好的。相反，对于 FGA 基因，只有外显子 1 中编码信号肽（含有 19 个氨基酸）前 18 个氨基酸编码子能够从患者的 DNA 中扩增，这样，5' 缺失断裂点就位于 FGA 基因的 1 号内含子中。Bam HI Southern 印迹分析提示 3' 缺失断裂点位于 FGA-FGB 之间的区域，大约 11kb。缺失连接区的基因序列与患者的碱基序列是一致的，而且在患者双亲中杂合的[57]。该家系中的基因突变是一个反复发生的 11kb 缺失，这种缺失去除了 FGA 基因的大部分从而导致无纤维蛋白原血症。这些结果证明无纤维蛋白原血症是由纤维蛋白原合成缺陷所致，而且毫不含糊地证明了人类与小鼠一样[58]，在没有任何功能性纤维蛋白原情况下也是可以出生的。

纤维蛋白原基因中另三个大的缺失突变也被鉴定，且都涉及 FGA 基因。第一个突变是在一位日本患者中被鉴别的 1.2kb 的纯合缺失，该缺失完全去除了 FGA 4 号外显子[59]。第二个突变是在一位泰国患者[60]中被鉴别的 15kb 的缺失，断裂点位于 FGA 基因的 4 号内含子中 FGA-FGB 之间的区域。有趣的是，尽管泰国患者是很明显的纯合缺失，而只有其母亲是该突变的杂合状态。在确定与父亲的血缘关系后，通过分析跨度整个4号染色体微卫星标记证实完全的母源第4号染色体单亲双体存在。至于较早被鉴定的11kb缺失[54,57]，在缺失断裂点附近短的直接重复序列的发现表明，非同源重组很可能是引起这种突变的机制。然而，不同于11kb的缺失，迄今尚未有15kb缺失的重复报道。最后一个缺失是包含有FGA基因1号外显子的4.1kb的缺失，该缺失在意大利患者中被鉴别[61]。

启动子突变

迄今只发现一个启动子突变。这是一个位于FGA基因上游的-1138C→T杂合突变，该突变是在一位日本籍低纤维蛋白原血症患者中被发现的。

剪接点突变

迄今已有13个剪接点被鉴定：5个在FGA基因，4个在FGB基因和4个在FGG基因。来自欧洲的无纤维蛋白原血症患者中，最常见的突变是在内含子4的一个剪接供体突变c. 510+1G→T（以前称为IVS4+1 G→T）[5,63,64]。单倍体参数表明，就像FGA 11kb缺失一样，在多个离散的单倍型均可发现c. 510+1G→T突变，说明该突变也是频发的或者是一个非常古老的突变。通过转染COS细胞进行功能分析证实，c. 510+1G→T突变废除了正常供体位点，导致了下游的供体位点异常使用以及随后的一个主体转录本的4bp框移突变[65]。

框移突变

迄今，已发现17个框移突变导致纤维蛋白原完全缺乏（12个在FGA基因，3个在FGB基因和2个在FGG基因）。引起低异常纤维蛋白原血症的框移突变并不包括在内，将在下文单独讨论（见下文"异常纤维蛋白原血症和低异常纤维蛋白原血症"）。框移突变最常发生于FGA基因5号外显子。有趣的是，在FGA基因5号外显子上，有7种单碱基缺失突变均导致同一种新阅读框架的使用（见表126-1）。上述7种突变各自产生一异常氨基酸肽链的延伸（位于69~158号编码子的下游），且均结束于同一个成熟前终止密码子。异常的氨基酸序列（如果异常的蛋白质能够被合成且能稳定存在）可能会导致Aα链的异常折叠，从而影响纤维蛋白原的组装或分泌。计算机辅助分析了这些假定的C末端序列（S312Afs和G316Efs），预测由于亮氨酸和缬氨酸残基在突变区域的富集，导致数个α螺旋形成[66]。这种元件（在野生型纤维蛋白原Aα链是不存在的）可能干扰了纤维蛋白原六聚体的组装和（或）分泌，而且异常的肽链愈长，纤维蛋白原的合成愈受影响。

无义突变

已发现20多种无义突变导致无纤维蛋白原血症和低纤维蛋白原血症（见表126-1）。其中，7个无义突变在FGB基因，且4个都在FGB基因的8号外显子。特别的是，两个FGB无义突变W467X（W437X）和W470X（W440X）均邻近于β链的C末端，且预测会导致合成截断的β链，较正常β链分别少25个和22个氨基酸[67,68]。通过转染COS细胞进行表达研究证实，这两种突变并不影响β链的合成和细胞内六聚体的组装，但损伤了纤维蛋白原的分泌，从而表明完整的FGB C末端对于纤维蛋白原分泌入循环中是必需的[68,69]。

错义突变

无效突变，即大片段缺失、框移突变、无义突变引起较早的提前终止和剪接位点突变，这些突变占无纤维蛋白原血症基因型的大部分[5]。尤其值得注意的是，一些错义突变也导致纤维蛋白原的完全缺乏，这些突变集中于Bβ或γ链的高度保守的C末端球形区（见表126-1）。其中有5个导致无纤维蛋白原血症突变位于FGB，这5个突变都是纯合的或双重杂合的，对突变基因进行转染细胞表达研究显示，这些突变允许各个肽链的合成和细胞内六聚体的组装，但分泌受损，这就再次表明一个完整的FGB C-末端对于纤维蛋白原分泌入循环是非常必要的[70-73]。

使用纤维蛋白原的免疫染色和共聚焦显微镜，进一步研究了FGB G444S（G414S）突变的特征，发现分泌受损的纤维蛋白原突变体被阻留在ER内，说明对于纤维蛋白原的分泌，存在着有效的质量控制[69]。

FGG基因存在10个错义杂合突变导致低纤维蛋白原血症。对这些突变的大部分患者血浆进行质谱分析证实循环中缺乏突变的γ链。其他一些突变进行转染细胞的功能研究显示：纤维蛋白原Matsumoto Ⅳ C179R（C153R）影响了细胞内六聚体的组装[74]，而纤维蛋白原Bratislava W253C（W227C）损伤了纤维蛋白原的分泌[75]。

突变引起纤维蛋白原在肝细胞内质网阻留和低纤维蛋白原血症

在大多数无纤维蛋白原血症或低纤维蛋白原血症患者体内，还没有发现突变的纤维蛋白原链在细胞内蓄积的证据。这意味着，对于能够合成和组装但不能分泌的突变纤维蛋白原来说，存在一个对纤维蛋白原突变体的有效降解途径。目前已知的导致低纤维蛋白原血症和伴有肝贮存池病的三种突变均位于FGG基因上。两个是错义突变，突变造成了患者血浆中突变γ链缺乏，从而引起纤维蛋白原杂合性缺乏，和伴有与肝细胞胞质内包涵体有关的进行性肝疾病。纤维蛋白原Brescia基因突变FGGG310R（G284R）是第一个在肝硬化患者中发现的杂合突变。先证者的肝细胞内对应于扩张的粗面内质网的球状包涵体充满了致密的管状结构。池内物质毫无例外地与抗纤维蛋白原抗体选择性结合[76]。

与纤维蛋白原异常聚集与肝细胞包涵体形成相关的第二例低纤维蛋白原血症是一位年轻的女性患者，该患者是FGG R401W（R375W）杂合突变（纤维蛋白原Agudilla）[77]。患者只表现为慢性的肝功能异常外无其他症状。以后，相同的突变也在一位患有进行性肝病的61岁瑞士籍男性基因中发现[78]。该患者的肝活检显示慢性肝炎和肝硬化以及肝细胞胞质弱嗜酸性球状沉积。先证者和他的两个儿子的纤维蛋白原抗原和功能均低下，而且所有三人都是纤维蛋白原Agudilla的杂合子。大儿子的肝脏活检显示球形的胞质包涵体，但无慢性肝病。相同的突变也出现在患者的小儿子的基因中，他同样也患有肝贮存池病和低纤维蛋白原血症[79]。

第三个突变是在一位具有慢性肝功能异常的女性患者FGG上发现的（纤维蛋白原Angers）[80]。先证者和她的弟弟均为FGG 8号外显子15bp的杂合缺失，该缺失产生了一个新的

FGG 8 号外显子和 8 号内含子交界处和一个新的剪接位点。这样的剪接位点预测可能会产生一个框内缺失 5 个氨基酸的异常的 mRNA：del372-376GVYYQ（del346-350）。这种异常基因的产物通过反转录聚合酶链反应（RT-PCR 法）和测序得到证实，RT-PCR 的模板取自患者弟弟肝脏活检标本。纤维蛋白原 Angers 的五个氨基酸缺失位于“a”洞，“a”洞对于纤维蛋白的多聚化是很关键的。纤维蛋白原 Angers 以及纤维蛋白原 Brescia 和 Aguadilla（后两者分别由位于 γC 区 5 个 β 折叠和“a”洞突变引起的）的分子机制是纤维蛋白原分泌缺陷而滞留 ER，至于是否影响多聚体的形成仍有待确定[81]。

■ 临床特点

无纤维蛋白原血症

无纤维蛋白原血症出血症状常表现在新生儿期，85% 的病例表现为脐带残端出血[55]，但随年龄增大后，出血发作就不常见了。出血可以发生在皮肤、消化道、泌尿道或中枢神经系统，颅内出血是死亡的重要原因。常见于重度的血友病患者的关节出血，在无纤维蛋白原血症患者是少见的：在 72 例重症纤维蛋白原缺乏患者中，约 25% 病例出现关节血肿[122]。在无纤维蛋白原血症患者，常有自发性脾破裂的有趣的易感性[121-123]。

月经来潮的女性可能会遇到月经过多，但有些月经正常。无纤维蛋白原血症妇女常有妊娠早期流产。纤维蛋白原对怀孕的重要性，在纤维蛋白原基因敲除小鼠的研究得到证明，这样的小鼠常不能怀孕足月[58,124]。妇女也有产前和产后出血。黄体破裂后腹腔积血也被观察到。

在无纤维蛋白原血症患者，常矛盾地观察到动脉和静脉血栓并发症。这些并发症的发生常伴随有其他风险因素的存在，如共遗传有血栓的危险因子或在替代治疗之后。然而，在许多病例，并未发现已知的危险因素。已经提出很多假说来解释这种血栓倾向。其中一个解释是：可能是 von Willebrand 因子的作用[125]，即使在血小板聚集缺陷的情况下；不同于重度血友病患者，无纤维蛋白原血症患者不但在凝血酶产生的有限初始阶段，而且在凝血酶暴发的第二阶段均能够有效产生凝血酶；在部分患者体内，可以观察到凝血酶原活化片段或凝血酶 - 抗凝血酶复合物的增加，由此反映了凝血酶生成增强[126]。这些异常指标可通过纤维蛋白原输注得到纠正。

如前所述，纤维蛋白通过隔离和下调凝血酶活性发挥抗凝血酶作用[7]。未被血凝块捕获的凝血酶，对于尤其是在动脉血管壁上的血小板活化、平滑肌细胞迁移和增殖是有用的。在纤维蛋白原缺乏的老鼠模型中，血栓形成是可以维持的，但血栓是不稳定的，有栓塞的倾向[127]。

同样，在流动条件下，由于血浆中纤维蛋白原的缺乏导致大而松散的血栓形成[128]。

低纤维蛋白原血症

低纤维蛋白原血症患者往往是无纤维蛋白原血症突变的杂合子基因携带者。这些患者通常是无症状的，纤维蛋白原水平大约 1.0g/L，这样的水平在理论上足以预防出血和维持妊娠。不过，当暴露于创伤或存在第二个止血异常时，他们可能会出血异常。低纤维蛋白原血症妇女也会发生流产。

■ 实验室特征

通过纤维蛋白原浓度免疫法检测和遗传学分析有助于建立临床诊断。

表型分析

纤维蛋白原的免疫缺失对先天性无纤维蛋白原血症的诊断至关重要。所有的基于纤维蛋白凝块形成的凝血试验即凝血酶原时间（PT）、部分凝血活酶时间（PTT）或凝血酶时间（TT）是无限延长的。一些血小板功能试验也是异常的，并在补充纤维蛋白原后恢复正常[129]。由于纤维蛋白原是红细胞沉降的主要决定因素，因此无纤维蛋白原血症患者的红细胞沉降率非常低就不足为奇了。皮肤测试表现为高敏感性延迟，这是由于纤维蛋白沉积缺乏而没有硬结出现[130]。

基因型分析

无纤维蛋白原血症患者中已经发现的大量突变，为检测新病例的基因突变提供了有效的信息[131]。在欧洲血统的患者中，有两个最常见的突变：在 FGA 4 号内含子剪接点 c. 510 1 G → T 突变和 FGA 11kb 缺失，这两个突变都是在多个单倍体上发现的。对于欧洲血统的新患者，应首先进行第一致病突变 FGA c. 510 1 G → T 筛查。其次进行 Southern 印迹或 PCR 分析是否有 FGA 的 11kb 的缺失，这不仅是由于它是欧洲血统患者的第二致病突变，同时也常引起错误诊断：一个非同宗族患者，似乎是 FGA 外显子 2~6 的一个纯合突变，而事实上是一个大 11kb 杂合缺失[132]。除了对上述高频发的突变进行筛查外，在筛查 FGB（从外显子 8 起）和 FGG（从外显子的 7 和 8 开始）前，还应对 FGA 的其他外显子（从外显子 5 开始）进行甄别。同样的策略也适用于非欧洲血统的无纤维蛋白原血症患者，他们的基因突变频率还有待确定。如果患者来自一个基因突变已被确定的地理区域或人群，那么就应该首先筛查该突变。低纤维蛋白原血症的基因诊断也遵循同样的策略，除了肝细胞内含物中有纤维蛋白原阳性的 ER。迄今已有三个 FGG 突变致肝细胞贮存池病（见表 126-1）。

产前诊断已在少数病例中进行[68]。由于产前诊断可以对患病的婴儿出生后的出血进行预防，这在无纤维蛋白原血症的家系尤其重要。

基因型与表型相关性：全球检测的重要性

目前的诊断试验是完全可以建立明确诊断的，但如果对一个患者临床表型进行更精确的预测以及随后的适当治疗，尚需要一些额外的试验。事实上，虽然无纤维蛋白原血症患者纤维蛋白原功能都是无法检测的，但在这些患者中，他们出血的严重程度是有高度差异的，即使患者的基因型相同。同样，分子缺陷和血栓形成的风险之间也没有明显的相关性。

对临床症状高度差异性的一个可能解释是修饰基因 / 等位基因的存在：有些变异可能会增加出血的严重性，而有些会改善表型。这些修饰因素还有待确定。然而，常见的血栓形成因素（如因子Ⅴ Leiden）肯定是能降低出血的严重程度的。在以前讨论合并有肝细胞纤维蛋白原包涵体的低纤维蛋白原血症病例时，对于是否存在修饰基因 / 多态性提出强烈怀疑。事实上，存在 FGG 上三个致病突变之一的杂合突变所有个体都

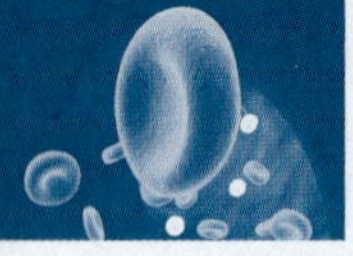

表现为无纤维蛋白原血症，然而，并非所有的患者都有纤维蛋白原聚集及相关的肝病。

全球检测如凝血弹性描记法和凝血酶生成试验可以提供一个互补，对某些病例的止血状态提供一个较好的评价[133]。这种全球性实验对于设计个体治疗方案是非常有用的，就像对血友病患者一样[134,135]。

■ 鉴别诊断

遗传性无纤维蛋白原血症和低纤维蛋白原血症必须与获得性紊乱区别开来。这些获得性紊乱包括弥漫性血管内凝血、原发性纤溶亢进、肝脏疾病和一些药物引起的（如溶栓药物和L-天冬酰胺酶）。此外，还必须注意到，由于不正确的样本收集引起血液部分凝固而造成纤维蛋白原水平人为的低下。在大多数情况下，结合临床症状和实验室异常可以鉴别出是遗传性的或是获得性的。在纤维蛋白原三个基因之一发现致病突变有助于明确诊断。

■ 治疗

现有的治疗方法和模式

替代治疗是处理先天性纤维蛋白原紊乱出血发作的有效方法。根据患者居住国的国情，患者可以使用新鲜冰冻血浆（FFP）、冷沉淀或纤维蛋白原浓缩物[131]。纤维蛋白原浓缩物准备过程中包括病毒灭活或去除的安全步骤，所以比冷沉淀或新鲜冷冻血浆更安全。此外，相比冷沉淀或新鲜冷冻血浆，因为纤维蛋白原的潜能是已知的，所以必须计算出所需纤维蛋白原的更精确剂量。

依据传统治疗要求，一旦出血发作，纤维蛋白原应尽快输注。另一种办法是初级预防，即自幼起就对患者输注纤维蛋白原浓缩物以防止出血，和在妊娠时输注纤维蛋白原浓缩物防止流产。有效长期的次级预防（特别是在中枢神经系统出血后）也一直被提倡，即每7~14天进行一次纤维蛋白原浓缩物输注，纤维蛋白原的剂量和频率应根据纤维蛋白原浓度进行调整，以确保其浓度大于0.5g/L[131]。

英国指南对治疗凝血紊乱的制剂推荐了最佳治疗选择（剂量，出血的处理，手术和妊娠以及预防）[136]。根据指南要求，出血发作时，纤维蛋白原水平应提高到1.0g/L以上直至出血停止，并且持续在0.5g/L以上直到伤口愈合。为了提高纤维蛋白原浓度到1.0g/L以上，约50mg/kg的剂量是必要的。剂量和治疗时间也取决于伤口或手术方案类型和患者及家族的出血和血栓史。

先天性无纤维蛋白原血症妇女是能够受孕的，而且胚胎着床也是正常的，但常在怀孕5~8周时常发生自然流产，除非进行纤维蛋白原的预防治疗[137]。此时应保持纤维蛋白原水平在0.6g/L以上，如果有可能则超过1.0g/L以上。虽然已证明较低的纤维蛋白原浓度（<0.4g/L）足以维持妊娠，但不能避免出血并发症。

如果出现出血并发症，应持续输注纤维蛋白原浓缩物并维持纤维蛋白原水平1.5g/L以上（最好大于2.0g/L以上）[138]。血栓栓塞事件也可能发生，尤其是使用冷沉淀时，因为冷沉淀中除了纤维蛋白原外，还有丰富的因子Ⅷ和von Willebrand因子。

除给予纤维蛋白原替代治疗外，也可以进行抗纤溶治疗，特别是治疗黏膜出血或者预防手术出血，如拔牙后。纤维蛋白胶对治疗表面创伤或拔牙后出血是很有用的。性激素可以有效地控制月经过多[136]。对合并有缺铁性贫血患者应口服铁剂。常规接种预防乙肝和定期乙肝筛查以及对治疗相关并发症的全面护理在指南中被强烈推荐[131]。

并发症的治疗

在很多国家，只有FFP或冷沉淀，由于这两个血制品的制备不同于纤维蛋白原浓缩物制备，通常并不进行有效的病毒灭活处理（尽管要考虑出现的非病毒性病原体如引起各种克雅病的朊病毒，甚至对浓缩物）。即使FFP或冷沉淀制备时进行病毒灭活处理，但它们（尤其是冷沉淀）输注时通常会引起血容量增加。此外，由于输注血浆中存在细胞毒素抗体，这也是引起输血相关的急性肺损伤的危险因素。

纤维蛋白原替代治疗后，获得抗纤维蛋白原抑制剂只有两例报道[139,140]。对于无纤维蛋白原血症患者为什么不频繁发生抑制剂，目前还不清楚。对某些病例的一个解释是，在循环中存在只能通过高度敏感的免疫方法才能检测出的微量纤维蛋白原。

无纤维蛋白原血症患者的主要并发症之一是血栓形成，常在血液成分治疗后自发发生。有些医师在纤维蛋白原输注过程中给予小剂量肝素或低分子量肝素（LMWH）以预防血栓。有血栓表型的患者在手术前应使用压缩袜和LMWH。对于无纤维蛋白原血症患者反复发生动脉血栓时，除了给予肝素和阿司匹林治疗外，已有成功使用水蛭素（lepirudin）的报道[141]。血栓形成的合并症是很棘手的，由于既需要抗凝又需要纤维蛋白原制剂。

新制剂应用

由于先天性和获得性纤维蛋白原缺陷对纤维蛋白原制剂需求的日益增加，也激发了一些公司对现有制剂的优化和新制剂的开发[131]。从转基因奶牛的牛奶中纯化的重组的纤维蛋白原分子也正在发展中。

异常纤维蛋白原血症和低异常纤维蛋白原血症

■ 定义，历史和流行病学

第二大类遗传性纤维蛋白原异常包含在Ⅱ型紊乱中，即异常纤维蛋白原血症和低异常纤维蛋白原血症。异常纤维蛋白原血症是指血浆中纤维蛋白原的量是正常的而功能异常。低异常纤维蛋白原血症是指纤维蛋白原不但功能异常而且量也降低。无纤维蛋白原血症和低异常纤维蛋白原血症，两者都是由编码纤维蛋白原的三个基因中的许多不同的突变引起的异质性紊乱。异常纤维蛋白原血症和低异常纤维蛋白原血症呈常染色体显性遗传。大多数患者是由编码纤维蛋白原的三个基因中某一个发生杂合错义突变所致。因为被分泌的每一个纤维蛋白原六聚体均含有两个拷贝的纤维蛋白原肽链（即半分子），那么，由此形成的纤维蛋白网络中就包含有多拷贝的纤维蛋白原肽链，这样，等位基因的杂合性就足以影响到纤维蛋白凝块的结构和功能（图126-5）。

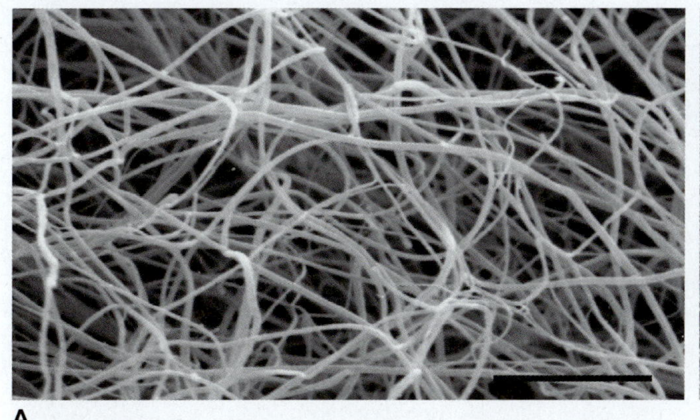

A

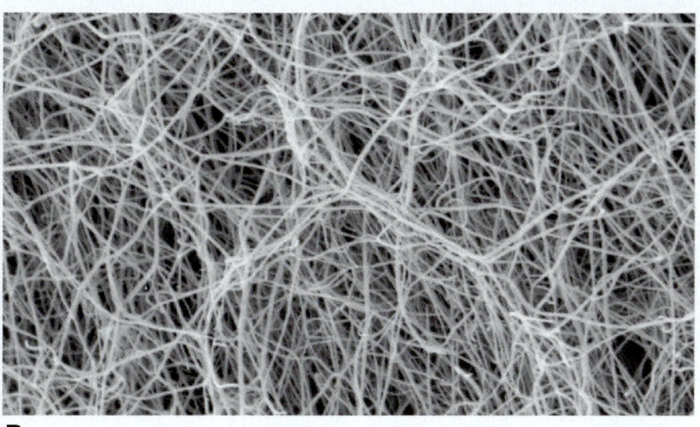

B

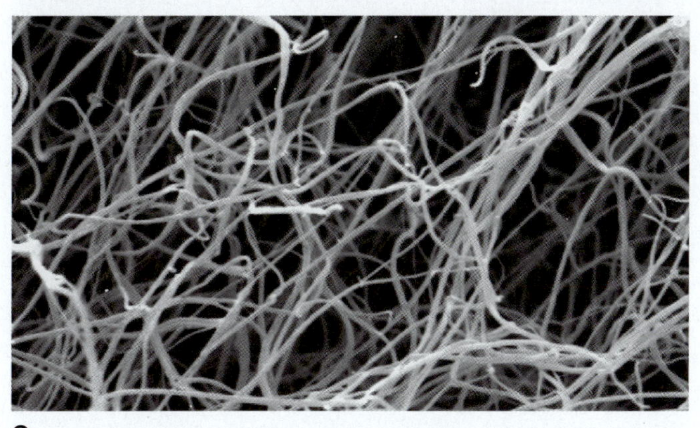

C

图 126-5　扫描电子显微照片显示异常纤维蛋白原形成的血凝块的结构变化。A. 由正常的纯化的纤维蛋白原在凝血酶作用下形成的对照血凝块。该血凝块显示形成侧支网络的纤维丝分布相对均匀一致。B. 由纤维蛋白原 Caracas Ⅰ形成的血凝块[159]，显示非常纤细的纤维蛋白丝，表明纤维蛋白的后续聚集缺陷。C. 由纤维蛋白原 Caracas Ⅵ形成的血凝块[154]，显示纤维蛋白丝粗细不均的分布，较对照血凝块有纤维蛋白束、较大的孔隙和更多的纤维末端。放大标尺：5μm。

当然还有一些例外的，如致病的突变引起纤维蛋白原转化为纤维蛋白或纤维蛋白组装过程中一个或多个步骤发生异常（表 126-2）[147-207]。迄今已报道的 400 多例遗传性纤维蛋白原紊乱中，有 60 多例是异常纤维蛋白原血症或低异常纤维蛋白原血症（表 126-2）。其中对突变的命名是根据发病家系所在城市或鉴别该突变的实验室所在城市而定的。大多数病例是无症状的，只在常规凝血筛查时被发现。大约 25% 的异常纤维蛋白原血症患者有出血史，约 20% 的患者有血栓倾向[6]。

表 126-2　突变导致异常纤维蛋白原血症和低异常纤维蛋白原血症 *

突变			病因和病理	临床症状†	参考文献
cDNA	前体	成熟链			
FGA					
c. 83T → C	L28P	L9P（Magdeburg Ⅰ）	FpA 释放延迟	DYS，无	150
c. 89A → G	E30G	E11G（Mikata Ⅱ）	FpA 释放延迟	DYS，出血	3
c. 103C → T	R35C	R16C（Metz Ⅰ，Zurich Ⅰ，etc.）	FpA 释放延迟	DYS，无或出血	1，6
c. 104G → A	R35H	R16H（Bicêtre Ⅰ，Giessen Ⅰ，etc.）	FpA 释放延迟	DYS，无或出血	1，6
c. 107G → T	G36V	G17V（Bremen Ⅰ）	FpA 释放延迟	DYS，出血	151
c. 110C → T	P37L	P18L（Kyoto Ⅱ）	异常多聚化	DYS，出血	152
c. 112A → G	R38G	R19G（Mannheim Ⅰ，Aarhus Ⅰ）	异常多聚化	DYS，出血或血栓	1，3，6
c. 114G → C/T	R38S	R19S（Detroit）	异常多聚化	DYS，出血	51
?	R38N	R19N（Munich Ⅰ）	异常多聚化	DYS，出血	3
c. 116T → A	V39D	V20D（Can terbury）	细胞内被 furin 蛋白切割	HYPODYS，出血	153
c. 295_297del	delN99	delN80（Caracas Ⅳ）	异常多聚化	DYS，出血或血栓	154
c. 480A → C/T	R160S	R141S（Lima，纯合）	异常多聚化	DYS，无	155
c. 858_859insC	R287Qfs	R268Qfs（Otago，纯合）	异常组装和分泌	严重 HYPODYS，出血	147
c. 1358G → A	S453N	S434N（Caracas Ⅱ）	细纤维，影响纤维蛋白凝胶	DYS，无	156

续表

突变			病因和病理	临床症状[†]	参考文献
cDNA	前体	成熟链			
c. 1410_1411insT	G471Wfs	G452Wfs(Milano Ⅲ,纯合)	Aα 提前终止	DYS,血栓	157
c. 1438A → T	K480X	K461X(Marburg,纯合)	Aα 提前终止	HYPODYS,出血	148,149
c. 1452delC	S485Pfs	S466Pfs(Wilmington)	Aα 提前终止	DYS,出血	158
c. 1456G → T	E486X	E467X(Caracas Ⅰ)	多聚化缺陷	DYS,出血	159
c. 1482-1495del	M495Hfs	M476Hfs(Lincoln)	Aα 提前终止	DYS,出血	160
c. 1541delC	P514Lfs	P495Lfs(Perth)	纤维蛋白丝较纤细	DYS,出血	161
c. 1554delC	F519Sfs	F500Sfs(San Giovanni Rotundo)	异常多聚化	DYS,无	162
c. 1622delT	V541Afs	V522Afs	Aα 片段在肾沉积	肾淀粉样变	163
c. 1629delG	T544Lfs	T525Lfs	Aα 片段在肾沉积	肾淀粉样变	164
c. 1634A → T	E545V	E526V	Aα 片段在肾沉积	肾淀粉样变	165
c . 1717C → G	R573C	R554C(Dusart)	异常学凝块结构和纤溶	DYS,血栓	166,167
c. 1718G → T	R573L	R554L	Aα 片段在肾沉积	肾淀粉样变	168
FGB					
c. 130C → T	R44C	R14C(Ijmuiden)	大的纤维蛋白原复合物,二硫健连接的白蛋白	DYS,血栓	169
c. 133G → T	G45C	G15C(Ise,Fukuoka Ⅱ,Kosai)	多聚物形成,FpB 释放缺陷	DYS,无或动脉血栓	170,171
? (del exon 2)	del39-102	del9-72(New York Ⅰ)	凝血酶结合缺陷	DYS,血栓	172
c. 220C → T	R74C	R44C(Nijmegen)	纤溶降低	DYS,血栓	169,173
c. 292G → A	A98T	A68T(Naples,纯合)	凝血酶结合缺陷	DYS,血栓	174
c. 421_423del	delS141	delS111(Kyoto Ⅳ)	横向聚合增强	HYPODYS,无	144
c. 1093G → A	A365T	A335T(Pontoise)	多聚化缺陷	DYS,无	175
FGG					
c. 571G → C	G191R	G165R(Milano Ⅻ, 与 AαR16C 双重杂合)	调整了纤溶酶降解	DYS,无	176
c. 795G → T	Q265H	Q239H(Vicenza)	多聚化缺陷	DYS,出血	177
c. 863A → G	Y288C	Y262C(Liberec)	多聚化缺陷	DYS,无	178
c. 881G → A	G294E	G268E(Kurashiki)	D:D 相互作用缺陷	DYS,无	179
c. 901C → T	R301C	R275C(Baltimore Ⅳ,Milano Ⅳ,Bologna Ⅰ,Cedar Rapids...)	D:D 相互作用缺陷	DYS,无或血栓	1,6,142
c. 902G → A	R301H	R275H(Barcelona Ⅳ,Claro Ⅰ,Haifa Ⅰ,Barcelona Ⅲ...)	D:D 相互作用缺陷	DYS,无或血栓	1,6
c. 902G → C	R301S	R275S(Kamogawa)	D:D 相互作用缺陷	DYS,无	180
c. 917A → G	Y306C	Y280C(Banks Peninsula)	D:D 相互作用缺陷	DYS,出血	181
c. 953G → T	G318V	G292V(Baltimore Ⅰ)	D:D 相互作用缺陷?	DYS,出血或血栓	182
c. 1001A → T	N334I	N308I(Baltimore Ⅲ)	?	DYS,无	183
c. 1002T → G	N334K	N308K(Kyoto Ⅰ,Bicêtre Ⅱ,Matsumoto Ⅱ)	?	DYS,无,出血或血栓	184-186
c. 1007T → C	M336T	M310 T(Asahi Ⅰ,Frankfurt Ⅶ)	?	DYS,出血	187
c. 1032A → G	D344G	D318G(Giessen Ⅳ)	钙离子结合缺陷	DYS,出血或血栓	188
c. 1031A → T	D344V	D318V(Caen)	钙离子结合缺陷	DYS,血栓	189

续表

突变			病因和病理	临床症状[†]	参考文献
cDNA	前体	成熟链			
c. 1033_1038del	delN345-D346	delN319-D320(Vlissingen, Otsu Ⅰ)	钙离子结合缺陷	DYS,无,或血栓	190,191
c. 1036_1038del	delD346	delD320(Des Moines)	钙离子结合缺陷	HYPODYS,血栓	192
c. 1055G → A	C352Y	C326Y(Suhl)	多聚化缺陷	HYPODYS,血栓	193
c. 1057G → A	A353T	A327T(Tokyo Ⅴ)	纤维蛋白原组装、交联和纤溶缺陷,钙离子结合缺陷	HYPODYS,血栓	194
c. 1064A → G	Q355R	Q329R(Nagoya Ⅰ)	多聚化缺陷	DYS,无	195
c. 1066G → T	D356Y	D330Y(Kyoto Ⅲ)	多聚化缺陷	DYS,无	196
c. 1067A → T	D356V	D330V(Milano Ⅰ)	多聚化缺陷	DYS,无	197
c. 1085T →?	M362I	M336I(Hannover Ⅵ)	多聚化缺陷	HYPODYS,血栓	193
?	N382K	N337K(Bern Ⅰ[‡])	多聚化缺陷	DYS,无	198
c. 1100C → A	A367D	A341D(Seoul)	多聚化缺陷	HYPODYS,血栓	199
c. 1129+632A → G	376_377ins 15 aa	350_351ins 15 aa(Paris Ⅰ)	异常的 γ 链交联,血小板聚集缺陷	DYS,出血	143
c. 1129G → A	G377S	G351S(Leipzig Ⅱ,与 γ A82G 在相同等位基因上	多聚化缺陷	HYPODYS,出血	146
c. 1139A → G	Y380C	Y354C(Homburg Ⅶ)	多聚化缺陷	HYPODYS,血栓	193
c. 1147G → A	A383T	A357T(Frankfurt Ⅰ)	血小板聚集缺陷	DYS,出血	200
c. 1151C → G	S384C	S358C(Milano Ⅶ)	多聚化缺陷	无	201
c. 1161T → A	N387K	N361K(Poissy Ⅱ)	FpB 释放缺陷,多聚化缺陷	DYS,DIC	202
c. 1168G → C	D390H	D364H(Matsumoto Ⅰ)	多聚化缺陷	DYS,无	203
c. 1169A → T	D390V	D364V(Melun Ⅰ)	多聚化缺陷	DYS,血栓	204
c. 1201C → G	R401G	R375G(Osaka Ⅴ)	钙离子结合缺陷	DYS,无	205
c. 1210T → C	S404P	S378P(Philadelphia)	高分解代谢	HYPODYS,出血	206
c. 1218G → T	K406N	K380N(Kaiserslautern)	缺陷与钙离子的正常结合或去除了唾液酸残基	DYS,血栓	207

Aa,氨基酸;bp,碱基;del,缺失;DIC,弥漫性血管内凝血;DYS,异常纤维蛋白原血症;fs,框移;HYPODYS,低异常纤维蛋白原血症;ins,插入;NMD,无义介导的降解。

*2009 年 1 月前由同行评审期刊出版的突变也列于表中。对于经常性的突变,由于空间有限,并非全部被引用。补充列表可以通过 www.geht.org/databaseang/fibrinogen/ 获得,该补充表格中也包括了以摘要形式发表或网上提交的突变。除另有规定外,基因突变都是杂合状态。如果突变在 DNA 水平未被明确,则根据氨基酸的替代推断出 cDNA 的改变。

[†] 尽管在 DYS 和 HYPODYS 之间的界限并不是很明晰的,但大多数作者认为在 DYS,异常功能的蛋白水平是正常的,即使在某些变异体出现血浆蛋白水平低于正常。

[‡] 对此变异,根据国家生物技术信息中心的参考序列,K 是正常残基。

■ 病因和发病机制

纤维蛋白原的异常通常反映在纤维蛋白原转化为纤维蛋白或纤维蛋白组装过程中一个或多个阶段,包括:①损伤了纤维蛋白肽的释放;②纤维蛋白多聚化缺陷;和③ⅩⅢa 因子介导的交联异常。其他的一些突出的异常牵涉:①纤维蛋白原/纤维蛋白的功能或代谢;②异常组织沉积;③纤溶系统的组装缺陷;以及④与血小板、内皮细胞相互作用或与钙离子结合异常。

导致“A”结异常或纤维蛋白肽释放缺陷的基因突变

纤维蛋白原 Detroit 是第一例在蛋白质水平上被鉴定的异常纤维蛋白原血症[51]。FGA R38S(R19S)突变位于“A”结(即 GPRV),该突变导致纤维蛋白多聚化缺陷和出血倾向。其他的涉及 R38(R19)的突变,在某些病例,被发现与出血相关,如 Munich I R38N(R19N)和 Mannheim I R38G(R19G);但在其他病例则与血栓形成有关,如 Aarhus 和 Kumamoto。对血栓形成的机制尚不清楚,但血栓症状的出现可能与并存一些其他的血栓危险因素相关。此外，纤维蛋白突变体不能有效地结合和隔离凝血酶[7]可能也起一定的作用。涉及纤维蛋白肽释放缺陷或"A"结形成缺陷导致的出血症状，最有可能是纤维蛋白突变体多聚化减少，从而引起血凝块形成缺陷。

FGA R35(R16)是α链上凝血酶裂解位点，该位点的错义突变是引起异常纤维蛋白原血症的最常见病因，约占异常纤维蛋白原血症的40%[6]。R35(R16)突变为H(CGT→CAT)或C(CGT→TGT)分别导致纤维蛋白肽A释放延迟或缺陷，以及随后的多聚化延迟。这两种突变均导致reptilase时间延长。多数患者没有出血倾向。有些患者被发现是这些突变的纯合子或表型纯合性，这是由于患者除了有R35(R16)突变外，还同时合并有一个大片段11kb的FGA缺失[132]，在这种情况下，患者表现为无纤维蛋白原血症和轻度出血倾向。

影响FpB释放的FGB错义突变已有报道，但较影响FpA释放的突变，这种突变要少很多(见表126-2)。

导致纤维蛋白原D区多聚化缺陷的突变

D区对于纤维蛋白的多聚化是非常重要的，也就是说，许多异常纤维蛋白原血症的发病涉及"a"洞和D:D位点(见表126-2)。突变影响到γ链的"a"洞是很常见的，但却没有一个突变涉及Bβ链的"b"洞。γ链间D:D位点的尾-尾相互作用位于R301(R275)与S326(S300)之间，在D:D界面，T306(T280)与R301(R275)相比邻[20]。R301(R275)突变为C(CGT→TGT)或H(CGT→CAT)是引起异常纤维蛋白原血症的第二常见病因，且占纤维蛋白原异常的10%以上[6]。R301(R275)的所有突变均导致纤维蛋白多聚化缺陷。这些病例中的大多数是无症状的，但某些R301C(R275C)的杂合突变患者出现血栓，而这些血栓的发生有时与其他的血栓危险因素相关联，如因子V Leiden[142]。

引起凝血因子Ⅻ异常交联的突变

$γ_{XL}$自我连接位点包含有因子ⅩⅢa交联序列和重叠有血小板纤维蛋白原受体$α_{Ⅱb}β_3$结合位点。尽管已报道的纤维蛋白原Paris Ⅰ，因子ⅩⅢa介导的γ链交联明显受损[143]，涉及纤维蛋白原分子该区域的突变尚未见报道。

引起低异常纤维蛋白原血症的突变

低异常纤维蛋白原血症是指纤维蛋白原不但功能异常，而且水平低下。该病是由不同的分子机制造成的(见表126-2)。一个机制是单一的杂合突变引起异常纤维蛋白原链的合成，但分泌较正常纤维蛋白原低，如纤维蛋白原Kyoto Ⅳ[144]。另一种机制是存在两个不同的突变，一个突变与纤维蛋白原量的缺乏相关(即"低纤维蛋白原血症")，另一个突变导致功能异常(即"异常纤维蛋白原血症")。如纤维蛋白原Keokuk[45]，这是一个双重杂合子突变，一个是常见的引起无纤维蛋白原血症的剪接点突变c. 510G→T，另一个是FGA的Q347X(Q328X)无义突变导致成熟前截短。另一个例子是纤维蛋白原Leipzig Ⅱ，它的两个突变分别是引起低纤维蛋白原血症常见的突变FGG A108G(A82G)和FGG G377S(G351S)，这两个突变都位于相同的等位基因上[146]。纯合的单基因突变导致低异常纤维蛋白原血症见于纤维蛋白原Otago[147]和Marburg[148,149]，其机制是功能异常的纤维蛋白原分子分泌减少。

临床特点

异常纤维蛋白原血症患者常常是无症状的，常在出现异常凝血试验时偶然被发现，和(或)者家系中有其他成员患有异常纤维蛋白原血症时被发现(见表126-2)。然而，有些患者表现为出血、血栓或两者兼有。通过对260例异常纤维蛋白原血症的调查显示：约55%患者无任何临床症状，25%患者表现为出血，20%患者有血栓倾向且主要是静脉血栓[188]。然而，筛查了2376例深静脉血栓患者，发现由于异常纤维蛋白原血症导致的血栓的发病率是非常低的(0.8%)，因此，对于深静脉血栓患者进行异常纤维蛋白原血症的筛查是不推荐的[208]。

异常纤维蛋白原血症患者的出血最常见于外伤后、手术或在产褥期。血栓也可发生在产后时期。两种机制也许可以解释为什么异常纤维蛋白原血症会发生血栓：①异常纤维蛋白原与凝血酶结合缺陷，从而导致凝血酶水平升高；②异常纤维蛋白原形成的纤维蛋白凝块抗纤溶酶降解。异常纤维蛋白原血症的女性患者也常发生自然流产。这个问题在怀孕期间和之后与纤维蛋白原浓度并不一定相关。

纤维蛋白原Aα链的某些基因突变与遗传性淀粉样变性的一种特殊形式相关联[209]。在这些突变中，209 E545V(E526V)氨基酸替代是最常见的。异常纤维蛋白原碎片形成淀粉样纤维蛋白丝和纤维蛋白丝在细胞外的沉积导致肾衰竭。此时的肾衰竭可以通过慢性肾透析治疗，肾移植也是一种治疗方式。由于持续的纤维蛋白原相关的淀粉样沉积最终导致移植肾的破坏，因此，肾移植不是该病的治愈方案。肝、肾联合移植避免了淀粉样蛋白沉积，但增加了额外的围术期和随后的风险。

实验室特点

表型分析

纤维蛋白原功能异常的初步筛选试验应包括纤维蛋白原浓度、功能检测和免疫组化、凝血酶时间和reptilase时间(一种蛇的毒液，该毒液不但引起FPA释放，而且促进纤维蛋白聚合)。异常纤维蛋白原血症的诊断是通过纤维蛋白原的活性和纤维蛋白原抗原之间的差异来判断。然而，即使在专门的实验室，由于依赖于特定的突变、试剂和技术的感性，这个诊断可能是困难的。异常纤维蛋白原血症的诊断是基于凝血酶时间的测定[210]，但是，必须指出，一些异常纤维蛋白原血症患者有正常的凝血时间。经典的异常纤维蛋白原血症患者，纤维蛋白原活性(Clauss法)低于纤维蛋白原水平(免疫比浊法)，但是纤维蛋白原活性有时与纤维蛋白原水平相一致，有时甚至可能是正常的水平。这时，确定该纤维蛋白原缺陷的确切性质必须进行更在专业化的实验，包括纤维蛋白原纯化、纤维蛋白肽的裂解的检测、纤维蛋白单体多聚化和纤溶分析。

基因型分析

基因型分析发现纤维蛋白原分子缺陷是诊断异常纤维蛋白原血症的金标准。然而，尽管目前DNA分析技术使得突变检测更加容易，但要明确被鉴定出的突变与表型的相关性并不总是清楚的。家系研究显示出突变与表型相分离，在排除了DNA改变是常见的多态性后，结构相关性分析对于建立DNA突变和疾病之间的联系是很必要的。如前所述，两个"热点"

突变是筛选异常纤维蛋白原血症需主要关注的：FGA2 号外显子的残基 R35（R16）和 FGG 8 号外显子残基 R301（R275）。其他常见的突变位于这些"热点"突变周围。因此，异常纤维蛋白原血症患者，建议首先筛选 FGA2 号外显子和 FGG 8 号外显子。应该指出的是，大多数患者是杂合子且是无症状的[6,211]。

一些突变可以预测临床表型，如在 Aα 链 R573C（R554C）改变（例如，纤维蛋白原 Chapel Hill Ⅲ，Paris Ⅴ和 Dusart）的患者易发生血栓。纤溶缺陷是发生血栓并发症的原因。其他一些易发生血栓的异常纤维蛋白原血症包括异常纤维蛋白原 Barcelona Ⅲ，Haifa Ⅰ，Bergamo Ⅱ，或者 Cedar Rapids Ⅰ，前三种异常纤维蛋白原血症的分子基础是 γ 链 R301H（R275H）突变，第四种是 γ 链 R301C（R275C）突变。有趣的是，对于纤维蛋白原 Cedar Rapids Ⅰ，只有因子Ⅴ Leiden 突变和 FGG R301H（R275H）突变的双重杂合子患者才出现症状，表明 FGG R301H（R275H）突变在合并有其他缺陷时才导致血栓形成。另一方面，一些异常纤维蛋白原血症患者，尤其是在纤维蛋白原 Aα 链氨基末端的突变引起的，如纤维蛋白原 Detroit R38S（R19S）和 Mannheim Ⅰ R38G（R19G），常发生出血。这些例子说明至少在某些情况下，确定致病的突变位点可以预测临床表现。

■ 鉴别诊断

遗传性异常纤维蛋白原血症必须与获得性异常纤维蛋白原血症区别开来。肝脏疾病（如肝硬化，慢性活动性肝病，肝癌，肝衰竭）是获得性异常纤维蛋白原血症的主要原因。L-门冬酰胺治疗也可能会导致异常纤维蛋白原的产生。此外，还有一些获得性异常纤维蛋白原血症继发于胰腺炎、副肿瘤综合征和肾脏肿瘤。获得性异常纤维蛋白原血症发病机制的多样性导致临床表现的异质性，出现纤维蛋白原异常最明确的证据是肝病患者碳水化合物含量增加。异常纤维蛋白原通常导致凝血酶时间和 reptilase 时间延长，引起延长的原因是由于纤维蛋白单体多聚化的异常，而非纤维蛋白肽释放异常。纤维蛋白原浓度是可变的。

在某些没有基础病的患者，很难确定纤维蛋白原异常是遗传性还是获得性的。其他家庭成员中发现同一种纤维蛋白原异常是诊断遗传性疾病的有力论据。在诊断新生儿纤维蛋白原异常时应当谨慎，由于新生儿纤维蛋白原碳水化合物的含量是可变的，在某些检测项目上类似于异常纤维蛋白原血症。

循环中纤维蛋白原自身抗体也有罕见报道。这些抗体能够抑制纤维蛋白凝块形成的各个必要环节：纤维蛋白肽 A 或 B 裂解、纤维蛋白单体聚合和共价交联。这些自身抗体与出血严重性相关。纤维蛋白原抗体还可出现于系统性红斑狼疮患者以及在患者接受外科含有牛纤维蛋白原密封剂治疗的患者。在后一种情况下，抗体与人纤维蛋白原没有交叉反应。多发性骨髓瘤患者还可能出现异常纤维蛋白原检测，但检测异常是否与抗体干扰纤维蛋白原功能有关尚不清楚。

■ 治疗

对于异常纤维蛋白原血症的任何治疗均应考虑患者病史和家族史。的确，正如已经讨论过，具有遗传异常纤维蛋白原血症患者在整个一生中可能都无症状或可能患有出血和（或）血栓性并发症。在出血的情况下，功能性纤维蛋白原水平应该提高并维持于 1.0g/L 以上直到血止，并且持续在 0.5g/L 以上直到伤口愈合。纤维蛋白胶或抗纤溶药物可用于表面出血。孕妇有出血表现时，治疗参照无纤维蛋白原血症和低异常纤维蛋白原血症。对于个人或家族有血栓史的，在权衡利弊后，应考虑血栓的预防和抗血栓治疗。对于有血栓史或反复发生血栓的异常纤维蛋白原血症患者应进行长期抗凝治疗。

翻译：王兆钺

校对：朱　力

参考文献

1. Mosesson MW: Hereditary fibrinogen abnormalities, in *Williams Hematology,* 7th ed, edited by M Lichtman, E Beutler, TJ Kipps, U Seligsohn, K Kaushansky, J Prchal, p 1909. McGraw-Hill, New York, 2006.
2. Maghzal GJ, Brennan SO, Homer VM, George PM: The molecular mechanisms of congenital hypofibrinogenemia. *Cell Mol Life Sci* 61:1427, 2004.
3. Ebert RF: *Index of Variant Human Fibrinogens.* CRC Press, Boca Raton, 1994.
4. Asselta R, Duga S, Tenchini ML: The molecular basis of quantitative fibrinogen disorders. *J Thromb Haemost* 4:2115, 2006.
5. Neerman-Arbez M, de Moerloose P: Mutations in the fibrinogen gene cluster accounting for congenital afibrinogenemia: An update and report of 10 novel mutations. *Hum Mutat* 28:540, 2006.
6. Hanss M, Biot F: A database for human fibrinogen variants. *Ann N Y Acad Sci* 936:89, 2001.
7. Mosesson MW: Update on antithrombin I (fibrin). *Thromb Haemost* 98:105, 2007.
8. Tennent GA, Brennan SO, Stangou AJ, et al: Human plasma fibrinogen is synthesized in the liver. *Blood* 109:1971, 2007.
9. Medved L, Weisel JW: Recommendations for nomenclature on fibrinogen and fibrin. *J Thromb Haemost* 7:355, 2009.
10. Kant J, Fornace AJ Jr, Saxe D, et al: Organization and evolution of the human fibrinogen locus on chromosome four. *Proc Natl Acad Sci U S A* 82:2344, 1985.
11. de Maat M, Verschuur M: Fibrinogen heterogeneity: Inherited and noninherited. *Curr Opin Hematol* 12:377, 2005.
12. Huang S, Mulvihill ER, Farrell DH, et al: Biosynthesis of human fibrinogen. Subunit interactions and potential intermediates in the assembly. *J Biol Chem* 268:8919, 1993.
13. Henschen-Edman AH: On the identification of beneficial and detrimental molecular forms of fibrinogen. *Haemostasis* 29:179, 1999.
14. Collen D, Tytgat GN, Claeys H, Piessens R: Metabolism and distribution of fibrinogen I. *Br J Haematol* 22:681, 1972.
15. Handagama P, Scarborough RM, Shuman MA, Bainton DF: Endocytosis of fibrinogen into megakaryocytes and platelet α-granules is mediated by $\alpha II_b b_3$ (glycoprotein IIb-IIIa). *Blood* 82:135, 1993.
16. Francis CW, Nachman RL, Marder VJ: Plasma and platelet fibrinogen differ in gamma chain content. *Thromb Haemost* 51:84, 1984.
17. Mosesson MW: The structure and biological features of fibrinogen and fibrin. *Ann N Y Acad Sci* 936:11, 2001.
18. Weisel JW: Fibrinogen and fibrin. *Adv Protein Chem* 70:247, 2005.
19. Shimizu A, Nagel GM, Doolittle RF: Photoaffinity labeling of the primary fibrin polymerization site: Isolation of a CNBr fragment corresponding to γ337–379. *Proc Natl Acad Sci U S A* 89:2888, 1992.
20. Spraggon G, Everse SJ, Doolittle RF: Crystal structures of fragment D from human fibrinogen and its crosslinked counterpart from fibrin. *Nature* 389:455, 1997.
21. Fowler WE, Hantgan RR, Hermans J, et al: Structure of the fibrin protofibril. *Proc Natl Acad Sci U S A* 78:4872, 1981.
22. Mosesson MW, DiOrio JP, Siebenlist KR, et al: Evidence for a second type of fibril branch point in fibrin polymer networks, the trimolecular junction. *Blood* 82:1517, 1993.
23. Lord ST: Fibrinogen and fibrin: Scaffold proteins in hemostasis. *Curr Opin Hematol* 14:236, 2007.
24. Weisel JW: Structure of fibrin: Impact on clot stability. *J Thromb Haemost* 5(Suppl 1):116, 2007.
25. Shainoff JR, Dardik BN: Fibrinopeptide B in fibrin assembly and metabolism: Physiologic significance in delayed release of the peptide. *Ann N Y Acad Sci* 408:254, 1983.
26. Everse SJ, Spraggon G, Veerapandian L, et al: Crystal structure of fragment double-D from human fibrin with two different bound ligands. *Biochemistry* 37:8637, 1998.
27. Medved LV, Litvinovich SV, Ugarova TP, et al: Localization of a fibrin polymerization site complimentary to Gly-His-Arg sequence. *FEBS Lett* 320:239, 1993.
28. Yang Z, Mochalkin I, Doolittle RF: A model of fibrin formation based on crystal structures of fibrinogen and fibrin fragments complexed with synthetic peptides. *Proc Natl Acad Sci U S A* 97:14156, 2000.
29. Weisel JW, Medved LV: The structure and function of the αC domains of fibrinogen. *Ann N Y Acad Sci* 936:312, 2001.
30. Gorkun OV, Veklich YI, Medved LV, et al: Role of the αC domains of fibrin in clot formation. *Biochemistry* 33:6986, 1994.
31. Mosesson MW, Siebenlist KR, Hainfeld JF, Wall JS: The covalent structure of factor XIIIa crosslinked fibrinogen fibrils. *J Struct Biol* 115:88, 1995.
32. Siebenlist KR, Meh D, Mosesson MW: Protransglutaminase (factor XIII) mediated crosslinking of fibrinogen and fibrin. *Thromb Haemost* 86:1221, 2001.
33. Mosesson MW, Siebenlist KR, Hernandez I, et al: Evidence that α2-antiplasmin becomes covalently ligated to plasma fibrinogen in the circulation: A new role for plasma factor XIII in fibrinolysis regulation. *J Thromb Haemost* 6:1565, 2008.

34. Makogonenko E, Ingham KC, Medved L: Interaction of the fibronectin COOH-terminal Fib-2 regions with fibrin: Further characterization and localization of the Fib-2-binding sites. *Biochemistry* 46:5418, 2006.
35. Flick MJ, Du X, Degen JL: Fibrin(ogen)-$\alpha M\beta 2$ interactions regulate leukocyte function and innate immunity *in vivo*. *Exp Biol Med* 229:1105, 2004.
36. Odrljin TM, Shainoff JR, Lawrence SO, Simpson-Haidaris PJ: Thrombin cleavage enhances exposure of a heparin binding domain in the N-terminus of the fibrin β chain. *Blood* 88:2050, 1996.
37. Odrljin TM, Francis CW, Sporn LA, et al: Heparin-binding domain of fibrin mediates its binding to endothelial cells. *Arterioscler Thromb Vasc Biol* 16:1544, 1996.
38. Bach TL, Barsigian C, Yaen CH, Martinez J: Endothelial cell VE-cadherin functions as a receptor for the β15–42 sequence of fibrin. *J Biol Chem* 273:30719, 1998.
39. Hamaguchi M, Bunce LA, Sporn LA, Francis CW: Spreading of platelets on fibrin is mediated by the amino terminus of the β chain including peptide β 15–42. *Blood* 81:2348, 1993.
40. Sporn LA, Bunce LA, Francis CW: Cell proliferation on fibrin: Modulation by fibrinopeptide cleavage. *Blood* 86:1801, 1995.
41. Chalupowicz DG, Chowdhury ZA, Bach TL, et al: Fibrin II induces endothelial cell capillary tube formation. *J Cell Biol* 130:207, 1995.
42. Ribes JA, Bunce LA, Francis CW: Mediation of fibrin-induced release of von Willebrand factor from cultured endothelial cells by the fibrin β chain. *J Clin Invest* 84:435, 1989.
43. Francis CW, Bunce LA, Sporn LA: Endothelial cell responses to fibrin mediated by FPB cleavage and the amino terminus of the β chain. *Blood Cells* 19:291, 1993.
44. Mosesson MW, Siebenlist KR, Voskuilen M, Nieuwenhuizen W: Evaluation of the factors contributing to fibrin-dependent plasminogen activation. *Thromb Haemost* 79:796, 1998.
45. Medved L, Niewenhuizen W: Molecular mechanisms of initiation of fibrinolysis by fibrin. *Thromb Haemost* 89:409, 2003.
46. Rijken DC, Lijnen HR: New insights into the molecular mechanisms of the fibrinolytic system. *J Thromb Haemost* 7:4, 2009.
47. Sakharov DV, Plow EF, Rijken DC: On the mechanism of the antifibrinolytic activity of plasma carboxypeptidase B. *J Biol Chem* 272:14477, 1997.
48. Fenton JW II, Olson TA, Zabinski MP, Wilner GD: Anion-binding exosite of human α-thrombin and fibrin(ogen) recognition. *Biochemistry* 27:7106, 1988
49. Uitte de Willige S, de Visser MC, Houwing-Duistermaat JJ, et al: Genetic variation in the fibrinogen gamma gene increases the risk for deep venous thrombosis by reducing plasma fibrinogen gamma′ levels. *Blood* 106:4176, 2005.
50. Fredenburgh JC, Stafford AR, Leslie BA, Weitz JI: Bivalent binding to to γ_A/γ'- fibrin engages both exosites of thrombin and protects it from inhibition by the antithrombin-heparin complex. *J Biol Chem* 283:2470, 2008.
51. Blomback M, Blomback B, Mammen EF, Prasad AS: Fibrinogen Detroit—A molecular defect in the N-terminal disulphide knot of human fibrinogen? *Nature* 218:134, 1968.
52. Neerman-Arbez M, Honsberger A, Antonarakis SE, Morris MA: Deletion of the fibrinogen alpha-chain gene (FGA) causes congenital afibrinogenemia. *J Clin Invest* 103:215, 1999.
53. Rabe F, Salomon E: Ueber-faserstoffmangel im Blute bei einem Falle von Hämophilie. *Arch Intern Med* 95:2, 1920.
54. Martinez J: Congenital dysfibrinogenemia. *Curr Opin Hematol* 4:357, 1997.
55. Lak M, Keihani M, Elahi F, et al: Bleeding and thrombosis in 55 patients with inherited afibrinogenaemia. *Br J Haematol* 107:204, 1999.
56. Peyvandi F, Mannucci PM: Rare coagulation disorders. *Thromb Haemost* 82:1207, 1999.
57. Neerman-Arbez M, Antonarakis SE, Honsberger A, Morris MA: The 11 kb FGA deletion responsible for congenital afibrinogenaemia is mediated by a short direct repeat in the fibrinogen gene cluster. *Eur J Hum Genet* 7:897, 1999.
58. Suh TT, Holmback K, Jensen NJ, et al: Resolution of spontaneous bleeding events but failure of pregnancy in fibrinogen-deficient mice. *Genes Dev* 9:2020, 1995.
59. Watanabe K, Shibuya A, Ishii E, et al: Identification of simultaneous mutation of fibrinogen alpha chain and protein C genes in a Japanese kindred. *Br J Haematol* 120:101, 2003.
60. Spena S, Duga S, Asselta R, et al: Congenital afibrinogenaemia caused by uniparental isodisomy of chromosome 4 containing a novel 15-kb deletion involving fibrinogen Aα-chain gene. *Eur J Hum Genet* 12:891, 2004.
61. Monaldini L, Asselta R, Duga S, et al: Mutational screening of six afibrinogenemic patients: Identification and characterization of four novel molecular defects. *Thromb Haemost* 97:546, 2007.
62. Okumura N, Terasawa F, Yonekawa O, et al: Hypofibrinogenemia associated with a heterozygous C→T nucleotide substitution at position -1138 BP of the 5′-flanking region of the fibrinogen A alpha-chain gene. *Ann N Y Acad Sci* 936:526, 2001.
63. Neerman-Arbez M, de Moerloose P, Bridel C, et al: Mutations in the fibrinogen A-alpha gene account for the majority of cases of congenital afibrinogenemia. *Blood* 96:149, 2000.
64. Neerman-Arbez M, de Moerloose P, Honsberger A, et al: Molecular analysis of the fibrinogen gene cluster in 16 patients with congenital afibrinogenemia: Novel truncating mutations in the FGA and FGG genes. *Hum Genet* 108:237, 2001.
65. Attanasio C, de Moerloose P, Antonarakis SE, et al: Activation of multiple cryptic donor splice sites by the common congenital afibrinogenemia mutation, FGA IVS4 + 1 G→T. *Blood* 97:1879, 2001.
66. Asselta R, Spena S, Duga S, et al: Analysis of Iranian patients allowed the identification of the first truncating mutation in the fibrinogen Bbeta-chain gene causing afibrinogenemia. *Haematologica* 87:855, 2002.
67. Homer VM, Brennan SO, Ockelford P, George PM: Novel fibrinogen truncation with deletion of Bbeta chain residues 440–461 causes hypofibrinogenaemia. *Thromb Haemost* 88:427, 2002.
68. Neerman-Arbez M, Vu D, Abu-Libdeh B, et al: Prenatal diagnosis for congenital afibrinogenemia caused by a novel nonsense mutation in the FGB gene in a Palestinian family. *Blood* 101:3492, 2003.
69. Vu D, Di Sanza C, Caille D, et al: Quality control of fibrinogen secretion in the molecular pathogenesis of congenital afibrinogenemia. *Hum Mol Genet* 14:3271, 2005.
70. Duga S, Asselta R, Santagostino E, et al: Missense mutations in the human beta fibrinogen gene cause congenital afibrinogenemia by impairing fibrinogen secretion. *Blood* 95:1336, 2000.
71. Vu D, Bolton-Maggs PH, Parr JR, et al : Congenital afibrinogenemia: Identification and expression of a missense mutation in FGB impairing fibrinogen secretion. *Blood* 102:4413, 2003.
72. Spena S, Asselta R, Duga S, et al: Congenital afibrinogenemia: Intracellular retention of fibrinogen due to a novel W437G mutation in the fibrinogen Bbeta-chain gene. *Biochim Biophys Acta* 1639:87, 2003.
73. Monaldini L, Asselta R, Duga S, et al: Fibrinogen Mumbai: Intracellular retention due to a novel G434D mutation in the Bbeta-chain gene. *Haematologica* 91:628, 2006.
74. Terasawa F, Okumura N, Kitano K, et al: Hypofibrinogenemia associated with a heterozygous missense mutation gamma153Cys to Arg (Matsumoto IV): *In vitro* expression demonstrates defective secretion of the variant fibrinogen. *Blood* 94:4122, 1999.
75. Vu D, de Moerloose P, Batorova A, et al: Hypofibrinogenaemia caused by a novel FGG missense mutation (W253C) in the gamma chain globular domain impairing fibrinogen secretion. *J Med Genet* 42:e57, 2005.
76. Brennan SO, Wyatt J, Medicina D, et al: Fibrinogen Brescia: Hepatic endoplasmic reticulum storage and hypofibrinogenemia because of a gamma284 Gly→Arg mutation. *Am J Pathol* 157:189, 2000.
77. Brennan SO, Maghzal G, Shneider BL, et al: Novel fibrinogen gamma375 Arg→Trp mutation (fibrinogen Aguadilla) causes hepatic endoplasmic reticulum storage and hypofibrinogenemia. *Hepatology* 36:652, 2002.
78. Rubbia-Brandt L, Neerman-Arbez M, Rougemont A-L, et al: Fibrinogen gamma 375Arg→Trp mutation (fibrinogen Aguadilla) causes hereditary hypofibrinogenemia, hepatic endoplasmic reticulum storage disease and cirrhosis. *Am J Surg Pathol* 30:906, 2006.
79. Francalanci P, Santorelli FM, Talini I, et al: Severe liver disease in early childhood due to fibrinogen storage and de novo gamma375Arg→Trp gene mutation. *J Pediatr* 148:396–8, 2006.
80. Dib N, Quelin F, Ternisien C, et al: Fibrinogen Angers with a new deletion gamma GVYYQ 346–350 causes hypofibrinogenemia with hepatic storage. *J Thromb Haemost* 5:1999, 2007.
81. Neerman-Arbez M: To aggregate or not to aggregate. *J Thromb Haemost* 5:1997, 2007.
82. Monaldini L, Asselta R, Malcovati M, et al: The DNA-pooling technique allowed for the identification of three novel mutations responsible for afibrinogenemia. *J Thromb Haemost* 3:2591, 2005.
83. Asselta R, Duga S, Spena S, et al: Congenital afibrinogenemia: Mutations leading to premature termination codons in fibrinogen A alpha-chain gene are not associated with the decay of the mutant mRNAs. *Blood* 98:3685, 2001.
84. Platè M, Asselta R, Spena S et al: Congenital hypofibrinogenemia: Characterization of two missense mutations affecting fibrinogen assembly and secretion. *Blood Cells Mol Dis* 41:292, 2008.
85. Platé M, Asselta R, Peyvandi F, et al: Molecular characterization of the first missense mutation in the fibrinogen Aalpha-chain gene identified in a compound heterozygous afibrinogenemic patient. *Biochim Biophys Acta* 1772:781, 2007.
86. Attanasio C, David A, Neerman-Arbez M: Outcome of donor splice site mutations accounting for congenital afibrinogenemia reflects order of intron removal in the fibrinogen alpha gene (FGA). *Blood* 101:1851, 2003.
87. Wu SY, Wang ZY, Dong NZ, et al: Congenital afibrinogenemia associated with a novel nonsense mutation in the FGA gene. *Zhonghua Xue Ye Xue Za Zhi* 26:133, 2005.
88. Fellowes AP, Brennan SO, Holme R, et al: Homozygous truncation of the fibrinogen A alpha chain within the coiled coil causes congenital afibrinogenemia. *Blood* 96:773, 2000.
89. Fang Y, Dai BT, Wang XF et al: Identification of three FGA mutations in two Chinese families with congenital afibrinogenemia. *Haemophilia* 12:615, 2006.
90. Vlietman JJ, Verhage J, Vos HL et al: Congenital afibrinogenaemia in a newborn infant due to a novel mutation in the fibrinogen Aalpha gene. *Br J Haematol* 119:282, 2002.
91. Robert-Ebadi H, de Moerloose P, El Khorassani M, et al: A novel frameshift mutation in FGA accounting for congenital afibrinogenemia predicted to encode an aberrant peptide terminating 158 amino acids downstream. *Blood Coagul Fibrinolysis* 20:385, 2009.
92. Anglès-Cano E, Mathonnet F, Dreyfus M, et al: A case of afibrinogenemia associated with A-alpha chain gene compound heterozygosity (HUMFIBRA c.[4110delA]+[3200+1G→T]) *Blood Coagul Fibrinolysis* 18:73, 2007.
93. Dear A, Daly J, Brennan SO, et al: An intronic mutation within FGB (IVS1+2076 a→g) is associated with afibrinogenemia and recurrent transient ischemic attacks. *J Thromb Haemost* 4:471, 2006.
94. Davis RL, Homer VM, George PM, Brennan SO: A deep intronic mutation in FGB creates a consensus exonic splicing enhancer motif that results in afibrinogenemia caused by aberrant mRNA splicing, which can be corrected in vitro with antisense oligonucleotide treatment. *Hum Mutat* 30:221, 2009.
95. Mimuro J, Hamano A, Tanaka T et al: Hypofibrinogenemia caused by a nonsense mutation in the fibrinogen Bbeta chain gene. *J Thromb Haemost* 1:2356, 2003.
96. Brennan SO, Mosesson MW, Lowen R, et al: Hypofibrinogenaemia resulting from novel single nucleotide deletion at codon Bbeta58 (3404del A) associated with thrombotic stroke in infancy. *Thromb Haemost* 95:738, 2006.
97. Asselta R, Duga S, Spena S, et al: Missense or splicing mutation? The case of a fibrinogen Bbeta-chain mutation causing severe hypofibrinogenemia. *Blood* 103:3051, 2004.

98. Maghzal GJ, Brennan SO, Fellowes AP, et al: Familial hypofibrinogenaemia associated with heterozygous substitution of a conserved arginine residue; Bbeta255 Arg→His (Fibrinogen Merivale). *Biochim Biophys Acta* 1645:146, 2003.
99. Hill MB, Brennan SO, Dear A, et al: Fibrinogen Nottingham II: A novel Bbeta Arg264gly substitution causing hypofibrinogenaemia. *Thromb Haemost* 96:378, 2006.
100. Homer VM, Brennan SO, George PM: Novel fibrinogen Bbeta gene mutation causing hypofibrinogenaemia. *Thromb Haemost* 88:1066, 2002.
101. Spena S, Duga S, Asselta R, et al: Congenital afibrinogenemia: First identification of splicing mutations in the fibrinogen Bbeta-chain gene causing activation of cryptic splice sites. *Blood* 100:4478, 2002.
102. Brennan SO, Wyatt JM, May S, et al: Hypofibrinogenemia due to novel 316 Asp→Tyr substitution in the fibrinogen Bbeta chain. *Thromb Haemost* 85:450, 2001.
103. Horellou MH, Chevreaud C, Mathieux V, et al: Fibrinogen Paris IX: A case of symptomatic hypofibrinogenemia with Bbeta Y236C and Bbeta IVS7–1G→C mutations. *J Thromb Haemost* 4:1134, 2006.
104. Castaman G, Giacomelli SH, Duga S, Rodeghiero F: Congenital hypofibrinogenemia associated with novel heterozygous fibrinogen Bβ and γ mutations. *Haemophilia* 14:630, 2008.
105. Hanss M, Ffrench P, Vinciguerra C, et al: Four cases of hypofibrinogenemia associated with four novel mutations. *J Thromb Haemost* 3:2347, 2005.
106. Xu X, Wu J, Zhai Z, et al: A novel fibrinogen Bbeta chain frameshift mutation in a patient with severe congenital hypofibrinogenaemia. *Thromb Haemost* 95:931, 2006.
107. Asselta R, Duga S, Simonic T, et al: Afibrinogenemia: First identification of a splicing mutation in the fibrinogen gamma chain gene leading to a major gamma chain truncation. *Blood* 96:2496, 2000.
108. Wyatt J, Brennan SO, May S, George PM: Hypofibrinogenaemia with compound heterozygosity for two gamma chain mutations—Gamma 82 Ala→Gly and an intron two GT→AT splice site mutation. *Thromb Haemost* 84:449, 2000.
109. Margaglione M, Santacroce R, Colaizzo D, et al: A G-to-A mutation in IVS-3 of the human gamma fibrinogen gene causing afibrinogenemia due to abnormal RNA splicing. *Blood* 96:2501, 2000.
110. Neerman-Arbez M, Germanos-Haddad M, Tzanidakis K, et al: Expression and analysis of a split premature termination codon in FGG responsible for congenital afibrinogenemia: Escape from RNA surveillance mechanisms in transfected cells. *Blood* 104:3618, 2004.
111. Spena S, Asselta R, Platè M, et al: Pseudo-exon activation caused by a deep-intronic mutation in the fibrinogen γ-chain gene as a novel mechanism for congenital afibrinogenemia. *Br J Haematol* 139:128, 2007.
112. Davis RL, Mosesson MW, Kerlin BA, et al: Fibrinogen Columbus: A novel gamma Gly200Val mutation causing hypofibrinogenemia in a family with associated thrombophilia. *Haematologica* 92:1151, 2007.
113. Iida H, Ishii E, Nakahara M, et al: A case of congenital afibrinogenemia: Fibrinogen Hakata, a novel nonsense mutation of the fibrinogen gamma-chain gene. *Thromb Haemost* 84:49, 2000.
114. Sheen CR, Low J, Joseph J, et al: Fibrinogen Darlinghurst: Hypofibrinogenaemia caused by a W253G mutation in the gamma chain in a patient with both bleeding and thrombotic complications. *Thromb Haemost* 96:685, 2006.
115. Dear A, Brennan SO, Dempfle CE, et al: Hypofibrinogenaemia associated with a novel heterozygous gamma289 Ala→Val substitution (fibrinogen Dorfen). *Thromb Haemost* 92:1291, 2004.
116. Dear A, Dempfle CE, Brennan SO, et al: Fibrinogen Mannheim II: A novel gamma307 His→Tyr substitution in the gammaD domain causes hypofibrinogenemia. *J Thromb Haemost* 2:2194, 2004.
117. Meyer M, Bergmann F, Brennan SO: Novel fibrinogen mutation (gamma 313 Ser→Asn) associated with hypofibrinogenemia in two unrelated families. *Blood Coagul Fibrinolysis* 17:63, 2006.
118. Davis RL, Brennan SO: Fibrinogen Tologa Bay: A novel gammaAla341Val mutation causing hypofibrinogenemia. *Thromb Haemost* 98:1136, 2007.
119. de Raucourt E, de Mazancourt P, Maghzal GJ, et al: Fibrinogen Saint-Germain II: Hypofibrinogenemia due to heterozygous gamma N345S mutation. *Thromb Haemost* 94:965, 2005.
120. Brennan SO, Wyatt JM, Fellowes AP, et al: Gamma371 Thr→Ile substitution in the fibrinogen gammaD domain causes hypofibrinogenaemia. *Biochim Biophys Acta* 1550:183, 2001.
121. Acharya SS, Coughlin A, DiMichele DM: North American Rare Bleeding Disorder Study Group. Rare Bleeding Disorder Registry: Deficiencies of factors II, V, VII, X, XIII, fibrinogen and dysfibrinogenemias. *J Thromb Haemost* 2:248, 2004.
122. Peyvandi F, Kaufman RJ, Seligsohn U, et al: Rare bleeding disorders. *Haemophilia* 12(Suppl 3):137, 2006.
123. Ehmann WC, al-Mondhiry H. Congenital afibrinogenemia and splenic rupture. *Am J Med* 96:92, 1994.
124. Iwaki T, Sandoval-Cooper MJ, Paiva M, et al: Fibrinogen stabilizes placental-maternal attachment during embryonic development in the mouse. *Am J Pathol* 160:1021, 2002.
125. De Marco L, Girolami A, Zimmerman TS, Ruggeri ZM: Von Willebrand factor interaction with the glycoprotein IIb/IIa complex. Its role in platelet function as demonstrated in patients with congenital afibrinogenemia. *J Clin Invest* 77:1272, 1986.
126. Korte W, Feldges A: Increased prothrombin activation in a patient with congenital afibrinogenemia is reversible by fibrinogen substitution. *Clin Investig* 72:396, 1994.
127. Ni H, Denis CV, Subbarao S, et al: Persistence of platelet thrombus formation in arterioles of mice lacking both von Willebrand factor and fibrinogen. *J Clin Invest* 106:385, 2000.
128. Remjin JA, Wu Y-P, Ijsseldijk W, et al: Absence of fibrinogen in afibrinogenemia results in large but loosely packed thrombi under flow conditions. *Thromb Haemost* 85:736, 2001.
129. Dupuy E, Soria C, Molho P, et al: Embolized ischemic lesions of toes in an afibrinogenemic patient: Possible relevance to in vivo circulating thrombin. *Thromb Res* 102:211, 2001.
130. Colvin RB, Mosesson MW, Dvorak HF: Delayed-type hypersensitivity skin reactions in congenital afibrinogenemia lack fibrin deposition and induration. *J Clin Invest* 63:1302, 1979.
131. de Moerloose P, Neerman-Arbez M: Treatment of congenital fibrinogen disorders. *Expert Opin Biol Ther* 8:979, 2008.
132. Galanakis DK, Neerman-Arbez M, Scheiner T, et al: Homophenotypic A-alpha R16H fibrinogen (Kingsport): Uniquely altered polymerization associated with slower fibrinopeptide A than fibrinopeptide B release. *Blood Coagul Fibrinolysis* 18:731, 2007.
133. Barrowcliffe TW, Cattaneo M, Poda GM, et al: New approaches for measuring coagulation. *Haemophilia* 12(Suppl 3):76, 2006.
134. Goldenberg NA, Hathaway WE, Jacobson L, et al: Influence of factor VIII on overall coagulability and fibrinolytic potential of haemophilic plasma as measured by global assay: Monitoring in haemophilia A. *Haemophilia* 12:805, 2006.
135. Lewis SJ, Stephens E, Florou G, et al: Measurement of global haemostasis in severe haemophilia A following factor VIII infusion. *Br J Haematol* 138:775, 2007.
136. Bolton-Maggs PHB, Perry DJ. Chalmers EA, et al: The rare coagulation disorders—Review with guidelines for management from the United Haemophilia Centre Doctor's Organisation. *Haemophilia* 10:593, 2004.
137. Grech H, Majumdar G, Lawrie AS, Savidge GF: Pregnancy in congenital afibrinogenaemia: Report of a successful case and review of the literature. *Br J Haematol* 78:571, 1991.
138. Kobayashi T, Kanayama N, Tokunaga N, et al: Prenatal and peripartum management of congenital afibrinogenaemia. *Br J Haematol* 109:364, 2000.
139. De Vries A, Rosenberg T, Kochwa S, Boss JH: Precipitating antifibrinogen antibody appearing after fibrinogen infusions in a patient with congenital afibrinogenemia. *Am J Med* 30:486, 1961.
140. Ra'anani P, Levi Y, Varon D, et al: Congenital afibrinogenemia with bleeding, bone cysts and antibodies to fibrinogen. *Harefuah* 121:291, 1991.
141. Schuepbach RA, Meili EO, Schneider E, et al: Lepirudin therapy for thrombotic complications in congenital afibrinogenaemia. *Thromb Haemost* 91:1044, 2004.
142. Siebenlist KR, Mosesson MW, Meh DA, et al: Coexisting dysfibrinogenemia (γR275C) and factor V Leiden deficiency associated with thromboembolic disease (fibrinogen Cedar Rapids). *Blood Coagul Fibrinolysis* 11:293, 2000.
143. Rosenberg JB, Newman PJ, Mosesson MW, et al: Paris I dysfibrinogenemia: A point mutation in intron 8 results in insertion of a 15 amino acid sequence in the fibrinogen gamma-chain. *Thromb Haemost* 69:217, 1993.
144. Okumura N, Terasawa F, Hirota-Kawadobora M et al: A novel variant fibrinogen, deletion of Bbeta111Ser in coiled-coil region, affecting fibrin lateral aggregation. *Clin Chim Acta* 365:160, 2006.
145. Lefebvre P, Velasco PT, Dear A, et al: Severe hypodysfibrinogenemia in compound heterozygotes of the fibrinogen AalphaIVS4 + 1G→T mutation and an AalphaGln328 truncation (fibrinogen Keokuk). *Blood* 103:2571, 2004.
146. Meyer M, Dietzel H, Kaetzel R, et al: Fibrinogen Leipzig II (gamma351Gly→Ser and gamma82Ala→Gly): Hypodysfibrinogenaemia due to two independent amino acid substitutions within the same polypeptide chain. *Thromb Haemost* 98:903, 2007.
147. Ridgway HJ, Brennan SO, Faed JM, George PM: Fibrinogen Otago: A major alpha chain truncation associated with severe hypofibrinogenaemia and recurrent miscarriage. *Br J Haematol* 98:632, 1997.
148. Koopman J, Haverkate F, Grimbergen J, et al: Fibrinogen Marburg: A homozygous case of dysfibrinogenemia, lacking amino acids A alpha 461–610 (Lys 461 AAA→stop TAA). *Blood* 80:1972, 1992.
149. Sugo T, Nakamikawa C, Takebe M, et al: Factor XIIIa cross-linking of the Marburg fibrin: Formation of alpha and gamma-heteromultimers and the alpha-chain-linked albumin gamma complex, and disturbed proto-fibril assembly resulting in acquisition of plasmin resistance relevant to thrombophilia. *Blood* 91:3282, 1998.
150. Meyer M, Kutscher G, Sturzebecher J, et al: Fibrinogen Magdeburg I: A novel variant of human fibrinogen with an amino acid exchange in the fibrinopeptide A (Aalpha 9, Leu→Pro). *Thromb Res* 109:145, 2003.
151. Wada Y, Niwa K, Maekawa H, et al: A new type of congenital dysfibrinogen, fibrinogen Bremen, with an A alpha Gly-17 to Val substitution associated with hemorrhagic diathesis and delayed wound healing. *Thromb Haemost* 70:397, 1993.
152. Yoshida N, Okuma M, Hirata H, et al: Fibrinogen Kyoto II, a new congenitally abnormal molecule, characterized by the replacement of A alpha proline-18 by leucine. *Blood* 78:149, 1991.
153. Brennan SO, Hammonds B, George PM: Aberrant hepatic processing causes removal of activation peptide and primary polymerisation site from fibrinogen Canterbury (A alpha 20 Val→Asp). *J Clin Invest* 96:2854, 1995.
154. Marchi CR, Meyer MH, de Bosch NB, et al: A novel mutation (deletion of Aα-Asn 80) in an abnormal fibrinogen: Fibrinogen Caracas VI. Consequences of disruption of the coiled-coil for the polymerization of fibrin: Peculiar clot structure and diminished stiffness of the clot. *Blood Coagul Fibrinolysis* 15:559, 2004.
155. Maekawa H, Yamazumi K, Muramatsu S, et al: Fibrinogen Lima: A homozygous dysfibrinogen with an A alpha-arginine-141 to serine substitution associated with extra N-glycosylation at A alpha-asparagine-139. Impaired fibrin gel formation but normal fibrin-facilitated plasminogen activation catalyzed by tissue-type plasminogen activator. *J Clin Invest* 90:67, 1992.
156. Maekawa H, Yamazumi K, Muramatsu S, et al: An Aα Ser 434 to Nglycosylated Asn substitution in a dysfibrinogen, fibrinogen Caracas II, characterized by impaired fibrin gel formation. *J Biol Chem* 266:11575, 1991.
157. Furlan M, Steinmann C, Jungo M, et al: A frameshift mutation in Exon V of the A alpha-chain gene leading to truncated A alpha-chains in the homozygous dysfibrinogen Milano III. *J Biol Chem* 269:33129, 1994.
158. Brennan SO, Mosesson MW, Lowen R, Frantz C: Dysfibrinogenemia (fibrinogen Wilmington) due to a novel Aalpha chain truncation causing decreased plasma

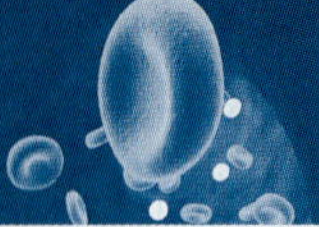

expression and impaired fibrin polymerisation. *Thromb Haemost* 96:88, 2006.

159. Marchi R, Meyer M, de Bosch N, et al: Biophysical characterization of fibrinogen Caracas I with an Aalpha-chain truncation at Aalpha-466 Ser: Identification of the mutation and biophysical characterization of properties of clots from plasma and purified fibrinogen. *Blood Coagul Fibrinolysis* 15:285, 2004.
160. Ridgway HJ, Brennan SO, Gibbons S, George PM: Fibrinogen Lincoln: A new truncated alpha chain variant with delayed clotting. *Br J Haematol* 93:177, 1996.
161. Homer VM, Mullin JL, Brennan SO, et al: Novel Aalpha chain truncation (fibrinogen Perth) resulting in low expression and impaired fibrinogen polymerization. *J Thromb Haemost* 1:1245, 2003.
162. Margaglione M, Vecchione G, Santacroce R, et al: A frameshift mutation in the human fibrinogen Aalpha-chain gene (Aalpha(499)Ala frame-shift stop) leading to dysfibrinogen San Giovanni Rotondo. *Thromb Haemost* 86:1483, 2001.
163. Hamidi AL, Liepnieks JJ, Uemichi T, et al: Renal amyloidosis with a frame shift mutation in fibrinogen alpha-chain gene producing a novel amyloid protein. *Blood* 90:4799, 1997.
164. Uemichi T, Liepnieks JJ, Yamada T, et al: A frame shift mutation in the fibrinogen A alpha chain gene in a kindred with renal amyloidosis. *Blood* 87:4197, 1996.
165. Uemichi T, Liepnieks JJ, Benson MD: Hereditary renal amyloidosis with a novel variant fibrinogen. *J Clin Invest* 93:731, 1994.
166. Collet JP, Soria J, Mirshahi M, et al: Dusart syndrome: A new concept of the relationship between fibrin clot architecture and fibrin clot degradability: Hypofibrinolysis related to an abnormal clot structure. *Blood* 82:2462, 1993.
167. Koopman J, Haverkate F, Grimbergen J, et al: Molecular basis for fibrinogen Dusart (A alpha 554 Arg→Cys) and its association with abnormal fibrin polymerization and thrombophilia. *J Clin Invest* 91:1637, 1993.
168. Benson MD, Liepnieks J, Uemichi T, et al: Hereditary renal amyloidosis associated with a mutant fibrinogen alpha-chain. *Nat Genet* 3:252, 1993.
169. Koopman J, Haverkate F, Grimbergen J, et al: Abnormal fibrinogens IJmuiden (B beta Arg14—Cys) and Nijmegen (B beta Arg44—Cys) form disulfide-linked fibrinogen-albumin complexes. *Proc Natl Acad Sci U S A* 89:3478, 1992.
170. Kamura T, Tsuda H, Yae Y, et al: An abnormal fibrinogen Fukuoka II (Gly-B beta 15→Cys) characterized by defective fibrin lateral association and mixed disulfide formation. *J Biol Chem* 270:29392, 1995.
171. Hirota-Kawadobora M, Terasawa F, Yonekawa O, et al: Fibrinogens Kosai and Ogasa: Bbeta15Gly→Cys (GGT→TGT) substitution associated with impairment of fibrinopeptide B release and lateral aggregation. *J Thromb Haemost* 1:275, 2003.
172. Liu CY, Koehn JA, Morgan FJ: Characterization of fibrinogen New York 1. *J Biol Chem* 260:4390, 1985.
173. Engesser L, Koopman J, de Munk G, et al: Fibrinogen Nijmegen: Congenital dysfibrinogenemia associated with impaired t-PA mediated plasminogen activation and decreased binding of t-PA. *Thromb Haemost* 60:113, 1988.
174. Koopman J, Haverkate F, Lord ST, et al: Molecular basis of fibrinogen Naples associated with defective thrombin binding and thrombophilia. Homozygous substitution of B beta 68 Ala→Thr. *J Clin Invest* 90:238, 1992.
175. Kaudewitz H, Henschen A, Soria J, Soria C: Fibrinogen Pontoise—A genetically abnormal fibrinogen with defective fibrin polymerization but normal fibrinopeptide release, in *Fibrinogen, Fibrin Formation and Fibrinolysis*, edited by DA Lane, A Henschen, MK Jasani, p 91. W de Gruyter, Berlin, 1986.
176. Bolliger-Stucki B, Lord ST, Furlan M: Fibrinogen Milano XII: A dysfunctional variant containing 2 amino acid substitutions, Aalpha R16C and gamma G165R. *Blood* 98:351, 2001.
177. Castaman G, Ghiotto R, Duga S, Rodeghiero F: A novel fibrinogen gamma chain mutation (gamma 239 Gln→His) is the cause of dysfibrinogenemia Vicenza. *J Thromb Haemost* 3:600, 2005.
178. Kotlín R, Sobotková A, Suttnar J, et al: A novel fibrinogen variant Liberec: Dysfibrinogenaemia associated with gamma Tyr262Cys substitution. *Eur J Haematol* 81:123, 2008.
179. Niwa K, Takebe M, Sugo T, et al: A γ Gly-268 to Glu substitution is responsible for impaired fibrin assembly in a homozygous dysfibrinogen Kurashiki. *Blood* 87:4686, 1996.
180. Niwa K, Kawata Y, Madoiwa S, et al: Fibrinogen Kamogawa: A new type of gamma Arg-275 to Ser substitution characterized by delayed fibrin gel formation [abstract]. *Thromb Haemost* 73:1229, 1995.
181. Fellowes AP, Brennan SO, Ridgway HJ, et al: Electrospray ionization mass spectrometry identification of fibrinogen Banks Peninsula (gamma280Tyr→Cys): A new variant with defective polymerization. *Br J Haematol* 101:24, 1998.
182. Bantia S, Mane SM, Bell WR, Dang CV: Fibrinogen Baltimore I: Polymerization defect associated with a gamma 292Gly→Val (GGC→GTC) mutation. *Blood* 76:2279, 1990.
183. Bantia S, Bell WR, Dang CV: Polymerization defect of fibrinogen Baltimore III due to a gamma Asn308→Ile mutation. *Blood* 75:1659, 1990.
184. Yoshida N, Terukina S, Okuma M, et al: Characterization of an apparently lower molecular weight gamma-chain variant in fibrinogen Kyoto I. The replacement of gamma-asparagine 308 by lysine which causes accelerated cleavage of fragment D1 by plasmin and the generation of a new plasmin cleavage site. *J Biol Chem* 263:13848, 1988.
185. Grailhe P, Boyer-Neumann C, Haverkate F, et al: The mutation in fibrinogen Bicetre II (gamma Asn308→Lys) does not affect the binding of t-PA and plasminogen to fibrin. *Blood Coagul Fibrinolysis* 4:679, 1993.
186. Okumura N, Furihata K, Terasawa F, et al: Fibrinogen Matsumoto II: Gamma 308 Asn→Lys (AAT→AAG) mutation associated with bleeding tendency. *Br J Haematol* 94:526, 1996.
187. Yamazumi K, Shimura K, Terukina S, et al: A gamma methionine-310 to threonine substitution and consequent N-glycosylation at gamma asparagine-308 identified in a congenital dysfibrinogenemia associated with posttraumatic bleeding, fibrinogen Asahi. *J Clin Invest* 83:1590, 1989.
188. Haverkate F, Samama M: Familial dysfibrinogenemia and thrombophilia. Report on a study of the SSC Subcommittee on Fibrinogen. *Thromb Haemost* 73:151, 1995.
189. Robert-Ebadi H, Le Querrec A, de Moerloose P, et al: A novel Asp344Val substitution in the fibrinogen gamma chain (fibrinogen Caen) causes dysfibrinogenemia associated with thrombosis. *Blood Coagul Fibrinolysis* 19:697, 2008.
190. Koopman J, Haverkate F, Briet E, Lord ST: A congenitally abnormal fibrinogen (Vlissingen) with a 6-base deletion in the gamma-chain gene, causing defective calcium binding and impaired fibrin polymerization. *J Biol Chem* 266:13456, 1991.
191. Terasawa F, Hogan KA, Kani S, et al: Fibrinogen Otsu I: A gamma Asn319,Asp320 deletion dysfibrinogen identified in an asymptomatic pregnant woman. *Thromb Haemost* 90:757, 2003.
192. Brennan SO, Davis RL, Mosesson MW, et al: Congenital hypodysfibrinogenaemia (Fibrinogen Des Moines) due to a gamma320Asp deletion at the Ca2+ binding site. *Thromb Haemost* 98:467, 2007.
193. Meyer M, Franke K, Richter W, et al: New molecular defects in the gamma subdomain of fibrinogen D-domain in four cases of (hypo)dysfibrinogenemia: Fibrinogen variants Hannover VI, Homburg VII, Stuttgart and Suhl. *Thromb Haemost* 89:637, 2003.
194. Hamano A, Mimuro J, Aoshima M, et al: Thrombophilic dysfibrinogen Tokyo V with the amino acid substitution of gammaAla327Thr: Formation of fragile but fibrinolysis-resistant fibrin clots and its relevance to arterial thromboembolism. *Blood* 103:3045, 2004.
195. Miyata T, Furukawa K, Iwanaga S, et al: Fibrinogen Nagoya, a replacement of glutamine-329 by arginine in the gamma-chain that impairs the polymerization of fibrin monomer. *J Biochem* 105:10, 1989.
196. Yoshida N, Terukina S, Okuma M, et al: Characterization of an apparently lower molecular weight gamma-chain variant in fibrinogen Kyoto I. The replacement of gamma-asparagine 308 by lysine which causes accelerated cleavage of fragment D1 by plasmin and the generation of a new plasmin cleavage site. *J Biol Chem* 263:13848, 1988.
197. Reber P, Furlan M, Rupp C, et al: Characterization of fibrinogen Milano I: Amino acid exchange gamma 330 Asp→Val impairs fibrin polymerization. *Blood* 67:1751, 1986.
198. Steinmann C, Reber P, Jungo M, et al: Fibrinogen Bern I: Substitution gamma 337 Asn→Lys is responsible for defective fibrin monomer polymerization. *Blood* 82:2104, 1993.
199. Song KS, Park NJ, Choi JR, et al: Fibrinogen Seoul (FGG Ala341Asp): A novel mutation associated with hypodysfibrinogenemia. *Clin Appl Thromb Hemost* 12:338, 2006.
200. Galanakis DK, Peerschke EIB, Spitzer S, Scharrer I: Fibrinogen Frankfurt I, a γ357 Ala→Thr substitution associated with impaired fibrin polymerization and decreased platelet aggregation support. *Blood* 86(Suppl 1):76a, 1995.
201. Steinmann C, Bogli C, Jungo M, et al: A new substitution, gamma 358 Ser→Cys, in fibrinogen Milano VII causes defective fibrin polymerization. *Blood* 84:1874, 1994.
202. Mathonnet F, Guillon L, Detruit H, et al: Fibrinogen Poissy II (gammaN361K): A novel dysfibrinogenemia associated with defective polymerization and peptide B release. *Blood Coagul Fibrinolysis* 14:293, 2003.
203. Okumura N, Furihata K, Terasawa F, et al: Fibrinogen Matsumoto I: A gamma 364 Asp→His (GAT→CAT) substitution associated with defective fibrin polymerization. *Thromb Haemost* 75:887, 1996.
204. Bentolila S, Samama MM, Conard J, et al: Association of dysfibrinogenemia and thrombosis. Apropos of a family (Fibrinogen Melun) and review of the literature. *Ann Med Interne (Paris)* 146:575, 1995.
205. Yoshida N, Hirata H, Morigami Y, et al: Characterization of an abnormal fibrinogen Osaka V with the replacement of gamma-arginine 375 by glycine. The lack of high affinity calcium binding to D-domains and the lack of protective effect of calcium on fibrinolysis. *J Biol Chem* 267:2753, 1992.
206. Keller MA, Martinez J, Baradet TC, et al: Fibrinogen Philadelphia, a hypodysfibrinogenemia characterized by abnormal polymerization and fibrinogen hypercatabolism due to γS378P mutation. *Blood* 105:3162, 2005.
207. Ridgway HJ, Brennan SO, Loreth RM, George PM: Fibrinogen Kaiserslautern (gamma 380 Lys to Asn): A new glycosylated fibrinogen variant with delayed polymerization. *Br J Haematol* 99:562, 1997.
208. Hayes T: Dysfibrinogenemia and thrombosis. *Arch Pathol Lab Med* 126:1387, 2002.
209. Gillmore JD, Lachmann HJ, Rowczenio D, et al: Diagnosis, pathogenesis, treatment, and prognosis of hereditary fibrinogen A alpha-chain amyloidosis. *J Am Soc Nephrol* 20:444, 2009.
210. Roberts HR, Stinchcombe TE, Gabriel DA: The dysfibrinogenaemias. *Br J Haematol* 114:249, 2001.
211. Hill M, Dolan G: Diagnosis, clinical features and molecular assessment of the dysfibrinogenaemias. *Haemophilia* 14:889, 2008.

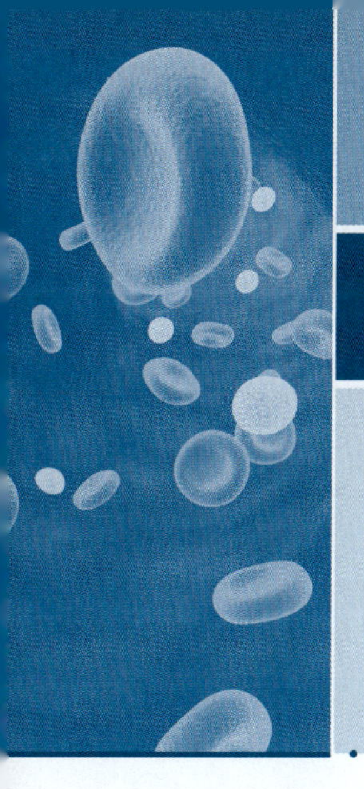

第127章

von Willebrand 病(VWD)

Jill M. Johnsen, David Ginsburg

摘 要

von Willebrand 因子(VWF)作为凝血因子Ⅷ载体和介导血小板黏附于损伤的血管壁在止血过程中发挥重要作用。VWF功能异常导致人类最常见的遗传性出血性疾病von Willebrand病(VWD)。据估计,普通人群中VWD的发生率高达1%,而临床症状明显的患者发病率接近1∶1000。VWD的发病机制是VWF量的缺乏(1型VWD和3型VWD)或质的异常(2型VWD)。3型VWD较为少见,但症状最为严重,其临床表现为VWF浓度重度降低或缺如、严重的出血倾向和常染色体隐性遗传。1型VWD为最常见的类型,其特征为VWF结构和功能正常但数量减少(为正常水平的20%~50%)。2型VWD表现为VWF结构和(或)功能异常。2A型VWD是血浆中分子量最大且最具功能活性的VWF多聚体分子选择性地丢失。2A型VWD又可进一步分为两组,第一组为基因突变引起VWF多聚体合成与分泌障碍;第二组则为突变的VWF对血浆中的蛋白酶的敏感性增高而被降解。2B型VWD是由于VWF A1区域内成簇突变引起,而该区域是VWF与受体血小板糖蛋白Ⅰb(GPⅠb)结合的关键部位。这些突变使得VWF分子"功能获得",引起VWF与血小板自发性结合而被清除,导致血小板减少以及最有活性的(大分子量)VWF多聚体丢失。2N型VWD的特征为VWF与凝血因子Ⅷ结合部位发生突变,导致凝血因子Ⅷ不成比例地降低,疾病表现与轻型血友病A相似,但呈常染色体隐性遗传。去氨基加压素(DDAVP)治疗1型VWD通常能取得良好的疗效,并能使血浆中的VWF水平升高2~3倍。而3型VWD及部分2型VWD对DDAVP反应普遍较差。这些类型的患者常需要含有大量完整的VWF多聚体的因子Ⅷ浓缩剂进行替代治疗。

本章使用的简写和缩略词:ADAMTS-13,血管性血友病因子裂解蛋白酶(a disintegrin and metalloprotease with thrombospondin type 1 motifs);APTT,活化的部分凝血活酶时间(activated partial thromboplastin time);DDAVP,1-脱氨基-8右旋精氨酸加压素(1-desamino-8-D-arginine vasopressin, or desmopressin);ER,内质网(endoplasmic reticulum);GPⅠb,糖蛋白Ⅰb(glycoprotein Ⅰb);HHT,遗传性出血性毛细血管扩张症(hereditary hemorrhagic telangiectasia);PCR,聚合酶链反应(polymerase chain reaction);RIPA,瑞斯托霉素诱导的血小板聚集(ristocetin-induced platelet aggregation);VWD,von Willebrand病(von Willebrand disease);VWF,von Willebrand因子(von Willebrand factor)。

命名与历史

1926年,Eric von Willebrand发现了来自Åland岛一个出血性疾病家系,该家系66名成员中有24名患者[1],所有性别均可累及,这些患者的血小板数及血凝块收缩时间尽管正常,但出血时间却明显延长。von Willebrand将这种疾患与当时所知的其他止血异常疾病相比,认识到其具有的遗传基础,称这种疾病为"遗传性假性血友病",但他却错误地认为这种疾病为X染色体连锁的显性遗传。von Willebrand对这种疾病遗传类型的错误认识可能部分源于大多数出血症状都发生在女性来月经或者分娩时。Hjördis为该家系的先证者,von Willebrand对其首次评估时她才5岁,到13岁时由于第四次月经周期出血死亡。她的四个妹妹均在2~4岁夭折,该家族中也有分娩死亡的记录。

1928年在美国,Minot等也报道了相似的病例。1933年,von Willebrand和Jürgens对Åland岛这个家系重新检查,并得出此疾病是因血小板功能缺陷所致的结论。直到1953年,Alexander和Goldstein才证实VWD患者凝血因子Ⅷ水平降低,并伴有出血时间延长。这一发现也被其他人所证实,包括Nilsson及其同事对最初的VWD家系的研究。20世纪50年代后期,后来的研究者证实血浆中被称为"I-O"的组分能纠正这类患者凝血因子Ⅷ的缺陷和出血时间的延长,这些结果提示VWD是由于血浆中某一因子的缺乏而引起,而非血小板内在的异常。注射I-O组分可使血友病患者体内的因子Ⅷ水平迅速提高,而在VWD患者体内,Ⅷ水平逐渐提高,5~8小时才达

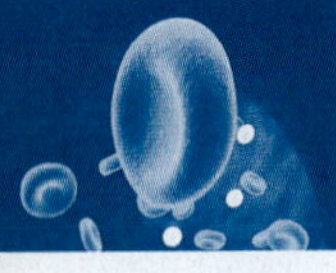

高峰。自血友病患者体内制备的I-O组分也能纠正VWD的缺陷，这表明这种疾病是因血浆其他因子缺乏所致(见参考文献2和3综述)。

直到1971年，才由Zimmerman、Ratnoff和Powell制备了第一株被认为仅针对高度纯化的因子Ⅷ的抗体[4]，通过该抗体发现与因子Ⅷ相关的抗原水平在血友病患者体内是正常的而在VWD患者体内减低。进一步实验证实VWF与因子Ⅷ紧密相连形成复合物，且复合物中98%的组分为VWF(参见下文"VWF"生物合成)，从而解开这一谜团。因此，上述针对该复合物的抗体主要识别VWF分子。VWF功能的首次直接测定基于实验中的观察和发现：瑞斯托霉素诱导的血小板减少，以及某些VWD患者的血小板在瑞斯托霉素诱导下不能聚集(Howard和Firkin[5]发现的)。Weiss及其协作者[6]利用这一原理制定了一种定量测定VWF功能的方法，这一方法被作为实验室评估VWD的主要方法保留至今。1973年，几个研究小组成功地从因子Ⅷ促凝血活性基团中分离出VWF[7,8]。

1984和1985年，应用逆转录DNA(cDNA)技术，VWF和因子Ⅷ被分别克隆，从而最终证实VWF和因子Ⅷ为不同基因编码的两个独立蛋白质[9-14]。这些发现标志着VWF和因子Ⅷ研究的分子水平时代的开始，从此，人们不但鉴别出许多血友病和VWD患者的基因突变，还深入了解这些相关蛋白质的结构和功能。

表127-1概括了目前因子Ⅷ和VWF的命名法和术语。VWD是一种异质性疾病，有20多种变异类型。以前那些复杂和混乱的分类现被合并简化为6种明确的类型[15]，归纳在表127-2中。3型VWD患者VWF水平非常低下或者检测不出，并有严重的出血。1型VWD的特征为因子Ⅷ活性、VWF抗原和瑞斯托霉素辅助因子活性平行降低，一般为正常水平的

表127-1 Von Willebrand因子与因子Ⅷ命名

因子Ⅷ

抗血友病因子，在典型的血友病A和大多数VWD患者血浆中减少的蛋白，可用标准凝血分析检测

因子Ⅷ活性(FⅧ:C)

因子Ⅷ蛋白的凝血活性(此名称有时可与因子Ⅷ互换)

因子Ⅷ抗原(Ⅷ:Ag)

用多克隆或单克隆抗体进行免疫分析检测的因子Ⅷ的抗原决定簇

Von Willebrand因子(VWF)

大分子量的多聚糖蛋白，维持血小板正常黏附、正常的出血时间及稳定因子Ⅷ所必需的

Von Willebrand因子抗原(VWF:Ag)

用多克隆或单克隆抗体进行免疫分析检测的VWF的抗原决定簇；由于历史原因不正确的命名包括因子Ⅷ相关抗原(ⅧR:Ag)、因子Ⅷ抗原、AHF抗原和AHF样抗原

瑞斯托霉素辅助因子活性(VWF:RCo)

VWF维持瑞斯托霉素诱导的洗涤或固定的正常血小板聚集的特性

von Willebrand因子胶原结合活性(VWF:CB)

VWF支持与胶原结合的特性，可以通过酶联免疫吸附试验来检测(ELISA)

表127-2 VWD分型

型别	分子学特征	遗传模式	发病率	因子Ⅷ活性	VWF抗原	瑞斯托霉素辅助因子活性	RIPA	血浆VWF多聚体结构
1型	VWF量部分缺乏	常染色体显性，不完全外显	1~30∶1000；最常见的VWD类型(>70%的VWD)	下降	下降	下降	下降或正常	分布正常(允许有突变亚单位)
3型	VWF严重不足或缺失	常染色体隐性(或共显性)	1~5∶1 000 000	显著下降	极低或缺如	极低或缺如	缺如	通常缺乏
2A型	VWF质的缺陷，大分子量VWF多聚体缺乏，VWF依赖的血小板黏附降低	呈常染色体显性	在有明显临床表现的VWD中约占10%~15%	下降或正常	常低	显著降低	下降	大、中分子的多聚体缺乏
2B型	VWF质的缺陷，VWF与血小板(GPⅠb)相互作用增强	常染色体显性	不常见(在有临床表现的VWD中约<5%)	下降或正常	常低	下降或正常	增强至低浓度的瑞斯托霉素可诱导	大分子的多聚体减少/缺如
2M型	VWF质量缺陷，VWF与血小板相互作用减弱，大分子的VWF多聚体无丢失	呈常染色体显性	罕见(仅有病例报道)	不同程度下降	不同程度下降	下降	不同程度下降	正常或偶有超大分子的多聚体
2N	VWF质的缺陷，VWF与因子Ⅷ结合能力降低	常染色体隐性	不常见；某些人群中杂合子可能更多见	下降	正常	正常	正常	正常
血小板型(假性)	血小板缺陷，血小板与VWF相互作用减弱	常染色体显性	罕见	下降或正常	下降或正常	下降	增强至低浓度的瑞斯托霉素可诱导	大分子多聚体缺乏

20%~50%,而 VWF 多聚体分布正常。2 型 VWD 由不同类型组成,被进一步划分为四个亚型(2A、2B、2M 和 2N)。

2A 型 VWD 主要是由于对 VWF 的蛋白水解作用增强而引起,其特征为相对于 VWF 抗原而言,瑞斯托霉素辅因子活性不成比例降低,且大、中分子量多聚物缺失。2B 型 VWD 也同样大分子量 VWF 多聚物减少,但其减少是由于突变的 VWF 分子与血小板 GPⅠb 亲和力增强所致。VWF 功能异常也导致其与血小板相互作用的减弱,如 2M 型 VWD;或与因子Ⅷ结合减少,这种类型被称为 2N 型 VWD,其特征为轻中度的因子Ⅷ缺乏。许多其他亚型也已被报道,包括血小板型(假性)VWD,这一类型实际上是因 GPⅠb 突变导致血小板内在性缺陷引起(见第 121 章)。此外,也可发生获得性 VWD,其原因是循环中 VWF 清除加速。

病因与发病机制

VWF 仅在内皮细胞及巨核细胞内合成,在止血中发挥两大重要作用。首先,介导血小板与受损的血管壁之间的连接,这就解释了 VWD 患者出现明显的血小板功能缺陷和出血时间延长。VWF 单体被组合成更高一级的多聚体,此结构为实现最佳的黏附功能所必需。其次,VWF 分子作为血浆中的因子Ⅷ载体,稳定凝血因子Ⅷ,并将其局限于初始的血小板血栓上,便于因子Ⅷ参与凝血酶的产生和纤维蛋白凝块形成(见第 115 章)。VWF 和因子Ⅷ之间紧密的非共价结合说明了这两个分子可以一起被纯化,也解释了过去为什么把血友病和 VWD 病因相混淆。因子Ⅷ是由 X 染色体上的因子Ⅷ基因编码(见第 115 章和第 124 章),而 VWF 由人类 12 号染色体上的另一个基因编码。

■ VWF 基因和 cDNA

VWF cDNA 首先是从内皮细胞中克隆出来的[11-14],相应的基因位于 12 号染色体短臂(12p13.3)[11]。VWF 信使 RNA(mRNA)长度约为 9.0kb,编码含有 2813 个氨基酸残基的转录产物,其分子量约 310 000。将从血浆获得的初始肽序列同 VWF cDNA 序列进行对比[16],确定了天然 VWF 前体多肽结构[17]。VWF 前体包含一个 22 个氨基酸的信号肽、一个 741 个氨基酸的前体多肽(前肽),又被称为 VWF 抗原Ⅱ和成熟亚单位[11,17-20]。从前肽的氨基端切割出 741 个氨基酸后生成含有 2050 个氨基酸的成熟 VWF 亚单位(图 127-1)。

对 VWF 序列分析显示有 4 种不同类型的重复区域:3 个 A 区,3 个 B 区,2 个 C 区和 4 个 D 区[18,21]。初始两个 D 区以前后方式排列,编排在 VWF 前肽上,接着是成熟亚单位 N 端的一个部分 D 区和一个完整 D 区。最后一个完全的 D 区被包含三个重复 A 区的超过 600 个氨基酸的片段分隔开。VWF 中的重复区域结构显示,编码 VWF 的基因可能通过一个复杂的部分复制系列进化而来,尽管同源区域之间的外显子结构并非高度保守。

通过与 VWF 氨基酸序列相比较,鉴别出一组相关蛋白组成的超家族,此家族中的蛋白质都含有与 VWF A 区相似的序列[22]。这些进化上潜在相关的基因的共同作用是参与细胞外基质或黏附功能。与之相应的,VWF 与血小板 GPⅠb 受体和细胞外基质特异性配体相结合的功能区域都定位在 VWF A 重复区域。此外,还有学者提出,VWF C 区与凝血酶敏感蛋白以及胶原蛋白原之间也存在某种潜在联系[23]。

VWF 基因全长 178kb,包含有 52 个外显子[24]。外显子大小从 40bp 到 1.4kb(外显子 28)之间。后部的外显子非常大,编码整个 A1 和 A2 区域,并包含大部分已知的 2A 型及全部 2B 型 VWD 突变。这些引起人类 VWD 的基因缺陷丛集于一个外显子中更易于被识别(见下文"VWD 分子遗传学")。在人类 22 号染色体上一段部分的、无功能的 VWF 基因复制,被称为假基因[25]。假基因复制了 VWF 基因的中间部分,从外显子 23 到外显子 34,且包含了干扰序列。假基因有 97% 的序列与 VWF 基因相似,表明两者间具有高度的同源性[26]。涉及假基因的、并可能与大的同源外显子 28 序列重组而引起的基因转换,被认为是 VWF 基因发生突变的可能机制[27-30]。

VWF 仅在巨核细胞及内皮细胞合成,因此,VWF 常常被用作识别内皮细胞的特异性组织化学标记物,然而,在不同的内皮细胞内,VWF 表达水平波动范围较大,这取决于相关血管的大小和部位[31,32]。通过对小鼠的仔细研究,发现不同部位的 VWF mRNA 水平有很大差异,肺和脑部尤其是小血管内的 VWF mRNA 水平较肝和肾中相应血管内高 5~50 倍不等。一般说来,大血管内皮中的 VWF mRNA 和抗原水平较微血管内皮高,静脉血管内皮较动脉血管内皮高。

内皮细胞 VWF 基因表达似乎需要该基因近端启动子内部或附近的特定 DNA 序列[33-38],尽管可能另有重要的调控元件在这一区域以外,其中某些距离甚至很远[39]。VWF 在绝大多数的内皮细胞中表达,但并不是所有内皮细胞[40],并且这一血管特异性的基因表达程序可能是多种调控元件共同作用的结果。

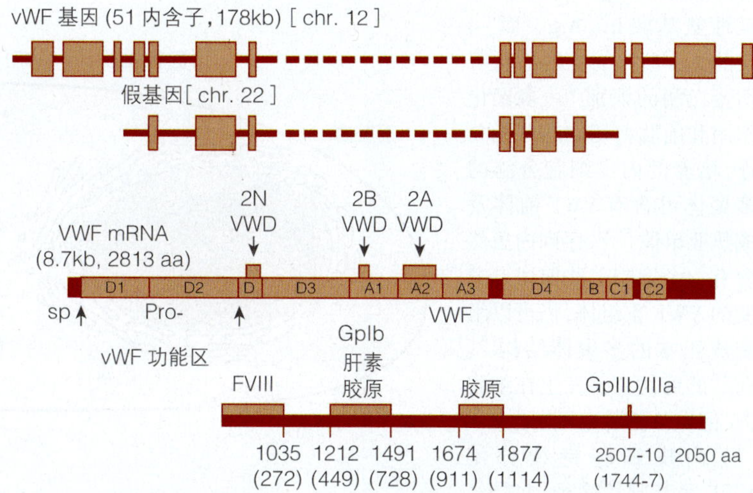

图 127-1 人类 VWF 基因、mRNA、蛋白的结构图。上图表示 VWF 基因和假基因,方框表示外含子,实心黑线表示内含子。中间的杆状图和字母标记的方框表示编码全长的 prepro-VWF 亚单位的 mRNA。箭头表示信号肽(sp)定位和前肽(Pro)裂解点,字母标记的方框表示内部重复序列区。下图表示成熟 VWF 分子内已知的 VWF 功能区的大致定位。功能区下方的数字表示从 ATG 起始位点开始计算的氨基酸残基的数目。功能区下面括号内的数字表示成熟 VWF 亚单位内的氨基酸残基。aa,氨基酸;chr,染色体。

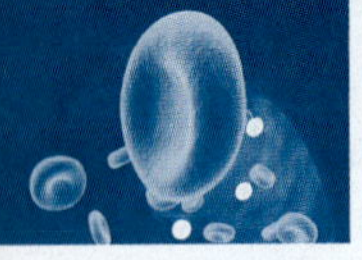

内皮细胞VWF基因的表达还可被流体剪切力上调，VWF近端启动子中的GT重复序列的长度和某些远端的DNA序列可能会影响到该调控[41]。但是，GT重复序列对循环中的VWF浓度却没有影响[42]。

■ VWF生物合成

VWF在巨核细胞和内皮细胞中的生物合成步骤相似（见参考文献44和45综述）。VWF先以大的单体多肽前体形式被合成，如图127-1所示。VWF通常富含半胱氨酸，占所有氨基酸含量的8.3%。成熟VWF分子中的所有半胱氨酸均参与形成二硫键[46]，而在剪切力的作用下，循环中的VWF分子二硫键均暴露出来。前体VWF单体通过C末端的二硫键连接形成二聚体，然后才能从内质网中释放（ER）[46,48,49]。

糖基化作用始于内质网，成熟的VWF亚单位中含有12个潜在的N连接聚糖位点，3个存在于前肽中。进一步的翻译后修饰发生在高尔基体内，包括添加多个O连接碳水化合物结构、硫酸化以及通过N末端二硫键形成二聚体发生多聚化等。VWF是目前仅知的在翻译的后阶段还形成大量二硫键的蛋白质，这一独特的过程可能是由VWF前肽固有的二硫化异构酶活性催化的[50]，前肽中有两个特定的半胱氨酸，对其二硫化异构酶活性有重要意义，这两个半胱氨酸中任意一个发生突变或两者之间的间距发生变动，都会造成多聚体形成障碍[50]。前肽与VWF D'D3区域之间通过二硫键连接形成的中间体在内质网修饰的后期和高尔基体修饰的早期短暂出现，可能与这些区域后来参与多聚化形成有关[51]。多聚化过程序需要远端高尔基体轻度的酸性环境[52]。VWF前肽的自联结可能也是为了将VWF亚单位按照多聚体的组装要求进行排列[53]。无论如何，即使作为独立的分子与成熟VWF单体共表达时，前肽仍能促进多聚体的形成[54,55]。

前肽的剪切发生在VWF合成的后期或在分泌前一刻，剪切位点比邻 -1、-2位的两个碱性氨基酸Lys-Arg。而 -4位的Arg参与细胞内前肽剪切蛋白酶的识别[56]。多聚化作用和前肽剪切之间并无关连，培养的内皮细胞分泌的多聚体可含有VWF前体及成熟亚单位[57,58]，序列内虽然含有一个抑制前肽剪切点突变的VWF重组体，仍可以组装成正常的多聚体结构[59]。前肽的剪切主要发生在细胞内，但在分泌后也可发生。

内皮细胞持续分泌VWF经基础性途径，并受经典的调控途径刺激而分泌增强[44,60]。VWF储存在血小板α颗粒的管状结构及内皮细胞的Weibel-Palade小体内[61,62]（见参考文献63综述）。在血小板的分泌颗粒内，VWF的N末端区域之间可能通过管状包装形成大分子的VWF[64]。Weibel-Palade小体来源于高尔基体，虽然存在于大多数内皮细胞内，但数量差异很大。血小板α颗粒中除VWF外还含有其他的止血蛋白，但Weibel-Palade小体似乎只相对特异的储存VWF及其前肽[65,66]。

VWF和因子Ⅷ共同储存在颗粒（或小体）中已被证实，VWF对于因子Ⅷ运输到血小板内并不是必需的[67]，但在因子Ⅷ转移到内皮细胞Weibel-Palade小体的过程中却起重要作用[68,69]。成熟的Weibel-Palade小体移动到细胞边缘时，会获得Rab27a，Rab3D，以及CD63。Weibel-Palade小体通过Rab27a（可能和Rab3）锚定在细胞骨架结构上，阻止胞吐过程[70]。跨膜糖蛋白P-选择素也被发现存在于α颗粒及Weibel-Palade小体膜上[71]。体外试验发现VWF D'D3区与P-选择素有关，而且是P-选择素募集到Weibel-Palade小体上所必需的[72]。无论是VWF和P-选择素的含量还是对不同刺激物引起的调节性分泌反应，不同的Weibel-Palade小体都有所不同[73]。除了VWF和P-选择素，Weibel-Palade小体中还含有一种溶栓性分泌蛋白组织型纤溶酶原激活物（t-PA）[74]，以及一些其他参与炎症反应和血管新生的蛋白质（Weibel-Palade小体内容物见参考文献75）。

VWF从Weibel-Palade小体的储存部位分泌受一系列的促分泌物质的调节，这些促分泌物包括凝血酶[76]，纤维蛋白[77]，组织胺[78]，C5b-9补体复合物以及其他一些炎性细胞因子[80]。最近的体外实验参数表明，VWF的调节性分泌也能被他汀类物质抑制[81,82]。醋酸去氨加压素（DDAVP），一种被用于临床的抗利尿激素类似物[83]，它作用于2型血管加压素受体，引起内皮细胞Weibel-Palade小体内VWF和因子Ⅷ大量释放。VWF的基础性分泌发生在内皮细胞的管腔面和管壁面，而Weibel-Palade小体的调节性分泌有高度极性且只发生在管腔侧（图127-2）[60,84]。基础性分泌的VWF多聚体分子量相对较小，而Weibel-Palade小体中储存的多为生物活性高的大分子[66,85]，血

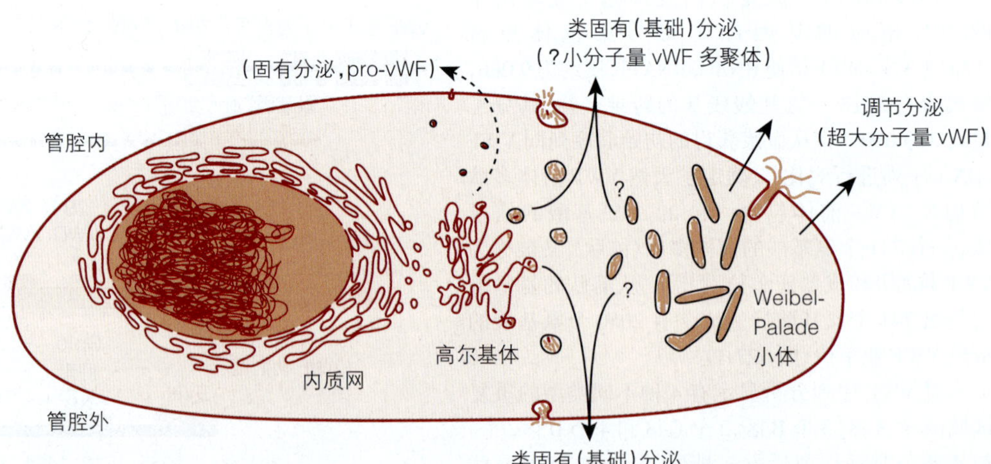

图127-2 内皮细胞合成和分泌VWF的示意图。VWF二聚体在内质网内合成，并在此开始糖基化。然后VWF二聚体被运输到高尔基体内，并在此处进一步糖基化和硫酸化。VWF的多聚化开始于高尔基体内并一直持续到分泌颗粒（Weibel-Palade小体）内。内皮细胞以二聚体或非常小的多聚体形式基础性分泌（即不经过调节或储存）少量的未成熟的VWF。VWF同样以类基础性分泌的方式在内皮细胞的管腔侧和管壁侧表面持续释放。VWF在高尔基体内进行加工处理，然后短暂储存在中间分泌颗粒和Weibel-Palade小体内。成熟VWF被包裹并以超大分子量多聚体的形式储存在Weibel-Palade小体内。刺激内皮细胞时，超大分子量VWF通过调节性分泌的方式从内皮细胞管腔侧表面释放。一旦被分泌到循环中后，在中到高剪切力的条件下，VWF多聚体被ADAMTS-13（a disintegrin and metalloprotease with thrombospondin type 1 motifs）水解。

小板 α 颗粒中储存的 VWF 也多为大分子的多聚体[86]。N 端的 D 区对于 VWF 的储存是必需的,该区域的任何缺失都会造成基础性分泌[87,88]。同样,储存颗粒的有效形成也依赖于 VWF 前肽的剪切[89]。

血浆中的 VWF 浓度大约为 10μg/ml,血小板池中 VWF 量约为循环量的 15%[90]。正常猪和 VWD 猪之间的骨髓移植表明,血小板 VWF 全部来源于骨髓中合成的,而且不进入正常的血浆 VWF 池[91-93]。这些研究也证明,血浆和血小板 VWF 池对完全止血都是必要的,尽管血浆 VWF 池显得更为重要。

血浆中的 VWF 在循环中被特定的蛋白水解酶 ADAMTS-13(a disintegrin and metalloprotease with thrombospondin type 1 motifs)进一步加工,使得大分子的多聚物减少(见参考文献 94)。体外试验中,超大分子 VWF 多聚体经调节途径分泌后,通过 P- 选择素锚定在内皮细胞表面[95,96],便于剪切力及 ADAMTS-13 对其切割。VWF 上主要的蛋白切割点位于 VWF A2 区 Tyr1605-Met1606 之间的肽键[97],而缺少 A2 区的 VWF 重组体则不能被蛋白酶水解[98]。2A 型 VWD 突变体中的一个亚组表现出 VWF 对这一酶的敏感性增加[99],这可能就是此类患者体内选择性地缺乏大分子的 VWF 多聚体的机制(见下文"VWD 分子遗传学")。有报道称,在 1 型 VWD 的一个亚型的患者中也发现 VWF 对 ADAMTS-13 的敏感性增加,但对蛋白水解的增强仅发生在特定情况下的临床意义尚不清楚[100,101]。先天缺陷或者获得性抑制物产生导致的 ADMATS-13 活性降低,在血栓性血小板减少性紫癜的病理生理过程中起到了重要作用(见第 133 章)。

■ VWF 的功能

VWF 是一个大的多价黏附蛋白,在血小板黏附于内皮下组织及在受损血管处聚集和稳定循环中凝血因子Ⅷ等止血过程中起重要作用。VWF 与因子Ⅷ的相互作用不仅保护因子Ⅷ免于灭活和降解,而且还能将其定位于细胞和(或)某一特定位点,有利于因子Ⅷ参与促进凝血和(或)血栓形成。

血小板黏附于内皮下需要 VWF 参与,尤其在中、高强度剪切力时。VWF 在血小板上的两种受体(GPⅠb 和整合素 $\alpha_{Ⅱb}\beta_3$)和受损血管暴露出的内皮下组织上的特定的 VWF 配体之间发挥桥连作用(见参考文献 102 和 103 综述)。在正常情况下,循环中的 VWF 一般不会与血小板膜上的受体相结合。而在高剪切力下,VWF 与血管壁上暴露的配体结合,促使 VWF 与血小板 GPⅠb 相结合,以及随后的血小板黏附与活化。血小板的活化导致整合素 $\alpha_{Ⅱb}\beta_3$ 复合物暴露,暴露的整合素 $\alpha_{Ⅱb}\beta_3$ 与纤维蛋白原、VWF 及其他配体相结合,从而形成血栓增殖所需的血小板 - 血小板桥。血小板与固定在受损血管处 VWF 的黏附过程分为两步:首先,VWF/GPⅠb 相互作用限制血小板的快速移动,随后血小板活化后通过整合素 $\alpha_{Ⅱb}\beta_3$ 加固血小板黏附[104,105]。VWF 还可能通过与粒细胞的相互作用,在炎症反应中发挥作用[106],但这一现象的临床意义还不清楚。

VWF 与血管壁结合

VWF 在内皮细胞损伤血管处与血管壁结合(见参考文献 107)。VWF 可与包括Ⅰ型到Ⅳ型在内的几种不同类型的胶原蛋白结合。与Ⅰ型和Ⅲ型原纤维胶原蛋白结合的两个不同区域定位于 VWF A1 和 A3 重复区的特定片段上(见图 127-1)[108,109],此外也证实前肽内存在第三个区域[110]。对重组 VWF 的研究提示,A3 胶原结合区可能最为重要[111,112]。由于用胶原酶除去细胞外基质中的胶原蛋白后,VWF 仍与其结合,因此有人对 VWF 与原纤维胶原蛋白相互作用的生理相关性提出了质疑[113]。VWF 还可与Ⅳ型非原纤维胶原蛋白相结合,Ⅳ型非原纤维胶原蛋白不能被胶原酶水解[114],且与 VWF 共定位于内皮下[115]。VWF 与Ⅳ型胶原蛋白在高剪切力下的结合是通过 VWF A1 和 A3 重复序列内的两个结合区域的共同作用[116]。尽管已证明 VWF 能与内皮下其他的可能成分相结合,如氨基葡聚糖[117,118]和硫酸脂[119],但这些相互作用的生理学意义有待进一步研究。

VWF 与血小板结合

VWF 介导了血小板在血管损伤部位黏附和聚集(见参考文献 107)。循环中的 VWF 不会自发地与血小板相互作用,但是一旦结合到损伤血管壁上,VWF 就易于在高剪切力下,暴露出 A1 区的血小板结合位点,从而与血小板发生结合。与 VWF 相互作用的血小板表面的受体复合物为 GPⅠb-Ⅸ-Ⅴ,其中,GPⅠbα 和 GPⅠbβ 链以二硫键相连后与 GPⅨ和 GPⅤ非共价结合。GPⅠb 中 VWF 的结合位于 GPⅠb N 端一个 293 个氨基酸片段内,为了进行最适结合,几个关键的酪氨酸残基硫酸化是很有必要的[120]。VWF 上 GPⅠb 的结合位点位于 A1 区的一个环状结构内,该环由 1272(509)位和 1458(695)位的半胱氨酸残基之间的二硫键构成(见图 127-1)[121,122]。GPⅠb 与 A1 区的结合使得 ADAMTS-13 对重组 VWF 片段的水解作用增强,提示在体内存在限制血栓增殖的反馈机制[123]。对 VWF 重组体的扫描突变分析确定了一系列位于 VWF A1 区内的氨基酸残基,这些氨基酸残基对 VWF 与 GPⅠb 的结合以及与布妥霉素的作用十分重要[124]。有几种突变体也被证明能增加与血小板的结合,该作用类似于 2B 型 VWD(见下文"VWD 分子遗传学")。通过 X 线衍射晶体分析显示,这些天然的以及合成的突变簇集于 VWF A1 区结构表面的一小块区域内[125]。A1 区结构酷似以前研究的 A 区,包含 VWF A3 区[126-128]。在 GPⅠb 与 VWF A1 的区复合物中,GPⅠb 结构提供了研究关于 2B 型 VWD 突变功能获得的结构基础[129]。当 VWF 处在能与 GPⅠbα 结合的开放状态时,大量的血浆蛋白 β_2- 糖蛋白Ⅰ能与 VWF A1 区结合,这可能就是抑制 VWF 与血小板的相互作用的生理机制,例如某些抗磷脂抗体综合征患者体内发现抗 β_2- 糖蛋白Ⅰ自身抗体,该抗体作为抑制物,与血栓形成有关[130]。

瑞斯托霉素既能与 VWF 结合,又能同血小板结合,但是就它能增强 VWF/GPⅠb 相互作用的机制知之甚少[131,132]。蛇毒布妥霉素可能通过改变 VWF A1 区诱导 GPⅠb 的结合而被用于研究[128]。肝素能结合 VWF A1 区内环状结构(由第 1272 位和第 1458 位半胱氨酸残基间的二硫键形成)[133],因此,它能竞争性抑制 VWF 与 GPⅠb 结合[134,135],并增强体内 ADAMTS-13 对 VWF 的水解作用[136]。这可能解释了通过常规肝素监测仍然不能预测出血的原因,但是,VWF- 肝素相互作用的临床意义还不太清楚。

成熟 VWF 亚单位第 2507-2510 位氨基酸 Arg-Gly-Asp-Ser(RGDS)序列被认为是 VWF 上整合素 $\alpha_{Ⅱb}\beta_3$ 的结合位点。整合素 $\alpha_{Ⅱb}\beta_3$ 是细胞膜表面受体整合素家族中的一员。随着血小板的活化,$\alpha_{Ⅱb}\beta_3$ 构象发生改变,转变为一种高亲和力配体结

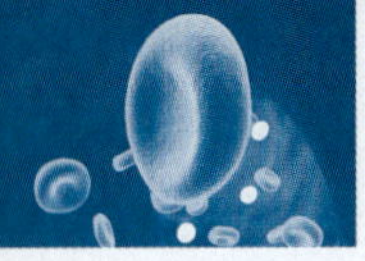

合状态，除能与VWF结合外，还能结合其他多种的黏附蛋白，包括纤维蛋白原。尽管血液中VWF的浓度远低于纤维蛋白原，但有证据显示VWF仍是一个重要的配体。VWF参与了血小板的锚定和在流体条件下黏附于纤维蛋白[104,105,137]，与纤维蛋白的结合需要VWF C1、C2区[137]。VWF前肽(VWF抗原Ⅱ)中也有RGD序列，但其功能意义还未可知。

VWF与因子Ⅷ相互作用

因子Ⅷ与VWF的非共价结合对于稳定循环中的因子Ⅷ是必需的，这从大多数严重的VWD患者因子Ⅷ水平仅为正常的10%可获得证明。尽管每一个VWF亚单位都带有因子Ⅷ结合位点，但通过对VWF/因子Ⅷ复合物的化学计算发现，正常血浆中每100个VWF单聚体中仅含有大约1~2个因子Ⅷ[138]。因子Ⅷ与VWF结合也能保护其免受活化的蛋白C的蛋白水解(见参考文献139和140综述)。有趣的是，在剪切力作用下，因子Ⅷ还能增高VWF对ADAMTS-13的蛋白酶的敏感性[141]。

与因子Ⅷ的结合区域定位于VWF成熟亚单位N端的前272个氨基酸中[142]，抗体研究表明第78~96位氨基酸尤为重要[143,144]。2N型VWD患者是VWF与因子Ⅷ的结合受到影响(见下文"VWD分子遗传学")，目前已经鉴定的2N型VWD基因突变均簇集于上述区域，包括最常见的2N型突变，即Arg854[145]。值得注意的是，Arg852位的氨基酸置换为常见的多态性，却不影响与因子Ⅷ的结合[146]。因子Ⅷ上相应的VWF结合位点位于轻链N端的一个酸性区域(1669~1689位残基)[147]，为了达到最佳的结合效果，Tyr1680需硫酸化[148]。凝血酶在Arg1689之后裂解因子Ⅷ，使其活化并从VWF上释放出来。这样，VWF就能有效地将因子Ⅷ传送至血凝块形成的部位，并与因子Ⅸa在血小板表面形成复合物。

VWD分子遗传学

VWD是一种高度异质性且相当复杂的疾病，已报道的亚型超过20种(见参考文献149和150)。VWF基因内大量的突变均已被识别(图127-3)。以前定义VWD需要确定VWF突变基因存在。然而，无论是出于对VWD基因的复杂性考虑，还是鉴于大多数临床工作中对VWF基因进行测序的实际情况，目前，在VWD的诊断标准中已不再包含VWF基因突变[15]。VWF基因突变谱由VWD研究协作组维护，研究者可通过网址http://www.VWF.group.shef.ac.uk/获得。以这些发现为基础形成了表127-2中所列出VWD的简化分类，并应用于本章节所有内容中。1型和3型VWD是根据单纯的VWF的量的缺乏而定义的，1型为部分缺乏，3型为完全缺乏。2型VWD以VWF结构和(或)功能的质的异常为特征。2型VWD中VWF的量可以正常，但其通常有轻度到中度的减少(表127-2)。

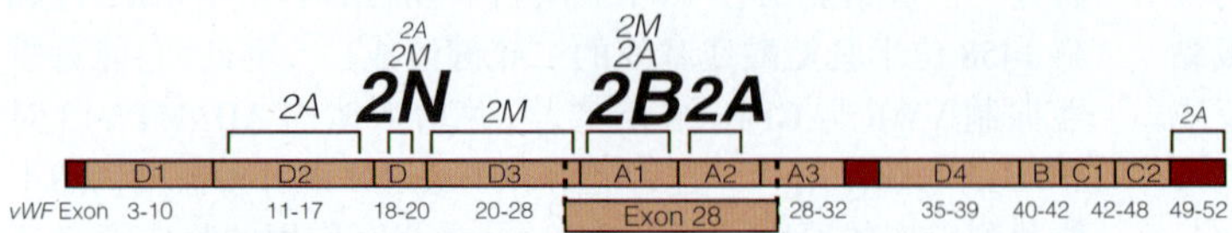

图127-3 VWD突变。目前已报道的2A、2B、2M及2N型VWD的突变在VWF上的定位。字母大小代表了该亚型在指定的VWF结构域内占所有突变的比率，较大的字体代表在改突变位点所占比例较高。与1型和3型VWD相关的突变存在于整个VWF的基因序列中。下方显示的是VWF基因外含子的相对位置。

1型VWD

1型为最常见类型，约占VWD患者的70%。呈常染色体显性遗传，因子Ⅷ活性、瑞斯托霉素辅助因子活性和VWF抗原成比例减少，而多聚体分布正常(图127-4)。有人提议根据血浆及血小板池中的VWF相对水平将1型VWD分出亚型[151-154]，但这一区分在临床上并没有被广泛采用。

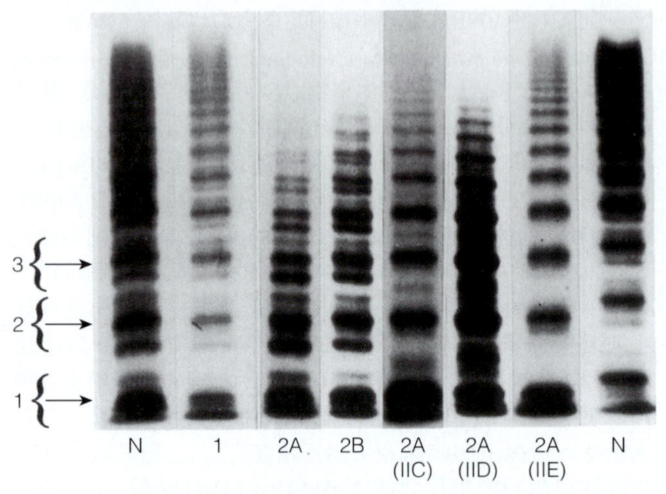

图127-4 血浆VWF的琼脂糖凝胶电泳。显示各种亚型VWD患者血浆中的VWF多聚体。左边括号包含三个多聚体亚单位，包括其主带和附属的卫星区带。N为正常对照。第5~7列是2A型VWD的罕见变异型。下方括号内是这些变异型以前的命名(ⅡC~ⅡE)。

1型VWD曾经被简单地假定为3型VWD的杂合形式，但是，引起3型VWD且呈常染色体隐性遗传的大部分VWF基因缺失的杂合状态或者VWF mRNA表达缺陷的携带者[25,155-158]均无症状，同时VWF测定值也正常。此外，虽然有两组关于1型VWD家系的大型研究已经鉴别出了大量假定的VWF突变，但是只有非常少的一部分VWF突变纯合子引起3型VWD[30,159]。尽管如此，具有无义或移码突变的一些家系中，突变的杂合子具有明显的1型VWD表型，这表明部分但可能不是全部的1型VWD可能是3型VWD缺陷所致(见图127-3)。有缺陷的VWF亚单位通过负显性方式干扰正常等位基因，从而可能使杂合子VWD出现临床症状[160]。在中重度1型VWD患者的VWF D3区和前肽中有多个半胱氨酸残基的突变被鉴别。携带这些突变之一的VWF仍保留在内质网中，并可通过异二聚体化和降解对正常等位基因发挥负显性效应[161,162]。一组1型VWD的亚型患者在接受DDAVP治疗后VWF寿命出现不同程度的缩短。几个新发现的VWF基因多态性与循环中VWF的清除加速有关[163]。

迄今，大多数1型VWD的突变研究和基因连锁分析均能发现VWF基因内缺陷。尽管还没有一个的突变能解释大多数的1型VWD，但是一个常见的VWF突变Tyr1584Cys，已经被发现与大约14%的加拿大籍1型VWD患者相关，在欧洲1型VWD患者中可能也占有相似的比例[159,164]。这一突变导致VWF生存缩短，可能是由于其对ADAMTS-13蛋白水解作用的敏感性增加所致[165-168]。最近加拿大的一个对 123 列 1 型 VWD 家系的大规模多中心研究发现，大约 63% 的家系存在 VWF 候选基因突变，同时再次发现 Tyr1584Cys 突变是最常见的变异（15%）。然而本研究中约 37% 的 1 型 VWD 病例并没有假设的 VWF 突变；具有 VWF 基因突变的患者症状更加严重和有更高的遗传率，而那些没有 VWF 突变的患者通常有更高的 VWF 抗原（VWF：Ag）水平（>0.30 IU/ml）[30]。另外在欧洲一项大样本多中心的研究，调查了 150 个 1 型 VWD 家系，发现一个相似的 VWF 候选基因突变率（约占涉及病例的 70%）。有趣的是，在该研究中，那些以前被诊断为 1 型 VWD 的患者中大约 1/3 的病例被发现有异常的 VWF 多聚体，而这样的患者几乎所有（95%）都存在假定的 VWF 基因突变，并伴有明显降低的 VWF：Ag、瑞斯托菌素辅助因子活性（VWF：RCo）、因子Ⅷ：C、VWF 胶原黏附活性（VWF：CB）；相反，那些有正常多聚体的患者有更高的 VWF 测量值以及较少的可识别的 VWF 突变（55%），这表明隐藏在所谓“真的”1 型 VWD 患者症状背后的致病机制在遗传学上十分复杂[159]。

因为 VWF 的生物合成和加工处理十分复杂，大量其他位点的缺陷也可能导致 VWF 数量上的异常（见参考文献 160）。这一观点在下述现象得到支持：一些有出血史和低瑞斯托霉素辅助因子活性的 1 型 VWD 家系并不总是有 VWF 基因突变标志[30,169]，除 VWF 之外，VWD 患者出血严重程度涉及一个或更多的的遗传因素[170,171]。有趣的是，在一个 1 型 VWD 小鼠模型中，由于糖基转移酶基因的一个罕见突变引起 VWF 翻译后修饰异常，从而导致 VWF 自血浆中清除加速、血浆 VWF 水平减少 20 多倍[172]。相似的影响 VWF 存活的机制即加速蛋白水解[173-17]可解释 ABO 血型糖基转移酶对血浆 VWF 寿命的修饰效应[176]。

1 型 VWD 的诊断可能被很多因素影响，如疾病的不完全外显率、VWF“正常值”分布较广、可靠出血史获得困难和临界的实验室结果等。有人提出了一项可供选择的策略，该策略提议将一些不确定的 VWD 患者归类为“低 VWF”，同时认为这些患者即使没有被诊断为 VWD，其仍然存在较高的出血风险[177,178]。这一提议仍需在临床上进行验证。

3 型 VWD

3 型 VWD 患者在具有临床意义的 VWD 患者中约占 1%~5%，通常血浆和血小板中 VWF 抗原含量和瑞斯托霉素辅因子活性很低甚至很难检测到，通常在生命早期就发生严重出血[179]。因子Ⅷ凝血活性尽管明显降低，但一般能检测到，约为正常水平的 3%~10%。3 型 VWD 在大多数家族中呈常染色体隐性遗传，患者双亲 VWF 水平可能有轻度下降，偶尔被诊断为轻型 1 型 VWD。

已经报道的 3 型 VWD 相关突变遍及 *VWF* 基因（www.vwf.group.shef.ac.uk/）。Southern 印记分析证实大的基因缺失作为 3 型 VWD 分子发病机制仅出现在小部分家族[25,155,156,180,181]，但大的缺失可能会增加产生抗 VWF 同种抗体的风险[25,180]。据报道，血友病 B 也有类似的现象（见第 124 章）。VWF 基因组 DNA 和血小板 VWF mRNA 的比较分析表明，非缺失突变导致 VWF mRNA 的表达完全丧失是某些 3 型 VWD 患者的分子机制[157,158]。在另一些 3 型 VWD 家族的分子机制是无义突变和移码突变，这些已被鉴别的大量突变可能会引起 VWF 蛋白表达的缺失或者表达严重截断或断裂的蛋白质（见图 127-3）[149,160,182,183]。18 号外显子中的一个移码突变是瑞典人群中 3 型 VWD 的最常见原因，该缺陷也是最初引起 Åland 岛 VWD 家系的原因[184,185]。这种移码突变产生一个稳定的 mRNA 编码截断蛋白，该蛋白在细胞中迅速被降解[186]。此类突变也常见于德国 3 型 VWD 患者，但美国患者中少见。

2A 型 VWD

2A 型是最常见的 VWF 质量异常的 VWD，呈常染色体显性遗传，血浆中选择性地缺失大、中分子 VWF 多聚体（见图 127-4）。存在于正常人体内的 176kDa 蛋白水解片段在许多 2A 型 VWD 患者中含量明显增加，这个片段是由蛋白酶水解切割 Tyr1605（842）和 Met1606（843）之间的肽键而形成的[97,188]。基于这种观察，最初对患者的 DNA 测序分析都集中在 VWF 的第 28 号外显子（此区域编码上述 VWF 切割位点片段），并鉴别出第一个引起 VWD 的点突变[189]。自此，大量的突变被鉴定，这些突变是 2A 型 VWD 患者的主要分子基础[149]。上述突变的绝大部分集中于 VWF A2 区的一个 134 个氨基酸片段中（在 Gly1505 和 Glu1638 之间，见图 127-3），最常见的突变，即 Arg1597Trp，在 2A 型 VWD 患者中约占 1/3[149,182,190]。

包含 2A 型 VWD 突变的重组 VWF 的研究阐明了两种不同的分子发病机制导致大分子的 VWF 多聚体丢失[191]。第一种机制，即组 1，2A 型 VWD 突变导致 VWF 突变体在胞质内转运障碍而滞留于内质网内。第二种机制，即组 2，在体外，突变的 VWF 加工和分泌是正常的，因此，我们推测体内多聚体缺失可能是由于血浆中该突变体对蛋白水解的敏感性增加导致的[97,191-194]，蛋白水解同样是通过 ADAMTS-13 在 Tyr1605-Met1606 位点切割完成的[195,196]。在体外，2A 型 VWD 突变体对 ADAMTS-13 水解的易感性进一步支持了这些患者大分子 VWF 多聚体缺失是蛋白水解作用增加的结果[190]。

血小板 VWF 多聚体结构与这种亚型分类密切相关。组 1 患者由于合成缺失导致血小板中大分子 VWF 多聚体丢失，而组 2 患者由于 α 颗粒的保护，血小板中呈现正常的 VWF 多聚体分布[191]。这些观察证实了 2A 型 VWD 早期依据血小板多聚体进行的亚型分类[151]。对 2A 型 VWD 亚型分类为组 1 或组 2，期望可以预测去氨基加压素的疗效，但这仍有待于证实。

除上所述的 2A 型 VWD 主要亚分类以外，许多少见的变异体以前被归类为ⅡC~ⅡH 型、ⅠB 型和“血小板相异型”，现已被归入新的更通用的 2A 型分类。这些少见的变异体大部分是基于多聚体形式的细小不同来加以区分的（见图 127-4，参考文献 150）。ⅡC 型变异体通常为常染色体隐性遗传，并伴有大分子多聚体和一条典型的二聚体条带的缺失。在这些患者的 VWF 前肽中已鉴别出几种突变[197,198]，可能干扰了多聚体的组装。又有报道发现一例ⅡD 型变异体患者体内 VWF 的 C 末端发生突变，影响了二聚体的形成[199]。其他已报道的 2A 型 VWD 变异体是相当少见的，常限于个案报道。

2B 型 VWD

2B 型 VWD 通常呈常染色体显性遗传，以血小板减少和大分子 VWF 多聚体缺失为特征。2B 型 VWD 患者的血浆 VWF 与正常相比较，能在更低浓度的瑞斯托霉素下与正常人血小板结合而且经常自发与之结合。血小板与大部分黏附形式的

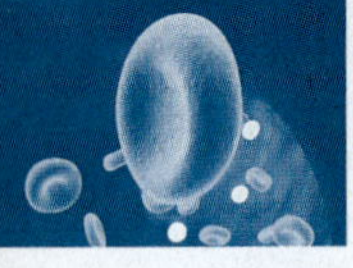

VWF 大分子形成复合物后导致清除加速，从而引起血小板减少和特征性的多聚体模式（见图 127-4）。

2B 型 VWD 这种特有的功能性异常提示了 VWF 的 GPIb 结合区内存在着分子缺陷。因此，最初 DNA 测序分析研究着眼于 VWF 第 28 号外显子相应区域[200,201]。所有这些突变都位于 VWF 的 A1 区，并在所描述的晶体结构的一个表面上[125,129]。四个最常见的突变集中在 Arg1306~Arg1341 之间的 36 个氨基酸片段内（见图 127-3）；同时，这些突变发生于 80% 的 2B 型 VWD 患者[182]。重组 VWF[202-206] 突变体的功能分析证实了这些单氨基酸替代足以引起对 GPIb 的结合增加，从而表现出 2B 型 VWD 表型特征。

已有三个家系被发现存在 VWF 与 GPIb 结合力增强，VWF 多聚体分布却正常。这些变异体以前分别称之为纽约Ⅰ型、Malmö Ⅰ型和悉尼Ⅰ型，现被统一定为 2B 型 VWD。现已证实，纽约Ⅰ型和 Malmö Ⅰ型是由同一突变引起的，即 Pro1266Leu。这个突变位点位于 VWF A1 区的 2B 型 VWD 突变群内，能引起与血小板 GPIb 结合能力增加[207]。

2N 型 VWD

正如第 124 章中所述，血友病 A 是由于因子Ⅷ基因缺陷导致的，呈 X 连锁隐性遗传。但已有罕见家系被报道是常染色体遗传，其理由是基于女性血友病患者或直接遗传于患病父亲[208,209]。但是，其中有几例因子Ⅷ降低的常染色体隐性遗传的病例已经被证实是由于 VWF 与因子Ⅷ结合能力下降所致[210-212]。此类病症根据发现的首例患者的省份也被称为 VWD Normandy。DNA 测序分析已经鉴定了总共 37 种突变引起这类疾病，这些突变都位于 VWF 的 N 末端（见图 127-3），并被总结在 ISTH SSC VWF Database（http://www.vwf.group.shef.ac uk/）中。其中一个突变 Arg854Gln 尤为普遍，可能是造成一些 1 型 VWD 病例严重程度差异的原因[213]。

2M 型 VWD

这类亚型在 VWD 中较少见，其 VWF 与血小板结合功能缺陷导致明显出血，但是 VWF 多聚体结构不受影响（虽然某些病例的多聚体有细微的异常），这些变异体以前大多归为 1 型。还有以前被归为 B 型的、与瑞斯托霉素辅因子活性缺乏相关的变异体，但在其他诱导剂下有正常的血小板结合，此变异体是由于 A1 区的一个突变（Gly1324Ser）所致[214]。其他一些 VWF 多聚体正常而瑞斯托霉素辅因子活性不成比例下降的家系中也发现了类似的突变[150,215]。几个 VWD 变异体家系（Vicenza VWD）也被描述，其 VWF 多聚体比正常的大[216]，遗传连锁分析阐明了其缺失仍位于 VWF 基因上[217]。尽管已报道的这些存在于 VWF 基因上的突变与 Vicenza VWD 相关（有时也被归类与 1 型 VWD），但其表型的潜在分子机制仍然具有争议[219]。

临床特征

遗传性

1 型 VWD 是最常见类型，发病率评估高达 1%[221,222]。1 型 VWD 通常为常染色体显性遗传，约占有明显临床表现的 VWD 70%。然而疾病表现度各有差异，外显率是不完全的[160]。即使是同一个体，实验室评估和临床症状也存在相当大的差异，因此对 1 型 VWD 作出明确诊断常常很困难。在 1 型 VWD 的两个大家系中，只有 65% 的受累的双亲和患病的下一代均有明显的临床症状[223]。相反，患者的无血缘关系的配偶被认为可能没有出血疾患的，仍有 23 % 被查出有阳性出血史。

影响 VWF 水平的因素有很多，包括 ABO 血型、分泌型血型、雌激素、甲状腺激素、年龄和压力[224-226]。ABO 血型是这些因素中最具特征性的（见参考文献 227）。基因组范围的连锁分析证实了 ABO 基因座和 VWF 水平之间有很大的关联[228]。与正常捐献者血浆池比较，O 型血人群的平均 VWF 抗原水平约为 75%，而 AB 血型人群约为 123%。因此，在 O 型血人群中，很难区分低正常值的正常个体和轻度 1 型 VWD。1 型 VWD 的表现度变异性和不完全外显率使得很难明确其精确的发病率，从 1%[221,222] 至 2~10/100 000[229]。

一般而言，2 型 VWD 有更一致的外显率。绝大部分 VWF 质异常的患者是 2A 型和 2B 型 VWD。这些亚型没有精确的发病率数据，但在所有 VWD 诊断中，2 型 VWD 通常占了 20%~30%。2 型 VWD 通常是常染色体显性遗传，尽管已经报道有 2N 型和其他罕见隐性遗传的病例。

重型（3 型）VWD 发病率波动范围估计在 0.5~5.3/1 000 000[230-232]。尽管此类亚型常被确定为常染色体隐性遗传，但与实际发现并非完全一致。如上所述，重型 VWD 患者的双亲或之一多无临床症状且实验室检查结果完全正常，但也有报道许多此类患者的双亲或之一表现为典型的 1 型 VWD。因此，在一些家系中，重型 VWD 很可能是 1 型 VWD 的纯合子形式。在这种模型中，家系成员表现为隐性遗传可能只是 1 型 VWD 不完全外显率的结果。或者，1 型和 3 型 VWD 的分子发病机制可能存在着根本的差异[160]。

多重杂合现象（表现为一个以上的 VWF 基因突变）的存在，这些病例的临床表现取决于不同突变的 VWF 蛋白之间的相互作用。多重杂合现象对有复杂的 VWD 表型病例的治疗有一定影响，并牵涉到遗传咨询。如果从家族史和（或）实验室检查推论，或者在遗传检查中发现了多重杂合现象，最新的 VWD 命名应该用斜杠（/）划开表明两种类型，如 2B/2N 型 VWD[15]。

临床症状

1 型 VWD 患者最常见的症状是皮肤黏膜出血[223]。值得注意的是超过 20% 的正常个体也有阳性出血史[233]。尽管出于研究目的制定出几个出血调查问卷，但没有一份被用于 VWD 诊断。再加上现有的实验室检查（见下文“实验室特征”）的敏感性和特异性的局限，使得轻型 VWD 的诊断十分困难，这可能就是目前文献中报道的 1 型 VWD 发病率范围较广的原因。最近一个国家心肺血研究专家小组已经制定出临床指南用于评估患者以确定针对 VWD 或其他出血疾病的实验室检查是否可靠[324]。

1 型 VWD 患者中，约 60% 易发生鼻出血，40% 容易出现青紫和血肿，35% 有月经过多，35% 有牙龈出血，约 10% 的患者会发生胃肠道出血[235]。已经报道的几个家系中发现遗传性出血性毛细血管扩张症（HHT）和 VWD 之间有明显的关联性。HHT 的致病基因已经明确，位于染色体 9q33-34 和 12q13[236]，而 VWF 的基因在染色体 12p13。然而，由于遗传性的 VWD 可能增加 HHT 出血的严重程度，因此，具有这两种遗传缺陷的患者更可能被诊断[237]。外伤后黏膜出血很常见,约 50% 的患者拔牙后出血,约 35% 患者外伤或创伤后出血,25% 产后出血,20% 术后出血。关节积血在中度 VWD 患者中非常少见,通常只在大的创伤后有发生。在同一家系的不同患者,甚至是同一患者的不同时期,出血症状差异很大。一个体经历一次怀孕后的产后出血,但再怀孕后可能就不出现此症状,轻、中型的 1 型 VWD 患者的临床出血症状常在 20~30 多岁的时候有所减轻。除了少见的 3 型 VWD 患者,VWD 患者很少因出血而死亡。

3 型 VWD 患者可能会有严重的临床出血症状,以及类似于重型血友病 A 患者的关节积血和肌肉血肿(见第 124 章)。出血时间明显延长。在输注含有 VWF 血浆成分后,一些患者会产生抗 VWF 的抗体中和 VWF。抗体的产生与存在基因缺失相关[25,180]。

血小板减少是 2B 型 VWD 常见特征,其他类型的 VWD 中不会出现。大多数患者仅在 VWF 产生或分泌增加的时候出现血小板减少,诸如体力运动、怀孕、新生儿、手术后或者发生感染时。但血小板计数很少下降到足以引起临床出血[238,239]。2B 型 VWD 的婴儿可以表现为新生儿血小板减少症,这易与新生儿脓毒症或先天性血小板减少症混淆。

纯合子或多重杂合子的 2N 型 VWD 患者通常表现为正常水平的 VWF 抗原和瑞斯托霉素辅助因子活性以及正常的 VWF 血小板黏附功能。但因子Ⅷ水平中度下降,引起类似轻、中型的血友病样表现[145]。然而,相比较于典型的血友病 A(因子Ⅷ缺乏)患者,这些患者输注纯因子Ⅷ是无效的,应该使用包含 VWF 的浓缩物进行治疗。这类疾病的杂合子患者的因子Ⅷ水平虽然有轻度下降,但通常无临床症状症状。尽管 2N 型 VWD 没有典型的血友病 A 发病率那么高,但在因子Ⅷ缺乏的鉴别诊断中仍应考虑,尤其是有常染色体型遗传特征时。尽管因子Ⅷ水平极少下降到 5%,至少已报道一种 2N 型 VWD 突变,该突变在与一种 3 型 VWD 等位基因共遗传,引起因子Ⅷ降至 1%[240]。这种现象表明,当患者因子Ⅷ明显减少时,2N 型 VWD 的诊断应慎重。

其他遗传性的凝血紊乱可以与 VWF 缺陷同时存在。当患者存在一个有提示的家族史、出血症状与预期的 VWD 模式不成比例或不一致或者治疗反应差时,应该考虑到是否合并有其他因子缺乏或血小板异常存在。在伴有其他凝血紊乱的 VWD 患者中,对两项异常同时进行治疗可能会达到更好的临床效果[241]。

实验室特征

根据病史对疑似 VWD 患者应进行基本的实验室评估,下列为常规检查:因子Ⅷ活性检测、VWF 抗原(VWF:Ag)和瑞斯托霉素辅助因子(VWF:Rco)。大量流行病学研究发现,瑞斯托霉素辅助因子检测对于诊断 1 型 VWD 的灵敏度较 VWF:Ag 更高[242]。其他经常检测的项目包括瑞斯托霉素诱导的血小板聚集(RIPA)、VWF 胶原结合试验(VWF:CB)和 VWF 多聚体分析。常规的凝血实验如凝血酶原时间或活化的部分凝血活酶时间,通常对 VWD 的评估不是有用的。然而,VWF 缺陷引起因子Ⅷ水平减少,其活化的部分凝血活酶时间会有一定延长[243]。如上所述,部分 1 型 VWD 患者的这些检查结果可能都是正常的。此外,VWF 正常值范围较宽和 1 型 VWD 检测水平有相当大的重叠,使得两者的分界水平很难确定。个体检查结果可能会受到许多并发症和药物影响,包括阿司匹林或非类固醇类消炎药,这些因素常会延长出血时间。因子Ⅷ活性、VWF:Ag 和 VWF:Rco 水平也会受到许多因素影响,如妊娠、年龄、月经周期、甲状腺功能减退或亢进、尿毒症、新近的锻炼、肝病、感染、糖尿病、雌激素治疗、骨髓增生异常综合征或恶性肿瘤。因此,因子Ⅷ活性、VWF:Ag 和 VWF:Rco 的检测值被称之为急性期反应物,甚至轻微的疾患也能使一个 VWD 患者的测量值升至正常水平。恰当的处理实验标本也很关键,因为 VWF 参数值会由于静脉抽血条件或样本的处理造成人为的变异(或高或低)(见参考文献 234)。即使控制好了这些因素,在同一个体重复检测 VWF:Ag 和 VWF:Rco 的变异系数还是很大的[244]。鉴于此,重复检测常常很有必要,诊断或排除 VWD 不应该只根据单次整套实验室的检测值,除非大大高出或低于正常值的上下限。

■ 因子Ⅷ

VWD 患者的因子Ⅷ水平一般随着血浆 VWF 水平一起降低的。3 型 VWD 患者因子Ⅷ水平通常介于 3%~10%。而 1 型和 2 型 VWD(不包括 2N 型)变化较大,通常仅有轻度或中度降低。2N 型 VWD 的因子Ⅷ水平有更大程度的降低,但很少低于 5%。

■ VWF 抗原

血浆 VWF:Ag 通常用电泳免疫检测、放射免疫检测或酶联免疫吸附检测(ELISA)来定量。对于 1 型 VWD,VWF:Ag 抗原水平常常与瑞斯托霉素辅因子活性测定相平行,但前者特异性和灵敏度较后者要低。2A 型 VWD 患者的 VWF:Ag 通常降低,但也可能正常[244]。

■ 瑞斯托霉素辅因子活性

血浆 VWF 活性的标准检测方法是定量测定瑞斯托霉素诱导 VWF 与血小板膜糖蛋白 GPIbα 结合引起血小板聚集的能力[245],也被称为瑞斯托霉素辅因子检测。洗去血浆 VWF 后的正常血小板被作为新鲜血小板使用或经甲醛固定后再用。这种检测方法是检查 VWD 最灵敏和最特异的唯一方法[242]。一项替代这种标准的基于血小板的瑞斯托霉素辅因子活性的 ELISA 方法也已经被提出[246,247]。然而,方法之间和实验室之间存在着较高的差异性,使得只能使用英国血友病医师组织 VWD 工作组推荐的基于血小板的瑞斯托霉素辅因子活性检测方法[250]。由于 ELISA 方法的灵敏度比基于血小板的 VWF:Rco 检测方法更高,为便于 ELISA 方法在常规临床实验室运用,研究者正努力使该项技术标准化[251]。对于 VWF:Rco 检测的流式细胞术方法也已经开始[252],但此方法仍有待于在临床实践中验证。1 型 VWD 患者的瑞斯托霉素辅因子活性通常伴随 VWF:Ag 和因子Ⅷ水平平行降低。2 型 VWD 患者的瑞斯托霉素辅因子活性是不成比例下降的,例如最常见的 2A 型(有时是 2B 型)缺乏大分子的 VWF 多聚物,而大分子的 VWF 多聚物正是瑞斯托霉素介导的血小板 -VWF 相互作用所必需的;而 2M 型的 VWF- 血小板相互间作用本身就比较低(见表 127-2)。因此,VWF:Rco/VWF:Ag 的比值作为区分 1 型和 2 型 VWD 的方法已经被提出,当 VWF:Rco/VWF:Ag 比值 <0.7 时,表示有

VWF 质(2 型)的缺陷[15]。然而,若患者 VWF:Ag 水平很低,由于大部分 VWF:Rco 检测灵敏度的限制,这个比值可能就不可靠了。

■ 瑞斯托霉素诱导的血小板聚集

与上述瑞斯托霉素辅因子检测相似,RIPA 测定也是检测由瑞斯托霉素介导的 VWF 结合血小板膜糖蛋白 GPⅠbα 引起的血小板聚集。就 RIPA 而言,瑞斯托霉素是直接加入患者富血小板的血浆中,因此,在大多数 VWD 患者,这个活性通常会减少。出现 RIPA 的高反应性要么是 2B 型 VWD 突变要么是血小板自身缺陷(血小板型或假性 VWD)引起的。在这些患者中,富血小板血浆能自发聚集或在瑞斯托霉素浓度处于 0.2~0.7mg/ml 时就发生聚集,而在瑞斯托霉素如此低的浓度下,正常富血小板血浆是不能聚集的。区分 2B 型和血小板型 VWD 可以进行 RIPA 实验,该实验是双向的,包括被分离的患者血小板与正常个体的血浆混合,和患者的血浆与多聚甲醛固定的正常血小板混合。

■ 多聚体分析

血浆 VWF 多聚体分析对于 VWD 的正确诊断和分型很关键(见图 127-4)。基于分子量大小,,血浆 VWF 多聚体经琼脂糖凝胶电泳分离,最大分子的多聚体比中间或更小的多聚体泳动速度慢。多聚体可以通过孵育 ^{125} 碘标记的特异性人 VWF 抗体后放射自显影技术或非放射性的免疫学技术观察。正常的多聚体分布是分子量逐渐增加的主蛋白带呈整齐的梯状分布,顺序从最小到最大的 VWF 多聚体(见图 127-4)。每一个正常多聚体都是由一个主带和 2~4 个卫星条带组成的很好结构[253]。根据卫星条带的细微变化,2B 型或大部分 2A 型首先被区分。在一个欧洲多中心 1 型 VWD 的大型研究中,对原来被诊断为 1 型 VWD 患者(包括在有经验的中心诊断出的患者)的 VWF 多聚体进行仔细分析,发现 1/3 的"1 型"VWD 患者存在着细微异常的多聚体[254]。尽管这以前会要求对这些患者重新分类为 2 型 VWD,但 ISTH 关于血管性血友病因子小组委员会在血管性血友病分类的最新资料扩大了 1 型 VWD 的类别,允许其有微小的 VWF 多聚体异常[15]。欧洲的 1 型 VWD 研究作者们指出,先证者、受累家系成员和未受累家系成员的样本在同一块胶上跑电泳更容易检出质的缺陷,对于这类人群异常情况的检测,中等分辨率的多聚体胶优于低分辨率的多聚体胶。此外,在鉴别 VWF 质的缺陷方面 VWF:Rco/VWF:Ag 比例没有多聚体胶技术灵敏,说明 VWF 多聚体分析在 VWD 的实验室评估方面的重要作用[254]。

■ 其他实验室检测

出血时间以前被作为 VWD 和其他血小板功能异常的标准筛查试验[255]。然而,其结果常因操作者经验和许多其他因素有相当大的变异,因此,其作为一个筛查试验的价值已经受到置疑。此外,尽管出血时间不会因为因子Ⅷ缺乏而延长,但已有报道低因子Ⅷ水平与手术性出血有相关性[256]。现今,对出血时间不作为患者手术前的常规筛查已有了普遍的共识[234,257-259]。然而,尽管出血时间也不被作为 VWD 的一个常规筛查项目,但当综合考虑所选择患者的临床史和其他实验室检测结果时,出血时间还是有很大价值的,在某些情况下,它也可以作为监测疗效的一种方法。

由于 VWD 实验室检测灵敏度和特异性变异,额外选择的诊断研究可能对 VWD 患者的分型也是有帮助的。VWF:CB 是通过 ELISA 检测 VWF 结合胶原(Ⅰ型、Ⅲ型、Ⅵ型或混合型)的能力。VWF:CB 的异常可以反映高分子量 VWF 多聚体的缺失。检测 2 型 VWD 时,VWF:CB 测定可以补充 VWF:Rco[260-263],VWF:CB/VWF:Ag 比例异常提示 VWF 质的缺陷[15]。当怀疑是 2N 型 VWD 时,可以检测 VWF:因子Ⅷ结合能力[212]。因子Ⅷ结合 VWF 的特异性检测方法已经被开展,并被用于 2N 型 VWD 确诊试验[264,265]。2N VWD 携带者并不总是表现为 VWF:FⅧB 降低,但 VWF:FⅧB/VWF:Ag 比值的下降可能与 2N 型 VWF 突变的杂合性相关[266]。尽管这种检测在欧洲止血实验室广泛运用,但它在美国的利用率仅限于一些专门的相关实验室。

VWF 前肽(VWFpp)的检测已经被发展成为鉴定 VWF 寿命缩短的 VWD 患者亚型的一种方法。有报道发现,VWF 半衰期明显缩短的 VWD 患者经 DDAVP 处理,VWF 半衰期缩短程度与 VWFpp/VWF:Ag 比值增加之间有很好的相关性[267]。这种检测目前仅在一些相关的实验室展开或仅出于研究目的。在血浆 VWF 实验室参数降低的背景下有一个正常的血小板 VWF:Ag 也提示了 VWF 清除被加速,如 Vicenza 型 VWD[268],但是血小板 VWF:Ag 检测在临床实验室也没被广泛应用。

大量其他 VWF 活性的检测方法也已经被发展。在高剪切力下检测血小板黏附能力的 PFA-100 系统[269,270],被用于 VWD 诊断和检测仍存在着争议。尽管 PFA-100 通常在 2 型 VWD 和严重的 1 型和 3 型 VWD 病例中结果异常,但轻型的 1 型 VWD 和某些 2 型 VWD 患者可能会有正常的结果[234]。另外一种 VWF 检查方法是检测与 VWF 上的 GPⅠb 结合位点的一种抗体结合情况,也已经被提出作为 VWD 的一种自动筛查方法[271-274]。还有检测方法能测定布妥霉素和其他蛇毒蛋白诱导的血小板凝集反应[275]。在最近的美国国家心肺血协会专家小组指南中,这些检测方法没有一个被推荐作为 VWD 的筛查项目[234]。

随着对 VWD 分子遗传学理解进一步发展,现在根据 DNA 突变可以对许多 VWD 变异体进行精确地诊断和再分类(见参考文献 276)。DNA 检测能用于确定诊断且能在专门相关的实验室开展,尤其是对于突变集中于 cDNA 的特定区域 2 型 VWD(见图 127-3)。3 型和 1 型 VWD 的分析更为复杂,当前所知的突变仅占这些患者的一小部分亚群[184]。

■ 产前检测

考虑到大部分 VWD 患者临床表现较轻,因此很少开展以是否终止妊娠为目的的产前诊断。然而,3 型 VWD 患者常常有严重出血倾向,症状类似于典型的血友病,甚至更严重,因此一些家庭可能需要做产前诊断。对于已知确切突变的那些 VWD 病例,对羊水或羊膜绒毛活检组织应用聚合酶链反应技术可以获得快速而准确的 DNA 诊断[277]。对于那些突变不明确的病例,仍可以尝试利用大量已知的 VWF 基因多态性进行遗传连锁分析而获得诊断[278]。这些多态性之一,40 号内含子内的一个 TCT A 的四核苷酸可变重复序列尤为有用,该序列拥有 100 多种已知的等位基因多态性。目前已经有几例成功进行产前诊断的病例报道[277,279-281]。尽管迄今为止,所有分析的

VWD 病例都显示与 VWF 基因关联，但应该考虑到基因定位异质性（由 VWF 基因以外的其他基因突变引起的相似表型）的可能[160]。鉴于所运用的 DNA 检测手段，如果考虑产前诊断，在决定检测和接下来的步骤之前应该首先提供遗传咨询。

鉴别诊断

■ 血小板型（假性）VWD

血小板型（假性）VWD 是因血小板缺陷导致的，表型类似于 VWD（见第 121 章）[282]。血浆中缺乏大分子的多聚体，低浓度的瑞斯托霉素时 RIPA 增高，并伴有不同程度的血小板减少。临床上，这类患者主要是皮肤黏膜出血。分子分析证实，GPⅠbα 链内的突变是假性 VWD 的分子基础。这些突变位于编码与 VWF 结合的 GPⅠb 基因片段内，诱发 GPⅠbα 结构变化，这种变化与引起 2B 型 VWD 突变的 VWF 相应片段的变化相互补[129,282]。

为区分 2B 型或血小板型 VWD 与 2A 型 VWD，RIPA 试验应该在低瑞斯托霉素浓度的条件下进行。纯化的血浆 VWF 或冷沉淀加入血小板型 VWD 患者的富血小板血浆中，会引起血小板聚集，可借此与 2B 型 VWD 加以区分。另外，2B 型 VWD 的血浆可以使正常人血小板的 RIPA 增高，而血小板型 VWD 患者的血浆与正常的血小板的相互作用正常。

■ 获得性 VWD

获得性 VWD 是一种相对少见的获得性出血疾病，通常表现为迟发性出血体质，既往无出血史，无阳性家族出血史（见参考文献 283 和 284）。因子Ⅷ、VWF：Ag 和 VWF：RCo 水平普遍降低，VWF 多聚体可能异常。获得性 VWD 通常与其他的基础病相关，已报道的可继发于下列疾病：骨髓增殖性疾病[285]、淀粉样变性[286]、良性或恶性 B 细胞疾患[287]、甲状腺功能减退症[288]、自身免疫性疾病[289]、某些实体瘤（尤其是 Wilms 瘤）[290]、心血管缺陷（特别是主动脉狭窄）[291]，或与一些药物相关，包括环丙沙星、丙戊酸[292,293]，或者与心室辅助装置相关[294]。

许多 B 细胞疾患与抗 VWF 自身抗体的产生相关。大多数获得性 VWD 的病例由于循环中的抑制物诱发 VWF 清除加速，当然，这些抗体也可能干扰了 VWF 功能。甲状腺功能减退可导致 VWF 的合成减少[288]。在一些恶性肿瘤病例，获得性 VWD 被认为是由于 VWF 选择性吸附于肿瘤细胞所致。与心脏瓣膜疾病、心室辅助装置或某些药物相关的获得性 VWD，VWF 的损耗可能是由于 VWF 破坏或蛋白水解加速所致[292-294]。

尽管获得性 VWD 的 VWF 多聚体通常表现为 2A 型模式，即大分子多聚体相对缺失，但获得性 VWD 可以出现更广泛的 VWD 表型[295,296]。要区分获得性 VWD 和遗传性 VWD 可能比较困难，因为临床上通常不能检测相关的自身抗体。诊断常常是依据疾病的迟发性、无阳性家族史以及某一相关基础疾病来确定。

获得性 VWD 治疗通常是针对基础疾病的。成功治疗甲状腺功能减退或相关的恶性肿瘤后，VWF 水平和出血症状常可获得改善。难治性患者可以接受糖皮质激素、血浆置换、静脉注射丙种球蛋白、DDAVP 以及含有 VWF 的因子Ⅷ浓缩物来治疗[293,297]。

治疗、疗程和预后

VWD 治疗的主要方案包括促进 VWF 和因子Ⅷ分泌的 DDAVP 治疗和含 VWF 的血浆浓缩物的替代治疗。治疗方案的选择取决于 VWD 的分型和严重度、临床背景和止血要求。1 型 VWD 患者大多仅用 DDAVP 治疗，2A 型和 2B 型患者采用 DDAVP 和含 VWF 的因子Ⅷ产品的联合治疗，而 2N 型和 3 型患者只能使用含 VWF 的浓缩物治疗[298]。既往的外伤或手术史和既往的成功治疗史是评估出血风险的重要参数。通常不进行预防，除非有出血风险时，如拔牙，以及大多数有反复关节积血或胃肠道出血的重度 3 型 VWD 患者[299,300]（见参考文献 301）。尽管通常有效止血与出血时间和因子Ⅷ活性存在相关性，但并不是指所有病例。因子Ⅷ活性被认为是决定软组织和手术后出血的重要因素，但没有一个实验室检测与黏膜出血或治疗反应有明确的相关性[302]。

■ 去氨基加压素

去氨基加压素（1- 去氨基 -8- 右旋精氨酸加压素，DDAVP）是一种血管加压素类似物。DDAVP 作用于 2 型血管加压素受体，经环状腺苷一磷酸介导，引起因子Ⅷ和 VWF 从内皮细胞的 Weibel-Palade 小体中释放[303]。当 DDAVP 应用于正常个体时，引起因子Ⅷ和瑞斯托霉素辅因子活性持续升高约 4 小时[304]。DDAVP 也能促进 t-PA 释放，t-PA 可能来自于内皮细胞。1 型 VWD 患者注射 DDAVP 后，能特异性释放大分子的 VWF 多聚物进入循环中，并持续 1~3 小时[304,305]。DDAVP 治疗可增加因子Ⅷ活性、VWF：Ag 和 VWF：Rco 至基础水平的 2~5 倍，多数情况下能纠正 1 型 VWD 患者的出血时间。

DDAVP 已经成为治疗轻型血友病和 VWD 的主要方案[306]，由于其相对价格低廉、来源广泛以及避免了使用血浆制品的风险性。大约 80% 的 1 型 VWD 患者对于 DDAVP 有很好的疗效，尽管依据诊断标准和治疗反应实际数据要低[307]。DDAVP 通常用于轻度至中度出血情况和接受外科手术的预防。DDAVP 给药方式：0.3μg/kg 持续静脉输注，输注不能太快，以大于 30 分钟为宜。DDAVP 也可以皮下注射（以同样 0.3μg/kg 的剂量）以及鼻内给药（剂量固定为成人 300μg 和儿童 150μg），鼻内给药也能与静脉给药有相似的功效[308,309]，但其疗效在不同个体差化较大。

DDAVP 对任一确定 VWD 个体的反应通常有重复性，我们可以借此预测该药后续剂量的反应。

在某一研究中，对 22 例 1 型 VWD 患者分开两次注射 DDAVP 后检测平均因子Ⅷ峰值，发现这两次峰值的偏差小于 20%。此外，一个患者的疗效能可靠地预测该患者及其家族的其他患者对该药的反应[310]。另一个对 77 例 1 型 VWD 患者的研究发现，DDAVP 的反应与 VWF 基因突变和 VWF 多聚体模式都有关联，尽管多聚体间细微的异常并不影响患者对 DDAVP 的反应。有趣的是，有相同 VWF 基因突变的患者对 DDAVP 的反应并不一定相同，这就暗示了还有其他因素影响着 DDAVP 的作用[311]。因此，既然患者需要重复输注 DDAVP，那么，因子Ⅷ活性和 VWF 的反应就可能不会与第一次输注后有同样的效果。在每天输注 DDAVP 1 次，连续输注 4 天后，发现其第 2~4 天的反应较第 1 天减少 30%[308-310,312]，尽管这种反

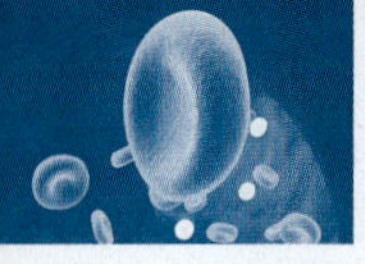

应的衰减有相当大的个体差异。

因此，对准备进行DDAVP治疗的患者，在进行正规剂量治疗前，需先给予一个试验剂量，即检测用药前后的VWF和因子Ⅷ活性水平，以确保充分的治疗反应。在DDAVP输注以后应该考虑取血的额外时间点，因为1型VWD患者的一种亚群，其VWF半衰期明显缩短，若临床方案上需要更持久的治疗来维持止血时，进行VWF替代治疗可能更适合。对于拟做手术的1型VWD患者，可在术前1小时使用DDAVP，除非临床上出现无效输注停药外，以后大约每12小时重复给药一次，直至用足4个剂量。当频繁输注DDAVP时，应监测因子Ⅷ和瑞斯托霉素辅因子活性。但同时应备用含VWF的因子Ⅷ浓缩物和(或)冷沉淀。

约20%~25%的VWD患者对DDAVP治疗无充分反应。2型VWD患者较1型患者的反应小[307,313]，而3型患者几乎都没有反应。2A型VWD患者对DDAVP的反应有差异。尽管大多数患者的反应仅是短暂的，但某些患者在输注DDAVP后止血异常能得到完全纠正[314,315]。有假设称，2A型患者对DDAVP的效果差异性与其突变类型相关，组2突变的患者可能有更好的反应。一项前瞻性研究调查了VWD患者对DDAVP的生物反应，VWD患者具有明显的临床特征，并包括了2A型组1和组2患者。研究结果显示：DDAVP治疗后，尽管组2突变患者的VWF:Rco和出血时间较组1缺陷的患者有更大的改善，但任何一组都不能归类为有效组[316]。

DDAVP用药的常见副作用有轻度的皮肤血管扩张导致发热、面色潮红、心动过速、麻刺感以及头痛。潜在的不良反应有稀释性低钠血症，尤其是老人和小孩，此时需限制液体的摄入，以防稀释性低钠血症引起的癫痫发作。也有独立报道称急性动脉血栓形成与DDAVP给药有相关性，但其风险性在与接受治疗的患者总数比显然是很低的。然而，有不稳定的冠状动脉疾病的患者还是应该禁用DDAVP，因其增加血栓形成的风险，如心肌梗死[317]。此外，患者在近24~48小时的重复接受DDAVP治疗，可能会发展成快速抗药性[312]。

许多专家认为使用DDAVP治疗2B型VWD是不合适的，因为从储存部位释放的大分子的VWF与GPIb的亲和力增加，可能引起血小板自发性聚集和加重血小板减少[318]。然而也有应用DDAVP治疗2B型VWD患者的成功报道，治疗后的2B型VWD患者的出血时间缩短或被纠正，但仍有不同程度的血小板减少[319,320]。尽管2N型患者经DDAVP治疗后可能表现为因子Ⅷ:C升高，但在某些病例，由于缺乏稳定的正常VWF，因子Ⅷ:C水平迅速下降，削弱了临床疗效。2M型患者对DDAVP通常没有满意反应[321,322]。

VWF替代治疗

为避免不必要的使用血浆制品，确定每个个体对DDAVP的反应是很重要的。对于3型患者以及对DDAVP无反应的患者，选用选择性病毒灭活的含VWF的因子Ⅷ浓缩物一般是安全有效的[323]。冷沉淀过去一直被成功的使用，但因为其一般不进行病毒灭活处理，所以尽量不用。经溶剂-去垢剂处理的血浆容易获得，从这类血浆制备得到的冷沉淀可以作为一个适当的选择。值得注意的是，大部分标准的因子Ⅷ浓缩物和所有的重组因子Ⅷ产品对于VWD是无效的，因为它们缺乏有临床意义的VWF量。尽管这类产品的确能增加循环中因子Ⅷ:C，但由于缺乏稳定的VWF，输注的因子在循环中寿命很短[324]。只有含有大量完好多聚体结构的VWF制品才适用于VWD患者。Humate-P和Alphanate都是合适的含VWF的血浆浓缩物，这两者都已商品化，在临床VWF替代治疗的研究中已得到评估，尽管其他的含VWF因子Ⅷ的浓缩物也是有效的(见参考文献325)。

实际应用中，VWD替代治疗的剂量和时间很大程度依赖于经验。最近推荐的治疗是根据出血的程度和性质进行的总结[325,326]。推荐的治疗目标类似于当前在临床实践中所用的治疗后因子Ⅷ:C和VWF活性水平的目标[327]。目的是升高因子Ⅷ:C和VWF活性直至出血停止、伤口愈合。通常，对于大的外伤、外科手术或中枢神经系统出血，替代治疗目标是因子Ⅷ:C和VWF活性大于50%~80%；对于分娩和产后期应大于50%，对于拔牙和小手术应大于30%~50%，对于黏膜出血或月经过多应该达到20%~80%。实验室监测治疗后因子Ⅷ:C和VWF水平在指导治疗和避免过度替代治疗(剂量>200%)方面是非常重要的，后者与血栓形成的风险增加相关联[328,329]。

患者伴有与VWD相关或者之外的血小板减少，除因子Ⅷ浓缩物外血小板输注也是有必要的。进行上述处理后，如果临床出血继续，仍必须给予其他的替代治疗以及寻找其他的潜在止血缺陷。

3型VWD患者接受多次输注后可能发展针对VWF的抗体，鉴于过敏反应的风险，此时继续使用含VWF的浓缩物替代治疗是不适合的[330,331]。类似于血友病A患者因子Ⅷ抑制物的治疗(见第124章)，多种处理VWD抑制物的方法已被尝试。已有免疫抑制剂、重组因子Ⅷ和重组因子Ⅶa被成功用于这类患者的报道。

妊娠期治疗

1型VWD患者在怀孕期间，因子Ⅷ和瑞斯托霉素辅因子活性通常升高50%。这些患者在分娩时一般不需要特殊处理。相反，因子Ⅷ小于(包括等于)30%或者VWD变异体(2型)的个体在分娩前更可能需要接受DDAVP或输注血浆的预防性治疗。在分娩后最初几天的产后出血可能与因子Ⅷ和VWF活性迅速降低至孕前水平相关，在所有类型的VWD中，产后出血可能发生至产后一个月。因此在孕期和产后2周应进行实验室监测，以确定患者发生即刻和(或)延迟性出血并发症的风险。

非替代治疗

雌激素或口服避孕药被经验性地用于治疗月经过多。除了作用于卵巢和子宫，雌激素也能升高血浆VWF水平。在妊娠期间，VWD患者体内的因子Ⅷ、VWF:Ag和VWF:Rco常升至正常。雌激素的作用机制可能部分通过直接作用于内皮细胞使VWF产生增加[332]。

纤溶抑制物如ε-氨基己酸或氨甲环酸，已经被有效地应用于一些VWD患者。黏膜出血或拔牙的患者，抗纤溶药通常单独使用，也可联合DDAVP或血浆来源的VWF替代品进行治疗[333]。纤溶抑制物通常有较好的耐受性，很少会引起恶心或腹泻，但禁用于有肉眼血尿的患者。

重组的活化因子Ⅶ(rFⅦa，或NovoSeven)也已经成功应用于VWF替代治疗无效且有严重出血的VWD患者以及存在抗

VWF 抗体的出血患者(见参考文献 334)。在轻度易出血的病例，当标准的 VWD 治疗不能有效的控制局部出血时，也可以考虑局部使用一些药物，如纤维蛋白黏合剂或牛凝血酶[234]。

翻译：赵晓娟

校对：阮长耿

参考文献

1. von Willebrand EA: Hereditär Pseudohemofili. *Fin Lakaresallsk Handl* 67:7, 1926.
2. Hoyer LW: Von Willebrand's disease. *Prog Hemost Thromb* 3:231, 1976.
3. Nilsson IM: Von Willebrand's disease—Fifty years old. *Acta Med Scand* 201:497, 1977.
4. Zimmerman TS, Ratnoff OD, Powell AE: Immunologic differentiation of classic hemophilia (Factor VIII deficiency) and von Willebrand disease. *J Clin Invest* 50:244, 1971.
5. Howard MA, Firkin BG: Ristocetin—A new tool in the investigation of platelet aggregation. *Thromb Diath Haemorrh* 76:362, 1971.
6. Weiss HJ, Rogers J, Brand H: Defective ristocetin-induced platelet aggregation in von Willebrand's disease and its correction by Factor VIII. *J Clin Invest* 52:2697, 1973.
7. Weiss HJ, Hoyer LW: Von Willebrand factor: Dissociation from antihemophilic factor procoagulant activity. *Science* 182:1149, 1973.
8. Zimmerman TS, Edgington TS: Factor VIII Coagulant activity and Factor VIII-like antigen: Independent molecular entities. *J Exp Med* 138:1015, 1973.
9. Gitschier J, Wood WI, Goralka TM, et al: Characterization of the human factor VIII gene. *Nature* 312:326, 1984.
10. Toole JJ, Knopf JL, Wozney JM, et al: Molecular cloning of a cDNA encoding human antihaemophilic factor. *Nature* 312:342, 1984.
11. Ginsburg D, Handin RI, Bonthron DT, et al: Human von Willebrand factor (vWF): Isolation of complementary DNA (cDNA) clones and chromosomal localization. *Science* 228:1401, 1985.
12. Lynch DC, Zimmerman TS, Collins CJ, et al: Molecular cloning of cDNA for human von Willebrand factor: Authentication by a new method. *Cell* 41:49, 1985.
13. Sadler JE, Shelton-Inloes BB, Sorace JM, et al: Cloning and characterization of two cDNAs coding for human von Willebrand factor. *Proc Natl Acad Sci U S A* 82:6394, 1985.
14. Verweij CL, de Vries CJM, Distel B, et al: Construction of cDNA coding for human von Willebrand factor using antibody probes for colony-screening and mapping of the chromosomal gene. *Nucleic Acids Res* 13:4699, 1985.
15. Sadler JE, Budde U, Eikenboom JC, et al: Update on the pathophysiology and classification of von Willebrand disease: A report of the Subcommittee on von Willebrand Factor. *J Thromb Haemost* 4:2103, 2006.
16. Titani K, Kumar S, Takio K, et al: Amino acid sequence of human von Willebrand Factor. *Biochemistry* 25:3171, 1986.
17. Fay PJ, Kawai Y, Wagner DD, et al: Propolypeptide of von Willebrand factor circulates in blood and is identical to von Willebrand antigen II. *Science* 232:995, 1986.
18. Bonthron DT, Handin RI, Kaufman RJ, et al: Structure of pre-pro-von Willebrand factor and its expression in heterologous cells. *Nature* 324:270, 1986.
19. Bonthron DT, Orr EC, Mitsock LM, et al: Nucleotide sequence of pre-pro-von Willebrand factor cDNA. *Nucleic Acids Res* 14:7125, 1986.
20. Shelton-Inloes BB, Broze GJ Jr, Miletich JP, Sadler JE: Evolution of human von Willebrand Factor: CDNA sequence polymorphisms, repeated domains, and relationship to von Willebrand antigen II. *Biochem Biophys Res Commun* 144:657, 1987.
21. Shelton-Inloes BB, Titani K, Sadler JE: CDNA sequences for human von Willebrand Factor reveal five types of repeated domains and five possible protein sequence polymorphisms. *Biochemistry* 25:3164, 1986.
22. Colombatti A, Bonaldo P: The superfamily of proteins with von Willebrand factor type A-like domains: One theme common to components of extracellular matrix, hemostasis, cellular adhesion, and defense mechanisms. *Blood* 77:2305, 1991.
23. Hunt LT, Barker WC: Von Willebrand factor shares a distinctive cysteine-rich domain with thrombospondin and procollagen. *Biochem Biophys Res Commun* 144:876, 1987.
24. Mancuso DJ, Tuley EA, Westfield LA, et al: Structure of the gene for human von Willebrand factor. *J Biol Chem* 264:19514, 1989.
25. Shelton-Inloes BB, Chehab FF, Mannucci PM, et al: Gene deletions correlate with the development of alloantibodies in von Willebrand Disease. *J Clin Invest* 79:1459, 1987.
26. Mancuso DJ, Tuley EA, Westfield LA, et al: Human von Willebrand factor gene and pseudogene: Structural analysis and differentiation by polymerase chain reaction. *Biochemistry* 30:253, 1991.
27. Zhang ZP, Blomback M, Nyman D, Anvret M: Mutations of von Willebrand factor gene in families with von Willebrand disease in the Aland Islands. *Proc Natl Acad Sci U S A* 90:7937, 1993.
28. Eikenboom JC, Vink T, Briet E, et al: Multiple substitutions in the von Willebrand factor gene that mimic the pseudogene sequence. *Proc Natl Acad Sci U S A* 91:2221, 1994.
29. Eikenboom JC, Castaman G, Vos HL, et al: Characterization of the genetic defects in recessive type 1 and type 3 von Willebrand disease patients of Italian origin. *Thromb Haemost* 79:709, 1998.
30. James PD, Notley C, Hegadorn C, et al: The mutational spectrum of type 1 von Willebrand disease: Results from a Canadian cohort study. *Blood* 109:145, 2007.
31. Rand JH, Badimon L, Gordon RE, et al: Distribution of von Willebrand factor in porcine intima varies with blood vessel type and location. *Arteriosclerosis* 7:287, 1987.
32. Yamamoto K, de Waard V, Fearns C, Loskutoff DJ: Tissue distribution and regulation of murine von Willebrand factor gene expression *in vivo*. *Blood* 92:2791, 1998.
33. Jahroudi N, Lynch DC: Endothelial-cell-specific regulation of von Willebrand factor gene expression. *Mol Cell Biol* 14:999, 1994.
34. Harvey PJ, Keightley AM, Lam YM, et al: A single nucleotide polymorphism at nucleotide -1793 in the von Willebrand factor (VWF) regulatory region is associated with plasma VWF:Ag levels. *Br J Haematol* 109:349, 2000.
35. Guan J, Guillot PV, Aird WC: Characterization of the mouse von Willebrand factor promoter. *Blood* 94:3405, 1999.
36. Hough C, Cuthbert CD, Notley C, et al: Cell type-specific regulation of von Willebrand factor expression by the E4BP4 transcriptional repressor. *Blood* 105:1531, 2005.
37. Kleinschmidt AM, Nassiri M, Stitt MS, et al: Sequences in intron 51 of the von Willebrand factor gene target promoter activation to a subset of lung endothelial cells in transgenic mice. *J Biol Chem* 283:2741, 2008.
38. Aird WC, Jahroudi N, Weiler-Guettler H, et al: Human von Willebrand factor gene sequences target expression to a subpopulation of endothelial cells in transgenic mice. *Proc Natl Acad Sci U S A* 92:4567, 1995.
39. Bernat JA, Crawford GE, Ogurtsov AY, et al: Distant conserved sequences flanking endothelial-specific promoters contain tissue-specific DNase-hypersensitive sites and over-represented motifs. *Hum Mol Genet* 15:2098, 2006.
40. Pusztaszeri MP, Seelentag W, Bosman FT: Immunohistochemical expression of endothelial markers CD31, CD34, von Willebrand factor, and Fli-1 in normal human tissues. *J Histochem Cytochem* 54:385, 2006.
41. Hough C, Cameron CL, Notley CR, et al: Influence of a GT repeat element on shear stress responsiveness of the VWF gene promoter. *J Thromb Haemost* 6:1183, 2008.
42. Daidone V, Cattini MG, Pontara E, et al: Microsatellite (GT)(n) repeats and SNPs in the von Willebrand factor gene promoter do not influence circulating von Willebrand factor levels under normal conditions. *Thromb Haemost* 101:298, 2009.
43. Ginsburg D, Bowie EJW: Molecular genetics of von Willebrand disease. *Blood* 79:2507, 1992.
44. Wagner DD: Cell biology of von Willebrand factor. *Annu Rev Cell Biol* 6:217, 1990.
45. de Wit TR, van Mourik JA: Biosynthesis, processing and secretion of von Willebrand factor: Biological implications. *Best Pract Res Clin Haematol* 14:241, 2001.
46. Marti T, Rosselet SJ, Titani K, Walsh KA: Identification of disulfide-bridged substructures within human von Willebrand factor. *Biochemistry* 26:8099, 1987.
47. Choi H, Aboulfatova K, Pownall HJ, et al: Shear-induced disulfide bond formation regulates adhesion activity of von Willebrand factor. *J Biol Chem* 282:35604, 2007.
48. Wagner DD, Lawrence SO, Ohlsson-Wilhelm BM, et al: Topology and order of formation of interchain disulfide bonds in von Willebrand factor. *Blood* 69:27, 1987.
49. Voorberg J, Fontijn R, Calafat J, et al: Assembly and routing of von Willebrand factor variants: The requirements for disulfide-linked dimerization reside within the carboxy-terminal 151 amino acids. *J Cell Biol* 113:195, 1991.
50. Mayadas TN, Wagner DD: Vicinal cysteines in the prosequence play a role in von Willebrand factor multimer assembly. *Proc Natl Acad Sci U S A* 89:3531, 1992.
51. Purvis AR, Sadler JE: A covalent oxidoreductase intermediate in propeptide-dependent von Willebrand factor multimerization. *J Biol Chem* 279:49982, 2004.
52. Mayadas TN, Wagner DD: In vitro multimerization of von Willebrand factor is triggered by low pH: Importance of the propolypeptide and free sulfhydryls. *J Biol Chem* 264:13497, 1989.
53. Wagner DD, Fay PJ, Sporn LA, et al: Divergent fates of von Willebrand factor and its propolypeptide (von Willebrand antigen II) after secretion from endothelial cells. *Proc Natl Acad Sci U S A* 84:1955, 1987.
54. Verweij CL, Hart M, Pannekoek H: Expression of variant von Willebrand factor (vWF) cDNA in heterologous cells: Requirement of the pro-polypeptide in vWF multimer formation. *EMBO J* 6:2885, 1987.
55. Wise RJ, Pittman DD, Handin RI, et al: The propeptide of von Willebrand factor independently mediates the assembly of von Willebrand multimers. *Cell* 52:229, 1988.
56. Rehemtulla A and Kaufman RJ: Preferred sequence requirements for cleavage of pro-von Willebrand propeptide-processing enzymes. *Blood* 79:2349, 1992.
57. Wagner DD, Marder VJ: Biosynthesis of von Willebrand protein by human endothelial cells: Processing steps and their intracellular localization. *J Cell Biol* 99:2123, 1984.
58. Lynch DC, Zimmerman TS, Ling EH, Browning PJ: An explanation for minor multimer species in endothelial cell-synthesized von Willebrand factor. *J Clin Invest* 77:2048, 1986.
59. Verweij CL, Hart M, Pannekoek H: Proteolytic cleavage of the precursor of von Willebrand Factor is not essential for multimer formation. *J Biol Chem* 263:7921, 1988.
60. Giblin JP, Hewlett LJ, Hannah MJ: Basal secretion of von Willebrand factor from human endothelial cells. *Blood* 112:957, 2008.
61. Weibel ER, Palade GE: New cytoplasmic components in arterial endothelia. *J Biol Chem* 23:101, 1964.
62. Wagner DD, Olmsted JB, Marder VJ: Immunolocalization of von Willebrand protein in Weibel-Palade bodies of human endothelial cells. *J Cell Biol* 95:355, 1982.
63. Metcalf DJ, Nightingale TD, Zenner HL, et al: Formation and function of Weibel-Palade bodies. *J Cell Sci* 121:19, 2008.
64. Huang RH, Wang Y, Roth R, et al: Assembly of Weibel-Palade body-like tubules from N-terminal domains of von Willebrand factor. *Proc Natl Acad Sci U S A* 105:482, 2008.
65. McCarroll DR, Levin EG, Montgomery RR: Endothelial cell synthesis of von Willebrand antigen II, von Willebrand factor, and von Willebrand factor/von Willebrand antigen II complex. *J Clin Invest* 75:1089, 1985.
66. Ewenstein BM, Warhol MJ, Handin RI, Pober JS: Composition of the von Willebrand factor storage organelle (Weibel-Palade body) isolated from cultured human umbilical vein endothelial cells. *J Cell Biol* 104:1423, 1987.

67. Yarovoi H, Nurden AT, Montgomery RR, et al: Intracellular interaction of von Willebrand factor and factor VIII depends on cellular context: Lessons from platelet-expressed factor VIII. *Blood* 105:4674, 2005.
68. Rosenberg JB, Foster PA, Kaufman RJ, et al: Intracellular trafficking of factor VIII to von Willebrand factor storage granules. *J Clin Invest* 101:613, 1998.
69. van den Biggelaar M, Bierings R, Storm G, et al: Requirements for cellular co-trafficking of factor VIII and von Willebrand factor to Weibel-Palade bodies. *J Thromb Haemost* 5:2235, 2007.
70. Nightingale TD, Pattni K, Hume AN, et al: Rab27a and MyRIP regulate the amount and multimeric state of VWF released from endothelial cells. *Blood* 14:5010, 2009.
71. Bonfanti R, Furie BC, Furie B, Wagner DD: PADGEM (GMP140) is a component of Weibel-Palade bodies of human endothelial cells. *Blood* 73:1109, 1989.
72. Michaux G, Pullen TJ, Haberichter SL, Cutler DF: P-selectin binds to the D′-D3 domains of von Willebrand factor in Weibel-Palade bodies. *Blood* 107:3922, 2006.
73. Cleator JH, Zhu WQ, Vaughan DE, Hamm HE: Differential regulation of endothelial exocytosis of P-selectin and von Willebrand factor by protease-activated receptors and cAMP. *Blood* 107:2736, 2006.
74. Knop M, Aareskjold E, Bode G, Gerke V: Rab3D and annexin A2 play a role in regulated secretion of vWF, but not tPA, from endothelial cells. *EMBO J* 23:2982, 2004.
75. Rondaij MG, Bierings R, Kragt A, et al: Dynamics and plasticity of Weibel-Palade bodies in endothelial cells. *Arterioscler Thromb Vasc Biol* 26:1002, 2006.
76. Levine JD, Harlan JM, Harker LA, et al: Thrombin-mediated release of factor VIII antigen from human umbilical vein endothelial cells in culture. *Blood* 60:531, 1982.
77. Ribes JA, Francis CW, Wagner DD: Fibrin induces release of von Willebrand factor from endothelial cells. *J Clin Invest* 79:117, 1987.
78. Hamilton KK, Sims PJ: Changes in cytosolic Ca^{2+} associated with von Willebrand factor release in human endothelial cells exposed to histamine. Study of microcarrier cell monolayers using the fluorescent probe indo-1. *J Clin Invest* 79:600, 1987.
79. Hattori R, Hamilton KK, McEver RP, Sims PJ: Complement proteins C5b-9 induce secretion of high molecular weight multimers of endothelial von Willebrand factor and translocation of granule membrane protein GMP-140 to the cell surface. *J Biol Chem* 264:9053, 1989.
80. Bernardo A, Ball C, Nolasco L, et al: Effects of inflammatory cytokines on the release and cleavage of the endothelial cell-derived ultralarge von Willebrand factor multimers under flow. *Blood* 104:100, 2004.
81. Fish RJ, Yang H, Viglino C, et al: Fluvastatin inhibits regulated secretion of endothelial cell von Willebrand factor in response to diverse secretagogues. *Biochem J* 405:597, 2007.
82. Yamakuchi M, Greer JJ, Cameron SJ, et al: HMG-CoA reductase inhibitors inhibit endothelial exocytosis and decrease myocardial infarct size. *Circ Res* 96:1185, 2005.
83. Kaufmann JE, Oksche A, Wollheim CB, et al: Vasopressin-induced von Willebrand factor secretion from endothelial cells involves V2 receptors and cAMP. *J Clin Invest* 106:107, 2000.
84. Sporn LA, Marder VJ, Wagner DD: Differing polarity of the constitutive and regulated secretory pathways for von Willebrand factor in endothelial cells. *J Cell Biol* 108:1283, 1989.
85. Sporn LA, Marder VJ, Wagner DD: Inducible secretion of large, biologically potent von Willebrand factor multimers. *Cell* 46:185, 1986.
86. Fernandez MF, Ginsberg MH, Ruggeri ZM, et al: Multimeric structure of platelet factor VIII/von Willebrand factor: The presence of larger multimers and their reassociation with thrombin-stimulated platelets. *Blood* 60:1132, 1982.
87. Wagner DD, Saffaripour S, Bonfanti R, et al: Induction of specific storage organelles by von Willebrand factor propolypeptide. *Cell* 64:403, 1991.
88. Voorberg J, Fontijn R, Calafat J, et al: Biogenesis of Von Willebrand factor-containing organelles in heterologous transfected CV-1 cells. *EMBO J* 12:749, 1993.
89. Journet AM, Saffaripour S, Cramer EM, et al: Von Willebrand factor storage requires intact prosequence cleavage site. *Eur J Cell Biol* 60:31, 1993.
90. Nachman RL, Jaffe EA: Subcellular platelet factor VIII antigen and von Willebrand factor. *J Exp Med* 141:1101, 1975.
91. Bowie EJW, Solberg LA Jr, Fass DN, et al: Transplantation of normal bone marrow into a pig with severe von Willebrand's disease. *J Clin Invest* 78:26, 1986.
92. Nichols TC, Samama CM, Bellinger DA, et al: Function of von Willebrand factor after crossed bone marrow transplantation between normal and von Willebrand disease pigs: Effect on arterial thrombosis in chimeras. *Proc Natl Acad Sci U S A* 92:2455, 1995.
93. André P, Brouland JP, Roussi J, et al: Role of plasma and platelet von Willebrand factor in arterial thrombogenesis and hemostasis in the pig. *Exp Hematol* 26:620, 1998.
94. Bowen DJ and Collins PW: Insights into von Willebrand factor proteolysis: Clinical implications. *Br J Haematol* 133:457, 2006.
95. Padilla A, Moake JL, Bernardo A, et al: P-selectin anchors newly released ultralarge von Willebrand factor multimers to the endothelial cell surface. *Blood* 103:2150, 2004.
96. Lopez JA, Dong JF: Shear stress and the role of high molecular weight von Willebrand factor multimers in thrombus formation. *Blood Coagul Fibrinolysis* 16(Suppl 1):S11, 2005.
97. Dent JA, Berkowitz SD, Ware J, et al: Identification of a cleavage site directing the immunochemical detection of molecular abnormalities in type IIA von Willebrand factor. *Proc Natl Acad Sci U S A* 87:6306, 1990.
98. Lankhof H, Damas C, Schiphorst ME, et al: Von Willebrand factor without the A2 domain is resistant to proteolysis. *Thromb Haemost* 77:1008, 1997.
99. Tsai HM, Sussman II, Ginsburg D, et al: Proteolytic cleavage of recombinant type 2A von Willebrand factor mutants R834W and R834Q: Inhibition by doxycycline and by monoclonal antibody VP-1. *Blood* 89:1954, 1997.
100. Bowen DJ, Collins PW: An amino acid polymorphism in von Willebrand factor correlates with increased susceptibility to proteolysis by ADAMTS13. *Blood* 103:941, 2004.
101. Bowen DJ: Increased susceptibility of von Willebrand factor to proteolysis by ADAMTS13: Should the multimer profile be normal or type 2A? *Blood* 103:3246, 2004.
102. Johnsen J, Lopez JA: VWF secretion: What's in a name? *Blood* 112:926, 2008.
103. Reininger AJ: Function of von Willebrand factor in haemostasis and thrombosis. *Haemophilia* 14 Suppl 5:11, 2008.
104. Savage B, Saldívar E, Ruggeri ZM: Initiation of platelet adhesion by arrest onto fibrinogen or translocation on von Willebrand factor. *Cell* 84:289, 1996.
105. Savage B, Almus-Jacobs F, Ruggeri ZM: Specific synergy of multiple substrate-receptor interactions in platelet thrombus formation under flow. *Cell* 94:657, 1998.
106. Pendu R, Terraube V, Christophe OD, et al: P-selectin glycoprotein ligand 1 and beta2-integrins cooperate in the adhesion of leukocytes to von Willebrand factor. *Blood* 108:3746, 2006.
107. Ruggeri ZM, Ware J, Ginsburg D: von Willebrand factor, in *Thrombosis and Hemorrhage*, 3rd ed, edited by J Loscalzo, AI Schafer, p 246. Lippincott Williams & Wilkins, Philadelphia, 2003.
108. Kalafatis M, Takahashi Y, Girma J-P, Meyer D: Localization of a collagen-interactive domain of human von Willebrand factor between amino acid residues Gly 911 and Glu 1365. *Blood* 70:1577, 1987.
109. Pareti FI, Niiya K, McPherson JM, Ruggeri ZM: Isolation and characterization of two domains of human von Willebrand Factor that interact with fibrillar collagen types I and III. *J Biol Chem* 262:13835, 1987.
110. Takagi J, Sekiya F, Kasahara K, et al: Inhibition of platelet-collagen interaction by propolypeptide of von Willebrand factor. *J Biol Chem* 264:6017, 1989.
111. Cruz MA, Yuan H, Lee JR, et al: Interaction of the von Willebrand factor (vWF) with collagen. Localization of the primary collagen-binding site by analysis of recombinant vWF A domain polypeptides. *J Biol Chem* 270:10822, 1995.
112. Lankhof H, Van Hoeij M, Schiphorst ME, et al: A3 domain is essential for interaction of von Willebrand factor with collagen type III. *Thromb Haemost* 75:950, 1996.
113. Wagner DD, Urban-Pickering M, Marder VJ: Von Willebrand protein binds to extracellular matrices independently of collagen. *Proc Natl Acad Sci U S A* 81:471, 1984.
114. Rand JH, Patel ND, Schwartz E, et al: 150-kD von Willebrand factor binding protein extracted from human vascular subendothelium is Type VI collagen. *J Clin Invest* 88:253, 1991.
115. Rand JH, Wu X-X, Potter BJ, et al: Co-localization of von Willebrand factor and type VI collagen in human vascular subendothelium. *Am J Pathol* 142:843, 1993.
116. Mazzucato M, Spessotto P, Masotti A, et al: Identification of domains responsible for von Willebrand factor type VI collagen interaction mediating platelet adhesion under high flow. *J Biol Chem* 274:3033, 1999.
117. Fretto LJ, Fowler WE, McCaslin DR, et al: Substructure of human von Willebrand factor: Proteolysis by V8 and characterization of two functional domains. *J Biol Chem* 261:15679, 1986.
118. Fujimura Y, Titani K, Holland LZ, et al: A heparin-binding domain of human von Willebrand factor. Characterization and localization to a tryptic fragment extending from amino acid residue Val^{449} to Lys^{728}. *J Biol Chem* 262:1734, 1987.
119. Christophe O, Obert B, Meyer D, Girma J-P: The binding domain of von Willebrand factor to sulfatides is distinct from those interacting with glycoprotein Ib, heparin, collagen and residues between amino acid residues Leu 512 and Lys 673. *Blood* 78:2310, 1991.
120. Marchese P, Murata M, Mazzucato M, et al: Identification of three tyrosine residues of glycoprotein IBα with distinct roles in von Willebrand factor and α-thrombin binding. *J Biol Chem* 270:9571, 1995.
121. Fujimura Y, Titani K, Holland LZ, et al: von Willebrand factor: A reduced and alkylated 52/48-kDa fragment beginning at amino acid residue 449 contains the domain interacting with platelet glycoprotein Ib. *J Biol Chem* 261:381, 1986.
122. Mohri H, Fujimura Y, Shima M, et al: Structure of the von Willebrand factor domain interacting with glycoprotein Ib. *J Biol Chem* 263:17901, 1988.
123. Nishio K, Anderson PJ, Zheng XL, Sadler JE: Binding of platelet glycoprotein Ibalpha to von Willebrand factor domain A1 stimulates the cleavage of the adjacent domain A2 by ADAMTS13. *Proc Natl Acad Sci U S A* 101:10578, 2004.
124. Matsushita T, Sadler JE: Identification of amino acid residues essential for von Willebrand factor binding to platelet glycoprotein Ib. Charged-to-alanine scanning mutagenesis of the A1 domain of human von Willebrand factor. *J Biol Chem* 270:13406, 1995.
125. Emsley J, Cruz M, Handin RI, Liddington R: Crystal structure of the von Willebrand factor A1 domain and implications for the binding of platelet glycoprotein Ib. *J Biol Chem* 273:10396, 1998.
126. Bienkowska J, Cruz M, Atiemo A, et al: The von Willebrand factor A3 domain does not contain a metal ion-dependent adhesion site motif. *J Biol Chem* 272:25162, 1997.
127. Huizinga EG, Van der Plas RM, Kroon J, et al: Crystal structure of the A3 domain of human von Willebrand factor: Implications for collagen binding. *Structure* 5:1147, 1997.
128. Fukuda K, Doggett TA, Bankston LA, et al: Structural basis of von Willebrand factor activation by the snake toxin botrocetin. *Structure* 10:943, 2002.
129. Huizinga EG, Tsuji S, Romijn RA, et al: Structures of glycoprotein Ibalpha and its complex with von Willebrand factor A1 domain. *Science* 297:1176, 2002.
130. Hulstein JJ, Lenting PJ, de Laat B, et al: Beta2-glycoprotein I inhibits von Willebrand factor dependent platelet adhesion and aggregation. *Blood* 110:1483, 2007.
131. Scott JP, Montgomery RR, Retzinger GS: Dimeric ristocetin flocculates proteins, binds to platelets, and mediates von Willebrand factor-dependent agglutination of platelets. *J Biol Chem* 266:8149, 1991.
132. Berndt MC, Du XP, Booth WJ: Ristocetin-dependent reconstitution of binding of von Willebrand factor to purified human platelet membrane glycoprotein Ib-IX complex. *Biochemistry* 27:633, 1988.
133. Adachi T, Matsushita T, Dong Z, et al: Identification of amino acid residues essential for heparin binding by the A1 domain of human von Willebrand factor. *Biochem Biophys Res Commun* 339:1178, 2006.

134. Sobel M, McNeill PM, Carlson PL, et al: Heparin inhibition of von Willebrand factor-dependent platelet function *in vitro* and *in vivo*. *J Clin Invest* 87:1787, 1991.
135. Sobel M, Bird KE, Tyler-Cross R, et al: Heparins designed to specifically inhibit platelet interactions with von Willebrand factor. *Circulation* 93:992, 1996.
136. Nishio K, Anderson PJ, Zheng XL, Sadler JE: Binding of platelet glycoprotein Ibalpha to von Willebrand factor domain A1 stimulates the cleavage of the adjacent domain A2 by ADAMTS13. *Proc Natl Acad Sci U S A* 101:10578, 2004.
137. Keuren JF, Baruch D, Legendre P, et al: Von Willebrand factor C1C2 domain is involved in platelet adhesion to polymerized fibrin at high shear rate. *Blood* 103:1741, 2004.
138. Vlot AJ, Koppelman SJ, Van den Berg MH, et al: The affinity and stoichiometry of binding of human factor VIII to von Willebrand factor. *Blood* 85:3150, 1995.
139. Sadler JE: Biochemistry and genetics of von Willebrand factor. *Annu Rev Biochem* 67:395, 1998.
140. Vlot AJ, Koppelman SJ, Bouma BN, Sixma JJ: Factor VIII and von Willebrand factor. *Thromb Haemost* 79:456, 1998.
141. Cao W, Krishnaswamy S, Camire RM, et al: Factor VIII accelerates proteolytic cleavage of von Willebrand factor by ADAMTS13. *Proc Natl Acad Sci U S A* 105:7416, 2008.
142. Foster PA, Fulcher CA, Marti T, et al: A major factor VIII binding domain resides within the amino-terminal 272 amino acid residues of von Willebrand factor. *J Biol Chem* 262:8443, 1987.
143. Bahou WF, Ginsburg D, Sikkink R, et al: A monoclonal antibody to von Willebrand factor (vWF) inhibits factor VIII binding. Localization of its antigenic determinant to a nonadecapeptide at the amino terminus of the mature vWF polypeptide. *J Clin Invest* 84:56, 1989.
144. Ginsburg D, Bockenstedt PL, Allen EA, et al: Fine mapping of monoclonal antibody epitopes on human von Willebrand factor using a recombinant peptide library. *Thromb Haemost* 67:166, 1992.
145. Mazurier C: Von Willebrand disease masquerading as haemophilia A. *Thromb Haemost* 67:391, 1992.
146. Cacheris PM, Nichols WC, Ginsburg D: Molecular characterization of a unique von Willebrand disease variant. A novel mutation affecting von Willebrand factor/factor VIII interaction. *J Biol Chem* 266:13499, 1991.
147. Lollar P, Hill-Eubanks DC, Parker CG: Association of the factor VIII light chain with von Willebrand factor. *J Biol Chem* 263:10451, 1988.
148. Leyte A, van Schijndel HB, Niehrs C, et al: Sulfation of Tyr[1680] of human blood coagulation factor VIII is essential for the interaction of factor VIII with von Willebrand factor. *J Biol Chem* 266:740, 1991.
149. Nichols WC and Ginsburg D: von Willebrand disease. *Medicine (Baltimore)* 76:1, 1997.
150. Nichols WC, Cooney KA, Ginsburg D, Ruggeri ZM: von Willebrand disease, in *Thrombosis and Hemorrhage*, 3rd ed, edited by J Loscalzo, AI Schafer, p 539. Lippincott Williams & Wilkins, Philadelphia, 2003.
151. Weiss HJ, Piétu G, Rabinowitz R, et al: Heterogeneous abnormalities in the multimeric structure, antigenic properties, and plasma-platelet content of factor VIII/von Willebrand factor in subtypes of classic (type I) and variant (type IIA) von Willebrand's disease. *J Lab Clin Med* 101:411, 1983.
152. Hoyer LW, Rizza CR, Tuddenham EGD, et al: Von Willebrand factor multimer patterns in von Willebrand's disease. *Br J Haematol* 55:493, 1983.
153. Mannucci PM, Lombardi R, Bader R, et al: Heterogeneity of type I von Willebrand disease: Evidence for a subgroup with an abnormal von Willebrand factor. *Blood* 66:796, 1985.
154. Mannucci PM: Platelet von Willebrand factor in inherited and acquired bleeding disorders. *Proc Natl Acad Sci U S A* 92:2428, 1995.
155. Ngo KY, Glotz VT, Koziol JA, et al: Homozygous and heterozygous deletions of the von Willebrand factor gene in patients and carriers of severe von Willebrand Disease. *Proc Natl Acad Sci U S A* 85:2753, 1988.
156. Peake IR, Liddell MB, Moodie P, et al: Severe type III von Willebrand's disease caused by deletion of Exon 42 of the von Willebrand factor gene: Family studies that identify carriers of the condition and a compound heterozygous individual. *Blood* 75:654, 1990.
157. Nichols WC, Lyons SE, Harrison JS, et al: Severe von Willebrand disease due to a defect at the level of von Willebrand factor mRNA expression: Detection by exonic PCR-restriction fragment length polymorphism analysis. *Proc Natl Acad Sci U S A* 88:3857, 1991.
158. Eikenboom JCJ, Ploos van Amstel HK, Reitsma PH, Briët E: Mutations in severe, type III von Willebrand's disease in the Dutch population: Candidate missense and nonsense mutations associated with reduced levels of von Willebrand factor messenger RNA. *Thromb Haemost* 68:448, 1992.
159. Goodeve A, Eikenboom J, Castaman G, et al: Phenotype and genotype of a cohort of families historically diagnosed with type 1 von Willebrand disease in the European study, Molecular and Clinical Markers for the Diagnosis and Management of Type 1 von Willebrand Disease (MCMDM-1VWD). *Blood* 109:112, 2007.
160. Mohlke KL, Ginsburg D: von Willebrand disease and quantitative deficiency of von Willebrand factor. *J Lab Clin Med* 130:252, 1997.
161. Eikenboom JCJ, Matsushita T, Reitsma PH, et al: Dominant type 1 von Willebrand disease caused by mutated cysteine residues in the D3 domain of von Willebrand factor. *Blood* 88:2433, 1996.
162. Bodo I, Katsumi A, Tuley EA, et al: Type 1 von Willebrand disease mutation Cys1149Arg causes intracellular retention and degradation of heterodimers: A possible general mechanism for dominant mutations of oligomeric proteins. *Blood* 98:2973, 2001.
163. Millar CM, Riddell AF, Brown SA, et al: Survival of von Willebrand factor released following DDAVP in a type 1 von Willebrand disease cohort: Influence of glycosylation, proteolysis and gene mutations. *Thromb Haemost* 99:916, 2008.
164. O'Brien LA, James PD, Othman M, et al: Founder von Willebrand factor haplotype associated with type 1 von Willebrand disease. *Blood* 102:549, 2003.
165. Bowen D: Type 1 von Willebrand disease: A possible novel mechanism. *Blood Coagul Fibrinolysis* 15 Suppl 1:S21, 2004.
166. Bowen DJ, Collins PW, Lester W, et al: The prevalence of the cysteine1584 variant of von Willebrand factor is increased in type 1 von Willebrand disease: Co-segregation with increased susceptibility to ADAMTS13 proteolysis but not clinical phenotype. *Br J Haematol* 128:830, 2005.
167. Davies JA, Collins PW, Hathaway LS, Bowen DJ: von Willebrand factor: Evidence for variable clearance in vivo according to Y/C1584 phenotype and ABO blood group. *J Thromb Haemost* 6:97, 2008.
168. Keeney S, Grundy P, Collins PW, Bowen DJ: C1584 in von Willebrand factor is necessary for enhanced proteolysis by ADAMTS13 *in vitro*. *Haemophilia* 13:405, 2007.
169. Castaman G, Eikenboom JC, Bertina RM, Rodeghiero F: Inconsistency of association between type 1 von Willebrand disease phenotype and genotype in families identified in an epidemiological investigation. *Thromb Haemost* 82:1065, 1999.
170. Kunicki TJ, Federici AB, Salomon DR, et al: An association of candidate gene haplotypes and bleeding severity in von Willebrand disease (VWD) type 1 pedigrees. *Blood* 104:2359, 2004.
171. Kunicki TJ, Baronciani L, Canciani MT, et al: An association of candidate gene haplotypes and bleeding severity in von Willebrand disease type 2A, 2B, and 2M pedigrees. *J Thromb Haemost* 4:137, 2006.
172. Mohlke KL, Purkayastha AA, Westrick RJ, et al: *Mvwf*, a dominant modifier of murine von Willebrand factor, results from altered lineage-specific expression of a glycosyltransferase. *Cell* 96:111, 1999.
173. McKinnon TA, Chion AC, Millington AJ, et al: N-linked glycosylation of VWF modulates its interaction with ADAMTS13. *Blood* 111:3042, 2008.
174. O'Donnell JS, McKinnon TA, Crawley JT, et al: Bombay phenotype is associated with reduced plasma-VWF levels and an increased susceptibility to ADAMTS13 proteolysis. *Blood* 106:1988, 2005.
175. Bowen DJ: An influence of ABO blood group on the rate of proteolysis of von Willebrand factor by ADAMTS13. *J Thromb Haemost* 1:33, 2003.
176. Gallinaro L, Cattini MG, Sztukowska M, et al: A shorter von Willebrand factor survival in O blood group subjects explains how ABO determinants influence plasma von Willebrand factor. *Blood* 111:3540, 2008.
177. Sadler JE: Von Willebrand disease type 1: A diagnosis in search of a disease. *Blood* 101:2089, 2003.
178. Sadler JE: New concepts in von Willebrand disease. *Annu Rev Med* 56:173, 2005.
179. Zimmerman TS, Abildgaard CF, Meyer D: The factor VIII abnormality in severe von Willebrand's disease. *N Engl J Med* 301:1307, 1979.
180. Mancuso DJ, Tuley EA, Castillo R, et al: Characterization of partial gene deletions in type III von Willebrand disease with alloantibody inhibitors. *Thromb Haemost* 72:180, 1994.
181. Xie F, Wang X, Cooper DN, et al: A novel Alu-mediated 61-kb deletion of the von Willebrand factor (VWF) gene whose breakpoints co-locate with putative matrix attachment regions. *Blood Cells Mol Dis* 36:385, 2006.
182. Ginsburg D, Sadler JE: von Willebrand disease: A database of point mutations, insertions, and deletions. *Thromb Haemost* 69:177, 1993.
183. Eikenboom JCJ, Castaman G, Vos HL, et al: Characterization of the genetic defects in recessive type 1 and type 3 von Willebrand disease patients of Italian origin. *Thromb Haemost* 79:709, 1998.
184. Zhang ZP, Falk G, Blombäck M, et al: A single cytosine deletion in exon 18 of the von Willebrand factor gene is the most common mutation in Swedish vWD type III patients. *Hum Mol Genet* 1:767, 1992.
185. Zhang ZP, Blombäck M, Nyman D, Anvret M: Mutations of von Willebrand factor gene in families with von Willebrand disease in the Åland Islands. *Proc Natl Acad Sci U S A* 90:7937, 1993.
186. Mohlke KL, Nichols WC, Rehemtulla A, et al: A common frameshift mutation in von Willebrand factor does not alter mRNA stability but interferes with normal propeptide processing. *Br J Haematol* 95:184, 1996.
187. Schneppenheim R, Krey S, Bergmann F, et al: Genetic heterogeneity of severe von Willebrand disease type III in the German population. *Hum Genet* 94:640, 1994.
188. Berkowitz SD, Dent JA, Roberts J, et al: Epitope mapping of the von Willebrand factor subunit distinguishes fragments present in normal and type IIA von Willebrand Disease from those generated by plasmin. *J Clin Invest* 79:524, 1987.
189. Ginsburg D, Konkle BA, Gill JC, et al: Molecular basis of human von Willebrand disease: Analysis of platelet von Willebrand factor mRNA. *Proc Natl Acad Sci U S A* 86:3723, 1989.
190. Hassenpflug WA, Budde U, Obser T, et al: Impact of mutations in the von Willebrand factor A2 domain on ADAMTS13-dependent proteolysis. *Blood* 107:2339, 2006.
191. Lyons SE, Bruck ME, Bowie EJW, Ginsburg D: Impaired intracellular transport produced by a subset of type IIA von Willebrand disease mutations. *J Biol Chem* 267:4424, 1992.
192. Dent JA, Galbusera M, Ruggeri ZM: Heterogeneity of plasma von Willebrand factor multimers resulting from proteolysis of the constituent subunit. *J Clin Invest* 88:774, 1991.
193. Gralnick HR, Williams SB, McKeown LP, et al: *In vitro* correction of the abnormal multimeric structure of von Willebrand factor in Type IIA von Willebrand's disease. *Proc Natl Acad Sci U S A* 82:5968, 1985.
194. Kunicki TJ, Montgomery RR, Schullek J: Cleavage of human von Willebrand factor by platelet calcium-activated protease. *Blood* 65:352, 1985.
195. Bowen DJ: Increased susceptibility of von Willebrand factor to proteolysis by ADAMTS13: Should the multimer profile be normal or type 2A? *Blood* 103:3246, 2004.
196. Chung DW, Fujikawa K: Processing of von Willebrand Factor by ADAMTS-13. *Biochemistry* 41:11065, 2003.

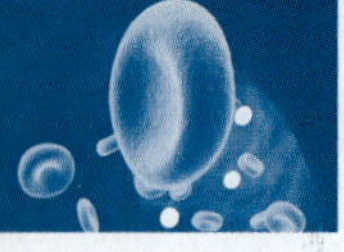

197. Schneppenheim R, Thomas KB, Krey S, et al: Identification of a candidate missense mutation in a family with von Willebrand disease type IIC. *Hum Genet* 95:681, 1995.
198. Gaucher C, Diéval J, Mazurier C: Characterization of von Willebrand factor gene defects in two unrelated patients with type IIC von Willebrand disease. *Blood* 84:1024, 1994.
199. Schneppenheim R, Brassard J, Krey S, et al: Defective dimerization of von Willebrand factor subunits due to a Cys→Arg mutation in type IID von Willebrand disease. *Proc Natl Acad Sci U S A* 93:3581, 1996.
200. Cooney KA, Nichols WC, Bruck ME, et al: The molecular defect in type IIB von Willebrand disease. Identification of four potential missense mutations within the putative GPIb binding domain. *J Clin Invest* 87:1227, 1991.
201. Ribba AS, Lavergne JM, Bahnak BR, et al: Duplication of a methionine within the glycoprotein Ib binding domain of von Willebrand factor detected by denaturing gradient gel electrophoresis in a patient with type IIB von Willebrand disease. *Blood* 78:1738, 1991.
202. Cooney KA, Ginsburg D: Comparative analysis of type 2B von Willebrand disease mutations: Implications for the mechanism of von Willebrand factor to binding platelets. *Blood* 87:2322, 1996.
203. Cooney KA, Lyons SE, Ginsburg D: Functional analysis of a type IIB von Willebrand disease missense mutation: Increased binding of large von Willebrand factor multimers to platelets. *Proc Natl Acad Sci U S A* 89:2869, 1992.
204. Ware J, Dent JA, Azuma H, et al: Identification of a point mutation in type IIB von Willebrand disease illustrating the regulation of von Willebrand factor affinity for the platelet membrane glycoprotein Ib-IX receptor. *Proc Natl Acad Sci U S A* 88:2946, 1991.
205. Kroner PA, Kluessendorf ML, Scott JP, Montgomery RR: Expressed full-length von Willebrand factor containing missense mutations linked to type IIB von Willebrand disease shows enhanced binding to platelets. *Blood* 79:2048, 1992.
206. Randi AM, Jorieux S, Tuley EA, et al: Recombinant von Willebrand factor Arg578Gln: A type IIB von Willebrand disease mutation affects binding to glycoprotein Ib but not to collagen or heparin. *J Biol Chem* 267:21187, 1992.
207. Holmberg L, Dent JA, Schneppenheim R, et al: Von Willebrand factor mutation enhancing interaction with platelets in patients with normal multimeric structure. *J Clin Invest* 91:2169, 1993.
208. Veltkamp JJ, van Tilburg NH: Autosomal haemophilia: A variant of von Willebrand's disease. *Br J Haematol* 26:141, 1974.
209. Graham JB, Barrow ES, Roberts HR, et al: Dominant inheritance of hemophilia A in three generations of women. *Blood* 46:175, 1975.
210. Mazurier C, Gaucher C, Jorieux S, et al: Evidence for a von Willebrand factor defect in factor VIII binding in three members of a family previously misdiagnosed mild haemophilia A and haemophilia A carriers: Consequences for therapy and genetic counselling. *Br J Haematol* 76:372, 1990.
211. Mazurier C, Diéval J, Jorieux S, et al: A new von Willebrand Factor (vWF) defect in a patient with factor VIII (FVIII) deficiency but with normal levels and multimeric patterns of both plasma and platelet vWF. Characterization of abnormal vWF/FVIII interaction. *Blood* 75:20, 1990.
212. Nishino M, Girma J-P, Rothschild C, et al: New variant of von Willebrand disease with defective binding to factor VIII. *Blood* 74:1591, 1989.
213. Eikenboom JCJ, Reitsma PH, Peerlinck KMJ, Briët E: Recessive inheritance of von Willebrand's disease type I. *Lancet* 341:982, 1993.
214. Rabinowitz I, Tuley EA, Mancuso DJ, et al: von Willebrand disease type B: A missense mutation selectively abolishes ristocetin-induced von Willebrand factor binding to platelet glycoprotein Ib. *Proc Natl Acad Sci U S A* 89:9846, 1992.
215. Meyer D, Fressinaud E, Gaucher C, et al: Gene defects in 150 unrelated French cases with type 2 von Willebrand disease: From the patient to the gene. *Thromb Haemost* 78:451, 1997.
216. Mannucci PM, Lombardi R, Castaman G, et al: von Willebrand disease "Vicenza" with larger-than-normal (supranormal) von Willebrand factor multimers. *Blood* 71:65, 1988.
217. Randi AM, Sacchi E, Castaman GC, et al: The genetic defect of type I von Willebrand disease "Vicenza" is linked to the von Willebrand factor gene. *Thromb Haemost* 69:173, 1993.
218. Casonato A, Pontara E, Sartorello F, et al: Reduced von Willebrand factor survival in type Vicenza von Willebrand disease. *Blood* 99:180, 2002.
219. Castaman G, Rodeghiero F, Mannucci PM: The elusive pathogenesis of von Willebrand disease Vicenza. *Blood* 99:4243, 2002.
220. Berkowitz SD, Ruggeri ZM, Zimmerman TS: von Willebrand disease, in *Coagulation and Bleeding Disorders. The Role of Factor VIII and von Willebrand Factor*, edited by TS Zimmerman, ZM Ruggeri, p 215. Marcel Dekker, New York, 1989.
221. Rodeghiero F, Castaman G, Dini E: Epidemiological investigation of the prevalence of von Willebrand's disease. *Blood* 69:454, 1987.
222. Werner EJ, Broxson EH, Tucker EL, et al: Prevalence of von Willebrand disease in children: A multiethnic study. *J Pediatr* 123:893, 1993.
223. Miller CH, Graham JB, Goldin LR, Elston RC: Genetics of classic von Willebrand's disease. I. Phenotypic variation within families. *Blood* 54:117, 1979.
224. Gill JC, Endres-Brooks J, Bauer PJ, et al: The effect of ABO blood group on the diagnosis of von Willebrand Disease. *Blood* 69:1691, 1987.
225. Orstavik KH, Kornstad L, Reisner H, Berg K: Possible effect of secretor locus on plasma concentration of Factor VIII and von Willebrand factor. *Blood* 73:990, 1989.
226. O'Donnell J, Boulton FE, Manning RA, Laffan MA: Genotype at the secretor blood group locus is a determinant of plasma von Willebrand factor level. *Br J Haematol* 116:350, 2002.
227. Millar CM and Brown SA: Oligosaccharide structures of von Willebrand factor and their potential role in von Willebrand disease. *Blood Rev* 20:83, 2006.
228. Souto JC, Almasy L, Soria JM, et al: Genome-wide linkage analysis of von Willebrand factor plasma levels: Results from the GAIT project. *Thromb Haemost* 89:468, 2003.
229. Sadler JE: Von Willebrand disease type 1: A diagnosis in search of a disease. *Blood* 101:2089, 2003.
230. Weiss HJ, Ball AP, Mannucci PM: Incidence of severe von Willebrand's disease. *N Engl J Med* 307:127, 1982.
231. Berliner SA, Seligsohn U, Zivelin A, et al: A relatively high frequency of severe (type III) von Willebrand's disease in Israel. *Br J Haematol* 62:535, 1986.
232. Mannucci PM, Bloom AL, Larrieu MJ, et al: Atherosclerosis and von Willebrand factor. I. Prevalence of severe von Willebrand's disease in western Europe and Israel. *Br J Haematol* 57:163, 1984.
233. Nosek-Cenkowska B, Cheang MS, Pizzi NJ, et al: Bleeding/bruising symptomatology in children with and without bleeding disorders. *Thromb Haemost* 65:237, 1991.
234. Nichols WL, Hultin MB, James AH, et al: von Willebrand disease (VWD): Evidence-based diagnosis and management guidelines, the National Heart, Lung, and Blood Institute (NHLBI) Expert Panel report (USA). *Haemophilia* 14:171, 2008.
235. Silwer J: von Willebrand's disease in Sweden. *Acta Paediatr Scand Suppl* 238:1, 1973.
236. van den Driesche S, Mummery CL, Westermann CJ: Hereditary hemorrhagic telangiectasia: An update on transforming growth factor beta signaling in vasculogenesis and angiogenesis. *Cardiovasc Res* 58:20, 2003.
237. Iannuzzi MC, Hidaka N, Boehnke ML, et al: Analysis of the relationship of von Willebrand disease (vWD) and hereditary hemorrhagic telangiectasia and identification of a potential type IIA vWD mutation (IIe865 to Thr). *Am J Hum Genet* 48:757, 1991.
238. Rick ME, Williams SB, Sacher RA, McKeown LP: Thrombocytopenia associated with pregnancy in a patient with type IIB von Willebrand's disease. *Blood* 69:786, 1987.
239. Mazurier C, Parquet-Gernez A, Goudemand J, et al: Investigation of a large kindred with type IIB von Willebrand's disease, dominant inheritance and age-dependent thrombocytopenia. *Br J Haematol* 69:499, 1988.
240. Schneppenheim R, Budde U, Krey S, et al: Results of a screening for von Willebrand disease type 2N in patients with suspected haemophilia A or von Willebrand disease type 1. *Thromb Haemost* 76:598, 1996.
241. Asatiani E, Kessler CM: Multiple congenital coagulopathies co-expressed with Von Willebrand's disease: The experience of Hemophilia Region III Treatment Centers over 25 years and review of the literature. *Haemophilia* 13:685, 2007.
242. Rodeghiero F, Castaman G, Tosetto A: Von Willebrand factor antigen is less sensitive than ristocetin cofactor for the diagnosis of Type I von Willebrand disease—Results based on a epidemiological investigation. *Thromb Haemost* 64:349, 1990.
243. Lippi G, Franchini M, Poli G, et al: Is the activated partial thromboplastin time suitable to screen for von Willebrand factor deficiencies? *Blood Coagul Fibrinolysis* 18:361, 2007.
244. Abildgaard CF, Suzuki Z, Harrison J, et al: Serial studies in von Willebrand's disease: Variability versus "variants." *Blood* 56:712, 1980.
245. Weiss HJ, Hoyer LW, Rickles FR, et al: Quantitative assay of a plasma factor deficient in von Willebrand's disease that is necessary for platelet aggregation. *J Clin Invest* 52:2708, 1973.
246. Murdock PJ, Woodhams BJ, Matthews KB, et al: Von Willebrand factor activity detected in a monoclonal antibody-based ELISA: An alternative to the ristocetin cofactor platelet agglutination assay for diagnostic use. *Thromb Haemost* 78:1272, 1997.
247. Federici AB, Canciani MT, Forza I, et al: A sensitive ristocetin co-factor activity assay with recombinant glycoprotein Ibalpha for the diagnosis of patients with low von Willebrand factor levels. *Haematologica* 89:77, 2004.
248. Preston FE: Assays for von Willebrand factor functional activity: A UK NEQAS survey. National External Quality Assessment Scheme. *Thromb Haemost* 80:863, 1998.
249. Favaloro EJ, Henniker A, Facey D, Hertzberg M: Discrimination of von Willebrand's disease (VWD) subtypes: Direct comparison of von Willebrand factor:collagen binding assay (VWF:CBA) with monoclonal antibody (MAB) based VWF-capture systems. *Thromb Haemost* 84:541, 2000.
250. Laffan M, Brown SA, Collins PW, et al: The diagnosis of von Willebrand disease: A guideline from the UK Haemophilia Centre Doctors' Organization. *Haemophilia* 10:199, 2004.
251. Federici AB: Update on the management of von Willebrand disease. *Clin Adv Hematol Oncol* 6:29, 2008.
252. Chen D, Daigh CA, Hendricksen JI, et al: A highly-sensitive plasma von Willebrand factor ristocetin cofactor (VWF:RCo) activity assay by flow cytometry. *J Thromb Haemost* 6:323, 2008.
253. Ruggeri ZM and Zimmerman TS: The complex multimeric composition of Factor VIII/von Willebrand Factor. *Blood* 57:1140, 1981.
254. Budde U, Schneppenheim R, Eikenboom J, et al: Detailed von Willebrand factor multimer analysis in patients with von Willebrand disease in the European study, molecular and clinical markers for the diagnosis and management of type 1 von Willebrand disease (MCMDM-1VWD). *J Thromb Haemost* 6:762, 2008.
255. Harker LA and Slichter SJ: The bleeding time as a screening test for evaluation of platelet function. *N Engl J Med* 287:155, 1972.
256. Mannucci PM: Treatment of von Willebrand's Disease. *N Engl J Med* 351:683, 2004.
257. Lind SE: The bleeding time does not predict surgical bleeding. *Blood* 77:2547, 1991.
258. De Caterina R, Lanza M, Manca G, et al: Bleeding time and bleeding: An analysis of the relationship of the bleeding time test with parameters of surgical bleeding. *Blood* 84:3363, 1994.
259. Peterson P, Hayes TE, Arkin CF, et al: The preoperative bleeding time test lacks clinical benefit: College of American Pathologists' and American Society of Clinical Pathologists' position article. *Arch Surg* 133:134, 1998.
260. Favaloro EJ, Dean M, Grispo L, et al: Von Willebrand's disease: Use of collagen binding assay provides potential improvement to laboratory monitoring of desmopressin (DDAVP) therapy. *Am J Hematol* 45:205, 1994.
261. Riddell AF, Jenkins PV, Nitu-Whalley IC, et al: Use of the collagen-binding assay for

von Willebrand factor in the analysis of type 2M von Willebrand disease: A comparison with the ristocetin cofactor assay. *Br J Haematol* 116:187, 2002.

262. Popov J, Zhukov O, Ruden S, et al: Performance and clinical utility of a commercial von Willebrand factor collagen binding assay for laboratory diagnosis of von Willebrand disease. *Clin Chem* 52:1965, 2006.

263. Meiring M, Badenhorst PN, Kelderman M: Performance and utility of a cost-effective collagen-binding assay for the laboratory diagnosis of Von Willebrand disease. *Clin Chem Lab Med* 45:1068, 2007.

264. Mazurier C, Meyer D: Factor VIII binding assay of von Willebrand factor and the diagnosis of type 2N von Willebrand disease—Results of an international survey. On behalf of the Subcommittee on von Willebrand Factor of the Scientific and Standardization Committee of the ISTH. *Thromb Haemost* 76:270, 1996.

265. Zhukov O, Popov J, Ramos R, et al: Measurement of von Willebrand factor-FVIII binding activity in patients with suspected von Willebrand disease type 2N: Application of an ELISA-based assay in a reference laboratory. *Haemophilia* 15:788, 2009.

266. Casonato A, Pontara E, Sartorello F, et al: Identifying carriers of type 2N von Willebrand disease: Procedures and significance. *Clin Appl Thromb Hemost* 13:194, 2007.

267. Haberichter SL, Balistreri M, Christopherson P, et al: Assay of the von Willebrand factor (VWF) propeptide to identify patients with type 1 von Willebrand disease with decreased VWF survival. *Blood* 108:3344, 2006.

268. Casonato A, Pontara E, Sartorello F, et al: Identifying type Vicenza von Willebrand disease. *J Lab Clin Med* 147:96, 2006.

269. Fressinaud E, Veyradier A, Truchaud F, et al: Screening for von Willebrand disease with a new analyzer using high shear stress: A study of 60 cases. *Blood* 91:1325, 1998.

270. Cattaneo M, Federici AB, Lecchi A, et al: Evaluation of the PFA-100 system in the diagnosis and therapeutic monitoring of patients with von Willebrand disease. *Thromb Haemost* 82:35, 1999.

271. De Vleeschauwer A, Devreese K: Comparison of a new automated von Willebrand factor activity assay with an aggregation von Willebrand ristocetin cofactor activity assay for the diagnosis of von Willebrand disease. *Blood Coagul Fibrinolysis* 17:353, 2006.

272. Salem RO, Van Cott EM: A new automated screening assay for the diagnosis of von Willebrand disease. *Am J Clin Pathol* 127:730, 2007.

273. Sucker C, Senft B, Scharf RE, Zotz RB: Determination of von Willebrand factor activity: Evaluation of the HaemosIL assay in comparison with established procedures. *Clin Appl Thromb Hemost* 12:305, 2006.

274. Pinol M, Sales M, Costa M, et al: Evaluation of a new turbidimetric assay for von Willebrand factor activity useful in the general screening of von Willebrand disease. *Haematologica* 92:712, 2007.

275. Fujimura Y, Kawasaki T, Titani K: Snake venom proteins modulating the interaction between von Willebrand factor and platelet glycoprotein Ib. *Thromb Haemost* 76:633, 1996.

276. Pruthi RK: A practical approach to genetic testing for von Willebrand disease. *Mayo Clin Proc* 81:679, 2006.

277. Bignell P, Standen GR, Bowen DJ, et al: Rapid neonatal diagnosis of von Willebrand's disease by use of the polymerase chain reaction. *Lancet* 336:638, 1990.

278. Sadler JE, Ginsburg D: A database of polymorphisms in the von Willebrand factor gene and pseudogene. *Thromb Haemost* 69:185, 1993.

279. Peake IR, Bowen D, Bignell P, et al: Family studies and prenatal diagnosis in severe von Willebrand Disease by polymerase chain reaction amplification of a variable number tandem repeat region of the von Willebrand factor gene. *Blood* 76:555, 1990.

280. Mannhalter C, Kyrle PA, Brenner B, Lechner K: Rapid neonatal diagnosis of Type IIB von Willebrand disease using the polymerase chain reaction. *Blood* 77:2538, 1991.

281. Gupta PK, Kannan M, Saxena R: Carrier detection in severe von Willebrand's disease. *Ann Hematol* 83:625, 2004.

282. Miller JL: Platelet-type von Willebrand disease. *Thromb Haemost* 75:865, 1996.

283. Franchini M, Lippi G: Acquired von Willebrand syndrome: An update. *Am J Hematol* 82:368, 2007.

284. Federici AB: Acquired von Willebrand syndrome: Is it an extremely rare disorder or do we see only the tip of the iceberg? *J Thromb Haemost* 6:565, 2008.

285. Budde U, Schaefer G, Mueller N, et al: Acquired von Willebrand's disease in the myeloproliferative syndrome. *Blood* 64:981, 1984.

286. Kos CA, Ward JE, Malek K, et al: Association of acquired von Willebrand syndrome with AL amyloidosis. *Am J Hematol* 82:363, 2007.

287. Mannucci PM, Lombardi R, Bader R, et al: Studies of the pathophysiology of acquired von Willebrand's disease in seven patients with lymphoproliferative disorders or benign monoclonal gammopathies. *Blood* 64:614, 1984.

288. Rogers JS, Shane SR, Jencks FS: Factor VIII activity and thyroid function. *Ann Intern Med* 97:713, 1982.

289. Viallard JF, Pellegrin JL, Vergnes C, et al: Three cases of acquired von Willebrand disease associated with systemic lupus erythematosus. *Br J Haematol* 105:532, 1999.

290. Scott JP, Montgomery RR, Tubergen DG, and Hays T: Acquired von Willebrand's disease in association with Wilms' tumor: Regression following treatment. *Blood* 58:665, 1981.

291. Warkentin TE, Moore JC, Morgan DG: Aortic stenosis and bleeding gastrointestinal angiodysplasia: Is acquired von Willebrand's disease the link? *Lancet* 340:35, 1992.

292. Castaman G, Lattuada A, Mannucci PM, Rodeghiero F: Characterization of two cases of acquired transitory von Willebrand syndrome with ciprofloxacin: Evidence for heightened proteolysis of von Willebrand factor. *Am J Hematol* 49:83, 1995.

293. Tefferi A, Nichols WL: Acquired von Willebrand disease: Concise review of occurrence, diagnosis, pathogenesis, and treatment. *Am J Med* 103:536, 1997.

294. Geisen U, Heilmann C, Beyersdorf F, et al: Non-surgical bleeding in patients with ventricular assist devices could be explained by acquired von Willebrand disease. *Eur J Cardiothorac Surg* 33:679, 2008.

295. Viallard JF, Pellegrin JL, Vergnes C, et al: Three cases of acquired von Willebrand disease associated with systemic lupus erythematosus. *Br J Haematol* 105:532, 1999.

296. Kumar S, Pruthi RK, Nichols WL: Acquired von Willebrand disease. *Mayo Clin Proc* 77:181, 2002.

297. Sucker C, Michiels JJ, Zotz RB: Causes, etiology and diagnosis of acquired von Willebrand disease: a prospective diagnostic workup to establish the most effective therapeutic strategies. *Acta Haematol* 121:177, 2009.

298. Cohen AJ, Kessler CM, Ewenstein BM: Management of von Willebrand disease: A survey on current clinical practice from the haemophilia centres of North America. *Haemophilia* 7:235, 2001.

299. Sumner M and Williams J: Type 3 von Willebrand disease: Assessment of complications and approaches to treatment—Results of a patient and Hemophilia Treatment Center Survey in the United States. *Haemophilia* 10:360, 2004.

300. Berntorp E, Petrini P: Long-term prophylaxis in von Willebrand disease. *Blood Coagul Fibrinolysis* 16 Suppl 1:S23, 2005.

301. Franchini M, Targher G, Lippi G: Prophylaxis in von Willebrand disease. *Ann Hematol* 86:699, 2007.

302. Mannucci PM: Treatment of von Willebrand's Disease. *N Engl J Med* 351:683, 2004.

303. Kaufmann JE, Oksche A, Wollheim CB, et al: Vasopressin-induced von Willebrand factor secretion from endothelial cells involves V2 receptors and cAMP. *J Clin Invest* 106:107, 2000.

304. Mannucci PM, Ruggeri ZM, Pareti FI, Capitanio A: 1-Deamino-8-D-arginine vasopressin: A new pharmacological approach to the management of haemophilia and von Willebrand's diseases. *Lancet* 1:869, 1977.

305. Ruggeri ZM, Mannucci PM, Lombardi R, et al: Multimeric composition of factor VIII/von Willebrand Factor following administration of DDAVP: Implications for pathophysiology and therapy of von Willebrand's disease subtypes. *Blood* 59:1272, 1982.

306. Mannucci PM: Desmopressin (DDAVP) in the treatment of bleeding disorders: The first 20 years. *Blood* 90:2515, 1997.

307. Federici AB, Mazurier C, Berntorp E, et al: Biologic response to desmopressin in patients with severe type 1 and type 2 von Willebrand disease: Results of a multicenter European study. *Blood* 103:2032, 2004.

308. Lethagen S, Harris AS, Nilsson IM: Intranasal desmopressin (DDAVP) by spray in mild hemophilia A and von Willebrand's disease type I. *Blut* 60:187, 1990.

309. Rose EH, Aledort LM: Nasal spray desmopressin (DDAVP) for mild hemophilia A and von Willebrand disease. *Ann Intern Med* 114:563, 1991.

310. Rodeghiero F, Castaman G, Di Bona E, Ruggeri M: Consistency of responses to repeated DDAVP infusions in patients with von Willebrand's disease and hemophilia A. *Blood* 74:1997, 1989.

311. Castaman G, Lethagen S, Federici AB, et al: Response to desmopressin is influenced by the genotype and phenotype in type 1 von Willebrand disease (VWD): Results from the European Study MCMDM-1VWD. *Blood* 111:3531, 2008.

312. Mannucci PM, Bettega D, Cattaneo M: Patterns of development of tachyphylaxis in patients with haemophilia and von Willebrand disease after repeated doses of desmopressin (DDAVP). *Br J Haematol* 82:87, 1992.

313. Federici AB, Mazurier C, Berntorp E, et al: Biologic response to desmopressin in patients with severe type 1 and type 2 von Willebrand disease: Results of a multicenter European study. *Blood* 103:2032, 2004.

314. de la Fuente B, Kasper CK, Rickles FR, Hoyer LW: Response of patients with mild and moderate hemophilia A and von Willebrand's disease to treatment with desmopressin. *Ann Intern Med* 103:6, 1985.

315. Gralnick HR, Williams SB, McKeown LP, et al: DDAVP in type IIa von Willebrand's disease. *Blood* 67:465, 1986.

316. Federici AB, Mazurier C, Berntorp E, et al: Biologic response to desmopressin in patients with severe type 1 and type 2 von Willebrand disease: Results of a multicenter European study. *Blood* 103:2032, 2004.

317. Mannucci PM: Treatment of von Willebrand's Disease. *N Engl J Med* 351:683, 2004.

318. Holmberg L, Nilsson IM, Borge L, et al: Platelet aggregation induced by 1-desamino-8-D-arginine vasopressin (DDAVP) in Type IIB von Willebrand's disease. *N Engl J Med* 309:816, 1983.

319. Casonato A, Sartori MT, De Marco L, Girolami A: 1-Desamino-8-D-arginine vasopressin (DDAVP) infusion in type IIB von Willebrand's disease: Shortening of bleeding time and induction of a variable pseudothrombocytopenia. *Thromb Haemost* 64:117, 1990.

320. McKeown LP, Connaghan G, Wilson O, et al: 1-Desamino-8-arginine-vasopressin corrects the hemostatic defects in type 2B von Willebrand's disease. *Am J Hematol* 51:158, 1996.

321. Federici AB, Mazurier C, Berntorp E, et al: Biologic response to desmopressin in patients with severe type 1 and type 2 von Willebrand disease: Results of a multicenter European study. *Blood* 103:2032, 2004.

322. Mazurier C, Gaucher C, Jorieux S, et al: Biological effect of desmopressin in eight patients with type 2N ("Normandy") von Willebrand disease. *Br J Haematol* 88:849, 1994.

323. Foster PA: A perspective on the use of FVIII concentrates and cryoprecipitate prophylactically in surgery or therapeutically in severe bleeds in patients with von Willebrand disease unresponsive to DDAVP: Results of an international survey. *Thromb Haemost* 74:1370, 1995.

324. Morfini M, Mannucci PM, Tenconi PM, et al: Pharmacokinetics of monoclonally-purified and recombinant factor VIII in patients with severe von Willebrand disease. *Thromb Haemost* 70:270, 1993.

325. Mannucci PM: Treatment of von Willebrand's disease. *N Engl J Med* 351:683, 2004.

326. Pasi KJ, Collins PW, Keeling DM, et al: Management of von Willebrand disease: A guideline from the UK Haemophilia Centre Doctors' Organization. *Haemophilia* 10:218, 2004.

327. Cohen AJ, Kessler CM, Ewenstein BM: Management of von Willebrand disease: A survey on current clinical practice from the haemophilia centres of North America. *Haemophilia* 7:235, 2001.

328. Makris M, Colvin B, Gupta V, et al: Venous thrombosis following the use of intermediate purity FVIII concentrate to treat patients with von Willebrand's disease. *Thromb Haemost* 88:387, 2002.

329. Mannucci PM, Chediak J, Hanna W, et al: Treatment of von Willebrand disease with a high-purity factor VIII/von Willebrand factor concentrate: A prospective, multicenter study. *Blood* 99:450, 2002.
330. Mannucci PM, Tamaro G, Narchi G, et al: Life-threatening reaction to factor VIII concentrate in a patient with severe von Willebrand disease and alloantibodies to von Willebrand factor. *Eur J Haematol* 39:467, 1987.
331. Bergamaschini L, Mannucci PM, Federici AB, et al: Posttransfusion anaphylactic reactions in a patient with severe von Willebrand disease: Role of complement and alloantibodies to von Willebrand factor. *J Lab Clin Med* 125:348, 1995.
332. Harrison RL, McKee PA: Estrogen stimulates von Willebrand Factor production by cultured endothelial cells. *Blood* 63:657, 1984.
333. Cohen AJ, Kessler CM, Ewenstein BM: Management of von Willebrand disease: A survey on current clinical practice from the haemophilia centres of North America. *Haemophilia* 7:235, 2001.
334. Franchini M, Veneri D, Lippi G: The use of recombinant activated factor VII in congenital and acquired von Willebrand disease. *Blood Coagul Fibrinolysis* 17:615, 2006.

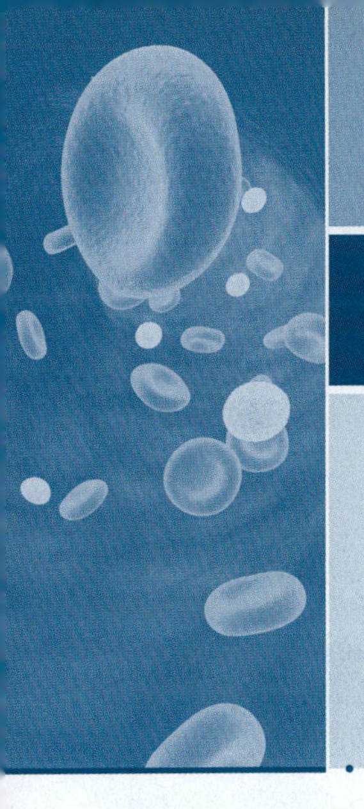

第128章

抗体介导的凝血因子缺乏

Pete Lollar

摘　要

具有临床意义的抗凝血因子的自身抗体不常见，但可导致威胁生命的出血及死亡。自身抗体最常见的靶向凝血因子是因子Ⅷ，其所致的获得性血友病A可以是特发性的，也可以与其他自身免疫性疾病、恶性肿瘤、产后期及青霉素、磺胺类药物的使用相关。在老年人中最易见特发性自身抗体。获得性血友病A的出血可用因子Ⅷ的旁路制剂治疗。潜在的自身免疫性疾病常常对免疫抑制性药物及免疫耐受诱导剂有反应。在狼疮抗凝物的患者中发现的抗凝血酶原抗体常常与出血相关。抗因子Ⅴ的抗体可以是自身抗体，也可以是与牛因子Ⅴ交叉反应的抗体，其产生于用因子Ⅴ污染的牛凝血酶产品治疗后。针对凝血酶原、因子Ⅸ、因子Ⅺ、因子ⅩⅢ蛋白C、蛋白S及内皮细胞蛋白C受体的致病性自身抗体亦见报道。

定义及历史

直接针对凝血因子的抗体可由获得性的、自身免疫现象发展而来，或如第124章和第125章描述一样，也可由遗传性凝血因子的替代治疗的反应而来。早在1906年，这些“循环抗凝物”或“抑制物”就被看作获得性出血性疾病的病因[1,2]。在1966年，因子Ⅷ抑制物看作为抗体[3]。抗体介导的凝血因子缺乏需与其他获得性的凝血因子缺乏鉴别，诸如合成受损（维生素K缺乏）或消耗增加（弥散性血管内凝血），其主要要点是病人的血浆具有抑制正常人血浆的凝血活性的能力。

获得性血友病A

与获得（自发）性因子Ⅷ抗体相关的临床疾病称之为获得性血友病A。每年抗因子Ⅷ的自身抗体的发生率为0.2~1/1 000 000，其是最常见地涉及特异性因子的自发性抗体诱导的出血性疾病[4]。与之相关的临床疾病称为获得性血友病A。约50%的获得性血友病A病人有基础疾病，如自身免疫性疾病（如类风湿关节炎或系统性红斑狼疮）、恶性肿瘤、妊娠或持续的药物反应史[5]。其余特发性病例，普遍存在于老年患者中且与性别无关。

本章使用的简写和缩略词：APTT，活化部分凝血活酶时间（activated partial thromboplastin time）；BU，Bethesda单位（Bethesda unit）。

自身抗体产生的机制

除非自身抗原外，感染及宿主细胞损伤的抗原产物也都能促进免疫反应[6]。这些激动剂包括微生物产物及炎症相关的宿主蛋白，如热休克蛋白[6]。据推测，在这些“危险”信号缺乏时，自身免疫是可以避免的[7]。另外，几种其他机制能防止对自身抗原的免疫反应，被总称为免疫耐受（参见第77章）。凝血常常在炎症及损伤的地方发生，这里可能有“危险”的信号产生。另外，凝血蛋白的非蛋白溶解及蛋白溶解性降解可能会出现新生肽。因此，抗凝血蛋白的自身抗体少见的事实是免疫系统具有有效地辨别感染性的非己与非感染性自己物质能力的证据。实质上，在抗凝血因子自身抗体的病人中，免疫耐受破坏的机制仍然不清楚。

分子病理学

在遗传性或获得性血友病中，因子Ⅷ抑制物几乎均为多克隆的免疫球蛋白G（IgG）抗体。虽然在正常血浆中IgG_4仅占总IgG的5%，但通常是主要的而非唯一的抗因子Ⅷ抗体成分[8]。IgG_4抗体不结合补体，这已作为因子Ⅷ抑制物的病人中没有观察到免疫复合物的原因。但这是很有可能无足量的因子Ⅷ来形成足够的免疫复合物沉积，以介导组织损伤。

因子Ⅷ含不同的功能区序列：A1-A2-B-ap-A3-C1-C2。由凝血酶活化因子Ⅷ时，释放B与ap区，产生A1/A2/A3-C1-C2活化因子Ⅷ杂二聚体[9]。在先天性和获得性血友病A的抑制物病中，抗因子Ⅷ抗体主要直接针对A2与C2区，这提示虽然免疫学条件不同，但因子Ⅷ分子的结构特征仍然启动免疫应答的重要决定因素[10-12]。在其他自身抗体现象中一般涉及单一抗原决定簇[13]，但单一的抗原表位似乎不是因子Ⅷ抑制物的特性，因为在抗A2抗体缺乏时，抗C2抗体也能产生，反之亦然。

因子Ⅷ的唯一了解的生物学功能：蛋白酶裂解活化后，作为FⅨa的辅因子参与磷脂表面因子X的活化。理论上，抗体能以几种不同方式抑制因子Ⅷ的促凝活性，包括阻止FⅧa与FⅨa、X及磷脂的结合，或干扰因子Ⅷ蛋白水解活化。一些抗A2抗体定位于Arg484-Ile508[14]的区域，并通过封闭其与因子X的结合能力而抑制活化的因子Ⅷ[15]。抗C2抗体结合C2区N端部分[16]。已经证明，抗C2抗体可以抑制活化因子Ⅷ与磷脂表面的结合[17]，这种结合对因子Ⅷ与血小板表面相互作用是很关键的。然而，C2区显然也对因子Ⅷ与其活化物：凝血酶、FXa的结合也有利[18-20]。与此一致，抗C2抑制物可阻止因子Ⅷ的活化也被证明[20,21]。

大约20%的正常健康人群中也发现因子Ⅷ抑制物存在[22]。这些抑制物能抑制正常混合血浆中的因子Ⅷ的活性，但对自体的血浆无作用，这显示它们不是自身抗体，而是直接抗某种多态性的同种抗体。采用固定化的因子Ⅷ亲和色谱分析，在所有的正常人血浆中也发现了抗因子Ⅷ的IgG[23]。随着方法敏感性的增加，已能将抗抗因子Ⅷ独特型的抗体与抗因子Ⅷ抗体区分。独特型调节已被推荐为体内控制自身抗体活性的机制[24]。

■ 临床特征

获得性血友病A的患者常常出现自发性出血，而且常较严重，甚至威胁生命及截肢。与遗传性血友病及并发抑制物的病人比，这些病人很可能有更严重的出血倾向[25]。常见的出血部位是软组织、皮肤及黏膜。与血友病相反，关节出血、肌肉出血及中枢神经系统出血较少见。这些原因不清楚，特别是关于这两群病人中因子Ⅷ的特性是相似的情况。抑制物能以不同的方式阻止因子Ⅷ的功能（见上面的“分子病理学”），可以相信，抑制物作用差异的机制虽不明确，但能说明临床严重性的不同。获得性因子Ⅷ的抑制物有时可以自行恢复，然而，要预测哪些患者能自行恢复是不可能的。

■ 实验室特征及鉴别诊断

获得性出血性疾病初发时需立即进行筛选实验，包括活化的部分凝血活酶时间（APTT）、凝血酶原时间及血小板计数。由于凝血内源途径中因子Ⅷ活性的缺乏或降低，获得性血友病A患者的APTT延长。自身抗体可抑制正常人血浆中的因子Ⅷ，这是用于筛选抑制物的血浆混合实验的基础。正常人与患者1∶1混合的血浆出现APTT延长可作为循环抗凝物的诊断指标。接着进行特异性的因子分析以确定是否存在特异性的凝血因子抑制物或狼疮抗凝物。当高滴度的因子Ⅷ的抑制物存在时，其他内源途径的凝血因子也可能降低，但这些凝血因子水平随着患者血浆不断稀释而正常，而因子Ⅷ的活性仍然降低。

一旦明确了抑制物的存在，那么就要用Bethesda分析检测其滴度[26]。抑制物常常需数分钟至数小时最大地抑制因子Ⅷ，因此，稀释的患者血浆需与正常的血浆在37℃预孵育2小时。抑制物的滴度定义为使因子Ⅷ活性抑制50%的血浆稀释度，单位为BU/ml，根据滴度≤5BU/ml或>5BU/ml分别分为低滴度及高滴度。Bethesda方法已经修正了，在预孵育期间加入pH 7.4的咪唑缓冲液及用乏因子Ⅷ的血浆稀释实验血浆，防止由于pH改变及因子Ⅷ吸附丢失而致分析变异[27]。Bethesda的“Nijmegen”改良方法能降低假阳性的低滴度的抑制物[28]。

根据动力学及因子Ⅷ灭活的程度将因子Ⅷ的抑制物分类[29]。Ⅰ型抑制物遵循二级（非线性）动力学模式并且因子Ⅷ被完全灭活，这可能是简单的双分子抗原-抗体反应。Ⅱ型抑制物不完全灭活因子Ⅷ并显示更为复杂的抑制动力学模型。合并抑制物的血友病A与获得性血友病A的患者分别倾向于产生Ⅰ型和Ⅱ型抑制物[30]。然而，Ⅰ型与Ⅱ型抑制物之间的界限是不清楚的，并且这种区别在临床上也无意义。

■ 治疗

这种病常常出现严重的出血，需要及时的诊断与采取治疗措施。理论上，这些措施需在能定性和定量检测因子Ⅷ的抑制物的地方及在有出血性疾病治疗亚专业的专家的地方完成。获得性血友病A的治疗依赖于抑制物的滴度。

因子Ⅷ浓缩物

尽管没有完善地前瞻性试验，但临床经验提示因子Ⅷ抑制物滴度≤5BU/ml的患者常常可用足量重组的或血浆因子Ⅷ的浓缩物中和抑制物而成功治疗。因子Ⅷ抑制物5~10BU/ml的患者也对因子Ⅷ浓缩物有反应，但那些滴度>10BU/ml的患者对其通常没反应。

因子Ⅷ的旁路制剂

通过外源途径的启动凝血机制的因子Ⅷ旁路制剂是治疗高滴度的抑制物患者的主要药物。两种药物：重组活化因子Ⅶ（rFⅦa；NovoSeven RT）和血浆来源抗抑制物的凝血复合物（AICC；FEIBA VH Immuno，也称活化的凝血酶原复合浓缩物）是可用的商业化药物，已经由美国食品与药品管理局（FDA）批准用作获得性血友病的治疗。治疗获得性血友病时，rFⅦa的推荐剂量范围为70~90μg/kg，2~3小时重复一次，直到止血成功。在治疗获得性血友病中，rFⅦa最小有效的剂量还没确定。AICC的推荐剂量与出血的类型有关。在关节出血中，推荐剂量为每12小时50U/kg，也可以增加到100U/kg。治疗持续到临床症状明显改善，诸如，疼痛减轻，肿胀消退或关节可活动。在皮肤黏膜出血中，密切监测的情况下，推荐剂量为每6小时50U/kg。如果出血不止，剂量可增加至每6小时100U/kg。对于严重的软组织出血，如腹膜外的出血，推荐剂量为每12小时100U/kg。中枢神经的出血可用每隔6~12小时100U/kg的剂量有效的治疗。AICC每天的剂量不能超过200U/kg。

旁路制剂的反应是多变的且与抑制物的滴度无关。rFⅦa和AICC使用的主要问题是没有有效的实验室方法来预测治疗反应或监测患者的治疗情况。一项回顾性分析显示，获得性血友病A中，rFⅦa对75%的出血发作是有效的[31]，AICC的使用回顾分析也有相似的效果[32]。旁路制剂相关的主要的副作用是血栓形成。在用旁路药物治疗的获得性血友病A的患者中，血栓形成的发生率不清楚。然而，当在推荐剂量下按批准的指南使用，其发生率较低。单一旁路药物剂量加大或两种药物联合使用，应加倍小心，特别是老年患者。

猪源性因子Ⅷ

通常，人因子Ⅷ抑制物与猪因子Ⅷ很少交叉反应[33]。商业化猪血浆来源的因子Ⅷ浓缩物在因子Ⅷ抑制物患者的治疗中是有效的，这大约使用约20年了[34]，但在2004年由于产品的病毒污染而终止。可以通过实验室监测血浆中因子Ⅷ活性的恢复情况来指导其使用，这是猪因子Ⅷ的优点。然而，猪因子Ⅷ抗体的产生可能阻止其长期使用。重组猪因子Ⅷ治疗血友病及抑制物的二期临床试验已经完成[35,36]。

免疫抑制治疗

尽管获得性抑制物可以自发性缓解，但在最初诊断后，致命的出血可持续数月，甚至在轻度出血的患者也是如此。因此，在诊断时推荐免疫抑制治疗以去除抑制物[37]。已有多种免疫抑制剂在临床使用，包括环磷酰胺、咪唑硫嘌呤、环孢素、静注免疫球蛋白（丙种球蛋白）及利妥昔单抗（美罗华）。此外，还可使用血浆置换及抑制性抗体的免疫吸附。最后，用人因子Ⅷ诱导的免疫耐受也已成功应用。由于此病罕见，缺乏对照试验，这些治疗方案的比较很困难。关于这个复杂的问题，近期几篇优秀的综述可供参考[35,36,38]。

■ 抗因子Ⅴ和抗凝血酶抗体

由于它们常常共存于含凝血酶的商业产品的免疫应答中，所以把凝血酶与因子Ⅴ抑制物放在一起讨论。凝血酶产品已广泛应用于外科及内镜手术中。据估计，每年超过 500 000 例患者接受含凝血酶的产品的治疗[39]。凝血酶可单独使用，也可作为纤维蛋白封闭胶，这种封闭胶是由纤维蛋白原及凝血酶组成，在伤口处混合形成局部的纤维蛋白凝块[40]。有时也加入因子ⅩⅢ交联及稳定凝块。

纤维蛋白封闭胶含有人血浆来源的凝血酶及纤维蛋白原，而单一的凝血酶产品来源于牛血浆。这两种产品都被其他血浆蛋白严重污染，这些蛋白包括因子Ⅴ和凝血酶原[41,42]。几乎所有暴露于牛蛋白的患者均可检测到免疫应答反应。他们中一半人存在与人凝血酶、因子Ⅴ或凝血酶原有交叉反应的抗牛抗体。这些抗体常常不会出现临床表现[43]。然而，存在轻度至威胁生命的出血，特别是高滴度抗人因子Ⅴ抗体存在时[44]。由于继发免疫反应的发生，在那些多次接受牛凝血酶产品的患者中有较高地出血风险。

没有比较纤维蛋白封闭胶与单一的凝血酶产品的安全性及有效性的临床试验。因为纤维蛋白封闭胶主要由人蛋白组成，具有较少的免疫原性。而在接受纤维蛋白封闭胶的患者中也有抗因子Ⅴ抗体的报道[45]。当前无单一的人凝血酶产品。将来可能不考虑是否用人纤维蛋白原，而是使用高纯度含人凝血酶的血浆来源或重组产品，这将降低抗凝血酶和抗因子Ⅴ抗体的发生率[42]。

抗凝血酶的自身抗体是罕见的[46]。与此相反，在 1955~1997 年间报道与回顾的 105 例抑制性抗因子Ⅴ抗体的病例中，大约一半的病例似乎是与牛凝血酶产品暴露无关的自身抗体[44]。β 内酰胺类的抗生素也与抗因子Ⅴ自身抗体有关，并且可以部分解释随外科手术增加的发生率。在约 20% 的自身抗体的形成的病例中，没有发现基础疾病。在自身免疫性疾病、实体瘤和单克隆丙种球蛋白病中很少发现抗因子Ⅴ的自身抗体。除自身抗体的形成外，在用新鲜冰冻血浆替代治疗有反应的严重的因子Ⅴ缺乏的患者中，也产生了抗因子Ⅴ的同种抗体（参见第 125 章）。

具有抗因子Ⅴ抑制性抗体的患者的凝血酶原时间及活化部分凝血活酶时间均延长，因子Ⅴ水平降低，而凝血酶时间正常。因子Ⅴ抑制物是根据凝血实验中患者与正常人的血浆混合后因子Ⅴ的凝血活性特异性丢失来诊断的。与因子Ⅷ的 Bethesda 分析一样，抗体滴度定义为使因子Ⅴ活性抑制了 50% 的血浆稀释度。

并非所有因子Ⅴ抑制物的患者都有出血表现。因子Ⅴ的抑制物引起低危出血性疾病，这与因子Ⅷ的抑制物不同。抑制物的滴度与出血间的关系未见研究。与接受牛凝血酶治疗的患者中的因子Ⅴ抗体相比，在抗因子Ⅴ的自身抗体的患者中报道的出血的发生率较高。但这可能是受患者就医原因的影响。

因子Ⅴ含有与因子Ⅷ同源的结构域：A1-A2-B-A3-C1-C2。与因子Ⅷ一样，因子Ⅴ C2 区的 N 段部分也含有正常促凝功能[48]所必需的磷脂结合位点[47]，也是因子Ⅴ抑制物的靶位点[49,50]。

■ 抗凝血酶原抗体

抗凝血酶原抗体常常与抗磷脂抗体综合征相关（参见第 132 章）。抗磷脂抗体综合征是由狼疮抗凝物所致的疾病，这种抗凝物是一种能使体外磷脂依赖的凝血实验延长的抗体。阴离子磷脂是狼疮抗凝物结合的蛋白抗原（主要为 $β_2$ 糖蛋白Ⅰ[51]和凝血酶原[52]）的辅因子。抗体 - 抗原的复合物与凝血因子竞争结合凝血实验中的磷脂，并产生了狼疮抗凝物现象。

最初，对一个严重低凝血酶原血症患者的研究表明了在狼疮抗凝物活性的生成中凝血酶原的作用[53]。然而，在缺乏低凝血酶原血症时，狼疮抗凝物患者无出血倾向，并且狼疮抗凝物的患者的出血不常见[54]。在有抗磷脂抗体和低凝血酶原的患者中，存在急性非抑制性的抗体和低凝血酶原水平，这表明其低凝血酶原血症是由抗原 - 抗体复合物的快速清除所致[55]。然而，有狼疮抗凝物的大部分患者都能检测到抗凝血酶原抗体，但没有低凝血酶原血症[56]。因此，在狼疮抗凝物的患者中，抗体介导的低凝血酶原血症似乎代表了凝血酶原的自身免疫应答的一种相对少见的进化方式。

■ 抗蛋白 C 系统各成员的抗体

与致命的血栓性疾病相关的获得性抗蛋白 C 的抑制物已见报道[57]，但极为罕见。相反，致病性的抗蛋白 S 的抗体却极为普遍。在 15 例获得性蛋白 S 缺乏中 5 例检测到蛋白 S 抑制性抗体[58]。除抗心磷脂、$β_2$ 糖蛋白Ⅰ、凝血酶原或蛋白 C 的抗体外，抗蛋白 S 的抗体可能也是静脉血栓形成的危险因素，并可在体外用活化蛋白 C 抵抗来检测[59]。在抗磷脂抗体综合征的患者中存在抗内皮细胞蛋白 C 受体的抗体，并与死胎相关[60]。

■ 获得性抗其他凝血因子的抗体

除了能导致获得性出血疾病的因子Ⅴ、因子Ⅷ和凝血酶原抗体外，临床上其他凝血因子的抗体是罕见的。与获得性血友病 A 不同，获得性血友病 B 也是极为罕见的[61]。在无症状和异常出血的患者中已发现抗纤维蛋白原抗体的患者[62,63]。与获得性抗因子Ⅺ[64]及因子ⅩⅢ亚单位 A[65]、B[66]抑制物相关的严重出血性疾病的患者亦见报道。

翻译：王兆钺
校对：朱　力

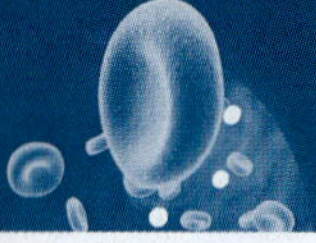

参考文献

1. Weil PE: Etude du sang chez les hemophiles. *Bull e Mem Soc Med Hôp Par* 23:101, 1906.
2. Margolius A Jr, Jackson DP, Ratnoff OD: Circulating anticoagulants: A study of 40 cases and a review of the literature. *Medicine (Baltimore)* 40:145, 1961.
3. Bidwell E, Denson KWE, Dike GWR, et al: Antibody nature of the inhibitor to antihemophilic globulin (Factor VIII). *Nature* 210:746, 1966.
4. Cohen AJ, Kessler CM: Acquired inhibitors. *Baillieres Clin Haematol* 9:331, 1996.
5. Green D, Lechner K: A survey of 215 non-hemophilic patients with inhibitors to factor VIII. *Thromb Haemost* 45:2000, 1981.
6. Janeway CA Jr: Approaching the asymptote? Evolution and revolution in immunology. *Cold Spring Harb Symp Quant Biol* 54 Pt 1:1, 1989.
7. Matzinger P: Tolerance, danger, and the extended family. *Annu Rev Immunol* 12:991, 1994.
8. Hoyer LW, Gawryl MS, de la Fuente B: Immunochemical characterization of factor VIII inhibitors, in *Factor VIII Inhibitors,* edited by LW Hoyer, p73. Alan R. Liss, New York, 1984.
9. Lollar P, Parker CG: Subunit structure of thrombin-activated porcine factor VIII. *Biochemistry* 28:666, 1989.
10. Fulcher CA, Mahoney SD, Roberts JR, et al: Localization of human factor FVIII inhibitor epitopes to two polypeptide fragments. *Proc Natl Acad Sci U S A* 82:7728, 1985.
11. Prescott R, Nakai H, Saenko EL, et al: The inhibitory antibody response is more complex in hemophilia A patients than in most nonhemophiliacs with fVIII autoantibodies. *Blood* 89:3663, 1997.
12. Scandella D, Mattingly M, de Graaf S, et al: Localization of epitopes for human factor VIII inhibitor antibodies by immunoblotting and antibody neutralization. *Blood* 74:1618, 1989.
13. James JA, Harley JB: B-cell epitope spreading in autoimmunity. *Immunol Rev* 164:185, 1998.
14. Healey JF, Barrow RT, Tamim HM, et al: Residues Glu2181Val2243 contain a major determinant of the inhibitory epitope in the C2 domain of human factor VIII. *Blood* 92:3701, 1998.
15. Lollar P, Parker ET, Curtis JE, et al: Inhibition of human factor VIIIa by anti-A2 subunit antibodies. *J Clin Invest* 93:2497, 1994.
16. Healey JF, Lubin IM, Nakai H, et al: Residues 484–508 contain a major determinant of the inhibitory epitope in the A2 domain of human factor VIII. *J Biol Chem* 270:14505, 1995.
17. Arai M, Scandella D, Hoyer LW: Molecular basis of factor VIII inhibition by human antibodies—Antibodies that bind to the factor VIII light chain prevent the interaction of factor VIII with phospholipid. *J Clin Invest* 83:1978, 1989.
18. Saenko EL, Shima M, Rajalakshmi KJ, Scandella D: A role for the C2 domain of factor binding to von Willebrand factor. *J Biol Chem* 269:11601, 1994.
19. Nogami K, Shima M, Hosokawa K, et al: Role of factor VIII C2 domain in factor VIII binding to factor Xa. *J Biol Chem* 274:31000, 1999.
20. Nogami K, Shima M, Hosokawa K, et al: Factor VIII C2 domain contains the thrombin-binding site responsible for thrombin-catalyzed cleavage at Arg1689. *J Biol Chem* 275:25774, 2000.
21. Meeks SL, Healey JF, Parker ET, et al: Non-classical anti-C2 domain antibodies are present in patients with factor VIII inhibitors. *Blood* 112:1151, 2008.
22. Algiman M, Dietrich G, Nydegger UE, et al: Natural antibodies to factor VIII (antihemophilic factor) in healthy individuals. *Proc Natl Acad Sci U S A* 89:3795, 1992.
23. Gilles JG, Saint-Remy JM: Healthy subjects produce both anti-factor VIII and specific anti-idiotypic antibodies. *J Clin Invest* 94:1496, 1994.
24. Guilbert B, Dighiero G, Avrameas S: Naturally occurring antibodies against nine common antigens in human sera. I. Detection, isolation and characterization. *J Immunol* 128:2779, 1982.
25. Ludlam CA, Morrison AE, Kessler C: Treatment of acquired hemophilia. *Semin Hematol* 31(2 Suppl 4):16, 1994.
26. Kasper CK, Aledort LM, Counts RB, et al: A more uniform measurement of factor VIII inhibitors. *Thromb Diath Haemorrh* 34:869, 1975.
27. Verbruggen B, Novakova I, Wessels H, et al: The Nijmegen modification of the Bethesda assay for factor VIII: C inhibitors: Improved specificity and reliability. *Thromb Haemost* 73:247, 1995.
28. Giles AR, Verbruggen B, Rivard GE, et al: A detailed comparison of the performance of the standard versus the Nijmegen modification of the Bethesda assay in detecting factor VIII:C inhibitors in the haemophilia A population of Canada. Association of Hemophilia Centre Directors of Canada. Factor VIII/IX Subcommittee of Scientific and Standardization Committee of International Society on Thrombosis and Haemostasis. *Thromb Haemost* 79:872, 1998.
29. Biggs R, Austen DE, Denson KW, et al: The mode of action of antibodies which destroy factor VIII. II. Antibodies which give complex concentration graphs. *Br J Haematol* 23:137, 1972.
30. Hoyer LW, Scandella D: Factor VIII inhibitors: Structure and function in autoantibody and hemophilia A patients. *Semin Hematol* 31:1, 1994.
31. Sumner MJ, Geldziler BD, Pedersen M, Seremetis S: Treatment of acquired haemophilia with recombinant activated FVII: A critical appraisal. *Haemophilia* 13:451, 2007.
32. Sallah S: Treatment of acquired haemophilia with factor eight inhibitor bypassing activity. *Haemophilia* 10:169, 2004.
33. Brettler DB, Forsberg AD, Levine PH, et al: The use of porcine factor VIII concentrate (Hyate:C) in the treatment of patients with inhibitor antibodies to factor VIII. A multicenter US experience. *Arch Intern Med* 149:1381, 1989.
34. Hay CR: Porcine factor VIII: Past, present and future. *Haematologica* 85:21, 2000.
35. Barnett B, Kruse-Jarres R, Leissinger CA: Current management of acquired factor VIII inhibitors. *Curr Opin Hematol* 15:451, 2008.
36. Collins PW: Treatment of acquired hemophilia A. *J Thromb Haemost* 5:893, 2007.
37. Hay CR, Brown S, Collins PW, et al: The diagnosis and management of factor VIII and IX inhibitors: A guideline from the United Kingdom Haemophilia Centre Doctors Organisation. *Br J Haematol* 133:591, 2006.
38. Franchini M, Lippi G: Acquired factor VIII inhibitors. *Blood* 112:250, 2008.
39. Schoenecker JG, Johnson RK, Lesher AP, et al: Exposure of mice to topical bovine thrombin induces systemic autoimmunity. *Am J Pathol* 159:1957, 2001.
40. Ortel TL, Charles LA, Keller FG, et al: Topical thrombin and acquired coagulation factor inhibitors: Clinical spectrum and laboratory diagnosis. *Am J Hematol* 45:128, 1994.
41. Zehnder JL, Leung LL: Development of antibodies to thrombin and factor V with recurrent bleeding in a patient exposed to topical bovine thrombin. *Blood* 76:2011, 1990.
42. Schoenecker JG, Johnson RK, Fields RC, et al: Relative purity of thrombin-based hemostatic agents used in surgery. *J Am Coll Surg* 197:580, 2003.
43. Ortel TL, Mercer MC, Thames EH, et al: Immunologic impact and clinical outcomes after surgical exposure to bovine thrombin. *Ann Surg* 233:88, 2001.
44. Knobl P, Lechner K: Acquired factor V inhibitors. *Baillieres Clin Haematol* 11:305, 1998.
45. Caers J, Reekmans A, Jochmans K, et al: Factor V inhibitor after injection of human thrombin (Tissucol) into a bleeding peptic ulcer. *Endoscopy* 35:542, 2003.
46. Lollar P: Pathogenic antibodies to coagulation factors. II. Fibrinogen, prothrombin, thrombin, factor V, factor XI, factor XII, factor XIII, the protein C system and von Willebrand factor. *J Thromb Haemost* 3:1385, 2005.
47. Macedo-Ribeiro S, Bode W, Huber R, et al: Crystal structures of the membrane-binding C2 domain of human coagulation factor V. *Nature* 402:434, 1999.
48. Ortel TL, Devore-Carter D, Quinn-Allen MA, Kane WH: Deletion analysis of recombinant human factor V. Evidence for a phosphatidylserine binding site in the second C-type domain. *J Biol Chem* 267:4189, 1992.
49. Ortel TL, Moore KD, Quinn-Allen MA, et al: Inhibitory anti-factor V antibodies bind to the factor V C2 domain and are associated with hemorrhagic manifestations. *Blood* 91:4188, 1998.
50. Izumi T, Kim SW, Greist A, et al: Fine mapping of inhibitory anti-factor V antibodies using factor V C2 domain mutants. Identification of two antigenic epitopes involved in phospholipid binding. *Thromb Haemost* 85:1048, 2001.
51. McNeil HP, Simpson RJ, Chesterman CN, Krilis SA: Anti-phospholipid antibodies are directed against a complex antigen that includes a lipid-binding inhibitor of coagulation: Beta 2-glycoprotein I (apolipoprotein H). *Proc Natl Acad Sci U S A* 87:4120, 1990.
52. Fleck RA, Rapaport SI, Rao LV: Anti-prothrombin antibodies and the lupus anticoagulant. *Blood* 72:512, 1988.
53. Loeliger A: Prothrombin as a co-factor of the circulating anticoagulant in systemic lupus erythematosus? *Thromb Diath Haemorrh* 3:273, 1959.
54. Feinstein DI, Rapaport SI: Acquired inhibitors of blood coagulation. *Prog Hemost Thromb* 1:75, 1972.
55. Bajaj SP, Rapaport SI, Fierer DS, et al: A mechanism for the hypoprothrombinemia of the acquired hypoprothrombinemia-lupus anticoagulant syndrome. *Blood* 61:684, 1983.
56. Edson JR, Vogt JM, Hasegawa DK: Abnormal prothrombin crossed-immunoelectrophoresis in patients with lupus inhibitors. *Blood* 64:807, 1984.
57. Mitchell CA, Rowell JA, Hau L, et al: A fatal thrombotic disorder associated with an acquired inhibitor of protein C. *N Engl J Med* 317:1638, 1987.
58. Sorice M, Arcieri P, Griggi T, et al: Inhibition of protein S by autoantibodies in patients with acquired protein S deficiency. *Thromb Haemost* 75:555, 1996.
59. Nojima J, Kuratsune H, Suehisa E, et al: Acquired activated protein C resistance associated with anti-protein S antibody as a strong risk factor for DVT in non-SLE patients. *Thromb Haemost* 88:716, 2002.
60. Hurtado V, Montes R, Gris JC, et al: Autoantibodies against EPCR are found in antiphospholipid syndrome and are a risk factor for fetal death. *Blood* 104:1369, 2004.
61. Boggio LN, Green D: Acquired hemophilia. *Rev Clin Exp Hematol* 5:389, 2001.
62. Nawarawong W, Wyshock E, Meloni FJ, et al: The rate of fibrinopeptide B release modulates the rate of clot formation: A study with an acquired inhibitor to fibrinopeptide B release. *Br J Haematol* 79:296, 1991.
63. Ruiz-Arguelles A: Spontaneous reversal of acquired autoimmune dysfibrinogenemia probably due to an antiidiotypic antibody directed to an interspecies cross-reactive idiotype expressed on antifibrinogen antibodies. *J Clin Invest* 82:958, 1988.
64. Goodrick MJ, Prentice AG, Copplestone JA, et al: Acquired factor XI inhibitor in chronic lymphocytic leukaemia. *J Clin Pathol* 45:352, 1992.
65. Lorand L, Maldonado N, Fradera J, et al: Haemorrhagic syndrome of autoimmune origin with a specific inhibitor against fibrin stabilizing factor (factor XIII). *Br J Haematol* 23:17, 1972.
66. Ajzner E, Schlammadinger A, Kerenyi A, et al: Severe bleeding complications caused by an autoantibody against the B subunit of plasma factor XIII: A novel form of acquired factor XIII deficiency. *Blood* 113:723, 2009.

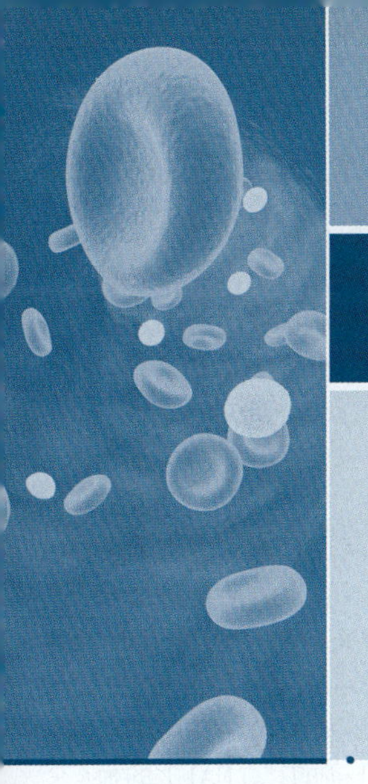

第129章

肝病和肝移植相关的止血功能紊乱

Ton Lisman, Philip G. De Groot

摘　要

病毒性肝炎、酗酒或对乙酰氨基酚中毒引起的慢性或急性肝衰竭，可造成止血系统的重大改变。因为肝脏参与促凝和抗纤溶蛋白的合成，肝脏合成功能受损可使这些蛋白的合成减少；同时患病肝脏清除循环中的活化止血蛋白、纤溶活化因子或蛋白-抑制剂复合物的能力大大降低；另外，肝病患者中也普遍存在着血小板数量的降低和功能的受损。然而，同时伴随的抗凝和原纤溶系统的缺陷可抵消这些止血系统的改变；而且肝病患者中存在 von Willebrand 因子水平的升高，可以部分代偿受损血小板的功能。延长的凝血酶原时间（PT）和活化的部分凝血活酶时间与出血倾向并不完全一致，因为这些化验无法检测降低的生理性抗凝因子（如蛋白 C、蛋白 S 和抗凝血酶）的活性；较复杂的止血检验的结果（如总凝血酶生成试验）在稳定性肝病患者中可以是正常的。因此，许多患者中存在止血的"再平衡"，表现为在诸如肝移植手术中的出血量并不大，有时甚至血栓栓塞并发症中也有该现象，这一再平衡止血新概念的提出使得肝移植手术中预防性应用血液成分制品的适用条件更加严格。

本章使用的简写和缩略词：ADAMTS13，含血小板结合蛋白基序-13 的解聚蛋白样金属蛋白酶（a disintegrin-like and metalloprotease with thrombospondin domain 13）；APTT，活化的部分凝血活酶时间（activated partial thromboplastin time）；DDAVP，1-脱氨基-8-D-精氨酸抗利尿激素（1-deamino-8-D-arginine vasopressin）；DIC，弥散性血管内凝血（disseminated intravascular coagulation）；FFP，新鲜冷冻血浆（fresh-frozen plasma）；HAT，肝动脉血栓（hepatic artery thrombosis）；INR，国际标准化比值（international normalized ratio）；ISI，国际敏感性指数（international sensitivity index）；MELD，晚期肝病模型（model of end-stage liver disease）；PAI-1，纤溶酶原激活物抑制剂 1（plasminogen activator inhibitor 1）；PT，凝血酶原时间（prothrombin time）；PVT，门静脉血栓（portal vein Thrombosis）；TAFI，凝血酶激活的纤溶抑制物（thrombin-activatable fibrinolysis inhibitor）；TFPI，组织因子途径抑制物（tissue factor pathway inhibitor）；t-PA，组织型纤维蛋白溶酶原激活物（tissue-type plasminogen activator）；VWF，von Willebrand 因子（von Willebrand factor）。

肝脏在止血与血栓中具有重要作用，肝间质细胞合成与出凝血相关的许多物质，如绝大多数的凝血因子、生理性抗凝因子（蛋白 C、蛋白 S 和抗凝血酶）和纤溶系统的主要成分［纤溶酶原、α_2 抗纤溶酶和凝血酶激活的纤溶抑制物（TAFI）］。肝脏还通过清除循环中活化的凝血因子和酶-抑制剂复合物来调节止血与纤溶间的平衡。因而，肝病患者肝功能障碍时，随后引起复杂的止血功能紊乱，可造成出血、血栓或没有出凝血改变。

发病机制

■ 血小板

血小板减少

肝病患者经常出现轻至中度的血小板减少（血小板计数在 50×10^9~100×10^9/L 之间），其原因主要是门静脉高压相关的充血性脾大造成的血小板蓄积于脾脏[1,2]和肝脏生成血小板生成素减少[3]，其他机制还包括可能与自身抗体因素相关的血小板半衰期降低[4]。酒精性肝病患者中，酒精和叶酸缺乏对巨核细胞生成的毒性作用也是造成血小板生成减少的原因之一[5]。轻度的弥散性血管内凝血（DIC）可能会引起血小板的进一步损耗，但其发生是与肝病本身有关还是与其他并发症（如败血症）相关，目前还没有定论[6]。

血小板功能缺陷

肝病患者中经常出现血小板聚集功能降低。血小板功能缺陷存在多种原因：信号传导受损，血小板颗粒中的前聚集组分水平降低（即获得性贮存池缺陷），纤溶素过度生成导致的血

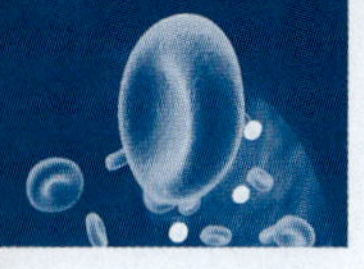

小板膜蛋白水解，以及内皮细胞来源的血小板抑制因子、一氧化氮和前列腺素的生成增加[7]。异常高密度脂蛋白的出现以及胆汁盐的产生都可能损伤血小板功能，另外血细胞比容降低也可影响血小板-血管壁的相互作用。然而，原发性硬化性胆管炎或原发性胆汁性肝硬化引起的胆汁淤积性肝病患者中，血小板功能正常甚至活性过高[8,9]，其原因可能与患者的全身性炎症状态有关。在血液流动状态下也发现存在血小板黏附功能的缺陷[10]，但在一些研究中将其归因于血小板的减少和血细胞比容的降低[11,12]。另外，利用血小板富集的血浆进行凝血酶生成试验，结果发现肝病患者和健康对照的血小板促凝血活性相似，这使得对肝病患者中血小板功能缺陷的严重程度更加产生了怀疑[13]。

von Willebrand 因子

肝病患者中经常可检测到 von Willebrand 因子（VWF）水平的过度升高，这可能是由于细菌感染引起的内皮破坏所造成的[14,15]。肝硬化患者的肝脏中 VWF 的信使 RNA（mRNA）和蛋白质表达水平是升高的[16]，但利用瑞斯托毒素或 botrocetin 诱导血小板聚集实验来检测 VWF 的活性，结果发现 VWF 活性却变化不一[12,14,15,17]。高水平的 VWF 可能会纠正由于血小板减少和功能缺陷造成的止血功能障碍[15]。肝病患者中，由于肝脏星形细胞合成的 VWF 裂解蛋白酶 ADAMTS13（含凝血酶敏感蛋白 1 型重复区的金属蛋白酶）减少，VWF 多聚体的大小和活性的调控可能受到破坏[18]。然而，在肝病患者中发现了一种小分子多聚体的 VWF，这提示其他的蛋白酶（如纤溶酶、弹性酶、颗粒酶素 B）都参与了 VWF 的水解[19]。

凝血和抗凝

促凝血因子

肝脏是合成促凝血蛋白的器官，因而当患者发生肝衰竭时，经常会出现凝血因子Ⅴ、Ⅶ、Ⅸ、Ⅹ、Ⅺ和凝血酶原水平的下降[20]。相比之下，Ⅷ因子水平反而升高，原因可能与其载体蛋白 VWF 水平的升高和肝低密度脂蛋白相关受体从循环中清除Ⅷ因子能力下降有关[16]。Ⅷ因子主要由肝窦内皮细胞合成，肝病时其功能未受影响[21]。

肝衰竭可造成凝血因子的功能受损。由于维生素 K 的缺乏和 γ-谷氨酸羧化酶的生成减少，维生素 K 依赖的凝血因子Ⅱ、Ⅶ、Ⅸ和Ⅹ会出现一定比例的羧化谷氨酸残基的缺陷，从而造成这些因子的功能受损[22]。值得注意的是，肝细胞癌患者中可观察到右旋-γ-羧基凝血酶原的水平升高，可用于良恶性肝病的鉴别诊断[23]。

抗凝血因子

肝病患者体内，抗凝血因子蛋白 C、蛋白 S、抗凝血酶、肝素辅因子Ⅱ和 α_2-巨球蛋白的水平是降低的。因为组织因子途径抑制物（TFPI）主要由内皮细胞合成，肝衰竭中 TFPI 水平是正常的[24]，尽管也曾在一项研究中发现其水平降低[25]。

纤维蛋白原异常血症

纤维蛋白原水平尽管在慢性肝病患者中是正常的，但失代偿肝硬化或急性肝衰竭患者中可能是降低的[26]。各种类型肝病中都可经常检测到纤维蛋白原质的缺陷，这种异常纤维蛋白原的特征是增加了一个唾液酸[27]，这可能是肝细胞中糖基转移酶的水平增加引起的[28]。纤维蛋白原的高唾液酸化可削弱其聚合作用，但不影响纤维蛋白原与血小板的相互作用[29]。

纤维蛋白溶解系统

纤维蛋白溶解相关蛋白的合成

除组织纤溶酶原激活物（t-PA）和纤溶酶原激活物抑制物（PAI）-1 外，肝脏可合成纤维蛋白溶解相关的其他所有蛋白。因而，肝脏疾病可引起血浆中纤溶酶原、α_2-抗纤溶酶、TAFI 和ⅩⅢ因子的水平降低。由于内皮细胞的分泌减少和（或）患病肝脏的清除功能降低，t-PA 的血浆水平是升高的[30]。PAI-1 的血浆水平虽也升高，但升高水平不如 t-PA[31]。但在急性肝衰竭患者中，其血浆的 PAI-1 水平却异常高[32]。

纤维蛋白溶解亢进

早在 1914 年就有研究表明，从慢性肝病患者血浆中制备的纤维蛋白凝块溶解速度加快[33]。自此以后，通过各种凝块溶解试验以及测定 D-二聚体、纤维蛋白（纤维蛋白原）降解产物和纤溶酶-抗纤溶酶复合物，进一步证实了体外纤溶亢进的存在[6,34-37]。然而，一项研究表明，肝硬化患者中尽管发现了 TAFI 的降低和 D-二聚体的升高，但未检测到纤溶的亢进[38]。

肝硬化患者中的纤溶亢进与内毒素血症诱导的轻度 DIC 有关，这通过在患者中检测到了升高的凝血酶原片段 1+2、纤维蛋白肽 A、D-二聚体、凝血酶-抗凝血酶复合物和纤溶酶-抗纤溶酶复合物而得到证实[39,40]。然而，值得探讨的是，这些标记物水平的升高可能是由于肝脏清除功能的降低而不是由于 DIC 引起的，有关研究证实了这一观点，即尸检结果显示肝病患者的器官内极少见到纤维蛋白的沉积（见第 130 章）[41]。因而，仍不确定无并发症肝病患者的止血功能受损是否是由轻度 DIC 引起的。

创伤后有胃肠道或软组织出血的肝病患者，有报道称纤溶活性增加[35,42]。有趣的是，与 α_2-抗纤溶酶或 PAI-1 缺陷的患者创伤后的迟发性出血不同[43,44]，肝病患者表现为立即型出血素质[45]。

急性肝衰竭患者中，PAI-1 水平升高，提示纤溶低下；与之相反，也同时存在 D-二聚体的水平升高，提示纤溶亢进[32,38]。这些相互矛盾的结果使得人们很难确定纤溶亢进是否与肝病相关。

止血系统的再平衡

由于肝病患者中促凝和抗凝蛋白都降低，止血系统出现了再平衡（表 129-1）[46-49]。这可以解释为什么大部分肝病患者在做创伤性诊疗时通常不出现严重出血的临床表现[50,51]，而且还可以解释为什么患者有可能出现血栓[52-55]。这种平衡非常脆弱，在某个特定触发因素下很容易出现出血或血栓。

肝病中止血紊乱诊断中的误区

血小板功能的评估

稳定性肝硬化患者的血小板减少通常是比较轻微的，不

表 129-1 肝病患者中可促进出血(左)或抵消出血(右)的止血系统的改变

消弱止血的改变	促进止血的改变
血小板减少	VWF 水平的升高
血小板功能缺陷	ADAMTS-13 水平的降低
一氧化氮和前列腺素的生成增加	Ⅷ因子水平的升高
低水平的Ⅱ、Ⅴ、Ⅶ、Ⅸ、Ⅹ和Ⅺ因子	蛋白 C、蛋白 S、抗凝血酶、α_2-巨球蛋白和肝素辅因子Ⅱ水平的降低
维生素 K 缺乏	
纤维蛋白原异常	低水平的纤溶酶原
低水平的 α_2- 抗纤溶酶、ⅩⅢ因子和 TAFI	
t-PA 水平的升高	

能引起自发性出血或微创手术后出血。几乎没有证据表明显示血小板功能紊乱的化验可以预测肝硬化患者的出血情况。然而,有一项研究显示,肝活检后出血时间的延长有可能使出血风险增加 5 倍[56]。尽管 1- 脱氨基 -8-D- 精氨酸抗利尿激素(DDAVP)的应用可达到缩短出血时间的目的[57],但这种药物对食管静脉曲张患者的出血以及肝切除或肝移植患者的失血却没有效果[58-60]。

凝血的评估

凝血的筛选试验,如凝血酶原时间(PT)和活化的部分凝血活酶时间(APTT),在肝衰竭患者中经常出现延长,传统上这些结果可被解释用于反映患者的低凝状态,但对侵入性手术后的出血危险却没有意义[61]。PT 和 APTT 与血浆中的促凝蛋白水平密切相关,但与天然的抗凝物质(如蛋白 C、蛋白 S 和抗凝血酶)的水平高低无关。与更精确的凝血检验(如总凝血酶生成试验)相比,PT 和 APTT 试验存在很多局限性。在一个稀释的类似 PT 的试验中,与正常对照相比,稳定性肝硬化患者的总凝血酶生成显著降低[62]。然而,当存在可活化蛋白 C 的血栓调节蛋白时,患者与对照的总凝血酶生成却没有差别。这些结果提示,肝衰竭患者体内的凝血酶生成可以是正常的,延长的 PT 不一定提示存在出血危险。

肝病患者凝血试验的第二个重要问题是预后评分中的国际标准化比值(INR)的应用,如目前用于确定肝移植适应证的 Child-Pugh 分级和终末型肝病模型(MELD)评分。过去 INR 仅用于监测维生素 K 拮抗剂进行的抗凝治疗。肝病患者中 INR 在不同实验室间存在很大的差异,容易造成同一患者样本在不同实验室检测时其 MELD 评分差别较大[63,64]。出现这种实验室间较大差异的主要原因是应用了各种国际敏感性指数(ISI)不同的试剂,这些 ISI 通过利用来自维生素 K 拮抗剂治疗患者的血浆标本进行校正来确定的。尽管应用了肝病患者血浆标本校正获得的 ISI 后可以减少这种差异[65,66],然而大部分中心都还没有引入这种修正方法。

■ 肝移植中的止血改变

在肝移植的第一阶段(即患病肝脏的切除)中,止血功能较手术前没有发生进一步恶化[67]。但在病肝切除后的无肝期,可能会发生较严重的止血功能紊乱。因为活化的凝血因子没有及时从循环中清除掉,可能会发生 DIC,从而会消耗血小板和凝血因子,引起继发性纤溶亢进[68]。而且,由于 t-PA 不能被清除掉,也可以发生原发性纤溶亢进[69,70]。肝移植中最严重的止血改变发生在供者肝的再灌注后。血小板被蓄积于移植肝脏中,引起血小板的进一步减少,并通过内皮细胞的凋亡造成移植肝脏的破坏[71]。内皮受损可引起组织因子和 t-PA 从再灌注移植肝脏中释放,并造成伴随继发性纤溶的 DIC 以及原发性纤溶[69,72]。而且,移植肝脏释放的肝素样物质可抑制凝血功能[73]。此外,这一时期低温、代谢性酸中毒和血液稀释都可加重止血的改变。

肝移植中,VWF 处于较高水平和较强的功能活性,ADAMTS13 水平是下降的,这些可部分纠正止血功能紊乱,但也可能增加手术后血栓形成的风险[74,75]。再灌注后,血小板计数和止血蛋白处于最低点,随后在手术后早期逐渐升高[76]。然而,促凝因子水平的升高快于抗凝因子,造成暂时的高凝状态[77]。手术后马上发生的 PAI-1 水平的瞬时升高可造成低纤溶状态,有可能进一步加重高凝状态[78]。

临床特征

■ 肝病患者和肝移植中的出血

尽管当前对肝病患者中是否有出血倾向还存在争议[47,79],但确实发生了出血,而且可能与非止血因子有关。肝病患者最常见的出血是食管静脉曲张破裂出血,其原因主要是由于局部的血管畸形和增加的内脏血压,而不一定是由于止血功能紊乱[80]。偶而,受损的止血系统可引起挫伤、紫癜、鼻出血、齿龈出血、月经过多、胃肠道出血和侵入性手术相关出血。肝活检后发生的出血不常见[45]。

肝移植手术时间较长,手术中可造成广泛的手术创面,包括可能切断附属的静脉。早些年认为,在肝移植前、中、后需要输入大量的血液制品以纠正止血功能的紊乱[68]。然而,由于改良的手术方式和麻醉护理可大大降低肝移植中的血液丢失,目前有的移植中心有 50% 接受肝移植的患者无需输血[50]。

■ 肝病和肝移植后患者的血栓形成

静脉血栓

肝硬化患者可发生深静脉血栓和肺栓塞[52-55]。丹麦一项大的全国性的病例 - 对照研究显示,肝病患者与对照相比,发生静脉血栓栓塞的风险大大增加,肝硬化患者的比值比为 1.74(95%CI 1.54~1.95),而其他肝病患者的比值比为 1.87(95%CI 1.73~2.03)[52]。所有肝硬化住院患者中有 0.5%~1.8% 发生了静脉血栓,但这一比值有可能被低估,因为肝硬化患者中常见的水肿和呼吸困难有可能掩盖血栓栓塞。治疗肝病患者的静脉血栓栓塞是有一定困难的,因为抗凝治疗相关的出血风险要大于健康人[54],这进一步提示肝硬化患者的出凝血平衡易被打破。肝移植中可出现肺栓塞和心脏内血栓,提示移植过程中止血系统也可能会向促血栓形成方向发展[81]。

肝脏相关性血栓

肝病患者可在门静脉和肠系膜静脉发生血栓。这些并发症可能是由以下原因引起的:①天然凝血抑制因子,如抗凝血

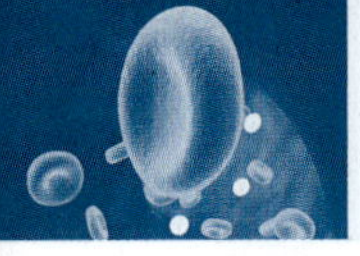

降低、肝功能损伤以及因减少微循环血流导致休克而加剧出血与血栓形成[150]。临床上，显性 DIC 可发生于 30%~50% 革兰阴性细菌败血症[151,152]，在革兰阳性细菌败血症亦同样常见[153,154]。败血症相关性 DIC 的突出病例见于：① A 型链球菌毒血性休克综合征，其特点为深组织感染，血管张力降低，血管外渗与多器官功能不全；链球菌 M 蛋白与纤维蛋白原形成复合物，结合中性粒细胞 β_2 整合素并引起中性粒细胞活化[155]。②脑膜炎双球菌败血症，为暴发性革兰阴性细菌感染，其特点为广泛的出血性坏死，DIC 与休克。脑膜炎双球菌败血症患者的止血紊乱程度与预后相关[156,157]。其他常见的与 DIC 相关的革兰阴性细菌感染病菌有铜绿假单胞菌、大肠埃希杆菌与普通变形杆菌。感染这些细菌的患者可能仅有实验室凝血活化的证据，但在发生休克时也可表现为严重的 DIC[158,159]。

在感染诱致的 DIC 患者可有严重的 Von Willebrand 因子裂解蛋白酶（ADAMTS-13）继发性减少，并常伴有急性肾衰竭[160]。

在革兰阳性细菌感染者中，金黄色葡萄球菌败血症引起的 DIC 可伴有肾髓质与皮质的坏死；DIC 的发生机制与 α 毒素活化血小板以及诱导巨噬细胞分泌 IL-1 有关[161]。肺炎双球菌感染可导致华 - 弗综合征[162]，这种情况在脾切除患者尤易发生。在这些病变中，细菌的荚膜抗原以及抗原 - 抗体复合物形成启动了 DIC 的发生[163]。其他引起 DIC 的革兰阳性细菌包括厌氧梭状芽胞杆菌。梭状芽胞杆菌败血症是一种高致命性疾病，其特征是败血性休克、DIC、肾衰竭与溶血性贫血[164]。

非细菌性病原体，包括病毒（出血热）[164,165]、原虫（疟疾）[166,167] 与真菌[168]，也引起凝血系统活化。而一些常见的病毒感染如流感、水痘、风疹与麻疹则很少引起 DIC[169]。但在这些感染患者有遗传性易栓症或有获得性抗蛋白 C 抗体[170,171]，也可发生 DIC 暴发性紫癜[172]。他病毒感染也能引起发热、低血压、出血与肾衰竭等“出血热”特征[173-175]。登革热的出血可伴有 DIC 的实验室检查证据。在这些疾病中[28]，细胞受病毒侵袭后释放组织因子，促炎细胞因子大量产生都可启动组织因子途径[163]。

■ 暴发性紫癜

暴发性紫癜 DIC 是一种严重并往往是致命性的表现，在四肢与躯干皮肤有广泛的出血发生坏死[176]，主要发生在儿童与少年，在成人较少见[177,178]。皮肤损害部位活检显示小血管弥散性微血栓与坏死，有时见有血管炎。这种病变可出现在猩红热、水痘或风疹感染的 2~4 周内，亦可见于遗传性或有获得性蛋白 C 缺乏患者发生急性病毒或细菌感染的时候[156,177]。蛋白 C 缺乏纯合子新生儿发生暴发性紫癜时可伴有或不伴有广泛的血栓形成[179,180]。暴发性紫癜起病急剧，患者表现为发热、低血压与多部位出血，往往有典型的 DIC 实验室特点[177]。在疾病后期，必须切除坏死皮肤并做皮肤移植。

■ 实体肿瘤

Trousseau 在 75 年前首先提出了癌症与恶病质患者有血栓倾向，原发性纤溶和（或）DIC。在 182 例恶性肿瘤患者中，出血有 75 例，静脉血栓 123 例，血栓性静脉炎 96 例，动脉血栓 45 例，由于非细菌性血栓性心内膜炎引起的动脉栓塞 31 例。还有人报告了由微血管纤维蛋白栓子引起的脑多灶性出血性坏死与意识障碍。有实体肿瘤与 DIC 的患者发生血栓的机会比出血多，而有白血病与 DIC 的患者易发生出血。实体肿瘤患者出现 DIC 的几率为 7%[184]。

实体肿瘤细胞表达多种促凝分子，包括组织因子（与因子Ⅶ形成复合物激活因子Ⅸ与Ⅹ）与肿瘤促凝物（可活化因子Ⅹ的一种半胱氨酸蛋白酶）[185,186]。在乳腺癌，血管内皮细胞与肿瘤细胞均表达组织因子。组织因子也介入肿瘤转移与血管新生[189-191]。肿瘤促凝物是一种内肽酶，可从肿瘤细胞或患者血浆中提取[192,193]。肿瘤促凝物在肿瘤相关的 DIC 中的作用尚未完全阐明。

P- 选择素和 L- 选择素与腺癌分泌的粘蛋白能促进血小板微血栓的形成，这可能是肿瘤相关血栓形成的第三种机制[194]。肿瘤微颗粒组织因子暴露或脱落的数量与速率决定了 DIC 的程度[39,195,196]。如肿瘤细胞暴露或释放组织因子很缓慢或呈间歇性，纤维蛋白原与血小板的消耗能通过生成增加代偿，患者可能无症状或表现为静脉血栓栓塞；而组织因子大量入血就能导致广泛的血栓与严重的出血[184,186]。

肿瘤细胞引起 DIC 的另一机制与纤溶蛋白表达有关[197,198]。虽然很多肿瘤细胞能表达尿激酶型组织纤溶酶原活化素与 t-PA，但大多数肿瘤造成低纤溶状态。由于 PAI-1 水平增高，DIC 的一个常见特点往往是纤溶系统活性减低，这可能是肿瘤 DIC 发生的另一个机制。

事实上，DIC 发生的各种机制都与细胞因子有关。IL-6 是最重要的促炎性细胞因子之一，能诱导细胞表达组织因子[21,199]。抑制 IL-6 可抑制内毒素引起的凝血过程激活。另一方面，TNF-α 影响了纤溶与微血管生理性抗凝途径[200-202]。其他参与全身凝血系统激活的有 IL-1β 与 IL-8，而 IL-10 等抗炎细胞因子对 DIC 起抑制作用[203-205]。由于很多类型的肿瘤都有合成与释放细胞因子的能力或刺激其他细胞活化细胞因子网络，细胞因子依赖性的凝血与纤溶调节也在肿瘤相关的 DIC 中发挥作用。

实体肿瘤患者易受 DIC 危险因素（年龄、疾病状态、化疗或抗雌激素治疗）及其他触发因素（败血症、缺少活动，肝脏转移损害了肝脏控制 DIC 的能力）[182] 的影响，这些因素能加剧血栓栓塞与出血病变[197]。恶性肿瘤 DIC 易引起微血管病性溶血性贫血，这些情况在能分泌粘蛋白的腺癌有广泛血管性转移时特别明显[206]。

■ 白血病

已有大量的关于急性白血病并发 DIC 与纤溶的报告。在 161 例急性髓性白血病患者中，52 例（32%）诊断有 DIC[207]。在急性淋巴细胞白血病，DIC 的发生率为 15%~20%[208]。一些报告提出，急性白血病患者在用化疗药诱导缓解期间，DIC 发生率进一步增高[209]。90% 急性早幼粒细胞白血病（APL）患者在诊断时或在开始诱导缓解治疗时都有 DIC[210,211]。

APL 的止血紊乱的病理机制与肿瘤细胞的特性以及它们与患者内皮细胞的相互作用有关[192,208]。APL 细胞表达组织因子与肿瘤促凝后者诱导凝血活性。APL 细胞也释放 IL-1β 与 TNF-α，使内皮血栓调节蛋白下调，降低蛋白 C 抗凝途径的作用。同时，APL 细胞上调 annexinⅡ表达，促进纤溶酶原转变为纤溶酶。这些过程总的后果是 DIC 与纤维蛋白溶解亢进，随之发生广泛出血并可能导致死亡[212]。全反式维甲酸用于 APL 诱导缓解与维持治疗，在体外与体内均抑制APL细胞对止血的影响，减少早期出血死亡率[192,213]。

■ 创伤

创伤并发DIC通常见于损伤严重的患者。虽然尚无直接的证据，但一般认为大量的组织因子入血与出血性休克是迅速诱发DIC的原因。另一假设是在创伤患者细胞因子释放起着关键的作用。在创伤患者与败血病患者的细胞因子水平变化是相同的[214]。有DIC征象患者的TNF-α、IL-1β、PAI-1与循环组织因子的水平都有增高，从中性粒细胞释放到血浆中的弹性蛋白酶增加，可溶性血栓调节蛋白也可能增高，这些改变预示多器官功能不全（包括ARDS）与死亡[215,216]。仔细监测DIC实验室检查改变，纤溶活性降低与AT水平减低也是预测这些患者预后的有用指标[217]。

严重的创伤患者在大量输注血液后可能加剧DIC过程，这是因为贮存的血液成分已被稀释，含有功能的血小板以及因子Ⅴ与因子Ⅷ不足。此外，患者的酸中毒与低血压状态结合纤溶亢进也进一步加剧出血现象[218-221]。这类患者易并发感染也是DIC发生的原因。从创伤到开始治疗之间的时间间隔也决定了DIC的发生及其严重性。在战争中的经验证明，将伤员迅速解救下来并立即治疗减少了发生DIC的危险性[222-224]。

■ 脑损伤

脑损伤使大量脑组织组织因子进入血液，容易引起DIC。在颅脑损伤手术得到的脑组织标本，以及在随后尸检的肝、肺、肾与胰腺标本中，可以发现小动脉与小静脉的微血栓[225,226]。脑损伤的成人与儿童如出现DIC，死亡率明显增高[227]。实验室DIC积分数对判断颅脑损伤患者的预后有价值，是Glasgow昏迷积分判断预后的补充指标[228]。颅脑损伤引起DIC的出血可以用血浆做替代治疗。

■ 烧伤

烧伤部位的组织因子进入血液，烧伤诱发的系统性炎症反应综合征，以及常常发生的感染都能促进DIC的发生[229]。严重烧伤患者表现有出血，实验室DIC指标的改变，以及在非烧伤部位皮肤活检中微血管血栓[230]。用标记的纤维蛋白原与标记的血小板进行研究发现，除有系统性凝血因子消耗外，在烧伤处还有明显的局部消耗[231]。DIC实验室检查结果与器官功能衰竭相关，蛋白C与AT显著降低提示预后不良[231]。对139例严重烧伤经治疗后死亡的临床病理研究结果表明，18%为有因败血性动脉阻塞或DIC造成为脑梗死，约4%颅内出血[232]。

■ 肝病

严重肝脏疾病或在肝移植期间的患者发生复杂的止血功能紊乱。大多数凝血因子与天然抗凝物以及多数纤溶系统成分（纤溶酶原、TAFI与α_2-抗纤溶酶）的合成都有减少。肝脏清除循环中活化的因子Ⅸ、Ⅹ、Ⅺ与t-PA能力降低。此外，由于脾功能亢进与肝脏合成血小板生成素减少，常有血小板减少。由于肝病患者与DIC患者的止血缺陷极为相似，对DIC是否加剧肝病的止血紊乱一直有不同的意见[233]。

一些实验室与临床观察支持肝病并发DIC的看法，其证据是放射标记的纤维蛋白原半衰期缩短，用肝素治疗可以延长纤维蛋白原半衰期[234,235]，替代治疗不能明显增加凝血因子水平（提示持续性消耗），以及血浆D-二聚体、凝血酶-抗凝血酶复合物（TAT）与纤维蛋白A肽的水平增高，这些改变都反映了凝血酶生成[236-238]。

另一些人的观察不支持DIC可并发于肝病的提法，其根据是：①死于肝脏疾病的患者组织中很少（仅2.2%）见到微血管栓塞；②肝脏疾病有与DIC不一致的止血功能[237]。他们还提出了以下的一些解释：①凝血酶时间延长可能是由于获得性异常纤维蛋白原血症[239]；②凝血因子与凝血抑制物减少是合成减少所致[240]；③FDP水平下降可能是由于α_2-抗纤溶酶与PAI-1合成减少以及t-PA清除减少导致的原发性纤溶亢进；④因子Ⅷ水平通常是增高而不是降低[241]；⑤药代动力学资料表明纤维蛋白原过度消耗可能是由于纤维蛋白原外渗到血管外结果[242]；⑥用^{75}Se-硒代蛋氨酸标记纤维蛋白原与纤溶酶原并不被很快清除[243]。

第三种学说认为，肝病患者一般不发生DIC，但对各种DIC诱发因素特别敏感，这些因素使清除促凝因子以及合成凝血、抗凝与纤溶系统必需成分的能力降低。有肝脏疾病或转移性肝脏疾病的患者因大量腹水而接受腹腔静脉分流术时最易发生DIC，而其他疾病做同样手术则不容易发生DIC[244]。

对有肝病与出血而没有明显的局部的原因患者应该采取什么方法呢？首先，应考虑并确定可能的DIC的原因，然后潜在，然后应多次检查止血状态，以检测可能判定DIC的任何动态变化。在肝病患者，一些敏感的检测，如反映凝血酶生成（TAT复合物和凝血酶原片段1.2）或同时反映凝血酶和纤溶酶生成（D-二聚体），以及确定正常或降低的因子Ⅷ水平可能有助于确定肝病患者的DIC诊断[245]。

■ 中暑

1841年，James Wellstesd出版了他的著作*Travels to the city of the Caliphs*（现为巴格达），生动地描写了在非常炎热的一天，波斯湾“利物浦”号的甲板上就像个屠宰场，众多的患者出血[246]。这可能是第一次报道遭受中暑的人发生DIC[229]。中暑是体温升高超过42℃为特征的综合征，在这样的温度下体温调节机制崩溃。已确认的诱发因素有：高温环境、剧烈运动、感染、脱水和水土不服[247,248]。早在1838年，尸检发现死于中暑的患者有广泛出血，血液不凝和静脉怒张。研究证实，严重的出血性疾病和多脏器功能衰竭往往与中暑同时发生。弥漫性纤维蛋白沉积及出血性梗死可见于重症患者[246]。在中暑患者DIC相关复杂的纤维蛋白（原）溶解是很明确的[229,249-251]。中暑患者引起的DIC可能原因是血管内皮细胞损伤和热损伤组织引起的组织因子释放[249]。

2003年西欧的热浪仅在法国造成许多人死亡，其中来自巴黎的18个危重患者并发中暑[251]。患者的IL-6和IL-8的水平很高。此外，从β_2-整合素上调和活性氧产生增加证明了白细胞明显活化。同时所有的患者凝血系统显著激活，大约35%的患者存在DIC。炎症和凝血活化的程度与中暑患者的临床严重程度有明显的相关性。

这一综合症状的严重程度和发展阶段可影响凝血变化的类型和范围。因此，对56例患者研究中，明显分为三组：无出血者、出血无DIC但有轻度的凝血因子消耗者和出血伴有典型

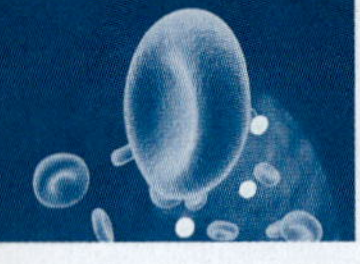

DIC表现者[252]。在早期的研究发现，迅速降温和积极的生命基本功能的支持可大大降低高死亡率。

■ 蛇咬伤

属于蝰蛇科家族的几种毒蛇产生的毒液对止血有广泛的影响。其中主要是蝰蛇属、小蝰属(*E. carinatus*或*E. coloratus*)、角蝰蛇属、响尾蛇属、具窍蝮蛇属和蕲蛇属。这些蛇的毒液含有酶类或肽类，可发挥以下活性[253-255]:①凝血酶样活性，裂解纤维蛋白原Aα形成纤维蛋白多肽A(蕲蛇属);②即使在无钙离子的情况下激活凝血酶原(*E. carinatus*);③激活因子X和V(罗素毒蛇毒液);④纤溶活性(蕲蛇);⑤引起血小板聚集诱发血小板减少症;⑥多种品种的蛇含有精氨酸-甘氨酸-天门冬酸的小分子多肽抑制血小板聚集;⑦活化蛋白C;⑧造成内皮细胞的损害，导致出血，组织缺血，水肿。有趣的是，尽管凝血实验检测异常，有时甚至符合DIC的诊断，被毒蛇咬伤者很少表现出过度出血或血栓栓塞[256-258]。

蛇咬后的主要症状和体征有呕吐、腹泻、情绪不安、低血压、局部肿胀、缺血和坏死。因此，治疗毒蛇咬伤的受害者应包括立即制动，注射抗蛇毒血清和液体，以及其他维持重要生命功能的常规措施。禁忌局部切口、冷敷和使用止血带[253]。

■ 血管瘤

1940年，Kasabach和Merritt报道了巨大血管瘤和主要发生在婴幼儿出血倾向之间的联系，这种综合征的发病机制和处理方法已有总结[259]。用放射性标记纤维蛋白原和血小板的研究发现血管瘤内局部管内凝血和纤溶亢进，导致血小板和纤维蛋白原的消耗[260,261]。可以想象，异常肿瘤血管的内皮细胞同时存在凝血途径的局部激活和大量的t-PA的释放，在巨大血管瘤的患者中已经有微血管溶血性贫血和DIC及纤维蛋白溶解的实验室证据[262]。婴幼儿血管瘤的加速增长，与凝血因子的大量消耗相关，糖皮质激素治疗有效。放疗和干扰素-α也有效，但仅仅在用糖皮质激素发生严重不良事件导致治疗失败危及生命的情况下使用[263]。已发现有轻度或中度的自发性出血，但严重的出血仅在手术或外伤后发生。

广泛血管畸形持续形成，导致疼痛，可能起因于血栓形成、创伤后出血，这与凝血因子及血小板的消耗及纤溶亢进相关联[264]。尽可能做持续的弹性加压，低分子量肝素在这种情况下是唯一有效的治疗手段。

■ 主动脉瘤

主动脉瘤和DIC的关系已得到充分证实[265,266]。一组主动脉瘤患者中，40%的纤维蛋白(原)降解产物水平升高，但仅有4%发生明显出血和DIC的实验室依据[265]。某些因素可使主动脉瘤患者易发生DIC，如主动脉瘤表面区域大、夹层以及动脉瘤的范围[267]。对主动脉瘤患者，应仔细寻找DIC的临床及实验室线索，因为出血可能加重动脉瘤修复手术的复杂性[267,268]。局部及全身性血管内凝血的激活可以描述为动脉粥样硬化斑块中存在丰富的组织因子所导致组织因子途径的激活[269]。患者出血明显或将要接受手术时，应注意凝血缺陷，并用低分子量肝素进行纠正[270]。支架植入术，是主动脉瘤修复的通用方法，由于两名患者并发DIC和死亡而变得复杂，其中一人有肝硬化，另一位则经历了一个漫长的手术过程[271]。不过，对31例胸腔动脉瘤支架植入术的研究中没有发现DIC的指标[272]。

■ 输血反应

DIC伴随血型不相容性输血，大量的溶血通常与致死例案中广泛血栓形成所致的失血过多有关(见第140章)。这些病例中DIC的触发不能简单地归因于红细胞基质的释放，因为葡萄糖-6-磷酸脱氢酶缺乏症的患者有大量氧化性溶血不发展为DIC[273]。而广泛的抗原抗体反应导致的DIC是由于中性粒细胞释放的弹性蛋白酶和TNF-α;释放TNF-α的单个核细胞活化表达的组织因子和补体，组装成膜攻击复合物一起造成内皮细胞的损害[274,275]。

■ 妊娠期DIC

妊娠患者时易发生DIC至少有四个原因:①妊娠本身可产生高凝状态，表现为低度凝血酶生成，并伴有与纤维蛋白单体复合物和纤维蛋白肽A水平升高;②分娩时，从胎盘泄漏的组织因子进入母体循环导致高凝状态;③妊娠时血浆纤维活性降低，PAI-1水平增加;④妊娠时血浆蛋白S水平下降。妊娠期DIC的诊断可能很困难，因为此时凝血因子如纤维蛋白原、凝血因子Ⅷ和因子Ⅶ等处于基础高水平[276,277]。但是这些因子的逐步降低，可以确认或排除疑似病例的DIC诊断。排除其他引起血小板减少原因，确定DIC是否的存在时，血小板减少尤其有帮助[278]。

胎盘早剥

胎盘早剥的戏剧性临床表现首先由DeLee于1901年报道，但子宫螺旋动脉突然破裂和胎盘剥离的直接原因仍不清楚[279]。胎盘早剥是围产期死亡的主要原因[280]。高龄多胎产妇或曾在妊娠中出现高血压的患者危险性最高。严重的止血功能异常伴随胎盘早剥引起的急性DIC起因于子宫和胎盘损伤引起大量的组织因子进入血液循环[281]。羊水在体外能激活凝血，胎盘剥离程度与DIC的程度相当，这表明DIC的发生是由从胎盘系统渗漏的凝血酶样物质引起的。胎盘早剥在妊娠的发生率为0.2%~0.4%[282]，但仅10%的患者发生DIC[278]。患者的DIC严重程度不同，只有严重的患者才发生休克和胎儿死亡。快速扩容和子宫切除是治疗的首选[280]。大出血时应给予冷沉淀、新鲜冰冻血浆和血小板的输注。然而，在严重出血的情况下，血液成分输注可能是没有用的，因为分娩后凝血因子快速耗竭。肝素或抗纤溶药物的效果不清楚。

羊水栓塞

这种罕见的严重疾病，1941年由Steiner和Lushbaugh报道，仅占分娩的1/8000~1/80 000[283]。1979年总结的272例患者的研究报道死亡率为86%，但后来以人群为基础的研究中发现，产妇死亡率(26.4%)显著降低[284,285]。胎儿过度成熟为巨大儿和接受药物或手术诱导后分娩困难的多产妇容易发生羊水栓塞。显然，羊水是通过绒毛膜羊膜撕裂、子宫破裂、子宫静脉损伤而进入母体循环中[284]。触发DIC的可能因素是羊水中的组织因子[286,287]。来自胎儿的碎屑、胎粪及其颗粒样物质也加重了局部纤维蛋白-血小板血栓形成及纤维蛋白溶解。肺动脉广泛闭塞、急性过敏样反应及全身严重的急性炎症反应综合征可引起突发的呼吸困难、发绀、急性肺源性心脏病、左心功能不全、休克及抽搐。上述症状出现数分钟至数小时后，37% 的患者发生严重的出血[284]。发生在子宫收缩乏力、穿刺点、胃肠道和其他器官的出血特别严重。降低死亡率的最佳办法是高危患者早期选择终止分娩，分娩时预防强直性子宫收缩。当确认综合征存在时，立即在心肺支持下终止妊娠是必要的。

子痫前期和子痫

早期报道的子痫前期发生血小板减少，以及致死性病例中观察到的纤维蛋白在血管中广泛沉积，认为这些是胎盘组织因子暴露于血液循环引起的 DIC 的证据[1]。对既往文献进行严格分析的结论是：这些患者的血小板减少源于内皮细胞损伤而不是 DIC[288]。然而，其他研究者提供了子痫前期和子痫明显的 DIC 证据[289,290]。并且，在大宗病例中发现，临床严重程度与血小板计数、纤维蛋白(原)降解产物异常存在良好的相关性[291]。DIC 患者同时存在凝血酶生成、纤溶激活的敏感因素如 TAT 复合物、D- 二聚体、纤维蛋白肽 $B\beta_{1\text{-}42}$ 等指标的异常。此外，肝素治疗子痫前期和子痫没有肯定的疗效[292]。

HELLP 综合征

由溶血(H)、肝酶升高(EL)、血小板计数降低(LP)和严重上腹疼痛组成的综合征(HELLP)是妊娠诱导的高血压的并发症[293]。70% 的 HELLP 综合征发生在三期妊娠，30% 则发生于产后[294]。HELLP 综合征常发生在白种人、经产妇、大于 35 岁的妇女。肝脏活检中出现纤维蛋白在肝脏血管中沉积，相当比例的患者具有符合 DIC 的实验室检查结果，这些参与此综合征的发生[294-296]。33 例患者肝成像显示发现 13 例被膜下血肿 6 例实质内出血[297]。这些病例中 DIC 的触发因素不明，但涉及内皮细胞的损伤。病程中可出现 DIC 引起的多器官功能衰竭如：急性肾衰竭、腹水、肺水肿，严重的出血，从而导致产妇和围产儿的死亡率增加。HELLP 综合征的处理包括支持治疗，严密监测，以及血液成分替代疗法。除少数例外，患者可尽快分娩不一定需要剖宫产。HELLP 综合征易在下一次妊娠时再发[298]。

妊娠期败血症

革兰阴性菌，A 型链球菌和产气荚膜梭菌是妊娠期间造成败血症较常见的原因。这些感染往往与暴发型 DIC 有关。病原体在流产过程中进入血液循环，可能的原因是在侵入性手术或破膜延迟后发生羊膜炎，分娩时发生子宫内膜炎，或通过泌尿道途径。大约 40% 的菌血症患者可发生休克，与死亡率明显相关[299]。此外，出血以及肾脏、肺和中枢神经系统功能障碍的发生率增高。

对败血症相关 DIC 的治疗应包括：抗生素、支持重要脏器功能、手术干预去除感染灶。也可能要考虑流产或子宫切除术。

死胎综合征

胎儿宫内死亡后数周，大约有三分之一的患者可能会出现 DIC 的实验室的迹象，偶尔伴有出血[278,300]。显然，滞留于体内的死胎或胎盘的组织因子缓慢的进入母体循环，引起 DIC，有时伴有明显的纤溶[13]。目前这种并发症是很少看到，因为诊断胎儿死亡后及时的实施引产。但是，如果引产难免被延迟，一系列的凝血检测即应实施。

死胎和 DIC 可以发生于多胎妊娠某一胎死亡之后。如一旦发生，即应开始讨论性的治疗，如果在胎儿成熟之前发生，延长肝素的给药时间是有效的。有趣的是，当对多胎妊娠中某一异常胎儿进行选择性终止妊娠时，止血异常发生率仅占 3% 左右[301]。

急性脂肪肝

妊娠期急性脂肪肝是一种罕见的疾病，发生在三期妊娠[302]。它可导致肝功能衰竭、脑病和母亲及胎儿的死亡[303-306]。发生的妊娠急性脂肪肝的患者 15%~20% 是因胎儿的长链酰基辅酶 A 脱氢酶(LCAD)纯合或双杂合的异常[307]。伴有 LCAD 缺乏的新生儿不能茁壮成长，而且容易肝衰竭甚至死亡。LCAD 是线粒体中参与脂肪酸 β 氧化的四个酶之一。当它有缺陷，中链和长链脂肪酸发生积累。其中 65%~90% 患者是一个主要的突变(G1528C)。胎儿 LCAD 缺陷会导致杂合型母亲严重的肝脏疾病，确切的机制还不清楚。妊娠急性脂肪肝的特点是：严重肝功能不全、肾衰竭、高血压和 DIC[304,308]。典型病理特征是肝脏微泡型脂肪浸润。一组 28 例患者观察到 AT 水平极低和其他 DIC 实验室迹象，但 AT 浓缩物的输注未见到明确临床疗效[308]。这些患者主要治疗是早期分娩和支持治疗，这样可以达到 90% 的母亲生存率和大于 85% 的围产期生存率[304,310]。胰腺炎是妊娠期急性脂肪肝潜在致命的并发症[310]。

■ 新生儿

新生儿对抗 DIC 的触发能力有限有以下几个原因：①清除可溶性纤维蛋白和活化因子的能力降低；②因为他们纤溶酶原水平低，纤溶能力降低；③合成凝血因子和抑制因子的能力有限[311,312]。新生儿 DIC 的诊断标准不同于成人[313]。需要考虑的是这个年龄生理止血的共同点：包括维生素 K 依赖因子水平低、AT 和蛋白 C 水平低下和凝血酶时间延长。新生儿 DIC 的实验室证据是建立在止血参数、血小板减少，以及纤维蛋白原、因子Ⅴ和因子Ⅷ水平进行性降低的基础上[311,314,315]。

DIC 在患病的新生儿尤其是早产儿中发生。新生儿的 DIC 至少确定有一种基础疾病。最常见的基本疾病是败血症、肺透明膜病(呼吸窘迫综合征)、窒息、坏死性小肠结肠炎、血管内溶血、胎盘早剥和子痫[312,316]。

多个部位出血是新生儿 DIC 最常见的表现，颅内出血是最危及生命的情况。大约 20% 的新生儿 DIC 无明显的临床表现[314]，因此高危患者的高怀疑指数至关重要。

治疗

由于 DIC 触发因素、临床表现和严重程度的不同，很难对 DIC 患者进行对照研究。图 130-4 显示了 DIC 患者处理的一般指南，但治疗措施的选择，必须在仔细考虑所有的临床表现后给予个体化的处理。

■ 原发病的治疗及有力的支持治疗

DIC 患者生存取决于原发病的积极治疗，以减轻或消除有害的刺激因素。败血症引起 DIC 的治疗包括积极静脉注射针对病原菌的抗生素和控制原发灶(如手术或放置引流管)。积

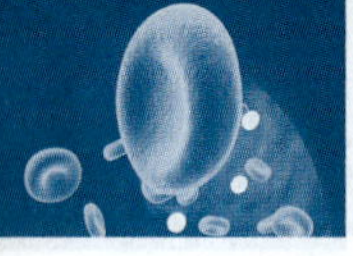

重组人可溶性血栓调节蛋白结合凝血酶形成一个复合物，灭活凝血酶的凝血活性、活化蛋白 C。因此，它是治疗 DIC 患者潜在的药物。DIC 患者随机、双盲的临床试验中，可溶性血栓调节蛋白表现出对出血和凝血参数比肝素更好的效果，但是两组 28 天的死亡率相似[343]。

■ 纤维蛋白溶解抑制剂

DIC 患者的治疗，不宜使用抗纤溶药物，如氨基己酸或氨甲环酸，因为这些药物阻断纤维蛋白溶解，而纤维蛋白溶解可以维持 DIC 患者的组织灌注。DIC 患者使用这些药物可并发严重的血栓形成[344,345]。

在不同的情况，DIC 患者普遍存在初级纤维蛋白溶解，如部分 APL、巨大的血管瘤、中暑、羊水栓塞、一些肝脏疾病和转移性前列腺癌患者。在以下条件下可以考虑使用纤溶抑制剂[346]：①患者是出血严重，替代治疗无效；②过度纤维蛋白溶解，即全血凝固快速裂解或优球蛋白溶解时间很短。在这种情况下，抗纤溶药物的使用应该优于成分血液制品的替代和持续的肝素滴注（见图 130-4）。

翻译：王兆钺

校对：朱　力

参考文献

1. McKay DG: *Disseminated Intravascular Coagulation: an Intermediary Mechanism of Disease*. Hoeber Medical, New York, 1965.
2. Mammen EF: Disseminated intravascular coagulation (DIC). *Clin Lab Sci* 13:239, 2000.
3. Colman RW, Robboy SJ, Minna JD: Disseminated intravascular coagulation: A reappraisal. *Annu Rev Med* 30:359, 1979.
4. Seligsohn U: Disseminated intravascular coagulation, in *Blood: Principles and Practice of Hematology*, edited by RI Handin, SE Lux, TP Stossel, p1289. J.B. Lippincott, Philadelphia, 2000.
5. Levi M, ten Cate H: Disseminated intravascular coagulation. *N Engl J Med* 341:586, 1999.
6. Levi M, ten Cate H, van der Poll T: Disseminated intravascular coagulation: State of the art. *Thromb Haemost* 82:695, 1999.
7. Levi M: Disseminated intravascular coagulation. *Crit Care Med* 29:2191, 2007.
8. Dupuy M: Injections de matière cérébrale dans les veines. *Gaz Med (Paris)* 2:524, 1834.
9. Trousseau A: Phlegmasia alba dolens. *Clin Med Hotel Dieu Paris* 695, 1865.
10. Naunyn C: Untersuchungen uber Blutgerinnung im lebenden tiere and ihre Folgen. *Arch Exp Pathol Pharmacol* 1873.
11. Woolridge LC: Note on the relation of the red cell corpuscles to coagulation. *Practitioner* 187, 1886.
12. Woolridge LC: Ueber intravasculare gerinnungen. *Arch Ant Physiol Abt (Leipzig)* 397, 1886.
13. Ratnoff OD, Pritchard JA, Colopy JE: Hemorraghic states during pregnancy. *N Engl J Med* 253:63,1955.
14. Lasch HG, Heene DL, Huth K, et al: Pathophysiology, clinical manifestations and therapy of consumption-coagulopathy ("Verbrauchskoagulopathie"). *Am J Cardiol* 20:381, 1967.
15. Merskey C, Johnson AJ, Kleiner GJ, et al: The defibrination syndrome: Clinical features and laboratory diagnosis. *Br J Haematol* 13:528, 1967.
16. Robboy SJ, Major MC, Colman RW, et al: Pathology of disseminated intravascular coagulation (DIC). Analysis of 26 cases. *Hum Pathol* 3:327, 1972.
17. Wilde JT, Roberts KM, Greaves M, et al: Association between necropsy evidence of disseminated intravascular coagulation and coagulation variables before death in patients in intensive care units. *J Clin Pathol* 41:138, 1988.
18. Kim HS, Suzuki M, Lie JT, et al: Clinically unsuspected disseminated intravascular coagulation (DIC): An autopsy survey. *Am J Clin Pathol* 66:31, 1976.
19. Watanabe T, Imamura T, Nakagaki K, et al: Disseminated intravascular coagulation in autopsy cases. Its incidence and clinicopathologic significance. *Pathol Res Pract* 165:311, 1979.
20. Shimamura K, Oka K, Nakazawa M, et al: Distribution patterns of microthrombi in disseminated intravascular coagulation. *Arch Pathol Lab Med* 107:543, 1983.
21. Levi M, van der Poll T, ten Cate H, et al: The cytokine-mediated imbalance between coagulant and anticoagulant mechanisms in sepsis and endotoxaemia. *Eur J Clin Invest* 27:3, 1997.
22. Levi M, van der Poll T, Buller HR: The bidirectional relationship between coagulation and inflammation. *Circulation* 109:2698, 2004.
23. Aird WC: Vascular bed-specific hemostasis: Role of endothelium in sepsis pathogenesis. *Crit Care Med* 29:S28, 2001.
24. Weinbaum S, Zhang X, Han Y, et al: Mechanotransduction and flow across the endothelial glycocalyx. *Proc Natl Acad Sci U S A* 100:7988, 2003.
25. Maczewski M, Duda M, Pawlak W, et al: Endothelial protection from reperfusion injury by ischemic preconditioning and diazoxide involves a SOD-like anti-O_2^--mechanism. *J Physiol Pharmacol* 55:537, 2004.
26. Vink H, Constantinescu AA, Spaan JA: Oxidized lipoproteins degrade the endothelial surface layer: Implications for platelet-endothelial cell adhesion. *Circulation* 101:1500, 2000.
27. Nieuwdorp M, van Haeften TW, Gouverneur MC, et al: Loss of endothelial glycocalyx during acute hyperglycemia coincides with endothelial dysfunction and coagulation activation *in vivo*. *Diabetes* 55:480, 2006.
28. Levi M, van der Poll T, ten Cate H: Tissue factor in infection and severe inflammation. *Semin Thromb Hemost* 32:33, 2006.
29. Taylor FBJ, Chang A, Ruf W, et al: Lethal *E. coli* septic shock is prevented by blocking tissue factor with monoclonal antibody. *Circ Shock* 33:127, 1991.
30. Levi M, ten Cate H, Bauer KA, et al: Inhibition of endotoxin-induced activation of coagulation and fibrinolysis by pentoxifylline or by a monoclonal anti-tissue factor antibody in chimpanzees. *J Clin Invest* 93:114, 1994.
31. van der Poll T, Levi M, Hack CE, et al: Elimination of interleukin 6 attenuates coagulation activation in experimental endotoxemia in chimpanzees. *J Exp Med* 179:1253, 1994.
32. Osterud B, Rao LV, Olsen JO: Induction of tissue factor expression in whole blood—lack of evidence for the presence of tissue factor expression on granulocytes. *Thromb Haemost* 83:861, 2000.
33. Franco RF, de Jonge E, Dekkers PE, et al: The *in vivo* kinetics of tissue factor messenger RNA expression during human endotoxemia: Relationship with activation of coagulation. *Blood* 96:554, 2000.
34. Rauch U, Bonderman D, Bohrmann B, et al: Transfer of tissue factor from leukocytes to platelets is mediated by CD15 and tissue factor. *Blood* 96:170, 2000.
35. Osterud B, Bjorklid E: Sources of tissue factor. *Semin Thromb Hemost* 32:11, 2006.
36. van Deventer SJ, Buller HR, ten Cate JW, et al: Experimental endotoxemia in humans: Analysis of cytokine release and coagulation, fibrinolytic, and complement pathways. *Blood* 76:2520, 1990.
37. Boermeester MA, van Leeuwen P, Coyle SM, et al: Interleukin-1 blockade attenuates mediator release and dysregulation of the hemostatic mechanism during human sepsis. *Arch Surg* 130:739, 1995.
38. Osterud B: Tissue factor expression by monocytes: Regulation and pathophysiological roles. *Blood Coagul Fibrinolysis* 9 Suppl 1:S9, 1998.
39. Furie B, Furie BC: Role of platelet P-selectin and microparticle PSGL-1 in thrombus formation. *Trends Mol Med* 10:171, 2004.
40. Neumann FJ, Marx N, Gawaz M, et al: Induction of cytokine expression in leukocytes by binding of thrombin-stimulated platelets. *Circulation* 95:2387, 1997.
41. Esmon CT: Protein C anticoagulant pathway and its role in controlling microvascular thrombosis and inflammation. *Crit Care Med* 29:S48, 2001.
42. Mileno MD, Margolis NH, Clark BD, et al: Coagulation of whole blood stimulates interleukin-1 beta gene expression. *J Infect Dis* 172:308, 1995.
43. Jones A, Geczy CL: Thrombin and factor Xa enhance the production of interleukin-1. *Immunology* 71:236, 1990.
44. Johnson K, Choi Y, DeGroot E, et al: Potential mechanisms for a proinflammatory vascular cytokine response to coagulation activation. *J Immunol* 160:5130, 1998.
45. Sower LE, Froelich CJ, Carney DH, et al: Thrombin induces IL-6 production in fibroblasts and epithelial cells. Evidence for the involvement of the seven-transmembrane domain (STD) receptor for alpha-thrombin. *J Immunol* 155:895, 1995.
46. van der Poll T, de Jonge E, Levi M: Regulatory role of cytokines in disseminated intravascular coagulation. *Semin Thromb Hemost* 27:639, 2001.
47. Coughlin SR: Thrombin signalling and protease-activated receptors. *Nature* 407:258, 2000.
48. Versteeg HH, Peppelenbosch MP, Spek CA: The pleiotropic effects of tissue factor: A possible role for factor VIIa-induced intracellular signalling? *Thromb Haemost* 86:1353, 2001.
49. Levi M, de Jonge E, van der Poll T: Rationale for restoration of physiological anticoagulant pathways in patients with sepsis and disseminated intravascular coagulation. *Crit Care Med* 29:S90, 2001.
50. Szaba FM, Smiley ST: Roles for thrombin and fibrin(ogen) in cytokine/chemokine production and macrophage adhesion *in vivo*. *Blood* 99:1053, 2002.
51. Levi M, van der Poll T: The role of natural anticoagulants in the pathogenesis and management of systemic activation of coagulation and inflammation in critically ill patients. *Semin Thromb Hemost* 34:459, 2008.
52. Levi M: Antithrombin in sepsis revisited. *Crit Care* 9:624, 2005.
53. Levi M, van der Poll T: Two-way interactions between inflammation and coagulation. *Trends Cardiovasc Med* 15:254, 2005.
54. Kobayashi M, Shimada K, Ozawa T: Human recombinant interleukin-1 beta- and tumor necrosis factor alpha-mediated suppression of heparin-like compounds on cultured porcine aortic endothelial cells. *J Cell Physiol* 144:383, 1990.
55. Levi M, van der Poll T: Recombinant human activated protein C: Current insights into its mechanism of action. *Crit Care* 11 Suppl 5:S3, 2007.
56. Esmon CT: Role of coagulation inhibitors in inflammation. *Thromb Haemost* 86:51, 2001.
57. Esmon CT: The regulation of natural anticoagulant pathways. *Science* 235:1348, 1987.
58. Esmon CT: The endothelial cell protein C receptor. *Thromb Haemost* 83:639, 2000.
59. Mesters RM, Helterbrand J, Utterback BG, et al: Prognostic value of protein C concentrations in neutropenic patients at high risk of severe septic complications. *Crit Care Med* 28:2209, 2000.
60. Vary TC, Kimball SR: Regulation of hepatic protein synthesis in chronic inflammation and sepsis. *Am J Physiol* 262:C445, 1992.
61. Eckle I, Seitz R, Egbring R, et al: Protein C degradation *in vitro* by neutrophil elastase. *Biol Chem Hoppe Seyler* 372:1007, 1991.
62. Nawroth PP, Stern DM: Modulation of endothelial cell hemostatic properties by tumor necrosis factor. *J Exp Med* 163:740, 1986.
63. Faust SN, Levin M, Harrison OB, et al: Dysfunction of endothelial protein C activation in severe meningococcal sepsis. *N Engl J Med* 345:408, 2001.

64. Taylor FBJ, Dahlback B, Chang AC, et al: Role of free protein S and C4b binding protein in regulating the coagulant response to *Escherichia coli*. *Blood* 86:2642, 1995.
65. Taylor FBJ, Stearns-Kurosawa DJ, Kurosawa S, et al: The endothelial cell protein C receptor aids in host defense against *Escherichia coli* sepsis. *Blood* 95:1680, 2000.
66. De Pont AC, Bakhtiari K, Hutten BA, et al: Endotoxaemia induces resistance to activated protein C in healthy humans. *Br J Haematol* 134:213, 2006.
67. de Jonge E, Dekkers PE, Creasey AA, et al: Tissue factor pathway inhibitor (TFPI) dose-dependently inhibits coagulation activation without influencing the fibrinolytic and cytokine response during human endotoxemia. *Blood* 95:1124, 2000.
68. Creasey AA, Chang AC, Feigen L, et al: Tissue factor pathway inhibitor reduces mortality from *Escherichia coli* septic shock. *J Clin Invest* 91:2850, 1993.
69. Roemisch J, Gray E, Hoffmann JN, et al: Antithrombin: A new look at the actions of a serine protease inhibitor. *Blood Coagul Fibrinolysis* 13:657, 2002.
70. Opal SM: Interactions between coagulation and inflammation. *Scand J Infect Dis* 35:545, 2003.
71. Harada N, Okajima K, Kushimoto S, et al: Antithrombin reduces ischemia/reperfusion injury of rat liver by increasing the hepatic level of prostacyclin. *Blood* 93:157, 1999.
72. Horie S, Ishii H, Kazama M: Heparin-like glycosaminoglycan is a receptor for antithrombin III-dependent but not for thrombin-dependent prostacyclin production in human endothelial cells. *Thromb Res* 59:895, 1990.
73. Mizutani A, Okajima K, Uchiba M, et al: Antithrombin reduces ischemia/reperfusion-induced renal injury in rats by inhibiting leukocyte activation through promotion of prostacyclin production. *Blood* 101:3029, 2003.
74. Uchiba M, Okajima K, Murakami K: Effects of various doses of antithrombin III on endotoxin-induced endothelial cell injury and coagulation abnormalities in rats. *Thromb Res* 89:233, 1998.
75. Esmon CT: New mechanisms for vascular control of inflammation mediated by natural anticoagulant proteins. *J Exp Med* 196:561, 2002.
76. Okajima K: Regulation of inflammatory responses by natural anticoagulants. *Immunol Rev* 184:258, 2001.
77. Taylor FBJ, Chang A, Esmon CT, et al: Protein C prevents the coagulopathic and lethal effects of *Escherichia coli* infusion in the baboon. *J Clin Invest* 79:918, 1987.
78. Hancock WW, Tsuchida A, Hau H, et al: The anticoagulants protein C and protein S display potent antiinflammatory and immunosuppressive effects relevant to transplant biology and therapy. *Transplant Proc* 24:2302, 1992.
79. Hancock WW, Grey ST, Hau L, et al: Binding of activated protein C to a specific receptor on human mononuclear phagocytes inhibits intracellular calcium signaling and monocyte-dependent proliferative responses. *Transplantation* 60:1525, 1995.
80. White B, Schmidt M, Murphy C, et al: Activated protein C inhibits lipopolysaccharide-induced nuclear translocation of nuclear factor kappaB (NF-kappaB) and tumour necrosis factor alpha (TNF-alpha) production in the THP-1 monocytic cell line. *Br J Haematol* 110:130, 2000.
81. Levi M, Dorffler-Melly J, Reitsma PH, et al: Aggravation of endotoxin-induced disseminated intravascular coagulation and cytokine activation in heterozygous protein C deficient mice. *Blood* 101:4823, 2003.
82. Lay AJ, Donahue D, Tsai MJ, et al: Acute inflammation is exacerbated in mice genetically predisposed to a severe protein C deficiency. *Blood* 109:1984, 2007.
83. Feistritzer C, Sturn DH, Kaneider NC, et al: Endothelial protein C receptor-dependent inhibition of human eosinophil chemotaxis by protein C. *J Allergy Clin Immunol* 112:375, 2003.
84. Sturn DH, Kaneider NC, Feistritzer C, et al: Expression and function of the endothelial protein C receptor in human neutrophils. *Blood* 102:1499, 2003.
85. Hoffmann JN, Vollmar B, Laschke MW, et al: Microhemodynamic and cellular mechanisms of activated protein C action during endotoxemia. *Crit Care Med* 32:1011, 2004.
86. Nick JA, Coldren CD, Geraci MW, et al: Recombinant human activated protein C reduces human endotoxin-induced pulmonary inflammation via inhibition of neutrophil chemotaxis. *Blood* 104:3878, 2004.
87. Shimizu S, Gabazza EC, Taguchi O, et al: Activated protein C inhibits the expression of platelet-derived growth factor in the lung. *Am J Respir Crit Care Med* 167:1416, 2003.
88. Zeng W, Matter WF, Yan SB, et al: Effect of drotrecogin alfa (activated) on human endothelial cell permeability and Rho kinase signaling. *Crit Care Med* 32:S302, 2004.
89. Feistritzer C, Riewald M: Endothelial barrier protection by activated protein C through PAR1-dependent sphingosine 1-phosphate receptor-1 cross activation. *Blood* 105:3178, 2005.
90. Finigan JH, Dudek SM, Singleton PA, et al: Activated protein C mediates novel lung endothelial barrier enhancement: Role of sphingosine 1-phosphate receptor transactivation. *J Biol Chem* 280:17286, 2005.
91. Cheng T, Liu D, Griffin JH, et al: Activated protein C blocks p53-mediated apoptosis in ischemic human brain endothelium and is neuroprotective. *Nat Med* 9:338, 2003.
92. Riewald M, Petrovan RJ, Donner A, et al: Activation of endothelial cell protease activated receptor 1 by the protein C pathway. *Science* 296:1880, 2002.
93. Mosnier LO, Griffin JH: Inhibition of staurosporine-induced apoptosis of endothelial cells by activated protein C requires protease activated receptor-1 and endothelial cell protein C receptor. *Biochem J* 373:65, 2003.
94. Mosnier LO, Zlokovic BV, Griffin JH: The cytoprotective protein C pathway. *Blood* 109:3161, 2007.
95. Biemond BJ, Levi M, ten Cate H, et al: Plasminogen activator and plasminogen activator inhibitor I release during experimental endotoxaemia in chimpanzees: Effect of interventions in the cytokine and coagulation cascades. *Clin Sci* 88:587, 1995.
96. Schleef RR, Bevilacqua MP, Sawdey M, et al: Cytokine activation of vascular endothelium. Effects on tissue-type plasminogen activator and type 1 plasminogen activator inhibitor. *J Biol Chem* 263:5797, 1988.
97. van HV, Kooistra T, van den Berg EA, et al: Tumor necrosis factor increases the production of plasminogen activator inhibitor in human endothelial cells *in vitro* and in rats *in vivo*. *Blood* 72:1467, 1988.
98. Asakura H, Ontachi Y, Mizutani T: An enhanced fibrinolysis prevents the development of multiple organ failure in disseminated intravascular coagulation in spite of much activation of blood coagulation. *Crit Care Med* 29:1164, 2001.
99. Yamamoto K, Loskutoff DJ: Fibrin deposition in tissues from endotoxin-treated mice correlates with decreases in the expression of urokinase-type but not tissue-type plasminogen activator. *J Clin Invest* 97:2440, 1996.
100. Nesheim M, Wang W, Boffa M, et al: Thrombin, thrombomodulin and TAFI in the molecular link between coagulation and fibrinolysis. *Thromb Haemost* 78:386, 1997.
101. Salvemini D, Cuzzocrea S: Oxidative stress in septic shock and disseminated intravascular coagulation. *Free Radic Biol Med* 33:1173, 2002.
102. Asakura H, Okudaira M, Yoshida T: Induction of vasoactive substances differs in LPS-induced and TF-induced DIC models in rats. *Thromb Haemost* 88:663, 2002.
103. Levi M, Nieuwdorp M, van der Poll T, et al: Metabolic modulation of inflammation-induced activation of coagulation. *Semin Thromb Hemost* 34:26, 2008.
104. Kjalke M, Silveira A, Hamsten A, et al: Plasma lipoproteins enhance tissue factor-independent factor VII activation. *Arterioscler Thromb Vasc Biol* 20:1835, 2000.
105. van der Poll T, Coyle SM, Levi M, et al: Fat emulsion infusion potentiates coagulation activation during human endotoxemia. *Thromb Haemost* 75:83, 1996.
106. Pajkrt D, Lerch PG, van der Poll T, et al: Differential effects of reconstituted high-density lipoprotein on coagulation, fibrinolysis and platelet activation during human endotoxemia. *Thromb Haemost* 77:303, 1997.
107. Birjmohun RS, van Leuven SI, Levels JH, et al: High-density lipoprotein attenuates inflammation and coagulation response on endotoxin challenge in humans. *Arterioscler Thromb Vasc Biol* 27:1153, 2007.
108. Bisoendial RJ, Kastelein JJ, Peters SL, et al: Effects of CRP infusion on endothelial function and coagulation in normocholesterolemic and hypercholesterolemic subjects. *J Lipid Res* 48:952, 2007.
109. Grant PJ: Diabetes mellitus as a prothrombotic condition. *J Intern Med* 262:157, 2007.
110. Juhan-Vague I, Roul C, Alessi MC, et al: Increased plasminogen activator inhibitor activity in non insulin dependent diabetic patients—Relationship with plasma insulin. *Thromb Haemost* 61:370, 1989.
111. Mansfield MW, Stickland MH, Grant PJ: PAI-1 concentrations in first-degree relatives of patients with non-insulin-dependent diabetes: Metabolic and genetic associations. *Thromb Haemost* 77:357, 1997.
112. Samad F, Pandey M, Loskutoff DJ: Regulation of tissue factor gene expression in obesity. *Blood* 98:3353, 2001.
113. Stegenga ME, van der Crabben SN, Levi M, et al: Hyperglycemia enhances coagulation and reduces neutrophil degranulation, whereas hyperinsulinemia inhibits fibrinolysis during human endotoxemia. *Blood* 112:82, 2008.
114. Levi M: Current understanding of disseminated intravascular coagulation. *Br J Haematol* 124:567, 2004.
115. Siegal T, Seligsohn U, Aghai E, et al: Clinical and laboratory aspects of disseminated intravascular coagulation (DIC): A study of 118 cases. *Thromb Haemost* 39:122, 1978.
116. Al-Mondhiry H: Disseminated intravascular coagulation: Experience in a major cancer center. *Thromb Diath Haemorrh* 34:181, 1975.
117. Hofstra JJ, Haitsma JJ, Juffermans NP, et al: Role of broncho-alveolar hemostasis in the pathogenesis of acute lung injury. *Semin Thromb Hemost* 34:475, 2008.
118. Rinaldo JE, Rogers RM: Adult respiratory distress syndrome [editorial]. *N Engl J Med* 315:578, 1986.
119. Katsumura Y, Ohtsubo K: Incidence of pulmonary thromboembolism, infarction and hemorrhage in disseminated intravascular coagulation. *Thorax* 50:160, 1995.
120. Kollef MH, Schuster DP: The acute respiratory distress syndrome. *N Engl J Med* 332:27, 1995.
121. Dhainaut JF, Shorr AF, Macias WL, et al: Dynamic evolution of coagulopathy in the first day of severe sepsis: Relationship with mortality and organ failure. *Crit Care Med* 33:341, 2005.
122. Spero JA, Lewis JH, Hasiba U: Disseminated intravascular coagulation. Findings in 346 patients. *Thromb Haemost* 43:28, 1980.
123. Bakhtiari K, Meijers JC, de Jonge E, et al: Prospective validation of the international society of thrombosis and haemostasis scoring system for disseminated intravascular coagulation. *Crit Care Med* 32:2416, 2004.
124. Dhainaut JF, Yan SB, Joyce DE, et al: Treatment effects of drotrecogin alfa (activated) in patients with severe sepsis with or without overt disseminated intravascular coagulation. *J Thromb Haemost* 2:1924, 2004.
125. Dempfle CE, Pfitzner SA, Dollman M, et al: Comparison of immunological and functional assays for measurement of soluble fibrin. *Thromb Haemost* 74:673, 1995.
126. Bredbacka S, Blomback M, Wiman B, et al: Laboratory methods for detecting disseminated intravascular coagulation (DIC): New aspects. *Acta Anaesthesiol Scand* 37:125, 1993.
127. Bredbacka S, Blomback M, Wiman B: Soluble fibrin: A predictor for the development and outcome of multiple organ failure. *Am J Hematol* 46:289, 1994.
128. McCarron BI, Marder VJ, Kanouse JJ, et al: A soluble fibrin standard: Comparable dose-response with immunologic and functional assays. *Thromb Haemost* 82:145, 1999.
129. Shorr AF, Thomas SJ, Alkins SA, et al: D-dimer correlates with proinflammatory cytokine levels and outcomes in critically ill patients. *Chest* 121:1262, 2002.
130. Dempfle CE: The use of soluble fibrin in evaluating the acute and chronic hypercoagulable state. *Thromb Haemost* 82:673, 1999.
131. Horan JT, Francis CW: Fibrin degradation products, fibrin monomer and soluble fibrin in disseminated intravascular coagulation. *Semin Thromb Hemost* 27:657, 2001.
132. McCarron BI, Marder VJ, Francis CW: Reactivity of soluble fibrin assays with plasmic degradation products of fibrin and in patients receiving fibrinolytic therapy. *Thromb Haemost* 82:1722, 1999.
133. Carr JM, McKinney M, McDonagh J: Diagnosis of disseminated intravascular coagulation. Role of D-dimer. *Am J Clin Pathol* 91:280, 1989.
134. Boisclair MD, Ireland H, Lane DA: Assessment of hypercoagulable states by measurement of activation fragments and peptides. *Blood Rev* 4:25, 1990.
135. Prisco D, Paniccia R, Bonechi F, et al: Evaluation of new methods for the selective mea-

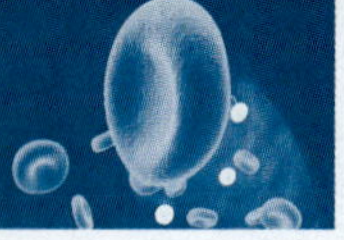

surement of fibrin and fibrinogen degradation products. *Thromb Res* 56:547, 1989.
136. Shorr AF, Trotta RF, Alkins SA, et al: D-dimer assay predicts mortality in critically ill patients without disseminated intravascular coagulation or venous thromboembolic disease. *Intensive Care Med* 25:207, 1999.
137. Greenberg CS, Devine DV, McCrae KM: Measurement of plasma fibrin D-dimer levels with the use of a monoclonal antibody coupled to latex beads. *Am J Clin Pathol* 87:94, 1987.
138. Taylor FBJ, Toh CH, Hoots WK, et al: Towards definition, clinical and laboratory criteria, and a scoring system for disseminated intravascular coagulation. *Thromb Haemost* 86:1327, 2001.
139. Kobayashi S, Gando S, Morimoto Y: Serial measurement of arterial lactate concentrations as a prognostic indicator in relation to the incidence of disseminated intravascular coagulation in patients with systemic inflammatory response syndrome. *Surg Today* 31:853, 2001.
140. Wada H, Gabazza EC, Asakura H, et al: Comparison of diagnostic criteria for disseminated intravascular coagulation (DIC): Diagnostic criteria of the International Society of Thrombosis and Hemostasis and of the Japanese Ministry of Health and Welfare for overt DIC: *Am J Hematol* 74:17, 2003.
141. Kinasewitz GT, Zein JG, Lee GL, et al: Prognostic value of a simple evolving DIC score in patients with severe sepsis. *Crit Care Med* 33:2214, 2005.
142. Levi M, van der Poll T, de Jonge E, et al: Relative insufficiency of fibrinolysis in disseminated intravascular coagulation. *Sepsis* 3:103, 2000.
143. Liaw PC, Ferrell G, Esmon CT. A monoclonal antibody against activated protein C allows rapid detection of activated protein C in plasma and reveals a calcium ion dependent epitope involved in factor Va inactivation. *J Thromb Haemost* 1:662, 2003.
144. Moore JC, Hayward CP, Warkentin TE, et al: Decreased von Willebrand factor protease activity associated with thrombocytopenic disorders. *Blood* 98:1842, 2001.
145. Levi M, Lowenberg EC: Thrombocytopenia in critically ill patients. *Semin Thromb Hemost* 34:417, 2008.
146. Toh CH, Samis J, Downey C, et al: Biphasic transmittance waveform in the APTT coagulation assay is due to the formation of a Ca(++)-dependent complex of C-reactive protein with very-low-density lipoprotein and is a novel marker of impending disseminated intravascular coagulation. *Blood* 100:2522, 2002.
147. Toh CH: Transmittance waveform of routine coagulation tests is a sensitive and specific method for diagnosing non-overt disseminated intravascular coagulation. *Blood Rev* 16 Suppl 1:S11, 2002.
148. Toh CH, Hoots WK: The scoring system of the Scientific and Standardisation Committee on Disseminated Intravascular Coagulation of the International Society on Thrombosis and Haemostasis: A 5-year overview. *J Thromb Haemost* 5:604, 2007.
149. Bone RC: Modulators of coagulation. A critical appraisal of their role in sepsis. *Arch Intern Med* 152:1381, 1992.
150. Keller TT, Mairuhu AT, de Kruif MD, et al: Infections and endothelial cells. *Cardiovasc Res* 60:40, 2003.
151. Gando S, Nanzaki S, Sasaki S, et al: Activation of the extrinsic coagulation pathway in patients with severe sepsis and septic shock. *Crit Care Med* 26:2005, 1998.
152. Wiersinga WJ, Meijers JC, Levi M, et al: Activation of coagulation with concurrent impairment of anticoagulant mechanisms correlates with a poor outcome in severe melioidosis. *J Thromb Haemost* 6:32, 2008.
153. Bone RC: Gram-positive organisms and sepsis. *Arch Intern Med* 154:26, 1994.
154. Levi M, van der Poll T: Coagulation in sepsis: All bugs bite equally. *Crit Care* 8:99, 2004.
155. Herwald H, Cramer H, Morgelin M. M-protein, a classical bacterial virulence determinant forms complexes with fibrinogen that induce vascular leakage. *Cell* 116:367, 2004.
156. Fijnvandraat K, Derkx B, Peters M, et al: Coagulation activation and tissue necrosis in meningococcal septic shock: Severely reduced protein C levels predict a high mortality. *Thromb Haemost* 73:15, 1995.
157. Hazelzet JA, Risseeuw-Appel IM, Kornelisse RF, et al: Age-related differences in outcome and severity of DIC in children with septic shock and purpura. *Thromb Haemost* 76:932, 1996.
158. Levi M, Opal SM: Coagulation abnormalities in critically ill patients. *Crit Care* 10:222, 2006.
159. Levi M: Hemostasis and thrombosis in critically ill patients. *Semin Thromb Hemost* 34:415, 2008.
160. Ono T, Mimuro J, Madoiwa S, et al: Severe secondary deficiency of von Willebrand factor-cleaving protease (ADAMTS13) in patients with sepsis-induced disseminated intravascular coagulation: Its correlation with development of renal failure. *Blood* 107:528, 2006.
161. Bhakdi S, Muhly M, Mannhardt U: Staphylococcal alpha toxin promotes blood coagulation via attack on human platelets. *J Exp Med* 168:527, 1988.
162. Ratnoff OD, Nebehay WG: Multiple coagulative defects in a patient with the Waterhouse-Friderichsen syndrome. *Ann Intern Med* 56:627, 1962.
163. van Gorp E, Suharti C, ten Cate H, et al: Review: Infectious diseases and coagulation disorders. *J Infect Dis* 180:176, 1999.
164. Levi M, Keller TT, van Gorp E, et al: Infection and inflammation and the coagulation system. *Cardiovasc Res* 60:26, 2003.
165. Heller MV, Marta RF, Sturk A, et al: Early markers of blood coagulation and fibrinolysis activation in Argentine hemorrhagic fever. *Thromb Haemost* 73:368, 1995.
166. Clemens R, Pramoolsinsap C, Lorenz R, et al: Activation of the coagulation cascade in severe falciparum malaria through the intrinsic pathway. *Br J Haematol* 87:100, 1994.
167. Mohanty D, Ghosh K, Nandwani SK, et al: Fibrinolysis, inhibitors of blood coagulation, and monocyte derived coagulant activity in acute malaria. *Am J Hematol* 54:23, 1997.
168. Fera G, Semeraro N, De MV, et al: Disseminated intravascular coagulation associated with disseminated cryptococcosis in a patient with acquired immunodeficiency syndrome. *Infection* 21:171, 1993.
169. Cosgriff TM: Viruses and haemostasis. *Rev Infect Dis* 11:672, 1989.
170. Inbal A, Kenet G, Zivelin A, et al: Purpura fulminans induced by disseminated intravascular coagulation following infection in 2 unrelated children with double heterozygosity for factor V Leiden and protein S deficiency. *Thromb Haemost* 77:1086, 1997.
171. Hofstra JJ, Schouten M, Levi M: Thrombophilia and outcome in severe infection and sepsis. *Semin Thromb Hemost* 33:604, 2007.
172. Levin M, Eley BS, Louis J: Postinfectious purpura fulminans caused by an autoantibody directed against protein S. *J Pediatr* 127:355, 1995.
173. Bhamarapravati N: Hemostatic defects in dengue hemorrhagic fever. *Rev Infect Dis* 11 Suppl 4:S826, 1989.
174. Suvatte V: Dengue hemorrhagic fever: Hematological abnormalities and pathogenesis. *J Med Assoc Thai* 61 Suppl 3:53, 1978.
175. Linder M, Muller-Berghaus G, Lasch HG, et al: Virus infection and blood coagulation. *Thromb Diath Haemorrh* 23:1, 1970.
176. Carpenter CT, Kaiser AB: Purpura fulminans in pneumococcal sepsis: Case report and review. *Scand J Infect Dis* 29:479, 1997.
177. Gerson WT, Dickerman JD, Bovill EG, et al: Severe acquired protein C deficiency in purpura fulminans associated with disseminated intravascular coagulation: Treatment with protein C concentrate. *Pediatrics* 91:418, 1993.
178. Tishler M, Abramov AL, Seligsohn U, et al: Purpura fulminans in an adult. *Isr J Med Sci* 22:820, 1986.
179. Bramson HE, Katz J, Marble R, et al: Inherited protein C deficiency and a coumarin responsive chronic relapsing purpura fulminans in a newborn infant. *Lancet* 2:1156, 1983.
180. Seligsohn U, Berger A, Abend M: Homozygous protein C deficiency manifested by massive venous thrombosis in the newborn. *N Engl J Med* 310:559, 1984.
181. Goad KE, Gralnick HR: Coagulation disorders in cancer. *Hematol Oncol Clin North Am* 10:457, 1996.
182. Levi M: Cancer and DIC: *Haemostasis* 31 Suppl 1:47, 2001.
183. Sack GH Jr, Levin J, Bell WR: Trousseau's syndrome and other manifestations of chronic disseminated coagulopathy in patients with neoplasms: Clinical, pathophysiologic, and therapeutic features. *Medicine (Baltimore)* 56:1, 1977.
184. Sallah S, Wan JY, Nguyen NP, et al: Disseminated intravascular coagulation in solid tumors: Clinical and pathological study. *Thromb Haemost* 86:828, 2001.
185. Donati MB: Cancer and thrombosis: From Phlegmasia alba dolens to transgenic mice. *Thromb Haemost* 74:278, 1995.
186. Levi M: Cancer and thrombosis. *Clin Adv Hematol Oncol* 1:668, 2003.
187. Contrino J, Hair G, Kreutzer DL, et al: *In situ* detection of tissue factor in vascular endothelial cells: Correlation with the malignant phenotype of human breast disease. *Nature Medicine (Baltimore)* 2:209, 1996.
188. Rickles FR, Brenner B: Tissue factor and cancer. *Semin Thromb Hemost* 34:143, 2008.
189. Bromberg ME, Konigsberg WH, Madison JF, et al: Tissue factor promotes melanoma metastasis by a pathway independent of blood coagulation. *Proc Natl Acad Sci U S A* 92:8205, 1995.
190. Zhang Y, Deng Y, Luther T, et al: Tissue factor controls the balance of angiogenic and antiangiogenic properties of tumor cells in mice. *J Clin Invest* 94:1320, 1994.
191. Nadir Y, Vlodavsky I, Brenner B: Heparanase, tissue factor, and cancer. *Semin Thromb Hemost* 34:187, 2008.
192. Falanga A, Consonni R, Marchetti M, et al: Cancer procoagulant and tissue factor are differently modulated by all-trans-retinoic acid in acute promyelocytic leukemia cells. *Blood* 92:143, 1998.
193. Levi M: Disseminated intravascular coagulation in cancer patients. *Best Pract Res Clin Haematol* 22:129, 2009.
194. Wahrenbrock M, Borsig L, Le Duc M: Selectin-mucin interactions as a probable molecular explanation for the association of Trousseau syndrome with mucinous adenocarcinoma. *J Clin Invest* 112:853, 2003.
195. Dvorak HF, Quay SC, Orenstein NS: Tumor shedding and coagulation. *Science* 212:923, 1981.
196. Zwicker JI: Tissue factor-bearing microparticles and cancer. *Semin Thromb Hemost* 34:195, 2008.
197. Nijziel MR, van OR, Hillen HF, et al: From Trousseau to angiogenesis: The link between the haemostatic system and cancer. *Neth J Med* 64:403, 2006.
198. Rickles FR, Falanga A: Molecular basis for the relationship between thrombosis and cancer. *Thromb Res* 102:V215, 2001.
199. Stouthard JM, Levi M, Hack CE, et al: Interleukin-6 stimulates coagulation, not fibrinolysis, in humans. *Thromb Haemost* 76:738, 1996.
200. van der Poll T, Coyle SM, Levi M, et al: Effect of a recombinant dimeric tumor necrosis factor receptor on inflammatory responses to intravenous endotoxin in normal humans. *Blood* 89:3727, 1997.
201. van der Poll T, Levi M, ten Cate H, et al: The role of tumor necrosis factor in systemic inflammatory responses in primate endotoxemia. *Prog Clin Biol Res* 388:425, 1994.
202. van der Poll T, Levi M, van Deventer SJ, et al: Differential effects of anti-tumor necrosis factor monoclonal antibodies on systemic inflammatory responses in experimental endotoxemia in chimpanzees. *Blood* 83:446, 1994.
203. Sewnath ME, Olszyna DP, Birjmohun R, et al: IL-10-deficient mice demonstrate multiple organ failure and increased mortality during *Escherichia coli* peritonitis despite an accelerated bacterial clearance. *J Immunol* 166:6323, 2001.
204. van der Poll T, Jansen J, Levi M, et al: Interleukin 10 release during endotoxaemia in chimpanzees: Role of platelet-activating factor and interleukin 6. *Scand J Immunol* 43:122, 1996.
205. van der Poll T, Jansen PM, Montegut WJ, et al: Effects of IL-10 on systemic inflammatory responses during sublethal primate endotoxemia. *J Immunol* 158:1971, 1997.
206. Seligsohn U, Weber H, Yoran C: Microangiopathic hemolytic anemia and defibrination syndrome in metastatic carcinoma of the stomach. *Isr J Med Sci* 4:69, 1968.
207. Uchiumi H, Matsushima T, Yamane A, et al: Prevalence and clinical characteristics of acute myeloid leukemia associated with disseminated intravascular coagulation. *Int J Hematol* 86:137, 2007.
208. Barbui T, Falanga A: Disseminated intravascular coagulation in acute leukemia. *Semin Thromb Hemost* 27:593, 2001.

209. Sarris AH, Kempin S, Berman E, et al: High incidence of disseminated intravascular coagulation during remission induction of adult patients with acute lymphoblastic leukemia. *Blood* 79:1305, 1992.
210. Avvisati G, ten Cate JW, Sturk A, et al: Acquired alpha-2-antiplasmin deficiency in acute promyelocytic leukaemia. *Br J Haematol* 70:43, 1988.
211. Falanga A: Mechanisms of hypercoagulation in malignancy and during chemotherapy. *Haemostasis* 28 Suppl 3:50, 1998.
212. Stein E, McMahon B, Kwaan H, et al: The coagulopathy of acute promyelocytic leukaemia revisited. *Best Pract Res Clin Haematol* 22:153, 2009.
213. Barbui T, Finazzi G, Falanga A: The impact of all-*trans*-retinoic acid on the coagulopathy of acute promyelocytic leukemia. *Blood* 91:3093, 1998.
214. Gando S, Nakanishi Y, Tedo I: Cytokines and plasminogen activator inhibitor-1 in posttrauma disseminated intravascular coagulation: Relationship to multiple organ dysfunction syndrome. *Crit Care Med* 23:1835, 1995.
215. Gando S: Disseminated intravascular coagulation in trauma patients. *Semin Thromb Hemost* 27:585, 2001.
216. Gando S: Tissue factor in trauma and organ dysfunction. *Semin Thromb Hemost* 32:48, 2006.
217. Owings JT, Gosselin RC, Anderson JT, et al: Practical utility of the D-dimer assay for excluding thromboembolism in severely injured trauma patients. *J Trauma* 51:425, 2001.
218. Attar S, Boyd D, Layne E, et al: Alterations in coagulation and fibrinolytic mechanisms in acute trauma. *J Trauma* 9:939, 1969.
219. Cosgriff N, Moore EE, Sauaia A, et al: Predicting life-threatening coagulopathy in the massively transfused trauma patient: Hypothermia and acidoses revisited. *J Trauma* 42:857, 1997.
220. Hess JR, Holcomb JB: Transfusion practice in military trauma. *Transfus Med* 18:143, 2008.
221. Armand R, Hess JR: Treating coagulopathy in trauma patients. *Transfus Med Rev* 17:223, 2003.
222. Simmons RL, Collins JA, Heisterkamp CA, et al: Coagulation disorders in combat casualties. I: Acute changes after wounding. II: Effects of massive transfusion. 3. Post-resuscitative changes. *Ann Surg* 169:455, 1969.
223. Gomez R, Murray CK, Hospenthal DR, et al: Causes of mortality by autopsy findings of combat casualties and civilian patients admitted to a burn unit. *J Am Coll Surg* 208:348, 2009.
224. Niles SE, McLaughlin DF, Perkins JG, et al: Increased mortality associated with the early coagulopathy of trauma in combat casualties. *J Trauma* 64:1459, 2008.
225. Kaufman HH, Hui KS, Mattson JC, et al: Clinicopathological correlations of disseminated intravascular coagulation in patients with head injury. *Neurosurgery* 15:34, 1984.
226. Stein SC, Chen XH, Sinson GP, et al: Intravascular coagulation: A major secondary insult in nonfatal traumatic brain injury. *J Neurosurg* 97:1373, 2002.
227. Olson JD, Kaufman HH, Moake J, et al: The incidence and significance of hemostatic abnormalities in patients with head injuries. *Neurosurgery* 24:825, 1989.
228. Selladurai BM, Vickneswaran M, Duraisamy S, et al: Coagulopathy in acute head injury—A study of its role as a prognostic indicator. *Br J Neurosurg* 11:398, 1997.
229. Levi M: Burning issues surrounding inflammation and coagulation in heatstroke. *Crit Care Med* 36:2455, 2008.
230. Garcia-Avello A, Lorente JA, Cesar-Perez J, et al: Degree of hypercoagulability and hyperfibrinolysis is related to organ failure and prognosis after burn trauma. *Thromb Res* 89:59, 1998.
231. Simon TL, Curreri PW, Harker LA: Kinetic characterization of hemostasis in thermal injury. *J Lab Clin Med* 89:702, 1977.
232. Winkelman MD, Galloway PG: Central nervous system complications of thermal burns. A postmortem study of 139 patients. *Medicine (Baltimore)* 71:271, 1992.
233. Carr ME Jr: Disseminated intravascular coagulation: Pathogenesis, diagnosis, and therapy. *J Emerg Med* 5:311, 1987.
234. Tytgat GN, Collen D, Verstraete M: Metabolism of fibrinogen in cirrhosis of the liver. *J Clin Invest* 50:169, 1971.
235. Coleman M, Finlayson N, Bettigole RE, et al: Fibrinogen survival in cirrhosis: Improvement by "low dose" heparin. *Ann Intern Med* 83:79, 1975.
236. Coccheri S, Mannucci PM, Palareti G, et al: Significance of plasma fibrinopeptide A and high molecular weight fibrinogen in patients with liver cirrhosis. *Br J Haematol* 52:503, 1982.
237. Oka K, Tanaka K: Intravascular coagulation in autopsy cases with liver diseases. *Thromb Haemost* 42:564, 1979.
238. Paramo JA, Rifon J, Fernandez J, et al: Thrombin activation and increased fibrinolysis in patients with chronic liver disease. *Blood Coagul Fibrinolysis* 2:227, 1991.
239. Palascak JE, Martinez J: Dysfibrinogenemia associated with liver disease. *J Clin Invest* 60:89, 1977.
240. Ben-Ari Z, Osman E, Hutton RA, et al: Disseminated intravascular coagulation in liver cirrhosis: Fact or fiction? [See comments.] *Am J Gastroenterol* 94:2977, 1999.
241. Hollestelle MJ, Geertzen HG, Straatsburg IH, et al: Factor VIII expression in liver disease. *Thromb Haemost* 91:267, 2004.
242. Straub PW: Diffuse intravascular coagulation in liver disease? *Semin Thromb Hemost* 4:29, 1977.
243. Canoso RT, Hutton RA, Deykin D: The hemostatic defect of chronic liver disease. Kinetic studies using ^{75}Se-selenomethionine. *Gastroenterology* 76:540, 1979.
244. Tempero MA, Davis RB, Reed E, et al: Thrombocytopenia and laboratory evidence of disseminated intravascular coagulation after shunts for ascites in malignant disease. *Cancer* 55:2718, 1985.
245. Bakker CM, Knot EA, Stibbe J, et al: Disseminated intravascular coagulation in liver cirrhosis. *J Hepatol* 15:330, 1992.
246. Wakefield EG, Hall WW: Heat injuries: A preparatory study for experimental heatstroke. *JAMA* 89:92, 1927.
247. Chao TC, Sinniah R, Pakiam JE: Acute heat stroke deaths. *Pathology* 13:145, 1981.
248. Bouchama A, Knochel JP: Heat stroke. *N Engl J Med* 346:1978, 2002.
249. Bouchama A, Hammami MM, Haq A, et al: Evidence for endothelial cell activation/injury in heatstroke. *Crit Care Med* 24:1173, 1996.
250. Gauss P, Meyer KA: Heat stroke: Report of one hundred and fifty-eight cases from Cook County Hospital, Chicago. *Am J Med Sci* 154:554, 1917.
251. Huisse MG, Pease S, Hurtado-Nedelec M, et al: Leucocyte activation: The link between inflammation and coagulation during heatstroke. A study of patients during the 2003 heat wave in Paris. *Crit Care Med* 36:2288, 2008.
252. Mustafa KY, Omer O, Khogali M, et al: Blood coagulation and fibrinolysis in heat stroke. *Br J Haematol* 61:517, 1985.
253. Seegers WH, Ouyang C: Snake venoms and blood coagulation, in *Snake Venoms*, edited by L Chen-Yuan L, p 684. Springer Verlag, Berlin, 1979.
254. Huang TF, Holt JC, Lukasiewicz H, et al: Trigramin. A low molecular weight peptide inhibiting fibrinogen interaction with platelet receptors expressed on glycoprotein IIb-IIIa complex. *J Biol Chem* 262:16157, 1987.
255. Klein JD, Walker FJ: Purification of a protein C activator from the venom of the southern copperhead snake (*Agkistrodon contortrix contortrix*). *Biochemistry* 25:4175, 1986.
256. Weiss HJ, Phillips LL, Hopewell WS, et al: Heparin therapy in a patient bitten by a saw-scaled viper (*Echis carinatus*), a snake whose venom activates prothrombin. *Am J Med* 54:653, 1973.
257. Schulchynska-Castel H, Dvilansky A, Keynan A: *Echis colorata* bites: Clinical evaluation of 42 patients. A retrospective study. *Isr J Med Sci* 22:880, 1986.
258. Fainaru M, Eisenberg S, Manny N, et al: The natural course of defibrination syndrome caused by *Echis colorata* venom in man. *Thromb Diath Haemorrh* 31:420, 1974.
259. Hall GW: Kasabach-Merritt syndrome: Pathogenesis and management. *Br J Haematol* 112:851, 2001.
260. Straub PW, Kessler S, Schreiber A, et al: Chronic intravascular coagulation in Kasabach-Merritt syndrome. Preferential accumulation of fibrinogen ^{131}I in a giant hemangioma. *Arch Intern Med* 129:475, 1972.
261. Warrell RPJ, Kempin SJ, Benua RS, et al: Intratumoral consumption of indium-111 labeled platelets in a patient with hemangiomatosis and intravascular coagulation (Kasabach-Merritt syndrome). *Cancer* 52:2256, 1983.
262. Propp RP, Scharfman WB: Hemangioma-thrombocytopenia syndrome associated with microangiopathic hemolytic anemia. *Blood* 28:623, 1966.
263. Hesselmann S, Micke O, Marquardt T, et al: Case report: Kasabach-Merritt syndrome: A review of the therapeutic options and case report of successful treatment with radiotherapy and interferon alpha. *Br J Radiol* 75:180, 2002.
264. Mazoyer E, Enjolras O, Laurian C, et al: Coagulation abnormalities associated with extensive venous malformations of the limbs: Differentiation from Kasabach-Merritt syndrome. *Clin Lab Haematol* 24:243, 2002.
265. Fisher DF Jr, Yawn DH, Crawford ES: Preoperative disseminated intravascular coagulation associated with aortic aneurysms. A prospective study of 76 cases. *Arch Surg* 118:1252, 1983.
266. Bieger R, Vreeken J, Stibbe J, et al: Arterial aneurysm as a cause of consumption coagulopathy. *N Engl J Med* 285:152, 1971.
267. ten Cate JW, Timmers H, Becker AE: Coagulopathy in ruptured or dissecting aortic aneurysms. *Am J Med* 59:171, 1975.
268. Mulcare RJ, Royster TS, Phillips LL: Intravascular coagulation in surgical procedures on the abdominal aorta. *Surg Gynecol Obstet* 143:730, 1976.
269. Wilcox JN, Smith KM, Schwartz SM, et al: Localization of tissue factor in the normal vessel wall and in the atherosclerotic plaque. *Proc Natl Acad Sci U S A* 86:2839, 1989.
270. Cummins D, Segal H, Hunt BJ, et al: Chronic disseminated intravascular coagulation after surgery for abdominal aortic aneurysm: Clinical and haemostatic response to dalteparin. *Br J Haematol* 113:658, 2001.
271. Cross KS, Bouchier-Hayes D, Leahy AL: Consumptive coagulopathy following endovascular stent repair of abdominal aortic aneurysm. *Eur J Vasc Endovasc Surg* 19:94, 2000.
272. Shimazaki T, Ishimaru S, Kawaguchi S, et al: Blood coagulation and fibrinolytic response after endovascular stent grafting of thoracic aorta. *J Vasc Surg* 37:1213, 2003.
273. Mannucci PM, Lobina GF, Caocci L, et al: Effect on blood coagulation of massive intravascular haemolysis. *Blood* 33:207, 1969.
274. Butler J, Parker D, Pillai R, et al: Systemic release of neutrophil elastase and tumour necrosis factor alpha following ABO incompatible blood transfusion. *Br J Haematol* 79:525, 1991.
275. Hamilton KK, Hattori R, Esmon CT, et al: Complement proteins C5b-9 induce vesiculation of the endothelial plasma membrane and expose catalytic surface for assembly of the prothrombinase enzyme complex. *J Biol Chem* 265:3809, 1990.
276. Weiner CP: The obstetric patient and disseminated intravascular coagulation. *Clin Perinatol* 13:705, 1986.
277. Bonnar J: Massive obstetric haemorrhage. *Best Pract Res Clin Obstet Gynaecol* 14:1, 2000.
278. Letsky EA: Disseminated intravascular coagulation. *Best Pract Res Clin Obstet Gynaecol* 15:623, 2001.
279. DeLee JB: Acase of fatal hemorrhagic diathesis with premature detachment of the placenta. *Am J Obstet Gynecol* 44:785, 1901.
280. Eskes TK: Abruptio placentae. A "classic" dedicated to Elizabeth Ramsey. *Eur J Obstet Gynecol Reprod Biol* 75:63, 1997.
281. Kuczynski J, Uszynski W, Zekanowska E, et al: Tissue factor (TF) and tissue factor pathway inhibitor (TFPI) in the placenta and myometrium. *Eur J Obstet Gynecol Reprod Biol* 105:15, 2002.
282. Pritchard JA, Brekken AL: Clinical and laboratory studies on severe abruptio placentae. *Am J Obstet Gynecol* 97:681, 1967.
283. Steiner PE, Lushbaugh CC: Maternal pulmonary embolism by amniotic fluid as a cause of obstetric shock and unexpected deaths in obstetrics. *JAMA* 117:1245, 1941.
284. Morgan M: Amniotic fluid embolism. *Anaesthesia* 34:20, 1979.
285. Gilbert WM, Danielsen B: Amniotic fluid embolism: Decreased mortality in a population-based study. *Obstet Gynecol* 93:973, 1999.
286. Uszynski M, Zekanowska E, Uszynski W, et al: Tissue factor (TF) and tissue factor pathway inhibitor (TFPI) in amniotic fluid and blood plasma: Implications for the mecha-

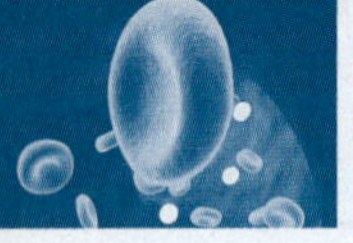

nism of amniotic fluid embolism. *Eur J Obstet Gynecol Reprod Biol* 95:163, 2001.

287. Boer K, den Hartog I, Meijers JC, et al: Tissue factor-dependent blood coagulation is enhanced following delivery irrespective of the mode of delivery. *J Thromb Haemost* 5:2415, 2007.
288. Gibson B, Hunter D, Neame PB, et al: Thrombocytopenia in preeclampsia and eclampsia. *Semin Thromb Hemost* 8:234, 1982.
289. O'Riordan MN, Higgins JR: Haemostasis in normal and abnormal pregnancy. *Best Pract Res Clin Obstet Gynaecol* 17:385, 2003.
290. Levi M: Disseminated intravascular coagulation (DIC) in pregnancy and the peripartum period. *Thromb Res* 123 Suppl 2:S63, 2009.
291. Giles C: Intravascular coagulation in gestational hypertension and pre-eclampsia: The value of haematological screening tests. *Clin Lab Haematol* 4:351, 1982.
292. Norwitz ER, Hsu CD, Repke JT: Acute complications of preeclampsia. *Clin Obstet Gynecol* 45:308, 2002.
293. Weinstein L: Syndrome of hemolysis, elevated liver enzymes, and low platelet count: A severe consequence of hypertension in pregnancy. *Am J Obstet Gynecol* 142:159, 1982.
294. Sibai BM, Ramadan MK, Usta I, et al: Maternal morbidity and mortality in 442 pregnancies with hemolysis, elevated liver enzymes, and low platelets (HELLP syndrome). *Am J Obstet Gynecol* 169:1000, 1993.
295. Aarnoudse JG, Houthoff HJ, Weits J, et al: A syndrome of liver damage and intravascular coagulation in the last trimester of normotensive pregnancy. A clinical and histopathological study. *Br J Obstet Gynaecol* 93:145, 1986.
296. Audibert F, Friedman SA, Frangieh AY, et al: Clinical utility of strict diagnostic criteria for the HELLP (hemolysis, elevated liver enzymes, and low platelets) syndrome. *Am J Obstet Gynecol* 175:460, 1996.
297. Barton JR, Sibai BM: Hepatic imaging in HELLP syndrome (hemolysis, elevated liver enzymes and low platelet count. *Am J Obstet Gynecol* 174:1820, 1996.
298. Sullivan CA, Magann EF, Perry KG Jr, et al: The recurrence risk of the syndrome of hemolysis, elevated liver enzymes, and low platelets (HELLP) in subsequent gestations. *Am J Obstet Gynecol* 171:940, 1994.
299. Lee W, Clark SL, Cotton DB, et al: Septic shock during pregnancy. *Am J Obstet Gynecol* 159:410, 1988.
300. Romero R, Copel JA, Hobbins JC: Intrauterine fetal demise and hemostatic failure: The fetal death syndrome. *Clin Obstet Gynecol* 28:24, 1985.
301. Berkowitz RL, Stone JL, Eddleman KA: One hundred consecutive cases of selective termination of an abnormal fetus in a multifetal gestation. *Obstet Gynecol* 90:606, 1997.
302. Hay JE: Liver disease in pregnancy. *Hepatology* 47:1067, 2008.
303. Bacq Y, Riely CA: Acute fatty liver of pregnancy: The hepatologist's view. *Gastroenterologist* 1:257, 1993.
304. Usta IM, Barton JR, Amon EA, et al: Acute fatty liver of pregnancy: An experience in the diagnosis and management of fourteen cases. *Am J Obstet Gynecol* 171:1342, 1994.
305. Pereira SP, O'Donohue J, Wendon J, et al: Maternal and perinatal outcome in severe pregnancy-related liver disease. *Hepatology* 26:1258, 1997.
306. Rahman TM, Wendon J: Severe hepatic dysfunction in pregnancy. *Q J Med* 95:343, 2002.
307. Ibdah JA, Yang Z, Bennett MJ: Liver disease in pregnancy and fetal fatty acid oxidation defects. *Mol Genet Metab* 71:182, 2000.
308. Castro MA, Goodwin TM, Shaw KJ, et al: Disseminated intravascular coagulation and antithrombin III depression in acute fatty liver of pregnancy. *Am J Obstet Gynecol* 174:211, 1996.
309. Watson WJ, Seeds JW: Acute fatty liver of pregnancy. *Obstet Gynecol Surv* 45:585, 1990.
310. Moldenhauer JS, O'brien JM, Barton JR, et al: Acute fatty liver of pregnancy associated with pancreatitis: A life-threatening complication. *Am J Obstet Gynecol* 190:502, 2004.
311. Hathaway WE, Mull MM, Pechet GS: Disseminated intravascular coagulation in the newborn. *Pediatrics* 43:233, 1969.
312. Corrigan JJ Jr: Activation of coagulation and disseminated intravascular coagulation in the newborn. *Am J Pediatr Hematol Oncol* 1:245, 1979.
313. Williams MD, Chalmers EA, Gibson BE: The investigation and management of neonatal haemostasis and thrombosis. *Br J Haematol* 119:295, 2002.
314. Buchanan GR: Coagulation disorders in the neonate. *Pediatr Clin North Am* 33:203, 1986.
315. Stanworth SJ, Bennett C: How to tackle bleeding and thrombosis in the newborn. *Early Hum Dev* 84:507, 2008.
316. Corrigan JJJ, Ray WL, May N: Changes in the blood coagulation system associated with septicemia. *N Engl J Med* 279:851, 1968.
317. Levi M, de Jonge E, van der Poll T: New treatment strategies for disseminated intravascular coagulation based on current understanding of the pathophysiology. *Ann Med* 36:41, 2004.
318. Alving BM, Spivak JL, DeLoughery TG: Consultative hematology: Hemostasis and transfusion issues in surgery and critical care medicine, in *The American Society of Hematology Education Program Book*, edited by JR McArthur, GP Schechter, SL Schrier, p 320. *American Society of Hematology*, 1998.
319. de Jonge E, Levi M, Stoutenbeek CP, et al: Current drug treatment strategies for disseminated intravascular coagulation. *Drugs* 55:767, 1998.
320. de Jonge E, van der Poll T, Kęsecioglu J, et al: Anticoagulant factor concentrates in disseminated intravascular coagulation: Rationale for use and clinical experience. *Semin Thromb Hemost* 27:667, 2001.
321. Abraham E: Coagulation abnormalities in acute lung injury and sepsis. *Am J Respir Cell Mol Biol* 22:401, 2000.
322. Levi M, Schouten M, van der Poll T: Sepsis, coagulation, and antithrombin: Old lessons and new insights. *Semin Thromb Hemost* 34:742, 2008.
323. Fourrier F, Chopin C, Huart JJ, et al: Double-blind, placebo-controlled trial of antithrombin III concentrates in septic shock with disseminated intravascular coagulation. *Chest* 104:882, 1993.
324. Eisele B, Lamy M, Thijs LG, et al: Antithrombin III in patients with severe sepsis. A randomized, placebo-controlled, double-blind multicenter trial plus a meta-analysis on all randomized, placebo-controlled, double-blind trials with antithrombin III in severe sepsis. *Intensive Care Med* 24:663, 1998.
325. Baudo F, Caimi TM, de CF, et al: Antithrombin III (ATIII) replacement therapy in patients with sepsis and/or postsurgical complications: A controlled double-blind, randomized, multicenter study. *Intensive Care Med* 24:336, 1998.
326. Warren BL, Eid A, Singer P, et al: Caring for the critically ill patient. High-dose antithrombin III in severe sepsis: A randomized controlled trial. *JAMA* 286:1869, 2001.
327. Lavrentieva A, Kontakiotis T, Bitzani M, et al: The efficacy of antithrombin administration in the acute phase of burn injury. *Thromb Haemost* 100:286, 2008.
328. Levi M: Activated protein C in sepsis: A critical review. *Curr Opin Hematol* 15:481, 2008.
329. Bernard GR, Ely EW, Wright TJ, et al: Safety and dose relationship of recombinant human activated protein C for coagulopathy in severe sepsis. *Crit Care Med* 29:2051, 2001.
330. Bernard GR, Vincent JL, Laterre PF, et al: Efficacy and safety of recombinant human activated protein C for severe sepsis. *N Engl J Med* 344:699, 2001.
331. Vincent JL, Angus DC, Artigas A, et al: Effects of drotrecogin alfa (activated) on organ dysfunction in the PROWESS trial. *Crit Care Med* 31:834, 2003.
332. Ely EW, Laterre PF, Angus DC, et al: Drotrecogin alfa (activated) administration across clinically important subgroups of patients with severe sepsis. *Crit Care Med* 31:12, 2003.
333. Abraham E, Laterre PF, Garg R, et al: Drotrecogin alfa (activated) for adults with severe sepsis and a low risk of death. *N Engl J Med* 353:1332, 2005.
334. Laterre PF: Clinical trials in severe sepsis with drotrecogin alfa (activated). *Crit Care* 11 Suppl 5:S5, 2007.
335. Levy M, Levi M, Williams MD, et al: Comprehensive safety analysis of concomitant drotrecogin alfa (activated) and prophylactic heparin use in patients with severe sepsis. *Intensive Care Med* 35:1196, 2009.
336. du Toit H, Coetzee AR, Chalton DO: Heparin treatment in thrombin-induced disseminated intravascular coagulation in the baboon. *Crit Care Med* 19:1195, 1991.
337. Pernerstorfer T, Hollenstein U, Hansen JB, et al: Lepirudin blunts endotoxin-induced coagulation activation. *Blood* 95:1729, 2000.
338. Feinstein DI: Diagnosis and management of disseminated intravascular coagulation: The role of heparin therapy. *Blood* 60:284, 1982.
339. Levi M, Levy M, Williams MD, et al: Prophylactic heparin in patients with severe sepsis treated with drotrecogin alfa (activated). *Am J Respir Crit Care Med* 176:483, 2007.
340. Vlasuk GP, Bergum PW, Bradbury AE, et al: Clinical evaluation of rNAPc2, an inhibitor of the fVIIa/tissue factor coagulation complex. *Am J Cardiol* 80:66S, 1997.
341. Abraham E, Reinhart K, Svoboda P, et al: Assessment of the safety of recombinant tissue factor pathway inhibitor in patients with severe sepsis: A multicenter, randomized, placebo-controlled, single-blind, dose escalation study. *Crit Care Med* 29:2081, 2001.
342. Abraham E, Reinhart K, Opal S, et al: Efficacy and safety of tifacogin (recombinant tissue factor pathway inhibitor) in severe sepsis: A randomized controlled trial. *JAMA* 290:238, 2003.
343. Saito H, Maruyama I, Shimazaki S, et al: Efficacy and safety of recombinant human soluble thrombomodulin (ART-123) in disseminated intravascular coagulation: Results of a phase III, randomized, double-blind clinical trial. *J Thromb Haemost* 5:31, 2007.
344. Gralnick HR, Greipp P: Thrombosis with epsilon aminocaproic acid therapy. *Am J Clin Pathol* 56:151, 1971.
345. Naeye RL: Thrombotic state after a hemorrhagic diathesis, a possible complication of therapy with epsilon-aminocaproic acid. *Blood* 19:694, 1962.
346. Mannucci PM, Levi M: Prevention and treatment of major blood loss. *N Engl J Med* 356:2301, 2007.
347. Minna JD, Robboy SJ, Colman RW: *Disseminated Intravascular Coagulation in Man*. Charles C Thomas, Springfield, IL, 1974.
348. Matsuda M, Aoki N: Statistics on underlying and causative diseases of DIC in Japan, in *Disseminated Intravascular Coagulation*, edited by T Abe, M Yamanake, p 15. Karger, Basel, 1983.
349. Larcan A, Lambert H, Gerard A: *Consumption Coagulopathies*. Masson, New York, 1987.

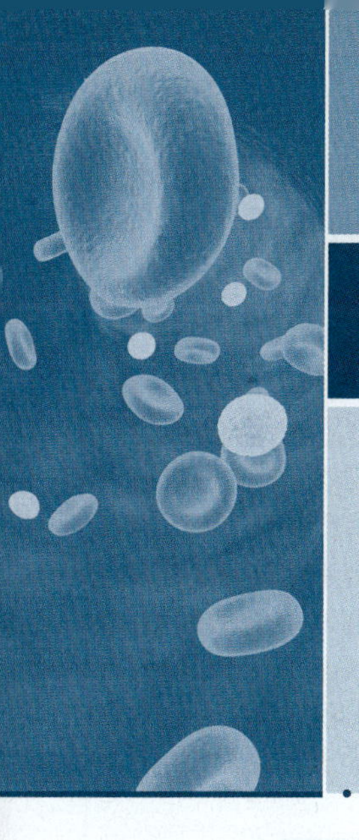

第131章

遗传性易栓症

Uri Seligsohn, Aaron Lubetsky

摘 要

静脉血栓栓塞症(venous thromboembolism,VTE)是多种因素导致的疾病,涉及一种或多种遗传性缺陷和多种获得性危险因素如损伤、制动、恶性肿瘤、炎症、妊娠、口服避孕药和自身免疫性疾病等。易栓症(thrombophilia)是指因遗传因素导致易发生血栓形成的一种状态。在白种人中,发生静脉血栓最常见的遗传性缺陷包括因子Ⅴ基因Arg506Gln突变引起的活化蛋白C抵抗(因子Ⅴ Leiden)和凝血酶原单核苷酸多态性(G20210A),后者引起血浆凝血酶原水平升高。其他常见原因有高同型半胱氨酸血症和血浆因子Ⅷ水平升高,可因某些遗传缺陷或获得性因素所致。少见的遗传学异常包括抗凝蛋白、蛋白C、蛋白S和抗凝血酶的缺乏。上述各种遗传性缺陷增强了促凝反应过程或阻止了抗凝过程,导致了血液处于高凝状态,最终引起促血栓形成状态。静脉血栓形成或血栓栓塞症是易栓症最常见的表现;但少数患者,特别是存在其他血管危险因素者,也可发生动脉血栓形成。少见的表现有内脏或脑静脉血栓形成、妊娠中后期流产和重度子痫前期。实验室检查可以明确大多数易栓症的原因。对这类疾病的认知将影响到患者的治疗,包括抗凝治疗的持续时间,预防性抗栓药物的使用,妊娠、口服避孕药或激素替代治疗等风险的医学咨询。

本章使用的简写和缩略词:APC,活化蛋白C(activated protein C);APCR,活化蛋白C抵抗(activated protein C resistance);APTT,活化部分凝血活酶时间(activated partial thromboplastin time);EPCR,内皮细胞蛋白C受体(endothelial protein C receptor);IUGR,胎儿宫内发育迟缓(intrauterine growth restriction);MTHFR,亚甲基四氢叶酸还原酶(methylenetetrahydrofolate reductase);OR,相当危险度(odds ratio);PAI,纤溶酶原活化剂抑制物(plasminogen activator inhibitor);PCI,蛋白C抑制物(protein C inhibitor);PCR,聚合酶链反应(polymerase chain reaction);QTL,数量性状位点法(quantitative trait loci);sFlt1,可溶性fms样酪氨酸激酶1(soluble fms-like tyrosine kinase 1);TAFI,凝血酶活化的纤溶抑制物(thrombin activatable fibrinolysis inhibitor);TFPI,组织因子途径抑制物(tissue factor pathway inhibitor);VEGF,血管内皮生长因子(vascular endothelial growth factor);VTE,静脉血栓形成/血栓栓塞症(venous thrombosis or thromboembolism)。

定义和历史

遗传性易栓症(以下称为**易栓症**)是指因遗传因素导致的静脉血栓形成或血栓栓塞症(VTE)危险性增加。表131-1列举了导致VTE常见的遗传性缺陷和获得性致病因素。老年、遗传性因素以及获得性危险因素的相互作用是VTE常见的原因(图131-1)。

表131-1 易栓症和VTE危险因素

易栓症	获得性致静脉血栓危险因素
常见	老年
因子Ⅴ Leiden	外科手术或损伤
凝血酶原G20210A	长期制动
因子Ⅷ水平升高*	肥胖
MTHFR C677T纯合†	吸烟
少见	冠心病
蛋白C缺乏	恶性肿瘤
蛋白S缺乏	长途飞行
抗凝血酶缺乏	骨髓增殖性疾病
罕见	浅表静脉血栓形成
异常纤维蛋白原血症	既往静脉血栓形成史
纯合型同型半胱氨酸尿症	妊娠和分娩
	使用女性激素
	抗磷脂抗体
	高同型半胱氨酸血症
	与因子Ⅴ Leiden无关的APCR
	静脉曲张

* 遗传性是推断性的,未发现基因改变。

† 在叶酸或维生素 B_{12} 缺乏患者,不肯定的易栓症可能与高同型半胱氨酸血症有关。

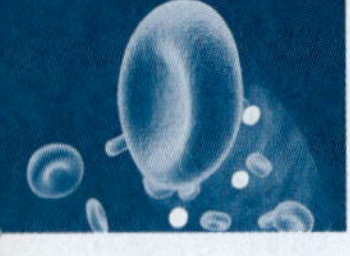

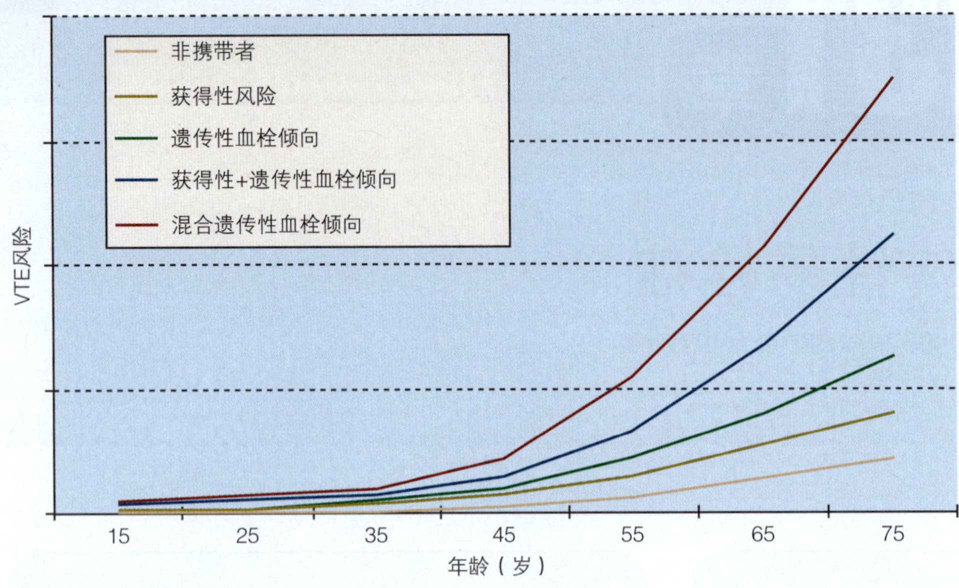

图 131-1 正常人群 VTE 发生率，与年龄和遗传性或获得性危险因素存在相关。注意年龄在各危险组和年轻者有显著影响，VTE 风险来自于遗传性和获得性易栓症。

Egeberg[1] 于 1965 年首次报道了因遗传性抗凝蛋白缺乏引起的易栓症。该家族受累成员罹患反复静脉血栓，呈现常染色体显性遗传规律，受累家族成员血浆抗凝血酶Ⅲ水平减低(抗凝血酶Ⅲ是凝血酶抑制剂，现称为**抗凝血酶**)。同年，Beck 等[2]报道一例因遗传性异常纤维蛋白原血症所致易栓症患者。1976 年 Stenflo 等[3]从牛血浆中纯化并鉴定了一种抗凝因子，由于在色谱分析中该因子位于第三峰，故而被命名为蛋白 C。1981 年 Griffin 等报道了第一例杂合性蛋白 C 缺乏(约为正常血浆水平的 50%)伴静脉血栓的年轻患者[4]。1984 年 Schwarz[5] 与 Comp[6,7] 等分别报道了几个蛋白 S 缺乏伴血栓形成家系。在特发性静脉血栓形成患者中，有关抗凝血酶、蛋白 C、蛋白 S 缺乏的初期研究结果不尽如人意，因为仅在 5%~20% 的此类患者中发现有某一种遗传性抗凝蛋白异常[8]。然而在 1993 年这一状况发生了戏剧性改变，Dahlback 等发现静脉血栓常常与遗传性活化蛋白 C(APC)抵抗相关[9,10]。次年，有三家实验室分别报道，大多数活化蛋白 C 抵抗(APCR)都涉及凝血因子Ⅴ Arg506Gln 突变，后者被称为因子Ⅴ Leiden[11-13]。与此同时，轻 - 中度高同型半胱氨酸血症也被认为是静脉血栓的危险因素[14]，而此前自 1969 年以来同型半胱氨酸水平升高被认为与动脉血管疾病有关[15]。1996 年，Poort 等证明了凝血酶原基因 3’端非翻译区 G20210A 单核苷酸多态性与家族性静脉血栓栓塞症有关[16]。随后，血浆因子Ⅷ水平升高也被认为是一种静脉血栓形成的危险因素，这一现象常呈家族式集聚分布，但迄今尚未确定遗传性致病机制[17-19]。

约 70% 不明原因的首次或反复 VTE 患者可以确定特异的易栓症危险因素[20,21]。VTE 患者可能有多种遗传性易栓症危险因素[22]并同时伴发多种获得性危险因素，如抗磷脂抗体、恶性肿瘤、骨髓增殖性疾病等(见表 131-1)。易栓症也中等程度地增加了动脉血栓形成的危险，特别是对年龄小于 55 岁者和伴有其他心血管危险因素的患者[23-27]。

发病机制

血栓形成常与生理性止血机制异常有关，而生理性止血机制是机体避免失血所必需的。根据 Virchow 经典理论，血栓形成发病机制包含血管壁异常、血流异常(如血流淤滞)和(或)血液成分的改变。特定个体的危险因素性质与数目的叠加(无论是遗传性或获得性)均使发生 VTE 的风险显著增加(见图 131-1)。证明某一特定血液成分的改变，尤其是血浆凝血因子异常，使得人们从分子水平认识易栓症发病机制。

图 131-2 显示了主要的正常凝血调控机制和遗传性易栓症发病机制(参见第 116 章)。凝血调控主要由蛋白 C 途径和抗凝血酶完成。在蛋白 C 途径中，与血栓调节蛋白结合的凝血酶激活蛋白 C，活化的蛋白 C 在蛋白 S 和未活化的因子Ⅴ辅助下灭活因子Ⅴa、因子Ⅷa 从而下调凝血酶生成。抗凝血酶

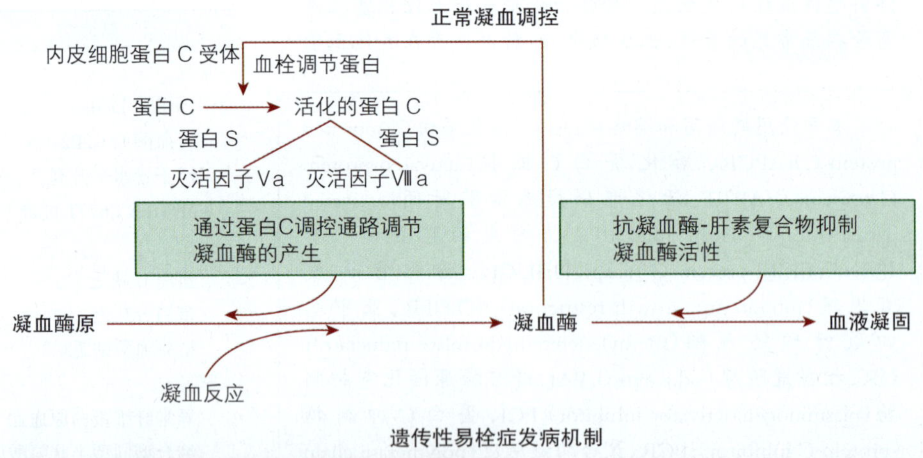

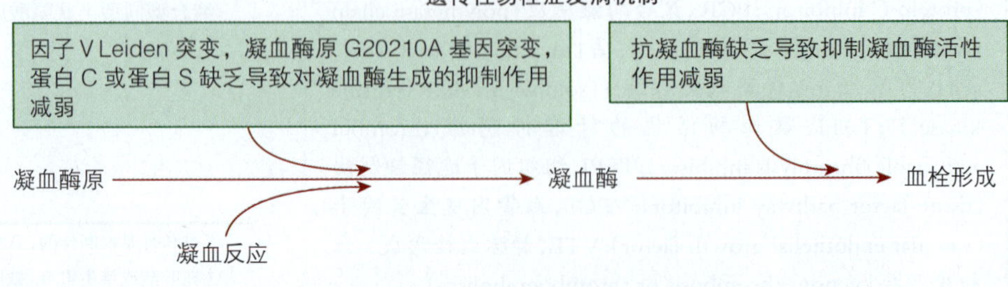

图 131-2 正常凝血调控的主要机制及遗传性易栓症发病机制。

与内皮细胞表面硫酸肝素结合后中和凝血酶。在遗传性易栓症中，抗凝血酶、蛋白 C、蛋白 S 的缺乏、因子Ⅴ活性异常以及凝血酶原活性增加可导致凝血酶生成增加或灭活减少。某些无症状的易栓症携带者可被检测出凝血酶形成标志物增加，如凝血酶 - 抗凝血酶复合物或凝血酶原片段 1+2[28,29]。两种最常见致易栓症的遗传性缺陷是因子Ⅴ Leiden 突变和凝血酶原 G20210A 多态性，前者引起 APC 抵抗，而后者引起血浆凝血酶原浓度升高。

因子Ⅷ浓度升高是 VTE 发作和复发的危险因素。其他凝血因子（如因子Ⅺ和因子Ⅸ）水平升高也可增加血栓形成风险，但其遗传学发病机制未明。据估计，这类高凝状态的标志物约 30%~60% 是可遗传的[30-33]，这种可遗传性指的是遗传因素的影响比环境因素影响更显著。总的来说，这些凝血因子的异常引起血液促凝和抗凝力量的失衡，有助于血栓形成的发生。其他一些血浆蛋白缺陷可导致纤维蛋白溶解能力降低，可以是分子水平的异常也可是浓度水平的异常，如异常纤维蛋白原血症、异常纤溶酶原血症、凝血酶活化的纤溶抑制物（TAFI）水平异常（参见第 126 章、第 136 章）。

男性更容易出现 VTE 复发，至今原因未明[34]。在性别比较中，男性是动脉粥样硬化血栓形成的危险因素，有趣的是，动脉粥样硬化与 VTE 具有相关性[35]。

在实验性血栓形成的动物模型中，血液中携带组织因子的微颗粒在血栓形成中起到重要作用[36]，细胞来源的微颗粒是一种新的细胞间信号传递与相互作用机制。这一发现提示，具有促血栓形成（或抗血栓形成）的内皮细胞和（或）血细胞（如白细胞、血小板）来源的微颗粒受到由遗传因素决定的细胞加工机制调控，这最终可能被认为是重要的易栓症危险因素。

炎症通过多种机制促进血栓形成，其中某些机制已被证明是受遗传因素控制且已被确定为主要的易栓症危险因素[37,38]。然而，多数研究未能证明一些炎性标志物如 C 反应蛋白、白介素等是 VTE 的危险因素[39,40]。

流行病学

因子Ⅴ Leiden 突变和凝血酶原 G20210A 多态性的发生率在不同人群中有显著差异，这两种基因变异在非洲人和东方人中极为罕见，但在西方健康白种人中其杂合子发生率分别为 4.8% 和 2.7%[41]。有报道发现在瑞典南部和阿拉人中因子Ⅴ Leiden 杂合子发生率高达 11%~14%[22,42]，而在欧洲南部凝血酶原 G20210A 多态性发生率较高[43]。因子Ⅴ Leiden 和凝血酶原 G20210A 多态性的基础效应已经被证实，这提示上述遗传变异是在非非洲裔与非洲裔进化分离后，以及白种人与东方人种分离后发生的。根据这些突变与特异标志物连锁不平衡资料分析，推测出凝血酶原 G20210A 变异发生在 24 000 年前，因子Ⅴ Leiden 变异发生在 21 000 年前[44]。白种人常出现的因子Ⅴ Leiden 变异在进化过程中具有一定的进化优势，如可减少女性分娩和经期出血、减轻获得性和遗传性出血性疾病患者的出血症状[45-48]。

与健康人群相比，在未经选择的原因不明的 VTE 患者中易栓症的发生率明显增高（表 131-2）[41,49]，而在经选择的 VTE 患者中，易栓症的发生率是对照的 2 倍以上。在一项基于人群的研究及 7 项无症状易栓症携带者与非携带者（均为 VTE 先证者直系亲属）的纵向研究中评估了易栓症对 VTE 发生的绝对危险度[50-58]，结果发现非携带者发生 VTE 的危险性与普通人群相似（约 1/1000 患者年）。而因子Ⅴ Leiden，凝血酶原 G20210A，蛋白 C、蛋白 S 和抗凝血酶缺乏的携带者发生 VTE 的危险性增加；如图 131-3 所示因子Ⅴ Leiden、凝血酶原 G20210A 杂合子型危险度最低，而抗凝血酶缺乏危险度最高。易栓症携带者 VTE 发生多见于年轻者（35~45 岁），而非携带者 VTE 发病多见于老年（>60 岁）。无论是易栓症的携带者或非携带者，环境危险因素促进 VTE 发生，贡献度占 50%。

由于因子Ⅴ Leiden 和凝血酶原 G20210A 变异较为常见，这两种变异的同时存在[59]或与蛋白 C、蛋白 S、抗凝血酶缺乏共同发生的现象[60-63]并非罕见。

主要遗传性缺陷

■ 因子Ⅴ Leiden

生物化学与分子生物学特征

在蛋白 C 途径中，任何干扰 APC 活性的组分异常都可以引起 APCR，如针对蛋白 C 途径组分的抗体[64,65]。尽管很多获得性 APCR 的原因未明，但多达 90% 的遗传性 APCR 患者都有一个共同的遗传性变异，即因子Ⅴ Leiden，这是由于因子Ⅴ

表 131-2 易栓症在健康人、未选择和选择的静脉血栓患者中的发生率

易栓症	健康人		未选择患者		经选择患者	
	例数	影响率(%)	例数	影响率(%)	例数	影响率(%)
因子Ⅴ Leiden	16 150*	4.8	1142	18.8	162	40
	2192†	0.05				
凝血酶原 G20210A	11 932*	2.7	2884	7.1	551	16
	1811†	0.06				
蛋白 C 缺乏	15 070	0.2~0.4	2008	3.7	767	4.8
蛋白 S 缺乏	3788	0.16~0.21	2008	2.3	649	4.3
抗凝血酶缺乏	9669	0.02	2008	1.9	649	4.3

*白人。

†非洲人和东方人。

基因发生 G1691A 变异，导致 Arg506Gln 替代所致。因子Ⅴ Leiden 发生 APCR 的分子机制涉及 Gln506- 因子Ⅴ部分抵抗被 APC 灭活[11,66,67]，动力学研究表明，Gln506 突变型因子Ⅴ被 APC 灭活速度较 Arg506 野生型因子Ⅴ慢 10 倍[68,69]。因子Ⅴ Leiden 发生 APC 部分抵抗的原因其可能的解释是 APC 对因子Ⅴa 灭活也发生在 Arg306 位，引起因子Ⅴa 活性完全消失，尽管此位置的降解速率慢于 Arg506 位。这一发现有助于解释为什么 Gln506- 因子Ⅴ引起的 APCR 只是一种轻度的静脉血栓形成危险因素（见图 131-3）；而在多数有症状的 VTE 患者常发现有多种遗传性危险因素或是遗传性危险因素与获得性危险因素同时存在（见图 131-1）。

其他一些分子缺陷也参与了因子Ⅴ Leiden 患者的血栓形成。在纯化的凝血因子反应体系中，因子Ⅴ加速 APC 在蛋白 S 辅助下对因子Ⅷa 的灭活[70]，携带因子Ⅴ Leiden 的 APCR 患者也出现这种 APC 辅因子活性的缺乏[71,72]。此外，这种辅因子活性缺陷也见于伴因子Ⅴ Ile359Thr 突变和 Glu119Stop 假性纯合子 VTE 患者[73]。因子Ⅴ Arg306Thr[74] 或 Arg306Gly[75] 等少见突变也可引起 APCR，但与 VTE 发生的危险性尚不确定[76]。这些突变的蛋白不改变血栓形成危险的原因可能是它们保留了 APC 灭活因子Ⅷa 的辅因子活性[77]。一种称为 R2 的因子Ⅴ单倍体产生轻度的 APCR，其 APC 灭活因子Ⅷa 的辅因子活性降低[78,79]，这种因子Ⅴ单倍体引起血栓的危险度及其分子机制仍不明确。

APC 是正常血液成分，具有抗凝及预防血栓形成的作用（参见第 116 章）[80]。正常人循环血中 APC 浓度为 2.3ng/ml（38pM）[81]，正常成年人体内以及新鲜全血中 APC 半衰期均约 22 分钟[82,83]。这提示在体内蛋白 C 途径处于持续活化中。在正常人，循环血中 APC 水平与凝血酶活性呈负相关[84]。有一项报告提示循环血 APC 缺乏与 VTE 发生相关[85]。当凝血酶快速产生时 APC 水平增加，这见于 DIC、缺血发作或外科手术等过程。

由于循环血 APC 半衰期较长，因而可以提供全面的抗凝作用、下调凝血酶生成并限定止血栓大小。这样所有影响到 APC 功能的遗传性或获得性缺陷都被认为具有促血栓形成作用。在多数因子Ⅴ Leiden 纯合或杂合患者中，血浆凝血酶原片段 F1+2 和凝血酶 - 抗凝血酶复合物浓度增加，这反映了 APC 抗凝活性受损[28,29,86]。

临床表现

深静脉和浅静脉血栓形成是本病最常见的表现，而原发性肺栓塞较抗凝血酶、蛋白 C、蛋白 S 缺乏的病例为少见[87-91]。在血栓后和非血栓后下肢溃疡患者，因子Ⅴ Leiden 的发生率分别为 38% 和 16%[92,93]。有报道，因子Ⅴ Leiden 患者出现有脑静脉、肝静脉、门静脉和上肢静脉血栓形成[94-98]。约半数伴有 VTE 的因子Ⅴ Leiden 患者无诱发因素；另一半患者则存在诱发因素，其中 20% 病例发生于手术后，30% 病例为妊娠期或使用口服避孕药的妇女[99]。因子Ⅴ Leiden 妇女在妊娠中后期发生流产的几率增加。

因子Ⅴ Leiden 是已知的最常见易栓症危险因素，在首次 VTE 发作患者中占 20%~25%[100]。因子Ⅴ Leiden 杂合子患者发生深静脉或浅静脉血栓形成的相对危险度分别增加了 4~8 倍[101-103] 或 4 倍[104]，而在人群调查研究中的结果显示其危险度稍低[50]。男性特发性 VTE 发生的危险性随年龄增长而增加，40~50 岁相对危险度为 1.2，而 70 岁以上者相对危险度为 6[101]。病例 - 对照研究显示，因子Ⅴ Leiden 纯合子其 OR 值为 50~100[105]，但因子Ⅴ Leiden 先证者家系调查结果显示 OR 值为 9.0[52,53,106]。尽管血栓形成的危险增加，但因子Ⅴ Leiden 并不增加总死亡率[107-110]。在 129 例纯合子型因子Ⅴ Leiden 病例研究中发现，在首次血栓形成发作患者中，81% 女性和 29% 男性存在环境危险因素[111]。

实验室检查

凝血功能检测和 DNA 序列分析可用于 APCR 患者的诊断。基于血浆的凝血试验是在反应体系中加入纯化的 APC 使得活化的部分凝血活酶时间（APTT）延长。APC 抵抗者其

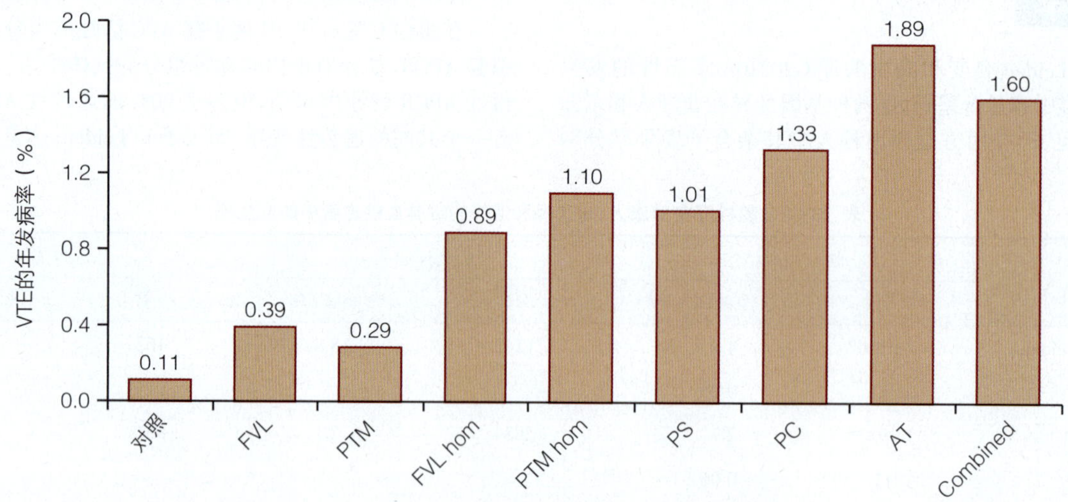

图 131-3　遗传性易栓症绝对危险度。数据来源于 1 项基于人群的研究和 7 项前瞻性或回顾性 VTE 先证者家系和确诊易栓症家系的研究。竖条代表易栓症受累亲属比较非受累亲属的年 VTE 发生率的平均值。因子Ⅴ Leiden 杂合子和凝血酶原 G20210A 杂合子者 VTE 年发生率最低。而在纯合子型Ⅴ Leiden 和凝血酶原 G20210A 者，蛋白 C、蛋白 S、抗凝血酶缺乏，以及联合易栓症患者的 VTE 年发生率显著增高。AT，抗凝血酶缺乏；Combined，超过一种易栓症因素；FVL，因子Ⅴ Leiden 杂合子；FVL hom，因子Ⅴ Leiden 杂纯合子；PS，蛋白 S 缺乏；PC，蛋白 C 缺乏；PTM，凝血酶原 G20210A 杂合子；PTM hom，凝血酶原 G20210A 纯合子。

APTT 延长的幅度低于正常人。起初 APTT 测定使用患者血浆，但目前多采用因子Ⅴ缺乏血浆来进行检测[66]，这对存在狼疮抗凝物患者、妊娠者、伴炎症反应者以及口服抗凝剂患者可获得更有意义的实验结果。与因子Ⅴ Leiden 遗传学检测相比，基于 APTT 的 APC 抵抗试验是一项敏感而特异的试验[112]。低 APCR 与 VTE[113,114]（无论是否存在因子Ⅴ Leiden）和缺血性卒中相关[115,116]。基于 APTT 的经典 APCR 试验中，使用患者血浆与使用因子Ⅴ缺乏的底物血浆所获得的结果存在一定的相关性。基于组织因子的 APCR 检测可以提供一些血浆中蛋白 C 途径调节成分的信息[117-119]，如具有抗凝活性的高密度脂蛋白、糖基化神经酰胺，以及使用口服避孕药而出现的某些不明因素。采用 APTT 方法检测 APCR 时[120-122]，血浆中的血小板、血小板微颗粒、APC 自身抗体[65]均可降低 APC 的抗凝作用，这就需要在试验前必须仔细处理血浆样本。

多种基于 DNA 的因子Ⅴ Leiden 检测方法已广泛采用。分离基因组 DNA，采用 PCR 方法扩增 DNA 片段，随后进行限制性片段长度多态性（RFLP）分析以确定第 1691 位核苷酸是鸟嘌呤（G）还是腺嘌呤（A）[11]。筛选试验常采用血浆凝固试验，随后根据 DNA 检测结果确立诊断。只有经 DNA 检测才能区分因子Ⅴ Leiden 杂合子与纯合子。假性纯合子患者是指因子Ⅴ Leiden 检测为杂合子，而另一因子Ⅴ等位基因失活，这类患者血浆检测呈现明显 APC 抵抗，但 DNA 检测为因子Ⅴ Leiden 杂合子[123]。

■ 凝血酶原 G20210A 替代

生物化学与分子生物学特征

凝血酶原基因 3' 端非翻译区 20210 位核苷酸 G 被 A 替代增强了凝血酶原 mRNA 的翻译和稳定性[124]。这导致肝脏凝血酶原合成与释放增加。杂合型患者[16]血浆凝血酶原浓度是正常值的 132%，通过增加凝血酶生成[125]或降低纤溶活性（增强 TAFI 活性）等机制[126]，直接导致血栓形成危险增加。此外，凝血酶原也通过抑制 APC 对 FVa 的灭活机制而发挥促血栓形成作用[127]。

临床表现

这种凝血酶原基因突变多见于白种人[44]。与因子Ⅴ Leiden 不同，从北欧到南欧这种突变发生率逐步增加。例如，北欧人群此突变发生率为 1.7%，而南欧和中东人群此突变发生率为 3%~5%[43,128]。在各年龄组中，这种凝血酶原基因突变均与静脉血栓形成相关[129]。在首次 VTE 发作的患者中，4%~8% 患者有此种突变，凝血酶原 20210A 携带者血栓形成危险度增加 2~5.5 倍[16,20,51,130-135]。有报道，对浅静脉血栓形成患者，其 OR 值为 4.3（95%CI 1.5~12.6）[104]。

与其他遗传性易栓症相似，这种凝血酶原基因突变也见于少见部位的血栓形成患者中，尤其如肝静脉、门静脉、脑静脉窦血栓形成[95,136-141]。例如，在一项 40 例脑静脉血栓形成病例研究中发现，20% 患者有凝血酶原 G20210A 突变（OR 值 10.2）。多数血栓形成病例是使用口服避孕药的年轻女性，后者更增加了血栓形成的可能性[138]。值得注意的是，在原因不明的急性脊髓梗死的年轻女性患者中，很大一部分存在凝血酶原 G20210A 突变[142]，这些患者均使用口服避孕药，大部分人吸烟。

凝血酶原 G20210A 纯合突变患者在血栓形成表现上存在很大的异质性，40% 的患者甚至无症状[143]。

实验室检查

采用 PCR 方法扩增特定区域并结合 DNA 序列分析可以证实凝血酶原基因 3' 端非翻译区是否存在此种突变[16]。尽管血浆凝血酶原水平升高，但凝血酶原活性和抗原水平并不能敏感而特异地反映是否存在此类突变，也不能有效预测血栓形成的发生[144-146]。有趣的是，凝血酶原 A19911G 多态性也与轻度凝血酶原水平升高和 VTE 危险相关[147]。

■ 高同型半胱氨酸血症

生物化学与分子生物学特征

同型半胱氨酸是含硫氨基酸（如蛋氨酸和半胱氨酸）代谢的中间产物，参与多种代谢途径。同型半胱氨酸再甲基化生成蛋氨酸需要维生素 B_{12} 依赖的蛋氨酸合成酶和 5- 甲基四氢叶酸，后两者是四氢叶酸和 5- 甲基四氢叶酸再循环代谢途径的组成部分，需亚甲基四氢叶酸还原酶（MTHFR）参与。从同型半胱氨酸合成半胱氨酸是一个转硫过程，首先同型半胱氨酸与丝氨酸缩合产生胱硫醚，这一过程需要维生素 B_6 依赖的胱硫醚 β 合成酶；然后胱硫醚脱氨基产生半胱氨酸和酮丁酸，这一过程由维生素 B_6 依赖的胱硫醚酶催化。

血浆同型半胱氨酸水平超出正常范围即称为高同型半胱氨酸血症[148]。严重高同型半胱氨酸血症（血浆浓度 >100μmol/L）也被称为同型半胱氨酸尿症，其患病率约为 1/20 万 ~30 万人，呈常染色体隐性遗传方式。同型半胱氨酸尿症最常见的原因是胱硫醚 β 合成酶基因突变，而 MTHFR 基因突变和蛋氨酸合成酶基因突变十分少见。这些异常可导致神经疾病、智力迟钝、晶状体异位、儿童心血管疾病、卒中、静脉血栓形成和动脉血栓形成[148]。轻型高同型半胱氨酸血症最常见的遗传性原因为 MTHFR 基因多态性，如 C677T、A1298C。MTHFR 基因 C677T 多态性引起 222 位丙氨酸被缬氨酸替代，导致酶活性降低、热不稳定性增加。677TT 纯合子见于 10%~20% 的健康白种人、10% 的东方人，但在非洲人中罕见[149]。MTHFR 基因 C677T 多态性与轻型高同型半胱氨酸血症相关，特别是伴有血浆叶酸水平降低时更显著[150]。体内叶酸、维生素 B6、维生素 B12 不足将引起同型半胱氨酸代谢酶类的辅因子活性下降，导致获得性轻中度高同型半胱氨酸血症。其他高同型半胱氨酸血症的病因包括肾衰竭、甲状腺功能减退症、吸烟、过量咖啡、炎症性肠病、银屑病和类风湿关节炎[151]。

高同型半胱氨酸血症引起血栓形成的确切机制尚不明确。可能的机制有血管内皮受损、显著的平滑肌增殖、单核细胞组织因子诱导释放、APC 灭活因子Ⅴa 减少、硫酸乙酰肝素合成受抑、血栓调节蛋白合成下调等。上述这些可能的发病机制均是基于体外实验结果，且所使用的同型半胱氨酸浓度远高于患者体内实际浓度[151]。

临床表现

回顾性病例 - 对照研究发现高同型半胱氨酸血症与 VTE 相关。荟萃分析提示其累计 OR 值为 2.5 或 3.0[152-154]。在一项基于非人群的前瞻性研究和一项基于人群的大规模研究中发

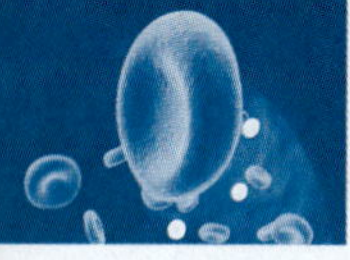
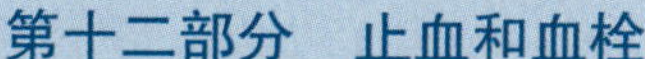

现，男性同型半胱氨酸浓度增加与特发性静脉血栓形成密切相关[155]，但在女性中未发现这种联系[156]。脑静脉血栓形成与高同型半胱氨酸血症有关。在一项包含121例患者和242例对照的大宗病例-对照研究中，高同型半胱氨酸血症预计危险度为19.5（95%CI 5.7%~67.3%）[157]。

MTHFR基因C677T纯合子与VTE的相关性研究报道结果并不一致。一项包含8364例静脉血栓病例和12 468例对照的荟萃分析发现，其累计危险度为1.2(95%CI 1.08%~1.32%)。另一项包含4375病例和4856例对照的VTE遗传与环境危险因素评价研究发现，MTHFR基因C677TT与VTE危险无关，OR值0.99（95%CI 0.81~1.08）[158]。

实验室检查

采用高压液相色谱或免疫学方法可以检测血浆同型半胱氨酸浓度。空腹浓度和蛋氨酸负荷试验浓度用于评估高同型半胱氨酸血症[159,160]。尽管蛋氨酸负荷试验可检测出更多的高同型半胱氨酸血症患者[161]，但由于操作复杂仅能在少数实验中心开展。用于同型半胱氨酸浓度测定的血样本应在空腹状态下收集，立即离心处理并低温保存。检测结果反映在一段时间内（如4周）同型半胱氨酸的平均水平[162]。血清同型半胱氨酸水平高于血浆水平，男性同型半胱氨酸浓度高于女性[163]。

由于MTHFR基因C677T替代产生一个新的HinfI酶切位点，因而可通过PCR扩增该位点侧翼序列并结合限制性内切酶消化来证实此多态性[164]。因该多态性并非VTE危险因素，多数实验室已停止该项检测。

在同型半胱氨酸尿症患者中，已经证实130余种胱硫醚β合成酶基因突变[165]，其中T833C和G919A多态性最常见，可以通过更为简便的方法检测[166,166]。因为杂合子者并不表现出高同型半胱氨酸血症，这些突变检测并非必要。

■ 蛋白C缺乏

生物化学与分子生物学特征

蛋白C是一种肝脏合成的维生素K依赖蛋白，以丝氨酸蛋白酶原形式存在于血液中。凝血酶与血栓调节蛋白结合后水解蛋白C使其活化，形成活化蛋白C（APC），内皮细胞蛋白C受体（EPCR）加速活化过程（参见第116章）[167,168]。APC是一种强力抗凝酶，主要通过蛋白水解作用不可逆地灭活FⅤa和FⅧa而下调凝血过程，蛋白S作为辅因子参与上述抗凝过程（见图131-2）。这样，蛋白C水平降低可损害这种天然的凝血酶生成抑制机制，促进高凝状态的发生。此外，APC也具有细胞保护作用，参与抗炎和抗凋亡过程，维持内皮细胞屏障的稳定[169]。APC对血管内皮细胞的保护作用需EPCR和蛋白酶活化受体1（PAR1）参与（参见第116章）[170]。这种APC独特的细胞保护作用已受到关注，实验结果表明重组APC突变体保留细胞保护作用，而抗凝活性小于10%，并可减少内毒素血症和败血症小鼠的死亡率[171]。这种APC细胞保护机制有助于解释APC能够有效减少严重败血症患者的死亡率[172]，而另两种天然血浆抗凝物抗凝血酶和组织因子途径抑制物（TFPI）则无此作用[173,174]。

已证实150多种蛋白C基因突变（见www.itb.cnr.it/procmd）。蛋白C基因启动子区两种CC/GG型多态性与蛋白C水平降低和VTE危险增加相关[175]。

临床表现

杂合子型蛋白C缺乏见于0.2%~0.4%的正常人群[176,177]，以及4%~5%经证实的门诊DVT患者[178]。蛋白C缺乏与血栓形成联系密切（OR值6.5~8）[178,179]。杂合子型蛋白C缺乏者预期寿命正常[180]。

临床表现的异质性是本病的重要特征。在多数情况下，经筛选大量正常人后确认的患者即无个人血栓病史也无家族血栓栓塞史[176,177]。这种在人群调查与有血栓表现的家系研究之间血栓发生率的差异可部分解释为因子Ⅴ Leiden或其他易栓症位点的共遗传现象所致[181,182]。

蛋白C缺乏最常见的临床表现是深静脉和浅静脉血栓形成[183-186]。在受累家系中，多达50%的杂合子型个体在45岁前有静脉血栓栓塞症发生，其中半数是自发性的[187]。蛋白C缺乏常引起少见部位的静脉血栓形成，如脑静脉和肠系膜静脉[183,188]。

纯合子型蛋白C缺乏（蛋白C水平低于正常值1%）可引起新生儿暴发紫癜和婴儿广泛的血栓形成[189,190]。杂合子型蛋白C缺乏者如服用华法林也可能出现类似表现，称为华法林皮肤坏死（即大范围血栓性皮肤坏死），分布于身体的躯干部位如胸部、腹部和外阴部（图131-4）[191]。由于蛋白C半衰期短（8小时），维生素K拮抗剂引起上述患者蛋白C活性迅速下降，从正常值的50%降至极低水平[192,193]。因凝血酶原、因子Ⅸ、因子Ⅹ的半衰期较长，所以在维生素K拮抗剂治疗的初始阶段可出现暂时性的高凝状态[193]。

实验室检查

大多数实验室采用蛋白C活性测定方法筛选蛋白C缺乏，这种方法是使用高度特异的蛇毒蛋白酶活化蛋白C[194,195]。蛋白C活性测定最好采用凝固法，而非发色底物终点法，这样可以检测出更多的蛋白C缺乏患者[196]。免疫学检测方法主要用于鉴

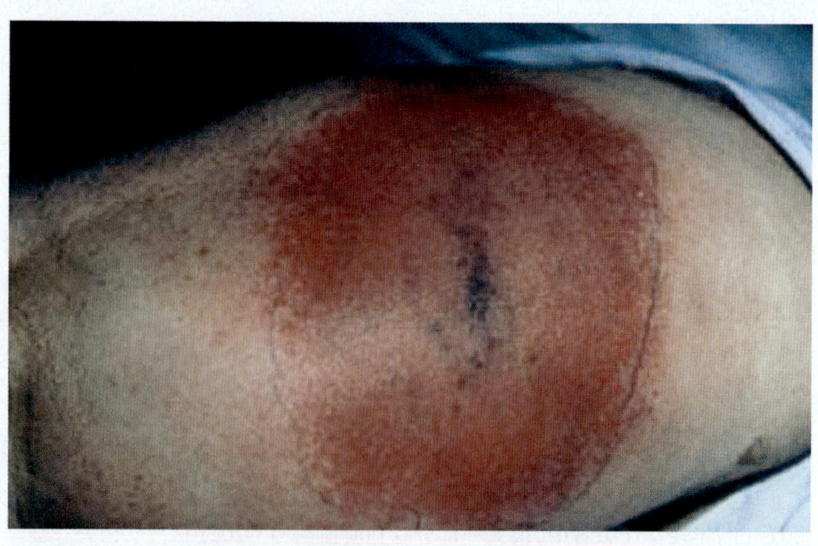

图131-4　左侧腹部华法林诱导的皮肤坏死。

别Ⅰ型缺乏(抗原和活性同时降低)和Ⅱ型缺乏(抗原正常而活性降低)[197]。蛋白C基因启动子区多态性影响蛋白C的血浆浓度[175,198],肝病时蛋白C水平降低,而使用口服避孕药者蛋白C水平升高(表131-3)[199]。在未使用口服抗凝剂、无维生素K缺乏及无明显肝病存在的情况下,蛋白C水平低于正常值的55%提示蛋白C缺乏;活性在55%~70%视为阈值范围,需重新检测并进行家系调查[196]。由于在蛋白C基因中发现许多种突变类型,采用DNA测定方法诊断遗传性蛋白C缺乏是不切实际的。

表 131-3　影响易栓症试验的获得性因素

试验项目 *	影响试验结果的获得性因素
APCR(比值降低)	妊娠,使用口服避孕药,卒中,狼疮抗凝物,因子Ⅷ水平升高,抗APC自身抗体,使用口服抗凝剂†
因子Ⅴ Leiden	—
凝血酶原G20210A	—
高同型半胱氨酸血症	叶酸、维生素 B_{12}、维生素 B_6 缺乏,老年,肾衰竭,过量饮用咖啡,吸烟
因子Ⅷ水平升高	妊娠,使用口服避孕药,运动,应急,老年,急性相反应,肝病,甲亢
狼疮抗凝物	系统性红斑狼疮,抗磷脂综合征,自身免疫性疾病,肝病,甲亢,健康人
抗心磷脂抗体滴度增加	系统性红斑狼疮,抗磷脂综合征,自身免疫性疾病,肝病,甲亢,健康人,感染性疾病
蛋白C水平降低	肝病,使用口服抗凝剂,维生素K缺乏,儿童,DIC,抗蛋白C自身抗体
游离蛋白S水平降低	肝病,使用口服抗凝剂,维生素K缺乏,妊娠,口服避孕药,肾病综合征,儿童,抗蛋白S自身抗体,DIC
抗凝血酶水平降低	使用肝素,血栓,DIC,肝病,肾病综合征
因子Ⅸ水平增加	
因子Ⅺ水平增加	
MTHFR C677T纯合子	
异常纤维蛋白原血症	新生儿,肝病

注:* 试验项目按降序排列;

† 样本经乏因子Ⅴ血浆稀释后测定APCR的结果为正常比值。

在服用华法林的患者进行遗传性蛋白C缺乏的诊断非常困难。可将蛋白C抗原水平与其他维生素K依赖的凝血因子抗原水平之比作为判断依据,但必须首先建立准确的正常值范围以及蛋白C与其他维生素K依赖的凝血因子间的比值[4,200]。在多数情况下,停止抗凝治疗2周后再检测可以获得准确结果。在获得检测结果前,不能重新开始华法林治疗,这样可以避免蛋白C缺乏患者发生华法林诱导的皮肤坏死。新生儿暴发性紫癜病例,需测定其父母的蛋白C水平。

■ 蛋白S缺乏

生物化学与分子生物学特征

蛋白S也是一种维生素K依赖的凝血蛋白,与其他同类蛋白不同,蛋白S不含有丝氨酸蛋白酶区域。蛋白S增强APC的抗凝活性,目前采用的蛋白S活性测定方法乃使用蛋白S缺乏血浆作为底物来检测APC辅因子活性。蛋白S主要在肝脏合成,其他脏器如内皮、肾、睾丸和脑也是蛋白S合成的重要部位(参见第116章)。蛋白S与血浆补体因子C4b结合蛋白(C4BP)可逆性结合,C4BP曾被称为富含脯氨酸脂蛋白。在正常血浆中,60%蛋白S与C4BP结合,其余40%呈游离状态。但只有游离型蛋白S可以发挥APC辅因子功能。因为蛋白S是APC的辅因子,游离型蛋白S水平降低可能影响到对凝血酶生成的下调作用,促进高凝状态的形成(见图131-2)。蛋白S也具有不依赖APC的抗凝活性,通过促进TFPI与因子Ⅹa的相互作用抑制组织因子活性[201]。

蛋白S缺乏有三种类型:Ⅰ型蛋白S缺乏者血浆蛋白S抗原和活性水平均平行降低;Ⅱ型蛋白S缺乏者血浆游离型蛋白S抗原正常,但活性降低;Ⅲ性蛋白S缺乏者游离型蛋白S水平降低而总蛋白S抗原水平正常或轻度降低。目前已证实有200多种基因突变引起蛋白S缺乏(见www.isth.org中蛋白S缺乏突变资料库)。

临床表现

有多项研究发现,2%~3%随机的门诊VTE发作患者存在蛋白S水平降低(见表131-2)[202,203]。健康日本人蛋白S缺乏的发生率明显高于白种人,日本VTE患者蛋白S缺乏占12.7%[204]。年轻白种人(<50岁)、有VTE发作史或家族史患者蛋白S缺乏的发生率较高。有报道,游离蛋白S缺乏者血栓形成OR值分别为1.6[178]、2.4[202]和11.5[205]。深静脉血栓形成和肺动脉栓塞是蛋白S相关VTE最常见的临床表现,也可出现浅表静脉血栓性静脉炎和罕见部位的血栓形成[183-185]。与其他类型的易栓症相似,约50%血栓形成发作无明显诱因[184]。已报道2例纯合子型和复合杂合子型蛋白S缺乏者,他们的血浆蛋白S水平极低,发生了新生儿暴发性紫癜[206-208]。蛋白S缺乏者发生华法林诱导的皮肤坏死也见报道[209]。

4项前瞻性研究表明,先证者家族中无症状的蛋白S缺乏亲属VTE发生率为每年0.7%~2.2%。半数VTE发作是在已知危险期间发生,但使用口服抗凝剂进行预防性治疗可以减少VTE发生率[210]。

实验室检查

由于蛋白S以游离型和结合型两种形式存在于血液中,需仔细选择血浆蛋白S检测方法并认真解读试验结果。此外,蛋白S正常值范围受性别和年龄影响,也受到多种试验条件影响。游离蛋白S和APC抗凝辅因子活性常作为筛选遗传性蛋白S缺乏症的实验指标,优于总蛋白S抗原测定[178,211]。游离蛋白S抗原可使用特异的抗游离蛋白S单克隆抗体进行检测[212,213]。蛋白S活性测定受到共存的APCR影响,使用因子Ⅴ缺乏血浆进行的二期法测定仅能部分改善其特异性[214-216]。依据总蛋白S、游离蛋白S和蛋白S活性这三项检测就可以作出分型诊断。Ⅰ型和Ⅲ型蛋白S缺乏者临床表型有很大差异,如有相同蛋白S突变家系中的不同成员其蛋白S检测结果有很大不同[211]。Ⅱ型蛋白S缺乏(即游离蛋白S正常而蛋白S活性降低)较为少见[196],所以使用游离蛋白S抗原指标筛选患者在临床上是合理的。在正常人中,血浆游离蛋白S抗原与蛋白

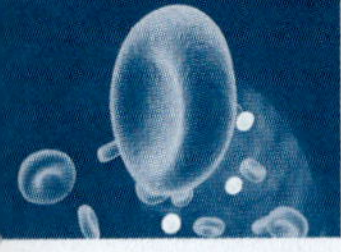

S活性之间有确切的一致性。女性游离蛋白S正常下限低于男性(55% vs. 65%)[217]。蛋白S对女性激素水平状态很敏感。

由于获得性蛋白S缺乏多见,因而诊断遗传性蛋白S缺乏较为困难。口服避孕药和激素替代治疗可降低血浆蛋白S水平。游离蛋白S降低常见于妊娠(仅为正常20%~30%)[218,219]、口服抗凝剂、DIC、肝病、肾病综合征、炎症反应和急性血栓栓塞发作(见表131-3)[220-223]。蛋白S缺乏可与狼疮抗凝物同时存在[224,225],也见于儿童水痘或其他感染后产生抗蛋白S自身抗体[226,227]。因而需要注意排除这些获得性因素引起的蛋白S水平降低,在诊断遗传性易栓症之前需重复检测。家系调查有助于诊断。采用DNA技术诊断遗传性蛋白S缺乏不被推荐,除非家族中已存在蛋白S缺乏病例,这是因为已证明多种蛋白S基因突变引起蛋白S缺乏。

■ 抗凝血酶缺乏

生物化学与分子生物学特征

抗凝血酶是血浆蛋白酶抑制剂,通过形成不可逆的1∶1复合物灭活凝血酶、因子Ⅹa、Ⅸa、Ⅺa,内皮细胞表面的肝素或硫酸乙酰肝素加速这一抑制反应过程(参见第116章)。因而,抗凝血酶缺乏使得正常凝血抑制途径受损,引起高凝状态(见图131-2)。抗凝血酶缺乏分为两类:Ⅰ型抗凝血酶缺乏为抗凝血酶抗原和活性均降低(无论肝素存在与否);Ⅱ型抗凝血酶缺乏为抗凝血酶抗原水平正常,但抑制物活性中心缺陷或抑制物肝素结合位点缺陷,前者介导与靶酶活性中心形成复合物,后者介导肝素依赖的抗凝活性增强。Ⅱ型抗凝血酶缺乏又可分为三种亚型:Ⅱa型涉及活性部位的突变;Ⅱb型涉及肝素结合位点突变;Ⅱc型涉及多个结合功能域的突变。现今资料库中已收集150多种抗凝血酶基因突变(www.imperial.ac.uk/medicine/about.divisions/is/haemo/coag/antithrombin)。严重抗凝血酶缺乏(<正常5%)罕见,见于Ⅱb型患者,可引起严重的静脉和动脉血栓形成[228-231]。在苏格兰,Ⅰ型抗凝血酶缺乏见于1/5000的正常人群,Ⅱ型抗凝血酶缺乏较为常见,占1∶625的筛选人群,且多无症状[232]。

临床表现

在年龄小于70岁且首次经证实的VTE患者中,抗凝血酶缺乏占1%~2%[100]。在经选择的VTE患者中抗凝血酶缺乏发生率更高(见表131-2)。抗凝血酶缺乏患者发生血栓的OR值接近20,如同时存在因子Ⅴ Leiden杂合,则危险性更高[178,233]。没有证据表明Ⅰ型杂合子型抗凝血酶缺乏与涉及凝血酶结合位点的Ⅱ型突变在临床表现上有差异[234,235]。这些患者的死亡率并未增加。虽然累及肝素结合位点的纯合突变与血栓栓塞症相关,但此类型患者少有血栓形成发作[236,237]。

下肢静脉血栓形成是抗凝血酶缺乏最常见症状,多发生在20岁前[236]。与蛋白C或蛋白S缺乏及APCR不同,浅静脉血栓形成较为少见[183,184]。肠系膜静脉、肝静脉、脑静脉等罕见部位的血栓形成也有报道[183,184,238]。70%患者在35岁前首次出现血栓形成发作,85%在50岁前发作[236]。严重抗凝血酶缺乏(活性<5%)患者罕见,最可能的原因是严重缺乏导致宫内胚胎流产。少数累及肝素结合位点突变的婴儿可以存活,但大多数将罹患严重的静脉和动脉血栓[237]。目前尚无酶活性中心纯合突变的病例报道,可能是因为抗凝血酶完全确如将无法存活。抗凝血酶基因剔除小鼠均在宫内死亡[239]。

部分抗凝血酶缺乏患者表现肝素抗凝作用抵抗。急性血栓发作及肝素治疗数日后可引起抗凝血酶水平降低,偶可低至正常水平的50%,这易误诊为遗传性抗凝血酶缺乏[240,241]。其他引起抗凝血酶水平降低的获得性因素有肝病、DIC、肾病综合征、使用门冬酰胺酶和子痫前期(见表131-3)[242-246]。

实验室检查

发色底物法检测抗凝血酶活性方法已广泛应用[247]。多数实验室现在检测过程中使用因子Ⅹa或牛凝血酶以避免肝素辅因子Ⅱ对实验的干扰。正常人血浆抗凝血酶活性水平正常值范围较窄(84%~116%)[248]。抗凝血酶抗原检测有助于鉴别Ⅰ型和Ⅱ型缺陷。在肝素存在与否的情况下进行交叉免疫电泳有助于证实抗凝血酶分子肝素结合区缺陷。

总之,Ⅰ型及部分Ⅱ型(涉及凝血酶结合位点)的患者抗凝血酶水平为40%~60%。活性水平在60%~80%见于其他Ⅱ型缺乏者,但更多见于获得性抗凝血酶缺乏(见表131-3)。如鉴别困难则需重复测定,必要时进行家系调查。

■ 因子Ⅷ水平升高

生物化学与分子生物学特征

因子Ⅷ水平升高见于老年、体重指数高、妊娠、外科手术、慢性炎症、肝病、甲亢、糖尿病及运动后(见表131-3)[249]。ABO血型系统对因子Ⅷ和VWF水平产生显著影响,非O型血者因子Ⅷ和VWF水平显著高于O型血者[250]。这种引起因子Ⅷ水平升高的机制尚未阐明,可能的机制是因子Ⅷ合成增加或低密度脂蛋白相关受体下调,后者参与因子Ⅷ的清除[251]。基于Leiden人群的VTE病例对照研究发现,因子Ⅷ活性和抗原水平升高是易栓症独立的危险因素[17,249]。其他研究也证实了这一结论[252,253],VTE患者因子Ⅷ水平升高持续较长时间[249]。VTE患者家系中高因子Ⅷ水平集聚现象提示可遗传性[18,19],但尚未发现相关基因改变。升高的因子Ⅷ水平如何增加血栓形成危险的机制尚未明,因子Ⅷ水平升高增加凝血酶生成学说[249]受到置疑[254]。目前的解释是因子Ⅷ水平升高干扰了APC的抗凝效果,造成获得性APC抵抗,从而增加了VTE发生风险[249]。

临床表现

伴因子Ⅷ水平升高的VTE患者临床表现特征与其他易栓症相似。VTE相对危险性与因子Ⅷ水平升高的幅度一致。因子Ⅷ水平为正常范围100%~125%者,其VTE发生的OR值为2.3(95%CI 1.3~3.8),因子Ⅷ水平为正常范围150%或以上者,其VTE发生的OR值为4.8(95%CI 2.3~10)[17]。在Leiden研究中,因子Ⅷ升高(大于正常值的150%)在健康对照中占10%,而在首次VTE发作患者中占25%,这一发现提示因子Ⅷ水平升高是VTE最常见的危险因素之一。

实验室检查

因子Ⅷ活性测定是使用乏因子Ⅷ血浆和正常参比血浆采用一期法完成。如仔细分离并低温(-70℃)保存血浆,因子Ⅷ抗原与因子Ⅷ活性水平一致,所以不必测定因子Ⅷ抗原水平。

不要在血栓发作急性期或急性相反应期取样测定因子Ⅷ活性，推荐多次取样测定。

■ 其他凝血因子水平升高

其他凝血因子水平升高也与 VTE 危险性增高有关[255]。基于 Leiden 人群的 VTE 病例对照研究发现，因子Ⅸ水平高于 129%（正常值第 90 百分位）者，VTE 发生的 OR 值为 2.3（95%CI 1.6~3.5）[256]。排除其他干扰因素和遗传性易栓症因素，因子Ⅸ水平升高是一个独立的危险因素。并已证明其剂量-效应关系，因子水平越高，危险性越大。血栓形成风险女性高于男性，尤其是不使用口服避孕药的绝经前女性（OR 值 12.4）和绝经后妇女（OR 值 6.2）。

在 Leiden 研究中，也观察到因子Ⅺ水平升高与 VTE 的关系[257]。因子Ⅺ水平高于正常值第 90 百分位者（>121%）与低于此值者相比，调整后的 OR 值为 2.2（95%CI 1.5~3.2）。根据患者因子Ⅺ水平进行分层研究发现，血栓形成危险与因子Ⅺ水平正相关。

在 Leiden 研究中起初也证实纤维蛋白原水平升高是 VTE 的危险因素[258]，但重新分析资料并排除其他干扰因素后发现，纤维蛋白原水平升高引起 VTE 的风险较低，且仅限于年龄在 45 岁以上者[259]。

其他凝血因子（如因子Ⅱ、Ⅴ、Ⅹ、Ⅻ）水平升高与血栓形成风险间的联系尚无确切证据。

■ 遗传性血栓性异常纤维蛋白原血症

异常纤维蛋白原血症是纤维蛋白原分子的质量异常，是由于该分子三条多肽链其中之一的编码基因发生突变所致（参见第 126 章）。异常纤维蛋白原血症患者在临床表现上有很大异质性，55% 患者无症状，20% 患者出现血栓形成（伴或不伴出血），25% 患者有出血倾向[260]。

生物化学与分子生物学特征

异常纤维蛋白原血症引起 VTE 的发病机制仍未明确。一种解释是凝血酶与异常纤维蛋白原的结合减少导致血浆凝血酶浓度增加，最终引起血栓形成；另一种解释是组织型纤溶酶原活化剂与异常纤维蛋白原结合减少，导致纤溶水平降低和血栓形成。此外，也有人认为纤维蛋白原的异常聚合导致血栓形成[261]。已报道很多种引起纤维蛋白原结构异常的基因突变，其中大多数是点突变引起单个氨基酸替代。异常纤维蛋白原血症呈常染色体显性遗传模式。

临床表现

异常纤维蛋白原血症患者通常在年轻时（27~32 岁）发生 VTE[262]。在大宗 VTE 病例筛选检查中发现，异常纤维蛋白原血症占 0.8%[262]。其中有一例患者同时发生血栓形成和出血（产后出血）。这类患者发生妊娠相关血栓形成、自发流产和死婴的几率增加。

实验室检查

异常纤维蛋白原血症患者由于纤维蛋白聚合延迟出现稀释的凝血酶时间（TT）和爬虫酶时间延长，采用免疫法或凝固法检测纤维蛋白原所获得的结果不一致。更精密的试验常可证明异常纤维蛋白原结构或纤维蛋白对纤溶抵抗。

■ 纤溶系统遗传性缺陷

纤溶酶原和纤溶酶原活化剂抑制物（PAI-1）的基因突变或多态性与 VTE 的关联尚不肯定[263-266]。在 VTE 患者中（尤其在日本）已发现有低纤溶酶原血症（Ⅰ型纤溶酶原缺乏）和异常纤溶酶原血症（Ⅱ型纤溶酶原缺乏）的病例，但其他研究未能证实单独纤溶酶原缺乏是 VTE 的危险因素[265]。严重纤溶酶原缺乏（正常活性的 5%~6%）相当罕见，主要影响黏膜组织表现为伪膜性疾病（如木样结膜炎）但并不表现为 VTE[267]。在苏格兰 9811 例献血者研究中发现，28 例出现轻中度纤溶酶原缺乏[268]。对其中 19 例患者及其受累家系成员（20 例为低纤溶酶原血症，4 例为异常纤溶酶原血症）研究发现，仅 1 例有静脉血栓并且是凝血酶原 G20210A 杂合携带者[265]。

PAI-1 水平升高与该基因启动子区 -675 位 4G/5G 插入/缺失有关。4G 等位基因纯合子型较 5G 等位基因纯合子型者 PAI-1 水平高 25%[264]。虽多项研究结果提示 4G 基因型与 VTE 危险性增高有关，但一项包含 308 例 VTE 病例和 640 例对照的前瞻性研究未能证实两者之间的明显相关性[266]。有关 VTE 复发的临床研究也未能证明 PAI-1、组织型纤溶酶原活化剂、优球蛋白溶解时间与 VTE 复发相关[269]。

在血液发生凝固后，凝血酶激活 TAFI；活化的 TAFI 通过去除纤维蛋白 C 末端的赖氨酸残基减少组织型纤溶酶原活化剂和纤溶酶原与纤维蛋白结合而发挥抗纤溶作用。

在 Leiden 研究中，TAFI 升高（高于正常值第 90 百分位，即 >122U/dl）与静脉血栓形成风险相关（OR 值 1.7；95%CI 1.1~2.5）[270]；但在另一项易栓症先证者家系调查研究未能证明 TAFI 升高者 VTE 绝对风险增加[271]。反复静脉血栓已发现与 TAFI 升高有关。

蛋白 C 抑制物（PCI）是另一种具有抗纤溶活性的蛋白，通过抑制组织型纤溶酶原活化剂和尿激酶发挥作用。但 PCI 还具有以下几方面作用：①促纤溶作用（抑制 TAFI 的活化）；②抗凝作用（抑制凝血酶、因子Ⅹa 和因子Ⅺa）；③促凝作用（抑制 APC）[272]。

在 Leiden 研究中，PCI 水平高于正常值第 95 百分位者（>136%）与低于此值者相比，VTE 风险增加（OR 值 1.6；95%CI 0.9~2.8）[273]。

■ 其他易栓性疾病

血栓调节蛋白是内皮细胞高亲和力凝血酶受体，促进蛋白 C 活化[167,274]。在血栓形成家系中，已发现多种血栓调节蛋白基因突变[275-277]。这些基因突变部位为散在分布，可导致血浆血栓调节蛋白水平变化[276]、血栓调节蛋白表达减少以及功能受损[278]。未发现血栓调节蛋白基因突变与 VTE 相关。一项基于人群的研究证实 VTE 患者血浆可溶性血栓调节蛋白水平与正常对照无差异[279]。

EPCR 是内皮细胞上的跨膜蛋白，促进蛋白 C 与凝血酶-血栓调节蛋白复合物的相互作用（参见第 116 章）。内皮细胞 EPCR 改变被认为与 VTE 风险增加有关联。正常人血浆中存在可溶性 EPCR，后者缺少了 EPCR 的跨膜区和胞内区，浓度范围 70~200ng/ml 并明显受到 EPCR 单倍型影响[280-283]。可溶性 EPCR 抑制 APC 活性，不增加凝血酶-血栓调节蛋白复合物对

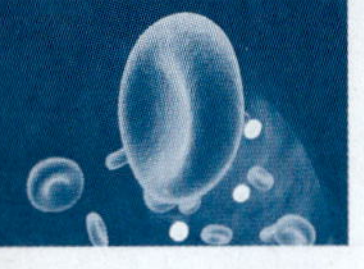

蛋白C的活化作用。因而认为高水平可溶性EPCR促进血栓形成。已发现可溶性EPCR浓度升高见于18%携带常见单倍型的健康人[281,283]。一项纳入338例VTE患者的对照研究发现，H3单倍型在男性的危险性OR值为2.5(95%CI 1.1~4.5)，而在女性为1.3(95%CI 0.8~2.2)[281]。然而，另一项相同规模的研究未能证实这一发现[282]。EPCR基因3号外显子23bp的插入有报道能够增强VTE风险[284,285]，但另一项研究未能证实此发现[286]。

在Leiden研究及其他研究中发现TFPI水平降低是VTE弱的危险因素[287,288]。血浆TFPI检测会遇到一些困难：循环血中TFPI只占血管内总TFPI的10%~15%，大部分与内皮细胞结合；血浆中部分TFPI与脂蛋白结合，降低了TFPI功能活性[289,290]。已发现TFPI基因中存在几种多态性，但与静脉血栓的联系不密切。若TFPI抑制因子Ⅶa和Ⅹa的活性降低被称为"TFPI抵抗"；与对照相比，TFPI抵抗在无其他缺陷的静脉血栓患者中更为多见[291,292]。如同APCR，TFPI抵抗检测原理是测定待测血浆对外源性TFPI的抗凝反应，使用稀释的组织因子以凝血酶原时间(PT)为实验基础。未来的研究需证实这一发现并阐述发病机制。

易栓症研究的新方法

探寻易栓症危险因素是未来遗传学研究要面临的重要挑战。由于在VTE和致病性高凝因素中存在显著的遗传性危险因素[32,293-296]，人们就设想将有很多常见、轻度的VTE遗传性危险因素被发现。未来努力的主要目标是确定常见的VTE遗传性危险因素，并进行危险因素的定量分析以评估基因-基因和基因-环境间相互作用(见以下相关内容)。

未来探寻易栓症危险因素的方法将主要利用人类基因组相关内容，并以此为必要的平台去寻找引起VTE的基因类型[297]。这项研究将使用候选基因法[298]和数量性状位点法(QTL)[299,300]，前一种方法将极为详细地研究可疑基因，后一种方法将表型特征与基因组特定位点准确连接。在"特发性血栓形成遗传性研究计划"及其他应用QTL方法的研究中，研究人员已就遗传性因素对各种静脉血栓危险因子的影响提供了很多有价值的信息[181,293,299-304]。

各种易栓症因素相互间以及与环境因素间的相互作用

基因-基因相互作用或基因-环境间的相互作用在VTE发病机制中起到极为重要的作用(见图131-1)。多个遗传性易栓性缺陷或基因-基因相互作用已占VTE患者的15%[20]。根据报道，因子Ⅴ Leiden可与下述易栓症因素同时存在，如蛋白C缺乏[60,184,305]、蛋白S缺乏[61,62]、抗凝血酶缺乏[63]、凝血酶原20210A突变[306-310]、高同型半胱氨酸血症[155,311,312]、因子Ⅷ和TAFI水平增高[313,314]。除一项研究未能证实因子Ⅴ Leiden和高同型半胱氨酸血症或MTHFR-TT基因型相关外[315]，所有的研究均证明这些易栓危险因素的联合缺陷与VTE发生和反复发作风险增加有关。也有发现凝血酶原20210A突变伴蛋白S缺乏[316]或高同型半胱氨酸血症者[317]血栓形成危险性增加。对8项共包含2310例VTE患者和3204例对照研究资料综合分析发现，因子Ⅴ Leiden和凝血酶原G20210A双杂合子者静脉血栓形成风险OR值为20(95%CI 11.1~36.1)[318]。另一项回顾性研究分析了226例因子Ⅴ Leiden先证者的400名亲属与静脉血栓间的关系，结果显示因子Ⅴ Leiden杂合突变伴遗传性蛋白C或蛋白S缺乏症预计静脉血栓年发生率为4.8%[319]。在联合缺陷的家庭，联合缺陷携带者静脉血栓形成不仅频繁，而且多在年轻时发病[58,60-63,316]。

除了显著的基因-基因间相互这样外，基因-环境间的相互作用也是经常发生的，协同增加了血栓形成危险。口服避孕药和激素替代治疗显著增加了伴有因子Ⅴ Leiden和易栓症因素的女性VTE危险。在妊娠期间发生VTE的妇女中，28%~46%携带因子Ⅴ突变[20,320-322]。在妊娠和分娩期，因子Ⅴ Leiden杂合子型妇女与非携带者相比，VTE发生的相对危险性增加3倍，VTE复发的危险性增加3.9倍[322]。多项研究已经验证了携带因子Ⅴ Leiden妇女服用第三代口服避孕药后发生血栓栓塞症的风险，值得关注的是这些患者发生血栓的危险性增加30~80倍，每年每万名女性血栓发生率为0.8~28.5[323,324]。因子Ⅴ Leiden纯合突变的妇女血栓形成的发生率更高[325]。在口服避孕药的使用者中，凝血酶原G20210A携带者血栓风险增加16倍，而非携带者仅增加6倍[326]。凝血酶原G20210A携带者使用口服避孕药，将导致脑血栓形成风险极度增加(OR值149，95%CI 31~711)[327]。抗凝血酶、蛋白C、蛋白S缺乏者使用口服避孕药也可协同增加静脉血栓风险[328]，多数发生在口服避孕药开始使用后的6个月内[329]。因子Ⅷ水平升高与使用口服避孕药的联合作用使得血栓形成OR值增加至10.3(95%CI 3.7~28.9)[330]。

携带因子Ⅴ Leiden或凝血酶原G20210A突变的妇女接受激素替代治疗后也可观察到类似的协同作用[331]。其他易栓症因素与激素替代治疗的相互作用资料尚不充分。

低纤溶活性与使用避孕药、制动和因子Ⅴ Leiden之间存在相互作用，除外凝血酶原G20210A[332]。

动脉血栓形成与易栓症

已证实冠心病与因子Ⅴ Leiden和凝血酶原G20210A突变存在中等程度的相互作用。对191项包含66 155例冠心病和91 307例对照研究的荟萃分析，在至少500例冠心病患者和500例对照中发现有因子Ⅴ Leiden突变和凝血酶原G20210A突变。每个因子Ⅴ Leiden和凝血酶原G20210A等位基因发生冠心病的相对危险分别是1.17(95%CI 1.08~1.28)和1.31(95%CI 1.12~1.52)[23]。在伴有其他血管危险因素的年轻人中，冠状动脉血栓形成与因子Ⅴ Leiden突变显著相关[24,27]。遗传性蛋白C或蛋白S缺乏也增加了动脉血栓栓塞症的危险性[26]。在一项包含552例先证者家庭成员的临床研究中，伴有蛋白C、蛋白S或抗凝血酶缺乏者动脉血栓栓塞年发生率为0.34(95%CI 0.23~0.49)；而不伴有上述缺乏者年发生率仅为0.17(95%CI 0.09~0.28)。年龄小于55岁者与大于55岁者比较，动脉血栓发生危险增加4.7倍(95%CI 1.5~14.2)。而抗凝血酶缺乏并未增加动脉血栓风险。

鉴于动脉硬化血栓形成与高同型半胱氨酸血症间的联系，多项回顾性病例对照研究已发现，在排除干扰因素后高同型半胱氨酸血症与动脉血栓显著相关。例如，血浆同型半胱氨酸增加5μmol/L，发生冠心病、脑血管病和周围血管病的OR值分别为1.6、1.5和6.8[333]。对涉及5000余例缺血性心脏病和1100余例卒中的30项前瞻性和回顾性研究的荟萃分析发现，血浆同型半胱氨酸降低3μmol/L，则缺血性心脏病和卒中的发病率分别减少11%和19%[334]。同样，MTHFR C677T纯合子与心血管病间也存在中等程度的相关性。荟萃分析包含11 000多例冠心病和12 000多例对照的40项病例-对照研究发现，其动脉血栓形成的OR值为1.16（95%CI 1.05~1.28）；如伴有血叶酸水平降低，则OR值增至1.44（95%CI 1.12~1.83）[335]。在脑血管病和周围血管病患者的临床荟萃分析中也得到类似的结果[336]。但与上述欧洲研究组不同，北美研究组的资料并未能证实这种危险性的增加。这一差异的原因可能与欧洲人维生素摄入较少和血同型半胱氨酸水平较高有关[335]。

现已证明缺血性卒中与多种易栓症危险因素相关：因子Ⅴ Leiden（OR值1.33；95%CI 1.12~1.58）；凝血酶原G20210A（OR值1.44；95%CI 1.11~1.86）；MTHFR C677T纯合子（OR值1.24；95%CI 1.08~1.42）[337]。在860例缺血性卒中患者中，有半数因子Ⅴ Leiden携带者出现多发性陈旧性脑梗死；而年龄、性别匹配的非因子Ⅴ Leiden携带者则较少出现上述表现[338]。携带因子Ⅴ Leiden或MTHFR C677T的年轻女性如使用口服避孕药则缺血性卒中发生的危险性将显著增加[339]。

在外周血管病患者中，易栓症危险因素和高同型半胱氨酸血症的发生率也有增加[340,341]。

综上所述，易栓症危险因素中等程度地增加了动脉血栓风险，尤其是在吸烟、肥胖及口服避孕药的年轻患者中显得更为明显。

易栓症患者的静脉血栓栓塞症复发

所有血栓栓塞症患者，无论是否属于易栓症，在首次发作后的多年内易于出现血栓复发。其中约5%的患者血栓复发是致命的[342]，三分之一患者与血栓后综合征相关[343]。

在多个前瞻性和回顾性大宗病例研究中评估了遗传性和获得性易栓症因素对VTE复发的影响。表131-4表明有三大类危险因素与VTE复发有关：病人相关的危险因素、源于血栓发作的特征危险因素、与易栓症类型相关的可变危险因素。同时该表中也列出了减少VTE复发的相关因素。反复VTE发作最常见于抗凝血酶缺乏、蛋白C缺乏和蛋白S缺乏[355-357]。因子Ⅴ Leiden与凝血酶原G20210A[370]双重杂合、因子Ⅴ Leiden杂合子伴MTHFR C677T纯合子也是复发的高危因素（图131-5）[371]。

高同型半胱氨酸血症也具有增加反复静脉血栓的危险。在一项185例具有反复静脉血栓史的病例研究中，有46例（25%）患者同型半胱氨酸浓度高于正常值第90百分位。考虑到年龄、性别、经期等因素，调整后的OR值为2.0（95%CI 1.5~2.7）[372]。另一项研究表明，同型半胱氨酸浓度超过正常值第95百分位的患者与低于此值相比，反复静脉血栓的相对危险是2.7（95%CI 1.3~5.8）。随访24个月，19.2%高同型半胱氨酸血症者出现血栓复发，而同型半胱氨酸正常者仅6.3%出现复发[373]。在基于人群的前瞻性研究中高同型半胱氨酸血症与血栓复发中等度相关[374]。

因子Ⅷ水平升高与静脉血栓复发危险增加相关[362]。随访24个月，因子Ⅷ浓度高于正常值第90百分位者，血栓复发的可能性为37%，而较低水平者复发可能性仅为5%。类似的状况也见于因子Ⅸ水平增高。如因子Ⅷ和因子Ⅸ水平均增高，血栓复发相对危险为6.6倍[363]。因子Ⅷ、因子Ⅸ、因子Ⅺ和TAFI水平升高的各种组合均可增加血栓复发危险[363,375]。由于所获得的结果存在矛盾，因子Ⅴ Leiden或凝血酶原G20210A杂合子是否增加血栓复发危险尚不肯定。然而，两项荟萃分析提示因子Ⅴ Leiden杂合子VTE复发危险OR值为1.39和1.41；凝血酶原G20210A杂合者为1.20和1.72[359,360]。与杂合子者相比，因子Ⅴ Leiden纯合者VTE复发的危险明显增加（见图131-5）[358,359]。

表131-4　VTE复发危险因素

危险性增加	危险性降低
病人相关危险性	
男性[344]	女性[344]
年长[345]	
肥胖[346]	
存在诱因*[347,348]	诱因已去除[347,348]
与血栓相关的危险因素	
近端DVT[349]	远端DVT
肺栓塞[350]	手术后发生[364]
无诱因[349]	妊娠期发生‡[365]
超声多普勒发现残余血栓[351]	
血栓后综合征[352]	使用女性激素时发生‡[366]
短期抗凝治疗[352]	
停止抗凝治疗后D-二聚体升高[353]	使用弹力袜？[367]
	抗凝治疗相关因素：
	治疗期长[345]
	抗凝强度[368]
	抗凝质量[369]
易栓症	
存在抗磷脂抗体[354]	
抗凝血酶、蛋白C、蛋白S缺乏[355-357]	
因子Ⅴ Leiden纯合子[358]	
因子Ⅴ Leiden杂合子†[359,360]	
凝血酶原G20210A杂合子†[359,360]	
联合遗传性易栓症因素[357]	
同型半胱氨酸水平升高[361]	
因子Ⅷ水平升高[362]	
因子Ⅸ水平升高[363]	

* 例如，癌症、制动。
† 低危。
‡ 如类似的诱因存在，危险性不降低。

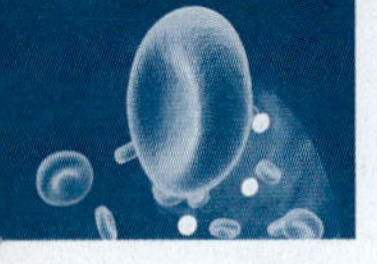

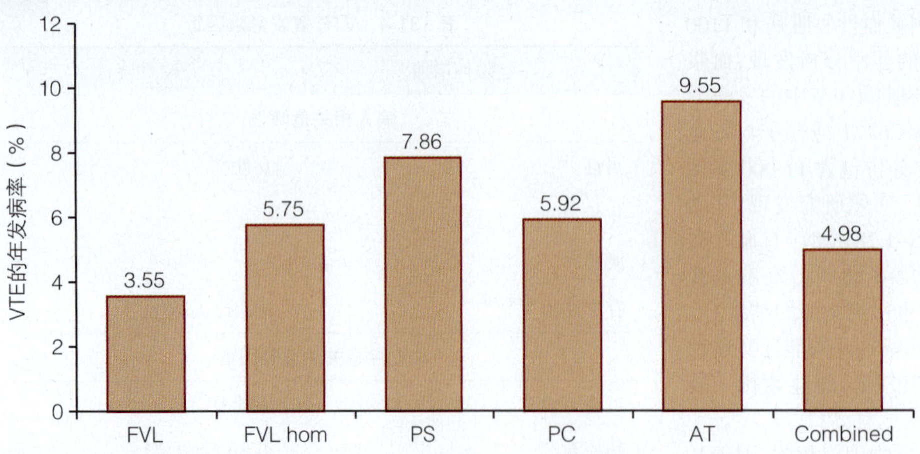

图 131-5　遗传性易栓症患者 VTE 复发的年发生率。资料来源于图 131-3 的家系研究结果。竖条代表平均值。AT，抗凝血酶缺乏；Combined，大于一种易栓症因素；FVL，因子Ⅴ Leiden 杂合子；FVL hom，因子Ⅴ Leiden 杂纯合子；PS，蛋白 S 缺乏；PC，蛋白 C 缺乏。

妊娠与分娩期遗传性易栓症

遗传性易栓症与妊娠女性 VTE 及主要妊娠并发症有关联，如胎盘早剥、子痫前期、早期和晚期胎儿流产、胎儿宫内发育迟缓（IUGR），上述改变可能与母 - 胎盘 - 胎儿血液循环中血流减缓及血栓形成有关[376]。大多数关于易栓症与妊娠并发症相关研究都是病例对照研究，它们受到方法学本身局限性的影响，如选择偏倚、病例数相对少、对照的差异及对结果的不同界定等。由于前瞻性研究比病例对照研究可得到更为可靠的结果，因此目前多宗前瞻性研究结果对既往病例对照研究所得的结果提出质疑。虽然妊娠并发症与易栓症的关联能够充分解释 VTE 及死胎原因；但对其他妊娠并发症，上述关联性的解释是不足的（重度子痫前期）、矛盾的（早期流产），甚至是负面的（子痫前期、胎盘早剥、IUGR）。

静脉血栓栓塞症

1/1000 的孕妇会发生 VTE，发生率是非孕女性的 5~10 倍，其中肺栓塞是导致孕妇死亡的主要原因。妊娠可被认为是一种暂时的获得性易栓状态，在怀孕期间因子Ⅷ及纤维蛋白原的水平上升，蛋白 C 的水平下降，Ⅰ型和Ⅱ型纤溶酶原激活物抑制剂增加所致的纤溶活性降低，及获得性活化蛋白 C 抵抗等。在妊娠期间，由于子宫增大压迫导致下肢静脉血流减少，同时卵巢静脉血流显著增加。大多数的血栓形成发生在产后（57%）或妊娠末三个月[377]。在妊娠期的血栓形成大多发生在左髂静脉（约占 80% 的妊娠相关的静脉血栓形成），可能是由于右侧髂动脉和卵巢动脉的压迫所致。

大约 50% 孕期及产后发生 VTE 的女性有潜在的遗传性易栓因素和后天获得性危险因素[378]。孕期发生 VTE 的风险很大程度上取决于易栓症的类型。几项前瞻性和回顾性家系研究发现，25% 抗凝血酶缺乏患者、6.5% 蛋白 C 缺乏患者、9.5% 蛋白 S 缺乏患者发生 VTE[379-382]。一项因子Ⅴ Leiden 相关风险的荟萃分析显示，2.1% 因子Ⅴ Leiden 突变携带者发生 VTE；四个家系研究发现有 9.7% 因子Ⅴ Leiden 纯合突变者发生 VTE。一项回顾性的家系研究显示，携带凝血酶原 G20210A 突变者有 2.8% 发生 VTE[54]。因子Ⅴ Leiden 和凝血酶原 G20210A 联合杂合突变者约有 4% 发生 VTE[387]。其他 VTE 危险因素如既往栓塞史、VTE 家族史、肥胖、年龄大于 35 岁、剖宫产、静脉曲张、长期制动均增加了原有易栓症所致 VTE 的风险[387]。

胎盘早剥

胎盘早剥可危及胎儿及孕妇的生命，其病原因仍未明。妊娠高血压、高龄产妇、经产妇、羊膜炎、吸烟、有胎盘早剥史等可能是胎盘早剥的诱发因素。在一个大规模的前瞻性研究和一个注册表联动研究发现携带有因子Ⅴ Leiden 突变的患者发生胎盘早剥的风险是 0.69%，而未携带者胎盘早剥的风险率为 0.52%，因子Ⅴ Leiden 突变携带者发生胎盘早剥的危险度是 1.43 倍（95%CI 0.75~2.72）（表 131-5）[388-390]。

胎儿宫内发育迟缓

胎儿宫内发育迟缓是新生儿及孕妇发病的主要原因。IUGR 定义为出生体重小于正常胎儿体重的第十百分位，但有些研究定义为小于正常胎儿体重的第五百分位。一项病例对照荟萃分析[391]显示，IUGR 的发生与因子Ⅴ Leiden、凝血酶原 G20210A 突变及 MTHFR C677T 纯合突变有关[376,392-395]。然而，由于定义 IUGR 的标准、研究方法学、出版倾向性的不同及各研究之间的异质性，这些研究得出的结论仍然可疑。包含近 2 万名孕妇的 5 项大规模前瞻性研究结果显示，携带因子Ⅴ Leiden 孕妇发生 IUGR 的几率为 5.6%，而非携带者孕妇发生 IUGR 的几率为 5.2%（见表 131-5）[388,389,396-398]。这项研究和其他研究结果都清楚地证实 IUGR 与易栓症无关（因子Ⅴ Leiden 携带者 OR 值 1.15；95%CI 0.95~1.39）[397]。

在并发 IUGR、子痫前期、流产病史易栓症孕妇的胎盘组织中出现多发性梗死、血管内血栓形成和绒毛周围纤维蛋白沉积等病理改变，这提示易栓症与这些妊娠并发症相关[399]。然而，

表 131-5　因子Ⅴ Leiden 携带者与非携带者 IUGR、子痫前期和胎盘早剥的发生率

	IUGR		子痫前期		胎盘早剥	
	病例数 / 总数	OR（95%CI）	病例数 / 总数	OR（95%CI）	病例数 / 总数	OR（95%CI）
非携带者	989/19 158（5.2%）	1.09（0.82~1.44）	476/15 918（3.0%）	1.16（0.77~1.74）	42//6961（0.6%）	0.82（0.20~3.41）
携带者	54/963（5.6%）		25/783（3.2%）		2/404（0.5%）	

注：IUGR，胎儿宫内发育迟缓。

另外两项研究在发生 IUGR 的易栓症女性胎盘中并没有发现上述病理改变增多[400,401]。并且在超声引导下检测母体 - 胎盘 - 胎儿部分的血流参数，结果显示在易栓症孕妇和正常孕妇之间这些血流参数并没有明显差异[402]。总之，这些数据显示易栓症与 IUGR 并没有明显的相关性。

■ 子痫前期

子痫前期发生于 2%~8% 的妊娠期女性，是孕妇发病、早产及新生儿死亡的主要原因[403]。在子痫前期发现有滋养层的植入损伤、胎盘血流灌注减少的变化，这些改变使胎盘产生生产生某些物质并释放入母体血循环，引起广泛的血管内皮损伤及功能异常。这些变化最终导致血管加压素的释放而使血压升高、凝血系统活化、器官灌注减少、血管通透性增加、蛋白尿、水肿等[404]。一种由胎盘产生的物质，可溶性 fms-like 酪氨酸激酶 1（sFlt1），在子痫前期的胎盘里分泌增加[405]。sFlt1 是血管内皮生长因子（VEGF）受体的剪接突变体，它是强烈的 VEGF 拮抗剂。在伴子痫前期的孕妇血浆中发现 sFlt1 浓度升高和 VEGF 浓度降低。实验证实 sFlt1 可致孕鼠产生如高血压、蛋白尿、肾小球内皮增生等子痫前期标志性病理变化[405]。至于什么原因导致 sFlt1 合成增加，是否有其他病理机制参加子痫前期的发生仍未明确。

易栓症被认为是子痫前期的病因或加重因素。一项系统性的病例 - 对照研究发现子痫前期与抗凝血酶缺乏、蛋白 C 缺乏、蛋白 S 缺乏、因子Ⅴ Leiden 杂合、凝血酶原 G20210A 杂合、MTHFR C677T 纯合、高同型半胱氨酸血症有关[406]。然而，几项大规模前瞻性研究未能证明因子Ⅴ Leiden 患者子痫前期发生的危险性显著增加（见表 131-5）[388,389,396-398]。这些研究提示因子Ⅴ Leiden 携带者子痫前期的发生率为 3.2%，健康对照为 3.0%，OR 值仅为 1.16（95%CI 0.77~1.74）。因而，子痫前期并不具有与易栓症的相关性。但是，因子Ⅴ Leiden 携带及 MTHFR C677T 纯合状态与重度子痫前期有关[390,407]。

■ 流产

习惯性流产（连续三次或三次以上流产）发生于 1%~2% 的妇女[408]。一项早期研究显示，抗凝血酶、蛋白 C、蛋白 S 缺乏患者发生习惯性流产的风险增高（OR 值 2.0；95%CI 1.2~3.3）[409]。包含 79 项大规模病例对照研究的荟萃分析探讨了易栓症与流产的关联性[406]。而较少有队列研究探讨这个问题，迄今为止，相比于其他妊娠综合征相关性，易栓症与流产之间的关联证据仍不够充实。一项关于妊娠早期流产的荟萃分析发现，携带有因子Ⅴ Leiden 突变的孕妇发生流产的相对危险度是非携带者的 1.91 倍（95%CI 1.01~3.61），凝血酶原 G20210A 突变携带孕妇发生流产的相对危险度是未携带者的 2.70 倍（95%CI 1.37~5.34），而 MTHFR C677T 纯合突变与流产之间无明显相关性[406]。易栓症孕妇妊娠中期流产的危险性也显著增高，携带有 FV Leiden 突变或凝血酶原 G20210A 的孕妇发生中期流产的风险分别为非携带者的 4.12 倍（95%CI 1.93~8.81）和 8.60 倍（95%CI 2.18~33.95）。因子Ⅴ Leiden、凝血酶原 G20210A 杂合突变、蛋白 S 缺乏与晚期流产有关联。其他易栓症相关资料甚少。

死胎

在发达国家妊娠晚期发生死胎较罕见，与妊娠高血压、糖尿病、胎儿水肿、子宫感染、先天异常有关系。在大多数病例中，死胎的确切原因并不是很清楚。几项病例对照研究显示，在那些死胎原因未明的病例中，易栓症的发生率明显增加[410-414]；并可发现胎盘内血栓形成和梗死[411,412]。在妊娠晚期发生原因未明的死胎病例中，有 16%~43% 病例存在易栓症；而对照组中仅有 4%~15% 存在易栓症[411-413]。在这些原因未明的死胎病例中，蛋白 S 缺乏和因子Ⅴ Leiden 突变是最常见致病原因，总危险度分别为 16.2（95%CI 5.0~52）、6.1（95%CI 2.8~13.2）[414]。

凝血酶原 G20210A 与死胎有明显的相关性，有两项研究显示其危险度分别为 2.3（95%CI 1.3~4）和 3.3（95%CI 1.1~10.3）[411,413]。反复发生晚期死胎也常见于易栓症妇女[415]。

■ 儿童的易栓症

儿童发生 VTE 是很罕见的。VTE 年发病率在总人群中为 0.07~0.14 /10 000 儿童，在住院儿童中的为 5.3/10 000，在重症监护的新生儿中为 24/10 000[416]。儿童的 VTE 主要继发于动静脉置管、败血症、肿瘤、先天性心脏病，大部分发生在一岁之前或青春期。一项含 50 项病例 - 对照研究或病例登记的荟萃分析显示，抗凝血酶、蛋白 C、蛋白 S 缺乏，因子Ⅴ Leiden 突变，凝血酶原 G20210A 或复合易栓因素是儿童发生易栓症的主要危险因素，与成人的情况相似，但超过 70% 的病人至少伴有一种临床危险因素[416]。在上述易栓症因素中，抗凝血酶原缺乏患者发生 VTE 的风险度最大（OR 值 9.44；95%CI 3.34~26.66），凝血酶原 G20210A 患者发生 VTE 的风险度最小（OR 值 2.64；95%CI 1.6~4.4）。

在无明显诱因的 VTE 儿童中，发生反复 VTE 的比例分别是：新生儿 3%，年长儿童为 8%，儿童为 21%。遗传性易栓症(除外因子Ⅴ Leiden）和凝血因子Ⅷ水平升高是儿童发生反复 VTE 的主要危险因素[417,418]。

在脑静脉窦血栓[419,420]、围产期或幼儿期缺血性卒中患儿中[421,422]，遗传性和获得性易栓症危险因素发生率明显升高。但由于上述病例罕见，尚没有一定规模的病例对照研究评价其与易栓症的关联性。还由于上述每一种疾病的发生与其他原发病有关，所以使得情况更为复杂。尽管有这些局限性，但就脑静脉窦血栓而言，一项包含 396 例全世界范围内关于脑静脉窦血栓病人的国际合作研究发现，凝血酶原 G20210A 杂合突变患者发生脑静脉窦血栓的危险性为 4.3（95%CI 1.1~16.2；P=0.034）[423]。另一项国际合作研究正在进行中，以确定易栓症在围产期和幼儿期卒中中的作用[422]。

诊断

在非选择的 VTE 患者中，对常见易栓症因素（因子Ⅴ Leiden，凝血酶原 G20210A，蛋白 C、蛋白 S、抗凝血酶缺乏，因子Ⅷ水平增加）的检测预计有 30% 的患者至少存在一种易栓症因素[22]。而在选择的 VTE 病人中，这个比例可达 70%，甚至更高[20]。表 131-3 按递减的优先顺序列出可检测出的异常参数。应进行抗核抗体、抗心磷脂抗体、抗 β_2 糖蛋白Ⅰ抗体和同型半胱氨酸浓度检测，因为这些指标出现异常的频率相对较高，且已知与遗传性易栓症存在相互联系。必须要注意的是，多种获得性因素可导致检测结果的异常，进而误诊为易栓症（见表 131-3）。

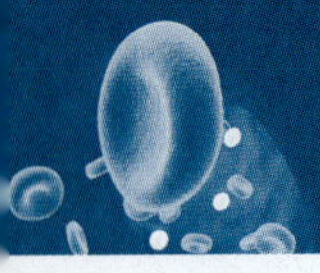

开展广泛易栓症筛查的主要原因是其对疾病的治疗和预防方法有重要影响。例如，发现某一种严重易栓症因素(蛋白C、蛋白S或抗凝血酶缺乏，抗磷脂抗体或多个易栓症因素必定会延长抗凝治疗时间，并对直系亲属进行检查以确定受累个体。对于无症状的受累亲属要采取严格的预防措施，因为他们有相对较高的VTE绝对风险(见表131-3)[51]；对于已经发生过VTE的家属，应重新评估抗凝治疗，因为他们有很高的VTE复发风险(见表131-5)。

哪些人应该进行检查？应该进行检查哪些项目？对这一问题仍存争议。通过评估下列问题可较为容易地解决上述问题：①对某一特定患者受累的可能性如何？②预计更易产生异常结果的试验是哪些？③如已发现易栓症因素，复发的可能性如何？④费用是多少？⑤异常结果会不会让患者及家属产生焦虑？⑥异常的检查结果是否会影响到健康保险？⑦发现轻度的易栓症因素，如杂合型因子Leiden或凝血酶原G20210A能否改变病人或亲属的健康行为呢？病人也应该考虑这些问题，并参与决定是否开展易栓症因素检查。

根据已公布的推荐建议[424,425]、其他专家的综述[426,427]及本章作者的经验[41]，病人如满足下列标准之一的应该检测表131-3中包列的各种易栓症因素：①无明显诱因的VTE；②反复血栓事件发作；③年龄小于50岁有诱因的VTE患者；④由怀孕、口服避孕药或激素替代疗法诱发的VTE；⑤有家族史的VTE；⑥脑或内脏静脉血；⑦连续三次或三次以上不明原因的妊娠早期流产；一次或一次以上妊娠中晚期流产；一次或一次以上的死胎。

对于受伤后或术后发生远端静脉血栓患者不必进行易栓症检测，因为这些患者血栓复发率很低(每年1.5%)[428]。同样，因癌症、血管内器械植入发生血栓患者也不需进行上述检测。

大部分病人进行检查的最佳时机是血栓事件发生后六个月，这时候需要决定是否继续治疗。如果较早进行检查，结果将会引起误导，因为血栓形成本身可导致抗凝血酶减低和因子Ⅷ水平增加。在六个月的时候，病人仍在使用口服抗凝剂治疗，可做除蛋白C、蛋白S外的所有检查，因在口服抗凝药治疗的时候蛋白C、蛋白S水平减低。病人可改用低分子量肝素治疗两周后再检测蛋白C活性和游离蛋白S抗原水平。在完成检测和评估血栓复发和出血的风险后，可决定是否停止或继续治疗(见下文“治疗”)。

年龄小于50岁，患有动脉血栓而没有动脉粥样硬化的高危因素或动脉粥样硬化证据的患者，应进行以下检查，如狼疮抗凝物、抗心磷脂抗体、β_2糖蛋白Ⅰ、蛋白C、蛋白S及抗凝血酶。

治疗

已明确易栓症原因的VTE患者应该用标准的治疗方案，即肝素联合华法林治疗两天后，持续使用华法林直到国际标准化指数(INR)达到2.0~3.0(参见第134章)。这一治疗方案可以预防皮肤坏疽，后者可能在蛋白C缺乏患者开始华法林治疗时发生。治疗的主要目的是预防VTE复发，因为VTE复发在5%的病例中是致命的[342]，也使静脉供血不足的风险增加[343]，并使抗凝治疗时间延长，也因此带来明显的出血风险。华法林治疗使复发风险减少90%~95%，但致命性出血年发生率升至0.25%[429]。因此，延长抗凝治疗的利弊应仔细评估，需同每个病人充分交流，要考虑到患者的意愿及可能增加VTE复发或出血的临床和实验室危险因素。全面的、有循证依据的治疗指南尚未形成，但几篇综述已经提出了合理的治疗方案，这一治疗方案部分基于证据及专家的观点[41,430-434]。

在治疗的初期，应根据血栓复发的可能性对患者进行分组(见表131-4)。外伤或手术后发生远端静脉血栓的患者属于低复发组，对这些患者进行3个月的抗凝治疗，不用做易栓症原因检查，因为这些患者复发的几率很小(见上文“诊断”)。其他的患者要进行六个月的华法林治疗[41,432-435]，然后进行易栓症因素筛查(上文“诊断”已概述)，进而评估复发和出血风险。基于上述评估结果决定停止治疗或继续治疗6~18个月或长期持续治疗。表131-6归纳了延长治疗或持续治疗可能的适应证。

表131-6 易栓症患者延长抗凝治疗(>6个月)时间的指征

延长期	指征
6~18月*	因子Ⅷ水平升高
	D-二聚体水平升高†
	癌症进展
	严重静脉供血不足
	髂股静脉血栓形成
	超声多普勒发现残余血栓
	诱因持续存在‡
长期	危及生命的血栓事件
	脑静脉血栓形成
	内脏静脉血栓形成
	反复血栓发作
	抗凝血酶、蛋白C、蛋白S缺乏
	联合易栓症
	存在抗磷脂抗体

*延长期需仔细评估，可能不适用于易于出血患者，如年龄>70岁，有出血性卒中或消化道出血史，肾衰竭，监控不良的抗凝药物治疗。

†抗凝治疗停止后3~4周取样测定。

‡例如制动、必须使用女性激素、雌激素调节治疗。

所有下肢静脉血栓患者都应穿戴弹力袜至少两年。这个方法可以减少50%血栓后综合征的发生[436]。有易栓因素并发展为VTE的孕妇的治疗与没有易栓因素的孕妇治疗一样。目前已有详细的治疗指南[437-439]。优先选择的抗凝剂是低分子量肝素，它可明显降低因肝素引发的血小板减少症、骨质疏松和出血的风险。应该避免使用华法林，因为华法林在孕6~12周时会导致胚胎病，且在整个孕期都会导致胎儿中枢神经系统异常[438,439]。孕期低分子量肝素的用量取决于孕妇怀孕初期的体重[437]。通常不必监测抗因子X活性水平，除非出现肾衰竭。肝素治疗应持续整个孕期至分娩后六周，持续时间不应少于六个月(参见第134章)。

对某些易栓症患者应采用特殊治疗。抗凝血酶原缺乏患者可在手术、严重创伤和分娩时使用抗凝血酶浓缩物(包括重组制剂)[440-443]。蛋白C和APC浓缩物可用于纯合子型蛋白C缺乏婴儿和儿童，或处于手术等应激情况下的杂合子型蛋白C缺乏患儿[444-446]。

预防

对那些患过 VTE 的易栓症患者采用预防措施应该是初始治疗的一部分。预防措施有减肥(若有必要的话),避免长时间不活动,停用雌激素治疗及戒烟(若有相关关系)。确诊易栓症后,一定要教育病人关于易栓症的知识、未来发生血栓的风险(如手术、飞行、妊娠及外伤)、抗凝治疗期间的出血风险、对家庭的影响及在高风险的情况下对预防治疗的需求。随访对于反复强调预防治疗重要性及更新病人的检查和治疗信息非常有益。如发现明显的静脉曲张,应在适当的肝素预防下考虑手术治疗。

在手术前、制动期间及超过 4 个小时的空中旅行前应给予预防剂量的低分子量肝素治疗。抗凝血酶缺乏患者在手术及分娩时应考虑予以抗凝血酶浓缩物。

对经家系检查或因其他原因检出易栓症因素但未发生血栓的患者,可不进行口服抗凝剂预防治疗。在这种情况下,华法林引起出血的风险超过了血栓形成的风险。但是如存在其他危险因素,应该采用预防性抗凝剂治疗,这能够明显减低静脉血栓的发生[447]。

患有 VTE 的妇女在接受激素治疗和怀孕时 VTE 复发风险明显增高,应予以预防治疗,在怀孕期间及分娩后六个月给予低分子量肝素治疗。既往有无诱因的 VTE 发作,及与妊娠相关或使用女性激素有关的 VTE 发作孕妇,或发现有易栓症因素的孕妇也必须采用相同的方法进行预防治疗。存在蛋白 C、蛋白 S 或抗凝血酶缺乏但未发生 VTE 的孕妇也应采取类似的预防治疗,因为此类患者在孕期发生 VTE 和流产的几率增加[479,448]。既往无 VTE 发作的因子 V Leiden 或凝血酶原 G20210A 携带者如合并其他危险因素,如年龄 > 35 岁、肥胖等,也应该在妊娠后期至产后六周进行低分子量肝素预防治疗。易栓症患者出现妊娠并发症,如 IUGR、妊娠早期连续三次以下的流产、子痫前期及胎盘早剥等,采用低分子量肝素预防治疗的证据还不充分。研究结果表明,对在妊娠早期有大于等于三次的连续性不明原因的流产、妊娠晚期流产、死胎或重度子痫前期的易栓症妇女,在妊娠期间至产后 6 周使用低分子量肝素进行预防治疗似乎更加合理。

翻译:余自强
校对:朱　力

参考文献

1. Egeberg O: Inherited antithrombin deficiency causing thrombophilia. *Thromb Diath Haemorrh* 13:516, 1963.
2. Beck EA, Charache P, Jackson DP: A new inherited coagulation disorder caused by an abnormal fibrinogen ("fibrinogen Baltimore"). *Nature* 208:143, 1965.
3. Stenflo J, Fernlund P, Egan W, Roepstorff P: Vitamin K-dependent modifications of glutamic acid residues in prothrombin. *Proc Natl Acad Sci U S A* 71:2730, 1974.
4. Griffin JH, Evatt B, Zimmerman TS, Kleiss AJ: Deficiency of protein C in congenital thrombotic disease. *J Clin Invest* 68:1370, 1981.
5. Schwarz HP, Fischer M, Hopmeier P, et al: Plasma protein S deficiency in familial thrombotic disease. *Blood* 64:1297, 1984.
6. Comp PC, Nixon RR, Cooper MR, Esmon CT: Familial protein S deficiency is associated with recurrent thrombosis. *J Clin Invest* 74:2082, 1984.
7. Comp PC, Esmon CT: Recurrent venous thromboembolism in patients with a partial deficiency of protein S. *N Engl J Med* 311:1525, 1984.
8. Koeleman BP, Reitsma PH, Bertina RM: Familial thrombophilia: A complex genetic disorder. *Semin Hematol* 34:256, 1997.
9. Dahlback B, Carlsson M, Svensson PJ: Familial thrombophilia due to a previously unrecognized mechanism characterized by poor anticoagulant response to activated protein C: Prediction of a cofactor to activated protein C. *Proc Natl Acad Sci U S A* 90:1004, 1993.
10. Svensson PJ, Dahlbäck B: Resistance to activated protein C as a basis for venous thrombosis. *N Engl J Med* 330:517, 1994.
11. Bertina RM, Koeleman BPC, Koster T, et al: Mutation in blood coagulation factor V associated with resistance to activated protein C. *Nature* 369:64, 1994.
12. Greengard JS, Sun X, Xu X, et al: Activated protein C resistance caused by Arg506Gln mutation in factor Va. *Lancet* 343:1361, 1994.
13. Voorberg J, Roelse J, Koopman R, et al: Association of idiopathic venous thromboembolism with single point-mutation at Arg506 of factor V. *Lancet* 343:1535, 1994.
14. Bienvenu T, Ankri A, Chadefaux B, et al: Elevated total plasma homocysteine, a risk factor for thrombosis. Relation to coagulation and fibrinolytic parameters. *Thromb Res* 70:123, 1993.
15. McCully KS: Vascular pathology of homocystinemia: Implications for the pathogenesis of arteriosclerosis. *Am J Pathol* 56:111, 1969.
16. Poort SR, Rosendaal FR, Reitsma PH, Bertina RM: A common genetic variation in the 3′-untranslated region of the prothrombin gene is associated with elevated plasma prothrombin levels and an increase in venous thrombosis. *Blood* 88:3698, 1996.
17. Koster T, Blann AD, Briët E, et al: Role of clotting factor VIII in effect of von Willebrand factor on occurrence of deep-vein thrombosis. *Lancet* 345:152, 1995.
18. Kamphuisen PW, Lensen R, Houwing-Duistermatt JJ, et al: Heritability of elevated factor VIII antigen levels in factor V Leiden families with thrombophilia. *Br J Haematol* 109:519, 2000.
19. Schambeck CM, Hinney K, Haubitz I, et al: Familial clustering of high factor VIII levels in patients with venous thromboembolism. *Arterioscler Thromb Vasc Biol* 21:289, 2001.
20. Salomon O, Steinberg DM, Zivelin A, et al: Single and combined prothrombotic factors in patients with idiopathic venous thromboembolism—Prevalence and risk assessment. *Arterioscler Thromb Vasc Biol* 19:511, 1999.
21. Bertina RM: Genetic approach to thrombophilia. *Thromb Haemost* 86:92, 2001.
22. Seligsohn U, Zivelin A: Thrombophilia as a multigenic disorder. *Thromb Haemost* 78:297, 1997.
23. Ye Z, Liu EH, Higgins JP, et al: Seven haemostatic gene polymorphisms in coronary disease: Meta-analysis of 66,155 cases and 91,307 controls. *Lancet* 367:651, 2006.
24. Inbal A, Freimark D, Modan B, et al: Synergistic effects of prothrombotic polymorphisms and atherogenic factors on the risk of myocardial infarction in young males. *Blood* 93:2186, 1999.
25. Martinelli N, Trabetti E, Pinotti M, et al: Combined effect of hemostatic gene polymorphisms and the risk of myocardial infarction in patients with advanced coronary atherosclerosis. *PLoS ONE* 3:e1523, 2008.
26. Mahmoodi BK, Brouwer JL, Veeger NJ, van der Meer J: Hereditary deficiency of protein C or protein S confers increased risk of arterial thromboembolic events at a young age: Results from a large family cohort study. *Circulation* 118:1659, 2008.
27. Rosendaal FR, Siscovick DS, Schwartz SM, et al: Factor V Leiden (resistance to activated protein C) increases the risk of myocardial infarction in young women. *Blood* 89:2817, 1997.
28. Zoller B, Holm J, Svensson P, Dahlback B: Elevated levels of prothrombin activation fragment 1 + 2 in plasma from patients with heterozygous Arg506 to Gln mutation in the factor V gene (APC-resistance) and/or inherited protein S deficiency. *Thromb Haemost* 75:270, 1996.
29. Simioni P, Scarano L, Gavasso S, et al: Prothrombin fragment 1+2 and thrombin-antithrombin complex levels in patients with inherited APC resistance due to factor V Leiden mutation. *Br J Haematol* 92:435, 1996.
30. Souto JC, Almasy L, Borrell M, et al: Genetic susceptibility to thrombosis and its relationship to physiological risk factors: The GAIT study. Genetic Analysis of Idiopathic Thrombophilia. *Am J Hum Genet* 67:1452, 2000.
31. Ariens RA, De Lange M, Snieder H, et al: Activation markers of coagulation and fibrinolysis in twins: Heritability of the prethrombotic state. *Lancet* 359:667, 2002.
32. Heit JA, Phelps MA, Ward SA, et al: Familial segregation of venous thromboembolism. *J Thromb Haemost* 2:731, 2004.
33. Brinsuk M, Tank J, Luft FC: Heritability of venous function in humans. *Arterioscler Thromb Vasc Biol* 24:207, 2004.
34. Kyrle PA, Minar L, Bialonczyk C, et al: The risk of recurrent venous thromboembolism in men and women. *N Engl J Med* 350:2558, 2004.
35. Prandoni P, Bilora F, Marchen A, et al: An association between atherosclerosis and venous thrombosis. *N Engl J Med* 348:1435, 2003.
36. Chou J, Mackman N, Merrill-Skoloff G, et al: Hematopoietic cell-derived microparticle tissue factor contributes to fibrin formation during thrombus propagation. *Blood* 104:3190, 2004.
37. Esmon CT: Coagulation and inflammation. *J Endotoxin Res* 9:192, 2003.
38. Levi M, Van der Poll T, Buller HR: Bidirectional relation between inflammation and coagulation. *Circulation* 109:2698, 2004.
39. Fox EA, Kahn SR: The relationship between inflammation and venous thrombosis. A systematic review of clinical studies. *Thromb Haemost* 94:362, 2005.
40. Christiansen SC, Naess IA, Cannegieter SC, et al: Inflammatory cytokines as risk factors for a first venous thrombosis: A prospective population-based study. *PLoS Med* 3:e334, 2006.
41. Seligsohn U, Lubetsky A: Genetic susceptibility to venous thrombosis. *N Engl J Med* 344:1222, 2001.
42. Prochazka M, Happach C, Marsal K, et al: Factor V Leiden in pregnancies complicated by placental abruption. *Br J Obstet Gynaecol* 110:462, 2003.
43. Rosendaal FR, Doggen CJ, Zivelin A, et al: Geographic distribution of the 20210 G to A prothrombin variant. *Thromb Haemost* 79:706, 1998.
44. Zivelin A, Mor-Cohen R, Kovalsky V, et al: Prothrombin 20210G>A is an ancestral prothrombotic mutation that occurred in whites approximately 24,000 years ago. *Blood* 107:4666, 2006.
45. Lindqvist PG, Svensson PJ, Dahlback B, Marsal K: Factor V Q^{506} mutation (activated

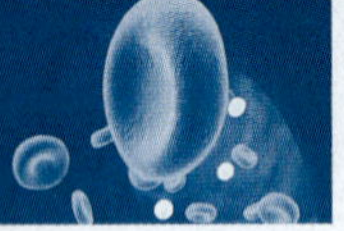

protein C resistance) associated with reduced intrapartum blood loss: A possible evolutionary selection mechanism. *Thromb Haemost* 79:69, 1998.

46. Lindqvist PG, Zoller B, Dahlback B: Improved hemoglobin status and reduced menstrual blood loss among female carriers of factor V Leiden: An evolutionary advantage? *Thromb Haemost* 86:1122, 2001.
47. Corral J, Iniesta JA, Gonzalez-Conejero R, et al: Polymorphisms of clotting factors modify the risk for primary intracranial hemorrhage. *Blood* 97:2979, 2001.
48. Nichols WC, Amano K, Cacheris PM, et al: Moderation of hemophilia A phenotype by the factor V R506Q mutation. *Blood* 88:1183, 1996.
49. Beauchamp NJ, Dykes AC, Parikh N, et al: The prevalence of, and molecular defects underlying, inherited protein S deficiency in the general population. *Br J Haematol* 125:647, 2004.
50. Juul K, Tybjaerg-Hansen A, Schnohr P, Nordestgaard BG: Factor V Leiden and the risk for venous thromboembolism in the adult Danish population. *Ann Intern Med* 140:330, 2004.
51. Lijfering WM, Brouwer JL, Veeger NJ, et al: Selective testing for thrombophilia in patients with first venous thrombosis. Results from a retrospective family cohort study on absolute thrombotic risk for currently known thrombophilic defects in 2479 relatives. *Blood* 113:5314, 2009.
52. Middeldorp S, Meinardi JR, Koopman MM, et al: A prospective study of asymptomatic carriers of the factor V Leiden mutation to determine the incidence of venous thromboembolism. *Ann Intern Med* 135:322, 2001.
53. Simioni P, Tormene D, Prandoni P, et al: Incidence of venous thromboembolism in asymptomatic family members who are carriers of factor V Leiden: A prospective cohort study. *Blood* 99:1938, 2002.
54. Bank I, Libourel EJ, Middeldorp S, et al: Prothrombin 20210A mutation: A mild risk factor for venous thromboembolism but not for arterial thrombotic disease and pregnancy-related complications in a family study. *Arch Intern Med* 164:1932, 2004.
55. Vossen CY, Conard J, Fontcuberta J, et al: Risk of a first venous thrombotic event in carriers of a familial thrombophilic defect. The European Prospective Cohort on Thrombophilia (EPCOT). *J Thromb Haemost* 3:459, 2005.
56. Couturaud F, Kearon C, Leroyer C, et al: Incidence of venous thromboembolism in first-degree relatives of patients with venous thromboembolism who have factor V Leiden. *Thromb Haemost* 96:744, 2006.
57. Coppens M, van de Poel MH, Bank I, et al: A prospective cohort study on the absolute incidence of venous thromboembolism and arterial cardiovascular disease in asymptomatic carriers of the prothrombin 20210A mutation. *Blood* 108:2604, 2006.
58. Brouwer JL, Veeger NJ, Kluin-Nelemans HC, van der Meer J: The pathogenesis of venous thromboembolism: Evidence for multiple interrelated causes. *Ann Intern Med* 145:807, 2006.
59. De Stefano V, Martinelli I, Mannucci PM, et al: The risk of recurrent deep venous thrombosis among heterozygous carriers of both factor V Leiden and the G20210A prothrombin mutation. *N Engl J Med* 341:801, 1999.
60. Koeleman BPC, Reitsma PH, Allaart CF, Bertina RM: Activated protein C resistance as an additional risk factor for thrombosis in protein C deficient families. *Blood* 84:1031, 1994.
61. Zoller B, Berntsdotter A, Garcia de Frutos P, Dahlback B: Resistance to activated protein C as an additional genetic risk factor in hereditary deficiency of protein S. *Blood* 85:3518, 1995.
62. Koeleman PBC, Van Rumpt D, Hamulyak K, et al: Factor V Leiden: An additional risk factor for thrombosis in protein S deficient families? *Thromb Haemost* 74:580, 1995.
63. van Boven HH, Vandenbroucke JP, Briet E, Rosendaal FR: Gene-gene and gene-environment interactions determine risk of thrombosis in families with inherited antithrombin deficiency. *Blood* 94:2590, 1999.
64. Oosting JD, Derksen RHWM, Bobbink IWG, et al: Antiphospholipid antibodies directed against a combination of phospholipids with prothrombin, protein C, or protein S: An explanation for their pathogenic mechanism? *Blood* 81:2618, 1993.
65. Zivelin A, Gitel S, Griffin JH, et al: Extensive venous and arterial thrombosis associated with an inhibitor to activated protein C. *Blood* 94:895, 1999.
66. Sun X, Evatt B, Griffin JH: Blood coagulation factor Va abnormality associated with resistance to activated protein C in venous thrombophilia. *Blood* 83:3120, 1994.
67. Heeb MJ, Kojima Y, Greengard JS, Griffin JH: Activated protein C resistance: Molecular mechanisms based on studies using purified Gln506-factor V. *Blood* 85:3405, 1995.
68. Rosing J, Hoekema L, Nicolaes GA, et al: Effects of protein S and factor Xa on peptide bond cleavages during inactivation of factor Va and factor VaR506Q by activated protein C. *J Biol Chem* 270:27852, 1995.
69. Gale AJ, Xu X, Pellequer JL, et al: Interdomain engineered disulfide bond permitting elucidation of mechanisms of inactivation of coagulation factor Va by activated protein C. *Protein Sci* 11:2091, 2002.
70. Shen L, Dahlback B: Factor V and protein S as synergistic cofactors to activated protein C in degradation of factor VIIIa. *J Biol Chem* 269:18735, 1994.
71. Dahlback B, Hildebrand B: Inherited resistance to activated protein C is corrected by anticoagulant cofactor activity found to be a property of factor V. *Proc Natl Acad Sci U S A* 91:1396, 1994.
72. Nicolaes GA, Dahlback B: Factor V and thrombotic disease: Description of a Janus-faced protein. *Arterioscler Thromb Vasc Biol* 22:530, 2002.
73. Steen M, Norstrom EA, Tholander A-L, et al: Functional characterization of factor V-Ile359Thr: A novel mutation associated with thrombosis. *Blood* 103:3381, 2004.
74. Williamson D, Brown K, Luddington R, et al: Factor V Cambridge: A new mutation (Arg^{306}→Thr) associated with resistance to activated protein C. *Blood* 91:1140, 1998.
75. Chan WP, Lee CK, Kwong YL, et al: A novel mutation of Arg^{306} of factor V gene in Hong Kong Chinese. *Blood* 91:1135, 1998.
76. Franco RF, Maffei FH, Lourenco D, et al: Factor $VArg^{306}$→Thr (factor V Cambridge) and factor V Arg^{306}→Gly mutations in venous thrombotic disease. *Br J Haematol* 103:888, 1998.
77. Norstrom E, Thorelli E, Dahlback B: Functional characterization of recombinant FV Hong Kong and FV Cambridge. *Blood* 100:524, 2002.
78. Bernardi F, Faioni EM, Castoldi E, et al: A factor V genetic component differing from factor V R506Q contributes to the activated protein C resistance phenotype. *Blood* 90:1552, 1997.
79. Castoldi E, Brugge JM, Nicolaes GA, et al: Impaired APC cofactor activity of factor V plays a major role in the APC resistance associated with the factor V Leiden (R506Q) and R2 (H1299R) mutations. *Blood* 103:4173, 2004.
80. Griffin JH: Blood coagulation. The thrombin paradox [see news; comment]. *Nature* 378:337, 1995.
81. Gruber A, Griffin JH: Direct detection of activated protein C in blood from human subjects. *Blood* 79:2340, 1992.
82. Okajima K, Koga S, Kaji M, et al: Effect of protein C and activated protein C on coagulation and fibrinolysis in normal human subjects. *Thromb Haemost* 63:48, 1990.
83. Heeb MJ, Gruber A, Griffin JH: Identification of divalent metal ion-dependent inhibition of activated protein C by alpha 2-macroglobulin and alpha 2-antiplasmin in blood and comparisons to inhibition of factor Xa, thrombin, and plasmin. *J Biol Chem* 266:17606, 1991.
84. Fernandez JA, Petaja J, Gruber A, Griffin JH: Activated protein C correlates inversely with thrombin levels in resting healthy individuals. *Am J Hematol* 56:29, 1997.
85. Espana F, Vaya A, Mira Y, et al: Low level of circulating activated protein C is a risk factor for venous thromboembolism. *Thromb Haemost* 86:1368, 2001.
86. Greengard JS, Eichinger S, Griffin JH, Bauer KA: Variability of thrombosis among homozygous siblings with resistance to activated protein C due to an Arg→Gln mutation in the gene for factor V. *N Engl J Med* 331:1559, 1994.
87. Desmarais S, De Moerloose P, Reber G, et al: Resistance to activated protein C in an unselected population of patients with pulmonary embolism. *Lancet* 347:1374, 1996.
88. Turkstra F, Karemaker R, Kuijer PMM, et al: Is the prevalence of the factor V Leiden mutation in patients with pulmonary embolism and deep vein thrombosis really different? *Thromb Haemost* 81:345, 1999.
89. de Moerloose P, Reber G, Perrier A, et al: Prevalence of factor V Leiden and prothrombin G20210A mutations in unselected patients with venous thromboembolism. *Br J Haematol* 110:125, 2000.
90. Milio G, Siragusa S, Mina C, et al: Superficial venous thrombosis: Prevalence of common genetic risk factors and their role on spreading to deep veins. *Thromb Res* 123:194, 2008.
91. Rossi E, Za T, Ciminello A, et al: The risk of symptomatic pulmonary embolism due to proximal deep venous thrombosis differs in patients with different types of inherited thrombophilia. *Thromb Haemost* 99:1030, 2008.
92. Munkvad S, Jorgensen M: Resistance to activated protein C: A common anticoagulant deficiency in patients with venous leg ulceration. *Br J Dermatol* 134:296, 1996.
93. Hafner J, Kuhne A, Schar B, et al: Factor V Leiden mutation in postthrombotic and non-postthrombotic venous ulcers. *Arch Dermatol* 137:599, 2001.
94. Janssen HL, Meinardi JR, Vleggaar FP, et al: Factor V Leiden mutation, prothrombin gene mutation, and deficiencies in coagulation inhibitors associated with Budd-Chiari syndrome and portal vein thrombosis: Results of a case control study. *Blood* 96:2364, 2000.
95. Bombeli T, Basic A, Fehr J: Prevalence of hereditary thrombophilia in patients with thrombosis in different venous systems. *Am J Hematol* 70:126, 2002.
96. Linnemann B, Meister F, Schwonberg J, et al: Hereditary and acquired thrombophilia in patients with upper extremity deep-vein thrombosis. Results from the MAISTHRO registry. *Thromb Haemost* 100:440, 2008.
97. Dentali F, Crowther M, Ageno W: Thrombophilic abnormalities, oral contraceptives, and risk of cerebral vein thrombosis: A meta-analysis. *Blood* 107:2766, 2006.
98. Dentali F, Galli M, Gianni M, Ageno W: Inherited thrombophilic abnormalities and risk of portal vein thrombosis. A meta-analysis. *Thromb Haemost* 99:675, 2008.
99. Middeldorp S, Henkens CMA, Koopman MMW, et al: The incidence of venous thromboembolism in family members of patients with factor V Leiden mutation and venous thrombosis. *Ann Intern Med* 128:15, 1998.
100. Rosendaal FR: Venous thrombosis: A multicausal disease. *Lancet* 353:1167, 1999.
101. Ridker PM, Glynn RJ, Miletich JP, et al: Age-specific incidence rates of venous thromboembolism among heterozygous carriers of factor V Leiden mutation. *Ann Intern Med* 126:528, 1997.
102. Ridker PM, Hennekens CH, Lindpaintner K, et al: Mutation in the gene coding for coagulation factor V and the risk of myocardial infarction, stroke, and venous thrombosis in apparently healthy men. *N Engl J Med* 332:912, 1995.
103. Price DT, Ridker PM: Factor V Leiden mutation and the risks for thromboembolic disease: A clinical perspective. *Ann Intern Med* 127:895, 1997.
104. Martinelli I, Cattaneo M, Taioli E, et al: Genetic risk factors for superficial vein thrombosis. *Thromb Haemost* 82:1215, 1999.
105. Rosendaal FR, Koster T, Vandenbroucke JP, Reitsma PH: High risk of thrombosis in patients homozygous for factor V Leiden (activated protein C resistance). *Blood* 85:1504, 1995.
106. Juul K, Tybjaerg-Hansen A, Steffensen R, et al: Factor V Leiden: The Copenhagen City Heart Study and 2 meta-analyses. *Blood* 100:3, 2002.
107. Mari D, Mannucci PM, Duca F, et al: Mutant factor V (Arg506Gln) in healthy centenarians. *Lancet* 347:1044, 1996.
108. Heijmans BT, Westendorp RGJ, Knook DL, et al: The risk of mortality and the factor V Leiden mutation in a population-based cohort. *Thromb Haemost* 80:607, 1998.
109. Hille ETM, Westendorp RGJ, Vandenbroucke JP, Rosendaal FR: Mortality and causes of death in families with the factor V Leiden mutation (resistance to activated protein C). *Blood* 89:1963, 1997.
110. Rees DC, Liu YT, Cox MJ, et al: Factor V Leiden and thermolabile methylenetetrahydrofolate reductase in extreme old age. *Thromb Haemost* 78:1357, 1997.
111. Ehrenforth S, Nemes L, Mannhalter C, et al: Impact of environmental and hereditary risk factors on the clinical manifestation of thrombophilia in homozygous carriers of factor V:G1691A. *J Thromb Haemost* 2:430, 2004.

112. Tripodi A, Negri B, Bertina RM, Mannucci PM: Screening for the FV: Q506 mutation: Evaluation of thirteen plasma-based methods for their diagnostic efficacy in comparison with DNA analysis. *Thromb Haemost* 77:436, 1997.
113. De Visser MCH, Rosendaal FR, Bertina RM: A reduced sensitivity for activated protein C in the absence of factor V Leiden increases the risk of venous thrombosis. *Blood* 93:1271, 1999.
114. Rodeghiero F, Tosetto A: Activated protein C resistance and factor V Leiden mutation are independent risk factors for venous thromboembolism. *Ann Intern Med* 130:643, 1999.
115. Fisher M, Fernandez JA, Ameriso SF, et al: Activated protein C resistance in ischemic stroke not due to factor V arginine506→glutamine mutation. *Stroke* 27:1163, 1996.
116. Van der Bom JG, Bots ML, Haverkate F, et al: Reduced response to activated protein C is associated with increased risk for cerebrovascular disease. *Ann Intern Med* 125:265, 1996.
117. Le DT, Griffin JH, Greengard JS, et al: Use of a generally applicable tissue factor-dependent factor V assay to detect activated protein C resistant factor Va in patients receiving warfarin and in patients with a lupus anticoagulant. *Blood* 85:1704, 1995.
118. Griffin JH, Kojima K, Banka CL, et al: High-density lipoprotein enhancement of anticoagulant activities of plasma protein S and activated protein C. *J Clin Invest* 103:219, 1999.
119. Deguchi H, Fernandez JA, Pabinger I, et al: Plasma glucosylceramide deficiency as potential risk factor for venous thrombosis and modulator of anticoagulant protein C pathway. *Blood* 97:1907, 2001.
120. Stearns-Kurosawa DJ, Kurosawa S, Mollica JS, et al: The endothelial cell protein C receptor augments protein C activation by the thrombin-thrombomodulin complex. *Proc Natl Acad Sci U S A* 93:10212, 1996.
121. Cooper PC, Abuzenadah A, Preston FE: APC resistance test, a new phenomenon—The role of platelets. *Br J Haematol* 86(Suppl):33, 1999.
122. Shizuka R, Kanda T, Amagai H, Kobayashi I: False-positive activated protein C (APC) sensitivity ratio caused by freezing and by contamination of plasma with platelets. *Thromb Res* 78:189, 1995.
123. Simioni P, Scudeller A, Radossi P, et al: "Pseudo homozygous" activated protein C resistance due to double heterozygous factor V defects (factor V Leiden mutation and type I quantitative factor V defect) associated with thrombosis: Report of two cases belonging to two unrelated kindreds. *Thromb Haemost* 75:422, 1996.
124. Carter AM, Sachchithananthan M, Stasinopoulos S, et al: Prothrombin G20210A is a bifunctional gene polymorphism. *Thromb Haemost* 87:846, 2002.
125. Kyrle PA, Mannhalter C, Beguin S, et al: Clinical studies and thrombin generation in patients homozygous or heterozygous for the G20210A mutation in the prothrombin gene. *Arterioscler Thromb Vasc Biol* 18:1287, 1998.
126. Colucci M, Binetti BM, Tripodi A, et al: Hyperprothrombinemia associated with prothrombin G20210A mutation inhibits plasma fibrinolysis through a TAFI-mediated mechanism. *Blood* 103:2157, 2003.
127. Smirnov MD, Safa O, Esmon NL, Esmon CT: Inhibition of activated protein C anticoagulant activity by prothrombin. *Blood* 94:3839, 1999.
128. Souto JC, Coll I, Llobet D, et al: The prothrombin 20210A allele is the most prevalent genetic risk factor for venous thromboembolism in the Spanish population. *Thromb Haemost* 80:366, 1998.
129. Rosendaal FR, Vos HL, Poort SL, Bertina RM: Prothrombin 20210A variant and age at thrombosis. *Thromb Haemost* 79:444, 1998.
130. Leroyer C, Mercier B, Oger E, et al: Prevalence of 20210 A allele of the prothrombin gene in venous thromboembolism patients. *Thromb Haemost* 80:49, 1998.
131. Arruda VR, Annichino-Bizzacchi JM, Gonçalves MS, Costa FF: Prevalence of the prothrombin gene variant (nt20210A) in venous thrombosis and arterial disease. *Thromb Haemost* 78:1430, 1997.
132. Margaglione M, Brancaccio V, Giuliani N, et al: Increased risk for venous thrombosis in carriers of the prothrombin G→A20210 gene variant. *Ann Intern Med* 129:89, 1998.
133. Hillarp A, Zoller B, Svensson PJ, Dahlback B: The 20210 A allele of the prothrombin gene is a common risk factor among Swedish outpatients with verified deep venous thrombosis. *Thromb Haemost* 78:990, 1997.
134. Cumming AM, Keeney S, Salden A, et al: The prothrombin gene G 20210A variant: Prevalence in a U.K. anticoagulant clinic population. *Br J Haematol* 98:353, 1997.
135. Brown K, Luddington R, Williamson D, et al: The risk of venous thromboembolism associated with a G to A transition at position 20210 in the 3′-untranslated region of the prothrombin gene. *Br J Haematol* 98:907, 1997.
136. De Stefano V, Chiusolo P, Paciaroni K, et al: Hepatic vein thrombosis in a patient with mutant prothrombin 20210A allele. *Thromb Haemost* 80:519, 1998.
137. Darnige L, Jezequel P, Amoura Z, et al: Mesenteric venous thrombosis in two patients heterozygous for the 20210 A allele of the prothrombin gene. *Thromb Haemost* 80:703, 1998.
138. Martinelli I, Sacchi E, Landi G, et al: High risk of cerebral-vein thrombosis in carriers of a prothrombin-gene mutation and in users of oral contraceptives. *N Engl J Med* 338:1793, 1998.
139. Biousse V, Conard J, Brouzes C, et al: Frequency of the 20210 G→A mutation in the 3′-untranslated region of the prothrombin gene in 35 cases of cerebral venous thrombosis. *Stroke* 29:1398, 1998.
140. Chamouard P, Pencreach E, Maloisel F, et al: Frequent factor II G20210A mutation in idiopathic portal vein thrombosis. *Gastroenterology* 116:144, 1999.
141. Reuner KH, Ruf A, Grau A, et al: Prothrombin gene G20210→A transition is a risk factor for cerebral venous thrombosis. *Stroke* 29:1765, 1998.
142. Mercier E, Quere I, Campello C, et al: The 20210A allele of the prothrombin gene is frequent in young women with unexplained spinal cord infarction. *Blood* 92:1840, 1998.
143. Bosler D, Mattson J, Crisan D: Phenotypic Heterogeneity in Patients with Homozygous Prothrombin 20210AA Genotype. A paper from the 2005 William Beaumont Hospital Symposium on Molecular Pathology. *J Mol Diagn* 8:420, 2006.
144. Simioni P, Tormene D, Manfrin D, et al: Prothrombin antigen levels in symptomatic and asymptomatic carriers of the 20210A prothrombin variant. *Br J Haematol* 103:1045, 1998.
145. Makris M, Preston FE, Beauchamp NJ, et al: Co-inheritance of the 20210A allele of the prothrombin gene increases the risk of thrombosis in subjects with familial thrombophilia. *Thromb Haemost* 78:1426, 1997.
146. Ceelie H, Bertina RM, van Hylckama Vlieg A, et al: Polymorphisms in the prothrombin gene and their association with plasma prothrombin levels. *Thromb Haemost* 85:1066, 2001.
147. Chinthammitr Y, Vos HL, Rosendaal FR, Doggen CJ: The association of prothrombin A19911G polymorphism with plasma prothrombin activity and venous thrombosis: Results of the MEGA study, a large population-based case-control study. *J Thromb Haemost* 4:2587, 2006.
148. Mudd SH, Levy Hl, Skovby F: Disorders of transsulfuration, in *The Metabolic and Molecular Bases of Inherited Disease*, 7th ed, edited by CR Scriver, AL Beaudet, WS Sly, D Valle, p 1279. McGraw-Hill, New York, 1995.
149. Rosenberg N, Murata M, Ikeda Y, et al: The frequent 5,10-methylenetetrahydrofolate reductase C677T polymorphism is associated with a common haplotype in whites, Japanese, and Africans. *Am J Hum Genet* 70:758, 2002.
150. Jacques PF, Bostom AG, Williams RR, et al: Relation between folate status, a common mutation in methyltetrahydrofolate reductase, and plasma homocysteine concentrations. *Circulation* 93:7,1996.
151. Key NS, McGlennen RC: Hyperhomocyst(e)inemia and thrombophilia. *Arch Pathol Lab Med* 126:1367, 2002.
152. den Heijer M, Rosendaal FR, Blom HJ, et al: Hyperhomocysteinemia and venous thrombosis: A meta-analysis. *Thromb Haemost* 80:874, 1998.
153. Ray JG: Meta-analysis of hyperhomocysteinemia as a risk factor for venous thromboembolic disease. *Arch Intern Med* 158:2101, 1998.
154. Den Heijer M, Lewington S, Clarke R: Homocysteine, MTHFR and risk of venous thrombosis: A meta-analysis of published epidemiological studies. *J Thromb Haemost* 3:292, 2005.
155. Ridker PM, Hennekens CH, Selhub J, et al: Interrelation of hyperhomocyst(e)inemia, factor V Leiden, and risk of future venous thromboembolism. *Circulation* 95:1777, 1997.
156. Naess IA, Christiansen SC, Romundstad PR, et al: Prospective study of homocysteine and MTHFR 677TT genotype and risk for venous thrombosis in a general population—Results from the HUNT 2 study. *Br J Haematol* 141:529, 2008.
157. Martinelli I, Battaglioli T, Pedotti P, et al: Hyperhomocysteinemia in cerebral vein thrombosis. *Blood* 102:1363, 2003.
158. Bezemer ID, Doggen CJ, Vos HL, Rosendaal FR: No association between the common MTHFR 677C->T polymorphism and venous thrombosis: Results from the MEGA study. *Arch Intern Med* 167:497, 2007.
159. Pfeiffer CM, Huff DL, Smith SJ, et al: Comparison of plasma total homocysteine measurements in 14 laboratories: An international study. *Clin Chem* 45:1261, 1999.
160. Tripodi A, Chantarangkul V, Lombardi R, et al: Multicenter study of homocysteine measurement—Performance characteristics of different methods, influence of1standards on interlaboratory agreement of results. *Thromb Haemost* 85:291, 2001.
161. Bostom AG, Jacques PF, Nadeau MR, et al: Post-methionine load hyperhomocysteinemia in persons with normal fasting total plasma homocysteine: Initial results from the NHLBI Family Heart Study. *Atherosclerosis* 116:147, 1995.
162. Garg UC, Zheng ZJ, Folsom AR, et al: Short-term and long-term variability of plasma homocysteine measurement. *Clin Chem* 43:141, 1997.
163. Jacobsen DW, Gatautis VJ, Green R, et al: Rapid HPLC determination of total homocysteine and other thiols in serum and plasma: Sex differences and correlation with cobalamin and folate concentrations in healthy subjects [see comments]. *Clin Chem* 40:873, 1994.
164. Frosst P, Blom HJ, Milos R, et al: A candidate genetic risk factor for vascular disease: A common mutation in methylenetetrahydrofolate reductase. *Nat Genet* 10:111,1995.
165. Moat SJ, Bao L, Fowler B, et al: The molecular basis of cystathionine beta-synthase (CBS) deficiency in U.K. and U.S. patients with homo-cystinuria. *Hum Mutat* 23:206, 2004.
166. Tsai MY, Hanson NQ, Bignell MK, Schwichtenberg KA: Simultaneous detection and screening of T833C and G919A mutations of the cystathionine beta-synthase gene by single-strand conformational polymorphism. *Clin Biochem* 29:473, 1996.
167. Esmon CT: Role of coagulation inhibitors in inflammation. *Thromb Haemost* 86:51, 2001.
168. Esmon CT: Structure and functions of the endothelial cell protein C receptor. *Crit Care Med* 32:S298, 2004.
169. Mosnier LO, Zlokovic BV, Griffin JH: The cytoprotective protein C pathway. *Blood* 109:3161, 2007.
170. Riewald M, Petrovan RJ, Donner A, et al: Activation of endothelial cell protease activated receptor 1 by the protein C pathway. *Science* 296:1880, 2002.
171. Kerschen EJ, Fernandez JA, Cooley BC, et al: Endotoxemia and sepsis mortality reduction by non-anticoagulant activated protein C. *J Exp Med* 204:2439, 2007.
172. Bernard GR, Vincent JL, Laterre PF, et al: Efficacy and safety of recombinant human activated protein C for severe sepsis. *N Engl J Med* 344:699, 2001.
173. Warren BL, Eid A, Singer P, et al: For the KyberSept trail study group. High-dose antithrombin III in severe sepsis: A randomized controlled trial. *JAMA* 286:1869, 2001.
174. Abraham E, Reinhart K, Opal S, et al: For the OPTIMIST trial study group. Efficacy and safety of tifacogin (recombinant tissue factor pathway inhibitor) in severe sepsis: A randomized controlled trail. *JAMA* 290:238, 2003.
175. Pomp ER, Doggen CJ, Vos HL, et al: Polymorphisms in the protein C gene as risk factor for venous thrombosis. *Thromb Haemost* 101:62, 2009.
176. Miletich J, Sherman L, Broze G: Absence of thrombosis in subjects with heterozygous protein C deficiency. *N Engl J Med* 317:991, 1987.
177. Tait RC, Walker ID, Reitsma PH, et al: Prevalence of protein C deficiency in the healthy population. *Thromb Haemost* 73:87, 1995.
178. Koster T, Rosendaal FR, Briët E, et al: Protein C deficiency in a controlled series of

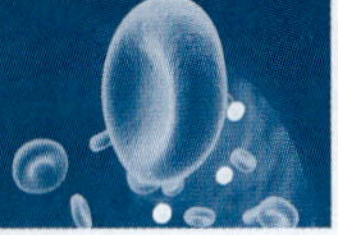

unselected outpatients: An infrequent but clear risk factor for venous thrombosis (Leiden thrombophilia study). *Blood* 85:2756, 1995.

179. Folsom AR, Aleksic N, Wang L, et al: Protein C, antithrombin, and venous thromboembolism incidence a prospective population-based study. *Arterioscler Thromb Vasc Biol* 22:1018, 2002.

180. Allaart CF, Rosendaal FR, Noteboom WMP, et al: Survival in families with hereditary protein C deficiency 1820 to 1993. *BMJ* 311:910, 1995.

181. Hasstedt SJ, Scott BT, Callas PW, et al: Genome scan of venous thrombosis in a pedigree with protein C deficiency. *J Thromb Haemost* 2:868, 2004.

182. Brenner B, Zivelin A, Lanir N, et al: Venous thromboembolism associated with double heterozygosity for R506Q mutation of factor V and for T298M mutation of protein C in a large family of a previously described homozygous protein C-deficient newborn with massive thrombosis. *Blood* 88:877, 1996.

183. Pabinger I, Schneider B: Thrombotic risk in hereditary antithrombin III, protein C, or protein S deficiency—A cooperative, retrospective study. *Arterioscler Thromb Vasc Biol* 16:742, 1996.

184. De Stefano V, Leone G, Mastrangelo S, et al: Clinical manifestations and management of inherited thrombophilia: Retrospective analysis and follow-up after diagnosis of 238 patients with congenital deficiency of antithrombin III, protein C, protein S. *Thromb Haemost* 72:352, 1994.

185. Pabinger I, Kyrle PA, Heistinger M, et al: The risk of thromboembolism in asymptomatic patients with protein C and protein S deficiency: A prospective cohort study. *Thromb Haemost* 71:441, 1994.

186. Van den Belt AGM, Sanson BJ, Simioni P, et al: Recurrence of venous thromboembolism in patients with familial thrombophilia. *Arch Intern Med* 157:2227, 1997.

187. Allaart CF, Poort SR, Rosendaal FR, et al: Increased risk of venous thrombosis in carriers of hereditary protein C deficiency defect. *Lancet* 341:134, 1993.

188. De Bruijn SFTM, Stam J, Koopman MMW, Vandenbroucke JP: Cerebral venous sinus thrombosis study: Case-control study of risk of cerebral sinus thrombosis in oral contraceptive users who are carriers of hereditary prothrombotic conditions. *BMJ* 316:589, 1998.

189. Branson HE, Katz J, Marble R, Griffin JH: Inherited protein C deficiency and coumarin-responsive chronic relapsing purpura fulminans in a newborn infant. *Lancet* 2:1165, 1983.

190. Seligsohn U, Berger A, Abend M, et al: Homozygous protein C deficiency manifested by massive venous thrombosis in the newborn. *N Engl J Med* 310:559, 1984.

191. McGehee WG, Klotz TA, Epstein DJ, Rapaport SI: Coumarin necrosis associated with hereditary protein C deficiency. *Ann Intern Med* 101:59, 1984.

192. Vigano D'A, Comp PC, Esmon CT, D'Angelo A: Relationship between protein C antigen and anticoagulant activity during oral anticoagulation and in selected disease states. *J Clin Invest* 77:416, 1986.

193. Weiss P, Soff GA, Halkin H, Seligsohn U: Decline of proteins C and S and factors II, VII, IX, and X during the initiation of warfarin therapy. *Thromb Res* 45:783, 1987.

194. Miletich JP: Laboratory diagnosis of protein C deficiency. *Semin Thromb Hemost* 16:169, 1990.

195. Francis RBJ, Seyfert U: Rapid amidolytic assay of protein C in whole plasma using an activator from the venom of Agkistrodon contortrix. *Am J Clin Pathol* 87:619, 1987.

196. Aiach M, Borgel D, Gaussem P, et al: Protein C and protein S deficiencies. *Semin Hematol* 34:205, 1997.

197. Berdeaux DH, Abshire TC, Marlar RA: Dysfunctional protein C deficiency (type II). A report of 11 cases in 3 American families and review of the literature. *Am J Clin Pathol* 99:677, 1993.

198. Aiach M, Nicaud V, Alhenc-Gelas M, et al: Complex association of protein C gene promoter polymorphism with circulating protein C levels and thrombotic risk. *Arterioscler Thromb Vasc Biol* 19:1573, 1999.

199. Tait RC, Walker ID, Islam SI, et al: Protein C activity in healthy volunteers—Influence of age, sex, smoking, and oral contraceptives. *Thromb Haemost* 70:281, 1993.

200. Bertina RM, Broekmans AW, Van der Linden IK, Mertens K: Protein C deficiency in a Dutch family with thrombotic disease. *Thromb Haemost* 48:1, 1982.

201. Castoldi E, Hackeng TM: Regulation of coagulation by protein S. *Curr Opin Hematol* 15:529, 2008.

202. Faioni EM, Valsecchi C, Palla A, et al: Free protein S deficiency is a risk factor for venous thrombosis. *Thromb Haemost* 78:1343, 1997.

203. Heijboer H, Brandjes DPM, Büller HR, et al: Deficiencies of coagulation-inhibiting and fibrinolytic proteins in outpatients with deep-vein thrombosis. *N Engl J Med* 323:1512, 1990.

204. Adachi T: Protein S and congenital protein S deficiency: The most frequent congenital thrombophilia in Japanese. *Curr Drug Targets* 6:585, 2005.

205. Simmonds RE, Ireland H, Lane DA, et al: Clarification of the risk for venous thrombosis associated with hereditary protein S deficiency by investigation of a large kindred with a characterized gene defect. *Ann Intern Med* 128:8, 1998.

206. Mahasandana C, Suvatte V, Chuansumrit A, et al: Homozygous protein S deficiency in an infant with purpura fulminans. *J Pediatr* 117:750, 1990.

207. Pegelow CH, Ledford M, Young JN, Zilleruelo G: Severe protein S deficiency in a newborn. *Pediatrics* 89:674, 1992.

208. Pung-Amritt P, Poor SR, Vos HL, et al: Compound heterozygosity for one novel and one recurrent mutation in a Thai patient with severe protein S deficiency. *Thromb Haemost* 81:189, 1999.

209. Grimaudo V, Gueissaz F, Hauert J, et al: Necrosis of skin induced by coumarin in a patient deficient in protein S. *BMJ* 298:233, 1989.

210. Langlois NJ, Wells PS: Risk of venous thromboembolism in relatives of symptomatic probands with thrombophilia: A systematic review. *Thromb Haemost* 90:17, 2003.

211. Zoller B, Garcia de Frutos P, Dahlback B: Evaluation of the relationship between protein S and C4b-binding protein isoforms in hereditary protein S deficiency demonstrating type I and type III deficiencies to be phenotypic variants of the same genetic disease. *Blood* 85:3524, 1995.

212. Wolf M, Boyer-Neumann C, Peynaud-Debayle E, et al: Clinical applications of a direct assay of free protein S antigen using monoclonal antibodies. A study of 59 cases. *Blood Coagul Fibrinolysis* 5:187, 1994.

213. Amiral J, Grosley B, Boyer-Neumann C, et al: New direct assay of free protein S antigen using two distinct monoclonal antibodies specific for the free form. *Blood Coagul Fibrinolysis* 5:179, 1994.

214. Faioni EM, Boyer-Neumann C, Franchi F, et al: Another protein S functional assay is sensitive to resistance to activated protein C. *Thromb Haemost* 72:648, 1994.

215. Brunet D, Barthet MC, Morange PE, et al: Protein S deficiency: Different biological phenotypes according to the assays used. *Thromb Haemost* 79:446, 1998.

216. Wolf M, Boyer-Neumann C, Leroy-Matheron C, et al: Functional assay of protein S in 70 patients with congenital and acquired disorders. *Blood Coagul Fibrinolysis* 2:705, 1991.

217. Gari M, Falkon L, Urrutia T, et al: The influence of low protein S plasma levels in young women, on the definition of normal range. *Thromb Res* 73:149, 1994.

218. Comp PC, Thurnau GR, Welsh J, Esmon CT: Functional and immunologic protein S levels are decreased during pregnancy. *Blood* 68:881, 1986.

219. Malm J, Laurell M, Dahlback B: Changes in the plasma levels of vitamin K-dependent proteins C and S and of C4b-binding protein during pregnancy and oral contraception. *Br J Haematol* 68:437, 1988.

220. Comp PC, Doray D, Patton D, Esmon CT: An abnormal plasma distribution of protein S occurs in functional protein S deficiency. *Blood* 67: 504, 1986.

221. D'Angelo A, Vigano-D'Angelo S, Esmon CT, Comp PC: Acquired deficiencies of protein S. Protein S activity during oral anticoagulation, in liver disease, and in disseminated intravascular coagulation. *J Clin Invest* 81:1445, 1988.

222. Vigano-D'Angelo S, D'Angelo A, Kaufman CE, et al: Protein S deficiency occurs in the nephrotic syndrome. *Ann Intern Med* 107:42, 1987.

223. Aadland E, Odegaard OR, Roseth A, Try K: Free protein S deficiency in patients with chronic inflammatory bowel disease. *Scand J Gastroenterol* 27:957, 1992.

224. Parke AL, Weinstein RE, Bona RD, et al: The thrombotic diathesis associated with the presence of phospholipid antibodies may be due to low levels of free protein S. *Am J Med* 93:49, 1992.

225. Song KS, Park YS, Kim HK: Prevalence of anti-protein S antibodies in patients with systemic lupus erythematosus. *Arthritis Rheum* 43:557, 2000.

226. Levin M, Eley BS, Louis J, et al: Postinfectious purpura fulminans caused by an autoantibody directed against protein S. *J Pediatr* 127:355, 1995.

227. D'Angelo A, Della Valle P, Crippa L, et al: Brief report: Autoimmune protein S deficiency in a boy with severe thromboembolic disease. *N Engl J Med* 328:1753, 1993.

228. Sakuragawa N, Takahashi K, Kondo S, Koide T: Antithrombin III Toyama: A hereditary abnormal antithrombin III of a patient with recurrent thrombophlebitis. *Thromb Res* 31:305, 1983.

229. Fischer AM, Cornu P, Sternberg C, et al: Antithrombin III Alger: A new homozygous AT III variant. *Thromb Haemost* 55:218, 1986.

230. Okajima K, Ueyama H, Hashimoto Y, et al: Homozygous variant of antithrombin III that lacks affinity for heparin, AT III Kumamoto. *Thromb Haemost* 61:20, 1989.

231. Boyer C, Wolf M, Vedrenne J, et al: Homozygous variant of antithrombin III: AT III Fontainebleau. *Thromb Haemost* 56:18, 1986.

232. Tait RC, Walker ID, Perry DJ, et al: Prevalence of antithrombin deficiency in the healthy population. *Br J Haematol* 87:106, 1994.

233. Van Boven HH, Vandenbroucke JP, Briët E, Rosendaal FR: Gene-gene and gene-environment interactions determine risk of thrombosis in families with inherited antithrombin deficiency. *Blood* 94:2590, 1999.

234. Rosendaal FR, Heijboer H, Briet E, et al: Mortality in hereditary anti-thrombin III deficiency—1830 to 1989. *Lancet* 337:260, 1991.

235. Van Boven HH, Olds RJ, Thein S-L, et al: Hereditary antithrombin deficiency: Heterogeneity of the molecular basis and mortality in Dutch families. *Blood* 84:4209, 1994.

236. Hirsh J, Piovella F, Pini M: Congenital antithrombin III deficiency. Incidence and clinical features. *Am J Med* 87(Suppl 3B):34S, 1989.

237. Kuhle S, Lane DA, Jochmanns K, et al: Homozygous antithrombin deficiency type II (99 Leu to Phe mutation) and childhood thromboembolism. *Thromb Haemost* 86:1007, 2001.

238. Nakase H, Kawasaki T, Itani T, et al: Budd-Chiari syndrome and extra-hepatic portal obstruction associated with congenital antithrombin III deficiency. *J Gastroenterol* 36:341, 2001.

239. Ishiguro K, Kojima T, Kadomatsu K, et al: Complete antithrombin deficiency in mice results in embryonic lethality. *J Clin Invest* 106:873, 2000.

240. De Boer AC, van Riel LA, den Ottolander GJ: Measurement of anti-thrombin III, alpha 2-macroglobulin and alpha 1-antitrypsin in patients with deep venous thrombosis and pulmonary embolism. *Thromb Res* 15: 17, 1979.

241. Marciniak E, Gockerman JP: Heparin-induced decrease in circulating antithrombin-III. *Lancet* 2:581, 1977.

242. Von Kaulla E, Von Kaulla KN: Antithrombin 3 and diseases. *Am J Clin Pathol* 48:69, 1967.

243. Damus PS, Wallace GA: Immunologic measurement of antithrombin III-heparin cofactor and alpha2 macroglobulin in disseminated intravascular coagulation and hepatic failure coagulopathy. *Thromb Res* 6:27, 1975.

244. Kauffmann RH, Veltkamp JJ, van Tilburg NH, Van Es LA: Acquired antithrombin III deficiency and thrombosis in the nephrotic syndrome. *Am J Med* 65:607, 1978.

245. Buchanan GR, Holtkamp CA: Reduced antithrombin III levels during L-asparaginase therapy. *Med Pediatr Oncol* 8:7, 1980.

246. Weenink GH, Treffers PE, Vijn P, et al: Antithrombin III levels in preeclampsia correlate with maternal and fetal morbidity. *Am J Obstet Gynecol* 148:1092, 1984.

247. Kottke-Marchant K, Duncan A: Antithrombin deficiency: Issues in laboratory diagnosis. *Arch Pathol Lab Med* 126:1326, 2002.

248. Demers C, Henderson P, Blajchman MA, et al: An antithrombin III assay based on factor Xa inhibition provides a more reliable test to identify congenital antithrombin III

deficiency than an assay based on thrombin inhibition. *Thromb Haemost* 69:231, 1993.

249. Kamphuisen PW, Eikenboom JC, Bertina RM: Elevated factor VIII levels and the risk of thrombosis. *Arterioscler Thromb Vasc Biol* 21:731, 2001.
250. Morelli VM, De Visser MC, Vos HL, et al: ABO blood group genotypes and the risk of venous thrombosis: Effect of factor V Leiden. *J Thromb Haemost* 3:183, 2005.
251. Saenko EL, Yakhyaev AV, Mikhailenko I, et al: Role of the low density lipoprotein-related protein receptor in mediation of factor VIII catabolism. *J Biol Chem* 274:37685, 1999.
252. O'Donnell J, Tuddenham EG, Manning R, et al: High prevalence of elevated factor VIII levels in patients referred for thrombophilia screening: Role of increased synthesis and relationship to the acute phase reaction. *Thromb Haemost* 77:825, 1997.
253. Kraaijenhagen RA, In't Anker PS, Koopman MM, et al: High plasma concentration of factor VIIIc is a major risk factor for venous thromboembolism. *Thromb Haemost* 83:5, 2000.
254. Siegemund A, Petros S, Siegemund T, et al: The endogenous thrombin potential and high levels of coagulation factor VIII, factor IX and factor XI. *Blood Coagul Fibrinolysis* 15:241, 2004.
255. Tripodi A: Levels of coagulation factors and venous thromboembolism. *Haematologica* 88:705, 2003.
256. Van Hyleckama Vlieg A, van der Linden IK, Bertina RM, Rosendaal FR: High levels of factor IX increase the risk of venous thrombosis. *Blood* 95:3678, 2000.
257. Meijers JC, Tekelenburg WL, Bouma BN, et al: High levels of coagulation factor XI as a risk factor for venous thrombosis. *N Engl J Med* 342:696, 2000.
258. Kamphuisen PW, Eikenboom JC, Vos HL, et al: Increased levels of factor VIII and fibrinogen in patients with venous thrombosis are not caused by acute phase reactions. *Thromb Haemost* 81:680, 1999.
259. Van Hylckama Vlieg A, Rosendaal FR: High levels of fibrinogen are associated with the risk of deep venous thrombosis mainly in the elderly. *J Thromb Haemost* 1:2677, 2003.
260. Hayes T: Dysfibrinogenemia and thrombosis. *Arch Pathol Lab Med* 126:1387, 2002.
261. Robert-Ebadi H, Le Querrec A, de Moerloose P, et al: A novel Asp344Val substitution in the fibrinogen gamma chain (fibrinogen Caen) causes dysfibrinogenemia associated with thrombosis. *Blood Coagul Fibrinolysis* 19:697, 2008.
262. Haverkate F, Samama M: Familial dysfibrinogenemia and thrombophilia. Report on a study of the SSC Subcommittee on Fibrinogen. *Thromb Haemost* 73:151, 1995.
263. Prins MH, Hirsh J: A critical review of the evidence supporting a relationship between impaired fibrinolytic activity and venous thromboembolism. *Arch Intern Med* 151:1721, 1991.
264. Francis CW: Plasminogen activator inhibitor-1 levels and polymorphisms. *Arch Pathol Lab Med* 126:1401, 2002.
265. Tefts K, Tait CR, Walker ID, et al: A K19E missense mutation in the plasminogen gene is a common cause of familial hypoplasminogenaemia. *Blood Coagul Fibrinolysis* 14:411, 2003.
266. Folsom AR, Cushman M, Heckbert SR, et al: Prospective study of fibrinolytic markers and venous thromboembolism. *J Clin Epidemiol* 56: 598, 2003.
267. Mehta R, Shapiro AD: Plasminogen deficiency. *Haemophilia* 14:1261, 2008.
268. Tait RC, Walker ID, Conkie JA, et al: Isolated familial plasminogen deficiency may not be a risk factor for thrombosis. *Thromb Haemost* 76: 1004, 1996.
269. Crowther MA, Roberts J, Roberts R, et al: Fibrinolytic variables in patients with recurrent venous thrombosis: A prospective cohort study. *Thromb Haemost* 85:390, 2001.
270. Van Tilburg NH, Rosendaal FR, Bertina RM: Thrombin activatable fibrinolysis inhibitor and the risk for deep vein thrombosis. *Blood* 95: 2855, 2000.
271. Folkeringa N, Coppens M, Veeger NJ, et al: Absolute risk of venous and arterial thromboembolism in thrombophilic families is not increased by high thrombin-activatable fibrinolysis inhibitor (TAFI) levels. *Thromb Haemost* 100:38, 2008.
272. Mosnier LO, Elisen MG, Bouma BN, Meijers JC: Protein C inhibitor regulates the thrombin-thrombomodulin complex in the up- and down-regulation of TAFI activation. *Thromb Haemost* 86:1057, 2001.
273. Meijers JC, Marquart JA, Bertina RM, et al: Protein C inhibitor (plasminogen activator inhibitor-3) and the risk of venous thrombosis. *Br J Haematol* 118:604, 2002.
274. Van de Wouwer M, Collen D, Conway EM: Thrombomodulin-protein C-EPCR system integrated to regulate coagulation and inflammation. *Arterioscler Thromb Vasc Biol* 24:1, 2004.
275. Ohlin AK, Marlar RA: The first mutation identified in the thrombomodulin gene in a 45-year-old man presenting with thromboembolic disease. *Blood* 85:330, 1995.
276. Ohlin AK, Marlar RA: Thrombomodulin gene defects in families with thromboembolic disease—A report on four families. *Thromb Haemost* 81:338, 1999.
277. Ohlin AK, Norlund L, Marlar RA: Thrombomodulin gene variations and thromboembolic disease. *Thromb Haemost* 78:396, 1997.
278. Kunz G, Ohlin AK, Adami A, et al: Naturally occurring mutations in the thrombomodulin gene leading to impaired expression and function. *Blood* 99:3646, 2002.
279. Aleksic N, Folsom AR, Cushman M, et al: Prospective study of the A455V polymorphism in the thrombomodulin gene, plasma thrombomodulin, and incidence of venous thromboembolism: The LITE study. *J Thromb Haemost* 1:88, 2003.
280. Stearns-Kurosawa DJ, Burgin C, Parker D, et al: Bimodal distribution of soluble endothelial protein C receptor levels in healthy populations. *J Thromb Haemost* 1:855, 2003.
281. Saposnik B, Reny JL, Gaussem P, et al: A haplotype of the EPCR gene is associated with increased plasma levels of sEPCR and is a candidate risk factor for thrombosis. *Blood* 103:1311, 2004.
282. Medina P, Navarro S, Estelles A, Espana F: Polymorphisms in the endothelial protein C receptor gene and thrombophilia. *Thromb Haemost* 98:564, 2007.
283. Uitte de Willige S, Van Marion V, Rosendaal FR, et al: Haplotypes of the EPCR gene, plasma sEPCR levels and the risk of deep venous thrombosis. *J Thromb Haemost* 2:1305, 2004.
284. von Depka M, Czwalinna A, Eisert R, et al: Prevalence of a 23 bp insertion in exon 3 of the endothelial cell protein C receptor gene in venous thrombophilia. *Thromb Haemost* 86:1360, 2001.
285. Biguzzi E, Merati G, Liaw PC, et al: A 23bp insertion in the endothelial protein C receptor (EPCR) gene impairs EPCR function. *Thromb Haemost* 86:945, 2001.
286. Poort SR, Vos HL, Rosendaal FR, Bertina RM: The endothelial protein C receptor (EPCR) 23 bp insert mutation and the risk of venous thrombosis. *Thromb Haemost* 88:160, 2002.
287. Dahm A, Van Hylckama Vlieg A, Bendz B, et al: Low levels of tissue factor pathway inhibitor (TFPI) increase the risk of venous thrombosis. *Blood* 101:4387, 2003.
288. Amini-Nekoo A, Futers TS, Moia M, et al: Analysis of the tissue factor pathway inhibitor gene and antigen levels in relation to venous thrombosis. *Br J Haematol* 113:537, 2001.
289. Kato H: Regulation of the function of vascular wall cells by tissue factor pathway inhibitor. Basic and Clinical Aspects. *Arterioscler Thromb Vasc Biol* 22:539, 2002.
290. Caplice NM, Panetta C, Peterson TE, et al: Lipoprotein (a) binds and inactivates tissue factor pathway inhibitor: A novel link between lipoproteins and thrombosis. *Blood* 98:2980, 2001.
291. Tardy-Poncet B, Tardy B, Laporte S, et al: Poor anticoagulant response to tissue factor pathway inhibitor in patients with venous thrombosis. *J Thromb Haemost* 1:507, 2003.
292. Bombeli T, Piccapietra B, Boersma J, Fehr J: Decreased anticoagulant response to tissue factor pathway inhibitor in patients with venous thromboembolism and otherwise no evidence of hereditary or acquired thrombophilia. *Thromb Haemost* 91:80, 2004.
293. Souto JC, Almasy L, Borrell M, et al: Genetic susceptibility to thrombosis and its relationship to physiological risk factors: The GAIT study. Genetic Analysis of Idiopathic Thrombophilia. *Am J Hum Genet* 67:1452, 2000.
294. Ariens RA, De Lange M, Snieder H, et al: Activation markers of coagulation and fibrinolysis in twins: Heritability of the prethrombotic state. *Lancet* 359:667, 2002.
295. Vossen CY, Hasstedt SJ, Rosendaal FR, et al: Heritability of plasma concentrations of clotting factors and measures of a prethrombotic state in a protein C-deficient family. *J Thromb Haemost* 2:242, 2004.
296. Dunn EJ, Ariens RA, De Lange M, et al: Genetics of fibrin clot structure: A twin study. *Blood* 103:1735, 2004.
297. Botstein D, Risch N: Discovering genotypes underlying human phenotypes: Past successes for Mendelian disease, future approaches for complex disease. *Nat Genet* 33(Suppl):228, 2003.
298. Rosendaal PR: Genetic studies in complex disease: The case proassociation studies. *J Thromb Haemost* 1:1679, 2003.
299. Souto JC: Genetic studies in complex disease: The case prolinkage studies. *J Thromb Haemost* 1:1676, 2003.
300. Blangero J, Williams JT, Almasy L: Novel family-based approaches to genetic risk in thrombosis. *J Thromb Haemost* 1:1391, 2003.
301. Soria JM, Almasy L, Souto JC, et al: A new locus on chromosome 18 that influences normal variation in activated protein C resistance phenotype and factor VIII activity and its relation to thrombosis susceptibility. *Blood* 101:163, 2003.
302. Almasy L, Soria JM, Souto JC, et al: A quantitative trait locus influencing free plasma protein S levels on human chromosome 1q results from the genetic analysis of idiopathic thrombophilia (GAIT) project. *Arterioscler Thromb Vasc Biol* 23:508, 2003.
303. Buil A, Soria JM, Souto JC, et al: Protein C levels are regulated by a quantitative trait locus on chromosome 16. Results from the genetic analysis of idiopathic thrombophilia (GAIT) project. *Arterioscler Thromb Vasc Biol* 24:1321, 2004.
304. Berger M, Mattheisen M, Kulle B, et al: High factor VIII levels in venous thromboembolism show linkage to imprinted loci on chromosomes 5 and 11. *Blood* 105:638, 2004.
305. Gandrille S, Greengard JS, Alhenc-Gelas M, et al: Incidence of activated protein C resistance caused by the ARG 506 GLN mutation in factor V in 113 unrelated symptomatic protein C-deficient patients. The French Network on the behalf of INSERM. *Blood* 86:219, 1995.
306. Tosetto A, Rodeghiero F, Martinelli I, et al: Additional genetic risk factors for venous thromboembolism in carriers of the factor V Leiden mutation. *Br J Haematol* 103:871, 1998.
307. Ehrenforth S, Prondsinski MV, Aygören-Pürsün E, et al: Study of the prothrombin gene 20210 GA variant in FV:Q^{506} carriers in relationship to the presence or absence of juvenile venous thromboembolism. *Arterioscler Thromb Vasc Biol* 19:276, 1999.
308. De Stefano V, Martinelli I, Mannucci PM, et al: The risk of recurrent deep venous thrombosis among heterozygous carriers of both factor V Leiden and the G20210A prothrombin mutation. *N Engl J Med* 341:801, 1999.
309. Howard TE, Marusa M, Boisza J, et al: The prothrombin gene 3′-un-translated region mutation is frequently associated with factor V Leiden in thrombophilic patients and shows ethnic-specific variation in allele frequency. *Blood* 91:1092, 1998.
310. Zoller B, Svensson PJ, Dahlback B, Hillarp A: The A20210 allele of the prothrombin gene is frequently associated with the factor V Arg 506 to Gln mutation but not with protein S deficiency in thrombophilic families. *Blood* 91:2210, 1998.
311. Mandel H, Brenner B, Berant M, et al: Coexistence of hereditary homocystinuria and Factor V Leiden—Effect on thrombosis. *N Engl J Med* 334:763, 1996.
312. Keijzer MB, den Heijer M, Blom HJ, et al: Interaction between hyperhomocysteinemia, mutated methylenetetrahydrofolate reductase (MTHFR) and inherited thrombophilic factors in recurrent venous thrombosis. *Thromb Haemost* 88:723, 2002.
313. Lensen R, Bertina RM, Vandenbroucke JP, Rosendaal FR: High factor VIII levels contribute to the thrombotic risk in families with factor V Leiden. *Br J Haematol* 114:380, 2001.
314. Libourel EJ, Bank I, Meinardi JR, et al: Co-segregation of thrombophilic disorders in factor V Leiden carriers: The contributions of factor VIII, factor XI, thrombin activatable fibrinolysis inhibitor and lipoprotein(a) to the absolute risk of venous thromboembolism. *Haematologica* 87: 1068, 2002.
315. Keijzer MB, Borm GF, Blom HJ, et al: No interaction between factor V Leiden and hyperhomocysteinemia or MTHFR 677TT genotype in venous thrombosis. Results of a meta-analysis of published studies and a large case-only study. *Thromb Haemost* 97:32, 2007.
316. Castaman G, Tosetto A, Cappellari A, et al: The A20210 allele in the prothrombin

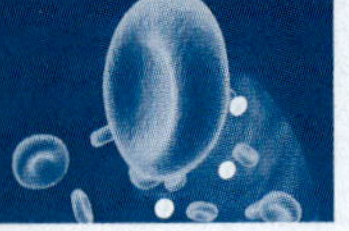

gene enhances the risk of venous thrombosis in carriers of inherited protein S deficiency. *Blood Coagul Fibrinolysis* 11:321, 2000.

317. De Stefano V, Zappacosta B, Persichilli S, et al: Prevalence of mild hyperhomocysteinaemia and association with thrombophilic genotypes (factor V Leiden and prothrombin G20210A) in Italian patients with venous thromboembolic disease. *Br J Haematol* 106:564, 1999.
318. Emmerich J, Rosendaal FR, Cattaneo M, et al: Combined effect of factor V Leiden and prothrombin 20210A on the risk of venous thromboembolism-pooled analysis of 8 case-control studies including 2,310 cases and 3,204 controls. Study Group for Pooled-Analysis in Venous Thromboembolism. *Thromb Haemost* 86:809, 2001.
319. Meinardi JR, Middeldorp S, de Kam PJ, et al: Risk of venous thromboembolism in carriers of factor V Leiden with a concomitant inherited thrombophilic defect: A retrospective analysis. *Blood Coagul Fibrinolysis* 12:713, 2001.
320. Dizon-Townson DS, Nelson LM, Jang H, et al: The incidence of the factor V Leiden mutation in an obstetric population and its relationship to deep vein thrombosis. *Am J Obstet Gynecol* 176:883, 1997.
321. Hallak M, Senderowicz J, Cassel A, et al: Activated protein C resistance (factor V Leiden) associated with thrombosis in pregnancy. *Am J Obstet Gynecol* 176:889, 1997.
322. Bokarewa MI, Bremme K, Blomback M: Arg^{506}-Gln mutation in factor V and risk of thrombosis during pregnancy. *Br J Haematol* 92:473, 1996.
323. Bloemenkamp KWM, Rosendaal FR, Helmerhorst FM, et al: Enhancement by factor V Leiden mutation of risk of deep-vein thrombosis associated with oral contraceptives containing third-generation progestogen. *Lancet* 346:1593, 1995.
324. Vandenbroucke JP, Koster T, Brit E, et al: Increased risk of venous thrombosis in oral-contraceptive users who are carriers of factor V Leiden mutation. *Lancet* 344:1453, 1994.
325. Rintelen C, Mannhalter C, Ireland H, et al: Oral contraceptives enhance the risk of clinical manifestation of venous thrombosis at a young age in females homozygous for factor V Leiden. *Br J Haematol* 93:487, 1996.
326. Martinelli I, Taioli E, Bucciarelli P, et al: Interaction between the G20210A mutation of the prothrombin gene and oral contraceptive use in deep vein thrombosis. *Arterioscler Thromb Vasc Biol* 19:700, 1999.
327. Martinelli I, Sacchi E, Landi G, et al: High risk of cerebral-vein thrombosis in carriers of a prothrombin-gene mutation and in users of oral contraceptives. *N Engl J Med* 338:1793, 1998.
328. Bloemenkamp KW, Helmerhorst FM, Rosendaal FR, Vandenbroucke JP: Thrombophilias and gynaecology. *Best Pract Res Clin Obstet Gynaecol* 17:509, 2003.
329. Bloemenkamp KW, Rosendaal FR, Helmerhorst FM, Vandenbroucke JP: Higher risk of venous thrombosis during early use of oral contraceptives in women with inherited clotting defects. *Arch Intern Med* 160: 49, 2000.
330. Bloemenkamp KW, Helmerhorst FM, Rosendaal FR, Vandenbroucke JP: Venous thrombosis, oral contraceptives and high factor VIII levels. *Thromb Haemost* 82:1024, 1999.
331. Rosendaal FR, Vessey M, Rumley A, et al: Hormonal replacement therapy, prothrombotic mutations and the risk of venous thrombosis. *Br J Haematol* 116:851, 2002.
332. Meltzer ME, Lisman T, Doggen CJ, et al: Synergistic effects of hypofibrinolysis and genetic and acquired risk factors on the risk of a first venous thrombosis. *PLoS Med* 5:e97, 2008.
333. Boushey CJ, Beresford SA, Omenn GS, Motulsky AG: A quantitative assessment of plasma homocysteine as a risk factor for vascular disease. Probable benefits of increasing folic acid intakes. *JAMA* 274:1049, 1995.
334. Homocysteine Studies Collaboration: Homocysteine and risk of ischemic heart disease and stroke: A meta-analysis. *JAMA* 288:2015, 2002.
335. Klerk M, Verhoef P, Clarke R, et al: MTHFR 677C→T polymorphism and risk of coronary heart disease: A meta-analysis. *JAMA* 288:2023, 2002.
336. Kim RJ, Becker RC: Association between factor V Leiden, prothrombin G20210A, and methylenetetrahydrofolate reductase C677T mutations and events of the arterial circulatory system: A meta-analysis of published studies. *Am Heart J* 146:948, 2003.
337. Casas JP, Hingorani AD, Bautista LE, Sharma P: Meta-analysis of genetic studies in ischemic stroke: Thirty-two genes involving approximately 18,000 cases and 58,000 controls. *Arch Neurol* 61:1652, 2004.
338. Haapaniemi E, Helenius J, Jakovljevic D, et al: Ischaemic stroke patients with heterozygous factor V Leiden present with multiple brain infarctions and widespread atherothrombotic disease. *Thromb Haemost* 101:145, 2009.
339. Slooter AJ, Rosendaal FR, Tanis BC, et al: Prothrombotic conditions, oral contraceptives, and the risk of ischemic stroke. *J Thromb Haemost* 3:1213, 2005.
340. de Moerloose P, Boehlen F: Inherited thrombophilia in arterial disease: A selective review. *Semin Hematol* 44:106, 2007.
341. Vig S, Chitolie A, Bevan D, et al: The prevalence of thrombophilia in patients with symptomatic peripheral vascular disease. *Br J Surg* 93:577, 2005.
342. Douketis JD, Kearon C, Bates S, et al: Risk of fatal pulmonary embolism in patients with treated venous thromboembolism. *JAMA* 279:458, 1998.
343. Prandoni P, Lensing AW, Cogo A, et al: The long-term clinical course of acute deep venous thrombosis. *Ann Intern Med* 125:1, 1996.
344. McRae S, Tran H. Schulman S, et al: Effect of patient's sex on risk of recurrent venous thromboembolism: A meta-analysis. *Lancet* 368:371, 2006.
345. Prandoni P, Noventa F, Ghirarduzzi A, et al: The risk of recurrent venous thromboembolism after discontinuing anticoagulation in patients with acute proximal deep vein thrombosis or pulmonary embolism. A prospective cohort study in 1,626 patients. *Haematologica* 92:199, 2007.
346. Eichinger S, Hron G, Bialonczyk C, et al: Overweight, obesity, and the risk of recurrent venous thromboembolism. *Arch Intern Med* 168:1678, 2008.
347. Prandoni P, Lensing AWA, Piccioli A, et al: Recurrent venous thromboembolism and bleeding complications during anticoagulant treatment in patients with cancer and venous thrombosis. *Blood* 100:3484, 2002.
348. Heit JA, Mohr DN, Silverstein MD, et al: Predictors of recurrence after deep vein thrombosis and pulmonary embolism. A population-based cohort study. *Arch Intern Med* 160:761, 2000.
349. Schulman S, Lindmarker P, Holmstrom M, et al: Post-thrombotic syndrome, recurrence, and death 10 years after the first episode of venous thromboembolism treated with warfarin for 6 weeks or 6 months. *J Thromb Haemost* 4:734, 2006.
350. Eichinger S, Weltermann A, Minar E, et al: Symptomatic pulmonary embolism and the risk of recurrent venous thromboembolism. *Arch Intern Med* 164:92, 2004.
351. Siragusa S, Malato A, Anastasio R, et al: Residual vein thrombosis to establish duration of anticoagulation after a first episode of deep vein thrombosis: The Duration of Anticoagulation based on Compression UltraSonography (DACUS) study. *Blood* 112:511, 2008.
352. Stain M, Schonauer V, Minar E, et al: The post-thrombotic syndrome: Risk factors and impact on the course of thrombotic disease. *J Thromb Haemost* 3:2671, 2005.
353. Palareti G, Cosmi B, Legnani C, et al. D-dimer testing to determine the duration of anticoagulation therapy. *N Engl J Med* 355:1780, 2006.
354. Schulman S, Svenungsson E, Granqvist S: Anticardiolipin antibodies predict early recurrence of thromboembolism and death among patients with venous thromboembolism following anticoagulant therapy. Duration of Anticoagulation Study Group. *Am J Med* 104:332, 1998.
355. Brouwer JL, Lijfering WM, Ten Kate MK, et al: High long-term absolute risk of recurrent venous thromboembolism in patients with hereditary deficiencies of protein S, protein C or antithrombin. *Thromb Haemost* 101:93, 2009.
356. De Stefano V, Simioni P, Rossi E, et al: The risk of recurrent venous thromboembolism in patients with inherited deficiency of natural anticoagulants antithrombin, protein C and protein S. *Haematologica* 91:695, 2006.
357. Vossen CY, Walker ID, Svensson P, et al: Recurrence rate after a first venous thrombosis in patients with familial thrombophilia. *Arterioscler Thromb Vasc Biol* 25:1992, 2005.
358. The Procare Group: Is recurrent venous thromboembolism more frequent in homozygous patients for the factor V Leiden mutation than in heterozygous patients? *Blood Coagul Fibrinolysis* 14:523, 2003.
359. Ho WK, Hankey GJ, Quinlan DJ, Eikelboom JW: Risk of recurrent venous thromboembolism in patients with common thrombophilia: A systematic review. *Arch Intern Med* 166:729, 2006.
360. Marchiori A, Mosena L, Prins MH, Prandoni P: The risk of recurrent venous thromboembolism among heterozygous carriers of factor V Leiden or prothrombin G20210A mutation. A systematic review of prospective studies. *Haematologica* 92:1107, 2007.
361. Eichinger S: Homocysteine, vitamin B_6 and the risk of recurrent venous thromboembolism. *Pathophysiol Haemost Thromb* 33:342, 2003.
362. Kyrle PA, Minar E, Hirschl M, et al: High plasma levels of factor VIII and the risk of recurrent venous thromboembolism. *N Engl J Med* 343:457, 2003.
363. Weltermann A, Eichinger S, Bialonczyk C, et al: The risk of recurrent venous thromboembolism among patients with high factor IX levels. *J Thromb Haemost* 1:28, 2003.
364. Baglin T, Luddington R, Brown K, Baglin C: Incidence of recurrent venous thromboembolism in relation to clinical and thrombophilic risk factors: Prospective cohort study. *Lancet* 362:523, 2003.
365. White RH, Chan WS, Zhou H, Ginsberg JS: Recurrent venous thromboembolism after pregnancy-associated versus unprovoked thromboembolism. *Thromb Haemost* 100:246, 2008.
366. Cushman M, Glynn RJ, Goldhaber SZ, et al: Hormonal factors and risk of recurrent venous thrombosis: The prevention of recurrent venous thromboembolism trial. *J Thromb Haemost* 4:2199, 2006.
367. Kakkos SK, Daskalopoulou SS, Daskalopoulos ME, et al: Review on the value of graduated elastic compression stockings after deep vein thrombosis. *Thromb Haemost* 96:441, 2006.
368. Kearon C, Ginsberg JS, Kovacs MJ, et al: Comparison of low-intensity warfarin therapy with conventional-intensity warfarin therapy for long-term prevention of recurrent venous thromboembolism. *N Engl J Med* 349:631, 2003.
369. Veeger NJ, Piersma-Wichers M, Tijssen JG, et al: Individual time within target range in patients treated with vitamin K antagonists: Main determinant of quality of anticoagulation and predictor of clinical outcome. A retrospective study of 2300 consecutive patients with venous thromboembolism. *Br J Haematol* 128:513, 2005.
370. Meinardi JR, Middeldorp S, De Kam PJ, et al: The incidence of recurrent venous thromboembolism in carriers of factor V Leiden is related to concomitant thrombophilic disorders. *Br J Haematol* 116:625, 2002.
371. Keijzer MB, den Heijer M, Blom HJ, et al: Interaction between hyperhomocysteinemia, mutated methylenetetrahydrofolate reductase (MTHFR) and inherited thrombophilic factors in recurrent venous thrombosis. *Thromb Haemost* 88:723, 2002.
372. Den Heijer M, Blom HJ, Gerrits WB, et al: Is hyperhomocysteinaemia a risk factor for recurrent venous thrombosis? *Lancet* 345:882, 1995.
373. Eichinger S, Stumpflen A, Hirschl M, et al: Hyperhomocysteinemia is a risk factor of recurrent venous thromboembolism. *Thromb Haemost* 80:566, 1998.
374. Tsai AW, Cushman M, Tsai MY, et al: Serum homocysteine, thermolabile variant of methylene tetrahydrofolate reductase (MTHFR), and venous thromboembolism: Longitudinal Investigation of Thromboembolism Etiology (LITE). *Am J Hematol* 72:192, 2003.
375. Eichinger S, Schonauer V, Weltermann A, et al: Thrombin-activatable fibrinolysis inhibitor and the risk for recurrent venous thromboembolism. *Blood* 103:3773, 2004.
376. Kupferminc MJ, Eldor A, Steinman N, et al: Increased frequency of genetic thrombophilia in women with complications of pregnancy. *N Engl J Med* 340:9, 1999.
377. Martinelli I, De Stefano V, Taioli E, et al: Inherited thrombophilia and first venous thromboembolism during pregnancy and puerperium. *Thromb Haemost* 87:791, 2002.
378. Greer IA: Inherited thrombophilia and venous thromboembolism. *Best Pract Res Clin Obstet Gynaecol* 17:413, 2003.
379. Folkeringa N, Brouwer JL, Korteweg FJ, et al: High risk of pregnancy-related venous thromboembolism in women with multiple thrombophilic defects. *Br J Haematol* 138:110, 2007.

380. Conard J, Horellou MH, Van Dreden P, et al: Thrombosis and pregnancy in congenital deficiencies in AT III, protein C or protein S: Study of 78 women. *Thromb Haemost* 63:319, 1990.
381. Friederich PW, Sanson BJ, Simioni P, et al: Frequency of pregnancy-related venous thromboembolism in anticoagulant factor-deficient women: Implications for prophylaxis. *Ann Intern Med* 125:955, 1996.
382. De Stefano V, Leone G, Mastrangelo S, et al: Thrombosis during pregnancy and surgery in patients with congenital deficiency of antithrombin III, protein C, protein S. *Thromb Haemost* 71:799, 1994.
383. Biron-Andreani C, Schved JF, Daures JP: Factor V Leiden mutation and pregnancy-related venous thromboembolism: What is the exact risk? Results from a meta-analysis. *Thromb Haemost* 96:14, 2006.
384. Tormene D, Simioni P, Prandoni P, et al: Factor V Leiden mutation and the risk of venous thromboembolism in pregnant women. *Haematologica* 86:1305, 2001.
385. Middeldorp S, Libourel EJ, Hamulyak K, et al: The risk of pregnancy-related venous thromboembolism in women who are homozygous for factor V Leiden. *Br J Haematol* 113:553, 2001.
386. Pabinger I, Nemes L, Rintelen C, et al: Pregnancy-associated risk for venous thromboembolism and pregnancy outcome in women homozygous for factor V Leiden. *Hematol J* 1:37, 2000.
387. Martinelli I, Legnani C, Bucciarelli P, et al: Risk of pregnancy-related venous thrombosis in carriers of severe inherited thrombophilia. *Thromb Haemost* 86:800, 2001.
388. Murphy RP, Donoghue C, Nallen RJ, et al: Prospective evaluation of the risk conferred by factor V Leiden and thermolabile methylenetetrahydrofolate reductase polymorphisms in pregnancy. *Arterioscler Thromb Vasc Biol* 20:266, 2000.
389. Lindqvist PG, Svensson PJ, Marsaal K, et al: Activated protein C resistance (FV:Q506) and pregnancy. *Thromb Haemost* 81:532, 1999.
390. Nurk E, Tell GS, Refsum H, et al: Factor V Leiden, pregnancy complications and adverse outcomes: The Hordaland Homocysteine Study. *QJM* 99:289, 2006.
391. Howley HE, Walker M, Rodger MA: A systematic review of the association between factor V Leiden or prothrombin gene variant and intrauterine growth restriction. *Am J Obstet Gynecol* 192:694, 2005.
392. Kupferminc MJ, Many A, Bar-Am A, et al: Mid-trimester severe intrauterine growth restriction is associated with a high prevalence of thrombophilia. *Br J Obstet Gynaecol* 109:1373, 2002.
393. Martinelli P, Grandone E, Colaizzo D, et al: Familial thrombophilia and the occurrence of fetal growth restriction. *Haematologica* 86:428, 2001.
394. Grandone E, Margaglione M, Colaizzo D, et al: Lower birth-weight in neonates of mothers carrying factor V G1691A and factor II A(20210) mutations. *Haematologica* 87:177, 2002.
395. Kupferminc MJ, Peri H, Zwang E, et al: High prevalence of the prothrombin gene mutation in women with intrauterine growth retardation, abruption placentae, and second trimester loss. *Acta Obstet Gynecol Scand* 79:963, 2000.
396. Clark P, Walker ID, Govan L, et al: The GOAL study: A prospective examination of the impact of factor V Leiden and ABO(H) blood groups on haemorrhagic and thrombotic pregnancy outcomes. *Br J Haematol* 140:236, 2008.
397. Dudding T, Heron J, Thakkinstian A, et al: Factor V Leiden is associated with pre-eclampsia but not with fetal growth restriction: A genetic association study and meta-analysis. *J Thromb Haemost* 6:1869, 2008.
398. Dizon-Townson D, Miller C, Sibai B, et al: The relationship of the factor V Leiden mutation and pregnancy outcomes for mother and fetus. *Obstet Gynecol* 106:517, 2005.
399. Kupferminc MJ, Eldor A: Inherited thrombophilia and gestational vascular complications. *Semin Thromb Hemost* 29:185, 2003.
400. Mousa HA, Alfirevicl Z: Do Placental lesions reflect thrombophilia state in women with adverse pregnancy outcome? *Hum Reprod* 15:1830, 2000.
401. Sikkema JM, Franx A, Bruinse HW, et al: Placental pathology in early onset pre-eclampsia and intra-uterine growth restriction in women with and without thrombophilia. *Placenta* 23:337, 2002.
402. Salomon O, Seligsohn U, Steinberg DM, et al: The common prothrombotic factors in nulliparous women do not compromise blood flow in the feto-maternal circulation and are not associated with preeclampsia or intrauterine growth restriction. *Am J Obstet Gynecol* 191:2002, 2004.
403. Duley L: Pre-eclampsia and the hypertensive disorders of pregnancy. *Br Med Bull* 67:161, 2003.
404. Roberts JM, Lain KY: Recent insights into the pathogenesis of preeclampsia. *Placenta* 23:359, 2002.
405. Maynard SE, Min JY, Merchan J, et al: Excess placental soluble fms-like tyrosine kinase 1 (sFlt1) may contribute to endothelial dysfunction, hypertension, and proteinuria in preeclampsia. *J Clin Invest* 111:649, 2003.
406. Robertson L, Wu O, Langhorne P, et al: Thrombophilia in pregnancy: A systematic review. *Br J Haematol* 132:171, 2006.
407. Morrison ER, Miedzybrodzka ZH, Campbell DM, et al: Prothrombotic genotypes are not associated with pre-eclampsia and gestational hyper-tension: Results from a large population-based study and systematic review. *Thromb Haemost* 87:779, 2002.
408. Hatasaka HH: Recurrent miscarriage: Epidemiologic factors, definitions, and incidence. *Clin Obstet Gynecol* 37:625, 1994.
409. Sanson BJ, Friederich PW, Simioni P, et al: The risk of abortion and stillbirth in antithrombin-, protein C-, and protein S-deficient women. *Thromb Haemost* 75:387, 1996.
410. Preston FE, Rosendaal FR, Walker ID, et al: Increased fetal loss in women with heritable thrombophilia. *Lancet* 348:913, 1996.
411. Gris JC, Quere I, Monpeyroux F, et al: Case-control study of the frequency of thrombophilic disorders in couples with late fetal loss and no thrombotic antecedent the Nimes Obstetricians and Haematologists Study5 (NOHA5). *Thromb Haemost* 81:891, 1999.
412. Martinelli I, Taioli E, Cetin I, et al: Mutations in coagulation factors in women with unexplained late fetal loss. *N Engl J Med* 343:1015, 2000.
413. Many A, Elad R, Yaron Y, et al: Third-trimester unexplained intrauterine fetal death is associated with inherited thrombophilia. *Obstet Gynecol* 99:684, 2002.
414. Alfirevic Z, Roberts D, Matlew V: How strong is the association between maternal thrombophilia and adverse pregnancy outcome? A systematic review. *Eur J Obstet Gynecol Reprod Biol* 101:6, 2002.
415. Martinelli I, Taioli E, Cetin I, Mannucci PM: Recurrent late fetal death in women with and without thrombophilia. *Thromb Haemost* 87:358, 2002.
416. Young G, Albisetti M, Bonduel M, et al: Impact of inherited thrombophilia on venous thromboembolism in children: A systematic review and meta-analysis of observational studies. *Circulation* 118:1373, 2008.
417. Young G, Becker S, During C, et al: Influence of the factor II G20210A variant or the factor V G1691A mutation on symptomatic recurrent venous thromboembolism in children: An international multicenter cohort study. *J Thromb Haemost* 7:72, 2009.
418. Goldenberg NA, Knapp-Clevenger R, Manco-Johnson MJ: Elevated plasma factor VIII and D-dimer levels as predictors of poor outcomes of thrombosis in children. *N Engl J Med* 351:1081, 2004.
419. deVeber G, Andrew M, Adams C, et al: Cerebral sinovenous thrombosis in children. *N Engl J Med* 345:417, 2001.
420. Heller C, Heinecke A, Junker R, et al: Cerebral venous thrombosis in children: A multifactorial origin. *Circulation* 108:1362, 2003.
421. Simchen MJ, Goldstein G, Lubetsky A, et al: Factor V Leiden and antiphospholipid antibodies in either mothers or infants increase the risk for perinatal arterial ischemic stroke. *Stroke* 40:65, 2009.
422. Mackay MT, Monagle P: Perinatal and early childhood stroke and thrombophilia. *Pathology* 40:116, 2008.
423. Kenet G, Kirkham F, Niederstadt T, et al: Risk factors for recurrent venous thromboembolism in the European collaborative paediatric database on cerebral venous thrombosis: A multicentre cohort study. *Lancet Neurol* 6:595, 2007.
424. Press RD, Bauer KA, Kujovich JL, Heit JA: Clinical utility of factor V Leiden (R506Q) testing for the diagnosis and management of thromboembolic disorders. *Arch Pathol Lab Med* 126:1304, 2002.
425. Van Cott EM, Laposata M, Prins MH: Laboratory evaluation of hyper-coagulability with venous or arterial thrombosis. *Arch Pathol Lab Med* 126:1281, 2002.
426. Tripodi A, Mannucci PM: Laboratory investigation of thrombophilia. *Clin Chem* 47:1597, 2001.
427. Bauer KA: The thrombophilias: Well-defined risk factors with uncertain therapeutic implications. *Ann Intern Med* 135:367, 2001.
428. Schulman S: Duration of anticoagulants in acute or recurrent venous thromboembolism. *Curr Opin Pulm Med* 6:321, 2000.
429. Hirsh J, Kearon C, Ginsberg J: Duration of anticoagulant therapy after first episode of venous thrombosis in patients with inherited thrombophilia. *Arch Intern Med* 157:2174, 1997.
430. Kearon C, Crowther M, Hirsh J: Management of patients with hereditary hypercoagulable disorders. *Annu Rev Med* 51:169, 2000.
431. Bauer KA: Management of thrombophilia. *J Thromb Haemost* 1:1429, 2003.
432. Kearon C, Kahn SR, Agnelli G, et al: Antithrombotic therapy for venous thromboembolic disease: American College of Chest Physicians Evidence-Based Clinical Practice Guidelines (8th edition). *Chest* 133(6 Suppl):454S, 2008.
433. Kearon C: Long-term management of patients after venous thromboembolism. *Circulation* 110(9 Suppl 1):I-100, 2004.
434. Bates SM, Ginsberg JS: Clinical practice. Treatment of deep-vein thrombosis. *N Engl J Med* 351:268, 2004.
435. Schulman S, Rhedin AS, Lindmarker P, et al: A comparison of six weeks with six months of oral anticoagulant therapy after a first episode of venous thromboembolism. Duration of Anticoagulation Trial Study Group. *N Engl J Med* 332:1661, 1995.
436. Brandjes DP, Buller HR, Heijboer H: Randomized trial of effect of compression stockings in patients with symptomatic proximal-vein thrombosis. *Lancet* 349:759, 1997.
437. Marik PE, Plante LA: Venous thromboembolic disease and pregnancy. *N Engl J Med* 359:2025, 2008.
438. Ginsberg JS, Bates SM: Management of venous thromboembolism during pregnancy. *J Thromb Haemost* 1:1435, 2003.
439. Bowles L, Cohen H: Inherited thrombophilias and anticoagulation in pregnancy. *Best Pract Res Clin Obstet Gynaecol* 17:471, 2003.
440. Lechner K, Kyrle PA: Antithrombin III concentrates—Are they clinically useful? *Thromb Haemost* 73:340, 1995.
441. Bucur SZ, Levy JH, Despotis GJ, et al: Uses of antithrombin III concentrate in congenital and acquired deficiency states. *Transfusion* 38: 481, 1998.
442. Menache D, O'Malley JP, Schorr JB, et al: Evaluation of the safety, recovery, half-life, and clinical efficacy of antithrombin III (human) in patients with hereditary antithrombin III deficiency. *Blood* 75:33, 1990.
443. Konkle BA, Bauer KA, Weinstein R: Use of recombinant human anti-thrombin in patients with congenital antithrombin deficiency undergoing surgical procedures. *Transfusion* 43:390, 2003.
444. Vukovich T, Auberger K, Weil J, et al: Replacement therapy for a homozygous protein C deficiency-state using a concentrate of human protein C and S. *Br J Haematol* 70:435, 1988.
445. Manco-Johnson M, Nuss R: Protein C concentrate prevents peripartum thrombosis. *Am J Hematol* 40:69, 1992.
446. Gerson WT, Dickerman JD, Bovill EG, Golden E: Severe acquired protein C deficiency in purpura fulminans associated with disseminated intravascular coagulation: Treatment with protein C concentrate. *Pediatrics* 91:418, 1993.
447. Sanson BJ, Simioni P, Tormene D, et al: The incidence of venous thromboembolism in asymptomatic carriers of a deficiency of antithrombin, protein C, or protein S: A prospective cohort study. *Blood* 94:3702, 1999.
448. Folkeringa N, Brouwer JL, Korteweg FJ, et al: Reduction of high fetal loss rate by anticoagulant treatment during pregnancy in antithrombin, protein C or protein S deficient women. *Br J Haematol* 136:656, 2007.

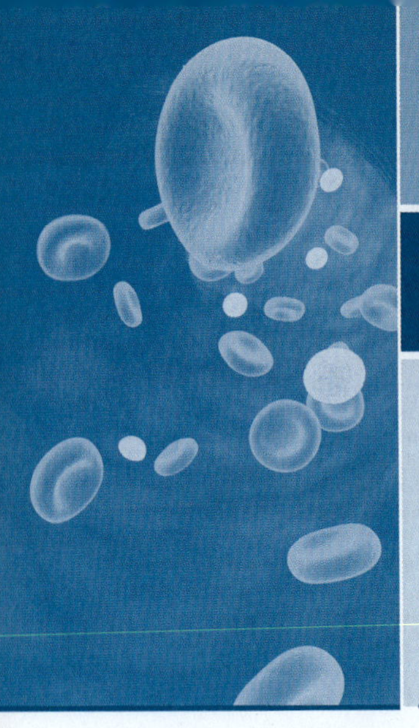

第132章

抗磷脂综合征

Jacob H. Rand

摘　要

抗磷脂综合征(APS)是一种获得性易栓症,患者表现为血管内血栓形成和(或)胎盘功能不全导致的妊娠并发症,同时实验室可检测出抗磷脂抗体。如果患者合并系统性红斑狼疮称为继发性抗磷脂抗体综合征,否则为原发性。APS患者循环系统的任何部位均可发生血栓,但常见于下肢的深静脉。患者还可表现为其他自身免疫性疾病、免疫性血小板减少、获得性血小板功能性异常、低凝血酶原、获得性凝血因子抑制物、网状青斑、心瓣膜异常、动脉粥样硬化、肺动脉高压、偏头痛和神经性耳聋。极少数患者还可发生灾难性抗磷脂综合征(CAPS),表现为感染或手术后大小血管弥漫性血栓形成,导致多器官的缺血坏死。

引起血栓形成的抗磷脂(aPL)抗体作用靶点不是磷脂,而是结合在磷脂上的蛋白,其中最重要的是β_2糖蛋白Ⅰ(β_2GPⅠ)。通过免疫和血凝法检测到磷脂-蛋白辅因子复合物抗体持续性存在即可确诊,此类抗体可抑制磷脂依赖性凝血反应。其他许多因素如梅毒、莱姆病、丙型肝炎、酒精肝、HIV感染以及多发性硬化时抗磷脂抗体的浓度会升高但通常不会形成血栓,并且此类抗体是直接针对带负电荷的磷脂而不是辅因子本身。华法林可长期用于治疗伴血栓的APS患者,但是否用于伴脑卒中的患者尚存在争议。伴有习惯性流产的患者,在妊娠期可应用阿司匹林和肝素预防产后深静脉血栓形成。灾难性抗磷脂综合征患者致残率较高,需要加用抗凝剂、血浆置换及免疫抑制剂。无症状的SLE及APS患者通常不需用进行诊断性筛查,单独实验室检测阳性的患者也不应该使用抗栓治疗。如患者接受抗凝治疗时,需要监测凝血酶原时间和国际标准化比率以反映机体维生素K依赖的凝血因子减少情况。

本章使用的简写和缩略词:aCL,抗心磷脂抗体(anticardiolipin);APASS,抗磷脂抗体及卒中研究(Antiphospholipid Antibodies and Stroke Study);APC,活化的蛋白C(activated protein C):aPL,抗磷脂(antiphospholipid);APS,抗磷脂综合征(antiphospholipid syndrome);APTT,活化部分凝血酶原时间(activated partial thromboplastin time);ARDS,急性呼吸窘迫综合征(acute respiratory distress syndrome);AVWS,获得性血管性血友病综合征(acquired von Willebrand syndrome);BFP梅毒实验,生物学假阳性的梅毒血清学实验(biologic falsepositive serologic test for syphilis);β_2GPⅠ,β_2糖蛋白Ⅰ(β_2-glycoprotein Ⅰ:);CAPS,灾难性APS(catastrophic APS),CMV,巨细胞病毒(cytomegalovirus);dRVVT,稀释鲁赛尔蝰蛇毒时间(dilute Russell viper venom time);EBV,EB病毒(Epstein-Barr virus);ELISA,酶联免疫吸附实验(enzyme-linked immunosorbent assay);HCQ,羟氯喹(hydroxychloroquine);ICAM,细胞间黏附分子(intercellular adhesion molecule);Ig,免疫球蛋白(immunoglobulin);IL,白介素(interleukin);LA,狼疮抗凝物(lupus anticoagulant);LDL,低密度脂蛋白(low-density lipoprotein);LMWH,低分子量肝素(low-molecular-weight heparin);mAb,单克隆抗体(monoclonal antibody);MAPK,有丝分裂原激活蛋白(mitogen-activated protein kinase);RVV,鲁赛尔蝰蛇毒(Russell viper venom);SCR,短同源重复序列(short consensus Repeat);SLE,系统性红斑狼疮(systemic lupus erythematosus);TM,血栓调节蛋白(thrombomodulin);t-PA,组织型纤溶酶原激活物(tissue-type plasminogen activator);UFH,普通肝素(unfractionated heparin);VCAM,血管细胞黏附分子(vascular cell adhesion molecule);VWF,血管性血友病因子(von Willebrand factor)。

定义与历史

抗磷脂(aPL)综合征(APS)是一组由于存在抗磷脂结合蛋白的抗体而表现为血管内血栓形成或胎盘功能不全的临床综合征。1985年这种综合征被认为是一种独立的疾病"抗心磷脂抗体(aCL)综合征"[1],随后重命名为抗磷脂综合征[2]。据不完全资料统计,10%静脉血栓疾病的患者[3,4]、20%不明原因的早期流产及1%中晚期宫内死胎与此病有关[5]。

抗磷脂抗体包括互不相关的多种抗体,表132-1是常用的一些术语。抗磷脂抗体包括:①识别蛋白磷脂复合物的抗体如辅因子依赖性抗心磷脂抗体;②直接识别蛋白的抗体如β_2GPⅠ

表 132-1　抗磷脂术语

抗心磷脂抗体：抗体可以识别心肌磷脂(双磷脂酰甘油)。心磷脂，心脏内膜的提取物(主要是线粒体)是梅毒血清试验的主要抗原。
构象特异性抗体：抗体识别辅因子特异性的表位，如 β_2GPⅠ表位。
抗磷脂丝氨酸抗体：抗体识别磷脂丝氨酸，细胞膜表面主要的带负电的磷脂。
抗磷脂抗体：抗体可以识别磷脂，结合于磷脂的蛋白，蛋白磷脂复合物，或抑制磷脂依赖性的凝血反应。
抗磷脂辅因子：能被抗磷脂识别的蛋白，结合于磷脂，主要是 β_2GPⅠ，还包括凝血酶原，蛋白 C 和蛋白 S，及膜联蛋白。
APS：抗磷脂抗体综合征，患者符合表 132-2 的临床诊断标准，至少一项抗体持续性阳性≥12 周。根据 SLE 的有无分为原发性和继发性 APS。
灾难性 APS：表现为弥散性微血栓形成，并发多器官的功能衰竭。有很高的致残率。
辅因子依赖性抗磷脂抗体：只有在辅因子如 β_2GPⅠ存在时，抗体才能结合于磷脂。
非辅因子依赖性抗磷脂抗体：抗体直接结合于磷脂，抗密螺旋体抗体就是此类。
高亲和力的抗体：在促凝剂或高盐浓度时，抗体结合于磷脂。
狼疮抗凝物：在体外抗体干扰磷脂依赖性的凝血反应。

抗体；③直接识别磷脂的抗体如梅毒患者中的抗体；④抑制磷脂依赖性凝血反应，统一命名为磷脂抗凝物(LA)。

APS 的命名比较混乱，了解对 APS 认识的过程可以帮助我们理解(表 132-2)，读者可以参阅文献 6~8 获得更为详细的解释。通过免疫检测和凝血诊断方法两条路径对 APS 有了更多的认识。1952 年，Moore 提出梅毒血清学检测假阳性的理论[9]，认为与 SLE 有关[10]。这是首次对抗磷脂抗体的描述。几乎与此同时，提出了 APTT 检测法，该法利用动物磷脂提取物(脑磷脂)作为部分凝血激酶(与完整的凝血激酶如组织因子或磷脂相区别)[11]，认识到 SLE 患者中存在一种新的抗体，该抗体与梅毒假阳性有关[12]。因这种现象与 SLE 有关，故命名为狼疮抗凝物[13]。除非存在凝血缺陷，否则这种抗凝物在体内不会引起出血[16]，但可以引起反复流产和血管内血栓[14,15]。1983 年抗心磷脂抗体检测法建立，包括针对带负电荷的磷脂、心磷脂(双磷脂酰甘油)、梅毒检测试剂中的初级抗原的抗体[17]，标志着一种新的综合征。最近的研究发现这些抗体实际上是直接与结合在磷脂上的蛋白(主要是 β_2GPⅠ)作用，通常不与心磷脂直接反应(见下文"发病机制")。这些有助于解释 APS 的发病机制及建立区分 APS 和假阳性的方法。表 132-3 列出目前 APS 的诊断标准[18]。

许多患者抗磷脂抗体滴度升高但并不是 APS；表 132-4 列出了抗体阳性的患者分类。在各种感染或患者甚至正常人服用氯丙嗪和普鲁卡因胺时都可能诱发直接结合到阴离子表面的抗体产生，抗磷脂抗体的滴度会增加。然而，对无临床表现的 APS 或 SLE 患者进行检测可能会增加不恰当诊治风险。

表 132-2　抗磷脂抗体综合征的发展简史

免疫途径	凝血途径
20 世纪 50 年代：梅毒检测	20 世纪 50 年代：部分凝血活酶抑制物
	20 世纪 70 年代：狼疮抗凝物
20 世纪 80 年代：ELISA 法检测抗磷脂抗体	
	20 世纪 80 年代：狼疮抗凝物是磷脂依赖性凝血反应
20 世纪 90 年代：抗辅因子 ELISA 检测(如抗 β_2GPⅠ，抗凝血酶原)	
2005 年：抗 β_2GPⅠ结构域Ⅰ的抗体与血栓形成有关	2004 年：APS 患者血栓形成与膜联蛋白 A5 抗凝效应抵抗有关
目标：免疫法检测出参与发病的构象特异性抗体及准确判定出高危患者	目标：与促凝机制相关的功能凝血检测及准确判定出高危患者

表 132-3　APS 诊断的悉尼国际标准

症状
血管内血栓(1 次或多次动脉、静脉及小静脉血栓事件)。组织病理学应排除血管炎症。
胎盘功能不全造成的妊娠事件，包括：10 周前 3 次或 3 次以上无诱因的自发性流产。孕 10 周后，一次或多次未明原因的流产、死产、子痫前期、未足月产、胎盘早剥、宫内生长停滞或羊水过多。
实验室检查
2 次或 2 次以上至少间隔 12 周，标准的 ELISA 法检测存在抗磷脂或抗 β_2GPⅠ抗体。
2 次或 2 次以上至少间隔 12 周以上，通过国际血栓与止血协会狼疮抗凝物或磷脂依赖性抗体的标准检测到血浆中存在磷脂抗凝物。
至少满足 1 个临床标准和 1 个实验室标准才能诊断。

ACL，抗心磷脂；aPL，抗磷脂；β_2GPⅠ，β_2 糖蛋白Ⅰ；ELISA，酶联免疫吸附实验；Ig，免疫球蛋白。

表 132-4　携带有 aPL 抗体的患者分类

与血栓形成无关 aPL 抗体
与感染有关的 aPL 抗体：感染相关的 Apld 典型的是梅毒，还包括其他感染如莱姆病、链球菌感染、巨细胞病毒(CMV)、EB 病毒(EBV)、HIV 和水痘。
与药物有关的 aPL 抗体：如氯丙嗪、普鲁卡因胺。
与其他疾病相关的 aPL 抗体：多发性硬化。aPL 与偏头痛尚存在争论，临床医生认为二者可同时发生，其他观点认为这是血栓形成的现象需抗凝治疗。
存在于健康人群中的 aPL 抗体：可能是自发性，与遗传有关或亚临床感染，或与季节有关，冬天比夏天发病率高。
与血栓形成相关的 aPL 抗体
APS：自身免疫性 aPL 患者。这类患者是 aPL 抗体阳性患者中的一小部分，可能伴有(继发性 APS)或不伴有(原发性 APS)SLE。抗体通常是辅因子依赖性的。
前 APS：携带有 APS 抗体的患者有血栓形成的危险倾向但没有证据。除非提高检测方法，否则这类病人只能回顾性诊断。

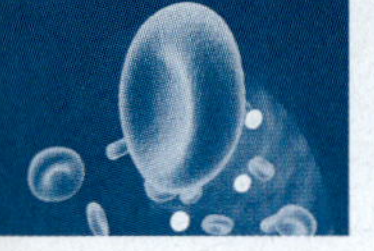

病因及发病机制

■ 病因

与其他自身免疫性疾病相同，APS 的病因不明。非 APS 的正常人存在能产生抗磷脂抗体的记忆 T 细胞，10%~60% 传染性单核细胞患者产生 IgM 类抗心磷脂抗体的细胞有表达 CD27⁻ 记忆性 T 细胞的标志[19]。如果抗磷脂抗体重链和轻链的 CDR 区含有赖氨酸、精氨酸或天冬酰胺，抗体的亲和力会增加[20]。

在感染梅毒和莱姆病时部分患者抗负电荷磷脂的抗体滴度会升高，但与 APS 中的抗体不同，前者能直接识别磷脂抗原决定簇(即非辅因子依赖性)，并且无 APS 的临床表现。有报道水痘[8,21,22]、丙肝[23,24]后发生血栓者能检测到抗磷脂出抗体。巨细胞病毒、肠系膜和腘静脉血栓患者均可出现可能抗磷脂抗体[25,26]。细小病毒 B19 感染后的血清中能检测到抗心磷脂、抗磷脂酰乙醇胺、抗磷脂酰丝氨酸的抗体[27]。HIV 患者 40% 以上存在抗磷脂抗体，18% 存在抗心磷脂抗体，30% 存在抗 β_2GPⅠ抗体(主要是 IgA 类)[28]。但无 APS 的临床表现。风湿性心瓣膜病发热与抗磷脂抗体有关[29]。用脂质 A、脂磷壁酸免疫家兔可产生 β_2GPⅠ依赖性抗心磷脂抗体及狼疮抗凝物活性，表明细菌感染是产生病理性抗磷脂抗体的原因之一[30]。也有研究表明在凋亡过程中细胞表面带负电荷的磷脂暴露，引发抗体的产生[31-33]。与 β_2GPⅠ类似的合成肽，与细菌、病毒和破伤风类毒素[34]等分子类似物都能造成 APS 模型[35]。内皮细胞也参与了疾病的发展，用巨细胞病毒来源的多肽免疫小鼠可导致抗磷脂抗体产生并发血栓形成[36]。

遗传因素也起着一定的作用[37]。研究发现某些抗磷脂抗体的产生具有家族聚集性，在对 84 例 APS 患者的研究中，大于 35% 的患者至少有一个亲戚，20% 的患者有两个或两个以上的亲戚有 APS 的临床表现，如血栓和流产[38]。

■ 发病机制

aPL 抗体是致病的实验依据

APS 动物模型表明在血栓和流产的发生中，aPL 抗体发生起着一定的作用。用 β_2GPⅠ免疫小鼠可产生 aPL 抗体及流产事件[39]。小鼠注射 aPL 抗体后可导致流产，伴有补体 C3 的活化[40]。小鼠[41]及仓鼠[42]脉管损伤后，单克隆的 aPL 抗体能加快血栓的形成。

抗原特异性

梅毒及其他感染(除外麻风[43])后可产生抗磷脂的抗体，能直接识别带负电荷的磷脂[44]，然而病理性 aPL 抗体能识别的磷脂蛋白复合物主要是 β_2GPⅠ[45,46]。

β_2GPⅠ(即载脂蛋白 H)，补体调控蛋白或短串联重复序列超家族的成员[47]，是一高度糖基化的单链蛋白，含 326 个氨基酸，分子量约为 50kDa(图 132-1A)。β_2GPⅠ含有 5 个短串联重复序列约为 60 个氨基酸[45][即补体调控蛋白(CCP)重复序列]。表位特殊的结构域在疾病的发生和发展中起着重要意义[48-50]。此蛋白通过 SCR Ⅴ区(图 132-1B)羧基端的阳离子疏水区插入磷脂双分子层，在磷脂表面聚集成团[51]。

虽然 β_2GPⅠ在体内的生物功能还没有阐明，但实验证实该分子结合于凋亡细胞[52]，在吞噬和清除方面发挥一定作用[53]。β_2GPⅠ结合于氧化的低密度脂蛋白，促进后者的清除[54]。β_2GPⅠ在流动状态下结合于 VWF 的 A2 区阻止其与血小板 GPⅠb 的相互作用[55]。β_2GPⅠ通过 SCR Ⅴ区作为 t-PA 的辅因子促进纤溶[56]，还可能结合于内皮细胞上的膜联蛋白(Annexin)A2(也是 t-PA 和纤溶酶原的受体)促进纤溶[57]。然而 β_2GPⅠ纯合缺失的小鼠没有病态表现[58]。研究发现这些动物存在凝血酶生成缺陷，但具体的机制还不很清楚，并且与出血增加无关。此蛋白可能与生殖有关，杂合亲本下一代产生纯合子的个数比预期的要少得多[58]，但还没有关于胎盘病理的报道。

aPL 其他的靶抗原包括凝血酶原、凝血因子Ⅴ、蛋白 C、蛋白 S、AA2、AA5、高分子量及低分子量的激肽酶，以及因子Ⅶ和其活化物[59-61]。有些 APS 患者的抗体与肝素存在交叉反应阻止凝血酶 - 抗凝血酶复合物的形成[62]。

可能的病理机制

表 132-5 总结了目前关于 APS 发病机制的假说。APS 的发病机制还有待于进一步阐明，主要包括两个方面：①血管内血栓及病理性妊娠并不是 APS 特有的，故很难确定候选的机

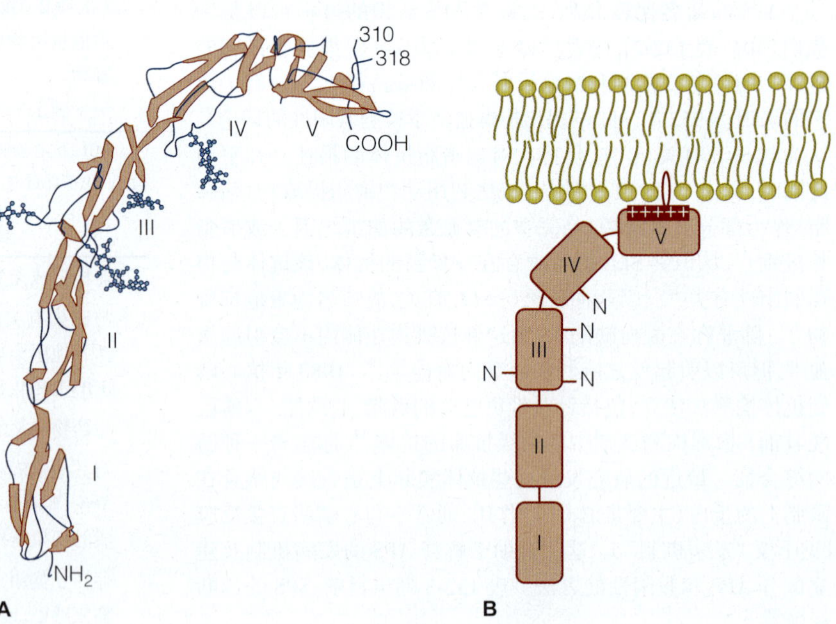

图 132-1　人血浆 β_2GPⅠ的结构[285]。基于 β_2GPⅠ晶体结构的带状结构(A)及结构域(B)模型。β_2GPⅠ蛋白可能含有五个短串联重复序列，第五个结构域与其他四个不在同一轴线并且含有磷脂结合位点。分子形状类似于倒置的 J 型鱼钩，结构域 V 的 N 端含有的磷脂结合位点。Ser311 和 Lys317 形成疏水环插入磷脂双分子层，Trp316 位于磷脂头部酰基和磷酸交界处，从而把 β_2GPI 固定于膜表面[285]。在 β_2GPⅠ结合于磷脂后识别Ⅰ区的抗体与血栓、流产及膜联蛋白 A5 抗凝活性抵抗相关。红色是 β 片层结构，蓝色是环状结构。

制是主要作用，还是偶然的。②从 APS 患者中提取的抗体能识别多种抗原决定簇[63]，范围很广，故很难去判定抗体与临床症状的联系。

表 132-5　APS 的致病机制假说

Ⅰ. 干扰了内源性抗血栓形成机制
A. 干扰 Annexin A5 的屏障
B. 干扰蛋白 C 蛋白 S 系统
1. 活化蛋白 C 的灭活受抑
2. 获得性蛋白 S 缺乏
3. 针对内皮细胞蛋白 C 受体的抗体
C. 抗组织因子途径抑制物抗体
D. 干扰纤溶：
1. t-PA 抗体
2. Annexin A2 抗体
3. β_2GPⅠ和 t-PA 复合物抗体
4. PAI-1 水平增高
E. 干扰 β_2GPⅠ阻抑（dampening）VWF 介导的血小板聚集
Ⅱ. aPL 抗体接到的血栓前状态 / 黏附信号传导
A. 介导内皮细胞表面黏附分子
B. 介导单核细胞及内皮细胞表达组织因子
C. 激活血小板
D. 补体介导的损伤及信号传导

Annexin A5 抗凝屏障的破坏　Annexin A5（即以前的 Annexin Ⅴ，胎盘抗凝蛋白Ⅰ，血管抗凝物质 α 及其他的一些名称）是一强大的抗凝物质，与带负电荷的膜磷脂具有很高的亲和性，尤其是磷脂酰丝氨酸[64]。Annexin A5 形成二维结构覆盖于磷脂双分子层，阻止其与凝血因子结合[65]。Annexin A5 在胎盘和脉管系统的细胞表面起着血栓调节蛋白的角色。Annexin A5 表达于胎盘合体细胞滋养层的顶膜，母体血液与胎儿细胞接触的部位[66]。抗 Annexin A5 抗体注射给妊娠的小鼠，导致胎盘坏死、纤维化及流产[67]。Annexin A5 从人胎盘滋养层及人脐静脉内皮细胞表面脱落，加速血浆凝血因子结合于这些细胞[68]。Annexin A5 还可结合于内皮细胞表面抑制血栓形成[69]。

aPL 抗原 - 抗体复合物破坏了 Annexin A5 的晶体结构，并从磷脂表面把其替换下来（图 132-2）[70-73]。与狼疮抗体不同，在含有 Annexin A5 的反应体系中 aPL 抗体可加速了凝血反应[70,74-77]。从 APS 患者中分离的 IgG 成分可降低培养的胎盘滋养层细胞[68,78]和内皮细胞[68,79]表面的表达，促进血浆凝血因子黏附于此类细胞[68]。在伴有血栓[49]和自发性流产的 APS 患者，aPL 抗体结合于 Annexin A5 与特异性识别 β_2GPⅠ的Ⅰ区的 IgG 抗体相关[50]。图 132-3 显示了这种机制[49]。

干扰 Annexin A2 及纤溶　很多试验已证实抗磷脂抗体可以干扰纤溶系统。β_2GPⅠ是 t-PA 介导的纤溶酶辅因子，β_2GPⅠ抗体阻止 β_2GPⅠ结合于 t-PA，因此下调纤溶酶的活性[56]。APS 患者 Annexin A2（内皮细胞表面 t-PA 及纤溶酶的共同受体）抗体滴度升高[80]，可阻断 Annexin A2 结合间接影响了 t-PA 依赖性的纤溶酶的产生，并且抑制人脐静脉内皮细胞表面纤溶酶的生成[81]。Annexin A2 也是 β_2GPⅠ的受体[57]，抗 β_2GPⅠ抗体可刺激内皮细胞表面组织因子的表达[81]。最后，针对纤溶酶及 t-PA 的活性部位抗体[82,83]、增加的 PAI-1 水平[84]及自身激活的 FⅫ抑制伴激肽释放酶及尿激酶的减少均可导致纤溶活性的抑制[85]。

对血管内皮细胞的其他作用　aPL 抗体可结合、损伤及激活培养的内皮细胞[86-89]。培养的内皮细胞与抗 β_2GPⅠ特异性抗体共同孵育，可增加细胞黏附分子的表达[90]。这种作用是通过抗体与细胞表面的 β_2GPⅠ结合[91]，激活固有免疫系统的 toll 样受体Ⅳ[92]，肿瘤坏死因子受体相关因子Ⅵ（TRAF6）和骨髓分化因子 88（MyD88）参与下游信号的传导[93]。而组织因子的表达则通过 p38 分裂原活化蛋白激酶介导的[94]。各种 aPL 抗体结合于凋亡的内皮细胞，导致后者清除障碍及 Fc 介导的巨噬细胞吞噬增加，从而可导致血栓的发生[95]。

补体介导的损伤　研究表明补体在 APS 发生中起着重要的作用。aPL 抗体中的 IgG_2 亚型与血栓的形成关系最为密切[96]。用 C3 补体转化酶抑制物或基因敲除 C3 补体的方法均可避免小鼠体内抗体介导的妊娠并发症[97-99]。这种效应是通过 aPL 抗体刺激骨髓细胞组织因子的表达[100]及 G 蛋白偶联的蛋白激酶（PAR）-2 信号通路实现的[101]，表明补体是通过直接损伤和调节下游的信号通路发挥作用的。

白细胞组织因子活性的诱导　aPL 抗体可提高白细胞表面组织因子的表达[100,102-104]。

干扰蛋白 C 通路　凝血酶及凝血酶调节蛋白结合后可激活蛋白 C 通路（参见第 116 章），后者进一步激活内皮细胞表面的蛋白 C 受体（EPCR）。活化的蛋白 C（APC）与游离的蛋白 S 共同酶解活化的因子Ⅴ和因子Ⅷ，APC 也可通过干扰 PAR-1 信号通路干扰信号传导[105,106]。aPL 抗体通过凝血酶调节蛋白影响蛋白 C 的激活及 APC 的活性，保护活化的因子Ⅴ和Ⅷ不被 APC 的灭活[59]。在 APS 患者中可出现 APC 抵抗现象[107]，与 β_2GPⅠ抗体Ⅰ区的抗体有关[108]。抗 EPCR 抗体的出现被认为是 APS 患者的死亡危险因素[109]。

血小板表面抗磷脂抗体的作用　aPL 抗体可刺激血小板聚集[110]，可能通过载脂蛋白 E 受体 2（apo ER2）促进信号传导；血小板 ApoER2 与 β_2GPⅠ的Ⅴ区结合而发挥作用[111]。如上所述，β_2GPⅠ通过干扰血小板 -VWF 的结合抑制血小板的黏附，而 β_2GPⅠ抗体干扰了这种抑制作用，导致在流动状态下血小板黏附增加[55]。

其他促凝机制　APS 患者可产生抗组织因子途径抑制物的抗体[112]。部分 aPL 抗体与富含负电荷肝素和肝素类物质有交叉反应，进而抑制其抗凝活性[62]。由于部分 aPL 抗体与氧化的 LDL 存在交叉反应[113]，增加了动脉粥样硬化的形成风险[114]。而针对 β_2GPⅠ与氧化 LDL 复合物抗体则通过抑制其复合物的清除而促进斑块的生成[115]。

临床表现

表 132-6 总结了 APS 的临床特征。患者通常有血栓的表现，如血管闭塞或终末器官的缺血或梗死，流产和胎盘功能不全的表现。血栓形成多在 35~45 岁之间[116]，尤其是伴有 SLE 的患者，不论男女均易发生血栓[116]。原发性和继发性 APS 患者动脉和静脉血栓的形成没有区别[117]。

否已有 LA，这可能干扰用 APTT 监测肝素水平，可通过使用对 LA 不敏感的 APTT 试剂以避免这个问题，或改用低分子量肝素（LMWH）。

在无症状的患者，高效价的 aCL 抗体（>30U/ml）不是给予预防性抗凝治疗的充分理由[264]。这也同样适用于没有血栓或栓塞的 LA 患者。对以下少数无症状的患者也可以考虑给予抗凝治疗，如患者有明显的实验室检查异常并且家族中有人发生血栓栓塞并发症，系统性红斑狼疮患者有明显的 aPL 实验室异常，以及患者有高度的血栓危险性（如严重的心脏瓣膜病）[182]。有一项研究显示用阿司匹林治疗无症状的 aPL 阳性患者没有任何好处[265]。

LA 的一个重要的临床后果是，用华法林抗凝治疗的某些 APS 和 LA 患者的凝血酶原时间和 INR 值可能过度延长[266]。一项多中心的研究报告，所有的商用凝血活酶试剂（除一种以外）用于有 LA 的 APS 患者，都能得到合适的 INR 值[267]。新的凝血活酶试剂在用于监测 APS 患者口服抗凝剂治疗前都应检查其对 LA 的反应。

已有报道纤溶治疗原发性 APS 发生股总静脉和髂静脉血栓形成并延伸下腔静脉的患者[268]，急性缺血性脑卒中患者[269]和急性心肌梗死患者[270]。

抗疟药物羟氯喹可能降低 APS 患者[271-273]和 SLE[273-275]发生血栓的危险。aPL 所致血栓的动物模型也提示这种治疗的潜在效力[276]；最近的研究表明，羟氯喹能直接破坏的 aPL IgG 与 β_2GPⅠ复合物[277]，也能逆转 aPL 抗体介导的膜联蛋白 A5 结合[278]。但该药尚未在 APS 患者进行随机对照试验。

常规的抗凝治疗往往尚不足以治疗 CAPS，这些患者的死亡率很高，需要更强的治疗[156]。治疗方式包括抗凝剂，免疫抑制治疗（高剂量糖皮质激素、静脉注射免疫球蛋白、环磷酰胺、硫唑嘌呤或利妥昔单抗）。血浆置换可能是一个有用的辅助治疗。纤维蛋白溶解药和前列环素可能对某些患者有效[157]。

■ 妊娠并发症

对以前有过流产的 APS 的妇女进行治疗以维持妊娠的一项系统回顾表明，普通肝素和阿司匹林联合治疗与单用阿司匹林比较，可减少 54% 流产危险[279]。三项单用阿司匹林临床试验均未发现能减少流产危险[279]；与普通肝素或低分子量肝素联合阿司匹林比较，静脉注射免疫球蛋白无论是否与普通肝素和阿司匹林合用都可能增加流产或早产的危险性。

综合已有的资料，有三次或更多的自发性流产和有 APL 的抗体证据妇女应接受低剂量阿司匹林（75~81mg/d）和皮下注射预防性剂量的普通肝素（5000U/12h）。治疗应在怀孕时尽快开始持续到分娩期，以减少晚期并发症发生率[280,281]。尤其是在高风险的情况下，提早分娩可能是必要的。在分娩后约 4~6 小时，如果无明显出血，应开始用普通肝素 5000U 每 12 小时的预防性剂量皮下注射，并继续用药至少到病人能完全活动。许多医生建议，即使产妇没有发生血栓，应分娩后 6 周内继续用预防性治疗。对曾有血栓栓塞的患者，推荐至少在产后 6 周内用肝素或口服抗凝剂做预防治疗。

虽然低分子量肝素已经广泛替代了预防剂量的普通肝素用于习惯性流产，但一项前瞻性随机对照试验没有证实低分子量肝素治疗比阿司匹林治疗有优越。在低分子肝素 / 阿司匹林组 47 人中有 35 人（77.8%）产下活婴，而阿司匹林组 43 人中 34 人产下活婴（79.1%）（$P= 0.7$）[282]。如孕妇有 APL 的抗体，但没有自发性流产、其他相关的妊娠并发症、血栓形成或全身性红斑狼疮，不是需要治疗的指征。因此不主张在产前实验室检查中包括 APL 测试。

虽然据报道，泼尼松可能改善 APS 妇女怀孕的结果，但可引起不良反应[283]。糖皮质激素或静脉注射免疫球蛋白仅在抗凝治疗无效、有严重的免疫性血小板减少或有肝素治疗禁忌证的患者才考虑应用。泼尼松和肝素联合治疗将增加骨质疏松和脊椎骨折的风险[284]。

翻译：王兆钺
校对：朱　力

参考文献

1. Hughes GR: The anticardiolipin syndrome. *Clin Exp Rheumatol* 3:285, 1985.
2. Harris EN, Hughes GRV, Gharavi AE: The antiphospholipid antibody syndrome. *J Rheumatol* Suppl 13:210, 1987.
3. Simioni P, Prandoni P, Zanon E, et al: Deep venous thrombosis and lupus anticoagulant. A case-control study. *Thromb Haemost* 76:187, 1996.
4. Ginsberg JS, Wells PS, Brill Edwards P, et al: Antiphospholipid antibodies and venous thromboembolism. *Blood* 86:3685, 1995.
5. Out HJ, Bruinse HW, Christiaens GC, et al: Prevalence of antiphospholipid antibodies in patients with fetal loss. *Ann Rheum Dis* 50:553, 1991.
6. Shapiro SS, Thiagarajan P: Lupus anticoagulants. *Prog Hemost Thromb* 6:263, 1982.
7. Shapiro SS: Lupus anticoagulants and anticardiolipin antibodies: Personal reminiscences, a little history, and some random thoughts. *J Thromb Haemost* 3:831, 2005.
8. Asherson RA: The primary, secondary, catastrophic, and seronegative variants of the antiphospholipid syndrome: A personal history long in the making. *Semin Thromb Hemost* 34:227, 2008.
9. Moore JE, Mohr CF: Biologically false positive serological tests for syphilis: Type, incidence, and cause. *J Am Med Assoc* 150:467, 1952.
10. Moore JE, Lutz WB: Natural history of systemic lupus erythematosus: Approach to its study through chronic biologic false positive reactors. *J Chronic Dis* 1:297, 1955.
11. Bell WN, Alton HG: A brain extract as a substitute for platelet suspensions in the thromboplastin generation test. *Nature* 174:880, 1955.
12. Conley CL, Hartmann RC: A hemorrhagic disorder caused by circulating anticoagulant in patients with disseminated lupus erythematosus. *J Clin Invest* 31:621, 1952.
13. Feinstein DI, Rapaport SI: Acquired inhibitors of blood coagulation, in *Progress in Hemostasis and Thrombosis*, edited by TH Spaet, p 75. Grune & Stratton, New York, 1972.
14. Beaumont JL: Acquired hemorrhagic syndrome caused by a circulating anticoagulant; inhibition of the thromboplastic function of the blood platelets; description of a specific test. *Sang* 25:1, 1954.
15. Nilsson IM, Astedt B, Hedner U, et al: Intrauterine death and circulating anticoagulant ("antithromboplastin"). *Acta Med Scand* 197:153, 1975.
16. Bowie WEJ, Thompson JH, Pascuzzi CA, et al: Thrombosis in systemic erythematosus despite circulating anticoagulants. *J Clin Invest* 62:416, 1963.
17. Harris EN, Gharavi AE, Boey ML, et al: Anticardiolipin antibodies: Detection by radioimmunoassay and association with thrombosis in systemic lupus erythematosus. *Lancet* 2:1211, 1983.
18. Miyakis S, Lockshin MD, Atsumi T, et al: International consensus statement on an update of the classification criteria for definite antiphospholipid syndrome (APS). *J Thromb Haemost* 4:295, 2006.
19. Lieby P, Soley A, Knapp AM, et al: Memory B cells producing somatically mutated antiphospholipid antibodies are present in healthy individuals. *Blood* 102:2459, 2003.
20. Giles I, Lambrianides A, Rahman A: Examining the non-linear relationship between monoclonal antiphospholipid antibody sequence, structure and function. *Lupus* 17:895, 2008.
21. Barcat D, Constans J, Seigneur M, et al: Deep venous thrombosis in an adult with varicella. *Rev Med Interne* 19:509, 1998.
22. Peyton BD, Cutler BS, Stewart FM: Spontaneous tibial artery thrombosis associated with varicella pneumonia and free protein S deficiency. *J Vasc Surg* 27:563, 1998.
23. Prieto J, Yuste JR, Beloqui O, et al: Anticardiolipin antibodies in chronic hepatitis C: Implication of hepatitis C virus as the cause of the antiphospholipid syndrome [see comments]. *Hepatology* 23:199, 1996.
24. Cojocaru IM, Cojocaru M, Iacob SA: High prevalence of anticardiolipin antibodies in patients with asymptomatic hepatitis C virus infection associated acute ischemic stroke. *Rom J Intern Med* 43:89, 2005.
25. Labarca JA, Rabaggliati RM, Radrigan FJ, et al: Antiphospholipid syndrome associated with cytomegalovirus infection: Case report and review. *Clin Infect Dis* 24:197, 1997.
26. Delbos V, Abgueguen P, Chennebault JM, et al: Acute cytomegalovirus infection and venous thrombosis: Role of antiphospholipid antibodies. *J Infect* 54:e47-e50, 2007.
27. Loizou S, Cazabon JK, Walport MJ, et al: Similarities of specificity and cofactor dependence in serum antiphospholipid antibodies from patients with human parvovirus B19 infection and from those with systemic lupus erythematosus. *Arthritis Rheum* 40:103, 1997.
28. Galrao L, Brites C, Atta ML, et al: Antiphospholipid antibodies in HIV-positive patients. *Clin Rheumatol* 26:1825, 2007.
29. Blank M, ron-Maor A, Shoenfeld Y: From rheumatic fever to Libman-Sacks endo-

carditis: Is there any possible pathogenetic link? *Lupus* 14:697, 2005.

30. Gotoh M, Matsuda J: Induction of anticardiolipin antibody and/or lupus anticoagulant in rabbits by immunization with lipoteichoic acid, lipopolysaccharide and lipid A. *Lupus* 5:593, 1996.
31. Eschwege V, Freyssinet JM: The possible contribution of cell apoptosis and necrosis to the generation of phospholipid-binding antibodies. *Ann Med Interne (Paris)* 147(Suppl 1):33, 1996.
32. Price BE, Rauch J, Shia MA, et al: Anti-phospholipid autoantibodies bind to apoptotic, but not viable, thymocytes in a beta 2-glycoprotein I-dependent manner. *J Immunol* 157:2201, 1996.
33. Pittoni V, Isenberg D: Apoptosis and antiphospholipid antibodies. *Semin Arthritis Rheum* 28:163, 1998.
34. Inic-Kanada A, Stojanovic M, Zivkovic I, et al: Murine monoclonal antibody 26 raised against tetanus toxoid cross-reacts with beta2-glycoprotein I: Its characteristics and role in molecular mimicry. *Am J Reprod Immunol* 61:39, 2009.
35. Blank M, Asherson RA, Cervera R, et al: Antiphospholipid syndrome infectious origin. *J Clin Immunol* 24:12, 2004.
36. Gharavi AE, Pierangeli SS, Espinola RG, et al: Antiphospholipid antibodies induced in mice by immunization with a cytomegalovirus-derived peptide cause thrombosis and activation of endothelial cells *in vivo*. *Arthritis Rheum* 46:545, 2002.
37. Hellan M, Kuhnel E, Speiser W, et al: Familial lupus anticoagulant: A case report and review of the literature. *Blood Coagul Fibrinolysis* 9:195, 1998.
38. Weber M, Hayem G, DeBandt M, et al: The family history of patients with primary or secondary antiphospholipid syndrome (APS). *Lupus* 9:258, 2000.
39. Garcia CO, Kanbour-Shakir A, Tang H, et al: Induction of experimental antiphospholipid antibody syndrome in PL/J mice following immunization with beta 2 GPI. *Am J Reprod Immunol* 37:118, 1997.
40. Holers VM, Girardi G, Mo L, et al: Complement C3 activation is required for antiphospholipid antibody-induced fetal loss. *J Exp Med* 195:211, 2002.
41. Pierangeli SS, Liu X, Espinola R, et al: Functional analyses of patient-derived IgG monoclonal anticardiolipin antibodies using *in vivo* thrombosis and *in vivo* microcirculation models. *Thromb Haemost* 84:388, 2000.
42. Jankowski M, Vreys I, Wittevrongel C, et al: Thrombogenicity of beta 2-glycoprotein I-dependent antiphospholipid antibodies in a photochemically induced thrombosis model in the hamster. *Blood* 101:157, 2003.
43. Loizou S, Singh S, Wypkema E, et al: Anticardiolipin, anti-beta(2)-glycoprotein I and antiprothrombin antibodies in black South African patients with infectious disease. *Ann Rheum Dis* 62:1106, 2003.
44. Roubey RA, Pratt CW, Buyon JP, et al: Lupus anticoagulant activity of autoimmune antiphospholipid antibodies is dependent upon beta 2-glycoprotein I. *J Clin Invest* 90:1100, 1992.
45. Galli M, Comfurius P, Maassen C, et al: Anticardiolipin antibodies (ACA) directed not to cardiolipin but to a plasma protein cofactor. *Lancet* 335:1544, 1990.
46. McNeil HP, Simpson RJ, Chesterman CN, et al: Anti-phospholipid antibodies are directed against a complex antigen that includes a lipid-binding inhibitor of coagulation: Beta 2-glycoprotein I (apolipoprotein H). *Proc Natl Acad Sci U S A* 87:4120, 1990.
47. Goldsmith GH, Pierangeli SS, Branch DW, et al: Inhibition of prothrombin activation by antiphospholipid antibodies and beta 2-glycoprotein 1. *Br J Haematol* 87:548, 1994.
48. de Laat HB, Derksen RH, Urbanus RT, et al: IgG antibodies that recognize epitope Gly40-Arg43 in domain I of beta 2-glycoprotein I cause LAC, and their presence correlates strongly with thrombosis. *Blood* 105:1540, 2005.
49. de Laat B, Wu XX, van Lummel M, et al: Correlation between antiphospholipid antibodies that recognize domain I of beta2-glycoprotein I and a reduction in the anticoagulant activity of annexin A5. *Blood* 109:1490, 2007.
50. Hunt BJ, Wu XX, de Laat B, et al: Association of anti-β_2GPI domain I IgG and resistance to annexin A5 with obstetrical antiphospholipid syndrome: Evidence for a specific mechanism in a patient subset. *Blood* 2009 [in press].
51. Gamsjaeger R, Johs A, Gries A, et al: Membrane binding of beta2-glycoprotein I can be described by a two-state reaction model: An atomic force microscopy and surface plasmon resonance study. *Biochem J* 389:665, 2005.
52. Balasubramanian K, Maiti SN, Schroit AJ: Recruitment of beta-2-glycoprotein 1 to cell surfaces in extrinsic and intrinsic apoptosis. *Apoptosis* 10:439, 2005.
53. Maiti SN, Balasubramanian K, Ramoth JA, et al: Beta-2-glycoprotein 1-dependent macrophage uptake of apoptotic cells. Binding to lipoprotein receptor-related protein receptor family members. *J Biol Chem* 283:3761, 2008.
54. Matsuura E, Kobayashi K, Matsunami Y, et al: The immunology of atherothrombosis in the antiphospholipid syndrome: Antigen presentation and lipid intracellular accumulation. *Autoimmun Rev* 8:500, 2009.
55. Hulstein JJ, Lenting PJ, de LB, et al: Beta2-glycoprotein I inhibits von Willebrand factor dependent platelet adhesion and aggregation. *Blood* 110:1483, 2007.
56. Bu C, Gao L, Xie W, et al: Beta2-glycoprotein i is a cofactor for tissue plasminogen activator-mediated plasminogen activation. *Arthritis Rheum* 60:559, 2009.
57. Ma K, Simantov R, Zhang JC, et al: High affinity binding of beta 2-glycoprotein I to human endothelial cells is mediated by annexin II. *J Biol Chem* 275:15541, 2000.
58. Sheng Y, Reddel SW, Herzog H, et al: Impaired thrombin generation in beta 2-glycoprotein I null mice. *J Biol Chem* 276:13817, 2001.
59. de-Groot PG, Horbach DA, Derksen RH: Protein C and other cofactors involved in the binding of antiphospholipid antibodies: Relation to the pathogenesis of thrombosis. *Lupus* 5:488, 1996.
60. Atsumi T, Khamashta MA, Amengual O, et al: Binding of anticardiolipin antibodies to protein C via beta2-glycoprotein I (beta2-GPI): A possible mechanism in the inhibitory effect of antiphospholipid antibodies on the protein C system. *Clin Exp Immunol* 112:325, 1998.
61. Bidot CJ, Jy W, Horstman LL, et al: Factor VII/VIIa: A new antigen in the anti-phospholipid antibody syndrome. *Br J Haematol* 120:618, 2003.
62. Shibata S, Harpel PC, Gharavi A, et al: Autoantibodies to heparin from patients with antiphospholipid antibody syndrome inhibit formation of antithrombin III-thrombin complexes. *Blood* 83:2532, 1994.
63. Lieby P, Soley A, Levallois H, et al: The clonal analysis of anticardiolipin antibodies in a single patient with primary antiphospholipid syndrome reveals an extreme antibody heterogeneity. *Blood* 97:3820, 2001.
64. Andree HAM, Hermens WT, Hemker HC, et al: Displacement of factor Va by annexin V, in *Phospholipid Binding and Anticoagulant Action of Annexin V*, edited by HAM Andree, p 73. Universitaire Pers Maastricht, Maastricht, The Netherlands, 1992.
65. Reviakine I, Bergsma-Schutter W, Brisson A: Growth of protein 2-D crystals on supported planar lipid bilayers imaged *in situ* by AFM. *J Struct Biol* 121:356, 1998.
66. Krikun G, Lockwood CJ, Wu XX, et al: The expression of the placental anticoagulant protein, annexin V, by villous trophoblasts: Immunolocalization and in vitro regulation. *Placenta* 15:601, 1994.
67. Wang X, Campos B, Kaetzel MA, et al: Annexin V is critical in the maintenance of murine placental integrity. *Am J Obstet Gynecol* 180:1008, 1999.
68. Rand JH, Wu XX, Andree HA, et al: Pregnancy loss in the antiphospholipid-antibody syndrome—A possible thrombogenic mechanism. *N Engl J Med* 337:154, 1997.
69. van Heerde WL, Poort S, van 't Veer C, et al: Binding of recombinant annexin V to endothelial cells: Effect of annexin V binding on endothelial-cell-mediated thrombin formation. *Biochem J* 302:305, 1994.
70. Rand JH, Wu XX, Andree HAM, et al: Antiphospholipid antibodies accelerate plasma coagulation by inhibiting annexin-V binding to phospholipids: A "lupus procoagulant" phenomenon. *Blood* 92:1652, 1998.
71. Rand JH, Wu XX, Quinn AS, et al: Human monoclonal antiphospholipid antibodies disrupt the annexin A5 anticoagulant crystal shield on phospholipid bilayers: Evidence from atomic force microscopy and functional assay. *Am J Pathol* 163:1193, 2003.
72. Rand JH, Wu XX, Lapinski R, et al: Detection of antibody-mediated reduction of annexin A5 anticoagulant activity in plasmas of patients with the antiphospholipid syndrome. *Blood* 104:2783, 2004.
73. Wu XX, Pierangeli SS, Rand JH: Resistance to annexin A5 binding and anticoagulant activity in plasmas from patients with the antiphospholipid syndrome but not with syphilis. *J Thromb Haemost* 4:271, 2006.
74. Hanly JG, Smith SA: Anti-beta2-glycoprotein I (GPI) autoantibodies, annexin V binding and the anti-phospholipid syndrome. *Clin Exp Immunol* 120:537, 2000.
75. Tomer A: Antiphospholipid antibody syndrome: Rapid, sensitive, and specific flow cytometric assay for determination of anti-platelet phospholipid autoantibodies. *J Lab Clin Med* 139:147, 2002.
76. Tomer A, Bar-Lev S, Fleisher S, et al: Antiphospholipid antibody syndrome: The flow cytometric annexin A5 competition assay as a diagnostic tool. *Br J Haematol* 139:113, 2007.
77. Gaspersic N, Ambrozic A, Bozic B, et al: Annexin A5 binding to giant phospholipid vesicles is differentially affected by anti-beta2-glycoprotein I and anti-annexin A5 antibodies. *Rheumatology* 46:81, 2007.
78. Rand JH, Wu XX, Guller S, et al: Reduction of annexin-V (placental anticoagulant protein-I) on placental villi of women with antiphospholipid antibodies and recurrent spontaneous abortion. *Am J Obstet Gynecol* 171:1566, 1994.
79. Cederholm A, Svenungsson E, Jensen-Urstad K, et al: Decreased binding of annexin v to endothelial cells: A potential mechanism in atherothrombosis of patients with systemic lupus erythematosus. *Arterioscler Thromb Vasc Biol* 25:198, 2005.
80. Cesarman-Maus G, Rios-Luna NP, Deora AB, et al: Autoantibodies against the fibrinolytic receptor, annexin 2, in antiphospholipid syndrome. *Blood* 107:4375, 2006.
81. Cockrell E, Espinola RG, McCrae KR: Annexin A2: Biology and relevance to the antiphospholipid syndrome. *Lupus* 17:943, 2008.
82. Chen PP, Yang CD, Ede K, et al: Some antiphospholipid antibodies bind to hemostasis and fibrinolysis proteases and promote thrombosis. *Lupus* 17:916, 2008.
83. Cugno M, Cabibbe M, Galli M, et al: Antibodies to tissue-type plasminogen activator (tPA) in patients with antiphospholipid syndrome: Evidence of interaction between the antibodies and the catalytic domain of tPA in 2 patients. *Blood* 103:2121, 2004.
84. Ames PR, Tommasino C, Iannaccone L, et al: Coagulation activation and fibrinolytic imbalance in subjects with idiopathic antiphospholipid antibodies—A crucial role for acquired free protein S deficiency. *Thromb Haemost* 76:190, 1996.
85. Schousboe I, Rasmussen MS: Synchronized inhibition of the phospholipid mediated autoactivation of factor XII in plasma by beta 2-glycoprotein I and anti-beta 2-glycoprotein I. *Thromb Haemost* 73:798, 1995.
86. Dueymes M, Levy Y, Ziporen L, et al: Do some antiphospholipid antibodies target endothelial cells? *Ann Med Interne (Paris)* 147(Suppl 1):22, 1996.
87. Del-Papa N, Raschi E, Catelli L, et al: Endothelial cells as a target for antiphospholipid antibodies: Role of anti-beta 2 glycoprotein I antibodies. *Am J Reprod Immunol* 38:212, 1997.
88. Matsuda J, Gotoh M, Gohchi K, et al: Anti-endothelial cell antibodies to the endothelial hybridoma cell line (EAhy926) in systemic lupus erythematosus patients with antiphospholipid antibodies. *Br J Haematol* 97:227, 1997.
89. Navarro M, Cervera R, Teixido M, et al: Antibodies to endothelial cells and to beta 2-glycoprotein I in the antiphospholipid syndrome: Prevalence and isotype distribution. *Br J Rheumatol* 35:523, 1996.
90. Simantov R, Lo SK, Gharavi A, et al: Antiphospholipid antibodies activate vascular endothelial cells. *Lupus* 5:440, 1996.
91. Meroni PL, Papa ND, Beltrami B, et al: Modulation of endothelial cell function by antiphospholipid antibodies. *Lupus* 5:448, 1996.
92. Raschi E, Borghi MO, Grossi C, et al: Toll-like receptors: Another player in the pathogenesis of the anti-phospholipid syndrome. *Lupus* 17:937, 2008.
93. Raschi E, Testoni C, Bosisio D, et al: Role of the MyD88 transduction signaling pathway in endothelial activation by antiphospholipid antibodies. *Blood* 101:3495, 2003.

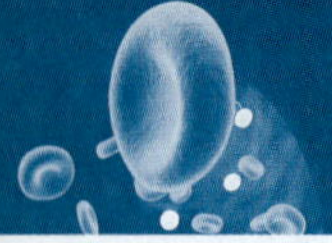

94. Vega-Ostertag ME, Ferrara DE, Romay-Penabad Z, et al: Role of p38 mitogen-activated protein kinase in antiphospholipid antibody-mediated thrombosis and endothelial cell activation. *J Thromb Haemost* 5:1828, 2007.
95. Graham A, Ford I, Morrison R, et al: Anti-endothelial antibodies interfere in apoptotic cell clearance and promote thrombosis in patients with antiphospholipid syndrome. *J Immunol* 182:1756, 2009.
96. Sammaritano LR: Significance of aPL IgG subclasses. *Lupus* 5:436, 1996.
97. Salmon JE, Girardi G, Holers VM: Complement activation as a mediator of antiphospholipid antibody induced pregnancy loss and thrombosis. *Ann Rheum Dis* 61(Suppl 2):ii46, 2002.
98. Salmon JE, Girardi G: The role of complement in the antiphospholipid syndrome. *Curr Dir Autoimmun* 7:133, 2004.
99. Girardi G, Redecha P, Salmon JE: Heparin prevents antiphospholipid antibody-induced fetal loss by inhibiting complement activation. *Nat Med* 10:1222, 2004.
100. Redecha P, Tilley R, Tencati M, et al: Tissue factor: A link between C5a and neutrophil activation in antiphospholipid antibody induced fetal injury. *Blood* 110:2423, 2007.
101. Redecha P, Franzke CW, Ruf W, et al: Neutrophil activation by the tissue factor/Factor VIIa/PAR2 axis mediates fetal death in a mouse model of antiphospholipid syndrome. *J Clin Invest* 118:3453, 2008.
102. Zhou H, Wolberg AS, Roubey RA: Characterization of monocyte tissue factor activity induced by IgG antiphospholipid antibodies and inhibition by dilazep. *Blood* 104:2353, 2004.
103. Roubey RA: New approaches to prevention of thrombosis in the antiphospholipid syndrome: Hopes, trials, and tribulations. *Arthritis Rheum* 48:3004, 2003.
104. Martini F, Farsi A, Gori AM, et al: Antiphospholipid antibodies (aPL) increase the potential monocyte procoagulant activity in patients with systemic lupus erythematosus. *Lupus* 5:206, 1996.
105. Riewald M, Ruf W: Protease-activated receptor-1 signaling by activated protein C in cytokine-perturbed endothelial cells is distinct from thrombin signaling. *J Biol Chem* 280:19808, 2005.
106. Niessen F, Furlan-Freguia C, Fernandez JA, et al: Endogenous EPCR/aPC-PAR1 signaling prevents inflammation-induced vascular leakage and lethality. *Blood* 2009.
107. Nojima J, Kuratsune H, Suehisa E, et al: Acquired activated protein C resistance associated with IgG antibodies against beta2-glycoprotein I and prothrombin as a strong risk factor for venous thromboembolism. *Clin Chem* 51:545, 2005.
108. de LB, Eckmann CM, van SM, et al: Correlation between the potency of a beta2-glycoprotein I-dependent lupus anticoagulant and the level of resistance to activated protein C. *Blood Coagul Fibrinolysis* 19:757, 2008.
109. Hurtado V, Montes R, Gris JC, et al: Autoantibodies against EPCR are found in antiphospholipid syndrome and are a risk factor for fetal death. *Blood* 104:1369, 2004.
110. Lin YL, Wang CT: Activation of human platelets by the rabbit anticardiolipin antibodies. *Blood* 80:3135, 1992.
111. van Lummel M, Pennings MT, Derksen RH, et al: The binding site in {beta}2-glycoprotein I for ApoER2 on platelets is located in domain V. *J Biol Chem* 280:36729, 2005.
112. Forastiero RR, Martinuzzo ME, Broze GJ: High titers of autoantibodies to tissue factor pathway inhibitor are associated with the antiphospholipid syndrome. *J Thromb Haemost* 1:718, 2003.
113. Witztum JL, Horkko S: The role of oxidized LDL in atherogenesis: Immunological response and anti-phospholipid antibodies. *Ann N Y Acad Sci* 811:88, 1997.
114. Vaarala O: Antiphospholipid antibodies and atherosclerosis. *Lupus* 5:442, 1996.
115. Lopez LR, Kobayashi K, Matsunami Y, et al: Immunogenic oxidized low-density lipoprotein/beta2-glycoprotein I complexes in the diagnostic management of atherosclerosis. *Clin Rev Allergy Immunol* 37:12, 2009.
116. Stone JH, Amend WJ, Criswell LA: Outcome of renal transplantation in systemic lupus erythematosus. *Semin Arthritis Rheum* 27:17, 1997.
117. Krnic BS, O'Connor CR, Looney SW, et al: A retrospective review of 61 patients with antiphospholipid syndrome. Analysis of factors influencing recurrent thrombosis. *Arch Intern Med* 157:2101, 1997.
118. Martinelli I, Cattaneo M, Panzeri D, et al: Risk factors for deep venous thrombosis of the upper extremities. *Ann Intern Med* 126:707, 1997.
119. Provenzale JM, Ortel TL, Allen NB: Systemic thrombosis in patients with antiphospholipid antibodies: Lesion distribution and imaging findings. *AJR Am J Roentgenol* 170:285, 1998.
120. Poux JM, Boudet R, Lacroix P, et al: Renal infarction and thrombosis of the infrarenal aorta in a 35-year-old man with primary antiphospholipid syndrome. *Am J Kidney Dis* 27:721, 1996.
121. Kojima E, Naito K, Iwai M, et al: Antiphospholipid syndrome complicated by thrombosis of the superior mesenteric artery, co-existence of smooth muscle hyperplasia. *Intern Med* 36:528, 1997.
122. Girolami A, Zanon E, Zanardi S, et al: Thromboembolic disease developing during oral contraceptive therapy in young females with antiphospholipid antibodies. *Blood Coagul Fibrinolysis* 7:497, 1996.
123. Montaruli B, Borchiellini A, Tamponi G, et al: Factor V Arg506→Gln mutation in patients with antiphospholipid antibodies. *Lupus* 5:303, 1996.
124. Simantov R, Lo SK, Salmon JE, et al: Factor V Leiden increases the risk of thrombosis in patients with antiphospholipid antibodies. *Thromb Res* 84:361, 1996.
125. Schutt M, Kluter H, Hagedorn GM, et al: Familial coexistence of primary antiphospholipid syndrome and factor V Leiden. *Lupus* 7:176, 1998.
126. Brenner B, Vulfsons SL, Lanir N, et al: Coexistence of familial antiphospholipid syndrome and factor V Leiden: Impact on thrombotic diathesis. *Br J Haematol* 94:166, 1996.
127. Schulman S, Svenungsson E, Granqvist S: Anticardiolipin antibodies predict early recurrence of thromboembolism and death among patients with venous thromboembolism following anticoagulant therapy. Duration of Anticoagulation Study Group. *Am J Med* 104:332, 1998.
128. Finazzi G, Brancaccio V, Moia M, et al: Natural history and risk factors for thrombosis in 360 patients with antiphospholipid antibodies: A four-year prospective study from the Italian Registry. *Am J Med* 100:530, 1996.
129. Gezer S: Antiphospholipid syndrome. *Dis Mon* 49:696, 2003.
130. Gladd DA, Olech E: Antiphospholipid antibodies in rheumatoid arthritis: Identifying the dominoes. *Curr Rheumatol Rep* 11:43, 2009.
131. Fauchais AL, Lambert M, Launay D, et al: Antiphospholipid antibodies in primary Sjogren's syndrome: Prevalence and clinical significance in a series of 74 patients. *Lupus* 13:245, 2004.
132. Shoenfeld Y, Lorber M, Yucel T, et al: Primary antiphospholipid syndrome emerging following thymectomy for myasthenia gravis: Additional evidence for the kaleidoscope of autoimmunity [see comments]. *Lupus* 6:474, 1997.
133. Yun YY, Yoh KA, Yang HI, et al: A case of Budd-Chiari syndrome with high antiphospholipid antibody in a patient with systemic lupus erythematosus. *Korean J Intern Med* 11:82, 1996.
134. Hofbauer LC, Spitzweg C, Heufelder AE: Graves' disease associated with the primary antiphospholipid syndrome. *J Rheumatol* 23:1435, 1996.
135. Chun WH, Bang D, Lee SK: Antiphospholipid syndrome associated with progressive systemic sclerosis. *J Dermatol* 23:347, 1996.
136. Frolow M, Jankowski M, Swadzba J, et al: Evan's syndrome with antiphospholipid-protein antibodies. *Pol Merkur Lekarski* 1:344, 1996.
137. Yokoi K, Hosoi E, Akaike M, et al: Takayasu's arteritis associated with antiphospholipid antibodies. Report of two cases. *Angiology* 47:315, 1996.
138. Dasgupta B, Almond MK, Tanqueray A: Polyarteritis nodosa and the antiphospholipid syndrome. *Br J Rheumatol* 36:1210, 1997.
139. Anticardiolipin antibodies and the risk of recurrent thrombo-occlusive events and death. The Antiphospholipid Antibodies and Stroke Study Group (APASS). *Neurology* 48:91, 1997.
140. Levine SR, Brey RL, Tilley BC, et al: Antiphospholipid antibodies and subsequent thrombo-occlusive events in patients with ischemic stroke. *JAMA* 291:576, 2004.
141. Amory CF, Levine SR, Brey RL, et al: Persistent antibodies to beta2glycoprotein-I predict shorter time to subsequent thrombo-occlusive events or death after ischemic stroke. *Stroke* 40:E148, 2009.
142. Weingarten K, Filippi C, Barbut D, et al: The neuroimaging features of the cardiolipin antibody syndrome. *Clin Imaging* 21:6, 1997.
143. Carhuapoma JR, Mitsias P, Levine SR: Cerebral venous thrombosis and anticardiolipin antibodies. *Stroke* 28:2363, 1997.
144. Deschiens MA, Conard J, Horellou MH, et al: Coagulation studies, factor V Leiden, and anticardiolipin antibodies in 40 cases of cerebral venous thrombosis. *Stroke* 27:1724, 1996.
145. Nagai S, Horie Y, Akai T, et al: Superior sagittal sinus thrombosis associated with primary antiphospholipid syndrome—Case report. *Neurol Med Chir (Tokyo)* 38:34, 1998.
146. Tanasescu R, Nicolau A, Caraiola S, et al: Antiphospholipid antibodies and migraine: A retrospective study of 428 patients with inflammatory connective tissue diseases. *Rom J Intern Med* 45:355, 2007.
147. Brey RL, Escalante A: Neurological manifestations of antiphospholipid antibody syndrome. *Lupus* 7(Suppl 2):S67, 1998.
148. Matsushita T, Kanda F, Yamada H, et al: Recurrent acute transverse myelopathy: An 83-year-old man with antiphospholipid syndrome. *Rinsho Shinkeigaku* 37:987, 1997.
149. Ruiz AG, Guzman RJ, Flores FJ, et al: Refractory hiccough heralding transverse myelitis in the primary antiphospholipid syndrome. *Lupus* 7:49, 1998.
150. Takamura Y, Morimoto S, Tanooka A, et al: Transverse myelitis in a patient with primary antiphospholipid syndrome—A case report. *No To Shinkei* 48:851, 1996.
151. Campi A, Filippi M, Comi G, et al: Recurrent acute transverse myelopathy associated with anticardiolipin antibodies. *AJNR Am J Neuroradiol* 19:781, 1998.
152. Smyth AE, Bruce IN, McMillan SA, et al: Transverse myelitis: A complication of systemic lupus erythematosus that is associated with the antiphospholipid syndrome. *Ulster Med J* 65:91, 1996.
153. Mok CC, Lau CS, Chan EY, et al: Acute transverse myelopathy in systemic lupus erythematosus: Clinical presentation, treatment, and outcome. *J Rheumatol* 25:467, 1998.
154. Sugiyama Y, Yamamoto T: Characterization of serum anti-phospholipid antibodies in patients with multiple sclerosis. *Tohoku J Exp Med* 178:203, 1996.
155. Schwartz M, Rochas M, Weller B, et al: High association of anticardiolipin antibodies with psychosis. *J Clin Psychiatry* 59:20, 1998.
156. Espinosa G, Bucciarelli S, Asherson RA, et al: Morbidity and mortality in the catastrophic antiphospholipid syndrome: Pathophysiology, causes of death, and prognostic factors. *Semin Thromb Hemost* 34:290, 2008.
157. Erkan D, Cervera R, Asherson RA: Catastrophic antiphospholipid syndrome: Where do we stand? *Arthritis Rheum* 48:3320, 2003.
158. Bucciarelli S, Espinosa G, Cervera R, et al: Mortality in the catastrophic antiphospholipid syndrome: Causes of death and prognostic factors in a series of 250 patients. *Arthritis Rheum* 54:2568, 2006.
159. Lockshin MD: Pregnancy loss and antiphospholipid antibodies. *Lupus* 7(Suppl 2):S86, 1998.
160. Ornstein MH, Rand JH: An association between refractory HELLP syndrome and antiphospholipid antibodies during pregnancy; a report of 2 cases. *J Rheumatol* 21:1360, 1994.
161. Neuwelt CM, Daikh DI, Linfoot JA, et al: Catastrophic antiphospholipid syndrome: Response to repeated plasmapheresis over three years. *Arthritis Rheum* 40:1534, 1997.
162. Ramsey-Goldman R, Kutzer JE, Kuller LH, et al: Pregnancy outcome and anti-cardiolipin antibody in women with systemic lupus erythematosus. *Am J Epidemiol* 138:1057, 1993.
163. Locatelli A, Patane L, Ghidini A, et al: Pathology findings in preterm placentas of women with autoantibodies: A case-control study. *J Matern Fetal Neonatal Med* 11:339, 2002.
164. Salafia CM, Cowchock FS: Placental pathology and antiphospholipid antibodies: A descriptive study. *Am J Perinatol* 14:435, 1997.
165. Salafia CM, Parke AL: Placental pathology in systemic lupus erythematosus and

phospholipid antibody syndrome. *Rheum Dis Clin North Am* 23:85, 1997.
166. Backos M, Rai R, Regan L: Antiphospholipid antibodies and infertility. *Hum Fertil (Camb)* 5:30, 2002.
167. Practice Committee of American Society for Reproductive Medicine: Anti-phospholipid antibodies do not affect IVF success. *Fertil Steril* 90(5 Suppl):S172, 2008.
168. Kriseman YL, Nash JW, Hsu S: Criteria for the diagnosis of antiphospholipid syndrome in patients presenting with dermatologic symptoms. *J Am Acad Dermatol* 57:112, 2007.
169. Gibson GE, Su WP, Pittelkow MR: Antiphospholipid syndrome and the skin. *J Am Acad Dermatol* 36:970, 1997.
170. Asherson RA, Cervera R: The antiphospholipid syndrome: Multiple faces beyond the classical presentation. *Autoimmun Rev* 2:140, 2003.
171. Aronoff DM, Callen JP: Necrosing livedo reticularis in a patient with recurrent pulmonary hemorrhage. *J Am Acad Dermatol* 37:300, 1997.
172. Greco TP, Conti-Kelly AM, Matsuura E, et al: Antiphospholipid antibodies in patients with coronary artery disease: New cardiac risk factors? *Ann N Y Acad Sci* 1108:466, 2007.
173. Vaarala O: Antiphospholipid antibodies and myocardial infarction. *Lupus* 7(Suppl 2):S132, 1998.
174. Sherer Y, Shoenfeld Y: Antiphospholipid antibodies: Are they pro-atherogenic or an epiphenomenon of atherosclerosis? *Immunobiology* 207:13, 2003.
175. Ludia C, Domenico P, Monia C, et al: Antiphospholipid antibodies: A new risk factor for restenosis after percutaneous transluminal coronary angioplasty? *Autoimmunity* 27:141, 1998.
176. Chambers-JD J, Haire HD, Deligonul U: Multiple early percutaneous transluminal coronary angioplasty failures related to lupus anticoagulant. *Am Heart J* 132:189, 1996.
177. Ames PR, Antinolfi I, Scenna G, et al: Atherosclerosis in thrombotic primary antiphospholipid syndrome. *J Thromb Haemost* 7:537, 2009.
178. Niaz A, Butany J: Antiphospholipid antibody syndrome with involvement of a bioprosthetic heart valve. *Can J Cardiol* 14:951, 1998.
179. Bouillanne O, Millaire A, de Groote P, et al: Prevalence and clinical significance of antiphospholipid antibodies in heart valve disease: A case-control study. *Am Heart J* 132:790, 1996.
180. Nesher G, Ilany J, Rosenmann D, et al: Valvular dysfunction in antiphospholipid syndrome: Prevalence, clinical features, and treatment. *Semin Arthritis Rheum* 27:27, 1997.
181. Hojnik M, George J, Ziporen L, et al: Heart valve involvement (Libman-Sacks endocarditis) in the antiphospholipid syndrome. *Circulation* 93:1579, 1996.
182. Bulckaen HG, Puisieux FL, Bulckaen ED, et al: Antiphospholipid antibodies and the risk of thromboembolic events in valvular heart disease. *Mayo Clin Proc* 78:294, 2003.
183. Garcia TR, Amigo MC, de-la-Rosa A, et al: Valvular heart disease in primary antiphospholipid syndrome (PAPS): Clinical and morphological findings. *Lupus* 5:56, 1996.
184. Ziporen L, Goldberg I, Arad M, et al: Libman-Sacks endocarditis in the antiphospholipid syndrome: Immunopathologic findings in deformed heart valves. *Lupus* 5:196, 1996.
185. Lee RW, Taylor-LM J, Landry GJ, et al: Prospective comparison of infrainguinal bypass grafting in patients with and without antiphospholipid antibodies. *J Vasc Surg* 24:524, 1996.
186. Porres-Aguilar M, Pena-Ruiz MA, Burgos JD, et al: Chronic thromboembolic pulmonary hypertension as an uncommon presentation of primary antiphospholipid syndrome. *J Natl Med Assoc* 100:734, 2008.
187. Karmochkine M, Cacoub P, Dorent R, et al: High prevalence of antiphospholipid antibodies in precapillary pulmonary hypertension. *J Rheumatol* 23:286, 1996.
188. Bonderman D, Wilkens H, Wakounig S, et al: Risk factors for chronic thromboembolic pulmonary hypertension. *Eur Respir J* 33:325, 2009.
189. Asherson RA: The catastrophic antiphospholipid syndrome, 1998. A review of the clinical features, possible pathogenesis and treatment. *Lupus* 7(Suppl 2):S55, 1998.
190. Uthman I, Khamashta M: The abdominal manifestations of the antiphospholipid syndrome. *Rheumatology (Oxford)* 46:1641, 2007.
191. Biron C, Andreani H, Blanc P, et al: Prevalence of antiphospholipid antibodies in patients with chronic liver disease related to alcohol or hepatitis C virus: Correlation with liver injury. *J Lab Clin Med* 131:243, 1998.
192. Sene D, Piette JC, Cacoub P: Antiphospholipid antibodies, antiphospholipid syndrome and infections. *Autoimmun Rev* 7:272, 2008.
193. Ramos-Casals M, Cervera R, Lagrutta M, et al: Clinical features related to antiphospholipid syndrome in patients with chronic viral infections (hepatitis C virus/HIV infection): Description of 82 cases. *Clin Infect Dis* 38:1009, 2004.
194. Hoffman M, Burke M, Fried M, et al: Primary biliary cirrhosis associated with antiphospholipid syndrome. *Isr J Med Sci* 33:681, 1997.
195. Date K, Shirai Y, Hatakeyama K: Antiphospholipid antibody syndrome presenting as acute acalculous cholecystitis. *Am J Gastroenterol* 92:2127, 1997.
196. Dessailloud R, Papo T, Vaneecloo S, et al: Acalculous ischemic gallbladder necrosis in the catastrophic antiphospholipid syndrome. *Arthritis Rheum* 41:1318, 1998.
197. Kalman DR, Khan A, Romain PL, et al: Giant gastric ulceration associated with antiphospholipid antibody syndrome. *Am J Gastroenterol* 91:1244, 1996.
198. Gul A, Inanc M, Ocal L, et al: Primary antiphospholipid syndrome associated with mesenteric inflammatory veno-occlusive disease. *Clin Rheumatol* 15:207, 1996.
199. Lee HJ, Park JW, Chang JC: Mesenteric and portal venous obstruction associated with primary antiphospholipid antibody syndrome. *J Gastroenterol Hepatol* 12:822, 1997.
200. Galli M, Finazzi G, Barbui T: Thrombocytopenia in the antiphospholipid syndrome. *Br J Haematol* 93:1, 1996.
201. Cuadrado MJ, Mujic F, Munoz E, et al: Thrombocytopenia in the antiphospholipid syndrome. *Ann Rheum Dis* 56:194, 1997.
202. Macchi L, Rispal P, Clofent SG, et al: Anti-platelet antibodies in patients with systemic lupus erythematosus and the primary antiphospholipid antibody syndrome: Their relationship with the observed thrombocytopenia. *Br J Haematol* 98:336, 1997.
203. Lipp E, von-Felten A, Sax H, et al: Antibodies against platelet glycoproteins and antiphospholipid antibodies in autoimmune thrombocytopenia. *Eur J Haematol* 60:283, 1998.
204. Pierrot-Deseilligny DC, Michel M, Khellaf M, et al: Antiphospholipid antibodies in adults with immune thrombocytopenic purpura. *Br J Haematol* 142:638, 2008.
205. Diz-Kucukkaya R, Hacihanefioglu A, Yenerel M, et al: Antiphospholipid antibodies and antiphospholipid syndrome in patients presenting with immune thrombocytopenic purpura: A prospective cohort study. *Blood* 98:1760, 2001.
206. Vivaldi P, Rossetti G, Galli M, et al: Severe bleeding due to acquired hypoprothrombinemia-lupus anticoagulant syndrome. Case report and review of literature. *Haematologica* 82:345, 1997.
207. Hudson N, Duffy CM, Rauch J, et al: Catastrophic haemorrhage in a case of paediatric primary antiphospholipid syndrome and factor II deficiency. *Lupus* 6:68, 1997.
208. Collins P, Budde U, Rand JH, et al: Epidemiology and general guidelines of the management of acquired haemophilia and von Willebrand syndrome. *Haemophilia* 14(Suppl 3):49, 2008.
209. Dunn JP, Noorily SW, Petri M, et al: Antiphospholipid antibodies and retinal vascular disease. *Lupus* 5:313, 1996.
210. Coniglio M, Platania A, Di Nucci GD, et al: Antiphospholipid-protein antibodies are not an uncommon feature in retinal venous occlusions. *Thromb Res* 83:183, 1996.
211. Glacet BA, Bayani N, Chretien P, et al: Antiphospholipid antibodies in retinal vascular occlusions. A prospective study of 75 patients. *Arch Ophthalmol* 112:790, 1994.
212. Dori D, Gelfand YA, Brenner B, et al: Cilioretinal artery occlusion: An ocular complication of primary antiphospholipid syndrome. *Retina* 17:555, 1997.
213. Reino S, Munoz RF, Cervera R, et al: Optic neuropathy in the "primary" antiphospholipid syndrome: Report of a case and review of the literature. *Clin Rheumatol* 16:629, 1997.
214. Au A, O'Day J: Review of severe vaso-occlusive retinopathy in systemic lupus erythematosus and the antiphospholipid syndrome: Associations, visual outcomes, complications and treatment. *Clin Experiment Ophthalmol* 32:87, 2004.
215. Fakhouri F, Noel LH, Zuber J, et al: The expanding spectrum of renal diseases associated with antiphospholipid syndrome. *Am J Kidney Dis* 41:1205, 2003.
216. Nochy D, Daugas E, Droz D, et al: The intrarenal vascular lesions associated with primary antiphospholipid syndrome. *J Am Soc Nephrol* 10:507, 1999.
217. Breda L, Nozzi M, De Sanctis S, et al: Laboratory tests in the diagnosis and follow-up of pediatric rheumatic diseases: An update. *Semin Arthritis Rheum* 2009 [in press].
218. Avcin T, Cimaz R, Silverman ED, et al: Pediatric antiphospholipid syndrome: Clinical and immunologic features of 121 patients in an international registry. *Pediatrics* 122:e1100, 2008.
219. Falcini F, Taccetti G, Ermini M, et al: Catastrophic antiphospholipid antibody syndrome in pediatric systemic lupus erythematosus. *J Rheumatol* 24:389, 1997.
220. Ol'binskaia LI, Poptsov VN, Gofman AM: Hemodynamic changes in patients with myocardial infarct complicated by acute left ventricular failure during combined nitroglycerin and dobutamine therapy. *Kardiologiia* 31:49, 1991.
221. Marie I, Levesque H, Heron F, et al: Acute adrenal failure secondary to bilateral infarction of the adrenal glands as the first manifestation of primary antiphospholipid antibody syndrome. *Ann Rheum Dis* 56:567, 1997.
222. Espinosa G, Santos E, Cervera R, et al: Adrenal involvement in the antiphospholipid syndrome: Clinical and immunologic characteristics of 86 patients. *Medicine (Baltimore)* 82:106, 2003.
223. Paydas S, Kocak R, Zorludemir S, et al: Bone marrow necrosis in antiphospholipid syndrome. *J Clin Pathol* 50:261, 1997.
224. Naarendorp M, Spiera H: Sudden sensorineural hearing loss in patients with systemic lupus erythematosus or lupus-like syndromes and antiphospholipid antibodies. *J Rheumatol* 25:589, 1998.
225. Pengo V, Tripodi A, Reber G, et al: Update of the guidelines for measuring the presence of Lupus anticoagulant. *J Thromb Haemost* 7:1737, 2009.
226. de Groot PG, Derksen RH, de Laat B: Twenty-two years of failure to set up undisputed assays to detect patients with the antiphospholipid syndrome. *Semin Thromb Hemost* 34:347, 2008.
227. Mateo J, Oliver A, Borrell M, et al: Laboratory evaluation and clinical characteristics of 2,132 consecutive unselected patients with venous thromboembolism—Results of the Spanish Multicentric Study on Thrombophilia (EMET-Study). *Thromb Haemost* 77:444, 1997.
228. Luong T-H, Rand JH, Wu XX, et al: Seasonal distribution of antiphospholipid antibodies. *Stroke* 32:1707, 2001.
229. Galli M, Luciani D, Bertolini G, et al: Anti-beta 2-glycoprotein I, antiprothrombin antibodies, and the risk of thrombosis in the antiphospholipid syndrome. *Blood* 102:2717, 2003.
230. Shah NM, Khamashta MA, Atsumi T, et al: Outcome of patients with anticardiolipin antibodies: A 10 year follow-up of 52 patients. *Lupus* 7:3, 1998.
231. Silver RM, Porter TF, van Leeuween I, et al: Anticardiolipin antibodies: Clinical consequences of "low titers." *Obstet Gynecol* 87:494, 1996.
232. Tuhrim S, Rand JH, Wu XX, et al: Elevated anticardiolipin antibody titer is a stroke risk factor in a multiethnic population independent of isotype or degree of positivity. *Stroke* 30:1561, 1999.
233. Brey RL, Stallworth CL, McGlasson DL, et al: Antiphospholipid antibodies and stroke in young women. *Stroke* 33:2396, 2002.
234. Merrill JT, Shen C, Gugnani M, et al: High prevalence of antiphospholipid antibodies in patients taking procainamide. *J Rheumatol* 24:1083, 1997.
235. El-Rayes BF, Edelstein M: Unusual case of antiphospholipid antibody syndrome presenting with extensive cutaneous infarcts in a patient on long-term procainamide therapy. *Am J Hematol* 72:154, 2003.
236. Karmochkine M, Piette JC, Mazoyer E, et al: Antiphospholipid antibodies: Cause of thrombosis or an epiphenomenon? *Presse Med* 24:267, 1995.

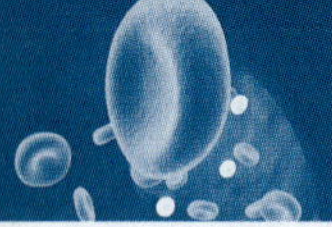

237. Zornberg GL, Jick H: Antipsychotic drug use and risk of first-time idiopathic venous thromboembolism: A case-control study. *Lancet* 356:1219, 2000.
238. Lopez LR, Dier KJ, Lopez D, et al: Anti-beta 2-glycoprotein I and antiphosphatidylserine antibodies are predictors of arterial thrombosis in patients with antiphospholipid syndrome. *Am J Clin Pathol* 121:142, 2004.
239. Audrain MA, El-Kouri D, Hamidou MA, et al: Value of autoantibodies to beta(2)-glycoprotein 1 in the diagnosis of antiphospholipid syndrome. *Rheumatology (Oxford)* 41:550, 2002.
240. Amengual O, Atsumi T, Khamashta MA, et al: Specificity of ELISA for antibody to beta 2-glycoprotein I in patients with antiphospholipid syndrome. *Br J Rheumatol* 35:1239, 1996.
241. Alarcon-Segovia D, Mestanza M, Cabiedes J, et al: The antiphospholipid/cofactor syndromes. II. A variant in patients with systemic lupus erythematosus with antibodies to beta 2-glycoprotein I but no antibodies detectable in standard antiphospholipid assays. *J Rheumatol* 24:1545, 1997.
242. Cabral AR, Amigo MC, Cabiedes J, et al: The antiphospholipid/cofactor syndromes: A primary variant with antibodies to beta 2-glycoprotein-I but no antibodies detectable in standard antiphospholipid assays. *Am J Med* 101:472, 1996.
243. Sanmarco M, Soler C, Christides C, et al: Prevalence and clinical significance of IgG isotype anti-beta 2-glycoprotein I antibodies in antiphospholipid syndrome: A comparative study with anticardiolipin antibodies. *J Lab Clin Med* 129:499, 1997.
244. Day HM, Thiagarajan P, Ahn C, et al: Autoantibodies to beta2-glycoprotein I in systemic lupus erythematosus and primary antiphospholipid antibody syndrome: Clinical correlations in comparison with other antiphospholipid antibody tests. *J Rheumatol* 25:667, 1998.
245. Reber G, Schousboe I, Tincani A, et al: Inter-laboratory variability of anti-beta2-glycoprotein I measurement. A collaborative study in the frame of the European Forum on Antiphospholipid Antibodies Standardization Group. *Thromb Haemost* 88:66, 2002.
246. Berard M, Chantome R, Marcelli A, et al: Antiphosphatidylethanolamine antibodies as the only antiphospholipid antibodies. I. Association with thrombosis and vascular cutaneous diseases. *J Rheumatol* 23:1369, 1996.
247. Rauch J, Janoff AS: Antibodies against phospholipids other than cardiolipin: Potential roles for both phospholipid and protein. *Lupus* 5:498, 1996.
248. Yetman DL, Kutteh WH: Antiphospholipid antibody panels and recurrent pregnancy loss: Prevalence of anticardiolipin antibodies compared with other antiphospholipid antibodies. *Fertil Steril* 66:540, 1996.
249. de Maistre E, Gobert B, Bene MC, et al: Comparative assessment of phospholipid-binding antibodies indicates limited overlapping. *J Clin Lab Anal* 10:6, 1996.
250. Branch DW, Silver R, Pierangeli S, et al: Antiphospholipid antibodies other than lupus anticoagulant and anticardiolipin antibodies in women with recurrent pregnancy loss, fertile controls, and antiphospholipid syndrome. *Obstet Gynecol* 89:549, 1997.
251. Shapiro SS: The lupus anticoagulant/antiphospholipid syndrome. *Annu Rev Med* 47:533, 1996.
252. Triplett DA: Lupus anticoagulants/antiphospholipid-protein antibodies: The great imposters. *Lupus* 5:431, 1996.
253. Nojima J, Suehisa E, Akita N, et al: Risk of arterial thrombosis in patients with anticardiolipin antibodies and lupus anticoagulant. *Br J Haematol* 96:447, 1997.
254. Somers E, Magder LS, Petri M: Antiphospholipid antibodies and incidence of venous thrombosis in a cohort of patients with systemic lupus erythematosus. *J Rheumatol* 29:2531, 2002.
255. Opatrny L, David M, Kahn SR, et al: Association between antiphospholipid antibodies and recurrent fetal loss in women without autoimmune disease: A metaanalysis. *J Rheumatol* 33:2214, 2006.
256. Kitchens CS: Prolonged activated partial thromboplastin time of unknown etiology: A prospective study of 100 consecutive cases referred for consultation. *Am J Hematol* 27:38, 1988.
257. Galli M, Barbui T: Prothrombin as cofactor for antiphospholipids. *Lupus* 7(Suppl 2):S37, 1998.
258. Galli M, Finazzi G, Bevers EM, et al: Kaolin clotting time and dilute Russell's viper venom time distinguish between prothrombin-dependent and beta 2-glycoprotein I-dependent antiphospholipid antibodies. *Blood* 86:617, 1995.
259. Liu HW, Wong KL, Lin CK, et al: The reappraisal of dilute tissue thromboplastin inhibition test in the diagnosis of lupus anticoagulant. *Br J Haematol* 72:229, 1989.
260. Forastiero RR, Cerrato GS, Carreras LO: Evaluation of recently described tests for detection of the lupus anticoagulant. *Thromb Haemost* 72:728, 1994.
261. Lenzi R, Rand JH, Spiera H: Anticardiolipin antibodies in pregnant patients with systemic lupus erythematosus. *N Engl J Med* 314:1392, 1986.
262. Lim W, Crowther MA, Eikelboom JW: Management of antiphospholipid antibody syndrome: A systematic review. *JAMA* 295:1050, 2006.
263. Khamashta MA, Cuadrado MJ, Mujic F, et al: The management of thrombosis in the antiphospholipid-antibody syndrome. *N Engl J Med* 332:993, 1995.
264. Urfer C, Pichler WJ, Helbling A: Antiphospholipid antibodies syndrome: Follow-up of patients with a high antiphospholipid antibodies titer. *Schweiz Med Wochenschr* 126:2136, 1996.
265. Erkan D, Harrison MJ, Levy R, et al: Aspirin for primary thrombosis prevention in the antiphospholipid syndrome: A randomized, double-blind, placebo-controlled trial in asymptomatic antiphospholipid antibody-positive individuals. *Arthritis Rheum* 56:2382, 2007.
266. Moll S, Ortel TL: Monitoring warfarin therapy in patients with lupus anticoagulants. *Ann Intern Med* 127:177, 1997.
267. Tripodi A, Chantarangkul V, Clerici M, et al: Laboratory control of oral anticoagulant treatment by the INR system in patients with the antiphospholipid syndrome and lupus anticoagulant. Results of a collaborative study involving nine commercial thromboplastins. *Br J Haematol* 115:672, 2001.
268. Camps GM, Guil M, Sanchez LJ, et al: Fibrinolytic treatment in primary antiphospholipid syndrome. *Lupus* 5:627, 1996.
269. Julkunen H, Hedman C, Kauppi M: Thrombolysis for acute ischemic stroke in the primary antiphospholipid syndrome. *J Rheumatol* 24:181, 1997.
270. Ho YL, Chen MF, Wu CC, et al: Successful treatment of acute myocardial infarction by thrombolytic therapy in a patient with primary antiphospholipid antibody syndrome. *Cardiology* 87:354, 1996.
271. Wallace DJ: The use of chloroquine and hydroxychloroquine for non-infectious conditions other than rheumatoid arthritis or lupus: A critical review. *Lupus* 5(Suppl 1):S59, 1996.
272. Erkan D, Yazici Y, Peterson MG, et al: A cross-sectional study of clinical thrombotic risk factors and preventive treatments in antiphospholipid syndrome. *Rheumatology (Oxford)* 41:924, 2002.
273. Tektonidou MG, Laskari K, Panagiotakos DB, et al: Risk factors for thrombosis and primary thrombosis prevention in patients with systemic lupus erythematosus with or without antiphospholipid antibodies. *Arthritis Rheum* 61:29, 2009.
274. Petri M: Thrombosis and systemic lupus erythematosus: The Hopkins Lupus Cohort perspective. *Scand J Rheumatol* 25:191, 1996.
275. Kaiser R, Cleveland CM, Criswell LA: Risk and protective factors for thrombosis in systemic lupus erythematosus: Results from a large, multi-ethnic cohort. *Ann Rheum Dis* 68:238, 2009.
276. Edwards MH, Pierangeli S, Liu X, et al: Hydroxychloroquine reverses thrombogenic properties of antiphospholipid antibodies in mice. *Circulation* 96:4380, 1997.
277. Rand JH, Wu XX, Quinn AS, et al: Hydroxychloroquine directly reduces the binding of antiphospholipid antibody-beta2-glycoprotein I complexes to phospholipid bilayers. *Blood* 112:1687, 2008.
278. Rand JH, Wu XX, Quinn AS, et al: Hydroxychloroquine reverses a procoagulant mechanism for antiphospholipid syndrome: Evidence for a novel effect for an old antimalarial drug. *Blood* 2009 [in press].
279. Empson M, Lassere M, Craig J, et al: Prevention of recurrent miscarriage for women with antiphospholipid antibody or lupus anticoagulant. *Cochrane Database Syst Rev* 2:CD002859, 2005.
280. Galli M, Barbui T: Antiphospholipid antibodies and pregnancy. *Best Pract Res Clin Haematol* 16:211, 2003.
281. Rai R: Obstetric management of antiphospholipid syndrome. *J Autoimmun* 15:203, 2000.
282. Laskin CA, Spitzer KA, Clark CA, et al: Low molecular weight heparin and aspirin for recurrent pregnancy loss: Results from the randomized, controlled HepASA Trial. *J Rheumatol* 36:279, 2009.
283. Cowchock S, Reece EA: Do low-risk pregnant women with antiphospholipid antibodies need to be treated? Organizing Group of the Antiphospholipid Antibody Treatment Trial. *Am J Obstet Gynecol* 176:1099, 1997.
284. Cowchock S: Treatment of antiphospholipid syndrome in pregnancy. *Lupus* 7(Suppl 2):S95, 1998.
285. Bouma B, de Groot PG, van den Elsen JM, et al: Adhesion mechanism of human beta(2)-glycoprotein I to phospholipids based on its crystal structure. *EMBO J* 18:5166, 1999.
286. Rand JH, Arslan AA, Wu XX, et al: Reduction of circulating Annexin A5 levels and resistance to annexin A5 anticoagulant activity in women with recurrent spontaneous pregnancy losses. *Am J Obstet Gynecol* 194:182, 2006.

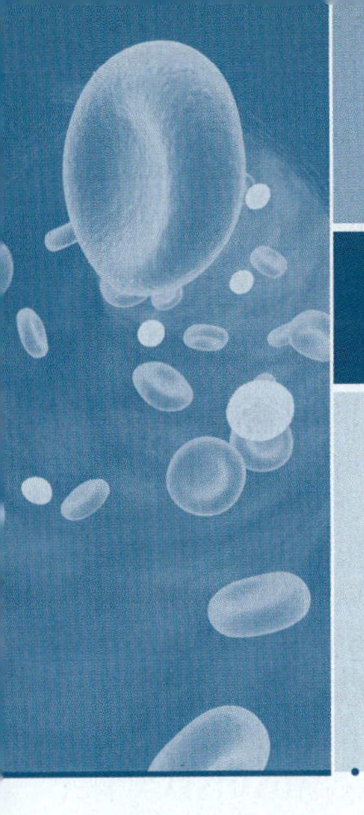

第133章

抗体介导的血栓性疾病：血栓性血小板减少性紫癜（TTP）和肝素诱导的血小板减少症（HIT）

J. Evan Sadler, Mortimer Poncz

摘 要

特发性血栓性血小板减少性紫癜（TTP）主要表现为微血管病性溶血性贫血、血小板减少以及微血管血栓形成，造成中枢神经系统、肾脏以及其他各器官的可逆性损害。大多数TTP是由于患者体内存在抗ADAMTS13的自身抗体，这是一种可以裂解血管性血友病因子（VWF）的金属蛋白酶，能抑制VWF介导的血小板聚集。如果不予治疗，这些患者常有生命危险。血浆置换对大多数TTP有效，但是仍有部分患者会复发。ADAMTS13水平正常时，也会有血栓性微血管类似病例的发生。继发性血栓性微血管病的发生与下列因素有关：转移性肿瘤，感染，器官移植以及某些药物。继发性血栓微血管病血浆置换治疗效果不佳同时生存率较低。

肝素诱导的血小板减少症（HIT）是肝素，尤其是未分化肝素使用引起的并发症。表现为高发的动静脉血栓形成，以及轻至中度的血小板减少。HIT是一种肝素/血小板因子4（PF4）复合物参与的免疫异常，一旦发生需要即刻停止肝素，但血栓风险仍较高。目前可以直接应用凝血酶抑制剂治疗这些血栓并发症。

本章使用的简写和缩略词：ADAMTS，一种含1型凝血酶敏感蛋白重复序列的离素和金属蛋白酶（a disintegrin and metalloprotease with thrombospondin type 1 repeats）；APS，抗磷脂综合征（antiphospholipid syndrome）；APTT，活化部分凝血活酶时间（activated partial thromboplastin time）；DDAVP，去氨加压素（desmopressin，1-deamino-8-D-arginine-vasopressin）；D+HUS，腹泻相关性溶血尿毒症综合征（diarrhea-associated hemolytic uremic syndrome）；D-HUS，腹泻无关性溶血尿毒症综合征（diarrhea-negative hemolytic uremic syndrome）；GP，糖蛋白（glycoprotein）；HELLP，溶血、肝酶升高和低血小板计数（hemolysis，elevated liver enzymes，and low platelet count）；HIT，肝素诱导血小板减少（heparin-induced thrombocytopenia）；HUS，溶血尿毒症综合征（hemolytic uremic syndrome）；Ig，免疫球蛋白（immunoglobulin）；LDH，乳酸脱氢酶（lactate dehydrogenase）；MCP，膜辅助因子蛋白（membrane cofactor protein）；MTHFR，亚甲基还原酶（methylenetetrahydrofolate reductase）；PF4，血小板因子4（platelet factor 4）；PT，凝血酶原时间（prothrombin time）；SLE，系统性红斑狼疮（systemic lupus erythematosus）；TTP，血栓性血小板减少性紫癜（thrombotic thrombocytopenic purpura）；VWF，血管性血友病因子（von Willebrand factor）。

血栓性血小板减少性紫癜（TTP）

■ 定义和历史

不论病因及具体参与的组织情况差别，**血栓性微血管病**（*Thrombotic microangiopathy*）综合表现为微血管病性溶血、血小板减少以及微血管血栓形成。不同类型血栓微血管病的发病机制及预后不同，但由于其临床特征相似而很难进行鉴别。

血栓性血小板减少性紫癜（*thrombotic thrombocytopenic purpura*，*TTP*）是血栓性微血管病变的一种类型，可引起多器官功能损伤，主要表现为神经损伤以及发热。肾脏损害较常见但是少尿型肾衰竭罕见。TTP通常是由于血浆中存在抗金属蛋白酶ADAMTS13的自身抗体所致。

先天性TTP，或Upshaw-Schulman综合征，是由于遗传性ADAMTS13缺乏所致的TTP。

溶血尿毒症综合征（hemolytic uremic syndrome，HUS）也属于血栓性微血管病，主要对肾脏功能造成影响，通常会导致少尿和无尿型肾衰竭。腹泻相关性HUS或者典型HUS（D+HUS）主要是由于肠道感染革兰阴性志贺菌产生的细菌毒素引起，通常以腹泻为首发症状。非腹泻型HUS或非典型HUS（D–HUS）与痢疾及志贺菌毒素等生物感染无关，发生时没有明显诱因。

继发性血栓性微血管病（secondary thrombotic microangiopathy）可见于转移癌、系统性感染、实体器官或造血干细胞移植、辐射、化疗、某些药物的使用以及各种原因导致的弥散性血管内凝血（disseminated intravascular coagulation，DIC）。其最主要的治疗手段是纠正原发病变；除外一些特殊例外，这类病人ADAMTS13水平正常且血浆置换疗法不佳。

1924年Eli Moschcowitz详细报道第1例TTP[1,2]。患者系

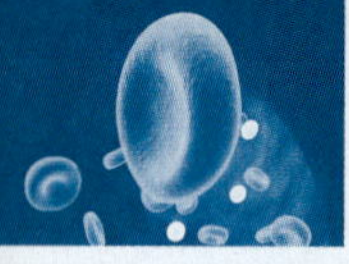

16岁女性，伴发热，严重贫血，白细胞增多，瘀点，以及轻度偏瘫；肾功能未受损，但是尿中出现白蛋白、透明管型以及颗粒管型，症状出现两周后昏迷死亡。尸检后在末端小动脉及毛细血管发现弥散性透明血栓，以心脏及肾脏居多。此后多年来相似疾病被称作Moschcowitz病，直到1947年才被正式命名为*TTP*并沿用至今[3]。

1955年，溶血尿毒症综合征(HUS)被命名。与TTP不同，这种血栓微血管病好发生于儿童，常表现为急性无尿型肾衰竭[4]。HUS常常继发于腹泻，而且预后较成人TTP好。仅使用支持治疗大多数患者都可以存活而且肾功能可以恢复正常[5]。

1966年，一篇272名病例回顾的综述对TTP的主要临床特征进行了界定[6]。大多数病例为女性患者，年龄10~39岁。临床表现为经典血小板减少、溶血性贫血(含大量破碎红细胞)、神经症状、肾损害以及发热五联症。病人死亡率超过90%，死亡前平均在院时间只有14天，症状发生后80%的病人存活时间不超过90天。但是也有一些病人在脾切除术后得到奇迹般的的康复。

在血浆置换与血浆输注疗法的治疗之前，有预后极差的TTP患者报道。Moschcowitz在1925年[2]已经发现血浆输注有时可以起到明显的效果[7]，但有趣的是直到1976年，14名患者中有8人经全血置换疗法得到缓解之后，输血疗法才广泛开展[8]。类似反应也在血浆置换疗法之后有报道[9]。一例具有特征性的个案指出，如果置换液为血浆或者是冷沉淀去除血浆，则置换疗法有效，如果置换液只含有白蛋白则无效[10]。此外，单纯的血浆输注而非血浆置换也可以使症状得到持续性缓解，表明血浆中缺失因子的补充足以改善TTP治疗[10]。

Schulman[11]与Upshaw[12]首先报道了一种相似的先天性疾病，此疾病以常染色体隐性遗传以及早期慢性复发性血栓微血管病为特征。先天性TTP或Upshaw-Schulman综合征(Upshaw-Schulman syndrome)与成人TTP拥有某些共同特点，包括对血浆治疗的一致性[12]。

因为这些报道，血浆疗法治疗TTP现已得到普遍应用，而且1991年发表的两项研究在其疗效上也提供了令人信服的证据。血浆输注疗法使得108名患者获得91%的生存率，这是历史经验中一次重大提高[13]。同年报道了一项对102名TTP患者进行的血浆置换与血浆输注前瞻性随机对照研究[14]。使用血浆置换疗法的患者获得78%的长期生存率而血浆输注组获得63%的生存率，具有明显差异。

基于对4例慢性复发性TTP患者的研究，1982年TTP与血管性血友病因子(von Willebrand factor，VWF)之间的联系首次被提出[15]。这些患者的血浆VWF多聚体明显大于正常对照组，且与内皮细胞分泌的VWF多聚体大小相似。当时提出TTP患者体内缺乏一种解聚酶活性，或许是一种可以在体内使新分泌的VWF多聚体缩短从而产生正常血浆多聚体分布的蛋白酶或还原酶。这种解聚酶的缺乏可导致超大分子量VWF的持续存在，从而促进血管内血小板聚集，血小板减少，以及微血管血栓。血浆置换疗法可以替补解聚酶的活性缺失或者去除其他能引起临床复发的因素。

1996年鉴定出特定的解聚酶，这是一种在高剪切力或蛋白轻度变性条件下可以裂解VWF的金属蛋白酶[16,17]。此后不久，患有先天性TTP的儿童也被证实血浆中此种金属蛋白酶遗传性的缺乏[18]，成人获得性TTP患者的血浆则含有此酶的自身抗体[19,20]。这种VWF蛋白裂解酶随之被纯化[21,22]，克隆[23,24]，并命名为ADAMTS13，是金属蛋白酶类ADAMTS家族的一种新蛋白酶。同时，通过先天性TTP以及致病ADAMTS13突变进行家系连锁分析确定了ADAMTS13的位点[25]。

临床研究显示ADAMTS13严重缺乏与先天性以及获得性TTP相关，然而HUS及继发性血栓微血管病患者ADAMTS13的缺乏尚未明确。因此，ADAMTS13水平与病理生理学及预后差异性相关。

病因及发病机制

VWF调节失控引起的血小板血栓是先天性TTP以及其他一些TTP潜在的发病机制。在血管受损部位，大分子量VWF多聚体通过与血小板表面糖蛋白Ⅰb(glycoprotein Ⅰb，GPⅠb)以及结缔组织结合从而介导血小板黏附(参见第127章)。VWF多聚体亚单位结构由五个保守的结构区域组成(图133-1)。VWF多聚体通过A3区域与胶原蛋白结合，通过A1区与血小

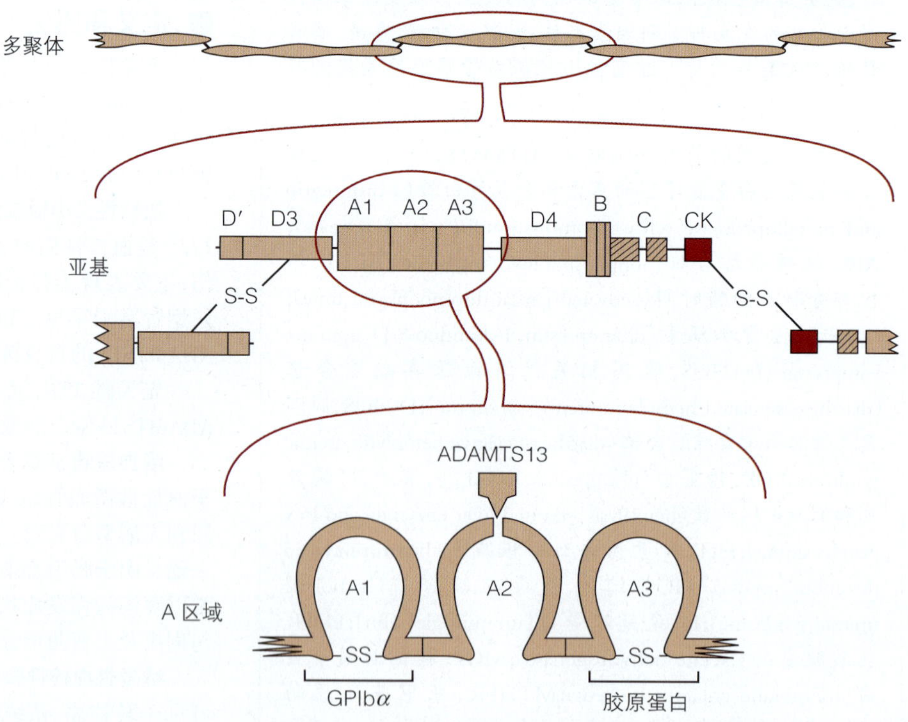

图133-1 VWF的结构。VWF多聚体(上)是由含有五个特定结构域的亚基构成，包括3个A区域，3个B区域，2个C区域，两个完整的以及一个部分的D区域还包含一个胱氨酸结构域。C末端胱氨酸区域与N末端D3区域之间通过二硫键相连从而将各分子亚基(中)连接组成多聚体。A1区域(下)与血小板表面糖蛋白Ⅰbα(GPⅠbα)结合，A3区域与细胞外基质胶原蛋白结合，而含有Tyr-Met的A2区域容易被ADAMTS13结合以及切割。

板 GPⅠb 结合，在高血流剪切力条件下当 VWF 与血小板相结合时，VWF 多聚体结构展开，使得 A2 区域的 Tyr[1605]-Met[1606] 易与同 ADAMTS13 相结合（图 133-2）而被裂解，从而使黏附的血小板解聚。ADAMTS13 的缺乏阻止了这一反馈抑制性过程，导致微血管性血小板血栓形成。

TTP 通常由抑制 ADAMTS13 的多克隆免疫球蛋白（Ig）G 自身抗体所导致（图 133-3）[19,20]。抗体通常与富含半胱氨酸区域或间隔区相结合，也常结合于 CUB 区域以及第一个凝血酶敏感蛋白 -1 区域，较少结合于其他凝血酶敏感蛋白 -1 区域、金属蛋白酶区或者是前导肽区 [26,27]。尽管临床意义还不明确，已经发现非抑制性的 IgG 与 IgM 抗体存在 [28]。

TTP 病变损伤程度符合 VWF 依赖性的血小板血栓形成的病理作用。不规则血栓以及内皮下透明血栓可以在各种器官的小动脉和毛细血管中见到，尤其在心肌，胰腺，肾脏，肾上腺以及大脑中普遍(严重性从低到高)。肝脏，肺脏相对较少发生。该病变主要由血小板及 VWF 组成，少量纤维蛋白及炎性细胞，常含有局灶性内皮细胞增殖 [29,30]。先天性 TTP 的组织学改变与此相符合 [31]。而 D+HUS 主要影响肾皮质，表现为大面积坏死，病变很少发生在胰腺，脑，肾上腺，和心肌。HUS 血栓通常累及肾小球毛细血管和小动脉，且病变主要由纤维蛋白以及少量血小板组成 [30,32]。

除外 ADAMTS13 因子缺乏，有人提出还有其他因素与 TTP 致病有关，但是这一观点尚未被明确证实。这些因素包括与 VWF 不同的血小板凝集蛋白 [33]，可激活内皮细胞 [34] 或与 CD36 相结合以及激活血小板 [35] 的抗体，还包括循环中导致内皮细胞凋亡的因子 [36]。

继发性血栓性微血管病可以并发于很多疾病过程中，发病率低且原因较多。虽然发生机制可能各不相同，且大多数病例机制并不清楚，但内皮细胞损伤或许是一个共同的特点。除一些药物引起的 TTP 以外，严重的 ADAMTS13 缺乏并不多见 [37,38]。一些继发性血栓性微血管病患者的尸检结果表明微血管血栓的产生往往仅限于肾脏 [38-40]。

■ 流行病学

在美国，TTP 的发生率约为每年每百万人口有 4.5 人患病 [41,42]。尚未发自有季节或地域性的流行趋势。TTP 在 20 岁以下人口发病较少见，发病高峰为 30~50 岁 [41,42]。许多报道表明，女性与男性患病之比约为 2∶1，50 岁以下以女性病人更多见，大于 60 岁性别比率接近相等 [41,42]。TTP 发生的其他危险因素包括非洲人种 [42-44]、肥胖 [43,45]。女性在怀孕后期以及围产期更容易发病（参考文献 46 和 47 中综述）。先天 TTP[48] 以及继发性血栓微血管病患者 [43,44] 性别影响相当。

遗传性因素也会影响 TTP 的易感性。例如，一对双胞胎姐妹分别在 23 岁和 24 岁罹患 TTP。这两名患者都含有 ADAMTS13 自身抗体，并且血浆置换疗法对她们都有效，使 ADAMTS13 活性抑制物消失并恢复正常 ADAMTS13 活性 [49]。人类白细胞抗原（human leukocyte antigen，HLA）(HLA)-DR53 在成人 TTP 或 HUS 中低频度分布，表明免疫原性基因保护作用存在 [50]。较多没有 ADAMTS13 缺乏的 TTP 患者含有Ⅴ Leiden 突变，表明有静脉血栓遗传性因素的患者更易于发生血栓性微血管病 [51]。但是随后的研究未能证明Ⅴ Leiden 因子与 TTP 之间存在的关系 [52]。

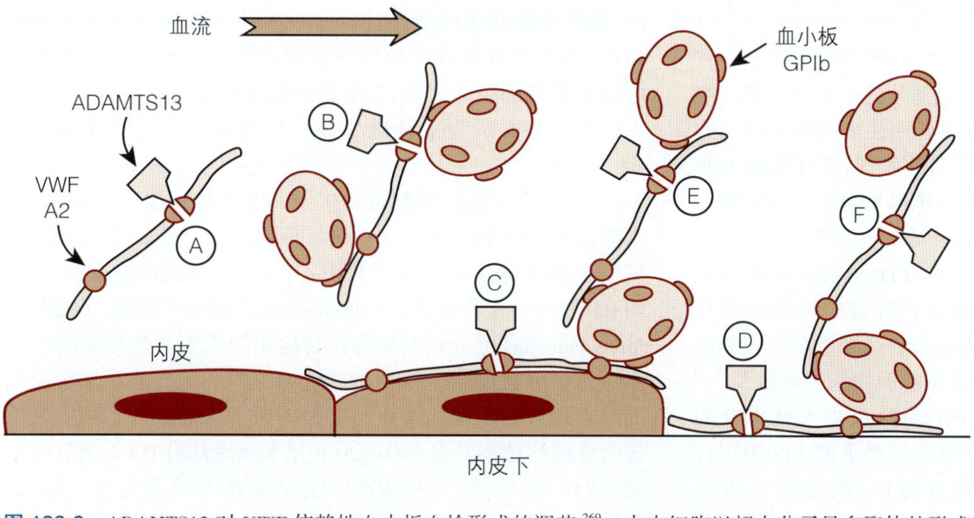

图 133-2 ADAMTS13 对 VWF 依赖性血小板血栓形成的调节 [269]。内皮细胞以超大分子量多聚体的形式将 VWF 分泌到循环中（A，B）或黏附于细胞表面（C）。VWF 也可结合于血管损伤部位结缔组织（D）。在高血流剪切力条件下，血小板通过表面 GPⅠb 与 VWF 在循环中（B）或内皮细胞表面（C，D）相结合。VWF 也可以促使血小板黏附于其他聚集的血小板（E）。ADAMTS13 裂解 VWF 亚单位的 A2 区域，从而将多聚体切断。溶液中切割 VWF 的过程比较缓慢（A），但是高剪切力条件下在悬浮（B）或内皮细胞表面（C，D，E，F）血小板与 VWF 相结合时，反应明显加快，推测在高拉伸力作用下 VWF 发生构象变化的结果。这一机制失效会导致 TTP 的发生。

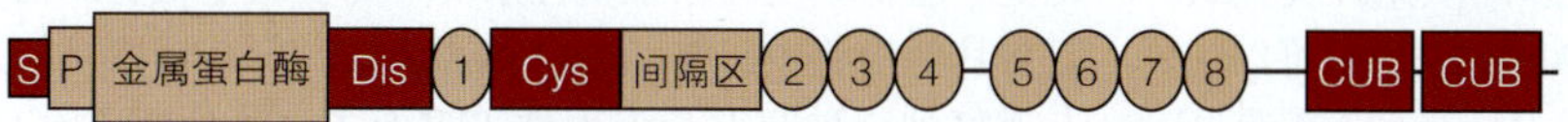

图 133-3 ADAMTS13 的结构 [23]。ADAMTS13 的前体含有一个信号肽（S），一个短的前肽（P），一个类蛇属金属蛋白酵素金属蛋白酶区域，一个去整合素样区域（Dis），8 个凝血酶敏感蛋白区域 1（数字标记），富含半胱氨酸区域（Cys），间隔区，以及两个 CUB 区域（命名为 C1r 和 C1s 的补充模式，海胆蛋白 UeGF，以及骨成形蛋白 1）。（Zheng X，Chung D，Takayama TK，et al，）

■ 临床表现

TTP 可急性起病或呈隐匿性，发展数周。大约 1/3 的患者有溶血性贫血症状 [6,46]。血小板减少症通常会导致瘀点或紫癜；口腔，胃肠道泌尿道出血较少见，但可以很严重。

系统性微血管血栓形成可影响到全身各个器官，且造成的后果各异。肾脏受累较常见，但是只有 10% 的患者会发生急性肾衰竭 [43,44,46]。神经系统症状可以是短暂性的，也可以呈持续性，包括头痛、视力障碍、眩晕，性格改变、思维混乱、嗜睡、晕厥、昏迷、癫痫、失语、偏瘫和其他局灶性感觉及运动障碍 [6,46]。许多患者会有发热症状。

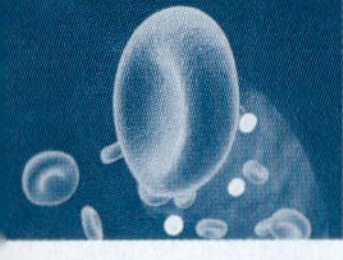

在过去的40年里，调查结果表明表明，神经系统症状或发热症状发生率由超过90%降低至大约50%[6,14,43,44,46]，可能是因为这些临床特征对于TTP的诊断不再是必须条件。

不论是初次发病或者是疾病复发，TTP的临床症状有时并不典型。非溶血性贫血伴血小板减少可能预示着疾病的发生。少数患者可以在患病的几天到数月里，甚至早于血栓性微血管病发生，出现视力障碍、胰腺炎、卒中或者是其他血栓改变[53-56]。

累及心脏可引起胸痛，心肌梗死，充血性心力衰竭或心律失常[46,57,58]。直接肺受累较罕见，但可能发生严重的急性呼吸窘迫综合征(Severe acute respiratory distress syndrome)[59]，也可能继发于心力衰竭[46]。胃肠道症状较常见，包括腹痛、恶心、呕吐以及腹泻[6,46]。体检有胰腺炎或肠系膜缺血可能。有综述指出，肝脾肿大患者可占1/5[6]。偶尔会出现雷诺现象(Raynaud phenomenon)，关节痛、肌肉痛及视网膜出血或剥离症状[6,46]。

继发性血栓性微血管病的临床症状通常由其基础疾病决定。

■ 实验室特征

由于TTP症状和体征无特异性，诊断主要靠实验室检查来界定微血管病性溶血性贫血及血小板减少，且排除其他原因。几乎所有患者都存在贫血，1/3的患者血红蛋白低于60g/L[6,46]。血小板减少通常较严重，1/2的患者血小板计数约低于$20\times10^9/L$[6,43,44,46,60]。溶血体现为网织红细胞计数与血清乳酸脱氢酶(LDH)增多，血清结合球蛋白降低。LDH中位水平大约在1200U/L[13,14,43,44,46]，直接抗人球蛋白实验(Coombs试验)通常阴性[13,14,43,44,46]。

TTP的血涂片形态学特征为破碎红细胞的显著增加。破碎的红细胞呈锯齿状、两个或以上突出部分的不规则分裂红细胞状或盔甲状(参见第29章)。TTP患者往往出现明显增加的裂红细胞；在对6名患者进行的一项研究发现，裂红细胞占所有红细胞的1%~18.4%(均值8.3%)[61]。也可见到球形红细胞。

患者血浆纤维蛋白原水平、凝血酶原时间(PT)，活化部分凝血活酶时间(APTT)正常[13,14,46]，说明TTP过程中血管内凝血的作用较小。一些病人发生纤维蛋白降解产物的轻度升高[46,62]，可能是由于缺血性组织损伤引起的纤维蛋白产生所造成。肌钙蛋白T(troponin T)水平升高是心肌损伤的证据[57,58]。

严重的先天性ADAMTS13缺乏(<5%)是先天性TTP的特点。尽管该指标的敏感性还存在争论且严重的ADAMTS13缺乏发生率依靠于TTP患者是否被确诊，严重的获得性ADAMTS13缺乏也是TTP的特点[19,20,63,64]。如果仅选择无明确继发因素的成人TTP，没有腹泻前驱症状，没有潜在的HUS特征(如少尿，严重高血压，需要透析，血清肌酐>3.5mg/dl)，至少80%的TTP患者检测不到ADAMTS13活性且大多数人易于检测到自身抗体抑制物[19,20,44,65]。在没有经过高度筛选的患者中，ADAMTS13严重缺乏以及抑制物并不普遍[43]。

ADAMTS13的水平与VWF呈相反趋势[66]。与TTP不同，新生儿、怀孕期间、手术后、肝硬化、慢性肾功能不全、急性炎性状态、败血症以及各种血小板减少性疾病ADAMTS13水平可以正常或轻度减低[64,66]。一些患有病毒性肝炎(viral hepatitis)、严重肝硬化(liver cirrhosis)[67]、干细胞移植后肝静脉闭塞病(venoocclusive disease)[68]的患者可以在短时间内出现严重的ADAMTS13缺乏(<5%)，这与ADAMTS13在肝脏合成相一致[23-25]。

虽然发病率及临床意义仍不明，严重的败血症有时会导致获得性的ADAMTS13严重缺乏。一项研究报告指出，15%(17/109)的败血病所致弥散性血管内凝血患者存在严重的ADAMTS13缺乏(<5%)，且具有肾衰竭趋势[69]。随后另有人对40名严重败血症患者进行研究后发现，没有患者ADAMTS13水平低于25%，且疾病预后与ADAMTS13水平无关[70]。

通常ADAMTS13活性的测定用枸橼酸抗凝血浆。使用乙二胺四乙酸(ethylenediaminetetraacetic acid irreversibly，EDTA)抗凝可使酶灭活。ADAMTS13抑制物可在抗凝血浆或血清中检测。几种不同的方法在低浓度尿素(urea)[16]或盐酸胍(guanidine hydrochloride)[17]条件下检测ADAMTS13将VWF多聚体的降解，裂解产物可以直接通过凝胶电泳测定，或用间接法测定胶原结合降低与VWF依赖性血小板聚集减少[71]。也可以在非变性条件下，应用小的重组人VWF片段或荧光合成肽底物进行快速测定，常有更好的检测效果[71]。

其他实验室检查可以用来筛查除ADAMTS13缺乏以外可导致血栓性微血管病的原因。包括产生志贺毒素有机物的微生物学及血清学检测，抗磷脂抗体综合征(antiphospholipid antibody syndrome)检测，系统性红斑狼疮(systemic lupus erythematosus)以及其他自身免疫疾病的血清学检测，还有对继发性血栓性微血管病潜在病因的检测。

■ 鉴别诊断

任何具有微血管病性溶血性贫血以及血小板减少症状的患者，如果没有弥散性血管内凝血或D+HUS前驱症状，如腹泻、急性少尿或无尿型肾衰竭等等表现，都需要考虑是否患有TTP。由于与继发性血栓性微血管病性溶血相关的一些疾病可以有类似的临床表现，TTP诊断标准不能非常明确。因此，TTP诊断势必成为一种挑战并且必须考虑广泛的鉴别诊断(表133-1)。

除外TTP，裂红细胞可发生于其他多种情况下，但是多数不能达到TTP 1%~18%这一典型范围内[61]。例如，裂红细胞可发生于58%正常人的血涂片中，占全部红细胞的0~0.27%(平均0.05%)[61]。慢性肾衰竭(chronic renal failure)患者、子痫前期(preeclampsia)患者或安装有正常运作的人工心脏瓣膜的患者血涂片中可发现高达0.6%的裂红细胞[61]。人工心脏瓣膜缺陷的患者可发生严重的溶血与明显的裂细胞症。许多观察表明接受骨髓移植物的患者移植后6星期血涂片有0.7%的裂红细胞(约0~4%)[72,73]。大约10%的患者血涂片含有至少1.3%的裂红细胞，认作血栓性微血管病的诊断风险因素[73]。

先天性TTP

先天性TTP是由于纯合或复合杂合性突变所导致的9q34染色体上的ADAMTS13基因灭活所致[25](参考文献74中综述)。此突变通常使ADAMTS13合成或分泌受损。大约10%的日本人和韩国人是ADAMTS13富含半胱氨酸区域的R475S杂合性突变。这种突变在尿素变性条件下的实验室检查中活性减低，但在其他检测中正常。ADAMTS13 R475S在体内功能正常，尚未观察到这种突变与先天性TTP有关[75]。至今还没有可信的证据确定先天性TTP的基因异质性位点。

除发病年龄的差异，先天性TTP的临床表现与通常概念的TTP类似。大多数患有先天性ADAMTS13缺乏的儿童伴有新生儿黄疸及溶血，但是没有ABO及Rh血型不相合的证据。

表 133-1　血栓性微血管病的分类及鉴别诊断

先天性 TTP（阿普肖 - 舒尔曼综合征）
　遗传性 ADAMTS13 缺乏
TTP
　获得性 ADAMTS13 缺乏
　非获得性 ADAMTS13 缺乏
继发性血栓性微血管病
　感染及弥散性血管内凝血
　组织移植相关性
　　化疗及辐射损伤
　　组织感染
　　移植物抗宿主病（graft-versus-host disease）
　癌症
　　特鲁索综合征（Trousseau syndrome）
　　转移性癌（metastatic carcinoma）
　　红白血病（erythroleukemia）
　妊娠相关性[子痫前期，子痫（eclampsia），HELLP 综合征（HELLP syndrome）]
　自身免疫失调
　　Evans 综合征（Evans syndrome）
　　系统性红斑狼疮及其他血管炎
　　抗磷脂综合征（antiphospholipid syndrome）
　药物（通常涉及）
　　含抗 ADAMTS13 抗体的自身免疫性：
　　　噻氯匹定（ticlopidine）
　　　氯吡格雷（clopidogrel）（机制可能各异）
　　非含抗 ADAMTS13 抗体的自身免疫性：
　　　奎宁（quinine）
　　剂量相关毒性
　　　丝裂霉素 C（mitomycin C）
　　　吉西他滨（gemcitabine）
　　　环孢素（cyclosporine）
　　　他克莫司（tacrolimus）
　恶性高血压（malignant hypertension）
溶血尿毒症综合征
　腹泻阳性（传染性，志贺毒素相关性）
　　偶发
　　流行
　腹泻阴性
　　遗传性不提调节蛋白缺乏（H 因子，MCP，I 因子，B 因子，C3，C4BP）

HELLP，溶血、肝酶升高以及低血小板计数。

半数患儿从婴儿期开始就有反复发作的病史，其余儿童常常在青少年开始发展。女性症状可能发生于第一次怀孕时期，可能是因为妊娠后期 VWF 水平提高。在这两种情况下，感染、中耳炎、外科手术及其他炎性因素的影响常常可以使症状快速恶化[48,76]。患者在接受去氨加压素（desmopressin，DDAVP）后可能会受到急性刺激，从而刺激 VWF 从内皮细胞储存中释放；一例病人就因为遗尿使用了低剂量的鼻内去氨加压素导致病变发作[77,78]。与获得性 TTP 相似，大多数先天性 TTP 患者在受到急性刺激时会有蛋白尿、血尿或血清肌酐轻度升高等肾脏受累表现，长期的反复发作以后可发生慢性肾衰竭[76]。

如果条件允许，先天性 TTP 可定期使用新鲜血浆或同类灭菌处理产品输注进行治疗。ADAMTS13 的半衰期为 2~3 天[79]，要避免症状的发生 ADAMTS13 水平必须维持在正常值的 5% 以上。每 2~3 周按 5~10ml/kg 血浆输注通常足以避免症状的发生[48,76]。不同病人中复发率有很大差别，且连续性的血浆预防治疗不是所有患者都需要。

继发性血栓性微血管病

感染及弥散性血管内凝血　引起弥散性血管内凝血的因素很多，有时也可以引起微血管病变以及伴有凝血检查轻度改变的血小板减少，提示 TTP 的诊断。ADAMTS13 严重缺乏的患者中感染可以激发病变的发生，但是感染一般是通过其他机制引起继发性血栓微血管病（表 133-2）。由感染所致的继发性血栓微血管病抗菌及抗病毒药物治疗有效，但是血浆置换治疗无效。

肺炎球菌相关性血栓微血管病　血栓性微血管病常伴有急性肾衰竭，是儿童肺炎链球菌（*Streptococcus pneumonia*）侵入性感染少见的并发症。一项在亚特兰大，佐治亚的跟踪性调查发现 0.6% 肺炎链球菌感染的两岁以下儿童发生了 HUS[80]。患者通常患有链球菌性肺炎或者脑膜炎，血浆纤维蛋白原正常，PT 及 APTT 正常或轻度延长。该病理生理学被认为涉及由肺炎链球菌和其他一些生物产生的细菌神经氨酸酶，它可以将唾液酸残基从细胞表面糖蛋白清除，也可以将通常在隐藏状态下的 Thomsen-Friedenreich 抗原（T 抗原）暴露。T 抗原被固定补体的天然抗体所识别，导致溶血以及肾脏微血管损害。由于供体的血液通常含有高水平的抗 T 抗原的抗体，输血前需要将红细胞以及血小板进行洗涤，且不应该用血浆作为交换液。换血疗法可以通过更换产生 T 抗原的红细胞，以及去除循环中的神经氨酸酶来阻止溶血，但其疗效并不确定[81]。

各类移植　实体器官移植受体可发生血栓微血管病，常常主要是免疫抑制剂环孢素或他克莫司相关性肾脏受累[82]。这些药物可以直接损伤肾上皮细胞也可以导致神经毒性还有其他 TTP 相关损害[83]。同样，造血干细胞移植受体也可发生高剂量化疗、放疗、免疫抑制剂、移植物抗宿主病以及感染相关性血栓微血管病。ADAMTS13 水平正常[37,38]且血浆疗法一般无效[84,85]。

癌症　任何部位肿瘤都可以发生血栓性微血管病，但是更多发于胰腺、肺脏、前列腺、胃、结肠、子宫、乳房以及其他原发部位肿瘤（参见第 130 章）[86]。多数肿瘤，癌细胞会广泛转移。这些癌症也与特鲁索综合征或副肿瘤高凝状态（paraneoplastic hypercoagulability）以及血栓形成有关。表现为动脉血栓栓塞，非细菌性血栓性心内膜炎，静脉血栓形成，出血[86]。多数患者 PT 与 APTT 延长，纤维蛋白原降解增多。弥散性血管内凝血的表现呈间歇性[86]，但可以作为 TTP 的一种提示性诊断。临床研究指出特鲁索综合征的血栓症对肝素（Heparin）有效而对华法林（Warfarin）无效。说明肝素（而不是华法林）可以抑制黏液型血小板白细胞的相互作用。急性红白血病（Erythroleukemia）患者可以见到大量的裂红细胞[87]。ADAMTS13 严重缺乏几乎从不发生于癌症相关性血栓微血管病，而且血浆置换治疗通常无效[43,44,88]。

妊娠相关性血栓微血管病　妊娠期血栓性微血管病的鉴别诊断有多种，包括子痫前期、子痫惊厥、HELLP（溶血、肝酶增

表 133-2　与继发性血栓微血管病相关的一些感染因素

	参考文献
细菌:	
图列茨放线菌(*Actinomyces turicensis*)	270
空肠弯曲菌(*Campylobacter jejuni*)	271~273
肠杆菌	274
大肠埃希菌(*Escherichia coli*)(不含志贺毒素)	275
大肠埃希菌(含志贺毒素)	119~121
A 组链球菌(Group A Streptococci)	274
嗜肺军团菌(*Legionella pneumophila*)	276,277
铜绿假单胞菌(*Pseudomonas aeruginosa*)	274
伤寒杆菌(*Salmonella typhi*)	278
金黄色葡萄球菌(*Staphylococcus aureus*)	274
痢疾杆菌(*Shigella dysenteriae*)	118
肺炎链球菌(*Streptococcus pneumoniae*)	80,274,279
假结核菌(*Yersinia pseudotuberculosis*)	280
埃立克体病(Ehrlichiosis)	281,282
布氏杆菌病(Brucellosis)	283
真菌:	
烟曲霉(*Aspergillus fumigatus*)	274,284
芽生菌(*Blastomyces* spp.)	274
白色念珠菌(*Candida albicans*)	274
光滑念珠菌(*Candida glabrata*)	285
克柔念珠菌(*Candida krusei*)	285
病毒:	
柯萨奇 B 病毒(Coxsackie B)	286~288
巨细胞病毒(cytomegalovirus)	274
艾柯病毒(Echovirus)	289
EB 病毒(Epstein-Barr)	290
HIV 病毒(通常合并细菌感染)	60,274
单纯疱疹病毒(herpes simplex,HSV)	292
单纯疱疹病毒 6	293
人类 T 淋巴细胞病毒(human T-cell lymphotropic virus)(HTLV)-1	294
流感病毒(influenza)	295,296
细小病毒 B(parvovirus B19)	297
登革热(Dengue)	298
立克次体(rickettsia):	
立氏立克次体(*Rickettsia rickettsii*)	274,299
支原体(mycoplasma):	
肺炎支原体(*Mycoplasma pneumoniae*)	300,301

高和低血小板计数)综合征、妊娠急性脂肪肝(acute fatty liver of pregnancy)、胎盘早剥(abruptio placenta)、羊水栓塞(amniotic fluid embolism)、怀孕产物的堆积(参见第 130 章)。此外,妊娠还可引发先天性或获得性 ADAMTS13 缺乏患者产生疾病。在大多数观测中,12%~31% 的 TTP 患者为妊娠女性,通常发生在怀孕晚期或产后马上发生[47]。对这些致病原因进行鉴别只能进行产后的继续跟踪。

ADAMTS13 严重缺乏尚未在 HELLP 综合征中发现,而 ADAMTS13 检测将有利于其与 TTP 的鉴别[89]。妊娠期患有先天性 ADAMTS13 缺乏以及 TTP 的女性血浆疗法有效[14,48,90]。

自身免疫性疾病　在其他造成微血管病性溶血的原因存在的情况下,自身免疫性血小板减少症(autoimmune thrombocytopenia)可能与 TTP 相混淆。无症状性血小板较少有时候可能是 TTP 的唯一症状,这表现在前驱或者滞后症候群的 TTP 中。这些患者 TTP 和自身免疫性溶血(autoimmune thrombocytopenia)症状同时或相继发生[91]。Evans 综合征(Evans syndrome)[自身免疫性血小板减少的自身免疫性溶血性贫血(Autoimmune hemolytic anemia)]通常可通过 Coombs 试验阳性和特征性的血涂片中裂解球形红细胞来同 TTP 相鉴别。肝素诱导的血小板减少症(heparin-induced thrombocytopenia,HIT)表现血小板减少和弥散性动静脉血栓症,与 TTP 类似(见下文"肝素诱导的血小板减少症")。

系统性红斑狼疮(SLE)可以导致自身免疫性溶血以及血小板减少,狼疮性血管炎(lupus vasculitis)可以导致微血管改变,肾功能不全以及与 TTP 一样的神经缺损。其他自身免疫性疾病相关性血管炎具有类似的诊断问题。SLE 患者 ADAMTS13 缺乏较少见[92],少数患者出现自身免疫性 ADAMTS13 缺乏和 TTP,这些病例血浆置换疗法有效[93]。相反,TTP 及含抗 ADAMTS13 抗体的患者可能也有其他自身免疫性疾病的标志,包括抗核或抗 DNA 抗体,多发性关节炎,盘状红斑狼疮(discoid lupus)或溃疡性大肠炎(ulcerative colitis)[94,95]。高滴度的抗核及抗 DNA 抗体,Coombs 试验阳性,血清补体浓度降低和活动性血管炎组织学及临床学证据支持 SLE 继发的血栓性微血管病的诊断,而这些表现加上 ADAMTS13 严重缺乏则支持了 TTP 的诊断。

不论是否罹患 SLE,抗磷脂综合征(APS)的患者均可发生血栓微血管病(参见第 132 章)。46 例病人的报道表明,其临床特征表现为 HUS、严重的 APS、恶性高血压(malignant hypertension)、TTP 或 HELLP 综合征,其中 1/3 的患者发生于妊娠期或产后时期[96],死亡率 22%。采用肾上腺皮质激素(glucocorticoids)治疗的患者 34% 好转,而使用血浆置换疗法的患者有 73% 得到好转[96]。

血栓微血管病可发生在进展型系统性硬化症(progressive systemic sclerosis)患者,尤其与急性硬皮症和恶性高血压相关的患者。血管紧张素转换酶抑制剂(angiotensin converting enzyme inhibitors,ACEI)治疗有效,血浆置换治疗效果不确定[97]。

药物导致的血栓微血管病　在血栓性微血管病相关的药物中(表 133-3),抗血小板药物噻氯吡啶(ticlopidine)和氯吡格雷(clopidogrel)可以导致抗 ADAMTS13 的自身抗体,引起 TTP。每 100 万噻氯吡啶的使用者中发生 200~625 例的 TTP,通常发生于药物使用后 2~12 周[98]。80% 的患者 ADAMTS13 水平检测不到而且出现 ADAMTS13 IgG 抑制物[99],血浆置换有效。这类通常在药物停用 2 周内缓解,未有复发案例报道。使用氯吡格雷 TTP 的发病率更低,每 100 万人中约发生 10 例。TTP 一般发生于使用氯吡格雷的最初 2 周,只有 20% 的病人

表 133-3　与继发性血栓微血管病相关的药物和毒素

	参考文献		参考文献
免疫介导：		氨苄西林（ampicillin）	332
奎宁（quinine）	274	氧苯胂（oxophenarsine）	333
噻氯吡啶	98，302	伐昔洛韦（valacyclovir）	334，335
氯吡格雷	303，304	泛昔洛韦（famciclovir）	336
抗肿瘤药：		甲氟喹（mefloquine）	337
全反式维甲酸（all-trans retinoic acid）	305	激素：	
博来霉素加顺铂（bleomycin plus cisplatinum）	306，307	雌激素 / 孕激素口服避孕（estrogen/progestogen oral contraceptives）	338
卡莫司汀（carmustine）	274	美雌醇，炔诺酮（mestranol，norethindrone）	339
氯脲霉素（chlorozotocin）	308	β- 雌二醇贴剂（17β-estradiol transdermal patch）	340
阿糖胞苷（cytosine arabinoside）	309	妊马雌酮（conjugated estrogens）	341
柔红霉素（daunorubicin）	309	非法药物：	
脱氧柯福霉素（deoxycoformycin）	310	可卡因（cocaine）	342~344
雌莫司汀（estramustine）	311	海洛因（heroin）	345
吉西他滨（gemcitabine）	105，312	摇头丸（ecstasy）	346
洛莫司汀（lomustine）	313	降脂药：	
丝裂霉素 C（mitomycin C）	103，104	阿托伐他汀（atorvastatin）	102
他莫昔芬（tamoxifen）（与丝裂霉素 C 合用）	314	辛伐他汀（simvastatin）	347
抗血管生成药：		H_2 受体拮抗剂：	
贝伐单抗（bevacizumab）	315	西咪替丁（cimetidine）	348
舒尼替尼（sunitinib）	316	法莫替丁	348
免疫抑制和抗感染药：		接种疫苗：	
环孢素（cyclosporine）	107，111	接种脊髓灰质炎疫苗（polio vaccination）	349
他克莫司（tacrolimus）	109，112	麻疹 / 流行性腮腺炎 / 风疹疫苗接种（measles/mumps/rubella vaccination）	350
青霉胺（penicillamine）	317，318	卡介苗（Bacillus Calmette-Guerin）（血管内）	351
莫罗莫那 -cd3（muromonab-cd3）（okt3）	319	流感疫苗（influenza vaccination）	352
干扰素 -α（interferon-α）	320，321	其他：	
干扰素 -β（interferon-β）	322	蜂蜇伤	353，354
布洛芬（ibuprofen）	323	安非他酮（bupropion）	355
抗生素：		氯磺丙脲（chlorpropamide）	6
环丙沙星（ciprofloxacin）	324	普鲁卡因胺（procainamide）	6
克拉霉素（clarithromycin）	325	碘（iodine）	6
头孢菌素（cephalosporin）	326	一氧化碳（carbon monoxide）	356
哌拉西林（piperacillin）	327	氯萘（chloronaphthalene）（清漆中）	357
利福平（rifampicin）	328	氨基己酸（aminocaproic acid）	358
甲硝唑（metronidazole）	329，330	紫锥菊提取物（echinacea extract）	359
喷司他丁（pentostatin）	274	喹硫平（quetiapine）	360
磺胺类药物（sulfonamides）	331		
青霉素（penicillin）	332		

与抗 ADAMTS13 抗体有关，与噻氯吡啶相关性 TTP 相比，血浆置换治疗效果不佳[99]。

与血栓性微血管病相关的其他药物不会导致 ADAMTS13 的严重缺乏。综合性调查包括单病例报告，可以在表 133-3 和一些综述中找到[100-102]。相关药物包括某些抗肿瘤药物、环孢素、他克莫司和奎宁。

丝裂霉素 C 是一种烷化剂，被广泛应用于肝癌和一些腺癌的化疗中。它可能引起剂量依赖性肾毒性，接受了累积剂量达到 50mg 后大约 16% 的患者发生肾衰竭[103]。约一半伴肾脏毒性的患者发生血栓微血管病，一般发生在最近一次服药后 4~8

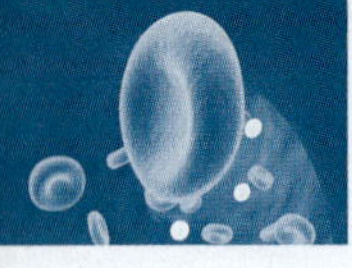

周。丝裂霉素 C 导致的血栓微血管病对血浆置换无效且具有较高的死亡率，患病开始后 4 个月内死亡率约 70%[104]。

吉西他滨是一种核苷类似物，用于治疗胰腺癌、膀胱癌或肺癌。伴有肾脏衰竭的血栓性微血管病发生率大约 0.3%[105]。血栓性微血管病发病中位时间为 7 个月，吉西他滨药物剂量范围差距比较大而且低剂量也可以发生血栓性微血管病，发病的药物中位累积剂量为 22g/m^2 [106]。死亡及伤残主要由癌症的发展和肾衰竭，而不是由血栓微血管病的肾外表现所导致。

环孢素和他克莫司都是特异性的免疫抑制剂，间接抑制钙调磷酸酶以及 T 细胞活化。两种药物都可导致剂量依赖性肾损害、神经毒性以及血栓微血管病 [107-109]。肾损害考虑是涉及内皮的毒害作用所致 [107]。血栓微血管病可以在治疗的前几个星期内发生，确定病因非常困难，因为移植排斥、移植物抗宿主病、全身性感染都可以导致微血管病变症状发生，病因的确定非常困难 [107,110]。随着药物剂量的减少或其他免疫抑制药物的替代，血栓微血管病的症状经常会缓解而且如果再次使用环孢素或他克莫司，疾病也可能不会再发生。血浆置换治疗方法还没有明确证实能改善病情 [110-112]。

奎宁相关的血栓性微血管病最高可以达到 11%，此病多数为女性，具有较高的慢性肾衰竭致病风险以及较高的死亡率 [100]。药物使用后，严重的血栓微血管病可突然发生，伴有发热、腹痛、恶心、呕吐、腹泻和少尿型肾衰竭。许多患者表现为低纤维蛋白原血症，凝血试验异常，肝功能异常，白细胞减少。常见神经系统异常，包括神志改变、昏迷和惊厥 [113-115]。ADAMTS13 水平正常 [102]。最近对 17 位患者进行了调查，14 名需要透析，8 位患有慢性肾衰竭，4 位死亡。3 位死者死亡发生于疾病开始阶段，1 位死于二次发作 5 年后的慢性透析治疗中 [114]。发病机制涉及广泛的，抗血小板、内皮以及其他细胞的奎宁依赖性抗体 [100]。血浆置换疗法去除这些抗体可能对治疗有益 [113,114]，但是部分病人的恢复可以不依赖血浆置换疗法 [115]。

恶性高血压 恶性高血压与微血管病性溶血性贫血、血小板减少、神经症状以及肾功能不全相关，因此可能类似于 TTP[116]。

腹泻相关性溶血尿毒症综合征

TTP 和 HUS 的临床特征相似。D+HUS 可以发生于任何年龄段，但主要发生于小于 10 岁的儿童。该疾病偶尔出现或流行，与摄入的食物或其他产生志贺毒素的细菌污染有关。许多研究表明至少 80% 的患者是由于大肠埃希菌 O157 :H7 导致的，但 D+HUS 也可由含其他毒素的大肠杆菌 [117] 或由**痢疾杆菌** [118] 导致。在感染细菌 3 天之内，患者可产生严重的腹泻同时无发热，通常在几天之内演变为血性腹泻。随后的两星期内 1%~20% 的患者会发生 D+HUS，伴有急性的微血管病性溶血、血小板减少以及肾脏损害 [119-121]。肾脏症状可表现为蛋白尿血尿、高血压、少尿或无尿。PT 和 APTT 正常或稍微延长，血浆纤维蛋白原正常或升高，纤维蛋白降解产物可适度的升高 [122]。ADAMTS13 水平正常 [123,124]。

3476 例 D+HUS 患者中，9% 的患者死亡，3% 的患者发生终末期肾衰竭，这些数值在各类研究中有很大的差距 [125]。20%~40% 的患者出现中枢神经系统侵犯（惊厥，昏迷或卒中），与较高的死亡风险及终末期肾衰竭相关 [117,125]。肾脏移植后 D+HUS 复发不常见。

在对 268 位 HUS 患者研究中发现，59% 的患者有细菌性腹泻前驱症状或存在产志贺毒素大肠埃希菌感染的迹象，21% 患者只有腹泻，10% 患者只有细菌学及血清学证据。这三组患者预后相似：1% 的患者死亡，73% 的患者恢复肾功能。这些结果强调了由志贺毒素导致的 HUS 患者症状和体征的可变性。相反的，11% 的患者既没有腹泻也没有大肠杆菌感染证据，预后却明显较差，10% 的患者死亡，只有 34% 的患者恢复正常肾功能 [117]。

对于 D+HUS 的几种治疗方法包括血浆置换、肝素和肾上腺皮质激素进行随机评估，没有发现对于儿童或成人有优于支持治疗和透析的方法 [126]。早期的静脉扩张治疗可以减低 HUS 发生的风险 [127]。一些研究表明抗生素对 HUS 无效或者可以增加 HUS 的风险，因此不主张使用抗菌药物 [128]。

非腹泻性溶血尿毒症综合征和遗传性补体调节疾病

非典型 HUS 或者称 D–HUS 较 D+HUS 少见的多。至少一半的患者是由于补体调节蛋白（complement regulatory proteins）及其活性成分遗传性缺陷造成的 [129]。包括 H 因子功能缺失突变，膜辅助因子蛋白（MCP，CD46），I 因子，H 因子相关蛋白 1 和 3（CFHR1，CFHR3），C4 结合蛋白（C4BP）和 B 因子及 C3 获得性功能突变 [130-133]。此外已经证明一些非典型 HUS 患者体内含有 H 因子自身抗体，通常与 CFHR1 和 CFHR3 突变相关 [133]。H 因子是一种通过血浆丝氨酸蛋白因子 I 促进 C3b 补体灭活的血浆辅因子，而且加速 Bb 因子从替代补体转化酶 C3bBb 结合物中分离出来。H 因子和 MCP 在结构和功能上类似，但是 MCP 是一种建立在于几乎所有细胞表面的跨膜蛋白。这些基因的变异破坏了补体旁路途径的调节，导致内皮细胞 C3b 补体的沉积增多，募集吞噬细胞，促进膜攻击复合物的形成，诱发微血管血栓形成。有些患者发生两个 H 因子等位基因或两个 MCP 因子等位基因突变，但大多数为杂合性突变表明部分缺乏可以导致病变发生。临床症状可呈偶发、隐性或显性。某些患者在童年发生 HUS，也有些患者在成年时首发或无临床症状。少数病人在加重期期间有较长的时间间隔，可能由感染其他疾病或妊娠引发。

临床表现与突变的位点相一致。H 因子或 I 因子缺陷的 HUS 至少在短时间内对加强的血浆疗法（20~40ml/kg，每周一到两次血浆输注或血浆置换）有效 [129,135]。此疾病经常在肾移植患者中复发，可能是由于肾脏移植并不能改变基本的补体缺陷。血浆补体蛋白在肝脏合成，或许肝肾同时进行移植才能治疗此病 [135,136]。相反，MCP 具有膜相关性，血浆疗法可能无效，但是肾脏移植后疾病没有复发，大概可能由于移植肾中的 MCP 保护自身不受补体的攻击 [135,136]。

两个案例报道表明依库珠单抗（eculizumab），一种可以阻断补体 C5 终末复合物活化的单克隆抗体，可以用来治疗非典型 HUS[137,138]。

■ 治疗

血浆置换

血浆置换为 TTP 的主要治疗方法（表 133-4），可以去除移植 ADAMTS13 的抗体以及补充 ADAMTS13 酶。除了 H 因子的缺乏 [129,135]、疑似 APS 综合征 [96] 和奎宁诱导的 TTP[113,114]，目前没有确切的证据表明血浆疗法对非 ADAMTS13 缺乏的机制导致的血栓微血管病有效。不论致病机制如何，临床症状有相同的部分，也有不同的部分。因此，基于血浆置换疗法对某些非典型 TTP 表现的患者也有疗效，可以用来治疗典型的 HUS 或继发性血栓微血管病，尤其是成年人此类疾病。

TTP 一经诊断，血浆置换疗法应该立即应用。研究证实血浆置换疗法对大多数继发性血栓性微血管病没有价值[13,14]，所以血浆置换疗法的有效性只是针对 TTP 而言。该疗法的血浆最佳使用剂量尚不清楚，常规每日一次，体积为 40 ml/kg 或 60ml/kg，相当于 1 单位或 1.5 单位体积的血浆。对于耐受病人，须加强血浆置换治疗剂量至每日两次，每次 1 个单位体积[139,140]。必须予以及时合理的治疗时，如果血浆置换必须推迟超过几小时，应每日给予总剂量 20~40ml/kg 的血浆输注，并与患者对容量负荷的耐受程度相一致。

表 133-4　TTP 治疗和监测的一种方法

治疗：
- 糖皮质激素（如，泼尼松 2mg/kg 每天或与此等效的其他糖皮质激素）
- 血浆置换（每天 1.5 个单位体积）
- 血浆输注 15~30ml/kg（如果血浆置换将被推迟 >12 小时）
- 血浆血小板计数大于 50×10^9/L，加用阿司匹林 80mg/d，常规防栓治疗（如低分子量肝素）
- 继续治疗至血小板完全恢复 >3 天（血小板 >150×10^9/L，LDH 正常），然后减少血浆置换治疗至隔日一次，经过两年多治疗后停止
- 如果治疗效果持久，减少糖皮质激素

监测：
- 神经状态
- 血红蛋白及血小板计数
- 血涂片裂红细胞
- LDH
- 血清电解质，钙，尿素氮（BUN），肌酐，心电图，心肌酶
- 心电图，心肌酶

常见并发症：
- 心律失常，心肌梗死
- 导管相关性出血或血栓形成
- 柠檬酸毒症（低钙血症，碱中毒）
- 少见的血浆过敏反应

置换液应含有 ADAMTS13。新鲜冰冻血浆[13,14]、冷沉淀血浆[126,141,142]和各种病原体灭活血浆都已获得令人满意的治疗效果[14]。洗涤血浆较新鲜冰冻血浆具有更低的变态反应和输血相关性肺损伤发生率[144]，但随着一些洗涤剂的使用，血栓发生率增加[143,145]。冷沉淀减少了血浆中大分子量的 VWF 多聚体，同时含有正常的 ADAMTS13 水平[146]，因此比较适合 TTP 的治疗。尽管如此，小型的随机化试验表明，在 TTP 的初始治疗中，冷沉淀血浆并不优于新鲜冰冻血浆[141,142]。尽管具有相似浓度的 ADAMTS13[143,147]，亚甲蓝处理后的血浆治疗效果较新鲜冰冻血浆差[143]。

大约 26% 的 TTP 患者发生血浆置换后导管相关性并发症，包括气胸（pneumothorax）、出血、心脏穿孔（cardiac perforation）、静脉血栓形成、导管血栓形成、细菌或真菌感染[148,149]。不管血小板计数如何，在无血小板输注的情况下导管置入手术都能安全完成[148,150]。荨麻疹（hives）和皮肤瘙痒反应可发生于 1/3~2/3 的新鲜冰冻血浆使用者，可以在血浆输注前使用抗组胺药物进行处理。大剂量血浆置换可引起代谢性碱中毒（metabolic alkalosis）和低钙血症（hypocalcemia），可能导致自发性血小板缺失[151,152]。源于血浆的严重并发症较少见，发生率大约在 4%，包括支气管痉挛（bronchospasm）、过敏反应（anaphylaxis）、低血压（hypotension）、缺氧（hypoxia）和血清病（sickness）[148,149,153]。

血浆置换应每天应用直至患者获得完全缓解，表现为血小板计数大于 150×10^9/L，LDH 在正常范围，非局灶性神经系统症状缓解[139,154]。治疗减低的最佳之间及中断时间尚未确定，规范的方法是继续血浆置换治疗至病人保持完全缓解以后至少 2 天，然后降低血浆置换频率为隔天一次（或每周两次）维持数天。如果病情保持稳定，可以停止治疗并密切观测病人是否复发。

糖皮质激素

TTP 常常是一种自身免疫性疾病，因此尽管糖皮质激素的作用尚未被完全证实，已经成为一种常规治疗。有报道指出用[13]或不用[14]糖皮质激素治疗效果相似。通常的使用方法为在血浆置换治疗期间内给予泼尼松（prednisone）或同等效价的激素每日总剂量为 1mg/kg 或 2mg/kg，分一次或两次服用，逐渐减量。另一种方案为甲泼尼龙静脉注射 1g/d 连用 3 天[154]。

抗血小板药物

TTP 治疗中抗血小板药物的使用尚存在争议。阿司匹林（aspirin）和双嘧达莫（dipyridamole）往往结合血浆置换使用，但尚未确切表明可以改善 TTP 的症状[14,155]。血小板计数一旦超过 50×10^9/L 时建议低剂量阿司匹林预防血栓[154]。

血小板输注

尽管没有直接的有害性证据，血小板输注与 TTP 的急性恶化和死亡有关[13,46,156,157]。因此，血小板输注相对禁忌，仅用于危及生命的出血治疗，最好是用于血浆置换治疗开始后。在静脉通道建立之前血小板通常不作为预防性治疗[148,150]。血小板可以用于紧急手术前输注及进行强化的血浆置换治疗准备后立即输注[156]。

免疫抑制治疗

对血浆置换难治的 TTP 患者可能对免疫抑制剂有效。经验表明，长春新碱可能有益于 TTP 的治疗，但难以评估其疗效。给药顺序为第 1 天 2mg 静注，第 4 天与第 7 天 1mg 静注[158]或每周 2mg 静注两次维持 2~14 周[159]。现已有几种比长春新碱疗效更强的新方法出现。

虽然环孢素能够导致继发性血栓微血管病，但其已被用治疗 TTP，可能对难治性的 TTP 有效。环孢素 2~3mg/kg，每日两次合并血浆置换治疗[160]或者在复发 TTP 早期单独使用环孢素[161]，已经可以达到使 ADAMTS13 恢复正常的明显效果。症状达到缓解后持续 6 个月环孢素预防性治疗与低复发率有关[162]。只是目前病例数太少，缺乏对比性确认。

利妥昔单抗是一种抗 CD20 的多克隆抗体，由 B 淋巴细胞表达，尤其适合于育龄期妇女。有个案报道及小系列研究报道，总共约有 125 例难治性 TTP 患者使用利妥昔单抗，用量为每周 375mg/m²，持续 2~8 周。大多数案例为先前经过血浆置换、

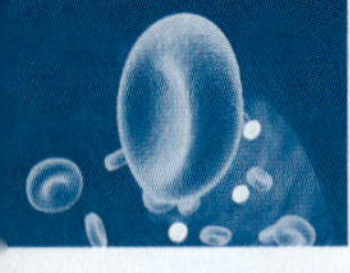

糖皮质激素、同时也经常使用其他方法治疗后较长时间的患者[55,163-166]。大约有95%的患者在开始治疗1~3周后症状完全缓解，ADAMTS13水平正常，抗ADANTS13抗体（如果存在）消失。利妥昔单抗的急性副作用可通过用药前使用糖皮质激素、抗组胺药、镇痛药控制。一些患者可发生少见但严重的利妥昔单抗并发症包括支气管痉挛、血压过低、血清病、易发生多种感染以及逐渐进展的多灶性脑白质病[167,168]。此类事件已少见于TTP患者。一例患者曾发生心源性休克（transient cardiogenic shock），另一例则有胃肠性粪类圆线虫（Strongyloides）感染症状（参考文献165中综述）。

大约10%的患者使用利妥昔单抗（rituximab）后复发，间隔时间为6个月到4年。除一例以外其他患者在使用利妥昔单抗后获再次缓解。一些患者在1~2年内复发3次，每次利妥昔单抗治疗都由有效。利妥昔单抗可以通过血浆置换被清除，但是清除的比率未知。因此，利妥昔单抗应在血浆置换后短时间内应用，且如果患者条件允许，下次的血浆置换治疗应延迟一天至几天。

其他免疫抑制治疗包括口服或静注环磷酰胺（cyclophosphamide），口服硫唑嘌呤（azathioprine）（参考文献169中综述），环磷酰胺、多柔比星（doxorubicin）、长春新碱（vincristine）和泼尼松成组化疗（CHOP方案）[170]，或自体造血干细胞移植（autologous stem cell transplantation）[171]。

脾切除

一些报道表明，脾切除术可以延长缓解期，或者降低一些对血浆置换或免疫抑制疗法耐受的TTP患者复发率，大概与消除了抗ADAMTS13抗体产生的主要场所有关[172,173]。大多数患者不论血小板计数如何，都可安全的进行腹腔镜脾切除术（laparoscopic splenectomy）[174]。

其他治疗

体外蛋白A免疫吸附可以消除抗ADAMTS13 IgG抗体，这可能会增加血管生残存的内生或输血所致的ADAMTS13；临床结果并不令人满意。与正常血浆中8~15g/L IgG浓度相比，在美国单独使用此疗法每次可去除550mg IgG。为数不多的报道可能反映了同时发生的疾病活动的减少或已提出但未被证明的抗独特型抗体所致的变化[175]。高强度的免疫吸附能力可能更有效。前列环素类似物[176,177]或高剂量静脉注射免疫球蛋白[178,179]已经开始使用，但没有令人信服的证据表明其有效性。

支持治疗

实验室的日常监测应包括全血细胞计数（包括血小板计数）、LDH、电解质、尿素氮和肌酐。由于心肌损伤的发病率很高[46]，应考虑继续监测心电图和定期检测心肌酶。患者应补充叶酸以及接种乙型肝炎疫苗[154]。其他变态反应，代谢性碱中毒，血浆置换相关性低钙血症应采取相应的预防措施。在血小板计数升高至50×10^9/L后，可采用压力袜、低分子量肝素（low-molecular-weight heparin）[145]低剂量的阿司匹林[154]预防静脉血栓栓塞。

■ 病情的发展和预后

使用血浆置换治疗后TTP的长期死亡率在10%~20%。大多数死亡发生在患病几天后，而且几乎所有的死亡发生在患病第一个月内[13,14,44,180-182]。病情持续时间各不相同。完全缓解平均发生于血浆置换治疗后9~16天，所有的完全缓解时间几乎发生于2~40天[13,14,44,180-182]。肾功能恢复的时间与此相似[60]。在完全缓解后的两周内25%~50%的患者会发生反复，因此需要进一步的血浆置换治疗，而且一些患者在几个月中病情可反复出现恶化[180,181]。

复发，定义为在一次完全缓解超过30天之后再次出现疾病的发生，多达1/3的病人可发生。大多数在一年内复发，也有人13年后复发[44,180-183]。判断TTP复发应考虑血栓微血管病相关的症状，特别是感染、手术以及妊娠有关的能诱导复发的症状因素[55,56]。复发患者通常对血浆置换治疗有效。TTP复发与ADAMTS13严重缺乏和出现ADAMTS13自身抗体有关。相反的，诊断时无ADAMTS13严重缺乏的患者很少复发（参考文献165，大约含9%相关研究内容）。

TTP的后遗症包括生活质量和认知的长期缺陷[184,185]，5%~13%的患者发生重度持续性神经缺陷[183,186]，多达25%的患者发生慢性肾功能不全[139,186]，6%~8%的肾衰竭患者需依靠透析治疗维持[95,186]。

肝素诱导的血小板减少症（HIT）

■ 定义和历史

HIT是一种肝素治疗的并发症，其血小板计数降低超过50%或低于150×10^9/L，且与应用肝素治疗有关。在疾病中有明显的动脉和（或）静脉血栓栓塞发生率。

尽管肝素作为一种抗凝剂在20世纪50年代末期开始使用，但直到20世纪70年代初发现一小部分患者发生了与治疗相反的并发症，包括血小板减少症以及危及生命的血栓（参考文献187）。在20世纪80年代，才开始明确HIT是活化血小板的IgG抗体所致。分为两种类型：经典Ⅰ型HIT，我们将重点介绍；Ⅱ型，是一种非严重型，伴随有轻微、快速和瞬时的血小板计数下降，但没有免疫基础和增加的血栓风险[188]。20世纪80年代末、90年代初开始明白HIT抗体可以同时激活血小板和内皮细胞[189,190]。进一步的分析表明，血小板活化涉及一种免疫复合物为血小板FcγRⅡA在体内通过HIT血清抑制血小板活化[191]。免疫复合物抗原涉及肝素与针对血小板的血小板因子4（platelet factor 4 PF4）结合[192]。目前，此疾病带来的最大挑战为预防和治疗方法的发展。

■ 流行病学

住院人群的HIT发病率与使用的肝素类型、持续时间以及临床基础有关。肝素是一种带负电荷的多糖，是由牛或猪肠内产生的酶活性物质[193]。这些产物的聚合体和长度以及排列顺序不同。在非手术状态下，使用未组分肝素的患者HIT发生率（1%~5%）明显高于小分子量肝素患者（0.2%~1%）[194-198]。牛源性肝素高于猪源性肝素[194,199]。新型人工合成的五糖结构抗凝剂HIT风险更低甚至没有[200]。整合的未组分大分子量肝素不可避免HIT的发展[196,201]。避免发生方法就是限制使用肝素的时间[202]并且要避免再次使用肝素[203]。肝素抗凝的导管可以引起HIT的发生[204,205]。

发生HIT的主要临床风险因素为患者的年龄以及疾病类型。小儿患者，尤其是新生儿很少发生HIT[206]。保守治疗患者较手术患者HIT发病风险更低。但一些特定的临床基础的患者，如血液透析患者或怀孕的女性是否HIT发生较低目前还不清楚[207,208]。经受冠状动脉旁路移植手术（undergoing coronary artery bypass grafting）、整形外科手术（orthopedic procedures）或者单肢体灌注（Isolated limb perfusion）的患者更易发生HIT[197,209,210]。

各种条件下血栓发生率的确定受到限制，一方面HIT发生较少见，另一方面对HIT诊断和血栓并发症都需要明确界定。一些前瞻性的调查表明证实HIT患者中血栓的发生率为35%~58%[197,211,212]。血栓并发症发病风险并不会因为停用肝素而改变[212]。另外，动脉血栓发病率要低于静脉（0.7：1）[212]。

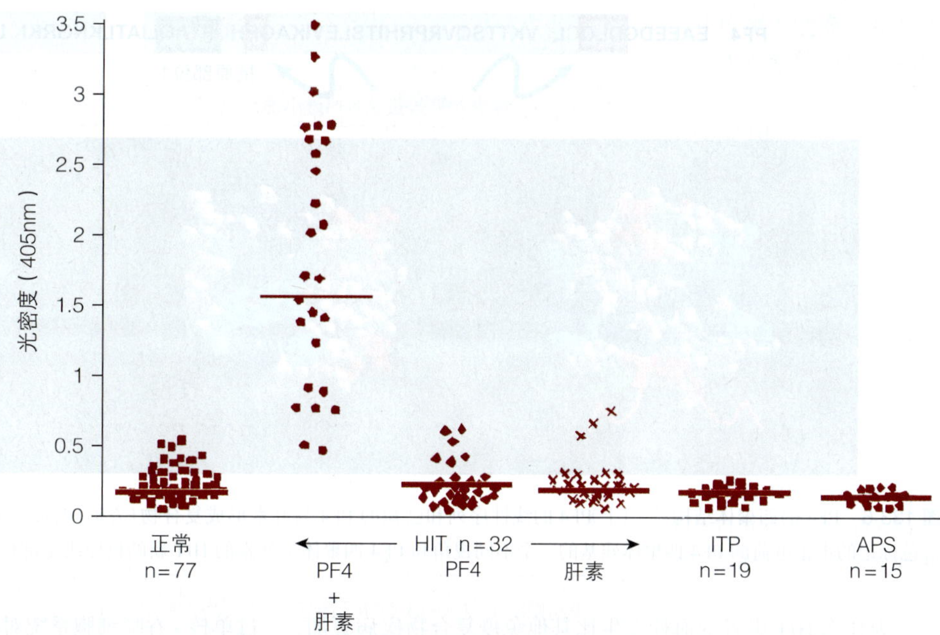

图133-4 基于肝素/PF4的酶联免疫吸附试验（enzyme-linked immunosorbent assay，ELISA）显示HIT的血小板减少特异性[213]。研究使用指定临床条件的患者血清。除标记的以外，每个血小板用等量的PF4和未组分肝素包被。APS，抗磷脂综合征；ITP：immune thrombocytopenic purpura，特发性血小板减少性紫癜。

■ 病因及发病机制

HIT是肝素治疗过程中涉及肝素-PF4复合物的一种免疫复合物失调。同样的抗体并未在其他血小板减少性疾病中发现（图133-4）[213]。经人类FcγRⅡA和PF4基因改造的小鼠模型支持了肝素-PF4免疫复合物在HIT血小板减少症以及血栓症中的重要性[214]。通常老鼠缺乏血小板FcγRⅡA。HIT抗体不能识别鼠类肝素PF4复合物。在一个鼠HIT模型中，给小鼠输注一种类似于HIT单克隆抗体的物质KKO[215]，然后进行一系列的肝素注射实验（图133-5A）。只有血小板同时表达FcγRⅡA和人的PF4因子的小鼠发生了血小板减少症（图133-5B）和血栓。这些研究证实了诱导小鼠发生HIT所需要的4个条件：①血小板释放人PF4因子；②血小板FcγRⅡA；③肝素注射；④含有可识别肝素-PF4复合物的IgG抗体。

这种肝素-PF4复合物抗原类型得到部分验证。PF4以四聚物的形式存在于损伤部位并达到一定浓度[216]。晶体结构分析显示这种四聚物被正电荷所包围（图133-6）[216]，也是肝素的结合部位[217]。两个空间靠近的HIT抗体识别部位（图133-6）[218]与肝素结合部位分开。半数患者含有与一个或另一个HIT抗原区域相互反应的抗体，1/3的患者不存在与任何一个HIT抗原区域相结合的抗体，表明在PF4因子上还存在其他潜在的HIT抗原区域。

研究表明四聚化的PF4和肝素达到1：1摩尔比例时可形成合适的HIT抗原性[219,220]。在这个比率下，PF4和肝素可形成明显的胶状复合物（>670kDa）[221,222]，这些复合物可能是HIT的抗原来源[221]。在更高或更低的比例下，PF4通常会形成较小和较弱PF4-肝素抗原复合物。低分子量肝素不易形成超大的复合物，这可以解释为什么使用低分子量肝素的患者HIT发生率较低。新型抗凝剂Fondaparinux为合成的硫酸化五糖化合物，不与PF4结合，可以用来预防和治疗HIT。

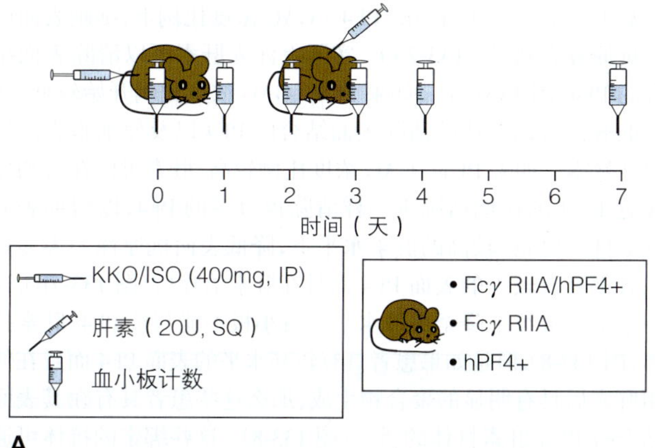

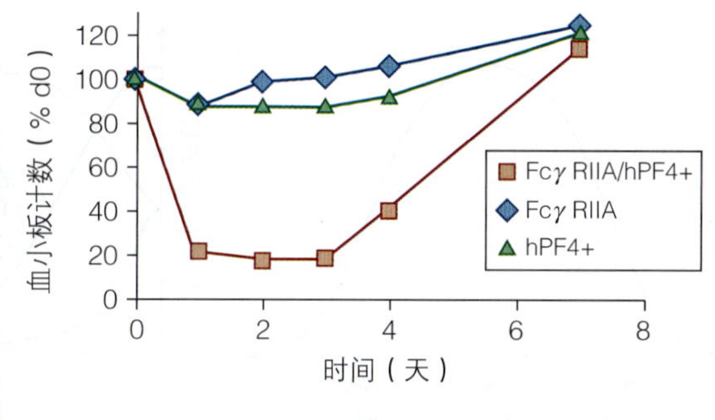

图133-5 HIT小鼠模型[214]。A. 构建HIT小鼠模型步骤。动物类型标于右下角。FcγRⅡA，经基因改造含有FcγRⅡA受体的小鼠；hPF4+，经基因改造巨核细胞表达人PF4的小鼠。第0天给小鼠腹腔注射类HIT单克隆抗体KKO（IP）；第1~4天，给小鼠注射肝素；第0天、第1~4天和第7天，采血。B. 不同基因基因改造的小鼠在不同时间血小板计数与肝素使用的关系。

topenia in critical care patients. *Pharmacotherapy* 23:745, 2003.
196. Pouplard C, May MA, Iochmann S, et al: Antibodies to platelet factor 4-heparin after cardiopulmonary bypass in patients anticoagulated with unfractionated heparin or a low-molecular-weight heparin: Clinical implications for heparin-induced thrombocytopenia. *Circulation* 99:2530, 1999.
197. Warkentin TE, Levine MN, Hirsh J, et al: Heparin-induced thrombocytopenia in patients treated with low-molecular-weight heparin or unfractionated heparin. *N Engl J Med* 332:1330, 1995.
198. Lindhoff-Last E, Nakov R, Misselwitz F, et al: Incidence and clinical relevance of heparin-induced antibodies in patients with deep vein thrombosis treated with unfractionated or low-molecular-weight heparin. *Br J Haematol* 118:1137, 2002.
199. Ansell J, Slepchuk N Jr, Kumar R, et al: Heparin induced thrombocytopenia: A prospective study. *Thromb Haemost* 43:61, 1980.
200. D'Amico EA, Villaca PR, Gualandro SF, et al: Successful use of Arixtra in a patient with paroxysmal nocturnal hemoglobinuria, Budd-Chiari syndrome and heparin-induced thrombocytopenia. *J Thromb Haemost* 1:2452, 2003.
201. Girolami B, Prandoni P, Stefani PM, et al: The incidence of heparin-induced thrombocytopenia in hospitalized medical patients treated with subcutaneous unfractionated heparin: A prospective cohort study. *Blood* 101:2955, 2003.
202. Bauer TL, Arepally G, Konkle BA, et al: Prevalence of heparin-associated antibodies without thrombosis in patients undergoing cardiopulmonary bypass surgery. *Circulation* 95:1242, 1997.
203. Doty JR, Alving BM, McDonnell DE, Ondra SL: Heparin-associated thrombocytopenia in the neurosurgical patient. *Neurosurgery* 19:69, 1986.
204. Almeida JI, Liem TK, Silver D: Heparin-bonded grafts induce platelet aggregation in the presence of heparin-associated antiplatelet antibodies. *J Vasc Surg* 27:896, 1998.
205. Laster J, Silver D: Heparin-coated catheters and heparin-induced thrombocytopenia. *J Vasc Surg* 7:667, 1988.
206. Ranze O, Ranze P, Magnani HN, Greinacher A: Heparin-induced thrombocytopenia in paediatric patients—A review of the literature and a new case treated with danaparoid sodium. *Eur J Pediatr* 158 Suppl 3:S130, 1999.
207. O'Shea SI, Sands JJ, Nudo SA, Ortel TL: Frequency of anti-heparin-platelet factor 4 antibodies in hemodialysis patients and correlation with recurrent vascular access thrombosis. *Am J Hematol* 69:72, 2002.
208. Lindhoff-Last E, Bauersachs R: Heparin-induced thrombocytopenia-alternative anticoagulation in pregnancy and lactation. *Semin Thromb Hemost* 28:439, 2002.
209. Warkentin TE, Roberts RS, Hirsh J, Kelton JG: An improved definition of immune heparin-induced thrombocytopenia in postoperative orthopedic patients. *Arch Intern Med* 163:2518, 2003.
210. Masucci IP, Calis KA, Bartlett DL, et al: Thrombocytopenia after isolated limb or hepatic perfusions with melphalan: The risk of heparin-induced thrombocytopenia. *Ann Surg Oncol* 6:476, 1999.
211. Greinacher A, Eichler P, Lubenow N, et al: Heparin-induced thrombocytopenia with thromboembolic complications: Meta-analysis of 2 prospective trials to assess the value of parenteral treatment with lepirudin and its therapeutic aPTT range. *Blood* 96:846, 2000.
212. Wallis DE, Workman DL, Lewis BE, et al: Failure of early heparin cessation as treatment for heparin-induced thrombocytopenia. *Am J Med* 106:629, 1999.
213. Arepally G, Reynolds C, Tomaski A, et al: Comparison of PF4/heparin ELISA assay with the 14C-serotonin release assay in the diagnosis of heparin-induced thrombocytopenia. *Am J Clin Pathol* 104:648, 1995.
214. Reilly MP, Taylor SM, Hartman NK, et al: Heparin-induced thrombocytopenia/thrombosis in a transgenic mouse model requires human platelet factor 4 and platelet activation through FcgammaRIIA. *Blood* 98:2442, 2001.
215. Arepally GM, Kamei S, Park KS, et al: Characterization of a murine monoclonal antibody that mimics heparin-induced thrombocytopenia antibodies. *Blood* 95:1533, 2000.
216. Zhang X, Chen L, Bancroft DP, et al: Crystal structure of recombinant human platelet factor 4. *Biochemistry* 33:8361, 1994.
217. Stuckey JA, St Charles R, Edwards BF: A model of the platelet factor 4 complex with heparin. *Proteins* 14:277, 1992.
218. Li ZQ, Liu W, Park KS, et al: Defining a second epitope for heparin-induced thrombocytopenia/thrombosis antibodies using KKO, a murine HIT-like monoclonal antibody. *Blood* 99:1230, 2002.
219. Greinacher A, Potzsch B, Amiral J, et al: Heparin-associated thrombocytopenia: Isolation of the antibody and characterization of a multimolecular PF4-heparin complex as the major antigen. *Thromb Haemost* 71:247, 1994.
220. Horne MK 3rd, Alkins BR: Platelet binding of IgG from patients with heparin-induced thrombocytopenia. *J Lab Clin Med* 127:435, 1996.
221. Rauova L, Zhai L, Kowalska MA, et al: Role of platelet surface PF4 antigenic complexes in heparin-induced thrombocytopenia pathogenesis: Diagnostic and therapeutic implications. *Blood* 107:2346, 2006.
222. Suvarna S, Espinasse B, Qi R, et al: Determinants of PF4/heparin immunogenicity. *Blood* 110:4253, 2007.
223. Eslin DE, Zhang C, Samuels KJ, et al: Transgenic mice studies demonstrate a role for platelet factor 4 in thrombosis: Dissociation between anticoagulant and antithrombotic effect of heparin. *Blood* 104:3173, 2004.
224. Warkentin TE, Hayward CP, Boshkov LK, et al: Sera from patients with heparin-induced thrombocytopenia generate platelet-derived microparticles with procoagulant activity: An explanation for the thrombotic complications of heparin-induced thrombocytopenia. *Blood* 84:3691, 1994.
225. Visentin GP, Malik M, Cyganiak KA, Aster RH: Patients treated with unfractionated heparin during open heart surgery are at high risk to form antibodies reactive with heparin:platelet factor 4 complexes. *J Lab Clin Med* 128:376, 1996.
226. Pouplard C, Iochmann S, Renard B, et al: Induction of monocyte tissue factor expression by antibodies to heparin-platelet factor 4 complexes developed in heparin-induced thrombocytopenia. *Blood* 97:3300, 2001.
227. Arepally GM, Mayer IM: Antibodies from patients with heparin-induced thrombocytopenia stimulate monocytic cells to express tissue factor and secrete interleukin-8. *Blood* 98:1252, 2001.
228. Ma AD, Arepally G: HIT antibodies and monocyte signaling. *Blood* 100:16a, 2002.
229. Carlsson LE, Lubenow N, Blumentritt C, et al: Platelet receptor and clotting factor polymorphisms as genetic risk factors for thromboembolic complications in heparin-induced thrombocytopenia. *Pharmacogenetics* 13:253, 2003.
230. Arepally G, McKenzie SE, Jiang XM, et al: Fc gamma RIIA H/R 131 polymorphism, subclass-specific IgG anti-heparin/platelet factor 4 antibodies and clinical course in patients with heparin-induced thrombocytopenia and thrombosis. *Blood* 89:370, 1997.
231. Carlsson LE, Santoso S, Baurichter G, et al: Heparin-induced thrombocytopenia: New insights into the impact of the FcgammaRIIa-R-H131 polymorphism. *Blood* 92:1526, 1998.
232. Chong BH, Pilgrim RL, Cooley MA, Chesterman CN: Increased expression of platelet IgG Fc receptors in immune heparin-induced thrombocytopenia. *Blood* 81:988, 1993.
233. Suh JS, Malik MI, Aster RH, Visentin GP: Characterization of the humoral immune response in heparin-induced thrombocytopenia. *Am J Hematol* 54:196, 1997.
234. Warkentin TE: Heparin-induced thrombocytopenia: Pathogenesis and management. *Br J Haematol* 121:535, 2003.
235. Hong AP, Cook DJ, Sigouin CS, Warkentin TE: Central venous catheters and upper-extremity deep-vein thrombosis complicating immune heparin-induced thrombocytopenia. *Blood* 101:3049, 2003.
236. Rowland CH, Woodford PA, De Lisle-Hammond J, Nair B: Heparin-induced thrombocytopenia-thrombosis syndrome and bilateral adrenal haemorrhage after prophylactic heparin use. *Aust N Z J Med* 29:741, 1999.
237. Kyritsis AP, Williams EC, Schutta HS: Cerebral venous thrombosis due to heparin-induced thrombocytopenia. *Stroke* 21:1503, 1990.
238. Towne JB, Bernhard VM, Hussey C, Garancis JC: White clot syndrome. Peripheral vascular complications of heparin therapy. *Arch Surg* 114:372, 1979.
239. Warkentin TE, Kelton JG: A 14-year study of heparin-induced thrombocytopenia. *Am J Med* 101:502, 1996.
240. Nand S, Wong W, Yuen B, et al: Heparin-induced thrombocytopenia with thrombosis: Incidence, analysis of risk factors, and clinical outcomes in 108 consecutive patients treated at a single institution. *Am J Hematol* 56:12, 1997.
241. Lipton ME, Gould D: Case report: Heparin-induced thrombocytopenia—A complication presenting to the vascular radiologist. *Clin Radiol* 45:137, 1992.
242. Wutschert R, Piletta P, Bounameaux H: Adverse skin reactions to low molecular weight heparins: Frequency, management and prevention. *Drug Saf* 20:515, 1999.
243. Warkentin TE: Heparin-induced skin lesions. *Br J Haematol* 92:494, 1996.
244. Srinivasan AF, Rice L, Bartholomew JR, et al: Warfarin-induced skin necrosis and venous limb gangrene in the setting of heparin-induced thrombocytopenia. *Arch Intern Med* 164:66, 2004.
245. Warkentin TE: Heparin-induced thrombocytopenia: IgG-mediated platelet activation, platelet microparticle generation, and altered procoagulant/anticoagulant balance in the pathogenesis of thrombosis and venous limb gangrene complicating heparin-induced thrombocytopenia. *Transfus Med Rev* 10:249, 1996.
246. Betrosian AP, Theodossiades G, Lambroulis G, et al: Heparin-induced thrombocytopenia with pulmonary embolism and disseminated intravascular coagulation associated with low-molecular-weight heparin. *Am J Med Sci* 325:45, 2003.
247. Visentin GP, Ford SE, Scott JP, Aster RH: Antibodies from patients with heparin-induced thrombocytopenia/thrombosis are specific for platelet factor 4 complexed with heparin or bound to endothelial cells. *J Clin Invest* 93:81, 1994.
248. Cines DB, Kaywin P, Bina M, et al: Heparin-associated thrombocytopenia. *N Engl J Med* 303:788, 1980.
249. Greinacher A, Michels I, Kiefel V, Mueller-Eckhardt C: A rapid and sensitive test for diagnosing heparin-associated thrombocytopenia. *Thromb Haemost* 66:734, 1991.
250. Stewart MW, Etches WS, Boshkov LK, Gordon PA: Heparin-induced thrombocytopenia: An improved method of detection based on lumi-aggregometry. *Br J Haematol* 91:173, 1995.
251. Pauzner R, Greinacher A, Selleng K, et al: False positive tests for heparin induced thrombocytopenia in patients with antiphospholipid syndrome and systemic lupus erythematosus. *J Thromb Haemost* 7:1070, 2009.
252. Abrams CS, Cines DB: Thrombocytopenia after treatment with platelet glycoprotein IIb/IIIa inhibitors. *Curr Hematol Rep* 3:143, 2004.
253. Greinacher A, Michels I, Mueller-Eckhardt C: Heparin-associated thrombocytopenia: The antibody is not heparin specific. *Thromb Haemost* 67:545, 1992.
254. Meuleman DG: Orgaran (Org 10172): Its pharmacological profile in experimental models. *Haemostasis* 22:58, 1992.
255. Skoutakis VA: Danaparoid in the prevention of thromboembolic complications. *Ann Pharmacother* 31:876, 1997.
256. Chong BH, Ismail F, Cade J, et al: Heparin-induced thrombocytopenia: Studies with a new low molecular weight heparinoid, Org 10172. *Blood* 73:1592, 1989.
257. Newman PM, Swanson RL, Chong BH: Heparin-induced thrombocytopenia: IgG binding to PF4-heparin complexes in the fluid phase and cross-reactivity with low molecular weight heparin and heparinoid. *Thromb Haemost* 80:292, 1998.
258. Chong BH, Gallus AS, Cade JF, et al: Prospective randomised open-label comparison of danaparoid with dextran 70 in the treatment of heparin-induced thrombocytopaenia with thrombosis: A clinical outcome study. *Thromb Haemost* 86:1170, 2001.
259. Hermann JP, Kutryk MJ, Serruys PW: Clinical trials of direct thrombin inhibitors during invasive procedures. *Thromb Haemost* 78:367, 1997.
260. Vanholder R, Camez A, Veys N, et al: Pharmacokinetics of recombinant hirudin in hemodialyzed end-stage renal failure patients. *Thromb Haemost* 77:650, 1997.
261. Fischer KG, Liebe V, Hudek R, et al: Anti-hirudin antibodies alter pharmacokinetics and pharmacodynamics of recombinant hirudin. *Thromb Haemost* 89:973, 2003.
262. Okamoto S, Hijikata A, Kikumoto R, et al: Potent inhibition of thrombin by the

newly synthesized arginine derivative No. 805. The importance of stereo-structure of its hydrophobic carboxamide portion. *Biochem Biophys Res Commun* 101:440, 1981.
263. Hursting MJ, Zehnder JL, Joffrion JL, et al: The international normalized ratio during concurrent warfarin and argatroban anticoagulation: Differential contributions of each agent and effects of the choice of thromboplastin used. *Clin Chem* 45:409, 1999.
264. Lubenow N, Eichler P, Leitz T, Greinacher A: Meta-analysis of three prospective studies of lepirudin in the prevention of thrombosis in patients with heparin-induced thrombocytopenia. *Blood* 100:501a, 2002.
265. Lewis BE, Wallis DE, Berkowitz SD, et al: Argatroban anticoagulant therapy in patients with heparin-induced thrombocytopenia. *Circulation* 103:1838, 2001.
266. Matthai WH, Hursting MJ, Lewis BE: Argatroban use in patients with a history of heparin-induced thrombocytopenia who require acute anticoagulation. *Blood* 98:45a, 2001.
267. Lobo B, Finch C, Howard A, Minhas S: Fondaparinux for the treatment of patients with acute heparin-induced thrombocytopenia. *Thromb Haemost* 99:208, 2008.
268. Alsaleh KA, Al-Nasser SM, Bates SM, et al: Delayed-onset HIT caused by low-molecular-weight heparin manifesting during fondaparinux prophylaxis. *Am J Hematol* 83:876, 2008.
269. Sadler JE: A new name in thrombosis, ADAMTS13. *Proc Natl Acad Sci U S A* 99:11552, 2002.
270. Riegert-Johnson DL, Sandhu N, Rajkumar SV, Patel R: Thrombotic thrombocytopenic purpura associated with a hepatic abscess due to *Actinomyces turicensis*. *Clin Infect Dis* 35:636, 2002.
271. Denneberg T, Friedberg M, Holmberg L, et al: Combined plasmapheresis and hemodialysis treatment for severe hemolytic-uremic syndrome following *Campylobacter* colitis. *Acta Paediatr Scand* 71:243, 1982.
272. Chamovitz BN, Hartstein AI, Alexander SR, et al: *Campylobacter jejuni*-associated hemolytic-uremic syndrome in a mother and daughter. *Pediatrics* 71:253, 1983.
273. Morton AR, Yu R, Waldek S, et al: *Campylobacter* induced thrombotic thrombocytopenic purpura. *Lancet* 2:1133, 1985.
274. George JN, Vesely SK, Terrell DR: The Oklahoma Thrombotic Thrombocytopenic Purpura-Hemolytic Uremic Syndrome (TTP-HUS) Registry: A community perspective of patients with clinically diagnosed TTP-HUS. *Semin Hematol* 41:60, 2004.
275. Coppo P, Adrie C, Azoulay E, et al: Infectious diseases as a trigger in thrombotic microangiopathies in intensive care unit (ICU) patients? *Intensive Care Med* 29:564, 2003.
276. Chang JC, Kathula SK: Various clinical manifestations in patients with thrombotic microangiopathy. *J Investig Med* 50:201, 2002.
277. Riggs SA, Wray NP, Waddell CC, et al: Thrombotic thrombocytopenic purpura complicating Legionnaires' disease. *Arch Intern Med* 142:2275, 1982.
278. Albaqali A, Ghuloom A, Al Arrayed A, et al: Hemolytic uremic syndrome in association with typhoid fever. *Am J Kidney Dis* 41:709, 2003.
279. Brandt J, Wong C, Mihm S, et al: Invasive pneumococcal disease and hemolytic uremic syndrome. *Pediatrics* 110:371, 2002.
280. Prober CG, Tune B, Hoder L: *Yersinia* pseudotuberculosis septicemia. *Am J Dis Child* 133:623, 1979.
281. Marty AM, Dumler JS, Imes G, et al: Ehrlichiosis mimicking thrombotic thrombocytopenic purpura. Case report and pathological correlation. *Hum Pathol* 26:920, 1995.
282. Modi KS, Dahl DC, Berkseth RO, et al: Human granulocytic ehrlichiosis presenting with acute renal failure and mimicking thrombotic thrombocytopenic purpura. A case report and review. *Am J Nephrol* 19:677, 1999.
283. Erdem F, Kiki I, Gundogdu M, Kaya H: Thrombotic thrombocytopenic purpura in a patient with Brucella infection is highly responsive to combined plasma infusion and antimicrobial therapy. *Med Princ Pract* 16:324, 2007.
284. Guidotti TL, Luetzeler J, di Sant' Agnese PA, Escaro DU: Fatal disseminated aspergillosis in a previously well young adult with cystic fibrosis. *Am J Med Sci* 283:157, 1982.
285. Safdar A, van Rhee F, Henslee-Downey JP, et al: *Candida glabrata* and *Candida krusei fungemia* after high-risk allogeneic marrow transplantation: No adverse effect of low-dose fluconazole prophylaxis on incidence and outcome. *Bone Marrow Transplant* 28:873, 2001.
286. Berberich FR, Cuene SA, Chard RL Jr, Hartmann JR: Thrombotic thrombocytopenic purpura. Three cases with platelet and fibrinogen survival studies. *J Pediatr* 84:503, 1974.
287. Glasgow LA, Balduzzi P: Isolation of Coxsackie virus group A, type 4, from a patient with hemolytic-uremic syndrome. *N Engl J Med* 273:754, 1965.
288. Ray CG, Tucker VL, Harris DJ, Cuppage FE, Chin TD: Enteroviruses associated with the hemolytic-uremic syndrome. *Pediatrics* 46:378, 1970.
289. O'Regan S, Robitaille P, Mongeau JG, McLaughlin B: The hemolytic uremic syndrome associated with ECHO 22 infection. *Clin Pediatr (Phila)* 19:125, 1980.
290. Shashaty GG, Atamer MA: Hemolytic uremic syndrome associated with infectious mononucleosis. *Am J Dis Child* 127:720, 1974.
291. Thompson CE, Damon LE, Ries CA, Linker CA: Thrombotic microangiopathies in the 1980s: Clinical features, response to treatment, and the impact of the human immunodeficiency virus epidemic. *Blood* 80:1890, 1992.
292. Myers TJ, Wakem CJ, Ball ED, Tremont SJ: Thrombotic thrombocytopenic purpura: Combined treatment with plasmapheresis and antiplatelet agents. *Ann Intern Med* 92:149, 1980.
293. Matsuda Y, Hara J, Miyoshi H, et al: Thrombotic microangiopathy associated with reactivation of human herpesvirus-6 following high-dose chemotherapy with autologous bone marrow transplantation in young children. *Bone Marrow Transplant* 24:919, 1999.
294. Ucar A, Fernandez HF, Byrnes JJ, et al: Thrombotic microangiopathy and retroviral infections: A 13-year experience. *Am J Hematol* 45:304, 1994.
295. Chan JCM, Eleff MG, Campbell RAA: The hemolytic-uremic syndrome in nonrelated adopted siblings. *J Pediatr* 75:1050, 1969.
296. Wasserstein A, Hill G, Goldfarb S, Goldberg M: Recurrent thrombotic thrombocytopenic purpura after viral infection. Clinical and histologic simulation of chronic glomerulonephritis. *Arch Intern Med* 141:685, 1981.
297. Kok RHJ, Wolfhagen MJHM, Klosters G: A syndrome resembling thrombotic thrombocytopenic purpura associated with human parvovirus B19 infection. *Clin Infect Dis* 32:311, 2001.
298. Wiersinga WJ, Scheepstra CG, Kasanardjo JS, et al: Dengue fever-induced hemolytic uremic syndrome. *Clin Infect Dis* 43:800, 2006.
299. Turner RC, Chaplinski TJ, Adams HG: Rocky Mountain spotted fever presenting as thrombotic thrombocytopenic purpura. *Am J Med* 81:153, 1986.
300. Reynolds PM, Jackson JM, Brine JA, Vivian AB: Thrombotic thrombocytopenic purpura—Remission following splenectomy. Report of a case and review of the literature. *Am J Med* 61:439, 1976.
301. Bar Meir E, Amital H, Levy Y, et al: Mycoplasma-pneumoniae-induced thrombotic thrombocytopenic purpura. *Acta Haematol* 103:112, 2000.
302. Tsai HM, Rice L, Sarode R, et al: Antibody inhibitors to von Willebrand factor metalloproteinase and increased binding of von Willebrand factor to platelets in ticlopidine-associated thrombotic thrombocytopenic purpura. *Ann Intern Med* 132:794, 2000.
303. Zakarija A, Bandarenko N, Pandey DK, et al: Clopidogrel-associated TTP: An update of pharmacovigilance efforts conducted by independent researchers, pharmaceutical suppliers, and the Food and Drug Administration. *Stroke* 35:533, 2004.
304. Bennett CL, Connors JM, Carwile JM, et al: Thrombotic thrombocytopenic purpura associated with clopidogrel. *N Engl J Med* 342:1773, 2000.
305. Fujita H, Takemura S, Hyo R, et al: Pulmonary embolism and thrombotic thrombocytopenic purpura in acute promyelocytic leukemia treated with all-*trans* retinoic acid. *Leuk Lymphoma* 44:1627, 2003.
306. van der Heijden M, Ackland SP, Deveridge S: Haemolytic uraemic syndrome associated with bleomycin, epirubicin and cisplatin chemotherapy—A case report and review of the literature. *Acta Oncol* 37:107, 1998.
307. Palmisano J, Agraharkar M, Kaplan AA: Successful treatment of cisplatin-induced hemolytic uremic syndrome with therapeutic plasma exchange. *Am J Kidney Dis* 32:314, 1998.
308. Kressel BR, Ryan KP, Duong AT, et al: Microangiopathic hemolytic anemia, thrombocytopenia, and renal failure in patients treated for adenocarcinoma. *Cancer* 48:1738, 1981.
309. Byrnes JJ, Baquerizo H, Gonzalez M, Hensely GT: Thrombotic thrombocytopenic purpura subsequent to acute myelogenous leukemia chemotherapy. *Am J Hematol* 21:299, 1986.
310. Sakai C, Takagi T, Wakatsuki S, Matsuzaki O: Hemolytic-uremic syndrome due to deoxycoformycin: A report of the second case. *Intern Med* 34:593, 1995.
311. Tassinari D, Sartori S, Panzini I, et al: Hemolytic-uremic syndrome during therapy with estramustine phosphate for advanced prostatic cancer. *Oncology* 56:112, 1999.
312. Fung MC, Storniolo AM, Nguyen B, et al: A review of hemolytic uremic syndrome in patients treated with gemcitabine therapy. *Cancer* 85:2023, 1999.
313. Laffay DL, Tubbs RR, Valenzuela R, et al: Chronic glomerular microangiopathy and metastatic carcinoma. *Hum Pathol* 10:433, 1979.
314. Montes A, Powles TJ, O'Brien ME, et al: A toxic interaction between mitomycin C and tamoxifen causing the haemolytic uraemic syndrome. *Eur J Cancer* 29A:1854, 1993.
315. Eremina V, Jefferson JA, Kowalewska J, et al: VEGF inhibition and renal thrombotic microangiopathy. *N Engl J Med* 358:1129, 2008.
316. Bollee G, Patey N, Cazajous G, et al: Thrombotic microangiopathy secondary to VEGF pathway inhibition by sunitinib. *Nephrol Dial Transplant* 24:682, 2009.
317. Ahmed F, Sumalnop V, Spain DM, Tobin MS: Thrombohemolytic thrombocytopenic purpura during penicillamine therapy. *Arch Intern Med* 138:1292, 1978.
318. Harrison EE, Hickman JW: Hemolytic anemia and thrombocytopenia associated with penicillamine ingestion. *South Med J* 68:113, 1975.
319. Abramowicz D, Pradier O, Marchant A, et al: Induction of thromboses within renal grafts by high-dose prophylactic OKT3. *Lancet* 339:777, 1992.
320. Ravandi-Kashani F, Cortes J, Talpaz M, Kantarjian HM: Thrombotic microangiopathy associated with interferon therapy for patients with chronic myelogenous leukemia: Coincidence or true side effect? *Cancer* 85:2583, 1999.
321. Al-Zahrani H, Gupta V, Minden MD, et al: Vascular events associated with alpha interferon therapy. *Leuk Lymphoma* 44:471, 2003.
322. Ubara Y, Hara S, Takedatu H, et al: Hemolytic uremic syndrome associated with beta-interferon therapy for chronic hepatitis C. *Nephron* 80:107, 1998.
323. Schoenmaker NJ, Weening JJ, Krediet RT: Ibuprofen-induced HUS. *Clin Nephrol* 68:177, 2007.
324. Allan DS, Thompson CM, Barr RM, et al: Ciprofloxacin-associated hemolytic-uremic syndrome. *Ann Pharmacother* 36:1000, 2002.
325. Alexopoulou A, Dourakis SP, Kaloterakis A: Thrombotic thrombocytopenic purpura in a patient treated with clarithromycin. *Eur J Haematol* 69:191, 2002.
326. Baron BW, van Besien K, Hoffman PC, et al: Thrombotic thrombocytopenic purpura after cephalosporin administration: A possible relationship. *Transfusion* 43:1317, 2003.
327. Yata Y, Miyagiwa M, Inatsuchi S, et al: Thrombotic thrombocytopenia purpura caused by piperacillin successfully treated with plasma infusion. *Ann Hematol* 79:593, 2000.
328. Fahal IH, Williams PS, Clark RE, Bell GM: Thrombotic thrombocytopenic purpura due to rifampicin. *BMJ* 304:882, 1992.
329. Powell HR, Davidson PM, McCredie DA, et al: Haemolytic-uraemic syndrome after treatment with metronidazole. *Med J Aust* 149:222, 1988.
330. Rivkin A: Thrombotic thrombocytopenic purpura induced by metronidazole vaginal gel. *Pharmacotherapy* 27:1058, 2007.
331. Castelman B, McNeely BU: Case records of the Massachusetts General Hospital. Case 1–1968. *N Engl J Med* 278:36, 1968.
332. Parker JC, Barrett DA 2nd: Microangiopathic hemolysis and thrombocytopenia related to penicillin drugs. *Arch Intern Med* 127:474, 1971.

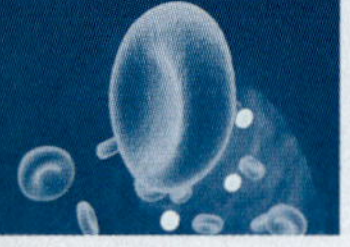

333. Symmers WS: Thrombotic microangiopathy (thrombotic thrombocytopenic purpura) associated with acute haemorrhagic leucoencephalitis and sensitivity to oxophenarsine. *Brain* 79:511, 1956.
334. Bell WR, Chulay JD, Feinberg JE: Manifestations resembling thrombotic microangiopathy in patients with advanced human immunodeficiency virus (HIV) disease in a cytomegalovirus prophylaxis trial (ACTG 204). *Medicine (Baltimore)* 76:369, 1997.
335. Feinberg JE, Hurwitz S, Cooper D, et al: A randomized, double-blind trial of valacyclovir prophylaxis for cytomegalovirus disease in patients with advanced human immunodeficiency virus infection. AIDS Clinical Trials Group Protocol 204/Glaxo Wellcome 123-014 International CMV Prophylaxis Study Group. *J Infect Dis* 177:48, 1998.
336. Ryz K, Klassen J, Gough J, Ahmed SB: Famciclovir and development of thrombotic thrombocytopenic purpura. *Ther Apher Dial* 11:458, 2007.
337. Fiaccadori E, Maggiore U, Rotelli C, et al: Thrombotic-thrombocytopenic purpura following malaria prophylaxis with mefloquine. *J Antimicrob Chemother* 57:160, 2006.
338. Hauglustaine D, Van Damme B, Vanrenterghem Y, Michielsen P: Recurrent hemolytic uremic syndrome during oral contraception. *Clin Nephrol* 15:148, 1981.
339. McShane PM, Bern MM, Schiff I: Thrombotic thrombocytopenic purpura associated with oral contraceptives: A case report. *Am J Obstet Gynecol* 145:762, 1983.
340. Liang R, Wong RW, Cheng IK: Thrombotic thrombocytopenic purpura and 17 beta-estradiol transdermal skin patch. *Am J Hematol* 52:334, 1996.
341. Au WY, Chan KW, Lam CC, Young K: A post-menopausal woman with anuria and uterus bulk: The spectrum of estrogen-induced TTP/HUS. *Am J Hematol* 71:59, 2002.
342. Keung YK, Morgan D, Cobos E: Cocaine-induced microangiopathic hemolytic anemia and thrombocytopenia simulating thrombotic thrombocytopenia purpura. *Ann Hematol* 72:155, 1996.
343. Volcy J, Nzerue CM, Oderinde A, Hewan-Iowe K: Cocaine-induced acute renal failure, hemolysis, and thrombocytopenia mimicking thrombotic thrombocytopenic purpura. *Am J Kidney Dis* 35:E3, 2000.
344. Tumlin JA, Sands JM, Someren A: Hemolytic-uremic syndrome following "crack" cocaine inhalation. *Am J Med Sci* 299:366, 1990.
345. Peces R, Diaz-Corte C, Baltar J, et al: Haemolytic-uraemic syndrome in a heroin addict. *Nephrol Dial Transplant* 13:3197, 1998.
346. Schirren CA, Berghaus TM, Sackmann M: Thrombotic thrombocytopenic purpura after Ecstasy-induced acute liver failure. *Ann Intern Med* 130:163, 1999.
347. McCarthy LJ, Porcu P, Fausel CA, et al: Thrombotic thrombocytopenic purpura and simvastatin. *Lancet* 352:1284, 1998.
348. Kallal SM, Lee M: Thrombotic thrombocytopenic purpura associated with histamine H_2-receptor antagonist therapy. *West J Med* 164:446, 1996.
349. Blecher TE, Raper AB: Early diagnosis of thrombotic microangiopathy by paraffin sections of aspirated bone-marrow. *Arch Dis Child* 42:158, 1967.
350. Karim Y, Masood A: Haemolytic uraemic syndrome following mumps, measles, and rubella vaccination. *Nephrol Dial Transplant* 17:941, 2002.
351. Peyriere H, Klouche K, Beraud JJ, et al: Fatal systemic reaction after multiple doses of intravesical bacillus Calmette-Guerin for polyposis. *Ann Pharmacother* 34:1279, 2000.
352. Brown RC, Blecher TE, French EA, Toghill PJ: Thrombotic thrombocytopenic purpura after influenza vaccination. *Br Med J* 2:303, 1973.
353. Jones MB, Armitage JO, Stone DB: Self-limited TTP-like syndrome after bee sting. *JAMA* 242:2212, 1979.
354. Ashley JR, Otero H, Aboulafia DM: Bee envenomation: A rare cause of thrombotic thrombocytopenic purpura. *South Med J* 96:588, 2003.
355. Mele L, Voso MT, Fianchi L, et al: Thrombotic thrombocytopenic purpura-hemolytic uremic syndrome after bupropion treatment for smoking cessation. *Blood Coagul Fibrinolysis* 14:77, 2003.
356. Stonesifer LD, Bone RC, Hiller FC: Thrombotic thrombocytopenic purpura in carbon monoxide poisoning. Report of a case. *Arch Intern Med* 140:104, 1980.
357. Pilz P: Moschcowitz syndrome with involvement of the central nervous system. Light optical studies on the genesis of hemolytic anemia and vascular changes. *Virchows Arch A Pathol Anat Histol* 366:59, 1975.
358. Mutter WP, Stillman IE, Dahl NK: Thrombotic microangiopathy and renal failure exacerbated by epsilon-aminocaproic acid. *Am J Kidney Dis* 53:346, 2009.
359. Liatsos G, Elefsiniotis I, Todorova R, Moulakakis A: Severe thrombotic thrombocytopenic purpura (TTP) induced or exacerbated by the immunostimulatory herb Echinacea. *Am J Hematol* 81:224, 2006.
360. Huynh M, Chee K, Lau DH: Thrombotic thrombocytopenic purpura associated with quetiapine. *Ann Pharmacother* 39:1346, 2005.

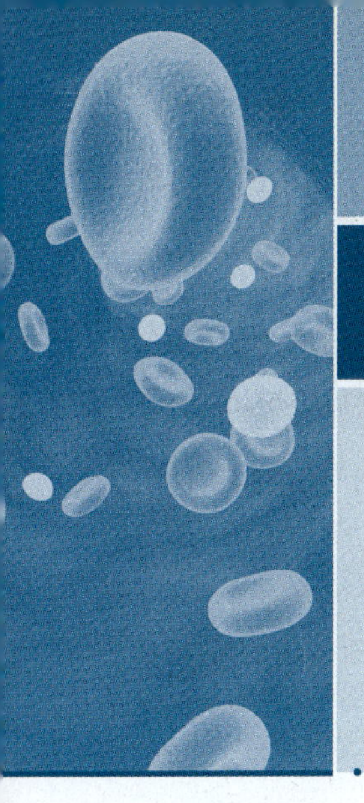

第134章

静脉血栓形成

Gary E. Raskob,Russell D. Hull,Graham F. Pineo

摘 要

静脉血栓栓塞(venous thromboembolism,VTE)[深静脉血栓(deep vein thrombosis,DVT)]和(或)肺栓塞(pulmonary embolism))是一种常见的疾病,据统计在美国每年有900 000的病人发病,其中约1/3是致命的肺栓塞,其余2/3的非致命事件是有症状的深静脉血栓或肺栓塞。大多数的致命性事件发生突然,所以减少肺栓塞死亡的防治策略就显得尤为重要。每年发生非致命性静脉血栓栓塞的病人约600 000,大约60%诊断为深静脉血栓栓塞,40%为肺栓塞。临床上大多数的肺栓塞起源于下肢近端深静脉血栓(包括髂静脉、股静脉、腘静脉栓塞)。上肢深静脉血栓也会导致肺栓塞。深静脉血栓栓塞及肺栓塞的临床症状是非特异性的。客观的诊断试验需要确定或排除静脉血栓栓塞的存在。血浆D-二聚体检测可以提供一个简单、快速、经济的一线筛查试验,排除发生静脉血栓栓塞概率较低的病人。对于临床上有症状的深静脉血栓病人,可以对近端静脉进行加压超声检查,若检查正常,5~7天后复查正常可以完全排除深静脉血栓。多中心专家通过单一的综合评价认为,有必要对近端和小腿的静脉实施双超声检查。若条件允许可以应用计算机断层分析成像血管造影(computed tomographic angiography,CTA)和计算机断层分析成像静脉造影(computed tomographic venography,CTV)进行检查,这两种方法能够为90%的病人提供是否抗血栓治疗的依据,是疑似肺栓塞病人的首选手段。对于肺栓塞的排除诊断,CTA与肺通气-血流扫描相比并不逊色,这两种方法都可以与下肢静脉超声检查联合应用。对于大多数急性静脉血栓栓塞病人,抗凝剂是首选治疗方法。初期治疗选用皮下低分子量肝素(low-molecular-weight heparin,LMWH)或磺达肝素(fondaparinux),是大多数门诊病人和初治病人的首选药物,再序贯口服维生素K拮抗剂[如华法林钠(warfarin sodium)]长期维持,可以有效控制静脉血栓栓塞复发。对于恶性肿瘤相关性血栓患者低分子量肝素治疗至少6个月,如果癌肿不缓解治疗不能中断。对于肺栓塞合并心血管衰竭或右心室功能受损可以选择溶栓治疗。对抗凝剂有禁忌证的患者,或者在足量长期抗凝治疗情况下仍反复出现静脉血栓栓塞的患者,提倡应用下腔静脉滤器。对于初治静脉血栓栓塞的患者或者有可逆性危险因素复治的患者,抗凝治疗应该持续至少3个月。对于特发性静脉血栓栓塞、有血栓形成倾向或反复出现静脉血栓栓塞的患者,是否抗凝治疗尚不确定。

本章使用的简写和缩略词:APTT,活化部分凝血活酶时间(activated partial thromboplastin time);CT,计算机断层扫描(computed tomography);CTA,计算机断层扫描成像血管造影(computed tomographic angiography);CTV,计算机断层扫描成像静脉造影(computed tomographic venography);ELISA,酶联免疫吸附实验(enzyme-linked immunosorbent assay);INR,国际标准化比值(international normalized ratio);LMW,低分子量(low molecular weight);MRI,磁共振(magnetic resonance imaging);PIOPED,肺栓塞诊断的前瞻性研究(Prospective Investigation of Pulmonary Embolism Diagnosis)。

定义和流行病学

静脉血栓形成通常发生在四肢的深静脉或浅静脉。除非血栓蔓延至深静脉系统,浅静脉血栓形成是相对良性的疾病。下肢血栓可分为两种:①小腿静脉血栓:指局限于小腿深静脉的血栓;②近端静脉血栓:指腘静脉、股静脉或髂静脉血栓[1]。

至少90%肺栓塞病人的血栓来源于下肢深静脉,其余不常见的来源包括盆腔静脉丛、肾静脉、下腔静脉、右心腔和腋静脉。临床上大多数肺栓塞起源于下肢近端深静脉,上肢深静脉血栓也会导致肺栓塞[2]。深静脉血栓(deep vein thrombosis,DVT)和(或)肺栓塞合称为静脉血栓栓塞(venous thromboembolism,VTE)。

VTE是一种常见病。1998年美国年度统计分析指出,年发生率在每100 000人(约250 000病例/年)中有117人发病[3]。最新研究指出每年有超过900 000的病人发生VTE事件或VTE

复发[4]，其中大约1/3的病例（300 000）是致命性的肺栓塞，2/3是非致命的肺栓塞或DVT。在美国每年死于肺栓塞的人数超过死于乳腺癌、艾滋病和交通事故的总人数[5]。大多数致命性事件发生突然，所以预防措施对于减少肺栓塞死亡就显得尤为重要。在每年大约600 000的非致命性事件中，大约60%诊断为DVT，40%诊断为肺栓塞。对于年龄≥60岁的病人，VTE发生率明显增加，这暗示人口老龄化问题将是未来VTE疾病的重要隐患。

对于具有VTE高危因素的病人可以实施有效的预防措施。对于减少VTE的发病率和死亡率，预防比发病后的治疗更为有效。循证医学建议针对VTE实施预防[6]。

既往VTE多发生于住院患者，现在病变多在医院门诊或急诊室出现。这一转变的主要原因是大多数外科手术后患者住院时间缩短，在VTE风险解除之前或处于亚临床静脉血栓状态时让患者出院，随后病情进展导致有症状的DVT或肺栓塞。这一病变负荷发生的转变促使有效安全的门诊诊断处理措施的加强。

病因学及发病机制

静脉血栓主要是由纤维蛋白及红细胞组成，还含有不同数量的白细胞及血小板。静脉血栓的形成、生长及降解过程反映出刺激血栓形成及抑制之间的平衡。在19世纪Virchow首次提出血栓形成的三大要素：①静脉血流淤滞；②凝血活化；③血管内皮损伤。保护机制有：①循环中的血栓抑制剂将活化的凝血因子灭活（如抗凝血酶连接肝素硫酸基团固定于血管壁并活化蛋白C）；②单核吞噬细胞及肝脏可以清除活化的凝血因子与可溶性的纤维蛋白聚合体；③血浆及血管内皮细胞产生纤溶酶降解纤维蛋白。

资料显示至少50%的近端静脉血栓病人可发生肺栓塞[1]，其中大多无症状。肺栓塞临床症状取决于栓子的大小及患者的心肺功能。只有部分血栓栓塞病人，如30%~70%的肺栓塞患者行血管造影检查时同时发现下肢深静脉有血栓[7,8]。DVT和肺栓塞不是两种独立的疾病，而是同一种疾病（VTE）的不同发展阶段，VTE的首发临床表现可能是深静脉血栓的症状，也可能是肺栓塞的症状。因此，诊断VTE既包括对肺栓塞的检查［X线胸片、计算机断层扫描（CT）或肺血管造影］[8-10]，也包括对下肢深静脉血栓的检查（超声波检查法或静脉造影术）[11-13]（见下文“肺栓塞的客观检查”及“深静脉血栓的客观检查”）。

目前已经证实VTE的危险因素包括先天性和获得性两大类，参见表134-1（或参见第131章）[14-16]。血栓栓塞的危险性会随着危险因子数目的增多而增加。

活化蛋白C抵抗是VTE倾向患者最常见的遗传性异常。因子Ⅴ分子中506残端的谷氨酰胺由精氨酸替代后导致蛋白C参与的因子Ⅴ水解受阻，称作因子Ⅴ Leiden突变，是常见的常染色体显性遗传。因子Ⅴ Leiden突变的纯合子患者血栓风险高，并会在早期（中位年龄：31岁）出现血栓栓塞的临床表现，较杂合型患者（中位年龄：46岁）发病早[14,16]。在正常的白色人种中有大约5%的人有因子ⅤLeiden突变，16%的患者首次发病表现为DVT，超过35%的患者是特发性DVT[14,16,17]。凝血酶原G20210A是VTE倾向的另外一个基因突变，大约2%~3%的人无症状，其中7%有DVT[16]。40%~60%的特发性DVT患者不能检测到遗传性缺陷，说明目前为止仍有未知的基因突变会引起VTE（参见第131章）。

表134-1　血栓栓塞的危险因素＊

获得性	遗传性
高龄（年龄>40岁）	蛋白C活化缺陷
既往有血栓栓塞病史	凝血酶原G20210A
近期手术	抗凝血酶缺陷
近期创伤	蛋白C缺乏
长期制动	蛋白S缺乏
恶性肿瘤	纤维蛋白原异常血症
充血性心力衰竭	
心肌梗死	
下肢瘫痪	
应用雌激素	
怀孕或产后阶段	
静脉曲张	
肥胖	
抗磷脂抗体综合征	
高同型半胱氨酸血症	

＊参见第131章。

临床特征

静脉血栓

静脉血栓形成的临床特征包括下肢疼痛、触痛、水肿、表现明显的血栓形成性的条索状的血管、皮肤颜色改变、静脉扩张、浅表静脉突出及发绀。以上每一个症状都可以由非血栓栓塞症的疾病引起，所以DVT的临床症状没有特异性。极少数的例外有疼痛性蓝肿（该病是指静脉循环完全受阻，同时伴有下肢肿胀，动脉痉挛而致下肢血液循环障碍的临床综合征），即已经明确的广泛性髂股静脉血栓。在有症状的静脉血栓形成患者中不足1%的发生疼痛性蓝肿，大多数病人症状和体征无特异性，50%~85%临床怀疑DVT的病人客观检查不能确诊[11-13]。有轻微症状和体征的病人可能检查出有严重的深静脉血栓；而有明显下肢疼痛和水肿，临床诊断怀疑有广泛的DVT的病人，或许客观检查结果是阴性的。

尽管临床诊断没有特异性，前瞻性研究应用临床预测规则将病人发生DVT的可能性分为低等、中等或高等，这一临床预测规则将病人症状、体征及危险因素三种因素综合考虑。一项系统性回顾性研究[18]发现患DVT的低等、中等及高等的概率分别为5%（95%CI 4%~8%）、17%（95%CI 13%~23%）与53%（95%CI 44%~61%）。因此，流行病学上预测范畴的“低概率”不足以停止进一步的诊断及治疗，而流行病学上预测范畴的“高概率”不足以在不做进一步诊断检查的情况下行抗凝治疗。完成临床分类的关键是应用 D- 二聚体定量及静脉扫描的综合诊断措施。

■ 肺栓塞

急性肺栓塞的临床特征包括以下症状和体征的一项或两项以上：①暂时性的呼吸困难和呼吸急促；②胸膜炎性胸痛、咳嗽、咯血、胸腔积液、肺梗死及充血性肺不张（又称缺血性肺炎或不完全性肺梗死）引起的胸片上的肺部异常；③严重的呼吸困难、呼吸急促及右心功能衰竭；④低血压、晕厥及昏迷等心血管衰竭（经常由广泛的肺栓塞引起）；⑤另外还有一些不常见的及非特异性的临床表现，包括难以解释的心动过速或心律失常，顽固性的心力衰竭、气喘、咳嗽、发热、焦虑 / 恐惧和困惑。所有这些临床特征是非特异性的，可以由各种各样的心肺功能异常的疾病引起。临床医生可以通过 Geneva 评分或 Wells 方法[19,20]的临床决策规定或隐性临床判断对患病率进行预测分类。然而按这些分类方法得出的肺栓塞的发病率不足以仅靠临床特征得以诊断，需要 D- 二聚体和（或）影像学检查以排除或确诊肺栓塞。对临床预测概率的评估是综合诊断策略重要的一步，包括临床概率、D- 二聚体、计算机断层分析成像血管造影、肺扫描及 DVT 的客观检查。

实验室检查

VTE 的实验室检查结果反映组织损伤后急性期的细胞因子的改变，其中包括纤维蛋白原及第Ⅷ因子水平的升高，白细胞及血小板数目的增加，凝血系统的活化、纤维蛋白的形成及其溶解，另外还有凝血酶原片段 1.2、血纤维蛋白肽 A、凝血酶 - 抗凝血酶复合物及纤维蛋白降解产物在血浆中浓度的增加。所有以上这些变化无特异性，在手术、创伤、感染、炎症、坏死的情况下也会发生。以上实验室检查结果都不可以预测 VTE 的进展。

纤维蛋白降解产物 D- 二聚体可以用酶联免疫吸附试验（enzyme-linked immunosorbent assay，ELISA）或乳胶凝集试验（latex agglutination assay）测量。其中有些方法检测时间快，有些是定量试验。D- 二聚体结果阴性可以对疑似 DVT 或肺栓塞的病人做出排除诊断（参见下文“肺栓塞的客观检查”和“DVT 的客观检查”）[10,19-21]。阳性结果无明显特异性。

深静脉血栓的鉴别诊断

临床上疑似 DVT 的病人的鉴别诊断包括肌肉扭伤或断裂，下肢扭伤，淋巴管炎或淋巴管梗阻，静脉逆流，腘窝囊肿，蜂窝组织炎，瘫痪所致的下肢肿胀，膝关节异常。其他诊断在表现上往往并不典型，所以没有客观检查不可能排除 DVT。一旦客观检查排除 DVT 后仍要密切随访才可以确诊。大约 25% 的病人，尽管密切随访也不能确定病人疼痛、触痛及水肿的原因[13]。

深静脉血栓的客观检查

■ D- 二聚体的检测

血浆 D- 二聚体测定被广泛作为临床疑似 DVT 的排除标准[21]。不同的 D- 二聚体测定方法（ELISA、快速定量 ELISA、乳胶凝集试验及全血凝集试验）有不同的敏感性、特异性及 DVT 似然比。ELISA 及快速定量 ELISA 有高度的敏感性（96%），在有症状的 DVT 患者中阴性似然比大约为 0.10。因此，用定量快速 ELISA 方法测定 D- 二聚体结果阴性，同多普勒超声阴性结果一样可以有效排除有症状的疑似 DVT 病人[21]。应用合适的方法对 D- 二聚体定量测定可结合超声成像一起应用，如果两种检查都是阴性的，不必再重复做超声检查[22]。要想通过对 D- 二聚体的检测做出病人的保健决策，需要具备高度敏感的检测方法，并且这种方法适用于临床并行之有效。图 134-1 显示疑似 DVT 诊断的实用方法。

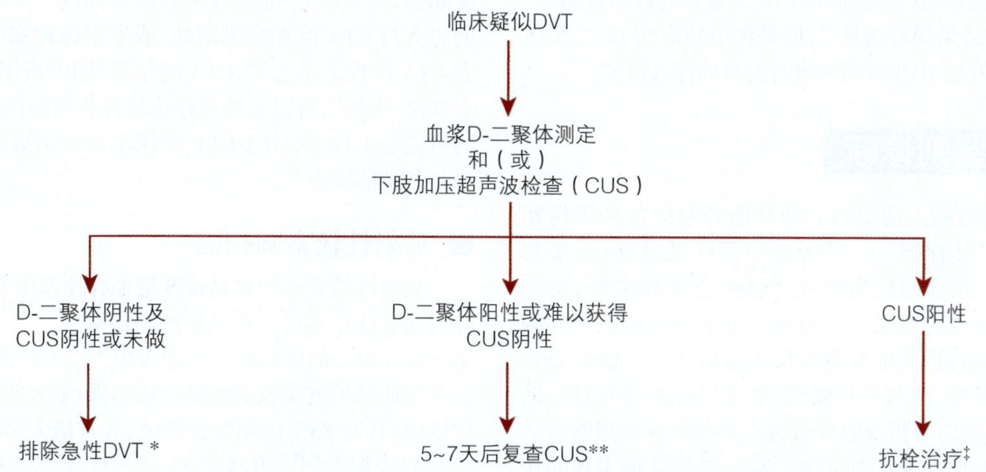

图 134-1　初诊疑似 DVT 病人的诊断。* 如果病人患病的临床概率中等或较低，D- 二聚体可以用来排除急性 DVT，而不用进一步行加压超声波检查（compression ultrasonography，CUS）检查[18,21]。若临床概率高则应做超声波查法。D- 二聚体阴性时还需 CUS 阴性才能排除急性 DVT，而不需重复行 CUS 检查[22,24]。**CUS 检查部位从阴部的股静脉开始，经过腘窝的腘静脉，一直延伸到髌骨远端 10cm。CUS 的再次检查是指 5~7 天后对小腿静脉血栓检测[11]。专家认为，单次全下肢双重超声波检查（CUS 加流量评估）结果阴性足够可以排除急性 DVT[12,24]。‡CUS 检查显示深静脉段不可压缩性时高度预示 DVT 的发生（>95%），表明可以对大多数病人实施抗血栓形成的治疗。若只在腹股沟一处 CUS 表现阳性，需进一步做静脉造影术、计算机断层扫描或磁共振检查，因为当腹股沟处的其他疾病（如肿瘤）压迫血管时 CUS 会表现假阳性的结果。

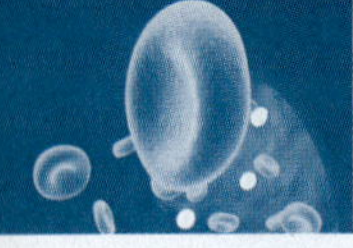

■ 影像学检查

临床疑似 DVT 的诊断方法中，占有重要地位的客观影响学检查是超声波检查法及静脉造影术。这两个检查临床实验已经论证，包括长期随访的前瞻性研究显示对阴性结果的病人不实施抗凝治疗是比较安全的[11-13,23]。

应用血管加压超声波检查法对识别近端静脉血栓形成很有效，该方法可以有效安全地替代静脉造影术对有症状的病人进行诊断[11]，如果第一次检查正常，5~7 天后再检查一次。有经验的超声波检查人员对下肢静脉行双重超声波检查后做一综合评价就足以做出诊断，若检查结果阴性，无需重复检查。一随机对照试验表明：对于疑似 DVT 病人的诊断，广泛全下肢彩色多普勒超声检查相当于 D- 二聚体检测及重复超声波检查法两者相结合的诊断价值[24]。

不同中心由于专家及血栓性疾病发生率的不同，单独小腿静脉超声波检查结果阳性的预测价值随着中心不同而有差异。因此，通过小腿超声波阳性率检查结果的增加，避免重复进行小腿静脉超声评估检查，这类病人还需要进一步的检查或抗凝治疗。大多数超声波检查结果阴性的病人需要给出另外一个确切的诊断及下一步的护理指导策略，所以 5~7 天后复诊再次行超声波检查就有了更实用的价值[11]。对于无条件行超声波检查的病人或检查结果不明确或不能进行再次检查的病人，静脉造影术是重要的替代检查方法。

急性复发性 DVT 的诊断非常具有挑战性，因为此类病人即使接受了充分的抗凝治疗，疼痛及水肿的症状仍然极其常见；另外，超声波检查及静脉造影术对于排除急性复发性 DVT 很有限[25]。应用加压超声波检查可以有 50% 的病人一年之内全是异常结果，还有些病人持续时间更长[26]，因为纤维蛋白组成的原始血栓导致静脉持续无收缩性。静脉造影术对复发性 DVT 的排除诊断价值有限，因为先前受累或半闭塞的静脉有闭塞或血栓再通的可能，因此，对这类病人必须实施 D- 二聚体检测单独评估，因为既往有 VTE 病史的很多病人都接受过长期的口服抗凝剂治疗，这会潜在导致 D- 二聚体的假阴性结果。有一项研究初步结果颇有前景[27]，但是在单独应用 D- 二聚体阴性结果排除复发性 DVT 前需要进行大量的深入研究。

肺栓塞的鉴别诊断

疑似肺栓塞的病人需要与心肺功能异常的各种疾病相鉴别（参见上文“肺栓塞”）。呼吸困难及呼吸急促，需鉴别的疾病包括肺不张、肺炎、胸膜炎、气胸、急性肺水肿、支气管炎、细支气管炎及急性支气管阻塞。由于肺梗死表现为胸膜炎性疼痛或咯血，因此需鉴别的疾病包括肺炎、气胸、心包炎、肺或支气管肿瘤、支气管扩张、急性支气管炎、肺结核、横膈膜炎症、肌炎、肌肉劳损及肋骨骨折。有右心衰表现的疾病包括心肌梗死、心肌炎及心脏压塞。有心血管衰竭表现的疾病包括心肌梗死、急性大出血、革兰阴性菌败血症，心脏压塞及自发性气胸。

肺栓塞的客观检查

客观的影像学检查包括计算机断层扫描（CT）、计算机断层分析成像血管造影（CTA）、放射性核素肺扫描、选择性肺动脉血管造影术、磁共振（magnetic resonance imaging，MRI）及 DVT 的客观检查。血浆 D- 二聚体定量监测对排除诊断有效。

■ D- 二聚体检测

血浆 D- 二聚体定量监测对排除诊断有效，可以提供一个合适的验证试验。应用快速定量 ELISA 方法检测 D- 二聚体结果阴性的阴性似然比与正常灌注扫描类似[21]。D- 二聚体阳性无法确诊肺栓塞。许多研究发现发生肺栓塞临床概率不大的患者在影像学表现阴性的情况下可以排除肺栓塞[28]。

■ 计算机断层扫描成像及血管造影术

近年来螺旋 CT 成像在肺栓塞诊断方面的作用越来越大，并且在多家中心作为诊断初期的影像学检查。单探测器的螺旋 CT 对大栓子（肺段或更大的动脉栓子）的诊断高度敏感，对亚肺段的动脉栓子敏感性相对较低[10,29]；这类栓子也许会引起患者严重心肺功能受损。所以，单独靠单探测器的螺旋 CT 检查的阴性结果不能排除肺栓塞。若该检查发现肺段或更大的动脉充盈缺损说明该病人具有发生肺栓塞的较高概率（>90%）[29]。

多层螺旋 CT 的发展，再加上使用对比增强扫描，进一步改善了 CT 诊断肺栓塞的实用性[30-32]。对比增强 CTA 可以提供明确的结果（阴性或阳性），非诊断性概率相对较低，识别非血管结构，同时具有计算机断层扫描成像静脉造影术（CTV）评估下肢深静脉系统的功能。

近期有一个关于多排 CTA 及 CTA-CTV 联合检查对肺栓塞诊断的精确度及临床应用的前瞻性Ⅱ期研究（PIOPED）[32]，该研究涉及 824 名疑似肺栓塞患者，其中 51（6%）名行 CTA 检查的患者诊断不明确，原因是图像质量较差，CTA 的灵敏度占 83%，精确度占 96%。而 87 名行 CTA-CTV 检查的患者诊断不明确，原因是 CTA 或 CTV 图像质量较差。CTA-CTV 联合检查的灵敏度（90%）比单 CTA 检查的灵敏度（83%）高，而两者精确度相似（约 95%）。临床评估具有较高或中等可能发生肺栓塞的患者行 CTA 检查结果阳性，或发生肺栓塞可能性较低的患者 CTA 检查结果正常，CTA 的结果（阴性或阳性）的预测价值有 92%~96%[32]，可以足够确诊或排除诊断肺栓塞。当临床评估的可能与 CTA 或 CTA-CTV 影像学诊断结果不符的话需要进一步做其他检查[32]。

■ 放射性核素肺扫描

放射性核素肺扫描是诊断疑似肺栓塞患者的进一步检查，肺扫描灌注正常可以排除诊断肺栓塞[9,33]。在学术健康中心及第三治疗中心的疑似肺栓塞患者中大约 10% 肺扫描灌注正常。一个阳性结果概率较高的肺扫描结果（如大范围通气匹配的灌注缺陷）具有 85% 的阳性预测值，并且给大多数患者提供抗凝治疗的依据[9,34,35]。10%~15% 的有症状患者肺扫描阳性概率较高。对于有肺栓塞病史的患者，需仔细比较以往及现在的肺扫描结果确保灌注缺陷是新发的。对于肺扫描结果阳性概率较高而临床预测概率较低，并且具有发生大出血的较高风险的患者需进一步行其他检查诊断，以此来减少假阳性率。

放射性核素肺扫描应用的最大限制是大多数患者检查结果不确定，尽管考虑到临床预测概率问题[9]。大约 70% 的疑似肺栓塞患者应用了非诊断性肺扫描模式[7,9,35]，以往称这些肺扫描结果为“低概率”（包括通气匹配灌注异常或微小灌注缺陷病灶），“中等概率”或不确定（灌注缺陷范围与胸片扫描范围一致），以上这类病人多数需要行进一步检查，不管临床预测评估是否怀疑，即使肺栓塞的后测概率与这些肺扫描结果相关，也不足以指导临床给予或不给予抗凝治疗。罕见的例外指那些临床评估概率较低的患者，肺扫描结果阳性率也较低。然而，对这些患者行超声波检查和（或）血浆 D- 二聚体定量检测检查 DVT，或许会产生额外的诊断价值（参见下文“深静脉血栓的客观检查”）。有一个随机试验显示应用 CTA 排除诊断肺栓塞并不劣于应用放射性核素肺扫描，两者均联合应用了下肢静脉超声检查精确运算[36]。

■ 磁共振

磁共振（MRI）诊断肺栓塞高度敏感，是很有前景的诊断方法。然而，不同的观察者对于肺栓塞诊断敏感性不同，从 70%~100% 之间波动[37]。对于疑似肺栓塞患者需行进一步检查来确定 MRI 对于肺栓塞的诊断。

■ 肺血管造影术

对于无高血压或无心力衰竭的患者应用选择性肺动脉导管的肺血管造影术是相对安全的检查[9,33]。若其他检查不能确诊，并且临床需要进一步确诊或排除肺栓塞，应该进一步行肺血管造影术检查。

■ 深静脉血栓的客观检查

对于疑似肺栓塞患者，特别是放射性核素肺扫描诊断不确定[23,35]，或 CT 检查结果不确定的患者[38]，需要行 DVT 的客观检查。客观检查发现有近端静脉血栓是抗凝治疗的指征，不管肺栓塞是否存在，并且不需要行其他检查。然而 DVT 的客观检查结果阴性却不能排除肺栓塞的存在[7,8]。

目前，在没有 CTA-CTV 检查条件的医疗中心或该检查不能确诊的情况下，应用下肢超声波检查诊断起到了很重要的作用。若患者心肺功能健全，且肺扫描或 CT 检查无法确诊，连续的针对近端静脉血栓的超声检查可以作为肺血管造影术的替代检查，若重复检查结果阴性可以不做抗凝治疗[23,38]。这类患者的临床目标是阻止复发性肺栓塞的发生，而肺栓塞发生的同时近端静脉血栓不一定存在。选择性肺血管造影术应该应用于那些怀疑由近端下肢深静脉血栓起源的血栓性疾病（如上肢血栓形成、肾静脉血栓形成、盆腔静脉血栓形成或右心血栓）。

■ 肺栓塞诊断的综合策略

图 134-2 是对疑似肺栓塞患者应用 CTA 或 CTA-CTV 作为重要影像学诊断方法的总结。图 134-3 是当无条件应用 CTA 的情况下应用通气 - 灌注肺扫描的简要说明。选择何种检查方法依赖于当地的技术水平及患者个体状况的不同。图 134-2 及图 134-3 体现了 PIOPED Ⅱ的精髓[39]。

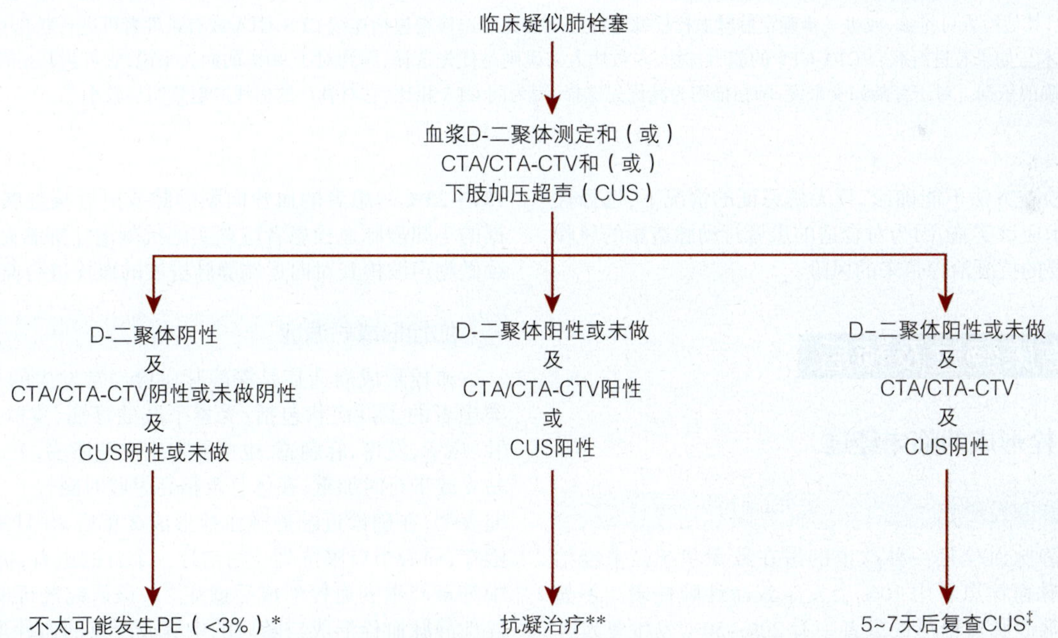

图 134-2 对疑似肺栓塞（PE）患者应用 CTA 作为重要的影像学检查的综合诊断策略。* 如果病人临床评估概率中等或较低，单独 D- 二聚体阴性可以作为阴性预测值较高的排除检查[21,28]。若临床评估概率高则应做 CTA 或 CTA-CTV 联合检查。** 如果病人临床评估发生肺栓塞的概率中等或较高，且 CTA 或 CTA-CTV 联合检查结果阳性，则其阳性预测值为 90% 或高于静脉血栓栓塞的阳性预测值。同样，对下肢近端深静脉行加压超声（CUS）检查结果不正常，说明近端静脉血栓形成的阳性预测值较高，并且需要做抗凝治疗。若临床评估发生肺栓塞概率较低，而 CTA 或 CTA-CTV 检查肺支气管动脉或肺叶支气管动脉时是阳性结果，依然高度预示肺栓塞存在的可能（97%）[19]；对于临床评估概率较低且 CTA 检查发现肺段或亚段动脉有阳性结果的患者，建议行进一步检查，如肺动脉造影术或连续行 CUS 检查。‡ 对于临床评估概率较低的患者，CTA 或 CTA-CTV 联合检查结果阴性的阴性预测值较高（96%）[19]；对于临床评估概率中等的患者，CTA-CTV 联合检查结果阴性的阴性预测值仍然较高（92%），CTA 单用阴性结果的阴性预测值稍低（89%）[19]；对于临床评估概率较高的患者，推荐选择连续的 CUS 或肺动脉造影术检查。

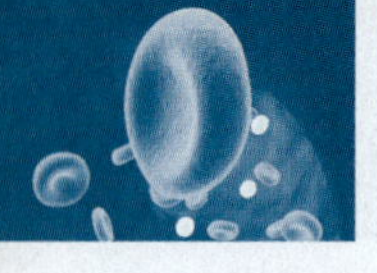

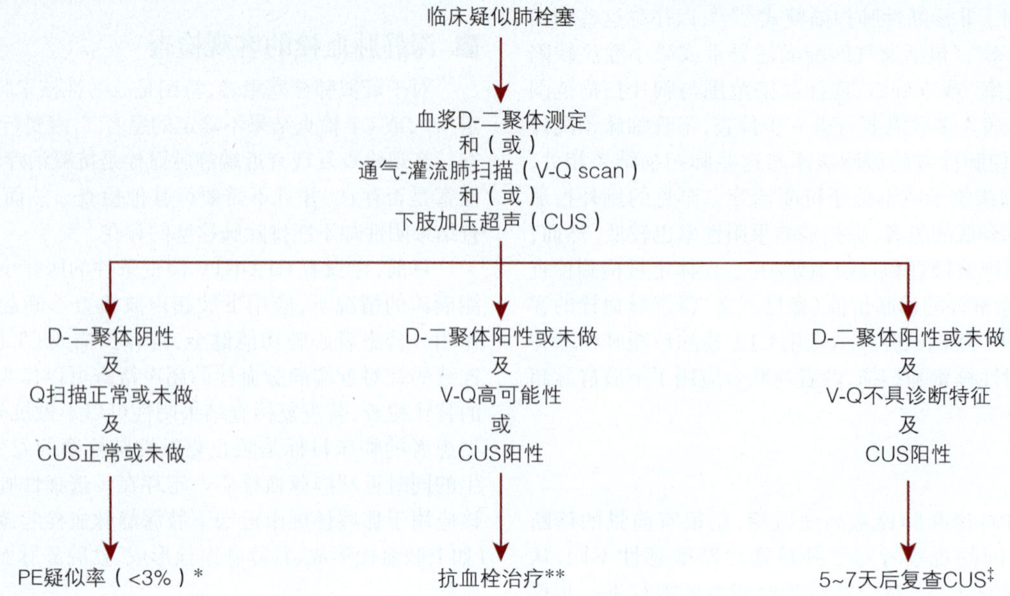

图 134-3 对疑似肺栓塞（PE）患者应用通气（V）-灌流（Q）肺扫描作为起始影像学检查的综合诊断策略。用适当的方法确定血浆 D-二聚体，如果可能，为发生几率低度、中等或无临床表现可能的肺栓塞病人提供简单快速的一线排除检查。适当的应用 D-二聚体可降低病人对高价影像学检查的需求，也不需要考虑安全问题。如果不能提供 D-二聚体的确认检查，或病人肺栓塞发生几率相当高，则需做相应诊断性影像学检查。*D-二聚体阴性可单独作为临床评估 PE 发生率低度或中等且具高阴性预测值（>96%）病人的排除检查[21,28]。而具有高临床发生率的病人须接受 V-Q 扫描。正常的 Q 扫描可排除临床的重要肺栓塞。** 经临床评估，对具高度或中等发病几率的病人进行 V-Q 扫描，呈现高可能性结果者，其肺栓塞发生的阳性预测值可达 85% 或更多。近端深静脉的下肢加压超声（CUS）结果的异常结果是下肢近端深静脉血栓形成的强阳性预测，且为抗血栓治疗提供指导。其他检测对于那些有着高可能性 V-Q 扫描，临床评估低可能性，或肺栓塞既往病史及 CUS 阴性者可作为推荐，因为这些病人的阳性预测值是较低的；可选择的检查包括 CTA 或有条件的可进行联合 CTA-CTV 检查，或肺动脉造影术。‡V-Q 扫描的非诊断性可发生在近 70% 的病人中。如果 CUS 阴性，其他检查可排除，或进一步确定静脉血栓栓塞的存在。其他可选检查包括连续 CUS，CTA 或有条件者可进行联合 CTA-CTV 检查，或肺动脉造影术。如果有进行联合 CTA-CTV 的能力，对大多数病人来说则是优先选择，因为对于 90% 的病人来说，它可为其是否继续进行抗血栓治疗提供明确的依据。对于育龄妇女来说，肺扫描则为其优先选择，因为同 CTA 相比，它对乳房的射线照射量明显较小[39]。

当其他检查方法不能确诊，且无禁忌证的情况下，选择性肺动脉造影术应该实施，因为对合适的患者行动脉造影的风险远小于不必要的抗凝治疗带来的风险。

治疗、临床经过及预后

静脉血栓形成的临床经过

近端静脉血栓形成

近端深静脉血栓是一种严重的潜在致命状态。未经治疗的近端静脉血栓患者中 10% 会发生致命性肺栓塞。不充分治疗的近端静脉血栓形成患者中有 20%~50% 发生复发性 VTE[40]。有一个关于临床疑似深静脉血栓或肺栓塞患者的前瞻性研究表明，经过客观临床疑似 PE 检查无近端静脉血栓形成的患者中新发 VTE 事件稀少（≤2%）[11,22,23,35,38]。关于诊断及治疗的综合数据表明，近端静脉血栓形成的是发生复发性 VTE 的重要预后标志。

远端静脉血栓形成

局限于小腿静脉的血栓预示着发生临床重要的肺栓塞的风险较低（≤1%）。若小腿静脉血栓形成未经治疗，则会有 15%~25% 的患者的血栓向腘静脉或更近端进展[1]。对与有证据的小腿静脉血栓患者应该实施抗凝治疗抑制血栓进展，或连续做超声波检查对向近端静脉进展的血栓进行监测。

血栓形成后遗症

血栓形成后遗症是深静脉血栓经常发生的并发症[41]。此类患者的主诉症状包括：受累下肢的疼痛、皮肤感觉迟钝、水肿、痉挛、发痒、麻刺感，也可能发生皮肤溃疡，上述症状经常在站立或步行时加重，在休息及抬高患肢时减轻。一个前瞻性研究表明，在确诊近端静脉血栓形成 2 年后，并且最初给予肝素治疗，而后予口服抗凝药物治疗 3 个月的患者，仍有 25% 发生中等至严重的血栓形成后遗症[42]。该研究还证明了同侧的复发性静脉血栓形成与随后的中等或严重的血栓形成后遗症高度相关。因此，对于同侧复发性静脉血栓形成的预防相当于减少血栓形成后遗症的发生。合适的分级压迫袜穿戴应该在诊断后，且患者症状允许的情况下尽可能早的应用，并应用至少两年，该方法可以有效减少血栓形成后遗症的发生，包括减轻中等至严重的症状[43]。

慢性血栓栓塞性肺动脉高压

慢性血栓栓塞性肺动脉高压（chronic thromboembolic pulmonary hypertension）是肺栓塞严重的并发症。以往认为，血栓栓塞性肺动脉高压发生相对稀少，且只在肺栓塞确诊几年后发生。一个前瞻性队列研究提供了血栓栓塞性肺动脉高压的发生率及发生时间的重要信息[44]，结果显示血栓栓塞性肺动脉高压经常发生，并且发生时间比以往较早。在研究的 223 名有证据的肺栓塞患者中，慢性血栓栓塞性肺动脉高压的累计发生率为 3.8%，并且发生在确诊后的 2 年内，尽管已经实施了最先进的肺栓塞的治疗方法。最大的独立危险因子是既往有肺栓塞病史（优势比：19），并且现在有特发性肺栓塞（优势比：5.7）[44]。

■ 抗凝治疗的目的和原则

对 VTE 患者实施抗凝治疗的目的是：①预防肺栓塞导致的死亡；②预防复发性静脉血栓形成或肺栓塞导致的死亡；③预防或最小化血栓形成后遗症的发生。

对于大多数患者，前两个目的可以通过充分的抗凝治疗达到。溶栓治疗对于部分肺栓塞患者有效（见下文“溶栓治疗”）。对于抗凝治疗绝对禁忌的患者及其他部分患者需应用下腔静脉滤器预防肺栓塞导致的死亡（见下文“抗凝治疗”）。对于确诊 VTE 患者的治疗指南，与 ACCP 指南委员会使用的证据等级方法的临床试验证据的实力有关[45]。分类为 1A 的推荐的由科学有根据的临床试验（A 级证据）证据支持，结果提供了清楚的风险受益比结论（1 级），这类的推荐应该应用到大多数的患者中。2A 级的推荐也由确定的临床试验（A 级）证据支持，但是结果提供了不是很清楚的风险受益比结论（2 级），因此，这类推荐对于特别的患者可能合适，也可能不合适。剩下的等级推荐建立在不确定的试验证据（B 级或 C 级）基础上，所以实用性不强（参见第 23 章）。

■ 抗凝治疗

抗凝治疗是大多数近端静脉血栓或肺栓塞患者的治疗选择（1A 级）。抗凝治疗的绝对禁忌证包括颅内出血，严重的活动性出血，近期有大脑、眼睛或脊髓的手术及恶性高血压。相对禁忌证包括近期有大的手术，近期有脑血管事件，活动性消化道出血，严重高血压，严重的肾或肝功能衰竭，严重血小板减少症（thrombocytopenia）（血小板数目 $<50\times10^9/L$）。

肝素和低分子肝素

近端深静脉血栓的患者需要早期、足量、长期应用肝素或 LMWH 抗凝治疗，以预防复发性 VTE 的发生[40,46,47]，充分的抗凝治疗可以将复发性 VTE 在诊断后最初的 3 个月的发生率减少至 25%~5% 或更少[40,46,47]。

连续的静脉内肝素治疗是早期治疗 DVT 或肺栓塞的标准治疗方法，该方法持续应用了 20 余年。在 20 世纪 90 年代，医学界公认为应用 LMWH 皮下注射 1 次 / 天或 2 次 / 天治疗初期近端深静脉血栓及较大范围肺栓塞，比连续静脉内肝素治疗更安全有效[45,48]。LMWH 的优点是不需血液监测（1A 级），应用 LMWH 皮下注射 1 次 / 天或 2 次 / 天初期治疗大多数的深静脉血栓或较大范围肺栓塞，比静脉内应用未分化肝素（unfractionated heparin）治疗更有效[45]。LMWH 用于治疗大多数门诊上简单的近端静脉血栓患者，而静脉内应用未分化肝素对于有严重肾衰竭患者的初期抗凝治疗很有效。应用 LMWH 或未分化肝素的初期治疗时间至少持续 5 天（1A 级）。表 134-2 列出了不同剂型 LMWH 有效治疗 VTE 的不同剂量。

表 134-2　低分子量肝素和磺达肝素治疗静脉血栓栓塞方案

药物	用法
依诺肝素	1.0mg/kg 每日两次 *
达肝素	200IU/kg 每日一次 †
亭扎肝素	175IU/kg 每日一次 ‡
那屈肝素	6150IU 每日两次 50~70kg§
瑞肝素	4200IU 每日两次 46~60kg¶
磺达肝素	7.5mg 每日一次 50~100kg**

*1.5mg/kg 每日一次的方案癌症病人可以使用，但疗效稍小。

† 一个月后，可换为 150IU/kg 每日一次作为长期口服维生素 K 拮抗剂的替代治疗。

‡ 这个方案也可作为长期口服维生素 K 拮抗剂的替代治疗。

§ 体重 <50kg 者 4100IU 每日两次或体重 >70kg 者 9200IU 每日两次。

¶ 体重 35~45kg 者 3500IU 每日两次或体重 >60kg 者 6300IU 每日两次。

** 体重 <50kg 者 5mg 每日一次或体重 >100kg 者 10mg 每日一次。

如果初期治疗时应用未分化肝素，将最初 24 小时以内的活化部分凝血酶原时间（APTT）控制在治疗范围内的下限值以上很重要，这样才能充分达到药物的抗凝作用[49,50]。如果早期未充分达到合适的 APTT 值，这将会导致 VTE 复发率增高（25%）[49]。2/3 的复发性 VTE 事件发生在诊断后最初的 2~12 周内，尽管应用口服抗凝剂抗凝治疗[50]。临床试验数据表明，应用未分化肝素或 LMWH 早期抗凝与患者的长期预后密切相关[50]。

磺达肝素　合成戊聚糖磺达肝素可抑制Ⅹa 因子活性，已被大型随机临床试验所证实[51,52]。这些研究表明对于深静脉血栓及有症状的亚大块肺栓塞的治疗，磺达肝素同 LMWH 及静脉内应用肝素一样安全有效。对于体重在 50~100kg（所有临床试验患者的 85%）的患者，磺达肝素建议用 7.5mg 每日一次；体重 <50kg 患者的剂量为 5mg；体重 >100kg 患者的剂量为 10mg[51,52]。

口服抗凝剂

维生素 K 拮抗剂　为了减少血栓性疾病症状的进展和（或）复发性 VTE 事件的高频发生率（15%~25%），长期抗凝治疗尤为重要[40,45,53]。对于大多数患者来说，应用维生素 K 拮抗剂（如华法林钠）进行长期口服抗凝治疗是最好的方法（1A 级）。某些患者对维生素 K 拮抗剂有禁忌（如孕妇），或并发恶性肿瘤，对于这类患者，合适剂量的 LMWH 或未分化肝素更安全有效[45,54,55]。维生素 K 拮抗剂开始于未分化肝素或 LMWH 早期治疗后，然后重叠 4~5 天（1A 级）。

维生素 K 拮抗剂能发挥最强抗凝作用的剂量已被临床试验所证实[45,56-59]，口服该药时应定期监测国际标准化比值（international normalized ratio，INR），按 INR 值调整剂量，使其维持在 2.0~3.0 之间（1A 级）。高剂量的维生素 K 拮抗剂治疗（INR 3.0~4.0）并不能有效改善抗磷脂综合征及复发性血栓症的症状[58]，反而会增加出血风险，所以不提倡高剂量使用。低剂量治疗（INR 1.5~1.9）与常规剂量治疗（INR 2.0~3.0）相比有效率不高，并且出血并发症并不减少，所以不推荐使用低剂量维生素 K 拮抗剂抗凝治疗[57]。

新型口服抗凝剂　一些新型口服抗凝剂直接与凝血酶或Ⅹa 因子的目标凝血酶结合，这类口服抗凝剂用于治疗 VTE 的Ⅲ期临床试验目前正在评估（见第 23 章）[60]。这类药物的潜在优点有：①可以1次/日或2次/日口服而无需抗凝监测及剂量滴定；②药物相互作用少；③由于该药的强效作用与LMWH相似，所以在口服维生素K拮抗剂单药应用的最初时间，以及长期治疗情况下，有可能替代传统静脉药物（LMWH或磺达肝素），从而简化治疗。

正处于Ⅲ期试验阶段的新型口服抗凝剂是希美加群（ximelagatran），它是一种直接抑制凝血酶的口服抗凝剂。与抗凝治疗的标准疗法（先用LMWH后用维生素K拮抗剂治疗）相比，该药已被证实与LMWH具有相同的效果[61]，并且在长期治疗过程中对预防复发性VTE同样有效，与安慰剂组相比有相同的严重出血发生率[62]，但是该药具有肝毒性[63]。然而关于希美加群的研究依然重要，单药口服希美加群有效治疗深静脉血栓，而无需抗凝监测的优点建立了该药的可行性。

正处于Ⅲ期试验阶段的用于治疗深静脉血栓的新型口服抗凝剂是直接凝血酶抑制剂达比加群（dabigatran），及Xa因子抑制剂利伐沙班（rivaroxaban）和阿哌沙班（apixaban）[60]。其他的口服Xa因子抑制剂也是治疗深静脉血栓潜在的临床评估的替代药物[60]。

长效戊糖：依达肝素及idrabiotaparinux

依达肝素（idraparinux）是磺达肝素甲基化衍生物，虽然它作用于抗凝血酶，却间接抑制了Xa因子的活性。对抗凝血酶非常高的亲和力影响了依达肝素的药物（代谢）动力学，所以它从血浆中消除的半衰期大约为80个小时[60]。这样长的消除半衰期使得依达肝素只需每周一次皮下注射给药，而磺达肝素需要每日一次给药。接下来的是一个有前景的关于深静脉血栓患者的Ⅱ期研究结果[64]，依达肝素2.5mg每周一次治疗深静脉血栓或肺栓塞，可作为应用肝素和维生素K拮抗剂的传统标准疗法的有效替代治疗方案[65]。也可以作为已完成6个月初期抗凝治疗的VTE患者的长期抗凝治疗方案[66]。

在一个包含2904名DVT患者的研究中，3个月内的有症状的复发性VTE的发生率在依达肝素治疗组为2.9%，在标准方案治疗组为3.0%，说明依达肝素并不劣于标准方案[65]；最初3个月内的治疗相关的出血发生率在依达肝素治疗组为4.5%，在标准方案治疗组为7.0%（$P<0.01$）；而两者6个月内的出血发生率相似（分别为8.3%和8.1%）。在一个包含2215名肺栓塞患者的研究中，复发性血栓栓塞的发生率在依达肝素治疗组为3.4%，在标准方案治疗组为1.6%（$P<0.05$），说明依达肝素在这组患者的有效性较低[65]，有效性有差别的原因是，在治疗最初的1~2周内致命性及非致命性的复发性肺栓塞事件过多。

以上结果表明DVT患者需要一个单一的长效的一周给药一次的抗凝药，且不需常规抗凝监测，就能达到同标准疗法相同的安全性及有效性，这里标准疗法是指在治疗最初3~6个月使用LMWH与维生素K拮抗剂，两者重叠或先后使用。对于肺栓塞患者，初期治疗时需要加大依达肝素剂量，或选择其他合适的抗凝药物治疗。

在扩展抗凝治疗的研究中，1215名已接受6个月抗凝治疗的患者被随机分配成两组，一组应用依达肝素2.5mg每周一次皮下注射，不用抗凝监测，另一组每周一次皮下注射安慰剂，这样再治疗6个月[66]。最后统计得出各组复发性VTE发生率，依达肝素组占1%，安慰剂组占3.7%（$P<0.01$）；严重出血在依达肝素组有11人（1.9%），包括3名颅内出血，而安慰剂组无人发生严重出血情况（$P<0.01$）。因此，依达肝素可有效防止复发性VTE的发生，但会增加严重出血风险[66]。

关于依达肝素的Ⅲ期临床研究表明，无抗凝监测情况下每周一次皮下注射依达肝素是DVT患者长期抗凝治疗的可行方法。然而仍然需要深层研究依达肝素的药物（代谢）动力学，包括药物浓度达到稳定状态的时间及药物动力学的分布。药物法需要修订，以确保当药物浓度达到稳定状态后不再蓄积，以减少出血发生率。与依达肝素的修订模式同步的一些研究称为idrabiotaparinux。

idrabiotaparinux原名为SSR12517E，是依达肝素的生物酰化形式，本质上表现为与依达肝素相同的药代动力学模式，但是它的抗凝效应可以与静脉输注的抗生物素蛋白快速中和，这是其一大的优点[60]。抗生物素蛋白是从蛋清中衍生出的大分子量的蛋白质，其结合在idrabiotaparinux的生物素部分，该复合体可以被肾脏清除。idrabiotaparinux正在针对DVT及肺栓塞患者进行等势的Ⅲ期临床研究评估，所有患者都是应用LMWH初期治疗后进行研究。

持续抗凝治疗及复发性VTE

各种各样的随机临床试验都对口服合适剂量维生素K拮抗剂治疗VTE的持续抗凝治疗方案进行了评估[45,56,67-72]。对于首次出现近端静脉血栓或二次出现肺栓塞患者的抗凝治疗至少持续3个月，以减少发病风险因素（1A级）。若在治疗4~6周后停止抗凝治疗，将会增加后续6~12个月的复发性VTE的发生率（完全增加风险：8%）。相反，持续治疗3~6个月会减少后续1~2年的复发性VTE的发生率（年发生率：3%）。

首次发生特发性（自发的）VTE的患者应该持续治疗至少3个月[45]（1A级），若条件允许考虑无限期抗凝治疗。这一治疗方案需遵循个体化原则，我们还需要考虑发生复发性VTE的风险，出血的风险，患者的依从性及本人意愿。无限期抗凝治疗推荐用于无出血风险及抗凝治疗依从性好的患者（1A级）[45]。若计划行无限期抗凝治疗，需定期评估危险-优势比。

各种各样的血栓前状态及其标志物可增加复发性VTE风险，血栓前状态包括自身凝血抑制物的缺陷如抗凝血酶、蛋白C及蛋白S缺陷；特定基因突变如Ⅴ Leiden因子及凝血酶原20210A突变；高Ⅷ因子水平；高半胱氨酸血症；抗磷脂抗体的存在（参见第131章）。加压超声波检查发现残留深静脉血栓形成的存在[73]，抗凝治疗停止后依然有高浓度D-二聚体[74]，以及男性[75]这些因素都可增加复发性VTE的发生率。然而，这个数据仅局限于随机试验的各小组分析结果及观察性研究数据。对这些具有血栓形成倾向的各小组患者分组评估不同抗凝治疗的危险-优势比，没有随机试验已经完成，所以没有确切的建议。

对于首次发生VTE及有确切抗磷脂抗体综合征的患者，或者合并两个或两个以上血栓形成倾向因素（如合并Ⅴ Leiden因子及凝血酶原20210A突变）的患者，应当考虑无限期抗凝治疗。对于合并有确切抗凝血酶、蛋白C或蛋白S缺陷，或合并Ⅴ Leiden因子及凝血酶原20210A突变，高同型半胱氨酸血症，高Ⅷ因子水平（>第90百分位）的患者在完成至少3个月抗凝治疗后的持续治疗时间必须个体化，其中的一些患者可以考虑无限期治疗。

对于大多数二次发生自发性VTE的患者维生素K拮抗剂

应当无限期口服[45,70](1A 级),原因是对于这类患者若在 3~6 个月内停止治疗,将会增加后续 4 年复发性 VTE 的发生率(21%)。若继续抗凝治疗,后续 4 年复发性 VTE 的发生风险将降低 87%(从 21% 降至 3%);然而这一优势却被增加的严重出血的累积发病率(从 3% 增加至 9%)部分抵消[70]。

应用 LMWH 长期治疗 VTE 已在临床试验中作出评价[54,55,76]。研究表明应用 LMWH 皮下注射长期治疗 VTE 持续 3~6 个月,至少等效于口服维生素 K 拮抗剂(INR 维持在 2.0~3.0),而对合并恶性肿瘤的患者,LMWH 比维生素 K 拮抗剂更有效,除此之外 LMWH 还可以减少出血并发症。因此,对于恶性肿瘤并发 VTE 的患者应该使用 LMWH 长期治疗发病最初的 3~6 个月(1A 级)[45],若恶性肿瘤呈现活动状态则治疗不能中断。LMWH 的用药法建立在对长期治疗有效的基础上,具体为达肝素钠(dalteparin):200U/kg 每日一次,持续一个月,其后 150U/kg 每日一次或亭扎肝素(tinzaparin)175U/kg 每日一次。

妊娠期间的抗凝治疗

对于妊娠期间合并 VTE 的患者,皮下注射合适剂量的肝素是合适的长期抗凝策略。LMWH 不会穿透胎盘屏障,最初的经验证实这一抗凝治疗方案对妊娠期间合并 VTE 的患者时安全的[77,78]。LMWH 比未分化肝素更安全,前者较少引起血小板减少症及骨质疏松症等并发症。另外一个关于 LMWH 的优点是,LMWH 每日一次给药就有效,而未分化肝素需要每日两次给药。大型的比较两类药治疗此类患者的安全性及有效性的随机试验尚未完成。关于应用 LMWH 初期及长期治疗 VTE,合并妊娠与不合并妊娠的患者的有效性是否一致尚未明确,LMWH 无需抗凝监测,这可以推广至合并妊娠的患者。有一研究表明应用 LMWH(亭扎肝素 175U/kg 每日一次)治疗妊娠合并 VTE 患者的整个过程,大多数患者的Xa 拮抗剂水平的峰值无明显区别[78]。尚未出现关于测量Xa 拮抗剂水平以确保安全的最大药物累积量的研究,而且,Xa 拮抗剂水平降低后如何调整剂量还不确定。如何选择合适剂量的未分化肝素或 LMWH 治疗妊娠期间的 VTE 患者,需要根据个体化原则作出临床判断。临床医生需充分告知患者不同治疗方案的利弊,根据患者意愿选择治疗方案。妊娠期间抗凝治疗的循证医学证据是有效的[79]。

抗凝治疗的副作用

出血　出血是抗凝治疗最常见的副作用。根据标准化的国际标准可将出血分类为严重出血及非严重出血。严重出血定义为临床上腹膜后或颅内的出血,可使血红蛋白降低至少 20g/L,或至少输注 2U 浓缩人红细胞的明显出血。临床试验中应用静脉输注肝素、LMWH 或磺达肝素初期治疗 VTE 期间,严重出血的发生率为 1%~2%[48,51,52]。以下因素会使严重出血发生风险增加:在经历手术或外伤的前 14 天内;有消化道出血、颅内出血、消化性溃疡及泌尿生殖道出血病史的患者;各种各样诱导出血倾向的因素,如血小板减少症、肝病及多种因素共同诱导的出血倾向。

在应用维生素 K 拮抗剂口服抗凝治疗过程中,最初 3 个月的严重出血的发生率约为 2%,3 个月之后每年发生严重出血的发生率为 1%~3%[80]。有一个荟萃分析表明,口服维生素 K 拮抗剂长期治疗 VTE 引起的治疗相关性的严重出血风险远大于临床医生的估计[80]。严重出血导致的死亡率为 13%,颅内出血每年死亡率为 1.15%。以上风险决定是否对 VTE 患者采取长期或无限期抗凝治疗。

肝素诱导的血小板减少症(参见第 133 章)　肝素或 LMWH 可能会诱导血小板减少症。在应用未分化肝素或 LMWH 治疗超过 2000 名急性 VTE 患者的大型临床研究中,血小板减少症的发生率小于 1%[49,50]。然而,在合并蔓延性或复发性 VTE,或发展成动脉血栓的患者中,肝素诱导的血小板减少症是一种严重的并发症。这一并发症先于或同时与血小板数目减少发生,并会导致较高的截肢率及死亡率。肝素诱导的血小板减少症一旦确诊,所有类型的肝素都应该停止应用,可选择其他抗凝剂如达那肝素钠(danaparoid)、比伐卢定(bivalirudin)或阿加曲班(argatroban)治疗。维生素 K 拮抗剂也可选择,应用可供选择的抗凝剂时至少低剂量重叠使用 5 天,一旦达到稳定的 INR 就停用抗凝血药。

肝素诱导的骨质疏松症　长期(一般大于 3 个月)使用普通肝素或 LMWH 可能会导致骨质疏松症,其最早的临床表现是非特异性的腰(背)疼痛,部位主要涉及脊椎或肋骨,有的患者也可表现为自发性骨折。长期应用肝素治疗的患者中,大于 1/3 的有临床症状不明显的骨质密度降低。这些患者将来是否会发生骨折尚不确定。临床试验中经过 3~6 个月 LMWH 治疗的患者,有症状的骨质疏松症发生率很低,与华法林治疗组相比该发生率并不增加。发生骨质疏松症或骨折的患者经常会伴随有骨转移等其他危险因素。

肝素诱导的其他副作用　普通肝素或 LMWH 也可能会增加肝脏转氨酶的水平。这一副作用没有明确的临床意义,经常在停药后恢复正常。意识到这一生化效应很重要,这样在普通肝素或 LMWH 治疗期间,若发生肝脏转氨酶水平升高,可以避免不必要的肝素治疗中断及不必要的肝脏活检。其他罕见副作用包括超敏反应及皮肤反应,如由于醛固酮减少症引起的皮肤坏死及秃头症。

■ 溶栓治疗

溶栓治疗应用于有明确血流动力学改变[低血压和(或)晕厥]表现的肺栓塞患者,及伴有右心功能衰竭表现或超声心动图显示右心室运动功能减退的部分肺栓塞患者。溶栓治疗与抗凝治疗相比,前者能更快溶解肺栓子,并更快恢复肺血流灌注及右心功能[81]。有效的方案是重组组织型纤溶酶原激活剂(recombinant tissue plasminogen activator)100mg 静脉滴注持续大于 2 个小时(50mg/h)。一旦凝血酶时间(TT)或活化部分凝血活酶时间(APTT)小于 2 倍对照值时,即应开始规范化的连续输注肝素治疗[81]。首次输注剂量是 1000U/h。第 23 章及第 136 章有介绍溶栓治疗的详细内容。

溶栓治疗对于 DVT 的作用很有限。对急性广泛近端静脉血栓(即将发生静脉坏疽的疼痛性蓝肿)或有严重症状的广泛髂股静脉血栓形成的患者,由于他们发生了静脉血流梗阻,所以可以选择溶栓治疗。溶栓治疗可以全身输注也可以导管局部灌注。两种方法是否会减少静脉炎后综合征的发生率尚不确定。导管局部给药与全身输注相比,前者或许会减少严重出血的风险,尤其是颅内出血,对于 DVT 患者的导管辅助溶栓治疗方法的作用还需进一步的临床试验研究。有一个大型随机试验 ATTRACT(急性静脉血栓形成:导管辅助溶栓)研究正在

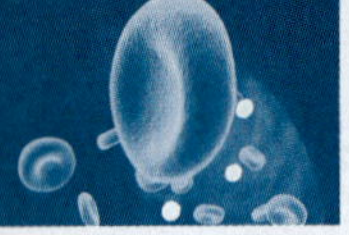

进行，该研究目前正在评估导管辅助溶栓治疗及标准抗凝治疗两种方法的相对收益和风险。

■ 下腔静脉滤器

下腔静脉滤器适用于急性 VTE 并对抗凝治疗有绝对禁忌证的患者以及少量在充分抗凝治疗情况下仍周期性发生 VTE 的患者。

植入下腔静脉滤器可以有效防止肺栓塞的发生。但是在植入永久性下腔静脉滤器 1~2 年内，复发性 DVT 的发生率会增加（2 年内的累积发生率从 12% 增加至 21%）[82]。因此，若有短暂放置滤器的指征，如抗凝治疗暂时增加了出血风险，可以植入能够取回的下腔静脉滤器，应用数周至数月后，一旦滤器不再需要马上取出。如果永久性下腔静脉滤器已经植入，应该尽可能快地实施长期抗凝治疗，以防复发性 DVT 的发生。

翻译：韩　悦

校对：阮长耿

参考文献

1. Moser KM, Lemoine JR: Is embolic risk conditioned by localization of deep venous thrombosis? *Ann Intern Med* 94:439, 1981.
2. Prandoni P, Polistena P, Bernardi E, et al: Upper-extremity deep vein thrombosis. Risk factors, diagnosis, and complications. *Arch Intern Med* 157:57, 1997.
3. Silverstein MD, Heit JA, Mohr DN, et al: Trends in the incidence of deep vein thrombosis and pulmonary embolism. A 25-year population-based study. *Arch Intern Med* 158:585, 1998.
4. Heit J: The epidemiology of venous thromboembolism in the community. *Arterioscler Thromb Vasc Biol* 28:370, 2008.
5. Kung HC, Hoyert D, Xu J, Murphy S: Deaths: Final data for 2005. National Center for Health Statistics. Centers for Disease Control and Prevention. *Natl Vital Stat Rep* 56:Table 10, 2008.
6. Geerts WH, Bergqvist D, Pineo GF, et al: Prevention of venous thromboembolism: American College of Chest Physicians evidence-based clinical practice guidelines (8th edition). *Chest* 133:381S, 2008.
7. Hull R, Hirsh J, Carter C, et al: Diagnostic value of ventilation-perfusion lung scanning in patients with suspected pulmonary embolism. *Chest* 88:819, 1985.
8. Turkstra F, Kuijer P, van Beck EJ, et al: Diagnostic utility of ultrasonography of leg veins in patients suspected of having pulmonary embolism. *Ann Intern Med* 126:775, 1997.
9. PIOPED Investigators: Value of the ventilation/perfusion scan in acute pulmonary embolism: Results of the Prospective Investigation of Pulmonary Embolism Diagnosis (PIOPED). *JAMA* 263:2753, 1990.
10. Kruip M, Leclercq M, van der Heul C, et al: Diagnostic strategies for excluding pulmonary embolism in clinical outcome studies. A systematic review. *Ann Intern Med* 138:941, 2003.
11. Birdwell BG, Raskob GE, Whitsett TL, et al: The clinical validity of normal compression ultrasonography in outpatients suspected of having deep venous thrombosis. *Ann Intern Med* 128:1, 1998.
12. Stevens S, Elliott CG, Chan K, et al: Withholding anticoagulation after a negative result on Duplex ultrasonography for suspected symptomatic deep venous thrombosis. *Ann Intern Med* 140:985, 2004.
13. Hull R, Hirsh J, Sackett DL, et al: Clinical validity of a negative venogram in patients with clinically suspected venous thrombosis. *Circulation* 64:622, 1981.
14. Rosendaal FR: Risk factors for venous thrombosis: Prevalence, risk and interaction. *Semin Hematol* 34:171, 1997.
15. Heit JA, O'Fallon WM, Peterson TM, et al. Relative impact of risk factors for deep vein thrombosis and pulmonary embolism: A population-based study. *Arch Intern Med* 162:1245, 2002.
16. Bezemer ID, Bare LA, Doggen CJ, et al. Gene variants associated with deep vein thrombosis. *JAMA* 299:1306, 2008.
17. Simioni P, Prandoni P, Lensing AWA, et al: The risk of recurrent venous thromboembolism in patients with an Arg506Gln mutation in the gene for factor V (factor V Leiden). *N Engl J Med* 336:399, 1997.
18. Wells PS, Owen C, Doucette S, et al: Does this patient have deep vein thrombosis? *JAMA* 295:199, 2006.
19. Stein PD, Woodard PK, Weg JG, et al: Diagnostic pathways in acute pulmonary embolism: Recommendations of the PIOPED II Investigators. *Am J Med* 119:1048, 2006.
20. Qaseem A, Snow V, Barry P, et al: Current diagnosis of venous thromboembolism in primary care: A clinical practice guideline from the American Academy of Family Physicians and the American College of Physicians. *Ann Fam Med* 5:57, 2007.
21. Stein P, Hull RD, Patel K, et al: D-dimer for the exclusion of acute venous thrombosis and pulmonary embolism. A systematic review. *Ann Intern Med* 140:589, 2004.
22. Bernardi E, Prandoni P, Lensing AW, et al: D-dimer testing as an adjunct to ultrasonography in patients with clinically suspected deep-vein thrombosis: Prospective cohort study. *BMJ* 317:1037, 1998.
23. Kearon C, Ginsberg J, Hirsh J: The role of venous ultrasonography in the diagnosis of suspected deep vein thrombosis and pulmonary embolism. *Ann Intern Med* 129:1044, 1998.
24. Bernardi E, Camporese G, Buller HR, et al: Serial 2-point ultrasonography plus D-dimer vs whole-leg color-coded Doppler ultrasonography for diagnosing suspected symptomatic deep vein thrombosis: A randomized controlled trial. *JAMA* 300:1653, 2008.
25. Hull RD, Carter CJ, Jay RM, et al: The diagnosis of acute, recurrent deep-vein thrombosis: A diagnostic challenge. *Circulation* 67:901, 1983.
26. Prandoni P, Cogo A, Bernardi E, et al: A simple ultrasound approach for detection of recurrent proximal-vein thrombosis vein diameter. *Circulation* 88:1730, 1993.
27. Rathbun S, Whitsett T, Raskob G: Negative D-dimer to exclude recurrent deep-vein thrombosis in symptomatic patients. *Ann Intern Med* 141:839, 2004.
28. Ten Cate-Hoek AJ, Prins MH: Management studies using a combination of D-dimer test result and clinical probability to rule out venous thromboembolism: A systematic review. *J Thromb Haemost* 3:2465, 2005.
29. Rathbun S, Whitsett T, Raskob G: Sensitivity and specificity of helical computed tomography in the diagnosis of pulmonary embolism: A systematic review. *Ann Intern Med* 132:227, 2000.
30. Patel S, Kazerooni EA, Cascade PN: Pulmonary embolism: Optimization of small pulmonary artery visualization at multi-detector row CT. *Radiology* 227:455, 2003.
31. Perrier A, Roy PM, Sanchez O, et al: Multi-detector row computed tomography in suspected pulmonary embolism. *N Engl J Med* 352:1760, 2005.
32. Stein PD, Fowler SE, Goodman LR, et al: Multi-detector computed tomography for acute pulmonary embolism. *N Engl J Med* 354:2317, 2006.
33. Hull R, Raskob G, Coates G, Panju A: Clinical validity of a normal perfusion lung scan in patients with suspected pulmonary embolism. *Chest* 97:23, 1990.
34. Miniati M, Prediletto A, Fornichi B, et al: Accuracy of clinical assessment in the diagnosis of pulmonary embolism. *Am J Respir Crit Care Med* 159:864, 1999.
35. Hull RD, Raskob GE, Ginsberg JS, et al: A noninvasive strategy for the treatment of patients with suspected pulmonary embolism. *Arch Intern Med* 154:289, 1994.
36. Anderson DR, Kahn SR, Rodger MA, et al: Computed tomographic pulmonary angiography vs ventilation-perfusion lung scanning in patients with suspected pulmonary embolism: A randomized controlled trial. *JAMA* 298:2743, 2007.
37. Meaney JFM, Weg JG, Chenevert TL, et al: Diagnosis of pulmonary embolism with magnetic resonance angiography. *N Engl J Med* 336:1422, 1997.
38. van Strijen M, de Monye W, Schiereck J, et al: Single-detector helical computed tomography as the primary diagnostic test in suspected pulmonary embolism: A multicenter clinical management study of 510 patients. *Ann Intern Med* 138:307, 2003.
39. Stein PD, Woodward PK, Weg JG, et al. Diagnostic pathways in acute pulmonary embolism: Recommendations of the PIOPED II investigators. *Am J Med* 119:1048, 2006.
40. Hull R, Delmore T, Genton E, et al: Warfarin sodium versus low-dose heparin in the long-term treatment of venous thrombosis. *N Engl J Med* 301:855, 1979.
41. Prandoni P, Kahn S: Post-thrombotic syndrome: Prevalence, prognostication and need for progress. *Br J Haematol* 145:286, 2009.
42. Prandoni P, Lensing AWA, Cogo A, et al: The long-term clinical course of acute deep venous thrombosis. *Ann Intern Med* 125:1, 1996.
43. Prandoni P, Lensing AWA, Prins MH, et al: Below knee elastic compression stockings to prevent the post-thrombotic syndrome: A randomized controlled trial. *Ann Intern Med* 141:249, 2004.
44. Pengo V, Lensing A, Prins M, et al: Incidence of chronic thromboembolic pulmonary hypertension after pulmonary embolism. *N Engl J Med* 350:2257, 2004.
45. Kearon C, Kahn SR, Agnelli G, et al: Antithrombotic therapy for venous thromboembolic disease. American College of Chest Physicians evidence-based clinical practice guidelines (8th edition). *Chest* 133:454S, 2008.
46. Hull R, Raskob G, Hirsh J, et al: Continuous intravenous heparin compared with intermittent subcutaneous heparin in the initial treatment of proximal vein thrombosis. *N Engl J Med* 315:1109, 1986.
47. Brandjes D, Heijboer H, Buller H, et al: Acenocoumarol and heparin compared with acenocoumarol alone in the initial treatment of proximal-vein thrombosis. *N Engl J Med* 327:1485, 1992.
48. Quinlan D, McQuillan A, Eikelboom J: Low-molecular-weight heparin compared with intravenous unfractionated heparin for treatment of pulmonary embolism. *Ann Intern Med* 140:175, 2004.
49. Hull RD, Raskob GE, Brant RF, et al: Relation between the time to achieve the lower limit of the APTT therapeutic range and recurrent venous thromboembolism during heparin treatment for deep vein thrombosis. *Arch Intern Med* 157:2562, 1997.
50. Hull RD, Raskob GE, Brant RF, et al: The importance of initial heparin treatment on long-term clinical outcomes of antithrombotic therapy: The emerging theme of delayed recurrence. *Arch Intern Med* 157:2317, 1997.
51. Buller H, Davidson B, Decousus H, et al: Fondaparinux or enoxaparin for the initial treatment of symptomatic deep venous thrombosis. A randomized trial. *Ann Intern Med* 140:867, 2004.
52. Matisse Investigators: Subcutaneous fondaparinux versus intravenous unfractionated heparin in the initial treatment of pulmonary embolism. *N Engl J Med* 349:1695, 2003.
53. Lagerstedt C, Olsson C, Fagher B, et al: Need for long-term anticoagulant treatment in symptomatic calf-vein thrombosis. *Lancet* 2:515, 1986.
54. Lee A, Levine M, Baker R, et al: Low-molecular-weight heparin versus Coumadin for the prevention of recurrent venous thromboembolism in patients with cancer. *N Engl J Med* 349:146, 2003.

55. Hull R, Pineo G, Brant R, et al: Long-term low-molecular-weight heparin versus usual care in proximal-vein thrombosis patients with cancer. *Am J Med* 119:1062, 2006.
56. Ridker P, Goldhaber S, Danielson E, et al: Long-term low-intensity warfarin therapy for the prevention of recurrent venous thromboembolism. *N Engl J Med* 348:1425, 2003.
57. Kearon C, Ginsberg J, Kovacs M, et al: Comparison of low-intensity warfarin therapy with conventional intensity warfarin therapy for long-term prevention of recurrent venous thromboembolism. *N Engl J Med* 349:631, 2003.
58. Crowther M, Ginsberg J, Julian J, et al: A comparison of two intensities of warfarin for the prevention of recurrent thrombosis in patients with the antiphospholipid antibody syndrome. *N Engl J Med* 349:1133, 2003.
59. Hull R, Hirsh J, Jay R, et al: Different intensities of oral anticoagulant therapy in the treatment of proximal-vein thrombosis. *N Engl J Med* 307:1676, 1982.
60. Weitz J, Hirsh J, Samama M. New antithrombotic drugs: American College of Chest Physicians clinical practice guidelines (8th edition). *Chest* 133:234S, 2008.
61. Fiessinger J, Huisman M, Davidson B, et al: Ximelagatran versus low-molecular-weight heparin and warfarin for the treatment of deep-vein thrombosis. *JAMA* 293:681, 2005.
62. Schulman S, Wahlander K, Lundstrom T, et al: Secondary prevention of venous thromboembolism with the oral direct thrombin inhibitor ximelagatran. The THRIVE III study. *N Engl J Med* 349:1713, 2003.
63. Lee WM, Larrey D, Olsson R, et al: Hepatic findings in long-term clinical trials of ximelagatran. *Drug Saf* 28:351, 2005.
64. Persist Investigators: A novel long-acting synthetic factor Xa inhibitor (SanOrg 34006) to replace warfarin for secondary prevention in deep-vein thrombosis: A phase II evaluation. *J Thromb Haemost* 2:47, 2004.
65. The van Gogh Investigators: Idraparinux versus standard therapy for venous thromboembolic disease. *N Engl J Med* 357:1094, 2007.
66. The van Gogh Investigators: Extended prophylaxis of venous thromboembolism with idraparinux. *N Engl J Med* 357:1105, 2007.
67. Optimum duration of anticoagulation for deep-vein thrombosis and pulmonary embolism. Research Committee of the British Thoracic Society. *Lancet* 340:873, 1992.
68. Schulman S, Rhedin A-S, Lindmarker P, et al: A comparison of six weeks with six months of oral anticoagulant therapy after a first episode of venous thromboembolism. *N Engl J Med* 332:1661, 1995.
69. Levine M, Hirsh J, Gent M, et al: Optimal duration of oral anticoagulant therapy: A randomized trial comparing four weeks with three months of warfarin in patients with proximal deep-vein thrombosis. *Thromb Haemost* 74:606, 1995.
70. Schulman S, Granqvist S, Holmström M, et al: The duration of oral anticoagulant therapy after a second episode of venous thromboembolism. *N Engl J Med* 336:393, 1997.
71. Kearon C, Gent M, Hirsh J, et al: A comparison of three months of anticoagulation with extended anticoagulation for a first-episode of idiopathic venous thromboembolism. *N Engl J Med* 340:901, 1999.
72. Agnelli G, Prandoni P, Santamaria M, et al: Three months versus one year of oral anticoagulant therapy for idiopathic deep-venous thrombosis. *N Engl J Med* 345:165, 2001.
73. Prandoni P, Lensing A, Prins M, et al: Residual venous thrombosis as a predictive factor of recurrent venous thromboembolism. *Ann Intern Med* 137:955, 2002.
74. Palareti G, Cosmi B, Vigano D'Angelo S, et al: D-dimer testing to determine the duration of anticoagulant therapy. *N Engl J Med* 355:1780, 2006.
75. Kyrle P, Minar E, Bialonczyk, et al: The risk of recurrent venous thromboembolism in men and women. *N Engl J Med* 350:2558, 2004.
76. Hull R, Pineo G, Brant R, et al: Self-managed long-term low-molecular-weight heparin therapy: The balance of benefits and harms. *Am J Med* 120:72, 2007.
77. Pettila V, Kaaja R, Leinonen P, et al: Thromboprophylaxis with low molecular weight heparin (dalteparin) in pregnancy. *Thromb Res* 96:275, 1999.
78. Smith M, Norris L, Steer P, et al: Tinzaparin sodium for thrombosis treatment and prevention during pregnancy. *Am J Obstet Gynecol* 190:495, 2004.
79. Bates S, Greer IA, Pabinger I, et al: Venous thromboembolism, thrombophilia, antithrombotic therapy, and pregnancy: American College of Chest Physicians evidence-based clinical practice guidelines (8th edition). *Chest* 133:844S, 2008.
80. Linkins L, Choi P, Douketis J: Clinical impact of bleeding in patients taking oral anticoagulant therapy for venous thromboembolism. A meta-analysis. *Ann Intern Med* 139:893, 2003.
81. Goldhaber SZ, Haire WD, Feldstein ML, et al: Alteplase versus heparin in acute pulmonary embolism: Randomized trial assessing right-ventricular function and pulmonary perfusion. *Lancet* 341:507, 1993.
82. Decousus H, Leizorovicz A, Parent F, et al: A clinical trial of vena caval filters in the prevention of pulmonary embolism in patients with proximal deep-vein thrombosis. *N Engl J Med* 338:409, 1998.

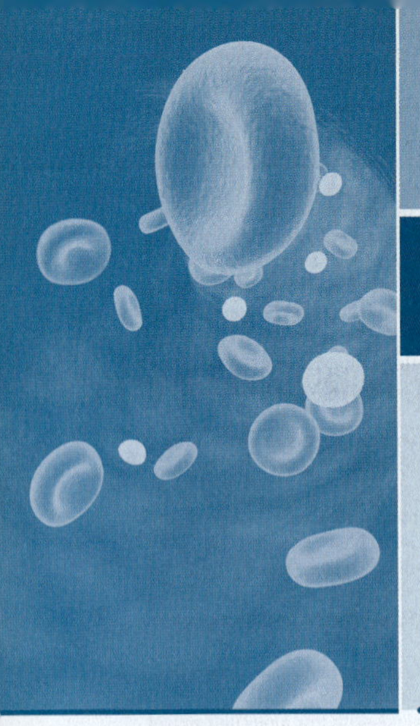

第135章

动脉粥样硬化血栓形成:疾病发生、发展及治疗

Emile R. Mohler III, Andrew I. Schafer

摘　要

动脉粥样硬化血管性疾病是导致发达国家人类发病和致死的主要原因,发展中国家也会很快达到这种状态。这一章将回顾动脉粥样硬化疾病发生和发展的病理机制,并详细阐述这一疾病过程与凝血系统的相互关系。动脉粥样硬化损伤早期形态学变化即脂质条纹,已经是一种严重的代谢和免疫损伤,表现为血管张力异常、炎症、细胞生长和内皮功能障碍。随后的几年至几十年,损伤将形成斑块,斑块继续生长,最终凸入管腔或发生破裂。易损斑块破裂时,通过血小板和凝血系统的激活引发血栓形成,导致血管完全堵塞和组织缺血。由于对动脉粥样硬化斑块发生和发展的病理机制及后果的进一步认识,目前对动脉粥样硬化血栓形成综合征的医疗干预已有了改善,本文将对有关冠状动脉、脑血管、周围动脉在这方面的进展加以回顾。

动脉粥样硬化

动脉粥样硬化血栓形成这一概念描述了动脉血管动脉粥样硬化和血栓形成的疾病过程。在19世纪50年代,Virchow把动脉粥样硬化描述成一种炎症和易栓过程[1]。Rokitansky和Duguid先后断定动脉粥样硬化损伤是血栓形成之后血小板脂质嵌入血管壁引起的。随后证明,动脉粥样硬化损伤的脂质成分中以血浆脂蛋白为主。1913年,俄罗斯的Anitschkow发现高胆固醇饮食喂养家兔,可发生动脉粥样硬化。100年前人们已经知道炎症参与动脉粥样硬化的形成,但其发生发展的分子机制还是在过去十几年才有了比较清晰的了解[2]。

青少年时期脂质在动脉内膜积累,形成脂质条纹(表135-1),并可迅速发展成为有血流动力学改变的明显损伤,导致动脉供血不足。年轻士兵和年轻创伤死者的尸检表明,十几岁到二十几岁正常健康人通常隐藏着冠状动脉粥样硬化斑块[3,4]。此外,冠状动脉内超声检查表明20~29岁年龄组的健康心脏供者中,其冠状动脉粥样硬化发生率占37%,30~39岁占60%,50岁以上占85%[5]。一些理论也支持这个结论。其中得到公认的理论之一就是损伤应答假说。这个假说推断动脉粥样硬化是由于血管内皮损伤引发的,并在动物研究中得到证实。实验显示,在血管形成术内皮脱落之后,会出现血管变窄,内膜增厚的现象[6,7]。然而,对人类早期粥样硬化斑块的病理学研究显示,虽然内皮结构完整但功能已发生障碍。内皮功能障碍导致血管紧张度异常、炎症、增生以及血栓形成。动脉粥样硬化危险因素促进内皮功能障碍和动脉粥样硬化形成。这一章将阐述内皮功能障碍的机制以及动脉粥样硬化危险因素的影响。

本章使用的简写和缩略词:ACC,美国心脏病学会(American College of Cardiology);ACCP,美国胸内科医师学会(American College of Chest Physicians);ACS,急性冠脉综合征(acute coronary syndrome);AHA,美国心脏协会(American Heart Association);apo,载脂蛋白(apolipoprotein);APTT,激活部分凝血酶原时间(activated partial thromboplastin time);CAPRIE,比较氯吡格雷和阿司匹林对病人缺血事件发生的影响(Clopidogrel Versus Aspirin in Patients at Risk of Ischaemic Events);CK,肌酸激酶(creatine kinase);ECG,心电图(electrocardiogram);eNOS,内皮一氧化氮合酶(endothelial nitric oxide synthase);HDL,高密度脂蛋白(high-density lipoprotein);hsCRP,高敏C反应蛋白(high-sensitivity C-reactive protein);IFN,干扰素(interferon);Ig,免疫球蛋白(immunoglobulin);IL,白介素(interleukin);LDL,低密度脂蛋白(low-density lipoprotein);MCP,单核细胞趋化蛋白(monocyte chemoattractant protein);MHC,主要组织相容性复合物(major histocompatibility complex);MI,心肌梗死(myocardial Infarction);PAD,周围动脉疾病(peripheral arterial disease);PAI,纤溶酶原激活物(plasminogen-activator Inhibitor);PCI,经皮冠状动脉介入治疗(percutaneous coronary intervention);TF,组织因子(tissue factor);TGF,转化生长因子(transforming growth factor);Th,T辅助细胞(T helper);VCAM,血管细胞黏附分子(vascular cell adhesion molecule);VLDL,极低密度脂蛋白(very-low-density lipoprotein)。

表 135-1　术语词汇表

脂质条纹	血管内膜胆固醇的早期积累
动脉粥样硬化性损伤	血管壁损伤处胆固醇、硬化组织、炎症细胞、平滑肌细胞和钙的积累
易损斑块	有高度炎症、易于破裂和形成溃疡的动脉粥样硬化斑块
内皮功能障碍	动脉管腔内皮细胞的异常功能
泡沫细胞	充满脂质的巨噬细胞
清道夫受体	巨噬细胞表面受体，结合并促进一些物质经细胞内噬作用进入细胞，如氧化低密度脂蛋白和凋亡产物

■ 动脉粥样硬化的危险因素

高龄、男性和遗传因素都是动脉粥样硬化性心血管疾病固定的主要危险因素。异常脂质、吸烟、高血压、糖尿病、腹部肥胖、缺乏运动、酒精、生理因素则是可以改变的因素，这也说明人类心肌梗死的大部分危险因素都是可以改变的[8]。

除了这些传统危险因素外，近年来又有新的因素被认识[9]。高活性逆转录病毒治疗（HAART）的应用，显著地提高了 HIV 感染病人的寿命。与此同时，HAART 的 HIV 病人发生早期心血管疾病的危险性也逐渐增大。HIV 病毒蛋白和抗逆转录病毒的药物本身都会引起内皮功能障碍。在血管细胞、巨噬细胞和脂肪细胞中 HIV 病毒蛋白和抗逆转录病毒的药物激活信号通路，引起氧化应激、搅乱线粒体功能、改变基因表达、损伤脂质代谢[10,11]。

已证实慢性肾衰竭的病人心血管疾病的发病率和死亡率极高[12]。虽然慢性血液透析的病人患早期动脉粥样硬化性血管疾病的风险逐渐增高很多年前就已知晓，但是最近的研究指出增加的风险甚至出现在慢性肾病的早期。肾小球滤过率降低和蛋白尿是心血管疾病的两个相互独立的危险因素[13]。其他因素，例如交感神经过度敏感[14]，可能对这些病人心脏病危险因素的病理生理有促进作用。其他新出现的危险因素包括阻塞性睡眠呼吸暂停，对其治疗可以改善心血管疾病的转归[15]。

■ 内皮功能障碍

心血管疾病的危险因素和异常血液流动导致内皮功能障碍，造成主动脉和其他动脉形成粥样硬化斑块，而小动脉和毛细血管则不发生病变（图 135-1）。内皮功能障碍包括对正常动脉各种生理功能的干扰，如血管紧张度调节、炎症、增生、血管通透性增加。脂质积累[16]和内皮功能障碍是密切联系的，且是动脉粥样硬化发生发展的起始因素。内皮功能障碍发生在斑块生长的早期，且是全身性的，影响所有动脉循环的血管，并无肉眼可见的动脉粥样硬化斑块形成。新出现的数据表明在血液湍流区域促动脉粥样硬化基因上调，而抗动脉粥样硬化基因下调，如在动脉分叉处[17]，导致血管黏附分子的表达和单核细胞的募集[18]。动脉粥样硬化斑块最初可能向外扩张而不是向血管壁内生长，使某些明显的损伤很难通过血管造影术发现。除脂蛋白的积累外，成熟的动脉粥样硬化斑块成分包括平滑肌细胞、巨噬细胞、T 淋巴细胞和钙化组织[19]。中性粒细胞和柱状细胞也参与动脉粥样硬化的形成过程[18]。在动脉粥样硬化形成的后期，动脉粥样硬化帽内基质金属蛋白酶活性增加，诱发斑块破裂和溃疡形成，导致组织因子暴露和血小板黏附，最终形成血栓[20]。血栓可能随着斑块愈合发生内源性纤维蛋白溶解，或者变成阻塞性的，造成器官损伤，如心肌梗死（MI）。在严重的斑块损害处可出现软骨钙化板层骨[21]。下文将详细描述动脉粥样硬化形成早期内皮功能障碍的主要表现。

血管紧张异常

服用乙酰胆碱后去除家兔主动脉的内皮细胞，可导致异常的血管收缩，这是内皮被第一次认识到在维持血管紧张度方面的重要性[22]。正常分泌的内皮依赖性血管扩张剂主要是 NO，它是一种具有多种生理特性的自由基气体[23]，可抑制血小板聚集、炎症以及刺激血管新生。大量研究表明在传统及新发现的心血管危险因素情况下，血管内皮不能适当的扩张。心血管疾病危险因素（表 135-2）可以通过多种机制降低 NO 的可利用性，包括增强氧化应激和产生反应性活性氧物质，制造一个有助于动脉粥样硬化形成的环境[24]。反应性活性氧物质的主要来源

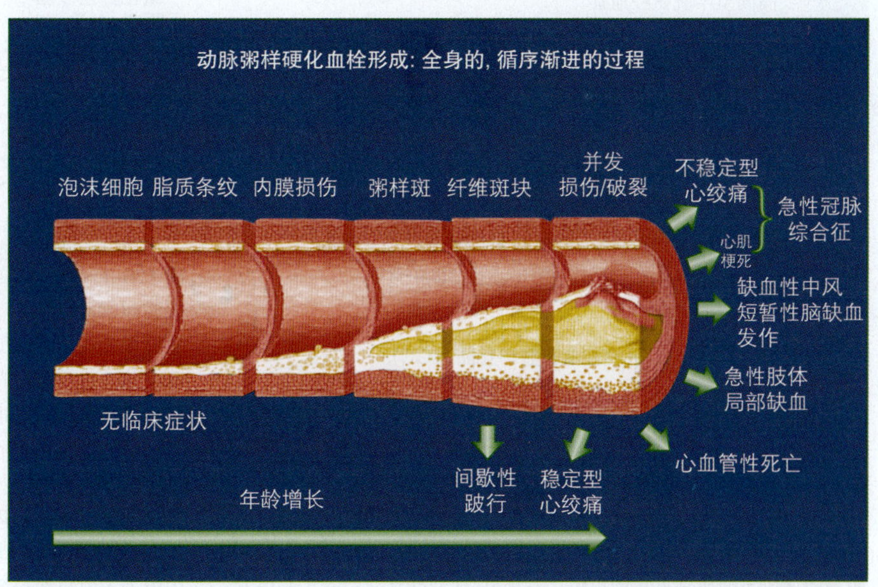

图 135-1　动脉粥样硬化斑块从脂质条纹到血栓事件全过程示意图。心血管疾病的危险因素和血管分支处血流紊乱被认为会引起内皮功能障碍，导致在大动脉和动脉导管形成动脉粥样硬化斑块。早期内膜层脂质积累被称为脂质条纹。包括脂质过氧化等一系列刺激被认为是内皮细胞黏附分子表达的信号，导致单核细胞黏附，并进入内膜。单核细胞转变为巨噬细胞并因脂质积累沉着形成泡沫细胞。主要来自基质的平滑肌细胞进入斑块并参与纤维帽的形成。斑块内羟基磷灰石矿物质累积，形成钙沉着。基质金属蛋白酶也可在损伤部位积累，可能诱发斑块的破裂或者溃疡，最终将导致组织因子的暴露和血栓形成。危险因素的改变有利于稳定斑块的形成，与不稳定斑块相比，稳定斑块脂质含量较少，硬化组织更多。严重的损伤甚至可能发展成板层骨。

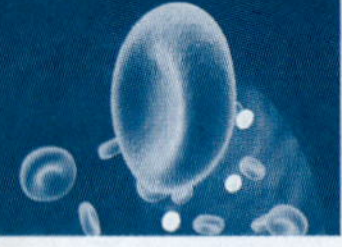

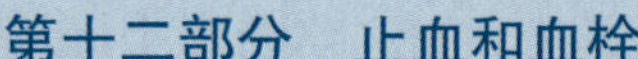

是烟酰胺腺嘌呤二核苷酸磷酸(NADPH)氧化酶类。NADPH氧化酶的活性中心是烟酰胺腺嘌呤二核苷酸磷酸氧化酶蛋白，存在于动脉粥样硬化病变部位[25]。NO合成必需辅因子四氢生物蝶呤的可利用性降低，是NO合成减少的原因[26]。墨蝶呤是四氢生物蝶呤的底物，可以改善内皮功能障碍[27]。最近的研究证据表明转录因子P53和衔接蛋白P66都在损伤内皮依赖性血管松弛上起重要作用[28]。高水平胆固醇可以产生使NO失活的氧自由基。NO合成酶是L-精氨酸转变成NO的关键酶(图135-2),它能被修饰的低密度脂蛋白扰乱，导致NO合成减低。饮食补充L-精氨酸能够改善内皮依赖性的血管舒张[29]。不对称二甲基精氨酸为NO合成酶的内源竞争性抑制剂，在高胆固醇和糖尿病病人体内发现其水平升高，可导致NO的可利用性降低[30]。氧化低密度脂蛋白可以增加内皮细胞生成不对称二甲基精氨酸，也可以通过二甲基精氨酸二甲基氨基酸水解酶降低其分解[31]。血清中低密度脂蛋白水平升高[32]和高密度脂蛋白水平降低的病人[33],服用乙酰胆碱后可导致血管收缩异常，服用硝酸甘油(一种非内皮依赖性的血管扩张剂)可纠正[34]。静脉注射高密度脂蛋白通过改善NO的可利用性提高内皮介导的血管舒张[35]。血脂异常导致血管舒张能力的下降，可促进冠状动脉缺血的发生。

表135-2　心脏血管的危险因素：可引起损伤依赖内皮的血管舒张

吸烟
血脂异常
高血压
糖尿病
高同型半胱氨酸血症

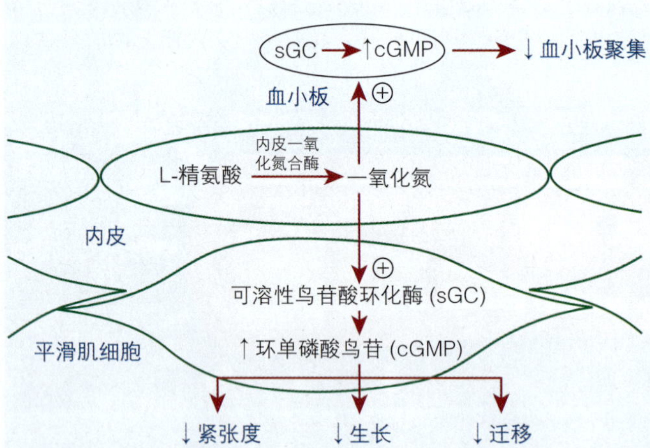

图135-2　血管紧张度依赖于内皮产生和释放各种血管收缩、舒张物质。内皮衍生的血管扩张剂包括一氧化氮、前列环素。一氧化氮由L-精氨酸通过固有的内皮一氧化氮合成酶(eNOS,或NOSⅢ)合成。一氧化氮合成酶经过内皮表面的血流(剪切力)或化学介质(乙酰胆碱)的刺激，进一步刺激内皮细胞表面的受体。NO扩散进入平滑肌细胞，并刺激鸟苷酸环化酶产生循环的cGMP,引起平滑肌松弛以及血管舒张。NO也能扩散进入血液，增大血小板cGMP含量，从而抑制血小板的黏附和聚集。

内皮舒张受损见于老年人[36]、双手受寒和精神紧张时[37]。这种损伤可能是由于内皮素的产生增多所导致，它是一种有效地血管收缩剂[38]。内皮功能存在性别差异，如中年女性比任何年龄段的男性都更易发生内皮血管舒张[39]。有伴随炎症的感染与内皮血管舒张受损有关。例如，肺炎衣原体反复感染通过损害NO的可利用性导致内皮舒张功能失调[40]。冠状动脉疾病与血清中高敏C反应蛋白(hsCRP)水平上升的结合是内皮血管反应性异常的独立性预报[41]。体外放射治疗也能引起内皮功能障碍，这解释了为什么接受霍奇金淋巴瘤斗篷照射法(mantle irradiation)的病人患动脉粥样硬化的风险增加[42]。

内皮炎症

正常情况下，内皮与炎症细胞并不发生相互作用，但受炎症介质刺激后可表达黏附分子。病原脂蛋白"入侵"后血管壁将发生炎症应答[43]。脂蛋白的存在，尤其是氧化低密度脂蛋白，可导致黏附分子的表达，如内皮细胞管腔侧表面的血管细胞黏附分子(VCAM)-1,这些黏附分子会导致单核细胞的黏附(图135-3)[44]。内皮细胞黏附分子的表达和单核细胞的募集可被看做是内皮功能障碍的表现，因为这些过程可发生在血管壁无形态变化的情况下。没有体外微生物病原体的存在也可能会发生炎症。在动脉粥样硬化早期，炎症与内皮相互影响的具体细节将在"炎症和动脉粥样硬化"一节中详细讲述。

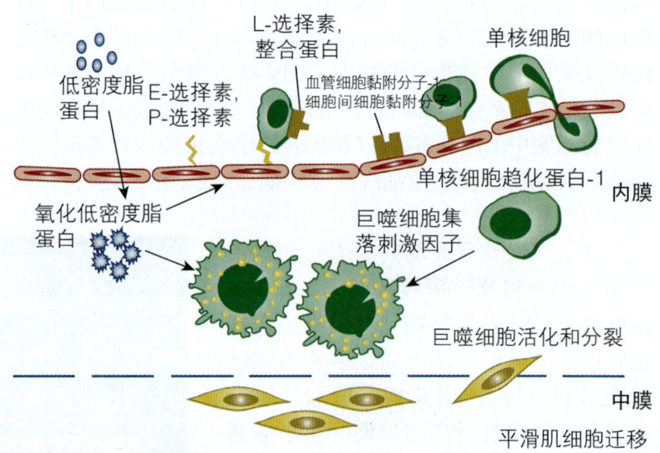

图135-3　动脉粥样硬化病变是由氧化型低密度脂蛋白刺激开始的。细胞核因子-κB转录因子激活血管细胞中炎症基因产物的产生，导致细胞黏附因子表达增加。黏附分子有使内皮白细胞相互作用的特殊功能。选择素黏附单核细胞及其他白细胞。血管细胞黏附因子-1(VCAM-1)和胞内黏附因子-1(ICAM-1)介导白细胞与内皮层之间的紧密结合。OxLDL能增加单核细胞趋化蛋白-1(MCP-1)以及巨噬细胞集落刺激因子(M-CSF)的表达。M-CSF是刺激单核细胞转变为巨噬泡沫细胞的重要细胞因子。巨噬细胞表达清道夫受体，并且在巨噬细胞转变成泡沫细胞时帮助氧化型低密度脂蛋白的内化。平滑肌细胞从中膜进入内膜参与纤维粥样斑的形成。

血管生长的异常控制：平滑肌细胞和细胞外基质

正常内皮抑制血管平滑肌细胞增生[45]。血管平滑肌细胞在动脉粥样硬化中的具体作用还不清楚。然而，有证据表明，在动脉粥样硬化早期，血管平滑肌细胞可通过产生促炎症介质如单核细胞趋化蛋白(MCP)-1及VCAMs等促进粥样斑的形成。虽然平滑肌细胞主要在调节血管紧张度上起作用，但它们也通过细胞外基质调节剂如蛋白酶、蛋白酶抑制剂、基质蛋白、整合素等参与细胞外基质形成和降解的控制(图 135-4)。

血管平滑肌细胞在控制基质分子合成上的重要性在临床水平上是很明显的。它们能为斑块提供一个厚的纤维帽,从而增加斑块稳定性并阻止斑块破裂和溃疡形成。被认为在凝血和纤溶上起作用的因子Ⅶ活化蛋白酶,也是潜在的血管平滑肌细胞增生抑制剂,体外迁移试验和在动物模型中局部应用因子Ⅶ活化蛋白酶(而不是 MarburgⅠ变异体)可降低局部新内膜的形成[46]。另外,它集中在不稳定动脉粥样硬化斑块处,可能会增加斑块的不稳定性。

有证据表明血管平滑肌细胞会发生凋亡,尤其是在斑块的肩部,可能会产生更不稳定的帽性结构[47]。完整的血管平滑肌细胞和成纤维细胞都被认为可通过调节胞外钙化作用和形成纤维钙化斑块来稳定斑块。

血管平滑肌细胞最初出现在血管中层,且其起源被认为是单克隆性的[48]。也有证据表明血管平滑肌细胞可能起源于血管外膜[49]。血管平滑肌细胞复制的速度和周期还不清楚。它可能以恒定的低速度贯穿动脉粥样硬化损伤形成的整个过程,也可能以较高速度分段式进行。动物研究表明新生内膜细胞可能源于血管壁外部骨髓和非骨髓源性的循环细胞亚群[50-52]。血液循环中的平滑肌祖细胞可能有助于血管成形术和旁路移植术以后的动脉重塑[53]。

血管增生和炎症是紧密相连的过程。炎症导致 NO 生物活性的损伤可促进血管平滑肌增生[2]。在家兔模型中,NO 合成酶的过表达既可通过抑制血管平滑肌细胞增生,也可抑制黏附分子和趋化分子的表达,使动脉粥样硬化损伤或再狭窄形成的损伤减少,随后血管单核细胞的浸润减少[54,55]。因此,血管平滑肌细胞通过影响脂蛋白滞留、调节炎症、形成纤维帽以及维持斑块稳定性等几方面参与动脉粥样硬化过程。一些血管疾病包括支架再狭窄、移植血管病变、静脉旁路移植术的失败,均以血管平滑肌细胞增生为主要的病理生理机制[56]。对平滑肌增殖的控制涉及 NR4A 核受体,它主要表达在动脉粥样硬化病变处的巨噬细胞、平滑肌细胞和内皮细胞中,且由致动脉粥样硬化的刺激诱导。抑制 NR4A 核受体的转录活性会导致平滑肌细胞的增生增强[57]。NR4A 核受体也表达在暴露于动脉压的静脉段,因此推测它们在抑制活化血管细胞的反馈机制中起作用。药物洗脱血管支架可释放脱膜剂如西罗莫司和紫杉醇,可通过减少平滑肌细胞的增生来干扰细胞周期,部分抑制再狭窄[58]。

内皮血流调控的异常

内皮细胞通常会分泌多种抗血栓物质。一部分被释放进入血液,另一部分则存在于未激活的内皮细胞表面。内皮的这些抗血小板、抗凝及促纤溶活性等物质,其中一部分也具有血管扩张的作用(如前列环素,NO),它们可协同作用,促进正常环境下的血液流动。内皮细胞急性激活或慢性的功能障碍可改变出凝血平衡,使它们从主要的抗血栓形成细胞转变成促血栓形成细胞[59]。

从这个角度讲,健康或疾病条件下,内皮细胞能调节凝血酶的活性。在内皮完整和功能正常时,凝血酶的促血栓作用会消失,而其抗血栓作用占主导。凝血酶与内皮细胞表达的完整膜蛋白血栓调节蛋白结合,在另一种内皮细胞蛋白内皮蛋白 C 受体存在时(参见第 116 章)激活蛋白 C。活化的蛋白 C,与其辅因子蛋白 S 共同作用,具有抗凝和促纤溶作用。它能被蛋白分解因子Ⅴa 和Ⅷa 降解,使纤维酶原激活物抑制剂(PAI)-1 失活。同时,具有酶活性的促凝血酶与血栓调节蛋白结合,在循环中被清除,从而限制其催化纤维蛋白形成的活性。内皮功能障碍导致血管表面的血栓调节蛋白失活。事实上,循环血浆游离血栓调节蛋白水平增加是内皮损害的标志。循环凝血酶除被血栓调节蛋白除清外,其促凝活性通常会被内皮细胞通过抗凝血酶(AT)的作用阻止,抗凝血酶与内皮管腔表面的肝素样

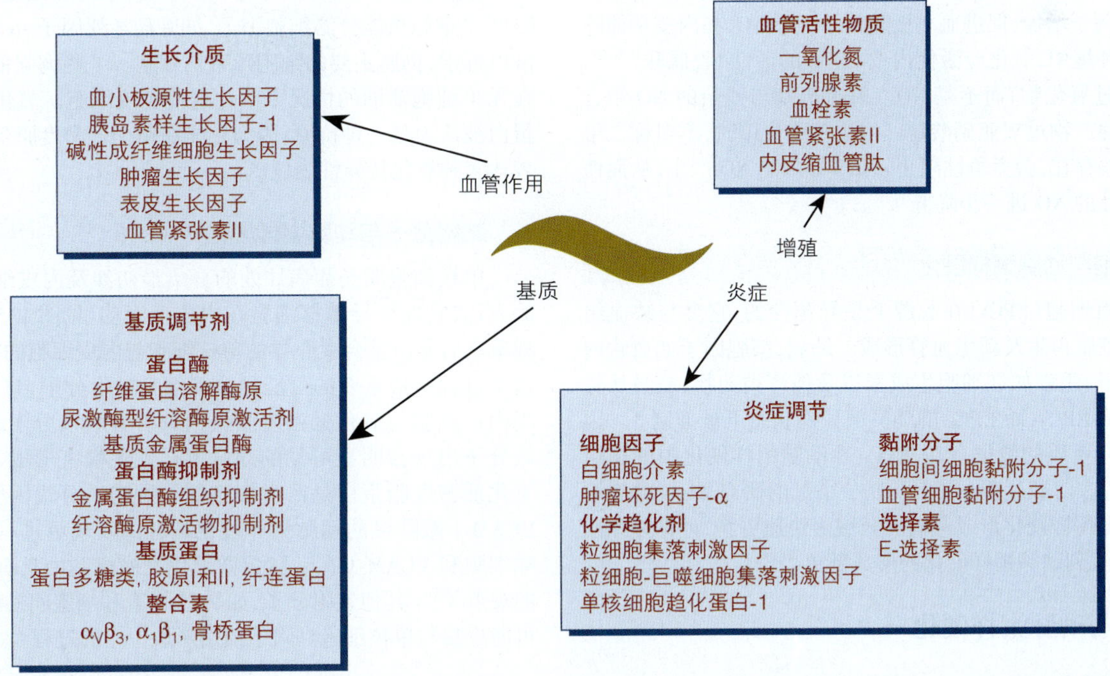

图 135-4　血管平滑肌细胞调节血管增生、炎症、基质成分以及收缩。大部分调节因子具有多种功能。例如,血管紧张素是一种血管收缩剂,但它也能刺激增生和炎症。图中所示仅是血管平滑肌细胞所分泌调解因子中的一部分。

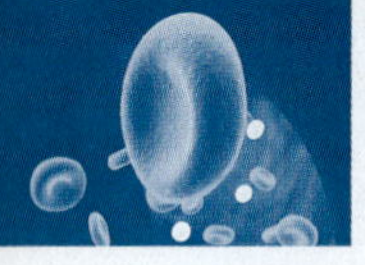

葡糖氨基聚糖类相结合，催化凝血酶的失活。与血栓调节蛋白相似，内皮的硫酸类肝素和葡糖氨基聚糖类的凝血酶中和作用随内皮的功能障碍而消失。

正常情况下，内皮细胞不表达组织因子（TF），但被炎症性细胞因子活化或暴露于内皮活化水平的半胱氨酸或游离凝血酶的情况下，内皮细胞可分泌 TF。内皮细胞功能失调所表达的 TF，具有促凝血作用，且这种促凝作用可能伴随着组织因子途径抑制物（TFPI）的缺失，而正常情况下，组织因子途径抑制物由内皮细胞合成。

正常内皮具有促纤溶作用，可合成并释放组织型纤溶酶原激活物（plasminogen activator）；具有组织型纤溶酶原激活物和纤溶酶原（plasminogen）的结合位点，为溶纤维蛋白复合物提供一个集中装配的表面，从而增强局部纤溶酶（plasmin）的产生；但不能产生足够的 PAI-1。这种促纤溶状态可在内皮功能障碍时变成抗纤溶状态。内皮细胞活化或功能障碍时可诱导 PAI-1 基因表达和分泌；正常内皮的促纤溶性质随之消失（参见第 136 章）。

正常内皮也通过分泌一些抗血小板物质放大其抗血栓性质。NO 由正常内皮细胞持续释放入血液，通过刺激血小板可溶性鸟苷酸环化酶，提高血小板内环化单磷酸鸟苷的水平，抑制血小板黏附和聚集（见图 135-2）[60]。在正常环境下，生理性血流和剪切力能保持内皮（内皮源性）一氧化氮合酶（eNOS）[61,62]的活性。血管细胞源性的一氧化碳，是血红素被血红素氧合酶分解代谢的一种产物，可能有类似的抗血小板活性[63]。前列环素（前列腺素 I_2）同样也可以由正常内皮细胞释放，并通过诱导血小板腺苷酸环化酶和提高血小板内环化腺苷一磷酸的水平来抑制血小板聚集[64]。

NO、一氧化碳和前列腺素 I_2 都是不稳定的自身活性物质，仅在它们从内皮释放进入血液的邻近部位起作用。内皮细胞表面的细胞外腺苷二磷酸酶（CD39）也能通过代谢和排除引起血小板聚集的腺苷二磷酸（ADP）来阻止血小板活化[65]。内皮功能障碍时，这些不同的抗血小板活性消失，内皮释放 von willebrand 因子增加，促进血小板黏附。至于 NO，在内皮功能障碍这个微环境中，氧化应激使内皮 eNOS 的活性"脱偶联"[62,66]，优先产生过氧化物，而不是 NO。氧自由基与残余的 NO 结合可生成毒性产物过氧亚硝酸盐。内皮功能失调时，不对称二甲基精氨酸的存在，会竞争性阻止 eNOS 并限制 NO 产生，从而使有生物活性的 NO 进一步降低[61,67]。

祖细胞与动脉粥样硬化

内皮祖细胞（EPCs）在起源上是异源性的，它参与缺血组织的内皮细胞再生及新生血管形成。缺氧、细胞因子如血管内皮生长因子、激素如红细胞生成素以及他汀类药物，刺激从骨髓中动员的 EPCs，而 EPCs 的动员糖尿病状态下被抑制[68]。因为一些相互矛盾的数据存在，EPCs 在动脉粥样硬化中的作用还不清楚[18]。对载脂蛋白 E（apoE）$^{-/-}$ 小鼠的研究显示，内皮细胞在有动脉粥样硬化形成倾向的区域内快速更新，且骨髓源性 EPCs 被募集到动脉粥样硬化的形成部位[69]。

■ 炎症与动脉粥样硬化

先天性免疫与动脉粥样硬化

内皮对损伤的应答表现为慢性炎症应答，包括天然性免疫和获得性免疫[70]。天然性免疫为宿主提供第一条防线，涉及数种细胞类型，最重要的是巨噬细胞和树突细胞，能表达数量有限的高度保守的传感分子，如清道夫受体和 toll 样受体[70,71]。微生物感染可通过病原体相关分子模式被检测，该分子模式主要存在于细菌，病毒及酵母中，但不存在于哺乳动物的细胞中，且可被 toll 样受体识别[72]。病原体或其他物质包括病原体相关分子模式（如脂多糖、乙醛衍生蛋白、甘露聚糖、磷壁酸）的交联，可引发内皮细胞的内吞和活化（如通过核因子 -κB），从而引起炎症应答（见第 17 章和第 18 章）[71,73]。促炎细胞因子，如肿瘤坏死因子 -κB 和白细胞介素（IL）-1，可放大天然性炎症应答。

天然性防御涉及可溶性分子，如补体，它也参与动脉粥样硬化病变的形成[64]。高敏 C 反应蛋白（hsCRP）被发现是心血管疾病的一种重要、独立的预警器[74]。天然抗体是在缺少已知抗原刺激的条件下产生的，主要是免疫球蛋白（Ig）M，它能对细菌和病毒产生一个立即的应答，但也可能参与动脉粥样硬化。例如，天然性 B 淋巴细胞，也称为 B1 细胞，能够表达一系列限制性种系编码抗原受体，该受体可能与氧化低密度脂蛋白结合。

获得性免疫与动脉粥样硬化

与天然免疫相比，获得性免疫较慢但更精确（参见第 77 章）[70]。T 细胞能被树突细胞和巨噬细胞活化，然而，若没有可识别 B 细胞的主要组织相容性复合物（MHC）的 $CD4^+$ T 细胞辅助，大部分抗原不能活化 B 细胞。通过基因重组，T 细胞和 B 细胞受体可无限制形成，并且数量远远超过天然免疫系统的模式识别受体。大部分 $CD4^+$ 细胞是细胞因子分泌型 T 辅助细胞（Th），并且能表达 αβ-T 细胞受体，它能与 MHC Ⅱ类分子相互作用。少数 Th 细胞表达 γδ-T 细胞受体，能与非多态性、非经典性 MHC 分子 CD1 相结合。提呈某些抗原（尤其是脂类、糖脂类）。根据分泌的细胞因子种类将 Th 细胞进行分类。Th1 细胞分泌干扰素（IFN）-γ 和 IL-2，促进细胞免疫（参见第 78 章）。Th2 细胞分泌 IL-4、IL-5、IL-10 和 IL-13，帮助 B 细胞产生抗体。$CD8^+$ T 细胞虽能分泌细胞因子，如肿瘤坏死因子 -α、IFN-γ 和淋巴毒素，仍属主要的细胞毒杀伤细胞。一些胸腺依赖抗原可在无 T 细胞辅助的情况下活化这些免疫细胞。氧化低密度脂蛋白被认为是一种抗原，因为它能在单个低密度脂蛋白微粒上表达多种氧化特异性表位。

黏附分子与动脉粥样硬化

单核细胞向炎症病灶处的募集最初涉及内皮细胞选择素的表达，它能介导单核细胞在内皮上滚动（见图 135-3）。滚动现象之后是由整合素介导的单核细胞与内皮细胞的牢固结合。这个过程中最重要的可能是血管细胞黏附分子 -1（VCAM-1），当内皮细胞与氧化低密度脂蛋白共孵育时该分子表达上调。该分子出现在明显可见的动脉粥样硬化损害形成之前，支持氧化低密度脂蛋白是巨噬细胞的一种初始募集因子的观点。VCAM-1 敲除鼠的动脉粥样硬化减轻的发现更进一步支持巨噬细胞和 VCAM-1 在动脉粥样硬化发病机制中具有重要作用的观点[75,76]。其他黏附分子，如 P- 选择素和细胞间黏附分子 -1，可能也参与单核细胞黏附于损伤形成位点的过程[77]。

脂蛋白磷脂酶 A2 与动脉粥样硬化

脂蛋白磷脂酶 A_2（Lp-PLA_2）是一种炎症性酶，属磷脂酶大家族，能够水解细胞膜磷脂和脂蛋白的 sn-2 酯键[78]。该酶由巨噬细胞产生，在血液循环中与低密度脂蛋白（LDL）结合，分布于动脉内膜间隙，可产生氧化脂肪酸和溶血磷脂酰胆碱。这些分子有潜在的致动脉粥样硬化效应，包括单核细胞的化学诱导、黏附分子表达的增加和内皮一氧化氮生成的抑制[79]。虽然最初由于该酶能够降解血小板活化因子，而被称作血小板活化因子乙酰水解酶，然而这一效应的临床重要性并不明显。大量的流行病学研究显示 Lp-PLA_2 是心血管事件相关的重要生物标记。用 darapladib 选择性抑制 Lp-PLA_2 后，能够减缓糖尿病和高胆固醇血症猪的严重冠状动脉粥样硬化的发展[80]。一项针对心血管疾病患者的二期临床研究表明，如给患者阿托伐他汀的强化治疗，使血浆 Lp-PLA_2 活性持续抑制，再经 160mg darapladib 治疗 12 周，可导致体内 IL-6 与高敏 C 反应蛋白的降低，提示其可能减轻炎症负担[81]。

免疫细胞与动脉粥样硬化

修饰脂蛋白的清除和脂蛋白源性胆固醇与 HDL 受体结合后外流的胆固醇逆向转运过程，巨噬细胞对是必须的，胆固醇逆向转运是一种经由 HDL 将胆固醇移出细胞的方式。一系列证据表明巨噬细胞能促进动脉粥样硬化损伤的发生和发展。例如，高胆固醇血症小鼠与巨噬细胞敲除鼠杂交，其对动脉粥样硬化的产生有显著抵抗力[82]。

动脉粥样硬化最早的明显可见标志是脂质条纹，主要由包含有相对较多胆固醇的巨噬细胞源性泡沫细胞组成。泡沫细胞也可由平滑肌细胞形成，因为这些细胞在适当激活后可表达清道夫受体[83,84]。脂质条纹的形成被认为是始于循环单核细胞对易形成动脉粥样硬化疾病的区域如血管分岔处的活化内皮细胞的黏附。在新生损伤处可发现许多化学趋化分子，这些化学趋化分子可募集单核细胞并诱导它们渗入内皮下间隙并进一步分化成巨噬细胞。

化学趋化分子 MCP-1 更易募集单核细胞至动脉粥样硬化损伤处，这种现象已在动脉粥样硬化小鼠模型中观察到，如"西化"饮食喂养的载脂蛋白 E 缺陷（$apoE^{-/-}$）或 LDL 受体缺陷（$LDLR^{-/-}$）小鼠模型。当这些小鼠与缺乏 MCP-1 或其受体 CCR-2 的模型鼠杂交后，损伤进展明显减缓[85-87]。

巨噬细胞和 T 细胞曾被认为是仅有的能够显著促进血管发生的炎症细胞。新近的数据显示在斑块破裂或侵蚀处及急性冠脉综合征患者血栓中有中性粒细胞存在，表明中性粒细胞在动脉粥样硬化血栓形成中也起着重要作用[18]。另外，在病灶外膜和斑块出血处还发现了肥大细胞，已证明它们参与了巨噬细胞凋亡、血管通透性增加、HDL 降解以及胆固醇外流减少等过程[18]。CXC- 细胞因子受体 2（CXCR2）信号能够募集中性粒细胞和肥大细胞至动脉粥样硬化损伤处。中性粒细胞至动脉粥样硬化损伤处的动员过程可被 CXC- 细胞因子受体 4（CXCR4）及其配体 CXC- 细胞因子配体 12（CXCRL12，即 SDF1）所抑制。

脂质过氧化与动脉粥样硬化

巨噬细胞通过下调天然 LDL 受体的表达来控制胆固醇装配。因此，了解巨噬细胞如何摄取胆固醇十分重要。细胞培养实验中出现"泡沫细胞悖论"，即巨噬细胞只吞噬修饰过的脂质。另外，用铜或乙酸酐处理未经修饰的 LDL（使其乙酰化）能增加巨噬细胞经表面清道夫受体对 LDL 的摄取，从而导致脂质负荷巨噬细胞的形成。这些实验结果导致动脉粥样硬化形成的脂质过氧化学说产生[84,88]，从而解释了为什么 LDL 修饰是泡沫细胞形成的关键步骤。虽然 LDL 氧化的确切机制尚不清楚，但髓过氧化物酶、诱导性一氧化氮合酶以及 NADPH 氧化酶都参与这一过程[88,89]。值得注意的是，所有这些酶在巨噬细胞上都有表达，且在正常情况下作为抗微生物活性氧类而参与天然免疫[90]。因此，巨噬细胞内胆固醇的聚集是通过氧化 LDL（非天然）的清道夫（非 LDL）受体实现的。

清道夫受体与动脉粥样硬化

由巨噬细胞表达的保守模式识别受体包括清道夫受体 A、B1 和 CD36，它们都能内化氧化低密度脂蛋白[91,92]。巨噬细胞能表达多种基因作为对氧化 LDL 的反应，包括过氧化物酶体增生物激活受体 γ（PPARγ）和腺苷三磷酸结合盒式转运体 A1，它们对巨噬细胞介导的炎症反应和动脉粥样硬化的形成具有重要影响。

细胞培养研究表明清道夫受体 A 可识别乙酰化 LDL，但是，与 LDL 受体不同，在高胆固醇含量条件下，清道夫受体 A 并不下调，这或许能解释泡沫细胞的形成[93]。然而，目前还没有明显的证据表明乙酰化 LDL 能够在体内产生，所以经其他方式修饰的 LDL，如氧化，可能是泡沫细胞形成所必需[94,95]。可能涉及动脉粥样硬化形成过程的另外一个清道夫受体是 CD36，它对氧化 LDL 有较强的亲和作用。

动物和人类的血浆中含有针对脂质过氧化产物的循环 IgG 和 IgM 抗体[96]。在小鼠模型中，这些抗体与脂质过氧化的测量以及动脉粥样硬化的进展和恢复密切相关[97]。用诸如丙二醛 LDL 或铜氧化 LDL 等氧化 LDL 免疫高胆固醇血症兔和小鼠能够抑制动脉粥样硬化损伤形成的过程[98-101]。这些实验证明对氧化 LDL 的免疫应答能够改变动脉粥样硬化的病程。

白细胞源性 5- 脂氧化酶也参与小鼠动脉粥样硬化的形成过程[102]。动物实验证明脂氧化酶对动脉粥样硬化的发生十分重要，因为阻断 12/15 脂氧化酶基因的表达可减少载脂蛋白 E 缺乏小鼠的动脉粥样硬化发生，而血管内皮细胞过表达 15- 脂氧化酶，则可以加速 LDL 受体缺乏小鼠的早期动脉粥样硬化发展[103,104]。作为抑制动脉粥样硬化发展的潜在靶点，目前正在进行该酶的研究[105]。

血管壁 LDL 蓄积

三种可能的因素导致了 LDL 在血管壁的蓄积：内皮通透性增加、内膜脂蛋白长时间滞留以及血管壁脂蛋白清除率减慢[106]。高胆固醇饮食喂养家兔可在特定损伤易感处发生主动脉壁损伤，然而，损伤处的内皮通透性并没有增加，提示 LDL 被选择性地滞留在这些区域[107,108]。LDL 分子的滞留可能是它们易于黏附于血管壁上蛋白多糖的缘故[109]。因此推断应用遗传工程技术使 LDL 不再黏附于蛋白多糖，可使其致动脉粥样硬化的能力降低[16]。

氧化 LDL 及其产物，氧化磷酯类和羟固醇，还具有其他特性使得它们可潜在的促进动脉粥样硬化[110]。这些特性包括促炎症性质，如对单核细胞、平滑肌细胞、T 淋巴细胞（而不是 B 淋巴细胞或中性粒细胞，它们不存在于病灶中）的化学趋化作

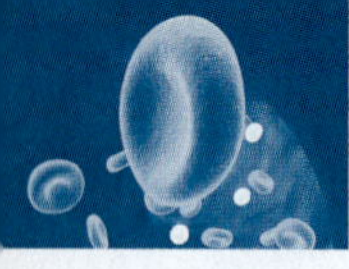

用，以及促进内皮细胞 VCAM-1 表达及 MCP-1 释放的增加[111]。氧化 LDL 也可以通过诱导Ⅰ型金属蛋白酶的表达以及组织因子活性的增加使动脉粥样硬化斑块更不稳定[44]。氧化所致聚不饱和脂肪酸在磷脂 sn-2 键上被广泛降解，对氧化 LDL 充当清道夫受体的一个配体是非常重要的。

为了证实氧化 LDL 假说，已经开始了使用抗氧化维生素的临床试验进行，其中最主要的是维生素 E；然而，多数发表的报道却得出了阴性结果[112,113]。目前，给予患者 400~800IU/d 似乎并不能充分起到防止心血管事件的效果。然而这些研究并不能证明或否定这个假说，其他的抗氧化制品可能更有益。

高密度脂蛋白与动脉粥样硬化

HDL 胆固醇水平低下是强有力的心血管事件的预警，可能是因为 HDL 水平低下与胆固醇逆向转运不足有关[114,115]。动物实验利用 LDL 受体敲除鼠肝脏直接转移人 apoA-Ⅰ基因表明，小鼠的胆固醇逆向转运明显提升，已存在的动脉粥样硬化斑块明显消退[116,117]。然而，HDL 还有其他的抗动脉粥样硬化特性而使其表现出抗动脉粥样硬化性保护作用[118]。例如，HDL 可以抵抗 LDL 氧化，至少部分是由于对氧磷酶（paraoxonase）的原因，该酶与 HDL 结合以降解有机磷酸盐[119]。对氧磷酶多态性与心血管疾病危险因素增加有关，也表明氧化 LDL 是动脉粥样硬化发展的一个重要因素[120]。

目前的研究致力于发展提高 HDL 水平的新方法或使用 apoA-I 变异体和模仿物，以使动脉粥样硬化斑块消退。胆固醇酯转运蛋白促进胆固醇酯从抗动脉粥样硬化的 HDLs 转运到促动脉粥样硬化的含有 apoB 的脂蛋白中，包括极低密度脂蛋白（VLDLs），VLDL 残体，中间密度脂蛋白以及 LDLs。该分子的缺失导致 HDL 水平增加及 LDL 水平降低，这是一种抗动脉粥样硬化的脂质组成。一个大型的临床试验表明用 torcetrapib 抑制转运蛋白可提高 HDL 水平，但与死亡率和高血压的增高相关[121]。可以推测死亡率的升高是由于该药的脱靶效应所引起的血压升高而致，而不是胆固醇脂转运蛋白受到抑制的结果。用于评估其他胆固醇脂转运蛋白抑制剂对动脉粥样硬化和心血管事件效果的临床实验正在进行。与之类似，在一个小的二期临床实验中，应用 apoA-1 的突变体（apoA-1 Milano）后经血管内超声检测发现它可使斑块面积缩小[122]。评估 apoA-1 模仿物对动脉粥样硬化影响的研究也正在进行[123]。

CD40、CD40 配体与动脉粥样硬化

研究表明人动脉粥样硬化损伤表达免疫介质 CD40 及其可溶性配体 sCD40L。越来越多的证据表明 CD40-sCD40L 信号通路在许多炎症过程中，包括动脉粥样硬化和移植后的排斥反应中起着关键作用[124]。阻断高脂血症小鼠的 sCD40L 信号通路可使其主动脉粥样硬化斑块的面积缩小，并使其斑块中脂质、巨噬细胞和 T 淋巴细胞含量减少[125]。阿托伐他汀、洛伐他汀、普伐他汀以及辛伐他汀可剂量依赖性的降低 IFN-γ 诱导的 CD40 表达。用他汀类药物处理可降低人重组 sCD40L 对动脉粥样硬化相关细胞的活化。此外，对使用辛伐他汀三个月以上病人颈动脉粥样硬化斑块进行回顾性体外免疫染色表明，CD40 的表达和动脉粥样硬化相关细胞数均比未使用该药物的病人有所减少。sCD40L 表达量的下降与普伐他汀或西立伐他汀的治疗有关[126]。这些结果支持他汀类药物具有抗炎和降胆固醇效果的观点。

转化生长因子 -β 与动脉粥样硬化

转化生长因子（TGF）-β 是由巨噬细胞、平滑肌细胞及 Th 细胞的 Th3 亚型所分泌的，具有多种调节功能的细胞因子。由于 TGF-β 能刺激胶原合成和纤维发生，因而推测它能够促进斑块稳定。一项研究发现，用中和抗体抑制 TGF-β 信号通路可导致斑块面积增大，且表型不稳定[127]。TGF-β 在动脉粥样硬化斑块发生和生长中的作用仍需进一步研究来证明。

感染与动脉粥样硬化

多种传染性病原体被认为是动脉粥样硬化的致病原[128]。其中研究较透彻的是肺炎衣原体。动物感染该病原体后可发生动脉粥样硬化，心血管疾病患者体内存在针对该抗原的高效价抗体。病毒，如单纯疱疹病毒和巨细胞病毒，同样在人动脉粥样硬化病变形成中发挥作用。口腔卫生状况不良伴牙龈炎时会激活细胞免疫，并通过细胞因子和抗体促进动脉粥样硬化的形成[129]。内源性蛋白，如热休克蛋白，也参与动脉粥样硬化。一项研究表明颈动脉疾病与体内热休克蛋白 65 和 60 的抗体有关[130]。

脾切除与动脉粥样硬化

免疫系统和动脉粥样硬化的关系是复杂的，因为一项动物研究表明，胆固醇喂养的 $apoE^{-/-}$ 鼠脾切除后，可导致动脉粥样硬化形成明显增加[131]。这种促动脉粥样硬化效果可通过转移 $apoE^{-/-}$ 动脉粥样硬化小鼠脾内的纯化 B 细胞和 T 细胞而消除。一项针对士兵创伤后行脾切除术的长期研究中发现，这些士兵患冠状动脉疾病的概率是常人的两倍，从而证明脾有抗动脉粥样硬化活性[132]。至于脾切除术是否对动脉粥样硬化有显著影响仍需进一步研究。

遗传学和心肌梗死

动脉粥样硬化疾病是一个涉及多基因和环境因素的复杂的人类特征。通过对家庭和兄弟姐妹的连锁分析以及备选基因和基因组相关研究，心肌梗死的遗传易感性开始被认识[133]。其临床重要性在于识别疾病标志物用来预测危险因素和寻找潜在的降低动脉粥样硬化相关的心血管事件的干预措施。

对家庭和兄弟姐妹的基因组连锁分析已经鉴定出与花生四烯酸 5 脂氧合酶激活蛋白基因（ALAX5AP）[134] 和白三烯 A4 水解酶基因（LTA4H）[135] 有关的染色体基因变异位点。这两种基因都参与白三烯 B4 产物的炎症相关通路。有趣的是，ALAX5AP 的一个小分子抑制剂可降低白三烯产物生成及血浆 C- 反应蛋白的水平。

一些无关个体的相关研究表明，遗传变异参与动脉粥样硬化及心血管疾病的易感性。利用基因组连锁分析的研究表明，在白种人中，染色体 9P21.3 中有 4 个单核苷酸多态性与心肌梗死有关[133,136]。其他使血管疾病危险因素增加的基因多态性将被陆续发现。

■ 动脉粥样硬化斑块

斑块的分类

美国心脏学会根据病灶的成分和结构将动脉粥样硬化斑块划分为Ⅰ～Ⅷ型（图 135-5）[19,137]。Ⅰ～Ⅲ型病灶包含有在脂质条纹内形成的泡沫细胞，包括从肉眼不可见的（Ⅰ型）到可以明显检测到的（Ⅲ型）。Ⅰ～Ⅲ型病灶是微小的，无临床症状，而Ⅳ～Ⅵ型则可能阻塞管腔，并引起临床症状。Ⅳ型病灶包含有脂质池，但大多数病人不会出现心绞痛症状，因为动脉有向外扩张重塑的能力。Ⅴ型病灶会形成纤维帽，它是由于脂质在组织内的积累、血肿和机化的血栓性沉积所致。Ⅵ型病灶涉及血栓的形成，这些血栓可能是附壁的或者阻塞性的。值得一提的是Ⅳ型可直接发展到Ⅵ型而不经历Ⅴ型病灶及发生纤维组织增生变化。Ⅶ型病灶的斑块是复杂的，起初是主要由钙质组成。但如果斑块内纤维组织占主导则转变为Ⅷ型病灶。

易损斑块与易患病人

慢性冠状动脉粥样硬化转变成为急性冠状动脉事件的病理机制，部分原因是由于斑块分裂所致，也称为斑块破裂[138,139]。“易损斑块”是由 Muller 和他的同事们提出的[140,141]，用来描述作为大多数临床冠状动脉事件基本原因的有破裂倾向的斑块。当前对“易损斑块”的定义包括所有有血栓形成倾向和那些迅速发展至高危状态的斑块（图 135-6）[142]。易损斑块发展的分级标准是根据对恶性斑块的组织病理学研究来划分的（表 135-3）[142]。主要标准包括存在活动性炎症、薄纤维帽及大脂质核、内皮细胞脱落伴表面血小板聚集、斑块裂缝及管腔狭窄 90% 以上。易损斑块的次要标准包括斑块表面钙化结节、黄白色的斑块、斑块内出血、内皮功能障碍和外向性（阳性）重塑。一些研究显示高度钙化且没有明显脂质核的斑块更加稳定[21,143]。

表 135-3　在研究“肇事斑块”基础上提出的易损斑块的定义标准

主要标准
活动性炎症（单核细胞 / 巨噬细胞和 T 细胞时而浸润）
薄纤维帽和大脂质核
内皮脱落及表面血小板聚集
裂隙斑块
狭窄大于 90%
次要标准
表面钙化结节
黄白斑块
斑块内出血
内皮细胞功能障碍
向外（阳性）重塑

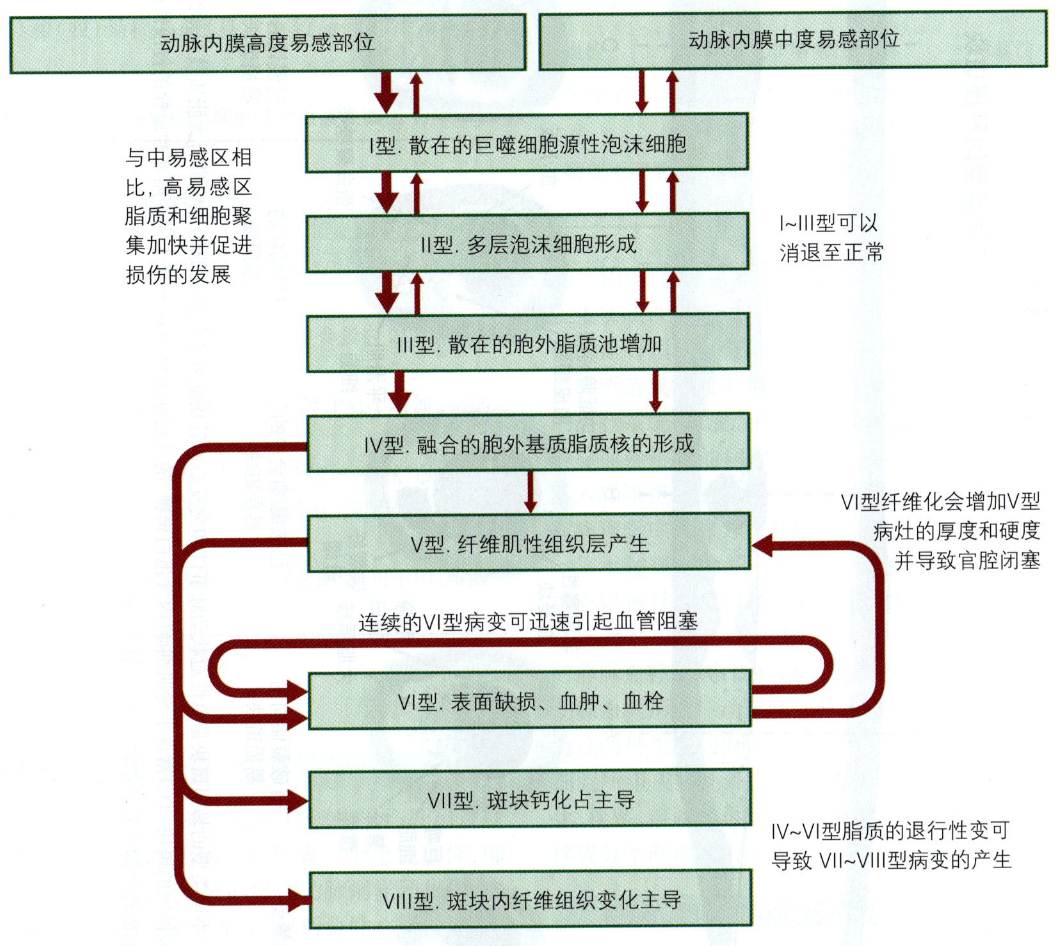

图 135-5　该流程图显示了人动脉粥样硬化病变是如何发生和发展的。其中，罗马数字代表病变的组织学分型。箭头指向代表病变特征性形态学变化的顺序。从Ⅰ～Ⅳ型，因为脂质的逐渐积累，病变主要发生形态学改变。Ⅴ型和Ⅵ型之间的环路显示了病变如何在表面发生。血栓凝块的沉积可能反复发生于不同时间段、同一位置且这可能是中小动脉逐渐阻塞的主要机制。

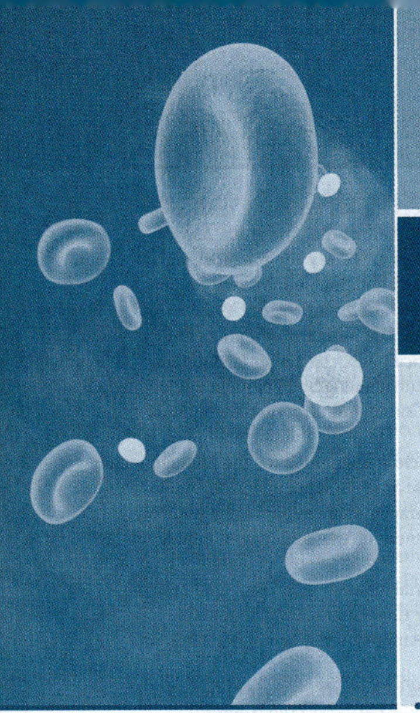

第136章

纤维蛋白溶解与血栓溶解

Katherine A. Hajjar, Jia Ruan

摘 要

近年来,有关纤维蛋白溶解分子机制的认识,大大促进了纤维蛋白溶解(纤溶)疗法和抗纤溶疗法的进展。对于全部主要纤溶蛋白的基因的表征解析阐明了相关丝氨酸蛋白酶及其抑制剂和受体的结构与功能。一种或几种纤溶蛋白基因敲除动物的建立,已经揭示了这些纤溶蛋白预期和非预期的血管内和血管外的作用。此外,对于人类功能缺陷综合征的遗传学分析已经确定了一些特异性突变,这些突变导致表现为伴有血栓形成的纤溶障碍或伴有出血的纤溶过度的人类疾病。所有这些研究促进了更有效更安全的纤溶治疗和在某些特定条件下抗纤溶制剂的合理使用的手段的发展。

纤维蛋白溶解作用的基本概念

纤维蛋白是凝血酶作用于纤维蛋白原所产生的不可溶的终末产物,可见于血管内和血管外部位。当血管损伤时,交叉连接的纤维蛋白沉积于组织和血管中,因此导致血流障碍。一旦血管愈合,纤溶系统被激活,通过丝氨酸蛋白酶即纤溶酶的作用,将纤维蛋白水解为可溶性降解产物(图 136-1A)。

在生理条件下,纤溶系统的激活剂、抑制剂和辅助因子的衡量参与,精确地调节纤溶过程[1]。另外,内皮细胞、单核样细胞和骨髓样细胞表达的受体提供了特化的受保护的环境,使得产生的纤溶酶不被循环抑制物中和(图 136-1B)[2]。除此之外,内皮细胞、单核细胞、巨噬细胞和骨髓细胞均参与纤溶调节的所有方面。而且,最近的研究表明除了降解纤维蛋白的传统作

本章使用的简写和缩略词:A2,膜联蛋白 A2(annexin A2);ASK,澳大利亚链激酶(Australian streptokinase);ATLANTIS,阿替普酶溶栓治疗缺血性卒中急性非有创治疗(Alteplase Thrombolysis for Acute Noninterventional Therapy in Ischemic Stroke);cAMP,环磷酸腺苷(cyclic adenosine monophosphate);CT,计算机化断层X线成像(computed tomography);DIC,弥散性血管内凝血(disseminated intravascular coagulation);EACA,Σ-氨基己酸(Σ-aminocaproic acid);ECASS,欧洲急性卒中研究合作研究(European Cooperative Acute Stroke Study);FDA,食品和药物管理局(Food and Drug Administration);HC,同型半胱氨酸(homocysteine);IL,白细胞介素(interleukin);ISTR,国际卒中血栓溶解剂登记(International Stroke Thrombolysis Registry);MAST-E,欧洲急性卒中的多中心试验(Multicenter Acute Stroke Trial-Europe);MAST-I,意大利急性卒中的多中心试验(Multicenter Acute Stroke Trial-Italy);MELT,大脑中动脉栓塞局部纤溶的干预研究(Middle Cerebral Artery Embolism Local Fibrinolytic Intervention Study);MMP,基质金属蛋白酶(matrix metalloproteinase);Mr,分子量(molecular mass);mRNA,信使核糖核酸(messenger ribonucleic acid);NINDS,国家神经疾病与卒中研究所(National Institute of Neurologic Disorders and Stroke);p11,蛋白 p11(protein p11);PAI,纤溶酶原激活物抑制因子(plasminogen-activator inhibitor);PLG,纤溶酶原(plasminogen);PROACT,Prolyse 在急性脑栓塞的疗效研究(Prolyse in Acute Cerebral Thromboembolism);SITS,卒中治疗的安全实施(Safe Implementation of Treatments in Stroke);STILE,手术与溶栓治疗下肢缺血(Surgery versus Thrombolysis for Ischemia of the Lower Extremity);TAFI,凝血酶激活的纤溶抑制物(thrombin-activatable fibrinolysis inhibitor);TGF-β,转化生长因子-β(transforming growth factor-β;TOPAS,外周动脉溶栓或手术(Thrombolysis or Peripheral Arterial Surgery);t-PA,组织型纤溶酶原活化物(tissue-type plasminogen activator);u-PA,尿激酶型纤溶酶原活化物(urokinase plasminogen activator);uPAR,尿激酶型纤溶酶原激活物受体(urokinase plasminogen activator receptor)。

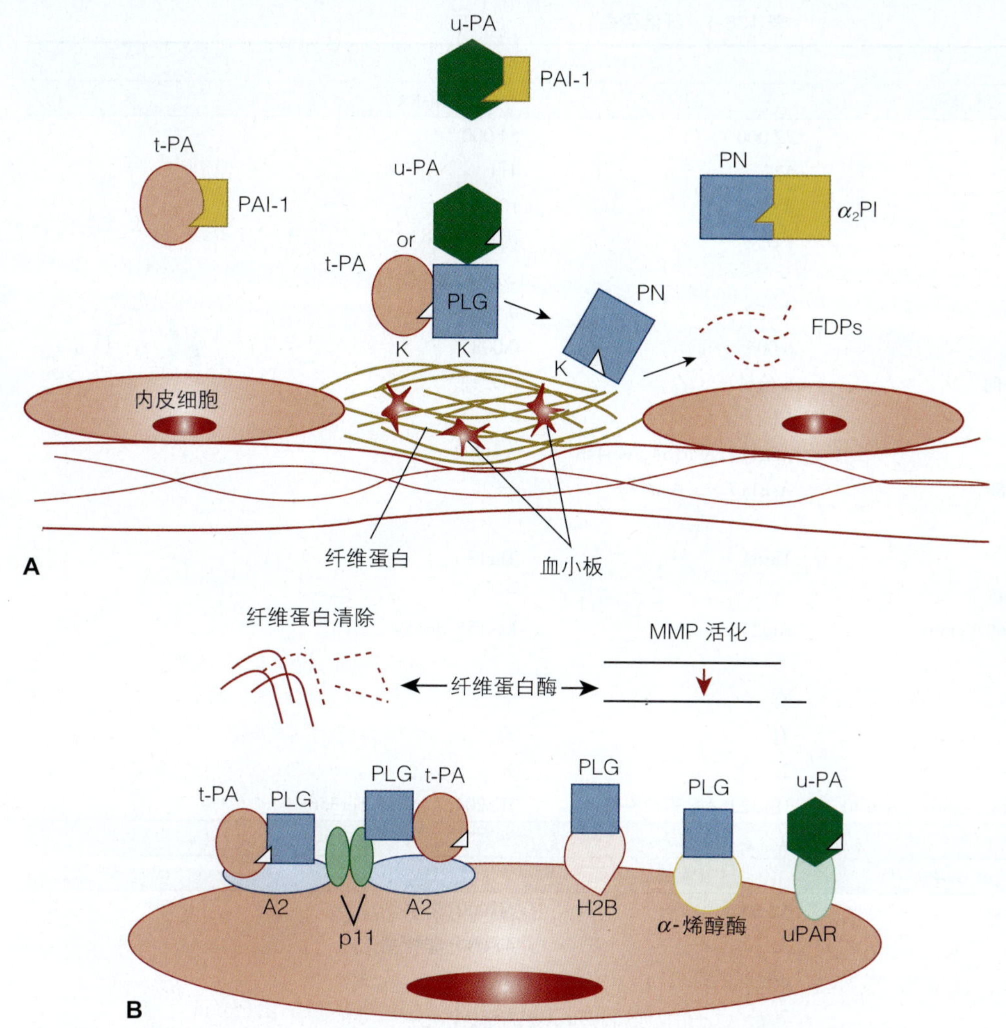

图 136-1　纤溶系统的概况。A. 基于纤维蛋白的纤溶酶原活化。在组织纤溶酶原激活剂（t-PA）和尿激酶（u-PA）的作用下，酶原纤溶酶原（PLG）转变为活化的丝氨酸蛋白酶，纤溶酶（PN）。t-PA 通过血栓纤维蛋白的赖氨酸残基与 PLG 的结合，很快增强 t-PA 的活性。u-PA 的作用不依赖于纤维蛋白。纤溶酶原激活物抑制剂 -1（PAI-1）是 t-PA 和 u-PA 的主要的生理学调节剂，能抑制二者的作用。纤溶酶与纤维蛋白的结合，能保护纤溶酶不受其主要的抑制物 $α_2$- 血纤溶酶抑制剂的作用。被结合的纤溶酶降解交联的纤维蛋白，产生可溶性纤维蛋白降解产物（FDPs）。B. 细胞表面纤溶酶原的活化。许多种类的细胞表达纤溶酶原、尿激酶和组织纤溶酶原活化物的受体。膜联蛋白 A2 复合体包括膜联蛋白 A2 和蛋白 p11，二者能结合 t-PA 和 PLG，因此能增强内皮细胞、单核细胞和巨噬细胞表面产生纤溶酶的效率。PLG 也可与其他细胞受体能结合，包括巨噬细胞上组蛋白 H2B（H2B）和 α- 烯醇酶。尿激酶与单核细胞、巨噬细胞和活化的内皮细胞上的尿激酶受体结合。

用外，纤溶系统还参与多种组织重塑机制。本章重新探讨了纤溶酶产生的基本特征，描述了纤溶异常而引起的主要临床综合征，并讨论了纤溶和抗纤溶治疗的方法。

纤溶系统的组分

■ 纤溶酶原

它主要由肝脏合成[3,4]，分子量约为 92 000，以单链酶原的形式存在于血浆中，浓度约为 1.5μM（表 136-1）[5]。成人纤溶酶原的血浆半衰期大约是 2 天[6]。其 791 个氨基酸由 24 个二硫键交联，其中 16 个二硫键构成 5 个同源性三环结构，称为 kringle（K）结构，其二级结构类似于相同名称的丹麦糕点（图 136-2）[7]。由 80 个氨基酸形成第一环 K1 和第四环 K4，分子量约为 10 000，二者分别作为高亲和力与低亲和力的赖氨酸结合位点[8]。纤溶酶原的赖氨酸结合域可能介导与纤维蛋白、细胞表面受体和其他包括循环 $α_2$- 纤溶酶抑制剂等蛋白的特异性相互作用[9-13]。

纤溶酶原的翻译后修饰产生了两种糖基化变异体：Ⅰ型和Ⅱ型（见表 136-1）[14-16]。O- 偶联的寡聚糖，包括第 345 位苏氨酸上的唾液酸，半乳糖和半乳糖胺残基，是Ⅰ型和Ⅱ型所共有。然而，只有Ⅱ型在第 288 位天门冬酰胺残基侧链含有 N- 联的寡聚糖，包括唾液酸、半乳糖、葡糖胺和甘露糖。纤溶酶原的糖基部分可调节其与细胞受体的亲和力，并使其生理学降解途径具有特异性。

纤溶酶原第 560 与 561 位精氨酸 - 缬氨酸间肽键的断裂产生激活的纤溶酶（见表 136-1）[5]。纤溶酶具有一个典型的丝氨酸蛋白酶催化的三合体（His602、Asp645 和 Ser740），但是与同类型其他蛋白酶相比，其底物特异性更为广泛[17]。氨基末端谷氨酸纤溶酶原（Glu-PLG）是纤溶酶原的循环形式，易通过限制性蛋白水解修饰为赖氨酸 - 纤溶酶（Lys-PLG）[18-19]。第 77 位赖氨酸与第 78 位赖氨酸间肽键的水解引起酶原构象的改变，可与纤维蛋白更稳定地结合，且与 Glu-PLG 相比，其与细胞受体的亲和力高两到三倍，活性增加 10~20 倍[10,20,21]。正常情况下，Lys-PLG 不存在于循环血浆中，但是可见于细胞表面[22,23]。

纤溶酶原基因位于染色体 6q26-27，全长 52.5kb，包含 19 个外显子[24,25]，转录表达为 2.7kb 的 mRNA（见图 136-2）[7]。纤溶酶原基因的 5′- 上游区包含急性期反应物基因共有的两个调控元件（CTGGGA）和 6 个白细胞介素 -6 的反应元件[25]。而且，急性期炎症介质 IL-6 在体内体外均可刺激溶酶原基因活性[26]。纤溶酶原基因是与载脂蛋白（a）基因紧密相连并在结构上相关，后者与引起动脉粥样化的低密度脂蛋白样颗粒脂蛋白密切相关[27]，而与其他含有 kringle 的蛋白如组织型纤维蛋白溶酶原激活物（t-PA）、尿激酶纤维蛋白溶酶原激活物（u-PA）、巨噬细胞刺激因子和肝细胞生长因子的相关性较差[28-32]。后几种蛋白能促进组织重塑和损伤后修复[33]。

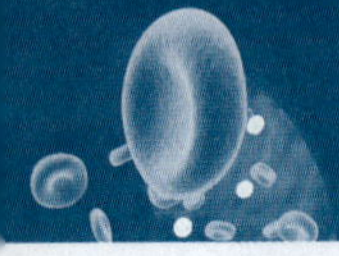

表 136-1 纤溶蛋白

A. 蛋白酶			
特性	纤溶酶原	t-PA	u-PA
分子量	92 000	72 000	54 000
氨基酸	791	527	411
染色体	6	8	10
合成部位	肝脏	内皮	内皮，肾脏
血浆浓度			
nM	1500	0.075	0.150
μg/ml	140	0.005	0.008
血浆半衰期	48 小时	5 分钟	8 分钟
N- 糖基化作用(%)	2	13	7
Ⅰ型	—	Asn117，Asn184，Asn448	Asn302
Ⅱ型	Asn288	Asn117，—，Asn448	—
O- 糖基化作用			
α- 盐皮质素	—	Thr61	Thr18
复合物	Thr345	—	—
双链分裂部位	Arg560-Val561	Arg275-Ile276	Lys158-Ile159
重链区域			
指区	无	有	无
生长因子	无	有	有
kringles(数目)	5	2	1
轻链催化三联体	His602，Asp645，Ser740	His322，Asp371，Ser478	His204，Asp255，Ser356

B. 主要的丝氨酸蛋白酶抑制剂			
特性	α_2-PI	PAI-1	PAI-2
分子量	70 000	52 000	60 000(糖基化) 47 000(非糖基化)
氨基酸	452	402	393
染色体	18	7	18
合成部位	肾脏，肝脏	内皮 单核 / 巨噬细胞 肝脏细胞 脂肪细胞	胎盘 单核 / 巨噬细胞 肿瘤细胞
血浆浓度			
nM	900	0.1~0.4	ND
μg/ml	50	0.02	ND
反应部位	Arg364-Met365	Arg346-Met347	Arg358-Thr359
特异性	纤维蛋白溶酶	u-PA=t-PA	u-PA>t-PA

C. 受体				
特性	uPAR	A2	LRT	甘露糖受体
分子量	55 000~60 000	36 000	60 0000	175 000
氨基酸	313	339	4544	1456
染色体	19	15	12	10
来源	内皮细胞 单核 / 巨噬细胞 成纤维细胞 肿瘤细胞	内皮细胞 单核 / 巨噬细胞 粒细胞 平滑肌细胞	肝脏细胞 单核 / 巨噬细胞 成纤维细胞	巨噬细胞
配体	u-PA	t-PA，纤溶酶原	u-PA/PAI-1 u-PA/PAI-2 t-PA/PAI-1 PN/α_2-PI	t-PA

α_2-PI，α_2 纤溶酶抑制剂；LRP，低密度脂蛋白受体样蛋白；ND，未确定性；PAI-1，纤溶酶原激活物抑制剂 -1；PAI-2，纤溶酶原激活物抑制剂 -2；PN，纤溶酶；t-PA，组织型纤溶酶原激活物；u-PA，尿激酶纤溶酶原激活物；uPAR，尿激酶纤溶酶原激活物受体。

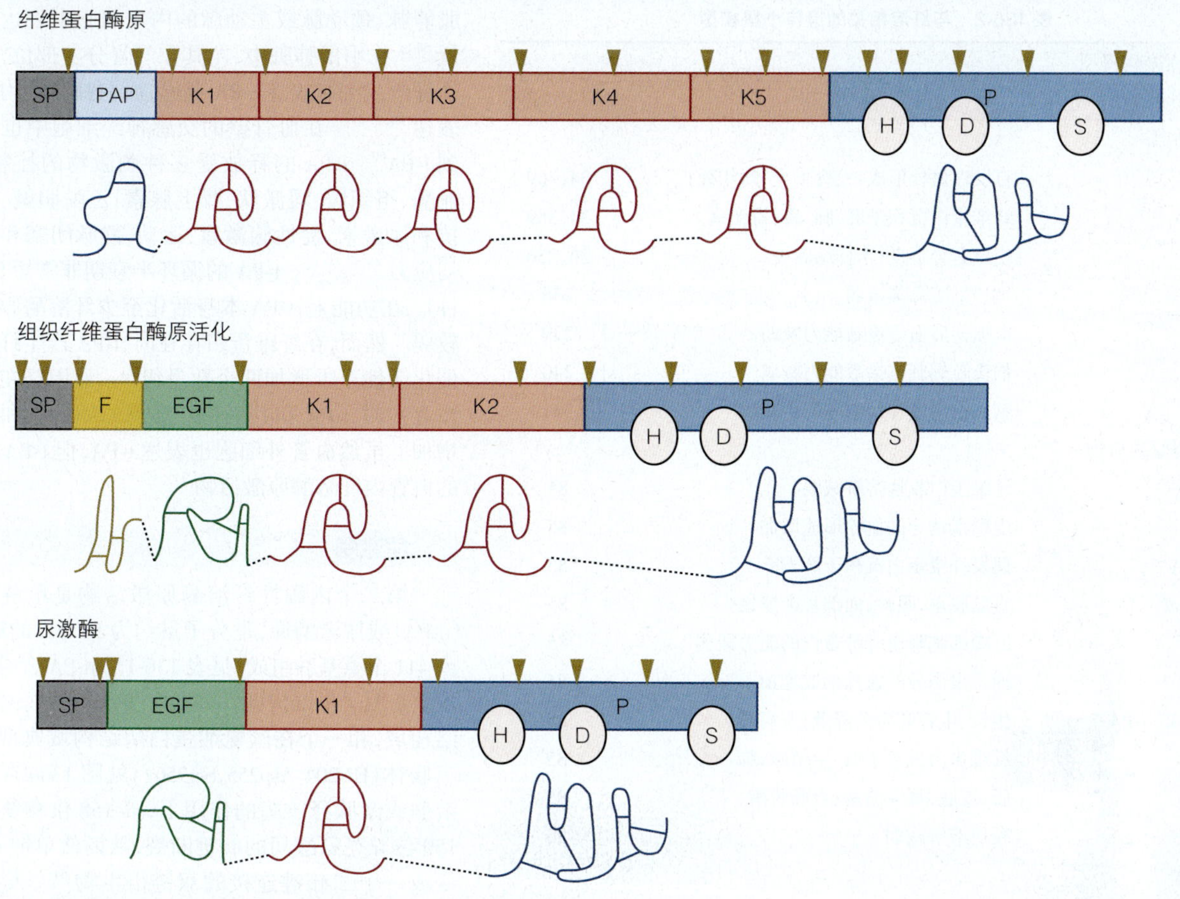

图 136-2 纤溶酶原,t-PA,u-PA 的结构与功能的关系。纤溶酶原、t-PA、u-PA 基因功能性蛋白域的内含子 - 外显子线性结构。蛋白域标记如下,信号肽(SP),前活化肽(PAP),"kringle"域(K),纤维连接蛋白样指状结构(F),表皮生长因子样结构域(EGF)和蛋白酶。催化性三联氨基酸位点组氨酸(H),天门冬氨酸(D),丝氨酸(S)在单一蛋白域内显示。倒三角表示与编码氨基酸外显子相应的内显子位置。

纤溶酶(原)的生理功能

纤溶酶原缺陷小鼠模型的发展对我们认识丝氨酸蛋白酶纤溶酶的生理功能作出了突出贡献。通过靶基因敲除建立的纤溶酶原缺陷小鼠有生育能力,可进行正常的胚胎发育,并存活至成年(表 136-2)[34,35]。除了体材矮小和木样结膜炎外[36],这些动物还显示出血栓形成倾向,在肝脏、胃、结肠、直肠、肺和胰腺出现自发性血栓;纤维素沉积于肝脏;胃肠道和直肠出现溃疡性损伤。这些结果提示纤溶酶原不是正常发育所必需的,但是在维持纤维蛋白稳态中发挥作用。在人体,纤溶酶原缺陷常因纤维素沉积而出现木质黏膜炎,是大血管血栓形成的罕见的原因。

■ 纤溶酶原激活物

组织型纤维蛋白酶原激活物

t-PA 是两种主要的内源性纤溶酶原激活物之一,它是由 527 个氨基酸组成的糖蛋白,分子量约为 72 000(见表 136-1)[37]。t-PA 有五个结构域,包括一个纤维连接蛋白样指状结构域,一个表皮生长因子样结构域,两个与纤溶酶原同源的 kringle 结构域和一个丝氨酸蛋白酶结构域(见图 136-2)。纤溶酶裂解第 275 位精氨酸与第 276 位异亮氨酸间的肽键,使 t-PA 转变成一个二硫键连接的双链形式[37]。虽然在液相中单链 t-PA 的活力比双链 t-PA 低,但是与纤维蛋白结合时二者活性相等[38]。

t-PA 的两种糖基化形式(Ⅰ型和Ⅱ型)可以通过第 184 位天冬酰胺上 N- 联寡聚糖的存在(Ⅰ型)与不存在(Ⅱ型)来区别(见表 136-1)[39,40]。然而,二者在第 117 位天冬氨酸残基上富含甘露糖,以及第 448 位天冬酰胺残基上含寡聚糖复合物,同时在第 61 位苏氨酸上均有 O- 联 α- 海藻糖残基[41]。t-PA 的糖基部分能调控其功能活性,调节其与细胞受体的结合,并使其降解途径具有特异性。

人类 t-PA 基因定位于染色体 8p12-q11.2,由十四个外显子编码,全长 36.6kb(见图 136-2)[42-44]。尽管外显子 1 编码一个 58 个核苷酸组成的 mRNA 引导序列,但是其余 13 个外显子中的一个或两个编码 t-PA 的结构域。这个排列方式提示 t-PA 基因起源于称为"外显子滑动"的进化过程,即功能相关的基因通过编码自身结构域的外显子的重排而形成。与此假说一致,t-PA 基因中编码纤溶酶样指状结构或 kringle2(而非 kringle1)区域的外显子的去除,导致对纤维蛋白的辅因子活性耐受的突变体表达,而在无纤维蛋白时其催化活性完好无损[45]。

人类 t-PA 基因近端启动子含有与重要转录因子如 AP1、NF1、SP1、AP2 结合的序列[46,47],以及 cAMP 应答元件[48]。在活体外,许多物质能轻度影响 t-PA mRNA 的表达,但是相对较少的物质在不增加纤溶酶原激活物抑制物 -1(PAI-1)合成的同时增加 t-PA 的合成。不依赖 PAI-1 调控 t-PA 基因表达的物质包括组织胺、丁酸胺、视黄醇、动脉剪切力水平和地塞米松[49-54]。福斯高林

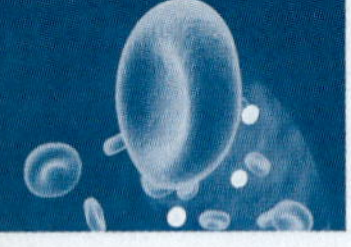

表 136-2　与纤溶相关的遗传小鼠模型

基因型	表　型	参考文献
A. 基因敲除模型		
纤溶酶原		
PLG $^{-/-}$	自发性血栓形成，发育不全，幼年死亡	34,469
	纤维蛋白沉积于肝，肺，胃；胃溃疡	34,369
	伤口愈合不良；木样结膜炎	36,236
	单核细胞募集减弱	238
	电损伤后血管更新能力减弱	239
	伯氏疏螺旋体播散能力减弱	240
	脑兴奋毒性神经细胞死亡减少	241
纤溶酶原激活物		
t-PA $^{-/-}$	纤维蛋白凝块溶解减弱	85
	内毒素诱导的血栓形成增加	85
u-PA $^{-/-}$	偶发纤维蛋白沉积于肝 / 肠	85
	直肠脱垂，眼睑，面部耳朵溃疡	85
	巨噬细胞降解纤维蛋白的能力减弱	85
	内毒素诱导的血栓形成增加	85
u-PA $^{-/-}$ t-PA $^{-/-}$	生长、生育和寿命降低；恶病质	85
	纤维蛋白沉积于肝，生殖腺，肺	85
	肠，皮肤，耳朵溃疡；直肠脱落	85
	凝块溶解减弱	85
抑制物		
PAI-1 $^{-/-}$	纤维蛋白凝块溶解轻度增强	123
	对内毒素诱导的血栓形成耐受	470
LRP $^{-/-}$	妊娠后 13.5 天胚胎死亡	199,200
受体		
uPAR $^{-/-}$	正常	471
	体外巨噬细胞 PLG 激活能力减弱	471
	基质正常降解	471
膜联蛋白 A2 $^{-/-}$	纤维蛋白沉积于微脉管系统	195
	动脉血栓的损伤清除	195
	出生后血管再生受损	195
B. 过表达模型		
基因型	表　型	参考文献
脱辅基蛋白 A $^{+/+}$	高脂饮食相关的动脉粥样硬化性损伤	472
	细胞相关凝血酶减少以及 TGF-β 激活	473
	对 t-PA 介导的凝块溶解耐受	474
Apo(a)ΔLBS $^{+/+}$	脂质沉积减少	475
PAI-1 $^{+++/+++}$	静脉血栓	122
	尾部坏死，后肢水肿	
u-PA $^{+++/+++}$	致命性新生儿出血	476
	学习能力减弱	477

可以提高细胞内 cAMP 的水平，抑制 t-PA 和 PAI-1 的合成[47,55]。

在血管系统中，主要由局部血管中的内皮细胞合成分泌 t-PA。啮齿类动物中，t-PA 在肺脏直径为 7~30μm 的前毛细血管小动脉、毛细血管后微静脉和血管滋养管表达；而在股动脉、股静脉、颈动脉或主动脉的内皮细胞中表达水平较低[56]。在小鼠肺脏中，尤其在气管分支部位，支气管动脉内皮细胞表达 t-PA 抗原，而在肺血管均呈阴性表达[50,57-59]。在血管壁的交感神经细胞中也能检测到 t-PA[60]。t-PA 的释放受多种刺激物的控制，如凝血酶、组织胺、缓激肽、肾上腺素、乙酰胆碱、精氨酸抗利尿激素、促性腺激素、运动，静脉闭塞和血流剪切应力[49,50,60,62]。t-PA 的循环半衰期非常短(约 5 分钟)。在功能上，t-PA 本身活化至少纤溶酶原的能力较弱。然而，在纤维蛋白存在时，t-PA 产生纤溶酶的催化活性至少增加两个数量级[21]。原因是在纤维蛋白存在时，t-PA 和其底物纤溶酶原间的亲和力明显增加。虽然血管外细胞也表达 t-PA，但 t-PA 是主要的血管内纤溶酶原激活物[17]。

尿激酶

第二个内源性纤溶酶原激活物是单链尿激酶(u-PA)或尿激酶原，是分子量约为 54 000 的糖蛋白，由 411 个氨基酸组成(见表 136-1)。u-PA 含有一个上皮生长因子样结构域，一个单一的纤溶酶原样 kringle 结构域，和一个在丝氨酸蛋白酶结构域典型的催化三联体(His204，Asp255，Ser356)(见图 136-2)[63]。在纤溶酶或激肽释放酶的作用下，第 158 位赖氨酸与第 159 位异亮氨酸间的肽键断裂，从而使单链 u-PA 转变成一个二硫键连接的双链衍生物[64]。人类 u-PA 基因位于 10 号染色体上，由 11 个外显子所编码，全长 6.4kb，由活化的内皮细胞、巨噬细胞、肾脏上皮细胞和一些肿瘤细胞所表达[65,66]。它的内含子 - 外显子结构与 t-PA 基因密切相关。

有间接证据表明，在肿瘤转化期间，u-PA 通过转录因子 AP1 和 AP2 参与机制可诱导表达[67]。其他诱导 u-PA 表达的体外因素包括激素、促血管新生的生长因子和 cAMP[54]。炎症细胞因子(如白细胞介素 -1 和脂多糖)仅轻微增强 u-PA 表达，而肿瘤坏死因子和转化生长因子 -β 则有显著的(5~30 倍)增强效应[68-70]。

双链 u-PA 有高分子量和低分子量两种形式，两者的区别在于存在或缺失 135 个残基组成的氨基末端片段，该片段由纤溶酶切断第 135 位赖氨酸和第 136 位赖氨酸间肽键所产生[71,72]。虽然这两种形式都能激活纤溶酶原，但是只有高分子量形式能与 u-PA 受体结合。u-PA 对纤维蛋白的亲和力比 t-PA 低得多，无论纤维蛋白是否存在[73,74]，它均能有效激活纤溶酶原。尿激酶原在多大程度上具有激活内源性纤溶酶的能力尚无定论[75,76]。

其他的纤溶酶原激活物和纤溶酶

在某些条件下，凝血固有途径中的蛋白酶都能直接激活纤溶酶原，如激肽释放酶、因子Ⅺa 和因子Ⅻa[77-79]。然而，在正常情况下，这些蛋白酶在血浆产生纤溶酶的总的活性中作用不足 15%[80]。另外，膜 1 型基质金属蛋白酶(MT1-MMP)在纤溶酶原缺乏时具有纤溶作用，有助于解释为何缺乏纤维蛋白酶原小鼠的表型不如预料的严重[81]。

纤溶酶原激活物的生理功能

虽然已有慢性肾脏疾病、高血压患者和遗传性释放障碍家族存在 t-PA 释放机制异常的报道[82-84]，但是目前还没有 t-PA 或 u-PA 完全缺乏的临床实例。最引人注目的有关 t-PA 和 u-PA 的生理功能的研究来自小鼠基因敲除的分析（见表 136-2）[85]。u-PA 或 t-PA 缺失的小鼠均显示出正常的生育能力和胚胎发育能力。然而，u-PA$^{-/-}$ 小鼠会有直肠脱垂、脸部和眼睑不可愈合溃疡及偶见组织内纤维蛋白沉淀。虽然它们溶解肺栓塞的能力与正常鼠无异，但是内毒素诱导的血栓形成却显著增强。t-PA 缺乏小鼠表现出正常的表型。然而，这类小鼠表现为人工诱导肺血栓的溶解率下降，及内毒素诱发的血栓形成增强。与 PLG$^{-/-}$ 小鼠类似，双基因敲出小鼠（t-PA$^{-/-}$，u-PA$^{-/-}$）表现出直肠脱垂、不愈合溃疡、发育不全，恶病质，并伴有肝脏、肠、生殖腺、肺等广泛的纤维素沉积，如预料，栓塞溶解也明显减弱。这些发现表明，t-PA 和 u-PA 并非正常胚胎生长所必需的，但是对成人人工诱导血栓溶解及纤溶监控中发挥了关键的作用。

■ 纤溶的抑制物

纤溶酶抑制剂

纤溶酶受丝氨酸蛋白酶抑制物（serpin）的负向调节（见表 136-1）[86]。所有的丝氨酸蛋白酶抑制剂都有一个共同的作用机制，即被靶蛋白酶水解后，丝氨酸蛋白酶抑制物通过与靶蛋白酶活性位点丝氨酸的结合而形成不可逆复合物，通过该复合物的形成，蛋白酶和抑制剂都失去活性。

α_2- 纤溶酶抑制剂（α_2-PI）是分子量约为 70 000 的单链糖蛋白，由肝脏合成，在血浆中浓度较高（约 0.9μM），半衰期为 2.4 天（见表 136-1）[87]。这种丝氨酸蛋白酶抑制剂包括质量大约 13% 的糖基，由 452 个氨基酸经两个二硫键连接而成[88]。在人体中，这个基因位于 18 号染色体上，全长超过 16kb，由 10 个外显子组成[89]。α_2-PI 基因的启动子区有一个乙型肝炎样增强子结构，使 α_2-PI 在肝中组织特异性表达[88]。α_2-PI 也是血小板 α 颗粒的组成成分[90]。血流中或富含血小板血栓附近的纤溶酶能立即被 α_2-PI 中和，以 1：1 的比例形成赖氨酸结合位点依赖的不可逆复合物。它与纤溶酶的相互作用伴有第 364 位精氨酸与第 365 位蛋氨酸间肽键的断裂，所生成的共价复合物被肝脏清除。

几种其他的蛋白也能作为纤溶酶抑制剂（见表 136-1）。α_2- 巨球蛋白是一种分子量为 725 000 的二聚体，由内皮细胞和巨噬细胞合成，并存在于血小板的 α 颗粒。这种 serpin 的纤溶酶抑制剂与几种特异的丝氨酸蛋白酶形成非共价复合物，而抑制纤溶酶，其活性约为 α_2-PI 的 10%[91]。C_1- 酯酶抑制因子也可作为血浆中 t-PA 的抑制剂[92]，蛋白酶连结素可作为胰蛋白酶、凝血酶、Xa 因子、尿激酶或纤溶酶的非循环性细胞表面抑制物，最终形成蛋白酶 - 抑制剂复合物，通过特异的连接蛋白受体而被内吞[93,94]。

纤溶酶原激活物抑制剂

纤溶酶原激活物抑制剂 -1 在这两种主要的纤溶酶原激活物抑制剂中，PAI-1 的分布更为广泛（见表 136-1）[95]。它是分子量约为 52 000 的单链、乏半胱氨酸的糖蛋白，由内皮细胞、单核细胞、巨噬细胞、肝细胞、脂肪细胞和血小板释放[96-98]。全身炎症反应时常见的多种细胞因子、生长因子和脂蛋白质均可促进 PAI-1 的释放[66,90-101]。PAI-1 基因位于染色体 7q21.3-q22，包括 9 个外显子，全长 12.2kb[102]。丝氨酸蛋白酶抑制剂的反应位点位于第 346 位精氨酸与第 347 位蛋氨酸间，当 PAI-1 与血浆和胞外基质中的玻璃粘连蛋白形成复合体时，这种不稳定的 serpin 活性就会变得稳定[103-105]。

PAI-1 基因表达的调节是复杂的[106,107]。人类 PAI-1 基因的上游调节区具有一个很强的内皮细胞或成纤维细胞特异成分[108,109]及糖皮质激素应答增强子[109]和 TGF-β 效应部位[110]。TGF-β 能激发 AP1 复合物的两个组成成分 fos 蛋白和 jun 蛋白的表达，AP1 结合位点（GGAGTCA）位于 PAI-1 帽位点的上游区[111]。多种物质包括炎症细胞因子脂多糖、白细胞介素 -1、肿瘤坏死因子 -α[68,69,99,100,112,113]、TGF-β、碱性成纤维细胞生长因子[70,99,110,114]、极低密度脂蛋白和脂蛋白（a）[115,116]、血管紧张素Ⅱ[117]、凝血酶[118,119]和佛波醇酯类[120]，能在不影响 t-PA 合成的情况下在信使水平、蛋白水平或者两者水平上增强 PAI-1 的表达。另外，福斯高林[46,55]和内皮细胞生长因子在肝素存在时下调内皮细胞分泌 PAI-1[121]。

PAI-1 是 t- PA 和 u-PA 最重要、最迅速的生理抑制剂。PAI-1 过量表达的转基因小鼠在出生后两周内发生尾部静脉的血栓闭塞和后肢水肿（见表 136-2）[122]。相反地，PAI-1 缺陷小鼠则表现出正常的生育能力、生存能力、组织胚胎发育，没有任何出血证据[123]。这些现象与 PAI-1 完全缺陷的病人发生中重度出血障碍截然不同[124]。

纤溶酶原激活物抑制剂 -2（PAI-2） PAI-2 最初是从人胎盘中纯化的[95,125]，它是 serpin 家族中的含有 393 个氨基酸成员之一，PAI-2 的反应位点是第 358 位精氨酸与第 359 位苏氨酸间的肽键（见表 136-1）[125]。编码 PAI-2 的基因位于 18q21-23 染色体上，长度为 16.5kb，包含 8 个外显子[126]。PAI-2 存在两种形式，即分子量为 47 000 的细胞内非糖基化形式和由粒细胞与纤维肉瘤分泌的分子量为 60 000 的糖基化形式。在功能上，PAI-2 以相同的效率抑制双链 t-PA 和双链 u-PA 活性。然而，它对单链 t-PA 的效率较低［二阶率常数为 $10^5/(M \cdot s)$］，也不抑制尿激酶原活性［二阶率常数为 $10^3/(M \cdot s)$］。

在妊娠期间人血浆中 PAI-2 水平显著增高。它的基因 5′ 端非翻译区包含一个有效沉默子及 PAUSE-1 元件，这个元件能保证个体中 PAI-2 基因在非妊娠时的低水平表达[126,127]。基因的 3′ 下游区序列包括 TTATTTAT 序列，为炎症介质的作用位点[128,129]。在体外，内毒素和佛波酯增强巨噬细胞分泌 PAI-2[129,130]，而地塞米松能降低 HT-1080 细胞 PAI-2 的表达[54]。

凝血酶激活的纤维蛋白溶解抑制剂（TAFI）

TAFI 作为纤维蛋白溶解的抑制剂，是对羧基末端精氨酸和赖氨酸残基具有特异性的血浆羧肽酶[131]。TAFI 水解纤维蛋白 C 端赖氨酸残基，去除其与纤溶酶原和 t-PA 结合的位点[132]。TAFI 是分子量为 60 000 的单链多肽，与羧肽酶 B[133]和羧肽酶 U[134]相同，其血浆浓度约为 75nM。凝血酶的限制性蛋白酶水解，使其活化[135]。在血浆中，活化蛋白 C 的纤溶效应是通过抑制凝血因子Ⅴa 和Ⅷa，从而防止凝血酶原的活化，而抑制 TAFI 的激活[131]。在体外以血浆为基础的系统中，活化蛋白 C 的纤溶效应依赖于 TAFI[136]。在纯化的组分系统中，TAFI 在约为 1nM

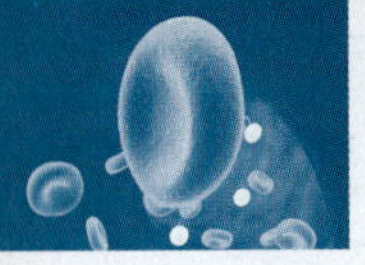

的浓度时可以下调 t-PA 诱导的纤溶作用，这个浓度是其血浆浓度的 2%[137]。在血栓溶解的颈静脉兔子模型活体内，凝血的内在途径或 TAFI 活化的抑制导致了内源性血块溶解的成倍增加[138]。尽管 TAFI 缺陷的小鼠止血正常[139]，但是血浆凝血块溶解增加，而且肺损伤导致的纤维素沉积减少，因而免于发生损伤诱导的静脉血栓症[140,141]。在血浆中，TAFI 能调整纤溶酶原与细胞受体和纤维蛋白的结合[142]。

■ 细胞受体

尽管细胞表面纤溶受体有结构多样性，但是它们能分为两类，二者的整合对纤溶酶活性的稳态控制起必要作用（见表 136-1）[2]。激活受体其纤维蛋白酶原活化定为和增强作用，而清除受体从血循环或局部细胞微环境中清除纤溶酶和纤溶酶原活性剂。

激活受体

纤溶酶原受体　纤溶酶原受体具有多样性，广泛表达于多种细胞表面[2]。已报道的受体包括 α- 烯醇酶、糖蛋白Ⅱb/Ⅲa 复合物、海曼肾炎抗原、两性霉素、膜联蛋白 A2、蛋白质 p11 和组蛋白 H2B，它们可在多种细胞表达，包括单核细胞，血小板，肾上皮细胞，神经母细胞瘤，内皮细胞和肿瘤细胞[143-149]。这些结合蛋白通常是通过羧基末端的赖氨酸残基与纤溶酶原的 kringle 结构域相互作用，这些残基存在于天然蛋白中或由限制性蛋白水解产生[143,150]。巨噬细胞表达 4 个主要的纤溶酶原受体 H2B，α- 烯醇酶，膜联蛋白 A2 和 p11，每一受体均在与纤溶酶原的结合和活化中作用显著[150]。

尿激酶纤溶酶原激活剂受体　u-PA 受体（uPAR）表达于单核细胞、巨噬细胞、成纤维细胞、内皮细胞和多种肿瘤细胞（见表 136-1）[2,151,152]。从人成纤维细胞 cDNA 库中克隆出的 u-PAR cDNA[153] 编码 313 个氨基酸组成的蛋白质，该蛋白含有 21 个氨基酸残基的信号肽。这个基因有 7 个外显子，全长超过 23kb。该糖蛋白属于富含半胱氨酸蛋白 Ly-1/ 眼镜蛇毒素超家族[154,155]。uPAR 通过糖基磷脂酰肌醇锚定在细胞膜上[156]。u-PA 与该受体结合保持它的活性及其对生理抑制剂 PAI-1 的敏感性[157]。u-PA-PAI-1 复合物的形成增强了肝脏细胞或单核细胞对 u-PA 的清除[157-160]。

尽管最初认为 uPAR 的功能仅仅是使纤维蛋白溶酶原活化局限于细胞表面，但是现在发现 uPAR 在细胞信号和细胞粘连方面起核心作用[151,161]。uPAR 与粘连玻璃蛋白结合，结合位点不同于 u-PA[162,163]，转染 u-PA 的肾脏内皮细胞与粘连玻璃蛋白的黏附增强，但却失去了与纤维蛋白结合素的黏附能力[164]。此外，uPAR 在局部黏着斑与迁移细胞前沿的整合素定位相同[165]，并与膜小窝的主要成分小窝蛋白结合。膜小窝是内皮细胞大量存在的结构并参与信号事件[166-168]。另外，在癌症病人血清中可检测到 uPAR 的断裂和溶解形式，这些修饰形式能够调节几种参与炎症和血管新生反应的受体活性[152]。因此，细胞表面纤溶酶通过 uPAR 的多种功能，参与细胞黏附，迁移和炎症细胞募集。

膜联蛋白 A2　膜联蛋白 A2 是钙依赖性、与磷脂蛋白结合的膜联蛋白超家族成员[169]。在内皮细胞[170-173]、单核 / 巨噬细胞[174,175]、早期骨髓细胞[176]、中性粒细胞[177] 和一些肿瘤细胞[178-180] 中高表达。超过 60 个成员的膜联蛋白家族有共同的与膜结合的羧基末端核区，以及高度可变的氨基末端的尾巴[181]。人膜联蛋白 A2 基因包括 13 个外显子，位于 15 号染色体（15q1），全长超过 40kb[182]。

膜联蛋白 A2 在纤溶受体中是独特的，因为它可与纤溶酶原（kd 114nM）[147] 和 t-PA（kd 30nM）结合，但不与 u-PA 结合[148]。纯化的人膜联蛋白 A2 在液相中提高 t-PA 依赖的纤溶酶原的活性 60 倍[183]。赖氨酸类似物或一种去除羧基末端的羧基羟肽酶 B 完全抑制这种效应，后者是一种能除去碱性羧基末端氨基酸的媒介物。尽管膜联蛋白 A2 缺乏经典信号肽，但它能在合成 16 小时内移位到内皮细胞表面。凝血酶或热应激能刺激该移位，这个过程需要膜联蛋白第 23 位酪氨酸磷酸化、Src 家族激酶以及膜联蛋白 A2 结合蛋白 p11 的存在[184]。

在细胞表面，膜联蛋白 A2 与 p11 形成复合物，与磷脂结合的部位为核重复区 2，后者包括线性氨基酸序列 KGLGT 和下游天冬氨酸残基；这些部分一起组成经典的"膜联蛋白"基序[185]。膜联蛋白 A2 异四倍体包括两个膜联蛋白 A2 单体和两个蛋白 p11 亚单位，构成膜联蛋白 A2 的细胞表面形式，对 t-PA 依赖的纤溶酶的产生更强的刺激作用[172]。有趣的是，膜联蛋白 A2 通过覆盖蛋白 p11 聚泛素化位点，调节蛋白 p11 在内皮细胞的水平，并促使 p11 转运到蛋白酶体，而被快速降解[186]。纤溶酶原和 t-PA 能结合不同的结构域。纤溶酶原 307 位赖氨酸在与膜联蛋白 A2 相互反应中发挥重要作用，通过对素本蛋白的限制性蛋白水解得以表露[183]。在体外，致动脉粥样化低密度脂蛋白样颗粒，即脂蛋白（a），同纤溶酶原竞争与膜联蛋白 A2 的结合[187]，从而抑制细胞表面纤溶酶的生成。t-PA 结合膜联蛋白 A2 需要一个结构域，这个结构域包括受体氨基末端的 8~13 个残基（LCKLSL）[188]。这一序列是同型半胱氨酸（HC）的靶位点，HC 是一种含硫基氨基酸，在维生素 B_6、维生素 B_{12} 或叶酸缺乏，及遗传性胱硫醚 β- 合酶、亚甲基四氢叶酸还原酶或者蛋氨酸合酶异常时积聚[189]，并与动脉栓塞性疾病相关[189-191]。在体外，HC 通过与第 9 位半胱氨酸形成共价衍生物[188]，使内皮细胞表面固有的纤溶活性减少大约 50%[192]，阻断其与 t-PA 的相互作用。HC 抑制 t-PA 与膜联蛋白 A2 结合的半数最大剂量大约是 11μM，这个量接近血浆中 HC 正常量的上限。在饮食诱导同型半胱氨酸血症的小鼠体内已经证实了这个现象，HC 能使 A2 衍生，阻断纤溶活性和血管新生能力[478]。

一些研究提示了纤维蛋白稳态中膜联蛋白 A2 的生理作用。第一，白血病病人体内的母细胞过量表达膜联蛋白 A2，与其高纤溶性凝血紊乱的程度成正比[176]。第二，在大鼠体内，静脉内注射的膜联蛋白 A2 的预处理有效地减弱动脉的血栓形成[193]。第三，在患有抗磷脂综合征的人体中，高效价抗膜联蛋白 A2 抗体的存在与严重的血栓形成病史相关，抗膜联蛋白 A2 抗体能活化内皮细胞，阻断其纤溶作用[194]。最后，完全缺乏膜联蛋白 A2 的小鼠显示出人工动脉血栓的清除障碍、微血管系统中纤维素沉积和在多种组织血管新生不全[195]。

清除性受体

在称为低密度脂蛋白受体 - 相关蛋白 1（LRP1）的巨大双链受体介导下，丝氨酸蛋白酶抑制剂 - 酶复合体（如 t-PA-PAI-1 和 u-PA-PAI-1）在肝脏被清除[196,197]。LRP1 结合大量的丝氨酸蛋白酶复合物和其他的配体，在哺乳动物体内具有多重的生理功能。另外一个与 LRP1 结合的分子量为 39 000 的"受体相关蛋白"可调节 LRP 配体的结合和吸收[198]。有趣的是，LRP1

敲除动物胚胎的发育在受精后 13.5 天停滞，说明丝氨酸蛋白酶活性的调节对早期胚胎发育至关重要[199,200]。尽管推测 t-PA 的 PAI-1 非依赖性清除通路涉及甘露糖受体或者 α- 海藻糖特异受体[201]，但在小鼠的体内试验中表明 LRP1 和甘露糖受体在 t-PA 的清除中发挥了决定性作用。

纤溶酶的纤溶作用

■ 纤维蛋白原和纤维蛋白的降解

纤维蛋白原

纤溶酶裂解纤维蛋白原的羧基末端 Aα 和氨基末端纤维蛋白肽 B 部分（图 136-3；参见第 126 章）。这个反应与凝血酶介导的纤维蛋白素原的蛋白水解性裂解不同，凝血酶释放纤维蛋白肽 A，暴露出甘氨酸 - 脯氨酸 - 精氨酸三肽序列，导致纤维蛋白原聚合，形成不溶性的纤维蛋白[204]。纤溶酶裂解纤维蛋白原首先从纤维蛋白原 D 结合域 α 链中产生羧基末端片段[205-208]，同时，将 β 链的氨基末端缓慢地裂解，释放出含纤维蛋白肽 B 的多肽。这个分子量为 250 000 的分子即 X 片段，是纤维蛋白原的凝集形式。此外，从 β 链羧基末端的裂解释放 Bβ 片段，在一系列后续反应中，纤溶酶裂解与 D 和 E 结构成连接的三条多肽链，能释放 D 区合称为 Y 片段的 D-E 双节形式。最后，结构域 D 和 E 彼此分离，E 结构域中的某些氨基末端纤维蛋白肽 A 位点被修饰。尽管凝血酶使 X 片段转化为纤维蛋白，但是 Y，D 和 E 片段都是非凝集性的，事实上，它们可以抑制纤维蛋白原的聚合[209]。

纤维蛋白

纤溶酶降解纤维蛋白生成一些特异的分子产物[210]。从非交联的纤维蛋白释放出的产物与片段 Y，D，D，E 相似，但缺乏纤维蛋白肽位点。若纤维蛋白在因子 XⅢ的作用下广泛交联，产生的 D 片段与 E 片段交叉连接。临床上应用交联 D- 二聚体片段的检测诊断纤溶酶介导的纤溶亢进所致的弥散性血管内凝血（参见第 130 章）。纤维蛋白降解产物的生物学活性包括抑制血小板功能[211]、强化缓激肽降压效应[212]、趋化作用[213] 和免疫调节[214]。

■ t-PA 介导的纤溶酶原活化

无论纤维蛋白存在与否，t-PA 介导的纤溶酶原的活化均符合米氏动力学[21]。缺少纤维蛋白时，t-PA 是纤溶酶原弱的激活物。然而，存在纤维蛋白时，t-PA 导致的纤溶酶原活化效率显著地增强。这是 t-PA 作为纤溶剂进行溶栓治疗时作用特异性的基础。无纤维蛋白存在时，t-PA 与纤溶酶原之间的亲和力很低（Km 65μM），，但是当纤维蛋白存在时，尽管催化速率常数保持不变，二者亲和力显著增加（Km 0.16μM）。纤溶酶在纤维蛋白表面形成，赖氨酸连接位点与活性位点均被占据。因此，免受其生理抑制剂 α_2-PI 的作用[215]。t-PA 的指状结构域是 t-PA 和纤维蛋白相互作用的基础。然而，一旦纤溶酶修饰了纤维蛋白，羧基末端暴露出赖氨酸残基，作为 t-PA 的序列 2 和纤溶酶原的序列 1，4 的结合位点[216]。因此，纤维蛋白通过以下三种方

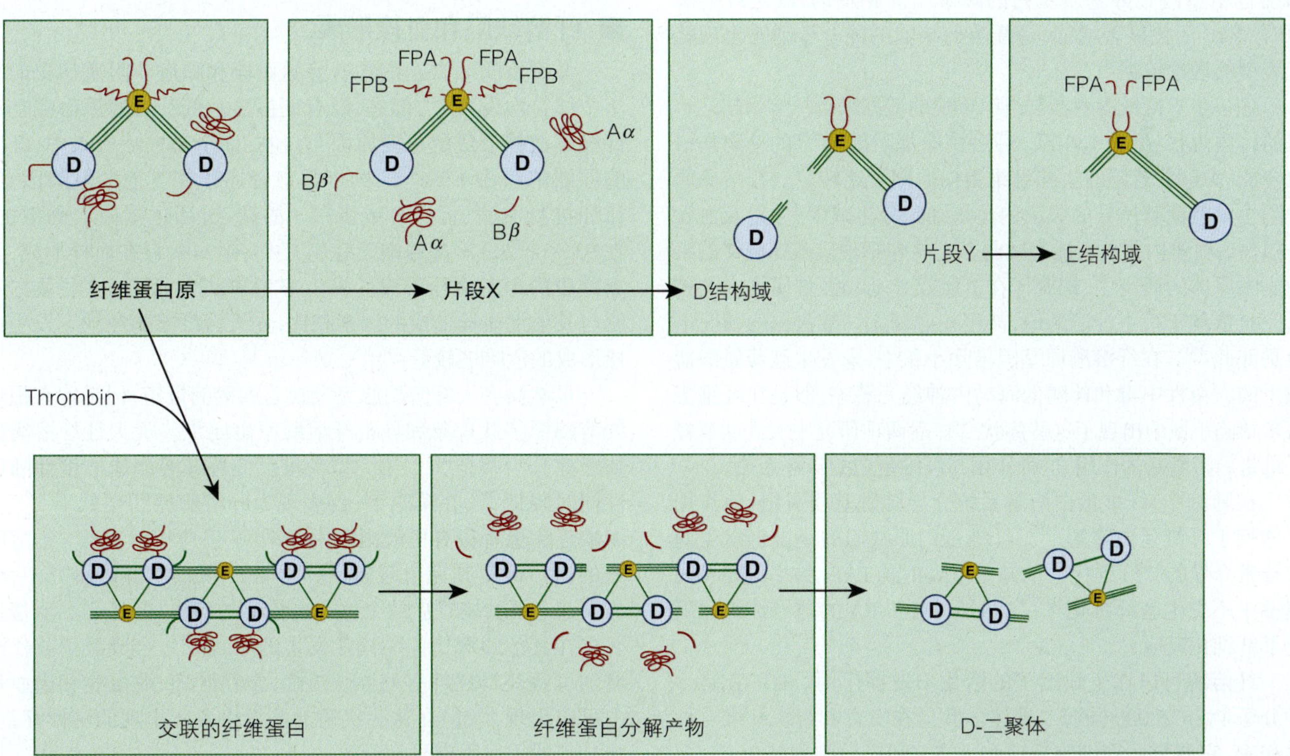

图 136-3　纤溶酶降解纤维蛋白原和交联纤维蛋白。（上排）纤溶酶首先裂解纤维蛋白原 D 区内 α、β 链的 C 末端部位，释放 Aα 和 Bβ 片段。另外，纤维蛋白 β 链 N 末端包含纤维蛋白肽 B（FPB）的片段也被释放，生成中间片段 X。随后，纤溶酶裂解连接 D 和 E 片段的三条相连多肽链，产生片段 D，E 和 Y。（下排）纤维蛋白原还可在凝血酶的作用下多聚化形成纤维蛋白。当降解交联的纤维蛋白时，纤溶酶首先裂解 C 末端 D 区 α、β 链。接着，一些 D 和 E 结构域间的连接区域分离。随螺旋连接子的中心区的其他肽键水解后，纤维蛋白最终变成可溶性，产生纤维蛋白降解产物如 D- 二聚体。

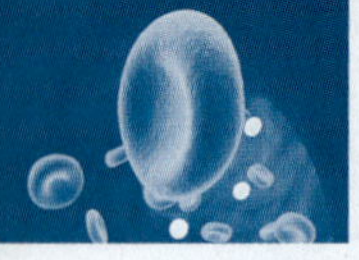

式加速自身破坏：①通过 t-PA 增强纤溶酶形成的活性；②保护纤溶酶免受其生理抑制剂的作用；③一旦纤维蛋白开始降解，为纤溶酶原和 t-PA 提供新的结合位点。

■ U-PA 介导的纤溶酶生成

在无纤维蛋白系统中，u-PA 对谷氨酸 - 纤溶酶原的活化作用的米氏常数范围为 1.4~200μM，而催化速率常数的范围从 0.26~1.48/s[217]。有趣的是，即使 u-PA 不结合纤维蛋白，双链 u-PA 对谷氨酸 - 纤溶酶原激活作用在纤维蛋白存在的条件下增强约 10 倍[218]。相反的，单链 u-PA 具有纤维蛋白特异性。表现为纤维蛋白与减弱纤溶酶原活化的血浆组分的中和作用[219]。然而，应该清楚地认识到单链 u-PA 内源性纤溶酶原激活能力小于双链 u-PA 的 1%[217,220]。很多年来，双链 u-PA 被作为有效的血栓溶解剂来使用[221]。

纤维蛋白溶酶的非纤溶活性

■ 作为组织重塑者的纤溶酶

大量的体外研究证明了在组织重塑中纤维溶酶具有重要的作用。基底膜蛋白如凝血酶敏感蛋白[222]、层粘连蛋白[223]、纤维结合素[224]和纤维蛋白素原[225]，在体外纤溶酶作用下很容易降解，说明了其在炎症[226]、肿瘤细胞侵入[227]、胚胎发生[228]、排卵[229]、神经发育[230,231]和激素原激活中的作用[232-234]。纤溶酶也能活化小鼠体内的基质金属蛋白酶（MMPs）3 和 13，促进胶原、层粘连蛋白、纤维结合素、玻璃粘连蛋白、弹力蛋白、聚集蛋白聚糖和结合粘蛋白 C 等基质蛋白的降解[235]。相反的，缺乏纤溶酶原时 MMP 活化显著增强，是纤溶酶缺陷的纯合子动物出现轻度表型的理论依据[81]。

进一步支持纤溶酶参与组织重建的证据来自纤溶酶缺陷小鼠的体内观察（见表 136-2）。纤溶酶原基因敲除[236]的动物伤口愈合能力减弱，若同时去除纤维蛋白原则可逆转[237]。纤溶酶原缺陷小鼠硫糖基诱导的腹膜内单核细胞募集减少[238]，以及血管电损伤后血管内膜更新能力减弱[239]。在包括伯氏疏螺旋体的莱姆病病原体的研究中，螺旋体在节肢媒介动物硬蜱属体内的传播完全依赖于宿主纤溶酶原，甚至在鹿蜱无纤维蛋白的情况下也是如此[240]。在纤溶酶原基因敲除小鼠中，未发生红藻氨酸盐诱生的兴奋性中毒和伴随的海马内神经元萎缩，但是在纤维蛋白素缺陷小鼠中出现了这些症状[241]。后两项研究中也许能解释纤维蛋白溶酶新的作用，这种作用与纤维蛋白的降解无关。

在肺脏中，纤维蛋白溶解系统介导肺脏基质重组，该作用不依赖于纤维蛋白降解[242]。纤维蛋白原缺陷的小鼠仍发生博来霉素介导的肺纤维化[243]。缺乏 PAI-1 或 TAFI 的小鼠在相同模型中不发生肺纤维化[244-246]，虽然肺泡 u-PA 的诱导性表达阻止了纤维化反应[247]。

纤溶酶可以在生长因子的活化中发挥作用。TGF-β 是一种分子量为 25 000 同源二聚体多肽。在发育和组织纤维变性过程中，它调节血管细胞反应和上皮 - 间充质细胞转化[248,249]。在细胞培养过程中，细胞的纤溶酶将原位 TGF-β 转化成生理性活化形式。在这个系统中，创伤愈合的抑制依赖于 TGF-β 活化。纤溶酶抑制剂如抑酞酶和 α_2-PI 阻断其活化。纤溶酶裂解 TGF-β 的氨基末端糖肽，改变三级结构，从而激活 TGF-β[250]。一旦纤溶酶活化 TGF-β，它能刺激 PAI-1 的产生，抑制纤溶酶原进一步的激活。

动脉粥样硬化的血管重塑过程中，纤溶系统的作用很复杂[251]。在对血管内皮细胞层损伤的进展中，发生血管内纤维素沉积和血块的形成[252]。随着损伤消退，纤维蛋白单体参与斑块生长和管腔狭窄。在这个过程中纤溶平衡重要性的证据在于，缺乏 PAI-1 时，新内膜形成和管腔狭窄减少，这可能是由于纤维蛋白单体的更快速溶解造成的[253]。在损伤与纤维素沉积无关的血管区域，PAI-1 缺陷当侵入进展型斑块的细胞需要纤溶酶的活性定向迁移时，增强斑块病变形成[254]。

■ 纤溶作用和血管新生

纤溶系统通常为促血管新生因子，因为它能促进内皮细胞穿过含纤维蛋白的基质[255,256]。例如，在恶性角质化细胞模型中，缺乏 PAI-1 的小鼠阻止肿瘤血管形成[257]。同样的小鼠抵抗激光诱导的脉络膜新生血管形成[258,259]。在某些条件下，FasL 可被纤溶酶活化，PAI-1 对血管新生的影响归因于保护内皮细胞避免发生 FasL 介导的程序性细胞死亡[260]。

在小鼠，缺乏 t-PA，u-PA 或 TAFI 角膜的血管新生没有变化，然而纤溶酶原或 PAI-1 的缺失降低这个效应[261]。在动脉粥样硬化斑块内，PAI-1 蛋白的片段（rPAI-1_{23}），抑制血管生成和血管滋养管的增殖，减少降主动脉整个斑块损害面积和胆固醇含量[262]。膜联蛋白 A2 的缺乏抑制视网膜和角膜中血管新生[195]。

纤溶酶生成的障碍

■ 纤溶缺陷和血栓形成

低纤溶酶原缺乏症在有静脉血栓和肺血管阻塞病史的青年个体首次发现[263]，但是，没有证据显示低纤溶酶原血症是深部静脉血栓形成的主要原因[264]。在 23 个易栓症病人中，纤溶酶原缺陷只占 1.9%[265]。约半数患者还存在其他的危险因素，比如抗凝血酶、蛋白 C 或蛋白 S 的缺乏，活化蛋白 C 的抵抗。在 93 个Ⅰ型纤溶酶原缺乏症病人中，有 24% 存在血栓形成，无家族史的患者血栓形成的发生率为 9%[266]。而且，这些数据表明与其他促血栓形成的因素相比，先天性纤溶酶原缺乏发生血栓形成的危险度较低[267,268]。

虽然没有人纤溶酶原完全缺乏的案例报道，但是曾有报道纤溶酶原多肽现象和异常纤溶酶原血症[264]。先天性纤溶酶原缺乏症分为两型[264]。第一型免疫反应性纤溶酶原浓度伴随活性同时降低[269]，在第二型，仅表现为纤溶酶原活性低下[270]。Ⅰ型缺乏症患者很有可能出现木样结膜炎，应用赖氨酸 - 纤溶酶原的治疗可使其完全缓解[271,272]。在一项日本群体研究中，约 27% 患有Ⅱ型缺乏症的个体有血栓症的病史，但是还不清楚是否存在其他解释这些易栓症发生的原因[273]。合成减少或代谢增加可致获得性纤溶酶原缺乏症，常在肝病、败血病和出血热中可以出现[274]，但在这些疾病的严重患者所出现的易栓症，可能是其他止血因素异常所致。

目前还没有人体完全缺乏 t-PA 和 u-PA 的病例报道，也未发现这些基因突变和多态性在临床上与血栓形成倾向相关。但是有报道提示，纤溶酶原活化受体释放的缺乏和 PAI-1 相关 t-PA 抑制剂的增高，与血栓形成[275-277]、慢性肾病、高血压相关[82,84]。

循环 PAI-1 的增高可作为在心肌梗死年轻存活者中血管再闭塞的独立危险因子[278]。另外，PAI-1 的增高水平与髋关节置换[279]接受者和胰岛素抵抗个体的深部静脉血栓形成相关[280]。尽管已经有报道 PAI-1 启动子存在 4G 与 5G 多态性，但是目前还没有确定这个等位基因与易栓症的风险相关性[281,282]。关于这些研究，我们应该知道 PAI-1 本身就是一种急性期反应物，也许不直接导致促血栓倾向[283]。

■ 纤溶亢进与出血

先天性或获得性纤溶抑制物的活性丧失所致的纤溶亢进与出血素质有关[284]。先天性 α_2-PI 缺乏患者因纤溶酶失活障碍和止血栓子的过早溶解，导致严重的出血[285]。获得性 α_2-PI 缺乏可见于以下情况，α_2-PI 合成减少的严重肝病患者，引起消耗增多的弥散性血管内凝血，经肾丢失的肾病综合征，或引起纤溶抑制剂过多利用的溶栓治疗时[285]。TAFI 水平在肝硬化中会显著减少，与血浆纤溶作用亢进相关，可作为预测死亡率的独立因素[286]。

急性早幼粒细胞白血病患者在成熟受阻的早幼粒细胞中过量表达膜联蛋白 A2。这种疾病发生出血时均伴有大量的纤溶酶生成和 α_2-PI 的消耗。全反式维甲酸治疗可控制出血，这可能是维甲酸通过转录机制来减少早幼粒细胞膜联蛋白 A2 的表达[176]。

一个 9 岁儿童因 PAI-1 表达完全缺失而出现出血，PAI-1 缺失与创伤或手术时严重出血相关[124]。这种常染色体隐性遗传特性表现在第 4 个外显子发生移码突变，导致终止密码子提前出现。这个病例证明在人体中 PAI-1 的功能局限于对纤溶的调控。

■ 纤溶系统的发育调节

非应激的静止状态时，新生儿的纤溶酶生成能力显著低于成年人[287,288]。新生儿纤溶酶原的氨基酸序列和分子量与成人无明显不同[289,290]，新生儿纤溶酶原的血浆浓度大约是成人的 50%~75%[289,291,292]。相反的，富含组氨酸的糖蛋白作为限制纤溶酶原与纤维蛋白相互作用的载体蛋白，在健康足月新生儿体内的含量下降 50%~80%[293]。新生儿纤溶酶原的糖基化程度很高，可被组织型纤溶酶原激活物不稳定地激活，其与内皮细胞表面结合的能力也很弱[290]。在儿童期，全部的血浆纤溶活性和纤溶酶的生成比成人低，这种相对缺乏可导致以下疾病有关的血栓形成的高发生率，如中心静脉输血导管安置，婴儿急性热性皮肤黏膜淋巴结综合征和过敏性紫癜[294]。

尽管在儿童期 t-PA 抗原和活性水平与成人相比减少 50%~75%[292]，但在高危儿童，如患有严重先天性心脏病或呼吸困难综合征的婴儿的 t-PA 抗原水平可增加 8 倍[295,296]。从出生到成人，主要的血纤溶酶抑制剂仅仅发生轻微的变化[291,297-299]。因此，纤溶活性低下可促使新生儿常见血栓状态的发生[300]，但是在病理性应激情况下，这种倾向可能会被逆转。

■ 孕期及产后的纤溶活性

妊娠时机体处于低纤溶状态[301-303]。虽然在血浆中纤溶酶原和纤维蛋白原水平在妊娠晚期增加 50%~60%，但是整个孕期的后三个月，由优球蛋白溶解活性表示的总体纤溶活性下降，而 D- 二聚体水平反映的纤维蛋白沉积增加[304]。在怀孕期的第二十周至妊娠终止，PAI-1 水平增长到它的正常水平的三倍，而 PAI-2 水平增加到妊娠早期水平的 25 倍[301]。u-PA 和 t-PA 水平的增加不显著。然而，在分娩的一个小时内，PAI-1 和 PAI-2 的浓度开始下降，在 3~5 天内恢复到正常水平[301]。发生子痫前期时，怀孕期的止血和纤溶失衡进一步加重[305]。循环 PAI-1 水平超过了正常妊娠期的水平，纤维蛋白在肾小球毛细血管和胎盘的螺旋动脉沉积。有趣的是，作为胎盘功能的标记物，PAI-2 水平在子痫前期时比正常妊娠减少，导致胎儿在子宫内发育迟缓。目前正在进行判定 TAFI 是否是纤维蛋白沉积和子痫前期内胎盘血管闭塞的原因的研究[306]。

纤溶治疗

血栓溶解疗法的目的是通过加速溶解血栓来迅速恢复闭塞血管中血流[307]。在生理上，纤溶系统通过纤溶酶的活性来消除纤维蛋白沉积物，但是纤溶系统发挥作用的速度太慢以至于不能阻止急性血管闭塞造成的组织损害。因为动脉血栓导致末梢组织局部缺血，功能障碍以至坏死，所以尽量缩短血流恢复的时间尤为重要。血栓溶解疗法应该作为整体抗凝方法的一部分，抗凝方案包括抗凝剂、抗血小板药物、快速恢复血流的机械方法、防止再闭塞以及促进血管愈合。治疗急性心肌梗死（MI）的纤溶疗法在 1985 年由 Fletcher 和他的同事第一次尝试[308]。此后，生物化学和药理学的进展和大量临床试验的结果促使几种治疗药物被通过，并推动溶栓在包括急性 MI、卒中、外周血管性疾病、深层静脉血栓形成和肺动脉栓塞的共同临床状况中作为常规手段。本部分将综述溶栓疗法的和治疗卒中以及外周血管性疾病的方法的进展。第 135 章讨论了 MI 的血栓溶解疗法；第 134 章讨论了深部静脉血栓形成和肺动脉栓塞的疗法；第 23 章讨论了溶栓剂的药理学。

■ 纤溶疗法的原理

所有的纤溶药都是酶，能使纤溶酶原加速转化为纤溶酶。纤溶酶是一种丝氨酸蛋白酶，能使不溶的纤维蛋白凝块降解为可溶的衍生物。纤溶酶原通常在血浆中以微摩尔的浓度存在，能特异地结合纤维蛋白及其活化剂。在生理学上，纤溶作用被精细调节。少量纤溶酶原活化因子存在于血液中或由纤维蛋白沉积所在的局部内皮细胞分泌，它能够将纤维蛋白结合的纤溶酶原转化为纤溶酶，然后在局部缓慢溶解纤维蛋白沉积物，进而释放纤维蛋白的降解产物。纤维蛋白、纤溶酶原激活剂及其抑制剂的生化特性加速纤维蛋白基质上纤溶酶的生成，但是阻止其在血液中的活化。因此，所有纤溶疗法的基本原则是给予合适的纤溶酶原激活剂药理学剂量以达到血栓局部较高的浓度，加速纤溶酶原转变为纤溶酶，增加纤维蛋白的溶解速率。如果大量的纤溶酶原激活剂抑制了固有的调节系统，那么纤溶酶在血液中形成，进而导致易感蛋白的降解形成“溶解状态”[309]。另外，因为高浓度的激活剂不受限于血栓局部，那么在其他部位的纤维蛋白沉积物，包括生理止血所需的血栓，也能因血栓溶解导致局部出血，纤溶酶对其他凝血因子的水解导致的低凝状态而加剧局部出血。

一些血栓溶解剂是有效的，并且适用于血栓溶解的治疗（表 136-3）。这些血栓溶解剂大多由重组方法生成，然而其他的从天然来源中获得的，具有抗原性，易诱发过敏反应。纤维蛋白特异性的程度是多样的；因此，血栓形成部位作用的强度需与血浆蛋白的蛋白水解作用相适应。大多数溶栓剂的血浆半衰期很短，由 t-PA 的 5 分钟到重组链激酶的 70 分钟。使用方法和治疗持续时间由半衰期和特定的治疗条件所决定。

表 136-3 纤溶酶原活化因子的比较

试剂(用法)	来源(认可的/有效的)	抗原性	半衰期(分钟)
链激酶(输注)	链球菌(Y/Y)	有	20
尿激酶(输注)	细胞培养;重组体(Y/N)	无	15
阿替普酶(输注)	重组体(Y/Y)	无	5
复合纤溶酶链激酶(推注)	链球菌+血浆产物(Y/N)	无	70
瑞替普酶(加倍推注)	重组体(Y/Y)	无	15
次鲁普酶(皮下 PA)(输注)	重组体(N/N)	无	5
葡萄球菌激酶(输注)	重组体(N/N)	有	
替奈普酶(推注)	重组体(Y/Y)	无	15

治疗的一个重要问题是全身给药还是局部给药。全身治疗由外周血管给药，简单且不要求专门的设施。然而，当必须给予大剂量以达到在血栓部位形成高浓度，常常导致较大的全身性反应。在靠近血栓置入导管，可在局部形成高的浓度而减少总剂量。虽然药物的一部分的确进入了体液循环，但是这种方法增加了局部效应且限制了全身性作用。对于一些适应证，比如周围血管疾病的治疗，置入血栓内的导管能直接注入药物，达到合理的效果。

纤溶疗法是抗血栓综合疗法的一部分。溶栓疗法对于一些出现急性症状的患者是一种理想的疗法。这个疗法通过增强纤溶作用来加速血栓溶解，但血栓形成的全部过程是动态的，血栓溶解与纤维蛋白的形成和血小板沉积同时发生。因此，这些过程的平衡决定血块大小，纤溶疗法与抗凝剂伍用会阻止纤维蛋白的形成，与抗血小板剂合用可限制持续的血小板沉积。抗凝血疗法一般在纤溶疗法结束后继续应用，以避免因原发损坏的促凝影响和纤溶疗法本身的促凝影响所致的血栓再闭塞。最后，纤溶疗法和抗凝或抗血小板药物都不能改变诸如动脉粥样硬化斑块的一些局部病理性损害，机械方法(如经皮冠状介入)在成功治疗中发挥重要作用。

因为纤溶酶原活化不局限于对血栓的作用，所以纤溶疗法常常改变血液中的蛋白水解。这些复杂的效应包括纤维蛋白原水平减少、纤维蛋白原降解产物增加、纤溶酶原及 α_2-PI 的减少。凝血筛选试验包括活化部分促凝血酶原激活时间、凝血酶原时间以及凝血时间的延长程度，取决于溶解状态的强度。反映纤溶酶原活化作用(比如优球蛋白凝块溶解)的试验结果将是异常的。血小板膜蛋白被降解，导致血小板功能的异常[310-312]。这些效应导致凝血活性过低，有益于血管通畅，同时也能引起出血。这个改变的强弱依赖于纤溶酶原活化剂的剂量和纤维蛋白特异性的程度。因此，链激酶等非特异性活化剂的高剂量会发生显著的溶解效应，反之，为急性 MI 梗死治疗的纤维蛋白特异试剂瑞替普酶效果较差。监测溶解状态时止血变化没有太大的临床价值，因为它们不能明确预测血栓溶解和出血并发症的发生[313-316]。

是否采用纤溶疗法及试剂的选择取决于对单一患者危险和利益的认真考虑(表 136-4)。患有急性 MI 或卒中的病人对出血并发症具有较高的耐受性，因此溶解治疗法能拯救生命并避免残疾。的确，即使纤溶疗法明显增加颅内出血的发生率，但是对卒中有明显的整体改善。治疗时间是至关重要的，越早给药效果越明显。纤溶疗法对于静脉疾病几乎没有治疗的益处。然而，治疗急性肺栓塞的纤溶疗法能拯救患者的生命。由于纤溶疗法缓解深部静脉血栓形成的急性症状和减少长期并发症的作用有限，所以治疗造成的出血已成为难题。必须在所有的患者考虑到出血的风险。在血管介入部位的局部出血并发症是经常发生的，必须严密监控导管成形部位。主要的出血并发症，包括胃肠道、腹膜后腔，特别是颅内出血，都能威胁到生命。

表 136-4 病人对血栓溶解疗法的选择

- 治疗中可能的应答和益处
  - 急性 MI：症状开始的 12 小时内；经皮下介入
  - 卒中：缺血性卒中是在症状开始的 4.5 小时内
  - 外周动脉阻塞
    - 急性阻塞
    - 末梢阻塞不能通过手术来切断
  - 深部静脉血栓形成
    - 症状开始的不到 7 天内出现巨大近位血栓
  - 肺栓塞
    - 巨大或中等栓塞，特别是血液流动过程产生的中间物
  - 避免出血并发症
    - 主要的禁忌证
      - 颅内出血的危险
      - 近期的头部创伤或中枢神经系统手术
      - 卒中或蛛网膜下腔出血史
      - 颅内转移性疾病
  - 发生大量出血的危险
    - 活化的胃肠或生殖泌尿性出血
    - 7 天内的大外科或创伤
    - 壁间动脉瘤
  - 相对禁忌证
    - 胃肠道出血的长期病史
    - 生殖泌尿性出血的长期病史
    - 消化性溃疡的长期病史
    - 其他损伤可能造成的出血
    - 近期的小外科或创伤
    - 严重的、不受控制的高血压
    - 止血剂异常情况
    - 妊娠

■ 血栓溶解疗法治疗卒中

在美国，卒中是导致死亡的第三大原因，每年有 795 000 病例，包括 610 000 起偶然发作事件[317]。卒中也是导致严重残疾的主要原因，它的发生频率随着年龄的增加而增加。但是最近几年也许是由于对危险因素的控制，卒中的发病率在降低。

但是随着人口老龄化，发生卒中的总例数在增加。抗血栓治疗法在治疗卒中中发挥了重要的作用，最初使用阿司匹林预防卒中，该法对心房纤颤也具有抗凝作用。然而，目前溶栓疗法是治疗急性期卒中的唯一的有效方法。

卒中的种类

治疗卒中时，对其发病机制的认识会保证溶栓疗法的正确使用。缺血性发作是由造成大脑的动脉血流突然中止的多重机制所致，表现为末梢组织局部缺血，随之发生的功能障碍，若无血流恢复便会迅速导致坏死。缺血性卒中最常见的潜在原因是动脉粥样硬化，包括在颈和颅中大动脉及中等动脉。动脉血栓形成起始于动脉粥样硬化斑块的断裂，这是卒中最常见的因素，但是短暂性缺血发作和涉及小动脉的卒中均起因于血小板 - 纤维蛋白血栓的形成，这种血栓在颈和升主动脉中的动脉粥样硬化血管内形成。25% 的卒中起因于心脏中的血栓形成，如伴随心房纤维颤动、瓣膜功能异常、人工瓣膜及内心膜形成的血栓。这些栓子相对较大，能造成严重的皮层梗死。多种罕有的血管疾病可以解释少部分卒中的发病原因，还有 30% 的没有明确的病因。因此，大多数卒中是由血栓形成或血栓栓塞所造成，对血栓溶解疗法较敏感。

损伤的病理生理学

当前治疗卒中的溶栓疗法的制定是基于病原影像学，临床试验的结果以及治疗急性心肌梗死溶栓的经验。计算机化的断层摄影术和磁共振影像学能在早期辨别局部缺血和局部出血区域。动脉造影术在一些病例中是有用的，能精确地定位阻塞的血管，并且能在溶栓治疗期间实时监控血管再通的整个过程。治疗卒中的溶栓疗法的临床研究多借鉴于 MI 的治疗方案。成功治疗 MI 的方法揭示了闭塞血管的病理学作用、早期血管再通在挽救心肌的重要性、早期再灌注对发病率和死亡率的显著减少、对出血危险因素的认识。溶栓治疗卒中的经验也强调了与 MI 的重要差别。脑部的动脉解剖更复杂，开始出现局部缺血到不可逆坏死的时间更短，发生出血的风险更高，血栓(阻塞)造成损伤的变异性更大。此外，MI 时闭塞血管的血小板 - 纤维蛋白血块非常小且结构一致。相反的，导致缺血性卒中是由于大的原位血栓，小的血小板 - 纤维蛋白栓子，或左心房不同年龄和成分的血栓脱落造成的阻塞损伤。由于上述因素，与治疗心肌梗死相比，溶栓治疗对卒中的综合治疗效果较小。

早期的溶栓研究

当前的治疗方法的研究起源于 20 世纪 80 年代的小规模实验，接着在整个 90 年代进行大型多中心的、随机的、对照试验研究，现在仍然继续使用这种方法。早期研究都是小规模的、标签公开的，通过使用链激酶、尿激酶和 t-PA 进行静脉内或动脉内给药，来确定剂量、血管再通率、出血的可能性和临床反应的预测指标[318-333]。这些主要发现是闭塞血管可以再通，血管再通能改善临床症状，症状出现后需要及早治疗，颅内出血率和局部缺血向出血转化率均高。Ⅱ期临床研究确定了静脉内注射 t-PA 的最佳剂量和从症状开始到治疗的时间，这为Ⅲ期临床试验提供了基础。当前治疗卒中的溶栓疗法是以最初重组 t-PA 的大型试验为根据(表 136-5)。现在唯一被美国食品

表 136-5 治疗卒中的主要纤维蛋白溶解疗法试验

研究方法	病人数量	时 间	药物	血栓溶解剂剂量 *†	主 要 效 果
NINDS	624	≤3 小时	t-PA，IV	0.9mg/kg	3 个月内较少残疾
ECASSⅠ	620	≤6 小时	t-PA，IV	1.1mg/kg	无明显差别
ECASSⅡ	800	≤6 小时	t-PA，IV	0.9mg/kg	无明显差别
ECASSⅢ	821	3~4.5 小时	t-PA，IV	0.9mg/kg	3 个月内效果改善
ATLANTIS	613	≤6 小时‡	t-PA，IV	0.9mg/kg	无明显差别
SITS-ISTR#	11 865 vs. 664	≤3 小时 vs. 3~4.5 小时	t-PA，IV	0.9mg/kg	无明显差别
ASK	340	≤4 小时	SK，IV	150 万单位	发病率和死亡率增加
MAST-Ⅰ	622	≤6 小时	SK，IV¶	150 万单位	死亡率增加
MAST-Ⅱ	310	≤6 小时	SK，IV§	150 万单位	死亡率增加
PROACTⅡ	180	≤6 小时	UK 前体ǁ，IV	9mg	3 个月内结果改善
MELT	114	≤6 小时	u-PA，IA	可变‹	较好的结果中没有明显的不同；在极好的功能效果中有显著差别

*所有安慰剂对照。

†除了 PROACTⅡ在 2 小时停止，其他是在 1 小时停止。

‡547/613 在 3~5 小时内。

#观察到的研究没有安慰剂做对照。

¶2 ×2 因子设计，服用阿司匹林 300mg/d。

§阿司匹林 100mg/d。

ǁUK 前体组和安慰剂组也服用肝素。

‹病人体内 u-PA 的平均剂量的最好与最差结果分别为 555 000IU 和 789 000IU。

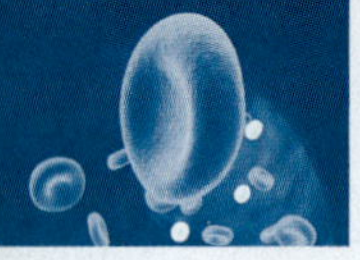

药品监督管理局批准的治疗急性卒中的方法是静脉注射阿替普酶(重组 t-PA)。这些研究通过在症状开始 3 小时内进行静脉注射 t-PA 的治疗,说明这种方法有明确的临床改善效果。

组织纤溶酶原激活剂的治疗

3 小时内的治疗　美国神经疾病和卒中研究所(NINDS)研究最为清楚地表明应用t-PA的优点。这是一项双随机、双盲、使用安慰剂的对照研究[334]。第一部分包括 291 个病人,检测 24 小时内临床指标是否显示 t-PA 有活性。第二部分包括 333 个病人,最初的观察终点是 3 个月时的临床结果。所有的病人在症状开始的 3 个小时内接受治疗,注射总剂量为 0.9mg/kg 的 t-PA。这些结果的综合显示,3 个月内 30% 有临床客观指标的改进,在无或轻微残疾患者的发生率从 21% 增长到 38%。这个效果持续了 12 个月,尽管早期症状性颅内出血发生率增加了十倍(从 0.6% 升至 6.4%)。在这三个月中,小组间的死亡率没有变化。这项研究奠定了 1996 年 FDA 通过静脉注射 t-PA 用于卒中治疗的基础。

3~4.5 小时的治疗　静脉注射 t-PA 的早期随机试验在卒中 3 个小时内的病人中没有明显的疗效。这些试验有 6 小时的治疗时间窗,少数病人接受发病后 3~6 小时之间的治疗。欧洲急性卒中研究合作机构(ECASS)有相似的计划,包括 622 名中重度患者,在卒中后 6 小时内,随机接受 1.1mg/kg t-PA 或安慰剂的治疗[335]。各组之间 90 天功能状态的主要指标没有明显的不同,30 天死亡率也没有什么变化。在 90 天,t-PA 治疗组显示了一些次要指标的改善,如神经复原,更短的住院期,更快的复原。ECASS Ⅱ试验中,800 个病人在症状开始 6 小时或 3~6 小时之间随机接受重组 t-PA 或安慰剂[336]。90 天功能主要指标未显示溶栓疗法的明显效果。应用阿替普酶作为急性无创治疗缺血性卒中(ATLANTIS)的研究中,在卒中发生 3~5 小时内给药的双盲 - 安慰剂对照的调查,以评估 rt-PA 的溶栓的安全性[337]。rt-PA 的剂量为 0.9mg/kg,治疗一个小时以上。在 32% 安慰剂治疗患者和 34% rt-PA 治疗患者可观测到神经恢复的主要指标。也未见次级指标存在明显的差别。对照组 1.1% 和 rt-PA 处理组 7% 的病人发生早期症状性颅内出血。在 90 天中,rt-PA 处理组的死亡率没有明显增加的趋势。在 NINDS,ATLANTIS 和 ECASS Ⅱ试验中,对接受阿替普酶或安慰剂治疗 6 小时的 2755 个病人的 Meta 分析显示,随着卒中发病起始到阿替普酶治疗的间隔增加,出现 3 个月的支持性结果的可能性减小了。这个研究提示了延长处理时间到 4.5 小时的潜在好处,但降低了阿替普酶处理时间超过 3 小时的优势比[338]。

ECASS Ⅲ试验确立了超过 3 小时注射静脉 t-PA 的优点[339]。患有急性缺血性卒中的病人被随机分为两组,一组通过静脉注射 0.9mg/kg 的阿替普酶,另一组用安慰剂处理,他们都在卒中发病的 3~4.5 小时接受治疗。90 天主要指标是残疾,通过改良的 Parkin 等级分数来评价。次级指标是由综合四个神经学指标和残疾分数的总体结果分析。安全指标包括死亡、症状性颅内出血和其他严重的危险事件。研究结果显示了在缺血性卒中发作后 3~4.5 小时内,开始静脉注射 t-PA 治疗可中等度改善 3 个月结果。使用 t-PA 治疗的病人比使用安慰剂的病人效果更佳。尽管 t-PA 治疗的病人颅内出血的发病率更高,但是这两组间的死亡率没有差别。

SITS-ISTR 研究更进一步支持在急性缺血性卒中发作后 3~4.5 小时内使用静脉 t-PA 的安全性[340]。该项研究比较了在 3~4.5 小时内接受治疗的病人和在 3 小时内接受治疗的结果,这项研究是基于预期性互联网调查,即国际卒中溶栓注册处(SITS)的卒中治疗的安全实施计划(ISTR)。3 小时内接受治疗的病人(11 865 例),与 3~4.5 小时内接受治疗的病人(364 例)相比,独立性,颅内出血和死亡的发生率相似。

链激酶治疗

三大卒中试验比较了链激酶的作用。澳大利亚链激酶(ASK)研究是一项双盲法、安慰剂对照的试验。在症状开始的 4 小时内,340 个病人随机接受安慰剂或 150 万单位的链激酶治疗 1 小时以上[341]。早期的研究显示了接受链激酶治疗的病人发生恶化的情况增多,于是研究被过早地终止。使用链激酶的病人 90 天内死亡率很高。包括 70 个病人的亚组中,在症状开始的 3 小时内接受治疗,使用链激酶的治疗组病情有所改善。多中心急性卒中初步试验 - 意大利(MAST-I)研究调查了 622 个急性缺血性卒中患者,通过 2×2 设计比较在症状开始 6 小时内接受链激酶伍用阿司匹林治疗的益处和风险[342]。病人接受超过一个小时的 150 万单位链激酶的治疗,每天一次服用阿司匹林 300mg。因为链激酶治疗,10 天内死亡数增加 2.7 倍,导致了该研究的过早终止。接受链激酶和阿司匹林复合物治疗的病人死亡率增加。多中心急性卒中初步试验 - 欧洲(MAST-E)研究了大脑中动脉中重度局部缺血的病人,他们在症状开始的 6 小时内随机接受安慰剂或 150 万单位链激酶治疗超过一个小时[343]。这两组的死亡率及严重残疾率没有明显不同。然而,10 天内接受链激酶处理的病人的死亡率(34.0%)比接受安慰剂(18.2%,$P<0.02$)增加,主要是因为梗死转化为出血。

动脉内血栓溶解

动脉内给药潜在优点,是使用适当的导管将高浓度活性剂注入到血栓或其附近,更精确的解剖学诊断,能够观察血管再通,降低引起颅内出血的药物最低总剂量。这个方法的难点是需要专门的设施和具有使用动脉造影术与选择性导管植入术的经验。这些需求通常在治疗之前需要更长的时间,这在成功治疗中是很关键的。一些小型标签公开的试验观察到高血管再通率以及使用尿激酶、链激酶或 t-PA 的动脉内治疗所取得的临床益处,但是出血是一个常见的问题[321,325,328,331,344-349]。

动脉内血栓溶解可导致颈内动脉、大脑中动脉和基底动脉闭塞中较高的血管再通率[350]。动脉治疗在引起较高的死亡率的急性基底动脉闭塞中有特殊的治疗价值,但是接受动脉治疗病人的 50% 有临床恢复。

重组尿激酶原急性脑血栓栓塞(PROACT)和 PROACT Ⅱ试验通过导管定向的动脉内给药来研究人重组尿激酶原的疗效。PROACT 试验包括 26 个病人,他们的中部大脑区动脉阻塞,接受动脉尿激酶原溶栓药和肝素的治疗,还有 14 个病人只接受肝素治疗[351]。尿激酶原治疗组血管再通率明显增高,但其颅内出血的症状没有增加。这有利于进行更大型的 PROACT Ⅱ试验,这是一种随机法、使用安慰剂作对照的标签公开试验,包括患有大脑中动脉急性闭塞的 180 个患者,他们在症状开始 6 小时内接受治疗,一组只接受肝素,另一组经动脉接受 9mg 尿激酶原和肝素[352]。接受尿激酶原治疗的患者有更高的血管再通率(66% vs. 18%,P<0.001),在 90 天也有较好的功能改善。10% 接受尿激酶原治疗的患者和 2% 接受安慰剂的患者出现颅内出血。尽管有希望,但是这没有促使 FDA 通过尿激酶原动脉治疗卒中的方案。已有临床对照试验的注册资料库的综述[353,354]。

第三项研究是大脑中动脉栓塞局部纤溶介入试验 - 日本(MELT)。114 位中部脑动脉闭塞病人发病 6 小时内接受动脉尿激酶或安慰剂治疗[355]。这个研究由于过早结束,因此结论不充分。与安慰剂比较,经动脉尿激酶治疗 90 天时作用倾向于有效但结果缺乏统计学意义。按改良 Rankle 等级方法评定,动脉尿激酶治疗组患者在 90 天的效果更佳(42% vs. 23%,P= 0.045)。治疗 24 小时颅内出血分别为 9% 和 2%(P=0.206)。这个研究提示动脉纤溶治疗在适当临床条件下具有潜力增加明显功能性效果的可能性。

总之,这些研究表明治疗急性卒中的溶血疗法能够使动脉闭塞的血管再通和改善临床效果。一个关键问题是症状出现到治疗开始的时间。有证据清楚地表明治疗越早效果越好。非常早期治疗的需要目前已成为溶栓疗法在治疗卒中更佳应用的单一最大限制[356-358]。不到 5% 的卒中患者当前接受 t-PA 治疗,因为溶栓疗法限于症状出现 3 小时内,以及存在溶栓疗法的禁忌证。最大的障碍是病人出现症状到他们达到急诊室的时间延迟,若要取得更好的治疗效果,就要努力进行集中社区教育。颅内出血的高发生率主要是由于缺血组织转变为出血的结果。尽管病人由于颅内出血的影响存在早期死亡和病死率增加,但是卒中病人综合功能性结果得到改善。这些结果依赖于溶栓剂的剂量和选择。静脉注射 t-PA 的临床研究显示更佳效果,尽管链激酶与颅内出血的高发率相关的,这一差异是否由于这些试剂本身的特性不同,或是由于剂量和治疗强度的结果仍有争议。

治疗卒中的溶栓疗法是非常活跃的研究领域,其主要目标是增加治疗成功的患者例数。最近重组 t-PA 的随机研究提供了证据表明,静脉溶栓疗法在被选择病人能安全延长到症状出现后 4.5 小时[338-340]。另一目标是通过使用更新的显像模式,如磁共振成像扩散 / 灌注不匹配法鉴定可逆局部缺血,确定最高危患者,以减少颅内出血的发生[359-362]。这些试验也正在研究新的制剂包括瑞替普酶和替奈普酶。合用抗血小板药 $\alpha_{2IIb}\beta_3$-整合素抑制剂并降低溶栓剂的剂量可以改善治疗效果[363-368]。其他研究正观察静脉和动脉治疗的联合疗法[369-371],和辅用低强度超声加速纤溶的效果[372-374]。

目前建议溶栓疗法只用于症状出现 3 小时内的卒中患者[375-377]。允许的静脉注射 t-PA 的是 0.9mg/kg(最高总剂量为 90mg),其中 10% 作为起始剂量,剩余的在 60 分钟输注。在满足严格适应证(表 136-6)要求的患者取得了最佳效果。对于确诊的患者在症状出现 3~4.5 小时内能考虑使用溶栓疗法。总的来说,有适应证的患者应尽可能快地接受治疗。同时应该密切观察患者的出血并发症,尤其是颅内出血。应配备有效治疗出血并发症的设备,仔细观察血压和其他合并病的控制至关重要。

■ 外周血管性疾病的溶栓疗法

大多数外周血管性疾病由动脉粥样硬化所导致,后者逐渐地限制血液流动至腿部远端,导致跛行、静止痛和重症患者的组织缺失等临床表现。一般来说,腿部血管的闭塞性疾病仅仅代表全身动脉粥样硬化的一个方面,动脉粥样硬化还累及冠脉和脑血管循环。治疗目的在于通过改善危险因素限制疾病进展,降低危险度系数来减少疾病的发生,通过运动、药物和血管内或外科血管再建术来增加血流,以减轻症状。溶栓疗法在治疗慢性血管闭塞的作用甚微。

表 136-6 t-PA 治疗卒中的指导方针

条件
从症状开始到治疗的时间≤3 小时
ECASSⅢ的结果证实了从症状开始的 4.5 小时接受治疗时最有效的
禁止使用的情况
先前的颅内出血
14 天内进行大外科手术
21 天内胃肠道或泌尿道出血
不可压缩位点的动脉穿刺
近期的腰椎穿刺
颅内手术,严重的头部创伤,或 3 小时内的卒中
轻微的神经缺陷
卒中起始时的癫痫
蛛网膜下腔出血的临床表现
活动性出血
持续性收缩压(BP)>185mmHg,或心脏舒张 BP>110mmHg,或需要激烈治疗
动静脉畸形或动脉瘤
CT 扫描的出血症状
血小板 <100×10^9 /L
华法林的国际标准化比率 >1.5
肝素提高了部分凝血致活酶时间
血糖 <40mg/dl 或 >400mg/dl
ECASS Ⅲ排除大于 80 岁的病人,患有早期卒中综合征以及高血压的病人,以及美国国立卫生研究所卒中评分 >25 的病人

急性外周动脉闭塞表现伴有新的严重腿部症状的急性发作,或慢性缺血的急性恶化,常常涉及栓塞性或周围动脉的急性血栓闭塞。这些症状的出现通常很急迫,治疗的目标是通过恢复血流来挽救肢体功能。当溶栓疗法或外科手术能够恢复血流灌注的同时,抗凝疗法通常用来阻止血栓延伸。

急性外周动脉闭塞中溶栓疗法已经从早期全身治疗过渡到当前局部动脉输注。大型前瞻性研究有助判定其在与外科干预的协同作用,当前的方法使用溶栓与血管内和手术操作结合的综合治疗,以最大程度提高避免截肢术的存活率。外周动脉闭塞的溶栓疗法的独特挑战包括比冠状或颅内血栓更大的动脉血栓,以及糖尿病常见的从近髂主动脉延伸到膝下小血管闭塞的多变部位。此外,病人经常有严重的血管合并病,包括高血压,糖尿病和冠脉或脑血管病,这些异常增加了出血和其他手术并发症的危险。

早期的方法是使用链激酶的全身溶栓疗法,小型研究的结果提供的证据表明新近发生闭塞的病人中 40% 在治疗后出现较高的再灌注成功率。在三分之一接受治疗的病人中,栓塞与血栓性闭塞均有反应,并有出血并发症[378]。1974 年 Dotter[379] 报道了在外周动脉闭塞中采用局部给药治疗血栓溶解的成功案例,随后,实践逐渐转向几乎只用局部动脉内给药治疗。它的

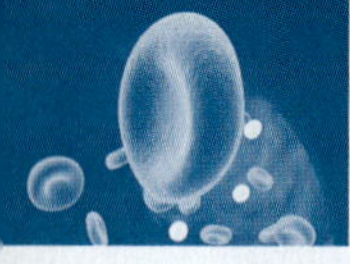

优点包括将高浓度药物直接作用于血栓形成部位，导管治疗过程随时给药的能力，以及血管再通后局部血管损伤部位是否需要血管内或外科手术处理的鉴定。

治疗涉及从远距离点进入动脉，经荧光导向将导管插入到闭塞部位。引导线插至血栓，灌注导管将药物直接输入血栓。这步对治疗的成功有决定性的意义，如果注射药物至邻近部位，而不是血块内部，会降低治疗意义。连续输注数小时到数天时，需要严密的监控和大剂量的血栓溶解剂。大约四分之三的患者再灌注成功。动脉内注射t-PA或尿激酶比静脉注射t-PA或静脉链激酶更有效[380]。

几项前瞻性研究比较了溶栓和手术的相对作用，结果表明溶栓疗法在特定类型病人中是手术安全有效的替代疗法。Ouriel 和其助理会员[381]报道了一项前瞻性，随机研究的结果，这个试验包括 114 个病人患有 7 天内新发生的威胁肢体的缺血，他们接受动脉尿激酶或手术为主的治疗。溶栓疗法导致 70% 的血管再通率，两组一年肢体挽救率相同。然而，接受溶栓疗法的病人由于住院并发症发生率降低而有存活优势。远端肢体缺血手术或溶栓（STILE）试验研究了患有 6 个月内发生的非栓塞性动脉闭塞的 393 个病人，他们随机接受合适的手术操作或者导管定向 t-PA 或尿激酶溶栓[382]。这个研究由于手术治疗患者 30 天进行性或再发性缺血而被过早终止。缺血 14 天以上的病人在外科血管形成术治疗下有好转，1 年截肢术率明显减少。然而，溶栓疗法具有某些好处，症状开始 14 天内的病人接受溶栓治疗有较低的截肢率，接受溶栓治疗的一半以上病人对于最终需要手术的重要性降低。使用 t-PA 或尿激酶的结果没有不同。

溶栓或外周动脉外科（TOPAS）Ⅰ型研究比较了重组尿激酶或手术对 14 天内发生的 213 位急性下肢远端缺血患者的早期治疗，患者起始治疗为随机给予三种剂量之一的尿激酶或手术[383]。结果表明 4000IU/min 为合适尿激酶剂量，使得 71% 患者血块完全溶解，而仅有 2% 患者出现出血并发症。1 年死亡率和无截肢存活率在尿激酶和手术两组中结果相似。随机接受溶栓的病人需要外科手术的频率和强度明显地降低。更大型 TOPAS Ⅱ型研究包括患有不超过 14 天的急性动脉闭塞的 544 个病人[384]。这些病人的起始治疗随机分为导管引导的动脉内重组尿激酶治疗或手术。80% 接受尿激酶治疗患者有血管再通。两组之间一年无截肢存活率没有明显不同：尿激酶组为 65%，手术组为 70%。溶栓治疗组中更少的病人在 6 个月内需要手术治疗。尿激酶组的主要出血并发症发生率比手术组明显增加（6%；P=0.005），尿激酶组发生 4 起颅内出血事件。

其他的研究调查了改良的溶栓用药。瑞替普酶在血管再通率、临床结果以及出血并发症方面与 t-PA 或尿激酶有相同的效果[385,386]。在Ⅱ期临床实验中尿激酶原与尿激酶的整体结果相似[387]。葡激酶是高度纤维蛋白特异性纤溶酶原活化剂，以标签公开方式给予 120 天内发病的 191 位外周动脉闭塞病人，结果 8% 患者发生血管再形成[388]。偶发过敏反应和严重的出血并发症的发生率与其他药物造成的反应相似。对 70 个病人的随机研究发现[389]，尿激酶与阿昔单抗（$\alpha_{IIb}\beta_3$- 整合素抑制剂）合用可加快血块溶解，合用瑞替普酶和阿昔单抗也得到了好的效果[390]。在血栓栓子清除术时的术中溶栓能促进末端血栓栓塞的成功清除[391-394]，机械装置也经常与溶栓疗法结合应用[395]。

有效的研究表明，血栓溶解应该作为外周动脉闭塞的联合和整体治疗的一部分。早期精确的血管造影诊断是至关重要。适当的血栓内导管定位下，在高百分比的患者能够达到血管再通。再灌注后改善的临床条件和有效的血管造影，允许更合适地选择肯定的血管内或外科操作，在一些病人中可避免进行手术。溶栓对于因严重并发病而有手术危险性的病人，以及对于不能手术的末梢小血管血栓，溶栓疗法具有特殊的用途。相关研究的循证医学评论（Cochrane Reviews）已经发表[396,397]，肢体缺血的溶栓和处理工作组也提供了很好的综述，提出各种溶栓剂的给药方案总则和处理的实用建议[398]。

与血管内科学，血管外科学和介入放射学等学会进行合作，在 2005 年美国心脏学学院暨美国心脏协会关于外周动脉疾病指南的结论是，导管指导下溶栓疗法对于 14 天内发生的急性肢体缺血的患者是有效和有益的[399]。研究证据也支持机械性栓子清除术可作为外周动脉闭塞所致急性肢体缺血的辅助治疗。2008 年美国胸科医师学会指南也建议对栓子清除术患者进行维生素 K 的长期抗凝治疗[400]。

■ 其他适应证的血栓溶解疗法

溶栓疗法在多种部位的急性静脉和动脉的闭塞中成功治疗已有小系列和个例报道。尽管根据可利用的报告难以判断其有效性，但是基于出血风险和潜在益处的临床鉴定，溶栓疗法肯定是治疗严重急性有症状的血栓形成的合理选择。已有报告记录了腹腔内血栓的成功治疗，包括 Budd-Chiari 综合征[401]、门静脉血栓形成[402-404]和肠系膜静脉血栓形成[404-406]。溶栓药经常用于开通被血块堵塞的中心静脉导管[407-410]。血液透析进入设置的血栓性闭塞是主要的临床问题，溶栓与机械方法合用常成功地清除血块[411-415]。

■ 出血并发症的治疗

纤溶疗法比抗凝血疗法更易造成出血并发症，需要快速诊断和治疗。两个问题导致过量出血。第一，对纤溶效应不只受限于血栓形成部位，而经常是全身性的。因此，在治疗用导管的，或者大脑、胃肠道或其他部位的病理损伤部位的血管损伤部位的血管损伤处，为防止出血而形成的任何止血栓子对于溶解也很敏感。第二，纤溶疗法导致不同程度的全身低凝状态，其程度依赖于溶栓剂的剂量和类型。

最严重的并发症是颅内出血，发生在大约 1% 的病人中，伴随着高致死率及幸存者的严重残疾。颅内出血的危险因素包括卒中、严重头部创伤、颅内手术、肿瘤或血管疾病（比如动脉瘤，动静脉畸形）及未控制的高血压[416]。这些状况是纤溶疗法的禁忌。最常见的出血并发症归因于侵入血管操作，如动脉和静脉导管的设置。在这些部位的出血症状是经常发生的，如果能通过局部压力或其他简单的措施得以控制，出血不应该作为停止治疗的理由。这个问题能通过限制动脉、静脉穿刺和通过对局部措施的早期处理来达到最小化。主要的出血也许起因于已存在的损伤，比如胃十二指肠溃疡或泌尿生殖器的损伤。较小的出血并发症，比如瘀斑和镜下血尿，是常见的困扰，但其临床后果有限。

在实施溶栓疗法前，临床医师应该熟悉这些出血并发症，做好处理任何问题的准备（表 136-7）[417]。第一步是准确诊断，认识到深组织出血可能仅表现为疼痛和肿胀。颅内出血常表现为头痛、神经状态的改变及呕吐。这些症状表示急症，对其的处理应该包括即刻造影和神经外科会诊。

表 136-7 纤溶造成出血的治疗

如果颅内出血能得到成像，以及神经外科会诊，那么恰当的止血方法如下
对于大量出血：
诊断性试验：活化部分凝血激酶时间（APTT），血小板计数，纤维蛋白原。
考虑局部止血剂的问题。如果是动脉穿刺造成的出血，就采用压迫法止血。接着采用一般支持性措施，包括静脉内液体的水合作用以及输入浓缩人红细胞。
对胃肠或生殖泌尿道出血进行诊断评估。
对异常止血作用的改进：
阻止进一步的纤溶作用：停止使用纤溶疗法；考虑使用 ε- 氨基己酸或氨甲环酸。
补偿疗法来治疗纤溶蛋白诱导的止血缺陷：提供 5-10U 新鲜冷冻血浆的冷沉淀物；输注血小板。
治疗其他的止血作用缺陷：停止使用抗凝血剂和抗血小板因子；使用精蛋白来逆转肝素的作用。

出血并发症的治疗包括局部直接处理及对血浆蛋白和血小板水解作用造成的全身低凝状态的纠正治疗。最初治疗包括停用纤溶剂，其短半衰期多较短易被清除。对于严重的出血，应用抗纤溶药物如 ε- 氨基己酸（EACA）阻断纤溶作用。根据纤溶剂的清除率而制定的合适用量，纤溶剂存在于血液中，其才能发挥作用。对于系统性纤溶酶血症导致的止血缺陷，置换治疗是下一个步骤。纤维蛋白原置换常常是必需的，可通过 5~10 袋的冷沉淀物来完成，新鲜冷冻血浆能代替其他的止血蛋白。置换治疗应通过反复的凝血试验来监测。因为纤溶疗法通过降解表面蛋白导致血小板功能异常，或因为纤维蛋白（原）降解产物抑制血小板的功能，所以，血小板浓缩物的添加是有用的。另外，其他的抗凝血剂和抗血小板药应该停止使用。使用硫酸鱼精蛋白能逆转肝素的效应，DDAVP 在逆转血小板功能障碍方面有些价值。

抗纤维蛋白溶解疗法

■ 原理

纤溶系统发挥生理学功能，通过将纤溶酶原转换为纤溶酶来除去纤维蛋白沉淀，这个过程通过蛋白水解来降解纤维蛋白基质，并使其溶解。这个精确调控过程由纤维蛋白形成而开始，但是作用缓慢，这使得纤维蛋白在其生理学功能不再需要后被清除。造成异常调控的病理学过程能造成出血或血栓形成，已有药物制剂能够通过抑制纤溶作用来治疗出血。其可用于两种不同的情况：第一，过度全身性纤溶活性能导致与某些病理状态相关的或在纤溶疗法过程中的出血倾向；第二，正常纤溶过程通过过早清除所需要的止血栓子而导致局部出血。纤溶作用的抑制可改善二者的止血（表 136-8）。在伴有血栓形成的复杂的临床情况下，必须小心使用抗纤溶剂来治疗出血，因为抑制纤溶能使血栓形成恶化。例如，患有消耗性凝血紊乱患者可能存在凝血和纤溶系统的过度活化，导致出血和血栓形成的临床表现。在这种状况下，抑制纤溶治疗出血能够加速或恶化血栓形成（见第 130 章）。

表 136-8 抗纤溶药物的使用原则

条件	注释
全身性纤溶作用	
α_2- 纤溶抑制剂或 PAI-1 缺陷	罕见的遗传紊乱
急性髓细胞白血病	区分纤溶作用与 DIC
肝硬化与肝移植	肝硬化的偶发病例；肝转移中无肝期的共同之处
恶性肿瘤	前列腺和其他癌症的偶发病例
DIC	必须谨慎使用；产生凝血作用
心肺分流术	减少失血，需要输血
纤溶疗法	能治疗出血并发症
局部纤溶作用	
血友病和 vWD	在拔牙以及其他操作后减少出血
前列腺切除术	能减少手术后出血
Kasabach-Merritt 综合征	使血管瘤收缩
月经过多	经常减少出血

■ 抗纤溶药物

EACA 和氨甲环酸这两种抗纤溶药物都为合成的赖氨酸类似物。纤溶作用通过纤溶酶原与纤维蛋白的赖氨酸残基的结合而加速，这些抗纤溶药物通过竞争性阻断这种结合来抑制纤溶作用[418-421]。二者可经口服或静脉注射给药，口腔内给药能迅速被吸收，然后主要通过肾来排泄。只有 EACA 在美国准许使用。这两种试剂的主要区别是其药理学。因为氨甲环酸有较高的结合力，所以其作用大约是 EACA 的十倍。二者的半衰期很短，只有 2~4 小时，因此必须经常给药。EACA 能通过静脉注射给药，负荷量约为 100mg/kg，30~60 分钟内注射的起始剂量，随后连续输注，剂量可达 1g/h，或间断分次给药。对于口服治疗，可给予相同的负荷量，随后最大剂量可达 24g/d，每间隔 1~6 小时分次给药。氨甲环酸的使用原则相似。静脉注射剂量为 10mg/kg，若需要随后每 2~6 小时注射 10mg/kg。也可通过口服给药，每次 25mg/kg，每天 3~4 次。通常患者对 EACA 和氨甲环酸的耐受性很好，但是必须观察潜在的血栓性并发症。此外，上尿道出血患者能发生血栓性输尿管梗阻，这样的病人应该在仔细考虑后再给予治疗。通过高速的尿流能够降低输尿管梗阻的风险。高凝患者会发生血栓性并发症，在 DIC 患者血栓形成可加速或恶化血栓形成事件。肌坏死是罕见并发症。已报道的轻微并发症包括红疹、腹部不适、恶心及呕吐。

抑肽酶是天然存在的、从牛肺中提取的广谱蛋白水解酶抑制剂[422-424]。它具有抗炎和抗纤溶的特性。在美国，抑肽酶用于减少手术期间的失血和接受心肺旁路移植术患者的输血。然而，它的使用常增加手术后肾功能不全及心脏和大脑的病变[425,426]。而且，几项研究的证据表明与接受 EACA、氨甲环酸或安慰剂的病人相比较，接受抑肽酶的治疗的患者短期或长期死亡率均增加。通过对 33 517 例接受抑肽酶治疗和 44 682 例接受 EACA 治疗的患者的电子档案的回顾分析，冠脉旁路移植术后前 7 天中死亡的非校正风险为：抑肽酶 4.5%，EACA 2.5%。抑肽酶组中死亡的相对危险性明显增加（相对危险：1.64；95%CI 1.50~1.78）[427]。另一项杜克大学医学中心通过对接受外科冠状血管形成术的

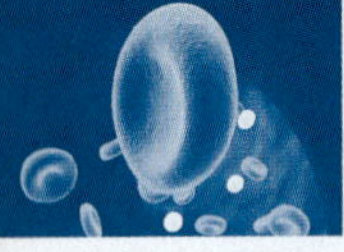

10 275个连续病人的回顾性研究，发现抑肽酶治疗组的1年死亡率明显的增加。与使用EACA或未使用抗纤溶药物组相比，抑肽酶的使用与血清肌酸肝水平的更大风险调整后的增加相关（$P<0.001$）[428]。随机抗纤溶血液保存的前瞻性研究（BART）将3000个病人随机接受抑肽酶、EACA或氨甲环酸以进一步评价抑肽酶的安全性[429]。因为抑肽酶组在30天出现高死亡率，在治疗2331个病人后调查便被终止。根据以上研究结果，2008年5月在美国市场禁止使用抑肽酶，仅作为研究用途。

■ 抗纤溶药物的临床使用

全身性纤溶作用

全身性纤溶活性过度能导致栓子的过早溶解或低凝状态而造成出血，抑制纤溶能有效地治疗出血并发症。实验室检查有助于诊断及监控病人对治疗的反应。纤溶酶原活化物水平增高可导致过度纤溶，而缩短优球蛋白凝块溶解时间，降低纤溶酶原、α_2-PI和纤维蛋白原水平，并增加纤溶酶-抗纤酶复合物和纤维蛋白原降解产物的水平。筛选试验包括凝血酶原时间和活化部分凝血活酶时间可能延长。难以区分由DIC和全身性纤溶作用造成的异常止血。符合原发纤溶作用的有用特征包括纤维蛋白原水平的更明显减少和纤维蛋白原降解产物水平的增加，以及相对降低的血小板减少症和D-二聚体水平的增加（见第130章）。因为低纤维蛋白原和高纤维蛋白原降解产物水平可以正常化，所选择的试验一系列测定在随后的治疗过程中是有用的。

罕见的遗传性α_2-PI或PAI-1缺陷能造成长期的出血障碍。α_2-PI遗传性纯合子缺乏是常染色体隐性功能紊乱[430,431]，杂合子缺陷的个体常常没有症状，但可发生轻度出血障碍，且随着年龄增长而症状逐渐恶化。曾有报道α_2-PI缺陷是由于反应位点附近的基因突变造成的无功能分子的合成，这能导致出血障碍。其他的报道描述了遗传性PAI-1缺陷所致出血障碍，患者在手术或外伤后发生出血[432-434]。抗纤溶剂治疗对于这些出血状态是有效的。

抗纤溶疗法能有效地治疗更常见的获得性全身高纤溶状态。急性早幼粒白血病经常与严重的出血障碍相关，这些出血障碍除血小板减少症外，有DIC和全身纤溶的特征（见第130章）。EACA能够用于抑制纤溶作用[435-437]。然而，抗纤溶疗法必须小心用于治疗这样的病人，以免血栓形成，也与肝素合用。严重肝病相关的止血异常是很复杂的，包括凝血因子和抑制剂的合成减少、清除异常、血小板减少症、异常的血小板功能及异常蛋白的合成（见第129章）。在这些条件下，纤溶作用能导致出血，可以偶然是原发异常[438-440]。在原位肝移植期间，尤其在手术的无肝期期间，纤溶作用的加速常导致出血。抗纤溶药物的治疗作用会改善出血并发症，减少血液丢失[441-444]。

伴有出血的原发纤溶作用可偶见于某些恶性肿瘤（包括前列腺肿瘤）[441-450]和热休克[451]。纤溶系统的活化常作为DIC的补偿机制发生，有时作用会很明显，而导致优球蛋白溶解时间的缩短，纤溶酶原的减少和其他纤溶作用的表现。常难以区分纤溶作用过度导致的出血并发症。在本书其他章讨论了DIC的治疗（见第130章），涉及基本治疗、凝固因子的置换及少数情况下肝素的应用。如果纤溶系统的活化显著，而且其他措施不能控制出血，那么抗纤溶疗法能够奏效。然而，应该谨慎使用这种疗法，因为抑制生理性纤溶作用能够加重潜在的血栓形成事件。

在心肺旁路移植术期间接触系统被激活，而导致凝血、纤溶和补体系统[452,453]的改变，术后出血及大量输液容积的需要是主要的问题。关于抗纤溶疗法的几项试验已经确实，总失血量和输血需求可以减少，经常通过使用EACA和氨甲环酸来达到这个目的[452-457]。抗纤溶疗法能有效地治疗蛇咬所致的出血和纤溶治疗后的出血（见上文“出血并发症的治疗”）。

即使没有全身性纤溶，局部损伤所致的过量出血也能对抗纤溶治疗发生反应。可以减少血友病或血管性血友病患者拔牙造成的出血[458-461]。口腔黏膜富含纤溶活性，对正常纤溶作用的抑制能预防止血栓子的过早溶解和局部出血。纤溶活性在泌尿系统中也很高，可在前列腺切除术后导致过量出血。因为EACA和氨甲环酸是通过肾排泄的，所以它们在尿中的浓度很高，抗纤溶治疗能抑制局部纤溶作用，减少前列腺切除术后的出血[462,463]。同样地，子宫内膜的纤溶作用产生经血。对于止血功能异常或止血功能正常而其他特异性治疗无效的患者，抗纤溶疗法能有效地治疗经血过多[464,465]。在少数伴有症状性或血管瘤扩张和消耗性凝血功能障碍的血管瘤或血管畸形伴发血小板减少综合征患者，应用抗纤溶疗法也可奏效。纤溶作用的抑制能导致伴有损伤皱缩的局部血栓形成[466,467]。在患有严重的血小板减少症、溃疡性结肠炎、遗传性出血性毛细血管扩张症、外伤性前房积血，扁桃体切除术后，及蛛网膜下出血等患者，抗纤溶疗法已用于治疗胃肠道或生殖泌尿系统的出血。对于蛛网膜下出血需要谨慎，因为抗纤溶疗法可减少再出血，但是血管痉挛和末梢局部缺血可使其加重[468]。

翻译：武　艺
校对：朱　力

参考文献

1. Hajjar KA: The Molecular Basis of Fibrinolysis, in *Nathan and Oski's Hematology of Infancy and Childhood*, 7th ed, edited by SH Orkin, DG Nathan, D Ginsburg, AT Look, DE Fisher, SE Lux, p 1425. Saunders Elsevier, Philadelphia, 2009.
2. Hajjar KA: Cellular receptors in the regulation of plasmin generation. *Thromb Haemost* 74:294, 1995.
3. Raum D, Marcus D, Alper CA, et al: Synthesis of human plasminogen by the liver. *Science* 208:1036, 1980.
4. Bohmfalk J, Fuller G: Plasminogen is synthesized by primary cultures of rat hepatocytes. *Science* 209:408, 1980.
5. Castellino FJ: Biochemistry of human plasminogen. *Semin Thromb Hemost* 10:18, 1984.
6. Collen D, Tytgat G, Claeys H, et al: Metabolism of plasminogen in healthy subjects: Effect of tranexamic acid. *J Clin Invest* 51:1310, 1972.
7. Forsgren M, Raden B, Israelsson M, et al: Molecular cloning and characterization of a full-length cDNA clone for human plasminogen. *FEBS Lett* 213:254, 1987.
8. Miles LA, Dahlberg CM, Plow EF: The cell-binding domains of plasminogen and their function in plasma. *J Biol Chem* 263:11656, 1988.
9. Markus G, De Pasquale JL, Wissler FC: Quantitative determination of the binding of epsilon-aminocaproic acid to native plasminogen. *J Biol Chem* 253:727, 1978.
10. Markus G, Priore RL, Wissler FC: The binding of tranexamic acid to native (glu) and modified (lys) human plasminogen and its effect on conformation. *J Biol Chem* 254:1211, 1979.
11. Hajjar KA, Harpel PC, Jaffe EA, et al: Binding of plasminogen to cultured human endothelial cells. *J Biol Chem* 261:11656, 1986.
12. Miles LA, Plow EF: Cellular regulation of fibrinolysis. *Thromb Haemost* 66:32, 1991.
13. Rakoczi I, Wiman B, Collen D: On the biologic significance of the specific interaction between fibrin, plasminogen, and antiplasmin. *Biochim Biophys Acta* 540:295, 1978.
14. Hayes ML, Castellino FJ: Carbohydrate of the human plasminogen variants. I. Carbohydrate composition, glycopeptide isolation, and characterization. *J Biol Chem* 254:8768, 1979.
15. Hayes ML, Castellino FJ: Carbohydrate composition of the human plasminogen variants. II. Structure of the asparagine-linked oligosaccharide unit. *J Biol Chem* 254:8772, 1979.
16. Hayes ML, Castellino FJ: Carbohydrate of the human plasminogen variants. III. Structure of the O-glycosidically-linked oligosaccharide unit. *J Biol Chem* 254:8777, 1979.
17. Saksela O: Plasminogen activation and regulation of proteolysis. *Biochim Biophys Acta* 823:35, 1985.

18. Wallen P, Wiman B: Characterization of human plasminogen. I. On the relationship between different molecular forms of plasminogen demonstrated in plasma and found in purified preparations. *Biochim Biophys Acta* 221:20, 1970.
19. Wallen P, Wiman B: Characterization of human plasminogen. II. Separation and partial characterization of different molecular forms of human plasminogen. *Biochim Biophys Acta* 157:122, 1972.
20. Holvoet P, Lijnen HR, Collen D: A monoclonal antibody specific for lys-plasminogen. *J Biol Chem* 260:12106, 1985.
21. Hoylaerts M, Rijken DC, Lijnen HR, et al: Kinetics of the activation of plasminogen by human tissue plasminogen activator: Role of fibrin. *J Biol Chem* 257:2912, 1982.
22. Hajjar KA, Nachman RL: Endothelial cell-mediated conversion of glu-plasminogen to lys-plasminogen: Further evidence for assembly of the fibrinolytic system on the endothelial cell surface. *J Clin Invest* 82:1769, 1988.
23. Silverstein RL, Friedlander RJ, Nicholas RL, et al: Binding of lys-plasminogen to monocytes and macrophages. *J Clin Invest* 82:1948, 1988.
24. Murray JC, Buetow KH, Donovan M, et al: Linkage disequilibrium of plasminogen polymorphisms and assignment of the gene to human chromosome 6q26–6q27. *Am J Hum Genet* 40:338, 1987.
25. Petersen TE, Martzen MR, Ichinose A, et al: Characterization of the gene for human plasminogen, a key proenzyme in the fibrinolytic system. *J Biol Chem* 265:6104, 1990.
26. Jenkins GR, Seiffert D, Parmer RJ, et al: Regulation of plasminogen gene expression by interleukin-6. *Blood* 89:2394, 1997.
27. McLean JW, Tomlinson JE, Kuang WJ, et al: CDNA sequence of human apolipoprotein(a) is homologous to plasminogen. *Nature* 330:132, 1987.
28. Nakamura T, Nishizawa T, Hagiya M, et al: Molecular cloning and expression of human hepatocyte growth factor. *Nature* 342:440, 1989.
29. Weissbach L, Treadwell BV: A plasminogen-related gene is expressed in cancer cells. *Biochem Biophys Res Commun* 186:1108, 1992.
30. Yoshimura T, Yuhki N, Wang MH, et al: Cloning, sequencing, and expression of human macrophage stimulating protein (MSP, MST 1) confirms MSP as a member of the family of kringle proteins and locates the MSP gene on chromosome 3. *J Biol Chem* 268:15461, 1993.
31. Byrne CD, Schwartz K, Meer K, et al: The human apolipoprotein(a)/plasminogen gene cluster contains a novel homologue transcribed in liver. *Arterioscler Thromb* 14:534, 1994.
32. Ichinose A: Multiple members of the plasminogen-apolipoprotein(a) gene family associated with thrombosis. *Biochemistry* 31:3113, 1992.
33. Shanmukhappa K, Matte U, Degen JL, et al: Plasmin-mediated proteolysis is required for hepatocyte growth factor activation during liver repair. *J Biol Chem* 284:12917, 2009.
34. Bugge TH, Flick MJ, Daugherty CC, et al: Plasminogen deficiency causes severe thrombosis but is compatible with development and reproduction. *Genes Dev* 9:794, 1995.
35. Carmeliet P, Collen D: Gene targeting and gene transfer studies of the plasminogen/plasmin system: Implications in thrombosis, hemostasis, neointima formation, and atherosclerosis. *FASEB J* 9:934, 1995.
36. Drew AF, Kaufman AH, Kombrinck KW, et al: Ligneous conjunctivitis in plasminogen-deficient mice. *Blood* 91:1616, 1998.
37. Pennica D, Holmes WE, Kohr WJ, et al: Cloning and expression of human tissue-type plasminogen activator cDNA in *E. coli*. *Nature* 301:214, 1983.
38. Tate KM, Higgins DL, Holmes WE, et al: Functional role of proteolytic cleavage at arginine-275 of human tissue plasminogen activator as assessed by site-directed mutagenesis. *Biochemistry* 26:338, 1987.
39. Pohl G, Kenne L, Nilsson B, et al: Isolation and characterization of three different carbohydrate chains from melanoma tissue plasminogen activator. *Eur J Biochem* 170:69, 1987.
40. Spellman MW, Basa LJ, Leonard CK, et al: Carbohydrate structures of tissue plasminogen activator expressed in Chinese hamster ovary cells. *J Biol Chem* 264:14100, 1989.
41. Harris RJ, Leonard CK, Guzzetta AW: Tissue plasminogen activator has an *O*-linked fucose attached to threonine-61 in the epidermal growth factor domain. *Biochemistry* 30:2311, 1991.
42. Ny T, Elgh F, Lund B: Structure of the human tissue-type plasminogen activator gene: Correlation of intron and exon structures to functional and structural domains. *Proc Natl Acad Sci U S A* 81:5355, 1984.
43. Browne MJ, Tyrrell AWR, Chapman CG, et al: Isolation of a human tissue-type plasminogen activator genomic clone and its expression in mouse L cells. *Gene* 33:279, 1985.
44. Degen SJF, Rajput B, Reich E: The human tissue plasminogen activator gene. *J Biol Chem* 261:6872, 1986.
45. Van Zonnefeld A-J, Veerman H, Pannekoek H: Autonomous functions of structural domains on human tissue-type plasminogen activator. *Proc Natl Acad Sci U S A* 83:4670, 1986.
46. Feng P, Ohlsson M, Ny T: The structure of the TATA-less rat tissue-type plasminogen activator gene. *J Biol Chem* 265:2022, 1990.
47. Kooistra T, Bosma PJ, Toet K, et al: Role of protein kinase C and cyclic adenosine monophosphate in the regulation of tissue-type plasminogen activator, plasminogen activator inhibitor-1, and platelet-derived growth factor mRNA levels in human endothelial cells. Possible involvement of proto-oncogenes c-jun and c-fos. *Arterioscler Thromb* 11:1042, 1991.
48. Medcalf RL, Ruegg M, Schleuning WD: A DNA motif related to the cAMP-responsive element and an exon-located activator protein-2 binding site in the human tissue-type plasminogen activator gene promoter cooperate in basal expression and convey activation by phorbol ester and cAMP. *J Biol Chem* 265:14618, 1990.
49. Kooistra T, Van den Berg J, Tons A, et al: Butyrate stimulates tissue type plasminogen activator synthesis in cultured human endothelial cells. *Biochem J* 247:605, 1987.
50. Diamond SL, Eskin SG, McIntire LV: Fluid flow stimulates tissue plasminogen activator secretion by cultured human endothelial cells. *Science* 243:1483, 1989.
51. Hanss M, Collen D: Secretion of tissue-type plasminogen activator and plasminogen activator inhibitor by cultured human endothelial cells: Modulation by thrombin, endotoxin, and histamine. *J Lab Clin Med* 109:97, 1987.
52. Thompson EA, Nelles L, Collen D: Effect of retinoic acid on the synthesis of tissue-type plasminogen activator and plasminogen activator inhibitor 1 in human endothelial cells. *Eur J Biochem* 201:627, 1991.
53. Kooistra T, Opdenberg JP, Toet K, et al: Stimulation of tissue-type plasminogen activator synthesis by retinoids in cultured human endothelial cells and rat tissue *in vivo*. *Thromb Haemost* 65:565, 1991.
54. Medcaf RL, Van den Berg E, Schleuning WD: Glucocorticoid-modulated gene expression of tissue- and urinary-type plasminogen activator and plasminogen activator inhibitor-1 and -2. *J Cell Biol* 106:971, 1988.
55. Santell L, Levin EG: Cyclic AMP potentiates phorbol ester stimulation of tissue plasminogen activator release and inhibits secretion of plasminogen activator inhibitor-1 from human endothelial cells. *J Biol Chem* 263:16802, 1988.
56. Levin EG, del Zoppo GJ: Localization of tissue plasminogen activator in the endothelium of a limited number of vessels. *Am J Pathol* 144:855, 1994.
57. Levin EG, Santell L, Osborn KG: The expression of endothelial tissue plasminogen activator *in vivo*: A function defined by vessel size and anatomic location. *J Cell Sci* 110:139, 1997.
58. Levin EG, Osborn KG, Schleuning WD: Vessel-specific gene expression in the lung: Tissue plasminogen activator is limited to bronchial arteries and pulmonary vessels of discrete size. *Chest* 114:68S, 1998.
59. Diamond SL, Sharefkin JB, Dieffenbach C, et al: Tissue plasminogen activator messenger RNA levels increase in cultured human endothelial cells exposed to laminar shear stress. *J Cell Physiol* 143:364, 1990.
60. O'Rourke J, Jiang X, Hao Z, et al: Distribution of sympathetic tissue plasminogen activator (t-PA) to a distant microvasculature. *J Neurosci* 79:727, 2005.
61. Dichek D, Quertermous T: Thrombin regulation of mRNA levels of tissue plasminogen activator inhibitor-1 in cultured human umbilical vein endothelial cells. *Blood* 74:222, 1989.
62. Levin EG, Marotti KR, Santell L: Protein kinase C and the stimulation of tissue plasminogen activator release from human endothelial cells. *J Biol Chem* 264:16030, 1989.
63. Kasai S, Arimura H, Nishida M, et al: Primary structure of single-chain pro-urokinase. *J Biol Chem* 260:12382, 1985.
64. Gunzler WA, Steffens GJ, Otting F, et al: Structural relationship between high and low molecular mass urokinase. *Hoppe Seylers Z Physiol Chem* 363:133, 1982.
65. Riccio A, Grimaldi G, Verde P, et al: The human urokinase-plasminogen activator gene and its promoter. *Nucleic Acids Res* 13:2759, 1985.
66. Holmes WE, Pennica D, Blaber M, et al: Cloning and expression of the gene for pro-urokinase in *Escherichia coli*. *Biotechnology* 3:923, 1985.
67. Schmitt M, Wilhelm O, Janicke F, et al: Urokinase-type plasminogen activator (u-PA) and its receptor (CD87): A new target in tumor invasion and metastasis. *J Obstet Gynaecol* 21:151, 1995.
68. Van Hinsbergh VWM, Van den Berg EA, Fiers W, et al: Tumor necrosis factor induces the production of urokinase-type plasminogen activator by human endothelial cells. *Blood* 10:1991, 1990.
69. Medina R, Socher SH, Han JH, et al: Interleukin-1, endotoxin, or tumor necrosis factor/cachectin enhance the level of plasminogen activator inhibitor messenger RNA in bovine aortic endothelial cells. *Thromb Res* 54:41, 1989.
70. Gerwin BI, Keski-Oja J, Seddon M, et al: TGF beta 1 modulation of urokinase and PAI-1 expression in human bronchial epithelial cells. *Am J Pathol* 259:262, 1990.
71. Stump DC, Lijnen HR, Collen D: Purification and characterization of a novel low molecular weight form of single-chain urokinase-type plasminogen activator. *J Biol Chem* 261:17120, 1986.
72. Steffens GJ, Gunzler WA, Olting F, et al: The complete amino acid sequence of low molecular mass urokinase from human urine. *Hoppe Seylers Z Physiol Chem* 363:1043, 1982.
73. Lijnen HR, Zamarron C, Blaber M, et al: Activation of plasminogen by pro-urokinase. *J Biol Chem* 261:1253, 1986.
74. Gurewich V, Pannell R, Louie S, et al: Effective and fibrin-specific clot lysis by a zymogen precursor from urokinase (pro-urokinase). A study *in vitro* and in two animal species. *J Clin Invest* 73:1731, 1984.
75. Lijnen HR, Van Hoef B, DeCock F, et al: The mechanism of plasminogen activation and fibrin dissolution by single chain urokinase-type plasminogen activator in a plasma milieu *in vitro*. *Blood* 73:1864, 1989.
76. Petersen LC, Lund LR, Nielsen LS, et al: One-chain urokinase-type plasminogen activator from human sarcoma cells is a precursor with little or no intrinsic activity. *J Biol Chem* 263:11189, 1988.
77. Colman RW: Activation of plasminogen by human plasma kallikrein. *Biochem Biophys Res Commun* 35:273, 1968.
78. Mandle RJ, Kaplan AP: Hageman factor-dependent fibrinolysis: Generation of fibrinolytic activity by the interaction of human activated factor XI and plasminogen. *Blood* 54:850, 1979.
79. Goldsmith GH, Saito H, Ratnoff OD: The activation of plasminogen by Hageman factor (factor XII) and Hageman factor fragments. *J Clin Invest* 62:54, 1978.
80. Ouimet H, Loscalzo J: Fibrinolysis, in *Thrombosis and Hemorrhage*, 1 ed, edited by J Loscalzo, AI Schafer, p 127. Blackwell Scientific, Boston, 1994.
81. Hiraoka N, Allen E, Apel IJ, et al: Matrix metalloproteinases regulate neovascularization by acting as pericellular fibrinolysins. *Cell* 95:365, 1998.
82. Hrafnkelsdottir T, Ottosson P, Gudnason T, et al: Impaired endothelial release of tissue-type plasminogen activator in patients with chronic kidney disease and hypertension. *Hypertension* 44:300, 2004.

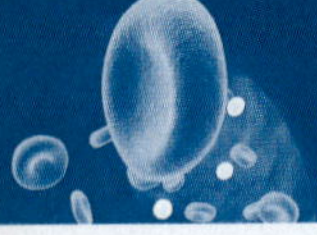

83. Patrassi GM, Sartori MT, Viero ML, et al: Venous thrombosis and tissue plasminogen activator release deficiency: A family study. *Blood Coagul Fibrinolysis* 2:231, 1991.
84. Sjogren LS, Doroudi R, Gan L, et al: Elevated intraluminal pressure inhibits vascular tissue plasminogen activator secretion and downregulates its gene expression. *Hypertension* 35:1002, 2000.
85. Carmeliet P, Schoonjans L, Kieckens L, et al: Physiological consequences of loss of plasminogen activator gene function in mice. *Nature* 368:419, 1994.
86. Rau JC, Beaulieu LM, Huntington JA, et al: Serpins in thrombosis, hemostasis and fibrinolysis. *J Thromb Haemost* 5:102, 2007.
87. Aoki N: Genetic abnormalities of the fibrinolytic system. *Semin Thromb Hemost* 10:42, 1984.
88. Holmes WE, Nelles L, Lijnen HR: Primary structure of human alpha2-antiplasmin, a serine protease inhibitor (serpin). *J Biol Chem* 262:1659, 1987.
89. Hirosawa S, Nakamura Y, Miura O, et al: Organization of the human alpha2-antiplasmin inhibitor gene. *Proc Natl Acad Sci U S A* 85:6836, 1988.
90. Plow EF, Collen D: The presence and release of alpha-2-antiplasmin from human platelets. *Blood* 58:1069, 1981.
91. Aoki N, Moroi M, Tachiya K: Effects of alpha-2-plasmin inhibitor on fibrin clot lysis. Its comparison with alpha-2-macroglobulin. *Thromb Haemost* 39:22, 1978.
92. Huisman LG, Van Griensven JM, Kluft C: On the role of C1-inhibitor as inhibitor of tissue-type plasminogen activator in human plasma. *Thromb Haemost* 73:466, 1995.
93. Scott RW, Bergman BL, Bajpai A, et al: Protease nexin: Properties and a modified purification procedure. *J Biol Chem* 260:7029, 1985.
94. Cunningham DD, Van Nostrand WE, Farrell DH, et al: Interactions of serine proteases with cultured fibroblasts. *J Cell Biochem* 32:281, 1986.
95. Sprengers ED, Kluft D: Plasminogen activator inhibitors. *Blood* 69:381, 1987.
96. Ny T, Sawdey M, Lawrence D, et al: Cloning and sequence of a cDNA coding for the human beta-migrating endothelial-cell-type plasminogen activator inhibitor. *Proc Natl Acad Sci U S A* 83:6776, 1986.
97. Kruithof EKO: Plasminogen activator inhibitor type 1: Biochemical, biological, and clinical aspects. *Fibrinolysis* 2:59, 1988.
98. Samad F, Yamamoto K, Loskutoff DJ: Distribution and regulation of plasminogen activator inhibitor-1 in murine adipose tissue *in vivo*. *J Clin Invest* 97:37, 1996.
99. Sawdey M, Podor TJ, Loskutoff DJ: Regulation of type-1 plasminogen activator inhibitor gene expression in cultured bovine aortic endothelial cells. *J Biol Chem* 264:10396, 1989.
100. Van Hinsbergh VWM, Kooistra T, Van den Berg EA, et al: Tumor necrosis factor increases the production of plasminogen activator inhibitor in human endothelial cells *in vitro* and in rats *in vivo*. *Blood* 72:1467, 1988.
101. Van den Berg EA, Sprengers ED, Jaye M, et al: Regulation of plasminogen activator inhibitor-1 mRNA in human endothelial cells. *Thromb Haemost* 60:63, 1988.
102. Loskutoff DJ, Linders M, Keijer J, et al: Structure of the human plasminogen activator inhibitor-1 gene: Non-random distribution of introns. *Biochemistry* 26:3763, 1987.
103. Mottonen J, Strand A, Symersky J, et al: Structural basis of latency in plasminogen activator inhibitor-1. *Nature* 355:270, 1992.
104. Declerck PJ, De Mol M, Alessi MC, et al: Purification and characterization of a plasminogen activator inhibitor-1 binding protein from human plasma. Identification as multimeric form of S protein (vitronectin). *J Biol Chem* 263:15454, 1988.
105. Dupont DM, Madsen JB, Kristensen T, et al: Biochemical properties of plasminogen activator inhibitor-1. *Front Biosci* 14:1337, 2009.
106. Kruithof EK: Regulation of plasminogen activator inhibitor type 1 gene expression by inflammatory mediators and statins. *Thromb Haemost* 100:969, 2008.
107. Nagamine Y: Transcriptional regulation of the plasminogen activator inhibitor type 1 with an emphasis on negative regulation. *Thromb Haemost* 100:1007, 2008.
108. Bosma PJ, Van den Berg EA, Kooistra T, et al: Human plasminogen activator inhibitor-1 gene: Promoter and structural nucleotide sequences. *J Biol Chem* 263:9129, 1988.
109. Van Zonnefeld AJ, Curriden SA, Loskutoff DJ: Type 1 plasminogen activator inhibitor gene: Functional analysis and glucocorticoid regulation of its promoter. *Proc Natl Acad Sci U S A* 85:5525, 1988.
110. Westerhausen DR, Hopkins WE, Billadello JJ: Multiple transforming growth factor beta-inducible elements regulate expression of the plasminogen activator inhibitor type-1 gene in HepG2 cells. *J Biol Chem* 266:1092, 1991.
111. Keeton MR, Curriden SA, Van Zonneveld AJ, et al: Identification of regulatory sequences in the type 1 plasminogen activator inhibitor gene responsive to transforming growth factor. *J Biol Chem* 266:23048, 1991.
112. Emeis JJ, Kooistra T: Interleukin 1 and lipopolysaccharide induce an inhibitor of tissue-type plasminogen activator *in vivo* and in cultured endothelial cells. *J Exp Med* 163:1260, 1986.
113. Schleef RR, Bevilacqua MP, Sawdey M, et al: Cytokine activation of vascular endothelium: Effects on tissue-type plasminogen activator and type 1 plasminogen activator inhibitor. *J Biol Chem* 263:5797, 1988.
114. Craik CS, Rutter WJ, Fletternick R: Splice junctions: Association with variation in protein structure. *Science* 220:1125, 1983.
115. Stiko-Rahm A, Wiman B, Hamsten A, et al: Secretion of plasminogen activator inhibitor-1 from cultured human umbilical vein endothelial cells is induced by very low density lipoprotein. *Arteriosclerosis* 10:1067, 1990.
116. Etingin OR, Hajjar DP, Hajjar KA, et al: Lipoprotein(a) regulates plasminogen activator inhibitor-1 expression in endothelial cells. *J Biol Chem* 266:2459, 1990.
117. Vaughan DE, Shen C, Lazo S: Angiotensin II induces plasminogen activator inhibitor synthesis *in vitro*. *Circulation* 86:I-557, 1992.
118. Gelehrter TD, Scyncer-Laszuk R: Thrombin induction of plasminogen activator-inhibitor synthesis *in vitro*. *J Clin Invest* 77:165, 1986.
119. Van Hinsbergh VWM, Sprengers ED, Kooistra T: Effect of thrombin on the production of plasminogen activators and PA inhibitor-1 by human foreskin microvascular endothelial cells. *Thromb Haemost* 57:148, 1987.
120. Scarpati EM, Sadler JE: Regulation of endothelial cell coagulant properties. Modulation of tissue factor, plasminogen activator inhibitors, and thrombomodulin by phorbol 12-myristate 13-acetate and tumor necrosis factor. *J Biol Chem* 264:20705, 1989.
121. Konkle BA, Kollros PR, Kelly MD: Heparin-binding growth factor-1 modulation of plasminogen activator inhibitor-1 expression. *J Biol Chem* 265:21867, 1990.
122. Erickson LA, Fici GJ, Lund JE, et al: Development of venous occlusions in transgenic mice for the plasminogen activator inhibitor-1 gene. *Nature* 346:74, 1990.
123. Carmeliet P, Kieckens L, Schoonjans L, et al: Plasminogen activator inhibitor-1 gene-deficient mice: I. Generation by homologous recombination and characterization. *J Clin Invest* 92:2746, 1993.
124. Fay WP, Shapiro AD, Shih JL, et al: Complete deficiency of plasminogen activator inhibitor type 1 due to a frame-shift mutation. *N Engl J Med* 327:1729, 1992.
125. Ye RD, Wun T-C, Sadler JE: CDNA cloning and expression in *Escherichia coli* of a plasminogen activator inhibitor from human placenta. *J Biol Chem* 262:3718, 1987.
126. Ye RD, Aherns SM, Le Beau MM, et al: Structure of the gene for human plasminogen activator inhibitor-2. The nearest mammalian homologue of chicken ovalbumin. *J Biol Chem* 264:5495, 1989.
127. Ogbourne SM, Antalis TM: Characterization of PAUSE-1, a powerful silencer in the human plasminogen activator inhibitor type 2 gene promoter. *Nucleic Acids Res* 29:3919, 2001.
128. Antalis TM, Clok MA, Barnes T, et al: Cloning and expression of a cDNA coding for a human monocyte-derived plasminogen activator inhibitor. *Proc Natl Acad Sci U S A* 85:985, 1988.
129. Schleuning WD, Medcalf RL, Hession C, et al: Plasminogen activator inhibitor 2: Regulation of gene transcription during phorbol ester-mediated differentiation of U-937 human histiocytic lymphoma cells. *Mol Cell Biol* 7:4564, 1987.
130. Chapman HA, Stone OL: A fibrinolytic inhibitor of human alveolar macrophages. Induction with endotoxin. *Am Rev Respir Dis* 132:569, 1985.
131. Nesheim M, Wang W, Boffa M, et al: Thrombin, thrombomodulin and TAFI in the molecular link between coagulation and fibrinolysis. *Thromb Haemost* 78:386, 1997.
132. Mosnier LO, Bouma BN: Regulation of fibrinolysis by thrombin activatable fibrinolysis inhibitor, an unstable carboxypeptidase B that unites the pathways of coagulation and fibrinolysis. *Arterioscler Thromb Vasc Biol* 26:2445, 2006.
133. Eaton DL, Malloy BE, Tsai SP, et al: Isolation, molecular cloning, and partial characterization of a novel carboxypeptidase B from plasma. *J Biol Chem* 269:21833, 1991.
134. Wang W, Hendriks DF, Scharpe SS: Carboxypeptidase U, a plasma carboxypeptidase with high affinity for plasminogen. *J Biol Chem* 269:15937, 1994.
135. Bajzar L, Manuel R, Nesheim M: Purification and characterization of TAFI, a thrombin activatable fibrinolysis inhibitor. *J Biol Chem* 270:14477, 1995.
136. Bajzar L, Nesheim ME, Tracy PB: The profibrinolytic effect of activated protein C in clots formed from plasma is TAFI-dependent. *Blood* 88:2093, 1996.
137. Bajzar L, Morser J, Nesheim M: TAFI, or plasma procarboxypeptidase B, couples the coagulation and fibrinolytic cascades through the thrombin-thrombomodulin complex. *J Biol Chem* 271:16603, 1996.
138. Minnema MC, Friederich PW, Levi M, et al: Enhancement of rabbit jugular vein thrombolysis by neutralization of factor XI: *In vivo* evidence for a role of factor XI as an anti-fibrinolytic factor. *J Clin Invest* 101:10, 1998.
139. Nagashima M, Yin ZF, Zhao L, et al: Thrombin-activatable fibrinolysis inhibitor (TAFI) deficiency is compatible with murine life. *J Clin Invest* 109:110, 2002.
140. Wang X, Smith PL, Hsu MY, et al: Deficiency in thrombin-activatable fibrinolysis inhibitor (TAFI) protected mice from ferric chloride-induced vena cava thrombosis. *J Thromb Thrombolysis* 23:41, 2007.
141. Mao SS, Holahan MA, Bailey C, et al: Demonstration of enhanced endogenous fibrinolysis in thrombin activatable fibrinolysis inhibitor-deficient mice. *Blood Coagul Fibrinolysis* 16:407, 2005.
142. Redlitz A, Tan AK, Eaton D, et al: Plasma carboxypeptidases as regulators of the plasminogen system. *J Clin Invest* 96:2534, 1995.
143. Miles LA, Dahlberg CM, Plescia J, et al: Role of cell surface lysines in plasminogen binding to cells: Identification of alpha-enolase as a candidate plasminogen receptor. *Biochemistry* 30:1682, 1991.
144. Miles LA, Ginsberg MA, White JG, et al: Plasminogen interacts with platelets through two distinct mechanisms. *J Clin Invest* 77:2001, 1986.
145. Kanalas JJ, Makker SP: Identification of the rat Heymann nephritis autoantigen (GP330) as a receptor site for plasminogen. *J Biol Chem* 266:10825, 1991.
146. Barnathan ES, Kuo A, Van der Keyl H, et al: Tissue-type plasminogen activator binding to human endothelial cells: Evidence for two distinct binding sites. *J Biol Chem* 263:7792, 1988.
147. Hajjar KA: The endothelial cell tissue plasminogen activator receptor: Specific interaction with plasminogen. *J Biol Chem* 266:21962, 1991.
148. Hajjar KA, Hamel NM: Identification and characterization of human endothelial cell membrane binding sites for tissue plasminogen activator and urokinase. *J Biol Chem* 265:2908, 1990.
149. Herren T, Burke TA, Das R, Plow EF: Identification of histone H2B as a regulated plasminogen receptor. *Biochemistry* 45:9463, 2006.
150. Das R, Burke T, Plow EF: Histone H2B as a functionally important plasminogen receptor on macrophages. *Blood* 110:3763, 2007.
151. D'Alessio S, Blasi F: The urokinase receptor as an entertainer of signal transduction. *Front Biosci* 14:4575, 2009.
152. Montuori N, Ragno P: Multiple activities of a multifaceted receptor: Roles of cleaved and soluble uPAR. *Front Biosci* 14:2492, 2009.
153. Roldan AL, Cubellis MV, Masucci MT, et al: Cloning and expression of the receptor for human urokinase plasminogen activator, a central molecule in cell surface, plasmin-dependent proteolysis. *EMBO J* 9:467, 1990.
154. Casey JR, Petranka JG, Kottra J, et al: The structure of the urokinase-type plasminogen activator receptor gene. *Blood* 84:1151, 1994.
155. Behrendt N, Ronne E, Ploug M, et al: The human receptor for urokinase plasmino-

gen receptor. *J Biol Chem* 265:6453, 1990.
156. Ploug M, Ronne E, Behrendt N, et al: Cellular receptor for urokinase plasminogen activator. Carboxyl-terminal processing and membrane anchoring by glycosylphosphatidylinositol. *J Biol Chem* 266:1926, 1991.
157. Cubellis MV, Andreasson P, Ragno P, et al: Accessibility of receptor-bound urokinase to type-1 plasminogen activator inhibitor. *Proc Natl Acad Sci U S A* 86:4828, 1989.
158. Ellis V, Wun TC, Behrendt N, et al: Inhibition of receptor-bound urokinase by plasminogen activator inhibitor. *J Biol Chem* 265:9904, 1990.
159. Cubellis MV, Wun TC, Blasi F: Receptor-mediated internalization and degradation of urokinase is caused by its specific inhibitor PAI-1. *EMBO J* 9:1079, 1990.
160. Ellis V, Behrendt N, Dano K: Plasminogen activation by receptor-bound urokinase. *J Biol Chem* 266:12752, 1991.
161. Kugler MC, Wei Y, Chapman HA: Urokinase receptor and integrin interactions. *Curr Pharm Des* 9:1565, 2003.
162. Waltz DA, Chapman HA: Reversible cellular adhesion to vitronectin linked to urokinase receptor occupancy. *J Biol Chem* 269:14746, 1994.
163. Wei Y, Waltz DA, Rao N, et al: Identification of the urokinase receptor as an adhesion receptor for vitronectin. *J Biol Chem* 269:32380, 1994.
164. Wei Y, Lukashev M, Simon DI, et al: Regulation of integrin function by the urokinase receptor. *Science* 273:1551, 1996.
165. Xue W, Kindzelskii AL, Todd RF, et al: Physical association of complement receptor type 3 and urokinase-type plasminogen activator in neutrophil membranes. *J Immunol* 152:4630, 1994.
166. Stahl A, Mueller BM: The urokinase-type plasminogen activator receptor, a GPI-linked protein, is localized in caveolae. *J Cell Biol* 129:335, 1995.
167. Anderson RG: Caveolae: Where incoming and outgoing messengers meet. *Proc Natl Acad Sci U S A* 90:10909, 1993.
168. Okamoto T, Schlegel A, Scherer PE, et al: Caveolins, a family of scaffolding proteins for organizing "preassembled signaling complexes" at the plasma membrane. *J Biol Chem* 273:5419, 1998.
169. Gerke V, Creutz CE, Moss SE: Annexins: Linking Ca++ signalling to membrane dynamics. *Nat Rev Mol Cell Biol* 6:449, 2005.
170. Chung CY, Erickson HP: Cell surface annexin II is a high affinity receptor for the alternatively spliced segment of tenascin-C. *J Cell Biol* 126:539, 1994.
171. Wright JF, Kurosky A, Wasi S: An endothelial cell-surface form of annexin II binds human cytomegalovirus. *Biochem Biophys Res Commun* 198:983, 1994.
172. Kassam G, Choi KS, Ghuman J, et al: The role of annexin II tetramer in the activation of plasminogen. *J Biol Chem* 273:4790, 1998.
173. Siever DA, Erickson HP: Extracellular annexin II. *Int J Biochem Cell Biol* 29:1219, 1997.
174. Falcone DJ, Borth W, Faisal Khan KM, et al: Plasminogen-mediated matrix invasion and degradation by macrophages is dependent on surface expression of annexin II. *Blood* 97:777, 2001.
175. Brownstein C, Deora AB, Jacovina AT, et al: Annexin II mediates plasminogen-dependent matrix invasion by human monocytes: Enhanced expression by macrophages. *Blood* 103:317, 2004.
176. Menell JS, Cesarman GM, Jacovina AT, et al: Annexin II and bleeding in acute promyelocytic leukemia. *N Engl J Med* 340:994, 1999.
177. Lee TH, Rhim T, Kim SS: Prothrombin kringle 2 domain has a growth inhibitory activity against basic fibroblast growth factor-stimulated capillary endothelial cells. *J Biol Chem* 273:28805, 1998.
178. Tressler RJ, Updyke TV, Yeatman TJ, et al: Extracellular annexin is associated with divalent cation-dependent tumor cell adhesion of metastatic RAW 117 large-cell lymphoma cells. *J Cell Biochem* 53:265, 1993.
179. Yeatman TJ, Updyke TV, Kaetzel MA, et al: Expression of annexins on the surfaces of non-metastatic human and rodent tumor cells. *Clin Exp Metastasis* 11:37, 1993.
180. Tressler RJ, Nicolson GL: Butanol-extractable and detergent-solubilized cell surface components from murine large cell lymphoma cells associated with adhesion to organ microvessel endothelial cells. *J Cell Biochem* 48:162, 1992.
181. Swairjo MA, Seaton BA: Annexin structure and membrane interactions: A molecular perspective. *Annu Rev Biophys Biomol Struct* 23:193, 1994.
182. Spano F, Raugei G, Palla E, et al: Characterization of the human lipocortin-2-encoding multigene family: Its structure suggests the existence of a short amino acid unit undergoing duplication. *Gene* 95:243, 1990.
183. Cesarman GM, Guevara CA, Hajjar KA: An endothelial cell receptor for plasminogen/tissue plasminogen activator: II. Annexin II-mediated enhancement of t-PA-dependent plasminogen activation. *J Biol Chem* 269:21198, 1994.
184. Deora AB, Kreitzer G, Jacovina AT, et al: An annexin 2 phosphorylation switch mediates its p11-dependent translocation to the cell surface. *J Biol Chem* 279:43411, 2004.
185. Hajjar KA, Guevara CA, Lev E, et al: Interaction of the fibrinolytic receptor, annexin II, with the endothelial cell surface: Essential role of endonexin repeat 2. *J Biol Chem* 271:21652, 1996.
186. He K, Deora AB, Xiong H, et al: Endothelial cell annexin A2 regulates polyubiquitination and degradation of its binding partner, S100A10/p11. *J Biol Chem* 283:19192, 2008.
187. Hajjar KA, Gavish D, Breslow J, et al: Lipoprotein(a) modulation of endothelial cell surface fibrinolysis and its potential role in atherosclerosis. *Nature* 339:303, 1989.
188. Hajjar KA, Mauri L, Jacovina AT, et al: Tissue plasminogen activator binding to the annexin II tail domain: Direct modulation by homocysteine. *J Biol Chem* 273:9987, 1998.
189. Kraus JP: Molecular basis of phenotype expression in homocystinuria. *J Inherit Metab Dis* 17:383, 1994.
190. Boushey CJ, Beresford SAA, Omenn GS, et al: A quantitative assessment of plasma homocysteine as a risk factor for vascular disease. *JAMA* 274:1049, 1995.
191. Refsum H, Ueland PM, Nygard O, et al: Homocysteine and cardiovascular disease. *Annu Rev Med* 49:31, 1998.
192. Hajjar KA: Homocysteine-induced modulation of tissue plasminogen activator binding to its endothelial cell membrane receptor. *J Clin Invest* 91:2873, 1993.
193. Ishii H, Yoshida M, Hiraoka M, et al: Recombinant annexin II modulates impaired fibrinolytic activity *in vitro* and in rat carotid artery. *Circ Res* 89:1240, 2001.
194. Cesarman-Maus G, Rios-Luna NP, Deora AB, et al: Autoantibodies against the fibrinolytic receptor, annexin 2, in antiphospholipid syndrome. *Blood* 107:4375, 2006.
195. Ling Q, Jacovina AT, Deora AB, et al: Annexin II is a key regulator of fibrin homeostasis and neoangiogenesis . *J Clin Invest* 113:38, 2004.
196. Bu G, Warshawsky I, Schwartz AL: Cellular receptors for the plasminogen activators. *Blood* 83:3427, 1994.
197. Lillis AP, Van Duyn LB, Murphy-Ullrich J, et al: LDL receptor-related protein 1: Unique tissue-specific functions revealed by selective gene knockout studies. *Physiol Rev* 88:887, 2008.
198. Herz J, Goldstein JL, Strickland DK, et al: 39 kDa protein modulates binding of ligands to low density lipoprotein receptor-related protein/alpha-2-macroglobulin receptor. *J Biol Chem* 266:21232, 1991.
199. Herz J, Clouthier DE, Hammer RE: LDL receptor-related protein internalizes and degrades u-PA–PAI-1 complexes and is essential for embryo implantation. *Cell* 71:411, 1992.
200. Herz J, Clouthier DE, Hammer RE: Correction: LDL receptor-related protein internalizes and degrades u-PA–PAI-1 complexes and is essential for embryo implantation. *Cell* 73:428, 1993.
201. Otter M, Barrett-Bergshoeff MM, Rijken DC: Binding of tissue type plasminogen activator by the mannose receptor. *J Biol Chem* 266:13931, 1991.
202. Hajjar KA, Reynolds CM: α-Fucose-mediated binding and degradation of tissue plasminogen activator by HepG2 cells. *J Clin Invest* 93:703, 1994.
203. Narita M, Bu G, Herz J, et al: Two receptor systems are involved in the plasma clearance of tissue-type plasminogen activator (t-PA) *in vivo*. *J Clin Invest* 96:1164, 1995.
204. Bailey K, Bettelheim FR, Lorand L, et al: Action of thrombin in the clotting of fibrinogen. *Nature* 167:233, 1951.
205. Doolittle RF: The molecular biology of fibrin, in *The Molecular Basis of Blood Diseases*, 2nd ed, edited by G Stamatoyannopoulos, AW Nienhuis, PW Majerus, H Varmus, p 701. WB Saunders, Philadelphia, 1994.
206. Marder VJ, Budzinski AZ: Data for defining fibrinogen and its plasmic degradation products. *Thromb Diath Haemorrh* 33:199, 1975.
207. Furlan M, Kemp G, Beck EA: Plasmic degradation of fibrinogen. *Biochim Biophys Acta* 400:95, 1975.
208. Gaffney PJ, Dobos P: A structural aspect of human fibrinogen suggested by its plasmin degradation. *FEBS Lett* 15:13, 1971.
209. Latallo ZS, Flether AP, Alkjaersig N, et al: Inhibition of fibrin polymerization by fibrinogen proteolysis products. *Am J Physiol* 202:681, 1962.
210. Pizzo SV, Schwartz ML, Hill RL, et al: The effect of plasmin on the subunit structure of human fibrin. *J Biol Chem* 248:4574, 1973.
211. Culasso DE, Donati MB, DeGaetano G, et al: Inhibition of human platelet aggregation by plasmin digests of human and bovine preparations: Role of contaminating factor VIII-related material. *Blood* 44:169, 1974.
212. Buluk K, Malofiegen M: The pharmacologic properties of fibrinogen degradation products. *Br J Pharmacol* 35:79, 1969.
213. Richardson DL, Pepper DS, Kay AB: Chemotaxis for human monocytes by fibrinogen degradation products. *Br J Haematol* 32:507, 1976.
214. Girmann G, Pees H, Schwarze G, et al: Immunosuppression by micromolecular fibrin-fibrinogen degradation products in cancer. *Nature* 259:399, 1976.
215. Wiman B, Collen D: On the kinetics of the reaction between human antiplasmin and plasmin. *Eur J Biochem* 84:573, 1978.
216. Van Zonnefeld AJ, Veerman H, Pannekoek H: On the interaction of the finger and the kringle-2 domain of tissue-type plasminogen activator with fibrin: Inhibition of kringle-1 binding to fibrin by epsilon-aminocaproic acid. *J Biol Chem* 261:14214, 1986.
217. Hajjar KA: The molecular basis of fibrinolysis, in *Hematology of Infancy and Childhood*, 6th ed, edited by DG Nathan, SH Orkin, D Ginsburg, AT Look, p 1497. WB Saunders, Philadelphia, 2003.
218. Camiolo SM, Thorsen S, Astrup T: Fibrinogenolysis and fibrinolysis with tissue plasminogen activator, urokinase, streptokinase-activated human globulin and plasmin. *Proc Soc Exp Biol Med* 138:277, 1971.
219. Lijnen HR, Zamarron C, Blaber M, et al: Activation of plasminogen by prourokinase: I. Mechanism. *J Biol Chem* 261:1253, 1986.
220. Pannell R, Black J, Gurewich V: Complementary modes of action of tissue-type plasminogen activator and pro-urokinase by which their synergistic effect on clot lysis may be explained. *J Clin Invest* 81:853, 1988.
221. Bell W: Fibrinolytic therapy: Indications and management, in *Hematology: Basic Principles and Practice*, 2nd ed, edited by R Hoffman, EJ Benz, SJ Shattil, B Furie, HJ Cohen, LE Silberstein, p 1814. Churchill Livingstone, New York, 1995.
222. Coligan JE, Slayter HS: Structure of thrombospondin. *J Biol Chem* 259:3944, 1984.
223. Ott U, Odermatt E, Engel J, et al: Protease resistance and conformation of laminin. *Eur J Biochem* 123:63, 1982.
224. Aplin JD, Hughes RC: Complex carbohydrates of the extracellular matrix structures, interactions, and biologic roles. *Biochim Biophys Acta* 694:375, 1982.
225. Marder VJ, Sherry S: Thrombolytic therapy: Current status. *N Engl J Med* 318:1512, 1988.
226. Unkeless JC, Gordon S, Reich E: Secretion of plasminogen activator by stimulated macrophages. *J Exp Med* 139:834, 1974.
227. Ossowski L, Reich E: Antibodies to plasminogen activator inhibit human tumor metastasis. *Cell* 35:611, 1983.
228. Strickland SE, Reich E, Sherman MI: Plasminogen activator in early embryogenesis: Enzyme production by trophoblast and parietal endoderm. *Cell* 9:231, 1976.
229. Strickland SE, Beers WH: Studies on the role of plasmingen activator in ovulation. *J Biol Chem* 254:5694, 1976.

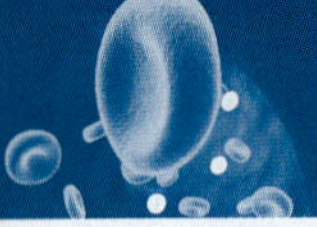

230. Moonen G, Grau-Wagemans MP, Selak I: Plasminogen activator-plasmin system and neuronal migration. *Nature* 298:753, 1982.
231. Pittman RN, Ivins JK, Buettner HM: Neuronal plasminogen activators: Cell surface binding sites and involvement in neurite outgrowth. *J Neurosci* 9:4269, 1989.
232. Virji MA, Vassalli JD, Estensen D, et al: Plasminogen activator of islets of Langerhans: Modulation by glucose and correlation with insulin production. *Proc Natl Acad Sci U S A* 77:875, 1980.
233. Geiger M, Binder BR: Plasminogen activation in diabetes mellitus. *J Biol Chem* 259:2976, 1984.
234. Russell J, Schneider AB, Katzhendler J, et al: Modification of human placental lactogen with plasmin. *J Biol Chem* 254:2296, 1979.
235. Loskutoff DJ, Quigley JP: PAI-1, fibrosis, and the elusive provisional fibrin matrix. *J Clin Invest* 106:1441, 2000.
236. Romer J, Bugge TH, Pyke C, et al: Impaired wound healing in mice with a disrupted plasminogen gene. *Nat Med* 2:287, 1996.
237. Bugge TH, Kombrinck KW, Flick MJ, et al: Loss of fibrinogen rescues mice from the pleiotropic effects of plasminogen deficiency. *Cell* 87:709, 1996.
238. Ploplis VA, French EL, Carmeliet P, et al: Plasminogen deficiency differentially affects recruitment of inflammatory cell populations in mice. *Blood* 91:2005, 1998.
239. Carmeliet P, Moons L, Ploplis VA, et al: Impaired arterial neointima formation in mice with disruption of the plasminogen gene. *J Clin Invest* 99:200, 1997.
240. Coleman JL, Gebbia JA, Piesman J, et al: Plasminogen is required for efficient dissemination of *B. burgdorferi* in ticks and for enhancement of spirochetemia in mice. *Cell* 89:1111, 1997.
241. Chen ZL, Strickland SE: Neuronal death in the hippocampus is promoted by plasmin-catalyzed degradation of laminin. *Cell* 91:917, 1997.
242. Chapman HA: Disorders of lung matrix remodeling. *J Clin Invest* 113:148, 2004.
243. Hattori N, Degen JL, Sisson TH, et al: Bleomycin-induced pulmonary fibrosis in fibrinogen-null mice. *J Clin Invest* 106:1341, 2000.
244. Eitzman DT, McCoy RD, Zheng X, et al: Bleomycin-induced pulmonary fibrosis in transgenic mice that either lack or overexpress the murine plasminogen activator inhibitor-1 gene. *J Clin Invest* 97:232, 1996.
245. Olman MA, Mackman N, Gladson CL, et al: Changes in procoagulant and fibrinolytic gene expression during bleomycin-induced lung injury in the mouse. *J Clin Invest* 96:1621, 1995.
246. Fujimoto H, Gabazza EC, Taguchi O, et al: Thrombin-activatable fibrinolysis inhibitor deficiency attenuates bleomycin-induced lung fibrosis. *Am J Pathol* 168:1086, 2006.
247. Sisson TH, Hanson KE, Subbotina N, et al: Inducible lung-specific urokinase expression reduces fibrosis and mortality after lung injury in mice. *Am J Physiol Lung Cell Mol Physiol* 283:L1023, 2002.
248. Krishnan S, Deora AB, Annes JP, et al: Annexin II-mediated plasmin generation activates TGF-$\beta3$ during epithelial-mesenchymal transformation in the developing avian heart. *Dev Biol* 265:140, 2004.
249. Sporn MB, Roberts AB, Wakefield LM, et al: Transforming growth factor-beta: Biological function and chemical structure. *Science* 233:532, 1986.
250. Lyons RM, Gentry LE, Purchio AF, et al: Mechanism of activation of latent recombinant transforming growth factor beta1 by plasmin. *J Cell Biol* 110:1361, 1990.
251. Konstantinides S, Schafer K, Loskutoff DJ: Do PAI-1 and vitronectin promote or inhibit neointima formation? *Arterioscler Thromb Vasc Biol* 22:1943, 2002.
252. Ross R: Atherosclerosis: An inflammatory disease. *N Engl J Med* 340:115, 1999.
253. Konstantinides S, Schafer K, Thinnes T, et al: Plasminogen activator inhibitor-1 and its cofactor vitronectin stabilize arterial thrombi following vascular injury in mice. *Circulation* 103:576, 2001.
254. Peng L, Bhatia N, Parker AC, et al: Endogenous vitronectin and plasminogen activator inhibitor-1 promote neointima formation in murine carotid arteries. *Arterioscler Thromb Vasc Biol* 22:934, 2002.
255. Engelse MA, Hanemaaijer R, Koolwijk P, et al: The fibrinolytic system and matrix metalloproteinases in angiogenesis and tumor progression. *Semin Thromb Hemost* 30:71, 2004.
256. Hajjar KA, Deora AB: New concepts in fibrinolysis and angiogenesis. *Curr Atheroscler Rep* 2:417, 2000.
257. Bajou K, Noel A, Gerard RD, et al: Absence of host plasminogen activator inhibitor 1 prevents cancer invasion and vascularization. *Nat Med* 4:923, 1998.
258. Rakic JM, Lambert V, Munaut C, et al: Mice without u-PA, t-PA, or plasminogen genes are resistant to experimental choroidal neovascularization. *Invest Ophthalmol Vis Sci* 44:1732, 2003.
259. Lambert V, Munaut C, Noel A, et al: Influence of plasminogen activator inhibitor type 1 on choroidal neovascularization. *FASEB J* 15:1021, 2001.
260. Bajou K, Peng H, Laug WE, et al: Plasminogen activator inhibitor-1 protects endothelial cells from FasL-mediated apoptosis. *Cancer Cell* 14:324, 2008.
261. Vogten JM, Reijerkerk A, Meijers JCM, et al: The role of the fibrinolytic system in corneal angiogenesis. *Angiogenesis* 6:311, 2003.
262. Drinane M, Mollmark J, Zagorchev L, et al: The antiangiogenic activity of rPAI-1_{23} inhibits vasa vasorum and growth of atherosclerotic plaque. *Circ Res* 104:337, 2009.
263. Aoki N, Moroi M, Sakata Y, et al: Abnormal plasminogen: A hereditary molecular abnormality found in a patient with recurrent thrombosis. *J Clin Invest* 61:1186, 1978.
264. Schuster V, Hugle B, Tefs K: Plasminogen deficiency. *J Thromb Haemost* 5:2315, 2007.
265. Demarmels Biasiutti F, Sulzer I, Stucki B, et al: Is plasminogen deficiency a thrombotic risk factor? A study on 23 thrombophilic patients and their family members. *Thromb Haemost* 80:167, 1998.
266. Sartori MT, Patrassi GM, Theodoridis P, et al: Heterozygous type I plasminogen deficiency is associated with an increased risk for thrombosis: A statistical analysis of 20 kindreds. *Blood Coagul Fibrinolysis* 5:889, 1994.
267. Shigekiyo T, Uno Y, Tomonari A, et al: Type I congenital plasminogen deficiency is not a risk factor for thrombosis. *Thromb Haemost* 67:189, 1992.
268. Tait RC, Walker ID, Conkie JA, et al: Isolated familial plasminogen deficiency may not be a risk factor for thrombosis. *Thromb Haemost* 76:1004, 1996.
269. Azuma H, Mima N, Shirakawa M, et al: Molecular pathogenesis of type I congenital plasminogen deficiency: Expression of recombinant human mutant plasminogens in mammalian cells. *Blood* 89:183, 1997.
270. Ichinose A, Espling ES, Takamatsu J, et al: Two types of abnormal genes for plasminogen in families with a predisposition for thrombosis. *Proc Natl Acad Sci U S A* 88:115, 1991.
271. Schott D, Dempfle CE, Beck P, et al: Therapy with a purified plasminogen concentrate in an infant with ligneous conjunctivitis and homozygous plasminogen deficiency. *N Engl J Med* 339:1679, 1998.
272. Robbins KC: Dysplasminogenemia. *Prog Cardiovasc Dis* 34:295, 1992.
273. Tsutsumi S, Saito T, Sakata T, et al: Genetic diagnosis of dysplasminogenemia: Detection of an Ala601-Thr mutation in 118 out of 125 families and identification of a new Asp676-Asn mutation. *Thromb Haemost* 76:135, 1996.
274. Lijnen HR, Collen D: Congenital and acquired deficiencies of components of the fibrinolytic system and their relationship to bleeding or thrombosis. *Fibrinolysis* 3:67, 1989.
275. Rakoczi I, Chamone D, Collen D, et al: Prediction of postoperative leg vein thrombosis in gynaecological patients. *Lancet* 1:509, 1978.
276. Nilsson IM, Ljungner H, Tengborn L: Two different mechanisms in patients with venous thrombosis and defective fibrinolysis: Low concentrations of plasminogen activator or increased concentration of plasminogen activator inhibitor. *Br Med J* 290:1453, 1985.
277. Juhan-Vague I, Valadier J, Alessi MC, et al: Deficient t-PA release and elevated PA inhibitor levels in patients with spontaneous or recurrent leg thrombosis. *Thromb Haemost* 57:67, 1987.
278. Hamsten A, Wiman B, De Faire U, et al: Increased plasma levels of a rapid inhibitor of tissue plasminogen activator in young survivors of myocardial infarction. *N Engl J Med* 313:1557, 1985.
279. Paramo JA, Alfaro MJ, Rocha E: Postoperative changes in the plasmatic levels of tissue-type plasminogen activator and its fast-acting inhibitor: Relationship to deep vein thrombosis and influence of prophylaxis. *Thromb Haemost* 54:713, 1985.
280. Juhan-Vague I, Roul C, Alessi MC, et al: Increased plasminogen activator inhibitor activity in non-insulin dependent diabetic patients: Relationship with plasma insulin. *Thromb Haemost* 61:370, 1989.
281. Francis CW: Plasminogen activator inhibitor-1 levels and polymorphisms: Association with venous thromboembolism. *Arch Pathol Lab Med* 126:1401, 2002.
282. Tsantes AE, Nikolopoulos GK, Bagos PG, et al: The effect of the plasminogen activator inhibitor-1 4G/5G polymorphism on the thrombotic risk. *Thromb Res* 122:736, 2008.
283. Juhan-Vague I, Alessi MC, Joly P, et al: Plasma plasminogen activator inhibitor-1 in angina pectoris: Influence of plasma insulin and acute-phase response. *Arteriosclerosis* 9:362, 1989.
284. Stump DC, Taylor FB, Nesheim ME, et al: Pathologic fibrinolysis as a cause of clinical bleeding. *Semin Thromb Hemost* 16:260, 1990.
285. Saito H: Alpha-2-plasmin inhibitor and its deficiency states. *J Lab Clin Med* 112:671, 1988.
286. Gresele P, Binetti BM, Branca G, et al: TAFI deficiency in liver cirrhosis: Relation with plasma fibrinolysis and survival. *Thromb Res* 121:763, 2008.
287. Suarez CR, Walenga J, Mangogna LC, et al: Neonatal and maternal fibrinolysis: Activation at time of birth. *Am J Hematol* 19:365, 1985.
288. Albisetti M: The fibrinolytic system in children. *Semin Thromb Hemost* 29:339, 2009.
289. Summaria L: Comparison of human normal, full-term, fetal and adult plasminogen by physical and clinical analyses. *Haemostasis* 19:266, 1989.
290. Edelberg JM, Enghild JJ, Pizzo SV, et al: Neonatal plasminogen displays altered cell surface binding and activation kinetics: Correlation with increased glycosylation of the protein. *J Clin Invest* 86:107, 1990.
291. Andrew M, Brooker L, Leaker M, et al: Fibrin clot lysis by thrombolytic agents is impaired in newborns due to a low plasminogen concentration. *Thromb Haemost* 68:325, 1992.
292. Corrigan JJ, Sleeth JJ, Jeter MA, et al: Newborn's fibrinolytic mechanism: Components and plasmin generation. *Am J Hematol* 32:273, 1989.
293. Corrigan JJ, Jeter MA: Histidine-rich glycoprotein and plasminogen plasma levels in term and preterm newborns. *Am J Dis Child* 144:825, 1990.
294. Parmar N, Albisetti M, Berry LR, et al: The fibrinolytic system in newborns and children. *Clin Lab* 52:115, 2006.
295. Corrigan JJ, Jeter MA: Tissue-type plasminogen activator, plasminogen activator inhibitor, and histidine-rich glycoprotein in stressed human newborns. *Pediatrics* 89:43, 1992.
296. Brus F, Van Oeveren W, Okkern A, et al: Activation of the plasma clotting, fibrinolytic, and kinin-kallikrein system in preterm infants with severe idiopathic respiratory distress syndrome. *Pediatr Res* 36:647, 1994.
297. Cederholm-Williams SA, Spencer JAD, Wilkerson AR: Plasma levels of selected haemostatic factors in newborn babies. *Thromb Res* 23:555, 1981.
298. Andrew M, Paes B, Milner R, et al: Development of the human coagulation system in the full-term infant. *Blood* 70:165, 1987.
299. Andrew M, Massicotte-Nolan PM, Karpatkin M: Plasma protease inhibitors in premature infants: Influence of gestational age, postnatal age, and health status. *Proc Soc Exp Biol Med* 173:495, 1983.
300. Corrigan JJ: Thrombosis and thromboembolism, in *Hemorrhagic and Thrombotic Disease in Childhood and Adolescence*, edited by JJ Corrigan, p 147. Churchill Livingstone, New York, 1985.
301. Bonnar J, Daly L, Sheppard BL: Changes in the fibrinolytic system during pregnancy. *Semin Thromb Hemost* 16:221, 1990.

302. Brenner B: Haemostatic changes in pregnancy. *Thromb Res* 114:409, 2004.
303. Bremme KA: Haemostatic changes in pregnancy. *Best Pract Res Clin Haematol* 16:153, 2003.
304. Hellgren M: Hemostasis during pregnancy and puerperium. *Haemostasis* 26:244, 1996.
305. Schjetlein R, Haugen G, Wisloff F: Markers of intravascular coagulation and fibrinolysis in preeclampsia: Association with intrauterine growth retardation. *Acta Obstet Gynecol Scand* 76:541, 1997.
306. SantAna Dusse LM, Cooper AJ, Lwaleed BA: Thrombin activatable fibrinolysis inhibitor (TAFI): A role in pre-eclampsia? *Clin Chim Acta* 378:1, 2007.
307. Hajjar KA, Francis CW: Fibrinolysis and thrombolysis, in *Williams Hematology*, 7th ed, edited by MA Lichtman, E Beutler, TJ Kipps, U Seligsohn, K Kaushansky, JT Prchal, p 2089. McGraw-Hill, New York, 2005.
308. Fletcher AP, Alkjaersig N, Smyrniotis FE, et al: The treatment of patients suffering from early myocardial infarction with massive and prolonged streptokinase therapy. *Trans Assoc Am Physicians* 71:287, 1958.
309. Sherry S, Fletcher AP, Alkjaersig N: Fibrinolysis and fibrinolytic activity in man. *Physiol Rev* 39:343, 1959.
310. Adelman B, Michelson AD, Loscalzo J, et al: Plasmin effect on platelet glycoprotein Ib-von Willebrand factor interactions. *Blood* 65:32, 1985.
311. Loscalzo J, Vaughan DE: Tissue plasminogen activator promotes platelet disaggregation in plasma. *J Clin Invest* 79:1749, 1987.
312. Rudd MA, George D, Amarante P, et al: Temporal effects of thrombolytic agents on platelet function *in vivo* and their modulation by prostaglandins. *Circ Res* 67:1175, 1990.
313. The urokinase pulmonary embolism trial. A national cooperative study. *Circulation* 47:1, 1973.
314. Marder VJ: Relevance of changes in blood fibrinolytic and coagulation parameters during thrombolytic therapy. *Am J Med* 83:15, 1987.
315. Rao AK, Pratt C, Berke A, et al: Thrombolysis in Myocardial Infarction (TIMI) Trial—Phase I: Hemorrhagic manifestations and changes in plasma fibrinogen and the fibrinolytic system in patients treated with recombinant tissue plasminogen activator and streptokinase. *J Am Coll Cardiol* 11:1, 1988.
316. Timmis GC, Gangadharan V, Ramos RG, et al: Hemorrhage and the products of fibrinogen digestion after intracoronary administration of streptokinase. *Circulation* 69:1146, 1984.
317. Lloyd-Jones D, Adams R, Carnethon M, et al: Heart disease and stroke statistics—2009 update: A report from the American Heart Association Statistics Committee and Stroke Statistics Subcommittee. *Circulation* 27:480, 2009.
318. Abe T, Kazama M, Naito I, et al: Clinical evaluation for efficacy of tissue culture urokinase (TCUK) on cerebral thrombosis by means of multicenter double blind study. *Blood Vessels* 12:321, 1981.
319. Abe T, Kazama M, Naito I, et al: Clinical effect of urokinase (60,000 units/day) on cerebral infarction comparative study by means of multiple center double blind test. *Blood Vessels* 12:342, 1981.
320. Atarashi J, Otomo E, Araki G, et al: Clinical utility of urokinase in the treatment of acute stage of cerebral thrombosis: Multi-center double-blind study in comparison with placebo. *Clin Eval* 13:659, 1985.
321. del Zoppo GJ, Ferbert A, Otis S, et al: Local intra-arterial fibrinolytic therapy in acute carotid territory stroke. A pilot study. *Stroke* 19:307, 1988.
322. Fletcher AP, Alkjaersig N, Lewis M, et al: A pilot study of urokinase therapy in cerebral infarction. *Stroke* 7:135, 1976.
323. Hacke W, Zeumer H, Ferbert A, et al: Intra-arterial thrombolytic therapy improves outcome in patients with acute vertebrobasilar occlusive disease. *Stroke* 19:1216, 1988.
324. Hanaway J, Torack R, Fletcher AP, et al: Intracranial bleeding associated with urokinase therapy for acute ischemic hemispheral stroke. *Stroke* 7:143, 1976.
325. Matsumoto K, Satoh K: *Topical Intraarterial Urokinase Infusion for Acute Stroke*. Springer-Verlag, Heidelberg, 1991.
326. Meyer JS, Gilroy J, Barnhart MI, et al: Therapeutic thrombolysis in cerebral thromboembolism. Double-blind evaluation of intravenous plasmin therapy in carotid and middle cerebral arterial occlusion. *Neurology* 13:927, 1963.
327. Meyer JS, Gilroy J, Barnhart MI, et al: Anticoagulants plus streptokinase therapy in progressive stroke. *JAMA* 189:373, 1964.
328. Mori E, Tabuchi M, Yoshida T, et al: Intracarotid urokinase with thromboembolic occlusion of the middle cerebral artery. *Stroke* 19:802, 1988.
329. Mori E: *Fibrinolytic Recanalization Therapy in Acute Cerebrovascular Thromboembolism*. Springer-Verlag, Heidelberg, 1991.
330. Otomo E, Araki G, Itoh E, et al: Clinical efficacy of urokinase in the treatment of cerebral thrombosis. *Clin Eval* 13:711, 1985.
331. Theron J, Courtheoux P, Casasco A, et al: Local intraarterial fibrinolysis in the carotid territory. *AJNR Am J Neuroradiol* 10:753, 1989.
332. Zeumer H, Freitag HJ, Grzyska U, et al: Local intra-arterial fibrinolysis in acute vertebrobasilar occlusion. Technical developments and recent results. *Neuroradiology* 31:336, 1989.
333. Zeumer H, Freitag HJ, Zanella F, et al: Local intra-arterial fibrinolytic therapy in patients with stroke: Urokinase versus recombinant tissue plasminogen activator (r-T-PA). *Neuroradiology* 35:159, 1993.
334. Tissue plasminogen activator for acute ischemic stroke. The National Institute of Neurological Disorders and Stroke rt-PA Stroke Study Group. *N Engl J Med* 333:1581, 1995.
335. Hacke W, Kaste M, Fieschi C, et al: Intravenous thrombolysis with recombinant tissue plasminogen activator for acute hemispheric stroke. The European Cooperative Acute Stroke Study (ECASS). *JAMA* 274:1017, 1995.
336. Hacke W, Kaste M, Fieschi C, et al: Randomised double-blind placebo-controlled trial of thrombolytic therapy with intravenous alteplase in acute ischaemic stroke (ECASS II). Second European-Australasian Acute Stroke Study Investigators. *Lancet* 352:1245, 1998.
337. Clark WM, Wissman S, Albers GW, et al: Recombinant tissue-type plasminogen activator (Alteplase) for ischemic stroke 3 to 5 hours after symptom onset. The ATLANTIS Study: A randomized controlled trial. Alteplase Thrombolysis for Acute Noninterventional Therapy in Ischemic Stroke. *JAMA* 282:2019, 1999.
338. Hacke W, Donnan G, Fieschi C, et al: Association of outcome with early stroke treatment: Pooled analysis of ATLANTIS, ECASS, and NINDS rt-PA stroke trials. *Lancet* 363:768, 2004.
339. Hacke W, Kaste M, Bluhmki E, et al: Thrombolysis with alteplase 3 to 4.5 hours after acute ischemic stroke. *N Engl J Med* 359:1317, 2008.
340. Wahlgren N, Ahmed N, Davalos A, et al: Thrombolysis with alteplase 3–4.5 hours after acute ischaemic stroke (SITS-ISTR): An observational study. *Lancet* 372:1303, 2008.
341. Donnan GA, Davis SM, Chambers BR, et al: Streptokinase for acute ischemic stroke with relationship to time of administration: Australian Streptokinase (ASK) Trial Study Group. *JAMA* 276:961, 1996.
342. Randomised controlled trial of streptokinase, aspirin, and combination of both in treatment of acute ischaemic stroke. Multicentre Acute Stroke Trial–Italy (MAST-I) Group. *Lancet* 346:1509, 1995.
343. Thrombolytic therapy with streptokinase in acute ischemic stroke. The Multicenter Acute Stroke Trial–Europe Study Group. *N Engl J Med* 335:145, 1996.
344. Barnwell SL, Clark WM, Nguyen TT, et al: Safety and efficacy of delayed intraarterial urokinase therapy with mechanical clot disruption for thromboembolic stroke. *AJNR Am J Neuroradiol* 15:1817, 1994.
345. Barr JD, Mathis JM, Wildenhain SL, et al: Acute stroke intervention with intraarterial urokinase infusion. *J Vasc Interv Radiol* 5:705, 1994.
346. Casto L, Caverni L, Camerlingo M, et al: Intra-arterial thrombolysis in acute ischaemic stroke: Experience with a superselective catheter embedded in the clot. *J Neurol Neurosurg Psychiatry* 60:667, 1996.
347. Jansen O, von Kummer R, Forsting M, et al: Thrombolytic therapy in acute occlusion of the intracranial internal carotid artery bifurcation. *AJNR Am J Neuroradiol* 16:1977, 1995.
348. Nesbit GM, Clark WM, O'Neill OR, et al: Intracranial intraarterial thrombolysis facilitated by microcatheter navigation through an occluded cervical internal carotid artery. *J Neurosurg* 84:387, 1996.
349. Tarr R, Taylor CL, Selman WR, et al: Good clinical outcome in a patient with a large CT scan hypodensity treated with intra-arterial urokinase after an embolic stroke. *Neurology* 47:1076, 1996.
350. Janjua N, Brisman JL: Endovascular treatment of acute ischaemic stroke. *Lancet Neurol* 6:1086, 2007.
351. del Zoppo GJ, Higashida RT, Furlan AJ, et al: PROACT: A phase II randomized trial of recombinant pro-urokinase by direct arterial delivery in acute middle cerebral artery stroke. PROACT Investigators. Prolyse in Acute Cerebral Thromboembolism. *Stroke* 29:4, 1998.
352. Furlan A, Higashida R, Wechsler L, et al: Intra-arterial prourokinase for acute ischemic stroke. The PROACT II study: A randomized controlled trial. Prolyse in Acute Cerebral Thromboembolism. *JAMA* 282:2003, 1999.
353. Liu M, Wardlaw J: Thrombolysis (different doses, routes of administration and agents) for acute ischaemic stroke. *Cochrane Database Syst Rev* CD000514, 2000.
354. Wardlaw JM, Zoppo G, Yamaguchi T, et al: Thrombolysis for acute ischaemic stroke. *Cochrane Database Syst Rev* CD000213, 2003.
355. Ogawa A, Mori E, Minematsu K, et al: Randomized trial of intraarterial infusion of urokinase within 6 hours of middle cerebral artery stroke: The middle cerebral artery embolism local fibrinolytic intervention trial (MELT) Japan. *Stroke* 38:2633, 2007.
356. Broderick JP: William M. Feinberg Lecture: Stroke therapy in the year 2025: Burden, breakthroughs, and barriers to progress. *Stroke* 35:205, 2004.
357. Kleindorfer D, Khoury J, Alwell K, et al: Eligibility for rt-PA in acute ischemic stroke: A population-based study. *Stroke* 34:281, 2003.
358. Kothari RU, Pancioli A, Liu T, et al: Cincinnati prehospital stroke scale: Reproducibility and validity. *Ann Emerg Med* 33:373, 1999.
359. Albers GW, Thijs VN, Wechsler L, et al: Magnetic resonance imaging profiles predict clinical responses to early reperfusion: The diffusion and perfusion imaging evaluation for understanding stroke evolution (DEFUSE) study. *Ann Neurol* 60:508, 2006.
360. Davis SM, Donnan GA, Parsons MW, et al: Effects of alteplase beyond 3 h after stroke in the Echoplanar Imaging Thrombolytic Evaluation Trial (EPITHET): A placebo-controlled randomised trial. *Lancet Neurol* 7:299, 2008.
361. Furlan A, Eyding D, Albers GW, et al: Dose Escalation of Desmoteplase for Acute Ischemic Stroke (DEDAS): Evidence of safety and efficacy 3 to 9 hours after stroke onset. *Stroke* 37:1227, 2006.
362. Hacke W, Albers G, Al-Rawi Y, et al: The Desmoteplase on Acute Ischemic Stroke Trial (DIAS): A phase II MRI-based 9-hour window acute stroke thrombolysis trial with intravenous desmoteplase. *Stroke* 36:66, 2005.
363. Abciximab in acute ischemic stroke: A randomized, double-blind, placebo-controlled, dose-escalation study. The Abciximab in Ischemic Stroke Investigators. *Stroke* 31:601, 2000.
364. Qureshi AI, Suri MF, Khan J, et al: Abciximab as an adjunct to high-risk carotid or vertebrobasilar angioplasty: Preliminary experience. *Neurosurgery* 46:1316, 2000.
365. Qureshi AI, Ali Z, Suri MF, et al: Intra-arterial third-generation recombinant tissue plasminogen activator (reteplase) for acute ischemic stroke. *Neurosurgery* 49:41, 2001.
366. Seitz RJ, Hamzavi M, Junghans U, et al: Thrombolysis with recombinant tissue plasminogen activator and tirofiban in stroke: Preliminary observations. *Stroke* 34:1932, 2003.
367. Seitz RJ, Meisel S, Moll M, et al: The effect of combined thrombolysis with rt-PA and tirofiban on ischemic brain lesions. *Neurology* 62:2110, 2004.

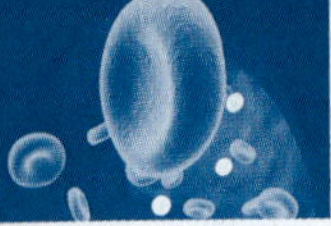

368. Straub S, Junghans U, Jocanovic V, et al: Systemic thrombolysis with recombinant tissue plasminogen activator and tirofiban in acute middle cerebral artery occlusion. *Stroke* 35:705, 2004.
369. Ernst R, Pancioli A, Tomsick T, et al: Combined intravenous and intra-arterial recombinant tissue plasminogen activator in acute ischemic stroke. *Stroke* 31:2552, 2000.
370. IMS II Trial Investigators: The Interventional Management of Stroke (IMS) II Study. *Stroke* 38:2127, 2007.
371. IMS Study Investigators: Combined intravenous and intra-arterial recanalization for acute ischemic stroke: The Interventional Management of Stroke Study. *Stroke* 35:911, 2004.
372. Alexandrov AV, Demchuk AM, Felberg RA, et al: High rate of complete recanalization and dramatic clinical recovery during t-PA infusion when continuously monitored with 2-MHz transcranial Doppler monitoring. *Stroke* 31:610, 2000.
373. Francis CW: Ultrasound-enhanced thrombolysis. *Echocardiography* 18:239, 2001.
374. Alexandrov AV, Molina CA, Grotta JC, et al: Ultrasound-enhanced systemic thrombolysis for acute ischemic stroke. *N Engl J Med* 351:2170, 2004.
375. Adams HP Jr, Adams RJ, Brott T, et al: Guidelines for the early management of patients with ischemic stroke: A scientific statement from the Stroke Council of the American Stroke Association. *Stroke* 34:1056, 2003.
376. Broderick JP, Hacke W: Treatment of acute ischemic stroke: Part I: Recanalization strategies. *Circulation* 106:1563, 2002.
377. Kaste M, Thomassen L, Grond M, et al: Thrombolysis for acute ischemic stroke: A consensus statement of the 3rd Karolinska Stroke Update, October 30–31, 2000. *Stroke* 32:2717, 2001.
378. Brogden RN, Speight TM, Avery GS: Streptokinase: A review of its clinical pharmacology, mechanism of action and therapeutic uses. *Drugs* 5:357, 1973.
379. Dotter CT, Rosch J, Seaman AJ: Selective clot lysis with low-dose streptokinase. *Radiology* 111:31, 1974.
380. Ouriel K: Current status of thrombolysis for peripheral arterial occlusive disease. *Ann Vasc Surg* 16:797, 2002.
381. Ouriel K, Shortell CK, DeWeese JA, et al: A comparison of thrombolytic therapy with operative revascularization in the initial treatment of acute peripheral arterial ischemia. *J Vasc Surg* 19:1021, 1994.
382. Results of a prospective randomized trial evaluating surgery versus thrombolysis for ischemia of the lower extremity. The STILE trial. *Ann Surg* 220:251, 1994.
383. Ouriel K, Veith FJ, Sasahara AA: Thrombolysis or peripheral arterial surgery: Phase I results. TOPAS Investigators. *J Vasc Surg* 23:64, 1996.
384. Ouriel K, Veith FJ, Sasahara AA: A comparison of recombinant urokinase with vascular surgery as initial treatment for acute arterial occlusion of the legs. Thrombolysis or Peripheral Arterial Surgery (TOPAS) Investigators. *N Engl J Med* 338:1105, 1998.
385. Castaneda F, Swischuk JL, Li R, et al: Declining-dose study of reteplase treatment for lower extremity arterial occlusions. *J Vasc Interv Radiol* 13:1093, 2002.
386. Ouriel K, Katzen B, Mewissen M, et al: Reteplase in the treatment of peripheral arterial and venous occlusions: A pilot study. *J Vasc Interv Radiol* 11:849, 2000.
387. Ouriel K, Kandarpa K, Schuerr DM, et al: Prourokinase versus urokinase for recanalization of peripheral occlusions, safety and efficacy: The PURPOSE trial. *J Vasc Interv Radiol* 10:1083, 1999.
388. Heymans S, Vanderschueren S, Verhaeghe R, et al: Outcome and one year follow-up of intra-arterial staphylokinase in 191 patients with peripheral arterial occlusion. *Thromb Haemost* 83:666, 2000.
389. Duda SH, Tepe G, Luz O, et al: Peripheral artery occlusion: Treatment with abciximab plus urokinase versus with urokinase alone—A randomized pilot trial (the PROMPT Study). Platelet Receptor Antibodies in Order to Manage Peripheral Artery Thrombosis. *Radiology* 221:689, 2001.
390. Drescher P, McGuckin J, Rilling WS, et al: Catheter-directed thrombolytic therapy in peripheral artery occlusions: Combining reteplase and abciximab. *AJR Am J Roentgenol* 180:1385, 2003.
391. Cohen LH, Kaplan M, Bernhard VM: Intraoperative streptokinase. An adjunct to mechanical thrombectomy in the management of acute ischemia. *Arch Surg* 121:708, 1986.
392. Comerota AJ, White JV, Grosh JD: Intraoperative intra-arterial thrombolytic therapy for salvage of limbs in patients with distal arterial thrombosis. *Surg Gynecol Obstet* 169:283, 1989.
393. Parent FN, Bernhard VM, Pabst TS, et al: Fibrinolytic treatment of residual thrombus after catheter embolectomy for severe lower limb ischemia. *J Vasc Surg* 9:153, 1989.
394. Quinones-Baldrich WJ, Zierler RE, Hiatt JC: Intraoperative fibrinolytic therapy: An adjunct to catheter thromboembolectomy. *J Vasc Surg* 2:319, 1985.
395. Vedantham S, Vesely TM, Parti N, et al: Lower extremity venous thrombolysis with adjunctive mechanical thrombectomy. *J Vasc Interv Radiol* 13:1001, 2002.
396. Berridge DC, Kessel D, Robertson I: Surgery versus thrombolysis for acute limb ischaemia: Initial management. *Cochrane Database Syst Rev* CD002784, 2002.
397. Kessel D, Berridge D, Robertson I: Infusion techniques for peripheral arterial thrombolysis. *Cochrane Database Syst Rev* 1:CD000985, 2004.
398. Thrombolysis in the management of lower limb peripheral arterial occlusion—A consensus document. Working Party on Thrombolysis in the Management of Limb Ischemia. *Am J Cardiol* 81:207, 1998.
399. Hirsch AT, Haskal ZJ, Hertzer NR, et al: ACC/AHA 2005 practice guidelines for the management of patients with peripheral arterial disease (lower extremity, renal, mesenteric, and abdominal aortic): A collaborative report. *Circulation* 113:e463, 2006.
400. Sobel M, Verhaeghe R: Antithrombotic therapy for peripheral artery occlusive disease: American College of Chest Physicians Evidence-Based Clinical Practice Guidelines (8th edition). *Chest* 133:815S, 2008.
401. Menon KV, Shah V, Kamath PS: The Budd-Chiari syndrome. *N Engl J Med* 350:578, 2004.
402. Aytekin C, Boyvat F, Kurt A, et al: Catheter-directed thrombolysis with transjugular access in portal vein thrombosis secondary to pancreatitis. *Eur J Radiol* 39:80, 2001.
403. Ciccarelli O, Goffette P, Laterre PF, et al: Transjugular intrahepatic portosystemic shunt approach and local thrombolysis for treatment of early posttransplant portal vein thrombosis. *Transplantation* 72:159, 2001.
404. Tateishi A, Mitsui H, Oki T, et al: Extensive mesenteric vein and portal vein thrombosis successfully treated by thrombolysis and anticoagulation. *J Gastroenterol Hepatol* 16:1429, 2001.
405. Calin GA, Calin S, Ionescu R, et al: Successful local fibrinolytic treatment and balloon angioplasty in superior mesenteric arterial embolism: A case report and literature review. *Hepatogastroenterology* 50:732, 2003.
406. Savassi-Rocha PR, Veloso LF: Treatment of superior mesenteric artery embolism with a fibrinolytic agent: Case report and literature review. *Hepatogastroenterology* 49:1307, 2002.
407. Haire WD, Atkinson JB, Stephens LC, et al: Urokinase versus recombinant tissue plasminogen activator in thrombosed central venous catheters: A double-blinded, randomized trial. *Thromb Haemost* 72:543, 1994.
408. Semba CP, Deitcher SR, Li X, et al: Treatment of occluded central venous catheters with alteplase: Results in 1,064 patients. *J Vasc Interv Radiol* 13:1199, 2002.
409. Shen V, Li X, Murdock M, et al: Recombinant tissue plasminogen activator (alteplase) for restoration of function to occluded central venous catheters in pediatric patients. *J Pediatr Hematol Oncol* 25:38, 2003.
410. Timoney JP, Malkin MG, Leone DM, et al: Safe and cost effective use of alteplase for the clearance of occluded central venous access devices. *J Clin Oncol* 20:1918, 2002.
411. Cooper SG: Original report. Pulse-spray thrombolysis of thrombosed hemodialysis grafts with tissue plasminogen activator. *AJR Am J Roentgenol* 180:1063, 2003.
412. Cynamon J, Pierpont CE: Thrombolysis for the treatment of thrombosed hemodialysis access grafts. *Rev Cardiovasc Med* 3 Suppl 2:84, 2002.
413. Daeihagh P, Jordan J, Chen J, et al: Efficacy of tissue plasminogen activator administration on patency of hemodialysis access catheters. *Am J Kidney Dis* 36:75, 2000.
414. Hilleman DE, Dunlay RW, Packard KA: Reteplase for dysfunctional hemodialysis catheter clearance. *Pharmacotherapy* 23:137, 2003.
415. Shrivastava D, Lundin AP, Dosunmu B, et al: Salvage of clotted jugular vein hemodialysis catheters. *Nephron* 68:77, 1994.
416. Sobel BE: Intracranial bleeding, fibrinolysis, and anticoagulation. Causal connections and clinical implications. *Circulation* 90:2147, 1994.
417. Sane DC, Califf RM, Topol EJ, et al: Bleeding during thrombolytic therapy for acute myocardial infarction: Mechanisms and management. *Ann Intern Med* 111:1010, 1989.
418. Alkjaersig N, Fletcher AP, Sherry S: Xi-Aminocaproic acid: An inhibitor of plasminogen activation. *J Biol Chem* 234:832, 1959.
419. Andersson L, Nilsson IM, Nilehn JE, et al: Experimental and clinical studies on AMCA, the antifibrinolytically active isomer of p-aminomethyl cyclohexane carboxylic acid. *Scand J Haematol* 2:230, 1965.
420. Brockway WJ, Castellino FJ: The mechanism f the inhibition of plasmin by xi-aminocaproic acid. *J Biol Chem* 14:4641, 1971.
421. Alkjaersig N, Fletcher AP, Sherry S. xi-Aminocaproic acid: an inhibitor of plasminogen activation. *J Biol Chem* 234:832, 1959.
422. Huber R, Kukla D, Ruhlmann A, et al: Pancreatic trypsin inhibitor (Kunitz). I. Structure and function. *Cold Spring Harb Symp Quant Biol* 36:141, 1972.
423. Ruhlmann A, Kukla D, Schwager P, et al: Structure of the complex formed by bovine trypsin and bovine pancreatic trypsin inhibitor. Crystal structure determination and stereochemistry of the contact region. *J Mol Biol* 77:417, 1973.
424. Wiman B: On the reaction of plasmin or plasmin-streptokinase complex with aprotinin or alpha 2-antiplasmin. *Thromb Res* 17:143, 1980.
425. Mangano DT, Tudor IC, Dietzel C: The risk associated with aprotinin in cardiac surgery. *N Engl J Med* 354:353, 2006.
426. Mouton R, Finch D, Davis I, et al: Effect of aprotinin on renal dysfunction. *Lancet* 372:1543, 2008.
427. Schneeweiss S, Seeger JD, Landon J, et al: Aprotinin during coronary-artery bypass grafting and risk of death. *N Engl J Med* 358:771, 2008.
428. Shaw AD, Stafford-Smith M, White WD, et al: The effect of aprotinin on outcome after coronary-artery bypass grafting. *N Engl J Med* 358:784, 2008.
429. Fergusson DA, Hebert PC, Mazer CD, et al: A comparison of aprotinin and lysine analogues in high-risk cardiac surgery. *N Engl J Med* 358:2319, 2008.
430. Aoki N, Moro M, Matsuda M, et al: The behavior of alpha-2 plasmin inhibitor in fibrinolytic states. *J Clin Invest* 60:361, 1977.
431. Aoki N, Sakata Y, Matsuda M, et al: Fibrinolytic states in a patient with congenital deficiency of alpha 1-plasmin inhibitor. *Blood* 55:483, 1980.
432. Dieval J, Nguyen G, Gross S, et al: A lifelong bleeding disorder associated with a deficiency of plasminogen activator inhibitor type 1. *Blood* 77:528, 1991.
433. Fay WP, Shapiro AD, Shih JL, et al: Brief report: Complete deficiency of plasminogen-activator inhibitor type 1 due to a frame-shift mutation. *N Engl J Med* 327:1729, 1992.
434. Lee MH, Vosburgh E, Anderson K, et al: Deficiency of plasma plasminogen activator inhibitor 1 results in hyperfibrinolytic bleeding. *Blood* 81:2357, 1993.
435. Avvisati G, Ten Cate JW, Buller HR, et al: Tranexamic acid for control of haemorrhage in acute promyelocytic leukemia. *Lancet* ii:122, 1989.
436. Rodeghiero F, Avvisati G, Castaman G, et al: Early deaths and anti-hemorrhagic treatments in acute promyelocytic leukemia. A GIMEMA retrospective study in 268 consecutive patients. *Blood* 75:2112, 1990.
437. Schwartz BS, Williams EC, Conlan MG, et al: Epsilon-aminocaproic acid in the treatment of patients with acute promyelocytic leukemia and acquired alpha-2-plasmin inhibitor deficiency. *Ann Intern Med* 105:873, 1986.
438. Booth NA, Anderson JA, Bennett B: Plasminogen activators in alcoholic cirrhosis: Demonstration of increased tissue type and urokinase type activator. *J Clin Pathol* 37:772, 1984.

439. Hayashi T, Kamogawa A, Ro S, et al: Plasma from patients with cirrhosis increases tissue plasminogen activator release from vascular endothelial cells *in vitro*. *Liver* 18:186, 1998.
440. Violi F, Basili V, Ferro D, et al: Association between high values of D-dimer and tissue-plasminogen activator activity and first gastrointestinal bleeding in cirrhotic patients. *Thromb Haemost* 76:177, 1996.
441. Boylan JF, Klinck JR, Sandler AN, et al: Tranexamic acid reduces blood loss, transfusion requirements, and coagulation factor use in primary orthotopic liver transplantation. *Anesthesiology* 85:1043, 1996.
442. Kaspar M, Ramsay MA, Nguyen AT, et al: Continuous small-dose tranexamic acid reduces fibrinolysis but not transfusion requirements during orthotopic liver transplantation. *Anesth Analg* 85:281, 1997.
443. Segal HC, Hunt BJ, Cottam S, et al: Fibrinolytic activity during orthotopic liver transplantation with and without aprotinin. *Transplantation* 58:1356, 1994.
444. Soilleux H, Gillon MC, Mirand A, et al: Comparative effects of small and large aprotinin doses on bleeding during orthotopic liver transplantation. *Anesth Analg* 80:349, 1995.
445. Al-Mondhiry H, Manni A, Owen J, et al: Hemostatic effects of hormonal stimulation in patients with metastatic prostate cancer. *Am J Hematol* 28:141, 1988.
446. Bennett B, Croll AM, Robbie LA, et al: Tumour cell u-PA as a cause of fibrinolytic bleeding in metastatic disease. *Br J Haematol* 99:570, 1997.
447. Mannucci PM, Cugno M, Bottasso B, et al: Changes in fibrinolysis in patients with localized tumors. *Eur J Cancer* 26:83, 1990.
448. Meijer K, Smid WM, Geerards S, et al: Hyperfibrinogenolysis in disseminated adenocarcinoma. *Blood Coagul Fibrinolysis* 9:279, 1998.
449. Webber MM, Waghray A: Urokinase-mediated extracellular matrix degradation by human prostatic carcinoma cells and its inhibition by retinoic acid. *Clin Cancer Res* 1:755, 1995.
450. Zacharski LR, Memoli VA, Ornstein DL, et al: Tumor cell procoagulant and urokinase expression in carcinoma of the ovary. *J Natl Cancer Inst* 85:1225, 1993.
451. Bouchama A, Bridey F, Hammami MM, et al: Activation of coagulation and fibrinolysis in heatstroke. *Thromb Haemost* 76:909, 1996.
452. Harker LA: Bleeding after cardiopulmonary bypass. *N Engl J Med* 314:1446, 1986.
453. Williams GD, Bratton SL, Nielsen NJ, et al: Fibrinolysis in pediatric patients undergoing cardiopulmonary bypass. *J Cardiothorac Vasc Anesth* 12:633, 1998.
454. Horrow JC, Hlavacek J, Strong MD, et al: Prophylactic tranexamic acid decreases bleeding after cardiac operations. *J Thorac Cardiovasc Surg* 99:70, 1990.
455. Horrow JC, Van Riper DF, Strong MD, et al: Hemostatic effects of tranexamic acid and desmopressin during cardiac surgery. *Circulation* 84:2063, 1991.
456. Munoz JJ, Birkmeyer NJ, Birkmeyer JD, et al: Is epsilon-aminocaproic acid as effective as aprotinin in reducing bleeding with cardiac surgery? A meta-analysis. *Circulation* 99:81, 1999.
457. Soslau G, Horrow J, Brodsky I: Effect of tranexamic acid on platelet ADP during extracorporeal circulation. *Am J Hematol* 38:113, 1991.
458. Havel M, Grabenwoger F, Schneider J, et al: Aprotinin does not decrease early graft patency after coronary artery bypass grafting despite reducing postoperative bleeding and use of donated blood. *J Thorac Cardiovasc Surg* 107:807, 1994.
459. Laub GW, Riebman JB, Chen C, et al: The impact of aprotinin on coronary artery bypass graft patency. *Chest* 106:1370, 1994.
460. Lemmer JH Jr, Stanford W, Bonney SL, et al: Aprotinin for coronary bypass operations: Efficacy, safety, and influence on early saphenous vein graft patency. A multicenter, randomized, double-blind, placebo-controlled study. *J Thorac Cardiovasc Surg* 107:543, 1994.
461. Sindet-Pedersen S, Stenbjerg S: Effect of local antifibrinolytic treatment with tranexamic acid in hemophiliacs undergoing oral surgery. *J Oral Maxillofac Surg* 44:703, 1986.
462. Blomback M, Johansson G, Johnsson H, et al: Surgery in patients with von Willebrand's disease. *Br J Surg* 76:398, 1989.
463. Hedlund PO: Antifibrinolytic therapy with Cyklokapron in connection with prostatectomy. A double blind study. *Scand J Urol Nephrol* 3:177, 1969.
464. Callender ST, Warner GT, Cope E: Treatment of menorrhagia with tranexamic acid. A double-blind trial. *Br Med J* 4:214, 1970.
465. Ong YL, Hull DR, Mayne EE: Menorrhagia in von Willebrand disease successfully treated with single daily dose tranexamic acid. *Haemophilia* 4:63, 1998.
466. Ortel TL, Onorato JJ, Bedrosian CL, et al: Antifibrinolytic therapy in the management of the Kasabach Merritt syndrome. *Am J Hematol* 29:44, 1988.
467. Stahl RL, Henderson JM, Hooks MA, et al: Therapy of the Kasabach-Merritt syndrome with cryoprecipitate plus intra-arterial thrombin and aminocaproic acid. *Am J Hematol* 36:272, 1991.
468. Roos YB, Vermeulen M, Rinkel GJ, et al: Systematic review of antifibrinolytic treatment in aneurysmal subarachnoid haemorrhage. *J Neurol Neurosurg Psychiatry* 65:942, 1998.
469. Ploplis VA, Carmeliet P, Vazirzadeh S, et al: Effects of disruption of the plasminogen gene on thrombosis, growth, and health in mice. *Circulation* 92:2585, 1995.
470. Carmeliet P, Stassen JM, Schoonjans L, et al: Plasminogen activator inhibitor-1 gene-deficient mice: II. Effects on hemostasis, thrombosis, and thrombolysis. *J Clin Invest* 92:2756, 1993.
471. Dewerchin M, Van Nuffelen A, Wallays G, et al: Generation and characterization of urokinase receptor-deficient mice. *J Clin Invest* 97:870, 1996.
472. Lawn RM, Wade DP, Hammer RE, et al: Atherogenesis in transgenic mice expressing human apolipoprotein(a). *Nature* 360:670, 1992.
473. Grainger DJ, Kemp PR, Liu AC, et al: Activation of transforming growth factor-beta is inhibited in transgenic apolipoprotein(a) mice. *Nature* 370:460, 1994.
474. Palabrica TM, Liu AC, Aronovitz MJ, et al: Antifibrinolytic activity of apolipoprotein(a) *in vivo*: Human apolipoprotein(a) transgenic mice are resistant to tissue plasminogen activator-mediated thrombolysis. *Nat Med* 1:256, 1995.
475. Boonmark NW, Lou XJ, Schwartz K, et al: Modification of apolipoprotein(a) lysine binding site reduces atherosclerosis in transgenic mice. *J Clin Invest* 100:558, 1997.
476. Heckel JL, Sandgren EP, Degen JL, et al: Neonatal bleeding in transgenic mice expressing urokinase-type plasminogen activator. *Cell* 62:447, 1990.
477. Meiri N, Masos T, Rosenblum K, et al: Overexpression of urokinase-type plasminogen activator in transgenic mice is correlated with impaired learning. *Proc Natl Acad Sci U S A* 91:3196, 1994.
478. Jacovina AT, Deora AB, Ling Q, et al: Homocysteine inhibits neoangiogenesis through blockade of annexin A2-dependent angiogenesis. *J Clin Invest* 119:3385, 2009.

13

第十三部分

输 血 医 学

威廉姆斯血液学

Williams Hematology

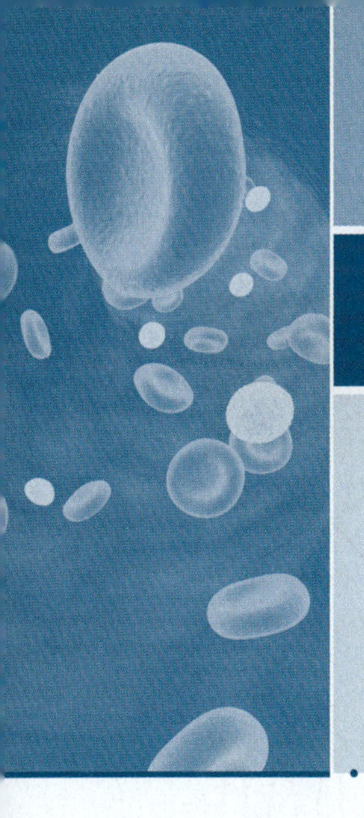

第137章

红细胞抗原与抗体

Marion E. Reid

摘 要

血型抗原是人类红细胞(RBC)外表面的结构,当个体缺乏该特殊结构时就会被其免疫系统所识别。红细胞抗原与抗体的鉴定已成为当前输血前相容性试验和安全输血的基础,并有助于了解胎儿和新生儿溶血性疾病的病因。生物化学和分子的研究已经揭示了表达血型抗原的分子的生物学功能。这些分子在个体对疟原虫、一些病毒和细菌感染的易感性中发挥着重要作用。红细胞抗原表达的变化和许多分子背景相关,有些在特定疾病的临床表现中发挥作用。红细胞绝非血红蛋白的惰性容器,其在多种生理过程中都起着积极作用。

定义和历史

一个血型系统由一个单基因位点或因紧密连锁而无或很少发生交换的一些基因位点上的等位基因所编码的一组抗原所组成。一个抗原集合由编码基因尚未确定的、在表型、生化或遗传性相关的抗原所组成[1]。将一个血型抗原归类于某一系统或集合,始于发现一种抗体,其多见于多产妇或多次接受输血者的血清中,并有独特的反应格局。通过该抗体可研究其相应抗原的基本生化特性,识别该抗原在家系或人群中的遗传模式,鉴定缺乏该抗原的红细胞(RBCs),以及寻找其对偶抗原。所确定的特性,如阳性反应率及对特定酶的敏感性或抵抗性,与已知的系统和集合进行比较。新发现的抗原也可通过生物化学与分子遗传学的方法来进行评估。

本章使用的简写和缩略词:AET,2-氨乙基异硫脲溴化物(2-aminoethylisothiouronium Bromide);CD,分化抗原簇(cluster of differentiation);DTT,二硫苏糖醇(dithiothreitol);GPA,血型糖蛋白A(glycophorin A);GPB,血型糖蛋白B(glycophorin B);GPC,血型糖蛋白C(glycophorin C);GPD,血型糖蛋白D(glycophorin D);GPI,糖基磷脂酰肌醇(glycosyl phosphatidylinositol);HDFN,胎儿和新生儿溶血病(hemolytic disease of the fetus and newborn);HEMPAS,遗传性多核幼红细胞伴酸溶血试验阳性(hereditary erythroblastic multinuclearity with a positive acidified serum test);Ig,免疫球蛋白(immunoglobulin);ISBT,国际输血协会(International Society of Blood Transfusion);LAD,白细胞黏附缺陷(leukocyte adhesion deficiency);2-ME,2-巯基乙醇(2-mercaptoethanol);PNH,阵发性夜间性血红蛋白尿(paroxysmal nocturnal hemoglobinuria);RBC,红细胞(red blood cell)。

编码血型抗原的基因大多数已被克隆和测序[2],多数血型抗原的分子基础已确定[3-6]。与血型抗原和表型相关的等位基因的详细资料可至(美国)国家生物技术信息中心(NCBI)"dbRBC"网站获取,网址:http://www.ncbi.nlm.nih.gov/gv/mhc/xslcgi.cgi?cmd=bgmut/home。

红细胞血型抗原位于红细胞膜外表面的遗传性糖或蛋白质结构(图137-1)。虽然多数蛋白质血型抗原是由跨膜整合蛋白所携带(有Ⅰ型或Ⅱ型的单穿膜,或多次穿膜;图137-1;参见第15章),少数血型抗原也可由糖基磷脂酰肌醇(GPI)连接蛋白携带,或从血浆中吸附。有些糖基抗原黏附于蛋白质或脂类,而另一些则需蛋白质和糖基以特定比例组合。已明确血型抗原中某些跨膜蛋白可与其他跨膜蛋白[如带3和血型糖蛋白A(GPA);Kell和Kx;Rh和RhAG]、脂类(如Rh)或膜骨架中的蛋白质[如带3与锚蛋白,血型糖蛋白C(GPC),和蛋白4.1与p55]发生相互作用。许多携带血型抗原的蛋白在红细胞膜中以复合体形式存在[7-10]。许多携带血型抗原的组分已被分配有CD编号(表137-1;参见第15章)。在人类血型定型中,一般用红细胞凝集作为检测的最终结果,但最终结果也可是溶血[11]。人们在检测与鉴定血型抗原与抗体上的能力,已极大地帮助了目前的安全输血实践,胎儿和新生儿溶血病(HDN)的死亡率也由40%下降到2%,并为患者接受化疗或器官移植提供了支撑。

通常的惯例是显性模式用大写字母而隐性则用小写,但血型抗原的命名却不按此规则。比如在ABO血型系统中隐性的O型表型是由被指定为O基因所编码,而在MNS血型系统中S和s是共显性。为了使红细胞血型命名标准化,国际输血协会(ISBT)红细胞表面抗原命名委员会建议对抗原在言语交流时仍用传统的命名方法,而在计算机资料库中使用数字命名

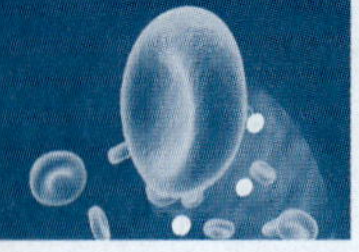

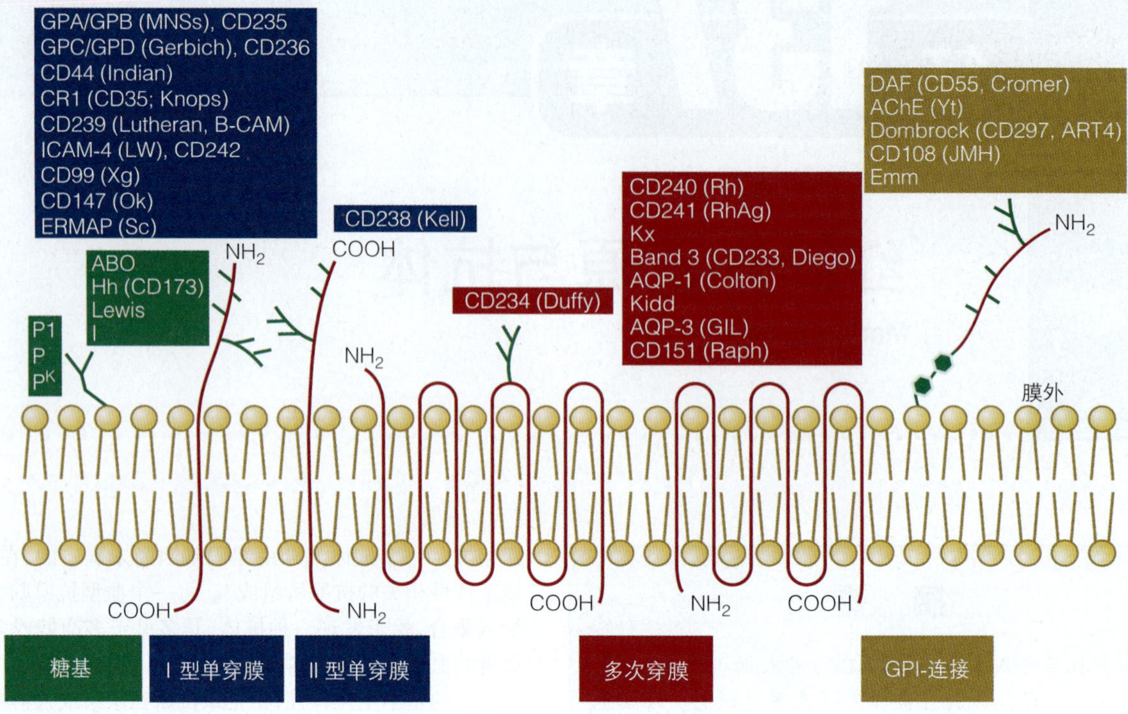

图 137-1 带有血型活性的膜结构。

法(参见血型命名网站 http://ibgrl.blood.co.uk/)。该委员会将血型抗原分成 4 类:①遗传学分离的血型系统;②血清学、生物化学或遗传学上有关联的血型抗原集合;③低发抗原系列;④高发抗原系列。每个系统与集合都已指定了字母与数字的命名,而系统中的抗原则按发现的先后依次数字排序。到目前为止,已定义了 30 个血型系统和 6 个血型抗原集合(见表 137-1)[1,5,6,12-14]。随着时间的推移,用于代表血型抗原的符号也在发生着变化。单一字母(如 A、D、K)、带上标的符号(如 Fy^a、JK^b、Lu^a)、带数字的符号(如 Fy3、Lu4、K12)和 3~4 个字母(如 VEL、LAN、FPPT)都已被用于表示血型抗原,有时并可出现在同一血型系统中。

血型系统

常见血型抗原特性的概述见表 137-1 和表 137-2。更详细的资料可参考以下专著:Issitt 和 Anstee[5]、Reid 和 Lomas-Francis[6,15]、Mollison 和同事[16]、Daniels[4] 以及 Roback 和同事[11]。为节省空间,综述或书目作为参考文献以代替原始报道。

■ ABO 血型系统

ABO 血型系统是首个被发现的血型系统,至今在输血医学中仍是最为重要的。在输血时,其他血型不配合可能最初并无大碍,但 ABO 血型错配可能是致命的。这是因为在一个缺乏相应抗原成人血液中通常存在抗 A 或 B 抗体。这些抗体是由作为多种细菌、植物和动物部分膜结构的广泛分布的抗原刺激而产生。因此在输血中所有供者的血液都将测定并标明 ABO 血型。A 型、B 型、AB 型和 O 型是 4 种主要的表型,其中 O 代表缺乏 A 和 B 抗原。决定 A 和 B 抗原的糖被加到带有 H 抗原(岩藻糖)的糖链上,而 H 抗原被 A(N 乙酰半乳糖)或 B(半乳糖)所"隐蔽",因此 A 型或 B 型红细胞上的 H 抗原比 O 型红细胞少。尽管如此,除罕见的稀有血型 O_h(孟买)表型之外,所有人类红细胞上都存在 H 抗原。

当输入 ABO 血型不合的红细胞时,抗 A 或抗 B 免疫球蛋白可导致血管内溶血。由于在大多数组织细胞上也表达 A 和 B 抗原,在实体器官移植时 ABO 血型的相容性也是重要的考虑因素。然而,ABO 血型的不相容极少产生严重的 HDFN,因为针对 A 和 B 抗原的抗体主要是免疫球蛋白(Ig)M,而该类型的免疫球蛋白不能穿过胎盘,同时胎儿红细胞上的 A 和 B 抗原发育也不充分(参见第 54 章)。

虽然 ABO 血型系统中只有 4 种表型,但通过 DNA 分析已鉴定出超过 200 多种等位基因。随着 A 糖基转移酶被纯化,*ABO* 基因在 1990 年被克隆[17,18]。A 与 B 糖基转移酶之间在其催化结构域内只有 4 个氨基酸不同,其中两个(Leu226Met 和 Gly268Ala)对其识别底物的特异性起关键作用[19]。O 型表型是由 *A* 和(或)*B* 等位基因突变而丢失糖基转移酶活性所导致。最常见的 O 型(O_1)是由该基因的近 5' 末端单个碱基缺失造成移码而提前终止,没有活性的酶产生所致[20]。*ABO* 基因有 7 个外显子,而 A 或 B 亚型(少数例外)则是由第 7 外显子中的核酸突变,导致糖基转移酶的催化结构域改变所致(综述见 Chester 和 Olsson[21])。较为罕见的 B(A)、A(B)和顺式 -AB 表型同时表达 A 和 B 抗原,这是由于变异的糖基转移酶具有合并的 A 和 B 特异性残基[21]。已报道了许多常见的和罕见的 ABO 等位基因,可从血型基因突变资料库网站获取当前的信息:http://www.ncbi.nlm.nih.gov/gv/mhc/xslcgi.cgi?cmd=bgmut/home。除核苷酸的改变外,重组或基因重排所也会导致产生具有意料之外转移酶活性的嵌合体。这些情况使得基于 DNA 分析的 ABO 定型结果难以解释[22]。虽然已明确有几种疾病与 ABO 血型相关,但 ABO 血型的功能目前尚未知晓[23]。

表 137-1　国际输血协会定义的血型系统和抗原集合及染色体和基因

常用名	ISBT 符号（No.）	染色体定位	ISBT 基因名称（ISGN 如有不同）	关联的抗原[无标志表型]	作为 RBC 膜组分的功能（CD No.）	疾病关联
血型系统						
ABO	ABO(001)	9q34.2	*ABO*	A, B, A, B, A1［O 型］	糖蔓	在某些血液病中表达有变化
MNS	MNS(002)	4q31.21	*MNS(GYPA, GYPB)*	M, N, S, s, U, He, Mi^a, Vw, M^c, Mur, M^g, Vr, Mt^a, St^a, Ri^a, Cl^a 及其他 29 种抗原[En(a-); U-; M^kM^k]	结合微生物糖蔓，补体调节，带 3 伴侣分子(CD235)	减少恶性疟原虫侵入，可能是大肠杆菌的受体
P	P1(003)	22q11.2-qter	*P1*	P1	糖蔓	
Rh	RH(004)	1p36.11	*RHD, RHCE(RH)*	D, C, E, c, e, f, C^w, C^x, V, G, hr^s, VS, D^w, Rh29, Rh33 及其他 32 种抗原[Rh_{null}]	可能转运 CO_2 或 NH_3(CD240)	溶血性贫血，遗传性口形红细胞增多，恶性血液病
Lutheran	LU(005)	19q13.2	*LU*	Lu^a, Lu^b, Lu3, Lu4, Lu5, Lu6, Lu7, Lu8, Lu9, Lu11, Lu12, Lu13 及其他 7 种抗原[隐性 Lu(a-b-)]	结合层粘连蛋白(CD239)	增加表达与镰状细胞病中的血管闭塞相关
Kell	KEL(006)	7q34	*KEL*	K, k, Kp^a, Kp^b, Ku, Js^a, Js^b 等及其他 23 个抗原[K_0 或 K_{null}]	将大的内皮血管收缩肽-3 裂解成强血管收缩剂 ET-3(CD238)	
Lewis	LE(007)	19p13.3	*LE(FUT3)*	Le^a, Le^b, Le^{ab}, Le^{bh}, ALe^b, Ble^b [Le(a-b-)]	糖蔓，Le^b 是幽门螺旋杆菌的受体	在岩藻糖苷累积病时表达增加，Lewis 抗体可能在移植排斥中起重要作用
Duffy	FY(008)	1q23.2	*FY(DARC)*	Fy^a, Fy^b, Fy3, Fy4, Fy5, Fy6 [Fy(a-b-)]	趋化因子，间日疟原虫受体(CD234)	抵抗间日疟侵入
Kidd	JK(009)	18q12.3	*JK(HUT1, SLC4A1)*	Jk^a, Jk^b, Jk3 [Jk(a-b-)]	尿素转运	尿素转运受损，尿浓缩障碍
Diego	DI(010)	17q21.31	*DI(SLC4A1, AE1)*	Di^a, Di^b, Wr^a, Er^b, Wd^a, Rb^a 等及其他 14 个抗原	阴离子交换器(CD233)，细胞骨架蛋白带 3	东南亚卵形红细胞症，遗传性球形红细胞病，肾小管性酸中毒
Yt	YT(011)	7q22	*Yt(ACHE)*	Yt^a, Yt^b	乙酰胆碱酯酶	PNH Ⅲ RBC 上缺乏
Xg	XG(012)	Xp22.33	*XG(XG, MIC2)*	Xg^a, CD99	黏附分子(CD99)	
Scianna	SC(013)	1p34.2	*SC(ERMAP)*	Sc1, Sc2, Sc3, Rd [Sc:-1,-2,-3]	可能参与黏附	
Dombrock	DO(004)	12p12.3	*DO(ART4)*	Do^a, Do^b, Gy, Hy, Jo^a[Gy(a-)]	酶性(CD297)	PNH Ⅲ RBC 上缺乏
Colton	CO(015)	7p14	*CO(AQP)*	Co^a, Co^b, Co3 [Co(a-b-)]	水运转	7 号染色体单陪，尿高度浓缩能力差，先天性红细胞生成障碍性贫血
Landsteiner-Wiener	LW(016)	19p13.2	*LW(ICAM)*	LW^a, LW^b, LW^{ab} [LW(a-b-)]	结合 CD11/CD18，整合素配体(CD242)	在妊娠和某些恶性疾病中降低
Chido/Rogers	CH/RG (017)	6p21.32	*C4A, C4B*	CH1, CH2, Rgl 和 Rg6 等	补体成分	某些表型可增加自身免疫和感染的易感性
H	Hh(018)	19q13.33	*H(FUT1)*	H［孟买型，Oh］	糖蔓(CD173)	在某些肿瘤细胞上表达下调，在造血应激时表达上调

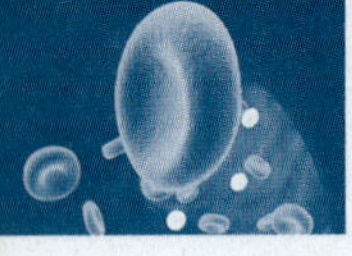

续表

常用名	ISBT 符号(No.)	染色体定位	ISBT 基因名称(ISGN 如有不同)	关联的抗原[无标志表型]	作为 RBC 膜组分的功能(CD No.)	疾病关联
Kx	XK(019)	Xp21.1	*XK*	Kx[Mcleod]	可能是神经递质,在 RBCs 中的功能未知	棘红细胞症,肌营养不良症,溶血性贫血;Mcleod 综合征有时伴有 CGD,周围神经病变,心肌病癫痫,迟发性痴呆,和行为改变
Gerbich	GE(020)	2q14.3	*GE(GYPC)*	Ge2,Ge3.Ge4,Wb,Ls[a],An[a],Dh[a][Leach 表型]	膜附着;与 4.1R 和 p55 相互作用(CD236)	遗传性椭圆形红细胞增多症,溶血性贫血,4.1R 和 p55 下降
Cromer	CROM(021)	1q32.2	*CROM(DAF)*	Cr[a],Tc[a],Tc[b],Tc[c],Dr[a],Es[a],IFC,WES[a],WES[b],UMC,GUTI,SERF,CROV,CRAM[Inab 表型]	补体调节,结合 C3b,分解 C3/C5 转化酶(CD55)	PNH Ⅲ RBCs 上缺乏,Dr[a] 是尿路致病性大肠杆菌的受体
Knops	KN(022)	1q32.2	*KN(CR1)*	Kna,Knb,McCa,Sla,Yka,McCb,Vil,S13,KCAM[Helgeson 表型]	补体调节,结合 C3b 和 C4b,介导吞噬(CD35)	在某些自身免疫和恶性疾病中降低的抗原
Indian	IN(023)	11p13	*IN(CD44)*	In[a],In[b],INFI,INJA	结合透明质酸,介导白细胞黏附(CD44)	在妊娠和先天性红细胞生成障碍性贫血中降低
Ok	OK(024)	19p13.3	*OK(BSB)*	OK[a]	可能起黏附作用(CD147)	
Raph	RAPH(025)	11p15.5	*MER2(CD151)*	MER2[Raph-]	参与肾功能的黏附分子(CD151)	肾脏病
JMH	JMH(026)	15q24.1	*JMH(SEMA-L)*	JMH,JMHK,JMHL,JMKG,JMKM	黏附分子,在 RBCs 中的功能未知(CD108)	PNH Ⅲ RBC 上缺乏
I	I(027)	6p24.2	*IGNT*	I[I-;I 成人]	糖蕈	亚洲人群中的先天性白内障
GLOB	GLOB(028)	3q26.1	*P(β3CALNT1)*	P[P-]	糖蕈	大肠杆菌和细小病毒 B19 的受体
Gil	GIL(029)	9p13.3	*GIL(AQP3)*	GIL[GIL-]	甘油/水/尿素转运器	
RhAg	RHAG(030)	6p11.21.1	*RHAG*	Duclos,Os[a],DSLK	可能转运 CO_2 或 NH_3(CD241)	溶血性贫血,遗传性口形红细胞增多
抗原集合						
Cost	COST(205)	—	—	Cs[a],Cs[b]		
Ii	Ii(207)	—	—	i		
Er	ER(208)	—	—	Er[a],Er[b]		
(P[k],LKE)	GLOB(209)	—	—	P[k],LKE		
(类 Lewis;Le[c],Le[d])	(210)	—	—	Le[c],Le[d]		
Vel	VEL			Vel,ABTI		
低发抗原组	-(700)	—	—	14		
高发抗原组	-(901)	—	—	2		

CGD,慢性肉芽肿病;ISGN,国际基因命名协会。

表 137-2 常用血型系统或集合及其抗原概要

血型（报道年代）	常见表型	白种人 / 黑人频率（%）	成人红细胞上的抗原拷贝数 ×10^3	剂量（见正文）	脐细胞表达	生物化学特性	在血液、体液和组织中的抗原分布	注解
ABO（1901）	A B AB	40/27 11/20 4/4	AB：约 800~1000	A/B：不明显	弱：约成人表达的 1/3	在 1、2、3 和 4 型前体链上的糖	RBC、淋巴细胞、血小板	在输血和移植中最为重要的抗原
H（1948）	O	45/29	H：约 1700	H 表达依赖于 ABO：$O>A_2>B>A_2B>A_1>A_1B$	主要的 RBC 携带者：带 3 和 4.5	在血浆中与脂结合，在分泌型中与蛋白结合	血浆、分泌型；广泛的组织分布；大多数内皮 / 上皮细胞	变异的转移酶可导致弱亚型
Rh（1940）	R_1DCe r ce R_2DcE R_0Dce r' Ce r" cE R_z DCE r^y CE	42/17 32/26 14/11 4/44 2/2 1/0 <1 <1	D 在 R_2R_2：15~33 R_1R_1：14~19 R_0r：12~20 C 在 cc：70~85 Cc：37~53 E 在 ee：18~24 Ee：13~4	D：不明显 C 和 c：是 E 和 e：是	如正常成人	多次跨膜；非糖基化蛋白：30~32kDa；417 个氨基酸 C：丝氨酸 103/c：脯氨酸 103 E：脯氨酸 226/e：丙氨酸 226 与 LW、GPB、Rh 相关糖蛋白（6 号染色体）形成“Rh 复合体”	可能转运阳离子 可能维持 RBC 膜的完整性	D 的重要性仅次于 A 和 B 弱 D 表达的三种原因（见正文） 无标志：无定型和调节型
Lewis（1946）	Le（a+b-） Le（a-b+） Le（a-b-） Le（a+b+）	22/23 72/75 6/22 罕见	Le^a：约 3	不明显	弱：2 岁时表达可与成人相同	1 型前体链上的糖只可吸附于血浆中的脂上和分泌型的蛋白上	血浆和分泌型抗原；RBC、淋巴和血小板仅通过吸附血浆中的抗原	Le 抗原依赖于 Le/Se 相互作用；Le/Se=Le（a-b+），ABH 分泌型； Lel/sese=Le（a+b-）ABH 非分泌型； Lele=Le（a-b-），Sese 状态不明显 Le（a-b+）表达部分 Le^a，并不使抗 Le^a 妊娠妇女检测呈 Le（a-b-）
I（1956）	I 成人（↑↑I↓i） I_{int}（↑I↓i） I 脐带血（↓I↑i） I 成人（↓I↑↑i）	常见 罕见 常见 <1:10 000	I：约 500	不明显	i 强；I 弱，2 岁后可与成人表达相同	ABH 活性链上的糖；红细胞上的脂；血浆中的蛋白	广泛的组织分布；RBCs、血小板、淋巴、粒细胞、单核细胞并也在血浆，分泌物（如乳汁、唾液和尿）	I 和 i 以相反比例表达，但非等位基因的产物

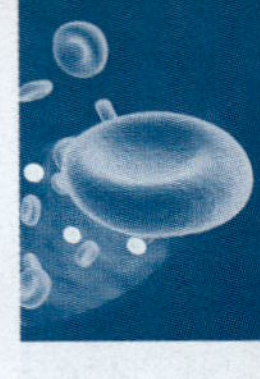

续表

血型 (报道年代)	常见表型	白种人/黑人 频率(%)	成人红细胞上的抗原拷贝数 $\times 10^3$	剂量(见正文)	脐细胞表达	生物化学特性	在血液、体液和组织中的抗原分布	注解
P1(1927)	P1:P^k+P+P_1+	79/94	P1:约 500	不明显,但存在遗传变异;如 P1 可正常、强、弱	弱:7 岁时达到成人的表达强度	RBC 和血浆糖脂中的糖;不存在于分泌型中	红细胞、淋巴、血小板、单核、成纤维细胞、尿路上皮细胞	P1 样抗原与鸽和蚯蚓蛋白相关,并与寄生虫感染相关
GLOB(1951)	P2:Pk+P+P1– P:Pk–P–P1– P1k:Pk+P–P1+ P2k:Pk+P–P1–	21/6 罕见 较罕见 最罕见	红细胞糖苷酯:约 15 000					
MNS (M:1927) (S:1947)	M+N- M+N+ M-N+ S+s- S+s+ S-s+ S-s-U-	28/26 50/44 22/30 11/3 44/28 45/69 0/<1	GPA:约 800 GPB:约 200	是	如正常成人	单次跨膜的Ⅰ型唾液酸糖蛋白 GPA:43kDa,131aa. 携带 MN GPB:25kDa,72aa. 携带 SsU;Rh 复合体的一个部分	RBCs,肾毛细血管上皮/内皮	GPA 与 GPB 携带多种抗原,并有许多 GPA-GPB 嵌合体 可有 GPA 和 GPB 缺失,或两者同时缺失
Kell(1946)	K-k+	91/98	Kell:2~6	是	如正常成人	单次跨膜的Ⅱ型糖蛋白,通过 S=S 键(93)高度折叠	Kell:RBC 以及骨髓和胎肝组织;而脑、肾和成人肝脏中无	高发和低发抗原系统
Kp^a/Js^a (1957)	K+k+ K+k- Kp(a-b+) Kp(a+b+) Kp(a+b-) Js(a-b+) Js(a+b+) Js(a+b-)	8.8/2 0.2/罕见 97.7/100 2.3/罕见 罕见/0 100/80 罕见/19 0/1				K/k 蛋氨酸 193 苏氨酸 Kp^a/Kp^b:色氨酸 281 精氨酸 Kda,732 氨基酸 Js^a/Js^b:脯氨酸 597 亮氨酸	Kx:RBC 以及骨骼/心肌和神经组织	常见表型:k,Kp^b,Js^b Kell 抗原表达同时依赖于 Kell 和 Kx 基因 K_{null} 表型无 Kell 抗原,但有 Kx Kx_{null} 无 Kx,有弱 Kell 抗原(Mcleod 表型) 其他导致 Kell 弱表达:顺式 Kp^a,Ge-,K_{mod} 自身抗体
Duffy(1950)	Fy(a+b-) Fy(a+b+) Fy(a-b+) Fy(a-b-)	17/9 49/1 34/22 罕见/68	Fy^a:6~13	是,但由于有 *Fy* 基因的存在而使该效应不总是明显	正常:在 12 周时达到成人水平	多次穿膜的糖蛋白,35~45kDa,338 个氨基酸 Fy^a/Fy^b 甘氨酸 42 门冬氨酸	RBC 以及脑、结肠、肺、脾、甲状腺、胸腺、肾、内皮;在肝和胎盘组织中无	Fy(a-b-)黑人 RBC 上不表达 Fy^b,但在其他组织中表达,并很少产生抗 Fy^b

续表

血型（报道年代）	常见表型	白种人 / 黑人频率（%）	成人红细胞上的抗原拷贝数 $\times 10^3$	剂量（见正文）	脐细胞表达	生物化学特性	在血液、体液和组织中的抗原分布	注解
Kidd（1951）	Jk（a+b-） Jk（a+b+） Jk（a-b+） Jk（a-b-）	28/57 49/34 23/9 <1% 玻利尼西亚人	Jk^a：约 14	是	与成人相同	多次穿膜蛋白：约 43kDa，391aa，1 个 N- 糖基化位点，Jk^a/Jk^b：门冬氨酸 284 门冬酰胺	RBC 特异性	导致 DHTR 的重要原因 缺失型不能充分浓缩尿液； 显性抑制体 *In*（*Jk*）Jk 抗原弱
Lutheran（1951）	Lu（a+b-） Lu（a+b+） Lu（a-b+） Lu（a-b-）	0.15/- 7.5/0 92.3/- 十分罕见	Lu^b：1.5~4	是，但有家族变异	弱：15 岁时达到成人水平	单次跨膜的 I 型糖蛋白：85kDa，597aa 78kDa 5 个 Ig 超家族结构域，其中 2 个可变，3 个恒定 B-CAM Lu^a/Lu^b：His77Arg	RBC 以及脑、心、肾、肺、胰腺、胎盘、骨骼肌	高发和低发抗原系统 显性抑制体 *In*（*Lu*）和 X 连锁抑制体（*XS2*）有弱 Lu 抗原 与常染色体 Se 连锁

aa，氨基酸；B-CAM，B 细胞黏附分子；DHTR，延迟性溶血反应；GPA，血型糖蛋白 A；GPB，血型糖蛋白 B；granulos，粒细胞；Ig，免疫球蛋白；ISBT，国际输血协会；lymphos，淋巴细胞；monos，单核细胞；plts，血小板；RBC，红细胞。

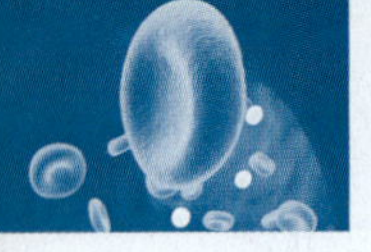

■ Rh 血型系统

Rh(非 Rhesus)血型系统是在输血医学中第二个最重要的血型系统，因为通过输血和怀孕，抗原阳性的 RBCs 常免疫抗原阴性的个体。

Rh 抗原的遗传是由两个紧密相连基因的复合物所决定的：一个编码携带 D 抗原的蛋白质(RhD)；另一个编码携带 C 或 c 和 E 或 e 抗原的蛋白质(RhCE)。来自 Rh 阳性者的 RBCs 上同时存在 RhD 和 RhCE，而 Rh 阴性的 RBCs 上仅有 RhCE。在 Rh 血型系统中，可能出现 8 种常见的抗原组合或单倍型：Dce(R_0,Rh_0)、DCe(R_1,Rh_1)、DcE(R_2,Rh_2)、DCE(R_Z,Rh_z)、ce(r,rh)、Ce(r′,rh′)、cE(r″,rh″)和 CE(ry,rhy)。字母“d”常被用作表示缺失 D，但 d 抗原或抗 d 并不存在。

Rh 基因和抗原可用几种不同的命名法来命名。用 CDE 来命名的 Fisher-Race 命名法常被用于抗原的命名；而以 Rh 来表示的 Wiener 命名法则常用于单倍型和复合基因命名；以数字命名的 Rosenfield 和 Rubinstein 命名法则无偏向性[24]。

Rh 血型系统有 50 多个抗原(而 ABO 有 4 个)。其中最重要的，并最具免疫原性的抗原是 D(在 Weiner 命名体系中是 Rh_0，因为 Weiner 发现当用人的 RBC 给恒河猴注射时，所产生的抗体可凝集 85% 的纽约白种人)。为大多数临床目的，测定 D 抗原并将其分为 D^+(或 Rh 阳性)或 D^-(或 Rh 阴性)已足够。约 85% 的白种人是 Rh 阳性，而 15% 的白种人是 Rh 阴性。阴性的患者接受了阳性的血液后大多数会产生抗 D 抗体。抗 D 可导致成人在 Rh 血型错配输血时产生溶血，并在因先前输血或妊娠而产生抗体的 Rh 阴性母亲中导致新生儿溶血(HDFN)。因此需常规对供者和受者进行 D 抗原定型和配型。通过配型可根本消除因输血所致的抗 D 致敏风险。对有被 D 抗原风险的母亲进行被动免疫可将妊娠中抗 D 致敏的风险降到最低限度。

由于 C、c、E 和 e 抗原的免疫原性较弱，因此在患者护理中只有当产生相应抗体以后或必须决定基本 Rh 单倍型时才变得重要。该血型系统中剩下的 40 多个抗原是 Rh 蛋白的其他表位，其相应抗体极少遇到。有些抗原由 Rh 变异体等位基因所编码，并表现为与 C、c、E、e 的对偶抗原，或作为相关“额外”抗原。另一些则被认为是复合抗原或顺式基因产物，如由 *ce* 基因编码的 c、e 和 f(或 ce)抗原。其他具有复合特异性的抗原包括 Ce(rh’)、cE、CE、V(ce^s)、Ce^s。另外还有一些 Rh 抗原与复杂的 D 和 e 抗原的“嵌合”特性相关。当被免疫时，缺失一部分 D 或 e 抗原并对该缺失部分产生抗体的个体，将呈现较难分析的血清学模式。例如，缺失部分 D 表位并产生针对其缺失部分抗体的 D+ 个体看起来就像产生了同种抗 D 抗体，因为正常的 D+RBC 携带所有 D 表位[25]。

有些但并非所有缺失部分 D 抗原(不完全 D)的个体，其红细胞上有较弱的 D 抗原表达，这些弱 D 抗原只能在抗球蛋白试验中才能测到。*C* 基因和 *D* 基因的换位(如 *Dce/Ce*、*DCe/Ce*)也可在一些个体中减弱 D 抗原的表达。第三种 D 抗原表达减弱是由于遗传了一种 *D* 基因，其编码所有 D 表位，但数量少于正常。

DNA 分析已揭示了 Rh 血型系统的抗原与表型的分子基础。到目前为止已描述的等位基因的列表可从 http://www.ncbi.nlm.nih.gov/gv/mhc/xslcgi.cgi?cmd=bgmut/home 获得。在非人类灵长类动物和进化树中的其他物种中也存在 Rh 血型同源体[26]。Rh 的功能是 CO_2 或铵的转运器。

■ 其他血型系统

就输血和 HDFN 而言，其他血型系统及其抗原只有在产生抗体时才具有重要性。输血科实验室对在常规检测(抗体筛选)中检出的抗体进行特异性鉴别(抗体鉴定)和反应特性描述。当获得以上信息后，血库将对该抗体的临床意义进行评估，并选择最为合适的血液进行输注。表 137-1 和表 137-2 概括了各血型系统的抗原数量及其他相关信息。对所有血型抗原的详细描述已超越本章范围。由于大多数血型抗原及其表型的分子基础业已知晓[6]，因此也可用 DNA 分析的方法来预测输血患者的血型，并可为胎儿确定 HDFN 的风险[27]。

血型抗原免疫学总论

抗原是当其被引入具有免疫活性的寄主时，能激起免疫应答并对由此而产生的抗体发生反应的一种物质。抗原的结构与立体化学构象与其抗体的特异性相适合。一个抗原可有多个表位或抗原决定簇，而每一种表位都可引发抗体应答。

抗原刺激产生免疫应答的能力称为免疫原性，而其与抗体的反应能力称为抗原性。这些主要特性取决于抗原的大小、外形、刚度，以及在红细胞膜上决定簇的数量与位置。

■ 免疫原性

免疫原性依赖于多种抗原特征，而并不只是抗原位点的数量。相对免疫原性是通过将实际观察到的抗体发生率与测算出的可能免疫事件的可能性比较后作出的估算。虽然数量有些变化，但研究人员都认为在 A 和 B 抗原之后，D 抗原的免疫原性最强(约 80% 的 Rh 阴性个体当接受一次 Rh 阳性红细胞后就会产生抗 D 抗体)。随后免疫原性较强的是 K，可在约 10% 的病历中刺激产生抗 K[16]。与 K 相比，c 和 E 抗原的免疫能力为 1/3；Fy^a 为 1/25；而 Jk^a 为 1/50~1/100[28]。需注意的是，免疫原性与抗体特异性的溶血能力并不总是一致的，如 K 的免疫原性比 Jk^a 强得多，但抗 Jk^a 好像更易造成溶血。

抗原表达

■ 抗原位点数

每个 RBC 上所带有的抗原数量是通过测量 ^{125}I 标记抗体或铁蛋白偶联的抗 IgG 的方法来估计的。不同血型抗原系统的数量差异极大，从几百个至超过百万个(见表 137-2)。

■ 胎儿红细胞上的抗原发育

多数红细胞抗原在胎儿发育早期便可测得(A、B 和 H 抗原可在孕期 5~6 周时便可测得)，但并不是所有抗原在出生时都能充分发育。A、B、H、P1、Lu^a、Lu^b、Yt^a、Xg^a、Vel、Bg、Knops 和 Dombrock 抗原在脐血 RBC 上的表达较成人弱。Le^a 或有时 Le^b、Ch/Rg、AnWj 和 Sd^a 在脐血红细胞上不易检测到，虽然 50% 的脐血样本用更敏感的测试方法可定型为 Le(a+)。A、B、H、I 和 Lewis 抗原一般需 3 岁时才会完全表达，而 P1 和 Lutheran 抗原可能需到 7 岁时才会完全表达。

■ 抗原表达的变异

特定等位基因纯合个体的 RBC 通常较杂合个体的 RBC 带有更多的抗原位点。因此，纯合个体的 RBC 与抗体反应更强。这种由接合性所导致的表达上的及抗原抗体反应性上的差异称为剂量效应。比如，MM 纯合个体的 RBC 带有双倍剂量的 M 抗原，在与抗 M 抗体**反应时**，比只带有单倍剂量 M 的 MN 杂合个体的 RBC 强得多。对偶抗原 C/c、E/e、M/N、S/s 和 Jk^a/Jk^b 通常都显示出剂量效应。剂量效应在 D、K/k 和 Lu^a/Lu^b 抗原中较少见。剂量效一般在同一家系比不同家系更为明显。由于 Fy(a+b-) 或 Fy(a-b+) 表型既可见于纯合子（Fy^aFy^a 或 *FybFyb*）也可见于半合子（Fy^aFy 或 Fy^bFy）个体中，因此在 Duffy 系统中，血清学意义上的剂量效应并不明显。

有些血型抗原遗传是基于紧密连锁基因或单倍型。单倍型的配对和基因的互相作用（顺式或反式）也可影响表型的表达。例如 C 对 D 为反式位，则 D 抗原的表达会减弱（参见上文“Rh 血型系统”），而如果 E 与 D 是顺式位，则 D 抗原的表达会增强。在常见的 Rh 表型中，R_2R_2 表型 RBC 上的 D 抗原表达最强。在 Kell 系统中，Kp^a 弱表达与 *k* 和 Js^b 顺式相关。

另外，其他抗原受调节物基因的影响[29]。*In*(*Lu*)是一种显性的抑制物基因（*EKLF*），该基因抑制 Lutheran、P1、i 和许多其他抗原的表达[30]。显性的抑制物 *In*(*JK*)抑制 Jk^a 和 JK^b 抗原的表达[31]。*RHAG* 基因的罕见变异体抑制或防止 Rh 抗原的表达（参见下文“Rh_{null} 综合征”）。

红细胞抗原的生物化学特性

一个抗体通常识别由线性蛋白上的 4~5 个氨基酸或 1~7 个糖组成的一个表位。另外，抗体的结合位点也可包含更复杂的具分支或折叠的三维结构，而识别可能同时依赖于氨基酸和糖。表 137-2、表 137-3 和图 137-1 概述了血型的生化特性和抗原结构[4,6,16]。

表 137-3　常见糖基与血型糖蛋白上的抗原的生化特性

特异性	结　　构	黑体字所标决定簇的基因
i	-**Gal**(β1→4)**GlcNAc**(β1→3)**Gal**(β1→4)**GLcNAc**(β1→3)Gal-R-	
I	-**Gal**(β1→4)**GLcNAc**(β1→6) -Gal(β1→4)GlcNAc(β1→3) > **Gal**(β1→4)**GlcNAc**(β1→3)Gal-R	*IGNT*
H	Gal(β1→4 or β1→3)GlcNAc(β1→3)Gal-R | **Fuc**(α1→2)	*H(FUT1)*
A	**GalNAc**(α1→3)Gal(β1→4 or β1→3)GlcNAc(β1→3)Gal-R | Fuc(α1→2)	*A*
B	**Gal**(α1→3)Gal(β1→4 or β1→3)GlcNAc(β1→3)Gal-R | Fuc(α1→2)	*B*
Le^a	Gal(β1→3)GlcNAc(β1→3)Gal-R | **Fuc**(α1→4)	*LE(FUT3)*
Le^b	Gal(β1→3)GlcNAc(β1→3)Gal-R |　　| **Fuc**(α1→2)**Fuc**(α1→4)	*SE(FUT2)*
P	Gal(α1→4)Gal(β1→4)Glc-Cer	*Pk**
P	**GalNAc**(β1→3)Gal(α1→4)Gal(β1→4)Glc-Cer	*B3GALNT1*
P_1	**Gal**(α1→4)Gal(β1→4)GlcNAc(β1→3)Gal(α1→4)Gal(β1→4)Glc-Cer	*P1*
M	▽ ▽ ▽ **Ser**-Ser-Thr-Thr-**Gly**-（GPA 链：131 个氨基酸）	*GYPA(M)*
N	▽ ▽ ▽ **Leu**-Ser-Thr-Thr-**GluA**-（GPA 链：131 个氨基酸）	*GYPA(N)*
S	▽ ▽ ▽ Leu-Ser-Thr-Thr-GluA-**Met29**-（GPA 链：72 个氨基酸）	*GPYB(S)*
S	▽ ▽ ▽ Leu-Ser-Thr-Thr-GluA-**Thr29**-（GPA 链：72 个氨基酸）	*GPYB(s)*

* 建议的基因。

黑体字标注免疫显性糖和氨基酸。

GPA，血型糖蛋白 A；GPB，血型糖蛋白 B；R，基本糖脂附着 Glc-Ger、基本糖蛋白附着 GlcNAc-Asp；▽，-Gal-GalNAc-NeuNAc（| NeuNac）。

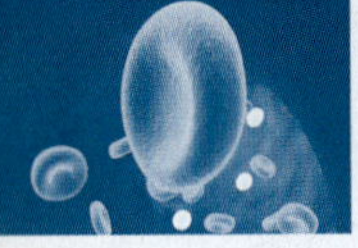

■ 糖抗原

通过特异性的转移酶，将特定的糖（或糖衍生物）以特殊的连接方式依次添加到特异的前体上，使之成为具血型活性的多糖。通常涉及的糖为半乳糖（Gal）、*N*-乙酰-D-半乳糖胺（GalNAc）、*N*-乙酰氨基葡萄糖（GlcNAc）、岩藻糖（Fuc）和*N*-乙酰神经氨酸（NeuAc）。

ABO、Lewis 和 P 血型的特异性取决于一般位于末端的免疫显性糖，附着糖的多聚糖以及涉及的联接类型。I/i 的特异性取决于 ABH 糖链内侧部分的一系列糖基。在线性结构上连续出现至少 2 个 Gal（β14）GlcNAc（β13）Gal 重复序列定义为 i 活性。I 活性涉及这些相同的以分支形式出现的糖类（参见表 137-3）。*I* 基因编码的是负责支链形成的转移酶[β(1–6)葡萄糖转移酶]。在孩子出生后的最初几年中，线性链被修饰成分支链，导致 I 抗原的出现[32]。胎儿、新生儿 RBC 的 i 抗原逐渐减弱。成人中可出现一种罕见的 i 表型[参见下述"I 阴性表型，（i 成人）"]。

多糖链在分泌型时附着于糖蛋白（2 型糖链）、血浆中时于糖脂（1 型糖链），而在 RBC 膜上则于两者均附着。在 RBC 膜上，约 70% 的 A、B、H 和 I 抗原由糖蛋白携带，主要在阴离子转运器上，也在葡萄糖转运器、Rh 糖蛋白以及其他蛋白上。这些抗原的约 10% 是由富含 NeuAc 的糖蛋白所携带，而约有 5% 是由单一的糖脂所携带，剩下的则位于多聚糖基神经酰胺[16]。在膜和血浆的糖脂上均发现 P、P^k 和 P1 抗原[33]。

Lewis 抗原较独特，因为它们只出现在 1 型多糖链上，存在于血浆或分泌型，而并不由 RBC 产生。因此，其存在于 RBC 上仅仅通过从血浆中吸收 Lewis 物质。*Le*（或 *FUT3*）基因编码一个 α(1–4) 岩藻糖基转移酶。结果产生的是抗原 Le^a 还是 Le^b 依赖于分泌型基因 *Se*（*FUT2*），该基因编码一个 α(1–2) 岩藻糖基转移酶。

■ 蛋白抗原

携带血型抗原的蛋白结构可分为三类：① 单次穿越红细胞膜；② 多次穿越膜；③通过共价键与膜上的脂相连（GPⅠ-连接，参见图 137-1 和第 15 章）。

单穿膜的蛋白（1 型）包括带有 M 和 N 抗原的 GPA、带有 S、s 和 U 抗原的血型糖蛋白 B（GPB）、带有 Gerbich 抗原的血型糖蛋白 C（GPC）和 D（GPD），以及 Lutheran、LW、Indian、Knops、Xg 和 Scianna 基因编码的蛋白。这些蛋白有一个胞外氨基末端和一个胞内羧基末端（称为Ⅰ型）。相反，Kell 糖蛋白有一个胞外羧基末端和一个胞内是氨基末端（称为Ⅱ型）。

大多数携带血型抗原并多次穿越红细胞膜的蛋白都具有胞内的、疏水的、具转运功能的羧基和氨基末端。这类蛋白包括 Rh、RhAg、Diego、Colton、Kidd、Kx、GIL 和 Raph。Duffy 基因的产物也是一种多次穿膜的蛋白，但是其具有胞外氨基末端并与细胞因子受体家族同源[34]。

脂连接蛋白的羧基末端与脂的 GPⅠ 结合，因此被称为 GPⅠ 连接或 GPⅠ 锚定。Cromer、Yt、Dombrock 和 JMH 蛋白属于此类。GPⅠ 连接蛋白受到血液学家特别关注，因为 GPⅠ 锚定蛋白的合成缺陷与阵发性夜间血红蛋白尿（PNH）相关[35]。PNH-Ⅲ的 RBC 缺乏所有的 GPⅠ 锚定蛋白，包括携带血型抗原的蛋白（参见第 40 章）。

酶和其他化学物质对红细胞抗原的作用

RBC 抗原的表达取决于其在细胞表面所处位置决定的暴露情况以及其生化结构。用酶或其他化学物质处理 RBC 可修饰血型抗原的表达。这些试剂常用于帮助鉴定复杂混合的抗体，并在抗体识别困难时帮助鉴别抗体的特性。

无花果酶、木瓜酶、菠萝酶、胰蛋白酶和 α-糜蛋白酶等蛋白水解酶经特定的氨基酸从红细胞膜上裂解蛋白质。对 RBC 的酶处理裂解某些蛋白抗原，并使糖或其他受到保护的蛋白抗原与其抗体的反应更强。RBC 经酶处理后，抗 A、B、H、I、P1、Lewis、Rh 和 Kidd 抗原的抗体的反应性增高，而抗 M、N、Fy^a、Fy^b 以及许多次要抗原（Xg^a、Ch、Rg、JMH、Indina、Pr、Tn、Ge2、Ge4 和部分 Yt^a）的抗体的反应性则减弱或消失。S 和 s 在酶处理后变化不定，而 Kell 和 Lutheran 抗原则相对不受影响[4-6]。

还原二硫键的试剂如 2-巯基乙醇（2-ME）、二硫苏糖醇（DTT）和 2-溴化氨乙基异硫脲（AET）可使 Kell 血型抗原变性，但又可使 Kx 抗原增强。还原剂同样可使次要抗原 LW、Scianna、Indina、JMH 和 Yt^a 变性，并使 Lutheran、Dombrock、Cromer、Knops、AnWj 和 MER2 抗原减弱[4-6]。

常用来去除 RBC 的 IgG 的 RBC 酸处理可能使 Kell 血型系统的抗原弱化或者完全变性。氯喹处理红细胞（有时也用于去除 RBC 上的 IgG）在室温时对大多数抗原的影响极小；但当 37℃处理 30 分钟后，包括 Fy^b、Lu^b、Yt^a、JMH 以及 Rh、Dombrock 和 Knops 血型系统的抗原表达可减弱。

红细胞抗原的遗传学

蛋白抗原是直接的基因产物：基因编码蛋白，其表达一个或多个抗原。糖抗原产生于转移酶的作用，是间接的基因产物。大部分血型基因位于常染色体上；唯有 *Xg* 和 *Kx* 二者位于 X 染色体上（基因和染色体定位参见表 137-1）。

多数编码血型抗原的基因都具有 2 个或更多的等位基因。遗传了两个相同等位基因的个体为纯合子，生成双份单种基因产物；而那些遗传两个不同等位基因的个体则为杂合子，生成两种基因产物各一份。男性就位于其单个 X 染色体上的基因而言为半合子，产生单倍剂量的基因产物，相比之下女性则产生双倍剂量的 *Xg* 和 *XK* 基因产物，因此 X 染色体的失活并不影响 Xg^a 或 Kx 抗原[36]。

■ 等位基因

编码血型抗原的等位基因通常是由单个核苷酸的变化而形成。例如，*A* 和 *B* 等位基因只有 7 个 DNA 碱基的置换，导致在各自的转移酶中有 4 个氨基酸的置换[4-6]。普通的 *O* 等位基因除了一个造成 RNA 转录时发生阅读框移码的核苷酸 26l 位单个碱基缺失之外与 *A* 等位基因完全相同，这导致生成的蛋白质截短并失去转移酶活性。另一种变异体 *O* 等位基因编码一个与 *B* 等位基因相同的转移酶，除了氨基酸 268 位为精氨酸而非丙氨酸，这阻断了酶的活性。完整的血型等位基因列表可从 NCBI 网站上获取：http://www.ncbi.nlm.nih.gov/gv/mhc/xslcgi.cgi?cmd=bgmut/home

■ 基因复合体

有些血型基因是由几个从一个祖先基因复制进化而来的紧密连锁的基因或基因座组成的复合体。它们所编码的抗原在家系中以单倍体形式遗传，没有或很少交换重组。血型的例子包括含 *RHD* 和 *RHCE* 基因的 Rh 血型系统以及含 *GYPA*、*GYPB* 和 *GYPC* 基因的 MNS 血型系统。

RHD 和 *RHCE* 基因显示出明显的同源性，而且与编码 Rh 糖蛋白 RhAG 的 *RHAG* 基因也同源。*GYPA* 和 *GYPB* 可能是由编码 N 抗原的 *GYPA* 祖先基因复制而来[37]。最常见的 MNSs 复合体是 Ns，然后才是 Ms、MS 和 NS。

在 Rh 和 MNS 血型系统中，其他血型抗原来自基因复合体内核苷酸进一步的变化、缺失或重排。*GYPA* 和 *GYPB* 在减数分裂时的不平衡匹配以及随后发生的重组，产生几种杂交基因，如 *GYP(A-B)*（被称为 Leproe 型，与相似的血红蛋白杂交体类比），其所编码的蛋白质具有 GPA 的氨基末端但有 GPB 的羧基末端。目前已知晓反 Leproe 型杂交体 *GYP(B–A)*（氨基端是血型糖蛋白 B，羧基端是血型糖蛋白 A）和其他重组体（如 *GYP［B–A–B］*和 *GYP［A–B–A］*）。而在 Rh 复合体中，已鉴定出存在 *RH(D–CE–D)* 和 *RH(CE–D–CE)* 杂交体。这些杂交基因可导致抗原表达变化或新的抗原[4-6]。

Kell 和 Lutheran 蛋白为携带多种抗原的单一基因产物。人类最常见的等位基因是 $kKp^bJs^bK^{11}$ 和 $Lu^bLu^6Lu^8Au^a$。不同的核苷酸改变可形成低发生率的抗原（K、Kp^a/Kp^c 或 Js^a 以及 Lu^a、Lu^9、Lu^{14} 或 Au^b）。

■ 沉默等位基因

有些血型等位基因是无效或沉默的，即它们不产生可识别的抗原，尽管它们有可能编码产物而只是无法用标准方法检出。正如在 ABO 血型系统讨论中涉及的，*A* 和 *B* 基因产生糖基转移酶将 GalNAcv 和 Gal 分别加到相同的前体上，但 *O* 不产生活性酶。*AB* 型个体同时表达 A 和 B 抗原，但 *AA* 和 *AO* 个体只表达 A，*BB* 和 *BO* 个体也只表达 B。只有处于纯合子状态时，无效等位基因才能被识别，并导致“空白”的表型。空表型存在于大部分血型系统中（见表 137-1）。O 型是最常见的，其次为在非洲人中的 $Fy(a^-b^-)$和 $Le(a^-b^-)$。其他的空表型属罕见。

尤其有趣的是 $Fy(a^-b^-)$表型。$Fy(a^-b^-)$非洲人携带 Fy^b 基因，其在组织细胞上表达正常的 Fy^b 糖蛋白，而在 RBC 上却不表达。在这些个体中，一个核苷酸发生变异，破坏了红细胞转录所需的 GATA-1 结合位点[38]，这有助于解释为何许多 $Fy(a^-b^-)$非洲人尽管暴露于来自输血的抗原阳性 RBC，但却并不产生抗 Fy^b。

■ 基因频率

基因频率和表型频率随着种族和地理区域而明显差异[6,11,16,39]，在评估相容性血液的可获得性和 HDFN 的发生概率时都需要了解这些信息。

健康与疾病中的红细胞抗原

■ 身体其他组织和体液中红细胞抗原的表达

Rh 和 Kidd 血型系统中的抗原仅表达于 RBC 上，而在血小板、淋巴细胞、粒细胞或在血浆以及其他身体组织或分泌液（唾液、乳汁、羊水）中均未发现[4-6,16]。MNSs、Lutheran、Kell 和 Duffy 血型系的抗原在 RBC 和其他身体组织上均有发现（见表 137-2）。

ABH 抗原具有广泛的组织分布。在胚胎中，除了中枢神经系统之外，所有的内皮细胞和上皮细胞上都可测得 A、B 和 H 抗原。ABH、Lewis、I 和 P 血型抗原存在于血浆以及血小板和淋巴细胞上。粒细胞带有 I 抗原，但无 ABH。血小板和淋巴细胞上的 ABH 抗原可能至少有一部分是从血浆中吸附得到的。RBC 上的 Lewis 抗原是通过吸附而获得的。分泌液（唾液、乳汁、汗液、精液和尿液，但不包括脑脊液）中含有 A、B、H、I 和 Lewis 抗原，但没有 P 或 Globoside 系统的抗原。大部分身体分泌液中都可发现 Sd^a 抗原，而尿液中浓度最高[5,16]。

红细胞抗原与疾病的相关

■ 与可能的疾病易感性相关的抗原

有些血型抗原与医疗条件或疾病在统计学上有相关性（表 137-4）[4-6,16]。如在唾液腺癌、胃癌、结肠癌或卵巢癌以及血栓形成（由于高水平的凝血因子Ⅷ、Ⅴ和Ⅸ）的患者中，A 型的人较多；在十二指肠及胃溃疡、类风湿关节炎和 von Willebrand 病的患者中则以 O 型更为多见。

带有与血型活性相类似结构的微生物可引发与感染的相关性。体内存在的血型抗体和（或）分泌液中的可溶性血型抗原可能有助于赋予保护。抗 -B 可对沙门菌属、志贺菌属、淋病奈瑟球菌和部分大肠杆菌的感染提供防护。ABH 抗原的非分泌型与白色念珠菌、脑膜炎奈瑟球菌、肺链球菌和流感嗜血杆菌易感性存在相关性[6]。

已确认有多种疾病与红细胞糖苷脂相关。在人类可导致脑膜炎和败血症的猪链球菌专一地结合 P^k 抗原。由痢疾志贺菌、霍乱弧菌、副溶血弧菌所分泌的一类毒素，可与 Gal(α14)-Gal(β14) 特异性结合。另外，红细胞糖苷脂是细小病毒 B19 的受体。有些大肠杆菌菌株利用泌尿上皮细胞上的二糖受体 Gal(α14)-Galβ 而进入尿路系统受体与 P1、P 和 P^K 抗原相关[5,33]，具有稀有的 p 表型（P_{null}）的人缺乏此二糖因而不易发由此类大肠杆菌所致的急性肾盂肾炎。

■ 与疾病抵抗力相关的表型

缺乏 Fy^a 和 Fy^b 抗原的红细胞不会受间日疟原虫和猿猴诺氏疟原虫的感染。这些疟原虫虽可附着于 $Fy(a^-b^-)$表型的 RBC 膜，但却无法穿透。Fy6 抗原是间日疟原虫附着的关键受体[5]。恶性疟原虫结合于 RBC 的血型糖蛋白及其 O- 连接寡糖（带有 NeuAc）上，因此具有下列表型的 RBC 的感染率减低：M^-N^-（GPA 缺陷）、$S^-s^-U^-$（GPB 缺陷）、Ge^-（Leach 型或 GPC/GPD 缺陷）以及 Cad 阳性和 Tn 阳性 RBC（均为 O- 连接糖异常）。

■ 与抗原表达改变相关的疾病

遗传或获得性的疾病皆可有抗原表达的改变。遗传性的改变是固定和不变的，而获得性改变可随缓解和恢复而消失。在某些疾病中抗原的表达减弱，而在另一些疾病中抗原表达则增强或出现新抗原。

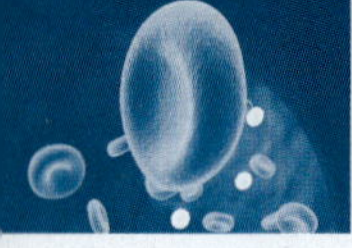

表 137-4 与疾病相关的血型抗原与抗体

与疾病易感性相关的表型	
A 型	唾腺、胃、结肠、直肠、卵巢、子宫、宫颈、膀胱的癌症(T1 和 T2 肿瘤);特发性血小板减少性紫癜、冠状动脉血栓形成、血栓形成(口服避孕药)、恶性贫血、贾第虫病、脑膜炎球菌性脑膜炎感染。
B 型	尿路大肠杆菌感染、淋病
O 型	十二指肠和胃溃疡、类风湿关节炎、von Willebrand 病、伤寒症、副伤寒、霍乱
ABH 非分泌型	十二指肠溃疡、脊椎关节病;对白色念珠菌、脑膜炎奈瑟球菌、肺炎链球菌和流感嗜血菌易感性增强
Le(a-b-)	Sjögren 综合征
O 型,Le(a-b-)	幽门螺杆菌
红细胞糖苷脂	细小病毒
与疾病抵抗能力相关的表型	
p(PP_1P^k-)	大肠杆菌肾盂肾炎感染
Fy(a-b-)	间日疟原虫、诺氏疟原虫
Tn-, Cad-, En(a-), U-, Ge-	恶性疟原虫
与抗原表达变化相关的疾病	
AB 抗原减弱	白血病、骨髓增生异常综合征、霍奇金淋巴瘤、非霍奇金淋巴瘤、再生障碍性贫血、细菌感染
MN 抗原减弱	细菌感染、骨髓增生异常综合征、白血病(Tn, T, Tk 激活)
i 增强	珠蛋白生成障碍性贫血、镰刀细胞病、HEMPAS、Diamind-Blackfan 贫血、成髓细胞或铁粒幼红细胞生成、难治性贫血
获得性 A(Tn)	骨髓增生异常综合征、急性髓细胞白血病
获得性 B	细菌感染、胃肠道损伤或恶性病变
获得性 T、Tk	细胞感染
获得性 K 抗原	尿肠球菌
获得性 Jk^b 抗原	尿肠球菌或微球菌感染
缺失 Cromer, Yt, Dombrock, JMH 抗原	阵发性夜间性血红蛋白尿
靶抗原(Rh, Kell, Kidd, LW)减弱	自身免疫性溶血性贫血
I, Rh, S, s, U, Kp^b, Jk^a, Xg^a 或 En^a 减弱	遗传性口型细胞增多症、椭圆红细胞增多症
与空表型相关的疾病	
Rh_{null}(D-C-E-c-e-)	遗传性唇形红细胞增多症,轻度溶血性贫血
Mcleod 表型(Kx-)	遗传性棘形红细胞增多症,轻度溶血性贫血
Ge-(Leach 型)	遗传性椭圆形红细胞增多症,轻度溶血性贫血
孟买型(Oh)	白细胞黏附缺陷综合征Ⅱ(部分)
I-(i 成人)	在亚洲人群中的先天性白内障(部分)
Co(a-b-), Co:-3	尿高度浓缩障碍
MER2-	肾脏病
与抗体产生相关的疾病	
抗 -I, -IH, -I, -H, -Pr	冷凝集素疾病
抗 - "Rh", - "Kell", -U, -Wr^b	温型自身免疫性溶血性贫血
抗 -I	肺炎支原体、慢性淋巴细胞白血病、霍奇金与非霍奇金淋巴瘤
抗 -i	传染性单核细胞增多症、网状内皮疾病
抗 -I^T	霍奇金与非霍奇金淋巴瘤
抗 -K	小肠结肠炎、细菌感染(*E.coli* 0125:B15、空肠弯曲杆菌、大肠杆菌)
抗 -P1	寄生虫感染:包虫囊病、肝吸虫
抗 -PP_1P^k	早期自然流产
抗 -P	阵发性冷性血红蛋白尿症、早期自然流产、淋巴瘤

续表

抗 -NF	肾透析(暴露于甲醛中)
抗 -Forssman	肿瘤性疾病
抗 -Rx	病毒诱导溶血
抗 -A 或抗 -B 减少	丙种球蛋白缺乏血症或低丙球蛋白血症
与生物学差异但并不与疾病相关的“空”表型	
O 型	在末端 Gal 缺乏 GalNAc 或 Gal
孟买型	在末端 Gal 缺乏岩藻糖
Le(a-b-)	在末端 GlcNAc 缺乏岩藻糖
M-N- 或 En(a-)	GPA 缺乏或变异
S-s-U-	GPB 缺乏或变异
Wr(a-b-)	GPA 缺乏或变异
M^k 表型	GPA 和 GPB 缺乏
K_0	缺乏 Kell 糖蛋白
Jk(a-b-)	JK 糖蛋白缺失或变异,尿浓缩能力下降
Lu(a-b-)	Lu 糖蛋白缺失、减弱或变异;可形成异形红细胞病、钾丢失、贮存时溶血增加
LW(a-b-)	LW 糖蛋白缺乏或变异
Do(a-b-), Gy(a-)	缺乏 GPI 连接蛋白(Do 糖蛋白)
Sc:-1,-2,-3	Sc 糖蛋白缺乏或变异

HEMPAS:遗传性多核幼红细胞伴酸溶血试验阳性。

人们已注意到在急性髓系白血病中 RBC 的 ABH 表达减弱,这可能是由于转移酶活性下降所致[5,16]。而当疾病缓解时抗原表达又恢复正常。在一些自身免疫性溶血性贫血中也可发生靶抗原短暂的表达减弱。有报道称 Rh、Kell 和 Kidd 血型活性减弱伴发自身抗体[5,16,40]。

RBC 的 i 抗原表达增强与诸如珠蛋白生成障碍性贫血、镰状细胞性贫血、戴 - 布综合征以及遗传性多核幼红细胞伴酸溶血试验阳性(HEMPAS)等遗传疾病相关。i 抗原表达增强也在骨髓中红细胞成熟时间缩短的获得性状态中受到关注,如成髓细胞或铁粒幼红细胞生成、难治性贫血以及过度静脉切开术[16,23]。一个干细胞群中的体细胞突变而导致的半乳糖基转移酶的缺陷引起了新生 Tn 抗原的表达,这种抗原出现在源于这些干细胞的红细胞、血小板和粒细胞上。该情形(被视为由于正常和非正常细胞克隆的存在引起的持久混合域凝集反应)造成其他红细胞改变,如 MN 表达抑制、H 增强和 NeuAc 含量降低。Tn 抗原的暴露与骨髓增生异常综合征和急性髓细胞单核细胞白血病相关[16]。另一些抗原(T、TK)的出现是由于感染时微生物所产生的酶使一些糖被去除而暴露出新的糖。细菌的去乙酰化酶去除 GalNAc 上的乙酰基团,可使 A 型个体获得 B 抗原[4,16]。该现象与严重的感染、胃肠道损伤和恶性疾病相关。

RBC 也可通过吸附某些微生物的物质而获得血型活性。B 血型活与性大肠杆菌 O_{86} 和普通变形杆菌感染相关,而屎肠球菌与 K 抗原有关。获得性类 Jk^b 样活性也与屎肠球菌和微球菌属感染有关,虽然其机制尚不明确[41]。

■ 与抗原缺失或空表型相关的疾病

Rh_{null} 综合征

Rh_{null} 表型与遗传性口形红细胞增多、溶血性贫血(通常是轻度并被很好代偿)和缺乏携带 Rh 抗原的蛋白相关。位于 RBC 膜中的 Rh 蛋白与其他膜蛋白相互作用,并可能与膜骨架也相互作用,也可能帮助调节或组织红细胞膜双分子层中的脂质[9,10],因此其是膜形态和其他抗原表达的重要决定因素。Rh_{null} 细胞具有 S、s、U、LW 和 Fy5 抗原的表达抑制或缺如。

多数 Rh_{null} 红细胞是口形细胞或偶尔为球形细胞,并且显示出渗透脆性增加、钾通透性增加以及钾泵活性增高。同时这种细胞中的阳离子和水容量减少以及膜胆固醇相对缺乏。尽管这些异常被认为参与引起体内存活缩短,但 Rh_{null} 的 RBC 在脾切除患者体内存活正常,表明它们的去除与脾廓清更为相关,这种廓清是因形状而非其他内在因素。

有两种遗传机制可解释 Rh_{null} 表型。无定形的个体在缺失 *RHD* 背景上为沉默 *RHD* 基因纯合。更常见的调节型 Rh_{null} 拥有正常 *RH* 基因但 *RHAG* 基因变异(沉默),Rh 抗原的表达需要 *RHAG*。Rh_{mod} 表型的个体有着与 Rh_{null} 综合征类似的相关膜和临床异常,但呈现一些 Rh 抗原表达,这种减弱的 Rh 抗原表达源于一种 RhAG 的变异形式的存在[24,26,42]。

McLeod 表型

已确定众多男性(但没有女性)为 McLeod 表型。这些个体具有棘红细胞症、RBC 存活降低、Kell 血型抗原表达很弱、红细胞上 Kx 抗原缺乏,以及能较好代偿的溶血性贫血[43]。

Kx 抗原是由 X 染色体上 *XK* 基因所编码的一种 37kDa 蛋白(XK)携带,该蛋白与 RBC 膜骨架相互作用并帮助稳定膜。Kx 缺失与膜双层中脂的缺乏相关,这对 Kell 糖蛋白和 RBC 总体上的盘状形态都十分关键。McLeod 表型的 RBC 表现对水的转运缺陷、卵磷脂的跨膜流动性增加、带 3 蛋白和 β- 膜收缩蛋白的磷酸化增加[43]。

McLeod 表型的患者在 40 岁以后会发展成缓慢渐进性的

肌营养不良症，并伴有反射消失、舞蹈症样运动以及心脏扩大并导致心肌病，他们的血清肌酸激酶和碳酸酐酶Ⅲ的水平升高。有些 McLeod 表型伴有 X- 连锁的慢性肉芽肿（CGD）的患者同时缺失 XK 和 Phox-91（参见第 66 章）。Mcleod 表型是由 X 染色体上靠近 *XK* 基因的 Xp21 位置处的缺失或点突变所造成[44]（详情参见 www.nefo.med.uni-muechen.de/）。

Gerbich 阴性表型

2 号染色体上的 *GYPC* 基因编码两个蛋白：带有抗原 Ge3 和 Ge4 的 GPC 蛋白（Ge2 的部分被带有 Ge4 的末端"隐蔽"）和其更短的伙伴 GPD，在 GPD 上带有 Ge2（现在是暴露的）和 Ge3 抗原。GPC 和 GPD 与膜骨架蛋白 4.1、p55 相互作用，参与细胞的变形性和膜的稳定性。Leach 型的 Gerbich 阴性 RBC（Ge:-2、-3、-4）同时缺乏 GPC 和 GPD，有蛋白 4.1 减少、椭圆形红细胞增多，但在体内的存活呈正常[6,10]。

孟买（Oh）表型

罕有缺乏 A、B 和 H 抗原的人在其血清中有天然存在的抗 A、抗 B 和抗 H 抗体，这种人被称为孟买（Oh）表型。罕见的 Le（a⁻b⁻）孟买型个体其编码岩藻糖转运蛋白的基因沉默，其结果是所有的细胞上都缺乏岩藻糖。没有岩藻糖，中性粒细胞便缺乏唾液酸化 Le^X 而无法滚动和摄取细菌。这些患者的白细胞计数高并有严重反复感染，这种情况被称为白细胞黏附缺陷Ⅱ（LADⅡ）或先天性糖基化缺陷Ⅱ[45,46]。

I 阴性表型（i 成人）

编码 I- 分支的 β-1,6-N- 乙酰葡糖糖氨基转移酶基因（*IGNT*）有 3 种不同形式的 1 号外显子，而 2 号外显子和 3 号外显子为普通型。2 号或 3 号外显子中的突变沉默 IGNT 并形成与亚洲人先天性白内障相关的 I 阴性表型[47,48]。由 1C 外显子突变（*IGnTC* 和 *IGnT3*）可沉默 RBC 上但不是其他组织中的基因并导致无白内障的 I 阴性表型（i 成人）[49]。

Co（a⁻b⁻）、CO:−3 表型

Colton 血型系统的抗原都是由水转运蛋白（水通道蛋白）所携带。虽然 RBC 膜上缺乏该蛋白被认为是无法存活的，而实际上该稀有个体只是不能最大限度浓缩尿液[50]。

MER2 表型

RAPH 血型系统中的 MER2 抗原是由 CD151 所携带。罕见的缺乏 CD151 的个体有慢性肾衰和皮肤溃疡[51]。

其他空表型

空表型的患者可产生抗红细胞抗体，这对找到匹配的血液以防止严重的溶血性输血反应带来困难。例如，表型为孟买型的个体（O_h 或 H_{null}）其红细胞并无异常，但产生具较强溶血性的抗 H 以及抗 A 和抗 B。这些抗体与所有 RBC 都不配合，除了那些来自其他孟买表型者的 RBC。同样，p 表型的个体（$PP1P^K$ 阴性）或 P^K 表型的个体（P 阴性）也会产生针对其缺失抗原的溶血性抗体。抗 $PP1P^K$ 和抗 P 与妊娠头三月的自然流产相关[16]。有这类抗体的妇女（特别是 IgG 抗 -P），甚至那些有自然流产史的，通过血浆去除术可分娩存活的胎儿[52]。

由于了解了几种空表型，MNSs 和 Lutheran 血型系中的空表型引起了人们的兴趣。在 MNSs 血型系中，有人可以缺乏［GPAEn（a⁻）或 MN 阴性］、缺乏 GPB（SsU 阴性）或两者同时缺乏（M^KM^K 表型）。罕见的 Lu（a⁻b⁻）表型是由一个被称为 *In*（*Lu*）的显性抑制物所造成。该显性抑制物可由一对纯合配对的 *Lu* 沉默等位基因或通过隐性的性连锁抑制物 *XS2* 所造成[5,16]。只有 *LuLu* 型的空表型［隐性 Lu（a⁻b⁻）］与抗体产生相关，因为抑制型空表型可产生少量的 Lutheran 抗原。*In*（*Lu*）型的 Lu（a⁻b⁻）RBC 上 CD44 低表达，并有不同程度的异形红细胞和棘红细胞增多。这种表型的 RBC 呈现正常的渗透脆性，但在贮存时具有更快的溶血倾向[53]。该表型是由 *EKLF* 发生失活核苷酸变异而编码了一个改变了的转录因子所造成[30]。

Jk（a-b-）表型是由沉默等位基因 *JkJk* 或由显性抑制物 *In*（*Jk*）所造成。Jk（a⁻b⁻）表型的 RBC 能抵抗 2M 尿素的溶细胞作用[54]，这种溶液通常用于血小板自动计数系统。虽然 Jk（a⁻b⁻）的个体的尿浓缩能力下降，但迄今为止未鉴定出明显的临床异常[55]。

通过用适当的抗血清进行简单的红细胞分型，能便利地作出下列诊断：Rh 综合征、McLeod 综合征和 LADⅡ。

抗红细胞抗体

■ 红细胞抗体的免疫学

与其他人的 RBC 上存在的抗原发生反应的血型抗体被归类为同种抗体，而如果特异性是针对患者自己红细胞上的自身抗原的抗体则为自身抗体。同种抗体又可按其致敏模式分为天然存在（无明显的致敏）和免疫（在致敏后）。表 137-5 总结了常见的抗红细胞抗体[4,6,15,16]。

■ 与血型活性相关的免疫球蛋白类型

免疫球蛋白 G

IgG 是免疫应答所产生的主要抗体，构成血清 Ig 总量约 80%（参见第 77 章）。当这些抗体是针对 RBC 抗原时，其可附着到或溶解所输入的抗原阳性 RBC。位于肝脏和脾脏中的巨噬细胞上的受体使得巨噬细胞能从循环中去除 IgG 包被的红细胞。IgG 类的血型抗体还能固定补体，尽管一些亚类在固定补体的效率上差于其他：IgG3 > IgG1 > IgG2 > IgG4。IgG 抗红细胞抗体结合补体到底有多好，取决于其识别的抗原在红细胞上的密度和位置。这是因为补体瀑布反应的启动者 Cq1 需要在 20~30nm 的范围内至少结合 2 个 IgG 分子到 RBC 才可启动补体瀑布[16]。例如，IgG 抗 D 极少结合补体，这大概是因为大部分 D 位点离得太远[16]。多数 IgG 血型抗体无法凝集盐水悬浮的 RBC，这可能是因为 IgG 分子太小，以致无法跨越 RBC 之间的距离，虽然已知有一些例外（如有效的抗 A、抗 B、抗 M 和抗 K 的 IgG）。有些 IgG 抗 D 可直接凝集 D— 表型的 RBC。作为替代，大多数 IgG 抗体在 37℃（98.6°F）时致敏 RBC，并可被抗球蛋白试剂检出[11]。

免疫球蛋白 M

IgM 是由 5 个基本单位所组成的五聚体（具有 μ 重链加

表 137-5 抗红细胞抗体概要

血型	抗体	免疫球蛋白类别		血清学活性			激活补体	所涉及的病		抗原频率(%)		备注
		IgM	IgG	RT	37℃抗人球蛋白	酶 /DTT		HTR	HDFN	白种人	黑人	
ABO	A	大部分	有些	大部分	大部分	I/nc	是	是	轻度	40	27	A/B:十分具有临床意义,有些可有 IgA
	B	大部分	有些	大部分	大部分	I/nc	是	是	轻度	11	20	
	A1	大部分	罕见	大部分	罕见	I/nc	罕见	罕见	否	30	—	A1:通常无临床意义
	H	大部分	罕见	大部分	罕见	I/nc	罕见	罕见	—	>99.9	—	H:常为较弱的自身抗体,但在 O_h 中是强同种抗体
Rh	D	有些	大部分	有些	大部分	I/nc	否	是	严重	85	92	D:最常见的免疫性抗体
	C	少	大部分	—	大部分	I/nc	否	是	严重	70	33	C:常与 D 一同出现
	E	有些	大部分	S	大部分	I/nc	否	是	严重	30	21	E/C:常一同出现
	c	—	大部分	—	大部分	I/nc	否	是	严重	80	97	通常针对 Rh 蛋白的自身抗体
	e	—	大部分	—	大部分	I/nc	否	是	轻 - 严重	98	99	所有:具临床意义
	f(ce)	—	M	—	大部分	I/nc	否	是	严重	64	—	
	C^w	有些	大部分	—	大部分	I/nc	否	是	严重	1	—	
	VS/V	—	大部分	—	大部分	I/nc	否	是	严重	<1	30	
Lewis	Le^a	大部分	罕见	大部分	有些	I/nc	是	罕见	否	22	23	孕期常见
	Le^b	大部分	罕见	大部分	有些	I/nc	是	否	否	72	55	无临床意义,Le(a-b-)个体常产生抗 Le^a
Ii	I	大部分	—	大部分	有些	I/nc	是	罕见	否	>99.9	>99.9	I:常为自身抗体,罕有明显的同种抗体
	i	大部分	—	大部分	有些	I/nc	是	否	轻度	100	100	I:罕见的自身抗体
P	P1	大部分	罕见	大部分	有些	I/nc	少	罕见	否	79	94	P1:通常无临床意义
GLOB	P	大部分	少	大部分	有些	I/nc	是	是	否 - 轻度	>99.9	>99.9	P:PNH 中的 Donath-Lansteiner 抗体
	$PP1P^k$	大部分	少	大部分	有些	I/nc	是	是	轻度 - 严重	>99.9	>99.9	
MNSs	M	有些	有些	大部分	少	D/nc	否	罕见	(R)	78	70	M:常见,通常无临床意义
	N	有些	有些	大部分	罕见	D/nc	否	罕见	(R)	72	74	N:罕见,通常无临床意义
	S	有些	有些	有些	大部分	V/nc	有些	是	轻度	55	31	
		少	大部分	少	大部分	V/nc	罕见	是	轻度 - 严重	89	97	SsU:报道有临床意义的自身抗体特异性
	U	—	大部分	—	大部分	nc/nc	罕见	是	轻度 - 中度	100	99.7	
Kell	K	有些	大部分	少	大部分	nc/D	罕见	是	轻 - 严重	9	2	K:很常见的免疫性抗体
	k	—	大部分	罕见	大部分	nc/D	否	是	轻 - 严重	99.9	—	
	Kp^a	—	大部分	罕见	大部分	nc/D	否	是	轻 - 中度	2.3	—	
	Kp^b	—	大部分	罕见	大部分	nc/D	否	是	轻 - 中度	>99.9	100	报道有自身抗体
	Js^a	—	大部分	罕见	罕见	nc/D	否	是	轻 - 严重	—	20	
	Js^b	—	大部分	—	—	nc/D	否	是	轻 - 严重	>99.9	99	
Duffy	Fy^a	—	大部分	罕见	大部分	D/nc	罕见	是	轻 - 严重	66	10	Fy^a:常见的免疫性抗体
	Fy^b	—	大部分	罕见	大部分	D/nc	罕见	是	轻度	83	23	

续表

血型	抗体	免疫球蛋白类别		血清学活性			激活补体	所涉及的病		抗原频率(%)		备注
		IgM	IgG	RT	37℃抗人球蛋白	酶/DTT		HTR	HDFN	白种人	黑人	
Kidd	Jk[a]	少	大部分	罕见	大部分	l/nc	是	是	轻-中度	77	92	Jk[a]:与迟缓型 HTR 相关;溶血性;在血清中消失很快
	Jk[b]	少	大部分	罕见	大部分	l/nc	是	是	否-中度	72	41	
Lutheran	Lu[a]	有些	少	大部分	少	nc(V)/D	否	否	否-中度	7.7	—	RBC 轻度破坏
	Lu[b]	有些	有些	少	大部分	nc(V)/D	否	是	轻度	99.9	—	
Xg	Xg[a]	有些	大部分	罕见	大部分	D/nc	有些	否	否	64(m)	—	Xg[a]:弱免疫原性
										89(f)	—	
Yt	Yt[a]	—	大部分	N	大部分	D(V)/D(V)	否	否-中度	否	99.7	—	Yt:有些抗体具临床意义,其他无
	Yt[b]	—	大部分	N	M	D(V)/D	否	?	否	8	—	
Ch/Rg	Ch	罕见	大部分	—	大部分	D/nc	否	否	否	96	—	Ch/Rg:与补体 C4 相关,无临床意义抗体
	Rg	—	大部分	—	大部分	D/nc	否	否	否	98	—	
Colton	Co[a]	—	大部分	有些	大部分	nc/nc	否	否	轻-严重	99.9	—	
	Co[b]	—	大部分	有些	大部分	nc/nc	罕见	否-中度	轻度	10	—	
Cost	Cs[a]	—	大部分	—	大部分	nc/nc	否	否	否	96	98	
Cromer	总群	—	大部分	—	大部分	nc/D	否	否-轻度	否	>99.9	>99.9	
Diego	Di[a]	—	大部分	有些	大部分	nc/nc	罕见	是	轻-严重	R	—	Di[a]:南美印地安人和亚洲人中发现的抗原
	Di[b]	—	大部分	N	大部分	nc/nc	否	是	轻度	100	—	
Dombrock	Do[a]	—	大部分	N	大部分	nc/D(V)	否	是	轻度	67	—	Do[a],Do[b]:弱免疫原性
	Do[b]	—	大部分	N	大部分	nc/D(V)	否	是	否	83	—	Hy- 和 Jo(a-):只在黑人中发现
	Hy	—	大部分	—	大部分	nc(l)/D(V)	否	是	轻度	>99	—	Gy(a-)(Donull):在东欧和日本人中发现
	Gy[a]	—	大部分	—	大部分	nc(l)/D(V)	否	是	轻度	>99	—	
	Jo[a]	—	大部分	—	大部分	nc(l)/D(V)	否	否	否	>99	—	
Gerbich	总群	—	大部分	—	大部分	D/nc	是	否-中度	(+DAT)	>99.9	>99.9	Ge:位于血型糖蛋白 C 和 D 上
Indian	In[a]	—	大部分	—	大部分	D/D	否	是	(+DAT)	<0.1	<0.1	In:位于黏附蛋白 CD44 上
	In[b]	—	大部分	—	大部分	D/D	否	是	(+DAT)	99	96	
Knops	Kn[a]	—	大部分	—	大部分	D/D/nc	否	否	否	98	99	Knops 抗原与 CR1(补体)受体相关,无临床意义抗体
	McC[a]	—	大部分	—	大部分	D/D	否	否	否	98	94	
	Yk[a]	—	大部分	—	大部分	D/D	否	否	否	92	98	
Scianna	Sc1	—	大部分	—	大部分	nc/D	是	否	轻度	>99.9	—	Sc1:有些抗体只在血清中有反应性,而在血浆中无
	Sc2	—	大部分	—	大部分	nc/D	否	否	轻度	1	—	
	Sc3	—	大部分	—	大部分	nc(l)/?	否	否-轻度	否	>99.9	—	
JMH	JMH	—	大部分	—	大部分	D/D	否	否	否	>99.9	>99.9	JMH:CDw108 蛋白载体

AHG,抗球蛋白相;D,减少;+DAT,直接抗球蛋白试验阳性结果;DTT,二硫苏糖醇处理 RBC;ENZ,酶处理 RBC;f,女性;GPI,糖基磷脂酰肌醇;HDFN,胎儿新生儿溶血;HTR,溶血性输血反应;I,增加;M,大多数;m,男性;mod,中度;nc,细胞预处理后变化不明显;RT,室温;S,有些;sv,严重;V,变化的。

上一个短的 J 或称连接链），占总血清 Ig 的 4%（参见第 77 章）。IgM 是胎儿产生的免疫球蛋白中最早出现的 Ig 类别，也是初次免疫应答中主要的抗体，但其无法穿越胎盘。由于其五聚体结构，因此即便是低亲和力的 IgM 血型抗体也能凝集 RBC 并激活补体。如 2-ME，DTT 等还原剂可破坏 IgM 分子的溶血和凝集能力。低亲和性的 IgM 抗体只有在温度低于 37℃以下才会凝集 RBC。这种抗体在活体内低温的四肢仍会将补体固定到 RBC 上，并在躯体中心区激活补体瀑布。由于这种 IgM 抗体在温度较高时会从 RBC 上解离，由于红细胞膜上有残余的补体成分，因此其反应性可用常规抗球蛋白试验来检测（用多特异性抗球蛋白）[11,16]。

免疫球蛋白 A

IgA 是机体分泌液中的基本 Ig，在其中主要以带有分泌成分的二聚体形式存在（参见第 77 章）。IgA 不能通过胎盘或固定补体，但聚集的 IgA 可激活补体旁路，IgA 也可触发细胞介导的事件。在血库试验中，血清中的 IgA 抗体多聚体被认为是血凝素，且其经常与抗 A 和抗 B 相关。

■ 胎儿和新生儿的免疫球蛋白

早期的胎儿可能通过穿越胎盘的扩散作用获得低水平的母体 IgG。随选择性运输系统的成熟，母体 IgG 可跨胎盘主动转运，妊娠 20~33 周时该水平显著上升。因此，在胎儿和新生儿中所能测到的所有血型抗体几乎都是来自于母亲，并在其生命的头几月内消失。

真正的胎儿抗体合成始于出生前不久的低水平 IgM，出生后几周开始产生 IgG 和 IgA。抗 A 或抗 B 通常可在 2~6 个月时轻易测到。

由于新生儿的免疫应答较迟以及新生儿血液中母体抗体占优势，因此血库标准中允许对 4 个月内的新生儿定型试验从简[56]。若有可能，应使用（并且是首选）母亲的血清来进行新生儿的抗体鉴定和红细胞成分交叉配型。

■ 天然存在的抗体

发育中天然存在的抗体

如果一个个体未曾因输血或妊娠接触相应抗原便发现其血清中存在抗体，这种抗体称为天然存在。这些抗体最有可能是异种凝集素，是应环境中与 RBC 抗原中相类似的物质所产生的。

支持该观点的证据来自对鸡的抗 B 形成的研究[57]。在正常环境中生长的小鸡在出生 30 天内产生抗 B，而在无菌条件下生长的小鸡则到 60 天时仍未产生抗 B。在人类中天然存在的同种抗 A 和同种抗 B 也被称为同种凝集素，可在摄入或吸入相关细菌后效价增大[58]。

然而，有许多在环境中可能并不存在的抗原也与天然存在抗体相关，因此对天然存在抗体的刺激物的了解目前尚不明确。

天然存在抗体与血型的相关性及其发生

天然存在的同种抗体通常与 ABO、Lewis 和 P 血型系统的糖类抗原相关。抗 A 和抗 B 预期在缺乏相应抗原的个体中出现，同样的还有特异性针对 H、$PP1P^k$ 或 P 抗原的抗体。与 A1、Le^a、Le^b 或 P1 决定簇反应的天然存在抗体也较为常见。糖类抗原，特别是具有重复表位的，可在无辅助性 T 细胞协助的情况下刺激 B 细胞而产生特异性抗体。这种非胸腺依赖性免疫应答典型性地导致 IgM 类型的抗原特异性抗体。

在其他系统中[16]，多至 2% 的正常人被发现有抗 Sd^a、抗 Vw 和抗 Wr^a。其他较少见的抗体特异性近似按其出现频率递减依次为抗 M、S、N、Ge、K、Lu^a、Di^a 和 Xg^a。Rh 抗原被认为只存在于 RBC，但当使用更为灵敏的酶检测技术时，已有报道在 0.15% 的 Rh 阴性供血个体中测到明显为天然存在的抗 D 抗体，而在 Rh 阳性供血者中有大于 0.1% 的人有抗 -E。天然存在的抗 C、抗 C^w 和抗 C^x 的案例也有报道。

有些天然存在抗体是以自身凝集素的形式存在（抗 H 和抗 I）。自身免疫性溶血性贫血的患者在无特殊刺激时，可产生除自身抗体之外的针对低发抗原的许多抗体[5,6,16,40]。

天然存在的同种抗体的特性

多数天然存在的抗体是 IgM，但一些含有 IgG 成分，而少数以 IgG 为主。有些抗 A 或抗 B 甚至可能属于 IgA 类。最常引起盐水悬浮 RBC 直接凝集的抗体是 IgM 类。然而，当结合了 RBC 膜上处于高密度的诸如 ABO 或 MN 等抗原时，甚至 IgG 类的抗体也可引起 RBC 凝集。除抗 A 和抗 B 以外，大多数普通天然存在抗体在体温条件下并不反应并被认为不具临床意义。但是若发现它们在 37℃可反应，则须谨慎提供交叉配血相容的输注血液。

■ 免疫应答产生的抗体：免疫性抗体

免疫性抗体与血型的相关性及其发生

免疫性抗体于妊娠或输血时对异体 RBC 抗原接触后产生。初次免疫应答可见于首次接触抗原后的几周至数月。通常 IgM 与初次应答的早期相关，但不能确定其是否始终为首个产生的抗体。大多数个体随后即由 IgG 占优势。该过程以胸腺依赖性免疫应答为特征，其间 T 细胞帮助诱导 B 细胞进行 IgM 到 IgG 的同型转换。

在次级或回忆性应答中，抗体的浓度在接触后几天至几周内开始升高，而 IgG 可上升到很高的水平。有些 IgG 抗体在刺激后数十年还可检测出。而其他一些抗体，特别是 Kidd 血型系抗体，可在数月后消失，这些抗体常与迟缓型溶血性输血反应相关[5,6,16]。

免疫性抗体在多次输血的患者中较多产妇中更为常见。这是因为妊娠中红细胞的免疫剂量过小，不足以引起初次应答，同时异体抗原也仅限于父源性[16]。

抗 D 曾是最常见的免疫性抗体，但随着 40 年代后期对供受者的 Rh 配型和 70 年代以来将抗 Rh 的 Ig 用于预防的出现，其发生率已显著下降。受血者中有 0.27%~0.56% 存在抗 D，孕妇中为 0.10%~0.20%，而健康献血者中是 0.16%~0.25%[16]。

相反，抗 D 以外的免疫抗体的发生率上升了。约 0.6% 的受血者中报道有除抗 D 以外的特异性抗体，在孕妇中是 0.14%，而在健康献血者中是 0.19%。汇集自三个 5 年期中大约 30

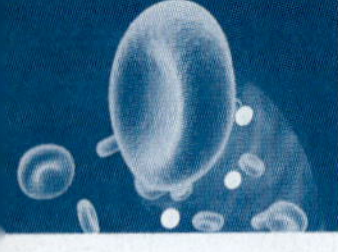

万患者的数据提示，产生抗D之外Rh抗体的绝对发生率是0.22%；抗K之外是0.19%；抗-Fy^a之外是0.05%而抗Jk^a之外是0.04%[16]。在一项调查中显示镰状细胞性贫血中同种免疫的比率是18.6%，其中55%被免疫的患者产生一种以上抗体。最常见的特异性为抗C、抗E和抗K[16]。

免疫性抗体的特性

免疫性抗体最常为IgG，但也可能是IgM，而有时也有IgA。多数免疫性抗体在体温条件下有反应性，且被认为具有临床意义，但针对Bg、Kn^a、McC^a、Sl^a、Yk^a、Cs^a、JMH抗原的，有时还有抗Yt^a和抗Lutheran抗原的除外。

红细胞抗体的临床意义

有关同种抗体的临床意义可从www.nybloodcentar.org网站上获得。

溶血性输血反应

具有临床意义的抗体能破坏输入的红细胞。该反应的严重程度随抗原的密度和抗体的特性而变化。

通常与血管内溶血有关的抗体包括抗A、抗B、抗Jk^a和抗Jk^b。由于ABO抗原在红细胞上表达很多而其抗体结合补体的能力又很强，所以ABO不相容性是即时性溶血性反应的最大原因。Kidd抗体更常相关的是迟发性溶血性输血反应，因为其通常较难检测出且可迅速从循环中消失。只有当痕量IgM抗Jk^a存在时，IgG抗Jk^a才会结合补体[16]。抗PP1Pk、抗Vel和抗Le^a也被认为与溶血相关，但此类实例罕见。

在体温条件下反应的IgG_1和IgG_3抗体即抗Rh、Kidd、Kell、Duffy或Ss抗原的免疫性抗体可造成血管外溶血，这些抗体组成了具有临床意义的抗体群。那些不造成RBC破坏的抗体是在37℃以下才能反应的IgG_2和IgG_4亚类的抗体[16]。

胎儿和新生儿的溶血性疾病

HDFN由致敏的母亲与其抗原阳性的胎儿之间血型不合引起（参见第54章）。在HDFN中最具意义的是那些能通过胎盘屏障的抗体（IgG_1和IgG_3），这些抗体可在体温条件下反应并破坏红细胞，而且针对发育成熟的红细胞抗原。ABO不相容性最为常见，但ABO导致的HDFN在临床上发病较为温和，这可能由于出生时这些抗原表达并不完全所致。针对D抗原的抗体可导致严重的HDFN，当抗D效价大于1∶16时，需仔细监控胎儿健康。对于其他血型抗体HDFN的严重性较难预判，可在轻微和严重间变动。例如抗K不但造成红细胞溶血，也可能抑制红系生成[60]。

自身免疫性溶血性贫血

自身免疫性溶血性贫血由于产生针对RBC抗原的“温型”或“冷型”反应的自身抗体所引起（参见第53章）[40]。抗体产生可由疾病、病毒感染或药物触发；或是因免疫系统对自身抗原耐受的失效；或因为接触外来抗原诱导产生与自身RBC抗原交叉反应的抗体。因为存在自身抗体时抗原的表达可能被抑制，因此自体特异性并不总是明显[40]。

温型自身抗体在37℃时反应最强，且主要为IgG类的抗体（很少有IgM和IgA）。它们多数针对Rh蛋白，但也有针对Wr^b、Kell、Kidd和U血型特异性的报道[40]。

冷反应性自身抗体主要是IgM类抗体。它们在低于25℃条件下反应最好，但也可达到或接近37℃时凝集RBC或激活补体，导致溶血或在低温时造成血管栓塞[16]。患有冷凝集素病的患者RBC上常有C3d，其对溶血有部分防护作用。多数冷反应性自身抗体具有抗I活性。与i、H、Pr、P或其他抗原特异性的反应性则少得多。

与阵发性冷性血红蛋白尿症相关的双相冷反应性IgG抗体（“Donath-Landsteiner”抗体）通常与高发抗原P反应。其在低温时黏附到RBC，并在温度升高导致其分离前非常有效地激活补体。

与抗体产生相关的疾病

表137-4中列举了与特异性抗体产生相关的疾病。这些抗体仅当患者带有相应的抗原时导致自身免疫性溶血性贫血。

红细胞抗原和抗体的血清学检测

ABO

ABO分型是输血服务时要完成的最重要单一测试，因为这是决定血液相容性的重要基础。ABO分型用经特许的抗血清来测定RBC携带的A或B抗原（正定型或称细胞定型），并用已知的A和B细胞检测相应的血清或血浆中存在的抗体（反定型或称血清定型）。凝集和溶血被视为阳性反应，而一项测试的结果证实另一项测试的结果。

如果结果不一致或反应比预期的弱，则在确定ABO血型之前需调查造成这种现象的原因。这种不一致可涉及RBC或血清或两者同时的异常，并可能与疾病相关[5,11,16]。在排除了书写和技术错误后，表137-6中列举了其常见的原因。如果患者的ABO血型无法确定，可输注O型血液。

Rh

D抗原定型是次重要的血液相容性试验。如有合适对照，RBC定型为D^+的个体称Rh阳性，而定型为D^-的个体被称为Rh阴性。供血者和孕妇如果被标准定型血清定型为D^-，需用更敏感的方法如间接抗球蛋白试验进一步检测弱D抗原的表达。有弱D抗原的献血者应认为是Rh阳性。可对受血者进行附加的弱D试验。

扩展的抗原表型定型

鉴定其他常见抗原（如CcEe、MNSs、Kk、Fy^aFy^b、Jk^aJk^b）的抗血清制剂现已有供应，并用于抗体鉴定、血液相容性、确定接合性、亲子关系或法医学问题中所必需的红细胞表型鉴定。扩展的表型定型对于需长期输血而处于同种免疫高风险的患者尤其重要，比如镰状细胞性贫血和珠蛋白生成障碍性贫血的患者。理想的情况是在可能要长期输血的患者在开始输血治疗之前就进行RBC的扩展定型。血型抗原的预判可用测定患者DNA的方法来完成[27]。

表 137-6　造成 ABO 定型不一致的常见原因

红细胞可能有	
弱或丢失	A 或 B 抗原的弱亚型
抗原	血浆中有过量的可溶性 A 或 B 物质
	与疾病相关的损失(白血病)
	ABO 不相合的骨髓移植
	ABO 不相合的 RBC 输注
额外抗原	直接抗球蛋白试验阳性
	与试剂添加成分或染料反应的抗体
	钱串状凝集或细胞有冷凝集素
	与疾病相关的获得(多凝集反应)
血清可能有	
弱或丢失	年龄相关(新生儿或高龄)
抗体	与疾病相关的免疫抑制
	先天性低丙球蛋白血症
	ABO 不相合的骨髓移植
额外抗体	同种抗体(A_1、Le^a、Le^b、P_1、M、N)
	自身抗体(I、i、H、Pr、P)
	钱串状凝集
	与 RBC 试剂中添加物反应的抗体
	由输血或移植中由旅客淋巴细胞的被动性抗体获得

■ 抗体筛选

抗体筛选或间接抗球蛋白试验,用已知携带不同抗原组合的 O 型试剂红细胞来检测血清中的"非典型"或"意外的"抗体(即除抗 A 抗 B 以外)。所用方法必须能检出有临床意义的抗体。通常,血清或血浆与筛选细胞在 37℃与加强抗原抗体反应的添加剂一起孵育,随后进行间接抗球蛋白试验。任何步骤中的血凝或溶血皆为阳性反应,提示有天然存在的抗体、免疫性同种抗体或自身抗体存在。抗体筛选无法检测出血清中的所有非典型抗体,诸如针对不存在于筛选细胞中的低发抗原的抗体,以及在 37℃和抗球蛋白相中不显示的抗体。

■ 直接抗球蛋白试验

直接抗球蛋白试验(直接 Coombs 试验)检测再体内结合到 RBC 上的抗体和补体。红细胞洗涤去除血清后抗球蛋白试剂混合,该试剂可凝集表面覆有 IgG 或 C3 组分的 RBC。

直接抗球蛋白试验阳性结果与下列情况相关:①输血反应,受者的同种抗体包被输入的供者 RBC,或输入的供者抗体包被受者 RBC。② HDFN,母亲的抗体通过胎盘,包被胎儿 RBC。③自身免疫性溶血性贫血,自身抗体包被患者自身 RBC。④药物或药物 - 抗体复合物与红细胞相互作用,有时可导致溶血。⑤过路淋巴细胞综合征,由移植器官的过路淋巴细胞所产生的暂时性抗体包被受者 RBC。⑥高丙种球蛋白血症,Ig 非特异性地吸附到循环中的 RBC 上。

直接抗球蛋白试验阳性结果并不总是意味着红细胞存活降低。多至 10% 的医院中患者以及 0.1% 的献血者的直接抗球蛋白试验结果阳性,但并无溶血的临床指征[11]。

■ 相容性试验

相容性试验指的是红细胞输注前对供者和受者所做的一系列试验。在采血机构对供者进行 ABO、Rh 和意外抗体的测定。然而,输血医院再次检验 ABO(和 Rh 阴性单位的 D)以核准血袋上的血型标记[56]。常规受血者测试包含预计输血前 3 天内采集血样的 ABO、Rh 和抗体筛选。试验结果需与历史记录核对以查证 ABO、Rh 和抗体状态[56]。

如果受血者抗体筛选试验结果阴性,且既往无具临床意义的抗体,则需要将受者血清与供者红细胞进行血清学直接离心交叉配血或者"计算机交叉配型"(电脑软件比较供者和受者的 ABO 检测结果)来确认 ABO 相容性[11]。

如果在受血者血清中检出或以前曾鉴定出有临床意义的抗体,则红细胞成分需对相应抗原呈阴性,并需在 37℃用抗球蛋白试验就相容性进行交叉配型。找到相容血液单位的机会常反映出该抗原在人群中的频率,也就是 91% 的血液单位应该与产生抗 K 抗体的患者相容,因为人群的 9% 是 K^+(此处所指的人群为高加索人种,蒙古人种中 K 阳性率小于 0.1%——译者注)。如果当地的献血人群与总体人群有明显差异时,这种推测可能并不有效。当产生一种以上抗体时,找到相容性血液的可能性是被测各独立抗原的发生率(可能性)的乘积。例如,当受血者同时具有抗 K 和抗 JK^a 时,仅 21% 的血液单位与其相容,因为(K- 是 0.91)×［Jk(a^-)是 0.23］=0.21。

当多种有临床意义的抗体同时存在或存在针对高发抗原的抗体时,要找到相容的 RBC 成分是十分困难的。应该鼓励这样的抗体产生个体在需要选择用血前献自身血。如果患者不是自身血献血的候选者,可通过检测患者的兄弟姐妹,或者请求地区性供血机构检索其稀有供者库存和档案,而这样的获取需要额外的时间。

血浆和血小板制品无需对供者进行重复测试和交叉配型,但为了选择合适的血液成分,受者的 ABO 和 Rh 表型必须知晓。表 137-7 给出的是常规的 ABO-Rh 相容性的指南。

■ 抗体鉴定

对所有的意外抗体都应研究。那些在血清或血浆中检测

表 137-7　ABO-Rh 相容性指南

红细胞上的抗原		血清中的抗体	相容的血型	
			供者红细胞	供者血浆
若受者血型为				
A	A	抗 B	A、O	A、AB
B	B	抗 A	B、O	B、AB
O	O	抗 A、抗 B	O	O、A、B、AB
AB	A、B	无	AB、A、B、O	AB
Rh 阳性	D	无	Rh 阳性、Rh 阴性	Rh 不考虑
Rh 阴性	—	抗 D(仅在免疫后)	Rh 阴性	Rh 不考虑

注:全血必须与受者的血型相同。RBC 制品必须与受者的血清相容。血浆制品应该与受者 RBC 相容。血小板制品和冷沉淀制品应该与受者的 RBC 相容,但当无法提供相容的制品单位时,可给予任何 ABO 血型的制品。

到的 ABO 不一致，阳性抗体筛选结果或交叉配型不合的，需用一组 8~16 个其相应具临床意义抗体的抗原已被定型的、不同的 O 型红细胞来进行鉴定。这些红细胞的血清反应与其抗原分型作比对以决定其特异性[11]。例如有一个抗体与所有的 K^+ 的 RBC 而不是 K^- 细胞反应，那么最有可能是抗 K。

自体 RBC 和血清与 RBC 组的对照测试同时进行。与自体细胞无反应意味着该抗体是同种抗体；反之，阳性结果则提示自身抗体或直接抗球蛋白试验的阳性结果。一旦抗体的特异性被确定，患者 RBC 相应抗原也需进行测定。如果同种抗体是抗 K，则该患者细胞应该定型为 K^-，这种抗原分型有助于确认血清检查所见。

当在血清和红细胞均检出抗体时（直接抗球蛋白试验阳性结果），除非医疗史和输血史可提供该抗体可能不同的证据，通常仅鉴定血清中的抗体。当只在 RBC 上检测出抗体并怀疑体内溶血时，可从患者 RBC 上洗脱抗体，以 RBC 组为对照测试鉴定其特异性。

翻译：朱自严

校对：奚晓东，杨　颖

参考文献

1. Lewis M, Anstee DJ, Bird GWG, et al: Blood group terminology 1990. ISBT working party on terminology for red cell surface antigens. *Vox Sang* 58:152, 1990.
2. Lögdberg L, Reid ME, Miller JL: Cloning and genetic characterization of blood group carrier molecules and antigens. *Transfus Med Rev* 16:1, 2002.
3. Cartron JP, Bailly P, Le Van Kim C, et al: Insights into the structure and function of membrane polypeptides carrying blood group antigens. *Vox Sang* 74(Suppl 2):29, 1998.
4. Daniels G: *Human Blood Groups*, 2nd ed. Blackwell Science, Oxford, 2002.
5. Issitt PD, Anstee DJ: *Applied Blood Group Serology*, 4th ed. Montgomery Scientific, Durham, NC, 1998.
6. Reid ME, Lomas-Francis C: *Blood Group Antigen FactsBook*, 2nd ed. Academic Press, San Diego, 2004.
7. Telen MJ: Erythrocyte blood group antigens: Not so simple after all. *Blood* 85:299, 1995.
8. Cartron JP, Colin Y: Structural and functional diversity of blood group antigens. *Transfus Clin Biol* 8:163, 2001.
9. Bruce LJ, Ghosh S, King MJ, et al: Absence of CD47 in protein 4.2-deficient hereditary spherocytosis in man: an interaction between the Rh complex and the band 3 complex. *Blood* 100:1878, 2002.
10. Reid ME, Mohandas N: Red blood cell blood group antigens: Structure and function. *Semin Hematol* 41:93, 2004.
11. Roback JD, Combs MR, Grossman BJ, et al (eds): *Technical Manual*, 16th ed. American Association of Blood Banks, Bethesda, MD, 2008.
12. Daniels GL, Cartron JP, Fletcher A, et al: International Society of Blood Transfusion Committee on terminology for red cell surface antigens: Vancouver report. *Vox Sang* 84:244, 2003.
13. Daniels GL, Anstee DJ, Cartron J-P, et al: Blood group terminology 1995. ISBT working party on terminology for red cell surface antigens. *Vox Sang* 69:265, 1995.
14. Garratty G, Dzik WH, Issitt PD, et al: Terminology for blood group antigens and genes: Historical origins and guidelines in the new millennium. *Transfusion* 40:477, 2000.
15. Reid ME, Lomas-Francis C: *Blood Group Antigens & Antibodies: A Guide to Clinical Relevance & Technical Tips*. Star Bright Books, New York, 2007.
16. Klein HG, Anstee DJ: *Mollison's Blood Transfusion in Clinical Medicine*, 11th ed. Wiley-Blackwell, Oxford, 2006.
17. Clausen H, White T, Takio K, et al: Isolation to homogeneity and partial characterization of a histo-blood group A defined Fuca1—>2Gala1—>3-*N*-acetylglucosaminyltransferase from human lung tissue. *J Biol Chem* 265:1139, 1990.
18. Yamamoto F, Marken J, Tsuji T, et al: Cloning and characterization of DNA complementary to human UDP-GalNAc: Fuca1—>2Gala1—>3GalNAc transferase (histo-blood group A transferase) mRNA. *J Biol Chem* 265:1146, 1990.
19. Yamamoto F, Hakomori S: Sugar-nucleotide donor specificity of histo-blood group A and B transferases is based on amino acid substitutions. *J Biol Chem* 265:19257, 1990.
20. Yamamoto F, Clausen H, White T, et al: Molecular genetic basis of the histo-blood group ABO system. *Nature* 345:229, 1990.
21. Chester MA, Olsson ML: The ABO blood group gene: A locus of considerable genetic diversity. *Transfus Med Rev* 15:177, 2001.
22. Olsson ML, Chester MA: Polymorphism and recombination events at the *ABO* locus: A major challenge for genomic ABO blood grouping strategies. *Transfus Med* 11:295, 2001.
23. Garratty G: Association of blood groups and disease: Do blood group antigens and antibodies have a biological role? *Hist Philos Life Sci* 18:321, 1996.
24. Avent ND, Reid ME: The Rh blood group system: A review. *Blood* 95:375, 2000.
25. Tippett P, Lomas-Francis C, Wallace M: The Rh antigen D: Partial D antigens and associated low incidence antigens. *Vox Sang* 70:123, 1996.
26. Huang C-H, Liu PZ, Cheng JG: Molecular biology and genetics of the Rh blood group system. *Semin Hematol* 37:150, 2000.
27. Reid ME: Applications of DNA-based assays in blood group antigen and antibody identification. *Transfusion* 43:1748, 2003.
28. Giblett ER: A critique of the theoretical hazard of inter *vs.* intra-racial transfusion. *Transfusion* 1:233, 1961.
29. Tippett P: Regulator genes affecting red cell antigens [review]. *Transfus Med Rev* 4:56, 1990.
30. Singleton BK, Burton NM, Green C, et al: Mutations in EKLF/KLF1 form the molecular basis of the rare blood group In(Lu) phenotype. *Blood* 112:2081, 2008.
31. Okubo Y, Yamaguchi H, Nagao N, et al: Heterogeneity of the phenotype Jk(a–b–) found in Japanese. *Transfusion* 26:237, 1986.
32. Hakomori S: Blood group ABH and Ii antigens of human erythrocytes: Chemistry, polymorphism, and their developmental change. *Semin Hematol* 18:39, 1981.
33. Spitalnik PF, Spitalnik SL: The P blood group system: Biochemical, serological, and clinical aspects. *Transfus Med Rev* 9:110, 1995.
34. Pogo AO, Chaudhuri A: The Duffy protein: A malarial and chemokine receptor. *Semin Hematol* 37:122, 2000.
35. Araten DJ, Swirsky D, Karadimitris A, et al: Cytogenetic and morphological abnormalities in paroxysmal nocturnal haemoglobinuria. *Br J Haematol* 115:360, 2001.
36. Tippett P, Ellis NA: The Xg blood group system: A review. *Transfus Med Rev* 12:233, 1998.
37. Cartron J-P, Rahuel C: Human erythrocyte glycophorins: Protein and gene structure analyses. *Transfus Med Rev* 6:63, 1992.
38. Tournamille C, Colin Y, Cartron JP, Le Van Kim C: Disruption of a GATA motif in the *Duffy* gene promoter abolishes erythroid gene expression in Duffy-negative individuals. *Nat Genet* 10:224, 1995.
39. Mourant AE, Kopec AC, Domaniewska-Sobczak K: *Distribution of the Human Blood Groups and Other Polymorphisms*, 2nd ed. Oxford University Press, London, 1976.
40. Petz LD, Garratty G: *Acquired Immune Hemolytic Anemias*, 2nd ed. Churchill Livingstone, New York, 2003.
41. Moulds JM, Moulds JJ: Blood group associations with parasites, bacteria, and viruses. *Transfus Med Rev* 14:302, 2000.
42. Cartron JP: Molecular basis of red cell protein antigen deficiencies. *Vox Sang* 78:7, 2000.
43. Lee S, Russo D, Redman CM: The Kell blood group system: Kell and XK membrane proteins. *Semin Hematol* 37:113, 2000.
44. Danek A, Rubio JP, Rampoldi L, et al: McLeod neuroacanthocytosis: Genotype and phenotype. *Ann Neurol* 50:755, 2001.
45. Luhn K, Wild MK, Eckhardt M, et al: The gene defective in leukocyte adhesion deficiency II encodes a putative GDP-fucose transporter. *Nat Genet* 28:69, 2001.
46. Etzioni A, Tonetti M: Leukocyte adhesion deficiency II-from A to almost Z. *Immunol Rev* 178:138, 2000.
47. Yu L-C, Twu Y-C, Chang C-Y, Lin M: Molecular basis of the adult i phenotype and the gene responsible for the expression of the human blood group I antigen. *Blood* 98:3840, 2001.
48. Inaba N, Hiruma T, Togayachi A, et al: A novel I-branching beta-1,6-*N*-acetylglucosaminyltransferase involved in human blood group I antigen expression. *Blood* 101:2870, 2003.
49. Yu LC, Twu YC, Chou ML, et al: The molecular genetics of the human I locus and molecular background explaining the partial association of the adult i phenotype with congenital cataracts. *Blood* 101:2081, 2003.
50. Agre P, King LS, Yasui M, et al: Aquaporin water channels—From atomic structure to clinical medicine. *J Physiol* 542:3, 2002.
51. Crew VK, Burton N, Kagan A, et al: CD151, the first member of the tetraspanin (TM4) superfamily detected on erythrocytes, is essential for the correct assembly of human basement membranes in kidney and skin. *Blood* 104:2217, 2004.
52. Rock JA, Shirey RS, Braine HG, et al: Plasmapheresis for the treatment of repeated early pregnancy wastage associated with anti-P. *Obstet Gynecol* 66:57S, 1985.
53. Udden MM, Umeda M, Hirano Y, Marcus DM: New abnormalities in the morphology, cell surface receptors, and electrolyte metabolism of In(Lu) erythrocytes. *Blood* 69:52, 1987.
54. Heaton DC, McLoughlin K: Jk(a–b–) red blood cells resist urea lysis. *Transfusion* 22:70, 1982.
55. Sands JM: Molecular mechanisms of urea transport. *J Membr Biol* 191:149, 2003.
56. Standards Committee of American Association of Blood Banks: *Standards for Blood Banks and Transfusion Services*, 24th ed. American Associations of Blood Banks, Bethesda, MD, 2006.
57. Springer GF, Horton RE, Forbes M: Origin of anti-human blood group B agglutinins in white leghorn chicks. *J Exp Med* 110:221, 1959.
58. Springer GF, Horton RE: Blood group isoantibody stimulation in man by feeding blood group-active bacteria. *J Clin Invest* 48:1280, 1969.
59. Reid ME, Øyen R, Marsh WL: Summary of the clinical significance of blood group alloantibodies. *Semin Hematol* 37:197, 2000.
60. Vaughan JI, Warwick R, Letsky E, et al: Erythropoietic suppression in fetal anemia because of Kell alloimmunization. *Am J Obstet Gynecol* 171:247, 1994.

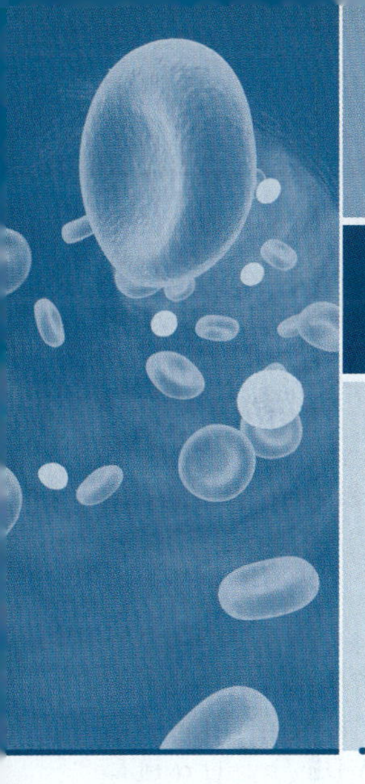

第138章

人类白细胞和血小板抗原

Myra Coppage, David Stroncek, Janice McFarland, Neil Blumberg

摘 要

人类白细胞抗原(HLA)是由第6号染色体上的主要组织相容性复合体(MHC)编码的高度多态性的糖蛋白。其生物学功能是向T淋巴细胞呈递抗原多肽,主要分为两大类:Ⅰ类(A、B和C位点)和Ⅱ类(DR、DQ和DP位点)。Ⅰ类抗原几乎存在于所有有核细胞上,而Ⅱ类抗原主要表达在B细胞和其他抗原递呈细胞上,如树突状细胞、内皮细胞和单核细胞。这些抗原在造血干细胞移植接受/排斥和非去除白细胞输血引起的同种致敏导致血小板输注无效中起关键作用,而在固体器官移植中起虽然重要性稍次但却明确的作用。其他有临床重要作用的谱系特异性白细胞抗原包括在中性粒细胞上的抗原,它们的多态性和引起临床问题都较HLA系统少。抗中性粒细胞抗原的抗体在自身免疫性中性粒细胞减少症、输血相关急性肺损伤等中也起作用。血小板也拥有数量相对有限的多态性抗原,这些抗原与诸如输血后紫癜、血小板输注无效等临床问题以及诸如同种免疫性血小板减少症等新生儿问题有关。

本章使用的简称和缩略语:CDC,补体依赖细胞毒(complement-dependent cytotoxicity);ELISA,酶联免疫吸附法(enzyme-linked immunosorbent Assay);GP,糖蛋白(glycoprotein);GVHD,移植物抗宿主病(graft-versus-host disease);HLA,人类白细胞抗原(human leukocyte Antigens);HNA,人类中性粒细胞抗原(human neutrophil antigens);HPA,人类血小板抗原(human platelet antigen);MHC,主要组织相容性复合物(major histocompatibility complex); NAIT,新生儿同种免疫性血小板减少症(neonatal alloimmune thrombocytopenia);NMDP,国家骨髓供体计划(National Marrow Donor Program);PCR,多聚酶链反应(polymerase chain Reaction);PRA,谱反应抗体(panel reactive antibodies);PTP,输血后紫癜(posttransfusion purpura);SSO,序列特异性寡核苷酸(sequence-specific oligonucleotide);SSP,序列特异性引物(sequence-specific primer);TRALI,输血相关急性肺损伤(transfusion-related acute lung injury);WHO,世界卫生组织(World Health Organization)。

人类白细胞抗原(主要组织相容性复合物)

■ 定义

人类白细胞抗原(HLA)是具有高度多态性的糖蛋白,由位于染色体6p21,称作主要组织相容性复合物(MHC)基因区域编码,其覆盖区域约为7.6Mbp[1,2]。在ABO抗原之后,HLA抗原是移植的主要屏障,其生物学功能是向T淋巴细胞呈递抗原肽。MHC编码若干组抗原,了解最清楚的是高度多态的经典Ⅰ类(HLA-A、HLA-B以及HLA-C)抗原和Ⅱ类(HLA-DR、HLA-DQ以及HLA-DP)抗原。Ⅰ类抗原普遍存在于大部分有核体细胞表面。Ⅱ类抗原呈现更局限的分布,在B细胞、树突状细胞、单核细胞、巨噬细胞和内皮细胞上有不等程度的表达,然而Ⅱ类抗原可在许多细胞上经激活而被诱导[3]。非经典Ib类抗原HLA-E、HLA-F、HLA-G以及新近鉴定的MHCⅠ类链相关抗原具有较低的多态性,对其功能的了解较少,其组织表达更局限。另外,MHC区域还编码许多假基因。鉴于其在输血和移植中的重要性,本章主要阐述经典Ⅰ类和Ⅱ类分子。

两大类HLA抗原具有同源性,然而也存在可区分个体HLA分子(等位基因)并赋予其原特异性的高变区(多态性)。HLA抗原为共显性表达,因此各自个体在每个位点(A、B、DR等等)上表达2个抗原。截止2008年11月,共鉴定出3304个HLA等位基因[4]。表138-1列出了每个位点上已知的HLA等位基因数量。

表138-1 至2008年11月HLA各位点已知等位基因的数量

HLA Ⅰ类						
基因	A	B	C	E	F	G
等位基因数	697	1109	381	9	21	36
HLA Ⅱ类						
基因	DRA	DRB	DQA	DQB	DPA	DPB
等位基因数	3	690	34	95	27	131
非HLA						
基因	MICA	MICB	TAP1	TAP2		
等位基因数	65	30	7	4		

MHC 的遗传学

MHC 第一张测序图谱包含染色体 6p21 位置的约 3.6 百万个碱基对（Mbp）并分成三个区域：Ⅰ类、Ⅱ类和Ⅲ类基因[2]。更新的分析中证实的高度连锁不平衡和保守同线性导致一个扩展的 MHC（xMHC）的概念，并在 2004 年制作了新的基因图谱[5]。xMHC 占据大约 7.6Mbp，由 5 个亚区组成，包括经典的Ⅰ类（译者注：非经典Ⅰ类也属于该区域）、Ⅱ类和Ⅲ类基因。Ⅱ类基因最靠近着丝点，占据大约 1Mbp 的 DNA。基因按顺序排列，开始为 HLA-DP 基因，然后是 HLA-DM、TAP、HLA-DQ，最后为 HLA-DR 基因。Ⅲ类基因占据Ⅰ类和Ⅱ类基因之间的空间，Ⅲ类基因包括了编码参与免疫应答的其他蛋白，如补体、热休克蛋白、肿瘤坏死因子以及其他淋巴细胞抗原。端粒处排列着Ⅰ类基因，依次为 MICA、MICB、HLA-B、HLA-C、HLA-E、HLA-A、HLA-F 和 HLA-G。延伸的Ⅰ类基因包括组蛋白簇和锌指蛋白基因。图 138-1B 是 MHC 的示意图谱。

结构和功能

Ⅰ类抗原

HLA-A、B、C 分子为分子量为 56 000 的跨膜糖蛋白[6]，每一个都是由 1 条 α 重链（分子量 =45 000）和 β_2- 微球蛋白（分子量 =11 000）以非共价结合形成的异二聚体。α 重链是由 MHC 基因编码的具有多态性的糖蛋白。α 链的细胞外区域具有 3 个基于折叠和二硫键的结构域（α_1、α_2、α_3）（图 138-1A）。抗原性位于 α_1 和 α_2 结构域，该区域具有最高多态性。这两条链形成了一个以单 β 折叠片层"底面"和两个中间具有一条裂缝或一个凹槽的 α 螺旋为顶组成的平台。此结构由与 β_2- 微球蛋白结合的重链的第 3 个即 α_3 结构域提供支撑，将该分子稳定在细胞表面。Ⅰ类 HLA 分子提呈内源性蛋白来源（如病毒感染、胞内细菌或转化）的肽片段给 $CD8^+$ T 细胞。高度多态性的凹槽允许提呈平均长度为 9 个氨基酸的高度多样性的肽片段。可在大部分有核体细胞表面发现Ⅰ类 HLA-A、B、C 抗原[7]。血小板表达 HLA-A 抗原，但缺乏某些 HLA-B 和大部分 HLA-C 抗原[8]。

Ⅱ类抗原

Ⅱ类抗原也是由 2 条非共价结合的链形成的跨膜糖蛋白[11]。α 重链（分子量 =34 000）和 β 轻链（分子量 =29 000）均由 MHC 区域编码。Ⅱ类分子与Ⅰ类相仿，由一个亲水的胞外 NH_2- 末端、一个疏水的跨膜区以及一个胞内 COOH- 末端区组成。与Ⅰ类抗原不同，Ⅱ类抗原的每一条链的胞外区域仅含有两个结构域，α 链的两个结构域被命名为 α_1 和 α_2，而 β 链的两个结构域被命名为 β_1 和 β_2。所有 HLA-DR 分子的 α 链都是恒定的，而 β 链具有多态性并决定了分子的特异性。HLA-DQ 和 DP 的 α、β 链均具多态性，虽然 β 链比 α 链多态性更高。在所有Ⅱ类抗原中，β1 结构域代表了多态性最高的区域。HLA-DR 的结构和Ⅰ类分子结构基本相同。Ⅱ类抗原提呈外源性肽如细菌病原给 $CD4^+$ 细胞，其结合凹槽比Ⅰ类更开放，容纳更长的肽（11~18 个氨基酸）[12,13]。Ⅱ类抗原在组织分布上更局限，主要在 B 淋巴细胞和其他一些抗原提呈细胞如树突状细胞、单核细胞、巨噬细胞上，也可表达于激活的内皮细胞和 T 淋巴细胞[11]。

HLA 多态性特别高的本质可能由于宿主防御过程中需提呈很大批量的不同抗原肽而进化形成。抗原加工和提呈是一个严格调节的过程，尤其在职业性抗原提呈细胞如树突状细胞中。在体外已经演示证实了多种替代机制，如交叉 - 提呈，其中树突状细胞把内吞来源的抗原传递给Ⅰ类通路，但对其了解并不充分[14]。研究中有希望的领域是 HLA 分子提呈来自肿瘤的抗原肽的能力。这些肽可通过点突变或通常为沉默基因的复活以产生与 HLA 结合的肽而形成并诱导 T 细胞免疫应答。已经确认出数个针对黑色素瘤的此种肽（MAGE 抗原）[15]。

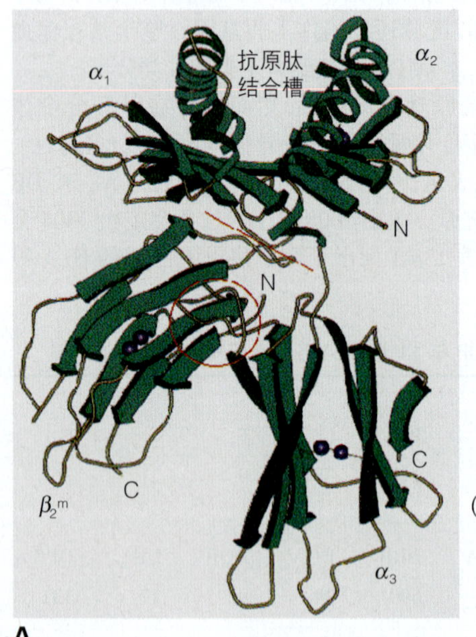

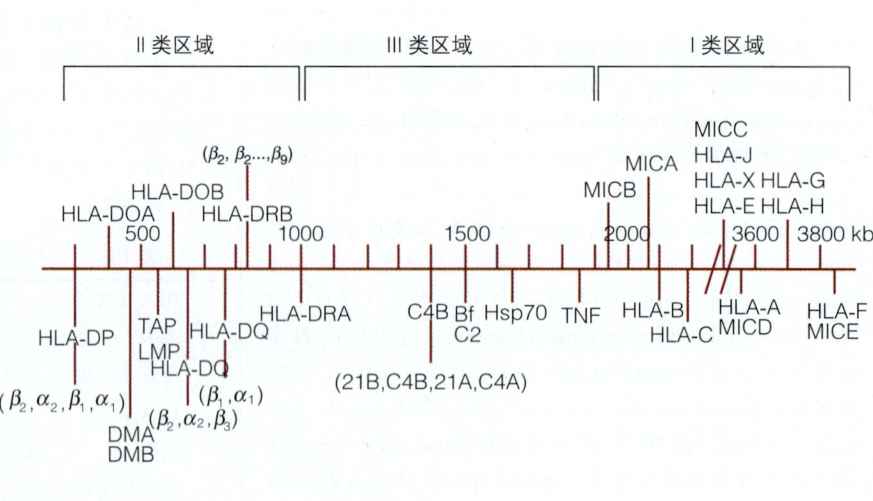

图 138-1 A. HLA-A2 分子的示意图。肽结合槽由 α 螺旋和 β 折叠片层形成并以 β 折叠片层为底部。凹槽可容纳加工处理后的肽抗原。肽和多态性的 α 螺旋与 T 细胞受体互相作用[9]。B. 6 号染色体上 MHC 基因的示意图[10]。

■ 命名

在干细胞移植中识别 HLA 抗原多态性具有重要的临床意义。世界卫生组织(WHO)HLA 系统因子命名委员会规范了用于描述已接受的 HLA 等位基因或抗原的术语,该组织每年发布两次报告并每月更新。此外还定期出版用于定义 HLA 抗原、指定命名、血清学当量的 HLA 词典[4a]。命名委员会批准了该系统的重大修改,自 2010 年 4 月起生效(SG Marsh,口头交流,2009 年 11 月),制定这些修正是为了适应无法预料数量的新测序的等位基因。在这个系统中,冒号用作界定符以分隔不同的域,第一个域表示通常对应血清学抗原的等位基因家族。第二个域表示的是等位基因,根据确定的先后顺序指派命名。第三个域是用于定义同义的核苷酸置换。最后一个域定义因内含子中或者外显子和内含子两侧的 5' 或 3' 端的非翻译区域中的序列多态性而不同的等位基因。除此之外,还有用于描述表达状态的后缀,无效等位基因(不表达)缀以"N"以便识别,用"L"代表低表面表达,用"S"代表不出现在细胞表面的分泌性分子。

■ MHC 抗原的遗传

MHC 基因显示比其他任何遗传系统更多的多态现象,也就是说,每一个位点都存在很多等位基因。然而对于每一个体而言,每一条染色体上每个基因座位有一个等位基因,因此每个基因座位编码两个 HLA 抗原。一个个体的每个 HLA 抗原的确认称为表型。由于 HLA 基因紧密连锁,MHC 内的重组极为罕见(≤1%),从父母双亲任何一人中继承的 HLA 基因通常以一整套为一个单位,这种遗传自双亲任一人的基因被称为单体型。母源和父源的单体型的确认可通过家系研究获得。对一个个体的两个单体型的鉴定提供基因型。家系研究包含 HLA-A、HLA-B、HLA-C、HLA-DR 和 HLA-DQ 抗原的分型以确认单体型和排除 MHC 内的基因重组。由于单个染色体上的 HLA 基因被一起继承,倘若无重组发生,母源和父源的单体型 4 种组合就可能存在(图 138-2)。

连锁不平衡

鉴于 MHC 具有高度的多态性,任何两个无血缘关系的个体具有相同 HLA 的可能性极其低。而该系统呈现出一个被称为连锁不平衡的现象,也就是同一条染色体上 HLA 等位基因一起遗传的概率高于在 HLA 位点平衡情况下的预计值。在平衡情况下一个位点上的一个等位基因的频率独立于连锁位点的等位基因频率,如在北美白人中 HLA-A1 基因频率为 0.145,而 HLA-B8 为 0.1。如果 A1 和 B8 无偏向性的关联则该单体型频率应该为 0.0145(0.145 × 0.1)。然而,人群研究显示 HLA-A1,B8 的单体型实际频率为 0.0726[16]。连锁不平衡值定义为观察频率减去期望频率,在这个例子中为 0.0581。虽然连锁不平衡的特定等位基因由于不同人种群体而各不相同,但所有的人种群体均表现出显著的不均衡。在不同的人种和种族群体中发现 HLA 抗原的频率变异极大[17]。

■ 人类白细胞抗原分型

HLA 抗原的组织分型可以运用用血清学、细胞学和分子技术等不同的方法进行。在临床环境中最常用的方法是血清学和分子技术。诸如混合淋巴细胞反应和预致敏淋巴细胞试验的细胞技术,在 DNA 技术的广泛采用之前比较常见。与 DNA 技术相比,细胞学方法为劳力密集型并需要使用放射性同位素,目前主要在科学研究实验室使用。

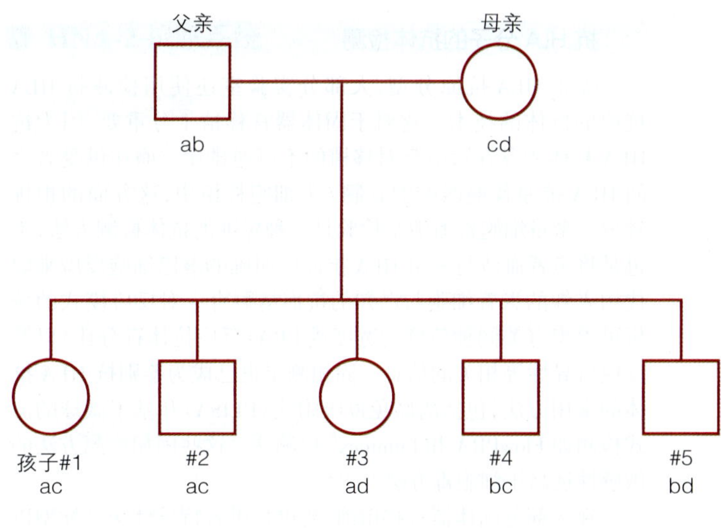

图 138-2　HLA 抗原遗传的家系示意图。双亲的 4 个单倍型的每个用字母表示:a 和 b 表示父系的单倍型;c 和 d 表示母系的单倍型。每个孩子遗传一个父系和一个母系的单倍型,这样构成了 4 种可能的组合。

血清学

微量淋巴细胞毒性补体依赖性细胞毒性(CDC)检验作为 HLA 抗原定型的基本程序已超过 30 年[18]。在该检测中淋巴细胞悬液在微量滴定板中和人源性抗血清或单克隆抗体一起孵育[19],加入兔血清作为补体来源。当抗体与细胞表面的抗原结合病激活了补体级联反应,细胞被诱导死亡。死亡细胞可通过加入活体染料或荧光免疫检验法用显微镜观察。用于确认患者 HLA 型别的分型谱由 2~4 个识别同一特异性的抗血清组成,而鉴定 Ⅰ 类抗原需要约 150 种不同试剂,而 Ⅱ 类抗原需 80~150 种试剂。抗血清通常来自于多产妇、多次输血的患者以及发生过同种异体移植排斥的患者。通过商业途径也可获得 HLA 特异性的单克隆抗体。Ⅱ 类抗原(DR 和 DQ)的血清学需要富集 B 淋巴细胞,可通过抗体或免疫磁珠等试剂完成。

HLA 分子分型

聚合酶链反应(PCR)[20] 的发展使得 HLA 分型的方法有了革命性的进展。数种基于 DNA 的方法被普遍接受用于 HLA 分型,包括以测序为基础的分型、序列特异性引物扩增(SSP)[21]、序列特异性寡核苷酸(SSO)探针杂交。这些方法都需要利用寡核苷酸引物对,从基因组 DNA 中扩增 HLA 基因中选定的部分。一般扩增 Ⅰ 类基因的第 2、3 外显子、Ⅱ 类基因的第 2 外显子。这些外显子编码了 HLA-Ⅰ、Ⅱ 类分子的大部分多态性。HLA 分子分型的主要临床意义在于骨髓 / 干细胞移植。

前称作为 Mart(a),HNA-4a 由 3 个无输血史的多次生育供血者的血清中的抗体而鉴定。此抗原为常染色体显性遗传,抗原频率在白种人[72]、亚洲人[73]和巴西人[74]中分别为 99%、99% 和 97%。HNA-4a 位于 C3bi 受体(CR3)的 α_M 链(CD11b),是由于 302 位的 G 到 A 单核苷酸替换[75]导致 61 位氨基酸的 Arg 到 His 多态性而造成。该抗体的意义尚未明了,而具有抗 HNA-4a 抗体的 3 个多产妇的婴儿均无新生儿同种免疫性中性粒细胞减少症的症状。

β_2 整合素上第二个多态性为 HNA-5a,最初被描述为 Ond(a)。一位患再生障碍性贫血需长期输血的男患者对 HNA-5a 产生同种免疫。已发现 HNA-5a 表达在 α_L 整合素亚单位,即白细胞功能抗原 -1(CD11a)上,是由于 2446 位 G 到 C 的单核苷酸替换导致 766 位氨基酸的 Arg 到 Thr 变化而造成[78]。HNA-5a 抗原频率为 78%~96%[73,74,76]。

■ 中性粒细胞抗原的抗体

同种免疫性中性新生儿粒细胞减少症

中性粒细胞的抗体检测是通过血凝法或荧光技术进行,由于这些抗体引起临床症状并不常见,因而这些检测并不是广泛提供的。在怀孕时母亲可能被诱发针对胎儿的中性粒细胞抗原的同种免疫,针对中性粒细胞的母源 IgG 可通过胎盘屏障并破坏胎儿的中性粒细胞。母体针对中性粒细胞抗原的同种免疫可影响第一胎。大部分新生儿有单纯的中性粒细胞减少,但是这种血细胞减少具有自限性并随抗体的清除而得到解除。针对中性粒细胞特异抗原 HNA-1a、HNA-1b 和 HNA-2a 的抗体是引起新生儿中性粒细胞减少症的最常见因素[68,77]。FcγR Ⅲ b 缺陷的母亲也可产生 FcγR Ⅲ b 抗体,引起新生儿中性粒细胞减少症[49,68,77]。

中性粒细胞减少症最常在出生后的第一周因新生儿出现发热或出现感染而作中性粒细胞计数时被发现,典型的细胞计数为(0.100~0.200)×10^9/L。白细胞计数、血小板计数和血红蛋白一般正常,但可能有嗜酸细胞或单核细胞增多。临床病程变化较大。个别婴儿是无症状的,但几乎所有受累儿童均有感染。中性粒细胞减少持续时间可短至几天或长达 28 周[77]。中性粒细胞减少的平均持续时间为约 11 周[77]。静脉内免疫球蛋白注射(IVIg)和粒细胞集落刺激因子(G-CSF)对新生儿同种免疫性中性粒细胞减少症具有有限的治疗作用[77]。

儿童时期的自身免疫性中性粒细胞减少

儿童的自身免疫性中性粒细胞减少症已有较好的了解[78-81]。典型的情况为自身免疫性中性粒细胞减少症的儿童在 8 个月左右发病,但 1~36 个月的儿童都可能被累及。大部分研究发现在 5 岁时中性粒细胞计数可自发性恢复正常,中性粒细胞减少症的中间期为 13~20 个月[78-81]。大部分病例中,儿童表现出严重的中性粒细胞减少,中性粒细胞计数低于 0.5×10^9/L。据报道高至 38% 的患者出现单核细胞增多。受累患者的骨髓活检一般为正常到高细胞相骨髓,伴有成熟中性粒细胞减少。

高至 98% 的受累患者中可检出抗中性粒细胞的抗体。如果抗体的特异性被确定,这些抗体几乎都是特异性地针对 FcγR Ⅲ b 上的表位。10%~46% 的患者的抗体针对 HNA-1a,2%~3% 的患者的抗体针对 HNA-1b,而针对所有献血员的中性粒细胞上都表达的 FcγR Ⅲ b 表位是罕见的[79,80]。可以用糖皮质激素、IVIg 和 G-CSF 治疗自身免疫性中性粒细胞减少[79]。

输血反应

输入血中的抗中性粒细胞和 HLA 的抗体可引起非溶血性发热反应。非溶血性发热性输血反应在输血后的数小时内发生,伴有寒战和寒噤,这些反应是因为输血受者的抗中性粒细胞抗体与输注的血成分中的白细胞结合所致。可使用去除白细胞的血制品以防止血小板和红细胞制品的输注受者产生发热性输血反应。

更严重的一种由中性粒细胞抗体介导的输血反应类型是 TRALI,通常是由于输注血制品血浆中存在中性粒细胞抗体所致。TRALI 发生在输血后 6 小时内,其时出现低氧血症和非心源性肺水肿,可监测到血氧饱和度下降低于 90%,或动脉氧分压(PaO_2)与吸入氧气分数(FIO_2)的比值(PaO_2 : FIO_2)小于 300torr[82]。

许多病例报道将 TRALI 与不慎输入中性粒细胞抗体相关联。对含有中性粒细胞抗体并已引发 TRALI 的供者来源的血制品的输注受者进行的调查发现,大部分中性粒细胞抗体可引起 TRALI 和不太严重的肺部输血反应[70,83-85]。在肺损伤中 HNA-2a 和 3a 抗体的作用最为常见。动物模型也显示输注抗 HNA-2a 和 HNA-3a 的抗体可引起急性肺损伤[86-88]。

人类血小板抗原

血小板在细胞表面表达多种免疫原标志物,这些抗原中的一部分如同人类白细胞或血型(ABO)抗原一样,是与其他细胞类型共享的,而另外一些抗原是血小板特异性的。这些血小板特异的标志物中的一部分可以被自身抗体[89-92]、某些特定药物诱导的抗体[93-95]识别,还有其他一些由怀孕妇女或输血受者产生的抗体识别。

■ 血小板同种抗原

血小板同种抗原与血小板表面的糖蛋白(GP)的多态性相关联,缺乏特定多态性的个体通过妊娠或输血接触这种多态性,可诱导同种抗体产生[96]。血小板同种抗原的免疫应答涉及若干临床综合征的发病机制,包括新生儿同种免疫性血小板减少症(NAIT)、输血后紫癜(PTP),以及偶尔在对血小板输注的顽固性无应答中[97]。同种免疫性血小板减少症是较为少见的实体器官移植并发症,其中供者的淋巴细胞产生针对器官移植物受者血小板的特异性同种抗体[98]。

■ 血小板同族抗原

当患者由于其糖蛋白(GP)编码基因的等位基因缺陷而缺失部分或全部特定的血小板 GP,导致与同种免疫性血小板破坏类似的情况。这些患者可产生针对几乎所有携带血小板 GP 的献血员的同族抗体。如缺乏 GPⅠb-Ⅴ-Ⅸ的 Bernard-Soulier 综合征或缺乏 GPⅡb(CD41)和 GPⅢa(CD61)表达的 Glanzmann 血小板无力症患者,可被诱导产生广谱抗血小板同族抗体[99-102]。

血小板 GP Ⅳ(CD36)表达在多种人类细胞上,包括血小板、

表 138-4 人类血小板抗原 [112,*]

同种抗原	其他命名	表型频率	糖蛋白定位 / 氨基酸变化替换	核苷酸
HPA-1a(PlA1)	PlA、Zw	72% a/a	GPⅢa/Leu:Pro33	T:C196
HPA-1b(PlA2)		26% a/b	GPⅢa/Leu:Val33	C:G175
HPA-1c		2% b/b		
		<1% a/c		
HPA-2a(Kob)	Ko、Sib	85% a/a	GPⅠb/Thr:Met145	C:T 524
HPA-2b(Koa)		14% a/b		
		1% b/b		
HPA-3a(Baka)	Bak、Lek	37% a/a	GPⅡb/Ile:Ser843	T:G 622
HPA-3b(Bakb)		48% a/b		
		15% b/b		
HPA-4a(Pena)	Pen、Yuk	>99.99% a/a	GPⅢa/Arg:Gln143	G:A 526
HPA-4b(Penb)		<0.1% a/b		
		<0.1% b/b		
HPA-5a(Brb)	Br、Hc、Zav	80% a/a	GPⅠa/Glu:Lys505	G:A 648
HPA-5b(Bra)		19% a/b		
		1% b/b		
HPA-6bw	Caa、Tu	<1%	GPⅢa/Arg:Gln489	A:G 564
HPA-7bw	Mob	<1%	GPⅡa/Pro:Ala407	G:C1317
HPA-8bw	Sra	<0.1%	GPⅢa/Arg:Cys636	T:C2004
HPA-9bw	Maxa	<1%	GPⅡb/Val:Met837	A:G2603
HPA-10bw	Laa	1%	GPⅡa/ Arg:Gln62	A:G281
HPA-11bw	Groa	<0.5%	GPⅢa/Arg:His633	A:G1996
HPA-12bw	Iya	1%	GPⅠbβ/Gly:Glu15	A:G141
HPA-13bw	Sita	<1%	GPⅠa/ Met:Thr799	T:C2531
HPA-14bw	Oea	1%	GPⅢa/Del Lys611	AAG1929-31
HPA-15a(Gov†)	Gov	35% a/a	CD109/Tyr:Ser703	A:C2108
HPA-15b(Gov*)		42% a/b		
		23% b/b		
HPA-16bw	Duva	<1%	GPⅢa/Thr:Ile140	C:T517
HPA-17bw	Vaa	<1%	GPⅢa/Thr:Met195	C:T622
NA†	Naka	99.8%(白种人)	CD36(GPⅣ)	T:G1264
		97%(非洲人)		C:T478
		96%(亚洲人)		

*抗原表型频率仅见于白种人,非洲人和亚洲人的基因频率可能有显著差别。

†对 CD36(GP Ⅳ)致敏是同族免疫的一个例子。抗 CD36 抗体可能与 NAIT 和 PTP 病例有关,因而被列入与这些疾病关联的同种抗体的名单中。

巨噬细胞、毛细血管内皮细胞、成红细胞和脂肪细胞[103,104]。某些似乎正常的个体在其血小板缺乏 CD36(Ⅱ型缺失)或在其血小板和单核细胞都缺乏 CD36(Ⅰ型缺失)[105]。CD36 缺失在亚洲人(3%~11%)[106] 和非洲人(3%~6%)[107] 中比较常见,但在白种人中非常罕见(0.1%)[107]。CD36 缺失可赋予疟疾保护的效应,已显示 CD36 是恶性疟原虫感染红细胞的一种受体。但是有一篇报道认为 CD36 缺失其实可能增加了更严重的疟疾感染类型的患病风险[108]。Ⅰ型 CD36 缺失的个体可通过输血或怀孕而被免疫,产生抗 CD36 的同族抗体,这些抗体涉及一些 NAIT、PTP 和血小板输注无效病例[106,109,110]。

血小板抗原:遗传学和结构

血小板特异同种抗原是编码血小板表面蛋白的基因具有遗传多态性的结果[111]。同种抗原由抗血小板抗体首次定义,这些抗体是在生育过血小板减少症(NAIT)婴儿的多产妇或 PTP 的患者的血清中发现的。后续又发现了许多识别血小板相关膜 GP 如 GPⅡb/GPⅢa(CD41/CD61)中的同种抗原决定簇的此类同种抗体,几乎所有这些决定簇都是因为 GP 基因中 SNP 编

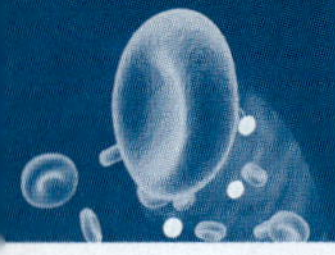

码的单氨基酸替换而产生的(表138-4)[112]。在某些实例中,不同的糖基化也可造成或影响某些人类血小板抗原(HPA)表位的表达,如与HPA-3相关表位的表达[113,114]。在任何实例中,这些氨基酸替换通常似乎不在体外影响血小板功能。但是血小板GP的遗传多态性可能与血小板生理的更细微的变化有关,可能会促成血栓形成和动脉硬化的相对风险[115-118]。

目前为止,已经对24种血小板特异同种抗原进行了描述,包括在血小板表面GP上的定位、血小板表面的密度定量、编码这些抗原的基因中DNA多态性的确定(见表138-4)[96,112]。另外还有其他几种已经用血清学方法描述,但其隐含的遗传多态性尚未得到确认。

命名

一种人类血小板抗原命名法已被采纳,以取代先前由世界各地的实验室各自发展使用的陈旧复杂的"经典"命名法(参见表138-4)。大部分情况下,一个HPA位点有两个等位基因,以后缀a或b命名。这些等位基因在血小板上共显性表达。a等位基因代表的是较普遍的蛋白,而b代表的是较少见的类型。HPA系统中有一个三等位基因的例子,HPA-1,具有一个分布最为少见的c等位基因[119]。有些HPA的等位基因频率随不同人种群体而变化。如HPA-1b在欧洲人后裔的血小板上表达的频率为15%,而亚洲人的后裔中不到1%。

许多HPA等位基因的基因频率小于0.1%,如HPA-6b、HPA-7b、HPA-8b、HPA-9b和HPA-10b,仅仅在一个或非常少的家庭中由生育了NAIT婴儿的母亲的血清所识别,而其推定的高频交互等位基因或HPA的a类型目前还未能用血清学鉴别,可能是由于可被高频交互等位基因致敏的罕见等位基因的纯合子个体的频率极低。当这样的低频标志物只能在单个家庭中检测出,可称其为**私有**等位基因。如果在超过一个且互不相关的家庭中发现此类低频标志则可称为**罕见**。这种非常罕见或私有等位基因不太可能出现在献血员群体中,由于这一原因,这些标志物可能与PTP病例的发生无关,但却可在选定家庭的孤立的NAIT病例中发现。如果等位基因在人群中表现的基因频率超过2%,则称为公共等位基因。而这些公共等位基因更有可能编码与PTP有关的同种抗原。

血小板特异抗原和抗体的检测

目前已发展了三种类型的血小板抗体检测方法。最早的是Ⅰ期检测方法,使用患者的血清和正常血小板混合,利用如α颗粒释放、聚集、凝聚等进行血小板功能依赖性终点检测。血清素释放检测是至今仍在广泛使用的唯一一个Ⅰ期主要检测方法,其通过测定放射标记的致密颗粒主要组成成分血清素来进行肝素诱导血小板减少的实验室诊断[120]。其他Ⅰ期检测方法大部分被Ⅱ期检测方法取代,Ⅱ期方法检测患者血小板或患者血清致敏正常血小板的表面或总的血小板相关免疫球蛋白。目前仍在大量使用的Ⅱ期检测方法的实例是用于血小板交叉配型的固相红细胞黏附试验[121]。Ⅲ期检测方法也已经开发,用于检测与分离的血小板表面GP结合的抗体,这些检测方法用于评估疑似NAIT和PTP病例时检测同种抗体,以及一些特发性血小板减少性紫癜病例时检测自身抗体[122]。Ⅲ期方法比Ⅰ期和Ⅱ期方法所具有的优势在于能检测结合到血小板GP的抗体,而不是如HLA Ⅰ类抗体的非血小板特异性表位。Ⅲ期方法的实例是单克隆抗体固定血小板抗原检测法[123]和改良抗原捕获ELISA[124]。

虽然大部分血小板抗体检测方法可应用于确定血小板同种抗原的分型,但是由于罕见类型的分型血清来源有限以及需要在血小板很少的患者中建立血小板分型,因此其在很大程度上已被基于PCR的分子分型方法所取代。所有已在基因层面阐述清楚的血小板同种抗原均已有分子分型方法。目前已发展了数种基于DNA的HPA分型技术,如限制性片段长度多态性分析,序列特异性寡核苷酸杂交和用SSP进行PCR[125-128]。

临床重要性

已在三种临床情况中发现识别血小板特异性同种抗原的抗体,包括生产患NAIT婴儿的母亲;在输血后发生明显的血小板减少症(PTP)的患者;以及多次接受输血的患者。第119章讨论了NAIT和PTP的临床综合征。

虽然HLA Ⅰ类抗原的抗体是免疫性血小板输注无效的首要原因(第141章中讨论),但是也偶有接受多次血小板输注的患者产生针对血小板特异同种抗原的抗体。许多在这类患者中检测到的资料齐全的血小板特异抗体是针对表型频率在献血人群中低于30%的血小板抗原[129-131]。因此,在随机献血员和(或)HLA匹配的血小板输注时,很难把血小板输注无效的原因只归咎于此类抗体,实际上大部分具有血小板特异抗体的血小板输注无效患者同时也有HLA抗体。可以预期高频血小板特异抗原的同种免疫是为需要多次输注血小板的患者寻找匹配血小板的主要挑战,幸运的是这种病例非常罕见[130,132]。如果血小板输注无效确因血小板特异抗体而致,为鉴定匹配的血小板制品可采用血小板交叉配型,也可以选用家庭成员或其他HPA已配型的献血员,其血小板与患者的抗体相容[133]。虽然一些有充分证据的输血失败病例可归咎于血小板特异抗体[134],但是输注受者缺少特异性的血小板糖蛋白反应性通常并不影响输注的效果[129,135-137]。

针对某些HPA-等位基因决定簇的抗体可以抑制血小板的功能。例如抗HPA-1同种抗体可抑制凝块回缩和血小板聚集,据推测可能是由于它们阻断了GPⅡb/GPⅢa($\alpha_{IIb}\beta_3$)(CD41/CD61)结合纤维蛋白原。此外,抗HPA-4的同种抗体可以完全抑制可被其识别的等位基因为纯合型的HPA-4血小板的聚集,因为其表位与整合素$\alpha_{IIb}\beta_3$的RGD(精胺酸-甘氨酸-天冬氨酸肽序列)结合域非常靠近[138,139]。另一方面,其他抗HPA同种抗体如HPA-3特异的同种抗体,可能不会明显影响血小板功能,但是可导致Fc介导的血小板破坏和免疫性血小板减少[140]。

翻译:杨 颖

校对:奚晓东,朱自严

参考文献

1. Breuning MH, van den Berg-Loonen EM, Bernini LF, et al: Localization of HLA on the short arm of chromosome 6. *Hum Genet* 37:131, 1977.
2. Complete sequence and gene map of a human major histocompatibility complex. The MHC sequencing consortium. *Nature* 401:921, 1999.
3. Berrih S, Arenzana-Seisdedos F, Cohen S, et al: Interferon-gamma modulates HLA class II antigen expression on cultured human thymic epithelial cells. *J Immunol* 135:1165, 1985.
4. Robinson J, Waller MJ, Parham P, et al: IMGT/HLA and IMGT/MHC: Sequence databases for the study of the major histocompatibility complex. *Nucleic Acids Res*

31:311, 2003.

4a. Holdsworth R, Hurley CK, Marsh SG, et al: The HLA dictionary 2008: A summary of HLA-A, -B, -C, DRB1/3/4/5, and DQB1 alleles and their association with serologically defined HLA-A, -B, -C, -DR, -DQ antigens. *Tissue Antigens* 73:95, 2009.

5. Horton R, Wilming L, Rand V, et al: Gene map of the extended human MHC. *Nat Rev Genet* 5:889, 2004.

6. Thorsby E: Structure and function of HLA molecules. *Transplant Proc* 19:29, 1987.

7. Le Bouteiller P: HLA class I chromosomal region, genes, and products: Facts and questions. *Crit Rev Immunol* 14:89, 1994.

8. Mueller-Eckhardt G, Hauck M, Kayser W, Mueller-Eckhardt C: HLA-C antigens on platelets. *Tissue Antigens* 16:91, 1980.

9. Bjorkman PJ, Saper MA, Samraoui B, et al: The foreign antigen binding site and T cell recognition regions of class I histocompatibility antigens. *Nature* 329:512, 1987.

10. Campbell RD, Trowsdale J: Map of the human MHC. *Immunol Today* 14:349, 1993.

11. Trowsdale J: Genetics and polymorphism: Class II antigens. *Br Med Bull* 43:15, 1987.

12. Germain RN, Margulies DH: The biochemistry and cell biology of antigen processing and presentation. *Annu Rev Immunol* 11:403, 1993.

13. Yewdell JW, Bennink JR: The binary logic of antigen processing and presentation to T cells. *Cell* 62:203, 1990.

14. Vyas JM, Van der Veen AG, Ploegh HL: The known unknowns of antigen processing and presentation. *Nat Rev Immunol* 8:607, 2008.

15. Boon T, Coulie PG, Van den Eynde BJ, van der Bruggen P: Human T cell responses against melanoma. *Annu Rev Immunol* 24:175, 2006.

16. Cao K, Hollenbach J, Shi X, et al: Analysis of the frequencies of HLA-A, B, and C alleles and haplotypes in the five major ethnic groups of the United States reveals high levels of diversity in these loci and contrasting distribution patterns in these populations. *Hum Immunol* 62:1009, 2001.

17. Maiers M, Gragert L, Klitz W: High-resolution HLA alleles and haplotypes in the United States population. *Hum Immunol* 68:779, 2007.

18. Terasaki PI, Park MS, Bernoco D, Iwaki Y: Serology of HLA. *Transplant Proc* 13:900, 1981.

19. Terasaki PI, McClelland JD: Microdroplet assay of human serum cytotoxins. *Nature* 204:998, 1964.

20. Saiki RK, Gelfand DH, Stoffel S, et al: Primer-directed enzymatic amplification of DNA with a thermostable DNA polymerase. *Science* 239:487, 1988.

21. Schaffer M, Olerup O: HLA-AB typing by polymerase-chain reaction with sequence-specific primers: More accurate, less errors, and increased resolution compared to serological typing. *Tissue Antigens* 58:299, 2001.

22. Flomenberg N, Baxter-Lowe LA, Confer D, et al: Impact of HLA class I and class II high-resolution matching on outcomes of unrelated donor bone marrow transplantation: HLA-C mismatching is associated with a strong adverse effect on transplantation outcome. *Blood* 104:1923, 2004.

23. Petersdorf EW, Gooley T, Malkki M, Horowitz M: Clinical significance of donor-recipient HLA matching on survival after myeloablative hematopoietic cell transplantation from unrelated donors. *Tissue Antigens* 69 Suppl 1:25, 2007.

24. Bowness P: HLA and the spondylarthropathies, in *HLA in Health and Disease*, Chap. 12, 2nd ed, edited by A Warrens, R Lechler, p 187. Academic Press, London, 2000.

25. Sollid L, Spurkland A, Thorsby T: HLA and gastrointestinal diseases, in *HLA in Health and Disease*, Chap. 17, 2nd Ed edited by A Warrens, R Lechler, p 249. Academic Press, London, 2000.

26. Riley JP, Rosenberg SA, Parkhurst MR: Identification of a new shared HLA-A2.1 restricted epitope from the melanoma antigen tyrosinase. *J Immunother* 24:212, 2001.

27. Rezvani K, Yong ASM, Mielke S, et al: Leukemia-associated antigen-specific T-cell responses following combined PR1 and WT1 peptide vaccination in patients with myeloid malignancies. *Blood* 111:236, 2008.

28. Abel S, Paturel L, Cabie A: Abacavir hypersensitivity. *N Engl J Med* 358:2515, 2008 (author reply 358:2515, 2008).

29. Bux J: Nomenclature of neutrophil alloantigens. ISBT Working Party on Platelet and Neutrophil Serology, Neutrophil Antigen Working Party. International Society of Blood Transfusion. *Transfusion* 39:662, 1999.

30. Bux J, Stein EL, Bierling P, et al: Characterization of a new alloantigen (SH) on the human neutrophil Fc gamma receptor IIIb. *Blood* 89:1027, 1997.

31. Trounstine ML, Peltz GA, Yssel H, et al: Reactivity of cloned, expressed human Fc gamma RIII isoforms with monoclonal antibodies which distinguish cell-type-specific and allelic forms of Fc gamma RIII. *Int Immunol* 2:303, 1990.

32. Ory PA, Clark MR, Kwoh EE, et al: Sequences of complementary DNAs that encode the NA1 and NA2 forms of Fc receptor III on human neutrophils. *J Clin Invest* 84:1688, 1989.

33. Ravetch JV, Perussia B: Alternative membrane forms of Fc gamma RIII(CD16) on human natural killer cells and neutrophils. Cell type-specific expression of two genes that differ in single nucleotide substitutions. *J Exp Med* 170:481, 1989.

34. Huizinga TW, Kleijer M, Tetteroo PA, et al: Biallelic neutrophil Na-antigen system is associated with a polymorphism on the phospho-inositol-linked Fc gamma receptor III (CD16). *Blood* 75:213, 1990.

35. Stroncek DF, Shankar R, Litz C, Clement L: The expression of the NB1 antigen on myeloid precursors and neutrophils from children and umbilical cords. *Transfus Med* 8:119, 1998.

36. Huizinga TW, de Haas M, Kleijer M, et al: Soluble Fc gamma receptor III in human plasma originates from release by neutrophils. *J Clin Invest* 86:416, 1990.

37. Koene HR, Kleijer M, Roos D, et al: Fc gamma RIIIB gene duplication: Evidence for presence and expression of three distinct Fc gamma RIIIB genes in NA(1+,2+)SH(+) individuals. *Blood* 91:673, 1998.

38. Steffensen R, Gulen T, Varming K, Jersild C: FcgammaRIIIB polymorphism: Evidence that NA1/NA2 and SH are located in two closely linked loci and that the SH allele is linked to the NA1 allele in the Danish population. *Transfusion* 39:593, 1999.

39. Hessner MJ, Curtis BR, Endean DJ, Aster RH: Determination of neutrophil antigen gene frequencies in five ethnic groups by polymerase chain reaction with sequence-specific primers. *Transfusion* 36:895, 1996.

40. Bux J, Stein EL, Santoso S, Mueller-Eckhardt C: NA gene frequencies in the German population, determined by polymerase chain reaction with sequence-specific primers. *Transfusion* 35:54, 1995.

41. Matsuo K, Procter J, Stroncek D: Variations in genes encoding neutrophil antigens NA1 and NA2. *Transfusion* 40:645, 2000.

42. Lin M, Chen CC, Wang CL, Lee HL: Frequencies of neutrophil-specific antigens among Chinese in Taiwan. *Vox Sang* 66:247, 1994.

43. Ohto H, Matsuo Y: Neutrophil-specific antigens and gene frequencies in Japanese. *Transfusion* 29:654, 1989.

44. de La Vega Elena CD, Nogues N, Fernandez MA, et al: HNA-1a, HNA-1b and HNA-1c gene frequencies in Argentineans. *Tissue Antigens* 71:475, 2008.

45. Abid S, Zili M, Bouzid L, et al: Gene frequencies of human neutrophil antigens in the Tunisian blood donors and Berbers. *Tissue Antigens* 58:90, 2001.

46. Kissel K, Hofmann C, Gittinger FS, et al: HNA-1a, HNA-1b, and HNA-1c (NA1, NA2, SH) frequencies in African and American Blacks and in Chinese. *Tissue Antigens* 56:143, 2000.

47. Kuwano ST, Bordin JO, Chiba AK, et al: Allelic polymorphisms of human Fcgamma receptor IIa and Fcgamma receptor IIIb among distinct groups in Brazil. *Transfusion* 40:1388, 2000.

48. Muniz-Diaz E, Madoz P, de la Calle MO, Puig L: The polymorphonuclear neutrophil Fc gamma RIIIb deficiency is more frequent than hitherto assumed. *Blood* 86:3999, 1995.

49. Fromont P, Bettaieb A, Skouri H, et al: Frequency of the polymorphonuclear neutrophil Fc gamma receptor III deficiency in the French population and its involvement in the development of neonatal alloimmune neutropenia. *Blood* 79:2131, 1992.

50. Nagarajan S, Chesla S, Cobern L, et al: Ligand binding and phagocytosis by CD16 (Fc gamma receptor III) isoforms. Phagocytic signaling by associated zeta and gamma subunits in Chinese hamster ovary cells. *J Biol Chem* 270:25762, 1995.

51. Salmon JE, Edberg JC, Kimberly RP: Fc gamma receptor III on human neutrophils. Allelic variants have functionally distinct capacities. *J Clin Invest* 85:1287, 1990.

52. Bredius RG, Fijen CA, de Haas M, et al: Role of neutrophil Fc gamma RIIa (CD32) and Fc gamma RIIIb (CD16) polymorphic forms in phagocytosis of human IgG1- and IgG3-opsonized bacteria and erythrocytes. *Immunology* 83:624, 1994.

53. Clement LT, Lehmeyer JE, Gartland GL: Identification of neutrophil subpopulations with monoclonal antibodies. *Blood* 61:326, 1983.

54. Goldschmeding R, van Dalen CM, Faber N, et al: Further characterization of the NB1 antigen as a variably expressed 56–62 kD GPI-linked glycoprotein of plasma membranes and specific granules of neutrophils. *Br J Haematol* 81:336, 1992.

55. Stroncek DF, Shankar RA, Noren PA, et al: Analysis of the expression of NB1 antigen using two monoclonal antibodies. *Transfusion* 36:168, 1996.

56. Matsuo K, Lin A, Procter JL, et al: Variations in the expression of neutrophil antigen NB1. *Transfusion* 40:654, 2000.

57. Caruccio L, Bettinotti M, Matsuo K, et al: Expression of human neutrophil antigen-2a (NB1) is increased in pregnancy. *Transfusion* 43:357, 2003.

58. Stroncek DF, Skubitz KM, McCullough JJ: Biochemical characterization of the neutrophil-specific antigen NB1. *Blood* 75:744, 1990.

59. Kissel K, Santoso S, Hofmann C, et al: Molecular basis of the neutrophil glycoprotein NB1 (CD177) involved in the pathogenesis of immune neutropenias and transfusion reactions. *Eur J Immunol* 31:1301, 2001.

60. Caruccio L, Bettinotti M, Director-Myska AE, et al: The gene overexpressed in polycythemia rubra vera, PRV-1, and the gene encoding a neutrophil alloantigen, NB1, are alleles of a single gene, CD177, in chromosome band 19q13.31. *Transfusion* 46:441, 2006.

61. Taniguchi K, Kobayashi M, Harada H, et al: Human neutrophil antigen-2a expression on neutrophils from healthy adults in western Japan. *Transfusion* 42:651, 2002.

62. Bierling P, Poulet E, Fromont P, et al: Neutrophil-specific antigen and gene frequencies in the French population. *Transfusion* 30:848, 1990.

63. Caruccio L, Walkovich K, Bettinotti M, et al: CD177 polymorphisms: Correlation between high-frequency single nucleotide polymorphisms and neutrophil surface protein expression. *Transfusion* 44:77, 2004.

64. Kissel K, Scheffler S, Kerowgan M, Bux J: Molecular basis of NB1 (HNA-2a, CD177) deficiency. *Blood* 99:4231, 2002.

65. Sachs UJ, Andrei-Selmer CL, Maniar A, et al: The neutrophil specific antigen CD177 is a counter-receptor for endothelial PECAM-1 (CD31). *J Biol Chem* 282:23603, 2007.

66. Temerinac S, Klippel S, Strunck E, et al: Cloning of PRV-1, a novel member of the uPAR receptor superfamily, which is overexpressed in polycythemia rubra vera. *Blood* 95:2569, 2000.

67. Klippel S, Strunck E, Busse CE, et al: Biochemical characterization of PRV-1, a novel hematopoietic cell surface receptor, which is overexpressed in polycythemia rubra vera. *Blood* 100:2441, 2002.

68. de Haas M, Muniz-Diaz E, Alonso LG, et al: Neutrophil antigen 5b is carried by a protein, migrating from 70 to 95 kDa, and may be involved in neonatal alloimmune neutropenia. *Transfusion* 40:222, 2000.

69. Nordhagen R, Conradi M, Dromtorp SM: Pulmonary reaction associated with transfusion of plasma containing anti-5b. *Vox Sang* 51:102, 1986.

70. Kopko PM, Marshall CS, MacKenzie MR, et al: Transfusion-related acute lung injury: Report of a clinical look-back investigation. *JAMA* 287:1968, 2002.

71. Reil A, Keller-Stanislawski B, Gunay S, Bux J: Specificities of leucocyte alloantibodies in transfusion-related acute lung injury and results of leucocyte antibody screening of blood donors. *Vox Sang* 95:313, 2008.

72. Clague HD, Fung YL, Minchinton RM: Human neutrophil antigen-4a gene frequencies in an Australian population, determined by a new polymerase chain reaction method using sequence-specific primers. *Transfus Med* 13:149, 2003.

73. Han TH, Han KS: Gene frequencies of human neutrophil antigens 4a and 5a in the Korean population. *Korean J Lab Med* 26:114, 2006.

74. Cardone JD, Bordin JO, Chiba AK, et al: Gene frequencies of the HNA-4a and -5a

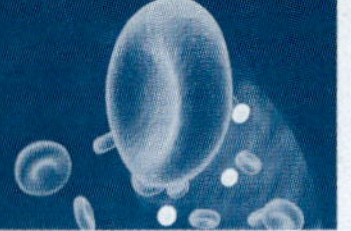

neutrophil antigens in Brazilian persons and a new polymerase chain reaction-restriction fragment length polymorphism method for HNA-5a genotyping. *Transfusion* 46:1515, 2006.

75. Simsek S, van der Schoot CE, Daams M, et al: Molecular characterization of antigenic polymorphisms (Ond(a) and Mart(a)) of the beta 2 family recognized by human leukocyte alloantisera. *Blood* 88:1350, 1996.
76. Sachs UJ, Reil A, Bauer C, et al: Genotyping of human neutrophil antigen-5a (Ond). *Transfus Med* 15:115, 2005.
77. Bux J, Jung KD, Kauth T, Mueller-Eckhardt C: Serological and clinical aspects of neutrophil antibodies leading to alloimmune neonatal neutropenia. *Transfus Med* 2:143, 1992.
78. Bux J, Behrens G, Jaeger G, Welte K: Diagnosis and clinical course of autoimmune neutropenia in infancy: Analysis of 240 cases. *Blood* 91:181, 1998.
79. Bruin MC, dem Borne AE, Tamminga RY, et al: Neutrophil antibody specificity in different types of childhood autoimmune neutropenia. *Blood* 94:1797, 1999.
80. Lalezari P, Khorshidi M, Petrosova M: Autoimmune neutropenia of infancy. *J Pediatr* 109:764, 1986.
81. Conway LT, Clay ME, Kline WE, et al: Natural history of primary autoimmune neutropenia in infancy. *Pediatrics* 79:728, 1987.
82. Toy P, Popovsky MA, Abraham E, et al: Transfusion-related acute lung injury: Definition and review. *Crit Care Med* 33:721, 2005.
83. Davoren A, Curtis BR, Shulman IA, et al: TRALI due to neutrophil-agglutinating human neutrophil antigen-3a (5b) alloantibodies in donor plasma: A report of 2 fatalities. *Transfusion* 43:641, 2003.
84. Muniz M, Sheldon S, Schuller RM, et al: Patient-specific transfusion-related acute lung injury. *Vox Sang* 94:70, 2008.
85. Fadeyi EA, Los Angeles MM, Wayne AS, et al: The transfusion of neutrophil-specific antibodies causes leukopenia and a broad spectrum of pulmonary reactions. *Transfusion* 47:545, 2007.
86. Seeger W, Schneider U, Kreusler B, et al: Reproduction of transfusion-related acute lung injury in an ex vivo lung model. *Blood* 76:1438, 1990.
87. Sachs UJ, Hattar K, Weissmann N, et al: Antibody-induced neutrophil activation as a trigger for transfusion-related acute lung injury in an *ex vivo* rat lung model. *Blood* 107:1217, 2006.
88. Silliman CC, Curtis BR, Kopko PM, et al: Donor antibodies to HNA-3a implicated in TRALI reactions prime neutrophils and cause PMN-mediated damage to human pulmonary microvascular endothelial cells in a two-event in vitro model. *Blood* 109:1752, 2007.
89. McMillan R: The pathogenesis of chronic immune thrombocytopenic purpura. *Semin Hematol* 44(4 Suppl 5):S3, 2007.
90. McMillan R: Antiplatelet antibodies in chronic adult immune thrombocytopenic purpura: Assays and epitopes. *J Pediatr Hematol Oncol* 25 Suppl 1:S57, 2003.
91. Wadenvik H, Stockelberg D, Hou M: Platelet proteins as autoantibody targets in idiopathic thrombocytopenic purpura. *Acta Paediatr Suppl* 424:26, 1998.
92. Beardsley DS, Ertem M: Platelet autoantibodies in immune thrombocytopenic purpura. *Transfus Sci* 19:237, 1998.
93. Bougie DW, Wilker PR, Wuitschick ED, et al: Acute thrombocytopenia after treatment with tirofiban or eptifibatide is associated with antibodies specific for ligand-occupied GPIIb/IIIa [see comment]. *Blood* 100:2071, 2002.
94. Gentilini G, Curtis BR, Aster RH: An antibody from a patient with ranitidine-induced thrombocytopenia recognizes a site on glycoprotein IX that is a favored target for drug-induced antibodies. *Blood* 92:2359, 1998.
95. Peterson JA, Nyree CE, Newman PJ, Aster RH: A site involving the "hybrid" and PSI homology domains of GPIIIa (beta 3-integrin subunit) is a common target for antibodies associated with quinine-induced immune thrombocytopenia. *Blood* 101:937, 2003.
96. McFarland JG: Platelet and granulocyte antigens and antibodies, in *Technical Manual*, edited by JD Roback, p 525. American Association of Blood Banks, Bethesda, MD, 2008.
97. Warkentin TE, Smith JW: The alloimmune thrombocytopenic syndromes. *Transfus Med Rev* 11:296, 1997.
98. West KA, Anderson DR, McAlister VC et al: Alloimmune thrombocytopenia after organ transplantation. *N Engl J Med* 341:1504, 1999.
99. Li C, Pasquale DN, Roth GJ: Bernard-Soulier syndrome with severe bleeding: Absent platelet glycoprotein Ib alpha due to a homozygous one-base deletion. *Thromb Haemost* 76:670, 1996.
100. Conte R, Cirillo D, Ricci F et al: Platelet transfusion in a patient affected by Glanzmann's thrombasthenia with antibodies against GPIIb-IIIa. *Haematologica* 82:73, 1997.
101. Skouri H, Bettaieb A, Fromont P, et al: Platelet and granulocyte alloimmunisation in multitransfused Tunisian patients. *Eur J Haematol* 75:248, 2005.
102. Kashyap R, Kriplani A, Saxena R, et al: Pregnancy in a patient of Glanzmann's thrombasthenia with antiplatelet antibodies. *J Obstet Gynaecol Res* 23:247, 1997.
103. Greenwalt DE, Lipsky RH, Ockenhouse CF, et al: Membrane glycoprotein CD36: A review of its roles in adherence, signal transduction, and transfusion medicine. *Blood* 80:1105, 1992.
104. Yanai H, Chiba H, Morimoto M, et al: Human CD36 deficiency is associated with elevation in low-density lipoprotein cholesterol. *Am J Med Genet* 93:299, 2000.
105. Yanai H, Chiba H, Fujiwara H, et al: Phenotype-genotype correlation in CD36 deficiency types I and II. *Thromb Haemost* 84:436, 2000.
106. Ikeda H, Mitani T, Ohnuma M, et al: A new platelet-specific antigen, Naka, involved in the refractoriness of HLA-matched platelet transfusion. *Vox Sang* 57:213, 1989.
107. Curtis BR, Aster RH: Incidence of the Nak(a)-negative platelet phenotype in African Americans is similar to that of Asians. *Transfusion* 36:331, 1996.
108. Aitman TJ, Cooper LD, Norsworthy PJ, et al: Malaria susceptibility and CD36 mutation. *Nature* 405:1015, 2000.
109. Bierling P, Godeau B, Fromont P, et al: Posttransfusion purpura-like syndrome associated with CD36 (Naka) isoimmunization. *Transfusion* 35:777, 1995.
110. Kankirawatana S, Kupatawintu P, Juji T, et al: Neonatal alloimmune thrombocytopenia due to anti-Nak(a). *Transfusion* 41:375, 2001.
111. Newman PJ, Valentin N: Human platelet alloantigens: Recent findings, new perspectives. *Thromb Haemost* 74:234, 1995.
112. Santoso S: Human platelet alloantigens. *Transfus Apher Sci* 28:227, 2003.
113. Lyman S, Aster RH, Visentin GP, Newman PJ: Polymorphism of human platelet membrane glycoprotein IIb associated with the Baka/Bakb alloantigen system. *Blood* 75:2343, 1990.
114. Harrison CR, Curtis BR, McFarland JG, et al: Severe neonatal alloimmune thrombocytopenia caused by antibodies to human platelet antigen 3a (Baka) detectable only in whole platelet assays. *Transfusion* 43:1398, 2003.
115. Bray PF: Integrin polymorphisms as risk factors for thrombosis. *Thromb Haemost* 82:337, 1999.
116. Goldschmidt-Clermont PJ, Roos CM, Cooke GE: Platelet PlA2 polymorphism and thromboembolic events: From inherited risk to pharmacogenetics. *J Thromb Thrombolysis* 8:89, 1999.
117. Harris K, Nguyen P, Van Cott EM: Platelet PlA2 Polymorphism and the risk for thrombosis in heparin-induced thrombocytopenia. *Am J Clin Pathol* 129:282, 2008.
118. Ollikainen E, Mikkelsson J, Perola M, et al: Platelet membrane collagen receptor glycoprotein VI polymorphism is associated with coronary thrombosis and fatal myocardial infarction in middle-aged men. *Atherosclerosis* 176:95, 2004.
119. Santoso S, Kroll H, Andrei-Selmer CL, et al: A naturally occurring LeuVal mutation in beta3-integrin impairs the HPA-1a epitope: The third allele of HPA-1. *Transfusion* 46:790, 2006.
120. Sheridan D, Carter C, Kelton JG: A diagnostic test for heparin-induced thrombocytopenia. *Blood* 67:27, 1986.
121. Rachel JM, Summers TC, Sinor LT, Plapp FV: Use of a solid phase red blood cell adherence method for pretransfusion platelet compatibility testing. *Am J Clin Pathol* 90:63, 1988.
122. Davoren A, Bussel J, Curtis BR, et al: Prospective evaluation of a new platelet glycoprotein (GP)-specific assay (PakAuto) in the diagnosis of autoimmune thrombocytopenia (AITP). *Am J Hematol* 78:193, 2005.
123. Kiefel V, Santoso S, Weisheit M, Müeller-Eckhardt C: Monoclonal antibody-specific immobilization of platelet antigens (MAIPA): A new tool for the identification of platelet-reactive antibodies. *Blood* 70:1722, 1987.
124. Visentin GP, Wolfmeyer K, Newman PJ, Aster RH: Detection of drug-dependent, platelet-reactive antibodies by antigen-capture ELISA and flow cytometry. *Transfusion* 30:694, 1990.
125. McFarland JG, Aster RH, Bussel JB, et al: Prenatal diagnosis of neonatal alloimmune thrombocytopenia using allele-specific oligonucleotide probes. *Blood* 78:2276, 1991.
126. Simsek S, Faber NM, Bleeker PM, et al: Determination of human platelet antigen frequencies in the Dutch population by immunophenotyping and DNA (allele-specific restriction enzyme) analysis. *Blood* 81:835, 1993.
127. Panzer S: Report on the Tenth International Platelet Genotyping and Serology Workshop on behalf of the International Society of Blood Transfusion. *Vox Sang* 80:72, 2001.
128. Skogen B, Bellissimo DB, Hessner MJ, et al: Rapid determination of platelet alloantigen genotypes by polymerase chain reaction using allele-specific primers. *Transfusion* 34:955, 1994.
129. Leukocyte reduction and ultraviolet B irradiation of platelets to prevent alloimmunization and refractoriness to platelet transfusions. The Trial to Reduce Alloimmunization to Platelets Study Group. *N Engl J Med* 337:1861, 1997.
130. Taaning E, Simonsen AC, Hjelms E, et al: Platelet alloimmunization after transfusion. A prospective study in 117 heart surgery patients. *Vox Sang* 72:238, 1997.
131. Kiefel V, König C, Kroll H, Santoso S: Platelet alloantibodies in transfused patients. *Transfusion* 41:766, 2001.
132. Langenscheidt F, Kiefel V, Santoso S, Mueller-Eckhardt C: Platelet transfusion refractoriness associated with two rare platelet-specific alloantibodies (anti-Baka and anti-PlA2) and multiple HLA antibodies. *Transfusion* 28:597, 1988.
133. Kekomaki S, Volin L, Koistinen P, et al: Successful treatment of platelet transfusion refractoriness: The use of platelet transfusions matched for both human leucocyte antigens (HLA) and human platelet alloantigens (HPA) in alloimmunized patients with leukaemia. *Eur J Haematol* 60:112, 1998.
134. Murata M, Furihata K, Ishida F, et al: Genetic and structural characterization of an amino acid dimorphism in glycoprotein Ib alpha involved in platelet transfusion refractoriness. *Blood* 79:3086, 1992.
135. Godeau B, Fromont P, Seror T, et al: Platelet alloimmunization after multiple transfusions: A prospective study of 50 patients. *Br J Haematol* 81:395, 1992.
136. Novotny VM: Prevention and management of platelet transfusion refractoriness. *Vox Sang* 76:1, 1999.
137. Meenaghan M, Judson PA, Yousaf K, et al: Antibodies to platelet glycoprotein V in polytransfused patients with haematological disease. *Vox Sang* 64:167, 1993.
138. Wang R, Furihata K, McFarland JG, et al: An amino acid polymorphism within the RGD binding domain of platelet membrane glycoprotein IIIa is responsible for the formation of the Pena/Penb alloantigen system. *J Clin Invest* 90:2038, 1992.
139. Furihata K, Nugent DJ, Bissonette A, et al: On the association of the platelet-specific alloantigen, Pena, with glycoprotein IIIa. Evidence for heterogeneity of glycoprotein IIIa. *J Clin Invest* 80:1624, 1987.
140. Glade-Bender J, McFarland JG, Kaplan C, et al: Anti-HPA-3A induces severe neonatal alloimmune thrombocytopenia. *J Pediatr* 138:862, 2001.

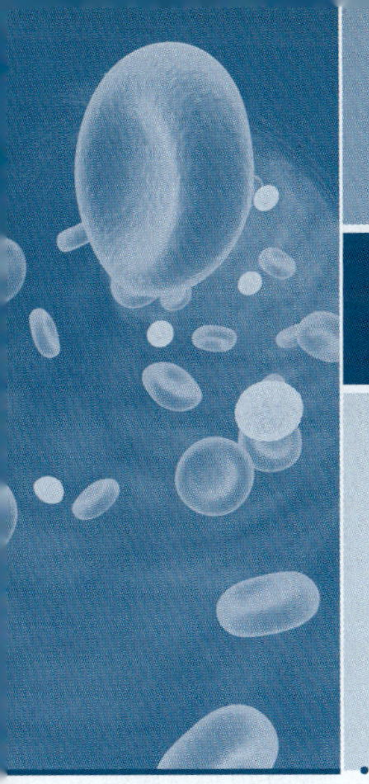

第139章

血液采集及筛查

Jeffrey McCullough

摘　要

血液采集在美国处于极其重要的全国优先地位，涉及志愿献血者和包括美国红十字会、独立的社区血液中心和医院的多元化血液采集系统。每年从约1000万名献血者中采集超过1300万单位的全血。招募献血者首先要调查病史并进行体格检查。捐献的血液要进行多达15个项目的检测，包括血型鉴定、红细胞抗体检测以及一系列针对可能经输血传播的传染因素的研究。这个过程通常从随机、无关献血者的捐献开始，但在特殊情况下可能包括自体的、针对特殊患者或定向献血者。在某些情况下，通过血液成分单采来采集红细胞、血小板、白细胞或血浆。用来后续制造诸如白蛋白和静脉注射用免疫球蛋白等衍生产品的血浆，是由不同于采集全血、制备血液组分的机构的经营性机构采自有偿献血者。对供血者风险特征的一丝不苟的关注，以及使用敏感方法检测可能通过血液传播的传染因素，在开展这些业务的国家中极大改善了血液作为一种治疗用品的安全性。尽管如此，由病毒和细菌引起的感染风险虽然很小，却依然存在。引入核酸扩增和细菌检测技术来检测微生物污染源是进一步降低输血时被感染风险的最新步骤。

血库系统概述

■ 美国的血库系统

美国拥有多元化的采血系统，而非存在于其他发达国家的单一国立血液采集系统[1,2]。2005年，美国可供使用的血液有大约15 019 000单位（表139-1）。其中大约94%的血液由地区血液中心采集，而医院采集了6%[3]。在美国，大约有2%的血液单位是自体捐献，另有0.9%是定向捐献，即家属或者朋友献血给特定患者。从2001年起，自体献血和定向献血均逐渐减少[3]。采集到的红细胞最终被输注的比例分别为，异体献血97.7%、自体献血59%和定向献血100%[3]。大约5 300 000名患者接受了一次红细胞输注，每名患者平均输注2.7单位。仅美国红十字会一个组织，通过其36个地区血液中心的网络采集了约45%的血量。社区血液中心和医院采集剩余的血量。社区血液中心是独立的、地方性运营的非盈利机构，而美国红十字会是单一全国性机构，具有唯一的FDA许可证和为其所有地区血液中心制定的成套操作流程。

本章使用的简写和缩略词：AABB，美国血库协会（American Association of Blood Banks）；CPD，柠檬酸、磷酸盐、葡萄糖溶液（citrate, phosphate, dextrose）；G-CSF，粒细胞集落刺激因子（granulocyte colony-stimulating factor）；U，单位（units）。

表139-1　2004年的美国血液供应系统*

	数量	百分比
全血单位总量	15 019 000	100
血液中心	14 050 000	94
医院	968 000	6
红细胞输注	14 182 000	100
异体输血	13 720 000	96.7
自体输血	270 000	1.9
定向输血	132 000	0.9
其他	60 000	0.4
废弃	503 000	3.3
血小板	13 362 000	100
SDP 采集	9 161 000	69
（全血）血小板浓缩物	4 202 000	31
血小板输注总量*	9 875 000	
新鲜冰冻血浆	4 089 000	—
输注的FFP	4 089 000	—
冷沉淀	1 164 000	
输注的冷沉淀	890 000	

SDP，用血小板单采制备自单个献血者的血小板浓缩物。1份SDP相当于6份（全血）血小板浓缩物。

* Whitaker BI, Sullivan M的数据[3]。

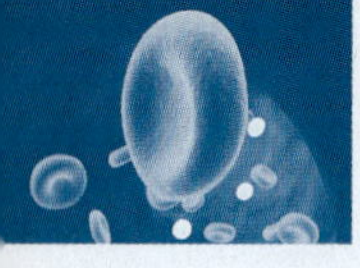

在美国，用于输血的所有全血均由志愿者捐献，然而采集、检验、产品生产和血液成分的分发产生了费用。由于血库是非盈利机构，因此这些成本最终转给了医院。过去，患者可以通过置换他们使用的血液而减少部分费用。这项方案已被基本中止，因为这在患病的困难时期向患者或其家人施加了要求。而代之以由血库承担起通过开展公众教育和献血者招募计划来确保社区用血需求得到满足的责任。

美国一些地区能提供大于当地的需求量的血液，而另一些地区的采血量不能满足当地的需求。这种血液供需的失调是一种长期持续的现象。为缓解用血短缺，一些库存共享系统被用来周转美国各地的血液。但这些系统非常复杂，脆弱的安排并非总是有效。结果在美国的一些地区，偶尔还是会出现血液短缺的情况。

血液被认为是一种药物，献血者的选择、采血、血液的加工处理、化验、保存和分发等所有环节都由 FDA 根据美国联邦法规的标准来监控。法规的要求确定了血库必须遵循的操作程序、记录保存、员工的熟练度、特殊的测试，以及献血者的医学要求等。血库使用 FDA 确定的良好生产规范来达成这些要求，这些规范与药物生产厂商所执行的相类似[1,4]。其他的标准由美国血库协会(AABB)制定，这是一个对血库具有认证权的志愿性组织。

■ 国际惯例

全世界一年采集大约 8000 万单位的血液[5]。在全球范围内，血液和血液制品的使用存在相当大的差异[6-8]。通常，此差异与国家的发展程度及国家卫生保健系统相关。血液采集量与国家的人口数量存在关联，在工业化国家，每 1000 人中有 50 例献血；在发展中国家每 1000 人中有 5~15 例；而在最不发达国家，这个数字仅为 1~5 例。因此，在工业化国家，输血产品的使用普遍的多[5]。发达国家，尤其是西欧和部分亚洲国家，通常是由一个政府机构来监控血液采集活动，虽然不同国家在制定要求以及监控或检查血液采集系统时各不相同[9]。在进行国家血液项目发展的国家，通常会制定国家血液政策，这项政策包括确定负责项目的机构的定义、资金的来源、血液捐献的类型以及确保血液安全的规章制度[2,6,9]。在这些国家，献血者医学筛选、采血、实验室检测以及血液成分制备的基本流程与美国的相应体系类似。在几乎所有发达国家，血液均由无偿志愿献血者捐献，有偿献血被竭力避免的。这个制度表明去除献血者的财务利益减少了输血相关并发症，因为利益可能负面影响与血液传染病相关的献血者行为的自我报告[10,11]。血液可能是由医院、以社区为基础的地区性血液中心，或者这些设施的联合体采集的。供应系统以及医院和血液中心间的共享资源随国家血液供应系统的发展程度不同。基本的血液组分即红细胞、血小板、血浆和冷沉淀凝血因子均可获得，并使用单采设备采集血小板。血浆衍生产品如白蛋白、凝血因子Ⅷ和免疫球蛋白均可获得。在许多发达国家，这些血浆衍生产品用采集自无偿献血者的血浆制备，而在美国则用采集自有偿献血者的血浆制备这些衍生产品。

然而在一些发展中国家，“输血实践是支离破碎、缺乏组织的，并且即便不是不可能，在充足供应基础上提供五种基本血液成分是困难的”[5,8]。这些国家通常没有一个有组织的血液供应系统，患者可能被要求自行安排自己所需的血液，因此献血者可能是患者的朋友或家庭成员，甚至是患者的亲属花钱请来献所需血的。相当多的证据显示，有偿献血者所献的血液更可能传播疾病[12]。供者筛查可能不尽普及，传染性疾病的检测可能缺乏，装置可能被重复使用。这些困难可能共存有地方性输血传播的疾病，其筛选较困难或昂贵而无法像较发达国家那样全面开展。血液成分如新鲜冰冻血浆或血小板，在多数发展中国家无法获得。因此，获得血液和血液成分的可能性在全世界有广泛差异。从供应不足和不确定的安全性到先进的供应系统以及血液成分的提供相当或超过美国。

血浆衍生产品的获得

血浆产业与上述的血库系统(参见上述“血库系统概述”)是分离的。血浆可以通过分离工序来生产一些被称为血浆衍生品的，具有医疗价值的产品。例如白蛋白、凝血因子浓缩物、免疫血清球蛋白和许多其他产品。血浆的加工分离是在生产工厂进行的，把采自 50 000 名献血者的合并血浆合成为多至 10 000L 的批量进行分离。用于加工、分离血浆衍生产品的血浆可以从全血单位中获取，但是这种数量的血浆不足以满足对血浆衍生产品的需求。因此，大量血浆通过仅截留献血者的血浆而非红细胞或血小板的血浆除去法获得。一个人一周最多可以献两次血浆并通常会获得报酬，因为献血浆会耗用更多的时间。这种血浆采集系统通常是由盈利性机构运作，其功能独立于全血捐献系统。

在美国，每年大约可以从 1500 万次献血中采集到 1300 万升的血浆[13]。FDA 对 22 种血浆衍生产品的生产颁发了许可证(表 139-2)。一些衍生产品只有一家厂商生产，其他的衍生产品可以由多家厂商制造。因此，在血浆供应环节或某个生产厂商出现问题会造成严重后果，导致造成某些衍生产品的短缺。

本章节的其余部分描述由社区志愿组织运作以提供细胞和全血衍生组分的血液采集系统。

献血者招募

虽然许多美国人在他们生命的某个特定时期需要输血，但只有大约三分之一的美国人符合献血的标准[14]，而其中实际仅有一小部分献了血。献血者较总体人群更多为男性、30~50 岁、白种人、有职业，受过良好教育并有较高收入[15]。一般认为，最有效的招募献血者的方法是亲自去邀请他或她参与[16]。诸如献血的方便程度、同侪压力(身边的同龄人的行为、举动，会对个人的决策产生一定影响，称为同侪压力——译者注)、家庭成员输过血以及感受到的社区需要，都是加诸个人的基本社会承诺的重要因素[16]。通常，献血者被要求供给整体社会需求。有些献血者会被要求给予特定的患者，即所谓定向献血。这样的定向献血可能较易获得，并因捐献的私人性质给这些献血者留下更强的满足感。

自 AIDS 病开始流行而增高的对血液安全的关注，导致对献血的适合性提出了更多的要求。因此一大部分潜在的献血者被排除在外，而最常见的原因就是低血红蛋白。扩大的需求伴随着人口老龄化、人口的地理、种族的变化以及人们观念转变，正在引起献血者人群不断缩减[14]。延期招募对患者或献血者安全几乎没有益处，这对血液供应是一个严重的问题，因为人们被要求延期献血后不太可能再回来[17,18]。

表 139-2　血浆衍生产品及用途

血液产品	血液产品使用的目的
白蛋白	在休克、外伤、手术、烧伤后，恢复血浆容量
α_1- 蛋白酶抑制剂	治疗由遗传缺陷引起的肺气肿
激活的凝血酶原复合物	治疗因子Ⅷ和因子Ⅸ抑制物存在时的出血症状
抗血友病因子	防治血友病 A 患者的出血症状
抗凝血酶Ⅲ	治疗与肝脏疾病、抗凝血酶Ⅲ缺陷、血栓栓塞相关的出血症状
巨细胞病毒免疫球蛋白	用于接触巨细胞病毒后的被动免疫
Ⅸ因子复合物	预防和治疗血友病 B 的出血症状和其他出血性疾病
ⅩⅢ因子	治疗ⅩⅢ因子缺陷引发的伤口愈合和出血
纤维蛋白原	治疗低纤维蛋白原血症、异常纤维蛋白原血症和无纤维蛋白原血症时的出血素质
乙型肝炎免疫球蛋白	接触乙型肝炎后的被动免疫
IgM 富集免疫球蛋白	治疗和预防抗生素治疗过程中毒素释放引起的败血症及败血性休克
免疫球蛋白(静脉和肌肉注射用)	治疗丙种球蛋白缺乏血症和低丙种球蛋白血症；甲型肝炎和麻疹的被动免疫
血浆蛋白组分	在休克、外伤、手术、烧伤后恢复血浆容量
狂犬病免疫球蛋白	接触狂犬病后的被动免疫
Rho(D)免疫球蛋白	治疗和预防 Rh 不合引起的胎儿和新生儿溶血病以及配型不合的输血
风疹免疫球蛋白	接触风疹后的被动免疫
血清胆碱酯酶	治疗使用氯化琥珀酰胆碱后引起的延长的呼吸暂停
破伤风免疫球蛋白	接触破伤风后的被动免疫
牛痘免疫球蛋白	接触天花后的被动免疫
水痘 - 带状疱疹免疫球蛋白	接触水痘后的被动免疫

■ 全血献血者的筛选

选择献血者的方法被设计为：①保证献血者的安全；②获得尽可能对受血者安全的、高质量的血液成分。为确保血液尽可能安全而采取的一些特殊步骤包括仅使用志愿献血者、在安排献血前询问献血者的基本健康状况、献血前征询医疗史包括特殊的风险因素、献血前进行一次体检、对捐献的血液进行实验室检测、就献血者延期登记核对其身份[19]以及提供一种方法，便于献血者在献血完成后秘密指明不适合用于输血的血液单位[15]。

健康史

尽管计算机辅助的自我询问系统的使用日益频繁并可能提供更准确的信息，但健康史的征询还是通过面谈完成[20,21]。为保护献血者安全而设计的问题包括献血者是否正在接受医师的照料或具有下列既往史：心血管或肺部疾病、癫痫、目前或近期怀孕、近期献血或血浆、最近重大疾病或手术、原因不明的体重减轻、不正常出血或者正在服用药物。为保护受血者安全而设计的问题包括：献血者的基本健康状况、生长激素摄入和罹患或接触肝炎及其他肝病患者史或先前被诊断为 AIDS(或有 AIDS 症状)、美洲锥虫病或者巴贝虫病。病史了解也涉及药物注射、接受凝血因子浓缩物、输血、文身、针刺、身体穿孔术、接受器官或组织移植、近期赴疟疾流行区旅游、近期免疫接种、摄取药物(尤其是阿司匹林)、重病或手术以及此前的传染性疾病的阳性检测报告。此外，有几个问题和 AIDS 风险行为相关，包括潜在的献血者是否与 AIDS 患者发生性行为、为性付出或获取金钱或毒品、(就男性而言)与另一男性发生性行为、(就女性而言)和曾与另一男性发生过性行为的男子发生性行为。虽然这一系列与性相关的问题十分具体，但献血者似乎是可以接受的。

当献血者的医生认为献血是安全的但血库不接受这名献血者时，可能发生一些情况。例如，有除轻度皮肤癌或者宫颈原位癌外的癌症史的献血者，通常会由于恶性疾病的病原未知而被拒绝，虽然没有令人信服的证据证明恶性疾病会经输血传播。献血者会被询问用药情况。一些药物可能使献血者由于需要用药的情况而不适合献血，而其他药物可能对受血者有潜在的危害。很多其他情况必须由血库医生逐个进行评估，其按照美国 FDA 将血液视为药物的观点对潜在献血者的健康评估可能不总符合其个人医生的观点。

献血者和采集血液产品的体检和实验室检测

检查包括确认体温、脉搏、血压、体重以及血红蛋白浓度，FDA 已对这些要素的每一项颁布了范围。此外，还需观察献血者的外貌，评估其是否有患病或受药物或酒精影响的迹象。检查静脉穿刺部位的皮肤，查看经静脉滥用药物的迹象、提示卡波西肉瘤的损害以及可导致静脉穿刺采血时血液被污染的影响皮肤消毒的局部损伤。

■ 全血的采集

血液容器

血液必须采集到单次使用的、灭菌的、FDA 许可的容器内。容器使用与血细胞生物相容好的塑料原料制作而成并允许气体扩散，从而提供最佳的细胞保存。这些血液容器是血袋和管道的组合装置，以使全血能在密闭系统中分成相应的组分，如此可尽量减小被细菌污染的几率，以使贮存血液组分几天或几个星期成为可能。在血液贮存过程中，制作血袋所用的成形剂成分会聚积在红细胞组分中，并可以在多次输血的患者组织内检测到。然而，尚无证据显示这种材料的输入会引起临床问题[22]。

静脉穿刺位点的准备

抽血的部位应当没有皮肤损伤，静脉穿刺部位应正确消毒。采血部位用肥皂液清洗，随后用碘酊或者复合碘溶液消毒。穿刺部位选择及消毒是非常重要的步骤，因为血液被细菌感染是一个严重甚至或是致命的输血并发症[23-26]。

静脉穿刺和血液采集

静脉穿刺用一次性使用的注射针完成，以防止污染。血液必须流动顺畅，在进入血袋时频繁与抗凝剂混合，以防止凝血小块的形成。采集400~450ml全血的实际时间通常约为7分钟，几乎毫无例外地都少于10分钟。献血时，心输出量会轻微下降，但是心率几乎没有变化。收缩压轻微下降造成外周阻力和舒张压上升。

一般采血450ml(±10%)，尽管许多血库目前采血500ml。有些血液中心在采血时使用的容器会把最初的几毫升血液收集到一个废弃袋中，这样皮肤污染物不会进入可输血液的容器[27]。血液与63~70ml含有枸橼酸盐、磷酸盐和葡萄糖(CPD)的抗凝剂混合。抽取的血量必须在标称限制以内，以便与抗凝剂以合适比例混合，否则血细胞可能受损伤而且/或抗凝效果可能无法令人满意。虽然红细胞可以贮存在CPD抗凝溶液中，但是通常要去除几乎所有含抗凝剂的血浆，而将红细胞重新悬浮在可向红细胞提供最佳保存的溶液中。

献血后观察及献血不良反应

约2%~5%的献血后会出现不良反应，但所幸的是这些反应多数并不严重[28-30]。出现反应的献血者一般年纪较轻、未婚、献血前心率较高、舒张血压较低、体重较轻、女性、第一次或不常献血的[28,29]。采血操作者的人际关系处理能力可能对反应有一定影响[31]，经历过献血反应的献血者将来可能不太愿意再献血[18,32]。

最常见的献血反应是虚弱、皮肤变冷、出汗，范围更广但程度仍为中等的献血反应是头晕、脸色苍白、血压升高和心动过缓。心动过缓通常被认为是血管迷走性反应而不是低血压或者心血管休克的指征，后者会发生心动过速。更严重的献血反应可能进展到失去知觉、抽搐、大小便失禁[28,29,33,34]。其他的反应包括恶心和呕吐、换气过度，有时会导致颤搐或肌肉痉挛、静脉穿刺部位的血肿、抽搐以及严重的心脏问题。如此严重的献血反应罕见[28,29,34,35]。针刺或血肿挤压神经可损伤臂神经并造成疼痛和(或)感觉异常[36,37]。

建议献血者多喝液体以恢复失去的血容量，同时在献血后的当天避免剧烈运动，后一项建议是为防止晕厥和避免针刺位点血肿增大。一些献血者如果快速地改变体位会遭遇头昏目眩甚至晕厥，因此，如果献血者在工作中出现晕厥会危及自己和其他人的安全，则建议在献血当日不要回去工作。

■ 特殊血液捐献

在涉及献血的一些情况下，血液并非来自社区常规供血，例如自身献血、定向献血、针对患者的特殊献血以及放血疗法。在其中某些情况下，FDA对献血的要求可以不适用。

自身献血

自体血供给是一个老概念，但在AIDS的流行造成了患者和医生对输血的恐惧前很少使用。如果预知用血需求并制定好献血计划，可以为自己的需求献血。自身献血最常于选择性外科手术。

输注用的自体血可以通过手术前献血、急性等容血液稀释、手术中回收以及手术后回收来获得，但此处仅讨论术前献血。如果自体血供给的候选患者符合FDA的常规献血标准，当原始自体供者不再需要时，其血液可以供其他患者使用。然而，由于多数患者未达到FDA的献血规范，因此这项业务是AABB标准所不允许的，通常并无多大作用。如果自体供者不符合FDA的献血规范，其血液必须做好特殊标记，单独贮存，如果该患者没有使用则必须废弃。因此，自体血供给应该在基本确定会被使用的情况下才采集[38]。如果没有此类规划，自身献血会出现很高的浪费率，其在2004年估计为59%。因此，自身献血的成本是高的[39]。

自体献血不存在年龄和体重的限制[15]，孕妇也可以自体献血，但是这项业务通常并不常规推荐，因为这些患者很少需要输血。自体献血者的血红蛋白(110g/L)低于普通献血者的指标(125g/L)，自体献血者到计划手术前72小时为止可采血多达每72小时一次。虽然在血红蛋白降到110g/L之前，一般仅能采集到2~4单位血液。可给予自体献血者促红细胞生成素和铁以增加其献血量[40]，虽然促红细胞生成素的价值仍存疑，因为这种对策并未显示减少对于异体献血的需求，仅导致其额外多献一单位血的能力[41,42]。自体血供给的禁忌证包括菌血症、症状性心绞痛、近期癫痫发作以及症状性心脏瓣膜损伤。是否报废自体捐献的血液的最终决定权在于血库的医务主任。通常须通过献血者(即患者)的医师和血库的医师的会商来决定明智的行动。自体献血者的输血反应和异体献血者的类似，与首次献血、女性、低龄以及较轻体重相关[43]。

自体捐献的血液，必须进行ABO和Rh抗原分型[15]。如果血液要被运送到另一个机构进行输血，必须与异体献血一样进行传染性疾病检测[15]。如果任何一项传染性疾病检测为阳性，该血液单位要贴上生物危害标签。有时这种标签会让医师感到困惑或不安，但这是FDA要求用以向卫生保健人员警示潜在传染性血液带来的危害。

定向献血

定向献血者是希望为特定患者献血的朋友或者亲属，因为这些患者希望这些供者比常规血液供给安全。一般而言，并没有数据显示定向供者传染性疾病标志的发生率更低[44,45]，因此并不支持此类献血的现实意义。此外，当朋友或亲属被要求献血时，他们可能不愿透露可能妨碍自己志愿献血的风险因素，这可能实际增高风险。一些血库拒绝定向献血，不过大多数接受将其作为对患者提供的一项服务。然而，如果定向献血的血液没有供最初指定的患者使用，该血液就成为社区常规供血的一部分，因此定向献血者必须符合FDA日常对常规献血的全部要求。

针对患者的特殊献血

在少数情况下，合适的输血治疗涉及为特定的患者向特定的供者采血。实例为肾移植前供体特异性输血、新生儿同种免疫性血小板减少性紫癜(NATP)征象的婴儿给予母亲的血小板或稀有血型患者的家庭成员。通常，这些献血者必须符合美国FDA日常要求，除此以外只要血红蛋白保持高于正常供者最低限度125g/L，他们可频繁献血至每3天一次[15]。一个例外是母亲给患NATP的初生婴儿献血小板。针对患者的特殊献血血液必须经所有常规实验室项目检测[15]。

放血疗法

采集血液可以作为诸如真性红细胞增多症或者血色素沉着症治疗的一部分，患者或者医师经常要求将这些血液用于输注作为对患者的一种抚慰方式。然而这种血液通常因为患者不符合 FDA 的献血者健康标准而不会被用来输注。目前对血色沉着病的遗传学基础已有了更清楚的了解，采自这些患者的血液应该是安全的[46]并已被建议用来输注，虽然这仍未被普遍接受[47,48]。其原因部分是因为人们认为真性红细胞增多症或者血色素沉着症患者更愿意向血站献血而在财务上获利而不是看医生并为此付费。采自血色素沉着症患者的红细胞在血库贮存中是正常的[49]，虽然血液采集程序也可以成功开展[50]，但其对血液供应并无重要贡献[51]。

血液成分分离置换法采集和生产血液成分

血液成分更多可以通过血液成分分离置换法获得而非从标准单位全血中制备。血液成分分离置换中，献血者的抗凝全血通过一台仪器，被分成红细胞、血浆以及一个白细胞 / 血小板部分。几种半自动血细胞分离仪可以用来收集血小板、粒细胞、血液干细胞、单核细胞和血浆[15,52]。所有这些装置都是使用离心法来分离血液成分的[52]。一些血液成分分离置换流程包括两次静脉穿刺，血液在献血者和血细胞分离仪之间连续流动；而另一些装置只需要一次静脉穿刺，血液是间歇性的采集和回送。血液成分分离置换法已用于采集 2 单位的红细胞[53-55]或不同组分的组合[56]。

■ 血小板单采

血小板浓缩物可由全血产生，但是血小板单采的使用越来越多。至 2004 年，在美国大约 69% 或 1 527 000 单位的血小板是由血小板单采生产的。从 4 202 000 单位全血中，生产了 700 333 单位血小板[3]。用血小板单采代替全血分离血小板的趋势正在增长中[3]。血小板单采大约需要 90 分钟，在这个过程中大约有 4000~5000ml 献血者的血液经血细胞分离仪处理。这个过程会得到大约 200ml 含有约 4.0×10^{11} 血小板和少于 0.5ml 红细胞的血小板浓缩物。目前血细胞分离仪生产的血小板浓缩物含有少于 5×10^{6} 的白细胞，因此可以被认为是去除白细胞的。血小板单采之后，献血者的血小板数量大约下降 30%，4 天左右可以恢复到单采前的水平（参见第 141 章）[57]。

■ 血液成分分离置换法采集红细胞

O 型红细胞的长期短缺激发了通过单采对某些特别是 O 型献血者采集相当于 2U 红细胞的兴趣[53-56]。采集过程与其他单采流程类似，除了把红细胞收集起来而非送返捐献者体内。当红细胞从仪器中取出时通常具有很高的比容，而掺入添加剂溶液后，这些红细胞一般能够贮存 42 天。单采得到的红细胞产品，比从全血中制备的红细胞有更为标准的容积，否则两者具有相同的特性。单采 2U 红细胞的捐献者必须符合每种仪器特定的体重和血红蛋白量标准。由于被取走了 2U 红细胞，捐献者每 4 个月才能献一次。双单位红细胞采集，可减少捐献者的前往次数，增加红细胞的供应，而且如果献血者的两个单位血液都输注给同一名患者，还可以减少该名患者接触捐献者的数量，尽管由于配送支持的困难，很少如此做。

■ 白细胞单采

白细胞单采用来制备粒细胞浓缩物用以对抗生素无效的感染进行输注治疗[15]。过去，白细胞单采只能为达到治疗效果提供勉强够用剂量的粒细胞，其使用已下降至非常低的水平。白细胞单采通常是一个比血小板单采耗时更长和更为复杂的流程。因为从全血中提取粒细胞的效率要低于提取血小板，因此白细胞单采操作要在大约 3 小时内处理献血者 6500~8000ml 血液[52]。为了增加粒细胞从其他血液成分中的分离，在血液细胞分离器流动系统中会加入羟乙基淀粉[52]。此外，糖皮质激素被用于捐献者以便提升血液中的粒细胞含量并由此增加产量。粒细胞集落刺激因子（G-CSF）已被用于粒细胞捐献者以获得高得多的粒细胞数和高得多的粒细胞产量[58-61]。输注这些高产量的粒细胞浓缩物可以切实提升粒细胞数并引起对粒细胞输注的新的关注[62,63]。

■ 血浆单采

血浆单采是使用半自动仪器完成的。血浆的可采集量取决于捐献者的身材。血浆单采一般在约 30 分钟内完成并生产多达 750ml 血浆。由于几乎没有红细胞的损失，该程序可在一周内重复两次，理论上一名捐献者一年内可以提供约多达 50L 血浆。因为血浆捐献的特质和可能频率应用特定的捐献者标准。

■ 血液成分捐献者的选择

血液成分供者的选择使用和全血捐献同样的标准[15]。由于成分输血的特质，捐献者还必须符合一些额外的要求。许多成分输血流程涉及二次静脉穿刺以及连续的血液流动，因此良好的静脉通路是重要的。成分输血过程中，捐献者不超过 15% 的血液要经体外操作，因此，决定特定成分输血程序或仪器时，需要考虑捐献者的体型。在血小板单采之后，捐献者的血小板数会下降大约 30%，4 天左右恢复到单采前水平[57]。捐献者每隔 48 小时就可以献一次血小板，然而，如其捐献血小板的频率高于每 8 周一次，就必须检测血小板计数以确保血小板数量至少达到 150×10^{9}/L。献 2 单位红细胞的成分捐献者必须等待 4 个月才能再次捐献。使用 G-CSF 的白细胞单采捐献者在捐献后，粒细胞计数略下降，血小板计数下降 20%~25%，血细胞比容下降约 1%[59,60]。因此，如果捐献者频繁单采白细胞，则必须监测其血小板数。因为单采的血小板浓缩物是血小板输注的唯一来源，捐献者必须最少三天之内没有服用过阿司匹林。对多于每 8 周一次单采血浆的捐献者，其血清蛋白最低必须达到 60g/L。此外，每 4 个月要做蛋白电泳或者免疫球蛋白定量测定，结果必须正常才能允许继续捐献[15]。对于成分捐献者捐出的血成分量必须监测。每 2 个月所捐红细胞不能超过 200ml，或每周捐血浆大概不超过 1500ml[15]。对捐献者和单采血液成分的传染性疾病实验室检验与对全血一样。因此，单采成分传播疾病的可能性和全血相同。

■ 血液成分捐献者的献血反应

血液成分捐献者会经历和全血捐献者相同的献血反应。此外，血液成分捐献者会发生更多的感觉异常，可能是因为注入了用来防止细胞分离器内供者血液凝固的枸橼酸盐所致[64,65]。对这种类型的献血反应可处以通过减慢血液流经仪器的流速以降低枸橼酸盐的输入率。血液成分捐献者的额外筛选和监测要求可防止由于血细胞或血浆的过量采集而引起的反应和并发症。在白细胞单采中，捐献者被给予糖皮质激素和（或）

G-CSF 来提升粒细胞数，同时羟乙基淀粉被用作沉淀剂在细胞分离仪中增加粒细胞的产量（参见第 26 章）。使用 G-CSF 时，约 60% 的捐献者出现通常为肌肉痛、关节痛、头痛或流感样症状的副作用[58-61]。如果捐献者同时使用了糖皮质激素，出现副作用的比例会更高[60]。羟乙基淀粉的主要副作用是血容量扩增，表现为头痛和（或）高血压[15]。捐献者的选择技术拟将羟乙基淀粉引起高血压的可能性减至最低。

捐献血液的实验室检测

每个单位的全血或者每个单采成分都要经过一套标准化检测，包括血型、红细胞抗体（包括 ABO、Rh，次要抗原），和传染性疾病（表 139-3）。还可做附加检测诸如巨细胞病毒（CMV）抗体有助于直接输血（即为 CMV 阴性、免疫抑制的受者输注）。每单位的捐献血需要接受的检测项目总数约为 15 个，这取决于所使用的专门检测方法。此外，因为每单位全血会被分成几个组分，每份血有一份捐献者病史记录和 2 或 3 支试管的血样需要检测，每次捐献会产生多达 30 个不同的数据要素。所有数据要合并以确保结果满足将血液加入输注库存的要求。繁忙的血液采集中心每天接待数百位捐献者，如此量的数据需要血库使用先进的计算机系统来管理，并且尽可能使用自动化的实验室检测仪器。因此，现代化的血液中心使用制药行业的制造流程来确保精确性和费用效益[1,4,15]。

血液供应的安全性

具有讽刺意义的是，输血安全的提升发生在公众对输血的恐惧增高和医师对血液成分的使用更为谨慎的时期。本章所描述的捐献者选择和实验室检测的步骤已使得这个国家的血液供应比以往更安全[66-73]。在捐献者评估和检测的整个过程中的每个步骤对增加血液安全性都是举足轻重的，征询健康史也十分重要，这表现在应用鉴别 HIV 风险行为的捐献者选择标准已减少了 90% 的 HIV 感染[74]。对传染性疾病的检测进一步降低具传染性的捐献者比例。供者延期登记检测那些先前被延期成为献血者但以各种理由试图再次捐献的个人。目前，得输血传播疾病的风险范围从乙型肝炎的每 150 000U 中 1 次至 HIV 的每 2 135 000U 中 1 次（表 139-4）。因此，虽然血液供应为有史以来最安全的[66-73]，但输血绝非没有风险，只有对患者的临床状况以及其对特定血液成分的需要经慎重考虑后才能实施。

表 139-3 捐献血液中传染源的实验室检测

传染源	疾病
密螺旋体	梅毒
乙型肝炎表面抗原	乙型肝炎
乙型肝炎核心抗原	乙型肝炎 非甲非乙型肝炎
丙型肝炎抗体	丙型肝炎
丙型肝炎核酸	丙型肝炎
HIV-1 和 HIV-2 抗体	AIDS
西尼罗病毒核酸	西尼罗病毒感染
HIV 核酸	AIDS
细菌*	败血症
HTLV-I 抗体	白血病 淋巴瘤 热带性轻瘫
HTLV- Ⅱ抗体	未明疾病
CMV†	CMV 疾病

CMV，巨细胞病毒；HTLV，人类嗜 T 淋巴细胞病毒。

* 只检测血小板浓缩物。

† 对免疫缺陷受血者有用。

表 139-4 输血传播疾病的发生率

	Strong 和 Katz 的数据（2002）[75]	Dodd、Notari 和 Stramer 的数据（2002）[76]	Tabor 的数据（2002）[77]	美国的总案例数*
丙型肝炎	1/1 200 000	1/1 935 000	1/625 000	8
乙型肝炎	1/150 000	—	1/150 000	80†
HTLV-Ⅰ/HTLV-Ⅱ	1/641 000	—	—	20†
HIV	1/1 400 000	1/2 135 000	1/769 230	7

HTLV，人类嗜 T 淋巴细胞病毒。

* 根据每年 15 000 000 单位输血量计算以及 Dodd[76] 发病率图。

† 根据 Strong 和 Katz 的数据[75] 计算。

翻译：李 勤

校对：奚晓东，杨 颖

参考文献

1. McCullough J: The nation's changing blood supply system. *JAMA* 269:2239, 1993.
2. World Health Organization: National blood transfusion services [on the Internet]. www.who.int/bloodsafety/transfusion_services/en/. Accessed September 1, 2009.
3. Whitaker BI, Sullivan M: *2005 Nationwide Blood Collection and Utilization Survey Report*. United States Department of Health and Human Services, Rockville, MD, 2005. Available at www.aabb.org/apps/docs/05nbcusrpt.pdf. Accessed September 1, 2009.
4. Zuck TF: Current good manufacturing practices. *Transfusion* 35:95, 1995.
5. World Health Organization: Blood safety and donation [on the Internet]. Fact sheet No. 279, June 2008. www.who.int/mediacentre/factsheets/fs279/en/index.html. Accessed September 1, 2009.
6. Koistinen J: Organization of blood transfusion services in developing countries. *Vox Sang* 64:247, 1994.
7. Emanuel JC: Blood transfusion systems in economically restricted countries. *Vox*

Sang 64:267, 1994.
8. Beal R: Transfusion science and practice in developing countries: A high frequency of empty shelves. *Transfusion* 33:276, 1993.
9. McCullough J: National blood programs in developed countries. *Transfusion* 36:1019, 1996.
10. Beal RW, van Aken WG: Gift or good? *Vox Sang* 63:1, 1992.
11. Barker LF, Westphal RG: Voluntary, nonremunerated blood donation: Still a world health goal? *Transfusion* 38:803, 1998.
12. Eastlund T: Monetary blood donation incentives and the risk of transfusion-transmitted infection. *Transfusion* 38:874, 1998.
13. Plasma Protein Therapeutics Association, 2009. Available at www.pptaglobal.org/faq/default.aspx.
14. Riley W, Schwei M, McCullough J: The United States' potential blood donor pool: Estimating the prevalence of donor exclusion factors on the pool of potential donors. *Transfusion* 47:1180, 2007.
15. McCullough J: *Transfusion Medicine*, 2nd ed. Elsevier, Philadelphia, 2005.
16. Piliavin JA, Callero PL (eds): *Giving Blood. The Development of an Altruistic Identity.* Johns Hopkins University, Baltimore, 1991.
17. Zou S, Musavi F, Notari E, et al: Donor deferral and resulting donor loss at the American Red Cross Blood Services, 2001–2006. *Transfusion* 48:2531, 2008.
18. Newman BH, Newman DT, Ahmad R, Roth AJ: The effect of whole-blood donor adverse events on blood donor return rates. *Transfusion* 46:1374, 2006.
19. Grossman BJ, Springer KM, Zuck TF: Blood donor deferral registries: Highlights of a conference. *Transfusion* 32:868, 1992.
20. Sanchez AM, Schreiber GV, Glynn SA, et al: Blood-donor perceptions of health history screening with a computer-assisted self-administered interview. *Transfusion* 43:165, 2003.
21. Katz LM, Cumming PD, Wallace EL: Computer-based blood donor screening: A status report. *Transfus Med Rev* 21:13, 2009.
22. Rubin RJ, Ness PM: What price progress? An update on vinyl plastic blood banks. *Transfusion* 29:3358, 1989.
23. Morduchowicz G, Pitlik SD, Huminer D, et al: Transfusion reactions due to bacterial contamination of blood and blood products. *Rev Infect Dis* 13:307, 1991.
24. Klein HG, Dodd RY, Ness PM, et al: Current status of microbial contamination of blood components: Summary of a conference. *Transfusion* 37:95, 1997.
25. Kuehnert MJ, Roth VR, Haley NR, et al: Transfusion-transmitted bacterial infection in the United States, 1998 through 2000. *Transfusion* 41:1492, 2001.
26. Benjamin RJ, Kline L, Dy BA, et al: Bacterial contamination of whole blood-derived platelets: The introduction of sample diversion and prestorage pooling with culture testing in the American Red Cross. *Transfusion* 48:2348, 2008.
27. Bruneau C, Perez P, Chassaigne M, et al: Efficacy of a new collection procedure for preventing bacterial contamination of whole-blood donations. *Transfusion* 41:74, 2001.
28. Eder AF, Hillyer CD, Dy BA, et al: Adverse reactions to allogeneic whole blood donation by 16- and 17-year-olds. *JAMA* 299:2279, 2008.
29. Eder AF, Dy BA, Kennedy JM, et al: The American Red Cross donor hemovigilance program: Complications of blood donation reported in 2006. *Transfusion* 48:1809, 2008.
30. Trouern-Trend JJ, Cable RG, Badon SJ, et al: A case-controlled multicenter study of vasovagal reactions in blood donors: Influence of sex, age, donation status, weight, blood pressure, and pulse. *Transfusion* 39:316, 2002.
31. Stewart KR, France CR, Rager AW, Stewart JC: Phlebotomist interpersonal skill predicts a reduction in reactions among volunteer blood donors. *Transfusion* 46:1394, 2006.
32. Rader AW, France CR, Carlson B: Donor retention as a function of donor reactions to whole-blood and automated double red cell collections. *Transfusion* 47:995, 2007.
33. Popovsky MA: Vasovagal donor reactions: An important issue with implications for the blood supply. *Transfusion* 42:1534, 2002.
34. Popovsky MA, Whitaker B, Arnold NL: Severe outcomes of allogeneic and autologous blood donation: Frequency and characterization. *Transfusion* 35:734, 1995.
35. Kasprisin DO, Glynn SH, Taylor F, Miller KA: Moderate and severe reactions in blood donors. *Transfusion* 32:23, 1992.
36. Newman BH, Waxman DA: Blood donation-related neurologic needle injury: Evaluation of 2 years' worth of data from a large blood center. *Transfusion* 36:213, 1996.
37. Berry PR, Wallis WE: Venipuncture nerve injuries. *Lancet* 1:1236, 1997.
38. Axelrod FB, Pepkowitz SH, Goldfinger D: Establishment of a schedule of optimal preoperative collection of autologous blood. *Transfusion* 29:677, 1989.
39. Birkmeyer JD, Goodnough LT, AuBuchon JP, et al: The cost-effectiveness of preoperative autologous blood donation for total hip and knee replacement. *Transfusion* 33:544, 1993.
40. Goodnough LT, Rednick S, Price TH, et al: Increased preoperative collection of autologous blood with recombinant human erythropoietin therapy. *N Engl J Med* 321:1163, 1989.
41. Spivak JL: Recombinant human erythropoietin and its role in transfusion medicine. *Transfusion* 34:1, 1994.
42. de Pree C, Mermillod B, Hoffmeyer P, Beris P: Recombinant human erythropoietin as adjuvant treatment for autologous blood donation in elective surgery with large blood needs (> or = 5 units): A randomized study. *Transfusion* 37:708, 2003.
43. McVay PA, Andrews A, Kaplan EB, et al: Donation reactions among autologous donors. *Transfusion* 30:249, 2003.
44. Starkey NM, MacPherson JL, Bolgiano DC, et al: Markers for transfusion-transmitted disease in different groups of blood donors. *JAMA* 262:3452, 1989.
45. Williams AE, Kleinman S, Gilcher RO, et al: The prevalence of infectious disease markers in directed versus homologous blood donations [abstract]. *Transfusion* 32:45S, 1992.
46. Sanchez AM, Schreiber GV, Bethel J, et al: Prevalence, donation practices, and risk assessment of blood donors with hemochromatosis. *JAMA* 286:1475, 2001.
47. Jeffrey G, Adams PC: Blood from patients with hereditary hemochromatosis—A wasted resource? *Transfusion* 39:549, 1999.
48. Sacher RA: Hemochromatosis and blood donors: A perspective. *Transfusion* 39:551, 1999.
49. Luten M, Roerdinkholder-Stoelwinder B, Rombout-Sestrienkova E, et al: Red cell concentrates of hemochromatosis patients comply with the storage guidelines for transfusion purposes. *Transfusion* 48:436, 2007.
50. Leitman SF, Browning JN, Ying Uau Y, et al: Hemochromatosis subjects as allogeneic blood donors: A prospective study. *Transfusion* 43:1538, 2003.
51. Newman B: Hemochromatosis blood donor programs: Marginal for the red blood cell supply but potentially good for patient care. *Transfusion* 44:1535, 2004.
52. McLeod BC, Price TH, Drew MI (eds): *Apheresis: Principles and Practice*, 2nd ed. AABB, Bethesda, MD, 2003.
53. Meyer D, Bolgiano DC, Sayers M, et al: Red cell collection by apheresis technology. *Transfusion* 33:819, 1993.
54. Shi PA, Ness PM: Two-unit red cell apheresis and its potential advantages over traditional whole-blood donation. *Transfusion* 39:219, 1999.
55. Snyder EL, Elfath MD, Taylor H, et al: Collection of two units of leukoreduced RBCs from a single donation with a portable multiple-component collection system. *Transfusion* 43:1695, 2003.
56. Smith JW, Gilcher RO: Red blood cells, plasma, and other new apheresis-derived blood products: Improving product quality and donor utilization. *Transfus Med Rev* 13:118, 1999.
57. Lasky L, Lin A, Kahn R, McCullough J: Donor platelet response and product quality assurance in plateletpheresis. *Transfusion* 21:247, 1981.
58. Bensinger WI, Price TH, Dale DC, et al: The effects of daily recombinant human granulocyte-colony-stimulating factor administration on normal granulocyte donors undergoing leukapheresis. *Blood* 81:1883, 1993.
59. McCullough J, Clay M, Herr G, et al: Effects of granulocyte colony stimulating factor (G-CSF) on potential normal granulocyte donors. *Transfusion* 39:1136, 1999.
60. Hester J, Dignani MC, Anaissie EJ, et al: Collection and transfusion of granulocyte concentrates from donors primed with granulocyte stimulating factor and response of myelosuppressed patients with established infection. *J Clin Apher* 10:188, 1995.
61. Liles WC, Huang JE, Llewellyn C, et al: A comparative trial of granulocyte-colony-stimulating factor and dexamethasone, separately and in combination, for the mobilization of neutrophils in the peripheral blood of normal volunteers. *Transfusion* 37:182, 1997.
62. Dale DC, Liles WC, Llewellyn C, et al: Neutrophil transfusions: Kinetics and functions of neutrophils mobilized with granulocyte colony-stimulating factor (G-CSF) and dexamethasone. *Transfusion* 38:713, 1998.
63. Strauss RG: Neutrophil (granulocyte) transfusions in the new millennium. *Transfusion* 38:710, 1998.
64. Olson PR, Cox C, McCullough J: Laboratory and clinical effects on the infusion of ACD solution during plateletpheresis. *Vox Sang* 33:79, 1977.
65. Bolan CD, Greer SE, Cecco SA, et al: Comprehensive analysis of citrate effects during plateletpheresis in normal donors. *Transfusion* 41:1165, 2001.
66. Busch MP, Bernard EE, Khayam-Bashi H, et al: Evaluation of screened blood donations from human immunodeficiency virus type 1 infection by culture and DNA amplification of pooled cells. *N Engl J Med* 325:1, 1991.
67. Donahue JG, Munoz A, Ness PM, et al: The declining risk of post-transfusion hepatitis C virus infection. *N Engl J Med* 327:369, 1992.
68. Dodd RY: The risk of transfusion-transmitted infection. *N Engl J Med* 327:419, 1992.
69. Kleinman S, Alter H, Busch M, et al: Increased detection of hepatitis C virus (HCV)-infected blood donors by a multiple-antigen HCV enzyme immunoassay. *Transfusion* 32:805, 1992.
70. Williams AE, Thomson RA, Schreiber GB, et al: Estimates of infectious disease risk factors in U.S. blood donors. *JAMA* 277:967, 1997.
71. Sloand EM, Pitt E, Klein HG: Safety of the blood supply. *JAMA* 274:1368, 1995.
72. Lackritz EM, Satten GA, Aberle-Grasse J, et al: Estimated risk of transmission of the human immunodeficiency virus by screened blood in the United States. *N Engl J Med* 333:1721, 1995.
73. Schreiber GB, Busch MP, Kleinman SH: The risk of transfusion-transmitted viral infections. *N Engl J Med* 334:1685, 1996.
74. Busch MP, Young MJ, Samson SM, et al: Risk of human immunodeficiency virus (HIV) transmission by blood transfusions before the implementation of HIV-1 antibody screening. *Transfusion* 31:4, 1991.
75. Strong DM, Katz L: Blood-bank testing for infectious diseases: How safe is blood transfusion? *Trends Mol Med* 8:355, 2002.
76. Dodd RY, Notari EP, Stramer SL: Current prevalence and incidence of infectious disease markers and estimated window-period risk in the American Red Cross blood donor population. *Transfusion* 42:975, 2002.
77. Tabor E, Epstein JS: NAT screening of blood and plasma donations: Evolution of technology and regulatory policy. *Transfusion* 42:1230, 2002.

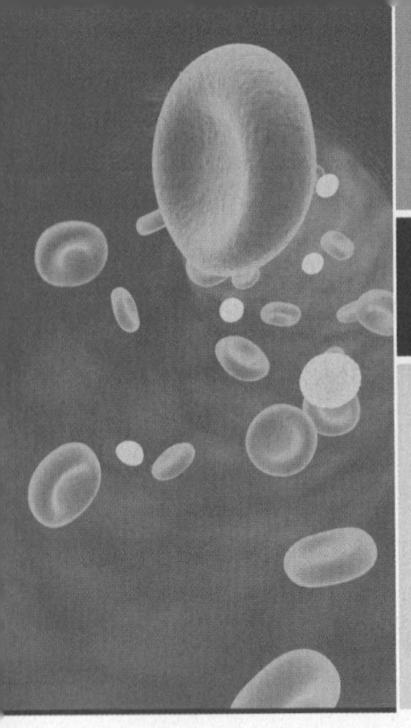

第140章

红细胞输注

Norma B. Lerner, Majed A. Refaai, Neil Blumberg

摘 要

红细胞输注是医学中最古老且最常用的疗法之一。第一例成功的保存红细胞输注距今还不到100年。医学实践中红细胞输注的特殊地位在于它对于大出血和危及生命的贫血的拯救生命性的应用，事实上输血今天仍是上述疾患唯一有效的疗法。红细胞保存方法已得到改进，而且溶血性输血反应和传播传染病的风险已显著降低。红细胞输注可用于预防贫血并发症和治疗贫血导致的缺氧症状和体征。这些体征一般不会发展，除非血红蛋白水平低于50g/L。尽管如此，对多数患者而言，通常的临床实践是将血红蛋白水平维持在70g/L以上，而对症状性冠脉疾病的患者则维持在80g/L以上。对输血依赖的门诊患者，输血至血红蛋白到90~110g/L，能在适度风险下提高生活质量。但和促红细胞生成试剂相比，支持输血实践安全性的数据仍有欠缺。对于严重遗传性血红蛋白病患者，输血不仅能治疗贫血，还可减少异常红细胞的生成，在某些情况下能减少病理效应。替代策略是存在的但不能完全取代供者红细胞输注。输注的贮存红细胞和正常细胞不同，其2,3-二磷酸甘油酸盐和一氧化氮减少或缺失，而且有异常的生物物理特性。尚不知道这些变化对输血效果和安全性的确切重要性。和免疫不相容、疾病传播相关的红细胞输注不良反应为不常见到罕见，尤其在现代血清学、微生物检测技术及去白红细胞应用的时代。不过偶尔会发生轻微的过敏反应，可通过盐水洗涤或去除血浆的红细胞来预防。急性肺损伤很少在红细胞输注后发生，但却可能危及生命。由于速度过快或量过大的红细胞输注而导致的循环过负荷比肺损伤更常见，但较少致命，多数情况下较易处理。贮存红细胞的潜在毒性和受质疑的疗效是目前临床和研究关注的主要焦点。导致感染增加、肿瘤复发、多器官衰竭、同种异体器官移植排斥减少以及类似现象的免疫调节是基础和临床研究的重要领域。前期发现引发了红细胞输注是否会引起动、静脉血栓形成的疑问。输注红细胞的保存期已成为与上述输血相关情况的一个问题。去除白细胞的红细胞输注可减少对人类白细胞抗原的同种免疫、巨细胞病毒传播、血小板输注无效、发热性输血反应以及心脏手术后的多器官衰竭。在大多数发达国家，去除白细胞已经成为标准操作，但在美国还未普遍采用。红细胞输注仍然是所有专科的医生所采用的关键治疗手段。但现行的操作几乎没有证据基础，许多临床情况下，输血适应证也并不清楚。此外，红细胞中去除污染的白细胞、血小板和保存悬浮液要到什么程度，仍是有争议的和不确定的。最后，输注红细胞在许多方面存在代谢和生理上的异常，这些异常需纠正到什么程度才能提高输注的有效性和安全性仍是未知数。红细胞输注进入第二个世纪，已提出了一些新问题，如怎样利用这一强有力的治疗方法更好地造福患者以及评估其风险。

本章使用的简写和缩略词：ACD，酸性、柠檬酸盐和葡萄糖(acid, citrate, and dextrose)；AHTR，急性溶血性输血反应(acute hemolytic transfusion reaction)；ATR，过敏性输血反应(allergic transfusion reaction)；BPG，双磷酸甘油酸盐(bisphosphoglycerate)；CMV，巨细胞病毒(cytomegalovirus)；CPD，柠檬酸盐、磷酸盐和葡萄糖(citrate, phosphate, and dextrose)；DAT，直接抗球蛋白试验(direct antiglobulin test)；DHTR，迟发性溶血性输血反应(delayed hemolytic transfusion reaction)；FNHTR，非溶血性发热性输血反应(febrile nonhemolytic transfusion reaction)；HDN，新生儿溶血病(hemolytic disease of newborn)；HNA，人类中性粒细胞抗原(human neutrophil antigen)；ICU，重症监护室(intensive care unit)；LDH，乳酸脱氢酶(lactic dehydrogenase)；PTP，输血后紫癜(posttransfusion purpura)；SCD，镰状细胞病(sickle cell disease)；TACO，输血相关心脏过负荷(transfusion-associated cardiac overload)；TA-GVHD，输血相关移植物抗宿主病(transfusion-associated graft-versus-host disease)；TNF，肿瘤坏死因子(tumor necrosis factor)；TRALI，输血相关肺损伤(transfusion-related lung injury)；TRICC，重症监护输血要求(transfusion requirement in critical care)。

历史与展望

红细胞输注是现代医学实践中最古老的疗法之一。早在100多年前，其在灾难性的产后大出血、外伤或外科手术后大出血时挽救生命的潜能已经被认识到。输血是住院患者出院记录中最常见的一项操作[1]。在美国，每年大约有300万~400万患者接受输血，而大部分人在其一生中某个时刻会接受输血。很少对红细胞输注就其疗效和安全性进行现代化的评估。事实上在大多数临床研究中，当进行随机试验时，采用的是临床效果替代标准（如血细胞比容增量），而非临床上更重要的结果（如贫血导致的发病率和死亡率的降低）。

包括红细胞相容性、肝炎病毒、HIV和其他病原体的检测在内的输血前检查使输血医学获得了巨大的进步。红细胞是未经纯化的，通常混有供者白细胞、血小板和血浆，这些成分都会被保存引起的变化所调控。贮存期间红细胞性质的改变已被知晓数十年，但这些改变的临床意义在很大程度上仍不确定[2]。混入最多的细胞是供者血小板。去除白细胞过程可除去99.9%的污染白细胞和血小板，但在美国约20%的红细胞输注未经此处理。许多输血和不良临床后果间的关系可能和这些成分对天然免疫和止血的影响有关，比如急性肺损伤[3]、细菌感染[4,5]、多器官衰竭[6]、心肌梗死[7]和其他血栓性症状[8,9]。有随机试验表明去除白细胞可减轻一些红细胞输注的上述影响，特别是感染和多器官衰竭[4-6,10]。贮存供者红细胞的上清液也会引起受者的不良反应，这可能是细胞因子和受者白细胞、血小板及内皮细胞相互作用的结果[11-13]。

输血疗法

红细胞输注在贫血和急性失血情况下，用以改善组织氧合作用。血红蛋白浓度下降时的适应性反应包括：心输出量增加、氧摄取增加、血流再分配至心脏和脑，氧合血红蛋白解离曲线右移以及骨髓生成红细胞增加。这些补偿机制有助于保证氧的持续供应[14]。没有一个特异性的临床指征或实验室参数能持续可靠地指明患者需要输血。医生最常是基于自己的临床经验和患者的血红蛋白浓度来作出红细胞输注的决定。血红蛋白的“临界”水平是指此时适应性机制已最大化，并预示血红蛋白的进一步减少将导致功能减退。健康成人血红蛋白水平的临界水平未知但应在50g/L以下[15]。而患者中如补偿反应受损者，其血红蛋白水平的阈值会更高。

过去，人们认为红细胞输注的好处大于相关风险。然而，从20世纪80年代起，和红细胞输注相关的危害被密切监控。这种监控最初只是出于对传染性的关注，但后来也因其他危害如诱导免疫调节、红细胞贮存损伤而受重视。去除白细胞、缩短保存时间、减少输血次数都被用以减少上述并发症[16-21]。已形成共识即当必须输血时，一定要将输血的风险和益处清楚告知患者并征得同意[22]。

■ 成人重症患者

在重症监护室（ICU）的住院患者中，约40%的成人和14%的儿童会被给予红细胞输注[23,24]。在一项对重症监护输血要求（TRICC）的大规模随机对照研究中，将标准的“宽松”输血策略与更为“严格”的输血策略相比较[19]。研究表明采用两种策略时的30天死亡率相似，并发现在病情较轻和较年轻患者中采用严格策略时死亡率较低。需注意的是此研究中输注红细胞未经去除白细胞处理。作者的结论是ICU的成人患者血红蛋白低于70g/L时需输注红细胞，血红蛋白应维持在70~90g/L。上述治疗建议的可能例外是活动性冠脉缺血患者[19]。稍后一项多中心观察研究也在输血患者中发现输血与死亡率上升和器官功能减退的记录有关[25]。

针对心血管疾病成人患者的方案还不明确。对TRICC数据的追踪分组分析表明严格的输血策略对此类患者是安全的，有急性心肌梗死或不稳定心绞痛的患者可能例外[26]。另有研究提示有明显冠脉疾病的患者对贫血的耐受较差[7,27]。根据输血至血细胞比容大于25%的患者中发现的不良反应，最近的指南建议对非ST段抬高的急性冠脉综合征患者输血至血细胞比容小于25%[7,29]。对于老年患者建议较为宽松的输血策略，而对有心脏疾病的年轻患者实行更严格的标准[30]。表140-1是目前公布的ICU输血建议[30]。

表 140-1 ICU 患者输血建议[30,*]

重症患者的变量	血红蛋白水平(g/L)	
	启动值	目标值
无急性出血	70	70~90
感染性休克(>6h)	70	70~90
感染性休克(<6h)	80~100	100
慢性心脏疾病	70	70~90
急性心脏疾病	80~100	100

* 每次应输注1单位红细胞，密切监视血红蛋白水平。

■ 重症患儿

通过大规模随机试验，在稳定的重症患儿中，对宽松和严格的输血策略进行了比较[21]。结果表明，多器官功能障碍综合征发生率、28天死亡率、不良反应方面在组间无显著差异。严格的输血方案导致输血患者数量和输血数量的减少。和TRICC研究不同，该研究中所有的输血都经去除白细胞处理。根据其发现，作者建议对稳定的儿科ICU患者的血红蛋白阈值为70g/L。未成熟儿、严重低氧血症、血流动力学不稳定、活动性出血或发绀型心脏病患儿不包括在此建议内[21]。

尽管经常使用，但对早产儿输注红细胞的影响并未充分了解。而诸如体重增长不良、呼吸困难、心动过速之类的临床因素会促成对患者的输血，但红细胞对这些指征的有益效应尚未证明。诸如血乳酸、促红细胞生成素水平、混合静脉血氧饱和度之类的实验室所见也已被证明用于预判断输血需要的价值不大。两个对宽松和严格的去除白细胞输注策略进行比较的随机对照试验发现，红细胞输注较少的严格输血策略组并无死亡率和发病率的增高[17,20]。然而，其中一项研究表明严格输血策略组发生更多的脑出血、脑室周围白质软化、呼吸暂停[17]，而对需输血的早产儿的调查却无此现象[20]。试验设计和研究对象的差别可能是造成结果差异的原因。近来一项对需输血早产儿研究中的个体进行的跟踪调查发现，在认知迟缓上的差异有统计学意义。用重新定义的认知迟缓标准进行事后分析，发现宽松输血组的治疗结果明显更好[31]。由于宽松输血策略更

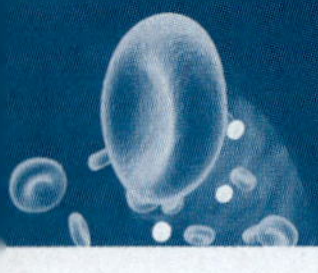

利于神经保护，多数基于共识的指南仍建议该策略待进一步研究。表 140-2 是对未成熟儿进行红细胞输注的合理方案[32]。

表 140-2 为早产儿贫血症建议的 RBC 输注指南[32,*]

*严重*心肺疾病时维持 >40%~45% 的血细胞比容（Hct）
*中度*心肺疾病时维持 >30%~35% Hct
大手术时维持 >30%~35% Hct
患*稳定*贫血症的婴儿，尤其是伴随不明原因的呼吸障碍、不明原因的心动过速、不明原因的生长不良，维持 >20%~25% Hct

* 斜体字标明了每个中心必须确定的参数。例如：严重肺病可定义为需要机械通气 >0.35FiO_2（吸入氧限定值），而中度定义为强度较低的通气。

大出血

大出血的定义是在 24 小时内流失 1 个血容量，3 小时内流失 50% 血容量，或血液流失速度达到 150ml/min。急性失血的第一步治疗是血容量支持，其次才考虑红细胞的流失。血容量支持包括快速输注晶体液或胶体液。当 30%~40% 的血容量已流失或血红蛋白浓度已低于 60g/L 时，通常需输注红细胞。血红蛋白水平较高时的输血可能取决于由不适当氧合引起并发症的感知风险。于此应牢记：生命体征正常的情况下，也可能发生组织缺血[33]。

普通外科

尽管源自随机化 ICU 试验的建议可能影响了围术期操作，但专门针对普外科患者的研究数量有限。不久前，建议为血红蛋白 <70g/L 的健康患者输血，而当血红蛋白≥100g/L 时，则避免输血。一项针对髋部骨折手术患者进行的回顾性研究支持上述指南，当血红蛋白浓度≥80g/L 时输注红细胞，不会降低死亡率[18]。

心脏手术

大多数的手术期间研究围绕心脏手术进行。在一项针对冠脉旁路移植术患者的随机化试验中，接受手术间输血至血红蛋白 <80g/L 的组与依据临床判断、机构指南（血红蛋白 <90g/L）进行输血的对照组相比，其发病率和死亡率无差别[34]。其他针对心脏手术的研究发现红细胞输注和重要并发症包括感染、心肌梗死、卒中、肾衰竭及早期和后期死亡率之间有关联[10,35-38]。其中一项调查发现在血细胞比容低至 21 时进行输血并无益处[38]。作者认为该值可作为以后随机研究中一个合理的限制性阈值。其他报道将经心脏手术的女性降低的存活率和她们接受输血的较大可能性相联系[39,40]。在另一项研究中，术前贫血和术中输血是不良反应的独立危险因素，随着输注红细胞单位数增加，在可比的血红蛋白水平上的不良反应数量也上升[28]。一项回顾性队列研究发现，术前贫血不依赖于红细胞输注效果而和不良反应有关[41]。如果只进行去除白细胞输注，心脏手术患者的死亡率和多器官衰竭的概率会显著降低[10]。

紧急输血

胃肠道大出血、动脉瘤破裂、外科手术或创伤后大量出血时，可能来不及定型、选血和交叉配血[42]。在这些情况下，给育龄或更年轻的女性输注未经交叉配血的 O 型 Rh 阴性血，男性或年老的女性输注 O 型 Rh 阴性或 Rh 阳性血。最好使用浓集红细胞，因为可以减少输入抗 A 或抗 B 的量。如果时间允许，应使用 ABO 和 Rh 血型配合的血液。因为只需 5~15 分钟，要给大出血患者输注的第一份血样应该送到血库。使用未经交叉配型的 ABO 同型血的优点是可防止溶血反应，这在将含高效价抗 A 或抗 B 的 O 型血输注给非 O 型患者时可能发生。如果有 15~30 分钟时间，可用低离子强度条件进行简易抗体筛选试验[43]。基本上在所有情况下，血型和配型特异性的未交叉配型并抗体筛选阴性的血液，为受血者的提供的相容性等同于经交叉配型的血液[44]。

慢性贫血

适应性生理机制使得大部分个体能耐受慢性贫血。因此如果血红蛋白水平在 70g/L 以上，对大多数稳定的慢性贫血患者而言，输血或许是不恰当的。超过这个水平，红细胞输注通常只用于老年患者、有影响日常生活功能症状的患者、心脏或肺疾病患者。

血红蛋白病

镰状细胞病

关于镰状细胞病的详细讨论见第 48 章。

尽管在基础贫血和血管阻塞危象情况下，通常不需要输血，但输血仍是镰状细胞病（SCD）某些并发症的主要治疗手段[45]。输血常用于治疗脾隔离危象和细小病毒 B19 相关的再障危象导致的严重贫血。急性脾隔离症应视为紧急情况，因为与此相关的死亡率接近 10%[46]，必须迅即而谨慎地输注红细胞。输血时因带入异基因的细胞，可能会使脾脏释放扣押细胞，导致意外的高血红蛋白浓度。要避免血红蛋白高至 100~120g/L 以上及因此产生的血黏滞度过高，应先输注约一半的预期输血量（儿童 5ml/kg），然后再次检测血红蛋白以决定是否还需输血。

细小病毒 B19 感染损害红细胞生成 7~10 天。由于镰状细胞病是溶血性贫血，伴有红细胞寿命明显缩短和网织红细胞的活跃代补偿，骨髓失去造血功能和网织红细胞减少会导致此病患者产生严重的症状性贫血。再障危象中贫血逐步发展，所伴随的血浆容量扩增可能引起红细胞输注引发的肺水肿。因此，在输血半程中需考虑给予利尿剂或予以部分交换输血。

镰状细胞病患者在做全身麻醉手术前如血红蛋白低于 100g/L，则也建议输血[47]。输血对急性胸部综合征也有用。简单输血无改善或血红蛋白基线增高的患者可能需要换血。

急性缺血性脑卒中患儿应尽快做换血治疗，以将血红蛋白 S 水平降到 20%~25% 以下。而成人急性脑卒中患者的处理方案不尽明确。提倡对无 SCD 的成人缺血性脑卒中患者采用一种标准治疗方案[48]。然而，在易发脑出血的患者中谨慎使用抗血小板剂或组织型纤溶酶原激活剂方面仍存质疑。

长期预防性输血治疗实质性减少了再发脑卒中的发病率。为将血红蛋白 S 水平维持在 30% 以下，应持续进行简单输血或人工换血 / 红细胞去除法[45,46]。3 年的神经稳定期后，一些血液学家认为可将血红蛋白 S 的阈值提高到 50%。和换血和红细胞去除法一样，该方法可减少铁负荷[49,50]。在多数情况下，建议持续输血，因为减少输血增高再发脑卒中的发病率。作为继发性预防，正在研究逐步从输血过渡到羟基脲治疗[51]。该方法是否有效，正研的研究项目将给出答案。

长期输血对脑卒中的一级预防也有效。对 SCD 患儿及大脑经颅多普勒超声速率异常高（一项已知的脑卒中危险因子）的患儿，输血可将脑卒中发病率降低至 92%[52]。遗憾的是最近有证据表明，需无限期持续预防性输血来防止经颅多普勒超声高速率和（或）脑卒中的复发[53]。

在 SCD 患者中，联合使用 ABO、次要 Rh 及 K 抗原配合的经去除白细胞处理的红细胞可降低同种免疫和溶血性输血反应的发生[54]。需大量输注或换血时，以及要将受者血红蛋白 S 水平控制在 30% 以下时，许多中心还检测供者红细胞的血红蛋白 S 特征。然而，多数血液的镰状细胞特征为阴性[55]。

所有接受长期输血的患者最终都需接受铁螯合治疗，以避免铁过载造成的器官损害。一种新的口服剂地拉罗司（deferasirox）对此有效，而且与持续皮下输注脱铁氨（desferrioxamine）相比可能改善顺应性（参见第 47 章和第 48 章）[56]。

β- 珠蛋白生成障碍性贫血

关于 β- 珠蛋白生成障碍性贫血的详细讨论见第 48 章。

珠蛋白生成障碍性贫血患者主要依赖红细胞输注。多年来，人们测试过各种输血方案，目的是最大限度控制症状，同时将铁负荷最小化。一个成功的方案是维持输血前血红蛋白在 90~100g/L，输血后控制平均血红蛋白指标在 120g/L。在这一水平上，和骨骼畸形相关的内源性红细胞生成受到抑制，生长不良和器官巨大症得以改善[57]。可通过每月输血达到这一目标血红蛋白值。输血 1 年后或血清铁蛋白多超过 1000ng/ml，通常需进行螯合治疗。

中间型珠蛋白生成障碍性贫血的临床表现差异很大，发病年龄看来是将来是否需输血的良好指标。决定是否给此类患者输血主要依据临床表现，并且基于生长不良、骨骼畸形、脾大及健康状况。一旦决定输血，通常要依照重型珠蛋白生成障碍性贫血的输血指南进行[57]。

自身免疫性溶血性贫血

关于自身免疫性溶血性贫血的详细讨论见第 53 章。

为治疗危及生命的贫血，许多原发性或继发性自身免疫性溶血性贫血患者需进行红细胞输注。由于自身抗体的存在干扰相容性检测，要为这些患者提供配合的血液比较困难。理想状态下，选择的供者血液应缺少和受者体内抗体相对应的主要抗原，但多数情况下，无法确定自身抗体的特异性。以前输过血或妊娠的患者可能存在有临床意义的同种抗体，而其在有自身抗体的情况下难以检出。虽然应避免血清学不配合的红细胞输注，但有时这却是必须的。在这类情况下，红细胞的寿命会缩短，但很少发生输血反应。

新生儿溶血病

关于新生儿溶血病的详细讨论见第 54 章。

在不远的过去，新生儿溶血病（HDN）主要和 Rh（D）同种免疫有关，通常需要多次换血。产后预防性抗 D 免疫球蛋白的使用大大减少了该病的发生率。导致 HDN 的其他病因有 ABO 不配合、母体同种抗体以及红细胞酶和膜缺陷。大多数情况下，使用其他干预措施可以避免输血[59]。ABO 不配合的情况下如需换血，可使用洗涤 O 型红细胞悬浮于 AB 血浆或盐水 / 白蛋白，这可根据所需换血的体积和频率而定。

■ 先天性和获得性贫血

罹患如先天性再生障碍性（Diamond Blackfan）贫血和范科尼（Fanconi）贫血（参见第 39 章）的先天性贫血患者可能需要紧急或长期红细胞输注。儿童期短暂幼红细胞减少症患儿通常需要输血，直至骨髓功能恢复（参见第 52 章）。给获得性严重再生障碍性贫血患者输血一般要遵循严格的输血指南，因为致敏会减少恢复的机会。输血仅用于治疗症状性贫血或出血，除非血红蛋白低于 70g/L，否则一般不予输注。

因恶性疾病的化疗和（或）放疗而继发的骨髓抑制患者缺少为确定合理的血红蛋白水平的对照试验。多数中心将血红蛋白水平维持在 80g/L 以上。虽然接受化疗患者的低血红蛋白水平会降低生活质量，但输血可引发血栓形成和死亡[9]。

■ 造血干细胞移植

关于造血干细胞移植的详细讨论见第 21 章。

移植受体通常要求特殊的血液成分，包括经去除白细胞和辐照的红细胞和血小板。去除白细胞可降低输血反应、巨细胞病毒（CMV）传染和人类白细胞抗原（HLA）同种免疫 / 血小板输注无效的风险。一些数据表明去除白细胞可减少感染并发症、移植物抗宿主病和其他严重的并发症，包括肺损伤[60, 61]。家属直接献血可能是禁忌的，因为担心会引起次要 HLA 抗原致敏以致移植排斥。虽然尚无关于此方案利弊的令人满意的循证数据，但移植患者输血指南主要遵循围绕骨髓抑制个体而讨论建立的原则，即健康患者维持血红蛋白在 80g/L 以上，而有心脏疾病的患者血红蛋白值则要高一些。造血干细胞移植不要求供者和受者 ABO 血型相同，但输血必须 ABO/Rh 相容[62]。

■ 器官移植

肾移植

随机供者输血可导致同种异基因免疫[63]，这在早期的移植中被加以避免，以防止在潜在移植受体中诱导抗 HLA 抗体的可能性。然而，1973~1978 年的一系列报道令人惊奇地表明，移植前接受过多次输血的肾移植患者实际上有更好的移植物存活[64]。这首次证明了输血的免疫调节作用。在使用环孢素之前，有目的地进行随机供者输血来减少排斥的做法很普遍。当前的肾移植方案已发生了三方面的巨大改变，即环孢素、红细胞生成素的使用以及对随机供者输血危害的日益关注。环孢素是有效的免疫抑制药物，可降低输血产生的有利的免疫调节作用，而不然这种在肾移植中的有利作用将比输血导致的 HLA 致敏风险更为重要。红细胞生成素的广泛使用结束了为治疗末期肾病贫血而输血的常规操作，潜在的肾移植受体都会避免输血[65]。

肝移植

关于肝移植的详细讨论见第 129 章。

肝移植中经常进行大量输血[66]，但伴随增加发病、存活率降低的问题[67]。对血液的需求受到以下因素影响：肝脏本身疾病、术前凝血不良的性质、大血管器官手术中失血情况。为防止失血而改进的外科和麻醉操作减少了红细胞输注次数，目前

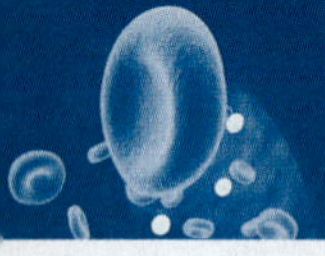

约40%的肝移植手术不用输血[67]。

■ 给予方式

血液应当总是在床边输注，经滤器(约170μm)去除贮存过程中积累的小凝块和凝集物。这些装置不能去除白细胞。血液使用前不可加热。如需大量(>3L)的快速(>100ml/min；儿童每小时>15mg/kg)输血、换血或给有冷凝集素的患者输血，建议使用温血仪。在起始30分钟内应缓慢输注血液，以使一旦发生不利反应时输注量尽可能小，但血液应在4小时内输完。对于没有心血管疾病的普通成人患者，在2~3小时内输注1000ml血液(约2~3单位)是安全的。对于儿童，每小时2.5ml/kg左右的速度通常可以防止循环超负荷。血管不稳定时可能需降低输注速度，严重急性失血时需加快输注速度。

血液或血液成分中不应添加药物。一些静脉注射液和库存血不相容，不能从输血管中输注。葡萄糖水溶液会引起红细胞凝聚(结块)和溶血，像林格乳酸盐这样含钙离子的溶液可能超出抗凝血中枸橼酸结合钙离子的能力而形成凝块。生理盐水和所有的血液成分都相容。

大部分输血是静脉输注。虽然任何一条可进针的静脉或中央静脉系都可使用，但通常使用前臂或肘窝的静脉。因为有危害，动脉输血只能用于快速大量静脉输血无效的患者。

建议用换血治疗控制新生儿严重贫血和(或)高胆红素血症。换血也适用于SCD患者的各种适应证(参见前述“血红蛋白病”)。换血可人工或由全自动仪器操作(红细胞单采)。大多数机器需要有血管通路完成抽血和回血，而这在儿童可能难以找到。换血必须由有经验的人员操作，因为如果操作不当，可能会引起严重的不良反应(参见第26章)。

宫内输血用于克服由红细胞同种免疫、细小病毒感染或其他病因导致的继发性胎儿贫血。该操作可能对胎儿产生危害，只有当妊娠34~35周之前胎儿发生水肿或其风险很高的情况下才可采用。该方法技术要求很高，只能在三级围产中心进行。

婴儿和幼童一次往往只需少量红细胞，可取的做法是将来自一个献血者的血液单位“拆分”，以便按需要序贯输血。只输一单位血通常是合理的，例如年老的冠心病手术患者、只要达到适当的血细胞比容就能维持循环稳定的急性失血患者以及输注第一单位血后已控制出血的术中患者或胃肠道出血患者[68]。

■ 降低输血需求

鉴于潜在的有害的证据日渐增多，医生现在依靠各种策略来降低对同种异体输血的需求。以下是其中一些方法。

限制失血

为诊断目的和随访而频繁采取血样是失血的重要而常被忽略的原因[16,23,25]。危重症护理患者经常抽血，特别当留置导管而简化了抽血程序时。导管还要弃去残留的血液，这又实质性地增加了医源性损失。减少失血的有效方法包括：认真考虑哪些检测是实际必须的以避免不必要的抽血；使用小体积收集管(婴儿使用微量管)也已证明有用，避免或减少导管中废弃的血液；重点照护检验也能减少失血[16]。

手术中控制出血至关重要，主要由良好的外科技术来实现。在所有情况下，也可使用其他干预措施减少失血。血液制品(血小板、新鲜冰冻血浆/冷沉淀)常用以提供止血帮助。可减少凝块溶解的抗纤溶剂在围手术期中被有效使用，可在不增加发病率的情况下，减少输血和再手术[16]。其中一种制剂抑肽酶(aprotinin)的安全性最近正引起人们关注，该药已不能轻易获得[69]。醋酸去氨加压素(desmopressin acetate)在特定的出血疾病患者中有效，但对其他患者是否有效尚未证实。尽管重组活化因子Ⅶ已在各种情况下进行过研究，但其对非血友病患者的预防和治疗作用仍未证实[16]。

预防贫血

红细胞生成素受体激动剂(通常是重组红细胞生成素)已被广泛应用于减少慢性肾衰竭患者及内源性促红细胞生成素水平低下时的输血。接受化疗的癌症患者使用红细胞生成素可减少对输血的需求，但也有对与之相关的静脉血栓增加和可能加速肿瘤进展的关注[70]。

红细胞生成素已被有效应用于择期手术前提高红细胞计数。在一项随机化研究中发现，使用或不使用红细胞生成素治疗的重症患者，输血次数在治疗组和安慰剂对照组间无显著性差异[71]。死亡率无总体差别，但对外伤患者的亚组分析发现治疗组的生存率改善了。值得注意的是，红细胞生成素治疗组的深静脉血栓发生率显著增加[71]。

替代输血策略

尽管自身输血可避免使用献血者血液带来的一些问题，但仍有风险存在[14]。已有三种自身输血的方式在使用：术前血液收集，不同时间贮存后在术中回输；正常血容量血液稀释(临手术前放血和血液稀释，术后回输放出的血液)；术中回收流出的血液，术中回输。术前自身红细胞捐献会减少40%的输血次数，增加30%的输血需求[14]。预存的自身血液可冻存，因此对稀有血型患者和体内有多种抗体以致几乎不可能找到相容血液的患者最为有用。在手术开始时进行急性正常血容量血液稀释并在手术结束时再回输，需输血的患者数量一样，但使用的血液单位数减少了[72]。该方法最适用于手术中预期会有大量失血的情况。总体而言，随机试验证明自身输血技术可减少手术患者的发病率，但这些结果仍存在争议[73]。

一些但非全部回顾性和前瞻性的队列研究揭示了延长红细胞贮存时间和包括死亡率和器官衰竭的不良反应间的关联[74]。还需要进一步研究这些效应的本质和程度以及其中那些可能与患者有关的。“保存损伤”的负面影响可能与红细胞运输和传送氧的能力减弱、微血管血流堵塞和(或)相关的炎症反应增强有关。研究受到小样本数和致混淆因素的限制。一项针对心脏手术患者的大型回顾性研究发现，输注贮存2周以上的红细胞和术后并发症风险显著增加及存活率降低有关联[74]。虽然上述发现还需要有前瞻性随机控制试验来验证，但将来可能会证明复活的、去除上清的“更新鲜的”红细胞成为在选择的患者群体中降低输血相关并发症的有用技术。广泛使用“新鲜红细胞”尽管从原理上看很有吸引力，但在目前血液捐献和贮存体系下没有可行性，因此对保存红细胞进行改良似乎是最有可能减少输血毒性的途径。

■ 贮存对血液的影响

按目前方式贮存的红细胞不能迅疾改善将氧气运送到组织，这可能部分是由于重要的红细胞调节分子(参见下文“红细胞液体保存”）的明显贮存变化。协助氧气从血红蛋白上卸载的 2,3- 双磷酸甘油酸降低、微循环血管正常舒张所需的一氧化氮严重缺失以及流变学、形态学上的改变都有报道[75,76]。然而，没有人体研究表明 2,3- 双磷酸甘油酸或一氧化氮的修饰可改善临床结果或可改善红细胞的流变学。一些贮存的血制品会发生补体激活现象[77]。

随机化对照临床试验已表明保存红细胞的去除白细胞[5,10,78,79]、洗涤去除上清可以改善炎症反应，降低总体死亡率[11,80,81]。

■ 红细胞输注的不良反应

输血治疗带有显著的风险[82]，应当被看做一种暂时的器官移植。据评估在 20 世纪 80 年代后期，发生急性输血反应的次数占总输血数的 20%，其中观察到的严重反应约占 0.5%[83]。其后，由于去除白细胞技术的应用使该比例下降[60]。很难作出对精确的不良反应风险的评估，因为许多输血后反应被错误地归因于患者的自身疾病。约一半的输血是给予手术室中被麻醉的患者，这种状态下输血反应可能减弱或更难识别[84]。

在急性溶血性反应或急性肺损伤中，不良反应可能在数分钟到数小时内发生；而在迟发性溶血性反应、多器官衰竭、血栓形成、肿瘤复发和感染中，其发生或可延迟至数天到数周[4-13,78-81]。多数急性输血反应是轻微的可处理的。许多报道的输血相关死亡是由于人为错误导致的。一项针对 70 例输血相关死亡的研究中，75% 的病例是由于将正确交叉配型的血液输入错误的患者所致[85,86]。输血中发生技术错误的比率估计为 1∶18 000[87]。

■ 即发性输血反应

即发性输血反应包括寒战、发热、荨麻疹、心动过速、呼吸困难、恶心、呕吐、胸闷、胸背痛、低血压、支气管痉挛、血管神经性水肿、过敏、休克、肺水肿和充血性心力衰竭。麻醉患者的即发性免疫性输血反应可能表现的体征可有手术部位广泛性渗血、低血压和休克。总体而言，即发性输血反应比迟发性反应危险。极少数情况下，包括死亡在内的严重并发症可以在输血开始的几分钟内发生。因此建议在输血开始的 15 分钟内，密切监视对象并检测生命体征。一旦怀疑有反应发生，应立即中断输血，保持静脉通路。处理输血反应的典型程序包括：处理患者症状，进行适当的实验室检测，通知输血部门做进一步调查。

急性溶血性输血反应

急性溶血性输血反应（AHTR）通常是由于对输注的 ABO 不相容血液的免疫性破坏造成的[88,89]，罕见情况是由其他血型（如 Kidd 血型）不相容造成的。

发病率　ABO 不相容输血的发生率尚不清楚，但估计在红细胞输注中的发生频率为 1/38 000~1/70 000[88,89]。AHTR 的严重程度差异极大，通常取决于血液输注的速度和总量。约 47% 的受血者即使输注了一整单位的 ABO 不相容血，也未见输血反应。41% 的受血者表现出 AHTR 症状（参见下文）。死亡率约为 2%[88,89]。

直到最近，AHTR 一直是导致输血相关死亡的主要原因，但随着对输血相关急性肺损伤（TRALI）的认识加深，这种情况发生了改变。TRALI 是目前报道的死亡主要原因[90]。

病理生理学　AHTR 的严重程度被认为取决于受者血浆中天然存在的免疫球蛋白（Ig）M 抗体（抗 A 或抗 B）的活能力。抗 A 和抗 B 抗体可以激活补体和凝血系统。C3a 和 C5a 可以激活白细胞释放炎症细胞因子[白介素（IL）-1、IL-6、IL-8 和肿瘤坏死因子（TNF-α）]而引起发热、低血压、哮鸣、胸痛、恶心和呕吐[91]。献血者红细胞上的抗原抗体复合物和活化的补体可导致生成缓激肽，其增强毛细血管通透性和小动脉扩张，导致全身血压降低。Ⅻ因子的激活会启动凝血级联反应形成凝血酶，直至发生弥散性血管内凝血。缺血、低血压、抗原抗体复合物沉积和血栓形成也可能引起肾衰竭[92,93]。

临床所见　最普遍的症状是发热伴寒战或寒噤。轻度病例中，可能伴随有腹、胸、胁腹或背痛，而在重度病例中，会有呼吸困难、低血压、血红蛋白尿以及最终休克。不相容血液输注后，三分之一到二分之一的血管内溶血患者会发生由消耗性凝血异常而导致的出血[94]。血红蛋白尿可以是血管内溶血的第一体征，尤其是麻醉或无意识患者。

实验室评估　疑似急性输血反应时，输血部门应立即展开对技术和鉴别对错误的检查，对输血后样品进行溶血检测，做直接抗球蛋白试验（DAT）以确定是否存在不相容[93]。如果怀疑是 AHTR，需重复鉴定患者和输注血液的 ABO、Rh 血型，重复抗体筛选试验和交叉配血试验。和血管内溶血一致的其他实验室检查结果包括：血红蛋白水平降低、血红蛋白血症、血红蛋白尿、高胆红素血症、低触珠蛋白水平、乳酸脱氢酶（LDH）水平升高。极少数情况下，输注红细胞全部溶血，会出现 DAT 阴性结果。

处理　输注红细胞少于 200ml 的情况下，很少出现严重并发症。立即中止输血始终是发生任何输血反应时采取的第一步骤。缓慢输注生理盐水以维持血管通路、监测生命体征和检测尿量是关键的早期步骤。需立即采集血样供实验室评估。供者血袋应送回血库。如果发生了严重溶血，治疗重点放在处理低血压、凝血障碍和肾功能上。无禁忌证的成人 24 小时内尿量应维持在 100ml/h 左右。简单情况下，灌注生理盐水可能已足够，但某些情况下，需要使用利尿剂。静脉注射呋塞米（furosemide，40~80mg）可促进排尿，增加流经肾皮质的血液。严重低血压的情况，可按每小时 1mg/kg 体重的剂量使用多巴胺，该药能扩张肾血管、提高心输出量。对肾损害患者可寻求肾病专家会诊。凝血障碍和活动性出血患者可能需要输注血小板、新鲜冰冻血浆和冷沉淀。

预防　造成 AHTR 的常见原因是在患者确认、标记输血前标本、核对给予患者的正确血液是发生错误[85-87]。找到发生错误的环节，有助于防范将来错误和事故的发生。建议在发放血液制品或采集血样时，至少使用两个患者标识符。

非溶血性发热性输血反应

非溶血性发热性输血反应（FNHTR）可简要定义为无其他可确认的发热原因时，和输血相关的体温升高 1℃以上。该反应可在输血期间至输血完毕后 1~2 小时内发生。无发热或低热的寒战和寒噤也定义为 FNHTR。其症状还可包括呼吸频率加快、血压改变、焦虑，少数情况下出现恶心或呕吐。

发病率　FNHTR 是常见的输血反应。不同临床情况如年龄、既往输血史、基础疾病下的发生率也不同。FNHTR 在输血中的发生频率约 0.5%~2.0%，输注血小板的发病率（1%~38%）比输注红细胞的发病率（0.01%~6%）高[95]。无论使用全血分离血小板还是单采血小板，去除白细胞都能降低 FNHTR 的发生

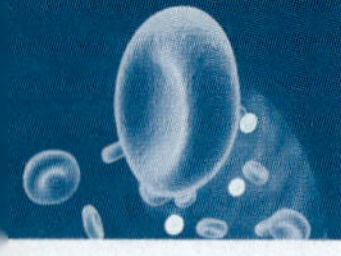

率[96]。多数欧洲国家已采纳在红细胞和血小板输注时普遍去除白细胞的做法，但美国未采用。有反复输血史的个体和多次妊娠的妇女发生 FNHTR 的风险更高[96]。

病理生理学 细胞因子(如 IL-1、IL-6、TNF-α)作用于前下丘脑的体温调节中枢产生的前列腺素 E_2 触发发热。输血后生成这些细胞因子被认为可能是由于受者的抗 HLA 或其他抗体激活供者白细胞、输注的供者白细胞或血浆成分激活受者白细胞和内皮细胞或血液在保存过程中积累的细胞因子的被动转移。贮存的血小板会累积 IL-1β、IL-6、IL-8 和 TNF-α，输注上清液可能引发 FNHTR[96,97]。保存前去除白细胞比保存后去除白细胞更有效地防止反应发生。非去除白细胞的红细胞、去除白细胞或非去除白细胞的血小板中存在的另一种中介物 CD40 配体(CD154)，和血小板输注中的发热反应有关[98]。

临床所见 FNHTR 并非导致发热的唯一原因。需排除其他可能危及生命的输血反应，例如 AHTR、细菌污染、急性肺损伤和其他的发热伴发病因(如感染或药物反应)，还需检查体温曲线、住院过程、留置导管状况。患者当前生命体征值应和输血前的数据比较，并保持监测直至发热和(或)其他症状消除。要查阅既往输血反应史，以决定将来输血是否要采取额外措施。

实验室评估 和几乎所有的输血反应时一样，实验室调查应包括：①查阅输血书面记录的准确性；②评估溶血情况；③比较输血前后 DAT 结果。如果上述检测中任何一项有阳性结果，需补充实验室检查项目以排除 AHTR。如果所有结果都是阴性，且患者表现符合轻微 FNHTR，则无需再做其他检测。

处理 如上所述，处理任何输血反应的第一步骤是立即中止输血程序。FNHTR 一般呈良性过程，中止输血后 1~2 小时内可完全消除。输注血液的存余部分和患者输血后血样应送至实验室检测。由污染红细胞导致的细菌性脓毒症非常罕见，通常不在鉴别诊断时考虑，除非有严重体征和症状时，可进行革兰染色和输注血袋培养。可给予退热药以缩短发热持续时间并予以镇痛。成人口服对乙酰氨基酚(acetaminophen) 325~650mg 或儿童按 10~15mg/kg 口服，可有效改善症状。

预防 约有 10%~15% 的 FNHTR 患者在下次输血时会发生类似反应[96]。对已发生两次或两次以上 FNHTR 的患者，建议在输血开始前 30~60 分钟给予退热药(对乙酰氨基酚)。然而，支持该方法的证据有限。无需对所有拟输血患者常规术前用药，包括常规使用抗组胺药。去除白细胞几乎可以完全预防红细胞输注引起的 FNHTR。在某些情况下 FNHTR 仍会复发，尽管术前用药、输注去除白细胞洗涤红细胞总是能避免此类患者发生进一步反应。洗涤红细胞或血小板主要的缺点是制备过程中会损失 5%~10% 的红细胞和 20% 的血小板[99-101]。预防红细胞输注产生的 FNHTR 最重要的单一因素是普遍实行去除白细胞输血[93,101]。

过敏性输血反应

过敏性输血反应(ATR)是输血治疗中最常见的不良反应。按反应严重程度，可划分为不同类型：轻度、类过敏性、过敏性。

发病率 轻度 ATR 在血浆或血小板输注中的发生率为 1%~3%，在红细胞输注中为 0.1%~0.3%[93]。严重过敏反应在输血中的发生率估计在 1∶20 000~1∶50 000。

病理生理学 轻度 ATR 推测是由于受者体内发生抗体和供者血浆中可溶性蛋白反应造成的[101-102]。以前生成的抗体和同种抗原之间的相互作用会激活肥大细胞。结果导致组胺、趋化因子、蛋白酶、白三烯、前列腺素和血小板活化因子的释放，促成过敏反应的发展。体内有高效价抗 IgA 抗体的 IgA 缺乏患者，输注血制品后可能会发生严重的过敏反应。白人中 IgA 缺乏的发生率为 1∶900，只有 30% 的个体会产生抗 IgA 抗体。大多数有抗 IgA 抗体的患者输血不会发生过敏性反应。类过敏反应和过敏性反应类似，但临床症状不如后者严重，是由非 IgE 介导的肥大细胞激活造成的[102]。

临床所见 ATR 通常在输血期间或输血开始后 1 小时内发生，但可能要到数小时后症状才明显。常见症状包括荨麻疹、皮疹、瘙痒、潮红。更严重的反应发生得更早，症状包括胸闷、呼吸困难、发绀、声嘶、喘鸣或哮鸣。此外，也可能出现如腹痛、恶心、呕吐和腹泻等胃肠道症状。和其他急性输血反应不同，通常没有发热症状。ATR 的临床评估应包括已存在的病状，如对药品、食物和其他过敏源的变态反应以及哮喘。过敏反应通常会在输血开始后立即发生，症状包括支气管痉挛、呼吸窘迫、恶心、呕吐、腹部绞痛、腹泻、休克和失去知觉。

实验室评估 简单的荨麻疹无需进行实验室调查，但事件需报告给血库以更新患者记录，供将来输血参考。泛发的体征和症状可用来排除 AHTR。对过敏反应，建议检测患者是否 IgA 完全缺陷，如有可能，还要检测是否有抗 IgA 抗体。然而无论上述检测结果如何，危及生命的过敏反应都要求输注洗涤红细胞和血小板，避免输注新鲜冰冻血浆和其他血浆。因此，除非已经证实 IgA 缺乏，否则无需进行抗 IgA 抗体检测。

处理 大多数 ATR 是轻微的、自限性的，并对中断输血、给予如盐酸苯海拉明之类的抗组胺药物反应良好。对简单的荨麻疹，经抗组胺药治疗 15 分钟后，可以重新恢复输注血制品。对严重 ATR 尤其是变态反应性患者，不可再恢复输注。对急性过敏性反应，可能需要用液体复苏来维持血压，随后给予皮下或肌注肾上腺素(1∶1000 稀释，0.3ml)及气道护理和重症监护。对休克，可静脉注射更高浓度的肾上腺素(1∶10 000 稀释，3~5ml)[102]。危急情况下，糖皮质激素通常没有帮助。

预防 有轻度 ATR 病史的患者可术前用药，输血前 30~60 分钟给予抗组胺药。重复反应的情况下，可在输血前数小时给予糖皮质激素。去血浆或盐水洗涤过的红细胞适用于反复发生 ATR 的患者。有输血过敏反应史的 IgA 缺乏患者，有时可提供 IgA 缺乏供者提供的血浆制品，用盐水充分洗涤过的红细胞也可提供给此类患者。

输血相关急性肺损伤

TRALI 是输血后非心源性肺水肿导致的急性缺氧综合征。所有的血液成分都可引发 TRALI，但最常见的是含血浆的产品[3, 90, 103-108]，占 TRALI 死亡事件的 50%~63%[107]。

发病率 由于诊断困难和漏报，TRALI 的真实发生率仍未知。估计在含血浆产品的输注中，其发生率在 1∶1300~1∶5000[108]。在美国，TRALI 是报道的输血相关死亡的首要原因。从 2003~2005 年，每年有 20 例以上的报道[90]。

病理生理学 TRALI 中毛细血管渗漏综合征的准确机制还未完全确定，但已提出两个主要的假说。一种假说有关白细胞抗体介导 TRALI 而另一种则是细胞因子介导 TRALI。前者认为 TRALI 常常是输入抗 HLA Ⅰ类、Ⅱ类抗原或人中性粒细胞抗原(HNA)抗体的结果[90, 103, 106]。输血后，这些抗体和肺微血管内的中性粒细胞反应，活化的中性粒细胞会破坏内皮。液体因血管渗漏进入肺泡腔，随后发生肺水肿。在报道的病例中，90% 是供者血浆中带有抗体，10% 是受者血浆中带有抗体[90]。第二种假说认为先前存在的全身性炎症反应导致中性粒细胞在患者肺微血管中堆积并被预处理。血液细胞成分在保存过程中积累的脂类[104]或其他介质（如 CD40L）[13]激活这些中性粒细胞，在易感患者中造成血管内皮损伤，导致血管渗漏和肺水肿[104]。由于 20% 的血液成分含有 HLA 抗体，而 TRALI 相对而言并不常见，可以推断在 TRALI 的发生过程中，还有其他因子的作用。

临床所见 通常无法区分 TRALI 和成人呼吸窘迫综合征。TRALI 的典型表现是输血后 6 小时内，突然出现呼吸困难、严重低氧血症（室内空气下，O_2 饱和度 <90%）[90,106,108]、低血压和发热，通常给予支持治疗后，在 48~96 小时内症状消除。尽管低血压被视为诊断 TRALI 的重要体征之一，但在一些病例中会出现高血压。

实验室评估 除了新的或恶化的血氧去饱和，TRALI 的特点是胸部放射摄影发现双向弥散性斑片状肺部密度阴影，无心脏扩大[90]。如存在啰音、颈静脉怒张或胸部放射摄影可见肺动脉扩张，可排除 TRALI 为肺衰竭的唯一原因，上述现象是伴随或不伴随输血相关心脏过负荷（TACO）的充血性心力衰竭的症状[110]。TRALI 起病后数小时出现的暂时性白细胞减少也可将之与 TACO 区分。

处理 支持治疗是治疗 TRALI 的主要手段。所有报道的 TRALI 病例中都采用了补氧治疗，72% 的患者需要积极的呼吸支持[108]。静脉输液和给予血管加压药是维持血压的重要手段。治疗 TACO 用的利尿剂应避免用于 TRALI。皮质类固醇可能对治疗有益[108,110]。

预防 要对所有供应血液进行 HLA 和 HNA 抗体筛选目前来看是不现实的，为最大限度降低 TRALI 的风险儿实行了几项策略。美国血库协会于 2004 年建议，对于有白细胞同种免疫风险的供血者（即女性），血液采集中心应尽量减少高血浆容量成分的制备。其他方法在理论上也可减少 TRALI；贮存前去除白细胞处理和输注前洗涤细胞成分可分别减少 TRALI 的中介物和诱因。有报道称，排除女性献血者可以降低 TRALI 的发生率，但不能消除 TRALI[109]。

输血相关循环过负荷

TACO 的定义是当输入的血液成分和（或）其他液体容量超过心血管应对额外工作负荷量的能力时血管内容量的扩张[110]。一种新的假说认为充血性心力衰竭部分是由炎症介导的，这可能是 TACO 的另一种机制[111]。

发病率 超过 60 岁的成人、婴儿、心肌功能损害的患者、由于肾衰竭或充血性心力衰竭导致高血容量的患者都有发生 TACO 的风险。TACO 在输血中发生率估计在 0.1%~1%。据报道髋关节和膝关节置换术患者 TACO 发生率分别为 1% 和 8%[112]。

病理生理学 TACO 最常发生在大量输注血液成分之后，血管内血容量的增加会提高中心静脉压并导致肺水肿。代偿性慢性贫血患者更易发生 TACO，因为其心输出量在输血时已接近最大值。

临床所见 TACO 的非特异性症状包括呼吸困难、胸闷、干咳、头痛和焦虑。啰音、高血压、颈静脉怒张等体征是 TACO 的有力证据，并使之区别于 TRALI。

实验室评估 氧饱和度可能和 PaO_2（动脉氧分压）一起下降。胸部放射摄影发现新的双侧浸润是 TACO 的特点，这点和 TRALI 一样。

处理 一旦怀疑发生 TACO，应限制使用静脉注射液，其次是在无禁忌证的情况下，给予氧和利尿剂。让患者保持坐姿也会有帮助，严重情况下可能需要机械通气。回输或不回输压积红细胞的放血疗法有时也有效果。

预防 如果患者有 TACO 风险而又必须输血，输注速度要放慢至每小时 1~4ml/kg。大多数血库都可以通过细胞输注时去除血浆或输血将进行 4 小时以上时将血制品拆分成更小的容量等方法减少输注体积。

输血相关败血症

极少数情况下，4℃贮存的红细胞会被在冷环境下生长的特殊微生物污染（如耶尔森菌、沙雷菌、假单胞菌）。肉眼检查血液可能发现凝块或颜色改变，则提示有细菌污染[113]。

临床特征 输入大量革兰阴性微生物可导致发热（>38.5℃）、寒颤、血压明显降低、腹痛、呕吐、腹泻和深度休克。可对剩余供者血液用革兰染色进行快速诊断。

处理 感染性休克是一种复杂的病症，应寻求专家会诊。可使用广谱抗生素，但通常无效。红细胞输注导致的败血症，死亡率估计在 1∶500 000 单位血液[82]。

与大量输血相关的反应

大量输血的定义是 24 小时内输注 10 单位以上红细胞或置换 1 个血容量。大量输血时使用大量贮存血液可能导致一些并发症，包括稀释性凝血功能障碍、循环过负荷、高钾血症、低血糖、低体温，极少数情况下会发生枸橼酸诱发的低钙血症[114]。

枸橼酸盐毒性 枸橼酸钠是所有血液成分的抗凝剂。大量输血时，枸橼酸盐可导致暂时性低钙血症和低镁血症而影响心率和心脏功能。这种情况通常只在枸橼酸盐代谢缓慢的肝功能衰竭和（或）严重低温患者身上看到。应根据临床表现和离子水平，用钙或少数情况下用镁治疗。

高血钾 贮存过程中，红细胞胞内钾离子漏入上清液中，伽马辐照血液会加速该过程。输注红细胞中钾离子的总量是有限的：短期保存的红细胞中少于 0.5mEq，贮存到期时在 5~7mEq。因此，大多数情况下无需担心钾离子问题。然而，大量、快速输注红细胞可能在肾衰竭患者中引起明显的高血钾症。对肾衰竭患者可放慢输注速度，以避免高血钾症。也可采用洗涤或减少体积的办法。

凝血病 重度创伤时，包括低体温、酸中毒、休克、组织损伤、弥散性血管内凝血、血小板和凝血因子的稀释等多种因素作用的结果可引发复杂的凝血病。如何预防以及何时治疗大量输血导致的凝血病，并无确切的方案。

■ 迟发性输血反应

迟发性溶血性输血反应

迟发性溶血性输血反应（DHTR）是输血 24 小时以上，对供者红细胞抗原的二次免疫应答回忆造成的。输血前红细胞抗体筛选即便是阴性的，但仍会发生溶血现象。典型的症状是输血后一周内，血细胞比容下降并出现溶血现象。

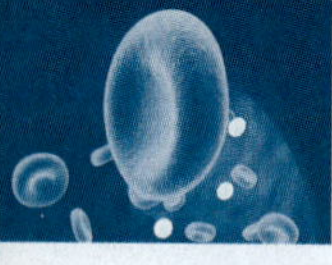

得一个成人治疗剂量的血小板。当前有关血小板输注适当剂量的争论将在下文血小板剂量章节中讨论。目前的 FDA 标准仅提出 75% 的单采血小板产品必须含超过 3.0×10^{11} 血小板。AABB(国际血库协会,即前美国血库协会)则针对这一血小板含量制定了 90% 的目标[32]。3×10^{11} 血小板的目标可能反映了制定标准时血液成分分离置换设备的采集能力,而非治疗中不同患者的需求。尽管 $(2.5\sim3.5) \times 10^{11}$ 的剂量可能可以满足儿童或体型较小的成人预防性输血的需求,体型较大的成人在出血或其他影响血小板输血最佳反应的临床情况时,这一剂量可能不足。另一方面,高得率的血小板产品用于体型较小的成人和儿童有些浪费。血液中心正考虑处理单采血小板制备过程的最佳途径。许多血液中心将高得率的产品[即 $>(6.5\sim7) \times 10^{11}$ 血小板]分为两名患者的治疗剂量。极高得率的产品[$>(10\sim11) \times 10^{11}$ 血小板]可分配给三名患者治疗使用。近期检测预防性血小板剂量对出血风险影响的试验结果似乎肯定了"分用"做法,并将在下文"血小板剂量"中进一步讨论[33,34]。

不同血小板浓缩物的相对优劣性

表 141-1 列出了各种血小板制备方法的优点。单采血小板产品的优点之一是暴露于较少往往也是重复的供者,而使传染病风险略低。重复献血者与更经常捐献全血的初次献血者相比,病毒感染风险约可降低一半[35]。全血来源血小板制品的细菌感染风险随合并的血小板份数增加而升高(每份需要分别静脉穿刺,为主要污染源)[36]。由于单份全血来源血小板的量少而不允许更敏感的基于培养的细菌检测方法,因此输注全血来源血小板发生败血症的风险要显著高于单采血小板[37]。高效的在单采过程中去除白细胞使白细胞数少于 5×10^6 的血小板制品超过 99.9%,与之相比,过滤去除白细胞的无效率要增加一个数量级[24,25,38]。因为单采产品含有经细菌检测的可供输注的血小板剂量,血库不会因合并和发放前细菌检测导致发血延迟。保存前合并全血来源血小板与非合并血小板相比,不减少血小板的增量[39]。近期的荟萃分析表明,从经血小板剂量和受者血容量矫正后的血小板增量来看,单采血小板比富血小板血浆法而非血沉棕黄层法制备的全血来源血小板高[40]。然而还不清楚这一结果的临床重要性(出血和对输血间隔的影响)。值得注意的是,当需要特殊的血液制品时,如需要 HLA 相合、人类血小板抗原(HPA)相合或免疫球蛋白(Ig)A 缺乏的血小板,单采血小板仍然将继续是首选的产品。

表 141-1 不同血小板制品的优点

单采血小板
接触更少的且经重复检测的献血者(病毒风险略有降低)
采用更敏感的细菌检测方法,损失量在可接受范围
去除白细胞的一致性略有提高,污染的红细胞数较少
血库可立即发放可供输注的剂量
输注后较输富血小板血浆法全血来源血小板的增值更高
产品可采自专属捐献者(HLA 或 HPA 相合,缺乏 IgA)
富血小板血浆、全血来源血小板
剂量灵活性好
降低单个供者血浆的接触(可能减轻 TRALI、ABO 溶血和过敏反应)
降低供应成本,公众卫生获益
贮存前混合,可提高细菌的检出并消除因混合而延误
血沉棕黄层、全血来源血小板
具有与贮存前混合的富血小板血浆法全血来源血小板相同的优点
得到更多可供输血的剩余血浆

HLA,人类白细胞抗原;HPA,人类血小板抗原;IgA,免疫球蛋白 A;TRALI,输血相关急性肺损伤。

全血来源血小板也有诸多优点。其可提供优秀的剂量灵活性,因为可以改变合并的血小板份数以满足患者的需求。与单采血小板含有的单个供者血浆量较高(可多达 500ml)不同的是,全血来源血小板含有的单个供者的血浆量一般不超过 60ml。输入更少的介导输血相关急性肺损伤(TRALI)、因供者抗 -A 或者抗 -B 导致的受者溶血以及过敏反应的物质的量或有助益。因为全血来源血小板是捐献全血的副产品,制备费用也更便宜。美国自 2005 年以来就有供应的贮存前合并的富血小板血浆全血来源血小板,利用基于培养的细菌检测策略,提供经合并的、可即时发放的血制品。血沉棕黄层全血来源血小板也在贮存前合并,产生的血小板增值与单采血小板相比无显著差异。尽管在美国使用白膜法血沉棕黄层法未获许可,血沉棕黄层血小板的制备也使得血浆产品输注量略有增加。

血小板浓缩物贮存

在 20~24℃的液相保存

使用以下相同原则,全血来源血小板和单采血小板浓缩物都可以贮存 5 天:①温度必须在 20~24℃[41];②贮存容器必须为塑料制成并允许氧气的充分扩散以满足细胞的新陈代谢需求[42,43];③血小板浓缩物在贮存时必须摇晃[42,43]。

使用放射标记的贮存血小板(图 141-2),只要是在 20~24℃,

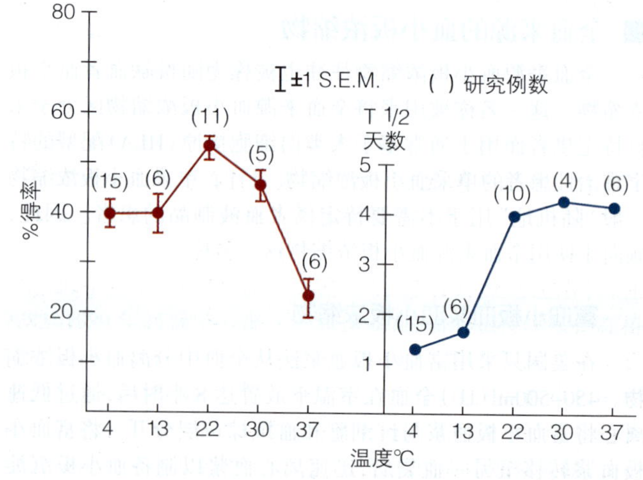

图 141-2 贮存温度和血小板输注后活力的关系。富血小板血浆采集自正常志愿者并在图中标明的温度下贮存过夜。随后,血小板经放射性铬标记后回输。得率百分比意即输注血小板中再输注后最初 3 小时内参与循环的百分比。在 22℃时,50%~60% 的得率是血小板在脾脏内的生理性贮留的结果(参见第 110 章,非细胞损伤)。得率百分比和后续体内存活时间($T_{1/2}$)的组合在 22℃为最佳。

即使保存几天的血小板，再输注后在体内的存活时间接近正常。然而，在更冷的温度下，细胞经历不可逆的圆盘状至球状的形态转变，生存时间会惊人地缩短[41]。如果在20~24℃时氧气流入不充分，细胞会增加乳酸产生以保持腺苷三磷酸(ATP)的浓度，导致碳酸氢盐缓冲剂耗竭而使 pH 值降低[42,43]。如果 pH 值下降至低于 6.2，血小板会发生不可逆的圆盘状至球状的形态转变，导致输注后被快速从循环中清除。如果血小板浓缩物在贮存中没有摇晃会发生相似的 pH 值下降低。数据显示在 5 天贮存期内的血小板，中断振荡最多达 24 小时，可不会对其造成伤害[44-46]。

合成介质被用于贮存血沉棕黄层血小板浓缩物[19]，预计到 2010 年底美国也将用之贮存单采血小板[47,48]。最佳溶液的确定仍在进行中，但其相对简单，依靠 20%~40% 的残留血浆以及添加的醋酸盐作为血小板的氧化燃料[48]。利用介质中质子对有机阴离子例如醋酸根的氧化以提供碱性化作用，节约血小板浓缩物贮存时主要缓冲物质碳酸氢盐[49]。

部分研究人员没能找到新鲜的和经贮存的血小板在临床反应上的实际差异[50,51]。然而，大多数研究人员通过对正常志愿者的放射标记试验以及血小板减少患者的血小板浓度增高的研究发现经贮存血小板的体内恢复率降低，贮存 5 天后血小板存活率下降了近 20%~25%[52]。此外还有人报道，相对于新鲜的血小板，经贮存的血小板对患有发烧、脓毒血症、脾大以及弥散性血管内溶血的患者具有更大的缺陷[53,54]。

有研究表明，在贮存 7 天后血小板的恢复率和存活率仍令人满意(虽然贮存的两天后效能下降 15%~20%)[55-57]。然而，在 1984 年血小板贮存时间由 5 天延至 7 天后，细菌过度生长以及贮存血小板受者临床脓血症的发生几率足以使在两年后将贮存时间改回至 5 天[58]。如果能建立去除细菌污染[59]或者可靠的细菌检测方法[60]，保存时间有可能重新超过 5 天[61]。

即使在最佳条件下贮存，血小板制品也会有某种程度的质量下降。有很多关于血小板离体贮存后体外异常的表述，统称为血小板贮存损伤[62-64]。目前，与体内循环能力相关最好的体外研究可测定的特征为保持圆盘状和低渗休克反应时的良好功能[65]。除了极少数例外，形态为正常圆盘状的血小板在输注后可以正常循环。血小板因低温、酸度或细菌污染受损后，一般会失去其圆盘状形态而变为球状。正常的圆盘状形态体现在肉眼直视检查保存良好的浓缩血小板时的"涡旋"或"闪烁"的外观[66]，敦促血库员工和临床医护人员在输血前检查血小板浓缩物的这一现象(图 141-3)。经贮存血小板的一些其他特征包括细胞凋亡标记物的诱导、随血小板活化的微颗粒释放和对温度变化的形态学响应，有望作为监控血小板产品质量的新策略[67,68]。但是迄今为止尚无单一的体外参数(或者成套测试)被证明能可靠地反映血小板一旦输注给受者后的体内存活率。

贮存期内血小板浓缩物的悬浮血浆中凝血因子的活性保持良好，除了因子Ⅴ和Ⅷ的活性稍有降低[69]。因此，4~8 单位全血来源血小板浓缩物的合并产物或者一个单位单采血小板浓缩物可提供相当于 1~2U 的新鲜冰冻血浆。

■ 冰冻贮存

冰冻贮存最常使用的方法有控制速率降温(每分钟 1℃)、5%~6% 的二甲亚砜(DMSO)作为冰冻保护剂、快速解冻、分级降低 DMSO 浓度和输注前洗涤。体内活力约为新鲜血小板的 40%~50%[70]。因此，这一技术比 20~24℃液相贮存更复杂、昂贵而低效[71]。然而这类制备也有其临床意义[72]，可能对异体血小板输注不反应患者的自体输注有价值。在骨髓抑制治疗前分离血小板，然后冰冻并在随后的血小板减少期进行输注[73]。新的方法利用一种含有第二信使效应剂的贮存液，降低了 DMSO 的使用浓度，冻融操作步骤也相应地减少麻烦[74]。尽管有报道经重组人血小板生成素刺激后血小板自体采集得率高可帮助患者度过强化多周期化疗方案，鉴于重组制剂带来的抗体生成和严重血小板减少的报道，人们对使用血小板生成素的热情已经减退[75,76]。还不清楚在这种情况下能否使用血小板生成素模拟物(参见第 113 章和第 119 章)。

■ 液态冷藏

室温贮存血小板因便于细菌过度繁殖限制了其保存期[77]。冷藏可以延长保存期，此是因降低细菌污染风险和进一步减缓血小板代谢，即在 22℃贮存时的老化较体内 37℃时降低 44%[78]。然而如前所述，血小板暴露于 20℃以下的温度会导致圆盘状消失和输血后的存活期显著缩短[41]。经冷藏的血小板尽管循

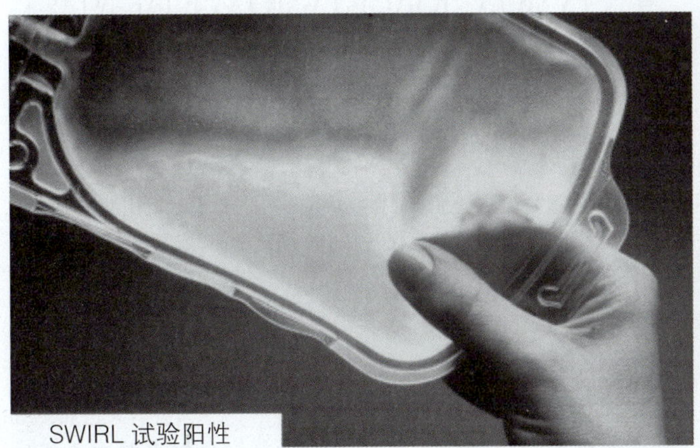

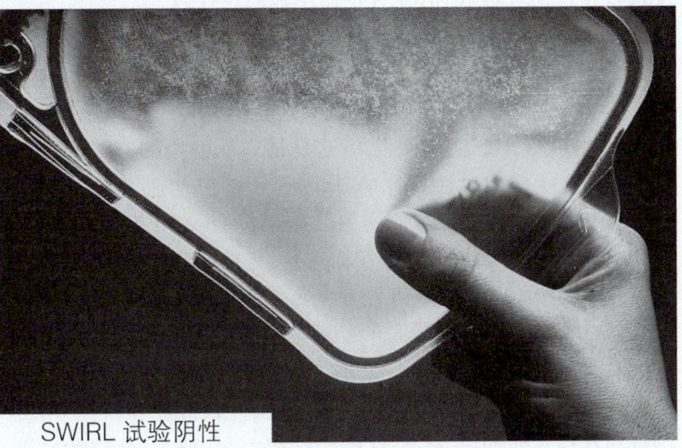

图 141-3　浓缩血小板的涡旋现象。制备和保存良好的血小板浓缩物中的血小板保持了正常的圆盘状外形，这为血小板浓缩物带来了涡旋或闪烁的外观(左图)。如果血小板因低温、pH 值降低或细菌污染受损，圆盘状的形态和涡旋现象会消失(右图)。涡旋现象的消失能使输血技术人员或临床医生鉴别出可能无效或危险的血小板浓缩物。

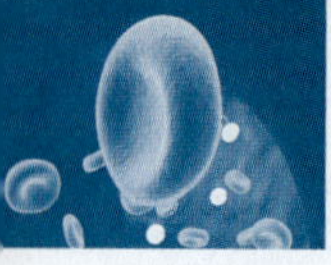

环时间显著缩短但仍继续正常行使功能[79]。将鼠血小板在0℃贮存2小时导致糖蛋白Ⅰbα复合物成簇和β-N-乙酰葡萄糖胺残基暴露。这个新抗原被肝巨噬细胞的3型补体受体识别，使经冷藏的血小板被迅速清除[80]。糖蛋白Ⅰbα新抗原的半乳糖苷化阻止短期冷藏的鼠血小板被肝脏清除[80,81]。遗憾的是，对人和鼠再输注半乳糖苷化血小板的研究显示，在4℃暴露更久(48小时)的血小板被迅速清除[82]。这提示β-N-乙酰葡萄糖胺暴露不是经冷藏血小板被清除的唯一机制[83]。在血小板冷藏成为实用选择前，必须阐明其他相关机制。

冻干血小板、血小板膜和血小板替代物

因为周期性的供应短缺，理想的是拥有一种保存期长、只要简单加以水化便可输注给出血患者的、安全有效的血小板替代物。这一领域中大量的研究正在探索多聚甲醛处理的冻干血小板、冻干血小板膜微泡、纤维蛋白原包被的白蛋白微囊体、含糖蛋白的血小板脂质体和其他血小板替代物[84]。这是个重要领域，但是所有这些进展有待适当的临床试验加以验证。

非输注性制剂，包括抗纤溶药物 ε-氨基己酸和氨甲环酸，可能有助于血小板减少患者的止血[85]。抗纤溶剂有效控制血小板减少患者的黏膜和牙出血，而不增加血小板浓度。药理剂量的重组因子Ⅶa，增高活化血小板的凝血酶生成。许多描述出血时间减少和血小板减少性出血减低或停止的临床报告提示这种制剂在由血小板浓度低或血小板功能障碍引起的出血中的潜在作用[86]。然而，还需要更多的随机化对照试验数据以确认其在不同的大出血环境下的安全性和有效性[87,88]。

临床反应

■ 骨髓衰竭患者中的一般原则

假设三分之一输注的血小板在正常大小的脾脏内被可逆地滞留(参见第119章)，而受者的血容量是2.5L/m²，给一个体表面积(BSA)为1m²的受者输入含有0.8×10^{11}血小板的1U全血来源血小板浓缩物将使其血小板浓度增加21×10^9/L。当然，对此1U的反应与表达为BSA的患者体型成反比。因此，可以计算血小板校正增值计数(CCI)来评估血小板输注疗效[89]：

$$\frac{\text{血小板浓度测量增加值} \times \text{BSA}(\text{m}^2)}{\text{输入的血小板数}(\times 10^{11})}$$

对测量CCI不乏批评[90]，但这是最广泛使用的方法。在最佳情况下，反应应达到每平方米每输入单位全血来源血小板21×10^9/L，或每平方米每输入10^{11}血小板26×10^9/L。

实际上，在骨髓衰竭并发血小板减少的患者中，CCI平均值近似为期望值的一半：每平方米每输入单位全血来源血小板为10×10^9/L(图141-4)[89]。许多研究试图鉴定与这个符合但小于最佳反应相关的因素[54,89,91-96]。被归咎于同种免疫，同样还有许多非免疫因素，如血小板贮存、细菌性脓毒症、同时使用抗菌性抗生素和两性霉素B、移植物抗宿主病、脾大、弥散性血管内凝血以及甚至是近期的异基因骨髓移植。在大多数研究中没有一种因素占主导地位，提示关键因素随研究的患者群体而异。往往是上述任何一种因素并不存在，但反应仍接近最佳，

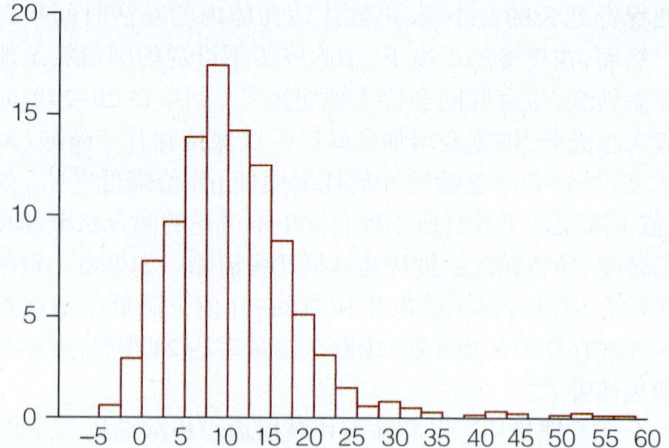

图141-4 急性白血病患者输注1小时后血小板浓度的增高。如文中所述，每单位输入量的浓度增值已经过体表面积校正。无复杂因素干扰，浓度应为约21×10^9/L。纵坐标指的是达到预计增量的输注百分比。可见反应的异质性，中值近似为10×10^9/L，约为预计值的一半。

可能还有迄今未阐明的其他因素在发挥作用。

首次测定CCI可在输注后10分钟[97]至数小时内进行。血小板浓度回落至低于预防性血小板输注浓度阈值的时间(至下次输注的时间)也随影响初始CCI值的免疫和非免疫因素而异[98]。下次输注的时间也取决于输注后的血小板计数峰值，因此也就是血小板给予剂量[99-101]。这种发现所据的事实是，无论何种原因引起的血小板减少的所有患者的血小板存活率都降低，当血中血小板浓度的降低则血小板存活率进行性下降(参见第119章)[102]。因此，其他所有条件相同时，剂量越大，输注后的血小板计数越高并且距下次输注的时间越长(图141-5)。

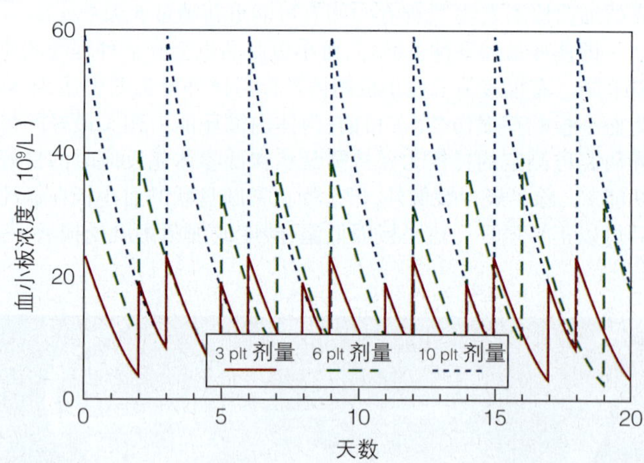

图141-5 重复输注全血来源血小板浓缩物对骨髓衰竭引起的血小板减少患者期间不同剂量的反应。血小板剂量增加，浓度初始增量更高，至下次输注的时间更长。在20天输注期内的输注次数更少。

血小板剂量

如果普通患者输入每平方米每单位全血来源血小板后血小板浓度增加了10×10^9/L，可以计算出给予剂量和达到血小板计数之间的关系。此外，使用参考文献99~101的计算方法和数据，可估算下次输注的时间。表141-2为一名BSA为

$2m^2$、血小板计数为 $5\times10^9/L$ 的骨髓抑制患者的输注给出了这些数值。结果表明，不考虑患者的体型和临床状况，没有适合所有患者的标准剂量。按照所给剂量，BSA 为 $1m^2$ 的患者的血小板浓度应该达到表中数值的两倍。对 BSA 为 $2m^2$ 的患者来说，如没有出血，正接受预防性输注并且住院治疗，因而可在 24~48 小时后再次输注，输注 4U（3.2×10^{11}）血小板应该足够了，因为血小板浓度提高至（20~30）$\times10^9/L$ 就可保护大多数血小板减少患者抵御自发性、灾难性的出血。然而，如果患者因正在出血或者正在准备做侵入性操作而需要血小板浓度超过 $50\times10^9/L$ 时，更好的选择是输注 10U（8.0×10^{11}）血小板[103]。如手术视野中富含血管以及伴有炎症或门静脉高压时；如血浆凝集还同时存在缺陷时；如进行"盲"操作例如肝脏穿刺活检时；或无法实现机械性止血时，达到此血小板浓度的水平可能最关键的。如果必须在即使少量出血也会带来灾难性后果的区域进行手术，例如中枢神经系统，则需要甚至更高的剂量使血小板浓度大于 $100\times10^9/L$[104]。也可以选择更高的输注剂量以方便门诊患者输注，因为更长的输注间隔对他们较为可取。

表 141-2　体表面积为 $2m^2$、输注前血小板计数为 $5\times10^9/L$ 的患者的血小板剂量和临床反应间的关系

剂量		达到的血小板浓度，$\times10^9/L$	输注间隔（天数）†
$\times10^{11}$	单位 *		
3.2	4	25	1.8
4.8	6	35	2.3
6.4	8	45	2.8
8.0	10	55	3.5

* 全血来源血小板浓缩物。

† 回落至 $5\times10^9/L$ 所需的时间。

患者的反应差别很大。因此测定输注后 1 小时和 24 小时血小板增值，是一种简单并且经济有效地根据每个患者的生理病理特性调整输注剂量和频率的方法。

血小板的预防性应用目前在美国是最大的单一指征，占输注的 52%~74%[105,106]。大规模随机对照试验比较了不同的预防性剂量策略对有强化化疗或干细胞移植情况的低增殖性血小板减少患者（$\leqslant10\times10^9/L$）的疗效。其中最初的一个试验比较的是标准剂量[（3~6）$\times10^{11}$ 血小板 / 次]对半预防性剂量，因为这项研究过早被终止，没有得出结论[33]。在世界卫生组织（WHO）定义的二级或更严重的出血（约各占两组试验组的 50%）患者中，主要疗效没有总体差异。但是，相比之该研究的标准剂量组没有四级出血患者，半剂量组中三名患者（5.2%）有四级出血，达到了预先设定的终止标准，从而使该项研究在主要效果方面有不足之处。目前还不清楚这种四级出血患者的差异是偶然发生的还是代表了真实情况。一项更大规模的三种剂量方案试验[标准剂量（$2.2\times10^{11}/m^2$）、半剂量和双倍剂量]的结论为，当血小板计数 $\leqslant10\times10^9/L$ 时，给予的血小板剂量 $\geqslant1.1\times10^{11}/m^2$ 对任何级别出血的频率都没有影响[34]。尽管低剂量预防性输注所用的血小板较标准剂量少 9%，但是输注次数的中位数则增加了 1.7 倍。因此，假如减少合并量带来的节约不能被输注频率增加的成本所抵消，可能只有采用全血来源血小板的输注才能实现低剂量预防性输注的完全经济效益。出人意料的是，高剂量预防性输注并不会减少输注的次数，而且在任何一个试验组中血小板减少的天数也没有差异。后一项结果提示不同的剂量策略不会显著改变可促进血小板生成自行恢复的刺激。

■ 血小板输注指征

有活动性出血的血小板减少患者需要血小板输注。如仅为血小板计数极低而患者无出血或仅有相对较少的出血，例如瘀点或小的皮肤瘀斑，就更难决定是否要输注血小板。临床经验提示，如果血小板计数在足够长的时期内足够低，就存在"自发性"大出血的重大风险，尤其在中枢神经系统。不幸的是许多研究表明，血小板计数本身并不能可靠地为血小板减少患者预报出血风险[107,108]。

一项在血小板输注的应用之前就已进行的对急性白血病患者的经典研究描述了血液中血小板浓度和临床出血之间的关系[109]。当血小板计数分别低于 $50\times10^9/L$ 和 $20\times10^9/L$ 时，开始少量出血和大出血（即每天 >1% 的机会）。（5~20）$\times10^9/L$ 范围内也观察到大出血，但是仅占 3% 患者日。当血小板浓度降至低于 $5\times10^9/L$ 时，大出血比率迅速攀升，而当血小板浓度接近零值，大出血的频率达到 33% 患者日。然而，这些儿童有不少因疼痛和发热正接受阿司匹林，他们的出血率可能被高估了。

随后，同一个研究小组描述了每当血小板计数降至 $20\times10^9/L$ 时，预防性血小板输注的效果[110]。尽管大出血的情况在输注前血小板计数低于 $5\times10^9/L$ 时明显减少，但在血小板计数处于（5~20）$\times10^9/L$ 范围时没有注意到实质性的变化。但是，多年来每当血小板浓度降至 $20\times10^9/L$ 以下时，此经验被用来评判预防性血小板输注，尽管数据显示 $5\times10^9/L$ 是合适的输注指征。

一个研究小组的前瞻性但无对照的研究支持采用 $5\times10^9/L$ 作为血小板输注指征的一种更具约束力策略的安全性和有效性[111,112]。随后，有三项前瞻性研究将患者分为两组分别在 $10\times10^9/L$ 或 $20\times10^9/L$ 时接受血小板预防性输注[113-115]。同样，低输注指征组没有观察到出血风险增加，这一指征已被大多数输血机构采用[116]。

一般认为加速血小板消耗的临床因素会增加出血的风险。这些因素包括发热和败血症、使用干扰血小板功能的药物、同时存在血浆凝血因子异常、弥散性血管内凝血和血液中的高白细胞浓度[117]。一项对差不多 3000 名成年血小板减少患者的住院治疗过程的回顾性分析表明，晨间第一次血小板计数或当日最低血小板计数和出血风险无关[107]。这项研究确定了几种重要的患者特异性因素似乎与更大的重度出血风险有关，这些因素包括近期出血史、尿毒症百日内的骨髓移植和低白蛋白血症。然而另一项研究发现，没有明确的证据表明颅内大出血发生率和正当出血前的绝对血小板计数有关[118]。最近的一项实验动物研究也提出，炎症的存在，特别是在重症血小板减少期间，可能是发生危及生命出血的一个重要因素[119]。因此，普遍的做法是对并发的、临床有病的患者提高输注指征，尽管（尚）未获得临床实验数据的支持。

尽管已积极给予了预防性血小板输注，晨间血小板计数也维持在 $20\times10^9/L$ 之上，仍有 11%~23% 的患者在骨髓移植后观察到中度至重度的出血[120,121]。胃肠道和泌尿系出血最为常见，

肺和颅内出血较少见。通常可以确定解剖学上的原因,如胃肠道溃疡、出血性膀胱炎或者弥漫性牙槽出血。事实上,对骨髓抑制患者的通常做法是治疗出血而非预防出血。

对预防性和治疗性使用血小板输注的比较越来越引起关注。一项对自身外周血干细胞移植患者试验的初步报告发现,在171名随机性给予预防性血小板输注或仅在非少量出血时输注血小板的患者中,只有一名患者大出血,尽管治疗性输注组的少量出血发生率增加(占患者的28.7% vs. 9.5%)[122]。欧洲正在进行的试验报道可能会增加美国对这一方法的热情[123]。

血小板损失、扣留或破坏引起的血小板减少症

大量输血

当用输注经贮存的缺少活力血小板的红细胞替代大量的失血时,会发生稀释性血小板减少。替代一份血容量(成人约为10个单位红细胞)后,患者通常还剩下35%~40%的血小板。实际上替代一到两份血容量,血小板计数通常不低于50×10^9/L,一般不发生血小板减少性的出血,也不会仅因血小板计数低需要常规输注[124,125]。按惯例,血小板输给异常出血伴有血小板计数低于50×10^9/L的患者。来自战地复苏术的回顾性资料重燃了人们对大量输注方案的热情,此类方案结合了早期积极的血浆输注和经验性的血小板剂量策略[126]。综合缺乏前瞻性数据、缺乏有统计意义的早期应用血小板对可能改善死亡率的作用以及军用方法在平民情况下的适用性尚未明了等现状,改变血小板输注业务尚需提供强有力的理论基础[127,128]。

心肺转流术

紧接着心脏手术及术后数天,血小板计数通常会降至低于正常的水平,偶尔低至50×10^9/L。观察到一例并发血小板功能缺陷。前瞻性研究表明,对此类患者进行预防性血小板输注并无益处[129]。心脏手术后的血小板计数无法表明血小板是有功能的,还缺乏适当的血小板功能试验。一些医疗机构发现凝血弹性描记术辅助血小板输注的决策过程。需要把输注机会留给相对罕见的临床表现为排除手术原因的异常微血管出血的患者。

越来越多的患者使用诸如阿司匹林和氯吡格雷的抗血小板药物治疗时考虑做心脏手术,除非是紧急手术,否则应在术前5~7天停止治疗,因为这样会增加出血风险以及红细胞和血小板的输注需求[130]。

对于心脏手术患者,抗纤溶药减少出血并降低输注需求,但是抑肽酶和其他药物如氨甲环酸相比,与死亡率升高相关,这促使其退出了市场[131]。

脾大

大面积脾大患者出现血小板减少,主要与循环中血小板在连续交换过程中被过度扣留脾脏池有关(参见第119章)。由肝硬化和器官衰竭引起的脾大患者,也会因为血小板生成素不足导致血小板减少。如果仅仅是脾大,血小板计数难得降至30×10^9/L以下,因此除非预计要采取侵入性操作程序如外科手术和肝穿刺活检,极少考虑输注血小板。在此情况下,取决于脾扩大的程度,需每平方米BSA应用10~15U全血来源血小板浓缩物已达成血小板计数实质性增加。许多重度脾大患者,即使输入大量的血小板浓缩物,仍不可能达到足够的血小板增量。如果此类患者需要选择性外科手术,应考虑在手术前施行脾切除术。

免疫性(原发性)血小板减少性紫癜

对免疫性(原发性)血小板减少性紫癜患者通常不施行血小板输注,因为与由血小板生成不足引起的血小板减少患者相比,其出血倾向较轻,而且一般情况下药物治疗疗效好且见效快(参见第119章)。另外,与患者自身血小板类似,输入的血小板生存期相对较短。但是,当发生严重出血或需要急诊手术时,每平方米BSA输3~6单位全血来源血小板浓缩物一般可使血小板计数值升高达12~48小时[132]。相同的普遍原则也适用于其他伴有血小板破坏加速的疾病,例如弥散性血管内凝血。

新生儿同种免疫性血小板减少症

此类综合征中,胎儿血小板通过胎盘使母亲产生针对胎儿血小板抗原的同种抗体(参见第119章),接着抗体转而通过胎盘,引起胎儿的血小板减少,并可在分娩后持续数周。新生儿同种免疫性血小板减少症(NAIT)的最佳产后处理有赖于快速识别以及通过给重症血小板减少或出血的新生儿输注血小板浓缩物进行及时纠正。在疑似病例中,等待实验室确诊并不妥。因为母亲的血小板是相合的,从母体单采的血小板可使婴儿的血小板计数值在输注后充分增加[133]。最好是将这样的血小板浓缩于少量血浆中或者经过洗涤以免输入额外的抗体。遗憾的是,往往难以安排母亲单采。

尽管对NAIT的产后即时处理是采用随机选择的单采血小板或全血来源血小板还存在争议,一些研究表明这些常常都是有效的[134,135]。然而,相合的血小板浓缩物例如采集自HPA-1a和HPA-5b阴性供者的血小板可使血小板计数值增幅更大和半寿期更长,基于其对超过90%的由抗HPA-1a或抗HPA-5b引起的NAIT病例的有效性确定无疑,因此如有供应应首先使用[136]。遗憾的是,立即应用于NAIT疑似病例的HPA-1a和HPA-5b阴性血小板的常规供应有限。NAIT的出生前治疗策略包括多次血小板宫内输注,这种方法虽然有效,但却是侵入性的并伴有明显增高的发病率和死亡率。母体治疗包括静脉注射免疫球蛋白和(或)类固醇治疗也是有效的,胎儿的风险也较小[137]。

遗传性血小板减少症

这种综合征罕见而且一般也不伴有重度出血[138]。因为异基因血小板可正常存活,血小板输注是有效的,可用于严重出血和外科手术。然而,像所有需要反复输注血小板的情况一样,其同种免疫风险较高,在制定长期医疗计划时需予以考虑。

血小板质量异常疾病

尽管血小板计数正常,血小板质量异常疾病患者还是会有临床出血倾向,伴有体外血小板功能试验异常和体内出血时间延长。发病基础可能是遗传性的(参见第121章),或是获得性的(参见第122章)。因为输入的血小板在功能上并不优于患者自身的血小板,当出血由血小板之外的原因造成时,如尿毒症、von Willebrand病和高球蛋白血症,一般不作血小板输注的打算。例外的情况是某些类型的von Willebrand病,这些病例

中正常的血小板可用于将 von Willebrand 因子输送到出血部位(参见第 127 章)。大多数遗传性内因性血小板疾病的症状轻，即使行外科手术，如为直视手术即可机械止血，而不需要输注。如果出血倾向较严重，如 Glanzmann 血小板无力症或 Bernard-Soulier 综合征，出血时有必要输注血小板。然而，此种情况下可能会产生针对缺失的血小板糖蛋白的同族免疫而导致血小板输注无效，所以应尽可能地避免预防性输注。获得性疾病如骨髓增殖性疾病和骨髓增生异常综合征，除非并存血小板减少，一般不需要输注血小板。

■ 血小板输注可能的禁忌证

已引起关注的是，血小板输注不应给予伴有血小板活化和血栓形成的血小板减少患者，例如血栓性血小板减少性紫癜(TTP)或肝素诱导性血小板减少症(参见第 133 章)，因为输入血小板可能会使血栓形成倾向更趋严重。偏巧的是，尤其是在 TTP，在侵入性操作如因血浆置换插入静脉导管之前，常需要输注血小板。尽管经验表明在这种情况下输注血小板一般是可以容许的，但是审慎的方式还是要避免预防性治疗[139,140]。当患者经历大出血时绝不能停止血小板输注。

血小板输注并发症

血小板输注伴有多种并发症(表 141-3)。而自相矛盾的是，大多数并发症并非由血小板自身引起，而是由污染的白细胞、白细胞衍生的细胞因子、红细胞、血浆蛋白和微生物引起的。

表 141-3 血小板输注并发症

由于污染白细胞
HLA Ⅰ类抗原同种免疫
血小板输注无效
FNHTR
细胞因子生成
FNHTR
传播巨细胞病毒
移植物抗宿主病
由于污染红细胞
Rh 同种免疫
寄生虫——疟疾、巴贝虫病
由于血浆及其内含物
微生物污染
细菌
病毒——例如 HBV、HCV、HIV、HTLV
寄生虫——例如美洲锥虫病
血浆蛋白
轻微和严重的过敏反应
ABO 抗体介导的溶血
输血相关急性肺损伤
由于血小板自身
FNHTR
血小板输注无效
输血后紫癜

FNHTR，非溶血性发热性输血反应；HBV，乙型肝炎病毒；HCV，丙型肝炎病毒；HTLV，人类嗜 T 淋巴细胞病毒。

■ 污染白细胞引起的并发症

人类白细胞 Ⅰ 类抗原同种免疫

HLA 表达为整合的膜糖蛋白上。几乎所有的细胞都拥有Ⅰ类抗原(血小板的 HLA-A 和 -B 抗原含量丰富)，然而仅少数几种类型的循环白细胞(树突状细胞，单核细胞，B 细胞亚群)有Ⅱ类抗原。Ⅰ类 HLA 初次免疫似乎需要将抗原递呈至也表达Ⅱ类 HLA 抗原和其他共刺激分子的细胞[141]。现在大量证据指出，连贯使用去除白细胞血液制品，HLA 同种免疫的发生率可以降低一半以上[142-144]。输入的红细胞也必须去除白细胞，因为混在输注红细胞内的白细胞能诱导 HLA 同种免疫[145]。

如果两次或多次输注，每平方米体表面积每输入 10^{11} 血小板得到的 1 小时 CCI 值低于 7.5×10^9/L，临床上应怀疑 HLA 同种免疫[146]。快速确认流式细胞术分析和酶联免疫吸附试验(ELISA)可以筛选出 HLA 抗体，甚而确定特异性[147,148]。HLA 抗体的存在有助于预测随机供者血小板疗效不佳[149]，如输注 HLA 类型匹配的血小板可以改善反应[150]。将来更为经济的是定期筛查已输注个体或者多产妇的 HLA 抗体，以便在血小板输注无效前而非之后，检测出 HLA 同种免疫[151]。在配型的供给被否定前，应确保以可获得的最灵敏技术进行 HLA 抗体筛查，并且也对 HPA 抗体进行过筛查(参见下文“ABO 和血小板特异性抗体的作用”)。

随着去除白细胞血液制品的广泛应用，HLA 同种免疫的发生率逐渐减少[144]。一些患者在多次输血后也不产生 HLA 抗体，而另一些患者仅输血二至四次就产生了抗体[152,153]。患者间同种免疫的模式和范围差异很大，大概是因为有些患者的 HLA Ⅰ类分子具有的表位也存在于多种类型的其他 HLA Ⅰ类分子，而其他患者的则相对局限，输入的白细胞上不相合的表位可能有高或低的免疫原性，以及先天的免疫应答能力因人、因疾病状态和治疗的免疫效果而异[154]。HLA 抗体组可通过人群中 HLA 抗原与患者血清反应的百分比鉴定同种免疫的范围，即反应抗体百分比(PRA)。患者的 PRA 值可介于 1%~100% 之间。精确鉴定出受者被何种 HLA 同种异型免疫有助于提供所谓的抗原阴性的血小板输注，这将进一步在下文“输注无效患者的处理”中以及第 138 章中讨论。HLA-C 抗原表达于血小板表面，但是密度极低，因此这种抗原在大多数血小板输注无效患者中的作用并不足道[155]，尽管有一些 HLA-C 引起的输注无效病例报道[156]。

大多数经同种免疫的患者建立起一种特异性模式和 PRA 平台状态，若继续接受输注这将会维持。但是近 30% 即使继续输注，抗体仍会随时间而丢失[157]。因此，监测抗体的 PRA 和特异性是有益的，因为此类患者可能转变以前的无效而重获一定程度的应答。

HLA 的交叉反应组(CREG)是由血清学试验规定的。一个 CREG 中的抗原的交叉反应性基于这些抗原共享一个或更多公共表位[158]。患者通常针对某一个 CREG 中的一个或多个公共表位产生抗体，但较少针对私有表位(那些由特定 HLA 等位基因所特有的)产生抗体[159]。一些患者甚至会产生 CREG 内抗体，也就是针对同一个 CREG 的抗原作为其自身的抗原产生的抗体[160]。这种不可预知性使提供 HLA 选择性产品的尝试

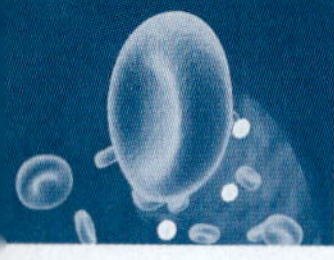

复杂化，该产品仅备有患者的 HLA 类型（即不掌握通过 ELISA、流式细胞术分析和更老的技术精确鉴定得抗体特异性的知识）。

■ 输注无效患者的治疗

1969 年，研究表明血小板输注无效患者对来自所有四种Ⅰ类 HLA-A 和 HLA-B 抗原一致的同胞兄弟姐妹的血小板有疗效反应[161]。这个简单的临床观察仍作为最令人信服的证据之一支持了 HLA 同种免疫在血小板输注不应性中的作用。同样，可给血小板减少症患者处以 HLA 相同或接近相合的无关供者的血小板。因为有些患者不会针对他们自身 CREG 的抗原产生抗体，因此通常的做法是根据 CREG 分类选择供者，尤其是 BX 匹配，也就是供者的抗原与患者一致或处于相同 CREG 中[162]。表 141-4 列出了此种匹配的分类。

表 141-4 基于 HLAⅠ类抗原匹配的供者/受者对的分类

A	供者所有四种抗原都与受者一致。
B1U	供者仅检测到三种抗原（即供者有一处 HLA-A 或 -B 亚位点纯合）；受者具有所有抗原。
B1X	供者三种抗原与受者一致；第四种抗原与受者有交叉反应*。
B2U	供者仅检测到两种抗原；这两种抗原受者都有。
B2UX	供者仅检测到三种抗原；两种与受者一致；第三种有交叉反应。
B2X	供者有两种抗原与受者一致；第三和第四种抗原与受者有交叉反应。
C	供者的一种抗原受者没有，也不与受者发生交叉反应。
D	供者的两种抗原受者没有，也不与受者发生交叉反应。

*交叉反应组（CREG）中的抗原包含患者抗原中的一种。

定向匹配比随机选择供者的反应更好，但是很多 BX 匹配失败，而很多 C 和 D 匹配成功。图 141-6 提出了这种方法预判能力较差的可能解释。一些 PRA 值相对较低的患者仅针对一个或者两个 CREG 产生了抗体，因此一些 C 和 D 匹配的成功是

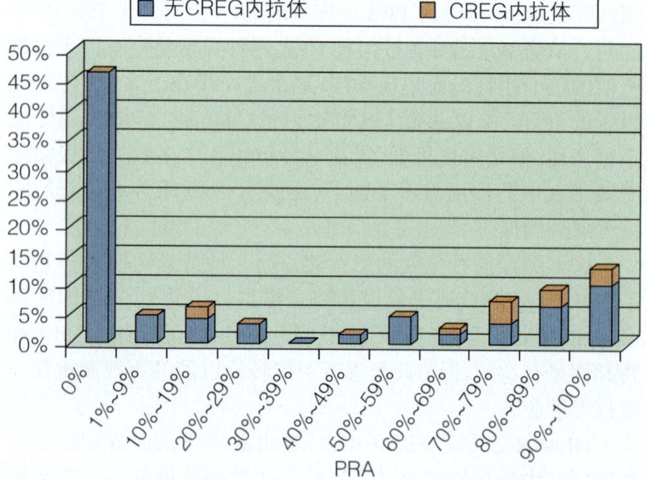

图 141-6 6 个月期间内 108 名在地区血液中心进行血小板配型的血小板减少患者的血清样本进行淋巴细胞毒实验得出的反应抗体百分比（PRA）分布。50 名患者无反应性，58 名患者的 PRA 分布从 4%~100%。柱形的阴影部分表示其抗体与自身交叉反应组中抗原反应的患者，即交叉反应组内抗体（CREG Ab）。

可以预期的。另一方面，对有 CREG 内抗体的患者可以预料到某些 BX 匹配失败。另外，这种方法无法快速提供良好配型。很难在血液中心的库存内找到出色的配型，需花费数天时间根据已 HLA 分型的供者档案招募并单采一名或多名相配供者的血小板。

在 20 世纪 80 年代末 90 年代初，实用的血小板交叉配型方法已可供应用[163]。许多血液中心发现，他们只需将患者的血清与库存的随机单采血小板浓缩物进行交叉配型，以在数小时内发现相合的、在体内成功应用的产品[91,164]。然而，对高度免疫患者来说，可能与数十名供者交叉配型也难以发现一例相合[164]。许多这样的患者只有确认的 A 或 BU 匹配（见表 141-4）才能满足其需求。

对这些患者提出了另一种方法[165]。如 HLA 抗体组的 PRA 低于 100%，就能找到患者未产生抗体的 HLA。可给予患者“抗原阴性”的血小板，即缺乏患者已产生抗体所对应抗原的血小板。如果 HLA 抗体组的结果已知，紧急情况下往往可用这种方法从库存中找到血制品。

即使选择了其中一种方法，也没有理由排斥另外两种。如果 PRA 低到一定程度（<33%），成功的输注支持可通过任何方法来获得。当 HLA 分型和抗体结果待定时，交叉配型是最有用的。当 PRA 相对较高时（>67%），根据供者的 HLA 分型档案选择性地招募 A 和 BU 匹配以及不能提供一致的配型时给予错配最少的“抗原阴性”血小板的策略似乎最为成功[151,166]。

ABO 和血小板特异性抗体的作用

与其在红细胞上一样，ABO 抗原决定簇由血小板糖蛋白和糖脂携带[167,168]。虽然 ABO 相合对成功的血小板输注并非绝对关键，但输入的血小板与受者血浆中的抗体不合（例如 O 型受者、A 型供者），预计导致产生的血小板数较 ABO 相合的输注少三分之一[169,170]。即使血小板 ABO 相合而供者血浆中有不合抗体（例如 A 型受者，O 型供者），也会引起血小板增量减少，这可能是由循环免疫复合物引起的[169,171]。另外，输注不配合的血浆（尤其是 O 型血浆输注给 A 型受者）会导致受者的红细胞加速破坏，偶尔会导致急性溶血[172,173]。此外，有人提出在 A 与 B 物质和相应的抗体之间形成免疫复合物有额外的有害作用[174]。因此，明智之举是尽可能地考虑 ABO 血型相合。

血小板表面携带了多种血小板特异性抗原（HPA；参见第 138 章），能诱发强同种抗体应答。已有多名因此类同种抗体导致血小板输注无效的患者的描述[175-179]。4%~10% 的多次输注患者会产生 HPA 抗体，大多数同时也有 HLA 抗体共存[180-182]。少于 2% 的患者仅产生 HPA 抗体。然而，如临床上遇到没有显示 HLA 抗体的输注无效患者，应谨慎排查 HPA 抗体。同样，如 HLA 匹配良好的血小板制品始终无效，就必须检测是否同时存在 HPA 抗体。HPA 抗体的检测方法还在不断发展，但是最常见的是 ELISA 或者单克隆抗体固相化抗原技术[183,184]。HPA 基因分型有助于预判 HPA 抗体形成的可能性以及证实抗体研究的结果[185]。

■ 非溶血性发热性输血反应

在去除白细胞方法可供实用之前，约 20% 的血小板输注伴发非溶血性发热性输血反应（FNHTR）[186]。其中一些毫无疑问是由患者体内的抗体引起的，这些抗体针对污染血小板制品的白细胞上的白细胞特异性抗原或 HLA。输注过程中

由滤器去除白细胞降低了这些反应的发生频率，但许多仍在继续发生[186,187]。现已知污染的白细胞在 20~24℃贮存时产生炎症细胞因子如白细胞介素 -1、白细胞介素 -6、白细胞介素 -8 和肿瘤坏死因子 -α，这些物质若在床边的过滤中未被去除，则会促成许多 FNHTR[188,189]。因此，输注接近有效期末的血小板更容易发生发热性反应[190]。这些反应为常规在贮存前去除白细胞提供了有力的支持。

虽然如此，即使在贮存前去除白细胞，仍有约 4.6% 的血小板输注会发生 FNHTR[191]。发生这些反应的原因仍未知晓，可能与血浆蛋白或贮存时的血小板的自身产物有关，如环氧化酶 -2 的强力诱导物 CD154[192]。对少见的而令人痛苦的复发性发热反应，可在输注前洗涤血小板以去除血浆[193]。

据估计在美国 50%~80% 的输血前使用对乙酰氨基酚（acetaminophen）和苯海拉明（diphenhydramine）来预防急性输血反应即发热性（非溶血性）和过敏性反应。一个单中心研究发现输血前常规用药并无益处，还需要更好地了解有关急性输血反应的发生机制及其预防措施[194]。

■ 巨细胞病毒的传播

在无症状携带者中，巨细胞病毒（CMV）位于白细胞亚群的细胞核内，极少游离在血浆中。在 CMV 传播风险方面，使用去除白细胞的血液成分基本上和使用 CMV 阴性供者的血液成分是一样的[195]。随后的队列研究对这一论断提出异议，但未能证实使用去除白细胞的血小板产品会导致 CMV 传播增加，也没有发现 CMV 发生率有显著差异，可能是由于对入侵抗原的监视作用[196]。因为这种感染对重度免疫抑制的 CMV 阴性患者特别危险，比如近来的异基因骨髓移植受者，有些医生对这类选择性的人群始终要求使用去除白细胞的 CMV 阴性血液制品。

■ 移植物抗宿主病

免疫抑制患者可因包括血小板在内的任何细胞性血制品中存在的 T 淋巴细胞发生移植物抗宿主病（GVHD）。对此，标准的做法是以 γ- 辐照处理血小板浓缩物以抑制输注的 T 淋巴细胞在细胞免疫应答抑制受者体内的增殖[197]，输注生物学亲属以及 HLA 配合或交叉配血相合的血小板也应接受辐照。暴露于 2500cGy 似乎对血小板无害[198]。值得注意的是目前的去除白细胞方法去除的 T 细胞不足以防止 GVHD。

■ 血小板浓缩物过滤的并发症

与床边过滤血小板浓缩物以去除白细胞有关的血小板输注并发症可能发生。曾报道过严重低血压[199]，主要是对接受血管紧张素转化酶（ACE）抑制剂的患者使用带负电荷的去除白细胞滤器引起的[200]。提出的一种机制是，高分子量激肽原暴露于负电荷表面时被转化为有效的血管扩张神经剂缓激肽。缓激肽通常在数秒内被 ACE 代谢，但是在接受 ACE 抑制剂的患者体内其循环时间可能要长得多[201]。尽管没有因保存前去除白细胞的血小板浓缩物引发低血压反应的报道，但加温的、贮存前微孔过滤去除白细胞的红细胞产品曾引起过此种反应[202]。

■ 污染红细胞引起的并发症

给 Rh 阴性的育龄女性输注血小板浓缩物时，必须注意血小板中污染的 Rh 阳性红细胞的致敏。单采血小板所含的污染红细胞数远远少于全血来源血小板浓缩物，常低于已知可产生 Rh 同种免疫的水平[173]。在实践中，不管采用何种产品，免疫抑制患者被致敏者不常见[203,204]。但是只要可能，还是应该输注来自 Rh 阴性供者的血小板。如无法实现，则可每单位全血来源血小板给予约 20μg Rh 免疫球蛋白，这样就能在致敏前清除输入的红细胞。300μg 的全剂量足以抑制 15ml 的 Rh 阳性红细胞引起的免疫应答。

如果供者有寄生虫血症，血小板浓缩物被足够的红细胞污染时（每单采单位 0.2~0.7μl、每单位全血来源血小板 0.3~0.5ml）[204] 会传播疟疾和巴贝虫病。

■ 血浆及其内容物引起的并发症

污染微生物

血小板浓缩物在 20~24℃贮存容易引起细菌增殖至危险水平，有时会污染全血来源或单采的血小板浓缩物[205]。污染可能是因为献血者在采血时有无症状的菌血症；或皮肤消毒不充分；或静脉穿刺通过的皮肤区域有消毒措施无法达到的寄居较深的细菌等原因造成的[206]。贮存 2~3 天后可能临床意义不大的细菌污染，在贮存 5~7 天后可能有重要的临床意义[207]。有鉴于此，血小板浓缩物的保存期为 5 天。

这个问题的程度往往被低估[208]。在美国估计每 10 000 份全血来源血小板浓缩物中有 3~10U 被污染，每年有 150 例伴有严重症状和死亡的临床案例[209]。以上数值等同于每输注 20 000 单位血小板即引起 1 例严重症状或死亡病例，较由经血传播的人类免疫缺陷病毒（HIV），乙型肝炎病毒（HBV）或丙型肝炎病毒（HCV）引起的死亡风险高出 50~250 倍。

有几种方法可用以解决这一重要问题。单采血小板仅需采集一名献血者的血液和一次静脉穿刺，与合并的全血来源血小板浓缩物相比风险更低[36]。AABB 认识到血小板细菌污染的重大风险，已制定了需应用在所有血小板制品中限制和检测细菌的方法的标准[32]。检测技术也在不断进步[210]，正在研究能同时灭活细菌的病毒灭活方法，病毒灭活方法也能灭活 T 淋巴细胞并防止 GVHD[59]。

血小板浓缩物中的稀释血浆能传播病毒，例如 HBV 和 HCV、人类嗜 T 淋巴细胞病毒（HTLV）Ⅰ/Ⅱ以及 HIV。改进的献血者筛查和检测的方法降低了但并未消除这一风险。灭活病毒的方法正在寻找中[59]。血小板输注还传播引起美洲锥虫病的克鲁斯锥虫[211]。

血浆蛋白

很多输血机构试图输注 ABO 相同的血小板浓缩物；然而并不总是可行。当抗 A 或抗 B 输给红细胞带有 A 或者 B 抗原的患者时，实验室可观察到直接抗球蛋白试验阳性，使红细胞相容性检测更加困难[212]。实际的患者红细胞破坏加速是罕见的，[213] 不过曾观察到过非常罕见的明显急性溶血病例[214]。

就特异性蛋白缺陷和有循环抗体（例如抗 IgA、抗结合珠蛋白）的患者而言，任何血浆输注都可能发生荨麻疹乃至过敏性休克[215]，当供者有 HLA 或可和受者中性粒细胞的抗原反应的人类中性粒细胞抗原（HNA）的抗体时，可观察到输血相关急性肺损伤[216]。正在施行的减少血小板浓缩物中这些抗体数量的方法包括排除经产妇献血者、检测捐献者的 HLA/HNA 抗体、用血小板添加剂溶液替代供者血浆以及使用来自单个供者的含较少血浆的全血来源血小板浓缩物[216]。

血小板自身引起的并发症

除血小板在细胞因子介导的 FNHTR 中的可能作用外，HPA 同种免疫可导致受者的不良反应。如上文 ABO 和血小板特异性抗体的作用中所讨论，HPA 抗体产生可在罕见的情况下导致血小板输注无效。另一种罕见的反应输血后紫癜会导致先前被 HPA 致敏的患者发生重症急性血小板减少症。通常在输入一般是红细胞的含血小板抗原的血制品后平均 9 天发生[217]，受者的抗原阴性血小板通过尚不了解机制在同种免疫回忆应答中被破坏，大多针对的是 HPA-1 系统抗原。急诊静脉注射免疫球蛋白后，患者可能对 HPA 相合的血小板制品反应更好[218]。防止复发的方法包括预防性使用抗原阴性的血液制品以及洗涤或去甘油化的冰冻红细胞（经洗涤后无细胞抗原）。

翻译：叶璐夷

校对：奚晓东，杨 颖

参考文献

1. Surgenor DM, Wallace EL, Hao SHS, et al: Collection and transfusion of blood in the United States, 1982–1988. *N Engl J Med* 322:1646, 1990.
2. Wallace EL, Surgenor DM, Hao HS, et al: Collection and transfusion of blood and blood components in the United States, 1989. *Transfusion* 33:139, 1993.
3. Wallace EL, Churchill WH, Surgenor DM, et al: Collection and transfusion of blood and blood components in the United States, 1992. *Transfusion* 35:802, 1995.
4. Wallace EL, Churchill WH, Surgenor DM, et al: Collection and transfusion of blood and blood components in the United States, 1994. *Transfusion* 38:625, 1998.
5. Sullivan MT, McCullough J, Schreiber GB, Wallace EL: Blood collection and transfusion in the United States in 1997. *Transfusion* 42:1253, 2002.
6. Sullivan MT, Wallace EL: Blood collection and transfusion in the United States in 1999. *Transfusion* 45:141, 2005.
7. Sullivan MT, Cotton R, Read EJ, Wallace EL: Blood collection and transfusion in the United States in 2001. *Transfusion* 47:385, 2007.
8. Whitaker BI, Sullivan M: *The 2005 Nationwide Blood Collection and Utilization Survey Report.* Department of Health & Human Services, Washington, DC, 2006.
9. Whitaker BI, Green J, King MR, et al: The 2007 Nationwide Blood Collection and Utilization Survey Report. Department of Health & Human Services, Washington, DC, 2008.
10. Moroff G, Kline L, Dabay M, et al: Reevaluation of the resting time period when preparing whole blood-derived platelet concentrates with the platelet-rich plasma method. *Transfusion* 46:572, 2006.
11. Kelley DL, Fegan RL, Ng AT, et al: High-yield platelet concentrates attainable by continuous quality improvement reduce platelet transfusion cost and donor exposure. *Transfusion* 37:482, 1997.
12. Hoeltge GA, Shah A, Miller JP: An optimized strategy for choosing the number of platelet concentrates to pool. *Arch Pathol Lab Med* 123:928, 1999.
13. Sweeney JD, Holme S, Heaton WA, et al: White cell-reduced platelet concentrates prepared by in-line filtration of platelet-rich plasma. *Transfusion* 35:131, 1995.
14. Lozano ML, Perez-Ceballos E, Rivera J, et al: Evaluation of a new whole-blood filter that allows preparation of platelet concentrates by platelet-rich plasma methods. *Transfusion* 43:1723, 2003.
15. Wilkinson SL, Lipton KS: Leukocyte reduction. *AABB Assoc Bull* 99–7, 1999.
16. Murphy S: Platelets from pooled buffy coats: An update. *Transfusion* 45:634, 2005.
17. Levin E, Culibrk B, Gyongyossy-Issa MI, et al: Implementation of buffy coat platelet component production: Comparison to platelet-rich plasma platelet production. *Transfusion* 48:2331, 2008.
18. Pietersz RN, Loos JA, Reesink HW: Platelet concentrates stored in plasma for 72 hours at 22°C prepared from buffy coats of citrate-phosphate-dextrose blood collected in a quadruple-bag saline-adenine-glucose-mannitol system. *Vox Sang* 49:81, 1985.
19. Bertolini F, Rebulla P, Riccardi D: Evaluation of platelet concentrates prepared from buffy coats and stored in a glucose-free crystalloid medium. *Transfusion* 29:605, 1989.
20. Bertolini F, Rebulla P, Marangoni F, et al: Platelet concentrates stored in synthetic medium after filtration. *Vox Sang* 62:82, 1992.
21. Heaton WAL, Rebulla P, Pappalettera M, Dzik WH: A comparative analysis of different methods for routine blood component preparation. *Transfus Med Rev* 11:116, 1997.
22. Van Delden CJ, de Wit HJC, Smit Sibinga CTH: Comparison of blood component preparation systems based on buffy coat removal: Component specifications, efficiency, and process costs. *Transfusion* 38:860, 1998.
23. Vassallo RR, Murphy S: A critical comparison of platelet preparation methods. *Curr Opin Hematol* 13:323, 2006.
24. Adams MR, Dumont LJ, McCall M, Heaton WA: Clinical trial and local process evaluation of an apheresis system for preparation of white cell-reduced platelet components. *Transfusion* 38:966, 1998.
25. Yockey C, Murphy S, Eggers L, et al: Evaluation of the Amicus separator in the collection of apheresis platelets. *Transfusion* 38:848, 1998.
26. Holme S, Andres M, Goermar N, Giordano GF: Improved removal of white cells with minimal platelet loss by filtration of apheresis platelets during collection. *Transfusion* 39:74, 1999.
27. Moog R, Valbonesi M, Carlier P: Collection of platelets and peripheral progenitor cells with Fresenius ASTEC 204 blood cell separator. *J Clin Apher* 12:126, 1997.
28. McLeod BC, Price TH, Owen H, et al: Frequency of immediate adverse effects associated with apheresis donation. *Transfusion* 38:938, 1998.
29. Goodnough LT, Ali S, Despotis G, et al: Economic impact of donor platelet count and platelet yield in apheresis products: Relevance for emerging issues in platelet transfusion therapy. *Vox Sang* 76:43, 1999.
30. Li J, Yang C, Xia Y, et al: Thrombocytopenia caused by the development of antibodies to thrombopoietin. *Blood* 98:3241, 2001.
31. Burgstaler EA: Blood component collection by apheresis. *J Clin Apher* 21:142, 2006.
32. AABB: Standards 5.7.5.19–20. *Standards for Blood Banks and Transfusion Services*, 25th ed. AABB Press, Bethesda, MD, 2008.
33. Heddle NM, Cook RJ, Tinmouth A, et al: A randomized controlled trial comparing standard- and low-dose strategies for transfusion of platelets (SToP) to patients with thrombocytopenia. *Blood* 113:1564, 2009.
34. Slichter SJ, Kaufman RM, Assmann SF, et al: Effects of prophylactic platelet (Plt) dose on transfusion (Tx) outcomes (PLADO trial) [abstract 285]. (ASH Annual Meeting Abstracts). *Blood* 2008.
35. Dodd RY, Notari IV EP, Stramer SL: Current prevalence and incidence of infectious disease markers and estimated window-period risk in the American Red Cross blood donor population. *Transfusion* 42:975, 2002.
36. Benjamin RJ, Kline L, Dy BA, et al: Bacterial contamination of whole blood-derived platelets: The introduction of sample diversion and pre-storage pooling with culture testing in the American Red Cross. *Transfusion* 48:2348, 2008.
37. Pietersz RN, Englefriet CP, Reesink HW, et al: Detection of bacterial contamination of platelet concentrates. *Vox Sang* 93:260, 2007.
38. Popovsky MA: Quality of blood components filtered before storage and at the bedside: Implications for transfusion practice. *Transfusion* 36:470, 1996.
39. Heddle NM, Cook RJ, Blajchman MA, et al: Assessing the effectiveness of whole blood-derived platelets stored as a pool: A randomized block noninferiority trial. *Transfusion* 45:896, 2005.
40. Heddle NM, Arnold DM, Boyle D, et al: Comparing the efficacy and safety of apheresis and whole blood-derived platelet transfusions: A systematic review. *Transfusion* 48:1447, 2008.
41. Murphy S, Gardner FH: Platelet preservation. Effect of storage temperature on maintenance of platelet viability—Deleterious effect of refrigerated storage. *N Engl J Med* 280:1094, 1969.
42. Murphy S: Platelet storage for transfusion. *Semin Hematol* 22:165, 1985.
43. Moroff G, Holme S: Concepts about current conditions for the preparation and storage of platelets. *Transfus Med Rev* 5:48, 1991.
44. Hunter S, Nixon J, Murphy S: The effect of the interruption of agitation on platelet quality during storage for transfusion. *Transfusion* 41:809, 2001.
45. van der Meer PF, Gulliksen H, Aubuchon JP, et al: Interruption of agitation of platelet concentrates: Effects on *in vitro* parameters. *Vox Sang* 88:227, 2005.
46. Wagner SJ, Vassallo R, Skripchenko A, et al: The influence of simulated shipping conditions (24- or 30-hr interruption of agitation) on the *in vitro* properties of apheresis platelets during 7-day storage. *Transfusion* 48:1072, 2008.
47. Gulliksen K: Platelet additive solutions: Current status. *Immunohematol* 23:14, 2007.
48. Ringwald J, Zimmermann R, Eckstein R: The new generation of platelet additive solution for storage at 22°C: Development and current experience. *Transfus Med Rev* 20:158, 2006.
49. Murphy S, Shimizu T, Miripol J: Platelet storage for transfusion in synthetic media: Further optimization of ingredients and definition of their roles. *Blood* 86:3951, 1995.
50. Shanwell A, Larsson S, Aschan J, et al: A randomized trial comparing the use of fresh and stored platelets in the treatment of bone marrow transplant recipients. *Eur J Haematol* 49:77, 1992.
51. Leach MR, AuBuchon JP: Effect of storage time on clinical efficacy of single-donor platelet units. *Transfusion* 33:661, 1993.
52. Murphy S, Kahn RA, Holme S, et al: Improved storage of platelets for transfusion in a new container. *Blood* 60:194, 1982.
53. Peter-Salonen K, Bucher UE, Nydegger UE: Comparison of post-transfusion recoveries achieved with either fresh or stored platelet concentrates. *Blut* 54:207, 1987.
54. Norol F, Kuentz M, Cordonnier C, et al: Influence of clinical status on the efficiency of stored platelet transfusion. *Br J Haematol* 86:125, 1994.
55. Rock G, Neurath D, Cober N, et al: Seven-day storage of random donor concentrates PLT. *Transfusion* 43:1374, 2003.
56. Dumont LJ, AuBuchon JP, Whitley P, et al: Seven-day storage of single-donor platelets: Recovery and survival in an autologous transfusion study. *Transfusion* 42:847, 2002.
57. AuBuchon JP, Taylor H, Holme S, Nelson E: *In vitro* and *in vivo* evaluation of leukoreduced platelets stored for 7 days in CLX containers. *Transfusion* 45:1356, 2005.
58. Food and Drug Administration: *Reduction of the Maximum Platelet Storage Period to 5 Days in an Approved Container.* CBER Office of Communication, Training and Manufacturers' Assistance, Rockville, MD, June 1986.
59. Webert KE, Cserti CM, Hannon J, et al: Proceedings of a consensus conference: Pathogen inactivation—Making decisions about new technologies. *Transfus Med Rev* 22:1, 2008.

60. Eder AF, Kennedy JM, Dy BA, et al: Bacterial screening of apheresis platelets and the residual risk of septic transfusion reactions: The American Red Cross experience (2004–2006). *Transfusion* 47:1134, 2007.
61. Blajchman MA, Goldman M, Baeza F: Improving the bacteriological safety of platelet transfusions. *Transfus Med Rev* 18:11, 2004.
62. Murphy S, Rebulla P, Bertolini F, et al: *In vitro* assessment of the quality of stored platelet concentrates. *Transfus Med Rev* 8:29, 1994.
63. Seghatchian J, Krailadsiri P: The platelet storage lesion. *Transfus Med Rev* 11:130, 1997.
64. Thon JN, Schubert P, Devine DV: Platelet storage lesion: A new understanding from a proteomic perspective. *Transfus Med Rev* 22:268, 2008.
65. Holme S, Moroff G, Murphy S: A multi-laboratory evaluation of *in vitro* platelet assays: The tests for extent of shape change and response to hypotonic shock. *Transfusion* 38:31, 1998.
66. Bertolini F, Murphy S: A multicenter evaluation of reproducibility of swirling in platelet concentrates. *Transfusion* 34:796, 1994.
67. Maurer-Spurej E, Chipperfield K: Past and future approaches to assess the quality of platelets for transfusion. *Transfus Med Rev* 21:295, 2007.
68. Albanyan AM, Harrison P, Murphy MF: Markers of platelet activation and apoptosis during storage of apheresis- and buffy coat-derived platelet concentrates for 7 days. *Transfusion* 49:108, 2009.
69. Ciavarella D, Lavallo E, Reiss RF: Coagulation factor activity in platelet concentrates stored up to 7 days: An *in vitro* and *in vivo* study. *Clin Lab Haematol* 8:233, 1986.
70. Murphy S, Sayar SN, Abdou NL, et al: Platelet preservation by freezing. Use of dimethylsulfoxide as cryoprotective agent. *Transfusion* 14:139, 1975.
71. Towell BL, Levine SP, Knight WA III, et al: A comparison of frozen and fresh platelet concentrates in the support of thrombocytopenic patients. *Transfusion* 26:525, 1986.
72. Lazarus HM, Kaniecki-Green EA, Warm SE, et al: Therapeutic effectiveness of frozen platelet concentrates for transfusion. *Blood* 57:243, 1981.
73. Schiffer CA, Aisner J, Wiernik PH: Frozen autologous platelet transfusion for patients with leukemia. *N Engl J Med* 299:7, 1978.
74. Currie LM, Livesey SA, Harper JR, Connor J: Cryopreservation of single-donor platelets with a reduced dimethyl sulfoxide concentration by the addition of second-messenger effectors: Enhanced retention of *in vitro* functional activity. *Transfusion* 38:160, 1998.
75. Vadhan-Raj S, Kavanagh JJ, Freedman RS, et al: Safety and efficacy of transfusions of autologous cryopreserved platelets derived from recombinant human thrombopoietin to support chemotherapy-associated severe thrombocytopenia: A randomized cross-over study. *Lancet* 359:2145, 2002.
76. Wautier JL: Safety and usefulness of autologous cryopreserved platelets. *Lancet* 360:1985, 2002.
77. Hillyer CD, Josephson CD, Blajchman MA, et al: Bacterial contamination of blood components: Risks, strategies, and regulation: Joint ASH and AABB educational session in transfusion medicine. *Hematology Am Soc Hematol Educ Program* 2003:575, 2003.
78. Holme S, Heaton A: *In vitro* platelet ageing at 22°C is reduced compared to *in vivo* ageing at 37°C. *Br J Haematol* 91:212, 1995.
79. Kaufman RM: Uncommon cold: Could 4 degrees C storage improve platelet function? *Transfusion* 45:1407, 2005.
80. Hoffmeister KM, Felbinger TW, Falet H, et al: The clearance mechanism of chilled blood platelets. *Cell* 112:1, 2003.
81. Hoffmeister KM, Josefsson EC, Isaac NA, et al: Glycosylation restores survival of chilled blood platelets. *Science* 301:1531, 2003.
82. Wandall HH, Hoffmeister KM, Sorenson AL, et al: Galactosylation does not prevent the rapid clearance of long-term, 4 degrees C-stored platelets. *Blood* 111:3249, 2008.
83. Sorenson AL, Hoffmeister KM, Wandall HH: Glycans and glycosylation of platelets: Current concepts and implications for transfusion. *Curr Opin Hematol* 15:606, 2008.
84. Blajchman MA: Substitutes and alternatives to platelet transfusions in thrombocytopenic patients. *J Thromb Haemost* 1:1637, 2003.
85. Mannucci PM: Hemostatic drugs. *N Engl J Med* 339:245, 1998.
86. Goodnough LT: Experiences with recombinant human factor VIIa in patients with thrombocytopenia. *Semin Hematol* 41(Suppl 1):25, 2004.
87. Birchall J, Stanworth SJ, Duffy MR, et al: Evidence for the use of recombinant factor VIIa in the prevention and treatment of bleeding in patients without hemophilia. *Transfus Med Rev* 22:177, 2008.
88. Levi M, Peters M, Büller HR: Efficacy and safety of recombinant factor VIIa for treatment of severe bleeding: A systematic review. *Crit Care Med* 33:883, 2005.
89. Bishop JF, McGrath K, Wolf MM, et al: Clinical factors influencing the efficacy of pooled platelet transfusions. *Blood* 71:383, 1988.
90. Davis KB, Slichter SJ, Corash L: Corrected count increment and percent platelet recovery as measures of posttransfusion platelet response: Problems and a solution. *Transfusion* 39:586, 1999.
91. Friedberg RC, Donnelly SF, Boyd JC, et al: Clinical and blood bank factors in the management of platelet refractoriness and alloimmunization. *Blood* 81:3428, 1993.
92. Klumpp TR, Herman J, Innis S, et al: Factors associated with response to platelet transfusion following hematopoietic stem cell transplantation. *Bone Marrow Transplant* 17:1035, 1996.
93. Doughty HA, Murphy MF, Metcalfe P, et al: Relative importance of immune and non-immune causes of platelet refractoriness. *Vox Sang* 66:200, 1994.
94. Alcorta I, Pereira A, Ordinas A: Clinical and laboratory factors associated with platelet transfusion refractoriness: A case-control study. *Br J Haematol* 93:220, 1996.
95. Bock M, Muggenthaler KH, Schmidt U, et al: Influence of antibiotics on posttransfusion platelet increment. *Transfusion* 36:952, 1996.
96. Slichter SJ, Davis K, Enright H, et al: Factors affecting posttransfusion platelet increments, platelet refractoriness, and platelet transfusion intervals in thrombocytopenic patients. *Blood* 105:4106, 2005.
97. O'Connell B, Lee EJ, Schiffer CA: The value of 10-minute posttransfusion platelet counts. *Transfusion* 28:66, 1988.
98. Bishop JF, Matthews JP, McGrath K, et al: Factors influencing 20-hour increments after platelet transfusion. *Transfusion* 31:392, 1991.
99. Hersh JK, Hom EG, Brecher ME: Mathematical modeling of platelet survival with implications of optimal transfusion practice in the chronically platelet transfusion-dependent patient. *Transfusion* 38:637, 1998.
100. Norol F, Bierling P, Roudot-Thoraval F, et al: Platelet transfusion: A dose-response study. *Blood* 92:1448, 1998.
101. Klumpp TR, Herman JH, Gaughan JP, et al: Clinical consequences of alterations in platelet transfusion dose: A prospective, randomized, double-blind trial. *Transfusion* 39:674, 1999.
102. Hanson SR, Slichter SJ: Platelet kinetics in patients with bone marrow hypoplasia: Evidence for a fixed platelet requirement. *Blood* 66:1105, 1985.
103. McVay PA, Toy PT: Lack of increased bleeding after liver biopsy in patients with mild hemostatic abnormalities. *Am J Clin Pathol* 94:747, 1990.
104. Anonymous: Practice parameter for use of fresh-frozen plasma, cryoprecipitate, and platelets. *JAMA* 271:777, 1994.
105. Tinmouth AT, Freedman J: Prophylactic platelet transfusions: Which dose is the best dose? A review of the literature. *Transfus Med Rev* 17:181, 2003.
106. Brecher ME: The platelet prophylactic transfusion trigger: When expectations meet reality. *Transfusion* 47:188, 2007.
107. Friedmann AM, Sengul H, Lehmann H, et al: Do basic laboratory tests or clinical observations predict bleeding in thrombocytopenic oncology patients? A reevaluation of prophylactic platelet transfusions. *Transfus Med Rev* 16:34, 2002.
108. Slichter SJ: Relationship between platelet count and bleeding risk in thrombocytopenic patients. *Transfus Med Rev* 18:152, 2004.
109. Gaydos LA, Freireich EJ, Mantel N: The quantitative relation between platelet count and hemorrhage in patients with acute leukemia. *N Engl J Med* 266:905, 1962.
110. Freireich EJ, Kliman A, Lawrence AG, et al: Response to repeated platelet transfusion from the same donor. *Ann Intern Med* 59:277, 1963.
111. Gmur J, Burger J, Schanz U, et al: Safety of stringent prophylactic platelet transfusion policy for patients with acute leukemia. *Lancet* 338:1223, 1991.
112. Sagmeister M, Oec L, Gmur J: A restrictive platelet transfusion policy allowing long-term support of outpatients with severe aplastic anemia. *Blood* 93:3124, 1999.
113. Heckman KD, Weiner GJ, Davis CS, et al: Randomized study of prophylactic platelet transfusion threshold during induction therapy for adult acute leukemia: 10,000/μL versus 20,000/μL *J Clin Oncol* 15:1143, 1997.
114. Rebulla P, Finazzi G, Marangoni F, et al: The threshold for prophylactic platelet transfusions in adults with acute myeloid leukemia. *N Engl J Med* 337:1870, 1997.
115. Wandt H, Frank M, Ehninger G, et al: Safety and cost effectiveness of a 10×10^9/L trigger for prophylactic platelet transfusion compared with the traditional 20×10^9/L trigger: A prospective comparative trial in 105 patients with acute myeloid leukemia. *Blood* 91:3601, 1998.
116. Contreras M: The appropriate use of platelets: An update from the Edinburgh Consensus Conference. *Br J Haematol* 101:10, 1998.
117. Schiffer CA, Anderson KC, Bennett CL, et al: Platelet transfusions for patients with cancer: Clinical practice guidelines of the American Society of Clinical Oncology. *J Clin Oncol* 19:1510, 2001.
118. Stanworth SJ, Hyde C, Brunskill S, et al: Platelet transfusion prophylaxis for patients with haematological malignancies: Where to now? *Br J Haematol* 131:588, 2005.
119. George T, Ho-Tin-Noe B, Carbo C, et al: Inflammation induces hemorrhage in thrombocytopenia. *Blood* 111:4958, 2008.
120. Nevo S, Swan V, Enger C, et al: Acute bleeding after bone marrow transplantation (BMT)—Incidence and effect on survival. A quantitative analysis in 1,402 patients. *Blood* 91:1469, 1998.
121. Bernstein SH, Nademanee AP, Vose JM, et al: A multicenter study of platelet recovery and utilization in patients after myeloablative therapy and hematopoietic stem cell transplantation. *Blood* 91:3509, 1998.
122. Wandt H, Wendelin K, Schaefer-Eckart K, et al: A therapeutic platelet transfusion strategy without routine prophylactic transfusion is feasible and safe and reduces platelet transfusion numbers significantly: Preliminary analysis of a randomized study in patients after high dose chemotherapy and autologous peripheral blood stem cell transplantation. *Blood* 112:286, 2008.
123. Blajchman MA, Slichter SJ, Heddle NM, Murphy MF: New strategies for the optimal use of platelet transfusions. *Hematology Am Soc Hematol Educ Program* 2008:198, 2008.
124. Reed RL, Ciavarella D, Heimbach DM, et al: Prophylactic platelet administration during massive transfusion. A prospective, randomized, double-blind clinical study. *Ann Surg* 203:40, 1986.
125. Hiippala ST, Myllyla GJ, Vahtera EM: Hemostatic factors and replacement of major blood loss with plasma-poor red cell concentrates. *Anesth Analg* 81:360, 1995.
126. Duchesne JC, Hunt JP, Wahl G, et al: Review of current blood transfusion strategies in a mature level I trauma center: Were we wrong for the last 60 years? *J Trauma* 65:272, 2008.
127. Gunter OL Jr, Au BK, Isbell JM, et al: Optimizing outcomes in damage control resuscitation: Identifying blood product ratios associated with improved survival. *J Trauma* 65:527, 2008.
128. Scalea TM, Bochiccio KM, Lumpkins K, et al: Early aggressive use of fresh frozen plasma does not improve outcome in critically injured trauma patients. *Ann Surg* 248:578, 2008.
129. Simon TL, Aki Bechara F, Murphy W: Controlled trial of routine administration of platelet concentrates in cardiopulmonary bypass surgery. *Ann Thorac Surg* 37:359, 1984.
130. Ferraris VA, Ferraris SP, Saha SP, et al: Perioperative blood transfusion and blood conservation in cardiac surgery: The Society of Thoracic Surgeons and the Society of Cardiovascular Anesthesiologists clinical practice guideline. *Ann Thorac Surg* 83:S27, 2007.
131. Fergusson DA, Hebert PC, Mazer CD, et al: A comparison of aprotinin and lysine analogues in high-risk cardiac surgery. *N Engl J Med* 258:2319, 2008.

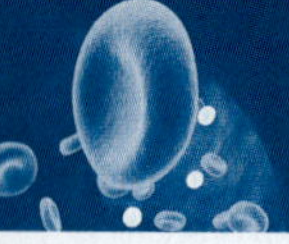

132. Carr JM, Kruskall MS, Kaye JA, et al: Efficacy of platelet transfusions in immune thrombocytopenia. *Am J Med* 80:1051, 1986.
133. McIntoch S, O'Brien RT, Schwartz AD, et al: Neonatal isoimmune purpura: Response to platelet infusions. *J Pediatr* 82:1020, 1973.
134. Bussel JB, Zacharoulis S, Kramer K, et al: Clinical and diagnostic comparison of neonatal alloimmune thrombocytopenia to non-immune causes of thrombocytopenia. *Pediatr Blood Cancer* 45:176, 2005.
135. Kiefel V, Bassler D, Kroll H, et al: Antigen-positive platelet transfusion in neonatal alloimmune thrombocytopenia. *Blood* 107:3761, 2006.
136. Allen D, Verjee S, Rees S, et al: Platelet transfusion in neonatal alloimmune thrombocytopenia. *Blood* 109:388, 2007.
137. Murphy MF, Bussel JB: Advances in the management of alloimmune thrombocytopenia. *Br J Haematol* 136:366, 2007.
138. Murphy S: Hereditary thrombocytopenia, in *Clinics in Haematology*, edited by JR O'Brien Jr, p 359. WB Saunders, London, 1972.
139. Swisher KK, Terrell DR, Vesely SK, et al: Clinical outcomes after platelet transfusions in patients with thrombotic thrombocytopenic purpura. *Transfusion* 49:873, 2009.
140. Hopkins CK, Goldfinger D: Platelet transfusions in heparin-induced thrombocytopenia: A report of 4 cases and review of the literature. *Transfusion* 48:2128, 2008.
141. Kao KJ, del Rosario MLU: Role of class-II major histocompatibility complex (MHC)-antigen-positive donor leukocytes in transfusion-induced alloimmunization to donor class-I antigens MHC. *Blood* 92:690, 1998.
142. The Trial to Reduce Alloimmunization to Platelets Study Group: Leukocyte reduction and ultraviolet B irradiation of platelets to prevent alloimmunization and refractoriness to platelet transfusions. *N Engl J Med* 337:1861, 1997.
143. Vamvakas EC: Meta-analysis of randomized controlled trials of the efficacy of white cell reduction in preventing HLA-alloimmunization and refractoriness to random-donor platelet transfusions. *Transfus Med Rev* 12:258, 1998.
144. Seftel MD, Growe GH, Petraszko T, et al: Universal prestorage leuko-reduction in Canada decreases platelet alloimmunization and refractoriness. *Blood* 103:333, 2004.
145. Friedman DF, Lukas MB, Jawad A, et al: Alloimmunization to platelets in heavily transfused patients with sickle cell disease. *Blood* 88:3216, 1996.
146. Bishop JF, Matthews JP, Yuen K, et al: The definition of refractoriness to platelet transfusions. *Transfus Med* 2:35, 1992.
147. Worthington JE, Robson AJ, Sheldon S, et al: A comparison of enzyme-linked immunoabsorbent assays and flow cytometry techniques for the detection of HLA specific antibodies. *Hum Immunol* 62:1178, 2001.
148. Chesterton KA, Pretl K, Sholander JT, et al: Rapid and reliable detection of HLA-specific antibodies with the Luminexx platform. *Hum Immunol* 64(Suppl 10):S108, 2003.
149. Hogge DE, Dutcher JP, Aisner J, et al: Lymphocytotoxic antibody is a predictor of response to random donor platelet transfusion. *Am J Hematol* 14:363, 1983.
150. McFarland JG, Anderson AJ, Slichter SJ: Factors influencing the transfusion response to HLA-selected apheresis donor platelets in patients refractory to random platelet concentrates. *Br J Haematol* 73:380, 1989.
151. Vassallo RR Jr: New paradigms in the management of alloimmune refractoriness to platelet transfusions. *Curr Opin Hematol* 14:655, 2007.
152. Dutcher JP, Schiffer CA, Aisner J, et al: Long-term follow-up of patients with leukemia receiving platelet transfusions: Identification of a large group of patients who do not become alloimmunized. *Blood* 58:1007, 1981.
153. Dutcher JP, Schiffer CA, Aisner J, et al: Alloimmunization following platelet transfusion: The absence of a dose-response relationship. *Blood* 57:395, 1981.
154. Duquesnoy RJ, Claas FH: 14th International HLA and immunogenics workshop: Report on the structural basis of HLA compatibility. *Tissue Antigens* 69(Suppl 1):108, 2007.
155. Datema G, Stein S, Eijsink C, et al: HLA-C expression on platelets: Studies with an HLA-Cw1-specific human monoclonal antibody. *Vox Sang* 79:108, 2000.
156. Saito S, Ota S, Seshimo H, et al: Platelet transfusion refractoriness caused by a mismatch in HLA-antigens C. *Transfusion* 42:302, 2002.
157. Lee EJ, Schiffer CA: Serial measurement of lymphocytotoxic antibody and response to nonmatched platelet transfusion in alloimmunized patients. *Blood* 70:1727, 1987.
158. Rodey GE, Neylan JF, Whelchel JD, Revels KW: Epitope specificity of HLA class I alloantibodies: I. Frequency analysis of antibodies to private versus public specificities in potential transplant recipients. *Hum Immunol* 39:272, 1994.
159. Zimmermann R, Wittmann G, Zingsem J, et al: Antibodies to private and public HLA class I epitopes in platelet recipients. *Transfusion* 39:772, 1999.
160. MacPherson BR: HLA antibody formation within the HLA-A1 cross reactive group in multitransfused platelet recipients. *Am J Hematol* 30:228, 1989.
161. Yankee RA, Grumet FC, Rogentine GN: Platelet transfusion. The selection of compatible platelet donors for refractory patients by lymphocyte typing HLA. *N Engl J Med* 281:1208, 1969.
162. Duquesnoy RJ, Filip DJ, Rodey GE, et al: Successful transfusion of platelets "mismatched" for HLA antigens to alloimmunized thrombocytopenic patients. *Am J Hematol* 22:219, 1977.
163. von dem Borne AEG, Ouwehand WH, Kuijpers RW: Theoretic and practical aspects of platelet crossmatching. *Transfus Med Rev* 4:265, 1990.
164. Gelb AB, Leavitt AD: Crossmatch-compatible platelets improve corrected count increments in patients who are refractory to randomly selected platelets. *Transfusion* 37:624, 1997.
165. Petz LD, Garratty G, Calhoun C, et al: Selecting donors of platelets for refractory patients on the basis of HLA antibody specificity. *Transfusion* 40:1446, 2000.
166. Hod E, Schwartz, J: Platelet transfusion refractoriness. *Br J Haematol* 142:348, 2008.
167. Santoso S, Kiefel V, Mueller-Eckhardt C: Blood groups A and B determinants are expressed on platelet glycoproteins IIa, IIIa, Ib. *Thromb Haemost* 65:196, 1991.
168. Cooling L: ABO and platelet transfusion therapy. *Immunohematol* 23:20, 2007.
169. Heal JM, Blumberg N, Masel D: An evaluation of crossmatching, HLA and ABO matching for platelet transfusions to refractory patients. *Blood* 70:23, 1987.
170. Jimenez TM, Patel SB, Pineda AA, et al: Factors that influence platelet recovery after transfusion: Resolving donor quality from compatibility ABO. *Transfusion* 43:328, 2003.
171. Heal JM, Masel D, Rowe JM, Blumberg N: Circulating immune complexes involving the ABO system after platelet transfusion. *Br J Haematol* 85:566, 1993.
172. McManigal S, Sims KL: Intravascular hemolysis secondary to ABO incompatible platelet products. An under-recognized transfusion reaction. *Am J Clin Pathol* 111:202, 1999.
173. Lozano M, Cid J: The clinical implications of platelet transfusions associated with ABO or Rh(D) incompatibility. *Transfus Med Rev* 17:57, 2003.
174. Heal M, Blumberg N: The second century of ABO: And now for something completely different. *Transfusion* 39:1155, 1999.
175. Langenscheidt F, Kiefel V, Santoso S, et al: Platelet transfusion refractoriness associated with two rare platelet-specific alloantibodies (anti-Bak[a] and anti-P1[A2]) and multiple HLA antibodies. *Transfusion* 28:597, 1988.
176. Ikeda H, Mitani T, Ohnuma M, et al: A new platelet-specific antigen, Nak[a], involved in the refractoriness of HLA-matched platelet transfusion. *Vox Sang* 57:213, 1989.
177. Saji H, Maruya E, Fujii H, et al: New platelet antigen, Sib[a], involved in platelet transfusion refractoriness in a Japanese man. *Vox Sang* 56:283, 1989.
178. Kekomaki S, Volin L, Koistinen P, et al: Successful treatment of platelet transfusion refractoriness: The use of platelet transfusions matched for both human leucocyte antigens (HLA) and human platelet alloantigens (HPA) in alloimmunized patients with leukaemia. *Eur J Haematol* 60:112, 1998.
179. Pappalardo PA, Secord AR, Quitevis P, et al: Platelet transfusion refractoriness associated with HPA-1a (Pl[A1]) alloantibody without coexistent HLA antibodies successfully treated with antigen-negative platelet transfusions. *Transfusion* 41:984, 2001.
180. Uhrynowska M, Zupanska B: Platelet-specific antibodies in transfused patients. *Eur J Haematol* 56:248, 1996.
181. Sanz C, Freire C, Alcorta I, et al: Platelet-specific antibodies in HLA immunized patients receiving chronic platelet support. *Transfusion* 41:762, 2001.
182. Kiefel V, Konig C, Kroll H, Santoso S: Platelet alloantibodies in transfused patients. *Transfusion* 41:766, 2001.
183. Lucas GF, Rogers SE: Evaluation of an enzyme-linked immunosorbent assay kit (GTI PakPlus) for the detection of antibodies against human platelet antigens. *Transfus Med* 9:63, 1999.
184. Allen D, Ouwehand WH, de Haas M, et al: Interlaboratory variation in the detection of HPA-specific alloantibodies and in molecular HPA typing. *Vox Sang* 93:316, 2007.
185. Curtis BR: Genotyping for human platelet alloantigen polymorphisms: Applications in the diagnosis of alloimmune platelet disorders. *Semin Thromb Hemost* 34:539, 2008.
186. Mangano MM, Chambers LA, Kruskall MS: Limited efficacy of leukopoor platelets for prevention of febrile transfusion reactions. *Am J Clin Pathol* 95:733, 1991.
187. Goodnough LT, Riddell J, Lazarus H, et al: Prevalence of platelet transfusion reactions before and after implementation of leukocyte depleted platelet concentrates by filtration. *Vox Sang* 65:103, 1993.
188. Heddle NM, Klama L, Singer J, et al: The role of the plasma from platelet concentrates in transfusion reactions. *N Engl J Med* 331:625, 1994.
189. Heddle NM, Klama L, Meyer R, et al: A randomized controlled trial comparing plasma removal with white cell reduction to prevent reactions to platelets. *Transfusion* 39:231, 1999.
190. Kelley DL, Mangini J, Lopez-Plaza I, Triulzi D: The utility of ≤3-day old whole-blood platelets in reducing the incidence of febrile nonhemolytic transfusion reactions. *Transfusion* 40:439, 2000.
191. Geiger TL, Howard SC: Acetaminophen and diphenhydramine premedication for allergic and febrile nonhemolytic transfusion reactions: Good prophylaxis or bad practice? *Transfus Med Rev* 21:1, 2007.
192. Phipps RP, Kaufman J, Blumberg N: Platelet derived CD154 (CD40 ligand) and febrile responses to transfusion. *Lancet* 357:2023, 2001.
193. Buck SA, Kickler TS, McGuire M, et al: The utility of platelet washing using an automated procedure for severe platelet allergic reactions. *Transfusion* 27:391, 1987.
194. Kennedy LD, Case LD, Hurd DD, et al. A prospective, randomized, double-blind controlled trial of acetaminophen and diphenhydramine pretransfusion medication versus placebo for the prevention of transfusion reactions. *Transfusion* 48:2285, 2008.
195. Bowden RA, Slichter SJ, Sayers M, et al: A comparison of filtered leukocyte-reduced and cytomegalovirus (CMV) seronegative blood products for the prevention of transfusion-associated CMV infection after marrow transplant. *Blood* 86:3598, 1995.
196. Nichols WG, Price TH, Gooley T, et al: Transfusion-transmitted cytomegalovirus infection after receipt of leukoreduced blood products. *Blood* 101:4195, 2003.
197. Leitman SF, Holland PV: Irradiation of blood products. Indications and guidelines. *Transfusion* 25:293, 1985.
198. Sweeney JD, Holme S, Moroff G: Storage of apheresis platelets after gamma irradiation. *Transfusion* 34:779, 1994.
199. Hume HA, Popovsky MA, Benson K, et al: Hypotensive reactions: A previously uncharacterized complication of platelet transfusion? *Transfusion* 36:904, 1996.
200. Mair B, Leparc GF: Hypotensive reactions associated with platelet transfusions and angiotensin-converting enzyme inhibitors. *Vox Sang* 74:27, 1998.
201. Cyr M, Eastlund T, Blais C Jr, et al: Bradykinin metabolism and hypotensive transfusion reactions. *Transfusion* 41:136, 2001.
202. Arnold DM, Molinaro G, Warkentin TE, et al: Hypotensive transfusion reactions can occur with blood products that are leukoreduced before storage. *Transfusion* 44:1361, 2004.
203. Goldfinger D, McGinniss MH: Rh-incompatible platelet transfusion—Risks and consequences of sensitizing immunosuppressed patients. *N Engl J Med* 284:942, 1971.
204. Menitove JL: Immunoprophylaxis for D− patients receiving transfusions from D+ donors. *Transfusion* 42:136, 2002.

205. Blajchman MA, Beckers EA, Dickmeiss E, et al: Bacterial detection of platelets: Current problems and possible resolutions. *Transfus Med Rev* 19:259, 2005.
206. Anderson KC, Lew MA, Gorgone BC, et al: Transfusion-related sepsis after prolonged platelet storage. *Am J Med* 81:405, 1986.
207. Heal JM, Singal S, Sardisco E, et al: Bacterial proliferation in platelet concentrates. *Transfusion* 26:388, 1993.
208. AuBuchon JP, Kruskall MS: Transfusion safety: Realigning efforts and risks. *Transfusion* 37:1211, 1997.
209. Svoboda R, Lipton KS: Bacterial contamination of blood components. *AABB Assoc Bull* 96–6, 1996.
210. Blajchman MA, Goldman M, Baeza F: Improving the bacteriological safety of platelet transfusions. *Transfus Med Rev* 18:11, 2004.
211. Leiby DA, Lenes BA, Tibbals MA, Tames-Olmedo MT: Prospective evaluation of a patient with *Trypanosoma cruzi* infection transmitted by transfusion. *N Engl J Med* 341:1237, 1999.
212. Garratty G: Problems associated with passively transfused blood group alloantibodies. *Am J Clin Pathol* 109:769, 1998.
213. Mair B, Benson K: Evaluation of changes in hemoglobin levels associated with ABO-incompatible plasma in apheresis platelets. *Transfusion* 38:51, 1998.
214. McManigal S, Sims KL: Intravascular hemolysis secondary to ABO incompatible platelet products. An under recognized transfusion reaction. *Am J Clin Pathol* 111:202, 1999.
215. Gilstad CW: Anaphylactic transfusion reactions. *Curr Opin Hematol* 10:419, 2003.
216. Mair DC, Hirschler N, Eastlund T: Blood donor and component management strategies to prevent transfusion-related acute lung injury (TRALI). *Crit Care Med* 34(5 Suppl):S137, 2006.
217. McFarland JG: Posttransfusion purpura, in *Transfusion Reactions*, 3rd ed, edited by MA Popovsky, p 275. AABB Press, Bethesda, MD, 2007.
218. Win N, Peterkin MA, Watson WH: The therapeutic value of HPA-1a-negative platelet transfusion in post-transfusion purpura complicated by life-threatening haemorrhage. *Vox Sang* 69:138, 1995.
219. Murphy S: Platelet transfusion therapy, in *Thrombosis and Hemorrhage*, 2nd ed, edited by J Loscalzo, AI Schafer, p 1119. Williams & Wilkins, Philadelphia, 1998.

A

B

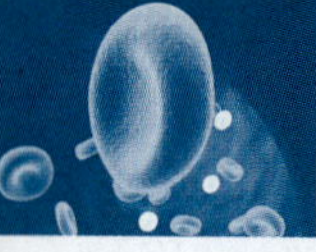

C

D

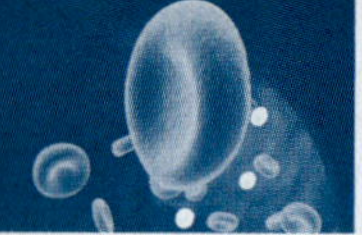

H

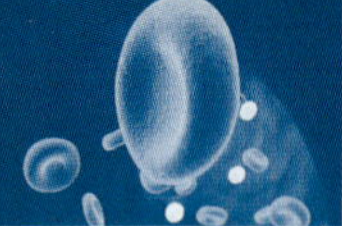

I

J

K

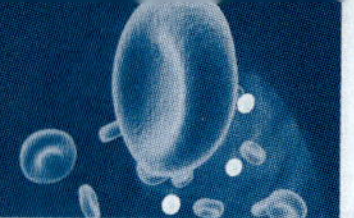

N

O

P

Q

R

S

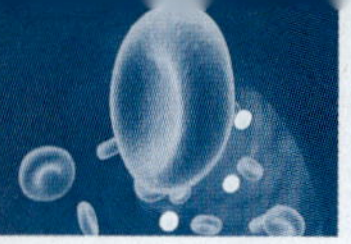

T

U

V

W

X

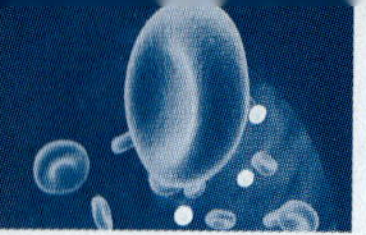

Y

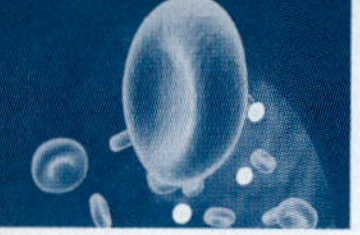

Z

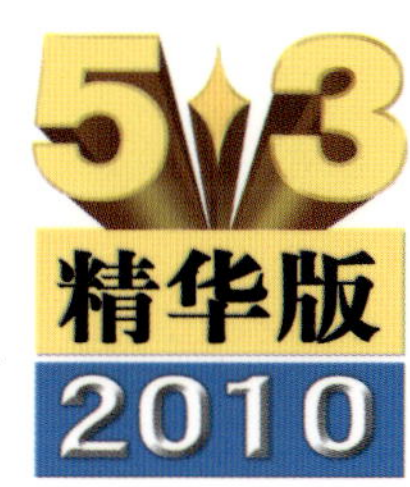

3年高考 2年模拟

3年高考2年模拟　全面提升考试成绩

- 高考语文 59.00元 配与学生用书页码完全对应的教师用书
- 高考文数 49.00元 配与学生用书页码完全对应的教师用书
- 高考理数 59.00元 配与学生用书页码完全对应的教师用书
- 高考英语 59.00元 配与学生用书页码完全对应的教师用书
- ▶ 高考物理 49.00元 配与学生用书页码完全对应的教师用书
- 文科全套定价:314.00元
- 高考英语听力（配磁带）
- 高考化学 49.00元 配与学生用书页码完全对应的教师用书
- 高考生物 49.00元 配与学生用书页码完全对应的教师用书
- 高考政治 49.00元 配与学生用书页码完全对应的教师用书
- 高考历史 49.00元 配与学生用书页码完全对应的教师用书
- 高考地理 49.00元 配与学生用书页码完全对应的教师用书
- 理科全套定价:324.00元

特别说明

1. 本书配套《2009年高考试题模拟试题分类详解暨2010年高考应试策略》使用。
2. 学生用书按照1:1比例配发答案全解全析。
3. 教师用书免费配赠比例为100:1。

ISBN 978-7-81119-524-8

丛书主编：曲一线